Oftalmologia

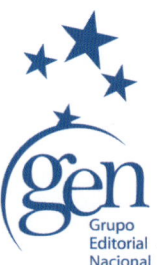

O GEN | Grupo Editorial Nacional – maior plataforma editorial brasileira no segmento científico, técnico e profissional – publica conteúdos nas áreas de ciências da saúde, exatas, humanas, jurídicas e sociais aplicadas, além de prover serviços direcionados à educação continuada e à preparação para concursos.

As editoras que integram o GEN, das mais respeitadas no mercado editorial, construíram catálogos inigualáveis, com obras decisivas para a formação acadêmica e o aperfeiçoamento de várias gerações de profissionais e estudantes, tendo se tornado sinônimo de qualidade e seriedade.

A missão do GEN e dos núcleos de conteúdo que o compõem é prover a melhor informação científica e distribuí-la de maneira flexível e conveniente, a preços justos, gerando benefícios e servindo a autores, docentes, livreiros, funcionários, colaboradores e acionistas.

Nosso comportamento ético incondicional e nossa responsabilidade social e ambiental são reforçados pela natureza educacional de nossa atividade e dão sustentabilidade ao crescimento contínuo e à rentabilidade do grupo.

Oftalmologia

EDITORES PRINCIPAIS

Myron Yanoff, MD
Chair Emeritus, Ophthalmology
Professor of Ophthalmology & Pathology
Departments of Ophthalmology & Pathology
College of Medicine
Drexel University
Philadelphia, PA, USA

Jay S. Duker, MD
Director
New England Eye Center
Professor and Chairman
Department of Ophthalmology
Tufts Medical Center
Tufts University School of Medicine
Boston, MA, USA

EDITORES DE PARTES

James J. Augsburger, MD
Professor and Chairman
Department of Ophthalmology
University of Cincinnati College of Medicine
Cincinnati, OH, USA

Dimitri T. Azar, MD, MBA
Senior Director, Google Verily Life Sciences
Distinguished University Professor and B.A. Field Chair of Ophthalmic Research
Professor of Ophthalmology, Pharmacology, and Bioengineering
University of Illinois at Chicago
Chicago, IL, USA

Sophie J. Bakri, MD
Professor of Ophthalmology
Vitreoretinal Diseases & Surgery
Mayo Clinic
Rochester, MN, USA

Scott E. Brodie, MD, PhD
Professor of Ophthalmology
NYU School of Medicine
New York, NY, USA

Jonathan J. Dutton, MD, PhD
Professor Emeritus
Department of Ophthalmology
University of North Carolina
Chapel Hill, NC, USA

Michael H. Goldstein, MD, MBA
Co-Director, Cornea and External Diseases Service
New England Eye Center
Tufts Medical Center
Boston, MA, USA

Narsing A. Rao, MD
Professor of Ophthalmology and Pathology
USC Roski Eye Institute
Department of Ophthalmology
University of Southern California
Los Angeles, CA, USA

Shira L. Robbins, MD
Clinical Professor of Ophthalmology
Ratner Children's Eye Center at the Shiley Eye Institute
University of California San Diego
La Jolla, CA, USA

Emanuel S. Rosen, MD, FRCS, FRCOphth
Private Practice
Case Reports Editor for Journal of Cataract & Refractive Surgery
Manchester, UK

Alfredo A. Sadun, MD, PhD
Flora Thornton Chair, Doheny
Professor of Ophthalmology
Vice-Chair of Ophthalmology, UCLA
Los Angeles, CA, USA

Joel S. Schuman, MD
Professor and Chairman of Ophthalmology
Director, NYU Eye Center
Professor of Neuroscience and Physiology
Neuroscience Institute
NYU School of Medicine
Professor of Electrical and Computer Engineering
NYU Tandon School of Engineering
Professor of Neural Science
Center for Neural Science, NYU
New York, NY, USA

Janey L. Wiggs, MD, PhD
Paul Austin Chandler Professor of Ophthalmology
Harvard Medical School
Boston, MA, USA

5ª edição

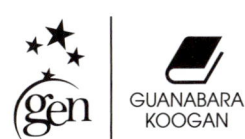

- Os autores deste livro e a editora empenharam seus melhores esforços para assegurar que as informações e os procedimentos apresentados no texto estejam em acordo com os padrões aceitos à época da publicação. Entretanto, tendo em conta a evolução das ciências, as atualizações legislativas, as mudanças regulamentares governamentais e o constante fluxo de novas informações sobre os temas que constam do livro, recomendamos enfaticamente que os leitores consultem sempre outras fontes fidedignas, de modo a se certificarem de que as informações contidas no texto estão corretas e de que não houve alterações nas recomendações ou na legislação regulamentadora.

- Data do fechamento do livro: 28/03/2022

- Os autores e a editora se empenharam para citar adequadamente e dar o devido crédito a todos os detentores de direitos autorais de qualquer material utilizado neste livro, dispondo-se a possíveis acertos posteriores caso, inadvertida e involuntariamente, a identificação de algum deles tenha sido omitida.

- **Atendimento ao cliente: (11) 5080-0751 | faleconosco@grupogen.com.br**

- Traduzido de:
OPHTHALMOLOGY, FIFTH EDITION
© 2019, Elsevier Inc. All rights reserved.
First edition 1999
Second edition 2004
Third edition 2009
Fourth edition 2014

    Chapter 4.29: "Endothelial Keratoplasty: Targeted Treatment for Corneal Endothelial Dysfunction" by Marianne O. Price, Francis W. Price, Jr.
    Marianne O. Price and Francis W. Price, Jr. retain copyright of the video accompanying this chapter.

    Chapter 6.5: "Contact B-Scan Ultrasonography" by Yale L. Fisher, Dov B. Sebrow
    Yale L. Fisher retains copyright of the video accompanying this chapter. The remainder of this lecture as well as additional lectures on ophthalmology can be found at www.OphthalmicEdge.org.

    Chapter 7.2: "Mechanisms of Uveitis" by Igal Gery, Chi-Chao Chan
    This chapter is in the Public Domain.

    Chapter 7.23: "Masquerade Syndromes: Neoplasms" by Nirali Bhatt, Chi-Chao Chan, H. Nida Sen
    This chapter is in the Public Domain.

    Chapter 11.8: "Torsional Strabismus" by Scott K. McClatchey, Linda R. Dagi
    This chapter is in the Public Domain.

    Chapter 12.16: "Aesthetic Fillers and Botulinum Toxin for Wrinkle Reduction" by Jean Carruthers, Alastair Carruthers
    Jean Carruthers retains copyright of Figures 12.16.1 & 12.16.6.

    This edition of *Ophthalmology, 5th edition,* by Myron Yanoff and Jay S. Duker is published by arrangement with Elsevier Inc.
    ISBN: 978-0-323-52819-1
    Esta edição de *Ophthalmology, 5ª edição,* de Myron Yanoff e Jay S. Duker, é publicada por acordo com a Elsevier Inc.

- Direitos exclusivos para a língua portuguesa
Copyright © 2022 by
GEN | Grupo Editorial Nacional S.A.
Publicado pelo selo Editora Guanabara Koogan Ltda.
Travessa do Ouvidor, 11
Rio de Janeiro – RJ – 20040-040
www.grupogen.com.br

- Reservados todos os direitos. É proibida a duplicação ou reprodução deste volume, no todo ou em parte, em quaisquer formas ou por quaisquer meios (eletrônico, mecânico, gravação, fotocópia, distribuição pela Internet ou outros), sem permissão, por escrito, do GEN | Grupo Editorial Nacional Participações S/A.

- Capa: Bruno Sales

- Imagem da capa: iStock (@gilaxia, ID: 665174414)

- Editoração eletrônica: Diretriz

Nota

Este livro foi produzido pelo GEN | Grupo Editorial Nacional, sob sua exclusiva responsabilidade. Profissionais da área da Saúde devem fundamentar-se em sua própria experiência e em seu conhecimento para avaliar quaisquer informações, métodos, substâncias ou experimentos descritos nesta publicação antes de empregá-los. O rápido avanço nas Ciências da Saúde requer que diagnósticos e posologias de fármacos, em especial, sejam confirmados em outras fontes confiáveis. Para todos os efeitos legais, a Elsevier, os autores, os editores ou colaboradores relacionados a esta obra não podem ser responsabilizados por qualquer dano ou prejuízo causado a pessoas físicas ou jurídicas em decorrência de produtos, recomendações, instruções ou aplicações de métodos, procedimentos ou ideias contidos neste livro.

- Ficha catalográfica

CIP-BRASIL. CATALOGAÇÃO NA PUBLICAÇÃO
SINDICATO NACIONAL DOS EDITORES DE LIVROS, RJ

Y26o
5. ed.

Yanoff, Myron
    Oftalmologia / Myron Yanoff, Jay S. Duker ; tradução Angela Satie Nishikaku ... [et al.] ; revisão técnica Ana Carolina Sarmento Barros ... [et al.]. - 5. ed. - Rio de Janeiro : GEN | Grupo Editorial Nacional S.A. Publicado pelo selo Guanabara Koogan Ltda., 2022.
    1584 p. : il. ; 28 cm.

    Tradução de: Ophthalmology
    Inclui bibliografia e índice
    Vídeos
    ISBN 978-85-9515-822-1

    1. Oftalmologia. I. Duker, Jay S. II. Nishikaku, Angela Satie. III. Barros, Ana Carolina Sarmento. IV. Título.

22-76424   CDD: 617.7
                                                                              CDU: 617.7

Meri Gleice Rodrigues de Souza - Bibliotecária - CRB-7/6439

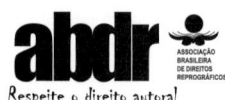

Revisão Técnica e Tradução

COORDENAÇÃO DA REVISÃO TÉCNICA

Daniela Ferrara
Mestrado em Oftalmologia pela Universidade Federal do Rio de Janeiro (UFRJ). Doutorado em Ciências Visuais pela Universidade de São Paulo (USP). Fellowship em Retina na New York University (NYU), Fellow da American Society of Retina Specialists (ASRS). Professora Assistente de Oftalmologia na Tufts University School of Medicine, de Washington, EUA.

Gabriel Costa de Andrade
Doutorado em Medicina pela Escola Paulista de Medicina (UNIFESP). Coordenador do Setor de Pesquisa Clínica na Retina Clinic, em São Paulo (SP). Médico Assistente e Professor da Faculdade de Medicina da Santa Casa de São Paulo.

REVISÃO TÉCNICA

Ana Carolina Sarmento Barros Carneiro
Médica e Especialista em Oftalmologia pela Universidade Estadual de Campinas (UNICAMP). Fellowship em Oftalmopediatria na Universidade Federal de São Paulo (UNIFESP). Médica Assistente do Serviço de Baixa Visão Infantil do Departamento de Oftalmologia da Escola Paulista de Medicina (UNIFESP).

Deborah Meyer Rosa Stina
Médica pela Universidade de Santo Amaro (UNISA). Especialista em Oftalmopediatria e Estrabismo pela Universidade Federal de São Paulo (UNIFESP). Chefe do Setor de Oftalmopediatria e Estrabismo na UNISA e Assistente na UNIFESP. Preceptora do Instituto Strabos.

Francisco Stefanini
Médico Assistente do Setor de Retina e Vítreo no Departamento de Oftalmologia e Ciências Visuais da Escola Paulista de Medicina (UNIFESP). Diretor do Centro de Ensino e Pesquisa "Pedro Paulo Bonomo" na Retina Clinic, em São Paulo (SP). Fellowship em Pesquisa no Doheny Eye Institute e no Roski Eye Institute, na University of Southern, da California, em Los Angeles, EUA.

Iana Lavigne
Médica Oftalmologista com Residência Médica pelo Instituto Brasileiro de Oftalmologia e Prevenção da Cegueira (IBOPC – MEC e CBO), de Salvador (BA). Especialista em Catarata e Córnea com Residência Médica em Transplante de Córnea e Doenças Externas Oculares pela Escola Paulista de Medicina (UNIFESP). Oftalmologista no Hospital de Olhos ELCLIN, em Ilhéus (BA).

Julia Costa de Andrade
Residência Médica em Oftalmologia pela Faculdade de Ciências Médicas da Santa Casa de São Paulo. Especialização em Plástica Ocular, Órbita e Vias Lacrimais pela Santa Casa de São Paulo. Médica Oftalmologista do Hospital Sírio Libanês, em São Paulo (SP).

Laura Pires da Cunha
Médica Oftalmologista pela Santa Casa de São Paulo. Especialista em Transplante de Córnea e Doenças Externas pela Escola Paulista de Medicina (UNIFESP). Oftalmologista na Clínica de Olhos Dr. Moacir Cunha, em São Paulo (SP).

Lucas Antonio de Almeida Torres
Fellowship em Glaucoma Clínico e Cirúrgico pela Universidade de São Paulo (USP). Fellowship em Pesquisa em Glaucoma pela Dalhousie University, do Canadá. Doutorado em Ciências Médicas pela USP. Oftalmologista no Hospital de Olhos do Paraná, em Curitiba (PR).

Luciana Peixoto Finamor
Residência Médica em Oftalmologia, Especialização em Retina Clínica e Uveítes e Doutorado em Oftalmologia pela Universidade Federal de São Paulo (UNIFESP).

Marcela de Cassia Barreira
Fellowship em Oftalmopediatria e Estrabismo na Universidade Federal de São Paulo (UNIFESP). Fellowship em Neuroftalmologia pela Universidade de São Paulo (USP). Chefe do Setor de Neuroftalmologia do Hospital Oftalmológico de Sorocaba, em Sorocaba (SP).

Marcelo Cunha (*in memoriam*)
Oftalmologista pelo Instituto Penido Burnier. Mestrado e Doutorado em Oftalmologia pela Escola Paulista de Medicina (UNIFESP). Diretor Médico responsável pela Clínica de Olhos Dr. Moacir Cunha, em São Paulo (SP).

Marcelo Macedo
Médico Assistente do Serviço de Glaucoma do Hospital das Clínicas da Faculdade de Medicina da Universidade de São Paulo (HCFM-USP). Oftalmologista na Clínica de Olhos Dr. Moacir Cunha, em São Paulo (SP). Preceptor do Setor de Glaucoma do Instituto Suel Abujamra (ISA). Doutorando pela Faculdade de Medicina da Universidade de São Paulo (HCFM-USP).

Marcia Motono
Doutorado em Medicina pela Escola Paulista de Medicina (UNIFESP). Titular na Clínica de Olhos Dr. Moacir Cunha, em São Paulo (SP). Titular do Departamento de Oftalmologia do A.C.Camargo Cancer Center, em São Paulo (SP).

Mariana Pereira de Ávila Magalhães
Especialização em Cirurgia Refrativa pela Escola Paulista de Medicina (UNIFESP). Fellow no Doheny Eye Institute, em University of Southern California, no Serviço de Córnea e Cirurgia Refrativa. Diretora Clínica da OFT Oftalmologia Personalizada, em São Paulo (SP). Médica Oftalmologista na Clínica de Olhos Dr. Moacir Cunha, em São Paulo (SP).

Marianna Almeida Hollaender
Fellowship em Córnea, Catarata e Cirurgia Refrativa Médica na Universidade de São Paulo (USP). Médica Assistente do Serviço de Catarata da Divisão de Clínica Oftalmológica do Hospital das Clínicas da Faculdade de Medicina da Universidade de São Paulo (HCFM-USP). Médica Colaboradora do Centro Oftalmológico de Ensino e Pesquisa (COEP).

Mário Luiz Ribeiro Monteiro
Professor Associado e Livre Docente de Oftalmologia da Faculdade de Medicina da Universidade de São Paulo (FM-USP). Chefe dos Serviços de Neuro-Oftalmologia e Doenças da Órbita do Hospital das Clínicas da FM-USP. Coordenador do Programa de Pós-Graduação em Oftalmologia da FM-USP.

Natália Silva de Mesquita
Médica Oftalmologista pela Fundação de Olhos Santa Luzia, em Recife (PE). Especialista em Transplante de Córnea e Doenças Externas Oculares pela Escola Paulista de Medicina (UNIFESP). Oftalmologista na Oftalmax Hospital de Olhos, em Recife (PE).

Paulo Stina
Especialização em Glaucoma e Catarata pela Universidade de São Paulo (USP). Médico Assistente do Serviço de Glaucoma da Divisão de Clínica Oftalmológica do Hospital das Clínicas da Faculdade de Medicina da Universidade de São Paulo (HCFM-USP). Preceptor do Setor de Glaucoma da Universidade de Taubaté (UNITAU).

Pedro Carricondo
Doutorado em Ciências da Saúde pela Faculdade de Medicina da Universidade de São Paulo (FM-USP). Diretor do Pronto-Socorro de Oftalmologia do HCFM-USP. Chefe do Setor de Catarata do HCFM-USP. Médico Assistente do Setor de Retina do HCFM-USP. Vice-Coordenador do Programa de Residência Médica em Oftalmologia do HCFM-USP. Presidente da Sociedade Brasileira de Trauma Ocular (2016-2019).

Rosana Nogueira Pires da Cunha
Fellowship em Oftalmologia Pediátrica no Wills Eye Institute, Thomas Jefferson University, Philadelphia, EUA. Mestrado e Doutorado em Oftalmologia pela Universidade Federal de São Paulo (UNIFESP). Presidente da Sociedade Brasileira de Oftalmologia Pediátrica (1991-1993). Presidente da Sociedade Latino-Americana de Oftalmologia Pediátrica (2004-2006). Diretora Executiva da Fundação Oftalmológica Dr. Rubem Cunha.

Sérgio Kwitko
Fellowship em Córnea e Doenças Externas na Universidade Federal de São Paulo (UNIFESP). Fellowship em Córnea e Doenças Externas no Doheny Eye Institute, USC, de Los Angeles. Mestrado em Oftalmologia pela UNIFESP. Doutorado em Oftalmologia pela UNIFESP. Presidente da Sociedade Brasileira de Córnea (2022-2023).

Suzana Matayoshi
Professora Associada de Oftalmologia na Faculdade de Medicina da Universidade de São Paulo (FM-USP). Chefe do Setor de Plástica Ocular do Hospital das Clínicas da FM-USP. Titular do Colégio Brasileiro de Cirurgiões.

Victor Dias Bergamasco
Residência Médica em Oftalmologia e Especialista em Córnea e Doenças Externas e em Catarata pela Santa Casa de São Paulo. Doutorado em Oftalmologia e Ciências Visuais pela Universidade Federal de São Paulo (UNIFESP). Médico Voluntário Assistente Cirúrgico do Setor de Óptica Cirúrgica da Escola Paulista de Medicina (UNIFESP). Médico Voluntário Assistente Cirúrgico do Setor de Córnea da Faculdade de Medicina do ABC (FMABC).

TRADUÇÃO

Angela Satie Nishikaku (Capítulos 5.10 a 5.18)
Claudia Gouvêa (Capítulos 2.1 a 2.6, 6.37 a 6.42)
Denise Costa Rodrigues (Capítulos 3.1 a 3.10)
Edianez Victoria Dias (Capítulos 11.1 a 11.13)
Karina Penedo Carvalho (Capítulos 4.1 a 4.5)
Luiz Claudio de Queiroz Faria (Capítulos 6.1 a 6.28)
Luiz Euclydes Trindade Frazão Filho (Capítulos 10.1 a 10.34)

Mariana Villanova Vieira (Capítulos 9.1 a 9.21, 9.24)
Marina Santiago de Mello (Capítulos 5.1 a 5.9)
Raphaela Capella de Souza Póvoa (Capítulos 12.1 a 12.16)
Sergio Roxo Mundim (Capítulos 8.1 a 8.4)
Sueli Toledo Basile (Capítulos 7.1 a 7.23)
Tatiana Ferreira Robaina (Capítulos 1.1 a 1.3, 4.6 a 4.31, 6.29 a 6.36, 6.43 a 6.45, 9.22, 9.23, 9.25, 9.26, 9.27)

Colaboradores

Os editores agradecem e reconhecem os colaboradores das edições anteriores, pois sem eles esta quinta edição não seria possível.

Erika C. Acera, OC(C)
Clinical Orthoptist
Department of Ophthalmology
Anne F. and Abraham Ratner
  Children's Eye Center
Shiley Eye Institute
University of California San Diego
La Jolla, CA, USA

Natalie A. Afshari, MD
Stuart I. Brown MD Chair in
  Ophthalmology in Memory of
  Donald P. Shiley
Professor of Ophthalmology
Chief of Cornea and Refractive
  Surgery
Vice Chair of Education
Shiley Eye Institute
University of California San Diego
La Jolla, CA, USA

Anita Agarwal, MD
Adjoint Professor of
  Ophthalmology
Vanderbilt Eye Institute
West Coast Retina
Vanderbilt University Medical
  Center
San Francisco, CA, USA

Joshua S. Agranat, MD
Resident Physician
Department of Ophthalmology
Massachusetts Eye and Ear
Harvard Medical School
Boston, MA, USA

Radwan S. Ajlan, MBBCh, FRCS(C), FICO, DABO
Assistant Professor
Retina and Vitreous
Department of Ophthalmology
University of Kansas School of
  Medicine
Kansas City, KS, USA

Anam Akhlaq, MBBS
Postdoctoral Fellow
Center for Translational Ocular
  Immunology
Department of Ophthalmology
Tufts Medical Center
Boston, MA, USA

Thomas A. Albini, MD
Associate Professor of
  Ophthalmology
Department of Ophthalmology
Bascom Palmer Eye Institute
University of Miami
Miami, FL, USA

Ahmed Al-Ghoul, MD, MBA, FRCSC, DipABO
Clinical Lecturer
Division of Ophthalmology
Department of Surgery
University of Calgary
Calgary, AB, Canada

†Falecido

Ferhina S. Ali, MD, MPH
Vitreoretinal Surgery Fellow
Wills Eye Hospital
Retina Service
Mid Atlantic Retina
Philadelphia, PA, USA

Jorge L. Alió, MD, PhD
Professor of Ophthalmology
Miguel Hernandez University,
  Vissum
Alicante, Spain

Norma Allemann, MD
Adjunct Professor
Department of Ophthalmology and
  Visual Sciences
University of Illinois at Chicago
Chicago, IL, USA
Adjunct Professor
Department of Ophthalmology and
  Visual Sciences
Escola Paulista de Medicina (EPM)
Universidade Federal de São Paulo
  (UNIFESP)
São Paulo, SP, Brazil

David Allen, BSc, MB, BS, FRCS, FRCOphth
Consultant Ophthalmologist
  (Cataract)
Cataract Treatment Centre
Sunderland Eye Infirmary
Sunderland, Tyne & Wear, UK

Keith G. Allman, MBChB, MD, FRCA
Consultant Anaesthetist
West of England Eye Unit
Royal Devon and Exeter NHS
  Trust
Exeter, Devon, UK

Nishat P. Alvi, MD
Medical Director of
  Ophthalmology
The Vision Institute of Illinois
Elgin, IL, USA

Leonard P.K. Ang, MBBS, MD, FRCS, MRCOphth, MMed, FAMS
Associate Professor of
  Ophthalmology
Medical Director, Lang Eye Centre
Singapore

David J. Apple, MD†
Formerly Professor of
  Ophthalmology and Pathology
Director, Laboratories for
  Ophthalmic
Devices Research
John A. Moran Eye Center
University of Utah
Salt Lake City, UT, USA

Maria Cecilia D. Aquino, MD, MMED, (Ophthalmology)
Resident Physician II
Ophthalmology/Glaucoma
National University Hospital
National University Health System
Singapore

Anthony C. Arnold, MD
Professor and Chief
Neuro-Ophthalmology Division
UCLA Stein Eye Institute
Los Angeles, CA, USA

Steve A. Arshinoff, MD, FRCSC
Associate Professor
University of Toronto
Department of Ophthalmology and
  Visual Sciences
Toronto, ON, Canada

Penny A. Asbell, MD, FACS, FARVO
Professor of Ophthalmology
Icahn School of Medicine at
  Mount Sinai
New York, NY, USA

Kerry K. Assil, MD
Corneal, Cataract and Refractive
  Surgeon
Medical Director
The Assil Eye Institute
Beverly Hills, CA, USA

Neal H. Atebara, MD, FACS
Associate Professor
Department of Surgery
University of Hawaii
John A. Burns School of Medicine
Honolulu, HI, USA

James J. Augsburger, MD
Professor of Ophthalmology
Dr. E. Vernon & Eloise C. Smith
  Chair of Ophthalmology
College of Medicine, University of
  Cincinnati
Founding Director, Ocular
  Oncology & Diagnostic
  Ultrasonography Service,
University of Cincinnati Medical
  Center
Attending Surgeon, University of
  Cincinnati Medical Center
Consulting Surgeon, Cincinnati
  Children's Hospital Medical Center
Cincinnati, OH, USA

G. William Aylward, FRCS, FRCOphth, MD
Consultant Ophthalmologist
London, UK

Dimitri T. Azar, MD, MBA
Senior Director, Google Verily Life
  Sciences
Distinguished University Professor
  and B.A. Field Chair of
  Ophthalmic Research
Professor of Ophthalmology,
  Pharmacology, and
  Bioengineering
University of Illinois at Chicago
  Illinois College of Medicine
Chicago, IL, USA

Sophie J. Bakri, MD
Professor of Ophthalmology
Vitreoretinal Diseases & Surgery
Mayo Clinic
Rochester, MN, USA

Laura J. Balcer, MD, MSCE
Professor of Neurology
Vice-Chair, Neurology
New York University
School of Medicine
New York, NY, USA

Nicole Balducci, MD
Consultant
Ophthalmology Division
Studio Oculistico d'Azeglio
Bologna, Italy

Piero Barboni, MD
Consultant
Neuro-Ophthalmology
Scientific Institute San Raffaele
Milan, Italy
Studio Oculistico d'Azeglio
Bologna, Italy

Cullen J. Barnett, COT, CRA, OCT-C, CDOS
Clinical Supervisor of
  Ophthalmology
Roski Eye Institute
Keck Medicine USC
Los Angeles, CA, USA

Soumyava Basu, MS
Head of Uveitis Services
LVPEI Network
L V Prasad Eye Institute
Bhubaneswar, Odisha, India

Priti Batta, MD
Assistant Professor of
  Ophthalmology
Director of Medical Student
  Education
New York Eye and Ear Infirmary of
  Mount Sinai
New York, NY, USA

Caroline R. Baumal, MD, FRCSC
Associate Professor of
  Ophthalmology
Director ROP Service
Vitreoretinal Surgery
New England Eye Center
Tufts University
School of Medicine
Boston, MA, USA

Srilaxmi Bearelly, MD, MHS
Assistant Professor of
  Ophthalmology
Columbia University Medical
  Center
New York, NY, USA

Jesse L. Berry, MD
Associate Director, Ocular
  Oncology Service
Associate Residency Program
  Director for Ophthalmology
USC Roski Eye Institute
Keck School of Medicine,
  University of Southern California
Attending Surgeon, Children's
  Hospital of Los Angeles
Los Angeles, CA, USA

Angela P. Bessette, MD
Assistant Professor
Department of Ophthalmology
Flaum Eye Institute
University of Rochester
Rochester, NY, USA

Nirali Bhatt, MD
Assistant Professor
Department of Ophthalmology
University of Pennsylvania
Perelman School of Medicine
Philadelphia, PA, USA

Orry C. Birdsong, MD
Clinical Fellow
Ophthalmology
Hoopes Vision
Draper, UT, USA

Jyotirmay Biswas, MS, FMRF, FNAMS, FIC, Path, FAICO
Director
Uveitis and Ocular Pathology Department
Sankara Nethralaya
Chennai, Tamil Nadu, India

Bahram Bodaghi, MD, PhD, FEBOphth
Professor of Ophthalmology
DHU ViewRestore
APHP, UPMC, Sorbonne University
Paris, France

Swaraj Bose, MD
Associate Professor of Ophthalmology
UCI and Attending Physician
Cedars Sinai Medical Center
Los Angeles, CA, USA

Charles S. Bouchard, MD, MA
Professor and Chairman of Ophthalmology
Loyola University Health System
Maywood, IL, USA

Michael E. Boulton, PhD
Susan and Dowd Ritter/RPB Endowed Chair of Ophthalmology
University of Alabama Birmingham
Birmingham, AL, USA

James D. Brandt, MD
Professor
Department of Ophthalmology & Vision Science
Vice-Chair for International Programs and New Techology
Director - Glaucoma Service
University of California Davis
Sacramento, CA, USA

Scott E. Brodie, MD, PhD
Professor of Ophthalmology
NYU School of Medicine
New York, NY, USA

Michael C. Brodsky, MD
Professor of Ophthalmology and Neurology
Knights Templar Research Professor of Ophthalmology
Mayo Clinic
Rochester, MN, USA

Cassandra C. Brooks, MD
Resident in Ophthalmology
Duke Eye Center
Duke University School of Medicine
Durham, NC, USA

Matthew V. Brumm, MD
Ophthalmologist
Cataract and Refractive Surgery
Brumm Eye Center
Omaha, NE, USA

Donald L. Budenz, MD, MPH
Kittner Family Distinguished Professor and Chairman
Department of Ophthalmology
University of North Carolina at Chapel Hill
Chapel Hill, NC, USA

Igor I. Bussel, MS, MHA
Doris Duke Clinical Research Fellow
Department of Ophthalmology
University of Pittsburgh School of Medicine
Pittsburgh, PA, USA

Louis B. Cantor, MD
Jay C. and Lucile L. Kahn Professor and Chair
Department of Ophthalmology
Indiana University
School of Medicine
Indianapolis, IN, USA

Hilda Capó, MD
Professor of Clinical Ophthalmology
Bascom Palmer Eye Institute
Division Chief Pediatric Ophthalmology and Adult Strabismus
Miller School of Medicine
John T. Flynn Professor of Ophthalmology Chair
University of Miami
Miami, FL, USA

Antonio Capone, Jr., MD
Professor
Department of Ophthalmology
Oakland University
William Beaumont Hospital School of Medicine
Auburn HIlls, MI, USA

Alastair Carruthers, MA, BM, BCh, FRCP(Lon), FRCPC
Clinical Professor
Department of Dermatology and Skin Science
University of British Columbia
Vancouver, BC, Canada

Jean Carruthers, MD, FRCSC, FRC(OPHTH)
Clinical Professor
Department of Ophthalmology
University of British Columbia
Fellow
American Society for Ophthalmic Plastic and Reconstructive Surgery
Vancouver, BC, Canada

Keith D. Carter, MD, FACS
Lillian C. O'Brien and Dr. C.S. O'Brien Chair in Ophthalmology
Professor and Chair
Department of Ophthalmology & Visual Sciences
Carver College of Medicine
University of Iowa
Iowa City, IA, USA

Rafael C. Caruso, MD
Staff Clinician
National Eye Institute
National Institutes of Health
Bethesda, MD, USA

Harinderpal S. Chahal, MD
Oculofacial Plastic and Reconstructive Surgery
Eye Medical Center
Fresno, CA, USA

Wallace Chamon, MD
Adjunct Professor
Department of Ophthalmology and Visual Sciences
University of Illinois at Chicago
Chicago, IL, USA
Adjunct Professor
Department of Ophthalmology and Visual Sciences
Escola Paulista de Medicina (EPM)
Universidade Federal de São Paulo (UNIFESP)
São Paulo, SP, Brazil

Chi-Chao Chan, MD
Scientist Emeritus
Laboratory of Immunology
National Eye Institute
National Institutes of Health
Bethesda, MD, USA
Visiting Professor
Zhongshan Ophthalmic Center
Sun Yat-Sen University
China

Melinda Y. Chang, MD
Assistant Professor of Ophthalmology
USC Roski Eye Institute and Children's Hospital Los Angeles
Keck School of Medicine of the University of Southern California
Los Angeles, CA, USA

Stanley Chang, MD
KK Tse and KT Ying Professor of Ophthalmology
Department of Ophthalmology
Columbia University
New York, NY, USA

Victoria S. Chang, MD
Assistant Professor of Clinical Ophthalmology, Cornea and External Disease
Bascom Palmer Eye Institute
University of Miami
Naples, FL, USA

David G. Charteris, MD, FRCS(Ed), FRCOphth
Professor
Vitreoretinal Unit
Moorfields Eye Hospital
London, UK

Soon-Phaik Chee, MD
Professor
Cataract Service, Ocular Inflammation & Immunology Service
Singapore National Eye Centre
Singapore

John J. Chen, MD, PhD
Assistant Professor
Department of Ophthalmology and Neurology
Mayo Clinic
Rochester, MN, USA

Xuejing Chen, MD, MS
Clinical Fellow
Retina
Ophthalmic Consultants of Boston
New England Eye Center at Tufts Medical Center
Boston, MA, USA

Paul T.K. Chew, MMed, FRCOphth
Director Glaucoma Division
Ophthalmology/Glaucoma
National University Hospital Singapore
Singapore

Bing Chiu, MD
Ophthalmology Resident
New York University
New York, NY, USA

Clement C. Chow, MD
Partner Physician
Retinal Diagnostic Center
Campbell, CA, USA

Mortimer M. Civan, MD
Professor of Physiology and Professor of Medicine
Department of Physiology
University of Pennsylvania
Perelman School of Medicine
Philadelphia, PA, USA

Abbot (Abe) Clark, PhD, FARVO
Regents Professor of Pharmacology and Neuroscience
Executive Director, North Texas Eye Research Institute
University of North Texas Health Science Center
Fort Worth, TX, USA

Jonathan C.K. Clarke, MD, FRCOphth
Consultant Ophthalmologist
NIHR Moorfields Biomedical Research Centre
Moorfields Eye Hospital
UCL Institute of Ophthalmology
London, UK

François Codère, MD
Associate Professor
Ophthalmology/Oculoplastic and Orbital Surgery Section
Université de Montréal
Montréal, QC, Canada

Ian P. Conner, MD, PhD
Assistant Professor
Ophthalmology
UPMC Eye Center
Pittsburgh, PA, USA

Peter Coombs, MD
Vitreoretinal Physician and Surgeon
Utah Eye Centers
Salt Lake City, UT, USA

Zélia M. Corrêa, MD, PhD
Tom Clancy Endowed Professor of Ophthalmology
Head of Ocular Oncology and Echography
Retina Service, Wilmer Eye Institute
Johns Hopkins University School of Medicine
Baltimore, MD, USA

Steven M. Couch, MD, FACS
Assistant Professor
Department of Ophthalmology & Visual Sciences
Washington University in St Louis
St Louis, MO, USA

Stuart G. Coupland, PhD
Associate Professor
Department of Ophthalmology
University of Ottawa
Ottawa, ON, Canada

Claude L. Cowan, Jr., MD, MPH
Clinical Professor of Ophthalmology
Georgetown University Medical Center
Washington, DC, USA
Staff Physician
Surgical Service
Veterans Affairs Medical Center
Washington, DC, USA

E. Randy Craven, MD
Associate Professor, Glaucoma
Johns Hopkins University
Baltimore, MD, USA

Catherine A. Cukras, MD, PhD
Director, Medical Retina
 Fellowship Program
National Eye Institute
National Institutes of Health
Bethesda, MD, USA

Linda R. Dagi, MD
Director of Adult Strabismus
Boston Children's Hospital
Associate Professor of
 Ophthalmology
Director of Quality Assurance
Department of Ophthalmology
Children's Hospital Ophthalmology
 Foundation Chair
Harvard Medical School
Boston, MA, USA

Elie Dahan, MD, MMed, (Ophth)†
Formerly Senior Consultant
 Pediatric Ophthalmology and
 Glaucoma
Department of Ophthalmology
Ein Tal Eye Hospital
Tel Aviv, Israel

Iben Bach Damgaard, MD
PhD Fellow
Department of Ophthalmology
Aarhus University Hospital
Aarhus, Denmark

Karim F. Damji, MD, FRCSC, MBA
Professor
Department of Ophthalmology &
 Visual Sciences
University of Alberta
Edmonton, AL, Canada

Dipankar Das, MD
Senior Consultant & Ocular
 Pathologist
Uveitis, Ocular Pathology and
 Neuro-ophthalmology Services
Sri Sankaradeva Nethralaya
Guwahati, Assam, India

Adam DeBusk, DO, MS
Instructor
Department of Ophthalmology
Wills Eye Hospital
Sidney Kimmel Medical College
Thomas Jefferson University
Philadelphia, PA, USA

Jose de la Cruz, MD, MSc
Assistant Professor
Ophthalmology, Cornea Refractive
 Surgery Service
University of Illinois Eye and Ear
 Infirmary
Chicago, IL, USA

Joseph L. Demer, MD, PhD
Arthur L. Rosenbaum Chair in
 Pediatric Ophthalmology
Professor of Neurology
Chief, Pediatric Ophthalmology
 and Strabismus Division
Director, Ocular Motility
 Laboratories
Chair, EyeSTAR Residency/PhD
 and Post-doctoral Fellowship
 Program in Ophthalmology and
 Visual Science
Member, Neuroscience
 Interdepartmental Program
Member, Bioengineering
 Interdepartmental Program
University of California Los Angeles
Los Angeles, CA, USA

†Falecido

Shilpa J. Desai, MD
Assistant Professor
Department of Ophthalmology
Tufts University
School of Medicine
Boston, MA, USA

Deepinder K. Dhaliwal, MD, L.Ac
Professor of Ophthalmology,
 University of Pittsburgh School
 of Medicine
Director, Cornea and Refractive
 Surgery Services
Director and Founder, Center for
 Integrative Eye Care
Co-Director, Cornea and Refractive
 Surgery Fellowship
Associate Medical Director,
 Charles T. Campbell Ocular
 Microbiology Laboratory
Medical Director, UPMC Laser
 Vision Center
University of Pittsburgh Medical
 Center
Pittsburgh, PA, USA

Gary R. Diamond, MD†
Formerly Professor of
 Ophthalmology and Pediatrics
Drexel University School of
 Medicine
Philadelphia, PA, USA

Daniel Diniz, MD
Surgical Optics Fellow
Department of Ophthalmology &
 Visual Sciences
Federal University of São Paulo
 (UNIFESP)
São Paulo, SP, Brazil

Diana V. Do, MD
Professor of Ophthalmology
Byers Eye Institute
Stanford University
School of Medicine
Palo Alto, CA, USA

Peter J. Dolman, MD, FRCSC
Clinical Professor
Division Head of Oculoplastics
 and Orbital Surgery
Fellowship Director
Department of Ophthalmology &
 Visual Sciences
Division of Oculoplastics and Orbit
University of British Columbia
Vancouver General Hospital
Vancouver, BC, Canada

Sean P. Donahue, MD, PhD
Professor
Department of Ophthalmology &
 Visual Sciences
Vanderbilt University
Nashville, TN, USA

Richard K. Dortzbach, MD
Professor Emeritus
Department of Ophthalmology and
 Visual Sciences
University of Wisconsin
School of Medicine and Public
 Health
Madison, WI, USA

Kimberly A. Drenser, MD, PhD
Associated Retinal Consultants, PC
Department of Ophthalmology
Oakland University
William Beaumont Hospital
 School of Medicine
Royal Oak, MI, USA

Jacob S. Duker, MD
Resident Physician
Department of Ophthalmology
Bascom Palmer Eye Institute
University of Miami
Miami, FL, USA

Jay S. Duker, MD
Director
New England Eye Center
Professor and Chairman
Department of Ophthalmology
Tufts Medical Center
Tufts University School of
 Medicine
Boston, MA, USA

Vikram D. Durairaj, MD, FACS
ASOPRS Fellowship Director and
 Managing Partner
Oculoplastic and Orbital Surgery
TOC Eye and Face
Austin, TX, USA

Jonathan J. Dutton, MD, PhD
Professor Emeritus
Department of Ophthalmology
University of North Carolina
Chapel Hill, NC, USA

Bryan Edgington, MD
Associate Professor, Cornea
 Division
Casey Eye Institute
Oregon Health Sciences University
Staff Ophthalmologist
Veterans Health Administration
Portland Health Care System
Portland, OR, USA

Howard M. Eggers, MD
Professor of Clinical
 Ophthalmology
Harkness Eye Institute
New York, NY, USA

Dean Eliott, MD
Stelios Evangelos Gragoudas
 Associate Professor of
 Ophthalmology
Harvard Medical School
Associate Director, Retina Service
Massachusetts Eye & Ear
Boston, MA, USA

George S. Ellis, Jr., MD, FAAP,
 FAAO, FACS
Director Ophthalmology
Children's Hospital New Orleans
Associate Clinical Professor of
 Ophthalmology and Pediatrics
Tulane University
Associate Clinical Professor of
 Ophthalmology and Pediatrics
Louisiana State Universities
 Schools of Medicine
New Orleans, LA, USA

Michael Engelbert, MD, PhD
Research Assistant Professor
Department of Ophthalmology
NYU/VRMNY
New York, NY, USA

Miriam Englander, MD
Attending Surgeon
Vitreo-Retinal Surgery
Ophthalmic Consultants of Boston
Boston, MA, USA

Bita Esmaeli, MD, FACS
Professor of Ophthalmology
Director, Ophthalmic Plastic
 & Reconstructive Surgery
 Fellowship Program,
 Department of Plastic Surgery
Chair, Graduate Medical Education
 Committee
University of Texas MD Anderson
 Cancer Center
Houston, TX, USA

Joshua W. Evans, MD
Assistant Professor of
 Ophthalmology
Division of Glaucoma
University of Kentucky
Lexington, KY, USA

Monica Evans, MD
Ophthalmology
San Jose, Costa Rica

Daoud S. Fahd, MD
Clinical Assistant Professor
Department of Ophthalmology
Ophthalmic Consultants of Beirut
Jal el Dib, Metn, Lebanon

Lisa J. Faia, MD
Partner, Associated Retinal
 Consultants
Associate Professor
Oakland University
William Beaumont School of
 Medicine
Ophthalmology - Retina
Royal Oak, MI, USA

Katherine A. Fallano, MD
Department of Ophthalmology
University of Pittsburgh School of
 Medicine
Pittsburgh, PA, USA

Ayad A. Farjo, MD
President & Director
Brighton Vision Center
Brighton, MI, USA

Eric Feinstein, MD
Surgical Retina Fellow
Department of Ophthalmology
Rocky Mountain Lions Eye
 Institute
University of Colorado
School of Medicine
Denver, CO, USA

Karen B. Fernandez, MD
Consultant
Department of Ophthalmology
The Medical City
Pasig City, Metro Manila,
 Philippines

Yale L. Fisher, MD
Voluntary Clinical Professor
Department of Ophthalmology
Bascom Palmer Eye Institute
Miami, FL, USA
Voluntary Clinical Professor
Department of Ophthalmology
Weill Cornell Medical Center
New York, NY, USA

Gerald A. Fishman, MD
Director
The Pangere Center for Inherited
 Retinal Diseases
The Chicago Lighthouse
Professor Emeritus of
 Ophthalmology
Department of Ophthalmology &
 Visual Sciences
University of Illinois at Chicago
College of Medicine
Chicago, IL, USA

Jorge A. Fortun, MD
Associate Professor of
 Ophthalmology Vitreoretinal
 Diseases and Surgery
Medical Director of Bascom
 Palmer Eye Institute
Palm Beach Gardens Bascom
 Palmer Eye Institute
University of Miami Miller School
 of Medicine
Miami, FL, USA

Veronica Vargas Fragoso, MD
Refractive Surgery Fellow
Vissum Corporation
Alicante, Spain

Nicola Freeman, MBChB, FCOphth, MMed
Senior Specialist
Department of Pediatric Ophthalmology
Red Cross Children's Hospital
Cape Town, Western Province, South Africa

David S. Friedman, MD, MPH, PhD
Director, Dana Center for Preventive Ophthalmology
Professor of Ophthalmology, Wilmer/Glaucoma
Johns Hopkins University
Baltimore, MD, USA

Deborah I. Friedman, MD, MPH
Professor
Department of Neurology & Neurotherapeutics and Ophthalmology
University of Texas Southwestern Medical Center
Dallas, TX, USA

Neil J. Friedman, MD
Adjunct Clinical Associate Professor
Department of Ophthalmology
Stanford University School of Medicine
Stanford, CA, USA

Nicoletta Fynn-Thompson, MD
Partner
Cornea, Cataract and Refractive Surgery
Ophthalmic Consultants of Boston
Boston, MA, USA

Neha Gadaria-Rathod, MD
Assistant Clinical Instructor
Department of Ophthalmology
SUNY Downstate Medical Center
New York, NY, USA

Debora E. Garcia-Zalisnak, MD
Cornea Fellow
Department of Ophthalmology
University of Illinois at Chicago
Chicago, IL, USA

Gregg S. Gayre, MD
Chief of Eye Care Services
Department of Ophthalmology
Kaiser Permanente
San Rafael, CA, USA

Steven J. Gedde, MD
Professor of Ophthalmology, John G. Clarkson Chair, Vice Chair of Education
Bascom Palmer Eye Institute
University of Miami Miller School of Medicine
Miami, FL, USA

Igal Gery, PhD
Scientist Emerita
Laboratory of Immunology
National Eye Institute
National Institutes of Health
Bethesda, MD, USA

Ramon C. Ghanem, MD, PhD
Director
Cornea and Refractive Surgery Department
Sadalla Amin Ghanem Eye Hospital
Joinville, SC, Brazil

Vinícius C. Ghanem, MD, PhD
Ophthalmologist, Medical Director
Department of Ophthalmology
Sadalla Amin Ghanem Eye Hospital
Joinville, SC, Brazil

Saurabh Ghosh, MBBS, DipOphth, MRCOphth, FRCOphth
Consultant Ophthalmologist
Cornea, Cataract, External Eye Disease
Sunderland Eye Infirmary
Sunderland, Tyne & Wear, UK

Allister Gibbons, MD
Assistant Professor
Bascom Palmer Eye Institute
University of Miami
Miami, FL, USA

James W. Gigantelli, MD, FACS
Professor
Department Ophthalmology & Visual Sciences
University of Nebraska Medical Center
Omaha, NE, USA

Pushpanjali Giri, BA
Research Specialist
Department of Ophthalmology
University of Illinois at Chicago College of Medicine
Chicago, IL, USA

Ivan Goldberg, AM, MB, BS, FRANZCO, FRACS
Clinical Professor
University of Sydney
Head of Discipline of Ophthalmology and Glaucoma Unit
Sydney Eye Hospital
Director
Eye Associates
Sydney, NSW, Australia

Jeffrey L. Goldberg, MD, PhD
Professor and Chairman
Department of Ophthalmology
Byers Eye Institute at Stanford University
Palo Alto, CA, USA

Debra A. Goldstein, MD, FRCSC
Magerstadt Professor of Ophthalmology
Director Uveitis Service
Northwestern University
Feinberg School of Medicine
Chicago, IL, USA

Michael H. Goldstein, MD, MBA
Co-Director, Cornea and External Diseases Service
New England Eye Center
Tufts Medical Center
Boston, MA, USA

John A. Gonzales, MD
Assistant Professor
Francis I. Proctor Foundation and Department of Ophthalmology
University of California San Francisco
San Francisco, CA, USA

David B. Granet, MD, FACS, FAAp
Anne F. Ratner Chair of Pediatric Ophthalmology
Professor of Ophthalmology & Pediatrics
Director of the Ratner Children's Eye Center at the Shiley Eye Institute
University of California San Diego
La Jolla, CA, USA

Matthew J. Gray, MD
Assistant Professor Cornea and External Disease
Department of Ophthalmology
University of Florida
Gainesville, FL, USA

Kyle M. Green, BA
Medical Student Researcher
Ophthalmology
University of Southern California
Roski Eye Institute
Los Angeles, CA, USA

Craig M. Greven, MD
Richard G. Weaver Professor and Chairman
Department of Ophthalmology
Wake Forest University
School of Medicine
Winston-Salem, NC, USA

Margaret A. Greven, MD
Assistant Professor
Ophthalmology
Wake Forest University
School of Medicine
Winston-Salem, NC, USA

Josh C. Gross, MD
Clinical Research Fellow
Ophthalmology
Eugene and Marilyn Glick Eye Institute
Indiana School of Medicine
Indianapolis, IN, USA

Ronald L. Gross, MD
Professor and Jane McDermott Schott Chair
Chairman, Department of Ophthalmology
West Virginia University
Morgantown, WV, USA

Sandeep Grover, MD
Associate Professor & Associate Chair of Ophthalmology
University of Florida
Jacksonville, FL, USA

Jason R. Guercio, MD, MBA
Senior Resident in Anesthesiology
Department of Anesthesiology
Duke University Medical Center
Durham, NC, USA

Julie Gueudry, MD
Senior Consultant
Ophthalmology
Charles Nicolle University Hospital
Rouen, France

Ahmet Kaan Gündüz, MD
Professor of Ophthalmology
Ankara University
Faculty of Medicine
Ankara, Turkey

Joelle A. Hallak, PhD
Assistant Professor, Executive Director
Ophthalmic Clinical Trials & Translational Center
Department of Ophthalmology & Visual Sciences
University of Illinois at Chicago
Chicago, IL, USA

Julia A. Haller, MD
Ophthalmologist-in-Chief, Wills Eye Hospital
William Tasman, MD Endowed Chair
Professor and Chair of Ophthalmology
Sidney Kimmel Medical College at Thomas Jefferson University
Philadelphia, PA, USA

Pedram Hamrah, MD, FACS
Director of Clinical Research
Director, Center for Translational Ocular Immunology
Associate Professor, Ophthalmology
Tufts Medical Center
Tufts University
School of Medicine
Boston, MA, USA

David R. Hardten, MD
Director of Refractive Surgery
Department of Ophthalmology
Minnesota Eye Consultants
Minnetonka, MN, USA

Alon Harris, MS, PhD, FARVO
Professor of Ophthalmology
Letzter Endowed Chair in Ophthalmology
Director of Clinical Research
Eugene and Marilyn Glick Eye Institute
Indiana University
School of Medicine
Indianapolis, IN, USA

Jeffrey S. Heier, MD
Co-President and Medical Director
Director, Vitreoretinal Service
Ophthalmic Consultants of Boston
Boston, MA, USA

Leon W. Herndon, Jr., MD
Professor, Ophthalmology
Duke University Eye Center
Durham, NC, USA

Allen C. Ho, MD
Wills Eye Hospital Director of Retina Research
Retina Service
Wills Eye Hospital
Philadelphia, PA, USA

Christopher T. Hood, MD
Clinical Assistant Professor
Michigan Medicine
Ophthalmology Cornea and Refractive Surgery Clinic
W.K. Kellogg Eye Center
Ann Arbor, MI, USA

Joshua H. Hou, MD
Assistant Professor
Department of Ophthalmology & Visual Neurosciences
University of Minnesota
Minneapolis, MN, USA

Odette M. Houghton, MD
Senior Associate Consultant
Ophthalmology
Mayo Clinic
Scottsdale, AZ, USA

Kourtney Houser, MD
Assistant Professor
Ophthalmology
University of Tennessee
Health Science Center
Memphis, TN, USA

Frank W. Howes, MBChB, MMed, FCS, FRCS, FRCOphth, FRANZCO
Associate Professor
Bond University
Company and Clinical Director
Cataract Refractive & Glaucoma Surgery
Eye & Laser Centre
Gold Coast, QLD, Australia

Jason Hsu, MD
Co-Director of Retina Research
Retina Service of Wills Eye Hospital
Associate Professor of Ophthalmology
Thomas Jefferson University
Mid Atlantic Retina
Philadelphia, PA, USA

Jeffrey J. Hurwitz, MD, FRCS(C)
Professsor, Ophthalmology
University of Toronto
Oculoplastic Specialist
Mount Sinai Hospital
Toronto, ON, Canada

Francisco Irochima, PhD
Professor, Biotechnology
Universidade Potiguar
Natal, Rio Grande do Norte, Brazil

Jihad Isteitiya, MD
Cornea Fellow, Ophthalmology
Icahn School of Medicine at Mount Sinai
New York, NY, USA

Andrea M. Izak, MD
Post-Doctoral Fellow
Storm Eye Institute
Medical University of South Carolina
Charleston, SC, USA

Deborah S. Jacobs, MD
Associate Professor of Ophthalmology
Harvard Medical School
Medical Director
BostonSight
Needham, MA, USA

Sandeep Jain, MD
Associate Professor, Ophthalmology
University of Illinois at Chicago
Chicago, IL, USA

Henry D. Jampel, MD, MHS
Odd Fellows Professor of Ophthalmology
Wilmer Eye Institute
Johns Hopkins University School of Medicine
Baltimore, MD, USA

Lee M. Jampol, MD
Louis Feinberg Professor of Ophthalmology
Feinberg School of Medicine
Northwestern University
Chicago, IL, USA

Aliza Jap, FRCS(G), FRCOphth, FRCS (Ed)
Senior Consultant Ophthalmologist
Division of Ophthalmology
Changi General Hospital, Singapore
Singapore National Eye Centre
Singapore

Chris A. Johnson, PhD, DSc
Professor
Department of Ophthalmology & Visual Sciences
University of Iowa Hospitals and Clinics
Iowa City, IA, USA

Mark W. Johnson, MD
Professor, Chief of Retina Section
Department of Ophthalmology & Visual Sciences
University of Michigan
Ann Arbor, MI, USA

T. Mark Johnson, MD, FRCS(C)
Attending Surgeon, Vitreo-Retinal Surgery
Retina Group of Washington
Rockville, MD, USA

Mark M. Kaehr, MD
Partner
Associated Vitreoretinal and Uveitis Consultants
Assistant Clinical Professor of Ophthalmology
Indiana University
Associated Vitreoretinal and Uveitis Consultants
Indiana University
School Of Medicine
Indianapolis, IN, USA

Malik Y. Kahook, MD
The Slater Family Endowed Chair in Ophthalmology
Vice Chair of Clinical & Translational Research
Professor of Ophthalmology & Chief of Glaucoma Service
Director of Glaucoma Fellowship
University of Colorado School of Medicine
Aurora, CO, USA

Peter K. Kaiser, MD
Chaney Family Endowed Chair in Ophthalmology Research
Professor of Ophthalmology
Cleveland Clinic
Cole Eye Institute
Cleveland, OH, USA

Sachin P. Kalarn, MD
Resident Physician
Department of Ophthalmology & Visual Sciences
University of Maryland
Baltimore, MD, USA

Ananda Kalevar, MD, FRCSC, DABO
Associate Professor, Department of Ophthalmology
University of Sherbrooke
Sherbrooke, QC, Canada

Steven Kane, MD
Cornea, Cataract, and Refractive Surgery Specialist
Eye Institute of West Florida
Largo, FL, USA

Elliott M. Kanner, MD, PhD
Chief, Glaucoma Service
Hamilton Eye Institute
University of Tennessee Health Science Center
Memphis, TN, USA

Kevin Kaplowitz, MD
Assistant Professor
Ophthalmology, VA Loma Linda
Loma Linda University
Loma Linda, CA, USA

Michael A. Kapusta, MD, FRCSC
Associate Professor
Director of Retina and Vitreous Surgery
Department of Ophthalmology
Jewish General Hospital
McGill University
Montreal, QC, Canada

Rustum Karanjia, MD, PhD, FRCSC
Assistant Professor, Ophthalmology
University of Ottawa
Ottawa Hospital Research Institute
The Ottawa Hospital
Ottawa, ON, Canada
Doheny Eye Institute
Doheny Eye Centers
UCLA, David Geffen School of Medicine
Los Angeles, CA, USA

Randy H. Kardon, MD, PhD
Professor and Director of Neuro-ophthalmology and Pomerantz Family Chair in Ophthalmology
Ophthalmology/Neuro-ophthalmology
Director of the Iowa City VA Center for the Prevention and Treatment of Visual Loss
University of Iowa and Iowa City VA Medical Center
Iowa City, IA, USA

Carol L. Karp, MD
Professor of Ophthalmology
Richard K. Forster Chair in Ophthalmology
Bascom Palmer Eye Institute
University of Miami
Miller School of Medicine
Miami, FL, USA

Amir H. Kashani, MD, PhD
Assistant Professor of Clinical Ophthalmology
University of Southern California
Roski Eye Institute
Los Angeles, CA, USA

Michael A. Kass, MD
Bernard Becker Professor, Ophthalmology and Visual Science
Washington University School of Medicine
St Louis, MO, USA

Paula Kataguiri, MD
Research Fellow
Department of Ophthalmology and Center for Translational Ocular Immunology
Tufts Medical Center
New England Eye Center
Boston, MA, USA
PhD Candidate
Department of Ophthalmology
Universidade Federal de São Paulo (UNIFESP)
São Paulo, SP, Brazil

L. Jay Katz, MD
Director, Glaucoma Service
Wills Eye Hospital
Philadelphia, PA, USA

Paul L. Kaufman, MD
Ernst H. Bárány Professor of Ocular Pharmacology
Department Chair Emeritus
Department of Ophthalmology & Visual Sciences
University of Wisconsin-Madison School of Medicine & Public Health
Madison, WI, USA

Jeremy D. Keenan, MD, MPH
Associate Professor of Ophthalmology
Francis I. Proctor Foundation and Department of Ophthalmology
University of California San Francisco
San Francisco, CA, USA

Kenneth R. Kenyon, MD
Clinical Professor, Ophthalmology
Tufts University School of Medicine
Harvard Medical School
Schepens Eye Research Institute
Boston, MA, USA

Sir Peng Tee Khaw, PhD, FRCS, FRCP, FRCOphth, FRCPath, FRSB, FCOptom (Hon), DSc, FARVO, FMedSci
Professor of Glaucoma and Ocular Healing
Consultant Ophthalmic Surgeon
Director, National Institute for Health Research, Biomedical Research Centre for Ophthalmology
Moorfields Eye Hospital
UCL Institute of Ophthalmology
London, UK

Gene Kim, MD
Assistant Professor and Residency Program Director
Department of Ophthalmology & Visual Science at McGovern Medical School at UTHealth
Houston, TX, USA

Ivana K. Kim, MD
Associate Professor of Ophthalmology
Retina Service, Massachusetts Eye and Ear
Harvard Medical School
Boston, MA, USA

Alan E. Kimura, MD, MPH
Clinical Associate Professor
Department of Ophthalmology
University of Colorado Health Sciences Center
Aurora, CO, USA

Michael Kinori, MD
Senior Physician
The Goldschleger Eye Institute
Sheba Medical Center, Tel Hashomer
Ramat Gan, Israel

Caitriona Kirwan, FRCSI(Ophth)
Consultant Ophthalmic Surgeon
Mater Private Hospital
Dublin, Ireland

Szilárd Kiss, MD
Chief, Retina Service Director
Clinical Research Director
Tele-Ophthalmology Director
Compliance Associate Professor of Ophthalmology
Weill Cornell Medical College
New York, NY, USA

John W. Kitchens, MD
Retina Surgeon, Partner
Co-Fellowship Director
Retina Associates of Kentucky
Lexington, KY, USA

Kendra Klein, MD
Faculty Physician
Department of Ophthalmology
University of Arizona
Associated Retina Consultants
Phoenix, AZ, USA

Douglas D. Koch, MD
Professor and Allen, Mosbacher, and Law Chair in Ophthalmology
Cullen Eye Institute
Baylor College of Medicine
Houston, TX, USA

Victor T.C. Koh, MBBS, MMed(Oph), FAMS
Associate Consultant, Ophthalmology
National University Hospital
Singapore

Thomas Kohnen, MD, PhD, FEBO
Professor and Director
Department of Ophthalmology
University Clinic Frankfurt
Goethe University
Frankfurt am Main
Germany

Andrew Koustenis, BS
Medical Student
Clinical Ophthalmology Research Internship
Department of Ophthalmology
Eugene and Marilyn Glick Eye Institute
Indiana University School of Medicine
Indianapolis, IN, USA

Stephen S. Lane, MD
Medical Director
Adjunct Clinical Professor
Chief Medical Officer and Head Global Franchise Clinical Strategy
Associated Eye Care
University of Minnesota, Alcon
Minneapolis, MN, USA

Patrick J.M. Lavin, MB, MRCPI
Prof. Neurology and Ophthalmology
Neurology, Ophthalmology and Visual Science
Vanderbilt University Medical Center
Nashville, TN, USA

Fabio Lavinsky, MD, PhD, MBA
Research Fellow
NYU Langone Eye Center
NYU School of Medicine
New York, NY, USA
Director, Ophthalmic Imaging Department
Lavinsky Eye Institute
Porto Alegre, Brazil

Andrew W. Lawton, MD
Director, Neuro-Ophthalmology Division
Ochsner Health Services
New Orleans, LA, USA

Bryan S. Lee, MD, JD
Private Practitioner
Altos Eye Physicians
Los Altos, CA, USA
Adjunct Clinical Assistant Professor of Ophthalmology
Stanford University
Stanford, CA, USA

Daniel Lee, MD
Clinical Instructor, Glaucoma Service
Wills Eye Hospital
Philadelphia, PA, USA

Gregory D. Lee, MD
Assistant Professor, Ophthalmology/Retina
New York University
New York, NY, USA

Olivia L. Lee, MD
Assistant Professor of Ophthalmology
David Geffen School of Medicine
University of California Los Angeles
Los Angeles, CA, USA
Associate Medical Director
Doheny Image Reading Center
Doheny Eye Institute
Los Angeles, CA, USA

Paul P. Lee, MD, JD
F. Bruce Fralick Professor and Chair
Director W.K. Kellogg Eye Center
Department of Ophthalmology & Visual Sciences
University of Michigan
Ann Arbor, MI, USA

Richard M.H. Lee, MSc, FRCOphth
Clinical Fellow
Department of Glaucoma
Moorfields Eye Hospital
London, UK

Dawn K.A. Lim, MBBS, MRCP, MMed(Int, Med), MMed(Ophth), FAMS
Consultant, Ophthalmology/Glaucoma
National University Hospital
Singapore

Jennifer I. Lim, MD, FARVO
Marion H. Schenk Esq. Chair in Ophthalmology for Research of the Aging Eye
Professor of Ophthalmology
Director of the Retina Service
University of Illinois at Chicago
Illinois Eye and Ear Infirmary
Chicago, IL, USA

Ridia Lim, MBBS, MPH, FRANZCO
Ophthalmic Surgeon
Glaucoma Service
Sydney Eye Hospital
Sydney, NSW, Australia

Tony K.Y. Lin, MD, FRCSC
Assistant Professor
Department of Ophthalmology
Schulich School of Medicine and Dentistry
Western University
London, ON, Canada

John T. Lind, MD, MS
Associate Professor
Department of Ophthalmology & Visual Sciences
Washington University in St Louis
St Louis, MO, USA

Yao Liu, MD
Assistant Professor
Department of Ophthalmology & Visual Sciences
University of Wisconsin-Madison
Madison, WI, USA

Sidath E. Liyanage, MBBS, FRCOphth, PhD
Consultant Ophthalmologist
Bristol Eye Hospital
Bristol, UK

Alastair J. Lockwood, BM, BCh, FRCOphth, PhD
Consultant, Ophthalmology
Queen Alexandra Hospital
Portsmouth, Hampshire, UK

Nils A. Loewen, MD, PhD
Associate Professor of Ophthalmology
Vice Chair of Electronic Health Records in Ophthalmology
University of Pittsburgh
Pittsburgh, PA, USA

Reid A. Longmuir, MD
Assistant Professor
Department of Ophthalmology & Visual Sciences
Vanderbilt University
Nashville, TN, USA

Pedro F. Lopez, MD
Professor and Founding Chair
Department of Ophthalmology
Herbert Wertheim College of Medicine
Florida International University
Director of Vitreoretina and Macular Division
Center for Excellence in Eye Care
Miami, FL, USA

Mats Lundström, MD, PhD
Adjunct Professor Emeritus
Department of Clinical Sciences, Ophthalmology
Faculty of Medicine
Lund University
Lund, Region Skåne, Sweden

Robi N. Maamari, MD
Ophthalmology Resident
Department of Ophthalmology & Visual Sciences
Washington University School of Medicine in St Louis
St Louis, MO, USA

Assumpta Madu, MD, MBA, PharmD
Vice Chair, Operations
Associate Clinical Professor of Ophthalmology
NYU School of Medicine
NYU Langone Medical Center
New York, NY, USA

Maya H. Maloney, MD
Consultant, Medical Retina
Mayo Clinic
Rochester, MN, USA

Naresh Mandava, MD
Professor and Chair
Department of Ophthalmology
University of Colorado
School of Medicine
Denver, CO, USA

Michael F. Marmor, MD
Professor
Department of Ophthamology
Byers Eye Institute
Stanford University
School of Medicine
Palo Alto, CA, USA

Jeevan R. Mathura, Jr., MD
Private Practitioner and Owner
Diabetic Eye and Macular Disease Specialists, LLC
Washington, DC, USA

Cynthia Mattox, MD
Associate Professor, Ophthalmology
Tufts University
School of Medicine
Boston, MA, USA

Scott K. McClatchey, MD
Associate Professor, Ophthalmology
Naval Medical Center
San Diego, CA, USA

Stephen D. McLeod, MD
Theresa M. and Wayne M. Caygill Distinguished Professor and Chair, Ophthalmology
University of California San Francisco
San Francisco, CA, USA

Brian D. McMillan, MD
Assistant Professor of Ophthalmology
WVU Eye Institute
West Virginia University
School of Medicine
Morgantown, WV, USA

Alan A. McNab, DMedSc, FRANZCO, FRCOphth
Associate Professor and Director
Orbital Plastic and Lacrimal Clinic
Royal Victorian Eye and Ear Hospital
Melbourne, VIC, Australia

Jodhbir S. Mehta, BSc, MD, MBBS, FRCS(Ed), FRCOphth, FAMS
Associate Professor, Cornea and External Disease
Singapore National Eye Centre
Singapore

Luis J. Mejico, MD
Professor and Chair of Neurology
Professor of Ophthalmology
SUNY Upstate Medical University
Syracuse, NY, USA

Carolina L. Mercado, MD
Clinical Research Fellow, Ophthalmology
Bascom Palmer Eye Institute
Miami, FL, USA

Shahzad I. Mian, MD
Associate Chair, Terry J. Bergstrom Professor
Associate Professor, Ophthalmology & Visual Sciences
University of Michigan
Ann Arbor, MI, USA

William F. Mieler, MD, FACS
Cless Family Professor of Ophthalmology
Vice-Chairman of Education
Illinois Eye and Ear Infirmary
University of Illinois at Chicago
College of Medicine
Chicago, IL, USA

David Miller, MD
Associate Clinical Professor of Ophthalmology
Harvard Medical School
Boston, MA, USA

Kyle E. Miller, MD
Assistant Professor, Ophthalmology
Naval Medical Center Portsmouth
Portsmouth, VA, USA

Tatsuya Mimura, MD, PhD
Tokyo Womens Medical University Medical Center East
Tokyo, Japan

Rukhsana G. Mirza, MD
Associate Professor
Department of Ophthalmology
Northwestern University
Feinberg School of Medicine
Chicago, IL, USA

Mihai Mititelu, MD, MPH
Assistant Professor
Department of Ophthalmology & Visual Sciences
University of Wisconsin-Madison
School of Medicine and Public Health
Madison, WI, USA

Ramana S. Moorthy, MD
Clinical Associate Professor, Ophthalmology
Indiana University
School of Medicine
Founding Partner and CEO
Associated Vitreoretinal and Uveitis Consultants
Indianapolis, IN, USA

Andrew A. Moshfeghi, MD, MBA
Director, Vitreoretinal Fellowship
Associate Professor of Clinical Ophthalmology
University of Southern California
Roski Eye Institute
Keck School of Medicine
Los Angeles, CA, USA

Majid Moshirfar, MD, FACS
Professor of Ophthalmology
Hoopes Vision and John A. Moran Eye Center
Draper, UT, USA

Heather E. Moss, MD, PhD
Assistant Professor
Departments of Ophthalmology and Neurology & Neurological Sciences
Stanford University
Palo Alto, CA, USA

Mark L. Moster, MD
Director, Neuro-Ophthalmology Fellowship
Professor, Neurology and Ophthalmology
Wills Eye Hospital
Sidney Kimmel Medical College of Thomas Jefferson University
Philadelphia, PA, USA

Kelly W. Muir, MD, MHSc
Associate Professor of Ophthalmology, Glaucoma Division
Duke University
School of Medicine
Durham, NC, USA

Ann G. Neff, MD
Dermatology Associates
Sarasota, FL, USA

Jeffrey A. Nerad, MD
Oculoplastic & Reconstructive Surgery
Cincinnati Eye Institute
Volunteer Professor, Ophthalmology
University of Cincinnati
Cincinnati, OH, USA

Neda Nikpoor, MD
Clinical Instructor, Ophthalmology
Byers Eye Institute
Stanford University
Palo Alto, CA, USA

Robert J. Noecker, MD, MBA
Director of Glaucoma
Ophthalmic Consultants of Connecticut
Fairfield, CT, USA

Ricardo Nosé, MD
Clinical Research Fellow
New England Eye Center
Tufts Medical Center
Boston, MA, USA

Annabelle A. Okada, MD, DMSc
Professor of Ophthalmology
Kyorin University
School of Medicine
Tokyo, Japan

Michael O'Keefe, FRCS
Professor, Ophthalmology
Mater Private Hospital
Dublin, Ireland

Jeffrey L. Olson, MD
Associate Professor
Department of Ophthalmology
University of Colorado
School of Medicine
Denver, CO, USA

Jane M. Olver, MB, BS, BSc, FRCS, FRCOphth
Consultant Ophthalmologist
Eye Department
Clinica London
London, UK

Yvonne A.V. Opalinski, BSc, MD, BFA, MFA
Clinical Associate Cardiovascular Surgery
Department of Cardiovascular Surgery
Trillium Health Partners
Toronto, ON, Canada

Faruk H. Örge, MD
William R. and Margaret E. Althans Chair and Professor
Director, Center for Pediatric Ophthalmology and Adult Strabismus
Rainbow Babies, Children's Hospital, UH Eye Institute
Cleveland Medical Center
Cleveland, OH, USA

Mark Packer, MD, FACS, CPI
President
Mark Packer MD Consulting, Inc.
Boulder, CO, USA

Suresh K. Pandey, MD
Director, Ophthalmology
SuVi Eye Institute and Lasik Laser Center
Kota, Rajasthan, India
Visiting Assistant Professor
John A. Moran Eye Center
University of Utah
Salt Lake City, UT, USA

Vishal S. Parikh, MD
Vitreoretinal Surgery Fellow, Retina Service
The Retina Institute
St Louis, MO, USA

Louis R. Pasquale, MD, FARVO
Professor of Ophthalmology
Harvard Medical School
Boston, MA, USA

Sarju S. Patel, MD, MPH, MSc
Director of Uveitis
Department of Ophthalmology
Weill Cornell College of Medicine
New York City, NY, USA

Vivek R. Patel, MD
Associate Professor, Ophthalmology
USC Roski Eye Institute
Keck School of Medicine
Los Angeles, CA, USA

Carlos E. Pavesio, MD
Consultant Ophthalmic Surgeon
Medical Retina
Moorfields Eye Hospital
London, UK

Victor L. Perez, MD
Professor of Ophthalmology
Stephen and Frances Foster Professor of Ophthalmology
Duke University School of Medicine
Director, Duke Center for Ocular Immunology
Durham, NC, USA

Claudia E. Perez-Straziota, MD
Clinical Assistant Professor of Ophthalmology
Roski Eye Institute
University of Southern California
Private Practitioner
Los Angeles, CA, USA

Lauren T. Phillips, MD
Assistant Professor, Neurology & Neurotherapeutics
University of Texas
Southwestern Medical Center
Dallas, TX, USA

Jody R. Piltz-Seymour, MD
Adjunct Professor, Ophthalmology
Perelman School of Medicine
University of Pennsylvania
Glaucoma Care Center at Valley Eye Professionals, LLC
Glaucoma Service, Wills Eye Hospital
Philadelphia, PA, USA

Alfio P. Piva, MD
Professor of Neurosurgery and Ophthalmology
University of Costa Rica
San Jose, Costa Rica

Dominik W. Podbielski, HonBSc, MSc, MD, FRCSC
Staff Physician, Ophthalmology
Prism Eye Institute
North Toronto Eye Care
Toronto, ON, Canada

Nicolas J. Pondelis, BA
Ophthalmic Photographer and Research Assistant
Tufts Medical Center
Boston, MA, USA

Francis W. Price, Jr., MD
President
Price Vision Group
Indianapolis, IN, USA

Marianne O. Price, PhD, MBA
Executive Director
Cornea Research Foundation of America
Indianapolis, IN, USA

Cindy Pritchard, CO
Orthoptist
Clinical Instructor of Ophthalmology
Children's Hospital of New Orleans
Tulane University
Department of Ophthalmology
New Orleans, LA, USA

Peter A. Quiros, MD
Associate Professor, Ophthalmology
University of California Los Angeles
Los Angeles, CA, USA

Aleksandra V. Rachitskaya, MD
Assistant Professor of Ophthalmology,
Cleveland Clinic Lerner College of Medicine of Case Western Reserve University
Vitreoretinal Staff Physician
Cole Eye Institute
Cleveland Clinic
Cleveland, OH, USA

Pradeep Y. Ramulu, MD, MHS, PhD
Associate Professor of Ophthalmology
Chief, Glaucoma Division
Wilmer Eye Institute
Johns Hopkins School of Medicine
Baltimore, MD, USA

J. Bradley Randleman, MD
Editor-in-Chief
Journal of Refractive Surgery
Professor of Ophthalmology
Director, Cornea & Refractive Surgery
USC Roski Eye Institute
Keck School of Medicine of USC
Los Angeles, CA, USA

Narsing A. Rao, MD
Professor of Ophthalmology and Pathology
Chief of Uveitis Service and Ophthalmic Pathology Laboratory
USC Roski Eye Institute
Keck School of Medicine
University of Southern California
Los Angeles, CA, USA

Naveen K. Rao, MD
Cornea, Cataract, and Anterior Segment Surgery
Lahey Hospital and Medical Center
Burlington, MA, USA
Assistant Professor of Ophthalmology
Tufts University
School of Medicine
Boston, MA, USA

P. Kumar Rao, MD
Professor of Ophthalmology and Visual Science
Washington University
St Louis, MO, USA

Rajesh C. Rao, MD
Leslie H. and Abigail S. Wexner Emerging Scholar
Assistant Professor, Retina Service
Department of Ophthalmology & Visual Sciences
W.K. Kellogg Eye Center
University of Michigan
VA Ann Arbor Health System
Ann Arbor, MI, USA

Sivakumar Rathinam, FAMS, PhD
Professor of Ophthalmology
Head of Uveitis Service
Aravind Eye Hospital
Post Graduate Institute of Ophthalmology
Madurai, Tamil Nadu, India

Russell W. Read, MD, PhD
Max and Lorayne Cooper Endowed Professor in Ophthalmology Residency Training
University of Alabama at Birmingham
Birmingham, AL, USA

Caio Vinicius Saito Regatieri, MD, PhD
Professor, Ohalmology
Tufts Medical School
Boston, MA, USA
Federal University of São Paulo
São Paulo, Brazil

Carl D. Regillo, MD
Director Retina Service
Professor of Ophthalmology
Wills Eye Hospital Retina Service
Thomas Jefferson University
Philadelphia, PA, USA

Elias Reichel, MD
Professor and Vice Chair
New England Eye Center
Tufts University
School of Medicine
Boston, MA, USA

Douglas J. Rhee, MD
Chairman
Department of Ophthalmology and Visual Sciences
University Hospitals Case Medical Center
Case Western Reserve University School of Medicine
Cleveland, OH, USA

Alexander L. Ringeisen, MD
Vitreoretinal Surgery Fellow
VitreoRetinal Surgery, PA
Minneapolis, MN, USA

Robert Ritch, MD, FACS
Shelley and Steven Einhorn Distinguished Chair
Professor of Ophthalmology
New York Eye and Ear Infirmary of Mount Sinai
New York, NY, USA

Shira L. Robbins, MD
Clinical Professor of Ophthalmology
Director of Neonatal Ophthalmology
Division of Pediatric Ophthalmology and Strabismus
Ratner Children's Eye Center at the Shiley Eye Institute
La Jolla, CA, USA

Damien C. Rodger, MD, PhD
Assistant Professor of Clinical Ophthalmology
Research Assistant Professor of Biomedical Engineering
USC Roski Eye Institute and Viterbi School of Engineering
University of Southern California
Los Angeles, CA, USA

Miin Roh, MD, PhD
Vitreoretina Surgery Clinical Fellow
Department of Ophthalmology/ Retina Service
Massachusetts Eye and Ear
Boston, MA, USA

Shiyoung Roh, MD
Associate Clinical Professor
Tufts University
School of Medicine
Vice-Chair Division of Ophthalmology
Vice-Chair Department of Surgery
Lahey Hospital and Medical Center
Peabody, MA, USA

Noel Rosado-Adames, MD
Cornea and External Disease Specialist
Private Practitioner
OMNI Eye Specialists
Baltimore, MD, USA

Emanuel S. Rosen, MD, FRCS, FRCOphth
Professor
Department of Vision Sciences
University of Manchester
Manchester, UK

Jonathan B. Rubenstein, MD
Deutsch Family Endowed Chair in Ophthalmology
Vice-Chairman of the Department of Ophthalmology
Rush University Medical Center
Chicago, IL, USA

Richard M. Rubin, MD, LT, COL, USAF, MC, SFS
Neuro-Ophthalmologist and Senior Flight Surgeon
Departments of Ophthalmology and Aerospace Medicine
David Grant USAF Medical Center
Travis AFB, CA, USA

Steven E. Rubin, MD
Vice Chair, Residency Program Director and Co-Chief, Pediatric Ophthalmology
Hofstra North Shore–Long Island Jewish School of Medicine
Great Neck, NY, USA

Patrick E. Rubsamen, MD
Physician, Vitreoretinal Surgery
Retina Group of Florida
Boca Raton, FL, USA

Jason D. Rupp, MD
Ophthalmology Specialist
Department of Ophthalmology and Visual Sciences
Washington University
School of Medicine
St Louis, MO, USA

Hossein G. Saadati, MD
Oculofacial/Reconstructive Surgeon, Ophthalmology
Kaiser Permanente Medical Offices
Stockton, CA, USA

Alfredo A. Sadun, MD, PhD
Flora Thornton Chair, Doheny
Professor of Ophthalmology
Vice-Chair of Ophthalmology, UCLA
Los Angeles, CA, USA

Osamah J. Saeedi, MD
Associate Professor
Director of Clinical Research
Associate Residency Program Director
Department of Ophthalmology & Visual Sciences
University of Maryland
School of Medicine
Baltimore, MD, USA

Daniel J. Salchow, MD
Professor of Ophthalmology
Section of Pediatric Ophthalmology, Strabismus and Neuro-ophthalmology
Department of Ophthalmology
Charité – University Medicine Berlin
Berlin, Germany

Sarwat Salim, MD, FACS
Professor of Ophthalmology
Eye Institute
Medical College of Wisconsin
Milwaukee, WI, USA

Thomas W. Samuelson, MD
Attending Surgeon
Glaucoma and Anterior Segment Surgery
Minnesota Eye Consultants, PA
Adjunct Associate Professor
Department of Ophthalmology
University of Minnesota
Minneapolis, MN, USA

Simrenjeet Sandhu, MD
Ophthalmology Resident
University of Alberta
Edmonton, AL, Canada

Marcony R. Santhiago, MD, PhD
Adjunct Professor of Ophthalmology
Refractive Surgery Department
University of Southern California
Los Angeles, CA, USA
Professor of Ophthalmology
Refractive Surgery Department
University of São Paulo
São Paulo, SP, Brazil

Giacomo Savini, MD
Researcher
G.B. Bietti Foundation
Rome, Italy

Ibrahim O. Sayed-Ahmed, MD
Research Fellow
Graduate Student in Vision Science and Investigative Ophthalmology
Bascom Palmer Eye Institute
Miami, FL, USA

Amy C. Scheffler, MD
Assistant Professor of Clinical Ophthalmology
Assistant Clinical Member, Research Institute
Weill Cornell Medical College
Houston Methodist Hospital Medical Center
Retina Consultants of Houston
Houston, TX, USA

Paulo Schor, MD, MSci, DSci
Director of Research and Technological Development
Professor of Ophthalmology
Department of Ophthalmology & Visual Sciences
Escola Paulista de Medicina (EPM) – Universidade Federal de São Paulo (UNIFESP)
São Paulo, Brazil

Hermann D. Schubert, MD
Professor of Clinical Ophthalmology and Pathology
E.S. Harkness Eye Institute
Columbia University
New York, NY, USA

Joel S. Schuman, MD
Professor and Chairman of Ophthalmology
Director, NYU Eye Center
Professor of Neuroscience and Physiology
Neuroscience Institute
NYU School of Medicine
Professor of Electrical and Computer Engineering
NYU Tandon School of Engineering
Professor of Neural Engineering
Center for Neural Science, NYU
New York, NY, USA

Gary S. Schwartz, MD, MHA
Adjunct Associate Professor
Department of Ophthalmology
University of Minnesota
School of Medicine Associated Eye Care
Stillwater, MN, USA

J. Sebag, MD, FACS, FRCOphth, FARVO
Founding Director
VMR Institute for Vitreous Macula Retina
Huntington Beach, CA, USA

Dov B. Sebrow, MD
Senior Vitreoretinal Surgical Fellow, Ophthalmology/Vitreoretinal Diseases
Edward S. Harkness Eye Institute
Columbia University Medical Center
Vitreous Retina Macula Consultants of New York
Manhattan Eye, Ear and Throat Hospital
New York, NY, USA

H. Nida Sen, MD, MHS
Director, Uveitis Felowship Program
National Eye Institute
National Institutes of Health
Bethesda, MD, USA

Gaurav K. Shah, MD
Professor of Clinical Ophthalmology & Visual Sciences
The Retina Institute
Washington University
School of Medicine
St Louis, MO, USA

Carol L. Shields, MD
Director, Ocular Oncology Service
Wills Eye Hospital
Professor of Ophthalmology
Thomas Jefferson University
Philadelphia, PA, USA

Yevgeniy (Eugene) Shildkrot, MD
Associate Professor of Ophthalmology
Ocular Oncology and Vitreoretinal Diseases and Surgery
University of Virginia
Charlottesville, VA, USA

Bradford J. Shingleton, MD
Clinical Associate Professor, Ophthalmology
Harvard Medical School
Partner, Ophthalmic Consultants of Boston
Boston, MA, USA

Roni M. Shtein, MD, MS
Associate Professor
Department of Ophthalmology & Visual Sciences
University of Michigan
Ann Arbor, MI, USA

Ryan W. Shultz, MD
Ophthalmologist, Vitreoretinal Diseases
Colorado Permanente Medical Group
Denver, CO, USA

Patricia B. Sierra, MD
Sacramento Eye Consultants
Sacramento, CA, USA

Brent Siesky, PhD
Assistant Director, Research Associate
Ophthalmology, Glaucoma Research and Diagnostic Center
Eugene and Marilyn Glick Eye Institute
Indiana University
School of Medicine
Indianapolis, IN, USA

Paul A. Sieving, MD, PhD
Director
National Eye Institute
National Institutes of Health
Bethesda, MD, USA

Dimitra Skondra, MD, PhD
Assistant Professor of Ophthalmology and Visual Science
Director, J. Terry Ernest Ocular Imaging Center
The University of Chicago
Chicago, IL, USA

Kent W. Small, MD
President/Founder, Vitreo-Retinal Surgery
Molecular Insight Research Foundation
Glendale, CA, USA

William E. Smiddy, MD
Professor, Ophthalmology
Bascom Palmer Eye Institute
University of Miami
Miller School of Medicine
Miami, FL, USA

Marie Somogyi, MD
Oculoplastic and Orbital Surgery
TOC Eye and Face
Austin, TX, USA

H. Kaz Soong, MD
Chief of Cornea and Refractive Service
Co-Director of International Ophthalmology
Department of Ophthalmology & Visual Sciences
University of Michigan
Ann Arbor, MI, USA

Sarkis H. Soukiasian, MD
Director, Cornea and External Diseases
Director, Ocular Inflammation and Uveitis
Lahey Health Systems
Burlington, MA, USA

Richard F. Spaide, MD
Vitreous, Retina, Macula Consultants of New York
New York, NY, USA

Tatyana Spektor, MD
Cornea and Refractive Surgery Fellow
Department of Ophthalmology
Baylor College of Medicine
Houston, TX, USA

Thomas C. Spoor, MD, FACS
Private Practitioner
Neuro-Ophthalmology and Oculo-Plastic Surgery
Sarasota Retina Institute
Sarasota, FL, USA

Sunil K. Srivastava, MD
Staff Physician
Cleveland Clinic
Cole Eye Institute
Cleveland, OH, USA

Brian C. Stagg, MD
Clinical Lecturer
Department of Ophthalmology & Visual Sciences
University of Michigan
Ann Arbor, MI, USA

David H.W. Steel, MBBS, FRCOphth
Consultant Ophthalmologist and Vitreoretinal Surgeon
Sunderland Eye Infirmary
City Hospitals Sunderland NHS Foundation Trust
Sunderland, Tyne & Wear, UK

Joshua D. Stein, MD, MS
Associate Professor,
  Ophthalmology & Visual
  Sciences
Associate Professor, Health
  Management & Policy
University of Michigan
Ann Arbor, MI, USA

Mitchell B. Strominger, MD
Professor of Ophthalmology and
  Pediatrics
Tufts Medical Center
Boston, MA, USA

Alan Sugar, MD
Professor and Vice-Chair,
  Ophthalmology & Visual
  Sciences
Kellogg Eye Center
University of Michigan
Ann Arbor, MI, USA

Joel Sugar, MD
Professor and Vice Head,
  Ophthalmology & Visual
  Sciences
University of Illinois Eye and Ear
  Infirmary
Chicago, IL, USA

Yevgeniy V. Sychev, MD
Senior Clinical Fellow
Ophthalmology/Vitreoretinal
  Disease and Surgery
Washington University
School of Medicine in St Louis
St Louis, MO, USA

Tak Yee Tania Tai, MD
Assistant Professor,
  Ophthalmology
New York Eye and Ear Infirmary of
  Mount Sinai
New York, NY, USA

James C. Tan, MD, PhD
Associate Professor, Department of
  Ophthalmology
Doheny Eye Institute
University of California Los
  Angeles
Los Angeles, CA, USA

Myron Tanenbaum, MD
Voluntary Professor
Department of Ophthalmology
Bascom Palmer Eye Institute
University of Miami
Miller School of Medicine
Miami, FL, USA

Suphi Taneri, MD
Director, Center for Refractive
  Surgery, Eye Department
St. Francis Hospital
Associate Professor, Eye Clinic
Ruhr University Bochum
Munster, NRW, Germany

William Tasman, MD[†]
Formerly Professor and Emeritus
  Chairman
Department of Ophthalmology
Wills Eye Hospital and Jefferson
  Medical College
Philadelphia, PA, USA

David G. Telander, MD, PhD
Clinical Professor
Department of Ophthalmology
University of California Davis
Davis, CA, USA
Associate Professor
California Northstate
School of Medicine
Sacramento, CA, USA

[†]Falecido

Edmond H. Thall, MD, MS
Consultant in Aerospace
  Ophthalmology
Aeromedical Consultation Service
Ophthalmology Branch
United States Air Force School of
  Aerospace Medicine
Wright–Patterson Air Force Base
Dayton, OH, USA

Aristomenis Thanos, MD
Retina Department
Devers Eye Institute
Portland, OR, USA

Christos N. Theophanous, MD
Resident Physician
Department of Ophthalmology and
  Visual Science
University of Chicago Medicine
Chicago, IL, USA

Benjamin J. Thomas, MD
Physician, Vitreoretinal Surgery
Florida Retina Institute
Jacksonville, FL, USA

Praneetha Thulasi, MD
Assistant Professor of
  Ophthalmology
Cornea, External Diseases, and
  Refractive Surgery
Emory University
Atlanta, GA, USA

Michael D. Tibbetts, MD
Director of Retina Services
Tyson Eye Center
Cape Coral, FL, USA

David P. Tingey, BA, MD, FRCSC
Associate Professor,
  Ophthalmology
Western University
London, ON, Canada

Faisal M. Tobaigy, MD
Associate Professor of
  Ophthalmology
Jazan University
Jazan, Saudi Arabia

Bozho Todorich, MD, PhD
Staff Physician
Pennsylvania Retina Specialists,
  PC
Camp Hill, PA, USA

Stuart W. Tompson, PhD
Associate Scientist
Department of Ophthalmology &
  Visual Sciences
University of Wisconsin-Madison
Madison, WI, USA

James C. Tsai, MD, MBA
President, New York Eye & Ear
  Infirmary of Mount Sinai,
  Delafield-Rodgers Professor and
  System Chair
Department of Ophthalmology
Icahn School of Medicine at
  Mount Sinai
New York, NY, USA

Julie H. Tsai, MD
Assistant Professor of Clinical
  Ophthalmology
Albany, NY, USA

Nancy Tucker, MD, FRCSC
Chief of Oculoplastics,
  Ophthalmology
University of Toronto
Toronto, ON, Canada

Sonal S. Tuli, MD, MEd
Professor and Chair,
  Ophthalmology
University of Florida
Gainesville, FL, USA

Caroline W. Vargason, MD, PhD
Oculoplastic & Reconstructive
  Surgery Fellow
Cincinnati Eye Institute
Cincinnati, OH, USA

Roshni A. Vasaiwala, MD
Assistant Professor of
  Ophthalmology
Director of Cornea Service
Loyola University Medical Center
Maywood, IL, USA

Daniel Vitor Vasconcelos-Santos, MD, PhD
Adjunct Professor of
  Ophthalmology
Director of Uveitis
Universidade Federal de Minas
  Gerais
Belo Horizonte, Minas Gerais,
  Brazil

Gregory J. Vaughn, MD
Consultant, Global Healthcare
  Practice
Spencer Stuart
Atlanta, GA, USA

Arthi Venkat, MD, MS, BA
Staff Physician in Medical Retina
  and Uveitis
Cleveland Clinic
Cole Eye Institute
Cleveland, OH, USA

Guadalupe Villarreal, Jr., MD
Attending
Department of Ophthalmology
Mid-Atlantic Permanente Medical
  Group
Falls Church, VA, USA

Kateki Vinod, MD
Assistant Professor of
  Ophthalmology
New York Eye and Ear Infirmary of
  Mount Sinai
Icahn School of Medicine at
  Mount Sinai
New York, NY, USA

Jesse M. Vislisel, MD
Staff Physician, Cornea & External
  Disease
Associated Eye Care
Stillwater, MN, USA

Ivan Vrcek, MD
Partner, Texas Ophthalmic Plastic,
  Reconstructive, and Orbit
  Surgery
President, Ivan Vrcek, M.D. PA
Associate Adjunct Professor
  of Ophthalmology and
  Oculoplastic Surgery, Texas
  A&M Medical School, Dallas
  Campus
Clinical Assistant Professor
  of Ophthalmology and
  Oculoplastic Surgery, UT
  Southwestern Medical Center
Dallas, TX, USA

Hormuz P. Wadia, MD
Assistant Clinical Professor
Department of Ophthalmology
James A. Haley VAMC
Morsani School of Medicine
University of South Florida Eye
  Institute
Tampa, FL, USA

Brian D. Walker, BS
Medical Student
McGovern Medical School
Houston, TX, USA

David S. Walton, MD
President, Children's Glaucoma
  Foundation
Clinical Professor of
  Ophthalmology
Harvard Medical School
Surgeon in Ophthalmology
Massachusetts Eye and Ear
  Infirmary
Boston, MA, USA

Li Wang, MD, PhD
Associate Professor,
  Ophthalmology
Baylor College of Medicine
Houston, TX, USA

Michelle Y. Wang, MD
Associate Physician
Department of Ophthalmology/
  Neuro-Ophthalmology
Southern California Permanente
  Medical Group
Los Angeles, CA, USA

Robert C. Wang, MD
Partner
Texas Retina Assoc
Clinical Associate Professor of
  Ophthalmology
UT Southwestern
Dallas, TX, USA

Martin Wax, MD
Chief Medical Officer and
  Executive Vice-President R&D
PanOptica, Inc.
Bernardsville, NJ, USA

Joel M. Weinstein, MD
Professor of Ophthalmology and
  Pediatrics
Penn State University M.S.
  Hershey Medical Center
Hershey, PA, USA

John J. Weiter, MD, PhD
Associate Professor of
  Ophthalmology
Harvard Medical School
Boston, MA, USA

Liliana Werner, MD, PhD
Professor of Ophthalmology &
  Visual Sciences
Co-Director Intermountain Ocular
  Research Center
University of Utah
John A. Moran Eye Center
Salt Lake City, UT, USA

Mark Wevill, MBChB, FRCSE, FCS(SA)
Consultant Ophthalmologist
Optegra Birmingham Eye Hospital
Birmingham, West Midlands, UK

Janey L. Wiggs, MD, PhD
Paul Austin Chandler Professor of
  Ophthalmology
Harvard Medical School
Boston, MA, USA

Andrew M. Williams, MD
Resident
Department of Ophthalmology
University of Pittsburgh
School of Medicine
Pittsburgh, PA, USA

George A. Williams, MD
Chair, Department of
  Ophthalmology
Oakland University
William Beaumont School of
  Medicine
Royal Oak, MI, USA

Matthew T. Witmer, MD
Partner Physician, Vitreoretinal Surgery
Retina Associates of Western New York
Rochester, NY, USA
Clinical Instructor
University of Rochester Medical Center
Rochester, NY, USA

Gadi Wollstein, MD
Professor of Ophthalmology
Vice Chairman for Clinical Research
Director of Ophthalmic Imaging Research Laboratory
Director of Research Education
NYU School of Medicine
New York, NY, USA

Maria A. Woodward, MD, MS
Assistant Professor of Ophthalmology & Visual Sciences
University of Michigan
Ann Arbor, MI, USA

Nicholas K. Wride, MB, ChB, FRCOphth
Consultant Ophthalmologist
Sunderland Eye Infirmary
City Hospitals Sunderland
Sunderland, Tyne & Wear, UK

Albert Wu, MD, PhD
Associate Professor of Ophthalmology
Icahn School of Medicine at Mount Sinai
New York, NY, USA

David Xu, MD
Resident Physician
Stein Eye Institute
University of California Los Angeles
Los Angeles, CA, USA

Joshua A. Young, MD
Clinical Professor
Department of Ophthalmology
New York University
School of Medicine
Chief Ophthalmologist Correspondent
EyeWorld Magazine
Producer and Manager of Podcasting
American Society of Cataract and Refractive Surgery
New York, NY, USA

Edward S. Yung, MD
Clinical Instructor, Glaucoma
Wills Eye Hospital
Philadelphia, PA, USA

Cynthia Yu-Wai-Man, PhD, FRCOphth
Postdoctoral Research Fellow
Rescue, Repair and Regeneration
UCL Institute of Ophthalmology
London, UK

Wadih M. Zein, MD
Staff Clinician
Ophthalmic Genetics and Visual Function Branch
National Eye Institute, NIH
Bethesda, MD, USA

Ivy Zhu, MD
Resident Physician
Department of Ophthalmology & Visual Sciences
Illinois Eye and Ear Infirmary
University of Illinois at Chicago
College of Medicine
Chicago, IL, USA

Prefácio

Já se passaram 20 anos desde a publicação da primeira edição de *Oftalmologia*. Estamos muito satisfeitos com o fato de nosso livro ter chegado a uma quinta edição. A longevidade deste título reflete a singularidade e a utilidade de seu formato, o trabalho árduo de nossos autores e editores e a necessidade premente em nosso campo de informações atualizadas e clinicamente relevantes. Continuamos reconhecendo a vantagem de um manual completo de oftalmologia em um único volume. A ciência visual básica é mesclada com informações clínicas, e nós mantivemos uma parte inteira separada dedicada à genética e ao olho.

Oftalmologia nunca foi uma obra destinada a ser enciclopédica, mas a cada edição nós nos esforçamos para torná-la bastante abrangente, legível e de fácil acesso. Assim como a quarta edição, esta é completamente revisada, com novos editores de partes e muitos novos autores. Os capítulos foram reescritos e restringidos para refletir a nova forma como as doenças são diagnosticadas, categorizadas e tratadas. Descartamos o material desatualizado e adicionamos muitos itens novos. Referências extras foram alocadas para a versão *online* a fim de manter o livro em si em um volume.

Prefácio à Primeira Edição

Nos últimos 30 anos, enormes avanços tecnológicos ocorreram em muitas áreas da Medicina – *lasers*, genética molecular e imunologia, para citar alguns. Esse progresso alimentou avanços semelhantes em quase todos os aspectos da prática oftálmica. A assimilação e a integração de tantas informações novas tornam necessária uma prática oftálmica mais restrita e concentrada. Como consequência direta, muitos livros didáticos de subespecialidades com foco extremamente restrito estão agora disponíveis, cobrindo todos os aspectos da prática oftálmica. Simultaneamente, várias obras didáticas excelentes de vários volumes, detalhando todos os aspectos da prática, foram desenvolvidas. No entanto, ainda existe a necessidade de um manual completo de oftalmologia de volume único para estagiários, não oftalmologistas e oftalmologistas gerais (e talvez especialistas) que precisam de atualização em áreas específicas nas quais não têm experiência. *Oftalmologia* foi criado para preencher essa lacuna entre o livro de subespecialidades de vários volumes e o restrito. Este livro é um manual de oftalmologia de volume único totalmente novo, abrangente e clinicamente relevante, com nova abordagem de conteúdo e apresentação que possibilita ao leitor acessar informações importantes rapidamente. Nossa abordagem, desde o início, tem sido usar modelos para manter uma estrutura de capítulo uniforme em todo o livro, de modo que o material seja apresentado de maneira lógica e consistente, sem repetição. A maioria dos capítulos segue um dos três modelos: o modelo orientado para a doença, o de procedimento cirúrgico ou o de exame diagnóstico. O planejamento meticuloso entrou no conteúdo, na divisão e na organização dos capítulos, com o objetivo de apresentar a oftalmologia como ela é praticada, não uma coleção de aspectos artificialmente divididos. Assim, a oftalmologia pediátrica não está em uma seção separada, mas integrada em seções relevantes em toda a obra. A ciência visual básica e a informação clínica, incluindo manifestações sistêmicas, são integradas ao longo do processo, com apenas duas exceções. Dedicamos uma parte inteira à genética e ao olho, em reconhecimento à crescente importância da genética na área. Óptica e refração também são incluídas em uma única parte, pois uma compreensão desses assuntos é fundamental para toda a oftalmologia. Para obter a mesma continuidade de apresentação nas figuras e no texto, todas as artes foram redesenhadas a partir dos originais dos autores, maximizando a acessibilidade ao leitor. Cada parte é codificada por cores para facilitar a referência cruzada e a navegação. Esperamos tornar este volume acessível a mais profissionais em todo o mundo. Embora abrangente, *Oftalmologia* não se destina a ser uma enciclopédia. Em particular, ao lidar com a cirurgia, não enfatizamos técnicas específicas ou descrevemos técnicas mais raras em detalhes meticulosos. A natureza rapidamente mutável dos aspectos cirúrgicos da prática oftalmológica é tal que o leitor precisará consultar uma ou mais das muitas obras excelentes que abrangem as técnicas atuais específicas em profundidade. Concentramo-nos nas áreas menos voláteis; no entanto, em indicações cirúrgicas vitais, princípios gerais da técnica cirúrgica e complicações. A abordagem de referência é paralela a isso: para cada tópico, todas as referências-chave são listadas, mas com o objetivo de evitar páginas de referências redundantes, em que um número menor de revisões clássicas recentes será suficiente. A ênfase geral de *Oftalmologia* é uma informação atual relevante para a prática clínica sobreposta à estrutura geral que compreende a oftalmologia como uma subespecialidade.

O conjunto dos editores de partes foi essencial para a realização deste ambicioso projeto, cada um trazendo uma visão e conhecimento únicos para o livro. Eles coordenaram seus esforços na elaboração da lista de conteúdos, encontrando colaboradores e editando capítulos para produzir um livro que – esperamos – dará uma grande contribuição à oftalmologia. Somos gratos aos editores e autores que contribuíram para *Oftalmologia* e à equipe excelente e dedicada da Mosby.

Myron Yanoff
Jay S. Duker
Julho de 1998

Dedicatória

Gostaríamos de dedicar este livro às nossas esposas, Karin Yanoff e Julie Starr-Duker, e aos nossos filhos – Steven, David e Alexis Leyva-Yanoff; Joanne Grune-Yanoff; e Jake, Claire, Bear, Becca, Sam, Colette e Elly Duker –, todos os quais desempenham um papel muito importante em nossas vidas. Sem a ajuda e a compreensão deles, nunca teríamos chegado tão longe.

Agradecimentos

Somos gratos aos editores e autores que contribuíram para *Oftalmologia* e à equipe excelente e dedicada da Elsevier. Gostaríamos de agradecer especialmente a Sharon Nash e Russell Gabbedy por seus esforços incansáveis em manter-nos no caminho certo e por facilitarem muito nosso trabalho. Gostaríamos também de agradecer a Josh Mearns, Coordenador de Conteúdo; Joanna Souch, Gerente de Projetos; Brian Salisbury, Designer; Karen Giacomucci, Gerente de Ilustração; Richard Tibbitts, Ilustrador; Vinod Kothaparamtath, Produtor Multimídia; e Claire McKenzie, Gerente de Marketing.

Material Suplementar

Este livro conta com os seguintes Materiais Suplementares:

- Referências bibliográficas completas de cada capítulo
- Vídeos instrutivos e ilustrativos da área de oftalmologia, como de avanços da cirurgia refrativa, lentes intraoculares fácicas, procedimentos combinados de catarata, nistagmo e exames de motilidade ocular.

O acesso ao material suplementar é gratuito. Basta que o leitor se cadastre e faça seu *login* em nosso *site* (www.grupogen.com.br), clique no menu superior do lado direito e, após, em Ambiente de aprendizagem. Em seguida, clique no menu retrátil ( ) e insira o código (PIN) de acesso localizado na primeira capa interna deste livro.

O acesso ao material suplementar online fica disponível até seis meses após a edição do livro ser retirada do mercado.

Caso haja alguma mudança no sistema ou dificuldade de acesso, entre em contato conosco (gendigital@grupogen.com.br).

Sumário de Vídeos

Parte 3: Cirurgia Refrativa

Capítulo 3.4 LASIK
3.4.1 iLASIK

Capítulo 3.5 Extração Lenticular com Pequena Incisão (SMILE)
3.5.1 Vídeo instrutivo da cirurgia SMILE

Capítulo 3.7 Lentes Intraoculares Fácicas
3.7.1 Lentes Cachet®
3.7.2 Implantação de lentes Artisan®/Verisyse® para hiperopia após ceratotomia radial
3.7.3 Lente intraocular fácica tórica Artiflex® em um paciente com miopia significativa e astigmatismo após ceratoplastia lamelar anterior profunda
3.7.4 Implantação de lente tórica Artiflex® em um paciente com anel intracorneano prévio para ceratocone
3.7.5 Lente implantável de colâmero (ICL)
3.7.6 Troca de ICL

Parte 4: Doenças da Córnea e da Superfície Ocular

Capítulo 4.17 Ceratite Não Infecciosa
4.17.1 Paciente com flacidez palpebral encaminhado para estudo do sono

Capítulo 4.29 Ceratoplastia Endotelial: Tratamento Direcionado para Disfunção Endotelial da Córnea
4.29.1 Ceratoplastia endotelial com desnudamento da membrana de Descemet (DSEK)
4.29.2 Preparo de doador para DMEK (transplante de córnea de espessura parcial)
4.29.3 Ceratoplastia endotelial da membrana de Descemet (DMEK)

Parte 5: Cristalino

Capítulo 5.8 Anestesia da Cirurgia de Catarata
5.8.1 Técnica padrão para anestesia subtenoniana
5.8.2 Técnica "sem incisão" para anestesia subtenoniana

Capítulo 5.9 Facoemulsificação
5.9.1 Dois exemplos de modelagem (sculpting) usando baixo fluxo e vácuo com potência e amplitude maiores
5.9.2 Dois exemplos de uso de fluxo maior e vácuo para retirada de fragmento de núcleo

Capítulo 5.11 Pequena Incisão e Cirurgia de Catarata com Laser de Femtossegundo
5.11.1 Subluxação inesperada
5.11.2 Facoemulsificação com microincisão
5.11.3 Cirurgia refrativa com microincisão
5.11.4 Facoemulsificação de 700 μ

Capítulo 5.13 Procedimentos Combinados
5.13.1 Cirurgia de catarata facoemulsificação combinada com DSAEK (ceratoplastia endotelial automatizada com desnudamento da membrana de Descemet)
5.13.2 Facovitrectomia combinada

Capítulo 5.16 Complicações da Cirurgia de Catarata
5.16.1 Implantação de lente Artisan®

Parte 6: Retina e Vítreo

Capítulo 6.3 Circulação Retiniana e da Coroide
6.3.1 Videoangiografia com fluoresceína e verde indocianina (ICG)

Capítulo 6.5 Ultrassonografia de Contato no Modo B
6.5.1 Técnicas de exame para ultrassonografia de contato em modo B

Capítulo 6.11 Cirurgia de Introflexão Escleral
6.11.1 Introflexão escleral (scleral buckle)
6.11.2 Sutura
6.11.3 Dreno

Capítulo 6.12 Vitrectomia
6.12.1 Vitrectomia para hemorragia vítrea refratária

Capítulo 6.25 Doença de Coats e Telangiectasia Retiniana
6.25.1 Vitrectomia via pars plana e drenagem de exsudato e líquido subretiniano realizada para descolamento de retina exsudativo grave

Capítulo 6.32 Buraco Macular
6.32.1 Cirurgia de buraco macular

Capítulo 6.33 Membrana Epirretiniana
6.33.1 Retirada de membrana epirretiniana

Capítulo 6.34 Tração Vitreomacular
6.34.1 Síndrome de tração vitreomacular

Capítulo 6.39 Descolamento de Retina Regmatogênico
6.39.1 Peeling da membrana limitante interna (MLI) para reparo regmatogênico primário, a fim de reduzir membrana epirretiniana macular (pucker macular) pós-operatória

Capítulo 6.41 Hemorragia de Coroide
6.41.1 Drenagem transconjuntival com trocarte/cânula de líquido supracorióideo

Capítulo 6.43 Trauma Ocular do Segmento Posterior
6.43.1 Retirada de corpo estranho intraocular
6.43.2 Retirada de corpo estranho intraocular com magneto de terras raras

Parte 9: Neuro-Oftalmologia

Capítulo 9.19 Nistagmo, Intrusões Sacádicas e Oscilações
9.19.1 Nistagmo congênito
9.19.2 Albinismo oculocutâneo com nistagmo associado
9.19.3 Nistagmo latente
9.19.4 Spasmus nutans
9.19.5 Oftalmoplegia internuclear direita
9.19.6 Nistagmo retrátil à convergência na síndrome de Parinaud

Parte 10: Glaucoma

Capítulo 10.7 Análise do Nervo Óptico
10.7.1 Imagem tridimensional da cabeça do nervo óptico

Capítulo 10.28 Cirurgias de Glaucoma Minimamente Invasivas e Microincisionais
10.28.1 Implantação de iStent G1
10.28.2 Etapas cruciais na cirurgia Trabectome

Capítulo 10.29 Trabeculectomia
10.29.1 Detecção de extravasamento de bolha usando fluoresceína concentrada
10.29.2 Trabeculectomia com mitomicina C

Capítulo 10.32 Complicações da Cirurgia de Glaucoma e Seus Manejos
10.32.1 Cirurgia de catarata com "pupila pequena" com uso de anel de expansão de pupila (I-Ring; Beaver Visitec, Waltham, MA) e coloração capsular com azul de tripano
10.32.2 Reparo de extravasamento de bolha

Parte 11: Estrabismo Pediátrico e Adulto

Capítulo 11.3 Exame de Alinhamento Ocular e Movimentos do Olho
11.3.1 Elementos do exame de estrabismo
11.3.2 Teste de oclusão/desoclusão (cover/uncover test)
11.3.3 Exotropia
11.3.4 Esotropia
11.3.5 Hipertropia
11.3.6 Teste de oclusão ou cobertura (cover test) prismático alternado
11.3.7 Teste de oclusão ou cobertura (cover test) prismático simultâneo
11.3.8 Exoforia
11.3.9 Teste de oclusão ou cobertura (cover test) alternado ou cruzado

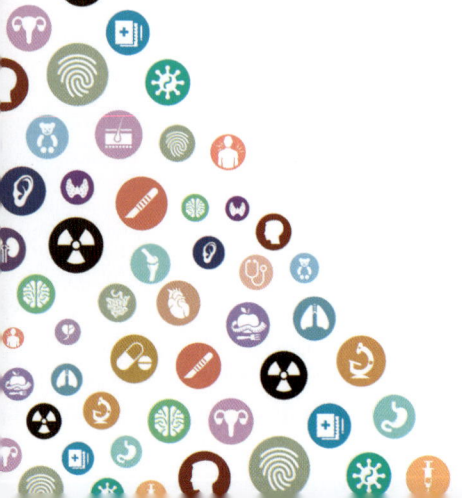

Academia de Medicina
GUANABARA KOOGAN
www.academiademedicina.com.br

Atualize-se com o melhor conteúdo da área.

Conheça a **Academia de Medicina Guanabara Koogan**, portal online, que oferece conteúdo científico exclusivo, elaborado pelo GEN | Grupo Editorial Nacional, com a colaboração de renomados médicos do Brasil.

O portal conta com material diversificado, incluindo artigos, *podcasts*, vídeos e aulas, gravadas e ao vivo (*webinar*), tudo pensado com o objetivo de contribuir para a atualização profissional de médicos nas suas respectivas áreas de atuação.

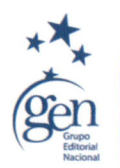

Sumário

PARTE 1: GENÉTICA, 1
Janey L. Wiggs

1.1 Fundamentos de Genética Humana, 1
Janey L. Wiggs

1.2 Genética Molecular de Doenças Oculares Selecionadas, 10
Janey L. Wiggs

1.3 Avaliação Genética e Aconselhamento Genético, 17
Janey L. Wiggs

PARTE 2: ÓPTICA E REFRAÇÃO, 21
Scott E. Brodie

2.1 Luz, 21
Scott E. Brodie

2.2 Óptica do Olho Humano, 28
Daniel Diniz, Francisco Irochima e Paulo Schor

2.3 Refração Clínica, 40
Albert Wu

2.4 Correção de Erros de Refração, 52
Bing Chiu e Joshua A. Young

2.5 Instrumentação Oftálmica, 62
Neal H. Atebara, David Miller e Edmond H. Thall

2.6 Óptica da Frente de Onda e Aberrações do Olho, 76
Edmond H. Thall

PARTE 3: CIRURGIA REFRATIVA, 83
Dimitri T. Azar

3.1 Conceitos Atuais, Classificação e História da Cirurgia Refrativa, 83
Suphi Taneri, Tatsuya Mimura e Dimitri T. Azar

3.2 Avaliação Pré-Operatória para Cirurgia Refrativa, 93
Praneetha Thulasi, Joshua H. Hou e Jose de la Cruz

3.3 Ablação de Superfície com *Excimer Laser* – Ceratectomia Fotorrefrativa (PRK), Ceratomileuse Subepitelial a *Laser* (LASEK) e Epi-LASIK, 97
Sandeep Jain, David R. Hardten e Leonard P. K. Ang e Dimitri T. Azar

3.4 LASIK, 105
Patricia B. Sierra e David R. Hardten

3.5 Extração Lenticular com Pequena Incisão (SMILE), 118
Iben Bach Damgaard e Jodhbir S. Mehta

3.6 Cirurgia Refrativa com *Excimer Laser* Guiada por Frente de Onda, 125
Faisal M. Tobaigy, Daoud S. Fahd e Wallace Chamon

3.7 Lentes Intraoculares Fácicas, 133
Ramon C. Ghanem, Vinícius C. Ghanem, Norma Allemann e Dimitri T. Azar

3.8 Ceratotomia Astigmática: Transição de Bisturis de Diamante para *Lasers* de Femtossegundo, 147
Kerry K. Assil, Joelle A. Hallak, Pushpanjali Giri e Dimitri T. Azar

3.9 Segmentos de Anel Corneano Intraestromal e *Cross-Linking* Corneano, 154
Claudia E. Perez-Straziota, Marcony R. Santhiago e J. Bradley Randleman

3.10 Correção Cirúrgica da Presbiopia, 158
Veronica Vargas Fragoso e Jorge L. Alió

PARTE 4: DOENÇAS DA CÓRNEA E DA SUPERFÍCIE OCULAR, 171
Michael H. Goldstein

SEÇÃO 1: PRINCÍPIOS BÁSICOS

4.1 Anatomia, Fisiologia e Cicatrização de Feridas da Córnea, 171
Ayad A. Farjo, Matthew V. Brumm, H. Kaz Soong e Christopher T. Hood

4.2 Modalidades de Imagem do Segmento Anterior, 176
Anam Akhlaq, Paula Kataguiri, Ricardo Nosé, Nicolas J. Pondelis e Pedram Hamrah

SEÇÃO 2: ANOMALIAS CONGÊNITAS

4.3 Anomalias Congênitas da Córnea, 189
Paula Kataguiri, Kenneth R. Kenyon, Hormuz P. Wadia e Roshni A. Vasaiwala

SEÇÃO 3: DOENÇAS EXTERNAS

4.4 Blefarite, 194
Jihad Isteitiya, Neha Gadaria-Rathod, Karen B. Fernandez e Penny A. Asbell

4.5 Herpes-Zóster Oftálmico, 198
Majid Moshirfar, Gene Kim, Brian D. Walker e Orry C. Birdsong

SEÇÃO 4: DOENÇAS CONJUNTIVAIS

4.6 Conjuntivite: Infecciosa e Não Infecciosa, 202
Jonathan B. Rubenstein e Tatyana Spektor

4.7 Conjuntivite Alérgica, 212
Jonathan B. Rubenstein e Tatyana Spektor

4.8 Tumores da Conjuntiva, 216
James J. Augsburger, Zélia M. Corrêa e Bita Esmaeli

4.9 Pterígio e Degenerações da Conjuntiva, 226
Roni M. Shtein e Alan Sugar

4.10 Penfigoide Cicatricial Ocular e Penfigoide da Mucosa Ocular, 229
Ahmed Al-Ghoul, Steven Kane e Deepinder K. Dhaliwal

SEÇÃO 5: DOENÇAS DA ESCLERA E EPISCLERA

4.11 Episclerite e Esclerite, 232
Sarju S. Patel e Debra A. Goldstein

SEÇÃO 6: DOENÇAS DA CÓRNEA

4.12 Ceratite Bacteriana, 240
Jeremy D. Keenan, Stephen D. McLeod

4.13 Ceratite Fúngica, 249
Jeremy D. Keenan e Stephen D. McLeod

4.14 Ceratite Parasitária, 253
Jeremy D. Keenan e Stephen D. McLeod

4.15 Ceratite por Herpes Simples, 258
Sonal S. Tuli e Matthew J. Gray

4.16 Ceratite Ulcerativa Periférica, 264
Sarkis H. Soukiasian

4.17 Ceratite Não Infecciosa, 269
Roshni A. Vasaiwala e Charles S. Bouchard

4.18 Ceratocone e Outras Ectasias, 280
Joel Sugar e Debora E. Garcia-Zalisnak

4.19 Distrofias Anteriores da Córnea, 285
Michael H. Goldstein, Joel Sugar e Bryan Edgington

4.20 Distrofias do Estroma da Córnea, 288
Joel Sugar e Praneetha Thulasi

4.21 Doenças do Endotélio da Córnea, 294
Noel Rosado-Adames e Natalie A. Afshari

4.22 Degenerações da Córnea, 300
Maria A. Woodward, Shahzad I. Mian e Alan Sugar

4.23 Doença do Olho Seco, 305
Michael H. Goldstein e Naveen K. Rao

SEÇÃO 7: CONDIÇÕES MISTAS

4.24 Complicações Relacionadas ao Uso de Lentes de Contato, 312
Joshua S. Agranat e Deborah S. Jacobs

4.25 Manifestações Oculares e da Córnea de Doenças Sistêmicas, 319
Paula Kataguiri, Kenneth R. Kenyon, Priti Batta, Hormuz P. Wadia e Joel Sugar

SEÇÃO 8: TRAUMA

4.26 Queimaduras por Substâncias Ácidas e Alcalinas, 326
Naveen K. Rao e Michael H. Goldstein

SEÇÃO 9: CIRURGIA

4.27 Cirurgia da Córnea, 330
Allister Gibbons, Ibrahim O. Sayed-Ahmed, Carolina L. Mercado, Victoria S. Chang e Carol L. Karp

4.28 Cirurgia Conjuntival, 342
Victoria S. Chang, Carolina L. Mercado, Ibrahim O. Sayed-Ahmed, Allister Gibbons e Carol L. Karp

4.29 Ceratoplastia Endotelial – Tratamento Direcionado para Disfunção Endotelial da Córnea, 347
Marianne O. Price e Francis W. Price, Jr.

4.30 Reconstrução Cirúrgica da Superfície Ocular, 353
Neda Nikpoor e Victor L. Perez

4.31 Tratamento do Afinamento, *Melting* e Perfuração da Córnea, 359
Nicoletta Fynn-Thompson e Michael H. Goldstein

PARTE 5: CRISTALINO, 363
Emanuel S. Rosen

5.1 Ciência Básica do Cristalino, 363
Michael E. Boulton

5.2 Evolução do Implante de Lentes Intraoculares, 365
Liliana Werner, Andrea M. Izak, Suresh K. Pandey e David J. Apple

5.3 Epidemiologia, Fisiopatologia, Causas, Morfologia e Efeitos Visuais da Catarata, 369
Mark Wevill

5.4 Preparo do Paciente para Cirurgia de Catarata, 377
Frank W. Howes

5.5 Cálculos de Poder de Lentes Intraoculares, 382
Li Wang, Kourtney Houser e Douglas D. Koch

5.6 Indicações para Cirurgia do Cristalino – Indicações para Aplicação de Diferentes Técnicas de Cirurgia de Facectomia, 390
Frank W. Howes

5.7 Farmacoterapia da Cirurgia de Catarata, 399
Steve A. Arshinoff, Yvonne A.V. Opalinski e Dominik W. Podbielski

5.8 Anestesia da Cirurgia de Catarata, 405
Keith G. Allman

5.9 Facoemulsificação, 411
David Allen

5.10 Aspectos Refrativos da Cirurgia de Catarata, 416
Emanuel S. Rosen

5.11 Pequena Incisão e Cirurgia de Catarata com *Laser* de Femtossegundo, 423
Mark Packer

5.12 Extração Manual da Catarata, 431
Frank W. Howes

5.13 Procedimentos Combinados, 436
Saurabh Ghosh, David H. W. Steel e Nicholas K. Wride

5.14 Cirurgia de Catarata em Olhos com Complexidades, 441
Jesse M. Vislisel, Gary S. Schwartz e Stephen S. Lane

5.15 Cirurgia de Catarata Pediátrica, 445
Michael O'Keefe, Caitriona Kirwan e Elie Dahan

5.16 Complicações da Cirurgia de Catarata, 450
Thomas Kohnen, Li Wang, Neil J. Friedman e Douglas D. Koch

5.17 Catarata Secundária, 461
Liliana Werner

5.18 Resultados da Cirurgia de Catarata, 467
Mats Lundström

PARTE 6: RETINA E VÍTREO, 471
Sophie J. Bakri

SEÇÃO 1: ANATOMIA

6.1 Estrutura da Retina Neurossensorial, 471
Hermann D. Schubert

6.2 Epitélio Pigmentado da Retina, 475
Michael F. Marmor

6.3 Circulação Retiniana e da Coroide, 478
Caio Vinícius Saito Regatieri, Shiyoung Roh e John J. Weiter

6.4 Anatomia e Patologia do Vítreo, 484
J. Sebag

SEÇÃO 2: EXAMES COMPLEMENTARES

6.5 Ultrassonografia de Contato no Modo B, 492
Yale L. Fisher e Dov B. Sebrow

6.6 Exame Retiniano Complementar de Imagem: Autofluorescência, Angiografia Fluoresceínica e Angiografia com Indocianina Verde, 495
Eric Feinstein, Jeffrey L. Olson e Naresh Mandava

6.7 Tomografia de Coerência Óptica na Imagem Retiniana, 504
Arthi Venkat, Miriam Englander, David Xu e Peter K. Kaiser

6.8 Angiografia por Tomografia de Coerência Óptica, 512
Kyle M. Green, Cullen J. Barnett e Amir H. Kashani

6.9 Eletrofisiologia Retiniana, 517
Elias Reichel e Kendra Klein

SEÇÃO 3: PRINCÍPIOS BÁSICOS DE CIRURGIA VITREORRETINIANA

6.10 Lesões Induzidas por Luz e *Laser*, 521
Caroline R. Baumal

6.11 Cirurgia de Introflexão Escleral, 527
Bozho Todorich, Lisa J. Faia e George A. Williams

6.12 Vitrectomia, 532
Michael Engelbert e Stanley Chang

6.13 Injeções Intravítreas e Implantes de Medicamentos, 538
Ryan W. Shultz, Maya H. Maloney e Sophie J. Bakri

SEÇÃO 4: DISTROFIAS

6.14 Degenerações Retinianas Hereditárias Progressivas e "Estacionárias", 542
Catherine A. Cukras, Wadih M. Zein, Rafael C. Caruso e Paul A. Sieving

6.15 Distrofias Maculares, 555
David G. Telander e Kent W. Small

6.16 Distrofias da Coroide, 567
Sandeep Grover e Gerald A. Fishman

6.17 Vitreorretinopatias Hereditárias, 574
Alan E. Kimura

SEÇÃO 5: DOENÇAS VASCULARES

6.18 Retinopatia Hipertensiva, 580
Aleksandra V. Rachitskaya

6.19 Obstrução Arterial Retiniana, 584
Jacob S. Duker e Jay S. Duker

6.20 Doença Oclusiva Venosa da Retina, 593
Shilpa J. Desai, Xuejing Chen e Jeffrey S. Heier

6.21 Retinopatia da Prematuridade, 603
Aristomenis Thanos, Kimberly A. Drenser e Antonio Capone Jr.

6.22 Retinopatia Diabética, 610
Jennifer I. Lim

6.23 Síndrome Ocular Isquêmica, 622
Jorge A. Fortun

6.24 Hemoglobinopatias, 626
Michael D. Tibbetts e Allen C. Ho

6.25 Doença de Coats e Telangiectasia Retiniana, 632
Ferhina S. Ali, Diana V. Do e Julia A. Haller

6.26 Retinopatia e Papilopatia por Radiação, 638
Ahmet Kaan Gündüz e Carol L. Shields

6.27 Retinopatias Proliferativas, 646
Jeevan R. Mathura Jr., Srilaxmi Bearelly e Lee M. Jampol

6.28 Macroaneurismas Arteriais Retinianos, 652
Ivy Zhu, William F. Mieler e Clement C. Chow

SEÇÃO 6: DISTÚRBIOS MACULARES

6.29 Degeneração Macular Relacionada à Idade, 658
Miin Roh e Ivana K. Kim

6.30 Causas Secundárias da Neovascularização da Coroide | Condições Associadas a Rupturas na Membrana de Bruch, 676
Richard F. Spaide

6.31 Coriorretinopatia Serosa Central, 681
Ananda Kalevar e Anita Agarwal

6.32 Buraco Macular, 687
Andrew A. Moshfeghi, Christos N. Theophanous e Jay S. Duker

6.33 Membrana Epirretiniana, 692
T. Mark Johnson e Mark W. Johnson

6.34 Tração Vitreomacular, 698
William E. Smiddy

6.35 Edema Macular Cistoide, 702
Matthew T. Witmer, Peter Coombs e Szilárd Kiss

6.36 Anormalidades Coexistentes do Nervo Óptico e da Mácula, 710
Odette M. Houghton

SEÇÃO 7: DESCOLAMENTO DE RETINA

6.37 Lesões Periféricas da Retina, 716
William Tasman

6.38 Rupturas da Retina, 720
Margaret A. Greven e Craig M. Greven

6.39 Descolamento de Retina Regmatogênico, 724
Vishal S. Parikh, Rajesh C. Rao e Gaurav K. Shah

6.40 Descolamentos de Retina Serosos, 731
Benjamin J. Thomas e Thomas A. Albini

6.41 Hemorragia de Coroide, 738
Michael A. Kapusta, Radwan S. Ajlan e Pedro F. Lopez

6.42 Vitreorretinopatia Proliferativa, 744
Sidath E. Liyanage, David G. Charteris e G. William Aylward

SEÇÃO 8: TRAUMA

6.43 Trauma Ocular do Segmento Posterior, 750
Gregory D. Lee, John W. Kitchens e Patrick E. Rubsamen

6.44 Trauma a Distância com Efeitos no Segmento Posterior, 758
Jason Hsu e Carl D. Regillo

6.45 Toxicidade Retiniana de Medicamentos de Administração Sistêmica, 763
Alexander L. Ringeisen e Mihai Mititelu

PARTE 7: UVEÍTE E OUTRAS INFLAMAÇÕES INTRAOCULARES, 769
Narsing A. Rao

SEÇÃO 1: PRINCÍPIOS BÁSICOS

7.1 Anatomia da Úvea, 769
Monica Evans

7.2 Mecanismos da Uveíte, 772
Igal Gery e Chi-Chao Chan

7.3 Abordagem Geral do Paciente com Uveíte e Estratégias de Tratamento, 777
Russell W. Read

SEÇÃO 2: CAUSAS INFECCIOSAS DE UVEÍTE – VIRAL

7.4 Uveíte Viral Herpética, 784
Yevgeniy V. Sychev e P. Kumar Rao

7.5 Infecções Virais Não Herpéticas: Nilo Ocidental, Chikungunya, Zika, Ebola, HTLV-1, Sarampo, Rubéola, 789
Angela P. Bessette e Sunil K. Srivastava

SEÇÃO 3: CAUSAS INFECCIOSAS DE UVEÍTE – BACTERIANA

7.6 Uveíte Sifilítica e outros Espiroquetas, 794
Julie H. Tsai

7.7 Tuberculose, Hanseníase e Brucelose, 802
Soumyava Basu e Narsing A. Rao

7.8 Uveíte Infecciosa Relacionada à *Bartonella* (Doença da Arranhadura do Gato) e Doença de Whipple, 806
Robert C. Wang

7.9 Endoftalmite Infecciosa, 810
Damien C. Rodger, Yevgeniy (Eugene) Shildkrot e Dean Eliott

SEÇÃO 4: CAUSAS INFECCIOSAS DE UVEÍTE – FÚNGICA

7.10 Histoplasmose, 817
Mark M. Kaehr e Ramana S. Moorthy

7.11 Endoftalmite Fúngica, 821
Dimitra Skondra e Dean Eliott

SEÇÃO 5: CAUSAS INFECCIOSAS DE UVEÍTE – PROTOZOÁRIAS E PARASITÁRIAS

7.12 Toxoplasmose Ocular, 826
Daniel Vitor Vasconcelos-Santos

7.13 Uveíte Parasitária Posterior, 833
Dipankar Das e Jyotirmay Biswas

SEÇÃO 6: UVEÍTE ASSOCIADA À DOENÇA SISTÊMICA

7.14 Uveíte Relacionada ao HLA-B27 e Uveíte Associada à Artrite Idiopática Juvenil, 838
Carlos E. Pavesio

7.15 Sarcoidose, 844
Claude L. Cowan Jr.

7.16 Doença de Behçet, 850
Annabelle A. Okada

7.17 Doença de Vogt-Koyanagi-Harada, 854
Narsing A. Rao

SEÇÃO 7: UVEÍTE TRAUMÁTICA

7.18 Uveíte Facogênica, 857
Julie Gueudry e Bahram Bodaghi

7.19 Uveíte Simpática, 860
Sivakumar Rathinam e Narsing A. Rao

SEÇÃO 8: UVEÍTE DE CAUSAS DESCONHECIDAS

7.20 Síndromes de Uveíte Idiopática e de outras Uveítes Anteriores, 863
Olivia L. Lee

7.21 *Pars Planitis* e outras Uveítes Intermediárias, 868
John A. Gonzales, Aliza Jap e Soon-Phaik Chee

7.22 Uveíte Posterior de Causa Desconhecida – Síndromes dos Pontos Brancos, 872
Rukhsana G. Mirza, Ramana S. Moorthy e Lee M. Jampol

SEÇÃO 9: SÍNDROMES MASCARADAS

7.23 Síndromes Mascaradas: Neoplasmas, 883
Nirali Bhatt, Chi-Chao Chan e H. Nida Sen

PARTE 8: TUMORES INTRAOCULARES, 889
James J. Augsburger

8.1 Neoplasias Intraoculares Malignas, 889
James J. Augsburger, Zélia M. Corrêa e Jesse L. Berry

8.2 Neoplasias Intraoculares Benignas, Hamartomas e Coristomas, 910
James J. Augsburger, Zélia M. Corrêa e Amy C. Scheffler

8.3 Lesões Intraoculares Não Neoplásicas e Distúrbios que Simulam Neoplasias Intraoculares Malignas, 921
James J. Augsburger, Zélia M. Corrêa e Cassandra C. Brooks

8.4 Facomatoses, 942
James J. Augsburger e Zélia M. Corrêa

PARTE 9: NEURO-OFTALMOLOGIA, 951
Alfredo A. Sadun

SEÇÃO 1: EXAME DE IMAGEM EM NEURO-OFTALMOLOGIA

9.1 Princípios dos Exames de Imagem em Neuro-Oftalmologia, 951
Swaraj Bose

9.2 Tomografia de Coerência Óptica em Neuro-Oftalmologia, 959
Piero Barboni, Nicole Balducci, Giacomo Savini e Michelle Y. Wang

SEÇÃO 2: SISTEMA VISUAL AFERENTE

9.3 Anatomia e Fisiologia, 971
Alfredo A. Sadun

9.4 Diferenciação entre Doenças do Nervo Óptico e Doenças Maculares da Retina, 974
Alfredo A. Sadun e Vivek R. Patel

9.5 Anomalias Congênitas do Disco Óptico, 976
Michael C. Brodsky

9.6 Papiledema e Aumento da Pressão Intracraniana, 980
Alfredo A. Sadun e Michelle Y. Wang

9.7 Neuropatias Ópticas Inflamatórias e Neurorretinite, 985
Heather E. Moss, Jason R. Guercio e Laura J. Balcer

9.8 Neuropatia Óptica Isquêmica, 991
Anthony C. Arnold e Michelle Y. Wang

9.9 Atrofias Ópticas Hereditárias, Nutricionais e Tóxicas, 998
Rustum Karanjia, Vivek R. Patel e Alfredo A. Sadun

9.10 Vias Pré-Quiasmáticas – Compressão por Tumores do Nervo Óptico e da Bainha, 1004
Michelle Y. Wang e Thomas C. Spoor

9.11 Neuropatias Ópticas Traumáticas, 1009
Michelle Y. Wang e Thomas C. Spoor

9.12 Lesões do Quiasma Óptico, Região Parasselar e Fossa Pituitária, 1011
Richard M. Rubin, Alfredo A. Sadun e Alfio P. Piva

9.13 Lesões das Vias Retroquiasmáticas, Função Cortical Superior e Perda Visual Não Orgânica, 1021
Andrew W. Lawton e Michelle Y. Wang

SEÇÃO 3: SISTEMA VISUAL EFERENTE

9.14 Distúrbios do Controle Supranuclear da Motilidade Ocular, 1027
Patrick J. M. Lavin, Sean P. Donahue e Reid A. Longmuir

9.15 Distúrbios Nucleares e Fasciculares do Movimento Ocular, 1035
Sean P. Donahue e Reid A. Longmuir

9.16 Paresia Isolada e Múltipla de Nervos Cranianos e Oftalmoplegia Dolorosa, 1041
Adam DeBusk e Mark L. Moster

9.17 Distúrbios da Junção Neuromuscular, 1052
Lauren T. Phillips e Deborah I. Friedman

9.18 Miopatias Oculares, 1059
Michelle Y. Wang, Richard M. Rubin e Alfredo A. Sadun

9.19 Nistagmo, Intrusões Sacádicas e Oscilações, 1064
Peter A. Quiros e Melinda Y. Chang

9.20 Sinais Pupilares de Doenças Neuro-Oftálmicas, 1074
John J. Chen e Randy H. Kardon

9.21 Presbiopia e Perda de Acomodação, 1084
Sean P. Donahue e Reid A. Longmuir

SEÇÃO 4: CÉREBRO

9.22 Cefaleia e Dor Facial, 1086
Joel M. Weinstein e Michelle Y. Wang

9.23 Tumores, Infecções, Inflamações e Processos Neurodegenerativos, 1095
Hossein G. Saadati e Alfredo A. Sadun

SEÇÃO 5: EMERGÊNCIAS NEURO-OFTALMOLÓGICAS

9.24 Distúrbios Neuro-Oftalmológicos Urgentes, 1103
Peter A. Quiros

9.25 Trauma, Fármacos/Drogas e Toxinas, 1109
Deborah I. Friedman e Luis J. Mejico

9.26 Distúrbios Vasculares, 1114
Peter A. Quiros e Michelle Y. Wang

SEÇÃO 6: ELETROFISIOLOGIA NEURO-OFTÁLMICA

9.27 Eletrofisiologia, 1123
Rustum Karanjia e Stuart G. Coupland

PARTE 10: GLAUCOMA, 1127
Joel S. Schuman

SEÇÃO 1: EPIDEMIOLOGIA E MECANISMOS DO GLAUCOMA

10.1 Epidemiologia do Glaucoma, 1127
Osamah J. Saeedi, Sachin P. Kalarn, Pradeep Y. Ramulu e David S. Friedman

10.2 Triagem de Glaucoma, 1134
Brian C. Stagg, Paul P. Lee e Joshua D. Stein

10.3 Mecanismos do Glaucoma, 1140
Jeffrey L. Goldberg, Martin Wax, Abbot (Abe) Clark e Mortimer M. Civan

SEÇÃO 2: AVALIAÇÃO E DIAGNÓSTICO

10.4 Exame Clínico do Glaucoma, 1148
Daniel Lee, Edward S. Yung e L. Jay Katz

10.5 Exame de Campo Visual na Presença de Glaucoma, 1160
Donald L. Budenz e John T. Lind

10.6 Testes Psicofísicos Avançados para Glaucoma, 1168
Chris A. Johnson

10.7 Análise do Nervo Óptico, 1172
Gadi Wollstein, Fabio Lavinsky e Joel S. Schuman

10.8 Medida do Fluxo Sanguíneo do Nervo Óptico, 1179
Josh C. Gross, Alon Harris, Andrew Koustenis e Brent Siesky

10.9 Hipertensão Ocular, 1184
Jason D. Rupp e Michael A. Kass

SEÇÃO 3: TIPOS ESPECÍFICOS DE GLAUCOMA

10.10 Glaucoma Primário de Ângulo Aberto, 1187
James C Tan e Paul L. Kaufman

10.11 Glaucoma de Pressão Normal, 1192
Louis R. Pasquale

10.12 Glaucoma de Ângulo Fechado, 1196
Dawn K.A. Lim, Victor T.C. Koh, Maria Cecilia D. Aquino e Paul T.K. Chew

10.13 Glaucoma Associado à Síndrome de (Pseudo) Esfoliação, 1207
Robert Ritch, Bryan S. Lee e Thomas W. Samuelson

10.14 Glaucoma Pigmentar, 1211
Andrew M. Williams e Kelly W. Muir

10.15 Glaucoma Neovascular, 1214
Malik Y. Kahook

10.16 Glaucoma Inflamatório e Induzido por Corticosteroides, 1218
Ridia Lim e Ivan Goldberg

10.17 Glaucoma Associado a Trauma Ocular, 1223
Tony K.Y. Lin, David P. Tingey e Bradford J. Shingleton

10.18 Glaucoma com Pressão Venosa Episcleral Elevada, 1230
E. Randy Craven

10.19 Glaucoma Maligno, 1232
Nishat P. Alvi, Louis B. Cantor e Joshua W. Evans

10.20 Glaucomas Secundários a Anomalias da Córnea, Íris e Retina e a Tumores Intraoculares, 1235
Elliott M. Kanner e James C. Tsai

10.21 Glaucoma Congênito, 1243
James D. Brandt, Stuart W. Tompson e Yao Liu

SEÇÃO 4: TERAPIA

10.22 Quando Tratar o Glaucoma, 1250
Tak Yee Tania Tai e Jody R. Piltz-Seymour

10.23 Que Terapia Utilizar no Glaucoma, 1255
Assumpta Madu e Douglas J. Rhee

10.24 Controle Clínico Atual do Glaucoma, 1259
Ronald L. Gross e Brian D. McMillan

10.25 Trabeculoplastia a *Laser* e Iridectomia Periférica a *Laser*, 1266
Karim F. Damji e Simrenjeet Sandhu

10.26 Procedimentos Ciclodestrutivos em Glaucoma, 1272
Katherine A. Fallano, Ian P. Conner, Robert J. Noecker e Joel S. Schuman

10.27 Goniotomia e Trabeculotomia, 1277
Sarwat Salim e David S. Walton

10.28 Cirurgias de Glaucoma Minimamente Invasivas e Microincisionais, 1282
Kevin Kaplowitz, Igor I. Bussel e Nils A. Loewen

10.29 Trabeculectomia, 1297
Cynthia Mattox

10.30 Agentes Antifibróticos na Cirurgia de Glaucoma, 1305
Peng Tee Khaw, Richard M.H. Lee, Cynthia Yu-Wai-Man, Jonathan C.K. Clarke e Alastair J. Lockwood

10.31 Implantes de Drenagem, 1313
Kateki Vinod e Steven J. Gedde

10.32 Complicações da Cirurgia de Glaucoma e Seus Manejos, 1322
Leon W. Herndon Jr.

10.33 Genes Associados ao Glaucoma Humano, 1328
Janey L. Wiggs

10.34 Medicina Baseada em Evidências no Glaucoma, 1331
Henry D. Jampel e Guadalupe Vilarreal Jr.

PARTE 11: ESTRABISMO PEDIÁTRICO E ADULTO, 1342
Shira L. Robbins

SEÇÃO 1: CIÊNCIA BÁSICA
11.1 Anatomia e Fisiologia dos Músculos Extraoculares e Tecidos Adjacentes, 1342
Joseph L. Demer

SEÇÃO 2: AVALIAÇÃO E DIAGNÓSTICO
11.2 Avaliação da Visão em Bebês e Crianças Pré-verbais e Pré-alfabetizadas, 1347
Kyle E. Miller, David B. Granet e Gary R. Diamond

11.3 Exame de Alinhamento Ocular e Movimentos do Olho, 1351
Faruk H. Örge e Gary R. Diamond

11.4 Adaptações Sensoriais em Estrabismo, 1356
Erika C. Acera e Gary R. Diamond

SEÇÃO 3: MANIFESTAÇÕES OCULARES
11.5 *Status* Sensorial em Estrabismo, 1360
Gary R. Diamond e Nicola Freeman

11.6 Esotropia, 1365
Michael Kinori e Shira L. Robbins

11.7 Exotropia, 1373
Daniel J. Salchow

11.8 Estrabismo Torcional, 1377
Scott K. McClatchey e Linda R. Dagi

11.9 Estrabismo Paralítico, 1384
Hilda Capó e Steven E. Rubin

11.10 Outras Formas de Estrabismo Vertical, 1392
Mitchell B. Strominger e Howard M. Eggers

11.11 Ambliopia, 1397
George S. Ellis Jr. e Cindy Pritchard

SEÇÃO 4: TRATAMENTO
11.12 Formas de Tratamento Não Cirúrgico de Estrabismo, 1403
Kyle E. Miller, David B. Granet e Gary R. Diamond

11.13 Técnicas de Cirurgia de Estrabismo, 1406
Shira L. Robbins

PARTE 12: ÓRBITA E OCULOPLÁSTICA, 1417
Jonathan J. Dutton

SEÇÃO 1: ANATOMIA E IMAGINOLOGIA ORBITÁRIA
12.1 Anatomia Clínica das Pálpebras, 1417
Jonathan J. Dutton

12.2 Anatomia Clínica da Órbita, 1421
Jonathan J. Dutton

12.3 Imaginologia da Órbita, 1427
Jonathan J. Dutton

SEÇÃO 2: PÁLPEBRAS
12.4 Blefaroptose, 1431
Caroline W. Vargason e Jeffrey A. Nerad

12.5 Entrópio, 1438
James W. Gigantelli

12.6 Ectrópio, 1445
Robi N. Maamari e Steven M. Couch

12.7 Lesões Benignas na Pálpebra, 1453
Ann G. Neff, Harinderpal S. Chahal e Keith D. Carter

12.8 Lesões Malignas na Pálpebra, 1465
Gregg S. Gayre, Gregory J. Vaughn e Richard K. Dortzbach

12.9 Avaliação e Manejo do Traumatismo Periorbital de Partes Moles, 1472
Ivan Vrcek, Marie Somogyi e Vikram D. Durairaj

SEÇÃO 3: ÓRBITA E GLÂNDULA LACRIMAL
12.10 Doenças Orbitárias, 1479
Jonathan J. Dutton

12.11 Enucleação, Evisceração e Exenteração, 1495
Myron Tanenbaum

12.12 Sistema de Drenagem Lacrimal, 1503
Jeffrey J. Hurwitz e Jane M. Olver

12.13 Doença dos Olhos da Tireoide, 1510
Peter J. Dolman

12.14 Infecção e Inflamação Orbitária, 1519
Alan A. McNab

SEÇÃO 4: PROCEDIMENTOS ESTÉTICOS PERIORBITÁRIOS
12.15 Blefaroplastia Cosmética e Correção de Ptose de Supercílio, 1525
François Codère, Nancy Tucker e Jonathan J. Dutton

12.16 Preenchimentos Estéticos e Toxina Botulínica para Redução de Rugas, 1533
Jean Carruthers e Alastair Carruthers

Índice Alfabético, 1541

PARTE 1 GENÉTICA

Fundamentos de Genética Humana

1.1

Janey L. Wiggs

Definição: Princípios centrais da genética humana relevantes às doenças oculares.

Características principais
- Estrutura e expressão gênica
- Organização e herança do genoma humano
- Mutações e fenótipos clínicos
- Terapias baseadas em genes.

DNA E O DOGMA CENTRAL NA GENÉTICA HUMANA

A regulação do crescimento e da função celular em todo o tecido humano depende das atividades de moléculas de proteína específicas. Por sua vez, a atividade da proteína depende da expressão dos genes que contêm a sequência correta de DNA para a síntese das proteínas. A molécula de DNA é uma hélice de cadeia dupla. Cada filamento é composto por uma sequência de quatro bases nucleotídicas – adenina (A), guanina (G), citosina (C) e timina (T) – unidas a um açúcar e a um fosfato. A ordem das bases na sequência do DNA forma o código genético que direciona a expressão dos genes. A hélice de filamento duplo é formada por meio da ligação do hidrogênio entre as bases nucleotídicas de cadeias opostas.[1] A ligação é específica, de forma que A sempre emparelha com T, e G sempre emparelha com C. A especificidade da ligação de hidrogênio é a base molecular da cópia acurada da sequência de DNA que é exigida durante os processos de replicação do DNA (necessário para a divisão celular) e transcrição do DNA em RNA (necessário para expressão gênica e síntese de proteínas; Figura 1.1.1).

A expressão gênica inicia-se com o reconhecimento de uma determinada sequência de DNA chamada de sequência promotora como o local de início para a síntese de RNA pela enzima RNA polimerase. A RNA polimerase "lê" a sequência de DNA e monta uma fita de RNA complementar à sequência de DNA. O RNA é um ácido nucleico de fita única composto pelas mesmas bases nucleotídicas que o DNA, exceto que a uracila toma o lugar da timina. Genes humanos (e genes encontrados em outros organismos eucariotas) contêm muitas sequências de DNA que não são traduzidas em polipeptídios e proteínas. Essas sequências são chamadas sequências intervenientes ou íntrons. Os íntrons não exercem qualquer função específica conhecida e, apesar de serem transcritos em RNA pela RNA polimerase, são separados do produto de RNA inicial (denominado RNA heteronuclear, ou hnRNA) para formar o RNA mensageiro completo (mRNA). O RNA não traduzido pode apresentar funções específicas. Por exemplo, RNA *antisense* (antissentido) e micro RNA (miRNA) parecem regular a expressão de genes.[2] O mRNA é o modelo para a síntese das proteínas. As proteínas consistem em uma ou mais cadeias polipeptídicas, que são sequências de aminoácidos específicos. A sequência de bases no mRNA direciona a ordem dos aminoácidos que compõem a cadeia polipeptídica. Os aminoácidos individuais são codificados por unidades de três bases de mRNA, denominadas códons. As moléculas de RNA de transferência (tRNA) ligam aminoácidos específicos e reconhecem o códon de três bases correspondente no mRNA. Organelas celulares chamadas ribossomos se ligam ao mRNA de forma que a sequência do RNA é acessível às moléculas de tRNA e os aminoácidos são alinhados para formar o polipeptídio. A cadeia polipeptídica pode ser processada por uma série de outras reações químicas para formar a proteína madura (Figura 1.1.2).

GENOMA HUMANO

O DNA humano é acondicionado sob a forma de cromossomos localizados nos núcleos das células. Os cromossomos são compostos por fitas individuais de DNA enroladas sobre proteínas chamadas histonas. O complexo processo de enrolamento e

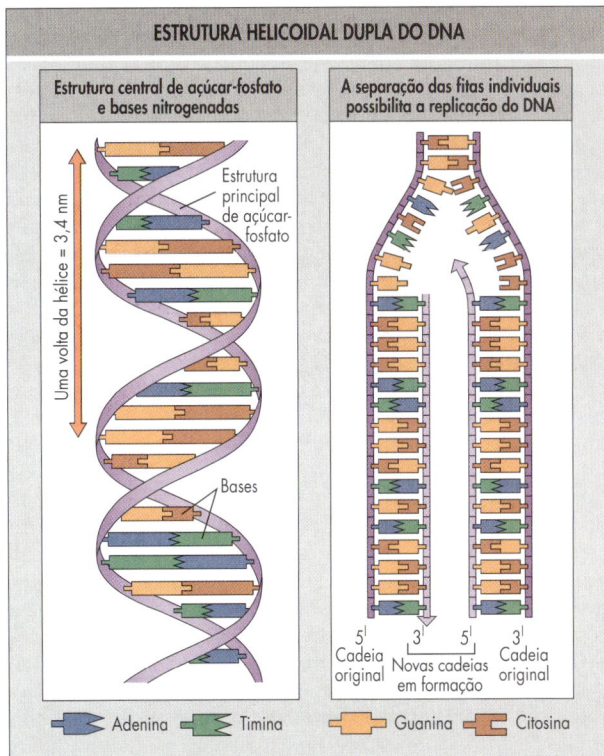

Figura 1.1.1 Estrutura helicoidal dupla do DNA. A estrutura principal composta por açúcar-fosfato e as bases nitrogenadas de cada cadeia individual estão dispostas conforme mostrado na figura. As duas fitas do DNA são pareadas por meio de ligações de hidrogênio entre as bases apropriadas para formar a estrutura helicoidal dupla. A separação de cadeias individuais da molécula do DNA permite a replicação do DNA e é catalisada pela DNA polimerase. À medida que as novas cadeias complementares do DNA são sintetizadas, ligações de hidrogênio são formadas entre as bases nitrogenadas apropriadas.

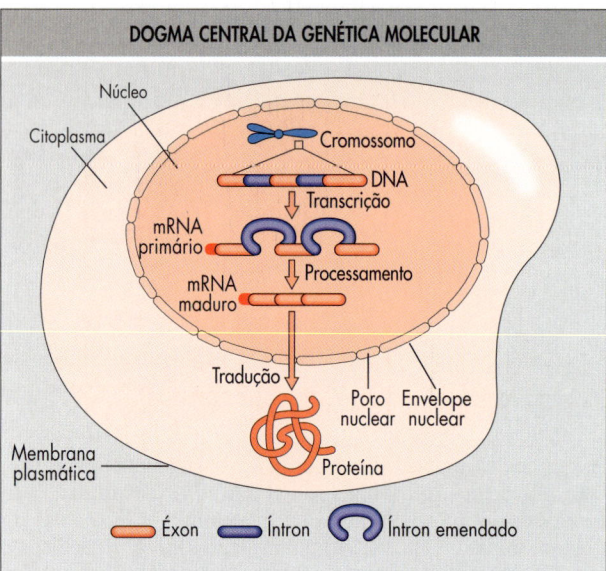

Figura 1.1.2 Dogma central da genética molecular. A transcrição do DNA em RNA ocorre no núcleo da célula, catalisada pela enzima RNA polimerase. O mRNA maduro é transportado para o citoplasma, onde a tradução do código produz aminoácidos ligados para formar uma cadeia polipeptídica e, finalmente, uma proteína madura é produzida.

espiralamento culmina na formação de um cromossomo. Toda a coleção de cromossomos humanos inclui 22 autossomos pareados e dois cromossomos sexuais. As mulheres portam duas cópias do cromossomo X e os homens portam um cromossomo X e um Y (Figura 1.1.3).

O conjunto composto por um de cada autossomo, bem como ambos os cromossomos sexuais, é chamado de *genoma humano*. As moléculas cromossômicas do DNA do genoma humano, se dispostas de ponta a ponta, contêm aproximadamente 3,2 bilhões de pares de bases (pb). O Projeto Genoma Humano foi iniciado formalmente em 1990 com os seguintes objetivos definidos: identificar todos os cerca de 20.000 a 25.000 genes no DNA humano; determinar as sequências dos 3 bilhões de pares de bases químicas que compõem o DNA humano; armazenar essas informações em bancos de dados disponíveis publicamente; melhorar ferramentas para análise de dados; transferir as tecnologias relacionadas ao setor privado; e abordar as questões éticas, legais e sociais que poderiam surgir a partir do projeto. Um dos objetivos mais importantes, o sequenciamento completo do genoma humano, foi completado em forma de rascunho em 2001.[3] Catálogos de variação na sequência do genoma humano também foram elaborados com o mapa de repetição de microssatélites em 1994,[4] e a liberação do *HapMap* do *International HapMap Consortium* em 2004,[5] e, mais recentemente, um catálogo de variantes do projeto 1.000 genomas.[6] O dbSNP (https://www.ncbi.nlm.nih.gov/projects/SNP/) é um banco de dados que lista polimorfismos de nucleotídio único (SNPs) que são variações de uma única letra em uma sequência de bases de DNA. Os SNPs estão unidos para formar haplotipos, que são blocos de SNPs comumente hereditários. Essa ligação ocorre por meio do fenômeno do desequilíbrio de ligação. Dentro de um bloco haplotípico, que pode se estender por 10.000 a 100.000 bases de DNA, a análise de apenas um subconjunto de todos os SNPs pode "marcar" todo o haplotipo. O projeto *International HapMap* realizou uma caracterização inicial dos padrões de desequilíbrio de ligação entre os SNPs em várias populações diferentes. Os blocos de haplotipos SNP identificados podem ser examinados para associação com doenças humanas, especialmente distúrbios comuns de herança complexa. O conhecimento sobre os efeitos das variações do DNA entre os indivíduos pode promover novas formas de diagnosticar, tratar e prevenir doenças humanas. Essa abordagem tem sido usada com sucesso para identificar os *loci* de risco para degeneração macular relacionada à idade,[7-9] miopia,[10,11] glaucoma primário de ângulo aberto[12-14] e distrofia endotelial de Fuchs.[15]

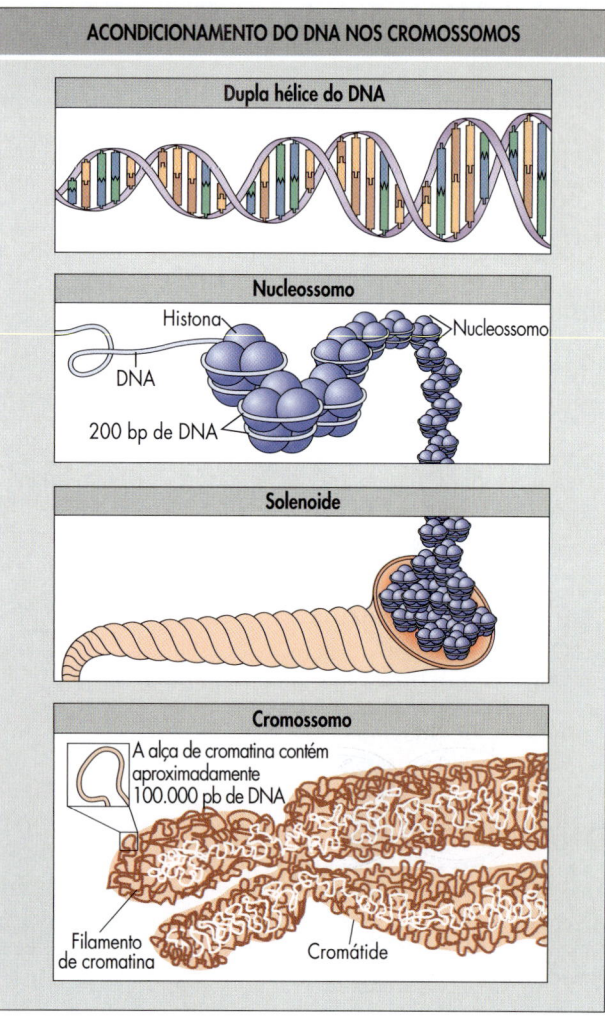

Figura 1.1.3 Acondicionamento do DNA nos cromossomos. Filamentos de DNA estão enrolados firmemente ao redor de proteínas chamadas histonas. O complexo DNA-histona se torna ainda mais espiralado para formar um nucleossomo, que, por sua vez, se enrola para formar um solenoide. Os solenoides, em seguida, formam complexos com proteínas adicionais para se tornarem a cromatina que, por fim, forma o cromossomo.

Mitose e meiose

Para que as células se dividam, toda a sequência de DNA deve ser copiada para que cada célula-filha possa receber um complemento completo do DNA. A fase de crescimento do ciclo celular finaliza-se com a separação das duas cromátides irmãs de cada cromossomo e a célula se divide durante a mitose. Antes da divisão celular, a sequência completa do DNA é copiada pela enzima DNA polimerase em um processo chamado replicação do DNA. A DNA polimerase é uma enzima capaz de sintetizar novas cadeias de DNA usando a sequência exata do DNA original como modelo. Depois que o DNA é copiado, as cópias antigas e novas dos cromossomos formam seus respectivos pares, e a célula se divide de tal forma que uma cópia de cada par de cromossomos pertence a cada célula (Figura 1.1.4). A divisão celular mitótica produz uma célula-filha que é uma réplica exata da célula em divisão.

A divisão celular meiótica é um tipo especial de divisão celular que resulta em redução do material genético nas células-filhas, que se tornam as células reprodutivas – oócitos (mulheres) e espermatozoides (homens). A meiose inicia com a replicação do DNA, seguida pelo pareamento dos cromossomos materno e paterno (pareamento homólogo) e pela troca de material genético entre os cromossomos por recombinação (Figura 1.1.5). Os pares de cromossomos homólogos se alinham no fuso dos microtúbulos e se dividem de tal forma que as cópias materna

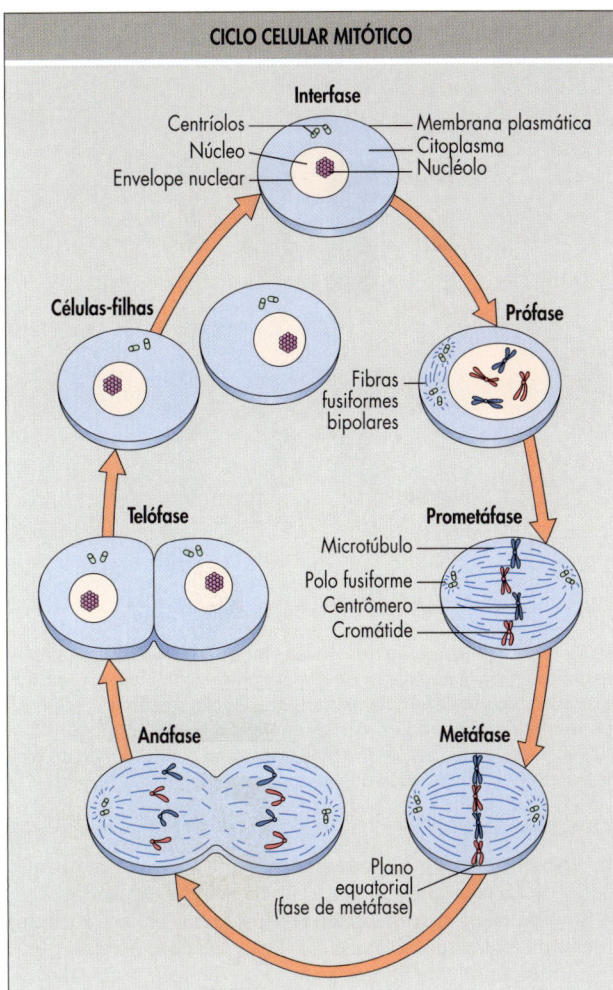

Figura 1.1.4 Ciclo celular mitótico. Durante a mitose, o DNA de uma célula diploide é replicado, o que resulta na formação de uma célula tetraploide que se divide para formar duas células-filhas diploides idênticas.

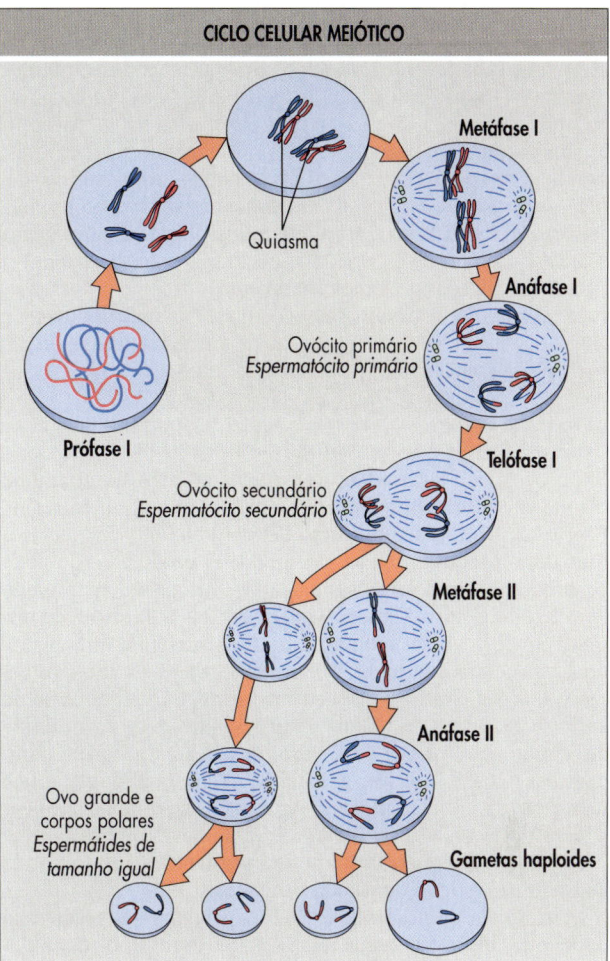

Figura 1.1.5 Ciclo celular meiótico. Durante a meiose, o DNA de uma célula diploide é replicado, o que resulta na formação de uma célula tetraploide que se divide duas vezes para formar quatro células haploides (gametas). Como consequência dos eventos de cruzamento e recombinação que ocorrem durante o pareamento de cromossomos homólogos antes da primeira divisão, as quatro células haploides podem conter segmentos diferentes dos cromossomos originais dos genitores. Por uma questão de brevidade, a prófase II e a telófase II não foram mostradas.

e paterna dos cromossomos duplicados são distribuídas para as células-filhas separadamente. Ocorre uma segunda divisão celular e os cromossomos duplicados se dividem, o que resulta em células-filhas que contêm metade do material genético das células somáticas (teciduais).

PRINCÍPIOS MENDELIANOS BÁSICOS

Duas importantes regras centrais para a genética humana surgiram a partir do trabalho de Gregor Mendel, um monge austríaco do século 19. O primeiro é o princípio da segregação, que afirma que os genes existem em pares e que apenas um membro de cada par é transmitido à prole de um casal. O princípio da segregação descreve o comportamento dos cromossomos na meiose. A segunda regra de Mendel é a lei da segregação independente, que afirma que os genes em *loci* diferentes são transmitidos de forma independente. Este trabalho também demonstrou os conceitos de traços dominantes e recessivos. Mendel descobriu que certos traços eram dominantes e poderiam mascarar a presença de um gene recessivo.

Ao mesmo tempo em que Mendel observou que a maioria dos traços segrega independentemente, de acordo com a lei da segregação independente, ele inesperadamente descobriu que alguns traços frequentemente segregavam juntos. O arranjo físico dos genes em uma matriz linear ao longo de um cromossomo é a explicação para essa observação surpreendente. Em média, um evento de recombinação ocorre uma ou duas vezes entre dois cromossomos homólogos pareados durante a meiose (Figura 1.1.6). Os traços observáveis, em sua maioria, por acaso, estão localizados longe uns dos outros em um cromossomo, de

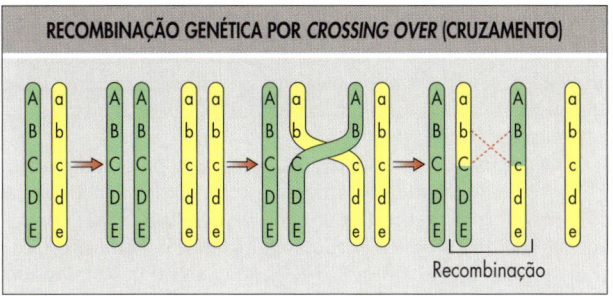

Figura 1.1.6 Recombinação genética por *crossing over* (cruzamento). Duas cópias de um cromossomo são reproduzidas pela replicação do DNA. Durante a meiose, ocorre o pareamento de cromossomos homólogos, o que permite a ocorrência de um cruzamento entre os cromossomos. Durante a divisão celular, os cromossomos recombinados separam-se em células-filhas individuais.

modo que a recombinação entre eles é provável, ou eles estão localizados em cromossomos totalmente diferentes. Se dois traços estiverem em cromossomos separados ou for provável que ocorra um evento de recombinação entre eles no mesmo cromossomo, o gameta resultante formado durante a meiose apresentará chance de 50% de herdar diferentes alelos de cada *locus*, e as duas características respeitam a lei da segregação independente. Se, no entanto, os *loci* dessas duas características estiverem próximos em um cromossomo, sendo que o resultado de um evento de recombinação ocorre apenas raramente, os alelos em cada *loci* são passados para gametas descendentes "em fase". Isso significa que os alelos presentes em cada *loci* na prole refletem a orientação do genitor e os traços parecem estar "ligados". Por exemplo, em estudo de Mendel com ervilhas, as folhas crespas sempre eram encontradas com flores cor-de-rosa, mesmo que os genes para folhas crespas e flores rosa estivessem localizados em *loci* distintos. Essas características estão ligadas porque o gene da folha crespa e o gene da flor rosa estão localizados próximos um do outro em um cromossomo, e um evento de recombinação ocorre apenas raramente entre eles. A recombinação e a ligação são os conceitos fundamentais por trás da análise de ligação genética.

MUTAÇÕES

Mutações são alterações na sequência de DNA do gene que resultam em uma mudança biologicamente significativa na função da proteína codificada. Se um gene em particular é mutado, o produto proteico pode não ser produzido, ou pode ser produzido, mas funciona mal ou de forma patológica (efeito dominante negativo). *Mutações pontuais* (a substituição de um único par de bases) constituem as mutações mais comuns encontradas na genética humana. *Mutações de sentido errado* (*missense*) são mutações pontuais que causam alteração na sequência de aminoácidos da cadeia polipeptídica. A gravidade da mutação de sentido errado depende das propriedades químicas dos aminoácidos trocados e da importância de um aminoácido específico na função da proteína madura. As mutações pontuais também podem diminuir o nível de produção de polipeptídios porque interrompem a sequência promotora, sequenciam os *slices* locais ou criam um códon de parada prematuro.

A expressão gênica pode ser afetada pela inserção ou deleção de grandes blocos de sequência de DNA. Esses tipos de mutações são menos comuns que as mutações pontuais, mas podem resultar em alteração mais grave na atividade do produto proteico. Uma categoria específica de mutações de inserção é a expansão de repetições trinucleotídicas encontradas em pacientes afetados por certos distúrbios neurodegenerativos. Um fenômeno clínico interessante, a "antecipação", foi compreendido no nível molecular com a descoberta de repetições trinucleotídicas como causa da distrofia miotônica.[16] Frequentemente, a prole com distrofia miotônica foi afetada mais gravemente e em uma idade mais precoce do que seus genitores e avós afetados. O exame da repetição dos trinucleotídios causadora da doença em heredogramas afetados demonstrou que a gravidade da doença está correlacionada ao número de repetições encontradas no gene da distrofia miotônica em indivíduos afetados. Esse fenômeno foi observado em várias outras doenças, incluindo a doença de Huntington.[17]

Os *rearranjos cromossômicos* podem resultar em quebras em genes específicos que causam uma interrupção na sequência do DNA. Normalmente, a quebra na sequência de DNA resulta em um produto proteico disfuncional, instável e truncado. Ocasionalmente, o gene quebrado se funde a outro gene, gerando um "produto polipeptídico de fusão", que pode apresentar uma nova atividade celular. Muitas vezes, essa nova atividade resulta em anormalidade na função da célula. Um exemplo de proteína de fusão é o produto da translocação do cromossomo 9;22, que está associada a muitos casos de leucemia (Figura 1.1.7).[18,19]

O conjunto composto por um de cada autossomo, bem como um cromossomo X ou Y, é chamado de conjunto haploide de cromossomos. O complemento normal de duas cópias de cada gene (ou duas cópias de cada cromossomo) é chamado de diploidia. Raramente, como resultado da separação anormal dos cromossomos durante a divisão celular, uma célula ou organismo pode apresentar três cópias de cada cromossomo, o que é chamado de *triploidia*. Um humano triploide não é viável, mas alguns pacientes apresentam um cromossomo extra ou um segmento extra de um cromossomo. Em tal situação, a anormalidade é chamada de trissomia do cromossomo envolvido.

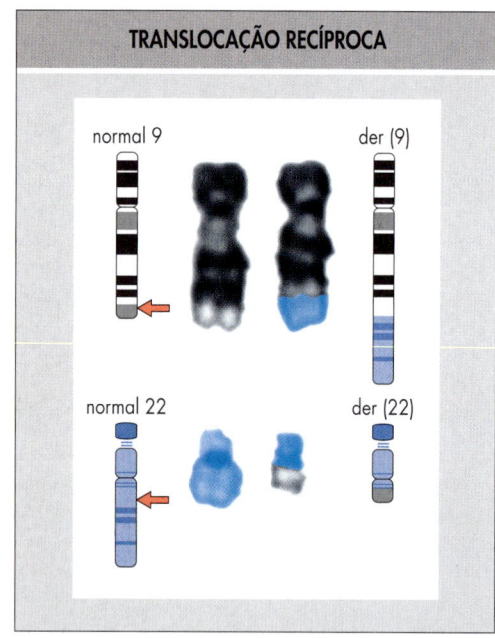

Figura 1.1.7 Translocação recíproca entre dois cromossomos. O cromossomo *Philadelphia* (responsável pela leucemia mieloide crônica) é mostrado como um exemplo de translocação cromossômica recíproca que resulta em um produto gênico anormal responsável por um distúrbio clínico. Neste caso, ocorre uma troca entre o braço longo do cromossomo 9 e o braço longo do cromossomo 22.

Por exemplo, pacientes com síndrome de Down contêm três cópias do cromossomo 21, e é conhecida como trissomia 21.[20]

Se uma cópia de um par de cromossomos estiver ausente, o defeito é chamado de *haploidia*. Deleções do cromossomo X frequentemente constituem a causa da distrofia muscular de Duchenne.[21]

Polimorfismos são alterações na sequência do DNA que não apresentam um efeito biológico significativo. Essas variantes da sequência do DNA podem modificar os processos de doença, mas não são suficientes para causar doenças. A sequência do DNA humano é altamente variável e inclui polimorfismos de nucleotídio único (SNP, do inglês *single nucleotide polymorphisms*), polimorfismos de repetição de microssatélites (repetições de 20 a 50 pb da sequência CA ou GT), número variável de polimorfismos de repetição em série (VNTR, repetições de 50 a 100 pb de DNA) ou deleções de inserção maiores.[22]

GENES E FENÓTIPOS

A relação entre genes e fenótipos é complexa. Mais de um defeito genético pode causar o mesmo fenótipo clínico (heterogeneidade genética) e diferentes fenótipos podem resultar do mesmo defeito genético (expressividade variável). A retinite pigmentosa é um excelente exemplo de heterogeneidade genética, uma vez que pode ser herdada como uma característica autossômica dominante, recessiva ou digênica ligada ao X, e mais de 200 genes causadores foram identificados.[23] Outros distúrbios oculares que são geneticamente heterogêneos incluem a catarata congênita, o glaucoma e a degeneração macular relacionada com a idade. Diferentes genes podem contribuir para um fenótipo comum, pois afetam etapas diferentes de uma via comum. Entender o papel de cada gene no processo mórbido pode ajudar a definir os mecanismos celulares responsáveis pela doença.

Para muitos genes, uma única mutação que altera um local crítico na proteína resulta em um fenótipo anormal. Para algumas doenças, os fenótipos resultantes são notavelmente semelhantes, independentemente da natureza da mutação. Por exemplo, uma grande variedade de mutações em *RB1* causa retinoblastoma. Outras doenças, no entanto, exibem expressividade variável, na qual a mutação individual pode ser responsável por uma doença grave, uma doença leve ou uma doença que não é clinicamente detectável (penetrância incompleta). Há muitos exemplos de doenças oculares que demonstram expressividade variável, incluindo a atrofia óptica autossômica dominante de Kjer,[24] a síndrome de Axenfeld-Rieger[25] e aniridia.[26]

Mutações diferentes no mesmo gene também podem resultar em fenótipos distintos (heterogeneidade alélica). A heterogeneidade alélica é responsável pelos diferentes fenótipos de distrofias dominantes do estroma da córnea causadas por mutações no gene *TGFB1/BIGH3*.[27] A expressão fenotípica de uma mutação pode depender de sua localização dentro de um gene. Tal expressividade variável baseada na localização da mutação é exemplificada por mutações no gene *rds*, que podem causar retinite pigmentosa autossômica dominante típica ou distrofia macular, dependendo da posição do defeito genético.[28]

PADRÕES DE HERANÇA HUMANA

Os padrões mais comuns de herança humana constituem o autossômico dominante, o autossômico recessivo, o recessivo ligado ao cromossomo X e o mitocondrial. A Figura 1.1.8 mostra exemplos desses quatro padrões de herança. Outros padrões de hereditariedade menos comumente encontrados em doenças humanas incluem o padrão de herança ligado ao X, o padrão de herança genética (poligênica), de pseudodominância e de *imprinting*. A Figura 1.1.9 define a notação e os símbolos utilizados na criação do heredograma.

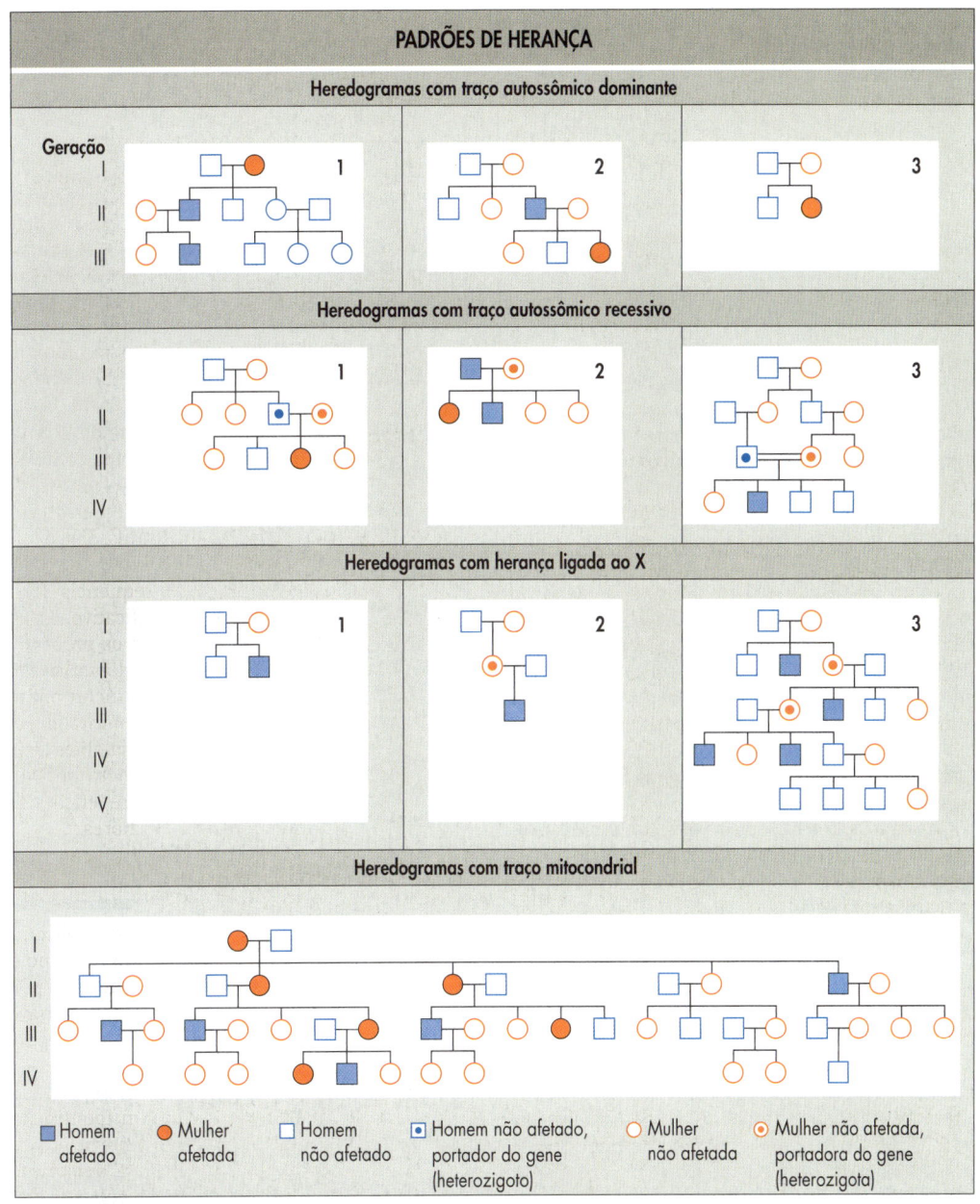

Figura 1.1.8 Padrões de herança. Para heredogramas com traço autossômico dominante, o painel 1 mostra a herança originada a partir de uma geração anterior, o painel 2 mostra a segregação que se origina na segunda geração deste heredograma e o painel 3 mostra um caso "esporádico" aparente, que, na verdade, é uma nova mutação que surge na geração mais recente. Essa mutação apresenta 50% de chance de ser passada para a prole do indivíduo afetado. Para heredogramas com característica autossômica recessiva, o painel 1 mostra um indivíduo afetado isolado na geração mais recente (cujos genitores são portadores obrigatórios do gene mutante responsável pela condição), o painel 2 exibe um par de irmãos afetados cujo genitor também é afetado (para os irmãos serem afetados, a genitora deve ser uma portadora obrigatória do gene mutante), e o painel 3 mostra um indivíduo afetado isolado na geração mais recente, que é um produto de um casamento consanguíneo entre dois portadores obrigatórios do gene mutante. Para heredogramas com característica ligada ao X, o painel 1 mostra um indivíduo afetado cuja doença é causada por uma nova mutação no gene responsável por essa condição, o painel 2 mostra um indivíduo que herdou uma cópia mutante do gene da genitora (que é portadora obrigatória) e o painel 3 mostra a segregação de um traço ligado ao X através de um heredograma de multigeração (50% do sexo masculino é afetado, e suas genitoras são portadoras obrigatórias da doença). Para heredogramas com traço mitocondrial, o painel mostra um grande heredograma[25] de multigerações – homens e mulheres são afetados, mas apenas mulheres são afetadas na prole.

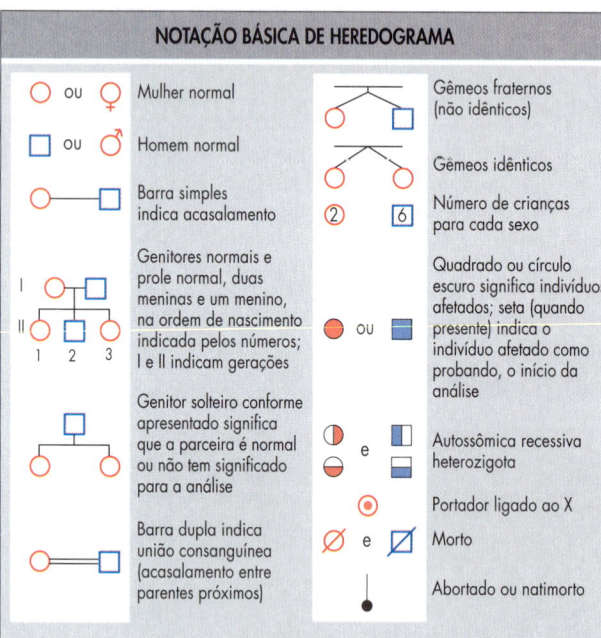

Figura 1.1.9 Notação básica de heredograma. Símbolos típicos usados na criação do heredograma são definidos.

Autossômico dominante

Uma mutação causadora de doença que está presente em apenas uma das duas cópias do gene em um *locus* autossômico (heterozigoto) é uma mutação dominante. Por exemplo, um paciente com retinite pigmentosa dominante apresentará um defeito em uma cópia de um gene da retinite pigmentosa hereditário de um dos genitores que, na maioria dos casos, também é afetado pela retinite pigmentosa. A outra cópia desse gene, a hereditária do genitor não afetado, é normal (tipo selvagem). Os indivíduos afetados apresentam 50% de chance de ter irmãos afetados e 50% de chance de passarem o gene anormal para a prole; 50% dos filhos de um indivíduo afetado serão afetados. Em uma doença dominante, homens e mulheres transmitem a doença igualmente e são afetados igualmente.

Os alelos dominantes verdadeiros produzem o mesmo fenótipo nos estados heterozigoto e homozigoto. Nos seres humanos, os indivíduos afetados por uma doença causada por um alelo dominante são, em sua maioria, heterozigotos, mas, ocasionalmente, mutações homozigotas foram descritas. Nos casos em que o indivíduo homozigoto é mais gravemente afetado do que o indivíduo heterozigoto, a doença será mais adequadamente notada como sendo herdada como um traço semidominante. Por exemplo, os alelos no gene *PAX3*, que causam a síndrome de Waardenburg, são semidominantes, porque um homozigoto com doença mais grave em comparação com seus parentes heterozigotos foi descrito.[29]

Em alguns heredogramas com doença autossômica dominante, alguns indivíduos portadores do gene defeituoso não apresentam o fenótipo afetado. No entanto, esses indivíduos ainda podem transmitir o gene da doença para a prole e ter crianças afetadas. Esse fenômeno é chamado de penetrância reduzida. O gene responsável pelo retinoblastoma (*RB1*) é apenas 90% penetrante, o que significa que 10% dos indivíduos que herdam uma cópia mutante do gene não desenvolvem o tumor.[30]

Autossômico recessivo

Doenças que exigem que ambas as cópias de um gene sejam anormais para o seu desenvolvimento são herdadas como traços recessivos. Os portadores heterozigotos de genes mutantes costumam ser clinicamente normais. O mesmo defeito recessivo pode afetar ambas as cópias do gene, caso em que o paciente é considerado *homozigoto*. Diferentes defeitos recessivos podem afetar as cópias de dois genes, em cujo caso o paciente é um *heterozigoto composto*. Em uma família com doença recessiva, ambos os genitores são portadores não afetados, cada um contendo um gene do tipo selvagem (alelo) e um gene mutante (alelo). Cada genitor apresenta 50% de chance de transmitir o alelo defeituoso para uma criança. Como uma criança deve receber um alelo defeituoso de ambos os genitores para ser afetada, cada criança apresenta 25% de chance de ser afetada (50% × 50% = 25%), e 50% da prole será portadora da doença. Se os genitores forem relacionados (parentes), eles podem ser portadores das mesmas mutações raras e há chance maior de que uma doença recessiva possa ser transmitida à prole. Homens e mulheres apresentam chances iguais de transmitir e herdar os alelos da doença.

Recessivo ligado ao X

As mutações do cromossomo X produzem padrões distintos de herança, porque os homens apresentam apenas uma cópia do cromossomo X e as mulheres, duas. A maioria dos defeitos genéticos ligados ao X é herdada como traços recessivos ligados ao X. As mulheres portadoras geralmente não são afetadas porque apresentam uma cópia normal e uma cópia defeituosa do gene associado à doença. Os homens portadores são afetados porque contêm apenas um cromossomo X defeituoso e não apresentam uma cópia do gene normal para compensar a defeituosa. Todas as filhas de um homem afetado serão portadoras do gene da doença porque herdarão o cromossomo X defeituoso. Nenhum dos filhos de um homem afetado será afetado ou portador porque herdará o cromossomo Y. Cada filho de uma mulher portadora apresenta 50% de chance de herdar o gene da doença. Se um filho herda o gene defeituoso, ele será afetado. Se uma filha herda o gene defeituoso, ela será portadora. Uma característica importante dos distúrbios recessivos ligados ao cromossomo X é que os homens nunca transmitem a doença diretamente aos filhos (transmissão homem-homem).

Em geral, mulheres portadoras de um gene da doença ligado ao cromossomo X não apresentam evidência clínica da doença. No entanto, para algumas doenças ligadas ao X, características clínicas leves podem ser encontradas em portadoras. Por exemplo, na retinosquise ligada ao X, os homens afetados são gravemente afetados, ao passo que as mulheres portadoras apresentam anormalidades retinianas visualmente insignificantes, mas clinicamente detectáveis.[31] A expressão fenotípica leve do gene da doença pode ser causada pelo processo de *lionização*. Para que os homens (com um cromossomo X) e as mulheres (com dois cromossomos X) apresentem níveis iguais de expressão dos genes ligados ao X, as células femininas expressam genes de apenas um de seus dois cromossomos X. A decisão relacionada a qual cromossomo X será expresso é realizada no início da embriogênese, e a linhagem de células descendentes adere fielmente à escolha inicial. Como resultado, as mulheres são *mosaicos*, com algumas células em cada tecido expressando o cromossomo X de origem materna e o restante expressando o cromossomo X de origem paterna. Quando um dos cromossomos X carrega um gene anormal, a proporção de células que expressam o gene mutante em relação àquelas que expressam o gene normal em cada tecido pode variar.

As mulheres também podem ser afetadas por uma doença recessiva ligada ao cromossomo X se o genitor for afetado e a genitora, coincidentemente, for portadora de uma mutação no gene da doença. Nesse caso, 50% das filhas seriam afetadas, porque 50% herdariam o cromossomo X da genitora portadora do gene da doença, e todas as filhas herdariam o cromossomo X do genitor portador do gene da doença. Como a maioria dos distúrbios ligados ao cromossomo X é rara, a frequência de portadores dos genes da doença na população geral é baixa, e a chance de uma mulher portadora acasalar com um homem afetado pela mesma doença é bastante baixa.

Herança mitocondrial

As mitocôndrias são pequenas organelas localizadas no citoplasma das células. Sua função é a de gerar ATP para a célula e são mais abundantes nas células que apresentam altas exigências de energia, como células musculares e nervosas. As mitocôndrias têm seu próprio cromossomo pequeno – 16.569 pares de bases de DNA que codifica 13 proteínas mitocondriais, 2 RNA ribossômicos e 22 tRNA. As mutações que ocorrem em genes localizados no cromossomo mitocondrial causam uma série de doenças, incluindo a atrofia óptica hereditária de Leber[32] e a síndrome de Kearns-Sayre.[33] As mutações que ocorrem no cromossomo mitocondrial são herdadas apenas da genitora, porque praticamente todas as mitocôndrias humanas são derivadas do óvulo materno. Os genitores não transmitem as mitocôndrias para a prole.

As células variam quanto ao número de mitocôndrias que contêm e, quando as células se dividem, as mitocôndrias são divididas aleatoriamente. Como resultado, diferentes células podem apresentar números distintos de mitocôndrias, e se uma fração das mitocôndrias contém um gene mutado, diferentes células terão uma proporção variável de mitocôndrias saudáveis *versus* mutantes. A distribuição das mitocôndrias mutantes é chamada de *heteroplasmia*, e a proporção de mitocôndrias mutantes pode variar de célula para célula e também pode mudar conforme a idade. Diferenças nas proporções relativas das mitocôndrias mutantes podem explicar, em parte, a variabilidade da gravidade observada das doenças mitocondriais e também a variação de idade de início das doenças mitocondriais.

Pseudodominância

Este termo descreve um padrão de herança dominante aparente em virtude de defeitos recessivos em um gene da doença. Esta situação surge quando um genitor afetado por uma doença recessiva (duas cópias anormais do gene da doença) tem um cônjuge que é portador de uma cópia anormal do gene da doença. Os filhos desse casal sempre herdarão uma cópia do gene defeituoso do genitor afetado e terão 50% de chance de herdar a cópia defeituosa do gene do genitor portador não afetado. Em média, metade das crianças herdará duas cópias defeituosas do gene e será afetada. O heredograma imitaria um heredograma dominante por causa da aparente transmissão direta da doença do genitor afetado para as crianças afetadas e porque aproximadamente 50% das crianças serão afetadas. A transmissão pseudodominante é incomum, porque poucas pessoas são portadoras assintomáticas de qualquer gene recessivo específico.

Herança dominante ligada ao X

Este padrão de herança é semelhante à herança recessiva ligada ao X, exceto pelo fato de que todas as mulheres portadoras de um gene anormal no cromossomo X são afetadas em vez de não afetadas. Todos os homens da prole também são afetados. A incontinência pigmentar provavelmente é herdada como um traço dominante ligado ao X. As mulheres afetadas apresentam cicatrizes atróficas irregularmente pigmentadas no tronco e nas extremidades e avascularidade congênita na retina periférica com neovascularização retinal secundária.[34] Essa e outras disfunções dominantes ligadas ao cromossomo X ocorrem quase sempre em mulheres, e é provável que os defeitos do gene do cromossomo X que causam essas doenças sejam letais ao embrião quando presentes no sexo masculino.

Herança digênica e herança poligênica

A herança digênica ocorre quando um paciente apresenta defeitos heterozigotos em dois genes diferentes e a combinação dos dois defeitos genéticos causa doença. Indivíduos que apresentam mutação em apenas um dos genes são normais. A herança digênica é diferente da herança recessiva, porque as duas mutações envolvem diferentes genes da doença. Em algumas famílias com retinose pigmentosa, a análise da mutação do gene *peripherin* e do gene *ROM1* mostrou que os indivíduos afetados abrigam mutações específicas em ambos os genes. Indivíduos com mutação em apenas uma cópia de um dos genes não eram afetados pela doença.[35] A herança trialélica tem sido descrita em algumas famílias afetadas pela síndrome de Bardet-Biedl (BBS). Nesses heredogramas, indivíduos afetados carregam três mutações em um ou dois genes *BBS* (12 genes BBS foram identificados),[36] e indivíduos não afetados apresentam apenas dois alelos anormais. Em algumas famílias, foi proposto que a BBS pode não ser uma doença recessiva de um gene único, mas uma característica complexa que requer pelo menos três alelos mutantes para manifestar o fenótipo. Este seria um exemplo de herança triallélica.[37]

Se a expressão de um traço hereditário ou predisposição é influenciada pela combinação de alelos em três ou mais *loci*, ela será poligênica. Por causa da herança complexa, as condições causadas por múltiplos alelos não demonstram um padrão de herança simples. Essas características complexas também podem ser influenciadas pelas condições ambientais. Exemplos de fenótipos em oftalmologia que exibem herança complexa devido às contribuições de múltiplos genes e fatores ambientais são: miopia[38], degeneração macular relacionada com a idade[39] e glaucoma de ângulo aberto com início na idade adulta.[40]

Imprinting

Algumas mutações originam traços autossômicos dominantes que são transmitidos pelos genitores de ambos os sexos, mas são expressos apenas quando hereditários de um genitor de determinado sexo. Em famílias afetadas por esses distúrbios, eles parecem ser transmitidos sob um padrão autossômico dominante de um dos genitores (a genitora ou o genitor) e não seriam transmitidos pelo outro genitor. Ocasionalmente, a mesma mutação origina um distúrbio diferente, dependendo do sexo do genitor que transmite a característica. Esses efeitos associados ao sexo do genitor são evidência de um fenômeno chamado *imprinting*. Embora os mecanismos moleculares responsáveis pelo *imprinting* não sejam completamente compreendidos, este parece estar associado a padrões de metilação do DNA que podem marcar certos genes com a origem parental.[41]

MECANISMOS MOLECULARES DA DOENÇA

Autossômico dominante

Transtornos hereditários como traços autossômicos dominantes resultam de mutações que ocorrem em apenas uma cópia de um gene (*i. e.*, em indivíduos heterozigotos). Em geral, a origem parental da mutação não importa. No entanto, se o gene estiver sujeito a *imprinting*, então mutações na cópia materna ou paterna do gene podem originar diferentes fenótipos.

Haploinsuficiência

Em circunstâncias normais, cada cópia de um gene produz um produto proteico. Se uma mutação ocorre de tal forma que uma cópia de um gene não produz mais um produto proteico, então a quantidade dessa proteína na célula foi reduzida pela metade. Mutações que causam uma redução na quantidade de proteínas ou levam à inativação de proteínas são chamadas de mutações de *perda de função*. Para muitos processos celulares, esta redução na quantidade de proteínas não traz consequências, ou seja, o estado heterozigoto é normal e essas mutações podem ser herdadas como traços recessivos (ver seção adiante). No entanto, para alguns processos celulares, existe uma exigência absoluta para a dosagem total do produto proteico, que só pode ser fornecido se ambas as cópias de um determinado gene estiverem ativas. Doenças que são causadas pela herança de uma única mutação que reduz o nível de proteína pela metade são herdadas como características dominantes.

Efeito negativo dominante do ganho de função

Os distúrbios autossômicos dominantes podem ser causados por proteínas mutantes que apresentam um efeito prejudicial no tecido normal. Mutações em uma cópia de um gene podem produzir uma proteína mutante que pode se acumular como um produto tóxico ou interferir de alguma maneira na função normal da célula. A proteína mutante também pode interferir na função da proteína normal expressa pela cópia normal do gene, eliminando assim qualquer atividade normal da proteína. É possível ter mutações de ganho de função que também podem ser negativas, porque a nova função da proteína também interfere na função da cópia normal remanescente do gene.

Autossômica recessiva e ligada ao X

Os distúrbios recessivos são resultantes de mutações presentes nas cópias materna e paterna de um gene. As mutações responsáveis pela doença recessiva, em geral, causam perda da atividade biológica, seja por criarem um produto proteico defeituoso que apresenta pouca ou nenhuma atividade biológica ou por interferirem na expressão normal do gene (mutações regulatórias). A maioria dos indivíduos heterozigotos para disfunções recessivas, tanto autossômicas quanto ligadas ao X, é clinicamente normal.

TERAPIA GÊNICA

As mutações na sequência do DNA de um determinado gene podem resultar em um produto proteico que não é produzido, funciona mal ou que adquiriu uma nova função prejudicial à célula. As terapias genéticas podem envolver e liberar um gene normal ao tecido que apresenta a doença, substituindo ou aumentando a atividade da proteína com outras proteínas ou moléculas pequenas, diminuindo a expressão gênica anormal ou técnicas de edição do genoma para reparar a mutação. Os genes terapêuticos podem ser liberados em tecidos específicos por meio do emprego de vírus modificados como vetores[42] (Figura 1.1.10). Um exemplo bem-sucedido desta abordagem é a restauração da visão em um modelo canino da amaurose congênita de Leber usando um vírus adeno-associado recombinante portador do gene normal (*RPE65*).[43] Estudos em seres humanos usando uma abordagem semelhante também restauraram com sucesso a visão em pacientes com mutações no gene *RPE65*.[44]

Doenças causadas por mutações que criam um produto do gene destrutivo para a célula (mutações negativas dominantes ou de ganho de função) precisam ser tratadas por meio de uma abordagem diferente. Nestes casos, genes ou oligonucleotídios – em particular, moléculas antissentido – que podem reduzir a expressão do gene mutado são introduzidos na célula.[45] A edição de genes usando CRISPR/Cas9 (Figura 1.1.11) é outra abordagem potencialmente útil para mutações de ganho de função ou perda de função.[46] Avanços recentes produziram vetores de terapia gênica *in vivo* altamente potentes para atingir a retina.[47] Além disso, novos métodos estão surgindo para introduzir genes terapêuticos em tecidos danificados usando mecanismos não virais com base em nanotecnologia.[48]

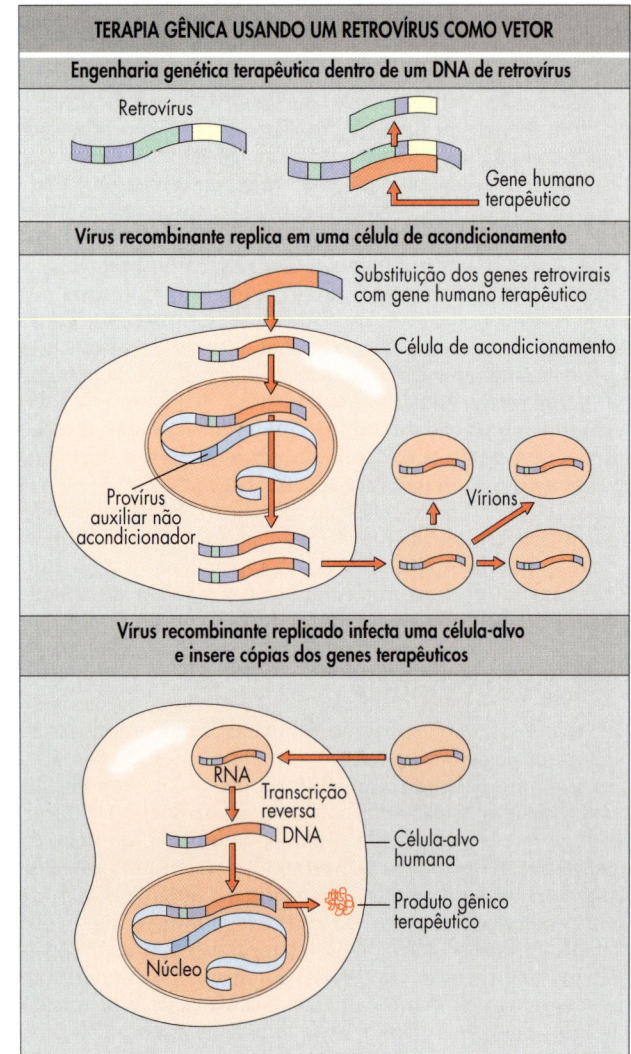

Figura 1.1.10 Terapia gênica usando retrovírus como vetor. Um gene terapêutico é introduzido no DNA do retrovírus e substitui a maioria das sequências do DNA viral. O "vírus recombinante" que transporta o gene terapêutico replica em uma "célula de acondicionamento" especial que também carrega o vírus normal que transporta os genes necessários para a replicação viral. O vírus recombinante replicado infecta o tecido humano doente, ou a "célula-alvo". O vírus recombinante pode invadir o tecido doente, mas não pode replicar ou destruir a célula. O vírus recombinante insere cópias do gene terapêutico normal no genoma do hospedeiro e produz o produto proteico normal.

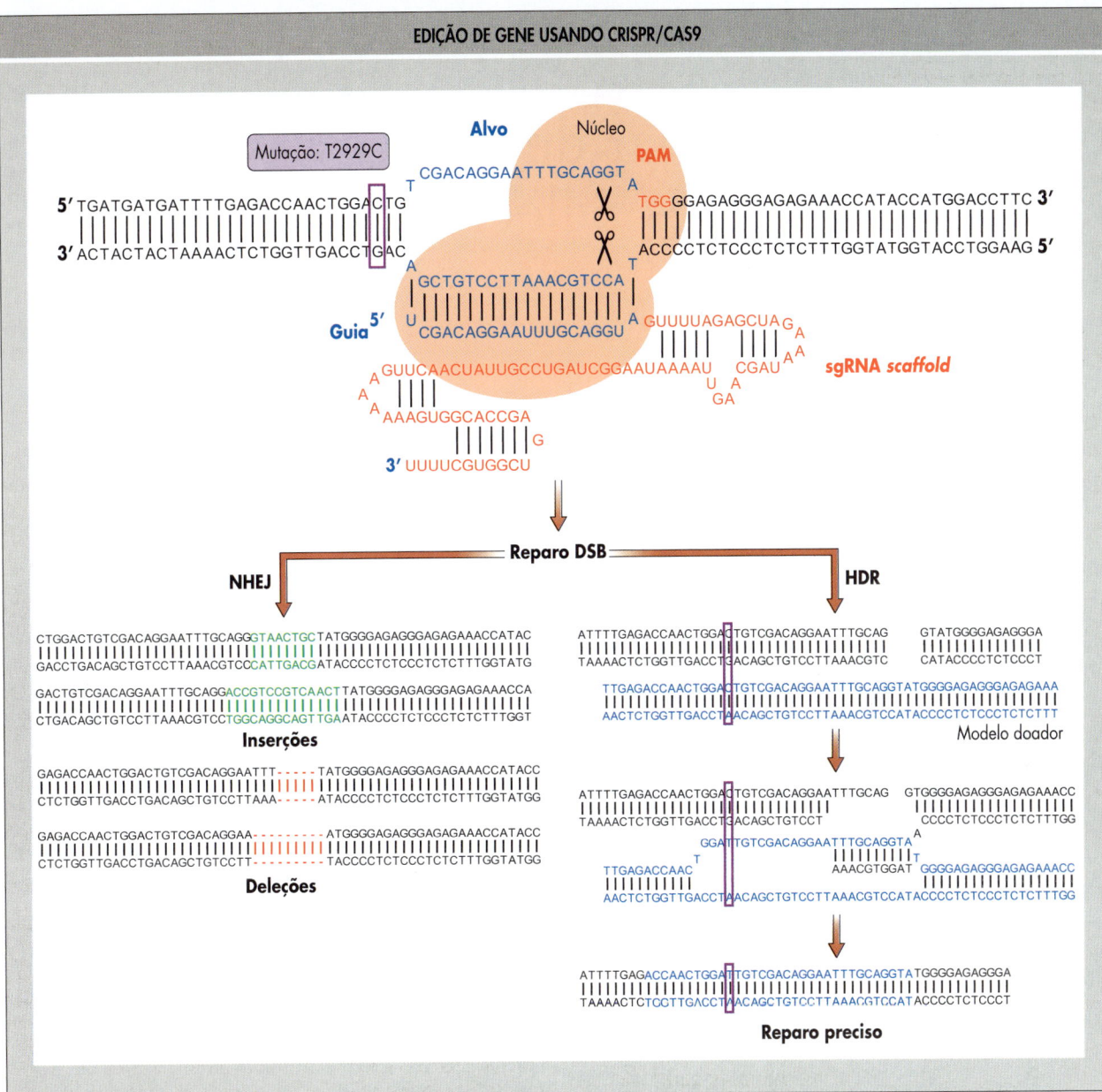

Figura 1.1.11 Edição de gene usando CRISPR/Cas9. A ligação CRISPR/Cas-DNA cria uma quebra na cadeia dupla do DNA (DSB), que pode ser reparada por meio de pontes de junção não homólogas (NHEJ) ou vias de reparo dirigidas por homologia (HDR). Aqui, a Cas9 nuclease do *Streptococcus pyogenes*, com uma sequência do motivo adjacente do *protospacer* "NGG" (PAM), foi direcionada para atingir a região que contém a mutação BEST1 c929T> C (Ile310Thr). O RNA-guia é complementar à fita não PAM, e o local de corte do DNA é de três nucleotídios da sequência PAM. Quebras de DNA de fita dupla normalmente são submetidas a reparo por NHEJ, o que resulta em deleções e inserções de comprimento variável. Os cortes do DNA geralmente são reparados através de HDR, em que um modelo doador pode ser usado para incorporar modificações genômicas acuradas. (Adaptada de Hung SS, McCaughey T, Swann O *et al*. Genome engineering in ophthalmology: application of CRISPR/Cas to the treatment of eye disease. Prog Retin Eye Res 2016;53:1-20.)

BIBLIOGRAFIA

1000 Genomes Project Consortium. A map of human genome variation from population-scale sequencing. Nature 2010;467:1061–73.

Bailey JN, Loomis SJ, Kang JH, et al. Genome-wide association analysis identifies TXNRD2, ATXN2 and FOXC1 as susceptibility loci for primary open-angle glaucoma. Nat Genet 2016;48(2):189–94.

Baratz KH, Tosakulwong N, Ryu E, et al. E2-2 protein and Fuchs's corneal dystrophy. N Engl J Med 2010;363(11):1016–24.

Haines JL, Hauser MA, Schmidt S, et al. Complement factor H variant increases the risk of age-related macular degeneration. Science 2005;308:419–21.

Han J, Thompson-Lowrey AJ, Reiss A, et al. OPA1 mutations and mitochondrial DNA haplotypes in autosomal dominant optic atrophy. Genet Med 2006;8:217–25.

Hysi PG, Young TL, Mackey DA, et al. A genome-wide association study for myopia and refractive error identifies a susceptibility locus at 15q25. Nat Genet 2010;42:902–5.

Maguire AM, Simonelli F, Pierce EA, et al. Safety and efficacy of gene transfer for Leber's congenital amaurosis. N Engl J Med 2008;358:2240–8.

Thorleifsson G, Walters GB, Hewitt AW, et al. Common variants near CAV1 and CAV2 are associated with primary open-angle glaucoma. Nat Genet 2010;42:906–9.

Wiggs JL, Yaspan BL, Hauser MA, et al. Common variants at 9p21 and 8q22 are associated with increased susceptibility to optic nerve degeneration in glaucoma. PLoS Genet 2012;8(4):e1002654.

As referências completas estão disponíveis no **GEN-io**.

PARTE 1 GENÉTICA

Genética Molecular de Doenças Oculares Selecionadas

1.2

Janey L. Wiggs

Definição: Os mecanismos moleculares subjacentes às doenças oculares hereditárias selecionadas, conforme definido pelas mutações genéticas responsáveis.

Características principais
- Distúrbios hereditários que afetam o segmento anterior ocular
- Defeitos genéticos que causam desenvolvimento ocular anormal
- Degenerações hereditárias da retina
- Retinoblastoma
- Transtornos envolvendo o nervo óptico e o músculo extraocular.

INTRODUÇÃO

Foram realizados grandes avanços na área da genética molecular das doenças humanas nos últimos 20 anos. Muitos genes responsáveis por doenças oculares hereditárias foram isolados e caracterizados, bem como a localização cromossômica de vários genes adicionais foi determinada. A identificação e a caracterização de genes responsáveis por doenças humanas geraram o desenvolvimento de métodos de diagnóstico com base em DNA; novas abordagens terapêuticas, incluindo a terapia gênica; e melhor conhecimento sobre os eventos moleculares subjacentes aos processos mórbidos. Os distúrbios discutidos neste capítulo representam importantes exemplos de grandes avanços na genética molecular humana ocular.

Embora todos os distúrbios hereditários constituam resultados de mutações genéticas, as consequências moleculares de uma mutação são bastante variáveis. O tipo de mutação responsável por uma doença geralmente define o padrão de herança. Por exemplo, as mutações que geram uma proteína anormal prejudicial à célula geralmente são autossômicas dominantes, porque apenas um gene mutante é necessário para interromper a função celular normal. As mutações que resultam em proteínas com atividade biológica reduzida (perda de função) podem ser herdadas como condições autossômicas dominantes ou autossômicas recessivas, dependendo do número de cópias de genes normais (e da quantidade de proteína normal) necessários. Os distúrbios podem ser causados por mutações no DNA mitocondrial que resultam em um padrão característico de herança materna. Além disso, mutações em genes transportados no cromossomo X resultam em padrões de herança característicos.

DISTROFIAS DOMINANTES DA CÓRNEA

As distrofias autossômicas dominantes da córnea constituem um excelente exemplo de mutações dominantes negativas que resultam na formação de uma proteína tóxica. Quatro tipos de distrofias autossômicas dominantes que afetam o estroma da córnea estão bem caracterizadas[1]:

- Groenouw do tipo I (granular)
- Lattice do tipo I
- Avellino (combinado granular-reticular)
- Reis-Bücklers.

Embora as quatro distrofias da córnea afetem o estroma anterior, as características clínicas e patológicas diferem. As distrofias granulares normalmente formam depósitos localizados bem definidos, brancos, que podem obscurecer a visão progressivamente. Histopatologicamente, estes depósitos se coram de vermelho brilhante quando aplicada a coloração por tricrômio de Masso e foram denominados de "hialinos". Na distrofia reticular, os depósitos de amiloides ramificados gradualmente opacificam o eixo visual. Estes depósitos exibem uma birrefringência característica sob luz polarizada após coloração com vermelho do Congo. A distrofia de Avellino inclui características de ambas as distrofias, granular e reticular. A distrofia de Reis-Bücklers parece envolver principalmente a camada de Bowman e o estroma superficial.

Todos os quatro tipos de distrofias foram mapeados geneticamente em um intervalo comum no cromossomo 5q31, e mutações em um único gene, o *TGFB1* (também conhecido como BIGH3), localizado nessa região, foram encontradas em indivíduos afetados.[2] O produto desse gene, a ceratoepitelina, é provavelmente uma proteína da matriz extracelular que modula a adesão das células. Foram encontradas quatro mutações *missense* (de sentido errado) diferentes, que ocorrem em dois códons de arginina no gene (Figura 1.2.1). Curiosamente, mutações em um desses códons de arginina causam distrofia de reticular do tipo I ou distrofia de Avelino, as duas distrofias caracterizadas por depósitos de amiloide. Mutações no outro códon de arginina parecem resultar em distrofia granular ou distrofia de Reis-Bücklers. A análise de mutação deste gene demonstra que diferentes mutações dentro de um único gene podem resultar em diferentes fenótipos.

A mutação que causa as distrofias de Avellino e reticular anula um suposto local de fosforilação, que, provavelmente, é necessário para a estrutura normal da ceratoepitelina.

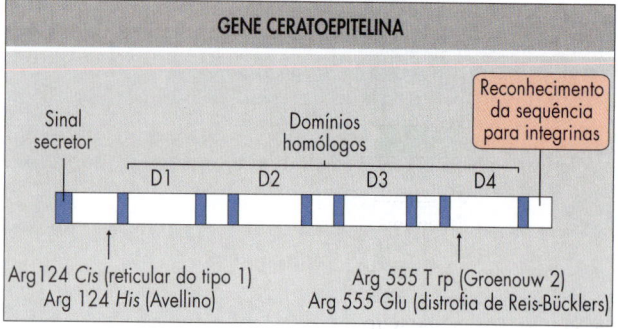

Figura 1.2.1 Gene da ceratoepitelina. As setas apontam a localização das mutações informadas.

A destruição desse aspecto da estrutura proteica leva à formação dos depósitos amiloides responsáveis pela opacificação da córnea. Consequentemente, a proteína mutante é destrutiva para o tecido normal. Mutações no *R555* (arginina na posição de aminoácido 555) parecem resultar em distrofia granular ou distrofia de Reis-Bücklers. Estas correlações entre fenótipo e genótipo demonstram a expressividade variável das mutações neste gene e a significância da alteração dos resíduos de arginina 124 e 555.

ANIRIDIA, ANOMALIA DE PETER, CERATITE AUTOSSÔMICA DOMINANTE

Alguns processos celulares exigem um nível de produção proteica que resulta da expressão de ambas as cópias de um determinado gene. Essas proteínas podem estar envolvidas em uma diversidade de processos biológicos. Certos distúrbios são causados pelo rompimento de uma cópia de um gene que reduz o nível de proteína pela metade. Tal redução também é chamada de "haploinsuficiência".

Mutações no gene *PAX6* são responsáveis por aniridia, anomalia de Peter e ceratite autossômica dominante.[3] A maioria das mutações responsáveis por esses distúrbios altera a sequência *paired-box* do gene (Figura 1.2.2) e resulta na inativação de uma cópia do gene *PAX6*. A sequência *paired-box* é um elemento importante necessário para a função reguladora da proteína. Perder metade da sequência *paired-box* normal e, provavelmente, de outros elementos reguladores dentro do gene, parece ser o evento crítico que resulta nos distúrbios oculares associados. A proteína desempenha um papel importante no desenvolvimento ocular, presumivelmente regulando a expressão de genes que estão envolvidos na embriogênese do olho. Uma redução na quantidade de produto do gene ativo altera a expressão desses genes, o que resulta em desenvolvimento anormal. Os genes que codificam proteínas do cristalino constituem uma classe de genes regulados pelo desenvolvimento da proteína *PAX6*.

Os distúrbios clínicos causados pelas mutações no *PAX6* exibem uma ampla variação fenotípica. Mutações semelhantes podem originar a aniridia, a anomalia de Peter ou a ceratite autossômica dominante. A variação no fenótipo associado a uma mutação é denominada "expressividade variável" e constitui uma característica comum dos transtornos decorrentes da haploinsuficiência. É possível que a variabilidade do fenótipo mutante resulte da ativação aleatória de genes a jusante (*downstream*) que ocorre quando apenas metade do produto do gene necessário está disponível.

SÍNDROME DE RIEGER

A síndrome de Rieger é um distúrbio autossômico dominante da morfogênese que resulta em desenvolvimento anormal do segmento anterior do olho. Achados clínicos comuns podem incluir embriotóxon posterior, hipoplasia da íris, aderências iridocorneais e corectopia. Aproximadamente 50% dos indivíduos afetados desenvolvem glaucoma de alta pressão associado à doença grave do nervo óptico. A causa do glaucoma associado a esta síndrome não é conhecida, embora o desenvolvimento anômalo das estruturas angulares da câmara anterior seja comumente encontrado.

A heterogeneidade genética da síndrome de Rieger é indicada pela variedade de anormalidades cromossômicas que foram associadas à doença, incluindo deleções dos cromossomos 4 e 13. Os genes da síndrome de Rieger estão localizados nos cromossomos 4q25, 13q14 e 6p25. A hipoplasia da íris é a característica clínica dominante dos heredogramas associados ao *locus* 6p25, enquanto os heredogramas associados aos *loci* 4q25 e 13q14 demonstram toda a gama de anormalidades oculares e sistêmicas encontradas nesses pacientes. Os genes localizados nos cromossomos 4q25 e 6p25 foram identificados.[4] O gene do cromossomo 4q25 (*PITX2*) codifica um fator de transcrição *homeobox bicoid*. Assim como o *PAX6*, esse gene é expresso durante o desenvolvimento do olho e provavelmente está envolvido nos processos de desenvolvimento ocular. O gene cromossomo 6p25, *FOXC1* (também chamado de *FKHL7*) é um membro de uma família de proteínas reguladoras. O *FOXC1* é expresso durante o desenvolvimento ocular e as mutações alteram a dosagem do produto gênico. Há indicações de que a proteína FOXC1 e a proteína PITX2 interagem durante o desenvolvimento ocular. A identificação de outros genes responsáveis pela síndrome de Rieger e pela disgenesia do segmento anterior é necessária para determinar se esses genes fazem parte de uma via de desenvolvimento comum ou representam funções redundantes necessárias para o desenvolvimento ocular.

GLAUCOMA JUVENIL

O glaucoma primário juvenil de ângulo aberto é uma doença rara que se desenvolve durante as duas primeiras décadas de vida. Os pacientes afetados geralmente apresentam pressão intraocular alta (PIO), o que, em última instância, requer terapia cirúrgica. O glaucoma juvenil pode ser hereditário como um traço autossômico dominante, e grandes heredogramas foram identificados e usados para análise de ligação genética. Um gene responsável por essa condição, o *MYOC*, codifica a proteína miocilina e está localizado no cromossomo 1q23 (*GLC1A*).

A miocilina é expressa na retina humana, corpo ciliar e malha trabecular. A proteína apresenta vários domínios funcionais, incluindo uma região homóloga a uma família de proteínas chamadas olfatomedinas. Embora a função da proteína e o domínio da olfatomedina não sejam conhecidos, quase todas as mutações associadas ao glaucoma foram encontradas na porção da olfatomedina da proteína (Figura 1.2.3).[5] Mutações na miocilina também foram associadas a alguns casos de glaucoma primário de ângulo aberto com início na idade adulta. Pacientes portadores de apenas uma cópia do gene da miocilina (devido à deleção cromossômica que remove a segunda cópia do gene) ou sem qualquer miocilina funcional (causada por homozigosidade de um polimorfismo de um códon de parada na primeira parte do gene) não desenvolvem glaucoma. Em conjunto, estes resultados sugerem que as mutações na miocilina causam um efeito de ganho de função ou dominante negativo, em vez de uma perda de função ou haploinsuficiência. O papel da miocilina na elevação da PIO ainda não é completamente conhecido, mas estudos *in vitro* demonstram que os mutantes da miocilina formam agregados mal dobrados e resistentes ao detergente. As mutações da miocilina podem levar a secreções incompetentes que se acumulam no retículo endoplasmático (RE), induzindo estresse no RE. Estudos recentes usando um modelo de camundongo transgênico indicam que compostos que aliviam o estresse de RE também podem reduzir a elevação da PIO associada à mutação.[6]

GLAUCOMA CONGÊNITO

Glaucoma congênito é uma condição geneticamente heterogênea, com relatos de formas autossômica recessiva e autossômica dominante. Já foram identificados dois genes responsáveis pela forma autossômica recessiva de glaucoma congênito – *CYP1B1*, um membro da família de proteínas

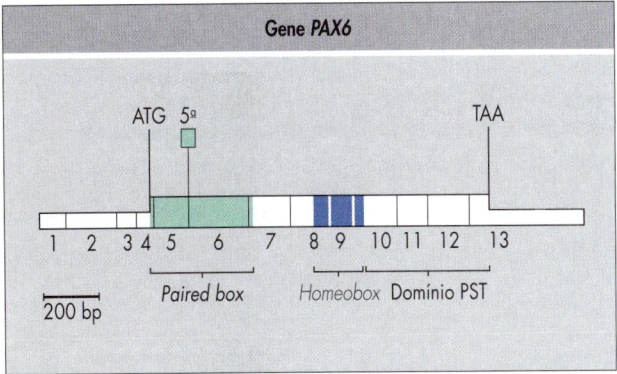

Figura 1.2.2 Gene *PAX6*. (Dados com permissão de Glaser T *et al*. PAX6 gene mutations in aniridia. Em: Wiggs JL, editor. Molecular genetics of ocular disease. New York: Wiley-Liss; 1995. p. 51-82.)

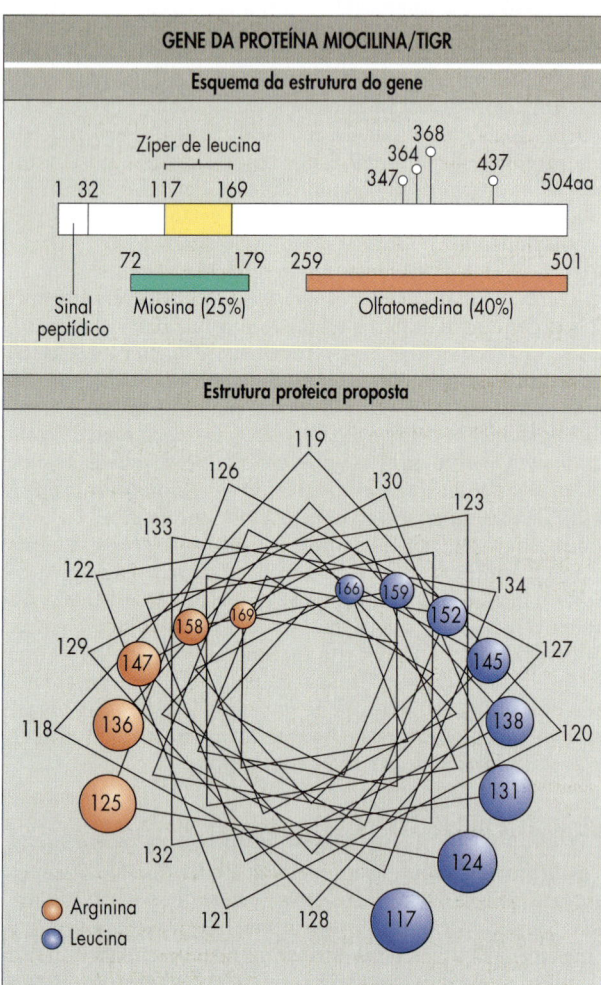

Figura 1.2.3 *MYOC* (Miocilina). O domínio miosina-*like*, o domínio olfatomedina-*like* e o zíper de leucina estão indicados. Os aminoácidos alterados nos pacientes com glaucoma de início juvenil ou do adulto são mostrados. (Reimpressa com permissão da Federation of the European Biochemical Societies from Orteto J, Escribano J, Coca-Prados M. Cloning and characterization of subtracted cDNAs from a human ciliary body library encoding TIGR, a protein involved in juvenile open angle glaucoma with homology to myosin and olfactomedin. FEBS Lett 1997;413:349-53.)

citocromo P-450 (citocromo P-4501B1) 7; e *LTBP2*, proteína ligadora beta 2 do fator transformador de crescimento latente beta.[8] Mutações no *CYP1B1* foram identificadas em pacientes com a forma autossômica recessiva de glaucoma congênito oriundos de todo o planeta, mas foram encontradas principalmente em regiões onde é habitual a consanguinidade.[9] As mutações responsáveis comprometem a função da proteína, implicando que a falta de função da proteína resulta no fenótipo.[9] Mutações recorrentes resultam, provavelmente, de cromossomos fundadores que estão distribuídos em populações em todo o planeta.[10,11] Visto que os defeitos responsáveis pelo glaucoma congênito são predominantemente desenvolvimentais, o citocromo P-4501B1 e a proteína ligadora beta 2 do fator transformador de crescimento latente beta devem ter participação direta ou indireta no desenvolvimento do segmento anterior do olho.

CATARATA CONGÊNITA NÃO SINDRÔMICA

Pelo menos um terço de todas as cataratas congênitas é familiar e não estão associadas a outras anormalidades do olho ou a anormalidades sistêmicas. Vários genes diferentes podem contribuir para a catarata congênita, incluindo alguns que codificam as proteínas cristalinas.[12] Os genes da γ-cristalina humana constituem uma família multigênica que contém pelo menos sete membros altamente relacionados. Todos os sete genes da γ-cristalina foram atribuídos ao cromossomo 2q34–q35. Dos genes mapeados para esta região, apenas dois deles, γ-C e γ-D, codificam proteínas abundantes. Dois dos genes, γ-E e γ-F, são pseudogenes, o que significa que não são expressos no cristalino normal. Um heredograma afetado pela catarata de Coppock, uma catarata congênita que envolve primariamente o cristalino embrionário, mostrou estar ligada geneticamente à região que contém os genes da γ-cristalina. Em indivíduos afetados pela catarata de Coppock, sequências regulatórias adicionais foram encontradas na região promotora do pseudogene γ-E.[13] Esse resultado implica que o pseudogene γ-E é expresso em indivíduos afetados e que a expressão do pseudogene é o evento que leva à formação de catarata. Vários outros genes foram associados à catarata hereditária. Uma coleção útil de mutações e fenótipos pode ser encontrada na Tabela 1.2.1.

RETINITE PIGMENTOSA

A genética molecular da retinite pigmentosa (RP) é extremamente complexa. A doença pode apresentar padrão de herança esporádica, autossômica dominante, autossômica recessiva, ligada ao cromossomo X ou digênica. Pelo menos 200 genes são conhecidos por estarem associados a RP, e vários genes foram mapeados, mas ainda não foram encontrados. A maioria desses genes se expressa preferencialmente na retina, mas alguns são expressos sistemicamente. Um recurso útil que lista os genes responsáveis por várias formas de doenças da retina, incluindo a retinite pigmentosa, pode ser encontrado no *site* da RetNet (http://www.sph.uth.tmc.edu/Retnet/).

Mutações na rodopsina podem desencadear uma forma autossômica dominante de RP que fornece um exemplo interessante de como as proteínas mutantes podem interferir nos processos celulares normais. Inicialmente, uma forma de RP autossômica dominante foi mapeada no cromossomo 3q24. Por meio de uma abordagem de gene candidato, o gene da rodopsina foi identificado como a causa da doença nas famílias afetadas.[14] Muitas das primeiras mutações detectadas na proteína rodopsina foram *missense* (de sentido errado) localizadas no terminal C do gene (Figura 1.2.4). Para explorar os mecanismos patogênicos dessas mutações, foram criados camundongos transgênicos portadores de cópias mutantes do gene.[15] Estudos histopatológicos desses camundongos mostraram um acúmulo de vesículas que continham rodopsina na junção entre os segmentos interno e externo dos fotorreceptores. As vesículas provavelmente interferem na regeneração normal dos fotorreceptores, causando degeneração dos mesmos. Uma vez que o terminal C do polipeptídeo nascente está envolvido no transporte da proteína em maturação, é provável que o acúmulo das vesículas preenchidas com rodopsina resulte em transporte anormal da rodopsina mutante para as membranas dos segmentos exteriores.

Mutações nulas (mutações que causam uma proteína prematuramente encurtada ou truncada) também foram encontradas no gene da rodopsina em pacientes com retinite pigmentosa autossômica recessiva (ver Figura 1.2.4).[16] As mutações responsáveis

TABELA 1.2.1 Fontes na web para distúrbios oculares humanos hereditários.

NCBI	National Center for Biotechnology Information	http://www.ncbi.nlm.nih.gov/
OMIM	Online Mendelian Inheritance in Man	http://www.ncbi.nlm.nih.gov/omim
RetNet	Genes das doenças da retina	http://www.sph.uth.tmc.edu/Retnet/
Genes e Doença (NCBI Bookshelf)	Distúrbios hereditários sistêmicos	http://www.ncbi.nlm.nih.gov/books/NBK22183/
UCSC	*Browser* do sequenciamento genômico humano da UCSC	http://www.genome.ucsc.edu

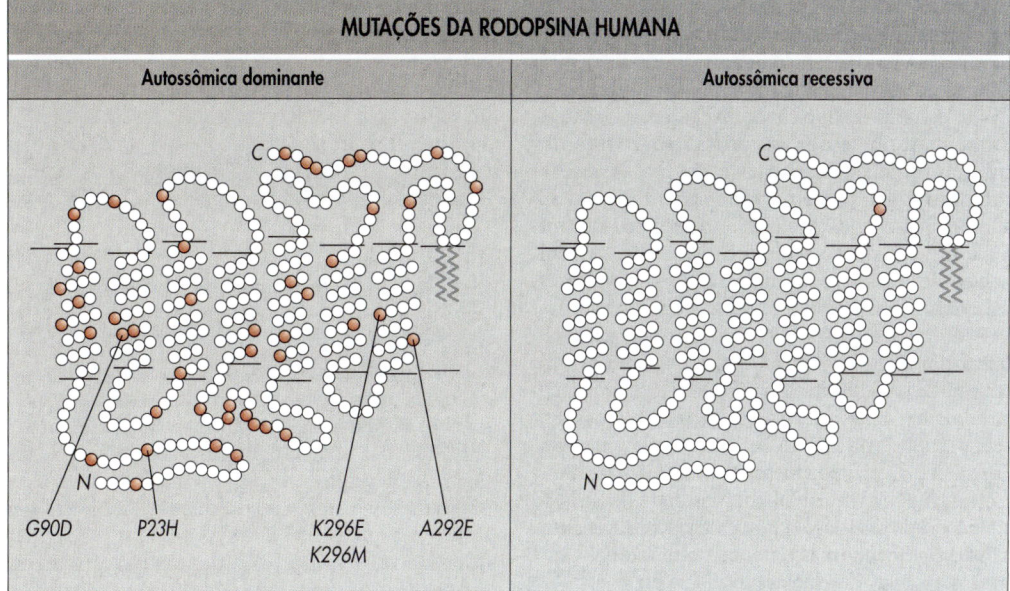

Figura 1.2.4 Mutações da rodopsina humana. Os círculos vermelhos indicam os aminoácidos alterados por mutações no gene de pacientes portadores de retinite pigmentosa autossômica dominante. O local de parada da tradução que resulta de uma mutação *nonsense* (sem sentido) está indicada como um círculo vermelho em paciente com retinite pigmentosa autossômica recessiva.

pela doença recessiva tipicamente causam uma perda de atividade biológica, seja porque elas criam um produto proteico defeituoso que apresenta pouca ou nenhuma atividade biológica ou porque interferem na expressão normal do gene (mutações regulatórias). A maioria dos indivíduos heterozigóticos para distúrbios autossômicos recessivos é clinicamente normal. Ao contrário das mutações *missense* (de sentido errado) responsáveis pela forma dominante da doença, as mutações nulas na rodopsina produzem uma proteína inativa que não é destrutiva para a célula. As mutações nulas resultam em retinite pigmentosa apenas quando estão presentes em ambas as cópias do gene. Mutações em apenas uma cópia do gene (indivíduos heterozigotos) não apresentam um fenótipo clinicamente detectável.

DOENÇA DE STARGARDT

A doença de Stargardt caracteriza-se por atrofia bilateral progressiva do epitélio pigmentado da retina macular (EPR) e neuroepitélio, com aparecimento frequente de manchas amarelo-alaranjadas distribuídas ao redor da mácula. A coroide se apresenta caracteristicamente escura na angiografia com fluoresceína em cerca de 80% dos casos. A doença resulta em perda de acuidade central, que pode apresentar um início juvenil até a idade adulta, e é herdada como um traço autossômico recessivo. A inativação de ambas as cópias do gene responsável é necessária para causar a doença. Mutações em um gene transportador ligado ao ATP específico da célula fotorreceptora (*ABCA4* ou *ABCR*) foram encontradas em pacientes afetados.[17,18] A maioria das mutações relacionadas à doença são *missense* (de sentido errado) em posições conservadas de aminoácidos. O transportador ABC específico da retina (ABCA4) e responsável pela doença de Stargardt é um membro de uma família de proteínas transportadoras expresso em fotorreceptores tipo bastonetes, o que indica que esta proteína media o transporte de uma molécula essencial para dentro ou para fora das células fotorreceptoras. O acúmulo de uma substância semelhante à lipofuscina na doença relacionada ao *ABCA4* pode resultar da inativação dessa proteína transportadora.

RETINOSQUISE JUVENIL LIGADA AO X

A retinosquise é uma maculopatia causada por divisão intrarretiniana; o defeito provavelmente envolve células retinianas de Müller. A retinosquise é herdada como um traço recessivo ligado ao cromossomo X. Distúrbios recessivos ligados ao cromossomo X, como distúrbios autossômicos recessivos, são causados por mutações inativadoras. Como os homens têm apenas um cromossomo X, uma cópia mutante de um gene responsável por um traço ligado ao X resulta na doença. Geralmente, as mulheres são portadoras heterozigotas de características recessivas ligadas ao cromossomo X e não demonstram anormalidades clínicas. Mutações no gene que codifica para retinosquisina foram mostradas como a causa da doença.[19] A proteína está envolvida na interação intercelular e pode estar ativa nos processos de adesão celular durante o desenvolvimento da retina. A maioria das mutações no gene da retinosquise (*XLRS1*) desencadeia perda da função da proteína.

DOENÇA DE NORRIE

A doença de Norrie é um distúrbio ligado ao cromossomo X caracterizado por cegueira congênita progressiva, bilateral, associada à displasia da retina, que foi denominada como "pseudoglioma". Pode incluir retardo mental e problemas auditivos. A doença de Norrie é herdada como um traço recessivo ligado ao cromossomo X, no qual um gene causador foi identificado, que apresenta uma estrutura terciária semelhante ao fator de crescimento transformador-β.[20] A doença de Norrie faz parte das síndromes familiares de vitreorretinopatia exsudativa (FEVR), que são distúrbios de cegueira hereditários geneticamente heterogêneos do sistema vascular da retina e, até o momento, outros três *loci* foram mapeados.[21] Mutações no gene da doença de Norrie foram encontradas em um pequeno subconjunto de pacientes com retinopatia da prematuridade (ROP), embora defeitos nesse gene não pareçam ser um fator importante na ROP.[22]

DISTROFIA MACULAR DE SORSBY

A distrofia macular de Sorsby é um distúrbio autossômico dominante caracterizado por neovascularização coroidal bilateral e multifocal de início precoce, resultando em edema macular, hemorragia e exsudação. A doença geralmente começa aos 40 anos de idade. Mutações *missense* (de sentido errado) no gene que codifica a metaloproteinase-3 inibidora de tecido (TIMP-3) foram encontradas em indivíduos afetados.[23] Essa proteína está envolvida na remodelação da matriz extracelular. A inativação da proteína pode levar ao aumento na atividade da metaloproteinase, o que pode contribuir para a patogênese da doença.[23]

ATROFIA GIRATA

A hiperornitinemia resulta da deficiência da enzima ornitina cetoácida aminotransferase e tem demonstrado ser a causa da atrofia girata, uma condição autossômica recessiva caracterizada por áreas circulares de atrofia coriorretiniana. Mutações no gene da ornitina cetoácida aminotransferase mapeadas no cromossomo 10q26 foram associadas à doença em indivíduos afetados.[24] A maioria das mutações responsáveis constituem mutações *missense* (de sentido errado), que provavelmente resultam em uma enzima inativa. Foi encontrada uma mutação na forma homozigótica na maioria dos casos aparentemente não relacionados de atrofia girata na Finlândia, um exemplo de um efeito fundador que produz uma mutação comum em uma população isolada. A identificação do defeito enzimático responsável por esta doença torna-o um candidato interessante à terapia gênica. Estudos anteriores indicaram que um nível mais baixo de ornitina, obtido por meio de uma dieta de baixa arginina, pode retardar a progressão da doença.[25] A substituição do gene anormal – ou engenharia genética para produzir um suprimento de enzima normal – pode resultar na redução dos níveis de ornitina sem restrições alimentares.

VISÃO DE CORES

A dificuldade visual das cores vermelho e verde afeta 2 a 6% dos homens e resulta de vários defeitos que envolvem os genes da visão de cores. Em humanos, os três pigmentos de cone – azul, verde e vermelho – medeiam a visão de cores. Cada pigmento visual consiste em uma apoproteína integral de membrana ligada ao cromóforo 11-*cis* retinal. Os genes para os pigmentos vermelho e verde estão localizados no cromossomo X, e o gene para o pigmento azul está localizado no cromossomo 7. A localização dos genes para pigmento vermelho e verde do cromossomo X é responsável pelo padrão de herança ligado ao X observado nos defeitos de visão para essas cores.

As variações comuns na visão de cores para vermelho ou verde são causadas pela perda do pigmento do cone vermelho ou verde (dicromasia) ou pela produção de um pigmento visual com um espectro de absorção deslocado (tricomasia anômala). Uma única alteração de aminoácido (serina para alanina) no gene do fotopigmento vermelho é a variação de visão em cores mais comum. Entre os homens caucasianos, 62% apresentam uma serina na posição 180 na proteína do pigmento vermelho e 38% têm uma alanina nessa posição. Homens portadores do pigmento vermelho com serina na posição 180 apresentam maior sensibilidade à radiação de comprimento de onda longa do que os homens que carregam alanina nessa posição.[26] Trabalhos recentes sugerem que a terapia gênica poderia corrigir defeitos de visão de cores.[27]

RETINOBLASTOMA

Um gene responsável pelo retinoblastoma, tumor ocular da infância, foi identificado em 1986 no cromossomo 13q14.[28] O material genético está envolvido na regulação do ciclo celular. A ausência dessa proteína em uma célula retiniana embrionária resulta no crescimento descontrolado de células que eventualmente produzem um tumor.[29] A suscetibilidade ao retinoblastoma hereditário é herdada como um traço autossômico dominante. Mutações no gene do retinoblastoma resultam em subprodução do produto proteico ou geração de um produto proteico inativo. A célula da retina que conta com apenas uma cópia mutante do gene do retinoblastoma não se torna um tumor. No entanto, a inativação da cópia normal remanescente do gene do retinoblastoma ocorre, muito provavelmente, em pelo menos uma célula retiniana entre os milhões presentes em cada retina. Entre os indivíduos que herdam uma cópia mutante do gene do retinoblastoma, 90% sustentam uma segunda mutação à cópia normal remanescente do gene e desenvolvem um tumor (Figura 1.2.5).[30] Cinquenta por cento da prole de indivíduos afetados pelo retinoblastoma hereditário herdarão

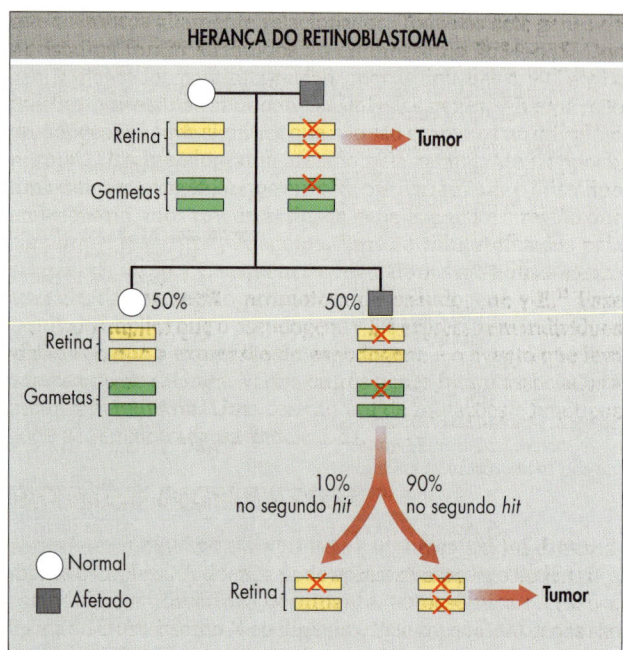

Figura 1.2.5 Herança do retinoblastoma. Os indivíduos que herdam uma mutação no gene do retinoblastoma gene são heterozigotos para a mutação em todas as células do corpo. O "segundo *hit*" para a cópia normal remanescente do gene ocorre nas células retinianas em desenvolvimento e leva à formação do tumor (consulte o texto para mais explicações).

a cópia mutante do gene e estarão predispostos a desenvolver o tumor. Aproximadamente 10% dos indivíduos que herdam uma mutação não sustentam uma segunda mutação e não desenvolvem um tumor. A prole desses indivíduos "portadores" também apresenta 50% de chance de herdar a cópia mutante do gene do retinoblastoma (Ver Figura 1.2.5).

ALBINISMO

Doenças autossômicas recessivas frequentemente resultam de defeitos em proteínas enzimáticas. O albinismo é consequência de uma série de defeitos na síntese do pigmento melânico.[31] A melanina é sintetizada a partir do aminoácido tirosina, que é primeiramente convertido em di-hidroxifenilalanina por meio da ação da enzima tirosinase contendo cobre. A ausência de tirosinase resulta em uma forma de albinismo. Mutações no gene que codifica a tirosinase são responsáveis pelo albinismo ocular cutâneo tirosinase-negativo. A maioria das mutações responsáveis por essa doença se aglomera nos locais de ligação do cobre e interrompe a interação do metal íon-proteína necessária para a função da enzima.[32] Ambas as cópias do gene da tirosinase devem estar mutadas antes que ocorra uma interrupção significativa da produção de melanina. Os indivíduos heterozigóticos não apresentam um fenótipo clinicamente aparente, o que sugere que uma cópia funcional do gene produz uma enzima ativa o suficiente para que o nível de melanina seja fenotipicamente normal (Figura 1.2.6).

NEUROPATIA ÓPTICA DE LEBER

Mutações no DNA mitocondrial constituem importante causa de doença humana. Distúrbios que resultam de mutações no DNA mitocondrial demonstram um padrão de herança materna. A hereditariedade materna difere da herança mendeliana, de modo que homens e mulheres são afetados igualmente, mas apenas as mulheres afetadas transmitem a doença para a prole. A segregação característica e a variedade de distúrbios mendelianos dependem da divisão meiótica dos cromossomos maternos e paternos encontrados no núcleo das células. Em contraste, o DNA mitocondrial deriva do oócito materno e se replica e se divide com o citoplasma da célula por simples fusão. Uma

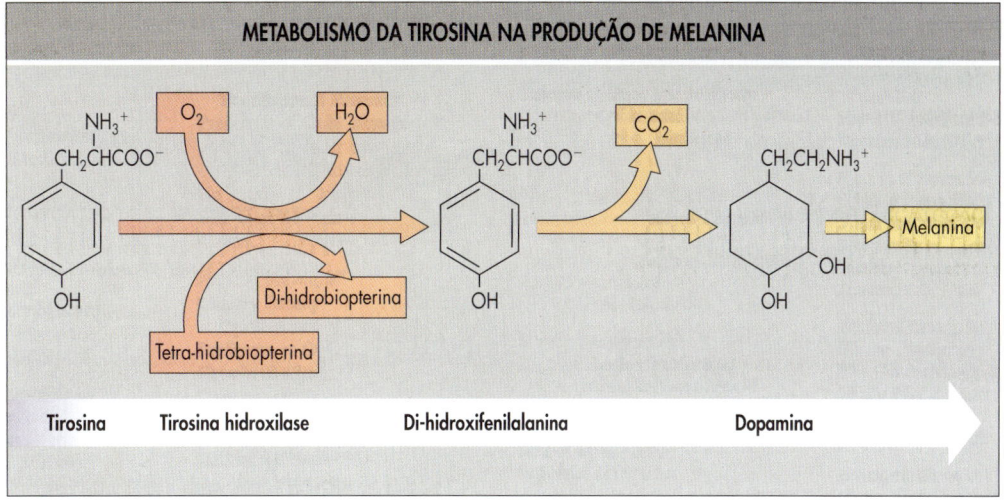

Figura 1.2.6 Metabolismo da tirosina na produção de melanina. Na etapa final, a dopamina é convertida em um derivado do indol que se condensa para formar a melanina de alto peso molecular.

mutação que ocorre no DNA mitocondrial está em todas as células do organismo, incluindo os gametas. Os oócitos femininos apresentam mitocôndrias anormais que podem ser transmitidas à prole. Os espermatozoides contêm mitocôndrias, mas não as transmitem para o oócito fertilizado. Um homem que carrega uma mutação no DNA mitocondrial pode ser afetado pela doença, mas ele não pode transmiti-la para sua prole.

A neuropatia óptica hereditária de Leber (LHON) foi uma das primeiras doenças a ser reconhecida como um distúrbio de DNA mitocondrial.[33] Nos casos familiares da doença, todos os indivíduos afetados estão relacionados por meio da linhagem materna, consistente com a herança do DNA mitocondrial humano.

Os pacientes afetados pelo LHON geralmente apresentam na meia-idade uma perda de visão central aguda ou subaguda, indolor, que desencadeia um escotoma central permanente e perda da visão. A manifestação da doença varia intensamente, em especial em relação ao aparecimento da perda de visão e à gravidade do resultado. Os olhos podem ser afetados simultaneamente ou sequencialmente; a doença pode progredir rapidamente ao longo de um período de semanas a meses ou lentamente ao longo de vários anos. Dentro de uma família, a doença também pode variar entre os membros afetados.

Diversos fatores contribuem para o fenótipo variável dessa condição. Certas mutações estão associadas a doenças mais graves, e alguns haplótipos de DNA mitocondrial parecem estar associados a doenças mais graves.[34] Outro fator importante que afeta a gravidade da doença é a distribuição heteroplásmica de mitocôndrias normais e mutantes. Nem todas as mitocôndrias presentes no tecido doente mostram mutações no DNA. Durante a divisão celular, as mitocôndrias e outras organelas citoplasmáticas são distribuídas arbitrariamente às células filhas. Consequentemente, é provável que as células-filhas tenham números desiguais de mitocôndrias mutantes e normais (Figura 1.2.7). Como as mitocôndrias doentes são distribuídas aos tecidos em desenvolvimento, alguns tecidos acumulam mais mitocôndrias anormais do que outros. Assim, alguns indivíduos apresentam mais mitocôndrias anormais no nervo óptico e desenvolvem uma neuropatia óptica mais grave.

SÍNDROMES DE FIBROSE CONGÊNITA E DESORDENS DE ORIENTAÇÃO DO AXÔNIO

A fibrose congênita dos músculos extraoculares e a síndrome de Duane são formas hereditárias de fibrose congênita e estrabismo. Pelo menos 20 genes contribuem para essas condições e outros distúrbios da orientação axonal,[35] com os genes *ARIX/PHOX2A* causando fibrose congênita dos músculos extraoculares do tipo 2[36] e o gene *SALL4* causando a síndrome do raio radial de Duane.[37]

ATROFIA ÓPTICA AUTOSSÔMICA DOMINANTE

Entre as atrofias ópticas hereditárias, a atrofia óptica de Kjer autossômica dominante é a mais comum. Esta doença resulta em perda progressiva da acuidade visual, escotoma centrocecal e atrofia temporal bilateral do nervo óptico. Tipicamente, o início ocorre nas duas primeiras décadas de vida. A condição é herdada como um traço autossômico dominante com expressão variável, e mutações em *OPA1* foram encontradas em várias famílias afetadas.[38,39] O *OPA1* codifica uma GTPase relacionada

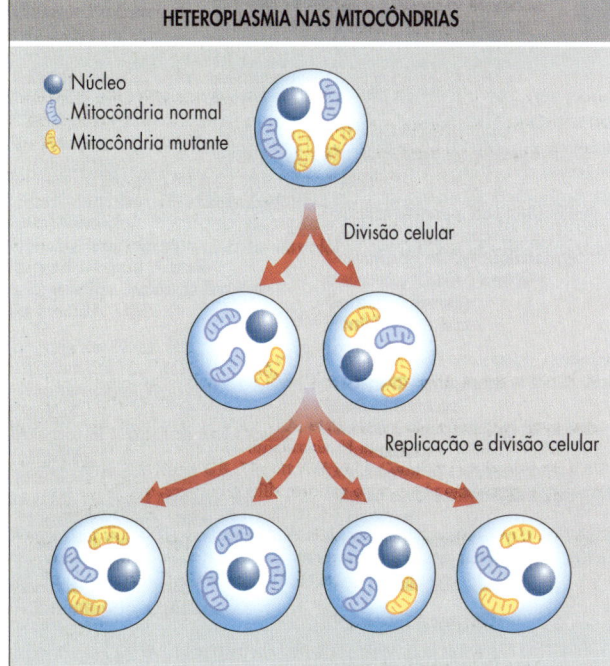

Figura 1.2.7 Heteroplasmia nas mitocôndrias. As células-filhas que resultam da divisão das células que apresentam mitocôndrias com DNA mutante podem conter um número desigual de mitocôndrias mutantes. Divisões subsequentes formam uma população de células com diferentes números de mitocôndrias normais e anormais.

à dinamina que é direcionada às mitocôndrias e pode funcionar para estabilizar a integridade da membrana mitocondrial. É interessante que esse gene e o gene responsável por outra atrofia óptica, a atrofia óptica hereditária de Leber (mencionada anteriormente), funcionem na mitocôndria, o que destaca o papel crítico da mitocôndria na função do nervo óptico.

TRAÇOS COMPLEXOS

Os fenótipos humanos hereditários como traços poligênicos ou "complexos" não seguem os padrões típicos da herança mendeliana. Traços complexos são distúrbios relativamente comuns. Geralmente, as variantes do DNA associadas a esses distúrbios não são causais, mas aumentam a suspeita da doença.[40] Fatores ambientais também podem contribuir para o risco de doenças complexas. Por exemplo, variantes genéticas no fator H do complemento (CFH) e *LOC37718* são conhecidas por serem fatores de risco genéticos importantes para a degeneração macular relacionada à idade,[41-44] e, se combinadas ao tabagismo, o risco aumenta.[45] A abordagem do estudo de associação genômica ampla (GWAS) também identificou com sucesso genes que contribuem para outras condições e traumas oculares complexos,[40] incluindo glaucoma primário de ângulo aberto,[46,47] glaucoma primário de ângulo fechado,[48] síndrome de esfoliação e glaucoma,[49,50] miopia,[51,52] e distrofia endotelial de Fuchs.[53]

BIBLIOGRAFIA

Alexander C, Votruba M, Pesch UE, et al. OPA1, encoding a dynamin-related GTPase, is mutated in autosomal dominant optic atrophy linked to chromosome 3q28. Nat Genet 2000;26:211–15.

Baratz KH, Tosakulwong N, Ryu E, et al. E2-2 protein and Fuchs's corneal dystrophy. N Engl J Med 2010;363:1016–24.

Cooke Bailey JN, Sobrin L, Pericak-Vance MA, et al. Advances in the genomics of common eye diseases. Hum Mol Genet 2013;22(R1):R59–65.

Engle EC. Human genetic disorders of axon guidance. Cold Spring Harb Perspect Biol 2010;2:a001784.

Hysi PG, Young TL, Mackey DA, et al. A genome-wide association study for myopia and refractive error identifies a susceptibility locus at 15q25. Nat Genet 2010;42:902–5.

Klein RJ, Zeiss C, Chew EY, et al. Complement factor H polymorphism in age-related macular degeneration. Science 2005;308:385–9.

Neitz J, Neitz M. The genetics of normal and defective color vision. Vision Res 2011;51:633–51.

Sergouniotis PI, Davidson AE, Lenassi E, et al. Retinal structure, function, and molecular pathologic features in gyrate atrophy. Ophthalmology 2012;119:596–605.

Thorleifsson G, Magnusson KP, Sulem P, et al. Common sequence variants in the LOXL1 gene confer susceptibility to exfoliation glaucoma. Science 2007;317:1397–400.

Zode GS, Bugge KE, Mohan K, et al. Topical ocular sodium 4-phenylbutyrate rescues glaucoma in a myocilin mouse model of primary open-angle glaucoma. Invest Ophthalmol Vis Sci 2012;53:1557–65.

As referências completas estão disponíveis no **GEN-io**.

PARTE 1 GENÉTICA

Avaliação Genética e Aconselhamento Genético

1.3

Janey L. Wiggs

Definição: Um teste genético consiste em qualquer investigação clínica ou laboratorial que forneça informações sobre a probabilidade de um indivíduo ser afetado por uma doença hereditária. A maioria dos testes genéticos se baseia em avaliações moleculares do DNA genômico destinadas a identificar as mutações do DNA responsáveis pela doença.

Características principais
- Indicações e métodos de testes genéticos para distúrbios oculares
- Aconselhamento genético e questões éticas.

TESTES GENÉTICOS

Papel dos testes genéticos na clínica

Testes genéticos com base no DNA podem identificar indivíduos que correm o risco de desenvolver uma doença antes que haja qualquer evidência clínica (testagem pré-sintomática).[1] Essa informação, somada a aconselhamento genético efetivo e triagem clínica, pode ser útil. Uma testagem pré-sintomática eficaz precisa atender às expectativas de sensibilidade e de especificidade como qualquer teste clínico. A sensibilidade é o número de indivíduos afetados que são positivos em um teste comparados ao número total de indivíduos afetados (incluindo aqueles que obtiveram resultado negativo para o teste). A especificidade é o número de indivíduos não afetados que são negativos para o teste em comparação com o número total de indivíduos não afetados testados (incluindo aqueles que obtiveram resultado positivo) (Figura 1.3.1).

A identificação de uma mutação responsável por uma doença por meio de testes genéticos com base no DNA pode estabelecer um diagnóstico molecular. Para alguns distúrbios, como o glaucoma juvenil de ângulo aberto, causado por mutações no *MYOC*,[2] mutações específicas foram correlacionadas à gravidade da doença ou outras características clínicas que são úteis para o prognóstico. Um diagnóstico molecular também pode ajudar a orientar o tratamento e é necessário antes que as terapias genéticas possam ser utilizadas. Por exemplo, mutações em inúmeros genes diferentes podem causar amaurose hereditária de Leber, mas apenas aqueles pacientes que desenvolvem a doença por mutações no *RPE65* se beneficiarão de novas terapias fundamentadas no *RPE65* usando a substituição de genes.[3]

Métodos para testes genéticos com base no DNA

Embora o teste genético possa ser realizado usando DNA, RNA ou proteína, o DNA é o mais fácil de se trabalhar, e a maioria dos testes genéticos o utiliza como material inicial. Uma amostra biológica do paciente é necessária antes que o teste genético possa ser realizado. A inclusão de membros da família pode ajudar na avaliação, mas não é absolutamente necessário. O DNA para o teste pode ser obtido a partir de várias fontes, incluindo amostras de sangue, amostras de enxagues ou *swabs* bucais, espécimes patológicos arquivados ou cabelo.[4-6]

O sequenciamento de DNA genômico é o método mais comumente utilizado para detectar mutações. Para muitos distúrbios, é necessário o sequenciamento de todo o gene responsável, incluindo todos os éxons, sequências de íntrons flanqueadoras imediatas com sinais de *splice* e regiões reguladoras flanqueadoras de 5′ e 3′. Alguns distúrbios são causados por uma mutação específica em um determinado gene, e os testes genéticos podem ser limitados a uma avaliação deste único gene. No entanto, para outras doenças, como as degenerações retinais hereditárias, o sequenciamento de múltiplos genes pode ser necessário antes que uma mutação causal seja identificada. Para doenças causadas por múltiplos genes, um painel de testes que permita o sequenciamento de todos os genes de uma só vez é ao mesmo tempo mais eficaz e mais eficiente.[7] Alternativamente, o sequenciamento completo do exoma (WES), que captura e sequencia todas as regiões codificantes do genoma, também pode ser uma abordagem preferencial para distúrbios com muitas mutações genéticas possíveis.[8] O sequenciamento do DNA genômico geralmente não identifica grandes anormalidades cromossômicas, incluindo grandes variações no número de cópias (deleções ou inserções) ou translocações cromossômicas. Outras técnicas são necessárias para detectar grandes anormalidades cromossômicas, incluindo cariotipagem e amplificação com sonda dependente de ligação múltipla (MLPA).[9,10] Para doenças causadas principalmente por um conjunto limitado de mutações (p. ex., as três mutações que comumente causam a neuropatia

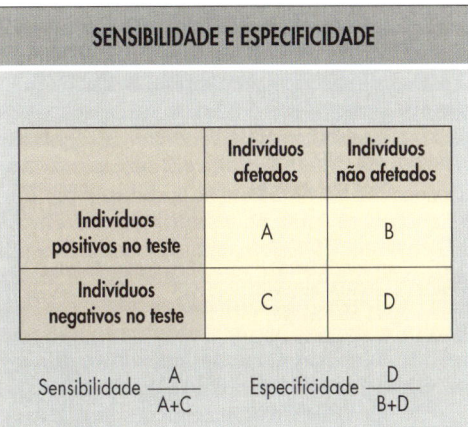

Figura 1.3.1 Definição de sensibilidade e especificidade para um teste laboratorial. A sensibilidade é definida como o número de indivíduos afetados positivos para o teste (A) dividido pelo número total de indivíduos afetados testados (A + C). A especificidade é definida como o número de indivíduos não afetados negativos para o teste (D) dividido pelo número total de indivíduos não afetados testados (B + D).

óptica hereditária de Leber (LHON),[11] testes específicos, como a reação em cadeia da polimerase (PCR) alelo-específica ou ensaio por Taqman podem ser usados e podem ser mais eficientes do que o sequenciamento do gene inteiro (Tabela 1.3.1).

Recomendações atuais para testes genéticos para doenças oftálmicas

Atualmente, o teste genético está indicado para pacientes com evidência clínica de um distúrbio cujos genes causadores já foram identificados e para os quais a identificação da mutação genética que contribui para a doença apresenta especificidade e sensibilidade suficientes para que os testes sejam clinicamente úteis. As falhas graves de um teste de diagnóstico constituem os resultados falso-positivos (indivíduos sem a doença que apresentam resultados positivos no teste) e falso-negativos (indivíduos com a doença que apresentam resultados negativos no teste). Embora os genes tenham sido identificados para alguns distúrbios complexos comuns, como a degeneração macular relacionada à idade, o glaucoma primário de ângulo aberto e a síndrome de esfoliação, em geral, o teste para essas mutações não é suficientemente sensível e específico para que os resultados sejam clinicamente significativos. Por exemplo, mais de 90% dos pacientes com síndrome da esfoliação carregam uma das duas alterações *missense* (de sentido errado) em *LOXL1*; no entanto, até 80% dos indivíduos normais também carregam essas mesmas variantes de sequência de DNA.[12] Claramente, a identificação da mutação *missense*, por si só, não é clinicamente útil. Exemplos de testes genéticos que são úteis incluem o *RPE65* para amaurose hereditária de Leber,[13] *PAX6* para aniridia,[14] *MYOC* para glaucoma primário de ângulo aberto,[15] e *OPA1* para neuropatia óptica,[16] bem como muitos outros genes que são conhecidos por causar condições oculares hereditárias.[17]

Laboratórios CLIA

Os laboratórios dos EUA que realizam testes genéticos devem cumprir as regulamentações da *Clinical Laboratory Improvement Amendments of 1988* (CLIA). Os *Centers for Medicare and Medicaid Services* administram a CLIA e exigem que os laboratórios atendam a certos padrões relacionados a qualificações de pessoal, procedimentos de controle de qualidade e programas de testes de proficiência para receber uma certificação. Este sistema regulador foi posto em prática para estimular a realização de testes genéticos seguros, precisos e acessíveis. Além de garantir que os consumidores tenham acesso a testes com esse padrão, essas políticas incentivam o desenvolvimento de testes genéticos, tecnologias genéticas e a indústria que produz esses produtos. Existem inúmeros laboratórios certificados pela CLIA que realizam testes genéticos para doenças oculares nos EUA.

Relatórios genéticos

Um laudo de teste genético é um documento sigiloso. É o principal meio de comunicação entre o laboratório CLIA e o médico solicitante. Relatórios de testes genéticos podem ser compartilhados com o paciente e com conselheiros genéticos. Deve incluir (1) o tipo de teste genético realizado (*i. e.*, sequenciamento ou outra metodologia), (2) o gene ou genes que foram avaliados, (3) os resultados do teste, (4) informações sobre a patogenicidade das variantes da sequência, (5) recomendações de acompanhamento clínico com base nos resultados dos testes e (6) referências bibliográficas que fornecem informações adicionais sobre os genes e mutações responsáveis pela doença. O laudo deve ser escrito de maneira clara e apresentar informações de contato apropriadas.

Novas alterações na sequência do DNA são frequentemente encontradas como resultado do sequenciamento do DNA genômico. Novas alterações na sequência de DNA (variantes) podem ser polimorfismos benignos ou mutações causadoras. Estudos adicionais devem ser realizados antes que a alteração da sequência seja designada como causadora de doença. Demonstrar que uma proteína mutante apresenta uma função anormal ou a avaliação do gene mutante em um modelo animal seria um teste ideal de patogenicidade, mas essas abordagens são demoradas e podem não ser possíveis. As abordagens atuais para avaliar a patogenicidade de uma nova variante da sequência de DNA baseiam-se em (1) dados populacionais, (2) dados computacionais e preditivos de estimativas *in silico* para patogenicidade, como dados funcionais SIFT[18] e PolyPhen-2,[19] (3) dados funcionais e (4) dados de segregação familiar.[20]

ACONSELHAMENTO GENÉTICO

O aconselhamento genético tornou-se parte importante de qualquer prática de medicina clínica. Em 1975, a American Society of Human Genetics adotou essa definição descritiva de aconselhamento genético[21]:

> O aconselhamento genético é um processo de comunicação que lida com os problemas humanos associados à ocorrência ou risco de ocorrência de um distúrbio genético em uma família. Esse processo envolve a tentativa de uma ou mais pessoas adequadamente treinadas de ajudar o indivíduo ou a família a (1) compreender as informações médicas, incluindo o diagnóstico, provável evolução do distúrbio e o tratamento disponível, (2) entender a forma como a hereditariedade contribui para o distúrbio e o risco de recorrência em parentes específicos, (3) compreender as alternativas para lidar com o risco de recorrência, (4) escolher uma estratégia de ação que lhes pareça apropriada dentro da sua visão de risco, seus objetivos familiares e padrões éticos e religiosos e agir de acordo com essa decisão, e (5) realizar o melhor ajuste possível para o distúrbio em um membro da família afetado e/ou para o risco de recorrência.

Avaliação clínica e história familiar

O diagnóstico preciso é o primeiro passo para um aconselhamento genético produtivo. A discussão entre paciente e médico sobre história natural da doença e o seu prognóstico, bem como sobre o cuidado adotado depende da correta identificação do distúrbio que afeta o paciente. A avaliação de risco para outros membros da família e as opções para diagnóstico pré-natal também dependem de um diagnóstico preciso. Em alguns casos, testes genéticos apropriados podem ajudar a estabelecer

TABELA 1.3.1 Tipos comuns de testes genéticos.

Método	Indicação	Exemplo
Sequenciamento do DNA de gene único	Diferentes mutações distribuídas ao longo de um único gene são conhecidas por causar a condição hereditária	Sequenciamento de *OPA1* em pacientes com neuropatia óptica autossômica dominante
Sequenciamento de DNA de múltiplos genes	Mutações em múltiplos genes são conhecidas como causa da condição	Degenerações retinais hereditárias
Amplificação multiplex de sondas dependente de ligação (MLPA)	Detecta deleções e duplicações em genes conhecidos por causar a condição e que podem ser perdidos por abordagens baseadas em sequência	Teste de MLPA para deleções de *PAX6* em pacientes com aniridia
Ensaio TaqMan ou ensaio aleloespecífico	Detecta uma única alteração de par de bases do DNA e é usada se um pequeno conjunto de mutações for a principal causa da condição	Três mutações comumente causam neuropatia óptica hereditária de Leber (LHON)
Cariótipo	Detecta grandes rearranjos cromossômicos, incluindo deleções, duplicações e translocações	Síndrome de Down

o diagnóstico. O exame de outros membros da família pode ser indicado para determinar se um achado específico é hereditário.

Uma história familiar completa da incidência do distúrbio é necessária para determinar o padrão de herança da condição. O modo de herança (i. e., autossômica dominante, autossômica recessiva, ligada ao X ou materna) deve ser conhecido para calcular o risco de recorrência em outros membros da família, e isso ajuda a confirmar o diagnóstico original. Para o registro das informações familiares, o sexo e a data de nascimento de cada indivíduo e seu relacionamento com outros membros da família são indicados usando os símbolos padrão de heredograma. Também é útil registrar a idade de início do distúrbio em questão (com a precisão que pode ser determinada). O heredograma deve incluir tantos membros da família quanto possível. Abortos espontâneos, natimortos e genitores consanguíneos devem estar indicados.

Ocasionalmente, um paciente pode parecer afetado por uma condição que é conhecida como hereditária, mas é incapaz de fornecer um histórico familiar da doença. Várias explicações importantes para uma história familiar negativa devem ser consideradas antes de se concluir que o paciente não apresenta uma condição hereditária. Primeiro, ele pode não estar ciente de que outros membros da família sejam afetados pela doença. Os indivíduos frequentemente relutam em compartilhar informações sobre problemas médicos, mesmo com familiares próximos. Segundo, muitos distúrbios exibem expressividade variável ou penetrância reduzida, o que significa que outros membros da família podem apresentar um gene defeituoso que não é expresso ou resultar em apenas uma forma leve da doença que não é imediatamente observada. Terceiro, a falsa paternidade pode produzir um indivíduo afetado por uma doença que não é encontrada em qualquer outra pessoa pertencente ao heredograma reconhecido. O teste genético pode determinar facilmente a paternidade (e maternidade) de qualquer indivíduo se amostras de sangue forem analisadas de membros relevantes da família. Em quarto lugar, uma nova mutação pode surgir e afetar um indivíduo, bem como ser passada para a prole, mesmo que os membros existentes da família não mostrem evidência da doença.

Previsão de risco com base na herança

Uma vez estabelecido o diagnóstico e histórico familiar do distúrbio, a predição de risco para outros membros da família (existente ou não) pode ser calculada. A chance de um indivíduo conhecido por ser afetado por um distúrbio autossômico dominante transmiti-lo para a sua prole é de 50%. Este valor pode ser modificado dependendo da penetrância da condição. Por exemplo, o retinoblastoma é hereditário como um traço autossômico dominante, e 50% dos filhos de um genitor afetado devem ser afetados. No entanto, geralmente apenas 40 a 45% das crianças sob risco são afetadas porque a penetrância do traço do retinoblastoma é de apenas 80 a 90%, o que significa que 5 a 10% das crianças que herdaram uma cópia anormal do gene do retinoblastoma não desenvolverão tumores oculares.

Um indivíduo afetado por um traço autossômico recessivo terá filhos não afetados, a menos que ele ou ela seja parceiro de outro indivíduo afetado pela doença ou que seja portador da doença. Dois indivíduos afetados por uma doença autossômica recessiva produzem apenas afetados na prole. (Existem algumas raras exceções a essa regra. Se a doença for resultante de mutações em dois genes diferentes, é possível que dois indivíduos afetados por um traço autossômico recessivo produzam crianças normais. Além disso, em raros casos, mutações diferentes no mesmo gene podem compensar uma a outra e a prole resultante ser normal.) Se um indivíduo afetado por uma doença autossômica recessiva tiver um parceiro portador heterozigoto de um defeito genético responsável por esse transtorno, a chance de produzir uma criança afetada é de 50%. Na prole de um indivíduo afetado por uma doença autossômica recessiva, 50% serão portadores do transtorno. Se um portador dessa prole tiver um parceiro portador da doença, a chance de produzir uma criança afetada é de 25%.

Transtornos ligados ao cromossomo X são sempre transmitidos de uma portadora que herdou uma cópia de um gene anormal no cromossomo X recebido de sua genitora (que era portadora) ou de seu genitor (que foi afetado pela doença). A transmissão homem a homem não é observada em doenças causadas por defeitos genéticos localizados no cromossomo X. Entre os filhos de mulheres portadoras de doenças ligadas ao cromossomo X, 50% são acometidos pela doença, e 50% das filhas das portadoras de transtornos ligados ao cromossomo X são portadoras da doença. Todas as filhas de homens afetados por distúrbios ligados ao cromossomo X são portadoras da doença.

Os distúrbios mitocondriais são hereditários da progênie da mulher. A frequência de acometidos na prole e a gravidade da doença na prole afetada depende do número de mitocôndrias anormais presentes no oócito que originará a criança afetada. As mitocôndrias doentes e as mitocôndrias normais são distribuídas aleatoriamente em todas as células do corpo, incluindo os gametas femininos. Como resultado, nem todos os oócitos presentes em uma mulher acometida por um distúrbio mitocondrial têm o mesmo número de mitocôndrias afetadas (heteroplasmia). Os homens acometidos por distúrbios mitocondriais raramente têm filhos afetados, porque pouquíssimas mitocôndrias no embrião em desenvolvimento são derivadas do espermatozoide usado para fertilizar o oócito.[22]

Com diagnóstico cuidadoso e avaliação da história familiar, até casos esporádicos de doenças hereditárias são identificáveis. Nesses casos, uma estimativa do risco de recorrência pode ser calculada usando o heredograma e as informações clínicas disponíveis e o princípio estatístico chamado teorema de Bayes. Esses indivíduos devem ser encaminhados para serviços de genética clínica, como aqueles comumente encontrados em ambientes hospitalares (Boxe 1.3.1).

Indicações de encaminhamento para aconselhamento genético

Condição herdada conhecida

O aconselhamento genético pode ser útil para uma família com um membro afetado por um diagnóstico estabelecido. Nesse caso, o objetivo do aconselhamento é descrever os riscos de

---

BOXE 1.3.1 Tipos de serviços e programas de genética clínica.

Clínicas de genética centralizadas
- Clínicas gerais
- Consultas hospitalares

Clínicas de especialidade
- Clínica metabólica
- Clínica de espinha bífida
- Clínica de hemofilia
- Clínica craniofacial
- Outras clínicas de transtorno único (p. ex., clínica de neurofibromatose tipo 1)

Programa de diagnóstico pré-natal: genética perinatal
- Clínicas de amniocentese/de amostragem de vilosidades coriônicas
- Programa de ultrassonografia
- Programa de α-fetoproteína sérica materna

Triagem genética
- Programa de triagem neonatal/clínica de acompanhamento
- Outros programas de triagem populacional (p. ex., para a doença de Tay-Sachs)

Orientação/treinamento
- Profissional de saúde
- Público geral
- Sistema escolar
- Serviços de informação sobre teratologia

recorrência para outros membros da família. Por exemplo, se uma criança apresenta retinoblastoma e uma história familiar positiva, a família pode ser encaminhada para aconselhamento genético para rever os riscos de recorrência. Se a testagem diagnóstica tiver sido realizada, isso também pode ser discutido e auxiliará na apresentação dos riscos de recorrência, especialmente se outros membros da família tiverem sido testados.

Anomalias oculares e sistêmicas congênitas

Indivíduos com anomalias oculares e sistêmicas múltiplas podem ou não ser classificados dentro de uma determinada síndrome. Nessas situações, a experiência de um geneticista em reconhecer padrões de malformação e a compreensão da variabilidade das condições genéticas pode ajudar no diagnóstico. Se uma causa subjacente é identificada, os parentes podem ser submetidos a aconselhamento genético.

Doenças oculares específicas

A avaliação genética é importante para famílias com doenças oculares hereditárias. Muitas doenças oftalmológicas apresentam um padrão de herança bem documentado, e descrever a herança para os membros da família pode ajudar a identificar parentes afetados que poderiam ser diagnosticados e tratados precocemente no transcorrer da doença. Isso é especialmente importante em famílias com condições, como o glaucoma juvenil de herança autossômica.

Defeitos oculares associados a doenças genéticas

Muitas doenças genéticas apresentam defeitos oculares associados. Por exemplo, o diagnóstico de neurofibromatose do tipo 1 pode ser realizado em uma criança porque os nódulos de Lisch foram detectados em um exame clínico.[23] A criança e a família devem ser encaminhadas para aconselhamento genético para ajudar a definir os riscos de recorrência em outros membros da família.

Confidencialidade

A confidencialidade é uma questão importante em testes e aconselhamento genéticos. Questões de confidencialidade devem ser discutidas antes do início do teste para que haja consenso sobre como os resultados serão relatados, quem os receberá e onde as informações serão documentadas.

BIBLIOGRAFIA

Consugar MB, Navarro-Gomez D, Place EM, et al. Panel-based genetic diagnostic testing for inherited eye diseases is highly accurate and reproducible, and more sensitive for variant detection, than exome sequencing. Genet Med 2015;17(4):253–61.

Feero WG, Guttmacher AE, Collins FS. Genomic medicine – an updated primer. N Engl J Med 2010;362:2001–11.

Kwon YH, Fingert JH, Kuehn MH, et al. Primary open-angle glaucoma. N Engl J Med 2009;360:1113–24.

Maguire AM, Simonelli F, Pierce EA, et al. Safety and efficacy of gene transfer for Leber's congenital amaurosis. N Engl J Med 2008;358:2240–8.

Muto R, Yamamori S, Ohashi H, et al. Prediction by FISH analysis of the occurrence of Wilms tumor in aniridia patients. Am J Med Genet 2002;108:285–9.

Sim NL, Kumar P, Hu J, et al. SIFT web server: predicting effects of amino acid substitutions on proteins. Nucleic Acids Res 2012;40(Web Server issue):W452–7.

Wiggs JL, Pierce EA. Genetic testing for inherited eye disease: who benefits? JAMA Ophthalmol 2013;131(10):1265–6.

As referências completas estão disponíveis no **GEN-io**.

PARTE 2 ÓPTICA E REFRAÇÃO

Luz

Scott E. Brodie

2.1

Definições:
Luz: energia eletromagnética detectável pelo olho.
Óptica geométrica: propriedades da luz regidas pela propagação em linhas retas, refração e reflexão.
Óptica física: propriedades da luz descritas por fenômenos de onda como interferência, difusão e polarização.
Óptica quântica: propriedades da luz descritas pela absorção e emissão de energia em quanta, proporcionais à frequência.

Características principais
- Reflexão especular: a luz é refletida em superfícies lisas para que o ângulo de incidência seja igual ao ângulo de reflexão
- Lei de Snell: a relação entre a curvatura da luz em uma superfície de interface e a velocidade da luz em ambos os lados da interface
- Equação de vergência: a relação entre o poder de uma lente e a localização das imagens que forma.

INTRODUÇÃO

A luz visível é a porção do espectro eletromagnético que pode ser detectada pelo olho. Na prática, isso varia em comprimentos de onda de cerca de 750 nm (vermelho) a aproximadamente 440 nm (violeta). Comprimentos de onda maiores podem ser percebidos como calor ("infravermelho") e detectados por emulsões fotográficas adequadas e *chips* de câmeras eletrônicas. Comprimentos de onda mais curtos ("ultravioleta") são, às vezes, visíveis aos olhos após a remoção do cristalino e podem ser vistos por alguns insetos (Figura 2.1.1).

O comportamento da luz em circunstâncias comuns é muito familiar, mas observações cuidadosas revelam sutilezas importantes que fascinaram os cientistas por centenas de anos. Em geral, o comportamento da luz em detalhes depende da escala dos objetos com os quais ela interage.

As interações entre objetos leves e grandes (em relação ao comprimento de onda da luz) geralmente seguem regras geométricas simples e estão sob o título de "óptica geométrica". Esta é a experiência tipicamente humana – os raios de luz viajam em linhas retas através de meios homogêneos, mas podem ser refletidos por superfícies lisas polidas ou ser refratados (dobrados) à medida que passam de um meio para outro. Essas interações entre luz e matéria são regidas pela lei da reflexão (especular) e pela lei de Snell, respectivamente. A óptica geométrica é a ferramenta apropriada para entender o uso de lentes para a formação de imagens – como no olho humano – ou modificada por lentes como óculos, lentes de contato ou implantes de lentes intraoculares.

Quando as dimensões dos sistemas ópticos são comparáveis ao comprimento de onda da luz que as atravessa, os efeitos da interferência tornam-se evidentes, demonstrando as propriedades "semelhantes às ondas" da luz. Talvez o exemplo mais comum seja a difração da luz ao passar por aberturas finitas, como a pupila do olho humano. Como a luz se dobra levemente nessas circunstâncias, a difração limita a nitidez das imagens formadas por meio de pequenas aberturas. As propriedades de onda da luz também são vistas nos fenômenos de polarização e são exploradas em instrumentos ópticos como interferômetros (que medem com precisão distâncias muito pequenas) e dispositivos clínicos, como o tomógrafo de coerência óptica, que explora a interferência entre feixes de luz que se espalharam a partir de várias superfícies dentro do olho para fornecer imagens de alta resolução dos tecidos oculares. Esses fenômenos são discutidos mais adiante em "Propriedades de onda da luz".

Nas menores escalas e energias, o comportamento quântico da luz se torna evidente. Os efeitos quânticos são responsáveis pela operação dos *lasers*, pelos espectros de absorção e emissão característicos de diversos materiais e pelos fenômenos de fluorescência e fosforescência.

ÓPTICA GEOMÉTRICA

Sob condições normais, a luz viaja através de meios homogêneos em linhas retas. Isso pode ser explorado por dispositivos simples, como a câmera obscura ou a câmera pinhole, que forma imagens de objetos brilhantes selecionando um único raio de luz de cada ponto no objeto de origem que passa por uma pequena abertura para formar uma imagem invertida em uma superfície apropriada além do orifício. Embora essas imagens tenham excelente profundidade de campo, trazendo objetos próximos e distantes em foco nítido, a pequena abertura limita a quantidade de luz disponível para formar a imagem (Figura 2.1.2).

Por outro lado, os caminhos dos raios de luz podem ser alterados por reflexão ou refração. Em reflexão, o raio de luz que entra inverte a direção para criar ângulos iguais entre o raio que chega e o raio que sai, medidos a partir de uma linha através do ponto de contato perpendicular à superfície refletora (a "superfície normal"). Esta é a "lei da reflexão (especular)". A reflexão especular (semelhante a um espelho) é vista quando a luz encontra superfícies lisas polidas, como espelhos e, ainda, reservatórios de líquidos, como água ou mercúrio. Superfícies refletoras planas recriam reproduções acuradas dos objetos de origem (é claro, com a direção esquerda-direita invertida). Superfícies refletoras curvas podem ser usadas para ampliar ou reduzir os objetos de origem, como os usados para fins especiais, como telescópios, espelhos de barbear ou espelhos retrovisores usados em automóveis (Figura 2.1.3).

Quando a luz atravessa um limite entre dois meios transparentes, em que a velocidade da luz se difere entre os dois materiais, o caminho da luz pode ser defletido de uma linha reta pelo processo de refração.[1]

O desvio é descrito pela "lei de Snell" da seguinte maneira: primeiro, calcule o "índice de refração" de cada material como a razão entre a velocidade da luz no vácuo dividida pela velocidade da luz no meio – o índice de refração é frequentemente indicado pela letra *n* e sempre maior que 1 para material de mídia, já que a luz sempre viajará através de um meio material mais lentamente do que no vácuo. Se medirmos o ângulo entre o raio de luz que entra e a superfície normal no ponto de contato (o "ângulo de incidência") e compararmos com o ângulo entre

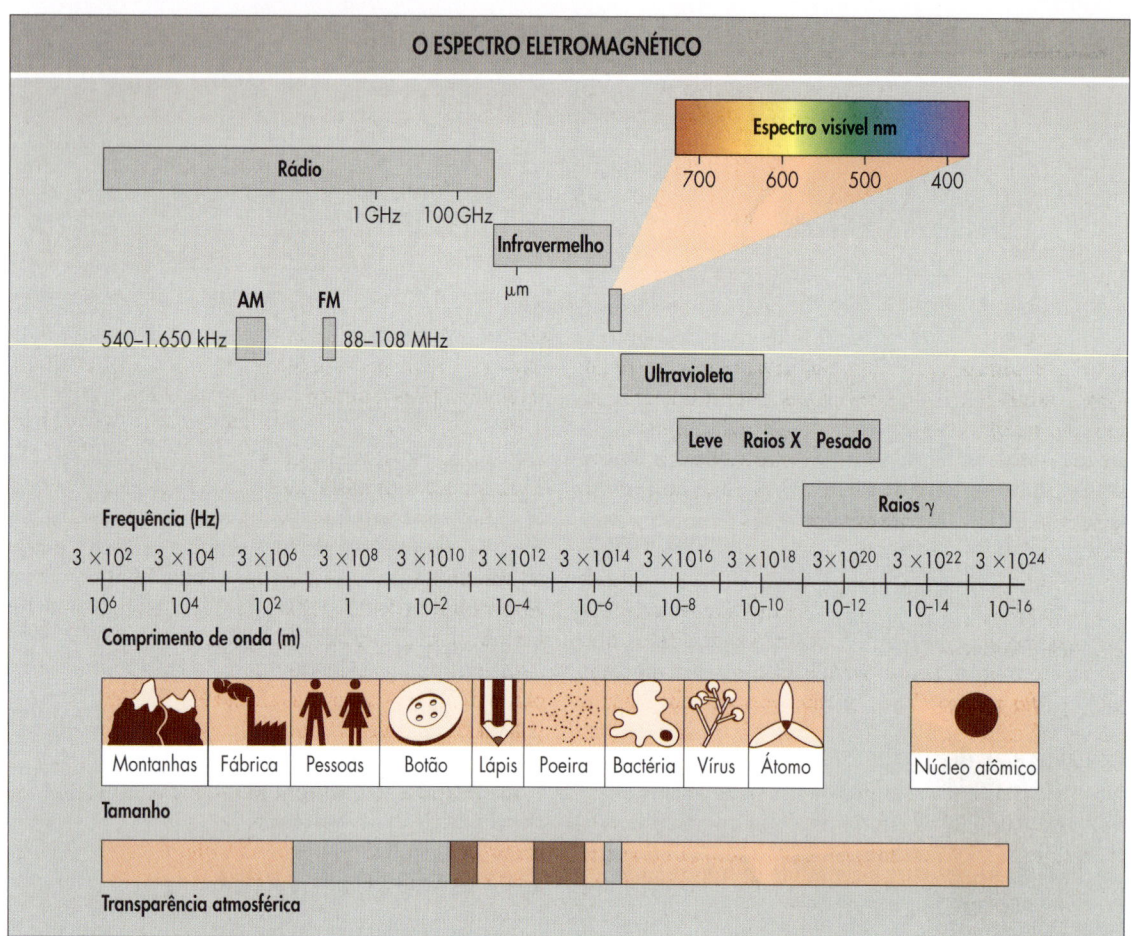

Figura 2.1.1 Espectro eletromagnético. As imagens de montanhas, pessoas, botões, vírus etc. são usadas para produzir uma sensação real (*i. e.*, visceral) do tamanho de alguns dos comprimentos de onda. Na barra na parte inferior da figura, as porções cinzentas indicam regiões do espectro em que a atmosfera é transparente. (Adaptada de Zeilik M. Astronomy: the evolving universe. 3rd ed. New York: Harper & Row; 1982.)

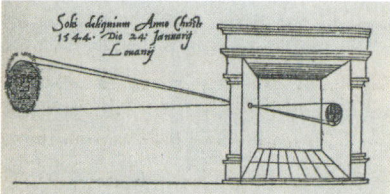

Figura 2.1.2 Câmera obscura. (De Wikipedia, "Câmera Obscura"; domínio público.)

a superfície normal e o raio de saída que emerge do ponto de contato como a luz se afasta da interface no segundo meio, temos

$$n_1 \sin \theta_1 = n_2 \sin \theta_2$$

em que n_1 e n_2 são o índice de refração do primeiro e segundo materiais, respectivamente, e θ_1 e θ_2 são os ângulos feitos pelos raios incidentes e emergentes com a superfície normal (Figura 2.1.4).

Na prática, se a luz for de um meio mais "rarefeito", como o ar (com maior velocidade da luz e, portanto, menor índice de refração), para um meio mais "denso" (com velocidade mais

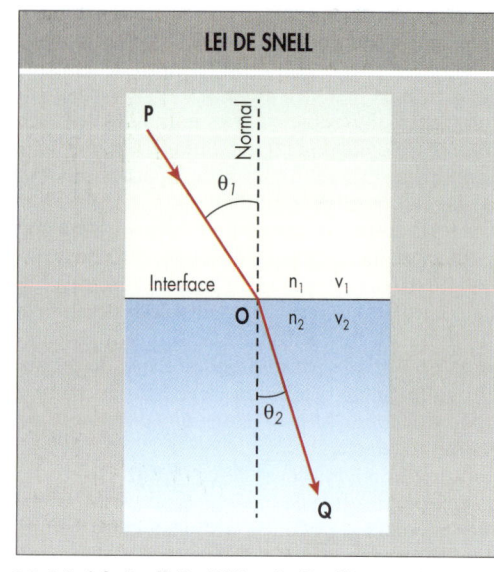

Figura 2.1.3 Reflexão especular. (De Wikipedia, "Specular Reflection"; disponível para uso irrestrito da Creative Commons.)

Figura 2.1.4 Lei de Snell. (De Wikipedia, "Snell's Law"; domínio público.)

lenta da luz e, portanto, maior índice de refração), como água ou vidro, ela se inclina para a superfície normal. (É claro que o uso da palavra "denso" não tem a ver com a gravidade específica dos materiais.) A luz que viaja de um meio "lento" para um meio com velocidade maior de luz se desviará da superfície normal.

A curvatura da luz através de tal interface é prontamente apreciada quando se olha para objetos em uma piscina de água a partir do ar acima, onde os objetos são tipicamente vistos mais distantes do que realmente são porque a sua luz se inclina em direção ao observador quando passa da água para o ar (Figura 2.1.5).

Prismas comuns funcionam da mesma maneira. A luz que passa através de um prisma é inclinada em direção a sua base. Objetos observados através de um prisma são vistos deslocados em direção ao ápice. A força de um prisma é geralmente dada em termos de "dioptrias de prisma" – um prisma que desvia um raio de luz por d cm a uma distância de 1 m do prisma é dito ter uma força de dioptrias de prisma, geralmente abreviada como "Δ".

Se o ângulo de incidência da luz que passa de um meio "lento" para um "rápido" exceder o "ângulo crítico" onde $\sin\theta = n_2/n_1$, a lei de Snell não poderá ser satisfeita, e o raio de luz será refletido na interface em vez de refratado através dela. Essa "reflexão interna total" é empregada em prismas de binóculos de alta qualidade, por exemplo (Figura 2.1.6).

Quando a luz atravessa uma superfície curva, como a de uma lente, a deflexão depende, em detalhe, da forma da superfície. Para lentes com superfícies esféricas, para as quais se pode determinar um centro geométrico de curvatura, e para raios de luz que se aproximam da linha entre os objetos fonte e o centro de curvatura (o "eixo óptico"), pode-se usar a lei de Snell para mostrar que a lente irá formar uma imagem pontual de uma fonte pontual e derivar regras simples relacionando a localização dos objetos de origem, a curvatura (ou potência) da lente e a localização da imagem formada pela lente. Isso é chamado de "imagem estigmática" (Figura 2.1.7).

A imagem estigmática é estritamente possível apenas para os raios "paraxiais" e lentes com aberturas relativamente pequenas (embora maiores que as aberturas de pinhole descritas anteriormente). Essa formulação de óptica geométrica, no entanto, é muito útil em uma ampla variedade de configurações, mesmo quando as premissas estritas não são atendidas. Por exemplo, no olho humano, a imagem estigmática estrita só é possível quando a pupila é razoavelmente pequena, mas, como a consciência da nitidez da imagem formada na retina pela óptica do olho é dominada pela imagem apresentada à fóvea, o regime paraxial mantém uma descrição adequada que é normalmente usada para orientar a prescrição de lentes de óculos e lentes de contato.

ÓPTICA ESTIGMÁTICA BÁSICA

Uma lente convexa visualizará a luz de um objeto infinitamente distante (como uma estrela) a uma distância infinita, digamos f, da lente no lado oposto da fonte. Essa distância é referida como a distância focal da lente e é medida em metros. O "poder" da lente, P, é dado pela equação $P = 1/f$. Nesse contexto, as

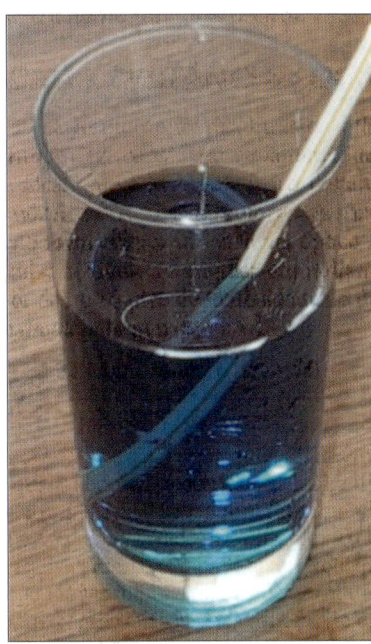

Figura 2.1.5 Refração na interface ar-água. A parte do refrigerante no canudo vista através da superfície da água está mais perto do que parece. (De Wikipedia, "Refraction"; disponível para uso irrestrito do Creative Commons; a figura original foi cortada.)

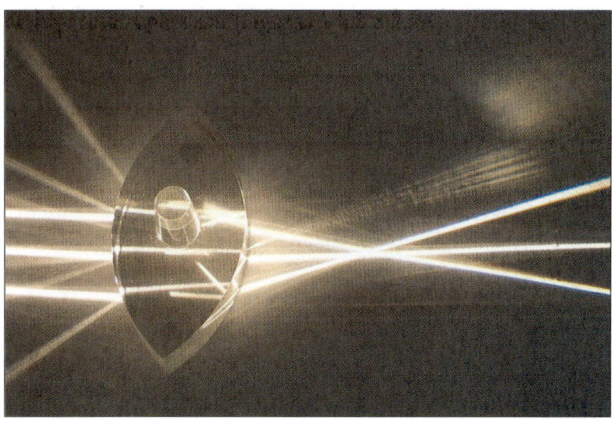

Figura 2.1.7 Formação de imagem por uma lente biconvexa. (De Wikipedia, "Lens [Optics]"; disponível na Creative Commons; a figura original foi cortada.)

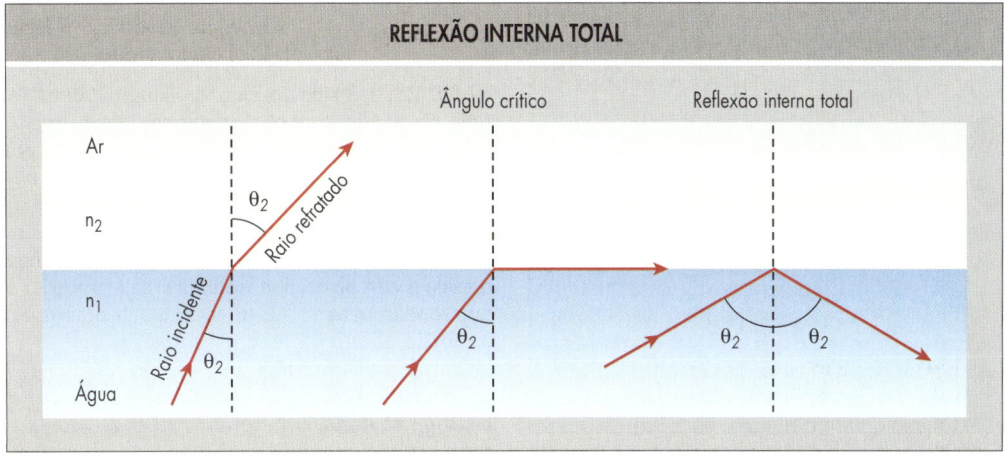

Figura 2.1.6 Reflexão interna total. (De Wikipedia, "Refraction"; disponível para uso irrestrito do Creative Commons.)

unidades de potência da lente são denominadas "dioptrias" e abreviadas como "D". Para objetos mais próximos que o infinito, a localização da imagem é determinada pela relação

$$1/u + P = 1/v, (*)$$

em que u é a distância em metros da lente até o objeto de origem (os objetos à esquerda da lente são considerados a distâncias menores que 0) e v é a distância da lente até a imagem. Esta fórmula é referida como a equação de vergência. Na prática, se uma imagem for formada à direita dessa lente, o aumento da potência P puxará para mais perto da lente; com a redução do poder, P a empurrará para mais longe.[2]

Para lentes finas, a potência de duas lentes colocadas em contato uma com a outra e usadas como um sistema de lente único é aproximadamente cumulativa: $P = P_1 + P_2$.

As lentes também podem ser fabricadas com superfícies côncavas. Essas lentes, às quais são atribuídas potências menores que 0, não formam imagens por si mesmas, mas podem ser usadas para ajustar o poder das lentes convexas por meio da fórmula de adição acima. Colocar uma lente desse tipo adjacente a um sistema de lentes existente pode reduzir a potência efetiva, por exemplo, empurrando uma imagem mais para a direita, como descrito anteriormente.

Se a luz se aproximar ou deixar uma lente através de um meio diferente de ar ou vácuo (com $n = 1$), a equação (*) deve ser modificada como se segue:

$$n_1/u + P = n_2/v$$

em que n_1 e n_2 são os índices de refração do meio à esquerda e à direita da lente, respectivamente.

Se as lentes são usadas em combinação, mas espaçadas, a imagem formada pela primeira lente encontrada pela luz se torna a fonte para a próxima lente em sequência, e o efeito de cada lente na sequência é, por sua vez, analisado.

Por exemplo, em um olho míope, a potência óptica do sistema de córnea e lente é muito grande para o comprimento axial do olho, e imagens de objetos distantes são formadas na frente da retina. Uma lente côncava corretiva (menos potência) colocada na frente do olho moverá a imagem para mais longe do segmento anterior, colocando-a na fóvea, permitindo visão clara e acuidade normal. Em um olho hipermétrope, a potência óptica do segmento anterior é muito pequena para o comprimento axial do olho, e assim a potência adicional da lente é colocada na frente do olho para puxar a imagem para frente e clarear a visão. Mais detalhes na Seção 2.4.

Se a luz passa pela periferia de uma lente fina, encontra superfícies inclinadas que se assemelham às de um prisma, orientadas na base para dentro por uma lente convexa ou na base para uma lente côncava. Em geral, a deflexão é proporcional à potência da lente e à distância do raio incidente do centro óptico.

A comparação entre a definição da dioptria do prisma e a definição da diatropia (poder de refração) das lentes produz a "regra Prentice": o efeito prismático da descentralização do cristalino é dado pela fórmula $d (\Delta) = P \cdot r$, em que d é o efeito prismático em dioptrias de prisma, P é a potência da lente em dioptrias e r é a distância do eixo óptico da lente ao raio de luz incidente em centímetros.

ÓPTICA ASTIGMÁTICA

Superfícies de lentes com formas mais complexas do que as superfícies esféricas discutidas anteriormente não podem formar imagens pontuais simples. O caso mais simples é o das "superfícies tóricas", que se assemelham à superfície do lado de uma bola de rúgbi, uma bola de futebol americano ou à borda externa de um tubo interno de pneu de automóvel (Figura 2.1.8).

Tal superfície tem variados graus de curvatura em diferentes direções em cada ponto. Normalmente, as curvaturas máxima e mínima ocorrem em direções perpendiculares em cada local. Se a superfície é suficientemente regular, ela pode ser caracterizada como equivalente a uma superfície refratora esférica tomada em conjunto com uma superfície cilíndrica, com poder

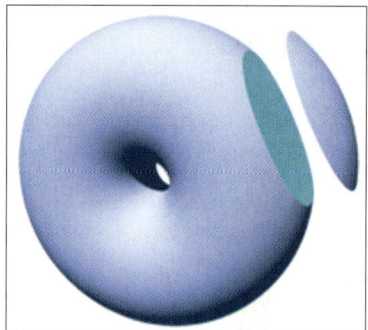

Figura 2.1.8 Superfície tórica. (De Wikipedia, "Toric Lens", disponível sob licença de documentação GNU Free.)

refratário máximo em uma direção e nenhuma potência na direção perpendicular. Essas lentes formam uma imagem complexa de um objeto de origem que consiste em duas "linhas focais" perpendiculares nas duas distâncias correspondentes às potências ópticas dos meridianos mais altos e íngremes da superfície (Figura 2.1.9).

Na prática, tal lente pode produzir imagens estigmáticas com a adição de um cilindro corretor orientado para compensar a variação de poder da lente original.

Superfícies mais complexas e seus efeitos ópticos são discutidos, na Seção 2.6, em "Óptica frontal e aberrações ópticas do olho".[3]

PROPRIEDADES DE ONDA DA LUZ

No século 19, percebeu-se que a luz exibe comportamentos sugestivos de propagação de ondas que não podem ser incorporados à estrutura geométrica simples descrita anteriormente. Estes incluem interferência, difração, polarização e dispersão. Estes fenômenos são facilmente compreendidos em termos das equações clássicas de Maxwell de eletricidade e magnetismo, mas são razoavelmente apreciados com descrições menos detalhadas, que simplesmente identificam a luz com uma única onda transversal (i. e., uma onda que oscila em uma direção perpendicular à propagação da luz)[4] (Figura 2.1.10).

Interferência

Suponhamos que a luz monocromática passe através de uma fenda estreita e, em seguida, por uma das duas fendas estreitas separadas por uma pequena distância e, logo depois, pouse sobre uma tela. No lugar de duas listras, uma para cada fenda final, a luz cria um padrão de listras brilhantes e escuras alternadas. Aparentemente isso se deve à variação no comprimento

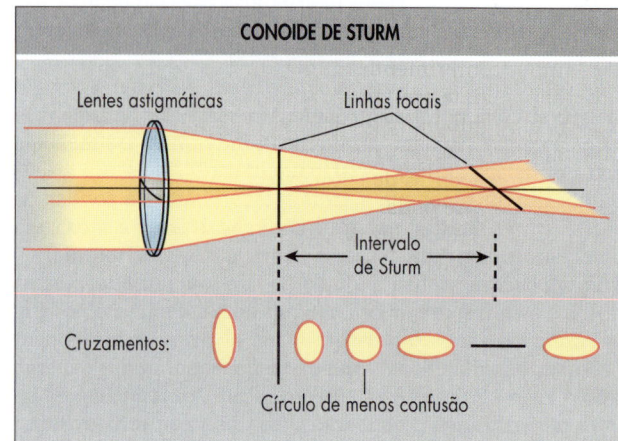

Figura 2.1.9 Conoide de Sturm. Imagem astigmática de uma fonte pontual por uma lente tórica formando uma figura complexa entre duas linhas focais perpendiculares. ([De AccessLange: General Ophthalmology/ Impresso de AccessLange (accesslange.accessmedicine.com). Chapter 20, Optics and refraction, Paul Riordan-Eva] Copyright © 2002-2003 The McGraw-Hill Companies. Todos os direitos reservados.)

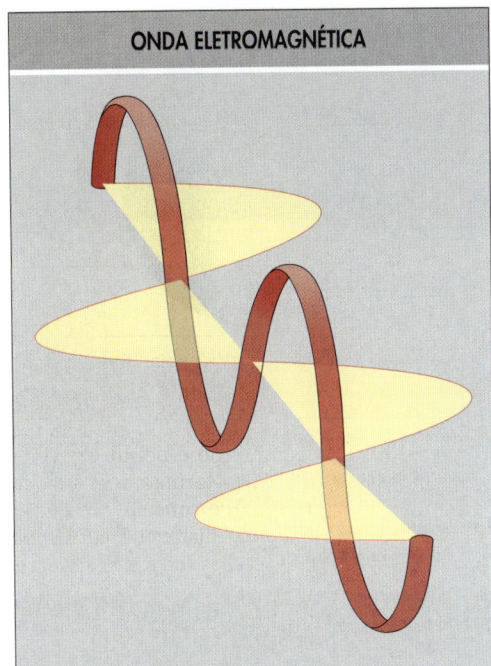

Figura 2.1.10 Onda eletromagnética. Uma onda eletromagnética consiste em um campo elétrico oscilante perpendicular a um campo magnético oscilante. Ambos os campos são perpendiculares à direção de propagação.

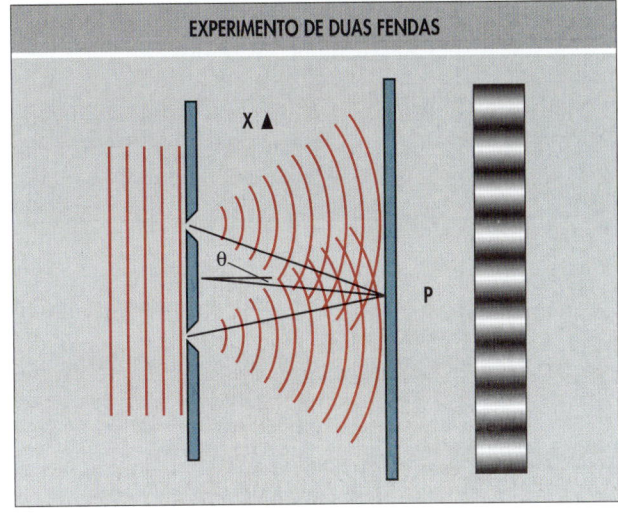

Figura 2.1.11 O "experimento de duas fendas". (De Wikipedia, "Double-slit experimente"; licenciado sob a licença Creative Commons Attribution-Share Alike 3.0 Unported.)

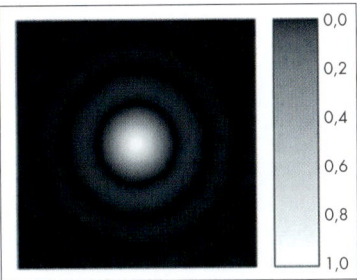

Figura 2.1.12 Disco air. (De Wikipedia, "Airy disk"; domínio público.)

do caminho das duas fendas para cada ponto de imagem na tela, de modo que as ondas que emanam de cada fenda alcancem alternadamente a tela da imagem, de modo que os picos coincidam (produzindo uma faixa brilhante – "interferência construtiva") ou de modo que a ponta superior de uma fenda coincida com a ponta inferior da outra fenda (produzindo uma faixa escura – "interferência destrutiva"). À medida que o ponto de observação na tela se move para um lado, a distância relativa de cada uma das fendas finais varia. Quando as distâncias diferem em exatamente um comprimento de onda, o padrão se repete (Figura 2.1.11).

Padrões semelhantes podem ser observados com a passagem da luz através de uma única fenda ou abertura redonda, já que a luz vinda da borda da abertura interfere na luz vinda da borda oposta, como se essas extremidades fossem as "fendas" em um experimento de duas fendas. No caso de uma abertura circular, as listras assumem a forma de anéis concêntricos. O ponto central no padrão é conhecido como o "disco aéreo" (Figura 2.1.12).

Em geral, o espaçamento entre as franjas de interferência irá variar com o comprimento de onda da iluminação da fonte – comprimentos de onda mais curtos dão origem a franjas mais estreitamente espaçadas. Fendas estreitas ou espaçamento entre as fendas levam a um espaçamento maior entre as franjas, pois ângulos maiores são necessários para criar diferenças de comprimento da trajetória de meio comprimento de onda.

É necessária uma luz quase monocromática para observar estes efeitos, de modo a produzir padrões consistentes de picos e depressões.

Difração

Como descrito anteriormente, a interferência de porções de um feixe de luz passando próximo às bordas opostas de uma pequena abertura cria um padrão de franjas que se estende além da sombra geométrica da abertura na tela. Nesse contexto, o aparente "espalhamento" da luz além dos limites geométricos da imagem esperada é chamado de "difração". Na maioria dos contextos, é suficiente considerar o diâmetro do disco de Airy uma descrição útil da magnitude deste efeito. Para luz monocromática de comprimento de onda λ, a extensão angular do disco de Airy é dada por

$$\sin \theta = 1{,}22\, \lambda/d,$$

em que d é o diâmetro da abertura. Para o olho humano, isso é comparável ao diâmetro de um único cone foveal, sugerindo que a óptica do olho evoluiu para se aproximar da resolução "difratada limitada" (Figura 2.1.13).

Polarização

A associação de uma oscilação perpendicular à direção de propagação de um feixe de luz confere-lhe uma orientação específica. Se essa orientação for consistente ao longo do feixe de luz, diz-se que ela exibe "polarização". Na prática, a polarização é demonstrada pelas interações da luz com materiais que exibem uma organização molecular particular e consistente, como certos cristais (birrefringentes) ou materiais manufaturados (filtros Polaroid) (Figura 2.1.14).

A luz polarizada também pode ocorrer na natureza quando refletida de uma superfície adequada, como uma piscina plana de água. A direção preferida da polarização é paralela à superfície refletora, neste caso, horizontal. Óculos de sol com filtros que transmitam preferencialmente luz polarizada verticalmente bloquearão seletivamente esses reflexos, que compõem a maior parte da luz incômoda vista quando se está dirigindo ou navegando.

Filtros de luz polarizados também são úteis em certos exames oftalmológicos. Os testes de percepção de profundidade estereoscópica são projetados para criar imagens separadas para os dois olhos, cada um polarizado em uma das duas direções perpendiculares. Quando vistos através de óculos com filtros polarizados colocados perpendicularmente um ao outro, cada olho pode ver apenas um dos alvos de teste, criando uma imagem 3D estereoscópica. Estratégias semelhantes podem ser usadas para controlar quais olhos visam alvos de acuidade particular para revelar possíveis simulações.

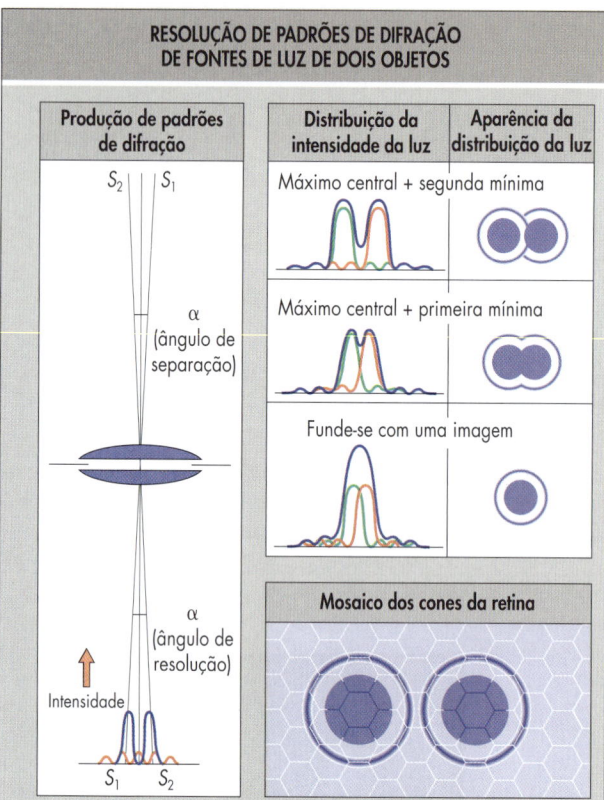

Figura 2.1.13 Resolução de padrões de difração de fontes de luz de dois objetos. Fontes de luz de dois objetos (S_1 e S_2) não podem ser resolvidas se os seus padrões de difração (discos Airy) se sobrepuserem substancialmente. Dois padrões de refração são produzidos por uma abertura circular colocada entre duas lentes, e os padrões resultantes da distribuição e da aparência da intensidade da luz são mostrados. O máximo central de um padrão de difração cai sobre o segundo mínimo do padrão de difração da segunda fonte; o máximo central de um padrão de difração cai no primeiro mínimo do padrão de difração da segunda fonte, e as duas imagens podem ser resolvidas (critério de Rayleigh); as duas imagens se fundem como uma só. Abaixo, à direita, mosaico de cones da retina com o padrão de variação da sobreposição. (Adaptada de Jenkins FA, White HE. Fundamentals of optics. New York: McGraw-Hill; 1950. p. 290-3; and Emsley HH. Visual optics. London: Hatton Press; 1950. p. 47.)

Dispersão

A luz visível varia em comprimento de onda que vai do vermelho (com os comprimentos de onda mais longos) ao azul e violeta (com os comprimentos de onda mais curtos). Todos os comprimentos de onda viajam através do vácuo ou do ar na mesma velocidade, no entanto, o material pode transmitir luz em diferentes velocidades, dependendo do seu comprimento de onda. Esse fenômeno é chamado de "dispersão" e explica a capacidade dos prismas de fragmentar a luz branca em suas cores constituintes à medida que a luz de cada cor é refratada por um prisma em um grau ligeiramente diferente (Figura 2.1.15).

Na maioria dos dispositivos ópticos, esse efeito é um incômodo, produzindo franjas coloridas na borda das imagens. Na prática, isso é corrigido em óptica de alta qualidade, usando-se lentes de diferentes tipos de vidro, de modo a causar o cancelamento de seus efeitos de dispersão. No olho humano, esse efeito é chamado de "aberração cromática", que é a base do teste "duocromático" usado para refinar as medições do erro de refração.

Efeitos quânticos

Nas menores escalas, a natureza quântico-mecânica das interações entre luz e matéria torna-se evidente. Esses efeitos refletem a observação de que uma transferência de energia entre luz e matéria ocorre apenas em quantidades fixas ("quanta") com energia proporcional à frequência da luz, de acordo com a equação de Planck: $E = h\nu$, em que h é a constante de Planck.[5]

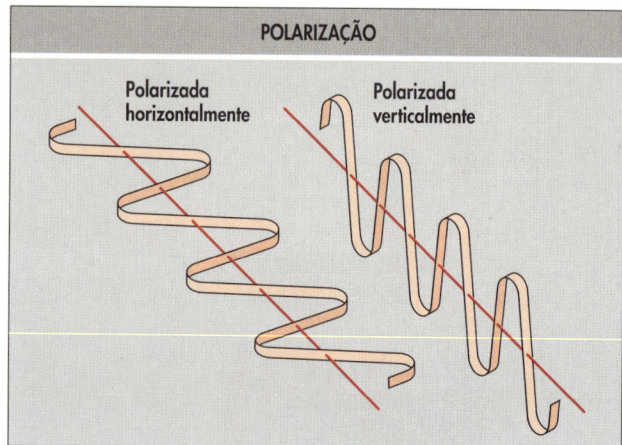

Figura 2.1.14 Polarização. Ambas as ondas transversais se propagam na mesma direção, mas oscilam em diferentes planos. Aqui, somente a aproximação da onda escalar é adotada, e apenas o campo elétrico é mostrado.

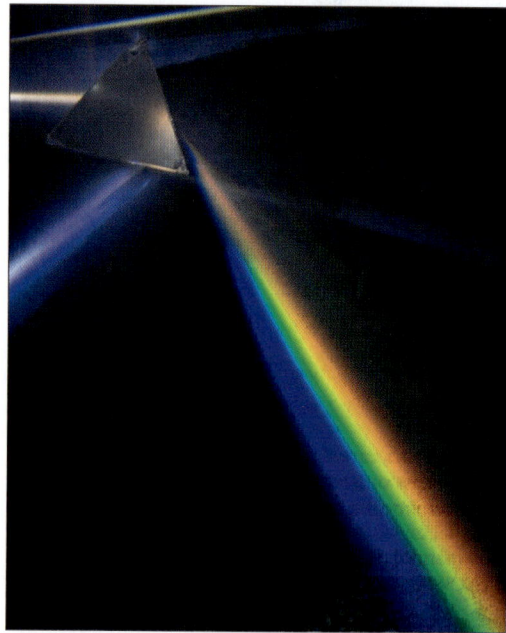

Figura 2.1.15 Dispersão de luz branca por um prisma. (De Wikipedia, "Prism"; licenciada sob a licença Creative Commons Attribution-Share Alike 3.0 Austria.)

Por exemplo, os elétrons em uma molécula transitam entre vários estados de energia, trocando energia de luz ("fótons") pelo ambiente. Como os vários estados de energia disponíveis formam uma série de valores distintos, a energia das diversas transições possíveis pode levar apenas a alguns valores. Estas são apreciadas como as linhas de emissão vistas no espectro quando tal material é aquecido à incandescência, as quais são características do material, ou como linhas de absorção vistas quando a luz de banda larga passa por um meio gasoso, absorvendo apenas a luz das frequências (cores) correspondendo às transições admissíveis de elétrons entre os níveis de energia permitidos.

Fluorescência e fosforescência

Em alguns casos, a energia absorvida por uma molécula será dispersada em estágios, inicialmente caindo de um estado para um estado próximo (a energia liberada na forma de energia térmica da molécula, em vez de liberada como um fóton), e, subsequentemente, a energia remanescente liberada como um fóton quando o elétron retorna ao seu nível básico inicial. Em tal evento, a energia do fóton emitida será menor que a do fóton inicialmente absorvido, e assim será necessariamente vista como um fóton de comprimento de onda diferente, deslocado em direção à extremidade vermelha do espectro (Figura 2.1.16).

Se essa transição ocorrer imediatamente, o efeito será chamado de fluorescência. Por exemplo, a molécula do corante fluoresceína, frequentemente usada como agente revelador em oftalmologia, absorve fótons na porção azul do espectro, mas fluoresce uma cor amarelo-esverdeada. Se o nível intermediário for mais estável, o estado de energia intermediário pode persistir por muitas horas, resultando em liberação prolongada da energia da luz, à medida que a transição de energia final ocorre durante um longo período. Neste caso, o processo é conhecido como fosforescência.

Lasers

A operação de dispositivos a *laser* é outra importante manifestação de um efeito quântico. Nesse caso, um meio de trabalho é "bombeado" para um estado metaestável, absorvendo energia de uma fonte externa, geralmente um *flash* de luz de uma fonte comum.[6] Isso produz uma "inversão", com excesso de elétrons em um estado de energia elevado. A probabilidade de tais elétrons caírem para seu nível de energia base é aumentada pela interação com outro fóton da mesma energia que a transição latente – o que é chamado de "emissão estimulada de radiação".

Na prática, o meio de trabalho está contido em uma cavidade cilíndrica com um espelho refletor em uma extremidade e um espelho parcialmente refletor na outra. Após a criação da inversão, à medida que os elétrons retornam ao seu nível base, os fótons de uma energia correspondente a essa transição começam a se movimentar entre os dois espelhos, estimulando mais emissões de fótons precisamente da mesma energia. Os feixes de luz correspondentes acumulam-se homogeneamente na cavidade do *laser* e eventualmente o excesso de energia emerge através do espelho parcialmente prateado como um feixe de luz altamente monocromático com um grau de coerência muito alto (todas as ondas com picos e depressões alinhadas paralelamente aos espelhos da cavidade do *laser*). A luz *laser* resultante pode ser colimada de forma muito acurada em um feixe com pouca divergência angular, adequada para aplicações de fotocoagulação de lesões da retina, servindo como dispositivo indicador de leitura (Figura 2.1.17).

BIBLIOGRAFIA

Basic and Clinical Science Course, Section 3, "Clinical Optics," American Academy of Ophthalmology, 2017–2018.
Feynman RP. QED: The strange theory of light and matter. Princeton: Princeton University Press; 2014.
Hecht E. Optics. 5th ed. Essex: Pearson Education Limited; 2014.
Lipson A, Lipson SG, Lipson H. Optical physics. 4th ed. Cambridge: Cambridge University Press; 2011.
Milonni PW, Eberly JH. Laser physics. Hoboken: Wiley; 2010.
Rubin ML. Optics for clinicians. 25th ed. Gainesville: Triad Publishing; 1993.

As referências completas estão disponíveis no **GEN-io**.

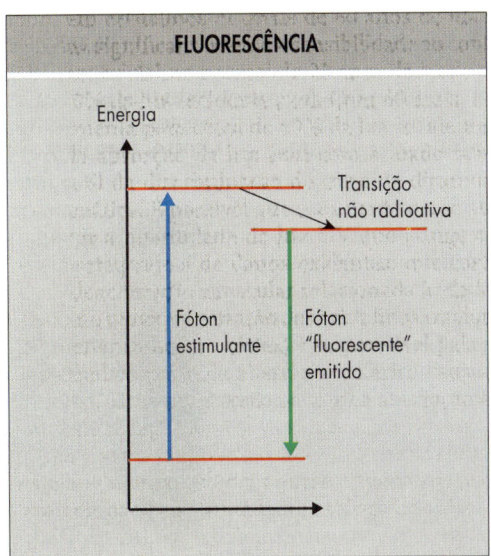

Figura 2.1.16 Níveis de energia em uma molécula fluorescente hipotética. Um fóton de energia relativamente alta eleva um elétron ao mais alto nível. O elétron cai a um nível próximo por meios não radioativos e depois cai para seu nível baixo original emitindo um fóton de energia menor que o originalmente absorvido.

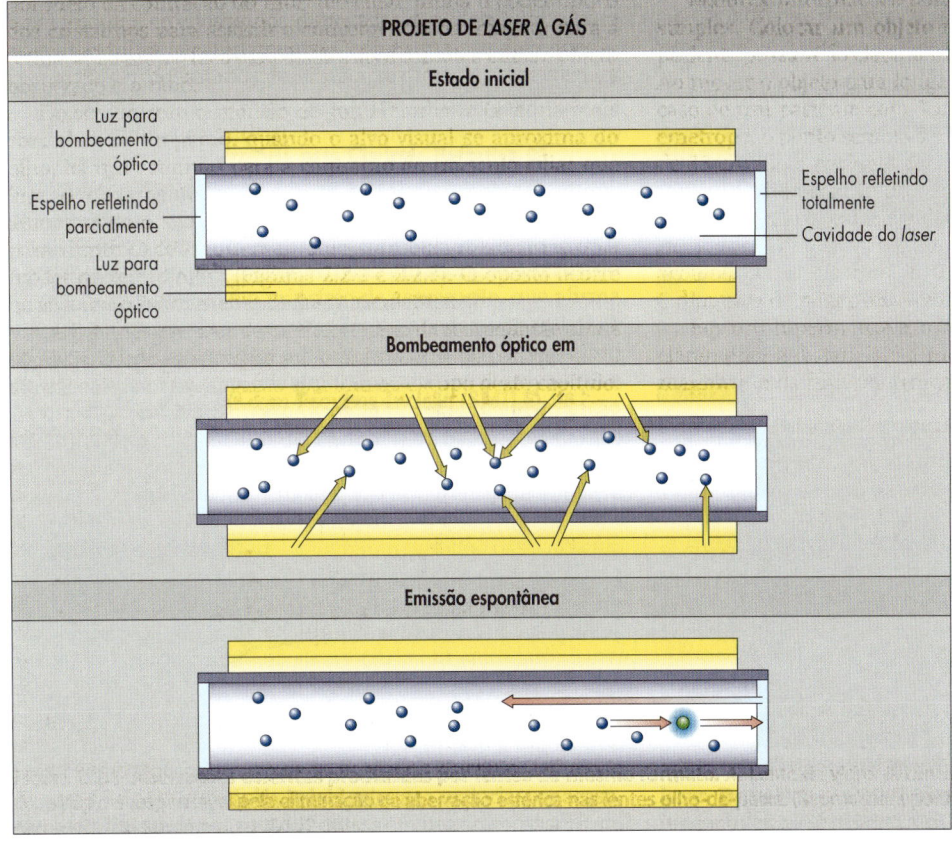

Figura 2.1.17 *Laser* a gás. Um projeto típico consiste em uma cavidade preenchida com gás, luzes ópticas externas de bombeamento e um ressonador que compreende espelhos parcialmente e totalmente refletores. Sem bombeamento óptico, a maioria dos átomos de gás está em estados de menor energia e incapaz de sofrer emissões espontâneas ou estimuladas. Com o bombeamento óptico, os fótons das luzes externas são absorvidos pelos átomos de gás, o que eleva a energia dos átomos e os torna capazes de sofrer emissões espontâneas ou estimuladas. Em última análise, a maioria dos átomos está em estados excitados – uma inversão de população. Um dos átomos de energia mais alta emite espontaneamente um fóton que produz emissões estimuladas à medida que passa por outros átomos de alta energia. Como os fótons são refletidos para frente e para trás através da cavidade várias vezes, uma reação em cadeia de emissões estimuladas é produzida.

PARTE 2 ÓPTICA E REFRAÇÃO

Óptica do Olho Humano

Daniel Diniz, Francisco Irochima e Paulo Schor

2.2

Definição: Entende-se melhor a óptica do olho em termos das características ópticas dos seus componentes – a córnea, a pupila, as lentes cristalinas e a retina – e como elas funcionam em conjunto.

Características principais
A qualidade e características dos diferentes componentes ópticos e suas combinações são descritas nesses termos:
- Córnea
- Pupila
- Cristalino
- Acomodação
- Dispersão
- Aberrações
- Retina
- Resolução e distância focal
- Profundidade de foco
- Erros de refração.

INTRODUÇÃO

Todos os componentes ópticos do olho contribuem para a formação da imagem na retina e para a maneira que o cérebro a interpretará. Para discutir esses componentes, devemos definir primeiro os limites da normalidade, considerando a melhor qualidade de imagem que pode ser produzida por um olho emetrope (sem erros de refração). A determinação desses limites é importante, pois eles servem de guias para a intervenção na prática clínica. Este capítulo discute as variáveis ópticas individuais que caracterizam o olho humano normal, bem como as condições anormais do aparelho refrativo do olho, também chamado de amétrope.

CÓRNEA

A superfície anterior da córnea é quase esférica, com um raio de curvatura de 8 mm, normalmente. Essa superfície é responsável por cerca de dois terços do poder refrativo do olho. A tecnologia fundamentada na regra de Scheimpflug permite que a análise detalhada de cada interface, juntamente com a espessura local, estime o poder total da córnea para um olho individual antes e após a cirurgia de córnea.[1] O estroma corneano deve ser transparente para a formação de uma imagem de alta qualidade na retina e, mesmo assim, a córnea de um olho humano normal dispersa 10% da luz incidente.[2] Em termos comparativos, o estroma corneano da águia é quase tão transparente quanto vidro.[3] Este fator (somado ao tamanho maior da pupila e ao diâmetro mais fino do cone) é o motivo pelo qual a resolução dos olhos da águia é maior do que 120 ciclos por grau, o que é equivalente a uma acuidade visual (de acordo com a tabela de Snellen) de 20/5 (6/1,5).[4]

A forma asférica da superfície anterior da córnea afeta a qualidade da imagem da retina. A córnea normal apresenta uma periferia mais achatada e um centro mais acentuado, contrabalanceando o efeito da luz paraxial que tende a se curvar mais em áreas periféricas. O fator "Q", também chamado de asfericidade ou fator de excentricidade, quantifica esse achatamento central-periférico, que alcança uma média de –0.25 em olhos normais. Um valor mais negativo significa que a córnea é mais acentuada do que o normal (p. ex., ceratocone central) e um "Q" menos negativo é percebido, por exemplo, em procedimentos míopes pós-refrativos. Esse conhecimento foi aplicado nos equipamentos para novas cirurgias refrativas que permitem o controle do fator "Q" final, visando uma definição de contraste melhor após a cirurgia.[5]

O astigmatismo da córnea é causado por uma superfície que apresenta raios de curvatura diferentes, assim como meridianos diferentes (direções no plano coronal). Uma pesquisa feita sobre olhos normais mostra que quase todos os olhos humanos têm astigmatismo leve de pelo menos 0,25 a 0,50 dioptrias.[6] A aberração esférica é causada pelo raio de curvatura da superfície da córnea, que muda (normalmente aumentando) em relação à distância do centro da pupila à margem pupilar. Diversos dispositivos com base no princípio do disco de Plácido fornecem dados quantitativos sobre aberrações córneas.[7] A quantidade de aberração esférica contribuiu para a variação da córnea com abertura da pupila e do formato individual da córnea. Em uma pupila de 4 mm de diâmetro, a aberração esférica varia de +0,21 a +1,62 dioptrias, dependendo do formato específico da córnea.[8]

PUPILA

A íris se expande ou se contrai para controlar a quantidade de luz que é admitida no olho. O diâmetro da pupila pode variar de 8 mm, em casos de pouca luz, para 15 mm em casos de luminosidade intensa.[9] Há uma forte ligação entre a acuidade visual e o diâmetro da pupila. Por exemplo, tem sido demonstrado que a acuidade visual melhora continuamente à medida que a iluminação de fundo aumenta até um valor de 3.400 cd/m^2.[10] Essa melhora acontece devido ao bloqueio dos raios paraxiais aberrantes e à compensação do cérebro para o escurecimento resultante da iluminação da retina. Para fornecer mais luz (pupila mais dilatada), sem aberração, é necessário controlar a forma periférica da córnea.

A qualidade da imagem da retina, determinada por aberrações ópticas, como a aberração esférica, tende a melhorar com o aumento do diâmetro da pupila. Por outro lado, a qualidade da imagem da retina é limitada pela difração, o que tende a melhorar com o aumento do diâmetro da pupila. Para a maioria dos olhos, as melhores imagens retinais são obtidas quando o diâmetro da pupila é de 2,4 mm, que é o diâmetro no qual os efeitos da aberração e difração estão opticamente equilibrados. Portanto, o tamanho da pupila ideal parece ser determinado por diversas influências. Na verdade, Campbell e Gregory mostraram que o tamanho da pupila tende a ser ajustado automaticamente para fornecer a acuidade visual ideal sobre uma larga escala de luminosidade.[11]

CRISTALINO

O cristalino, que detém cerca de um terço do poder refrativo do olho, permite que o olho mude de foco. Quando o olho enxerga objetos próximos, os músculos ciliares mudam o formato do cristalino, tornando-o mais bulboso e, consequentemente, mais poderoso opticamente. O cristalino de um jovem adulto pode ter o foco em uma escala maior do que 10 dioptrias. A presbiopia, que começa, normalmente, aos 40 anos de idade (dependendo dos fatores ambientais, como a temperatura),[12] é a inabilidade do olho para focar (se acomodar) por causa do enriquecimento dos cristalinos devido à idade. Os experimentos que prejudicam o colágeno duro dos cristalinos acontecem continuamente e podem fornecer novas percepções sobre a correção da presbiopia.[13] Quando o olho não pode mais se acomodar à distância de leitura, lentes positivas de cerca de 1,5 a 3 dioptrias são prescritas para corrigir a dificuldade.

Um cristalino normal de 20 anos de idade dispersa cerca de 20% da luz incidente. A quantidade de dispersão é mais que o dobro em cristalinos normais de 60 anos de idade.[14] Tal dispersão reduz significativamente a sensibilidade ao contraste.[15] Além disso, um cristalino normal de 20 anos de idade absorve por volta de 30% da luz incidente azul. Com 60 anos de idade, a absorção aumenta para cerca de 60% da luz incidente azul.[16] O aumento da absorção da luz azul com a idade resulta na diminuição sutil da discriminação de cor e da diminuição de aberração cromática. É possível que o aumento dessa absorção ajude a reduzir a quantidade de luz UV que atinge a retina mais velha, protegendo-a de danos oxidantes, que costumam ser vistos na degeneração muscular relacionada à idade.

A variação no índice de refração dos cristalinos (maior índice no núcleo, menor índice no córtex) é responsável pela neutralização de uma boa parte da aberração esférica causada pela córnea humana. Uma progressão para uma aberração esférica positiva durante a vida por causa dos cristalinos já foi relatada.[17] A Figura 2.2.1 mostra como essa variação do índice de refração nas lentes olho-de-peixe esféricas quase elimina sua aberração esférica em comparação a uma lente esférica de vidro.[18]

ACOMODAÇÃO

Conforme um objeto se aproxima, sua imagem formada se move para longe de sua posição original em um sistema óptico convergente, isto é, se move para longe dos cristalinos. A acomodação é um mecanismo complexo que envolve fenômenos sensoriais e neuromusculares pelos quais o olho humano, por meio da contração do músculo ciliar, muda o poder óptico dos cristalinos para assistir a convergência da imagem para a retina, ajustando o foco para distâncias diferentes entre o objeto observado e o olho.

De acordo com o modelo de von Helmholtz (a teoria mais considerada, no geral), quando o alvo visual se aproxima do olho, há um estímulo para a contração do músculo ciliar que leva ao relaxamento dos ligamentos suspensórios do cristalino, aumentando o seu diâmetro anterior-posterior, deslocando-o para frente e, consequentemente, aumetando sua diatropia (poder de refração)[19,20] (Figuras 2.2.2 e 2.2.3). O oposto ocorre quando há o relaxamento dessa musculatura.

Os detalhes precisos desse mecanismo da acomodação ainda não estão claros. A discussão sobre as diversas hipóteses que estão atualmente sob investigação está fora do escopo deste capítulo.

A habilidade dos cristalinos de mudar sua forma é chamada de acomodação física, enquanto a capacidade de contração do músculo ciliar é chamada de acomodação fisiológica. Ambas alteram o poder refrativo do sistema e podem ser medidas. Se o cristalino se torna mais rígido, incapaz de alterar sua forma, a acomodação física se torna deficiente, mesmo com a força do músculo ciliar preservada. Um processo similar pode ocorrer com a acomodação fisiológica se há fraqueza no músculo ciliar.[21]

Extensão e amplitude

A maior distância que um objeto pode estar para ser claramente enxergado pelo olho com acomodação relaxada é chamada de "ponto remoto". A menor distância é chamada de "ponto próximo", que é o local do foco obtido com acomodação máxima. A extensão da acomodação, por definição, é a distância entre esses dois pontos. A amplitude, medida em dioptrias, refere-se à diferença refratométrica entre o olho em relaxamento máximo e acomodação máxima.

- **Ponto remoto:** a maior distância que um objeto pode estar para ser claramente enxergado pelo olho na falta de acomodação
- **Ponto próximo:** a menor distância que um objeto pode estar para ser claramente enxergado pelo olho quando a acomodação máxima é utilizada
- **Extensão de acomodação:** distância entre o ponto remoto e o ponto próximo
- **Amplitude de acomodação:** diferença da diatropia entre o olho em repouso e o olho completamente acomodado.

A amplitude de acomodação pode ser medida diretamente pelo método de esferas. Nesse método, pedimos ao paciente que olhe para um objeto a 40 cm de distância e mudamos a sua acomodação com a adição de lentes. Ao adicionar lentes negativas, a acomodação é simulada até a imagem começar a desfocar. Por exemplo, vamos supor que o paciente aceite –2 dioptrias com a visão clara. Conforme adicionamos as lentes positivas, a acomodação irá relaxar até a imagem começar a desfocar de novo. Vamos supor que, nessa situação, as lentes utilizadas foram de +3 dioptrias. Nesse caso, o paciente tem uma amplitude de acomodação de 5 dioptrias.

Maiores informações podem ser obtidas com um exame simples. Colocar um objeto no ponto mais próximo, onde o paciente possa vê-lo claramente, determinará o ponto próximo. Ao mover o objeto para longe, obteremos o ponto remoto. No caso de um paciente com 3 dioptrias de amplitude: se ele for emetrope, o ponto remoto será infinito e o ponto próximo será de 33 cm. Se o paciente tiver hipermetropia de 3 dioptrias, o ponto próximo será infinito, pois toda a acomodação deve ser utilizada para clarear a acuidade à distância. Se o paciente tiver miopia de 3 dioptrias, o ponto próximo será de 16,7 cm, pois a acomodação, junto com os erros refrativos, soma um total de 6 dioptrias de poder refrativo.

Em um hipermetrope, a acomodação necessária para ver claramente à distância é a mesma quantidade de dioptria da magnitude da hipermetropia do paciente. No entanto, para

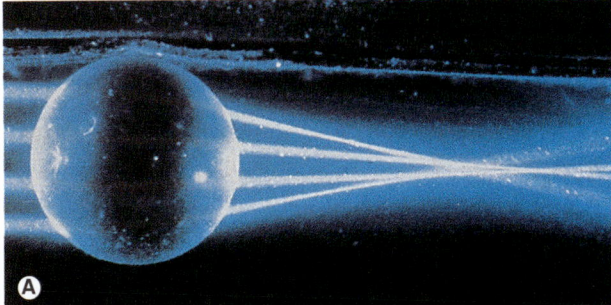
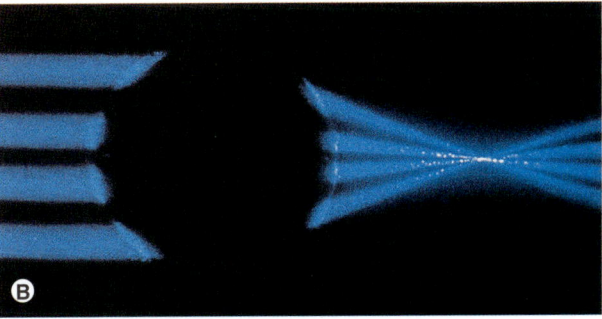

Figura 2.2.1 Aberrações esféricas produzidas por lentes do mesmo formato. **A.** Lente de vidro. **B.** Lente olho-de-peixe. A variação do índice de refração é responsável pela eliminação da aberração esférica nas lentes olho-de-peixe. (Reproduzida por Fernald RD. Vision and behavior in an African Cichlid fish. Am Sci 1984;72-58-65.)

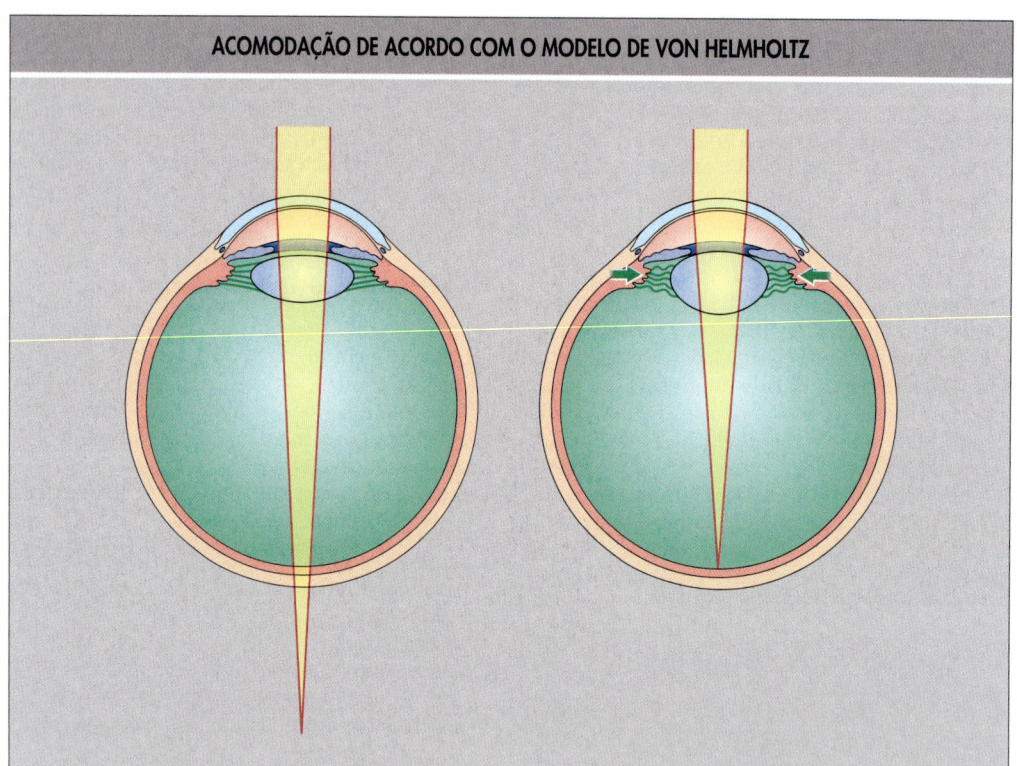

Figura 2.2.2 Acomodação de acordo com o modelo de von Helmholtz. (Cortesia de Francisco Irochima, MD.)

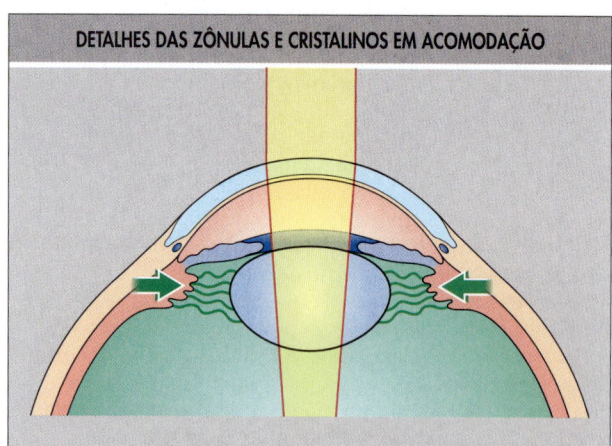

Figura 2.2.3 Detalhes das zônulas e cristalinos, conforme descritos por von Helmholtz. A contração do músculo ciliar levando as zônulas ao relaxamento e à acomodação. (Cortesia de Francisco Irochima, MD.)

ver um objeto próximo, a 10 cm de distância dos olhos, como vimos antes, 10 dioptrias (D) devem ser adicionadas a esse valor.

Na hipermetropia, *não* há distância da qual pode ser obtida uma imagem da retina clara sem acomodação (ou correção óptica) – o aparelho óptico do olho tem pouca diatropia (poder de refração) em repouso para focar um objeto na retina. Nesse caso, podemos definir projetado pela óptica relaxada do olho na retina. O poder adicional do cristalino, fornecido por acomodação ou por lentes, é necessário para que se possa obter uma imagem clara.

Por exemplo, em um hipermetrope com 4 dioptrias e com amplitude de acomodação de 8 dioptrias, o ponto remoto (virtual) está localizado a 25 cm atrás do olho. Com um esforço de acomodação de 4 dioptrias, os raios paralelos de um objeto a infinito são convergidos à retina. Perceba que com um esforço de 8 dioptrias, esse hipermetrope pode convergir raios divergentes a um ponto a 25 cm de distância do olho. Assumindo que essa seja a acomodação máxima disponível, esse é o ponto próximo, por definição (Figura 2.2.4). É importante notar que esse hipermetrope precisa acomodar entre 4 e 8 dioptrias para ver objetos cuja extensão vai da distância infinita ao ponto próximo. Em outras palavras, em alguns casos, o hipermetrope pode ter a mesma extensão de um emetrope, mas sua amplitude de acomodação necessária é obrigatoriamente maior, isto é, o hipermetrope precisa de um esforço de acomodação maior. Ao prescrever lentes para esse paciente, é preciso levar em consideração a conservação de um esforço de acomodação mais fisiológico. Esse processo é discutido no capítulo seguinte.

Em míopes, o ponto remoto é uma distância finita em frente ao olho. Em um olho míope que enxerga objetos até 20 cm de distância do olho, há a miopia de $1/0,2 = 5$ dioptrias. Lembre-se que a acomodação do olho ao enxergar um objeto no ponto remoto está totalmente relaxada. Se o ponto próximo for de 10 cm, a extensão da acomodação será de $\alpha = 20 - 10 = 10$ cm. Nesse ponto, como vimos antes, o poder refrativo adicionado do sistema é de 10 dioptrias. A amplitude de acomodação será a diferença entre o poder dos dois pontos, ou seja, $A = P - R = 10 - 5 = 5$ D. Perceba que um olho míope com 5 D acomoda 5 D para focar em uma imagem a 10 cm de distância. Portanto, embora os míopes não vejam claramente objetos à distância, eles têm a vantagem de conseguir ver objetos mais próximos com um esforço de acomodação menor (Figura 2.2.5).

DISPERSÃO

Outro fator óptico significativo que deteriora a visão é a dispersão da luz intraocular. O mecanismo de dispersão da luz é diferente das aberrações discutidas anteriormente, que desviam a direção dos raios de luz que vêm de pontos do espaço de objetos para direções previsíveis e definidas no espaço de imagem. Com a dispersão da luz, os raios de luz recebidos são desviados de sua direção inicial (p. ex., pré-dispersão) para direções aleatórias (pós-dispersão), que geralmente encontram-se em um ângulo de conicidade de aproximadamente um grau. A luz ofuscante piora o efeito da dispersão da luz na visão. Desse modo, um jogador de tênis saudável pode não ver uma bola que está alinhada com o sol. A dispersão da luz é o mecanismo associado à maioria das cataratas e causa deterioração significativa da visão devido ao desfoque da imagem, à perda da sensibilidade ao contraste e ao brilho ofuscante.

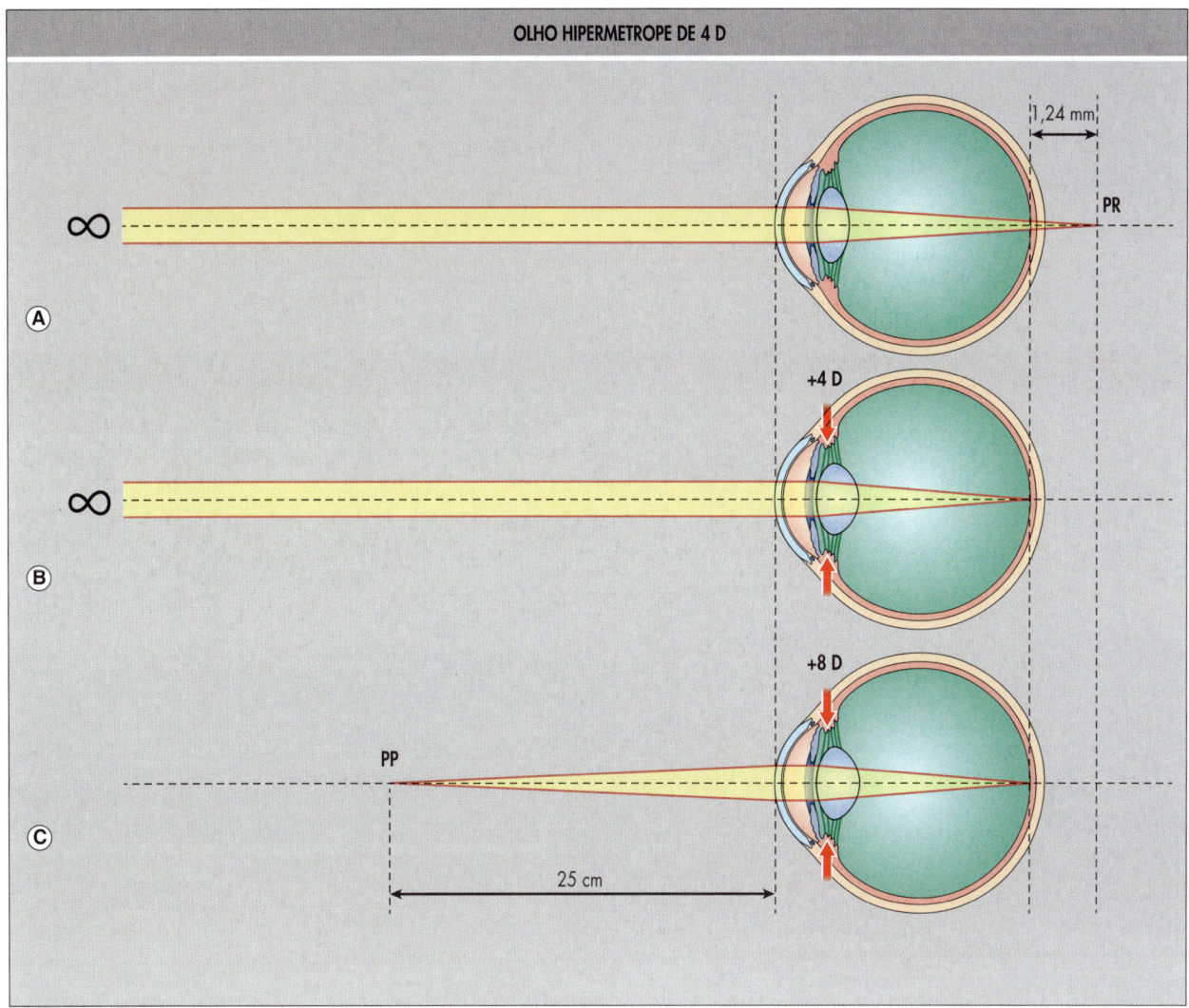

Figura 2.2.4 Olho hipermetrope de 4 D. A. O ponto remoto (PR) está localizado 1,24 mm atrás da retina. **B.** A imagem se foca na retina após uma acomodação de 4D. **C.** Ponto próximo (25 cm) após acomodação máxima de 8 D. (Cortesia de Francisco Irochima, MD.)

ABERRAÇÕES

Aberrações são mudanças na formação de imagem que não ocorrem em um sistema classicamente paraxial.[22] Em outras palavras, em situações específicas, como quando a incidência de luz ocorre em um ângulo muito acima do eixo principal do sistema, não há formação de imagem em um ponto único. Na prática, o sistema óptico nunca consegue formar um ponto de imagem perfeito e isso não depende apenas da regularidade da superfície. Com o surgimento da aberrometria com análise de frente de ondas, diversos novos tipos de aberração, especialmente aquelas de alto nível, podem ser classificadas e se tornarem grandes desafios para fabricantes de sistemas ópticos e cirurgiões refrativos.

As aberrações são divididas em monocromáticas e cromáticas. As aberrações monocromáticas podem ser subdivididas em diversos tipos: astigmatismo, desfocagem, curvatura, aberração esférica, entre outros.

Aberrações monocromáticas

As aberrações monocromáticas de natureza geométrica também são chamadas de aberrações de figura. Na aberração esférica, por exemplo, os raios de luz que refratam na periferia extrema de cristalinos convergentes têm um foco diferente daqueles que entram na parte mais central do olho, mais bem alinhados com o eixo óptico. Desse modo, entre eles, muitos raios se cruzam em pontos intermediários, deteriorando a imagem de ponto nominal (ver Figura 2.2.1). O aparecimento de uma cauda parecida com a de um cometa ou de uma luz direcional na imagem da retina é uma manifestação de outra aberração chamada de coma. Ela ocorre devido à obliquidade do sistema, resultando de um desalinhamento das diversas superfícies refrativas do olho. Uma grande quantidade de coma (0,3 μm apenas de coma) pode indicar doenças da córnea específicas, como ceratocone ou lentes intraoculares decentralizadas. Diversas outras formas de aberrações monocromáticas são induzidas por diferenças na curvatura do eixo da lente e pela inclinação dos feixes de luz, entre outros.

Aberrações cromáticas

Como o índice de refração dos componentes oculares do olho varia de acordo com o comprimento de onda, objetos coloridos localizados à mesma distância do olho são projetados a distâncias diferentes em relação à retina. Esse fenômeno é chamado de aberração cromática axial. No olho humano, a magnitude da aberração cromática é de aproximadamente 3 dioptrias.[23] No entanto, margens coloridas significativas geralmente não são vistas devido à sensitividade espectral preferencial dos fotorreceptores humanos. Estudos têm mostrado que humanos são, muitas vezes, sensíveis à luz amarela-verde com um comprimento de onda de 560 nm em comparação à luz vermelha ou verde.[8] Lentes de vidro âmbar utilizadas para melhorar a visão noturna bloqueiam parcialmente a luz azul, diminuindo o efeito da aberração cromática.

Os tipos específicos de cada aberração cromática e monocromática são discutidos no Capítulo 2.6.

RETINA

A formação da imagem pode ser considerada um conjunto de regiões pontuais. Quando uma imagem em uma tela de vídeo é

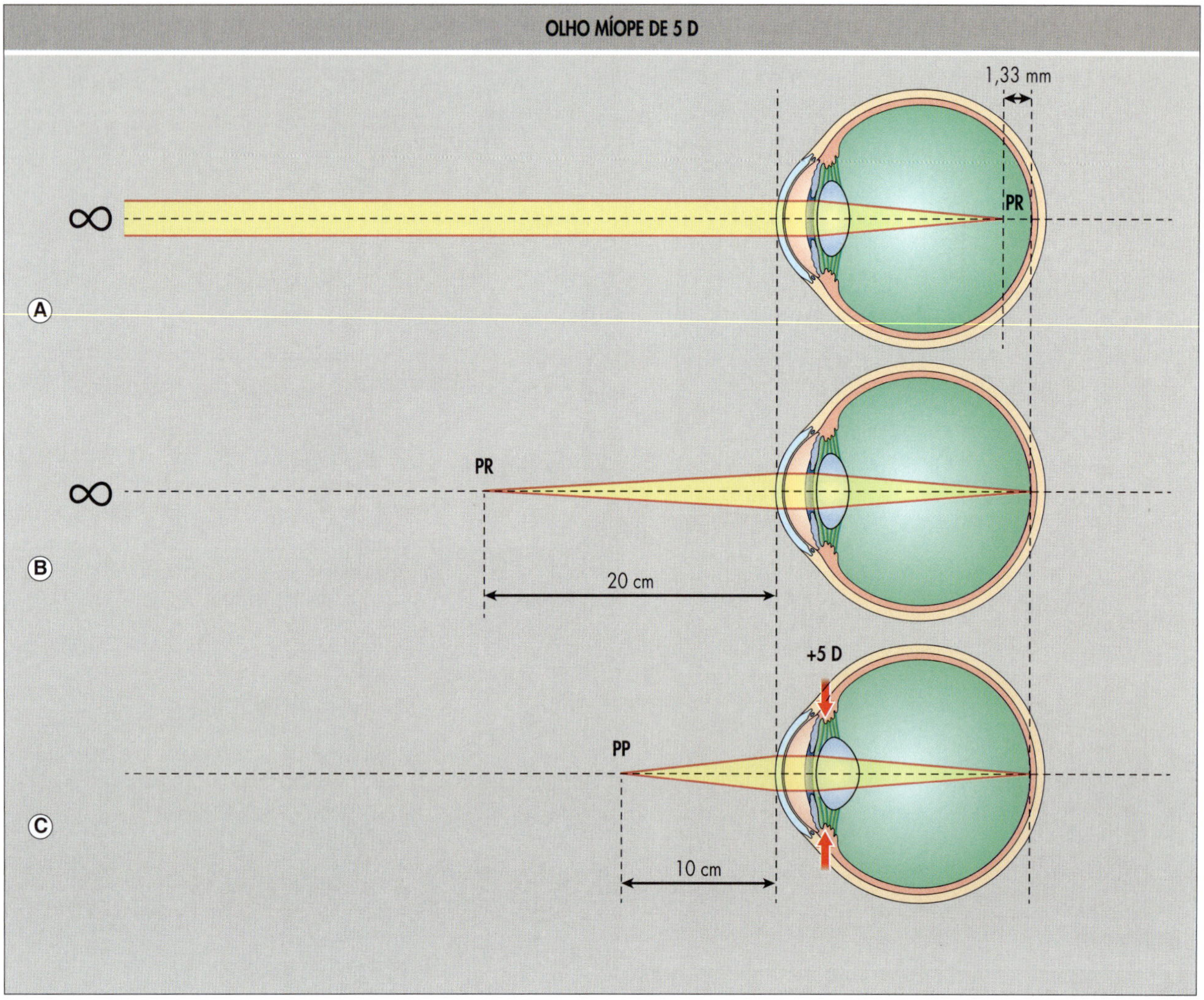

Figura 2.2.5 Olho míope de 5 D. A. O ponto remoto está situado a 1,33 mm na frente da retina. **B.** A 20 cm de distância, a imagem se foca na retina sem acomodação. **C.** Acomodação máxima de 5 D, com o ponto próximo localizado a 10 cm. (Cortesia de Francisco Irochima, MD.)

observada com uma lente de aumento, essas pequenas regiões, chamadas de *pixels*, podem ser vistas claramente. A evolução tecnológica produziu uma resolução de tela maior do que o limiar da visão humana na nova geração de *smartphones* e monitores que têm a chamada tela de retina. Do mesmo modo, os elementos de *pixel* que compreendem uma imagem da retina são o cone e os fotorreceptores da retina. É o tamanho finito desses fotorreceptores que determina, por fim, a habilidade do olho de resolver detalhes precisos.

Os detalhes mais precisos em uma imagem da retina podem ser resolvidos apenas dentro da área da fóvea macular. Essa zona elíptica de cerca de 0,1 mm na sua largura máxima (Figura 2.2.6)[24] tem um tamanho angular de aproximadamente 0,3° sobre o eixo visual do olho. Ela contém aproximadamente 30 mil cones sensíveis à luz. Os cones em si têm diâmetro de 1 a 2 μm (uma dimensão comparável de 3 a 4 comprimentos de onda de luz verde) e são separados uns dos outros por cerca de 0,5 μm.[25] O tamanho do cone é um fator importante na determinação da resolução definitiva do olho humano. Nenhuma camada de fibra nervosa, de células, plexiforme interna ou núcleo interno está presente significativamente na fóvea e, bem no centro dela, nenhuma camada do núcleo externo está presente. Apenas a camada de fibra de Henle (que consiste nos axônios entre os cones e os seus pedículos sinápticos) e os próprios cones podem ser encontrados.

Outro aspecto importante dos receptores de cone é a sua orientação. Cada cone funciona como um "tubo leve" ou uma fibra óptica que é direcionada ao segundo ponto nodal do olho (Figura 2.2.7). Essa orientação recebe de maneira eficaz a luz que forma uma imagem e, juntamente com o epitélio de pigmento preto da retina, previne parcialmente que essa luz disperse para os cones vizinhos.[26]

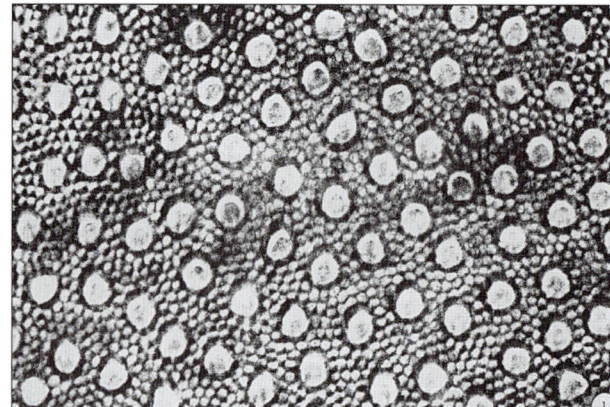

Figura 2.2.6 Mosaico da retina (macaco *rhesus*) em área adjacente à fóvea. Os círculos grandes são barras e o aglomerado de círculos pequenos são cones. Essa seção dá uma perspectiva dos tamanhos diferentes de receptor. (De Wassle H, Reiman HJ. The mosaic of nerve cells in mammalian retina. Proc R Soc Lond B 1978;200:441-61.)

As células de Müller também podem ser consideradas como fibras ópticas vivas na retina,[27] que previnem a dispersão de luz.

Outro fator da retina que ajuda a melhorar a visão é a configuração da cavidade fóvea, uma concavidade pequena na retina. Esse formato recuado age como um dispositivo antiofuscamento, no qual as paredes da cavidade previnem que a luz difusa dentro do globo interno do olho alcance os cones no centro dessa cavidade. Finalmente, o pigmento macular

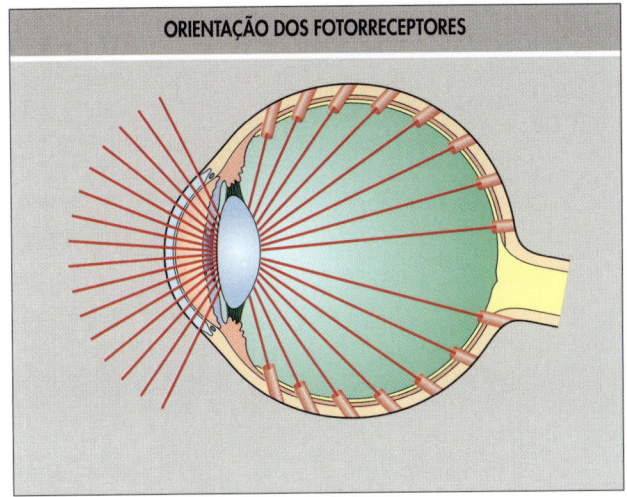

Figura 2.2.7 Orientação dos fotorreceptores. Todos eles apontam para o segundo ponto nodal do olho. (Cortesia de Francisco Irochima, MD.)

amarelo pode ser considerado para agir como um filtro azul que limita a aberração cromática e absorve a luz dispersada, que é predominantemente de um comprimento de onda menor (p. ex., o azul no fim do espectro).

RESOLUÇÃO E DISTÂNCIA FOCAL

Uma derivação da resolução teórica limitada pela difração de um olho emetrope deve considerar o diâmetro ideal da pupila, sua distância focal, que é associada à sua distância axial, e o tamanho anatômico dos fotorreceptores. A imagem de um objeto de ponto formada por um sistema óptico limitado pela difração possui um diâmetro angular em radianos (diâmetro uma vez maior do que o pico de intensidade do disco de Airy), como demonstrado pela Equação 2.2.1.

$$\text{Diâmetro angular} = \frac{1.22 \text{ (comprimento de onda)}}{\text{diâmetro da pupila}} \quad \textbf{Equação 2.2.1}$$

Na Equação 2.2.1, vamos supor que o diâmetro máximo da pupila para o qual a aberração esférica seja insignificante e que o comprimento de onda seja 0,00056 mm (luz amarela-verde) para achar o diâmetro angular limitado pela difração = 0,00028 radianos (ou, de modo equivalente, 0,98 min de arco). Note que o diâmetro angular corresponde à resolução angular de um olho com acuidade Snellen de 20/20, pois as faixas pretas com fundo branco da letra E na linha 20/20 da tabela de Snellen apresentam espaçamento de 1 min de arco.

O diâmetro espacial em milímetros do disco de Airy na retina, limitado pela difração, é encontrado quando se multiplica do diâmetro angular, como mostrado pela Equação 2.2.1, pelo comprimento focal efetivo do olho.

$$\text{Diâmetro espacial} = \text{(diâmetro angular)} \times \text{(comprimento focal efetivo)} \quad \textbf{Equação 2.2.2}$$

Usando o diâmetro angular encontrado pela Equação 2.2.1 e um valor de 17 mm para o comprimento focal efetivo do olho (p. ex., segundo ponto nodal da distância da retina), a Equação 2.2.2 resulta no diâmetro espacial limitado pela difração em 0,0048 mm (p. ex., 4,8 μm).

É interessante utilizar nossos resultados para fazer uma comparação com a estimativa de Kirschfield de que é preciso cerca de cinco receptores para analisar o disco de Airy e obter o máximo de informação visual disponível.[28] Se assumirmos que os cones da fóvea têm aproximadamente 1,5 μm de diâmetro e são separados por um espaço de 0,5 μm, então a distância entre os cones próximos é de 2,0 μm. Estimamos o número de receptores que o disco de Airy abrange calculando na Equação 2.2.3 o raio da área do disco em relação à área ocupada por um único cone.

$$\frac{\text{Número de cones abrangidos}}{\text{pelo disco de Airy}} = \frac{(\text{diâmetro espacial do disco})^2}{(\text{distância entre os cones})^2}$$

Equação 2.2.3

Utilizando a Equação 2.2.3, descobrimos que aproximadamente seis receptores são abrangidos pelo disco de Airy, de acordo com a estimativa de Kirschfield de cinco. Dessa forma, em um olho com sensibilidade máxima à luz amarela e uma pupila que funciona de maneira ideal de 2,4 mm de diâmetro, descobrimos que a distância focal efetiva de 17 mm do olho humano e, proporcionalmente, seu comprimento axial de 24 mm, são dimensionados adequadamente para alcançar a resolução ideal para os tamanhos de cone presentes. A resolução maior no olho da águia, em comparação ao olho humano, resulta, provavelmente, de um raio maior entre uma pupila mais larga em relação à distância focal, de cones de um diâmetro menor e de córneas e cristalinos mais claros.[3]

ERROS REFRATIVOS

Em um olho emetrope, raios de luz paralelos que vem de uma infinidade, após refratar na córnea e nos cristalinos do olho em repouso, convergem na retina. Erros refrativos, ou ametropia, são anomalias do estado óptico do olho que causam foco imperfeito na retina, levando à má qualidade da imagem final.

Erros refrativos podem ocorrer por diversas razões:

Mudança no tamanho, posição ou ausência de elementos ópticos

Uma das principais causas da ametropia é uma incompatibilidade entre o comprimento axial e o poder refrativo dos elementos ópticos do olho, por exemplo, em um olho maior, a imagem é formada na frente da retina – isso é chamado de miopia axial. De maneira similar, em um com diâmetro anterior-posterior menor, a imagem é formada atrás da retina – isso é chamado de hipermetropia axial (Figuras 2.2.8 e 2.2.9).

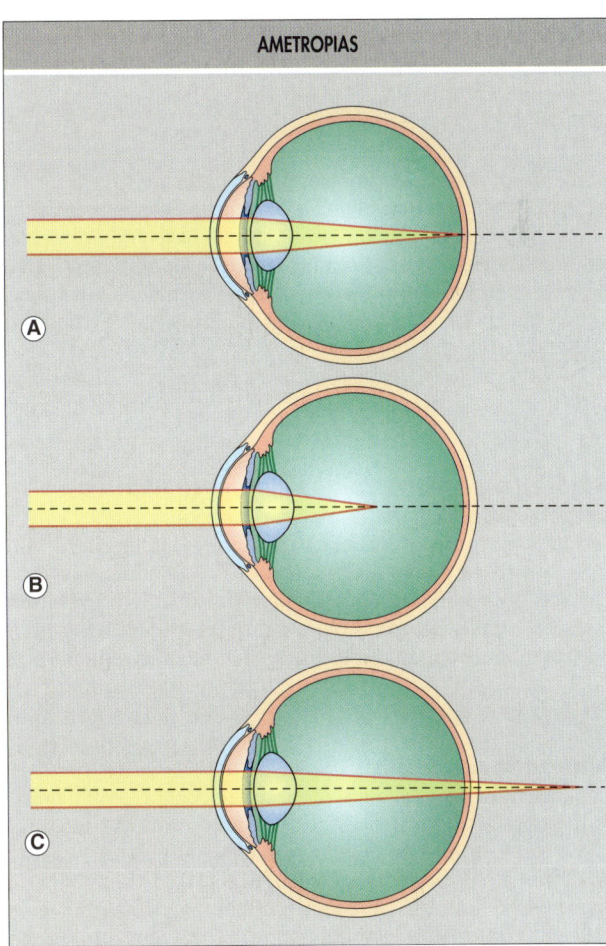

Figura 2.2.8 Ametropias. A. Olho emetrope. **B.** Olho míope. **C.** Olho hipermetrope. (Cortesia de Francisco Irochima, MD.)

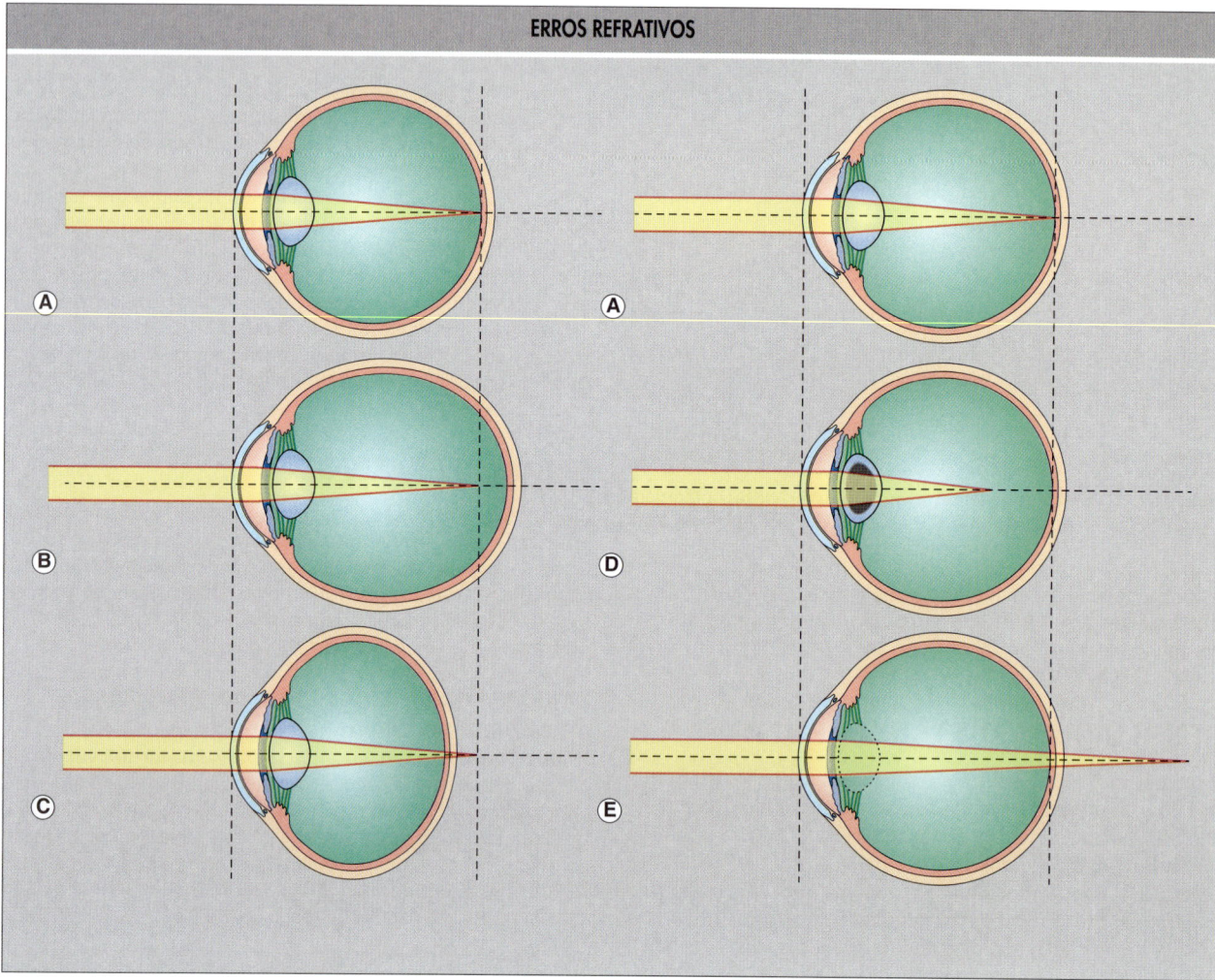

Figura 2.2.9 Erros refrativos. A. Olho emetrope. **B.** Miopia axial. **C.** Hipermetropia axial. **D.** Miopia de índice (catarata nuclear). **E.** Afacia. (Cortesia de Francisco Irochima, MD.)

Se os cristalinos estão em uma posição mais anterior ou posterior do que o normal, há a ocorrência de erros refrativos similares. Se os cristalinos estão deslocados mais anteriormente, isso resulta em miopia. Por outro lado, se os cristalinos estão deslocados mais posteriormente, isso resultará em hipermetropia. Os cristalinos também podem estar subluxados ou inclinados, causando astigmatismo.

A ausência dos cristalinos, também chamada de afacia, reduz o alto poder de convergência do sistema óptico, resultando em um caso grave de hipermetropia.

Mudança do formato dos elementos ópticos

Irregularidades na superfície da córnea podem ocorrer com a formação de imagens em dois planos diferentes, em vez de um único ponto, causando astigmatismo. Se a curvatura é regular, mas acentuada, isso causa miopia refrativa. Se a curvatura é mais achatada, isso causa hipermetropia refrativa. Esses tipos de ametropia são bastante vistos na prática clínica em diversas doenças de córnea, como ceratocone, degeneração marginal pelúcida e ceratoglobo.

Mudança nos índices de refração

O poder refrativo criado na interface do tecido é proporcional à diferença entre os índices de refração dos dois tecidos. Se, como consequência de alguma patologia, o índice de refração do humor aquoso aumentar, o poder negativo da interface entre a córnea e o humor aquoso aumentará, causando a miopia de índice. A hipermetropia de índice ocorre se há uma diminuição do poder negativo. O oposto ocorre com mudanças no índice de refração do humor vítreo. Se há um aumento no índice de refração do humor vítreo, aproximando-se do índice dos cristalinos, a luz será menos refratada na interface cristalina-vítrea, causando a hipermetropia de índice. A miopia de índice ocorre se há a diminuição do índice de refração do humor vítreo. Essas mudanças no índice do humor aquoso e vítreo ocorrem raramente (exceto após procedimentos cirúrgicos, que podem substituir esses tecidos por ar ou óleo de silicone). Acredita-se que com o envelhecimento, com a formação de catarata nuclear, o índice de refração do núcleo dos cristalinos aumente, causando miopia leve. Algo parecido ocorre na catarata cortical, que, com o envelhecimento, afeta o índice de refração do núcleo, causando hipermetropia leve. Esses efeitos amétropes do envelhecimento dos cristalinos são, frequentemente, sinais de formação de catarata e podem ser confundidos como uma "melhora" na presbiopia ("vista cansada"). Com frequência, mudanças posteriores nos cristalinos eventualmente pioram a qualidade de imagem, o que causa a necessidade da cirurgia de catarata.

É importante ressaltar que parece existir uma coordenação entre o crescimento axial do olho e o poder refrativo em progresso do segmento anterior. Por isso, o erro refrativo é tipicamente menos grave do que o esperado se essas estruturas se desenvolveram independentemente – um fenômeno chamado de "emetropização". Desse modo, não é possível prever o erro refrativo com precisão apenas sabendo o comprimento axial ou o poder refrativo do olho isolado.[21]

Miopia

Miopia é a condição na qual raios de luz paralelos da infinidade, conforme são refratados na córnea e nos cristalinos, convergem em um foco em frente à retina. Os raios de luz se cruzam nesse ponto, formando um "círculo borrado" para cada ponto do objeto de origem. A imagem que se projeta na retina, portanto, corresponde à soma dos círculos borrados, causando má qualidade da imagem.

Apenas os raios divergentes de objetos próximos convergem naturalmente em um foco nítido na retina do olho míope. Devido ao alto poder positivo, os raios paralelos da infinidade ou os raios convergentes tendem a convergir até alcançarem um foco em frente ao ponto da retina. Portanto, é comum ver uma pessoa míope trazer objetos para perto do olho para melhorar a qualidade da imagem, para que os raios que partem do objeto possam divergir. Outro método de correção é a prescrição de lentes negativas, que causam a divergência dos raios paralelos de um objeto na infinidade conforme eles penetram o olho, permitindo um foco nítido na retina.

Na miopia, a distância do ponto nodal (centro óptico) até a retina é maior do que a distância em um olho "normal" e, portanto, a imagem projetada será maior do que o normal, diferentemente dos hipermetropes, nos quais os olhos projetam uma imagem menor.

O ponto remoto na miopia se encontra a uma distância finita em frente ao olho. Como mencionado anteriormente, o ponto remoto do olho emetrope se encontra na infinidade. Em míopes, a distância até o ponto remoto é inversamente proporcional àquela da ametropia. Por exemplo, o ponto remoto de um míope com 0,25 D se encontra em 1/0,25 = 4 m.

Por outro lado, o míope precisa de menos esforço acomodativo para a visão próxima. Desse modo, a acomodação, se usada totalmente, pode manter uma boa definição de um objeto até mesmo a distâncias curtas, mais curta do que aquela aceita pelo olho emetrope. Por exemplo, um paciente com 4 D que acomoda até 8 D terá seu ponto distante a 25 cm, isto é, sem acomodação. Ele verá um objeto claramente a essa distância, agindo como um emetrope que acomoda 4 D. Seu ponto próximo será 100/(4+8) = 8,3 cm, pois, a essa distância, o olho se parece com um olho emetrope que acomoda 12 D, porém com menos esforço.

Hipermetropia

A hipermetropia, também chamada de hiperopia, é a condição na qual raios paralelos de luz da infinidade convergem em um foco atrás da retina após serem refratados na córnea ou no cristalino. O que é projetado na retina, portanto, corresponde a círculos borrados formados antes que os raios de luz sejam convergidos a um ponto, causando má qualidade da imagem.

Ao contrário do que se acredita, há mais pessoas que sofrem de hipermetropia do que pessoas que sofrem de miopia. No entanto, essa condição não se manifesta até os 40 anos de idade, pois os erros refrativos são tipicamente neutralizados pela acomodação, sem necessidade de lentes corretivas. Após 40 anos, a amplitude da acomodação é reduzida, gerando a presbiopia, que será discutida posteriormente.

No nascimento, o olho humano normalmente apresenta hipermetropia de +2,25 D que aumenta e chega ao seu máximo aproximadamente aos 8 anos de idade. Após essa idade, o olho se tornará progressivamente mais míope, alcançando a emetropia durante a idade adulta.[29] O crescimento do olho durante o desenvolvimento é um processo completo, normalmente acompanhado de mudanças na curvatura da córnea e na diatropia (poder de refração) do cristalino. A hipermetropia ocorre quando há falta de equilíbrio entre esses mecanismos, como, por exemplo, a diminuição do diâmetro axial em relação ao poder refrativo dos outros elementos do olho, como discutido anteriormente. Geralmente, a redução do olho não excede 2 mm. Cada milímetro de redução do diâmetro corresponde a cerca de 3 D de erro refrativo. Portanto, desconsiderando as anormalidades patológicas como a microftalmia, poucos olhos hipermetropes excedem um erro refrativo de 6 D.[21]

Na hipermetropia, o ponto remoto é um ponto virtual localizado atrás da retina, pois apenas os raios convergentes conseguem se focalizar na retina de uma pessoa que sofre de hipermetropia sem correção (Figura 2.2.10). Devido à falta de convergência suficiente para enxergar objetos à distância, é necessária a adição da diatropia positiva, normalmente por meio da prescrição de lentes convergentes, a inclinação artificial da córnea por meio da cirurgia refrativa ou o próprio mecanismo fisiológico da acomodação. Para olhos com a mesma amplitude de acomodação, o ponto próximo do olho hipermetrope está localizado a uma distância maior, pois parte de sua acomodação já é usada para convergir os raios de luz paralela de fontes infinitamente distantes, diferentemente da miopia (Figura 2.2.11).

A hipermetropia pode ser dividida em dois tipos: a hipermetropia latente e a hipermetropia manifesta. Idealmente, uma refração clínica é realizada no olho em um estado completamente relaxado de acomodação. Esse estado é artificialmente induzido por cicloplegia e não ocorre naturalmente. Portanto, se a ametropia medida durante a cicloplegia foi utilizada como a correção prescrita, isso provavelmente seria desconfortável e não geraria uma qualidade de vista melhor para o paciente, que provavelmente continuaria a exibir alguns graus de tom acomodativo após os efeitos da cicloplegia passarem. De fato, o tônus normal do corpo ciliar obscurece a hipermetropia latente, isto é, uma acomodação presente até mesmo com os olhos ajustados para focalizar uma imagem distante, utilizando o mínimo de esforço acomodativo possível. A hipermetropia latente é, normalmente, de 1 D e é importante entendê-la na prática diária para que seja possível prescrever uma refração mais fisiológica ao paciente.[30]

A hipermetropia manifesta é a quantidade da diatropia exigida para alcançar a emetropia após acomodação (latente) mínima. Levando em consideração que nesse estado ainda há poder de acomodação disponível, pode-se subdividir a hipermetropia manifesta em hipermetropia manifesta facultativa e absoluta. A hipermetropia facultativa é aquela que pode ser corrigida pela acomodação. Desse modo, a hipermetropia absoluta é aquela na qual o erro de refração permanece após o esforço acomodativo máximo (Figura 2.2.12).

Astigmatismo

O astigmatismo é a condição na qual os raios de luz, após serem refratados, não se convergem a um ponto único. Devido a variações nas curvaturas da córnea ou do cristalino em eixos diferentes, em vez de a luz focar de uma fonte a um ponto único, a imagem formada consiste em duas linhas, separadas uma da outra.

O astigmatismo regular ocorre quando os meridianos principais que focam no sistema estão em ângulos retos em relação ao outro. O astigmatismo oblíquo ocorre quando os meridianos principais formam um ângulo reto, mas que não é orientado horizontal e verticalmente (a 90° e 180°). O astigmatismo irregular ocorre quando a córnea e o cristalino são tão irregulares que não formam meridianos bem definidos.

No astigmatismo regular, dependendo de onde as duas linhas se focam, é possível especificar mais subtipos. Se as duas linhas estão na frente da retina, o estado refrativo é de astigmatismo miópico composto. Similarmente, se as duas linhas estão atrás da retina, isso resulta no astigmatismo hipermetrópico composto. Se uma linha se localiza atrás da retina, mas a outra se localiza na frente ou atrás da retina, há a ocorrência do astigmatismo miópico ou hipermetrópico simples, respectivamente. Se uma linha se foca na frente e a outra se foca atrás da retina, essa condição é chamada de astigmatismo misto (Figura 2.2.13).

No espaço entre as duas linhas focais, os raios de luz forma uma figura geométrica característica chamada de conoide de Sturm (Figura 2.2.14). O espaçamento entre essas linhas focais (p. ex., o tamanho do conoide) é uma medida de astigmatismo e sua correção é feita quando as duas linhas são unidas, formando uma, direcionando o conoide de Sturm a um único ponto. Se o erro não é corrigido, a imagem projetada na retina dentro desse espaço formará círculos, elipses ou linhas, mas nunca um único ponto, resultando em uma imagem borrada. Note, no entanto, que lentes cilíndricas aplicam seu poder abaixo de raios de até

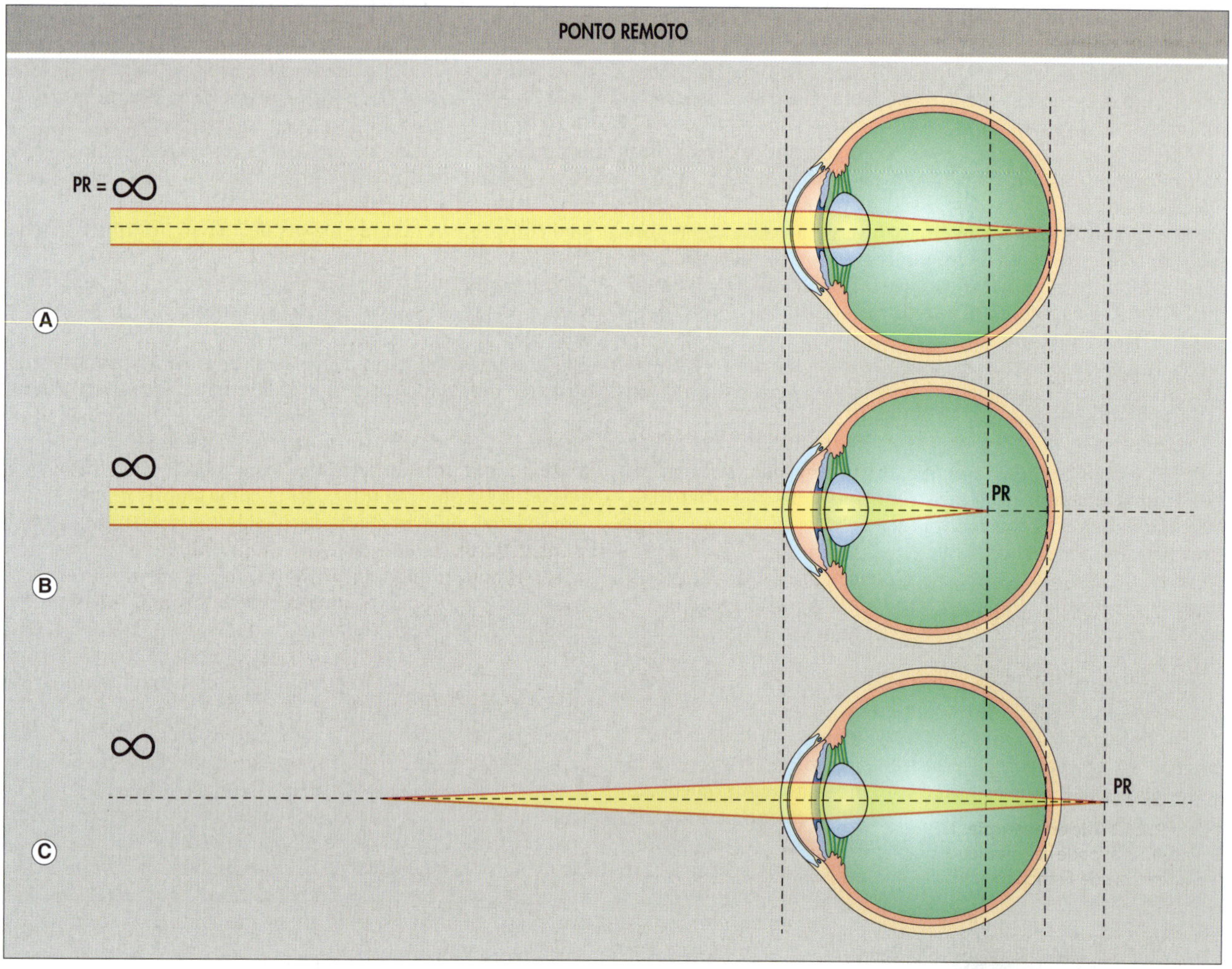

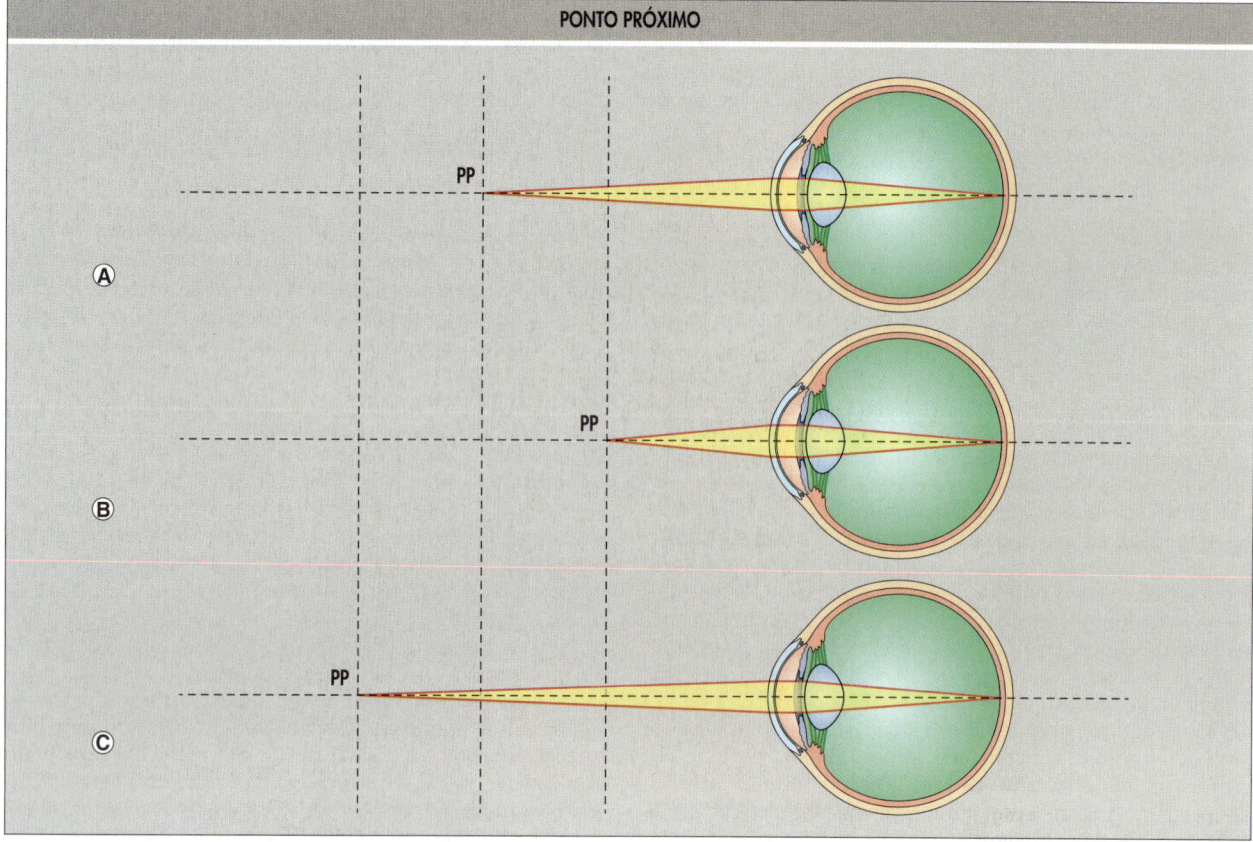

Figura 2.2.10 Ponto remoto em olho emetrope (**A**), olho míope (**B**), olho hipermetrope (**C**). PR, ponto remoto. (Cortesia de Francisco Irochima, MD.)

Figura 2.2.11 Ponto próximo em olho emetrope (**A**), olho míope (**B**), olho hipermetrope (**C**). PP, ponto próximo. (Cortesia de Francisco Irochima, MD.)

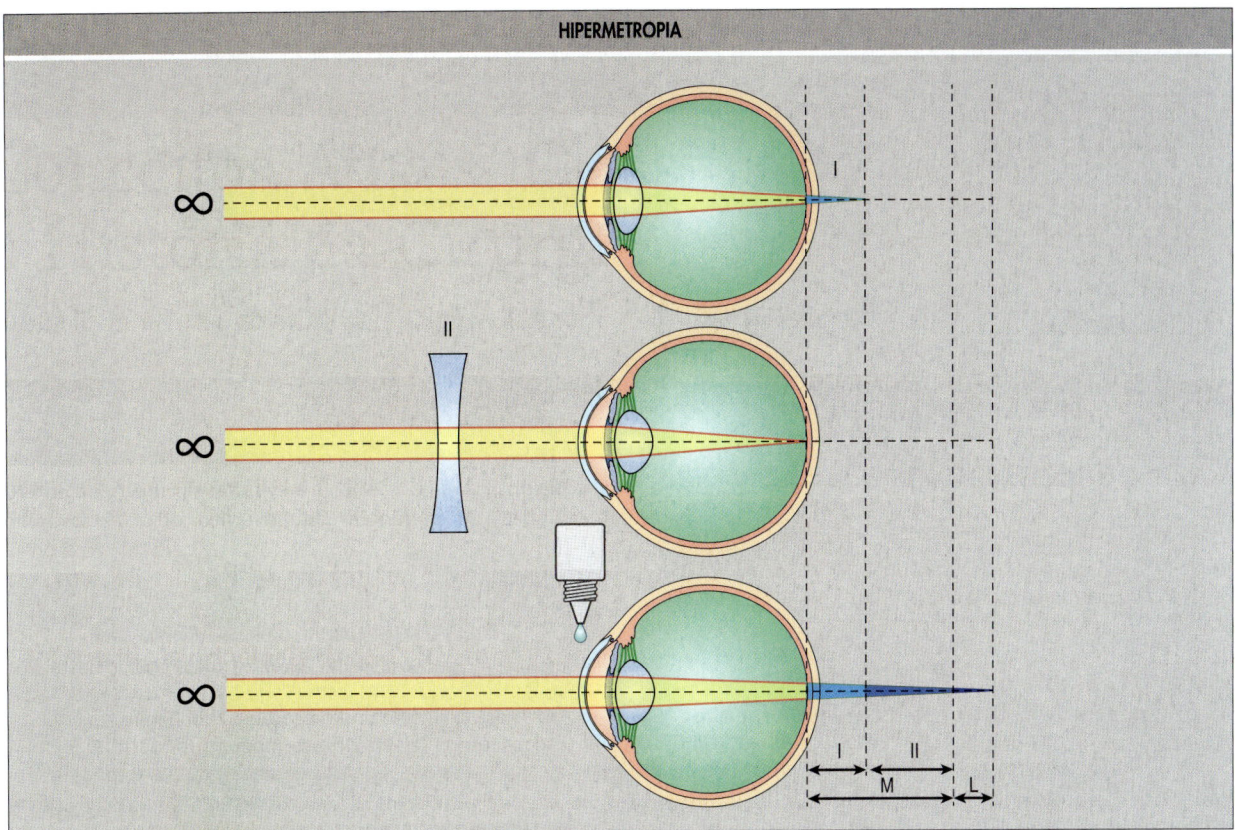

Figura 2.2.12 Hipermetropia. I. Hipermetropia absoluta: fração da hipermetropia que não pode ser corrigida por acomodação. **II.** Hipermetropia facultativa: pode ser medida por lentes divergentes. M, hipermetropia manifesta. L, hipermetropia latente, detectada por cicloplegia (∞ – infinito). (Cortesia de Francisco Irochima, MD.)

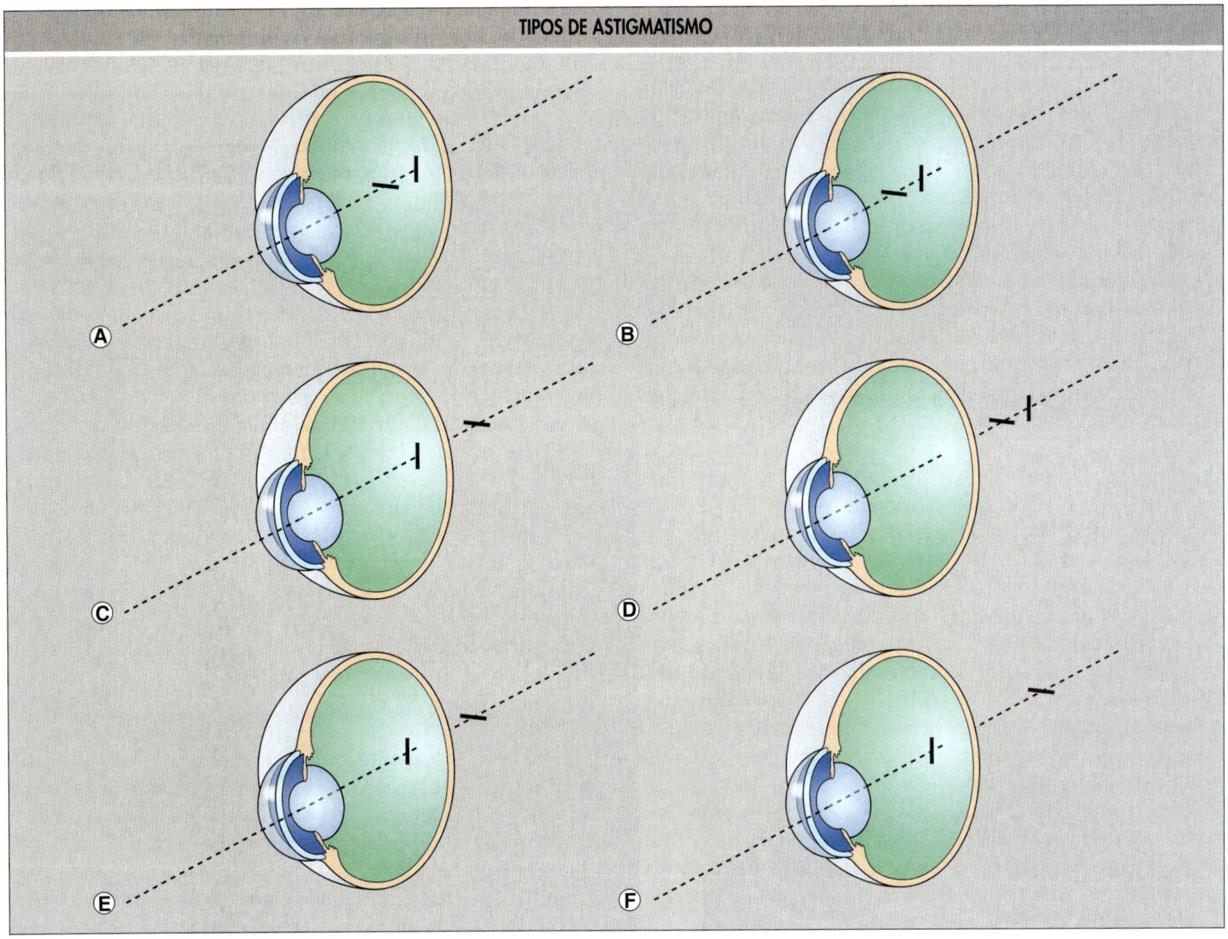

Figura 2.2.13 Tipos de astigmatismo. A. Astigmatismo miópico simples. **B.** Astigmatismo miópico composto (note que as duas linhas estão na frente da retina). **C.** Astigmatismo hipermetrópico simples. **D.** Astigmatismo hipermetrópico composto. **E.** Astigmatismo misto equidistante. **F.** Astigmatismo misto não equidistante. (Cortesia de Francisco Irochima, MD.)

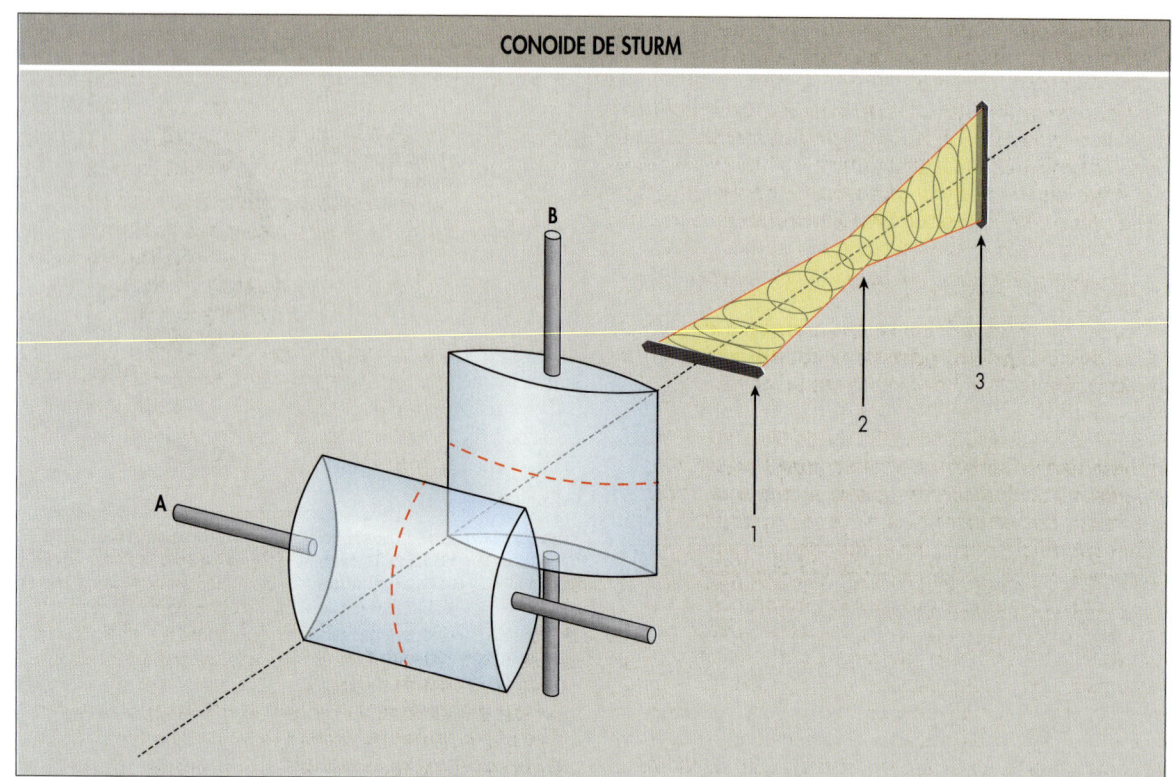

Figura 2.2.14 Conoide de Sturm formado por dois cilindros perpendiculares (A e B). **A.** Cilindro de eixo de 180°. **B.** Cilindro de eixo de 90°. (1) Linha focal do cilindro A. (2) Círculo de menos confusão. (3) Linha focal do cilindro B. (Cortesia de Francisco Irochima, MD.)

90° do plano do seu eixo, sem alterar os raios de seu próprio eixo. Desse modo, a correção feita com lentes cilíndricas pode apenas ser feita no astigmatismo regular.

No centro do conoide, há uma região em que a imagem chega mais próxima de formar um ponto, uma região circular (devido ao formato da pupila), chamada de círculo de menos confusão. O círculo de menos confusão é a "melhor" imagem depois que a luz passa por um sistema óptico com poder esfera-cilíndrico (um olho com astigmatismo). Desse modo, com o equivalente esférico de correção óptica, que posiciona esse círculo na retina, obteremos a melhor imagem possível, corrigindo o astigmatismo apenas com lentes esféricas.

Embora nenhum olho seja completamente livre de astigmatismo, na prática, é necessário corrigir os erros refrativos astigmáticos apenas quando os pacientes apresentarem sintomas, como a diminuição da acuidade visual ou fadiga ocular por ajustarem constantemente a acomodação para aperfeiçoar a vista das duas linhas focais.

Presbiopia

Como visto anteriormente, a hipermetropia manifesta tem um componente facultativo e absoluto. O componente facultativo, que pode ser compensado pela acomodação, diminui com a idade, então a hipermetropia absoluta eventualmente se tornará evidente nos hipermetropes que não exibiram esse componente mais cedo em suas vidas (quando a hipermetropia é totalmente neutralizada pela acomodação). Nesses pacientes sintomáticos, a hipermetropia absoluta aumenta e os sintomas se tornam mais evidentes em torno dos 40 anos, necessitando de uma correção óptica maior. Os míopes, que apresentam o ponto próximo a uma distância menor, normalmente têm uma "proteção natural" contra a presbiopia. Os míopes com erros refrativos pequenos, no entanto, também precisam da diatropia positiva para objetos próximos após uma progressão mais significativa da presbiopia.

Fisher[31] publicou um artigo importante em 1988, quebrando paradigmas anteriores, como aqueles publicados por von Helmholtz,[32] de que a presbiopia ocorria devido à esclerose lenticular, e por Donders,[33] que afirmou que a perda da força da contração do músculo ciliar era a causa principal dessa condição.

Em seu artigo, Fisher afirma que no início da presbiopia, ocorre, na verdade, a hipertrofia do músculo ciliar como compensação para a dificuldade maior de alteração do diâmetro lenticular. Essa dificuldade, no entanto, não ocorre devido à esclerose, mas ao enrijecimento da cápsula do cristalino, associada às mudanças na estrutura zonular, que se torna mais compacta.[31]

Mais tarde, provou-se que o próprio enrijecimento do cristalino desempenha um papel nesse fenômeno. Desse modo, o envelhecimento seria associado às mudanças físicas e ópticas complexas na estrutura do cristalino responsável pelas mudanças, não limitado apenas à perda de acomodação e catarata.[30]

Com a perda de amplitude de acomodação durante o envelhecimento, o ponto próximo retrocede gradualmente, tornando a visualização de objetos próximos claramente mais difícil. Esse fenômeno não deve ser visto como patológico, mas como uma consequência normal e inevitável do envelhecimento.

Note que, aos 45 anos, a amplitude de acomodação é de cerca de 2 D. Na prática, isso não significa que o paciente será capaz de exercer rotineiramente todo esse poder de acomodação, pois o esforço de acomodação prolongado máximo é normalmente de um terço a metade da amplitude total. Portanto, de um modo confortável e tolerável, a acomodação disponível rotineiramente é, normalmente, de menos de 1 D, o que significa que as correções ópticas serão normalmente necessárias para a visão próxima em um paciente que era anteriormente emetrope (Figura 2.2.15).

O tratamento da presbiopia é realizado com o uso de lentes convexas, trazendo o ponto próximo para uma distância confortável que é compatível às necessidades do paciente. Com o avanço da idade, a profundidade do foco por meio de uma correção présbica diminuirá, criando, potencialmente, uma lacuna entre o foco mais próximo com a correção da distância e o foco mais distante disponível por meio de correção de leitura. Se isso for incômodo, pode-se ajudar o paciente com a prescrição de lentes multifocais com uma zona de correção présbica intermediária ou lentes progressivas, que fornecem uma transição contínua entre a distância e correções próximas.

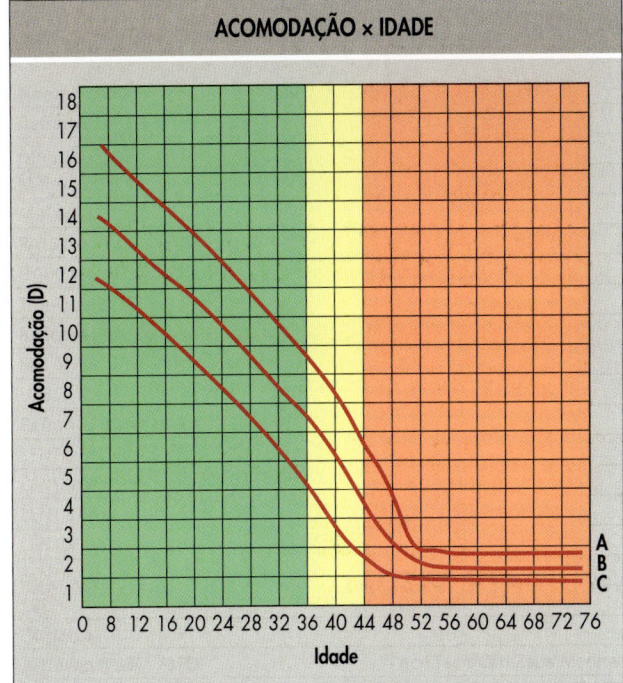

Figura 2.2.15 Acomodação (D – dioptrias) × idade (em anos), de acordo com Duane.[34] Valores mínimos (**A**), valores médios (**B**), valores máximos (**C**). (Cortesia de Francisco Irochima, MD.)

BIBLIOGRAFIA

Borish IM. Clinical refraction. 3rd ed. Chicago: Professional Press; 1970.

Campbell FW, Gregory AH. Effect of pupil size on visual acuity. Nature 1960;208:191–2.

Donders FC. On the anomalies of accommodation and refraction of the eye: with a preliminary essay on physiological dioptrics. London: The New Sydenham Society; 1864.

Duane A. Normal values of the accommodation at all ages. JAMA 1912;59:1010–13.

Enoch JM. Vertebrate rod receptors are directionally sensitive. In: Snyder A, Menzel R, editors. Photoreceptor optics. Berlin: Springer-Verlag; 1975. p. 17–37.

Hartridge H. Helmholtz's theory of accommodation. Br J Ophthalmol 1925;9(10):521–3.

Hemenger RP. Intraocular light scatter in normal lens with age. Appl Opt 1984;23:1972–4.

Miller D, Benedek GB. Intraocular light scattering. Springfield: CC Thomas; 1973.

Miller D, Scott CA. Epidemiology of refractive errors. In: Yanoff M, Duker JS, Augsburger JJ, editors. Ophthalmology. 3rd ed. Edinburgh: Mosby Elsevier; 2009. p. 61–3.

Oliveira CM, Ferreira A, Franco S. Wavefront analysis and Zernike polynomial decomposition for evaluation of corneal optical quality. J Cataract Refract Surg 2012;38:343–56.

Owsley C, Sekuler R, Siemsen D. Contrast sensitivity throughout adulthood. Vision Res 1983;23:689–99.

Reymond L. Spatial visual acuity of the eagle *Aquila audax:* a behavioral, optical and anatomic investigation. Vision Res 1985;25:1477–91.

Tsubota K, Boxer Wachler BS, Azar DT, et al. Hyperopia and presbyopia. New York: Marcel Dekker; 2003.

von Helmholtz H. Treatise on physiological optics, translated from the 3d German ed., vol. 1. JPC Southall, ed. Handbuch der physiologischen Optik. (English). Rochester: The Optical Soc America; 1924.

As referências completas estão disponíveis no **GEN-io**.

PARTE 2 ÓPTICA E REFRAÇÃO

Refração Clínica

Albert Wu

2.3

Definição: A neutralização do erro refrativo de um indivíduo usando uma variedade de testes nos quais as respostas do paciente determinam o grau da lente que melhor produz uma imagem nitidamente focada na retina.

Características principais
- A prescrição de uma receita para lentes corretivas que equilibrem clareza ótica com outros importantes fatores físicos e psicológicos, como igualdade de ampliação, visão única e conforto
- A determinação da maneira mais apropriada de correção ótica com base nas necessidades visuais do paciente e em fatores ambientais.

INTRODUÇÃO

Muitas pessoas equiparam um exame oftalmológico a um teste de refração para óculos. A confusão é compreensível, pois, para a maioria, especialmente aqueles na pré-aposentadoria, lentes de contato ou óculos resolvem as principais queixas relativas aos olhos. Além disso, refração é quase sempre parte de um exame oftalmológico completo, não apenas para fornecer uma receita para lentes corretivas como também para determinar a melhor acuidade que um olho pode alcançar.

Refração é apenas um dos muitos métodos utilizados para determinar a função e a saúde do sistema visual. Devido ao valor dos resultados, é importante desenvolver uma técnica refrativa básica eficiente e precisa que possa ser modificada quando se apresentem variações não usuais.

Embora frequentemente relegada a uma tarefa puramente técnica no espectro dos exames altamente tecnológicos e procedimentos de tratamento que caracterizam a prática oftalmológica contemporânea, a refração fornece alívio para um dos problemas físicos mais comuns. Uma compreensão dos conceitos usados para identificar e medir os erros refrativos é a base para prescrever correções individuais que ofereçam aos pacientes melhor qualidade de vida.

HISTÓRICO

Óculos foram primeiramente descritos durante a Idade Média. Em 1266, Roger Bacon ampliou a impressão em um livro utilizando um segmento de uma esfera de vidro. Uma pintura de 1352 mostra um prelado usando lentes em uma montagem. No final do século 15, comerciantes vendiam óculos para compradores que os escolhiam com base em seus próprios julgamentos de melhora da visão. À medida que o comércio de lentes se proliferava pela Europa, seus comerciantes foram se organizando em uma guilda. Embora lentes cilíndricas fossem fabricadas desde 1827, a correção de astigmatismo não se tornou uma ciência exata até que Donders publicasse seus métodos de refração. Em 1893, quando a empresa American Optical desenvolveu a caixa de lentes de teste, oculistas – em vez de vendedores de óculos – tornaram-se os principais fornecedores de exames oftalmológicos.[1] Embora os fabricantes de instrumentos tenham significativamente melhorado a capacidade dos examinadores em fornecer prescrições de lentes acuradas e repetitivas, a maioria das técnicas subjetivas ainda depende da comparação da visão conforme o uso de diferentes lentes.

ACUIDADE VISUAL

A ideia de que a separação mínima entre duas fontes pontuais de luz era uma medida de visão remonta a Hooke em 1679, quando observou: "É quase impossível que qualquer olho animal distinga bem um ângulo muito menor do que o de 1 min; e, onde dois objetos não estão mais distantes do que 1 min, se estes são objetos brilhantes, eles se aglutinam e aparecem como um só".[2] No início do século 19, Purkinje e Young usaram letras de vários tamanhos para "julgar a extensão do poder de distinguir objetos muito próximos ou muito remotos para uma visão perfeita". Finalmente, em 1863, o professor Hermann Snellen, de Utrecht, desenvolveu suas letras de teste clássicas. Ele quantificou as linhas comparando a acuidade visual de um paciente com a de seu assistente, que tinha visão perfeita. Assim, uma visão 20/200 (6/60) significava que o paciente podia ver a 6 m o que o assistente de Snellen podia ver a 200 pés (60 m).[3]

A essência da identificação correta das letras no gráfico de Snellen é ver os espaços claros entre os elementos pretos da letra. Assim, na Figura 2.3.1, o espaçamento angular entre as barras do C é de 1 min para a letra 20/20 (6/6). A letra inteira tem uma altura angular de 5 min. Para calcular a altura x de uma letra 20/20 (6/6), use a Equação 2.3.1.

$$tan\,(5\;minutos) = \frac{x\;metros}{6}$$

Equação 2.3.1

Da Equação 2.3.1, $x = 0,887$ cm. De maneira semelhante, a letra 20/200 (6/60) é 10 vezes mais alta, ou tem 8,87 cm de altura.

Distância de teste

O teste de acuidade de Snellen tradicionalmente é feito a uma distância de 20 pés (6 m). A essa distância, muito pouca acomodação é requerida pelo paciente. Para pacientes hospitalizados, os testes devem ser frequentemente realizados em uma sala menor. Se o médico estiver ao pé da cama e o paciente estiver sentado na cabeceira da cama, a distância entre eles será de aproximadamente 5 pés (1,5 m). Assim, o gráfico clássico de Snellen, com suas notações convencionais, pode ser usado se o gráfico for reduzido a um quarto do seu tamanho original. De fato, um teste a 5 pés (1,5 m) requer que o paciente emetrope acomode 0,67 dioptrias (D).

Outras considerações

Ao longo dos anos, tornou-se evidente que a projeção do gráfico de Snellen em uma tela em uma sala de exame escura não fornece uma replicação acurada da função visual do dia a dia. Por exemplo, o alto contraste das letras pretas sobre o fundo branco não representam o contraste da maioria dos objetos

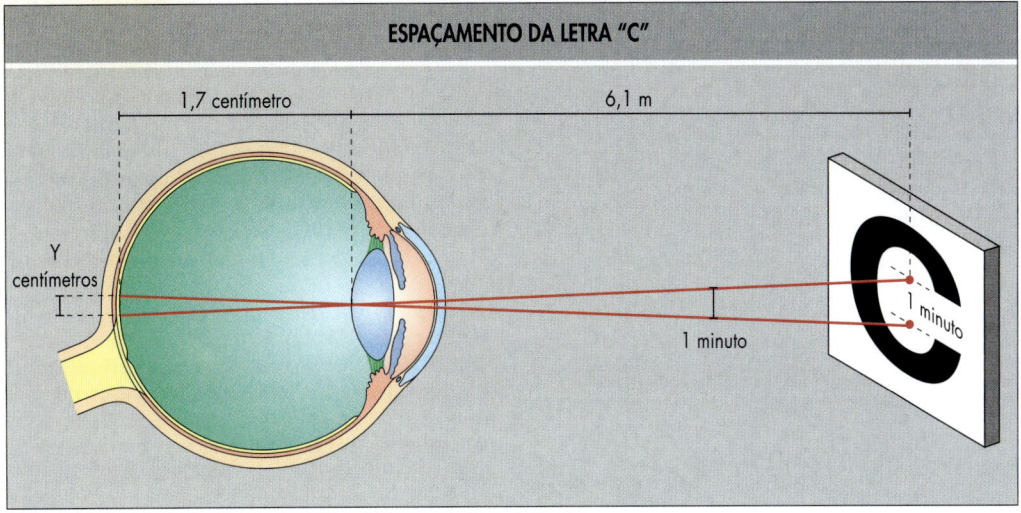

Figura 2.3.1 Espaçamento da lacuna na letra "C". Esta letra é usada para determinar o mínimo espaçamento separável ou resolução do olho na retina. A lacuna na letra C subtendendo 1 minuto, quando imaginada na retina, tem uma dimensão (Y) representando a resolução do olho onde tan (1 minuto) = Y/1,7 (com Y em centímetros); portanto, Y = 4,8 m (ou 0,00019 polegadas). O tamanho total da letra é X = 0,886 centímetros, e a dimensão do espaço é 0,178 centímetros (ver texto).

vistos na vida cotidiana. A sala de exame escura, desprovida de fontes de brilho, também não condiz com o ambiente da maioria das tarefas visuais diurnas.

À medida que a lâmpada do projetor envelhece ou acumula sujeira, e conforme a lente de projeção fica empoeirada, o contraste das letras projetadas no gráfico diminui. Assim, uma mudança nas leituras entre as visitas do paciente nem sempre pode surgir de uma alteração significativa no seu padrão visual. Atualmente, os padrões britânicos exigem de 480 a 600 lux para iluminar gráficos de parede distantes e de 1.200 lux para iluminar os gráficos projetados.[4]

Conforme as letras se tornam menores no gráfico de Snellen, o número de letras por linha aumenta. Assim, um erro por linha significa um grau de comprometimento diferente para cada linha. É necessário, portanto, estabelecer critérios pelos quais se possa concordar que um paciente tenha visto a linha. Alguns médicos dão crédito a um paciente se mais da metade das letras forem identificadas corretamente. Outros exigem a identificação de todas as letras. Lembre-se também de que não existe progressão ordenada de mudança de tamanho de uma linha para outra. Assim, uma mudança de duas linhas no gráfico de Snellen que vai da linha de 20/200 (6/60) para a linha de 20/80 (6/24) representa uma melhoria da acuidade visual por um fator de 2,5, enquanto uma mudança de duas linhas, que vai da linha de 20/30 (6/9) para a linha de 20/20 (6/6), representa uma melhoria por apenas um fator de 1,5.

Outro problema é que a identificação de letras diferentes do mesmo tamanho mostrou variar de dificuldade. Assim, as letras A e L são mais fáceis de identificar do que E. A tabela de Bailey-Lovie (Figura 2.3.2), desenhada por dois optometristas australianos[5] e modificada por Ferris *et al.*[6] em 1982, utiliza 10 letras de dificuldade similar com cinco letras diferentes por linha e tem uma mudança de tamanho proporcional uniforme entre as linhas vizinhas. Outra abordagem é usar o teste de anel de Landolt, no qual círculos de tamanho decrescente, cada um com uma lacuna aberta, são usados em linhas sucessivas, com a orientação das lacunas nos círculos mudando aleatoriamente.

A linha de 20/20 (6/6) de Snellen representa a capacidade de resolver 1 min de arco, o que é próximo do limite teórico da força de variação, mas o paciente ocasional pode ver a linha de 20/15 (6/4,5) ou, raramente, a linha de 20/10 (6/3). Quatro explicações são sugeridas por elas próprias. Primeiramente, alguns indivíduos podem ter diâmetros de segmento externo de cone menores que 1,5 μm, o que daria um mosaico de grãos finos com separações de cone de menos de 1 min de arco. Em segundo lugar, olhos mais longos fornecem imagens da retina levemente ampliadas, tendendo, assim, a produzir melhores acuidades. Em terceiro lugar, alguns olhos podem ter menos aberração que outros, o que permitiria que eles funcionassem de maneira ideal com pupilas maiores, tendo, consequentemente, melhor desempenho limitado por racionamento. Finalmente, nossa experiência com uma pequena abertura corneal incrustada nos ensinou que o processamento cerebral cancela grande parte do ruído de difusão para aberturas entre 1,5 mm a 2,0 mm (US PATENT # 4955904, Atebara, Miller. US PATENT # 5245367, Miller/Meshel. US PATENT # 6899424, Miller, Blanco).

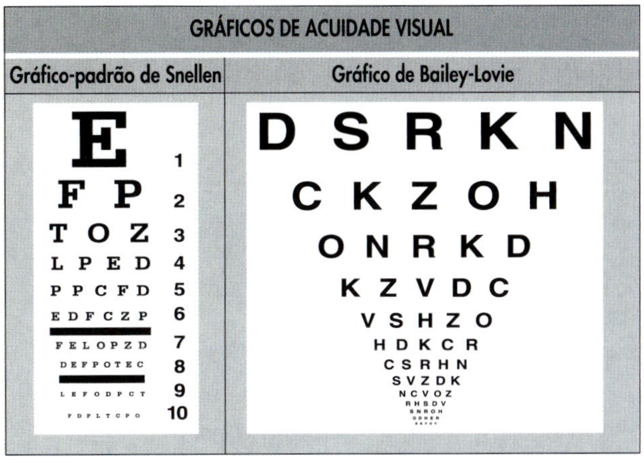

Figura 2.3.2 Gráficos de acuidade visual. Gráficos-padrão de Snellen e Bailey-Lovie.

Sensibilidade ao contraste

O teste de acuidade visual é relativamente barato, leva pouco tempo para ser realizado e descreve a função visual com uma notação, como a de 20/40 (6/12). O melhor de todos, por mais de 150 anos, forneceu um ponto-final para a correção do erro refrativo de um paciente. No entanto, o teste de sensibilidade ao contraste, um teste demorado nascido no laboratório do fisiologista visual e descrito por um gráfico em vez de uma simples notação, tornou-se popular recentemente. Ele descreve um número de alterações sutis de visão não explicadas pelo teste de acuidade visual. Assim, quantifica com maior precisão a perda de visão em cataratas, edema da córnea, doenças neuro-oftálmicas e certas doenças da retina. Embora essas vantagens sejam conhecidas há muito tempo, o recente aumento de popularidade surgiu devido a pacientes com catarata. À medida que o tempo de vida aumenta, mais pacientes com catarata solicitam ajuda médica.

Muitas vezes, suas queixas de objetos que parecem desbotados ou que são mais difíceis de ver sob luz forte não são descritos com exatidão pelas pontuações de acuidade de Snellen. Testes de sensibilidade ao contraste e ao reflexo quantificam muitas dessas queixas.

O teste de sensibilidade ao contraste é similar ao teste de acuidade visual de Snellen, que é feito usando várias letras ou padrões de grade de tamanhos diferentes. No entanto, é diferente do teste de acuidade visual, pois as letras (ou padrões de grade) são exibidas em seis ou mais tons de cinza em vez das letras pretas padrão da tabela de Snellen. Assim, os relatórios de teste de sensibilidade ao contraste mostram um limiar de contraste (i. e., o tom mais claro de cinza que acabou de ser percebido) para cada um dos vários tamanhos de letras (ou padrão de grade).

Contraste

Os componentes de uma foto de jornal convencional consistem em várias regiões associadas à cena em que cada uma é preenchida com uma densidade definida de pontos pretos que representam o contraste da região ou o nível de cinza. Tais fotos de jornal podem ter mais de 100 níveis de meio-tom (i. e., densidades de pontos pretos) para representar os diferentes níveis de contraste na cena.

Enquanto uma letra preta sobre um fundo branco é uma cena de alto contraste, uma criança atravessando a rua ao entardecer e um carro se aproximando de um nevoeiro são cenas de baixo contraste. O contraste de um alvo em um fundo é definido pela Equação 2.3.2.

$$contraste = \frac{luminância\ do\ alvo - luminância\ do\ fundo}{luminância\ do\ alvo + luminância\ do\ fundo}$$

Equação 2.3.2

Como exemplo, suponha que um fotômetro mede a luminância de um alvo em 100 unidades de luz e a luminosidade do fundo em 50 unidades de luz. A substituição na Equação 2.3.2 dá a equação 2.3.3.

$$contraste = \frac{100-50}{100+50} = 0,33\ (ou\ 33\%)$$ **Equação 2.3.3**

Suponhamos que o contraste de um alvo de um determinado tamanho seja 0,33, o que também pode representar o limiar de um paciente mais velho, o que significa que esse paciente não pode detectar alvos de tamanho semelhante de menor contraste. A sensibilidade ao contraste (CS, do inglês *contrast sensitivity*) do paciente mais idoso é o recíproco do contraste, isto é, CS = 3,0. Por outro lado, um indivíduo jovem e saudável que visualiza um alvo do mesmo tamanho pode ter um limiar de contraste de 0,01 com um CS = 100 correspondente. Ocasionalmente, indivíduos (para alvos de determinado tamanho) têm limiares de contraste ainda melhores. Um sujeito poderia ter um limiar de contraste de 0,003, que se converte em um CS de 333. Na literatura de psicologia visual, o CS frequentemente é descrito em termos logarítmicos. Por exemplo, associado ao CS = 10 está log (CS) = 1, ao CS = 100 está log (CS) = 2 e ao CS = 1000 está log (CS) = 3, e assim por diante.

Objetivos

Tanto o cientista visual quanto o engenheiro óptico usam uma série de barras pretas e brancas alternadas como alvos. O engenheiro óptico descreve a finitude de um alvo pelo número de pares de linhas por milímetro (um par de linhas consiste em uma barra escura com um espaço em branco ao lado). Quanto maior o número de pares de linhas por milímetro, mais fino é o alvo. Por exemplo, cerca de 82 pares de linhas por milímetro na retina de um olho com uma distância focal de 21 mm é equivalente a um alvo preto-branco periódico no espaço do objeto, no qual o espaço branco entre dois espaços pretos subtende aproximadamente 1 min de arco (como a letra E da carta de Snellen vista a 6 m). Equivalentemente, com um gráfico de Snellen visto a 6 m, 109 pares de linhas por milímetro na retina são equivalentes às letras 20/15 (6/4,5).

O cientista da visão geralmente descreve um padrão de barra periódico em termos de sua frequência espacial, conforme percebida na distância do teste – as unidades são ciclos por grau (cpd, do inglês *cycles per degree*). Um ciclo é uma barra preta e um espaço em branco. Para converter unidades de Snellen em cpd na distância de teste de 6 m, o denominador de Snellen é dividido por 600 (180). Por exemplo, 20/20 (6/6) converte-se em 30 cpd. Da mesma maneira, 20/200 (6/60) converte-se em 3 cpd.

Ondas senoidais

Até agora, os alvos foram descritos como barras escuras de alto contraste de frequência espacial diferente contra um fundo branco. Estes também são conhecidos como ondas quadradas ou grades de Foucault. No entanto, na óptica, poucas imagens podem ser descritas como ondas quadradas perfeitas com bordas agudas. A diferença na tração tende a tornar a maioria das bordas ligeiramente difusas, assim como a aberração esférica e o astigmatismo oblíquo, particularmente no caso da óptica do olho. Se a intensidade da luz é plotada através de uma imagem fortemente turva de uma grade de Foucault, ocorre um padrão de onda senoidal. Os padrões de onda senoidal têm grande apelo porque podem ser considerados os elementos essenciais a partir dos quais qualquer padrão pode ser construído. O matemático pode quebrar qualquer padrão alternado, seja um eletrocardiograma ou uma onda sonora de uma trombeta, em uma soma única de ondas senoidais. Esta decomposição matemática de padrões em componentes sinusoidais é conhecida como transformação de Fourier. O teorema de Fourier descreve a maneira como qualquer padrão pode ser escrito como uma soma de ondas senoidais que apresentam várias frequências, amplitudes e fases espaciais.

Além disso, acredita-se que o sistema visual do cérebro pode operar quebrando padrões e cenas observadas em ondas senoidais de diferentes frequências. O cérebro então as adiciona novamente para produzir a impressão mental de um quadro completo. Transformações de Fourier podem ser o método que o sistema visual usa para codificar e registrar imagens da retina. Tem sido demonstrado que diferentes células ou "canais" ocorrem na retina, no corpo geniculado lateral e no córtex que seletivamente carregam frequências espaciais diferentes.[7] Até agora, seis a oito canais foram identificados. Também foi demonstrado que todos os canais respondem ao contraste – o córtex apresenta uma relação linear entre a amplitude da descarga neuronal e o logaritmo do contraste da grade. Consequentemente, muitos testes de sensibilidade ao contraste baseiam-se em padrões de onda senoidal, em vez de padrões de onda quadrada.

Gravação de sensibilidade ao contraste

A Figura 2.3.3 exibe várias funções, incluindo a de teste de sensibilidade ao contraste para um sujeito normal. A forma da função de sensibilidade ao contraste do olho humano é diferente daquela que compõe um sistema de imagem óptica inanimado, em que a função geralmente diminui continuamente de frequências espaciais muito baixas a muito altas. Para o olho humano normal, a sensibilidade ao contraste geralmente aumenta de frequências muito baixas para cerca de 6 cpd e depois diminui com o aumento da frequência para além de 6 cpd. A diminuição da sensibilidade ao contraste com frequência acima de 6 cpd se deve à influência da divergência e das aberrações, que dificultam a detecção de detalhes finais. O aumento da sensibilidade ao contraste com frequência de até 6 cpd é devido ao sistema de processamento retina-cérebro, que é programado para aumentar nossa sensibilidade ao contraste na faixa de 2 a 6 cpd. Campos de receptores, sistemas *on-off* e inibição lateral são mecanismos fisiológicos bastante conhecidos que influenciam os diferentes canais de frequência espacial e são responsáveis por esse aumento. Na Figura 2.3.3, a plotagem da função de teste da retina (RTF, do inglês *retinal testing function*) representa o desempenho da sensibilidade ao contraste do sistema neural da retina.[8–10] Uma impressionante prova do aumento do contraste do cérebro é dada na Figura 2.3.4.

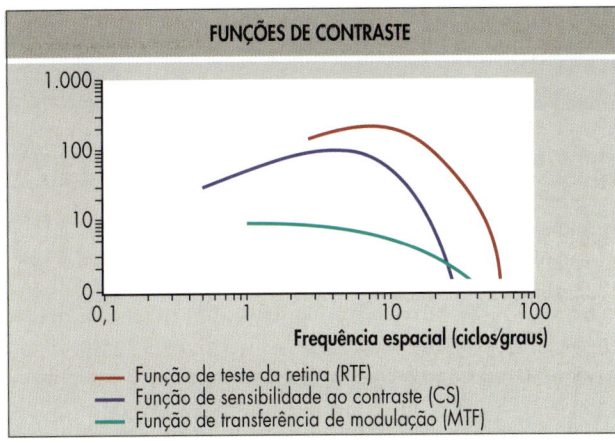

Figura 2.3.3 Funções de contraste. A função de sensibilidade ao contraste (CS) do olho humano é o produto da função de transferência de contraste da contribuição puramente óptica, chamada de função de transferência de modulação (MTF) e a função de sensibilidade ao contraste da contribuição puramente neurorretiniana, chamada de função de teste da retina (RTF). O MTF é ampliado 10× no gráfico. (Redesenhada do Mainster MA. Ótica contemporânea e patologia ocular. Surv Ophthalmol 1978; 23: 135-42.)

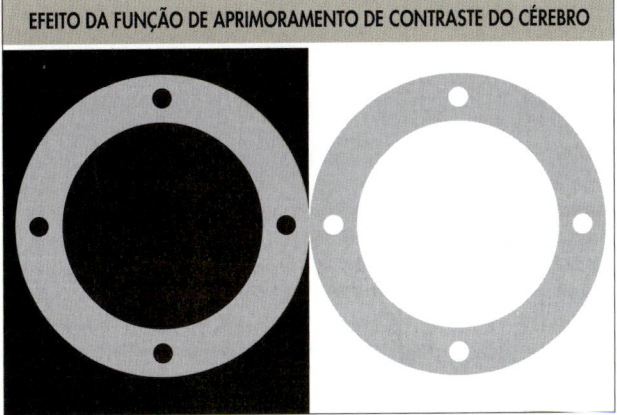

Figura 2.3.4 Efeito da função de aprimoramento de contraste do cérebro. Um círculo cinzento é visto contra um fundo preto e um contra um fundo branco. A função de aprimoramento de contraste do cérebro torna a aparência cinza mais clara contra o fundo escuro e mais escura contra o fundo claro.

Também é mostrada na Figura 2.3.3 a função de transferência de modulação rotulada (MTF), que representa os componentes sinusoidais da função de transferência de objeto para imagem para a porção puramente óptica do sistema visual (córnea, lente).[11] O MTF é descrito mais completamente na próxima seção. Existe uma relação matemática significativa entre as três funções, expressa pela Equação 2.3.4, a chamada relação Campbell-Green,[11] e está ilustrada na Figura 2.3.3. A relação Campbell-Green foi demonstrada em estudos clínicos.[12]

CS = RTF × MTF para todas as frequências   **Equação 2.3.4**

Diferenças na função de sensibilidade ao contraste são esperadas entre os diferentes grupos de indivíduos. Por exemplo, a sensibilidade ao contraste diminui com a idade, para a qual dois fatores parecem ser responsáveis. Em primeiro lugar, o cristalino normal dispersa mais luz com o aumento da idade,[13] o que embaça as bordas dos alvos e degrada o contraste. Em segundo lugar, o próprio sistema de processamento da retina cerebral perde sua capacidade de aumentar o contraste com o aumento da idade.

A função de sensibilidade ao contraste também é um método preciso para seguir certos estados de doença. Por exemplo, a função de sensibilidade ao contraste de um paciente que tem catarata é diminuída, como em outra lesão de espalhamento de luz, o edema da córnea. Como a função de sensibilidade ao contraste é dependente do processamento do sistema nervoso central, não é de surpreender que condições como neurite óptica e tumores da hipófise também tenham caracteristicamente uma diminuição das funções de sensibilidade ao contraste.

A sensibilidade ao contraste dos pacientes também diminui à medida que a iluminação é reduzida.[14] Assim, a sensibilidade ao contraste para uma frequência espacial de 3 cpd normalmente cai de 300 para 150 a 10 quando a luminância da retina cai de 9 trolands para 0,09 trolands para 0,0009 trolands. (O troland é uma unidade psicofísica. Um troland é a luminância da retina produzida pela imagem de um objeto, cuja luminância é de 1 lúmen/m^2 [1 lux] para uma área da pupila de entrada de 1 mm^2.) Portanto, quando forem feitas comparações cuidadosas da função de sensibilidade ao contraste, a iluminância dos alvos de teste deve ser mantida no valor recomendado.

EQUIVALENTE ESFÉRICO

Existem três componentes básicos na especificação de uma lente para óculos: a potência esférica, o eixo do cilindro astigmático e a potência do cilindro. Uma determinação acurada do componente esférico é baseada em ter corrigido totalmente o erro astigmático para assegurar que um foco de ponto seja obtido com a lente de correção final. Portanto, os exames subjetivos seguem nessa ordem. Nos olhos com astigmatismo, cada um dos principais meridianos produz uma imagem linear em sua distância focal. No espaço entre os focos – o intervalo de Sturm – a imagem tem uma mudança progressiva em seu perfil elíptico. Na distância focal da média dióptrica das duas potências principais, a imagem é redonda e é chamada de círculo de menor confusão. Em um olho não corrigido para o astigmatismo, a melhor acuidade ocorre quando o círculo de menor confusão cai sobre a retina (Figura 2.3.5). Em todos os outros pontos do lápis astigmático, a imagem é distorcida ao longo dos principais meridianos, em que cada fonte pontual produz uma imagem oval.[3] As imagens ovais de dois ou mais objetos pontuais adjacentes se sobrepõem ao longo de um dos principais meridianos e aparecem mais escuros ao longo de seus longos eixos. Algumas técnicas de refração usam este efeito para neutralizar subjetivamente o foco astigmático.

Equivalente esférico é um importante conceito óptico aplicável na distribuição de lentes de contato e óculos. Ele é definido como o poder esférico cujo ponto focal coincide com o círculo de menor confusão, em que se veria um borrão mínimo em sua visão. Para calcular o equivalente esférico, desconsidere o eixo e adicione metade da potência do cilindro à potência da esfera. Esta é a soma algébrica da esfera de valor e metade do valor do cilindro, representando a média das duas potências que compõem o esferocilindro.

Um exemplo de cilindro positivo:

$$+2,00 + 3,00 \times 120$$

O equivalente esférico é:

$$+2,00 + (+3,00/2) = +3,50$$

Um exemplo de cilindro negativo:

$$+2,00 - 3,00 \times 120$$

O equivalente esférico é:

$$+2,00 + (-3,00/2) = +0,50$$

Em termos práticos, o equivalente esférico é útil para prescrever uma lente de contato esférica a um paciente com um baixo nível de astigmatismo. Também é útil na prescrição de lentes de contato astigmáticas para um indivíduo com alto astigmatismo, além da correção máxima de –2,75 comumente oferecida por muitas empresas de lentes de contato. Como resultado, pode-se prescrever a menor quantidade de astigmatismo e corrigir o poder esférico com base no equivalente esférico. Outro uso semelhante de equivalente esférico seria, ao prescrever óculos a um paciente com alto astigmatismo, reduzir a correção do cilindro para ajudar o paciente a se ajustar a sua prescrição.

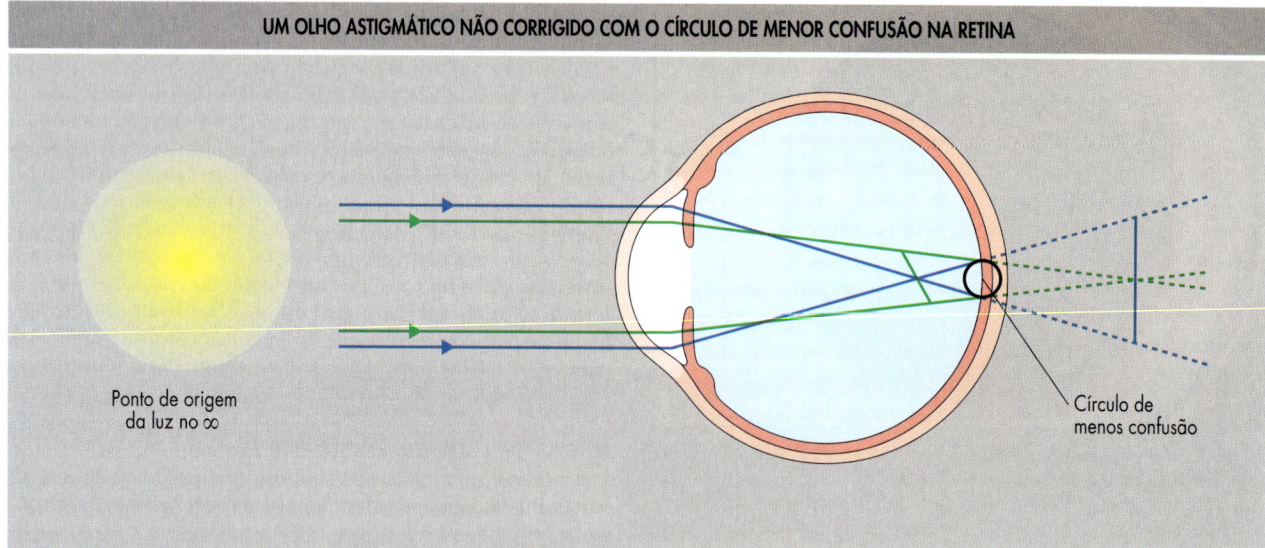

Figura 2.3.5 Um olho astigmático não corrigido com o círculo de menor confusão na retina. As linhas focais horizontal e vertical são dioptricamente iguais na frente e atrás da retina.

ASTIGMATISMO DETECTADO

Uma das razões mais comuns para os pacientes procurarem cuidados oftalmológicos é obter a correção do erro de refração. No entanto, a refração também é uma ferramenta diagnóstica usada para diferenciar a acuidade reduzida causada por erro de refração não corrigido ou corrigido de modo incompleto da visão turva relacionada à doença ocular.

Na maioria dos casos, a determinação final da correção refrativa baseia-se na avaliação do paciente da potência da lente que fornece a visão mais clara na distância de visualização desejada. Esse procedimento, chamado refração subjetiva e que é consagrado há tempos, combina a habilidade técnica necessária para selecionar uma lente que produz uma imagem nitidamente focada na retina temperada com a arte de determinar a melhor correção geral incorporando outros fatores, como o equilíbrio entre os dois olhos, as necessidades visuais do paciente, a idade do paciente e a taxa de mudança do erro refrativo. Os conceitos e procedimentos descritos aqui se referem à neutralização do erro de refração com óculos, mas a maioria desses princípios e técnicas também se aplica à correção usando lentes de contato.

Utilidade do teste

A refração subjetiva é geralmente realizada após a obtenção de uma história aprofundada, que inclui verificar se a visão clara foi obtida anteriormente em ambos os olhos, descrevendo os sintomas visuais e qualquer alívio fornecido com a correção atual e requisitos visuais específicos relacionados ao trabalho e atribuições. Deve ser realizado antes de qualquer outro teste que possa alterar as respostas do paciente devido a alterações físicas no olho, como a tonometria de Goldmann e a gonioscopia. Qualquer procedimento de exame que use luzes brilhantes, como oftalmoscopia ou avaliação de lâmpada de fenda, pode produzir uma resposta de fotopsia. A refração deve ser feita antes desses testes serem realizados ou após um período de recuperação adequado.

Procedimento

Embora um teste totalmente subjetivo seja possível, a maioria dos examinadores usa um ponto inicial básico, como uma avaliação dos óculos anteriores do paciente, retinoscopia ou os resultados de uma refração automatizada, que eles então refinam para atender aos requisitos do paciente. Em geral, o objetivo é determinar a correção de máxima da lente máxima (ou mínima da lente mínima) que fornece uma visão distante e clara ao mesmo tempo, exercendo acomodação mínima, e uma correção próxima que fornece uma visão clara nas distâncias desejadas. Muitos métodos foram desenvolvidos para determinar a "melhor" correção, qualquer um dos quais um perito refracional pode recorrer para resolver um dilema refrativo específico. Para os fins deste capítulo, apenas os métodos mais amplamente aceitos são descritos.

Instrumentação

Tal como acontece com a maioria dos procedimentos de cuidados de saúde, muitos níveis de sofisticação nos instrumentos estão disponíveis para executar esta técnica. Eles variam de *scanners* e analisadores altamente automatizados, que fornecem uma medida objetiva do erro de refração do olho em segundos, para o método centenário de colocar manualmente as lentes soltas em uma estrutura de teste usada pelo paciente. Cada método tem seus proponentes e, em situações particulares, cada um tem suas vantagens.

Os refratores automatizados analisam o poder focal da luz emitida pelo olho e a convertem em uma correção dióptrica. Eles são muito rápidos, exigem níveis mínimos de habilidade para operar e são bastante precisos. Também são muito caros. Certos modelos *high-end* têm capacidade de refração subjetiva, de modo que a correção pode ser refinada no instrumento. Os refratores automatizados portáteis e portáteis agora estão disponíveis.

A maioria dos praticantes confia no refrator ou no foróptero operado manualmente que contém uma bateria de lentes dispostas em rodas dentadas que podem ser posicionadas na frente dos olhos do paciente. As lentes podem ser trocadas rapidamente para fornecer uma ampla gama de lentes esféricas positivas e negativas, bem como uma gama de lentes cilíndricas, disponíveis em configurações de cilindro negativo e de cilindro positivo, que podem ser giradas para o eixo apropriado.

Uma estrutura de teste pode ser usada para montar lentes de teste soltas na frente dos olhos do paciente. A refração da estrutura experimental é um procedimento demorado e, devido à espessura das lentes individuais, especialmente em potências mais fortes, uma mudança de potência é induzida quando várias lentes são empilhadas. Esse erro pode ser minimizado ao colocar uma lente esférica mais forte no poço posterior mais próximo do olho do paciente. Uma variação desta técnica é usar um suporte para lente do tipo *clip-on*, que pode ser montado nos óculos atuais do paciente ou em um par de óculos "emprestado" feito com uma potência esférica próxima à correção necessária do paciente. Isso funciona excepcionalmente bem quando os óculos existentes contêm um componente esférico ou cilíndrico forte. O uso mais prático de uma armação de teste ou *clip-ons* é permitir que o paciente experimente a mudança na correção antes de investir em um novo par de óculos.

Determinação do eixo do cilindro

O "mostrador de relógio", um alvo padrão na maioria dos sistemas de projetor oftálmico, é um gráfico circular com raios traçados em intervalos de 30°. Quando a lente tórica de potência correta é interposta ao longo do eixo apropriado, cada imagem é circular e todos os raios aparecem igualmente escuros (Figura 2.3.6). O ponto de partida do teste é ter poder de lente suficientemente maior na tentativa de correção, de modo que os pontos focais de ambos os principais meridianos sejam anteriores à retina, mas sejam reconhecíveis. Essa técnica de "embaçamento" serve para inibir a resposta acomodativa natural ao desfoque; qualquer efeito de focagem apenas embaça a imagem. Na prática, a esfera de partida inicial (obtida omitindo o cilindro negativo do resultado da retinoscopia líquida, a correção anterior do espetáculo ou o resultado da autorrefração) é colocada antes do olho a ser examinado. Para um olho corrigível para 20/20 (6/6), é adicionada uma potência suficiente da lente para desfocar a linha de letras de 20/40 (6/12), em geral de pelo menos 1,00 D.

Nos olhos com mais astigmatismo, deve-se acrescentar potência suficiente para enevoar o mínimo míope ou o meridiano mais hipermetrópico. O gráfico do relógio é projetado e o paciente é questionado: "Quais raios na roda, se há algum, são mais escuros?". Como os detalhes do gráfico são padronizados no nível de 20/30, reduções incrementais na potência adicional são necessárias até que algumas linhas estejam claras. Se não houver astigmatismo, todos os raios permanecerão igualmente borrados à medida que a potência for reduzida. Nos olhos astigmáticos, a linha focal produzida pelo meridiano principal do dedo do pé fica mais próxima da retina e aparece mais escura ou mais ousada. Com altos valores de astigmatismo, uma ou duas linhas são proeminentes, enquanto, em valores mais baixos, várias linhas podem inicialmente parecer igualmente escuras. O centro do grupo é identificado pelo paciente. Um método direto de comunicar o eixo correto é fazer o paciente apontar o meridiano mais escuro com um ponteiro a *laser*.[15] O eixo do cilindro corretor negativo é colocado a 90° desta linha.

Outro método simples é usar o menor "tempo do relógio" da linha mais escura e multiplicar por 30. Por exemplo, se a linha vertical estiver mais escura, o paciente responderá: "A linha 6 horas/12 horas". O cilindro de correção deve ser colocado no eixo 180° (6 × 30). As lentes de cilindro secundárias são então adicionadas em incrementos de 0,25 D até que todos os raios fiquem igualmente escuros. Para manter o nevoeiro refrativo, uma esfera de +0,25 D é adicionada para cada −0,50 D de cilindro que é adicionado. Quando a igualdade dos raios é relatada, deve-se dar continuidade ao processo até que ocorra a reversão para garantir que a potência total do cilindro tenha sido realmente identificada.

Como os meridianos no gráfico do relógio estão separados por 30°, o eixo verdadeiro pode estar entre eles. Existem vários outros gráficos comumente usados que podem refinar o eixo com mais precisão. O gráfico *sunburst* tem linhas radiais que estão apenas a 15° de distância, mas, muitas vezes, é difícil comunicar o eixo preciso ao examinador por causa de flutuações em resposta relacionadas a movimentos menores da cabeça. A lâmina parabólica rotativa (Figura 2.3.7) tem dois arcos parabólicos simétricos cujas extremidades assintóticas se aproximam da imagem de uma ponta de seta.[16] Com o olho em estado "embaçado", o *slide* é girado até que ambas as metades da ponta da flecha pareçam igualmente escuras. O eixo pode ser lido de um transferidor projetado na tela. Ao longo dos eixos principais há uma cruz de linhas pontilhadas, que, então, é usada como descrito anteriormente para determinar a potência correta do cilindro.

O teste do cilindro cruzado de Jackson (JCC, do inglês *Jackson cross-cylinder*) talvez seja o método mais comumente usado para determinar subjetivamente a ocorrência de astigmatismo e para refinar a potência e o eixo de um cilindro refrativo. Ele se baseia em colocar o círculo de menor confusão na retina. Um cilindro cruzado é uma lente cujas principais potências são iguais e opostas em sinal. Cada extremidade do eixo mínimo é marcada com um ponto vermelho, enquanto o eixo máximo tem pontos brancos. O manípulo rotativo na lente manual e o eixo de articulação no JCC montado no refrator fica a 45° dos meridianos principais para permitir que a lente seja rapidamente inserida em duas posições primárias. Quando o círculo de menor confusão está na retina, os meridianos estão igualmente fora de foco (Figuras 2.3.8 e 2.3.9).

Uma lente cilíndrica, cujo eixo menor está alinhado exatamente ao longo do eixo positivo astigmático do olho, produz um esferocilindro resultante cujo eixo é também coincidente. No entanto, se o eixo da lente de correção não estiver alinhado com o eixo astigmático do olho, o eixo do cilindro resultante fica oblíquo em relação aos outros dois. A potência do cilindro resultante varia proporcionalmente à quantidade de rotação axial entre os eixos do olho e da lente. O JCC é usado para determinar o eixo correto e a potência da lente corretora, produzindo círculos maiores ou menores de menor confusão na retina em cada uma de suas posições flexíveis. O cilindro de correção pode ser alterado até que os tamanhos dos círculos de desfoque sejam iguais. Como em todas as técnicas de correção astigmática, o eixo do cilindro precisa ser estabelecido antes que a potência possa ser determinada.

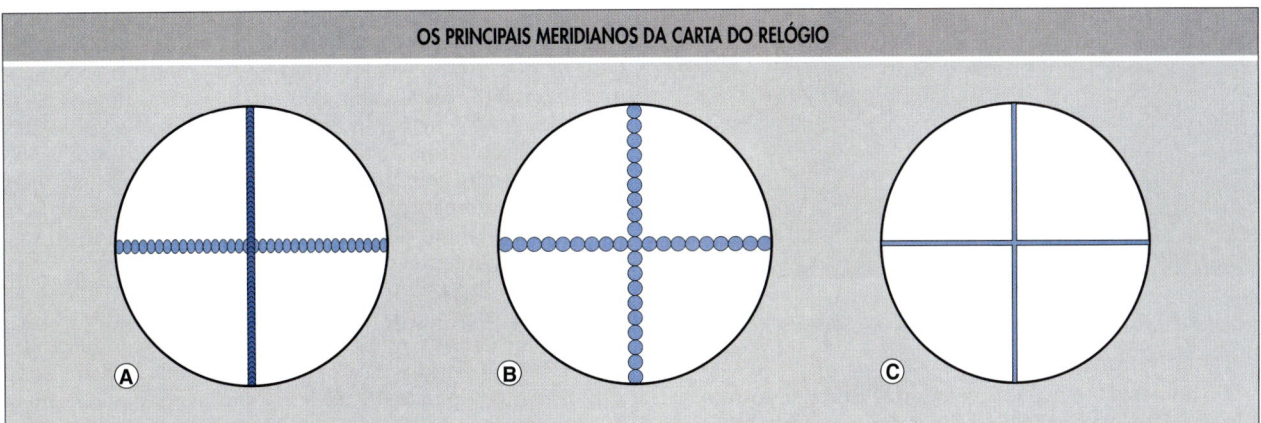

Figura 2.3.6 Os principais meridianos da carta do relógio. A. Como visto por um olho com astigmatismo não corrigido em que cada imagem aparece como um oval vertical. Os ovais sobrepostos tornam a linha vertical mais escura. **B.** O mesmo olho quando a quantidade correta de cilindro estiver no lugar e a lente de nebulização não tiver sido removida. Cada imagem aparece como um círculo borrado para que todas as linhas pareçam igualmente escuras. **C.** O mesmo olho com a correção esferocilíndrica completa no lugar. Cada imagem aparece como um ponto agudo, dando uma aparência uniforme e bem focada ao gráfico.

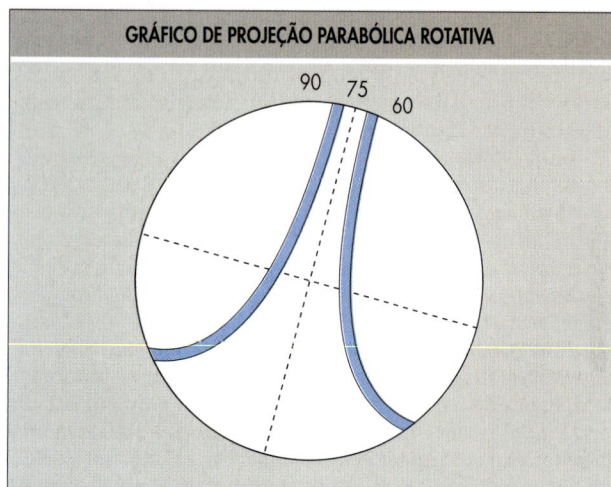

Figura 2.3.7 Gráfico de projeção parabólica rotativa. O eixo da lente de correção é determinado girando a lâmina até que ambos os braços do padrão pareçam igualmente escuros.

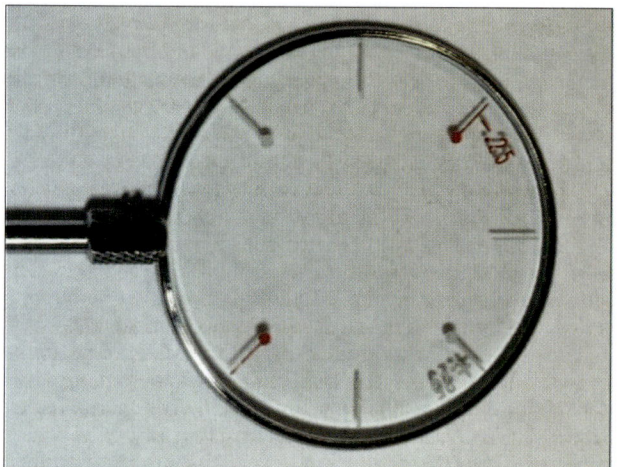

Figura 2.3.8 O cilindro cruzado de Jackson. Observe os círculos vermelhos nas extremidades do eixo menos. (Cortesia Scott Brodie.)

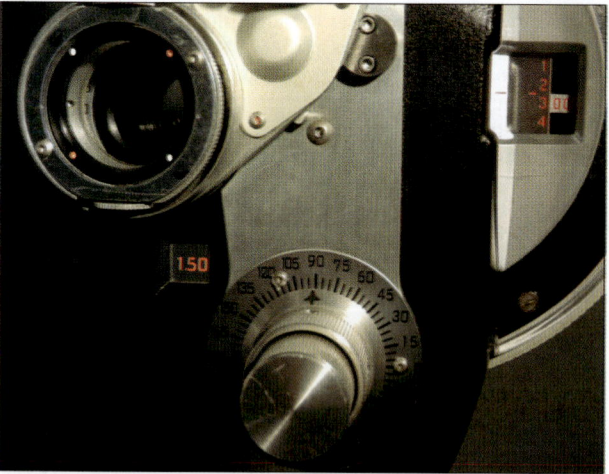

Figura 2.3.9 O cilindro cruzado de Jackson montado no refrator está no lugar para verificar a orientação do eixo de um cilindro de eixo 90°.

Quando o JCC é usado para localizar o eixo de correção, as imagens são igualmente borradas quando os principais meridianos do JCC estão igualmente desalinhados com o verdadeiro eixo de correção do olho. Para refinar a correção astigmática, a correção do ponto de partida é colocada antes do olho. A alça do JCC é alinhada ao longo do eixo mínimo da lente corretiva, colocando os principais meridianos do JCC a cada 45° de distância. Usando um alvo com uma linha maior que a melhor acuidade obtida por meio da correção provisória, o examinador gira o JCC e pergunta ao paciente: "Qual é o melhor: o primeiro ou o segundo?". O ponto-final é a resposta: "Eles estão igualmente borrados." Se uma posição do JCC produzir uma imagem melhor, os eixos da lente de correção e do JCC são movidos 5° na direção dos pontos vermelhos no JCC (se estiver usando lentes de teste com cilindro menor; se estiver usando lentes de teste mais cilíndricas, gire a lente de correção para a orientação preferencial dos pontos brancos). Na maioria dos modelos de refratores, o eixo do cilindro e o JCC giram juntos. A lente é novamente aberta e o paciente tem a oportunidade de comparar a imagem através de cada lente. No eixo no qual a igualdade do desfoque está localizada, as lentes devem ser giradas mais 5° na mesma direção. Se a resposta anterior foi precisa, a nova posição deve produzir uma reversão na direção.

Determinação do alcance do cilindro

Para determinar a potência correta do cilindro, o JCC é girado até que um conjunto de meridianos principais se sobreponha ao eixo mínimo da lente corretora. A alça do JCC está agora a 45° de distância. Nas unidades refratoras, a posição é marcada por um detentor de parada de cliques. Usando a mesma linha de letras, o JCC é enviado e novamente o paciente é solicitado a escolher a melhor das duas imagens. Se o eixo negativo do JCC, marcado pelos pontos vermelhos, estiver alinhado com o eixo do cilindro, um cilindro de –0,25 D é adicionado à correção. Se a melhor imagem é produzida quando o eixo máximo, marcado pelos pontos brancos, é alinhado, a potência do cilindro é ajustada adicionando-se +0,25 D. Para assegurar que o círculo de menor confusão permaneça na retina, para cada 0,50 D de cilindro que é adicionado, uma esfera de 0,25 D de potência oposta deve ser acrescida. O procedimento é repetido até que as duas imagens fiquem igualmente borradas. A passagem de uma lente para a reversão garante que a lente correta seja selecionada.

Nova verificação da esfera

Uma vez que a correção cilíndrica apropriada tenha sido estabelecida, a esfera final precisa ser determinada. Uma técnica simples é o *refog* (novo embaçamento) da visão usando lentes positivas para minimizar os efeitos da acomodação descontrolada. Obviamente, isso é mais um problema em indivíduos mais jovens que têm uma grande reserva acomodativa. Usando a linha de melhor acuidade esperada, a potência é reduzida em 0,25 D por vez, com uma pausa suficiente para permitir que o paciente tente interpretar as letras. Uma vez identificadas, a próxima linha menor é apresentada. Se essas letras não forem claramente reconhecidas, a potência será reduzida em outros 0,25 D. Se ainda não estiverem claras, a lente anterior provavelmente produzirá o foco mais desinteressado. Se as letras forem vistas, o processo é repetido com a próxima linha menor. Muitos indivíduos têm a capacidade de ver detalhes menores que os da linha de 20/20 (6/6). É importante registrar a melhor acuidade para estabelecer uma linha de base para futuras comparações.

Outra técnica comumente usada para refinar a esfera final é o teste duocromático, que faz uso da aberração cromática do olho.[17] A luz branca que entra no olho é refratada de acordo com os comprimentos de onda dos componentes. Em um olho emetrope, a luz azul concentra-se em cerca de 1D miópica, enquanto a luz vermelha focaliza cerca de 0,5 D hipermetrópica, mas equidistante da retina. O teste duocromático utiliza um par de filtros coloridos incorporados na letra do projetor, com a transmissão de pico de um a 530 µm (verde) e do outro a 670 µm (vermelho) (Figura 2.3.10). Na emetropia corrigida, uma apresentação combinada de letras é igualmente borrada em cada lado do gráfico. Com a melhor correção esferocilíndrica, pede-se ao paciente que olhe as letras no lado verde. Eles permanecem em foco apenas quando a acomodação é relaxada. Como as letras no lado vermelho podem ser esclarecidas acomodando-se

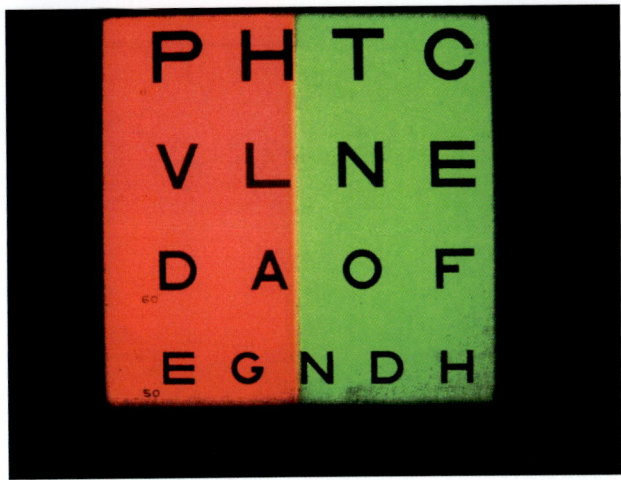

Figura 2.3.10 Quando as letras no lado verde do gráfico são mais claras, é preciso adicionar mais potência esférica.

a elas, pede-se ao paciente que olhe rapidamente para as letras no lado vermelho e depois de volta para o verde e compare sua clareza. Se as letras no lado verde forem mais claras, a esfera de correção será alterada em 0,25 D na direção positiva. Se as letras no lado vermelho forem mais claras, 0,25 D será adicionado na direção negativa. Este teste é sensível o suficiente para 0,25 D causar uma reversão na clareza.

Verificações finais

Alojamento

Colírios cicloplégicos podem ser usados para eliminar a acomodação durante o exame. Na maioria dos casos, os resultados de uma refração cicloplégica não são prescritos como uma correção. Em vez disso, esse tipo de exame é usado em circunstâncias selecionadas para determinar o *status* refrativo da linha de base do olho. Há duas situações comuns em que isso é valioso:

- Em indivíduos jovens com suspeita de contração espasmódica, especialmente quando acompanhada por esoforia ou esotropia, é importante prescrever a correção de potência mais forte para relaxar a acomodação. Um exame de acompanhamento, não sob cicloplegia, é geralmente necessário para determinar a quantidade máxima de energia da lente que pode ser tolerada no estado natural.
- Os protocolos para cirurgia refrativa geralmente determinam que o poder de refração cicloplégico dos olhos seja determinado antes do procedimento.[18]

Equilíbrio binocular

Todo o procedimento é repetido para cada olho para produzir duas prescrições subjetivas monoculares. Supondo que o paciente tenha uma visão binocular clara e única, os efeitos de compensar uma heteroforia existente ou os efeitos da soma da visão de ambos os olhos podem alterar os poderes do cristalino escolhidos para a prescrição subjetiva binocular.[19] O processo geralmente é realizado em dois passos.

O primeiro é garantir que o mesmo esforço de acomodação esteja entre os dois olhos. Se a visão mais bem corrigida é aproximadamente a mesma em cada olho, a visão fica embaçada com lentes de +0,75 D. Um prisma vertical suficiente é colocado na frente de cada olho para produzir duas imagens separadas da linha isolada de 20/40 (6/12). O paciente é solicitado a comparar as clarezas da linha superior e da linha inferior. Se aparecerem igualmente desfocados, +0,25 D é adicionado a um olho e eles são comparados novamente. O outro olho deve agora ver um pouco mais claramente. A lente é removida e o processo repetido no outro olho. Ajustes são feitos até que as imagens fiquem tão borradas quanto possível. Se não houver um par de lentes que produza uma igualdade de desfoque entre os dois olhos, o par que dá uma imagem um pouco melhor na frente do olho dominante é frequentemente preferido.

A melhor linha de acuidade é então isolada no gráfico. As lentes de nebulização são reduzidas de ambos os olhos em 0,25 D de cada vez, permitindo um tempo suficiente entre os estágios para que o paciente se ajuste à mudança da lente. Assim como se dá com o teste subjetivo monocular, a potência da lente que oferecerá melhor acuidade sem induzir acomodação é geralmente a escolha final. O teste duocromático proporciona um método alternativo para determinar os poderes da lente que produz uma imagem retiniana não acomodada e nítida.

A mesma técnica pode ser empregada em olhos que têm uma discrepância moderada na visão mais bem corrigida, seja de ambliopia ou de alguma outra anormalidade. Os poderes da lente podem ser balanceados usando uma linha maior de letras, por exemplo, a linha de 20/80 (6/24), e então reduzida à melhor acuidade binocular, que é a do melhor olho. Isso resolve o dilema de tentar determinar a melhor correção subjetiva monocular em um olho com pouca discriminação visual.

A refração binocular é uma técnica raramente usada na qual ambos os olhos estão fixados enquanto a refração monocular é medida. A maioria dos dispositivos contemporâneos utiliza alguma forma de separação vectográfica na qual um alvo polarizado é apresentado a cada olho através de analisadores polarizados de interposição com um eixo diferente na frente de cada olho. Há a vantagem de imitar a forma normal de visão, incorporando todos os esforços binoculares do paciente, incluindo forias horizontais e verticais. Além disso, este método oferece a única maneira de identificar uma cicloforia em que os eixos astigmáticos dos olhos são diferentes em condições binoculares, quando observados monocularmente.[20]

A confirmação da prescrição final é frequentemente negligenciada, mas é uma verificação extremamente valiosa do conforto e da acuidade do novo poder da lente. Embora uma sala de exame de 6 m de comprimento seja considerada equivalente à ciência óptica infinita, ainda são necessários 0,17 D de acomodação a essa distância. É psicologicamente reconfortante para o paciente sair da sala de exame e ver o final do corredor ou, melhor ainda, o outro lado da rua, através das novas lentes. Esse pequeno investimento de tempo pode salvar longas visitas de acompanhamento que podem resultar de falhas de comunicação na sala de exames.

Se a correção do cilindro é semelhante à dos óculos antigos do paciente, é relativamente simples ter as lentes esféricas de teste de mão do paciente na frente dos óculos e comparar a visão com e sem a mudança na prescrição. Esta é uma maneira simples de determinar qual é a correção mais satisfatória quando existe uma discrepância entre o teste subjetivo monocular e os testes subjetivos binoculares. Como o desfecho do teste subjetivo monocular é a melhor acuidade e o objetivo do teste subjetivo binocular é a igualdade de acomodação, alguns pacientes podem ter uma leve diferença nas acuidades do olho direito e esquerdo por meio da prescrição binocular. Este refinamento lhes oferece a oportunidade de observar a diferença entre as duas correções e fazer uma escolha prática entre elas.

Se houver alguma dúvida sobre o conforto visual da mudança, as lentes podem ser mantidas em posição com um suporte *clip-on* enquanto o paciente aproveita a oportunidade para caminhar e ajustar a diferença. Em alguns casos, pode ser benéfico permitir que os pacientes tomem emprestadas as lentes e os suportes durante a noite para avaliar as mudanças de lentes em seu próprio ambiente. É importante marcar as lentes direita e esquerda e, se os cilindros forem necessários, fornecer um esboço para ajudar a alinhar as marcas dos eixos.

Um procedimento similar pode ser usado quando a mudança na correção é um esferocilindro. É difícil colocar e remover mais de uma lente na frente dos óculos do paciente. Se o novo eixo do cilindro for diferente do dos óculos antigos, um cálculo do eixo do cilindro resultante e da potência é necessário para determinar a lente apropriada para segurar na frente dos óculos. Nessa situação, é mais prático colocar a nova correção em uma estrutura de teste e permitir que o paciente visualize alternadamente a distância através da estrutura de prova e dos óculos antigos. A distância interpupilar do quadro de teste, a posição vertical da lente e o ângulo pantoscópico devem ser ajustados corretamente, especialmente com potências de lente fortes.

Refração para visão de perto

A correção de grau para perto é a que apresenta potência e energia adicionais para satisfazer a necessidade de uma visão clara e confortável em um ponto próximo desejado. Embora existam tabelas normativas para determinar um acréscimo de acordo com a idade do paciente, elas simplesmente funcionam como referência para ajudar o examinador a reconhecer uma possível condição sobrecorrigida ou não corrigida. Este é um momento importante para ouvir seu paciente. Embora os pacientes sejam notoriamente imprecisos ao estimar suas distâncias de trabalho, a descrição de como os olhos se comportam para enxergar de perto ajuda a determinar não apenas o poder da lente necessária para tarefas próximas, mas também de que maneira a correção será mais eficaz. Por exemplo, para um presbíope que requer um acréscimo de +2,00 D para leitura pode ser muito satisfatória uma correção bifocal para a maioria das atividades, mas pode exigir um acréscimo de +1,25 D em lentes de visão simples para trabalhar em um terminal de computador.

Uma regra prática que ganhou ampla aceitação é a de que o aumento próximo a uma determinada distância deve permitir que metade da amplitude acomodativa do paciente permaneça em reserva. A amplitude é determinada medindo o ponto mais próximo em que um indivíduo pode manter o foco por meio da correção da distância. Para um presbíope, isso significa simplesmente medir a distância na qual uma linha fina de impressão não pode mais ser focalizada. Essa distância, medida em centímetros, é dividida em 100 para convertê-la em amplitude de acomodação. Ele precisa colocar uma lente positiva sobre a correção de distância para poder ver a impressão final. A distância mais próxima em que a impressão pode ser movida antes do borrão é novamente convertida em dioptrias e a potência da lente interposta é subtraída para fornecer a amplitude (Boxe 2.3.1, Figura 2.3.11).

Um método clínico comumente usado para medir a adição de grau para perto é o teste de cilindro cruzado fundido. Um cruzamento composto de múltiplas linhas horizontais e verticais é apresentado ao paciente a uma distância de 40 cm. Um JCC com o eixo menos vertical é colocado na frente da correção de distância. O paciente é solicitado a comparar a espessura das linhas horizontais e verticais da cruz. Se nenhum acréscimo for necessário, as linhas serão igualmente escuras. Se as linhas horizontais forem mais escuras, mais potência será adicionada binocularmente em incrementos de 0,25 D até que as linhas fiquem igualmente pretas ou até que as linhas verticais fiquem mais proeminentes. Este poder da lente torna-se a tentativa de adição.[21]

O acréscimo final é determinado pela verificação de que o acréscimo é apropriado para as necessidades visuais do paciente. O alcance da visão clara de perto é a distância linear entre o ponto distante da lente para perto (geralmente o recíproco do poder de adição) e o ponto próximo de acomodação por meio do acréscimo. Como a amplitude de visão é inversamente

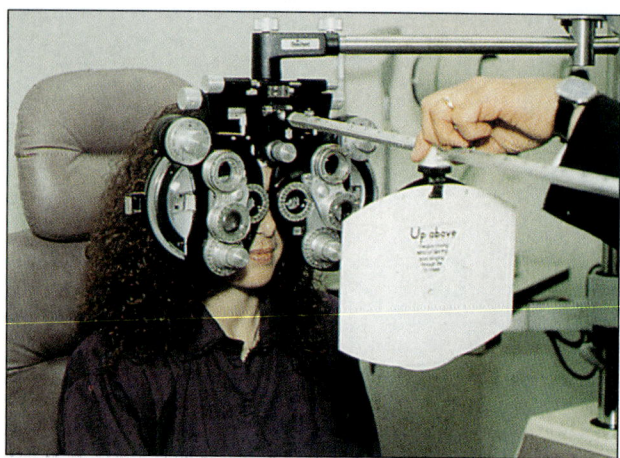

Figura 2.3.11 Um cartão é colocado à frente do foróptero e deslizado para frente e para trás para determinar a distância mais próxima em que a impressão pode ser vista antes que ocorra embaçamento.

proporcional à potência da lente, muitos refracionalistas experientes prescrevem um aditivo mais fraco que atenda às demandas do paciente.[22] Para a maioria das pessoas, ter um alcance maior em que os objetos tornam-se mais claros substitui o desejo de ver uma cópia extremamente fina a uma distância próxima. É importante que os pacientes que estão recebendo sua primeira correção presbiópica tenham lentes no lugar para demonstrar que a correção delas para perto, necessariamente, obscurecerá sua visão à distância.

Em situações em que uma correção de distância anisometrópica é necessária, é aconselhável medir as variações monocularmente para considerar quaisquer efeitos óticos relacionados à força desigual das lentes.[23] Adições desiguais podem ser prescritas em outras situações para manter os pontos próximos e distantes das faixas a distâncias semelhantes. Como em qualquer mudança significativa, uma avaliação da nova correção pode ajudar a identificar quaisquer potenciais dificuldades antes que os óculos sejam fabricados. Em alguns casos de anisometropia, as bifocais podem produzir desconforto de leitura devido a um efeito prismático vertical induzido na posição de leitura do olhar. Lentes de moldagem especialmente concebidas ou óculos de leitura de visão única podem ser necessários.

Os pacientes que necessitam de um acréscimo bifocal mais alto podem não ter uma acomodação suficiente para se sobreporem a sua distância e próximo às áreas de visão. Essa "zona morta" é problemática em certos trabalhos e atribuições. Um contador pode não ser capaz de ver uma calculadora claramente em sua posição normal na área de trabalho, e um violinista pode ter dificuldade para ler partituras em uma estante de música. Embora as lentes trifocais ou progressivas sejam satisfatórias, podem ser necessárias lentes de uso especial, como bifocais de baixa adição com uma linha de segmento alta.

Os usuários de computador que também devem ler colocam um conjunto único de exigências em seus óculos. A tela de vídeo geralmente fica logo abaixo do nível dos olhos no comprimento do braço ou ligeiramente mais próxima, enquanto o material de leitura e o teclado estão posicionados mais abaixo e um pouco mais próximos. Muitas vezes vale a pena fazer com que os pacientes ajustem um dos terminais de computador no escritório do examinador para simular as condições da própria estação de trabalho.[24] Medições de olho para tela e olho para teclado podem ser usadas para determinar os poderes adicionais necessários. Muitos operadores de computador com presbiopia têm bifocais ocupacionais em que a seção superior das lentes tem a correção intermediária e a parte inferior é ajustada para a distância do teclado. Quando o operador sai da estação de trabalho, esses óculos são deixados no terminal e uma correção convencional é usada. As lentes progressivas geralmente funcionam muito bem para o computador, embora o paciente deva ser avisado de que a maior amplificação na parte inferior das lentes fará com que a tela do computador apareça de forma trapezoidal.

BOXE 2.3.1 O cálculo para a adição de grau para perto a qualquer distância deve manter reservada metade da amplitude acomodativa do paciente.

Com uma lente extra de +1,50 D, o ponto de acomodação mais próximo é de 40 cm (2,50 D).

A amplitude do paciente é de 1,00 D (2,50 D – 1,50 D).

Para uma distância de trabalho de 50 cm, são necessários 2,00 D de acomodação.

Portanto, o "acréscimo" do paciente para essa distância é +1,50 D [2,00 D – ½ (1,00) D].

A maioria dos erros de refração presbiópica é agora corrigida pelo uso de lentes progressivas multifocais. A continuidade do foco, que pode ser alcançada por pequenas mudanças na posição vertical da cabeça, combinada com a falta de uma linha visível na lente, identificando o usuário como "mais velho", tornou-se padrão para o uso dessas lentes nos países afins. Nos últimos anos, as lentes de uso especial têm oferecido ainda mais conforto e funcionalidade para aqueles que gastam tempo considerável em atividades com alta demanda visual a distâncias próximas ou intermediárias.

TÉCNICAS SUBJETIVAS ADICIONAIS

Exames à beira do leito, visitas a lares de idosos e falhas de equipamento são exemplos de situações que exigem habilidade na refração da estrutura de teste. Quando existe iluminação ambiente mal controlada, a retinoscopia é, na melhor das hipóteses, uma estimativa. Uma cremalheira retinoscópica composta de uma bateria de lentes esféricas (Figura 2.3.12) dispostas em ordem crescente de potência pode ser usada para determinar o equivalente esférico subjetivo. Usando este poder como a lente de partida do *frame* de teste inicial, um JCC portátil pode ser usado para determinar a ocorrência de qualquer astigmatismo. A alça é posicionada ao longo de um meridiano oblíquo (45° ou 135°) para que as principais potências estejam ao longo dos meridianos horizontais e verticais. A lente é girada e o paciente é perguntado sobre qual é a melhor posição. Se não, a alça é reposicionada horizontalmente, de modo que as potências principais estejam agora ao longo dos meridianos de 45° e 135°, e o procedimento é repetido. Se novamente não houver preferência, não há astigmatismo clinicamente significativo nesse olho. Se o paciente indicar uma preferência em qualquer uma dessas posições, os testes do JCC são realizados conforme descrito anteriormente.

Alguns examinadores localizam o eixo de um cilindro provisório girando a lente e pedindo ao paciente para indicar a posição em que a visão é mais clara. Para cilindros fortes, esta é uma técnica acurada e repetível. No entanto, para cilindros de baixa potência, existe uma variedade de posições de eixo que produzem visão clara para a maioria dos observadores.[25] Uma modificação deste teste para aumentar sua precisão é girar a lente até que uma pequena linha de letras comece a borrar visivelmente e, em seguida, gire a lente de volta na direção oposta para o primeiro borrão. A posição intermediária é o eixo de correção. Este teste depende muito de um paciente atento.

Uma desvantagem do JCC é sua dependência da memória visual do paciente para determinar as preferências. Versões modificadas montadas em refratores existem e usam prismas divididos para produzir uma apresentação simultânea de ambas as posições do JCC. A lente e o dispositivo podem ser girados juntos até que as imagens fiquem igualmente borradas para localizar o eixo do cilindro. Da mesma forma, a potência pode ser determinada mudando a potência do cilindro de correção até que ambas as imagens apareçam iguais.

Em situações em que a visão em um olho é muito fraca e não há outros instrumentos disponíveis, a fenda estenopeica pode ser usada para rastrear um alto grau de astigmatismo. Funciona como uma série de furos ao longo de um meridiano. Um frame de teste ou um dispositivo de encaixe é usado para colocar a fenda estenopeica da lente de teste na célula da lente e girá-la lentamente. Se houver uma posição que produza visão melhorada, ela é tratada como um dos principais meridianos do olho. Com a fenda ainda no lugar, lentes esféricas de adição e redução são posicionadas na frente dele. Um método conveniente é usar o *rack* de retinoscopia. Quando se estabelece a potência da lente que proporciona a melhoria, a fenda estenopeica é girada 90° e o procedimento é repetido. Os dois poderes de lente esférica são considerados os poderes de correção de lente para cada um dos principais meridianos. As potências são combinadas em uma lente de esferocilindro que é colocada na célula da lente experimental. Se a visão é suficientemente melhorada, pode-se refinar a correção usando métodos convencionais (Figura 2.3.13).

RETINOSCOPIA

Retinoscópio

Toda vez que uma fotografia em close é tirada do rosto de um indivíduo e uma pupila vermelha vívida (chamada *olho vermelho*) é vista em vez da usual pupila negra, a essência da retinoscopia é capturada. O reflexo vermelho é produzido quando o *flash* está posicionado próximo ao eixo óptico da câmera.

A fonte do reflexo vermelho é a imagem aérea da coroide repleta de sangue sobre a pupila. Como a imagem é muito pequena, ela é vista apenas se os sistemas ópticos do olho do sujeito e da câmera, respectivamente, estiverem próximos do alinhamento. Como a imagem aérea não pode estar no plano da pupila, ela deve estar sempre fora de foco quando o plano da face ou do olho estiver em foco nítido. Von Helmholtz percebeu que a origem do reflexo deve ser o próprio fundo e desenvolveu o oftalmoscópio para focar nos detalhes do fundo.[26,27] Assim, a posição da imagem aérea do fundo é determinada pelos componentes ópticos do olho. Portanto, a determinação da posição da imagem pode levar à determinação do erro de refração do olho. Cuignet, um oftalmologista do exército francês que mediu as

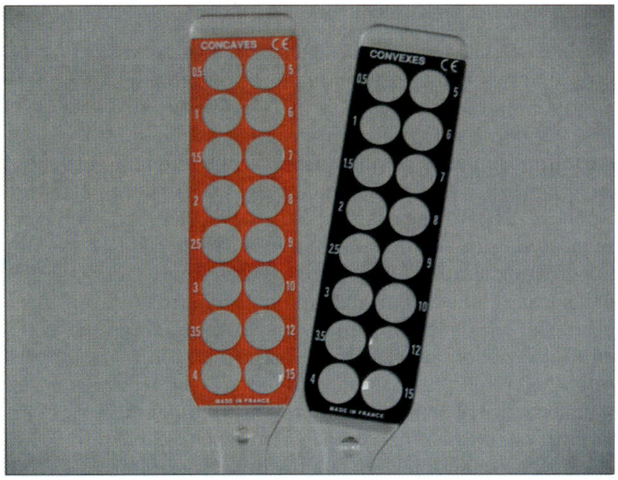

Figura 2.3.12 Cremalheiras de lentes esféricas de adição e redução, normalmente usadas para rastreio de retinoscopia, também são úteis para determinar uma lente equivalente esférica subjetiva aproximada.

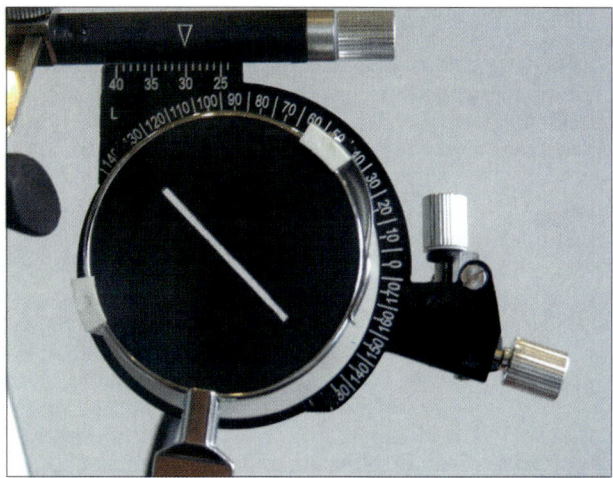

Figura 2.3.13 Uma fenda estenopeica está no lugar para verificar ao longo do meridiano de 135°. Uma vez que a potência esférica tenha sido determinada, a lente deve ser girada em 90° e a potência esférica medida ao longo do meridiano de 45°. As duas potências podem ser combinadas em uma lente esferocilíndrica.

refrações de muitos recrutas do exército, deve receber o crédito pelo desenvolvimento de uma maneira mais efetiva de definição da posição da imagem aérea.[28] Seu método sempre trazia a imagem aérea para o mesmo local no espaço, aos olhos do examinador, um princípio empregado pela maioria dos retinoscopistas contemporâneos. A subtração do equivalente de valor dióptrico da "distância de trabalho" determinou a potência da lente necessária para corrigir o erro de refração.

Ótica da retinoscopia

A essência da retinoscopia é iluminar a retina e depois localizar a imagem da retina no espaço. Assim, o retinoscópio combina uma fonte de luz com uma abertura de observação (i. e., olho mágico). A posição da imagem da retina é chamada de ponto distante. Sua posição em unidades dióptricas é igual ao erro de refração. Assim, o olho pode ser considerado um elemento em um banco óptico. Quando os raios de luz que saem do olho tornam-se visíveis, o ponto distante pode ser localizado e o erro de refração é calculado. Infelizmente, uma análise de visão lateral do olho humano, como se estivesse em um banco óptico, não pode ser feita. Entretanto, com essa análise da visão lateral em mente, o mecanismo da retinoscopia pode ser entendido.

Para os fins desta descrição, assume-se que uma análise de visão lateral é possível. O retinoscopista coloca as lentes na frente do olho do paciente, de modo que o ponto mais distante dele esteja focalizado no olho mágico do retinoscópio. Por exemplo, o ponto distante do emétrope é infinito. Se o retinoscopista trabalhar a uma distância de até 66 cm do paciente (chamada de distância de trabalho), uma lente de +1,50 D traz luz paralela a um foco a 66 cm do olho do paciente. O ponto distante do míope fica entre o examinador e o paciente (Figura 2.3.14). Uma lente negativa da potência apropriada leva a imagem ao olho mágico do retinoscópio. O erro de refração é igual à potência dióptrica da lente necessária menor que a da distância de trabalho (+1,50 D). Assim, se uma lente de −5,00 D é necessária para trazer o ponto distante para o examinador, então o erro de refração é −5,00 D + 1,50 D = −3,50 D. O ponto distante do hipermétropo está teoricamente atrás da cabeça do paciente. Uma lente positiva do poder apropriado traz o ponto distante para o olho mágico do examinador. Assim, se uma lente de +5,00 D for necessária para levar o ponto distante ao examinador, o erro de refração será de 5,00 + 1,50 D = +6,50 D.

Neutralidade

Cuignet encontrou a posição do ponto distante usando uma versão do teste de ponta de faca de Foucault. Imagine uma faca fina e afiada que se move através do feixe de luz que deixa o olho do paciente. Se o fio da navalha passar pelo ponto de foco, a lâmina corta toda a luz por um instante, após o qual toda a luz reaparece; a borda do olho mágico do retinoscópio pode ser considerada uma ponta de faca. Se o ponto distante é levado a um foco no olho mágico, então a luz focalizada parece desaparecer e reaparecer com um leve movimento de lado a lado do olho mágico. Essa situação é chamada de neutralidade e representa o ponto-final da retinoscopia. É nesse ponto-final que a potência da lente na frente do olho do paciente menos a lente de trabalho de +1,50 D produz o valor do erro de refração.

A favor e contra o movimento

A imagem que surge no olho do paciente antes que a neutralidade seja alcançada é significativo. Em um olho míope, quando o examinador move a iluminação luz para cima, a retina é iluminada em uma direção ascendente. A imagem real e invertida da retina é focalizada entre o paciente e o examinador, e a imagem da retina parece mover-se para baixo em uma direção oposta ao movimento do retinoscópio. Isso é chamado contra o movimento. As lentes menores são colocadas na frente do olho do paciente até que o foco seja levado ao plano do olho mágico, ponto em que a neutralidade é vista. Em um olho com hipermetropia, como o feixe do retinoscópio se move para cima, a retina é iluminada em uma direção ascendente. A imagem virtual, vertical da retina, aparece iluminada em uma direção ascendente. Devido à imagem se mover na mesma direção que o retinoscópio, o deslocamento é chamado de com movimento. Mais lentes são colocadas diante do olho do paciente, a imagem é movida para o plano do orifício retinoscópico e a neutralidade é vista.

Outras pistas

O retinoscopista deve estar ciente de outras pistas sutis que diferenciam bem com e contra movimentos da neutralidade. Por exemplo, a imagem de uma antena fica maior quanto mais próxima do olho do examinador. A imagem de uma antena mais próxima também parece se mover mais rápido porque mais da imagem mais próxima enche o olho mágico do que uma imagem aérea menor e mais distante. Um pequeno movimento do olho mágico atravessa uma porcentagem maior da imagem aérea e dá a aparência de um movimento mais rápido. Quanto mais próximo da neutralidade, mais rápido é o movimento do reflexo. Na mesma linha, quanto mais brilhante o reflexo, mais próximo da neutralidade. Aqui, novamente, quanto mais próxima a imagem aérea para o retinoscopista (lei de Newton), mais brilhante ela é.

Estimativa de miopia

Se o movimento retinoscópico inicial é lento e maçante, com movimento, então, há alta miopia. Para estimar rapidamente a quantidade de miopia sem usar lentes de teste, apenas se mova em direção ao paciente e, simultaneamente, mova o retinoscópio com lentidão, de um lado para o outro. Quando o ponto distante é alcançado, o ponto-final da neutralidade é dado. A distância do paciente é o ponto distante e deve ser convertida em dioptrias. Assim, se a neutralidade ocorre a 20 cm, a quantidade de miopia é de 5,00 D (o trabalho de compensação de distância não é necessário).

Astigmatismo

Para determinar a ocorrência de astigmatismo, basta girar a linha lentamente para 360°. Se existir pouca ou nenhuma possibilidade de astigmatismo, o reflexo de listras sempre será paralelo ao intercepto no retinoscópico. Um fenômeno de quebra ocorre quando o reflexo não está em perfeito alinhamento com o intercepto conforme a listra é girada. A orientação do reflexo, quando paralela à interceptação, indica a direção de um dos principais meridianos do astigmatismo. O examinador deve encontrar a lente de neutralidade para um movimento lateral junto ao meridiano e estabelecer a neutralidade para o meridiano a 90° de distância. Por exemplo, suponha que o fenômeno de quebra máxima é ao longo do meridiano de 90°. Gire a linha em uma posição horizontal e mova o retinoscópio para cima e para baixo (ao longo do meridiano de 90°). Imagine que uma esfera de +4,50 D neutraliza o movimento vertical. Agora gire a listra verticalmente, movendo-a de um lado para o outro ao longo do meridiano de 180°. Com a esfera +4,50 D no lugar, um cilindro de

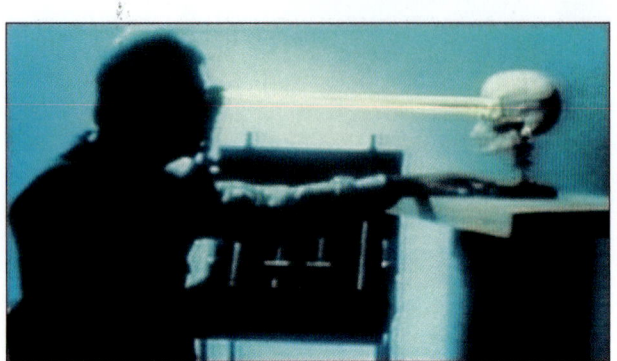

Figura 2.3.14 O ponto extremo do olho míope encontra-se entre o paciente e o retinoscópio.

–2,00 D do eixo 90° neutraliza o movimento lado a lado. A subtração do poder de +1,50 D da distância de trabalho da lente da potência dióptrica da esfera produz uma esfera de +2,00 D com um cilindro de –2,00 D de eixo 90°.

BIBLIOGRAFIA

Azar D. Refractive surgery. Stamford: Appleton & Lange; 1997. p. 118–19.
Borish IM. Clinical refraction. Chicago: Professional Press; 1970. p. 722–3.
Borish IM. Subjective testing of refraction. In: Miller D, editor. Optics and refraction: a user-friendly guide, vol. I. Textbook of ophthalmology. New York: Gower Medical; 1991. p. 9.8, 9.26.
Borish IM. Benjamin WJ, editor. Borish's clinical refraction. 2nd ed. St Louis: Butterworth–Heinemann; 2006. p. 801, p. 833.
Carlson NB, Kurtz D. Clinical procedures for ocular examination. 3rd ed. New York: McGraw-Hill; 2004. p. 146–8.
Carter JH. On the significance of axis error. Alumni Bull Pa Coll Optom 1966;20:6–8.
Gettes BC. Refraction. Boston: Little Brown; 1965. p. 343–5.
Rutstein RP, Eskridge JB. The effect of cyclodeviations on the axis of astigmatism. Optom Vis Sci 1990;67:803.
Scheiman M. Accommodative and binocular vision disorders associated with video display terminals: diagnosis and management issues. J Am Optom Assoc 1996;67:531–9.
Werner DL. Clinical pearls in refractive care. Boston: Butterworth–Heinemann; 2002. p. 155, p. 318.

As referências completas estão disponíveis no **GEN-io**.

PARTE 2 ÓPTICA E REFRAÇÃO

Correção de Erros de Refração

Bing Chiu e Joshua A. Young

2.4

Definição: Erros de refração podem ser corrigidos por óculos, lentes de contato, ortoqueratologia, implantes de lentes intraoculares e cirurgia queratorrefrativa.

Características principais

- Vantagens dos óculos: baixo custo; adequados para corrigir miopia, hipermetropia, erros de refração astigmáticos e presbiopia; isentos de alterações oculares permanentes. Desvantagens: alguns pacientes podem rejeitar por motivos estéticos; podem causar salto de imagem, deslocamento de objeto e alterar o tamanho da imagem retiniana
- Vantagens da lente de contato: excelente aparência estética, livre de efeitos prismáticos, minimiza distorções astigmáticas e problemas de alterações no tamanho da imagem retiniana. Desvantagens: a correção de erros astigmáticos e da presbiopia pode ser dificultada; expõe os pacientes ao risco de privação de oxigênio na córnea e suas consequentes infecções
- Vantagem da ortoqueratologia: os pacientes podem ser funcionais sem óculos ou lentes de contato durante o dia. Desvantagens: exige o uso de lentes de contato à noite; a correção pode ser reduzida durante o dia
- Vantagens do implante de lente intraocular: correção preferida para afacia; pode permitir a correção da miopia extrema em pacientes fácicos. Desvantagens: correção limitada da presbiopia, astigmatismo; as lentes intraoculares fácicas podem provocar a formação de catarata
- Vantagem da cirurgia queratorrefrativa: pode eliminar a necessidade de óculos. Desvantagens: menos previsível para a correção de erros de refração maiores; pode desestabilizar a córnea; risco de complicações (pequenas).

INTRODUÇÃO

Em um olho ideal, a contribuição óptica combinada da parte frontal do olho focaliza os raios de luz que entram na retina para produzir uma imagem nítida. Se esse olho opticamente ideal não requer ajuda ou acomodação para focalizar na retina objetos distantes, diz-se que ele é emétrope. Por outro lado, se em estado relaxado, sem acomodação e desprovido de outra patologia, o olho não conseguir produzir uma imagem nítida na retina a partir de raios de luz de um objeto distante, diz-se que ele é amétrope. A ametropia engloba ampla gama de imperfeições ópticas, incluindo miopia (visão curta), hipermetropia (visão longa) e astigmatismo, caracterizado por uma coleção de diferentes imperfeições ópticas. De fato, além dessas, existe um número quase infinito de anormalidades ópticas, mas tais aberrações não são passíveis de correção por óculos e sua discussão será limitada neste capítulo.

Além da óbvia desvantagem de reduzir a nitidez visual, a ametropia pode ser um indicador de doença oftalmológica mais grave. Um adulto cuja refração anteriormente estável tenha começado a apresentar miopia crescente pode sinalizar o efeito refrativo de uma catarata nuclear em maturação. Um jovem de 20 anos cujo astigmatismo tenha começado a piorar pode sofrer de ceratocone progressivo, ectasia da parte refrativa mais importante do olho, a córnea. A mulher de meia-idade altamente hipermetrópica tem um risco considerável de glaucoma de ângulo fechado, exatamente devido à razão pela qual ela é hipermetrópica, um olho pequeno e, portanto, apertado.

Existem várias modalidades clínicas para corrigir a ametropia. Cada uma tem suas limitações, e diferentes tipos de correção são benéficos para contextos clínicos diversos. O mais simples e o único método sem risco médico é a correção por óculos.

CORREÇÃO POR ÓCULOS

A evidência do uso de óculos remonta ao final do século 13, no mínimo. Embora isso certamente indique que as pessoas com erros de refração não poderiam buscar solução durante o incontável tempo que precedeu a invenção dos óculos, sugeriu-se que a ametropia, particularmente a miopia, era muito menos comum no mundo antigo do que atualmente.

Material dos óculos

Quer uma pessoa use óculos para correção de erro de refração, proteção dos olhos ou por motivos estéticos, os materiais das lentes podem desempenhar um importante papel. Para o paciente que deseja melhorar a qualidade óptica em seu campo visual inteiro, uma lente fina com desfocagem periférica significativa pode ser uma má escolha. Da mesma forma, para o paciente para quem a proteção contra impacto é primordial, uma lente de vidro, que pode quebrar e estilhaçar facilmente, seria inadequada.

As lentes de óculos são fabricadas a partir de uma variedade de materiais[1] com características que podem ser resumidas em algumas propriedades que indicam qualidade, resistência e densidade óptica. O material ideal seria fino, leve, resistente a impactos e arranhões, barato e sem distorção óptica. A variedade disponível pode ser vista como um indicativo de que não existe um material ideal único. Uma propriedade indesejada dos materiais é a tendência a dispersar luz branca nos comprimentos de onda de seu componente. Arco-íris são bonitos no céu, mas a difusão de cores resultante da dispersão do comprimento de onda nos óculos perturba e degrada a qualidade da imagem. Tal dispersão é designada como aberração cromática, e o grau em que os materiais dispersam comprimentos de onda é quantificado como número Abbe ou número-V. Materiais que minimizam a dispersão cromática – aqueles com números Abbe mais altos – geralmente são mais aconselháveis.

Sem dúvida, as lentes são projetadas principalmente para que inclinem ou refratam a luz. O grau em que a lente dos óculos inclina a luz está relacionado à curvatura e ao material de que é feita. Qualquer que seja o formato, certos materiais inclinarão mais a luz que outros. O grau em que um material pode inclinar ou refratar a luz está ligado à velocidade com que a luz o atravessa. Geralmente, pensa-se na velocidade da luz como o imutável valor c, ou 299.792.458 m/s, mas obviamente essa é sua velocidade no vácuo. Em qualquer outro meio, a luz se propaga a uma velocidade menor que a *c*. Os meios nos quais a luz se move de maneira especialmente lenta têm maior capacidade de refração. O grau em que um material é capaz de refratar a luz é dado pela equação *c* sobre velocidade da luz nesse material. A equação é chamada de índice de refração, e valores mais altos indicam maior capacidade do material para refratar a luz. Como lentes com maior capacidade intrínseca de refratar a luz demandam uma superfície menos curva para alcançar a refração desejada, as lentes de índice de refração alto podem ser mais finas que as de índice baixo. Por isso, pacientes com grau elevado de ametropia geralmente optam por lentes de índice alto.

Os óculos também funcionam como uma barreira entre o ambiente e os olhos. Para alguns pacientes – os monoculares ou amblíopes e aqueles envolvidos em atividades nas quais um trauma ocular é possível – a resistência do material da lente pode ser a propriedade mais importante.[2] Os padrões quanto à resistência do material à penetração ou quebra são estabelecidos pelas entidades americanas *Food and Drug Administration* (FDA) e *American National Standards Institute* (ANSI). Embora as lentes de vidro apresentem excelente qualidade óptica e resistência a arranhões a baixo custo, o vidro perdeu prestígio devido à baixa resistência ao impacto e à alta densidade relativa, que o torna um material pesado. O plástico, também conhecido como resina dura ou resina Columbia (CR-39), tornou-se o material mais comum para óculos. É leve, resistente ao impacto e versátil, um bloqueador natural de UV, e pode ser facilmente tingido ou tratado para ficar resistente a arranhões. No entanto, o plástico tem índice de refração baixo, o que acarreta a necessidade de uma lente mais espessa. Um material mais forte, o policarbonato, é usado frequentemente em artigos de proteção. Originalmente feito para a indústria aeroespacial e usado em viseiras de capacete e para-brisas de ônibus espaciais, esse polímero de plástico derivado do petróleo tem alto índice de refração e baixa densidade relativa, sendo bastante resistente ao impacto. Embora essas lentes sejam finas e leves, o policarbonato tem um número Abbe relativamente baixo, o que resulta em alta dispersão cromática. O policarbonato também é suscetível a arranhões, o que torna fundamental o revestimento para resistência a tais danos.

Para erros de refração maiores, materiais de índice de refração alto podem ser benéficos, embora não sem custos – tanto ópticos quanto financeiros. Materiais plásticos ou de vidro feitos com índice de refração superior (*i. e.*, acima de 1,6) são mais leves e finos, mas também propensos a mais aberração cromática e distorção na periferia da lente. Também tendem a ser menos resistentes a impactos e arranhões.

Óculos monofocais

Óculos monofocais corrigem erros de refração esférica, como miopia e hipermetropia, erros de refração astigmática e combinações de erros esféricos e astigmáticos. Para pacientes incapazes de qualquer grau de acomodação, como os que sofreram cirurgia de catarata, esses óculos só proporcionam foco nítido para objetos a determinada distância do olho. Por exemplo, para tais pacientes, os óculos monofocais para longe não deixariam nítido o foco de objetos próximos. Na prática clínica, as lentes monofocais são prescritas para pacientes jovens, sem presbiopia, objetivando todas as tarefas, e para pacientes com presbiopia, para tarefas limitadas. Para pacientes com presbiopia emetrópica, aqueles com visão de longe naturalmente boa, mas para quem a acomodação é inadequada, frequentemente são prescritos óculos monofocais de leitura.

Médicos que prescrevem óculos monofocais especificam apenas três parâmetros para cada olho: a potência da correção esférica, a potência da correção astigmática e a orientação (eixo) da correção astigmática. Embora essa prescrição possa compensar o erro de refração do paciente, além desses, diversos outros fatores determinam se ele suportará as lentes prescritas. Esses fatores têm em comum a desvantagem de a distorção da imagem ser intrínseca à correção por óculos. Mais importante, as distorções surgem do aumento assimétrico da imagem e podem ser ilustradas neste experimento mental: imagine um paciente emétrope olhando um objeto distante por um telescópio. No caso, o telescópio de Galileu, composto de uma objetiva de potência positiva, ou convergente (a lente na extremidade maior do aparelho), e de uma ocular de potência negativa, ou divergente. Para o experimento, imaginemos que a ocular de potência negativa seja uma lente de contato. Efetivamente, o telescópio exibiria o mesmo grau de ampliação, fosse a ocular uma lente convencional ou de contato. Se imaginarmos ainda que o paciente, em vez de emetropia, tenha um erro de refração equivalente à ocular da lente de contato, ele experimentaria o mesmo grau de ampliação do emetrópico original do teste. Nosso paciente amétrope é hipermétrope. Sabemos disso porque a lente corretiva (*i. e.*, a objetiva do telescópio) tem potência positiva e, assim, vê-se que hipermétropes corrigidos por óculos positivos vivenciam um grau de ampliação da imagem. O caso do míope é idêntico em todos os aspectos, exceto pelo fato de o "telescópio" agora estar orientado para trás e produzir a redução do objeto.

A ampliação produzida pelos óculos geralmente é bem tolerada pelos pacientes, desde que seja semelhante em cada olho. No entanto, mesmo a ampliação assimétrica de porcentagem bem pequena pode produzir sintomas suficientes para tornar o uso dos óculos insuportável. O grau de ampliação é uma função de duas variáveis: a potência dióptrica da lente dos óculos (equivalente à objetiva do telescópio) e a distância entre a lente dos óculos e o olho, conhecida como distância de vértice (e equivalente ao comprimento do tubo do telescópio).

A situação de percepção de divergência no tamanho da imagem entre o olho direito e o esquerdo é chamada de aniseiconia. Em geral, adultos não acostumados a grandes diferenças nas prescrições para os olhos direito e esquerdo não suportarão mais que 3 ou 4 dioptrias de assimetria nos óculos. Esse desafio surge clinicamente no caso de pacientes que estejam desenvolvendo aumento assimétrico da miopia devido a uma catarata nuclear em amadurecimento (chamado de deslocamento miópico) ou após uma cirurgia de catarata, se os erros de refração forem substancialmente assimétricos no pós-operatório.

Os sintomas atribuíveis à ampliação assimétrica não se limitam à aniseiconia por óculos assimétricos. Tal ampliação também pode produzir sintomas monocularmente. Devido ao grau de aumento produzido por uma lente de óculos depender parcialmente da distância entre a lente e o olho, o nível de ampliação ou redução é menor no centro da lente, onde ela está mais próxima da córnea, e aumenta conforme se distancia dele. Isso produz uma distorção característica para cada tipo de lente.

Óculos para correção de miopia utilizam lentes com potência negativa. Elas produzem reduções e, como a periferia da imagem é reduzida em maior medida, formam um tipo de distorção em que a periferia da imagem é reproduzida em escala menor que o centro. Isso é conhecido como "distorção por abaulamento". Ela é facilmente observada quando se olha para o espelho de uma loja de conveniências, ao olhar-se em uma esfera espelhada, como um rolamento, ou ao visualizar uma cena através de uma lente olho-de-peixe.

Da mesma forma, óculos de potência positiva para correção de hipermetropia produzem imagens distorcidas nas quais a periferia tem ampliação maior que o centro. Essa "distorção côncava" também pode ser observada ao usar-se uma lupa[3] (Figura 2.4.1).

Talvez o tipo mais perturbador de ampliação assimétrica induzida por lentes de óculos seja a meridional, intrínseca às lentes astigmáticas. Nesse caso, o meridiano da maior potência positiva produz aumento relativo em comparação com o de maior potência negativa. O resultado líquido são imagens curtas e gordas, altas e magras ou de ampliação oblíqua. Isso é particularmente perturbador quando, o que geralmente é o caso, os eixos astigmáticos são oblíquos com orientação espelhada em ambos os olhos. A ampliação meridional orientada de forma oposta pode ser erroneamente interpretada como distorção na percepção de profundidade, podendo tornar os óculos insuportáveis, mesmo que as lentes direita e esquerda tenham a mesma diatropia (poder de refração).

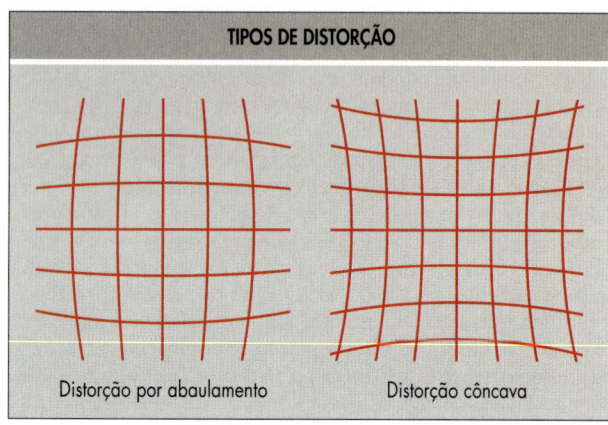

Figura 2.4.1 Tipos de distorção induzida por lentes de óculos. (Cortesia Joshua Young e Wikipedia, "Barrel distortion"; domínio público.)

Bifocais

As lentes bifocais e trifocais tradicionais têm sido amplamente substituídas pelas progressivas. Ainda assim, continuam sendo muito usadas e, em alguns contextos clínicos, têm vantagens sobre os *designs* progressivos mais recentes. As lentes bifocais se distinguem pelos segmentos para longe e para perto separados, apresentando transição abrupta entre os dois[4] (Figura 2.4.2). Ao contrário das lentes monofocais, cujas prescrições fundamentam-se na superfície posterior da lente, os segmentos bifocais são aplicados na superfície frontal. Os *designs* bifocais assumem várias formas, e a escolha adequada está ligada à lente em que o segmento bifocal é aplicado.

Todos os segmentos bifocais têm potência dióptrica positiva. Como tal, podem ser pensados como porções de uma lente positiva maior. Então, o bifocal arredondado derivaria do topo de uma lente de potência positiva, e o plano, do fundo dela. Isso é bastante significativo porque cada tipo de bifocal acrescenta algum grau de prisma ao fundo dos óculos, produzindo certa descontinuidade na linha de transição entre as porções para longe e para perto da lente. A descontinuidade da imagem produzida nessa linha é chamada de "salto de imagem". O nível do salto de imagem está relacionado à potência do grau de leitura e à distância entre o centro óptico do grau de leitura e o topo do segmento de leitura. Segundo a regra de Prentice, discutida anteriormente neste volume, o montante de prisma induzido no topo do segmento bifocal é proporcional à distância entre o centro óptico do segmento e seu topo. Bifocais de topo arredondados têm a maior distância entre esses dois pontos, por isso produzirão o maior salto de imagem qualquer que seja a potência bifocal. Os tradicionais bifocais de topo plano têm distância diminuta entre o centro óptico e o topo do segmento bifocal, produzindo apenas uma quantidade muito pequena de salto de imagem.

Embora o salto de imagem possa ser irritante para os pacientes, ele não é o determinante principal na escolha do *design* apropriado do segmento bifocal. Melhor dizendo, o *design* é escolhido em um esforço para minimizar o total de potência prismática induzida no fundo dos óculos. Todos eles, mesmo aqueles sem segmentos bifocais, apresentam potência prismática em todos os locais afastados do centro óptico. O montante de potência prismática no fundo da lente é importante porque a troca na imagem induzida pelo prisma pode fazer com que os pacientes não vejam obstáculos no chão ou julguem mal a localização de meios-fios ou degraus. É benéfico escolher um *design* bifocal que incorpore um prisma de orientação oposta àquele já existente nos óculos do paciente. No caso de pacientes hipermetrópicos que usem óculos que já incorporem um prisma de base ascendente no fundo da lente, a escolha bifocal adequada seria aquela que apresentasse prisma de base descendente (Figuras 2.4.3 e 2.4.4). Esse é, necessariamente, um segmento bifocal de topo arredondado. Tal escolha minimizará a potência prismática total no fundo dos óculos e tornará menos provável que o paciente não veja os obstáculos do caminho. Tenha em mente que essa é a escolha adequada, apesar de os bifocais de topo arredondado produzirem um salto de imagem mais significativo que os de topo plano.

No caso do míope que apresenta prisma de base descendente no fundo da lente dos óculos, um *design* bifocal de base ascendente é complementar; portanto, um bifocal de topo plano é a escolha adequada para tal paciente (Figuras 2.4.5 e 2.4.6).

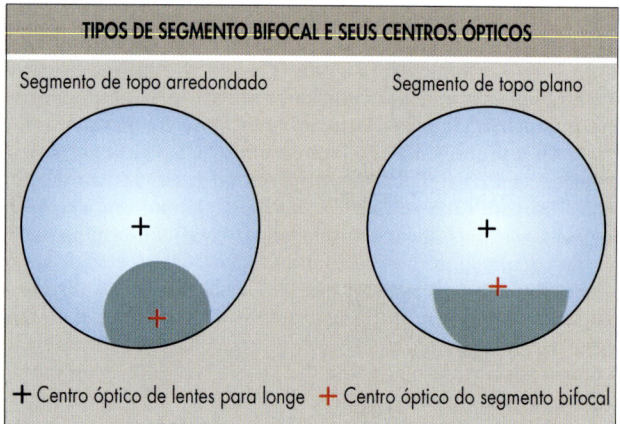

Figura 2.4.2 Tipos de segmentos bifocais e seus centros ópticos. (Cortesia Joshua Young.)

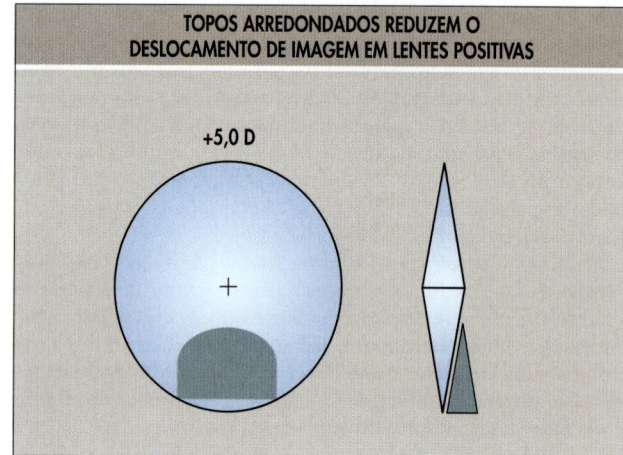

Figura 2.4.3 O segmento bifocal de topo arredondado reduz o deslocamento de imagem em óculos para hipermetrópicos. (Cortesia Joshua Young.)

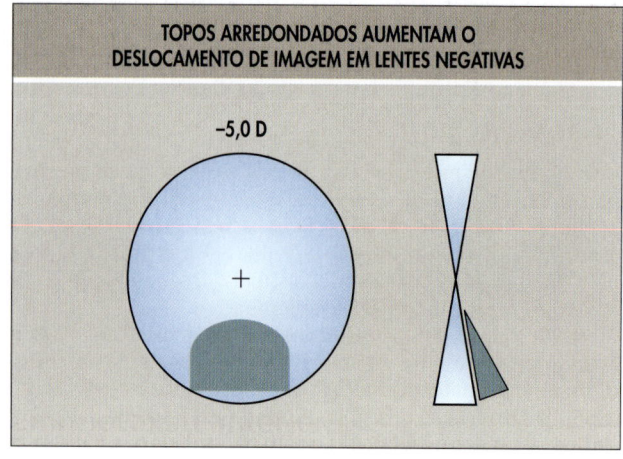

Figura 2.4.4 O segmento bifocal de topo arredondado aumenta o deslocamento de imagem em óculos para miopia. (Cortesia Joshua Young.)

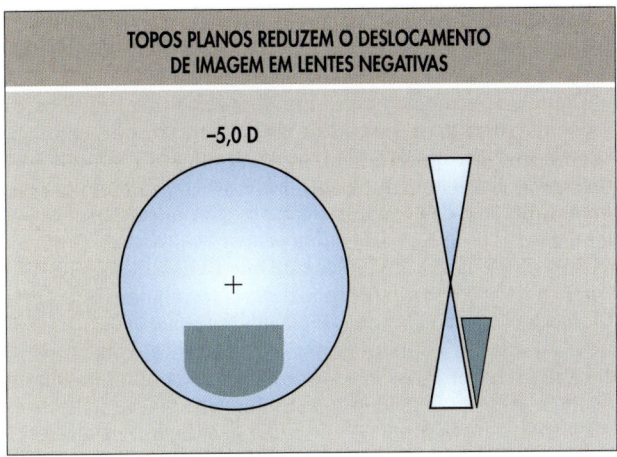

Figura 2.4.5 O segmento bifocal de topo plano reduz o deslocamento de imagem em óculos para míopes. (Cortesia Joshua Young.)

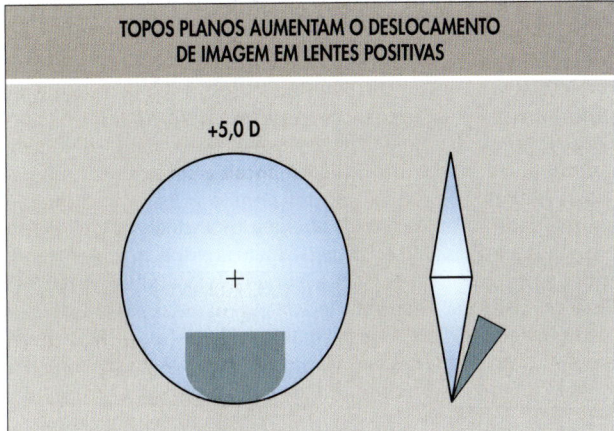

Figura 2.4.6 O segmento bifocal de topo plano aumenta o deslocamento de imagem em óculos para hipermetropia. (Cortesia Joshua Young.)

Atualmente, há opções que vão além dos simples *designs* arrendondado e plano. Algumas lentes bifocais planas, conhecidas como *design*-C e *design*-D, realmente se estendem acima dos centros ópticos do segmento de leitura. Isso ocasiona apenas um pequeno montante de prisma induzido em grande parte da área do segmento bifocal. Portanto, esse pode ser um *design* aceitável, mesmo no caso de pacientes hipermetrópicos. Deve-se lembrar que, embora esse *design* não torne o deslocamento de imagem produzido pelo prisma total significativamente pior, tal escolha representa o desperdício de uma oportunidade de melhorar o deslocamento de imagem.

Óculos multifocais

Os óculos multifocais, ou lentes progressivas (do inglês *progressive-addition lenses* [PAL]), têm uma série de vantagens sobre as lentes bifocais e trifocais tradicionais. Os óculos PAL atraem os pacientes por não terem linhas visíveis e, portanto, não revelarem que o paciente tem idade para ter presbiopia. Elas também têm várias vantagens funcionais. Por não haver interface distinta entre as partes para longe e para perto, nenhum salto de imagem ocorre. O deslocamento de imagem não é uma variável independente nesse tipo de lente; assim, o médico prescritor também não precisa fazer nenhuma escolha para minimizar tal ocorrência. As lentes progressivas incorporam potência dióptrica variável entre a porção para longe, nos pontos focais primário e superior, e a porção de leitura, no fundo da lente. Como as potências da lente são graduadas, pelo menos uma parte dela colocará em foco objetos a uma distância intermediária.[5]

As lentes progressivas variam substancialmente no *design*, mas todas compartilham várias características. Do ponto focal primário, passando pelo centro da lente até o topo da armação, as lentes progressivas proporcionam correção única para a visão de longe. O fundo da lente contém uma região de potência única para leitura. Essas duas regiões são ligadas por um corredor estreito. As áreas à direita e à esquerda do corredor (olhando-se para baixo e para os lados) não produzem foco nítido à distância alguma, devido às aberrações necessárias para gerar a potência graduada ao longo da linha central da lente. Essas áreas afocais são chamadas de zonas mistas e são a fonte de queixas de pacientes que acham difícil se adaptar a essas lentes (Figura 2.4.7).

A largura do corredor e o total da lente dedicado à visão intermediária variam de acordo com as especificidades do *design* e do fabricante. Como deve haver espaço suficiente abaixo do ponto focal primário na estrutura dos óculos para que a graduação inclua uma zona de leitura adequada, algumas armações são inadmissivelmente pequenas para incorporar uma lente progressiva.

Bifocais ocupacionais

Antes do advento dos computadores de mesa, os óculos bifocais provavelmente eram adequados às necessidades da maioria dos pacientes. A característica que distingue esses computadores é que suas telas representam uma tarefa de distância intermediária, realizada no ponto focal primário (*i. e.*, em frente) ou ligeiramente abaixo dele. Como é impossível prescrever óculos que tenham duas receitas diferentes para o ponto focal primário, óculos especiais para aqueles que trabalham no computador geralmente se justificam. Os multifocais podem ser uma solução útil se a tela do computador puder ser posicionada de modo a interceptar a zona de correção de potência intermediária. Se ela for colocada alta demais para que o paciente a olhe, ele deve adotar a posição "cabeça erguida". Isso é desaconselhável no caso de uso prolongado do computador.

Outra solução é receitar óculos de visão simples para a distância do computador – geralmente a 0,53 m ou 0,56 m dos olhos do paciente – ou óculos que sejam realmente bifocais, mas incorporem apenas as distâncias do computador e de leitura, sem nenhuma porção dedicada à visão de longe. Eles são chamados de bifocais ocupacionais e permitem que o paciente olhe a tela do computador no ponto focal primário e leia o papel impresso ao olhar para baixo.

Inclinação pantoscópica e ângulo de enrolamento

No decorrer de atividades normais, as pessoas tendem a usar o ponto focal primário ou o inferior. Poucas tarefas exigem ponto focal superior significativo. Se as lentes dos óculos fossem

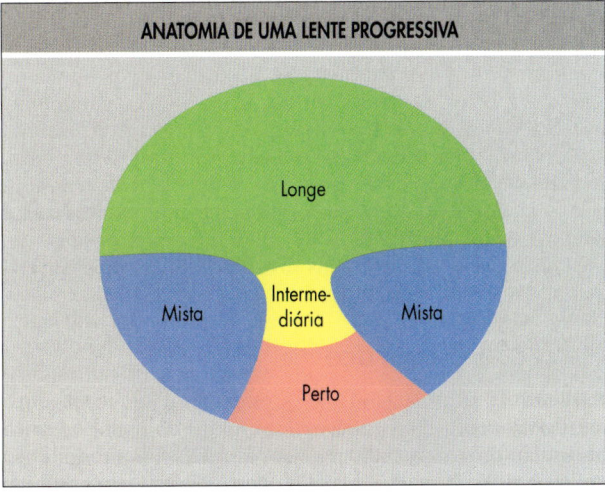

Figura 2.4.7 Partes de uma lente progressiva. (Cortesia Joshua Young.)

orientadas no plano horizontal ou coronal, a lente ficaria mais distante do olho no ponto focal inferior que no primário. Para compensar isso, os óculos incorporam uma inclinação à lente em torno do eixo horizontal. Essa inclinação pantoscópica mantém a distância de vértice (distância entre a córnea e a lente) mais consistente nos pontos focais primário e inferior. Um benefício adicional é que o paciente ganha um campo de visão maior na porção de leitura, já que a lente fica mais próxima do olho. Inclinação semelhante pode ser incorporada ao longo do eixo vertical, o que é conhecido como inclinação Z, ou ângulo de enrolamento da lente.

Curva base e espessura central

Diversas outras variáveis influenciam o grau de ampliação produzido pelas lentes. Como os óculos para miopia induzem certo grau de redução, parâmetros como curva base (ou curva posterior) e espessura central da lente podem ser alterados para diminuir tal redução. Aumentar a convexidade da superfície posterior da lente e a espessura de seu centro acarretará um grau pequeno de ampliação. Na prática, isso pode ser difícil de implementar, porque aumentar a espessura da lente já grossa de um míope de alto grau tornará os óculos pesados e menos atraentes, e ampliar a curva posterior tende a elevar a distância de vértice da lente.[6a]

LENTES DE CONTATO

Embora a ideia de lentes de contato remonte, pelo menos, a uma sugestão de Leonardo da Vinci no século 16, só em 1887 uma lente de contato usável foi desenvolvida. Essa lente, feita de vidro fundido, era muito maior que a maioria das modernas, não sendo tolerada por mais que duas horas seguidas.

As lentes de contato de *design* moderno foram introduzidas no final da década de 1940 e eram feitas de polimetilmetacrilato (PMMA). Essas lentes rígidas ainda são encontradas na prática clínica, mas dos pacientes que relatam o uso de "lentes de contato rígidas", a maioria não está usando essas de acrílico impermeáveis ao oxigênio, mas as de material rígido gás-permeável. Esse tipo de lente foi introduzido a partir da década de 1970. As lentes de contato de hidrogel foram desenvolvidas na década de 1960, e as mais recentes lentes de contato de silicone hidrogel, no final dos anos 1990.

O uso de lentes de contato está associado a uma série de riscos e requisitos de higiene que são mais complicados que o simples uso de óculos.[6b] Esses riscos serão debatidos mais adiante neste capítulo, mas vale a pena discutir as vantagens das lentes de contato que compensam tais riscos e requisitos de higiene. A vantagem estética de se livrar dos óculos é a mais óbvia para a adoção de lentes de contato, mas vários benefícios ópticos também se agregam. As distorções côncava e por abaulamento, bem como as astigmáticas induzidas pela ampliação meridional, são consideravelmente minimizadas pelo uso de lentes de contato. Além disso, tolera-se uma anisometropia muito mais significativa com o uso de lentes de contato que com o de óculos. Na verdade, a aniseiconia, que de outra forma impediria a correção da afacia monocular, geralmente é tolerada nas lentes de contato. Os sintomas da anisoforia anisometrópica resultante da potência prismática assimétrica induzida pela regra de Prentice são completamente anulados com o uso de lentes de contato, porque o centro óptico delas se move com o olho do paciente. Tipos diferentes de lentes de contato apresentam vantagens diversas, e cada tipo principal será discutido na seção a seguir.

Correção de vértice

Como os pacientes sabem que as prescrições para óculos não variam de acordo com o tipo de estrutura que escolhem, não é insensato suporem que elas também sejam idênticas para as lentes de contato. Mas não é esse o caso, principalmente porque lentes de contato e óculos são posicionados a distâncias diferentes do olho. A distância entre a lente corretiva e a córnea é chamada de distância de vértice, e ela deve ser levada em consideração ao se determinar a prescrição da lente de contato.

Conforme a distância de vértice diminui, a correção miópica também deve reduzir. No caso de pacientes com hipermetropia, a correção hipermetrópica é maior nas lentes de contato que nos óculos. De modo semelhante, pacientes míopes geralmente terão uma receita de lentes de contato com grau menor que a dos óculos. A diferença produzida pela mudança na distância de vértice é pequena para pacientes com miopia de baixa a moderada e, pelo menos teoricamente, não deveria resultar em nenhuma diferença para correções de miopia ou hipermetropia com valor absoluto inferior a quatro dioptrias. Na prática, geralmente é favorável refratar o paciente com lentes de contato no olho e ajustar a lente pela potência dessa "super-refração". Diversos outros parâmetros devem ser considerados ao prescrever lentes de contato rígidas gás-permeáveis a fim de dar conta do efeito da lente lacrimal, forma do filme lacrimal entre a superfície posterior da lente de contato e a superfície anterior da córnea do paciente.

Lentes de contato rígidas

As lentes de contato rígidas são feitas de vários materiais cujas características marcantes podem ser resumidas em algumas propriedades.[7,8] A rigidez do material desempenha importante papel na função das lentes e determina sua flexibilidade e durabilidade. A permeabilidade ao oxigênio ou Dk, onde *D* é o coeficiente de difusão do oxigênio e *k*, sua constante de solubilidade no material, descreve a quantidade de oxigênio que pode penetrar na lente e alcançar a superfície corneana. Ângulo de umidificação é aquele criado colocando-se uma gota de água em uma superfície plana do material com posterior medição da superfície tangencial da gota até a superfície horizontal, descrevendo a tendência da água a se espalhar na superfície da lente.[9] Um ângulo de umidificação mais baixo indica maior dispersão da água e sugere que o material é mais confortável e oferece melhor óptica.

Tradicionalmente, as lentes de contato eram feitas de PMMA, um material rígido e durável que tinha permeabilidade ao oxigênio muito baixa, mas oferecia óptica afiada. A partir do final dos anos 1970, o silicone foi incorporado ao material para aumentar a permeabilidade ao oxigênio através de sua volumosa estrutura molecular. Assim, hoje, a maioria das lentes rígidas gás-permeáveis (RGP) são feitas de acrilato de silicone, o que permite a rigidez e a durabilidade necessárias, ao mesmo tempo em que facilita a boa permeabilidade ao oxigênio. O silicone realmente tende a ser mais biorreativo, aglutinando outras substâncias hidrofóbicas em sua superfície, incluindo o muco contendo lipídios. A adição de flúor pode combater essa tendência e aumentar a biocompatibilidade, ao mesmo tempo em que também eleva a solubilidade do gás.

As lentes RGP, diferentemente da maioria das lentes de contato gelatinosas, devem ser adaptadas ao olho do paciente, o que torna o processo mais laborioso. A adaptação é otimizada primeiro com um conjunto de lentes de teste e, em seguida, a potência da lente é ainda mais refinada. A curva base da lente mantém seu formato, e o espaço entre a córnea e a superfície posterior da lente é preenchido com lágrimas, criando uma lente lacrimal (Figura 2.4.8). Essa lente pode adicionar potência positiva (quando a curva base é mais inclinada que a curvatura da córnea) ou negativa (quando a curva base é mais plana que a curvatura da córnea). Como o filme lacrimal preenche todas as irregularidades da superfície corneana, lentes rígidas corrigem melhor o astigmatismo corneano irregular que lentes gelatinosas.

A posição de colocação mais comum para a RGP é o alinhamento apical, no qual a borda superior da lente se ajusta sob a pálpebra superior, permitindo que a lente se mova a cada piscada, minimizando o desconforto e deixando que as lágrimas circulem. O ajuste central é uma posição alternativa; aqui, a lente repousa no centro da córnea, entre as pálpebras superior e inferior. Nesse ajuste, as pálpebras encostam na

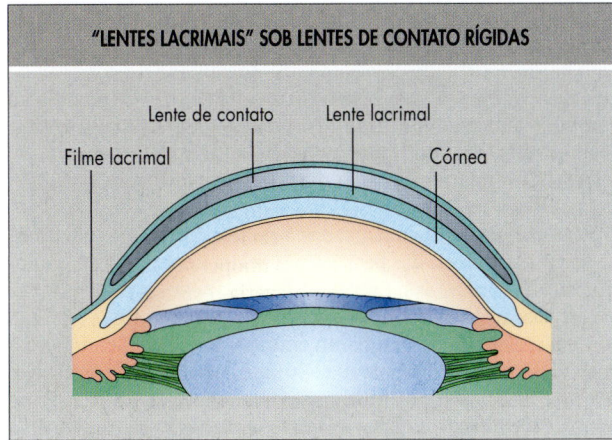

Figura 2.4.8 O espaço entre a córnea e a superfície posterior da lente é preenchido com lágrimas, criando uma lente lacrimal. (Cortesia Joshua Young.)

lente a cada piscada, o que resulta no aumento da percepção dela no olho. Essa posição é útil para pacientes que têm aberturas interpalpebrais grandes, astigmatismo maior que 1,75 D e córneas acentuadas no meridiano horizontal.

Alguns outros parâmetros podem afetar o ajuste de lentes RGP. Espessura e curvas periféricas normalmente são padronizadas pelo fabricante. A espessura da borda da lente pode afetar o posicionamento. Uma borda mais grossa mantém a posição da lente sob a pálpebra em alinhamento apical, enquanto uma borda mais fina mantém a centralização e o conforto para o ajuste central. O diâmetro da lente RGP geralmente é 2 mm menor que o da córnea. Como acontece com a acentuação da curva base, aumentar o diâmetro de uma lente também aumentará a profundidade da abóboda central ou sagital da lente. Se o ajuste da lente estiver muito apertado, será observado um movimento insuficiente dela a cada piscada. Sendo assim, a curva base pode ser achatada ou a profundidade sagital pode ser reduzida pela diminuição do diâmetro da lente. Da mesma forma, aumentar o diâmetro ou acentuar a curva base pode apertar o ajuste de uma lente que apresente movimentação excessiva ao piscar.

Lentes de contato para fins especiais

Existe uma série de condições para as quais as lentes rígidas gás-permeáveis podem ser benéficas e outras para as quais as lentes rígidas gás-permeáveis convencionais podem não ser adequadas. A patologia mais importante a apresentar esse cenário clínico é uma situação de ectasia corneana chamada ceratocone. Pacientes com essa doença passam por afunilamento e acentuação da inclinação da córnea, ficando o ápice da inclinação geralmente fora do centro geométrico corneano. Essa inclinação e a assimetria muitas vezes tornam as lentes rígidas gás-permeáveis convencionais inadequadas. Lentes rígidas especiais são projetadas para acomodar a forma cônica da córnea patológica. Em geral elas são menores e mais acentuadas, bem como mais caras que as lentes rígidas gás-permeáveis convencionais.

Pacientes submetidos a transplante de córnea podem apresentar irregularidades corneanas que justifiquem a correção por lente de contato rígida. Essas córneas pós-operatórias têm formato tão diferente da córnea não tratada que as lentes de contato rígidas convencionais não se adaptam. Nessa configuração, geralmente são indicadas técnicas especiais de ajustamento de lentes.

Embora a intenção da cirurgia queratorrefrativa seja reduzir a dependência de correção refrativa externa, alguns pacientes ainda precisam de óculos ou lentes de contato. No caso de cirurgia queratorrefrativa miópica, tipo mais comum, a córnea pós-operatória é mais achatada centralmente que na periferia média. Caso exatamente oposto ao da córnea não tratada cirurgicamente e que, com frequência, requer lentes de contato que também sejam achatadas centralmente. Essas lentes não convencionais estão disponíveis e exigem técnicas especiais de ajustamento.

Complicações das lentes de contato

O uso de lentes de contato geralmente é uma opção segura, mas não isenta de riscos. Patologias da córnea são discutidas em outras partes deste volume, mas uma breve análise das complicações associadas à lente de contato é válida. Os eventos adversos associados às lentes de contato podem ser divididos em intolerância e complicações das próprias lentes. A intolerância pode resultar de doença da superfície ocular, como é frequentemente observado em pacientes com olhos secos. Aqueles com atopia significativa geralmente são maus candidatos ao uso de lentes de contato e podem apresentar tanto exagero de alergias oculares preexistentes quanto reações *de novo*, como a conjuntivite papilar gigante.[3,4,10] Pacientes com hipoestesia, seja por ferimento ou lesão prévia, ou resultante de infecção herpética, em geral são candidatos inadequados.

Complicações genuínas decorrentes do uso de lentes de contato podem ser estéreis ou infecciosas. Infiltrações estéreis da córnea podem surgir de hipoxia ou de reações imunológicas a endotoxinas bacterianas.[11] Essas úlceras estéreis costumam ser difíceis de distinguir das verdadeiras úlceras infecciosas, e a prudência determina que o tratamento seja a antibioticoterapia, mesmo que a suspeita principal seja de úlcera não infecciosa. A ceratite bacteriana é a complicação grave mais comum decorrente do uso de lentes de contato.[12] Embora a úlcera possa ser pequena, o desenvolvimento de uma cicatriz corneana central pode produzir efeito debilitante na visão do paciente, e a topografia irregular que pode resultar da cicatrização de uma úlcera pode impedir o uso bem-sucedido de óculos. O risco de ceratite amebiana recalcitrante tem motivado os médicos a insistirem para que os pacientes evitem expor as lentes de contato e seus estojos à água de torneira, bem como para que evitem, a todo custo, a exposição a massas de água externas, como lagos, rios e piscinas.

As lentes de contato também podem produzir efeitos transitórios na córnea. A modelagem, deformação da topografia da córnea, é uma característica transitória que pode ser observada no uso de lentes de contato gelatinosas, sendo quase onipresente no uso das rígidas.[13,14] Pacientes com doença corneana subjacente podem apresentar edema corneano com o uso de lentes de contato, e mesmo aqueles com córneas saudáveis podem apresentar edema no contexto da hipoxia corneana.[15] A hipoxia corneana crônica pode provocar a formação de neovascularização da córnea, condição denominada *pannus* corneal. A patologia das células-tronco do limbo corneano e o *pannus* podem ser sinais de que o paciente está usando a lente de contato de maneira não tolerada pelo olho e de que a modificação ou a cessação de seu uso é indicada.

Lentes de contato gelatinosas

Embora a prática do ajuste das lentes de contato esteja além do escopo deste capítulo, vale a pena mencionar as diferenças entre a adaptação de lentes de contato gelatinosas e rígidas. Ao contrário do que ocorre com as lentes de contato rígidas, o filme lacrimal entre a lente gelatinosa e a córnea é opticamente neutro. Portanto, qualquer correção astigmática deve ocorrer na própria lente. Como a orientação da correção do astigmatismo é de grande importância, lentes de contato gelatinosas tóricas são projetadas com uma variedade de mecanismos para manter a orientação correta. Eles incluem o coeficiente de correção do lastro e a modulação da borda da lente que, em interação com a margem da pálpebra, mantém a orientação adequada da lente.

A principal questão ao ajustar lentes de contato gelatinosas é obter boa aderência à superfície anterior da córnea e, ao mesmo tempo, evitar que fiquem tão próximas à superfície do olho a ponto de não se moverem a cada piscada.[16a] O movimento das lentes é importante para que o filme lacrimal circule embaixo delas. Por outro lado, uma lente solta demais é desconfortável para o paciente. A borda levantada dessa lente pode causar outras complicações de uso.

A principal distinção entre os diferentes tipos de materiais de lentes de contato gelatinosas é entre o hidrogel e o silicone hidrogel. O primeiro é um material mais antigo e menos permeável ao oxigênio. Embora as lentes de silicone-hidrogel mais recentes permitam o movimento do oxigênio por elas, geralmente apresentam umedecimento mais fraco que materiais do hidrogel mais antigo.

Lentes de contato na correção da presbiopia

A presbiopia é a condição de perda de acomodação que surge com o avanço da idade. Resulta do aumento da rigidez do cristalino e das alterações na musculatura do corpo ciliar e, como tal, não é diretamente corrigível por nenhum dispositivo óptico externo. Embora as lentes de contato não possam aumentar a flexibilidade ou o leque de acomodação do olho presbiópico, diversas estratégias têm sido desenvolvidas para aliviar alguns dos sintomas da presbiopia. Algumas lentes de contato gelatinosas multifocais vêm sendo desenvolvidas usando mais a óptica refrativa que a difrativa em contraste com as estratégias ópticas incrementadas para lentes intraoculares.

Embora as lentes de contato multifocais possam proporcionar foco tanto para longe quanto para perto, elas o fazem com comprometimento da função visual. A insatisfação do paciente com as lentes de contato multifocais surge principalmente da diminuição da qualidade óptica. Elas necessariamente produzem dispersão de raios de luz à medida que a luz de objetos distantes encontra a porção próxima da lente de contato e vice-versa.

Uma alternativa às lentes de contato multifocais é o emprego de uma estratégia de monovisão em que um dos olhos é ajustado com uma lente de contato para longe e o outro, com uma para perto. Cada uma dessas lentes é monofocal, podendo ser esférica ou astigmática. Embora essa abordagem possa parecer menos fisiológica que as lentes de contato multifocais, que permitem certo grau de estereopsia, as monovisuais geralmente são muito bem toleradas. Como regra geral, o olho dominante do paciente é escolhido para a visão de longe, e o não dominante, para a intermediária, como seria adequado para o uso de computador, ou para uma distância de leitura, que requer mais disparidade entre os olhos.

A dominância ocular pode ser avaliada de várias maneiras, mas uma das mais fáceis é cortar um pequeno orifício em um pedaço de papelão e fazer com que o paciente foque em um objeto enquanto segura o papelão no comprimento do braço. Fazer com que o paciente traga o papelão em direção ao rosto enquanto mantém o foco no objeto, força-o a escolher um dos olhos, porque o papelão necessariamente oclui o outro. Os pacientes desempenham a tarefa sem perceber que são forçados a fazer essa escolha.

Ortoqueratologia

A miopia, ou visão curta, é o distúrbio ocular mais comum no mundo; afeta mais de 85% dos jovens adultos em alguns países asiáticos, com tendência natural a progredir a taxas de 12% em crianças pré-escolares, que aumentam para mais de 50% em pré-adolescentes. Com altos graus de miopia, aumentam os riscos de complicações relacionadas à cegueira, incluindo glaucoma, descolamento de retina e degeneração miópica. Muitas intervenções vêm sendo estudadas para retardar a progressão da miopia. Embora algumas, como subcorreção, lentes bifocais e progressivas e lentes de contato, provavelmente não retardem o processo, várias delas, incluindo colírios com atropina e ortoqueratologia, realmente parecem ter algum efeito na redução da progressão miópica.[166]

Ortoqueratologia é o uso de lentes de contato rígidas gás-permeáveis para remodelar temporariamente a córnea e reduzir erros de refração como miopia, hipermetropia ou astigmatismo.[17] Geralmente usadas durante a noite, essas lentes de contato de geometria reversa achatam centralmente a córnea de pacientes míopes por um tempo, o que leva ao afinamento do epitélio corneano central e à acentuação da inclinação da periferia média que, por sua vez, leva ao espessamento do epitélio periférico médio e do estroma. O resultado é a correção do erro de refração central, deixando um borrão periférico miópico que pode agir para diminuir a progressão da miopia. Crianças mais jovens frequentemente são tratadas com a intenção de reduzir o alongamento axial, mas a FDA não aprovou seu uso para esse fim.

Como essas lentes são usadas à noite e não se movimentam na córnea, a maioria das pessoas não relata nenhum desconforto significativo ao usá-las. Entretanto, essas mesmas propriedades criam maior suscetibilidade à infecção da córnea, condição especialmente preocupante em crianças pequenas, em quem a ambliopia pode ser provocada. Em uma tentativa de mitigar o risco de infecção e de diminuição de oxigenação à noite, essas lentes de contato rígidas são feitas com altos valores de DK, próximos a 100, para permitir maior oxigenação.

LENTES INTRAOCULARES

As lentes intraoculares (LIO) são discutidas no contexto da cirurgia de catarata, em outra parte deste volume, mas vale a pena analisar aqui o papel que desempenham na correção de erros de refração. As LIO são separadas em categorias com base nos materiais que as compõem e nos erros de refração que corrigem. Os materiais incluem PMMA, silicone e acrílico hidrofílico e hidrofóbico.[18] Mesmo dentro de cada uma dessas categorias, as propriedades ópticas dos materiais produzidos por fabricantes diferentes variam de modo importante. Os números Abbe, discutidos na seção sobre materiais de óculos, variam de acordo com o material, e isso é relevante na aberração cromática produzida pelas diferentes lentes intraoculares. Da mesma forma, materiais distintos apresentam desafios de biocompatibilidade diversos.

Funcionalmente, as LIO podem ser divididas em *designs* monofocais, tóricos e uma variedade de corretivos de presbiopia. Quanto ao papel cirúrgico, elas são classificadas como lentes de câmara anterior, de plano da íris, de sulco e de câmara posterior, "*in-the-bag*". As LIO são empregadas principalmente na cirurgia de catarata em substituição ao cristalino removido durante o procedimento, mas também podem ser usadas em pacientes que permanecem fácicos, objetivando apenas a correção de refração. Além disso, mais de uma LIO pode ser inserida em um único olho para conseguir determinado efeito de refração. Quando uma LIO é colocada sobre a outra, essa segunda é chamada de "lente *piggyback*".

Lentes intraoculares monofocais

As LIOs monofocais têm a maior gama de *designs*, incluindo lentes projetadas para colocação na câmara anterior, no sulco e no plano da íris, *piggybacks*, fácicas e de câmara posterior unipartites ou tripartites para posicionamento dentro do saco capsular. As lentes monofocais também estão disponíveis em *designs* esféricos e asféricos, produzidos para diminuir a aberração esférica criada pela óptica da parte frontal do olho. LIOs monofocais também têm a vantagem da melhor qualidade visual em comparação com multifocais, descritas a seguir. Isso é percebido pelo paciente como maior sensibilidade ao contraste.

Uma consideração importante ao escolher a potência adequada de uma LIO é sua localização pretendida no olho no pós-operatório. Isso é chamado de posição efetiva da lente.[19] Como no caso das lentes de contato descritas anteriormente, a posição anteroposterior da LIO altera seu efeito de refração. Para alcançar o mesmo efeito de refração, lentes com uma posição mais posterior exigem potências dióptricas positivas maiores. Isso é importante clinicamente não apenas no contexto do cálculo pré-operatório da LIO, mas também no caso de o cirurgião optar por colocar no sulco ciliar uma lente cujo planejamento original era ser posicionada na bolsa capsular. Tal contingência pode surgir no contexto de certas complicações cirúrgicas, mais comumente a ruptura da cápsula posterior da lente.[20]

Lentes intraoculares tóricas

O astigmatismo preexistente pode ser abordado durante a cirurgia de catarata por meio da queratotomia incisional, descrita em outra parte deste capítulo, e pelo uso de uma LIO de correção de astigmatismo. Essas LIO tóricas diferem das lentes de contato corretivas de astigmatismo por não incorporarem elementos especiais para estabilizar a orientação da lente. Portanto, as LIO são produzidas em diferentes potências esféricas e astigmáticas, mas em eixos iguais. O eixo de orientação é de grande importância para alcançar o resultado refrativo desejado,[21] e muitos métodos – da marcação da córnea com uma caneta ao registro automatizado no computador – têm sido empregados para garantir a orientação adequada da LIO tórica.

Embora as lentes tóricas tenham imenso valor na prática clínica, seu benefício depende de vários fatores.[22] Em regra, o astigmatismo de olho não operado tem origem principalmente corneal. No entanto, o próprio cristalino pode estar inclinado, e esse astigmatismo lenticular não é passível de correção com uma LIO tórica. Da mesma maneira, o astigmatismo irregular não é completamente corrigível com tal lente, e deve-se ter cautela ao empregá-la no contexto do ceratocone.

Mesmo pequenas desorientações de uma LIO tórica podem produzir reduções clinicamente significativas em sua capacidade de corrigir o astigmatismo. Cada grau de desorientação produzirá uma redução de 3,3% no efeito e uma rotação do eixo de astigmatismo do paciente. Uma desorientação de 30° anula completamente a redução do astigmatismo absoluto e, simultaneamente, gira o acesso astigmático a uma orientação à qual o paciente não está acostumado.

Lentes intraoculares na correção da presbiopia

Devido à presbiopia ser resultante da perda de acomodação, a solução cirúrgica óbvia seria a implantação de uma lente intraocular de acomodação. Lentes desse tipo estão em fase de ensaios clínicos, mas nenhuma realmente efetiva foi aprovada para uso clínico nos EUA até hoje.

Uma série de alternativas a esse ideal estão disponíveis. Deve-se lembrar que, além do custo adicional associado a essas lentes *premium*, há também um custo óptico a ser pago para se obter visão tanto para longe quanto para perto. A primeira, e opticamente mais simples, maneira de lidar com a presbiopia durante a cirurgia de catarata é empregar LIO monofocais em estratégia monocular, conforme é discutido na seção sobre lentes de contato na correção da presbiopia.[23] Naturalmente, um risco dessa estratégia é que o paciente não tolere a monovisão ou consiga suportá-la apenas em um grau que permita o uso intermediário (p. ex., computador) e não comprometa a capacidade de leitura mais de perto sem óculos. A vantagem dessa estratégia é que a sensibilidade ao contraste e a qualidade visual geral não são reduzidas individualmente em nenhum dos olhos.

As LIO multifocais são projetadas para lançar na retina do paciente imagens tanto distantes quanto próximas.[24] Isso geralmente é feito empregando-se uma lente refrativa para longe e uma difrativa para leitura (Figura 2.4.9). A combinação de elementos refrativos e difrativos tem a vantagem de diminuir a aberração cromática geral, porque a luz de comprimento de onda curto converge para um grau maior que a de longo nas lentes refrativas, e o oposto é verdadeiro para as lentes difrativas.

Entretanto, os anéis empregados nos *designs* difrativos causam sintomas visuais perturbadores para alguns pacientes.[25,26] Além disso, a qualidade visual é pior em lentes multifocais que em monofocais esféricas ou tóricas. No pré-operatório é impossível prever com certeza o grau de tolerância a essas degradações visuais, e um número maior de lentes multifocais que de LIO monofocais requer explantação devido a sintomas visuais incômodos.

Lentes projetadas para apresentar visão funcional em distâncias variadas têm sido introduzidas recentemente. Em geral são

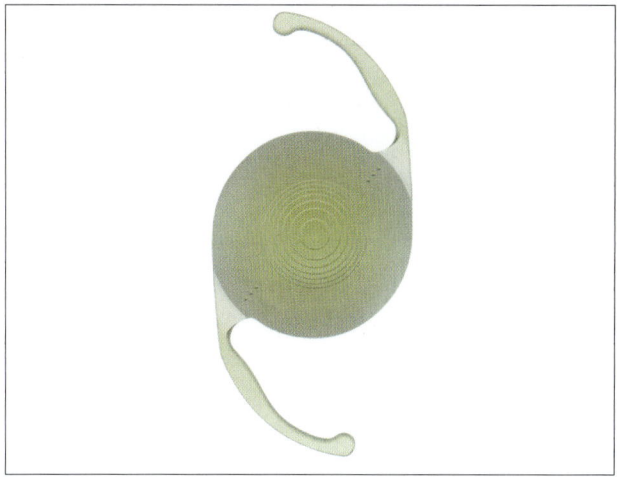

Figura 2.4.9 Tipo de lente intraocular multifocal (LIO) com elementos refrativos e difrativos. (2017 Novartis®)

conhecidas como lentes com profundidade de foco estendida (EDOF, do inglês *extended depht of focus*). Embora possam proporcionar uma qualidade visual mais uniforme entre distâncias maiores e intermediárias, isso diminui para todas as distâncias na comparação com as LIO monofocais.

Uma tentativa inicial de projetar uma LIO acomodativa foi aprovada para uso clínico nos EUA.[27] No entanto, ela não produz correção de presbiopia suficiente para substituir os óculos de leitura, sendo, muitas vezes, chamada de lente intraocular "pseudoacomodativa".

CIRURGIA QUERATORREFRATIVA

A ideia da cirurgia refrativa não é nova, remonta, pelo menos, ao final do século 19. Embora ela possa ser realizada em qualquer uma das superfícies ópticas frontais do olho, a abordagem mais frutífera tem sido a modificação intencional da forma corneana. A superfície anterior da córnea é responsável pela maior parte da potência de refração do olho, e a modificação fracionada da curvatura da superfície pode produzir uma enorme mudança de refração.

Nesta seção, o foco da discussão será a cirurgia refrativa da córnea, ou cirurgia queratorrefrativa, mas vale mencionar que a cirurgia refrativa intraocular também é realizada. A remoção do cristalino não catarático e sua substituição por uma LIO – chamada de extração de cristalino – pode ser realizada com sucesso para erros de refração maiores, à custa da perda de acomodação. O procedimento é idêntico à cirurgia de catarata convencional. Além disso, pode-se inserir uma LIO no olho do paciente sem a remoção do cristalino. Isso é conhecido como implante de lente fácica, ou cirurgia da lente collamer implantável (ICL).[28-31]

A maioria dos pacientes submetidos à cirurgia refrativa está passando por alguma modificação no formato da córnea anterior. Inicialmente, a cirurgia era feita a partir de incisões de diferentes padrões na superfície corneana. Incisões radiais na córnea causam achatamento circunferencial. Assim, a correção da miopia é obtida a partir de uma série de incisões radiais concentradas em torno da córnea central, obviamente sem passar pelo centro propriamente dito. Essa é a base da queratotomia radial, procedimento que pode corrigir eficazmente graus significativos de miopia[32] (Figura 2.4.10). Embora nomogramas tenham sido desenvolvidos para a correção titulável de vários graus de miopia, a longo prazo, as incisões radiais da queratotomia provaram ter efeito instável para muitos pacientes. Aqueles inicialmente corrigidos da emetropia, algumas vezes apresentaram aumento progressivo no grau de achatamento da córnea ao longo de muitos anos após a cirurgia. Esses pacientes, anteriormente míopes, têm uma tendência a aumentar a hipermetropia ao longo do tempo.[33] A queratotomia radial também carrega a preocupação

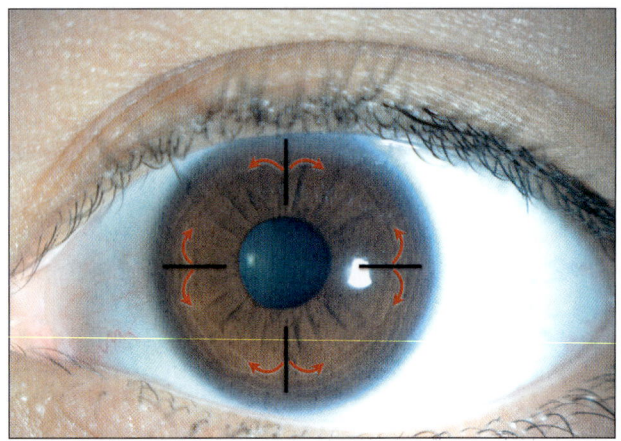

Figura 2.4.10 Na queratotomia radial (RK, do inglês *radial keratotomy*), o achatamento perpendicular às incisões radiais reduz a potência refrativa média da córnea e corrige a miopia. (Cortesia Joshua Young.)

adicional da ruptura do globo por trauma grave, mesmo anos após a cirurgia, porque a integridade estrutural da córnea uma vez violada, nunca se recupera totalmente.

De maneira semelhante à correção da miopia obtida pela queratotomia radial, a correção do astigmatismo é possível por meio de incisões tangenciais ou arqueadas na córnea médio-periférica ou periférica. Essas incisões não precisam ser tão profundas, sendo geralmente menos numerosas que as da queratotomia radial, representando, portanto, menor risco estrutural para o olho. No passado, incisões radiais e arqueadas eram combinadas para a correção do astigmatismo miópico.

Embora as incisões radiais venham sendo amplamente substituídas pela cirurgia ablativa a *laser*, conforme será discutido a seguir, as incisões arqueadas continuam desempenhando papel na correção do astigmatismo de baixos graus durante a cirurgia de catarata. A queratotomia arqueada se transformou em incisões relaxantes limbares (LRI, do inglês *limbar relaxing incisions*), realizadas durante a cirurgia de catarata.

Tradicionalmente, a correção miópica poderia ser feita com a remoção de uma lentícula do tecido estromal da córnea. Isso era realizado usando-se uma lâmina motorizada de um dispositivo miniaturizado parecido com uma plaina. A queratectomia lamelar automatizada (ALK, do inglês *automated lamellar keratectomy*), como foi chamada, deu origem à base mecânica do microcerátomo, dispositivo criado para produzir *flaps* corneanos para a cirurgia ceratomileuse *in situ* a laser (LASIK, do inglês *laser in situ keratomileusis*).

A queratotomia incisional pode corrigir a miopia e o astigmatismo, mas a correção da hipermetropia não é alcançável dessa maneira. Para acentuar a córnea central, os cirurgiões procuraram criar uma zona de contração do tecido corneano paracentralmente. Uma abordagem para isso foi a queratoplastia condutiva (CK, do inglês *conductive keratoplasty*), em que se induziu aquecimento focalmente em diversos pontos ao redor do centro da córnea.

Em meados da década de 1990, o excimer *laser* foi introduzido na prática clínica para realizar a ablação atérmica do tecido da córnea, visando remodelá-la para produzir o efeito de refração desejado. A ablação por excimer tem a vantagem da grande precisão sem comprometimento substancial da integridade mecânica da córnea. No entanto, a ablação nas camadas anteriores do estroma corneano, denominada membrana de Bowman, resultou na criação de embaçamento corneano sintomático em alguns pacientes. Hoje, essa nebulosidade pode ser tratada com o uso de mitomicina C®, para modular a cicatrização pós-operatória, ou pode ser totalmente evitada com a criação de uma membrana corneana anterior sob a qual é feito o tratamento a *laser*. A combinação de ablação mais membrana é o que foi denominado ceratomileuse *in situ* a *laser*. Membranas LASIK podem ser produzidas por *laser* de femtosegundo e não por microcerátomo mecânico. As vantagens da membrana são recuperação visual mais rápida, menos nebulosidade da córnea e maior conforto do paciente. A desvantagem é que a adesão dela à córnea subjacente não é tão forte quanto a resistência à inclinação do tecido corneano não operado. Portanto, mesmo o estresse de inclinação bem tardio, como pode ser vivenciado na lesão ocular, cria a possibilidade de desalojamento de uma membrana LASIK.

Embora a cirurgia queratorrefrativa ablativa represente risco, deve-se ter em mente que o uso de lentes de contato também acarreta um risco cumulativo ao longo dos muitos anos em que um paciente pode usá-las. Para muitos pacientes, o risco de um procedimento queratorrefrativo é comparável ao do uso de lentes de contato, representando uma alternativa aceitável.

Tanto erros esféricos quanto astigmáticos são corrigíveis pela cirurgia queratorrefrativa ablativa. Erros de refração diferentes são corrigidos alterando-se o padrão de ablação.[34] A correção da miopia é obtida pela simples ablação de uma lentícula do centro da córnea. No entanto, como não se pode adicionar tecido pelo excimer *laser*, o aumento da curvatura da córnea central, necessário para a correção da hipermetropia, exige um padrão de ablação mais complicado. Um toro (imagine uma rosquinha ou um pão cortado ao meio) é retirado exatamente fora do centro da córnea para produzir uma inclinação central. Contudo, a zona de curvatura uniforme, a zona óptica, é necessariamente menor no tratamento hipermetrópico que no míopico.

O *laser* femtosegundo pode ser usado para esculpir uma lentícula da córnea central de uma maneira que lembra a queratectomia lamelar automatizada. Essa lentícula é, então, retirada por um canal também esculpido na córnea pelo *laser* femtosegundo. Tal procedimento é conhecido como pequena incisão de extração de lentículas, ou cirurgia SMILE, sendo relativamente novo.

INLAYS CORNEANOS

Embora a correção da presbiopia não seja diretamente alcançável pela cirurgia refrativa, vários procedimentos têm sido introduzidos para aliviar alguns de seus sintomas. Eles têm em comum a inserção de um implante na substância da córnea. Dois *inlays* de córnea aprovados para uso nos EUA são os dispositivos KAMRA® e Raindrop®. O KAMRA® é um pequeno disco opaco com uma abertura ainda menor no centro que funciona como um orifício óptico. Esse *inlay* aumenta a profundidade de campo enquanto reduz a quantidade de luz que penetra no olho. Esse aumento na profundidade de campo proporciona aos pacientes algum grau de visão de perto. O *inlay* KAMRA® é implantado apenas em um dos olhos[35] (Figura 2.4.11).

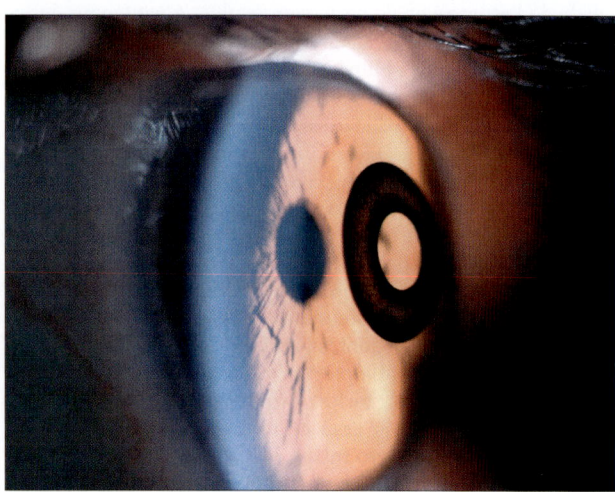

Figura 2.4.11 O *inlay* KAMRA® implantado na córnea para aliviar os sintomas da presbiopia. (Dezembro de 2016, seção EyeWorld REFRACTIVE SURGERY.)

O *inlay* Raindrop® não está mais disponível, conforme publicação. Ele é uma pequena lentícula transparente também implantada em apenas um dos olhos. *Inlays* corneanos são introduzidos sob uma membrana ou em uma bolsa da córnea, ficando dentro do estroma corneano.[36,37]

BIBLIOGRAFIA

Atchison DA. Spectacle lens design: a review. Appl Opt 1992;31:3579–85.

Calladine D, Evans JR, Shah S, et al. Multifocal versus monofocal intraocular lenses after cataract extraction. Cochrane Database Syst Rev 2012;(9):CD003169.

de Vries NE, Nuijts RM. Multifocal intraocular lenses in cataract surgery: literature review of benefits and side effects. J Cataract Refract Surg 2013;39(2):268–78.

Doan KT, Olson RJ, Mamalis N. Survey of intraocular lens material and design. Curr Opin Ophthalmol 2002;13(1):24–9.

Fonn D, Dumbleton K, Jones L, et al. Silicone hydrogel material and surface properties. Contact Lens Spectrum 2002;3:24–8.

Holden BA, Mertz GW, McNally JJ. Corneal swelling responses to contact lenses worn under extended wear conditions. Assoc Res Vision Ophthalmol 1983;24:218–26.

Kessel L, Andresen J, Tendal B, et al. Toric intraocular lenses in the correction of astigmatism during cataract surgery: a systematic review and meta-analysis. Ophthalmology 2016;123(2):275–86.

Koffler BH, Sears JJ. Myopia control in children through refractive therapy gas permeable contact lenses: is it for real? Am J Ophthalmol 2013;156(6):1076–81.

Mimura T, Fujimura S, Yamagami S, et al. Severe hyperopic shift and irregular astigmatism after radial keratotomy. Eye Contact Lens 2009;35(6):345–7.

Naroo SA, Bilkhu PS. Clinical utility of the KAMRA corneal inlay. Clin Ophthalmol 2016;10:913–19.

Norrby S. Sources of error in intraocular lens power calculation. J Cataract Refract Surg 2008;34(3):368–76.

Waring GO 3rd, Lynn MJ, McDonnell PJ. Results of the prospective evaluation of radial keratotomy (PERK) study 10 years after surgery. Arch Ophthalmol 1994;112(10):1298–308.

White P. Disposable and programmed replacement soft contact lenses. Contact Lens Spectrum 1994;8:40–52.

Whitman J, Hovanesian J, Steinert RF, et al. Through-focus performance with a corneal shape-changing inlay: one-year results. J Cataract Refract Surg 2016;42:965–71.

As referências completas estão disponíveis no **GEN-io**.

PARTE 2 ÓPTICA E REFRAÇÃO

Instrumentação Oftálmica

Neal H. Atebara, David Miller e Edmond H. Thall

2.5

Definição: Desde os primeiros dispositivos ópticos aos sistemas computadorizados mais modernos de imagem, a tecnologia tem auxiliado o médico no diagnóstico e tratamento de doença ocular.

Características principais
- A habilidade de um meio transparente de inclinar um raio luminoso é a base para a maior parte dos instrumentos usados atualmente na oftalmologia
- Lentes esféricas, prismas, espelhos, iluminação em forma de fenda, telescópios astronômicos e galileanos e outros componentes ópticos múltiplos – tanto simples quanto complexos – têm sido idealizados e fabricados há mais de dois séculos a fim de estudar o olho humano e sua função.

INTRODUÇÃO

Neste capítulo, os princípios básicos que fundamentam alguns dos instrumentos mais comuns usados na oftalmologia serão revisados, incluindo:

- Oftalmoscópio direto
- Oftalmoscópio binocular indireto
- Câmera de fundo
- Tomógrafo de coerência óptica
- Biomicroscópio de lâmpada de fenda
- Lentes fundoscópicas de lâmpada de fenda
- Tonômetro de aplanação de Goldmann
- Microscópio especular
- Microscópio operatório
- Topógrafo córneo e ceratômetro
- Lensômetro
- Refrator automático
- Dispositivos para ampliação.

OFTALMOSCÓPIO DIRETO

A retina inteira, se espalhada e aplainada, é quase do tamanho de um selo grande de correio. As próprias estruturas importantes são muito pequenas. Por exemplo, o nervo óptico tem 1,5 mm de diâmetro e os principais vasos sanguíneos tem apenas 0,1 a 0,2 mm de diâmetro. O papiledema expressivo, com uma elevação da cabeça do nervo de 3,00 D, é equivalente a apenas 1 mm de mudança em elevação. A maior parte dos detalhes amarelo e vermelho importantes, incluindo vasos sanguíneos, hemorragias e exsudatos, são vistos contra o fundo vermelho claro da coroide repleta de sangue. As mudanças sutis na luz branca rosada dispersa retrogradamente do disco óptico revelam grandes alterações neuro-oftálmicas ou glaucomatosa. A presença de reflexo córneo e a luz dispersa retrogradamente normal da córnea saudável e da lente tornam a avaliação das mudanças de fundo ainda mais difíceis.

Em face desses obstáculos, parece quase milagroso que o examinador esteja apto para fazer uma quantidade significativa de diagnósticos usando o oftalmoscópio direto. A Figura 2.5.1 ilustra como o oftalmoscópio direciona os raios de luz de iluminação e observação coaxialmente, enquanto o sistema de observação é essencialmente um visor.[1] A lente e a córnea do olho do paciente, na verdade, criam a imagem retiniana. Assim, o observador não consegue de fato ver a retina do paciente, mas uma imagem óptica da retina.

Para trazer o reflexo de fundo vermelho a um foco nítido para o observador, o oftalmoscópio moderno apresenta um disco de lentes. Devido à lente compensatória neutralizar o erro refratário tanto do médico quanto do paciente e cada acomodação, sua potência total fornece apenas uma estimativa bruta do estado refrativo do paciente. A magnitude do astigmatismo pode ser estimada de verdade se a lente estiver focada em um vaso sanguíneo que passe paralelo ao reflexo foveal e, então, ajustar o foco em um vaso que passe perpendicularmente ao primeiro vaso.[2]

Provavelmente o avanço mais importante em oftalmoscopia direta foi o uso de bulbo de tungstênio halógeno,[3] que tem diversas vantagens sobre o bulbo de tungstênio mais antigo. Um revestimento de quartzo pode suportar temperaturas mais altas do que o revestimento de vidro, assim, a temperatura do filamento pode ser aumentada além do que no bulbo de tungstênio convencional para produzir um resultado aumentado de lúmen.

O campo de visão do oftalmoscópio direto moderno varia cerca de 10° e está limitado pelo mais oblíquo raio de lápis que pode passar de uma margem mais externa à pupila do observador para a margem externa oposta à pupila do paciente. Para alargar o campo de visão do oftalmoscópio direto, o olho do investigador deve ser trazido próximo ao olho do paciente, que deve ter a pupila dilatada.

Devido à capacidade de alargamento de qualquer lente de ampliação normalmente ser definida como um quarto da potência da lente, pode-se considerar a ampliação da imagem retiniana do olho emétrope típico de 60 D por 60/4, ou 15×. Em olhos afáquicos, dos quais uma lente natural de 20 D foi removida, a ampliação para o observador é reduzida a cerca de 40/4 ou 10×.

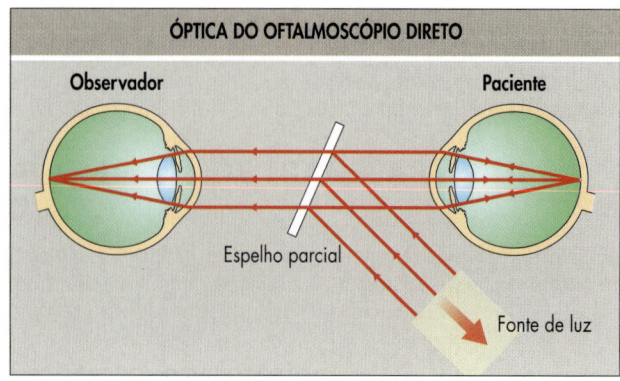

Figura 2.5.1 Óptica do oftalmoscópio direto. Usando um espelho (metade revestido de prata ou um com abertura central), as direções da luz de observação e da luz incidente ao paciente se tornam concêntricas (coaxiais).

OFTALMOSCÓPIO INDIRETO BINOCULAR

Comparado ao oftalmoscópio direto, o oftalmoscópio indireto binocular fornece um campo de visão amplo, uma impressão estereoscópica e uma imagem de alto contraste. Certamente, paga-se um preço por essas vantagens. A pupila do paciente deve ser dilatada, a instrumentação é maior, mais pesada e mais cara, e a iluminação é quase dolorosamente clara para o paciente.

Sistema de iluminação

A fim de evitar o reflexo e dispersão da lente e da córnea, o feixe de observação e o feixe de iluminação são separados no plano da córnea e da lente,[4] exigindo uma pupila dilatada (Figura 2.5.2). O filamento do bulbo é, na verdade, trazido para um foco em uma porção da pupila do paciente. Para minimizar a perda de luz, a lente condensadora traz a pupila do observador para o foco na pupila do paciente. Com as pupilas do paciente e do observador conjugadas, a perda de luz é minimizada e o campo de visão é maximizado.

Sistema de observação

Contraste
Como o trajeto do feixe é diferente daquele do feixe de iluminação, a degradação do brilho do reflexo e dispersão retrógrada é minimizada e detalhes sutis são vistos mais facilmente. O observador deve aprender a inclinar a lente portátil estrategicamente para evitar reflexo da superfície da própria lente. Esse reflexo é minimizado (de aproximadamente 4% de luz incidente a 1%) por uma lente que apresenta um revestimento antirreflexo.

Imagem invertida
A lente condensadora portátil cria uma imagem aérea real invertida do fundo iluminado do olho do paciente, conforme esperado de uma lente positiva. Assim, o examinador deve aprender a reorientar detalhes a partir de onde eles parecem estar para onde eles efetivamente estão localizados.

Campo de visão
A Figura 2.5.3 ilustra como a lente portátil produz a imagem aérea do fundo. Raios que passam pelo ponto nodal do olho do paciente e pela margem da lente portátil determinam o tamanho do campo de visão. A distância da lente portátil em relação ao olho do paciente também determina a subtensa angular do fundo de olho do paciente capturada pela lente. Essa distância é ótima quando equivale ao comprimento focal da lente. Assim, o campo de visão é determinado pela expressão d/F, em que d é o diâmetro e F é o comprimento focal da lente portátil.

Por exemplo, dados diâmetros iguais, lentes mais fortes (p. ex., F = 30 D, f = 3,3 cm) fornecem campos de visão maiores.

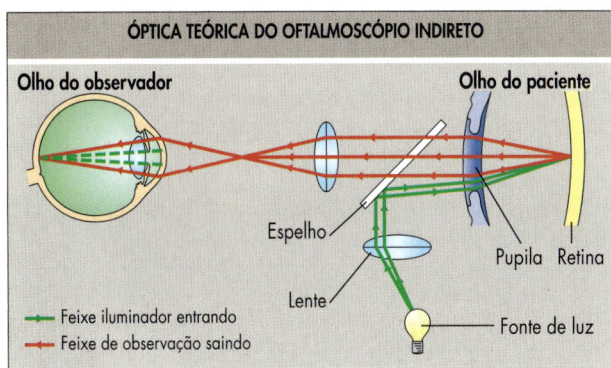

Figura 2.5.2 Óptica teórica do oftalmoscópio indireto. O feixe de iluminação penetra em uma pequena parte da pupila e não se sobrepõe ao feixe de observação e, assim, minimiza o reflexo incômodo e dispersão retrógrada.

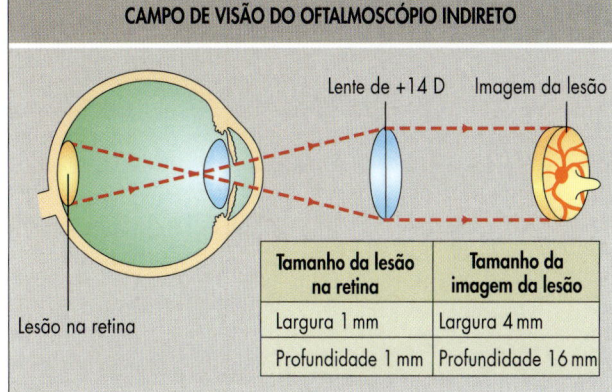

Figura 2.5.3 Campo de visão, oftalmoscópio indireto. O comprimento focal da lente portátil determina a distância do olho do paciente na qual segura a lente. A tangente do ângulo do campo de visão equivale ao diâmetro da lente dividido pelo comprimento focal.

No entanto, uma lente mais fraca pode ser feita com um diâmetro maior porque é menos vulnerável à aberração esférica. Assim, uma lente de 20 D com 3 cm de diâmetro produz quase o mesmo campo de visão que uma lente de 30 D com 2 cm de diâmetro.

Ampliação
A Figura 2.5.3 mostra o raio principal que passa pela margem da visualização do fundo através do ponto nodal ao olho para a imagem aérea. A razão do objeto no fundo de olho à imagem aérea é proporcional à razão do comprimento focal do olho do paciente ao comprimento focal da lente condensadora, ou inversamente proporcional à potência (F) do olho (60 D) e a lente portátil. Portanto, para um olho emétrope e uma lente de 20 D, a ampliação = 60 D/20 D = 3×; para uma lente de 30 D, a ampliação = 60 D/30 D = 2×.

Em última análise, a distância dessa imagem aérea levemente ampliada do observador determina a ampliação total. Se o observador apresenta grande amplitude de acomodação, a imagem aérea é aproximada e sua ampliação geral aumentada.

Estereopsia
O feixe de luz que emerge das pupilas dilatadas do paciente é direcionado através da lente portátil e para as duas oculares (separação normalmente de 15 mm) do oftalmoscópio indireto binocular. Os prismas então redirecionam os dois feixes para os olhos do examinador. Uma distância menor entre as duas oculares do que a distância interpupilar reduz a estereopsia percebida por um observador (distância interpupilar de 60 mm) em cerca de um quarto. No entanto, a ampliação axial (que equivale a um quarto do quadrado da ampliação lateral) aumenta a aparência estereoscópica. Se a ampliação lateral de uma lente de 20 D é 3×, a ampliação axial é igual a 9/4 ou 2,25×. Logo, a visão oftalmoscópica através da lente portátil amplifica mudanças pequenas na topografia retiniana. Usando uma lente portátil de potência menor aumenta ainda mais esse efeito: por exemplo, uma lente de 15 D resulta em uma ampliação transversa de 60/15 = 4×, mas uma ampliação axial de 16/4 = quadruplica.

CÂMERA DO FUNDO DE OLHO

Iluminação

O sistema de iluminação presente na câmera de fundo Zeiss é mostrado na Figura 2.5.4.[5,6] A luz da lâmpada incandescente (para observação) e a lâmpada de *flash* (para fotografia) é superimposta por meio de repartidor de feixe, para que a luz do *flash* corra ao longo do mesmo caminho que a luz de observação. Os filamentos da lâmpada são espelhados na vizinhança do espelho com orifícios, que deflete a luz em direção ao olho. O espelho com orifícios é similar aos espelhos usados em muitos

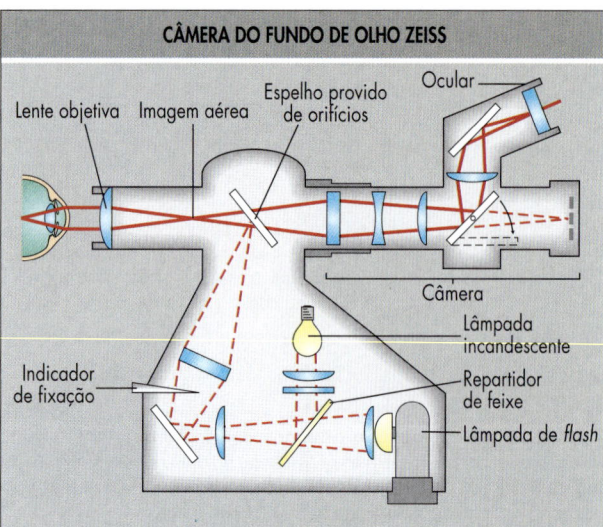

Figura 2.5.4 Câmera do fundo de olho Zeiss. Ver o texto para a descrição. (Adaptada da American Academy of Ophtalmology. Home study course, optics and refraction. San Francisco, CA: American Academy of Ophthalmology; 1990.)

retinoscópios, com um furo central para permitir a observação. Em contraste à organização do retinoscópio, o espelho com orifícios no fundo da câmera é espelhado no plano da pupila do paciente pela lente objetiva para assegurar a separação necessária dos caminhos de iluminação e observação na pupila. A lente objetiva corresponde à lente condensadora no oftalmoscópio indireto; ambas as lentes são projetadas com superfícies esféricas para fornecer a melhor qualidade de imagem possível sobre um campo de visão amplo.

A fotografia através da pupila não dilatada foi alcançada pela observação do fundo usando uma luz infravermelha, a qual não estimula a retina. Em tal sistema, a luz infravermelha penetra a pupila de 4 a 5 mm de diâmetro em um ambiente escuro, é refletida para fora da retina, e é mostrada em um monitor. Uma vez que a retina esteja focada ou enquadrada, um *flash* eletrônico ilumina a retina antes que a pupila constrinja.

Redução de reflexos da córnea e instrumento

Qualquer pessoa que tenha tentado avaliar detalhes maculares sutis com o uso de um oftalmoscópio direto está familiarizada com o incômodo do reflexo da córnea. O oftalmoscópio montado em uma mesa de Gullstrand incorporava seu princípio de que o sistema de iluminação não deve interseccionar a córnea na mesma área que os raios provenientes do sistema de observação. No sistema Zeiss, esse princípio é satisfeito por um espelho que tem um orifício central. O espelho reflete um círculo de luz através da periferia pupilar enquanto o fundo é visto através do furo central no espelho. Embora tal sistema não seja capaz de completamente eliminar os reflexos da lente da câmera, ele os reduz a um grau considerável de forma bem-sucedida.

Sistema de observação

A Figura 2.5.4 ilustra todos os elementos da câmera do fundo de olho. Conforme observado anteriormente, a luz da lâmpada incandescente e aquela da lâmpada de *flash* são incorporadas a um caminho comum, que, por fim, alcança o espelho com orifícios e é refletida no olho do paciente. Esses sistemas de iluminação e de observação são muito similares aos do oftalmoscópio indireto. No caso da câmera do fundo de olho, a luz refletida a partir da retina do paciente passa pelo orifício no espelho e foca uma imagem real no plano do filme da câmera. Um separador de feixe desvia uma porção da luz dirigida à câmera e a envia à ocular. Essencialmente, a ocular é como um microscópio simples. Ela recebe a imagem real do fundo e a processa de tal forma que a luz paralela sai para o observador.

Campo de visão

Teoricamente, uma imagem aérea de 180° da retina pode ser capturada, mesmo através de uma pupila pequena. Na prática, no entanto, devido aos raios do equador saírem da pupila em um ângulo muito agudo, a coleta desses raios só pode ser alcançada por uma lente segurada muito próxima à pupila ou uma lente de diâmetro bem amplo. Certamente, embora lentes de diâmetros amplos produzam um maior campo de visão, elas também introduzem aberração esférica significativa. Para campos de visão maiores do que 100°, portanto, a única forma sensível de coleta dos raios agudamente dobrados que vêm da periferia retiniana é mover a lente frontal para perto da pupila. Logo, na câmera mais equatoriana, a lente frontal do sistema é uma lente de contato. Devido à imagem aérea de tal expansão ampla da retina seguir a curvatura do globo, lentes especiais devem ser introduzidas nesse sistema para achatar a imagem.

Para fotografar diferentes campos de visão, três lentes de diferentes comprimentos focais são usadas, de modo que o oftalmologista pode trocar entre lentes portáteis de +14 D, +20 D e +28 D. O sistema de lente que apresenta o maior comprimento focal (menor potência dióptrica) produz uma imagem mais ampliada. Portanto, o quanto de campo capturado em um quadro é menor do que o produzido por uma lente de comprimento focal mais curta e potente. Teoricamente, tanto o campo mais largo e a ampliação maior podem ser obtidos se o tamanho do filme puder ser dobrado.

As porções da retina podem ser fotografadas além dos 30° centrais tradicionais se a câmera estiver direcionada à área periférica de interesse. No entanto, uma câmera direcionada para fora do eixo por 30° ou mais com sistema óptico ocular de 60 D induz 10 a 15 D de astigmatismo oblíquo e resulta em imagens difusas/obscuras.[7] Felizmente, câmeras de fundo bem projetadas antecipam a fotografia fora do eixo e incluem uma ampla gama/variedade de correções cilíndricas com as quais aprimoram as visões periféricas.

TOMOGRAFIA DE COERÊNCIA ÓPTICA

A tomografia de coerência óptica (OCT, do inglês *optical coherence tomography*) fundamenta-se no interferômetro de Michaelson inventado no final do século 19. Originalmente, o instrumento foi usado para fazer medidas extremamente acuradas de comprimento. Um único feixe de luz branca é dividido em dois feixes pelo movimento em direções perpendiculares. Os feixes são refletidos de volta e recombinados no divisor de luz. Uma vez recombinados, ondas de interferência são observadas, desde que a diferença em comprimento de caminho óptico (CCO) entre os dois braços do interferômetro seja menos do que o comprimento de coerência da luz utilizada. Michaelson usou uma luz branca com comprimento de coerência de 1 a 2 μm. Um braço do dispositivo apresentava um comprimento conhecido e fixo e o comprimento do outro braço era variável até que as ondas de interferência fossem observadas; nesse ponto, a diferença em CCO entre os dois braços tinha que ser menor do que 2 μm. A precisão submícron poderia ser alcançada pela contagem das ondas.

Se essa técnica fosse aplicada diretamente à imagem retiniana, apenas a espessura de uma única camada poderia ser medida devido à baixa coerência de luz branca. No entanto, se um *laser* é usado, o comprimento de coerência é muito longo e a posição da camada retiniana poderia ser localizada apenas em alguns poucos centímetros. A OCT utiliza um diodo superluminescente que opera próximo ao infravermelho e tem uma banda larga de cerca de 50 nm ou cerca de seis vezes mais coerente do que a luz branca, mas muito menos do que a coerência de um *laser*.

Os instrumentos clínicos originais incorporaram dois espelhos móveis. Um mudou o comprimento de um braço do interferômetro e foi usado toda vez que o dispositivo examinou uma seção estreita da retina (Figura 2.5.5). Após um único exame completo, o outro espelho deslocou o feixe para a seção vizinha da retina e o próximo exame foi repetido. Uma limitação importante foi a quantidade de tempo exigida para completá-lo. O tempo necessário para examinar uma única linha da retina com poucos milímetros de comprimento excedeu demasiadamente até a melhor fixação do paciente. Ademais, o olho por si só não é estável em dimensão devido ao fluxo de sangue coroidal que varia com o ciclo cardíaco. Um programa sofisticado pode superar alguns requisitos de fixação, mas existem limitações para esta técnica.

Em instrumentos de domínio espectral, um dos espelhos (que examina o braço de referência) é substituído por um espectrômetro que mede o reflexo de cada comprimento de onda simultaneamente, produzindo um exame muito mais rápido que não só melhora a precisão, mas também permite uma região maior da retina a ser avaliada. É importante perceber que a OCT mede o comprimento do caminho óptico, não a espessura física. A presença de edema ou outras patologias que diferem em índice refrativo da retina podem distorcer a espessura aparente da patologia, levando à imagem de artefatos que podem complicar a interpretação das imagens de OCT.

BIOMICROSCÓPIO DE LÂMPADA DE FENDA

A lâmpada de fenda é o equipamento mais frequentemente usado pelo oftalmologista.[8] Além das lentes auxiliares, ela pode fornecer visualizações ampliadas únicas de cada parte do olho. Em conjunto com dispositivos auxiliares, ela pode ser usada para tirar fotografias e fazer medidas quantitativas, incluindo pressão intraocular, contagens de células endoteliais, tamanho de pupila, espessura córnea, profundidade da câmara anterior etc.

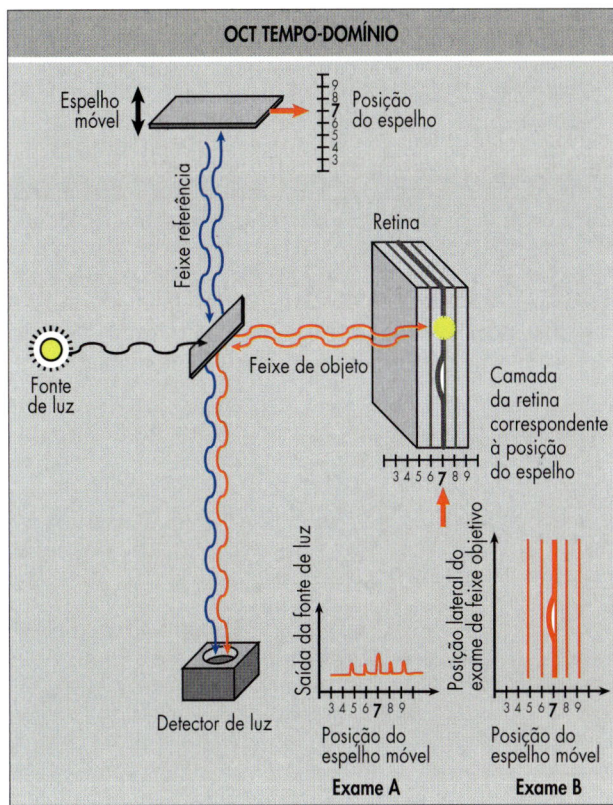

Figura 2.5.5 Tomografia de coerência óptica (OCT). Com base no princípio do interferômetro de Michelson, uma OCT analisa os padrões de interferência entre o feixe referência e o feixe do objeto para criar um mapa de refletividade transversal preciso da parte interna da retina.

Iluminação

A lâmpada de fenda moderna produz intensidade de cerca de 200 mW/cm². Quando operada à voltagem indicada, as lâmpadas de halogêneo apresentam luminância e temperatura de cor mais elevadas do que as lâmpadas incandescentes convencionais. Para o trabalho com lâmpada de fenda, é útil uma temperatura de cor mais alta (p. ex., uma quantidade maior de luz azul). Como muitas estruturas oculares são vistas pela dispersão de luz, bem como os comprimentos de onda mais curtos são os mais fragmentados, uma luz com alto componente azul ilumina as estruturas melhor. A luz é primeiramente colocada em foco em uma abertura de fenda (Figura 2.5.6) e a luz dentro da fenda é focada pela lente condensadora na direção do olho do paciente.

Melhorando o contraste tecidual

Um dos pontos fortes da lâmpada de fenda moderna é a maneira na qual o contraste pode ser melhorado por várias manobras:

- Secção óptica: conforme o feixe é reduzido, remove-se a luz fragmentada de tecido adjacente e são vistos maiores detalhes da seção óptica
- Iluminação tangencial: quando a luz é trazida lateralmente, os destaques e sombras tornam-se mais fortes e a textura (ou seja, elevações e depressões) é vista melhor
- Iluminação acurada: as células e a luz na câmara anterior em um paciente apresentando irite são vistas melhor usando um feixe estreito focado no humor aquoso para que a pupila negra se torne o fundo. A combinação do feixe estreito e do fundo pupilar escuro elimina qualquer luz estranha que reduziria o contraste. O mesmo princípio é mantido quando o examinador puxa para cima a pálpebra inferior para examinar o menisco lacrimal. Por exemplo, o padrão de célula inerte de um ducto lacrimal obstruído é visto melhor usando um feixe estreito com a íris escura no fundo
- Reflexo especular: nessa técnica, o ângulo de observação é configurado para ser equivalente ao ângulo de iluminação. Dessa maneira, pode-se avaliar a estrutura nas superfícies da frente da córnea (ou seja, úlceras, áreas secas) e as superfícies de posteriores (padrão endotelial)
- Iluminação indireta proximal: nessa técnica, um feixe de largura moderada é dirigido às áreas adjacentes à área de interesse. Contra um fundo escuro, a luz dispersa retrogradamente da lesão fornece um contraste mais alto, o que frequentemente possibilita ao observador ver as bordas da lesão com mais precisão. Por exemplo, quando essa técnica é usada, o edema corneano sutil – com suas diminutas coletas de líquido – destaca-se mais distintivamente contra a pupila escura
- Dispersão esclerótica: com o iluminador de fenda deslocado de sua posição isocêntrica, a luz é dirigida ao limbo. A luz, então, segue a córnea como se ela fosse um elemento de fibra óptica e alcança o outro lado do limbo. No entanto, se houver lesão ou partículas dentro da córnea, a luz dispersa retrogradamente da lesão ou partículas serão vistas contra o fundo pupilar escuro
- Retroiluminação do fundo: a luz enviada através da pupila ao fundo é refletida e fornece um fundo laranja. Orifícios na íris ou rugas sutis na córnea formam silhuetas, tornando-se mais facilmente visíveis.

Sistema de observação

O sistema de observação do biomicroscópio de lâmpada de fenda tem longa distância funcional de cerca de 10 cm, aproximadamente 100 vezes maior do que aquela de um microscópio de laboratório. Os prismas levam os raios divergentes do olho do paciente, forçando-os a emergir como lápis paralelos de cada ocular. Então, uma apreciação/estereoscópica do olho do paciente é alcançada sem convergência do eixo visual do observador.

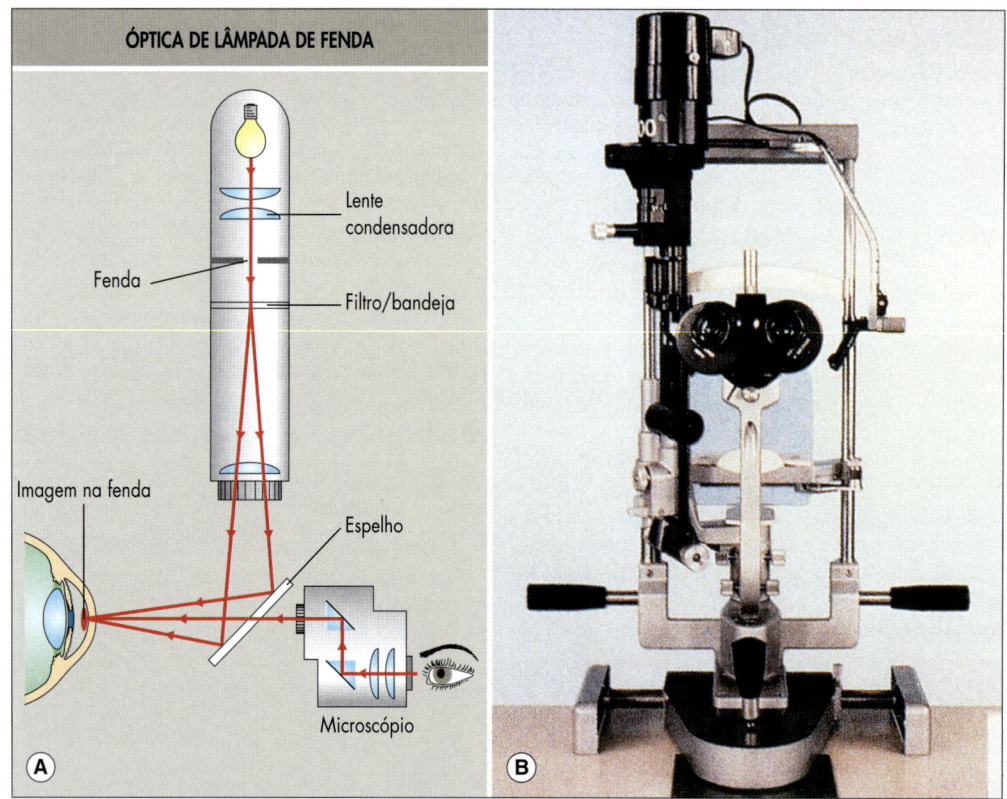

Figura 2.5.6 Lâmpada de fenda. A. Algumas lâmpadas de fenda trazem a luz para um foco acentuado em sua abertura e a luz na fenda é focada pela lente condensadora no olho do paciente. O sistema de observação de uma lâmpada de fenda moderna tem muitas superfícies refletoras em potencial; revestimentos antirreflexo sobre essas superfícies ajudam a reduzir a perda de luz. **B.** Aparelho de lâmpada de fenda. (Modificada de Spalton DJ, Hitchings RA, Hunter PA. Atlas of clinical ophtalmology. New York: Gower Medical; 1984. p. 10.)

A maior parte dos microscópios de lâmpada de fenda oferecem ampliações entre 5× e 50×, com as de 10×, 16× e 25× sendo as mais populares. A resolução da imagem é, em última instância, limitada pela difração.

LENTES DE LÂMPADAS DE FENDA PARA O FUNDO DE OLHO

Como a córnea tem uma potência refrativa alta, o microscópio de lâmpada de fenda pode visualizar apenas o primeiro terço do olho.[9] Pode-se utilizar lentes especiais, em conjunto com o microscópio de lâmpada de fenda, para observar o humor vítreo posterior e o polo posterior da retina. As duas maneiras de superar a alta potência refrativa córnea são (1) anular a potência corneana ou (2) utilizar a potência corneana como um componente do telescópio astronômico em uma maneira similar àquela explorada pelo oftalmoscópio indireto.

As lentes de contato Goldmann (Figura 2.5.7) e outras lentes similares funcionam em conjunto com o microscópio de lâmpada de fenda para anular a potência dióptrica produzida pela curvatura córnea e para trazer a retina à amplitude focal do microscópio de lâmpada de fenda. Essas lentes de contato de plano côncavo são colocadas na córnea, formando imagens virtuais direitas e diminuídas da retina iluminada, perto do plano pupilar, dentro da amplitude focal do microscópio de lâmpada de fenda.

A lente de Hruby é uma lente potente de plano côncavo, de −58,6 D de potência. Ela é mantida imediatamente na frente da córnea, formando uma imagem virtual, direita e diminuída da retina iluminada perto do plano pupilar, trazendo-a para dentro da amplitude focal (Figura 2.5.8).

As lentes fundoscópicas de 60 D, 78 D e 90 D (Figura 2.5.9) têm abordagem diferente para visualizar o vítreo posterior e o polo posterior da retina. Agem como lentes de alta potência, biconvexas e condensadoras, projetando uma imagem real

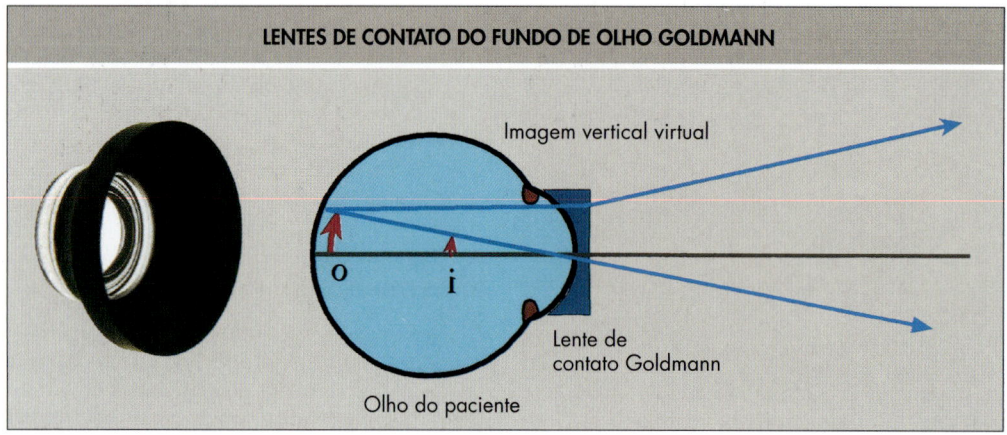

Figura 2.5.7 A lente de contato do fundo de olho Goldmann, ou qualquer lente de contato similar de plano côncavo, anula a potência refrativa da córnea, portanto, movendo a imagem retiniana para perto do plano pupilar e em direção à amplitude focal do microscópio de lâmpada de fenda. A imagem formada é virtual, direita, e com tamanho reduzido.

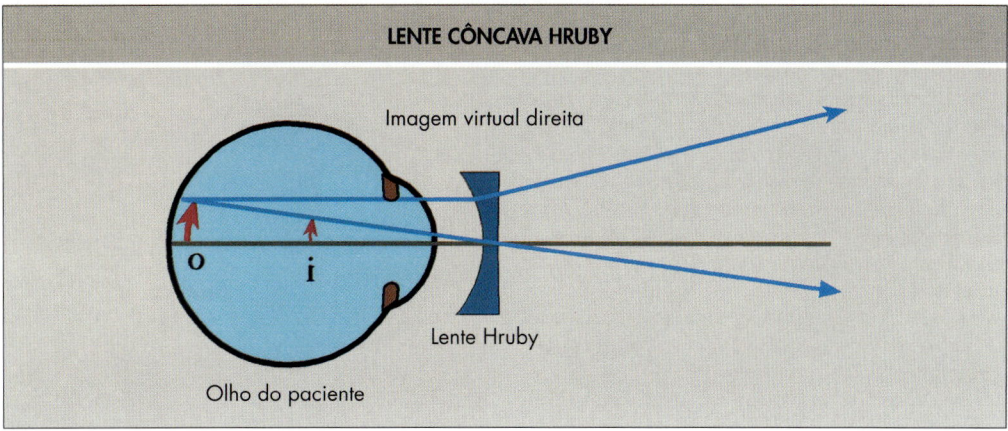

Figura 2.5.8 A lente côncava Hruby, quando colocada perto da frente do olho do paciente, forma uma imagem virtual direita da retina iluminada situada na amplitude focal do microscópio de lâmpada de fenda.

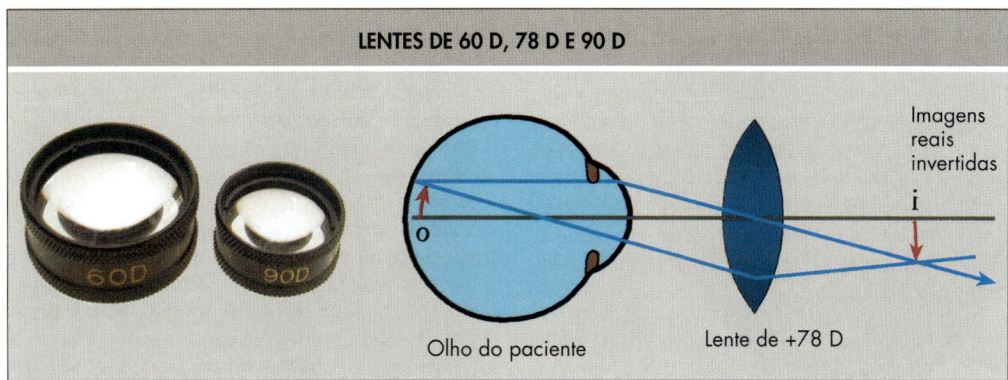

Figura 2.5.9 As lentes de 60 D, 78 D e 90 D produzem imagens reais invertidas da retina dentro da amplitude focal do microscópio de fenda em uma maneira similar àquela empregada pelo oftalmoscópio indireto.

invertida na frente das lentes dentro da amplitude focal. Esse é o mesmo princípio óptico usado pelo oftalmoscópio indireto: quanto mais alta a potência da lente, menor a ampliação da imagem.

A lente de contato de três espelhos de Goldmann (Figura 2.5.10), como o nome sugere, incorpora três espelhos internos. Ela anula a potência refrativa da córnea do paciente e os três espelhos, então, refletem a luz da retina média periférica do paciente, a retina periférica, e o ângulo iridocorneano, respectivamente. O polo posterior do fundo pode ser visualizado, também, de maneira similar à lente de contato de polo posterior de Goldmann.

Quadraspheric®, SuperQuad® e lentes similares são lentes de contato córneas (Figura 2.5.11).

Uma imagem aérea, invertida e real do fundo é formada poucos milímetros fora das amplas lentes condensadoras esféricas, o que está dentro da faixa focal do microscópio de lâmpada de fenda. Como a lente condensadora está muito perto do olho e apresenta potência tão alta, o campo de visão é bem amplo, tornando essas lentes especialmente próprias para uma visualização de grande ângulo do polo posterior e do fundo médio-periférico.

TONÔMETRO DE APLANAÇÃO DE GOLDMANN

O tonômetro de aplanação (Figura 2.5.12) é usado para medir a pressão intraocular. Isso é fundamentado em um princípio físico interessante. Para uma esfera ideal, seca, de paredes finas, a pressão dentro da esfera é proporcional à força aplicada à sua superfície. Diferente da esfera ideal, no entanto, o olho humano não apresenta paredes finas e não é seco, produzindo duas forças de confusão: (1) uma força produzida pela rigidez escleral do olho (porque o olho não apresenta parede fina), direcionada para fora do globo; e (2) uma força produzida pela tensão da superfície da película lacrimal (porque o olho não é seco), direcionada ao globo (Figura 2.5.13). Goldmann determinou que quando se aplica uma superfície plana à córnea com força suficiente para produzir uma área circular de achatamento com 3,06 mm de diâmetro, então, a força causada pela rigidez escleral cancela a força gerada pela tensão da superfície. Portanto, é um fato muito útil que a força de aplanação exigida para achatar uma área circular da córnea exatamente 3,06 mm em diâmetro é dirigida proporcionalmente à pressão intraocular. Especificamente, a força (medida em dinas) multiplicada por 10 é igual à pressão intraocular (medida em milímetros de mercúrio).

Como o observador sabe quando a área de aplanação é exatamente 3,06 mm em diâmetro para que se possa medir a pressão intraocular? O tonômetro de aplanação é montado em um biomicroscópio para produzir uma imagem ampliada. Quando a córnea é aplanada, a película lacrimal, que rodeia a área circular da córnea aplanada, aparece como um círculo ao observador. A película lacrimal frequentemente é corada com corante de fluoresceína e observada sob uma luz azul cobalto para melhorar a visibilidade do anel da película lacrimal. A pressão mais alta da cabeça do tonômetro leva o círculo a apresentar um diâmetro mais largo devido à área mais larga da córnea parecer aplanada (Figura 2.5.14). Os prismas divididos, cada um montado com suas bases em direções opostas, são montados em uma cabeça de aplanação, criando duas imagens contrabalanceadas por exatamente 3,06 mm. O clínico olha através da cabeça de aplanação e ajusta a pressão até que os meios círculos se superponham um ao outro (Figura 2.5.15). Nesse ponto, o círculo está com

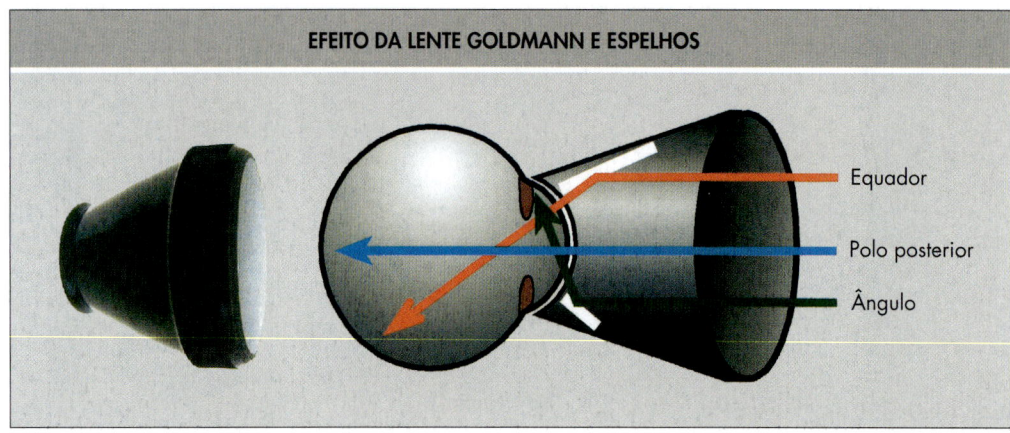

Figura 2.5.10 A lente de contato da lente Goldmann anula a potência de refração da córnea, enquanto três espelhos logo refletem a luz da retina periférica do paciente (*raio laranja*) e ângulo iridocórneo (*raio verde*). O polo posterior do fundo de olho também pode ser visualizado de maneira semelhante àquele das lentes de contato Goldmann do polo posterior (*raio azul*).

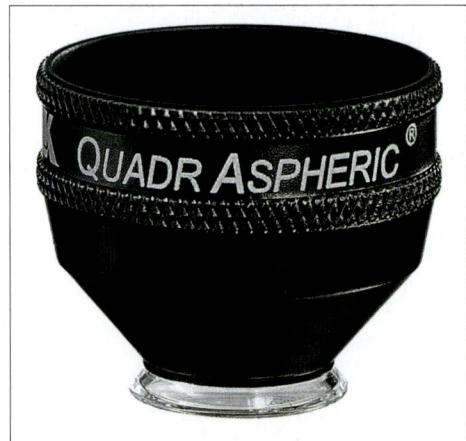

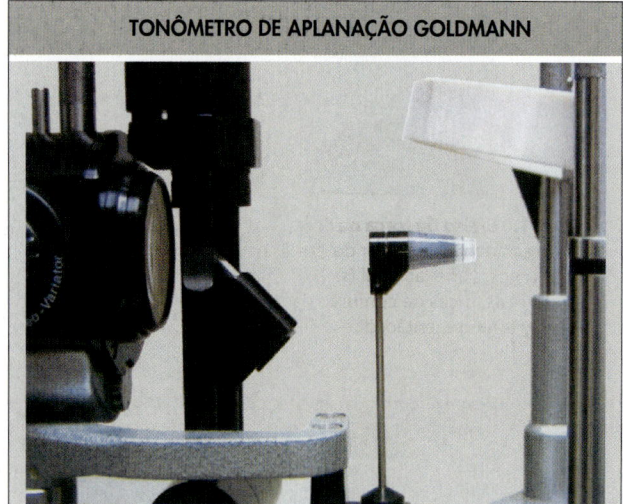

Figura 2.5.12 Fotografia de tonômetro de aplanação de Goldmann em posição operacional sobre um microscópio de lâmpada de fenda.

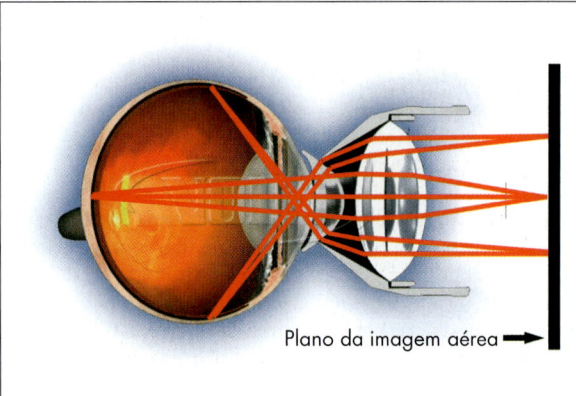

Figura 2.5.11 A lente QuadrAspheric® consiste em uma lente de contato corneana e uma lente condensadora de alta potência, devidamente esférica. Uma imagem real e invertida do fundo de olho é formada, que está dentro da amplitude focal do microscópio de lâmpada de fenda. (Cortesia Volk Optical.)

exatamente 3,06 mm de diâmetro e a leitura no tonômetro (multiplicada por 10) representa a pressão intraocular em milímetros de mercúrio (Figura 2.5.16).

Microscópio especular

Há um número significativo de obstáculos que impedem a fácil observação microscópica do endotélio vivo da córnea. Primeiramente, o reflexo da superfície anterior da córnea interfere na visão nítida do endotélio. Segundo, as camadas de estroma interveniente dispersam posteriormente a luz, o que diminui o contrate com os detalhes endoteliais. Além disso, quando o estroma se torna espesso e edemaciado, as visões do endotélio se tornam obscuras. Finalmente, devido à pequena diferença em índice de refração entre a córnea (1,376) e o humor aquoso (1,336), apenas 0,02% da luz incidente (para a maioria dos ângulos de incidência) é refletida da interface entre o endotélio córneo e humor aquoso.[10]

Duas são as abordagens usadas para eliminar o reflexo incômodo da superfície anterior da córnea. Um aumento no ângulo de incidência move o reflexo anterior lateralmente, de modo que ele cubra uma parte menor do reflexo especular do endotélio. Essa abordagem é usada isoladamente na técnica de não contato. Se a córnea pudesse ser espessada artificialmente (sem aumento em dispersão de luz), isso moveria o reflexo mais para o lado da superfície. Com o uso de lente de contato que contém um fluido de acoplamento de índice de refração semelhante àquele da córnea, o reflexo da superfície é eliminado e supõe-se que a espessura córnea inclua também aquela da lente de contato. O reflexo da superfície da lente de contato substitui aquele da superfície córnea. No entanto, por causa da espessura da lente de contato, o reflexo de superfície é movido em sentido lateral (Figura 2.5.17).

O aumento necessário para coleta de detalhes importantes sobre o formato e tamanho das células endoteliais encontra-se entre uma ampliação de 80× e 250×. Certamente, uma fotografia de menor ampliação pode permitir uma contagem acurada do endotélio. Em indivíduos normais, o número de células endoteliais por milímetro quadrado diminui com a idade, enquanto o tamanho das células aumenta com a idade.

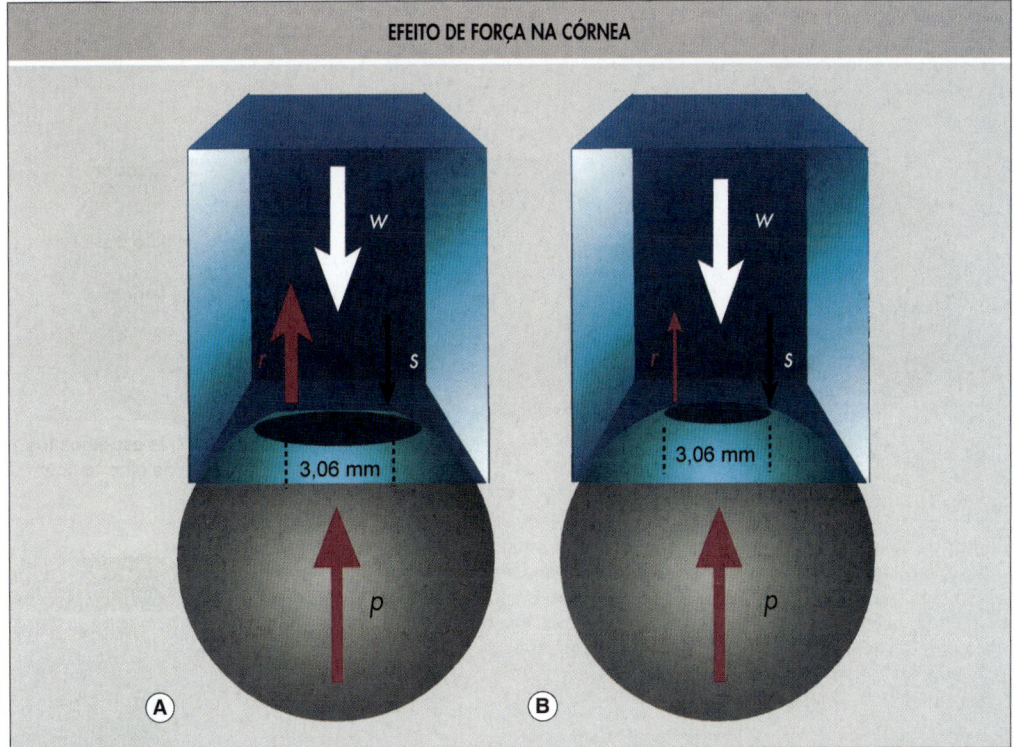

Figura 2.5.13 Efeito de força na córnea. A. Quando uma superfície achatada é aplicada na córnea com força suficiente (w) para produzir uma área circular de achatamento maior do que 3,06 mm em diâmetro, a força causada pela rigidez escleral (r) é maior do que aquela causada pela tensão de superfície do filme lacrimal (s). **B.** Quando a força na superfície achatada produz uma área circular de achatamento de exatamente 3,06 mm em diâmetro, as forças de confusão causadas pela rigidez escleral e a tensão da superfície da película lacrimal se cancelam mutuamente. A força aplicada (w) torna-se, então, diretamente proporcional à pressão intraocular (p).

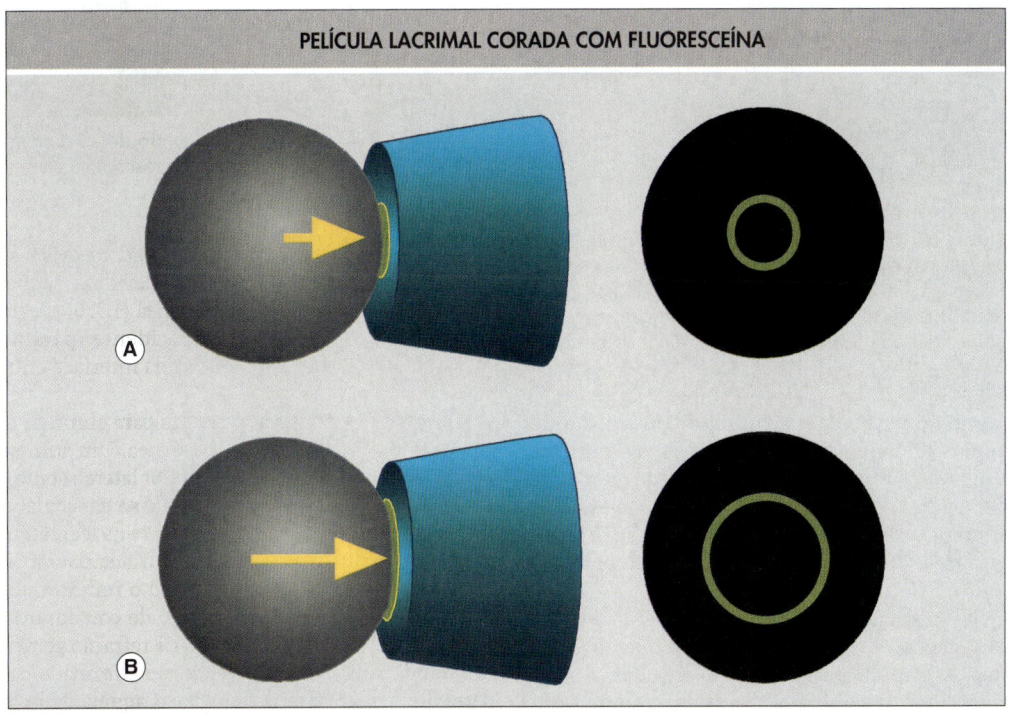

Figura 2.5.14 Película lacrimal corada por fluoresceína. Quando visto através de uma cabeça de aplanação transparente, a película lacrimal corada por fluoresceína aparece como um anel circular (**A**). A maior pressão de aplanação causa o aumento do anel em diâmetro (**B**).

MICROSCÓPIO OPERATÓRIO

O microscópio operatório (Figura 2.5.18) funciona com princípios semelhantes àqueles do microscópio da lâmpada de fenda. Ambos apresentam os seguintes componentes ópticos: (1) telescópo astronômico, (2) prisma de inversão, (3) telescópio galileano, (4) lente objetiva, (5) fonte de luz e (6) sistema de visualização binocular (Figura 2.5.19). Ao contrário do microscópio da lâmpada de fenda, a fonte de iluminação do microscópio operatório não é em formato de fenda, e a distância operacional para o microscópio operatório (a distância da lente objetiva ao olho do paciente) é maior para se adequar os requisitos específicos da cirurgia ocular.

A distância operacional desse microscópio é igual ao comprimento focal da lente objetiva. Comprimentos focais

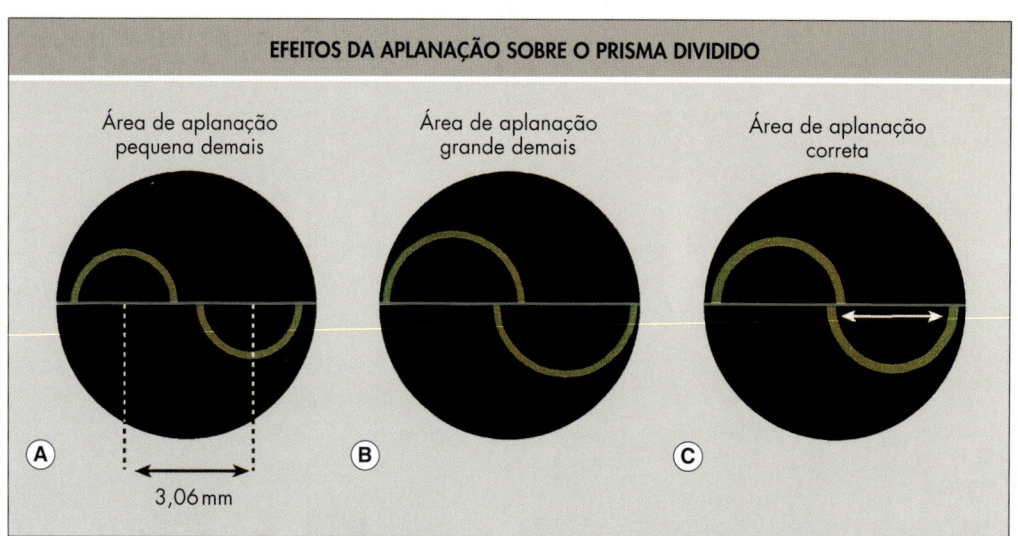

Figura 2.5.15 Efeitos de aplanação sobre o prisma dividido. O prisma dividido na cabeça de aplanação cria duas imagens deslocadas por 3,06 mm, permitindo maior facilidade na determinação quando o anel circular tem exatamente 3,06 mm em diâmetro. Quando a área de aplanação é menor do que 3,06 mm, os braços dos semicírculos não alcançam um ao outro (**A**). Quando a área de aplanação é maior do que 3,06 mm, os braços de semicírculos alcançam além de um ao outro (**B**). Quando a área de aplanação tem exatamente 3,06 mm, os braços dos semicírculos se encostam (**C**). Esse é o desfecho no qual é possível medir a pressão intraocular.

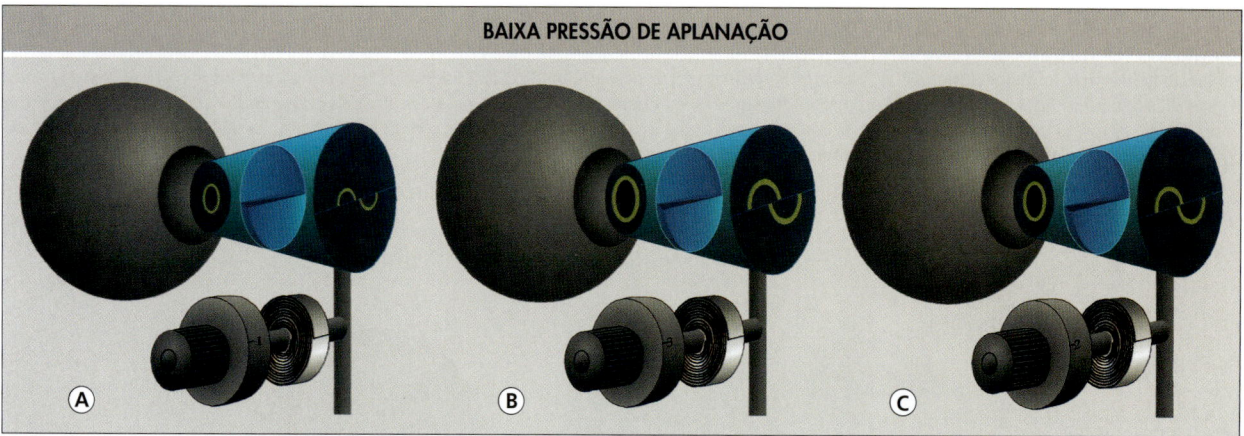

Figura 2.5.16 Baixa pressão de aplanação. Quando a pressão de aplanação é baixa demais (1,0 dinas nessa ilustração), o anel circular tem diâmetro menor que 3,06 mm e os braços do anel não alcançam um ao outro na imagem dividida (**A**). Quando a pressão de aplanação é alta demais (3,0 dinas nessa ilustração), o anel circular tem diâmetro maior que 3,06 mm e os braços do anel passam um do outro na imagem dividida (**B**). Quando a pressão de aplanação cria um anel circular com diâmetro exatamente igual a 3,06 mm, os braços do anel se tocam na imagem dividida (**C**). Nessa ilustração, o desfecho é alcançado em 2,0 dinas de pressão de aplanação, o que corresponde a uma pressão intraocular de 20 mmHg.

objetivos comumente usados em cirurgia oftálmica são de 150 mm, 175 mm e 200 mm. O uso da distância operacional adequada pode significativamente diminuir a tensão nas costas e pescoço do cirurgião, especialmente durante operações duradouras. Muitas vezes, uma diferença de 25 mm pode afetar o conforto do corpo e o posicionamento dos braços e mãos do cirurgião.

O aumento total do microscópio operatório é igual ao produto dos aumentos de seus vários componentes. Como há diversas lentes diferentes disponíveis para a objetiva e ocular, a magnificação pode ser controlada. Modificadores do aumento com variação uniforme (telescópios galileanos com *zoom*) agora estão incorporados a muitos microscópios operatórios. A ocular de 12,5× é a opção mais popular para cirurgia oftálmica, com aumento de 6× a 40×.

Muitos sistemas de iluminação estão disponíveis, mas o sistema mais importante para cirurgia oftálmica é conhecido como *iluminação coaxial*. Esse sistema é especialmente útil para visualização da cápsula posterior e para cirurgia vítrea. Os sistemas de transmissão por fibra óptica reduzem o calor próximo ao microscópio e facilitam a mudança de lâmpadas durante a cirurgia.

CERATÔMETRO E TOPÓGRAFO CÓRNEO

No início do século 17, Christopher Scheiner posicionou uma pessoa em frente a uma janela. A superfície córnea anterior do sujeito com sua película lacrimal atuou como um espelho convexo e produziu uma pequena imagem da janela. Atualmente, remetemo-nos a ela como a primeira imagem de Purkinje ou, apenas, mira ou miras. Scheiner comparou a mira corneana a imagens semelhantes produzidas por esferas de vidro de diferentes tamanhos e concluiu que a córnea teria aproximadamente o mesmo tamanho da esfera que produziu a imagem mais proximamente compatível à mira.

A técnica foi consideravelmente refinada. Hoje, as miras são medidas por câmeras eletrônicas, mas o mesmo princípio básico introduzido há quatro séculos permanece fundamentalmente inalterado. Um objeto de dimensões conhecidas é colocado em frente à córnea, que, como qualquer espelho convexo, produz uma imagem virtual direita do objeto. As dimensões das miras são medidas e, a partir dessa informação, uma tentativa é feita para inferir o formato córneo e as propriedades ópticas.

No entanto, o problema básico é que não há relação definitiva entre as dimensões das miras e o formato da córnea.[11] Colocado

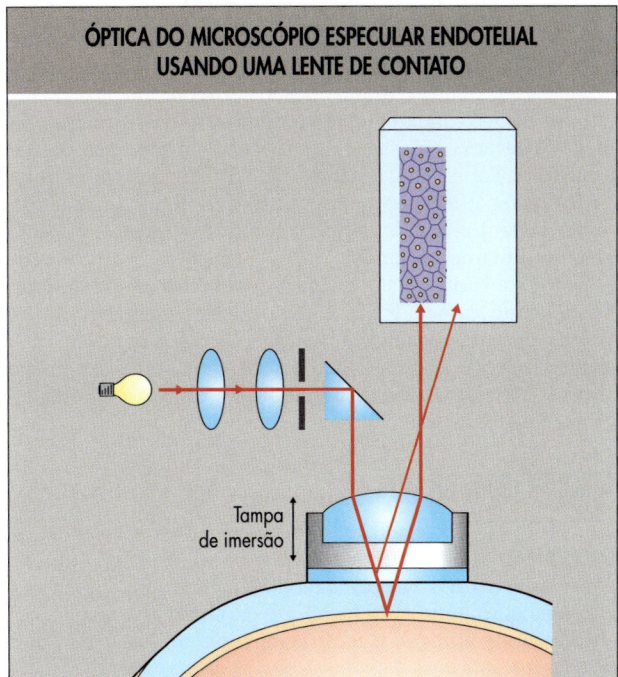

Figura 2.5.17 Óptica do microscópio especular endotelial usando uma lente de contato. (Adaptada de Bigar F. Specular microscopy of the corneal endothelium. In: Straub W, editor. Developments in ophthalmology, vol. 6. Basel, Switzerland: Karger; 1982. p. 1-88.)

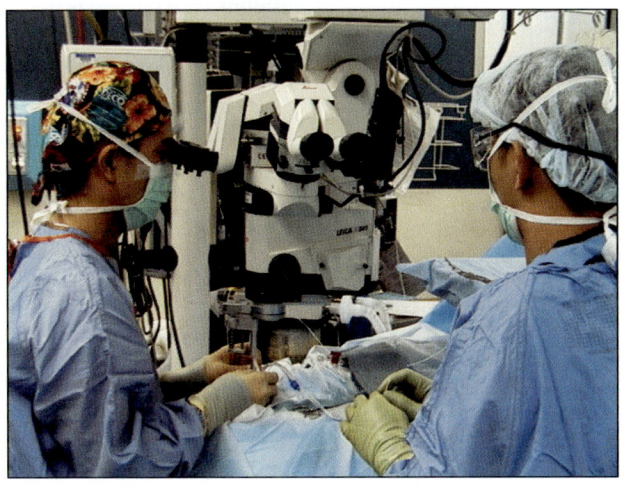

Figura 2.5.18 Fotografia externa de um microscópio operatório.

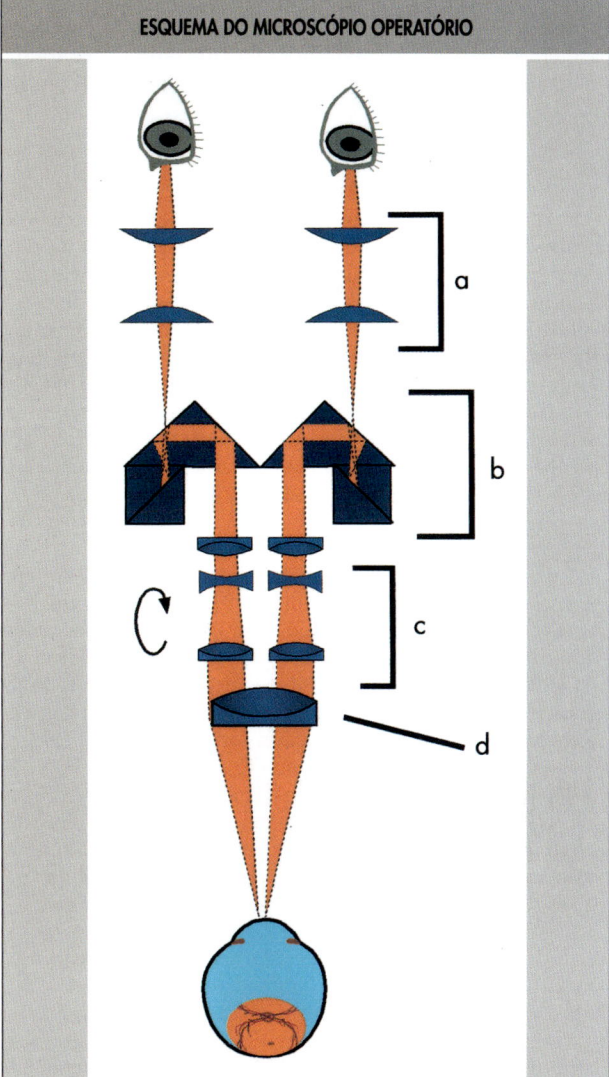

Figura 2.5.19 Diagrama esquemático de um microscópio operatório. Os principais componentes incluem: um ocular, um sistema de telescópio astronômico, que fornece a maior parte do aumento (a); um prisma de inversão, como prisma de Porro-Abbe, para corrigir a imagem invertida produzida pela ocular (b); um modificador de aumento, como o sistema de telescópio galileano, em que diferentes lentes podem ser introduzidas a fim de modificar o grau de ampliação (c); e a lente objetiva, que ajusta a distância operacional (d). Dois sistemas ópticos paralelos, cada um com imagem espelhada do outro, fornecem uma visão estereóptica do olho do paciente.

de outra forma, há infinitamente muitas córneas que podem produzir miras idênticas. Consequentemente, é impossível derivar o formato da córnea de formatos diferentes de miras. Duas suposições estão implícitas em todos os instrumentos de medição da córnea com base no método de Scheiner: (1) que a córnea está restrita a uma classe geométrica específica e (2) que o instrumento está alinhado ao eixo córneo. Em muitos casos, ao menos uma dessas suposições (e frequentemente as duas) é inválida.

Considere o simples caso de uma córnea rotacionada simetricamente que possa ser descrita por dois parâmetros: curvatura do vértice e excentricidade. A curvatura do vértice é diretamente proporcional à potência e a excentricidade descreve quão rapidamente a córnea achata para influenciar aberrações. As duas variáveis são independentes, por exemplo, um hiperboloide de 45,00 D pode apresentar muitas excentricidades diferentes e um hiperboloide de dada excentricidade pode apresentar várias potências diferentes. Logo, para descrever o formato e as propriedades ópticas de um hiperboloide, é necessário medir tanto a excentricidade quanto a potência, mas os oftalmômetros, como o ceratômetro de Bausch & Lomb ou Javal-Shiotz, não medem nenhuma das duas.

Em vez disso, os oftalmômetros pressupõem que a córnea é esférica. Sob a limitação esférica, a única questão restante é: qual o raio da esfera? O ceratômetro fornece o raio da esfera que produz as mesmas miras, tais quais aquelas produzidas por uma córnea hiperboloidal. Duas córneas com a mesma potência, mas com diferentes excentricidades, produzirão leituras-K diferentes. Da mesma forma, as córneas de potências diferentes poderão produzir as mesmas leituras-K.

É importante perceber que o ceratômetro não foi planejado para medir o formato córneo ou propriedades ópticas. O dispositivo foi apresentado logo após a Segunda Guerra Mundial e foi originalmente projetado para auxiliar no encaixe de lentes de contato rígidas que não apresentavam superfícies posteriores esféricas, daí a hipótese de que a córnea esférica era razoável para o objetivo pretendido. Originalmente, as curvas de base da lente de contato tinham de ser especificadas como um raio (em milímetros), para que o ceratômetro fosse calibrado em milímetros. Alguns médicos prefeririam especificar as curvas de base em dioptrias, portanto, instrumentos posteriores foram calibrados em dioptrias usando a seguinte fórmula de conversão:

$$Dioptrias = \frac{337,5}{Raio\ (mm)}$$

Essa fórmula de conversão não está opticamente correta porque ela assume que o índice refrativo córneo é de 1,3375, não o valor correto de 1,376. A conversão subestima a potência da córnea anterior e da película lacrimal. No entanto, devido à superfície córnea posterior ter potência negativa, essa fórmula está mais bem estimada do que a potência córnea geral. Isso não foi relevante naquele momento, pois o único propósito dessa fórmula foi permitir que os laboratórios convertessem as curvas de base específicas em dioptrias para milímetros para fins de fabricação. Essa fórmula teve a vantagem de fazer o raio de 7,5 mm exatamente igual a 45 D. Atualmente, oftalmômetros estão disponíveis e fornecem leituras-K em milímetros, dioptrias ou ambos.

Com a aceitação geral das lentes intraoculares (LIO) em meados dos anos 1970, os ofatalmômetros ganharam um novo papel clínico para o qual eles não eram idealmente adequados – a estimativa de potência córnea para calcular a potência de implante. As fórmulas teóricas incorporaram as leituras-K como se elas fossem de fato medidas precisas para a potência córnea. De acordo com a teoria, se a potência córnea mudar por 1,00 D, a potência de implante deveria mudar mais de uma dioptria. Foi uma grande surpresa quando a equação SRK – a primeira fórmula com base em estatísticas em vez de teoria – sugeriu que uma mudança de 1,00 D em leituras-K deveria alterar a potência de implante por apenas 0,9 D. Esse resultado prova que as leituras-K não são uma medida de potência córnea.

Não obstante, a equação SRK provou que a potência córnea e as leituras-K estão correlacionadas. A aberração esférica de uma córnea hiperboloidal pode ser eliminada com a excentricidade certa. De fato, a excentricidade da maioria das córneas humanas varia em uma gama estreita, bem próxima ao valor ótimo (livre de aberração esférica). Como a excentricidade córnea normalmente varia em uma faixa limitada, as leituras-K correlacionam-se com – mas não são medidas de – potência córnea.

O sucesso da fórmula SRK deveria ter alertado a comunidade médica quanto às limitações da abordagem de Scheiner, mas não o fez. Com o surgimento da cirurgia refrativa, os oftalmômetros foram novamente usados para correlacionar as mudanças em erro refrativo para leituras-K. Novamente, logo foi descoberto que as leituras-K não correlacionam com mudanças em erro refrativo. A razão para essa correlação precária é que os procedimentos cirúrgicos ceratorrefrativos mudam a excentricidade córnea, destruindo a relação estatística normalmente existente entre a potência e a excentricidade. O resultado é que as leituras-K não refletem mais a potência córnea de maneira previsível.

Os cirurgiões refrativos rapidamente reconheceram as deficiências de oftalmômetros, mas não compreenderam a razão subjacente. Muitos acreditaram que uma única mira circular interrogou uma pequena região da córnea e os anéis adicionais superariam o problema, mas eles não o fizeram. O problema fundamental, como declarado anteriormente, é que não há relação definitiva entre as miras e o formato córneo, mesmo quando múltiplos anéis são usados.

O alinhamento é outro fator crítico que afeta a "precisão" dos sistemas de topografia córnea. A maioria dos algoritmos supõe que o eixo óptico do instrumento coincide com o eixo da córnea, mas ele não o faz. Os instrumentos primários de topografia córnea não dispunham de qualquer método de alinhamento, o que levou a resultados irreproduzíveis. As medidas repetidas no mesmo paciente eram muitas vezes extremamente diferentes, o que obviamente lança sérias dúvidas sobre a confiabilidade desses dispositivos. Instrumentos posteriores usaram a pupila, não o vértice córneo, para alinhamento. Um procedimento de alinhamento consistente produziu medidas reprodutíveis, mas não necessariamente acuradas. O alinhamento inapropriado, mesmo nos instrumentos atuais, pode produzir artefatos que podem ser erroneamente atribuídos ao ceratocone precoce.[12]

Apesar das falhas, muitos dos sistemas de medida córnea em uso clínico fundamentam-se no princípio de Scheiner. Os médicos devem usar esses sistemas com compreensão de suas limitações. Fundamentalmente, não há relação entre as miras e o formato córneo, porque muitas córneas infinitamente diferentes podem produzir miras idênticas. No entanto, a córnea não é infinitamente variável, logo, correlações ocorrem entre as miras e a córnea que tornam possível o uso de oftalmômetros e ceratoscópios de vídeo para calcular a potência LIO e assistir em outras avaliações médicas. Os médicos devem estar cientes, no entanto, que quanto mais irregular ou desalinhados os eixos córneos e o instrumento, mais provável que os dados não sejam confiáveis.

LENSÔMETRO

Na maior parte do século 20, o lensômetro (também conhecido como medidor de lentes ou medidor de vértex) mudou muito pouco. No entanto, na década de 1970, apareceram alguns analisadores automáticos de lente que eliminaram quase todo o envolvimento humano e aceleraram a determinação de novas receitas/prescrições.

Neste capítulo, os princípios básicos do lensômetro tradicional são revisados para delinear seus pontos fortes e fracos e, portanto, auxiliar na apreciação da utilidade desses dispositivos automáticos.

O lensômetro não mede o comprimento focal da lente desconhecida. Ele mede a potência do vértex, que é a recíproca da distância entre a superfície posterior da lente e seu ponto focal secundário; essa distância é conhecida como *comprimento focal retrógrado*.

Um lensômetro simples (Figura 2.5.20) é um banco óptico que consiste em um alvo iluminado e móvel, uma lente de campo fixo potente e uma ocular de telescópio focado ao infinito.[13] O elemento-chave é a lente de campo; sem isso, a medição da lente mais simples de 0,25 D exigiria um lensômetro tipo banco óptico com mais de 4 m de comprimento. A lente de campo fixo é situada para que seu ponto focal esteja na superfície posterior da lente desconhecida sendo analisada, que, por sua vez, envia luz paralela para o telescópio de observação. Logo, o menor movimento do alvo é ampliado opticamente e de tal maneira que a distância entre o alvo e a lente de campo sempre seja diretamente proporcional à potência da lente desconhecida (um exemplo do princípio de Badal). Tal organização permite que a escala linear do instrumento seja lida em dioptrias.

Para determinar a potência de cada meridiano principal de uma lente desconhecida, simplesmente insere-se a lente em um

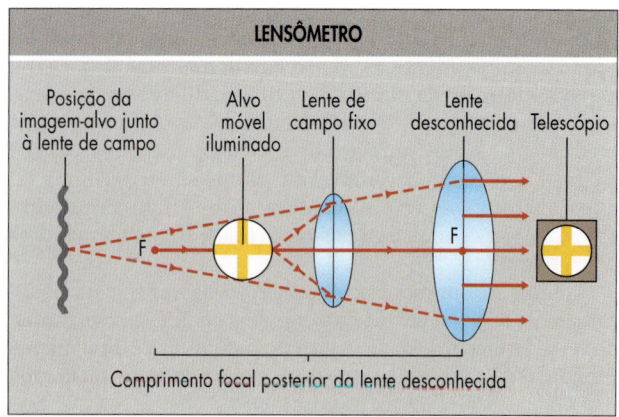

Figura 2.5.20 O lensômetro lembra um banco óptico. O alvo iluminado móvel envia luz à lente do campo, com o alvo na posição de desfecho. Como o ponto focal da lente de campo coincide com a posição da lente desconhecida, todas as imagens finais são do mesmo tamanho (princípio Badal).

lensômetro, localiza-se o meridiano principal, focalizam-se as linhas-alvo nitidamente e registra-se a potência. O segundo alvo, configurado a 90° do primeiro, é refocalizado e a nova potência registrada. Uma vez que as potências nos dois meridianos principais e os eixos sejam identificados, a prescrição final é calculada.

O dispositivo automatizado rapidamente mede as potências em todos os meridianos, seleciona aqueles com a maior diferença em potência entre eles e os designa como os principais meridianos da lente. O dispositivo é programado para calcular a prescrição e imprimir o resultado. O procedimento completo leva menos de um minuto, da inserção da lente à impressão.

A principal vantagem do lensômetro automatizado é a eliminação do erro humano. No movimentado consultório oftalmológico atual, no qual técnicos e médicos conciliam muitas tarefas mentais ao mesmo tempo, há uma clara vantagem para um dispositivo que não precise ser focalizado, ter números anotados, ou exigir a realização de cálculos.

Se um lensômetro automatizado não focaliza uma imagem nítida, como ele funciona? Ele simplesmente mede a deflexão de um número fixo de raios de luz produzidos por uma lente desconhecida. Para isso, a direção dos raios deve ser identificada antes que eles entrem na lente. A maneira mais fácil de realizar isso é fazer com que eles entrem paralelos uns aos outros. A Figura 2.5.21 mostra um feixe de luz verde colimada (que elimina a aberração cromática) incidente à lente desconhecida. Logo, um círculo de luz de uma dimensão conhecida alcança a lente. A luz refratada passa por uma abertura anular para adaptar o tamanho do novo feixe ao tamanho do painel de detectores de luz. Pela deflexão de um feixe paralelo de maneira singular, a lente desconhecida produz um novo padrão (p. ex., um círculo menor ou maior ou uma elipse), que é detectado e cuidadosamente medido por uma gama de fotodiodos. Essas medidas fornecem informação sobre a deflexão que é transmitida a um pequeno computador que calcula os parâmetros da lente (graus, eixos, adicionais, prismas) e uma impressora cria um registro dos parâmetros. Como esses dispositivos medem as deflexões de raios, se as lentes no lensômetro sofrem qualquer inclinação, a deflexão é alterada e resultados errôneos são produzidos.

Outro pequeno erro surge na medida do adicional de uma bifocal. Todos os lensômetros automatizados são projetados para medir a vergência da luz que sai de uma lente quando a luz paralela entra nela. No entanto, a luz que penetra no adicional quando usado pelo paciente é tipicamente divergente (*i. e.*, origina-se a 40 cm ou à distância de leitura do plano da lente). O erro é significativo apenas em lentes de alta potência, tais como para uma correção afácica. Para reduzir esse erro, medem-se os graus para longe e para perto pelo uso de superfície posterior da lente (na posição normalmente ocupada pela superfície anterior).

A medida acurada da lente multifocal progressiva apresenta um problema para muitos lensômetros. O operador deve primeiramente alinhar a lente para medir a correção de distância, ligar e, em seguida, encontrar, realinhar e medir a área da lente com o adicional máximo.

REFRATOR AUTOMATIZADO

Qualquer médico que tenha perguntado para pacientes "Está melhor com a lente 1 ou 2?" deve ter sonhado com um refrator automatizado.[14] Afinal, o olho é um banco óptico parcial. O fundo de olho, se iluminado, pode ser utilizado. A córnea e a lente compõem um sistema de foco esférico possível. Para completar o banco óptico, é preciso colocar uma lente positiva na frente do olho para formar uma imagem aérea real do fundo de olho, como em uma oftalmoscopia indireta. Exceto pelas distâncias não serem padronizadas e não haver calibração, um oftalmoscópio indireto apresenta a maioria dos elementos essenciais de um refrator objetivo.

Os instrumentos modernos têm duas fontes de luz. Primeiro, o alvo é iluminado com luz visível para fixação e controle de acomodação e, segundo, uma fonte infravermelha ou quase infravermelha de baixa intensidade envia luz ao olho do paciente, que é "vista" por um sensor. O optômetro deve usar luz "invisível" (ou ao menos fraca, não intrusiva) para a medida, a fim de impedir estímulo indesejado à acomodação e possibilitar uma fixação confortável. Esses dois sistemas (visível e infravermelho) normalmente são derivados de uma única lâmpada incandescente pelo uso de filtros. Por exemplo, um filtro de corte de 800 nm permite apenas que a luz infravermelha entre no sistema.

A área da retina irradiada pela radiação infravermelha produz uma imagem real dentro do optômetro, a qual é analisada por meios fotelétricos com o uso de um dispositivo sensitivo ao infravermelho. O uso de infravermelho para avaliação de foco apresenta alguns/poucos problemas. Por exemplo, o examinador não pode calibrar o sistema de foco "por olho", mas deve usar um método indireto. Em termos de precisão, a aberração cromática do olho é um problema. Qualquer pessoa familiarizada com o teste duo cromo (vermelho-verde) sabe que o olho humano foca a luz de vários comprimentos de onda de maneira diferente. Como o objetivo é conhecer o erro refrativo do olho em luz visível (amarela), um fator de correção de cerca de 1,00 D deve ser embutido em qualquer dispositivo infravermelho.

É válido considerar alguns dos problemas que tiveram de ser resolvidos no projeto dos refratores objetivos modernos: acomodação, alinhamento subjetivo e foco.

Acomodação. A acomodação associada ao uso de um alvo que está opticamente distante, mas objetivamente próximo, pode induzir erros na medida de refração. Os dispositivos modernos usam lentes de embaçadora por meio da qual o alvo de fixação é visualizado. Com sorte, o indivíduo aprende que a acomodação tende a tornar o alvo visível ainda mais desfocado e, portanto, relaxa a acomodação. Presume-se que a falha na acomodação para relaxar sob embaço ocorra devido à consciência de que o alvo não está realmente distante. Esse fenômeno é denominado *miopia instrumental.*

Alinhamento subjetivo. É quase paradoxal solicitar que o sujeito simultaneamente olhe para um alvo fixo e não tente torná-lo mais nítido por acomodação. Essas respostas divergentes são necessárias, no entanto, para que a refração seja medida precisamente em relação à visão foveal. Assim sendo, quando o examinador alinha o optômetro em relação à pupila do sujeito conforme o sujeito fixa o alvo, o alinhamento geral adequado deve ser garantido. Ao mesmo tempo, uma lente embaçadora fornece um incentivo negativo à acomodação.

Focalização. Os refratores objetivos modernos são focalizados automaticamente, o que elimina a variabilidade de outra forma introduzida pela acomodação do examinador. A focalização automática para vários meridianos é alcançada rapidamente, com o número e localização de meridianos de fato esquadrinhados, dependendo do método de avaliação de imagem e da abordagem

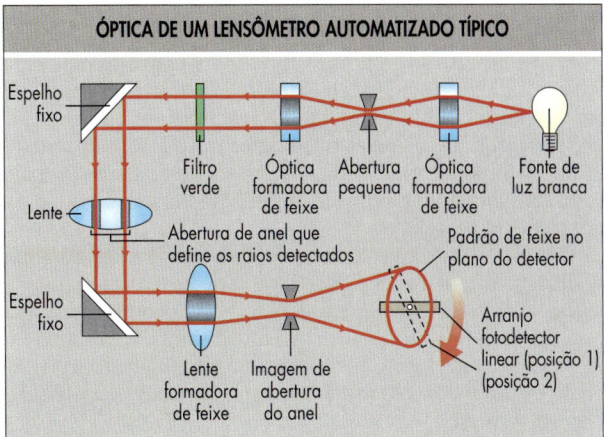

Figura 2.5.21 Óptica de um lensômetro automatizado típico. A luz paralela incide sobre a lente desconhecida. Os raios de luz refratados (que estão confinados a um feixe em lápis em anel) finalmente alcança um arranjo de fotorreceptores eletrônicos.

da análise de erro refrativo usado no instrumento particular. A potência computacional dos microprocessadores encontrados nos refratores automatizados atuais permite que a refração seja calculada em 10 segundos ou menos. Essa velocidade alta tende a anular um dos principais problemas associados aos dispositivos manuais mais antigos, como mudanças momentâneas em fixação ou acomodação ou ambos que podem acontecer durante a realização da medida.

A maioria dos optômetros objetivos usam um dos três métodos para análise de foco: o princípio retinoscópico, o princípio do disco de Scheiner ou o princípio de grade.

Princípio retinoscópico. O Ophthalmetron® de Bausch e Lomb foi o primeiro refrator clínico automatizado a utilizar o princípio retinoscópico.[15] Não estando mais disponível comercialmente, esse instrumento usava sensores de luz pareados para registrar o movimento do reflexo retinoscópico. Por exemplo, se o sensor 1 fosse estimulado antes do sensor 2, havia um análogo de um retinoscópico "com". Condições que originavam um retinoscópico "contra" levavam o sensor 2 a ser estimulado antes. Em qualquer caso, um servomecanismo encontrava o foco em um meridiano e tentava manter o foco conforme cada meridiano era examinado por vez. O Ophthalmetron® produzia um gráfico que mostrava a refração em cada meridiano. Os refratores automatizados modernos são muito mais rápidos e mostram dados refrativos diretamente em forma numérica.

Princípio de disco de Scheiner. No início do século 17, Fr. Christopher Scheiner observou que uma vela em foco é vista isoladamente, enquanto uma vela desfocada é vista como dupla quando vista através de aberturas pareadas separadas por uma distância de pouco menos que o diâmetro da pupila. Um dispositivo de foco automático que usa o princípio de disco de Scheiner divide os raios que emergem do olho do sujeito em dois feixes e, então, busca o ponto no qual eles se interseccionam. Por exemplo, um dispositivo de detecção fotelétrico pode registrar o desfecho para um meridiano específico sob a condição de que toda a luz recaia sobre um elemento sensor, e não dois. O Autorefractor 6600®[16] é um exemplo de instrumento que opera sob o princípio de Scheiner (Figura 2.5.22).

Princípio de foco por retículo. No método de foco por retículo, uma imagem de um retículo luminoso alvo é formada na retina. A nitidez da imagem aérea do "retículo da retina" iluminado é avaliada continuamente, normalmente por uma pesquisa exploratória. Um servomecanismo de alta velocidade varia as lentes focalizadoras até que a imagem efetiva do retículo seja tão nítida quanto uma imagem focada padrão fornecida pelo dispositivo.

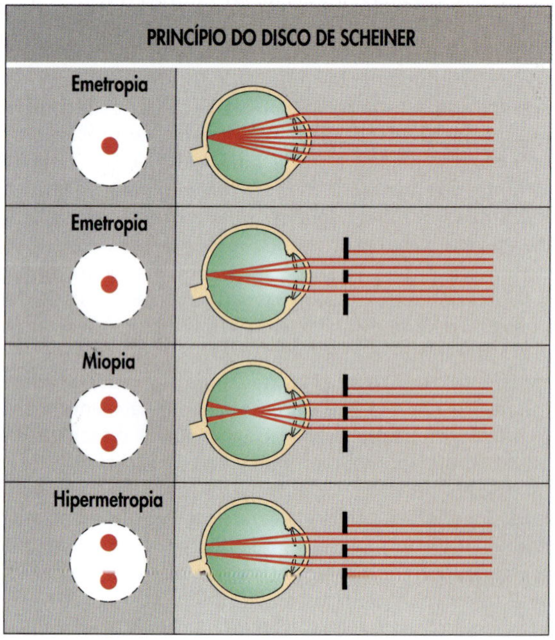

DISPOSITIVOS DE AUMENTO

Aumento angular

Além do aumento transversal e axial, a ampliação angular é outro parâmetro usado para caracterizar o desempenho de instrumentos ópticos. Todos os sistemas ópticos focalizados (p. ex., aqueles com as propriedades de primeira ordem descritas por três pares de pontos – focal, principal e nodal) têm uma ampliação angular de 1. Os sistemas afocalizados, como os telescópios que não apresentam pontos focais, nodais ou principais, podem apresentar ampliações angulares que diferem de 1.

Lente de aumento

A maneira mais fácil de fazer um objeto parecer maior é aproximá-lo ao olho, aumentando a posição angular da imagem retiniana (medida em relação ao ponto nodal posterior do olho). A limitação fundamental dessa abordagem é ponto próximo ao olho, determinado por acomodação. Com a colocação de uma única lente auxiliar positiva entre o objeto e o olho, a posição angular pode ser aumentada além do que pode ser alcançado pela acomodação por si só. Quanta ampliação é produzida por uma lente de dada potência? A resposta depende de onde o objeto é colocado em relação a lente auxiliar.

A seguinte análise é fundamentada em óptica paraxial, o que quer dizer que todos os ângulos são pequenos e aberrações não estão envolvidas. Se o paciente tem A dioptrias de acomodação, então no olho desamparado o objeto de altura h no ponto próximo subtende um ângulo de

$$\alpha = h(A).$$

Se uma lente fina positiva auxiliar de potência P (o ampliador) é colocada na frente do olho tal qual o objeto é no plano focal frontal do ampliador, a posição angular da imagem retiniana torna-se

$$\alpha' = h(P).$$

A razão (α'/α) compara a posição angular da imagem retiniana quando um ampliador é usado, dividido pela posição da imagem sem uma lente ampliadora e é a ampliação angular.

$$Ma = \alpha'/\alpha = (P/A)$$

Por convenção, presume-se frequentemente que o paciente tenha quatro dioptrias de acomodação residual, então a fórmula torna-se

$$Ma = (P/4)$$

A última equação é a fórmula-padrão frequentemente citada em livros didáticos, mas já que a acomodação varia de paciente para paciente, a última equação não reflete o valor correto em muitos casos. Pela preservação da acomodação do paciente como variável, a equação $Ma = P/A$ reflete, de maneira mais acurada, o aumento produzido por um ampliador simples para um paciente específico.

Quando o objeto é colocado no plano focal frontal da lente auxiliar, no entanto, a acomodação do paciente é completamente relaxada, o que gasta alguma potência que poderia ser usada para maior ampliação. A nível máximo de ampliação angular é alcançado quando a lente auxiliar produz uma imagem virtual no ponto próximo de acomodação. Em qualquer caso, a ampliação angular torna-se

$$Ma = 1 + P/A$$

ou usando o valor convencional para $A = 4,00$ D

$$Ma = 1 + P/4$$

Figura 2.5.22 Princípio do disco de Scheiner. A luz entra pelos dois orifícios e produz duas imagens na retina até que a luz seja colocada em foco. (Adaptada de Guyton DL. Automated clinical refraction. In: Duane T, editor. Clinical refraction, vol. 1. Baltimore, MD: Harper & Row; 1987. p. 1-43.)

que é outra fórmula frequentemente citada em livros didáticos. Novamente, uma equação mais versátil é obtida pela preservação da acomodação do paciente como uma variável. De qualquer maneira, quanto mais baixa a acomodação do paciente, maior o benefício do ampliador simples.

Telescópio galileano

Para calcular a ampliação de um telescópio, compara-se o ângulo de luz paralelo incidente com o ângulo dos raios paralelos de luz emergente. Na Figura 2.5.23, o ângulo de entrada é dado por $\gamma 1/fo$ (em que fo é o comprimento focal da lente objetiva), o ângulo emergente é dado por $\gamma 1/fe$ (em que fe é o comprimento focal da lente ocular) e a ampliação é dada pela Equação 2.5.1.

$$\frac{\gamma 1/-fe}{\gamma 1/fo} = \frac{-Fe}{Fo} \qquad \textbf{Equação 2.5.1}$$

Por exemplo, se o telescópio de Galileu tem uma ampliação angular de 3× e o ocular é –12 D, a potência da objetiva é dada pela Equação 2.5.2.

$$3 = \frac{12}{Fo} \qquad \textbf{Equação 2.5.2}$$

$$Fo = 4 \text{ D}$$

Como outro exemplo, para um telescópio de ampliação 3× e comprimento de tubo (L), a distância entre a objetiva e a ocular, de 22 cm, fo e fe são dados pela Equação 2.5.3.

$$-3 = \frac{fo}{-fe}$$
$$-3\,fe = fo$$
$$L = fo - fe$$
$$22 = -3\,fe - (-fe) \qquad \textbf{Equação 2.5.3}$$
$$22 = -2\,fe$$
$$-fe = -11 \text{ cm}$$
$$fo = 3{,}3 \text{ cm}$$

Microscópio simples (lupa operatória)

Os princípios desse dispositivo são semelhantes àqueles do telescópio galileano, embora funcione apenas se receber luz paralela e um microscópio seja usado para observar objetos próximos.

No entanto, se uma lente de aumento (Fw) é adicionada, o comprimento focal de cada é a distância operatória. Então, a lente ampliadora introduz a luz paralela ao telescópio, conforme apresentado na Figura 2.5.24 e a ampliação total é dada pela Equação 2.5.4.

$$\frac{Fw}{4} \times \frac{Fe}{Fo} \qquad \textbf{Equação 2.5.4}$$

Por exemplo, para uma lupa com um telescópio 3× e uma lente operatória de +8 D (limite de leitura) o aumento é = (8/4) · 3 = 6×.

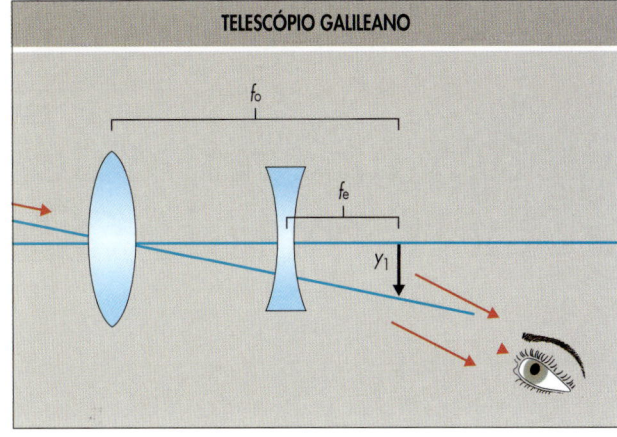

Figura 2.5.23 Telescópio galileano. Observe que a lente objetiva leva a luz paralela e coloca uma imagem real no ponto focal da ocular negativa. A ocular captura a luz convergente incidente e torna paralelos os raios.

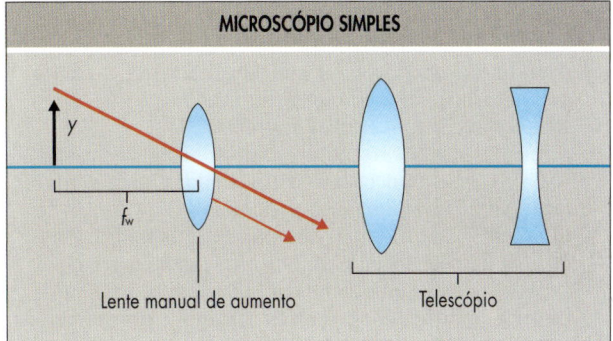

Figura 2.5.24 Microscópio simples. Uma lente positiva (lente operacional à distância) é colocada na frente de um telescópio galileano. Essa lente capta a luz de um objeto localizado em seu ponto focal e transmite os raios paralelos para a parte do telescópio galileano do dispositivo.

BIBLIOGRAFIA

American Academy of Ophthalmology. Basic and clinical science course section 3—Clinical optics. San Francisco: American Academy of Ophthalmology; 2012.

American Academy of Ophthalmology. Home study course, optics and refraction. San Francisco: American Academy of Ophthalmology; 1990.

Doss JD, Hutson RL, Rowsey JJ, et al. Method of calculation of corneal profile and power distribution. Arch Ophthalmol 1981;99:1261–5.

Duke-Elder S. System of ophthalmology, vol. 4. St Louis: CV Mosby; 1949. p. 4391–3.

Tage GW, Safir A. The slit lamp; history, principles and practice. In: Duane TD, editor. Clinical ophthalmology, vol. 1. New York: Harper & Row; 1980.

As referências completas estão disponíveis no **GEN-io**.

Óptica da Frente de Onda e Aberrações do Olho

Edmond H. Thall

2.6

Definição: Uma aberração é qualquer desvio de caminho no comportamento geometricamente ideal de um raio de luz.

Características principais

- A teoria da aberração se atém estritamente à óptica geométrica, ignorando quaisquer aspectos da óptica física, como divergência e interferência
- Originalmente, aberrações de onda eram aplicadas apenas a sistemas ópticos simétricos, e cada aberração era representada por um único polinômio
- Atualmente, outras expansões, principalmente os polinômios de Zernike, são mais comumente usadas e, em geral, cada polinômio é uma combinação de aberrações simples
- De todo modo, depois da desfocagem e do astigmatismo regular, as aberrações mais importantes são o coma e a aberração esférica.

INTRODUÇÃO

Do ponto de vista clínico, a teoria da aberração é apenas um tratamento prolongado do erro de refração. Somente hipermetropia, miopia e astigmatismo regular são corrigíveis por óculos,[1] de modo que, no passado, essas eram as únicas aberrações de interesse clínico. A existência de outros erros de refração com certeza era reconhecida,[2] mas como não eram corrigíveis, os clínicos não precisavam estudá-los em profundidade. Em lugar disso, as muitas aberrações não corrigíveis por óculos eram relegadas a uma grande categoria – astigmatismo irregular. Provavelmente, é justo dizer que ainda hoje muitos clínicos acreditam que o astigmatismo irregular só existe em casos patológicos, não estando presente em olhos normais.

Por séculos, projetistas de instrumentos ópticos (p. ex., telescópios, microscópios) usaram métodos de correção de aberrações que não poderiam ser implementados clinicamente. Como consequência, os engenheiros caracterizaram com cuidado as aberrações individuais a que os médicos se referem coletivamente como astigmatismo irregular.[3] Com o advento da cirurgia queratorrefrativa, surgiu a intrigante possibilidade de corrigir pelo menos alguns erros de refração não corrigíveis por óculos. A cirurgia queratorrefrativa trouxe também a desconcertante complicação do aumento do astigmatismo irregular em alguns casos.[4] Pela primeira vez era necessário que os médicos explorassem mais detalhadamente o astigmatismo irregular. Felizmente, em vez de ter que reinventar a roda, os oftalmologistas podem recorrer à já bem desenvolvida teoria da aberração usada pelos projetistas de lentes.

ABERRAÇÕES DE RAIOS

As aberrações podem ser descritas por dois métodos diferentes, mas intimamente relacionados: aberrações de raios (AR) e de ondas. Quando um raio é traçado com precisão por um sistema óptico, usando as leis da óptica geométrica (p. ex., a Lei de Snell), verifica-se que normalmente o raio não intercepta exatamente o ponto de imagem ideal. O deslocamento do raio real a partir do ponto de imagem é a AR. Quando se traça um conjunto de raios (por definição, todos originários de um único ponto), o resultado é um diagrama de pontos (Figura 2.6.1).

Para um exemplo específico e familiar, considere o diagrama de pontos como o ponto de objeto axial no infinito de um olho teórico com pupila de 4 mm e –1,00 D de miopia, sem outras aberrações. Um diagrama de pontos pode ser calculado em qualquer lugar dentro de um sistema óptico e, normalmente, vários são calculados nos arredores do plano da imagem teórica. O conjunto de diagramas de pontos por foco mostra que um foco estigmático ocorre a cerca de um terço de milímetro anterior à retina. O tamanho do diagrama de pontos aumenta à medida que a pupila amplia, mas a localização do foco estigmático (e, portanto, a potência das lentes corretivas dos óculos) não muda com o tamanho da pupila; assim, a aberração é considerada independente da pupila. Igualmente, o astigmatismo regular também é independente da pupila, razão pela qual é desnecessário verificar seu tamanho para prescrever óculos. A aberração conhecida pelos projetistas de lentes como desfocagem abrange tanto a miopia quanto a hipermetropia.

Em 1857, Ludwig von Seidel descreveu cinco ARs monocromáticas básicas de sistemas ópticos rotacionalmente simétricos.[5] Quando estudadas individualmente, cada aberração pode ser facilmente identificada por seu diagrama de pontos característico. No entanto, praticamente todos os sistemas ópticos apresentam muitas aberrações diferentes. Os diagramas de pontos de sistemas

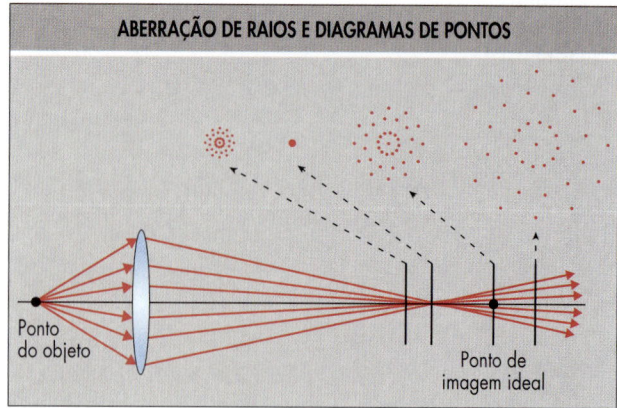

Figura 2.6.1 Aberração de raios e diagramas de pontos. Em princípio, o raio da imagem deveria interceptar o ponto de imagem ideal, mas geralmente isso não acontece. A separação entre qualquer raio e o ponto de imagem ideal é a aberração de raio (para este raio específico). Um diagrama de pontos mostra a interseção de múltiplos raios (a partir de um único ponto de objeto) em qualquer plano perpendicular ao eixo. Os diagramas de pontos por foco são um conjunto de diagramas nas proximidades do ponto de imagem ideal, mostrando a posição do melhor foco. Nesse caso (mas não regularmente), o melhor foco é estigmático, mas na frente do ponto de imagem ideal.

ópticos reais são uma combinação complexa de várias aberrações. É difícil identificar e quantificar as inúmeras aberrações individuais a partir dos diagramas de pontos desses sistemas.

No início dos anos 1950, HH Hopkins desenvolveu uma abordagem diferente, com base na frente de onda, que simplificava a definição, identificação e quantificação das aberrações.[6] As duas abordagens, de raios e de frente de ondas, não se excluem, mas se complementam.

ABORDAGEM DE FRENTE DE ONDAS PARA ABERRAÇÕES

A teoria da aberração se enquadra na disciplina da óptica geométrica,[7] de modo que a difração e outros fenômenos de onda são completamente ignorados. Na teoria da aberração, a propagação da luz obedece às leis básicas de reflexão, refração e propagação retilínea. Todas são abrangidas pelo princípio de Fermat, que afirma que entre quaisquer dois pontos, a luz se desloca pelo caminho mais rápido.

Em termos ideais, um conjunto de raios que preenche a pupila de entrada de um sistema óptico emerge da pupila de saída como um conjunto de raios que converge para um ponto de imagem perfeito,[8] isto é, um foco estigmático. A esfera de referência é uma superfície esférica imaginária centrada no ponto de imagem ideal (paraxial) e que intercepta o centro da pupila de saída.[9] De acordo com o princípio de Fermat, para alcançar um foco estigmático, toda luz irradiada do ponto do objeto em determinado momento deve chegar simultaneamente ao ponto da imagem ou, de modo equivalente, deve cruzar a esfera de referência simultaneamente.

Na maioria dos casos, os raios de imagem não emergem da pupila de saída como um conjunto convergindo para um único ponto, mas convergem para uma pequena região de formato irregular.[10] Em outras palavras, o foco não é estigmático. Sempre é possível desenhar uma superfície no centro da pupila de saída que todos os raios interceptam simultaneamente, e quando o foco não é estigmático, essa superfície – chamada de frente de onda real – não é esférica. A diferença entre a esfera de referência e a frente de onda real é a aberração de onda (Figura 2.6.2).[11] A frente de onda e a esfera de referência são ambas superfícies, e a diferença entre elas, a aberração de onda, também é uma superfície. Para fazer uma analogia, considere a superfície da Terra como a frente de onda real e o nível do mar como a esfera de referência. A altura acima (ou abaixo) do nível do mar é análoga à aberração de onda.

A expressão frente de onda talvez não seja uma boa escolha, sugerindo, de alguma forma, que esteja relacionada à natureza ondulatória da luz. No entanto, conforme observado, a teoria da aberração se baseia na óptica geométrica que, por definição, ignora as propriedades ondulatórias da luz. Um conjunto de raios de objeto que entra no sistema óptico ao emergir da pupila de saída sempre "alcança" a frente de onda simultaneamente, então, a frente de onda é uma superfície de tempo igual. Indiscutivelmente, o termo isócrono (tempo igual) é mais descritivo, mas frente de onda está muito arraigado para ser mudado.

É um equívoco comum o de que existe apenas um conjunto de aberrações para cada sistema óptico. Na verdade, há um conjunto diferente de aberrações para cada ponto de objeto. Essa discussão começou com um único conjunto de raios de objeto por definição a partir de um único ponto de objeto. Cada ponto produz seu próprio conjunto, e cada um desses tem seu conjunto de aberrações exclusivo, embora as dos pontos de objeto próximos sejam muito semelhantes.

O foco estigmático significa que os raios da imagem convergem para um ponto *perfeito*, seja no ponto de imagem ideal ou em outro lugar.[12] Devido à difração, o foco nunca pode ser estigmático, mas a óptica geométrica ignora a difração. Ao usar apenas refração, reflexão e propagação retilínea, o foco pode, em tese, ser estigmático. Alguns usam o termo "astigmatismo" para se referir a qualquer foco que não seja estigmático, mas a palavra astigmatismo também tem vários outros significados mais específicos. Neste capítulo, para evitar confusão, "não estigmático" refere-se a qualquer foco que não seja estigmático. O termo astigmatismo é reservado para o astigmatismo regular ou astigmatismo de incidência oblíqua. Quando o foco é não estigmático, os raios não convergem para um ponto perfeito, mesmo no melhor foco possível. Como na desfocagem, as aberrações ainda podem existir mesmo quando a imagem é estigmática. Se os raios convergem para um ponto perfeito, mas o ponto de imagem não está na posição prevista pela equação de vergência, então há uma aberração.

Voltando ao exemplo de um olho teórico com –1,00 D de miopia, a esfera de referência é centrada no ponto de imagem ideal. Como mostrado anteriormente, na miopia a imagem é estigmática, mas anterior ao ponto de imagem ideal. A frente de onda que emerge da pupila de saída, portanto, também é esférica, mas centrada em um ponto anterior (i. e., à esquerda) do ponto de imagem ideal. A diferença entre a frente de onda real e a esfera de referência é a superfície da aberração de onda (Figura 2.6.3). Vale a pena observar que a separação máxima

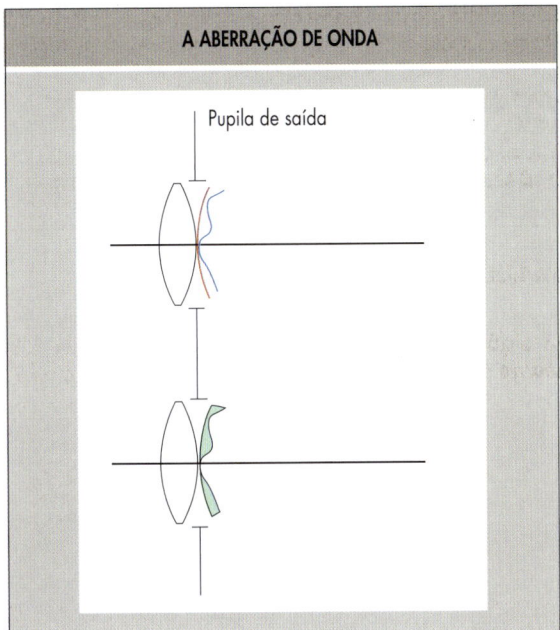

Figura 2.6.2 Definição de aberração de onda. A esfera de referência é centralizada no ponto de imagem desejado e intercepta o centro da pupila de saída (*no topo, em vermelho*). Um sistema óptico ideal produziria uma frente de onda real coincidente com a esfera de referência. Um sistema óptico real produz uma frente de onda que não coincide com a esfera de referência (*no topo, em azul*). A diferença entre a frente de onda real e a esfera de referência é a aberração de onda (*abaixo, em verde*).

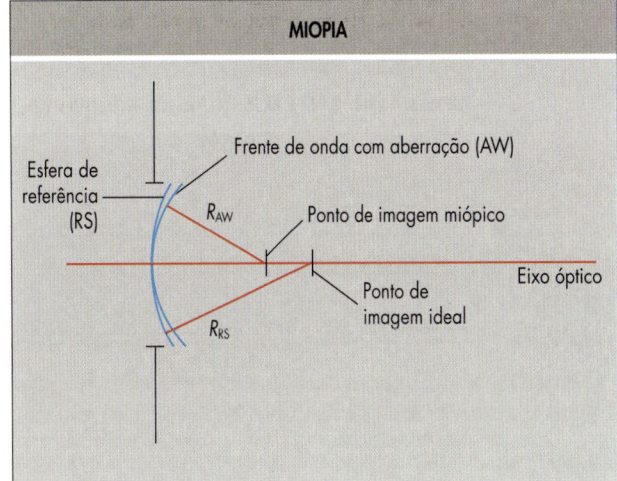

Figura 2.6.3 Miopia. Na miopia, a frente de onda com aberração é esférica, mas tem um raio menor (R_{AW}) que a esfera de referência (R_{RS}).

entre a esfera de referência e a frente de onda é de apenas 1,5 μm, que é a borda da pupila. Para raios médio-periféricos e centrais, a aberração da onda é menor.

Quando as aberrações de onda são exibidas em um gráfico, o eixo óptico é girado 90° da horizontal para a vertical. A aberração de onda produzida pela miopia tem formato de tigela.[13] Todas as miopias, sejam grandes ou pequenas, têm o mesmo formato de tigela característica. O nível de miopia muda a profundidade da tigela e a inclinação de suas bordas, mas não altera seu formato básico. A aberração de onda para a hipermetropia também tem formato de tigela, mas invertida (i. e., derrama a água). Como ambos os erros de refração têm a mesma forma fundamental, os projetistas de lentes os classificam como aberração única, reorientando apenas quando os clínicos usam "esfera" para especificar correção miópica ou hipermetrópica ao prescrever. No entanto, a desfocagem positiva é miopia, e a negativa, hipermetropia, o que pode ser contraditório para os médicos. A diferença surge porque os projetistas de lentes classificam a desfocagem pelo formato da aberração de onda, enquanto os clínicos pensam em termos da potência da lente corretiva.

ABERRAÇÃO ESFÉRICA

Na aberração esférica (AE), os raios próximos do centro da lente focam no ponto de imagem ideal ou próximo dele, enquanto os raios mais periféricos se concentram em local diferente. Na AE positiva, os raios periféricos focalizam na frente do ponto de imagem ideal, e quanto mais periférico o raio, mais anterior é seu foco (Figura 2.6.4).

Na AE negativa, os raios periféricos concentram-se atrás do ponto de imagem ideal e, novamente, quanto mais periféricos os raios, mais posterior seu foco. A aberração de onda que representa a AE também tem formato de tigela.[14] Na verdade, a AE parece mais uma tigela que a desfocagem. Comparada a esta última, a aberração de onda da AE tem um centro maior mais achatado e as bordas se tornam muito mais acentuadas que a tigela que representa a desfocagem.

Quando há AE, a localização do melhor foco não é mais no ponto de imagem ideal previsto pela equação de vergência ($U + P = V$). A AE positiva muda o foco melhor para miopia, enquanto a AE negativa muda o foco para hipermetropia. Contudo, mesmo na melhor posição, o foco não é estigmático.

A AE é fortemente dependente da pupila, porque a posição do melhor foco muda com o tamanho dela. Nas AE positivas, a miopia aumenta à medida que a pupila é ampliada, o que explica a condição clínica incomum conhecida como miopia noturna. Em pacientes com muita AE positiva, o aumento da miopia em baixa luminosidade geralmente é de cerca de –0,50 D e produz sintomas como visão turva e halos. O problema pode ser tratado por um segundo par de óculos ou lentes sobrepostas (clip-ons) com um acréscimo de –0,50 D sobre a correção diurna para uso noturno.

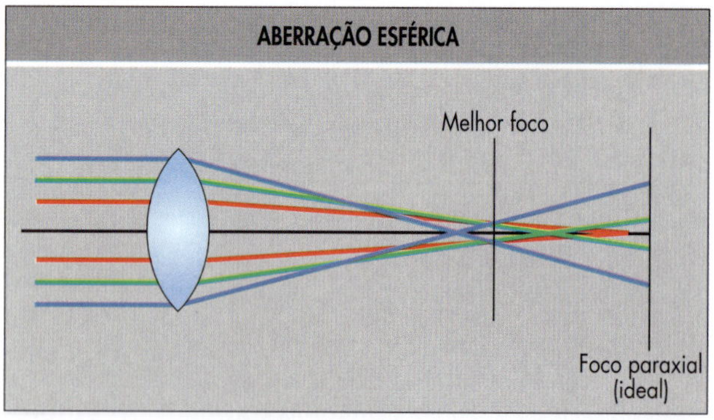

A AE pode ser reduzida pelas superfícies refrativas asféricas que se achatam perifericamente, o que é típico da maioria das córneas. Na verdade, a córnea pode ficar tão achatada a ponto de supercompensar, produzindo AE negativa. Em tese, grandes quantidades de AE negativa causariam uma alteração hipermetrópica em condições de baixa luminosidade, mas isso raramente, ou nunca, é visto clinicamente. O efeito Stiles-Crawford[15] (ver adiante) também reduz o impacto da AE na visão. O fato de o erro de refração em geral não flutuar com o tamanho da pupila na maioria dos olhos sugere que a AE seja adequadamente compensada na faixa de tamanhos típicos da pupila.

Alega-se que o cristalino compensa a AE da córnea e que quando ele é removido, deve ser substituído por um implante de AE compensatório. No entanto, estudos que mediram a AE na córnea e no cristalino separadamente não encontraram nenhuma tendência de que ele compensasse a AE corneana.[16] Além disso, essa AE varia de pessoa para pessoa;[17] portanto, é improvável que um implante que corrija uma quantidade fixa de AE beneficie todos os pacientes. A AE do paciente deve ser medida no pré-operatório para compensá-la adequadamente com um implante, que deve ser selecionado não apenas por sua potência, mas também pela quantidade de AE corrigida, o que não é prática clínica atual.[18] Os dados do traçado de raios nos olhos-modelo mostram que a quantidade de AE corrigida por um implante varia consideravelmente se a profundidade da câmara anterior mudar décimos de milímetros ou se o implante for inclinado ou descentrado.[19] O erro de refração raramente varia com o tamanho da pupila, sugerindo que a AE não é um problema em pacientes com implantes convencionais. A AE aumenta a profundidade de foco, portanto, reduzi-lo nem sempre é desejável.

COMA

O coma faz com que o conjunto de raios "se abra" a partir do ponto de imagem em um formato que lembra uma cauda de cometa (Figuras 2.6.5 e 2.6.6). A forma da aberração de onda se assemelha a uma espreguiçadeira.

O coma é aumentado quando múltiplos elementos ópticos não compartilham o mesmo eixo óptico. Howland mostrou que depois da melhor correção por óculos, o coma é responsável pela maior parte da aberração residual em olhos antes normais,[20] o que não surpreende, porque nenhum dos meios oculares compartilha um eixo comum.

Clinicamente, o coma raramente produz sintomas reconhecíveis. No entanto, ele pode ser sintomático se houver alguma grande quantidade presente, o que pode ocorrer (juntamente de outras aberrações de alta ordem – AAO) na cirurgia queratorrefrativa fora do eixo, com cristalino ou implante deslocado ou inclinado, ou quando o vértice corneano de um enxerto total é deslocado a um nível incomum.[21]

DISTORÇÃO

Em condições ideais, a imagem é geometricamente semelhante ao objeto, ou seja, ela é um modelo em escala do objeto, com

Figura 2.6.4 Aberração esférica positiva. Os raios centrais (vermelhos) focalizam o ponto de imagem paraxial (ideal), mas os raios periféricos se concentram anteriormente. Quanto mais periférico o raio, mais anterior seu foco. Na aberração esférica negativa, os raios periféricos concentram-se posteriormente ao ponto de imagem ideal. Observe que a aberração esférica muda a posição do melhor foco.

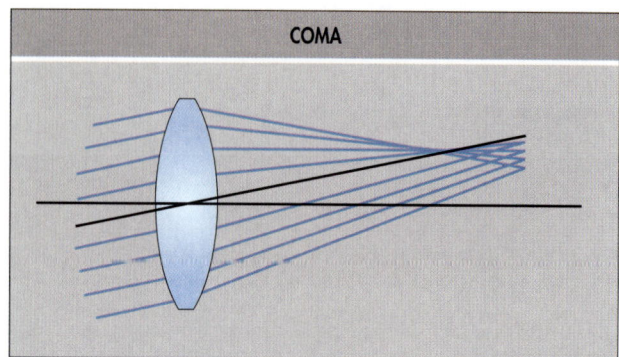

Figura 2.6.5 Coma. Quando os raios incidem em uma lente em um ângulo, o foco aparece em um padrão sugestivo de cauda de cometa.

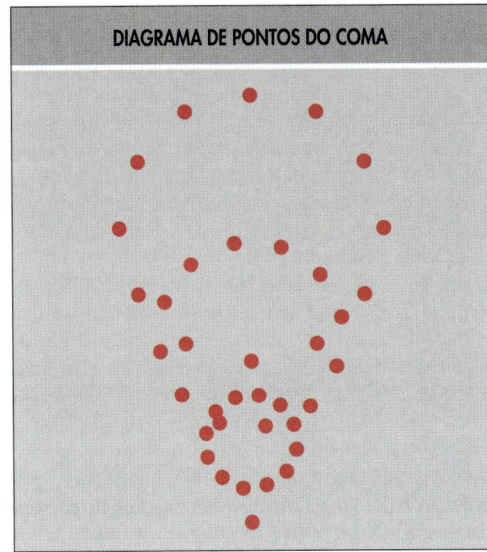

Figura 2.6.6 Diagrama de pontos do coma. O coma faz com que a luz de um ponto de objeto único apareça na imagem com a aparência de cauda de cometa.

todas as distâncias proporcionais às correspondentes do objeto. A distorção está ausente quando a ampliação transversal é constante no plano da imagem inteiro.

Na distorção côncava, a ampliação transversal aumenta conforme a distância do eixo óptico aumenta (Figura 2.6.7). Na distorção por abaulamento, a ampliação da distorção diminui à medida que a distância do eixo aumenta. A distorção é semelhante à desfocagem pelo fato de os raios ainda focarem estigmaticamente, mas no lugar errado. Na desfocagem, os raios focam estigmaticamente, mas na frente ou atrás do ponto de imagem ideal. Na distorção, os raios também focam estigmaticamente e no mesmo plano da imagem ideal, mas muito longe (ou muito perto) do eixo óptico.

A distorção côncava ocorre em praticamente todos os pacientes afácicos corrigidos por óculos[22] e, em certas ocasiões, é vista nos muito míopes após a extração do cristalino. A princípio, uma das principais razões para os implantes de lentes intraoculares era superar a distorção sofrida por afácicos corrigidos por óculos. Antes comum, a distorção é rara desde a introdução das lentes intraoculares, embora tenha havido um pequeno ressurgimento em pacientes submetidos à extração do cristalino.

CURVATURA DE CAMPO

Em condições ideais, um objeto plano perpendicular ao eixo óptico é visualizado exatamente dessa forma. Quando há curvatura de campo (CC), o objeto é visualizado em uma superfície curva (como em uma tela IMAX®). A CC não se torna significativa até

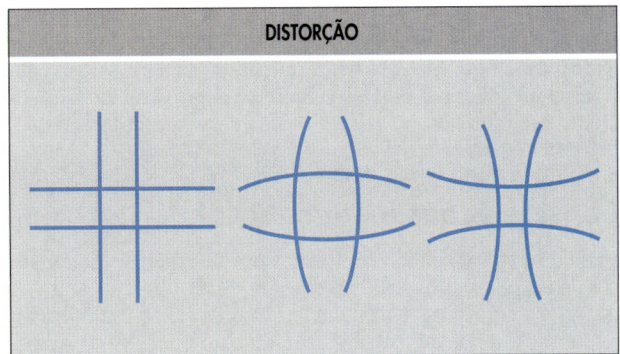

Figura 2.6.7 Distorção. O objeto original consiste em linhas retas (*à esquerda*). A distorção por abaulamento (*ao centro*) faz com que as linhas se curvem para fora. A distorção côncava (*à direita*) faz com que as linhas se curvem para dentro.

que a imagem esteja fora da fóvea, onde a acuidade retiniana é baixa demais para detectar a desfocagem produzida por essa aberração.

ASTIGMATISMO OBLÍQUO

O astigmatismo oblíquo (AO) não deve ser confundido com o astigmatismo regular. Seidel considerou apenas sistemas ópticos rotacionalmente simétricos, o que exclui o astigmatismo regular. Como a CC, o AO não se torna significativo até que a imagem esteja fora da fóvea, em que a acuidade retiniana é baixa demais para detectar a desfocagem produzida por essa aberração.

ABERRAÇÕES DE ALTA ORDEM

Quando a importância da teoria da aberração começou a ser valorizada, inicialmente se pensou que compreender em detalhes as características únicas de várias aberrações individuais seria útil. Em tese, existe um número infinito de aberrações; então, quantas delas os clínicos realmente precisam entender por completo?

Os projetistas de lentes descobriram de modo empírico que 36 aberrações descrevem adequadamente as propriedades de visualização até mesmo de sistemas ópticos bastante complexos. O número de aberrações necessárias para propósitos clínicos é incerto, mas provavelmente é muito menor. No entanto, na falta de evidências claras em contrário, muitos autores adotaram o uso de 36 polinômios com base na engenharia, não na experiência clínica.

A ordem de uma aberração será definida em detalhes mais tarde, mas, basicamente, uma ordem é uma família de aberrações. A tríade clínica miopia, hipermetropia e astigmatismo regular, todos pertencem à família de aberrações de onda de segunda ordem. As cinco aberrações de Seidel (coma, AE, CC, distorção, AO) são todas aberrações de quarta ordem. À medida que a ordem aumenta, amplia-se também o número de aberrações a ela pertencentes.

Agora parece que, além de uma familiaridade geral com a teoria da aberração, o entendimento completo de apenas algumas aberrações específicas é suficiente. Além da desfocagem e do astigmatismo regular, as aberrações AE e coma de Seidel, e talvez algumas outras, em casos específicos, são tudo o que se precisa entender em profundidade.

A situação quanto à ideia de colocar muitas aberrações em uma única categoria retrocedeu um pouco, mas não completamente. Enquanto o astigmatismo irregular se refere a qualquer aberração maior que as de segunda ordem, "aberrações de alta ordem" geralmente se referem à sexta ordem e acima, excluindo, portanto, as aberrações de Seidel.

De qualquer modo, fica claro que o coma e a AE normalmente respondem pela maior parte do astigmatismo irregular, e poucas outras aberrações contribuem para a totalidade dele. As AAO podem ser aumentadas em casos patológicos ou após alguns procedimentos de refração, particularmente a cirurgia queratorrefrativa.

ABERRAÇÃO CROMÁTICA

A teoria da aberração de ondas geralmente adota a suposição simplista de que a luz que atravessa o sistema óptico é monocromática. No entanto, a aberração cromática tem um efeito significativo na imagem.

A aberração cromática longitudinal (ACL) é a diferença na localização da imagem entre a luz de comprimento de onda curto e longo medido ao longo do eixo óptico (Figura 2.6.8). Ela é a base para o teste duocromático. A metade verde do gráfico foca anteriormente à metade vermelha, e a potência da esfera corretiva é ajustada até que ambos os lados pareçam igualmente nítidos. Na maioria dos casos, há cerca de 0,50 D de separação entre as duas imagens.

A aberração cromática transversal (ACT) é a diferença na localização da imagem entre a luz de comprimento de onda curto

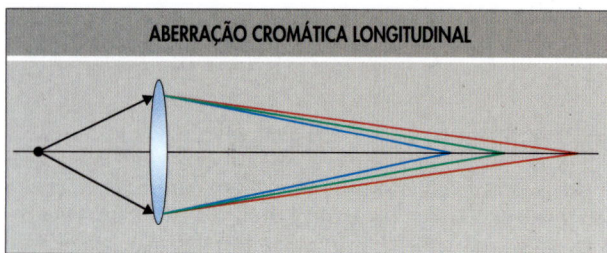

Figura 2.6.8 Aberração cromática longitudinal. A imagem formada pela luz de comprimento de onda curto é anterior à imagem formada por comprimentos de onda maiores. Essa é a base para o teste do duocromo usado na refração subjetiva.

e longo medida no plano da imagem (Figura 2.6.9). Embora a aberração cromática do olho seja significativa, os efeitos cromáticos raramente são perceptíveis devido ao processamento visual.

Ocasionalmente, os pacientes observam franjas coloridas ao redor das bordas de objetos ou letras ao ler; elas geralmente são produzidas por lentes de óculos feitas de materiais altamente dispersivos. Em geral, o problema é transitório, mas caso não seja, pode ser superado com o uso de lentes fabricadas com materiais menos dispersivos (i. e., com número Abbe maior).

MEDIÇÃO DAS ABERRAÇÕES OCULARES

Tscherning foi o primeiro a observar o astigmatismo irregular (nos próprios olhos), em 1896.[23] Uma fonte pequena, distante, é vista através de uma grade com orifícios colocada na frente de um olho que é ou foi tornado míope (talvez enevoando com lente de, por exemplo, +5,00 D). A grade divide a luz em conjuntos de raios paralelos que focam a frente da retina e depois divergem, formando nela um padrão que é essencialmente a incorporação física de um diagrama de pontos. A grade não será espaçada regularmente se houver aberrações (diferentes da desfocagem). Se alguém desenhar a aparência da grade, as aberrações oculares poderão ser estimadas. Os próprios leitores podem reproduzir facilmente o experimento, como fez Tscherning.

Como método de medição de aberrações, o aberrômetro de Tscherning sofre da limitação óbvia de ser subjetivo, de confiar na capacidade do paciente de observar e localizar com precisão os raios de luz deslocados. No entanto, ele é uma ferramenta conceitual útil. As limitações subjetivas da abordagem de Tscherning podem ser superadas fotografando-se a grade na retina. Contudo, a fotografia introduz outro problema – a passagem dupla. Para ser fotografado, cada ponto da grade na retina atua como uma fonte de luz, que passa pelo olho, sofrendo aberrações uma segunda vez. A segunda passagem complica a análise de aberrações, embora o analisador de ondas Allegretto® tenha por base essa abordagem.[24]

Há várias maneiras de superar o problema da passagem dupla. Uma abordagem é focar um *laser* (com baixa potência, é claro) na retina.[25] Como o *laser* percorre apenas uma pequena parte da pupila, ele basicamente não é afetado pelas aberrações oculares; em termos práticos, essa é uma técnica de passagem única. A pequena área de retina iluminada pelo *laser* torna-se a fonte da qual a luz emerge do olho. Se o olho não tiver aberração,

a luz emergente terá frentes de onda planas, caso contrário, as aberrações distorcem sua forma.

Ao utilizar uma abordagem sugerida por Shack, a frente de onda é amostrada usando uma rede de microlentes que foca pequenas áreas da frente de onda em um detector. Cada microlente produz uma pequena imagem de ponto no detector que é deslocada, dependendo da forma da frente de onda. A frente de onda completa é reconstruída a partir da posição deslocada dos pontos. O sensor Hartman-Shack®, como é chamado hoje, provavelmente é a maneira mais confiável de medir pequenas quantidades de AAO em um olho ou sistema óptico, de resto, bem-corrigido. A técnica não é tão adequada para a medição de grandes quantidades de aberrações de baixa ordem.[26] Modificações recentes da técnica melhoraram o desempenho para aberrações de baixa ordem. Muitos aberrômetros utilizam alguma variação da abordagem de Hartmann-Shack.

A retinoscopia automatizada é outro meio de medir aberrações, sendo incorporada na ARK 10000 (Nidek®). O Tracey® usa a abordagem de Tscherning, mas a executa sequencialmente, digitalizando um único feixe de *laser* na pupila e observando seu desvio nela.[27] Além de ser essencialmente um sistema de passagem dupla, os movimentos durante a obtenção dos dados são um problema em potencial.

É importante perceber que o simples fato de um instrumento alegar medir aberrações não significa que realmente o faça. É muito difícil averiguar a precisão de um aberrômetro. As aberrações oculares, especialmente as de alta ordem, mudam com a menor alteração na espessura do filme lacrimal, ou com mudanças na espessura coroideana que ocorrem durante o ciclo cardíaco, acomodação, *hippus*, movimento ocular, movimento de cabeça ou alteração da fixação. O sistema fotográfico óptico ativo que captura imagens de fundo de alta resolução requer uma barra de mordedura para uma adequada estabilização da cabeça[28] que nenhum aberrômetro clínico utiliza. Com muita frequência, a reprodutibilidade é considerada indicativa de precisão; porém, um relógio parado fornece resultados altamente reprodutíveis, mas inúteis. A precisão não pode ser inferida simplesmente porque um dispositivo fornece resultados reprodutíveis. Dado o número de fatores que afetam as aberrações oculares, um instrumento que produz resultados altamente reprodutíveis, especialmente para AAO, é suspeito. Tenha em mente que, com todos os avanços na medição clínica das aberrações, ainda não há medição objetiva de hipermetropia, miopia ou astigmatismo regular que seja consistentemente superior à refração subjetiva. Se aberrações de baixa ordem não podem ser medidas satisfatoriamente por métodos objetivos, existe uma boa razão para suspeitar que medições objetivas de AAO sejam um tanto imprecisas.

Seja qual for o método utilizado, todas as medições clínicas produzem um conjunto de pontos distintos de dados. A forma da frente de onda entre os pontos de dados não é conhecida. A matemática, por mais sofisticada que seja, não pode criar informações além daquelas presentes nos dados. Resumindo, as técnicas matemáticas não encontram a frente de onda real, apenas a *mais provável*, em função dos valores dos dados, independentemente de como eles foram adquiridos (p. ex., Hartman-Shack, Tscherning). Quanto mais pontos de dados, desde que precisamente medidos, e quanto mais polinômios de Zernike considerados, mais provável será que a frente de onda computada seja uma representação razoável da frente de onda real.

Considerações matemáticas

Não é preciso se sentir intimidado com os aspectos matemáticos da teoria da aberração. Da mesma forma que uma lente de óculos é a combinação de contribuições esféricas e cilíndricas, a aberração total é a combinação de aberrações individuais. A única diferença é que na teoria da aberração ocorrem mais aberrações individuais, e elas são menos familiares aos clínicos.

Uma aberração individual pode ser especificada por um gráfico ou sua fórmula associada. Como observado, quando

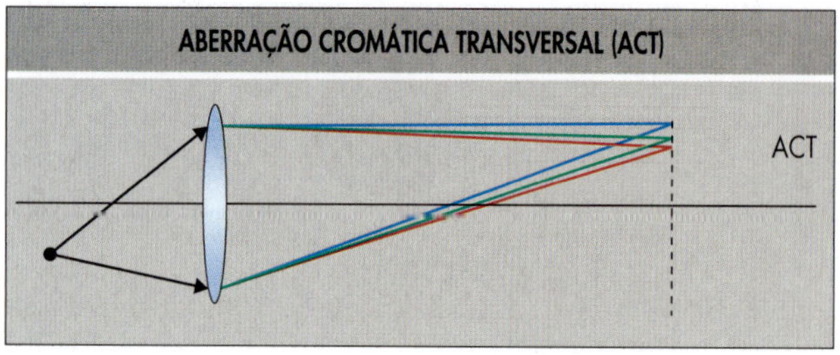

Figura 2.6.9 Aberração cromática transversal (ACT). Materiais altamente dispersivos podem produzir franjas coloridas na imagem.

exibido graficamente, o eixo óptico é girado 90° da horizontal para a vertical. Os polinômios de Zernike são as fórmulas que representam cada gráfico individual.

Todo polinômio de Zernike tem a mesma estrutura, consistindo em um coeficiente que especifica a quantidade da aberração (análoga à potência, mas em unidades de distância, não em dióptros), um polinômio radial e, geralmente, uma função seno ou cosseno. Por exemplo,

$$\text{Astigmatismo secundário } X = Z_{11}(4\rho^4 - 3\rho^2)\cos 2\theta$$

O subscrito do coeficiente (em lilás) identifica a aberração individual, o polinômio radial é $(4\rho^4 - 3\rho^2)$, é multiplicado por uma função cosseno. A ordem de um polinômio de Zernike é a soma do maior expoente no polinômio radial (vermelho) e o coeficiente de θ (azul). Assim, o astigmatismo secundário é uma aberração de sexta ordem.

A maioria dos polinômios de Zernike vem em pares. Por exemplo, há outro polinômio de Zernike de sexta ordem:

$$\text{Astigmatismo secundário } Y = Z_{12}(4\rho^4 - 3\rho^2)\operatorname{Sen} 2\theta$$

Observe a diferença nos subscritos dos coeficientes. As formas desses polinômios são idênticas, mas rotacionadas em torno do eixo vertical (i. e., o eixo óptico) em 90°.

Alguns polinômios de Zernike são simétricos quanto ao eixo óptico e, consequentemente, não apresentam fator trigonométrico. Por exemplo, a AE primária de quarta ordem é representada pelo polinômio de Zernike:

$$\text{Aberração esférica primária} = Z_{08}(1 - 6\rho^2 + 6\rho^4)$$

Os polinômios de Zernike têm apenas ordens pares (0, 2, 4 etc.). Uma ordem é uma família de aberrações. Para polinômios de Zernike, o número de aberrações de uma ordem é sempre um a mais que ela própria. Assim, há uma aberração de ordem zero, três de segunda ordem, cinco de quarta ordem, e assim por diante. As variáveis ρ e θ identificam a posição de um raio na pupila de saída, mas é importante entender os conceitos gerais sem se deter em detalhes matemáticos.

Há uma calculadora de polinômios de Zernike disponível na internet.[29] Os usuários escolhem o valor de cada aberração de Zernike individual e a aberração total é calculada e exibida, o que configura uma ferramenta útil para aqueles que desejam explorar a teoria da aberração com mais detalhes.

Muitos polinômios de Zernike existem, ilimitadamente, mas, geralmente, quanto maior a ordem de uma aberração, menos ela contribui para a aberração total. Geralmente não é necessário considerar aberrações superiores a uma determinada ordem. Quantas ordens de polinômios de Zernike devem ser calculadas para obter uma descrição razoavelmente acurada das aberrações de um sistema óptico? Não há resposta definitiva, mas de maneira empírica, os projetistas de lentes descobriram que 36 polinômios de Zernike são suficientes para a maior parte dos objetivos. Consequentemente, em geral, os aberrômetros clínicos calculam esse número de polinômios de Zernike, mas provavelmente ele é excessivo. Projetistas de lentes habitualmente lidam com sistemas ópticos muito mais complicados que o olho. É provável que muito menos aberrações sejam exigidas para o trabalho clínico, embora o número exato não seja conhecido e atualmente não exista um padrão.

UMA PERSPECTIVA GERAL SOBRE A TEORIA DA ABERRAÇÃO

Com o surgimento da cirurgia queratorrefrativa, veio a possibilidade de corrigir aberrações não corrigíveis por óculos. No começo, foram feitas algumas afirmações excessivamente otimistas, incluindo a possibilidade de alcançar 20/6 de acuidade.[30] Elas se basearam em uma compreensão incompleta da teoria da aberração e de outros fatores ópticos e não ópticos limitantes da acuidade.

É impossível corrigir todas as aberrações moldando uma única superfície. Há séculos os projetistas de lentes sabem que corrigir múltiplas aberrações requer múltiplas lentes. Por isso, sistemas ópticos de alta qualidade que corrigem muitas aberrações contêm múltiplas lentes. Na melhor das hipóteses, moldar apenas a superfície anterior da córnea pode corrigir desfocagem, astigmatismo regular e AE. Corrigir o coma por cirurgia queratorrefrativa provavelmente seria uma insensatez, ainda que fosse possível, porque ele é o resultado do desalinhamento entre a córnea e a lente. O desalinhamento muda com a idade e depois da cirurgia de catarata e poderia piorar a situação de pacientes pseudofácicos.

Dados de aberração de onda medem o olho inteiro, mas a cirurgia queratorrefrativa altera apenas a superfície anterior da córnea. A ablação guiada da frente de onda tenta melhorar os resultados, combinando os dados de aberração com a topografia da córnea para aprimorar os efeitos na visão. No entanto, os dados de topografia da córnea têm precisão de apenas ± 5 µm, enquanto a otimização da frente de onda requer precisão superior a 1 µm. Parece que, por enquanto, os dados da topografia da córnea não são suficientemente precisos para colher os benefícios teóricos da orientação da frente de onda. A ablação otimizada da frente de onda não incorpora dados específicos do paciente, limita-se a nivelar perifericamente o perfil de ablação para reduzir a AE. Como observado, a AE da córnea é específica do paciente; assim, os resultados podem variar.

Alterar apenas o formato da superfície anterior da córnea pode não corrigir todas as aberrações oculares. Não importa o quão tecnicamente avançada se torne a cirurgia queratorrefrativa (e ela ainda tem um longo caminho a percorrer),[31] não será possível erradicar todas as aberrações por esse método. Mesmo se fosse possível eliminar (ou reduzir à insignificância) todas as aberrações, outros fatores, como a difração e a dispersão da luz intraocular, limitariam a visão.

Como observado, a teoria da aberração é estritamente limitada à óptica geométrica, ignorando completamente a difração, a dispersão de luz e muitos outros fenômenos que afetam a função visual. Após a correção da desfocagem e da AR, para pupilas menores que cerca de 2,5 mm, a acuidade é limitada pela difração, não pelas aberrações.[32] Consequentemente, a correção de AAO não levaria a melhorias visuais maiores em pacientes com pupilas menores. A teoria da aberração também ignora a dispersão da luz intraocular, que pode afetar profundamente a acuidade.[33]

Embora não compreendidos completamente, os mecanismos neurais, sem dúvida, desempenham importante papel. É especulativo, mas pacientes que tiveram aberrações não corrigidas durante toda a vida podem desenvolver uma espécie de ambliopia refrativa; então, novamente, a correção do astigmatismo irregular em adultos pode não melhorar a visão. O tratamento visual pode diminuir a influência de algumas aberrações, mas não de todas. A grande quantidade de aberração cromática presente na maioria dos olhos é bastante neutralizada por ele.

Na maioria dos casos, os raios próximos à borda da pupila são os mais aberrantes, em outras palavras, focalizam mais longe do ponto de imagem ideal. Apodização da frente de onda é um termo geral para qualquer técnica que diminua o efeito dos raios periféricos na imagem, reduzindo a influência das aberrações. Por exemplo, os raios que alcançam a retina paralelamente aos segmentos externos do fotorreceptor produzem uma resposta maior que os raios incidentes oblíquos (o efeito Stiles–Crawford).[34] Esse efeito atenua a influência da AE e de muitas AAO.

Por várias razões, a apodização também pode reduzir a qualidade da imagem. Ela é útil, desde que a melhoria na qualidade da imagem obtida pela diminuição da influência das aberrações exceda a perda de qualidade de imagem produzida pela própria apodização. Dada a apodização natural da retina, as vantagens das lentes de contato intraoculares com frentes de onda apodizadas podem não ser significativas ou mesmo benéficas. A cirurgia queratorrefrativa geralmente aumenta a AAO. O efeito Stiles–Crawford pode, até certo ponto, reduzir suas consequências em resultados refrativos que melhoram a visão.

Os clínicos devem estar cientes de que o astigmatismo irregular não é incomum, mas, na verdade, onipresente. Todos os olhos têm uma grande quantidade de aberração cromática não corrigida. Considerando-se apenas aberrações monocromáticas, após a correção da esfera e do cilindro, quase todos os olhos terão algum astigmatismo irregular residual não corrigido. Na maioria dos casos, o coma é a aberração não corrigida dominante, seguida pela AE, em menor grau.

A teoria da aberração e os métodos de frente de onda foram desenvolvidos na esperança de melhorar os resultados visuais da cirurgia queratorrefrativa, corrigindo AAO. Ironicamente, as medições de frente de onda mostraram que, com muita frequência, a cirurgia queratorrefrativa cria mais AAO que as corrige.[35-37]

BIBLIOGRAFIA

Applegate RA, Howland HC. Refractive surgery, optical aberrations, and visual performance. J Refract Surg 1997;13:295–9.

Brint SF. Higher order aberrations after LASIK for myopia with alcon and wavelight lasers: a prospective randomized trial. J Refract Surg 2005;21:S799–803.

Carroll J, Neitz M, Hofer H, et al. Functional photoreceptor loss revealed with adaptive optics: an alternate cause of color blindness. Proc Natl Acad Sci USA 2004;101:8461–6.

Guirao A, Miller DT, Williams DR, et al. Ocular aberrations and their measurement. Adaptive Opt Vis Sci Astron 1995;7:75–92.

Hopkins HH. Wave theory of aberrations. Oxford: Clarendon Press; 1950.

Howland HC. The history and methods of ophthalmic wavefront sensing. J Refract Surg 2000;16:S552–3.

http://wyant.optics.arizona.edu/zernikes/zernikes.htm. Accessed June 16, 2017.

Kingslake R. History of the photographic lens. New York: Academic Press; 1991.

Lipshitz I. Thirty-four challenges to meet before excimer laser technology can achieve super vision. J Refract Surg 2002;18:740–3.

Millodot M, Sivak J. Contribution of the cornea and lens to the spherical aberration of the eye. Vision Res 1979;19:685–7.

Oshika T, Klyce SD, Applegate RA, et al. Comparison of corneal wavefront aberrations after photorefractive keratectomy and laser in situ keratomileusis. Am J Ophthalmol 1999;127:1–7.

Shack RV, Platt BC. Production and use of a lenticular Hartmann screen. J Opt Soc Am 1971;61:656–60.

Tasman W, Jaeger EA, editors. Clinical ophthalmology: glare and contrast sensitivity testing. New York: Lippincott, Williams, & Wilkins; 2006.

Welford WT. Aberrations of optical systems. New York: Adam Hilger; 1997.

Westheimer G. Directional sensitivity of the retina: 75 year of Stiles-Crawford effect. Proc Biol Sci 2008;275:2777–86.

As referências completas estão disponíveis no **GEN-io**.

PARTE 3 CIRURGIA REFRATIVA

Conceitos Atuais, Classificação e História da Cirurgia Refrativa

3.1

Suphi Taneri, Tatsuya Mimura e Dimitri T. Azar

Definição: A cirurgia refrativa é a correção cirúrgica de erros refrativos do olho, como miopia, hipermetropia, astigmatismo e presbiopia.

Características principais
- Subespecialidade estabelecida da oftalmologia
- Crescente variedade de procedimentos bem estabelecidos
- Compreensão adequada de possíveis complicações, limitações e alternativas cirúrgicas
- Limite de visão turva com cirurgia de catarata.

Recursos associados
- Alterações nas aberrações ópticas após a cirurgia
- Qualidade visual não corrigida após procedimentos modernos semelhantes à correção pré-operatória com óculos.

INTRODUÇÃO

A cirurgia refrativa é um dos campos da oftalmologia de evolução mais rápida. A introdução do *excimer laser*, por exemplo, substituiu incisões da córnea para casos de rotina em um tempo muito curto. Além disso, na última década, o *laser* de femtossegundo para a ceratomileuse *in situ* assistida por *laser* (LASIK) aumentou a facilidade, segurança e eficácia dos procedimentos refrativos. Atualmente, o *laser* de femtossegundo também é usado para:

- Cirurgia refrativa incisional
- Túneis ou bolsas de córnea para a inserção de segmentos de anel ou implantes em formato de disco no estroma
- Transplantes de córnea lamelares ou penetrantes
- Remoção de lentícula do estroma da córnea para alterar a refração com pequena incisão (SMILE, do inglês *small incision lenticule extraction*)
- Cirurgia de troca de cristalino (facorrefrativa).

Várias abordagens para corrigir a presbiopia foram introduzidas nos últimos 2 anos, incluindo os perfis de ablação a *laser* e os implantes intracorneanos e intraoculares. A maior mudança de paradigma pode ter sido o método ganhador do prêmio Nobel para ajustar o poder de refração de uma lente intraocular (LIO) após a implantação no olho por radiação direcionada com luz UV. O *crosslinking* da córnea para o tratamento do ceratocone é agora um tratamento aprovado pela *Food and Drug Administration* (FDA) que também pode ter algum potencial como procedimento refrativo.

Neste capítulo, discutimos o *excimer laser* e os perfis de ablação; a classificação dos diferentes procedimentos de cirurgia refrativa, sua utilização, vantagens e limitações; e brevemente descrevemos novos procedimentos.

PERFIS DE *EXCIMER LASER* E ABLAÇÃO

A cirurgia corneana com *excimer laser* foi introduzida como uma ferramenta acurada para ceratectomias lineares por Trokel *et al.*[1] em 1983, sendo posteriormente usada para remodelar a córnea, ou a técnica ceratectomia fotorrefrativa (PRK, do inglês *photorefractive keratectomy*) em 1988.[2] O *laser* ultravioleta (193 nm *excimer* ou 213 nm estado sólido) possibilita a remodelação acurada da superfície anterior da córnea alterando seu raio de curvatura[3] (Figura 3.1.1).

Inúmeros avanços tecnológicos – como *lasers* de ponto flutuante, rastreadores oculares e uso de *lasers* de femtossegundo para preparação de retalho – têm melhores resultados clínicos.[4] O advento da tecnologia de medição de frente de onda também possibilitou a quantificação das aberrações oculares.[5]

Perfis de ablação a *laser*

O *excimer laser* pode ser usado para achatar ou encurvar diferencialmente os meridianos da córnea e, portanto, trata o astigmatismo míope composto e hiperópico composto. O astigmatismo misto pode ser tratado achatando-se o meridiano de maior poder ou encurvando o de menor diatropia (poder de refração).

Existem atualmente vários perfis de ablação disponíveis para correção da visão a *laser*. Os casos mais desafiadores incluem astigmatismo de alto grau e misto, graus mais altos de desfocagem, tamanho grande da pupila, maiores quantidades de aberrações de alta ordem (HOA, do inglês *higher-order aberration*) ou aberrações especificamente esféricas, córneas finas, opacificação corneana preexistente ou queixas de direção noturna. A avaliação e o tratamento de um olho podem ser complicados

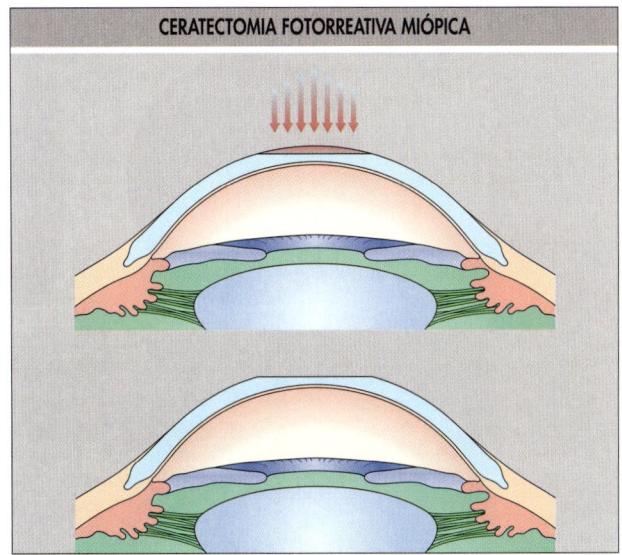

Figura 3.1.1 Ceratectomia fotorrefrativa (PRK). Após a remoção do epitélio da córnea, o *excimer laser* é usado para redefinir a curvatura anterior da córnea, o que altera seu poder de refração.

por cirurgia corneana ou facectomia prévia, levando a falsas medidas ou a uma resposta imprevista à ablação. Além disso, o procedimento refrativo pode ter resultados terapêuticos na síndrome de erosão recorrente.

Os perfis de ablação a *laser* existentes incluem:[6]

- Fórmula de Munnerlyn[7]
- Ablação guiada pela frente de onda
- Perfil a *laser* otimizado para frente de onda ou asférico ou ajustado por fator Q
- Ablação guiada por topografia
- Perfis de correção de presbiopia.

Além disso, combinações dessas variantes existentes foram introduzidas recentemente, e ainda outras são anunciadas para o futuro (p. ex., ablações otimizadas para traçados de raios).[8] Os perfis de ablação na cirurgia a *laser* da córnea podem ser divididos naqueles fundamentados no sistema óptico total e naqueles com base na córnea.[9]

Fórmula de Munnerlyn

O clássico perfil de ablação para correção de miopia e astigmatismo míope baseia-se na fórmula de Munnerlyn,[7] que remove uma lentícula convexa-côncava de tecido corneano com superfícies esferocilíndricas para remodelar a curvatura corneana. O perfil de *laser* é amparado apenas em medidas subjetivas e objetivas de refração. Não leva em conta as aberrações esféricas, o que pode levar ao aumento dessas aberrações esféricas, resultando em uma córnea oblada. A fórmula de Munnerlyn não compensa a perda de fluência na periferia da zona de ablação, que ocorre porque a energia de um pulso de *laser* é espalhada sobre uma área maior (ou seja, oval em vez de círculo), nem a refletividade aumentada do feixe devido a um ângulo de incidência oblíquo quando o *laser* não está centrado no ápice da córnea.[10] Além disso, a redução da remoção de tecido é maior que a redução da fluência. Esses três fatores, juntamente com diferentes respostas biomecânicas e de cicatrização na periferia, são agora compensados por algoritmos de propriedade do fabricante do *laser*.

Ablação guiada pela frente de onda

Os princípios das medições de deformação de frente de onda são discutidos detalhadamente no Capítulo 3.6. Em um sistema óptico perfeito, todos os raios refratados são focados em um único plano (frente de onda). As aberrações ópticas induzem deformações neste plano e podem ser quantificadas. Elas representam o desempenho óptico de todo o sistema visual, não apenas a superfície anterior da córnea, como também na topografia da córnea. As aberrações ópticas de baixa ordem (esférica e astigmatismo) podem ser corrigidas com óculos esferocilíndricos. O HOA (incluindo aberração esférica e coma) corresponde ao que é clinicamente conhecido como astigmatismo irregular (Figura 3.1.2).

Em teoria, quanto maior a quantidade de HOA, maior o benefício de realizar uma ablação guiada pela frente de onda. No entanto, o sensor de frente de onda pode ser afetado negativamente pelo uso de colírios midriáticos.[11] Além disso, novos HOA são induzidos pelo próprio tratamento a *laser*, mesmo que a perda radial de eficácia seja compensada por um alinhamento menos que perfeito do padrão de ablação na córnea[12] e

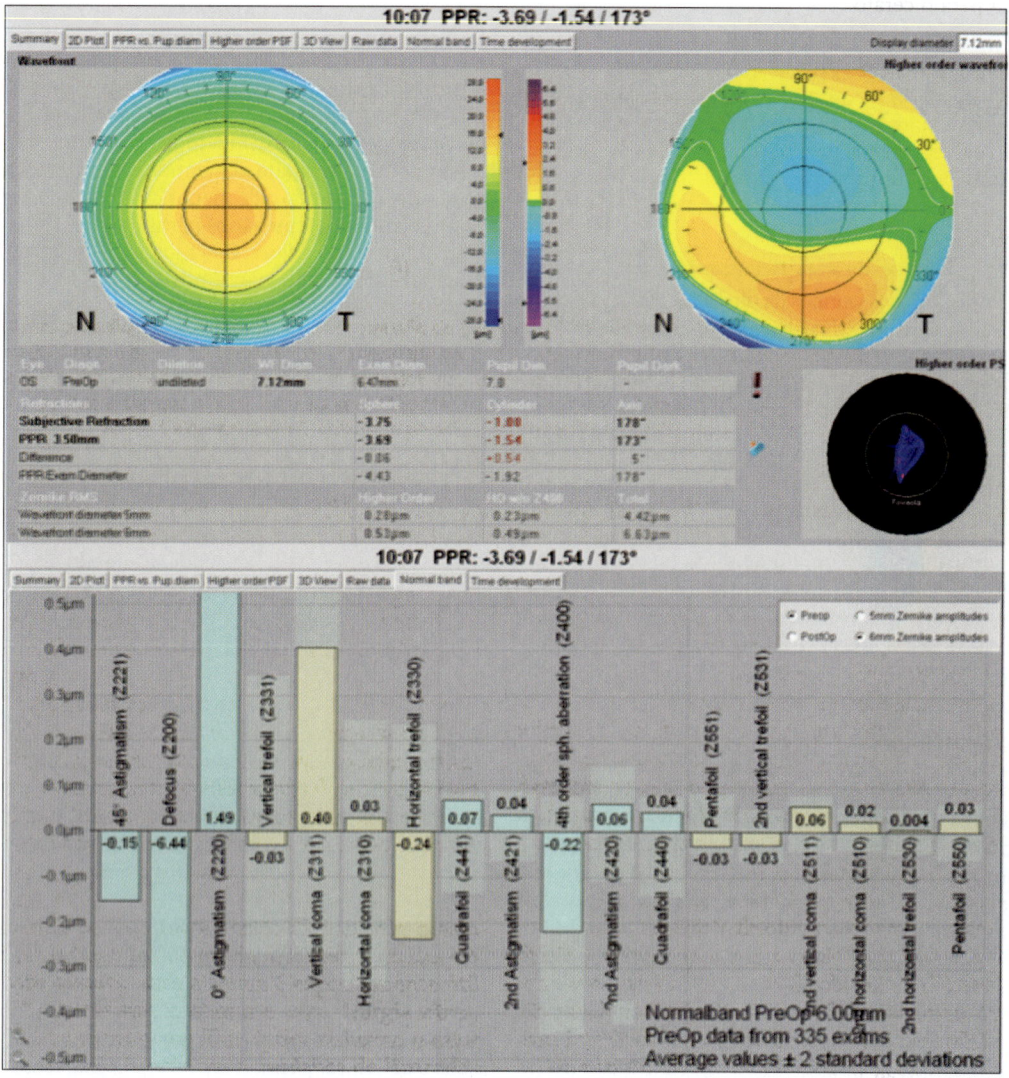

Figura 3.1.2 Medições de frente de onda em um tamanho de pupila de mais de 6 mm em um olho miópico astigmático.

rastreamento ocular menos que perfeito,[13] incluindo movimentos ciclotorcionais[14] antes e durante a ablação. Além disso, as aberrações são induzidas quando um retalho por LASIK é criado.

As aberrações lenticulares aumentam com a idade, enquanto as aberrações da córnea permanecem relativamente estáveis durante toda a vida na ausência de doença corneana anterior ou olho seco.

Ablação guiada por topografia

Respaldada por medições topográficas de diferentes topógrafos, como o Orbscan IIz (Figura 3.1.3), o Pentacam (Figura 3.1.4) e outros, o perfil de elevação da superfície anterior da córnea é calculado. A superfície da córnea desejada é determinada com o objetivo de corrigir o erro de refração e o HOA induzido na córnea. A diferença entre a superfície preexistente e a desejada é usada para calcular o perfil de ablação. Devido ao componente de frente de onda calculado da córnea neste perfil de *laser*, o termo *ablação da frente de onda da córnea* é, às vezes, usado imprecisamente.

As ablações guiadas por topografia têm sua maior superioridade teórica nos casos em que o problema está claramente localizado na córnea anterior, como consequência de cirurgia prévia.[15,16] Exemplos incluem ablações a *laser* descentralizadas,[17] enxertos corneanos[15] e cicatrizes corneanas.[18] A razão é que um topógrafo da córnea tem uma resolução muito maior do que os sensores de frente de onda. Um topógrafo da córnea pode avaliar toda a córnea, enquanto as medidas de aberração ocular são possíveis apenas sobre a pupila de entrada. Finalmente, um topógrafo avalia diretamente a superfície na qual existem imperfeições. Ablações guiadas por topografia que foram combinadas com *crosslinking* de colágeno foram introduzidas no tratamento do ceratocone[19] ou para o ceratocone *forme fruste*.[20]

Perfis de *lasers* otimizados por frente de onda[21]/asféricos[22]/ajustados pelo fator Q[23-25]

O termo *otimizado por frente de onda* refere-se ao *software* de tratamento a *laser* que foi projetado com determinadas correções pré-programadas, embora não seja empregado um plano de frente de onda verdadeiro e personalizado. As aberrações esféricas são as imperfeições ópticas mais perturbadoras após as aberrações de baixa ordem *esfera* e *cilindro*. Como as ablações esferocilíndricas de *excimers* padrão induzem aberrações esféricas positivas,[26,27] perfis a *laser* otimizados por frente de onda foram desenvolvidos para preservar as aberrações ópticas preexistentes do olho sem introduzir novas aberrações.[28,29]

O objetivo de preservar a forma natural da córnea de cada paciente é propagado por outras empresas como ablação asférica ou ajustada por fator Q. Este tratamento é projetado para melhorar a qualidade óptica dos olhos, otimizando a asfericidade da córnea. O fator Q é uma medida da asfericidade da córnea. Na população normal, a média do fator Q é –0,25, o que indica uma forma ligeiramente prolada. Depois de determinar a asfericidade ideal da córnea em um modelo, alguns pesquisadores sugeriram que o fator Q ideal deveria estar em torno de –0,4 ou –0,5.[30]

Correção de presbiopia

Pode-se tentar a correção da presbiopia com a criação de córneas multifocais[31] ou hiperprolatas quando se almeja um fator Q pós-operatório próximo a –1,0. Tentativas de abordar a presbiopia pela ablação da córnea remontam ao último milênio.[32]

CONCEITOS NO DESENVOLVIMENTO

Uma ablação guiada por paquimetria *on-line* pode ajudar a remover a porção anterior da córnea sem perfurar a camada de Descemet antes que um enxerto lamelar seja transplantado.

Na correção rotineira da visão pelo *laser*, a combinação de princípios existentes trará resultados ainda melhores do que os que estamos acostumados atualmente. Essa combinação de uma ablação guiada pela frente de onda com um perfil asférico de acordo com a asfericidade pré-operatória da córnea forneceu excelentes resultados em nossas mãos.[33] Os algoritmos de rastreamento de raios ópticos, por outro lado, podem possibilitar o mais alto grau de personalização. A ideia por trás do traçado de raios é que nenhuma medição única de um olho pode fornecer todos os dados necessários para alcançar a maior individualização da ablação. Portanto, as informações de vários tipos de medidas, como frente de onda ocular, topografia corneana, incluindo a topografia da superfície posterior da córnea, espessura da córnea, profundidade da câmara anterior, espessura do cristalino e comprimento axial, podem ser consideradas. A indução sistemática das HOA por meio de tratamentos guiados pela frente de onda pode ser superada por esse método.[8]

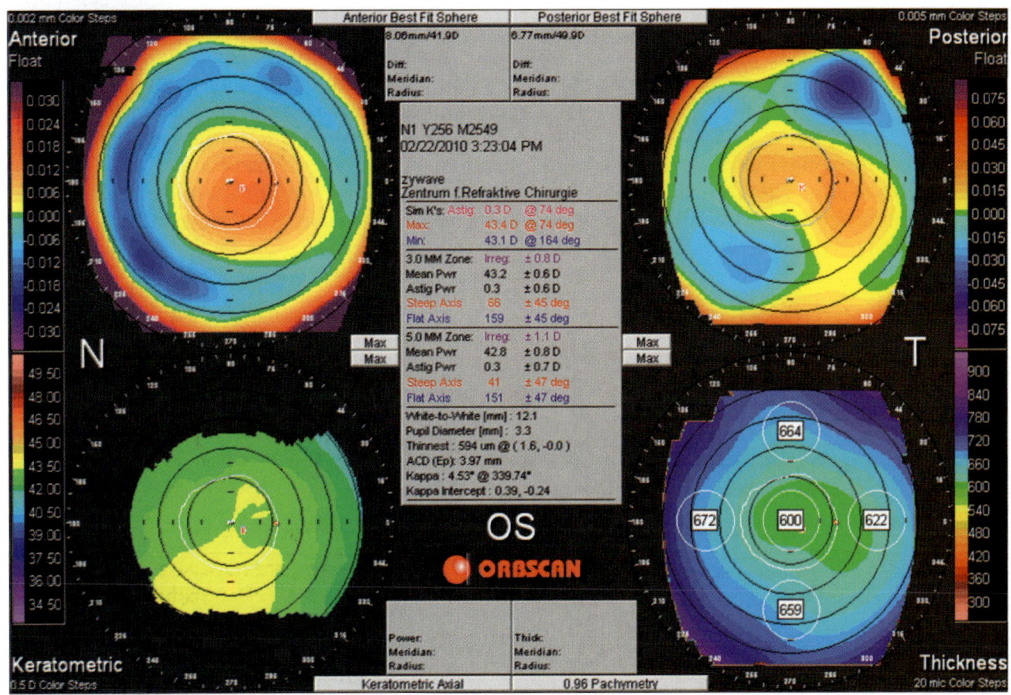

Figura 3.1.3 Exame Orbscan. Incluindo flutuação anterior e posterior, topografia corneana e paquimetria no pré-operatório em um paciente de 30 anos de idade.

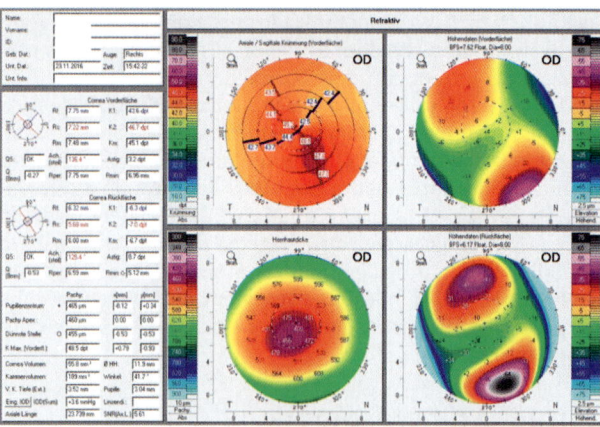

Figura 3.1.4 Exame de Pentacam de um olho ceratocônico mostrando inclinação inferonasal e afinamento central da córnea.

CLASSIFICAÇÃO DOS PROCEDIMENTOS REFRATIVOS

O poder de refração de um sistema óptico, como o olho, pode ser modificado alterando-se a curvatura das superfícies de refração, o índice de refração dos diferentes meios ou a localização relativa dos diferentes elementos do sistema.

Diversas classificações de cirurgia ceratorrefrativa têm sido propostas com base nos mecanismos de ação da cirurgia[34] ou no tipo de cirurgia.[35] Uma classificação simplificada na qual o local de ação da cirurgia na córnea – seja sobre a zona óptica ou periférica a ela – é comparada aos quatro diferentes mecanismos de ação da cirurgia da córnea: adição, subtração, relaxamento e coagulação-compressão. Os procedimentos que atuam na zona óptica são ainda subdivididos em superficiais ou intraestromais (Tabela 3.1.1). Além da cirurgia ceratorrefrativa, o uso de implantes intraoculares é a segunda classe de procedimentos para modificar a refração ocular.

Córnea

Aproximadamente dois terços da refração ocorrem na interface ar-lágrima-córnea, que geralmente se assemelha à superfície anterior da córnea. A córnea é facilmente acessível e sua curvatura pode ser modificada com um procedimento extraocular. A maioria dos procedimentos ceratorrefrativos até hoje modifica o raio de curvatura da superfície anterior da córnea.[36]

Córnea central

A maioria dos procedimentos usados para modificar a zona óptica da córnea, ou córnea central, altera a relação entre suas superfícies anterior e posterior; a espessura da córnea também é modificada. A córnea central pode ser modificada na superfície ou intraestromalmente.

Superfície da córnea: adição

Epiceratofacia. A epiceratofacia (também conhecida como epiceratoplastia e ceratoplastia lamelar *onlay*) foi introduzida por Werblin *et al.*[37] Envolve a remoção do epitélio da córnea central e a preparação de uma ceratotomia anular periférica. Uma lentícula de doador liofilizada (que consiste na membrana de Bowman e estroma anterior) é reconstituída e suturada no local da ceratotomia anular.

O uso de epiceratoplastia para o tratamento geral de miopia e hipermetropia foi abandonado em grande parte devido à potencial perda de acuidade visual melhor corrigida devido a complicações como astigmatismo irregular, recuperação visual tardia e defeitos epiteliais prolongados.

Materiais sintéticos[38] e meios aperfeiçoados de fixar a lentícula à córnea podem possibilitar que a epiceratoplastia se torne uma técnica refrativa mais útil no futuro.

Superfície da córnea: subtração

Os procedimentos de ablação de superfície PRK, as técnicas ceratomileuses subepitelial a *laser* (LASEK) e Epi-LASIK apresentam excelentes resultados em termos de segurança, eficácia e estabilidade com correções astigmáticas miópicas baixas a moderadas.[39] Em estudos prospectivos, nenhuma superioridade clinicamente significativa de qualquer desses três métodos pôde ser estabelecida com relação ao tempo de fechamento epitelial, percepção da dor, formação de opacidade, segurança e eficiência.[40] A ceratectomia por Epi-Bowman (EBK) é a mais recente variante dessas técnicas de ablação de superfície.

Ceratectomia fotorrefrativa. Na PRK, o epitélio é removido por raspagem mecânica, utilizando-se etanol ou com uma ablação por *excimer laser*, antes de o estroma ser removido para corrigir a ametropia. O estroma é subsequentemente revestido pelo epitélio, que cicatriza da periferia para o centro em cerca de 4 dias. Após o procedimento, o epitélio da córnea passa por uma fase hiperplásica na qual o estado refrativo do olho pode ser modificado.[41] A deposição de novo colágeno e glicosaminoglicanos[42] por ceratócitos estromais ativados após PRK é um fenômeno comum após ablações profundas e em indivíduos mais jovens (Figura 3.1.5) e se manifesta como perda de transparência corneana ou cicatriz subepitelial. A ativação dos ceratócitos parece derivar da interação de células epiteliais e estroma corneano à medida que o epitélio migra para cobrir o defeito, ou da ativação de ceratócitos por fatores lacrimais solúveis que atravessam o defeito epitelial inicial após a PRK. A opacificação (*haze*) pode estar associada à regressão do efeito refrativo ou a anormalidades topográficas focais; alcança o pico em humanos 3 a 6 meses após a operação e desaparece após 1 ano para a maioria dos pacientes. Muitos cirurgiões atualmente usam a mitomicina-C profilaticamente durante o tratamento inicial para prevenir a formação de opacificação ou terapeuticamente para remoção da opacificação.[43]

Ceratomileuse subepitelial a laser. A LASEK envolve a clivagem da camada epitelial na membrana basal ou na junção do epitélio com a membrana de Bowman com álcool diluído, aplicando-se o *laser* como na PRK convencional e reposicionando

TABELA 3.1.1 Classificação proposta de procedimentos cirúrgicos ceratorrefrativos.

Zona óptica	Adição	Subtração	Relaxamento	Coagulação – Compressão
Superficial	Epiceratofaquia Epiceratofaquia sintética	PRK, LASEK, Epi-LASIK, ceratectomia epi-Bowman	–	Moldagem corneana
Intraestromal	Ceratofaquia Lentes intracorneanas Transplantes intracorneanos	LASIK, Femto-LASIK Ceratomileuse *in situ* Ceratomileuse SMILE	Ceratotomia lamelar	–
Córnea periférica	Segmentos de anel intracorneano	Ressecção em cunha	Ceratotomia radial Ceratotomia hexagonal Ceratotomia arqueada	Termoceratoplastia Suturas de compressão

LASEK, ceratomileuse subepitelial a *laser*; *LASIK*, ceratomileuse *in situ* assistida por *laser*; *PRK*, ceratectomia fotorrefrativa; *SMILE*, extração lenticular com pequena incisão.

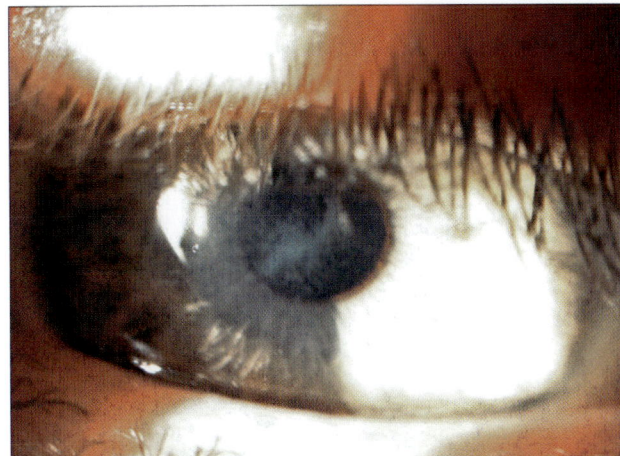

Figura 3.1.5 Opacidade subepitelial 3 meses após LASEK em um homem de 28 anos.

o epitélio posteriormente[44,45]. O primeiro procedimento LASEK foi realizado por Azar.[46,47] O termo *LASEK* foi cunhado por Massimo Camellin, que também popularizou esse método de ablação de superfície.

Epi-LASIK. Procedimento de ablação de superfície abandonada projetado para criar um retalho epitelial com um epicerátomo equipado com um separador rombo em vez de uma lâmina afiada, como nos microcerátomos usados durante a LASIK.

Epi-Bowman Keratectomy (EBK). A EBK foi recentemente introduzida e não utiliza uma lâmina metálica, mas um instrumento delicado para remover manualmente o epitélio antes da ablação do estroma.

Estroma corneano: subtração

Ceratomileuse. O termo *ceratomileuse* refere-se à técnica de "esculpimento" (do grego *smileusis*) da córnea. O Dr. José I. Barraquer relatou pela primeira vez os resultados clínicos com a técnica em 1964.[48]

A ceratomileuse clássica envolve a excisão de um botão lamelar de faces paralelas da córnea com um microcerátomo, congelando e remodelando este botão lamelar e repondo-o em posição com suturas. O procedimento foi modificado por Krumeich e Swinger, que remodelaram o disco com uma segunda passagem de microcerátomo sem ter que congelá-lo, em um procedimento conhecido como ceratomileuse BKS (Barraquer-Krumeich-Swinger). Ruiz e Rowsey[49] fizeram modificações adicionais aplicando a segunda passagem do microcerátomo no leito estromal, em vez do disco ressecado, em um procedimento chamado ceratomileuse *in situ*. Embora o corte refrativo com o microcerátomo fornecesse um disco de superfícies paralelas sem potência óptica, um efeito dióptrico foi alcançado devido à remodelação do tecido corneano, conforme descrito por Barraquer[50] na lei da espessura. O desenvolvimento de um microcerátomo mecanizado, forneceu uma espessura e diâmetro mais consistente do disco corneano e melhorou a previsibilidade do procedimento. Este procedimento é conhecido como ceratoplastia lamelar automatizada (ALK, do inglês *automated lamellar keratoplasty*). O fato de a lamela da córnea não precisar ser modificada levou ao uso de um retalho articulado em vez de uma lamela livre. Isso, por sua vez, levou a um reposicionamento sem suturas do retalho, o que simplificou ainda mais o procedimento.

Ceratomileuse in situ assistida por laser. A correção refrativa por LASIK é a cirurgia refrativa mais comumente realizada no mundo atualmente. O modelo inicial foi realizado em coelhos por Pallikaris et. al.,[51] em uma modificação da ceratomileuses de Ruiz *in situ* (Figura 3.1.6). Buratto e Ferrari[52] realizaram este procedimento pela primeira vez em humanos após inadvertidamente obter uma fina ressecção com o microcerátomo enquanto realizavam uma modificação da ceratomileuse clássica de Barraquer usando o *excimer laser* em vez do congelamento para modificar a lamela da córnea.

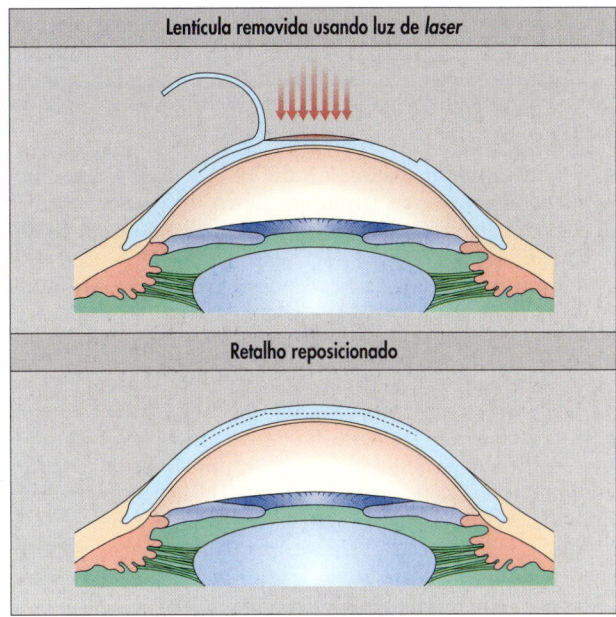

Figura 3.1.6 Ceratomileuse *in situ* assistida por *laser* (LASIK). Um retalho com lados paralelos é levantado usando o microcerátomo. O *excimer laser* é usado para remover uma quantidade exatamente planejada de tecido do estroma corneano exposto. O retalho, com o seu epitélio intacto, é então dobrado para trás e, à medida que se projeta sobre a superfície modificada do estroma, o poder de refração da superfície anterior da córnea é modificado. A área pontilhada no painel inferior corresponde ao tecido estromal que foi removido. Não são necessárias suturas.

Em PRK, LASEK e Epi-LASIK, o *laser* é aplicado diretamente na membrana de Bowman. Na LASIK, por sua vez, ele é aplicado no estroma médio após um retalho ser levantado da córnea. O retalho é então reposicionado. A LASIK causa um grau mínimo de hiperplasia epitelial (muito menor que PRK) que causa a regressão do efeito.[53] Nenhuma opacidade visualmente significativa ocorre na LASIK não complicada,[54] mas quando o retalho é muito fino, pode haver opacidade, sugerindo que uma quantidade crítica de ceratócitos de retalho sem ablação é necessária para inibir a formação de opacidade após a LASIK de rotina.

Femto-LASIK. Tradicionalmente, o retalho da córnea durante a LASIK foi criado com uma lâmina de microcerátomo. Em contraste, o Femto-LASIK usa o *laser* de femtossegundo, que é acoplado ao olho do paciente com uma interface fixada por aspiração. O feixe de *laser* de femtossegundo separa o tecido da córnea, causando inúmeras microexplosões em uma profundidade e posição pré-programadas. As pontes de tecido restantes entre estas bolhas de cavitação são então dissecadas com uso de instrumentos do tipo espátula. Como nenhum corte real é realizado com o *laser* de femtossegundo, no caso raro de uma perda por aspiração durante o preparo do retalho, uma segunda tentativa pode ser feita imediatamente. Isso não é possível após uma perda por aspiração de um microcerátomo mecânico, o que exige a mudança para uma ablação da superfície ou a espera por aproximadamente 3 meses. Essa característica é uma clara vantagem para os microcerátomos mecânicos, mas outras complicações relacionadas com o retalho, como ruptura central do retalho, estrias, deslocamento de retalho e ceratectasia, ainda podem acontecer. A sensibilidade transitória à luz – uma nova complicação observada nos aparelhos iniciais de femtossegundos que ocorreu em alguns pacientes e desapareceu espontaneamente após algumas semanas – parece ser superada com os *lasers* de femtossegundo de última geração, reduzindo a quantidade de energia fornecida à córnea.

Ablação por laser intraestromal. *Lasers* de picossegundos intraestromais em estado sólido estão sendo desenvolvidos e são mais compactos e portáteis do que os *excimer lasers*. A ablação intraestromal é feita para achatar a córnea central, o epitélio e a membrana de Bowman são poupados e, portanto, menos respostas fibroblásticas dos ceratócitos são observadas.

Extração de lentícula intrastromal. Um novo procedimento, a SMILE, ocorre inteiramente dentro da córnea e é realizado exclusivamente com um sistema de *laser* de femtossegundo, ou seja, nenhum *excimer laser* é necessário. O procedimento SMILE consiste nestes passos (Figura 3.1.7):

- O *laser* de femtossegundo é usado para delinear um pequeno segmento de tecido em forma de lente (lentícula) dentro do centro da córnea e uma pequena incisão no meio da periferia da córnea
- A lentícula é removida através desta incisão autosedante e descartada.

A remoção da lentícula reduz a curvatura da córnea, reduzindo assim a miopia. Sem um retalho corneano, o SMILE causa menos olho seco pós-cirúrgico e pode representar menos risco de ectasia do que a LASIK. Além disso, sem um retalho corneano, não existe risco de deslocamento de retalho decorrente de um trauma no olho após a cirurgia. A SMILE foi recentemente aprovada pela FDA para a correção de miopia e astigmatismo miópico e pode se tornar em breve uma alternativa mais popular que a LASIK para correção da visão. No entanto, atualmente não é possível realizar SMILE para hipermetropia.

Estroma corneano: adição

Ceratofacia. A ceratofacia é a técnica pela qual uma lente corneana é inserida para alterar a forma da córnea e modificar seu poder de refração.[55] Tradicionalmente, uma ceratectomia lamelar era realizada com um microcerátomo na córnea do receptor. Uma córnea doadora fresca ou preservada também era submetida a uma ceratectomia lamelar. Uma lentícula estromal foi criada a partir da córnea doadora e colocada intraestromalmente no receptor. No futuro, lentículas obtidas durante um procedimento SMILE podem ser remodeladas de acordo com as necessidades de refração da córnea receptora e implantadas em uma interface intraestromal criada por um *laser* de femtossegundo.

Lentículas intracorneanas. Essas lentículas podem ser benéficas no tratamento de vários erros de refração. Barraquer, que trabalha em Bogotá, na Colômbia, realizou experimentos com implantes de córnea em 1949.

As primeiras lentes eram compostas por sílex e acrílico para correção de afacia e alta miopia. Claes Dohlman foi o primeiro a descrever o uso de uma lentícula permeável em 1967, em Boston.

As lentes de hidrogel foram desenvolvidas de modo a não impedir gradientes metabólicos ao longo do estroma, incluindo o fluxo de nutrientes para a córnea anterior.

Hoje, implantes de córnea são principalmente projetados para tratar a presbiopia. Os mecanismos por trás da atual geração podem ser divididos em três categorias:

- Lentículas corneanos de pequena abertura que aumentam a profundidade do foco
- Lentículas que ocupam espaço e criam uma córnea hiperprolada e, portanto, multifocal
- Lentículas de adição anulares refrativas que funcionam como bifocais para criar pontos focais distantes e próximos separados.

Estroma corneano: relaxamento

Ceratotomia lamelar (ALK hiperópica). Na ceratotomia lamelar profunda (ALK hiperópica), um microceratomo realiza uma ceratectomia profunda para levantar um retalho corneano que é reposicionado sem cirurgia adicional. O leito estromal em seguida desenvolve ectasia sob o retalho. O ALK hiperópico funciona melhor para baixos níveis de hipermetropia, mas a previsibilidade é baixa e o risco de ectasia progressiva encerrou o uso desse procedimento.

Córnea periférica

Vários procedimentos ceratorrefrativos são usados para alterar a forma da córnea central através de sua ação na córnea periférica. Isto é conseguido sem alterar a espessura ou a relação entre as superfícies anterior e posterior sobre a zona óptica da córnea.

Córnea periférica: adição

Anéis intracorneanos. Krumeich[56] introduziu o conceito de anéis de titânio para alterar a curvatura da córnea em olhos com ceratocone ou em combinação com a cirurgia de transplante de córnea (Figura 3.1.8). Nos olhos cônicos, em primeiro lugar, um sistema de trepanação (GTS) é usado para criar um sulco circular no qual o anel é colocado e fixado com uma sutura antitorque dupla. A sutura pode ser removida após a conclusão da cicatrização da ferida. Os anéis podem ser inseridos na interface dos transplantes de córnea. A ideia era modificar

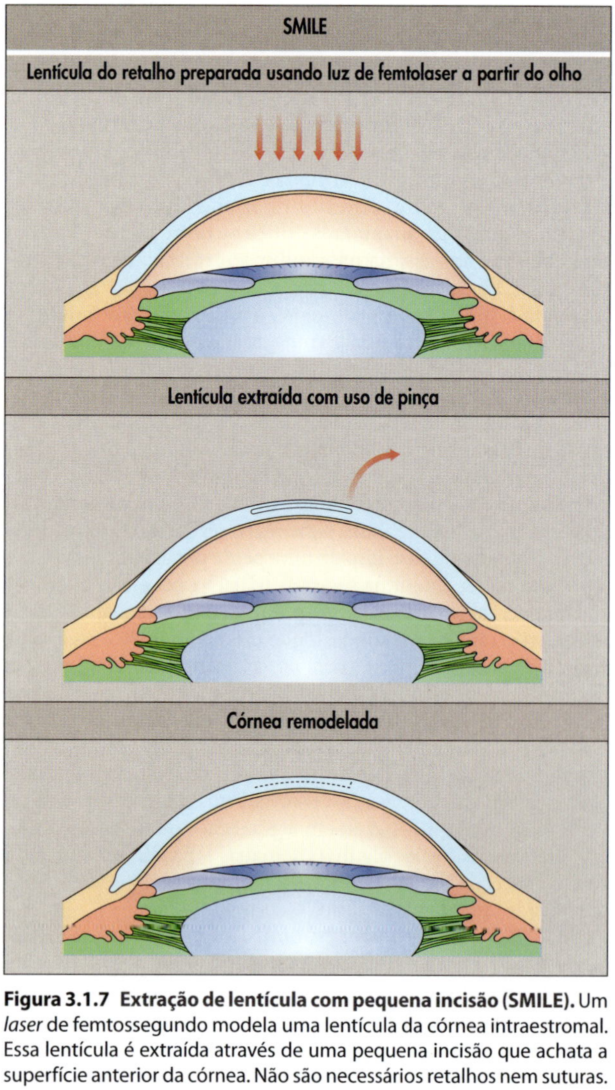

Figura 3.1.7 Extração de lentícula com pequena incisão (SMILE). Um *laser* de femtossegundo modela uma lentícula da córnea intraestromal. Essa lentícula é extraída através de uma pequena incisão que achata a superfície anterior da córnea. Não são necessários retalhos nem suturas.

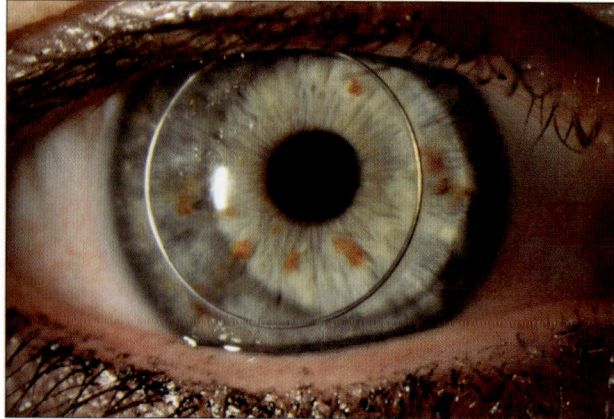

Figura 3.1.8 Anel de titânio intracorneano conforme descrito por Krumeich.

a curvatura da córnea alterando a forma do anel implantado com instrumentos especiais. No entanto, este conceito não produziu efeito suficientemente previsível e a extrusão dos anéis foi observada.

Segmentos de anéis intracorneanos. Os segmentos do anel intracorneano são colocados na córnea periférica e tiram proveito do fato de que o arco da córnea permanece constante em todos os momentos. Então, quando a superfície anterior é levantada focalmente sobre o anel, ocorre um aplainamento compensatório da córnea central (Figura 3.1.9). Uma vantagem dos segmentos intracorneanos em relação a outras técnicas cirúrgicas refrativas é a removibilidade em oposição à reversibilidade, pois pelo menos a preparação do túnel é permanente. As principais desvantagens são a faixa limitada de correção e a baixa previsibilidade em comparação aos procedimentos ablativos com *excimer laser*. Como resultado, os segmentos do anel intracorneano hoje são quase exclusivamente utilizados para correções cilíndricas altas em córneas ceratocônicas e podem ser combinados com *crosslinking*.

Córnea periférica: subtração

Ressecção em cunha. Troutman desenvolveu o uso de ressecções em cunha e ressutura no meridiano plano, muitas vezes com incisões relaxantes no meridiano mais curvo. Embora o procedimento efetivamente diminua o astigmatismo, os resultados clínicos são altamente imprevisíveis e agora são reservados para a correção do astigmatismo pós-ceratoplastia de alto grau. O uso do *laser* de femtossegundo para facilitar a cirurgia de ressecção em cunha tem se mostrado efetivo para o astigmatismo pós-ceratoplastia.

Córnea periférica: relaxamento

Ceratotomia radial. A ceratotomia radial (CR) para miopia envolve incisões radiais profundas do estroma da córnea que enfraquecem a córnea paracentral e periférica e aplainam a córnea central (Figura 3.1.10). Sato *et al.*[57] no Japão usaram incisões radiais da córnea anterior e posterior para tratar ceratocone, astigmatismo e miopia. O procedimento foi abandonado devido à complicação a longo prazo da ceratopatia bolhosa secundária à perda celular endotelial.[58] A CR anterior foi realizada por vários oftalmologistas na antiga União Soviética no início dos anos 1970 e, posteriormente, popularizada por Fyodorov e Durnev.[59] A CR é realizada nos EUA desde 1978.[60]

A estabilidade da refração após CR é menor do que em muitos outros procedimentos cirúrgicos refrativos. Por isso, a CR foi substituída por procedimentos com *excimer laser*.

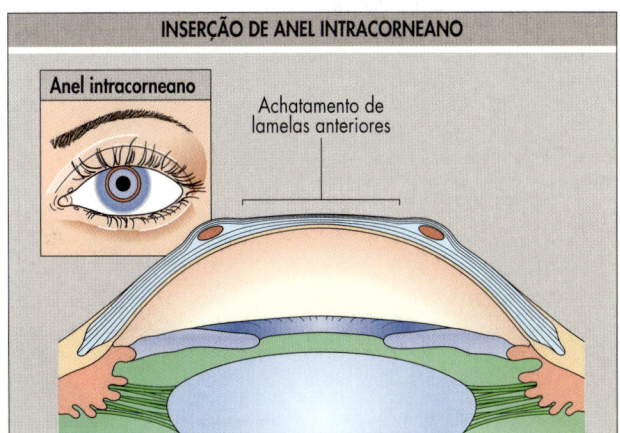

Figura 3.1.9 Segmentos de anéis intracorneanos. Após uma dissecção lamelar circular periférica, são inseridos dois segmentos de anel de polimetilmetacrilato de diâmetro e espessura predeterminados. As lamelas anteriores periféricas médias são levantadas focalmente pelos segmentos do anel, o que resulta em um achatamento compensatório das lamelas anteriores centrais e, portanto, uma diminuição no poder de refração da córnea central.

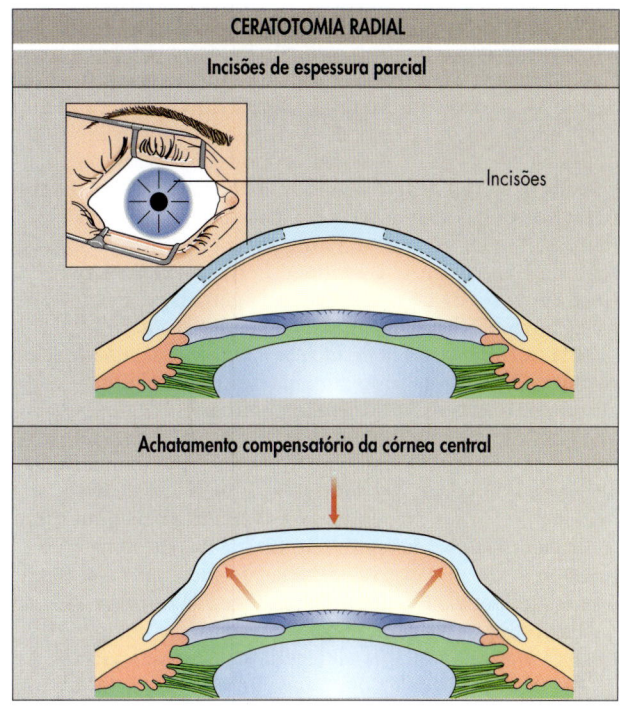

Figura 3.1.10 Ceratotomia radial. As incisões de espessura parcial resultam em ectasia limitada da córnea paracentral e achatamento compensatório da córnea central.

Ceratotomia hexagonal. Proposta por Gaster e Yamashita em 1983, a ceratotomia hexagonal, realizada pela primeira vez em humanos por Mendez em 1985, consiste em fazer cortes circunferenciais periféricos hexagonais em torno de uma zona óptica clara. Ela "desacopla" a córnea central da periferia, o que possibilita que a córnea intumesça ou aumente, diminuindo assim a hipermetropia. O procedimento foi largamente abandonado devido às complicações da má cicatrização e astigmatismo irregular.[61]

Ceratotomia astigmática. A primeira e moderna extração de catarata por meio de uma incisão corneana, realizada por David na França em 1747, introduziu os oftalmologistas ao astigmatismo induzido cirurgicamente. Vários pesquisadores da última parte do século 19, incluindo Snellen, Schiotz e Bates, tentaram corrigir o astigmatismo da córnea com incisões corneanas transversais e relaxantes. O primeiro estudo sistemático da correção do astigmatismo foi realizado por Lans[62] em 1898.

A ceratotomia astigmática (CA) envolve a realização de cortes transversais de maneira arqueada ou reta perpendiculares ao meridiano íngreme do astigmatismo, produzindo ectasia localizada da córnea periférica e faplainamento central do meridiano incisado, diminuindo assim o astigmatismo. Embora importante em seu tempo, a CA não é mais usada, exceto durante um enxerto corneano.

Para a cirurgia de catarata, as incisões relaxantes limbais ganharam popularidade por serem mais confortáveis para o paciente do que as incisões periféricas médias arqueadas ou transversais, embora seu efeito seja menor, já que estão mais distantes do centro corneano.[63] Entretanto, atualmente as incisões que relaxam o limbo são inferiores à implantação de LIOs tóricas durante a cirurgia de catarata.

Córnea periférica: coagulação – compressão

Termoceratoplastia. A termoceratoplastia intraestromal radial encolhe o colágeno estromal periférico e paracentral produzindo um achatamento periférico e um aumento da curvatura central da córnea para tratar a hipermetropia. Incapaz de produzir resultados satisfatórios com incisões relaxantes, Lans usou cautério para aumentar seletivamente um meridiano da córnea em coelhos. Somente em 1914 que Wray realizou o procedimento em seres humanos em um caso de astigmatismo hipermetrópico.

O procedimento foi posteriormente modificado para corrigir a hipermetropia e popularizado por Fyodorov. Embora tenha sido observada uma redução inicial na hipermetropia, a falta de previsibilidade e a regressão significativa são problemas persistentes.

O *laser* infravermelho em estado sólido de hólmio:ítrio-alumínio-granada (Ho:YAG) tem sido usado em um padrão radial intraestromal periférico (termoceratoplastia a *laser*) para tratar hipermetropias menores que 2,50 dioptrias (D).[64] A estabilidade refrativa a longo prazo da termoceratoplastia a *laser* Ho:YAG é ruim. Uma sonda de radiofrequência portátil para encolher o colágeno periférico também tem sido empregada.

Termoceratoplastia induzida por micro-ondas: procedimento Keraflex. Durante um procedimento experimental Keraflex, um gerador de micro-ondas fornece um único pulso de micro-ondas de baixa energia que dura menos de um segundo. A energia é aplicada à córnea usando um emissor de micro-ondas dieletricamente blindado que entra em contato com a superfície epitelial. Por meio do acoplamento capacitivo, o pulso único eleva a temperatura da região selecionada do estroma corneano para aproximadamente 65°C, encolhendo o colágeno e formando uma lesão toroidal nos 150 µm superiores do estroma. A lesão criada destina-se a aplainar a córnea central para obter correção miópica sem comprometer a integridade biomecânica da córnea.

Ceratorrafia circular. Tentou-se uma sutura colocada circularmente na córnea periférica para contrair e aumentar a córnea central, pela primeira vez, por Krasnov na Rússia em 1985 para tratar a hipermetropia e a afacia. Os principais problemas são o desenvolvimento de astigmatismo irregular por tensão diferencial e perda do efeito à medida que a sutura se alonga e "estica como queijo derretido" pelo tecido.

Córnea periférica: opressão

Ortoceratologia. A ortoceratologia é usada como uma opção não cirúrgica para a correção da miopia. Uma lente de ortoceratologia é mais plana, mais solta e maior que uma lente convencional. Teoricamente, a lente altera mecanicamente o contorno central da córnea ao longo do tempo.[65,66] Devido a preocupações de segurança, a ortoceratologia não obteve ampla aceitação.

Lentes de geometria reversa são ajustadas com uma curva de base mais plana do que a curvatura central da córnea para aplicar pressão a uma zona central da córnea que achata durante o uso reduzindo o erro de refração miópica. A abordagem atual da ortoceratologia usando modelos de lentes de geometria reversa resulta em rápidas reduções no erro de refração miópica.[67-71]

Lentes intraoculares e lensectomia refrativa

Troca de lentes refrativas

A extração do cristalino translúcido para corrigir a miopia alta foi realizada por Fukala[72] na Alemanha em 1890. O procedimento foi posteriormente abandonado devido a uma taxa inaceitavelmente alta de complicações. Com técnicas cirúrgicas mais sofisticadas, recentemente tem havido um interesse renovado em tratar erros de refração altos por meio da extração do cristalino translúcido. Devido a problemas de retina em míopes de alto grau, o procedimento parece mais seguro em hipermetropes de alto grau[73]. Para pacientes jovens, uma grande desvantagem é a perda de acomodação. Até o momento, uma variedade de métodos para restaurar a visão de perto estão disponíveis após a remoção do cristalino, como a correção com óculos e lentes de contato, monovisão, técnicas de expansão escleral e várias LIOs. No entanto, nenhum deles é perfeito.

Lentes intraoculares tóricas

Lentes intraoculares com uma superfície tórica ou bitórica com correções de até 5 D para corrigir quantidades ainda altas de astigmatismo estão disponíveis. Elas demonstraram uma estabilidade rotacional razoável.

Lentes intraoculares multifocais

As lentes pseudoacomodativas bifocais ou trifocais com um *design* refrativo e/ou difrativo estão em uso cirúrgico refrativo de rotina nos últimos 2 anos. Para uma correção aceitável da presbiopia, o erro refrativo obtido deve ser insignificante. No entanto, este não é frequentemente o caso após a troca isolada de lentes, mesmo com LIOs multifocais tóricas, e o uso de dispositivos de biometria modernos, bem como fórmulas sofisticadas de cálculo de poder das lentes. Então, um aprimoramento com um *excimer laser* pode ser uma opção. No entanto, mesmo se a emetropia for alcançada, os comprometimentos na visão noturna, no brilho e nos halos permanecem como desvantagens inerentes a essa abordagem.

Lentes intraoculares potencialmente acomodativas

Uma abordagem alternativa para uma LIO acomodativa verdadeira é usar o princípio de "mudança de foco" produzido por um aumento no poder efetivo da lente com o movimento de avanço da óptica.[74-76] Os hápticos da LIO acomodativa fixam-se no saco capsular e possibilitam que a óptica se mova em reação à contração do músculo ciliar, de modo que o paciente possa focar em objetos próximos (Figura 3.1.11). No entanto, com base em cálculos simples, o deslocamento para frente possível no saco capsular sozinho não é suficiente para possibilitar a restauração de uma quantidade razoável de acomodação de 2 a 3 D para uma única lente óptica.

Outra variante é combinar duas ópticas que se movem em relação uma à outra dentro do saco capsular em uma única LIO (lente de dupla óptica Synchrony, Abbot Medical Optics, AMO, Santa Ana, CA). Usando este efeito de telescópico intraocular, pequenas excursões podem possibilitar uma resposta acomodativa suficiente. A LIO FluidVision (PowerVision, Belmont, CA) usa canais líquidos para aproveitar as forças de acomodação do corpo ciliar expressas por meio de cápsula semelhante ao cristalino. A NuLens (NuLens, Ltd., Herzliya Pituah, Israel) é uma LIO de duas peças que é colocada fora do saco capsular. Com a lente Tetraflex (Lenstec, São Petersburgo, FL), a justificativa é que a acomodação resulta de um aumento na HOA causado pela deformação da LIO por meio da contração do músculo ciliar e/ou aumento da pressão vítrea análoga ao cristalino natural. No entanto, nenhum dado a longo prazo está disponível ainda para qualquer uma dessas LIOs potencialmente acomodativas.

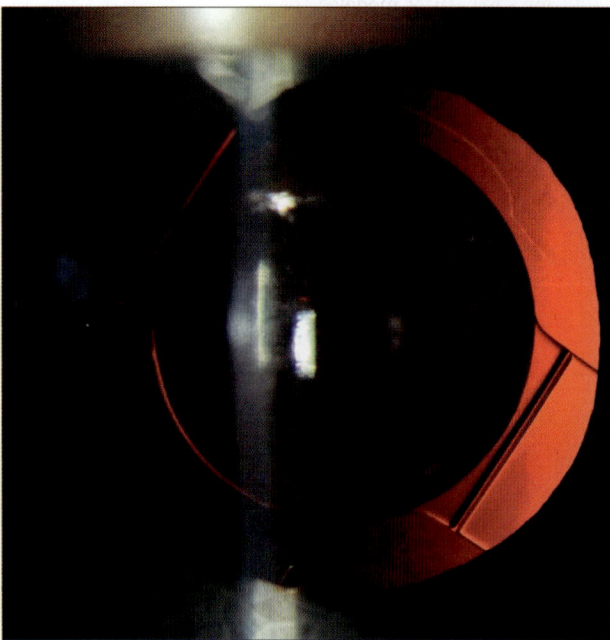

Figura 3.1.11 Lente intraocular potencialmente acomodativa, "Crystalens". A LIO é fixada no saco capsular. O movimento para a frente ou a mudança na forma da LIO em reação à contração do músculo ciliar pode ter um efeito acomodativo.

Lentes intraoculares ajustáveis pela luz

A lente ajustável à luz (LAL, Calhoun Vision, Pasadena, CA) utiliza uma tecnologia ganhadora do Prêmio Nobel que possibilita que ela mude seu poder de refração após a implantação no olho. A LAL tem propriedades semelhantes às LIO monofocais padrão, mas difere nos macrômeros especiais incorporados na composição da lente. Estes macrômeros são sensíveis à luz de determinado comprimento de onda. Quando irradiado por essa luz, os macrômeros são fotopolimerizados.

Após o implante de LAL usando uma técnica de cirurgia de catarata padrão, deixando 2 a 3 semanas para cicatrização das incisões na córnea e a estabilização da refração, a lente no olho será irradiada por aproximadamente dois minutos com um dispositivo de fornecimento de luz digital especialmente projetado para fornecer a dose exata e perfil de luz na lente. Essa exposição à luz é limitada a determinadas partes da lente e permite que os macrômeros formem uma rede interpenetrante via fotopolimerização. Nos próximos 1 a 2 dias, os macrômeros não reagidos das áreas não expostas migram fisicamente para as áreas irradiadas, restabelecendo assim um equilíbrio químico. Essa difusão física faz com que as partes irradiadas inchem e alterem sua curvatura, o que resulta em uma mudança no poder de refração. Miopia, hipermetropia e astigmatismo podem ser corrigidos por padrões de irradiação customizados. Mesmo os tratamentos multifocais ou a indução de asfericidade positiva ou negativa são assim possíveis. Uma vez alcançado o ajuste de potência desejado, toda a lente é irradiada para polimerizar os macrômeros restantes que não reagiram.

Lentes intraoculares fácicas

Na década de 1950, o uso de LIO fácicas foi tentado primeiro por Strampelli e Barraquer, mas abandonado na época por causa de múltiplas complicações. Melhorias nas LIOs renovaram o interesse pelo procedimento. A lente de fixação na íris originalmente concebida por Worst para a correção da afacia foi mais tarde modificada por Fechner et al.[77] para corrigir a alta miopia em pacientes fácicos. É fixada na íris da média periférica menos móvel e atualmente requer uma incisão de 6,0 mm para sua inserção. A LIO fácica de suporte angular foi introduzida por Baikoff e Joly[78] para a correção da miopia e passou por várias modificações (Figura 3.1.12). O seguimento a longo prazo relatou ovalização progressiva da pupila com um modelo mais antigo.[79]

A LIO fácica da câmara posterior foi introduzida por Fyodorov et al.[80] em 1990. Vários modelos novos foram desenvolvidos desde então. Eles devem acomodar o espaço entre a íris posterior e o cristalino. O dimensionamento é crucial. Se a curvatura anterior da LIO for muito grande, pode ocorrer dispersão de pigmento e até mesmo glaucoma de bloqueio pupilar. Se estiver em contato com a superfície anterior do cristalino, pode resultar em catarata.

O acompanhamento a longo prazo é necessário para todos os tipos de LIOs fácicas com relação à perda de células endoteliais (Figura 3.1.13), glaucoma, anormalidades na íris e formação de catarata.

Lentes intraoculares add-on em olhos pseudofácicos

Em contraste com os procedimentos obsoletos de sobreposição (piggyback) em que duas LIOs eram implantadas no saco capsular, o conceito de add-on envolve a colocação de uma LIO adicional no sulco ciliar após a implantação rotineira de outra lente no saco capsular. A primeira lente add-on (HumanOptics, Alemanha) foi implantada em 2000. O implante de uma LIO add-on pode ser realizado imediatamente após a cirurgia de catarata em uma única sessão ou anos depois. Suas indicações incluem correção de ametropia residual após cirurgia de catarata (esférica e/ou cilíndrica) e o tratamento da presbiopia pseudofácica. Este método evita o risco e os perigos do explante da LIO do saco capsular. A permutabilidade da LIO adicional pode ser vantajosa em casos com mudança esperada de refração, como em pacientes com ceratoplastia, em pacientes pediátricos após cirurgia de catarata, e para compensação de poder refrativo em olhos vitrectomizados preenchidos com óleo de silicone.

Abordagens novas ou alternativas

Crosslinking intraestromal fotorrefrativo (PiXL)

O crosslinking de colágeno da córnea, recentemente aprovado pela FDA para deter distúrbios ectáticos progressivos, usa luz UV e um fotossensibilizador (riboflavina) para fortalecer as ligações químicas na córnea. Uma leve atenuação da curvatura da córnea e uma tendência à centralização do ápice são observadas. Estudos clínicos em olhos de baixa miopia mostraram resultados iniciais promissores.

LASIK extra

A forma mais comum de ectasia é o ceratocone de ocorrência natural. No entanto, a ectasia da córnea também é temida como uma complicação rara, mas potencialmente devastadora, após a correção da visão a laser, como LASIK. O crosslinking da córnea tem sido relatado como benéfico para essa condição. Recentemente, propôs-se a aplicação profilática de crosslinking corneano imediatamente após LASIK.

Profilático

No futuro, pode ser possível prevenir o desenvolvimento de astigmatismo corneano ou ametropia corneana por crosslinking,

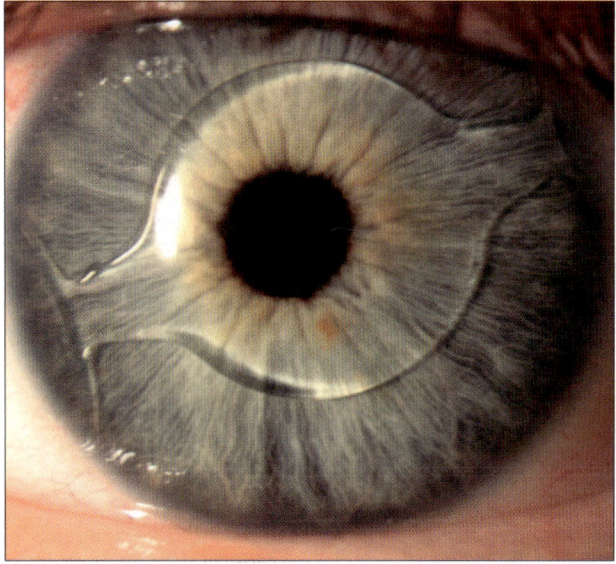

Figura 3.1.12 Lente fácica da câmara anterior com suporte angular (© 2017 Novartis).

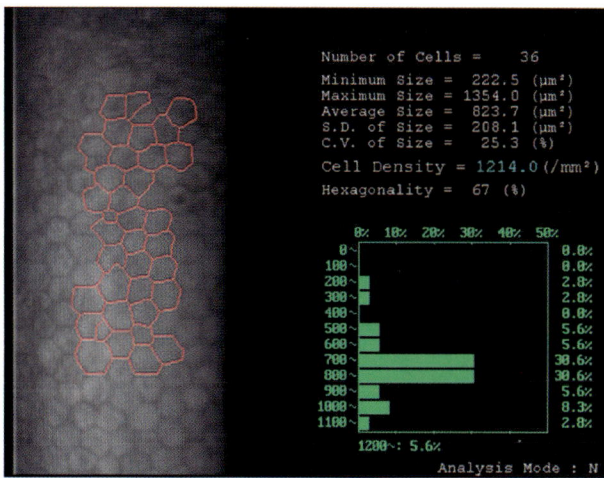

Figura 3.1.13 Perda de células endoteliais 4 anos após implante de uma lente de fixação na íris em uma mulher de 29 anos de idade.

mesmo quando realizado em córneas não ectáticas com parâmetros diferentes dos usados atualmente para doenças ectáticas.

IntraCor
O IntraCor foi um procedimento de *laser* de femtossegundo minimamente invasivo para o tratamento da presbiopia. O *laser* formou uma série de anéis concêntricos dentro do estroma, o que causou uma inclinação central da córnea para tratar a presbiopia (Figura 3.1.14).

Complexo músculo ciliar-zonular
Tentativas foram feitas para tratar a presbiopia com base em uma teoria alternativa de sua patogenia: relaxamento das zônulas equatoriais. Essas zônulas foram tornadas tensas pela expansão escleral ou pela aplicação de *laser* infravermelho. No entanto, essa teoria da acomodação não é apoiada por estudos independentes. Os estudos realizados apoiam o mecanismo acomodativo clássico descrito por Helmholtz.

Comprimento axial
Atualmente, procedimentos que modificam o comprimento axial do olho – tanto pela ressecção da esclera quanto pelo reforço do polo posterior em casos de alto grau de miopia – têm um papel no tratamento do estafiloma, mas não no tratamento do erro refrativo.

Índices de refração
Embora não se pretenda ser um procedimento refrativo, o uso de compostos com um índice de refração diferente durante a cirurgia de retina deve ser considerado. Em um olho afácico, uma bolha convexa de óleo de silicone (com um índice de refração mais alto) atuará como uma LIO positiva, tornando o olho mais miópico enquanto o óleo permanece no lugar. Uma bolha de gás com um menor índice de refração atuará como uma LIO divergente, tornando o olho hipermetrópico enquanto o gás permanece no lugar.

RESUMO
A cirurgia refrativa é uma subespecialidade estabelecida da oftalmologia, com uma escolha crescente de procedimentos novos e comprovados a longo prazo. O cirurgião refrativo responsável e atencioso escolhe o procedimento que melhor atende às necessidades e expectativas de cada paciente em particular dentre todas as técnicas descritas na Parte 3 – Cirurgia Refrativa. O paciente deve estar plenamente ciente de todos os riscos e benefícios, bem como de todas as alternativas ópticas ao procedimento proposto, especialmente se um novo procedimento for recomendado. Chega-se à correção da presbiopia com múltiplas abordagens, mas, até o momento, nenhuma é perfeita.

BIBLIOGRAFIA

Azar DT, Ang RT, Lee JB, et al. Laser subepithelial keratomileusis: electron microscopy and visual outcomes of flap photorefractive keratectomy. Curr Opin Ophthalmol 2001;12:323–8.

Azar DT, Primack JD. Theoretical analysis of ablation depths and profiles in laser in situ keratomileusis for compound hyperopic and mixed astigmatism. J Cataract Refract Surg 2000;26:1123–36.

Baikoff G, Joly P. Comparison of minus power anterior chamber intraocular lenses and myopic epikeratoplasty in phakic eyes. Refract Corneal Surg 1990;6:252–60.

Basuk WL, Zisman M, Waring GO 3rd, et al. Complications of hexagonal keratotomy. Am J Ophthalmol 1994;117:37–49.

Hettlich HJ, Lucke K, Asiyo-Vogel MN, et al. Lens refilling and endocapsular polymerization of an injectable intraocular lens: in vitro and in vivo study of potential risks and benefits. J Cataract Refract Surg 1994;20:115–23.

Kezirian GM. Q-factor customized ablations. J Cataract Refract Surg 2006;32:1979–80, author reply 1980–1.

Mrochen M, Bueeler M, Donitzky C, et al. Optical ray tracing for the calculation of optimized corneal ablation profiles in refractive treatment planning. J Refract Surg 2008;24:S446–51.

Munnerlyn CR, Koons SJ, Marshall J. Photorefractive keratectomy: a technique for laser refractive surgery. J Cataract Refract Surg 1988;14:46–52.

Roberts C. Future challenges to aberration-free ablative procedures. J Refract Surg 2000;16:S623–9.

Taneri S, Oehler A, Azar D. Influence of mydriatic eye drops on wavefront sensing with the Zywave aberrometer. J Refract Surg 2011;27:678–85.

Taneri S, Oehler S, MacRae S. Aspheric wavefront-guided versus wavefront-guided LASIK for myopic astigmatism with the Technolas 217z100 excimer laser. Graefes Arch Clin Exp Ophthalmol 2013;251:609–16.

Taneri S, Stottmeister S. Aspheric ablation for the correction of myopia: clinical results after LASIK with a Bausch & Lomb 217 Z 100 excimer laser. Klin Monbl Augenheilkd 2009;226:101–9 [in German].

Taneri S, Weisberg M, Azar DT. Surface ablation techniques. J Cataract Refract Surg 2011;37:392–408.

Thompson KP, Hanna K, Waring GO 3rd. Emerging technologies for refractive surgery: laser-adjustable synthetic epikeratoplasty. Refract Corneal Surg 1989;5:46–8.

Trokel SL, Srinivasan R, Braren B. Excimer laser surgery of the cornea. Am J Ophthalmol 1983;96:710–15.

As referências completas estão disponíveis no **GEN-io**.

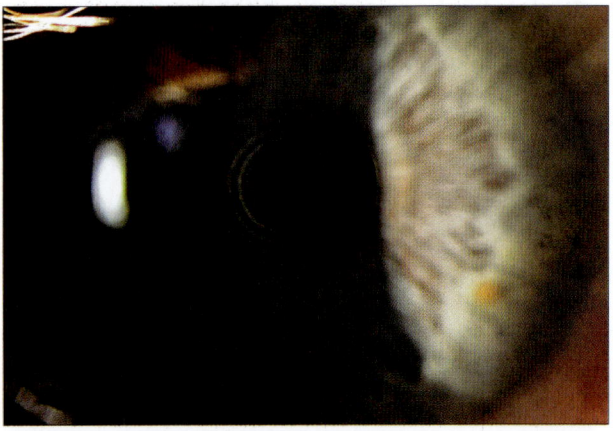

Figura 3.1.14 Anéis intraestromais. Anéis formados por bolhas de *laser* de femtossegundo 6 meses após a colocação do IntraCor no olho não dominante. O paciente percebeu os anéis sem incômodos.

PARTE 3 CIRURGIA REFRATIVA

Avaliação Pré-Operatória para Cirurgia Refrativa

3.2

Praneetha Thulasi, Joshua H. Hou e Jose de la Cruz

Definições:
- A aberrometria de frente de onda é a medida que se origina no olho como resultado da luz refletida a partir de um ponto luminoso focalizado na fóvea. A aplicação de polinômios de Zernike possibilita a caracterização de uma frente de onda estimada reconstruída
- Videoceratografia é a medida computadorizada da variação na curvatura e potência dióptrica através da superfície da córnea tipicamente mensurada baseada no reflexo da córnea do padrão de Plácido
- Paquimetria é a medida da espessura da córnea.

Características principais
- A avaliação pré-operatória para a cirurgia refrativa deve envolver documentação da estabilidade refrativa, revisão de contraindicações sistêmicas e oftalmológicas, refração manifesta, refração cicloplégica, medidas da pupila, paquimetria, análise de frente de onda, topografia corneana, exame de lâmpada de fenda e exame de fundo de olho dilatado
- Deve-se ter cuidado para identificar pacientes com risco de ectasia corneana no pós-operatório
- O aconselhamento do paciente é uma parte importante do exame pré-operatório antes da cirurgia refrativa.

INTRODUÇÃO

A avaliação pré-operatória abrangente de pacientes que consideram a cirurgia refrativa é frequentemente precedida por uma breve triagem para eliminar pacientes que claramente não são candidatos à cirurgia refrativa. Embora possa ajudar a identificar pacientes que não se beneficiariam de cirurgia refrativa, também ajuda o cirurgião a planejar a técnica cirúrgica e outras recomendações para um paciente.

Considerações gerais

Idade

A cirurgia corretiva a *laser* é aprovada para maiores de 18 anos que tiveram um erro de refração estável nos últimos 1 a 2 anos. Embora possa ser indicada a pacientes mais jovens que, em outros aspectos, são intolerantes à terapia tradicional, deve-se tomar cuidado porque o erro refrativo nessa idade é muitas vezes instável. Um erro de refração estável geralmente é definido como uma alteração de ± 0,5 dioptria (D) na refração ao longo dos últimos 1 a 2 anos. Deve-se solicitar a todo paciente que se submete a um exame de triagem a interrupção do uso de lentes de contato (1 semana para lentes não tóricas moles, 2 semanas para lentes tóricas e pelo menos três para lentes rígidas) e que leve seus óculos anteriores para avaliação da estabilidade da refração.

Grau de correção

Embora diferentes plataformas de *laser* sejam aprovadas para vários limiares de correção refrativa, a maioria dos cirurgiões opta por limitar a correção miópica a –10 D e a correção hipermetrópica e astigmática a +4 D para prevenir ectasia e opacidade da córnea no pós-operatório e evitar a imprevisibilidade da correção nessas refrações mais altas.

Expectativas do paciente

Talvez o aspecto mais importante da cirurgia refrativa seja o aconselhamento adequado para definir expectativas realistas. Os pacientes que são avessos ao risco, que esperam melhor visão do que com óculos ou lentes de contato ou que tenham expectativas irrealistas, provavelmente, não são bons candidatos para cirurgia refrativa. O aconselhamento apropriado torna-se ainda mais importante em pacientes entre 40 e 50 anos de idade, conforme a presbiopia se instala e a monovisão pode precisar ser considerada. Outro aspecto a considerar é a profissão e os hábitos do paciente. Aqueles que realizam atividades que podem colocá-los em risco de deslocamento do retalho não devem ser submetidos à técnica ceratomileuse *in situ* assistida por *laser* (LASIK).

Contraindicações sistêmicas à cirurgia ceratorrefrativa

Uma anamnese completa deve ser realizada para todos os pacientes que estejam considerando a cirurgia refrativa. Em particular, pacientes com história de diabetes, gravidez, doença autoimune, distúrbios vasculares do colágeno, doenças da tireoide ou cicatrização anormal de feridas podem apresentar risco de maus resultados no pós-operatório e devem ser identificados antes de se proceder à cirurgia (Boxe 3.2.1).

BOXE 3.2.1 Contraindicações sistêmicas à ceratectomia fotorrefrativa e à ceratomileuse a laser in situ.

Doença imunológica
- Autoimune
- Colágeno-vascular
- Imunodeficiência

Gravidez ou amamentação (não contraindicação absoluta)

Cicatrização anormal de feridas
- Queloides (contraindicados apenas para a técnica PRK)
- Cicatrizes anormais

Diabetes melito (se a sensibilidade da córnea não estiver íntegra)

Interferência de medicamentos sistêmicos
- Isotretinoína
- Cloridrato de amiodarona

Diabetes melito

Diabetes descontrolado não só leva a refrações instáveis, mas também causa má cicatrização de feridas, defeitos epiteliais persistentes e alterações neurotróficas após cirurgia a *laser*. Um alto risco de complicações tem sido relatado na literatura, incluindo má cicatrização, piores resultados refrativos e crescimento intraepitelial.[1,2] Outros estudos não apresentaram uma taxa de complicação significativa em pacientes diabéticos com glicemia bem controlada.[3,4] Portanto, recomenda-se que a cirurgia refrativa seja realizada apenas em pacientes diabéticos com controle glicêmico rigoroso (Hb A_{1c} < 7,9%) em relação ao ano anterior, sensibilidade normal da córnea e ausência de sinais de retinopatia diabética.[5]

Gravidez e lactação

Cirurgia refrativa durante a gravidez é contraindicada porque essa condição pode levar a alterações transitórias no erro de refração e curvatura da córnea e alterações na qualidade da lágrima. Além disso, há riscos de exposição fetal ou infantil a medicamentos tópicos e sistêmicos. Existem vários relatos de casos de ectasia induzida pela gravidez após a LASIK; é importante aconselhar as pacientes jovens do sexo feminino em relação a essa possibilidade.[6-8] Sharif relatou um risco maior de opacidade da córnea e regressão miópica em mulheres que engravidaram dentro de 5 meses após a técnica ceratectomia fotorrefrativa (PRK). Starr também relatou o caso de uma paciente grávida em que a hipercorreção foi induzida e ocorreu formação de opacidade.[9,10] Recomenda-se que as pacientes esperem de 3 a 6 meses após a gravidez e a interrupção da lactação antes de se submeterem à cirurgia refrativa.

Doenças autoimunes

A doença vascular do colágeno não controlada é uma contraindicação absoluta para a cirurgia refrativa a *laser*, pois pode levar a amolecimento da córnea e cicatrização irregular. Pacientes com doença de Sjögren e doença ocular associada à tireoide estão predispostos a irregularidades do filme lacrimal e olhos secos.[11] Embora a maioria dos cirurgiões concorde que a PRK levará a uma má cicatrização nesses pacientes, ainda se debate se os pacientes com doença vascular do colágeno inativa ou bem controlada podem ser submetidos com segurança à LASIK.[12] Vários estudos não mostraram complicações adicionais com LASIK em pacientes com doença inativa e superfície ocular normal.[3,13-15] No entanto, existem relatos de casos de complicações graves.[11,16-19] O aconselhamento adequado deve ser feito em qualquer paciente com alguma doença vascular do colágeno interessado em prosseguir com a cirurgia refrativa a *laser*.

Queloide dermatológico

Embora o queloide dermatológico esteja listado como uma precaução para LASIK e PRK, vários estudos demonstraram bons resultados sem complicações adicionais após PRK e LASIK.[3,20,21] A maioria dos cirurgiões, neste momento, não considera esta uma preocupação para a cirurgia a *laser*.

Vírus da imunodeficiência adquirida

Existe um risco teórico de transmissão do vírus da imunodeficiência adquirida (HIV) através do pó de material corneano causado pelo *laser*, mas nenhum caso relatado ocorreu até agora que tenha mostrado tal transmissão. No entanto, precauções adequadas devem ser tomadas durante a cirurgia em pacientes com HIV. Hagen *et al.* usou placas de cultura e um *excimer laser* foi utilizado para fazer ablação de tecidos infectados.[22] Nenhum apresentou cultura positiva. Esses pacientes também têm um risco teórico maior de complicações infecciosas. Portanto, apenas aqueles em terapia apropriada e com contagem adequada de células CD4 devem ser considerados para cirurgia refrativa.

Medicamentos

Vários medicamentos retardam ou inibem a cicatrização de feridas após cirurgia refrativa a *laser*. Destes, amiodarona e isotretinoína precisam ser cuidadosamente consideradas antes da cirurgia refrativa. A amiodarona é usada para tratar arritmias e pode levar a vários efeitos colaterais oculares, como neuropatia óptica, depósitos corneanos e lenticulares e halos ao redor das luzes. Embora existam relatos de não aumentar as complicações, os pacientes devem ser adequadamente selecionados.[23,24] A isotretinoína é usada para tratar a acne e pode causar secura nos olhos, blefaroconjuntivite e fotossensibilidade, o que pode dificultar a recuperação.[25] A sumatriptana foi anteriormente considerada como um retardador de cicatrização de feridas. Entretanto, relatos recentes não apresentam nenhum efeito adverso significativo.[26] Vários outros medicamentos sistêmicos podem exacerbar os sintomas do olho seco e, portanto, os pacientes devem ser adequadamente aconselhados e tratados.

Doenças oftálmicas

Vários problemas oftálmicos exigem atenção especial. São dignos de nota os distúrbios que levam à deficiência do filme lacrimal, distrofias e ectasias da córnea, glaucoma e outros distúrbios retinianos e intraoculares (Tabela 3.2.1).

Distrofia corneana

Qualquer forma de distrofia corneana anterior é uma contraindicação para o uso do *excimer laser*, pois isso pode causar aumento de depósitos.[27] Pacientes com doença da membrana basal epitelial podem se beneficiar da PRK, pois ela pode tratar tanto o erro refrativo quanto a patologia subjacente.[28] LASIK é contraindicada em pacientes com distrofia de Fuchs devido ao risco de descompensação da córnea e potencial de superestimação da espessura da córnea no edema subclínico. Há relatos de casos de desempenho seguro de LASIK e PRK para distrofia corneana polimorfa posterior.[29,30] A história familiar deve ser especialmente observada para garantir que quaisquer alterações sutis de distrofias familiares não sejam negligenciadas.

Curvatura da córnea

A curvatura da córnea deve ser cuidadosamente examinada, pois a ectasia corneana após a cirurgia refrativa é uma complicação temida que pode levar à perda grave da visão. Quaisquer sinais ou sintomas de ectasia da córnea, como ceratocone ou degeneração marginal pelúcida, são uma contraindicação para a cirurgia refrativa a *laser*. Existem vários critérios para avaliar

TABELA 3.2.1 Contraindicações oftálmicas à ceratectomia fotorrefrativa.

	Contraindicações relativas	Contraindicações absolutas
Doença da superfície ocular	Olho seco leve. Distúrbios da pálpebra que afetam a camada lacrimal	Olho seco grave • Ceratoconjuntivite seca • Ceratite por exposição • Distúrbios da pálpebra que afetam a camada lacrimal Ceratite neurotrófica
Transtornos que podem ser exacerbados pela ceratectomia fotorrefrativa	Herpes-zóster oftálmico/ceratite herpética (se inativa por > 1 ano – não comprovada)	Herpes-zóster oftálmico/ceratite herpética (especialmente se ativo nos 6 meses anteriores) Glaucoma não controlado
Anormalidades da forma da córnea	Mudanças da curvatura induzidas pela lente de contato Astigmatismo irregular leve	Ectasia da córnea • Ceratocone • Degeneração marginal pelúcida • Ceratoglobo Astigmatismo irregular de grau alto
Outros distúrbios oftálmicos	Distrofias corneanas posteriores	Uveíte Retinopatia diabética Doença retiniana progressiva

e identificar olhos em risco para ectasias pós-refrativas, mas os principais fatores incluem topografia anormal, porcentagem de tecido alterado, espessura fina da córnea, leito estromal residual fino, idade jovem e alta miopia. Elementos-chave da anamnese, como a mudança rápida de refração ou a história familiar de ectasia, podem ser úteis. A imagem usando topografia de disco de Plácido ou tomografia de Scheimpflug pode frequentemente identificar alterações suspeitas na córnea anterior e posterior.

Doença da superfície ocular

Olhos secos são o efeito colateral mais comumente experimentado após LASIK. Os sintomas de olho seco no pré-operatório apresentam risco de piora após a cirurgia a *laser*. É importante otimizar a superfície ocular antes da cirurgia refrativa. Embora as lágrimas artificiais sejam a base do tratamento, a colocação de tampão no ducto lacrimal durante a LASIK pode diminuir os sintomas de olho seco no pós-operatório.[31] O uso de medicamentos como a ciclosporina A após LASIK, embora não altere significativamente os sintomas do paciente,[32] pode melhorar a previsibilidade refrativa.[33] De maneira semelhante, sintomas de alergia ocular não controlada podem levar a um aumento do risco de complicações perioperatórias; o tratamento sistêmico pode diminuir o risco de complicações.

Reativação do herpes

O tratamento com *excimer laser* pode levar à reativação da ceratite herpética em modelos animais e humanos. Portanto, a cirurgia refrativa foi considerada uma contraindicação. Recentemente, no entanto, de Rojas *et al.* apresentaram um estudo em 48 pacientes que tiveram ceratite herpética inativa por pelo menos 1 ano e nos quais a LASIK foi realizada durante a profilaxia antiviral oral e tópica sem qualquer reativação no pós-operatório.[34] Os autores sugerem a seleção cuidadosa do paciente, com doença inativa por pelo menos 1 ano, sensibilidade corneana normal e parâmetros normais da córnea antes de prosseguir. Dado o risco de formação de cicatrizes potencialmente devastadora se a reativação ocorrer, deve-se ter cautela ao considerar a cirurgia refrativa nessa população.

Glaucoma

A cirurgia refrativa a *laser* apresenta múltiplas complexidades em pacientes com glaucoma. Embora a pressão intraocular não controlada seja uma contraindicação para cirurgia refrativa, pacientes com glaucoma bem controlado podem ser candidatos. No entanto, esses pacientes geralmente apresentam alterações da superfície ocular que podem complicar a cicatrização para LASIK ou PRK. Além disso, uma mudança na espessura da córnea pode alterar falsamente as medidas de pressão intraocular. Existem relatos de casos de alterações do campo visual, nervo óptico e da camada de fibras nervosas que ocorrem durante a elevação aguda da pressão intraocular envolvida na criação de retalho de LASIK,[35,36] e procedimentos de ablação de superfície podem ser mais adequados para esses pacientes. Outro aspecto a considerar é o uso prolongado de corticosteroides em pacientes submetidos à PRK, o que pode levar à elevação da pressão intraocular induzida por corticosteroides, que ocorre mais comumente em pacientes predispostos ao glaucoma.

Outras considerações

Pacientes com catarata visualmente significativa ou incipiente não devem ser submetidos à cirurgia refrativa a *laser*. Da mesma maneira, pacientes com doença retiniana significativa, estrabismo latente e pacientes monoculares não devem ser submetidos à cirurgia refrativa a *laser*.

EXAME OFTALMOLÓGICO

O exame oftalmológico pré-operatório consiste na determinação da refração manifesta e cicloplégica dos pacientes, diâmetro da pupila, dominância ocular, medida da aberrometria em frente de onda, topografia da córnea, paquimetria, exame de lâmpada de fenda e fundoscopia dilatada (Boxe 3.2.2). Um cuidado especial

---

BOXE 3.2.2 Exame oftalmológico.

Acuidade visual
- À distância com e sem correção
- Leitura com e sem correção

Refração
- Correção de óculos atual
- Refração manifesta
- Refração cicloplégica com ciclopentolato a 1%

Análise topográfica
- Ceratometria (mede 3 mm central)
- Videoceratografia computadorizada

Medição de pressão intraocular

Exame externo
- Motilidade ocular
- Dominância ocular
- Medições grosseiras de exame externo em luz brilhante e fraca

Exame na lâmpada de fenda
- Coloração com fluoresceína
- Coloração vital (se os sintomas justificarem)

Fundo dilatado

Taxa de secreção lacrimal basal de Jones (se os sinais/sintomas justificarem)

Paquimetria

é necessário quando a refração manifesta é realizada para evitar erros. A refração cicloplégica com 1% de ciclopentolato é obrigatória, especialmente em pacientes mais jovens, para medir com precisão o erro de refração na ausência de acomodação e para evitar hipercorreção miópica.

Um exame completo na lâmpada de fenda é importante para identificar problemas com as pálpebras, conjuntiva, córnea ou cristalino, o que pode levar a complicações no pós-operatório. Maus posicionamentos palpebrais, lagoftalmia, proptose e outras condições externas que predisponham a córnea à exposição devem ser reconhecidas e tratadas antes que a cirurgia refrativa seja tentada. Pequenas fissuras interpalpebrais devem ser observadas se a LASIK for planejada devido à dificuldade em inserir o anel de aspiração. Blefarite e disfunção da glândula meibomiana devem ser tratadas agressivamente antes da fotoablação para reduzir o risco de infecção bacteriana, para melhorar a qualidade do filme lacrimal e para evitar que as secreções das glândulas meibomianas e os detritos dos cílios fiquem alojados na interface entre o retalho e o estroma da córnea.

Pacientes acometidos por neovascularização significativa da córnea que se estenda dentro de 1 mm da zona de ablação devem ser excluídos do tratamento. Um *pannus* periférico extenso deve ser observado e pode estar associado a sangramento após a ceratectomia. A adequação do filme lacrimal deve ser avaliada com base no teste de Schirmer ou na altura do menisco lacrimal (aproximadamente 0,3 mm) e tempo de ruptura do filme lacrimal (≥ 10 segundos).

Uma medida pré-operatória exata do diâmetro pupilar em luz fraca deve ser obtida com uso de um pupilômetro infravermelho. Pacientes com tamanho de pupila escotópica igual ou maior que 6,5 mm devem ser alertados sobre os riscos de ofuscamento noturno e halos após a cirurgia, embora o risco seja menor com os algoritmos modernos de *laser* e as zonas de ablação mista.[37,38]

Em pacientes com idade acima de 45 anos, ou próximos da idade presbiópica, deve-se discutir a necessidade de óculos de leitura no pós-operatório ou a opção pela correção da monovisão. Os pacientes motivados para a terapia da monovisão devem ter a dominância ocular avaliada e devem considerar um teste de uma lente de contato para monovisão antes da cirurgia. A prática padrão é corrigir o olho dominante para distância e o olho não dominante para perto em pacientes apropriados.

A ceratometria deve ser medida para avaliar a potência da córnea central, para medir a qualidade dos olhares e para fornecer uma base para cálculos posteriores de lentes intraoculares. A tonometria, como parte de um exame minucioso, também deve ser obtida.

A fundoscopia dilatada deve ser realizada para identificar os pacientes acometidos por doença retiniana progressiva, orifícios na retina, lacerações ou degeneração de malha atípica, retinopatia diabética não reconhecida ou degeneração miópica, e outras patologias que impossibilitem o tratamento fotoablativo.

EXAME AUXILIAR

Medição de frente de onda (aberrometria)

Avanços recentes na aberrometria da frente de onda possibilitaram aos perfis de ablação refinados corrigir as aberrações de alta e baixa ordem em pacientes apropriados. Os benefícios da LASIK guiada por frente de onda incluem melhor sensibilidade ao contraste, incidência reduzida de reflexos e halos no pós-operatório e redução de aberrações pós-operatórias de maior ordem.[39,40] O teste de frente de onda deve ser o primeiro exame realizado antes de manipular o olho de qualquer forma. Qualquer aplicação de colírio ou tonometria pode alterar os resultados e, portanto, deve ser evitada antes do teste. Enquanto esperam, os pacientes devem evitar ler revistas ou outros materiais na sala de espera para minimizar a acomodação e o ressecamento da superfície ocular. Em todos os casos, as medidas de frente de onda devem ser comparadas com as refrações manifestas e cicloplégicas para confirmar a consistência. Índices de aberrações de alta ordem, tal qual o coma vertical, devem ser revisados para evidências sugestivas de ceratocone subclínico.[41]

Videoceratografia computadorizada

A videoceratografia computadorizada é fundamental na avaliação pré-operatória de pacientes para cirurgia refrativa. A ectasia pós-operatória continua sendo a complicação mais temida da cirurgia fotorrefrativa; triagem adequada com topografia corneana é absolutamente essencial. Em qualquer avaliação pré-operatória de cirurgia refrativa, deve-se manter sob suspeita alterações ectáticas.

Deve-se ter cuidado para estabelecer a estabilidade da topografia corneana do paciente antes da cirurgia. Alterações progressivas na topografia da córnea podem ser indicativas de doença ectática ou empenamento da córnea devido ao uso de lentes de contato rígidas ou moles. Como a distorção causada pelo uso prolongado de lentes de contato pode persistir por um longo período, os pacientes devem descontinuar todo o uso de lentes de contato antes do exame pré-operatório. A cessação prolongada da lente de contato é justificada em pacientes que demonstram baixa estabilização de sua topografia corneana.[42,43]

Paquimetria

A paquimetria deve ser realizada em todos os pacientes antes da LASIK. É obrigatório que o leito da córnea pós-ablação depois da LASIK tenha pelo menos 250 μm de espessura para evitar ectasia corneana iatrogênica e instabilidade refrativa. A espessura do leito residual pode ser estimada a partir da paquimetria corneana da linha de base, a espessura esperada do retalho e a profundidade de ablação esperada.

Aconselhamento

Nem todos os pacientes que atendem aos critérios clínicos e oftalmológicos para cirurgia refrativa são necessariamente bons candidatos para o procedimento. Pacientes com expectativas irrealistas provavelmente ficarão insatisfeitos após a cirurgia. Aconselhamento apropriado com relação aos riscos de hiper ou sub-hipocorreção, olho seco pós-operatório ou ofuscamento pós-operatório e halos devem ser realizados rotineiramente. Os pacientes devem ser informados da possível necessidade de óculos após a cirurgia para determinadas tarefas, como dirigir à noite. Os hipermetrópicos de grau alto devem ser informados da diminuição da previsibilidade dos tratamentos fotoablativos em casos hipermetrópicos. Os míopes presbitas devem estar cientes de que a remoção dos óculos de distância para alcançar uma melhor visão de perto não seria mais possível após a cirurgia refrativa.

A avaliação pré-operatória do paciente para a cirurgia refrativa é demorada e deve ser realizada sem pressa. No entanto, é um tempo bem gasto porque o melhor tratamento para complicações e decepção é evitá-las.

BIBLIOGRAFIA

Alfawaz AM, Algehedan S, Jastaneiah SS, et al. Efficacy of punctal occlusion in management of dry eyes after laser in situ keratomileusis for myopia. Curr Eye Res 2014;39(3):257–62.

Cobo-Soriano R, Beltran J, Baviera J. LASIK outcomes in patients with underlying systemic contraindications: a preliminary study. Ophthalmology 2006;113(7):1118.e1111–18.

de Rojas Silva V, Rodriguez-Conde R, Cobo-Soriano R, et al. Laser in situ keratomileusis in patients with a history of ocular herpes. J Cataract Refract Surg 2007;33(11):1855–9.

Hagen KB, Kettering JD, Aprecio RM, et al. Lack of virus transmission by the excimer laser plume. Am J Ophthalmol 1997;124(2):206–11.

Halkiadakis I, Belfair N, Gimbel HV. Laser in situ keratomileusis in patients with diabetes. J Cataract Refract Surg 2005;31(10):1895–8.

Li Y, Li HY. [Analysis of clinical characteristics and risk factors of corneal melting after laser in situ keratomileusis]. [Zhonghua yan ke za zhi] Chinese Journal of Ophthalmology 2005;41(4):330–4.

Padmanabhan P, Radhakrishnan A, Natarajan R. Pregnancy-triggered iatrogenic (post-laser in situ keratomileusis) corneal ectasia—a case report. Cornea 2010;29(5):569–72.

Simpson RG, Moshirfar M, Edmonds JN, et al. Laser in situ keratomileusis in patients with collagen vascular disease: a review of the literature. Clin Ophthalmol 2012;6:1827–37.

Smith RJ, Maloney RK. Laser in situ keratomileusis in patients with autoimmune diseases. J Cataract Refract Surg 2006;32(8):1292–5.

Tsai PS, Dowidar A, Naseri A, et al. Predicting time to refractive stability after discontinuation of rigid contact lens wear before refractive surgery. J Cataract Refract Surg 2004;30(11):2290–4.

Zhang J, Zhou YH, Wang NL, et al. Comparison of visual performance between conventional LASIK and wavefront-guided LASIK with iris-registration. Chin Med J 2008;121(2):137–42.

As referências completas estão disponíveis no **GEN-io**.

PARTE 3 CIRURGIA REFRATIVA

Ablação de Superfície com *Excimer Laser* – Ceratectomia Fotorrefrativa (PRK), Ceratomileuse Subepitelial a *Laser* (LASEK) e Epi-LASIK

3.3

Sandeep Jain, David R. Hardten e Leonard P. K. Ang e Dimitri T. Azar

Definições:
- A técnica ceratectomia fotorrefrativa (PRK, do inglês *photorefractive keratectomy*) é um procedimento no qual a córnea é remodelada usando um *excimer laser*. A PRK consiste na remoção epitelial e na fotoablação da membrana de Bowman e do tecido estromal da córnea anterior. Em contraste com a ceratomileuse *in situ* assistida por *laser* (LASIK, do inglês *laser subepithelial keratomileusis*), não há necessidade de criação de retalho com um microcerátomo
- As técnicas ceratomileuse subepitelial a *laser* (LASEK) e Epi-LASIK são procedimentos refrativos ablativos da superfície da córnea
- A LASEK consiste na criação de um retalho epitelial (com álcool diluído) e no reposicionamento dele após ablação a *laser*
- A Epi-LASIK usa um separador epitelial motorizado para separar mecanicamente o epitélio da córnea do estroma.

Características principais
- A ablação da superfície com *excimer laser* resulta na remoção de uma quantidade acurada de tecido da córnea anterior. A córnea central é modificada para obter correção miópica, hipermetrópica ou astigmática
- O resultado da refração está relacionado com a profundidade da ablação e o diâmetro da zona óptica
- A avaliação pré-operatória desempenha papel fundamental na determinação de um desfecho seguro e eficaz. Inclui paquimetria corneana, topografia e refração cicloplégica
- A mitomicina C (MMC) é útil para prevenir opacidade e cicatrização da córnea em correções miópicas de alto grau
- As ablações direcionadas pela frente de onda resultam em uma porcentagem maior de pacientes que atingem acuidade visual não corrigida de 20/20 ou melhor em comparação com as ablações convencionais
- PRK, LASEK e Epi-LASIK são indicadas em pacientes com córnea fina, curva ou plana e em pacientes predispostos a traumatismo do retalho em córneas mais finas, em que a criação de retalho por LASIK pode deixar menos tecido do que o desejado (geralmente 250 μm de tecido da córnea) remanescente no estroma posterior

- As complicações pós-operatórias de PRK, LASEK e Epi-LASIK incluem formação de cicatriz epitelial, dor, infiltrados, infecção, olho seco e opacidade da córnea
- As complicações intraoperatórias relacionadas com LASEK incluem vazamento de álcool, descolamento epitelial incompleto e complicações relacionadas com o *laser*
- As complicações intraoperatórias relacionadas com a Epi-LASIK incluem aquelas relacionadas com o retalho (quando estas ocorrem, o procedimento pode ser convertido em PRK) e complicações relacionadas com o *laser*.

INTRODUÇÃO

O tratamento cirúrgico da miopia, hipermetropia e astigmatismo tem feito grandes progressos ao longo do tempo, com a introdução e o avanço do *excimer laser* PRK seguido da cirurgia LASIK. A radiação ultravioleta a 193 nm de comprimento de onda utilizada pelo *excimer laser* pode remover quantidades acuradas de tecido da córnea anterior. O uso do *excimer laser* para o tratamento de miopia, hipermetropia e astigmatismo está agora bem estabelecido.[1-7]

Outros procedimentos ablativos da superfície da córnea incluem a LASEK e a Epi-LASIK. Em princípio, eles combinam as vantagens da LASIK e da PRK, sendo que, ao mesmo tempo, superam alguns dos seus problemas.[8-18] A LASEK foi inicialmente realizada em 1996 por Azar,[9] assim como Cimberle e Camellin.[10] A LASEK envolve a criação de um retalho epitelial com solução alcoólica diluída e o reposicionamento desse retalho após a ablação a *laser*, eliminando assim qualquer complicação inerente do retalho. Epi-LASIK faz uso de um separador epitelial motorizado para dissociar mecanicamente o epitélio da córnea do estroma em sua totalidade sem o uso de álcool ou substâncias químicas.[14,15] Este dispositivo faz uso de uma lâmina oscilante patenteada que separa a camada epitelial na camada da membrana de Bowman sem dissecar o estroma corneano.

O desenvolvimento dos *excimer lasers* começou em 1975, quando Velasco e Setser[19] observaram que átomos de gás raros metaestáveis, como o xenônio (Xe), podiam reagir sob altas pressões com halogênios como flúor (F) produzindo compostos instáveis como XeF.[20] Esses compostos se dissociavam rapidamente ao estado fundamental das moléculas individuais associadas à liberação de um fóton ultravioleta energético e podiam sofrer amplificação de luz por emissão estimulada quando excitados por um feixe de elétrons, com a molécula de flúor-argônio (ArF) emitindo luz com um comprimento de onda de 193 nm.[21] Os limiares de ablação, as taxas de ablação e os padrões de cicatrização para diferentes comprimentos de onda *excimer* foram descritos por Krueger e Trokel.[22–24] O limiar de ablação da córnea é a fluência na qual se inicia a remoção do tecido, que é de aproximadamente 50 mJ/cm^2 para 193 nm. A luz de 193 nm tem uma penetração de tecido muito baixa, possibilitando que o *laser* opere na superfície do tecido da córnea com precisão e segurança.

A ablação de grandes áreas com reescultura da córnea para corrigir erros de refração é denominada *ceratomileuses a laser*. O tecido é removido com grande precisão e o epitélio da córnea cicatriza sobre a área removida criando uma superfície lisa. Cerca de 0,24 μm de tecido é removido com cada pulso de *laser*. O epitélio da córnea sofre ablação a uma taxa ligeiramente mais rápida e irregular do que o estroma da córnea, que é a razão pela qual o epitélio é tipicamente removido mecanicamente antes da ablação do estroma para o procedimento PRK. A membrana de Bowman sofre ablação cerca de 30% mais lentamente que o estroma, enquanto a fluoresceína diminui a taxa de ablação em cerca de 40%.

PERFIS DE ABLAÇÃO

Munnerlyn[25] descreveu a relação direta entre a quantidade de tecido que deve ser removida para produzir determinado resultado de refração e o tamanho da zona óptica. A relação pode ser simplificada para:

Profundidade de ablação (μm) = [diâmetro da zona óptica (mm)^2] × 1/3 de potência (D)

À medida que a zona óptica é aumentada, a profundidade de ablação também precisa ser aumentada. O tamanho e a profundidade da zona óptica são otimizados para reduzir a cicatrização excessiva das feridas, observada em ablações profundas, os halos excessivos, o brilho da borda e o astigmatismo irregular observado em pequenas zonas ópticas.[26]

Na correção da hipermetropia esférica, a córnea precisa ser reconfigurada em uma estrutura convexa mais encurvada. Isso pode ser conseguido por uma ablação anular periférica com achatamento periférico, criando um aumento da curvatura central da córnea. Geralmente, um diâmetro de ablação maior (9 mm a 9,5 mm) é necessário para alcançar um aumento de inclinação permanente da córnea. É mais desafiador fazer ablações hipermetrópicas de maior diâmetro que a correção miópica equivalente.

A correção cirúrgica do astigmatismo com *excimer laser* requer a ablação da córnea em um padrão cilíndrico ou tórico. Nos primeiros sistemas de *excimer*, os feixes do *laser* eram passados através de um conjunto de lâminas paralelas que se abrem gradualmente, conforme indicado pelo algoritmo de computador. A orientação e velocidade de abertura dependem da orientação e quantidade de astigmatismo a ser corrigido. Ocorre achatamento perpendicular ao longo do eixo das fendas. Não ocorre nenhuma mudança na potência ao longo do eixo das fendas. Outro método de criação de uma ablação tórica utiliza uma máscara passível de ablação. O *laser* primeiro faz ablação das áreas mais finas da máscara, possibilitando maior tratamento da córnea em áreas em que a máscara é mais fina.[27] Qualquer padrão pode ser criado pela proteção diferencial da córnea no tratamento.

Um feixe de varredura controlado por computador pode ser utilizado para tratar o astigmatismo. O tamanho do feixe pode ser variado para criar uma zona de transição, impedindo um recuo inclinado nas bordas do tratamento. Com este método, é possível aumentar a inclinação, em vez de achatar um eixo, possibilitando assim um tratamento mais direto e conservador dos tecidos no astigmatismo hipermetrópico. Foram introduzidos perfis customizados de ablação corneana guiados por frente de onda para correção de astigmatismo irregular (aberrações de ordem superior), bem como erros de refração esferocilíndricos.

INDICAÇÕES

Ablação de superfície com PRK, LASEK e Epi-LASIK pode ser realizada em pacientes com baixo risco de opacidade subepitelial com miopia baixa a moderada e astigmatismo miópico. Os candidatos ideais para LASEK e Epi-LASIK são aqueles com miopia leve a moderada de até −7,00 dioptrias (D).[12,17] A LASEK também se mostrou eficaz para a hipermetropia de até +4,00 D.[28]

Os cirurgiões devem considerar esses procedimentos de refração ablativa de superfície para pacientes cujas características corneanas os colocam sob maior risco para LASIK, como aqueles com córneas finas em que menos de 250 μm de leito estromal residual seriam deixados e aqueles com córneas curvas ou planas. Esses também seriam os procedimentos cirúrgicos preferidos em pacientes com estilos de vida ou profissões que os predispõem a um traumatismo agudo. A LASEK também pode ser uma escolha para pacientes com fendas palpebrais estreitas em que o microcerátomo não pode ser bem aplicado.

As contraindicações para esses procedimentos incluem ceratopatia por exposição, ceratopatia neuropática, olho seco grave (síndrome de Sjögren), ceratocone, cicatrizes corneanas centrais ou paracentrais, miopia instável e astigmatismo irregular.[11,12]

AVALIAÇÃO PRÉ-OPERATÓRIA

Quanto a qualquer procedimento refrativo, a investigação pré-operatória para PRK, LASEK e Epi-LASIK inclui acuidade visual para longe e perto não corrigida e corrigida com uma refração manifesta e cicloplégica. Os exames de dominância ocular, de segmento anterior e segmento posterior, ceratometria, tonometria, paquimetria, aberrometria e análise topográfica computadorizada são outras partes importantes. Uma anamnese sistêmica e ocular e um exame cuidadoso são necessários para procurar condições que possam exigir tratamento pré-operatório ou mesmo contraindicar o procedimento (Boxe 3.3.1). Por exemplo, graus moderados de síndrome lacrimal disfuncional ou olho seco (Figura 3.3.1) podem ser tratados no pré-operatório com higienização das pálpebras, lágrimas artificiais e ciclosporina tópica para melhor recuperação pós-operatória precoce. Aconselhamento meticuloso pré-operatório também é um aspecto muito importante, como para qualquer procedimento refrativo.

BOXE 3.3.1 Indicações e precauções.

Preferência potencial de PRK em detrimento da LASIK
- Paquimetria corneana fina
- Irregularidades/distrofias epiteliais
- Complicações da LASIK no olho contralateral
- Predisposição a trauma
- Miopia de baixo grau
- Astigmatismo irregular
- Olhos secos

Cuidados
- Intolerância/preocupação com dor pós-operatória
- Ceratocone
- Glaucoma
- Gravidez
- Diabetes avançado
- Doença vascular do colágeno
- Infecção prévia por herpes (simplex ou zóster)
- Olho seco grave
- Blefarite não tratada
- Córnea neurotrófica
- Ceratite ulcerativa periférica
- Pacientes sob tratamento com isotretinoína, amiodarona ou sumatriptana

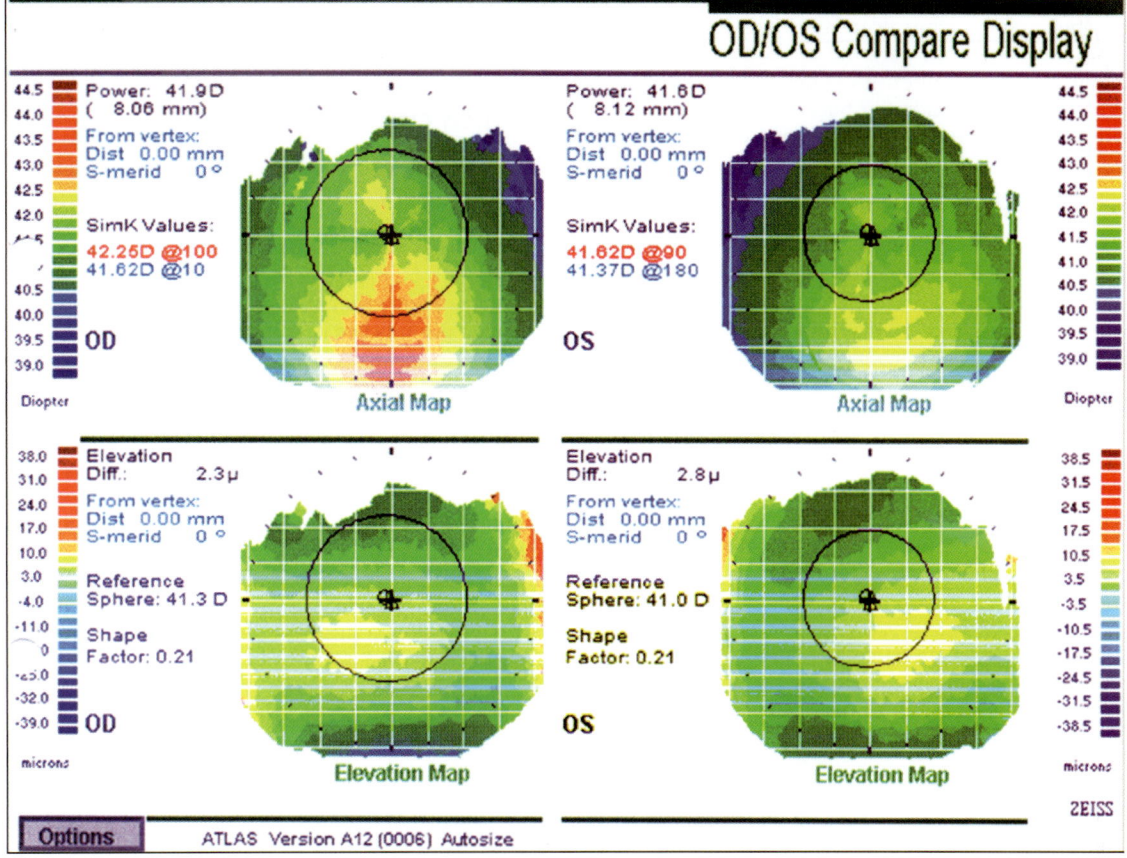

Figura 3.3.1 Curvatura inferior e irregularidade da topografia são observadas neste jovem paciente com olho seco e blefarite. Este paciente melhorou significativamente com a higiene das pálpebras, lágrimas artificiais e ciclosporina tópica a 0,05% por 1 mês.

TÉCNICA CIRÚRGICA PRK

Preparação do paciente e remoção epitelial

A preparação inicial do paciente é semelhante a todos os três procedimentos de ablação da superfície. O paciente é posicionado sob o microscópio e a cabeça é cuidadosamente alinhada para garantir que o plano da íris esteja perpendicular ao feixe de *laser*. Após a anestesia tópica (0,5% de proparacaína ou tetracaína), as pálpebras e a pele periocular são preparadas com solução diluída de iodo-povidona (Betadine). Um espéculo de pálpebra é colocado para promover exposição adequada do globo. A centralização cuidadosa com o olho alinhado nos planos x, y e z é crucial.

É importante realizar o tratamento assim que possível após a instilação de gotas de proparacaína ou tetracaína ou fazer com que o paciente feche os olhos para evitar a ceratite por exposição decorrente de piscar pouco. O ressecamento da metade inferior da córnea, como ocorre com frequência após a instilação de colírio anestésico, pode levar ao aumento do afinamento inferiormente.

O epitélio é sinalizado com um marcador de zona óptica de 7 ou 8 mm centrado na pupila para miopia ou um marcador de 9 ou 10 mm para hipermetropia ou correção de frente de onda. É útil remover uma área de epitélio 1 mm maior do que a ablação planejada. A remoção mecânica do epitélio envolve o uso de um bisturi Tooke, uma espátula *excimer* descartável ou uma escova rotativa. Alternativamente, o álcool (18% a 25% de etanol por 21 a 30 segundos) pode ser usado para soltar o epitélio ou *excimer laser* para remoção parcial ou completa. O *laser* é tipicamente ajustado para uma profundidade de aproximadamente 45 μm, e o epitélio sofrendo ablação pelo raio *laser* pode ser visualizado sob fluorescência azul. A ablação é interrompida quando uma mudança de um padrão fluorescente para um padrão escuro é observada, indicando que o epitélio foi removido. Se a fluorescência persistir em toda a área após a ablação de 50 μm ser realizada, uma profundidade adicional de 25 μm deve ser ajustada para o *laser*. Pode ser útil raspar o epitélio remanescente. É importante remover totalmente o epitélio. Qualquer epitélio residual criará uma ablação irregular e um astigmatismo irregular. Além disso, a remoção epitelial deve ser rápida para evitar alterações na hidratação da córnea.

Ablação estromal

A ablação deve seguir imediatamente após a remoção epitelial para evitar ressecamento, o que pode levar ao aumento da opacidade e da cicatrização.[29-30]

A centralização é verificada novamente após a remoção epitelial. Para correções astigmáticas, o alinhamento no eixo apropriado deve ser verificado marcando o limbo do paciente nas posições de 12 e 6 horas com corante violeta genciana em um gancho Sinskey na lâmpada de fenda antes do procedimento. Os *excimers lasers* ultravioleta utilizados têm comprimentos de onda fora do espectro visível; é necessário um dispositivo auxiliar de direcionamento que seja coaxial ao *laser* de ablação para garantir que ele esteja centralizado no olho. *Lasers* de hélio-neon, diodos de *laser* ou um alvo de mira coaxial são comumente usados para isso. Em sistemas automatizados com rastreadores oculares, isso é usado apenas para alinhamento inicial, mas em sistemas controlados manualmente, ele é usado para alinhar o olho durante todo o procedimento.

A ablação é iniciada, centralizada sobre a pupila, com o paciente olhando para a luz de fixação. Movimentos oculares devem ser minimizados durante a ablação para reduzir superfícies irregulares. O uso de um rastreador ocular é útil para manter a centralização.[31-32] É importante certificar-se de que o estado de hidratação do estroma corneano é uniforme durante o procedimento. Se o excesso de líquido for detectado, o procedimento precisa ser pausado e o excedente removido, usando-se uma esponja de celulose para secar a córnea (Figura 3.3.2). Da mesma maneira, se a córnea ficar muito seca, uma esponja de celulose pode ser usada para hidratá-la uniformemente. A hidratação inadequada ou excessiva dos tecidos leva a mais ou a menos ablação de tecido por pulso, resultando em uma sobrecorreção ou subcorreção, respectivamente.

Técnica cirúrgica de LASEK

O paciente é preparado e o olho alinhado conforme descrito anteriormente. Imediatamente antes da cirurgia, antibióticos tópicos de amplo espectro (p. ex., tobramicina ou fluoroquinolona) podem ser aplicados profilaticamente. Alguns cirurgiões usam anti-inflamatórios não esteroides tópicos (AINE) para alívio da dor. O etanol diluído em concentração de 18% é preparado colocando-se 2 ml de álcool desidratado em uma seringa de 12 ml, diluindo-o com água estéril até 11 ml.[9,12]

A córnea é marcada com círculos de 3 mm ao redor da periferia corneana para possibilitar que o cirurgião tenha pontos de referência precisos para realinhar o retalho sobre o leito da córnea. Um distribuidor de álcool consistindo em um marcador semiafiado personalizado de 7 ou 9 mm (ASICO, Westmont, IL) preso a um cabo metálico oco serve como reservatório para o álcool a 18%.

Pressão firme é exercida na córnea central e um botão é empurrado na lateral do cabo, liberando o álcool no poço do marcador. Alternativamente, um marcador óptico de 7 mm (Storz, St Louis, MO) é usado para delinear a área centrada na pupila. Uma pressão suave é aplicada na córnea enquanto o cilindro do marcador é preenchido com duas gotas de etanol a 18%. Após 25 a 35 segundos, o etanol é absorvido usando-se um orifício de aspiração seguido por esponjas secas (Weck-cel® ou Merocel®, Xomed®, Jacksonville, FL), para evitar o respingar de álcool no epitélio fora do cilindro do marcador. A aplicação de etanol pode ser repetida por mais 10 a 15 segundos.

Uma lâmina de tesoura Vannas curvada modificada ou uma pinça de joalheiro é inserida sob o epitélio e faz um trajeto ao redor de sua margem delineada, deixando de 2 a 3 horas de margem intacta, de preferência na posição de 12 horas. O epitélio solto é removido como uma única lâmina com uso de pinça, espátula ou esponja Merocel®, deixando um retalho de epitélio ainda preso. A ablação é então iniciada imediatamente usando um *excimer laser*.

Após a ablação, uma cânula de câmara anterior de calibre 30 é usada para hidratar o estroma e a lâmina epitelial com solução salina balanceada. A lâmina epitelial é substituída no estroma usando a parte reta da cânula sob irrigação intermitente. Os retalhos epiteliais são realinhados usando as marcas anteriores.

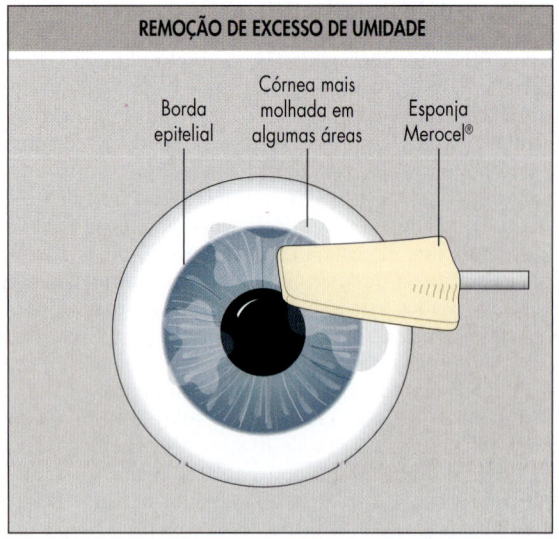

Figura 3.3.2 Uma esponja Merocel® pode ser usada para remover o excesso de umidade de maneira uniforme. Manter a hidratação adequada da córnea central pode melhorar os resultados.

O retalho é então deixado secar por 2 a 5 minutos. Uma lente de contato terapêutica é colocada no olho operado no final do procedimento (Figura 3.3.3).

Técnica cirúrgica Epi-LASIK

O epitélio da córnea é seco com esponjas após o posicionamento adequado e irriga-se a superfície ocular com solução salina balanceada usando uma cânula da câmara anterior. As indicações na córnea são feitas com um marcador LASIK padrão.

O separador subepitelial é aplicado ao olho e a aspiração é ativada por um pedal. A lâmina oscilante separa o epitélio deixando um pedículo nasal de 2 mm a 3 mm, a aspiração é liberada e o dispositivo é removido do olho. A camada epitelial é rebatida nasalmente usando uma esponja Merocel® úmida ou uma espátula. A ablação a *laser* é então iniciada imediatamente usando um *excimer laser*. A córnea é então irrigada com solução salina balanceada. A camada epitelial é cuidadosamente reposicionada usando a parte reta da cânula. A camada epitelial da córnea substituída é deixada para secar durante 2 a 3 minutos para possibilitar a aderência ao estroma corneano subjacente. Alguns cirurgiões podem optar por descartar o retalho epitelial. Nesta situação, o separador subepitelial simplesmente removeria o epitélio antes da ablação a *laser*.

No final do procedimento, uma lente de contato terapêutica é colocada no olho operado (Figura 3.3.4).

Ablação superficial com mitomicina C

Na cirurgia refrativa, pacientes com miopia de alto grau correm maior risco de formação de opacidade.[4,33-35] A formação inicial de opacidade é mais comum com tratamentos de maior correção, menores áreas de ablação (<4,5 mm), sexo masculino, ablações com profundidade superior a 80 μm e descontinuação de corticosteroides tópicos.[36,37] A cicatrização do tecido estromal irregular após a ablação fotorrefrativa é atribuída à ativação ou proliferação anormal de ceratócitos estromais após trauma cirúrgico na membrana de Bowman.[38,39]

A MMC é uma substância antibiótica alquilante com ação antiproliferativa e antifibrótica. A aplicação tópica de MMC a 0,02% (0,2 mg/ml) por 2 minutos no leito estromal exposto tem sido usada com sucesso para tratar a fibrose subepitelial central após a ceratotomia radial (RK) ou PRK.[40-42] Também tem um papel na prevenção da formação de opacidade da córnea após a PRK para tratamento de miopia e hipermetropia.[43] Os tempos típicos de aplicação variam entre 1 e 2 minutos, embora uma aplicação de apenas 12 segundos de MMC a 0,02% tenha se revelado eficaz para a prevenção de opacidade da córnea.[44] A aplicação é realizada imediatamente após a ablação a *laser*. A superfície da córnea e toda a conjuntiva são então irrigadas vigorosamente com 20 ml de solução salina normal fria para remover qualquer MMC residual.

A PRK com aplicação de MMC pode oferecer uma boa alternativa para pacientes com alto erro de refração, no qual a córnea não é espessa o suficiente para um procedimento seguro de LASIK ou se a LASIK for contraindicada por outras razões. Também foi testado em pós-ceratoplastia, após RK, e imediatamente após a ocorrência de perfuração (*buttonhole*) do retalho de LASIK com resultados bem-sucedidos.[45-47]

Ablação de superfície guiada por frente de onda

Tratamentos a *laser* convencionais tendem a aumentar as aberrações de alta ordem (AAO) em uma tentativa de tratar as aberrações de baixa ordem, alterando a forma da córnea de sua configuração prolata normal para uma mais oblada.

A aberração esférica é a mais comum, causando principalmente perda da sensibilidade ao contraste, em vez de baixa acuidade visual no Snellen.[48] O *laser* guiado pela frente de onda utiliza a

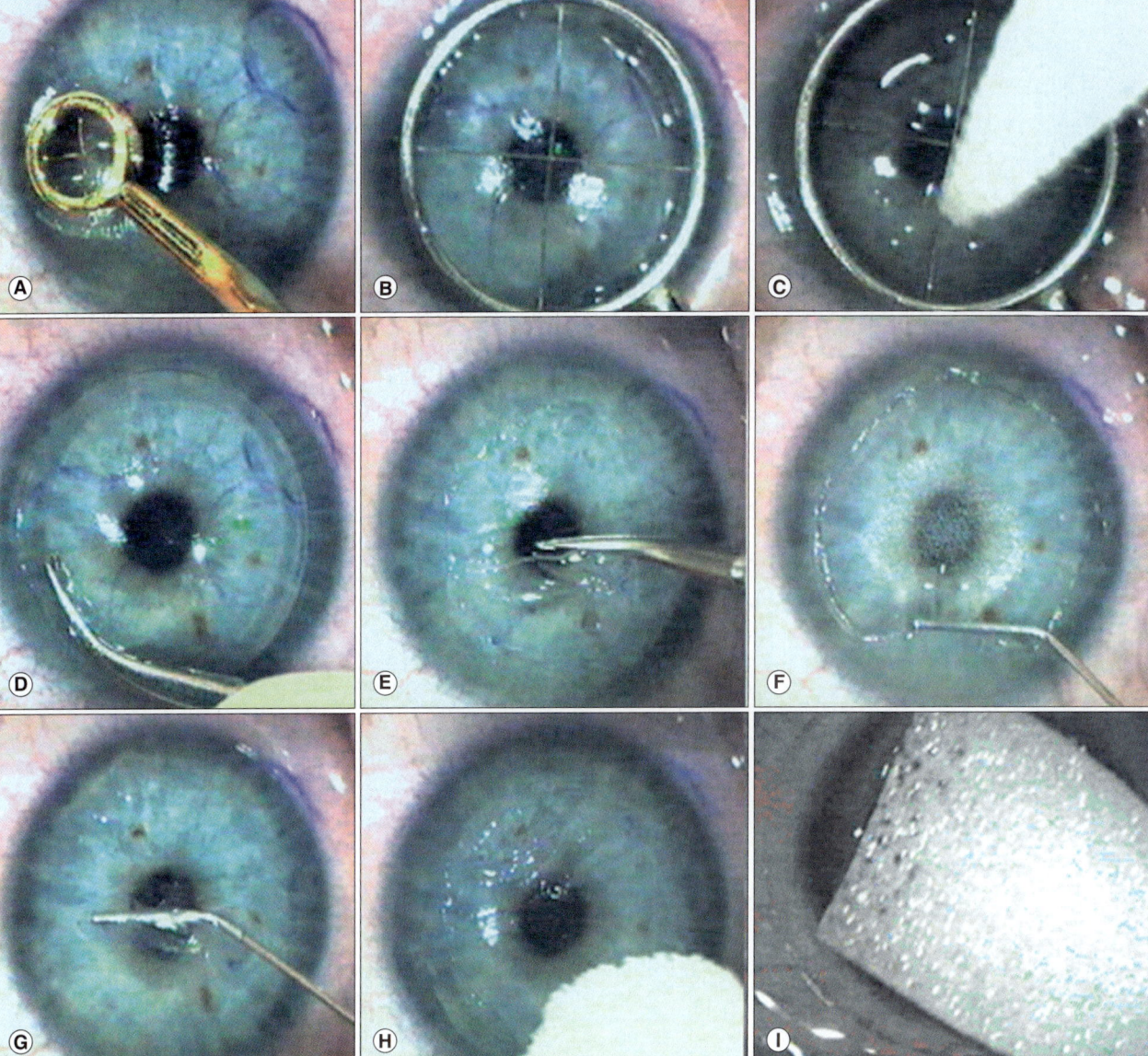

Figura 3.3.3 Nossa técnica atual de LASEK. A. Múltiplas marcas são aplicadas ao redor da periferia da córnea, simulando um padrão floral. **B.** Um distribuidor de álcool consistindo em um marcador semiafiado personalizado de 7 ou 9 mm preso a um cabo metálico oco serve como um reservatório para o álcool a 18%. Uma pressão firme é exercida sobre a córnea e o álcool é liberado no poço do marcador. **C.** Após 25 a 30 segundos, o etanol é absorvido com uso de uma esponja de celulose seca. **D.** Uma lâmina de tesoura Vannas modificada (observe o botão na ponta da lâmina inferior) é então inserida sob o epitélio e trafega ao redor de sua margem delineada, deixando de 2 a 3 horas de margem intacta, de preferência na posição de 12 horas. **E.** O epitélio solto é removido como uma única lâmina usando uma esponja Merocel® ou a borda da pinça de um joalheiro, deixando-a presa na sua dobradiça. **F.** Após a ablação a *laser* ser realizada, uma cânula de câmara anterior é usada para hidratar o estroma e o retalho epitelial com solução salina balanceada. **G.** O retalho epitelial é substituído no estroma usando a cânula sob irrigação intermitente. **H.** Toma-se cuidado para realinhar o retalho epitelial usando as marcas anteriores e para evitar defeitos epiteliais. O retalho é então deixado secar por 2 a 5 minutos. Corticosteroides tópicos e medicamentos antibióticos são aplicados. **I.** Uma lente de contato terapêutica é colocada. (Reproduzida de Azar DT, Taneri S. LASEK. Em: Azar DT, Gatinel D, Hoang-Xuan T, editors. Refractive surgery. 2nd ed. Philadelphia: Elsevier; 2007. p. 239-47.)

frente de onda pré-operatória do paciente e a compara com a frente de onda pós-operatória desejada. A diferença é usada para gerar um mapa tridimensional da ablação planejada. Assim, padrões complexos de ablação gerados por computador customizados são fornecidos na tentativa de diminuir também o AAO preexistente.

RESULTADOS

Ceratectomia fotorrefrativa para miopia e astigmatismo

Os resultados melhoraram com o tempo, à medida que as técnicas e os *lasers* evoluíram com base na experiência adquirida nos primeiros estudos. Os tratamentos limitados à miopia de baixo grau (menor que −6,00 D) alcançaram uma refração equivalente esférica média final entre −0,04 D e −0,44 D no pós-operatório. Em vários estudos, 25,9 a 80% dos pacientes obtiveram acuidade visual pós-operatória não corrigida (UCVA, do inglês *uncorrected visual acuity*) igual ou superior a 20/20, enquanto cerca de 82% a 91,5% dos pacientes receberam acuidade visual mais bem corrigida (BCVA, do inglês *best-corrected visual acuity*) de 20/40 ou maior. A perda de BCVA, em uma medida de segurança, é geralmente de 2 a 4%, mas aumenta significativamente em estudos que tratam miopia de grau alto ou muito alto.[13,49-53]

Os números para miopia de alto grau caem para cerca de 27 a 30% dos pacientes que alcançam 20/40 ou melhor visão para mais de −10,00 D com 39% deles dentro de 1,00 D de emetropia.[34,54] Outro estudo relatou 42,9% de olhos dentro de 1,00 D de correção pretendida, 6 a 9 anos após PRK para miopia ≥6,00 D.[55]

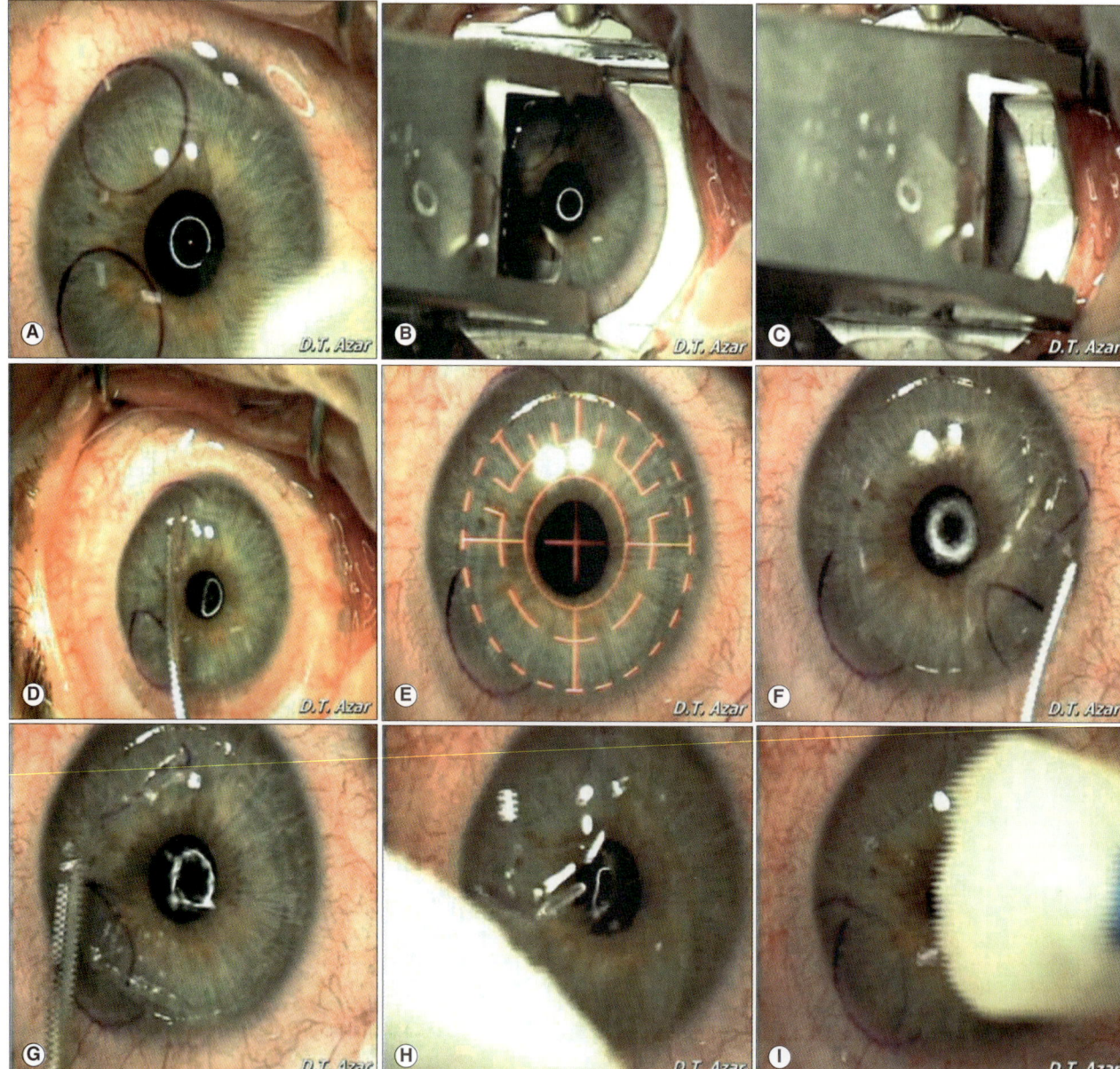

Figura 3.3.4 A Técnica Epi-LASIK. A. Marcas são aplicadas ao redor da periferia da córnea. **B e C.** O epicerátomo é aplicado ao olho com aspiração; a lâmina oscilante separa o epitélio. Quando o separador chega à posição final, a aspiração é liberada e o dispositivo é removido do olho. **D.** Com o uso de uma esponja Merocel® úmida ou de uma espátula metálica, o epitélio é refletido revelando o estroma corneano. **E.** A ablação a *laser* é realizada. **F e G.** A córnea é irrigada com solução salina balanceada e a lâmina epitelial é cuidadosamente reposicionada. **H e I.** A lâmina epitelial corneana substituída é deixada secando por 2 a 3 minutos, e uma lente de contato terapêutica é colocada. (Reproduzida, com autorização, do Azar DT, editor, Ghanem RC, editor de DVD. Refractive Surgery. 2ⁿᵈ ed. St Louis: Mosby Elsevier; 2006.)

A partir dos estudos de seguimento de 1,5 e 6 anos, foi relatado que todas as ablações de PRK miópicas eram acompanhadas por um deslocamento hipermetrópico que aumentava com a magnitude da correção miópica seguida por um período de regressão que compensava o desvio hipermetrópico, finalmente estabilizando em 3 a 6 meses.

O desvio padrão do desfecho pós-operatório se elevou com o aumento da tentativa de correção. Nenhuma regressão significativa ocorreu após 1,5 ou após seis anos.[2,56-57] A estabilidade refrativa, na verdade, continua por até 12 anos, conforme relatado por Rajan *et al.*[58]

Foi demonstrado que os resultados refrativos em procedimentos a base de retalhos e PRK são comparáveis em pacientes com miopia leve a moderada, mas com PRK os resultados são melhores em pacientes com miopia de alto grau.[59] A reabilitação visual após a PRK é mais lenta que após a LASIK. Um estudo recente comparando os dois procedimentos mostrou eficácia de acuidade visual semelhante no tratamento de olhos com miopia de alto grau (≥ −10,00 D) em longo prazo, com LASIK tendo eficácia e segurança superiores em relação a PRK nos dois primeiros anos após a cirurgia.[60]

A correção do astigmatismo é mais complicada do que a correção da miopia ou da hipermetropia, pois envolve tanto a quantidade quanto a orientação do astigmatismo. Ensaios mais recentes mostraram resultados promissores no tratamento do astigmatismo. Em geral, os resultados naqueles com níveis baixos e moderados de astigmatismo têm maior previsibilidade e segurança do que aqueles com alto grau de astigmatismo. A PRK para a correção do astigmatismo misto é uma técnica útil em termos de eficácia, segurança e previsibilidade com técnicas convencionais e personalizadas de ablação.[61]

Ceratectomia fotorrefrativa para hipermetropia

O tratamento da hipermetropia com *excimer laser* PRK tem ficado aquém do da miopia. A curvatura reprodutível da córnea tem sido mais difícil de obter do que o achatamento, e a regressão tem sido um problema maior.

A PRK hipermetrópica apresenta boa previsibilidade e segurança nas pessoas com grau baixo e moderado; os resultados para hipermetrópicos de alto grau são menos impressionantes. Em um estudo de Pacella et al.,[59] incluindo hipermetropia até +4,75 D, 100% dos pacientes alcançaram 20/30 de acuidade ou melhor, e o equivalente esférico pós-operatório médio foi de –0,01 D. Em contrapartida, para pacientes entre +11,00 e +16,00 D de hipermetropia, apenas 37% tinham um equivalente esférico dentro de 1 D de emetropia.[62]

A eficácia em longo prazo e a estabilidade da PRK esférica e astigmática foram semelhantes à LASIK.[63] No entanto, o tempo de cicatrização epitelial foi previsivelmente maior para o grupo PRK. Os olhos submetidos à LASIK experimentaram menos dor/desconforto e recuperação visual mais rápida. Foi demonstrado que a MMC previne a formação de opacidade e melhora a previsibilidade e a eficácia da PRK.[64]

PRK guiada por frente de onda

A PRK personalizada demonstrou ser segura e eficaz para a correção de miopia baixa a moderada e alta, astigmatismo miópico composto e hipermetropia. Em um estudo recente, o equivalente esférico refrativo médio foi de – 0,16 ± 0,45 um ano após a PRK miópica personalizada, com 96,6% de olhos dentro de ± 1,00 D de correção pretendida. Em outro estudo, 80% dos olhos alcançaram acuidade visual à distância não corrigida (UDVA, do inglês *uncorrected distance visual acuity*) de 20/20.[65-67] Um estudo randomizado, prospectivo, contralateral dos olhos, comparando PRK personalizada e convencional, mostrou que a média da acuidade visual não corrigida e corrigida não diferiu significativamente nos dois grupos. A aberração de alta ordem foi menor no grupo personalizado, mas isso não pareceu se correlacionar com resultados clínicos.[68] Devemos perceber que não é possível eliminar totalmente essas AAO com tratamento de frente de onda também.[69]

Comparada com a LASIK guiada pela frente de onda, a PRK guiada pela frente de onda teve eficácia, previsibilidade, segurança e sensibilidade ao contraste semelhantes. Em um estudo, esta técnica induziu estatisticamente menos AAO do que aquela.[53,66,70] A PRK guiada pela frente de onda com MMC foi usada para tratar com sucesso a miopia/hipermetropia residual nos olhos com RK anterior, com uma melhora média de três linhas de acuidade não corrigida em ambos os grupos.[71]

COMPLICAÇÕES

Complicações gerais para toda a superfície | Procedimentos de ablação

Hipocorreção ou hipercorreção

A resposta da cicatrização da ferida da córnea após a ablação da superfície (PRK) é mais complexa do que depois da LASIK para a mesma quantidade de correção.[72] Portanto, complicações como regressão, hipercorreção e opacidade são mais comuns. A regressão refrativa é uma manifestação de cicatrização de ceratócitos estromais no pós-operatório ou, menos importante, hiperplasia epitelial. O excesso de líquido ou ressecamento do estroma corneano no intraoperatório pode resultar em subcorreção ou hipercorreção.

Em casos de subcorreção com miopia residual, a forma mais simples de tratamento é usar óculos ou lentes de contato. O uso de lentes de contato pode ser altamente bem-sucedido após a ablação da superfície. Uma tentativa pode ser feita para reduzir a cicatrização de feridas em pacientes com hipocorreção leve usando corticosteroides; resultados mistos foram relatados com esta técnica. Miopia residual também pode ser tratada por outra cirurgia refrativa, incluindo PRK adicional ou LASIK.

A hipercorreção é um resultado desejado nos primeiros meses após a ablação da superfície, já que geralmente há uma regressão de 5% a 10%. Se o paciente tiver um grau de sobrecorreção maior do que o esperado em 1 mês ou mais após a cirurgia, pode ser feita uma tentativa de aumentar a cicatrização de feridas, reduzindo rapidamente os corticosteroides. Se ocorrer remodelação adicional do estroma durante essa redução de corticosteroide, ocorrerá uma diminuição na quantidade de hipermetropia. Uma rápida redução dos corticosteroides pode induzir a opacidade da córnea em alguns pacientes, então o monitoramento é importante. Além disso, como mencionado anteriormente, a modulação refrativa com terapia com corticosteroides não é sempre bem-sucedida.

Problemas epiteliais

A ablação hiperópica é limitada pelo grande defeito epitelial criado. Normalmente, o defeito cicatriza em 3 a 4 dias. A cicatrização inadequada pode levar a defeitos epiteliais persistentes. Olho seco preexistente, doença do tecido conjuntivo autoimune ou *diabetes* melito predispõem a ele. A toxicidade da medicação pode levar à ceratite puntiforme superficial (SPK, do inglês *superficial punctate keratitis*). A descontinuação de tal medicação pode ser considerada juntamente com o uso de lágrimas artificiais sem conservantes. Os defeitos persistentes precisam ser tratados de maneira agressiva com curativos oclusivos, soro autólogo, oclusão do ponto lacrimal ou ciclosporina, conforme o caso individual. Isto é necessário para evitar a formação de opacidade, cicatrizes e um possível risco de infecção na córnea.

Formação de opacidade | Cicatriz na córnea

Opacidade transitória após ablação da superfície, que pode ser visualmente significativa e pode causar perda de BCVA (Figura 3.3.5), pode resultar do processo de cicatrização da ferida da córnea. A formação de opacidade pode ser visualmente significativa e causar perda de BCVA (ver Figura 3.3.5). Na maioria dos casos, aparece dentro de algumas semanas como uma leve opacidade estromal anterior esbranquiçada, difusa, que aumenta em gravidade por 2 a 4 meses e depois desaparece. A opacidade de início tardio é definida como uma opacidade que se apresenta em 4 a 14 meses de pós-operatório.[73] Tem sido associada à exposição ultravioleta; os pacientes devem ser advertidos a sempre usar proteção ultravioleta quando estiverem ao ar livre durante os primeiros anos após o procedimento. O desenvolvimento de cicatriz corneana pode ser evitado pelo uso profilático de MMC a 0,02% em pacientes com maiores correções equivalentes esféricas.[44] A remoção cirúrgica da cicatriz com o *excimer laser* pode melhorar a função visual nesses pacientes.

Olhos secos

Acredita-se que os sintomas de olho seco sejam menos comuns após procedimentos de ablação de superfície em comparação com LASIK. O processo de reinervação é mais rápido, porque as terminações nervosas que sofreram ablação estão localizadas perto da superfície epitelial.[74]

Ceratite infecciosa

Embora rara, a ceratite infecciosa pode ser uma complicação devastadora de qualquer cirurgia refrativa. A ruptura do epitélio da córnea como uma barreira e o uso de uma lente de contato terapêutica de uso prolongado são fatores predisponentes para o desenvolvimento da infecção corneana. Além disso, o uso de corticosteroides tópicos pode suprimir a resposta imune à infecção. As espécies de estafilococos foram observadas como os organismos causadores mais comuns e as espécies de estreptococos como as seguintes, com *Pseudomonas aeruginosa* também causando ceratite bacteriana.[75] Microrganismos oportunistas como *Mycobacterium chelonae* e infecções fúngicas foram relatados. Antibióticos profiláticos de amplo espectro, como fluoroquinolonas de quarta geração, são comumente prescritos para o controle destas infecções.

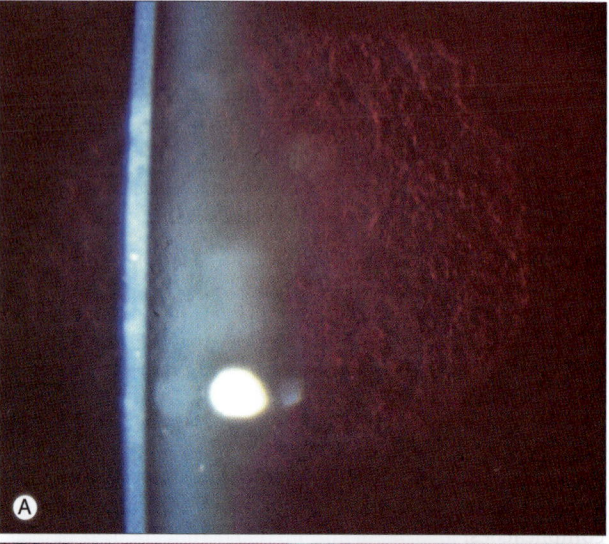
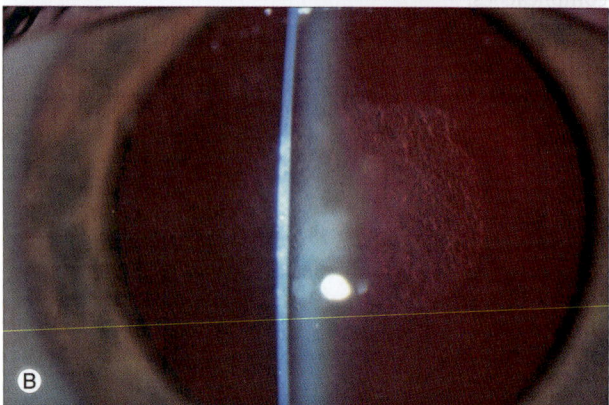

Figura 3.3.5 Opacidade da córnea após PRK em um paciente com LASIK anterior quando nenhuma mitomicina C foi usada. **A.** Feixe de fenda de opacidade subepitelial. **B.** Opacidade evidente sobre área de fotoablação.

Complicações intraoperatórias específicas relacionadas à LASEK

Vazamento de álcool durante a cirurgia

O vazamento de álcool pode ocorrer durante LASEK e respingar no epitélio do limbo e conjuntiva. Quando isso acontece, deve ser imediatamente absorvido com uma esponja e a área irrigada completamente com solução salina balanceada. Não é provável que ocorram complicações significativas em longo prazo se a irrigação imediata for realizada.

Descolamento epitelial incompleto

A exposição insuficiente ao álcool e a uma técnica cirúrgica ruim podem levar ao descolamento epitelial incompleto. Isso, por sua vez, pode resultar na laceração do retalho, na fragmentação ou na criação de uma perfuração. Se o descolamento epitelial for difícil, a aplicação adicional de álcool geralmente é suficiente para facilitar o descolamento completo da lâmina epitelial. Se isso ainda falhar, então o epitélio remanescente pode ser raspado e o procedimento facilmente convertido em PRK.

Complicações intraoperatórias específicas relacionadas com Epi-LASIK

A principal diferença entre a LASEK e a Epi-LASIK é que a separação da camada epitelial é realizada mecanicamente sem expor a córnea ao álcool ou a outros agentes químicos que possam ser tóxicos para as células epiteliais.[76,77] O uso de um separador epitelial motorizado, no entanto, cria um conjunto diferente de problemas relacionados com o retalho, tais como um retalho epitelial livre e incompleto e lacrimejamento, fragmentação ou perfuração do retalho. No entanto, ao contrário das complicações relacionadas com o retalho da LASIK, quando estas ocorrem na Epi-LASIK, o epitélio residual pode ser removido mecanicamente, e o procedimento, convertido com facilidade em uma PRK padrão com resultados igualmente bons. É nesse ponto que a Epi-LASIK oferece vantagens sobre a LASIK, em que as complicações relacionadas com o retalho de córnea muitas vezes exigem que o procedimento LASIK seja abandonado.

CONCLUSÕES

Os procedimentos de ablação da superfície com *excimer laser* incluem PRK, LASEK e Epi-LASIK. As técnicas ainda estão em desenvolvimento e certamente haverá avanços significativos no futuro. Desenvolvimentos de ablação corneana customizada usando análise de frente de onda, sistemas de registro a *laser* e uso de MMC têm sido os avanços mais recentes até hoje na correção da visão com *laser*. Embora a LASIK continue sendo o procedimento cirúrgico preferido na maioria das situações, a PRK, a LASEK e a Epi-LASIK são alternativas úteis em pacientes com córneas finas e em pacientes propensos ao deslocamento, como militares ou atletas de esportes de contato. Um entendimento maior da óptica da cirurgia refrativa e da resposta da cicatrização da ferida na córnea pode nos ajudar a melhorar nossos resultados e modular a cicatrização pós-operatória do paciente para melhorar nossa meta de cirurgia refrativa previsível e segura.

BIBLIOGRAFIA

Azar DT, Ang RT. Laser subepithelial keratomileusis: evolution of alcohol assisted flap surface ablation. Int Ophthalmol Clin 2002;42:89–97.

Azar DT, Ang RT, Lee JB, et al. Laser subepithelial keratomileusis: electron microscopy and visual outcomes of flap photorefractive keratectomy. Curr Opin Ophthalmol 2001;12:323–8.

Camellin M. Laser epithelial keratomileusis for myopia. J Refract Surg 2003;19:666–70.

Carones F, Vigo L, Scandola E, et al. Evaluation of the prophylactic use of mitomycin-C to inhibit haze formation after photorefractive keratectomy. J Cataract Refract Surg 2002;28:2088–95.

Cimberle M, Camellin M. LASEK technique promising after 1 year of experience. Ocular Surg News 2000;18:14–17.

Heitzman J, Binder P, Kasser B, et al. The correction of high myopia using the excimer laser. Arch Ophthalmol 1993;111:1627–34.

Krueger RR, Trokel SL. Quantitation of corneal ablation by ultraviolet laser light. Arch Ophthalmol 1985;103:1741–2.

Krueger RR, Trokel SL, Schubert HD. Interaction of ultraviolet laser light with the cornea. Invest Ophthalmol Vis Sci 1985;26:1455–64.

Munnerlyn CR, Koons SJ, Marshall J. Photorefractive keratectomy: a technique for laser refractive surgery. J Cataract Refract Surg 1988;14:46–52.

Pallikaris IG, Kalyvianaki MI, Katsanevaki VJ, et al. Epi-LASIK: preliminary clinical results of an alternative surface ablation procedure. J Cataract Refract Surg 2005;31:879–85.

Pallikaris IG, Katsanevaki VJ, Kalyvianaki MI, et al. Advances in subepithelial excimer refractive surgery techniques: epi-LASIK. Curr Opin Ophthalmol 2003;14:207–12.

Rajan MS, Jaycock P, O'Brart D, et al. A long-term study of photorefractive keratectomy 12-year follow-up. Ophthalmology 2004;111:1813–24.

Schwiegerling J, Snyder RW. Corneal ablation patterns to correct for spherical aberration in photorefractive keratectomy. J Cataract Refract Surg 2000;26:214–21.

Taneri S, Feit R, Azar DT. Safety, efficacy and stability indices of LASEK correction in moderate myopia and astigmatism. J Cataract Refract Surg 2004;30:2130–7.

Taneri S, Zieske JD, Azar DT. Evolution, techniques, clinical outcomes, and pathophysiology of LASEK: review of the literature. Surv Ophthalmol 2004;49:576–602.

As referências completas estão disponíveis no **GEN-io**.

PARTE 3 CIRURGIA REFRATIVA

LASIK

3.4

Patricia B. Sierra e David R. Hardten

Definição: A ceratomileuse *in situ* assistida por *laser* (LASIK, do inglês *laser-assisted in situ keratomileusis*) é um tipo de cirurgia corneana lamelar que emprega uma ablação do estroma corneano por *excimer laser* sob *flap* corneano pediculado.

Características principais

- Combina a cirurgia lamelar com a precisão do *excimer laser*
- O *flap* pediculado pode ser criado com um microcerátomo ou um *laser* de femtossegundo; no entanto, os *lasers* de femtossegundo produzem *flaps* mais finos, mais previsíveis e com menos complicações
- Técnica de cirurgia refrativa mais amplamente utilizada
- Excelente opção para refinar erros de refração em pseudofácicos, especialmente com lentes multifocais e tóricas
- Avanços recentes, incluindo ablações guiadas por frente de onda, otimizadas por frente de onda e guiadas por topografia melhoram os resultados visuais e a previsibilidade
- As taxas recentes de ectasia continuam caindo devido a uma melhor triagem e conscientização pré-operatória.

Recursos associados

- A técnica de ceratectomia fotorrefrativa (PRK) e outros procedimentos de superfície são uma alternativa para pacientes nos quais a LASIK pode não ser o ideal
- Ablação intraoperatória e complicações pós-operatórias
- LASIK em casos complexos: após ceratotomia radial (RK, do inglês *radial keratotomy*), PRK e ceratoplastia penetrante (PKP, do inglês *penetrating keratoplasty*)
- LIO após LASIK.

REVISÃO HISTÓRICA

Os princípios da cirurgia refrativa da córnea datam pelo menos do século 19.[1] No entanto, a cirurgia refrativa lamelar só foi descrita em 1949, quando o Dr. José I. Barraquer percebeu que o poder de refração do olho poderia ser alterado pela subtração ou adição de tecido corneano.[2] O termo *ceratomileuse,* derivado das raízes gregas *keras* (parecido com corno = córnea) e *mileusis* (esculpir), foi usado para descrever as técnicas lamelares.[3-5] Infelizmente, havia muitas desvantagens no procedimento (ou seja, instrumentação complexa, curva de aprendizado acentuada, altas taxas de complicações e cicatrizes na córnea),[4] e o entusiasmo inicial logo se dissipou.

Somente após o Dr. Luis Ruiz voltar-se para a ceratomileuse *in situ* é que as dificuldades técnicas das práticas anteriores foram superadas. A introdução por Ruiz, no início dos anos 1980, de um microcerátomo impulsionado por engrenagens foi um marco significativo para o desenvolvimento da cirurgia refrativa moderna. Dr. Leo Bores, em 1987, realizou a primeira ceratomileuse *in situ* nos EUA. Essa técnica ainda era difícil de ser realizada e teve uma significativa taxa de complicações.[5,6]

Em poucos anos, os avanços na instrumentação possibilitaram que a ceratoplastia lamelar fosse realizada com maior precisão, ficando conhecida como ceratoplastia lamelar automatizada (ALK, do inglês *automated lamellar keratoplasty*). Os resultados da ALK para miopia apresentaram melhora em relação às técnicas lamelares anteriores, mas ainda estavam longe de serem previsíveis, com indução significativa de astigmatismo irregular e redução da acuidade visual corrigida (AVC).[7]

A introdução do *excimer laser* teve um impacto maior na prática da cirurgia refrativa do que qualquer outro evento nos últimos 25 anos.[6] Trokel *et al.* sugeriram ceratectomia fotorrefrativa (PRK) depois de estudar o efeito do *excimer laser* em córneas de animais em 1983.[8] Foi posteriormente revelado que, na miopia maior que 6,00 dioptrias (D), a PRK resultou em opacidade corneana central significativa, regressão do efeito refrativo e pobre previsibilidade.

Buratto relatou o uso do *excimer laser in situ* após a remoção de uma lamela de tecido corneano.[9] Em outro avanço de sua técnica, Pallikaris teve a ideia de combinar a precisão da PRK com a técnica de ALK e criar um *flap* pediculado que era reposicionado após o tratamento do leito estromal com o *laser*.[10-12] Dessa maneira, a técnica LASIK foi introduzida, projetada e desenvolvida na Universidade de Creta e no Vardinoyannion Eye Institute of Crete, na Grécia.[12] A LASIK evitava o posicionamento impreciso da lamela corneana, que produzia um astigmatismo irregular significativo. Em seguida, Guimarães *et al.* relataram que a sutura poderia ser eliminada por meio da secagem breve do *flap*.[13,14]

Em resumo, foi a combinação de uma antiga técnica (ceratomileuse) com a nova tecnologia (*excimer laser*) que redefiniu a cirurgia refrativa da córnea no final do século 20.[9] Buratto[9] e Pallikaris[12] são responsáveis pela combinação de técnicas cirúrgicas lamelares desenvolvidas por Barraquer,[5] e a tecnologia do *excimer laser* em um procedimento que eles chamaram de ceratomileuse *in situ* assistida por *laser*.

LASIK

A LASIK combina a cirurgia corneana lamelar com a precisão do *excimer laser*. Envolve a ablação por *excimer laser* do estroma da córnea sob um *flap* corneano pediculado que é criado com um microcerátomo ou um *laser* de femtossegundo.

A LASIK tem sido usada para corrigir até 15,00 D de miopia, 6,00 D de hipermetropia e até 6,00 D de astigmatismo. A faixa de correção utilizada não foi claramente definida, e muitos cirurgiões trataram pacientes além desses limites com sucesso. Os resultados na avaliação clínica do procedimento quanto à previsibilidade (porcentagem de olhos dentro de determinada meta pós-operatória, ou seja, ± 0,5 D), eficácia (porcentagem de olhos com perda da visão corrigida no pós-operatório, ou seja, perda de duas ou mais linhas), estabilidade (avaliação da estabilidade da refração em determinado intervalo de pós-operatório) e qualidade de visão (incidência de fenômenos visuais adversos, como halos, reflexos etc.) apresentaram melhoras em dioptrias menores do que em dioptrias mais altas de correção.[15] A maioria dos cirurgiões agora limita seus níveis de correção a menos de 8,00 a 10,00 D de miopia e 4,00 D de hipermetropia.[16]

A córnea normal tem formato prolado (maior curvatura central do que periférica). Os procedimentos refrativos a laser da miopia invertem essa forma prolada natural da córnea e diminuem a curvatura central da córnea criando uma forma oblada (Figura 3.4.1). A cirurgia da córnea para hipermetropia difere em vários aspectos importantes da cirurgia para miopia. O poder de refração da córnea deve ser aumentado para o tratamento da hipermetropia, enquanto deve ser diminuído para tratar a miopia. As ablações com excimer laser para o tratamento da hipermetropia são aplicadas na periferia média, resultando em aumento da curvatura da córnea central e aplanamento relativo da periferia, com ablação mínima no centro da córnea (Figura 3.4.2). Tratamentos eficazes para hipermetropia têm um diâmetro de ablação maior do que aqueles para miopia.

O tratamento do astigmatismo hipermetrópico é realizado com o *excimer laser* removendo o tecido ao longo da área paracentral, promovendo o aumento de curvatura do meridiano plano. Os padrões de ablação cilíndrica para correção do astigmatismo misto incluem as técnicas bitórica e de cilindro cruzado. A técnica de LASIK bitórico consiste em aplanar o meridiano mais curvo com uma ablação cilíndrica em combinação com uma ablação paracentral sobre o meridiano plano para aumentar a curvatura deste eixo. A técnica de cilindro cruzado corrige o astigmatismo dividindo a potência do cilindro em duas partes simétricas. Metade da correção é tratada no meridiano negativo e metade positivo.

Excimer lasers

O *excimer laser* é usado para remodelar a superfície da córnea, removendo o tecido estromal anterior. O processo pelo qual o *excimer laser* remove o tecido corneano é a fotodecomposição ablativa não térmica.[17]

Padrões de distribuição de *laser* incluem feixe amplo, fenda de varredura e *flying-spot*. Alguns *lasers* têm uma combinação de mecanismos que possibilitam grandes e pequenas áreas de tratamento por meio de um sistema denominado varredura local variável. Isso combina a vantagem de um menor tempo de tratamento, cuidando de grandes áreas de uma só vez e a flexibilidade de tratar áreas menores assimetricamente, quando necessário, com um feixe de pequeno diâmetro.[18]

Existem quatro tipos básicos de perfis de tratamento com *excimer laser*: convencional, otimizado por frente de onda, guiado por frente de onda e guiado por topografia.

A LASIK convencional, também chamada de LASIK padrão ou tradicional, foi o primeiro perfil a receber aprovação da *Food and Drug Administration* (FDA) e ainda é usado comumente hoje em dia. A LASIK convencional aplica uma correção esferocilíndrica simples obtida por meio de uma refração manifesta e baseada na remoção de tecido usando a equação de Munnerlyn.[19] Entretanto, a LASIK convencional para tratar a miopia induz aberração esférica positiva dependente da quantidade da correção.[20]

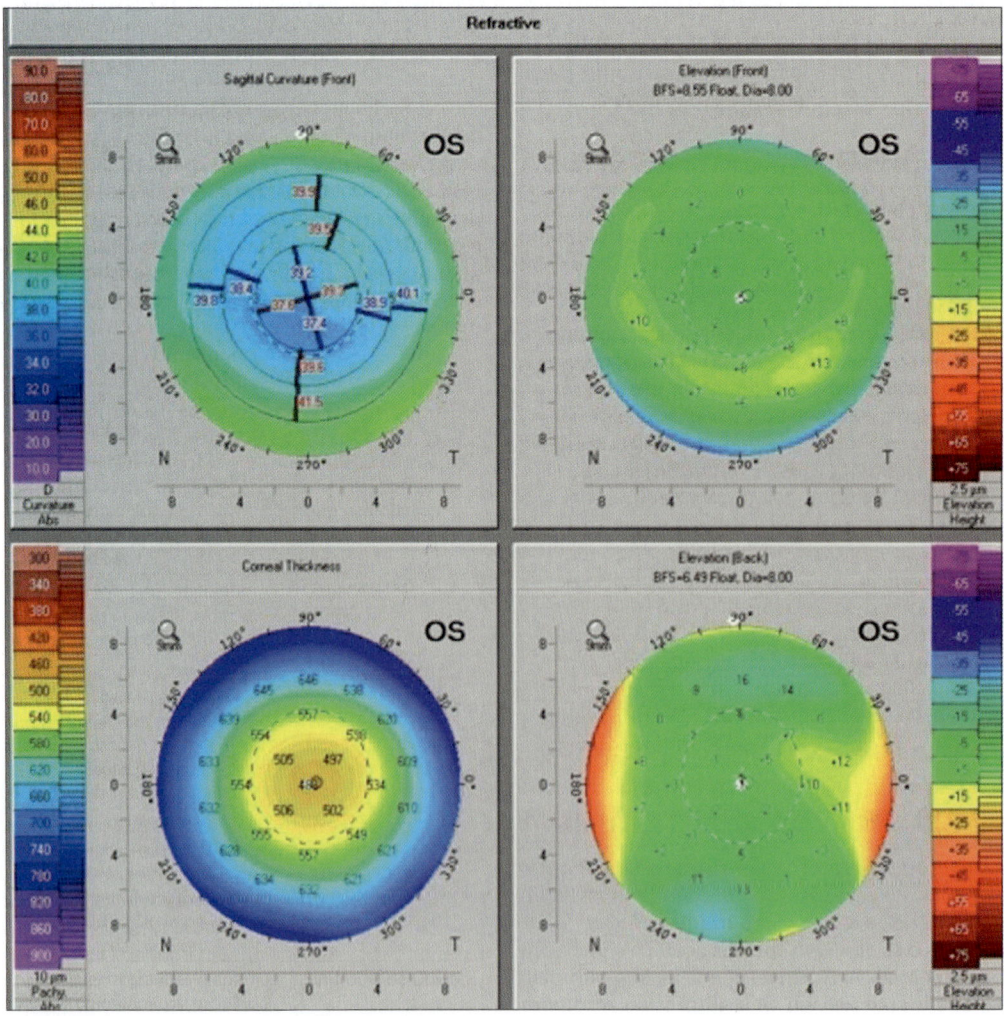

Figura 3.4.1 Pós-LASIK miópica com imagem de Scheimpflug. Observe o aplanamento corneano central nos mapas de curvatura sagital e elevação anterior com o afinamento correspondente no mapa de paquimetria.

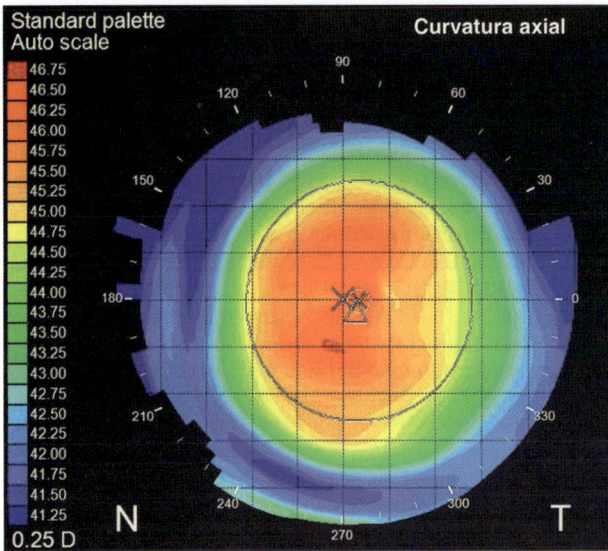

Figura 3.4.2 Imagem pós-LASIK hipermetrópica na topografia de disco de Plácido. Observe o aumento da curvatura central da córnea.

Nos tratamentos convencionais, o melhor ponto a ser usado para a centralização do procedimento refrativo ainda não está claro, com as opções de centralização no eixo visual, no centro da pupila ou no reflexo de luz na córnea[21,22]. Dispositivos de seguimento dos movimentos oculares (*eye-tracking*) dependem de *lasers* infravermelhos ou câmeras para acompanhar pequenos movimentos oculares e mover o feixe de ablação a *laser* simultaneamente.

Estudos mostraram melhorias na acuidade visual não corrigida (AVNC), AVC e centralização com *eye-tracking*.[23,24] Ablações maiores e zonas de transição podem reduzir a incidência de *glare* e halos.[25]

A LASIK guiada por frente de onda (WFG, do inglês *wavefront-guided*), também chamada de LASIK personalizada, é uma variação na qual o *excimer laser* faz uma ablação em um padrão sofisticado com base em medições de um aberrômetro. O objetivo da WFG LASIK é conseguir uma melhor ablação com base nas aberrações ópticas medidas com o aberrômetro de frente de onda, não apenas esfera e cilindro (aberrações de baixa ordem). Existem outros tipos de aberrações ópticas oculares, por exemplo, coma e aberração esférica, chamados de aberrações de alta superior (HOA). A tecnologia de frente de onda mede tanto as aberrações de baixa ordem como as HOA,[26,27] melhorando a precisão da refração para 0,1 D ou menos. Existem vários métodos que podem ser usados para medir a frente de onda: Tscherning, esquiascopia dinâmica, *ray-tracing* e Hartmann-Shack. Todos avaliam como a luz é modificada ao passar pelo cristalino e pela córnea, e uma frente de onda é construída analisando-se os raios de luz de saída. A forma da frente de onda descreve a aberração total do olho. O tamanho da frente de onda (área de corte transversal) é determinado pelo tamanho da pupila.

O primeiro passo na técnica LASIK com base em frente de onda é um exame com um dispositivo de frente de onda que mede as aberrações. O perfil para corrigir essas aberrações é criado e exportado para um *excimer laser* e usado para guiar a ablação durante a LASIK (Figura 3.4.3A). À medida que os padrões e tratamentos de ablação tornam-se mais complexos e específicos para o indivíduo, a importância do registro preciso desses padrões na córnea aumenta. A ciclorrotação significativa pode introduzir aberrações pós-cirúrgicas significativas.[22,28,29] O reconhecimento de íris é capaz de compensar deslocamentos centroides da pupila devido a iluminações variáveis e tamanhos de pupila, fazendo referência à periferia da íris com melhor centralização das ablações de frente de onda.[30]

Os dados de frente de onda podem fornecer informações úteis no contexto pós-operatório, no qual podem ser usados para identificar e descrever HOA específicos, bem como ser compatíveis com os sintomas visuais subjetivos de um paciente.

Os perfis de tratamento otimizados pela frente de onda são correções fundamentadas na população, projetadas para reduzir ou eliminar a aberração esférica induzida pela LASIK convencional.[31] O tratamento otimizado por frente de onda baseia-se em uma correção esferocilíndrica que é ajustada por um algoritmo interno para remover tecido adicional na periferia da zona de ablação, criando assim um formato de córnea mais prolado.

Nas correções miópicas tradicionais, os pulsos de *laser* na córnea periférica têm um efeito diminuído devido ao ângulo oblíquo do feixe de *laser*, que induz a aberração esférica. Para compensar esse efeito em uma ablação otimizada por frente de onda, pulsos extras de *laser* são aplicados na periferia da córnea (Figura 3.4.3B).[32,33]

A LASIK guiada por topografia usa informações da curvatura corneana e da correção esferocilíndrica refrativa para determinar o perfil de ablação do *excimer laser* (Figura 3.4.3C).

Os topógrafos, que não são limitados pelo tamanho da pupila, podem medir pontos de curvatura maiores e com diâmetro maior na córnea em comparação com os dispositivos de frente de onda. Os tratamentos guiados por topografia podem ser usados com sucesso em olhos altamente aberrados (como córneas com opacidade ou astigmatismo irregular) e não são afetados pelo estado de acomodação, catarata precoce ou opacidade vítrea.[34]

Seleção de pacientes

Avaliação pré-operatória e abordagem diagnóstica

O primeiro passo na avaliação deve ser determinar os objetivos do paciente em buscar a cirurgia refrativa e avaliar se o paciente tem expectativas realistas. Os pacientes devem entender os riscos, benefícios e alternativas para o procedimento LASIK. Uma refração estável é importante. A maioria dos cirurgiões agora considera como limite superior de tratamento 8 a 10 D de miopia, embora os *lasers* sejam capazes de tratar refrações mais altas.

Uma revisão das condições oculares e sistêmicas também é importante. A acuidade visual é medida usando a refração manifesta e estática. A refração é comparada com refrações prévias com óculos para avaliar a estabilidade da refração para o olho em questão. Além disso, a refração da frente de onda pode ser usada como linha de base para obter a refração manifesta ajustada pela frente de onda (WAMR). O tamanho da pupila, o teste de dominância ocular e a visão de perto e à distância com e sem correção também devem ser documentados. Os exames do segmento anterior e posterior são realizados para descartar outras condições que possam afetar adversamente o resultado cirúrgico.

A medida da espessura central da córnea é um elemento importante da avaliação pré-operatória. A WFG e os procedimentos otimizados geralmente removem mais tecido estromal em comparação aos tratamentos convencionais. Um leito estromal residual estimado é necessário para o planejamento cirúrgico, porque é um fator que pode prever a ectasia pós-operatória. É calculado subtraindo a espessura prevista do *flap* e a profundidade máxima de ablação a partir da medida central da espessura da córnea. O leito residual mínimo para LASIK permanece controverso, embora 250 a 300 μm seja geralmente reconhecido como um mínimo.

Pode ocorrer ectasia mesmo com leitos estromais residuais espessos em olhos com características de ceratocone. Para compensar as variações na espessura real do *flap*, o leito estromal pode ser medido após o levantamento do *flap* para possibilitar uma determinação mais acurada do leito residual. Uma porcentagem da profundidade do tecido anterior alterada (PTA) ≥ 40 no momento da LASIK foi significativamente associada ao desenvolvimento de ectasia em um estudo de olhos com topografia pré-operatória normal.[35]

Usuários de lentes de contato rígidas devem remover suas lentes por 3 a 4 semanas antes do exame e usuários de lentes de contato gelatinosas devem ficar 2 semanas sem as lentes.

A possibilidade de monovisão deve ser discutida com pacientes com idade presbiópica ou próximos dela; a discussão deve incluir reflexos e halos, a possibilidade de hipo e hipercorreção, e quaisquer considerações especiais. Materiais de leitura apropriados são úteis para a orientação do paciente.

O consentimento informado deve incluir uma discussão sobre os efeitos colaterais mais frequentes e os riscos potenciais envolvidos na cirurgia.

Tratamentos refrativos alternativos como a PRK devem ser discutidos e podem ser preferidos à LASIK em pacientes com distrofia da membrana basal anterior (ABMD), córneas finas, órbitas pequenas e profundas, faixas esclerais anteriores de retinopexia, trabeculectomia, doenças do nervo óptico, ocupação ou atividade de risco, e ectasia corneana.[36,37]

A opção de implante de LIO fácica pode ser oferecida a pacientes com alta miopia, córneas muito finas ou topografia e/ou tomografia corneana anormal. A substituição do cristalino é uma opção para pacientes que se aproximam da idade da catarata ou que exigem correções hipermetrópicas mais altas.

Limitações e contraindicações

A cirurgia refrativa com *excimer laser* pode ter um risco maior em pacientes com doença vascular do colágeno,[38] pacientes com doenças autoimunes ou imunodeficiências, mulheres grávidas ou amamentando, pacientes com sinais de ceratocone e aqueles que tomam isotretinoína ou amiodarona. Outras condições potencialmente associadas a desfechos mais adversos incluem distrofia corneana de Fuchs, estrabismo, herpes simples ou herpes-zóster oftálmico e outras doenças sistêmicas com probabilidade de afetar a cicatrização, como diabetes e doença atópica.[17,39-41] Deve-se ter cautela com pacientes com topografia corneana anormal ou com anormalidades oculares, bem como condições sistêmicas que provavelmente afetarão a cicatrização.

Microcerátomos e *lasers* do femtossegundo

Uma etapa fundamental da LASIK é a criação de *flap* corneano. Vários microcerátomos diferentes estão disponíveis para uso na LASIK, variando de modernos microcerátomos de aço automatizados a *lasers* de femtossegundo.[42] A escolha depende do acesso e da preferência do cirurgião. Na última década, o *laser* de femtossegundo ganhou popularidade e está substituindo os microcerátomos mecânicos para a criação do *flap* para a LASIK nos EUA.[43,44] Os *lasers* de femtossegundo usam pulsos de *laser* para causar bolhas de microcavitação a uma profundidade predefinida no estroma corneano. A bolha de cavitação é composta principalmente de água e dióxido de carbono. Várias bolhas de cavitação coalescem e um plano de clivagem intraestromal é criado. A localização do pedículo, o diâmetro e a espessura do *flap* podem ser ajustados para especificações exatas. A chance de um *button-hole* no *flap*, de um *free-cap*, *flap* incompleto ou descentralizado parece ser menor. Os *flaps* são mais finos e de espessura uniforme do centro para a periferia. A criação de um *flap* com *laser* de femtossegundo é muito acurada, e a espessura do *flap* geralmente fica dentro de ± 14 μm do resultado pretendido.[43-45] Acredita-se que essas diferenças na criação do *flap* entre *lasers* de femtossegundo e microcerátomos mecânicos sejam responsáveis por melhores resultados de LASIK com o *laser* de femtossegundo.

Técnica cirúrgica

A seleção cuidadosa de candidatos, conforme discutido anteriormente, é crucial para os desfechos ideais. A preparação do cirurgião, incluindo um conhecimento profundo do paciente, procedimentos, parâmetros e equipamentos, é essencial. A preparação do paciente, incluindo a explicação pré-operatória em relação às etapas, visualizações e sons do procedimento, serve

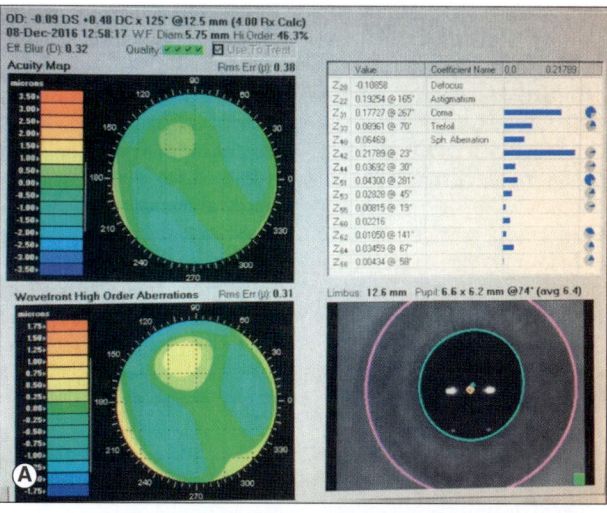

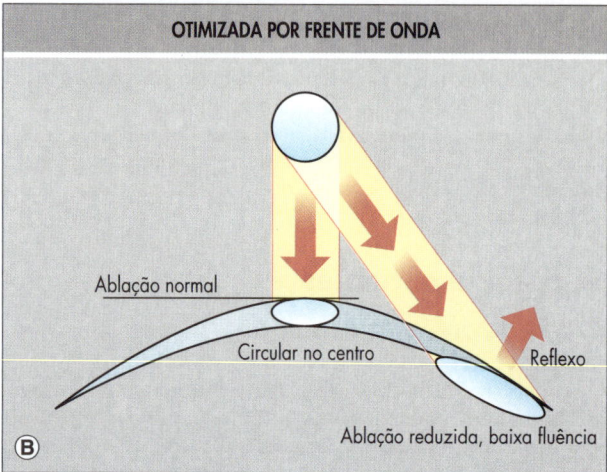

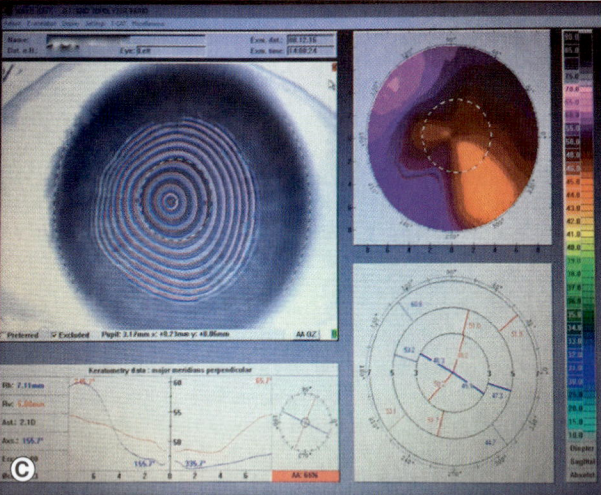

Figura 3.4.3 Ablações guiadas por frente de onda, otimizadas por frente de onda e Lasik guiada por topografia. A. Plano de tratamento guiado por frente de onda baseado em aberrometria demonstrando aberrações inferiores e superiores. Nota: olho com grau significativo de aberrações de alta ordem (AAO), apesar do baixo erro de refração. **B.** Os tratamentos otimizados por frente de onda fornecem pulsos adicionais à córnea periférica para compensar a perda de energia (ovalização do feixe e reflexo) e diminuir a aberração esférica. **C.** Ablação guiada por topografia. Visão geral dos dados topográficos do paciente utilizados para orientar o tratamento com *excimer laser*. Os dados incluem imagem reduzida de câmera de medição, dados do ceratômetro, imagem topográfica codificada por cores e valores.

A videoceratoscopia computadotizada, a tomografia corneana e a imagem de Scheimpflug estão agora disponíveis e são usadas rotineiramente nas avaliações pré e pós-operatórias de pacientes submetidos a cirurgia refrativa. Essas ferramentas podem ajudar a rastrear o ceratocone subclínico ou outras doenças da córnea.

para maximizar o conforto e minimizar a ansiedade. Aproximadamente 5 a 10 minutos antes do procedimento, um sedativo leve pode ser administrado ao paciente para aliviar a ansiedade de se submeter ao procedimento e ajudá-lo a dormir no pós-operatório.

Ao realizar um procedimento WFG LASIK, obter uma captura precisa das aberrações oculares é fundamental para garantir medições acuradas e resultados ideais (ver Figura 3.4.3A).

Técnica cirúrgica com microcerátomo

Anestesia tópica é aplicada no olho. As pálpebras são limpas com solução diluída de iodo-povidona. Um blefarostato é inserido para abrir as pálpebras. Os cílios devem ser mantidos afastados do campo cirúrgico por meio do uso de adesivos ou de um blefarostato fechado. O olho contralateral é fechado com fita adesiva para evitar fixação cruzada e ressecamento. O microcerátomo deve ser inspecionado quanto a defeitos na lâmina ou função das partes móveis. É vital confirmar que o *excimer laser* será capaz de tratar após o *flap* corneano ser levantado.

A córnea pode ser marcada com caneta de violeta de genciana antes da criação do *flap* com o microcerátomo para facilitar seu reposicionamento quando um *free-cap* é gerado.

O anel de sucção é colocado usando uma técnica bimanual na qual o eixo do anel de sucção é mantido nos dedos de uma mão e um dedo da outra mão fornece suporte adicional no próprio anel. Após a colocação adequada, a sucção é acionada pelo controle do pé (geralmente feito pelo técnico). A pressão intraocular adequada (acima de 65 mmHg) é então verificada, com um método útil sendo uma lente de aplanação (tonômetro Barraquer). Quando a sucção adequada é conseguida, o paciente irá confirmar a perda temporária da visualização da luz de fixação.

Antes da passagem do microcerátomo, várias gotas de lágrimas artificiais são colocadas na córnea. Esta lubrificação reduz a probabilidade de ocorrer um defeito epitelial da córnea durante a passagem do microcerátomo. Se estiver usando um microcerátomo de duas peças, a cabeça é deslizada sobre a haste do anel de sucção e avançada até que a engrenagem na cabeça do microcerátomo se encaixe na esteira. É importante verificar novamente se o anel de sucção ainda está firmemente preso ao globo neste ponto levantando suavemente o anel de sucção para cima, certificando-se de que a sucção não seja perdida. O cirurgião ativa então o microcerátomo usando o pedal para frente e para trás, a sucção é desligada após a passagem do microcerátomo e, em seguida, o anel de sucção pode ser cuidadosamente removido. Atenção imediata neste ponto é extremamente importante no caso de um *free-cap* ou *button-hole* terem sido criados. Nos casos em que o leito estromal for muito pequeno ou irregular para um bom resultado, a ablação com o *excimer laser* não deve ser realizada, e o *flap* deve ser recolocado cuidadosamente de volta na posição.

Antes que o *flap* seja levantado, uma esponja de celulose úmida é usada para evitar que quaisquer células, detritos ou excesso de líquido entrem no leito estromal. Com o uso de uma cânula plana, espátula de íris ou pinça lisa, o *flap* pode ser levantado e direcionado para o pedículo. A avaliação da espessura do leito residual pode ser realizada por meio de paquimetria ultrassônica. A espessura do *flap* corneano realizado com microcerátomo pode variar, com diferenças na espessura ocorrendo com a mesma ferramenta, tornando essa medida mais importante em olhos que podem exigir uma ablação mais profunda com o *excimer laser*, deixando assim menos tecido no leito residual.

Criação do flap de laser de femtossegundo

O *laser* de femtossegundo é altamente preciso, é guiado por computador e possibilita aos cirurgiões programarem parâmetros de pulsos, como diâmetro, profundidade, localização do pedículo e bordas, com base nas características anatômicas dos pacientes ou nas preferências dos cirurgiões (Vídeo 3.4.1). Parâmetros do *flap* como padrão, posição do pedículo, profundidade e diâmetro do *flap*, energia do leito e separação de pontos, ângulo de corte lateral e energia, ângulos do pedículo e parâmetros da bolsa precisam ser cuidadosamente programados ou revisados pelo cirurgião antes do procedimento cirúrgico ser iniciado.

Um anel de sucção é aplicado ao olho com uma leve pressão para baixo, e a sucção é então ativada para afixar o anel firmemente no olho. A centralização adequada é extremamente importante e é um passo crucial que garante maior precisão de todas as etapas subsequentes da criação de um *flap* (Figura 3.4.4). Com o olho fixado, a córnea é então totalmente aplanada. A centralização e o tamanho do *flap* devem ser confirmados no monitor antes de o *laser* ser inicializado para o tratamento. É fundamental orientar o paciente sobre abster-se de apertar as pálpebras durante este passo para evitar a perda de sucção (Figura 3.4.5A).

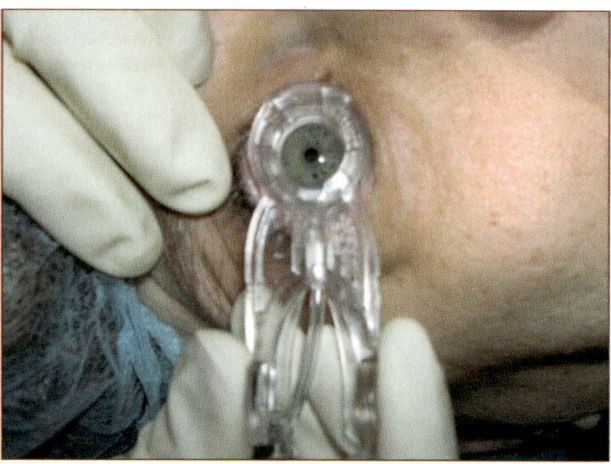

Figura 3.4.4 A centralização do anel de sucção é uma etapa fundamental que garante a precisão de todas as etapas subsequentes da criação do *flap* com *laser* de femtossegundo.

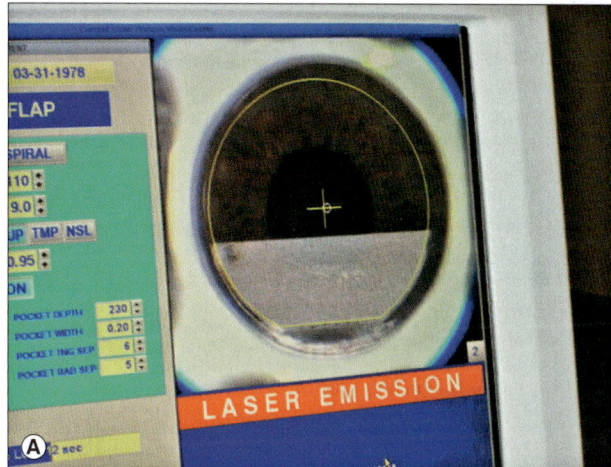

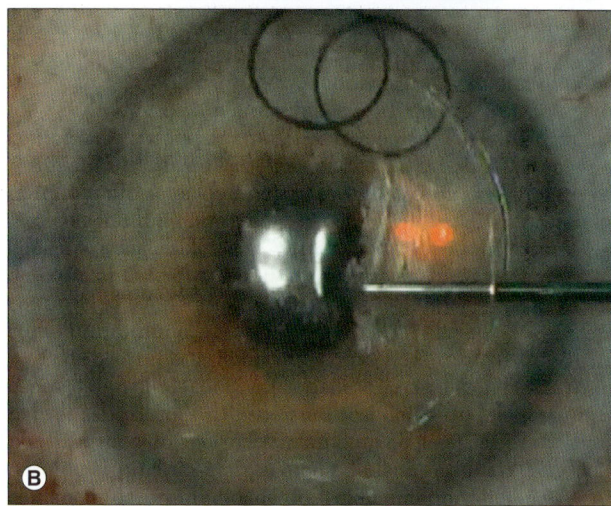

Figura 3.4.5 A. Criação do *flap* padrão de varredura com *flap* de femtossegundo Intralase. **B.** Dissecção do *flap* com femtossegundo com espátula romba.

Após o procedimento ser concluído, a sucção pode ser liberada e a mesma técnica pode ser repetida no olho contralateral.

O levantamento dos *flaps* confeccionados com *laser* de femtossegundo pode ser bastante diferente do levantamento de um *flap* realizado com microcerátomo. É mais uma dissecção romba, mais bem obtida com o uso de uma espátula (Figura 3.4.5B). A espátula deve ser introduzida perto do pedículo e levemente elevada em um a quatro deslizamentos. O *flap* é então rebatido, e o cirurgião pode prosseguir com o tratamento com *excimer laser*.

Ablação com excimer laser

O paciente deve ser posicionado sob o microscópio com a cabeça cuidadosamente alinhada para se certificar de que a íris se encontra perpendicular ao feixe de *laser*. A centralização cuidadosa com o olho alinhado nos planos x, y e z é crucial. O alinhamento é ainda mais crítico com os tratamentos guiados por frente de onda, porque a maioria das HOA não é radialmente simétrica. O desalinhamento torcional – ciclotorção ou inclinação da cabeça – durante a cirurgia pode resultar em hipocorreção da aberração ou mesmo na indução de aberrações adicionais. A técnica mais básica para garantir o alinhamento é marcar o limbo, tipicamente nas posições de 3 e 9 horas, imediatamente antes da cirurgia, enquanto o paciente está sentado. Essas marcas são usadas para alinhar a cabeça quando o paciente está deitado sob o *laser*. A maioria dos sistemas a *laser* modernos está agora equipada com *eye-tracking* ou reconhecimento de íris.

O cirurgião deve sempre verificar os dados digitados no computador antes de iniciar a ablação. O microscópio deve estar adequadamente focado na superfície da córnea. Uma esponja de celulose seca é então usada para remover cuidadosamente qualquer excesso de líquido da superfície estromal. A hidratação do leito estromal precisa ser ajustada de maneira uniforme e consistente em todos os casos. É importante neste momento minimizar o tempo de procedimento para prevenir a desidratação do estroma e subsequente hipercorreção. A hidratação irregular pode levar a ilhas centrais e/ou astigmatismo irregular. O acúmulo excessivo de líquido muitas vezes pode ser encontrado perto do pedículo depois de dobrar o *flap*, e deve ser removido. O paciente deve ser orientado a fixar na luz alvo. A centralização adequada sobre a pupila deve ser reavaliada (Figura 3.4.6).

O *eye-tracker* e o reconhecimento de íris são ativados, e a ablação iniciada. Se o líquido começar a acumular sobre a superfície estromal, a ablação pode ser interrompida e o líquido deve ser removido com uma esponja de celulose. O pedículo deve ser protegido se estiver dentro da zona de ablação.

Após a ablação, o *flap* é reposicionado no leito estromal com uso de uma cânula de irrigação ou uma espátula de íris. Solução salina é usada para remover detritos da interface (Figura 3.4.7). Uma esponja de celulose úmida é então usada para realinhar

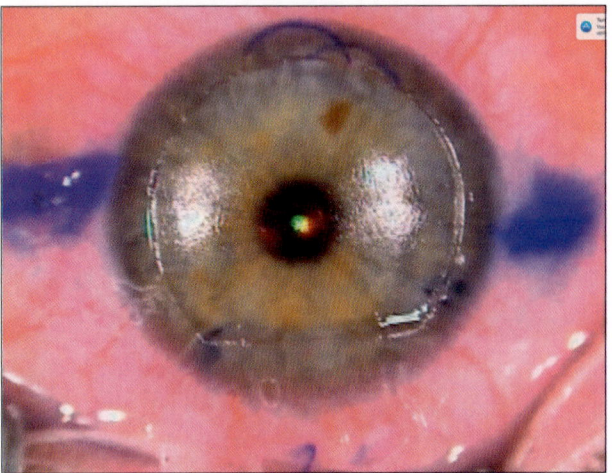

Figura 3.4.6 Fixação do paciente na luz-alvo sob *laser* e fixação pelo *eye-tracker* na pupila deve ser mantida em todo o tempo durante o tratamento com *excimer*.

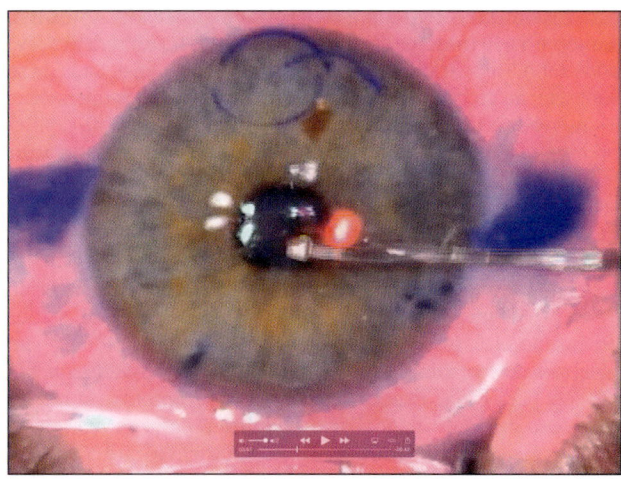

Figura 3.4.7 Irrigação sob o *flap* pode remover resíduos da interface. É preciso ter cuidado para não irrigar excessivamente, pois isso pode aumentar o risco de estrias no *flap* decorrentes de hidratação excessiva.

o *flap*. Os movimentos de varredura devem ser executados a partir do pedículo em direção à periferia do *flap*.

A boa aderência do *flap* é verificada pelo alongamento do *flap* em direção ao sulco. Se houver boa aderência, há espaço mínimo no sulco e nenhum movimento do *flap* ocorre quando se toca o *flap* com uma esponja seca. Quando se constata que o *flap* está em posição segura, uma gota de um antibiótico, um corticosteroide e um agente lubrificante podem ser aplicados à córnea antes da remoção do blefarostato. Se for realizada LASIK bilateral, o olho operado é revestido, e o procedimento, repetido no olho contralateral. Ambos os olhos são protegidos com protetores plásticos transparentes até o dia seguinte.

Cuidados pós-operatórios

O cuidado pós-operatório típico do paciente que foi submetido a LASIK ainda é muito importante. Geralmente, alguma laceração e queimaduras ocorrem imediatamente após a cirurgia, para os quais recomenda-se que o paciente tire um cochilo de 2 horas. O paciente recebe antibióticos profiláticos tópicos e corticosteroides tópicos 4 vezes/dia durante 1 ou 2 semanas. As gotas lubrificantes sem conservantes são úteis na maioria dos pacientes nas primeiras semanas após a cirurgia, e o uso frequente deve ser incentivado.

No primeiro dia de pós-operatório, a avaliação cuidadosa do *flap* corneano deve ser realizada na lâmpada de fenda. O paciente pode retomar a maioria das atividades se o exame pós-operatório for normal. As instruções para não esfregar os olhos ou nadar devem ser reforçadas para evitar o deslocamento do *flap* ou ceratite infecciosa.

Complicações

Complicações intraoperatórias

Um *flap incompleto* pode resultar da interrupção prematura do avanço do microcerátomo, avanço ineficaz do microcerátomo, ou da perda de sucção durante a criação de um *flap* com *laser* de femtossegundo. As razões para uma passagem incompleta do microcerátomo incluem exposição inadequada do globo devido a interferência de pálpebra, cílios, blefarostato e/ou campo cirúrgico, bem como perda de sucção durante o trajeto do microcerátomo. Se não houver área suficiente abaixo do *flap* para realizar a ablação, o cirurgião deve reposicionar o *flap* e abortar a cirurgia. Também podem ocorrer *flaps* incompletos quando o *laser* de femtossegundo não consegue fotorromper o estroma corneano conforme previsto ou se houver resistência dentro da interface do tecido cicatrizado. Tipicamente, o tratamento com *laser* de superfície com mitomicina-C pode ser usado posteriormente para concluir a correção refrativa.[46,47]

Quando a perda de sucção ocorre durante a criação de um *flap* com *laser* de femtossegundo, resultando em um *flap* incompleto, uma segunda passagem do *laser* de femtossegundo pode criar um *flap* intacto. Tomita *et al.* relataram a repetição do corte lamelar imediato bem-sucedido em sua série de olhos com perda de sucção.[48] Alguma controvérsia envolve a justificativa para o recorte imediato, já que outros autores demonstraram o potencial para criar novos planos de clivagem se a repetição do corte imediata for realizada.[49] Quando ocorre perda de sucção durante o corte lateral ou imediatamente antes de iniciá-lo, a repetição de um corte lateral pode ser realizada com um diâmetro menor.

Um *button-hole* é uma das complicações de *flaps* mais graves e a ablação com *excimer laser* deve ser abortada. O *flap* deve ser reposicionado e alisado no lugar. O tratamento do segundo olho não é aconselhável na mesma situação, pois a ocorrência da mesma complicação é provável na presença de uma córnea íngreme ou sucção fraca. No entanto, estes quase sempre ocorrem no segundo olho com um *flap* mais fino nos microcerátomos mecânicos.[50,51] Os *flaps* de *laser* de femtossegundo também são propensos a complicações semelhantes, embora em geral a partir de um mecanismo diferente: *penetração vertical de gás.*[52] O crescimento epitelial ou opacidade pode ocorrer na área do orifício e pode exigir intervenção adicional. Tipicamente, o retratamento pode ser realizado imediatamente ou mais tarde com ceratectomia fototerapêutica (PTK)/PRK e mitomicina-C.[53,54]

Ocasionalmente, um *free-cap* pode ocorrer quando se utiliza um microcerátomo para criar um *flap*, e o cirurgião deve estar preparado para lidar com esse problema. Se o *flap* for pequeno e/ou descentrado, deve ser reposicionado sem ablação, e o procedimento, abortado. Se estiver bem centralizado e de tamanho adequado, o *flap* é tipicamente colocado na conjuntiva com o lado epitelial para baixo durante a fotoablação. Cuidados devem ser tomados para reposicionar o *flap* na mesma orientação após a ablação. Tempo adequado de secagem deve ser permitido para o *flap* aderir sem suturas. A causa mais frequente de um *free-cap* é uma córnea de diâmetro pequeno ou córnea plana, na qual há menos tecido a ser introduzido no microcerátomo. A sucção fraca também pode causar *free-cap*. A marcação da córnea antes da criação do *flap* pode facilitar o alinhamento no caso de um *free-cap*.

Os *defeitos epiteliais* podem ser evitados com lubrificação adequada da córnea antes da passagem do microcerátomo. Além disso, anestésicos tóxicos devem ser evitados antes do procedimento. Se ocorrer um grande defeito epitelial durante a passagem do microcerátomo, a ablação deve ser abortada no olho acometido. Não é recomendado prosseguir com a criação do *flap* no olho contralateral, pois é provável que ocorra a mesma complicação. Por outro lado, se o defeito epitelial for pequeno, uma lente de contato pode ser colocada sobre a córnea para diminuir o desconforto significativo para o paciente. Um defeito epitelial pode levar a um maior edema do *flap* com pior aderência na área do defeito, aumentando o risco de crescimento epitelial na interface e de ceratite lamelar difusa (CLD).

O *crescimento epitelial na interface* é uma complicação rara durante a criação do *flap* com *laser* de femtossegundo e é geralmente observada em pacientes com incisões corneanas prévias na zona de ablação. Nessas situações, o aumento da energia de femtossegundo ou da criação do *flap* com microcerátomos deve ser considerado. Em pacientes com cicatrizes corneanas importantes que obscureçam a visualização das estruturas do segmento anterior, a criação do *flap* com *laser* de femtossegundo deve ser evitada. É importante estar atento a essa complicação no intraoperatório e abster-se de levantar o *flap* para evitar problemas mais graves com o *flap*, como o *button-hole* ou lacerações do *flap*.[55]

Uma *camada de bolha opaca* (OBL, do inglês *opaque bubble layer*) e bolhas de gás na câmara anterior podem se apresentar durante a criação de um *flap* corneano com *laser* de femtossegundo. Uma OBL forma-se quando as bolhas de gás criadas pela fotocavitação a *laser* ficam presas dentro do estoma. O gás também pode aparecer na câmara anterior e persistir por vários minutos ou até horas. A OBL pode dificultar o levantamento do *flap* e deve-se ter o cuidado ao realizar uma dissecção romba suave para evitar uma laceração no *flap* na área da OBL. Se as bolhas da OBL ou da câmara anterior estiverem sobre a área pupilar, elas podem interferir no sistema de *eye-tracking* durante a ablação com *excimer laser*. Nessas situações, recomenda-se geralmente esperar que as bolhas se dissipem antes de prosseguir com o tratamento a *laser*.[56] Outros fatores associados ao aumento da frequência de OBL incluem córneas mais curvas e mais espessas, e uma dificuldade de *docking*. Embora a OBL torne o procedimento de LASIK mais difícil, ele não parece afetar a qualidade óptica e o desfecho visual no pós-operatório (Figura 3.4.8).[57]

Complicações da ablação

Ilhas centrais são pequenas elevações centrais na topografia da córnea que podem ocorrer por diversas razões.[58,59] Anormalidades do perfil do feixe, aumento da hidratação do estroma corneano central ou material particulado caindo sobre a córnea podem bloquear os pulsos de *laser* subsequentes. Isso era mais comum com *lasers* de feixe amplo.[60] Tipicamente, essas ilhas centrais desaparecem com o tempo à medida que a remodelação epitelial preenche a área circundante.

Descentração (Figura 3.4.9) pode resultar de má fixação e alinhamento, movimento ocular durante o procedimento a *laser*, mudança significativa de pupila com luz ou hidratação assimétrica da córnea. Quanto maior a correção miópica, maior o risco de uma ablação descentrada, o que pode resultar em ofuscamento, astigmatismo irregular e diminuição do AVC.[22,61,62] O teste de sensibilidade ao contraste fornece uma medida mais sensível da função visual do que a acuidade de Snellen de alto contraste, e pode ser usada para avaliar esses pacientes com maior precisão.[63] A descentração pode ser diminuída com o uso dos *lasers* atuais com sistemas de *eye-tracking* e reconhecimento de íris, mas ainda deve ser dada atenção cuidadosa à fixação do paciente.[64] Tipicamente, se a ablação apresentar mais de 1 mm de descentração, o astigmatismo irregular que ocorre é sintomático. O manejo da descentração por tratamento com base em informações de frente de onda ou topográficas pode diminuir os sintomas em pacientes com um desfecho insatisfatório com o primeiro procedimento.[65]

As *hipo e hipercorreções* podem resultar de erros de refração, ablação cirúrgica inadequada, mau funcionamento do *excimer laser*, estado anormal da hidratação da córnea ou uma resposta excessiva ou inadequada da cicatrização. É crucial manter a hidratação consistente da córnea, porque o excesso de líquido na córnea resulta em uma hipocorreção. Se houver ressecamento do estroma corneano, podem ocorrer hipercorreção e opacidade. Quanto maior o erro de refração, maior a chance de regressão.[63]

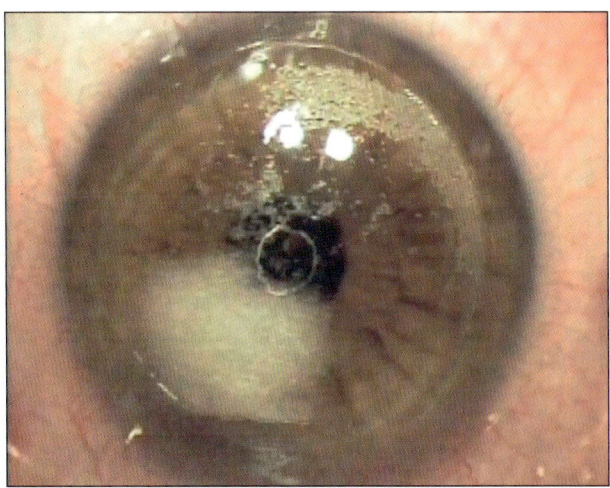

Figura 3.4.8 Camada de bolha opaca (OBL). Observe as bolhas de gás presas dentro do estoma. A OBL pode dificultar o levantamento do *flap* e, se acima da área pupilar, pode interferir no mecanismo de *eye-tracker* a ablação por *excimer laser*.

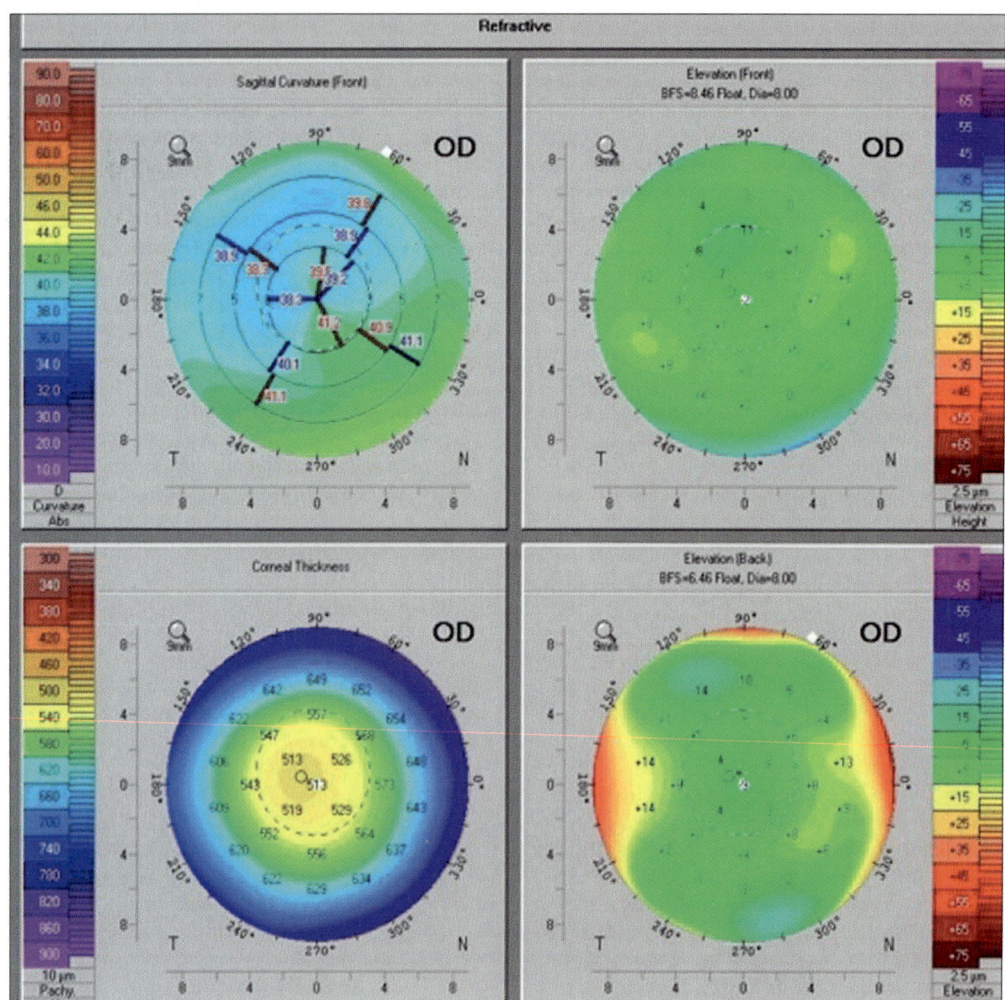

Figura 3.4.9 Descentração superior na geração de imagens de Scheimpflug após a ablação miópica por *excimer*.

Muitos cirurgiões acham que ajustar a quantidade de tratamento usando um nomograma fundamentado em seus resultados cirúrgicos reais melhora seus resultados refrativos.

Complicações pós-operatórias

Detritos de interface são comuns mesmo com irrigação de interface agressiva. A fonte mais comum de detritos é o material da glândula meibomiana das pálpebras que fica preso na interface. O afastamento cuidadoso dos cílios e a limpeza da interface com solução salina balanceada antes e depois do *flap* ser colocado em posição podem ajudar a reduzir a incidência desse problema.[66]

O *deslocamento do flap* geralmente ocorre nas primeiras 24 horas de pós-operatório. Quando há um deslocamento de *flap*, ele deve ser levantado e reposicionado o mais rapidamente possível.[67] O epitélio na borda do retalho cresce notavelmente rápido cobrindo o leito estromal. Cuidados devem ser tomados para limpar detritos e células epiteliais no leito estromal e no dorso do *flap*. Alinhar o *flap* com uma esponja de celulose pode minimizar pregas persistentes no *flap* e alinhar adequadamente o *flap* com o leito.

A *ceratopatia punctata epitelial* (olho seco) é a complicação mais frequente da LASIK.[68] Vários possíveis mecanismos que contribuem para o olho seco induzido por LASIK foram propostos. Os mecanismos incluem lesão das fibras nervosas sensoriais aferentes, redução das influências neurotróficas nas células epiteliais, diminuição da frequência de piscar, diminuição da produção de lágrimas, alteração da estabilidade e distribuição do filme lacrimal, aumento da evaporação lacrimal e lesão das células caliciformes do limbo. A maior parte da literatura sustenta a hipótese de que o fator mais importante na fisiopatologia do olho seco induzido por LASIK é a transecção de nervos sensoriais aferentes no terço anterior do estroma durante o corte lamelar.[69,70] O distúrbio tende a ser mais comum e mais grave no contexto do olho seco crônico subjacente. Tornou-se evidente, no entanto, que o distúrbio é multifatorial.[71,72] Estudos em pacientes nos quais o *flap* foi criado com um microcerátomo mostraram significativamente mais sinais e sintomas de olho seco induzido por LASIK do que aqueles em que um *laser* de femtossegundo foi usado para criação do *flap*.[73] O tratamento envolve a lubrificação frequente da superfície ocular com lágrimas artificiais, terapia anti-inflamatória tópica e oclusão dos pontos lacrimais; o manejo de qualquer distúrbio palpebral também pode ser benéfico.

A CLD, também conhecida como *síndrome das areias do Saara*, é um processo inflamatório de interface que ocorre no pós-operatório imediato após LASIK (Figura 3.4.10).[74] Os pacientes são inicialmente assintomáticos e frequentemente não apresentam comprometimento visual. Um infiltrado de aspecto granular fino, que se assemelha a poeira ou areia, tipicamente apresenta-se inicialmente na periferia da interface. Se não for tratada, a inflamação pode piorar progressivamente e levar a cicatrizes na córnea, resultando em astigmatismo irregular. A causa da CLD é provavelmente multifatorial. Toxinas ou antígenos bacterianos, detritos nos instrumentos, secreções nas pálpebras ou outros fatores podem desempenhar um papel.[74-77]

A criação de *flaps* com *laser* de femtossegundo tem sido associada a um risco maior de CLD do que a criação de um *flap* com microcerátomo.[78] Estudos sugerem que *lasers* de femtossegundos de geração mais recente estão associados a taxas de CLD menores porque configurações com energia mais baixa são usadas na criação de *flaps* para LASIK.

O tratamento envolve corticosteroides tópicos frequentes e, se for grave o suficiente, irrigação da interface.[79,80] No entanto,

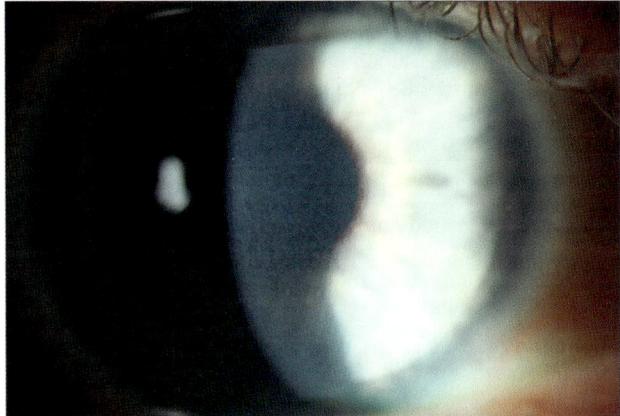

Figura 3.4.10 Ceratite lamelar difusa (CLD). A imagem mostra CLD no estágio II, e sua identificação deve ser seguida por um aumento da administração tópica de corticosteroides e acompanhamento rigoroso.

alguns autores relataram excelentes resultados no tratamento de CLD grave com altas doses de corticosteroides tópicos e orais sem levantamento do *flap* e irrigação da interface.[81]

Estrias e microestrias do flap são complicações comuns após a LASIK. A maioria das estrias é assintomática e pode ser visualizada se o *flap* for cuidadosamente examinado com retroiluminação.[66] Quando ocorrem microestrias sobre a pupila ou quando há macroestrias, pode ocorrer um astigmatismo irregular com aberrações visuais e diplopia monocular. Nesses casos, o *flap* deve ser levantado novamente, hidratado e esticado de volta à posição.

O *crescimento epitelial* na interface entre o *flap* e o leito estromal ocorre em até 3% dos pacientes após cirurgia de LASIK miópico (Figura 3.4.11). Os fatores de risco conhecidos para esta complicação incluem defeitos epiteliais no momento da cirurgia, história de erosões corneanas recorrentes, distrofia epitelial da membrana basal da córnea, história de crescimento epitelial na interface da LASIK no outro olho, LASIK hipermetrópica, estrias ou pregas no *flap* (como quando o *flap* desloca após a cirurgia em função de trauma ou má aderência), instabilidade do *flap*, *diabetes* melito tipo 1 e repetidas cirurgias de LASIK.[82,83] Raramente, o crescimento epitelial avança no eixo visual central, causando astigmatismo irregular e perda de AVC. Em alguns casos, as células epiteliais bloquearão o suporte nutricional para o estroma suprajacente e levarão à necrose do *flap*.[66] Se este for o caso, o *flap* deve ser levantado, e raspagem cuidadosa do epitélio deve ser realizada no leito estromal, bem como sob o *flap*. Em casos recorrentes, a sutura ou a colagem do *flap* pode ajudar a reduzir a incidência de crescimento intraepitelial recorrente.[84] A aplicação do *laser* de Nd:YAG tem sido descrita como uma técnica para o tratamento do crescimento epitelial após a cirurgia de LASIK.[85]

Haze corneano pode ocorrer após a LASIK. Com receio de ectasia corneana após a LASIK, os cirurgiões programam *flaps* mais finos. Apesar do sucesso da LASIK com *flaps* finos,[86] há relatos de formação de opacidade da interface com LASIK de femtossegundo com *flap* fino (< 90 μm), especialmente em pacientes jovens,[87] possivelmente relacionado a distúrbios focais da membrana de Bowman e lesão da membrana basal epitelial.[88]

A *ceratite infecciosa* após a LASIK é uma complicação devastadora e que ameaça a visão. Felizmente, a incidência estimada é baixa e fica entre 1 para 1.000 a 5.000 procedimentos.[89,90] Os microrganismos relatados incluem *Mycobacterium* spp., Fungos, *Nocardia* spp., *Staphylococcus aureus*, *Streptococcus viridans*, *Staphylococcus* spp. coagulase-negativo e *Streptococcus pneumoniae*.[91] O microrganismo mais comum cultivado em uma pesquisa mundial foi o *Staphylococcus aureus* resistente à meticilina (MRSA).[93] Os sintomas podem incluir dor, fotofobia, lacrimejamento, diminuição da acuidade visual, imagens fantasmas e halos. O exame com lâmpada de fenda pode revelar injeção ciliar, defeito epitelial, reação da câmara anterior e hipópio.

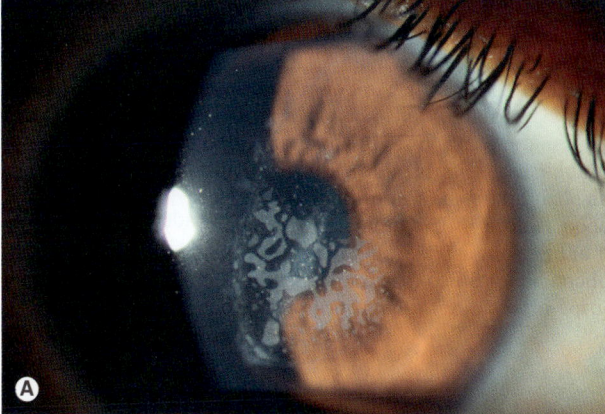

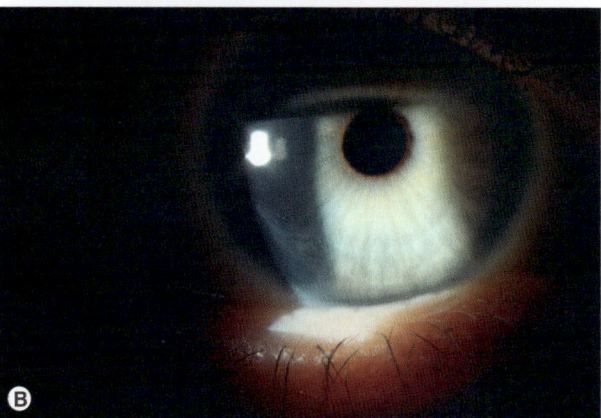

Figura 3.4.11 A. Crescimento epitelial central sob *flap* de LASIK após deslocamento traumático de *flap*. **B.** Crescimento epitelial periférico associado a necrose do *flap*.

No caso de micobactérias e fungos, a apresentação é geralmente tardia: várias semanas após o procedimento de LASIK e, em seguida, tem um curso latente. Clinicamente, as micobactérias e fungos geralmente são observados na interface, frequentemente com uma margem suave ou indistinta. Infecções por bactérias gram-positivas são geralmente observadas logo após o procedimento, frequentemente na margem do *flap* e geralmente têm margens distintas e nítidas. É importante manter uma alta suspeita de microrganismos atípicos. O *flap* deve ser levantado e as culturas devem ser realizadas em ágar-sangue, ágar-chocolate, ágar-Sabouraud, Lowenstein-Jensen e infusão de sangue-coração. Esfregaços também devem ser feitos para as colorações de Gram, Giemsa e Calcofluor branco, assim como Ziehl-Neelsen para bactérias acidorresistentes.

As espécies de micobactérias associadas à ceratite pós-LASIK pertencem ao grupo das micobactérias não tuberculosas. Essas espécies são resistentes a desinfetantes químicos, como o cloro, o que provavelmente explica o motivo pelo qual essas infecções podem ocorrer após procedimentos cirúrgicos. Claritromicina e amicacina são os antibióticos de escolha, mas a má penetração de medicamentos tópicos leva à infecção persistente. O levantamento precoce e lavagem do *flap* com amicacina 0,08% e/ou claritromicina 1%, seguidos por terapia tópica agressiva, levam aos melhores resultados.[92]

Talvez o fator mais importante que temos controle seja a profilaxia. A doença da glândula meibomiana deve ser tratada antes da LASIK. Os instrumentos devem ser devidamente esterilizados, e técnicas estéreis intraoperatórias devem ser empregadas, incluindo o uso de luvas estéreis e campos cirúrgicos, além de desinfecção da pele e das pálpebras com iodo-povidona. Durante o procedimento, os instrumentos devem ser esterilizados e sacos de plástico estéreis utilizados para as regiões não estéreis do *laser*. Devem ser feitos esforços para evitar a irrigação das secreções meibomianas na interface. O blefarostato de sucção pode ser útil na remoção de excesso de líquidos e detritos.

No pós-operatório, o paciente deve ser instruído a usar protetores e a não esfregar o olho. Antibióticos profiláticos devem ser usados por 1 semana após a cirurgia.

Ceratectasia

A análise retrospectiva de pacientes com ectasia sugere os seguintes fatores de risco para a progressão da ectasia após a cirurgia refrativa com *excimer laser*: (1) topografia pré-operatória anormal, (2) baixa espessura do leito residual, (3) idade jovem, (4) baixa espessura corneana pré-operatória e (5) alta miopia.[94,95] Existe uma concordância geral em deixar 250 a 300 μm de estroma da córnea posterior intocados. A ablação abaixo desse limite pode causar enfraquecimento biomecânico, fazendo com que a córnea se projete para frente.[96] Outra causa importante de ceratectasia iatrogênica é LASIK realizada em suspeitos de ceratocone não reconhecido.[97] Os indícios videoceratográficos para suspeita de ceratocone podem incluir ceratometria acentuada, aumento da curvatura inferior da córnea, assimetria da curvatura corneana ou astigmatismo não ortogonal. Ceratectasia iatrogênica foi relatada de 1 semana a 2 anos após a cirurgia.[98]

Embora a ectasia seja rara após a cirurgia refrativa com *excimer laser*, muitas opções de tratamento estão disponíveis. A maioria é semelhante aos disponíveis para o ceratocone de ocorrência natural. A maioria dos pacientes pode ainda ter boa acuidade visual com opções não cirúrgicas, como lentes de contato.[99,100] Segmentos de anel intracorneano podem ser usados para tratar pacientes com ectasia após cirurgia refrativa.[101-103] *Crosslinking* de colágeno da córnea (CXL) com riboflavina e radiação ultravioleta A (UVA) está sendo usado atualmente para tratar o ceratocone e a ectasia pós-LASIK; o principal objetivo da técnica é estabilizar a progressão dessas doenças da córnea.[104,105] Estudos anteriores de desfechos de CXL demonstram que os pacientes tiveram melhora na acuidade visual à distância corrigida (CDVA, do inglês *corrected distance visual acuity*), acuidade visual à distância não corrigida (UDVA, do inglês *uncorrected distance visual acuity*), valores ceratométricos máximos e médios (K), vários índices de topografia corneana e HOA corneada e óptica.[106-108]

Embora o transplante de córnea (penetrante ou lamelar) não seja frequentemente necessário, o transplante realmente tem uma alta taxa de sucesso em olhos com ceratocone e, provavelmente, produziria resultados igualmente bons em olhos com ectasia após cirurgia refrativa.[109,110]

Resultados

A eficácia e a previsibilidade da cirurgia refrativa com *excimer laser* melhoraram muito nos últimos anos, mesmo com técnicas convencionais padrão. A maior parte dessa melhora se deve ao desenvolvimento de *lasers* com *flying spot*,[18,111] sistemas de *eye-tracking*,[112,113] e zonas de transição de 8 a 9 mm, que possibilitam a redução do degrau íngreme na periferia da zona de ablação.[114,115]

Com a LASIK tradicional, a precisão é maior para graus mais baixos de miopia. Em um estudo de 130 olhos com um equivalente esférico pré-operatório médio (SE) de –3,61 D seguido por 12 meses após a LASIK, 98% obtiveram uma correção dentro de ± 1 D da meta e 93% obtiveram 20/40 ou melhor, AVNC.[116]

Outro estudo mostrou que em baixa miopia (–0,75 D a –6.00 D de miopia e 0 a 0,75 D de astigmatismo pré-operatório), 50% dos olhos alcançaram 20/25 ou melhor, e 90% dos olhos alcançaram 20/40 ou melhor em 1 mês de pós-operatório, e o SE estava dentro de ± 1,00 D de emetropia em 89% dos pacientes. Em alta miopia (–6,00 a –20,00 D de miopia e 0 a 4,5 D de astigmatismo pré-operatório), em 1 mês, 35% dos olhos eram 20/25 ou melhor e 71% dos olhos eram 20/40 ou melhor, e a média do SE estava dentro de ± 1,00 D de emetropia em 63%.[117] Os dados deste e de outros estudos sugerem resultados mais previsíveis para baixa miopia sem astigmatismo do que para correção de alta miopia ou em olhos que requerem correção astigmática.[118,119]

Dados obtidos a partir de estudos multicêntricos sobre a LASIK guiada pela frente de onda para miopia baixa e moderada e astigmatismo revelaram que 98% dos olhos alcançaram 20/20 AVNC, e 71% estavam em 20/16, ou melhor, não corrigidos. O que é ainda mais impressionante é o fato de a AVNC pós-operatória ter sido melhor do que os mais significativos resultados corrigidos no pré-operatório em 47% dos pacientes.[120,121]

Melhorias contínuas nos tratamentos personalizados de frente de onda resultaram em tratamentos e resultados pós-operatórios mais precisos, mesmo para correções mais altas. Os resultados obtidos com o tratamento com *laser* VISX Star S4 (Advanced Medical Optics, Inc.; Santa Ana, CA) de miopia elevada e astigmatismo com ablações personalizadas do Custom Vue foram notáveis. O erro esférico refrativo pré-operatório médio foi de –8,00 D (± 1,4 D, variação –5,5 a –11,3 D). O cilindro médio foi –1,00 D (± 1,00, faixa de 0,0 a –5,3 D). O equivalente esférico de refração manifesta (MRSE) foi –8,5 D (± 1,3, variação –6,4 a –11,8 D). Aos 6 meses, 98% dos olhos estavam com 20/40 ou melhor, não corrigidos, 84% 20/20 ou melhor, e 65% 20/16 ou melhor. Três quartos tiveram o mesmo AVNC ou melhor, no pós-operatório em comparação com a melhor acuidade visual corrigida com óculos (BSCVA, do inglês *best spectacle-corrected visual acuity*) no pré-operatório. Entre os míopes esféricos, 99% estavam em 20/20 ou melhor, não corrigidos, com 84% em 20/16 ou melhor em 6 meses. A satisfação dos pacientes com a qualidade da visão também foi alta. Isso demonstrou que a abordagem personalizada oferece excelente qualidade e qualidade de visão mesmo para correções mais altas.[120]

Níveis baixos a moderados de hipermetropia esférica, astigmatismo hipermetrópico simples e astigmatismo hipermetrópico composto podem ser corrigidos de maneira efetiva e segura com LASIK. Os resultados de um estudo que avaliou pacientes com hipermetropia primária e secundária submetidos a LASIK tradicional demonstraram que pacientes com hipermetropia primária e SE médio manifesto de +1,73 ± 0,79 D antes da cirurgia obtiveram SE pós-operatório de –0,13 ± 1,00 D aos 6 meses após a cirurgia e SE de –0,18 ± 1,08 D em 1 ano após a cirurgia. Aos 6 meses, 84% dos pacientes com hipermetropia secundária tinham um AVNC de 20/40 ou melhor; 76% estavam dentro de ± 1 D de emetropia. Em 1 ano, 85% tinham AVNC de 20/40 ou melhor e 85% estavam dentro de ± 1 D de emetropia. Nenhum paciente com hipermetropia secundária perdeu duas ou mais linhas de AVMC em 1 ano.[122] Para níveis mais altos de correção, a previsibilidade dentro de ± 1 D da tentativa de correção diminui para aproximadamente 50 a 80%, e a perda de AVC geralmente varia de 0 a 7%. No entanto, a LASIK para hipermetropia maior que +5,00 D não é recomendada, pois pode resultar em perda de BSCVA em um número significativo de olhos (de 13 a 15%).[123-128]

Ensaios clínicos multicêntricos de LASIK guiada por frente de onda para a correção de hipermetropia e astigmatismo hipermetrópico demonstraram melhorias significativas em comparação à LASIK tradicional. A refração esférica médio pré-operatório foi de +1,67 ± 1,00 (até +4,59 D), o astigmatismo médio foi de + 0,65 ± 0,48 D (até +2), e o MRSE foi +1,99 ± 1,00 D (até 4,84 D). Aos 6 meses, 95% dos olhos tinham uma AVNC de 20/40 ou melhor, 62% estavam em 20/20 ou melhor, e 20% estavam em 20/16 ou melhor. A AVNC aos 9 meses foi 20/16 ou melhor em 24% dos olhos e 20/20 ou melhor em 72% dos olhos.[120]

Para o astigmatismo misto, os ensaios multicêntricos de LASIK personalizada guiada por frente de onda revelaram que 96% dos olhos estavam com AVNC de 20/40 ou melhor, e 20/20 ou melhor em 60% dos olhos, 6 meses após a cirurgia.[120]

Procedimentos otimizados por frente de onda e guiados por frente de onda tentam minimizar as aberrações induzidas de diferentes maneiras. Os perfis de ablação asférica ou otimizada por frente de onda foram desenvolvidos para evitar a indução de aberrações esféricas.[129,130] Stonecipher e Kezirian relataram resultados em 3 meses em um estudo da FDA para LASIK com o Allegretto Wave comparando à LASIK otimizada por frente de onda *versus* guiada por frente de onda para o astigmatismo miópico, não encontrando diferenças estatisticamente significativas entre qualquer grupo de tratamento em relação à acuidade visual e desfechos refrativos. Eles afirmaram que 93%

dos pacientes em cada grupo obtiveram uma visão 20/20 ou melhor.[131] Esses resultados são comparáveis aos relatados em um estudo prospectivo e randomizado realizado por Miraftaf *et al.*, que comparou LASIK guiada por frente de onda e otimizado por frente de onda em olhos contralaterais com miopia de até 7,00 D e astigmatismo de até 3,00 D, também não relatando diferenças estatísticas na AVNC, AVC ou sensibilidade ao contraste entre os dois grupos com visão 20/20 ou melhor em 83,8% dos olhos otimizados com frente de onda e em 89,2% dos olhos guiados por frente de onda.[132]

Stonecipher e Kezirian concluíram em seu estudo que os tratamentos guiados por frente de onda podem ser considerados se a magnitude da raiz quadrada média das AAO pré-operatória for > 0,35 µm e, na população estudada, 83% dos olhos tiveram AAO pré-operatória < 0,3 µm.[131]

Estudos utilizando LASIK guiada por topografia têm sido encorajadores. Um estudo prospectivo de LASIK guiada por topografia usando o WaveLight Allegretto Wave Eye-Q Laser® incluiu 249 olhos de pacientes com até –9,00 D de miopia SE e até 6,00 D de astigmatismo. O tratamento guiado por topografia resultou em uma redução significativa de MRSE e do cilindro, alcançando estabilidade aos 3 meses após o tratamento. A MRSE média foi de 0,06 ± 0,33 D aos 3 meses e 0,00 ± 0,27,00 D com 1 ano. Em 1 ano, 94,8% dos olhos estavam dentro de 0,50 D da emetropia. Em 1 ano, 15,7% dos olhos alcançaram acuidade visual de 20/10 ou melhor, sem correção; 34,4% dos olhos estavam com 20/12,5 ou melhor; 64,8% dos olhos 20/16 ou melhor; 92,6% dos olhos 20/20 ou melhor; e 96,5% dos olhos 20/25 ou melhor. Os olhos tratados com tratamento guiado por topografia obtiveram melhora na AVNC em comparação com a BSCVA pré-operatória, com 29,6% dos olhos ganhando uma ou mais linhas de AVNC e 89,9% dos olhos enxergando pelo menos tão bem sem correção no pós-operatório quanto enxergavam com a melhor correção em óculos no pré-operatório.[133]

Em um estudo comparativo, tanto a LASIK guiada por topografia quanto a LASIK otimizada por frente de onda para miopia em olhos virgens forneceram excelentes resultados. No entanto, a LASIK guiada por topografia foi associada a melhor sensibilidade ao contraste, menor indução do HOA e menor quantidade de ablação tecidual.[134]

Com relação à satisfação do paciente após LASIK, uma revisão abrangente da literatura foi realizada em 2008 pela Força-Tarefa Conjunta de Estudo LASIK. Os resultados mostraram que 95% dos pacientes estavam satisfeitos com o desfecho visual após LASIK miópica e hipermetrópica.[135]

Os desfechos modernos da LASIK sustentam a segurança, a eficácia e a satisfação do paciente com o procedimento e parecem melhores do que os relatados em resumos da segurança e eficácia de sistemas de cirurgia refrativa a *laser* anteriores aprovados pela FDA. Em uma revisão recente da literatura de artigos de LASIK publicados entre 2008 e 2015, a perda total de duas ou mais linhas de acuidade visual corrigida à distância foi de 0,61% (359/58653). O percentual total de olhos com uma AVNC superior a 20/40 foi de 99,5% (59503/59825). A refração do SE ficou dentro de ± 1,00 D da refração-alvo em 98,6% dos olhos (59476/60329), com 90,9% (59954/65974) dentro de ± 0,50 D. Em estudos relatando satisfação do paciente, 1,2% (129/9726) dos pacientes estavam insatisfeitos com a LASIK.[136]

Além disso, Price *et al.* compararam a satisfação visual entre LASIK e o uso de lentes de contato durante um período de 3 anos. A tecnologia LASIK atual melhorou a facilidade de dirigir à noite, não aumentou significativamente os sintomas de olho seco e resultou em níveis mais altos de satisfação em 1, 2 e 3 anos de acompanhamento.[137]

SEGUNDO PROCEDIMENTO DE LASIK

A consideração inicial ao se decidir realizar um segundo procedimento de LASIK é determinar o possível motivo do insucesso do procedimento anterior. Os erros podem estar relacionados com refração pré-operatória inadequada, ablação inadequada, hidratação corneana anormal durante o procedimento, resposta de cicatrização excessiva ou inadequada, ou ectasia corneana induzida. Uma análise cuidadosa dos mapas de elevação anterior e posterior da córnea deve ser realizada para descartar uma ablação descentrada ou ectasia corneana iatrogênica.[138,139]

A seleção do paciente e o momento adequado são fundamentais para o sucesso de um segundo procedimento de LASIK. Recomenda-se aguardar pelo menos 3 meses antes de considerar um segundo procedimento.[140] Pacientes com instabilidade refrativa não devem ser submetidos a um segundo procedimento.

Outra consideração importante é a medida da espessura central da córnea. Se menos de 250 a 300 µm de leito estromal residual estiverem disponíveis após um segundo procedimento de ablação a *laser* ou PTA for menor que 40%, o risco de induzir ectasia corneana provavelmente supera o benefício do procedimento.[35]

Em relação à decisão de cortar a córnea *versus* levantar o *flap*, estudos mostraram a eficácia e a previsibilidade de usar técnicas diferentes.[141,142] O levantamento do *flap* é provavelmente o método preferido na maioria dos pacientes.[143] A borda do *flap* pode ser marcada na lâmpada de fenda e levantada antes da ablação a *laser*. Infelizmente, esse método requer manipulação do *flap* e tem sido associado a um risco maior de crescimento epitelial.[143,144] O corte repetido do *flap*, contudo, pode estar associado a um maior risco de *flap* inadequado ou de cunhas lamelares soltas de tecido estromal. Por isso, recomenda-se levantar novamente o *flap* ao realizar um segundo procedimento precoce na maioria dos pacientes. Alguns cirurgiões, no entanto, defendem um corte mais profundo para evitar a interface anterior.[145]

Os *flaps* criados por *laser* de femtossegundo são significativamente mais fortes do que os *flap* criados por microcerátomo e podem estar associados a um aumento da dificuldade de levantamento do *flap* e um maior risco de complicações.[146,147] Para evitar essas dificuldades e possíveis complicações do levantamento ou recorte dos *flaps* de LASIK, uma alternativa mais recente é utilizar um *laser* de femtossegundo para a criação de um segundo corte lateral, dentro da borda do *flap* de LASIK original (i. e., menor que o diâmetro original do *flap*).[148] Apesar de alguns relatos de bons resultados, o crescimento epitelial ou *flaps* irregulares ainda podem ocorrer e, portanto, a maioria dos cirurgiões não utiliza essa técnica.

Uma terceira alternativa para levantar ou refazer o *flap* é a PRK com o uso de mitomicina-C sobre o *flap* da LASIK.[149] Essa é uma técnica menos invasiva para a correção de erros refracionais residuais em pacientes com leito estromal residual baixo ou em pacientes que buscam uma segunda intervenção dois ou mais anos após o procedimento inicial de LASIK, embora esteja associado a uma recuperação mais longa.[150,151]

LASIK EM CASOS COMPLEXOS

LASIK após a ceratotomia radial

Vários estudos comprovaram que a LASIK é segura e eficaz no tratamento de miopia residual e hipermetropia induzida por RK.[152,153]

Uma refração estável por pelo menos 6 meses antes da LASIK é obrigatória. Uma avaliação cuidadosa das incisões de RK é obrigatória porque a presença de cistos de inclusão epitelial pode predispor o paciente a subsequente crescimento intraepitelial após LASIK; a LASIK deve ser evitada nesses pacientes.

Durante o procedimento de LASIK, o *flap* deve ser manipulado com extremo cuidado para evitar que as incisões de RK se abram.[154] A observação cuidadosa do paciente durante o período pós-operatório deve ser garantida, pois o risco de crescimento epitelial é maior nesse grupo de pacientes.[155] O crescimento epitelial pode ser particularmente difícil de controlar e pode até requerer cola de fibrina para tratamento efetivo.[84] Com a disponibilidade de mitomicina-C para reduzir a opacidade em pacientes com PRK após cirurgia prévia, muitos cirurgiões estão agora usando PRK para tratar pacientes com erros de refração residual após RK.[156-158]

LASIK após ceratectomia fotorrefrativa

A PRK tem-se revelado um método seguro e eficaz no tratamento da miopia baixa a moderada.[159] A regressão, assim como o desenvolvimento de opacidade corneana, são os principais fatores limitantes na correção de erros refrativos mais elevados, acima de 6,00 D de miopia.

O retratamento com PRK para hipocorreções deve ser abordado com cautela, pois há risco de nova regressão, aumento da opacidade corneana e perda da acuidade visual.[160,161] A LASIK parece ser uma abordagem melhor nesse grupo de pacientes e se mostrou um procedimento seguro, efetivo e previsível para tratamento de olhos com pouca ou nenhuma opacidade após PRK.[162] Alguns cirurgiões sugerem que os cuidados pós-operatórios devem ser os mesmos da PRK primária, com o uso prolongado de corticosteroides tópicos.[163]

Na maioria dos casos, porém, devido ao processo subjacente que levou o cirurgião a decidir sobre a PRK no primeiro procedimento (córneas finas, ABMD), os autores tipicamente utilizam PRK para procedimentos de reintervenção.

LASIK após ceratoplastia penetrante

Erros de refração residuais após a técnica PKP, do inglês *penetrating keratoplasty*, são geralmente responsáveis pela diminuição da acuidade visual, apesar de um enxerto transparente. A média de astigmatismo relatada pós-PKP para ceratocone é de 2 e 6 D, com apenas 15% > 5,00 D.[164] A reabilitação visual com óculos ou lentes de contato deve ser considerada inicialmente, seguida pela possibilidade de cirurgia refrativa incisional se o paciente for intolerante a qualquer dessas alternativas.

Diversos estudos mostraram que a LASIK tem vantagens significativas sobre outros procedimentos cirúrgicos no manejo de erros de refração após PKP.[165-170]

A LASIK deve ser adiada por pelo menos 12 meses após PKP devido ao risco de deiscência de sutura durante a criação do *flap*. Embora o intervalo preciso de segurança entre PKP e LASIK não tenha sido estabelecido, alguns cirurgiões realizam LASIK 8 meses após PRK,[171] enquanto outros recomendam um período mínimo de 2 a 3 anos.[167,168] Todas as suturas devem ser removidas antes de realizar a cirurgia lamelar.

A LASIK é mais eficaz no tratamento da miopia do que do astigmatismo após PKP. Em um estudo de Donnenfeld *et al.*, a média do SE de pacientes antes da cirurgia de –7,58 ± 4,42 D melhorou para –1,57 ± 1,20 D aos 12 meses pós-LASIK. Além disso, o cilindro médio de 3,64 ± 1,72 D antes da cirurgia melhorou para 1,29 ± 1,04 D após 12 meses. SE de anisometropia foi reduzido de uma média de 6,88 ± 4,4 D para 1,42 ± 1,05 D no exame final. A AVC permaneceu igual ou melhor em 21 dos 23 olhos, e diminuiu em uma e três linhas em dois pacientes.[171]

Nossa experiência em 57 olhos tratados para miopia e astigmatismo após PKP foi uma diminuição do SE médio de –4,19 ± 3,38 D (variação, –0,75 D a –15,25 D) no pré-operatório para –0,61 ± 1,81 D 2 anos após LASIK. O astigmatismo refrativo pré-operatório médio diminuiu de 4,51 ± 2,2 D (variação, 0,5 a 10,00 D) para 1,0 ± 1,35 D para os 28 olhos com acompanhamento. A AVNC era 20/40 ou melhor em 12 olhos (43%) e a AVC foi de 20/40 ou melhor em 86%.[169] Esses resultados são muito semelhantes aos de um estudo recente realizado por Malecha *et al.* em que o SE pré-operatório foi reduzido em 3,93 D e o cilindro médio foi reduzido em 2,83 D em relação aos valores pré-operatórios na última consulta de acompanhamento. A AVNC foi de 20/40 ou melhor em 73,7% dos olhos após LASIK.[172] Os resultados a longo prazo também parecem ser bastante estáveis na maioria dos olhos.[171]

Em conclusão, LASIK após PKP é em geral menos previsível que em olhos sem história de cirurgia, em parte devido a correções maiores e ao efeito da interface doador-receptor.[171] Ainda assim, melhora significativa na visão não corrigida, bem como na anisometropia, tornam este tratamento atraente para pacientes com um endotélio saudável e um transplante grande o suficiente para realizar ablação dentro da córnea transplantada.

É importante lembrar que os objetivos realistas da LASIK após PKP são diminuir o grau de anisometropia e ametropia para níveis nos quais a correção com óculos ou lentes de contato possam ser toleradas.

LASIK após implante de lentes intraoculares e Bioptics

O Bioptics, popularizado por Roberto Zaldivar, é a combinação planejada de cirurgia de LIO fácica ou afácica com cirurgia corneana para corrigir grandes erros de refração.[173] Tipicamente, a potência máxima da LIO é usada, e o erro de refração residual é corrigido pela cirurgia de ablação da córnea (PRK ou LASIK). As cirurgias podem ser em etapas, com a cirurgia da lente realizada primeiro, seguida por PRK ou LASIK. Alternativamente, o *flap* de LASIK pode ser feito antes da cirurgia da lente e levantado várias semanas ou meses depois para a ablação a *laser*. O Bioptics pode ser realizado com LIO fácicas ou afácicas para corrigir qualquer erro de refração residual. O Bioptics é especialmente útil em alta miopia com astigmatismos e é preferível à ablação corneana por *laser*, devido à redução do risco de aberrações visuais, perda de contraste, ofuscamento e halos que estão associados a ablações miópicas extremamente grandes.[174,175]

Da mesma maneira, a LASIK pode ser extremamente útil no tratamento da ametropia após extração de cristalino transparente ou cirurgia de catarata com implante de LIO multifocal com bons resultados refracionais e maior satisfação do paciente.[176,177]

Cálculos de lentes intraoculares pós-LASIK

Os pacientes submetidos à cirurgia refrativa que desenvolvem catarata esperam uma excelente AVNC após a cirurgia de catarata, assim como após o procedimento refrativo anterior. A experiência com olhos após procedimentos refrativos miópicos indica que o uso de leituras ceratométricas padrão médias no pós-operatório em fórmulas preditivas de potência de LIO padrão frequentemente resulta em erros de refração substanciais, sendo a hipermetropia a surpresa inesperada em pacientes submetidos a procedimentos refrativos miópicos, e miopia naqueles submetidos a procedimentos hipermetrópicos.[178-180]

O cálculo do poder da LIO na cirurgia de catarata se baseia nas medidas do poder da córnea/raio de curvatura, comprimento axial e estimativa da profundidade da câmara anterior no pós-operatório (posição efetiva da lente – ELP, do inglês *effective lens position*).

A principal razão para a subestimação do poder da LIO após cirurgia refrativa da córnea reside na determinação inexata do poder ceratométrico.[181] O ceratômetro é impreciso nesse cenário, porque mede apenas quatro pontos da córnea em uma região paracentral, ignorando regiões centrais mais planas (após cirurgia refrativa miópica) ou mais curvas (após cirurgia refrativa hipermetrópica).[182] A videoceratografia computadorizada (CVK, do inglês *computerized videokeratography*) supera algumas dessas limitações. No entanto, tanto a ceratometria como a CVK são imprecisas em olhos submetidos a PRK ou LASIK miópica, porque o valor padronizado para o índice de refração da córnea (1,3375) usado em ambos os dispositivos não é válido para medir essas córneas.[180,183,184] Um segundo fator importante responsável pelas imprecisões ao usar os cálculos convencionais da LIO é a ELP, ou posição prevista da LIO ao longo do comprimento axial do olho.

Como os dados pré-operatórios frequentemente não estão disponíveis e a realização dos cálculos da LIO pode ser demorada usando vários métodos individuais, a American Society of Cataract and Refractive Surgery desenvolveu uma calculadora *on-line* de poder de LIO com base na *internet* para auxiliar os cirurgiões com esses cálculos difíceis de LIO. Um estudo recente realizado por Wang *et al.* avaliou a precisão de vários métodos de predição de poder da LIO usando esta calculadora *on-line* de poder da LIO após LASIK ou PRK miópica prévias. Os métodos que utilizam alteração de refração induzida cirurgicamente, bem como métodos que não utilizam dados anteriores, proporcionaram melhores resultados do que os métodos que utilizam valores *K* pré-LASIK/PRK.[185]

Assim como em todos os procedimentos refrativos e devido à possibilidade de erros refrativos residuais, é importante que o paciente tenha expectativas realistas e que a refração-alvo desejada seja discutida antecipadamente.

RESUMO

A LASIK é uma técnica extremamente útil que combina segurança, rápida recuperação visual e flexibilidade em sua capacidade de ser aprimorada ou combinada com outros procedimentos. À medida que as técnicas continuam a melhorar, com novos avanços nos *lasers* de femtossegundo e *excimer*, a cirurgia refrativa continuará evoluindo e mudará a maneira como avaliamos nossas expectativas e desfechos refrativos.

BIBLIOGRAFIA

Chernyak DA. From wavefront device to laser: an alignment method for complete registration of the ablation to the cornea. J Refract Surg 2005;21:463–8.

Davis EA, Hardten DR, Lindstrom M, et al. LASIK enhancements: a comparison of lifting to recutting the flap. Ophthalmology 2002;109:2308–13.

Davis EA, Hardten DR, Lindstrom RL. LASIK complications. Int Ophthalmol Clin 2000;40:67–75.

Durrie DS, Vande Garde TL. LASIK enhancements. Int Ophthalmol Clin 2000;40:103–10.

Haft P, Yoo SH, Kymionis GD, et al. Complications of LASIK flaps made by the IntraLase 15- and 30-kHz femtosecond lasers. J Refract Surg 2009;25:979–84.

Kezirian GM, Stonecipher KG. Comparison of the IntraLase femtosecond laser and mechanical keratomes for laser *in situ* keratomileusis. J Cataract Refract Surg 2004;30:804–11.

Lindstrom RL, Hardten DR, Chu YR. Laser *in situ* keratomileusis (LASIK) for the treatment of low, moderated and high myopia. Trans Am Ophthalmol Soc 1997;95:285–306.

Lindstrom RL, Linebarger EJ, Hardten DR, et al. Early results of hyperopic and astigmatic laser *in situ* keratomileusis in eyes with secondary hyperopia. Ophthalmology 2000;107:1858–63.

Mrochen M, Donitzky C, Wullner C, et al. Wavefront-optimized ablation profiles: theoretical background. J Cataract Refract Surg 2004;30:775–85.

Muravchik J. Keratectasia after LASIK. J Cataract Refract Surg 2000;26:629–30.

Pallikaris IG, Papatzanaki ME, Stathi EZ, et al. Laser *in situ* keratomileusis. Lasers Surg Med 1990;10:463–8.

Probst LE, Machat JJ. Epithelial ingrowth following LASIK. In: Machat JJ, Slade SG, Probst LE, editors. The art of LASIK. 2nd ed. Thorofare: Slack; 1999. p. 427–33.

Randleman JB, Woodward M, Lynn MJ, et al. Risk assessment for ectasia after corneal refractive surgery. Ophthalmology 2008;115:37–50.

Sandoval HP, Donnenfeld ED, Kohnen T, et al. Modern laser in situ keratomileusis outcomes. J Cataract Refract Surg 2016;42:1224–34.

Slade SG. The use of femtosecond laser in the customization of corneal flaps in laser *in situ* keratomileusis. Curr Opin Ophthalmol 2007;18:314–17.

As referências completas estão disponíveis no **GEN-io**.

PARTE 3 CIRURGIA REFRATIVA

Extração Lenticular com Pequena Incisão (SMILE)

3.5

Iben Bach Damgaard e Jodhbir S. Mehta

Definição: A extração lenticular com pequena incisão (SMILE, do inglês *small incision lenticule extraction*) é um procedimento refrativo a *laser* no qual uma lentícula do estroma da córnea é criada com um *laser* de femtossegundo e removida por meio de uma pequena incisão para corrigir o erro refrativo.

Características principais

- A técnica SMILE preserva melhor a integridade da córnea do que a ceratomileuse *in situ* assistida por *laser* (LASIK, do inglês *laser-assisted* in situ *keratomileusis*), com seu *design* com *flap* livre eliminando o risco de microdobras e deslocamento do *flap*
- As complicações no perioperatório incluem abrasões epiteliais, perda da sucção durante a aplicação do *laser* de femtossegundo e pequenas lacerações das bordas da lentícula ou da incisão durante a remoção da lentícula
- A opacidade da córnea é a complicação pós-operatória precoce mais comum
- Sintomas de olho seco podem ocorrer, apesar de pouparem mais a densidade da inervação sub-basal que a LASIK, com recuperação mais rápida da sensibilidade
- Reoperações podem ser realizadas com o procedimento CIRCLE, em que a zona óptica é convertida em um *flap* e seguida pela ablação por *excimer* do leito estromal ou com a ablação da superfície.

INTRODUÇÃO

Na última década, a ceratomileuse *in situ* assistida por *laser* de femtossegundo (FS-LASIK) tornou-se uma técnica bem estabelecida para correção de erros de refração miópicos. A tecnologia de *laser* de femtossegundo possibilita um *flap* da córnea mais reprodutível de espessura predeterminada, em comparação com o microcerátomo.[1]

A extração lenticular com femtossegundo (FLEX, do inglês *femtosecond lenticule extraction*) foi posteriormente introduzida como uma alternativa à FS-LASIK após o desenvolvimento do *laser* de femtossegundo VisuMax (Carl Zeiss Meditec, Jena, Alemanha). A FLEX ainda exigia um *flap* corneano para penetrar no estroma da córnea, como na LASIK. No entanto, a FLEX possibilitou a remoção do tecido da córnea criando uma lentícula estromal em vez da ablação por *laser*. Mostrou-se benéfico para melhorar ainda mais isso e desenvolver uma técnica refrativa a *laser* que não exigisse o uso de um *flap* de córnea, minimizando o trauma na superfície da córnea e removendo o risco de microdobras ou deslocamento do *flap*.[2,3]

A extração lenticular com pequena incisão (SMILE) foi introduzida como um procedimento refrativo de lentícula estromal de próxima geração, otimizando ainda mais a FLEX.[4,5] Como uma técnica livre de *flap*, uma lentícula instraestromal era confeccionada por *laser* de femtossegundo e removida por meio de uma pequena incisão na córnea. Com o uso de apenas uma pequena incisão (2 a 4 mm de largura) para remoção da lentícula, a integridade da córnea ficava quase intacta.

SISTEMA DE *LASER* DE FEMTOSSEGUNDO

O *laser* de femtossegundo (10^{-15} segundos) usado para SMILE é de estado sólido de Nd:YAG que emite energia em um ponto focal com um comprimento de onda de 1.043 nm, tendo sido discutido nas seções anteriores deste capítulo.

FAIXA DE TRATAMENTO PARA SMILE

SMILE com VisuMax é aprovada fora dos EUA para miopias de até –10,00 dioptrias (D) e até 5,00 D de componente cilíndrico. SMILE para miopia e astigmatismo com VisuMax foi aprovada pela *Conformité Européenne* (CE) em 2009. Em 2016, a *Food and Drug Administration* (FDA) dos EUA aprovou VisuMax para miopia de –1,00 D a –8,00 D e astigmatismo menor que 0,50 D. Pacientes com mais de –10,00 D de miopia ainda permanecem um desafio cirúrgico. Por enquanto, o VisuMax não apresenta um algoritmo aprovado para tratamento de hipermetropia. Estudos iniciais testaram uma forma de lentícula melhorada que remove mais tecido na periferia média do que no centro. Embora a técnica seja promissora, ela ainda precisa de refinamento para estar de acordo com os tratamentos de última geração com *excimer laser* para hipermetropia de graus baixos a moderados.[8-10]

AVALIAÇÃO DO PACIENTE

Pacientes encaminhados para SMILE devem ter, preferencialmente, 18 anos ou mais, com refração estável por mais de 2 anos. A avaliação pré-operatória padrão inclui acuidade visual à distância não corrigida e corrigida, tamanho da pupila, tonometria, paquimetria, tomografia, exame com lâmpada de fenda e fundoscopia dilatada. As medidas tomográficas da curvatura anterior e posterior da córnea devem ser cuidadosamente examinadas para excluir padrões tomográficos irregulares ou ceratocone subclínico. O paciente não deve usar lentes de contato 2 dias (lentes hidrofílicas) ou 2 semanas (lentes rígidas) antes da avaliação tomográfica. Contraindicações para a SMILE incluem cicatrizes na córnea, distrofias da córnea e olhos secos graves. Pacientes muito ansiosos podem não ser candidatos à SMILE, devido ao aumento do risco de perda da sucção perioperatória. A LASIK ainda é a técnica escolhida para se conseguir monovisão em pacientes com presbiopia, pois eles frequentemente exigem melhorias cirúrgicas, que são feitas com mais facilidade após um procedimento com *flap*.[11] A SMILE pode ser preferida em relação à LASIK em pacientes que estão envolvidos em esportes de contato ou que realizam trabalhos com risco aumentado de trauma ocular, porque não há risco de deslocamento ou desalojamento traumático do *flap*. Estudos sugerem que a SMILE também possa ser a melhor opção para correção miópica de graus moderados a altos, devido à maior previsibilidade do que a LASIK.[12]

PROCEDIMENTO CIRÚRGICO

O SMILE pode ser realizado sob anestesia tópica. O tratamento sequencial bilateral é geralmente realizado. O paciente é posicionado em decúbito dorsal sob o *laser* de femtossegundo, e o olho não tratado é revestido e recebe um esparadrapo para evitar desidratação da córnea. Duas gotas de 0,8% de tetracloreto de oxibuprocaína são aplicadas 5 minutos antes da operação e novamente imediatamente antes do blefarostato ser colocado. Uma interface de lente de contato de vidro que consiste em um anel periférico de pequenas portas de aspiração é conectada ao *laser* de femtossegundo. O vidro de contato curvo garante contato preciso com a superfície da córnea durante a aplicação do *laser* e está disponível em vários tamanhos (P, M, G e tipo KP). O tamanho da lente de contato de vidro deve corresponder à distância de branco a branco do paciente. Uma lente de contato de vidro pequena (P) é geralmente preferida, especialmente em pacientes asiáticos com pequenas medidas de branco a branco. O paciente é posicionado sob a cabeça do *laser*. É importante secar a superfície ocular, especialmente o fórnice inferior, com uma esponja para remover qualquer excesso de líquido lacrimal ou secreções da superfície ocular. Isto pode ser realizado colocando uma esponja descartável no fórnice inferior enquanto o paciente está sendo alinhado ao cone de interface. Alguns cirurgiões sugerem o uso de um blefarostato com um dispositivo de aspiração para remover o excesso de líquido lacrimal. Quando o paciente está sob a cabeça do *laser*, o leito é elevado para possibilitar o contato com a interface e a superfície anterior da córnea. Antes do contato, pede-se ao paciente para fixar em uma luz verde do *laser* de femtossegundo para uma centralização acurada. O leito é então elevado ainda mais para possibilitar contato completo com a superfície da córnea.

O grau de contato com a superfície ocular pode ser confirmado pela propagação do menisco do líquido lacrimal. Na maioria dos casos, quando o líquido lacrimal se espalha para 3/4 da largura da córnea, a aspiração é aplicada. Após a aspiração, o paciente ainda é capaz de se fixar na luz verde devido a um pequeno aumento da pressão intraocular.[13,14] Boa centralização é importante porque não existe *eye-tracker*.[15] Pacientes que têm tratamentos de alto grau de astigmatismo devem ser marcados no eixo horizontal da lâmpada de fenda antes do procedimento a *laser*. Após estar sob a interface e a aspiração for aplicada, a interface pode ser girada para garantir que o eixo horizontal marcado no olho esteja alinhado com o do meridiano horizontal através da ocular direita do microscópio do *laser*, para compensar qualquer ciclotorção.[14]

Aplicação de *laser* de femtossegundo

A SMILE é realizada com quatro cortes a *laser* sequenciais para criar uma lentícula da córnea e uma incisão em túnel:[4] (1) uma superfície lenticular posterior cortada em um padrão espiralado (corte refrativo), (2) um corte vertical ao longo da circunferência da lentícula, (3) uma superfície lenticular anterior cortada em um padrão espiralado (zona óptica da córnea) e (4) um corte de incisão vertical de túnel de 2 a 4 mm superiormente posicionada que dá acesso à lentícula da superfície da córnea (Figura 3.5.1).

Preferimos girar a incisão para o lado temporal superior no olho direito e nasal superior no olho esquerdo para facilitar o acesso de um cirurgião destro e evitar qualquer pannus superior e sangramento intraoperatório, que pode ser comum em pacientes que usam lentes de contato. O padrão em espiral do corte lenticular posterior maximiza o tempo que o paciente pode se concentrar na luz alvo de fixação e minimiza o risco de perda da sucção devido a movimentos oculares. Cortar a superfície posterior primeiro garante com que as bolhas de gás não bloqueiem a aplicação do *laser* do corte da superfície anterior. A sequência de ativação por *laser* em espiral para dentro e para fora também mostrou causar uma ruptura mínima nas lamelas de colágeno.[7] A aplicação refrativa do *laser* leva aproximadamente 20 a 25 segundos, dependendo das configurações do *laser*. A aspiração é liberada automaticamente após o tratamento. As seguintes configurações de *laser* podem ser alteradas pelo cirurgião para determinar a espessura da lentícula e a zona de tratamento. Para a lentícula: diâmetro, espessura mínima e ângulo de corte lateral. Para a zona óptica da córnea: espessura, diâmetro, posição da incisão, largura da incisão e ângulo de corte lateral da incisão. As configurações do *laser* são determinadas pelo *status* refrativo pré-operatório, juntamente com a preferência e a experiência do cirurgião. Cirurgiões que começam com a SMILE devem realizar casos com espessura de lentícula acima de 70 μm (espessura mínima de lentícula de 15 μm), porque será mais fácil realizar a remoção.[16] Cirurgiões com maior experiência com o procedimento podem realizar tratamentos de –1 D.

Remoção da lentícula

A remoção lenticular inclui vários estágios-chave (Figura 3.5.2) (Vídeo 3.5.1). O olho pode ser fixado com blefarostato para evitar movimentos oculares súbitos durante as manobras intraestromais. A incisão é aberta com um gancho de Sinskey. Os dois planos lenticulares são identificados em cada canto da incisão. As pontes de tecido restantes da superfície superior são quebradas com uma espátula romba e a lentícula é separada da zona óptica. A espátula romba deve ser suavemente manobrada sobre a lentícula, sem grande resistência das pontes de tecido remanescentes. Um movimento de varredura suave é realizado garantindo que a dissecção passe sobre a área completa da superfície anterior da lentícula. A mesma manobra é realizada na superfície posterior da lentícula. A lentícula pode então ser removida através da incisão usando uma pinça. Alguns cirurgiões limpam a bolsa intraestromal com solução salina balanceada para remover os restos remanescentes e minimizar o risco de crescimento epitelial. No entanto, o líquido pode induzir pequenas bolsas de líquido na interface e retardar a recuperação visual imediata.[17] Após a remoção da lentícula, a zona óptica pode ser massageada em direção à periferia, com uma esponja, para remover dobras de tensão residual, minimizando irregularidades e microdobras no eixo visual ao corrigir miopias altas.[18,19] Uma gota de fluoroquinolona e corticosteroide são então aplicadas no final do procedimento.

Manejo pós-operatório

Um esquema pós-operatório pode incluir uma combinação de dexametasona e antibióticos tópicos, tipicamente 4 vezes/dia durante 2 semanas, em seguida reduzido para 2 vezes/dia ao longo de 2 semanas.[16] O paciente deve usar colírio lubrificante de hora em hora na primeira semana para aliviar o desconforto no período pós-operatório. Atividades diárias podem ser realizadas, mas o paciente deve evitar piscinas e extensa fricção dos olhos durante as primeiras 2 semanas. O exame com lâmpada de fenda deve ser realizado 1 dia, 1 semana e 1 e 3 meses após a operação. Normalmente, avaliamos o resultado refrativo com refração formal em 1 e 3 meses.

COMPLICAÇÕES

A SMILE tem uma vantagem sobre a LASIK: o deslocamento e descolamento do *flap* não são observados, pois o *flap* não é livre. No entanto, ocorrem complicações específicas relacionadas ao corte e à remoção da lentícula. Antes da cirurgia, o cirurgião deve estar ciente de como evitar e tratar as complicações perioperatórias e pós-operatórias mais frequentes (Tabela 3.5.1).[20]

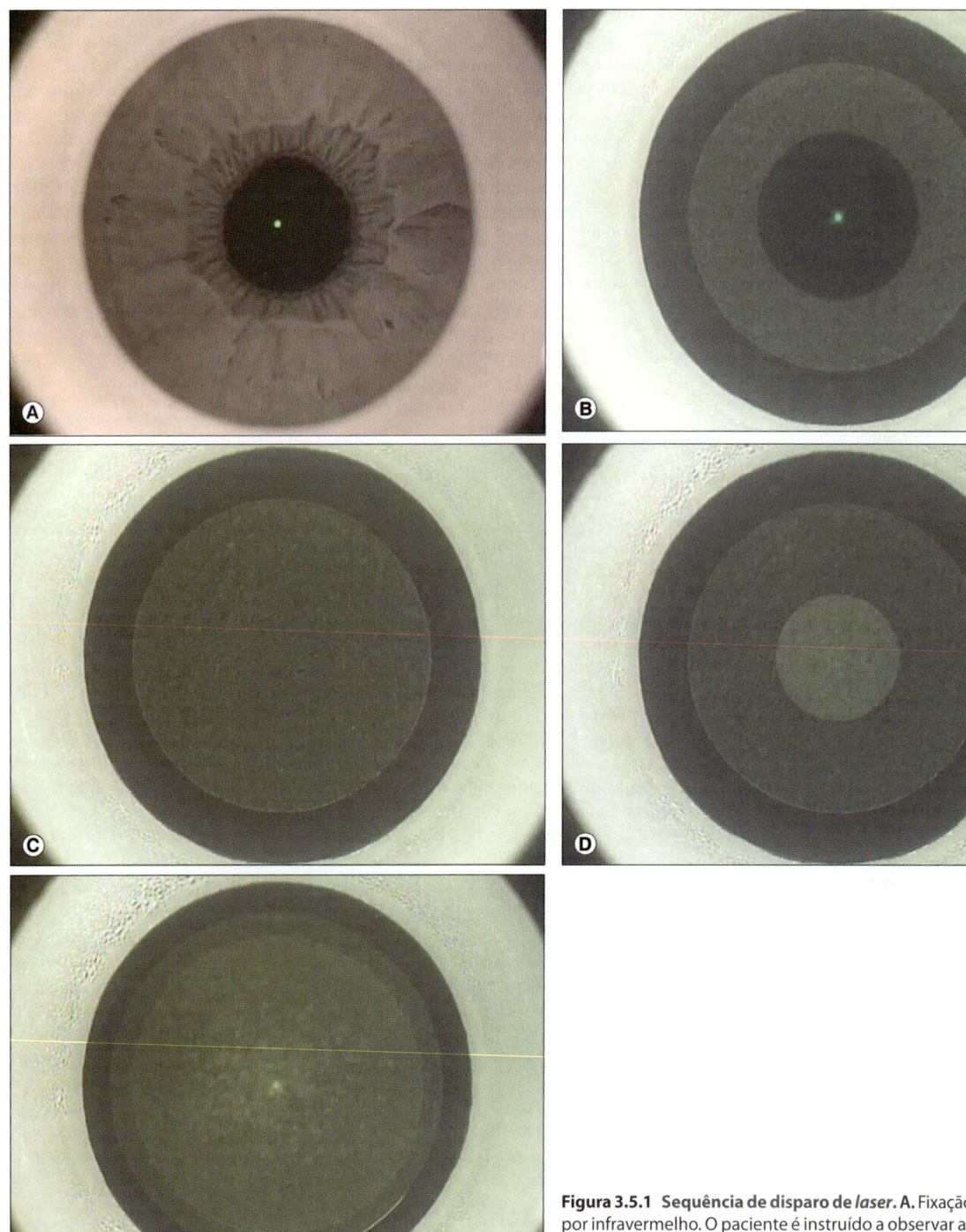

Figura 3.5.1 Sequência de disparo de *laser*. A. Fixação durante iluminação por infravermelho. O paciente é instruído a observar a luz de fixação verde antes da aplicação da sucção. **B.** Superfície da lentícula posterior em espiral no padrão. **C.** Corte da borda da lentícula. **D.** Superfície da lentícula anterior cortada em padrão em espiral. **E.** Corte de incisão.

TABELA 3.5.1 Incidência de complicações perioperatórias e pós-operatórias após SMILE.[20]

Complicações perioperatórias	Complicações pós-operatórias
Abrasões epiteliais periféricas (5,2%) e centrais (0,2%)	Opacidade/não transparência da córnea (5,6%)
Lacerações menores e maiores (1,8%)	Superfície corneana seca, dia 1 (3,2%)
Dificuldades na extração de lentículas (1,6%)	Crescimento epitelial (0,5%)
Perda da sucção (1%)	Topografia corneana irregular (0,5%)
Fibra na interface (0,2%)	Microestrias visualmente insignificantes (0,4%)
Remanescente de lentícula (0,04%)	Ceratite lamelar difusa (0,2%)
	Imagens fantasmas monoculares (0,2%)

Complicações perioperatórias

As *abrasões epiteliais* (5,2%) são as complicações mais comuns após SMILE, mas raramente causam sequelas. As abrasões centrais (0,2%) podem ser tratadas com uma lente terapêutica por alguns dias. As abrasões epiteliais têm sido associadas a um risco aumentado de inflamação da interface pós-operatória. O tratamento intensivo com dexametasona tópica a cada hora alivia a inflamação.[21,22] As abrasões incisionais podem ser observadas mais comumente em pacientes idosos (p. ex., em seus 40 anos).

Lacerações menores e maiores (1,8%) das bordas da lentícula ou da incisão são uma complicação comum após SMILE e dependem da largura da incisão (Figura 3.5.3A). Pequenas lacerações normalmente cicatrizam com pequenas formações de cicatriz fora da zona óptica. No entanto, elas devem ser evitadas para reduzir o risco de crescimento intraepitelial pós-operatório.

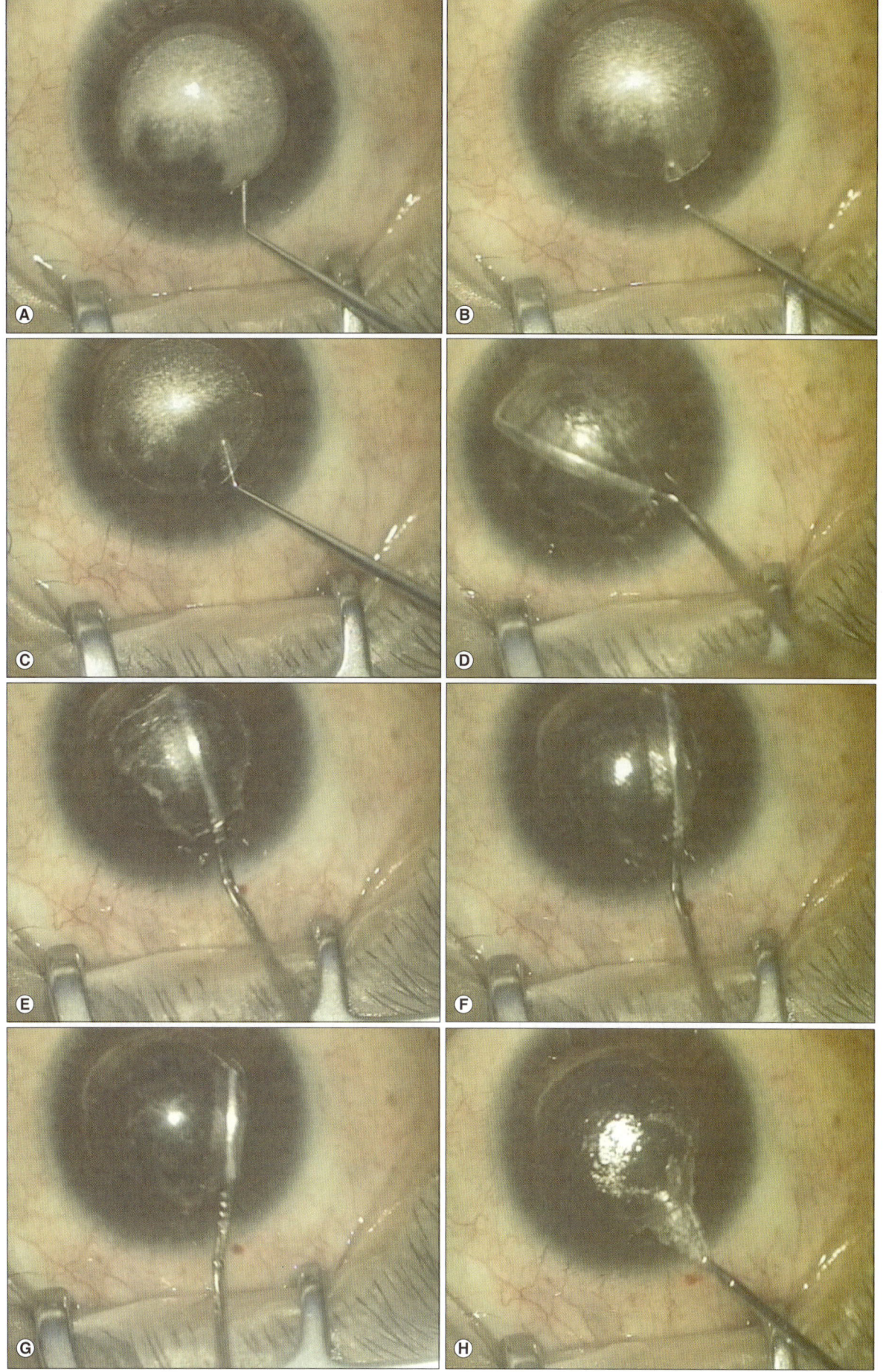

Figura 3.5.2 Dissecção e remoção da lentícula. A. Abertura da incisão de corte lateral com um gancho de Sinskey. **B.** Demarcação da superfície anterior da lentícula. **C.** Demarcação da superfície da lentícula posterior. **D.** Dissecção da superfície anterior. **E.** Dissecção da superfície posterior. **F.** Dissecação periférica da superfície da lentícula posterior. **G.** Dissecção da borda, garantindo que a lentícula seja retirada. **H.** Remoção da lentícula com uma pinça.

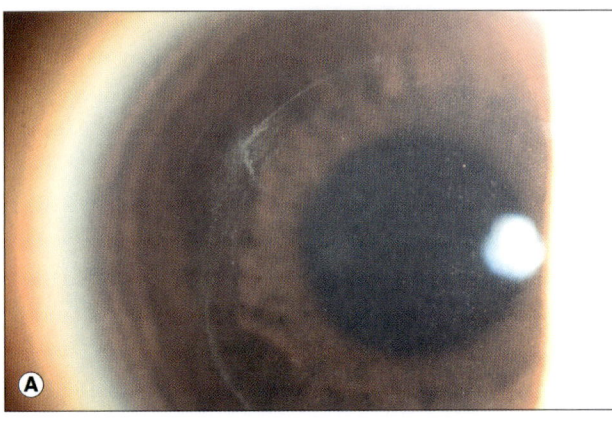
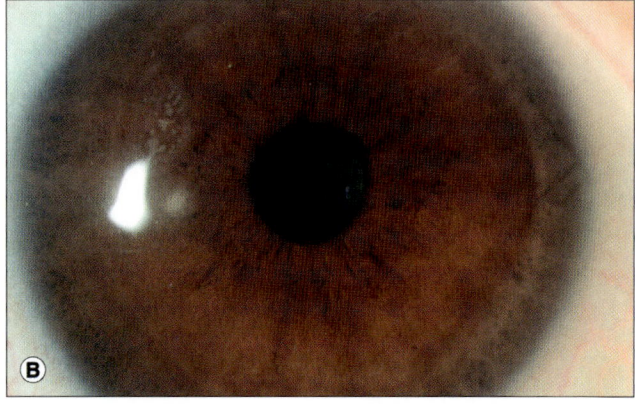

Figura 3.5.3 A. Lacerações menores na borda da incisão são uma complicação comum após SMILE. Em geral cicatrizam com pequenas formações de cicatriz e sem influenciar no desfecho visual. No entanto, elas devem ser evitadas devido ao aumento do risco de crescimento intraepitelial. **B.** Crescimento epitelial 6 semanas após a operação devido à semeadura de células epiteliais através da incisão. O crescimento do epitélio na interface foi deixado intacto porque estava localizado fora do eixo visual e o paciente não apresentava nenhuma queixa visual. (Cortesia do Dr. C Chan.)

A largura da incisão deve ser alterada dependendo da experiência do cirurgião, em geral 2 a 3 mm para cirurgiões experientes, mas até 5 mm para inexperientes. Lacerações menores na borda da lentícula ocorrem mais comumente em lentículas finas e após aplicação irregular de *laser* (bolhas opacas ou "áreas pretas" onde a energia não foi transferida para o tecido estromal devido a opacidades).

Dificuldades de extração lenticular (1,6%) podem ocorrer após o corte e/ou a dissecção inadequados com o *laser*. Dificuldades com a remoção lenticular podem aumentar o risco de ruptura da lentícula, com pontas lenticulares deixadas na bolsa estromal (0,04%) levando ao astigmatismo irregular pós-operatório induzido. Nesses casos, a incisão original pode ser usada para remover a ponta lenticular.[23] A dissecção adequada para remover quaisquer pontes estromais remanescentes anteriores e posteriores à zona óptica (ver anteriormente) pode evitar essa complicação. O motivo mais comum que pode levar à dificuldade de remoção da lentícula ocorre quando a dissecção é realizada inadvertidamente na superfície posterior primeiro. Isso empurra a superfície anterior da lentícula contra a zona óptica, que, se não reconhecida, pode causar dificuldades na remoção. Isso é particularmente comum ao realizar correções para miopia de baixo grau. O delineamento adequado das superfícies anterior e posterior da lentícula no início do procedimento – e instrumentos feitos sob medida que possibilitam a remoção da lentícula da superfície posterior – pode ajudar nessa situação.[24] A manipulação estromal prolongada pode levar à redução da qualidade visual pós-operatória.

A *perda de sucção intraoperatória* (1%) com o descolamento da lente de contato de vidro pode ocorrer a qualquer momento durante o procedimento e encerrará automaticamente a aplicação do *laser*. As razões mais comuns para a perda da sucção incluem movimentos de apertar os olhos ou movimentos da cabeça, frequentemente vistos em pacientes ansiosos, ou excessos de lacerações na superfície ocular.[20,21,25,26] Aconselhamento detalhado do que esperar visualmente durante a aplicação do *laser* é importante. Assim, a experiência do cirurgião com a técnica e o aconselhamento do paciente podem diminuir o risco da perda de sucção.[27] A produção aumentada de lágrimas ou a anestesia local podem induzir a entrada de líquido e o descolamento entre a lente de contato de vidro e a córnea. Pequenas aberturas palpebrais e um grande diâmetro da zona óptica também aumentam o risco da perda de sucção.[26,27]

Se a perda da sucção ocorrer antes da conclusão da superfície posterior, o cirurgião não poderá concluir o procedimento SMILE, mas terá a opção de converter para FS-LASIK. A opção então é converter para FS-LASIK. O retratamento pode ser realizado após alguns minutos ou adiado para outro dia. Se a perda da sucção surgir depois de completar o corte lateral da lentícula vertical, o cirurgião pode tentar refazer o *docking* e completar o procedimento.

No entanto, pode ser problemático alcançar o alinhamento exato devido à camada de bolhas de gás que obscurece a pupila. A compressão suave na superfície ocular com uma esponja úmida possibilitará a dispersão das bolhas de cavitação e melhorará a visualização para o paciente. Aumentar o diâmetro da zona óptica anterior após a perda da sucção ajudará a garantir o alinhamento adequado durante o *redocking* para repetir o corte anterior. Em um estudo de perda de sucção e *redocking* durante SMILE, a acuidade visual à distância não corrigida (UDVA, do inglês *uncorrected distance visual acuity*) foi de 20/30 ou melhor em 73% dos pacientes após 3 meses (média do esférico pré-operatório de −5,81 D e cilindro até 1,09 D).[25] Em um estudo de caso de olhos pareados de 35 pacientes com perda de sucção em um olho, a acuidade visual à distância corrigida (CDVA, do inglês *corrected distance visual acuity*) foi significativamente pior após 1 semana no olho complicado, mas sem diferenças significativas na UDVA e na CDVA após 3 meses.

Complicações pós-operatórias

O *haze* (5,6%) é uma complicação pós-operatória precoce bem-conhecida após quase todos os procedimentos refrativos a *laser* e está associada à apoptose de ceratócitos da córnea e cicatrização de feridas.[28,29] O *haze* geralmente diminui com o tempo. Nos casos de *haze* moderado, o CDVA normalizou em 2 anos após a operação.[21]

Olhos secos iniciais (3,2%) no primeiro dia podem ser observados em combinação com *haze*. Em vários estudos, a abordagem livre de *flap* (SMILE) mostrou preservar melhor a densidade da camada nervosa sub-basal após a SMILE em comparação com a FS-LASIK em estudos de curto e longo prazos.[30-32] A recuperação da sensibilidade corneana tem se mostrado mais rápida depois de SMILE. Entretanto, os sintomas imediatos de olho seco no pós-operatório são comparáveis aos procedimentos de LASIK.[30,33]

O tempo de ruptura do filme lacrimal (TBUT, do inglês *tear break-up time*), o teste de Schirmer e a altura do menisco lacrimal foram semelhantes após SMILE e FLEX em até 6 meses após a cirurgia em estudo ocular contralateral.[30]

O *crescimento epitelial* (0,5%) é observado quando as células epiteliais proliferam no local da incisão ou são deslocadas para a interface durante a remoção das lentículas (Figura 3.5.3B). O crescimento epitelial na interface é mais raramente observado após SMILE do que após LASIK. Ilhas epiteliais podem ser identificadas no local da incisão, frequentemente em relação a uma pequena laceração após a remoção de lentículas.

As ilhas epiteliais podem ser deixadas se nenhuma progressão for observada. Elas também podem ser raspadas da borda da incisão usando um removedor epitelial de bolso ou tratadas com *laser* Nd:YAG. Somente em casos muito graves, com crescimento epitelial no centro da interface, ele se torna visualmente significativo.[34] Nessas situações, se o epitélio não puder ser removido pela pequena incisão, uma alternativa seria realizar uma conversão da bolsa em *flap* para possibilitar uma irrigação mais extensa da interface estromal.

A *ceratite lamelar difusa* (CLD) (0,2%), também conhecida como síndrome das areias do Saara ou inflamação da interface, geralmente aparece após 1 a 3 dias, acompanhada de diminuição da acuidade visual, dor e fotofobia.[35] As altas configurações de energia a *laser* durante a fotorruptura aumentam o risco de ceratite lamelar difusa.[36] Lentículas finas de estroma podem aumentar o risco de CLD, porque bolhas de gás após a fotorruptura acumulam em uma pequena área estromal e provocam uma forte resposta inflamatória.[35] A CLD é frequentemente relatada em conjunto com aberrações centrais e defeitos epiteliais no pós-operatório.[21]

A CLD pode ser tratada com sucesso com corticosteroides tópicos ou lavando a interface em alguns casos. Em casos raros, um microrganismo bacteriano ou fúngico pode ser a causa da inflamação e deve sempre ser considerado se o paciente não responder ao tratamento.[37] Pela experiência dos autores, uma maior incidência de CLD foi relatada quando a interface não foi irrigada após o procedimento.

ABERRAÇÕES DE ALTA ORDEM

O aumento das aberrações pós-operatórias de alta ordem (HOA, do inglês *high-order aberrations*) pode provocar queixas visuais, como reflexos, halos, sensibilidade reduzida ao contraste e visão noturna precária. A avaliação pré-operatória do paciente inclui o tamanho da pupila e deve ser considerada quando o diâmetro da lentícula é determinado para a operação. Pacientes com pupilas grandes podem ser mais incomodados por aberrações esféricas pós-operatórias se um pequeno diâmetro de lentícula for escolhido. Em particular, as aberrações esféricas podem induzir halos e diminuição da visão noturna devido à flutuação miópica com pupila grande (miopia noturna). No entanto, um grande diâmetro de lentícula requer uma lentícula espessa para obter a mesma quantidade de correção e pode não ser aceitável na correção de pacientes alto míopes.

O coma pode aumentar após o tratamento a *laser* descentrado e pode causar sintomas de halos e diplopia monocular. Em contraste com os *excimer lasers* de última geração, o *laser* VisuMax® não apresenta um sistema de *eye-tracking*. O alinhamento depende da cooperação do paciente e do ajuste objetivo do cirurgião. No entanto, o VisuMax® equipara-se ao *laser* MEL 90 usado para LASIK quando se trata de centralização durante a cirurgia.[38,39] Estudos relataram um aumento no coma e HOA, mas não em aberrações esféricas após SMILE.[40-44] Uma pequena queda é observada anos após a cirurgia, provavelmente explicada pela remodelação da camada epitelial.[45] As aberrações da córnea após a SMILE mostraram ser menores do que após a FS-LASIK,[42-44] embora um estudo tenha relatado uma alteração semelhante nas aberrações após SMILE e LASIK.[46]

ESTABILIDADE BIOMECÂNICA

Em contraste com um procedimento LASIK à base de *flap*, SMILE envolve a criação de uma zona óptica. Assim, a SMILE pode ser capaz de preservar melhor a integridade tectônica da córnea porque a pequena incisão deixa a maior parte do colágeno corneano anterior íntegra. A maior parte da força da córnea está localizada no terço anterior da córnea e é crucial para sustentar a pressão intraocular.[47] A partir de estudos anteriores *ex-vivo* da resistência à tração dependente de profundidade, Reinstein *et al.*[48] desenvolveram um modelo matemático para prever a força de tração após SMILE, LASIK e ceratectomia fotorrefrativa (PRK, do inglês *photorefractive keratoctomy*). O modelo demonstrou maior resistência à tração pós-operatória após SMILE do que após LASIK e PRK, devido à criação da zona óptica da córnea. Vários estudos avaliaram as propriedades biomecânicas corneneanas pós-operatórias *in vivo* após SMILE e LASIK usando o *Ocular Response Analyzer* e o Corvis ST (tonometria à base de Scheimpflg). Em um estudo randomizado de olhos pareados de SMILE e LASIK, tanto a histerese corneana (HC) quanto o fator de resistência corneano (FRC) diminuíram após a cirurgia, mas sem diferenças significativas entre os dois métodos.[49] Da mesma maneira, um estudo randomizado de olhos pareados de SMILE e FLEX não relatou diferenças significativas em termos de HC e CRF entre os dois métodos após 6 meses.[50] Por enquanto, nenhuma pesquisa realizou um estudo randomizado de olhos pareados com o Corvis ST. Estudos retrospectivos utilizando o Corvis ST em LASIK, FLEX e SMILE relataram redução semelhante nas propriedades biomecânicas da córnea em relação ao padrão de deformação durante o pulso de ar.[51,52]

A ectasia iatrogênica com protrusão corneana e diminuição da acuidade visual é uma complicação rara, porém grave, após LASIK (0,05%).[53] A recomendação geral para prevenção de ectasia é a espessura mínima residual do leito de 300 µm na LASIK. O uso das mesmas recomendações na SMILE tem sido um tópico de discussão porque a córnea pode ser mais robusta biomecanicamente com menor risco de ectasia iatrogênica.[48] No entanto, alguns casos de ectasia iatrogênica foram relatados após SMILE, embora a avaliação pré-operatória dos pacientes possa ter evidenciado padrões topográficos pré-operatórios anormais.[54-58]

DESFECHO REFRATIVO E VISUAL

A SMILE mostrou-se comparável à LASIK em termos de eficácia, previsibilidade, estabilidade e segurança.[21,42,43,59,60] No entanto, é provável que a curva de aprendizado da SMILE afete os resultados pós-operatórios na fase inicial.[6,27,60] Isso pode ser evitado com treinamento supervisionado adequado e experiência anterior com cirurgia corneana.[61] Em um estudo de SMILE para baixos graus de miopia (equivalente esférico médio [SE] de –2,61 D e cilindro até 1,50 D), a UDVA foi 20/20 ou melhor em 96% dos pacientes após 1 ano.[62] Em termos de CDVA, 9% perderam uma linha de Snellen, mas não mais que dois olhos. O SE pós-operatório estava dentro de ± 0,50 D e ± 1,00 D em 84 e 89%, respectivamente. Regressão menor foi relatada a partir de 3 a 12 meses, quando o SE mudou mais de 0,5 D em 8% dos pacientes. Em um estudo de SMILE para miopia moderada a alta (média SE de –7,18 D e cilindro de até 1,50 D), UDVA foi de 20/40 ou melhor em 97% dos pacientes após 3 meses.[6] O CDVA melhorou ligeiramente, mas significativamente a partir do início até 3 meses, e com 2,4% de perda no CDVA de duas linhas de Snellen ou mais. Nos olhos com emetropia como refração-alvo, 80 e 94% estavam dentro de ± 0,50 D e ± 1,00 D, respectivamente. Estudos com até 5 anos de acompanhamento relatam desfechos visuais estáveis, mas uma regressão miópica menor de 0,48 D.[45,63,64] Um estudo de SMILE para astigmatismo (1,81 D em cilindro médio, faixa de 0,75 D –4,00 D) relatou hipocorreção astigmática de 11% da tentativa de correção após 12 meses.[65,66] A hipocorreção pós-operatória tendeu a aumentar com maior tentativa de correção astigmática e pode ser considerada se o cirurgião escolher personalizar o nomograma para os tratamentos astigmáticos.[67]

RETRATAMENTOS

Com a melhora do nomograma VisuMax®, SMILE tem se mostrado precisa e previsível na correção da miopia e do astigmatismo miópico.[5,6,45,68,69] Ainda há risco de hipocorreção ou hipercorreção no pós-operatório, mas não parece estar relacionado com a correção refrativa pretendida.[6] Além disso, a leve tendência miópica, mas significativa, pode exigir mais aprimoramentos anos após SMILE.[45,63,64] Isso levanta a questão sobre como corrigir pacientes já tratados com a SMILE. Após LASIK ou FLEX, o cirurgião simplesmente levantaria o *flap* e realizaria o retratamento com *excimer* na zona tratada anteriormente. Diversas técnicas de melhora pós-operatória têm sido sugeridas, e a técnica escolhida deve sempre ser baseada em uma extensa avaliação da tomografia pós-operatória, no grau de correção exigido e nas queixas visuais do paciente.[70]

No procedimento CIRCLE disponível no VisuMax®, a zona óptica da córnea pode ser convertida em um *flap* com o uso de cortes na superfície superior prévia e na borda da lentícula.[71,72] Com o *laser* de femtossegundo, o cirurgião cria uma incisão circular em relação à borda da zona óptica prévia e deixa um pedículo na posição superior. Um corte lamelar conecta o novo corte circular com a zona ótica SMILE anterior. O levantamento do *flap* dá acesso ao leito estromal, em que o tratamento pode ser feito com *excimer laser*. Os desfechos visuais e refrativos após o procedimento CIRCLE, seguido por cirurgia com *excimer laser*, revelaram-se confiáveis. Segundo relatos, 95,8% dos pacientes com emetropia como refração-alvo alcançaram uma UDVA de 20/20 ou melhor 3 meses após o procedimento CIRCLE, com um erro de refração residual de 0,10 D (SE média pré-operatória: – 0,74 D, intervalo –2,98 D – 0,38 D).[71] Outra técnica envolve a PRK guiada por topografia em pacientes com topografia irregular pós-operatória.[73] *Haze* foi relatado após o tratamento com PRK mesmo após profundidades mínimas de ablação. A mitomicina-C perioperatória pode ser benéfica para prevenir opacidade pós-operatória. Em um estudo de caso, a reoperação foi realizada com a SMILE usando a zona óptica original. A aplicação do *laser* foi interrompida depois que a nova superfície inferior e a borda da lentícula foram cortadas e a nova lentícula foi removida através da incisão original.[74]

CONCLUSÕES

A SMILE surgiu como uma nova técnica para correção de miopia e astigmatismo. A SMILE preserva a integridade da córnea criando uma zona óptica corneana sem risco de deslocamento do *flap*, como pode ser visto após LASIK e FLEX. Vários estudos mostraram que a SMILE tem alta eficácia, previsibilidade, estabilidade e segurança com menos HOA pós-operatórios do que após LASIK.

No futuro, o desenvolvimento e refinamento da SMILE podem abrir caminho para novas formas de corrigir a hipermetropia, removendo um fragmento de tecido que aplana a curvatura da córnea. Até lá, LASIK e PRK são o tratamento corneano recomendado para correção de baixa hipermetropia.

BIBLIOGRAFIA

Hjortdal JO, Vestergaard AH, Ivarsen A, et al. Predictors for the outcome of small-incision lenticule extraction for myopia. J Refract Surg 2012; 28:865–71.

Ivarsen A, Asp S, Hjortdal J. Safety and complications of more than 1500 small-incision lenticule extraction procedures. Ophthalmology 2014; 121:822–8.

Liu YC, Koh J, Rosman M, et al. Enhancement following small incision lenticule extraction (SMILE): incidence, risk factors and outcomes. Ophthalmology 2017;124:813–21.

Liu YC, Teo EP, Lwin NC, et al. Early corneal wound healing and inflammatory responses after SMILE: comparison of the effects of different refractive corrections and surgical experiences. J Refract Surg 2016;32:346–53.

Reinstein DZ, Carp GI, Archer TJ, et al. Outcomes of small incision lenticule extraction (SMILE) in low myopia. J Refract Surg 2014;30:812–18.

Riau AK, Angunawela RI, Chaurasia SS, et al. Early corneal wound healing and inflammatory responses after refractive lenticule extraction (ReLEx). Invest Ophthalmol Vis Sci 2011;52:6213–21.

Sekundo W, Kunert KS, Blum M. Small incision corneal refractive surgery using the small incision lenticule extraction (SMILE) procedure for the correction of myopia and myopic astigmatism: results of a 6 month prospective study. Br J Ophthalmol 2011;95:335–9.

Shah R, Shah S, Sengupta S. Results of small incision lenticule extraction: all-in-one femtosecond laser refractive surgery. J Cataract Refract Surg 2011;37:127–37.

Vestergaard AH, Grønbech KT, Grauslund J, et al. Subbasal nerve morphology, corneal sensation, and tear film evaluation after refractive femtosecond laser lenticule extraction. Graefe's Arch Clin Exp Ophthalmol 2013;251:2591–600.

Wong JX, Wong EP, Htoon HM, et al. Intra-operative centration during small incision lenticule extraction (SMILE). Medicine (Baltimore) 2017; 96(16):e6076.

As referências completas estão disponíveis no **GEN-io**.

Cirurgia Refrativa com *Excimer Laser* Guiada por Frente de Onda

3.6

Faisal M. Tobaigy, Daoud S. Fahd e Wallace Chamon

Definição: A cirurgia refrativa com *excimer laser* personalizada por frente de onda corrige aberrações preexistentes de baixa e alta ordem. Os tratamentos otimizados por frente de onda preservam as aberrações ópticas corneanas preexistentes (personalizando para aberração esférica).

Características principais
- Os polinômios de Zernike e Fourier são usados para representar e analisar a frente de onda ocular
- Propriedades ópticas influenciam na qualidade da imagem
- Dispositivos diferentes medem as aberrações oculares de maneira diferente
- As ablações personalizadas com frente de onda e otimizadas para frente de onda resultam em melhor acuidade visual e sensibilidade ao contraste mesópico.

INTRODUÇÃO

O olho é um sistema óptico complexo e imperfeito. À medida que os raios de luz de objetos distantes atravessam os componentes ópticos do olho, eles refratam no filme lacrimal e nas interfaces das lentes corneana e cristalina. Qualquer desvio de um sistema óptico perfeitamente focalizado é chamado de aberração. A maioria dessas aberrações reflete a miopia, ou hipermetropia, e o astigmatismo regular, conhecido como aberrações de baixa ordem (LOA, do inglês *lower-order aberrations*), que podem ser corrigidas com óculos esferocilíndricos.[1] Outras aberrações ópticas são comumente chamadas de astigmatismo irregular e incluem aberrações esféricas, coma, trefoil e quadrifoils. O astigmatismo irregular abrange aberrações de alta ordem (HOA, do inglês *higher order aberrations*).

A HOA pode diminuir a qualidade da visão e causar sintomas em até 15% da população geral.[2] Lentes de contato rígidas podem corrigir HOA geradas na superfície anterior da córnea. Tratamentos mais avançados envolvem o uso de cirurgia refrativa guiada por frente de onda personalizada para remodelar a superfície da córnea que leva a um desfecho opticamente mais desejado.[1]

Uma forma de córnea personalizada requer análise de frente de onda do olho (aberrometria). Para reprodutibilidade, a frente de onda pode ser decomposta em componentes, usando polinômios de Zernike ou análise de Fourier.[3-5] O mapa de frente de onda é digitalmente colocado em interface com um *excimer laser* para controlar a distribuição de um feixe de *laser* através da córnea de maneira personalizada.

Na maioria da população, outros tratamentos não personalizados podem usar dados epidemiológicos para predefinir os perfis de ablação que podem ser adequados para melhorar a aberração de alta ordem, especialmente a aberração esférica. Embora esses tratamentos não sejam personalizados para cada paciente, eles são baseados em informações epidemiológicas de análises de frente de onda e são comumente conhecidos como tratamentos otimizados por frente de onda.[6]

ÓPTICA DA FRENTE DE ONDA

A frente de onda é o *locus* de pontos em uma via óptica que tem a mesma fase. Se todos os raios entrantes forem paralelos e o olho estiver livre de quaisquer aberrações, a frente de onda emergente resultante é uma superfície perfeitamente plana. Em outras palavras, todos os raios de luz vindos de uma fonte pontual localizada no infinito focam em um único ponto da retina. Na realidade, porém, as propriedades de foco de um olho real não são completamente uniformes. Algumas áreas distorcem a luz com mais força do que outras. A aberração da frente de onda é o desvio da frente de onda de um olho em particular a partir da frente de onda ideal no plano pupilar. Sua magnitude é inteiramente dependente do diâmetro da pupila; um diâmetro maior leva a um maior erro da frente de onda (Figura 3.6.1).[4,7,8]

ABERRAÇÕES DE ALTA ORDEM

HOA são distúrbios refrativos monocromáticos que podem limitar a visão de olhos saudáveis para menos que o limiar de detecção da retina. As HOA não podem ser corrigidas com lentes esferocilíndricas ou com cirurgia refrativa padrão.[5,8] Elas foram categorizadas com uso de polinômios de Zernike por ordem radial e por frequência angular, com terceira ordem ou mais, constituindo a HOA.[5] Quanto maior a ordem, menos visualmente significante a aberração. As duas aberrações mais frequentemente discutidas são a aberração esférica (que causa halos e distúrbios da visão noturna) e coma (que está associada à diplopia monocular).[4,9] A frente de onda na aberração esférica é esférica no centro da pupila, mas muda sua curvatura em direção à borda da pupila, produzindo anéis concêntricos de foco que resultam em imagens pontuais com halos. No coma, a frente de onda é assimétrica, produzindo um padrão em forma de cometa (Figura 3.6.2). Trefoil, quadrifoil, pentafoil e astigmatismo secundário são outras HOA (ver Figura 3.6.2).

FORMA IDEAL DA CÓRNEA

A forma da córnea é prolada (mais curva no centro) para possibilitar uma HOA total inferior.[10] O valor de Q da córnea central (5 a 7 mm) em uma população normal varia de –0,21 a –0,27, o que significa que a córnea central tem uma curvatura maior que a periferia.[11] Esta forma asférica possibilita focalizar os raios provenientes da periferia e aqueles que vêm do centro em um

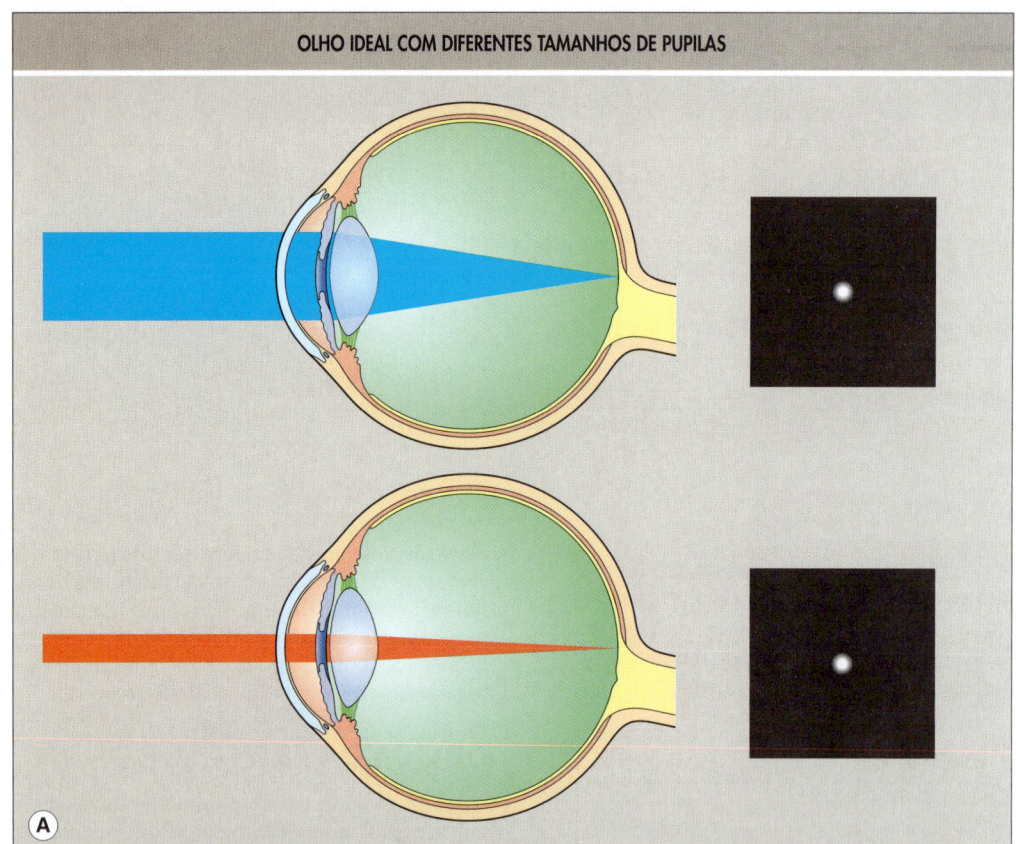
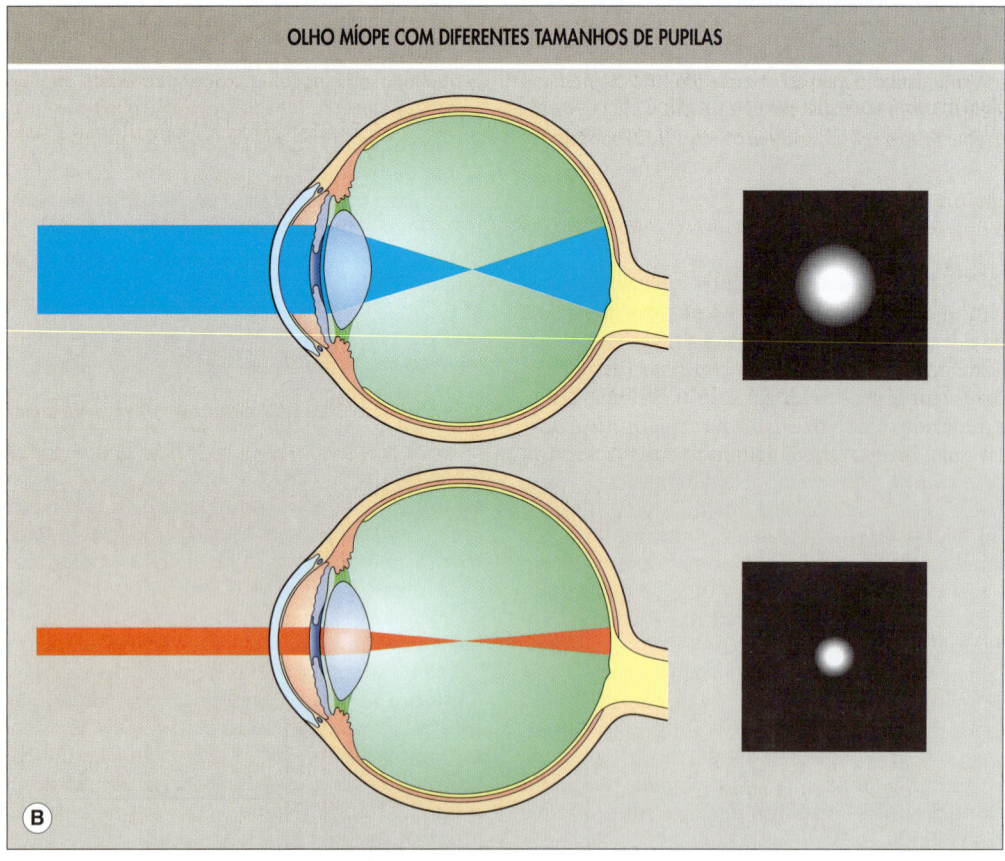

Figura 3.6.1 Aberrações do olho com tamanhos diferentes de pupila. A. Em um olho ideal sem aberrações oculares, uma fonte pontual de luz concentra-se na retina. A qualidade da imagem não é influenciada pelo tamanho da pupila. **B.** Em um olho com um erro de refração (aqui com miopia axial), o tamanho da pupila desempenha um papel importante na qualidade da imagem. Os raios que alcançam a córnea mais distante do centro são dobrados de maneira diferente daqueles que chegam ao centro da córnea devido à sua forma intrínseca. A frente de onda com aberração formada é maior no olho dilatado em comparação com o olho miótico.

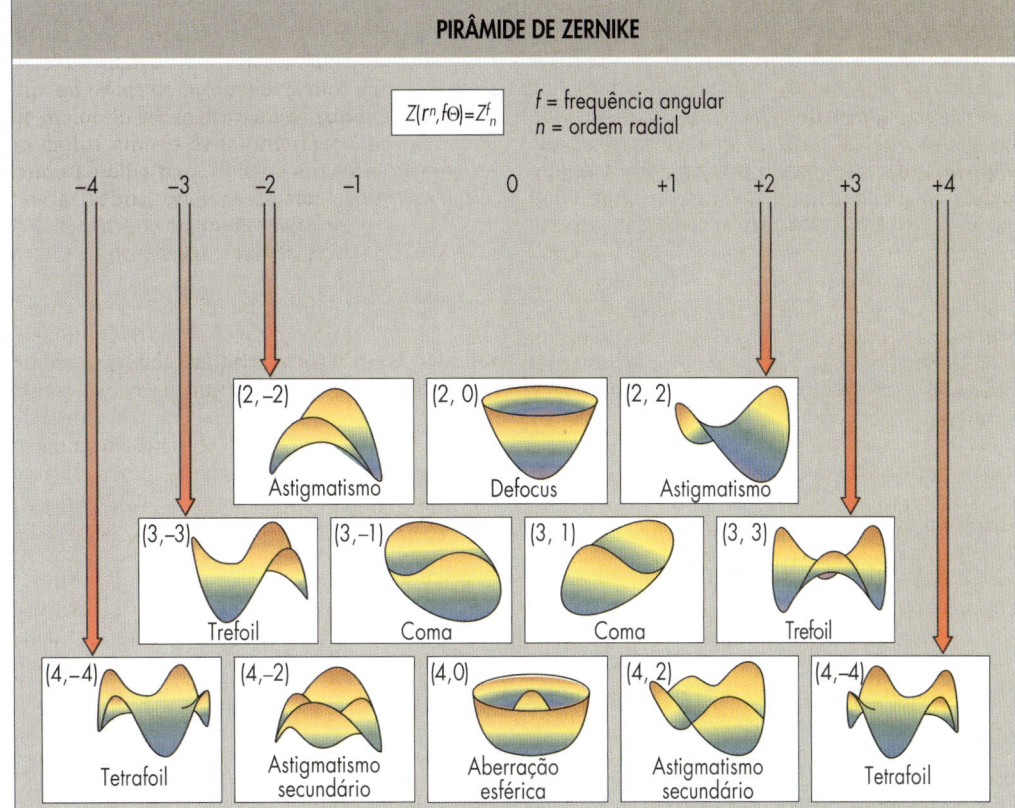

Figura 3.6.2 Pirâmide de Zernike. O defocus, o coma e a aberração esférica estão localizados no meio da segunda, terceira e quarta ordens, respectivamente. As aberrações do meio afetam mais a visão.

ponto, corrigindo a aberração esférica inerente das lentes esféricas. Qualquer mudança na forma corneana prolada média em direção a um perfil mais oblado (menos curvo em seu centro) leva à indução de aberrações esféricas e, consequentemente, uma diminuição na visão noturna e na sensibilidade ao contraste.

MEDIÇÕES DE ABERRAÇÕES DE FRENTE DE ONDA

Os polinômios de Zernike e transformadas de Fourier são usados para analisar a frente de onda ocular.[5,12] Os polinômios de Zernike são uma sequência de polinômios baseados em um modelo radial, enquanto as transformadas de Fourier representam funções matemáticas não radiais de frequência. A maioria dos aberrômetros usados para cirurgia a *laser* personalizada depende dos polinômios de Zernike para decompor as aberrações da frente de onda (ver Figura 3.6.2). Eles podem, em princípio, medir um número infinito de ordens de aberração. Clinicamente, dados até a quinta ordem de Zernike capturam quase toda a variância de aberração tipicamente encontrada em olhos humanos normais.[7,8] A análise de Fourier pode decompor uma imagem em componentes de frequência espacial com uma resolução mais alta da superfície (Figura 3.6.3).

Os erros de frente de onda medidos são representados como desvios da raiz quadrada média (RMS, do inglês *root mean square deviation*), que estão correlacionados com o desvio absoluto de uma frente de onda ideal. Applegate *et al.*[4,5] avaliaram o efeito dos modos individuais de Zernike na qualidade visual e notaram grandes diferenças no seu impacto subjetivo, com aqueles no meio de uma determinada ordem de Zernike influenciando a visão mais do que aqueles na periferia. Por exemplo, na segunda ordem radial, o defocus degrada a visão mais do que o astigmatismo. De maneira semelhante, na terceira e quarta ordens, coma e aberração esférica degradam mais a visão do que trefoil e quadrifoil, respectivamente (ver Figura 3.6.2).

QUALIDADE DE VISÃO E MEDIDAS DE QUALIDADE ÓPTICA

A avaliação visual tem duas partes, acuidade (quantidade) e qualidade. Uma boa acuidade visual pode ser obtida em um gráfico de olhos de alto contraste, corrigindo a LOA usando a ablação refrativa padrão. A qualidade de visão refere-se a todos os detalhes finos, cores e tons das imagens depois que elas estão em foco – isso é especialmente comprometido sob pouca luz. Pode se manifestar como visão dupla, fantasmas, ofuscamento, halos, explosões estelares e redução da sensibilidade ao contraste. Abordagens tradicionais para quantificação da qualidade óptica do olho descrevem as propriedades ópticas do olho (mapas de aberração, mapas de erro de frente de onda) ou os efeitos que essas propriedades têm na qualidade da imagem (anormalidade de uma imagem de uma fonte de luz pontual ou de uma grade sinusoidal).[13]

Os mapas de aberração medem a frente de onda ondulada de um olho com aberração no plano pupilar; eles são quantificados pelo erro da frente de onda do RMS. Apesar do erro de frente de onda do RMS não ser um bom fator preditivo do impacto subjetivo das aberrações na visão, ele geralmente fornece uma estimativa aproximada das aberrações gerais do olho.[10,13,14]

As métricas de plano de imagem quantificam a qualidade da imagem da retina tanto para uma fonte pontual de luz (a função de propagação de pontos, PSF – do inglês *point spread function*) quanto para uma grade sinusoidal (função de transferência óptica – OTF, do inglês *optical transfer function*). A imagem teórica da retina de qualquer objeto pode ser obtida por um processo de convolução com base na PSF. Qualquer objeto pode ser pensado como uma coleção de pontos de luz, sendo que cada um deles produz sua própria imagem borrada. A imagem do objeto na retina é então a soma dessas imagens desfocadas. Um sistema óptico pode afetar a qualidade de uma grade sinusoidal reduzindo seu contraste ou causando um deslocamento de fase. A capacidade de um sistema óptico de transferir contraste e fase do objeto para a imagem é chamada

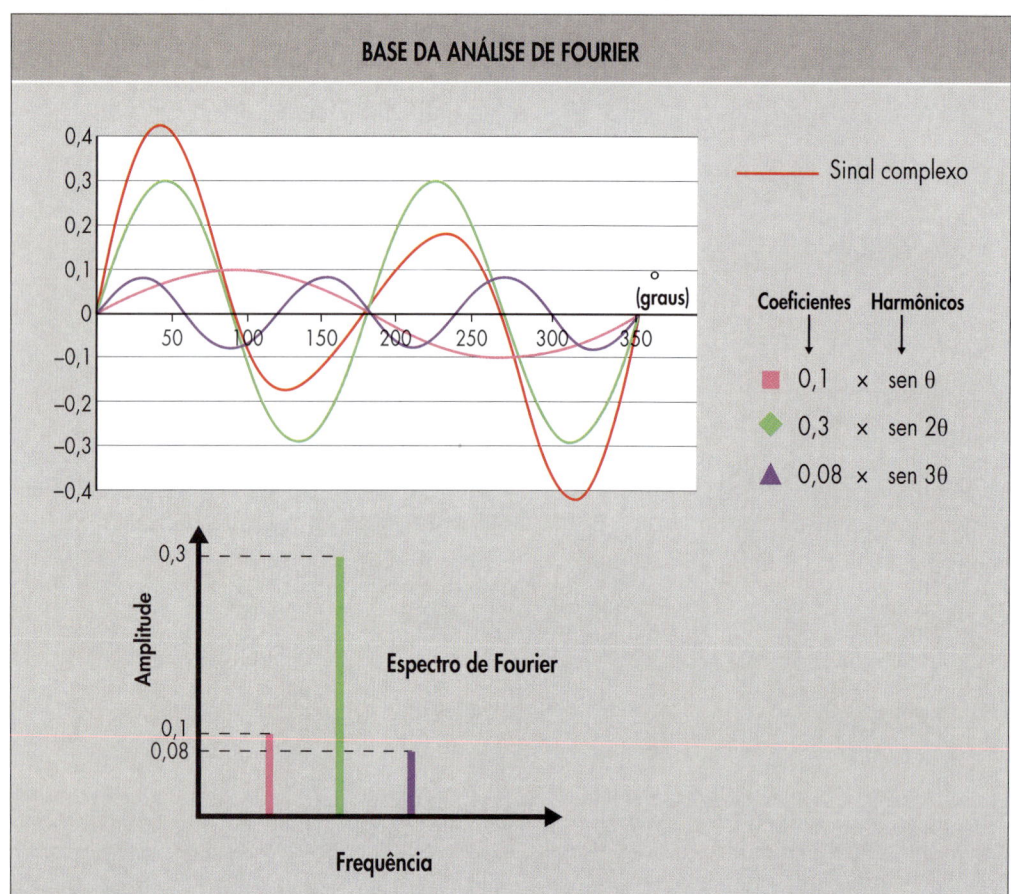

Figura 3.6.3 A base da análise de Fourier. Qualquer sinal periódico (*linha vermelha*) pode ser dividido em harmônicos fundamentais e seletivamente ponderados (*linhas verde, roxa e rosa*). Por outro lado, a adição dos fundamentos ponderados possibilita a reconstrução do sinal original. (Reproduzida da análise de Gatinel D. Wavefront analysis. In: Azar DT, Gatinel D, Hoang-Xuan T, editors. Refractive surgery. 2nd ed. Philadelphia: Elsevier; 2007. p. 117-45.)

de função de transferência de modulação (MTF, do inglês *modulation transfer function*) e função de transferência de fase (PTF, do inglês *phase transfer function*), respectivamente. A OTF do olho inclui tanto a MTF como a PTF.[13,14]

DISPOSITIVOS DE MEDIÇÃO DE FRENTE DE ONDA

Vários métodos para avaliar as aberrações de frente de onda em olhos humanos estão atualmente disponíveis. Cada método tem seu próprio modo de medir o deslocamento de um raio de luz a partir de sua posição ideal. Eles podem ser geralmente classificados como aberrômetros de saída ou de entrada.

Dispositivos fundamentados no princípio Hartmann-Shack são atualmente os mais amplamente utilizados. Esses dispositivos analisam uma luz de saída que emerge ou é retornada da retina e passa pelo sistema óptico do olho.[15,16] Um feixe estreito de luz é projetado na retina e sua imagem passa através do cristalino e da córnea e sai do olho. O sensor Hartmann-Shack apresenta um arranjo de pequenas lentes que consiste em uma matriz de pequenas lentes.[15,16] A luz que emerge do olho é focalizada em uma câmera com dispositivo de carga acoplada (CCD, do inglês *charge-coupled device*) através de cada pequena lente formando um padrão pontual. O padrão pontual de um sujeito ideal com uma frente de onda perfeita será exatamente o mesmo da grade de referência; uma frente de onda distorcida criará um padrão pontual irregular. Deslocamento de imagens de pequenas lentes a partir de sua posição de referência é usado para calcular a forma da frente de onda. As vantagens deste sistema incluem o fato de que ele mede a frente de onda em um único disparo; portanto, é mais rápido, levando a uma maior resolução e maior reprodutibilidade (Figuras 3.6.4 e 3.6.5).

A aberrometria de Tscherning analisa a luz que entra e forma uma imagem na retina.[17] Um padrão de grade formado por múltiplos pontos é projetado através do sistema óptico do olho e forma uma imagem na retina. Essa imagem é observada, avaliada e capturada em um CCD semelhante a uma câmera de fundo. A distorção do padrão de grade possibilita o cálculo das aberrações do sistema óptico do olho.[17]

A aberrometria por *ray-tracing* mede a luz de entrada que passa pelo sistema óptico do olho e forma uma imagem na retina.[17] Ela mede os raios sequencialmente tornando-os muito mais lentos (o tempo total de varredura é de 10 a 40 milissegundos) e diminuindo sua precisão. O aberrômetro iTrace (Tracey Technologies, Houston, TX) é o único com base na tecnologia de *ray-tracing* da retina e, atualmente, não está vinculado a nenhuma plataforma de *laser* personalizada.[18]

O refratômetro com varredura em fenda é um aberrômetro de dupla passagem (esquiascopia de fenda) que se baseia em princípios retinoscópicos.[19] Tanto o sistema de projeção – que consiste em uma fonte de luz infravermelha – quanto o de recepção giram em alta velocidade em torno do eixo óptico de maneira sincrônica, com meridianos de 360° medidos em 0,4 segundo. Um grupo de fotodetectores está localizado acima e abaixo do eixo óptico a 2,0, 3,2, 4,4 e 5,5 mm, e detectam o tempo necessário para a luz refletida alcançá-los. A diferença de tempo depende do tipo e quantidade de erro de refração e é convertida no poder de refração.[19] Este princípio é utilizado no Sistema de Varredura de Diferenciação de Via Óptica ARK 10000 (OPD-Scan) distribuído pela Nidek.

CIRURGIA BASEADA EM FRENTE DE ONDA

O objetivo da ablação personalizada por frente de onda, além da correção esferocilíndrica, é ajustar as aberrações preexistentes e aquelas que podem ser induzidas pela cirurgia refrativa convencional.[20,21] Para alcançar esse objetivo, as medidas pré-operatórias

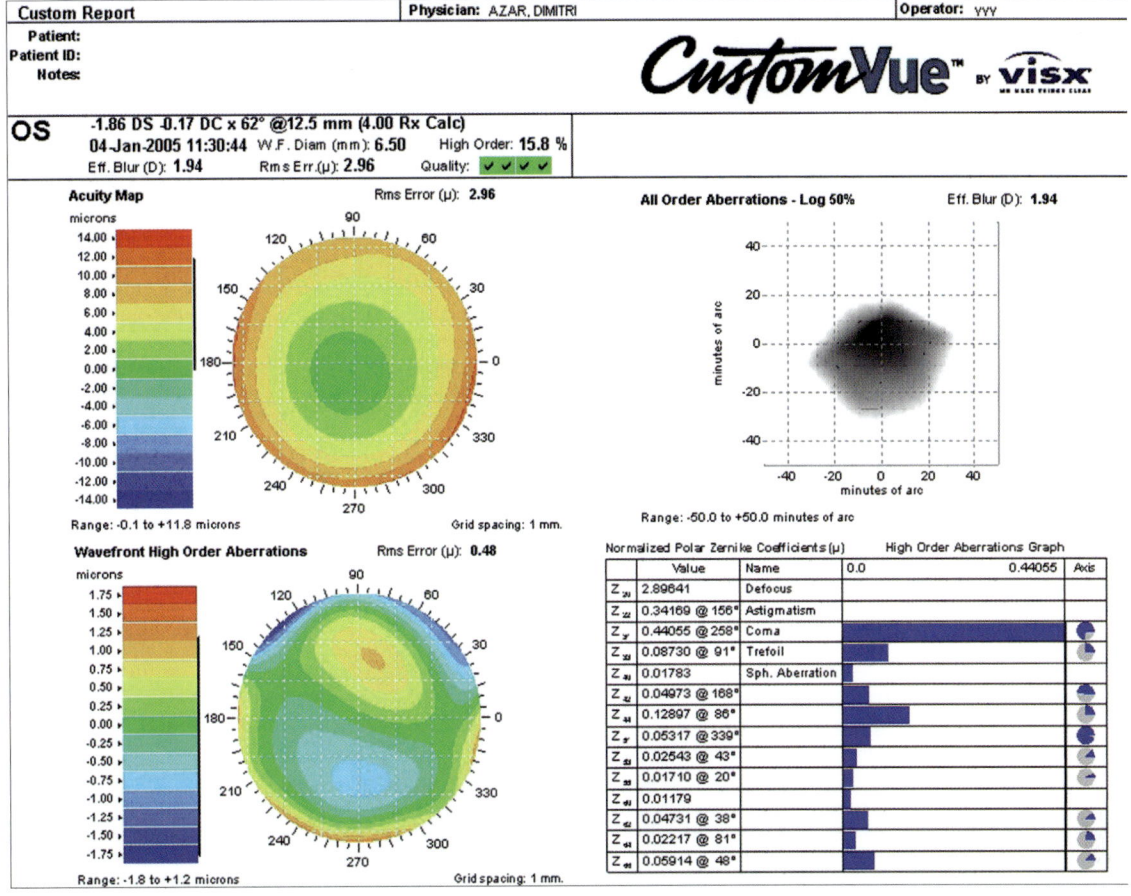

Figura 3.6.4 Mapa do WaveScan VISX mostrando uma alta quantidade de Coma.

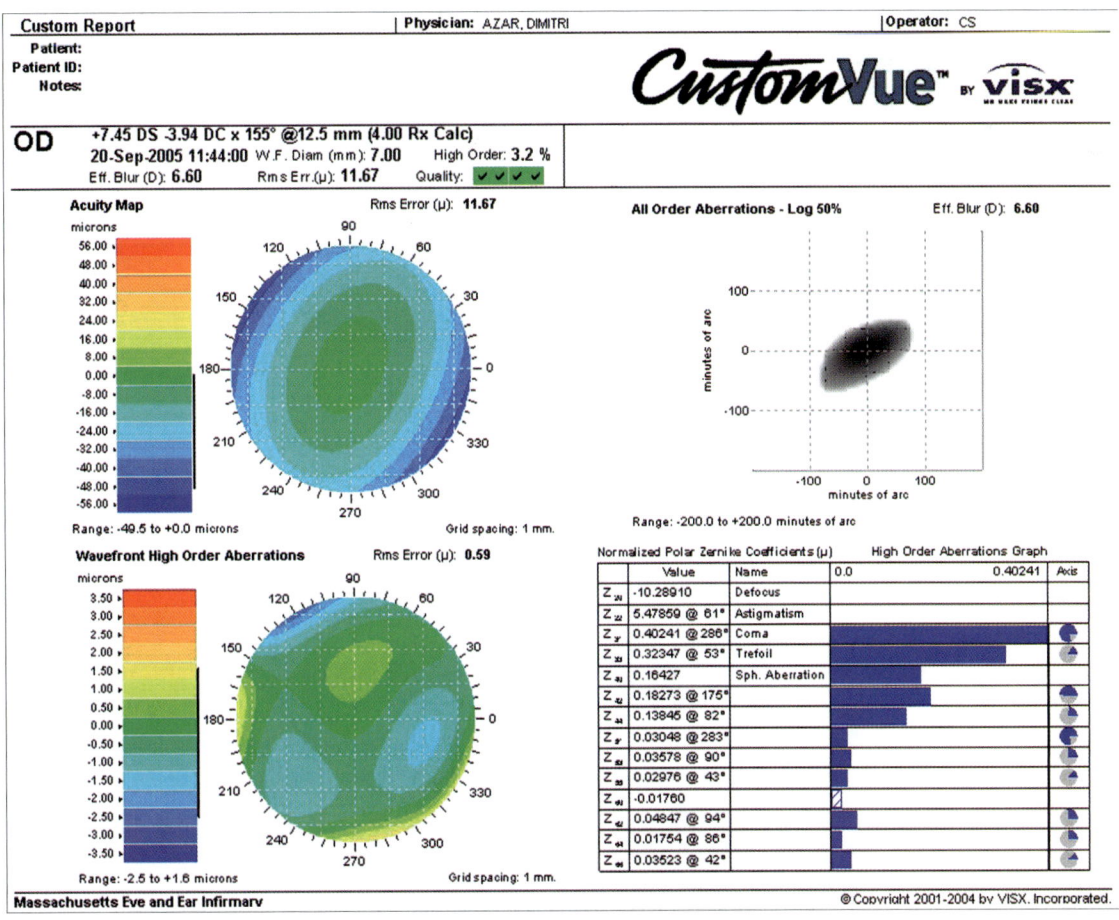

Figura 3.6.5 Mapa do WaveScan VISX mostrando uma alta quantidade de Trefoil.

de frente de onda de aberração ocular de alta ordem devem ser acuradas, e os perfis de ablação a *laser* devem ser precisos – portanto, dispositivos eficazes de registro e *eye-tracking*, um tamanho reduzido de ponto de *laser* e uma espessura do leito da córnea suficiente tornam-se primordiais para alcançar resultados clínicos superiores.

Medições de frente de onda devem ser acuradas; o alinhamento do eixo visual é importante para evitar artefatos. Condições clínicas comuns, como anormalidades ou opacidades do filme lacrimal, podem apresentar desafios para as medidas de frente de onda.[15] Olhos com pupilas de pequeno diâmetro podem ser difíceis de medir e fornecer informações além da zona óptica de 3 mm e, portanto, requerem dilatação farmacológica. No entanto, algumas variações nos mapas de frente de onda foram observadas com alguns agentes farmacêuticos. Tem sido relatado que os colírios de ciclopentolato levam a uma diferença significativa na frente de onda do erro refrativo pré-operatório em comparação com a refração subjetiva, enquanto a neossinefrina não influencia significativamente as medições.[22] Um olho com aberrações acentuadas como cicatrizes ou ceratocone pode ser difícil de medir em função da dispersão completa da luz e da incapacidade de a luz alcançar a retina e refletir de volta para a câmera CCD.[15]

O algoritmo para converter medidas em um perfil de ablação deve ser fiel aos mapas originais. Deve ser otimizado para fornecer a melhor qualidade óptica sobre a zona óptica e diminuir a ablação na zona circundante (Figuras 3.6.6 e 3.6.7).

Outra questão importante para o sucesso da cirurgia personalizada é o registro ocular e o *eye-tracking* durante a ablação a *laser* da córnea. Os dados da frente de onda devem ser transferidos para o *excimer laser* e aplicados no mesmo local no olho a partir do qual foram capturados. Um pequeno desalinhamento no eixo pode ter um impacto significativo nos resultados do procedimento.

Pode realmente causar nova HOA devido ao desalinhamento do padrão de tratamento para o erro de frente de onda real no olho. É comum ter 5 a 7° de ciclotorção ao mudar da posição sentada para a posição supina. Relatou-se que 50% da correção do benefício visual da HOA é perdida com uma descentração de 250 μm ou uma rotação ocular de 10°.[23] Idealmente, a frente de onda deve ser centralizada e registrada em relação a uma estrutura ocular fixa para evitar o desalinhamento entre a frente de onda capturada e o *laser* fornecido. Não deve haver confusão quanto ao alinhamento dos eixos dos tratamentos à base de frente de onda. Considerando que eles se baseiam em um mapa detalhado da pupila, a centralização do tratamento é inquestionavelmente realizada sobre a pupila. Todas as preocupações sobre ângulo kappa ou centralização em diferentes eixos aplicam-se apenas a tratamentos não personalizados.

Dois métodos principais de utilização de informações de frente de onda em cirurgia refrativa são a ablação otimizada por frente de onda e a ablação personalizada pela frente de onda. A ablação otimizada por frente de onda visa preservar as aberrações ópticas preexistentes do olho usando ajustes fundamentados nas médias populacionais e na otimização da asfericidade da córnea. O perfil de ablação apoia-se em um modelo ideal sem avaliar a aberrometria do próprio paciente, portanto não é um tratamento personalizado. A ablação customizada em frente de onda leva a um perfil de ablação de tratamento individual estabelecido na própria aberrometria do paciente; portanto, seria capaz de corrigir HOA preexistente.

RESULTADOS

Sakimoto *et al.* revisaram os desfechos de LASIK customizada em frente de onda nas miopias baixas a moderadas usando três plataformas de *laser* separadas.[21] O equivalente esférico manifesto

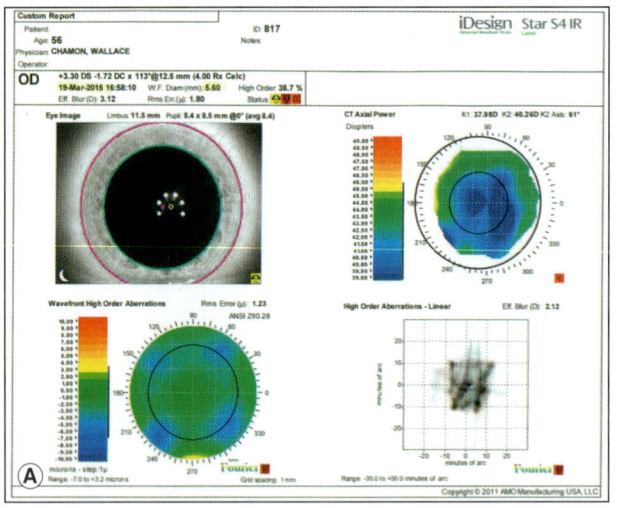

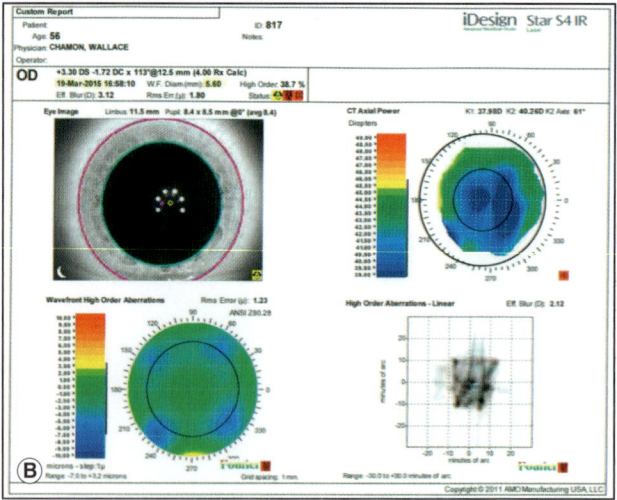

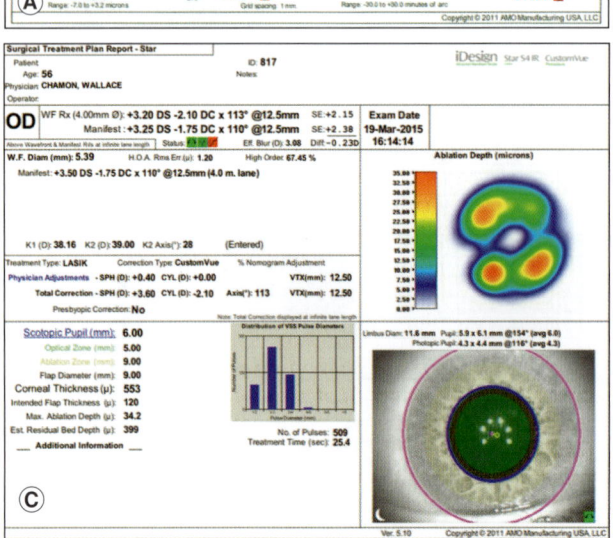

Figura 3.6.6 Olho direito de um paciente após ceratotomia radial (CR). Mapa axial baseado na imagem de Scheimpflug da córnea anterior (**A**); aberrometria de Hartman-Shack de alta definição (**B**) demonstrando aberrações de alta superior (*esquerda inferior*), mapa axial do disco de plácido (*superior direito*) e função de propagação de ponto de ordem superior (PSF, *inferior direita*); e plano de tratamento (**C**) para uma cirurgia personalizada por frente de onda. Observe a preponderância da aberração quadrifoil causada pelas incisões da CR e o plano de tratamento apropriado baseado unicamente na frente de onda.

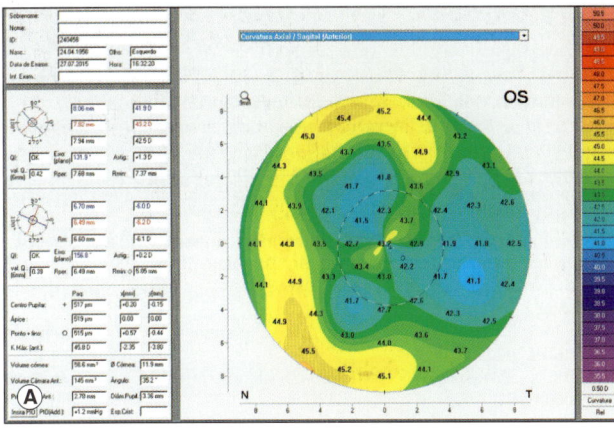
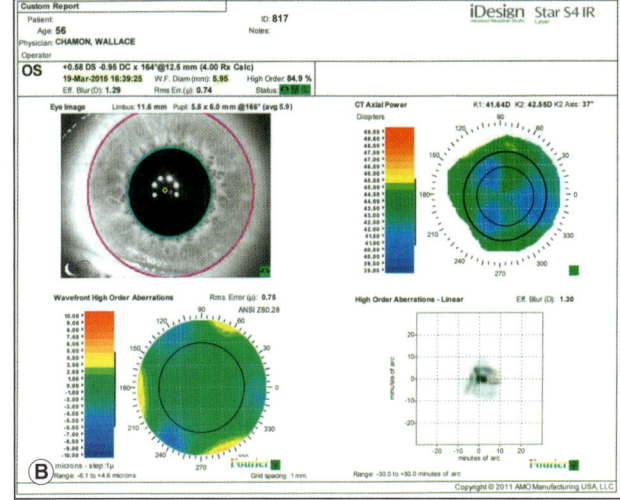
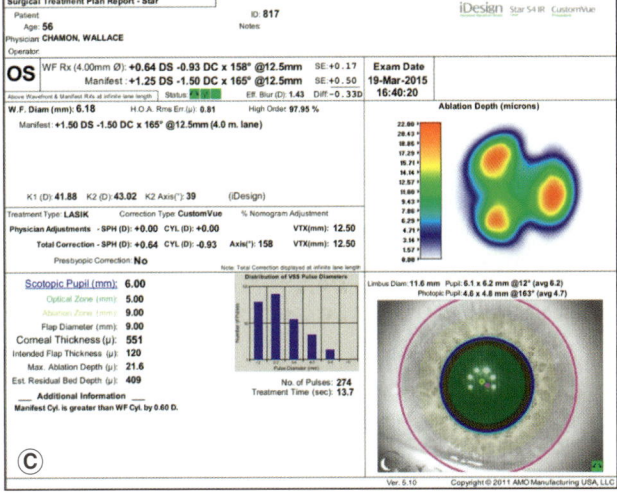

Figura 3.6.7 Olho esquerdo de um paciente após ceratotomia radial (**CR**). Mapa axial baseado na imagem de Scheimpflug da córnea anterior (**A**); aberrometria de Hartman-Shack de alta definição (**B**) demonstrando aberrações de alta ordem (*esquerda inferior*), mapa axial do disco de plácido (*superior direito*) e função de propagação de ponto de ordem superior (PSF, *inferior direita*); e plano de tratamento (**C**) para uma cirurgia personalizada por frente de onda. Observe a preponderância da aberração trefoil causada pelas incisões da CR e o plano de tratamento apropriado baseado unicamente na frente de onda.

(SE) pós-operatório encontrava-se dentro de ±1,00 dioptrias (D) em 96% dos olhos e em ±0,50 D em 81%. Noventa e oito por cento dos pacientes tiveram acuidade visual não corrigida no pós-operatório (UCVA, do inglês *uncorrected visual acuities*) melhor que 20/40, e 89% tiveram UCVA igual ou melhor que 20/20. A perda da melhor acuidade visual corrigida por óculos (BSCVA, do inglês *best espectacle-corrected visual acuity*) de mais de duas linhas foi observada em 0,5% dos pacientes. A LASIK personalizada por frente de onda parece ser mais bem-sucedida em pacientes com baixas miopias: 95% dos pacientes com –2,00 D ou menor SE obtiveram UCVA de 20/20 ou melhor, assim como 91% dos pacientes com SE pré-operatória de –2,00 a –4,00 D. Uma diferença acentuada em 20/20 ou melhor, UCVA no pós-operatório foi observada entre os tratamentos LASIK customizados e convencionais. Na LASIK guiada por frente de onda, 89% dos pacientes míopes alcançaram esse nível de visão, enquanto 72% dos pacientes tratados de forma convencional atingiram 20/20 ou melhor. Feng et al. fizeram uma metanálise comparando 458 olhos com personalização por frente de onda e 472 olhos com tratamentos LASIK otimizados por frente de onda para miopia (SE entre –0,25 e –9,75 D).[24] Nenhuma diferença estatisticamente significativa foi detectada em olhos que chegaram a 20/20 UCVA ou melhor, nem em olhos que alcançaram SE pós-operatório dentro de ±0,50 D, nem na mudança média de HOA. Nenhum olho perdeu duas ou mais linhas de BSCVA.[24]

PLATAFORMAS DE FRENTE DE ONDA (TABELA 3.6.1)

TABELA 3.6.1 Comparação de plataformas de frente de onda diferentes para tratamento personalizado de Lasik.

Aberrômetro	Fabricante	Sensor de frente de onda	Resolução mínima (Pontos por mm²)	Aprovado pela FDA	Aprovado pela CE
Analisador Wavelight Allegro	Alcon	Tscherning	3,3	Sim	Sim
Zywave[3]	Bausch & Lomb	Hartmann–Shack	10,7	Sim	Sim
OPD Scan III	Nidek	Esquiascopia dinâmica	35,5	Não	Sim
Schwind Peramis	Schwind	Hartmann–Shack	572,9	Não	Sim
Itrace	Tracey Technologies	*Eye-tracing*	6,6	Sim	Sim
IDesign	Abbott Vision	Hartmann–Shack	31,2	Sim	Sim

CONCLUSÕES

O conhecimento das aberrações oculares pode levar a uma melhor compreensão da qualidade da visão. A interpretação adequada dos mapas de frente de onda ocular pode ajudar no planejamento do tratamento personalizado de LASIK. Nossa busca por alcançar uma visão perfeita após a cirurgia refrativa ainda está em andamento. Apesar de ficar aquém das altas expectativas da supervisão com ablações guiadas pela frente de onda prometidas por estudos anteriores, os tratamentos fundamentados na frente de onda ainda apresentam superioridade em relação aos perfis de tratamento convencionais.

BIBLIOGRAFIA

Applegate RA. Limits to vision: can we do better than nature? J Refract Surg 2000;16:S547–51.

Applegate RA, Ballentine C, Gross H, et al. Visual acuity as a function of Zernike mode and level of root mean square error. Optom Vis Sci 2003;80:97–105.

Applegate RA, Thibos L, Williams DR. Converting wavefront aberration to metrics predictive of visual performance. Invest Ophthalmol Vis Sci 2003;44(Suppl.):ARVO E-Abstract 2124.

Chalita MR, Krueger RR. Correlation of aberrations with visual acuity and symptoms. Ophthalmol Clin North Am 2004;17:135–42, v–vi.

Feng Y, Yu J, Wang Q. Meta-analysis of wavefront-guided vs. wavefront-optimized LASIK for myopia. Optom Vis Sci 2011;88:1463–9.

Huang D. Physics of customized corneal ablation. In: MacRae S, Kreger R, Applegate R, editors. Customized corneal ablation: the quest for supervision. Thorofare: Slack; 2001. p. 51–62.

Krueger R, Applegate R, MacRae S, editors. Wavefront customized visual correction: the quest for super vision II. Thorofare: Slack; 2003.

Maeda N. Evaluation of optical quality of corneas using corneal topographers. Cornea 2002;21(Suppl. 7):S75–8.

Sakimoto T, Rosenblatt MI, Azar DT. Laser eye surgery for refractive errors. Lancet 2006;367:1432–47.

Thibos LN. Principles of Hartmann–Shack aberrometry. J Refract Surg 2000;16:S563–5.

As referências completas estão disponíveis no **GEN-io**.

PARTE 3 CIRURGIA REFRATIVA

Lentes Intraoculares Fácicas 3.7

Ramon C. Ghanem, Vinícius C. Ghanem, Norma Allemann e Dimitri T. Azar

Definição: As lentes intraoculares (LIO) fácicas são lentes artificiais implantadas na câmara anterior (CA) ou posterior do olho para corrigir erros de refração. Elas preservam o cristalino natural para manter a acomodação.

Características principais
- Três modelos de LIO fácicas são descritos: LIO de CA de suporte angular, íris de CA fixada na íris e de câmara posterior
- Desenhos melhores de LIO e melhor triagem pré-operatória estão proporcionando maior segurança e eficácia para a correção de ametropias graves.

Recursos associados
- Os modelos iniciais de LIO fácicas eram feitos de polimetilmetacrilato rígido (PMMA). As lentes mais novas são dobráveis, exigindo uma incisão menor e proporcionando uma recuperação visual mais rápida
- As complicações são específicas da LIO e incluem hipercorreção e hipocorreção, ofuscamento e halos, perda de células endoteliais, glaucoma, dispersão de pigmento e formação de catarata
- Iridectomia periférica cirúrgica ou iridectomia a *laser* YAG no pré-operatório são necessárias para evitar glaucoma pós-operatório por bloqueio pupilar na maioria dos modelos de LIO.

INTRODUÇÃO

Para ametropias altas, a cirurgia refrativa corneana a *laser* (ceratectomia fotorrefrativa – PRK, do inglês *photorefractive keratectomy*, e ceratomileuse *in situ* auxiliada por *laser* – LASIK, do inglês *laser-assisted in situ keratomileusis*), são limitadas pela diminuição da segurança, previsibilidade e eficácia dos resultados pós-operatórios. Atualmente existe um interesse cada vez maior no uso de LIO fácicas para corrigir esses erros de refração. O implante de LIO fácica tem a vantagem de preservar a arquitetura da córnea. Além disso, pode fornecer resultados refrativos mais previsíveis e melhor qualidade visual do que as técnicas cirúrgicas que manipulam a curvatura corneana.

HISTÓRIA DAS LENTES FÁCICAS

A extração de cristalino transparente para a correção da miopia foi um conceito introduzido no início de 1800, tornando-se cada vez mais popular de 1850 a 1900.[1] Após a descoberta da esterilização em 1889, uma corrida para a correção da miopia pela extração de cristalino transparente foi iniciada por Fukala na Áustria/Alemanha ("Cirurgia de Fukala") e Vacher na França.[1] Somente no final do século 19, no entanto, que complicações desta cirurgia (p. ex., descolamento de retina e hemorragia coroidal) começaram a ser relatadas, e a técnica em grande parte caiu em desuso.

Na década de 1950, observou-se o surgimento da ideia de corrigir a miopia inserindo uma lente côncava no olho fácico. Nesse momento, Strampelli, Barraquer[2] e Choyce realizaram experimentos com lentes de CA fixadas no ângulo, que acabaram sendo abandonadas em decorrência de edema corneano, irite crônica com ovalização da pupila e atrofia da íris. Nas décadas de 1980 e 1990, várias LIO fácicas de CA de suporte angular de PMMA foram introduzidas, mas subsequentemente descontinuadas devido às mesmas complicações. As mais importantes foram as lentes Baikoff[3,4] e os modelos ZB e ZB5M (Figura 3.7.1), que foram baseados na LIO de CA de Kelman multiflex e a ZSAL-4 (Morcher GmbH, Stuttgart, lemanha).[3,5-9] A ZB5M foi posteriormente modificada para implementar óptica mais fina, maior diâmetro óptico efetivo, face anterior mais plana e melhor perfil de alça para reduzir o trauma angular. Foi chamada de NuVita MA20 (Bausch & Lomb®, Rochester, NY) (ver Figura 3.7.1). As primeiras lentes fixadas na íris foram suturadas ao estroma da íris. O método de fixação em garra tornou a sutura da íris desnecessária. Worst apresentou seu modelo conceitual final de lente de fixação em garra na íris periférica média para o implante de lentes secundárias. Por muitos anos, a lente de fixação em garra na íris foi usada como um implante primário após a extração da catarata intracapsular e extracapsular, devido à boa tolerância e resultados refrativos; ainda é usada hoje como uma lente de

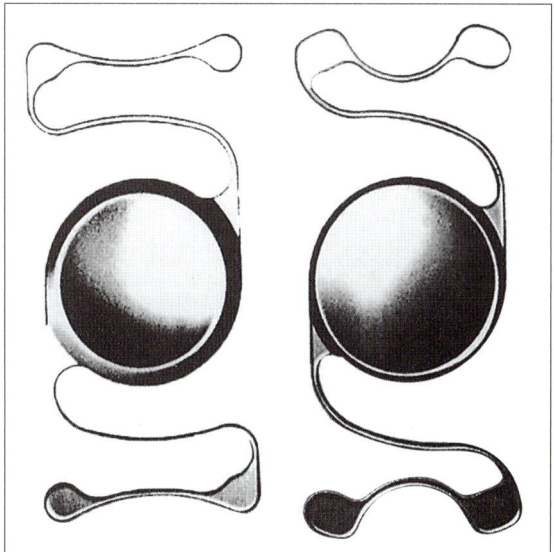

Figura 3.7.1 ZB5M de Baikoff com suporte angular (*à esquerda*) e NuVita MA20 (*à direita*).

reserva em casos de ruptura da cápsula posterior. Em 1986, Worst e Fechner[10,11] modificaram essa LIO para uma lente de CA bicôncava para a correção da miopia. Para aumentar a segurança desta LIO e minimizar a possibilidade de contato entre LIO e córnea, o design bicôncavo foi alterado em 1991 para um modelo convexo-côncavo com ombro inferior, periferia mais fina e diâmetro óptico maior (Figura 3.7.2). Esta lente foi chamada lente em garra para miopia de Worst. O nome da lente foi então alterado para lentes Artisan-Worst (Ophtec BV, Groningen, Holanda) e Artisan-Verisyse (Abbott Medical Optics, Inc., Abbott Park, IL).

Em meados da década de 1980, o implante de LIO de câmara posterior em olhos fácicos foi relatado por Fyodorov.[12] O desenho original da lente era do tipo "botão de colarinho", com a óptica localizada na CA e os hápticos atrás do plano da íris. O projeto, modificado pela Chiron-Adatomed para produzir uma lente de câmara posterior de elastômero de silicone, foi relatado como tendo uma alta incidência de formação de catarata.[13] Com outra modificação, a lente refrativa fácica (PRL, do inglês *phakic refractive lens*) (Ioltech/CIBA Vision, La Rochelle, França) (Figura 3.7.3) tinha uma maior abóbada, diminuindo a incidência de catarata, mas causando lesões zonulares.[14] Atualmente, a lente implantável de colâmero (ICL, do inglês *implantable collamer lens*) (STAAR Surgical Co., Monróvia, CA) é a única LIO fácica de câmara posterior disponível (Figura 3.7.4).

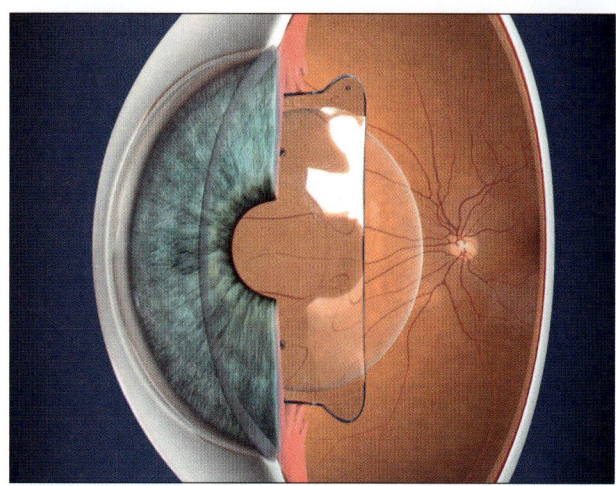

Figura 3.7.4 Lente implantável de colâmero (ICL) de suporte no sulco de câmara posterior *in situ*.

INDICAÇÕES DAS LENTES FÁCICAS

Independentemente do tipo de LIO fácica, a seleção cuidadosa do paciente é fundamental para desfechos bem-sucedidos. Critérios gerais devem ser seguidos (Boxe 3.7.1).

Miopia moderada e alta

Os pacientes que são candidatos ruins à correção a *laser* podem ser candidatos à LIO fácica. Os *excimer lasers* aprovados pela *Food and Drug Administration* (FDA) podem tratar miopia de até –12,00 dioptrias (D). No entanto, quanto maior a correção pretendida, mais fina e mais plana a córnea será no pós-operatório.

Para a cirurgia de LASIK, deve-se preservar um leito estromal da córnea residual seguro de pelo menos 250 μm. Um valor mais conservador seria de 300 μm e uma porcentagem de tecido alterado (PTA) não superior a 40%.[15,16] Há um limite para a quantidade de aplanamento central que se pode induzir na córnea, que geralmente é em torno de 35,00 a 36,00 D (ceratometria final). Para além destes limites, existe um risco aumentado de desenvolvimento de ectasia da córnea devido a um fino leito estromal residual, perda da qualidade visual e problemas de

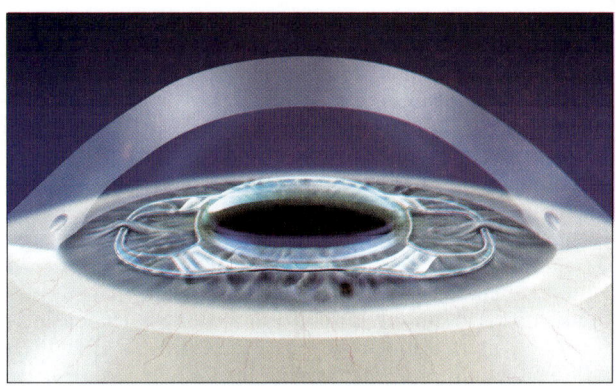

Figura 3.7.2 Lente Verisyse fixada em íris *in situ*.

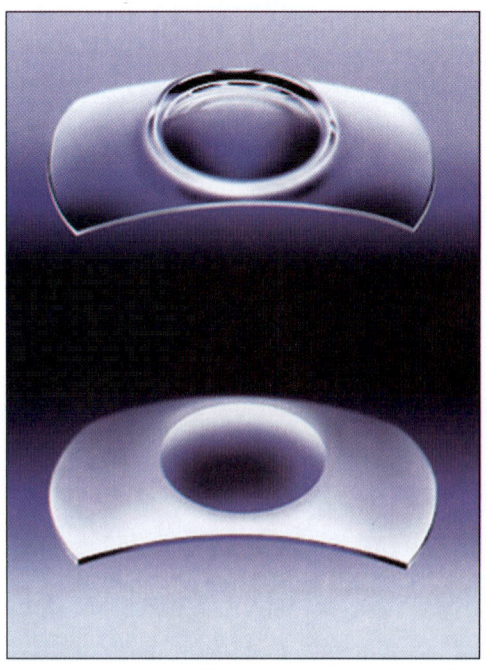

Figura 3.7.3 Lente refrativa fácica de câmara posterior (PRL) para miopia (*acima*) e hipermetropia (*abaixo*).

BOXE 3.7.1 Critérios gerais para o implante de LIO fácicas.

- Idade > 21 anos
- Refração estável (menor que 0,50 D) por 1 ano
- Cristalino transparente
- Ametropia não adequada/apropriada para cirurgia com *excimer laser*
- Visão insatisfatória com intolerância a lentes de contato ou óculos
- Requisitos funcionais e ocupacionais
- Profundidade da câmara anterior (medida a partir do endotélio)*
  Artisan – Verisyse/Artiflex-Veriflex: ≥ 2,7 mm
  ICL: ≥ 2,8 mm para miopia, ≥ 3,0 mm para hipermetropia
- Uma densidade celular endotelial mínima de:
  ≥ 3.000 células/mm² aos 21 anos de idade
  ≥ 2.600 células/mm² aos 31 anos de idade
  ≥ 2.200 células/mm² aos 41 anos de idade
  ≥ 2.000 células/mm² aos 45 anos de idade ou mais
- Sem patologia ocular (distúrbios da córnea, anomalia na íris ou na pupila, glaucoma, uveíte, maculopatia etc.).

*Güell JL, Morral M, Kook D, Kohnen T. J Cataract Refract Surg. 2010;36:1976–93.

visão noturna devido ao excesso de aplanamento da córnea. Foi demonstrado que a LASIK também induz aberrações esféricas e coma significativos em comparação com as LIO fácicas para a alta miopia.[17] Devido a esses riscos, existe uma tendência atual de redução dos limites superiores de LASIK e PRK para cerca de –8,00 a –10,00 D.

Acima desses limites, e em casos de ceratocone ou suspeita de ceratocone, ou córneas muito finas ou muito planas para cirurgia a *laser*, as LIO fácicas tornam-se a principal alternativa. A maior parte das LIO fácicas para miopia pode corrigir até cerca de –20,00 D (Tabela 3.7.1). Em 2004, a FDA aprovou a primeira LIO fácica projetada para corrigir a alta miopia. A Verisyse® (AMO/Ophtec, EUA Inc.), também conhecida como lente em garra na íris Artisan-Worst, foi aprovada para miopia entre –5,00 a –20,00 D com astigmatismo menor ou igual a 2,50 D. Em 2005, uma segunda LIO fácica foi aprovada pela FDA. A Visian ICL® foi aprovada para miopia entre –3,00 a –20,00 D com astigmatismo menor ou igual a 2,50 D.

Alta hipermetropia

Os limites superiores para a cirurgia a *laser* hipermetrópica são de cerca de +5,00 a +6,00 D. Tentativas de correções maiores podem causar curvatura excessiva da córnea (acima de 50,00 D), geralmente com uma zona de tratamento óptico pequena, que provoca aberrações induzidas, especialmente as esféricas, coma e degradação da qualidade óptica. As LIO fácicas podem ser indicadas para a correção de hipermetropia até +22,00 D (*ver* Tabela 3.7.1). Em muitos casos, contudo, esses olhos têm profundidade de CA insuficiente, limitando sua implantação. Para hipermetropia, a troca refrativa do cristalino (lensectomia refrativa) com o implante de LIO é a principal alternativa para cirurgia a *laser* na faixa etária presbiópica.[18,19]

Alto astigmatismo

A LASIK é o tratamento de escolha para o astigmatismo de até cerca de 5,00 a 7,00 D. Pode-se considerar a implantação de LIO fácicas tóricas em casos de altos graus de astigmatismo, associados à miopia ou hipermetropia (*ver* Tabela 3.7.1). Ambas as correções esféricas e cilíndricas podem ser combinadas nessas lentes, o que visa corrigir o erro refrativo total, mas, até o momento, somente correções esféricas são aprovadas pela FDA. A soma de esfera negativa e cilindro negativo não pode exceder –14,50 D com Artiflex tórica e –23,00 D com Artisan tórica.

Com um astigmatismo irregular ou se os modelos tóricos não estiverem disponíveis, o astigmatismo pode ser reduzido com procedimentos relaxantes, como incisões relaxantes limbares, ceratotomia arqueada, anéis intraestromais[20] (Figura 3.7.5) e com LIO pseudofácicas tóricas nos casos em que o cristalino é opaco. LASIK ou PRK podem ser realizadas após a colocação das LIO fácicas para correção da ametropia residual (miopia, hipermetropia e/ou astigmatismo), também chamadas de Bioptics (discutidas posteriormente no capítulo).

VANTAGENS E DESVANTAGENS DAS LIO FÁCICAS

Para as vantagens e desvantagens das LIO fácicas, consulte a Tabela 3.7.2.

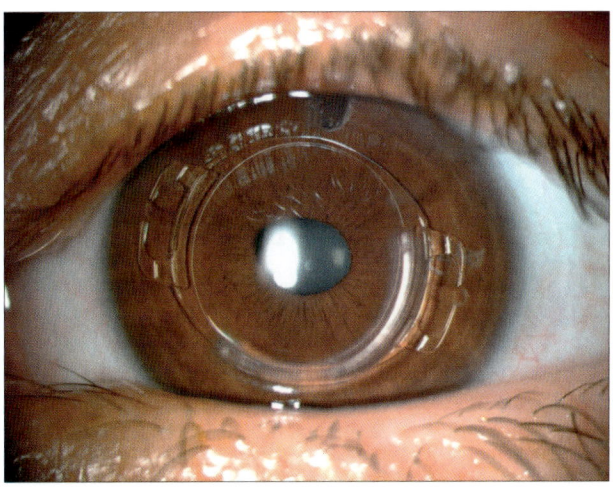

Figura 3.7.5 Artiflex tórica para correção do astigmatismo miópico residual após implante de segmento de anel intracorneano de 6-mm em um paciente com ceratocone.

TABELA 3.7.1 LIO fácicas atuais, aprovadas pela FDA ou com marca de conformidade europeia.

Tipo de lente	Nome/modelo	Faixa de poder (D)	Tamanho da óptica (mm)	Comprimento (mm)	Tamanho da incisão (mm)	Material	Fabricante
Suporte angular de CA	Kelman Duet (duas partes)	–8,00 a –20,00	5,5	12,5 a 13,5 (0,5 etapas)	2,0 (dobrável)	Óptica de silicone háptico de PMMA	TEKIA
	Acrysof Cachet	–6,00 a –16,5	6,0	12,5 a 14,0 (0,5 etapas)	2,0 (dobrável)	Acrílico hidrofóbico	Alcon
Fixação na íris de CA	Artisan 202 Pediátrica	–3,00 a –23,5	5,0	7,5	5,2	PMMA	Ophtec/Abbott
	Artisan 203 Hipermetropia	+1,00 a +12,00	5,0	8,5	5,2	PMMA	Ophtec/Abbott
	Artisan Tórica	+6,5 a –23,00 Cil +1,00 a +7,5	5,0	8,5	5,2	PMMA	Ophtec/Abbott
	Artisan 204 Miopia	–1 a –15,5	6,0	8,5	6,2	PMMA	Ophtec/Abbott
	Artisan 206 Miopia	–1,00 a –23,5	5,0	8,5	5,2	PMMA	Ophtec/Abbott
	Artiflex/Veriflex	–2,00 a –14,5	6,0	8,5	3,2 (dobrável)	Óptica de polissiloxano háptico de PMMA	Ophtec/Abbott
	Artiflex/Veriflex Tórica	–1,00 a –13,5 Cil +1,00 a +5,00	6,0	8,5	3,2 (dobrável)	Óptica de polissiloxano háptico de PMMA	Ophtec/Abbott
Suporte no sulco de CP	ICL	–23,00 a +22,00 Cil +1,00 a +6,00	4,65 a 5,5	11,0 a 13,0 (0,5 etapas)	3,0 (dobrável)	Colâmero	STAAR

CA, câmara anterior; *FDA*, Food and Drug Administration; *ICL*, lente de colâmero implantável; *LIO* lentes intraoculares; *CP*, câmara posterior; *PMMA*, polimetilmetacrilato.

TABELA 3.7.2 Vantagens e desvantagens das LIO fácicas.

Vantagens	Desvantagens
• Preserva a arquitetura da córnea • Potencial para tratar uma ampla gama de erros refrativos miópicos, hipermetrópicos e astigmáticos • Possibilita com que o cristalino retenha sua função, preservando a acomodação • Excelentes resultados visuais e refrativos (induz menos coma e aberração esférica do que a LASIK) • Removível e substituível • Frequentemente melhora a BSCVA nos olhos míopes eliminando o efeito de minimização dos óculos • Os resultados são previsíveis e estáveis • Curva de aprendizado plana para alguns modelos.	• Riscos potenciais de um procedimento intraocular (p. ex., endoftalmite) • Modelos não dobráveis requerem grande incisão que pode resultar em astigmatismo residual pós-operatório significativo • Pacientes altamente amétropes podem necessitar de cirurgia adicional a *laser* (Bioptics) para ajuste do desfecho refrativo • Pode causar danos irreversíveis (p. ex., perda de células endoteliais, formação de catarata, neuropatia óptica glaucomatosa) • O implante em pacientes hipermetrópicos é limitado por câmaras anteriores rasas e pode ser seguido por perda de BSCVA devido à perda do efeito de ampliação dos óculos • Outras complicações não são raras: ovalização da pupila, astigmatismo induzido, uveíte crônica, bloqueio pupilar, dispersão pigmentar.

BSCVA, acuidade visual mais bem corrigida por óculos; *LIO*, lentes intraoculares; *LASIK*, ceratomileuse *in situ* assistida por *laser*.

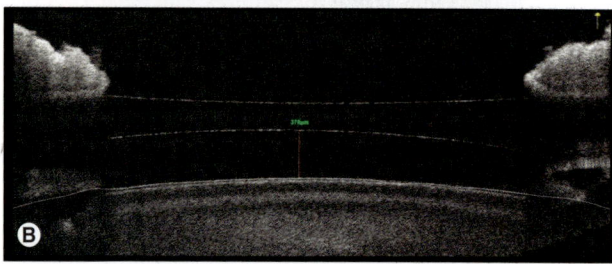

Figura 3.7.6 A. LIC-V4 em um paciente com ceratoplastia lamelar anterior profunda prévia. Observe o abaulamento adequado (*seta*). **B.** Abaulamento da ICL medido com OCT de segmento anterior. (Cortesia de João Marcelo Lyra, MD, Maceió, Brasil.)

CÁLCULO DO PODER DAS LENTES INTRAOCULARES

Van der Heijde[21] propôs a base teórica para os cálculos do poder da LIO com base em estudos de pacientes implantados com lentes Worst e Fechner, que são diretamente aplicáveis a outras LIO fácicas. O cálculo de poder é independente do comprimento axial do olho. Em vez disso, depende de: (1) curvatura central da córnea (poder) – ceratometria (K); (2) profundidade AC; e (3) refração do paciente (equivalente esférico pré-operatório). Com fórmulas e nomogramas de LIO atuais, há uma grande precisão nos cálculos de poder da LIO.

Dimensionando as LIO fácicas

A anatomia do segmento anterior do olho difere significativamente entre os indivíduos, afetando as indicações das LIO fácicas nos diferentes erros de refração.[22]

A maioria das complicações dessas lentes está relacionada com o dimensionamento inadequado e medidas imprecisas das dimensões da CA. Para as LIO fácicas fixadas na íris (*i. e.*, Artisan e Artiflex), o dimensionamento não é um problema porque essas LIO são fixadas na íris periférica média, não no ângulo ou sulco, tendo a vantagem de serem de tamanho único (8,5 mm).

Para as LIO fácicas de suporte no sulco (*i. e.*, lentes de colâmero implantáveis), tamanhos diferentes de comprimento total são fabricados para se adequarem às variações normais da anatomia intraocular (p. ex., 12,1; 12,6; 13,2 e 13,7 mm). A relação do diâmetro global selecionado da lente implantada com as dimensões da câmara posterior representa um determinante importante da abóbada pós-operatória alcançada, que é o termo usado para descrever a distância mensurável entre a cápsula anterior do cristalino e a superfície posterior da ICL (Figura 3.7.6).[23]

O diâmetro branco a branco (WTW, do inglês *white-to-white*) (medição externa de limbo a limbo) é o fator mais importante na determinação do tamanho da ICL. Ele fornece uma estimativa aproximada dos diâmetros da CA (ângulo a ângulo [ATA, do inglês *angle-to-angle*]) e sulco a sulco (STS, do inglês *sulcus-to-sulcus*). O WTW é geralmente medido com os biômetros IOLMaster® ou Lenstar® e verificado com pinças manuais entre os meridianos de 3 e 9 horas. Métodos alternativos incluem tomógrafos como o Galileu (Ziemer®), Pentacam (Oculus®) e Orbscan Iiz (Bausch & Lomb®). A maioria dos estudos utilizou a medida WTW mais 0,5 mm, arredondada para o incremento de 0,5 mm mais próximo.[12,24] A medida do WTW, no entanto, é bastante conhecida por sofrer imprecisões significativas.[25,26] Em um estudo que comparou medidas verticais e horizontais de WTW com medidas anatômicas diretas (pós-fixação) em olhos *post-mortem*, não houve correlação entre a distância horizontal de WTW e o diâmetro do ângulo de CA; também não houve correlação entre a técnica de medida externa e o diâmetro do sulco ciliar.[26]

A biomicroscopia ultrassônica de alta frequência (35 a 60 MHz) tem sido usada para medir diretamente o diâmetro de STS. Apenas recentemente, contudo, que dispositivos mais adequados para realização de imagens e medição do segmento anterior tornaram-se disponíveis. Os sistemas de ultrassom grandes angulares de alta frequência (50 MHz) (Eye Cubed, Ellex®; VuMAX II, Sonomed®; Aviso, Quantel Medical®; Artemis, Ultralink LLC®, entre outros) (Figura 3.7.7) são atualmente as melhores ferramentas para medir a distância STS. Embora a técnica de medição aprovada pela FDA permaneça como WTW, evidências crescentes demonstram que a medição direta do sulco usando qualquer um desses métodos é superior e minimiza o risco de dimensionamento incorreto da ICL. Apesar de não haver consenso na literatura sobre os limites superior e inferior da abóbada de segurança, os fabricantes de lentes sugerem que uma quantidade aceitável de abóbada da lente sobre o cristalino é de 1,00 ± 0,5 de espessura da córnea (aproximadamente 250 a 750 μm). O significado clínico da abóbada fora da faixa de segurança reside no risco de eventos adversos específicos, como bloqueio pupilar, catarata subcapsular anterior, dispersão de pigmento e glaucoma.[23]

DESFECHOS VISUAIS

As LIO fácicas são as mais previsíveis e estáveis dos métodos de refração para preservar o cristalino na alta miopia. Novos projetos aprimorados e métodos atuais para o dimensionamento e determinação do poder estão proporcionando segurança e eficácia crescentes para a correção de ametropias graves.

Na correção da alta miopia, o ganho pós-operatório significativo da melhor acuidade visual corrigida (BCVA, do inglês *best-corrected visual acuity*) em relação aos níveis pré-operatórios

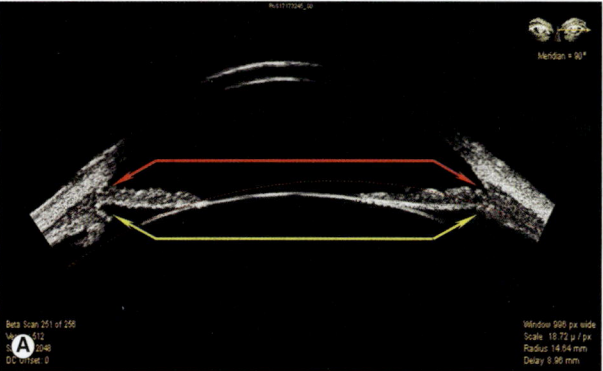

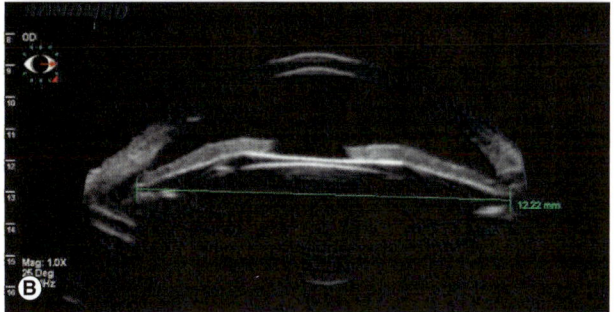

Figura 3.7.7 A. Imagem de ultrassonografia Digital 3D de alta frequência Artemis (50 MHz) do segmento anterior. Setas vermelhas indicam a distância ângulo a ângulo; as setas amarelas indicam a distância sulco a sulco. **B.** UBM Vumax II (transdutor de 50 MHz) de uma ICL miópica na câmara posterior. Medição de sulco a sulco: 12,22 mm. A medição do diâmetro de STS é importante para determinar o dimensionamento adequado da LIO fácica.

provavelmente ocorre como resultado de uma redução na imagem – a minimização que está presente na correção de alta miopia com óculos. Uma perda de BCVA é incomum. A perda de sensibilidade ao contraste observada após LASIK para alta miopia não ocorre após LIO fácica.[27,28] Na verdade, com as LIO fácicas ocorre um aumento na sensibilidade ao contraste em todas as frequências espaciais, em comparação com os níveis pré-operatórios com melhor correção com óculos.[29] Mesmo para miopia moderada (entre –6,00 e –9,00D), as LIO fácicas promovem melhor acuidade visual à distância corrigida (CDVA, do inglês *corrected distance visual acuity*), sensibilidade ao contraste em altas frequências espaciais e maior porcentagem de olhos ganhando linhas de CDVA em comparação com a LASIK assistida por *laser* de femtossegundo.[30]

LENTES INTRAOCULARES FÁCICAS DE SUPORTE ANGULAR DE CÂMARA ANTERIOR

Após o desenvolvimento de LIO fácicas dobráveis de suporte angular, as LIO de PMMA rígidas foram quase abandonadas, incluindo a NuVita MA20, ZSAL-4 (Morcher GmbH) e Phakic 6 H2 (Ophthalmic Innovations International). Mais tarde, devido a preocupações de segurança relacionadas com a perda de células endoteliais, a NewLife e Vivarte (ambos da IOLTech – Zeiss Meditec) (Figura 3.7.8) e a Icare (Corneal Inc.) também foram retiradas do mercado.[31,32] Há alguns anos, a lente fácica AcrySof Cachet (Alcon Laboratories, Inc., Fort Worth, TX) foi aprovada pela FDA. A Cachet é uma LIO fácica acrílica hidrofóbica gelatinosa, dobrável, de peça única (Figura 3.7.9). Quatro modelos estavam disponíveis, cada um com um comprimento total diferente. Os hápticos foram projetados para possibilitar a compressão dentro do ângulo para a estabilidade da LIO, sem criar força excessiva que poderia causar dano ao tecido angular ou ovalização da pupila.

A abóbada da LIO foi projetada para fornecer uma distância de folga central ideal entre a LIO e a córnea e o cristalino

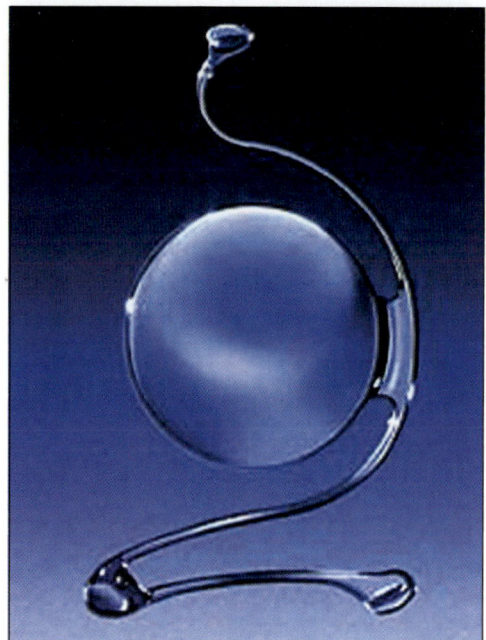

Figura 3.7.8 Lente Vivarte de suporte angular hidrofílica de acrílico dobrável.

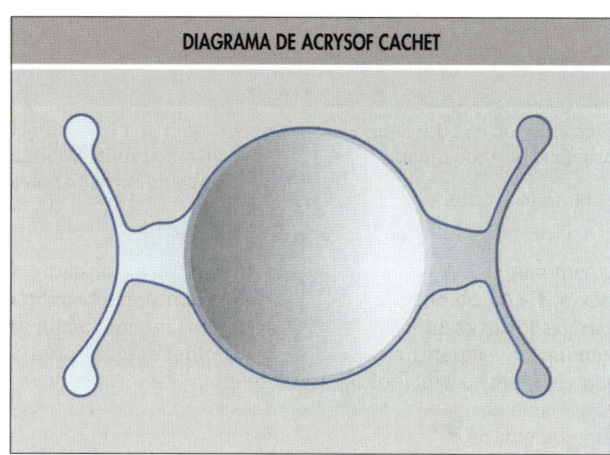

Figura 3.7.9 Diagrama de AcrySof Cachet. LIO fácica acrílica hidrofóbica gelatinosa, dobrável em peça única.

natural (Vídeo 3.7.1) (Figuras 3.7.10 e 3.7.11).[33] Os achados em 3 anos de estudos globais agrupados (EUA, Canadá e União Europeia) mostraram resultados refrativos favoráveis e segurança aceitável em pacientes com miopia moderada a alta.[34,35] Recentemente, entretanto, sua distribuição foi suspensa devido a uma perda de células endoteliais tardias (ECL, do inglês *endotelial cell loss*) significativa em um subconjunto de pacientes, especialmente naqueles com olhos pequenos e pacientes autoidentificados como asiáticos. Os dados preveem que os olhos precisam ser monitorados com frequência porque cerca de 30% deles correm risco de explantação precoce com base nas taxas observadas de ECL e 5% têm taxas de perda superiores a 3,9% ao ano. Essas taxas podem acelerar subitamente.

O Kelman Duet (Tekia, Inc., Irvine, CA) consiste em um dueto de um tripé de PMMA independente e uma óptica de silicone (Figura 3.7.12). O háptico é implantado primeiro na CA através de uma incisão de 2,5 mm. A óptica é então inserida usando um sistema injetor. Finalmente, a óptica é fixada na CA pelos orifícios ópticos e abas hápticas, usando um gancho de Sinskey. Aos 12 meses, 17% dos olhos tinham mais de 15% ECL.[36] Nenhum dado de médio ou longo prazo de perda celular endotelial foi relatado até o momento. O Duet não é aprovado pela FDA.

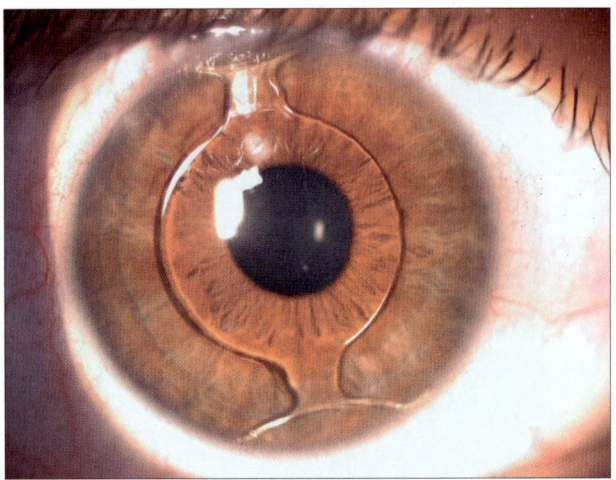

Figura 3.7.10 Fotografia de biomicroscopia de implante de LIO fácica AcrySof Cachet para correção de alta miopia. (Cortesia de Wallace Chamon, MD, São Paulo, Brasil.)

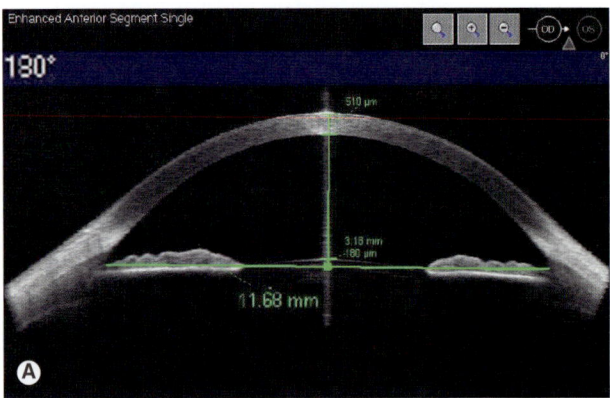
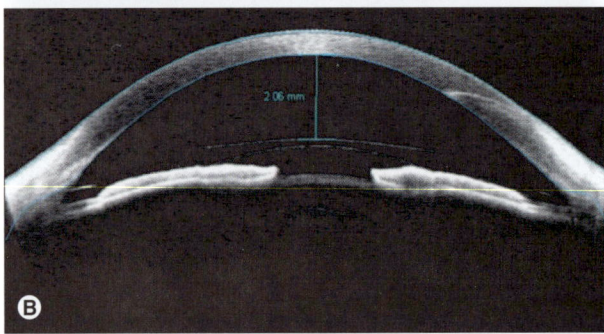

Figura 3.7.11 Uso de OCT no segmento anterior na avaliação pré e pós-operatória de um olho alto míope. **A.** Medida pré-operatória do diâmetro interno da câmara anterior no eixo 180 = 11,68 mm. Esta medida pode ser usada para determinar o diâmetro total do implante fácico. **B.** OCT do segmento anterior na avaliação pós-operatória da LIO fácica de Cachet em um olho alto míope com hápticos de suporte angular (esquerda e direita) e distância central ao endotélio: 2,06 mm.

Complicações

Ovalização pupilar

A ovalização da pupila, uma das complicações mais prevalentes de LIO fácicas de suporte angular, tem uma incidência relatada entre 7 e 22%.[5,6,9,37-40] As anormalidades pupilares tendem a ser progressivas, sendo mais frequentes com tempo de seguimento mais longo.[6,9] O mecanismo mais aceito está relacionado com a compressão háptica da estrutura angular devido a uma lente grande demais causando inflamação do ângulo, formação de sinéquias periféricas e ovalização pupilar. Acredita-se que esse mecanismo esteja associado à isquemia da íris.[5,41] A hipoperfusão da íris foi confirmada pela angiografia com indocianina verde (ICGA).[40]

Outra complicação associada é a retração e atrofia da íris;[6] a atrofia geralmente ocorre no setor da íris afetado pela ovalização. A atrofia de todo o setor da íris pode ocorrer após a ovalização progressiva da pupila em casos de longa duração (Figura 3.7.13).

Danos endoteliais

O dano endotelial foi o principal motivo para o *recall* de várias LIO fácicas de CA no mercado.[42]

Dois mecanismos diferentes têm sido propostos para explicar a ECL: a proximidade excessiva de partes da LIO com o endotélio corneano, que pode estar intermitente ou permanentemente em contato com a córnea posterior[43] ou a presença de citocinas inflamatórias no humor aquoso produzido pelo trauma das estruturas uveiais.[44] Um estudo de acompanhamento de mais de 15 anos de um modelo de lente intraocular fácica com suporte angular (ZB5 M) para alta miopia encontrou um coeficiente mediano de ECL de 17,5% com uma taxa de 0,97% a cada ano, o dobro da perda fisiológica. Um acompanhamento cuidadoso em longo prazo de cada paciente com uma LIO fácica CA é necessário para identificar pacientes que possam necessitar de explante da LIO.

Elevação da pressão intraocular

A elevação da pressão intraocular geralmente ocorre de maneira transitória no pós-operatório imediato, mas pode se tornar crônica devido à sinéquia periférica, que afeta 2 a 18% dos pacientes.[3,5,6,37,38] Outro risco é o glaucoma agudo secundário ao bloqueio pupilar na ausência de iridectomias adequadas.

Uveíte

A uveíte crônica pode ser observada após LIO de suporte angular, com taxas de 1 a 5%.[3,5,6,37,38] Uma lente superdimensionada pode ser uma causa potencial, que comprima as estruturas angulares e altere a permeabilidade da barreira hematoaquosa.

A inflamação crônica pode continuar por vários anos, induzindo ovalização da pupila, atrofia da íris e outras complicações, como glaucoma, catarata ou sinéquias anteriores.

Catarata

A catarata após uma lente de CA – menos comum que com as LIO de câmara posterior – ainda pode ocorrer, principalmente devido a uveíte crônica e outras complicações. Uma metanálise do desenvolvimento de catarata após o implante de LIO fácica de CA encontrou uma incidência de 1,29%.[45]

LENTES INTRAOCULARES FÁCICAS FIXADAS NA ÍRIS

A lente em garra de íris Artisan (Ophtec)/Verisyse (Abbott Medical Optics, Inc.) é fixada na superfície anterior da íris por meio da inserção de uma prega de tecido da íris nas duas "garras" diametralmente opostas da lente (Figura 3.7.14). Os locais de fixação estão localizados na periferia média da íris, que fica praticamente imóvel durante os movimentos pupilares. A óptica se abaula aproximadamente 0,87 mm anterior à íris, proporcionando uma boa folga tanto da cápsula anterior quanto do endotélio da córnea. A distância da borda da óptica até o endotélio varia de 1,5 a 2,0 mm, dependendo da diatropia (poder de refração) da lente, da anatomia da CA e do diâmetro da óptica da lente. A Artisan/Verisyse tem um comprimento total fixo de 8,5 mm (7,5 mm para implantes pediátricos ou olhos pequenos), o que significa uma grande vantagem para o cirurgião por não lidar com medições de tamanho. Outra grande vantagem dessas LIO é que elas podem ser corretamente centralizadas sobre a pupila, mesmo quando a pupila está fora do centro, uma situação relativamente comum entre pessoas com alta ametropia.[32] Pupilas descentradas não podem ser usadas como referência para a centralização de LIO simétricas, como LIO de suporte angular e fixadas no sulco.[32] Além disso, o sistema de fixação inibe o movimento da LIO,[46] o que garante a correção

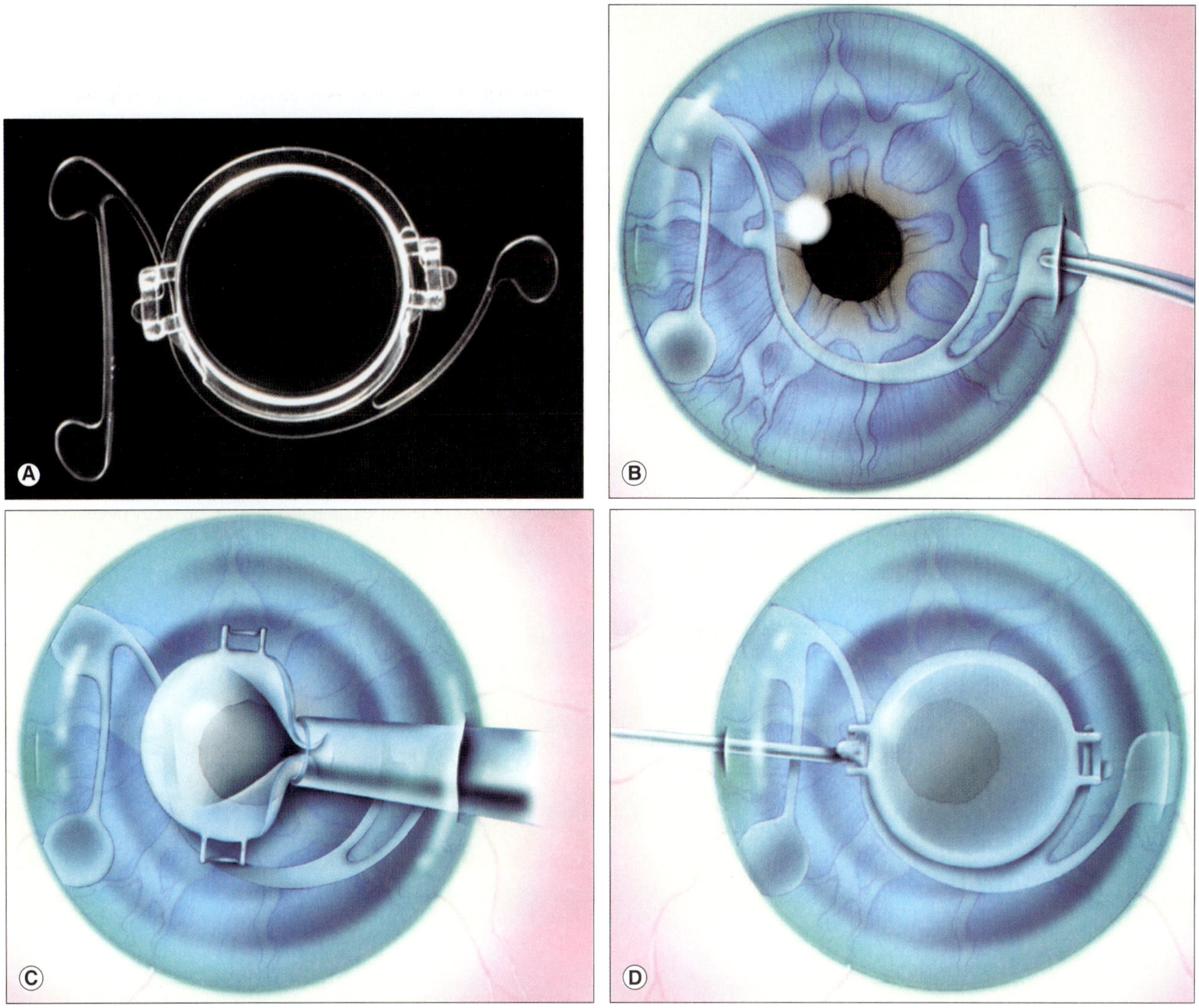

Figura 3.7.12 A. "Duas partes" dobráveis (óptica de silicone/hápticos de PMMA) Lente Kelman Duet. **B.** Os hápticos são implantados inicialmente através de uma pequena incisão. **C.** Em seguida, a óptica é injetada. **D.** Os ópticos-hápticos são montados dentro da câmara anterior.

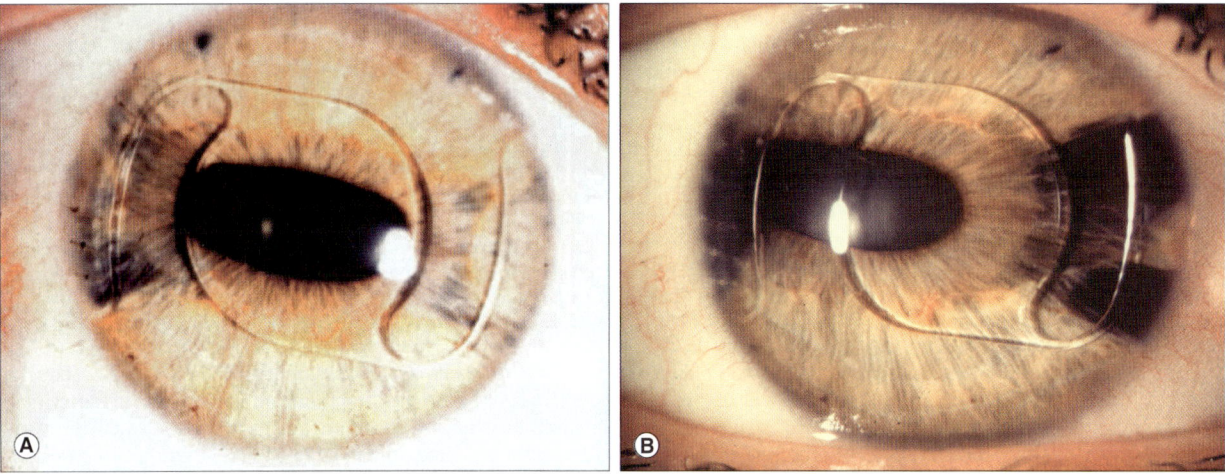

Figura 3.7.13 A. Ovalização da pupila 2 anos após o implante de uma LIO fácica com suporte angular. **B.** Aos 5 anos, ovalização progressiva foi observada e o cristalino foi explantado. (Cortesia de Emir Amin Ghanem, MD, Joinville, Brasil.)

do astigmatismo e pode ajudar a corrigir outras aberrações vetoriais ou assimétricas no futuro.[32] O tamanho da pupila em condições escotópicas deve ser igual ou menor que o tamanho corporal da LIO + 1,0 mm para reduzir o risco de ofuscamento e halos (p. ex., se a LIO tiver um tamanho corporal de 6 mm, a pupila escotópica pode ter até 7 mm). Uma íris convexa, protuberante ou em forma de vulcão, geralmente encontrada em hipermetrópicos, é uma contraindicação para sua implantação. Atualmente, essa lente é usada principalmente para tratar alta miopia primária (aprovada pela FDA – Modelos 204 e 206; Figura 3.7.15), hipermetropia (Figura 3.7.16),[47] e astigmatismo[48-50] em adultos. Outras indicações incluem:

- Tratamento de erros de refração após a ceratoplastia penetrante[51-54]

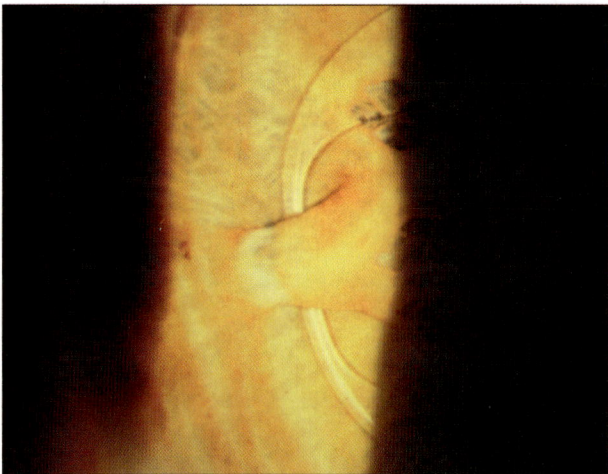

Figura 3.7.14 Lente Artisan/Verisyse. Detalhe do estroma da íris na periferia média encravado pela garra háptica.

- Tratamento da ambliopia anisometrópica em crianças[55,56]
- Implantação secundária para correção de afacia[57-59]
- Tratamento de erros de refração em pacientes com ceratocone[60]
- Correção de miopia alta progressiva em crianças pseudofácicas[61] e anisometropia pós-operatória em pacientes com catarata unilateral e alta miopia bilateral.[62]

O modelo dobrável (Artiflex/Veriflex, Ophtec) está aprovado na Europa e está agora sob investigação clínica para aprovação pela FDA. Essa lente é uma LIO fácica de três peças convexo-côncava com uma óptica de 6 mm de polissiloxano hidrofóbico e hápticos de PMMA. O modelo tórico da Artiflex também está disponível na Europa.[63]

Procedimento cirúrgico

A aplicação pré-operatória de pilocarpina tópica para miose é obrigatória para formar um escudo protetor para o cristalino natural durante a inserção e a fixação da lente em garra na íris. Uma pupila contraída facilita a centralização adequada da lente. Embora exista um risco muito baixo de glaucoma por bloqueio pupilar (porque a configuração abobadada da lente Artisan garante uma drenagem do humor aquoso normal), uma iridectomia periférica durante a cirurgia é obrigatória. Alternativamente, um *laser* de neodímio:YAG (Nd:YAG) pode ser usado no pré-operatório para criar uma ou duas pequenas iridectomias (Vídeos 3.7.2, 3.7.3 e 3.7.4)

Ver Vídeos 3.7.2 a 3.7.4

Várias técnicas de incisão (p. ex., incisão na córnea, limbo ou túnel escleral) podem ser usadas, geralmente com anestesia peribulbar, mas a anestesia tópica também pode ser usada. Geralmente, uma incisão superior do limbo ou em córnea clara é usada. Dependendo do diâmetro da lente usada – 5,0 mm ou 6,0 mm – a incisão deve ser de pelo menos 5,2 mm ou 6,2 mm, respectivamente, para evitar dificuldades com a inserção da LIO. A incisão é geralmente localizada no meridiano mais curvo da córnea, minimizando o astigmatismo pós-operatório. Os hápticos em "garra" são fixados à íris por um processo chamado encravamento, e agulhas curvas especialmente projetadas são usadas. Outra opção para facilitar o encravamento controlado e reproduzível no ponto exato desejado é o VacuFix (Ophtec) (Figura 3.7.17). Isto é especialmente importante para os modelos tóricos, para facilitar o controle de ciclotorção. Duas paracenteses laterais de 1,0 mm em posições de 10 e 2 horas são necessárias para o encravamento. A lente é implantada verticalmente através da incisão, depois rodada e centrada na frente da pupila com os hápticos nas posições de 3 e 9 horas. Ao usar modelos tóricos, o eixo correto de implantação será calculado no pré-operatório. As marcas limbares na lâmpada de fenda ou de íris com Nd:YAG devem ser feitas no eixo de implantação, ajudando a controlar a ciclotorção e aumentando a precisão de encravamento no eixo.

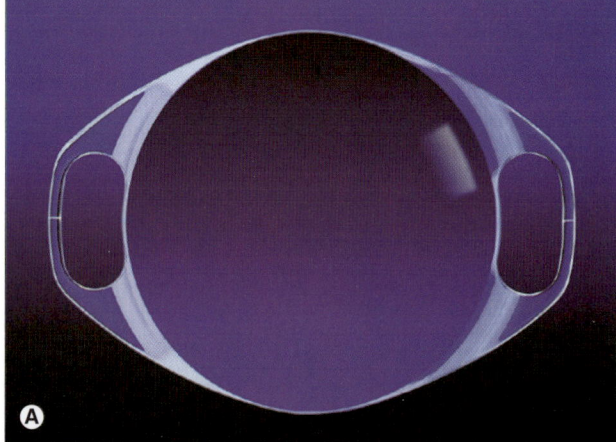

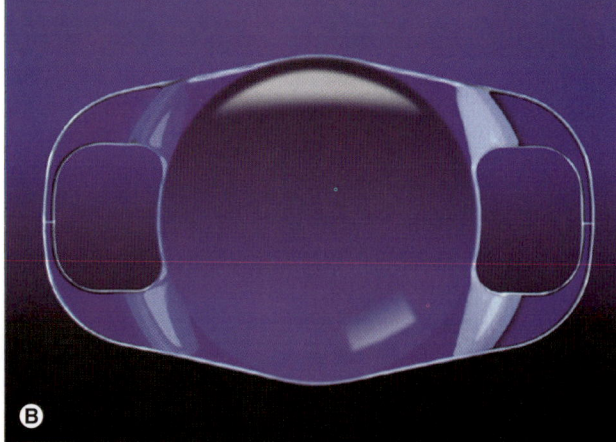

Figura 3.7.15 Lente Artisan/Verisyse. Modelos aprovados pela FDA (**A**) 204 (óptica de 6,0 mm) e (**B**) 206 (óptica de 5,0 mm) para correção de miopia.

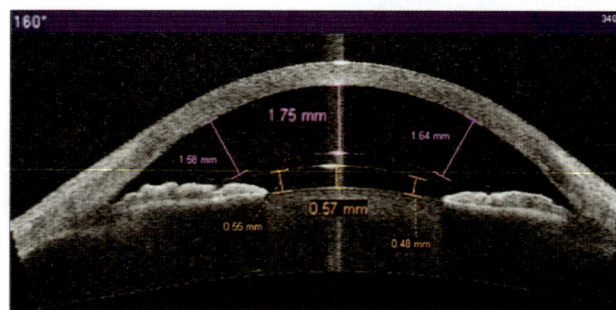

Figura 3.7.16 Tomografia por coerência óptica de segmento anterior de uma LIO fácica de Artisan para corrigir alta hipermetropia. A abóbada posterior é de 0,57 mm (distância da LIO ao cristalino) e a distância entre a superfície anterior da óptica da LIO e o endotélio (distância de segurança) no centro é de 1,75 mm.

A CA é preenchida com material viscoelástico coesivo, geralmente hialuronato de sódio de alta viscosidade injetado através de uma das paracenteses para criar uma CA profunda para manter o espaço de trabalho na CA. Se material viscoelástico adicional precisar ser injetado durante a cirurgia, deve-se tomar cuidado para não deixá-lo escorregar sob a LIO. Deve ser usado como um agente estabilizante que pressione o implante na superfície da íris. A centralização e a fixação da LIO são provavelmente as etapas mais críticas do procedimento, e sua precisão influi nos resultados pós-operatórios. A pupila é usada como referência para a centralização. A fixação é realizada suavemente criando uma dobra da íris sob a garra e, em seguida, prendendo a dobra da íris na garra (Figura 3.7.18). Se o ajuste da lente for necessário após a fixação, a íris deve ser liberada antes da lente ser movida. No final da cirurgia, não é incomum ter ovalização leve da pupila devido ao efeito

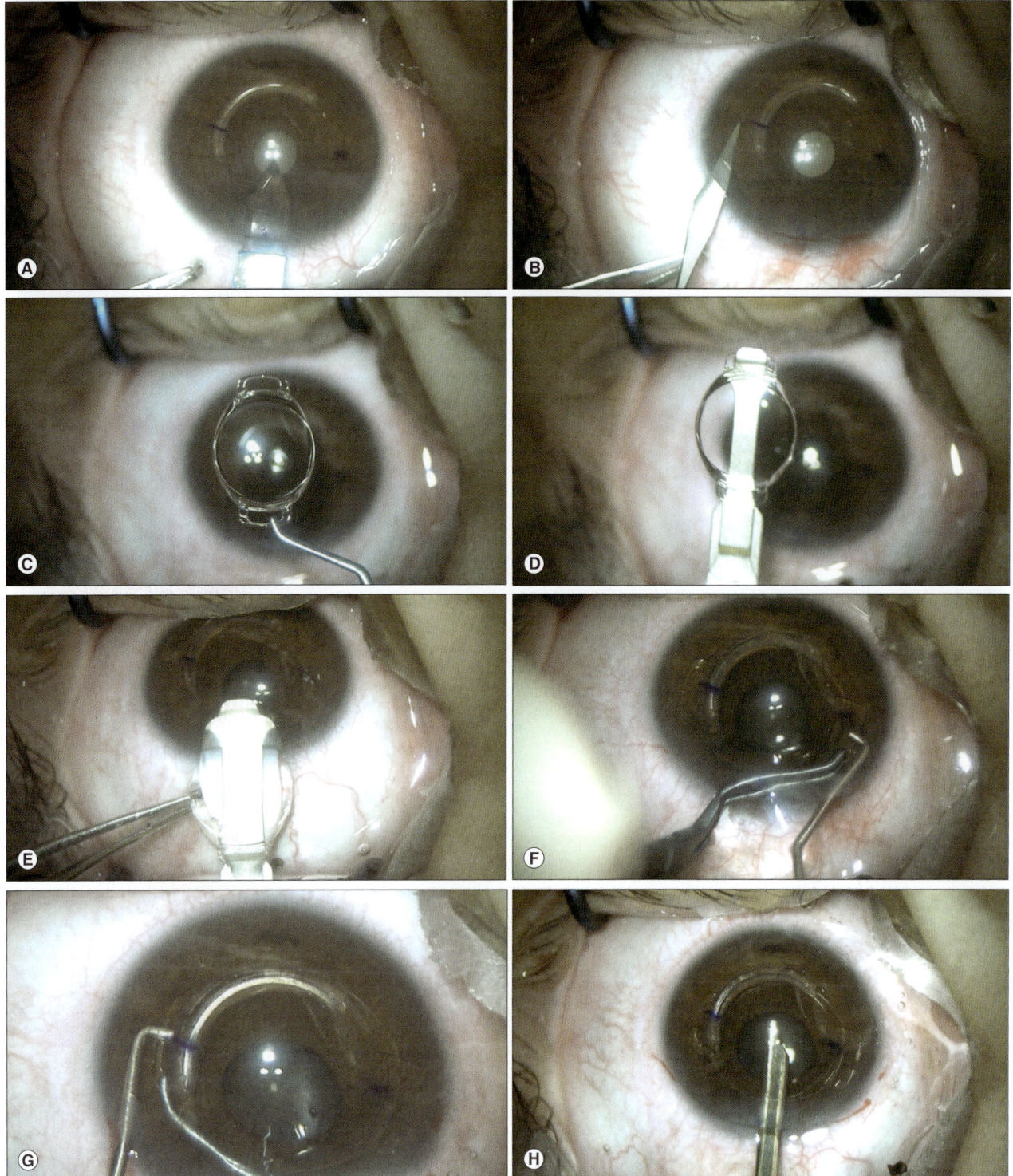

Figura 3.7.17 Técnica de implante de Artiflex tórica. A. Uma incisão em córnea clara de 3 mm é criada. **B.** Duas paracenteses são criadas paralelamente ao limbo, orientadas para o local de encravamento. **C.** A lente é retirada da embalagem e segurada com uma pinça especial. **D.** A Artiflex é montada na espátula de implantação. **E.** A borda óptica se inclina para baixo durante a inserção da lente. **F e G.** A lente é girada, centrada na pupila e posicionada de acordo com as marcações pré-operatórias na córnea (modelo tórico). A garra superior é segurada e o encravamento é realizado com o VacuFix. **H.** Material viscoelástico coesivo é removido e iridectomia periférica é realizada. A incisão principal é fechada.

do agente miótico. O número de pontos depende do tipo de incisão. O fechamento estanque da ferida é de suma importância para evitar que uma CA superficial leve ao contato endotelial da LIO no pós-operatório imediato. Uma pequena incisão ajudará a minimizar o astigmatismo e a inflamação induzidos cirurgicamente.

Quando a Artiflex dobrável é usada, uma pequena incisão de 3,2 mm em córnea clara pode ser preferida. É necessária uma espátula especial de implante Artiflex e um porta-lente. A lente deve ser segurada pelo háptico, pois a óptica é feita de polissiloxano e não deve ser tocada durante a cirurgia. O material viscoelástico deve ser completamente removido, preferencialmente com sistema automatizado de irrigação/aspiração, pois pode induzir uma elevação precoce da pressão intraocular no pós-operatório.

Corticosteroides tópicos e antibióticos são geralmente prescritos por 2 a 4 semanas após a cirurgia. Recomendam-se seguimentos regulares, em particular avaliações em longo prazo do endotélio da córnea. O momento correto para remoção da sutura é fundamental para reduzir o astigmatismo residual.

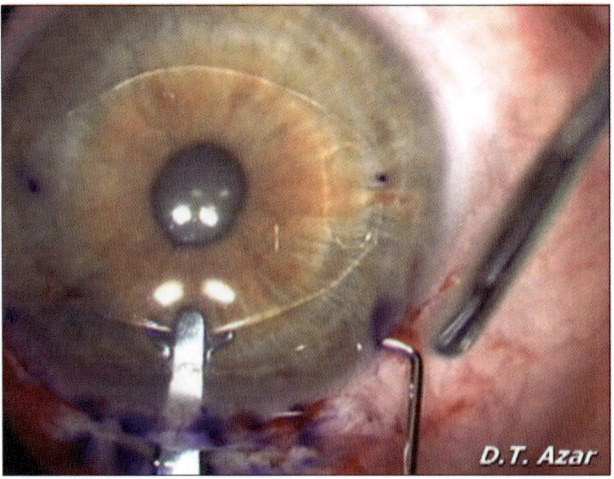

Figura 3.7.18 Agulhas rombas de aprisionamento de íris podem ser usadas para criar uma prega de tecido de íris periférica média por meio do movimento vertical da agulha.

Complicações

Brilho e halos

A incidência de brilho e halos é maior com o diâmetro óptico de 5,0 mm do que com o óptico de 6,0 mm.[64,65] A incidência geral varia de 0 a 8,8%. No estudo prospectivo da FDA, cerca de 13,5 a 18,2% dos pacientes tiveram brilho e halos no pós-operatório, mas aproximadamente 10 a 13% tiveram esses sintomas no pré-operatório com uma melhora após a cirurgia. As pupilas com mais de 5,5 mm apresentam risco significativamente maior de brilho e halos.[66]

Inflamação da câmara anterior/dispersão do pigmento

Casos de irite grave raramente são observados após a cirurgia, mas podem ocorrer após repetidas tentativas traumáticas de encravamento na íris ou, ocasionalmente, sem quaisquer fatores predisponentes.[67,68] A síndrome de dispersão pigmentar tem sido ocasionalmente observada. Um mecanismo conhecido é a má fixação/encravamento da LIO na íris com pseudofacodonese subsequente (movimento da LIO), que pode causar inflamação crônica com a necessidade de reintervenção para a refixação (Figura 3.7.19). A má fixação é observada em até 3% dos casos.[65] No estudo da FDA, a irite foi observada em 0,5% dos casos e a má fixação em 2,1%.

Com a Artiflex, Tehrani et al.[69] observaram um aumento na incidência de dispersão de pigmento (12,2%), cuja causa pode se dar por um ligeiro degrau dentro do implante na área da conexão da óptica dobrável de silicone ao háptico rígido (garra), que pode ter causado abrasão do pigmento da íris durante o movimento pupilar. Outra complicação em cerca de 12% dos pacientes é uma deposição não pigmentada na óptica de polissiloxano da lente Artiflex. O tratamento, que é bem-sucedido em quase todos os casos, é com corticosteroides tópicos.[70a] Os depósitos tendem a diminuir após o terceiro mês e geralmente desaparecem após 12 meses, mesmo quando não tratados com corticosteroides. Em um de nossos casos, a limpeza da LIO superficial foi necessária, uma vez que o tratamento tópico não foi bem-sucedido (Figura 3.7.20).[70b] Um reencravamento ou mesmo um explante pode ser considerado se os depósitos ocorrerem novamente.

Perda de células endoteliais

O trauma intraoperatório é considerado a principal causa de perda celular precoce. Pesquisadores encontraram uma perda endotelial média aceitável de 2,8 a 9,2% 2 anos após o implante de lente fácica com garra na íris,[47,65,69,71,72] que é semelhante aos resultados do implante de LIO em câmara posterior.[73] Menezo et al.[65] observaram perda de células endoteliais de 13,4% aos 4 anos, sem alterações morfométricas. A maior perda celular foi observada nos primeiros 6 meses após a cirurgia. No estudo da FDA, uma alteração média de células endoteliais da córnea de 4,8% foi observada 3 anos após a cirurgia.[66] LIO fácicas de Artisan implantadas em olhos com profundidades de CA menores que 3,2 mm exibiram a maior perda celular endotelial cumulativa (9%) em 3 anos. O painel da FDA então contraindicou o uso desta lente para pacientes com uma profundidade de CA menor que 3,2 mm. Morral et al.[74] observaram que o implante da Artisan/Artiflex não produziu ECL significativa até 10 anos após a cirurgia em comparação com a cirurgia refrativa corneana e olhos não operados. Os pacientes nunca devem esfregar os olhos, bem como pressioná-los contra o travesseiro à noite.

Glaucoma

O glaucoma pós-operatório após implante de lente Artisan pode ocorrer devido à substância viscoelástica residual na CA, dispersão do pigmento da íris durante a cirurgia com oclusão parcial da malha trabecular, uso de corticosteroides tópicos e inflamação pós-operatória.[65,68,72] Hipertensão ocular temporária foi demonstrada em um estudo prospectivo de 100 olhos com LIO de Artisan. A pressão intraocular apresentou um aumento médio de 2,1 mmHg aos 3 meses após a cirurgia, mas um retorno aos níveis pré-operatórios em 6 meses.[75] No mesmo estudo, uma lente foi explantada devido à alta persistente da pressão intraocular aos 11 meses. No estudo da FDA, nenhum caso de pressão intraocular elevada que necessitasse de tratamento foi observado.

Atrofia ou deslocamento da íris

Apesar do implante bem-sucedido de uma lente Artisan, há um risco de deslocamento subsequente da LIO. No estudo da

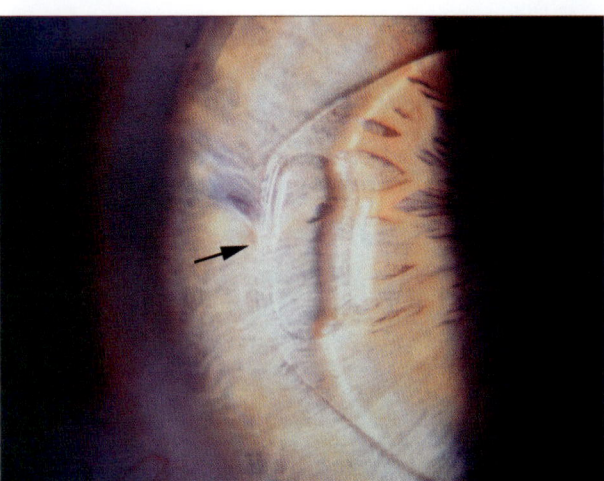

Figura 3.7.19 O encravamento inadequado da íris (seta) aumenta o risco de atrofia focal de íris, uveíte e deslocamento da LIO.

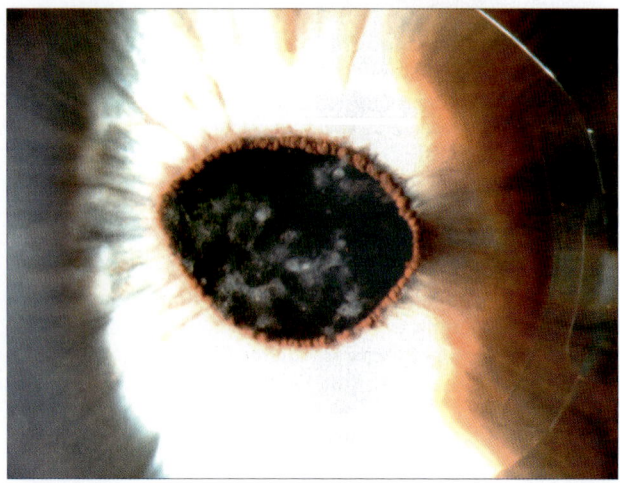

Figura 3.7.20 Depósitos não pigmentados (celulares) na superfície posterior na lente Artiflex.

FDA, o deslocamento da LIO ocorreu em cinco casos (0,8%) aos 3 anos. O deslocamento da LIO pode ocorrer devido à atrofia da íris no local de encravamento, geralmente quando uma pequena quantidade de tecido é aprisionada, ou devido a trauma ocular contuso, como relatado anteriormente em dois casos[76,77] (Figura 3.7.21). O reposicionamento da lente pode ser feito com um excelente desfecho visual na maioria dos casos.

Catarata

A catarata nuclear (CN) se desenvolveu em sete de 231 olhos (3%) com uma lente de Artisan após 8 anos de acompanhamento em um estudo.[78] Pacientes com idade superior a 40 anos no momento do implante da LIO e comprimento axial superior a 30 mm foram fatores significativamente relacionados à formação de CN.[78] Uma metanálise de catarata após o implante de LIO fácica fixada na íris encontrou uma incidência de 1,11%.[45] No estudo da FDA, a incidência cumulativa de opacidades do cristalino foi de 4,5% (49/1088 olhos).

A maioria dessas opacidades não era visualmente significativa. Durante o estudo, quatro opacidades foram determinadas como visualmente significativas e três exigiram a extração de catarata. Os autores apontaram que a taxa de cirurgia de catarata na população geral com mais de 40 anos de idade é de 1,7 a 10,8%.[66]

Outras complicações

Outras complicações incluem hifema,[71] desvio miópico intermitente (de 4,00 D),[79] descolamento e lacerações gigantes da retina.[71,80,81]

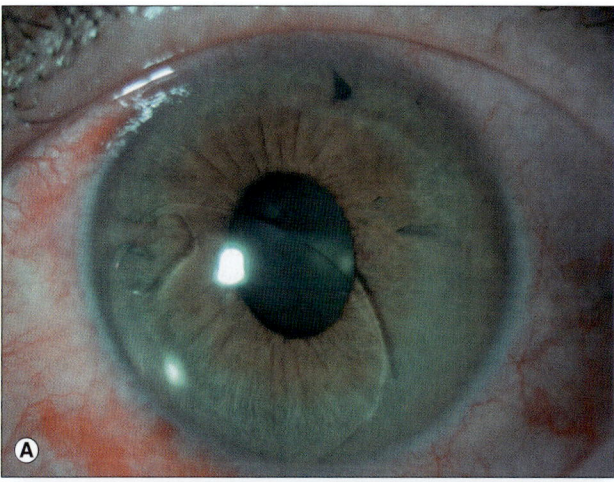
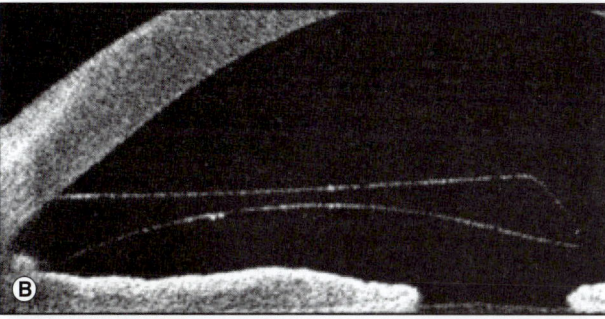
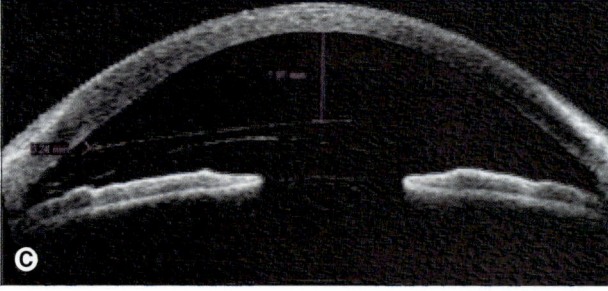

Figura 3.7.21 **A.** Deslocamento da Artisan após trauma contuso. Observe a avulsão do tecido estromal da íris no local de encravamento. **B** e **C.** OCT de segmento anterior de uma lente intraocular Artisan deslocada. Toque da óptica da LIO no endotélio (esquerda em ambas as figuras) e espessamento correspondente da córnea (edema).

LENTES INTRAOCULARES FÁCICAS DE CÂMARA POSTERIOR

Desde 1986, quando Fyodorov implantou inicialmente uma LIO fácica no espaço pré-lenticular para corrigir a alta miopia, várias LIO fácicas de câmara posterior derivadas da dele foram desenvolvidas.[12,82] Resultados com materiais e projetos de LIO fácica usados até o momento sugerem que tanto a biocompatibilidade como o espaçamento adequado de estruturas intraoculares sensíveis são necessários para melhorar a segurança em todos os pacientes. Para o implante de uma LIO fácica no espaço pré-lenticular, o ideal é que sejam utilizados materiais que possibilitem permeabilidade de nutrientes e circulação do humor aquoso e que não causem trauma no cristalino ou trauma zonular. Até recentemente, dois modelos de LIO fácicas de câmara posterior estavam disponíveis no mercado, a lente refrativa fácica e a lente de colâmero implantável. Apesar dos resultados iniciais promissores com LRF, ela foi retirada do mercado devido a preocupações de segurança. A LRF (IOLTech/CIBA Vision) (ver Figura 3.7.3), um modelo com base no trabalho anterior de Fyodorov et al.,[12,13,24] foi uma LIO de *design* de placa única de silicone que tinha uma curva de base posterior côncava que imitava a curvatura anterior do cristalino. Projetos anteriores desta LIO causaram catarata devido ao toque mecânico, à impermeabilidade dos nutrientes e à estagnação do fluxo aquoso sem a eliminação de produtos residuais.[13,14,83] Outras melhorias na angulação reduziram a incidência de catarata, mas estudos de UBM documentaram que a PRL estava localizada na zônula na maioria dos casos.[84] Após relatos de descentração e deslocamento da PRL para a cavidade vítrea, a lente foi retirada do mercado.[85-87]

ICL: Em 1993, desenvolveu-se uma LIO fácica de câmara posterior feita de Colâmero (0,2% de colágeno e 60% de copolímero de metacrilato de hidroxietil).[88-90] A ICL (STAAR Surgical Co.); a Figura 3.7.22 é projetada para ser implantada na câmara posterior apoiada no sulco ciliar. O colâmero é um material hidrofílico flexível com alta biocompatibilidade e permeabilidade ao gás (oxigênio) e metabólitos.[88] Essas características e o espaço livre deixado entre a LIO e o cristalino, denominado "abóbada", devem possibilitar que o cristalino tenha um metabolismo normal e, assim, evite o desenvolvimento de catarata. No entanto, a formação de catarata, a dispersão de pigmentos e o glaucoma ainda são as principais complicações.[91-93] O modelo da ICL aprovado pela FDA – a LCI Visian V4 (Figura 3.7.22A), uma LIO retangular de peça única, com 7 mm de largura, com maior abaulamento que os modelos V2 e V3 – foi associada a uma diminuição na frequência de opacificação do cristalino.[94,95] Um *design* mais novo, atualmente disponível fora dos EUA, a ICL V4 c Visian com Aquaport (Figura 3.7.22B), incorpora um orifício de 0,36 mm de diâmetro no centro da óptica. A presença deste orifício elimina a necessidade de iridotomias pré-operatórias.

Técnica cirúrgica

Uma combinação de midriáticos tópicos (p. ex., ciclopentolato 0,75% e fenilefrina 2,5%) é aplicada três vezes 30 minutos antes da cirurgia para obter uma boa dilatação da pupila. Para casos tóricos, o eixo corneano horizontal de 0° e 180° é marcado enquanto o paciente está sentado em posição vertical para controlar a ciclotorção enquanto se encontra deitado em posição supina. Anestesia tópica ou peribulbar são geralmente preferidas. Um túnel temporal de 2,7 ou 3,0 mm em córnea clara e duas paracenteses são criados.

Após a colocação de viscoelástico coesivo, a LIO de câmara posterior é introduzida na CA usando um injetor (Figura 3.7.23) (Vídeo 3.7.5). Enquanto a LIO se desdobra, a orientação adequada deve ser verificada. Cada plataforma é então colocada uma após a outra sob a íris, com o uso de um manipulador não polido, plano, especialmente projetado, sem colocar pressão sobre o cristalino (Figura 3.7.24). O cirurgião deve evitar o contato com os 6,0 mm centrais da lente, pois qualquer contato pode danificar a óptica da lente fina. Com exceção do modelo mais novo (V4c),

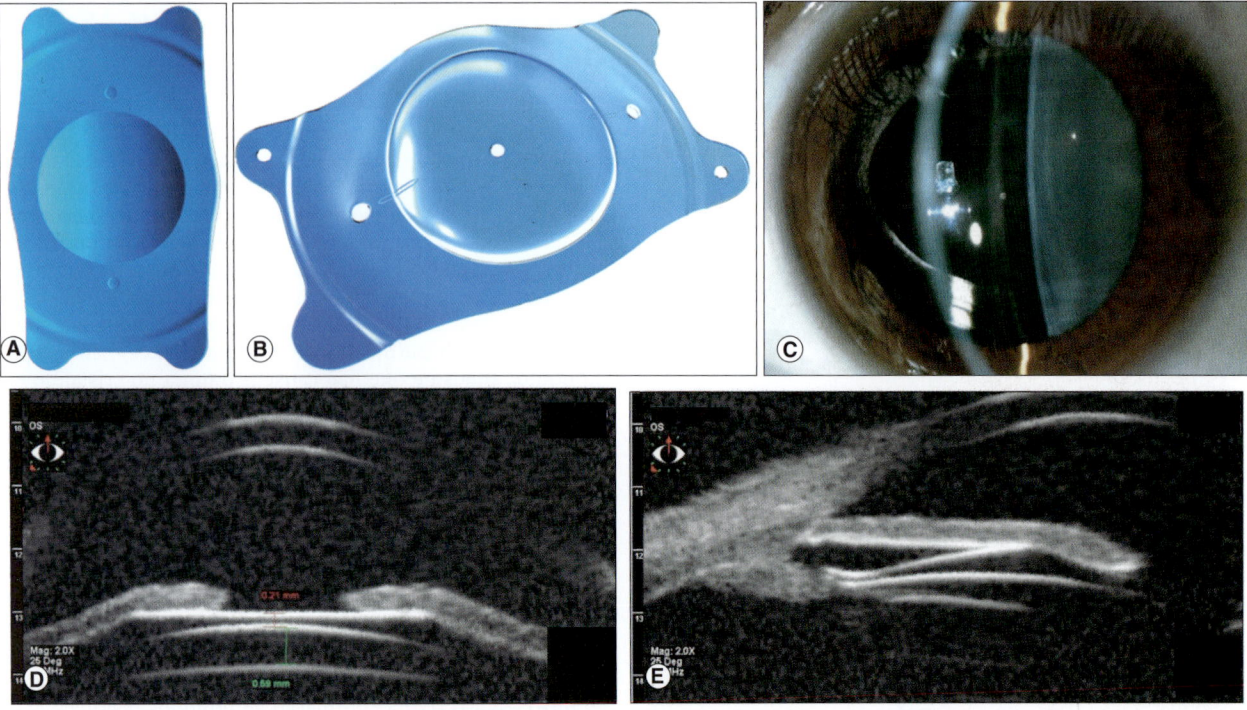

Figura 3.7.22 ICL V4 (**A**) e V4c tórica (**B**) com Aquaport central. **C** a **E**. ICL miópica. **C**. Fenda biomicroscópica demonstrando a distância da ICL ao cristalino. **D**. UBM (50 MHz) avaliando quantitativamente o abaulamento da lente (distância da ICL e cristalino) = 590 mícrons. **E**. UBM mostrando a proximidade do háptico da ICL com os processos ciliares e zônulas.

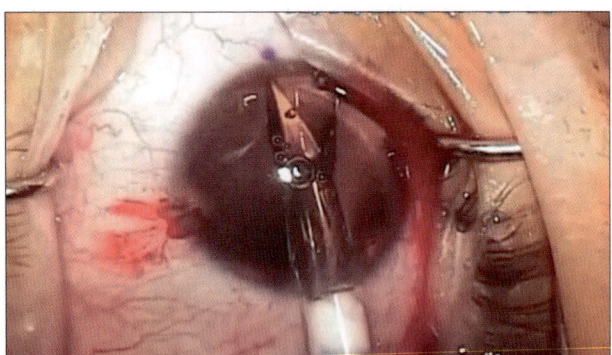

Figura 3.7.23 Uma lente de câmara posterior (ICL) é inserida através de uma pequena incisão com um injetor. (Cortesia de Glauco R. Mello, MD, Curitiba, Brasil.)

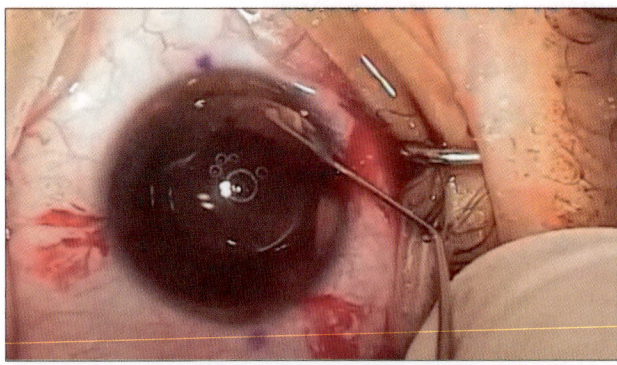

Figura 3.7.24 Depois que a lente se desdobra, as plataformas são colocadas embaixo da íris.

uma pequena iridectomia periférica deve ser realizada para evitar o bloqueio pupilar. Em seguida, o material viscoelástico é removido com irrigação-aspiração e a acetilcolina (Miochol) é injetada. Os colírios de corticosteroides e antibióticos são prescritos por 4 semanas.

Complicações

Catarata

A catarata é a preocupação mais importante para o futuro das LIO fácicas de câmara posterior (Figura 3.7.25). A catarata pode se formar como resultado de trauma no cristalino durante o procedimento de implantação ou devido ao contato a longo prazo entre a LIO e o cristalino. Distúrbios metabólicos induzidos pelo implante também podem ser parcialmente responsáveis pela formação de catarata.

Uma metanálise do desenvolvimento de catarata após diferentes LIO fácicas de câmara posterior descobriu que 223 dos 1.210 olhos desenvolveram catarata de início recente.[45] Destes, 195 eram subcapsulares anteriores. A incidência global de formação de catarata foi de 9,6%. No ensaio da FDA da ICLV4 com um seguimento médio de 4,7 anos, uma estimativa cumulativa de probabilidade de 6 a 7% das opacidades subcapsulares anteriores foi encontrada mais de 7 anos após o implante da ICL Visian.[96]

Em uma metanálise mais recente que compreende 2.592 olhos, a ocorrência de formação de catarata com os modelos de ICL V4 foi de 5,2%. Destes, 43,4% foram relatados dentro de 1 ano, 15,4% entre um e 3 anos e 35,3% ≥ 3 anos após o implante da ICL.[97] Em uma revisão retrospectiva de 133 olhos consecutivos implantados com o modelo de ICL V4, a taxa observada de facoemulsificação aumentou de 4,9% em 5 anos para 18,3% em 10 anos após o implante de ICL, e 13% dos olhos desenvolveram hipertensão ocular que exigiu terapia tópica aos 10 anos. Uma altura menor da abóbada foi associada ao desenvolvimento de catarata.[98] Outro estudo com 84 olhos com ICL V4 relatou uma taxa de facoemulsificação de 17% aos 10 anos.[99]

O tratamento da catarata em pacientes implantados com LIO fácicas de câmara posterior não é difícil. O explante da ICL é facilmente realizado através da mesma incisão. Facoemulsificação e implante de LIO de câmara posterior podem ser realizados de maneira rotineira.[100]

Substituição de ICL

A troca de ICL devido a abaulamento insuficiente ou excessivo é uma complicação incomum. Em uma coorte de 616 olhos

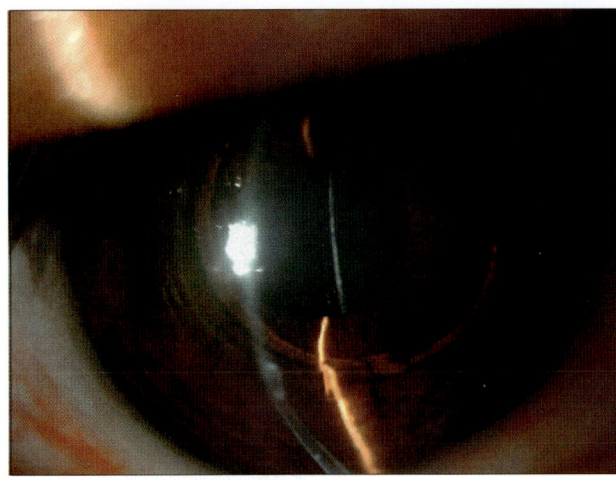

Figura 3.7.25 Catarata cortical anterior 1 ano após implante de ICL-V4 em paciente com segmento de anel intracorneano prévio para ceratocone. (Cortesia de João Marcelo Lyra, MD, Maceió, Brasil.)

implantados com ICL V4 dimensionados de acordo com as medições WTW e ACD, 16 olhos (2,6%) tiveram a substituição da lente.[101] Oito cirurgias (50%) foram realizadas devido ao baixo abaulamento (≤ 100 μm) e outras oito (50%) por causa de abaulamento muito alto (≥ 1000 μm). No estudo da FDA norte-americano usando a mesma metodologia de dimensionamento, a substituição da ICL devido a abaulamento insuficiente ou excessivo foi relatada em cinco de 526 olhos (1,0%).[102] Na ausência de complicações, no entanto, a substituição da ICL continua sendo uma questão de julgamento médico. Por outro lado, o abaulamento excessivo na presença da função angular da CA comprometida (Figura 3.7.26) (Vídeo 3.7.6) e abóbada insuficiente na presença de catarata visualmente significativa são indicações de intervenção cirúrgica.[23]

Dispersão pigmentar e pressão intraocular elevada

A síndrome de dispersão pigmentar ocorre quando a íris é desgastada e libera pigmentos para o humor aquoso. Devido à posição próxima à íris e ao sulco ciliar, a colocação de LIO fácicas de câmara posterior pode aumentar o risco de dispersão pigmentar[14,24,92,103] (Figura 3.7.27). A reação pigmentar tem sido descrita com taxas entre 0 e 15,5% com as LIO fácicas de câmara posterior e é frequentemente associada à elevação da pressão intraocular. Sanders et al.[102] relataram dois olhos de 526 (0,4%) com aumento da pressão intraocular exigindo tratamento aos 3 anos de pós-operatório. Guber et al.[98] relataram que, aos 10 anos, 12 olhos (12,9%) desenvolveram hipertensão ocular que necessitou de medicação tópica, o que suscita alguma preocupação a longo prazo.

Danos nas células endoteliais

Embora a perda de células endoteliais seja uma grande preocupação com as LIO de CA, não é um problema tão importante com as LIO fácicas de câmara posterior. No ensaio da FDA de ICL, a perda cumulativa de células nos três primeiros anos de pós-operatório foi de 8,4 a 9,7%, dependendo do método de análise.[94] A maioria das perdas ocorreu no primeiro ano e é considerada como decorrente de trauma cirúrgico.

BIOPTICS

Zaldivar et al.[104] introduziram o termo *Bioptics* no final da década de 1990 para descrever a combinação de implante de LIO fácica seguida de LASIK em pacientes com miopia extrema, altos níveis de astigmatismo e em pacientes cuja disponibilidade de diatropia (poder de refração) da lente intraocular era um problema. O conceito de primeiro implantar uma LIO fácica para reduzir a quantidade de miopia e depois ajustar a correção residual com a LASIK obteve atenção. Quando uma LIO fácica de CA combinada

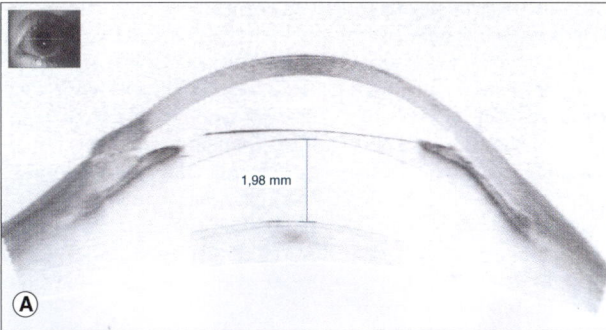
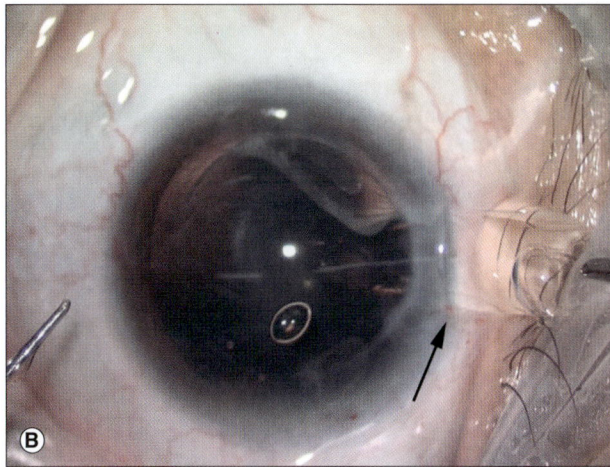
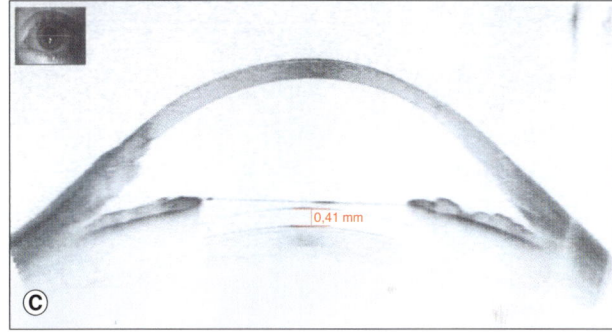

Figura 3.7.26 A. Fechamento do ângulo da câmara anterior e abaulamento excessivo após implante de ICL V4 em paciente com alto grau de astigmatismo miópico após ceratoplastia lamelar anterior profunda prévia. **B.** A ICL foi substituída por uma de tamanho menor através de uma microincisão (*seta*). **C.** Após a substituição, uma abóbada normal foi observada. (Cortesia de Walton Nosé, MD, PhD, São Paulo, Brasil.)

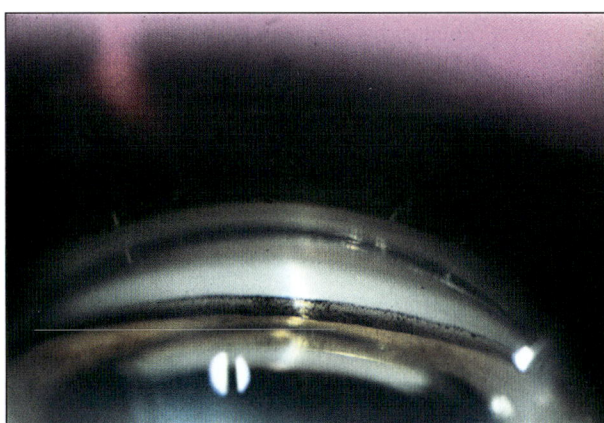

Figura 3.7.27 Depósitos de pigmentação são observados no ângulo de um olho com uma lente intraocular fácica de câmara posterior. (De Arné JL, Hoang-Xuan T. Posterior chamber phakic IOL. Em: Azar DT, editor. IOLs in cataract and refractive surgery. Philadelphia: WB Saunders; 2001. p. 267-72.)

com LASIK é planejada, o *flap* da córnea pode ser criado imediatamente antes da inserção da lente. Então, geralmente após 1 mês, o *flap* é levantado para correção com *laser* da ametropia residual. Esta técnica de duas etapas foi chamada de cirurgia refrativa ajustável (ARS, do inglês *adjustable refractive surgery*) por Guell.[105] A justificativa para realizar o *flap* primeiro é evitar qualquer possibilidade de contato entre o endotélio e a LIO durante a sucção e o corte para a LASIK. A maioria dos autores acredita que o *flap* da córnea pode ser criado apesar da presença de uma LIO fácica de CA. A combinação de LIO fácicas e LASIK é um procedimento seguro, efetivo, previsível e estável para a correção de alta miopia e hipermetropia.

CONCLUSÃO

O campo das LIO fácicas avançou muito nos últimos anos. O aumento do conhecimento sobre a anatomia do segmento anterior e a disponibilidade de melhores tecnologias de imagem, juntamente com melhores projetos e materiais das LIO e técnicas cirúrgicas levaram a maiores taxas de sucesso com essas lentes. Em comparação com a cirurgia refrativa na córnea, as LIO fácicas competem favoravelmente para a correção de altas ametropias com aumento da previsibilidade, eficácia, segurança e qualidade da visão.

BIBLIOGRAFIA

Budo C, Hessloehl JC, Izak M, et al. Multicenter study of the Artisan phakic intraocular lens. J Cataract Refract Surg 2000;26:1163–71.

Chen L-J, Chang Y-J, Kuo JC, et al. Meta-analysis of cataract development after phakic intraocular lens surgery. J Cataract Refract Surg 2008;34:1181–200.

Dick HB, Alió J, Bianchetti M, et al. Toric phakic intraocular lens: European multicenter study. Ophthalmology 2003;110:150–62.

Fernandes P, González-Méijome JM, Madrid-Costa D, et al. Implantable collamer posterior chamber intraocular lenses: a review of potential complications. J Refract Surg 2011;27(10):765–76, Review.

Ghoreishi M, Agherian R, Peyman AR, et al. Flexible toric iris claw phakic intraocular lens implantation for myopia and astigmatism. J Ophthalmic Vis Res 2014;9(2):174–80. (FFF) – For results table.

Guber I, Mouvet V, Bergin C, et al. Clinical outcomes and cataract formation rates in eyes 10 years after posterior phakic lens implantation for myopia. JAMA Ophthalmol 2016;doi: 10.1001/jamaophthalmol.2016.0078.

Güell JL, Morral M, Kook D, et al. Phakic intraocular lenses part 1: historical overview, current models, selection criteria, and surgical techniques. J Cataract Refract Surg 2010;36:1976–93, Review.

Güell JL, Vazquez M, Gris O. Adjustable refractive surgery: 6-mm Artisan lens plus laser in situ keratomileusis for the correction of high myopia. Ophthalmology 2001;108:945–52.

Kohnen T, Kook D, Morral M, et al. Phakic intraocular lenses part 2: results and complications. J Cataract Refract Surg 2010;36:2168–94, Review.

Lane SS, Waycaster C. Correction of high myopia with a phakic intraocular lens: interim analysis of clinical and patient-reported outcomes. J Cataract Refract Surg 2011;37:1426–33.

Malecaze FJ, Hulin H, Bierer P, et al. A randomized paired eye comparison of two techniques for treating moderately high myopia: LASIK and Artisan phakic lens. Ophthalmology 2002;109:1622–30.

Packer M. Meta-analysis and review: effectiveness, safety, and central port design of the intraocular collamer lens. Clin Ophthalmol 2016;10:1059–77, Review.

Stulting RD, John ME, Maloney RK, Verisyse Study Group, et al. Three-year results of Artisan/Verisyse phakic intraocular lens implantation. Results of the United States Food and Drug Administration clinical trial. Ophthalmology 2008;115:464–72.

As referências completas estão disponíveis no **GEN-io**.

PARTE 3 CIRURGIA REFRATIVA

Ceratotomia Astigmática: Transição de Bisturis de Diamante para *Lasers* de Femtossegundo

3.8

Kerry K. Assil, Joelle A. Hallak, Pushpanjali Giri e Dimitri T. Azar

Definições:
- A ceratotomia astigmática (CA) é um procedimento incisional em que uma lâmina de diamante ou um *laser* de femtossegundo é usado para a correção do astigmatismo
- Ceratotomia radial (RK, do inglês *radial keratotomy*) é um procedimento no qual as incisões radiais são usadas para corrigir o erro de refração esférico miópico. A menor previsibilidade e as taxas mais altas de complicações da RK em relação à cirurgia refrativa a *laser* reduziram sua utilidade na correção da miopia.

Características principais
- O efeito da ceratotomia incisional é influenciado pela cicatrização da ferida da córnea e pela idade do paciente
- Para a CA, o cirurgião deve selecionar candidatos cirúrgicos para equivalentes miópicos ou planosféricos
- O eixo do astigmatismo é importante para o posicionamento das incisões de CA. Um bom julgamento clínico é necessário quando ocorre disparidade entre a topografia da córnea e a refração clínica
- As complicações da ceratotomia incisional podem ser reduzidas pela marcação adequada do eixo visual, pela forma e profundidade adequadas da incisão corneana e por evitar perfurações corneanas
- As complicações pós-operatórias incluem hipermetropia progressiva, abertura progressiva da ferida, astigmatismo induzido e intolerância à lente de contato
- A ceratotomia arqueada por *laser* de femtossegundo (CA de femtossegundo) é uma alternativa efetiva para CA. A ressecção arqueada com *laser* (LAR, do inglês *laser arcuate resection*) é uma alternativa efetiva à ressecção manual em cunha para um alto astigmatismo pós-operatório.

REVISÃO HISTÓRICA

Ceratotomia incisional

O bisturi de diamante, embora ainda em uso atualmente, está sendo substituído em muitos centros pelo *laser* de femtossegundo com seus pulsos ultracurtos capazes de cinzelar incisões acuradas na córnea. Os *lasers* de femtossegundo têm sido aclamados em termos de geração de incisões na córnea com maior precisão, acurácia, segurança, previsibilidade e reprodutibilidade. A ceratotomia incisional agora está limitada principalmente à CA no momento da cirurgia de catarata e, raramente, à RK de duas incisões para pacientes com astigmatismo miópico de baixo grau que não são bons candidatos a ceratomileuse *in situ* assistida por *laser* (LASIK, do inglês *laser in situ keratomileusis*) e ceratectomia fotorrefrativa (PRK, do inglês *photorefractive keratectomy*).

Diversas opções estão disponíveis atualmente para a CA com *laser* de femtossegundo: CA com *laser* de femtossegundo (CA de femtossegundo) e CA intraestromal (ISAK, do inglês *intrastromal astigmatic keratotomy*). Os métodos para correção do astigmatismo podem ser realizados isoladamente ou em combinação com outros procedimentos, como cirurgia de catarata. Além disso, a correção pode ser feita para o astigmatismo natural ou induzido por cirurgia, como o astigmatismo pós-ceratoplastia.

TÉCNICAS CIRÚRGICAS PARA CERATOTOMIA ASTIGMÁTICA E RADIAL

As técnicas cirúrgicas para CA e RK[1-4] (raramente usadas atualmente) têm muitos aspectos comuns. A CA continua sendo uma opção cirúrgica para correção de alto grau de astigmatismo (p. ex., astigmatismo pós-ceratoplastia) que está além da correção com *excimer laser* ou para a correção de graus menores de astigmatismo em pacientes submetidos à cirurgia de catarata. A CA com *laser* de femtossegundo aumentou a previsibilidade e melhorou a segurança da CA.[5-7] Embora as incisões relaxantes limbares (IRL) também tenham se tornado populares, elas não apresentam a resistência à tração da membrana de Descemet, o que fortifica uma incisão corneana.

Considerações pré-operatórias

Seleção de pacientes
Ao selecionar pacientes para CA, o cirurgião deve triar os candidatos à cirurgia para equivalentes miópicos ou planosféricos. A CA, como regra geral, não beneficia pacientes com astigmatismo hipermetrópico em que os equivalentes esféricos são relativamente não afetados ou associados a uma alteração hipermetrópica adicional.

Os candidatos ideais para CA, além de terem um equivalente miópico ou planosférico, não têm ceratocone, são intolerantes às lentes de contato e experimentam magnificação meridional e visão periférica distorcida com óculos de alto cilindro.

Determinação e marcação do eixo visual
O uso de topografia de escaneamento em fenda ou topografia baseada em Scheimpflug, juntamente com a refração clínica, ajudará a confirmar o posicionamento das incisões de CA planejadas. Os topógrafos modernos fornecem uma estimativa de paquimetria no local da incisão pretendidos para CA.[8,9] Um reflexo de luz corneana usado para orientar a centralização do procedimento serve apenas para aproximar a localização fisiológica do eixo visual, porque um reflexo de luz coaxialmente alinhado corresponde ao centro do sistema óptico da córnea e

não ao verdadeiro eixo visual. Estudos demonstraram que este local está associado mais de perto ao eixo visual fisiológico.[10]

Para a marcação do eixo visual, a administração de uma gota de líquido sobre o ápice da córnea pode melhorar o reflexo de luz opaco sobre uma córnea seca. Um gancho de Sinskey é usado para identar delicadamente o epitélio que cobre o eixo visual. Se a identação epitelial não for visualizada prontamente, uma esponja de celulose pode ser aplicada ao epitélio central, o que aumenta a visualização da marca epitelial central.

O alinhamento do tratamento é importante para a correção bem-sucedida do astigmatismo. Os resultados da análise vetorial indicam que a descentração do tratamento em 5°, 15° e 30° corresponde a perdas do efeito de aplanamento de 1,5, 13,4 e 50%, respectivamente. Além disso, a perda completa do efeito de aplanamento é observada com o desalinhamento do tratamento de 45°.[11]

Paquimetria corneana intraoperatória

A espessura da córnea paracentral (1,5 mm do centro visual, na zona clara central de 3 mm) é medida tanto no local temporal quanto no paracentral mais fino, como previamente estabelecido por paquimetria no exame de triagem. Na maioria das vezes, este local paracentral mais fino coincide com o local temporal paracentral (ou inferotemporal) como a região mais próxima do centro anatômico da córnea. Se os dois locais não coincidirem, a lâmina de diamante é ajustada para 100% do mais fino dos dois locais medidos intraoperativamente usando um microscópio de calibração.

Técnica de incisão

Incisões astigmáticas, sejam arqueadas ou tangenciais, produzem aplanamento máximo no meridiano da incisão quando são colocadas dentro de 2,5 a 3,5 mm do eixo visual, que também está dentro da zona óptica de 5 a 7 mm. Incisões feitas mais internas que a zona óptica de 5 mm causam distúrbios visuais. Incisões além de 7 mm (como IRL) têm um efeito diminuído no aplanamento corneano central. Quando as incisões arqueadas são alongadas, graus cada vez maiores de correção astigmática são fornecidos, até um comprimento de arco de 90°. Além do comprimento de arco de 90°, não ocorre aplanamento adicional confiável. adicionar várias linhas de incisões astigmáticas não é produtivo nem recomendado. Incisões realizadas em zonas ópticas progressivamente menores podem resultar em aplanamento global da córnea. Essas incisões podem estar associadas ao aumento da incidência de astigmatismo irregular.

Ceratotomia astigmática assistida por lâmina de diamante

O procedimento de CA assistida por lâmina de diamante é um processo manual que requer marcação da zona óptica da incisão desejada, marcando o eixo mais curvo de astigmatismo de acordo com o comprimento de arco apropriado e, em seguida, determinando a espessura da córnea na zona óptica com paquimetria ultrassônica antes de inserir a lâmina na córnea para fazer a incisão.

Uma lâmina de bisturi de diamante esterilizada é então montada no bloco de montagem estéril do microscópio de calibração com as plataformas do bisturi ajustadas a zero e o diamante estendido para 550 mm ou ajustado na leitura paquimétrica de triagem paracentral mais fina. Uma vez obtida a paquimetria ultrassônica intraoperatória em tempo real, a extensão da ponta do diamante é ajustada ao nível recém-selecionado. Dessa maneira, um pequeno ajuste é geralmente tudo o que é necessário, e pode ser realizado em apenas alguns segundos. Quando as IRL estão sendo aplicadas durante a cirurgia de catarata, uma lâmina predefinida é frequentemente usada sem a necessidade de pré-calibração.[12,13]

Embora esse procedimento de CA tenha o potencial de reduzir altos graus de astigmatismo, os desfechos pós-operatórios são frequentemente acompanhados de complicações como abertura, perfuração da ferida, lesões cutâneas, inclusão epitelial, aberrações de alta ordem e baixa previsibilidade. As IRL também se tornaram populares, mas a resistência à tração da membrana de Descemet que fortalece uma incisão corneana está ausente na LAR.

Ceratotomia astigmática penetrante com laser de femtossegundo

A cirurgia corneana de CA com laser de femtossegundo cria incisões arqueadas para aplanar a córnea. As incisões de CA são geralmente colocadas no meridiano íngreme mais curvo da córnea e resultam em seu aplanamento (frequentemente associado a um efeito coupling de encurvamento compensatório do meridiano ortogonal plano). Efeito coupling é definido como a razão entre os valores do aplanamento do meridiano mais curvo e o aumento da curvatura do meridiano plano ortogonal após a colocação das incisões de CA.[14] Um efeito coupling igual a 1 indica um equivalente esférico (SE, do inglês spherical equivalent) inalterado após o procedimento devido ao aplanamento e encurvamento de ambos os meridianos. Um efeito coupling menor que 1 indica um desvio de SE para miopia e, inversamente, um efeito coupling maior que 1 indica um deslocamento de SE para hipermetropia. A topografia ou tomografia corneana, juntamente com a refração, são realizadas no planejamento das incisões de CA com laser de femtossegundo.[15] Nomogramas são então usados para determinar o comprimento do arco e a zona óptica para alcançar a correção de astigmatismo desejada.

Embora existam nomogramas anteriores, o desenvolvimento de nomogramas próprios baseados em uma série de casos é importante para cada cirurgião, como demonstrado por diferentes resultados da cirurgia com laser de femtossegundo realizada por alguns cirurgiões em comparação com a técnica de CA manual. Os nomogramas de Donnenfeld e Nichamin de IRL foram mais comumente usados como linha de base para os nomogramas a laser. Alguns cirurgiões alteraram tanto o nomograma manual quanto a produção de poder do laser para obter uma abordagem efetiva para o uso do laser IntraLase. O nomograma de Lindstrom modificado é o mais amplamente utilizado para o planejamento de incisões de CA com laser de femtossegundo. Em geral, ao usar o nomograma de Lindstrom modificado, os cirurgiões recomendam a adição de 0,05 dioptria (D) à correção planejada de astigmatismo por ano para pacientes com menos de 30 anos e a subtração de 0,02 D por ano para pacientes com mais de 30 anos. Nomogramas adicionais foram também desenvolvidos para CA com laser de femtossegundo.

Quando se fazem incisões com laser de femtossegundo, uma série de pontos esféricos é criada, adjacentes um ao outro de maneira ajustada, de modo que o efeito final é semelhante a uma incisão totalmente aberta feita com a tradicional lâmina de diamante. Alternativamente, esse processo pode ser ajustado alterando a energia do laser e o tamanho do ponto. Diminuir a energia do laser cria um disparo mais fraco, tornando os tamanhos dos pontos menores. Dessa maneira, os pontos nunca se conectam de fato, o que reduz a eficácia da incisão de CA criada por laser de femtossegundo em comparação com aquelas criadas usando a lâmina de diamante. No entanto, a incisão é feita com mais força, garantindo que não abra imediatamente. Os pulsos de laser são normalmente colocados em torno de 3 μm em ambas as separações de ponto e camada.

Ceratotomia astigmática intraestromal com laser de femtossegundo

A incisão intraestromal é conceitualmente diferente de uma IRL manual ou uma incisão astigmática perfurante, na qual não há ruptura da camada de Bowman durante o procedimento. Comparado com as incisões penetrantes de CA, a zona óptica é feita um pouco menor e o comprimento do arco é um pouco mais longo na ISAK.[16] A natureza intraestromal completa da incisão possibilita a cicatrização do estroma realinhado, sem ferida grande ou formação de tampão epitelial. Para garantir o alinhamento adequado, as marcas limbais podem ser feitas com uma caneta estéril colocada nas posições de 3 e 9 horas na lâmpada de fenda, imediatamente antes do procedimento. Os detalhes da incisão, como a profundidade, a zona óptica e o comprimento do arco, podem ser pré-programados na marcação pós-limbal do *laser* de femtossegundo, após a qual o procedimento pode ser realizado de maneira muito semelhante à criação de *flap* por LASIK com o *laser* de femtossegundo. Pacientes com astigmatismo misto com um equivalente plano-esférico irão se beneficiar mais da técnica ISAK, porque as incisões de CA são neutras em relação à miopia ou hipermetropia.[17] Assim, ISAK é uma ótima opção adicional disponível para usuários de *laser* de femtossegundo, especialmente para astigmatismo que varia de 0,50 a 2,75 D de cilindro.

As variáveis na realização de incisões ISAK são o comprimento do arco nos nomogramas e na plataforma cirúrgica. Quanto à CA com *laser* de femtossegundo, Donnenfeld, IRL de Nichamin e nomogramas de Lindstrom modificados são usados como pontos de partida para a realização da ISAK. No entanto, nomogramas adicionais foram determinados para incisões ISAK combinadas com outros procedimentos, como a facoemulsificação.[18] Os cirurgiões sugerem uma profundidade de incisão de 80 ou 90%.

A ISAK confere uma vantagem única ao processo de correção do astigmatismo em virtude de sua natureza intraestromal. As incisões intraestromais podem ser facilmente manipuladas pela abertura da incisão e podem ser realizadas facilmente em uma sala de procedimentos menores ou diretamente na lâmpada de fenda.[17] É mais fácil abrir a incisão se o limite anterior da incisão for deixado logo abaixo da camada de Bowman.

Ressecção em cunha usando ressecção arqueada com laser

A LAR é uma técnica padronizada na qual incisões intersectadas em arco são utilizadas para realizar uma ressecção em cunha para a correção de astigmatismo elevado aumentando-se a curvatura da córnea. As cunhas arqueadas a serem excisadas são colocadas no meridiano plano. Uma fórmula simples é usada para estimar o tamanho relativo e a localização dos cortes arqueados com base nos raios de curvatura e largura desejada da cunha a ser ressecada. A viabilidade do procedimento foi estabelecida em córneas suínas antes do tratamento de um paciente com 20,00 D de astigmatismo pós-ceratoplastia.[13] O astigmatismo foi revertido (Figura 3.8.1), e a remoção da sutura resultou em uma redução de 14,5 D do astigmatismo.

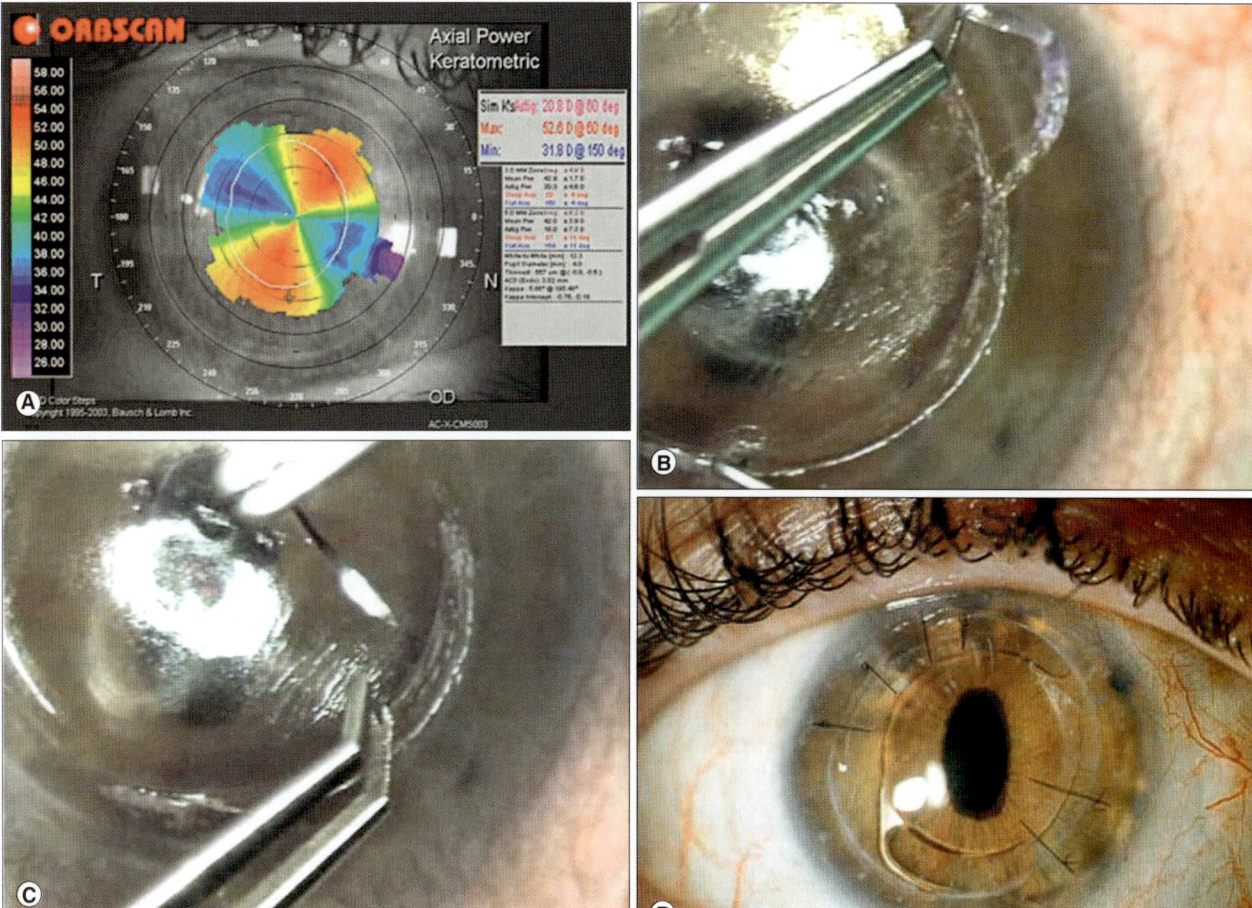

Figura 3.8.1 A. Topografia corneana pré-operatória do olho direito demonstrou 20,0 D de astigmatismo pós-PKP. **B.** Visão intraoperatória durante a remoção do tecido cuneiforme (0,5 mm de largura) após o LAR. O tecido foi facilmente retirado da incisão. **C.** Suturas simples de *náilon* 10 a 0 foram colocadas. **D.** Aspecto da biomicroscopia 1 mês após LAR. **E.** Aos 4 meses, a topografia corneana mostrou uma diminuição no astigmatismo topográfico para 6,3 D. (Reproduzida com permissão de Ghanem RC, Azar DT. Femtosecond-laser arcuate wedge-shaped resection to correct high residual astigmatism after penetrating keratoplasty. J Cataract Refract Surg 2006;32:141-19.)

A LAR pode ser uma alternativa efetiva à ressecção manual em cunha, possibilitando uma excisão mais fácil, controlada e acurada do tecido em largura, comprimento e profundidade.[13]

Protocolo cirúrgico

Quando a CA é planejada, a atenção cuidadosa à ceratografia quantitativa (topografia corneana) pode ser valiosa, porque as incisões pareadas com base nas medidas padrão do ceratômetro ou na refração isolada podem ser imprecisas. Se uma refração manifesta falhar em produzir a acuidade potencial do paciente, pode haver astigmatismo irregular e uma análise topográfica é útil.

Inicialmente determina-se o eixo visual, seguido pela seleção da zona óptica apropriada, número da incisão e comprimento, conforme indicado pelo nomograma.

Eixo do astigmatismo

Quando ocorre disparidade entre a topografia da córnea e a refração clínica, o cirurgião precisa de julgamento clínico sensato para cada caso isoladamente. Em tais circunstâncias, se a análise topográfica demonstrar astigmatismo ortogonal, o cirurgião pode proceder de acordo com a refração manifesta, pois isso reflete o astigmatismo fisiológico combinado (lenticular mais corneano). Alternativamente, em casos de astigmatismo não ortogonal (quando os dois hemimeridianos mais curvos diferem em qualquer ângulo diferente de 180°), se a reconstrução esferocilíndrica do padrão topográfico for compatível com a refração, as incisões são colocadas como indicado pelo mapa topográfico.

Uma vez determinado o eixo desejado de correção astigmática, isso precisa ser traduzido para a córnea. Como o eixo astigmático é definido tão cuidadosamente com o paciente em posição ereta sem sedação ou blefarostato, não se deve estimar o eixo cirúrgico no intraoperatório com o paciente em decúbito dorsal ou sedado ou com o blefarostato no lugar. A rotação ciclotorsional do globo pode ocorrer e introduzir um erro significativo. Para controle, com o paciente sentado na lâmpada de fenda, as marcas epiteliais são colocadas no eixo vertical ou horizontal. Usando o feixe de fenda para a centralização e com o olho contralateral revestido, o paciente fixa primeiro diretamente à frente na fonte de luz da lâmpada de fenda. A fixação no filamento da lâmpada de fenda no nível dos olhos e de frente fornece uma imagem virtual do filamento de luz, que cai no centro do sistema óptico da córnea e aproxima-se muito do eixo visual. O epitélio é erosado nas margens externas ao longo do feixe de luz usando um gancho de Sinskey.

Depois que os verdadeiros eixos a 90° ou 180° tenham sido precisamente marcados na lâmpada de fenda, o verdadeiro eixo visual é determinado na sala de cirurgia sob o microscópio cirúrgico. Com a posição de 90° (ou 180°) determinada com precisão (eixo de referência), qualquer eixo desejado pode ser determinado usando um marcador de eixo e uma caneta de marcação cirúrgica.

Após a marcação apropriada do eixo astigmático, a paquimetria é realizada na zona óptica selecionada sobre os locais de incisão. A lâmina de diamante é colocada em 100% da medida no mais fino dos dois locais. Com o globo fixo, as incisões são realizadas sobre as marcações.

É aconselhável o uso de lâminas protegidas de diamante. A conjuntiva é apreendida próxima ao limbo, onde se funde com a cápsula de Tenon e possibilita a fixação estável; esta região também é anestesiada mais profundamente que a conjuntiva posterior e que a esclera.

O cirurgião precisa de paciência quando procedimentos secundários de CA são planejados e executados. As incisões de CA requerem mais tempo para se estabilizar do que as incisões radiais; portanto, o segundo procedimento deve ser adiado por no mínimo 6 semanas após o procedimento primário. Um sistema de videoceratografia computadorizada é indispensável quando o segundo procedimento de CA é realizado. Aconselha-se precaução no tratamento de pacientes com CA com hipercorreção. Se o erro de refração resultante for um astigmatismo hipermetrópico, as incisões originais podem ser reabertas, o tampão fibroso removido e as margens da ferida aproximadas usando uma sutura de *náilon* de 10 a 0. Da mesma maneira, se uma incisão astigmática for colocada incorretamente no eixo plano, as margens da ferida são aproximadas usando sutura de *náilon* 10 a 0. Alternativamente, se o erro refrativo residual for o astigmatismo miópico, outras incisões astigmáticas podem ser colocadas no hemimeridiano recém-definido mais curvo. Tais incisões são mais curtas do que indicado de outra forma, porque a córnea agora demonstrou uma resposta excessiva às incisões iniciais e poderia responder de maneira semelhante a qualquer outra incisão astigmática.

Protocolo pós-operatório

Ao término do procedimento, gotas de diclofenaco de sódio, corticosteroide leve e agente anti-infeccioso (como tobramicina, ciprofloxacino, ofloxacino ou norfloxacino) podem ser administradas. As gotas de diclofenaco são descontinuadas no dia dois de pós-operatório para evitar mascarar a ceratite precoce e minimizar o risco de uma resposta tóxica.

COMPARAÇÃO DE DESFECHO PARA VÁRIOS MÉTODOS DE CORREÇÃO DE ASTIGMATISMO

Em 2008, Harissi-Dagher e Azar[5] foram os primeiros a relatar os desfechos de correção de alto astigmatismo em pacientes pós-ceratoplastia tratados com ceratotomias arqueadas pareadas assistidas por *laser* de femtossegundo. O relato incluiu dois pacientes cujas medidas de desfechos incluíram melhor acuidade visual corrigida (BCVA, do inglês *best-corrected visual acuity*), refração, ceratometria e achados topográficos. A BCVA dos pacientes melhorou de 20/100 e 20/200 para 20/30 e 20/60, respectivamente, sem qualquer complicação pós-procedimento, como microperfurações, rejeição ou falência do enxerto.

Versões mais recentes de plataformas de *laser* de femtossegundo utilizam sistemas de geração de imagens de tomografia de coerência óptica (OCT, do inglês *optical coherence tomography*) estática e em tempo real para fornecer melhor acurácia e precisão para a determinação de incisões planejadas de CA. O LenSx é um exemplo de uma nova geração de plataforma a *laser* de femtossegundo que apresenta um microscópio de vídeo e OCT integrado para facilitar a visualização de estruturas corneanas detalhadas em tempo real. Sucessos significativos na redução de alto astigmatismo residual foram relatados com esta técnica de CA em função da produção de cortes incisionais precisos e reprodutíveis com profundidade, comprimento e curvatura apropriados. Alguns exemplos desse sucesso incluem taxas de redução de astigmatismo de 36% por Kumar *et al.*,[19] 47% por Buzzonetti *et al.*,[20] 54% por Cleary *et al.*,[21] 55% por Hoff art *et al.*,[6] e 65,5 e 89,42% por Viswanathan *et al.*[15]

A eficácia das incisões astigmáticas mostrou-se dependente da profundidade e comprimento das incisões, da zona óptica e da idade e sexo do paciente. Estes relatos foram feitos com base em estudos em pacientes vivos e em olhos de cadáveres. As incisões podem ser arqueadas ou chanfradas, penetrantes completas ou intraestromais. Clarly *et al.*[21] realizaram incisões de femtossegundo pareadas de CA em um ângulo de inclinação de 135° a uma profundidade de 65 a 75% e com comprimento de arco de 60° a 90°. Os resultados dessas incisões chanfradas foram comparados com um caso de incisão perpendicular de CA de femtossegundo.

Eles relataram uma taxa de redução de astigmatismo de 54%, que é comparável ou melhor do que aquelas obtidas com incisões verticais em profundidades semelhantes. A principal vantagem observada da técnica de incisão chanfrada em comparação com a técnica de incisão perpendicular regular foi a ausência de abertura da ferida.

COMPLICAÇÕES E MANEJO DOS MÉTODOS DE CORREÇÃO DO ASTIGMATISMO

As complicações associadas à ceratotomia incisional podem ser categorizadas naquelas que são efeitos colaterais autolimitados, aquelas que ocorrem no intraoperatório, aquelas que ocorrem no pós-operatório e aquelas que estão associadas à terapia adjuvante (Boxe 3.8.1).

> **BOXE 3.8.1 Complicações potenciais de astigmatismo e ceratotomia radial.**
>
> **Autolimitadas**
> Halo
> Ofuscamento
> Flutuação visual diurna
> Regressão precoce
>
> **Intraoperatórias**
> Marcação
> - Marcação imprecisa do eixo visual
>
> Incisões
> - Incisão que invade a zona óptica
> - Incisão além da córnea clara
> - Incisões cruzadas
>
> Perfurações
> - Perfuração corneana
> - Perfuração da cápsula do cristalino
>
> Associadas ao anestésico retrobulbar
> - Dano do nervo óptico
> - Penetração do globo/descolamento da retina
>
> Diversas
> - Quebra da lâmina de diamante
>
> **Pós-operatórias**
> Complicações não ameaçadoras à visão relacionadas com alterações refrativas
> - Hipocorreção
> - Hipercorreção
> - Regressão
> - Progressão
> - Astigmatismo irregular induzido
>
> Complicações diversas que não ameaçam a visão
> - Intolerância a lentes de contato
> - Distúrbios da membrana basal epitelial
> - Cistos de inclusão epitelial
> - Partículas estranhas dentro das incisões
> - Linhas de ferro epiteliais
> - Resistência corneana diminuída
> - Perda de células endoteliais
>
> Complicações que ameaçam a visão
> - Necrose estromal
> - Ceratite infecciosa
>
> **Relacionada com terapia**
> Farmacológica
> - Toxicidade de fármacos
>
> Uso crônico de corticosteroides
> - Catarata
> - Glaucoma
>
> Lente de contato
> - Ceratite
> - Neovascularização
> - Progressão tardia do efeito
>
> Injeção retrobulbar
> - Atrofia óptica
> - Penetração do globo/descolamento da retina

Várias complicações potenciais podem se desenvolver no intraoperatório como resultado de desvios de protocolos cirúrgicos prescritos ou de técnica cirúrgica deficiente. Tais complicações geralmente podem ser evitadas por meio de treinamento diligente, revisão da literatura, preparação detalhada e adesão aos protocolos cirúrgicos adequados. No caso incomum de ocorrer uma complicação, o bom senso geralmente pode remediar o problema.

Complicações relacionadas às incisões na córnea

Incisão além da córnea clara

A extensão das incisões além da córnea clara no limbo córneo-escleral ou nas arcadas vasculares limbares deve ser evitada para evitar posterior vascularização. Incisões que invadem o limbo podem tornar o paciente intolerante ao uso subsequente de lentes de contato devido à vascularização associada da incisão. O crescimento fibrovascular pode resultar em desestabilização da córnea ao longo do tempo, com grande flutuação diurna e progressão do efeito refrativo.

Invasão da zona óptica

Invasão de zona óptica como resultado de movimento ocular espontâneo do paciente ou falta de controle cirúrgico representa uma das complicações potenciais mais preocupantes de incisões centrípetas. A orientação do paciente ou a fixação do globo podem reduzir, mas não eliminar totalmente, o potencial de invasão de zona óptica. A técnica de incisão combinada (Gênesis) foi desenvolvida para abordar essa e outras possíveis complicações. Como a margem superior da lâmina corta apenas ao longo de sua porção distal, o diamante não pode produzir incisões profundas fora do sulco anteriormente incisado. Após a zona central ter sido alcançada e, em um diâmetro discretamente e intencionalmente maior, a pressão continuada não deve ser aplicada contra a zona óptica quando o diamante é levantado do sulco realizado.

Complicações relacionadas às perfurações da córnea

O risco de perfuração da córnea (Figura 3.8.2) foi reduzida com o advento da triagem e da paquimetria em tempo real, a disponibilidade de microscópios para a calibração precisa de bisturis de diamante e o cumprimento de protocolos que sugerem a incisão nas zonas corneanas mais finas primeiro e o uso de diamantes não posicionados a mais que 100% da paquimetria paracentral. O uso do *laser* de femtossegundo para CA reduz as complicações relacionadas com as perfurações corneanas, embora não as elimine por completo. A melhor maneira de impedir o desenvolvimento de uma perfuração autosselante em uma perfuração mais séria é operar em um

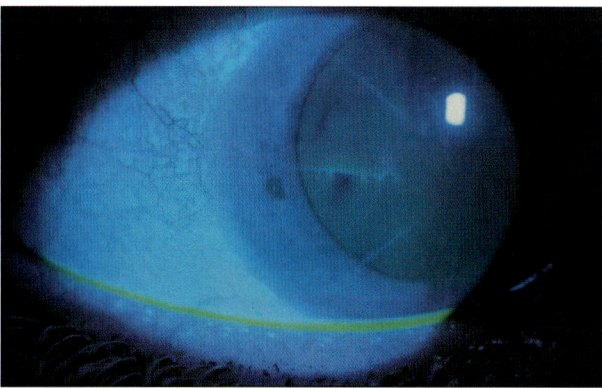

Figura 3.8.2 Perfuração da córnea. O risco de perfuração da córnea foi grandemente minimizado através de avanços recentes (ver texto). A fenda horizontal mostra um leve vazamento de fluoresceína.

campo relativamente seco para que qualquer vazamento de humor aquoso seja detectado prontamente.

O reconhecimento precoce de uma perfuração autosselante, operando em um campo relativamente seco (sem acúmulo de lágrimas dentro do fundo de saco), impede sua extensão em uma perfuração não selante. Os pacientes que têm perfurações autosselantes são tratados com cicloplegia (para dilatação e prevenção da aderência da íris ao local de perfuração autosselante), inibidores da produção do aquoso, como betabloqueadores, uma dose de ataque de antibióticos tópicos, como polimixina e ofloxacino a cada 5 minutos, três doses, e um protetor ocular sobre o olho. O olho não deve ser ocluído, pois isso comprime o ápice da córnea, abre as incisões e retarda a cicatrização. O uso de lentes de colágeno não é recomendado. A incisão do quadrante mais fino reduz muito o risco de uma perfuração autosselante, pois a córnea continua afinando durante todo o procedimento. Se o diamante penetrar no globo na primeira incisão ou no sentido centrífugo de qualquer incisão, a operação pode ser suspensa e concluída em um momento posterior, com repetição da paquimetria e nova calibração do diamante. O cirurgião não consegue determinar no intraoperatório o grau em que o diamante foi superexposto ou se existe afinamento patológico da córnea.

No caso de perfuração sem vedação, é prudente colocar uma única (ou múltipla) sutura de *náilon* 10 a 0 ou 11 a 0 interrompida para fechar a ferida e evitar qualquer uma das sequelas de hipotonia ou de uma incisão aberta.

A detecção precoce da perfuração corneana é importante. Quando ocorre uma perfuração, bolhas de ar, indicando invasão da integridade do endotélio e/ou epitélio, podem ser observadas na câmara anterior.[22] Deve-se tomar cuidado porque, às vezes, a perfuração pode passar despercebida, o que pode levar à infecção corneana pós-operatória e/ou endoftalmite.

Complicações pós-operatórias

Hipermetropia progressiva
Os fatores de risco associados à hipermetropia progressiva no pós-operatório incluem múltiplos procedimentos, procedimentos de reaprofundamento periférico, falta de refração cicloplégica pré-operatória (hipermetropia latente), uso de lentes de contato no pós-operatório e massagem ocular pós-operatória. O cirurgião deve considerar esses fatores quando do planejamento do tratamento.

Astigmatismo induzido
O astigmatismo regular ou irregular induzido pode ocorrer se menos incisões forem colocadas, se as incisões forem colocadas assimetricamente sobre o eixo visual ou se forem de profundidade variável, ou se a zona óptica for descentrada em relação ao eixo visual. A maioria dessas aberrações refrativas é autolimitada e melhora espontaneamente nas primeiras 6 semanas de pós-operatório. Portanto, espere até que a refração e a topografia da superfície se estabilizem antes de realizar incisões adicionais.

Intolerância a lentes de contato
Recomenda-se a utilização de lentes rígidas gás-permeáveis que apresentem curvas periféricas que correspondam aos parâmetros pré-operatórios do paciente para superar a intolerância à lente no pós-operatório. O risco de vascularização corneana associada à lente é reduzido por uma incisão mais curta que não se estende ao limbo. Os trajetos fibrovasculares dentro da incisão mais frequentemente estão associados à irritação crônica e hipoxia decorrente de uso crônico subsequente das lentes de contato gelatinosas (Figura 3.8.3). Para diminuir o risco desta complicação, as incisões de CR são interrompidas aproximadamente 1 mm antes do limbo. O uso crônico das lentes de contato pode provocar um efeito compressivo direto, com alargamento das incisões e hipermetropia progressiva.

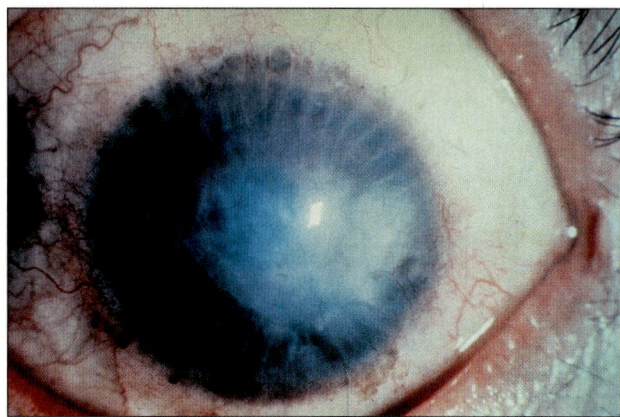

Figura 3.8.3 Faixas fibrovasculares. O desenvolvimento pós-operatório de traços fibrovasculares dentro de sulcos de incisão é mais frequentemente associado a irritação crônica ou hipoxia.

Necrose estromal
A necrose estromal frequentemente se desenvolve em pacientes que têm incisões cruzadas. Assim, esta complicação pode ser evitada tomando-se muito cuidado para evitar incisões cruzadas durante a cirurgia. A necrose estromal da córnea também está associada a pacientes com artrite reumatoide ou outras doenças vasculares do colágeno e com ceratoconjuntivite seca grave concomitante com epiteliopatia punctata difusa (Figura 3.8.4). Pacientes afetados por essa doença avançada não são candidatos viáveis à ceratotomia incisional. Para pacientes com significativa redução da produção de lágrimas, pode ser necessário realizar a oclusão dos pontos lacrimais antes de considerar a ceratotomia incisional.

Ceratite infecciosa
Embora sua incidência seja menor que a observada em usuários de lentes de contato, essa complicação geralmente se desenvolve no período perioperatório, embora casos tardios associados ao uso de lentes de contato tenham sido relatados.

Na verdade, os dois únicos casos de ceratite relatados no estudo PERK[23] ocorreram em associação com o uso de lentes de contato no pós-operatório.

A antibioticoterapia intensiva e de amplo espectro é instituída. Um protocolo agressivo pode incluir cefazolina fortificada (50 mg/mℓ), tobramicina fortificada (14 mg/mℓ) e fluoroquinolona-gatifloxaxina de quarta geração, de hora em hora, alternando a cada 20 minutos, enquanto se aguarda o resultado da cultura. Uma combinação de 0,4 mℓ de cefazolina (250 mg/mℓ) e 0,4 mℓ de tobramicina (40 mg/mℓ) misturada com 0,1 mℓ de lidocaína a 2% pode ser administrada como uma injeção subconjuntival no quadrante afetado diariamente até que os resultados da cultura estejam disponíveis.

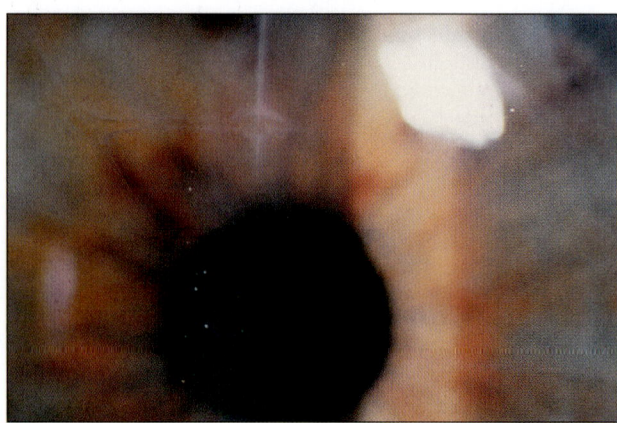

Figura 3.8.4 Necrose estromal crônica. Complicações graves como resultado da necrose estromal crônica podem ocorrer no caso de incisões cruzadas.

CONCLUSÕES

O uso da ceratotomia incisional diminuiu na última década, à medida que a cirurgia refrativa com *laser* ganhou popularidade (devido à sua previsibilidade superior). A CR foi a forma mais comum de correção cirúrgica da miopia desde a década de 1970 até o início dos anos 1990. Foi um marco importante na história da cirurgia refrativa. No início dos anos 1990, no seguimento de 10 anos do estudo PERK, surgiram preocupações sobre a falta de previsibilidade e estabilidade da RK. Não houve fatores de risco de identificação para prever aqueles em risco para a inversão hipermetrópica e a flutuação diurna da refração. Isto está em contraste com a segurança, eficácia e previsibilidade da ablação com *excimer laser*. A ceratotomia incisional continua sendo um importante método cirúrgico para correção de alto grau de astigmatismo, que, por exemplo, pode ocorrer iatrogenicamente após a ceratoplastia penetrante ou para a correção de graus menores de astigmatismo no contexto da cirurgia de catarata. O uso do *laser* de femtossegundo para criar incisões de AK aumentou a aplicabilidade da AK para corrigir astigmatismo alto e assimétrico, isoladamente ou em conjunto com outros procedimentos, embora os desfechos da terapia combinada precisem ser mais explorados.

BIBLIOGRAFIA

Abbey A, Ide T, Kymionis GD, et al. Femtosecond laser-assisted astigmatic keratotomy in naturally occurring high astigmatism. Br J Ophthalmol 2009;93:1566-9.

Amesbury EC, Miller KM. Correction of astigmatism at the time of cataract surgery. Curr Opin Ophthalmol 2009;20:19-24.

Assil KK, Kassoff J, Schanzlin DJ, et al. A combined incision technique of radial keratotomy: a comparison to centripetal and centrifugal incision techniques in human donor eyes. Ophthalmology 1994;101-7.

Cherfan DG, Melki SA. Corneal perforation by an astigmatic keratotomy performed with an optical coherence tomography-guided femtosecond laser. J Cataract Refract Surg 2014;40(7):12224-7.

Cleary C, Tang M, Ahmed H, et al. Beveled femtosecond laser astigmatic keratotomy for the treatment of high astigmatism post-penetrating keratoplasty. Cornea 2013;32:54-62.

Ghanem RC, Azar DT. Femtosecond-laser arcuate wedge-shaped resection to correct high residual astigmatism after penetrating keratoplasty. J Cataract Refract Surg 2006;32:1415-19.

Harissi-Dagher M, Azar DT. Femtosecond laser astigmatic keratotomy for postkeratoplasty astigmatism. Can J Ophthalmol 2008;43:367-9.

Hoffart L, Proust H, Matonti F, et al. Correction of postkeratoplasty astigmatism by femtosecond laser compared with mechanized astigmatic keratotomy. Am J Ophthalmol 2009;147:779-87, 787.e1.

Kubaloglu A, Coskun E, Sari ES, et al. Comparison of astigmatic keratotomy results in deep anterior lamellar keratoplasty and penetrating keratoplasty in keratoconus. Am J Ophthalmol 2011;151:637-43.e1.

Pande M, Hillman JS. Optical zone centration in keratorefractive surgery: entrance pupil center, visual axis, coaxially sighted corneal reflex, or geometric corneal center? Ophthalmology 1993;100:1230-7.

Vaddavalli PK, Hurmeric V, Yoo SH. Air bubble in anterior chamber as indicator of full thickness incisions in femtosecond-assisted astigmatic keratotomy. J Cataract Refract Surg 2011;37:1723-5.

Verity SM, Talamo JH, Chayet A, et al. The combined (genesis) technique of radial keratotomy: a prospective, multi-center study. Ophthalmology 1995;102:1908-17.

Vickers LA, Gupta PK. Femtosecond laser-assisted keratotomy. Curr Opin 2016;27(4):277-84.

Viswanathan D, Kumar NL. Bilateral femtosecond laser-enabled intrastromal astigmatic keratotomy to correct high post-penetrating keratoplasty astigmatism. J Cataract Refract Surg 2013;39(12):1916-20.

As referências completas estão disponíveis no **GEN-io**.

Segmentos de Anel Corneano Intraestromal e *Cross-Linking* Corneano

3.9

Claudia E. Perez-Straziota, Marcony R. Santhiago e J. Bradley Randleman

Definições:
- O *cross-linking* corneano (CXL) é um procedimento que combina a saturação da córnea com a riboflavina e a exposição à luz ultravioleta (UV) para aumentar a quantidade de ligações entre fibras de colágeno no estroma corneano, aumentando assim sua resistência à tração
- Os segmentos de anel intracorneano (SAICs) são segmentos de polimetilmetacrilato (PMMA, do inglês *polymethil methacrylate*) de formato semicircular que são inseridos na região paracentral do estroma corneano anterior para aplanar o centro da córnea e induzir uma alteração hipermetrópica
- O CXL é usado para interromper a progressão das ectasias corneanas, enquanto o SAIC é usado em pacientes com ceratocone estável moderado a avançado para contrabalançar o desvio miópico induzido pelo aumento de curvatura da córnea.

Características principais
- A avaliação pré-operatória e a análise topográfica são necessárias para selecionar o tamanho e o posicionamento apropriados do SAIC
- O efeito de aplanamento do SAIC pode ser potencializado pela combinação com *cross-linking*
- A seleção cuidadosa de pacientes para SAIC e CXL combinados é imperativa para aumentar as chances de sucesso e reduzir o risco de complicações pós-operatórias
- Atualmente não há consenso em relação ao momento da realização dos procedimentos combinados. A inserção do SAIC antes do CXL pode otimizar o impacto da inserção do segmento do anel, enquanto o CXL isolado pode ser suficiente para interromper a progressão e melhorar a forma da córnea, evitando assim a necessidade de um procedimento combinado.

INTRODUÇÃO

Para a maioria dos pacientes que procuram cirurgia refrativa, o melhor e mais efetivo tratamento será a ablação a *laser*, conforme destacado nos capítulos anteriores. No entanto, para pacientes com doença corneana ectática, o SAIC e o CXL desempenham um papel proeminente na interrupção da progressão da doença e na melhora da acuidade visual.

SEGMENTOS DE ANEL INTRACORNEANO

Os SAICs adicionam volume perifericamente, alterando o comprimento do arco da curvatura corneana anterior e redistribuindo o tecido corneano posterior.[1] Isso encurta as lamelas posteriores e aplana a córnea centralmente, corrigindo a miopia.[2,3]

Os SAICs receberam certificação da *European Conformité Européen* em 1996 e a aprovação da *Food and Drug Administration* (FDA) em 1999. No entanto, o entusiasmo inicial pela correção da miopia diminuiu devido a uma faixa limitada de correção, menor previsibilidade, astigmatismo induzido e recuperação visual mais lenta.

A ideia de usar anéis intraestromais no tratamento do ceratocone foi proposta em 2000 por Colin *et al*.[4] Desde então, seu uso evoluiu para uma importante intervenção terapêutica nas doenças ectáticas corneanas.[4-6]

O Intacs® recebeu aprovação da FDA para o uso no tratamento do ceratocone em 2004 para anéis de 0,25 a 0,35 mm e, em 2010, para 0,4 a 0,45 mm.

Em pacientes com doença ectática, o SAIC induz alterações morfológicas aplanando o meridiano mais curvo e diminuindo o índice de magnitude do local do cone (CLMI, do inglês *cone location magnitude index*) e a curvatura média na área de 2 mm sobre o cone. Eles não induzem mudanças significativas nos parâmetros biomecânicos da córnea, como histerese da córnea e fator de resistência da córnea, e em pacientes mais jovens os desfechos de SAIC regrediram no acompanhamento em longo prazo,[7] sugerindo que a falha biomecânica subjacente no ceratocone não foi tratada.

Cross-linking corneano

Em 1998, Spoerl *et al*. publicaram seus achados após *cross-linking* de colágeno de córneas porcinas, estabelecendo a riboflavina como um componente seguro e eficaz do tratamento.[8] Os primeiros resultados clínicos após CXL em córneas humanas ceratocônicas foram publicados em 2003.[9] Na reação fotoquímica, a riboflavina atua como um fotossensibilizador que absorve a energia UVA e excita em um estado tripleto. Este tripleto pode sofrer uma reação aeróbica (tipo 2) ou anaeróbica (tipo 1), ambas criando espécies de oxigênio que induzem ligações covalentes entre moléculas de colágeno e entre proteoglicanos e colágeno. Acredita-se que a profundidade desse efeito seja observada na linha de demarcação em imagens de tomografia de coerência óptica (OCT, do inglês *optical coherence tomography*) de córneas pós-*cross-linking*, geralmente a 300 a 350 μm de profundidade.[10] O acompanhamento em longo prazo das córneas submetidas ao *cross-linking* demonstrou que, em contraste com o SAIC, o CXL afeta as propriedades biomecânicas da córnea e interrompe a progressão da doença apenas com alterações leves e refrativas.

Cross-linking *corneano* plus

A falta de impacto refrativo significativo do CXL estimulou o desenvolvimento de protocolos de tratamento combinando CXL com uma variedade de técnicas (CXL *Plus*), incluindo implante de lentes intraoculares fácicas (LIO; ou IOL, do inglês *intraocular lens*) e ablação seletiva com *excimer laser* e CXL combinado com SAIC.[11-15]

A lógica por trás da combinação de SAIC e CXL parece ser a simbiose que ocorre quando se combinam as alterações mecânicas e refrativas induzidas pelos segmentos com as mudanças biomecânicas induzidas por CXL e seus benefícios em deter a progressão da doença.

PROCEDIMENTO CIRÚRGICO: SEGMENTOS DE ANEL INTRACORNEANO

Seleção de pacientes

A indicação primária para implante de SAIC em pacientes ectáticos inclui estágios *moderados a avançados* da doença, com córneas claras e acuidade visual à distância corrigida (CDVA, do inglês *corrected distance visual acuity*) insatisfatória ou intolerância a lentes de contato,[16] ceratometria máxima menor que 58 dioptrias (D), sem cicatrizes ou opacidades na córnea e pelo menos 450 μm de espessura no diâmetro de 7 mm onde os segmentos devem ser colocados.[17] O efeito de aplanamento do SAIC torna-se mais robusto em estágios avançados da ectasia.

Considerações pré-operatórias

A refração pré-operatória, a aberrometria e a topografia corneana são fatores importantes a serem considerados no planejamento cirúrgico. As características topográficas são relevantes na seleção dos segmentos e sua localização em córneas assimétricas, com segmentos mais espessos e longos colocados na área imediatamente abaixo do cone. A implantação de segmento único *versus* segmento pareado parece ser equivalente em termos de resultados de refração,[18] e a decisão deve ser tomada caso a caso usando os nomogramas de SAIC do fabricante.

Seleção de segmentos de anel intracorneano

Atualmente, existem três tipos principais de SAIC: **Intacs**® (Addition Technology, Sunnyvale, CA), com uma forma transversal hexagonal, e Intacs® SK, com uma forma oval em corte transversal; **Ferrara**®, com formato triangular, e **Kerarings**® (ambos da Mediphacos, Belo Horizonte, Brasil), com *design* quase idêntico aos anéis de Ferrara, mas com diferentes comprimentos de arco e diâmetros internos.

Os Intacs® são os únicos SAICs aprovados pela FDA para redução ou eliminação da miopia e astigmatismo em pacientes normais ou com ceratocone e estão disponíveis em 0,25, 0,30 e 0,35 mm. Os anéis de 0,4 mm de Intacs® e de Ferrara® estão disponíveis apenas em países europeus e na América do Sul.

O efeito do implante de um SAIC correlaciona-se diretamente com sua espessura e inversamente com sua distância do eixo visual, ou *zona óptica*, com implantes mais espessos e zonas ópticas menores resultando em maior efeito de aplanamento e redução de aberrações do tipo coma.[1,19,20]

Segmento de anel intracorneano único *versus* pareado

Nos casos de curvatura acentuada, em que o principal problema é o astigmatismo irregular, implantar um único segmento pode proporcionar melhores resultados do que dois segmentos, enquanto nos cones centrais, onde o erro refrativo de alto grau de miopia é o principal problema, dois segmentos ou um segmento contínuo mais longo com um nomograma simples usando apenas leituras de ceratometria são alternativas melhores porque visam a uma mudança maior no equivalente esférico.[21-24]

Técnica cirúrgica com segmentos de anel intracorneano

Os segmentos do anel corneano intraestromal são colocados dentro do estroma periférico em aproximadamente dois terços da profundidade estromal, fora da zona óptica central, para remodelar a superfície corneana anterior, mantendo a asfericidade positiva da córnea.[25-32] Não há diferenças significativas nos desfechos refrativos do SAIC entre o *laser* de femtossegundo e a tunelização manual. Quando se utiliza o *laser* de femtossegundo, a eficácia na criação de um túnel intraestromal pode ser afetada pelo tratamento prévio com *cross-linking*, talvez devido a mudanças na qualidade óptica do estroma anterior que interferem no *eye-tracking*. Portanto, embora o *laser* de femtossegundo esteja associado a menos complicações em comparação com a técnica mecânica,[33] a dissecção manual dos túneis pode ser considerada em pacientes que foram previamente submetidos a *cross-linking*.

Após a formação do túnel, os segmentos são introduzidos com fórceps nos túneis. Na sua posição final, os segmentos devem estar localizados a 3 mm de distância superiormente. Após os segmentos terem sido inseridos, cada segmento tem um pequeno orifício de posicionamento na extremidade superior para auxiliar na manipulação cirúrgica para o posicionamento adequado, após o qual o local da incisão é hidratado e fechado com suturas de *náilon* 10 a 0.[25]

Desfechos clínicos

O SAIC aplana permanentemente a córnea, mas as principais mudanças na refração e nos achados topográficos após o implante do SAIC geralmente ocorrem nos primeiros 6 meses do período pós-operatório[34] com algumas oscilações durante o primeiro mês (Figura 3.9.1). Embora variações pós-operatórias

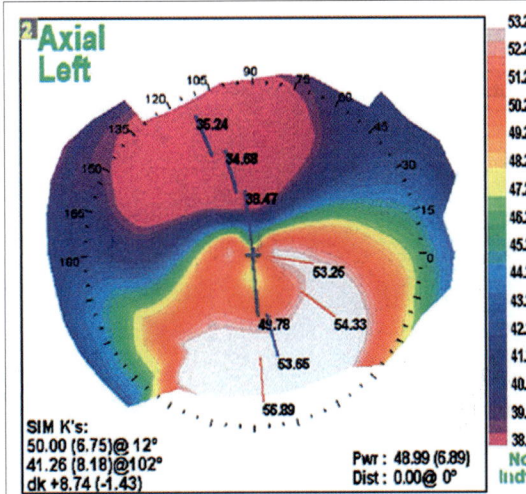
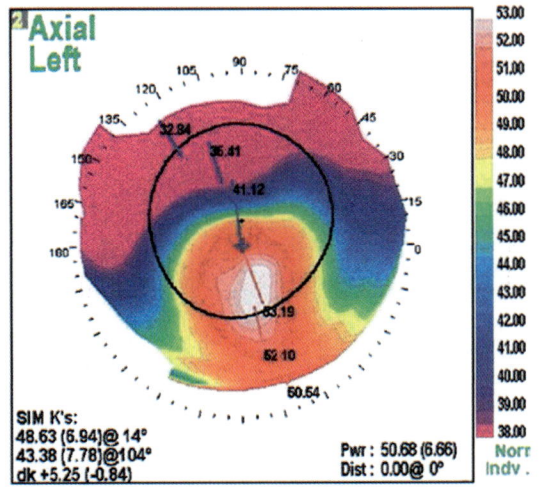

Figura 3.9.1 Aplanamento topográfico após colocação do segmento Intacs®. Observe a redução no tamanho e na curvatura máxima na imagem direita (após o implante do segmento) em comparação com a imagem esquerda (antes do implante do segmento).

tardias provavelmente ocorrem devido a alterações biomecânicas intrínsecas naqueles com doença instável, a diferença entre a CDVA e a ceratometria entre o sexto mês e o mês 36 não é significativa.

Os resultados do SAIC em pacientes com ectasia corneana são encorajadores, especialmente na diminuição do astigmatismo e na melhoria das anomalias topográficas, com mudanças significativas relatadas no equivalente esférico (SE, do inglês *spherical equivalent*) (redução média de 4,0 D no SE), erro astigmático manifesto e UCVA, com melhora mais significativa nos primeiros seis[4] e 9 meses.[5,6]

Complicações pós-operatórias

A taxa global de eventos adversos relatados após SAIC é de 1,1%, incluindo ceratite infecciosa (0,2%), colocação rasa dos segmentos (0,2%), perda de duas linhas na acuidade visual mais bem corrigida por óculos (BSCVA, do inglês *best spectacle-corrected visual acuity*) (0,2%) e perfuração da câmara anterior durante procedimentos iniciais e de troca (0,4%).[35,36] A redução da sensibilidade corneana central pode ocorrer até 6 meses após a cirurgia e pode persistir até 12 meses em 5,5% dos casos. Alguns pacientes apresentam dificuldade de visão noturna (4,4%), visão embaçada (2,9%), diplopia (1,6%) ou ofuscamento e halos (1,3%),[35] o que representa uma taxa de explantação de 8,7%, principalmente devido ao *glare*, halos e dificuldade de visão noturna, bem como insatisfação com os resultados refrativos. O aparecimento tardio de *haze* corneano é outra complicação potencial (Figura 3.9.2).

PROCEDIMENTO CIRÚRGICO: *CROSS-LINKING* CORNEANO

O procedimento para CXL envolve três etapas essenciais: remoção epitelial (desbridamento de 9 mm), saturação do estroma corneano com riboflavina e irradiação estromal com luz UVA (Figura 3.9.3). Esses elementos podem ser combinados em diferentes intensidades e tempos. Para o CXL, após a irradiação UVA completa, uma lente de contato gelatinosa terapêutica é tipicamente colocada e deixada no local até que a epitelização completa seja alcançada.

O **protocolo padrão** fornece 3 mW/cm² de energia por 30 minutos para uma dose total de energia (fluxo) de 5,4 J/cm², resultando em aumento de até 70% na rigidez da córnea em comparação com controles usando olhos de cadáveres suínos e humanos.[8,37] Os **protocolos acelerados**, ainda com uma dose total de 5,4 J/cm², foram derivados da lei de reciprocidade da fotoquímica

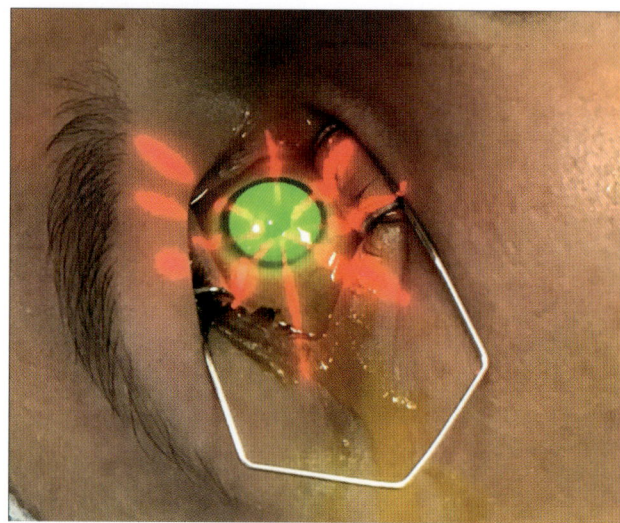

Figura 3.9.3 Procedimento de *cross-linking* corneano. Após a saturação da riboflavina, a córnea é exposta à luz UVA. As linhas vermelhas são feixes de orientação para garantir a centralização adequada do tratamento.

de Bunson-Roscoe, que afirma que o efeito fotoquímico da luz ultravioleta é proporcional à quantidade total de energia fornecida e deve ser equivalente para doses totais equivalentes, independentemente do tempo e intensidade de irradiação relativa para cada protocolo.[38] Esses protocolos acelerados foram avaliados com resultados mistos.

Acredita-se que a linha de demarcação, evidente após *cross-linking* com o protocolo padrão (Figura 3.9.4) e tipicamente com aproximadamente 300 μm de profundidade, representa a profundidade do tratamento de *cross-linking* e, assim, serve como um substituto do impacto biomecânico.[39-44] Em protocolos acelerados de CXL e iontoforese, a linha de demarcação é menos densa, menos uniforme e demonstravelmente presente em menos casos.[40,45,46] Recentemente, um protocolo acelerado modificado de 9 mW/cm² por 14 minutos foi proposto por Kymionis e colegas, sem diferença na linha de demarcação em comparação com o protocolo CXL padrão.[44]

CXL transepitelial (*epi on*) também foi relatado. No entanto, embora alterações microscópicas confocais da córnea sejam semelhantes no plexo nervoso sub-basal e ceratócitos estromais anteriores entre os protocolos padrão e acelerado (30 mW/cm² por 3 minutos), não são observadas alterações após abordagens transepiteliais.[47] A concentração efetiva de riboflavina parece ser alcançada apenas quando o epitélio da córnea é removido.[48] Até o momento, os resultados clínicos em longo prazo do CXL transepitelial não conseguiram encontrar equivalência com o protocolo padrão.

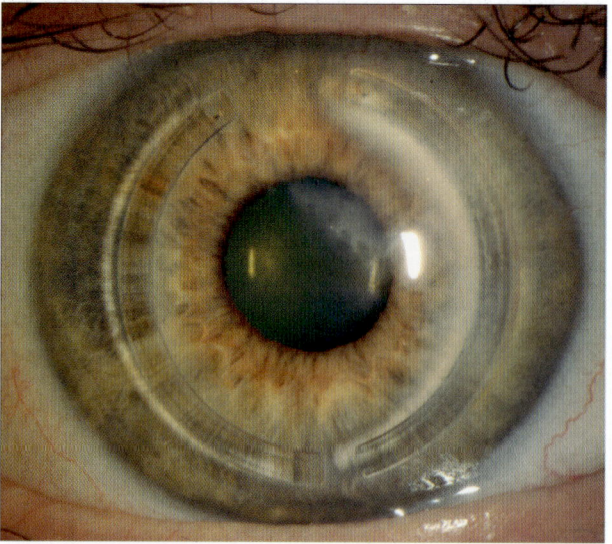

Figura 3.9.2 *Haze* de início tardio após o implante do segmento de anel intracorneano.

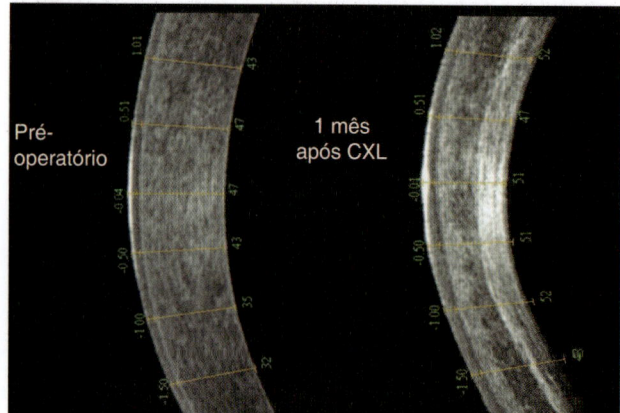

Figura 3.9.4 Linha de demarcação da córnea após CXL com o protocolo padrão. Observe a linha de demarcação proeminente a aproximadamente 300 μm de profundidade.

DESFECHOS CLÍNICOS DE CROSS-LINKING CORNEANO

Os resultados do primeiro ensaio clínico prospectivo com base nos EUA para *cross-linking* demonstraram melhora na acuidade visual e redução na Kmax em pacientes com doença ectática induzida pela técnica ceratomileuse *in situ* assistida por *laser* (LASIK, do inglês *laser subepithelial keratomileusis*) ou por ceratocone, com maior aplanamento no ceratocone em relação aos pacientes com ectasia pós-LASIK.[49] Essas mudanças continuaram ao longo do tempo, resultando em melhora progressiva das acuidades visuais à distância não corrigidas e corrigidas, além de redução em aberrações de alta ordem até 4 anos após o procedimento, que não necessariamente se correlacionam com as mudanças topográficas observadas.[50] A falha na interrupção da progressão foi observada em aproximadamente 2 a 4% dos olhos tratados, com até 2% dos olhos perdendo linhas de acuidade visual de Snellen.[51] Essas falhas foram inicialmente associadas à idade avançada (acima de 35 anos), córneas mais finas (< 400 μm), CDVA pré-operatório melhor que 20/25 e Kmax > 58,00 D. Esses fatores de risco não foram confirmados em estudos prospectivos.

Complicações pós-operatórias

A luz UV pode ter efeitos deletérios dentro do estroma corneano. Os tratamentos *epi-off* padrão com riboflavina/UVA desencadeiam uma resposta de apoptose de ceratócitos dependente de dose de UVA temporária, aproximadamente a 300 μm de profundidade, que tipicamente desaparece com regeneração nervosa e repopulação de ceratócitos estromais 4 a 6 semanas após o procedimento. O dano endotelial é possível, mas evitável, mantendo-se uma espessura estromal segura de 400 μm durante o tratamento. O monitoramento da espessura corneana durante todo o procedimento com o uso de solução iso-osmolar de riboflavina para minimizar o afinamento estromal e o uso de soluções de riboflavina hipo-osmolares para espessamento temporário da córnea reduzem o risco de dano celular endotelial em pacientes com córneas mais finas.

O processo de cicatrização da ferida da córnea após a remoção epitelial aumenta o risco de reepitelização tardia, infiltrados estromais estéreis e infecciosos, opacidade da córnea e formação de cicatrizes. A ativação de ceratólise mediada por metaloproteinases de matriz (MMP, do inglês *matrix metalloproteinases*), causada por fármacos anti-inflamatórios não esteroides (AINE), também pode induzir a necrose corneana. Por essa razão, o uso de AINE no período pós-procedimento precoce após CXL é controverso. A ruptura do epitélio corneano também aumenta o risco de ceratite infecciosa. O CXL pode levar à reativação da ceratite por herpes simples. Infiltrados estromais estéreis raramente ocorrem; estes geralmente são assintomáticos e não são visualmente significativos. O *haze* estromal persistente correlacionou-se com ceratocone avançado (valores ceratométricos mais acentuados e/ou córneas mais finas) e idade avançada (acima de 35 anos) no momento do tratamento, podendo tornar-se visualmente significativo e afetar os resultados após o CXL.

COMBINAÇÃO DE SEGMENTOS DE ANEL INTRACORNEANO E CROSS-LINKING CORNEANO

Devido às potenciais alterações ópticas no estroma corneano após o CXL que podem interferir no *eye-tracking* do *laser*, o ideal é inserir o SAIC antes do CXL ao usar o *laser* de femtossegundo.

Os desfechos refrativos parecem melhores quando SAICs são implantados antes do *cross-linking*, possivelmente devido à redução do efeito mecânico do SAIC após CXL, mas algumas preocupações permanecem sobre o impacto do CXL no material de PMMA do SAIC.

O momento do tratamento é indeterminado, com alguns defendendo a espera de 3 a 6 meses entre os tratamentos, enquanto outros defendem o implante de SAIC com injeção intraestromal de riboflavina através dos túneis do anel, seguida imediatamente pelo tratamento com CXL.[52] Estudos comparativos são necessários para determinar se os tratamentos simultâneos são superiores aos tratamentos sequenciais.

CONCLUSÕES

Demonstrou-se que o CXL com remoção do epitélio utilizando o protocolo padrão aplana de maneira efetiva as regiões mais curvas da córnea em pacientes com doença ectática progressiva, interrompendo a progressão da doença, reduzindo a necessidade de transplante de córnea e melhorando a acuidade visual e a qualidade de vida. Os SAICs também desempenham um papel no tratamento da doença corneana ectática, com avanços nas técnicas cirúrgicas resultantes do advento do *laser* de femtossegundo. A preservação da córnea prolada e a reversibilidade do procedimento são grandes vantagens dos implantes de SAIC, e seu efeito mecânico pode ter um efeito simbiótico com o CXL.

BIBLIOGRAFIA

Koller T, Mrochen M, Seiler T. Complication and failure rates after corneal crosslinking. J Cataract Refract Surg 2009;35(8):1358–62.

Kymionis GD, Grentzelos MA, Plaka AD, et al. Correlation of the corneal collagen cross-linking demarcation line using confocal microscopy and anterior segment optical coherence tomography in keratoconic patients. Am J Ophthalmol 2014;157(1):110–115.e111.

Kymionis GD, Grentzelos MA, Portaliou DM, et al. Corneal collagen cross-linking (CXL) combined with refractive procedures for the treatment of corneal ectatic disorders: CXL Plus. J Refract Surg 2014;30(8):566–76.

Kymionis GD, Siganos CS, Tsiklis NS, et al. Long-term follow-up of Intacs in keratoconus. Am J Ophthalmol 2007;143(2):236–44.

Kymionis GD, Tsoulnaras KI, Grentzelos MA, et al. Evaluation of corneal stromal demarcation line depth following standard and a modified-accelerated collagen cross-linking protocol. Am J Ophthalmol 2014;158(4):671–5.e671.

Rabinowitz YS. INTACS for keratoconus and ectasia after LASIK. Int Ophthalmol Clin 2013;53(1):27–39.

Randleman JB, Khandelwal SS, Hafezi F. Corneal cross-linking. Surv Ophthalmol 2015;60(6):509–23.

Seiler T, Hafezi F. Corneal cross-linking-induced stromal demarcation line. Cornea 2006;25(9):1057–9.

Spoerl E, Huhle M, Seiler T. Induction of cross-links in corneal tissue. Exp Eye Res 1998;66(1):97–103.

Touboul D, Efron N, Smadja D, et al. Corneal confocal microscopy following conventional, transepithelial, and accelerated corneal collagen cross-linking procedures for keratoconus. J Refract Surg 2012;28(11):769–76.

Vega-Estrada A, Alio JL, Brenner LF, et al. Outcome analysis of intracorneal ring segments for the treatment of keratoconus based on visual, refractive, and aberrometric impairment. Am J Ophthalmol 2013;155(3):575–84.e571.

Vinciguerra P, Randleman JB, Romano V, et al. Transepithelial iontophoresis corneal collagen cross-linking for progressive keratoconus: initial clinical outcomes. J Refract Surg 2014;30(11):746–53.

Wollensak G, Spoerl E, Seiler T. Riboflavin/ultraviolet-A-induced collagen crosslinking for the treatment of keratoconus. Am J Ophthalmol 2003;135(5):620–7.

Wollensak G, Spoerl E, Seiler T. Stress-strain measurements of human and porcine corneas after riboflavin-ultraviolet-A-induced cross-linking. J Cataract Refract Surg 2003;29(9):1780–5.

As referências completas estão disponíveis no **GEN-io**.

… PARTE 3 CIRURGIA REFRATIVA

Correção Cirúrgica da Presbiopia 3.10
Veronica Vargas Fragoso e Jorge L. Alió

Definição: A presbiopia é uma condição relacionada com a idade que dificulta ao paciente realizar tarefas visuais para perto devido à insuficiência da acomodação.

Características principais
- A presbiopia começa a afetar pessoas com cerca de 40 anos de idade
- Sua correção cirúrgica pode ser realizada na córnea, cristalino ou esclera
- Procedimentos corneanos, como monovisão, têm bons resultados visuais, mas algumas estereopsias podem ser perdidas
- As lentes intraoculares (LIO) multifocais têm uma alta taxa de independência de óculos, mas o surgimento de reflexos e halos é uma desvantagem importante
- Nem todas as LIO acomodativas disponíveis no mercado provaram realmente restaurar a acomodação
- A correção cirúrgica da presbiopia com a restauração da acomodação ainda é um desafio para todos os cirurgiões refrativos.

INTRODUÇÃO

A presbiopia é uma condição relacionada com a idade caracterizada pela perda de acomodação, que faz com que o paciente não realize tarefas visuais de perto, diminuindo sua qualidade de vida.[1]

Esta correção continua sendo um desafio para os cirurgiões refrativos; embora existam muitos procedimentos para restaurar a visão de perto, nem todos realmente restauram a acomodação (com exceção de algumas LIO acomodativas).

A acomodação é a mudança de poder do cristalino que nos possibilita alterar o ponto de foco de longe para perto.

Durante a acomodação, há uma contração do músculo ciliar, que libera a tensão zonular, possibilitando que as superfícies anterior e posterior do cristalino aumentem de curvatura, ampliando assim a potência óptica do cristalino (teoria de Helmholtz).

Isto é acompanhado pela tríade acomodativa: acomodação, convergência e miose,[2] e há também um aumento na aberração negativa do olho.

A maioria dos tratamentos de presbiopia induzem a pseudoacomodação, que melhora a visão de perto por meio de multifocalidade ou aumenta a profundidade do campo, não por uma mudança no poder óptico do olho sustentado pela ação ativa do corpo ciliar.[2]

A presbiopia pode ser corrigida na córnea, cristalino ou esclera ou tratada com medicação tópica; todas as opções terapêuticas vêm com vantagens e desvantagens.

Neste capítulo, discutiremos todas as opções de tratamento atuais para a correção da presbiopia.

CORREÇÃO DE PRESBIOPIA NO NÍVEL DA CÓRNEA

A correção na córnea pode ser obtida por monovisão, presbi-LASIK e *inlays* na córnea.

Monovisão

A correção com monovisão foi descrita pela primeira vez em 1958 por Westsmith, com usuários de lentes de contato.[3,4]

Pode-se consegui-la por meio de lentes de contato, LASIK ou pseudofácia. Na monovisão, uma anisometropia planejada é induzida para fornecer visão de perto e à distância. Em geral, o olho não dominante é corrigido para visão próxima e o dominante, para visão à distância. Isso ocorre porque a monovisão depende da supressão do borrão interocular, e existe a suposição de que é mais fácil suprimir o borrão no olho não dominante.[4,5] No entanto, a monovisão cruzada pseudofácica (olho não dominante é corrigido para longe e o olho dominante para visão próxima) apresentou desfechos semelhantes aos da monovisão convencional.[3,4]

Existe uma correlação entre o grau de anisometropia e a melhora da acuidade à distância próxima e intermediária; quanto maior a anisometropia, melhor o desfecho visual próximo.[6] Ao mesmo tempo, quanto maior a anisometropia, maior a perda de estereopsia.[6,7] Além disso, é necessário um tempo maior para a neuroadaptação,[7] e existe um grande risco de síndrome de monofixação (perda da fusão foveal que se manifesta como um escotoma absoluto facultativo na fóvea do olho não fixador).[8] Assim, a anisometropia não deveria ser de mais do que 1,5 dioptrias (D) porque foi relatado para uma boa independência de óculos em pacientes com minimonovisão, em que o alvo para o olho não dominante é de –1,00 a –1,25 D e para o olho dominante é plano.[9] Dessa maneira, a estereopsia é mantida.

A seleção do paciente é importante como em qualquer outro procedimento cirúrgico e a monovisão é geralmente contraindicada para: pilotos de avião,[3,10] motoristas de caminhão ou táxi,[6] pacientes com forte dominância ocular,[3,11,12] estrabismo,[3,12] ou exoforia de mais de 10,0 Δ.[3,4,6,10]

Bons resultados próximos e à distância foram relatados para a monovisão com LASIK. Óculos para dirigir à noite foram usados em apenas 16,2% dos pacientes e houve uma pequena diminuição na sensibilidade ao contraste e estereopsia[13] (Tabela 3.10.1).

A monovisão pseudofácica tem uma taxa de sucesso de aproximadamente 80%[12,14] e a vantagem sobre as LIO multifocais é o menor custo.[14] Embora a taxa de independência de óculos seja maior com as LIO multifocais, elas induzem mais disfotopopsia.[15a]

A monovisão é um dos tratamentos de presbiopia mais populares entre os cirurgiões refrativos; também oferece a possibilidade de reversão em caso de insatisfação do paciente. A monovisão pelo LASIK é ideal para pacientes com presbiopia

TABELA 3.10.1 Vantagens e desvantagens de monovisão por LASIK.

Vantagens	Desvantagens
Bons desfechos para perto e longe	Redução da estereopsia
Reversível	Ligeira redução na sensibilidade ao contraste
Fácil de executar cirurgicamente	Nem todos os pacientes são bons candidatos
	Astenopia

com mais de 40 anos de idade e monovisão pseudofácica para pacientes com catarata nos quais uma LIO multifocal ou acomodativa é contraindicada.

Presbi-LASIK

O Presbi-LASIK é uma técnica cirúrgica que emprega os princípios da LASIK para criar uma superfície corneana multifocal.

Existem três tipos principais de perfis multifocais de *excimer laser* na córnea multifocal: (1) perfil de transição multifocal (não mais em uso porque induziu níveis significativos de coma vertical), (2) presbi-LASIK central e (3) presbi-LASIK periférico (Figura 3.10.1). Os princípios de cada algoritmo se baseiam na diatropia (poder de refração) do erro de refração e no cálculo de correção da presbiopia, no quociente de asfericidade da córnea (valor Q) e nas alterações das aberrações esféricas de alta ordem ou na manipulação da zona óptica e de transição.

Presbi-LASIK central

Essa técnica foi descrita pela primeira vez por Ruiz em 1996.[15b] Cria uma área hiperpositiva para a visão de perto no centro, e a periferia é deixada para visão distante.

É dependente da pupila e uma vantagem é que pode ser realizada no centro da córnea em perfis míopes e hipermetropes, bem como em emetropes com mínima excisão da córnea. A centralização adequada é crucial para ter um resultado controlável.

Sua principal limitação é a falta de alinhamento adequado entre a linha de visão, a pupila central e o vértice da córnea, o que leva à indução de aberrações de coma.

Estas são as plataformas disponíveis para a presbi-LASIK central:

- A abordagem multifocal hipermetropia-presbiopia **AMO VISX** aprofunda a zona central para melhorar a visão de perto e a zona periférica para visão de longe. É para pacientes hipermetropes com astigmatismo até +4,00 D e –2,00 D
- **SUPRACOR** (Technolas® Perfect Vision GmbH, Munique, Alemanha) é um algoritmo de presbiopia otimizado para aberração. O SUPRACOR cria uma área hiperpositiva na zona central de 3,0 mm e o tratamento tem como alvo 0,50 D de miopia em ambos os olhos.[16] Trata a presbiopia hipermetrope e minimiza as aberrações normalmente induzidas durante o tratamento
- **PresbyMAX** (SCHWIND® eye-tech-solutions GmbH, Kleinostheim, Alemanha, marca registrada do Dr. Jorge Alió) baseia-se na criação de uma superfície corneana multifocal biasférica com uma área hiperpositiva central para alcançar +0,75 a +2,50 D de correção de visão de perto, circundada por uma área na qual a ablação é calculada para corrigir o erro de refração da distância.[17,18] Pode ser realizado em hipermetropes e míopes
- Na **presbi-LASIK periférica**, o centro da córnea é deixado para a distância e a periferia sofre ablação de maneira a criar uma asfericidade periférica negativa para aumentar a profundidade do campo.

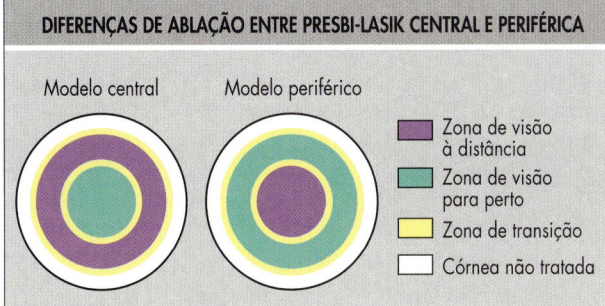

Figura 3.10.1 Diferenças de ablação entre Presbi-LASIK central e periférica. No modelo periférico, o centro da córnea é modificado para visão à distância; no modelo central, o centro da córnea é modificado para visão de perto.

No entanto, quando há aberração esférica positiva, se a pupila se tornar miótica, a refração do olho experimenta uma mudança em direção a valores esféricos positivos. Uma de suas desvantagens é que, quando usada em associação com correção miópica, é necessário remover uma quantidade significativa de tecido corneano. Por esta razão é feito principalmente em hipermetropes. Também requer um perfil de feixe de *excimer laser* eficiente que possa compensar a perda de energia que ocorre enquanto a córnea periférica sofre ablação. Esta é uma das principais dificuldades em alcançar valores de asfericidade negativos especificamente altos com esta técnica. Uma córnea central relativamente plana e uma periferia média corneana mais altamente curvada foram descritas por Avalos (técnica PARM) e um algoritmo patenteado presbi-LASIK periférico foi descrito e patenteado por Tamayo.

Laser Blended Vision

Essa técnica combina um baixo grau de asfericidade e micromonovisão no olho próximo para alcançar uma boa visão de perto e longe.[19] Uma esfericidade entre –0,58 e –0,70 é criada para aumentar a profundidade de campo. Reinstein *et al.*[19] relataram bons desfechos visuais com essa técnica, alcançando acuidade visual binocular de 20/20 à distância e J3 de perto em 99% dos pacientes. Essas técnicas híbridas combinam as melhores características da córnea multifocal e da monovisão, obtendo bons desfechos visuais. As taxas de independência de óculos com presbi-LASIK central variam de 72[20] a 93%.[16] Uma perda de acuidade visual à distância corrigida (CDVA, do inglês *corrected distance visual acuity*) de pelo menos uma linha foi relatada com presbi-LASIK central[16,21-25] e periférica.[26-28]

A principal desvantagem de presbi-LASIK é a falta de resultados em longo prazo (além dos desfechos de 3 anos), e ter uma córnea multifocal pode ser uma limitação para o implante de LIO multifocais.

Inlays *intracorneanos*
Contexto histórico

Em 1964, Barraquer desenvolveu a ceratofacia, um procedimento refrativo lamelar no qual uma lentícula aloplástica é colocada na interface da capa corneana livre e no leito estromal.[29a] A dificuldade do procedimento cirúrgico e a imprevisibilidade dos resultados refrativos fizeram com que poucos cirurgiões adotassem a ceratofacia.[29b]

Implantes corneanos iniciais foram feitos de polimetilmetacrilato ou polissulfona e, embora tenham corrigido o erro refrativo, produziram necrose corneana e extrusão de implantes.[30] Atualmente, o material utilizado nos *inlays* corneanos possibilita fluxo de nutrientes suficiente; uma característica muito importante, pois a interrupção desse fluxo pode causar perda de transparência, afinamento da córnea, descompensação epitelial e estromal e derretimento.[31]

A permeabilidade do material hidrogel utilizado nos *inlays* é semelhante à do estroma corneano, possibilitando, em alguma medida, a troca de nutrientes,[32,33] como glicose e oxigênio.

Os *inlays* corneanos têm várias vantagens: não há necessidade de remover tecido da córnea, a técnica cirúrgica é relativamente fácil e minimamente invasiva, e os *inlays* são todos removíveis.[9,34,35]

Existem três tipos de *inlays* corneanos:[9,34]

- *Inlays* de remodelação da córnea
  Eles melhoram a visão próxima e intermediária através de um efeito multifocal. Há uma remodelação da curvatura anterior da córnea (região hiperprolada de poder aumentado)[34,35]
- *Inlays* refrativos
  Uma alteração do índice de refração ocorre com um óptico bifocal[34]
- *Inlays* de pequena abertura
  Há uma melhoria da profundidade de foco.[34]

Os *inlays* são implantados no olho não dominante dentro de uma bolsa corneana feita por um *laser* de femtossegundo ou sob um retalho estromal (a bolsa é preferida porque pode diminuir a incidência de olho seco).[31] A profundidade depende do *inlay*.[35] *Inlays* que alteram a curvatura da córnea são implantados mais superficialmente; os *inlays* com pequena abertura ou aqueles que apresentam um índice de refração diferente são implantados mais profundamente para evitar alterações na curvatura da córnea e possibilitar uma distribuição adequada dos nutrientes no estroma corneano.[31] Os *inlays* devem estar centralizados no primeiro reflexo de Purkinje.

Existem atualmente quatro *inlays* corneanos disponíveis no mercado:

- KAMRA Vision (AcuFocus Inc., Irvine, Califórnia, EUA). *Inlay* de pequena abertura
- Raindrop (ReVision Optics Inc., Lake Forest, CA, EUA). *Inlay* de remodelação da córnea
- Flexivue Microlens (Presbia Cooperatief UA, Amsterdã, Holanda). *Inlay* refrativo
- Icolens (Neoptics AG, Hnnenberg, Suíça). *Inlay* refrativo.

Inlay *de remodelação da córnea*
Raindrop

Anteriormente conhecida como a lente PresbyLens ou Vue +(ReVision Optics, Lake Forest, CA, EUA), é feita de material de hidrogel biocompatível e 80% de água. Tem uma espessura de 10 μm na periferia e 32 μm no centro; o diâmetro é de 2 mm (Figura 3.10.2).[30] O *inlay* é permeável, possibilitando a passagem de nutrientes e oxigênio.[9,34-36] Ele remodela a superfície corneana central anterior, criando uma região hiperprolada, resultando em uma córnea multifocal.[36] Não tem poder de refração.[34,35]

Deve ser colocada no olho não dominante a uma profundidade mínima de 150 μm com uma espessura residual do leito estromal de 300 μm, bem como ser alinhada sobre o centro da pupila contraída pela luz.[35-37] A espessura corneana central do olho deve ser de 500 μm ou mais espessa. Depois que o *inlay* é posicionado sobre o centro da pupila, deve secar por 30 segundos antes do retalho ser reposicionado.[37]

Barragan et al.[30] relataram os resultados de acompanhamento de 1 ano do *inlay* Raindrop em presbíopes emetropes. Em seu estudo, 100% dos olhos alcançaram uma acuidade visual próxima não corrigida (UNVA, do inglês *uncorrected near visual acuity*) de 0,2 logMAR ou melhor no olho operado, e binocularmente, 100% dos pacientes obtiveram uma UNVA de 0,18 logMAR ou melhor. Nenhum olho perdeu duas ou mais linhas de CDVA ou acuidade visual próxima corrigida (CNVA, do inglês *corrected near visual acuity*).

Yoo et al.[38] mediram as aberrações ópticas e da córnea em 22 presbíopes emetrópicos com um poder de adição médio de +1,97 ± 0,30 D. Todos os pacientes obtiveram UNVA monocular e binocular. Para um tamanho de pupila de 4 mm, ocorreram aumentos significativos no total da raiz quadrada média (RMS, do inglês *root mean square*), RMS do tipo coma e RMS do tipo esférico. No geral, 82% dos pacientes ficaram satisfeitos ou muito satisfeitos com a visão de perto, e 13,6% relataram que precisavam de óculos para visão de perto mais frequentemente após a cirurgia do que antes da cirurgia. Além disso, 37% dos pacientes relataram ofuscamento. Eles concluíram que o procedimento pode induzir aberrações de alta superior (HOA, do inglês *high-order aberrations*), mas teve efeitos moderados em todo o sistema óptico.

Em um estudo realizado por Alió et al.,[33] aumentos nas aberrações esféricas, coma e HOA total foram relatados com o implante de *inlays* de hidrogel. Whitman et al.[39] relataram os resultados clínicos com o *inlay* Raindrop em pacientes com presbiopia emetrópica. No total, 340 pacientes concluíram 1 ano de acompanhamento e, em média, tiveram uma melhora na UNVA de cinco linhas e na acuidade visual intermediária não corrigida (UIVC, *uncorrected intermediate visual acuity*) de 2,5 linhas.

No entanto, a acuidade visual à distância não corrigida (UDVA, *uncorrected distance visual acuity*) diminuiu em 1,2 linha. Perda de sensibilidade ao contraste ocorreu nas frequências espaciais mais altas sem perda binocularmente. Dezoito *inlays* foram substituídos devido à descentralização, e 11 foram explantados (cinco pacientes estavam insatisfeitos com a visão, dois tiveram desalinhamento do *inlay*, dois apresentaram crescimento epitelial, um apresentou sintomas visuais associados à diminuição da acuidade visual e um apresentou opacidade corneana central recorrente que não respondeu ao tratamento tópico).

Inlays *refrativos*
Microlentes Presbia Flexivue®

As Microlentes Presbia Flexivue®, um disco côncavo-convexo hidrofílico transparente feito de um copolímero claro de hidroxietilmetacrilato e metilmetacrilato com um bloqueador ultravioleta.[31,36,40] Tem um diâmetro de 3,2 mm e uma espessura de 15 a 20 μm, dependendo do poder adicional. O diâmetro central de 1,8 mm do disco é plano em poder e a zona periférica tem um poder adicional que varia de +1,25 D –3,00 D em incrementos de 0,25 D. No centro, há uma abertura de 0,15 mm que facilita a transferência de nutrientes e oxigênio através da córnea (Figura 3.10.3).[31,34-36,40]

Tem um poder de refração de 1,4583 e uma transmissão de luz de 95% em um comprimento de onda acima de 410 nm.[36,40]

Durante a visão à distância, os raios de luz atravessam a zona central do *inlay* que não tem poder de refração (plano), então eles serão abruptamente focalizados na retina. Raios de luz que atravessam a zona periférica refrativa ficarão concentrados na frente da retina.

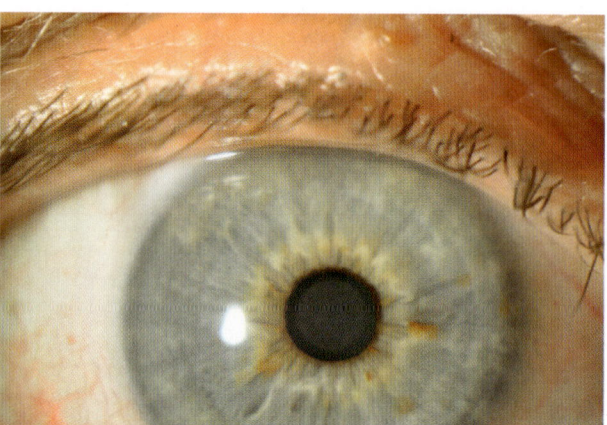

Figura 3.10.2 *Inlay* corneano Raindrop.

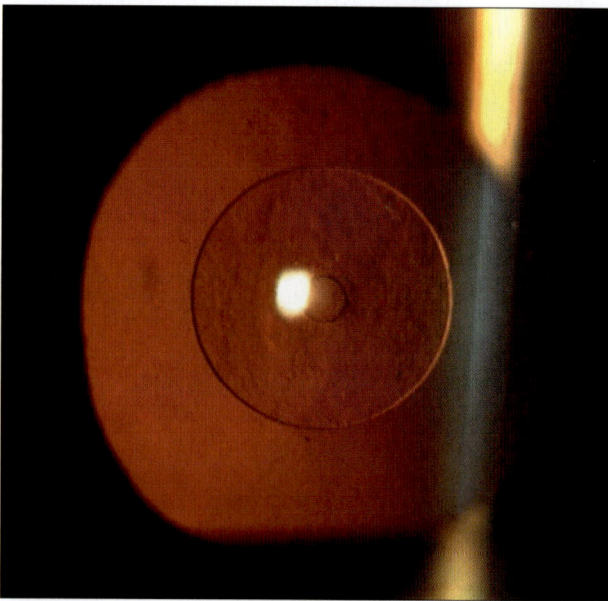

Figura 3.10.3 *Inlay* Flexivue®. (Imagem de Malandrini A, Martone G, Menabuoni L. Bifocal refractive corneal inlay implantation to improve near vision in emmetropic presbyopic patients. J Cataract Refract Surg 2015;41:1962–72.)

Durante a visão de perto, os raios que passam pela zona central do *inlay* estarão focalizados atrás da retina, e aqueles que passarem pela zona de refração periférica do *inlay* estarão focalizados na retina.[31,40] Os raios que passam através da córnea clara periférica serão bloqueados pela pupila.[40]

É implantado no olho não dominante. A bolsa da córnea deve estar a uma profundidade de 280 a 300 μm[34,36,40] e está centralizada sobre o eixo visual do paciente com base no primeiro reflexo de Purkinje. O poder de *inlay* corneado é calculado diminuindo o SE de refração manifestada da CNVA pré-operatória em 0,25 D.[31]

Limnopoulou et al.[40] relataram em seu estudo de seguimento de 1 ano uma UNVA de 20/32 ou melhor em 75% dos olhos operados; a UDVA diminuiu significativamente no olho operado de 20/20 para 20/50, mas a UDVA binocular não foi significativamente alterada. A HOA aumentou e a sensibilidade ao contraste diminuiu no olho operado. Eles incluíram 47 presbíopes emetrópicos entre 45 e 60 anos de idade. Não ocorreu nenhuma remoção do *inlay* e nenhuma complicação intra ou pós-operatória.

Malandrini et al.[31] realizaram um estudo de acompanhamento de 36 meses em 26 olhos, e a UNVA e a UDVA pré-operatórias médias foram 0,76 logMAR e 0,00 logMAR, respectivamente, em comparação com 0,10 logMAR e 0,15 logMAR, no pós-operatório. No geral, 62% dos olhos perderam mais de uma linha de UDVA e 19% perderam mais de duas linhas de UDVA. Além disso, 8% dos olhos perderam mais de uma linha de AVDC aos 36 meses. A média de aberração esférica aumentou após a cirurgia. O explante foi realizado em seis olhos devido à redução de UDVA, halos e brilho; 6 meses após o explante, a CDVA em todos os casos retornou aos níveis pré-operatórios.

Icolens (Neoptics AG)

Esse *inlay* corneano é feito de um copolímero de metacrilato de hidroxietila e metacrilato de metila. Possui um *design* bifocal com uma zona de refração positiva periférica para visão de perto e uma zona central para visão de distância.[41] Tem um diâmetro de 3 mm, uma espessura periférica de 15 μm e um orifício central de 0,15 mm para fluxo de nutrientes (Figura 3.10.4).[35,41]

Baily et al.[41] relataram os resultados da Icolens 12 meses após o implante.

O *inlay* foi implantado no olho não dominante de pacientes emetrópicos por meio de uma bolsa de córnea criada por *laser* de femtossegundo a uma profundidade de 290 μm; 52 pacientes foram incluídos. A UNVA melhorou de N18/N24 no pré-operatório para N8 no pós-operatório, com 100% dos pacientes com N16 ou melhor, e nove pacientes com N5 ou melhor. A média da UDVA no olho cirúrgico piorou significativamente de 0,05 ± 0,12 logMAR no pré-operatório para 0,22 ± 0,15 logMAR no pós-operatório. Houve uma perda de CDVA, com 77% dos pacientes perdendo mais de uma linha (eles acreditam que isso era secundário a um fenômeno neuro-óptico relacionado com o implante). Sete *inlays* foram removidos por causa da centralização inadequada, três secundários à dominância ocular ambígua, e um porque o paciente tinha expectativa irrealista, para um total de 11 *inlays* removidos.

Inlay *de pequena abertura*
KAMRA

O KAMRA (AcuFocus Inc., Irvine, CA, EUA) é o *inlay* corneano mais amplamente utilizado,[35] com quase 20.000 *inlays* implantados em todo o mundo.[9,36] É feito de flúor polivinilideno. O *design* mais recente (ACI 7000 PDT) tem um diâmetro de 3,8 mm com uma abertura central de 1,6 mm e uma espessura de 5 μm. Apresenta 8.400 microperfurações com diâmetros variando de 5 a 11 μm para possibilitar fluxo nutricional através da córnea.[9,34-36,42] Contém também nanopartículas de carbono, que[43,44] fornecem uma transmissão de luz de 5%.[43] Por ser um *inlay* opaco, pode ser visível em olhos claros (Figura 3.10.5).[9] O *inlay* KAMRA melhora a visão de perto, aumentando a profundidade de foco[35,36] por meio do princípio de óptica de pequena abertura. É implantado no olho não dominante em uma bolsa lamelar de 200 a 220 μm. Sua implantação não causa escotomas no campo visual.[34] Possibilita visualização normal do fundo de olho central e periférico e uma boa qualidade de imagens central e periférica e de tomografia de coerência óptica (OCT, do inglês *optical coherence tomography*).[45] No entanto, sombras anulares visíveis nas varreduras GDx VCC foram relatadas.[46]

O *inlay* evoluiu ao longo dos anos, com a mesma abertura artificial de 3,8 mm de diâmetro externo e 1,6 mm de diâmetro interno. A Tabela 3.10.2 descreve as características do *inlay*.

Tomita et al.[43] avaliaram os desfechos do implante do *inlay* KAMRA e o LASIK simultâneo em pacientes hipermetropes, míopes e emetropes. Com um seguimento de 6 meses, eles concluíram que o procedimento era seguro e melhorava a acuidade visual para perto e longe. No entanto, sintomas pós-operatórios como halos, ofuscamento e distúrbios da visão noturna foram observados. Igras et al.[47] publicaram o acompanhamento de 1 ano de combinação de LASIK e implante de *inlay* KAMRA. Dos 132 pacientes avaliados, 85% eram hipermetropes, 11% emetrópicos e 4% míopes. Aos 12 meses, 97% dos pacientes tinham UNVA J3 ou melhor. Além disso, 6,3% dos pacientes perderam uma linha de CDVA no olho implantado, e nenhum perdeu duas ou mais linhas em comparação com a acuidade visual pré-operatória. Dois *inlays* foram explantados, um devido

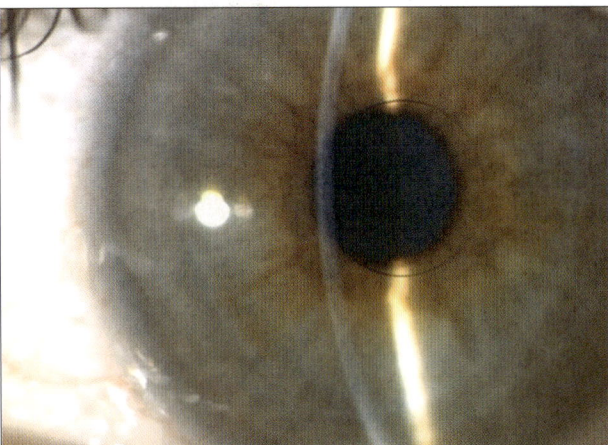

Figura 3.10.4 Inlay Icolens. (Imagem tirada de Baily C, Kohnen T, O'Keefe M. Preloaded refractive-addition corneal inlay to compensate for presbyopia implanted using a femtosecond *laser*: one-year visual outcomes and safety. J Cataract Refract Surg 2014;40:134128.)

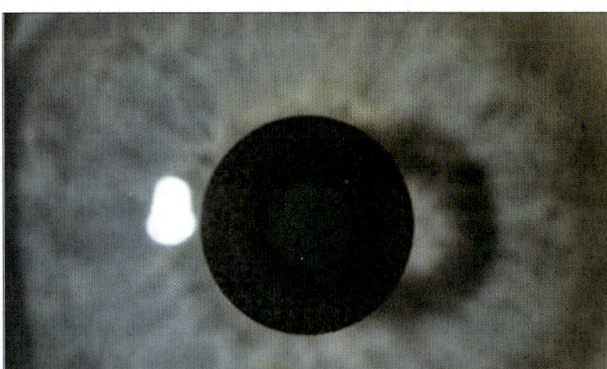

Figura 3.10.5 Inlay KAMRA em um olho de cor clara. (Imagem tirada de Abbouda A, Javaloy J, Alió JL. Confocal microscopy evaluation of the corneal response following AcuFocus KAMRA inlay implantation. J Refract Surg 2014;30:172-8.)

TABELA 3.10.2 Características do *inlay*.			
Característica	ACI7000 (primeira)	ACI7000T	ACI7000PDT (Mais recente)
Espessura	10 μm	5 μm	5 μm
Orifícios	1.600	1.600	8.400
Diâmetro	25 μm	25 μm	De 5 a 11 μm

à visão noturna ruim e um secundário ao deslocamento hipermetrópico persistente e a opacidade da córnea. Eles concluíram que uma melhoria significativa ocorreu na acuidade visual próxima com um ligeiro comprometimento na acuidade visual à distância monocular não corrigida no olho implantado, sem um efeito binocular na UDVA. Seyeddain et al.[46] realizaram o acompanhamento de 3 anos com 32 pacientes com presbiopia emetrópica e relataram que, embora houvesse ganhos significativos na UNVA e na UIVA, 28,3% dos pacientes perderam uma linha de CDVA.

Dexl et al.[48] descreveram depósitos corneanos de ferro após o implante do *inlay* corneano AcuFocus (ACI 7000) em 18 olhos (56%), mas esses depósitos não tiveram nenhuma influência na acuidade visual para longe, perto, não corrigida ou corrigida (Figura 3.10.6).

Alió et al.[42] relataram que, após a remoção do *inlay* KAMRA, a topografia e a aberrometria não foram permanentemente afetadas, e mais de 60% dos pacientes tinham CNVA, CDVA, UNVA e UDVA semelhantes aos seus valores pré-operatórios. O estudo envolveu 10 olhos e teve um acompanhamento de 6 meses após a remoção do *inlay*. O motivo da remoção em oito olhos foi a insatisfação subjetiva com os sintomas visuais (ofuscamento, raios de luz, visão embaçada e halos). Um caso relacionou-se com um retalho fino inadvertido e o outro com visão insuficiente.

Abbouda et al.[49] analisaram o aspecto do tecido da córnea 6 meses após o implante de *inlay* KAMRA por microscopia confocal; o estudo incluiu 12 olhos nos quais um dos três modelos do implante KAMRA foi implantado. As camadas epiteliais pareciam normais em todos os pacientes. Um baixo grau de ativação dos ceratócitos foi encontrado em todos os pacientes. Poucos tinham um número elevado de ceratócitos ativados, bem como apresentavam uma redução na UNVA (óculos de leitura necessários), CNVA e CDVA. A UDVA não foi afetada. O plexo nervoso sub-basal foi detectado em 10 pacientes e o padrão de ramo foi encontrado em oito pacientes. Quatro pacientes tiveram o *inlay* explantado, sendo a principal razão a insatisfação subjetiva com sintomas visuais e visão deficiente. Todos tinham uma aparência de rosquinha no exame de lâmpada de fenda. Nenhum dos pacientes teve alterações refrativas no pós-operatório. Eles concluíram que a tolerância da córnea ao *inlay* é boa e que modifica a estrutura normal da camada corneana sem complicações associadas. A ativação dos ceratócitos é uma variável importante para o desfecho refrativo após o implante de *inlay* KAMRA; a profundidade da espessura do retalho, o baixo corte de energia do *laser* e o tratamento com corticosteroides tópicos são úteis para evitá-lo.

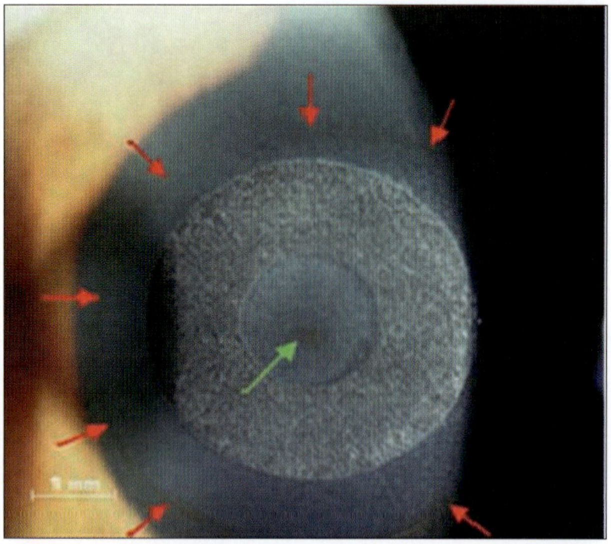

Lin et al.[50] compararam a sensibilidade ao contraste antes e após o implante do *inlay* KAMRA em 507 pacientes. Eles relataram que a sensibilidade pós-operatória ao contraste foi levemente reduzida monocularmente, mas não binocularmente, e que permaneceu dentro dos limites normativos.

Esse *inlay* pode ser implantado também em pacientes com cirurgia de catarata prévia que apresentam uma LIO monofocal, conforme relatado por Huseynova et al.[51] Eles implantaram o *inlay* KAMRA em 13 pacientes pseudofácicos com uma LIO monofocal. Quatro pacientes foram submetidos a LASIK no momento da implantação do *inlay*. Não houve alteração na média da UDVA após a implantação do *inlay*, e a UNVA média melhorou em cinco linhas. Três olhos perderam duas linhas e um olho perdeu uma linha de UDVA. Dois olhos perderam duas linhas e um olho perdeu uma linha de CDVA (Tabelas 3.10.3 e 3.10.4; Figura 3.10.7).

Lentes intraoculares presbiópicas

A correção da presbiopia com LIO *premium* tem sido a melhor opção, pois proporciona bons resultados visuais para perto e longe e independência de óculos. No entanto, a perfeição não foi alcançada com essas LIO, que podem ser divididas em dois grupos principais: LIO multifocais e LIO acomodativas.

Lentes intraoculares multifocais

A LIO multifocal perfeita deve fornecer excelente acuidade visual próxima, intermediária e a distância; não deve produzir fenômenos luminosos; e deve ser independente da pupila. O desenho deve ser asférico e passível de ser implantado através de uma pequena incisão para possibilitar a realização de uma cirurgia de catarata com microincisão (< 2 mm). Infelizmente, não existe uma LIO multifocal única que possa fornecer todos esses fatores ao mesmo tempo. O objetivo dessas LIO é proporcionar aos pacientes a independência dos óculos para visão de perto e a distância, por meio da divisão da luz incidente em dois ou mais focos[52-55], independentemente da mecânica capsular e da função do corpo ciliar.[56]

As LIO multifocais podem ser divididas com base em seu *design* como LIO rotacionalmente simétricas (que podem ser divididas ainda como: difrativas, refrativas ou um *design* combinado) e LIO rotacionalmente assimétricas (também chamadas LIO varifocais).[53-57]

Rotacionalmente simétricas

LIO difrativas. Estas LIO têm anéis de superfície que formam uma densidade óptica descontinuada, então quando as partículas de luz encontram esses anéis, ela é direcionada para dois pontos focais (próximo e distante; a luz muda de direção e desacelera

Figura 3.10.6 Depósitos de ferro na periferia do *inlay* (*setas vermelhas*) e no centro do *inlay* (*seta verde*). (Imagem tirada de Dexl AK, Ruckhofer J, Riha W et al. Central and peripheral corneal iron deposits after implantation of a smallaperture corneal inlay for correction of presbyopia. J Refract Surg 2011;27;876–80.)

TABELA 3.10.3 Vantagens e desvantagens dos *inlays* corneanos.

Vantagens	Desvantagens
Minimamente invasivo	O paciente deve tolerar a monovisão
Reversível	Diminuição da acuidade visual para longe
Não há necessidade de remover o tecido da córnea	Diminuição da sensibilidade ao contraste
Não há necessidade de uma catarata	Presença de halos
Rápida recuperação	A topografia da córnea muda em longo prazo
Não afeta o teste de campo visual	Indução de aberrações de alta superior
Pode ser combinado com outros procedimentos refrativos	Opacidade da córnea em longo prazo
Visualização normal de central e fundo periférico	Centralização de *inlay* é fundamental
	Olho seco

TABELA 3.10.4 Inlays corneanos.

Inlay	Material	Tipo de inlay	Medições	Mecanismo de ação
Raindrop	Hidrogel biocompatível 80% água	Inlay de remodelação da córnea	Espessura de 10 μm na periferia e 32 μm no centro. Diâmetro: 2 mm	Remodela a córnea anterior, criando uma região hiperprolata → córnea multifocal
Flexivue	Copolímero claro de hidroxietilmetacrilato e metilmetacrilato com um bloqueador ultravioleta	Inlay refrativo	Espessura: 15 a 20 μm. Diâmetro: 3 mm	O diâmetro central de 1,8 mm do disco é plano em poder (para visão de longe) e a zona periférica tem um poder adicional que varia de +1,25 D a −3,00 D em aumentos de 0,25 D (para visão de perto)
Icolens	Copolímero de metacrilato de hidroxietilo e metacrilato de metilo	Inlay refrativo	Espessura: 15 μm. Diâmetro: 3 mm	Design bifocal. Zona central para distância e zona de refração positiva periférica para perto
KAMRA	Fluoreto de polivinilideno, nanopartículas de carbono	Inlay de pequena abertura	Espessura: 5 μm. Diâmetro: 3,8 mm	Aumenta a profundidade de foco por meio do princípio de óptica de pequena abertura

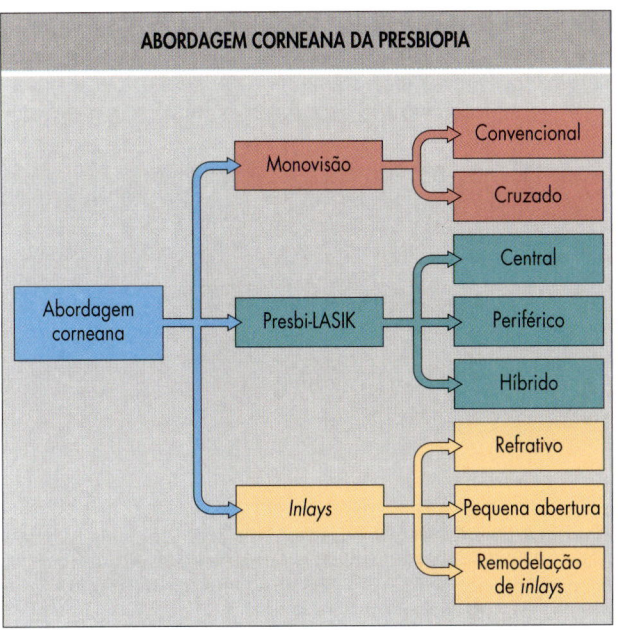

Figura 3.10.7 Abordagem corneana da presbiopia.

ao encontrar uma borda de descontinuidade [princípio de difração][53,55,58] ou três focos (próximo, intermediário e distante) no caso das LIO trifocais.[53]

As LIO difrativas podem ser categorizadas como apodizadas e não apodizadas. O termo *apodização* é derivado do grego e significa "cortar os pés".[58] As LIO apodizadas têm uma diminuição gradual nas alturas da etapa de difração do centro para a periferia[55,58] criando uma transição suave da luz entre os pontos focais. Sob condições miópicas (quando a pupila está em midríase), a luz está mais focada no ponto distante.[55]

Estas são as LIO multifocais mais comumente implantadas.[59]

As etapas de LIO não apodizadas têm uma altura uniforme do centro para a periferia, de modo que a luz é igualmente distribuída em ambos os pontos focais, independentemente do tamanho da pupila.[55]

A extensão da visão das LIO também é difrativa e fornece visão de perto pela correção de aberrações acromáticas e esféricas.[60]

LIO refrativas. Essas LIO têm zonas concêntricas de diatropia (poder de refração) diferente para alcançar a multifocalidade. Elas são dependentes da pupila e podem ser afetadas por descentralização.

Lentes intraoculares rotacionalmente assimétricas (Varifocal)

Estes são caracterizados por uma adição segmentar inferior próxima.[57] A LIO apresenta uma seção maior para visão à distância e um segmento de leitura menor, com apenas uma zona de transição. A adição aproximada varia de +1,5 D a +3,00 D, dependendo das necessidades visuais do paciente.[61]

Critérios de seleção de pacientes

A seleção adequada de pacientes é a parte mais importante na implantação de uma LIO multifocal. Devemos conhecer as expectativas visuais do paciente e garantir que possamos atendê-las por meio da seleção da LIO correta, pois, dependendo do *design* da LIO, o paciente pode ter uma visão próxima ou intermediária melhor. Além disso, as expectativas dos pacientes devem ser realistas, e temos de informá-los sobre os efeitos colaterais visuais que eles podem experimentar com as LIO multifocais (reflexos, halos) e que existe um processo de neuroadaptação que leva alguns meses. O cálculo correto do poder da LIO é crucial e a emetropia deve ser o alvo. Foi relatado[62] que a causa de 20% dos casos de explante de LIO multifocal é o poder incorreto da LIO. A correção do astigmatismo é obrigatória para um bom desempenho da LIO multifocal. Pacientes com astigmatismo irregular não são bons candidatos para uma LIO multifocal[63] porque sua correção não é fácil ou previsível. Pacientes com anormalidades corneanas, como cicatrizes centrais e distrofia de Fuchs, não são candidatos adequados para o implante de LIO multifocal.[63]

Como muitas das LIO multifocais são dependentes da pupila, é necessária uma função adequada antes e depois da cirurgia. Portanto, se um paciente tiver um diâmetro de pupila muito pequeno que necessite de manipulação cirúrgica, o cirurgião deve ter muito cuidado para não danificar o esfíncter da íris. Pacientes com pupilas maiores podem apresentar reflexos e halos após o implante de LIO multifocal.[63]

A identificação da fraqueza zonular durante a cirurgia é muito importante, pois a descentralização ou inclinação da LIO multifocal pode ter um efeito prejudicial na acuidade visual. Isso pode ser evitado com o implante de um anel de tensão capsular.[63,64]

Qualquer alteração macular deve ser reconhecida antes do implante de uma LIO multifocal, especialmente se o paciente tiver esses fatores predisponentes: sexo masculino, fumante antigo ou atual e história de doença cardíaca.[65]

Uma doença macular é uma contraindicação relativa para o implante de uma LIO multifocal[65] porque estes pacientes têm uma sensibilidade de contraste reduzida que pode ser agravada por uma LIO multifocal. Assim, a mácula deve ser avaliada com um teste de função macular ou OCT. Doenças da retina como Stargardt e retinite pigmentar são contraindicações absolutas para o implante de LIO multifocal. Outras doenças, como a retinopatia diabética, a degeneração macular e as membranas epirretinianas, apresentam uma diminuição da sensibilidade ao contraste que pode ser agravada pela LIO multifocal[63]. O glaucoma é uma contraindicação relativa para o uso de LIO multifocais. Se o paciente tiver um glaucoma inicial ou hipertensão ocular controlada, uma LIO multifocal pode ser implantada, mas o implante de LIO deve ser evitado em pacientes com glaucoma progressivo e avançado.[66]

Existem muitas LIO multifocais disponíveis no mercado; vamos discutir sobre as mais populares.

AcrySof Restor SN6AD3 (Alcon Laboratories, Inc.)
Tecnologias difrativas e refrativas apodizadas
Tipo: LIO multifocal de uma peça
Material: acrílico hidrofóbico
Filtro: luz UV e azul
Dependente da pupila: não
Diâmetro óptico: 6 mm
Diâmetro total: 13 mm
Índice refrativo: 1,47
Faixa de poder: +6,00 a +34,00 D
Adição para perto no plano da lente: +4,00 D
Tamanho da incisão: > 2,2 mm

Os 3,5 mm centrais da zona óptica têm 12 graus concêntricos de decréscimo gradual (1,3 a 1,2) das alturas dos graus. Em torno desta região apodizada está a área de refração que direciona a luz para um ponto focal de distância para grandes diâmetros da pupila.[67]

Em luz brilhante com pupilas contraídas, a lente envia energia luminosa para pontos focais próximos e distantes; em baixa luminosidade, com pupilas dilatadas, a lente difrativa apodizada envia uma maior quantidade de energia para a visão a distância, para minimizar os distúrbios visuais (Figura 3.10.8).[68]

Lentis Mplus LS-313 (Oculentis GmbH)
Tipo: LIO multifocal rotacionalmente assimétrica refrativa de uma peça (varifocal)
Material: copolímero de acrilato HydroSmart com superfície hidrofóbica
Diâmetro óptico: 6,0 mm
Diâmetro total: 11,0 mm
Índice refrativo: 1,46
Adição no plano da LIO: +3,00 D
Adição no plano dos óculos: +2,5 D
Faixa de dioptria: Mplus: +15,00 D a +25,00 D em intervalos de 0,5 D, Mplus X: −10,00 D a +1,00 D em intervalos de 1,0 D e de +0,00 D a +36,00 D em intervalos de 0,5 D
Tamanho da incisão: 2,6 mm
Borda óptica quadrada e háptica contínua de 360° (Figura 3.10.9)
LIO independente da pupila

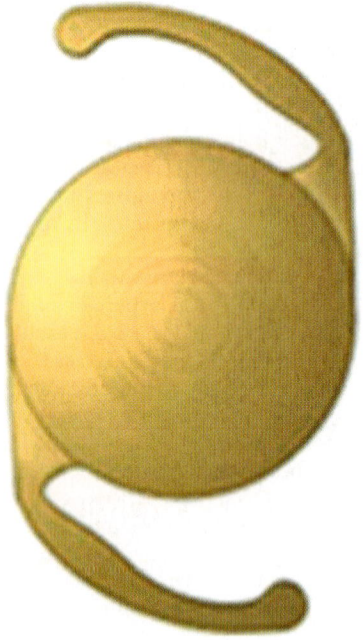

Figura 3.10.8 AcrySof Restor SN6AD3. (Imagem de Alió J, Pikkel J. Multifocal intraocular lenses. The art and the practice. 1st ed. Editorial Springer; Switzerland 2014.)

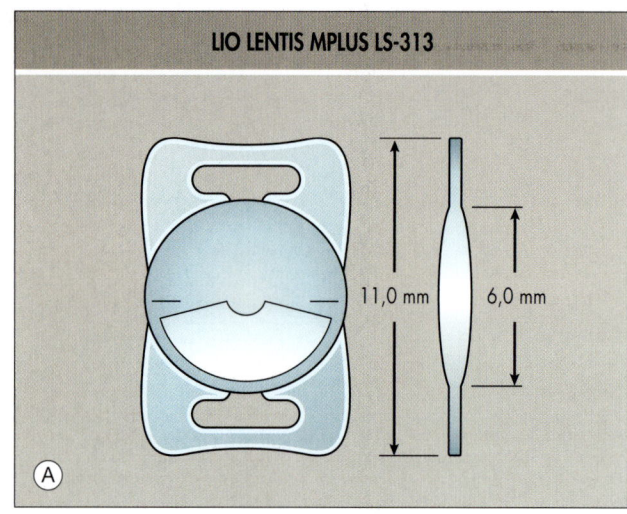

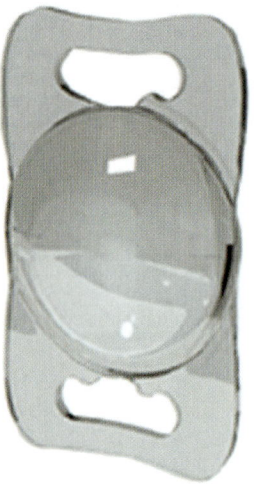

Figura 3.10.9 LIO Lentis Mplus LS-313. (Imagem à esquerda de Alió J, Pikkel J. Multifocal intraocular lenses. The art and the practice. 1 st ed. Editorial Springer; Switzerland 2014. Imagem à direita de http://www.device.com.au/shop/oculentis/.)

O *design* apresenta um segmento inferior embutido na superfície com poder óptico necessário para visão de perto e transições contínuas entre as zonas próximas e distantes. A luz na zona de visão próxima é refratada para o foco próximo, e o restante é refratado para o foco distante.[59]

A luz que chega à área de transição do setor incorporado é refletida para longe do eixo óptico para evitar a superposição de interferência ou difração.[57,59]

A posição do segmento próximo não tem um efeito prejudicial no desempenho visual,[69] embora o fabricante recomende uma colocação inferior.

Symfony (Abbott Medical Optics, Inc.)
Tipo: acromática difrativa não apodizada
Material: acrílico hidrofóbico de bloqueio UV
Diâmetro óptico: 6 mm
Diâmetro total: 13 mm
Faixa de poder: +5,00 D a +34,00 D em incrementos de 0,50 D
Índice refrativo: 1,47

Ele tem uma superfície asférica anterior biconvexa projetada à frente de onda e uma superfície difrativa acromática posterior (Figura 3.10.10).

Esta LIO alonga o foco e corrige a aberração cromática e esférica da córnea usando uma tecnologia acromática também conhecida como "alcance estendido de visão".[60,70]

As aberrações cromáticas têm um efeito prejudicial na visão porque reduzem a visão de contraste e induzem a desfocagem.[71]

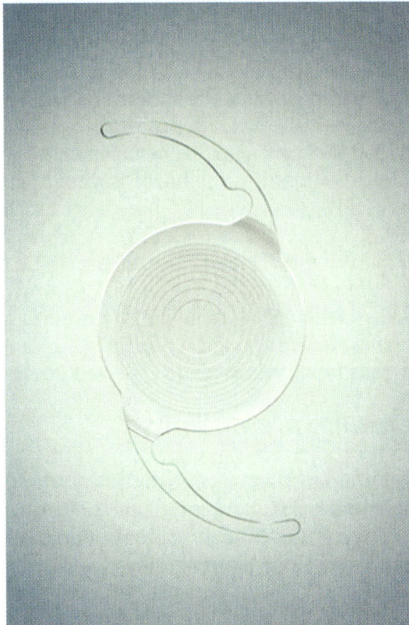

Figura 3.10.10 LIO TECNIS Symfony. (Imagem de http://eyewiretoday.com/news.asp?t=474.)

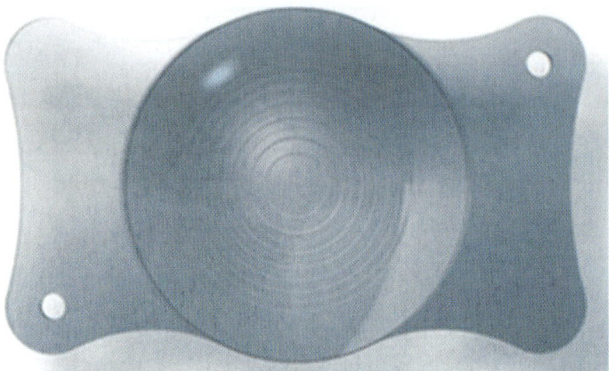

Figura 3.10.11 LIO AT LISA Tri 839 mp. (Imagem de Alió J, Pikkel J. Multifocal intraocular lenses. The art and the practice. 1st ed. Editorial Springer; Switzerland 2014.)

A melhora de ambas as aberrações aumenta a qualidade da imagem da retina com uma melhor tolerância à descentralização e sem sacrificar a profundidade de campo.[72]

Ele fornece uma melhor visão de perto, intermediária e à distância do que as LIO monofocais asféricas e, em contraste com as LIO multifocais, não induz aberrações para estender a profundidade do foco.[60]

Por proporcionar uma área focal alongada no lugar de vários pontos focais, os halos não são tão comuns quanto com as LIO multifocais. Na verdade, um estudo[70] relatou que 90% dos pacientes nos quais uma LIO Symfony foi implantada relataram ausência ou halos leves ou fenômenos fóticos, e os resultados visuais foram melhores do que aqueles obtidos com uma LIO multifocal rotacionalmente assimétrica ou uma LIO difrativa apodizada.

AT LISA tri 839 MP (Carl Zeiss Meditec AG)
Tipo: LIO asférica trifocal difrativa de uma peça
Material: acrílico hidrofílico 25% com superfície hidrofóbica
Diâmetro óptico: 6 mm
Diâmetro total: 11 mm
Faixa de potência: do plano até +32,00 D em incrementos de 0,5 D
Adição para perto no plano da LIO: +3,33 D para visão de perto, +1,66 D para visão intermediária
Tamanho da incisão: 1,8 mm
Asfericidade: −0,18 µm

Os 4,34 mm centrais da óptica da LIO é a zona trifocal e a zona bifocal periférica é de 4,34 a 6 mm, com anéis difrativos cobrindo todo o diâmetro óptico (Figura 3.10.11).[73]

Fine Vision Micro F (Physiol)
Tipo: trifocal de uma peça
Óptica: superfície anterior difrativa, superfície posterior asférica
Material: acrílico hidrofílico de 25%
Diâmetro óptico: 6,15 mm
Diâmetro total: 10,75 mm
Faixa de poder: +10,00 D a +35,00 D em incrementos de 0,5 D
Adição para perto no plano dos óculos: +1,75 D visão intermediária, +3,5 D visão de perto
Tamanho da incisão: > 1,8 mm
Asfericidade: −0,11 µm
LIO dependente da pupila

A superfície anterior da LIO é convoluta. Pela variação da altura do grau de difração, as quantidades de luz distribuídas para os focos próximo, intermediário e distante são ajustadas de acordo com a abertura da pupila. A LIO distribui 43% da energia da luz para a visão de longe, 28% para visão de perto e 15% para visão intermediária para uma pupila de 3 mm, e a energia restante da luz é perdida (Figura 3.10.12).[74]

Panoptix (Alcon)
Tipo: uma peça, asférica
Material: copolímero de acrilato/metacrilato hidrofóbico de filtragem de luz ultravioleta e azul
Diâmetro óptico: 6,0 mm
Diâmetro total: 13,0 mm

Apresenta uma área de difração de 4,5 mm no centro, com 15 zonas difrativas e uma borda refrativa externa (Figura 3.10.13).

A distribuição de luz é de 25% para visão de perto (40 cm), 25% para intermediária (60 cm) e 50% para visão à distância.

Há uma transição mais fisiológica de diferentes distâncias devido a uma tecnologia óptica avançada, de modo que a luz do primeiro ponto focal é difrativa para o foco à distância. Isso ajuda a criar um quarto ponto focal a 1,20 m, tornando essa LIO uma LIO quadrifocal, embora ela atue como uma LIO trifocal.[75]

Com base em simulações laboratoriais, os desempenhos em qualidade de imagem, fenômenos fóticos e resolução são equivalentes entre a LIO Panoptix e a AT LISA tri 839MP e a LIO trifocal da FineVision Micro F.[76]

Desfechos clínicos e qualidade de vida
Carballo-Alvarez et al.[74] avaliaram os desfechos visuais 3 meses após o implante bilateral da LIO trifocal FineVision. Eles relataram visão adequada para perto, distância intermediária e para longe, com sensibilidade ao contraste satisfatória e sem

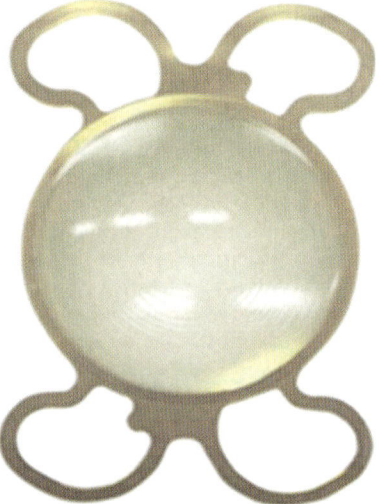

Figura 3.10.12 LIO FineVision Micro F. (Imagem de Alió J, Pikkel J. Multifocal intraocular lenses. The art and the practice. 1st ed. Editorial Springer; Switzerland 2014.)

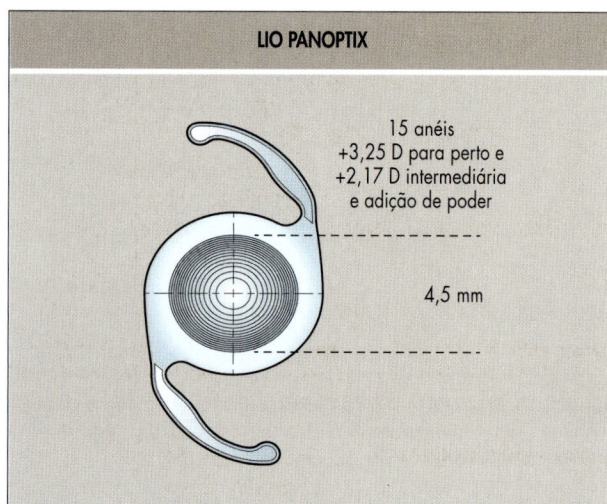

Figura 3.10.13 LIO Panoptix. (Imagem de Kohnen T. First implantation of a diffractive quadrafocal (trifocal) intraocular lens. J Cataract Refract Surg 2015;41:2330–2.)

fenômenos fóticos significativos. Uma comparação entre a LIO trifocal FineVision e a Restor relatou desfechos refrativos, velocidade de leitura e satisfação do paciente semelhantes, embora a distância intermediária na curva de desfocagem tenha sido melhor no grupo de LIO trifocal. A independência de óculos foi alcançada em 80% dos pacientes com LIO trifocal e em 50% dos pacientes com a LIO bifocal.[77]

Desfechos semelhantes foram relatados por um estudo comparando a LIO Restor com a AT LISA tri. Este último apresentou melhor acuidade visual intermediária, enquanto a acuidade visual de perto e a distância foi boa em ambas as LIO. O questionário *Quality of Vision* apresentou distúrbios visuais semelhantes entre os dois grupos.[78]

Uma comparação dos desfechos visuais e da qualidade óptica intraocular entre a LIO Lentis Mplus e a Restor relatou que a UNVA e a acuidade visual próxima corrigida pela distância (AVPCD) foram melhores com a Lentis Mplus, embora essa LIO tenha induzido HOA significativamente. O VA intermediário e a sensibilidade ao contraste fotópico foram melhores com a LIO Restor.[59]

A satisfação do paciente com LIO multifocais e tóricas multifocais é muito boa, variando de 93 a 95%.[53]

Complicações

Os sintomas visuais mais comuns das LIO multifocais são ofuscamento e halos.[52,53,79] Esses fenômenos são secundários à divisão da luz em dois ou mais focos que acontecem com uma LIO multifocal; a luz na imagem fora do foco reduz o contraste da imagem em foco.[52]

Outros sintomas incluem raios de luz, sombras e disfotopsia negativa e positiva.[53] Uma diminuição na sensibilidade ao contraste também foi relatada.[52,53] LIO asféricas multifocais foram desenvolvidas para melhorar estes fenômenos visuais. Uma metanálise comparou os desfechos visuais entre as LIO multifocais asféricas e esféricas, e as LIO multifocais asféricas obtiveram melhor qualidade de imagem que as LIO multifocais esféricas, bem como apresentaram menos aberrações esféricas.[52]

Embora não exista nenhum projeto de LIO multifocal sem distúrbios da visão noturna, os pacientes podem se adaptar a elas em um período de 6 meses[53] por meio de um processo de neuroadaptação[63], que é mais rápido com LIO totalmente difrativas porque a pupila não afeta o resultado visual.[74]

A opacificação posterior da cápsula é a complicação mais comum após a cirurgia de catarata. Um estudo[73] comparou as taxas de capsulotomia do ND:YAG após o implante das LIO trifocais FineVision Micro F e AT LISA tri 839MP, e a taxa de capsulotomia ND:YAG foi significativamente maior com a LIO AT LISA tri 839MP, embora ambas as LIO tivessem a mesma incidência de edema macular cistoide posterior. É importante notar que nem todo paciente vai se adaptar à multifocalidade e efeitos colaterais visuais, e alguns podem querer uma troca de LIO (fenômenos fotópicos e visão cerosa só podem ser tratados por troca de LIO). Kamiya *et al.*[62] relataram as razões para o explante de LIO multifocal. O principal motivo, responsável por 36% de todos os casos, foi a diminuição da sensibilidade ao contraste; destes, 34% foram para fenômeno fotópico, 32% para origem desconhecida, incluindo falha de neuroadaptação, 20% para o poder de LIO incorreto, 14% para expectativa excessiva pré-operatória, 4% de descentralização de LIO e 4% para anisometropia. É importante observar que 70% dos olhos dos quais a LIO multifocal foi explantada tinham uma AVNCD de 20/20 ou melhor, o que significa que os efeitos colaterais das LIO multifocais podem ser realmente perturbadores para o paciente (Tabela 3.10.5). Ver Tabela 3.10.6 para uma revisão sobre LIO Multifocais.

Lente intraocular acomodativa

Estas LIO foram projetadas para imitar a acomodação fisiológica e evitar os efeitos colaterais ópticos de LIO multifocais. As LIO propostas para restaurar a acomodação foram projetadas inicialmente para possibilitar um movimento para a frente do componente óptico durante um esforço de acomodação.[80]

Essas LIO empregam uma das três abordagens básicas para restaurar a acomodação:

1. Mudança na posição axial
- Óptica única
  - O efeito acomodativo é dependente do poder da LIO,[81] de modo que proporciona visão de perto limitada[82]
    - Crystalens
    - Tetraflex
    - 1CU
- Óptica dupla
  - Elas consistem em uma óptica frontal móvel e uma óptica traseira estacionária que são interconectadas com háptico do tipo mola[83]
    - Synchrony
2. Mudança de forma ou curvatura
- FluidVision
- NuLens
3. Mudança no índice de refração ou poder
- Lumina.

Para as LIO de acomodação mais recentes, os pesquisadores descobriram que o sulco, em vez do saco capsular, é o local ideal para fornecer um resultado real acomodativo. A contração capsular tem se mostrado um grande problema para acomodar LIO implantadas na bolsa capsular. Uma contração capsular assimétrica faz com que os hápticos da placa abaúlem em direções opostas (síndrome Z, Figura 3.10.14),[84] induzindo astigmatismo, mesmo > 1 D de astigmatismo lenticular.[85] Embora essa contração capsular possa ser tratada com a capsulectomia a *laser* Nd:YAG, alguns pacientes podem necessitar de uma troca de LIO.[85,86]

Aqui, revisamos algumas das LIO de acomodação mais populares e recentemente introduzidas:

1) Lentes intraoculares com mudança na posição axial, única óptica

Crystalens HD (Bauch & Lomb)

Esta LIO foi projetada pelo Dr. J. Stuart Cumming[80] e a primeira LIO de acomodação aprovada pela FDA.

Tipo: biconvexa única óptica

TABELA 3.10.5 Complicações de lentes intraoculares multifocais.

Complicações após a cirurgia multifocal da LIO
Descentralização da LIO
Inclinação da LIO
Tamanho inadequado da pupila
Erro de refração residual
Opacificação da cápsula posterior
Fenômenos fotópicos e sensibilidade ao contraste
Olho seco

TABELA 3.10.6 Revisão de LIO multifocais.

Nome da LIO*	Fabricante	Adição para perto (D)	Independente da pupila (Sim/Não)	Asférica (Sim/Não)
Refrativa (anéis concêntricos)				
Array (SA40N)	Abbott Medical Optic	+3,50	Não	Não
M-flex (580F, 630F)	Rayner Ltd.	+3,00, +4,00	Não	Sim
M-flex T (588F, 638F) (tórica)	Rayner Ltd.	+3,00, +4,00	Não	Sim
PA154N	Allergan	+3,50	Não	Não
PY-60 MV	Hoya	+3,00	Não	Não
TrueVista 68STUV	Storz	+4,00	Não	Não
ReZoom (NXG1)	Abbott Medical Optics	+3,50	Não	Não
SFX MV1	Hoya	+2,25	Não	Não
UV360 M4-07	Ioptex Research, Inc.	+4,00	Não	Não
Refrativa (setorizada)				
LENTIS Mplus (LS-312 MF15)	Oculentis GmbH	+1,50	Sim	Sim
LENTIS Mplus (LS-312 MF30, LS-313 MF30)	Oculentis GmbH	+3,00	Sim	Sim
LENTIS Mplus (LU-313 MF30)	Oculentis GmbH	+3,00	Sim	Sim
LENTIS Mplus toric (LU-313 MF30T)	Oculentis GmbH	+3,00	Sim	Sim
LENTIS Mplus X (LS-313 MF30)	Oculentis GmbH	+3,00	Sim	Sim
SBL-3	Lenstec	+3,00	Sim	Sim
Difrativa				
Acri.Twin (733D, 737D)	Acri.Tech/Carl Zeiss Meditec	+4,00	Sim	Sim
AcriviaReviol (BB MF 613, BB MFM 611)	VSY Biotechnology	+3,75	Sim	Sim
CeeOn 811E	Pharmacia	+4,00	Sim	Não
Diffractiva-aA	Dr. Schmidt	+3,50	Sim	Não
OptiVis	Aaren Scientific	+2,80	Não	Sim
Tecnis (ZM900, ZM001, ZMA00, ZMB00)	Abbott Medical Optics	+4,00	Sim	Sim
Tecnis ZMT (tórica)	Abbott Medical Optics	+4,00	Sim	Sim
Difrativa, trifocal				
FineVision	Physiol	+1,75, +3,50	Não	Sim
AT Lisa tri 839 MP	Carl Zeiss Meditec	+1,66, +3,33	Sim	Não
Híbrida refrativa difrativa				
AT Lisa (801, 802, 809 M) anterior	Carl Zeiss Meditec	+3,75	Sim	Sim
Acri.Lisa (376D, 536D, 366D)				
AT Lisa tórica (909 M) anterior	Carl Zeiss Meditec	+3,75	Sim	Sim
Acri.Lisa (466TD) (tórica)				
ReSTOR (SA60D3, SN60D3, MN60D3)	Alcon Laboratories	+4,00	Não	Sim
ReSTOR (SN6AD1, SN6AD2, SN6AD3)	Alcon Laboratories	+3,00, +2,50, +4,00	Não	Sim
ReSTOR (SND1T2/3/4/5) (tórica)	Alcon Laboratories	+3,00	Não	Sim

*Os nomes de lentes intraoculares são listados como escritos pelo fabricante, e não pelo estilo do periódico.

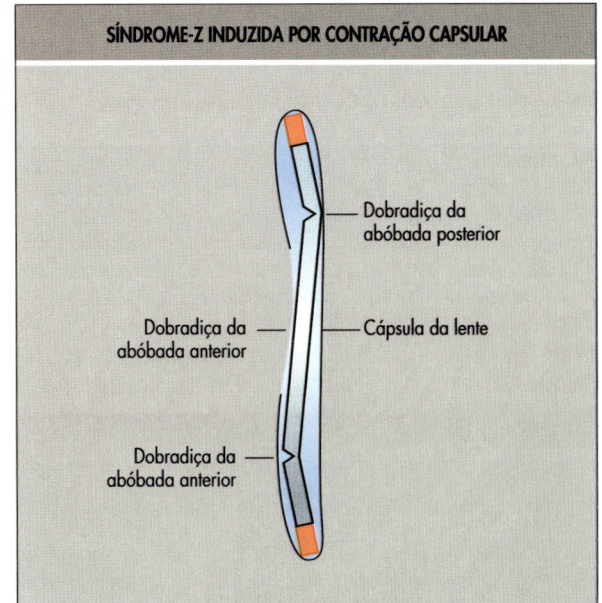

Figura 3.10.14 Síndrome Z induzida por contração capsular. (Imagem de Page TP, Whitman J. A stepwise approach for the management of capsular contraction syndrome in hinge-based accommodative intraocular lenses. Clin Ophthalmol 2016;10:1039–46.)

Material: silicone biocompatível de terceira geração (Biosil)
Índice refrativo: 1,428
Dois tamanhos estão disponíveis dependendo do poder necessário: 12,0 mm
(HD520) para 10,00 a 16,50 D e 11,5 mm (HD500) para 17,00 a 33,00 D.

O centro é biasférico para aumentar a profundidade do foco, proporcionando melhor foco para perto e intermediário.

Tem um mecanismo duplo para melhorar a visão de perto: (1) movimento axial da óptica e (2) variação do raio de curvatura da superfície anterior (Figura 3.10.15).[87]

Alió[87] comparou os desfechos de acuidade visual e qualidade óptica ocular entre a Crystalens HD e uma LIO monofocal (Acri.Smart 48S). A UNVA foi significativamente melhor no grupo de LIO de acomodação, mas nenhuma diferença significativa na CNVA ocorreu entre os dois grupos. Também não houve diferença no coeficiente aberrométrico intraocular. Um estudo comparando os desfechos visuais entre a Crystalens HD e a Lentis M-Plus[88] mostrou que esta última obteve melhor DCNVA, e nenhuma diferença significativa ocorreu na UNVA ou CNVA pós-operatória entre os grupos. A adição para perto foi reduzida significativamente após a cirurgia em ambos os grupos, com um poder de adição para perto mais baixo no grupo Lentis M-Plus. Em relação à qualidade óptica, existia uma quantidade significativamente maior de inclinação da LIO no grupo Lentis M-Plus, mas a diferença na HOA ocular média não foi estatisticamente significativa.

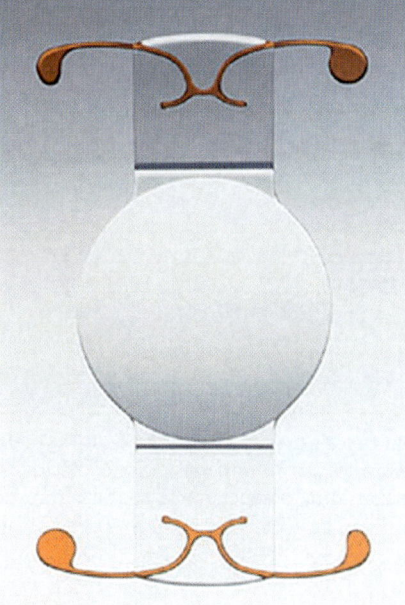

Figura 3.10.15 LIO Crystalens. (Imagem de Alió JL, AB-Plaza-Puche, Montalban R, Javaloy J. Visual outcomes with a single-optic accommodating intraocular lens and a low-addition-power rotational asymmetric multifocal intraocular lens. J Cataract Refract Surg 2012;38:978–85.)

A Crystalens HD apresentou resultados de sensibilidade ao contraste significativamente melhores sob condições fotópicas em todas as frequências espaciais.

Eles concluíram que as duas LIO tinham limitações em promover desfechos completos para visão de perto.

Com a aberrometria por traçado de raios, foi demonstrado que o poder de acomodação de Crystalens foi mais baixo que 0,4 D.[89]

Comercialmente disponível: Sim
1CU (Human Optics AG)
Tipo: biconvexa de peça única
Material: acrílico hidrofóbico
Diâmetro óptico: 5,5 mm
Diâmetro total: 9,8 mm
Mecanismo de ação: movimento anterior da óptica; quatro hápticos para a transdução da contração do músculo ciliar

Saiki et al.[90] realizaram um acompanhamento de 4 anos de pacientes que receberam a LIO 1CU e relataram que a amplitude de acomodação não era suficiente para proporcionar boa visão de perto. Uma possibilidade para a falta de acomodação é a contração da cápsula.

Não disponível comercialmente; foi descontinuada.

Tetraflex (Lenstec Inc)
Tipo: LIO de peça única
Material: hidroxiatilmetacrilato (HEMA)
Diâmetro óptico: 5,75 mm
Diâmetro total: 11,5 mm
Índice refrativo: 1,46
Tamanho da incisão: 2,5 a 3,0 mm
Mecanismo de ação: aumento na HOA com esforço acomodativo,[91] em vez de movimento para a frente dentro da bolsa capsular, como foi a ação proposta original (Figura 3.10.16).

Comercialmente disponível: Sim, embora os resultados tenham sido contraditórios.

2) Lentes intraoculares com mudança na posição axial, óptica dupla

Synchrony (Visiogen Inc.)
Tipo: óptica dupla de peça única
Material: silicone
Faixa de poder: +16,00 D a +28,00 D em intervalos de 0,5 D

O componente da LIO anterior tem um alto poder além do necessário para produzir emetropia, e o componente posterior

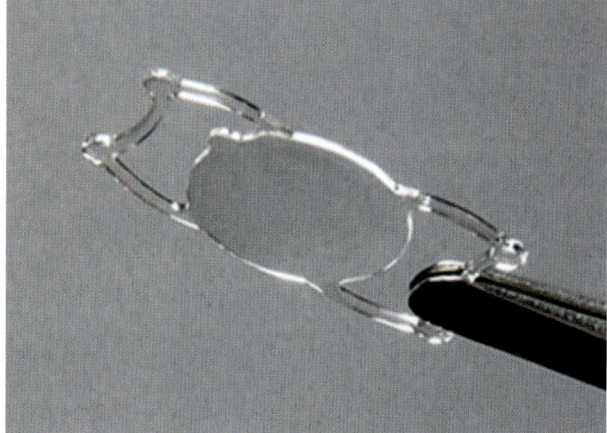

Figura 3.10.16 LIO Tetraflex. (Imagem de Wolff Sohn JS1, Davies LN, Gupta N et al. Mechanism of action of the tetraflex accommodative intraocular lens. J Refract Surg 2010;26:858–62.)

tem uma potência negativa para retornar o olho à emetropia. Uma ponte com uma função de mola conecta os dois componentes. Quando a LIO está no saco capsular, a tensão do saco comprime a óptica. Isso leva à energia de tensão nos hápticos, que é liberada quando há uma tentativa de acomodar (Figura 3.10.17).[82,92]

Uma comparação dos desempenhos visuais e oculares entre a LIO Crystalens HD e a Synchrony foi feita por Alió et al.[82] Nenhuma diferença estatisticamente significativa ocorreu em UDVA, CDVA e desfechos visuais para perto ou distância intermediária entre as duas LIO. A acuidade de leitura e a velocidade de leitura foram semelhantes nos dois grupos. A sensibilidade ao contraste foi significativamente melhor em pacientes que receberam a LIO Synchrony. HOA foi maior no grupo Crystalens HD. Ambas as LIO tiveram limitações em fornecer desfechos visuais próximos adequados.

Bohórquez et al.[92] avaliaram a capacidade de leitura em 1 e 2 anos após o implante da LIO Synchrony. A velocidade de leitura, a acuidade média de leitura e o tamanho médio de impressão crítica foram significativamente melhores em 2 anos de pós-operatório. Eles concluíram que esses resultados eram uma consequência da verdadeira acomodação, embora as razões para a melhora das habilidades de leitura aos 2 anos de pós-operatório não estivessem totalmente claras.

Comercialmente disponível: não, foi descontinuada.

3) Lentes intraoculares com mudança de forma ou curvatura

FluidVision (Powervision, Inc). Essa LIO tem um diâmetro total de 10,0 mm e um diâmetro óptico de 6,0 mm. É feita de

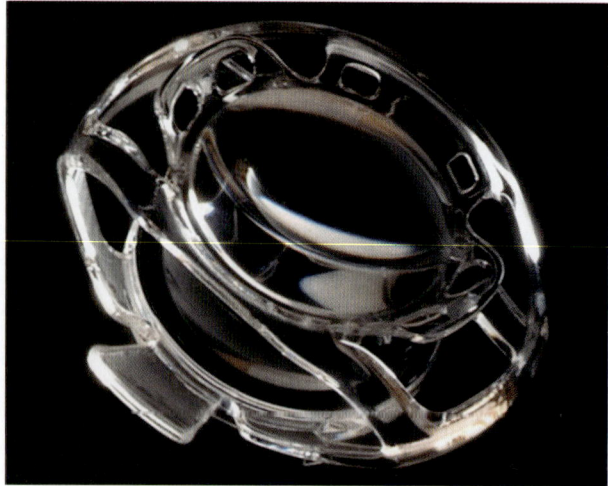

Figura 3.10.17 LIO Synchrony. (Imagem de Bohórquez V, Alarcon R. Long-term reading performance in patients with bilateral dual-optic accommodating intraocular lenses. J Cataract Refract Surg 2010;36:1880–6.)

material acrílico; os hápticos e o interior da óptica são preenchidos com óleo de silicone. Durante a acomodação, o óleo de silicone é empurrado para dentro da óptica por meio de canais de líquidos que conectam os hápticos à óptica. Isso infla a lente, o que aumenta a diatropia (poder de refração) para visão de perto.[93a] Quando o olho focaliza de longe, os fluxos de líquidos do corpo óptico voltam para os hápticos, aplainando a lente e diminuindo a diatropia (poder de refração). Em um estudo piloto, Roux relatou uma acomodação subjetiva de 2,5 D.[93b]

A lente é implantada através de uma incisão de 4 mm; os resultados deste estudo ainda não foram publicados.

Comercialmente disponível: não, ainda em testes.

Nulens (DynaCurve). Essa LIO consiste em hápticos de polimetilmetacrilato (PMMA), um plano de referência anterior de PMMA que fornece correção da visão à distância, uma pequena câmara que contém um gel de silicone sólido e um pistão posterior com uma abertura no centro (Figura 3.10.18).

Mecanismo de ação: o pistão é pressionado, fazendo com que o gel flexível abaúle, resultando em um aumento ou diminuição no poder óptico da LIO. É inserido no sulco e deve ser implantado através de uma incisão limbal de 9 mm.

Pode fornecer até 10,00 D de acomodação, melhorando a acuidade visual para perto sem comprometer a DVA.[94]

Comercialmente disponível: não.

4) Lentes intraoculares com mudança no índice de refração ou poder

Lumina (Akkolens). Essa LIO consiste em dois elementos ópticos, cada um com uma alça elástica em forma de "U" com uma função de mola e conexões não elásticas com o corpo principal da lente (Figura 3.10.19).

A óptica é asférica, a anterior tem um poder de 5,0 D e o poder da posterior depende da correção necessária do olho (de 10 a 25 D). Deve ser implantada no sulco e seu tamanho é personalizado com base no diâmetro de sulco a sulco, medido pela OCT no meridiano de 12 horas.

Durante a acomodação, a LIO é comprimida pela contração do músculo ciliar, e a óptica se move em direções opostas, aumentando a potência óptica da lente. Quando o músculo relaxa, as molas forçam os elementos de volta ao seu estado original, diminuindo o poder da óptica. Foi comprovado por métodos subjetivos e objetivos que a LIO Lumina melhora a visão de perto, intermediária e distante sem afetar a sensibilidade ao contraste e com uma potência acomodativa entre 1,5 e 6,0 D.[95]

Comentários. A eficácia em longo prazo de acomodar o implante de LIO para tratamento de presbiopia ainda precisa ser demonstrada (Figura 3.10.20).

Outros tratamentos
Bandas de expansão escleral

Esse tratamento é baseado na teoria de acomodação de Schachar, que afirma que a presbiopia é secundária a um aumento no diâmetro do cristalino, o que causa uma redução no espaço

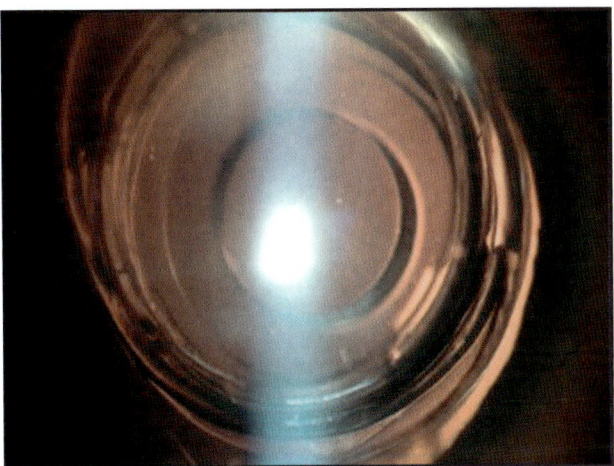

Figura 3.10.18 LIO Nulens no olho humano. (Imagem de Alió JL, Ben-nun J, Rodríguez-Prats JL et al. Visual and accommodative outcomes 1 year after implantation of an accommodating intraocular lens based on a new concept. J Cataract Refract Surg 2009;35:1671–8.)

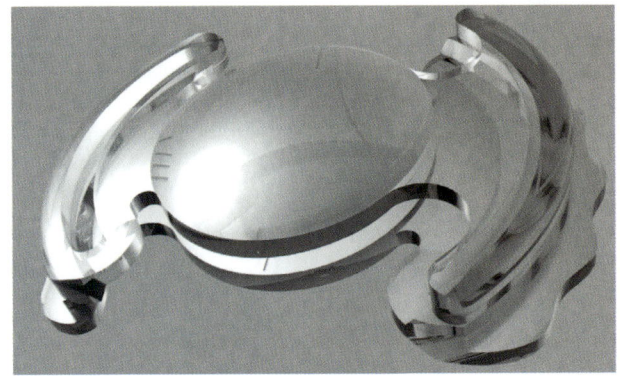

Figura 3.10.19 LIO Lumina. (Imagem de Alió JL, Simonov A, Plaza-Puche AB et al. Visual outcomes and accommodative response of the Lumina accommodative intraocular lens. Am J Ophthalmol 2016;164:37–48.)

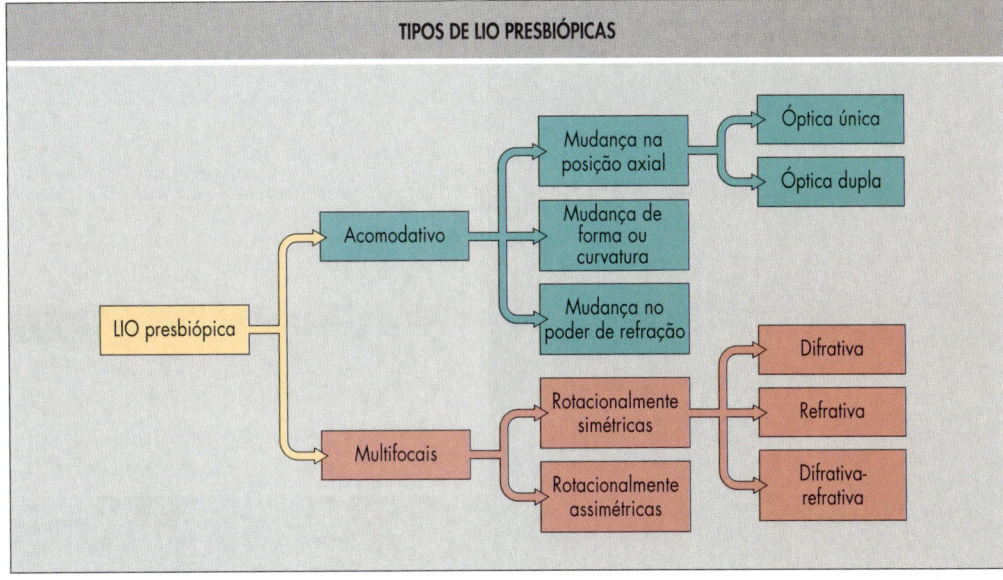

Figura 3.10.20 Tipos de LIO presbiópica.

entre o cristalino e o corpo ciliar, de modo que, ao contrair, as zônulas não podem mais exercer seu efeito na lente devido a uma perda de tensão.[96]

O Grupo de Refocagem está conduzindo um estudo de fase III de uma nova cirurgia de implante escleral. Quatro segmentos de PMMA são inseridos em túneis esclerais a uma profundidade de 400 µm, 4 mm do limbo para restaurar a acomodação. Relatórios preliminares indicam boa visão não corrigida para perto e distância intermediária, sem comprometer a visão à distância. Os desfechos principais ainda estão pendentes.[97]

Tratamento tópico
Este é um tema emergente que está sob avaliação clínica; o mecanismo de ação é por meio da estimulação do corpo ciliar, miose e amolecimento do cristalino.

Lágrimas FOV
Um tratamento tópico está disponível para a correção da visão de perto, com evidências científicas relatando um ganho de duas a três linhas de UCVA. A solução oftálmica contém pilocarpina, fenilefrina, polietilenoglicol, nepafenac, feniramina e nafazolina, e essa combinação estimula a contração do corpo ciliar e mantém um diâmetro fisiológico da pupila. As lágrimas FOV estão comercialmente disponíveis em alguns países da América Latina.[98]

Visão líquida
Essa é uma combinação de aceclidina (parassimpaticomimética) e tropicamida. Seu mecanismo de ação é por meio de um efeito estenopeico. O estudo piloto relatou um ganho de mais de três linhas de visão de perto. Está sendo testado em um estudo de fase IIb.[99]

EV06 (Encore Vision)
Um incremento da elasticidade do cristalino pode ser alcançado pelo tratamento tópico com o éster de colina de ácido lipoico a 1,5% (EV06, Encore Vision), que reduz o dissulfeto de proteína da lente. As ligações e dissulfeto do cristalino que se formam entre as proteínas do cristalino são quebradas por causa do ácido di-hidrolipoico (um agente ativo reduzido de ácido lipoico), aumentando assim a elasticidade do cristalino. Um estudo de fase I/II mostrou bons desfechos.[100]

BIBLIOGRAFIA

Alió JL, Amparo F, Ortiz D et al. Corneal multifocality with excimer laser for presbyopia correction. Curr Opin Ophthalmol 2009;20:264–71.

Alió JL, Grzybowski A, El Aswad A et al. Refractive lens exchange. Surv Ophthalmol 2014;579–98.

Alió JL, Grzybowski A, Romaniuk D. Refractive lens exchange in modern practice: when and when not to do it? Eye Vis 2014;1:1–13.

Alió JL, Simonov A, Plaza-Puche AB et al. Visual outcomes and accommodative response of the Lumina accommodative intraocular lens. Am J Ophthalmol 2016;164:37–48.

Braga-Mele R, Chang D, Dewey S et al. Multifocal intraocular lenses: relative indications and contraindications for implantation. J Cataract Refract Surg 2014;40:313–22.

Davidson RS, Dhaliwal D, Hamilton DR et al. Surgical correction of presbyopia. J Cataract Refract Surg 2016;42:920–30.

Garcia-Gonzalez M, Teus MA, Hernandez-Verdejo JL. Visual outcomes of LASIK-induced monovision in myopic patients with presbyopia. Am J Ophthalmol 2010;150:381–6.

Gil-Cazorla R, Shah S, Naroo SA. A review of the surgical options for the correction of presbyopia. Br J Ophthalmol 2016;100:62–70.

Gooi P, Ahmed IK. Review of presbyopic IOLs: multifocal and accommodating IOLs. Int Ophthalmol Clin 2012;52(2):41–50.

Greenstein S, Pineda R 2nd. The quest for spectacle independence: a comparison of multifocal intraocular lens implants and pseudophakic monovision for patients with presbyopia. Semin Ophthalmol 2017;32(1):111–5.

Kamiya K, Hayashi K, Shimizu K et al. Multifocal intraocular lens explantation: a case series of 50 eyes. Am J Ophthalmol 2014;158:215–220.e1.

Lindstrom RL, Macrae SM, Pepose JS et al. Corneal inlays for presbyopia correction. Curr Opin Ophthalmol 2013;24:281–7.

Pepose JS, Burke J, Qazi MA. Benefits and barriers of accommodating intraocular lenses. Curr Opin Ophthalmol 2017 Jan;28(1):3–8.

Rosen E, Alió JL, Dick HB et al. Efficacy and safety of multifocal intraocular lenses following cataract and refractive lens exchange: Metaanalysis of peer-reviewed publications. J Cart Refract Surg 2016;42:310–28.

Seyeddain O, Hohensinn M, Riha W et al. Small-aperture corneal inlay for the correction of presbyopia: 3-year follow-up. J Cataract Refract Surg 2012;38:35–45.

As referências completas estão disponíveis no **GEN-io**.

PARTE 4 DOENÇAS DA CÓRNEA E DA SUPERFÍCIE OCULAR

SEÇÃO 1 Princípios Básicos

Anatomia, Fisiologia e Cicatrização de Feridas da Córnea

4.1

Ayad A. Farjo, Matthew V. Brumm, H. Kaz Soong e Christopher T. Hood

Definição: A córnea representa a parede anterior transparente do globo.

Características principais
- A córnea, incluindo o filme lacrimal, é a principal superfície refrativa do olho
- Ela fornece integridade estrutural à porção anterior do olho
- É uma barreira chave contra a infecção.

INTRODUÇÃO

Uma córnea saudável, juntamente com o filme lacrimal sobrejacente, é necessária para fornecer uma superfície de refração anterior adequada e proteger o olho contra infecções e danos estruturais aos componentes mais profundos do olho. A córnea do adulto apresenta em média de 11,5 a 12 mm[1] no diâmetro horizontal e cerca de 1 mm menor no diâmetro vertical. O poder refrativo anterior é de +43,00 a +43,50 dioptrias (D). A forma da córnea é prolata, sendo mais curva centralmente e mais plana na periferia, o que cria um sistema óptico asférico.

Embriologia, anatomia e fisiologia da córnea

Epitélio

O epitélio da córnea é derivado do ectoderma superficial entre a quinta e a sexta semanas de gestação. É composto por epitélio escamoso estratificado não queratinizado e não secretor (Figura 4.1.1), apresenta de quatro a seis camadas de células de espessura (40 a 50 μm). O epitélio é revestido por um filme lacrimal de 7 μm de espessura que é opticamente importante ao corrigir as microirregularidades da superfície epitelial anterior. A interface ar-lágrima, juntamente com a córnea subjacente, fornece aproximadamente dois terços do poder refrativo total do olho. A porção mucinosa da lágrima, que forma o revestimento interno do filme lacrimal e é produzida pelas células caliciformes conjuntivais, interage diretamente com o glicocálice da célula epitelial da córnea para permitir a propagação hidrofílica do filme lacrimal a cada piscada da pálpebra. O filme lacrimal também ajuda a proteger a superfície da córnea da invasão microbiana e de substâncias químicas, tóxicas ou dano por corpo estranho. Assim, o filme lacrimal da superfície ocular e o epitélio da córnea compartilham uma relação mútua íntima, tanto anatômica quanto fisiologicamente.

As células epiteliais da córnea sofrem involução ordenada, apoptose e descamação. O turnover completo das células epiteliais

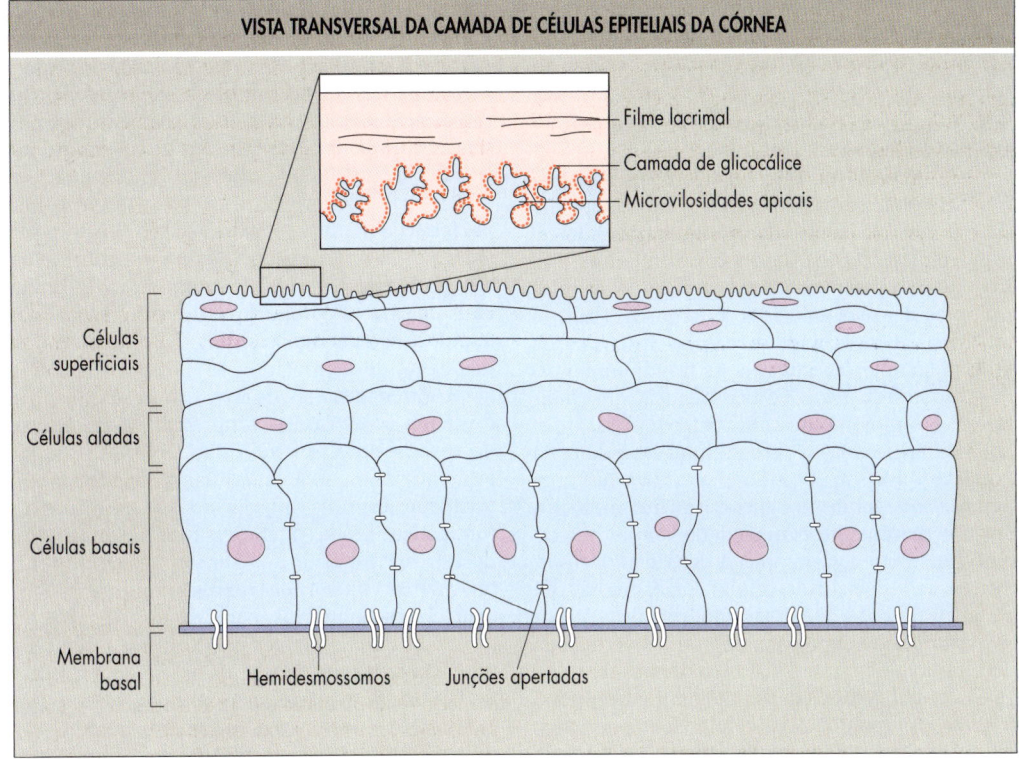

Figura 4.1.1 Vista transversal da camada de células epiteliais da córnea.

da córnea ocorre em 7 a 10 dias,[2] com as células mais profundas acabando por substituir as células superficiais descamadas de forma ordenada na direção apical. As células mais superficiais do epitélio da córnea formam uma média de duas a três camadas de células poligonais achatadas. As microvilosidades apicais e as microcristas extensas caracterizam as membranas celulares das células superficiais, as quais, por sua vez, são cobertas por uma fina camada de glicocálice carregada, apoiada intimamente. As projeções da membrana apical aumentam a área de superfície de contato e a aderência entre o filme lacrimal submucinoso e a membrana celular. Lateralmente, as células superficiais adjacentes são unidas por complexos de barreira apertada-oclusiva que restringem a entrada de lágrimas nos espaços intercelulares. Assim, uma superfície epitelial saudável repele corantes, tais como fluoresceína e rosa bengala.

Abaixo da camada de células superficiais, estão as células suprabasais ou células aladas. Esta camada apresenta cerca de duas a três células de profundidade e consiste em células que são menos achatadas que as superficiais sobrejacentes, mas têm junções intercelulares, laterais semelhantes. Abaixo das células aladas estão as células basais, a camada celular mais profunda do epitélio da córnea. A camada de células basais é composta por uma camada única de células epiteliais colunares de aproximadamente 20 μm de altura. Além das células-tronco e das células amplificadoras transitórias, as células basais são as únicas células epiteliais da córnea capazes de realizar mitose.[3,4] Elas são a fonte de células aladas e células superficiais e apresentam junções intercelulares laterais caracterizadas por junções comunicantes e zônulas aderentes. As células basais estão ligadas à membrana basal subjacente por um extenso sistema de hemidesmossomos. Esta adesão é de importância fundamental na prevenção do descolamento do tecido epitelial da córnea. As anormalidades neste sistema de ligação podem resultar clinicamente em síndromes recorrentes de erosão corneana ou em defeitos epiteliais persistentes.

A membrana basal é composta por um material de matriz extracelular secretado pelas células basais. Após a destruição da membrana basal, são necessárias cerca de 6 semanas para reconstituí-la e curá-la. A ligação epitelial à membrana basal subjacente recentemente constituída tende a ser instável e fraca durante este período. O epitélio também adere relativamente mal ao estroma descoberto ou à camada de Bowman. Em condições normais, o colágeno do tipo IV e a laminina são os principais componentes da membrana basal; no entanto, a produção de fibronectina aumenta para níveis elevados durante a lesão epitelial aguda. A membrana basal, aproximadamente 0,05 μm de espessura, adere à membrana de Bowman subjacente por meio de um mecanismo mal compreendido que envolve fibrilas e placas de ancoragem.[5]

As células-tronco epiteliais – células pluripotentes não diferenciadas que servem como uma importante fonte de epitélio novo da córnea – foram localizadas no epitélio basal límbico. À medida que as células migram para a córnea central, elas se diferenciam em células amplificadoras transitórias (células capazes de múltiplas divisões celulares, porém limitadas) e células basais. A massa da camada de células epiteliais da córnea parece ser o complexo resultante de três fenômenos. De acordo para a "hipótese X, Y, Z", X é a proliferação de células epiteliais basais, Y é o movimento centrípeto da massa das células epiteliais periféricas e Z é a perda celular resultante da morte e descamação.[6] Esses três fenômenos provavelmente não são totalmente independentes um do outro, mas sim controlados por um mecanismo complexo de retroalimentação interativo que mantém o *status quo*, a densidade celular *vis-à-vis*, a distribuição e polaridade celular e a espessura da camada de células. É provável que essas citodinâmicas sejam responsáveis por padrões de deposição bioquímica verticilada (vórtice ou espiral) impressionantes, vistos na doença de Fabry (Figura 4.1.2) e nas ceratopatias de deposição do medicamento (p. ex., de cloroquina e amiodarona). As células de Langerhans, macrófagos dendríticos imunologicamente ativos derivados da medula óssea e capazes de processamento de antígeno, estão no

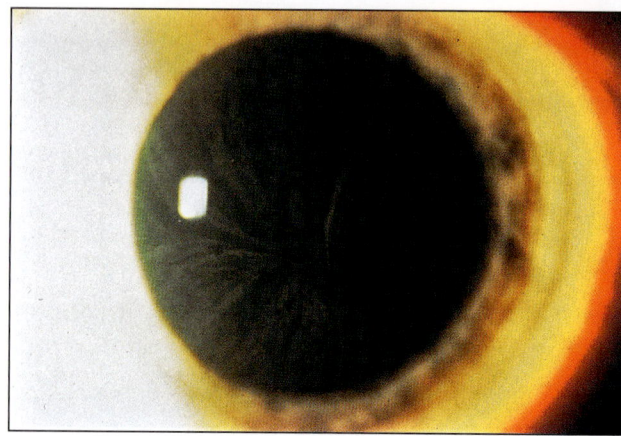

Figura 4.1.2 Ceratopatia de deposição em forma de espiral no epitélio corneal vista na doença de Fabry.

epitélio corneano periférico perto do limbo. Sob certas condições (p. ex., rejeição de enxerto de córnea ou lesão), essas células são encontradas entre as células epiteliais da córnea central. Os antígenos de linfócitos humanos são expressos por estas células de Langerhans da córnea. As células de Langerhans foram detectadas na camada de células epiteliais basais e na membrana de Bowman em condições inflamatórias patológicas, tal como na ceratite pontilhada superficial de Thygeson. Após o tratamento com corticosteroides tópicos, estas células já não são detectáveis por microscopia confocal a *laser*.[7]

Estroma

Na sétima semana de gestação, após o estabelecimento do endotélio primitivo, uma segunda onda de células da crista neural forma o estroma corneal inicial. Semelhante à derme da pele, o estroma corneal fornece uma importante integridade estrutural e compreende aproximadamente 90% da espessura da córnea. O estroma difere de outras estruturas de colágeno na sua transparência e em suas propriedades biomecânicas. Estas propriedades funcionais resultam da organização acurada das fibras estromais e da matriz extracelular, e do estado relativamente desidratado do estroma corneal.[7-11] As fibras estão alinhadas em uma forma paralela dentro de cada lamela e dispostas em ângulos em relação às fibras nas lamelas adjacentes.[12,13] Esta rede reduz a dispersão de luz frontal e contribui para a resistência mecânica da córnea. O estroma periférico é mais espesso do que o estroma central e as fibrilas de colágeno podem mudar de direção rodando circunferencialmente conforme eles se aproximam do limbo.[13,14] A membrana de Bowman é um condensado acelular da porção mais anterior do estroma.

As fibrilas de colágeno estromais, que proporcionam a principal força de tração da córnea, são compostas principalmente de colágeno do tipo I, mas requerem um complexo com colágeno do tipo V para obter seu diâmetro único e estreito.[15-17] Eles são cercados por proteoglicanas especializadas, consistindo em sulfato de queratano ou sulfato de condroitina, cadeias laterais de sulfato de dermatan, que ajudam a regular a hidratação e as propriedades estruturais. Os ceratócitos, o principal tipo de célula do estroma, compreendem aproximadamente 10% do volume do estroma e estão envolvidos na manutenção do ambiente de matriz extracelular.[18,19] São encontrados mais ceratócitos no estroma anterior do que no estroma posterior.[20] Já foram identificadas diferenças morfológicas entre os ceratócitos do estroma anterior e posterior, tais como fenestrações.[21] As "cristalinas" da córnea, representando 25 a 30% da proteína solúvel nos ceratócitos, parecem ser responsáveis por reduzir a retrodifusão da luz dos ceratócitos e a manutenção da transparência corneana.[22]

Dua *et al*. estudaram propriedades biomecânicas dos 6 a 15 mícrons mais posteriores do estroma (pré-camada de Descemet [PCD][23,24]). Estas cinco a oito lamelas de colágeno compacto aparecem distintas na microscopia eletrônica e podem ser relevantes como um plano de clivagem na ceratoplastia lamelar profunda. Os detalhes da microscopia eletrônica desta membrana foram ilustrados primeiramente em 1972 por Fine e Yanoff.[25]

A forma e a curvatura da córnea são regidas pela estrutura biomecânica intrínseca e o ambiente extrínseco (Figura 4.1.3). A rigidez do estroma corneal, parece ser importante para manter a curvatura corneana.[26] As diferenças organizacionais nos feixes de colágeno do estroma anterior podem contribuir para uma maior força coesiva nesta área e podem explicar por que a curvatura anterior resiste muito mais a mudar com a hidratação do estroma em comparação com o estroma posterior, que tende a desenvolver dobras mais facilmente. A inervação sensitiva da córnea é derivada do ramo nasociliar da primeira divisão (oftálmica) do trigêmeo nervo. Na córnea superficial, os nervos entram no estroma radialmente em troncos espessos formando arranjos plexiformes, que eventualmente perfuram a membrana de Bowman para fornecer um plexo rico sob a camada de epitelial basal.[27] As fibras parecem se comunicar diretamente com os ceratócitos e as células epiteliais[28] e podem desempenhar um papel importante na homeostase da córnea.

Endotélio

No início da embriogênese, a córnea posterior é revestida por uma monocamada derivada da crista[29] de células cuboides dispostas ordenadamente.[30] Por volta do estágio de 78 mm, as células se tornam achatadas e se encostam firmemente uma na outra. Nesta fase, imediatamente anterior à camada achatada, encontra-se uma camada descontínua, acelular, homogênea, que com o tempo se torna a membrana de Descemet.[31] Nos estágios de desenvolvimento de 120 mm e 165 mm, a monocamada de endotélio é uniforme em espessura, abrange toda a superfície da córnea posterior e se funde com as células da malha trabecular.[31] Da mesma forma, a membrana de Descemet se torna contínua e uniforme, fundindo-se perifericamente com as vigas trabeculares.[31] O local de fusão, conhecido como linha de Schwalbe, é um marco gonioscópico que define o fim da membrana de Descemet e o início da malha trabecular. Ao nascimento, o endotélio apresenta aproximadamente 10 μm de espessura.[32]

O endotélio humano intacto é uma monocamada, que aparece como um mosaico tipo favo de mel quando visto "de frente" (Figura 4.1.4). As células individuais continuam se achatando ao longo do tempo e se estabilizam em cerca de 4 μm de espessura na idade adulta (Figura 4.1.5).[33] A superfície posterior do endotélio é carente de vilosidades, exceto em certas condições patológicas, nas quais pode desenvolver características epitelioides. As células adjacentes compartilham extensas interdigitações laterais e apresentam lacunas e junções apertadas ao longo de suas bordas laterais. As membranas laterais contêm uma alta densidade de locais de bombas de sódio (Na^+), de potássio (K^+)-adenosina trifosfatase (ATPase).[34] A superfície basal do endotélio contém numerosos hemidesmossomos que promovem adesão à membrana da Descemet. As células endoteliais contêm numerosas mitocôndrias e um proeminente sistema de Golgi, e secretam

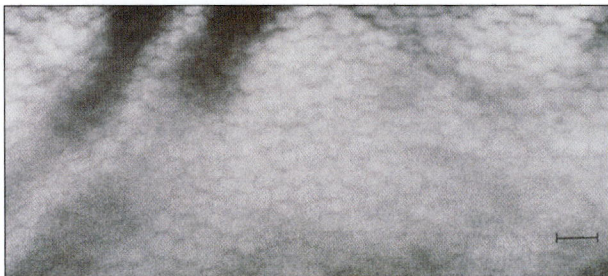

Figura 4.1.4 Microscopia especular do endotélio normal. Observe as bordas celulares escuras e bem definidas, o arranjo hexagonal regular e o tamanho celular uniforme. (Barra = 50 μm.)

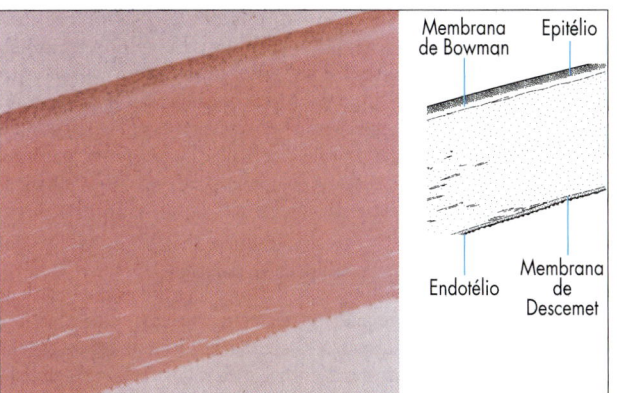

Figura 4.1.5 Microscopia óptica do endotélio normal (x100). Observe a camada endotelial de célula única com a membrana de Descemet de espessura uniforme (superfície epitelial no topo da figura). (Cortesia do Dr. David Basrky.)

continuamente a membrana de Descemet ao longo da vida, começando no útero, a partir da 8ª semana. A porção anterior da membrana de Descemet formada no útero tem uma aparência distinta em bandas quando vista por microscopia eletrônica, mas a membrana de Descemet produzida após o nascimento não apresenta bandas e tem uma textura ultraestrutural amorfa. Esta membrana tem aproximadamente 3 μm de espessura ao nascimento, mas chega a 10 μm com o avançar da idade. A densidade de células endoteliais e a topografia continuam a mudar ao longo da vida. Da segunda à oitava décadas de vida, a densidade celular diminui de aproximadamente 3.000 a 4.000 células/mm² para cerca de 2.600 células/mm², e a porcentagem de células hexagonais diminuem de cerca de 75% para cerca de 60%.[35] A densidade das células endoteliais centrais diminui a uma taxa média de 0,3% ao ano em córneas normais.[36]

Como resultado da atividade endotelial, o estroma é mantido em um estado relativamente desidratado (78% de teor de água).[37] Uma hipótese é que essa atividade endotelial é mediada por um processo de vazamento de bomba; o fluido sai do estroma corneal seguindo o movimento para baixo do gradiente osmótico de um estroma relativamente hipo-osmótico em direção a um humor aquoso relativamente hipertônico. Este movimento passivo do fluido não requer energia. Os processos que requerem energia são os intracelulares e ligados aos sistemas de transporte iônico na membrana celular, que geram o gradiente osmótico. Os dois sistemas de transporte iônico mais importantes são a Na+, K+-ATPase ligadas à membrana e a via da anidrase carbônica intracelular.[38] A atividade em ambas as vias produz um fluxo líquido do estroma para o humor aquoso. A porção de barreira do endotélio é única uma vez que é permeável até certo ponto, permitindo o fluxo de íons necessário para estabelecer o gradiente.[31,33]

Existe pouco potencial mitótico *in vivo* dentro do endotélio normal, mas este pode entrar em jogo em situações patológicas. Embora o número mínimo exato de células por milímetro quadrado necessário para manter a deturgescência da córnea não

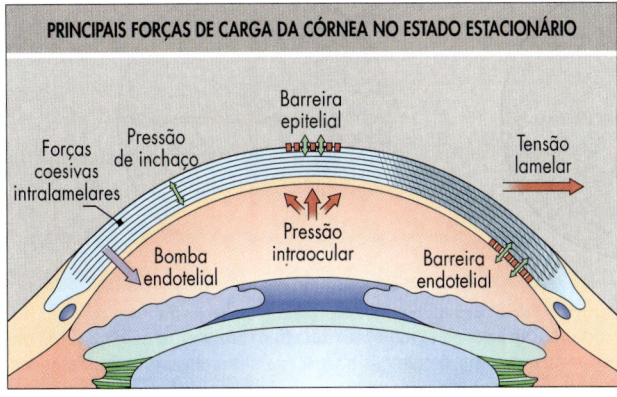

Figura 4.1.3 Principais forças de carga da córnea no estado estacionário. (Ilustração cortesia de William J. Dupps, MD, PhD.)

seja conhecido, as córneas com contagens de células centrais abaixo de 500 células/mm² podem estar em risco de desenvolvimento de edema. A morfologia celular endotelial (tamanho e forma) parece se correlacionar com a função da bomba. Um aumento no tamanho da célula (polimegatismo) e um aumento na variação de forma de célula (pleomorfismo) se correlacionam com a capacidade reduzida das células endoteliais de causar a deturgescência da córnea.[39,40]

A avaliação *in vivo* da função endotelial se baseia em medições de espessura da córnea ou em estudos clínicos morfológicos da monocamada endotelial com microscopia especular. A medição da espessura da córnea (paquimetria) reflete indiretamente a função endotelial. A espessura central média da córnea é de aproximadamente 0,5 mm e aumenta gradualmente em direção à periferia para cerca de 0,7 mm. Normalmente, como uma variação diurna, as córneas tendem a ficar um pouco mais espessas logo após o indivíduo despertar pela manhã. Este aumento na espessura é consequência da diminuição da evaporação de água debaixo das pálpebras fechadas, e o resultado da diminuição da atividade metabólica do endotélio. Tal inchaço corneal durante a noite é mais notório em indivíduos com disfunção ou insuficiência endotelial, causando visão turva pela manhã, mas que se resolve gradualmente, durante o dia.

Respostas endoteliais ao estresse

O estresse endotelial leve pode resultar em alterações no tamanho e na forma das células, enquanto um estresse maior pode resultar na perda de células, bem como alterações irreversíveis no citoesqueleto endotelial.[41] As fontes de estresse podem incluir distúrbios (hipoxia ou hiperglicemia), toxinas (medicamentos ou seus conservantes), lesão (trauma ou cirurgia), ou alterações no pH ou osmolaridade. Por exemplo, as lentes de contato causam estresse por hipoxia de grau variável no endotélio.[42] Com o tempo, isso pode resultar em alteração da morfologia, na microanatomia e, possivelmente, na função do endotélio.[43,44] A hiperglicemia é outro estresse metabólico comum que pode produzir mudanças no endotélio. Quando comparado com controles pareados por idade, o endotélio corneal em pacientes com diabetes tipo 1 e tipo 2 tem uma densidade celular média e maior pleomorfismo e polimegatismo.[45,46]

A manipulação tecidual, o fluxo de fluido na câmara anterior, e os agentes farmacológicos intracamerais introduzidos durante a cirurgia do segmento anterior podem causar danos ao endotélio.[47,48] Os materiais viscoelásticos oftálmicos (compostos por hidroxipropilmetilcelulose, sulfato de condroitina ou hialuronato de sódio) proporcionam proteção significativa contra o trauma endotelial durante as cirurgias intraoculares.[49,50]

O glaucoma tem sido associado à perda de células endoteliais. Comparado com os controles da mesma idade, foram observadas contagens de células endoteliais significativamente mais baixas em pacientes com glaucoma e hipertensão ocular em um estudo.[51] A contagem de células foi inversamente proporcional à pressão intraocular média nos grupos de glaucoma e hipertensão ocular. Os mecanismos de perda celular podem incluir dano direto da pressão intraocular, alterações congênitas do endotélio no glaucoma e toxicidade medicamentosa.[52]

CURA CORNEAL DE FERIDAS

Lesão epitelial

Em poucos minutos após uma pequena ferida epitelial corneana, as células na borda da lesão começam a cobrir o defeito o mais rapidamente possível por uma combinação de migração celular e disseminação de células. Um atraso maior de até quatro a cinco horas é visto em defeitos maiores. Esta fase de atraso é necessária para o processo preparatório. As alterações celulares de natureza anatômica, fisiológica e bioquímica ocorrem antes do rápido movimento celular. Várias extensões de membrana celular, tais como lamelipódios, filopódios e projeções se desenvolvem na borda de ataque da ferida. Os hemidesmossomos de ancoragem desaparecem as células basais. Esta fase precoce da cobertura da ferida não mitótica é notável pela sua velocidade; as células foram determinadas para migrar a uma taxa de 60 a 80 μm/h (Figura 4.1.6).[53] A folha de migração de células epiteliais é ligada mais firmemente ao substrato subjacente na margem principal. A adesão relativamente firme na margem sugere que o movimento da folha epitelial pode ter "tração nas rodas dianteiras", com as células menos ancoradas atrás da margem sendo puxadas para a frente, possivelmente por mecanismos intracelulares contráteis que envolvem actina.[54] A fibronectina, uma proteína onipresente da matriz extracelular presente no plasma e em feridas recentes, é considerada um dos principais elementos na mediação da adesão célula-substrato e na migração celular. Presente no lado extracelular das placas de adesão, acredita-se que ela medeie a ligação entre o complexo integrina-talina-vinculina e o substrato durante a migração epitelial após a ocorrência de uma ferida. Acredita-se que a laminina, uma proteína da matriz extracelular menos onipresente, atue de maneira semelhante.

Entre 24 e 30 horas após lesões epiteliais de tamanho médio, a mitose ou a proliferação celular começa e restaura a população escassa de células epiteliais. Depois de grandes lesões epiteliais, ocorrem aumentos significativos na divisão celular até 96 horas.[55] Apenas as células basais, as células amplificadoras transitórias e as células-tronco do limbo participam dessa mitose reconstitutiva.[3,4] As células-tronco epiteliais da córnea, que residem no limbo nas Paliçadas de Vogt, não podem ser regeneradas após a lesão.[56,57] A deficiência de células-tronco do limbo é uma causa cada vez mais reconhecida de defeitos epiteliais não cicatrizantes. A matriz extracelular, além de outros sinais ambientais, como citocinas e fatores de crescimento, provavelmente desempenha um papel central na regulação do comprometimento das células-tronco epiteliais, na diferenciação da córnea, e tem participação na cicatrização da ferida da córnea.[58] Em ensaios laboratoriais e clínicos, agentes conhecidos por influenciar a migração epitelial, mitose, apoptose, adesão e diferenciação têm sido estudados como possíveis agentes terapêuticos para melhorar a cicatrização epitelial da córnea, incluindo fatores de crescimento, fibronectina e retinoides. Principalmente agentes mitogênicos e fatores de crescimento também estimulam a produção de componentes da matriz extracelular para aumentar a adesão célula-substrato. A camada de Bowman não se regenera após uma lesão.

Várias condições patológicas podem retardar ou impedir o processo de cicatrização epitelial da córnea, dentre as quais: danos ao substrato celular (causado por doença herpética ou outra doença infecciosa, diabetes melito, queimaduras químicas ou lesões e/ou distrofias da membrana basal), inflamação da

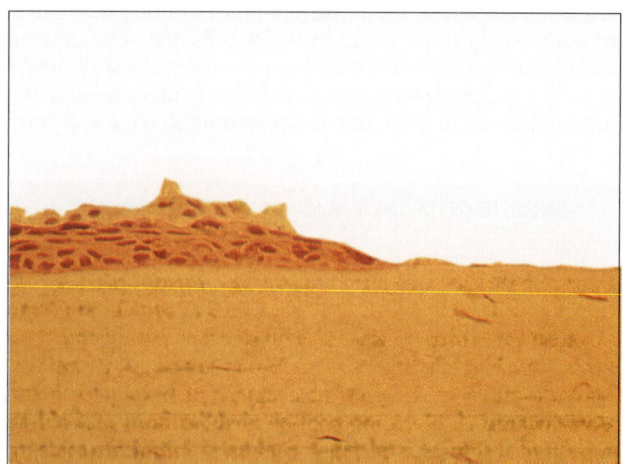

Figura 4.1.6 Microscopia óptica mostrando a borda líder do epitélio corneal migrante de rato conforme ela se afina para uma camada da espessura de uma célula. Conforme o defeito epitelial é rapidamente revestido pelas células migrantes, ele é inicialmente revestido com uma população de células finas e raras antes do início da atividade mitótica (hematoxilina e eosina).

superfície ocular ou doença atópica, medicamentosa, olhos secos, ceratopatias neurotróficas e de exposição, doença da conjuntiva (p. ex., penfigoide das membranas mucosas, ceratoconjuntivite por radiação e síndrome de Stevens-Johnson), danos extensos às células-tronco límbicas e anormalidades palpebrais.

Nas córneas neurotróficas, é possível que a interrupção da inervação da córnea resulte em depleção de fatores de crescimento e substância P, um químico conhecido por regular as funções fisiológicas da córnea.[59] As córneas diabéticas podem apresentar membranas basais anormalmente espessadas que são facilmente delaminadas (Figura 4.1.7), talvez semelhante às anormalidades da membrana basal em outros lugares, como no epitélio ciliar e no glomérulo renal.[52] Uma combinação de interrupção farmacológica da função nervosa da córnea e danos às células epiteliais e ao substrato podem causar defeitos epiteliais persistentes associados ao abuso anestésico tópico.[60,61] As evidências também implicam a metaloprotease-9 da matriz (gelatinase B) como um fator que pode afetar a cicatrização e/ou descamação epitelial.[62,63]

Lesão estromal

Semelhante à pele, a cicatrização da ferida estromal consiste em reparação, regeneração e remodelamento,[15] envolvendo um complexo jogo de citocinas, fatores de crescimento e quimiocinas,[64] o reparo estromal difere da cura dermatológica uma vez que ocorre de modo avascular e idealmente mantém a transparência da córnea. A cascata reparadora começa com a ativação dos queratinócitos estromais, que aumentam em tamanho dentro das primeiras seis horas depois da ferida e migram para a área lesada dentro de 24 horas, tornando-se semelhantes à fibroblastos na aparência e no comportamento.[65] A ativação dos ceratócitos pode ser desencadeada por fatores epiteliais,[65] e a regeneração da membrana basal epitelial parece ter um papel crítico na manutenção da transparência estromal da córnea após lesões leves e recuperação de transparência quando a opacidade é gerada após ferimentos graves.[67] A cascata reparadora que se segue normalmente resulta em opacidade da córnea na área afetada. Os ceratócitos dentro da área de lesão sofrem apoptose, com pico 4 horas após a lesão inicial.[66] A apoptose parece modular a resposta da cicatrização da ferida ao influenciar a ativação de ceratócitos adjacentes.

Dentro de 1 a 2 semanas, os miofibroblastos com propriedades contráteis entram na área sob o epitélio e se envolvem no remodelamento do estroma, com aumento da expressão de metaloproteases de matriz.[15,68] Essas células podem ser responsáveis pela "opacidade" observada após lesão na córnea ou cirurgia.[70]

O processo de remodelamento pode, por vezes, prolongar-se por um período de vários anos e, eventualmente, restaurar a transparência da córnea na área afetada. Certas cirurgias da córnea, como o *laser* de ceratomileuse *in situ*, pode causar uma perda progressiva de ceratócitos ao longo do tempo por meio de um mecanismo ainda pouco esclarecido.[69]

Lesão endotelial

Traumas não perfurantes da córnea anterior que não envolvem diretamente o endotélio (p. ex., aquelas que ocorrem quando a córnea é atingida por partículas pequenas em alta velocidade) podem causar lesões concêntricas no endotélio decorrentes da rápida distorção focal da camada celular. O colapso da camada endotelial também pode resultar da flexão excessiva da córnea em cirurgias de grande incisão e/ou fragmentos de lente alcançando o endotélio durante a cirurgia de catarata e pode ocasionalmente produzir lesões, clinicamente vistas como linhas serpentinas, acinzentadas no endotélio. As células danificadas são rapidamente substituídas pelas células amplificadoras e sua migração centrípeta para a região lesada. Clinicamente, por biomicroscopia com lâmpada de fenda, essas lesões endoteliais desaparecem 1 a 3 dias após os danos. Com traumas mais graves, a membrana do Descemet subjacente pode até ser rasgada ou rompida, como em lesões de partos com fórceps e na hidropisia da córnea no ceratocone. Quando ferida, a membrana de Descemet se enrola em direção ao estroma e as células endoteliais circundantes deslizam para cobrir o defeito e produzir uma nova membrana de Descemet.[72] Embora o endotélio normal não pareça se replicar *in vivo*, evidências recentes sugerem que as células endoteliais retêm um grau de potencial proliferativo latente mesmo na idade adulta.[71] Recentemente, os inibidores de rho-quinase têm demonstrado potencial para o tratamento de dano endotelial, com evidência de propagação acelerada de células endoteliais em modelos de coelhos e resolução do edema da córnea em pequenos ensaios.[73]

BIBLIOGRAFIA

Bonanno JA. Molecular mechanisms underlying the corneal endothelial pump. Exp Eye Res 2012;95:2–7.
Fini ME, Stramer BM. How the cornea heals: cornea-specific repair mechanisms affecting surgical outcomes. Cornea 2005;24:S2–11.
Kawamoto K, Chikama T, Takahashi N et al. In vivo observation of Langerhans cells by laser confocal microscopy in Thygeson's superficical punctate keratitis. Mol Vis 2009;15:1456–62.
Maurice DM. The structure and transparency of the corneal stroma. J Physiol 1957;136:263–86.
Netto MV, Mohan RR, Ambrosio R Jr et al. Wound healing in the cornea: a review of refractive surgery complications and new prospects for therapy. Cornea 2005;24:509–22.
Oliveira-Soto L, Efron N. Morphology of corneal nerves using confocal microscopy. Cornea 2001;20:374–84.
Pflugfelder SC, Farley W, Luo L et al. Matrix metalloproteinase-9 knockout confers resistance to corneal epithelial barrier disruption in experimental dry eye. Am J Pathol 2005;166:61–71.
Qazi Y, Wong G, Monson B et al. Corneal transparency: genesis, maintenance and dysfuction. Brain Res Bull 2010;81:198–210.
Rao SK, Ranjan Sen P, Fogla R et al. Corneal endothelial cell density and morphology in normal Indian eyes. Cornea 2000;19:820–3.
Soong HK. Vinculin in focal cell-to-substrate attachments of spreading corneal epithelial cells. Arch Ophthalmol 1987;105:1129–32.
Stiemke MM, Edelhauser HF, Geroski DH. The developing corneal endothelium: correlation of morphology, hydration and Na/K ATPase pump site density. Curr Eye Res 1991;10:145–56.
Thoft RA, Friend J. The X, Y, Z hypothesis of corneal epithelial maintenance. Invest Ophthalmol Vis Sci 1983;24:1442–3.
Van den Bruel A, Gailly J, Devriese S et al. The protective effect of ophthalmic viscoelastic devices on endothelial cell loss during cataract surgery: a meta-analysis using mixed treatment comparisons. Br J Ophthalmol 2011;95:5–10.
Yee RW, Matsuda M, Schultz RO et al. Changes in the normal corneal endothelial cellular pattern as a function of age. Curr Eye Res 1985;4:671–7.

As referências completas estão disponíveis no **GEN-io**.

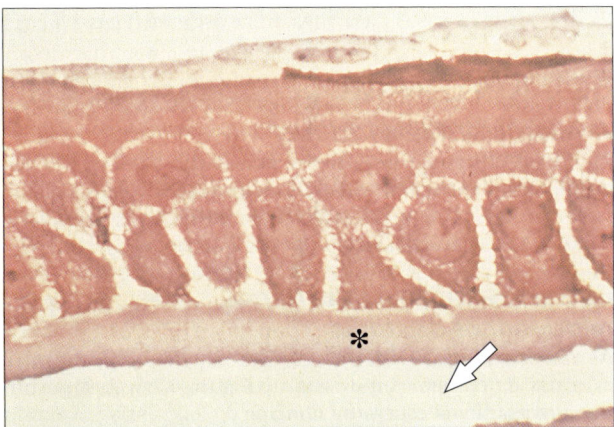

Figura 4.1.7 Erosão recorrente na córnea diabética. Observe a membrana basal anormalmente espessa (*asterisco*) e a fenda intralamelar no interior (*seta*) (hematoxilina e eosina).

PARTE 4 DOENÇAS DA CÓRNEA E DA SUPERFÍCIE OCULAR

SEÇÃO 1 Princípios Básicos

Modalidades de Imagem do Segmento Anterior

4.2

Anam Akhlaq, Paula Kataguiri, Ricardo Nosé, Nicolas J. Pondelis e Pedram Hamrah

Definição: A imagiologia do segmento anterior (SA) fornece imagens topográficas, visualização anatômica e celular dos tecidos oculares.

Características principais

- A tomografia de coerência óptica do SA (SA-OCT, do inglês *optical coherence tomography*) é essencial na avaliação pré e pós-operatório dos transplantes lamelares de córnea, cirurgia refrativa e distúrbios relacionados à ectasias. Pode ser utilizada para o diagnóstico e tratamento da neoplasia da superfície ocular
- A biomicroscopia ultrassônica (UBM, do inglês *ultrasound biomicroscopy*) é uma ferramenta valiosa para a avaliação de tumores do SA e da opacidade da córnea
- A microscopia especular é útil na avaliação do endotélio da córnea, na distrofia endotelial de Fuchs e para o planejamento pré-operatório da cirurgia do SA
- A microscopia confocal in vivo (IVCM, do inglês *in vivo confocal microscopy*) tem uma alta sensibilidade e especificidade para a detecção de *Acanthamoeba* e da ceratite fúngica. Pode ser utilizada na avaliação das terminações nervosas e nas alterações inflamatórias na síndrome do olho seco, dor neuropática da córnea, ceratopatia neurotrófica e condições relacionadas. Também tem utilidade na visualização de ácaros *Demodex* nas pálpebras
- A topografia e aberrometria de frente de onda são críticas na avaliação e indicação das cirurgias refrativas, cirurgia de catarata, transplantes de córnea, astigmatismo e ectasia corneana
- A meibografia pode ser usada para avaliar as anormalidades estruturais das glândulas meibomianas na doença do olho seco e de distúrbios relacionados

INTRODUÇÃO

Os avanços na imagem do SA na última década revolucionaram os cuidados clínicos, fornecendo dados da topografia, anatomia e a visualização de tecidos. A escolha das modalidades de imagem utilizadas depende do tecido a ser estudado e da doença em suspeita. A tomografia de coerência óptica do SA (SA-OCT, do inglês *optical coherence tomography*), por exemplo, pode ser usada para as estruturas anatômicas anteriores à íris e as estruturas por trás da íris são mais bem visualizadas com a UBM. A IVCM fornece imagens de camada por camada de toda a córnea em um nível celular, enquanto a microscopia especular pode avaliar melhor o endotélio da córnea. A topografia da córnea e a imagem da frente de onda podem demonstrar as anormalidades relacionadas à curvatura. Finalmente, a meibografia demonstra as anomalias da glândula meibomiana (GM) que são difíceis de discernir por biomicroscopia de lâmpada de fenda. Os princípios, funções e aplicações clínicas detalhados das modalidades de imagem do SA são discutidas a seguir.

TOMOGRAFIA DE COERÊNCIA ÓPTICA DO SEGMENTO ANTERIOR

A SA-OCT é um dispositivo de imagem não invasivo, sem contato, que permite imagens transversais e anatômicas do olho,[1] com o uso de uma interferência padrão da luz refletida,[2-4] e se baseia em imagens de reconstrução de varreduras transversais (varreduras A). Desde o advento da tomografia de coerência óptica de domínio temporal (TD-OCT) original, a tecnologia evoluiu rapidamente com o desenvolvimento do domínio de Fourier de resolução mais alta (FD-OCT) (resolução de 5 µm da FD-OCT *vs.* 18 µm da TD-OCT) e maior velocidade de varreduras A (26.000 varreduras/s da FD-OCT *vs.* 2.000 varreduras/s da TD-OCT), resultando em menos artefatos de movimento e a capacidade de obter imagens tridimensionais dos tecidos oculares. As OCT de domínio espectral (SD, 5 µm) e a fonte de varredura (SS, até 2,6 µm) mais recentes, fornecem imagens de resolução ainda maior (SD, 5 µm e SS, até 2,6 µm) e maior velocidade de varreduras A (cerca de 50.000 varreduras/s SD-OCT *vs.* 100.000 digitalizações/s SS-OCT).[3] Embora a TD SA-OCT tenha uma penetração mais profunda devido ao comprimento de onda mais longo, a SD-OCT e a SS-OCT têm melhor relação sinal-ruído e fornecem mais detalhes estruturais.[5] Um resumo comparativo dos tipos de dispositivos SA-OCT é fornecido na Tabela 4.2.1.

A aplicação da técnica *en face* (de frente) permite um seccionamento horizontal camada por camada do tecido. Essas seções permitem a identificação de informações microestruturais em toda a área digitalizada que não está disponível com varreduras SA-OCT padrão. Além disso, a angiografia SA-OCT (OCTA), que foi recentemente descrita, permite a visualização e a quantificação da densidade de vasos na córnea, íris e escleras (Figura 4.2.1).[6]

Aplicações clínicas

Avaliação do filme lacrimal

A altura, a profundidade, a área, o raio de curvatura e o volume do menisco podem ser medidos usando a SA-OCT (Figura 4.2.2).[1] Assim, a SA-OCT é uma ferramenta valiosa, não invasiva, para a avaliação das anormalidades do filme lacrimal.

Cirurgia refrativa e transtornos relacionados à ectasia

As varreduras da SA-OCT de córneas saudáveis mostram as camadas da córnea, como visto na Figura 4.2.3, *A*, e permitem a avaliação da espessura do flape do leito estromal após a cirurgia refrativa.[1] Assim, as medidas da SA-OCT da espessura pré-operatória da córnea e da espessura residual pós-operatória do estroma podem ajudar na estratificação do risco dos pacientes por um sistema de pontuação de ectasia.[1,7] Da mesma forma, a ablação do estromada córnea pode ser medida usando a SA-OCT para triagem, avaliação de risco e diagnóstico de pacientes com

TABELA 4.2.1 Sistemas operacionais da tomografia de coerência óptica do segmento anterior.

Tipos	OCT domínio temporal (TD-OCT)		OCT domínio de Fourier (FD-OCT)									
			OCT domínio espectral (SD-OCT)							Swept-Source OCT (SS-OCT)		
Subtipos/ exemplos	Visante	OCT lâmpada de fenda Heidelberg	RTVue	IVue	Avanti XR	Cirrus	Spectralis	Envisu_C Class	3D-OCT	Casia	Triton	Plex Elite 9000
Fabricante	Carl Zeiss Meditec, Dublin, CA	Heidelberg Engineering, Heidelberg, Alemanha	Optovue Inc., Fremont, CA	Optovue Inc., Fremont, CA	Optovue Inc., Fremont, CA	Carl Zeiss Meditec, Dublin, CA	Heidelberg Engineering	Bioptigen, Bioptigen Inc., Research Triangle Park, NC	Topcon Medical Systems, Oakland, NJ	Tomey, Nagoya, Japan	Topcon Medical Systems, Oakland, NJ	Carl Zeiss Meditec, Dublin, CA
Fonte de luz	Feixe		Fonte de luz de banda larga (Espectrômetro)							Fonte de varredura a *laser*		
Comprimento de onda (nm)	1310	1310	840	840	840	840	820	1310	850	1310	1050	1060
Profundidade (mm)	6	7	2 a 2,3	2 a 2,3	3	2	1,9	1,6 a 2,4	3 a 6	6	12	3
Resolução (µm) (axial × transversal)	18 × 60	25 × 20 a 100	5 × 15	5 × 15	3 a 5 × 15 a 25	5 × 15	3,9 × 14	2,4 a 7,5	6 × 20	10 × 30	2,6 × 20	5,5 × 20
Velocidade de imagem (varredura A/s)	2.000	200	26.000	26.000	70.000	27.000 a 68.000	40.000	32.000	50.000	30.000	100.000	100.000
Tamanho da imagem (mm)	6 × 16	15 × 7	13 × 9	13 × 9	12 × 9	-	-	20 × 2,5	12 × 9	16 × 16	16 × 16	12 × 12

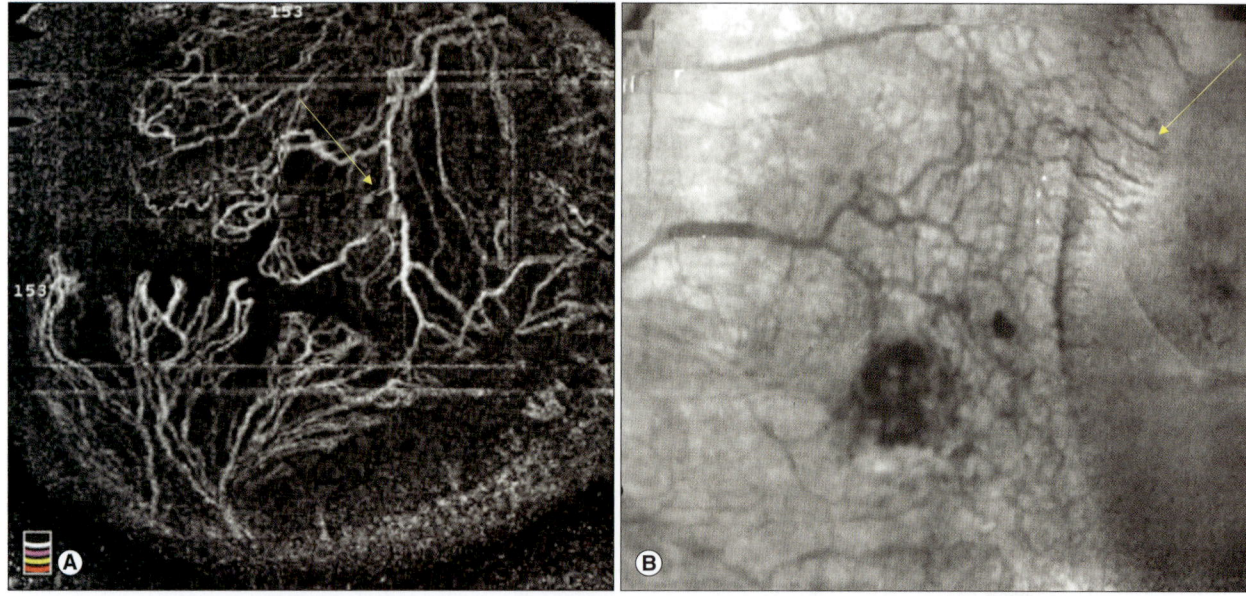

Figura 4.2.1 A. Imagem de angiografia por tomografia de coerência óptica (OCTA) mostrando vasos na córnea (*seta*). **B.** Imagem OCT de frente mostrando a neovascularização da córnea (*seta*).

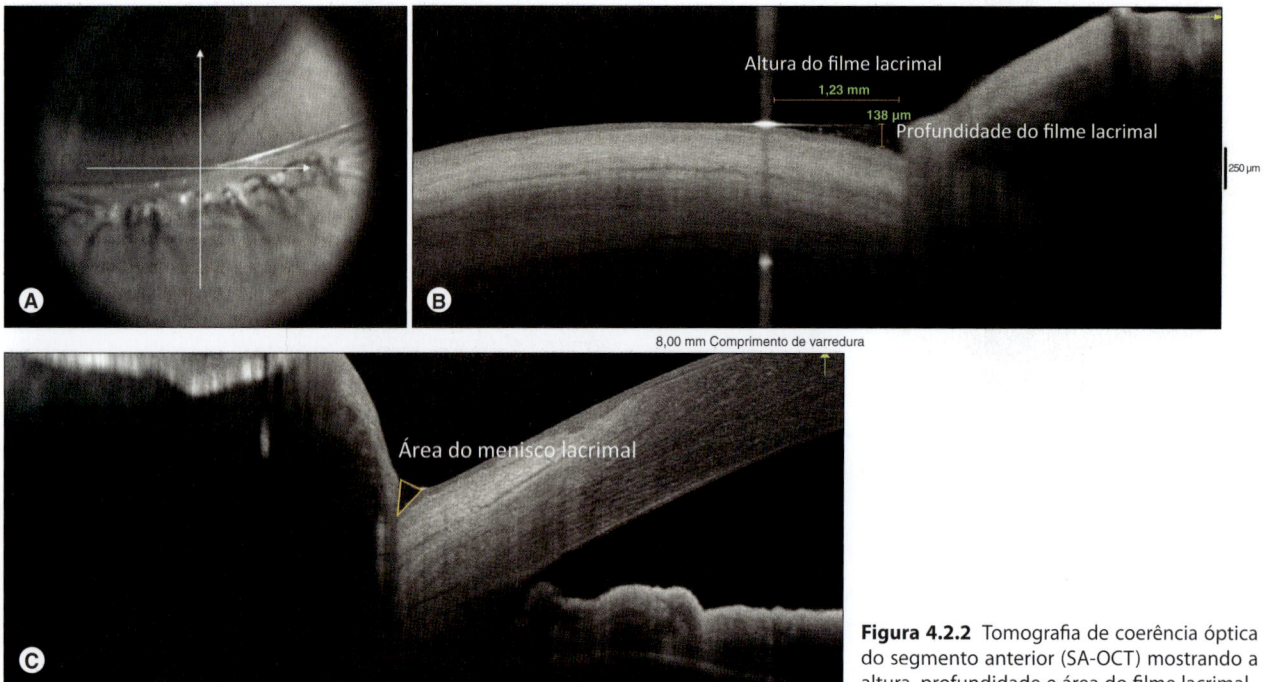

Figura 4.2.2 Tomografia de coerência óptica do segmento anterior (SA-OCT) mostrando a altura, profundidade e área do filme lacrimal.

distúrbios relacionados à ectasia por avaliação da área e profundidade da ablação (Figura 4.2.3B).[1,8] A SA-OCT pós-operatória pode ainda ser usada para monitorar as complicações, como interface fluida ou opaca ou deslocamento do *flap*.[1] Pacientes com correção de refração prévia, que necessitam de cirurgia de catarata podem se beneficiar dos dados adicionais obtidos usando a SA-OCT para as fórmulas biométricas mais recentes para melhorar os resultados.[1]

Procedimentos penetrantes e endoteliais relacionados à ceratoplastia

A SA-OCT pode fornecer informações valiosas tanto no período intra quanto no pós-operatório para enxertos de córnea penetrante e descolamento da ceratoplastia endotelial. Os enxertos endoteliais podem ser visualizados na SA-OCT para orientação, posicionamento e interface fluida intraoperatória, e para descolamento no pós-operatório utilizando sinais de alerta, como interface fluida e bordas descoladas.[9,10] A SA-OCT intraoperatória pode avaliar a profundidade de dissecção na ceratoplastia lamelar anterior profunda (DALK, do inglês *deep anterior lamellar keratoplasty*) e identificar a orientação do enxerto e a necessidade de reposicionamento da ceratoplastia endotelial da membrana de Descemet (DMEK, do inglês *Descemet's membrane endothelial keratoplasty*) e ceratoplastia endotelial automatizado para descolamento da membrana de Descemet (DSAEK, do inglês *Descemet's membrane stripping automated endothelial keratoplasty*).[10] O *status* da adesão/descolamento do enxerto no pós-operatório na DMAEK e DSAEK também pode ser visto (Figura 4.2.3C).[1,9] Além disso, a ceratoprótese (KPro) oferece uma alterativa útil para os pacientes com patologia grave da córnea (Figura 4.2.3D), identificando o afinamento e a fusão da córnea sob a placa frontal.[9]

Tumores da superfície ocular

Embora os tumores conjuntivais e corneanos possam ser observados clinicamente por biomicroscopia com lâmpada de fenda, sua localização exata, sua profundidade, sua extensão

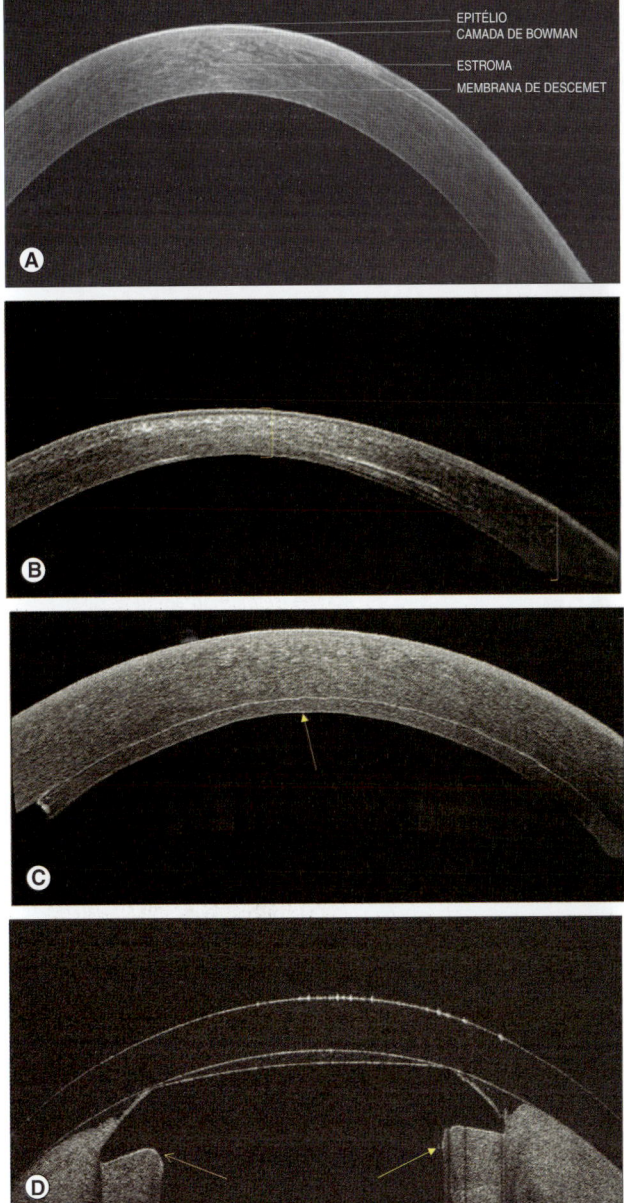

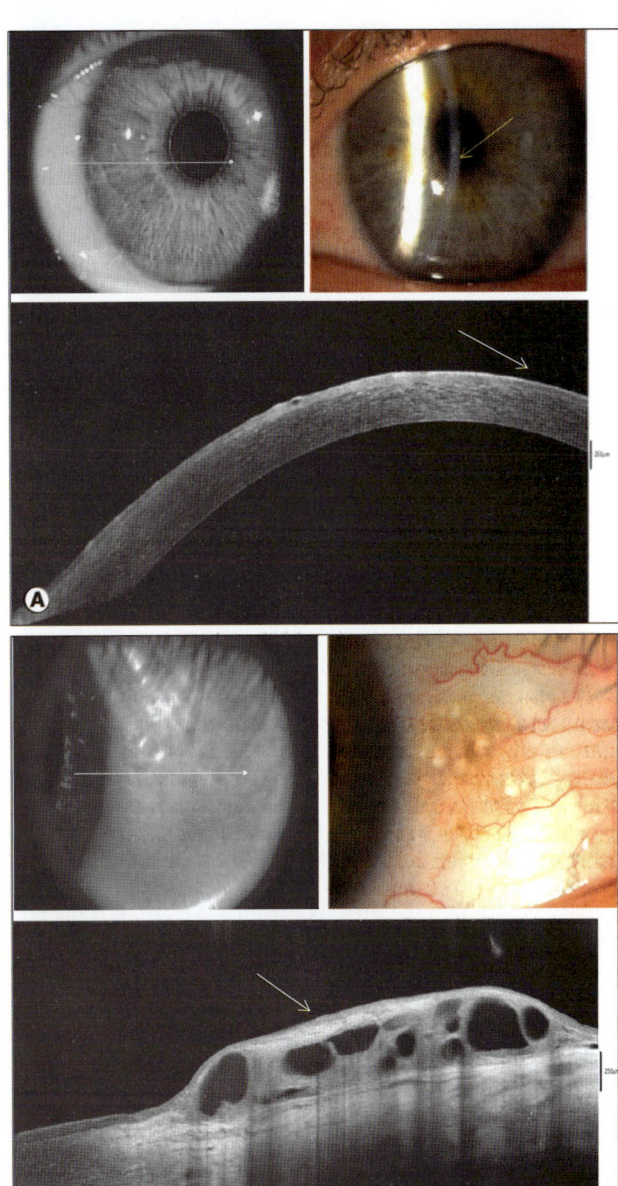

Figura 4.2.3 Uma imagem de tomografia de coerência óptica de segmento anterior (SA-OCT) da (**A**) córnea normal; (**B**) ceratocone, visto como afinamento central da córnea, identificado com marcações; (**C**) enxerto de córnea endotelial, mostrado com uma seta amarela; e (**D**) ceratoprótese corneana; as setas mostram o lado posterior da placa frontal da ceratoprótese.

Figura 4.2.4 Tomografia de coerência óptica do segmento anterior (SA-OCT) mostrando (**A**) um tumor conjuntival que se estende para o epitélio da córnea; a lesão é vista como um epitélio hiper-reflexivo; (**B**) nevo conjuntival; a lesão mostra espaços císticos na SA-OCT.

e sua relação anatômica com as estruturas vizinhas podem ser avaliadas usando a SA-OCT (Figura 4.2.4).[8,11] A SA-OCT pode complementar a UBM em exames de imagem e é superior à UBM para imagem de tumores da superfície ocular.[11,12] Por exemplo, a neoplasia de células escamosas se apresenta como uma área localizada de epitélio espessado hiper-reflexivo com uma transição abrupta entre a área normal e a área espessada; um linfoma se manifesta como uma massa homogênea hiporreflexiva subepitelial; um melanoma se apresenta como uma massa subepitelial hiper-reflexiva; e os nevus se apresentam com cistos em uma massa subepitelial.[11,12]

Cirurgia de catarata e implante de lente intraocular

As imagens pré e pós-operatória da SA-OCT ajudam a avaliar a câmara anterior (CA) na avaliação de lentes intraoculares fácicas.[1] A SA-OCT pré-operatória pode determinar o ângulo da CA, a largura e o aumento de lente, enquanto a SA-OCT pós-operatória pode avaliar feridas cirúrgicas e avaliar as complicações, incluindo glaucoma de ângulo fechado e descompensação da córnea.[1] Além disso, como detalhado anteriormente, a SA-OCT pode auxiliar na biometria em pacientes que foram previamente submetidos à cirurgia LASIK.

Ceratite

A ceratite pode ser diagnosticada clinicamente, mas as áreas de necrose e de infiltração podem ser melhor avaliadas usando a SA-OCT, particularmente em córneas. Como a SA-OCT permite a medição quantitativa da espessura da córnea, ela serve como um auxiliar adicional na detecção e tratamento de ceratite e de úlceras da córnea.[1] A localização da necrose estromal e de bandas estromais hiper-reflexivas radiais na ceratite por *Acanthamoeba* pode levar posteriormente a um diagnóstico rápido e a uma redução das taxas de perfuração como resultado de intervenção precoce.[1,13]

Usos diversos

A SA-OCT tem várias outras aplicações, como a classificação de células na uveíte e a visualização de implantes intracorneanos.[1] Além disso, é útil na triagem de córneas de bancos de olhos para anormalidades da córnea, como cirurgia LASIK.

Limitações

A SA-OCT tem capacidade limitada para visualizar estruturas posteriores à íris como resultado da pigmentação, enquanto a UBM é mais útil clinicamente.

MICROSCOPIA ESPECULAR

A microscopia especular fornece imagens e análise do endotélio da córnea. Ela funciona no princípio básico da reflexão da luz usando um espelho: o ângulo de incidência é igual ao de reflexão. Conforme a luz passa por um meio com maior índice de refração, a maior parte dela é refletida; esta luz refletida é capturada por uma lente de detecção. As células endoteliais podem ser visualizadas porque seu índice de refração é maior que o do humor aquoso. A fonte de luz pode ser uma fenda ou ponto estacionário ou em movimento; uma fenda mais larga permite um maior campo visual, mas uma resolução e um contraste reduzidos.[14] A microscopia especular pode ser com contato ou sem contato e automatizado ou manual, ou ambos.[15] Os tipos de microscópios especulares são mostrados na Tabela 4.2.2.

A microscopia especular fornece medidas paquimétricas e análise celular endotelial (densidade e morfologia), incluindo a densidade de células endoteliais, a área média celular, o coeficiente de variação (desvio padrão dividido por área média de células) e porcentagem de hexagonalidade ou pleomorfismo (porcentagem de células com variação da forma hexagonal normal). O coeficiente de variação e o pleomorfismo são os indicadores mais sensíveis de disfunção endotelial e estresse, pois, mesmo em baixa densidade endotelial (< 500 células/mm^2), a função endotelial pode permanecer sem comprometimento.[15]

O método de moldura definida permite a quantificação de células dentro de uma área fixa (Figura 4.2.5A), e o método de canto permite que o observador faça um limite acurado em torno das bordas das células.[15,16] Em contraste, o método do centro requer que os centros de células contíguas sejam marcados manualmente. Portanto, as células periféricas não são contadas, pois não têm células contíguas. Além disso, o método de centro flexível requer o delineamento da fronteira de uma área, seguida de marcação de centros celulares.

Aplicações clínicas

O endotélio corneano normal compreende células hexagonais de tamanho similar (ver Figura 4.2.5A).[17] A densidade celular diminui com o envelhecimento (0,5% por ano). Exemplos de anormalidades celulares incluem gutatta (excrescências da membrana de Descemet).[16] O uso de lentes de contato pode causar alterações transitórias ou crônicas na morfologia das células endoteliais.[16]

Distrofias corneanas

A microscopia especular é uma ferramenta valiosa para diagnosticar distúrbios da diferenciação endotelial, tais como

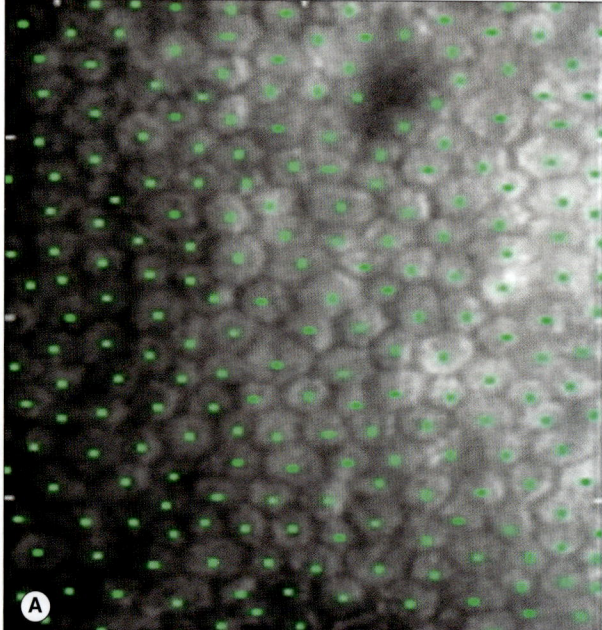

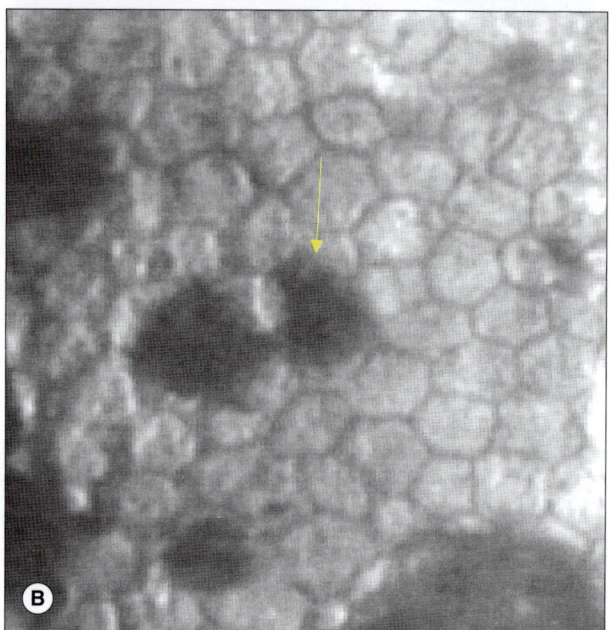

Figura 4.2.5 Imagem de microscopia especular (**A**) de endotélio normal quantificado usando o método de moldura definida; (**B**) endotélio com distrofia corneana endotelial de Fuchs; observe a presença de gutatta (*seta*) e células dismórficas.

distrofia corneana endotelial de Fuchs (FECD, do inglês *Fuchs' endothelialcorneal dystrophy*), distrofia polimorfa posterior (PPMD, do inglês *posterior polymorphous dystrophy*), ou síndrome endotelial iridocorneal (ICE, do inglês *iridocorneal endothelial*).[18,19] Na FECD, o mosaico endotelial apresenta áreas escuras (gutatta) (Figura 4.2.5B).[20] O envolvimento bilateral, com vesículas em forma de rosca e anéis pretos anteriores claramente definidos às células pode ser visto na PPMD; enquanto na síndrome ICE, muitas células pentagonais são vistas com áreas escuras intracelulares.[19] Na doença ICE avançada, uma "aparência de reversão" ocorre com áreas pretas e margens brancas.

Avaliação de cirurgia intraocular

O edema corneano permanente ocorre com baixa densidade de células endoteliais (300 a 700 células/mm^2) ou na presença de outras anormalidades morfológicas (coeficiente de variação > 40% ou < 50% de células hexagonais). A perda de células

TABELA 4.2.2 Tipos de microscópios especulares disponíveis comercialmente.

Microscópios especulares de contato	Microscópios especulares sem contato
CL-1000xz (HAI Labs Inc., Lexington, MA)	CL-1000nc (HAI Labs Inc., Lexington, MA)
	CELLCHEK Series (Konan Medical EUA, Inc., Irvine, CA)
	Cellchek D (banco de olhos) (Konan Medical EUA, Inc., Irvine, CA)
	CEM-530 (Nidek Fremont, CA)
	EM-3000 (Tomey, Inc., Phoenix, AZ)
	SP-1 P (TopCon Medical, Inc., Tokyo, Japan)

com a cirurgia ocular é estimada entre 0 e 30%; a avaliação pré-operatória do endotélio dos pacientes para investigar a densidade celular, pode reduzir as complicações.

Avaliação da córnea do doador

A microscopia especular é particularmente importante na avaliação do doador de córneas para analisar se há densidade celular endotelial suficiente e a qualidade do doador.[21]

Limitações

Uma das limitações da microscopia especular é a dificuldade em fazer imagens de células endoteliais através de córneas edematosas ou opacas. Nesses casos, a microscopia confocal fornece uma qualidade de imagem superior.

BIOMICROSCOPIA ULTRASSÔNICA

A UBM usa ondas de ultrassom de alta frequência (20 a 100 MHz) e é útil para a avaliação de estruturas mais profundas no olho e em córneas opacas.[14] Os ecos de tecidos em diferentes profundidades são registrados em intervalos de tempo diferentes e podem ser usados para construir a imagem. Em geral, ondas de maior frequência têm penetração menor e as ondas de menor frequência têm uma penetração maior. A maioria das UBM em uso atualmente tem taxa de varredura de 35 a 50 MHz, resolução axial de 42 μm e profundidade de 4 a 5 mm.[11,22]

Aplicações clínicas

Usando a UBM, o epitélio superficial, a camada de Bowman e a membrana de Descemet podem ser identificados como estruturas reflexivas, enquanto o endotélio não pode ser identificado. Como resultado da penetração do som através do epitélio pigmentado, a UBM pode visualizar as estruturas posteriores à íris, o que não é possível com uma SA-OCT. Portanto, as estruturas da câmara posterior, incluindo as zônulas cristalinianas, o corpo ciliar e a coroide anterior, podem ser visualizados (Figura 4.2.6).[22]

Massas oculares

Embora nenhuma técnica de imagem possa substituir o exame histopatológico, a UBM mostrou utilidade no diagnóstico de tumores do SA. Os tumores sólidos podem ser identificados e a extensão do acometimento pode ser observada.[11] A UBM é superior ao SA-OCT na qualidade de imagem e na avaliação das margens tumorais e da superfície posterior de tumores pigmentados e não pigmentados. Para a avaliação do tumor da superfície anterior, nevos conjuntivais e relações anatômicas, a SA-OCT pode ser superior. No entanto, o sombreamento posterior com SA-OCT não é visto com a UBM.[11] Os tumores dermoides do limbo aparecem como massas hiper-reflexivas, enquanto os nevus conjuntivais pigmentados se apresentam com cistos.[11] Para tumores sólidos e melanomas conjuntivais, a UBM pode avaliar as margens e a profundidade.[11,22]

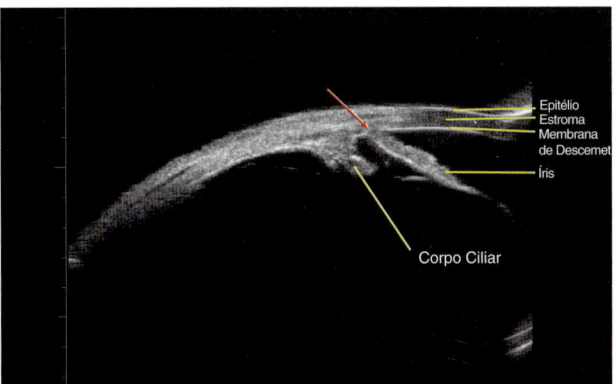

Figura 4.2.6 Imagem de biomicroscopia ultrassônica de um paciente com sinéquia anterior (*seta vermelha*).

Glaucoma

A junção corneoescleral pode ser vista como uma linha de mudança de refletividade entre a esclera (altamente reflexiva) e a córnea; o esporão da córnea fica 1 mm posterior à junção corneoescleral. Por isso, pode ser usado para avaliar a câmara anterior (CA) (ângulo, profundidade e distância de abertura do ângulo [AOD, do inglês *angle opening distance*]), íris (espessura, distância do processo ciliar, lentes de contato ou zônulas), sulco ciliar (diâmetro e distância do processo da malha trabeculada), e outros ângulos (ângulo trabecular da íris, ângulo íris/lente e ângulo iridocorneal).[23,24] O esporão escleral pode ser identificado manualmente para maior precisão. Na avaliação do glaucoma, a UBM se mostrou promissora na avaliação dos mecanismos subjacentes ao glaucoma, como fechamento agudo do ângulo causado pelo bloqueio pupilar (íris arqueada causando bloqueio do ângulo), íris de platô (CA mais rasa que nos controles, porém mais profunda em pacientes com bloqueio pupilar), síndrome da disfunção ciliar, deslocamento/subluxação do cristalino e massas corporais ciliares (cisto ou tumor). No pós-operatório, a UBM é muito útil, especialmente se o exame clínico não puder diferenciar entre o bloqueio pupilar e o glaucoma maligno. Como a UBM pode avaliar os relacionamentos anatômicos, também pode ser usada para avaliar as alterações anatômicas com doenças.

Trauma ocular

Como o trauma ocular pode se apresentar com córneas opacas ou hifema, a UBM é uma modalidade especialmente útil para avaliar os danos às estruturas do olho. Pode avaliar corpos estranhos não metálicos a menos de 1 mm que podem passar despercebidos mesmo por tomografia computadorizada (TC). A iridodiálise pode ser causada por trauma contuso e é vista pela UBM como um desprendimento da raiz da íris. Uma pequena ciclodiálise pode ser perdida com a gonioscopia, mas a fenda que separa o corpo ciliar e o esporão escleral é evidente na UBM. A reinserção do corpo ciliar após a ciclodiálise foi observada usando a UBM. Como a inclinação da lente intraocular pode ser vista, a catarata traumática, o deslocamento da lente, a subluxação, a ruptura da cápsula do cristalino e o dano zonular podem ser vistos.

Limitações

A UBM precisa de contato com o globo, portanto, os pacientes têm melhor tolerância a sua aplicação sob anestesia tópica. Ela tem uma profundidade de penetração limitada por detrás do vítreo anterior e tem um campo de visão limitado. Além disso, tem uma reprodutibilidade interobservador relativamente fraca na avaliação do ângulo da CA, das dimensões da íris e do diâmetro do sulco ciliar.

MEIBOGRAFIA

A meibografia compreende várias técnicas *in vivo* que podem estudar a estrutura das glândulas meibomianas (GM) e suas anormalidades.[25,26] Tradicionalmente, utilizando luz branca e uma câmara de infravermelho, a meibografia evoluiu ao longo do tempo para empregar espectro de luz na faixa do infravermelho ou próximo ao infravermelho (comprimento de onda de 650 a 700 nm) e uma câmara com filtro de luz infravermelha ou filme sensível ao infravermelho para fotografia ou videografia. A luz infravermelha pode não ser visível a olho nu, mas fornece imagens de alta resolução.[25,26] A meibografia pode ser empregada usando transiluminação (contato), iluminação (sem contato), interferometria ou SA-OCT. Na meibografia de contato, as GM transiluminadas são vistas após uma sonda de luz de fibra óptica tocar a superfície palpebral de uma pálpebra evertida. Na meibografia sem contato, a sonda de luz infravermelha não toca na pálpebra, e uma câmara é usada para observar as glândulas. Essa técnica é mais tolerável para os pacientes por causa de sua natureza sem contato e agora tem sido empregada em várias lâmpadas de fenda e outros dispositivos de imagem.[25-27] A técnica de usar um dispositivo SA-OCT para ver GM é denominada meibografia OCT.[25] Os interferômetros de superfície ocular usam luz branca, que produz um padrão de interferência de cores quando alcança a interface lipídico-aquosa. Esta interferência é quantificada para avaliar a estrutura da GM e a espessura da camada lipídica (LLT, do inglês *liquid layer thickness*), bem como a dinâmica de piscar como medida da função da GM.[28] Uma lista de alguns dispositivos de meibografias comercialmente disponíveis é apresentada na Tabela 4.2.3.

Aplicações clínicas

As GM normais aparecem como grupos de ácinos hiperiluminados que são cercados por ductos hiperiluminados, adjacentes aos orifícios e áreas hipoiluminadas entre as GM. A técnica sem contato mostra uma imagem semelhante, mas o contraste é invertido.[29] Existem vários sistemas de classificação na literatura para avaliar as GM (Tabela 4.2.4).[25] Estes incluem sistemas baseados no número de glândulas, porcentagem de glândulas parciais e porcentagem de área de perda da glândula (Figura 4.2.7).[27,30]

Disfunção da glândula meibomiana

A doença mais comumente estudada que causa alteração na morfologia da GM é a disfunção da glândula meibomiana (DGM). Observar as GM pode ajudar a diferenciar o subtipo com olho seco por deficiência aquosa (DED, do inglês *dry eye disease*) do tipo evaporativo relacionado à DGM. A DGM pode ser vista na meibografia como uma diminuição na densidade acinar e homogeneidade da parede e um aumento no diâmetro acinar e do ducto.[25] A perda da GM na pálpebra inferior é um parâmetro altamente eficaz para medir a DGM, uma vez que se correlaciona com descobertas histológicas.[31,32]

Limitações

Na meibografia por contato, a tolerabilidade do paciente é menor em comparação com a meibografia sem contato; pode haver necessidade do uso de anestesia tópica na meibografia por contato.

MICROSCOPIA CONFOCAL *IN VIVO*

A IVCM, do inglês *in vivo confocal microscopy* permite resolução em tempo real, camada por camada e quase imagem celular histológica em quatro dimensões.[33] O princípio da IVCM é a confocalidade: ao utilizar uma luz branca ou *laser* e um orifício, a luz é focada em um ponto, e a luz refletida espalhada é defletida por meio de uma segunda abertura confocal.[34,35] Devido aos diferentes índices de refração das várias estruturas, tipos diferentes de luz se dispersam diferentemente. O tamanho, a orientação e a superfície das estruturas podem influenciar a dispersão de luz; as superfícies ásperas espalham amplamente o feixe, e vice-versa.[35] Por meio do corte de um tecido em vários

TABELA 4.2.3 Dispositivos de meibografia disponíveis comercialmente.

Microscópio de lâmpada de fenda Topcon (Topcon Cooperation, Tokyo, Japan)
Topógrafo EyeTop (Costruzione Strumenti Oftalmici, Florence, Italy)
Câmera Sirius Scheimpflug e Câmera Cobra Fundus (bon Optic Vertriebs GmbH, Lübeck, Germany)
Ceratômetro Oculus 5M (Oculus, Wetzlar, Germany)
Lipiview II (TearScience, Morrisville, North Carolina, EUA)
LipiScan™ with Imagem Meibomiana Dinâmica™ (TearScience, Morrisville, North Carolina, EUA)

TABELA 4.2.4 Sistemas de graduação para acessar a disfunção da glândula meibomiana.

Características	Grau 0	Grau 1	Grau 2	Grau 3	Grau 4
Perda glandular	Nenhuma	33%	34 a 66%	> 66%	-
Glândulas parciais	Nenhuma	< 25% da imagem	25 a 75% da imagem	> 75% da imagem	-
Perda de toda a área de glândula meibomiana	Nenhuma	< 1/3	< 1/3 a 2/3	> 2/3	-
Área de perda	0%	25%	25 a 50%	51 a 75%	75%

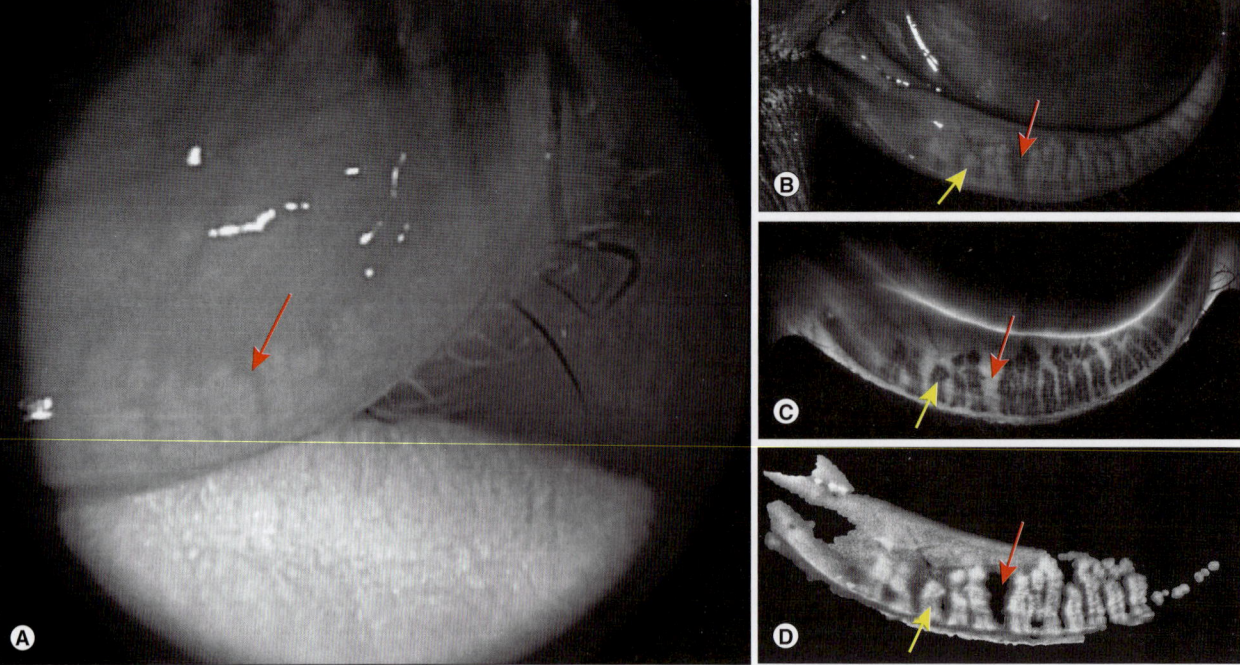

Figura 4.2.7 A. Meibografia com tomografia de coerência óptica do segmento anterior (SA-OCT) evidenciando as glândulas meibomianas disfuncionais (GM) (*seta vermelha*); as glândulas estão encurtadas, mais largas e não alcançam a margem da pálpebra. **B** a **D.** Imagens de Lipiscan no modo de iluminação dinâmica, modo de transiluminação adaptativa e no modo dual, respectivamente; as imagens mostram a perda de glândulas (*setas vermelhas*) e glândulas encurtadas que não chegam às margens da pálpebra (*setas amarelas*).[25]

planos focais, várias camadas podem ser observadas, um conceito conhecido como "fatiamento óptico". Os tipos de IVMC em uso são discutidos na Tabela 4.2.5. Os detalhes celulares da córnea ampliados 800 vezes, incluindo células epiteliais, queratócitos, células endoteliais, nervos da córnea, células imunes e células inflamatórias, incluindo células dendríticas, podem ser vistos por IVCM a *laser*.[33,34]

Aplicações clínicas

Doença do olho seco e dor neuropática da córnea

Alterações na arquitetura normal podem ser observadas em vários distúrbios corneanos usando a IVCM. Com a DED, alterações epiteliais e estromais podem ser vistas como uma diminuição na densidade de células epiteliais superficiais e basais e nos queratócitos. A inflamação associada com a DED pode se apresentar com queratócitos ativados (identificados pelo aumento da refletividade nuclear) e com um aumento na densidade e ativação de células dendríticas (Figura 4.2.8A).[36,37] Decréscimo no comprimento, no número e na densidade de fibras nervosas no plexo nervoso sub-basal e aumento na largura, na tortuosidade, na refletividade e nas protuberâncias podem ser vistos nos pacientes com DED e dor corneana neuropática (NCP, do inglês *neuropathic corneal pain*) (Figura 4.2.8B-F).[33,36] A regeneração nervosa anormal com presença de microneuromas pode ser vista em pacientes com NCP.[33]

Ceratite infecciosa e Demodex

A IVCM é uma ferramenta não invasiva útil para a identificação de vários agentes infecciosos. Os cistos e trofozoítos de *Acanthamoeba* podem ser visualizados diretamente como áreas claras reflexivas (Figura 4.2.9A).[38] Filamentos de *Fusarium solani*, *Aspergillus* e *Candida* e a ceratite bacteriana causada por microsporidia e *Borrelia*, bem como ácaros, como *Demodex*, também podem ser distinguidos (Figura 4.2.9B,C).[38,39] Além disso, uma diminuição na densidade do plexo nervoso sub-basal pode ser observada em pacientes com doenças herpéticas.[33]

Depósitos corneanos e distrofias da córnea

Os depósitos corneanos, como na ceratopatia induzida por amiodarona, apresentam-se com inclusões intracelulares brilhantes na IVCM, enquanto células epiteliais longas, atípicas e centrípetas são vistas na epiteliopatia em forma de onda. Diferentes tipos de distrofias corneanas, apesar de diagnosticados clinicamente, podem ser avaliados por IVCM, e alguns exemplos são fornecidos abaixo.[40,41] A distrofia da membrana basal epitelial se apresenta como um tecido linear hiper-reflexivo e cistos no epitélio, células epiteliais basais distorcidas e anormalidades sub-basais do plexo nervoso.[40] Os pacientes com distrofia de Meesmann têm áreas

TABELA 4.2.5 Comparação dos tipos de microscópios confocais *in vivo*.

Tipos	HRT III com módulo de córnea Rostock (Heidelberg Engineering)	Confoscan 4 (Nidek, Inc.)
Fonte de luz	Feixe de *laser* 670 nm	Fenda variável
Aumento da objetiva	× 63	× 40
Abertura numérica	0,95	0,75
Resolução axial (eixo-z)	1 µm	26 µm
Tamanho da imagem	400 µm × 400 µm	460 µm × 345 µm
Estabilidade	O dispositivo de aplanação fornece estabilidade	Lentes objetivas sem contato; menos estável quando se troca os planos focais
Facilidade de uso	Precisa de ajuste manual para mudar o plano focal após 80 µm, ou requer a adição de um *joystick*	Fácil utilização (alinhamento e escaneamento automáticos)

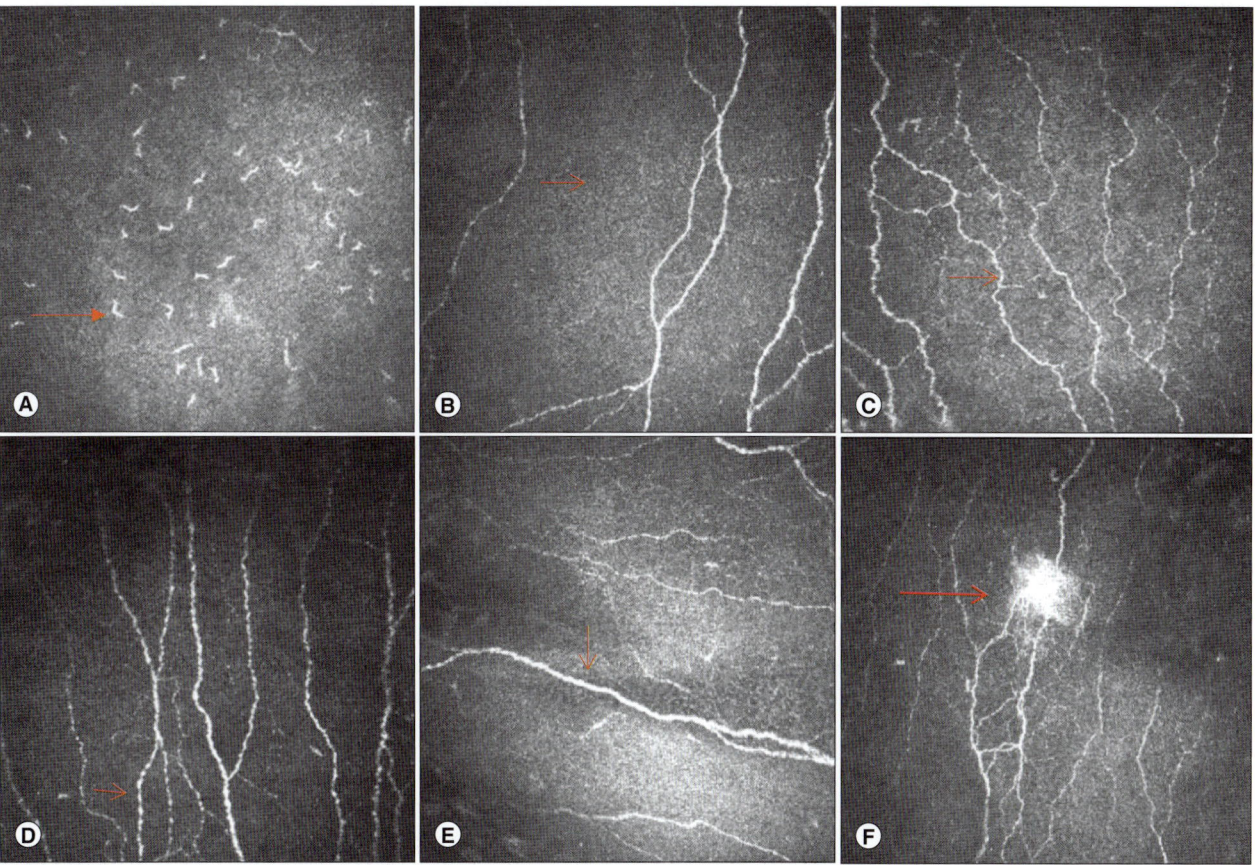

Figura 4.2.8 Microscopia confocal *in vivo* (IVCM) mostrando alterações na camada subepitelial (**A**); a seta representa as células dendríticas associadas com a inflamação no epitélio basal. Imagem do plexo sub-basal mostrando (**B**) perda de nervos (*seta*) na doença do olho seco; (**C**) tortuosidade (*seta*); (**D**) nervuras (*seta*); (**E**) nervo hiper-reflexivo (*seta*) em um paciente com DED; (**F**) microneuromas (*seta*) em paciente com dor corneana neuropática.

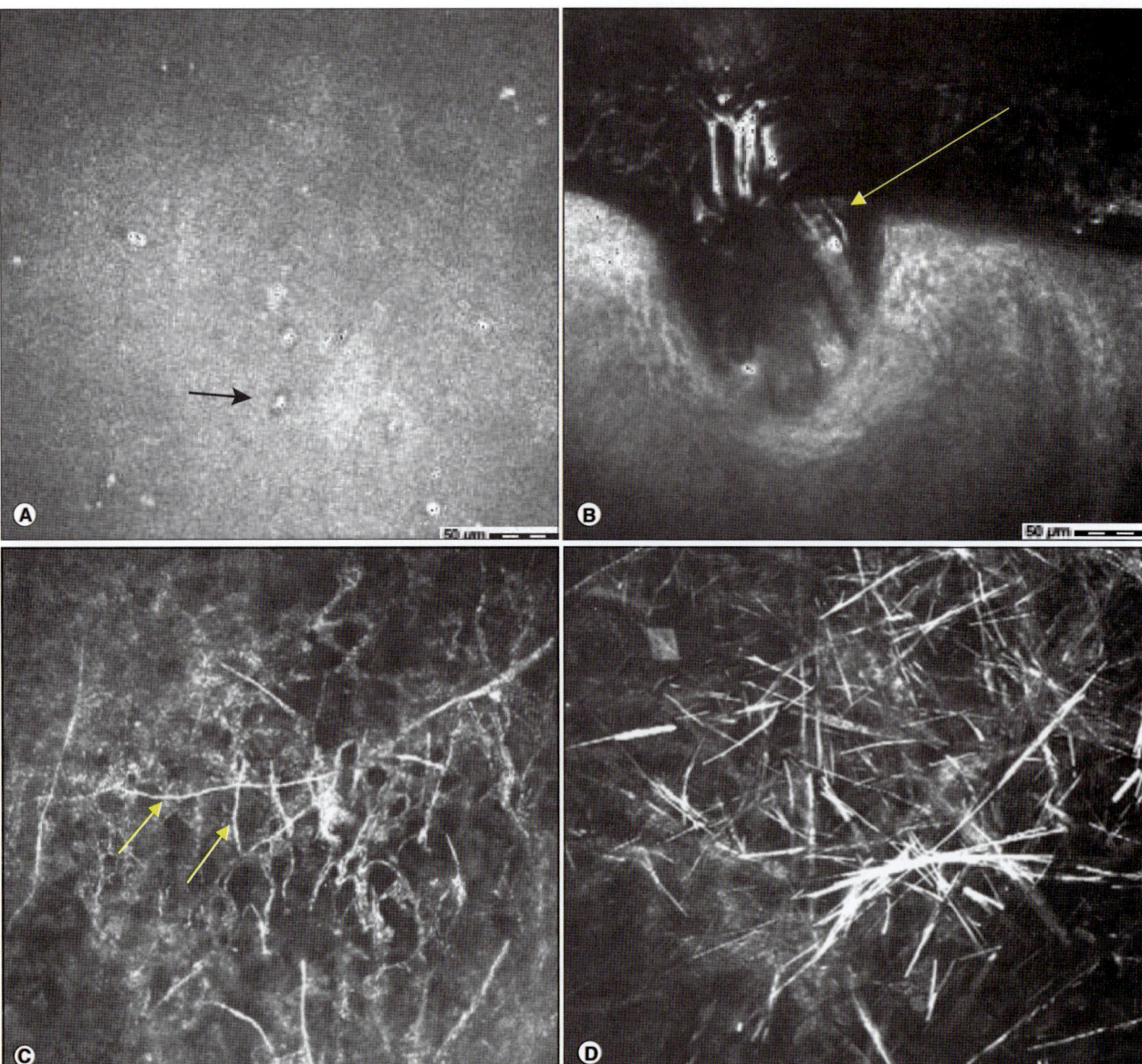

Figura 4.2.9 Imagens de microscopia confocal *in vivo* (IVCM) mostrando (**A**) cistos de *Acanthamoeba*; mostrado pela seta, visualizado como resultado de uma parede dupla mais escura fora do cisto; (**B**) *Demodex*, visualizado em folículos, mostrado com seta; (**C**) filamentos fúngicos no estroma, mostrados com setas; (**D**) distrofia de Schnyder; material cristalino intraestroma, em forma de agulha, hiper-reflexivo, é visto.

escuras de epitélio basal com pontos brilhantes e plexo nervoso sub-basal distorcido.[40] Entre as distrofias estromais, a distrofia Lattice é visualizada como filamentos lineares, ramificados, hiper-reflexivos e mal definidos, enquanto depósitos redondos brilhantes, irregulares ou trapezoidais são vistos na distrofia granular.[42] Dentre as distrofias estromais, materiais hiper-reflexivos cristalinos intraestromais em forma de agulha são vistos na distrofia corneana cristalina de Schnyder (Figura 4.2.9D).[43] Entre as distrofias endoteliais, a distrofia de Fuchs apresenta gutatta, membrana de Descemet espessa e endotélio pleomórfico hiper-reflexivo.[40]

Limitações

A IVCM tem um campo de visão limitado; são necessárias várias imagens não sobrepostas ou reconstrução de imagens.

TOPOGRAFIA E TOMOGRAFIA

A topografia da córnea é um método de estudo da superfície da córnea e a tomografia envolve a medição da córnea como um todo. O topógrafo padrão consiste em três componentes: um disco de Plácido feito de vários círculos concêntricos que podem ser projetados na superfície da córnea, câmera de vídeo capaz de captar a imagem refletida destes anéis, e um computador com *software* para digitalizar as imagens capturadas resultantes.[44] A imagem digitalizada é dividida em pontos individuais ao redor de cada círculo. A distância de cada ponto é medida a partir do centro da imagem do disco de Plácido (Figura 4.2.10). O topógrafo colorido de fonte pontual pode usar alvos de LED colorido e dar leituras acuradas com a reconstrução de cada ponto. A tomografia por varredura de fenda utiliza um feixe de fenda para visualizar as superfícies anterior e posterior da córnea para avaliar sua forma e a espessura. O poder refrativo da córnea e a curvatura posterior não são medidas com precisão com esta técnica; além disso, o poder da córnea anterior é menos acurado em relação ao disco de Plácido. A tomografia de Scheimpflug é outra técnica que tem uma grande profundidade de foco. Tanto a córnea anterior quanto a posterior, a CA e a lente podem ser observadas. Como nas técnicas de varredura de fenda, as diferenças de curvatura são difíceis de detectar. Os tipos de dispositivos híbridos (combinação) comercialmente disponíveis são apresentados na Tabela 4.2.6. Os dados resultantes são exibidos como mapas de curvatura da córnea, consistindo em cores correspondentes ao poder e curvatura da córnea. Áreas mais curvas são exibidas como cores quentes (p. ex., vermelho), enquanto regiões mais planas correspondem a cores frias (p. ex., verde, azul). Outros mapas gerados incluem mapas de refração (calcula o verdadeiro poder refrativo da córnea), mapas de elevação (mostram

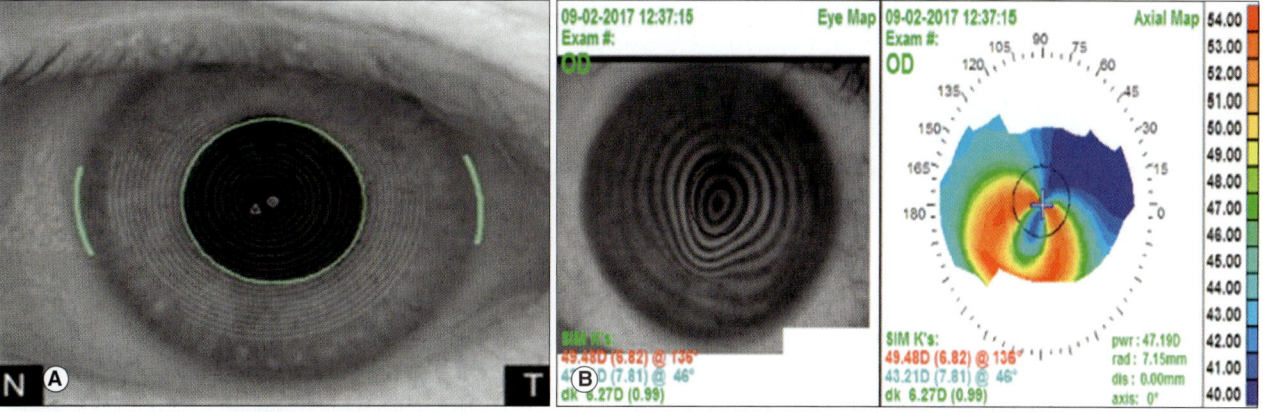

Figura 4.2.10 Um disco de Plácido clássico mapeado (**A**) em um indivíduo com topografia normal; (**B**) em uma córnea com degeneração marginal pelúcida, mostrando alargamento do anel inferiormente.

TABELA 4.2.6 Uma comparação dos tipos de dispositivos de topografia.

Dispositivo	Orbscan	Pentacam	Galilei	Visante Omni
Fabricante	Bausch & Lomb, Rochester, NY	Oculus, Inc., Wetzlar, Alemanha	Ziemer Opthalmic Systems AG, Port, Suíça	Carl Zeiss Meditec AG, Dublin, CA
Sistema	Disco de Plácido e híbrido de varredura com fenda	Câmera Scheimpflug (50 imagens com rotação 180° em 2 s)	Câmera Scheimpflug com Plácido híbrido dual (vertical e horizontal)	Dispositivo SA-OCT (Visante) que se acopla a um dispositivo de disco de Plácido (Atlas)
Fonte de iluminação	Luz branca	475 nm azul, sem UV, LED	470 nm azul, sem UV, LED	1310 nm superluminescente LED
Tipo de sistema	Sem contato	Sem contato	Sem contato	Sem contato
Tamanho da imagem (mm)	-	5,6 × 4,5	7,4 × 7,4	10 × 3
Número de imagens/varreduras	40	25 a 100	15 a 60	512
Número de pontos/varredura	9.000 a 23.000	> 25.000	> 122.000	2.048
Tempo de varredura (s)	1,5	2	1 a 2	

elevação/depressão tanto na córnea anterior quanto posterior em comparação com uma linha de referência gerada por computador; a superfície anterior é dimensionada para 10 μm e a posterior para 20 μm), e mapas paquimétricos (revelam a espessura da córnea). Ao interpretar os mapas, é importante estar ciente da escala utilizada. Uma maneira padrão de apresentar o poder da superfície da córnea é com a solução do mapa de energia axial usando uma escala cuja faixa fixa (+30,00 a +65,50 D) é ampla o suficiente para abranger a maioria das variações na curvatura da córnea e cujo padrão de intervalo (+1,50 D) destacará apenas as características topográficas relevantes.[45] O poder refrativo da córnea é melhor visualizado como estimativa e não deve ser usado rotineiramente no planejamento da cirurgia de catarata para cálculos de lentes intraoculares.[46] As estimativas de poder refrativo na periferia da córnea são menos acuradas que as medições centrais.

Aplicações clínicas

Cirurgia refrativa

A topografia corneana é usada principalmente como uma ferramenta de triagem para avaliar candidatos à cirurgia refrativa e como auxílio diagnóstico na avaliação de pacientes com visão deficiente após a cirurgia refrativa. As córneas irregulares com acentuação da curvatura são candidatas fracas para a cirurgia refrativa, uma vez que estão sob alto risco de ectasia pós-operatória.[44,47] Nos olhos com histórico de cirurgia refrativa, os cálculos das lentes intraoculares usando algoritmos regulares são imprecisos; os dados de topografia podem ajudar a entender a nova relação entre as superfícies anterior e posterior da córnea.

Transtornos relacionados à ectasia

O ceratocone e o uso de lentes de contato são as causas mais comuns de córneas irregulares na população geral. As áreas mais curvas (i. e., vermelhas) isoladas na córnea inferior sugerem ceratocone. Muitos topógrafos vêm equipados com programas para alertar o clínico quando o diagnóstico de ceratocone é provável (Figura 4.2.11). Os pacientes no pós-operatório com visão deficiente devem passar pela topografia; por exemplo, os perfis com ablação irregular, e as ablações a *laser* descentradas podem ser avaliadas com estes dispositivos (Figura 4.2.12).[44,48]

Astigmatismo

Outra área em que a videoceratografia desempenha um papel importante é a avaliação de pacientes com astigmatismo significativo.[49] No passado, apenas a córnea anterior era medida para avaliar o astigmatismo, porém, mais recentemente, a contribuição da córnea posterior tem sido destacada. As imagens topográficas podem ser úteis na avaliação do impacto de lesões conjuntivais, incluindo pterígios e degeneração nodular de Salzmann, bem como o planejamento de intervenções, como ceratotomia astigmática, incisões relaxantes limbares ou remoção de suturas apertadas após a ceratoplastia.[50] Imagens tridimensionais podem ser usadas para avaliar a densitometria da córnea e da lente, uma medida de retroespalhamento de luz.

ANÁLISE DE FRENTE DE ONDA

A análise de frente de onda examina a interação da luz com o sistema óptico de um olho, fornecendo uma imagem instantânea

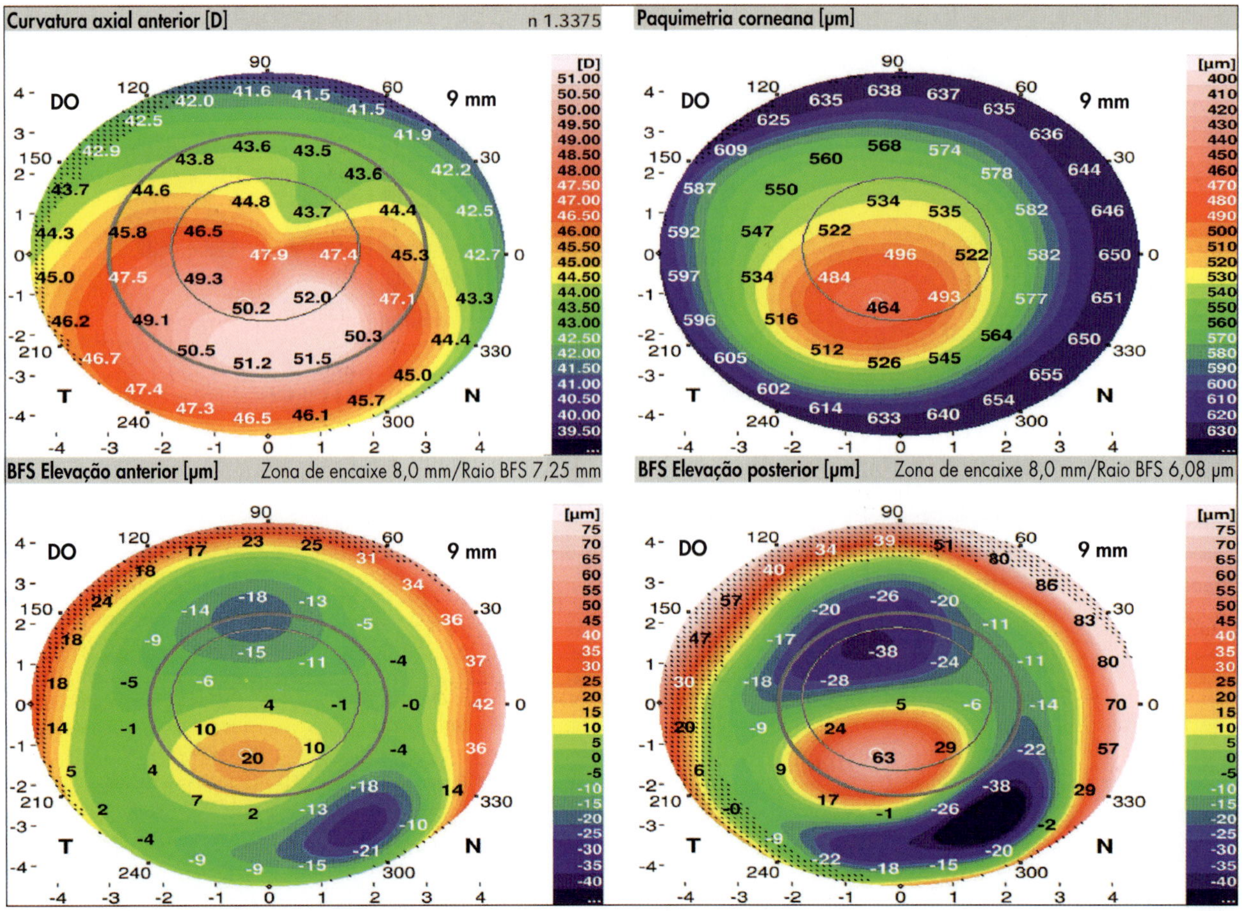

Figura 4.2.11 Mapas topográficos (por Galilei) de um paciente com ceratocone; o afinamento inferior da curvatura anterior (área vermelha) no mapa axial se correlaciona com a paquimetria e a elevação anterior e posterior.

de todo o sistema óptico.[51] Com um sistema óptico perfeito, uma fonte pontual de luz que reflete na parte posterior do olho cria um *locus* de pontos, com o mesmo comprimento do caminho óptico e na mesma fase temporal, que sai do plano pupilar sob a forma de plano chamada de *frente de onda sem aberrações*. Com imperfeições na córnea ou lente, são criadas aberrações ópticas, fazendo com que a frente de onda saia como plano de luz curvado ou dobrado. A frente de onda sem aberração é calculada como a diferença entre a frente de onda real e uma frente de onda ideal.

Os dispositivos Hartmann-Shack empregam matrizes microlente para caracterizar a superfície das frentes de onda: se a frente de onda estiver achatada, ela formará uma perfeita rede de pontos correspondentes ao eixo de cada microlente; se a frente de onda apresentar aberrações, isso resultará em um ponto deslocado na grade (Figura 4.2.13). o deslocamento na localização, a partir da ideal, representa uma medida da forma da frente de onda. As formas complexas podem ser analisadas por desconstrução utilizando-se as equações polinomiais de Fourier e Zernike e formas básicas (Figura 4.2.14).[51]

Os mapas de frente de onda são exibidos como mapas bidimensionais: o verde indica distorção mínima, o azul caracteriza as frentes de onda miópicas e o vermelho representa erros de frente de onda hipermetrópicos (Figura 4.2.15A). A raiz quadrada média valor quantifica o erro da frente de onda e o compara ao normal: valores que se aproximam de 1 μm para aberrações individuais são considerados anormais.

Aplicações clínicas

Cirurgia refrativa

A tecnologia de frente de onda tem utilidade nos erros de refração, especialmente na ablação a *laser* para erros esferocilíndricos. Os *lasers* tradicionais podem induzir aberrações esféricas; o tratamento a *laser* personalizado que incorpora um algoritmo de *design* de frente de onda ajuda a limitar isso e melhora a visão noturna (já que as aberrações são mais pronunciadas com pupila mais dilatada) (Figura 4.2.15B).[52]

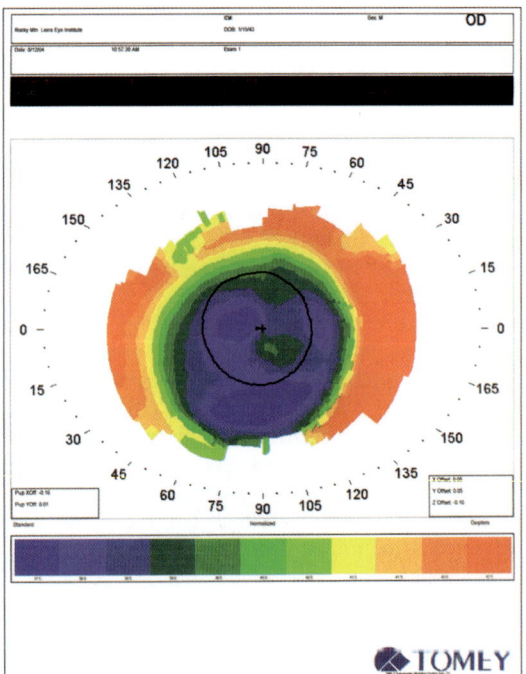

Figura 4.2.12 Padrão de ablação a *laser* descentralizado. A área azul representa um aplanamento da superfície anterior da córnea induzido por *laser* e a pupila está delineada com um círculo preto. Pacientes com ablações descentralizadas podem ter problemas de visão noturna e visão deficiente, como reflexos ou fantasmas de imagens.

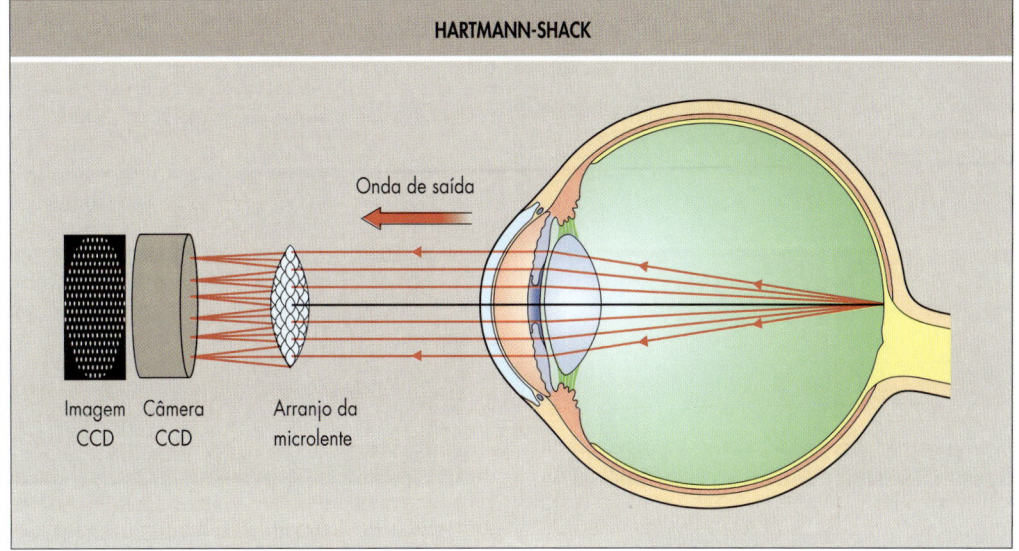

Figura 4.2.13 Desenho esquemático do dispositivo de Hartmann-Shack usado para capturar os dados de frente de onda. (Cortesia de AMO VISX.)

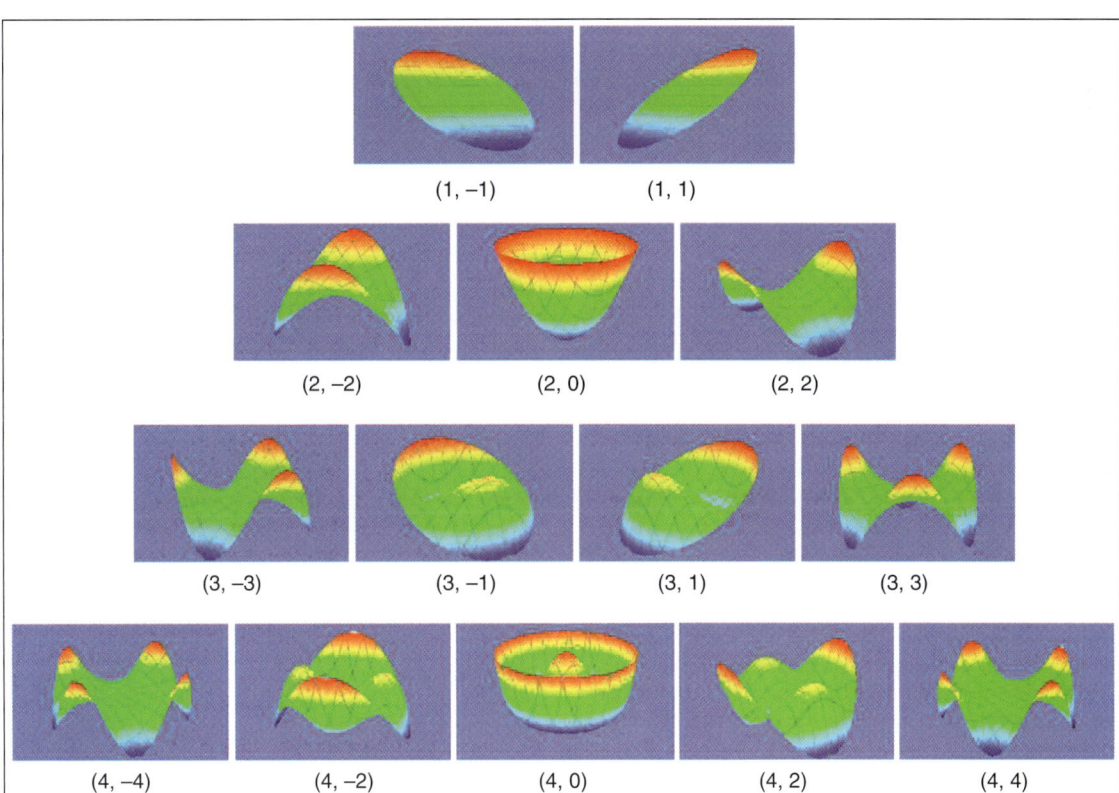

Figura 4.2.14 As formas fundamentais de Zernike. Os mapas complexos da frente de onda podem ser desconstruídos para determinar a contribuição individual dessas formas. A aberração esférica é um termo de quarta ordem e é representado pela figura central na linha 4. Coma é um termo de terceira ordem e está representado pelas duas figuras centrais na linha 3.

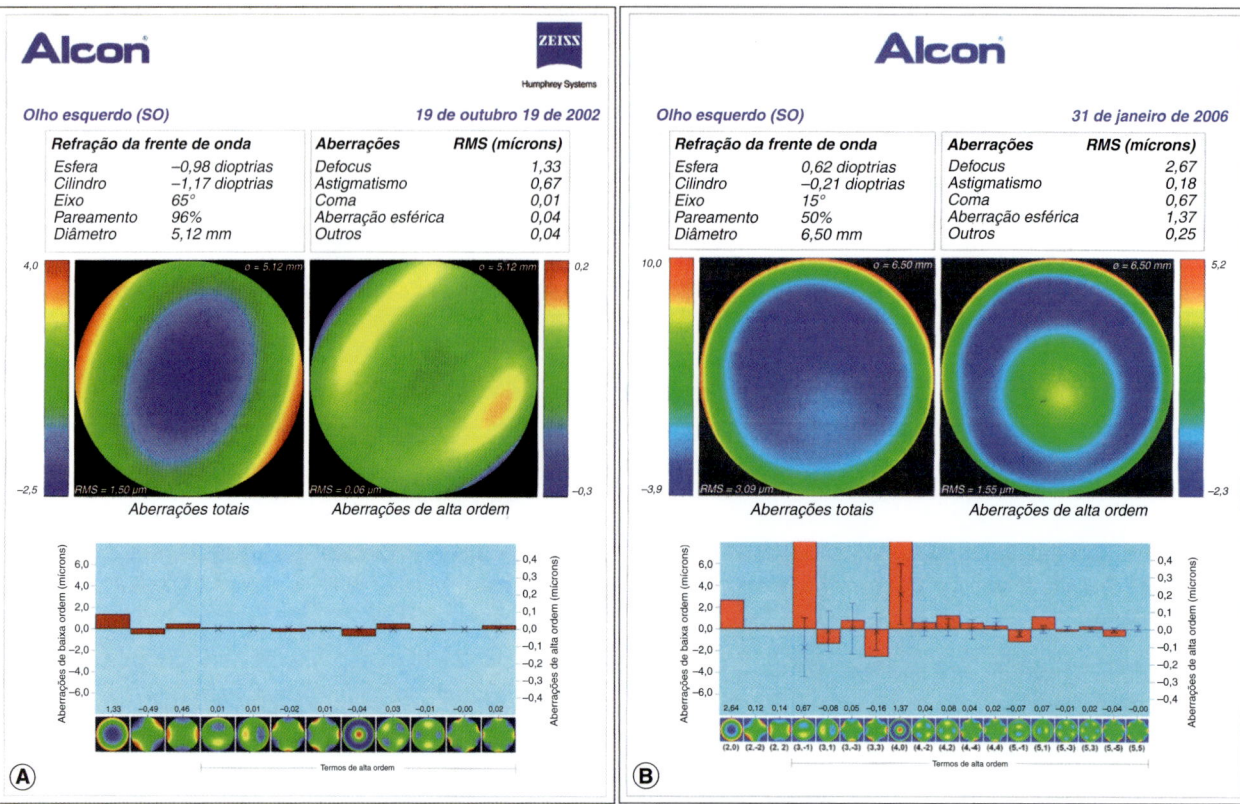

Figura 4.2.15 A. Mapa da frente de onda normal. O lado esquerdo do mapa mostra as aberrações totais, incluindo a miopia e o astigmatismo. O lado direito representa apenas as aberrações ópticas de ordem superior. **B.** Mapa de frente de onda de um paciente com problemas de visão noturna pós-LASIK. As queixas do paciente são provavelmente causadas por aberrações esféricas.

Limitações

A frente de onda pode ser afetada pelo tamanho da pupila, pela opacidade do vítreo ou da lente, e pela qualidade do filme lacrimal. Por isso, pode não ser acurada em algumas condições, como a DED. Além disso, a resolução de uma frente de onda é muito menor do que da topografia.

RESUMO

As modalidades acima mencionadas têm utilidade clínica em várias doenças. A escolha da modalidade depende da experiência clínica do médico e da área a ser estudada.

Apoio financeiro: NIH R01-EY022695 (PH), NIH R21-EY025393 (PH), Tufts Medical Center Institutional Support (PH). As organizações de financiamento não tiveram nenhum papel no desenho ou na condução desta pesquisa.

Conflito de interesse: O Dr. Hamrah é consultor da Heidelberg Engineering, Allergan, Eyegate Pharmaceuticals e Dompe Pharmaceuticals.

BIBLIOGRAFIA

Cavanagh HD, El-Agha MS, Petroll WM et al. Specular microscopy, confocal microscopy, and ultrasound biomicroscopy: diagnostic tools of the past quarter century. Cornea 2000;19:712–22.
Cruzat A, Qazi Y, Hamrah P. In vivo confocal microscopy of corneal nerves in health and disease. Ocul Surf 2017;15:15–47.
Ehlers JP. Intraoperative optical coherence tomography: past, present, and future. Eye (Lond) 2016;30:193–201.
Janssens K, Mertens M, Lauwers N et al. To study and determine the role of anterior segment optical coherence tomography and ultrasound biomicroscopy in corneal and conjunctival tumors. J Ophthalmol 2016;2016:1048760.
Kaufman SC, Musch DC, Belin MW et al. Confocal microscopy: a report by the American Academy of Ophthalmology. Ophthalmology 2004; 111:396–406.
Keane PA, Ruiz-Garcia H, Sadda SR. Clinical applications of long-wavelength (1,000-nm) optical coherence tomography. Ophthalmic Surg Lasers Imaging 2011;42(Suppl.):S67–74.
Lim SH. Clinical applications of anterior segment optical coherence tomography. J Ophthalmol 2015;2015:605729.
Pavlin CJ, Foster FS. Ultrasound biomicroscopy. High-frequency ultrasound imaging of the eye at microscopic resolution. Radiol Clin North Am 1998;36:1047–58.
Pult H, Nichols JJ. A review of meibography. Optom Vis Sci 2012;89:E760–9.
Ramos JL, Li Y, Huang D. Clinical and research applications of anterior segment optical coherence tomography – a review. Clin Exp Ophthalmol 2009;37:81–9.
Rao SK, Padmanabhan P. Understanding corneal topography. Curr Opin Ophthalmol 2000;11:248–59.
Sayegh RR, Pineda R 2nd. Practical applications of anterior segment optical coherence tomography imaging following corneal surgery. Semin Ophthalmol 2012;27:125–32.
Shukla AN, Cruzat A, Hamrah P. Confocal microscopy of corneal dystrophies. Semin Ophthalmol 2012;27:107–16.
Smolek MK, Klyce SD, Hovis JK. The Universal Standard Scale: proposed improvements to the American National Standards Institute (ANSI) scale for corneal topography. Ophthalmology 2002;109:361–9.
Wise RJ, Sobel RK, Allen RC. Meibography: a review of techniques and technologies. Saudi J Ophthalmol 2012;26:349–56.

As referências completas estão disponíveis no **GEN-io.**

Anomalias Congênitas da Córnea

Paula Kataguiri, Kenneth R. Kenyon, Hormuz P. Wadia e Roshni A. Vasaiwala

Definição: Anomalias do desenvolvimento da córnea ao nascimento.

Características principais
- Hereditário ou esporádico, mas não adquirido
- Geralmente envolvem disgenesias do mesênquima do segmento anterior
- Associação frequente com anomalias de íris, ângulo e lente.

INTRODUÇÃO

As anomalias corneanas do desenvolvimento são evidentes ao nascimento, como consequência de causas genéticas, teratogênicas ou idiopáticas. Durante a 5ª semana gestacional, conforme a vesícula da lente se separa do ectoderma superficial, o mesênquima da crista neural migra entre o ectoderma de superfície e o cálice óptico.[1] A primeira onda de mesênquima se torna o endotélio da córnea e a malha trabecular, a segunda se transforma em ceratócitos da córnea e a terceira, o estroma anterior da íris. As aberrações neste processo resultam em anomalias de tamanho, forma e transparência da córnea, mais comumente a distrofia polimorfa, a anomalia de Peters, o glaucoma congênito e a esclerocórnea. Embora a ceratoplastia pediátrica seja um desafio e um procedimento complexo, uma série recente com acompanhamento médio de 40 meses relatou até 78% de sucesso do enxerto.[2] No entanto, a terapia medicamentosa continua sendo o tratamento predominante (52,7%) desses olhos.[3]

ANOMALIAS DE TAMANHO E FORMA

Microcórnea

O diâmetro corneano horizontal normal é de 9,5 a 10 mm ao nascer, aumentando para 10 a 12,5 mm na idade adulta. A córnea adulta menor que 10 mm horizontalmente é considerada uma microcórnea[4] e pode ocorrer em conjunção com a microftalmia, frequentemente associada a colobomas da íris, retina, coroide e até mesmo do nervo óptico (Figura 4.3.1).[5-11] Em contraste, a nanoftalmia é um olho pequeno e funcional que mantém a organização interna e proporção normais.

Epidemiologia, patogênese e manifestações oculares

A maioria dos casos é esporádica, embora linhagens autossômicas recessivas e autossômicas dominantes tenham sido relatadas.[12] Na microcórnea, como o restante do olho é normal em tamanho, o desenvolvimento da lente pode causar um glaucoma de ângulo fechado. A microftalmia associada à aplasia dérmica e à esclerocórnea é denominada de *MIDAS (síndrome da microftalmia, aplasia dérmica e esclerocórnea)* (causada por

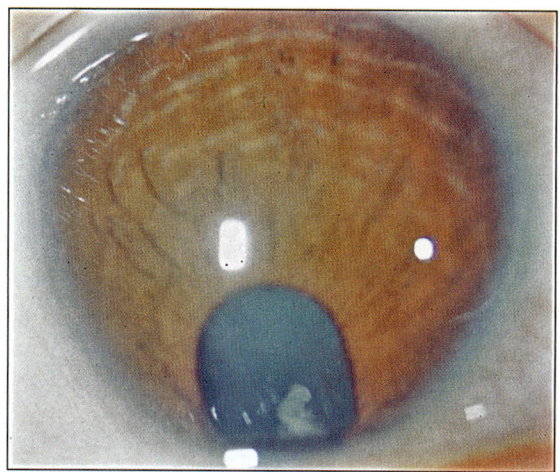

Figura 4.3.1 Microftalmia colobomatosa. A córnea é reduzida em diâmetro, mas é clara, e o coloboma inferior da íris é típico.

deleção em Xp22).[13,14] Uma variante autossômica dominante da microcórnea mais outras anomalias do segmento anterior já foram descritas.[15] A microcórnea também ocorre em conjunto com numerosas outras anomalias, incluindo a síndrome "micro-" da microcórnea, catarata congênita, retardo mental, distrofia retiniana, atrofia óptica, hipogonadismo e microcefalia.[5,16,17] Também está associada à síndrome alcóolica fetal.[18]

Tratamento

O tratamento envolve a correção de óculos para alta hipermetropia resultante da curvatura corneana anterior achatada. Outras associações, como catarata e glaucoma, são tratadas de maneira independente.

Megalocórnea

Epidemiologia, patogênese e manifestações oculares

A megalocórnea com alargamento bilateral do segmento anterior é definida como o diâmetro corneano horizontal superior a 12 mm ao nascimento ou superior a 13 mm após os 2 anos de idade (Figura 4.3.2). Supõe-se que o crescimento defeituoso do cálice óptico, mais comumente associado a mutações no gene *CHRDL* (Xq23), que codifica a ventropina,[19-21] deixa um espaço maior para o desenvolvimento da córnea. A megalocórnea congênita com glaucoma secundário na infância da esferofacia e/ou ectopia da lente é uma condição distinta causada por mutações recessivas em *LTBP2* (14q24) que devem ser distinguidas da buftalmia – alargamento de todo o globo secundário ao glaucoma congênito primário/infantil.[22]

Diversas variantes foram descritas e, dentre elas, a forma autossômica dominante sem outras anormalidades oculares é a menos comum. A megalocórnea recessiva ligada ao cromossomo X é mais frequente e está associada à transiluminação da íris, à

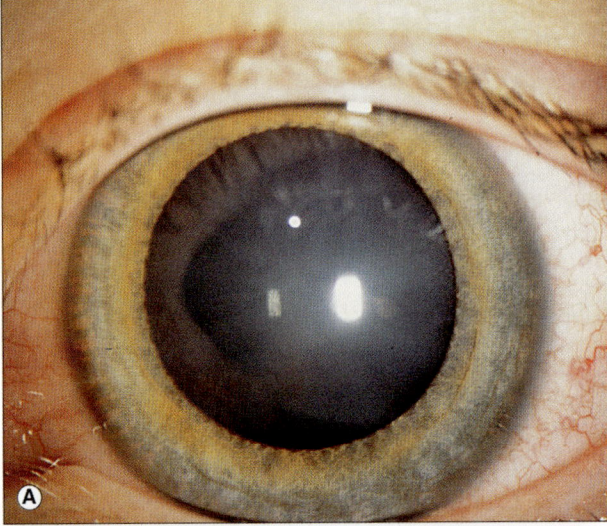
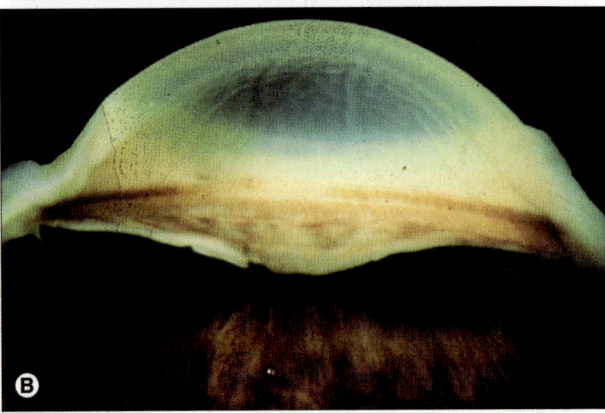

Figura 4.3.2 Megalocórnea. A. A córnea é clara, mas ampliada para 14 mm de diâmetro bilateralmente. **B.** O exame macroscópico do espécime *post mortem* revela uma córnea de diâmetro grande e uma malha trabecular fortemente pigmentada, provavelmente consequente à dispersão do pigmento da íris. (B, Cortesia do Dr. M. Yanoff.)

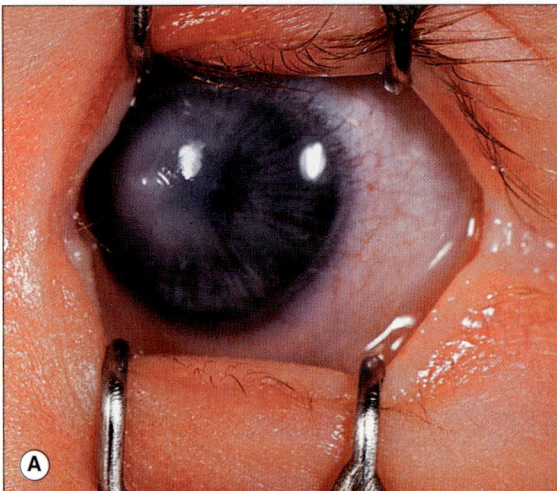
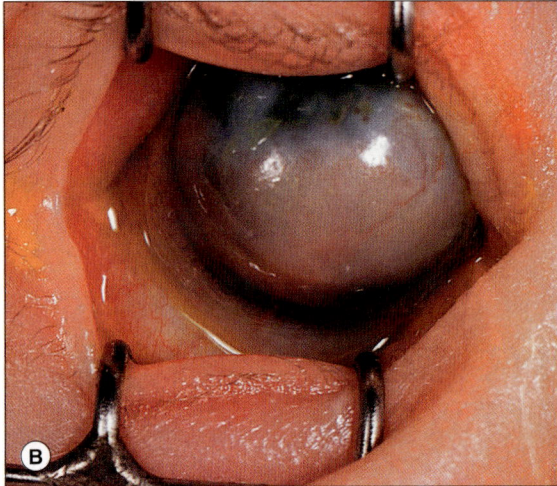

Figura 4.3.3 Disgenesia mesenquimal do segmento anterior. A. Anomalia de Peters típica do tipo I com opacidade central da córnea. **B.** O estafiloma anterior congênito inclui características da anomalia de Peters mais ectasia corneana extrema e desbaste.

dispersão do pigmento, à subluxação da lente, o arco e à degeneração em "couro de crocodilo".[23,24] A densidade celular endotelial é normal, e isso confirma que o alargamento não surge a partir do alongamento da córnea, e a clareza e espessura da córnea geralmente são normais.[25] O *locus* genético da megalocórnea ligada ao X reside na região Xq21–q22.6. A megalocórnea tem sido associada à miose congênita,[26] ectopia da lente, ectopia da pupila, retardo mental, síndrome de Marfan congênita, albinismo e síndrome de Neuhauser.[20,27] No entanto, é necessária uma distinção adicional do megaloftalmo, uma condição provavelmente autossômica recessiva, compreendendo uma córnea alargada em um olho globalmente ampliado sem glaucoma, também resultando em aumento do comprimento axial (frequentemente > 30 mm), catarata juvenil e alta miopia.[28]

Tratamento

Não é necessário tratamento além da correção com óculos para o erro de refração de miopia e para uma cirurgia de catarata pouco desafiadora em um segmento anterior muito alargado.[29]

Ausência corneana

A ausência de desenvolvimento da córnea não ocorre isoladamente, mas sim concomitantemente à disgenesia grave do segmento anterior ou de todo o olho. A anoftalmia – ausência total ou parcial de todo o olho – é consequência de, por exemplo, transtornos extremos de desenvolvimento.[30-32] A criptoftalmia envolve a falha parcial ou total da formação da pálpebra, dermoides da córnea, e um segmento anterior hipoplásico ou um globo rudimentar semelhante a um cisto com ausência de segmento anterior. A criptoftalmia associada com anomalias sistêmicas, como sindactilia e defeitos geniturinários, é conhecida como *Síndrome de Fraser*, um traço autossômico recessivo.[33] A pseudocriptoftalmia ocorre quando as pálpebras não se separam, mas o globo subjacente está intacto.

Estafiloma anterior congênito

O ceratoglobo (ver Capítulo 4.18) não é congênito, mas uma forma mais extrema de ectasia corneana pode ocorrer ao nascimento como parte do estafiloma anterior congênito, muitas vezes também em conjunto com variantes graves de anomalia de Peters (Figura 4.3.3). Esta anomalia é geralmente unilateral e também apresenta defeitos de desenvolvimento da íris com frequência. O estafiloma anterior pode decorrer do afinamento inflamatório ou infeccioso da córnea no útero.

ANOMALIAS DE TRANSPARÊNCIA DA CÓRNEA

Dependendo da(s) onda(s) afetada(s) da migração do mesênquima da crista neural, várias estruturas da córnea, ângulo e/ou íris serão comprometidas (Tabela 4.3.1).

Embriotoxon anterior

O embriotoxon anterior representa um alargamento congenitamente aparente da transição limbal superior da esclera até a córnea. O termo também descreve o arco juvenil, aparentemente

TABELA 4.3.1 Relação das "ondas" migratórias da crista neural embrionária com várias anomalias.			
Anomalias	**Anormalidades da onda mesenquimal**		
	Primeira	Segunda	Terceira
Embriotoxon posterior	x		
Síndrome de Axenfeld-Rieger	x		x
Anomalia de Peters	x		x
Ceratocone posterior	x		
Esclerocórnea		x	

semelhante ao arco senil, mas presente ao nascimento. Embora frequentemente esporádico, linhagens autossômicas dominante e autossômicas recessivas foram descritas.

Embriotoxon posterior

O embriotoxon posterior é altamente prevalente, ocorrendo talvez em 24% de uma população aleatória.[34] Compreende o espessamento e o deslocamento anterior de linha de Schwalbe, mais facilmente evidentes na córnea temporal (Figura 4.3.4). O termo *toxon* derivado da palavra grega para "arco", em referência à crescente da linha de Schwalbe, quando presente isoladamente não tem significância funcional.

Queloides da córnea

Os queloides são lesões brancas, brilhantes e protuberantes que envolvem a totalidade ou parte da córnea. Embora geralmente resultem de trauma ou inflamação ocular, podem ser evidentes ao nascimento. Histopatologicamente compreendendo uma matriz irregular de colágeno, fibroblastos e capilares dentro do estroma da córnea, às vezes eles progridem e podem estar associados a distúrbios oculodigitais, como a síndrome de Lowe.[35] Em olhos saudáveis, a ceratoplastia é apropriada.[36,37] Para lesões em que o crescimento causa desconforto, a dissecção da lesão e recobrimento com *flap* conjuntival pode deter a progressão.

Dermoides

Os dermoides são coristomas, definidos como tumores benignos de tecido não comuns em determinado local, e na córnea eles normalmente se desenvolvem no limbo temporal inferior em que a fusão da fissura do cálice óptico ocorre. Às vezes, podem envolver áreas maiores da córnea, todo o limbo, córnea inteira, ou o interior do olho. Eles geralmente são redondos, abaulados, de cor rosa, branca ou amarela, e podem ter cabelo ou, na variante lipodermoide, glóbulos de lipídios. Dependendo do tamanho, constituem uma pequena preocupação, mas podem induzir o astigmatismo ou mesmo a ambliopia consequente. Neste caso, a excisão cirúrgica é indicada, assim como para lesões maiores de preocupação anatômica e cosmética. Os dermoides do limbo podem estar associados com outras malformações, geralmente a síndrome de Goldenhar, compreendendo colobomas de pálpebras, microssomia hemifacial, apêndices pré-auriculares e outras anomalias da orelha (Figura 4.3.5). Outras anomalias mandibulares e outras anomalias faciais podem ser concomitantes e fazer parte do mosaicismo da trissomia do 8.[38]

A histopatologia confirma a presença de colágeno semelhante ao da pele com os apêndices anexos da pele, que incluem folículos pilosos, glândulas sebáceas e sudoríparas e gordura. Quando indicado, o tratamento cirúrgico geralmente consiste em dissecção lamelar superficial simples, embora a profundidade da lesão, em raras ocasiões, requeira uma ceratoplastia lamelar no local da excisão.[39] Embora pouco frequente, os dermoides podem envolver toda a espessura da parede do olho; a biomicroscopia ultrassônica[40] é útil para evitar surpresas cirúrgicas. Uma regressão parcial espontânea rara foi relatada.[41]

Anomalia de Axenfeld e síndrome de Rieger

A anomalia de Axenfeld compreende o embriotoxon posterior bilateral frequentemente associado com iridosinéquias aderentes à linha de Schwalbe (Figura 4.3.6). A síndrome de Rieger inclui a anomalia de Axenfeld além da atrofia da íris, corectopia e policoria. As anomalias dentárias e uma face média achatada com uma ponte nasal baixa são comuns na síndrome de Axenfeld–Rieger (Figura 4.3.7). Assim, ao descrever este espectro, o termo *anomalia* se refere às alterações anatômicas

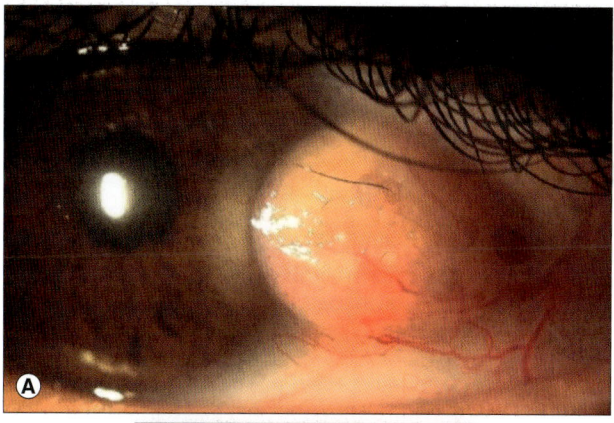

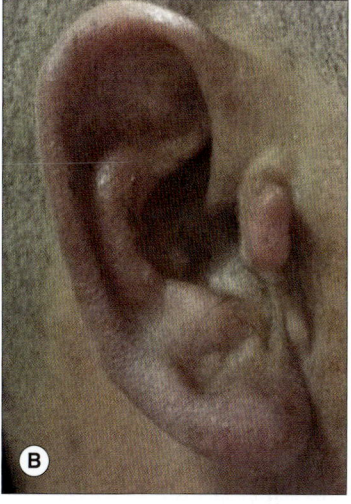

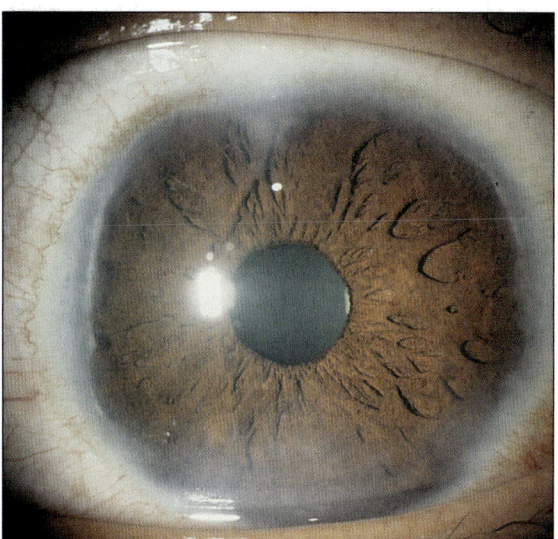

Figura 4.3.4 Embriotoxon posterior. A linha de Schwalbe anteriormente deslocada, evidencia-se medial, superior e temporalmente.

Figura 4.3.5 Síndrome de Goldenhar. Dermoide do limbo (**A**) associado a apêndices pré-auriculares e anomalias da orelha (**B**).

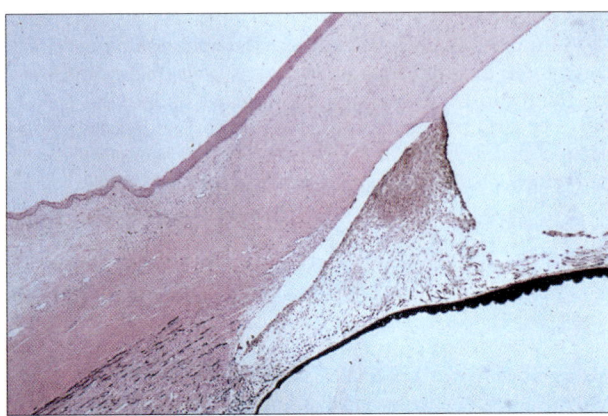

Figura 4.3.6 Anomalia de Axenfeld. Corte histológico mostrando um processo da íris anexado ao anel de Schwalbe deslocado anteriormente (embriotoxon posterior). (Cortesia do Dr. R.Y. Foos.)

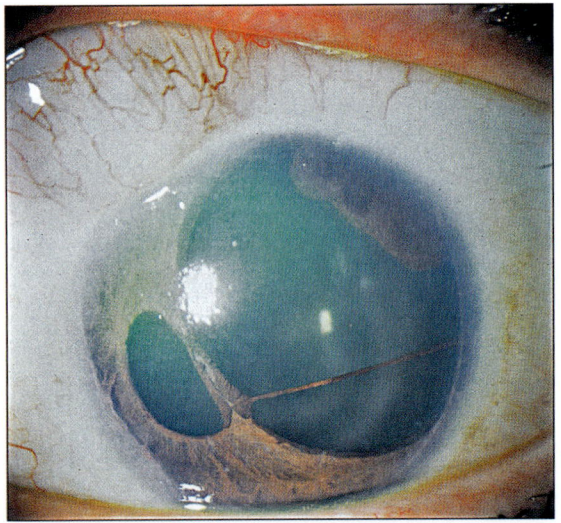

Figura 4.3.7 Síndrome de Axenfeld–Rieger. Policoria com glaucoma bilateralmente em um paciente com anomalias dentais e faciais.

localizadas, enquanto o termo *síndrome* descreve achados oculares e sistêmicos mais difundidos. O glaucoma ocorre em cerca de metade dos pacientes com Síndrome de Axenfeld-Rieger.[42] Aparentemente, a anomalia de Axenfeld e a síndrome de Rieger surgem da retenção de remanescentes da crista neural e do endotélio primordial na íris e no ângulo da câmara.[43] Defeitos nos genes *PITX2* e *FOXC1* no cromossomo 4q25 e no gene *FKHL7* em 6p25, assim como outros defeitos, têm sido encontrados em diferentes pacientes com síndrome de Axenfeld-Rieger. O diagnóstico diferencial[44,45] inclui a síndrome endotelial iridocorneana (que é adquirida e geralmente unilateral), a distrofia polimorfa posterior com aderências iridocorneanas e síndrome da iridogoniodigenesia.[46,47]

Anomalia de Peters

Manifestações oculares

A anomalia de Peters compreende outra condição de disgenesia mesenquimal, com a maioria dos casos sendo esporádicos, mas também exibindo heranças dominantes e recessivos ocasionais. Em 80% dos casos, a condição é bilateral. As manifestações são variáveis, com o tipo clássico consistindo em uma opacidade do estroma corneano central e sinéquias de íris provenientes do colarete, as quais se ligam à periferia da opacidade. Inicialmente, um defeito do endotélio central e da membrana de Descemet resulta em edema significativo da córnea (ver Figura 4.3.3); com o tempo, no entanto, o endotélio pode se regenerar centralmente e o edema pode regredir.[48-50] O chamado ceratocone posterior e a úlcera interna de von Hippel podem ser considerados como a anomalia de Peters sem aderências da íris. Uma variante do tipo II foi caracterizada com a aderência da lente na córnea posterior e/ou catarata. O tipo I geralmente é unilateral enquanto o tipo II é frequentemente bilateral. Outras anomalias oculares associadas (Figura 4.3.8) incluem mais frequentemente o glaucoma em mais de 50% dos casos, mas também incluem microcórnea, córnea plana, esclerocórnea, coloboma coriorretiniano, coloboma da íris, disgenesia de ângulo e íris, hiperplasia persistente do vítreo primário, microftalmia, hipoplasia do nervo óptico e hipoplasia foveal.[51]

Associações sistêmicas

As associações sistêmicas incluem baixa estatura, dismorfismo facial, atraso no desenvolvimento e maturação esquelética retardada, constituindo a síndrome autossômica recessiva Krause-Kivlin. A síndrome *plus* de Peters consiste na anomalia ocular de Peters, bem como sindactilia, anomalias genitourinárias, braquicefalia, anomalias do sistema nervoso central, doença cardíaca ou surdez.[52-54] A anomalia de Peters pode fazer parte da síndrome alcoólica fetal.[55] As mutações no *locus* PAX 6 no cromossomo 11p13 em poucos pacientes com a anomalia de Peters[56,57] é de interesse porque este gene parece ser importante na regulação da embriogênese, bem como é anormal na aniridia e na ceratite autossômica dominante.[58] Mutações no gene *CYP1B1* podem ser causadoras da anomalia de Peters,[59] porque este e outros defeitos gênicos (p. ex., a síndrome de Axenfeld-Rieger, 4q25) foram implicados no desenvolvimento ocular e no glaucoma.[60]

Patologia

A patologia da anomalia de Peters mostra a ausência da membrana de Descemet e do endotélio central (Figura 4.3.9), que podem sofrer reparo com o tempo. Outras características incluem a fibrose residual no estroma opacificado e ausência central da camada de Bowman.

Tratamento e resultado

A terapia primária inclui o tratamento do glaucoma, se presente. A ceratoplastia penetrante é bastante apropriada quando a córnea opacificada é bilateral. Quanto ao questionamento de se a ceratoplastia da anomalia funicular de Peters é efetiva, um estudo recente de 14 casos desse tipo[61] revelou que 11 pacientes (78,6%) tiveram enxertos transparentes em 30 meses de acompanhamento, com 10 ganhando uma visão aparentemente útil. Para olhos com opacidade central localizada e transparência na média periferia, a iridectomia óptica pode fornecer uma alternativa muito mais simples e efetiva. O uso de técnicas espectrais de tomografia de coerência óptica de domínio espectral

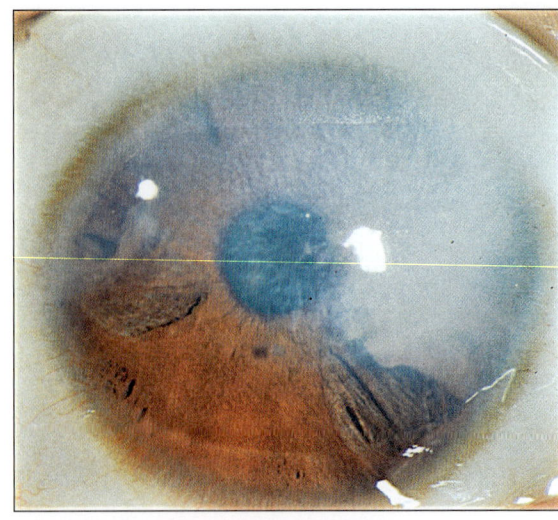

Figura 4.3.8 Disgenesia mesenquimal do segmento anterior. Esta criança combina características da anomalia de Peters do tipo II e esclerocórnea periférica e glaucoma bilateral.

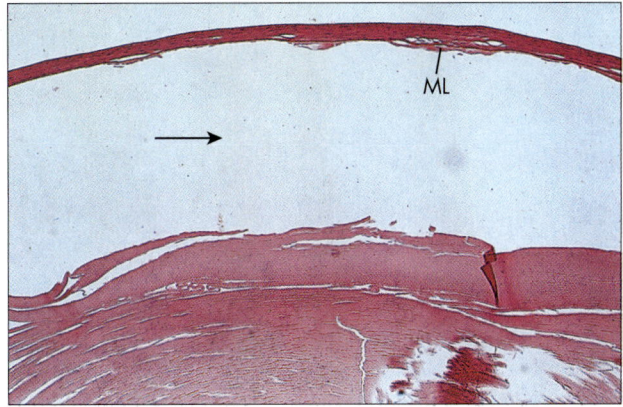

Figura 4.3.9 Anomalia de Peters. Corte histopatológico demonstrando material da lente (ML) ligado à córnea posterior. Centralmente, o endotélio, a membrana de Descemet e a camada de Bowman não estão presentes. O grande espaço (*seta*) é artefato de encolhimento da fixação. (Cortesia do Dr. M. Yanoff.)

(SD-OCT, do inglês *spectral domain-optical coherence tomography*) para facilitar a resolução microestrutural do segmento nestas situações complexas e variáveis, é de importância crescente para a tomada de decisão cirúrgica.[62] Para crianças com alto risco de falha de ceratoplastia, a ceratoprótese de Boston tornou-se uma alternativa,[51] porque apesar dos desafios do tratamento em longo prazo, pode resultar em uma visão útil.[63,64]

Esclerocórnea

A esclerocórnea define uma turvação semelhante à esclera, não progressiva, não inflamatória da córnea, que pode ser periférica ou difusa (ver Figura 4.3.8). Resultante da migração defeituosa do mesênquima da segunda onda, pode causar achatamento da córnea ou córnea plana por causa do envolvimento do limbo. A esclerocórnea, adicionalmente, pode estar associada a outras entidades no espectro de defeitos de desenvolvimento do segmento anterior (ver Tabela 4.3.1), como a anomalia de Peters (ver Figura 4.3.9). O glaucoma é comum, assim como outras anomalias oculares, como discutido anteriormente. A herança pode ser autossômica dominante, recessiva ou ligada ao X, embora a maioria dos casos seja esporádica e geralmente bilateral. Uma vez controlado o glaucoma, a ceratoplastia penetrante ou talvez a ceratoprótese de Boston seja apropriada, embora os resultados geralmente sejam ruins devido ao glaucoma e/ou às anomalias do nervo óptico.

Distrofia endotelial hereditária congênita e distrofia corneana estromal congênita

Essas duas distrofias corneanas hereditárias se manifestam no nascimento e, como tal, compreendem as anomalias corneanas congênitas.

A distrofia endotelial hereditária congênita aparece como um edema corneano bilateral difuso na ausência de pressão intraocular elevada. Embora tenha sido inicialmente descrito que esta apresentava formas autossômicas dominantes e recessivas, as evidências localizam o defeito genético em 20p13, responsável pelo transporte de borato de sódio. O recente relatório do Comitê Internacional de Classificação de Doenças da Córnea[65] reconhece apenas a forma de herança autossômica recessiva. O edema corneano frequentemente profundo resulta de uma disgenesia do endotélio corneano com alterações concomitantes da membrana de Descemet e é apropriadamente considerado um distúrbio de disgenesia mesenquimal. Raramente a pressão intraocular é elevada. Os resultados da ceratoplastia geralmente são favoráveis.

A distrofia corneana estromal congênita é uma condição autossômica dominante rara, resultante de um defeito genético em 12q21.33 produzindo anormalidades da decorina.[65] A opacidade da córnea clinicamente difusa resulta da sobreposição de opacidades estromais esbranquiçadas em forma de floco. A perda visual é variável e, quando raramente indicada, a ceratoplastia pode ser bem-sucedida.

BIBLIOGRAFIA

Alward WL. Axenfeld–Rieger syndrome in the age of molecular genetics. Am J Ophthalmol 2000;130:107–15.

Churchill AJ, Booth AP, Anwar R et al. PAX 6 is normal in most cases of Peters' anomaly. Eye 1998;12:299–303.

Cook CS. Experimental models of anterior segment dysgenesis. Ophthalmic Pediatr Genet 1989;10:33–46.

Dana MR, Schaumberg DA, Moyes AL et al. Corneal transplantation in children with Peters' anomaly and mesenchymal dysgenesis. Multicenter Pediatric Keratoplasty Study. Ophthalmology 1997;104:1580–6.

Hanson IM, Fletcher JM, Jordan T et al. Mutations at the PAX 6 locus are found in heterogeneous anterior segment malformations including Peters' anomaly. Nat Genet 1994;6:168–73.

Harissi-Dagher M, Colby K. Anterior segment dysgenesis: Peters anomaly and sclerocornea. Int Ophthalmol Clin 2008;48:35–42.

Heon E, Barsoum-Homsy M, Cevrette L et al. Peters' anomaly, the spectrum of associated ocular malformations. Ophthalmic Pediatr Genet 1992;13:137–43.

Mader TH, Stulting D. Technique for the removal of limbal dermoids. Cornea 1998;17:66–7.

Mayer UM. Peters' anomaly and combination with other malformations. Ophthalmic Pediatr Genet 1992;13:131–5.

Meire FM. Megalocornea, clinical and genetic aspects. Doc Ophthalmol 1994;87:1–1121.

Mejia LF, Acosta C, Santamaria JP. Clinical, surgical, and histopathologic characteristics of corneal keloid. Cornea 2001;20:421–4.

Michaeli A, Markovich A, Rootman DS. Corneal transplants for the treatment of congenital corneal opacities. J Pediatr Ophthalmol Strabismus 2005;42:34–44.

Miller MT, Epstein RJ, Sugar J et al. Anterior segment anomalies associated with the fetal alcohol syndrome. J Pediatr Ophthalmol Strabismus 1984;21:8–18.

Rezende RA, Uchoa UB, Uchoa R et al. Congenital corneal opacities in a cornea referral practice. Cornea 2004;23:565–70.

Shields MB, Buckley E, Klintworth GK et al. Axenfeld–Rieger syndrome: a spectrum of developmental disorders. Surv Ophthalmol 1985;29:387–409.

As referências completas estão disponíveis no **GEN-io**.

PARTE 4 DOENÇAS DA CÓRNEA E DA SUPERFÍCIE OCULAR

SEÇÃO 3 Doenças Externas

Blefarite 4.4

Jihad Isteitiya, Neha Gadaria-Rathod, Karen B. Fernandez e Penny A. Asbell

Definições: A *blefarite* é um termo geral que descreve a inflamação das pálpebras, enquanto a *blefarite marginal* é a inflamação da borda da pálpebra, que pode ser subdividida em *blefarite* anterior e posterior.

A *blefarite anterior* envolve a inflamação da margem da pálpebra anterior à linha cinzenta e concentrada em torno dos cílios e folículos pilosos. Pode ser acompanhada por detritos escamosos, descamação e colaretes em torno dos cílios. A *blefarite posterior* envolve a inflamação posterior à linha cinzenta, que pode ter várias causas, incluindo a disfunção da glândula meibomiana (DGM) e a conjuntivite.

A *DGM* é definida como uma anormalidade difusa e crônica das glândulas meibomianas, comumente caracterizada pela obstrução do ducto terminal e/ou alterações qualitativas/quantitativas na secreção glandular. Isso pode resultar em alteração do filme lacrimal, sintomas de irritação ocular, inflamação clinicamente aparente e doença da superfície ocular.[1]

Características principais
- Queimação crônica, irritação, sensação de corpo estranho, epífora
- Alterações inflamatórias da pálpebra, incluindo espessamento, eritema, hiperqueratinização, vascularização, telangiectasia ou chanfradura
- Há descamação, colaretes e capas ao longo dos cílios
- Secreção mínima da glândula meibomiana com pressão ou meibo anormal, que é turvo, espumoso ou granular na aparência.

Características associadas
- Tilose (espessamento e distorção da margem da pálpebra)
- Poliose (perda da pigmentação dos cílios)
- Direcionamento incorreto e/ou manchas
- Hiperemia conjuntival
- Neovascularização perilimbal superficial corneana
- Infiltrado catarral
- Acne rosácea.

INTRODUÇÃO

A *blefarite*, primeiro descrita por Elschnig em 1908,[2] representa um desafio significativo para o clínico devido à sua natureza crônica e a disponibilidade de diversas opções de tratamento, mas evidências científicas mínimas de suas eficácias.

No entanto, dada a prevalência da blefarite, sua associação com a doença do olho seco (DED, do inglês *dry eye disease*) e seu efeito na qualidade de vida, é essencial uma melhor compreensão e um melhor tratamento dessa condição para reduzir o desconforto ocular e melhorar a qualidade de vida do paciente.[1]

EPIDEMIOLOGIA

A DGM é um dos distúrbios mais comumente encontrados na prática clínica. A DGM é agora considerada a principal causa de olho seco evaporativo.[1]

A prevalência da DGM varia consideravelmente nos estudos publicados, desde 3,5% até quase 70%.[1,3-7]

Esta diferença surpreendente é parcialmente atribuída a critérios diagnósticos inconsistentes entre os países e à distribuição de idades variáveis entre os grupos de estudos.[1,7] A prevalência de DGM é afetada por idade, com pacientes mais velhos com maior risco de desenvolver o distúrbio.

PATOGÊNESE

A fisiopatologia da blefarite envolve uma interação complexa de vários fatores, incluindo secreções anormais na margem da pálpebra, organismos nas margens da pálpebra, e um filme lacrimal disfuncional pré-corneano. Existem vários sistemas de classificação para a blefarite.[2,8-10] Esta pode ser subdividida anatomicamente em blefarite anterior (Figura 4.4.1) e blefarite posterior. Alternativamente, a blefarite pode ser classificada de acordo com as características clínicas apresentadas em estafilocócica, seborreica, estafilocócica mista e seborreica, e DGM (Figura 4.4.2).

A inflamação da pálpebra característica da blefarite é mais frequentemente causada por uma combinação de fatores anteriores e posteriores de vários graus. Na maioria dos tipos de blefarite, ocorre algum envolvimento das glândulas meibomianas.[11] As glândulas meibomianas são tubuloacinares, holócrinas, que produzem e secretam meibo, uma substância oleosa que produz a camada lipídica do filme lacrimal.[12] Incorporadas nas placas do tarso, existem normalmente 30 a 40 glândulas meibomianas na pálpebra superior e 20 a 30 glândulas na pálpebra inferior. Cada glândula meibomiana consiste em um ducto principal cercado por aglomerados acinares em forma de cacho de uva. Esses ductos se abrem na margem da pálpebra logo na junção mucocutânea, liberando meibo para o filme lacrimal. A DGM é definida como uma anormalidade crônica e difusa das glândulas meibomianas, comumente caracterizada por obstrução do ducto terminal e/ou mudanças qualitativas/

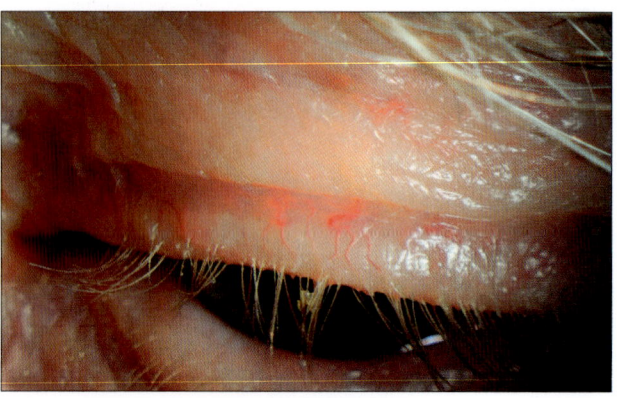

Figura 4.4.1 Blefarite anterior.

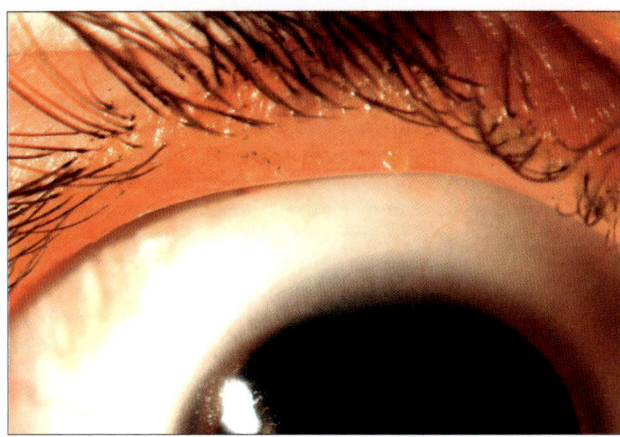

Figura 4.4.2 Disfunção da glândula meibomiana.

quantitativas na secreção glandular.[9] Alterações na composição das secreções meibomianas ocorrem em pacientes com blefarite crônica.[12-14] A alteração em lipídios não polares eleva o ponto de fusão do meibo, levando a seu espessamento e estagnação. A diminuição da quantidade de lipídios polares resulta em espalhamento irregular das lágrimas,[15] provavelmente levando à instabilidade do filme lacrimal e hiperosmolaridade, aumento do crescimento bacteriano, olho seco e inflamação da superfície ocular, incluindo queratinização, cicatrização, e retração dos orifícios das glândulas, exacerbando ainda mais a DGM. Vários fatores podem agravar a DGM, como o aumento da idade, uso de lentes de contato e desequilíbrio hormonal.[10,11,14]

Várias bactérias, fungos (*Pitysporum*), e parasitas (*Demodex*) também têm sido implicados. Os organismos mais comuns isolados de pacientes com blefarite crônica incluem *Staphylococcus epidermidis*, *Propionibacterium acnes*, corinebactérias e *Staphylococcus aureus*.[16] *S. epidermidis* e *S. aureus* produzem enzimas lipolíticas, como a lipase de triglicerídios, a colesterol esterase e a esterase de cera, que hidrolisam ésteres de cera e de esterol com o liberação de ácidos graxos livres altamente irritantes, resultando na interrupção da integridade do filme lacrimal.[12] Na blefarite seborreica, o aumento da quantidade de meibo de baixa viscosidade favorece o crescimento de bactérias e leva à inflamação das pálpebras.[14] A acne rosácea é uma doença de pele crônica relativamente comum, caracterizada por eritema persistente, telangiectasia, pápulas, pústulas, hipertrofia das glândulas sebáceas, afetando predominantemente a testa, bochechas e nariz. Embora a patogênese ainda não esteja clara, os estudos sugerem que é principalmente causada por uma resposta imune inata alterada naqueles com uma predisposição genética. Certas espécies reativas de oxigênio e agentes infecciosos, como o *Demodex folliculorum* e a *Helicobacter pylori* também foram implicados.[17]

MANIFESTAÇÕES OCULARES

Os sintomas típicos da blefarite incluem vermelhidão, comichão, ardor e crostas ao longo da margem da pálpebra, perda de cílios, viscosidade dos cílios e lacrimejamento. Além disso, como a DGM tem sido sugerida como a principal causa de DED,[1] os sintomas de apresentação, tais como secura, irritação ocular, bem como visão flutuante, podem indicar a necessidade de um clínico examinar a margem da pálpebra. Estes sintomas são crônicos, geralmente aumentando e diminuindo, e podem ser exacerbados por alguns fatores ambientais, como vento, fumaça, poeira, produtos cosméticos etc. Os sintomas geralmente são bilaterais, mas podem ser assimétricos. A presença de sintomatologia predominantemente unilateral deve alertar o clínico para considerar outros diagnósticos, tais como carcinoma celular, que pode se mascarar como blefarite crônica unilateral.

O exame externo usando a biomicroscopia de lâmpada de fenda é essencial para estabelecer o diagnóstico e determinar o tipo de blefarite. A blefarite anterior estafilocócica é mais comum na população mais jovem e tem uma preponderância feminina.

Os achados incluem vascularização e eritema da margem da pálpebra, telangiectasia, edema palpebral, perda ou má orientação de cílios, colaretes ao redor da base dos cílios e crostas ou hiperqueratose. Achados crônicos de ulceração, desorientação dos pontos lacrimais, e formação de cicatriz podem ser vistos. Pode haver sinais de envolvimento da córnea em casos graves, apresentando-se com flictenulose, neovascularização da córnea, afinamento ou ulceração marginal. A blefarite seborreica é mais comum na faixa etária mais avançada. Apresenta-se com *caspa*, um termo usado para se referir às escamas, detritos oleosos e material gorduroso que se acumula ao longo do eixo do cílio como resultado da hipersecreção de glândulas meibomianas.[18] Na blefarite associada com a infestação por *Demodex sp.*, o achado mais comumente visto é o revestimento dos cílios com material cilíndrico semelhante a caspa (capas).[19]

Os sinais clínicos da DGM podem incluir arredondamento, espessamento e irregularidade da margem palpebral; alterações na vascularização da pálpebra e presença de telangiectasia; formação de protuberâncias, entupimento e estreitamento de orifícios das glândulas; redução no volume e número de glândulas secretando líquido; e mudanças na qualidade, clareza e viscosidade da secreção da glândula com a necessidade de uma maior pressão para liberar as secreções.[19,20] A "DGM não óbvia" é uma forma de DGM obstrutiva que não mostra sinais evidentes de inflamação, hipersecreção ou secreção purulenta das glândulas, mas pode se tornar mais aparente com pressão na pálpebra conforme os orifícios do meibo são examinados.[21] Na DGM crônica, pode haver alterações cicatriciais ao longo da margem da pálpebra, e a junção mucocutânea pode migrar anteriormente à linha das glândulas meibomianas.[22] Sinais sutis, como a qualidade espumosa do menisco lacrimal e diminuição dos escores de Schirmer e do tempo de ruptura das lágrimas (TBUT, do inglês *tear breakup time*), podem ser encontrados. Outras condições oculares, como calázio recorrente, triquíase e síndrome do olho seco, podem ser vistas. O exame externo do rosto e da pele pode revelar problemas dermatológicos associados, como dermatite seborreica, atopia, herpes-zóster oftálmico e acne rosácea. Na rosácea ocular, vasos dilatados e telangiectásicos na margem da pálpebra e hiperemia interpalpebral podem ser vistos.

DIAGNÓSTICO E TESTE AUXILIAR

O diagnóstico da blefarite é eminentemente clínico. No entanto, os testes auxiliares podem ser considerados naqueles que têm doença crônica ou não respondem à terapia, para monitorar o efeito do tratamento, e para fins de pesquisa.

Amostras de cultura retiradas das margens das pálpebras podem crescer bactérias associadas à blefarite, bem como vírus, herpes simples, herpes-zóster e molusco contagioso. Exames microscópicos dos cílios depilados podem mostrar ovos Demodex e ácaros adultos.[18]

A secreção de glândulas meibomianas pode ser analisada pela sua qualidade e expressibilidade. Isso pode ser feito por pressão digital ou com o uso de um dispositivo que aplica uma pressão padrão que é equivalente à pressão exercida nas pálpebras durante uma piscada normal.[23] Este dispositivo tem como alvo uma área padrão de um terço do número total de glândulas (oito a dez glândulas). A expressibilidade é classificada de acordo com o número de glândulas que expressam fluido; a diminuição da expressibilidade indica doença. Embora pareça simples, existe uma variabilidade acentuada entre os indivíduos, e, portanto, um limite entre normal e anormal não pode ser definido. Além disso, a localização das glândulas ao longo da margem da pálpebra influencia sua expressibilidade. Verificou-se que as glândulas mediais tendem a se expressar mais ativamente, seguidas por glândulas centrais e laterais.[24] A qualidade da secreção glandular pode ser avaliada em termos de aparência. Pode ser classificada como clara, opaca, viscosa ou semelhante a creme dental usando vários esquemas de classificação.[21,25]

Mais recentemente, a interferometria foi desenvolvida para medir a camada de lágrimas. O olho do paciente é iluminado com luz direcionada para a superfície corneana; a luz passa pelo filme lacrimal e é refletida em uma câmera, formando um padrão de interferência chamado *interferograma*. O interferômetro mede a espessura da camada de lipídios de uma área definida do filme lacrimal e captura o perfil de intermitência durante um intervalo de tempo designado. Uma correlação positiva entre a espessura da camada lipídica do filme lacrimal e as glândulas meibomianas sugere que uma baixa espessura da camada lipídica indica uma alta probabilidade de DGM.[26]

As alterações na morfologia das glândulas meibomianas e a perda de glândulas podem ser avaliadas usando a meiboscopia. Isso é feito com transiluminação através da pele e observação da silhueta glandular através do lado mucoso evertido. A fotodocumentação da mesma é chamada de *meibografia*.[18] A desvantagem do método de transiluminação é que pode ser tedioso e demorado. A meibografia sem contato aplica o mesmo princípio, mas é mais fácil e mais rápida do que transiluminação. Ele usa um filtro transmissor de infravermelho ligado a uma lâmpada de fenda e câmera de vídeo.[27] As fotografias são tiradas, e a morfologia e a perda de glândulas meibomianas são então analisadas. Avanços recentes da tecnologia agora incluem sistemas móveis, portáteis, em forma de caneta com um diodo emissor de luz infravermelho fixado à câmera, que permite a captura de vídeos e imagens comparáveis em qualidade com os sistemas anteriores de meibografia. É conveniente e aplicável para o exame de glândulas meibomianas em pacientes de todas as idades.[28]

A ceratografia permite a avaliação visual da topografia da superfície da córnea, permitindo uma análise da estabilidade do filme lacrimal comparando as irregularidades nas imagens gravadas. Além de avaliar o TBUT, a ceratografia pode examinar as glândulas meibomianas, a altura do menisco lacrimal e a camada lipídica.[29]

A microscopia confocal de varredura a *laser in vivo* é uma técnica de contato que pode ser usado para examinar a microestrutura das unidades acinares das glândulas meibomianas e medir seu tamanho.[30]

TRATAMENTO

O objetivo de todos os tratamentos de DGM é melhorar o fluxo das secreções meibomianas das glândulas, conseguindo assim a estabilidade normal do filme lacrimal.[31]

As estratégias de tratamento visando melhorar a qualidade do meibo incluem uma combinação de higiene da pálpebra, tratamento da DGM, a redução da colonização bacteriana das pálpebras, a supressão da inflamação e restauração da qualidade da lágrima.[32] É crucial educar os pacientes sobre a doença crônica, a natureza recorrente da doença e a necessidade de intervenção a longo prazo. Apesar da disponibilidade de diversas opções de tratamento, pouquíssimos tratamentos foram extensivamente avaliados quanto à segurança e eficácia em ensaios clínicos, controles randomizados e a maioria normalmente não é aprovada pela *Food and Drug Administration* (FDA) para uso na blefarite especificamente. As recomendações de tratamento são amplamente dependentes da experiência clínica e de relatos de casos.

A higiene da pálpebra, a base do tratamento da blefarite, consiste em compressas mornas, massagem e esfoliação da pálpebra, bem como evitar o excesso de maquiagem nos olhos. O tratamento com compressas mornas envolve a colocação de toalha quente nas pálpebras fechadas diariamente por 5 a 10 minutos. Os objetivos da terapia de calor são suavizar e soltar as incrustações, liquefazer a solidificação e as secreções estagnadas e dilatar os ductos. Isso é seguido pela massagem na pálpebra. A pálpebra é mantida esticada no canto externo com uma mão enquanto o dedo indicador da outra mão varre do canto interno da pálpebra na direção do ouvido aplicando pressão. Isto é repetido várias vezes para liberar os conteúdos das glândulas meibomianas, que derreteram durante a etapa de compressas mornas. A limpeza com esfoliação da pálpebra geralmente é feita 1 ou 2 vezes/dia inicialmente. Os esfoliantes disponíveis comercialmente ou um aplicador com ponta de algodão embebido em solução fraca de xampu para bebês podem ser usados para esfregar a borda da pálpebra removendo os depósitos e as secreções oleosas anormais das pálpebras. Os pacientes devem ser instruídos a evitar a lavagem e a massagem excessivas porque estas ações podem levar à irritação ocular.

Além do autocuidado, a expressão terapêutica das glândulas meibomianas como um procedimento realizado pelo médico no consultório pode ajudar a aliviar a DGM usando sondas e/ou pressão mecânica para abrir e liberar o meibo. A sondagem intraductal é um método relativamente não traumático que utiliza pequenas sondas de aço inoxidável para abrir os orifícios das glândulas meibomianas, e isso pode abrir mecanicamente e dilatar seus orifícios naturais e ductos.

Atualmente estão sendo recrutados participantes para um estudo randomizado, duplo-cego, investigando a eficácia da sondagem intraductal das glândulas meibomianas em comparação com um procedimento simulado em pacientes com DGM refratária.[33] No entanto, a expressão terapêutica pode ser dolorosa para o paciente.[34] O dispositivo BlephEx, um método menos invasivo de microesfoliação das margens da pálpebra, utiliza uma microesponja rotativa para remover os detritos da pálpebra e o biofilme microbiano das margens da pálpebra.[35] Recentemente, um novo dispositivo de termopulsação foi desenvolvido, e permite que o calor seja aplicado nas superfícies palpebrais diretamente sobre as glândulas meibomianas, aplicando simultaneamente pressão pulsátil gradativa nas superfícies externas da pálpebra, assim expressando gentilmente as glândulas durante o aquecimento. O dispositivo de tratamento automatizado tem dois componentes principais: um aquecedor de pálpebra e um suporte de olho. O aquecedor de pálpebra se assemelha a uma grande lente escleral oval projetada para descansar sobre a conjuntiva bulbar e a abóbada da córnea. O suporte de olho contém uma bexiga de ar inflável que massageia as pálpebras para expressar as glândulas meibomianas nas pálpebras superiores e inferiores simultaneamente.[36]

Os antibióticos tópicos são adicionados quando há suspeita de infecção bacteriana subjacente. A bacitracina e as pomadas oftálmicas de eritromicina são agentes efetivos contra a blefarite anterior. Geralmente, as pomadas são aplicadas diretamente nas margens da pálpebra para evitar a toxicidade na superfície ocular. Os colírios de fluoroquinolona têm toxicidade ocular mínima e têm uma ampla cobertura de organismos. O ácido fusídico tópico tem mostrado eficácia em pacientes com blefarite rosácea ocular. Embora ainda não tenha sido aprovado pela FDA, o gel de metronidazol tópico 0,75% a 1% também pode ser eficaz quando usado na margem da pálpebra para o tratamento da rosácea ocular.[32] Os antibióticos sistêmicos, como a cloxacilina, podem ser adicionados para o tratamento de estafilococos persistentes ou blefarite recorrente. As tetraciclinas orais são comumente usadas no manejo de rosácea e DGM. Eles são usados principalmente por suas propriedades anti-inflamatórias e reguladoras de lipídios, no lugar de seus efeitos antimicrobianos. Eles diminuem a produção de lipases bacterianas, reduzindo assim a concentração de ácidos graxos livres e seus efeitos deletérios sobre a composição lipídica.[37] Eles exercem anti-inflamatórios resultantes da inibição das matrizes das metaloproteinases, citocinas, ativação de linfócitos e neutrófilos, e quimiotaxia. Eles também têm propriedades antiangiogênicas e antiapoptóticas.[38] São geralmente usados em doses que variam de 250 mg, 1 a 4 vezes/dia (tetraciclina e oxitetraciclina) a 50 a 100 mg, 1 ou 2 vezes/dia (doxiciclina e minociclina). Doses baixas de 20 mg de doxiciclina podem ser usadas quando a terapia a longo prazo é necessária. A dose de 40 mg/dia de liberação lenta da doxiciclina é aprovada para o tratamento de rosácea e usada por alguns médicos. O uso de tetraciclina é limitado por seus efeitos colaterais comuns, que incluem sensibilidade ao sol e desconforto gastrintestinal e contraindicações conhecidas para uso em mulheres grávidas e crianças. Os antibióticos macrolídeos orais, como a eritromicina e azitromicina, são mais seguros, bem como têm imunomodulação e efeitos anti-inflamatórios semelhantes aos das tetraciclinas. Recentemente, o uso tópico de azitromicina (1%) foi sugerido como um tratamento efetivo da blefarite posterior, com melhoria significativa na qualidade da secreção das glândulas meibomianas, vermelhidão das pálpebras, qualidade da lágrima e alívio de sintomas gerais, mas os resultados dos estudos sobre a eficácia são mistos.[39]

Nos casos com inflamação mais grave da margem das pálpebras, um curso de curta duração de corticosteroides tópicos ou combinações antibiótico-corticosteroides pode ser utilizado. O uso prolongado de corticosteroides é limitado pelos efeitos colaterais sérios, como catarata, glaucoma e infecção. Os imunomoduladores tópicos, como a ciclosporina A 0,05%, um inibidor da calcineurina, demonstrou ser benéfico no tratamento da DGM em conjunto com a rosácea e/ou DED, com uma melhoria significativa na inflamação da margem da pálpebra e nos sinais de DED.[40] Quase todos os tratamentos sugeridos não receberam a aprovação da FDA para uso na doença da pálpebra.

Como a mudança na composição da lágrima e na estabilidade do filme lacrimal pode ser contribuinte para a inflamação da margem da pálpebra, a suplementação do filme lacrimal pode melhorar tanto a DGM quanto a DED. As opções de tratamento incluem lágrimas, géis, pomadas, controle ambiental e óculos de proteção contra umidade. Uma nova classe de substitutos lacrimais envolvendo o uso de colírios contendo lipídios, *sprays* de lipossomas, colírios tipo emulsão e pomadas que podem ser mais eficazes do que as lágrimas artificiais com base em solução salina na DED associada com a DGM.[41,42] A suplementação dietética com ácidos graxos ômega-3 tem demonstrado ser efetiva na melhora dos sinais e sintomas de DED e DGM reduzindo a inflamação da superfície ocular e melhorando a composição lipídica do meibo.[11]

Existem vários métodos adicionais de tratamento que foram demonstrados como sendo úteis quando usados em conjunto com as intervenções centrais mencionadas acima. Os xampus antisseborreicos, como os que contêm sulfeto de selênio ou alcatrão, podem ser úteis quando a dermatite seborreica é significativa. A esfoliação semanal da pálpebra com óleo de melaleuca a 50% e a esfoliação diária da pálpebra com xampu de melaleuca são eficazes na erradicação da infestação das pálpebras por Demodex, mas pode ser irritante para a superfície ocular.[43] Como a DGM pode estar relacionada com a deficiência de andrógenios ou a disfunção do receptor, os andrógenos tópicos estão sendo avaliados como uma possível opção terapêutica para pacientes com DGM.[44]

Existe um interesse crescente no papel da blefarite, especialmente a DGM, na compreensão e no tratamento de doenças da superfície ocular, especialmente a DED. No entanto, até o momento, ainda existe uma compreensão limitada sobre quais são os achados clinicamente patológicos e associados a sinais e sintomas das doenças oculares e quais os tratamentos que mais beneficiariam os pacientes. As pesquisas atuais abordam as intervenções ambientais, dietéticas, farmacológicas e cirúrgicas para entender melhor a blefarite e otimizar o tratamento dessa condição ocular crônica.

BIBLIOGRAFIA

Geerling G, Tauber J, Baudouin C, et al. The international workshop on meibomian gland dysfunction: report of the subcommittee on management and treatment of meibomian gland dysfunction. Invest Ophthalmol Vis Sci 2011;52:2050–64.

Graham JE, Moore JE, Jiru X, et al. Ocular pathogen or commensal: a PCR-based study of surface bacterial flora in normal and dry eyes. Invest Ophthalmol Vis Sci 2007;48:5616–23.

Ibrahim OMA, Matsumoto Y, Dogru M, et al. The efficacy, sensitivity, and specificity of in vivo laser confocal microscopy in the diagnosis of meibomian gland dysfunction. Ophthalmology 2010;117:665–72.

Ishida R, Matsumoto Y, Onguchi T, et al. Tear film with "Orgahexa EyeMasks" in patients with meibomian gland dysfunction. Optom Vis Sci 2008;85:684–91.

Joseph MA, Kaufman HE, Insler M. Topical tacrolimus ointment for treatment of refractory anterior segment inflammatory disorders. Cornea 2005;24:417–20.

Knop E, Knop N, Millar T, et al. The international workshop on meibomian gland dysfunction: report of the subcommittee on anatomy, physiology, and pathophysiology of the meibomian gland. Invest Ophthalmol Vis Sci 2011;52:1938–78.

Korb DR, Blackie CA. Meibomian gland diagnostic expressibility: correlation with dry eye symptoms and gland location. Cornea 2008;27:1142–7.

Lane SS, Dubiner HB, Epstein RJ, et al. A new system, the LipiFlow, for the treatment of meibomian gland dysfunction. Cornea 2012;31:396–404.

Macsai MS. The role of omega-3 dietary supplementation in blepharitis and meibomian gland dysfunction (an AOS thesis). Trans Am Ophthalmol Soc 2008;106:336–56.

Maskin SL. Intraductal meibomian gland probing relieves symptoms of obstructive meibomian gland dysfunction. Cornea 2010;29:1145–52.

Meadows JF, Ramamoorthy P, Nichols JJ, et al. Development of the 4-3-2-1 meibum expressibility scale. Eye Contact Lens 2012;38:86–92.

Nelson JD, Shimazaki J, Benitez-del-Castillo JM, et al. The international workshop on meibomian gland dysfunction: report of the definition and classification subcommittee. Invest Ophthalmol Vis Sci 2011;52:1930–7.

Nien CJ, Massei S, Lin G, et al. Effects of age and dysfunction on human meibomian glands. Arch Ophthalmol 2011;129:462–9.

Pult H, Riede-Pult BH. Non-contact meibography in diagnosis and treatment of non-obvious meibomian gland dysfunction. J Optom 2012;5:2–5.

Rubin M, Rao SN. Efficacy of topical cyclosporin 0.05% in the treatment of posterior blepharitis. J Ocul Pharmacol Ther 2006;22:47–53.

Scaffidi RC, Korb DR. Comparison of the efficacy of two lipid emulsion eyedrops in increasing tear film lipid layer thickness. Eye Contact Lens 2007;33:38–44.

Schaumberg DA, Nichols JJ, Papas EB, et al. The international workshop on meibomian gland dysfunction: report of the subcommittee on the epidemiology of, and associated risk factors for, MGD. Invest Ophthalmol Vis Sci 2011;52:1994–2005.

Siak JJ, Tong L, Wong WL, et al. Prevalence and risk factors of meibomian gland dysfunction: the Singapore Malay eye study. Cornea 2012;31:1223–8.

Stanek S. Meibomian gland status comparison between active duty personnel and U.S. veterans. Mil Med 2000;165:591–3.

Tomlison A, Bron AJ, Korb DR, et al. The international workshop on meibomian gland dysfunction: report of the diagnosis subcommittee. Invest Ophthalmol Vis Sci 2011;52:2006–49.

Veldman P, Colby K. Current evidence for topical azithromycin 1% ophthalmic solution in the treatment of blepharitis and blepharitis-associated ocular dryness. Int Ophthalmol Clin 2011;51:43–52.

As referências completas estão disponíveis no **GEN-io**.

PARTE 4 DOENÇAS DA CÓRNEA E DA SUPERFÍCIE OCULAR

SEÇÃO 3 Doenças Externas

Herpes-Zóster Oftálmico

4.5

Majid Moshirfar, Gene Kim, Brian D. Walker e Orry C. Birdsong

Definição: Infecção pelo vírus varicela zóster (catapora) na divisão oftálmica do nervo trigêmeo afetando mais frequentemente o ramo nasociliar.

Características principais
- O herpes-zóster oftálmico (HZO) pode afetar qualquer um dos tecidos oculares ou anexos
- O tratamento com antivirais promove a cura das erupções cutâneas e previne as complicações oculares.

Características associadas
- Neuralgia pós-herpética (NPH).

EPIDEMIOLOGIA E PATOGÊNESE

Herpes-zóster (zóster, cobreiro) é uma doença neurocutânea causada pelo herpes-vírus humano 3 (HHV-3), o mesmo que causa a varicela (catapora). É um membro da família do herpes-vírus (Herpesviridae) e infecta exclusivamente células humanas ou símias. O vírus da varicela-zóster (VZV) é o menor dos vírus alphaherpes e tem uma cadeia dupla de DNA linear muito estável. Apresenta um capsídio e um envelope lipídico icosoédricos, que contém glicoproteínas para a entrada na célula.[1]

O herpes-zóster tem a maior incidência dentre todas as doenças neurológicas, com uma ocorrência anual de aproximadamente 1 milhão de casos nos EUA.[2] O risco de morte é de cerca de 30%, e 50% dos que vivem até 85 anos de idade serão afetados.[2-5] A incidência relatada varia de 3,2 a 4,2 para cada mil pessoas por ano. O aumento do risco de desenvolver zóster é associado à idade avançada (incidência de dez a cada mil indivíduos com mais de 80 anos) e a imunossupressão.[6]

Em climas temperados, a infecção primária por este vírus geralmente ocorre antes dos 10 anos de idade, manifestando-se clinicamente como catapora (varicela). O vírus estabelece então um estado latente nos gânglios sensitivos. Em condições de diminuição da imunidade vírus-específica e da imunidade mediada por células, o vírus pode se reativar e se espalhar para o dermátomo correspondente ao longo de um nervo espinal ou craniano para gerar exantema unilateral vesicular característico. A inflamação do nervo sensorial e os danos da pele concomitantes são supostamente responsáveis pela dor aguda.[7,8]

O trauma físico e a cirurgia têm sido correlacionados com o desenvolvimento de zóster.[9-12] Outros gatilhos relatados incluem a tuberculose, a sífilis, a radioterapia e os corticosteroides.[13]

A epidemiologia do zóster é dependente da transmissão e da propagação de VZV em uma população. A propagação da infecção de varicela primária (catapora) é de primordial importância, mas infecções latentes e reativadas têm um papel importante na manutenção de infecções por VZV na população. Infecções latentes em idosos e em pacientes imunossuprimidos são importantes reservatórios do vírus, já que esses grupos são mais propensos a reativações. Quando o zóster ocorre, o vírus pode ser transmitido para um indivíduo soronegativo durante a fase vesicular da erupção e causar uma infecção primária por varicela. A exposição ao zóster com um indivíduo soropositivo, infecção latente, pode resultar em uma reinfecção subclínica e aumentar a imunidade humoral e celular do VZV, mas é improvável que cause varicela ou herpes-zóster.[14] O herpes-zóster pode se desenvolver em pacientes imunocompetentes que abrigam o vírus latente e que são reexpostos a ele por contato com alguém que tenha infecção ativa por varicela ou zóster (zóster primário, espontâneo ou infeccioso).[13,15,16]

Herpes-zóster oftálmico

Quanto à frequência, o HZO perde apenas para ocorrência do zóster torácico, com até 250.000 casos ocorrendo anualmente nos EUA.[4,17] Destes, 50 a 70% sofrem de morbidade visual, com a gravidade aumentando da quinta a oitava década de vida.[4,17] O vírus estabelece latência mais comumente no gânglio sensitivo trigeminal e se reativa em 10 a 25% da população.[17] A divisão oftálmica do nervo trigêmeo é afetada 20 vezes mais frequentemente que as divisões da maxila ou mandíbula.[18] O envolvimento ocular ocorre em mais de 70% dos pacientes com zóster da primeira divisão (oftálmica) do nervo trigêmeo. O envolvimento do ramo nasociliar com lesões de pele localizadas no canto interno do olho, ponta do nariz (sinal de Hutchinson) e base ou lateral do nariz é preditivo (50 a 85%) do envolvimento ocular e é forte fator prognóstico para inflamação ocular e denervação sensorial da córnea.[13,19] O olho pode ser seriamente afetado em até 50% dos casos, na ausência do sinal de Hutchinson.[20]

O HZO geralmente começa com um pródromo de doença semelhante à influenza, que é caracterizado por fadiga, mal-estar, náuseas e febre moderada; isso é acompanhado por dor progressiva e hiperestesia da pele, que é caracterizada por área dolorosa com queimação ao longo de um dermátomo específico, seguida por erupções eritematosas ou maculopapulares que aparecem 3 a 5 dias depois. Estas erupções podem progredir para formar aglomerados de pápulas e vesículas claras e evoluir através de estágios de pustulação, vesiculação e crostas. Os pacientes com envolvimento mais profundo da derme podem desenvolver cicatrizes permanentes com perda de pigmentação normal. Raramente, o herpes-zóster pode se manifestar com sintomas oftálmicos na ausência de erupções cutâneas.[8,21]

MANIFESTAÇÕES CLÍNICAS

O HZO pode afetar todos os tecidos oculares e anexos e se manifestar com uma ampla gama de sinais e sintomas. O envolvimento ocular ou extraocular pode ocorrer no momento das erupções cutâneas ou anos depois.

A pele da fronte e da pálpebra superior são comumente afetadas e obedecem estritamente à linha média com envolvimento da divisão oftálmica do nervo trigêmeo (Figura 4.5.1). O zóster envolve a derme profunda, em contraste ao herpes simples, limitado à epiderme. O envolvimento profundo pode causar inúmeras complicações da pálpebra, como cicatrizes, entrópio e ectrópio. Os achados conjuntivais incluem hiperemia, hemorragias petequiais, reação papilar ou folicular, ou, raramente, pseudomembrana.

A episclerite e a esclerite são comuns e tendem a progredir em direção ao limbo, causando vasculite e infiltrados corneanos estéreis.[22]

As alterações da córnea resultam de três mecanismos fisiopatológicas possíveis: (1) infecção viral ativa; (2) inflamação imunomediada; e (3) ceratopatia neurotrófica crônica. As infecções virais ativas tendem a afetar o epitélio, levando a ceratite epitelial ponteada e pseudodendritos (Figura 4.5.2). Os pseudodendritos são tipicamente menores que os dendritos e não apresentam formações terminais de bulbo. A ceratite estromal imunomediada pode ter várias formas. A ceratite numular é o primeiro achado de comprometimento estromal da córnea e se apresenta durante a segunda semana da doença em 25 a 30% dos pacientes.[22] É caracterizada por múltiplos infiltrados finos, granulares, em forma de moeda no estroma anterior e pode causar danos cicatriciais permanentes. A ceratite intersticial crônica pode levar à profunda neovascularização da córnea e à ceratopatia lipídica. A ceratite disciforme é um infiltrado estromal profundo que se desenvolve 3 a 4 meses após a fase aguda, caracterizado por uma área central em forma de disco de edema corneano que resulta de endotelite e inflamação da câmara anterior. A vasculite perilimbal da deposição do complexo imunológico pode levar à infiltrados estromais estéreis e periféricos na córnea anterior.

As infecções por zóster ativo viajam pelos ramos da divisão oftálmica do nervo craniano.[6] Cada reativação danifica os nervos corneanos causando ceratopatia neurotrófica progressiva. O HZO de estágio tardio resulta em um quadro de epiteliopatia crônica com ceratite filamentar e cicatrizes estromais anteriores da superfície ocular comprometida. O risco de infecção bacteriana secundária pode ser alto neste cenário.[20]

O HZO pode causar iridociclite não granulomatosa ou granulomatosa (uveíte anterior) com precipitados ceráticos. Muitas vezes tem um curso crônico, necessitando de corticosteroides tópicos para o controle. Os sinais específicos incluem pressão intraocular elevada pela trabeculite e atrofia da íris vasoclusiva setorial. O glaucoma por HZO é muitas vezes multifatorial. Uma causa precoce é a trabeculite que se resolve com corticosteroides, mas a inflamação crônica leva à seclusão pupilar, glaucoma crônico de ângulo fechado e, possivelmente, glaucoma de resposta a corticosteroides.

As manifestações do segmento posterior do HZO incluem perivasculite retiniana, neuropatia óptica isquêmica e formas de retinopatia necrosante. Essas complicações são incomuns, mas ameaçam a visão. Duas formas de retinite são dignas de nota: a necrose aguda da retina (NAR), que tende a ocorrer principalmente em pacientes imunocompetentes e a necrose retiniana externa progressiva (PORN, do inglês *progressive outer retinal necrosis*), que ocorre principalmente em pacientes imunocomprometidos. A NAR tende a apresentar inflamação ocular grave, enquanto a PORN aparece menos inflamada, mas tem um curso clínico muito mais rápido e com maior risco de comprometimento da visão.[22] A PORN é caracterizada por lesões retinianas profundas e multifocais que progridem rapidamente para confluência com nenhuma inflamação intraocular ou uma inflamação intraocular mínima, uma ausência de inflamação vascular e clareamento perivenular da opacificação da retina.[20]

As paralisias dos músculos oculares externos frequentemente ocorrem no HZO agudo. As infecções podem afetar o terceiro, quarto e sexto nervos cranianos. Acredita-se que estas complicações sejam decorrentes da vasculite dentro do ápice orbital e, frequentemente, se resolvem dentro de 1 ano.

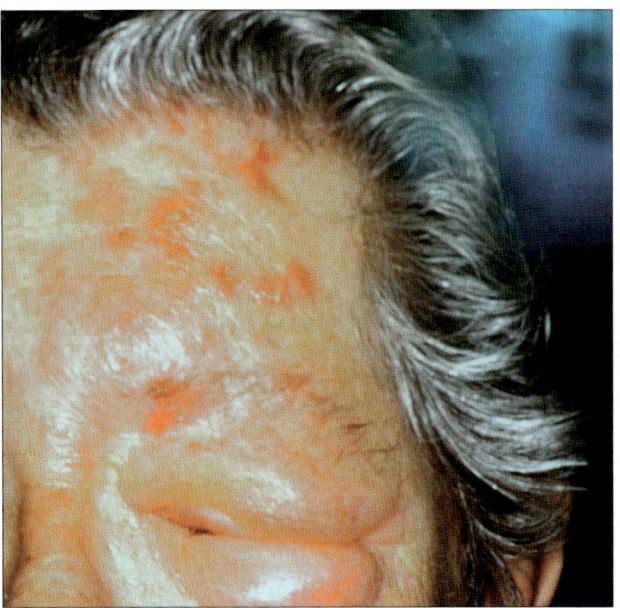

Figura 4.5.1 Herpes-zóster oftálmico envolvendo a distribuição V1.

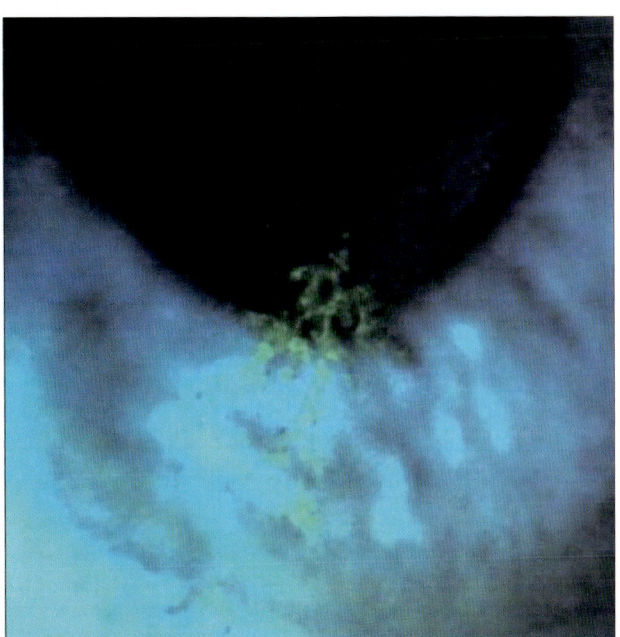

Figura 4.5.2 Pseudodendritos epiteliais corneanos periféricos em um paciente com histórico de herpes-zóster oftálmico. (Cortesia de Hu AY *et al.* Late varicella-zóster virus dendriform keratitis in patients with histories of herpes zoster ophthalmicus. Am J Ophthalmol 2010;149:214-20 e3.)

Neuralgia pós-herpética

A dor que continua após a cura das erupções foi denominada *neuralgia pós-herpética*. A dor no HZO tem três fases: (1) dor aguda – primeiros 30 dias durante e após o início da erupção cutânea; (2) neuralgia herpética subaguda – entre 30 e 120 dias; e (3) NPH quando superior a 120 dias.[23,24]

A NPH pode ocorrer em qualquer paciente com HZO; no entanto, geralmente não é visto em pacientes com menos de 50 anos de idade, e sua frequência aumenta até os 70 anos de idade. Ela afeta cerca de metade de todos os pacientes com herpes-zóster que têm mais de 70 anos e parece ser mais grave em pacientes idosos.[13] A dor pode ocasionalmente ser tão extrema e persistente que alguns pacientes consideram o suicídio.[13] Os fatores de risco para a NPH incluem uma maior gravidade da dor aguda,[24,25] maior gravidade do exantema[26,27] e presença de um pródromo doloroso precedendo a erupção.[28] Os fatores adicionais de risco para a NPH incluem idade avançada e gênero feminino.[23]

HERPES-ZÓSTER OFTÁLMICO NA AIDS

O HZO é um marcador clínico inicial importante para a síndrome da imunodeficiência adquirida (AIDS), especialmente em pacientes jovens de alto risco.[29-31] Os pacientes imunocomprometidos têm maior incidência, maior gravidade e um curso mais prolongado do envolvimento ocular, assim como a NPH, quando comparado com pacientes imunocompetentes com

HZO.[32] Todas as pacientes jovens, não grávidas, com HZO devem ser testadas para o vírus da imunodeficiência humana (HIV). A PORN é relatada com frequência crescente em pacientes com AIDS. Após a retinopatia por citomegalovírus, a PORN é a segunda infecção retiniana oportunista mais frequente em pacientes com AIDS na América do Norte.[33]

DIAGNÓSTICO

O diagnóstico de herpes-zóster geralmente se baseia em achados clínicos, embora nas últimas décadas, as manifestações clínicas e a disseminação do VZV tenham mudado. Essa mudança pode confundir as impressões clínicas (p. ex., as lesões do HSV podem parecer zosteriformes e serem difíceis de diferenciar do zóster). O diagnóstico diferencial inclui eczema herpético, eczema vacinato, impetigo contagioso, exantema associado a enterovírus, dermatite de contato, erupções medicamentosas e picadas de insetos.

O exame citológico de raspados vesiculares cutâneos revela múltiplas inclusões intranucleares eosinofílica (corpos de Lipschutz) e células gigantes multinucleadas (preparação de Tzanck). Os espécimes (raspagem vesicular cutânea ou *swab* conjuntival) devem ser transportados para o laboratório o mais rapidamente possível em condições de baixa temperatura (4°C).[33] As técnicas de imunomicroscopia eletrônica usando anticorpos monoclonais marcados com peroxidase específicos contra antígenos do vírus podem detectar diretamente o VZV.[34] O VZV-DNA pode ser obtido por meio de paracentese de câmara anterior ou punção vítrea e da análise usando a reação em cadeia da polimerase em tempo real.[35] As técnicas de anticorpos fluorescentes, a coloração de imunofluorescência direta com cytospin e os ensaios de imunofluorescência direta rápida (anticorpo fluorescente direto SimulFluor) são métodos adicionais para a detecção do VZV.[36]

Os testes sorológicos para detectar anticorpos herpes-zóster são de uso limitado porque a reativação cruzada entre o VZV e o HSV pode ocorrer. Seguindo a infecção zóster, um reforço de IgG é detectado por 2 semanas e depois cai para níveis mais baixos, podendo persistir nesse nível por anos.[37]

TRATAMENTO

O HZO é tratado com antivirais orais: aciclovir, fanciclovir ou valaciclovir. O aciclovir (800 mg, 5 vezes/dia, durante 7 a 10 dias), reduz a excreção viral e a chance de disseminação sistêmica, e reduz a incidência e a gravidade das complicações oculares, particularmente se for usado dentro de 72 horas do início dos sintomas.[38,39] O aciclovir também pode encurtar a duração da dor se tomado nos primeiros 3 dias do início dos sintomas.[40,41] O aciclovir intravenoso é recomendado em pacientes imunocomprometidos.[38,42]

O fanciclovir (500 mg, 3 vezes/dia, durante 7 dias) é um profármaco do penciclovir e tem uma biodisponibilidade muito maior (77%) em comparação com o aciclovir (18%). Mostrou-se ser bem tolerado e seguro com eficácia semelhante ao aciclovir.[43]

O valaciclovir (1.000 mg, 3 vezes/dia, durante 7 dias) é o éster L-valina do aciclovir e tem maior biodisponibilidade (80%) em comparação com o aciclovir (18%). Tem atividade semelhante ao aciclovir na prevenção das sequelas do herpes-zóster e demonstrou ser tão eficaz quanto o aciclovir na prevenção de complicações oculares de HZO. A análise comparativa também tem mostrado que a tolerabilidade das duas drogas foi semelhante.[44] O valaciclovir demonstrou acelerar significativamente a resolução da dor, em comparação com o aciclovir.[45] As comparações entre o tratamento com valaciclovir e fanciclovir no HZO não mostraram diferenças significativas na resolução da dor ou erupção cutânea.[46]

É importante notar que a insuficiência renal aguda raramente tem sido relatada com esses medicamentos, especialmente na administração intravenosa.[47,48] Como resultado, a função renal deve ser monitorada rigorosamente e devem ser seguidas as diretrizes de dosagem renal quando for apropriado. A dosagem para crianças deve ser executada com referência às diretrizes de dosagem apropriadas. Acredita-se que o aciclovir e o valaciclovir sejam seguros para uso durante a gravidez.[49]

Tratamento da manifestação ocular

O tratamento paliativo, incluindo a solução de Burow, compressas frias, limpeza mecânica da pele envolvida e pomada antibiótica tópica sem corticosteroide, é útil no tratamento de lesões da pele.

O aciclovir oral demonstrou ser eficaz para as formas de ceratite epitelial ponteadas, pseudodendríticas e tardias com placa mucosa causadas por herpes-zóster.[40,41] O desbridamento epitelial pode ser útil.

A ceratite neurotrófica ou os defeitos epiteliais associados à ceratite por herpes-zóster pode ser tratada com lágrimas artificiais sem conservantes, pomadas oftálmicas, oclusão de pontos lacrimais curativo oclusivo ou lentes de contato terapêuticas. Se estas medidas não forem bem-sucedidas, a tarsorrafia, o retalho conjuntival ou o transplante conjuntival autólogo devem ser considerados. Os estudos demonstraram que bons resultados podem ser obtidos com o transplante de córnea em pacientes com histórico de HZO.[50]

Os corticosteroides tópicos são úteis no tratamento da escleroceratite, ceratouveíte, ceratite intersticial, infiltrados estromais anteriores e a ceratite disciforme.[22] Os corticosteroides geralmente não devem ser usados em casos de exposição ou ceratite neurotrófica por causa da possibilidade de ceratólise.[22] Os cicloplégicos tópicos previnem o espasmo ciliar associado à doença inflamatória por herpes-zóster. Os inibidores da produção de humor aquoso e corticosteroides tópicos devem ser usados para tratar o glaucoma por HZO. A vitrite de herpes-zóster, a hemorragia do vítreo e os detritos vítreos podem responder aos corticosteroides tópicos, perioculares ou sistêmicos. As infecções por herpes-zóster que afetam os nervos cranianos são melhor tratadas com uma combinação de corticosteroides sistêmicos e aciclovir intravenoso. A retinite (NAR e PORN) é mais bem tratada com uma combinação de injeções intravítreas e valaciclovir.[51]

NEURALGIA PÓS-HERPÉTICA

A NPH é difícil de controlar e pode ser tratada com analgésicos, antidepressivos tricíclicos (nortriptilina, amitriptilina, desipramina, clomipramina) e anticonvulsivantes (carbamazepina e fenitoína), muitas vezes em combinação. Os medicamentos mais novos (p. ex., gabapentina – variando de 300 mg, 3 vezes/dia, até 1.200 mg, 3 vezes/dia; e pregabalina) são mais eficazes que os antidepressivos tricíclicos contra o tratamento da alodinia, outro subtipo de neuralgia.[52] O creme de capsaicina (0,025%) é efetivo quando aplicado à pele envolvida 3 a 4 vezes/dia, embora 2 semanas de tratamento sejam frequentemente necessárias para o alívio da dor.[53] A NPH pode ser grave, intratável e permanente, com alguns pacientes necessitando de cuidados psiquiátricos e cuidados clínicos para a dor e, ocasionalmente, a rizotomia do trigêmeo ou o bloqueio do gânglio estrelado podem ocorrer.[54]

Os resultados de uma metanálise revelam que o fanciclovir e o valaciclovir reduzem significativamente a duração, mas não a incidência de NPH. Estudos mostraram que os corticosteroides não têm efeitos benéficos no tratamento de NPH.[55,56] A amitriptilina por 90 dias reduziu a incidência de dor aos 6 meses. Finalmente, um único teste de estimulação nervosa elétrica percutânea (PENS, do inglês *percutaneous electrical nerve stimulation*) em 50 pacientes relatou uma diminuição na incidência de dor em 3 e 6 meses em comparação com o fanciclovir.[57]

PREVENÇÃO

A vacina contra varicela está disponível em duas formulações, ambas administradas por via subcutânea: Varivax® (Merck) e Zostavax® (Merck). O primeiro previne as infecções de varicela em recém-nascidos, e o segundo evita a reativação de zóster em adultos. Ambos utilizam vírus vivos atenuados. As diferenças na administração são que o Zostavax® é administrado apenas uma vez e tem 14 vezes a concentração do Varivax®, que é administrado duas vezes.[58]

Estudos mostraram que o Zostavax® reduz a incidência de zóster em 50%, NPH em 60% e HZO em 49% e que reduz a gravidade da doença naqueles com reativação do vírus.[59,60] A eficácia das três medidas vacinais demonstraram diminuir conforme o tempo após a vacinação aumenta.[61] O efeito adverso mais comum é a dor e o eritema no local da injeção com taxas equivalentes de eventos adversos de 1,4% para os grupos vacinados placebo.[62] O grupo vacinado, no entanto, teve maior taxa de eventos adversos graves. Os relatos de casos na literatura descrevem a exacerbação do HZO crônico, exacerbação de uveíte, retinite de início precoce em pacientes imunocomprometidos e doenças dermatológicas e disseminadas após a administração de Zostavax® em pacientes com histórico de HZO.[58,63-71] Apesar desses relatos e possíveis riscos, um histórico de HZO atualmente não é uma contraindicação à vacinação.

O CDC e o Advisory Committee on Immunization Practices recomendam que a vacina contra zóster seja administrada a adultos com 60 anos ou mais para a prevenção de herpes-zóster, incluindo aqueles que já tiveram um caso da doença.

BIBLIOGRAFIA

Arvin AM. The varicella-zoster virus. In: Watson CPN, Gershon AA, editors. Herpes zoster and post herpetic neuralgia, vol. 11. 2nd ed. Pain research and clinical management. New York: Elsevier Science BV; 2001. p. 25–39.

Balfour HH Jr, Bean B, Laskin OL, et al. Acyclovir halts progression of herpes zoster in immunocompromised patients. N Engl J Med 1983;308:1448.

Brinsson M, Edmunds WJ, Law B, et al. Epidemiology of varicella zoster virus infection in Canada and the United Kingdom. Epidemiol Infect 2001;127:305–14.

Choo PW, Galil K, Donahue JG, et al. Risk factors for postherpetic neuralgia. Arch Intern Med 1997;157:1217–24.

Colin J, Pristant O, Beatrice C, et al. Comparison of the efficacy and safety of valaciclovir and acyclovir for the treatment of herpes zoster ophthalmicus. Ophthalmology 2000;107:1507–11.

Gelb LD. Preventing herpes zoster through vaccination. Ophthalmology 2008;115(2 Suppl.):S35–8.

Liesegang TJ. Herpes zoster ophthalmicus natural history, risk factors, clinical presentation, and morbidity. Ophthalmology 2008;115(2 Suppl.):S3–12.

Mahalingam R, Wellish M, Lederer D, et al. Quantitation of latent varicella-zoster virus DNA in human trigeminal ganglia by polymerase chain reaction. J Virol 1993;67:2381–4.

Pavan-Langston D. Herpes zoster antivirals and pain management. Ophthalmology 2008;115(2 Suppl.):S13–20.

Sellitti TP, Huang AJ, Schiffman J, et al. Association of herpes zoster ophthalmicus with acquired immunodeficiency syndrome and acute retinal necrosis. Am J Ophthalmol 1993;116:297.

Wolff MH, Schunemann S, Rahaus M, et al. Diagnosis of varicella-zoster virus associated diseases with special emphasis on infections in the immunocompromised host. In: Wolff MH, Schunemann S, Schimdt A, editors. Varicella-zoster virus: molecular biology, pathogenesis and clinical aspects. Contributions to Microbiology, vol. 3. Basle: Karger; 1999. p. 150–7.

Zaal MJW, Volker-Dieben HJ, D'Amaro J. Prognostic value of Hutchinson's sign in acute herpes zoster ophthalmicus. Graefes Arch Clin Exp Ophthalmol 2003;241:187–91.

As referências completas estão disponíveis no **GEN-io**.

PARTE 4 DOENÇAS DA CÓRNEA E DA SUPERFÍCIE OCULAR

SEÇÃO 4 Doenças Conjuntivais

Conjuntivite: Infecciosa e Não Infecciosa

Jonathan B. Rubenstein e Tatyana Spektor

4.6

Definição: A conjuntivite é uma inflamação infecciosa ou não infecciosa da membrana mucosa que reveste a parede ocular e o lado interno das pálpebras.

Características principais
- As causas infecciosas da conjuntivite podem ser bacterianas, parasitárias, fúngicas ou virais
- A conjuntivite infecciosa pode ser classificada de acordo com a duração dos sintomas
- O diagnóstico geralmente é clínico. Em caso de dúvida, exames laboratoriais podem ser úteis para determinar a etiologia
- Existem causas não infecciosas de conjuntivite.

CONJUNTIVITE INFECCIOSA

Infecções bacterianas

A conjuntivite bacteriana é caracterizada por um quadro de início rápido de hiperemia conjuntival unilateral, edema palpebral e secreção mucopurulenta. Geralmente, os sintomas aparecem no outro olho após 1 a 2 dias.

A patogênese da conjuntivite bacteriana geralmente envolve o rompimento dos mecanismos de defesa do hospedeiro, por exemplo, anormalidades da superfície ocular secundárias às alterações palpebrais, alterações do filme lacrimal ou imunossupressão sistêmica.[1,2] A conjuntivite bacteriana pode ser classificada em três tipos clínicos: aguda, hiperaguda e crônica (a Tabela 4.6.1 apresenta uma lista dos patógenos mais comuns).[1]

Membranas e pseudomembranas da conjuntiva podem ocorrer na conjuntivite bacteriana associada a *Neisseria gonorrhoeae*, estreptococos beta-hemolítico e *Corynebacterium diphtheria*. As pseudomembranas, uma condição que inclui células inflamatórias e exsudato mucoproteico, estão frouxamente aderidos ao epitélio conjuntival subjacente e podem ser descoladas sem sangramento ou dano ao epitélio. Membranas verdadeiras ocorrem com inflamação mais intensa. O epitélio conjuntival torna-se necrótico e aderências mais fortes se formam entre as células necróticas e o coágulo suprajacente. Quando a membrana é removida, o epitélio se rompe para deixar uma superfície cruenta e hemorrágica.

Conjuntivite bacteriana aguda

A conjuntivite bacteriana aguda geralmente inicia-se unilateralmente com hiperemia, irritação, lacrimejamento, secreção mucopurulenta e depósito nas pálpebras (Figura 4.6.1). Ceratite epitelial puntiforme também pode ocorrer. Os patógenos mais comuns incluem *Staphylococcus aureus*, *Streptococcus pneumoniae* e *Haemophilus influenzae*.[1] Outras manifestações oculares comuns incluem blefarite, ceratite, úlceras marginais e flictenulose.[3] Os patógenos *H. influenzae*, *S. pneumoniae* e *Moraxella catarrhalis* ocorrem mais comumente em crianças pequenas, bem como em epidemias institucionais.[4] O *H. influenza* está frequentemente associado à infecção sistêmica, incluindo infecções do trato respiratório superior e otite média aguda.

O tratamento da conjuntivite bacteriana aguda consiste em colírios ou pomadas antibióticas tópicas. Embora essas infecções normalmente sejam autolimitadas, com duração de 7 a 10 dias, a antibioticoterapia, em geral, acelera a resolução e diminui a gravidade da doença. Um antibiótico de amplo espectro com boa cobertura *gram*-positiva, como uma fluoroquinolona de terceira ou quarta geração, sulfacetamida sódica 10% ou polimixina-trimetoprima, pode ser usado durante 7 a 10 dias.

Conjuntivite bacteriana hiperaguda

A causa mais comum de conjuntivite bacteriana hiperaguda é *N. gonorrhoeae*.[1] Essa doença oculogenital é observada principalmente em neonatos e adultos jovens sexualmente ativos. A transmissão é por contato com urina ou secreções genitais infectadas. Os sintomas se desenvolvem dentro de 24 horas e os sinais incluem secreção purulenta profusa, espessa, amarelo-esverdeada, hiperemia dolorosa, quemose da conjuntiva e linfonodos pré-auriculares sensíveis. Casos não tratados podem levar à ulceração corneana

TABELA 4.6.1 Patógenos que causam conjuntivite bacteriana.

Aguda	Hiperaguda	Crônica
Staphylococcus aureus	*Neisseria gonorrhoeae*	*Staphylococcus aureus*
Streptococcus pneumoniae	*Neisseria meningitidis*	*Moraxella lacunata*
Haemophilus influenzae	-	Enterobactérias

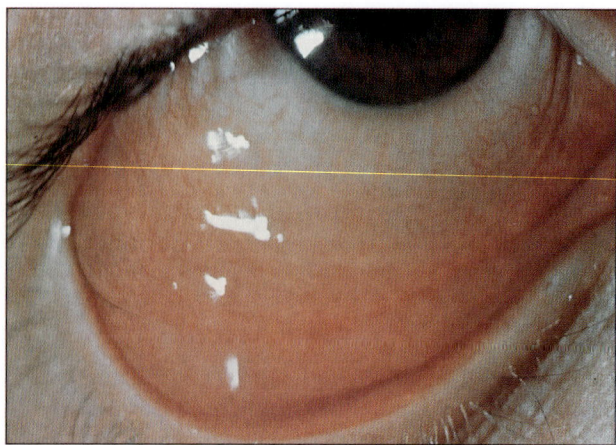

Figura 4.6.1 Conjuntivite bacteriana aguda. Este paciente apresentou resultado positivo para cultura de *Pneumococcus*.

periférica e eventual perfuração com possível endoftalmite. Uma forma semelhante, porém, mais branda, de doença conjuntival e corneana é causada por infecção primária ou secundária por *Neisseria meningitides*. A conjuntivite meningocócica primária é extremamente rara em adultos e pode ser invasiva (seguida por doença meningocócica sistêmica) ou não invasiva (infecção conjuntival isolada).[5] Se houver doença invasiva, os contatos próximos devem receber profilaxia com uma dose única de 500 mg de ciprofloxacino ou 600 mg de rifampicina 2 vezes/dia, por 2 dias.[6]

O tratamento é direcionado ao patógeno específico. A raspagem conjuntival para coloração de *Gram* e cultura em ágar-sangue e chocolate são condutas fortemente recomendadas. Diplococos *gram*-negativos são sugestivos de *Gonococcus*. Um regime efetivo para a conjuntivite gonocócica constitui uma dose única de 1 g de ceftriaxona intramuscular. Se houver úlcera de córnea associada, recomenda-se a hospitalização com 1 g de ceftriaxona intravenosa por 3 dias. Medicações tópicas podem incluir bacitracina, ciprofloxacino ou pomada de eritromicina a cada 1 a 2 horas. Recomenda-se também irrigação frequente, a cada 30 a 60 minutos, com solução salina normal ou solução salina balanceada. Os adultos frequentemente são tratados empiricamente para infecção concomitante por clamídia com azitromicina 1 g uma vez ou doxiciclina 100 mg 2 vezes/dia, durante 7 dias.[7] Na conjuntivite meningocócica, o tratamento sistêmico inclui penicilina intravenosa ou, em casos de infecções resistentes à penicilina, cefotaxima intravenosa ou ceftriaxona.[5] Os pacientes precisam ser reavaliados diariamente para descartar o envolvimento da córnea.

Conjuntivite bacteriana crônica

A conjuntivite bacteriana crônica, que apresenta duração superior a 3 semanas, pode resultar de vários organismos e está frequentemente associada a blefarite. Os organismos mais comuns são *S. aureus* e *Moraxella lacunata*; outros microrganismos causadores incluem as bactérias entéricas *Proteus mirabilis*, *Escherichia coli*, *Klebsiella pneumoniae*, *Serratia marcescens* e *Branhamella catarrhalis* do trato respiratório superior.[1] O agente etiológico mais comum é o *S. aureus*, que coloniza a margem palpebral e provoca infecção direta da conjuntiva ou inflamação conjuntival por meio da secreção de exotoxinas.[8] A blefaroconjuntivite angular crônica dos ângulos cantais interno e externo resulta mais comumente de *M. lacunata*. Uma conjuntivite folicular crônica pode acompanhar os dois tipos.

Os sinais clínicos da conjuntivite estafilocócica crônica incluem hiperemia conjuntival difusa com papilas ou folículos, secreção mucopurulenta mínima e espessamento conjuntival. Eritema palpebral, telangiectasia, perda de cílios, colaretes, hordéolos recorrentes e ulcerações na base dos cílios podem ser observados. A córnea pode demonstrar úlceras marginais (Figura 4.6.2).

O tratamento constitui a combinação de terapia antimicrobiana apropriada e boa higiene das pálpebras, que inclui compressas mornas e higienização palpebral. Colírios de azitromicina e pomadas de eritromicina ou bacitracina são antibióticos tópicos adjuvantes efetivos. Quando existe inflamação grave, colírios ou pomadas de associação de antibióticos e corticosteroides podem ser aplicadas nas margens da pálpebra após a sua limpeza. Terapia oral com tetraciclina 250 mg 4 vezes/dia, doxiciclina 100 mg de 1 a 2 vezes/dia ou minociclina 50 mg de 1 a 2 vezes/dia pode ser necessária para infecções mais graves.

Conjuntivite adenoviral

A conjuntivite viral é extremamente comum. O diagnóstico geralmente pode ser realizado clinicamente.[8] Muitos vírus diferentes causam conjuntivite e cada um deles desencadeia uma doença ligeiramente diferente.

Os adenovírus produzem as conjuntivites virais mais comuns, com graus variados de gravidade. O espectro consiste em conjuntivite folicular, febre faringoconjuntival e ceratoconjuntivite epidêmica (EKC, do inglês *epidemic keratoconjunctivitis*). Essas infecções são disseminadas por meio de gotículas respiratórias ou contato direto dos dedos contaminados com as pálpebras e a superfície conjuntival. O período de incubação é geralmente de 5 a 12 dias e a doença clínica apresenta-se em torno de 5 a 15 dias.[9]

Conjuntivite folicular

A conjuntivite folicular é a forma mais branda e está associada aos sorotipos 1 a 11 e 19 do adenovírus.[10] A doença apresenta um início agudo e unilateral, com possível envolvimento do segundo olho no decorrer de 1 semana. Manifesta-se por meio de secreção aquosa e hiperemia conjuntival, que geralmente estão acompanhadas por alterações conjuntivais foliculares e papilares com linfadenopatia pré-auricular no lado afetado. A maioria dos casos se resolve espontaneamente, sem sequelas, dentro de dias a semanas.

Febre faringoconjuntival

A febre faringoconjuntival é a infecção adenoviral ocular mais comum[11] e é causada pelos sorotipos 3, 4 e 7 do adenovírus. É caracterizada por uma combinação de faringite, febre e conjuntivite (Figura 4.6.3). A conjuntivite é predominantemente folicular, com pouca secreção aquosa, hiperemia e quemose leve. A córnea pode estar acometida por uma epiteliopatia ponteada. Os linfonodos pré-auriculares apresentam-se aumentados em cerca de 90% dos casos. A doença se resolve espontaneamente dentro de 2 semanas. Portanto, o tratamento geralmente é de suporte com compressas frias, lágrimas artificiais e uso criterioso de colírios vasoconstritores.

Ceratoconjuntivite epidêmica

A EKC é produzida pelos sorotipos de adenovírus 8, 19 e 37. É um tipo mais grave de conjuntivite e dura, em média, entre 7 e

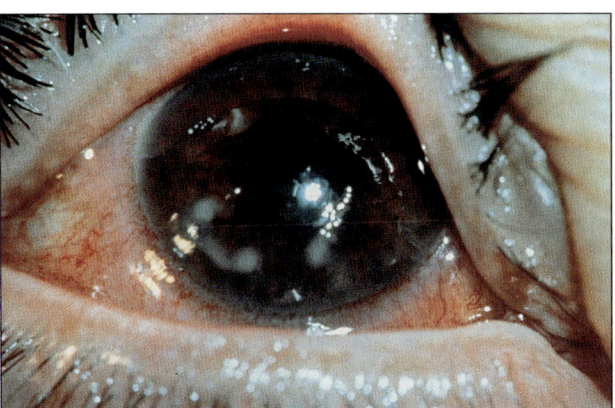

Figura 4.6.2 Ceratite marginal estafilocócica. Observe as úlceras marginais inferiores da córnea e a blefaroconjuntivite.

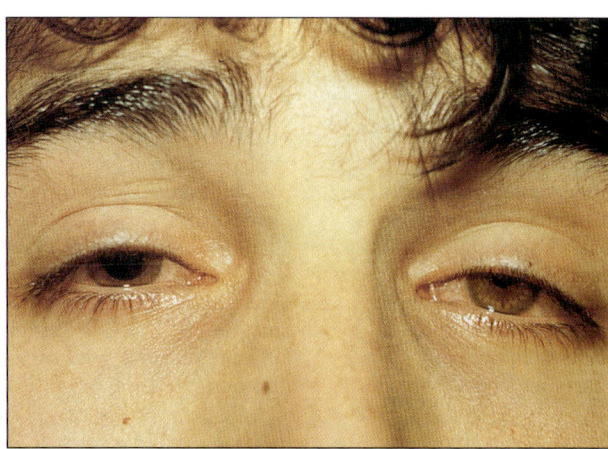

Figura 4.6.3 Conjuntivite viral bilateral aguda. Este homem de 22 anos apresenta febre faringoconjuntival, e a conjuntivite foi precedida por infecção viral do trato respiratório superior.

21 dias. A EKC produz uma resposta mista papilar e folicular do estroma conjuntival com secreção aquosa, hiperemia, quemose e linfadenopatia pré-auricular ipsilateral (Figura 4.6.4).[8,11] Hemorragias subconjuntivais, formação de membrana conjuntival e edema da pálpebra são comuns (Figuras 4.6.4 e 4.6.5).[10] Histopatologicamente, essas membranas conjuntivais são constituídas por fibrina e leucócitos com infiltração ocasional de fibroblastos. Podem ocorrer tanto membranas verdadeiras quanto pseudomembranas, e cicatrizes conjuntivais e a formação de simbléfaro podem seguir a sua resolução.

O envolvimento da córnea é variável. A maioria dos pacientes apresenta ceratite superficial difusa, discreta na primeira semana da doença. Lesões epiteliais focais, elevadas e puntiformes que coram com fluoresceína se desenvolvem entre o sexto e o décimo terceiro dia do quadro (Figura 4.6.6), produzindo uma sensação de corpo estranho. No décimo quarto dia, opacidades subepiteliais se desenvolvem sob as lesões epiteliais focais em 20 a 50% dos casos (Figura 4.6.7). Essas opacidades muitas vezes são visualmente incapacitantes e podem persistir por meses ou anos, mas acabam se resolvendo sem cicatrização ou vascularização.[12]

O diagnóstico de EKC é realizado clinicamente, mas atualmente estão disponíveis testes rápidos de imunodetecção (RPS Adeno Detector; Rapid Pathogen Screening; South Williamsport, PA) que são capazes de detectar todos os 53 sorotipos de adenovírus com uma sensibilidade de 89% e especificidade de 94%.[13]

O tratamento visa aliviar os sintomas e minimizar a transmissão dessa doença altamente contagiosa. Os pacientes podem permanecer infectantes por até 14 dias após o início,[10,14,15] e surtos são especialmente comuns em consultórios e clínicas de oftalmologia. A transmissão geralmente ocorre do olho infectado para os dedos e, em seguida, para os olhos sadios; tonômetros, lentes de contato e colírios constituem outras vias de transmissão.

Medidas preventivas incluem lavagem frequente das mãos, isolamento relativo de indivíduos infectados em consultório e desinfecção de instrumentos oftálmicos.[16,17] Durante o estágio agudo da conjuntivite, o tratamento geralmente é de suporte e inclui compressas frias e colírios lubrificantes. Quando os pacientes apresentam diminuição da acuidade visual ou fotofobia incapacitante por opacidades subepiteliais, a corticoterapia tópica pode ser benéfica. Corticosteroides tópicos em altas doses, como acetato de prednisolona 1% 3 a 4 vezes/dia, ou difluprednato 2 vezes/dia podem ajudar a eliminar os infiltrados subepiteliais.[18] No entanto, alguns autores acreditam que o uso de corticosteroides tópicos prolonga a disseminação viral e piora os sintomas se a infecção for causada pelo herpes simples. O cidofovir, um agente antiviral, foi investigado no tratamento de EKC.[19,20] Embora a aplicação de colírios de cidofovir possa impedir a formação de opacidades da córnea, o uso tem sido limitado pela toxicidade local e pela indisponibilidade comercial. Outros defenderam o uso de ganciclovir tópico. Atualmente, a utilidade de uma suspensão oftálmica de iodopovidona 0,4%/dexametasona a 0,1% está sendo investigada.[21]

Conjuntivite hemorrágica aguda

A conjuntivite hemorrágica aguda, também conhecida como *doença de Apolo*, foi descrita pela primeira vez em Gana em 1969.[22] Dois picornavírus, enterovírus 70 e vírus Coxsackie A24, são os agentes causadores mais comuns.[23,24] Menos comumente, é causada pelo adenovírus do tipo 11. Ocorre

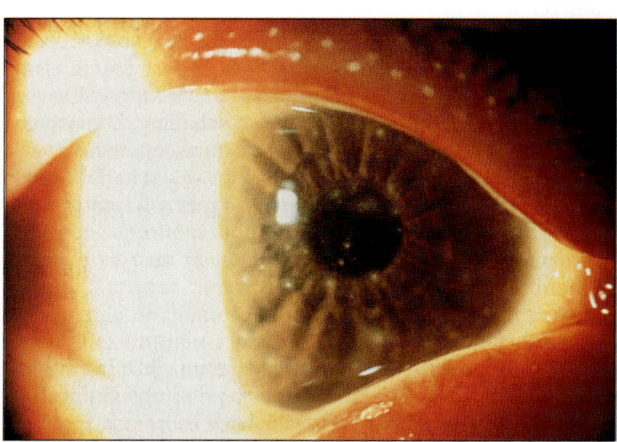

Figura 4.6.6 Infiltrados subepiteliais de ceratoconjuntivite epidêmica. Esses infiltrados desenvolvem-se 2 semanas após o início da doença e persistem por meses a anos.

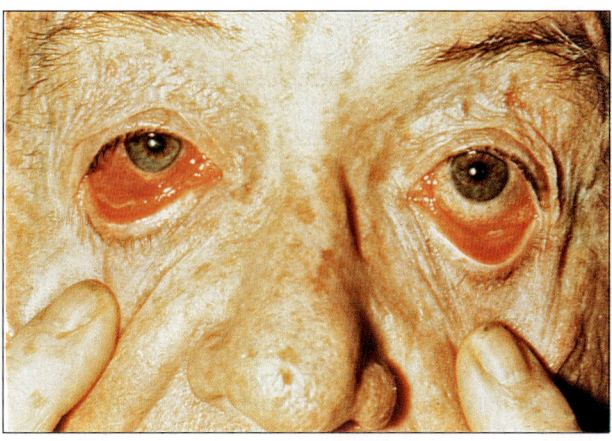

Figura 4.6.4 Ceratoconjuntivite epidêmica. A formação inicial da pseudomembrana pode ser observada no fórnice inferior.

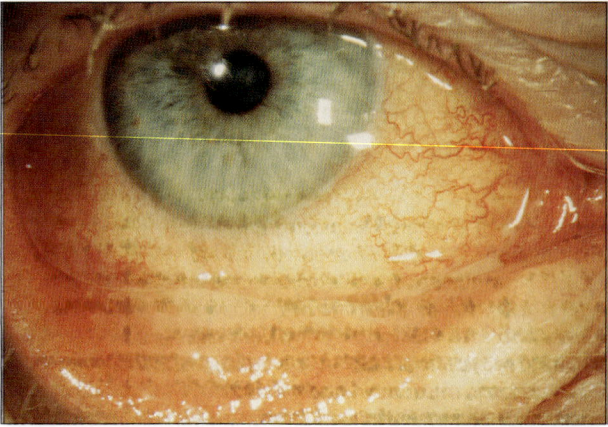

Figura 4.6.5 Pseudomembrana na ceratoconjuntivite epidêmica. Uma pseudomembrana inicial está se formando no fórnice inferior.

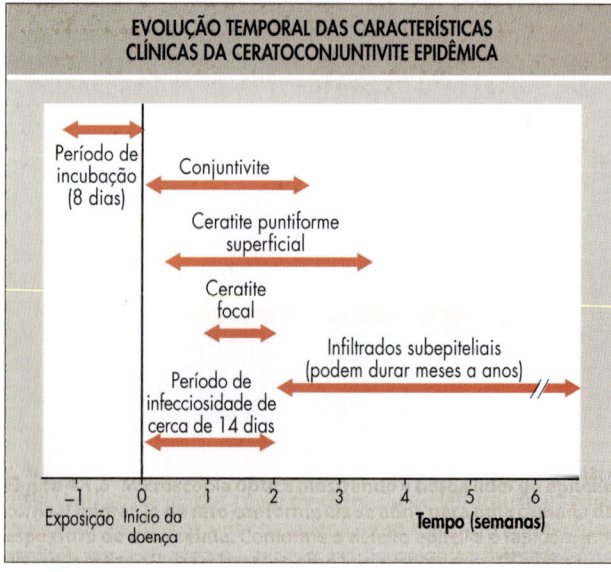

Figura 4.6.7 Evolução temporal das características clínicas da ceratoconjuntivite epidêmica.

um início rápido de conjuntivite folicular grave e dolorosa, com quemose, lacrimejamento, edema palpebral e pequenas hemorragias subconjuntivais. As hemorragias são inicialmente petequiais, depois coalescem, parecendo pós-traumáticas. A córnea pode demonstrar ceratopatia ponteada e, raramente, opacidades subepiteliais. A conjuntivite desaparece dentro de 4 a 6 dias, mas as hemorragias desaparecem mais lentamente. A doença ocorre em epidemias, especialmente em países em desenvolvimento, com mais de 50% da população local afetada em alguns casos. Muito raramente, casos causados por enterovírus 70 podem resultar em uma paralisia semelhante à da poliomielite, que permanece em até um terço dos indivíduos afetados.

Conjuntivite por herpes simples

A conjuntivite primária por herpes simples geralmente ocorre em crianças menores de 5 anos de idade. A maioria dos casos não é documentada devido à sua natureza inespecífica. Os sinais típicos incluem irritação ocular, secreção aquosa, conjuntivite mista papilar e folicular, conjuntivite hemorrágica e linfadenopatia pré-auricular.[25] A maioria dos casos é unilateral, mas pode se tornar bilateral. Erupções epidérmicas vesiculares das pálpebras e margens da pálpebra podem acompanhar a conjuntivite (Figura 4.6.8), e a córnea pode estar envolvida. O acometimento da córnea pode incluir uma epiteliopatia grosseira, infiltrados marginais ou úlcera dendrítica. Embora a blefaroconjuntivite herpética esteja associada principalmente à doença primária, ela pode ocorrer como uma manifestação de doença recorrente com ou sem ceratite herpética típica.[25] A maioria das infecções herpéticas oculares é causada pelo herpes-vírus simples do tipo 1. Infecções causadas pelo sorotipo do tipo 2 podem ser observadas em recém-nascidos ou adultos que apresentam uma história de contato orogenital.[26]

A conjuntivite geralmente se resolve espontaneamente entre 7 e 14 dias sem tratamento,[25] embora alguns médicos administrem colírios antivirais tópicos a pacientes com envolvimento da córnea ou a pacientes com vesículas palpebrais com o objetivo de prevenir o envolvimento corneano. Deve-se ter cuidado para evitar o uso indiscriminado de corticosteroides no tratamento de pacientes com conjuntivite folicular aguda, pois alguns desses indivíduos podem apresentar a doença herpética e os corticosteroides podem aumentar a gravidade da ceratite epitelial herpética.

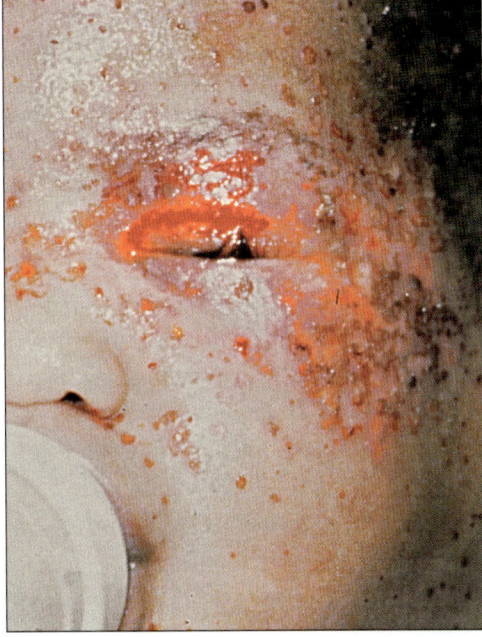

Figura 4.6.8 Blefaroconjuntivite por herpes simples primário. Observe as erupções vesiculares bilaterais nessa criança que manifesta uma infecção primária pelo herpes-vírus simples.

Outras causas de conjuntivite viral

Outras causas de conjuntivite viral incluem rubéola, sarampo, varicela-zóster, infecção pelo vírus Epstein-Barr, doença de Newcastle e infecções pelo vírus Zika.[23] O vírus da rubéola produz uma conjuntivite folicular discreta e secretiva associada à doença sistêmica. Sarampo produz uma conjuntivite papilar secretiva, com lacrimejamento, dor e fotofobia. Pontos pálidos, bem definidos e avasculares, que se assemelham a manchas de Koplik observadas na boca, podem aparecer na conjuntiva. O vírus varicela-zóster desencadeia pústulas e lesões semelhantes a flictênulas na conjuntiva, e uma conjuntivite folicular pode ocorrer com doença de pele recorrente. A conjuntivite folicular associada ao vírus Epstein-Barr ocorre associada à mononucleose infecciosa.[27] A conjuntivite viral da doença de Newcastle ocorre em trabalhadores avícolas e veterinários nos quais ocorreu a inoculação conjuntival direta do vírus durante o manejo de aves infectadas.[28] A doença é autolimitada, dura de 7 a 10 dias e não deixa sequelas oculares. O vírus Zika é uma infecção transmitida por mosquitos que causou muitos surtos na África e na Ásia e, mais recentemente, em 2015, chegou às Américas. O vírus pode causar febre, erupção cutânea, artralgia e conjuntivite em aproximadamente 20% dos casos. Os sintomas geralmente são autolimitados, embora a transmissão fetal possa causar defeitos cerebrais.[29]

Conjuntivite folicular crônica

A conjuntivite folicular crônica dura mais de 16 dias (Boxe 4.6.1).[8] *Chlamydia trachomatis*, uma bactéria intracelular obrigatória, é a causa mais comum; leva a três síndromes clínicas – tracoma, conjuntivite de inclusão em adultos e conjuntivite neonatal.

Tracoma

O tracoma, causado pelos sorotipos A a C da *C. trachomatis*, é endêmico em muitas partes do mundo, incluindo a África, o Oriente Médio, a América Latina, a Ásia Central e o Sudeste Asiático.[30] Os relatos atuais indicam que o tracoma ativo afeta aproximadamente 150 milhões de pessoas em todo o mundo, com cerca de 10 milhões desenvolvendo triquíase secundária e aproximadamente 6 milhões de cegos devido às sequelas da doença. Após um período de incubação de 5 a 10 dias, o tracoma se manifesta como uma conjuntivite leve e mucopurulenta que geralmente é autolimitada e cura sem sequelas permanentes.[31] Infecções de repetição, no entanto, resultam em inflamação crônica, incluindo conjuntivite folicular e hipertrofia papilar da conjuntiva palpebral superior, *pannus* da córnea superficial e ceratite epitelial discreta. Eventualmente, múltiplas reinfecções levam à formação de cicatrizes da córnea, conjuntiva e pálpebras.

As complicações do tracoma que causam cegueira ocorrem como resultado de ulceração corneana, cicatrização conjuntival grave e deformidades palpebrais com seus efeitos concomitantes na superfície ocular.[32] A linha de Arlt (linha horizontal resultante da cicatrização conjuntival na junção do terço anterior e dos dois terços posteriores da conjuntiva) é uma característica encontrada na conjuntiva pré-tarsal superior. As pseudofossetas de Herbert constituem uma sequela singular do tracoma;[33]

BOXE 4.6.1 Causas de conjuntivite folicular crônica.

- Clamidíase
- Tracoma
- Conjuntivite de inclusão em adultos
- Molusco contagioso
- Conjuntivite induzida por fármacos ou tóxica
- Conjuntivite bacteriana
- Conjuntivite folicular crônica de Axenfeld
- Conjuntivite folicular do tipo Merrill-Thygeson
- Síndrome oculoglandular de Parinaud
- Foliculose da infância

estas depressões acentuadamente delineadas ocorrem após a necrose e a cicatrização dos folículos limbares, e o espaço livre resultante é preenchido com epitélio. *Haze* difuso da córnea superior pode ocorrer após a regressão do *pannus* superior. Deformidades palpebrais, como triquíase, distiquíase, entrópio e ectrópio, podem ocorrer. Complicações resultantes da córnea, incluindo cicatrizes, vascularização, ulceração e perfuração, levam à diminuição da acuidade visual e possível cegueira.

O tratamento do tracoma geralmente consiste em um regime de 3 a 4 semanas de tetraciclina oral (1 mg/dia de tetraciclina ou 100 mg/dia de doxiciclina) ou eritromicina oral. A resposta clínica pode ser lenta e levar de 9 a 18 semanas para ser detectada. Mais recentemente, foi demonstrado em vários ensaios clínicos randomizados que uma dose única de 20 mg/kg de azitromicina por via oral é tão eficaz quanto 6 semanas de tetraciclina tópica.[31,34,35] Azitromicina tópica 1,5% 2 vezes/dia, durante 2 a 3 dias também foi descrita como tão eficaz quanto a dose única oral, apresentando baixa taxa de recorrência.[36] Uso repetido e disseminado de antibióticos sistêmicos em áreas endêmicas tem sido utilizado como tentativa de erradicar a doença com lenta resolução do tracoma ativo.[37]

Conjuntivite por inclusão do adulto

A conjuntivite por inclusão em adultos é causada pelos sorotipos D e K da *C. trachomatis*. Apresenta-se como vermelhidão ocular unilateral com secreção mucopurulenta, hiperemia acentuada, hipertrofia papilar e predomínio de uma conjuntivite folicular. Linfonodos pré-auriculares aumentados e dolorosos são comuns. As mulheres frequentemente apresentam corrimento vaginal concomitante secundário a uma cervicite crônica, e os homens podem ter uretrite sintomática ou assintomática. A conjuntivite frequentemente é crônica, com duração de muitos meses. Pode haver o desenvolvimento de ceratite 1 semana após o início do quadro. O envolvimento da córnea inclui ceratite ponteada superficial, pequenos infiltrados marginais ou centrais, infiltrados subepiteliais semelhantes aos da EKC, edema límbico e *pannus* superior. A doença não tratada apresenta uma evolução crônica e pode ocorrer ceratite ou irite nos estágios mais avançados da doença.

O diagnóstico se baseia nos achados clínicos e nos resultados de exames laboratoriais. Inclusões epiteliais intracitoplasmáticas basofílicas são observadas na coloração de Giemsa dos raspados conjuntivais (Figura 4.6.9). A coloração por imunofluorescência dos raspados da conjuntiva também é útil. Os títulos séricos de imunoglobulina G para *Chlamydia* podem ser obtidos.

As vias de transmissão incluem atividades orogenitais e disseminação de secreções genitais infectantes. O período de incubação é de 4 a 12 dias. Um em cada 300 pacientes com doença genital por clamídia desenvolve conjuntivite por inclusão em adultos.[38] É importante tratar todos os parceiros sexuais simultaneamente para prevenir a reinfecção e descartar outras doenças venéreas, como gonorreia e sífilis. O tratamento consiste em antibióticos sistêmicos, pois os antibióticos tópicos são relativamente ineficazes no tratamento da doença ocular.

Uma dose única de 1 g de azitromicina ou doxiciclina 100 mg 2 vezes/dia, durante 7 dias é o tratamento recomendado. As tetraciclinas devem ser evitadas em crianças com menos de 7 anos de idade e em mulheres grávidas ou lactantes.

Conjuntivite neonatal (oftalmia neonatal)

A conjuntivite do recém-nascido é definida como qualquer conjuntivite que ocorra no primeiro mês de vida (Tabela 4.6.2).[39] Pode ser uma infecção bacteriana, viral ou por clamídia ou uma resposta tóxica a produtos químicos aplicados topicamente. Como o agente infeccioso pode produzir uma infecção localizada grave do olho, além de infecção sistêmica potencialmente grave, é essencial a identificação acurada da causa.

Nem todas as crianças expostas a agentes infecciosos no canal do parto desenvolvem conjuntivite; a duração da exposição é um fator importante no desenvolvimento da doença. A prevenção por meio de boa assistência pré-natal e tratamento de infecções por clamídia, gonococos ou herpes durante a gravidez diminuem significativamente a incidência de conjuntivite neonatal. A limpeza adequada dos olhos usando algodão estéril, seguido da instilação de pomadas antibióticas de eritromicina ou tetraciclina imediatamente após o nascimento, ajuda a prevenir a infecção ocular neonatal. Estudos anteriores sugeriram que a instilação de iodopovidona a 2,5% como profilaxia apresenta efeitos bactericidas superiores e é ativa contra vírus, principalmente o herpes simples.[40] Entretanto, estudos recentes sugerem que a pomada tópica de tetraciclina e eritromicina pode ser mais eficaz na prevenção de oftalmia neonatal, já que 5 a 10% dos pacientes tratados com iodopovidona desenvolveram conjuntivite química.[41,42]

Infecções por clamídia

A causa mais frequente de conjuntivite neonatal nos EUA é a *C. trachomatis*. As crianças cujas mães não receberam tratamento para infecções por clamídia apresentam 30 a 40% de chance de desenvolver conjuntivite e 10 a 20% de chance de desenvolver pneumonia.[43] Os sintomas geralmente se desenvolvem 5 a 14 dias após o parto e podem ser unilaterais ou bilaterais. Inicialmente, os bebês manifestam uma secreção aquosa que pode progressivamente se tornar mucopurulenta. Os sinais incluem edema palpebral, reação papilar e formação de pseudomembrana (Figura 4.6.10). Geralmente, a infecção é leve e autolimitada; casos graves, no entanto, podem ocorrer e resultar em cicatrização conjuntival e *pannus* corneano periférico com cicatrizes corneanas. Se a pomada de eritromicina ou tetraciclina for aplicada dentro de 1 hora após o parto, a chance de desenvolver conjuntivite por clamídia é fortemente reduzida.[44]

Dados laboratoriais são muito úteis no diagnóstico. O ensaio de imunoabsorção enzimática apresenta sensibilidade de quase 90% e especificidade de mais de 95% e fornece resultados em várias horas. A marcação com anticorpos monoclonais por imunofluorescência direta de esfregaços conjuntivais é o teste sorológico mais útil, pois apresenta sensibilidade superior a 95% e especificidade entre 77 e 90% para clamídia, dependendo da prevalência da doença. Pode mostrar infecções não identificadas por outros testes e ser lida imediatamente. A reação em cadeia

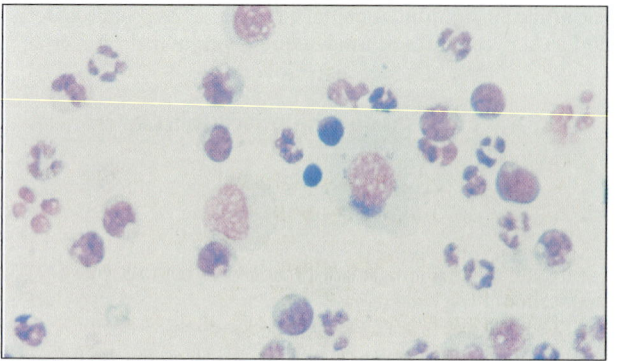

Figura 4.6.9 Coloração de Giemsa de uma raspagem conjuntival. As células epiteliais exibem inclusões citoplasmáticas basofílicas típicas de uma infecção por clamídia.

TABELA 4.6.2 Causas de conjuntivite neonatal.	
Causas	**Tempo de início (pós-parto)**
Química (iodo-povidona)	1 a 36 h
Clamídia	5 a 14 dias
Neisseria gonorrhoeae	24 a 48 h
Bacteriana (*Staphylococcus, Streptococcus, Haemophilus, Moraxella, Escherichia coli, Pseudomonas*)	2 a 5 dias
Vírus (herpes-vírus simples dos tipos 1 e 2)	3 a 15 dias

A causa da conjuntivite é estabelecida de acordo com o quadro clínico, o tempo de evolução e a confirmação laboratorial.

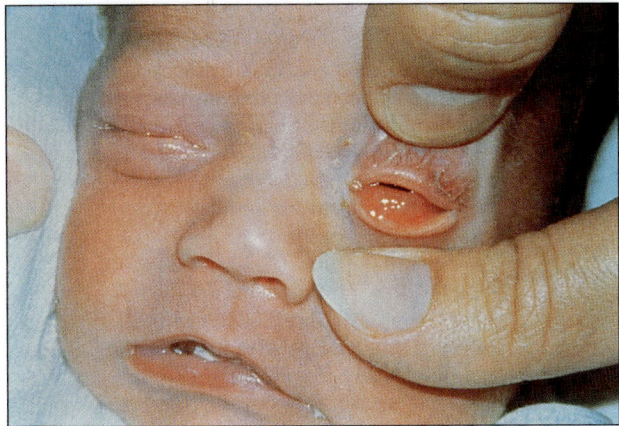

Figura 4.6.10 Uma criança de 10 dias com conjuntivite unilateral. A mãe teve uma infecção genital não tratada por clamídia.

da polimerase (PCR) e a reação em cadeia da ligase também estão disponíveis e são aproximadamente 90% sensíveis e 100% específicas.[45]

Somente terapia tópica não é suficiente para tratar a conjuntivite por clamídia. O tratamento recomendado é xarope de eritromicina oral 50 mg/kg/dia em quatro doses divididas por 14 dias (Tabela 4.6.3). Se não ocorrer a resposta completa, um segundo curso da mesma terapia pode ser dado. A mãe e seus parceiros sexuais devem ser tratados com 1 g de azitromicina VO em dose única ou 500 mg de amoxicilina oral 3 vezes/dia, durante 7 dias.[46]

Infecções por Neisseria

A conjuntivite neonatal causada por *N. gonorrhoeae*, um diplococo *gram*-negativo que pode penetrar em epitélio íntegro, diminuiu significativamente desde a adoção de agentes profiláticos. O quadro clínico da conjuntivite gonocócica consiste no desenvolvimento de uma conjuntivite hiperaguda de 24 a 48 horas após o nascimento, caracterizada por edema palpebral acentuado, quemose intensa e secreção purulenta em grande quantidade. A secreção geralmente é tão copiosa que se acumula imediatamente após o olho ter sido limpo. Pode ocorrer a formação de membrana conjuntival. Como o microrganismo pode penetrar no epitélio íntegro, pode ocorrer ulceração corneana com possível perfuração se a conjuntivite não for adequadamente tratada.[47] O diagnóstico é realizado pela identificação de diplococos intracelulares *gram*-negativos em esfregaços conjuntivais. O organismo pode ser cultivado em ágar chocolate ou ágar Thayer-Martin incubado a 37°C em 10% de dióxido de carbono e deve ser realizado o antibiograma. O diagnóstico imediato por coloração de *Gram* é essencial para a terapia oportuna e efetiva.

O tratamento tópico consiste em soluções aquosas de penicilina G, 10.000 a 20.000 unidades. O colírio é administrado a cada hora com uma dose de uma gota a cada cinco minutos por 30 minutos. A terapia sistêmica também deve ser instituída com ceftriaxona intravenosa ou intramuscular 25 a 50 mg/kg em dose única (ver Tabela 4.6.3). Nas doenças disseminadas, recomenda-se consultar um infectologista. A mãe e seus parceiros sexuais devem ser tratados com 250 mg de ceftriaxona intramuscular em dose única.

Outras infecções bacterianas

Muitos organismos diferentes podem causar conjuntivite bacteriana neonatal. As bactérias provavelmente são transmitidas pelo ar para o lactente logo após o nascimento e estar associadas à obstrução do ducto nasolacrimal. Essas infecções geralmente são causadas por bactérias *gram*-positivas (*S. aureus*, *S. epidermidis*, *S. pneumoniae* e *S. viridans*). Organismos *gram*-negativos que foram envolvidos como agentes etiológicos incluem espécies de *Haemophilus*, *E. coli*, espécies de *Proteus*, *K. pneumoniae*, espécies de *Enterobacter* e *Serratia marcescens*.[48] A *Pseudomonas* sp. raramente causa ulceração e perfuração da córnea.[49] Tipicamente, estas infecções surgem 2 a 5 dias após o nascimento. Os sinais incluem edema da pálpebra, quemose e injeção conjuntival com secreção. O diagnóstico inclui raspagens conjuntivais para coloração de *Gram* e culturas, cujos resultados direcionam a escolha da terapia. Para microrganismos *gram*-positivos, administra-se pomada de eritromicina 0,5% 4 vezes/dia. Colírio ou pomada à base de gentamicina, tobramicina ou de fluoroquinolona ou pomada 4 vezes/dia podem ser usadas para organismos *gram*-negativos (ver Tabela 4.6.3).

Infecções virais

A conjuntivite viral do recém-nascido é rara, mas pode estar associada à morbidade e mortalidade significativas. Tanto o herpes-vírus simples do tipo 1 quanto o herpes simples do tipo 2 podem estar associados à conjuntivite, mas a infecção causada pelo tipo 2 é mais comum.[50] O herpes simples do tipo 1 pode ser transmitido por um beijo de um adulto que tenha uma lesão vesicular ativa e o tipo 2 é mais comumente transmitido pelo canal do parto. O início geralmente ocorre nas primeiras 2 semanas de vida e pode estar associado a lesões cutâneas vesiculares da pálpebra ou margem da pálpebra (ver Figura 4.6.8). A conjuntivite pode ser seguida por ceratite ou ceratouveíte herpética. Vitrite, retinite, descolamento de retina, neurite óptica e catarata foram relatados em associação ao herpes ocular neonatal. O diagnóstico pode ser confirmado pela presença de inclusões intranucleares eosinofílicas em esfregaços, resultados de culturas virais positivas ou resultados positivos de imunoensaios de anticorpos monoclonais.

O tratamento consiste em colírio de trifluridina 1% a cada 2 h durante 7 dias, pomada de aciclovir 5 vezes/dia ou gotas de ganciclovir 5 vezes/dia (ver Tabela 4.6.3). O herpes simples do tipo 2 pode ser mais resistente ao tratamento. Em casos de doença sistêmica associada à pneumonite, septicemia e meningite, deve-se usar aciclovir sistêmico ou valaciclovir. Um bom acompanhamento pré-natal e cultura frequente e tratamento de mães que têm histórico conhecido de infecções genitais herpéticas recorrentes diminuem a incidência de conjuntivite neonatal herpética.

Conjuntivite fúngica e parasitária

Os granulomas focais nas pálpebras ou na conjuntiva podem ser causados por agentes infecciosos raros, incluindo blastomicose, esporotricose, rinosporidiose, criptococose, leishmaniose e oftalmomiíase.

Ceratoconjuntivite microsporídial

Microsporídios são protozoários parasitas intracelulares obrigatórios e formadores de esporos que podem causar doença disseminada ou ceratoconjuntivite localizada.[51] É mais comumente observada em pacientes imunocomprometidos, mas já foi descrita em pacientes imunocompetentes que fazem uso de lentes de contato, em associação a trauma, cirurgia refrativa prévia ou exposição a água ou solo contaminados.[52] Os sintomas clínicos incluem dor, vermelhidão e,

TABELA 4.6.3 Diretrizes para tratamento da conjuntivite neonatal.

Infecção	Tratamento
Clamídia	Eritromicina oral 50 mg/kg/dia dividida em 4 doses por 14 dias
Bactéria	
Gram-positiva	Pomada de eritromicina 0,5% 4 vezes/dia
Gram-negativa, gonocócica	Ceftriaxona intravenosa ou intramuscular, 25 a 50 mg/kg, dose única
Gram-negativa, outras	Pomada de gentamicina ou tobramicina
Viral	Colírio de trifluorotimidina a cada 2 h, durante 7 dias

ocasionalmente, visão embaçada. As ceratites epiteliais superficiais, multifocais, grosseiras e ponteadas e a conjuntivite papilar difusa são típicas.[53] O diagnóstico é feito com a raspagem da superfície ocular e a visualização de esporos em células epiteliais da conjuntiva após coloração com tricrômio modificado, hidróxido de potássio mais calcoflúor branco ou coloração de *Gram*.[52,53] A microscopia confocal demonstra esporos que são pontos hiper-refletivos. A microscopia eletrônica é o padrão-ouro para o diagnóstico. O tratamento inclui fumagilina tópica e albendazol ou itraconazol oral.[52] As fluoroquinolonas tópicas são efetivas como monoterapia.[54]

Loíase

Trata-se de uma filariose causada pelo parasita *Loa loa* transmitido de humano para humano pela picada de um mosquito fêmea infectado (gênero *Chrysops*) nativo da África Ocidental e Central. O verme adulto pode migrar subcutaneamente da área da picada para o olho. Manifestações cutâneas e conjuntivite podem ocorrer. A extração do verme é terapêutica. O tratamento consiste em dietilcarbamazina 2 mg/kg 3 vezes/dia, durante 3 semanas.[55] Ivermectina 150 mg/kg pode ser usada, mas os efeitos colaterais significativos incluem hemorragias subconjuntivais e retínicas, bem como manchas algodonosas.[56] Corticosteroides e/ou anti-histamínicos concomitantes podem ser usados para diminuir os efeitos colaterais do tratamento.

Síndrome oculoglandular de Parinaud

A síndrome oculoglandular de Parinaud é uma conjuntivite granulomatosa incomum observada em aproximadamente 5 a 10% dos pacientes com infecção sistêmica causada por *Bartonella henselae* (doença da arranhadura do gato).[57] *B. henselae* são pequenos bacilos *gram*-negativos que afetam aproximadamente 22.000 pacientes por ano nos EUA.[58] Os sintomas oculares incluem vermelhidão unilateral, epífora, sensação de corpo estranho e edema leve da pálpebra. Pode haver secreção serosa; se um abscesso se formar e romper, pode-se observar uma secreção purulenta. Nódulos granulomatosos se desenvolvem na conjuntiva bulbar e palpebral, aproximadamente 3 dias após a inoculação (Figura 4.6.11). Necrose e ulceração do epitélio suprajacente são comuns.[59] A linfadenopatia regional de consistência firme dos linfonodos pré-auriculares, submandibulares e, ocasionalmente, cervicais é uma característica marcante da doença (Figura 4.6.12). Neurorretinite óptica e coriorretinite multifocal podem se desenvolver. O diagnóstico pode ser feito por testes indiretos de imunofluorescência ou por imunoensaio enzimático. O teste sorológico inclui culturas e PCR.

A evolução da doença em pacientes imunocompetentes geralmente é autolimitada e a doença desaparece sem antibioticoterapia. A terapia é recomendada para pacientes imunocomprometidos. As terapias atualmente recomendadas incluem eritromicina oral, doxiciclina ou azitromicina. Em adultos, acredita-se que doxiciclina 100 mg 2 vezes/dia é mais eficaz devido à sua melhor penetração no sistema nervoso central e intraocular. Em infecções mais graves, esses medicamentos podem ser administrados por via intravenosa e a rifampicina pode ser usada como adjuvante.[59]

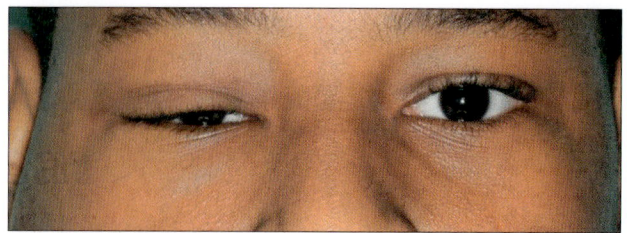

Figura 4.6.12 Síndrome oculoglandular de Parinaud. Linfadenopatia pré-auricular proeminente.

CONJUNTIVITE NÃO INFECCIOSA

Conjuntivite folicular tóxica

A conjuntivite folicular tóxica ocorre após a exposição crônica da conjuntiva a uma variedade de substâncias estranhas, incluindo molusco contagioso da margem da pálpebra, infecção dos cílios pelo *Phthirus pubis*, uso de cosméticos para os olhos e uso prolongado de medicamentos oculares. Infecções por molusco contagioso são causadas por um poxvírus e são comuns em pacientes com infecção pelo HIV. A infecção caracteriza-se por lesões não inflamatórias cerosas, brancas, arredondadas, peroladas, com centros umbilicados (Figura 4.6.13). Quando estas lesões ocorrem na borda da pálpebra ou perto dela, as proteínas virais se espalham pela conjuntiva causando uma conjuntivite folicular crônica.[60] O vírus em si não se espalha na conjuntiva; em vez disso, a conjuntivite é uma reação tóxica às suas proteínas. A remoção da lesão ou curetagem até que sangre internamente elimina essa condição.

Mais comumente, a conjuntivite folicular tóxica ocorre em associação ao uso de colírios como neomicina, gentamicina, idoxuridina e outros antivirais tópicos, bem como muitos medicamentos para o glaucoma, incluindo brimonidina, pilocarpina e outros mióticos (Boxe 4.6.2). Esses fármacos incitam a reação de hipersensibilidade tardia do tipo IV com eritema periocular e conjuntivite folicular. Em usuários de lentes de contato, quaisquer enzimas/substâncias químicas proteolíticas usadas para limpeza de lentes de contato ou soluções de imersão que contenham conservantes podem causar conjuntivite tóxica. Uma resposta folicular acentuada também pode acompanhar o uso de cosméticos oculares, como rímel e delineador. Um achado comum é o grânulo escuro do cosmético incorporado nos folículos. Se sintomático, os pacientes geralmente respondem bem à descontinuação do cosmético e à substituição por quantidades menores de produtos hipoalergênicos.

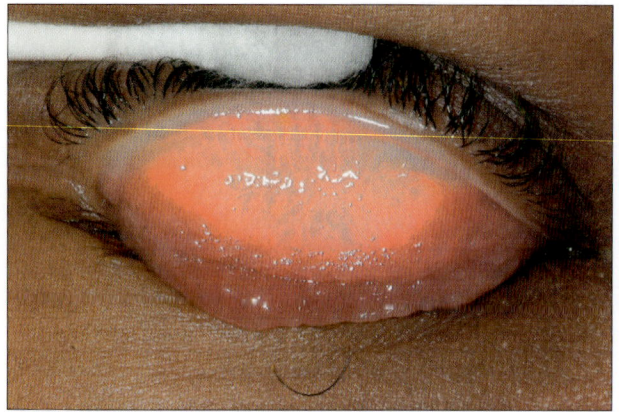

Figura 4.6.11 Síndrome oculoglandular de Parinaud. Conjuntivite palpebral granulomatosa.

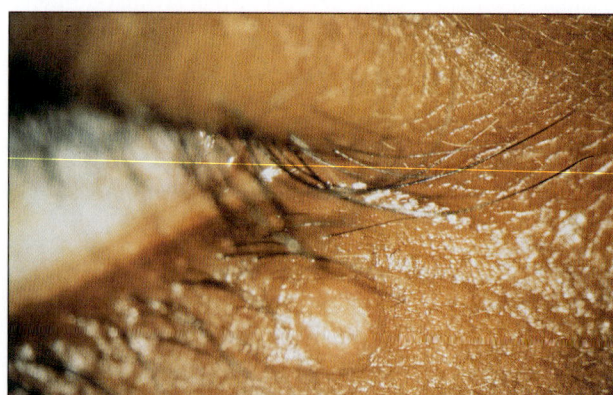

Figura 4.6.13 Lesão de molusco contagioso na pálpebra inferior. Este paciente apresentou conjuntivite folicular crônica associada secundária ao efeito tóxico das proteínas virais desta lesão.

BOXE 4.6.2 Medicações oculares que causam conjuntivite folicular tóxica.

- Neomicina
- Idoxuridina
- Gentamicina
- Trifluorotimidina
- Dipivefrina
- Pilocarpina
- Apraclonidina
- Eserina
- Atropina
- Epinefrina (adrenalina)
- Conservantes (timerosal, cloreto de benzalcônio)

Eritema multiforme maior (síndrome de Stevens-Johnson) e necrólise epidérmica tóxica

O eritema multiforme, ao contrário do penfigoide cicatricial, é uma doença inflamatória aguda, geralmente autolimitada e não progressiva, da pele e das membranas mucosas; é classificado em formas maior e menor. A forma menor envolve principalmente a pele e dura de 2 a 3 semanas em sua fase aguda. O eritema multiforme maior, também conhecido como síndrome de Stevens-Johnson, é a variante mais grave, caracterizada por lesões cutâneas e envolvimento erosivo das mucosas que dura até 6 semanas.[61] A necrólise epidérmica tóxica é uma variante grave do eritema multiforme que se caracteriza por desnudamento maciço da epiderme, sendo mais comumente observada em crianças e em pacientes com AIDS.[62] O eritema multiforme maior ocorre classicamente em jovens previamente saudáveis, em homens mais do que em mulheres, nas suas primeiras 3 décadas de vida.[61] Pode existir uma predisposição genética para o desenvolvimento da síndrome de Stevens-Johnson com envolvimento ocular, associada aos antígenos leucocitários humanos HLA-Bw44 e HLA-B12.[63] A doença pode ser fatal em 2 a 25% dos pacientes, com morte geralmente secundária à sepse. Cerca de 25% dos indivíduos que apresentam eritema multiforme sofrem uma recorrência ao longo da vida.

A causa exata do eritema multiforme é desconhecida, embora a doença pareça ser precipitada por inúmeros antígenos diferentes, incluindo bactérias (p. ex., *Mycoplasma pneumoniae*), vírus, fungos e fármacos. O herpes-vírus simples e o micoplasma apresentam uma associação particularmente forte. Vírus Coxsackie e *Histoplasma capsulatum* também foram associados à doença.[64] Os fármacos envolvidos no desenvolvimento do eritema multiforme incluem as sulfonamidas, penicilina, barbitúricos, medicamentos anti-inflamatórios não esteroidais, salicilatos, agentes mercuriais, arsênio, alopurinol, fenilbutazona, fenitoína e escopolamina oftálmica tópica (hioscina), tropicamida e proparacaína.[65] Além disso, o início da doença tem sido relacionado a neoplasias, radioterapia, doenças vasculares do colágeno e vacinações.[62]

O eritema multiforme geralmente se inicia com um período prodrômico de até 2 semanas, com sintomas de mal-estar, febre, cefaleia e infecção do trato respiratório superior. Em seguida, as lesões da pele desenvolvem-se simetricamente nas extremidades com preservação do tronco e podem ocorrer novamente entre 2 e 6 semanas antes da reepitelização (Figura 4.6.14). A lesão cutânea primária é uma mácula eritematosa arredondada que se transforma em uma pápula e, em seguida, em uma vesícula ou bolha. Eventualmente, grandes bolhas podem se romper, o que resulta em necrose epidérmica.

Se ocorrer necrose cutânea extensa, a condição é denominada como necrólise epidérmica tóxica (Figura 4.6.15). A extensão do envolvimento da membrana mucosa geralmente se assemelha à extensão do envolvimento da pele. Qualquer mucosa pode estar envolvida, mas a boca e os olhos são afetados com maior frequência e de maneira mais grave. Em um estudo, 100%

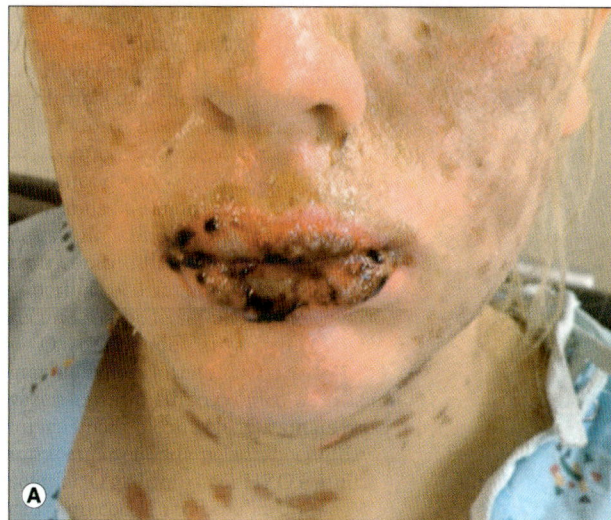

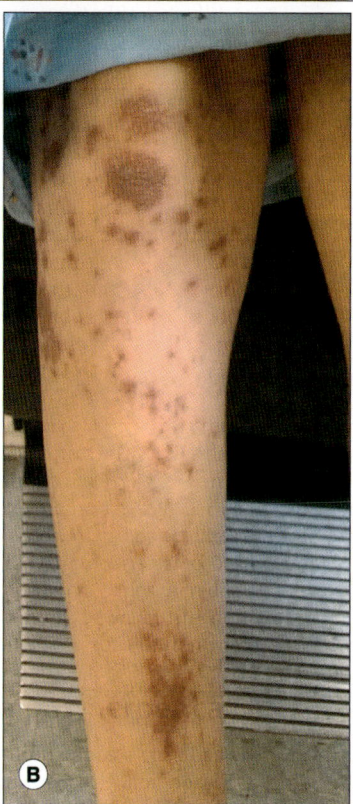

Figura 4.6.14 Fase aguda da síndrome de Stevens-Johnson. Esta criança manifesta as lesões cutâneas maculares típicas em forma de alvo. **A.** A cabeça, com uma blefaroconjuntivite associada. **B.** A perna.

dos pacientes apresentavam estomatite e 63% conjuntivite.[66] O diagnóstico é confirmado por biopsia da pele ou da mucosa, que evidencia múltiplos ceratinócitos necróticos ou necrose epidérmica de espessura total com formação de bolhas subepidérmicas.[64]

A fase aguda do envolvimento ocular dura de 2 a 3 semanas.[67] As pálpebras ficam inchadas, ulceradas e com crostas. Os pacientes desenvolvem conjuntivite bilateral aguda, com quemose, vesículas e bolhas, pseudomembranas ou membranas e eventual ulceração. Uma conjuntivite purulenta pode se desenvolver como resultado de infecção bacteriana secundária.[65] Os principais problemas oculares ocorrem a partir do estágio cicatricial, após o episódio tóxico agudo desaparecer. Cicatrização conjuntival e simbléfaro podem ocorrer apesar de todas as medidas de suporte (Figura 4.6.16). A destruição das células caliciformes conjuntivais, da glândula lacrimal e do tecido acessório das glândulas lacrimais resulta em um olho gravemente ressecado, assim como no penfigoide cicatricial. O entrópio, a triquíase e o lagoftalmo, combinados ao olho seco, podem desencadear

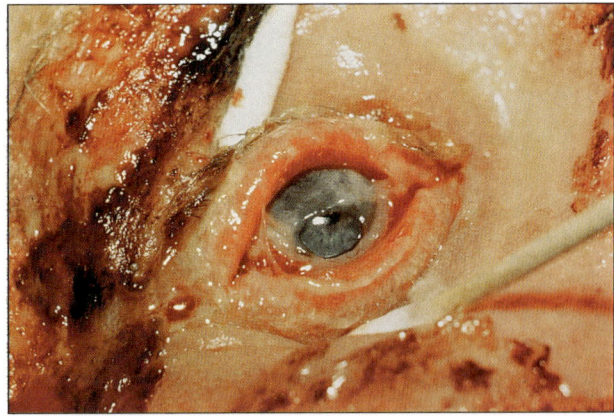

Figura 4.6.15 Grave necrose da pele e conjuntiva. O paciente apresenta necrólise epidérmica tóxica.

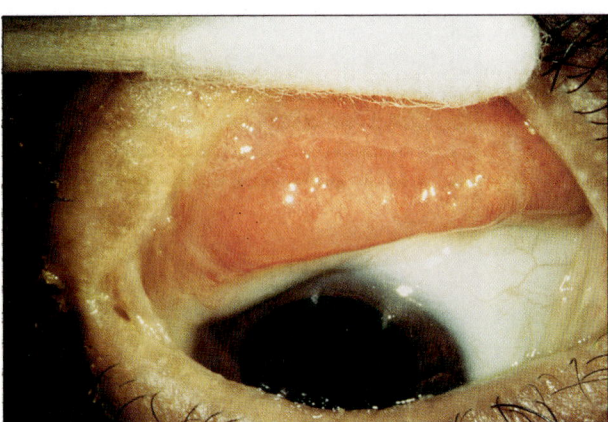

Figura 4.6.16 Síndrome de Stevens-Johnson. Cicatrização conjuntival residual evidente sobre a placa tarsal superior. Formação de simbléfaro e fibrose estão nos ângulos cantais.

problemas graves na córnea, como ulceração, vascularização, opacificação, deficiência de células-tronco do limbo e eventual perfuração.[67] Embora a fase aguda do eritema multiforme possa deixar cicatrizes conjuntivais extensas em sua evolução, a cicatrização progressiva não ocorre quando a doença aguda diminui, diferentemente do penfigoide cicatricial. Felizmente, as recorrências raramente envolvem a conjuntiva.

As alterações histopatológicas do eritema multiforme sugerem uma vasculite ou perivasculite subjacente.[61] Células mononucleares, eosinófilos e neutrófilos polimorfonucleares se acumulam ao redor dos vasos ou dentro da parede do vaso e induzem a necrose fibrinoide da parede. Bolhas subepiteliais são observadas na fase aguda, bem como pseudomembranas e membranas verdadeiras são encontradas. As densidades das células caliciformes conjuntivais estão reduzidas. Imunoglobulinas e complemento também são depositados na junção dermoepidérmica.

O tratamento geralmente varia de acordo com a gravidade da condição. Pacientes cuja apresentação inicial é mais grave sofrem as piores complicações oculares tardias. Na fase aguda, o tratamento local envolve a lubrificação da superfície ocular. A lise frequente do simbléfaro em desenvolvimento pode não ter efeito sobre a estrutura final. Infelizmente, o tratamento local da condição aguda geralmente exerce pouca influência sobre a gravidade das eventuais complicações cicatriciais. No entanto, os corticosteroides sistêmicos (prednisona 60 a 80 mg/dia durante 3 a 4 semanas) podem ajudar a controlar a doença aguda.[68] Plasmaférese, ciclosporina sistêmica e imunoglobulinas intravenosas apresentaram resultados variáveis e permanecem controversos.[64] Deve-se suspeitar de conjuntivite bacteriana secundária e tratá-la, se houver; um antibiótico que poderia, no entanto, estimular outra reação tóxica deve ser evitado. O estágio cicatricial é tratado com aplicação frequente de lágrimas artificiais e/ou pomadas sem conservantes, ciclosporina tópica, colírio de soro autólogo, oclusão do ponto lacrimal e tarsorrafia para controle dos sintomas do olho seco e prevenção de sequelas. A cirurgia para corrigir a queratinização da pálpebra, o entrópio e a triquíase deve ser considerada. Ao contrário do penfigoide cicatricial, a cirurgia das pálpebras ou conjuntiva não estimula mais cicatrizes. Os enxertos de conjuntiva ou mucosa oral podem ser considerados para restaurar a superfície ocular. O uso de enxertos de membrana amniótica criopreservada nas primeiras 2 semanas do início dos sintomas tem sido empregado em vários relatos de caso para facilitar a rápida cicatrização epitelial e prevenir muitas das debilitantes complicações cicatriciais.[69] O transplante de células-tronco por meio do uso de aloenxertos conjuntivais e limbais de doador vivo ou cadavérico é frequentemente realizado com subsequente ceratoplastia penetrante ou ceratoprótese em pacientes com complicações corneais graves.

Epidermólise bolhosa

A epidermólise bolhosa compreende um grupo de doenças da pele e mucosas que se caracterizam pela tendência de formação de bolhas após pequenos traumas.[70] Os sintomas ocorrem logo após o nascimento ou na primeira infância e tendem a se repetir durante toda a vida do paciente. Homens e mulheres são afetados igualmente e existem formas autoimunes hereditárias e adquiridas.[71] As formas hereditárias da epidermólise bolhosa podem ser classificadas como simples (autossômica dominante), juncional (autossômica recessiva) e distrófica (autossômica dominante ou recessiva). Problemas oculares foram descritos com todos os três tipos; eles estão, no entanto, associados principalmente à forma distrófica, que é a mais comum da doença. Os pacientes podem apresentar bolhas conjuntivais e cicatrização conjuntival marcante, com formação de simbléfaro e ectrópio ou entrópio.[72] Pode ocorrer uma piora da transparência do epitélio da córnea, assim como úlceras e opacificação secundária à cicatrização conjuntival semelhante à observada no penfigoide cicatricial ou eritema multiforme. Pacientes que desencadeiam a forma juncional, um tipo raro, apresentam mais problemas primários de córnea, como erosões recorrentes e pouco envolvimento conjuntival. A forma autoimune adquirida pode apresentar tanto vesículas subepiteliais corneanas primárias quanto o envolvimento corneano secundário associado à cicatrização conjuntival e simbléfaro. O tratamento é baseado na gravidade da doença. A maioria dos pacientes pode ser tratada de modo conservador com lubrificantes oculares. Vários tipos de cirurgia da córnea, incluindo a ceratoplastia, podem ser indicados se houver cicatrização significativa e perda visual. A tarsorrafia e correção ectrópio/entrópio podem ser consideradas para pacientes com doença mais grave.[73]

Doença do enxerto versus hospedeiro

A doença do enxerto *versus* hospedeiro (DECH) é uma complicação comum do transplante alogênico de medula e causada por células enxertadas que atacam antígenos teciduais do hospedeiro. Os tecidos envolvidos incluem pele, trato gastrintestinal, pulmões, fígado e olhos. A doença aguda ou crônica (que se desenvolve após o dia 100 pós-transplante) pode ocorrer, mas as manifestações oculares são mais comuns na DECH crônica. As complicações oculares são secundárias a dois mecanismos principais: inflamação conjuntival na doença aguda secundária à imunidade mediada por linfócitos T e na doença crônica secundária à infiltração da glândula lacrimal pelos linfócitos T causando destruição e fibrose da glândula lacrimal e da conjuntiva. Ambas as vias levam à ceratoconjuntivite seca. Sinais e sintomas incluem olho seco por deficiência aquosa, erosões conjuntivais, erosões epiteliais da córnea e lagoftalmo cicatricial.[73] Histopatologicamente, a conjuntiva na DECH se caracteriza pela diminuição da densidade das células caliciformes conjuntivas, aumento da metaplasia escamosa e infiltração de células inflamatórias.[74] A terapia consiste principalmente em lubrificação agressiva, colírio de soro autólogo, oclusão de pontos lacrimais e diminuição da inflamação ocular com corticosteroides, ciclosporina ou tracrolimus tópico. As lentes de contato terapêuticas e as lentes esclerais também fornecem alívio sintomático. Agentes mucolíticos, como acetilcisteína 10%, podem ser usados no tratamento de ceratites filamentares graves. A doença ocular grave acompanhada de complicações sistêmicas necessita do aumento da imunossupressão sistêmica. Malta *et al.* sugeriram que o tratamento com ciclosporina tópica, 1 mês antes do transplante de medula óssea, poderia ajudar a retardar ou prevenir danos na glândula lacrimal e diminuir os sintomas oculares da GVHD precoce.[75]

Xeroderma pigmentoso

Xeroderma pigmentoso é uma doença autossômica recessiva, caracterizada por prejuízo na capacidade de reparo de danos ao DNA causados pela radiação ultravioleta. As manifestações oculares incluem ceratoconjuntivite seca, fotofobia, lacrimejamento, blefarospasmo e queimação. Inflamação conjuntival, telangiectasia e hiperpigmentação são achados comuns. Os pacientes geralmente desenvolvem pinguécula ou pterígio. A incapacidade do paciente de reparar o DNA causa neoplasias cutâneas, incluindo carcinoma de células escamosas, carcinoma basocelular e melanoma, nessa ordem de frequência. As neoplasias da superfície ocular e das pálpebras ocorrem em aproximadamente 11% dos pacientes e geralmente são observadas no limbo. Atrofia progressiva das pálpebras com madarose, triquíase, simbléfaro, ectrópio e entrópio também pode ocorrer.

Doença de Kawasaki

A doença de Kawasaki é uma rara vasculite autolimitada da infância que se apresenta com uma série de sintomas, incluindo febre, conjuntivite bilateral não exsudativa, *rash* difuso envolvendo as extremidades, linfadenopatia cervical e eritema da mucosa oral. A iridociclite é outro achado comum. Não há sequelas dos sintomas oculares, mas o reconhecimento imediato e o encaminhamento apropriado para o tratamento são importantes para diminuir as complicações cardíacas secundárias à vasculite.[76]

Conjuntivite lenhosa

A conjuntivite lenhosa é uma doença crônica muito rara, caracterizada pelo desenvolvimento de pseudomembranas predominantemente na conjuntiva palpebral. As pseudomembranas espessas evoluem para lesões "lenhosas". Ocasionalmente, observa-se o envolvimento da córnea, o que pode causar cicatrizes e cegueira. Alguns pacientes podem desenvolver pseudomembranas sobre o tecido mucoso em outras partes do corpo. A doença é predominantemente descrita em crianças, mas tem sido relatada em jovens e idosos. A etiologia não é clara, mas acredita-se que a deficiência de plasminogênio do tipo I seja um fator predisponente para a doença. O manejo é difícil, com recorrências frequentes após a excisão. O plasminogênio tópico e a terapia fibrinolítica foram experimentados com algum sucesso.[77]

BIBLIOGRAFIA

Allansmith MR. The eye and immunology. St Louis: CV Mosby; 1982. p. 75–81.

Buznach N, Dagan R, Greenberg D. Clinical and bacterial characteristics of acute bacterial conjunctivitis in children in the antibiotic resistance era. Ped Inf Dis J 2005;24:823–8.

Centers for Disease Control and Prevention. Sexually transmitted diseases treatment guidelines, 2010. MMWR 2010;59(RR–12):44–54.

Chandler JW. Neonatal conjunctivitis. In: Tasman W, Jaeger EA, editors. Duane's clinical ophthalmology, vol. 4. Philadelphia: JB Lippincott; 1995. p. 6.2–6.

David M, Rumelt S, Weintraub Z. Efficacy comparison between povidone iodine 2.5% and tetracycline 1% in prevention of ophthalmia neonatorum. Ophthalmology 2011;118:1454–8.

Friedlander MH. Immunology of ocular infections. In: Friedlander MH, editor. Allergy and immunology of the eye. Philadelphia: Harper & Row; 1979. p. 10–20.

Gordon JY. The evolution of antiviral therapy for external ocular viral infections over twenty-five years. Cornea 2000;19:673–80.

Isenberg SJ, Apt L, Wood M. A controlled trial of povidone-iodine as prophylaxis against ophthalmia neonatorum. N Engl J Med 1995;332:562–6.

Mannis MJ. Bacterial conjunctivitis. In: Tasman W, Jaeger EA, editors. Duane's clinical ophthalmology, vol. 4. Philadelphia: JB Lippincott; 1990. p. 5.3–7.

Polack S, Brooker S, Kuper H, et al. Mapping the global distribution of trachoma. Bull WHO 2005;83:913–19.

Preferred Practice Patterns Committee, Cornea/External Disease Panel. Conjunctivitis. San Francisco: American Academy of Ophthalmology; 2008.

Rheinstrom SD. The conjunctiva. In: Chandler JW, Sugar J, Edelhauser HF, editors. Textbook of ophthalmology, vol. 8. External diseases. London: Mosby; 1994. p. 2.8–9.

Thygeson P, Dawson CR. Trachoma and follicular conjunctivitis in children. Arch Ophthalmol 1966;75:3–12.

Thygeson P, Kimura S. Chronic conjunctivitis. Trans Am Acad Ophthalmol Otolaryngol 1963;67:494–517.

US Preventive Services Task Force. Ocular prophylaxis for gonococcal ophthalmia neonatorum. Clinical Summary of US Preventive Services Task Force Reaffirmation Recommendation. AHRQ Publication No. 10-05146-EF-3, 2011. http://www.uspreventiveservicestaskforce.org/uspstf10/gonocup/gonocupsum.htm.

As referências completas estão disponíveis no **GEN-io**.

PARTE 4 DOENÇAS DA CÓRNEA E DA SUPERFÍCIE OCULAR

SEÇÃO 4 Doenças Conjuntivais

Conjuntivite Alérgica

Jonathan B. Rubenstein e Tatyana Spektor

4.7

Definição: Conjuntivite alérgica é uma inflamação da conjuntiva causada por reação de hipersensibilidade imediata a alergênios ambientais.

Características principais
- Prurido e eritema são sintomas iniciais comuns
- O tratamento inclui estabilizadores de mastócitos, anti-histamínicos, combinações farmacêuticas, compressas geladas, corticoides e eliminação da exposição a alergênios

CONJUNTIVITE ALÉRGICA AGUDA: SAZONAL/PERENE

Conjuntivite alérgica aguda é uma reação de hipersensibilidade imediata (tipo I) mediada por imunoglobulina E (IgE) com ativação subsequente de mastócitos[1] desencadeada por exposição direta a alergênios ambientais. A reação pode ficar limitada aos olhos ou fazer parte de uma reação alérgica generalizada com sintomas nasais e respiratórios. Com frequência, esses pacientes referem história familiar de atopia. O exame citológico de raspados conjuntivais demonstra infiltração por eosinófilos. Níveis altos de IgE e histamina são detectados no filme lacrimal.[2] A conjuntivite alérgica aguda é subdividida em dois tipos: conjuntivite alérgica sazonal (CAS) e conjuntivite alérgica perene (CAP).[3] Nos pacientes com CAS, os sintomas são sazonais e estão relacionados com alergênios suspensos no ar. Já a CAP, considerada uma variante da CAS, persiste ao longo de todo o ano, embora frequentemente possam ocorrer exacerbações sazonais.[2] Nos casos típicos, sinais e sintomas clínicos são bilaterais e incluem prurido, ardência e congestão conjuntival de branda a moderada, podendo evoluir a graus variáveis de quemose com reação papilar na conjuntiva tarsal superior. É possível os pacientes terem secreção aquosa ou mucoide "pegajosa".[4]

CERATOCONJUNTIVITE ATÓPICA CRÔNICA

Ceratoconjuntivite atópica crônica (CAC) é uma doença inflamatória, que pode causar sintomas incapacitantes por afetar a conjuntiva e a córnea. É possível que a doença comece entre o final da adolescência até a quinta década de vida e tem ligeiro predomínio no sexo masculino. A grande maioria dos pacientes também tem eczema ou asma.[1] Cerca de 20 a 40% dos indivíduos com dermatite atópica também desenvolvem CAC.[5] Sintomas clínicos são bilaterais e incluem prurido, lacrimejamento, ardência, fotofobia, borramento visual e secreção mucoide pegajosa. Sinais comuns são eczema periorbital, edema palpebral, quemose conjuntival e "olheiras" alérgicas. A hipertrofia papilar da conjuntiva do tarso superior é o sinal mais comum (Figura 4.7.1). Também pode haver papilas com formato de pedras arredondadas na conjuntiva do tarso superior. É possível ocorrer hiperplasia gelatinosa e nódulos no limbo com ou sem nódulos de Horner-Trantas (áreas de acumulação de eosinófilos e restos de células decompostas). Nos casos graves, os pacientes podem desenvolver conjuntivite cicatricial com fibrose subepitelial, simbléfaro e encurtamento do fórnice.[2] Ao exame histopatológico, observa-se uma mistura de mastócitos, eosinófilos e linfócitos no epitélio conjuntival.

CONJUNTIVITE PRIMAVERIL

Conjuntivite primaveril (CP) é uma inflamação conjuntival bilateral recidivante, que tende a ocorrer em crianças e adultos jovens com história de atopia. O início da doença é mais frequente nos meses da primavera e do verão, e, em muitos casos, a inflamação entra em remissão na época mais fria.[6] A incidência é mais alta no clima temperado quente do Oriente Médio-Mediterrâneo e do México. Meninos são afetados mais comumente do que meninas, com pico de incidência entre 11 e 13 anos de idade. Estudos recentes demonstraram uma associação a níveis séricos baixos de vitamina D nas crianças com conjuntivite primaveril.[7] Prurido é o sintoma mais marcante. Outras queixas são fotofobia, ardência, lacrimejamento, ptose branda e secreção mucoide amarelada, espessa e oleosa. Nos casos clássicos, a CP parece ser uma reação de hipersensibilidade imediata do tipo I; contudo, estudos também observaram participação de linfócitos T auxiliares do tipo 2 (LTh2) em uma reação imunológica do tipo IV.[2]

Os três tipos de CP são palpebral, límbico e misto.[8] O tipo palpebral caracteriza-se por papilas com formato de pedras arredondadas na conjuntiva do tarso superior (Figura 4.7.2) e acometimento menor da pálpebra inferior. Depois da hipertrofia papilar inicial, os tecidos conjuntivos da substância própria sofrem hiperplasia, proliferam e formam papilas gigantes. A compressão da córnea "achata" a superfície superior das papilas gigantes e é responsável pelo padrão de "pedras arredondadas". Ramos vasculares minúsculos são detectados nos centros das papilas e ajudam a diferenciá-las dos folículos grandes sem vasos

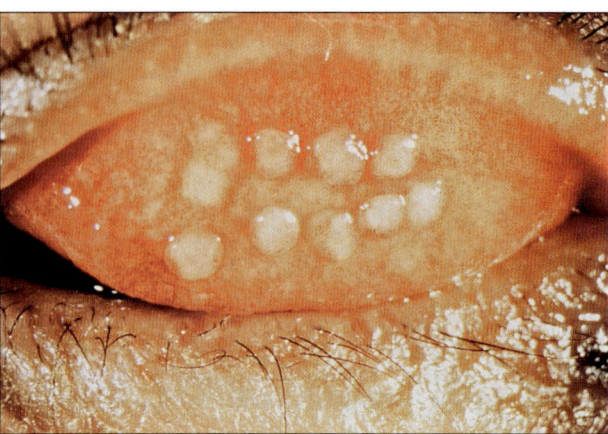

Figura 4.7.1 Conjuntivite atópica crônica. Hiperemia conjuntival leve com numerosas papilas gigantes em "paralelepípedo".

centrais associados ao tracoma. O tipo límbico caracteriza-se por opacificação gelatinosa espessa e larga do limbo superior, que pode sobrepor-se à córnea (Figura 4.7.3). Ramos vasculares diminutos originam-se dos centros desses grumos arredondados, em contraste com os folículos límbicos, nos quais os vasos se formam nas partes periféricas das elevações. O exame histopatológico demonstra tecidos infiltrados por linfócitos, plasmócitos, macrófagos, basófilos e alguns eosinófilos, além de quantidades aumentadas de células calicinais da conjuntiva (Figura 4.7.4). São típicos da CP límbica os nódulos de Horner-Trantas – que são pontos gelatinosos brancos e semelhantes a grânulos de giz, formados por eosinófilos e restos epiteliais localizados no limbo. Pacientes com CP também têm níveis altos de histamina com outras citocinas e moléculas imunes na película lacrimal.

Cerca de 50% dos pacientes também têm lesões da córnea, inclusive *pannus* superficial e ceratite epitelial puntiforme. Pequenas placas cinzentas de epitélio necrótico podem ocupar um ou dois terços superiores da córnea, sendo que, nos casos graves, ela parece estar "salpicada de farinha".[8] A área afetada cora-se com fluoresceína. Uma "úlcera circular" vernal apresenta-se como área ulcerada crônica, oval e superficial, sem neovascularização, localizada na parte superior da córnea (ver Figura 4.7.4); essa úlcera pode causar desconforto intenso ao paciente. As bordas são formadas por células epiteliais mortas, cinzentas e felpudas, mas também há infiltração do estroma superficial subjacente. Após a cicatrização da úlcera, é possível que persista uma discreta opacidade da córnea no nível da camada de Bowman.

TRATAMENTO DA CERATOCONJUNTIVITE ALÉRGICA/ATÓPICA

O tratamento de todas as doenças descritas até aqui depende da gravidade e da cronicidade das manifestações clínicas de cada paciente. Em todos os casos, compressas geladas, lágrimas artificiais (refrigeradas) sem conservantes e eliminação da exposição a alergênios são medidas capazes de ajudar a atenuar os sintomas. Infelizmente, é difícil evitar exposição ao alergênio desencadeante em muitos casos; por essa razão, fármacos são usados para atenuar sintomas persistentes (Tabela 4.7.1).

Esquemas de tratamento incluem descongestionantes, anti-histamínicos, estabilizadores de mastócitos e anti-inflamatórios tópicos. Descongestionantes tópicos, que atuam como vasoconstritores, podem ser usados sintomaticamente nos pacientes com reações alérgicas brandas para atenuar eritema e lacrimejamento. Entretanto, é possível que sua aplicação crônica cause hiperemia de "rebote", o que limita a sua eficácia. Podem-se utilizar antagonistas específicos dos receptores de histamina do tipo 1 (ver Tabela 4.7.1) nas reações alérgicas agudas intermitentes depois de uma exposição limitada ao antígeno. Estabilizadores de mastócitos (ver Tabela 4.7.1) são administrados como tratamento de manutenção prolongada para alergias crônicas.[9] Esses fármacos atuam reduzindo tanto as reações secretórias intracelulares dependentes de cálcio quanto a síntese/secreção de leucotrienos, quimiocinas e outros mediadores pró-inflamatórios.[10] Fármacos combinados que atuam como estabilizadores de mastócitos e antagonistas H_1 específicos (ver Tabela 4.7.1) tornaram-se fundamentais para se cuidar dessas doenças.[3,10]

Um estudo demonstrou que o tratamento pré-sazonal com fármacos combinados suprime sintomas clínicos dos pacientes com CAS.[11] Anti-inflamatórios não hormonais e corticoides tópicos podem ser usados para atenuar a reação inflamatória aguda dos casos graves, até que os estabilizadores de mastócitos e anti-histamínicos comecem a fazer efeito. Em seguida, as doses de corticoide são reduzidas progressivamente à medida que os efeitos terapêuticos dos fármacos de manutenção comecem a valer. Ciclosporina tópica (de 0,5 a 2%) também é eficaz como tratamento de CP, atopia e outros tipos de doença alérgica grave.[12] Pomada de tacrolimo tópico – que é conhecido por inibir a ativação de linfócitos T – é usada para tratar CAC, CP e formas graves de conjuntivite papilar gigante (CPG) que resistam a corticoides ou outros tratamentos.[5,13] Nos casos com gravidade, recomenda-se que o paciente seja avaliado por um alergista.

DERMATOCONJUNTIVITE ALÉRGICA

Alergia de contato nas pálpebras e na conjuntiva é o tipo mais comum de reação alérgica encontrada por oftalmologistas. Essa doença é uma manifestação de hipersensibilidade celular retardada (tipo IV). Nos pacientes sensibilizados, a reação imune pode começar em 48 a 72 horas. Estímulos desencadeantes comuns são colírios (neomicina, gentamicina, idoxuridina,

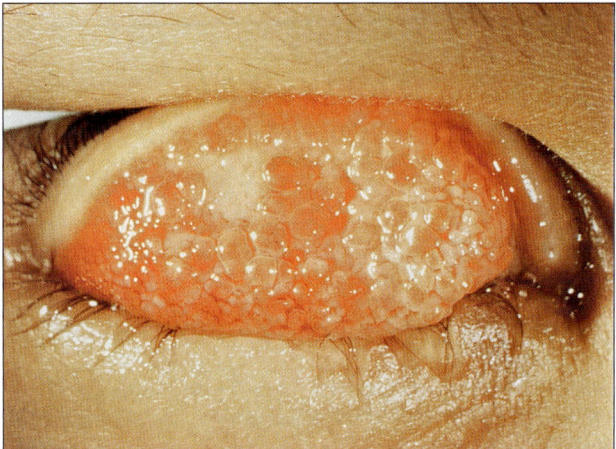

Figura 4.7.2 Conjuntivite primaveril. Papilas em "paralelepípedo" em conjuntiva tarsal (palpebral) superior.

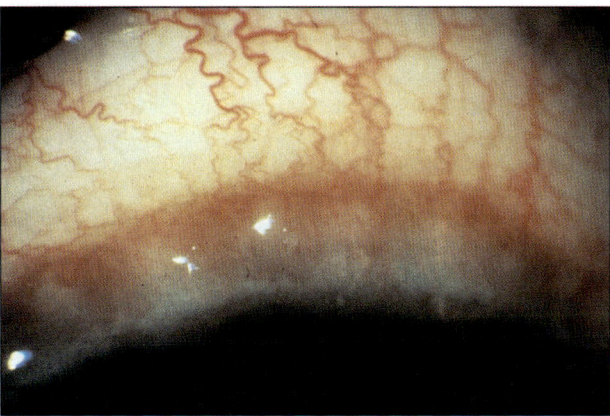

Figura 4.7.3 Ceratoconjuntivite catarral primaveril. Tipo de reação límbica encontrada menos comumente na prática clínica. (Cortesia do Dr. I. M. Raber.)

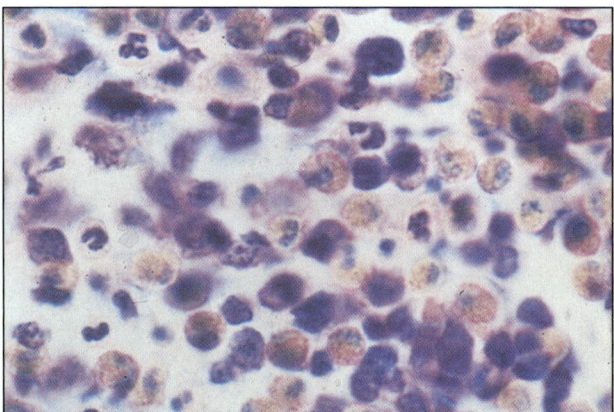

Figura 4.7.4 Secreção catarral da conjuntivite vernal. O exame histopatológico de um esfregaço da conjuntiva demonstra muitos eosinófilos. (Cortesia do Dr. I. M. Raber.)

TABELA 4.7.1 Fármacos usados para tratar conjuntivite alérgica.

Classe farmacêutica	Exemplos	Comentários
Agonistas do receptor 1 de histamina (H₁)	Levocabastina, difumarato de emedastina	Utilizados nos episódios alérgicos agudos isolados Usados isoladamente ou em combinação com estabilizadores de mastócitos e anti-inflamatórios não hormonais (AINHs)
Estabilizadores de mastócitos	Cromolina sódica, lodoxamida, pemirolaste, nedocromila sódica	Podem ser úteis para tratar alergias crônicas Efeitos satisfatórios podem demorar de 1 a 2 semanas Pemirolaste e nedocromila também produzem efeitos anti-histamínicos Nedocromila também reduz quimiotaxia de eosinófilos e neutrófilos
Anti-histamínicos com atividade estabilizadora de mastócitos	Olopatadina, alcaftadina, bepostatina, fumarato de cetotifeno, azelastina, epinastina	Esses fármacos combinam efeito anti-histamínico imediato com efeitos estabilizadores de mastócitos em longo prazo Oferecem posologia conveniente com 1 ou 2 doses por dia Cetotifeno e azelastina também têm propriedades anti-inflamatórias
AINHs tópicos	Cetorolaco, nepafenaco, bronfenaco	Podem atenuar prurido, mas causam ardor quando são instilados
Vasoconstritores	Nafazolina/feniramina, nafazolina/antazolina	Disponíveis em preparações vendidas sem prescrição; os pacientes devem ser instruídos a evitar uso crônico, em razão do risco de eritema de "rebote"; atenuam eritema, mas não outros sintomas
Corticoides tópicos	Loteprednol, fluorometolona, rimexolona	Podem ser úteis nos casos graves ou até que se consiga melhora com outros fármacos Os efeitos colaterais limitam seu uso prolongado
Anti-histamínicos orais	Fexofenadina, loratadina, cetirizina, ebastina, mizolastina, desloratadina	São úteis quando há sintomas alérgicos sistêmicos, mas podem causar ressecamento ocular
Imunomoduladores	Tacrolimo, ciclosporina	São úteis nos casos resistentes ou quando não é recomendável usar corticoides

atropina, timerosal e penicilina),[13] cosméticos, roupas, joias, plásticos, produtos animais ou vegetais e compostos químicos industriais.[14] Em geral, a reação começa com prurido intenso e conjuntivite papilar, que é mais grave na conjuntiva palpebral inferior. Pacientes também têm secreção mucoide ou mucopurulenta. Nos casos típicos de dermatite eczematosa (Figura 4.7.5), a reação afeta a pele adjacente às pálpebras inferiores e aos ângulos laterais. Exposição crônica pode causar queratinização da pálpebra com edema puntiforme e estenose. Na córnea, é possível haver ceratite epitelial puntiforme e erosões. Raspados conjuntivais mostram monócitos, neutrófilos polimorfonucleares, eosinófilos e muco. O tratamento consiste em eliminar o estímulo antigênico e atenuar sintomas oculares com uso de anti-histamínicos, estabilizadores de mastócitos e corticoides tópicos.

CONJUNTIVITE ALÉRGICA MICROBIANA

Conjuntivite alérgica microbiana é um tipo de reação de hipersensibilidade do tipo IV aos produtos da decomposição de proteínas tóxicas liberadas com a destruição de bactérias, mais comumente associada à blefaroconjuntivite estafilocócica crônica. A liberação desses produtos da decomposição bacteriana causa uma reação alérgica na conjuntiva e na córnea.[15] Nos casos típicos, pacientes não referem história de atopia. Infiltrados na periferia da córnea podem estar associados a esse tipo de conjuntivite (Figura 4.7.6).[14]

Ceratoconjuntivite flictenular é outra manifestação de conjuntivite alérgica microbiana. No passado, essa doença estava associada comumente à tuberculose. Hoje, ela ocorre mais com mais frequência nos pacientes com blefaroconjuntivite estafilocócica crônica. Outros agentes etiológicos possíveis são *Candida albicans*, *Coccidioides immitis*, clamídias, parasitos e *Chlamydia trachomatis* (linfogranuloma venéreo). A doença flictenular evidencia-se por diminutos nódulos amarelos ou branco-rosados ligeiramente elevados, circundados por vasos dilatados na conjuntiva próxima do limbo ou na córnea periférica. Após alguns dias, o centro da lesão sofre ulceração, descama e desaparece sem deixar cicatriz. Nos casos clássicos, não há uma zona de separação entre o limbo e a lesão. As lesões tendem a ser bilaterais e sazonais (ou seja, ocorrem mais comumente na primavera e no verão), e a doença é mais frequente nas crianças e nos adultos jovens.

O tratamento consiste em identificar e erradicar o microrganismo patogênico. A higiene das pálpebras feita 2 vezes/dia (desbridamento químico das bordas palpebrais com xampu neutro diluído ou soluções para esfregação palpebral disponíveis no mercado) geralmente oferece alívio dos sintomas.

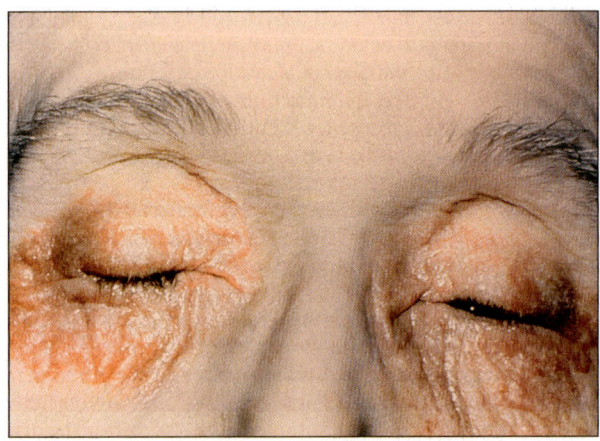

Figura 4.7.5 Dermatoconjuntivite alérgica. Paciente com alergia de contato depois da aplicação de colírio de neomicina. A pele apresenta dermatite eczematosa típica.

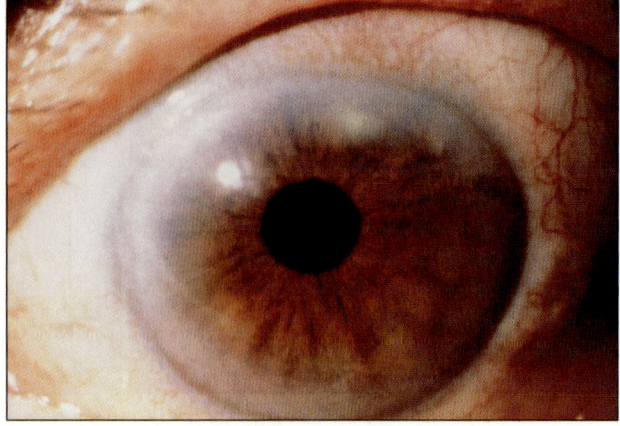

Figura 4.7.6 Ceratoconjuntivite alérgica microbiana associada à infecção estafilocócica. Observa-se um infiltrado estafilocócico periférico na parte superior da córnea.

Pomadas ou soluções oftálmicas de antibiótico ou associações de antibiótico-corticoide nas bordas palpebrais podem reduzir as contagens de colônias. Os corticoides devem ser reservados aos casos crônicos de blefaroconjuntivite resistente e são benéficos nos primeiros dias de tratamento da doença flictenular. Nos casos pertinentes, também é importante excluir a possibilidade de tuberculose. Antibióticos sistêmicos orais como tetraciclina (250 mg, 4 vezes/dia) ou doxiciclina (100 mg, 2 vezes/dia) podem ajudar a tratar doença flictenular (exceto tuberculose) ou blefaroconjuntivite estafilocócica persistente.

CONJUNTIVITE PAPILAR GIGANTE

CPG é uma síndrome de inflamação da conjuntiva da pálpebra superior associada ao uso de lentes de contato, próteses oculares e suturas oculares salientes.[16,17] Essa doença está relacionada principalmente ao uso de lentes de contato e é 10 vezes mais comum em usuários de lentes gelatinosas do que nos de lentes rígidas.[17] O intervalo médio até o desenvolvimento de sintomas é de 8 meses no primeiro grupo e 8 anos no segundo. Estimativas da prevalência dessa doença variam entre 1 e 5% dos usuários de lentes gelatinosas a 1% dos que usam lentes rígidas.

Pacientes relatam ocorrência de prurido brando depois da remoção das lentes de contato, além de acúmulo de muco nas lentes e no ângulo nasal quando acordam. Outras queixas são percepção mais aguçada da lente, borramento visual após o uso das lentes por várias horas, mobilidade exagerada das lentes e, por fim, intolerância ao uso de lentes de contato. A princípio, sinais clínicos incluem espessamento e hiperemia generalizados da conjuntiva pré-tarsal superior. Papilas normalmente pequenas se tornam elevadas. A conjuntiva fica mais translúcida e, por fim, opaca em razão da infiltração celular. Depois, formam-se macropapilas, de 0,3 a 1,0 mm, e papilas gigantes, de 1,0 a 2,0 mm (Figura 4.7.7). Nódulos de Horner-Trantas e nódulos gelatinosos podem desenvolver-se no limbo.[18] O exame das lentes de contato quase sempre detecta depósitos proteicos esbranquiçados.

Exame histopatológico da CPG demonstra espessamento irregular do epitélio conjuntival que recobre as papilas com invaginação epitelial para dentro do estroma. Epitélio e estroma têm infiltrados de linfócitos, plasmócitos, neutrófilos polimorfonucleares, eosinófilos, basófilos e macrófagos, além de proliferação de fibroblastos. As contagens de eosinófilos e basófilos são consideravelmente menores que as observadas nos pacientes com conjuntivite primaveril.

A CPG tem várias causas. Os pacientes provavelmente reagem aos antígenos ambientais que aderem ao muco e às proteínas que costumam recobrir a superfície de todas as lentes de contato.[19] Esses antígenos formam depósitos persistentes nas lentes de contato e são forçados a entrar em contato repetido com a conjuntiva do tarso superior à medida que o indivíduo pisca os olhos. Traumatismo mecânico também é um fator patogênico importante da CPG e ocorre nos pacientes que têm próteses oculares e suturas com extremidades expostas. O traumatismo mecânico repetitivo estimula a expressão de interleucina-8, a qual atrai células dendríticas que aumentam as contagens de células apresentadoras de antígenos.[5] Exposição repetida aos antígenos, quando combinada com traumatismo provocado pelo uso de lentes de contato, pode estimular reação de hipersensibilidade do tipo IV mediada por basófilos da conjuntiva. Também é possível haver reação de hipersensibilidade imediata do tipo I mediada por IgE.

O tratamento dessa doença depende da eliminação do fator desencadeante. Suturas soltas devem ser retiradas, podendo ser necessário reimplantar próteses oculares. Nos usuários de lentes de contato, é necessário, em primeiro lugar, interromper o uso de lentes até que a inflamação regrida, mas isso pode demorar meses. É possível o paciente voltar a usar lentes quando os sintomas melhorarem, mas é essencial reduzir o tempo de uso diário e adotar práticas adequadas para a higiene das lentes. Os pacientes devem ser instruídos a limpar cuidadosamente suas lentes de contato todas as noites e tentar eliminar conservantes do sistema de conservação das lentes. A desinfecção com peróxido de hidrogênio e o tratamento enzimático periódico ajudam a reduzir acumulação nas lentes. Fazer a substituição frequente por lentes de polímeros diferentes possibilita que mais de 80% dos pacientes continuem a utilizar lentes de contato.[20] O descarte diário de lentes de contato gelatinosas deve ser recomendado, o que, em geral, assegura que sejam bem toleradas. Quando lentes gelatinosas não funcionam, pode-se tentar usar lentes rígidas gás-permeáveis. No estágio inicial da CPG, um colírio com anti-histamínico e estabilizador de mastócitos combinados pode ser eficaz para eliminar alguns sintomas. Tipicamente, é necessário fazer a manutenção com colírios combinados para evitar recidivas. Nos casos graves, um período breve de tratamento com corticoides ou fármacos substitutos que possibilitam reduzir o uso de corticoides (p. ex., ciclosporina ou tacrolimo) pode atenuar os sintomas.

BIBLIOGRAFIA

Abelson MB, McLaughlin JT, Gomes PJ. Antihistamines in ocular allergy: are they all created equal? Curr Allergy Asthma Rep 2011;11:205–11.

Bielory L. Allergic and immunologic disorders of the eye. Part II: ocular allergy. J Allergy Clin Immunol 2006;106:1019–32.

Elhers WH, Donshik PC. Giant papillary conjunctivitis. Curr Opin Allergy Clin Immunol 2008;8:445–9.

Garcia DP, Alperte JI, Cristobal JA, et al. Topical tacrolimus ointment for treatment of intractable atopic keratoconjunctivitis: a case report and review of literature. Cornea 2011;30:462–5.

Lambiase A, Leonardi A, Sacchetti M, et al. Topical cyclosporine prevents seasonal recurrences of vernal keratoconjunctivitis in a randomized, double-masked, controlled 2-year study. J Allergy Clin Immunol 2011; 128:896–7.

Meisler DM, Zaret CR, Stock EL. Trantas' dots and limbal inflammation associated with soft contact lens wear. Am J Ophthalmol 1980;89:66–9.

Ono SJ, Abelson MB. Allergic conjunctivitis: update on pathophysiology and prospects for future treatment. J Allergy Clin Immunol 2005;115:118–22.

Sanchez MC, Parra BF, Matheu V. Allergic conjunctivitis. J Invest Allergol Clin Immunol 2011;21(Suppl. 2):1–19.

Seamone CD, Jackson WB. Immunology of the external eye. In: Tasman W, Jaeger EA, editors. Duane's clinical ophthalmology, vol. 4. Philadelphia: JB Lippincott; 1995. p. 2.29–32.

Shimura M, Yasuda K, Miyazawa A, et al. Preseasonal treatment with topical olopatadine suppresses the clinical symptoms of seasonal allergic conjunctivitis. Am J Ophthalmol 2011;151:697–702.

Stock EL, Meisler DM. Vernal conjunctivitis. In: Tasman W, Jaeger EA, editors. Duane's clinical ophthalmology, vol. 4. Philadelphia: JB Lippincott; 1995. p. 9.1–5.

Tuft SJ, Kemeny DM, Dart JK, et al. Clinical features of atopic keratoconjunctivitis. Ophthalmology 1991;98:150–8.

As referências completas estão disponíveis no **GEN-io**.

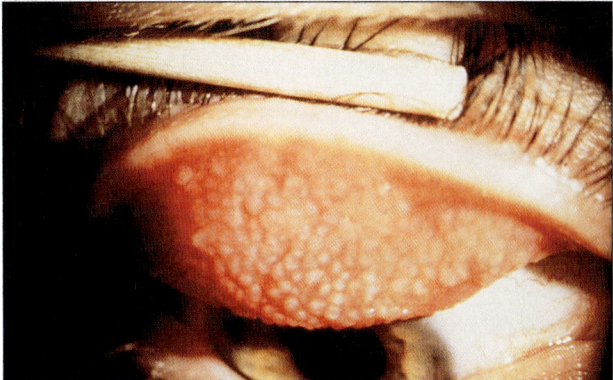

Figura 4.7.7 Conjuntivite papilar gigante. Papilas gigantes cobrem a conjuntiva tarsal superior desse paciente com uso crônico de lentes de contato gelatinosas.

PARTE 4 DOENÇAS DA CÓRNEA E DA SUPERFÍCIE OCULAR

SEÇÃO 4 Doenças Conjuntivais

Tumores da Conjuntiva

James J. Augsburger, Zélia M. Corrêa e Bita Esmaeli

4.8

Definição: Diversas neoplasias benignas e malignas, coristomas e hamartomas que se originam ou se desenvolvem dentro da conjuntiva e tumores epibulbares não neoplásicos são, com frequência, confundidos clinicamente com neoplasias malignas da conjuntiva.

Características principais
- Massa sólida ou lesão bem demarcada na conjuntiva
- Variação ampla de cor, textura e tamanho do tumor e anormalidades associadas
- Diferenças significativas na idade de início e comportamento clínico depois do diagnóstico.

NEOPLASIAS MALIGNAS DA CONJUNTIVA

Neoplasia maligna da conjuntiva é um tumor composto de células cancerosas que se desenvolvem no epitélio da conjuntiva, no estroma conjuntival ou em ambos os locais. Todas as lesões descritas nesta seção se tratam de tumores cancerosos e neoplasias malignas da conjuntiva. Existem três grupos principais de tumores e neoplasias malignas da conjuntiva: (1) tumores e neoplasias escamosas da superfície ocular (carcinoma espinocelular e suas variantes); (2) melanoma da conjuntiva; e (3) linfoma da conjuntiva. Também estão descritas neste capítulo várias outras neoplasias conjuntivais incomuns clinicamente significativas.

Neoplasia escamosa da superfície ocular

O termo *neoplasia escamosa da superfície ocular* (NESO) engloba alguns cânceres não melanocíticos semelhantes, que se desenvolvem no epitélio da conjuntiva, na córnea ou em ambos os locais. Esses tumores malignos incluem *neoplasia intraepitelial da córnea* (NIC) – que essencialmente é um carcinoma *in situ* localizado dentro do epitélio da superfície ocular – até carcinoma espinocelular nodular e suas variantes, inclusive carcinoma mucoepidermoide.

A neoplasia intraepitelial da conjuntiva/córnea é uma área difusa de substituição do epitélio normal da conjuntiva e/ou da córnea por células malignas derivadas do epitélio escamoso estratificado.[1] A NIC evidencia-se clinicamente quando acomete o epitélio da córnea e forma uma área esbranquiçada ou acinzentada translúcida nas partes afetadas do epitélio (Figura 4.8.1). A lesão pode causar redução significativa da acuidade visual ao afetar a região central da córnea. Quando células epiteliais malignas invadem patologicamente apenas parte da espessura do epitélio, a condição é conhecida como *displasia epitelial escamosa* da córnea ou conjuntiva. Quando células epiteliais neoplásicas substituem toda a espessura do epitélio conjuntival, mas não invadem sua lâmina própria, a doença é conhecida como *carcinoma espinocelular in situ*. A maioria dos especialistas em tumores oculares recomenda excisão das lesões conjuntivais suspeitas de NESO, assim como raspagem cirúrgica de epitélio corneal aparentemente anormal e suspeito de NIC, com envio dos espécimes retirados para exame histopatológico, a fim de confirmar ou excluir esse diagnóstico clínico antes de começar a tratar com interferona ou quimioterapia tópica (ver adiante, "Tratamento de tumores conjuntivais suspeitos de tumores ou neoplasia maligna").

Carcinoma espinocelular da conjuntiva é uma neoplasia maligna do epitélio escamoso estratificado da conjuntiva.[2,3] Essa neoplasia se evidencia por um tumor epibulbar hipervascularizado, que se desenvolve mais comumente no limbo medial ou temporal. Esses tumores têm três padrões clínicos principais: o *tumor leucoplásico* (Figura 4.8.2) caracteriza-se por uma área esbranquiçada de acúmulo de epitélio conjuntival queratinizado de maneira anormal recobrindo o tumor propriamente dito; o *tumor gelatinoso* (Figura 4.8.3) contém vasos sanguíneos epibulbares dilatados e grossos, que irrigam e drenam o nódulo translúcido; o *tumor papilar* (Figura 4.8.4) forma uma massa rosada ou avermelhada,

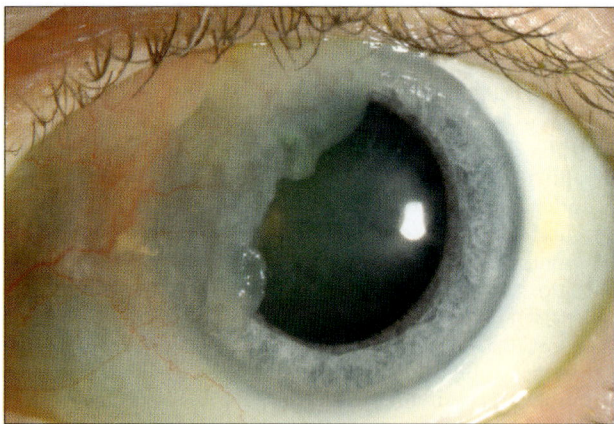

Figura 4.8.1 Neoplasia intraepitelial da conjuntiva e córnea (NIC). O epitélio corneano está espessado e translúcido nas regiões medial e superomedial da córnea.

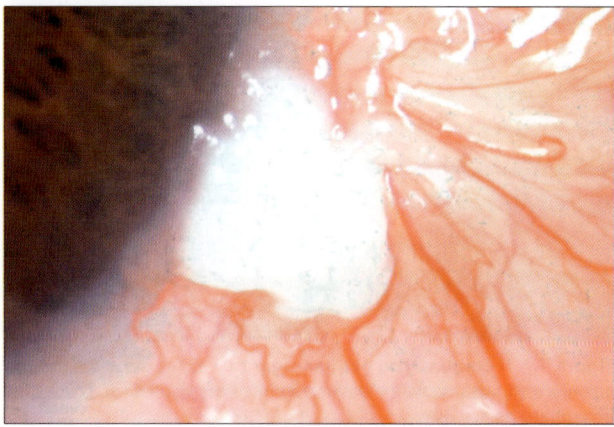

Figura 4.8.2 Carcinoma espinocelular leucoplásico da conjuntiva. Esta placa hiperceratótica esbranquiçada no limbo está associada a vasos sanguíneos proeminentes na conjuntiva.

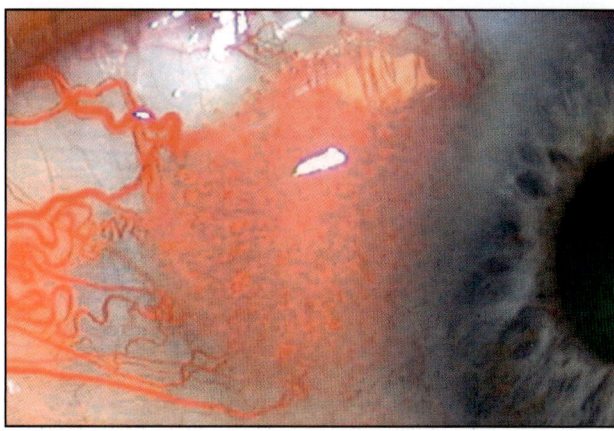

Figura 4.8.3 Carcinoma espinocelular papilar da conjuntiva. Este tumor límbico rosado apresenta vários vasos sanguíneos retorcidos e finos dentro da lesão e está associado à dilatação de vasos sanguíneos conjuntivais aferentes e eferentes.

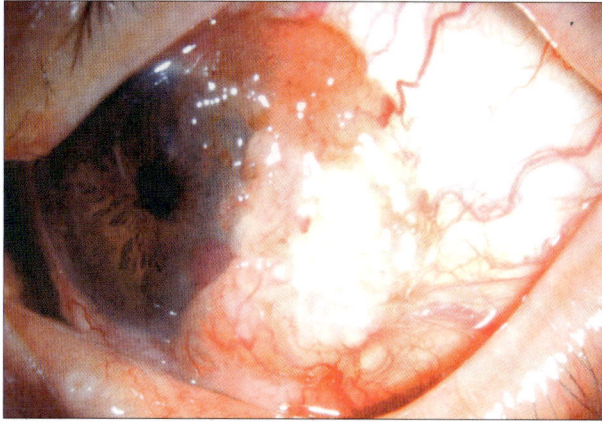

Figura 4.8.5 Carcinoma espinocelular invasivo da conjuntiva com padrões leucoplásico, papilar e gelatinoso acrescidos de ulceração central. Observe o sangue dentro do estroma da córnea na borda papilar do tumor.

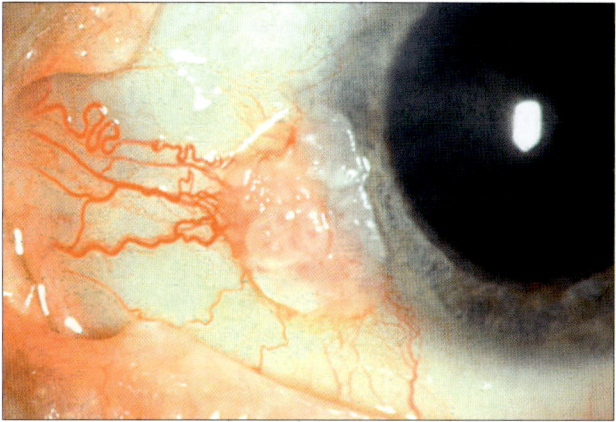

Figura 4.8.4 Carcinoma espinocelular gelatinoso da conjuntiva. Esta massa límbica gelatinosa está associada à dilatação de vasos sanguíneos conjuntivais aferentes e eferentes.

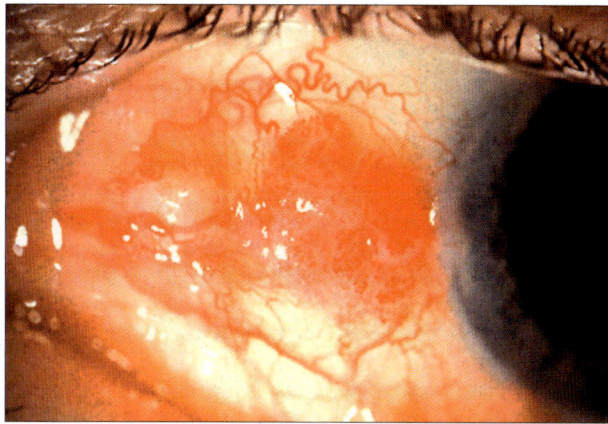

Figura 4.8.6 Carcinoma mucoepidermoide da conjuntiva. Este tumor se assemelha a um carcinoma espinocelular papilar e está localizado perto do limbo, mas tem uma área subepitelial que se estende em direção posterior.

que contém alças vasculares proeminentes internas detectadas à biomicroscopia sob lâmpada de fenda. Muitos tumores maiores demonstram simultaneamente mais de um desses padrões clínicos (Figura 4.8.5). Alguns maiores também sofrem ulceração ou até apresentam invasão intracorneal ou intraocular, que pode ser detectada à biomicroscopia sob lâmpada de fenda ou biomicroscopia ultrassonográfica (UBM, do inglês *ultrasound biomicroscopy*). É possível que tumores agressivos não tratados invadam a órbita e se estendam parcialmente em torno do olho, uma complicação que pode exigir exenteração orbitária.

Carcinoma mucoepidermoide (Figura 4.8.6) é um tipo especialmente agressivo de NESO, que mostra tendência inequívoca a recidivar depois de uma tentativa de excisão, invadir a parede do bulbo ocular e espalhar-se para dentro da órbita.[4] Quanto ao seu comportamento clínico e ao aspecto nas lâminas microscópicas coradas com hematoxilina-eosina, esse tipo de tumor é muito semelhante ao carcinoma espinocelular comum, mas pode ser diferenciado deste por conter células caliciformes proeminentes contendo mucina (confirmada por corantes como azul alciano e mucicarmina) e imunorreatividade positiva ao imunocorante CK7. Em razão de seu comportamento extremamente agressivo, essa NESO pode evoluir com exenteração ocular em alguns casos.

O carcinoma espinocelular da conjuntiva e as suas variantes são as neoplasias conjuntivais malignas primárias detectadas mais comumente na prática clínica.[5] A incidência anual média desse tipo de câncer conjuntival em todas as faixas etárias foi estimada em torno de 17 a 20 casos por milhão de habitantes por ano. Em uma população com expectativa de vida média de 70 anos, esse índice de incidência anual média se traduz por incidência cumulativa em toda a vida de cerca de 1 caso por 700 a 850 habitantes. A maioria dos tumores desse tipo é diagnosticada na faixa etária acima de 50 anos. Fatores de risco incluem: história de exposição intensa e repetitiva à luz solar; sexo masculino; ocupações ao ar livre; idade avançada, tabagismo; história de carcinoma espinocelular na pele da cabeça e do pescoço; pele e cabelos claros; xeroderma pigmentoso; síndrome de imunodeficiência adquirida (AIDS); e infecção conjuntival por papilomavírus humanos (HPV) dos tipos 16 e 18.

Melanoma conjuntival

Melanoma maligno da conjuntiva é um câncer que se origina dos melanócitos que costumam estar presentes nas camadas basais do epitélio conjuntival.[6,7] As lesões causadas por esse tipo de câncer incluem placas planas adquiridas de neoplasia intraepitelial melanocítica da conjuntiva e córnea (melanoma corneoconjuntival *in situ*, melanose adquirida primária [MAP] maligna) e tumores epibulbares. A maioria dos melanomas conjuntivais tem cor marrom-escura, mas alguns podem ser parcial ou totalmente amelanóticos. A única abordagem confiável para se diferenciar melanoma conjuntival amelanótico de carcinoma espinocelular ou outras neoplasias malignas amelanóticas é o exame histopatológico do tumor biopsiado ou excisado.

MAP da conjuntiva é uma placa de hiperplasia ou neoplasia melanocítica intraepitelial que se desenvolve em uma região anteriormente normal da conjuntiva de um adulto (Figura 4.8.7).[6] Essas placas conjuntivais melanóticas podem conter apenas melanócitos intraepiteliais benignos ou ligeiramente atípicos

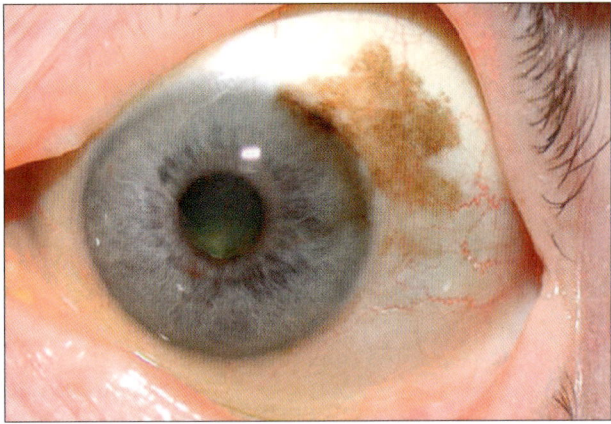

Figura 4.8.7 Melanose adquirida primária da conjuntiva e córnea. Lesão inteiramente plana e localizada dentro do epitélio da córnea, limbo e conjuntiva bulbar.

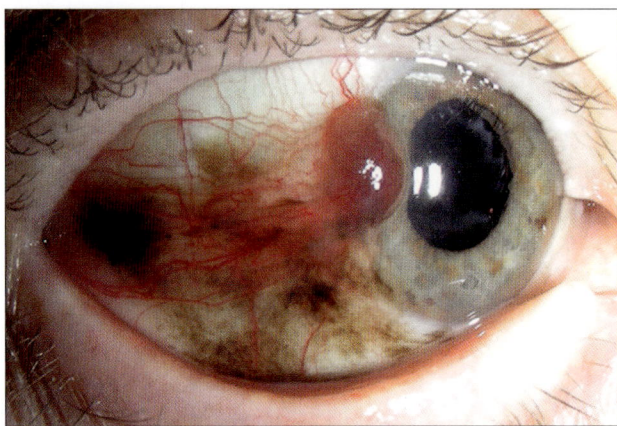

Figura 4.8.9 Melanoma conjuntival associado à melanose adquirida primária da conjuntiva. Tumor conjuntival nodular localizado nas proximidades do limbo e praticamente amelanótico.

(melanose adquirida benigna), ou células de melanoma maligno muito atípico (MAP maligna ou MAP com atipia grave). Embora lesões conjuntivais maiores com padrão melanocítico mais heterogêneo sejam mais propensas a conter células de melanoma maligno, em comparação com lesões menores com padrão melanocítico mais homogêneo, não há um método clínico confiável para se diferenciar MAP benigna de maligna. A excisão ou biopsia da lesão para exame histopatológico dos melanócitos intraepiteliais é necessária à classificação da lesão como MAP benigna ou MAP com atipia grave (melanoma intraepitelial). Melanomas conjuntivais nodulares frequentemente se originam de placas de MAP maligna. É importante considerar MAP subjacente nos casos de melanoma conjuntival nodular associado à conjuntiva melanótica plana variegada.

O *Melanoma conjuntival nodular* forma um tumor epibulbar sólido irrigado e drenado por vasos sanguíneos conjuntivais proeminentes (Figura 4.8.8). Esse tipo de tumor pode ser primário (*i. e.*, desenvolver-se na conjuntiva de aspecto normal antes da formação do nódulo) ou originar-se de uma placa de MAP. Como foi mencionado antes, a maioria dos melanomas conjuntivais é melanótica (marrom); contudo, alguns são hipomelanóticos ou amelanóticos (Figura 4.8.9). A maioria dos melanomas conjuntivais localiza-se nas superfícies medial ou temporal do limbo ou nas suas proximidades. Esses tumores são menos propensos a produzir metástases, em comparação com melanomas que se originam da carúncula ou prega semilunar, ou da conjuntiva do fórnice ou da pálpebra. Melanomas conjuntivais que formam metástases tendem a invadir primeiro os linfonodos regionais (especialmente das cadeias pré-auricular, parótida e submandibular) do mesmo lado da cabeça e do pescoço.[8] Por isso, a avaliação clínica deve incluir palpação da cabeça e do pescoço em busca de linfonodos aumentados. Quando há suspeita clínica de metástases em linfonodos, é importante considerar o mapeamento linfático e a excisão dos linfonodos afetados em combinação com o tratamento inicial do tumor conjuntival.

Linfoma conjuntival

Linfoma conjuntival é um tipo de linfoma não Hodgkin extralinfático, que se desenvolve na substância própria da conjuntiva.[9,10] Tumores desse tipo formam massas subepiteliais de cor salmão (Figura 4.8.10), que podem ser unilaterais ou bilaterais e unifocais ou multifocais em cada bulbo ocular afetado. Nos casos típicos, o exame histopatológico desses tumores demonstra coleções de células linfoides atípicas monoclonais, que geralmente fazem parte da linhagem de linfócitos B. Os diversos padrões histopatológicos estão associados a probabilidades variáveis de linfoma sistêmico, desde lesões com probabilidade muito baixa (tumor linfoide associado à mucosa, ou linfoma MALT [do inglês, *mucosa associated lymphoide tumor*]) até as formas com probabilidade alta (linfoma de linfócitos B grandes difuso e linfoma de células do manto). Por essa razão, o exame histopatológico de um espécime de biopsia desse tumor sempre é recomendável para avaliar prognóstico e elaborar um plano de tratamento. Hoje, o esquema mais utilizado para tratar linfoma conjuntival isolado de grau baixo é radioterapia externa com doses baixas fracionadas com proteção da córnea e do cristalino.

Além dessas três neoplasias malignas conjuntivais mais comuns, leitores também devem estar familiarizados com as neoplasias malignas incomuns da conjuntiva descritas adiante.

Sarcoma de Kaposi conjuntival é uma neoplasia maligna que se origina dos vasos sanguíneos e, possivelmente, de outros elementos teciduais do estroma conjuntival.[11,12] Esse tipo de tumor afeta predominantemente pacientes com AIDS ou outras causas de imunossupressão sistêmica. Nos casos típicos, ele forma uma massa conjuntival vermelho-escura, comumente com focos de hemorragia (Figura 4.8.11), que cresce rápido quando não é tratada. Desde a introdução dos esquemas terapêuticos que controlam algumas manifestações sistêmicas da infecção pelo vírus de imunodeficiência humana (HIV), sarcomas de Kaposi conjuntivais tornaram-se muito menos frequentes que várias décadas atrás.

Carcinoma de células sebáceas (Figura 4.8.12) é uma neoplasia maligna originada das glândulas meibomianas da conjuntiva tarsal, ou das glândulas de Zeiss associadas aos cílios das bordas palpebrais.[13,14] É frequentemente confundido com blefaroconjuntivite crônica e tratado como tal ao longo de semanas ou meses, antes que o diagnóstico definitivo seja considerado e confirmado por exame histopatológico. Esse tipo de câncer da superfície ocular tem muita tendência a afetar de maneira difusa o epitélio conjuntival (disseminação pagetoide) – um aspecto que torna extremamente difícil sua ressecção cirúrgica.

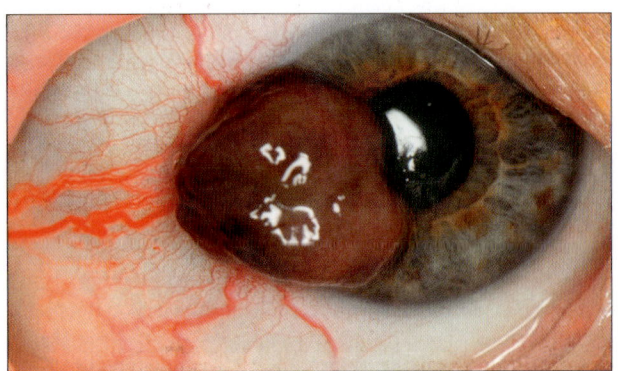

Figura 4.8.8 Melanoma conjuntival melanótico nodular localizado no limbo. Observe a dilatação dos vasos sanguíneos associados à lesão.

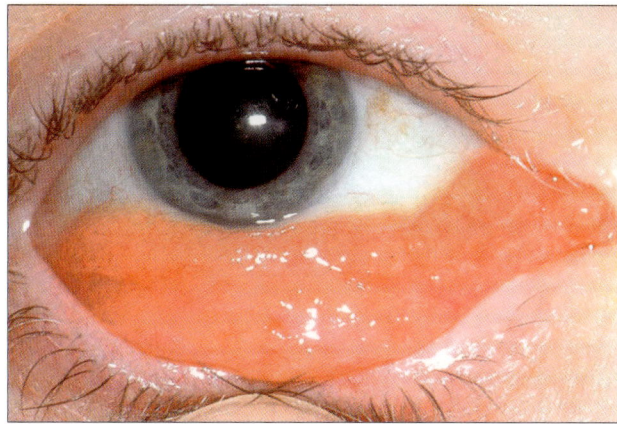

Figura 4.8.10 Linfoma maligno da conjuntiva. O tumor forma uma massa nodular rosada saliente, que afeta a conjuntiva bulbar inferior e a conjuntiva do fórnice.

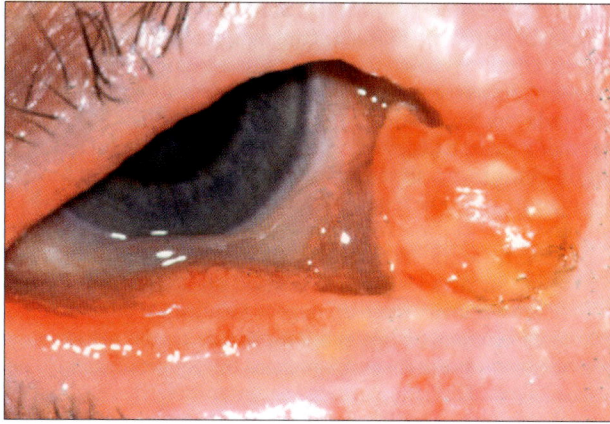

Figura 4.8.12 Carcinoma sebáceo da conjuntiva. Tumor preenchendo completamente a prega semilunar e a carúncula, afetando grande parte da conjuntiva palpebral e a borda da pálpebra inferior.

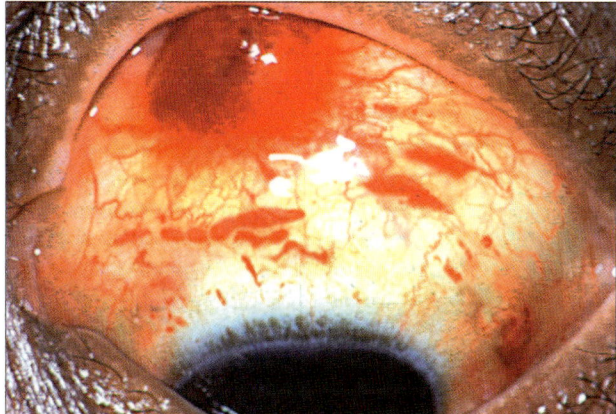

Figura 4.8.11 Sarcoma de Kaposi conjuntival. Observe a coloração intensamente avermelhada e a acumulação de sangue subconjuntival associada. Esse paciente tinha síndrome de imunodeficiência adquirida (AIDS).

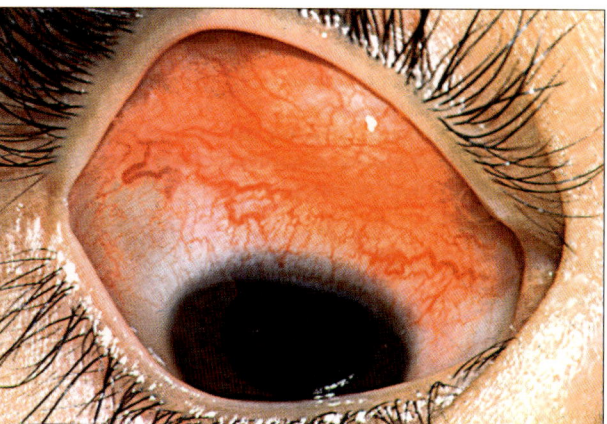

Figura 4.8.13 Rabdomiossarcoma da conjuntiva e da órbita manifestando-se como tumor epibulbar. O tumor consiste em uma massa rosada originada do fórnice superior.

O exame histopatológico de um espécime do tumor é o único meio de diferenciar, com confiança, o carcinoma sebáceo do carcinoma espinocelular e de suas variantes.

Rabdomiossarcoma é uma neoplasia maligna originada de miócitos previamente normais. O rabdomiossarcoma orbitário primário é muito mais comum que o rabdomiossarcoma conjuntival primário.[15] Em geral, este último forma uma lesão indo do rosado ao acastanhado, que cresce rapidamente na substância própria da conjuntiva (Figura 4.8.13). Em geral, o rabdomiossarcoma desenvolve-se nas duas primeiras décadas de vida. A biopsia do tumor com exame histopatológico do espécime obtido é essencial ao diagnóstico imediato e o tratamento bem-sucedido, que, em geral, consiste em redução volumétrica do tumor seguida de várias sessões de quimioterapia sistêmica e radioterapia externa da órbita.

Pacientes com leucemia podem desenvolver *tumores conjuntivais leucêmicos* na substância própria da conjuntiva.[16,17] Tumores desse tipo (Figura 4.8.14) são semelhantes aos linfomas conjuntivais e extremamente raros, mas podem ser o primeiro indício de leucemia em alguns casos ou a primeira manifestação de recidiva de algumas leucemias tratadas no passado.

TUMORES E NEOPLASIAS CONJUNTIVAIS BENIGNOS

Tumor conjuntival benigno é qualquer tumor adquirido originado de células benignas que se desenvolve no epitélio conjuntival com aspecto previamente normal, na substância própria da conjuntiva ou em ambos os locais. *Coristoma conjuntival* é um tumor congênito da conjuntiva composto por células benignas normalmente ausentes nesses tecidos. *Hamartoma conjuntival* é

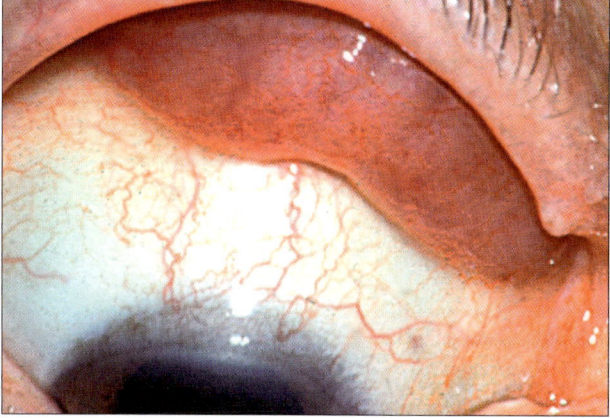

Figura 4.8.14 Tumor conjuntival leucêmico. O tumor forma uma massa avermelhada a rosada bem definida e elevada no fórnice superior.

um tumor congênito da conjuntiva formado por células benignas normalmente presentes nesses tecidos, mas que se desenvolvem em quantidades excessivas e apresentam arquitetura histológica desorganizada ou atípica. Embora tumores desses dois últimos grupos não sejam exatamente "neoplasias", eles estão reunidos nesta seção sobre neoplasias benignas.

Nevo conjuntival

Nevo conjuntival é uma neoplasia benigna formada por melanócitos benignos ligeiramente atípicos, que se originam dos melanócitos conjuntivais normais localizados nas camadas basais do epitélio conjuntival.[18] Sem dúvida, esse tumor é a neoplasia ocular primária encontrada mais comumente na prática clínica. Na maioria dos casos, a lesão típica não está presente ao nascer, mas se desenvolve em uma idade mais avançada (na maioria dos casos, nas duas primeiras décadas de vida) a partir da conjuntiva de aspecto previamente normal, sendo comum na superfície medial ou temporal do limbo. Na maioria das ocorrências, o tumor consiste em uma lesão conjuntival de cor marrom a avelã (Figura 4.8.15), embora seja completamente amelanótico e translúcido em alguns pacientes. Nos casos típicos, a lesão não está associada a vasos sanguíneos epibulbares de irrigação e drenagem tortuosos e dilatados. Ao exame de biomicroscopia sob lâmpada de fenda, geralmente se evidenciam numerosos microcistos intraepiteliais dentro da lesão. Os pais da criança afetada costumam referir crescimento lento limitado e escurecimento das lesões. Nevos conjuntivais têm baixíssimo potencial maligno.

Melanose conjuntival benigna adquirida

Muitos pacientes (especialmente das raças com pigmentação escura), à medida que envelhecem, desenvolvem melanose conjuntival adquirida progressiva, quase sempre nos dois olhos e com mais frequência na região límbica (Figura 4.8.16).[19] Em alguns casos, a melanose também afeta as conjuntivas bulbar, forniceal e até palpebral com áreas melanóticas variadas. Esse tipo de melanose conjuntival adquirida quase sempre é benigno ao exame histopatológico e raramente se transforma em melanoma conjuntival.

Hemangioma conjuntival

Hemangioma conjuntival é um tumor vascular benigno do estroma conjuntival.[20] Em alguns pacientes, a lesão existe desde o nascimento. Nesses casos, ela provavelmente deva ser classificada como hamartoma. Em geral, lesões pequenas desse tipo são assintomáticas e podem continuar sem tratamento. Por outro lado, é possível que hemangiomas epibulbares complexos (Figura 4.8.17) sejam esteticamente intoleráveis. Sessões

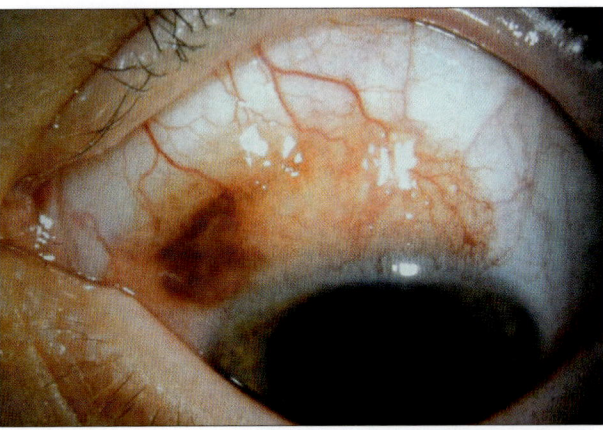

Figura 4.8.15 Nevo conjuntival. Tumor parcialmente melanótico, mas com coloração avelã em sua maior parte e associado a vasos sanguíneos conjuntivais moderadamente dilatados.

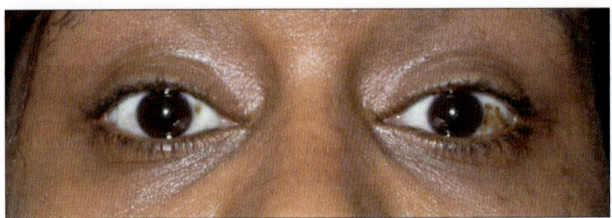

Figura 4.8.16 Melanose conjuntival benigna adquirida. Paciente de pele escura com melanose da conjuntiva bulbar mais acentuada no olho esquerdo (OE) que no olho direito (OD), mas com as áreas melanóticas evidentes simetricamente nos limbos de ambos os olhos (AO).

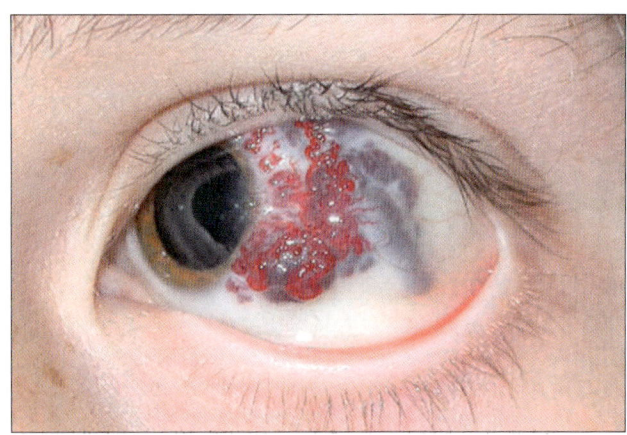

Figura 4.8.17 Hemangioma conjuntival e intraescleral. Tumor vascular congênito formado de vasos sanguíneos superficiais vermelho-vivo e vasos sanguíneos intraesclerais mais escuros.

repetidas de crioterapia costumam ser muito eficazes para reduzir as dimensões e o brilho dessas lesões. Com base na experiência dos autores deste capítulo, as tentativas de remover ou tratar hemangiomas conjuntivais com soluções esclerosantes tendem a ser infrutíferas e, em muitos casos, agravam o problema. Felizmente, esses tumores têm pouco ou nenhum potencial maligno.

Papiloma escamoso conjuntival

Papiloma escamoso benigno da conjuntiva é uma neoplasia formada de frondes vascularizadas de tecido conjuntivo subepitelial benigno revestidas por epitélio escamoso estratificado intacto (Figura 4.8.18).[21] As lesões podem ter formato colunar ou séssil. Algumas desse tipo foram avaliadas microbiologicamente e pareciam conter HPV do tipo 6 ou 11, enquanto outras foram relacionadas com subtipos diferentes desses vírus.

Linfangioma conjuntival

Linfangioma conjuntival (Figura 4.8.19) é um tumor mal definido da substância própria da conjuntiva, composto de vasos linfáticos bem desenvolvidos em quantidades excessivas.[22] Na maioria dos casos, o tumor conjuntival corresponde à parte anterior e, portanto, ao componente visível de um linfangioma orbital mais extensivo. Esses tumores provavelmente são congênitos em muitos casos (quando devem ser classificados como hamartomas conjuntivais), mas é comum se evidenciarem apenas no final da infância ou nos primeiros anos de vida adulta, geralmente associados a uma infecção dos seios paranasais ou das vias respiratórias superiores. A lesão pode aumentar repentinamente e, em alguns casos, ficar cheia de sangue. Para o tratamento de tumores volumosos desse tipo, costuma-se realizar excisão fragmentada da lesão complementada com crioterapia.

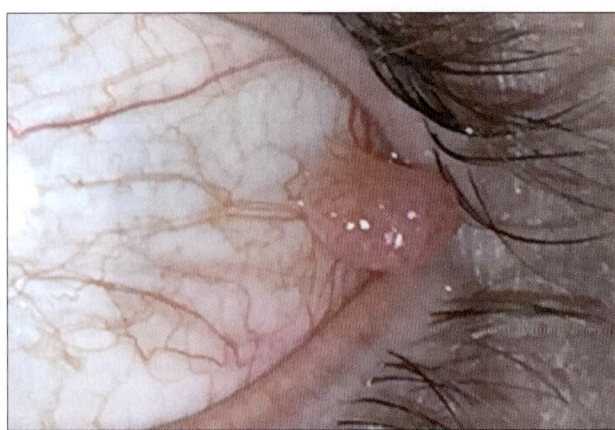

Figura 4.8.18 Papiloma escamoso da conjuntiva. Tumor colunar rosado desenvolvido na conjuntiva bulbar periférica.

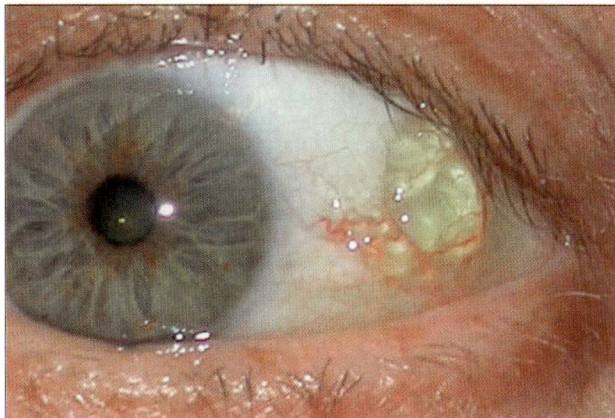

Figura 4.18.19 Linfangioma conjuntival. Tumor bem demarcado na conjuntiva bulbar que consiste em vasos linfáticos dilatados e cheios de líquido amarelado límpido.

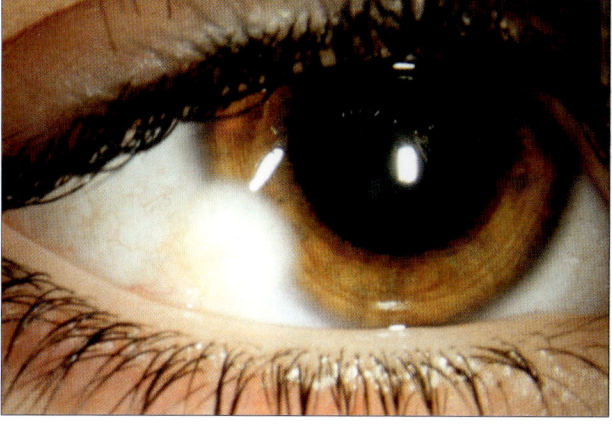

Figura 4.8.20 Tumor dermoide do limbo. Este tumor forma uma massa discoide branco-amarelada sobreposta à parte inferotemporal do limbo.

Coristomas conjuntivais

Coristomas conjuntivais são tumores congênitos benignos formados de células e tecidos não malignos, normalmente não presentes na conjuntiva. Em geral, as células e os tecidos que compõem o tumor estão dispostos de maneira aleatória. Com frequência, o tumor contém elementos mesodérmicos e ectodérmicos, sendo, nesses casos, conhecido como *tumor dermoide*. Uma vez que alguns tumores conjuntivais classificados como coristomas não são detectados antes do final da infância ou início da vida adulta, frequentemente não é possível confirmar sua natureza congênita. Existem vários subtipos bem definidos de coristomas conjuntivais, os quais estão descritos a seguir.

Dermoide límbico

Dermoide límbico é o subtipo de coristoma conjuntival diagnosticado mais comumente. Esse tumor está presente desde o nascimento e forma uma lesão de cor branco-amarelada a rosada recobrindo o limbo corneoescleral, mais comumente em posição inferotemporal (Figura 4.8.20).[23] Nos casos típicos, o tumor contém elementos mesodérmicos (os mais comuns são fibroblastos, folículos pilosos e gordura) e ectodérmicos (células epiteliais). Essas lesões são típicas da síndrome de Goldenhar e frequentemente bilaterais nesses casos. Excisão da lesão por ceratoplastia lamelar ou penetrante pode ser realizada quando a lesão é esteticamente desagradável, mas pode causar astigmatismo com possível ambliopia.

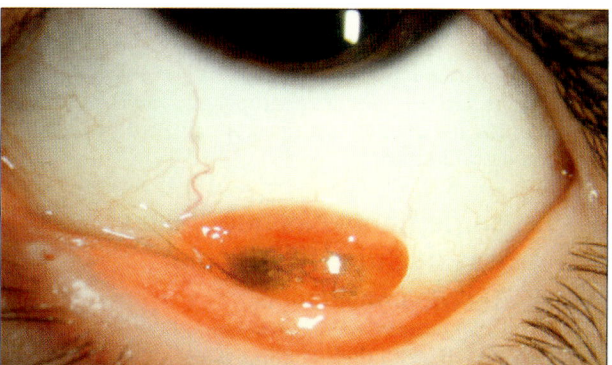

Figura 4.8.21 Tumor dermoide sólido da conjuntiva. Este tumor apresenta pigmentação heterogênea e várias hastes pilosas salientes.

Dermoide sólido conjuntival

Dermoide sólido conjuntival é um tumor nodular conjuntival não límbico formado de células mesodérmicas e ectodérmicas benignas.[24] Em geral, tem pigmentação heterogênea e apresenta hastes pilosas proeminentes emergindo de sua superfície (Figura 4.8.21). Esses tumores geralmente não são detectados antes do final da infância ou início da adolescência; por essa razão, não se sabe quando as lesões começaram. O tratamento consiste em uma excisão simples.

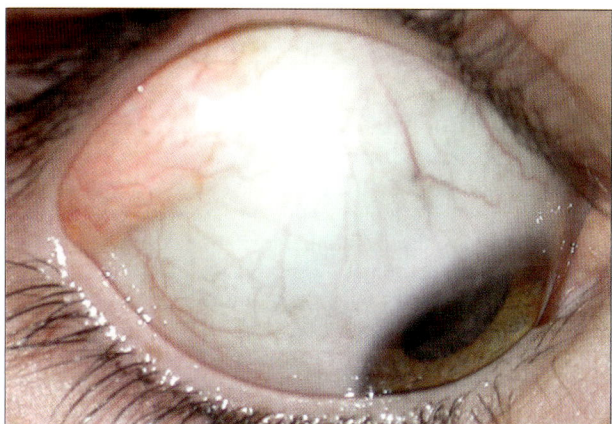

Figura 4.8.22 Dermolipoma conjuntival. Tumor rosa-claro com tonalidade amarelada e macio à palpação.

Dermolipoma conjuntival

Dermolipoma conjuntival é um tumor de tecidos moles formado quase exclusivamente de gordura dentro da substância própria da conjuntiva, na maioria dos casos, em posição superotemporal.[25] O tumor assemelha-se a um prolapso nodular de gordura orbital, que se desenvolve em alguns adultos idosos (Figura 4.8.22); no entanto, os dermolipomas conjuntivais verdadeiros tendem a ser detectados em idade muito anterior.

Osteoma conjuntival

Osteoma conjuntival é um coristoma conjuntival benigno raro, composto predominantemente de osso, que se desenvolve na substância própria da conjuntiva, sendo mais comum na região do fórnice superotemporal (Figura 4.8.23).[26] A lesão cresce de maneira lenta, não causa sintomas nem costuma ser percebida até a adolescência. Na maioria dos casos, osteomas conjuntivais são detectados quando o paciente esfrega o olho e percebe uma lesão epibulbar dura. Em geral, o tumor é removido cirurgicamente para tranquilizar o paciente e seus familiares quanto à sua natureza benigna.

LESÕES E DOENÇAS NÃO NEOPLÁSICAS SEMELHANTES A TUMORES E NEOPLASIAS CONJUNTIVAIS MALIGNOS

Diversas lesões e doenças não neoplásicas absolutamente benignas podem assemelhar-se a tumores e neoplasias malignos da conjuntiva, inclusive anomalias congênitas, lesões degenerativas,

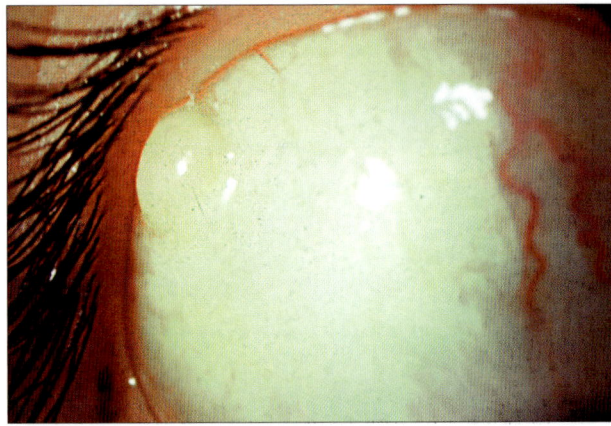

Figura 4.8.23 Osteoma conjuntival. Tumor epibulbar duro, mas indolor. Em razão de sua coloração branco-amarelada, é difícil demonstrá-lo claramente nas imagens fotográficas.

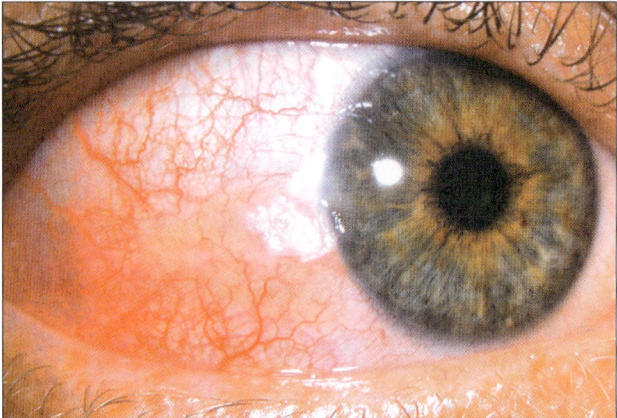

Figura 4.8.24 Queratose actínica da conjuntiva semelhante a uma neoplasia escamosa da superfície ocular. Tumor com leucoplasia bem demarcada em sua superfície.

corpos estranhos, vários tipos de lesão inflamatória, pigmentações secundárias adquiridas e outras. Na seção subsequente, descrevemos várias lesões desse grupo, que são confundidas mais comumente com os três tipos principais de neoplasias malignas da conjuntiva.

Lesões semelhantes às neoplasias escamosas da superfície ocular

Hiperplasia conjuntival

Hiperplasia conjuntival é um espessamento benigno do epitélio escamoso estratificado da conjuntiva em consequência da proliferação anormal das células epiteliais.[27] Na maioria dos casos, há conservação de alguma transição basocelular colunares para células achatadas da superfície externa. Ao exame histopatológico, a lesão geralmente é descrita como *hiperplasia pseudoadenomatosa* (quando o epitélio espessado contém espaços "glandulares" dilatados) e *hiperplasia espinocelular* (quando não contém esses espaços).

Queratose/Hiperqueratose/Disqueratose conjuntival

Queratose conjuntival é uma lesão degenerativa localizada da conjuntiva límbica, na qual o epitélio escamoso estratificado localmente anormal produz queratina em sua superfície (que não é produzida pela conjuntiva normal).[27,28] Do ponto de vista clínico, lesões desse tipo são indistinguíveis do carcinoma espinocelular leucoplásico (Figura 4.8.24). Quando a quantidade de queratina produzida pela conjuntiva da área afetada é abundante, a condição é descrita como *hiperqueratose*. *Disqueratose conjuntival* é o termo usado para descrever a maturação anormal do epitélio escamoso estratificado da conjuntiva associada ao espessamento epitelial com produção de queratina. Na maioria dos casos, essa lesão é detectada bilateralmente em pacientes com doença autossômica dominante conhecida como *disqueratose intraepitelial hereditária bilateral* (Figura 4.8.25).[29]

Pinguécula inflamada/pterígio hipertrófico

Pinguécula e *pterígio* são lesões conjuntivais degenerativas comuns, que, em geral, podem ser diferenciadas facilmente de neoplasias escamosas malignas da superfície ocular. Entretanto, pinguécula e pterígios atípicos inflamados, anormalmente espessos e hipervascularizados dificilmente podem ser diferenciados de carcinomas espinocelulares e suas variantes (Figura 4.8.26). Além disso, displasia e neoplasia invasiva do epitélio conjuntival também são detectadas ao exame histopatológico de alguns pacientes com remoção de pinguécula e pterígios proeminentes. Por essa razão, todas as lesões sugestivas de pinguécula ou pterígio atípico que forem retiradas devem ser enviadas para exame histopatológico.

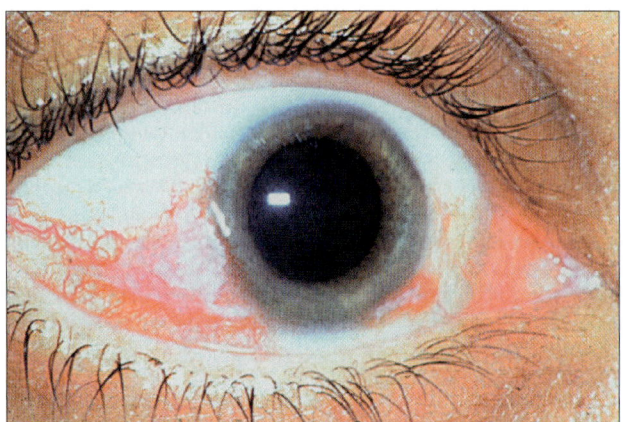

Figura 4.8.25 Disqueratose intraepitelial hereditária bilateral da conjuntiva semelhante a uma neoplasia escamosa da superfície ocular. Lesão muito semelhante a um carcinoma espinocelular da conjuntiva. Havia também uma lesão semelhante no outro olho deste paciente.

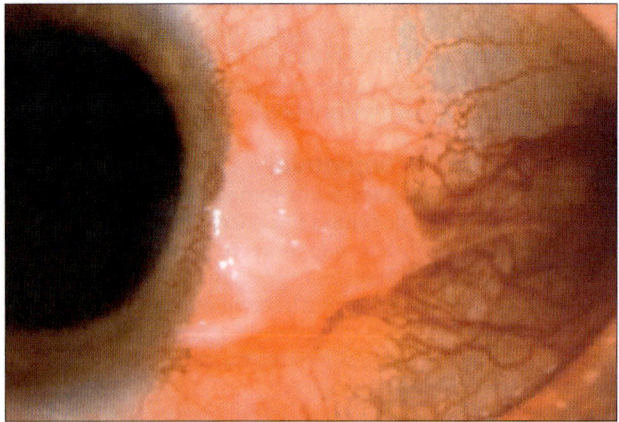

Figura 4.8.26 Pinguécula atípica semelhante a uma neoplasia escamosa da superfície ocular. Lesão espessa com queratinização esbranquiçada da superfície e associada a vasos sanguíneos dilatados na conjuntiva circundante.

Granuloma inflamatório da conjuntiva

Vários tumores inflamatórios da conjuntiva formados predominantemente por células inflamatórias agudas e crônicas benignas podem ser muito semelhantes aos carcinomas espinocelulares conjuntivais. Entre esses tumores, o *granuloma piogênico* da conjuntiva certamente é o mais comum.[30,31] Ele forma uma massa benigna composta de agregados de vasos sanguíneos imaturos e estroma fibroblástico infiltrado por linfócitos, plasmócitos e neutrófilos dispersos. O granuloma piogênico parece ser uma reação cicatricial focalmente anormal subsequente a algum tipo de lesão (p. ex., excisão cirúrgica). A lesão consiste em um tumor conjuntival rosado ou avermelhado bem vascularizado, que se projeta agudamente da superfície conjuntival (Figura 4.8.27). Essas lesões tendem a recidivar depois da excisão simples; portanto, para que sejam erradicadas, costuma ser necessário um tratamento intensivo com anti-inflamatório tópico e crioterapia. Outras lesões inflamatórias da conjuntiva pertinentes ao oftalmologista são xantogranuloma juvenil, granuloma de corpo estranho, granuloma microbiano (inclusive tuberculoma) e vários granulomas inflamatórios não microbianos associados a algumas doenças sistêmicas (p. ex., sarcoidose e lúpus eritematoso sistêmico).[32-35]

Papiloma viral da conjuntiva

Papiloma viral da conjuntiva é uma lesão inflamatória reativa induzida por infecção da conjuntiva por HPVs.[36] Com frequência, ela é muito semelhante a um papiloma escamoso da conjuntiva, mas mais propensa a ser multifocal (Figura 4.8.28) e a ocorrer em crianças pequenas e adolescentes. Tentativas de remover essas lesões costumam resultar na proliferação abundante de novos papilomas, mas, em alguns casos, a crioterapia aplicada em cada lesão separadamente consegue destruí-los. Entretanto, lesões recidivadas depois da excisão por crioterapia tendem a exigir tratamento suplementar com colírios de interferona ou quimioterápicos (mitomicina C ou 5-fluoruracila). Também existem relatos de sucesso quando as lesões foram tratadas com cimetidina oral.

Lesões semelhantes ao melanoma conjuntival e à melanose adquirida primária maligna

Melanoma da úvea posterior com disseminação transescleral anterior

Alguns *melanomas uveais* que afetam o corpo ciliar atravessam a esclera e se estendem à superfície episcleral por meio de forames neurais ou vasculares.[37,38] Nesses casos, o tumor epibulbar costuma ser marrom-escuro e estar associado a vasos sanguíneos epibulbares muito dilatados (Figura 4.8.29). O aspecto diferenciador demonstrado à biomicroscopia sob lâmpada de fenda é a ausência de acometimento do epitélio conjuntival. Nos casos típicos, a transiluminação ocular demonstra uma sombra bem definida formada pela parte do tumor que afeta o corpo ciliar. A ultrassonografia ocular (possivelmente UBM) confirma a existência do tumor subjacente no corpo ciliar.

Laceração oculta do bulbo ocular com encarceramento de tecidos uveais

Alguns pacientes que tiveram *laceração de conjuntiva* e *da parede do bulbo ocular* não percebem a extensão de sua lesão nem procuram atendimento com oftalmologista por algumas semanas

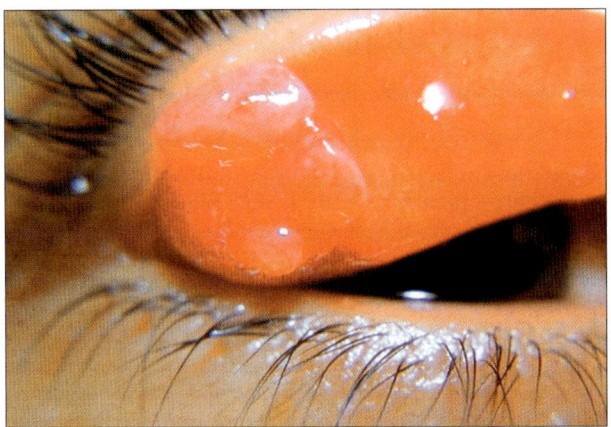

Figura 4.8.27 Granuloma piogênico da conjuntiva palpebral semelhante a uma neoplasia escamosa da superfície ocular.

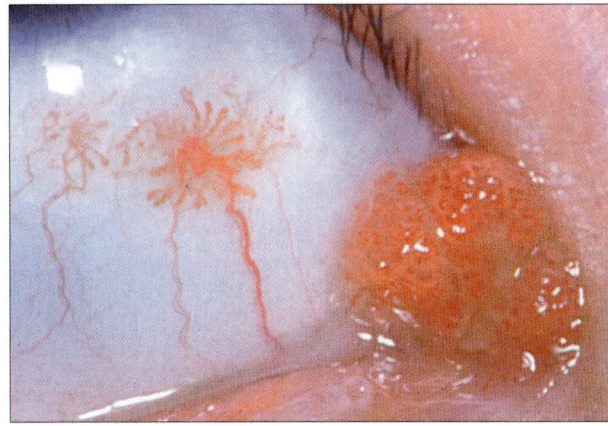

Figura 4.8.28 Papilomas virais da conjuntiva semelhantes a um carcinoma espinocelular conjuntival papilar.

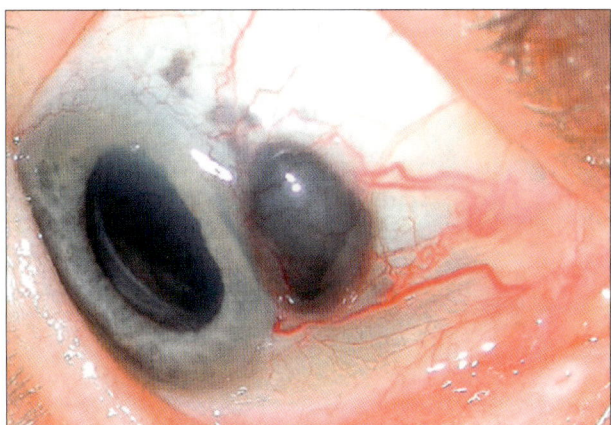

Figura 4.8.29 Melanoma iridociliar com disseminação transescleral semelhante a um melanoma conjuntival.

ou anos após o acidente.[39] Nesses casos, tecidos uveais ficam encarcerados dentro da ferida (Figura 4.8.30) e podem ser confundidos com um melanoma de conjuntiva.[40]

Esclerite anterior nodular

Esclerite anterior nodular é uma reação inflamatória grave a algum processo desencadeante que se desenvolve dentro da esclera anterior.[41] O paciente refere dor ocular, e a área afetada da esclera e a conjuntiva que a recobre ficam extremamente eritematosas e espessadas (Figura 4.8.31). É muito comum o paciente referir dor intensa à palpação da área avermelhada sob a pálpebra. Nesses casos, um exame de UBM pode demonstrar espessamento localizado da esclera. Em geral, o tratamento consiste em corticoides e, quando necessários, anti-inflamatórios.

Estafiloma do corpo ciliar

Estafiloma do corpo ciliar é um espessamento localizado da esclera, geralmente como reação a uma lesão ou cirurgia anterior, ou um episódio passado de esclerite nodular ou necrosante, que depois forma um abaulamento em consequência da pressão intraocular.[42] Na maioria dos casos, a lesão consiste em uma massa esclerótica marrom-azulada homogeneamente elevada, sem acometimento da conjuntiva sobrejacente e sem vasos sanguíneos epibulbares acentuadamente dilatados nessa área (Figura 4.8.32). A transiluminação ocular demonstra transmissão proeminente de luz através da parede do bulbo ocular na área da lesão escura visível. O exame de UBM pode confirmar adelgaçamento da parede do bulbo ocular, mas não demonstra qualquer tumor subjacente no corpo ciliar.

Argirose conjuntival

Argirose conjuntival é uma pigmentação adquirida de coloração cinza-escura a preta na conjuntival, que se desenvolve como

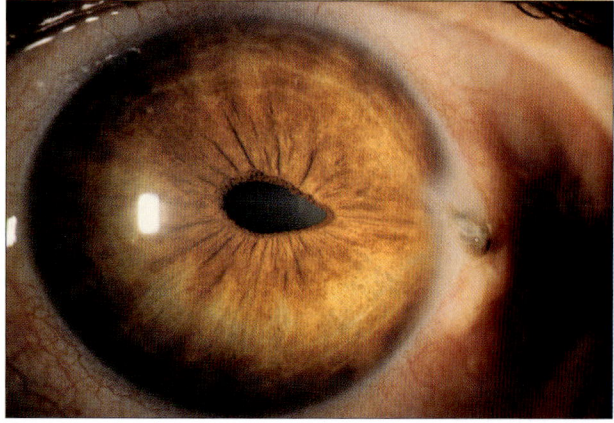

Figura 4.8.30 Prolapso e encarceramento de tecidos uveais em uma laceração da parede do bulbo ocular com aspecto semelhante ao de um melanoma conjuntival.

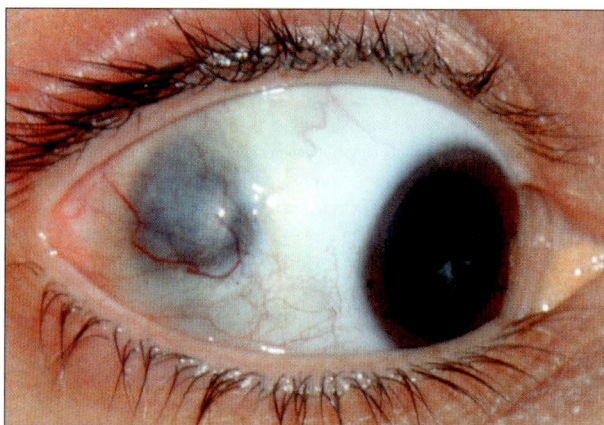

Figura 4.8.32 Estafiloma do corpo ciliar semelhante a um melanoma conjuntival. Observe a ausência de vasos sanguíneos acentuadamente dilatados na conjuntiva associados à lesão.

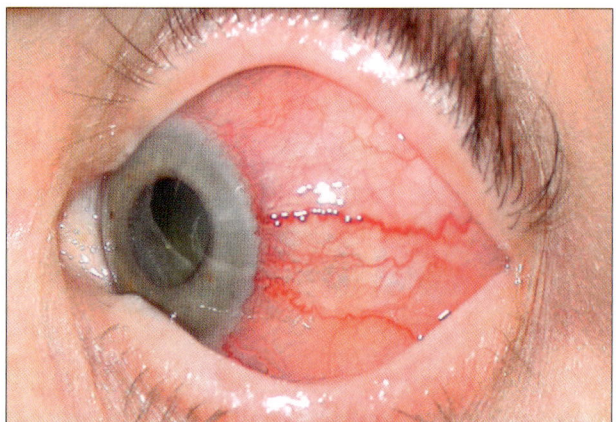

Figura 4.8.31 Esclerite anterior nodular semelhante a uma neoplasia da conjuntiva. Neste caso, a conjuntiva e a esclera estavam difusamente espessadas e hiperêmicas, e a lesão era dolorosa à palpação.

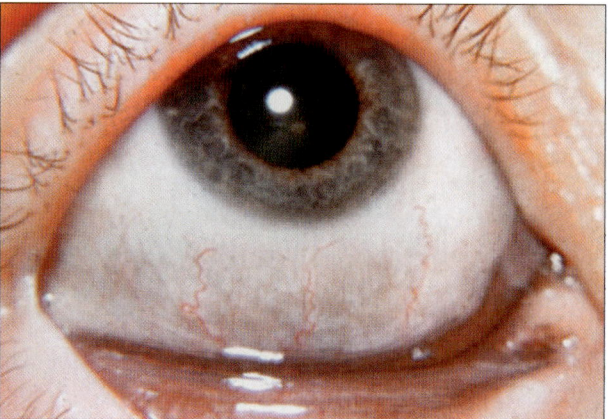

Figura 4.8.33 Argirose conjuntival semelhante à melanose adquirida primária da conjuntiva.

reação à aplicação crônica de colírio de nitrato de prata.[43] Pacientes com argirose conjuntival frequentemente usaram colírio de nitrato de prata por algum tempo há vários anos para tratar infecção conjuntival, mas continuaram a aplicá-lo por muitos anos após o desaparecimento do problema inicial. A pigmentação conjuntival pode ser muito semelhante à melanose adquirida da conjuntiva (Figura 4.8.33)

Lesões semelhantes ao linfoma conjuntival

Hiperplasia linfoide reativa benigna da conjuntiva

Hiperplasia linfoide reativa benigna (HLRB) da conjuntiva é uma massa infiltrativa benigna que se desenvolve na conjuntiva e é formada sobretudo de linfócitos benignos ou ligeiramente atípicos.[44] Ao exame histopatológico, o infiltrado caracteriza-se por acúmulo de células linfoides policlonais aparentemente benignas, em geral com padrão folicular. É possível que a lesão afete um ou ambos os olhos e, em geral, acomete predominantemente a conjuntiva forniceal (Figura 4.8.34). A lesão é muito semelhante ao linfoma maligno, e apenas exames histopatológico e imunopatológico conseguem diferenciá-los. Lesões pequenas e bem demarcadas não precisam ser tratadas, mas as maiores costumam ser tratadas com doses baixas de radioterapia externa.

Granulomas inflamatórios da conjuntiva

Alguns *granulomas inflamatórios da conjuntiva*, inclusive os que são causados por microrganismos patogênicos (p. ex., tuberculoma), doenças inflamatórias não microbianas (p. ex., granuloma sarcoide) e corpos estranhos, podem ter aspecto muito semelhante ao do linfoma maligno da conjuntiva (Figura 4.8.35).[33-35] A fim

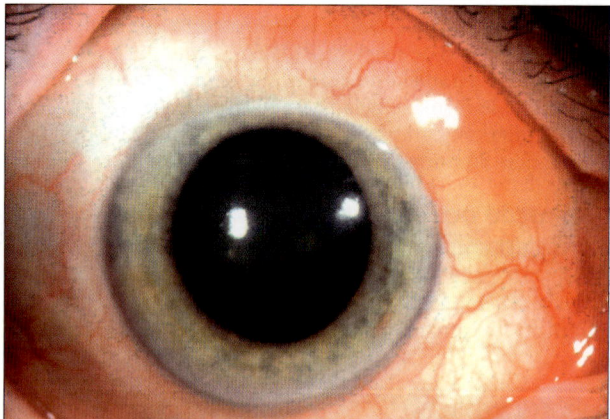

Figura 4.8.34 Hiperplasia linfoide benigna da conjuntiva com aspecto semelhante ao do linfoma conjuntival.

de confirmar o diagnóstico e orientar o tratamento subsequente, geralmente é necessário realizar uma biopsia ou excisão da massa para exames microbiológicos e histopatológicos.

TRATAMENTO DE TUMORES CONJUNTIVAIS SUSPEITOS DE TUMORES OU NEOPLASIA MALIGNA

Em geral, lesões clinicamente suspeitas de neoplasia maligna da conjuntiva são tratadas por excisão cirúrgica[45,46] (quando possível) ou biopsia (se a lesão afeta uma área ampla da conjuntiva),

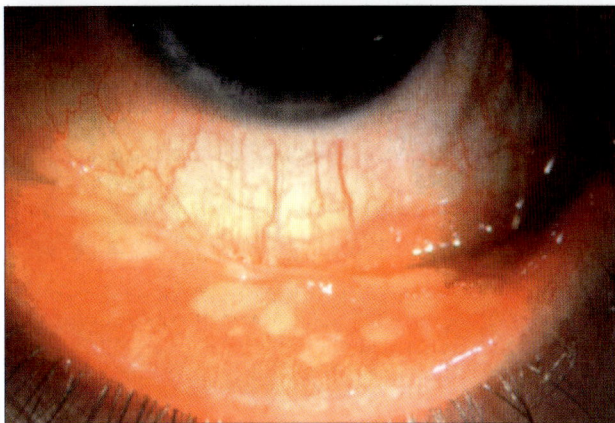

Figura 4.8.35 Granulomas sarcoides da conjuntiva forniceal inferior e palpebral com aspecto semelhante ao de um linfoma da conjuntiva.

seguida de tratamento suplementar da conjuntiva restante por técnicas como crioterapia[47] (*spray* de nitrogênio líquido ou tratamento com *Cryoprobe®*), imunoterapia tópica[48,49] (colírio de interferona [tratamento *off-label*, ou uso não aprovado]), quimioterapia tópica[50-52] (colírio de mitomicina C ou 5-fluoruracila [tratamento *off-label*, ou uso não aprovado]) ou radioterapia[46,53] (tratamento epibulbar com aplicador de estrôncio-90, braquiterapia com placa radioativa ou radioterapia externa) quando o exame histopatológico subsequente confirma uma neoplasia maligna. O objetivo do tratamento é erradicar células malignas por completo, com preservação do olho e conservação ou recuperação de visão satisfatória. Sempre que for possível, a excisão cirúrgica de neoplasias conjuntivais suspeitas deve incluir uma margem de conjuntiva clinicamente normal com no mínimo 1 mm ao redor da lesão visível. O cirurgião oftalmologista deve atentar cuidadosamente ao fechamento da falha cirúrgica por mobilização da conjuntiva restante em torno da falha e fazer incisões conjuntivais relaxantes para obter retalhos (*flaps*) de transposição conforme a necessidade, ou providenciar implantes de enxertos de mucosa (p. ex., membrana amniótica) quando não for viável fazer fechamento primário.[54,55] Em geral, sempre que possível, deve-se evitar esclerectomia lamelar e ceratectomia; áreas suspeitas de invasão da esclera ou córnea pela neoplasia devem ser tratadas com crioterapia ou radioterapia complementar, ou ambas, conforme seja necessário após o procedimento de excisão cirúrgica.

Uma vez que os melanomas conjuntivais tendem a produzir metástases linfáticas em linfonodos da cabeça e do pescoço, todos os pacientes com melanoma conjuntival recém-diagnosticado devem ser avaliados por palpação da cabeça e da região cervical ipsilaterais ao tumor para detectar linfonodos clinicamente palpáveis.[56] Pacientes com linfonodos suspeitos à palpação devem fazer tomografia computadorizada ou ressonância magnética da cabeça e do pescoço para confirmar ou refutar os resultados do exame físico. Pacientes com melanoma conjuntival extremamente volumoso (em especial, quando afeta fórnices ou conjuntiva palpebral) e portadores de tumores ulcerados com incontáveis figuras de mitose ao exame histopatológico[57-58] devem ser considerados candidatos ao mapeamento e à biópsia de linfonodo-sentinela.[59-61] Quando a biópsia confirma metástases de melanoma em linfonodo, pode-se considerar dissecção cervical completa com excisão mais ampla dos linfonodos regionais[58] e imunoterapia sistêmica para melanoma metastático; também é provável que seja iniciada imunoterapia sistêmica para melanoma metastático.[62]

Por outro lado, carcinomas espinocelulares e suas variantes e outros tumores malignos da conjuntiva raramente formam metástases em linfonodos regionais. Por essa razão, o mapeamento da drenagem linfática e a biópsia de linfonodo-sentinela não costumam ser indicados aos pacientes com essas neoplasias. Certos melanomas conjuntivais agressivos e localmente invasivos, variantes de carcinoma espinocelular (em especial, carcinoma mucoepidermoide) e carcinomas sebáceos da conjuntiva invadem extensivamente a órbita antes que sejam diagnosticados, e esses pacientes podem ser tratados por exenteração orbitária, quando sua excisão completa não é possível.[63,64]

Alguns comentários quanto aos casos suspeitos de linfoma da conjuntiva são pertinentes. Hoje, a investigação mais recomendada para essas lesões inclui exames de amostras de tecidos fixados e espécimes de tumor a fresco (para citometria de fluxo e estudos de recombinação genética).[9,10] Quando tais lesões são excisadas ou biopsiadas, os tecidos obtidos pelo procedimento devem ser divididos em partes praticamente iguais no centro cirúrgico. Uma das amostras tem de ser colocada em formol e enviada para exames histopatológico convencional e imuno-histoquímico. A outra metade deve ser conservada a seco como amostra tumoral a fresco e enviada ao laboratório de patologia para exames de citometria de fluxo e recombinação genética. A radioterapia externa com doses baixas é o tratamento mais adotado para linfoma conjuntival de baixo grau localizado.[65]

BIBLIOGRAFIA

Andrew NH, Coupland SE, Pirbhai A, et al. Lymphoid hyperplasia of the orbit and ocular adnexa: a clinical pathologic review. Surv Ophthalmol 2016;61:778–90.

Esmaeli B, Roberts D, Ross M, et al. Histologic features of conjunctival melanoma predictive of metastasis and death. Trans Am Ophthalmol Soc 2012;110:64–73.

Kamal S, Kaliki S, Mishra DK, et al. Ocular surface squamous neoplasia in 200 patients: a case-control study of immunosuppression resulting from human immunodeficiency virus versus immunocompetency. Ophthalmology 2015;122:1688–94.

Kao A, Afshar A, Bloomer M, et al. Management of primary acquired melanosis, nevus, and conjunctival melanoma. Cancer Control 2016;23:117–25.

Kenawy N, Garrick A, Heimann H, et al. Conjunctival squamous cell neoplasia: the Liverpool Ocular Oncology Center experience. Graefes Arch Clin Exp Ophthalmol 2015;253:143–50.

Kincaid MC, Green WR. Ocular and orbital involvement in leukemia. Surv Ophthalmol 1983;27:211–32.

Kirkegaard MM, Coupland SE, Prause JU, et al. Malignant lymphoma of the conjunctiva. Surv Ophthalmol 2015;60:444–58.

Nanji AA, Sayyad FE, Karp CL. Topical chemotherapy for ocular surface squamous neoplasia. Curr Opin Ophthalmol 2013;24:336–42.

Rankin JK, Jakobiec FA, Zakka FR, et al. An improved approach to diagnosing and treating conjunctival mucoepidermoid carcinoma. Surv Ophthalmol 2012;57:337–46.

Seregard S. Conjunctival melanoma. Surv Ophthalmol 1998;42:321–50.

Shields CL, Fasiuddin AF, Mashayekhi A, et al. Conjunctival nevi: clinical features and natural course in 410 consecutive patients. Arch Ophthalmol 2004;122:167–75.

Shields JA, Saktanasate J, Lally SE, et al. Sebaceous carcinoma of the ocular region. Asia Pac J Ophthalmol (Phila) 2015;4:221–7.

Sudesh S, Rapuano CJ, Cohen EJ, et al. Surgical management of ocular surface squamous neoplasms: the experience from a cornea center. Cornea 2000;19:278–83.

Sun EC, Fears TR, Goedert JJ. Epidemiology of squamous cell conjunctival cancer. Cancer Epidemiol Biomarkers Prev 1997;6:73–7.

Youef YA, Finger PT. Squamous carcinoma and dysplasia of the conjunctiva and cornea. An analysis of 101 cases. Ophthalmology 2012;119:233–40.

As referências completas estão disponíveis no **GEN-io**.

PARTE 4 DOENÇAS DA CÓRNEA E DA SUPERFÍCIE OCULAR

SEÇÃO 4 Doenças Conjuntivais

Pterígio e Degenerações da Conjuntiva

4.9

Roni M. Shtein e Alan Sugar

Definição: Deterioração ou deposição secundária na conjuntiva e diferente da distrofia.

Características principais
- As lesões são muito comuns
- Geralmente são bilaterais
- Nos casos típicos, não afetam a visão.

Características associadas
- A prevalência aumenta com a idade
- Frequentemente estão associados à exposição prolongada à luz solar
- Podem ocorrer depois de inflamação
- Não são hereditários.

INTRODUÇÃO

Degenerações da conjuntiva são comuns e, na maioria dos casos, têm relativamente pouco efeito na função ocular e na visão. Sua prevalência aumenta com a idade em consequência de inflamação progressa, efeitos tóxicos da exposição ambiental prolongada ou envelhecimento propriamente dito. Degenerações conjuntivais podem estar associadas à irritação ou ao ressecamento crônico, bem como se desenvolver depois de traumatismo local. Conforme se observa nos casos de pterígio, é possível haver progressão com acometimento da córnea.

PINGUÉCULA

Pinguéculas são áreas elevadas de espessamento da conjuntiva bulbar orientadas horizontalmente, com coloração indo do branco a amarelo nas proximidades do limbo na área da fissura palpebral (Figura 4.9.1). Pinguéculas são menos transparentes que a conjuntiva normal, frequentemente têm aspecto gorduroso e costumam ser bilaterais, sendo mais comum estarem localizadas no lado nasal do que no temporal. Quando uma pinguécula atravessa o limbo e entra na córnea, a condição é conhecida como *pterígio*. Entretanto, estudos recentes sugeriram que pinguéculas não progridam para pterígio e que estas duas lesões sejam doenças totalmente diferentes. Pinguéculas estão associadas a aumentos de duas a três vezes na incidência de degeneração macular relacionada ao envelhecimento, talvez em razão de um efeito comum relacionado à exposição à luz solar.[1]

As causas de pinguécula ainda não estão bem definidas. Entretanto, existem evidências claras de associação ao envelhecimento e à exposição à radiação ultravioleta. Pinguéculas são detectadas na maioria dos indivíduos com mais de 70 anos e em quase todos com mais de 80 anos.[2] Estudos demonstraram que exposição prolongada à luz solar era um fator relacionado às ocupações ao ar livre e à residência nas regiões equatoriais. Em alguns estudos, essa associação não foi demonstrada de maneira tão clara quanto com pterígio.[3] Ao que tudo indica, a localização predominantemente nasal está relacionada com a luz refletida do nariz para a superfície da conjuntiva nasal. O efeito da radiação ultravioleta pode ser mediado por mutações do gene *p53*.[4]

Além do efeito estético mínimo, pinguéculas raramente causam outros sintomas, mas é possível que se tornem avermelhadas quando há queratinização superficial. Se houver inflamação, o diagnóstico será pingueculite.

Em geral, não é difícil diferenciar pinguéculas de outras lesões em razão de seu aspecto típico. Contudo, pode ser difícil fazer a distinção entre neoplasia intraepitelial da conjuntiva e pinguécula queratinizada. A doença de Gaucher do tipo I pode estar associada a pinguéculas avelã, mas esse não é um sinal específico.[5]

Ao exame histopatológico, pinguéculas caracterizam-se por degeneração elastótica do colágeno com hialinização do estroma conjuntival, acúmulo de fibras elastóticas basofílicas, depósitos granulares e preservação da córnea.[6]

A pingueculite melhora com um ciclo curto de corticoides ou anti-inflamatórios não hormonais tópicos.[7] Em casos raros, pinguéculas cronicamente inflamadas ou desagradáveis do ponto de vista estético podem justificar ressecção simples.

PTERÍGIO

Pterígio é a proliferação de tecidos fibrovasculares na córnea e na conjuntiva. Ele ocorre na fissura palpebral, mais comumente no lado nasal do que no temporal, embora apenas um ou os dois lados (pterígio "duplo") possam ser afetados (Figura 4.9.2). Opacidades esbranquiçadas elevadas ("paliçadas de Vogt") e uma linha de deposição de ferro ("linha de Stocker") podem delinear a parte cefálica do pterígio na córnea. Assim como as pinguéculas,

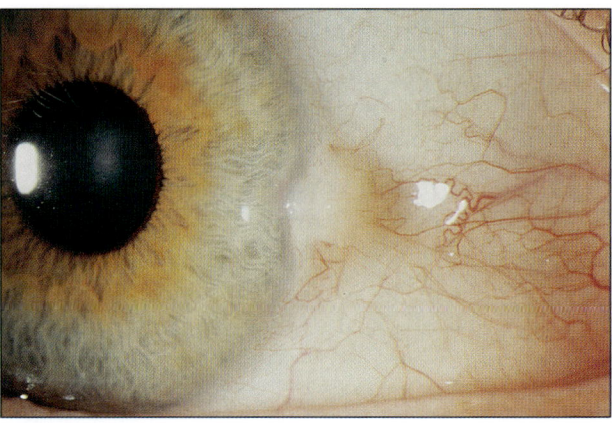

Figura 4.9.1 Pinguécula nasal. Lesão conjuntival elevada avançando sobre o limbo nasal.

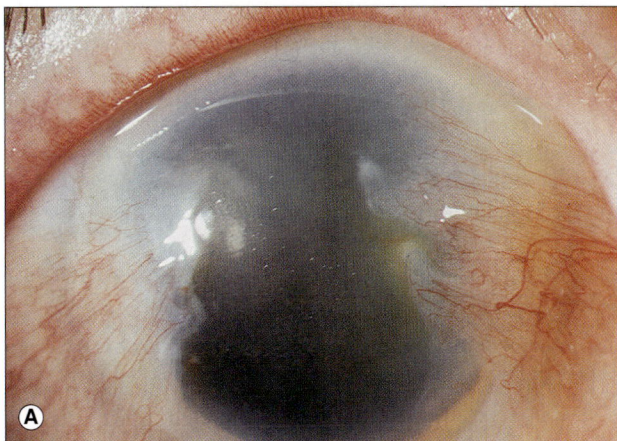

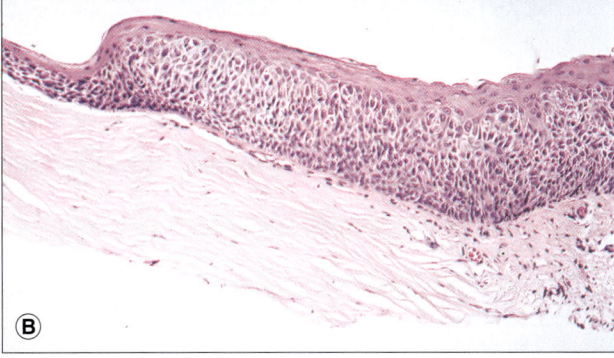

Figura 4.9.2 Pterígio duplo. A. Agricultor de 57 anos com pterígios nasal e temporal. **B.** A invasão da córnea é o que diferencia pterígio de pinguécula.

o pterígio é uma lesão degenerativa, mas com possibilidade de assemelhar-se ao pseudopterígio – uma aderência da conjuntiva à córnea em consequência de traumatismo ou inflamação no passado (p. ex., úlcera de córnea periférica). O pseudopterígio frequentemente tem localização atípica e não mostra aderência em todos os pontos, o que possibilita a passagem de uma sonda por baixo dele em sua periferia.

Assim como as pinguéculas, os pterígios estão associados à exposição à radiação ultravioleta.[3] Pterígios são mais prevalentes e mais graves nas regiões tropicais próximas da linha do Equador, mas são menos comuns e mais brandos nos climas mais temperados.[8] Ocupações ao ar livre e luzes das faixas azul e ultravioleta foram implicadas em sua etiologia. Uso de chapéu e óculos de sol confere proteção.[8] Entre as teorias propostas para explicar pterígios está a possibilidade de lesão das células-troncos do limbo por radiação ultravioleta e ativação das metaloproteinases da matriz.[9] As alterações histopatológicas do pterígio são semelhantes às das pinguéculas, exceto pelo fato de a membrana de Bowman estar destruída dentro do componente córneo e também de haver vasos sanguíneos visíveis.[9] O exame de tomografia de coerência óptica (OCT, do inglês *optical coherence tomography*) demonstra que pterígios são massas cuneiformes elevadas de tecidos separando o epitélio córneo da membrana de Bowman, que parece anormalmente ondulada e interrompida e costuma ser destruída com massas-satélites de tecidos de pterígio subepitelial além das bordas detectáveis ao exame clínico.[10]

Pterígios devem ser tratados quando causam desconforto (sem melhora com tratamento conservador), incidem sobre o eixo visual, provocam astigmatismo significativo ou se tornam esteticamente intoleráveis. Pterígios graves ou recidivantes podem levar ao estrabismo restritivo e à distorção das pálpebras. Existem várias técnicas cirúrgicas disponíveis para tratar essas lesões. O objetivo do tratamento é evitar a recidiva, cujos índices após a excisão simples são muito altos: 50% dos pterígios recidivam dentro de 4 meses depois da excisão, e quase todos reaparecem no primeiro ano.[11] Durante muitos anos, a aplicação pós-operatória de betarradiação na base do pterígio foi difundida, mas essa técnica foi associada à necrose tardia da esclera.[12] Hoje, os procedimentos mais utilizados são autoenxerto de conjuntiva e transplante de membrana amniótica.[12] Aplicação adjuvante de mitomicina C – antes, durante ou depois da operação – foi relacionada à destruição da esclera em alguns casos.[13] Colas à base de fibrina são usadas para reduzir tanto o tempo operatório e o desconforto decorrente de suturas quanto a quantidade de pontos aplicados.[14]

PLACAS ESCLERAIS SENIS

Placas esclerais senis formam-se na esclera de indivíduos idosos e frequentemente são confundidas com um processo de dissolução semelhante ao que ocorre com a degeneração da córnea ou com deposições conjuntivais. Essas lesões consistem em faixas verticais amarelas, cinzentas ou pretas localizadas pouco à frente da inserção dos músculos retos medial e lateral (Figura 4.9.3). Placas esclerais senis são mais comuns depois dos 60 anos e, assim como pinguéculas e pterígios, podem estar relacionadas com exposição à radiação ultravioleta.[15] O exame histopatológico demonstra depósitos de cálcio, celularidade reduzida e hialinização. Essas lesões não precisam ser tratadas.

AMILOIDE CONJUNTIVAL

Deposição conjuntival de amiloide foi associada aos tipos localizados de amiloidose primária e secundária (Figura 4.9.4), e pode decorrer de processos sistêmicos.[16] É possível a inflamação conjuntival crônica causar amiloidose localizada secundária, uma lesão realmente degenerativa. Nos tipos localizados primários,

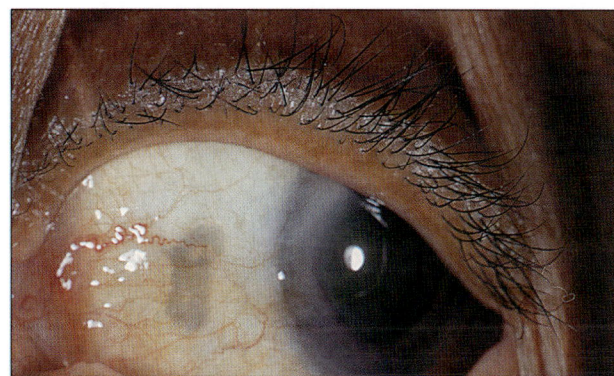

Figura 4.9.3 Placa escleral senil. A deposição de cálcio formou uma placa escleral cinzenta abaixo da inserção do músculo reto medial.

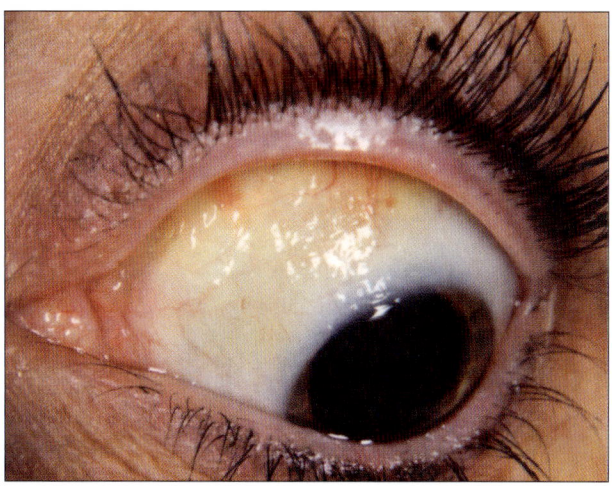

Figura 4.9.4 Amiloide conjuntival localizado primário. Paciente apresentando irregularidade da conjuntiva supranasal com dobras fixas. A regressão de hemorragias subconjuntivais das áreas superiores resultou em deposição amiloide nas paredes dos vasos sanguíneos.

exames imuno-histoquímicos demonstram cadeias leves de imunoglobulinas depositadas por linfócitos B monoclonais e plasmóticos.

Com as lesões secundárias às doenças sistêmicas, podem ser encontrados outros tipos de proteína amiloide.[17] Todos os pacientes devem ser avaliados quanto à possibilidade de terem doenças linfoproliferativas e sistêmicas. Um estudo sugeriu que amiloide na pele das pálpebras seja um sinal de doença sistêmica.[18]

O amiloide conjuntival forma uma massa amarelada bem demarcada e com elevação irregular. Em geral, essa lesão afeta os fórnices, mais comumente o fórnice superior e a conjuntiva tarsal. A microscopia confocal *in vivo* do amiloide conjuntival mostra material hiporreflexivo com padrão lobular na substância própria e ao redor dos vasos sanguíneos conjuntivais, mas sem inflamação associada.[19] Hemorragias subconjuntivais repetidas podem estar relacionadas à deposição de amiloide nas paredes dos vasos sanguíneos. A biopsia é necessária para confirmar o diagnóstico em definitivo.[17]

Em geral, essas lesões são tratadas sintomaticamente, apesar de poder ser realizada excisão redutora quando pacientes têm irritação crônica. Também é possível aplicar radioterapia para evitar progressão, embora ela não assegure a regressão completa do amiloide depositado.[20]

MELANOSE CONJUNTIVAL

Melanose conjuntival é uma anormalidade comum à medida que o indivíduo envelhece. O aspecto da lesão é uma área pigmentada plana na conjuntiva. Melanose adquirida primária é um fator de risco para o desenvolvimento de melanoma conjuntival e está descrita com detalhes no Capítulo 4.8.

A melanose secundária da conjuntiva é benigna e bilateral na maioria dos casos. Ela ocorre depois de traumatismo, inflamação crônica da conjuntiva e em pacientes com pigmentação cutânea mais escura.[21] Em geral, não está associada à atipia e pode ser apenas acompanhada. Quando se observa que as lesões são elevadas ou há alguma dúvida, deve-se realizar biopsia.

BIBLIOGRAFIA

Austin P, Jakobiec FA, Iwamoto T. Elastodysplasia and elastodystrophy as pathologic bases of ocular pterygium and pinguecula. Ophthalmology 1983;90:96–109.

Bozkurt B, Kiratli H, Soylemezoglu F, et al. In vivo confocal microscopy in a patient with conjunctival amyloidosis. Clin Exp Ophthalmol 2008;36:173–5.

Folberg R, Jakobiec FA, Bernardino VB, et al. Benign conjunctival melanocytic lesions. Clinicopathologic features. Ophthalmology 1989;96:436–61.

Leibovitch I, Selva D, Goldberg RA, et al. Periocular and orbital amyloidosis: clinical characteristics, management, and outcome. Ophthalmology 2006;113:1657–64.

Lucas RM. An epidemiological perspective of ultraviolet exposure – public health concerns. Eye Contact Lens 2011;37:168–75.

Ma DH, See LC, Liau SB, et al. Amniotic membrane graft for primary pterygium: comparison with conjunctival autograft and topical mitomycin C treatment. Br J Ophthalmol 2000;84:973–8.

Mackenzie FB, Hirst LW, Battistutta D, et al. Risk analysis in the development of pterygia. Ophthalmology 1992;99:1056–61.

Scroggs MW, Klintworth GK. Senile scleral plaques: a histopathologic study using energy-dispersive X-ray microanalysis. Hum Pathol 1991; 22:557–62.

Soliman W, Mohamed TA. Spectral domain anterior segment optical coherence tomography assessment of pterygium and pinguecula. Acta Ophthalmol 2012;90:461–5.

Taylor HR, West S, Munoz B, et al. The long-term effects of visible light on the eye. Arch Ophthalmol 1992;110:99–104.

As referências completas estão disponíveis no **GEN-io**.

PARTE 4 DOENÇAS DA CÓRNEA E DA SUPERFÍCIE OCULAR

SEÇÃO 4 Doenças Conjuntivais

Penfigoide Cicatricial Ocular e Penfigoide da Mucosa Ocular

4.10

Ahmed Al-Ghoul, Steven Kane e Deepinder K. Dhaliwal

Definição: Grupo heterogêneo de doenças inflamatórias sistêmicas crônicas evidenciadas pela formação de bolhas subepiteliais.

Características principais

- Formação e ruptura de bolhas subepiteliais seguida de fibrose da mucosa e pele
- Razão entre os sexos feminino e masculino de 2:1
- Deposição linear imune (tipo II) de imunoglobulina A (IgA), IgG, IgM e/ou complemento (C3) na membrana basal do epitélio conjuntival
- Tratamento imunossupressor sistêmico essencial à supressão da inflamação conjuntival e progressão da doença.

Características associadas

- Vale lembrar que pode haver morbidades extraoculares significativas, inclusive estenose de esôfago
- Tradicionalmente, o tratamento cirúrgico do penfigoide cicatricial ocular (PCO) tem resultados insatisfatórios.

INTRODUÇÃO

PCO é uma doença autoimune caracterizada por inflamação e fibrose progressiva crônica da conjuntiva. Essa condição faz parte de um grupo heterogêneo de doenças inflamatórias sistêmicas crônicas, que resultam na formação de bolhas subepiteliais e são conhecidas como penfigoide de mucosa.[1] Tais doenças têm manifestações clínicas semelhantes como formação e ruptura de bolhas subepiteliais e retrações fibróticas da mucosa e da pele.[2]

Na literatura de oftalmologia, a incidência de penfigoide de mucosa varia de 1 caso entre 20 mil a 46 mil habitantes, com relação calculada em torno de 2:1 entre os sexos feminino e masculino.[2] A média de idade por ocasião do diagnóstico fica em torno da sétima década de vida (variação de 30 a 90 anos), e o intervalo médio decorrido até a confirmação do diagnóstico foi calculado em 2,8 anos, tendo em vista a inespecificidade das manifestações clínicas da doença em seu estágio inicial.[3,4] Nenhum estudo demonstrou predileção por raça ou região geográfica. Até 84% dos pacientes com penfigoide de mucosa também apresentam lesões da mucosa oral. Entre pacientes com manifestações extraoculares, o risco de desenvolver doença ocular foi calculado em 5% por ano ao longo dos cinco primeiros anos de seguimento clínico, mas lesões oculares finalmente se formam em até 80% dos casos.[5,6] Cerca de 50% dos pacientes com PCO também têm lesões extraoculares.[7] A Tabela 4.10.1 descreve o quadro clínico e a frequência das manifestações extraoculares.

PATOGENIA

Embora a causa do penfigoide de mucosa ainda seja desconhecida, existem pesquisas em andamento para tentar descobrir outras pistas quanto à patogenia dele. A marca característica dessa doença complexa e autoimune é a deposição linear imune (reação do tipo II) de IgA, IgG, IgM e/ou complemento (C3) na membrana basal do epitélio conjuntival. Os pacientes desenvolvem autoanticorpos dirigidos a diversos componentes da membrana basal, embora alguns autoantígenos sejam mais específicos de determinadas superfícies mucosas do corpo. Isso provavelmente explica a heterogeneidade clínica do penfigoide de mucosa.[8] Estudos detectaram vários autoantígenos-alvo desse processo (inclusive BP180, BP230, integrina $\alpha_6 \beta_4$, laminina 5 e colágeno do tipo VII) nos pacientes com penfigoide de mucosa. A integrina $\alpha_6 \beta_4$ foi especialmente relacionada com PCO. Esse antígeno é um componente importante dos hemidesmossomos necessários à fixação das células epiteliais à membrana basal, e sua destruição pode explicar a formação de bolhas subepiteliais associadas ao PCO.[9] Estudos recentes demonstraram níveis séricos anormais

TABELA 4.10.1 Quadro clínico e frequência das manifestações clínicas do penfigoide de mucosa.

Área afetada	Manifestações clínicas	Frequência (%)
Mucosa oral e faringe	Vesículas/bolhas na mucosa oral Gengivite descamativa Faringite e retrações fibróticas	30 a 84
Conjuntiva	Conjuntivite e fibrose progressiva	60 a 80
Nariz/seios paranasais	Epistaxe Úlceras da mucosa/concha nasal	18 a 50
Pele	Placas eritematosas localizadas com vesículas e bolhas recorrentes no couro cabeludo e na face, que regridem com formação de escaras atróficas Erupções vesicobolhosas recidivantes na região inguinal e/ou nos membros	17 a 23
Esôfago	Disfagia Estenoses de esôfago	7 a 27
Laringe	Rouquidão ou disfonia intermitente Inflamação e fibrose supraglóticas	5 a 30
Ânus/vagina	Bolhas, erosões e retrações fibróticas, com ou sem aderências dos tecidos	5 a 11

Adaptada com base em Chang JH, McCluskey PJ. Ocular cicatricial pemphigoid: manifestations and management. Curr Allergy Asthma Rep 2005;5:333-8; Foster CS. Cicatricial pemphigoid. Trans Am Ophthalmol Soc 1986;84:527-663; Foster CS, Sainz de la Maza M. Ocular cicatricial pemphigoid review. Curr Opin Allergy Clin Immunol 2004;4:435-9; Mondino BJ, Brown Sl. Ocular cicatricial pemphigoid. Ophthalmology 1981;88:95-100; Thorne JE, Anhalt GJ, Jabs DA. Mucous membrane pemphigoid and pseudopemphigoid. Ophthalmology 2004;111:45-52; Hardy KM, Perry HO, Pingree GC et al. Benign mucous membrane pemphigoid. Arch Dermatol 1971;104:467-75; e Elder MJ, Lightman S. The immunological features and pathophysiology of ocular cicatricial pemphigoid. Eye 1994;8:196-9.

de interleucina-4 (IL-4), Il-5, IL-6, fator de necrose tumoral alfa (TNF-α) e fator transformador de crescimento beta (TGF-β) durante a fase ativa da doença, sugerindo regulação anormal do sistema imune. O apoio adicional à etiologia autoimune do penfigoide de mucosa provém da associação comprovada entre PCO e outras doenças autoimunes, inclusive artrite reumatoide, lúpus eritematoso sistêmico e poliarterite nodosa.[3,10] Alguns estudos de associação (*linkage*) sugeriram predisposição genética ao desenvolvimento de penfigoide de mucosa. Alguns alelos dos antígenos leucocitários humanos (HLA, do inglês *human leukocyte antigen*) classe II (p. ex., DQB1*0301) estão significativamente associados ao fenótipo grave da doença e à reação de um anticorpo IgG dirigido contra membrana basal dos pacientes com penfigoide de mucosa.[1]

O exame histopatológico do PCO demonstra infiltração local de macrófagos, neutrófilos, linfócitos T, mastócitos e eosinófilos na conjuntiva.[2,11] Em combinação com deposição de anticorpo/complemento, essas células desencadeiam reação inflamatória com formação e ruptura de bolhas seguida finalmente de fibrose dos tecidos locais.

MANIFESTAÇÕES CLÍNICAS

PCO causa sintomas inespecíficos como irritação, ardência e lacrimejamento e pode evidenciar-se por conjuntivite papilar. Alguns pacientes não têm sintomas oculares, mesmo que haja sinais de fibrose conjuntival avançada. A princípio, é possível que as lesões oculares sejam unilaterais, mas geralmente se tornam bilaterais em cerca de 2 anos, embora ocorram variações quanto à gravidade e rapidez de progressão em cada lado.[4,12]

Nos casos clássicos, a progressão do PCO pode ser dividida em quatro estágios (Figuras 4.10.1 a 4.10.4). O estágio I caracteriza-se por conjuntivite crônica com fibrose subepitelial e película lacrimal instável, o que provoca ressecamento e agravação do processo cicatricial.[2,12,13] Estágio II consiste em encurtamento do fórnice inferior. O estágio III destaca-se pela formação de simbléfaro, que, nos casos típicos, começa no fórnice inferior. Em consequência do processo cicatricial, anormalidades palpebrais tornam-se um fator importante de agravação do prognóstico geral. Triquíase, entrópio e lagoftalmo contribuem para a exposição e abrasão da superfície da córnea.[12] A destruição das células calicinais produtoras de mucina, glândulas meibomianas e glândulas lacrimais leva à queratinização, que, somada à formação de anquilobléfaro e retrações fibróticas da córnea, define o estágio final da doença (estágio IV). Desse modo, além do estadiamento da progressão da doença, deve-se estabelecer a gravidade da inflamação conjuntival, que pode variar de inativa (0) a grave (4+).[4] Com base no estágio da doença e na gravidade da inflamação conjuntival, é possível escolher com mais segurança tratamentos apropriados para esses pacientes.

DIAGNÓSTICO

Diagnosticar precocemente é fundamental à prevenção das consequências incapacitantes do PCO, inclusive cegueira. Em condições ideais, o diagnóstico é firmado com base na suspeita clínica e no exame imunopatológico de um espécime de biopsia de conjuntiva e/ou outros tecidos afetados.[14] A biopsia com aplicação de técnicas de imunopatologia fornece a única evidência conclusiva de PCO e deve incluir áreas de inflamação e tecidos normais. Lesões orais em atividade também podem ser biopsiadas para confirmar o diagnóstico.[15] Amostras de tecidos têm de ser examinadas a fresco ou preparadas com fixador de Zeus ou Michel e conservadas por 5 dias no máximo.[1] Técnicas de imunofluorescência direta (IFD) demonstram deposição linear de IgG, IgA, IgM e/ou complemento (C3) na membrana

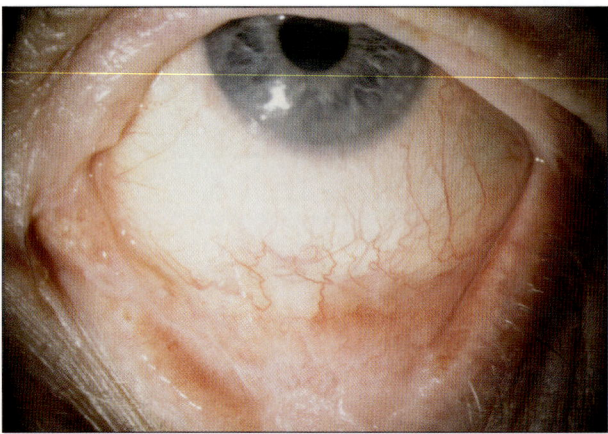

Figura 4.10.1 Estágio I do penfigoide cicatricial ocular (PCO), que se caracteriza por fibrose subepitelial da conjuntiva.

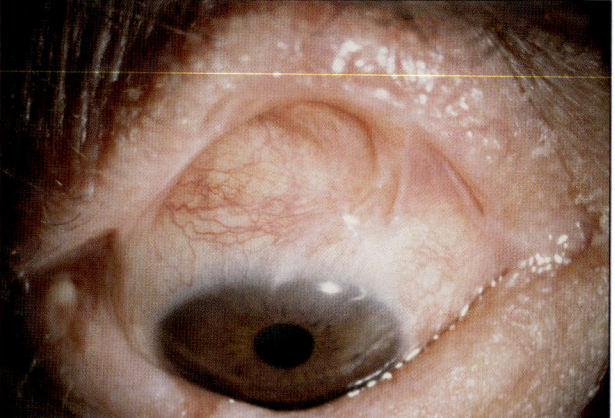

Figura 4.10.3 Estágio III do penfigoide cicatricial ocular (PCO), caracterizado por formação de simbléfaro.

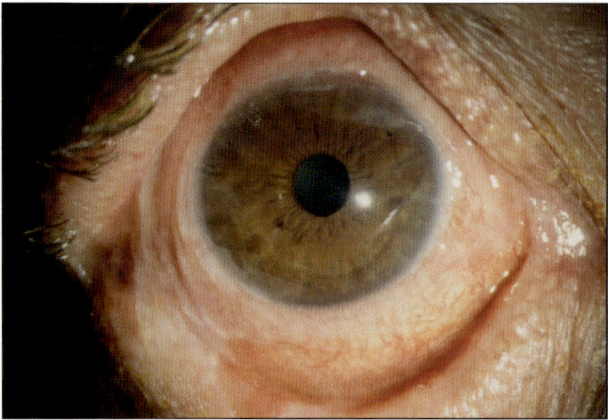

Figura 4.10.2 Estágio II do penfigoide cicatricial ocular (PCO), evidenciado por encurtamento do fórnice.

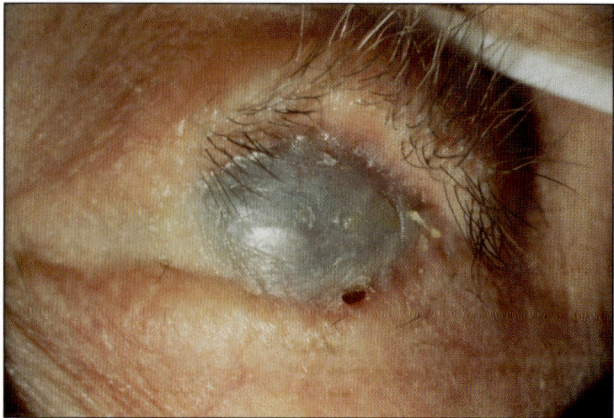

Figura 4.10.4 Estágio IV do penfigoide cicatricial ocular (PCO), demonstrando fase final de queratinização da superfície ocular e anquilobléfaro.

basal do epitélio da conjuntiva inflamada e têm sensibilidade entre 20 e 84%.[2,16] Quando os resultados do exame de IFD são negativos e a suspeita clínica é alta, deve-se realizar um teste mais sensível.[1] Até hoje, testes de imunofluorescência indireta para detectar autoanticorpos circulantes no soro do paciente têm pouca utilidade. Já testes sorológicos mais modernos em processo de desenvolvimento mostraram-se promissores no diagnóstico de penfigoide de mucosa.[3] Os anticorpos das classes IgG e IgA presentes no soro e na saliva podem ser marcadores diagnósticos úteis e alcançaram alto valor preditivo positivo.[17]

No processo de investigação diagnóstica dos pacientes com PCO provável, outras causas devem ser consideradas. Infecções por adenovírus e herpes-vírus simples, clamídias, bacilo diftérico, gonococos e estreptococos beta-hemolíticos podem causar conjuntivite membranosa, que depois evolui para fibrose da conjuntiva. Radioterapia, queimaduras térmicas e químicas e traumatismo cirúrgico ou mecânico são capazes de ocasionar retrações fibróticas da conjuntiva e simbléfaro. Tratamento sistêmico com practolol e D-penicilamina e aplicação tópica de epinefrina, iodeto de ecotiofato e pilocarpina foram associados à indução de manifestações clínicas semelhantes às do penfigoide ocular. Doenças alérgicas e inflamatórias (inclusive ceratoconjuntivite atópica e rosácea ocular, respectivamente), assim como distúrbios sistêmicos (p. ex., síndrome de Sjögren, sarcoidose e esclerose sistêmica progressiva), também podem causar conjuntivite cicatricial. Outras doenças autoimunes – como pênfigo vulgar, eritema multiforme, síndrome de Stevens-Johnson, necrólise epidérmica tóxica, epidermólise bolhosa adquirida, líquen plano, dermatite herpetiforme e doença por deposição linear de IgA (entre outras) – estão associadas a graus variáveis de conjuntivite cicatricial. História, manifestações clínicas, resultados de biopsia e evolução clínica podem ajudar a fazer a diferenciação entre PCO bilateral, crônico, progressivo sistêmico e todos esses diagnósticos alternativos.[1-3,5]

TRATAMENTO

Os objetivos do tratamento dos pacientes com PCO são suprimir a inflamação, facilitar a recuperação e evitar a formação de cicatrizes. Medidas locais incluem aplicação de soluções lubrificantes, oclusão intermitente, soro autólogo e lentes de contato para atenuar o componente de ressecamento ocular, além de higiene palpebral e tetraciclinas orais para tratar blefarite e epilação para controlar triquíase.

Nos pacientes com PCO, o tratamento imunossupressor sistêmico é essencial a fim de evitar progressão inexorável para fibrose da conjuntiva e córnea e, por fim, cegueira. O uso desses fármacos é muito difícil, porque esses pacientes geralmente são idosos, têm doença crônica, outras manifestações extraoculares podem estar envolvidas, e imunossupressores sistêmicos necessários ao controle da doença causam muitos efeitos colaterais. Além disso, a maioria dos pacientes é diagnosticada em fases avançadas da doença e, desse modo, precisa fazer tratamento rigoroso por períodos longos.[18] Por todas essas razões, o uso de imunossupressores sistêmicos por esses pacientes deve ser coordenado pelo médico de atenção básica, reumatologista ou oncologista.

Ainda existem poucos estudos clínicos sobre tratamento sistêmico do PCO. Antes de escolher um imunossupressor específico, é importante levar em consideração o estágio da doença ocular e o grau da inflamação. Embora dapsona e sulfassalazina tenham sido as primeiras opções terapêuticas disponíveis no passado para tratar inflamação branda a moderada, outros imunossupressores sistêmicos se mostraram mais eficazes com menos efeitos colaterais. Micofenolato de mofetila pode ser a primeira opção mais adequada para pacientes com PCO sem complicações que ameacem sua visão.[19-21] Metotrexato também pode ser uma boa opção inicial, apesar de poder causar mais efeitos colaterais (inclusive fibrose hepática e pulmonar) em comparação com micofenolato de mofetila.[22] Nos casos em que há riscos à visão, doses crescentes de ciclofosfamida – isoladamente ou combinadas com prednisona – podem ser mais apropriadas ao tratamento do PCO.[7,23,24] De acordo com os resultados dos estudos Euro-Lupus, pulsos intravenosos com doses baixas de ciclofosfamida são capazes de melhorar o perfil de efeitos colaterais.[25] Em vista de seu perfil de efeitos colaterais perigosos quando usados por períodos longos, corticoides sistêmicos devem ser administrados apenas como medida temporizadora, até que outros fármacos imunomoduladores comecem a fazer efeito.[5] Entre as opções disponíveis para conseguir remissão nos pacientes com contraindicações ou reações adversas ao tratamento convencional, ou que não respondem a esse tratamento, estão imunoglobulina intravenosa e rituximabe.[26-29] Podem-se considerar agentes biológicos para pacientes com lesões resistentes à ciclofosfamida. Fármacos que bloqueiam TNF-α, inclusive etanercepte, infliximabe e pentoxifilina, também se mostraram benéficos.[15,21]

Tradicionalmente, o tratamento cirúrgico para PCO tem resultados insatisfatórios.[12] Antes da intervenção cirúrgica, é importante suprimir por completo o componente inflamatório da doença. O tratamento da triquíase e do entrópio ajuda a atenuar a irritação da superfície ocular e a descompensação. Transplante de córnea para pacientes com córnea fibrótica e opaca, reconstrução da superfície ocular com transplante de células-tronco límbicas, transplante de membrana amniótica e implante de ceratoprótese de Boston do tipo I para reabilitação da visão são opções cirúrgicas possíveis, mas geralmente não são tratamentos bem-sucedidos em razão da natureza inflamatória autoimune da doença.[5] Ceratoprótese de Boston do tipo II ou osteodontoceratoprótese, cada uma com suas próprias complicações, pode ser o último recurso disponível, embora com resultados limitados.[30]

CONCLUSÕES

O prognóstico dos indivíduos com PCO depende da presteza com que o diagnóstico e o tratamento são iniciados. Até 60% dos pacientes com PCO estão em estágio avançado (estágio III ou IV) por ocasião do diagnóstico. No entanto, o controle da inflamação ocular associada ao PCO pode ser alcançado em até 90% dos casos tratados de maneira adequada.[31] Uma vez que essa doença causa lesões generalizadas na mucosa, é possível que ocorram complicações extraoculares significativas, principalmente estenoses de esôfago, que podem ser fatais em consequência de refluxo para a traqueia.[2]

Em resumo, PCO ainda é uma doença muito difícil de se tratar em razão de sua natureza autoimune progressiva e da inexistência de técnicas sensíveis para detectar a doença em seus estágios iniciais. À medida que técnicas diagnósticas e opções terapêuticas mais modernas forem aperfeiçoadas, o prognóstico global dos pacientes será progressivamente melhor.

BIBLIOGRAFIA

Ahmed M, Zhein G, Khawaja F, et al. Ocular cicatricial pemphigoid: pathogenesis, diagnosis and treatment. Prog Retinal Eye Res 2004;23:579–93.

Chang JH, McCluskey PJ. Ocular cicatricial pemphigoid: manifestations and management. Curr Allergy Asthma Rep 2005;5:333–8.

Elder MJ, Lightman S, Dart JK. Role of cyclophosphamide and high dose steroid in ocular cicatricial pemphigoid. Br J Ophthalmol 1995;79:246–64.

Foster CS. Cicatricial pemphigoid. Trans Am Ophthalmol Soc 1986; 84:527–663.

Foster CS, Sainz de la Maza M. Ocular cicatricial pemphigoid review. Curr Opin Allergy Clin Immunol 2004;4:435–9.

Hardy KM, Perry HO, Pingree GC, et al. Benign mucous membrane pemphigoid. Arch Dermatol 1971;104:467–75.

Kirzhner M, Jakobiec FA. Ocular cicatricial pemphigoid: a review of clinical features, immunopathology, differential diagnosis, and current management. Semin Ophthalmol 2011;26:270–7.

Laforest C, Huilgol SC, Casson R, et al. Autoimmune bullous diseases: ocular manifestations and management. Drugs 2005;65:1767–79.

Mondino BJ, Brown SI. Ocular cicatricial pemphigoid. Ophthalmology 1981;88:95–100.

Thorne JE, Anhalt GJ, Jabs DA. Mucous membrane pemphigoid and pseudopemphigoid. Ophthalmology 2004;111:45–52.

As referências completas estão disponíveis no **GEN-io**.

PARTE 4 DOENÇAS DA CÓRNEA E DA SUPERFÍCIE OCULAR

SEÇÃO 5 Doenças da Esclera e Episclera

Episclerite e Esclerite

Sarju S. Patel e Debra A. Goldstein

4.11

Definição de episclerite: Inflamação dos tecidos conectivos localizados entre a esclera e a conjuntiva.

Características principais
- É um processo autolimitado
- É menos dolorosa que a esclerite
- Melhora com aplicação tópica de fenilefrina
- Não causa lesão do bulbo ocular.

Característica associada
- Menos de um terço dos pacientes apresentam manifestações sistêmicas associadas.

Definição de esclerite: Doença evidenciada por inflamação e necrose localizadas na esclera.

Características principais
- Eritema ou coloração violácea focal ou difusa
- Espessamento da esclera na fase aguda
- Possível adelgaçamento da esclera
- Nódulos
- Necrose
- Dor.

Características associadas
- Artrite reumatoide, granulomatose com poliangiite (GPA; granulomatose de Wegener) e outras vasculites/doenças do tecido conectivo
- Ceratite e irite
- Glaucoma
- Descolamento de retina exsudativo.

INTRODUÇÃO

Esclera é uma estrutura de tecido conectivo denso pouco vascularizada, composta de colágeno, elastina, proteoglicanos e glicoproteínas. Embriologicamente, origina-se da crista neural e do mesoderma.

A esclera pode ser afetada por alguns processos inflamatórios e não inflamatórios. Este capítulo descreve episclerite com ênfase em esclerite, uma doença mais grave, em geral, com risco à visão.

DOENÇAS INFLAMATÓRIAS

Episclerite

Epidemiologia e patogenia
Episclerite significa inflamação dos tecidos conectivos frouxos entre a esclera e a conjuntiva. Pacientes costumam queixar-se de desconforto ou irritação, em vez de dor propriamente dita. Em geral, um exame de microscópico sob lâmpada de fenda localiza qualquer edema existente na área que recobre a esclera. Contudo, a esclera especificamente não está espessa. São muito raros os casos em que há associação com uveíte.

Episclerite é uma doença autolimitada, que geralmente se estende por poucos dias, embora a doença nodular possa persistir por semanas. Recidivas são comuns, mas sem lesão estrutural do olho.

Diagnóstico e manifestações oculares
Episclerite pode ser descrita como *simples*, quando parte da episclera ou ela inteira se apresenta difusamente inflamada, ou *nodular*, quando a inflamação fica limitada a uma área específica com formação de nódulos vermelhos bem definidos. Em muitos casos, a episclerite nodular está associada a desconforto mais acentuado e evolução mais prolongada, em comparação com a episclerite simples. Cerca de 40% dos pacientes são acometidos com inflamação bilateral.[1] Aplicação tópica de fenilefrina diminui a congestão dos vasos conjuntivais superficiais e episclerais inflamados.

Diagnóstico diferencial
Inclui conjuntivite (que é mais superficial), flictenulose (geralmente móvel) e esclerite (mais profunda e mais dolorosa).

Manifestações sistêmicas associadas
Em cerca de um terço dos pacientes com episclerite há alguma doença coexistente.[1,2] Em duas séries publicadas com 94 e 85 pacientes com episclerite, 68 a 73% não eram acometidos com alguma doença associada; em 13 a 15% também havia alguma doença do tecido conectivo ou vasculite; em 7%, rosácea; 1 a 7% eram atópicos; e 1 a 6% apresentavam alguma infecção associada (herpes-zóster, herpes simples, doença da arranhadura do gato, doença de Lyme).[1,2]

Tratamento
Alguns pacientes podem sentir-se melhor com tratamento por uma questão estética ou para atenuar o seu desconforto. Alguns médicos preferem tratar com corticoides tópicos, os quais, de acordo com um estudo duplo-cego randomizado, foram mais eficazes que placebo no tratamento da episclerite.[3] Entretanto, a aplicação de corticoides tópicos pode ser deletéria em razão do risco de ocorrer reativação inflamatória depois da redução progressiva do uso desses fármacos.[2] Alguns pacientes melhoram com anti-inflamatórios não hormonais (AINH) tópicos. AINH sistêmicos também podem ser usados para tratar episclerite grave ou recidivante, embora seja possível que efeitos colaterais significativos estejam associados ao seu uso (ver seção sobre Esclerite). Também é importante tratar a blefarite coexistente.

Esclerite

Epidemiologia e patogenia
Em comparação com a uveíte, a esclerite está associada mais comumente a diversas doenças sistêmicas, de modo que a avaliação e o tratamento de ambas são diferentes. Na maioria dos casos, a inflamação da esclera não é infecciosa. Contudo, infecções esclerais causadas por bactérias, protozoários ou fungos

(p. ex., *Pseudomonas*, *Mycobacterium*, *Acanthamoeba* ou *Aspergillus*) também são responsáveis por esclerite grave e difícil de se tratar (Figura 4.11.1). Nos casos típicos, a esclerite acomete pacientes na sexta década de vida, embora possa ocorrer em adolescentes e em adultos muito idosos. Mulheres são afetadas com mais frequência, e cerca de 40% dos pacientes têm inflamação bilateral.[1]

Manifestações oculares

A esclerite pode ser unilateral, bilateral ou alternar de um olho para outro. A inflamação tem duração variável e pode estender-se por apenas alguns meses ou persistir ao longo de anos. A área afetada pode mostrar-se violácea em consequência da inflamação dos tecidos mais profundos (Figura 4.11.2). É possível que a doença afete o olho por inteiro ou que a inflamação se localize em um ou mais quadrantes. Em geral, a área afetada fica dolorosa à palpação, ainda que o paciente também possa referir dor em áreas aparentemente normais. Nos casos típicos, a dor é profunda e contínua e costuma levar o paciente a acordar durante a noite.

Ao exame de microscopia sob lâmpada de fenda, os vasos conjuntivais localizados sobre a esclera tendem a dilatar-se. A episclera pode estar edemaciada e inflamada. Em alguns casos, inflamação secundária da conjuntiva e episclera dificulta a detecção de inflamação da esclera subjacente. Aplicação de fenilefrina tópica clareia a conjuntiva e a episclera sobrejacentes (esta última em grau muito menos acentuado) e pode permitir que o examinador demarque com mais certeza a profundidade da inflamação. É possível usar luz verde (sem vermelho) emitida pela lâmpada de fenda para definir o nível da inflamação.

Esclerite anterior pode ser subclassificada como difusa (Figura 4.11.3) ou nodular (Figura 4.11.4). Também há possibilidade de que ela seja necrosante ou não necrosante. Em geral, esclerite necrosante é extremamente dolorosa e contém áreas avascularizadas na esclera. Essas áreas podem resultar em adelgaçamento escleral, capaz de avançar para formação de estafiloma e exposição da úvea descoberta (Figura 4.11.5). Um sistema de graduação simples descrito na literatura ajuda a padronizar a avaliação dos pacientes com esclerite (Figura 4.11.6).[4]

Escleromalácia perfurante é um tipo raríssimo de esclerite necrosante indolor que, nos casos típicos, afeta mulheres com história de artrite reumatoide de longa duração.

Esclerite posterior caracteriza-se por inflamação localizada atrás do equador do bulbo ocular, e seu diagnóstico pode ser difícil quando também não há esclerite anterior. Sintomas de esclerite posterior podem ser dor, turvação da visão e fotofobia, embora pacientes possam ser inteiramente assintomáticos. Alguns indivíduos com esclerite posterior desenvolvem proptose, superficialização da câmara anterior, descolamentos de retina exsudativos, descolamento da coroide, edema do disco óptico e anormalidades coriorretinianas (Figuras 4.11.7A e 4.11.8A). Anormalidades coriorretinianas podem ser exsudatos e hemorragias abaixo da retina, além de aspecto pontilhado do epitélio pigmentado da retina dos pacientes com doença de longa duração.

A inflamação da esclera pode ocasionar lesão estrutural do olho e resultar em transparência e adelgaçamento esclerais (ver Figura 4.11.5). De acordo com um estudo, complicações oculares foram detectadas em cerca de 45% dos casos e incluíam uveíte anterior (26%), déficit visual (16%), ceratite periférica (13%) e hipertensão ocular (14%).[1] Déficit visual é uma complicação

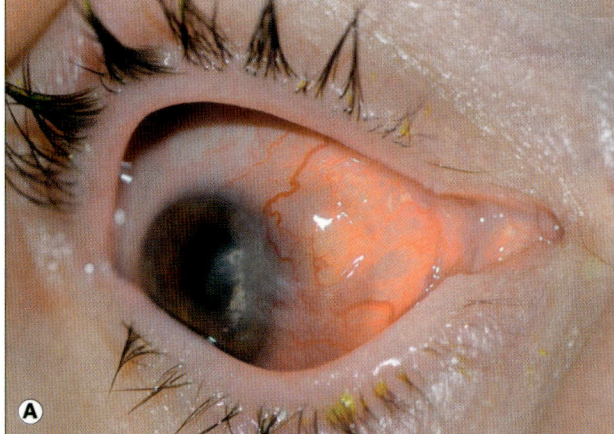
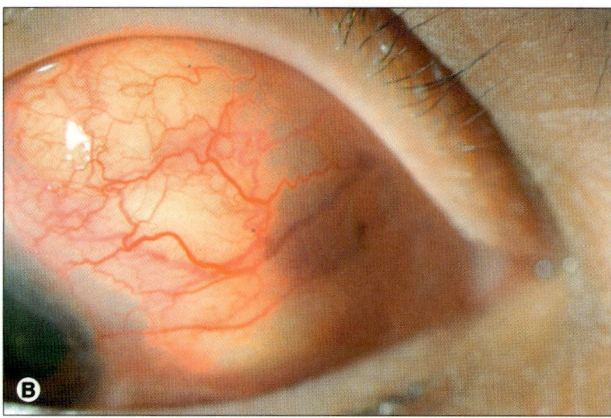
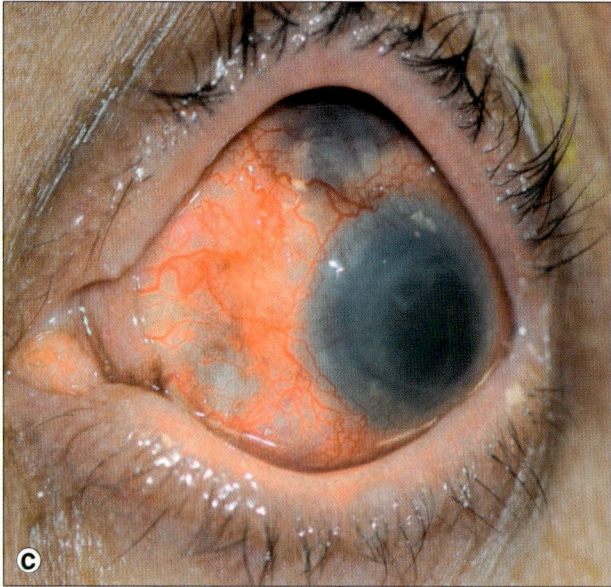

Figura 4.11.1 **A e B.** Esclerite associada à tuberculose. Observe os nódulos necróticos amarelados em dois pacientes com esclerite micobacteriana. Ambos tiveram perfuração espontânea e precisaram fazer enucleação, apesar do tratamento para tuberculose com quatro fármacos combinado com o uso de imunomodulador. **C.** Mulher de 72 anos com escleroceratite necrosante por *Acanthamoeba*. Note congestão difusa profunda, uma área de adelgaçamento escleral profundo na parte superior e esclerite nodular necrosante ativa na parte nasal.

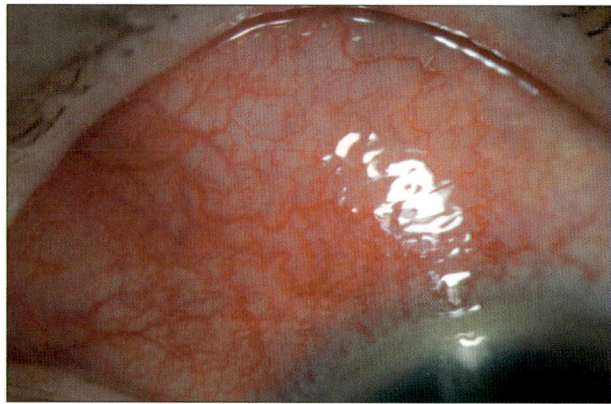

Figura 4.11.2 Esclerite com tonalidade violácea causada por inflamação profunda. Os vasos sanguíneos não "clarearam" após a aplicação de fenilefrina tópica.

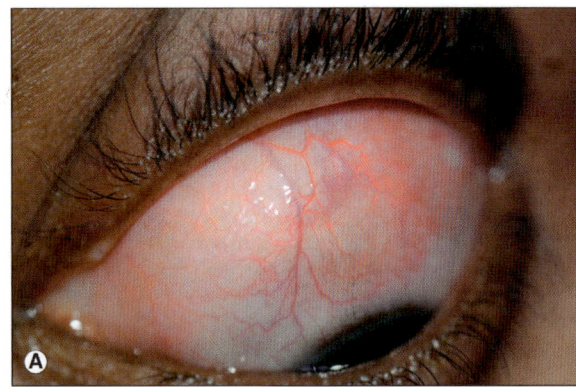
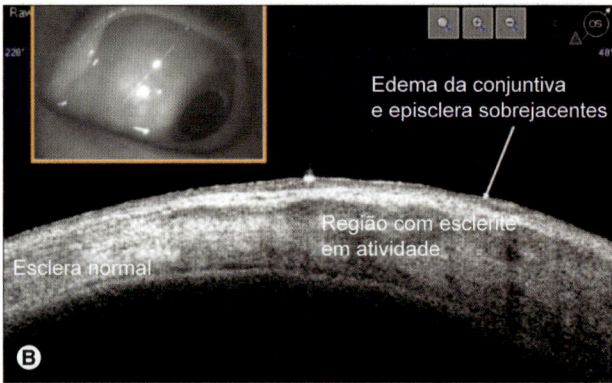

Figura 4.11.3 A. Esclerite difusa em um paciente com artrite reumatoide. **B.** Imagem de tomografia de coerência óptica do segmento anterior mostrando espessamento escleral difuso com contornos bulbares normais na área afetada, em comparação com a esclera normal adjacente.

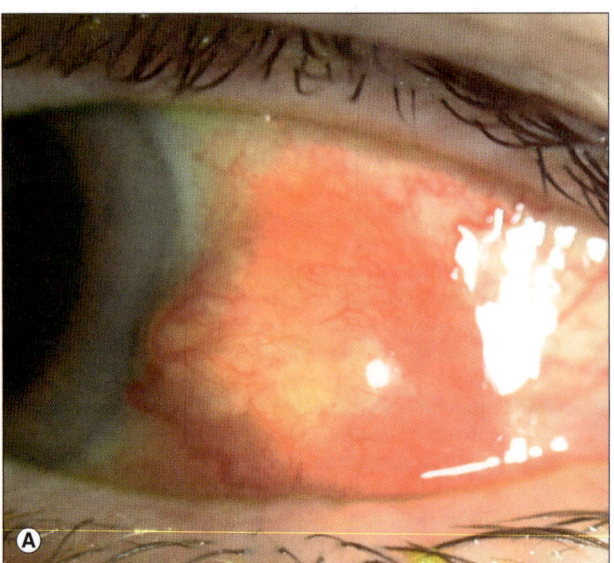
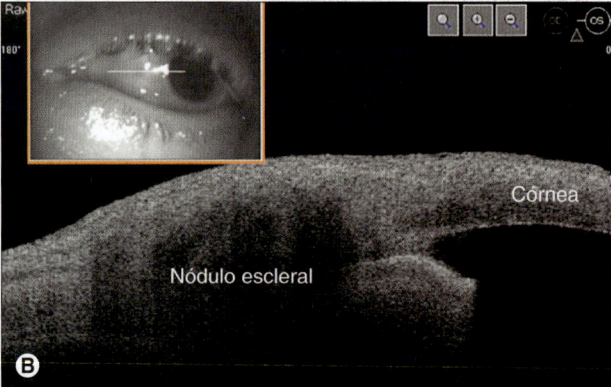

Figura 4.11.4 Nódulo escleral volumoso de etiologia indefinida. A. Observe a área amarelada, provavelmente representando necrose da esclera. **B.** Imagem representativa de tomografia de coerência óptica do segmento anterior também demonstrando a esclera muito espessada e desorganizada, com uma zona central de inflamação ativa e possível atividade necrótica.

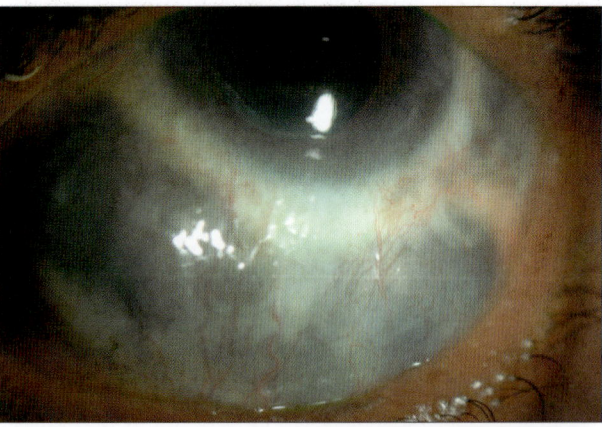

Figura 4.11.5 Esclerite necrosante inativa com artrite reumatoide crônica. O paciente teve episódios de inflamação acentuada, mas a doença estava inativa em consequência do tratamento imunossupressor crônico.

associada mais comumente aos tipos necrosante e posterior de esclerite, embora a visão também possa ser reduzida em consequência de edema macular cistoide associado a qualquer tipo de esclerite. Graus significativos de astigmatismo secundário exigem a realização de retinoscopia em todos os pacientes com esclerite anterior e déficit visual.

Esclerite adjacente à córnea pode estar associada à ceratite focal ou difusa. É possível a ceratite focal formar um infiltrado anular no limbo, sem a zona clara periférica observada com infiltrados marginais estafilocócicos (Figura 4.11.9). A escleroceratite também pode causar depósitos cristalinos, que têm aspecto de fio de açúcar caramelizado ou algodão-doce na córnea profunda (Figura 4.11.10). Essa variante é conhecida como *ceratite esclerosante*.[5]

Alguns fatores elevam a pressão intraocular (PIO). Células inflamatórias podem obstruir vasos sanguíneos emissários da esclera, resultando no aumento da pressão venosa escleral e, consequentemente, no da PIO. Há possibilidade de o derrame no corpo ciliar fechar o ângulo à medida que o diafragma iridocristaliniano roda em direção anterior. Uveíte coexistente pode causar glaucoma quando a rede trabecular é bloqueada por células inflamatórias e fragmentos residuais. É possível que a aplicação de corticoides cause elevação secundária da PIO.

Diagnóstico diferencial

Em geral, é possível diferenciar conjuntivite de esclerite quando o paciente apresenta secreção ocular e inflamação superficial e não se queixa de desconforto intenso nem de dor. Em alguns casos, episclerite chega a ser confundida com esclerite, embora essas duas condições possam ser tipicamente diferenciadas com base na história e no exame clínico.

O eritema ciliar (congestão) que acompanha irite aguda pode ser confundido com esclerite. Contudo, ele geralmente se limita à área adjacente ao limbo, e a irite parece ser a anormalidade predominante.

Pacientes com esclerite podem ter massas sub-retinianas aparentemente sólidas semelhantes a melanomas (Figura 4.11.11).[6,7]

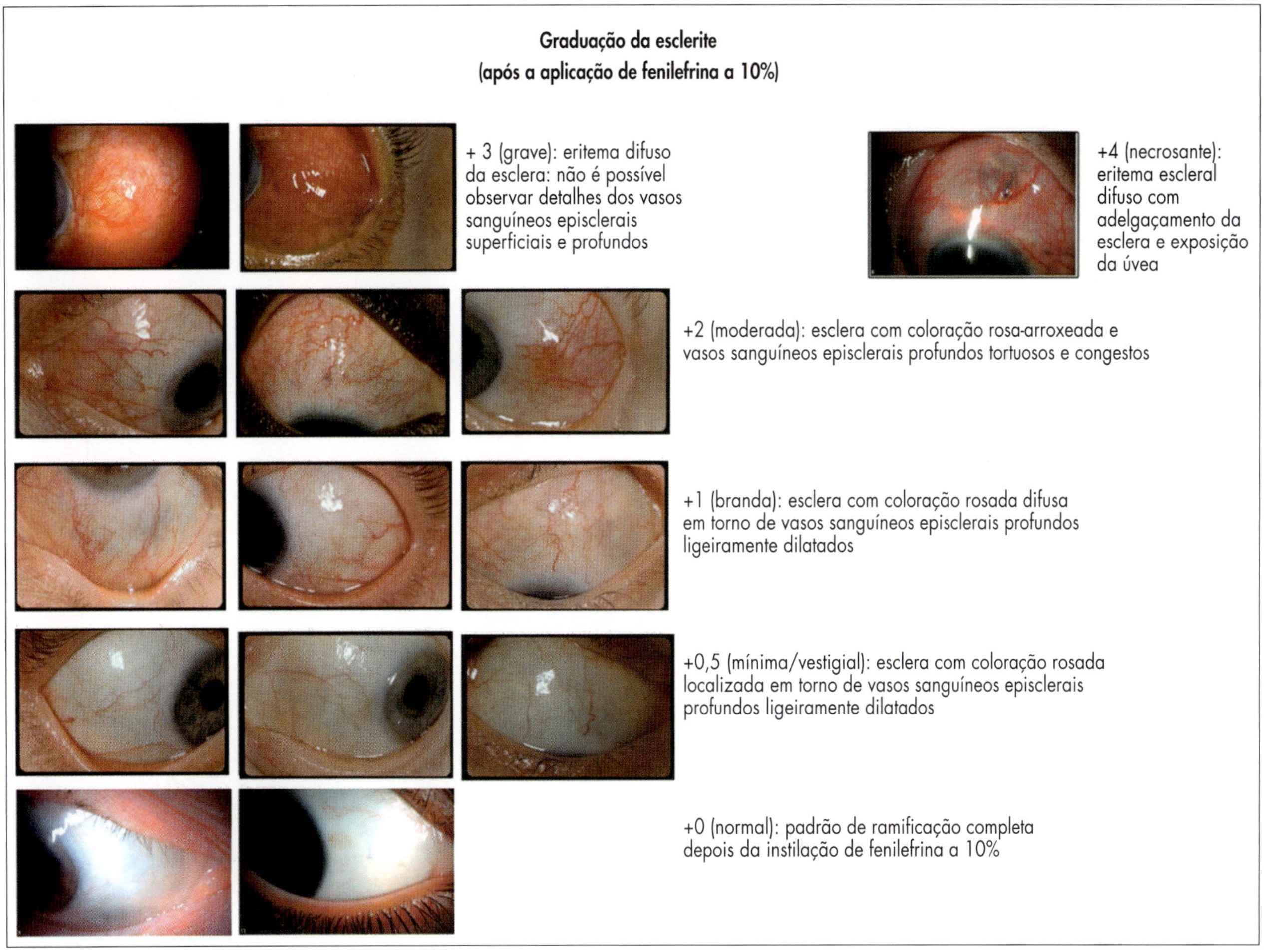

Figura 4.11.6 Sistema de graduação padronizado para esclerite. (Reproduzida de Sem HN, Sangave AA, Goldstein DA et al. A standardized grading system for scleritis. Ophthalmology 2011;118:768-71.)

Nesses casos, a tomografia computadorizada (TC) pode ajudar a confirmar o diagnóstico de esclerite quando demonstra uma massa realçada por contraste com a mesma densidade homogênea da esclera. Em geral, ultrassonografia em modo A demonstra refletividade interna alta nos casos de esclerite (em contraste com refletividade interna baixa associada ao melanoma), enquanto imagens em modo B podem evidenciar espessamento da esclera.

Diagnóstico e exames complementares

O diagnóstico de esclerite anterior é clínico. É importante examinar o paciente com luzes acesas. O examinador deve levantar a pálpebra e observar atentamente os olhos a alguma distância, porque a esclerite pode passar despercebida quando o exame é feito apenas sob lâmpada de fenda na sala escura.

O diagnóstico de esclerite posterior pode ser difícil. É possível que a angiografia com fluoresceína seja útil, porque é capaz de demonstrar típicas manchas de extravasamento sub-retiniano, que coalescem à medida que o exame avança (Figura 4.11.8B). Apenas a síndrome de Vogt-Koyanagi-Harada tem padrão semelhante na angiografia com fluoresceína.[8]

A ultrassonografia em modo B é um exame muito útil ao diagnóstico de esclerite posterior. Sinal do T (líquido acumulado na cápsula de Tenon) é altamente característico de esclerite posterior, embora nem sempre esteja presente (Figura 4.11.7C). Nas imagens em modo B, costuma ser possível demonstrar espessamento da esclera posterior.[9] TC da órbita com contraste pode demonstrar o chamado "sinal do anel" com realce da esclera, que sugere esclerite posterior. A ressonância magnética não se mostrou mais útil que a TC e pode ser menos esclarecedora,[10] embora evite riscos de radiação associada à TC. Biomicroscopia ultrassonográfica e tomografia de coerência óptica do segmento anterior podem ajudar a determinar a gravidade e a extensão da doença (ver Figuras 4.11.3B e 4.11.4B).[11]

A investigação diagnóstica dos pacientes com esclerite inclui uma avaliação para vasculite sistêmica, doenças do tecido conectivo e infecções. A maior parte dessas informações pode ser obtida com base na história clínica detalhada. Exames laboratoriais potencialmente úteis são velocidade de hemossedimentação (VHS), fator reumatoide, anticorpo antipeptídio citrulinado, anticorpos anticitoplasmáticos de neutrófilos (C-ANCA e P-ANCA), antiproteinase 3, anticorpos antimieloperoxidase (anti-PR3 e anti-MPO) e anticorpo antinuclear. Uma revisão dos sistemas e uma história familiar relevante podem levar o médico a solicitar pesquisa de antígeno leucocitário B27 ou sorologia para doença intestinal inflamatória. Testes sorológicos específicos para sífilis (inclusive teste de absorção de anticorpo treponêmico fluorescente, teste de micro-hemaglutinação para *Treponema pallidum*, imunoensaios enzimáticos para imunoglobulina G da sífilis) devem ser solicitados a todos os pacientes com inflamação ocular. Hemograma completo e exame parcial da urina podem ser considerados. É possível obter radiografias de tórax para buscar evidências de tuberculose, sarcoidose ou GPA. Testes para ANCA, anti-PR3 e anti-MPO frequentemente são positivos nos pacientes com GPA, poliarterite microscópica e outras vasculites semelhantes.[12] Existem dois padrões diferentes de coloração por imunofluorescência. ANCA clássico (C-ANCA) e anti-PR3 são mais específicos de GPA e outras vasculites diretamente relacionadas. A positividade desse teste pode depender, em parte, da atividade da doença; em alguns casos, o teste torna-se negativo com tratamento ou quando há redução da atividade da doença.[13]

Doenças sistêmicas associadas

Cerca de 35 a 50% dos pacientes com esclerite são acometidos com doença sistêmica coexistente.[1,14] Artrite reumatoide é a doença associada mais comumente,[15] e a esclerite pode ser

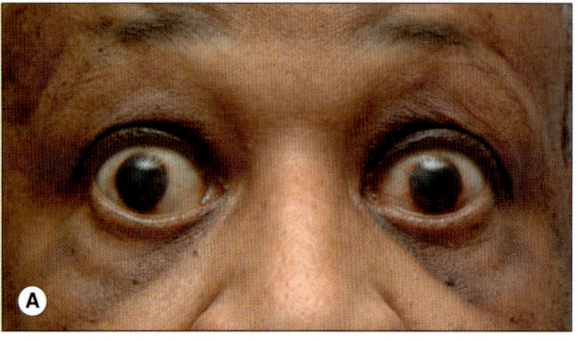
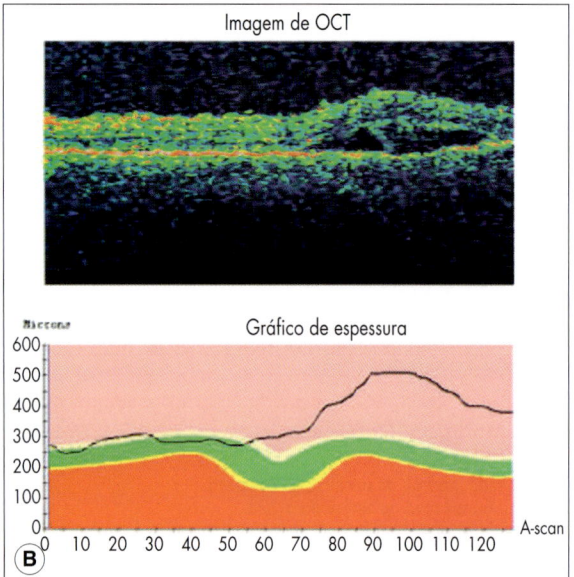
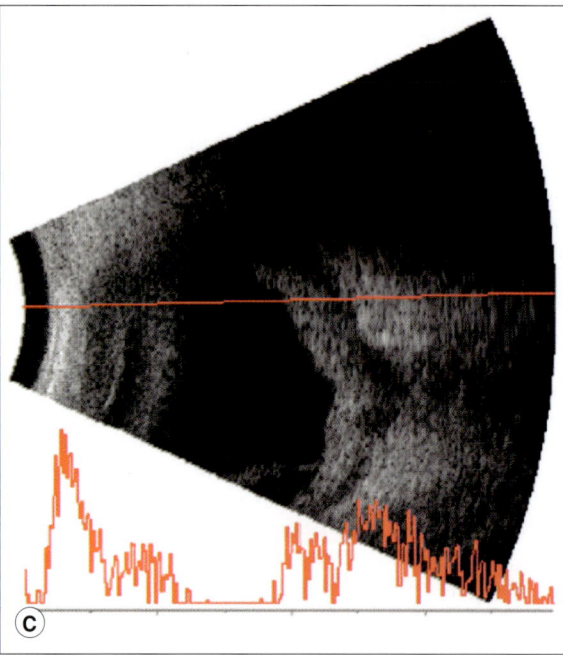

Figura 4.11.7 A. Homem de 72 anos com esclerite posterior bilateral. Observe proptose bilateral. **B.** Imagem de tomografia de coerência óptica demonstrando líquido abaixo da retina. **C.** Ultrassonografia em modo B mostrando sinal do T e espessamento acentuado da coroide. O sinal do T parece ser atribuível à acumulação de líquido na cápsula de Tenon e é muito típico de esclerite posterior, embora nem sempre seja detectável.

a primeira manifestação clínica, antes mesmo da doença articular.[16] Outras doenças do tecido conectivo com possibilidade de causar esclerite são GPA, poliarterite nodosa, lúpus eritematoso sistêmico e policondrite recidivante (Figura 4.11.12).

Artrite psoriática e espondilite anquilosante, embora costumem evoluir com irite aguda, algumas vezes podem causar

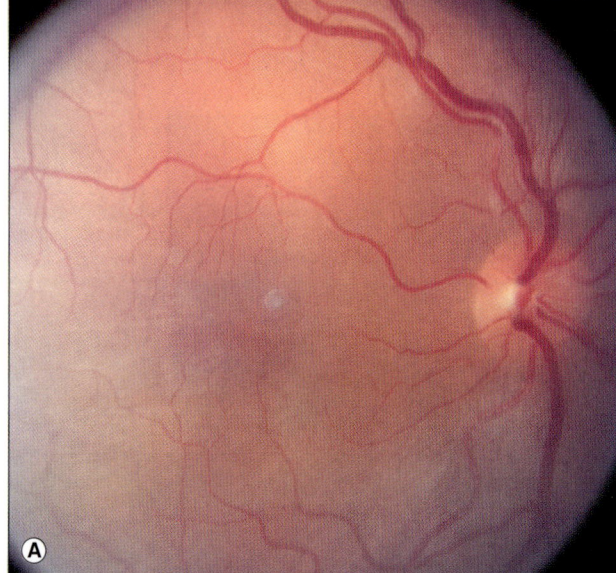
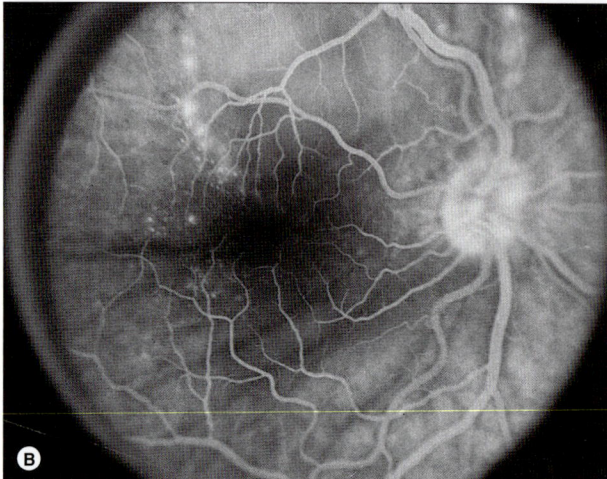

Figura 4.11.8 Angiografia com fluoresceína. A. Retinografia demonstrando descolamento de retina exsudativo e dobras coroidais na esclerite posterior. **B.** O mesmo olho tinha dobras coroidais e áreas de extravasamento sub-retiniano, que aumentavam de intensidade nas fases tardias da angiografia. Apenas síndrome de Vogt-Koyanagi-Harada e a esclerite posterior causam esse padrão de extravasamento sub-retiniano, embora muitos pacientes com esclerite posterior não o apresentem.

esclerite.[15] Pacientes com doença intestinal inflamatória, especialmente doença de Crohn, podem ter esclerite associada. Estudos detectaram esclerite em 18% dos pacientes com doença intestinal inflamatória, que pode corresponder à atividade da doença gastrintestinal (GI), bem como à artrite de grandes articulações periféricas coexistente.[17] Pioderma gangrenoso e síndrome de Cogan podem levar à esclerite.[18] Sarcoidose causa esclerite granulomatosa em alguns casos.

Doenças infecciosas como tuberculose, acantamebíase, sífilis e hanseníase são capazes de causar esclerite nodular granulomatosa (ver Figura 4.11.1A). É possível que infecções por herpes-zóster e herpes simples ocasionem esclerite (Figura 4.11.13). Nesse caso, ela geralmente ocorre na fase de recuperação tardia da doença, e não durante a infecção aguda.[14]

A esclerite necrosante pode ser desencadeada por procedimentos cirúrgicos oculares (Figura 4.11.14); essa complicação foi descrita semanas a meses depois de cirurgia de catarata, ceratoplastia penetrante, cirurgia da musculatura extraocular, correção de glaucoma e cirurgia para pterígio.[19-21] Em alguns desses pacientes era evidente a doença do tecido conectivo subjacente, mas outros não tinham fatores desencadeantes detectáveis. Causas infecciosas devem ser investigadas em todos os casos de esclerite pós-operatória.

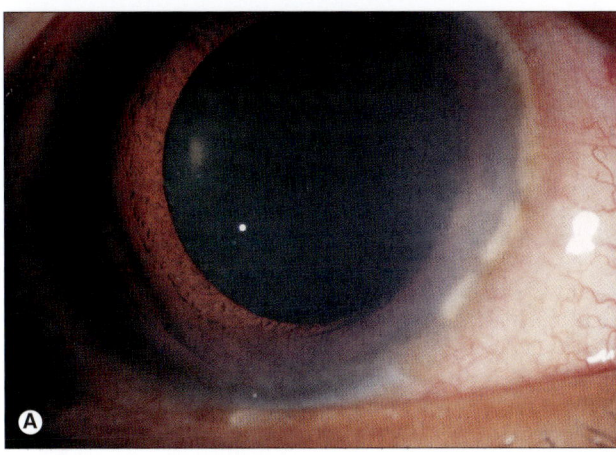
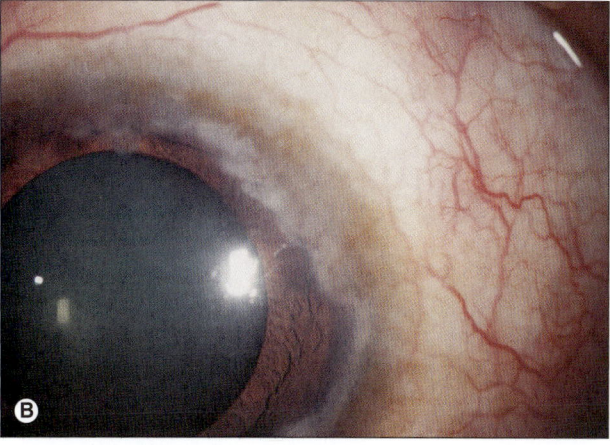

Figura 4.11.9 Úlcera de córnea circunferencial em um paciente com artrite reumatoide e esclerite. A. Observe os infiltrados branco-cremosos na córnea, sugestivos de inflamação em atividade, e a inexistência de um espaço translúcido entre o limbo e a úlcera. **B.** Outro olho do mesmo paciente. Note a retração fibrótica e a neovascularização originada de uma úlcera circunferencial ativa no passado.

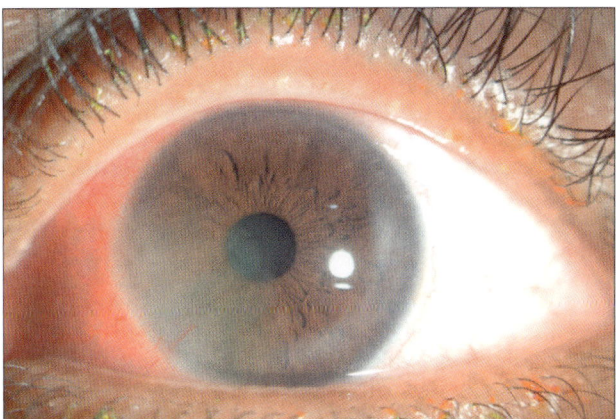

Figura 4.11.10 Esclerite difusa ativa no ângulo nasal. Observe, no paciente, a ceratite esclerosante ativa no ângulo nasal e alterações atribuídas à ceratite esclerosante no ângulo temporal. A esclerite temporal havia regredido por completo.

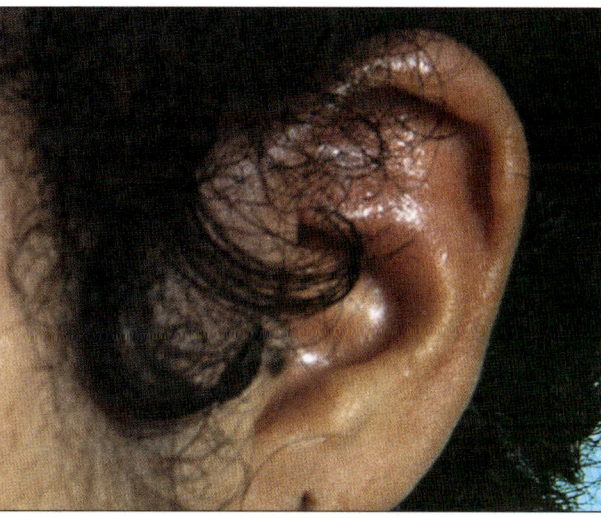

Figura 4.11.12 Paciente com policondrite recidivante. Observe a inflamação da metade superior do pavilhão auricular.

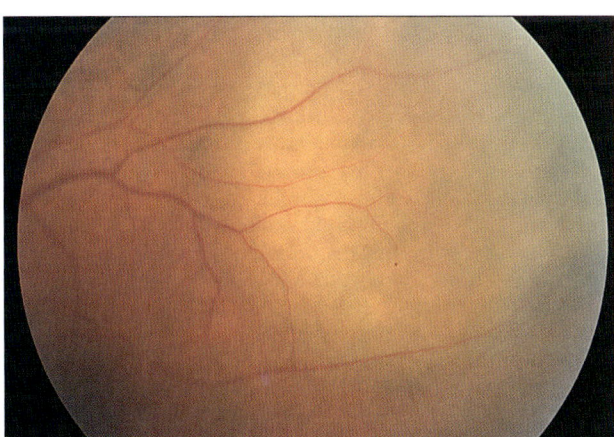

Figura 4.11.11 Massa sub-retiniana semelhante a um melanoma amelanótico deste paciente com esclerite. No caso, a massa desapareceu depois do tratamento com ciclofosfamida.

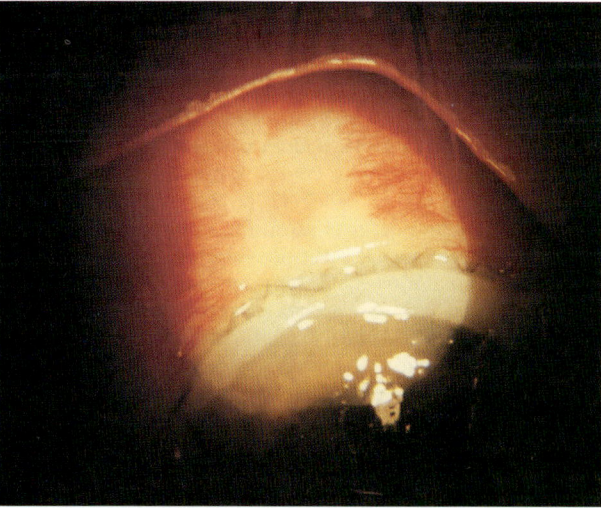

Figura 4.11.13 Esclerite anterior necrosante secundária à infecção por herpes-zóster. Este paciente fez extração de catarata extracapsular 2 semanas antes, que desencadeou herpes-zóster oftálmico.

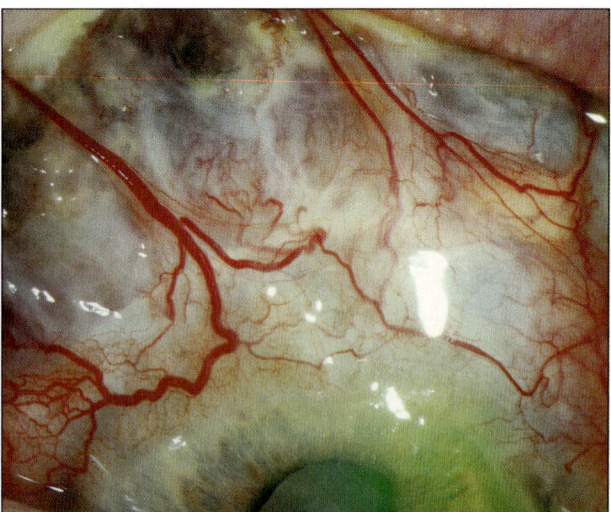

Figura 4.11.14 Esclerite necrosante secundária à cirurgia de trabeculectomia. Observe, nesta paciente de 75 anos, os vasos conjuntivais dilatados, que são detectados frequentemente depois de esclerite grave.

Patologia

A biopsia de esclera deve ser realizada apenas em situações excepcionais. O cirurgião deve estar preparado para aplicar um enxerto escleral ou usar algum outro tecido (p. ex., periósteo) a fim de substituir a esclera retirada para biopsia, porque o adelgaçamento grave da esclera pode resultar em exposição inesperada do conteúdo intraocular.

É possível que o exame histopatológico detecte um dos quatro padrões inflamatórios descritos a seguir, que podem correlacionar-se com a etiologia da doença:[22,23] granulomatoso necrosante zonal; não necrosante difuso; necrosante com microabscessos; e granulomatoso não difuso e não zonal. Complexos antígeno-anticorpo causam inflamação granulomatosa necrosante zonal, que está associada mais comumente a alguma doença sistêmica.[22,23] Linfócitos e plasmócitos acumulam-se nas áreas de inflamação não necrosante difusa, a qual costuma ser idiopática.[22,23] Inflamação necrosante com microabscessos está associada à esclerite infecciosa.

Tratamento

Tratamento clínico

A maioria dos pacientes com esclerite em atividade precisa de cuidados médicos, os quais, segundo alguns especialistas, devem ser mantidos até o eritema ocular desaparecer por completo. Entretanto, quando não há dor nem evidências de qualquer lesão ocular, os efeitos colaterais do tratamento podem suplantar seus benefícios. Alguns pacientes apenas com eritema suave, nenhum sinal de uveíte ou ceratite secundária em atividade e nenhum problema visual podem não precisar ser tratados, mas devem ser monitorados cuidadosamente.

AINH tópicos podem beneficiar de algum modo pacientes com episclerite branda, mas são inúteis quando há esclerite confirmada. A maioria dos corticoides tópicos não tem qualquer efeito anti-inflamatório benéfico marcante nos casos de esclerite comprovada, embora possam ser capazes de controlar uveíte secundária. Estudos demonstraram que diflupredrato (um corticoide tópico mais moderno) conseguiu penetrar na esclera de coelhos e pode ser um agente terapêutico útil nos casos de esclerite, mas ainda não existem dados clínicos quanto à sua utilização para tratar esclerite humana.[24]

AINH orais devem ser considerados como primeira opção de tratamento para pacientes com esclerite branda a moderadamente grave. Estudos demonstraram que esses fármacos são eficazes no tratamento de esclerite difusa e esclerite nodular branda.[25] Indometacina (50 mg, 3 vezes/dia, ou 75 mg, 2 vezes/dia com a preparação de liberação prolongada) pode ser muito eficaz. Outros AINH aparentemente úteis são piroxicam e naproxeno. Ibuprofeno, diclofenaco, tolmetina, sulindaco e outros fármacos desse grupo também podem ser eficazes.

Todos os AINH sistêmicos podem causar efeitos colaterais significativos. É possível que o tratamento prolongado ocasione reações alérgicas, distúrbios digestivos e lesão renal. Inibidores específicos e inespecíficos de ciclo-oxigenase 2 (COX-2) foram associados a risco aumentado de complicações cardíacas. Esses fármacos devem ser evitados por pacientes com fatores de risco cardíaco expressivos, especialmente aqueles com história de infarto do miocárdio, acidente vascular encefálico ou arritmias cardíacas recentes.[26] Pacientes tratados com AINH podem necessitar de outros fármacos para evitar ou tratar efeitos colaterais digestivos. Entre as opções disponíveis estão antagonistas do receptor de histamina do tipo 2 (H_2) (p. ex., ranitidina, famotidina, cimetidina), compostos de cobertura (p. ex., sucralfato), inibidores da secreção ácida do estômago (p. ex., misoprostol, um inibidor sintético de prostaglandina E_1) e inibidores da bomba de prótons (p. ex., omeprazol). Os AINH que atuam como inibidores seletivos de COX-2 podem causar menos efeitos colaterais digestivos, mas parece que sua ação anti-inflamatória é menos potente.

Corticoides sistêmicos são usados com frequência no tratamento inicial dos pacientes com esclerite moderada a grave. A dose inicial habitual é de 1 mg/kg/dia de prednisona, mas, nos casos graves, pode chegar a 1,5 mg/kg/dia ou ser necessária a administração de pulsos de corticoide intravenoso. Em seguida, a dose de prednisona é reduzida progressivamente até o mínimo tolerável. Muitos pacientes precisam ser tratados por 6 meses a 1 ano, ou mais. Indivíduos que necessitam de tratamento por mais de 3 meses ou doses diárias de 5 mg de prednisona por períodos longos devem ser considerados candidatos a usar fármacos que possibilitem reduzir a dose do corticoide. Em alguns casos, pacientes que tomam toda a dose de prednisona oral pela manhã sentem dor à noite. Quando a dose total é fracionada e administrada em duas partes iguais durante o dia, essa dor noturna pode ser atenuada sem necessidade de aumentar a dose total.

Pulsos de metilprednisolona intravenosa (dose de 0,5 a 1,0 g) podem ser necessários para tratar alguns pacientes com esclerite grave. É possível administrar essa dose alta 1 vez/dia durante 3 dias, ou em dias alternados até completar três doses e, em seguida, reduzida à frequência de 1 vez/semana. Prednisona oral é necessária frequentemente para suplementar esses pulsos.[27]

Todos os corticoides sistêmicos podem causar supressão suprarrenal, aumento do peso, alterações de humor, elevações da pressão arterial e glicemia, osteoporose e necrose asséptica da cabeça do fêmur. Todos os pacientes tratados com prednisona oral por mais de 1 ano, mesmo que usem posologia de dias alternados, devem fazer avaliação da densidade óssea (densitometria).

A injeção subconjuntival foi sugerida como técnica de administração de corticoides aos pacientes com esclerite anterior não necrosante.[28] Nos casos típicos, ela é limitada ao tratamento adjuvante dos pacientes com esclerite não necrosante localizada, sabendo-se que existe no mínimo um risco teórico de adelgaçamento e perfuração da esclera.

Um tratamento imunossupressor ou imunomodulador pode ser necessário aos pacientes com esclerite resistente às outras modalidades terapêuticas ou que não toleram prednisona ou necessitam de tratamento prolongado (ver Figura 4.11.5). Nos pacientes com artrite reumatoide grave e GPA, tratamento com imunossupressores reduz a morbimortalidade.[29] Alguns indivíduos com esclerite necrosante necessitam de tratamento imunossupressor para conservar sua visão. Existem evidências de que imunossupressores bem controlados tenham menos efeitos tóxicos em longo prazo que prednisona em doses altas ou moderadas.[30] Qualquer tratamento imunossupressor para esclerite é *off-label* (uso não aprovado para essa indicação).

Estudos demonstraram que metotrexato oral ou subcutâneo (de 7,5 a 25 mg/semana) foi eficaz para reduzir ou evitar a necessidade de corticoide sistêmico.[31] Azatioprina na dose de 1,5 a 2,0 mg/kg/dia também pode reduzir ou evitar a necessidade de usar corticoides.[25,30] Entretanto, é possível que esses dois imunossupressores ocasionem efeitos tóxicos hepáticos e hematológicos. Micofenolato de mofetila (um antimetabólito) pode ter menos efeitos tóxicos e maior eficácia.[32]

A ciclosporina atua em parte interferindo com as ações da interleucina-2 e é usada com algum sucesso para tratar a esclerite.[30] Na dose de 10 mg/kg/dia, esse fármaco é nefrotóxico e, por essa razão, quase sempre utilizado em doses mais baixas (p. ex., dose inicial de 5 mg/kg/dia ou de manutenção de 3 mg/kg/dia). Contudo, com essas dosagens, pode não ser possível interromper o uso de corticoides. Por isso, a ciclosporina é usada como adjuvante para possibilitar que o paciente tome doses mais baixas de corticoides ou é combinada com outros fármacos (p. ex., um antimetabólito).[33,34] Hipertensão sistêmica, insuficiência renal, hirsutismo e hiperplasia gengival podem ser efeitos colaterais da ciclosporina. O tacrolimo (FK-506) tem estrutura diferente da ciclosporina, mas com ações intracelulares semelhantes, e está disponível em preparação de pomada para uso tópico; de acordo com alguns estudos, esse fármaco foi eficaz no tratamento de pequeno número de pacientes com esclerite.[35]

Agentes biológicos mostraram-se especialmente eficazes no tratamento da esclerite. Nos casos típicos, inibidores do fator de necrose tumoral (p. ex., infliximabe, adalimumabe, etanercepte, certolizumabe e golimumabe) têm ação rápida no controle da inflamação. Como tratamento de uveíte e esclerite, a maioria dos dados disponíveis refere-se ao uso de infliximabe e adalimumabe. Embora este último fármaco tenha sido aprovado recentemente pela *Food and Drug Administration* (FDA) americana para tratar casos não infecciosos de uveíte intermediária ou posterior, ou panuveíte dos adultos, seu uso nos pacientes com esclerite ainda é *off-label*. Além disso, um estudo demonstrou que rituximabe teve eficácia excelente no tratamento dos casos resistentes de esclerite.[36] Em geral, esses fármacos são prescritos e monitorados em colaboração com um reumatologista.

Agentes alquilantes como clorambucila e ciclofosfamida podem ser eficazes e geralmente possibilitam a redução progressiva da dose ou interrupção definitiva do tratamento com prednisona.[37,38] Em alguns casos, um ciclo de tratamento com clorambucila por 3 a 6 meses com redução da leucometria total a um número entre 2.400 e 3.500 células causa remissão prolongada da doença inflamatória ocular.[37,38] Agentes alquilantes podem ter efeitos tóxicos hematológicos, e as contagens de células sanguíneas devem ser monitoradas frequentemente. Ciclofosfamida acarreta risco adicional de cistite hemorrágica, razão pela qual é fundamental assegurar uma hidratação adequada. Esse fármaco tem ação mais rápida (em geral, alguns dias ou 1 semana) em comparação com o clorambucila. Pulsos intravenosos de ciclofosfamida são administrados aos pacientes com doença grave potencialmente fatal ou com risco de perder a visão. Uma vez que o tratamento com agentes alquilantes pode aumentar o risco de câncer e esterilidade, deve-se pedir ao paciente que assine um formulário de consentimento informado com detalhes antes de iniciar o tratamento. Esses fármacos podem levar à insuficiência gonadal prematura em homens e mulheres, além de serem teratogênicos, razões pelas quais os pacientes devem ser cuidadosamente instruídos.

Tratamento cirúrgico
Procedimentos cirúrgicos para tratar a esclerite podem ser realizados quando há perfuração ou adelgaçamento extensivo da esclera com risco significativo de ruptura. Entretanto, a maioria dos pacientes com esclera fina e até mesmo formação de estafiloma não necessita de reforço estrutural. Quando se chega à decisão de reforçar a esclera, os materiais disponíveis são esclera doada a fresco ou preservada, periósteo ou fáscia lata. A esclera doada é relativamente fácil de usar, mas, depois de vários meses, pode começar a dissolver-se, como também ocorreu com os tecidos originalmente inflamados. Periósteo autólogo pode ser retirado da crista tibial e considerado uma opção mais eficaz, porque é menos propenso a necrosar quando comparado com a esclera doada.[39]

Muitos pacientes com esclerite desenvolvem cataratas. Nesses casos, a cirurgia de catarata pode ser realizada apenas quando a esclerite estiver em remissão há 3 meses no mínimo. O médico deve ficar atento para detectar recrudescência da inflamação escleral depois da cirurgia.

Evolução e prognóstico

A maioria dos pacientes com esclerite branda ou moderada conserva a visão excelente. O intervalo durante o qual a esclerite está em atividade varia caso a caso. Na minoria deles, a doença mantém-se em atividade por meses e, em seguida, entra em remissão prolongada. Em outros pacientes, ela fica ativa por vários anos. Em alguns casos, a doença parece passar de um olho para outro ou de uma área da esclera para outra.

Esclerite necrosante tem prognóstico mais desfavorável que o tipo não necrosante. Pacientes com esclerite necrosante têm incidência alta de cegueira e mortalidade de 21% em 8 anos.[14,40] Contudo, o tratamento imunossupressor pode reduzir esses riscos.

BIBLIOGRAFIA

Calthorpe CM, Watson PG, McCarthy ACE. Posterior scleritis: a clinical and histological survey. Eye 1988;2:267–77.
Foster CS, Sainz de la Maza M. The sclera. New York: Springer-Verlag; 1994.
Lin P, Bhullar S, Tessler HH, et al. Immunologic markers as potential predictors of systemic autoimmune disease in patients with idiopathic scleritis. Am J Ophthalmol 2008;145:463–71.
O'Donoghue E, Lightman S, Tuft S, et al. Surgically induced necrotizing scleritis (SINS): precipitating factors and response to treatment. Br J Ophthalmol 1992;76:17–21.
Rao NA, Marak GE, Hidayat AA. Necrotizing scleritis: a clinicopathologic study of 41 cases. Ophthalmology 1985;92:1542–9.
Riono W, Hidayat A, Rao N. Scleritis. Ophthalmology 1999;106:1328–33.
Sainz de la Maza M, Foster CS, Jabbur NS. Scleritis associated with systemic vasculitic disease. Ophthalmology 1995;102:687–92.
Sainz de la Maza M, Molina N, Gonzalez-Gonzalez LA, et al. Clinical characteristics of a large cohort of patients of scleritis and episcleritis. Ophthalmology 2012;119:43–50.
Sainz de la Maza M, Molina N, Gonzalez-Gonzalez LA, et al. Scleritis therapy. Ophthalmology 2012;119:51–8.
Sen HN, Sangave AA, Goldstein DA, et al. A standardized grading system for scleritis. Ophthalmology 2011;118:768–71.
Tu EY, Culbertson WW, Pflugfelder SC, et al. Therapy of nonnecrotizing anterior scleritis with subconjunctival corticosteroid injection. Ophthalmology 1995;102:718–24.
Watson PG, Hayreh SS. Scleritis and episcleritis. Br J Ophthalmol 1976;60:163–91.
Watson PG, Hazleman BL. The sclera and systemic disorders. Philadelphia: WB Saunders; 1976.

As referências completas estão disponíveis no **GEN-io**.

PARTE 4 DOENÇAS DA CÓRNEA E DA SUPERFÍCIE OCULAR

SEÇÃO 6 Doenças da Córnea

Ceratite Bacteriana

Jeremy D. Keenan, Stephen D. McLeod

4.12

Definição: Úlcera de córnea causada por microrganismos bacterianos.

Características principais
- Infiltração celular do epitélio ou estroma da córnea, associado a inflamação e necrose.

Características associadas
- Edema de pálpebra
- Inflamação conjuntival
- Secreção
- Reação de câmara anterior
- Hipópio.

INTRODUÇÃO

A ceratite infecciosa é uma das principais causas de cegueira no mundo. Como, na maioria dos casos, essas infecções representam doenças oftalmológicas preveníveis ou tratáveis, é essencial, para os profissionais ligados à área oftalmológica e especialistas em saúde pública, um conhecimento profundo sobre epidemiologia, diagnóstico e tratamento das várias formas de ceratite infecciosa.

EPIDEMIOLOGIA E PATOGENIA

A incidência estimada de ceratite ulcerativa nos EUA é de 28 em 100 mil pessoas/ano, com uma incidência maior entre usuários de lentes de contato (130 por 100 mil pessoas/ano).[1] A incidência de ceratite infecciosa em países em desenvolvimento é ainda maior, apresentando taxas estimadas entre 100 e 800 por 100 mil pessoas/ano.[2] Dadas as potenciais complicações da cegueira bacteriana grave, essas infecções são consideradas um significante problema de saúde pública.[3] Uma série de organismos bacterianos pode causar ceratite infecciosa. A incidência de infecção por organismos específicos varia de acordo com cada região. Os profissionais devem estar cientes da epidemiologia local de infecção da córnea. Enquanto as espécies estafilocócicas são mais comumente observadas no Canadá e no Leste e Nordeste dos EUA, a infecção por *Pseudomonas* é mais comum no Sul dos EUA. *Streptococcus pneumoniae* já foi o patógeno mais comumente isolado das úlceras bacterianas da córnea, mas com o aumento do número de usuários de lentes de contato e das ceratites infecciosas relacionadas a elas, a incidência relativa de infecções causadas por *Pseudomonas* e estafilococos aumentou. Esses dois microrganismos são responsáveis pela maioria das infecções associadas ao uso de lentes de contato, seguidas por *Serratia marcescens*. As infecções da córnea que ocorrem em pacientes com condições sistêmicas debilitantes, como etilismo, desnutrição ou diabetes, frequentemente estão associadas a *Moraxella*. Nos países desenvolvidos, a infecção da córnea por estreptococos continua sendo a mais comum, seguida por ceratite estafilocócica e *Pseudomonas*.

A superfície da córnea normalmente é bem protegida por diversos mecanismos.[4] As pálpebras e os cílios formam uma barreira externa física para materiais estranhos, e o piscar dos olhos elimina os detritos aprisionados na lágrima. Uma segunda linha de defesa é o filme lacrimal, que contém uma variedade de fatores antimicrobianos e anti-inflamatórios, como lactoferrina, lisozima, betalisina, albumina específica para lágrima e imunoglobulina A (IgA). Por fim, as células epiteliais da córnea e da conjuntiva proporcionam uma barreira através das suas junções oclusivas (*tight junctions*), expressam moléculas importantes para a imunidade inata (p. ex., receptores *toll-like*) e produzem diversos peptídios antimicrobianos.

A conjuntiva fornece proteção adicional contra infecção; contém mastócitos que, quando ativados, induzem dilatação vascular e aumento da permeabilidade vascular, o que resulta na produção de um transudato antimicrobiano. A conjuntiva também contém tecido linfoide associado à conjuntiva (CALT, do inglês *conjunctiva-associated lymphoid tissue*), composto por nódulos de linfócitos pequenos e médios responsáveis pelo processamento do antígeno local. Plasmócitos, macrófagos e uma variedade de linfócitos T também estão presentes, bem como imunoglobulina G (IgG), IgA e imunoglobulina M (IgM), que são trazidos pela vasculatura conjuntival.

O ambiente microbiano natural da superfície ocular contém bactérias sésseis e de crescimento livre. Essa população é mantida sob controle pelas características antimicrobianas do filme lacrimal e pelos produtos dos microrganismos residentes; esses produtos, chamados *bacteriocinas*, são proteínas de alto peso molecular que inibem o crescimento de patógenos, como pneumococos e bacilos *gram*-negativos.

Na maioria dos casos em que a ceratite bacteriana se desenvolve, é possível identificar pelo menos um fator de risco, que representa um comprometimento de um ou mais desses mecanismos de defesa. Nos países desenvolvidos, o uso de lentes de contato gelatinosas é o fator de risco mais importante. As lentes de contato provavelmente causam alterações fisiológicas e traumáticas na superfície ocular, além de fornecer uma plataforma para a formação de biofilme bacteriano.[5,6] Uso prolongado ou hábito de dormir com lentes de contato, além de higiene deficiente das mesmas, aumentam substancialmente o risco; infelizmente, as lentes descartáveis diárias podem não reduzir esse risco. Trauma na córnea, bem como procedimentos refrativos, como ceratomileusis *in situ* assistida por *laser* (LASIK), podem romper a barreira epitelial e permitir a invasão de microrganismos infecciosos no estroma (Figura 4.12.1).[7] Anormalidades palpebrais, como entrópio ou ectrópio, exposição da superfície da córnea ou triquíase, podem causar a desagregação do epitélio protetor da córnea. A produção deficiente de lágrimas pode levar a uma redução dos componentes antimicrobianos na lágrima, ressecamento e danos epiteliais. Problemas epiteliais, tais como ceratopatia bolhosa, toxicidade medicamentosa e infecção herpética prévia, podem permitir a adesão e a invasão microbiana. Drogas que podem ser fumadas, como cocaína e metanfetamina, têm sido associadas à ceratite microbiana, provavelmente devido um efeito tóxico direto, ceratopatia por exposição, alterações neurotróficas ou trauma mecânico (Figura 4.12.2). O comprometimento imunológico local ou sistêmico pode causar comprometimento das defesas imunológicas locais. Isso é mais comumente causado pelo uso

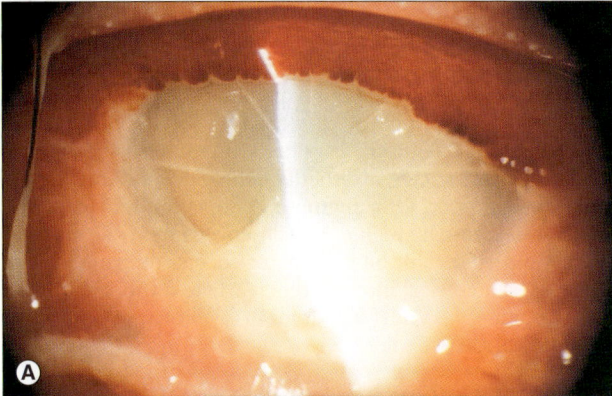

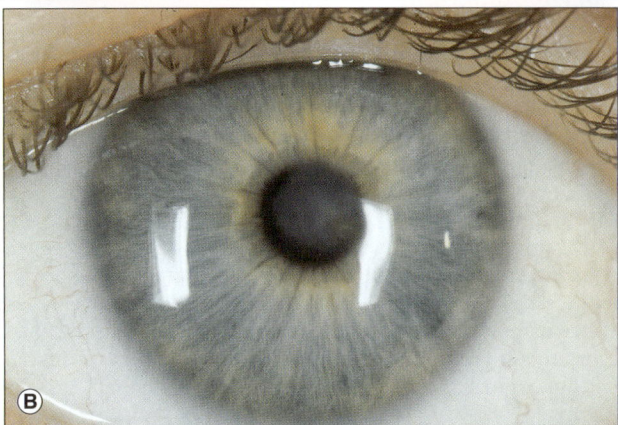

Figura 4.12.1 Ceratite. A. Ceratite grave causada por *Pseudomonas* em olho com ceratotomia radial (RK). **B.** Cicatriz na interface de um *flap* de LASIK e leito residual após ceratite por *Aspergillus*.

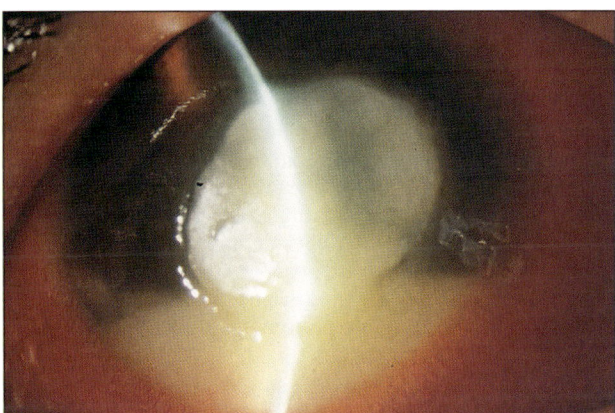

Figura 4.12.2 Defeito epitelial, infiltrado estromal e hipópio associados ao uso de cocaína crack. Espécies de *Candida*, *Streptococcus* e *Haemophilus* foram encontradas nos raspados do infiltrado.

de corticosteroides tópicos, mas a imunossupressão, as doenças malignas, a desnutrição ou as queimaduras extensas também podem causar esse efeito. Ocasionalmente, a ceratite pode ser estabelecida através do limbo corneoescleral por disseminação hematogênica.

CARACTERÍSTICAS CLÍNICAS

Os sinais e sintomas clínicos da ceratite bacteriana dependem muito da virulência do microrganismo e da duração da infecção. Outros fatores de influência incluem a condição prévia da córnea e o uso de corticosteroides. Os pacientes podem descrever diminuição da visão, dor e fotofobia. O sinal fundamental na córnea é uma infiltração localizada ou difusa do epitélio ou estroma (Figura 4.12.3). Comumente, observa-se desepitelização

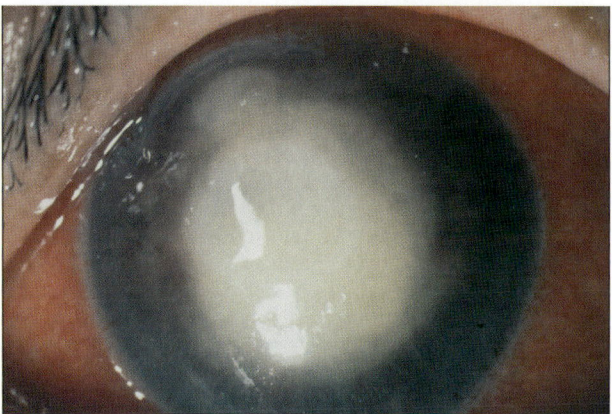

Figura 4.12.3 Infecção corneana bacteriana com úlcera necrótica central densa e infiltrado.

sobre um infiltrado estromal necrótico branco-acinzentado. Menos frequente, pode haver um abscesso estromal sob epitélio intacto. A infiltração e o edema da córnea podem parecer distantes do local primário da infecção. Ocasionalmente, a ceratite bacteriana se apresenta com infiltração epitelial predominantemente multifocal, especialmente relacionadas ao uso de lentes de contato gelatinosas.

Outras estruturas oculares geralmente demonstram inflamação associada. Em geral, há algum grau de eritema e edema na pálpebra, injeção conjuntival e quemose, lacrimejamento e secreção. Uma resposta papilar conjuntival inespecífica pode ser observada. A inflamação da câmara anterior frequentemente está presente, variando de células e *flare*, em casos mais leves, até hipópio, nos casos mais graves. O humor aquoso pode tornar-se denso e fibrinoide e placas endoteliais fibrinosas podem se desenvolver. O hipópio geralmente é estéril, a menos que esteja acompanhado por uma perfuração de espessura total da córnea.

Cocos gram-positivos

Staphylococcus

Estafilococos são cocos *gram*-positivos, que, em esfregaços com coloração, tendem a aparecer isoladamente ou em pares, embora aglomerados de microrganismos possam ser identificados. As duas espécies mais comuns que causam ceratite são *Staphylococcus aureus* e *Staphylococcus epidermidis*, sendo ambas comumente encontradas na pele, nas pálpebras e na conjuntiva. Embora as cepas não *aureus* geralmente sejam menos virulentas, a resistência a antibióticos tende a ser mais comum e ocasionalmente ocorre uma ceratite agressiva.

A infecção tende a ocorrer em córneas comprometidas, como aquelas com ceratopatia bolhosa, doença herpética e defeito epitelial persistente. Em geral, observa-se um estroma bem definido, de coloração creme ou cinza-esbranquiçado, com um defeito epitelial sobrejacente. Às vezes, podem surgir múltiplos focos de abscessos que se assemelham a lesões-satélites fúngicas. *S. aureus* tende a causar infiltração e necrose mais graves do que *S. epidermidis*. Com o tempo, a infecção pode se estender profundamente no estroma e a necrose desse abscesso pode levar à perfuração. Hipópio e placa endotelial podem ser encontrados.

Streptococcus

Estreptococos são cocos *gram*-positivos. Em esfregaços, a maioria das espécies tende a aparecer em cadeias, mas também pode estar disposta de forma isolada, aos pares ou aglomerados frouxos. A espécie causadora de ceratite mais comum é o *S. pneumoniae* (Pneumococos), que aparece como diplococos em formato de lanceta, dispostos juntos com extremidades achatadas. As espécies estreptocócicas distinguem-se pela sua capacidade de hemolisar os eritrócitos. *Streptococcus viridans* e *S. pneumoniae* o fazem parcialmente (alfa-hemólise), *S. pyogenes* o fazem completamente (beta-hemólise) e as espécies gama-hemolíticas não hemolisam eritrócitos sanguíneos de qualquer modo.

As infecções pneumocócicas podem se espalhar rapidamente, produzindo um abscesso estromal profundo, deposição de fibrina, formação de placa, reação grave de câmara anterior, hipópio e sinequias irianas (Figura 4.12.4). O avanço da necrose geralmente causa uma úlcera com a borda elevada e tecido frouxo. A infecção por *Streptococcus pyogenes* ocorre com menor frequência, mas apresenta evolução similar e grave. O grupo *Streptococcus viridans* spp. tende a causar doença menos agressiva e está associado a uma evolução mais indolente, como observada na ceratopatia cristalina infecciosa.

A ceratopatia cristalina infecciosa descreve um padrão particular de infiltração corneana caracterizada por opacidades do tipo agulha que podem ser encontradas em todos os níveis do estroma da córnea (Figura 4.12.5). As opacidades cristalinas variam entre agregados arborizantes delgados, esbranquiçados como plumas, até agregados espessos, brancos ou acastanhados, sem infiltrado celular aparente ou inflamação ocular. A entidade ocorre mais frequentemente em transplantes de córnea, mas também tem sido associada a outras condições, como ceratotomia incisional, epiceratofaquia, uso de lentes de contato, queimaduras químicas e uso abusivo de anestésico tópico. Acredita-se que o uso prolongado com corticosteroides desempenha um papel na patogênese. Embora o grupo *viridans* dos estreptococos seja responsável pela maioria dos casos, outros microrganismos associados à ceratopatia cristalina infecciosa incluem *S. pneumoniae*, *Haemophilus aphrophilus*, *Peptostreptococcus*, *Pseudomonas aeruginosa* e outras bactérias, bem como espécies fúngicas de *Candida* e *Alternaria*.

Bacilos *gram*-positivos

Bacillus
Bacillus cereus é um bastonete aeróbico formador de esporos, tipicamente *gram*-positivo, embora tenha sido observada uma variabilidade considerável nas características de coloração. Eles são onipresentes, sendo encontrados na água, no solo e na vegetação. A infecção da córnea, portanto, pode ser observada após uma lesão penetrante, especialmente quando ocorre contaminação pelo solo. A infecção por bacilos também foi descrita na ceratite relacionada a lentes de contato. A infecção pós-traumática se desenvolve caracteristicamente dentro de 24 horas após o trauma e está associada a quemose, edema profundo palpebral e proptose. Frequentemente, há o desenvolvimento de um anel difuso ou periférico de edema microcístico, acompanhado por um abscesso corneal circunferencial. Este é um organismo extremamente virulento e a perfuração da córnea pode se desenvolver em questão de horas.

Corynebacterium
As corinebactérias, que incluem *Corynebacterium diphtheriae*, são bastonetes *gram*-positivos, em forma de clava ou pleomórficos, que se dispõem como letra chinesa, Y ou paliçadas. Constituem uma causa pouco frequente de ceratite e o quadro clínico começa caracteristicamente por uma opacidade difusa do epitélio (*haze*), seguida por necrose e *melting* estromal.

Listeria
Listeria monocytogenes é um bastonete *gram*-positivo com formato pequeno, anaeróbio facultativo. A infecção geralmente ocorre em pessoas que manipulam animais. Pode colonizar defeitos epiteliais persistentes e desencadear uma ceratite necrosante. Tipicamente, ocorre uma úlcera em anel e exuberante reação de câmara anterior com exsudato fibrinoso e hipópio.

Clostridium
Clostridium são bacilos *Gram*-positivos anaeróbicos, formadores de esporos. Raramente, a conjuntivite por clostrídios pode estar associada ao desenvolvimento de uma ceratite marginal. A infecção corneal direta está associada a edema acentuado e ceratite bolhosa causada pelo aprisionamento intraepitelial, subepitelial e intraestromal de gases produzidos pelo organismo. O gás também pode ser encontrado na câmara anterior.[8]

Propionibacterium acnes
Propionibacterium acnes é um bastonete *gram*-positivo, anaeróbico e não formador de esporos. Faz parte da flora normal da pálpebra e conjuntiva. A ceratite pode ser estabelecida no contexto de doença corneal, trauma, cirurgia, uso de lentes de contato ou uso tópico de corticosteroides de forma crônica.[9] Embora a ceratite causada por *P. acnes* possa assumir o aspecto de uma ceratite infecciosa típica, a infecção pode ser indolente, com um abscesso estromal revestido por um epitélio intacto.

Bactérias filamentosas

Actinomyces e Nocardia
Actinomyces e *Nocardia* são bactérias filamentosas *gram*-positivas. *Actinomyces* é uma bactéria obrigatoriamente anaeróbica e acidorresistente (*nonacid-fast*), enquanto a *Nocardia* é obrigatoriamente aeróbica e variavelmente acidorresistente (*variably acid-fast*). Na coloração de *Gram*, os filamentos desses microrganismos são observados como ramificados e entrelaçados; alguns podem exibir clavas terminais, e os filamentos frequentemente se fragmentam em formas bacilares e cocoides.

Em geral, a ceratite actinomicótica faz parte de uma infecção mista juntamente com outros organismos que podem apresentar sensibilidades diferentes a antibióticos. A infecção é rara e geralmente sucede um trauma ocular. Tipicamente, o leito da úlcera é seco e necrótico, circundado por um halo amarelado demarcador.[10] Alternativamente, abscessos em anel foram descritos. A inflamação pode ser grave, com irite e hipópio.

As infecções por *Nocardia* também tendem ocorrer após o trauma, especialmente se houver contaminação com o solo. A úlcera é caracteristicamente superficial, com infiltração cinza-esbranquiçada em forma de grinalda e uma borda necrótica

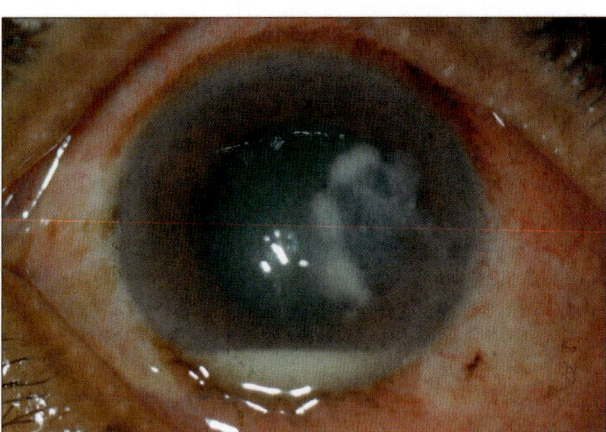

Figura 4.12.4 Ceratite bacteriana estreptocócica com infiltração da córnea central.

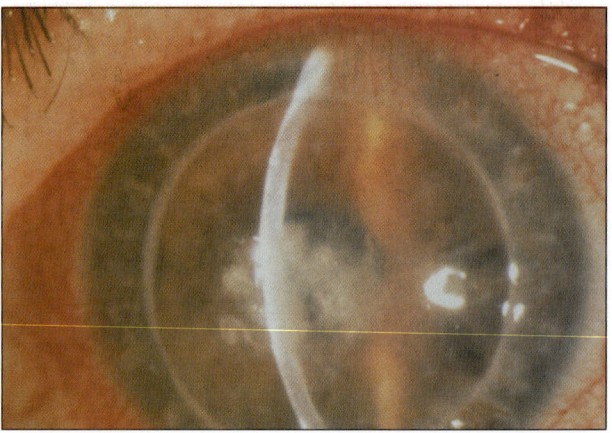

Figura 4.12.5 Ceratopatia cristalina infecciosa causada por *Streptococcus viridans*.

pouco delimitada (Figura 4.12.6). A base pode assumir uma aparência de para-brisa rachado. A ceratite por *Nocardia* frequentemente se assemelha à uma infecção fúngica, com uma borda de aparência filamentosa e lesões-satélites.

Bacilos gram-negativos

Pseudomonas

Pseudomonas aeruginosa é o organismo *gram*-negativo mais comumente isolado das úlceras de córnea e constitui causa frequente de ceratite associada a lentes de contato. Esses bacilos aeróbicos são encontrados em ambientes úmidos e frequentemente contaminam piscinas e banheiras de hidromassagem inadequadamente cloradas, ventiladores, soluções de vaporizadores e nebulizadores e frascos de solução oftálmica. O microrganismo adere rapidamente ao epitélio danificado. A invasão estromal é rápida.

A ceratite por *Pseudomonas* tende a progredir rapidamente se for tratada de forma inadequada. Mais comumente, o microrganismo produz enzimas destrutivas, como protease, lipase, elastase e exotoxina, que resultam em ulceração necrótica e de sopa. O glicocálice superficial do organismo protege-o contra a fagocitose e complemento o ataque. A úlcera geralmente se estende perifericamente e aprofunda em poucas horas, podendo envolver rapidamente toda a córnea (Figura 4.12.7). As úlceras em anel podem se desenvolver. O epitélio da córnea, periférico à úlcera primária, tipicamente desenvolve uma aparência acinzentada difusa, como vidro fosco. O estroma da córnea parece se dissolver em uma secreção mucosa amarelo-esverdeada fluorescente sob luz ultravioleta (mas não sob o azul-cobalto). A úlcera supurativa frequentemente afina até descemetocele e perfura. A úlcera geralmente está associada a uma reação acentuada de câmara anterior e à formação de hipópio. A ceratite pode se estender para o limbo e desencadear esclerite infecciosa.

Cepas menos virulentas apresentam uma evolução mais indolente. A infecção epitelial multifocal também pode ser observada, com múltiplos nódulos branco-acinzentados intraepiteliais, acompanhados por um infiltrado estromal de aparência granular e inflamação da câmara anterior (Figura 4.12.8). A doença epitelial difusa é mais comumente observada em associação ao uso de lentes de contato hidrofílicas.

Serratia

Estes bastonetes *gram*-negativos são encontrados no solo, na água, nos alimentos e no trato gastrintestinal. Ceratite frequentemente ocorre associada ao uso de lentes de contato hidrofílicas. A infecção pode começar como uma úlcera central ou paracentral superficial que invade as camadas mais profundas da córnea, produzindo uma ceratite profunda em forma de anel. As exotoxinas e proteases podem produzir ulceração agressiva e perfuração. A doença em usuários de lentes de contato também pode se manifestar sob a forma de múltiplos nódulos intraepiteliais acinzentados que assumem um padrão linear de ramificação, acompanhado por um infiltrado estromal de aparência granular e inflamação da câmara anterior.

Escherichia, Klebsiella e Proteus

A infecção por este grupo de bastonetes *gram*-negativos está associada a olhos previamente lesionados e utilização de lentes de contato. As características da infecção da córnea podem ser semelhantes àquelas observadas na infecção por *Pseudomonas* virulenta, com necrose agressiva, formação de úlcera em anel e perfuração. Alternativamente, a ceratite pode ser menos agressiva com ulceração indolente e reação moderada da câmara anterior. A ceratite supurativa causada por *Escherichia coli* é tipicamente mais indolente, mas geralmente é acompanhada por iridociclite grave e formação de hipópio.

Moraxella

As espécies de *Moraxella* são bacilos grandes, *gram*-negativos (ou *gram*-variáveis) descritos como tendo uma forma quadrada de um "vagão". Eles são encontrados agrupados aos pares e em cadeias. A ceratite por *Moraxella* ocorre mais frequentemente em pacientes etilistas e debilitados. As úlceras marginais ocorrem em associação com blefaroconjuntivite caracterizada por um infiltrado cinzento ulcerado separado do limbo por um intervalo lúcido. Úlceras indolentes centrais também ocorrem. Estas se desenvolvem mais frequentemente na metade inferior da córnea como um infiltrado cinzento que eventualmente forma uma úlcera ovalada. A infecção tende a se estender profundamente, em vez de perifericamente, de forma lenta. A reação de câmara anterior pode ser vigorosa. De modo incomum, a perfuração pode ocorrer.

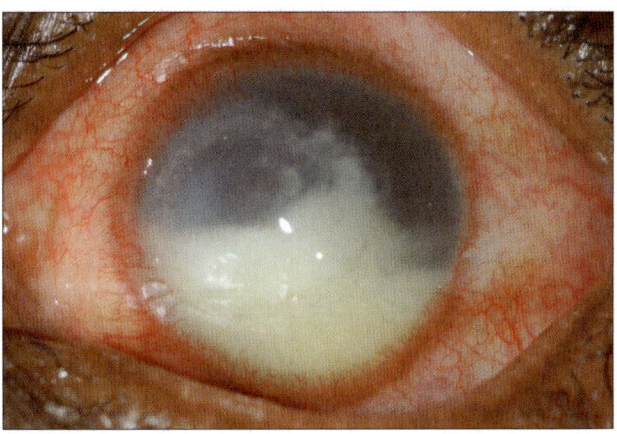

Figura 4.12.6 Borda serrátil e lesões-satélites na ceratite causada por *Nocardia*.

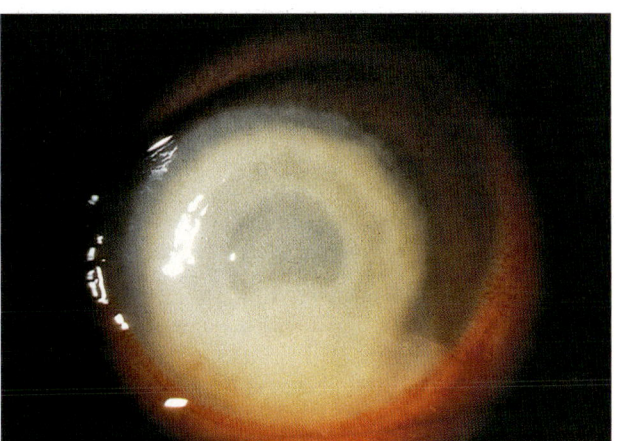

Figura 4.12.7 Infecção da córnea causada por *Pseudomonas*. Há necrose por liquefação, afinamento central avançado e formação de hipópio.

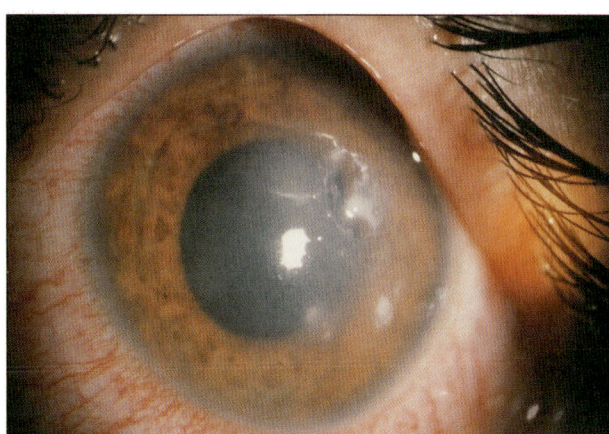

Figura 4.12.8 Infiltrado intraepitelial por *Pseudomonas* em um usuário de lentes de contato hidrofílicas.

Haemophilus

Haemophilus influenzae é um bacilo *gram*-negativo ou cocobacilo que pode causar conjuntivite que leva à ceratite. Raramente, a ceratite tem sido associada ao uso de lentes de contato e à doença corneal crônica. A infecção geralmente é superficial, mas extensa; pode ser supurativa e pode estar associada a hipópio.

Cocos gram-negativos

Neisseria

Neisseria gonorrhoeae e *Neisseria meningitidis* são diplococos intracelulares *gram*-negativos. Nos raspados corneanos e conjuntivais, eles são encontrados dentro das células epiteliais. Em um recém-nascido com oftalmia neonatal, a conjuntivite gonorreica é uma preocupação importante, visto que esse microrganismo pode invadir o epitélio intacto. A infecção corneal geralmente é periférica e pode progredir para perfuração e endoftalmite. Nos adultos, a gonorreia ocular é acompanhada por secreção copiosa e hiperpurulenta. A ceratite ocorre mais comumente após conjuntivite prolongada. Os infiltrados subepiteliais, geralmente periféricos, que podem ser observados, provavelmente, representam uma reação de hipersensibilidade do tipo III. A ceratite é caracterizada por edema difuso ou úlcera em anel com hipópio. Existe um risco significativo de necrose e perfuração da córnea.

A conjuntivite meningocócica também pode ser complicada por ceratite, embora isso seja menos comum que a conjuntivite gonocócica. Normalmente, a ceratite é multifocal e um infiltrado periférico progride para ulceração.

Moraxella (Branhamella) catarrhalis

Moraxella catarrhalis é um diplococo *gram*-negativo que se assemelha a *N. gonorrhoeae*. No entanto, nos esfregaços da conjuntiva, ela não é encontrada nas células epiteliais. Pode ser um constituinte da flora normal da conjuntiva e é um patógeno oportunista. Embora possa estar associada à conjuntivite neonatal e adulta, é uma causa pouco frequente de ceratite.

Micobactérias

Micobactérias não tuberculosas

Neste grupo de microrganismos, o complexo *Mycobacterium abscessus/chelonae* e *M. fortuitum* é mais comumente associado à doença ocular, embora *M. avium-intracellulare* e *M. gordonae* também tenham sido relatados como causadores de ceratite infecciosa.[11,12] Esses longos bastonetes são acidorresistentes; isto é, eles retêm o corante vermelho básico fucsina na coloração de Ziehl-Neelsen. As micobactérias não tuberculosas podem crescer em desinfetantes e são encontradas livres no meio ambiente, inclusive no solo. A ceratite geralmente ocorre após trauma ou cirurgia e tem sido associada à ceratoplastia penetrante e cirurgia refrativa. Essas úlceras de córnea tendem a ser indolentes e foram confundidas com ceratite micótica. A base infiltrada dessa úlcera tipicamente não supurativa assume caracteristicamente uma aparência de "para-brisa rachado", com múltiplas linhas radiadas. Lesões-satélites, anel imune e formação de placa endotelial podem se desenvolver à medida que a infecção progride.

DIAGNÓSTICO

O diagnóstico presuntivo de ceratite infecciosa baseia-se principalmente na história clínica e no exame biomicroscópico, mas a confirmação da infiltração infecciosa e a identificação definitiva do microrganismo só podem ser obtidas por meio de coleta de material para análise de esfregaços com coloração e culturas laboratoriais. Na prática, a identificação específica do organismo agressor e os dados de sensibilidade a antibióticos são necessários apenas se puderem orientar a modificação do tratamento com antibióticos se o esquema inicial de antibiótico falhar. Aproximadamente 95% das suspeitas de úlceras bacterianas respondem favoravelmente a um esquema de antibioticoterapia inicial bem escolhido; portanto, a modificação do tratamento raramente é necessária.[13,14] Assim, muitos médicos adiam as colorações e culturas diagnósticas para casos selecionados de suspeita de ceratite bacteriana. Existem algumas evidências de que pequenos infiltrados, que não estão associados com supuração avançada ou inflamação intraocular grave, respondem favoravelmente a essa abordagem.[14] Coleta de material para análise é obrigatória se a infecção for avançada ou central, ou ainda se a história ou o exame sugerirem infecção bacteriana filamentosa, micobacteriana não tuberculosa, gonocócica, micótica ou protozoária.

Quando raspados de úlceras de córnea são realizados, o material deve ser coletado das regiões mais ativas. O olho é anestesiado com anestésico tópico e uma espátula ou lâmina de platina esterilizada pelo calor é usada para raspar as bordas da úlcera. Múltipas áreas de uma grande úlcera devem ser coletadas. Se um afinamento corneano significativo for evidente, deve-se ter cuidado para não precipitar a perfuração. Alguns pesquisadores relataram taxas de recuperação de organismos aceitáveis com raspagens realizadas com um *swab* de alginato de cálcio umedecido com caldo de soja.[15] Os raspados devem ser colocados em uma lâmina para coloração e aplicados diretamente no meio de cultura para maximizar a avaliação.

Os meios de cultura comumente usados estão descritos na Tabela 4.12.1. Múltiplas coletas em formato de "C" devem ser usadas em placas de ágar devido à dificuldade em identificar um microrganismo em cultura como o patógeno agressor, além de o crescimento fora do "C" indicar contaminação. As colorações mais comumente empregadas são as colorações de *Gram* e de Giemsa (Tabela 4.12.2). A coloração de *Gram* é útil para identificar bactérias e leveduras. A coloração de Giemsa é útil para a citologia e para identificar bactérias (todas de cor azul), fungos e inclusões de clamídia. Se houver suspeita de infecção por bactéria filamentosa ou micobactéria não tuberculosa, a coloração de Ziehl-Neelsen deve ser realizada. O diagnóstico molecular de ceratite bacteriana é possível por meio de reação em cadeia da polimerase (PCR) visando ao RNA ribossômico 16S; no entanto, esta abordagem é limitada por resultados falso-positivos, que presumivelmente provêm da flora normal da superfície ocular.[16]

A biopsia da córnea é indicada quando uma infecção visível não se resolve, apesar do tratamento antimicrobiano, quando a identificação do microrganismo é duvidosa ou quando raspados convencionais não demonstram um agente etiológico de forma confiável.[17] A biopsia do estroma da córnea às vezes é necessária para identificar protozoários, micobactérias ou fungos. Tal como

TABELA 4.12.1 Meio de cultura comum.

Meio	Organismo	Comentário
Ágar sangue	Bactérias aeróbicas Fungos saprófitas	37°C para bactérias Temperatura ambiente para fungos
Ágar chocolate	*Haemophilus, Neisseria, Moraxella*	5 a 10% de dióxido de carbono
Infusão cérebro e coração (BHI, do inglês *brain-heart infusion*)	Bactérias Fungos	
Ágar Sabouraud dextrose	Fungos	Temperatura ambiente
Caldo de tioglicolato enriquecido	Bactérias aeróbicas e anaeróbicas	Bom para inóculos pequenos, mas propenso à contaminação
Ágar Löwenstein-Jensen	Micobactérias não tuberculosas	
Ágar não nutriente com *Escherichia coli*	*Acanthamoeba*	Transporte de amostra para placa em solução salina de Page

TABELA 4.12.2 Coloração de esfregaços e raspagens da córnea.

Coloração	Organismo	Comentário
Gram	Bactérias, fungos, Acanthamoeba, microsporídios	Cora a parede dos fungos
Giemsa	Bactérias, fungos, inclusões de clamídias, Acanthamoeba, microsporídios	Todos se coram em azul; não demonstra inclusões intranucleares; cora o citoplasma fúngico
Metenamina de prata de Gomori (GMS, do inglês Gomori's methenamine silver)	Fungos	Técnica difícil
Hidróxido de potássio e tinta	Fungos	Exibe paredes fúngicas
Ácido periódico de Schiff (PAS, do inglês periodic acid-Schiff)	Fungos	
Laranja de acridina (acridine orange)	Bactérias, fungos, Acanthamoeba	Requer microscópio com fluorescência
Calcoflúor branco	Fungos, Acanthamoeba	Requer microscópio com fluorescência
Weber	Microsporídios	
Ziehl-Neelsen	Micobactérias, Nocardia, Actinomyces	

acontece com raspagens da córnea, a coleta da biopsia da córnea deve incorporar a borda ativa e a base da úlcera. Se o infiltrado for sequestrado dentro do estroma, é necessária uma técnica lamelar. O tecido obtido por biopsia deve ser seccionado, com uma porção submetida ao patologista para exame microscópico, e uma porção usada para inoculação direta das placas e meios para estudos de cultura e sensibilidade.

DIAGNÓSTICO DIFERENCIAL

Ver Boxe 4.12.1.

ASSOCIAÇÕES SISTÊMICAS

Mecanismos que protegem a córnea da infecção envolvem estratégias mecânicas e imunológicas. Condições sistêmicas que afetam a função protetora mecânica das pálpebras, como lagoftalmo ou redução da atividade de piscar, incluem etilismo crônico, demência, parkinsonismo, anestesia geral e coma. Condições bolhosas que afetam tanto a pele quanto os olhos, como eritema multiforme e penfigoide cicatricial ocular, estão associadas a um aumento do risco de ceratite infecciosa não apenas por causa do lagoftalmo, mas também por causa das alterações conjuntivais cicatriciais inflamatórias. Pacientes infectados pelo vírus da imunodeficiência humana apresentam maior probabilidade de desenvolver ceratite infecciosa e de forma mais fulminante, presumivelmente como resultado de defesas imunológicas locais prejudicadas.[1,18] Desnutrição e condições causadas por deficiência de vitamina, como xeroftalmia e escorbuto, parecem ter o risco aumentado para infecção pós-traumática.

PATOLOGIA

Histopatologicamente, a ceratite bacteriana caracteriza-se por inflamação, necrose e angiogênese. Bactérias e hospedeiros contribuem para a resposta inflamatória. Embora os fatores de virulência sejam específicos para cada microrganismo, as bactérias geralmente produzem diversos tipos de toxinas e proteases que resultam na degradação do tecido conjuntivo e fatores de defesa do hospedeiro e necrose.[19] A infecção da córnea resulta no recrutamento de células inflamatórias, com predomínio de leucócitos polimorfonucleares (PMN, do inglês polymorphonuclear leukocytes) que chegam inicialmente através do filme lacrimal e, posteriormente, por meio da proliferação de vasos sanguíneos do limbo. Os PMN não apenas fagocitam bactérias e estroma necrótico, mas também liberam enzimas lisossômicas que contribuem para a necrose estromal e o afinamento da córnea. Se a população bacteriana prevalecer sobre os mecanismos de proteção da córnea ou se a necrose progredir sem controle, haverá perfuração da córnea e, possivelmente, endoftalmite. No entanto, se a infecção for controlada, o infiltrado diminuirá de tamanho e o epitélio cicatrizará sobre a úlcera. O tecido cicatricial é produzido por ceratócitos ativados e histiócitos transformados. A angiogênese pode ser estimulada pela inflamação, mas esses vasos geralmente regridem com o tempo.

TRATAMENTO

A ceratite infecciosa deve ser considerada uma emergência ocular. A antibioticoterapia deve ser iniciada prontamente.[20] A administração tópica é a via de escolha, pois fornece níveis elevados e rápidos de fármaco na córnea e na câmara anterior (Tabela 4.12.3). A injeção subconjuntival pode ser útil em casos com disseminação escleral ou em pacientes incapazes de fazer uso frequente de colírios. A administração sistêmica resulta em níveis relativamente baixos de antibióticos na córnea e geralmente é orientada apenas quando a ceratite é complicada por esclerite ou existe risco de perfuração ou endoftalmite.[21] Dispositivos de colágeno embebidos em antibióticos aumentam a liberação tópica em modelos animais, mas a utilidade clínica desse método não foi estabelecida.[22] As úlceras graves ou centrais normalmente são tratadas com uma dose de ataque (p. ex., a cada 5 a 15 min na primeira hora), seguida de dose de manutenção a cada 30 a 60 min. Se uma combinação de dois antibióticos for prescrita, as gotas são administradas de forma alternada. Reduções subsequentes são direcionadas de acordo com a resposta da infecção.

Inicialmente, a terapia tópica empírica deve ser instituída com um regime antibiótico de amplo espectro.[23] Os esquemas mais utilizados incluem monoterapia com fluoquinolonas ou terapia combinada com cefalosporina e aminoglicosídeo; acredita-se que esses dois esquemas tenham eficácia semelhante na maioria dos casos, com aproximadamente 90% dos casos respondendo à terapia (ver Tabela 4.12.3).[13,24]

Os antibióticos fluoroquinolonas demonstram excelente atividade contra microrganismos gram-negativos e entre boa a excelente atividade contra microrganismos gram-positivos. Entre as fluoroquinolonas oftálmicas comercialmente disponíveis, os agentes mais recentes (levofloxacino, moxifloxacino, gatifloxacino

BOXE 4.12.1 Diagnóstico diferencial de infiltração e ulceração da córnea.

Infecciosa
- Bactéria
- Fungo
- Parasitas
  - Acanthamoeba
  - Microsporidiose
  - Oncocercose
- Vírus
  - Herpes-vírus simples
  - Vírus varicela-zóster
  - Vírus Epstein-Barr
  - Sarampo
  - Caxumba
- Espiroquetas
  - Sífilis
  - Doença de Lyme

Não infecciosa
- Defeito epitelial crônico
- Doença autoimune
- Artrite reumatoide
- Úlcera de Mooren
- Degeneração marginal de Terrien
- Doença marginal estafilocócica
- Flictenulose
- Infiltração relacionada à lente de contato
- Ceratoconjuntivite vernal (úlcera em escudo)
- Induzida por drogas fumáveis
- Uso abusivo de anestésico
- Xeroftalmia, ceratomalácia

TABELA 4.12.3 Antibióticos comumente utilizados para tratamento de ceratite bacteriana.

Antibióticos	Concentração	Via	Atividade
Aminoglicosídeos			*Gram*-negativos, estafilococos, alguns estreptococos (não pneumococos)
Amicacina	20 a 50 mg/mℓ 50 mg/mℓ	Tópica Subconjuntival	Atividade também contra micobactérias não tuberculosas
Gentamicina	14 mg/mℓ 40 mg/mℓ	Tópica Subconjuntival	
Tobramicina	14 mg/mℓ 40 mg/mℓ	Tópica Subconjuntival	
Cefalosporinas			Atividade contra organismos *gram*-positivos e alguns bacilos *gram*-negativos
Cefazolina	50 a 100 mg/mℓ 200 mg/mℓ	Tópica Subconjuntival	
Fluoroquinolonas			Atividade contra *gram*-negativos, atividade razoável a boa contra *gram*-positivos
Besifloxacino	6 mg/mℓ	Tópica	
Ciprofloxacino	3 mg/mℓ	Tópica	
Gatifloxacino	3 mg/mℓ	Tópica	
Levofloxacino	5 a 15 mg/mℓ	Tópica	
Moxifloxacino	5 mg/mℓ	Tópica	
Ofloxacino	3 mg/mℓ	Tópica	
Penicilinas			
Penicillina G	100.000 U/mℓ 1.000.000 U/mℓ	Tópica Subconjuntival	Atividade contra organismos *gram*-positivos não produtores de penicilinase
Meticilina	50 mg/mℓ 200 mg/mℓ	Tópica Subconjuntival	Atividade contra organismos *gram*-positivos produtores de penicilinase
Piperacilina	7 mg/mℓ 200 mg/mℓ	Tópica Subconjuntival	Atividade contra organismos *gram*-positivos e alguns *gram*-negativos, incluindo *Pseudomonas*
Vancomicina	33 mg/mℓ 100 mg/mℓ	Tópica Subconjuntival	Atividade contra organismos *gram*-positivos, incluindo estafilococos resistentes à meticilina

Os aminoglicosídeos mais comumente usados para o tratamento da ceratite infecciosa são gentamicina e tobramicina. Ambos são preparados com uma concentração "fortificada" de 9 a 20 mg/mℓ. Estes antibióticos fornecem excelente cobertura *gram*-negativa e são ativos contra estafilococos e alguns estreptococos, mas não contra pneumococos. A tobramicina pode ser mais ativa que a gentamicina contra *P. aeruginosa*.[28] A amicacina é um aminoglicosídeo semissintético que é útil no tratamento de microrganismos *gram*-negativos resistentes à gentamicina e tobramicina, bem como organismos micobacterianos não tuberculosos. Como a ceratite infecciosa após cirurgia refrativa é frequentemente causada por micobactérias, a amicacina pode ser prescrita de forma empírica nessa situação.[29] Os aminoglicosídeos tendem a inibir a cicatrização de feridas epiteliais e podem causar epiteliopatia puntiforme.

As cefalosporinas constituem uma classe de antibióticos betalactâmicos com eficácia contra organismos *gram*-positivos e alguns bacilos *gram*-negativos, como *E. coli*, *Klebsiella* e *Proteus mirabilis*. A cefazolina, uma cefalosporina de primeira geração, é relativamente não tóxica para o epitélio da córnea e é o agente mais comumente usado no tratamento de ceratites infecciosas. Um agente de terceira geração, a ceftazidima, tem eficácia contra *P. aeruginosa* e é uma opção para casos resistentes.

As penicilinas são efetivas contra muitos microrganismos *gram*-positivos, como espécies estreptocócicas e estafilocócicas, assim como espécies gonocócicas e algumas espécies anaeróbicas. No entanto, muitas cepas estafilocócicas produzem betalactamase, que inativa a penicilina. Além disso, aproximadamente 10% dos pacientes apresentam uma reação alérgica às penicilinas. A penicilina e os antibióticos derivados da penicilina podem ser administrados topicamente e subconjuntivalmente.

A vancomicina é um agente útil contra organismos estafilocócicos quando as cefalosporinas são ineficazes ou mal toleradas. A vancomicina é um antibiótico glicopeptídico com atividade contra estafilococos resistentes à meticilina e outros microrganismos *gram*-positivos. No entanto, para minimizar o desenvolvimento de resistência bacteriana, o tratamento empírico deve ser usado criteriosamente.[30]

A terapia empírica pode precisar ser alterada dependendo dos resultados dos testes microbiológicos. A ceratite causada por *Neisseria gonorrhoeae* deve ser tratada sistemicamente com uma dose única de ceftriaxona intramuscular, além de prescrição de azitromicina ou doxiciclina sistêmica para tratar possível coinfecção por clamídia.[31] Além disso, pacientes com ceratite gonocócica devem ter o fundo de saco conjuntival irrigado frequentemente com soro fisiológico, seguido de administração tópica de fluoroquinolona. A ceratite causada por *N. meningitides* justifica terapia empírica com cefalosporina de terceira geração, que pode ser alterada para penicilina, dependendo dos resultados do teste de suscetibilidade antimicrobiana. As infecções por *Actinomyces* geralmente apresentam baixa suscetibilidade *in vitro* aos aminoglicosídios e às fluoroquinolonas, e costumam ser tratadas com sulfacetamida ou penicilina tópica, mas também com penicilina subconjuntival. A ceratite por *Nocardia* é tipicamente tratada topicamente com amicacina ou sulfonamida, além de trimetoprima e sulfametoxazol VO, para casos que progridem mesmo com terapia tópica.[32] A ceratite micobacteriana não tuberculosa tem sido tratada com sucesso com fluoroquinolonas, embora, em geral, as suscetibilidades da amicacina e da claritromicina sejam superiores às das fluoroquinolonas.[12] A terapia prolongada dessas infecções micobacterianas recalcitrantes geralmente é necessária e, em certos casos, a ceratoplastia lamelar ou penetrante pode ser necessária.

Se o teste de suscetibilidade antimicrobiana estiver disponível, esses dados podem ser usados como um guia relativo na escolha de antibióticos que possam apresentar maior probabilidade de erradicar o agente etiológico. Sensibilidades antibióticas são mais comumente medidas por métodos de disco-difusão ou diluição seriada. Esses testes geralmente relatam a suscetibilidade do isolado bacteriano a cada fármaco testado com base na concentração inibitória mínima (CIM), que é a menor concentração de antibiótico que inibe o crescimento bacteriano. No entanto, é

e besifloxacino) aumentaram a cobertura *gram*-positiva em comparação aos agentes mais antigos (ofloxacino e ciprofloxacino).[25] A ciprofloxacino continua a ser a fluoroquinolona de escolha para *P. aeruginosa*. Embora a monoterapia com fluoroquinolona seja considerada eficaz na maioria dos casos, a resistência emergente tem sido observada em vários organismos responsáveis por ceratite infecciosa, incluindo *P. aeruginosa* e *S. aureus*.[26,27] Portanto, a monoterapia com fluoroquinolona deve ser aplicada com grande cautela e com observação cuidadosa para uma resposta clínica.

importante reconhecer que a maioria dos laboratórios baseia a definição de resistência nos limiares de CIM que foram estabelecidos para a concentração sérica esperada do antibiótico. Com a aplicação oftálmica frequente de uma preparação antibiótica tópica, concentrações relativamente altas de muitos antibióticos podem ser estabelecidas; portanto, organismos cultivados a partir de um infiltrado corneano podem ser descritos como "resistentes" a um determinado antibiótico, mas responder ao tratamento por causa do efeito da alta concentração local.[33] No entanto, as CIM mais altas estão associadas a cicatrizes corneais maiores e pior acuidade visual, o que sugere que a terapia de adaptação com base na CIM pode ser benéfica.[34]

Se um único antibiótico for escolhido inicialmente e for eficaz no tratamento da infecção, raramente há uma razão para alterar a terapia. Se uma combinação de antibióticos for inicialmente eficaz, a administração do menos efetivo (por estudos de suscetibilidade) dos dois geralmente pode ser pausada após alguns dias. As preparações fortificadas podem ser substituídas por preparações comerciais, e a frequência de aplicação pode ser gradualmente regredida. O tratamento deve ser mantido pelo menos até que o epitélio esteja completamente cicatrizado. *Pseudomonas aeruginosa* pode reincidir após aparente resolução do quadro clínico, se o tratamento for interrompido precocemente. Portanto, neste caso, a administração de antibióticos deve ser mantida por pelo menos 1 semana após a epitelização da córnea.

O sinal inicial do tratamento efetivo é a incapacidade do infiltrado piorar; no entanto, não é incomum que as úlceras piorem inicialmente antes de se estabilizarem, mesmo com antibioticoterapia inicialmente efetiva. Os sinais iniciais de uma infecção em processo resolutivo incluem estabilização da área e da profundidade do infiltrado, além de redução de atividade nas margens do infiltrado. Os sinais de melhora incluem a cicatrização progressiva do defeito epitelial, clareamento do infiltrado, redução do edema corneano adjacente ao infiltrado e diminuição da inflamação e da reação da câmara anterior. É importante notar que a necrose do estroma da córnea pode progredir, apesar do tratamento antimicrobiano eficaz, devido à atividade lítica da migração de leucócitos. Além disso, infiltrados imunológicos em anel podem aparecer dias após o início do tratamento antimicrobiano efetivo e podem ser erroneamente interpretados como indicadores de piora da infecção.

Se não houver melhora da úlcera de córnea, deve ser realizada (ou repetida) coleta de material para esfregaço e cultura. No caso de infecções indolentes, o tratamento antibiótico pode ser interrompido por 24 a 48 h para diminuir o efeito inibitório do tratamento e, assim, aumentar a probabilidade do diagnóstico etiológico. Se a cultura bacteriana se apresentar negativa e a doença piorar, causas não infecciosas e não bacterianas de ceratite ulcerativa devem ser consideradas (ver Boxe 4.12.1). Culturas apropriadas para micobactérias não tuberculosas, fungos e protozoários devem ser obtidas. Se culturas repetidas se apresentarem negativas e a úlcera não melhorar, pode ser necessário realizar uma biopsia corneal. Ao obter biopsia da córnea, o espécime deve ser enviado para avaliação microbiológica e histopatológica.[17]

Além da terapia antimicrobiana, os tratamentos auxiliares podem ser empregados com o intuito de minimizar as sequelas adversas da infecção corneal, como perfuração, vascularização e cicatrização. Os corticosteroides podem ser usados para suprimir a resposta inflamatória que leva a essas sequelas descritas. Os corticosteroides reduzem a resposta inflamatória do hospedeiro, melhorando, assim, o conforto do paciente e, teoricamente, resultando em menos cicatriz estromal. No entanto, foi demonstrado que os corticosteroides também podem retardar a reepitelização das úlceras da córnea e, se a antibioticoterapia for inadequada, promover a replicação bacteriana.[35] The *Steroids for Corneal Ulcers Trial* (SCUT) foi um ensaio randomizado controlado com placebo, que descobriu que a corticoterapia tópica iniciada após pelo menos 48 horas de antibióticos não melhorou significativamente a acuidade visual aos 3 meses, embora os corticosteroides estivessem associados à melhora da visão nas úlceras mais graves.[36]

A taxa de perfuração da córnea foi semelhante nos dois grupos de tratamento. Análises de subgrupos produziram achados semelhantes para úlceras por *Pseudomonas*, mas não para úlceras por *Nocardia*, que tiveram desfechos significativamente piores com o tratamento associado a corticosteroides.[37,38] Uma análise secundária do SCUT descobriu que os corticosteroides melhoraram significativamente a acuidade visual com 3 meses de tratamento, mas somente quando eles foram iniciados dentro dos 3 primeiros dias do começo da antibioticoterapia. Não foi notado qualquer efeito se o seu início fosse a partir do quarto dia da antibioticoterapia.[39] Isso sugere que os corticosteroides podem ser usados com segurança para ceratite bacteriana não Nocardia para reduzir a dor e a inflamação e que as úlceras graves que recebem tratamento imediato com corticosteroides podem até mesmo apresentar um benefício nos resultados visuais. Entretanto, os corticosteroides não devem ser usados se houver suspeita de ceratite fúngica ou amebiana, ou se houver dúvida sobre a eficácia do regime antimicrobiano. Agentes anti-inflamatórios não esteroidais podem ajudar a reduzir as sequelas adversas da inflamação infecciosa, mas, novamente, devem ser usados somente na presença de tratamento antimicrobiano notadamente efetivo.[40] Os agentes cicloplégicos são úteis na redução do desconforto causado pelo espasmo do corpo ciliar e podem ser usados periodicamente para diminuir a formação de sinequias. Finalmente, estudos *in vitro* sugerem que a necrose do estroma pode ser prevenida por vários possíveis inibidores da colagenase, incluindo acetilcisteína, citrato e doxiciclina.[41] A utilidade clínica desses inibidores da colagenase, no entanto, ainda não está clara.

A intervenção cirúrgica é justificada quando a necrose progride para perfuração ou perfuração iminente e pode ser considerada para úlceras de córnea que não respondem à terapia médica. Para pequenas perfurações sem extensa necrose circundante, a cola de cianoacrilato pode ser aplicada (Figura 4.12.9). Pequenas perfurações também foram manejadas com sucesso com cola de fibrina e enxertos com multicamadas de membrana amniótica.[42] Se a perfuração for grande ou a necrose for extensa, o transplante de córnea pode ser necessário. A escolha entre um *patch* de pequeno diâmetro e um transplante de grande diâmetro ou entre um procedimento penetrante e um procedimento lamelar depende de tamanho, profundidade e localização da úlcera. A ceratoplastia lamelar anterior profunda (CLAP) é uma opção para córneas que ainda não perfuraram; essa técnica pode reduzir o risco de falha do transplante e parece apresentar taxas semelhantes de recorrência da doença comparadas às da ceratoplastia penetrante.[43] A ceratoplastia óptica terapêutica pode levar a resultados cirúrgicos favoráveis, embora o procedimento possa ser complicado pelas dificuldades envolvidas na operação em um globo perfurado, infecção concomitante e inflamação, que ameaça o sucesso do transplante. Os retalhos conjuntivais podem ser usados para tratar infecções que

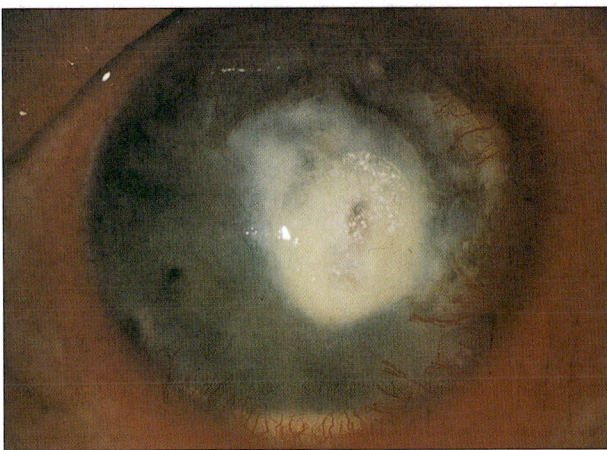

Figura 4.12.9 Infecção bacteriana causando necrose central, afinamento e perfuração, tamponada com adesivo tecidual de cianoacrilato.

não melhoram com terapia médica; essa estratégia pode ser especialmente útil em úlceras infecciosas periféricas (não imunológicas). O tecido conjuntival vascularizado ajuda a prover vasos sanguíneos, que auxiliam na cura e na cicatrização. O retalho conjuntival não deve ser posicionado sobre uma perfuração da córnea.

RESULTADO

Os resultados visuais da ceratite bacteriana variam muito. Em geral, o mais importante preditor do resultado visual final é a acuidade visual no diagnóstico. Pacientes com pior visão no diagnóstico terão pior visão após a cicatrização da úlcera.[44] Infiltrados relativamente pequenos que não envolvem a córnea central podem deixar uma cicatriz estromal que é apenas discernida fracamente em microscopia de lâmpada de fenda e não apresentam consequência visual; ulceração e infiltração mais extensas podem resultar em cicatrização significativa e astigmatismo irregular. Acredita-se que a formação de cicatrizes cause diminuição visual, por bloquear a luz, causar dispersão de luz e/ou induzir astigmatismo irregular. As cicatrizes do estroma anterior persistente podem, algumas vezes, ser removidas por ceratectomia fototerapêutica com *excimer laser* (PTK), mas cicatrizes mais profundas requerem ceratoplastia lamelar ou penetrante. Na ausência de opacificação significativa, o astigmatismo irregular tem melhor tratamento com lentes de contato rígidas. A inflamação da córnea pode levar à neovascularização; esses vasos podem regredir com o tempo, processo que pode ser auxiliado pela terapia com corticosteroides. A inflamação ocular também pode provocar formação de sinequias, pressão intraocular elevada e catarata.

BIBLIOGRAFIA

Alexandrakis G, Alfonso EC, Miller D. Shifting trends in bacterial keratitis in south Florida and emerging resistance to fluoroquinolones. Ophthalmology 2000;107:1497–502.

Alexandrakis G, Haimovici R, Miller D, et al. Corneal biopsy in the management of progressive microbial keratitis. Am J Ophthalmol 2000;129:571–6.

American Academy of Ophthalmology Cornea/External Disease Panel. Preferred Practice Pattern Guidelines. Bacterial Keratitis. San Francisco, CA: American Academy of Ophthalmology; 2013.

Anshu A, Parthasarathy A, Mehta JS, et al. Outcomes of therapeutic deep lamellar keratoplasty and penetrating keratoplasty for advanced infectious keratitis: a comparative study. Ophthalmology 2009;116:615–23.

Dart JK, Radford CF, Minassian D, et al. Risk factors for microbial keratitis with contemporary contact lenses: a case-control study. Ophthalmology 2008;115:1647–54, 54.e1–3.

Jeng BH, Gritz DC, Kumar AB, et al. Epidemiology of ulcerative keratitis in Northern California. Arch Ophthalmol 2010;128:1022–8.

Jhanji V, Young AL, Mehta JS, et al. Management of corneal perforation. Surv Ophthalmol 2011;56:522–38.

Lalitha P, Srinivasan M, Manikandan P, et al. Relationship of in vitro susceptibility to moxifloxacin and *in vivo* clinical outcome in bacterial keratitis. Clin Infect Dis 2012;54:1381–7.

McLeod SD, Kolahdouz-Isfahani A, Rostamian K, et al. The role of smears, cultures, and antibiotic sensitivity testing in the management of suspected infectious keratitis. Ophthalmology 1996;103:23–8.

Moshirfar M, Welling JD, Feiz V, et al. Infectious and noninfectious keratitis after laser in situ keratomileusis – occurrence, management, and visual outcomes. J Cataract Refract Surg 2007;33:474–83.

O'Brien TP, Maguire MG, Fink NE, et al. Efficacy of ofloxacin vs cefazolin and tobramycin in the therapy for bacterial keratitis. Report from the Bacterial Keratitis Study Research Group. Arch Ophthalmol 1995;113:1257–65.

Srinivasan M, Mascarenhas J, Rajaraman R, et al. Corticosteroids for bacterial keratitis: the Steroids for Corneal Ulcers Trial (SCUT). Arch Ophthalmol 2012;130:143–50.

As referências completas estão disponíveis no **GEN-io**.

PARTE 4 DOENÇAS DA CÓRNEA E DA SUPERFÍCIE OCULAR

SEÇÃO 6 Doenças da Córnea

Ceratite Fúngica

Jeremy D. Keenan e Stephen D. McLeod

4.13

Definição: Ceratite causada por fungos.

Característica principal
- Infiltração celular do epitélio ou estroma corneal, associado a inflamação e necrose.

Características associadas
- Uso prolongado de corticosteroides
- Traumatismo envolvendo vegetal
- Infiltrado corneal com bordas hifadas ou lesões-satélites.

INTRODUÇÃO

As infecções fúngicas da córnea são relativamente raras nos países desenvolvidos, mas causam uma grande proporção de ceratites em muitos países em desenvolvimento. Embora essas infecções possam causar danos devastadores, se progredirem sem controle médico, os avanços na terapia antimicrobiana e na técnica cirúrgica melhoraram seu prognóstico. A identificação e o tratamento rápido e agressivo das infecções fúngicas são extremamente importantes.

EPIDEMIOLOGIA E PATOGÊNESE

Os fungos são organismos onipresentes que são reconhecidos mais frequentemente como patógenos oculares em países agrários tropicais. Para fins clínicos, os fungos podem ser classificados com base na sua morfologia em formas filamentosas, leveduriformes e dimórficos. Os organismos filamentosos são multicelulares com hifas ramificadas. Organismos filamentosos septados, como *Fusarium* e *Aspergillus*, apresentam hifas divididas por paredes celulares. Outros fungos filamentosos, incluindo *Mucor* e *Rhizopus*, não são septados. Os fungos filamentosos septados podem ainda ser divididos em espécies hialinas não pigmentadas (p. ex., *Fusarium*, *Aspergillus*) e espécies dematiáceas pigmentadas (p. ex., *Alternaria*, *Curvularia*). Leveduras, como *Candida* e *Cryptococcus*, são fungos unicelulares que se reproduzem por brotamento, mas, uma vez nos tecidos, podem desenvolver botões alongados (pseudo-hifas) ou hifas reais. Fungos dimórficos, como *Histoplasma*, *Coccidioides* e *Blastomyces*, demonstram uma fase de levedura que ocorre nos tecidos e uma fase micelial que aparece nos meios de cultura e superfícies saprófitas.

A incidência de ceratite fúngica nos EUA tem sido historicamente muito baixa, mas as taxas de incidência de ceratite por *Fusarium* aumentaram intensamente em meados dos anos 2000 devido a uma epidemia relacionada a uma solução para lentes de contato.[1] Embora a prevalência da ceratite por *Fusarium* tenha diminuído após a retirada da solução do mercado, os laboratórios microbiológicos continuaram a detectar um elevado número de fungos filamentosos. A ceratite fúngica é mais comum em climas tropicais. Nessas áreas, fungos filamentosos septados, mais notavelmente *Fusarium* e *Aspergillus*, são os organismos causadores mais comuns. Em contraste, *Candida* é a causa predominante em climas mais temperados.

Os fatores de risco associados à ceratite fúngica dependem do cenário.[2] Nos trópicos, o traumatismo corneal, que pode ser trivial, frequentemente precede a infecção. Contaminação concorrente com material vegetal apresenta risco aumentado de ceratite fúngica. No entanto, em climas mais frios, nos quais predominam as infecções por *Candida*, as infecções fúngicas são mais comumente observadas em pacientes com alguma patologia corneal ou com superfície ocular que se apresenta imunossuprimida localmente pelo uso crônico de corticosteroides ou por doença sistêmica.

CARACTERÍSTICAS CLÍNICAS

A infecção fúngica tende a surgir em córneas traumatizadas, doentes e imunocomprometidas. A ceratite tende a ser lentamente progressiva e insidiosa, mas um infiltrado de desenvolvimento rápido não descarta a infecção fúngica. Em alguns casos, o epitélio pode se curar sobre um infiltrado intraestromal que produz pouca inflamação e desconforto mínimo. Por outro lado, a inflamação pode ser tão grave que resulta em lesões-satélites e formação de hipópio. A úlcera e o próprio infiltrado podem assumir aparências proteicas e ser indistinguíveis de uma úlcera bacteriana. Entretanto, algumas características sugerem uma infecção fúngica filamentosa, incluindo bordas com aspecto hifado ou infiltrados secos, cinzentos e elevados, além de lesões-satélites (Figura 4.13.1).[3] Em comparação a outros patógenos fúngicos, *Aspergillus* é mais propenso a desencadear um infiltrado em anel, e é mais provável que fungos dematiáceos exibam um infiltrado pigmentado ou elevado.[4,5] Embora o infiltrado em anel e a placa endotelial sejam achados sugestivos de ceratite fúngica, muitos casos não exibem essas características, que apenas refletem a inflamação da córnea e da câmara anterior.

DIAGNÓSTICO

Ao examinar um paciente com ceratite, deve-se ter em mente que o agente etiológico pode não ser bacteriano, especialmente naquelas áreas em que a incidência de ceratite fúngica

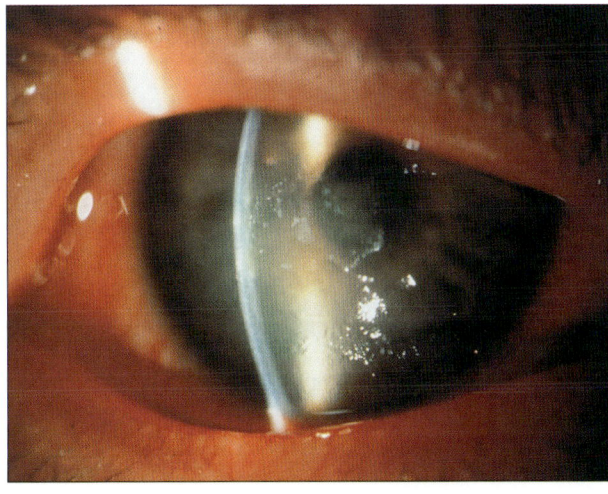

Figura 4.13.1 Infiltrado do estroma hifado típico de ceratite fúngica.

é relativamente alta (Figura 4.13.2). Elementos importantes da história do paciente incluem doença corneana preexistente, uso crônico de corticosteroides, traumatismo, uso de lentes de contato e cirurgia recente, incluindo a ceratomileuse *in situ* assistida por *laser* (LASIK).[6]

O diagnóstico definitivo requer confirmação laboratorial. Raspados para exame citopatológico com coloração e para cultura devem ser obtidos conforme foi descrito para a ceratite bacteriana. Se houver suspeita de infecção fúngica após a LASIK, o *flap* deve ser levantado para obter amostras da interface. O diagnóstico a partir do esfregaço é realizado principalmente com coloração de Giemsa ou corantes à base de hidróxido de potássio, embora os elementos fúngicos também sejam visíveis na coloração de Gram (Figura 4.13.3). A coloração com metenamina de prata de Grocott-Gomori geralmente é considerada a coloração que evidencia da melhor maneira os organismos fúngicos.

Os meios de cultura usados para demonstrar o crescimento fúngico incluem o ágar Sabouraud, ágar batata dextrose e caldo infusão cérebro e coração (BHI, do inglês *brain-heart infusion*), embora muitos fungos cresçam em ágar sangue mantido em temperatura ambiente. A maioria dos isolados fúngicos oculares demonstra crescimento em 2 a 3 dias, embora seja prudente esperar 2 semanas antes da confirmação de ausência de crescimento. Os critérios de sensibilidade fúngica são pouco padronizados e não são realizados na maioria dos laboratórios.

Raspados da córnea podem ser estudados por técnicas de reação em cadeia da polimerase (PCR, do inglês *polymerase chain reaction*) que têm como alvo um RNA ribossômico fúngico comum (rRNA), embora a alta sensibilidade desses métodos apresente risco de falso-positivos devido à contaminação, seja no local da raspagem corneal ou no laboratório.

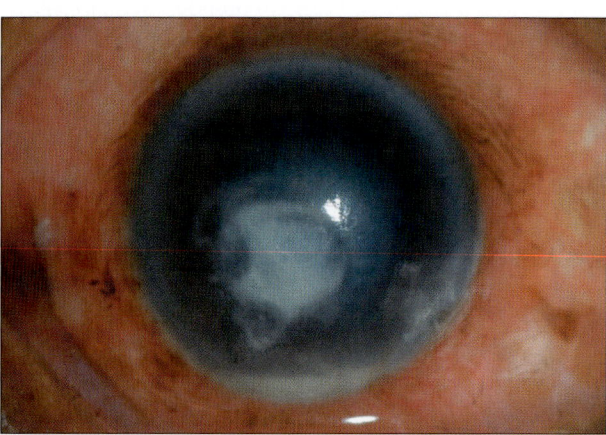

Figura 4.13.2 Ceratite por fungo *Fusarium*.

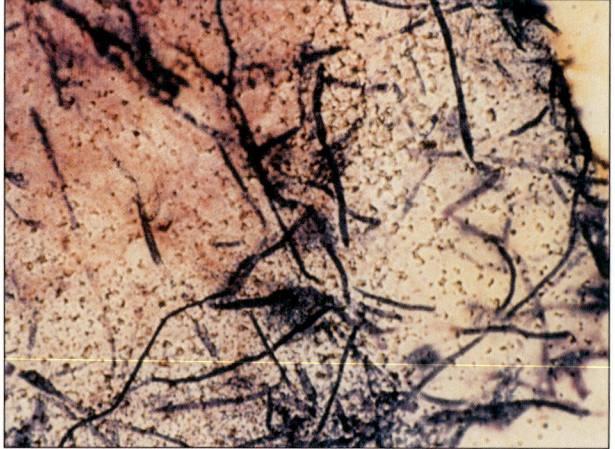

Figura 4.13.3 Coloração de Gram de raspados de úlcera de córnea causada por *Fusarium* demonstrando hifas fúngicas ramificadas.

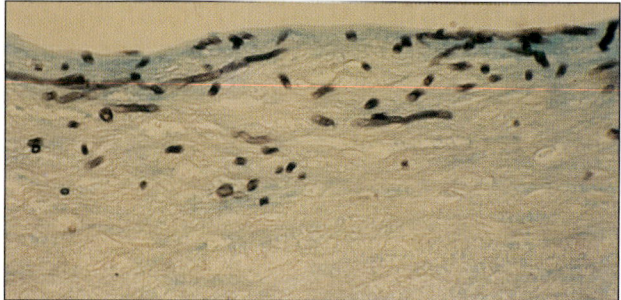

Figura 4.13.4 Espécime de ceratoplastia demonstrando infiltração fúngica do estroma anterior e células inflamatórias.

A microscopia confocal *in vivo* pode ser usada para detectar hifas fúngicas e é particularmente útil para o diagnóstico de infecções profundas que não podem ser facilmente raspadas.[7] Os filamentos fúngicos são vistos como estruturas altamente refletoras de parede dupla medindo entre 3 e 8 µm.[8]

Como alguns casos de ceratite podem se desenvolver profundamente no estroma com tecido corneano intacto sobrejacente, uma biopsia profunda da córnea pode ser necessária para obter tecido para exames laboratoriais. Pode ser útil transpassar um fio de sutura (como seda) profundamente na região afetada para enviá-lo para análise (Figura 4.13.4).

DIAGNÓSTICO DIFERENCIAL

Para o diagnóstico diferencial de ceratite fúngica, consulte o Boxe 4.12.1. Como resultado da progressão indolente e da insuficiente resposta à medicação antibacteriana, a ceratite fúngica é frequentemente diagnosticada erroneamente como doença herpética ou amebiana. A infecção fúngica após o procedimento de LASIK deve ser diferenciada da infiltração estéril da interface da ceratite lamelar pós-LASIK e das infecções causadas por espécies bacterianas.

ASSOCIAÇÕES SISTÊMICAS

A ceratite fúngica causada por organismos menos virulentos, como a *Candida*, geralmente está associada a condições que levam a imunocomprometimento, como alcoolismo, diabetes e deficiência de vitamina A. A ceratite fúngica não está associada à infecção fúngica sistêmica.

PATOLOGIA

A infecção fúngica destrutiva progride por meio de aderência, invasão, crescimento do organismo e danos subsequentes causados pela toxicidade direta e pela resposta do hospedeiro. Os micélios dos organismos filamentosos tendem a se estender ao longo das lamelas da córnea, enquanto os organismos mais virulentos podem atravessar as lamelas e até penetrar na membrana de Descemet, levando à infecção intracameral.[9,10] A resposta inflamatória do hospedeiro é semelhante àquela descrita na infecção bacteriana, com fatores micóticos e do hospedeiro levando a infiltrado de células inflamatórias, necrose e neovascularização.

TRATAMENTO

A eficácia dos agentes antifúngicos atualmente disponíveis é limitada e existe uma taxa relativamente alta de insucesso no tratamento. Os agentes mais comumente usados para ceratite fúngica incluem os polienos e os azóis (Tabela 4.13.1).

Medicamentos polienos, tais como anfotericina B, natamicina e nistatina, ligam-se ao ergosterol da parede celular fúngica, rompendo assim a célula-alvo. Os polienos são eficazes contra as formas filamentosas e leveduras. A anfotericina B é particularmente eficaz contra leveduras e é o agente de escolha

TABELA 4.13.1 Antifúngicos.

Agente	Via	Dosagem/Concentração
Polienos		
Anfotericina B	Tópica	0,15%
	Subconjuntival	0,5 a 1 mg
	Intracameral	7,5 a 10 µg em 0,1 mℓ
Natamicina	Suspensão tópica	5%
Imidazóis		
Clotrimazol	Tópica	1%
Econazol	Tópica	2%
Cetoconazol	Tópica	5%
	Oral	300 mg/dia
Miconazol	Suspensão tópica	1%
	Creme tópico	2%
	Subconjuntival	5 a 10 mg
Triazóis		
Fluconazol	Tópica	0,2%
	Oral	200 mg/dia
Itraconazol	Tópica	1%
	Oral	100 a 200 mg, 2 vezes/dia
Voriconazol	Tópica	1%
	Oral	200 mg, 2 vezes/dia
	Intracameral	100 µg em 0,1 mℓ
	Intraestromal	50 µg em 0,1 mℓ
Posaconazol	Oral	200 mg, 4 vezes/dia
Pirimidínicos		
Flucitosina	Tópica	2%
	Oral	50 a 150 mg/kg/dia, dividida 2 vezes/dia
Equinocandinas		
Caspofungina	Tópica	0,5%
Micafungina	Tópica	0,1%

para ceratite causada por espécies de *Candida*, mas é menos eficaz contra organismos filamentosos. A natamicina é eficaz contra leveduras e apresenta amplo espectro de atividade contra organismos filamentosos. Os polienos não penetram bem no epitélio intacto da córnea.[11] O desbridamento periódico da córnea pode aumentar a penetração de medicamentos tópicos, embora não esteja claro que o desbridamento desencadeie melhores resultados.[12]

Medicamentos azólicos, que incluem os imidazóis (p. ex., miconazol, clotrimazol e cetoconazol) e os triazóis (p. ex., fluconazol, itraconazol, posaconazol e voriconazol) inibem a síntese de ergosterol na parede celular. Os azóis geralmente apresentam boa atividade contra leveduras, mas têm atividade mais variável contra organismos filamentosos. O voriconazol apresenta boa penetração na córnea quando administrado topicamente e boas concentrações intraoculares quando administrado por via oral. O voriconazol pode ser administrado como uma injeção intracameral ou intraestromal.[13] Potenciais efeitos adversos do voriconazol oral incluem fenômenos visuais e hepatotoxicidade; a função hepática, portanto, deve ser monitorada.

Outros agentes antifúngicos têm um papel no tratamento da ceratite fúngica. Os pirimidínicos bloqueiam a síntese fúngica da timidina. A flucitosina é bem absorvida quando administrada por via oral e também pode ser aplicada como uma solução tópica. As equinocandinas, como a caspofungina e a micafungina, inibem a betaglucana nas paredes celulares e se mostraram promissoras como terapia tópica para a ceratite fúngica.

Uma vez realizado o diagnóstico, a ceratite fúngica deve ser tratada com medicação antifúngica tópica aplicada com frequência. Um triazol oral deve ser considerado para infecção estromal profunda. As úlceras geralmente são tratadas com uma dose de ataque (p. ex., a cada 5 a 15 minutos na primeira hora) seguida de aplicação a cada 30 a 60 minutos. A frequência de aplicações é reduzida com base na resposta clínica. Injeções intracamerais de anfotericina B ou voriconazol podem ser administradas para infecções que tenham penetrado na membrana de Descemet.

O *Mycotic Ulcer Treatment Trial* (MUTT) foi um estudo randomizado controlado que descobriu que úlceras fúngicas tratadas com natamicina resultavam em melhor visão em 3 meses em comparação com aquelas úlceras tratadas com voriconazol – um resultado impulsionado em grande parte pela eficácia da natamicina entre as úlceras por *Fusarium*.[14] Um estudo complementar não encontrou benefício na terapia antifúngica oral: no MUTT II, as úlceras fúngicas foram tratadas com terapia tópica e aleatoriamente com voriconazol oral ou placebo. Após 3 meses, a taxa de perfuração ou ceratoplastia terapêutica não foi estatisticamente significativa entre os grupos de voriconazol e placebo.[15]

Como essas infecções podem ser persistentes e a supressão do hospedeiro durante a infecção é um fator muito importante, o uso de corticosteroides não costuma ser recomendado no manejo da ceratite fúngica. No entanto, os pacientes que já fazem uso de corticosteroides no momento do diagnóstico devem ter a medicação gradualmente reduzida, porque a interrupção abrupta da terapia com corticosteroides pode resultar em uma intensa resposta inflamatória do hospedeiro, levando à perfuração.[16] A propensão de que os corticosteroides aumentem a viabilidade microbiana pode apresentar um dilema particular para o tratamento da infecção fúngica em uma córnea transplantada. Estudos *in vitro* sugeriram que a ciclosporina A tópica pode apresentar propriedades antifúngicas, e este agente tem sido usado como uma alternativa para reduzir a inflamação e o risco subsequente de falência do transplante de córnea no contexto de infecção por fungos.[17]

O tempo de tratamento geralmente é longo. O tratamento antifúngico costuma ser mantido durante 12 semanas, com vigilância rigorosa, uma vez iniciada a regressão dos medicamentos. Se a ceratite fúngica não responder à terapia médica, a intervenção cirúrgica deve ser considerada. Em virtude da propensão de os elementos fúngicos invadirem as camadas profundas e, em alguns casos, penetrarem a membrana de Descemet, os casos avançados requerem ceratoplastia penetrante para garantir a remoção completa do fungo invasor. Em geral, a ceratoplastia penetrante deve ser realizada o quanto antes para maximizar a probabilidade de uma margem de enxerto livre de infecção e para minimizar o risco de endoftalmite ou esclerite infecciosa. Deve-se objetivar uma generosa margem livre de infecção na córnea excisada.[18] Casos menos avançados podem ser passíveis de ceratoplastia lamelar, mas o cirurgião deve estar confiante de que toda a infecção foi englobada pela dissecção lamelar. Se houver alguma dúvida sobre a profundidade da infecção, o procedimento deve ser convertido em um transplante penetrante de espessura total.[19]

RESULTADO

Pacientes com infecção profunda do estroma e aqueles tratados com corticosteroides parecem responder particularmente pior ao tratamento. A falha terapêutica ocorre em aproximadamente 15 a 20% dos casos.[12] Embora a ceratoplastia penetrante possa eliminar com sucesso o organismo e restaurar a integridade do olho, se houver demora para realizar a cirurgia ou se a doença alcançar um nível avançado, isso pode permitir uma extensão catastrófica da infecção para a câmara anterior e esclera, especialmente no caso de uso de corticosteroide tópico pré-operatório, perfuração ou envolvimento límbico.[20]

BIBLIOGRAFIA

Chen WL, Tsai YY, Lin JM, et al. Unilateral Candida parapsilosis interface keratitis after laser in situ keratomileusis: case report and review of the literature. Cornea 2009;28:105–7.

Chidambaram JD, Prajna NV, Larke NL, et al. Prospective study of the diagnostic accuracy of the in vivo laser scanning confocal microscope for severe microbial keratitis. Ophthalmology 2016;123(11):2285–93.

Keay LJ, Gower EW, Iovieno A, et al. Clinical and microbiological characteristics of fungal keratitis in the United States, 2001–2007: a multicenter study. Ophthalmology 2011;118:920–6.

Perry HD, Doshi SJ, Donnenfeld ED, et al. Topical cyclosporin A in the management of therapeutic keratoplasty for mycotic keratitis. Cornea 2002;21:161–3.

Prajna NV, Krishnan T, Mascarenhas J, et al. The mycotic ulcer treatment trial: a randomized trial comparing natamycin vs voriconazole. JAMA Ophthalmol 2013;131(4):422–9.

Prajna NV, Krishnan T, Rajaraman R, et al. Effect of Oral Voriconazole on Fungal Keratitis in the Mycotic Ulcer Treatment Trial II (MUTT II): a randomized clinical trial. JAMA Ophthalmol 2016;134(12):1365–72.

Prakash G, Sharma N, Goel M, et al. Evaluation of intrastromal injection of voriconazole as a therapeutic adjunctive for the management of deep recalcitrant fungal keratitis. Am J Ophthalmol 2008;146:56–9.

Shi W, Wang T, Xie L, et al. Risk factors, clinical features, and outcomes of recurrent fungal keratitis after corneal transplantation. Ophthalmology 2010;117:890–6.

Thomas PA, Leck AK, Myatt M. Characteristic clinical features as an aid to the diagnosis of suppurative keratitis caused by filamentous fungi. Br J Ophthalmol 2005;89:1554–8.

As referências completas estão disponíveis no **GEN-io**.

PARTE 4 DOENÇAS DA CÓRNEA E DA SUPERFÍCIE OCULAR
SEÇÃO 6 Doenças da Córnea

Ceratite Parasitária

Jeremy D. Keenan e Stephen D. McLeod

4.14

Definição: Doença da córnea causada por protozoários.

Característica principal
- Infiltração celular do epitélio da córnea ou estroma, inflamação da córnea e necrose.

Características associadas
- A demora no diagnóstico é comum
- A dor pode ser maior que os achados físicos
- Os primeiros casos podem demonstrar pseudodendritos
- Casos tardios podem mostrar infiltrado em anel na córnea.

INTRODUÇÃO

Infecções parasitárias da córnea constituem uma causa significativa de morbidade ocular. A ceratite por *Acanthamoeba* é cada vez mais identificada no mundo desenvolvido como uma complicação potencialmente desastrosa do uso de lentes de contato e requer tratamento precoce e agressivo. A infecção por *Onchocerca* ainda é encontrada em algumas partes do mundo em desenvolvimento.

CERATITE POR *ACANTHAMOEBA*

Epidemiologia e patogênese

Acanthamoebae, organismos encontrados de forma ubíqua na água, no solo e no ar, são protozoários de vida livre que existem sob uma forma ativa de trofozoíto e uma forma cística latente. O trofozoíto se alimenta de microrganismos e se reproduz por fissão binária, mas se privado de uma fonte de alimento, ele passará à forma cística. Os cistos são resistentes à dessecação, temperaturas extremas e vários produtos químicos e podem permanecer latentes por anos. As espécies de *Acanthamoebae* são tipicamente divididas de acordo com características morfológicas, embora também possam ser classificados em um dos 15 genótipos. A maioria das ceratites é causada pelo genótipo T4.[1]

A ceratite causada por *Acanthamoeba* é menos comum que a causada por bactérias ou fungos, embora a incidência de ceratite por *Acanthamoeba* tenha aumentado nos EUA durante vários anos em meados dos anos 2000, devido a uma epidemia relacionada a uma solução para lentes de contato.[2] O maior fator de risco para ceratite por *Acanthamoeba* em países desenvolvidos é o uso de lentes de contato, com aproximadamente 90% dos casos ocorrendo em pessoas que fazem uso delas.[3] A maioria dos casos é observada em usuários de lentes de contato gelatinosas, embora ortoceratologia possa representar risco aumentado. O trauma é outro grande fator de risco e é responsável pela grande maioria das ceratites por *Acanthamoeba* observadas em países em desenvolvimento.[4] Outros fatores de risco incluem exposição à água, especialmente fontes de água doce, piscinas ou banheiras de hidromassagem, e soluções caseiras para lentes de contato.

Características clínicas

Uma vez que a demora para iniciar o tratamento afeta negativamente o resultado visual final, os médicos devem estar bem conscientes dos sutis sinais precoces da infecção por *Acanthamoeba*. A infecção inicial permanece confinada ao epitélio, que demonstra irregularidade e infiltração multifocal, pseudodendritos ou cristas epiteliais elevadas (Figura 4.14.1). A perineurite radial do estroma é considerada bastante específica da ceratite por *Acanthamoeba*, embora não apareça em muitos casos (Figura 4.14.2). Limbite é comum e pode ser responsável por dor significativa. Estágios posteriores da infecção são caracterizados por infiltração estromal inespecífica (Figura 4.14.3) ou um infiltrado em anel característico (Figura 4.14.4) e uveíte.[5] Quando presente, a inflamação não granulomatosa da câmara anterior, flutuante, pode contribuir para a formação de catarata

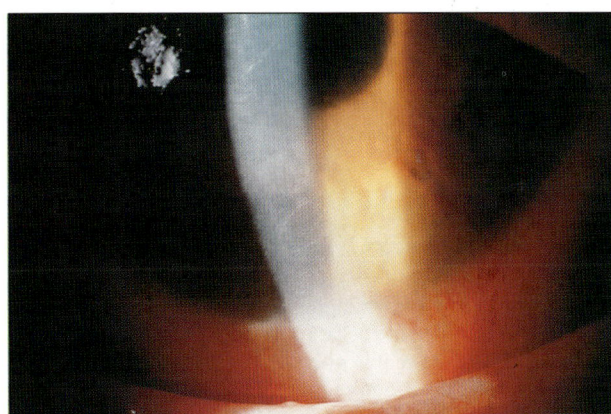

Figura 4.14.1 Cristas epiteliais observadas na ceratite por *Acanthamoeba*. (Cortesia de Joel Sugar, MD.)

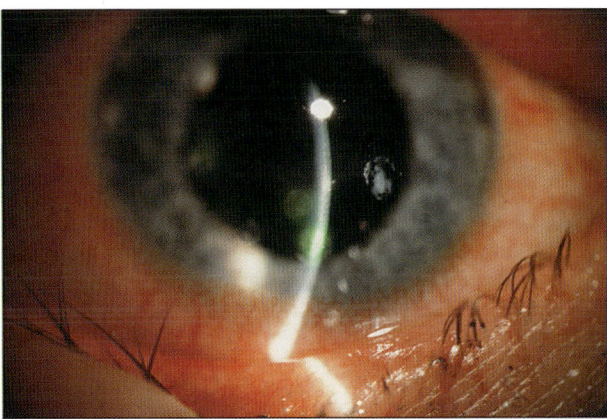

Figura 4.14.2 Perineurite observada na ceratite por *Acanthamoeba*. (Cortesia de Joel Sugar, MD.)

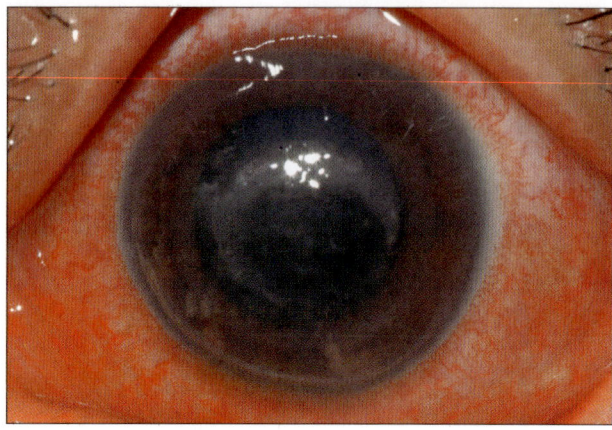

Figura 4.14.3 Infiltrado em anel na infecção da córnea por *Acanthamoeba*.

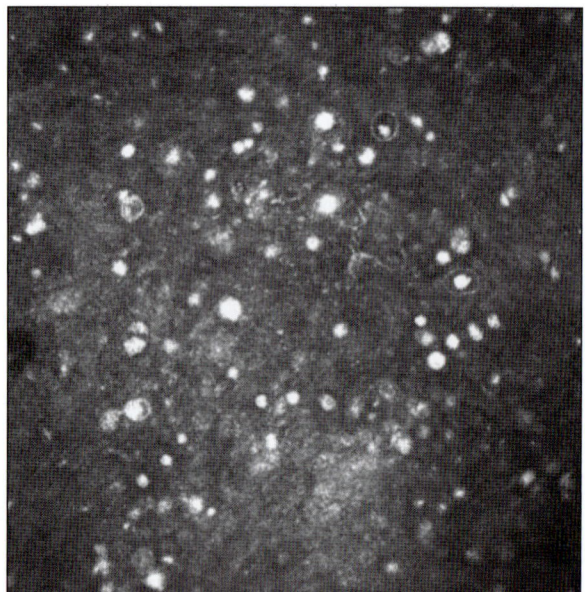

Figura 4.14.4 Estruturas císticas puntiformes, de parede dupla e brilhante na microscopia confocal.

ou desenvolvimento de pressão intraocular elevada. Nos casos mais graves, pode ocorrer hipópio, esclerite anterior ou perfuração (algumas vezes associada à neurite óptica).[6]

Tem sido descrito com frequência que os pacientes se queixam de dor intensa, desproporcionais aos achados clínicos, mas esse é um sinal diagnóstico não confiável, e alguns pacientes apresentam sensibilidade corneana reduzida ou ausente.

Diagnóstico

O diagnóstico se baseia em achados clínicos característicos e é apoiado por testes microbiológicos. Os cistos são visíveis nas colorações de rotina, como Giemsa, *Gram* e hidróxido de potássio, e nas colorações que exigem microscopia fluorescente, como *Calcofluor White* e laranja de acridina.[7] Os raspados devem ser colocados em ágar sem nutriente e revestidos com *Escherichia coli* para avaliar o crescimento de trofozoítos; as placas devem ser observadas por mais de 7 dias. Se as placas não estiverem disponíveis, os raspados podem ser transportados para o laboratório em solução salina de Page. Cultura e esfregaço de amostras de estojos de lentes de contato e soluções de limpeza também podem revelar *Acanthamoeba*.

Ensaios de reação em cadeia da polimerase (PCR, do inglês *polymerase chain reaction*) que identificam o RNA ribossômico (rRNA) de *Acanthamoeba* 18S mostraram ser mais sensíveis do que cultura ou esfregaço, mas atualmente não estão disponíveis na maioria dos laboratórios.[8]

Microscopia confocal *in vivo* pode ser usada para visualizar cistos de *Acanthamoeba* no epitélio da córnea e no estroma. Os cistos aparecem como estruturas arredondadas e hiper-reflexivas, que medem entre 10 μm a 25 μm, frequentemente exibindo uma morfologia de "ponto brilhante" ou parede dupla (ver Figura 4.14.4).[9] A técnica demonstrou boa sensibilidade e especificidade.[10]

A realização de uma biopsia da córnea deve ser considerada para casos com envolvimento apenas do estroma profundo ou quando os testes microbiológicos são negativos (Figura 4.14.5). As biopsias devem ser coradas com hematoxilina e eosina, ácido periódico de Schiff e metenamina de prata.

Diagnóstico diferencial

Consulte o Boxe 4.12.1. Os pseudodendritos da doença inicial e o infiltrado em anel da doença mais avançada muitas vezes são erroneamente identificados como ceratite herpética. Nos casos refratários ao tratamento, a ceratite herpética e a superinfecção bacteriana devem ser consideradas.

Patologia

Os trofozoítos se ligam ao epitélio da córnea e estabelecem a infecção. Isto é acompanhado por afinamento e necrose do epitélio, que permitem que o microrganismo entre no estroma, local em que pode penetrar progressivamente as camadas mais profundas do estroma. O trofozoíto pode se transformar em cisto no estroma corneano e causar sequelas inflamatórias meses após o tratamento antimicrobiano bem-sucedido.[11]

Tratamento

O tratamento da ceratite por *Acanthamoeba* se baseia na erradicação de cistos da córnea.[12] Embora os trofozoítos sejam suscetíveis a muitos agentes antimicrobianos, os cistos são em grande parte resistentes. Os medicamentos mais eficazes são os antissépticos de biguanida clorexidina e poli-hexametileno biguanida (PHMB, do inglês *polyhexamethylene biguanide*), que atuam inibindo a função da membrana e são consistentemente císticos (Tabela 4.14.1).[13] Os agentes de segunda linha incluem as diamidinas (hexamidina, pentamidina e propamidina), que inibem a síntese de DNA. As diamidinas geralmente também são cisticidas, embora sua atividade seja mais variável. Medicamentos azóis apresentam atividade contra trofozoítos, mas geralmente não são cisticidas. Há relatos de tratamento efetivo

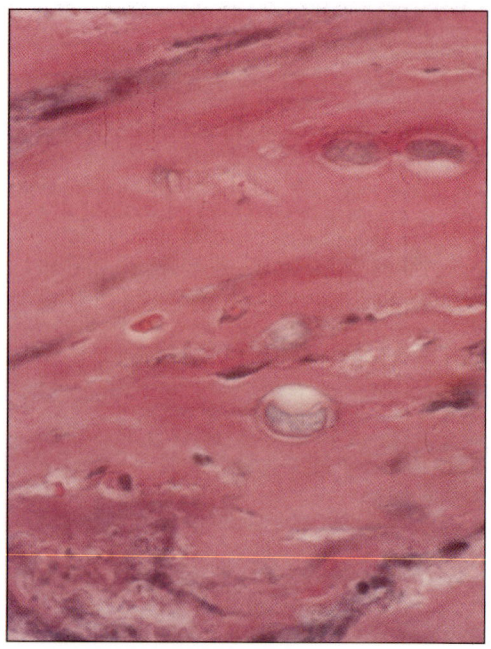

Figura 4.14.5 Observação na microscopia óptica de um corte da córnea demonstrando cistos de *Acanthamoeba*. (Cortesia de Joel Sugar, MD.)

TABELA 4.14.1 Medicações antiamebianas.						
Agente	Nome comercial	Fabricante	Forma de dosagem	Concentração para uso ocular	Disponibilidade	Comentários
Antissépticos catiônicos						
Clorexidina			Solução	0,02%	Concentração a 20%	Utilizado como desinfetante
Poli-hexametileno biguanida (PHMB)	Baquacil	Zeneca	Solução	0,02%	Desinfetante a 20% para piscinas	Utilizado também como conservante em soluções para lentes de contato
Diamidinas aromáticas						
Isetionato de propamidina	Brolene	Mays & Baker	Solução	0,1% w/v 10 mℓ	Venda sem receita no Reino Unido	
Hexamidina	Désomédine	Chauvin	Solução	0,1%	Disponível na Europa	
Azóis						
Clotrimazol	Lotrimin	Schering	Suspensão	1%	Pó	Suspensão ruim; difícil de preparar
Iuconazole	Diflucan	Roerig	Solução	0,2%	Solução de 2 mg/mℓ	Retirar do frasco utilizando agulha com filtro
Cetoconazol	Nizoral	Janssen	Solução oleosa	5%	Comprimido de 200 mg	Em pilão, dissolver 2,5 comprimidos de 200 mg em 10 mℓ de óleo de amendoim
Miconazol	Monistat	Janssen	Solução	1%	Solução de 10 mg/mℓ	Solução 1:1 simples ou diretamente do frasco por meio de filtro
Voriconazol	Vfend	Pfizer	Oral	200 mg 2 vezes/dia 1%	Comprimidos 200 mg Frasco de 200 mg	Monitorar função hepática

(Adaptada de Richard G. Fiscella, RPh, MPH.)

com voriconazol oral e tópico, embora os padrões de suscetibilidade in vitro para este agente não tenham sido bem caracterizados. Antigamente, aminoglicosídeos como neomicina e paromomicina eram usados, mas esses agentes não são cisticidas e causam toxicidade corneana significativa, então há pouca razão para apoiar seu uso.

Há pouco consenso sobre a melhor maneira de tratar a ceratite por Acanthamoeba. Um ensaio clínico comparou clorexidina em monoterapia e PHMB em monoterapia e não encontrou diferenças significativas, havendo altas taxas de sucesso em ambos os grupos (78 e 86%, respectivamente).[14] Como os cistos podem ser difíceis de erradicar, muitos médicos realizam o tratamento com múltiplos agentes, geralmente um agente biguanida e uma diamidina. Assim como outros tipos de ceratite infecciosa, a terapia tópica inicialmente deve ser aplicada frequentemente (a cada 30 a 60 minutos), e então a frequência pode ser reduzida com base na resposta clínica. Medicamentos tópicos geralmente são continuados por muitos meses. A dor deve ser tratada com ciclopégicos e anti-inflamatórios não esteroides orais.

O papel dos corticosteroides no tratamento da infecção por Acanthamoeba não foi estabelecido. Os corticosteroides promovem a excreção e proliferação de trofozoítos e desencadeiam piores resultados visuais quando usados antes do início do tratamento antiamebiano.[15,16] No entanto, os corticosteroides também reduzem a dor e a inflamação e podem reduzir a probabilidade de vascularização da córnea. Um grande estudo retrospectivo demonstrou que, iniciando o uso de corticosteroides após uma média de 2 semanas de terapia com antiamebianos, não houve associação com piores resultados em olhos com ceratite por Acanthamoeba e inflamação persistente, fornecendo alguma garantia para pacientes que necessitam de terapia anti-inflamatória.[17] Agentes antiamebianos devem ser iniciados antes e continuados durante a terapia com corticosteroides.

O papel da ceratoplastia terapêutica para a ceratite ativa por Acanthamoeba é controverso. Foi descrito que a recidiva da infecção por Acanthamoeba ocorre em mais da metade dos enxertos, levando a resultados visuais pós-operatórios ruins.[18] Outros estudos encontraram taxas muito menores de recorrência e bons resultados visuais.[19] As medicações antiamebianas devem ser continuadas após a ceratoplastia.

Resultado

Com o diagnóstico oportuno, Acanthamoeba pode ser erradicada da córnea por terapia médica. Uma minoria de pacientes desenvolve catarata e glaucoma rapidamente progressivos, presumivelmente por exposição prolongada a medicamentos tópicos ou à resposta inflamatória do hospedeiro.[20] A inflamação e necrose corneanas graves podem resultar em cicatrizes substanciais, necessitando de ceratoplastia penetrante para reabilitação visual. A ceratoplastia óptica bem realizada após a erradicação da infecção por Acanthamoeba apresenta bom prognóstico, mas os resultados da ceratoplastia terapêutica realizada durante a infecção ativa são muito mais variáveis.[18,21]

MICROSPORIDIOSE

Epidemiologia e patogênese

Os microsporídios são parasitas onipresentes, intracelulares obrigatórios intimamente relacionados aos fungos.[22] Embora seja uma doença rara, o diagnóstico de ceratite por microsporídio está aumentando. Isso é especialmente verdadeiro na Ásia, onde a doença pode ser correspondente à estação das monções.[23] Existem vários fatores de risco, sendo o comprometimento imunológico o fator de risco mais notável, especialmente em pessoas infectadas pelo vírus da imunodeficiência humana (HIV). Outros estados de imunossupressão, incluindo a imunossupressão local com corticosteroides tópicos, tornam a infecção mais provável. Outros fatores de risco importantes incluem trauma, que é frequentemente associado à exposição à água ou à lama, e ao uso de lentes de contato.[24] Embora anteriormente considerado associado principalmente ao quadro de infecção pelo HIV, a infecção está sendo cada vez mais observada em pessoas imunocompetentes.

Características clínicas

Duas apresentações clínicas distintas são possíveis na infecção ocular por microsporídio: ceratoconjuntivite superficial, que é causada por espécies Encephalitozoon, e ceratite estromal profunda, que é causada pelas espécies *nosema*, *vittaforma* e *trachiplestophora*. A forma de ceratoconjuntivite geralmente era observada anteriormente em pessoas imunocomprometidas, embora essa entidade seja atualmente reconhecida também em pessoas imunocompetentes.[25] A ceratoconjuntivite por microsporídios é caracterizada por conjuntivite mínima, epiteliopatia puntiforme difusa e opacidades epiteliais grosseiras, algumas delas coradas com fluoresceína. Os sintomas incluem dor, fotofobia, visão turva e sensação de corpo estranho. A ceratite estromal por microsporídios geralmente é observada em indivíduos imunocompetentes, nos quais é frequentemente diagnosticada de maneira equivocada como ceratite herpética. A infecção do estroma é caracterizada por infiltrados estromais profundos com ou sem neovascularização da córnea e uveíte.

Diagnóstico

O diagnóstico da ceratite por microsporídio normalmente é realizado por meio de esfregaços obtidos a partir de raspagens corneanas ou conjuntivais. Várias colorações podem ser usadas, como hidróxido de potássio acrescido de *Calcofluor White*, *Gram* e Ziehl-Neelsen modificado, que detectam de modo mais consistente os microsporídios.[26] As características da coloração de Giemsa são mais variáveis. Microsporídios são difíceis de serem recuperados em cultura. Foram desenvolvidos ensaios de PCR direcionados à subunidade 16S do rRNA, mas não são realizados pela maioria dos laboratórios.[27] A microscopia confocal pode revelar microsporídios intraepiteliais, mas esses organismos, que medem de 1 a 5 μm, encontram-se nos limites de resolução desse instrumento.[28] A microscopia eletrônica realizada em fluidos corporais é considerada o padrão-ouro para o diagnóstico de infecção por microsporídios.

Diagnóstico diferencial

Consulte o Boxe 4.12.1.

Associações sistêmicas

A infecção por microsporídios pode envolver quase todos os órgãos de pacientes gravemente imunocomprometidos com infecção pelo HIV (geralmente, contagem de células CD4 < 100/μℓ). O sistema gastrintestinal é comumente o mais envolvido, representando uma das principais causas de má absorção e diarreia em pacientes com síndrome da imunodeficiência adquirida (AIDS). As infecções oculares constituem a segunda apresentação em frequência e podem resultar de uma infecção nasofaríngea ou de contaminação com as mãos com a própria urina. Quando infecções oculares microsporidiais são diagnosticadas, o paciente deve passar por um exame completo para detecção de outras áreas de envolvimento. Outras infecções comuns incluem sinusite, hepatite, peritonite, colangite, miosite, bronquiolite, pneumonia, encefalite, cistite e nefrite. Manifestações raras incluem uretrite, abscesso prostático, úlcera na língua e envolvimento esquelético e cutâneo.

Tratamento

O regime terapêutico ideal para microsporidiose ocular ainda não está bem definido. Vários medicamentos são usados atualmente, incluindo agentes orais, como o albendazol e o itraconazol, e agentes tópicos, como a fumagilina, a propamidina, a clorexidina, o PHMB, o voriconazol e as fluoroquinolonas. A fumagilina é um dos medicamentos mais utilizados; uma suspensão de 10 mg/mℓ pode ser aplicada por hora durante 24 horas e, em seguida, reduzida com base na resposta clínica. O albendazol tem sido usado quando a microsporidiose ocular é refratária à terapia tópica.[29] Um ensaio clínico randomizado controlado por placebo, realizado em pacientes imunocompetentes, não encontrou benefícios do PHMB.[30] Este estudo descobriu que a doença pode ser autolimitada em pacientes imunocompetentes; o grupo placebo apresentou cura clínica em média 9 dias após o diagnóstico.

Resultado

O tratamento da ceratoconjuntivite microsporidial é geralmente bem-sucedido, especialmente em pacientes imunocompetentes. Pessoas imunocomprometidas podem desenvolver infecções crônicas quando o tratamento contra microscoporídio é retirado. Nesse caso, uma baixa dose de manutenção composta por uma gota ao dia pode ser suficiente para controlar a ceratoconjuntivite. A melhora da acuidade visual geralmente é observada após a resolução da ceratite superficial.[30] A doença que envolve o estroma da córnea é difícil de tratar e o recrudescimento é comum. Alguns autores defendem a ceratoplastia de espessura total nesses casos, pois os microsporídios podem invadir a câmara anterior e a ceratoplastia lamelar não impede a recorrência.[31]

ONCOCERCOSE

Epidemiologia e patogênese

A oncocercose, também conhecida como "cegueira dos rios", é uma das principais causas de cegueira em todo o mundo. A oncocercose afeta aproximadamente 18 milhões de pessoas, das quais 270 mil ficam cegas.[32] A maioria dos casos ocorre em 34 países da África, nos quais a doença ainda é endêmica. O organismo causador, *Onchocerca volvulus*, é um nematoda filarial transmitido pela mosca negra *Simulium*, que se reproduz nos rios e riachos de fluxo rápido da África, Brasil, México, Oriente Médio e partes da América Central. A mosca introduz larvas de *O. volvulus* na pele enquanto se alimenta do sangue, formando um nódulo cutâneo de parasitas adultos. Depois de se desenvolverem, as filárias fêmeas adultas liberam centenas de milhares de microfilárias que migram através da pele e têm particular afinidade pelos olhos. As microfilárias desencadeiam uma reação inflamatória que resulta nas manifestações clínicas cutâneas e oculares. Uma bactéria endossimbionte, *Wolbachia*, desempenha um papel importante no desenvolvimento de larvas e, possivelmente, também na sobrevivência em longo prazo de vermes adultos.[33]

A doença ocular está relacionada à resposta inflamatória gerada pelos nematodas, que podem ser encontrados no epitélio conjuntival, estroma da córnea, íris, corpo ciliar, esclera, músculos extraoculares e bainha do nervo óptico. A gravidade dos achados oculares depende da cepa das microfilárias; cepas das regiões de savana da África Ocidental induzem uma resposta inflamatória mais grave e ceratite esclerosante, que é tipicamente ausente em infecções causadas pela cepa da floresta tropical.[34,35]

Características clínicas

A infecção inicial pelo parasita *Onchocerca* é marcada por uma dermatite papular difusa, acompanhada de intenso prurido.[32] Outros achados cutâneos podem variar de liquenificação a despigmentação assintomática a nódulos subdérmicos. A oncocercose pode envolver virtualmente todos os tecidos oculares. Nódulos e edema da pálpebra, conjuntivite crônica com injeção ciliar, quemose e massas conjuntivais semelhantes à flictênulas podem se desenvolver. O envolvimento da córnea é marcado por uma ceratite epitelial ponteada fina interpalpebral, que se sobrepõe a opacidades brancas semelhantes a flocos subepiteliais e discretas cicatrizes numulares e edema estromal causado por um parasita intraestromal. Esses parasitas podem ser visualizados na lâmpada de fenda durante retroiluminação em todos os níveis da córnea como filamentos móveis finos em forma de S ou C. A ceratite esclerosante representa uma doença corneal mais grave e com possibilidade de cegueira corneana. Tende a aparecer como *um haze* estromal anterior centralizado nas posições de 3 e 9 horas, separadas do limbo por uma zona clara. Tanto a infiltração como a neovascularização são progressivas e podem invadir o eixo visual à medida que toda a córnea é afetada. Ceratopatia em faixa e uveíte podem se desenvolver, assim como esclerite.

As microfilárias podem ser observadas na câmara anterior, especialmente no ângulo inferior da gonioscopia, ou na cápsula anterior do cristalino. Em alguns casos, a uveíte concomitante pode ser grave, levando à corectopia, sinéquia, seclusão pupilar e ao glaucoma secundário. As lesões coriorretinianas aparecem como lesões assimétricas periféricas à mácula ou ao redor do nervo óptico. A coriorretinite peripapilar com edema do nervo óptico pode resultar em atrofia óptica, outra causa significativa de deficiência visual.

Diagnóstico

O diagnóstico se baseia na observação e identificação do parasita. Pode ser obtido da pele por meio de biopsia de um nódulo ou por um fragmento da escápula, crista ilíaca ou da parte inferior da panturrilha. A contagem de parasitas na amostra cutânea está correlacionada à intensidade da infecção. Testes sorológicos estão disponíveis, embora alguns tenham dificuldade em diferenciar *O. volvulus* de outras infecções filariais.[36]

Diagnóstico diferencial

Lesões cutâneas similares podem ser observadas associadas à infecção microfilarial causada por *Mansonella perstans*. Nódulos cutâneos e uveíte também podem ser observados com sarcoidose.

Associações sistêmicas

Além de serem encontradas nas lesões cutâneas, as microfilárias podem ser identificadas em vasos sanguíneos, órgãos viscerais, sistema nervoso central, urina e escarro. Os linfonodos que drenam áreas com altas concentrações cutâneas dos parasitas podem se apresentar com tamanho aumentado e indolores.

Patologia

A inflamação causada pela infecção por *Onchocerca* é estimulada por antígenos liberados por organismos mortos e em processo de morte. A resposta imune do hospedeiro resulta na migração de eosinófilos e neutrófilos para o estroma da córnea. A degranulação dessas células inflamatórias libera proteínas citotóxicas que alteram o funcionamento normal das células da córnea, resultando em opacidade corneana.[37]

Tratamento

O nódulo cutâneo contendo os parasitas adultos deve ser removido cirurgicamente. A ivermectina oral elimina as microfilárias, mas não as larvas adultas. Um ciclo de 6 semanas de doxiciclina 100 a 200 mg/dia é usado para limpar endossimbiontes *Wolbachia* e resulta em esterilização a longo prazo de parasitas adultos.[38] A ivermectina mostrou reverter mesmo ceratite esclerosante avançada e iridociclite, mas o tratamento não é eficaz para lesões coriorretinianas, que progridem apesar do tratamento.[39] A iridociclite deve ser tratada com corticosteroides e cicloplégicos. Do ponto de vista da saúde pública, a base do tratamento é a ivermectina oral administrada em dose única (150 μg/kg) repetida anualmente ou semestralmente. As administrações de medicamentos em massa são entregues a comunidades inteiras em áreas endêmicas.

Resultado

Embora a inflamação e as lesões do segmento anterior respondam bem ao tratamento, pode haver comprometimento visual grave por coriorretinite, que, em casos avançados, muitas vezes continua progredindo apesar do tratamento. Os programas de saúde visam a prevenção da cegueira através do tratamento em massa, prevenção e controle de vetores. Existe evidência de que as distribuições repetidas prolongadas de ivermectina em massa podem interromper a transmissão de *O. volvulus*, sugerindo que a eliminação da doença pode eventualmente ser possível.

BIBLIOGRAFIA

Bacon AS, Frazer DG, Dart JK, et al. A review of 72 consecutive cases of Acanthamoeba keratitis, 1984–1992. Eye (Lond) 1993;7:719–25.

Dart JK, Saw VP, Kilvington S. Acanthamoeba keratitis: diagnosis and treatment update 2009. Am J Ophthalmol 2009;148:487–99.e2.

Hall LR, Pearlman E. Pathogenesis of onchocercal keratitis (river blindness). Clin Microbiol Rev 1999;12:445–53.

Kitzmann AS, Goins KM, Sutphin JE, et al. Keratoplasty for treatment of Acanthamoeba keratitis. Ophthalmology 2009;116:864–9.

Loh RS, Chan CM, Ti SE, et al. Emerging prevalence of microsporidial keratitis in Singapore: epidemiology, clinical features, and management. Ophthalmology 2009;116:2348–53.

Mabey D, Whitworth JA, Eckstein M, et al. The effects of multiple doses of ivermectin on ocular onchocerciasis. A six-year follow-up. Ophthalmology 1996;103:1001–8.

Sharma S, Das S, Joseph J, et al. Microsporidial keratitis: need for increased awareness. Surv Ophthalmol 2011;56:1–22.

Tu EY, Joslin CE, Sugar J, et al. Prognostic factors affecting visual outcome in Acanthamoeba keratitis. Ophthalmology 2008;115:1998–2003.

Tu EY, Joslin CE, Sugar J, et al. The relative value of confocal microscopy and superficial corneal scrapings in the diagnosis of Acanthamoeba keratitis. Cornea 2008;27:764–72.

Udall DN. Recent updates on onchocerciasis: diagnosis and treatment. Clin Infect Dis 2007;44:53–60.

As referências completas estão disponíveis no **GEN-io**.

PARTE 4 DOENÇAS DA CÓRNEA E DA SUPERFÍCIE OCULAR

SEÇÃO 6 Doenças da Córnea

Ceratite por Herpes Simples

Sonal S. Tuli e Matthew J. Gray

4.15

Definição: Infecção da córnea pelo herpes-vírus simples (HSV).

Características principais
- Úlcera dendrítica: característica clássica da doença epitelial
- Endotelite focal (ceratite disciforme): característica clássica da doença estromal.

Características associadas
- Sensibilidade corneana diminuída
- Precipitados ceráticos granulomatosos subjacentes.

TABELA 4.15.1 Herpes-vírus humanos de importância médica.

Abreviação	Nomenclatura	Doença causada
HSV-1	Herpes simples tipo 1	Herpes oral, ocular, genital, panarício herpético
HSV-2	Herpes simples tipo 2	Herpes genital, oral, ocular, panarício herpético
VZV	Vírus varicela zóster	Varicela, herpes-zóster ("cobreiro")
CMV	Citomegalovírus	Retinite, várias doenças sistêmicas
EBV	Vírus Epstein-Barr	Mononucleose infecciosa
HHV-6	Herpes-vírus humano 6	Exantema súbito (roséola)
HHV-7	Herpes-vírus humano 7	Exantema súbito (roséola)
SRV	Vírus associado ao sarcoma de Kaposi	Sarcoma de Kaposi

EPIDEMIOLOGIA

Os herpes-vírus humanos (Tabela 4.15.1) compartilham em comum um estado denominado "latência", no qual o vírus permanece inativo nas células e se reativa periodicamente. Os HSV 1 e 2 (HSV-1 e HSV-2) apresentam afinidade pelas células ganglionares sensitivas e, portanto, são chamados de *vírus neurotróficos*. Esses vírus são onipresentes e, na maior parte do mundo, a exposição ao HSV-1 é quase universal no final da idade adulta.[1,2] A ceratite por HSV (HSVK) é a causa mais comum de cegueira corneana em nações desenvolvidas.[3] Nos EUA, a incidência de novos casos de HSVK é estimada em 24 mil por ano e o número total de episódios em 58 mil por ano com prevalência superior a 400 mil.[4,5] As infecções por HSV-1 ocorrem mais comumente na área orolabial e por HSV-2 na área genital.[6]

HERPES-VÍRUS SIMPLES

O HSV, um vírus de grande dimensão e DNA de cadeia dupla, tem um capsídio icosaédrico envolto por um tegumento pouco definido acoplado a um envelope proveniente da membrana da célula hospedeira com projeções de glicoproteína virais (Figura 4.15.1).

Os vírions recém-formados, que se replicam no núcleo da célula, saem por brotamento a partir da membrana celular, destruindo a célula durante esse processo. Infecções recorrentes destroem progressivamente as células ganglionares sensitivas, diminuindo a sensibilidade da córnea, uma das características da ceratite por HSV.

A produção de anticorpos séricos contra as infecções por HSV é inconsistente e apenas parcialmente protetora. A principal resposta imune ao HSV é mediada por linfócitos T.[7,8]

Ciclo de vida do herpes-vírus simples

A infecção *inicial* pelo HSV geralmente é assintomática e ocorre por meio do contato direto das membranas mucosas com secreções infectadas e não por fômites ou aerossolização. O vírus entra em contato com células epiteliais, replica-se, penetra as terminações nervosas sensoriais e migra de maneira retrógrada em direção ao gânglio trigêmeo, em que permanece latente (Figura 4.15.2). A córnea também pode ser um local de latência

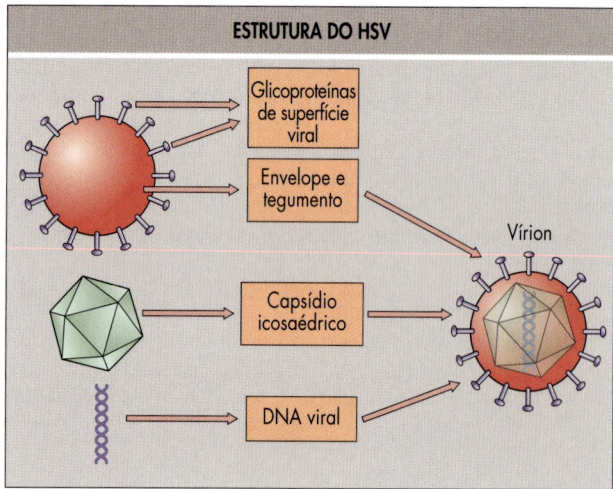

Figura 4.15.1 Estrutura do herpes-vírus simples (HSV).

e replicação do HSV.[9-13] Após um ciclo inicial de replicação no gânglio do nervo trigêmeo, o vírus percorre o nervo de forma anterógrada, causando infecção primária em cerca de 6% dos pacientes. Em seguida, permanece latente até que certos gatilhos desencadeiem a reativação, para depois replicar e percorrer o nervo causando uma infecção recorrente. Não está claro se a infecção inicial ocorre pelo contato direto dos tecidos oculares com secreções infectadas, ou se a infecção viral inicial ocorre na área orolabial, espalhando-se para os neurônios que suprem o olho no gânglio trigêmeo ("disseminação da porta dos fundos").[12]

INFECÇÃO PRIMÁRIA PELO HERPES-VÍRUS SIMPLES

A infecção ocular primária pelo HSV se manifesta mais comumente sob a forma de blefaroconjuntivite (frequentemente com ulceração conjuntival) que cura sem deixar cicatriz

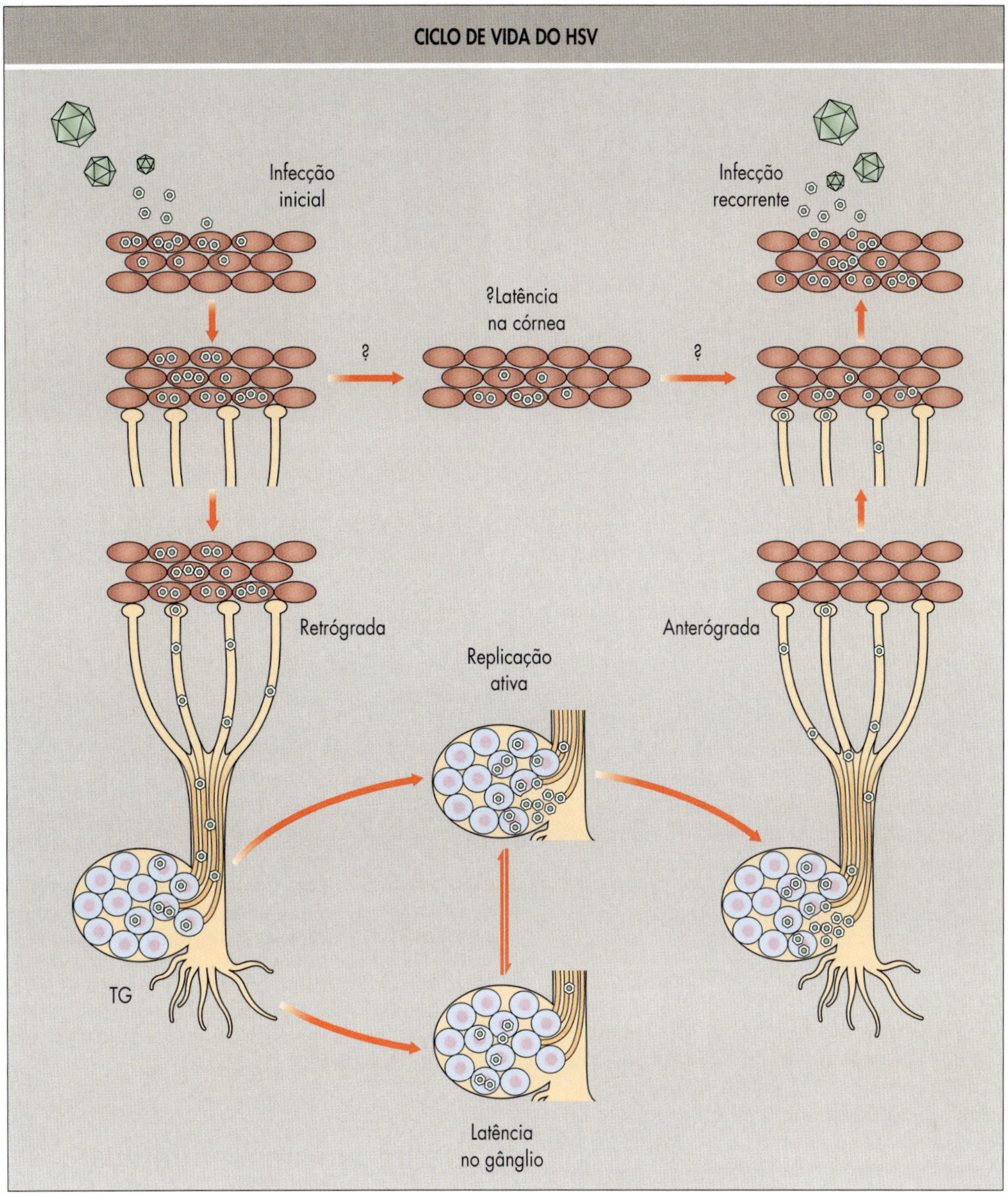

Figura 4.15.2 Ciclo de vida do herpes-vírus simples (HSV).

(Figura 4.15.3). A conjuntivite folicular associada é, muitas vezes, confundida com conjuntivite adenoviral (Figura 4.15.4); até um terço dos casos de conjuntivite folicular unilateral pode ser positivo na cultura para HSV.[14-16] Outras características incluem vesículas palpebrais e dendritos conjuntivais. A ceratite é rara, ocorrendo em apenas 3 a 5% dos casos, embora a doença bilateral grave possa ocorrer em pacientes atópicos ou imunocomprometidos.[5,17-19]

INFECÇÕES RECORRENTES PELO HERPES-VÍRUS SIMPLES

Acredita-se que múltiplos fatores desencadeiem a recorrência, incluindo febre, menstruação, luz solar, irradiação e estresse emocional. Relatos informais também descreveram a ação de análogos das prostaglandinas, imunossupressão e cirurgia refrativa. A doença recorrente, estimada em 27% dos pacientes em 1 ano e acima de 60% em 20 anos, comumente causa ceratite (HSVK), embora possa afetar todas as partes do olho.[5] O risco de uma infecção recorrente subsequente aumenta conforme o número de recorrências em até 83% em 20 anos após uma ou mais recidivas.[5]

A HSVK é classificada, de forma geral, em ceratite epitelial e estromal/endotelial. Essa classificação não é apenas anatômica, mas também é importante para a compreensão da fisiopatologia da HSVK e para o planejamento do tratamento.

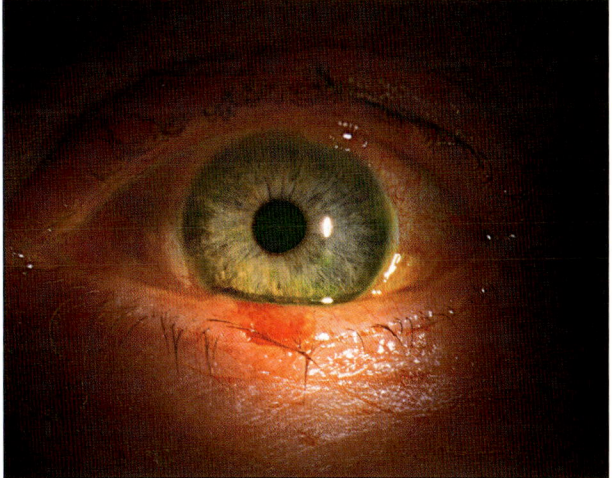

Figura 4.15.3 Blefaroconjuntivite.

Ceratite epitelial

Causada pela replicação ativa do vírus na superfície da córnea, isso geralmente inicia-se pela formação de vesículas epiteliais, ceratite ponteada ou placas opacas que coalescem e se rompem

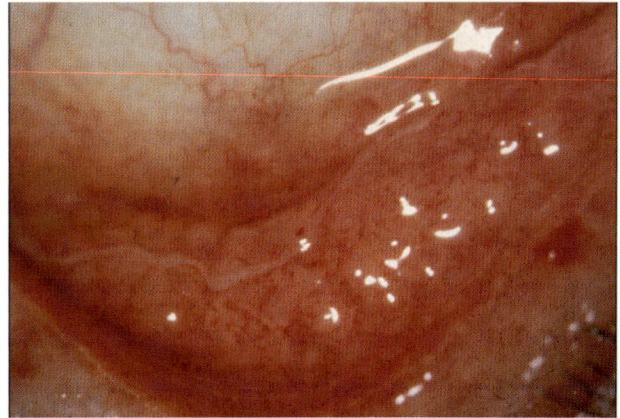

Figura 4.15.4 Conjuntivite folicular.

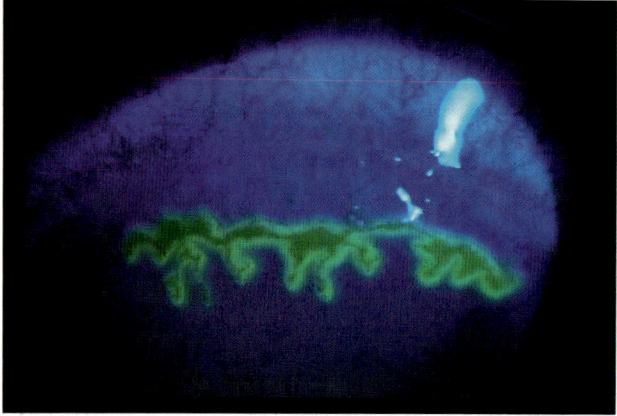

Figura 4.15.5 Dendrito.

centralmente. Os episódios iniciais provocam a sensação de corpo estranho, mas os episódios subsequentes geralmente são indolores devido à hipoestesia da córnea.[20] Entretanto, a inflamação associada pode causar fotofobia significativa. Inclui as condições discutidas a seguir.

Úlcera dendrítica
Essa clássica lesão herpética consiste em uma lesão linear, com ramificações dicotômicas e bulbos terminais (Figura 4.15.5). As bordas são levemente elevadas e consistem em células acantolíticas infectadas, acinzentadas e coradas com rosa bengala. O defeito epitelial central cora-se com fluoresceína. O estroma subjacente pode apresentar inflamação mínima. Na resolução do quadro, uma cicatriz em forma de dendrito, chamada *dendrito-fantasma*, pode permanecer no estroma superficial.

Úlcera geográfica
Pacientes imunocomprometidos, que fazem uso de corticosteroides tópicos ou que apresentam úlceras de longa duração não tratadas podem desenvolver defeitos epiteliais muito grandes.[21] No entanto, ramificações dicotômicas e bulbos terminais são frequentemente observadas na periferia e a coloração é semelhante à da ceratite dendrítica.

Ceratite marginal
Essas lesões se localizam próximas ao limbo e podem se assemelhar às úlceras catarrais estafilocócicas. A presença de um defeito epitelial e a falta de sensibilidade na córnea podem ajudar no diagnóstico. Pode haver inflamação estromal significativa devido à proximidade dos vasos sanguíneos límbicos. Como são mais resistentes ao tratamento, essas lesões frequentemente se tornam úlceras tróficas.[22]

Úlcera meta-herpética (trófica)
Essa lesão não está associada ao vírus vivo e é resultante da incapacidade de cicatrização do epitélio (Figura 4.15.6). É chamada de *úlcera trófica* se reaparecer ou de úlcera *meta-herpética* se surgir após uma úlcera dendrítica ou geográfica, embora os termos sejam usados indistintamente. As causas são multifatoriais e incluem toxicidade de medicamentos antivirais, traumas não reconhecidos, falta de fatores de crescimento neural, pouca lágrima na superfície ocular e inflamação estromal subjacente de baixo grau. As úlceras neurotróficas iniciam-se sob a forma de epitélio irregular que se rompe e causa um defeito epitelial com margens lisas. As bordas são acinzentadas, elevadas e apresentam múltiplas camadas de epitélio. Ao contrário das úlceras geográficas, o corante rosa bengala cora as células epiteliais doentes que tentam migrar ao longo da base da úlcera, enquanto a fluoresceína passa entre essas células pouco aderidas no estroma e cora a periferia – a chamada "coloração reversa" (ver Figura 4.15.6).

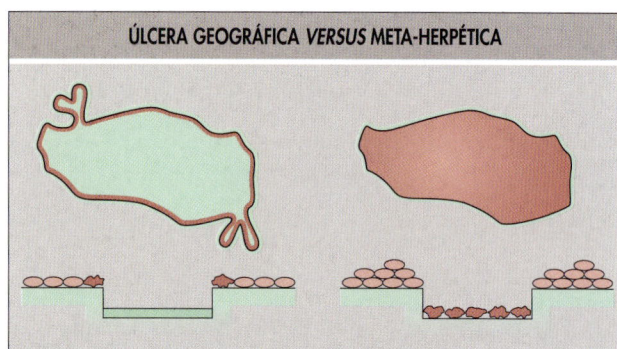

Figura 4.15.6 Úlcera geográfica *versus* meta-herpética. *Úlcera geográfica* (esquerda): grande defeito epitelial corado centralmente por fluoresceína com ramificação dicotômica periférica e bulbos terminais que coram com rosa bengala na periferia. *Úlcera meta-herpética* (direita): coloração de células epiteliais "doentes" com rosa bengala na base da úlcera e coloração com fluoresceína no estroma e periferia (coloração reversa). Observe as células epiteliais amontoadas na borda da úlcera.

Ceratite estromal/endotelial
Em geral, uma vez que representa uma resposta imunomediada a partículas virais não replicadas, a ceratite estromal pode afetar todas as camadas da córnea e pode até envolver a malha trabecular e a íris. É classificada com base no local e tipo de envolvimento predominantes.

Endotelite
É a forma mais comum e se manifesta como edema estromal suprajacente da disfunção endotelial. O edema estromal de longa duração causa cicatrizes permanentes e diminuição da visão.

Endotelite localizada
Aparece como uma área de edema na córnea em forma de disco chamada de *ceratite disciforme* (Figura 4.15.7). A inflamação estromal mínima ocorre sem envolvimento do epitélio, embora o edema e as bolhas microcísticas possam se desenvolver mais tarde em alguns casos. Os precipitados ceráticos focais subjacentes ao edema são altamente sugestivos do diagnóstico, mas podem ser de difícil visualização. A demarcação nítida entre o estroma envolvido e o estroma não envolvido distingue a endotelite localizada de outras causas de edema estromal.

Endotelite difusa e linear
São raras e geralmente acompanhadas por trabeculite e pressão intraocular elevada. *Pseudoguttata* e as dobras de Descemet podem causar confusão com a distrofia de Fuchs. Os precipitados ceráticos lineares podem se assemelhar à rejeição de aloenxertos.

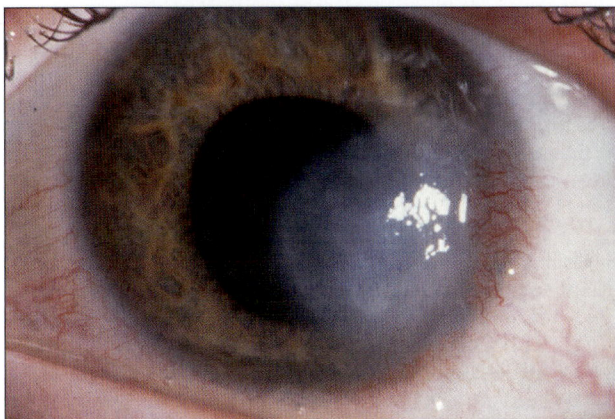

Figura 4.15.7 Ceratite disciforme.

Ceratite necrosante

Acredita-se que a inflamação significativamente mais intensa seja uma reação a partículas virais vivas no estroma da córnea (Figura 4.15.8). É mais comumente observada em pacientes com múltiplas recidivas, especialmente associadas ao HSV-2. Difícil de ser distinguida de outras causas de ceratite microbiana sem um alto índice de suspeição, podendo causar *melting* e perfuração da córnea. Frequentemente está associada a uveíte e trabeculite que podem levar ao glaucoma refratário.

Ceratite estromal imune

Manifesta-se como opacidade focal, multifocal ou difusa do estroma ou um anel imunológico (Figura 4.15.9). Frequentemente é acompanhada de edema estromal e reação moderada na câmara anterior. O epitélio e o endotélio são relativamente poupados. Também é chamada de ceratite intersticial (IK, do inglês *interstitial keratitis*) e pode levar à vascularização do estroma profundo. O HSV é atualmente a causa mais comum de IK, especialmente unilateral, nos EUA.[13] Ao contrário da IK sifilítica, a neovascularização do HSV geralmente é unilateral, setorial, em vários níveis dentro do estroma e causa uma cicatriz estromal.

Ceratopatia lipídica

Neovasos ou vasos inflamados são permeáveis aos lipídios devido à ação do fator de crescimento endotelial vascular. Uma vez exsudado, o lipídio se acumula nos ceratócitos e na matriz intercelular e é a principal causa de perda de visão que requer transplante de córnea em pacientes com HSV.

Ceratouveíte

A uveíte geralmente é granulomatosa, com grandes precipitados ceráticos em forma de *mutton fat* ("gordura de carneiro") no endotélio (Figura 4.15.10). Embora muitas vezes imunomediada,

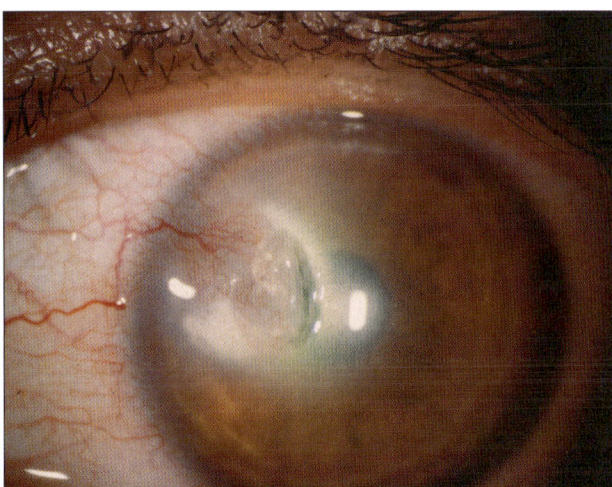

Figura 4.15.8 Ceratite necrosante.

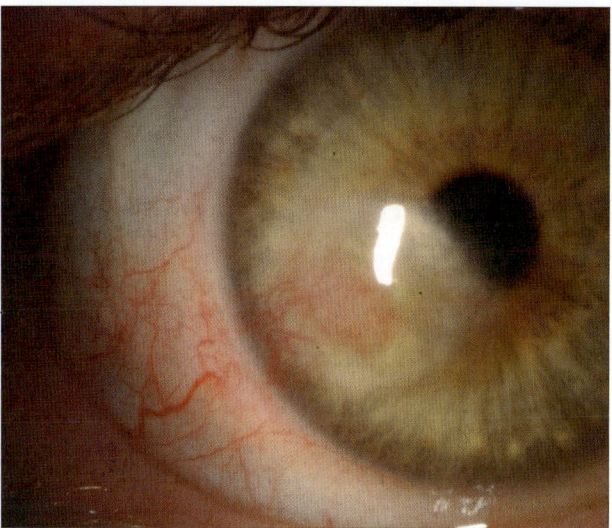

Figura 4.15.9 Ceratite intersticial com ceratopatia lipídica.

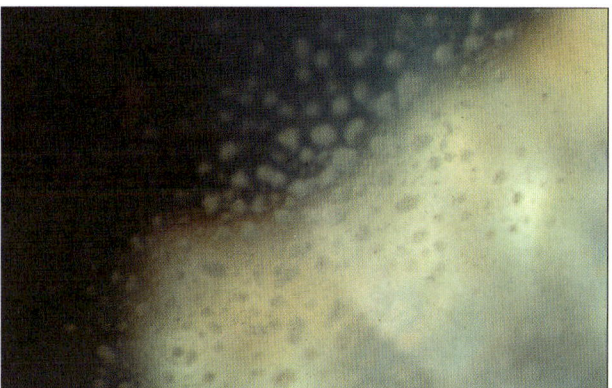

Figura 4.15.10 Ceratouveíte.

a irite setorial com humor aquoso plasmoide é causada pela liberação de vírus vivos a partir dos nervos simpáticos.[23] Pode levar a uma morbidade significativa pelo aparecimento de sinéquias, atrofia da íris, catarata e glaucoma. A uveíte unilateral associada à alta pressão intraocular geralmente é causada pelo HSV.

Síndromes diversas

O herpes tem sido envolvido como causa de várias doenças crônicas e unilaterais da íris e da malha trabecular. O DNA do HSV foi isolado por reação em cadeia da polimerase (PCR, do inglês *polymerase chain reaction*) a partir do endotélio de córneas com síndrome endotelial iridocorneana (ICE, do inglês *iridocorneal endothelial*) e do humor aquoso de pacientes com síndrome de Posner-Schlossman e iridociclite heterocrômica de Fuchs.[24-26]

DIAGNÓSTICO

Testes diagnósticos raramente são necessários na HSVK epitelial devido às suas características clínicas clássicas e não é útil para a ceratite estromal, pois o vírus vivo raramente está presente.

Cultura

Swabs da córnea colocados em meios de transporte de vírus ou clamídia são transportados a 4°C. Culturas após a coloração da córnea com rosa bengala podem apresentar resultados falsamente negativos, uma vez que o corante é viricida em exposição à luz.[27] Infelizmente, o HSV intracelular não é afetado e o corante de rosa bengala não pode ser usado *in vivo*.[28]

Teste com DNA

A PCR é muito rápida e extremamente sensível e específica. As cepas também podem ser identificadas para fins epidemiológicos. A PCR está rapidamente se tornando o teste de escolha para doenças virais.

Teste com anticorpos fluorescentes

Uma membrana de nitrocelulose ou esfregaço de córnea corado em uma lâmina pode ser usada. Isso fornece resultados rápidos, mas a sensibilidade e a especificidade são inferiores às da cultura. A coloração com fluoresceína interfere neste teste.[29]

Esfregaço de Tzanck

Colorações de Papanicolaou ou Giemsa de esfregaços de córnea mostram células gigantes multinucleadas e corpos de inclusão eosinofílicos intranucleares (Cowdry do tipo A). Embora seja de baixa sensibilidade e especificidade, esse teste rápido e barato pode ser realizado na maioria dos laboratórios.

Teste com anticorpos séricos

Imunoglobulina M (IgM) ou aumento dos títulos de IgG podem estar presentes em crianças, mas a maioria dos adultos apresenta IgG positiva para o HSV, limitando seu uso no diagnóstico.[1]

ESTUDO DA DOENÇA HERPÉTICA OCULAR

Antes do *Herpetic Eye Disease Study* (HEDS), a terapia padrão para todas as formas de HSVK era composta por antivirais tópicos. O HEDS foi realizado para avaliar o efeito da adição de corticosteroides e aciclovir à terapia convencional com trifluridina (TFT). Foi um estudo prospectivo, randomizado, duplo-cego, controlado por placebo, multicêntrico, dividido em seis ensaios: três terapêuticos, dois preventivos e um coorte.

1. **Ceratite estromal herpética, ensaio sem corticosteroides:** Em comparação com o grupo que fez uso de placebo, os pacientes tratados com colírios à base de fosfato de prednisolona apresentaram uma resolução mais rápida e menos insucessos no tratamento. No entanto, o adiamento do tratamento com corticosteroides não afetou a acuidade visual.[30]
2. **Ceratite estromal herpética, tratamento com corticosteroides:** Não houve benefício aparente na adição de aciclovir oral aos corticosteroides tópicos e TFT. No entanto, a acuidade visual melhorou em 6 meses em mais pacientes tratados com aciclovir.[31]
3. **Iridociclite pelo herpes-vírus simples, com uso de corticosteroides tópicos:** Ocorreram mais fracassos no tratamento no grupo placebo do que no grupo que fez uso de aciclovir, indicando um benefício potencial em adicionar aciclovir oral aos corticosteroides e antivirais tópicos.[32] Uma metanálise desses três ensaios avaliou o risco de ceratite epitelial subsequente em pacientes com ceratouveíte estromal. Embora o risco tenha sido maior no grupo isolado de corticosteroide, não foi estatisticamente significativo. O risco também foi maior em pacientes com história prévia de ceratite epitelial e em pacientes não caucasianos.[33]
4. **Ceratite epitelial pelo herpes-vírus simples:** No tratamento da ceratite epitelial aguda por HSV com TFT, a adição de aciclovir oral não apresentou benefício adicional na prevenção de ceratite estromal ou irite subsequente.[34]
5. **Aciclovir profilático:** O aciclovir oral reduziu o risco de qualquer forma de herpes ocular recorrente em 41% e ceratite estromal em 50%. O risco de múltiplas recidivas diminuiu de 9 para 4%. No entanto, a proteção não persistiu quando o aciclovir foi descontinuado.[35]
6. **Estudo do fator de recorrência do HSV ocular:** Não foi encontrada associação entre estresse psicológico ou outras formas de estresse e as recorrências do HSV.[36] Episódios prévios de ceratite epitelial não constituíram um preditor de futuras ocorrências, enquanto episódios prévios, especialmente múltiplos, de ceratite estromal aumentaram acentuadamente a probabilidade de ceratite estromal subsequente.[37]

Este estudo apresentou algumas limitações:

1. Muitos dos ensaios apresentaram recrutamento inadequado de pacientes ou alta taxa de abandono.
2. O aciclovir oral nos ensaios de prevenção foi utilizado apenas durante 3 semanas.
3. O regime de corticosteroides foi padronizado e não adaptado à inflamação.
4. TFT foi usado nos grupos do estudo e nos grupos placebo em todos os ensaios terapêuticos.

TRATAMENTO

O tratamento da ceratite por HSV é totalmente diferente do tratamento da forma estromal, refletindo o fato de que a doença epitelial é causada pelo vírus vivo em replicação, enquanto a doença estromal é essencialmente uma resposta imune ao antígeno viral. O tratamento imediato e adequado pode minimizar o risco de cicatrização, a principal causa de morbidade por HSVK.

Ceratite epitelial infecciosa

Embora a ceratite epitelial se resolva espontaneamente em aproximadamente 50% dos casos, recomenda-se o tratamento para úlceras maiores que 4 mm, úlceras marginais e úlceras com inflamação estromal subjacente. Antivirais tópicos, a base do tratamento, são muito eficazes e apresentam baixa incidência de resistência. Tanto a TFT tópica como o ganciclovir provaram ser bem-sucedidos no tratamento da ceratite epitelial e estão comercialmente disponíveis nos EUA.[38,39]

A limpeza por desbridamento leve é uma terapia adjuvante muito boa, pois as células infectadas são pouco aderentes. Isso resulta em uma resolução muito mais rápida, menos inflamação e, consequentemente, menos cicatrizes.[40] O uso *off-label* de antivirais orais também parece ser uma alternativa segura e eficaz à terapia tópica.

Ceratouveíte estromal

A base do tratamento são os corticosteroides tópicos, pois diminuem a inflamação e, portanto, as cicatrizes. A profilaxia antiviral simultânea é recomendada porque as evidências sugerem que a reativação do HSV durante o uso de corticosteroides resulta em doença epitelial grave ou ceratite necrosante. Os antivirais orais são preferidos porque diminuem o risco de reativação do HSV no nível do gânglio e não apresentam a toxicidade corneana associada aos antivirais tópicos. Antivirais tópicos e sistêmicos agressivos, juntamente com corticosteroides, são necessários na ceratite necrosante e na irite serosa focal.

Ceratite meta-herpética

O princípio básico é o suporte à superfície ocular, incluindo a eliminação de medicamentos tóxicos, oclusão de ponto lacrimal, lágrimas artificiais, lentes de contato, colírio de soro autólogo e enxertos de membrana amniótica.[41] O uso cauteloso de corticosteroides tópicos pode ser necessário se houver inflamação subjacente significativa.

Medicamentos

Antivirais

Todos os antivirais atuais são análogos de nucleosídios que inibem a replicação do vírus por competição com a DNA polimerase viral (Tabela 4.15.2). Eles também podem interferir na síntese do DNA do hospedeiro e causar toxicidade significativa. O aciclovir e o

TABELA 4.15.2 Antivirais atuais.

Fármaco (nome completo)	Via	Dose	Frequência	Efeitos adversos
Trifluridina (Viroptic®)	Colírios	1,0%	A cada 2 horas	Conjuntivite folicular, epiteliopatia
Vidarabina (Ara-A®) (composto)	Pomada tópica	3,0%	5 vezes/dia	Como acima
Ganciclovir (Zirgan®)	Gel tópico	0,15%	5 vezes/dia	Ardor, queimação, embaçamento da visão
Acyclovir (Zovirax®)	Pomada tópica Tratamento oral Profilaxia oral	3,0% 400 mg 400 mg	5 vezes/dia 5 vezes/dia 2 vezes/dia	Cefaleia, náuseas, nefrotoxicidade, neurotoxicidade
Valaciclovir (Valtrex®)	Tratamento oral Profilaxia oral	500 mg 500 mg	3 vezes/dia 1 vez/dia	Como acima, púrpura trombocitopênica e síndrome hemolítico-urêmica em imunossuprimidos
Fanciclovir (Famvir®)	Tratamento oral Profilaxia oral	250 mg 250 mg	3 vezes/dia 1 vez/dia	Como aciclovir

ganciclovir são os mais específicos para polimerase viral e timidina quinase e, portanto, são os menos tóxicos. Há descrições de HSV-1 resistente ao aciclovir e há necessidade de monitoramento nos casos de HSV refratários a esse tratamento.[42-44]

Corticosteroides

Normalmente, são usados acetato de prednisolona a 1% ou dexametasona a 0,1%. A frequência deve se basear na gravidade da inflamação e a redução da dose deve ser muito gradual para evitar a inflamação de rebote.

Cirurgia

A cirurgia geralmente é realizada quando a cicatriz corneana limita a visão. No entanto, a cirurgia também pode ser necessária como medida terapêutica em pacientes com úlceras não curadas ou perfurações iminentes na ceratite necrosante.

Ceratoplastia penetrante

Quando a ceratoplastia penetrante é considerada, é preferível esperar pelo menos 6 meses após um episódio de HSVK antes de se tentar o transplante de córnea porque a taxa de sucesso aumenta em um olho sem inflamação.[45] Infelizmente, os resultados do transplante de córnea para HSVK são uniformemente baixos. A reativação e a rejeição ocorrem em 44 e 46%, respectivamente, em 2 anos.[45] O aciclovir profilático iniciado antes da cirurgia e mantido por pelo menos 6 meses a 2 anos diminui o risco de recorrência e falência do enxerto.[46,47] O uso permanente dos antivirais profiláticos via oral podem ser considerados porque o HEDS constatou que o risco de recidiva aumenta até o valor inicial quando a profilaxia antiviral é interrompida. Os enxertos lamelares não são recomendados porque a recorrência ocorre na interface.

Retalho conjuntival

Pode ser útil em pacientes com contraindicações médicas para cirurgia ou ceratite inflamatória crônica. Uma visão possibilitando o paciente deambular pode ser possível através do retalho.

Transplante de membrana amniótica

O transplante de membrana amniótica auxilia na cicatrização de úlceras neurotróficas na HSVK, presumivelmente pela diminuição dos níveis de células inflamatórias e metaloproteinases da matriz na córnea.[48]

DIREÇÕES FUTURAS

As vacinas de subunidades de glicoproteínas e choque térmico mostraram ser promissores em ensaios clínicos para diminuir o número e a gravidade das recorrências.[49] Fatores imunomoduladores, como citocinas, podem servir como adjuvantes à terapia com corticosteroides, distorcendo a resposta imune contra doenças mais leves.[50] Novos antivirais, como o cidofovir, podem ser mais eficazes e causarem menos toxicidade em comparação com a terapia atual.[51,52] A interferona, embora ineficaz como monoterapia, aumenta a eficácia dos antivirais. Outros agentes, como o fator de crescimento neural e o peptídio mimético apolipoproteína E, têm mostrado benefício em modelos animais de HSVK.[40,51-54] A terapia gênica pode se mostrar útil no futuro – ribozimas e pequenos RNA de interferência mostraram-se promissores em experimentos com cultura celular, mas sua instabilidade *in vivo* tem sido uma barreira ao uso clínico.[55]

BIBLIOGRAFIA

Barron BA, Gee L, Hauck WW, et al. Herpetic Eye Disease Study. A controlled trial of oral acyclovir for herpes simplex stromal keratitis. Ophthalmology 1994;101:1871–82.

Colin J, Hoh HB, Easty DL, et al. Ganciclovir ophthalmic gel (Virgan; 0.15%) in the treatment of herpes simplex keratitis. Cornea 1997;16:393–9.

Herpetic Eye Disease Study Group. A controlled trial of oral acyclovir for iridocyclitis caused by herpes simplex virus. Arch Ophthalmol 1996;114:1065–72.

Herpetic Eye Disease Study Group. A controlled trial of oral acyclovir for the prevention of stromal keratitis or iritis in patients with herpes simplex virus epithelial keratitis. The Epithelial Keratitis Trial. Arch Ophthalmol 1997;115:703–12.

Herpetic Eye Disease Study Group. Oral acyclovir for herpes simplex virus eye disease: effect on prevention of epithelial keratitis and stromal keratitis. Arch Ophthalmol 2000;118:1030–6.

Herpetic Eye Disease Study Group. Psychological stress and other potential triggers for recurrences of herpes simplex virus eye infections. Arch Ophthalmol 2000;118:1617–25.

van Rooij J, Rijneveld WJ, Remeijer L, et al. Effect of oral acyclovir after penetrating keratoplasty for herpetic keratitis: a placebo-controlled multicenter trial. Ophthalmology 2003;110:1916–19.

Wilhelmus KR, Coster DJ, Donovan HC, et al. Prognosis indicators of herpetic keratitis. Analysis of a five-year observation period after corneal ulceration. Arch Ophthalmol 1981;99:1578–82.

Wilhelmus KR, Dawson CR, Barron BA, et al. Risk factors for herpes simplex virus epithelial keratitis recurring during treatment of stromal keratitis or iridocyclitis. Herpetic Eye Disease Study Group. Br J Ophthalmol 1996;80:969–72.

Wilhelmus KR, Gee L, Hauck WW, et al. Herpetic Eye Disease Study. A controlled trial of topical corticosteroids for herpes simplex stromal keratitis. Ophthalmology 1994;101:1883–95.

Young RC, Hodge DO, Liesegang TH, et al. Incidence, recurrence, and outcomes of herpes simplex virus eye disease in Olmsted County, Minnesota, 1976–2007: the effect of oral antiviral prophylaxis. Arch Ophthalmol 2010;128:1178–83.

As referências completas estão disponíveis no **GEN-io**.

PARTE 4 DOENÇAS DA CÓRNEA E DA SUPERFÍCIE OCULAR

SEÇÃO 6 Doenças da Córnea

Ceratite Ulcerativa Periférica

Sarkis H. Soukiasian

4.16

Definição: Inflamação destrutiva da córnea periférica associada à desepitelização e *melting* corneano.

Características principais
- Ulceração periférica da córnea
- Unilateral ou bilateral
- Progride circunferencial e posteriormente e pode perfurar
- Pode estar associada a doenças vasculares sistêmicas do colágeno
- Pode ser uma forma de apresentação de uma doença vascular do colágeno (CVD, do inglês *collagen vascular disease*) sistêmica não diagnosticada anteriormente
- Frequentemente requer terapia imunomoduladora imunossupressora sistêmica
- Imperativo excluir uma etiologia infecciosa primária ou secundária.

Características associadas
- Episclerite
- Esclerite
- Iridociclite.

INTRODUÇÃO

A ceratite ulcerativa periférica (PUK, do inglês *peripheral ulcerative keratitis*) é usada para descrever um grupo de doenças inflamatórias destrutivas que envolvem a córnea periférica cuja via final comum é caracterizada por desepitelização corneana e *melting* corneano. A maioria dos casos é mediada por processos imunológicos locais e sistêmicos, embora alguns possam ser de origem infecciosa e precisem ser devidamente avaliados. A PUK pode estar associada a vasculites sistêmicas, particularmente às CVD, em cerca de metade dos casos não infecciosos.[1] Frequentemente, em tais casos,[1] há associação com esclerite necrosante, a qual é sugestiva de uma possível vasculite ativa. A PUK pode ser a forma de apresentação característica de uma condição inflamatória sistêmica, como a granulomatose com poliangiite (GPA) (anteriormente conhecida como granulomatose de Wegener) ou poliarterite nodosa. Se não tratada adequadamente, a PUK pode progredir para perfuração, resultando em morbidade ocular significativa e, quando associada a uma condição autoimune sistêmica, pode ser potencialmente fatal.[2]

ANATOMIA E PATOGÊNESE

As características e a anatomia singular da córnea periférica predispõem essa região a reações imunológicas locais e sistêmicas.[3,4] Não há bordas nítidas que delineiem a córnea periférica, mas existe um limite central arbitrário que se inicia em torno de 3,5 a 4,5 mm do eixo visual e se estende até a junção da transição mal definida entre o limbo e a esclera e a conjuntiva. As diferenças anatômicas distintas da córnea periférica incluem: a maior espessura (até 0,7 mm) com os feixes de colágeno compactos agrupados; arcada vascular que se origina das artérias ciliares anteriores e se estende aproximadamente 0,5 mm dentro da córnea transparente (fornecendo o suprimento nutricional, bem como acesso ao ramo eferente da resposta imune); e linfáticos que drenam para os linfonodos regionais.[5] Existem também características imunológicas exclusivas da córnea periférica em comparação com a córnea central, incluindo a ocorrência de mais células de Langerhans,[6,7] e concentrações mais altas de imunoglobulina M[8] e o primeiro componente do complemento (C1) (importante na ativação da via clássica do complemento), provavelmente causado pela difusão central limitada dos vasos límbicos, resultante das grandes dimensões das duas últimas moléculas. Além disso, os vasos sanguíneos e linfáticos adjacentes da conjuntiva não apenas fornecem acesso corneano periférico aos arcos aferentes e eferentes do sistema imunológico, mas podem ser fontes de células efetoras inflamatórias e citocinas envolvidas na produção de colagenase e proteoglicanase, que podem contribuir para a degradação da córnea.[9,10]

Embora os mecanismos fisiopatológicos exatos da PUK não estejam claros, a deposição de imunocomplexos circulantes, reações autoimunes a antígenos da córnea e reações de hipersensibilidade a antígenos exógenos têm sido propostas, com evidências sugerindo que mecanismos tanto humorais quanto mediados por células (linfócitos T e linfócitos B) estão envolvidos.[11-13] Imunocomplexos produzidos localmente ou em circulação, localizados em vasos sanguíneos do limbo ou da córnea podem ativar a via clássica do complemento na presença de C1 (a unidade de reconhecimento da via clássica do complemento). A vasculite imune que resulta em danos à parede do vaso, com extravasamento e quimiotaxia de várias células inflamatórias, proteínas e citocinas pró-inflamatórias, e a produção de metaloproteinases por células residentes podem acelerar e propagar o processo destrutivo da córnea periférica.

MANIFESTAÇÕES OCULARES

Os sintomas de apresentação da PUK são inespecíficos. Sensação de corpo estranho, dor e fotofobia são observadas quando há erosão epitelial e ulceração. A visão pode ser afetada se o processo inflamatório periférico ocorrer centralmente ou a partir da indução de astigmatismo. Ocasionalmente, a associação com uma uveíte anterior pode contribuir para a fotofobia com redução da acuidade visual. A dor pode ser grave se ocorrer esclerite.

As principais características clínicas incluem perda epitelial, demonstrada na coloração por fluoresceína, e quantidades variáveis de infiltrado inflamatório no estroma e/ou afinamento causado por *melting* da córnea, que pode ocorrer em qualquer posição da córnea periférica, com ou sem uma zona transparente interposta entre a lesão e o limbo (Figura 4.16.1). O processo pode progredir circunferencial, central e posteriormente, resultando potencialmente em perfuração (Figura 4.16.2).

Os achados clínicos específicos na apresentação dependerão da gravidade e da taxa de progressão da doença, bem como do tempo entre o início do quadro e o diagnóstico. O *melting* da

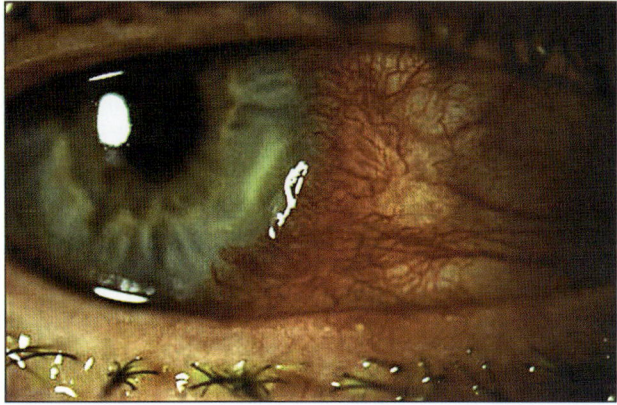

Figura 4.16.1 Paciente com ulceração periférica nasal inicial medindo cerca de uma hora. Há infiltrado inflamatório no estroma em posição mais central à ulceração com inflamação episcleral associada.

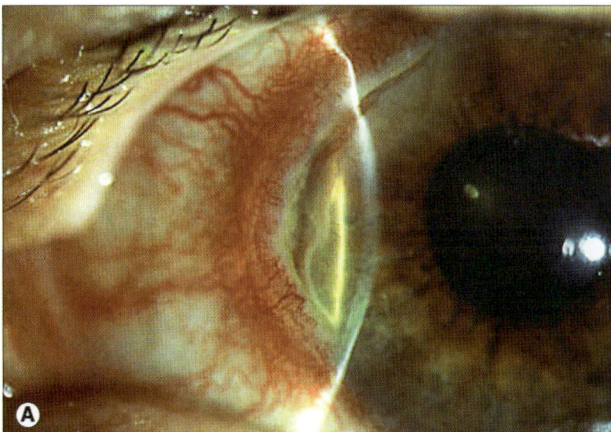

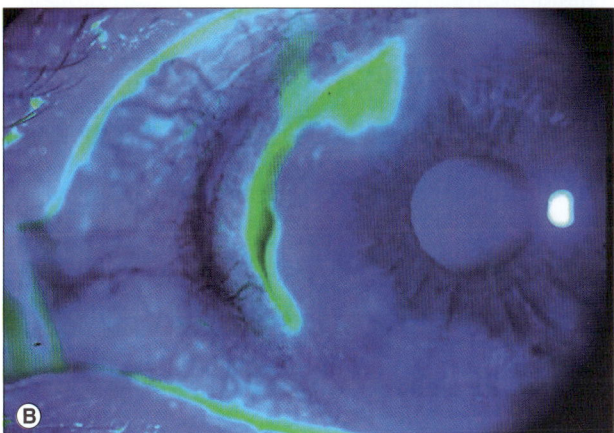

Figura 4.16.2 Ulceração circunferencial progressiva da córnea periférica. A. Mulher de 60 anos com PUK idiopática. A microscopia com lâmpada de fenda evidencia a profundidade da necrólise estromal. Há infiltrado inflamatório nas bordas central e periféricas. **B.** A coloração com fluoresceína revela a área de ulceração.

ASSOCIAÇÕES SISTÊMICAS

Quase 50% dos pacientes com PUK apresentam uma doença sistêmica associada, sendo a maioria as CVD (Boxe 4.16.1). A artrite reumatoide (AR) é a CVD mais comumente associada à PUK, provavelmente devido à sua alta prevalência na população (afetando 2,5 a 3% dos adultos). A granulomatose com poliangiite (anteriormente conhecida como granulomatose de Wegener) e outras vasculites associadas ao anticorpo anticitoplasmático de neutrófilo (ANCA), embora relativamente raras, constituem importante causa de PUK. Pode ocorrer associação com esclerite em uma porção significativa de pacientes, cuja presença, especialmente quando necrosante, sugere um processo vasculítico ativo.[1] Em geral, pacientes com PUK associada à AR recebem um diagnóstico sistêmico estabelecido, com evidência de doença avançada (nódulos subcutâneos, vasculite, envolvimento cardíaco)[15] ou achados clínicos que auxiliam no diagnóstico da AR. Entretanto, em até 25% dos pacientes, a PUK pode ser a característica inicial da vasculite

BOXE 4.16.1 Etiologias da PUK.

Ocular não infecciosa
- Idiopática
- Acne rosácea (ocular)
- Úlcera de Mooren
- Traumática, pós-operatória (pode ser uma apresentação característica de um distúrbio autoimune sistêmico)
- Ceratopatia de exposição/neuroparalítica

Ocular infecciosa
- Bacteriana (*Staphylococcus, Streptococcus, Gonococcus* [raro])
- Viral (Herpes simples e Herpes-zóster)
- Amebiana (*Acanthamoeba*)
- Fúngica

Não infecciosa sistêmica
Doenças vasculares do colágeno/vasculite
- Artrite reumatoide (comum)
- Vasculites associadas ao anticorpo anticitoplasmático de neutrófilo (ANCA, do inglês *antineutrophil cytoplasmic antibody*)
- Granulomatose com poliangiite (anteriormente denominada granulomatose de Wegener) (relativamente comum)
- Poliarterite nodosa (menos comum)
- Poliangiite microscópica (MPA, do inglês *microscopic polyangiitis*) (menos comum)
- Síndrome de Churg-Strauss (menos comum)
- Policondrite recidivante (incomum)
- Lúpus eritematoso sistêmico (menos comum)
- Esclerose sistêmica progressiva/esclerodermia (rara)
- Arterite de células gigantes (muito rara)

Outra causa autoimune sistêmica
- Penfigoide cicatricial (especialmente com triquíase) (raro)
- Doença intestinal inflamatória (muito rara)
- Sarcoidose (muito raro)
- Síndrome de Sjögren
- Leucemia/tumores malignos (muito raro)
- Doença intestinal inflamatória (geralmente associada à ceratite periférica não ulcerativa)
- Arterite de células gigantes (rara)

Infecciosa sistêmica
- Gonorreia
- Disenteria bacilar
- Tuberculose
- Borreliose (doença de Lyme – muito rara)
- Varicela-zóster
- Helmintíase

córnea, uma vez iniciado, pode progredir muito rapidamente. A quantidade de perda estromal pode ser subestimada por causa dos detritos e material necrótico depositado na base da úlcera, mas pode se tornar mais aparente após a realização de raspagens da córnea para avaliar causas infecciosas. Injeções límbicas, conjuntivais e episclerais ocorrem com frequência. A esclerite concomitante denota uma maior probabilidade de vasculite ativa.[1] O achado de PUK com esclerite indica um pior resultado ocular e sistêmico do que quando a esclerite ocorre isoladamente.[14] A catarata e o glaucoma podem ocorrer como resultado do processo inflamatório e/ou do uso de corticosteroides.

sistêmica, potencialmente fatal, não diagnosticada,[1] destacando a importância de uma avaliação sistêmica minuciosa. Além disso, em pacientes com esclerite, a presença adicional de PUK está associada a prognóstico ocular e sistêmico ruins.[14]

DIAGNÓSTICO DIFERENCIAL

A PUK é um diagnóstico clínico e identificar a causa é fundamental para o tratamento adequado. As infecções podem causar inflamação e ulceração da córnea periférica e devem ser rapidamente reconhecidas (ver Boxe 4.16.1) porque a terapia é bastante diferente daquela para a PUK causada por condições mediadas pela doença autoimune (Figura 4.16.3). Entretanto, pacientes com ceratite ulcerativa, associada à doença autoimune, podem se tornar secundariamente infectados e, portanto, as causas infecciosas sempre devem ser excluídas na investigação inicial. As causas inflamatórias locais incluem as úlceras marginais por *Staphylococcus*, que se iniciam com um infiltrado adjacente ao limbo separado por uma zona transparente característica, que progride para ulceração; e blefaroconjuntivite associada à rosácea, que pode resultar em uma ceratite periférica com ou sem uma zona clara.

A úlcera de Mooren é uma forma específica de PUK unilateral ou bilateral caracterizada por uma úlcera de córnea crônica, gravemente dolorosa, única ou multicêntrica, que começa na periferia adjacente à esclera, com uma margem central abaulada, comprometida ou saliente, ocasionalmente havendo infiltrado central sem esclerite associada[16] (ver também Capítulo 4.17). Causas não inflamatórias de afinamento da córnea periférica, como observado na degeneração marginal de Terrien, degeneração marginal pelúcida e degeneração marginal de *Furrow*, podem ser distinguidas da PUK em decorrência da ausência de inflamação e, tipicamente, de um epitélio intacto.

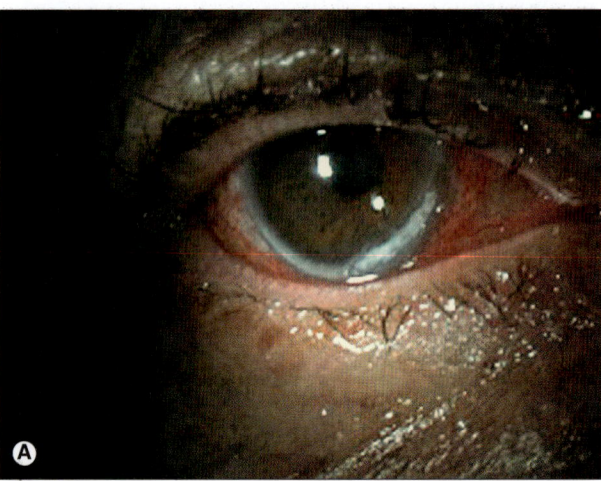

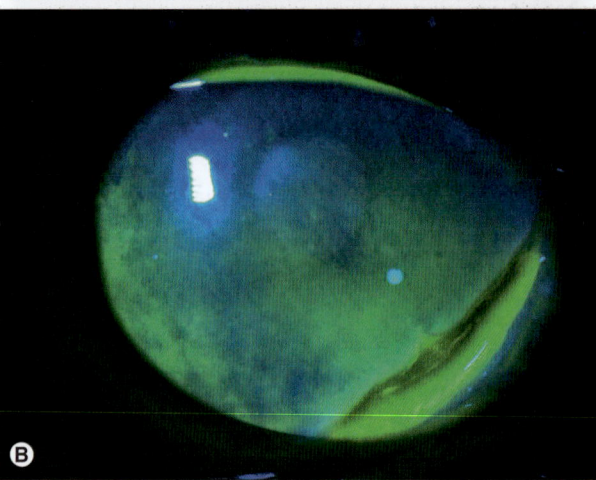

Figura 4.16.3 A. Ceratite periférica por herpes-vírus simples (positivo na reação em cadeia da polimerase). B. Imagem do mesmo paciente com coloração por fluoresceína.

DIAGNÓSTICO E EXAMES COMPLEMENTARES

Uma história completa deve ser obtida sobre qualquer antecedente de infecções oculares prévia, incluindo doença herpética ocular e não ocular, uso de lentes de contato e medicação, trauma ou cirurgias recentes e pregressas. Como a PUK pode ser o início ou a forma de apresentação de uma CVD sistêmica subjacente (ver Boxe 4.16.1), deve ser realizada uma anamnese abrangente, com questionamentos específicos, relacionados à vários sistemas envolvidos nas doenças sistêmicas associadas à PUK. Um exame oftalmológico completo para excluir patologias locais é fundamental. Um exame físico abrangente deve ser realizado pelo especialista apropriado quando houver suspeita de um processo sistêmico subjacente. Os testes laboratoriais são listados no Boxe 4.16.2. Testes apropriados devem excluir etiologias infecciosas.

TRATAMENTO

Tratamento clínico

Antes do tratamento ser estabelecido, as causas infecciosas precisam ser excluídas por meio de técnicas de cultura apropriadas, com terapia antimicrobiana administrada, se houver suspeita de infecções. Antibióticos tópicos profiláticos geralmente são usados para prevenir infecções secundárias.

Nos casos de PUK mais leves e unilaterais (e tipicamente quando não associados a CVD sistêmico), os corticosteroides tópicos podem ser considerados como terapia inicial (às vezes combinados à ressecção conjuntival, sendo esta última não apenas terapêutica, mas de potencial valor diagnóstico) (Figura 4.16.4). Embora os corticosteroides tópicos possam ser uma associação útil em casos mais leves de PUK relacionada à AR, não são eficazes na GPA, na poliangiite microscópica, na síndrome de Churg-Strauss e na poliarterite nodosa. Nesses casos, os corticosteroides tópicos podem promover progressão e até mesmo acelerar a perfuração, portanto devem ser usados de maneira criteriosa.[17] A ciclosporina A tópica pode exercer algum benefício quando combinada à terapia sistêmica adequada.

Os corticosteroides sistêmicos, na forma de prednisona oral 1 mg/kg/dia, são muito comumente usados para o tratamento agudo de casos mais graves de PUK. Se ocorrer progressão, a metilprednisolona pulsada (0,5 a 1,0 g) por 3 dias consecutivos pode ser eficaz.[18] No entanto, corticosteroides isolados podem ser inadequados para controlar a doença ocular progressiva e pode afetar a morbidade e mortalidade sistêmicas em pacientes com doença autoimune sistêmica ativa.

O uso prolongado de corticosteroides também resultará em efeitos colaterais sistêmicos significativos, muitas vezes necessitando de agentes imunossupressores poupadores de corticosteroides alternativos.

BOXE 4.16.2 Estudos de ceratite ulcerativa periférica (não infecciosa).

- Hemograma completo
- FR
- Anti-CCP
- c-ANCA e p-ANCA
- VHS, PCR, imunocomplexos circulantes
- Análise de urina
- Radiografias
  - Tórax
  - Seios da face

ANCA: anticorpo anticitoplasmático de neutrófilo; anti-CCP: anticorpos antiproteínas citrulinadas cíclicas; c-ANCA: anticorpos citoplasmáticos antineutrófilos/padrão de coloração citoplasmática; Hemograma: contagem completa; CIC: imunocomplexos circulantes; PCR: proteína C reativa; VHS: velocidade de hemossedimentação; MPA: poliangiite microscópica; GPA: granulomatose com poliangiite; p-ANCA: anticorpos citoplasmáticos antineutrófilos/padrão de coloração perinuclear; FR: fator reumatoide.

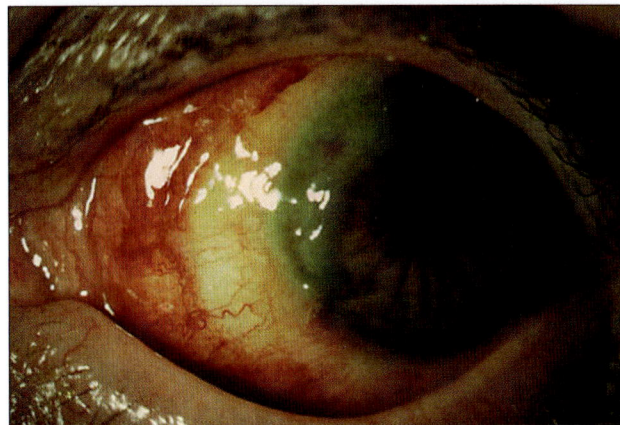

Figura 4.16.4 Ceratite ulcerativa periférica (PUK) após ressecção conjuntival para fins diagnósticos e terapêuticos. Mesmo paciente da Figura 4.16.2.

Em casos graves de PUK, em que há progressão e ameaça de perfuração, deve-se usar terapia com corticosteroides sistêmicos em doses de até 100 mg/dia combinada a agentes imunossupressores. A ocorrência de vasculite é a chave para decidir se a terapia imunossupressora sistêmica será necessária (sendo a esclerite concomitante associada altamente sugestiva de vasculite ativa). Outras indicações para terapia imunossupressora sistêmica estão indicadas no Boxe 4.16.3.

Vários agentes imunossupressores sistêmicos, como metotrexato, azatioprina, micofenolato mofetila, ciclosporina A e ciclofosfamida, demonstraram alguma eficácia clínica para doença inflamatória ocular, incluindo PUK[19,20] (Tabela 4.16.1).

Embora os medicamentos escolhidos sejam um tanto inespecíficos e as escolhas sejam limitadas pela falta de estudos clínicos prospectivos, dados acumulados sugerem que a ciclosporina A, com dosagens na faixa de 2,5 mg/kg/dia, pode ser uma escolha inicial razoável para PUK idiopática, especialmente se a nefrotoxicidade não for uma preocupação. Pode ser mudado para ou combinado a um agente imunossupressor alternativo se ocorrer resposta inadequada ou progressão. No entanto, se a PUK estiver associada a uma CVD sistêmica específica, imunossupressores comprovadamente eficazes no tratamento da doença sistêmica devem ser considerados. Nos casos de PUK associada à GPA (ou com PUK mais grave ou rapidamente progressiva associada a outras CVD), especialmente quando acompanha esclerite necrosante, os imunossupressores citotóxicos, como a ciclofosfamida (2 mg/kg VO), associada aos corticosteroides (VO ou pulso intravenoso) constituem a terapia de primeira linha, com metotrexato injetável VO ou subcutânea, útil para a manutenção.

O papel dos agentes biológicos no tratamento da ceratite ulcerativa, como os anticorpos monoclonais antifator de necrose tecidual (anti-TNF) e anti-B, tornou-se mais aceito devido à maior experiência acumulada na forma de relatos de casos, pequenos ensaios, experiências de quem trata doença inflamatória ocular grave[21–24] e por causa de sua eficácia bem estabelecida no tratamento de doenças inflamatórias sistêmicas, como AR, GPA, espondiloartropatias, doença inflamatória intestinal e outras vasculites sistêmicas. Um estudo recente descobriu que o rituximabe sistêmico é mais eficaz no controle da PUK progressiva associada à GPA (11 de 11) do que a ciclofosfamida (cinco de dez).[25] No entanto, o alto custo desses fármacos e os efeitos adversos incertos a longo prazo podem limitar a propagação do seu uso. A terapia sistêmica deve ser continuada por um período de pelo menos 6 meses a 1 ano após ter sido alcançado o controle inicial da inflamação, com o monitoramento adequado dos efeitos adversos relacionados ao medicamento. Linfoma e outras neoplasias malignas, algumas fatais, foram relatadas em crianças e adolescentes tratados com anti-TNF. É necessário o monitoramento a longo prazo, pois é possível recorrência e recidiva da doença (especialmente quando associada à vasculite sistêmica), exigindo reinício imediato da terapia sistêmica.[25,26]

Um médico com experiência no uso e monitoramento adequados de complicações potenciais, deve administrar o regime imunossupressor.

Tratamento cirúrgico

Os tratamentos cirúrgicos podem ser necessários no manejo da PUK para manter a integridade do globo, mas, geralmente, são auxiliares e paliativos, porque quando usados de maneira isolada, não influenciarão o processo imunológico subjacente e as possíveis consequências sistêmicas fatais. A ressecção conjuntival[27,28] pode remover temporariamente os mediadores celulares locais e colagenases, importantes na progressão da doença, e pode ser de grande auxílio diagnóstico. Como exemplo, a identificação de microangiite significativa apoiaria o uso de terapia imunossupressora (ver Figura 4.16.4). No entanto, como adjuvante terapêutico, limita-se à doença

---

BOXE 4.16.3 Indicações para terapia imunomodulatória sistêmica na ceratite ulcerativa periférica (PUK).

1. PUK associada a uma doença sistêmica potencialmente fatal, como artrite reumatoide, granulomatose de Wegener, policondrite recidivante, poliarterite nodosa
2. PUK com esclerite associada
3. Úlcera de Mooren bilateral
4. Progressão da doença apesar da ressecção conjuntival local e procedimentos tectônicos (p. ex., adesivo tecidual)

TABELA 4.16.1 Terapia imunomoduladora/imunossupressiva na PUK.

Fármaco	Indicação da doença	Dosagem
Azatioprina	AR, GPA e PR (segunda escolha)	2 mg/kg/dia
Ciclofosfamida	GPA e PAN (primeira escolha), RA (grave), PR (segunda escolha)	2 mg/kg/dia
Metotrexato	AR (primeira escolha), manutenção para GPA	10 a 25 mg/semana VO ou SC
Ciclosporina A	Idiopática (primeira escolha), AR, PR (segunda escolha)	2 a 2,5 mg/kg 2 vezes/dia
Micofenolato mofetila	Alternativa a azatioprina	1 g 2 vezes/dia, com máximo de 1,5 g duas vezes/dia
Agentes biológicos		
Anti-TNF		
Infliximabe	AR, doença de Crohn	Para AR 3 mg/kg infusão IV: 0, 2, 6 semanas. Após, a cada 8 semanas. Para doença de Crohn, 5 mg/kg: 0, 2, 6 semanas. Após, a cada 8 semanas. Dosagem pode ter intervalo aumentado no tratamento reduzido
Adalimumabe	AR, doença de Crohn	40 mg SC a cada 4 semanas
Anti-CD22 (linfócito B) Rituximabe	AR, GPA, poliangiite microscópica	Para GPA: 375 mg/m² 1 vez/semana por 4 semanas. Para AR: 2 infusões IV de 1.000 mg separadas por 2 semanas, precedidas em 30 minutos de 100 mg de prednisolona IV. A posologia pode ser aumentada por redução dos intervalos

AR: artrite reumatoide; WG: granulomatose de Wegener; GPA: granulomatose com poliangiite; PR: policondrite recidivante; PAN: poliarterite nodosa; VO: via oral; PUK: ceratite ulcerativa periférica; SC: subcutânea; IV: intravenoso.

unilateral localizada, sem nenhum distúrbio inflamatório sistêmico associado. O adesivo de cianoacrilato,[29] em conjunto com a terapia imunossupressora, pode ser usado em pacientes com perfuração iminente e pode retardar a necessidade de enxerto de córnea tectônico. Retalhos conjuntivais, enxertos de membranas amnióticas[30] e enxertos tectônicos lamelares e penetrantes de córnea[31] podem ser necessários para preservar a integridade do globo, com um prognóstico reservado,[32] e devem ser usados em conjunto com a terapia imunossupressora sistêmica.

EVOLUÇÃO E RESULTADO

A evolução, a duração e o resultado são variáveis e dependem da causa subjacente da PUK e do tratamento imediato e apropriado. Muitos pacientes com PUK leve ou moderada podem manter uma boa visão se o processo inflamatório for rapidamente controlado. O prognóstico é mais seguro quando a PUK está associada a uma doença cardiovascular sistêmica. Perda visual significativa e morbidade ocular podem se desenvolver após perfuração da córnea. Tanto o prognóstico ocular quanto o prognóstico sistêmico são mais reservados quando há esclerite concomitante, especialmente esclerite necrosante. Mesmo nos casos em que nenhuma condição sistêmica pode ser identificada inicialmente, a vigilância contínua deve ser mantida. Em até 25% dos casos, um distúrbio sistêmico é reconhecido após a manifestação da doença ocular. A falta de identificação e tratamento simultâneo de uma doença inflamatória sistêmica associada pode levar à morbidade ocular e sistêmica significativas e até mesmo ao óbito. A terapia imunomoduladora sistêmica é necessária quando há progressão mesmo com a terapia local, associação com CVD ou doença de Mooren bilateral.

BIBLIOGRAFIA

Brown SI, Mondino BJ. Therapy of Mooren's ulcer. Am J Ophthalmol 1984; 98:1–6.

Dana RM, Quin Y, Hamrah P. Twenty-five-year panorama of corneal immunology. Emerging concepts in the immunopathogenesis of microbial keratitis, peripheral ulcerative keratitis, and corneal transplant rejection. Cornea 2000;19:625–43.

Feder RS, Krachmer JH. Conjunctival resection for the treatment of the rheumatoid corneal ulceration. Ophthalmology 1984;91:111–15.

Foster CS, Forstot SL, Wilson LA. Mortality rate in rheumatoid arthritis patients developing necrotizing scleritis or peripheral ulcerative keratitis: effect of systemic immunosuppression. Ophthalmology 1984;91:1253–63.

Huerva V, Sanchez MC, Traveset A, et al. Rituximab for peripheral ulcerative keratitis with Wegener granulomatosis. Cornea 2010;29:708–10.

Messmer EM, Foster CS. Destructive corneal and scleral disease associated with rheumatoid arthritis. Cornea 1995;14:408–17.

Messmer EM, Foster CS. Vasculitis peripheral ulcerative keratitis. Survey Ophthalmol 1999;43:379–96.

Mondino BJ. Inflammatory diseases of the peripheral cornea. Ophthalmology 1988;95:463–72.

Pharm M, Chow CC, Baldwi D, et al. Use of infliximab in the treatment of peripheral ulcerative keratitis in chronic disease. Am J Ophthalmol 2011;152:183–6.

Robin JB, Schanzlin DJ, Verity SM, et al. Peripheral corneal disorders. Surv Ophthalmol 1986;31:1–36.

Sainz de la Maza M, Foster CS, Jabbur NS, et al. Ocular characteristics and disease associations in scleritis-associated peripheral keratopathy. Arch Ophthalmol 2002;120:15–19.

Soukiasian SH, Foster CS. Mooren's ulcer. In: Margo C, Hamed LM, Mames RN, editors. Diagnostic problems in clinical ophthalmology. Philadelphia: WB Saunders; 1994. p. 220–7, [ch 28].

Squirrell DM, Winfield J, Amos RS. Peripheral ulcerative keratitis 'corneal melt' and rheumatoid arthritis: a case series. Rheumatology 1999;38:1245–8.

Tauber J, Sainz de la Maza M, Hoang-Xuan T, et al. An analysis of the therapeutic decision making regarding immunosuppressive chemotherapy for peripheral ulcerative keratitis. Cornea 1990;9:66–73.

As referências completas estão disponíveis no **GEN-io**.

PARTE 4 DOENÇAS DA CÓRNEA E DA SUPERFÍCIE OCULAR
SEÇÃO 6 Doenças da Córnea

Ceratite Não Infecciosa
Roshni A. Vasaiwala e Charles S. Bouchard

4.17

Definição: Inflamação da córnea sem etiologia infecciosa conhecida.

Características principais
- Diversos grupos de doenças cuja característica em comum é a inflamação da córnea.

Característica associada
- Doença inflamatória sistêmica.

INTRODUÇÃO

Neste capítulo são apresentadas entidades clínicas bem caracterizadas que, até o momento, não apresentam uma causa infecciosa conhecida. Uma lista de doenças inflamatórias da córnea não infecciosas é fornecida na Tabela 4.17.1.[1]

O termo *ceratite não infecciosa* descreve uma ampla gama de doenças com algumas características clínicas comuns e sem etiologia infecciosa conhecida. Dentre elas, a inflamação focal ou difusa, cicatrização epitelial anormal e neovascularização.[1] Esses achados resultam, em parte, da proximidade da córnea periférica às vias aferentes e eferentes da vasculatura do limbo. Os sintomas clínicos associados à ceratite não infecciosa incluem fotofobia, dor, eritema e diminuição da acuidade visual. A baixa visual pode resultar de irregularidades da superfície, opacidade corneana ou topografia alterada pelo afinamento da córnea. Abordagens para tratamento incluem (1) determinação da causa específica, (2) promoção da cicatrização epitelial, (3) contenção da ulceração e da perda do estroma e (4) suporte ao processo de reparo.[1] Ambas as vias, local e sistêmica da terapia, podem ser necessárias para resultados ideais.

CERATITE PUNTIFORME SUPERFICIAL DE THYGESON

Epidemiologia e patogênese

A ceratite puntiforme superficial de Thygeson (CPST) é uma ceratite epitelial bilateral de causa desconhecida, descrita pela primeira vez por Phillips Thygeson, em 1950.[2] É caracterizada por um início insidioso de uma inflamação epitelial focal da córnea com um padrão de exacerbações e remissões. A doença pode durar de 1 mês a 24 anos, com uma duração média de 3 anos e meio. A CPST geralmente inicia na segunda e terceira décadas (idade média de 29 anos), com um intervalo de 2 anos e meio a 70 anos. Não há predileção clara entre os gêneros, embora tenha sido sugerida uma predileção pelo feminino.

Nenhuma causa estabelecida para essa doença é conhecida e não foram identificados mecanismos desencadeantes determinados

TABELA 4.17.1 Ceratite não infecciosa.

Dermatológica	Penfigoide da membrana mucosa
	Eritema multiforme (síndrome de Stevens-Johnson, necrólise epidérmica tóxica)
	Rosácea
Mecânica	Ectrópio/entrópio
	Ceratite relacionada à lente de contato
	Defeitos da pálpebra
	Triquíase
	Lagoftalmo
	Exoftalmia
	Dellen
Imunológica/alérgica	Doença vascular do colágeno (*melting* reumatoide)
	Úlcera de Mooren
	Infiltrado marginal estafilocócico
	Ceratoconjuntivite flictenular
	Ceratoconjuntivite vernal
	Doença do enxerto *versus* hospedeiro
	Ceratoconjuntivite atópica
	Rejeição do aloenxerto (ceratoplastia penetrante [PKP, do inglês *penetrating keratoplasty*], ceratoplastia endotelial de Descemet [DSEK, do inglês *Descemet's stripping endothelial keratoplasty*], ceratoplastia endotelial com membrana de Descemet [DMEK, do inglês *Descemet's membrane endothelial keratoplasty*])
Lacrimal	Ceratoconjuntivite seca (primária, secundária)
Neurológica	Ceratite neurotrófica (quinto nervo craniano, diabetes)
	Ceratite neuroparalítica (sétimo nervo craniano)
Nutricional	Ceratomalácia
Pós-infecciosa	Viral (herpes simples, herpes-zóster)
	Bacteriana
	Fúngica
Pós-cirúrgica	Defeito epitelial persistente (*diabetes* melito)
	Ceratite lamelar difusa (DLK, do inglês *diffuse lamellar keratitis*)
Traumática	Lesão química (bases, ácidos)
	Lesão térmica
	Radiação
Outras	Ceratites puntiformes superficiais de Thygeson
	Leucemia aguda
	Pioderma gangrenoso
	Porfiria cutânea
	Degeneração marginal de Terrien

(Adaptada de Kenyon KR. Decision-making in the therapy of external eye disease. Noninfected corneal ulcers. Ophthalmology 1982; 89:44-51.)

ou doenças sistêmicas associadas. As manifestações clínicas da CPST assemelham-se às da ceratite viral. Existem relatos conflitantes sobre uma causa viral.[3,4]

As exacerbações e remissões características da doença podem ser causadas por uma resposta imune alterada a um antígeno exógeno ou endógeno desconhecido. Pode ocorrer uma predisposição genética porque alguns pacientes demonstram aumento na expressão do antígeno leucocitário humano (HLA)-Dw3 e HLA-DR3, os quais são *loci* HLA associados a genes de resposta imune.[5]

MANIFESTAÇÕES OCULARES

As lesões da CPST geralmente apresentam-se na parte central da córnea como opacidades intraepiteliais pequenas, arredondadas ou ovais, discretas, granulares, branco-acinzentadas, delgadas e pontiagudas. O número de lesões varia de 3 a 40, e elas ocasionalmente assumem uma forma estrelada (Figura 4.17.1). Edema estromal e infiltração celular associada geralmente estão ausentes (Figura 4.17.2). Opacidades subepiteliais ocorrem em 44% dos pacientes. A CPST é bilateral em 96% dos pacientes. A inflamação conjuntival está ausente.

As lesões ativas são resistentes à remoção mecânica e aparecem elevadas após coloração com fluoresceína. Durante as remissões, o epitélio é plano e áreas previamente afetadas pela ceratite não coram. Embora a maioria das lesões seja central, lesões periféricas ocorrem e podem estar associadas à vascularização periférica superficial em casos crônicos.

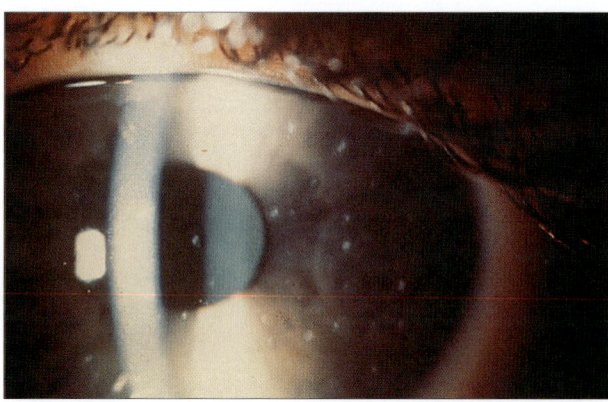

Figura 4.17.1 Lesões puntiformes da córnea características da ceratopatia puntiforme superficial de Thygeson. Geralmente ocorrem em um olho não inflamado. (Cortesia de Joel Sugar, MD.)

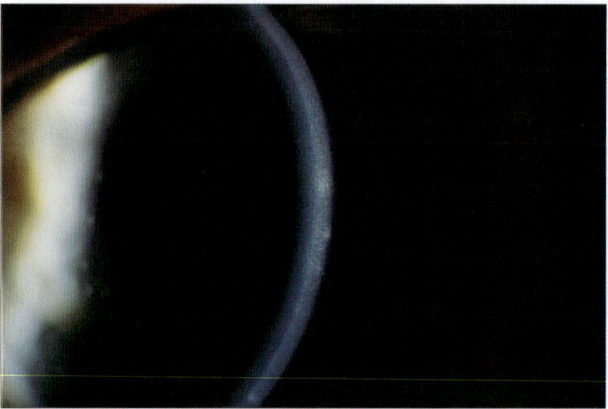

Figura 4.17.2 Paciente que apresenta ceratopatia puntiforme superficial de Thygeson. A aparência da lâmpada de fenda do *haze* subepitelial fino e a relativa falta de inflamação da córnea entre as lesões é exibida.

Os sintomas incluem lacrimejamento, sensação de corpo estranho, fotofobia e queimação. A acuidade visual pode estar diminuída pelas opacidades subepiteliais, mas geralmente retorna ao normal após a resolução da ceratite.

Diagnóstico

Thygeson[2] delineou cinco aspectos característicos da CPST: (1) inflamação puntiforme bilateral crônica, (2) longa duração, com períodos de remissões e exacerbações, (3) cura sem cicatrização significativa, (4) ausência de resposta clínica a antibióticos tópicos e (5) resposta clínica e sintomática impressionante aos corticosteroides tópicos.

O diagnóstico da CPST geralmente pode ser realizado a partir da história clínica, dos resultados do exame com lâmpada de fenda e da resposta incomumente rápida aos corticosteroides tópicos. Nenhuma associação sistêmica específica foi descrita nessa doença.

Diagnóstico diferencial

Uma das características mais comuns da CPST é a ausência de inflamação conjuntival associada. Todas as outras doenças citadas no Boxe 4.17.1 apresentam características óbvias de associação ou sinais de inflamação conjuntival local ou difusa.

Patologia

Os raspados das lesões córneas demonstram células epiteliais atípicas com degeneração e um infiltrado bem definido de células monu e polimorfonucleares. À microscopia confocal pode-se observar o acúmulo e a agregação das células de Langerhans na camada de células basais do epitélio ceratinizado associados ao aumento da densidade do plexo nervoso subepitelial do olho afetado, o que sugere uma resposta imune.[6]

Tratamento

Os corticosteroides tópicos em doses baixas diminuem os sinais e sintomas da CPST e provavelmente são mais eficazes durante as exacerbações agudas. A evolução da doença pode ser prolongada com o uso crônico de corticosteroides. Ciclosporina tópica a 2% ou tacrolimus[7] têm sido eficazes no manejo da CPST, com poucos efeitos adversos.[8] As lentes de contato curativas terapêuticas podem ser usadas para melhorar a acuidade visual e melhorar o conforto de pacientes mais sintomáticos. O uso de agentes antivirais foi avaliado, mas não há evidências convincentes de que eles sejam eficazes.[9] A ceratectomia fotorrefrativa pode reduzir as recorrências na córnea central, sugerindo que algum sinal inflamatório desconhecido possa residir no estroma superficial da córnea.[10,11]

Evolução e resultado

A maioria dos pacientes com CPST se recupera completamente sem perda de acuidade visual, embora até 44% possam permanecer com tênues opacidades subepiteliais.

BOXE 4.17.1 Diagnóstico diferencial de ceratite puntiforme superficial de Thygeson.

- Ceratite por herpes simples
- Outras ceratites virais (Adenovírus)
- Ceratite por molusco contagioso
- Ceratite por exposição
- Blefaroceratite
- Ceratopatia neurotrófica
- Ceratite estafilocócica
- Ceratopatia traumática
- Doença do olho seco
- Ceratite acantamebiana (inicial)

CERATOCONJUNTIVITE LÍMBICA SUPERIOR DE THEODORE

Epidemiologia e patogênese

A ceratoconjuntivite límbica superior (CLS) é uma doença crônica e focal da superfície ocular, caracterizada por episódios de inflamação recorrentes da parte superior da córnea e do limbo, bem como da parte superior da conjuntiva bulbar e tarsal.[12] Ocorre principalmente em adultos com idade entre 30 e 55 anos e é mais comum em mulheres (3:1). Geralmente, é uma doença bilateral, mas pode ocorrer de forma unilateral.

Embora a fisiopatologia não esteja clara, o trauma mecânico das pálpebras ou a conjuntiva redundante podem levar a uma perturbação do desenvolvimento epitelial normal.[13] Essa hipótese mecânica é apoiada pelo aumento da aposição da pálpebra em pacientes com doença tireoidiana exoftálmica, que são conhecidos por apresentarem aumento da incidência de CLS[14] e da lubrificação como modalidade de tratamento eficaz.[15]

Manifestações oculares

O sinal clássico da CLS é a hiperemia local bilateral da conjuntiva bulbar superior (Figura 4.17.3), que também aparece ceratinizada, espessada e redundante. A conjuntiva palpebral superior oposta demonstra uma reação papilar discreta associada à hiperemia. Geralmente há ceratite fina, evidenciada pela coloração de fluoresceína ou Rosa Bengala. A ceratoconjuntivite seca ocorre em 25 a 50% dos pacientes e deve ser avaliada em todos os que apresentam CLS.[14] Uma ceratite filamentar fina da córnea superior e do limbo pode estar presente (Figura 4.17.4). Um delicado *pannus* na parte superior da córnea sugere uma doença mais antiga.

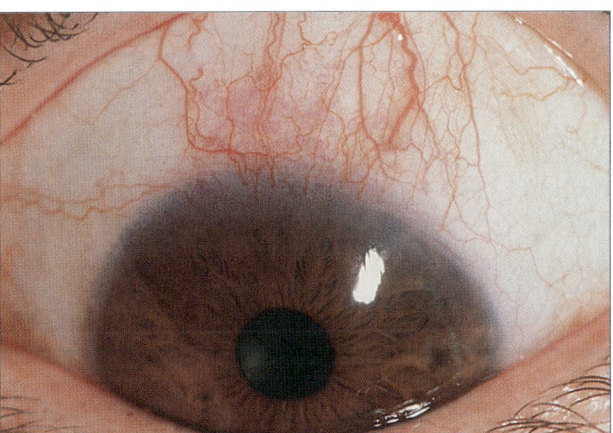

Figura 4.17.3 Ceratoconjuntivite límbica superior. Aparência de injeção conjuntival bulbar superior focal sob lâmpada de fenda é exibida na coloração com Rosa Bengala.

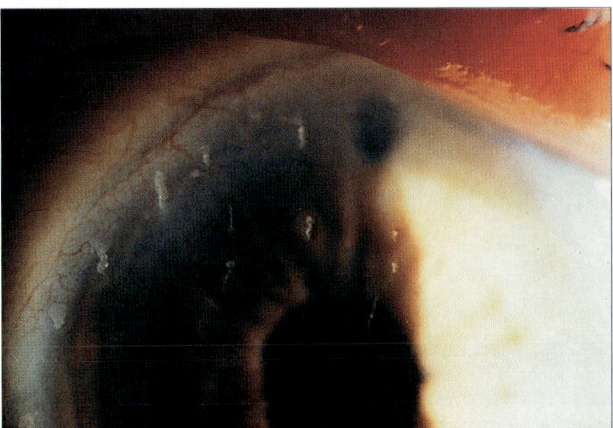

Figura 4.17.4 Ceratoconjuntivite límbica superior. A aparência da ceratite filamentar superior é mostrada na lâmpada de fenda.

Os sintomas característicos incluem um início gradual de ardor, lacrimejamento, sensação de corpo estranho, fotofobia leve e, às vezes, secreção mucosa. Os pacientes podem notar dor e diminuição da visão se o componente filamentar for grave ou ocorrer no eixo visual.

Diagnóstico

O diagnóstico de CLS é realizado a partir de um histórico de irritação, fotofobia e o padrão específico de inflamação e coloração superior da córnea e conjuntiva. A ceratite filamentar superior apoia o diagnóstico.

Diagnóstico diferencial

O diagnóstico diferencial da CLS é exibido no Boxe 4.17.2. A ceratite filamentar pode ocorrer em até 40% dos pacientes com CLS. A distribuição dos filamentos na parte superior da córnea e no limbo pode ajudar a diferenciar a CLS da doença do olho seco (DED, do inglês *dry eye disease*), na qual os filamentos ocorrem geralmente mais numerosos na metade inferior da córnea.

Uma condição inflamatória associada ao uso de lentes de contato gelatinosas pode assemelhar-se a CLS. Embora muitos sinais e sintomas dessa CLS relacionada à lente de contato sejam semelhantes aos da CLS de Theodore, os filamentos geralmente estão ausentes, a visão pode estar diminuída (incomum na CLS) e não existe predileção pelo sexo feminino ou disfunção tireoidiana associada. Mais importante, os sintomas geralmente melhoram com a descontinuação do uso das lentes de contato. A ceratoconjuntivite induzida por lente de contato pode ser um termo mais apropriado para essa entidade, ficando CLS reservada para a condição específica descrita por Theodore.[12] A inflamação semelhante à CLS pode ocorrer em pacientes com doença do enxerto ocular crônica (DECH).[16] Esses pacientes apresentam sinais típicos de CLS, incluindo injeção conjuntival e coloração da conjuntiva e córnea superiores. Também tendem a mostrar boa resposta aos tratamentos comuns para CLS. Se esse tipo de inflamação não for diagnosticado em pacientes com DECH crônica, eles podem desenvolver deficiência de células-tronco do limbo, cicatrização e perda da visão.[16]

Associações sistêmicas

Associações sistêmicas incluem doença tireoidiana e doença vascular do colágeno. Em um estudo realizado em uma instituição de referência universitária, 65% dos pacientes com CLS também apresentaram disfunção tireoidiana.[14] Dos pacientes com CLS e doença tireoidiana, 90% apresentavam oftalmopatia e 49%, uma doença grave da tireoide, necessitando de descompressão orbital. A CLS é um forte fator prognóstico negativo para pacientes com doença da tireoide.[14]

BOXE 4.17.2 Diagnóstico diferencial da ceratoconjuntivite límbica superior de Theodore.

Ceratoconjuntivite com filamentos
- Ptose/oclusão da pálpebra
- Ceratoconjuntivite seca
- Ceratite neurotrófica
- Ceratite epitelial por herpes simples
- Erosão recorrente da córnea
- Trauma
- Ceratopatia bolhosa
- Medicamentosa

Ceratoconjuntivite sem filamentos
- Ceratoconjuntivite induzida por lente de contato
- Ceratoconjuntivite vernal do limbo
- Flictenulose
- Ceratite puntiforme superficial de Thygeson

Patologia

A parte superior da conjuntiva bulbar demonstra queratinização do epitélio com acúmulo intracelular de glicogênio e cromatina anormal. Há um infiltrado predominantemente polimorfonuclear. Acantose, metaplasia escamosa, disqueratose, degeneração balonizante do núcleo, diminuição da densidade de células caliciformes e edema estromal conjuntival. A regulação positiva (suprarregulação) do fator de crescimento transformador-β2 e da tenascina confirmam o aumento de estresse[15] mecânico. A expressão alterada das citoqueratinas também sugere uma anomalia de diferenciação epitelial.[17] Um estudo descobriu níveis elevados de metaloproteinases de matriz (MMP-1 e MMP-3) em amostras cirúrgicas de pacientes com CLS em comparação aos controles, sugerindo um possível papel do desequilíbrio de MMP na patogênese.[18] Alterações na parte superior da conjuntiva palpebral são um pouco diferentes, havendo aumento de leucócitos polimorfonucleares neutrofílicos, linfócitos e plasmócitos. O epitélio suprajacente contém células caliciformes hipertróficas.

Tratamento

Como uma grande proporção (25 a 50%) dos pacientes com CLS também apresenta DED, deve-se ter cuidado de tratar qualquer deficiência aquosa lacrimal de ocorrência concomitante com lágrimas artificiais sem conservantes e, quando indicado, oclusão dos pontos lacrimais.[19] A blefarite associada também deve ser controlada. Qualquer cirurgia da pálpebra, especialmente reparo da ptose, deve ser avaliada cuidadosamente, pois a possível exacerbação da CLS pode ser causada pelo levantamento da pálpebra e possível exposição secundária. As abordagens terapêuticas cirúrgicas envolvem a destruição ou a ressecção do epitélio conjuntival supostamente anormal. A ressecção simples ou a ressecção da conjuntiva com a cápsula de Tenon podem ser muito eficazes. O uso de crioterapia e eletrocautério tem sido descrito, com melhora dos sintomas em 75% dos pacientes tratados por este último.[20] Lentes de contato terapêuticas e adesivos de pressão têm sido usados para controlar sintomas graves de fotofobia, desconforto ocular e ceratite filamentar associada. No entanto, a CLS geralmente se repete após a descontinuação do uso da lente.

Soluções salinas hipertônicas tópicas podem ajudar a reduzir a produção excessiva de muco e os filamentos associados. A N-acetilcisteína (Mucomyst®), em solução de 10 a 20%, pode proporcionar alívio em casos graves. O cromoglicato ou lodoxamida tópicos podem proporcionar alívio sintomático do prurido.

O uso crônico de corticosteroides tópicos deve ser desencorajado. Ciclosporina tópica A e soro autólogo têm sido descritos como sendo eficazes em alguns casos.[21,22] Colírios à base de vitamina A podem apresentar eficácia variável durante períodos inflamatórios.[23] A pomada de tacrolimus 0,03% tem sido bem-sucedida em casos refratários ao tratamento com as modalidades anteriores.[24] O rebamipide tópico, um medicamento inicialmente usado para aumentar a mucina da mucosa gástrica, demonstrou melhorar a CLS em pacientes com doença da tireoide.[25]

Evolução e resultado

Muitas terapias propostas foram eficazes e o prognóstico geral é excelente porque o eixo visual geralmente não é afetado.

ÚLCERA DE MOOREN

Epidemiologia e patogênese

A úlcera de Mooren, uma ceratite ulcerativa periférica (PUK, do inglês *peripheral ulcerative keratitis*) rara, crônica e dolorosa, foi descrita pela primeira vez em detalhes como uma entidade clínica por Mooren em 1867.[26] Dois tipos clínicos de úlcera de Mooren primária foram descritos.[27] O tipo limitado é caracteristicamente unilateral, ocorre na quarta década ou mais tarde, e é mais responsivo ao tratamento clínico e cirúrgico local.

O segundo tipo, que é mais resistente à imunossupressão sistêmica, envolve uma destruição progressiva bilateral, dolorosa, implacável da córnea, geralmente em indivíduos mais jovens (terceira década), muitos dos quais são afrodescendentes.

A patogênese da úlcera de Mooren é desconhecida, mas parece envolver uma reação autoimune contra uma molécula-alvo específica no estroma da córnea, que pode ocorrer em indivíduos geneticamente suscetíveis.[28] Ambos os mecanismos celulares e humorais foram postulados.[29] O epitélio conjuntival demonstra níveis aumentados de vários mediadores inflamatórios.[30]

Curiosamente, tem havido vários casos relatados de úlcera de Mooren em pacientes com hepatite C concomitante, cuja inflamação da córnea respondeu à interferona-α sistêmico (IFN-α).[31] Esses casos sugerem uma fonte antigênica comum.[32]

Manifestações oculares

A úlcera de Mooren é caracterizada por uma progressiva ulceração corneana periférica em forma de crescente, ligeiramente central ao limbo corneoescleral. Está associada a uma extensa borda frágil e elevada. (Figura 4.17.5). Em geral, essa borda progride com um infiltrado estromal anterior, branco-amarelado. Um defeito epitelial sobrejacente se desenvolve. Ocorre *melting* progressivo do estroma, afetando primeiro o estroma mais profundo e, posteriormente, o anterior. A úlcera progride circunferencial e centralmente. Uma córnea reepitelizada, conjuntivalizada e afinada permanece. Os pacientes cuja membrana de Descemet apresenta um estroma mínimo sobrejacente podem estar predispostos à perfuração espontânea ou após pequenos traumas.

Na apresentação mais agressiva da úlcera de Mooren, a inflamação pode afetar toda a córnea e o tecido perilimbar. A perfuração não é incomum nesta forma e ocorre em cerca de um terço dos pacientes. Catarata, glaucoma secundário e uveíte podem ser observados.

A úlcera de Mooren crônica finalmente resulta em uma ilha central de *haze* estromal acompanhada por afinamento periférico grave (Figura 4.17.6). Nenhum envolvimento escleral ocorre, embora possa haver inflamação conjuntival e episcleral associada. Não há zona clara entre a úlcera e o limbo, o que distingue a úlcera de Mooren de outras formas de PUK. Perda visual como resultado de astigmatismo e cicatrização grave e irregular da córnea é comum.

Diagnóstico

A úlcera de Mooren, por definição, não está associada a nenhuma anormalidade sistêmica, exceto pela ocasional associação com hepatite C. A doença vascular do colágeno deve ser excluída. Os pacientes também devem ser testados para o vírus da hepatite C.[32] Os pacientes que apresentam outras doenças sistêmicas, incluindo leucemia, pioderma gangrenoso e sífilis, também

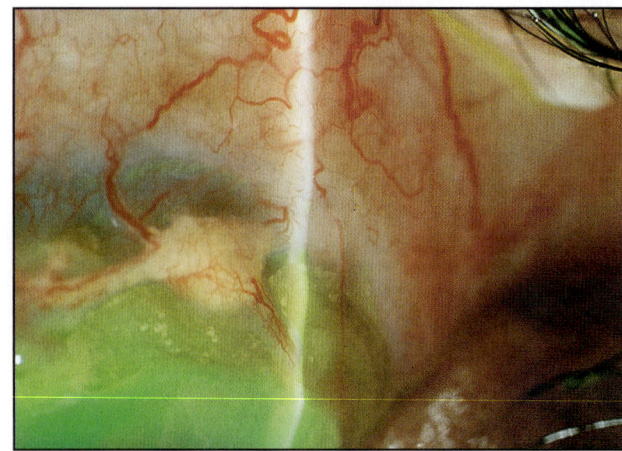

Figura 4.17.5 Úlcera aguda de Mooren. Há afinamento periférico e um defeito epitelial sobrejacente no olho inflamado. (Cortesia de Joel Sugar, MD.)

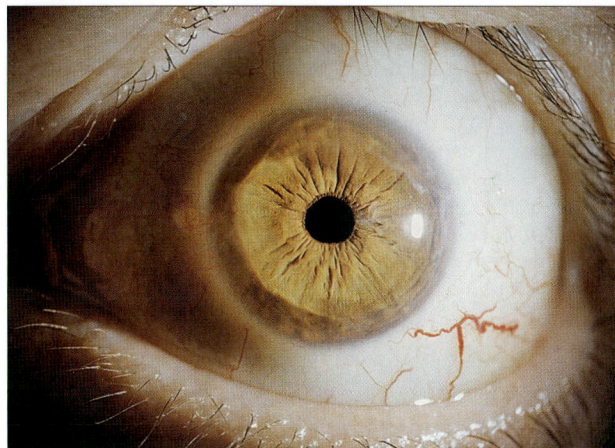

Figura 4.17.6 Úlcera de Mooren. Há afinamento periférico em um olho relativamente calmo neste paciente que tinha uma história de úlcera de Mooren, atualmente em remissão.

podem desenvolver PUK.[33] Os pacientes queixam-se de dor ocular grave, fotofobia e lacrimejamento. O epitélio suprajacente em outras lesões degenerativas da córnea permanece intacto.

Diagnóstico diferencial

Embora existam muitas outras causas de PUK (Boxe 4.17.3), a úlcera de Mooren é uma doença inflamatória incomum e grave, sem doença sistêmica associada conhecida (exceto talvez a hepatite C).

Patologia

Três zonas de envolvimento da córnea foram descritas. O estroma superficial contém linfócitos, plasmócitos, leucócitos polimorfonucleares, lamelas de colágeno rompidas e elementos neovasculares. A parte intermediária do estroma exibe número aumentado de fibroblastos e o estroma profundo exibe um infiltrado constituído principalmente pelos macrófagos. A membrana basal do epitélio está rompida na borda ativa e o infiltrado característico contém principalmente neutrófilos.

BOXE 4.17.3 Diagnóstico diferencial da úlcera de Mooren.

Doença vascular colágena
- Artrite reumatoide
- Artrite reumatoide juvenil
- Lúpus eritematoso sistêmico
- Granulomatose de Wegener
- Esclerose sistêmica progressiva
- Policondrite recidivante
- Poliarterite nodosa
- Síndrome de Cogan

Condições oculodermatológicas
- Síndrome de Stevens-Johnson
- Rosácea
- Psoríase
- Penfigoide benigno da membrana mucosa
- Ictiose
- Pioderma gangrenoso

Degenerações da córnea
- Degeneração marginal de Terrien
- Degeneração marginal transparente
- Degeneração marginal involucional

Outros
- Infiltrado marginal estafilocócico

As ressecções conjuntivais de pacientes com úlcera de Mooren exibem níveis aumentados de mediadores inflamatórios, incluindo molécula de adesão celular vascular-1 (VCAM-1, do inglês *vascular cell adhesion molecule-1*), molécula de ativação muito tardia-4, molécula de adesão intercelular-1 (ICAM-1, do inglês *intercellular adhesion molecule-1*) e antígeno associado à função linfocitária-1.[27]

Tratamento

Um escalonamento foi proposto para lidar com esta doença agressiva. Isso inclui terapias locais, sistêmicas e cirúrgicas.[34] O tratamento inicial deve ser com corticosteroides tópicos, seguidos de ressecção conjuntival, se a inflamação não for controlada. Colírios de ciclosporina tópica e a pomada de tacrolimus têm sido eficazes em alguns casos.[35] Além disso, as lentes de contato terapêuticas, bem como o transplante de membrana amniótica,[36] podem reduzir o desconforto e promover a cicatrização epitelial em casos refratários. A administração tópica de IFN-α pode ser útil.[37]

Se o tratamento com ressecção conjuntival falhar, pode-se iniciar a imunossupressão sistêmica com ciclofosfamida seguida de azatioprina. O tratamento imunossupressor sistêmico da doença bilateral, mais agressiva, inclui corticosteroides, ciclosporina, metotrexato e infliximabe.[34,38,39] O IFN-$\alpha_{2\beta}$ sistêmico tem sido eficaz no tratamento de pacientes positivos para o vírus da hepatite C e com úlcera de Mooren.[31]

A investigação sistêmica para vasculite ou doença vascular do colágeno é obrigatória para pacientes com suspeita de úlcera de Mooren. O principal objetivo da terapia é retardar a grave progressão do *melting* corneano, embora 50% dos casos possam ser irresponsivos a todo tratamento médico.[34]

Pequenas perfurações podem ser controladas com adesivo de cianoacrilato, mas grandes perfurações requerem ceratoplastia lamelar ou de espessura total. O manejo cirúrgico para reabilitação visual é um desafio, pois a ceratoplastia penetrante geralmente está associada à recorrência da doença, rejeição do enxerto e *melting*.

Evolução e resultado

A maioria dos pacientes com doença unilateral responde razoavelmente bem aos corticosteroides tópicos e à ressecção conjuntival. Para casos bilaterais mais graves, o prognóstico é ruim.

CERATITE NEUROTRÓFICA

Epidemiologia e patogênese

Lesões do quinto nervo craniano que se estendem do núcleo do trigêmeo à córnea podem desencadear anormalidades de sensibilidade da córnea e estimulação trófica. A ulceração trófica resultante desencadeia um reparo anormal do epitélio da córnea secundário ao aumento da apoptose e à redução da proliferação de células epiteliais e à redução do reflexo de lacrimejamento.[40] Normalmente, ocorre uma interação bidirecional entre as células epiteliais e as terminações nervosas. A estimulação adrenérgica provoca aumento do monofosfato de adenosina cíclico, que inibe a mitose.[41] A estimulação colinérgica desencadeia aumento do monofosfato de guanosina cíclico, que aumenta a renovação celular.[41] A substância P pode desempenhar um papel na renovação normal e anormal das células epiteliais.[41-43] Ruptura do sistema sensorial e as vias simpáticas levam a uma diminuição da divisão celular.[41] Portanto, as células não resistem aos efeitos do trauma (microtrauma) e à dessecação, que normalmente causa lacrimejamento reflexo.[44,45] O aumento das citocinas inflamatórias, como a interleucina 6 (IL-6), pode ter função na degeneração nervosa na infecção pelo herpes-vírus simples.[46]

Ceratite causada pelo vírus varicela-zóster (8% dos pacientes) e ceratite pelo herpes-vírus simples são as causas mais comuns de ceratite neurotrófica. Além da lesão traumática ao ramo oftálmico do quinto nervo craniano após vários procedimentos cirúrgicos, acidente vascular encefálico, irradiação para os olhos ou anexos, aneurisma, esclerose múltipla, reações químicas tóxicas e hemorragias do tronco encefálico podem causar disfunção trigeminal e ulceração da córnea.

Manifestações oculares

Mackie[47] caracterizou três estágios de ceratite neurotrófica. O estágio I se caracteriza por uma superfície corneana irregular, muitas vezes sutil, que mais tarde evoluiu para uma ceratite puntiforme facilmente reconhecida. O estágio II é caracterizado por um defeito epitelial evidente, que tipicamente está associado ao edema estromal anterior e leve inflamação (Figura 4.17.7). Dobras na membrana de Descemet geralmente se desenvolvem. O epitélio nas bordas do defeito tende a ser caracteristicamente "empilhado" ou "enrolado" com epitélio acinzentado e edemaciado. A úlcera geralmente é encontrada na córnea paracentral, inferior e exposta, geralmente com forma oval (Figura 4.17.8). O estágio III envolve *melting* estromal e, ocasionalmente, perfuração. Os sintomas característicos incluem olhos vermelhos, sensação de corpo estranho, visão turva e edema da pálpebra.

Diagnóstico

Uma história de cirurgia, irradiação, acidente vascular encefálico ou diminuição da audição deve ser estabelecida, além de uma história prévia de hiperemia ocular. A diminuição da sensibilidade corneana é evidente com ou sem diminuição da sensibilidade conjuntival. Diminuição da produção da camada aquosa da lágrima pode estar associada à ceratopatia neurotrófica.[48]

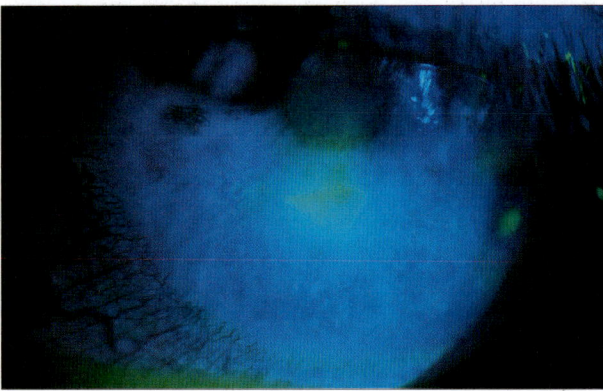

Figura 4.17.7 Ceratite neurotrófica. Aparência de um defeito epitelial paracentral com inflamação subepitelial mínima, sob lâmpada de fenda em um paciente.

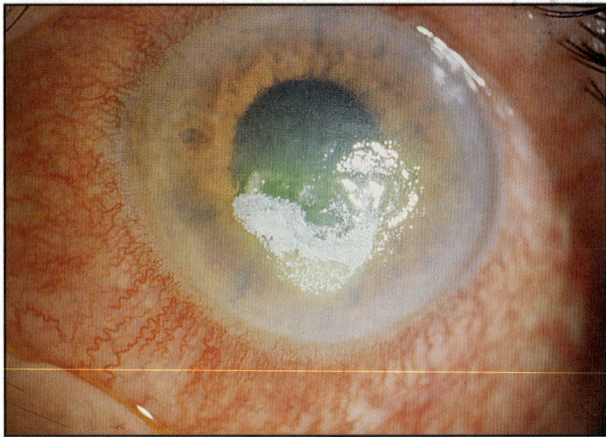

Figura 4.17.8 Ceratite neurotrófica. Aparência da lâmpada de fenda em um paciente com paralisia parcial do sétimo nervo. Ele foi tratado com ciprofloxacino e desenvolveu depósitos do antibiótico na córnea.

Diagnóstico diferencial

O diagnóstico diferencial de diminuição da sensibilidade corneana é apresentado no Boxe 4.17.4. Os herpes-vírus simples e zóster são as causas mais comuns, e cada um apresenta manifestações clínicas iniciais características. A toxicidade dos fármacos tópicos, o uso de lentes de contato, o olho seco, a exposição crônica e a deficiência de células-tronco do limbo podem contribuir para a diminuição da sensibilidade da córnea. Por fim, o diabetes é uma causa bem descrita de ceratite neurotrófica e pode resultar em problemas de cicatrização epitelial.

Associações sistêmicas

Neuropatia periférica diabética pode resultar em diminuição da sensibilidade corneana.

Patologia

As alterações histopatológicas incluem epitélio hiperplásico e acantótico, com formação de projeções papilares, cicatrização estromal, destruição ou interrupção da membrana de Bowman e neovascularização corneana. Edema intracelular, irregularidade e desaparecimento das microvilosidades epiteliais e da cama epitelial superficial da córnea podem ser observados.40 As inserções nas células epiteliais são anormais.

Tratamento

Os objetivos do tratamento são prevenir a progressão do dano epitelial, promover a cicatrização, facilitar o reparo e prevenir a recorrência. Para ceratites puntiformes leves, a lubrificação frequente com lágrimas artificiais e pomadas sem conservantes pode ser eficaz. A deficiência de lágrimas deve ser documentada. Para doença mais grave, a oclusão dos pontos lacrimais pode ser indicada. Para pequenos defeitos epiteliais, curativo oclusivo com pomada tópica pode ajudar na cicatrização. Os corticosteroides tópicos leves podem reduzir a cicatriz estromal anterior associada, mas devem ser usados com cautela.

Para defeitos epiteliais persistentes e lise do estroma, pode-se tentar o uso de curativos ou lentes de contato gelatinosas, mas os pacientes geralmente respondem melhor à tarsorrafia lateral ou medial (temporária com sutura ou injeção de toxina botulínica A,[48] ou permanente). A melhora da sensibilidade da córnea e a promoção da cicatrização epitelial podem ocorrer após o tratamento com fator de crescimento neural tópico.[49,50] Os inibidores da colagenase desempenham um papel importante na saúde e reparo da córnea normal.[51] Os inibidores da colagenase podem exercer uma função de suporte no manejo da ceratopatia neurotrófica.[52] O soro autólogo pode ser efetivo.[53,54] As lentes de contato esclerais podem oferecer eficácia superior em longo prazo, em comparação com as lentes de contato terapêuticas gelatinosas.[55,56] Os retalhos conjuntivais podem ser necessários em casos graves. A perfuração da córnea

---

BOXE 4.17.4 Diagnóstico diferencial da diminuição da sensibilidade da córnea.

- Lesões na divisão oftálmica do nervo trigêmeo
  - Cirurgia
  - Neuroma acústico
  - Trauma
- Doença infecciosa
  - Herpes simples
  - Herpes-zóster
- Desgaste das lentes de contato
- Diabetes
- Agentes tópicos
  - Anestésicos
  - Bloqueadores beta
  - Agentes anti-inflamatórios não esteroides

pode ser controlada com cola de cianoacrilato e ceratoplastia lamelar ou penetrante. A membrana amniótica na sua forma sem sutura, com ou sem cola de fibrina, tem sido usada como enxerto eficaz no manejo de defeitos epiteliais persistentes e úlceras neurotróficas profundas refratárias ao tratamento convencional.[57-60] O manejo de qualquer anormalidade palpebral deve ser agressivo.

Evolução clínica e resultado

Pacientes com ceratite puntiforme superficial devem lubrificar os olhos com regularidade diária e noturna. Defeitos epiteliais persistentes respondem melhor à tarsorrafia. Os pacientes devem ser advertidos de que as ulcerações neurotróficas tendem a recorrer e podem ser difíceis de curar. Úlceras estéreis ou infecciosas mais graves podem progredir para descemetocele ou perfuração.

DEGENERAÇÃO MARGINAL DE TERRIEN

Epidemiologia e patogênese

A degeneração marginal de Terrien é um distúrbio caracterizado por adelgaçamento periférico da córnea, lentamente progressivo, bilateral, associado à neovascularização da córnea, opacificação, deposição de lipídios e afinamento.[61] Altos graus de astigmatismo, particularmente "contra a regra", podem ser observados. Até um terço dos pacientes pode apresentar inflamação episcleral ou escleral. Os pacientes geralmente concentram-se na faixa entre 20 e 40 anos de idade, embora possa também manifestar na infância. É mais comum em homens do que em mulheres (3:1).[62]

A causa é desconhecida. Dois tipos foram descritos. Um deles ocorre principalmente na população mais velha. Geralmente é assintomático e lentamente progressivo. O outro, mais inflamatório, ocorre caracteristicamente em pacientes mais jovens e pode estar associado à episclerite ou esclerite.[63]

Manifestações oculares

A degeneração de Terrien geralmente se inicia na parte superior com opacidades estromais leves, puntiformes, subepiteliais e/ou anteriores. Existe uma área clara entre as opacidades e o limbo. Esta opacificação é seguida pelo desenvolvimento de um *pannus* vascular periférico, superficial e fino, que progride ao longo dos anos para uma opacidade subepitelial linear na borda avançada. O afinamento tem início lentamente entre o limbo e a linha de deposição lipídica. Normalmente, um abaulamento da córnea ocorre na borda ativa (Figura 4.17.9), sem a característica de borda elevada da úlcera de Mooren. O afinamento progride de modo circunferencial, mas o epitélio sobrejacente normalmente permanece intacto. A perfuração é rara, mas pode ocorrer. Hidropisia da córnea tem sido relatada, o que pode se apresentar como um bolsão claro de aquoso intracorneal, em vez de opacidade estromal.[64]

O astigmatismo irregular da córnea decorrente do achatamento progressivo do meridiano vertical e do astigmatismo "contra a regra" de alto grau é característico. O tratamento conservador inicial inclui o uso de lentes de contato rígidas permeáveis ao gás. Raramente, a degeneração de Terrien pode se apresentar como um pseudopterígio com uma borda ativa larga e achatada que se origina em um eixo oblíquo. O adelgaçamento da córnea subjacente deve ser monitorado cuidadosamente. Lentes intraoculares foram colocadas com sucesso através do sulco.

Diagnóstico

A degeneração marginal de Terrien distingue-se de outros distúrbios periféricos de adelgaçamento da córnea pela ausência de inflamação, presença de vascularização superficial, avanço da deposição linear de lipídios, ausência de defeito epitelial e evolução clínica lenta e progressiva. A doença vascular do colágeno deve ser descartada. Nenhum distúrbio sistêmico conhecido ocorre associado à degeneração marginal de Terrien.

Diagnóstico diferencial

O diagnóstico diferencial da degeneração marginal de Terrien está descrito no Boxe 4.17.5. A úlcera de Terrien distingue-se

> **BOXE 4.17.5 Diagnóstico diferencial da degeneração marginal de Terrien.**
>
> - Degeneração do sulco marginal
> - Dellen
> - Doença vascular do colágeno
> - Degeneração marginal transparente
> - Escleroceratite
> - Ceratoconjuntivite seca
> - Ceratite marginal estafilocócica
> - Úlcera infecciosa da córnea

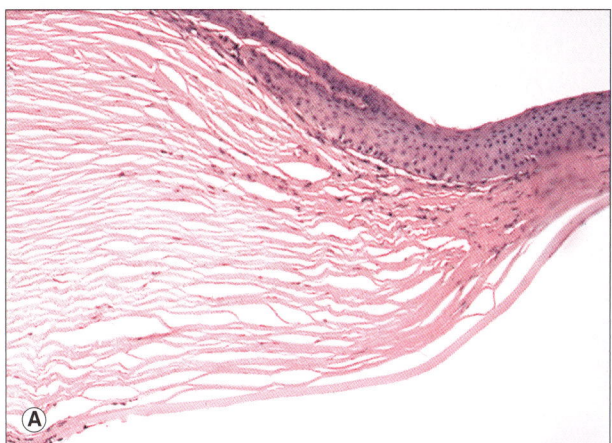

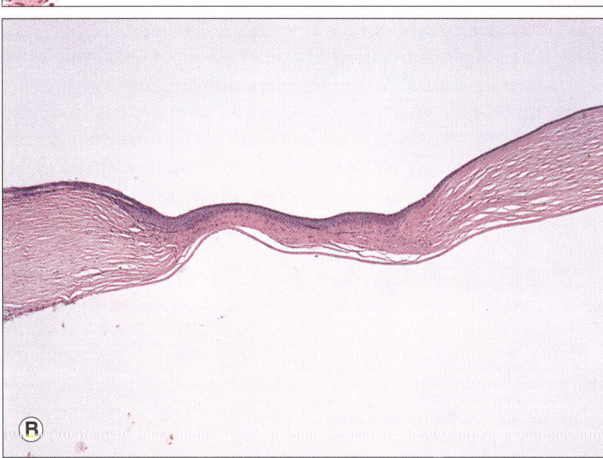

Figura 4.17.10 Degeneração de Terrien. A. O corte histológico mostra o limbo à esquerda (íris ausente) e a córnea central à direita. **B.** Observe o afinamento acentuado do estroma, o espessamento do epitélio e a perda da membrana de Bowman no lado do limbo.

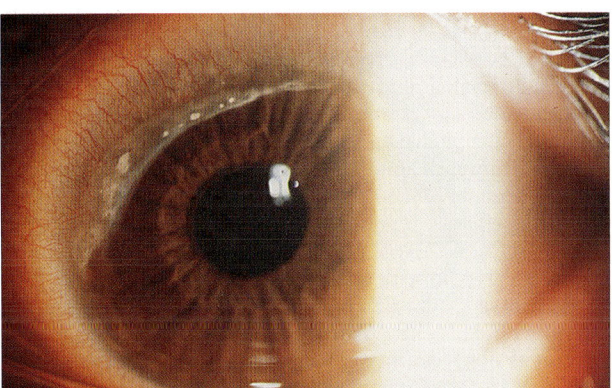

Figura 4.17.9 Degeneração marginal de Terrien. Há depósitos lipídicos avançados e *pannus* vascular superficial. (Cortesia de Joel Sugar, MD.)

facilmente da úlcera de Mooren porque geralmente não ocorre dor ou inflamação. O epitélio está intacto e não existe borda saliente. A degeneração marginal de *Furrow* é bilateral e avascular, com apenas um mínimo de afinamento.

Patologia

A membrana de Bowman geralmente está ausente ou degenerada (Figura 4.17.10). Adelgaçamento e rupturas ocasionais na membrana de Descemet podem ser observadas. Demonstrou-se degeneração do colágeno fibrilar subepitelial por microscopia óptica e um material estromal desconhecido nas células fagocíticas foi apresentado por microscopia eletrônica.[63]

Tratamento

Geralmente, não há necessidade de tratamento, a menos que ocorra perfuração ou perfuração iminente. O astigmatismo grave pode ser controlado com óculos ou lentes de contato rígidas. Um adelgaçamento mais grave pode requerer ceratoplastia crescente, de espessura total ou lamelar.[65] Foram realizados enxertos excêntricos de espessura total, havendo aumento na rejeição do enxerto. Recentemente, foram publicados relatos de casos nos quais *cross-linking* corneano tem sido usado para interromper a progressão e até reverter algumas das alterações degenerativas observadas nessa patologia.[66]

Evolução clínica e resultado

A maioria dos pacientes que apresenta degeneração de Terrien não evolui para perfuração da córnea e pode ser tratada, com sucesso, com óculos ou lentes de contato rígidas. Como a degeneração de Terrien geralmente não apresenta um defeito epitelial associado, o risco de ceratite infecciosa e afinamento corneano agudo é baixo.

CONDIÇÃO DA PÁLPEBRA FROUXA, SÍNDROMES DAS PÁLPEBRAS FROUXAS E DAS PÁLPEBRAS FLÁCIDAS

Epidemiologia e patogênese

O termo "síndrome da pálpebra flácida" (FES, do inglês *floppy eyelid syndrome*) foi usado pela primeira vez em 1981 para descrever a associação de pálpebras superiores frouxas com a conjuntivite papilar tarsal observada em homens obesos jovens.[67] Em 1994, Van den Bosch e Lemji propuseram um novo sistema de classificação para incluir as três condições relacionadas: (1) condição das pálpebras frouxas (LEC, do inglês *lax eyelid condition*), descrevendo pacientes que apresentam frouxidão das pálpebras em pacientes de qualquer idade sem conjuntivite, e não necessariamente obesos (Figuras 4.17.11 e 4.17.12); (2) síndrome da pálpebra frouxa (LES, do inglês *lax eyelid syndrome*), em pacientes com FES que também apresentam conjuntivite crônica; e (3) FES em pacientes com LES e obesos.[68,69] A frouxidão da pálpebra é, na verdade, um achado clínico muito comum, porém negligenciado. Ansari relatou uma alta prevalência (54%) de frouxidão palpebral nas pálpebras superiores ou inferiores na população de veteranos associada à morbidade significativa da superfície ocular.[70]

A apneia obstrutiva do sono (OSA, do inglês *obstructive sleep apnea*) é altamente prevalente, afetando 34% dos homens e 17% das mulheres.[71] A AOS é um problema significativo de saúde pública que permanece sem diagnóstico em 82% dos pacientes, responsável por US$ 115 bilhões em gastos com saúde anualmente.[72] Woog relatou pela primeira vez a associação entre AOS e FES em 1990, com vários estudos subsequentes apoiando essa associação.[73-80] Chambe *et al.* mostraram que LEC/FES foi observada em 15,8% dos pacientes sem AOS, 25,8% dos pacientes com AOS e 40% dos pacientes com AOS grave definida como índice de apneia-hipopneia (AHI, do inglês *apnea-hypopnea index*)

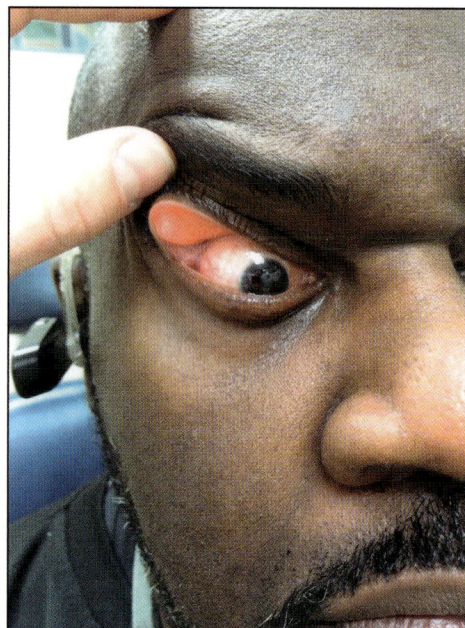

Figura 4.17.11 Paciente com síndrome da pálpebra frouxa (LES).

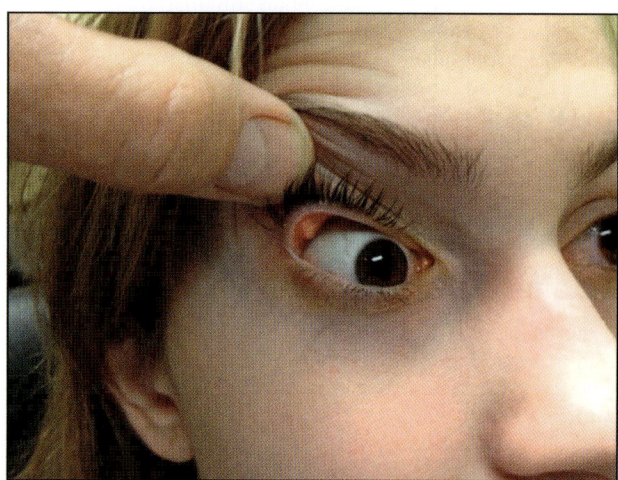

Figura 4.17.12 Paciente com condição da pálpebra flácida (LEC).

> 30.[77] Em outro estudo que incluiu 89 pacientes com AOS, 16% apresentaram FES, e 60,67% apresentaram hiperextensão palpebral.[79] Além disso, Acar *et al.* estudaram 51 pacientes e monitoraram o efeito da pressão positiva nas vias respiratórias sobre os sintomas clínicos da FES. Uma melhora significativa ocorreu na FES com pressão positiva nas vias respiratórias.[78] Também foi relatada uma correlação positiva entre a gravidade da SEG e a gravidade da AOS (Tabela 4.17.2).[77,78] Robert também relatou que a própria LEC está fortemente associada à AOS.[81]

A patologia da FES foi descrita pela primeira vez por Netland *et al.* em 1994, e esses autores demonstraram uma diminuição na concentração de elastina na placa tarsal de pacientes afetados.[82] Essa observação foi mais tarde corroborada por Schlötzer-Schrehardt *et al.*, que demonstraram hiperplasia papilar, queratinização e infiltrado subepitelial da conjuntiva tarsal, bem como perda de elastina e presença aumentada de metaloproteinase de matriz, particularmente MMP-7 e MMP-9, na conjuntiva tarsal e perto das raízes ciliares, representando o sinal clínico de ptose dos cílios (Figura 4.17.13).[83] A lesão por isquemia-reperfusão foi proposta como o mecanismo mais provável na LEC.

A fisiopatologia da AOS é complexa e ainda não foi completamente compreendida.[84] Uma disfunção sistêmica da elastina pode explicar as alterações multissistêmicas supostamente associadas à AOS. Sériès *et al.* demonstraram alterações na elastina em amostras de palato mole de pacientes com AOS submetidos à uvulopalatofaringoplastia (UPPP).[85] Ryan *et al.* Demonstraram,

TABELA 4.17.2 Achados clínicos em paciente com pálpebra frouxa e apneia obstrutiva do sono.

Achado clínico	Controle Sem AOS	AOS Leve	AOS Moderada	AOS Grave	Sig (P < ,05)
FES	23,1%	41,7%	66,7%	74,6%	P < ,01
OSDI	12,57 +/− 17,64	22,90 +/− 16,78	45,94 +/− 22,03	56,68 +/− 22,5	P < ,01
Schirmer (mm)	10,76 +/− 3,58	9,83 +/− 2,53	7,73 +/− 2,42	6,97 +/− 2,15	P < ,01
TBUT (segundos)	10,53 +/− 3,64	9,46 +/− 2,40	7,29 +/− 2,13	6,82 +/− 2,20	P < ,01
Mancha da córnea	0,26 +/− 0,60	0,40 +/− 0,71	0,98 +/− 0,72	1,14 +/− 0,90	P < ,01

FES: síndrome da pálpebra flácida; *AOS*: apneia obstrutiva do sono; *OSDI*: índice da doença da superfície ocular; *TBUT*: tempo de quebra do filme lacrimal.

Manifestações oculares

A FES tem sido associada a uma variedade de condições do segmento anterior e posterior. Os achados oftalmológicos anteriores incluem ceratocone, ptose, ptose de cílios, meibomite, blefarite e distúrbios da superfície ocular, incluindo ceratite puntiforme superficial e conjuntivite crônica.[90] Os pacientes com FES podem apresentar uma variedade de sintomas, incluindo irritação nos olhos, hiperemia, secreção, dor, edema das pálpebras e sensação de corpo estranho.[91] Além disso, pacientes com LEC tendem a apresentar uma superfície ocular mais reativa, provavelmente como resultado do aumento da concentração de MMP, particularmente MMP-7 e MMP-9 no epitélio conjuntival, bem como no filme lacrimal.[89] Níveis aumentados das MMP podem predispor os pacientes com FES a desenvolver manifestações mais graves de diversas doenças da superfície ocular, incluindo DED, doença flictenular, CLS, ceratite neurotrófica, e muitas outras doenças inflamatórias oculares não infecciosas.

Em função da forte associação entre LEC e AOS, o diagnóstico de FES torna-se um fator de risco crítico para uma ampla gama de doenças oculares neurovasculares do segmento posterior.[77] Estas incluem oclusão vascular da retina,[92] neuropatia óptica isquêmica anterior não arterítica[93,94] e glaucoma.[95-98] Kremmer relatou uma interrupção progressiva da perda de campo visual após o tratamento com CPAP em um paciente com glaucoma de pressão normal.[99] A AOS e a FES devem ser consideradas fatores de risco para esses pacientes, e a AOS deve ser considerada um fator potencialmente modificável além da pressão intraocular (PIO) para o desenvolvimento e progressão do glaucoma.[100] Uma história familiar positiva nos pacientes com AOS também deve ser questionada.

Diagnóstico

Existem vários métodos para diagnosticar a presença e gravidade da flacidez da pálpebra. Olver *et al.* descreveram dois métodos de avaliação da flacidez do tendão cantal medial.[101] Eles descreveram o método da posição de repouso horizontal, que classifica a gravidade da flacidez da pálpebra com base na posição de repouso do ponto lacrimal inferior (Figura 4.17.14). Normal, ou grau 0, foi definida como a localização do ponto

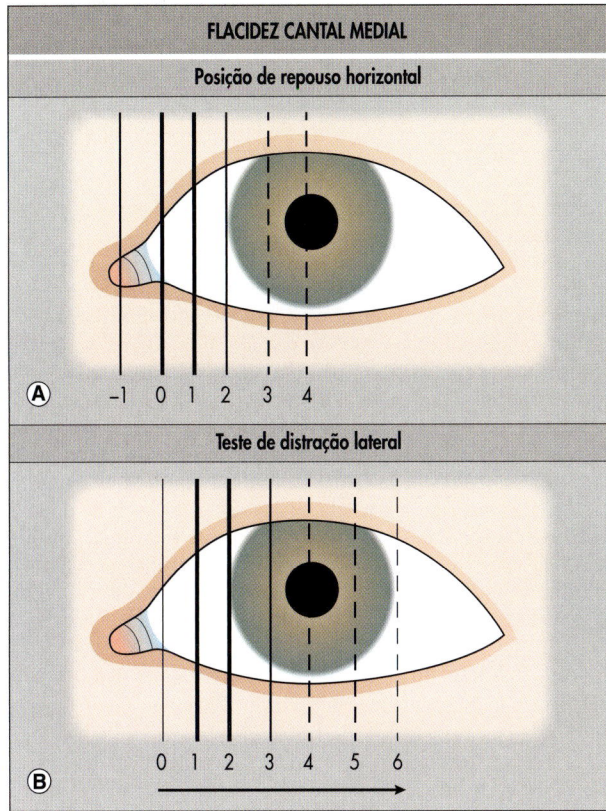

Figura 4.17.13 Sistema de estadiamento clínico da pálpebra flácida. (De Olver J, Sathia PJ, Wright M. Lower eyelid medial canthal tendon laxity. Ophthalmology 2001;108(12):2321-5.)

in vitro, ativação seletiva de citocinas inflamatórias em modelo de hipoxia intermitente.[86] Eles demonstraram ainda que os níveis circulantes de fator de necrose tumoral alfa (TNF-α) foram maiores em pacientes com AOS (2,56 pg/mℓ; intervalo interquartílico [IQR] 2,01 a 3,42 pg/mℓ) do que nos controles (1,25 pg/mℓ; IQR 0,94 a 1,87; P < 0,001), mas normalizados com terapia de pressão positiva contínua nas vias respiratórias (CPAP, do inglês *continuous positive airway pressure*) (1,24 pg/mℓ; IQR 0,78 a 2,35 pg/mℓ; P < 0,002). Os níveis de neutrófilos circulantes foram maiores nos pacientes com AOS do que nos controles. Taban *et al.* encontraram níveis elevados de leptina plasmática em pacientes com LES. Foi proposto que a leptina desencadearia a cascata inflamatória regulando positivamente a MMP-9, resultando na ruptura da elastina.[87]

Nadeem identificou múltiplos fatores inflamatórios circulantes associados à AOS, incluindo PCR, TNF-α, ICAM, IL-6, IL-8, VCAM e selectinas.[88] Becker relatou a elevação da MMP-9 no filme lacrimal de pacientes com AOS.[89]

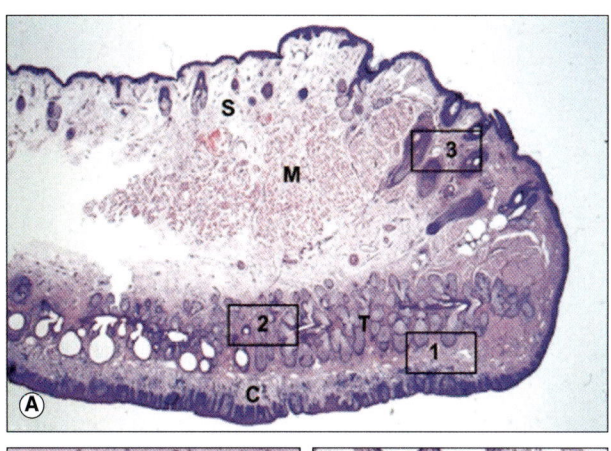

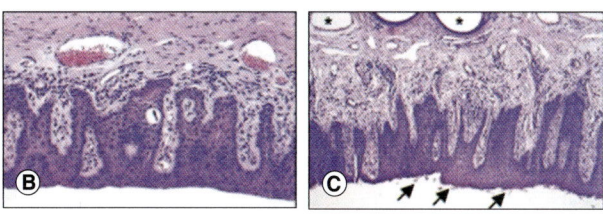

Figura 4.17.14 Histopatologia da pálpebra (coloração com hematoxilina e eosina) (De Schlötzer-Schrehardt U, Stojkovic M, Hofmann-Rummelt C, Cursiefen C, Kruse FE, Holbach LM. The pathogenesis of floppy eyelid syndrome involvement of matrix metalloproteinases in elastic fiber degradation. Ophthalmology. 2005;112(4):694-704.)

lacrimal inferior medial a uma linha vertical perpendicular ao ponto lacrimal superior. A graduação variou de −1 a 6 com base na extensão de deslocamento do ponto inferior em repouso. Olver et al. também utilizaram o método de distração lateral, que classifica a gravidade da frouxidão da pálpebra com base no deslocamento lateral do ponto lacrimal inferior da posição de repouso com pressão mínima. Eles usaram vários marcos anatômicos para descrever o grau de deslocamento lateral, incluindo a prega semilunar, o limbo medial da córnea, o eixo visual e o limbo temporal da córnea. Beis et al. definiram hiper-relasticidade como eversão da pálpebra superior resultando em exposição da conjuntiva tarsal por 3 segundos com os olhos na posição de olhar inferior.[102] Eles então separaram a gravidade da FES (LEC) nos estágios 1 e 2, em que o estágio 1 descreve a exposição conjuntival do tarso com duração inferior a 6 segundos na posição de olhar inferior e o estágio 2 descrevendo a exposição por mais de 6 segundos.

Liu et al. separaram a gravidade de FES (LEC) em graus 0 a 3 (Figura 4.17.15).[103] O grau 0 referiu-se a nenhuma visualização da conjuntiva tarsal superior com eversão e, portanto, ausência de pálpebra frouxa. FES grau 1 ou leve (LEC) descreveu exposição de menos de um terço da conjuntiva tarsal. FES grau 2 ou moderada (LEC) incluiu a exposição de um terço a metade da conjuntiva tarsal. FES grau 3 ou grave foi descrita como mais de metade da conjuntiva tarsal exposta.

Finalmente, Robert et al. definiram a hiperfrouxidão vertical das pálpebras como a distância máxima entre a borda palpebral e o centro da pupila em posição primária do olhar após tração manual na pálpebra.[81] Eles também descreveram a presença de eversão tarsal espontânea.

Na prática oftalmológica geral, no entanto, a maioria dos casos de LEC/FES provavelmente é negligenciada. Isso reflete a estatística nacional que denota 80% dos pacientes com AOS não diagnosticados. Bouchard et al. apoiaram esta conclusão e relataram o diagnóstico de LEC em apenas 4% dos 11.975 pacientes com AOS que foram atendidos na clínica oftalmológica de uma instituição acadêmica ao longo de um período de 5 anos.[100]

Diagnóstico diferencial

Como o diagnóstico de LEC muitas vezes é ignorado, uma grande população de pacientes com LEC leve e moderada e LES (com MMP elevado no filme lacrimal) é tratada – sem prescrição – com lágrimas artificiais para terapêutica. Em alguns casos, a produção de lágrimas diminui, mas muitos pacientes apresentam produção normal de lágrimas e não respondem a lubrificantes tópicos. Alguns pacientes com LES, como no estudo de Acar, são tratados por sua conjuntivite papilar crônica associada, sem identificação da flacidez palpebral. Os achados associados de blefaroptose, ptose de cílios e ectrópio, assim como a meibomite, que frequentemente acompanha a LEC, podem ser tratados separadamente.[90] A dermatocalase também pode mascarar a LEC. Lagoftalmo noturno também pode ser manejado.

Associações sistêmicas

Como mencionado anteriormente, a AOS está fortemente associada à frouxidão palpebral. A AOS é definida como mais de cinco eventos de apneia/hipopneia por hora, e a gravidade é classificada como leve, moderada ou grave. O índice de distúrbio respiratório (IDI) mede o número de eventos por hora. A história de ronco e fadiga diurna, bem como pálpebras frouxas, deve levantar suspeita de apneia do sono. Nem todos os pacientes com AOS apresentam sonolência diurna e são descritos como portadores de AOS. A maioria dos pacientes não se lembra de acordar à noite durante o episódio de apneia, o que dificulta o diagnóstico. A apneia resulta em vasoconstrição periférica e, então, vasodilatação regional da circulação cerebral e miocárdica. A hiperventilação pós-pneumática leva à hipocapnia e vasodilatação periférica. A falta de vasodilatação subsequente nos vasos oftálmicos nos olhos glaucomatosos poderia levar a um "roubo" cerebrovascular do fluxo sanguíneo para a cabeça do nervo óptico. A hipercapnia também aumenta a pressão intracraniana e causa estresse metabólico e acidose. Como resultado da hipoxia intermitente crônica, acredita-se que o aumento do tônus simpático na AOS associada a episódios hipóxicos intermitentes resulte em lesão endotelial.[84,86,88] A AOS afeta o endotélio vascular por meio do estresse oxidativo, inflamação, aterosclerose e diminuição da concentração de óxido nítrico.[84] O vasoconstritor (endotelina-1) mostrou-se positivo na AOS e na NTG. A AOS, então, tem função na regulação vascular.

A AOS tem sido associada ao aumento do risco de doença neurovascular (diabetes), incluindo doença pulmonar, cardiovascular (aterosclerose, doença cardíaca, neuropatia periférica) e cerebrovascular (acidente vascular encefálico, déficit cognitivo, depressão, cefaleia e neuropatia óptica isquêmica não arterítica).[104,105] AOS também estão associadas à hipertensão pulmonar, infarto do miocárdio, arritmia cardíaca, insuficiência cardíaca congestiva, acidente vascular encefálico, mortalidade relacionada ao coração e todas podem levar ao óbito.[106]

Patologia

A patologia da LEC envolve diminuição da concentração de elastina colocalizada com MMP na placa tarsal (ver Figura 4.17.12).[82,83] Acredita-se que a fisiopatologia da FES resulte do processo de lesão por isquemia-reperfusão da pressão sobre o globo ocular enquanto se dorme. De fato, acredita-se que a eversão noturna da pálpebra com o contato do globo ocular e da conjuntiva tarsal seja responsável pela conjuntivite crônica.[91] Hipóteses adicionais incluem a disfunção sistêmica da elastina.[84-89]

TRATAMENTO

Existe uma grande variedade de alterações na superfície das pálpebras, do filme lacrimal, da conjuntiva, da córnea e da superfície ocular associadas ao LES. As alterações palpebrais incluem (1) pálpebras frouxas, (2) blefaroptose, (3) ectrópio, (4) lagoftalmia, (5) ptose de cílios, (4) meibomite e (5) infestação por *Demodex brevis*.[90] Termografia infravermelha demonstra aumento do fluxo sanguíneo para as pálpebras e região perioral.[103] O manejo da frouxidão palpebral depende da gravidade da doença. Para doenças leves, um protetor ocular na hora de dormir pode ser útil. A maioria desses pacientes, no entanto, usa uma máquina de CPAP à noite, o que impede o uso de um protetor. O dispositivo pode desencadear o agravamento dos

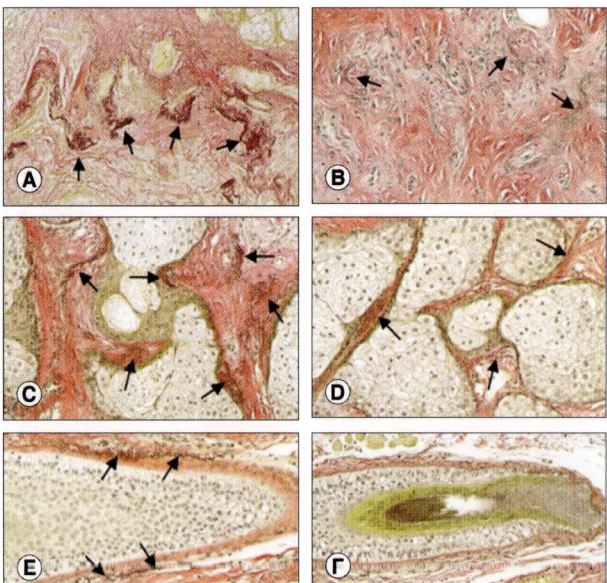

Figura 4.17.15 Alterações da elastina da pálpebra (Von Gieson stain). (De SchlötzerSchrehardt U, Stojkovic M, Hofmann-Rummelt C, Cursiefen C, Kruse FE, Holbach LM. The pathogenesis of floppy eyelid syndrome involvement of matrix metalloproteinases in elastic fiber degradation. Ophthalmology 2005;112(4):694-704.)

sintomas oculares. Para uma doença mais grave, as abordagens de tratamento incluem ressecção em cunha da pálpebra superior com espessura total e da tira tarsal lateral.[107]

As alterações do filme lacrimal incluem deficiência da camada lipídica, diminuição da MAT e elevação da MMP-9 com ceratopatia puntiforme associada (ver Tabela 4.17.2). A maioria dos pacientes também apresenta disfunção da glândula meibomiana e pode se beneficiar de ácidos graxos ômega-3 orais.[108] O uso tópico em curto prazo de corticosteroides e lubrificantes, géis e pomadas tópicas na hora de dormir podem ter algum benefício.

As alterações conjuntivais incluem conjuntivite papilar crônica associada à eversão noturna da pálpebra e elevação das metaloproteinases. Pode-se tentar o manejo da superfície ocular com o uso de lentes de contato terapêuticas.

As associações com doenças da superfície ocular e da córnea incluem (1) ceratocone, (2) cicatrização da córnea, (3) neovascularização da córnea, (4) ceratite filamentar, (5) erosão da córnea, (6) ceratite infecciosa e (7) afinamento/*melting* da córnea.[90] A associação com ceratocone é bem conhecida e deve ser suspeitada nesses pacientes e tratada adequadamente. A doença crônica da superfície ocular associada a LES pode resultar em cicatrização e neovascularização da córnea e ceratite infecciosa.

Finalmente, além de tratar as doenças da superfície palpebral e ocular já citadas, uma das recomendações mais importantes para os oftalmologistas é identificar os pacientes com risco de AOS e encaminhá-los para um estudo do sono. A avaliação de todos os pacientes com queixas de irritação crônica deve incluir uma avaliação cuidadosa da frouxidão palpebral, incluindo o teste de distração das pálpebras superior e inferior, bem como a inflamação conjuntival do tarso. Pacientes com queixas de irritação crônica com um escore normal de Schirmer e que não respondem a frequentes colírios sem conservantes devem sugerir um diagnóstico que não seja deficiência lacrimal aquosa (causada por *Demodex*, pálpebras frouxas, conjuntivite alérgica). A identificação de pálpebras frouxas deve levar a uma avaliação da apneia do sono e das muitas doenças neurovasculares oculares (e sistêmicas) associadas à apneia do sono (glaucoma, neuropatia óptica isquêmica, papiledema, oclusão da veia retiniana). Um histórico de ronco cuidadoso precisa ser obtido tanto do paciente quanto do parceiro como um elemento-chave para o diagnóstico de apneia do sono e condição de pálpebras flácidas.[106,109] Uma história de roncos e fadiga diurna, bem como pálpebras frouxas, deve levantar suspeita de apneia do sono.[109,110] STOPBANG ou Questionários Berlin validados para o diagnóstico de AOS também devem ser administrados (Vídeo 4.17.1).

BIBLIOGRAFIA

Chambe J, Laib S, Hubbard J, et al. Floppy eyelid syndrome is associated with obstructive sleep apnea: a prospective study on 127 patients. J Sleep Res 2012;21(3):308–15.
Cher I. Superior limbic keratoconjunctivitis: multifactorial mechanical pathogenesis. Clin Exp Ophthalmol 2000;28:181–4.
Culbertson WW, Ostler HB. The floppy eyelid syndrome. Am J Ophthalmology 1981;568–75.
Faridi O, Park SC, Liebmann JM, et al. Glaucoma and obstructive sleep apnoea syndrome. Clin Experiment Ophthalmol 2012;40:408–19.
Jacobs DS. Update on scleral lenses. Curr Opin Ophthalmol 2008;19:298–301.
Kafkala C, Choi J, Zafirakis P, et al. Mooren ulcer: an immunopathologic study. Cornea 2006;25:667–73.
Kenyon KR. Decision-making in the therapy of external eye disease. Noninfected corneal ulcers. Ophthalmology 1982;89:44–51.
Kervick GN, Pflugfelder SC, Haimovici R, et al. Paracentral rheumatoid corneal ulceration: clinical features and cyclosporine therapy. Ophthalmology 1992;99:80–8.
Khokhar S, Natung T, Sony P, et al. Amniotic membrane transplantation in refractory neurotrophic corneal ulcers: a randomized, controlled clinical trial. Cornea 2005;24:654–60.
McCallum RM, Allen NB, Cobo LM, et al. Cogan's syndrome: clinical features and outcomes. Arthritis Rheum 1992;35(Suppl. 9):S51.
Nagra PK, Rapuano CJ, Cohen EJ, et al. Thygeson's superficial punctate keratitis: 10 years' experience. Ophthalmology 2004;111:34–7.
Ryan S, Taylor CT, McNicholas WT. Selective activation of inflammatory pathways by intermittent hypoxia in obstructive sleep apnea syndrome. Circulation 2005;112:2660–7.
Smith VA, Hoh HB, Easty DL. Role of ocular matrix metalloproteinases in peripheral ulcerative keratitis. Br J Ophthalmol 1999;83:1376–83.
van den Bosch WA, Lemij HG. The lax eyelid syndrome. Br J Ophthalmol 1994;78:666–70.
Wood TO, Kaufman HE. Mooren's ulcer. Am J Ophthalmol 1971;71:417–22.

As referências completas estão disponíveis no **GEN-io**.

PARTE 4 DOENÇAS DA CÓRNEA E DA SUPERFÍCIE OCULAR

SEÇÃO 6 Doenças da Córnea

Ceratocone e Outras Ectasias

Joel Sugar e Debora E. Garcia-Zalisnak

4.18

Definição: A ectasia da córnea é um grupo de distúrbios que afeta a forma da córnea e inclui ceratocone, degeneração marginal pelúcida, ectasia pós-cirurgia refrativa e ceratoglobo.

Características principais
- Geralmente bilateral, embora muitas vezes assimétrica
- Restrita à córnea
- Não inflamatória.

Características associadas
- Obesidade
- Apneia do sono
- Síndrome de Down
- Doença atópica.

CERATOCONE

O ceratocone é um distúrbio caracterizado pelo aumento progressivo da curvatura da córnea, geralmente na região inferior ao centro da córnea, com eventual afinamento corneano, indução de miopia e astigmatismo regular e irregular.

Epidemiologia e patogênese

A patogênese do ceratocone ainda não foi totalmente compreendida, embora tanto processos genéticos quanto ambientais possam estar envolvidos. O ceratocone provavelmente não é um distúrbio único, mas uma expressão fenotípica de diversas causas possíveis.

Uma característica do ceratocone é o afinamento estromal, que pode estar relacionado a alterações nos níveis enzimáticos na córnea, causando degradação estromal. Isso é corroborado por vários estudos que sugerem elevação dos níveis de enzimas lisossomais degradativas e redução dos níveis de inibidores de enzimas proteolíticas no epitélio da córnea.[1,2] Esses achados são consistentes com a observação de atividade colagenolítica e gelatinolítica aumentada em células ceratocônicas.[3,4]

Aumento da apoptose de ceratócitos estromais tem sido descrito no ceratocone, como sugerido por microscopia confocal.[5,6] Acredita-se que essa perda de ceratócitos resulta em diminuição da produção de colágeno e de matriz extracelular, desencadeando redução da massa estromal. Outros pesquisadores sugeriram que anormalidades no colágeno da córnea e em seu *cross-linking* podem ser a causa do ceratocone.[7]

A fricção dos olhos está fortemente associada ao desenvolvimento do ceratocone. O mecanismo pelo qual a fricção dos olhos contribui para o ceratocone ainda não foi completamente compreendido, mas pode ter relação com o trauma epitelial mecânico, desencadeando uma resposta de cicatrização que leva à apoptose dos ceratócitos. Outros fatores, como o deslizamento de fibrilas de colágeno e diminuição na viscosidade da substância fundamental, podem desempenhar uma função.[8] A citocina interleucina-6 tem sido sugerida como um mediador da fricção e degradação do estroma.[9]

A prevalência de ceratocone na população em geral varia em diferentes estudos. Um estudo recente que avaliou 4,4 milhões de pacientes a partir de um banco de dados de um seguro de saúde obrigatório descobriu que a prevalência estimada de ceratocone na população geral é de uma em 375 pessoas.[10]

Manifestações oculares

As manifestações do ceratocone incluem o aumento da curvatura da córnea, especialmente inferiormente (Figura 4.18.1), afinamento do ápice da córnea, cicatrização no nível da camada de Bowman e linhas de estresse estromal profundo que desaparecem quando se aplica pressão no globo. Um anel de deposição de ferro (anel de Fleischer) (Figura 4.18.2) pode se acumular no epitélio na base do cone. O aumento da curvatura da córnea desencadeia sinais clínicos que incluem a protrusão da pálpebra inferior quando o paciente olha para baixo (sinal de Munson), um feixe de luz com incidência temporal na córnea leva à visualização de um reflexo em ponta de flecha no limbo nasal (sinal de Rizutti), e um reflexo escuro na área do cone na observação da córnea com a pupila dilatada por meio de oftalmoscopia direta (sinal de Charleaux) (Figura 4.18.3). Além disso, um reflexo em tesoura pode ser encontrado na retinoscopia. Em alguns pacientes com ceratocone, especialmente se associado à trissomia do cromossomo 21 (síndrome de Down), pode ocorrer hidropisia corneana aguda, na qual

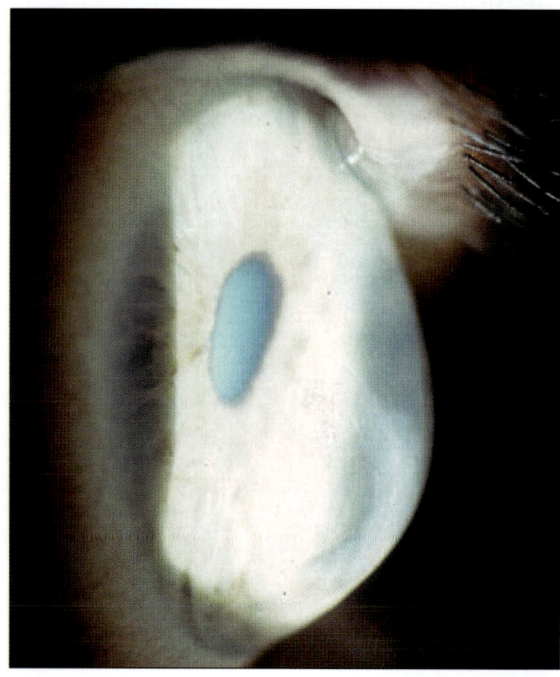

Figura 4.18.1 Aspecto cônico característico da córnea no ceratocone.

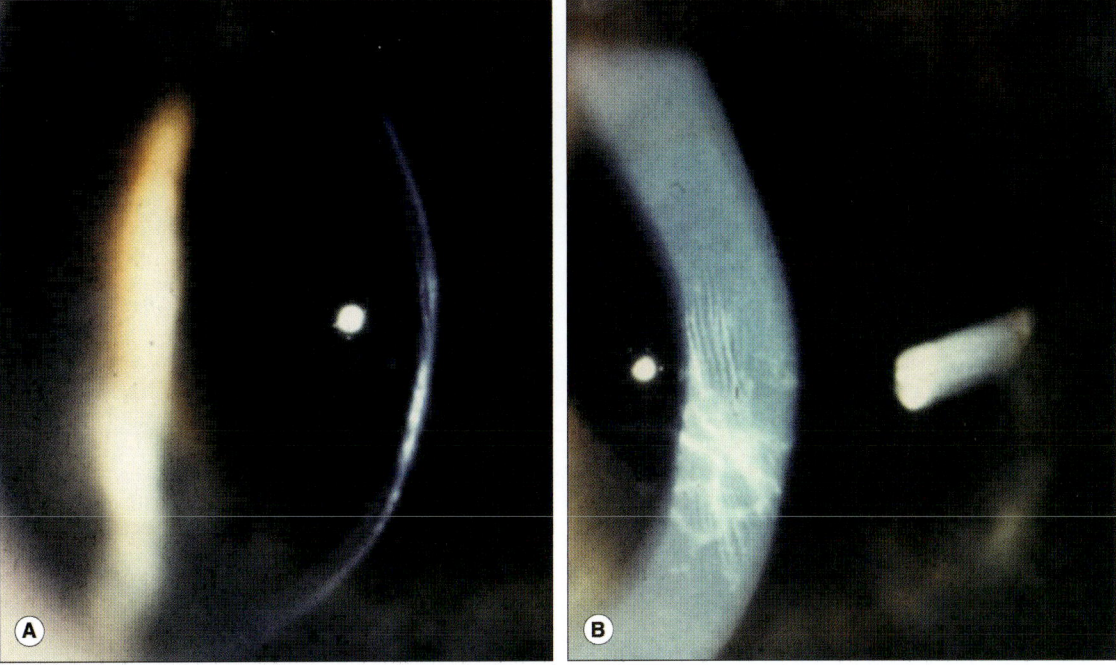

Figura 4.18.2 Afinamento apical grave da córnea com ceratocone. Uma visão mais ampla da córnea (B) revela extensa cicatriz apical no estroma e rupturas lineares na camada de Bowman.

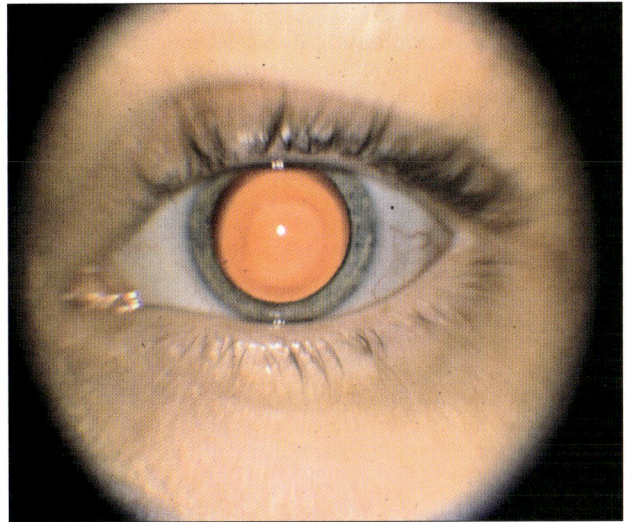

Figura 4.18.3 Sinal de Charleaux no ceratocone, delineando a extensão do cone.

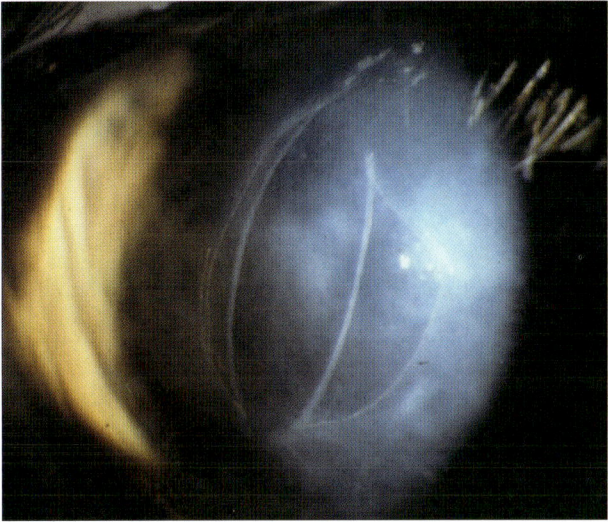

Figura 4.18.4 Hidropisia maciça no ceratocone. Observe a grande ruptura na membrana de Descemet.

uma ruptura abrupta da membrana de Descemet resulta em hiperidratação aguda da córnea e acúmulo de fluido dentro do estroma da córnea. Com o passar do tempo, as células endoteliais se espalham pelo defeito estromal posterior para estabelecer uma nova membrana de Descemet, permitindo a compensação da córnea (Figura 4.18.4).

Diagnóstico

A topografia e a tomografia são úteis para confirmar o diagnóstico de ceratocone e, em alguns casos, até para fazer o diagnóstico de casos sutis sem manifestações clínicas (ver Figura 4.18.3). Tanto o disco de plácido como os sistemas rotativos de Scheimpflug são confiáveis para avaliar a curvatura da córnea na distinção de olhos com ceratocone de olhos normais, embora possa haver diferenças nas medidas de elevação posterior entre os dois sistemas.[11] Os critérios de Rabinowitz podem ser usados para o diagnóstico de ceratocone e incluem K maior que +47,20 dioptrias (D), I-S (assimetria inferior *versus* superior) superior a +1,40D, KISA% maior que 60% é sugestivo da doença, enquanto mais de 100% sugere fortemente ceratocone e um índice de paquimetria/assimetria inferior a 105. O índice KISA% quantifica as características topográficas observadas no ceratocone. Inclui o valor de K, a assimetria dióptrica inferior-superior e o índice AST, que quantifica o grau de astigmatismo da córnea regular.[12]

Tais análises têm sido usadas para demonstrar que o ceratocone é quase sempre uma doença bilateral, mesmo quando não é evidente no outro olho como visto sob a lâmpada de fenda.

O padrão de herança do ceratocone ainda não está completamente definido. No passado, acreditava-se que mais de 90% dos casos eram esporádicos. No entanto, com o surgimento da videoceratografia para avaliar os membros da família, os ancestrais foram analisados. Esses estudos apresentam alterações da córnea compatíveis com ceratocone em alguns membros assintomáticos da família, o que sugere um padrão de herança autossômica dominante.[13]

Diagnóstico diferencial

O diagnóstico diferencial do ceratocone inclui a degeneração marginal pelúcida, a ectasia pós-cirurgia refrativa, a ectasia pós-traumática, a protrusão da córnea após o afinamento por ulceração e o ceratoglobo.

Associações sistêmicas

Vários distúrbios sistêmicos e oculares foram descritos em associação com o ceratocone. Foram encontradas condições que aumentam as chances de ceratocone, como apneia do sono, asma e síndrome de Down. Curiosamente, os pacientes com *diabetes* melito e doença vascular do colágeno apresentaram menor chance de ceratocone e nenhuma associação foi encontrada entre ceratocone e rinite alérgica, doença valvar mitral, aneurisma aórtico ou depressão.[14] Outras associações sistêmicas incluem Ehlers-Danlos, síndrome de Marfan, Cruzon e Apert. Os distúrbios oculares associados incluem amaurose congênita de Leber, retinite pigmentosa e retinopatia da prematuridade. A distrofia de Fuchs e a distrofia polimorfa posterior também foram relatadas.

Patologia

O exame histopatológico exibe um epitélio irregular e rupturas na camada de Bowman com fibrose preenchendo essas rupturas, estendendo-se abaixo do epitélio (Figura 4.18.5), e afinamento da córnea central. Quando há hidropisia, são observadas as rupturas na membrana de Descemet, que se enrola sobre si mesma, mas que está normal sob outros aspectos. A microscopia eletrônica mostra diminuição da espessura da córnea, que apresenta menos lamelas. As fibrilas de colágeno nas lamelas estão estreitadas e o espaço entre as fibrilas está diminuído.[15,16]

Tratamento

O tratamento consiste no uso de óculos para o astigmatismo miópico e, posteriormente, lentes de contato rígidas ou lentes esclerais, se a acuidade visual corrigida pelos óculos (SCVA, do inglês *spectacle-corrected visual acuity*) for inadequada. Quando as lentes de contato falham, o tratamento cirúrgico é indicado. Em um estudo, as causas da ceratoplastia penetrante (PKP, do inglês *penetrating keratoplasty*) foram intolerância (83%), deslocamento frequente (8,5%) e acuidade visual insatisfatória apesar de bom padrão de adaptação das lentes de contato (8,5%).[17]

O tratamento cirúrgico padrão consiste na ceratoplastia lamelar (DALK, do inglês *deep anterior lamellar keratoplasty*) ou CPP. O ceratocone foi causa de 14,8% de todas as ceratoplastias penetrantes e 38,3% das DALK realizadas nos EUA em 2015.[18] No momento da ceratoplastia, diminuir a diferença do tamanho do doador/receptor reduz a miopia pós-operatória.[19] As principais vantagens da DALK sobre a CPP incluem aumento da integridade estrutural e redução do risco de rejeição do enxerto. Algumas técnicas cirúrgicas, como a técnica de *big-blubble*, reduziram o tempo cirúrgico, embora ainda seja difícil de ser realizada, especialmente para cirurgiões inexperientes.[20] O transplante da camada de Bowman é outra técnica cirúrgica no tratamento do ceratocone. Mostrou-se benéfico em um pequeno estudo seriado, no qual a redução e a estabilização da ectasia da córnea foram alcançadas em olhos com ceratocone progressivo avançado.[21]

Segmentos de anel intracorneano, descritos pela primeira vez para ceratocone em 2000,[22] têm demonstrado sucesso em vários estudos na redução da miopia e do astigmatismo, bem como na melhora da AVSC.[23] Os segmentos do anel podem ser inseridos no estroma por dissecação mecânica ou *laser* de femtossegundo. Atualmente, a Intacs® (Addition Technology, Sunnyvale, CA) é o único segmento de anel corneano intraestromal aprovado nos EUA.

Outra técnica, menos invasiva, aprovada pela *Food and Drug Administration* (FDA) nos EUA, em agosto de 2016, é a combinação de riboflavina e raios ultravioleta A (UVA) – *cross-linking* ("ligação cruzada") corneano. Este procedimento, descrito pela primeira vez em 1998,[24] consiste na fotopolimerização do estroma da córnea combinando riboflavina (substância fotossensibilizadora) com UVA. Este processo aumenta a rigidez da córnea e, assim, reduz a probabilidade de novas ectasias. A "ligação cruzada" é indicada para pacientes com ectasia corneana progressiva comprovada. As contraindicações incluem espessura da córnea inferior a 400 micras (embora o uso de soluções hipotônicas possa permitir edema maior que esse nível antes do tratamento), infecção herpética prévia, infecção concomitante, cicatriz corneana grave, história de defeito epitelial persistente, doença da superfície ocular grave e distúrbios autoimunes.[25] Vários protocolos com diferentes tratamentos e manejo do epitélio estão sob avaliação contínua. Atualmente, o único protocolo aprovado pela FDA nos EUA é o protocolo *epithelium off*, em que a córnea é tratada após a remoção epitelial, mas a "ligação cruzada" corneana "transepitelial" continua a ser estudada e refinada.[26-28]

Evolução e resultado

A evolução natural do ceratocone não tratado pode ser imprevisível, embora a miopia progressiva, o astigmatismo irregular e a cicatriz corneana sejam típicos. Estima-se que 10 a 20% dos pacientes com ceratocone sejam submetidos à ceratoplastia, embora um relato recente tenha encontrado uma redução de até 25% no desempenho da ceratoplastia, uma vez que o *cross-linking* começou a ser realizado.[29] Resultados da ceratoplastia em termos de transparência do enxerto e melhora da visão são excelentes, embora o astigmatismo residual e a miopia permaneçam problemáticos. A recidiva do ceratocone após a ceratoplastia pode ocorrer raramente, embora o afinamento e a ectasia na junção inferior do enxerto hospedeiro não sejam incomuns em 15 ou mais anos após a ceratoplastia. Alguns autores descreveram que a recorrência poderia estar relacionada à excisão incompleta do cone no momento da cirurgia, ceratocone não reconhecido no doador de córnea ou atividade celular do hospedeiro que causam alterações no material corneano do doador.[30]

Em um estudo sobre os resultados em longo prazo dos segmentos de anel intracorneano, com 17 olhos e 5 anos de acompanhamento, a colocação de Intacs® reduziu o equivalente esférico refrativo médio de –5,54 ± 5,02 D para –3,02 ± 2,65 D (P ≡ 0,01), redução da ceratometria média de 49,59 ± 5,10 D para 48,02 ± 4,99 D (P ≡ 0,009) e melhora da acuidade visual não corrigida em 77% dos pacientes.[31] As complicações dos Intacs® incluem infecção, *melting* da córnea e extrusão do anel. Um estudo mostrou problemas pós-operatórios significativos em 30% dos Intacs®, com afinamento e exposição do anel.[32]

Os resultados do acompanhamento em longo prazo do *cross-linking* corneano são promissores. Dados do estudo *Siena Eye Cross Study* na Itália revelaram uma alteração hipermetrópica média no equivalente esférico de +2,15 D e uma redução média

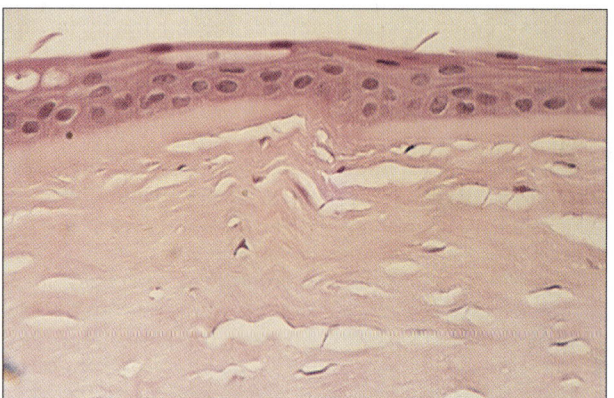

Figura 4.18.5 Ceratocone. Rupturas na camada de Bowman, com fibrose que se estende abaixo do epitélio, podem ser observadas. O estroma exibe cicatrizes.

na ceratometria de +2,26 D no acompanhamento de 4 anos de 44 pacientes.[33] As complicações incluíram edema estromal temporário, *haze* corneano temporário ou permanente, cicatriz corneana, infiltrados estéreis, ceratite infecciosa e ceratite lamelar difusa.[34-38]

Tanto os segmentos de anéis intracorneanos como o *cross-linking* da córnea apresentam maior probabilidade de serem benéficos em pacientes com ceratocone de leve a moderado, sem cicatrizes na córnea. Nesses pacientes, a estabilização do ceratocone pode evitar ou retardar a necessidade de uma ceratoplastia. Casos mais avançados geralmente necessitam de ceratoplastia para um resultado visual ideal.

DEGENERAÇÃO PELÚCIDA DA CÓRNEA

A degeneração marginal pelúcida da córnea parece ser uma variação do ceratocone, com algumas características clínicas diferentes. Afinamento e protrusão da córnea são observados na córnea periférica inferior, e o adelgaçamento inicia-se a partir de 1 a 2 mm do limbo inferior em uma faixa horizontal ovalada de aproximadamente 2 mm em extensão radial e 6 a 8 mm em extensão horizontal (Figura 4.18.6). A área envolvida é transparente e geralmente não há uma linha de deposição de ferro central em direção a ela. Pode ocorrer hidropisia. A córnea central apresenta-se regular, mas é comum um marcante astigmatismo "contra a regra". Alguns pacientes com degeneração pelúcida podem apresentar mais alterações corneanas centrais típicas do ceratocone, assim como membros da família, embora a herança da degeneração marginal pelúcida não esteja clara. A patologia parece ser a mesma do ceratocone. O tratamento, assim como para o ceratocone, consiste em óculos ou lentes de contato. Quando esses recursos são insuficientes, os resultados são melhores com ceratoplastia excêntrica grande. Os resultados da ceratoplastia na degeneração marginal pelúcida são mais reservados do que para o ceratocone, por causa do afinamento da córnea em localização mais periférica.

CERATOGLOBO

Epidemiologia e patogênese

Pelo menos dois tipos de ceratoglobo parecem existir: (1) uma forma congênita ou juvenil e (2) uma forma adulta adquirida. A forma adquirida pode ser um estágio terminal do ceratocone – há relatos de pacientes com ceratocone inicialmente e que desenvolveram ceratoglobo posteriormente – ou o ceratoglobo adquirido pode ser observado sem ceratocone conhecido anteriormente. A forma congênita parece fazer parte de pelo menos duas síndromes autossômicas recessivas diferentes. Uma é a síndrome de Ehlers-Danlos do tipo VI. Outra síndrome clinicamente semelhante, mas com atividade normal da lisil-hidroxilase, é a síndrome da córnea frágil com esclera azul e cabelo vermelho, que imita a síndrome de Ehlers-Danlos do tipo VI.[39]

Manifestações oculares

Ceratoglobo é um distúrbio caracterizado por afinamento da córnea, que se estende de limbo a limbo, e protrusão global da córnea. O afinamento geralmente é maior na periferia da córnea ou na porção média da periferia da córnea. Hidropisia pode ocorrer e perfurações podem resultar de trauma relativamente pequeno. Na síndrome de Ehlers-Danlos do tipo VI, os pacientes apresentam afinamento difuso da córnea com ruptura espontânea ou após pequenos traumas; a hidropisia corneana é comum. Há escleras azuis. Esses pacientes também podem apresentar anormalidades sistêmicas do tecido conjuntivo, com articulações hiperextensíveis, anomalias ósseas e perda auditiva.[39] Há também defeito na atividade da lisil-hidroxilase.

Patologia

A patologia do ceratoglobo adquirido é semelhante à do ceratocone, enquanto o ceratoglobo congênito exibe ausência de membrana de Bowman, desorganização estromal e espessamento da membrana de Descemet com rupturas.[40]

Tratamento

O tratamento inclui proteção contra traumatismos. Os resultados da CPP são tipicamente pobres devido ao afinamento periférico grave do receptor. A epiceratoplastia lamelar tem sido utilizada com sucesso no reforço das córneas finas e, em alguns casos, melhora da visão.[41] Para o ceratoglobo adquirido, uma ampla CPP pode ser bem-sucedida.

CERATOCONE POSTERIOR

O *ceratocone posterior* refere-se a uma anomalia congênita da córnea na qual a superfície posterior da córnea se projeta para dentro do estroma, o que geralmente ocorre em uma área localizada, mas pode ser mais difusa. Este distúrbio geralmente é esporádico, unilateral e não progressivo. Casos bilaterais e familiares ocorrem, mas são menos frequentes. A curvatura anterior da córnea é pouco afetada, embora protrusão anterior e até mesmo uma linha de deposição de ferro circundante tenham sido descritas. Frequentemente ocorrem cicatrizes no estroma anterior até abaulamento da membrana de Descemet. No exame anatomopatológico, observa-se cicatrização no nível da membrana de Bowman, e o adelgaçamento da membrana de Descemet com excrescências tem sido relatado de modo variável.[42,43] As alterações da membrana de Descemet e a natureza congênita desse distúrbio sugerem que o distúrbio é uma variante da disgenesia mesenquimal da córnea. O tratamento geralmente não é necessário, embora ocasionalmente a ceratoplastia seja indicada.

ECTASIA DA CÓRNEA PÓS-CIRURGIA REFRATIVA

A ectasia da córnea é uma complicação incomum, porém grave, que pode ocorrer após a cirurgia refrativa. Sua prevalência foi relatada como sendo de 0,04 a 0,6%, embora alguns acreditem que esse dado esteja subestimado. Acredita-se que a ectasia seja uma consequência da interrupção da integridade biomecânica da córnea abaixo de um certo limite. As diretrizes atuais da FDA proíbem deixar menos de 250 μm de leito residual, mas a maioria dos cirurgiões refrativos prefere deixar 300 μm ou mais.[44] Fatores de risco para ectasia incluem uma topografia corneana pré-operatória anormal, > 40% de tecido alterado, pouca espessura pré-operatória da córnea, alta miopia e idade mais jovem.[44,45]

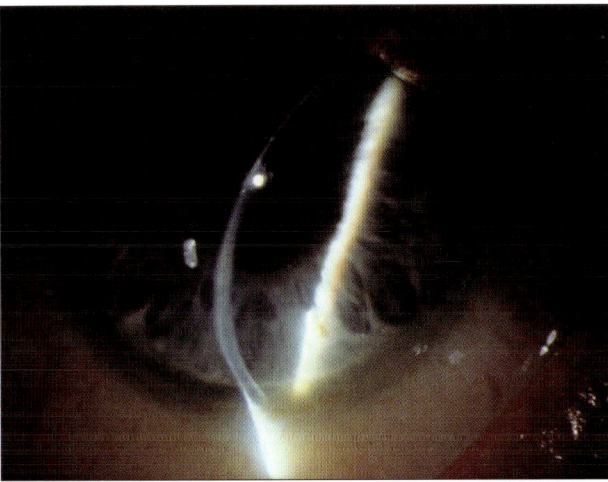

Figura 4.18.6 Degeneração marginal pelúcida da córnea. O ponto de maior protrusão é um pouco acima da área de afinamento máximo (localizado inferiormente).

Atualmente, o *cross-linking* da córnea tem surgido como um tratamento proposto não apenas para tratar, mas idealmente para prevenir a ectasia da córnea que ocorre após a cirurgia refrativa. Um estudo recente do Japão não encontrou nenhum caso de ectasia pós-LASIK em 673 olhos, com acompanhamento variando de 3 meses a 3 anos e meio. Dada a prevalência de ectasia, como dito anteriormente, isso pode ou não ser clinicamente significativo, no entanto mais estudos devem ser realizados para avaliação posterior.[46]

BIBLIOGRAFIA

Balasubramanian S, Pye D, Wilcox MD. Effects of eye rubbing on the levels of protease, protease activity and cytokines in tears: relevance in keratoconus. Clin Exp Optom 2013;96:214–18.

Caporossi A, Mazzotta C, Baiocchi S, et al. Long-term results of riboflavin ultraviolet A corneal cross-linking for keratoconus in Italy: the Siena Eye Cross Study. Am J Ophthalmol 2010;149:585–93.

Eye Bank Association of America. 2009 statistical report. Washington: Eye Bank Association of America; 2010.

Godefrooij D, de Wit G, Uiterwaal C, et al. Age-specific incidence and prevalence of keratoconus: a nationwide registration study. Am J Ophthalmol 2017;175:169–72.

Kymionis GD, Siganos CS, Tsiklis NS, et al. Long-term follow-up of INTACS in keratoconus. Am J Ophthalmol 2007;143:236–44.

Nowak D, Gajecka M. The genetics of keratoconus. Middle East Afr J Ophthalmol 2011;18:2–6.

O'Brart DP. Corneal collagen crosslinking for corneal ectasias: a review. Eur J Ophthalmol 2017;27(3):253–69.

Rabinowitz YS. Videokeratographic indices to aid in screening for keratoconus. J Refract Surg 1995;11:371–9.

Shimmura S, Tsubota K. Deep anterior lamellar keratoplasty. Curr Opin Ophthalmol 2006;17:349–55.

Van Dijk K, Liarakos V, Parker J, et al. Bowman layer transplantation to reduce and stabilize progressive, advanced keratoconus. Ophthalmology 2015;122:909–17.

Wallang B, Das S. Keratoglobus. Eye (Lond) 2013;27:1004–12.

Woodward M, Blachley T, Stein J. The association between sociodemographic factors, common systemic disease, and keratoconus: an analysis of a nationwide health care claims database. Ophthalmology 2016;123:457–65.

As referências completas estão disponíveis no **GEN-io**.

PARTE 4 DOENÇAS DA CÓRNEA E DA SUPERFÍCIE OCULAR

SEÇÃO 6 Doenças da Córnea

Distrofias Anteriores da Córnea

4.19

Michael H. Goldstein, Joel Sugar e Bryan Edgington

Definição: Transtornos bilaterais, a maioria deles hereditária, nos quais uma substância anormal se acumula, principalmente no epitélio da córnea.

Características principais
- Geralmente bilateral
- Progressiva
- Envolvimento é anterior ao estroma da córnea.

Características associadas
- Muitas estão associadas à síndrome de erosão recorrente
- Não associada à doença sistêmica, com raras exceções.

INTRODUÇÃO

Em geral, a maioria das distrofias da córnea são distúrbios autossômicos dominantes bilaterais que afetam primariamente uma ou mais camadas da córnea normal, progridem lentamente após seu aparecimento na primeira ou segunda década e não estão associadas a nenhuma doença sistêmica. Historicamente, as distrofias corneanas são categorizadas pela camada da córnea envolvida. A aparência clínica distinta da maioria das distrofias da córnea permite um diagnóstico preciso baseado em fundamentos clínicos. A microscopia eletrônica de transmissão é o método mais preciso para o diagnóstico histopatológico.[1] No entanto, estudos genéticos sobre distrofias corneanas também proporcionam informações em um nível molecular básico e estão auxiliando no refinamento dos sistemas de classificação. Várias distrofias da córnea estão intimamente relacionadas, no nível molecular, com diferentes fenótipos resultantes de mutações dentro do mesmo gene. Por exemplo, o gene *BIGH3* no cromossomo 5q31 está associado à distrofia granular da córnea (tipos I, II e III), distrofia reticular da córnea (tipos I, IIIA, semelhantes a IIIA e IV) e distrofia da camada de Bowman da córnea (tipos I e II).[2]

As distrofias da córnea anterior envolvem a camada de Bowman, bem como o epitélio. Algumas também podem envolver o estroma anterior. No entanto, essa categorização é arbitrária porque muitas das distrofias do estroma também envolvem a camada de Bowman e o epitélio. A compreensão genética desses distúrbios torna essa classificação ainda menos apropriada, e muitas dessas condições acabarão sendo mais bem classificadas e nomeadas de acordo com defeitos bioquímicos específicos (ver Tabela 4.20.1).[3]

DISTROFIA DA MEMBRANA BASAL ANTERIOR

Introdução

A distrofia da membrana basal anterior (ABMD, do inglês *anterior basement membrane dystrophy*), também denominada *distrofia da membrana basal epitelial* (EBMD, do inglês *epitelial basement membrane dystrophy*), *distrofia da córnea "map-dot-fingerprint"* e *distrofia microcística de Cogan*, é a distrofia da córnea anterior mais comum.[1]

Epidemiologia e patogênese

Foi descrito que a ABMD ocorre em aproximadamente 3 a 6% da população geral, mas é muito mais comum em pessoas com mais de 40 anos de idade.[4,5] Padrões familiares da ABMD têm sido descritos,[4] mas muitos pacientes com o distúrbio não apresentam nenhum conhecimento de histórico familiar, o que causou algum debate sobre se a ABMD é, na verdade, uma distrofia da córnea ou uma alteração degenerativa.[3] Mutações pontuais no gene *TGFBI/BIGH3* foram relatadas em duas famílias que apresentam herança autossômica dominante.[6]

Manifestações oculares

As manifestações clínicas mais comuns da ABMD são a síndrome da erosão recorrente (RES, do inglês *recurrent erosion syndrome*) e visão embaçada ou distorcida. A maioria dos pacientes com RES descreve dor leve ao despertar, que diminui em questão de minutos a horas, mas erosões maiores podem causar dor grave, que pode levar de horas a dias para se resolver. Os pacientes também descrevem visão borrada ou ocasionalmente diplopia monocular ou imagem fantasma. Embora a ABMD seja frequentemente considerada a causa mais comum de RES, outras condições (incluindo trauma) podem causá-la.[7-9] Em alguns casos, ambas as entidades estão presentes e o diagnóstico de ABMD é realizado por meio de um exame cuidadoso do olho não afetado após o trauma. Pacientes com ABMD e história de abrasão traumática são ainda mais propensos a desenvolver RES. Os sintomas clínicos da ABMD se sobrepõem consideravelmente a erosões recorrentes secundárias ao trauma. Em ambas as condições, considera-se que as erosões recorrentes são secundárias à friabilidade do epitélio superficial causada pela fraca adesão das células epiteliais entre si e à membrana basal subjacente.[10,11]

Em pacientes com visão borrada ou distorcida, que se acredita estar relacionada a alterações centrais da ABMD, a topografia corneana pode ser muito útil para identificar o astigmatismo irregular como a fonte do problema visual. Além disso, um teste com lente de contato gelatinosa pode ser uma ferramenta útil de diagnóstico ou terapêutica.

ABMD é caracterizada por várias alterações aparentes na córnea anterior no exame de lâmpada de fenda. Essas alterações são mais visualizadas quando a pupila está dilatada, usando-se retroiluminação. Os casos podem ser sutis e podem ser detectados com coloração negativa usando o filtro azul-cobalto após a aplicação de fluoresceína (Figura 4.19.1). Achados corneanos observados com ABMD incluem microcistos intraepiteliais (pontos) (Figura 4.19.2), manchas acinzentadas semelhantes a mapas geográficos e linhas paralelas semelhantes a impressões digitais (Figura 4.19.3).[12-14] A condição é chamada de distrofia microcística de Cogan quando há apenas microcistos. A microscopia confocal é útil para as córneas com histórico de erosões que parecem normais no exame clínico. Com microscopia

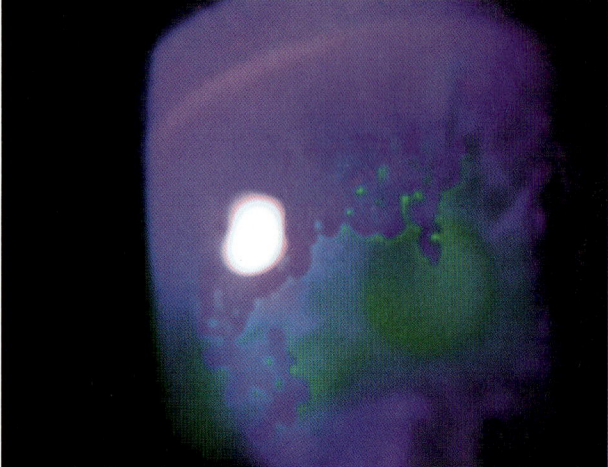

Figura 4.19.1 Área de espessamento epitelial, demonstrando coloração negativa, em paciente com distrofia da membrana basal anterior. (Cortesia de Anthony J. Aldave, MD.)

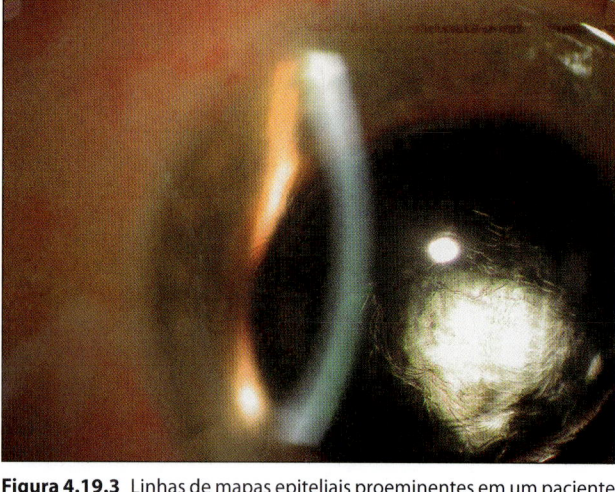

Figura 4.19.3 Linhas de mapas epiteliais proeminentes em um paciente com distrofia da membrana basal epitelial. (Cortesia de Anthony J. Aldave, MD.)

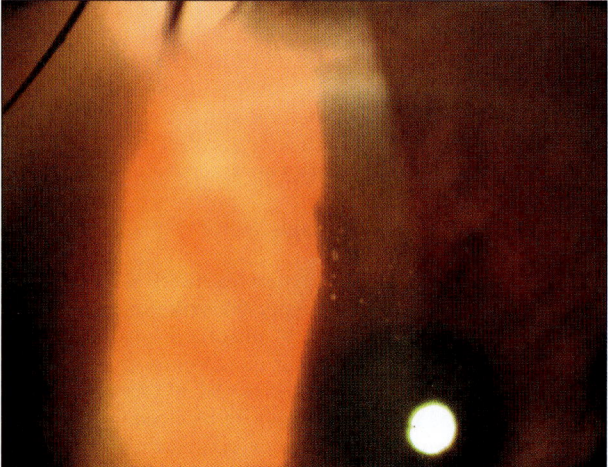

Figura 4.19.2 Cistos epiteliais opacos em paciente com distrofia da membrana basal epitelial. (Cortesia de Anthony J. Aldave, MD.)

confocal, córneas com erosões recorrentes ou ABMD apresentaram depósitos em células epiteliais basais, microdobras e estrias sub-basais, lesão de nervos sub-basais ou morfologia alterada do estroma anterior.[15,16]

Patologia

A aparência clínica da ABMD corresponde bem à patologia. Espécimes de pacientes afetados exibem protrusões de folhas (mapas) ou linhas de membrana basal espessada (impressões digitais) no epitélio superficial, bem como quantidades de membrana basal espessada sob o epitélio. Microcistos de material celular degenerado se acumulam no epitélio (pontos). Uma camada subepitelial bilaminada de material fibrogranular frequentemente ocorre.[1,10,11]

Tratamento

A maioria dos pacientes com erosões recorrentes da córnea responderá a formas convencionais de tratamento, como lubrificantes tópicos, curativos, desbridamentos ou lentes de contato gelatinosas terapêuticas.[17] As soluções hiperosmóticas tópicas são bem toleradas pelos pacientes e parecem ser eficazes no tratamento da erosão recorrente da córnea em alguns casos.[18] A terapia com uma combinação de medicamentos que inibem a metaloproteinase-9 (corticosteroide tópico e doxiciclina oral) pode desencadear uma resolução rápida e ajudar a evitar novas recorrências nos casos que não respondem às terapias convencionais.[19]

Em alguns casos, a intervenção cirúrgica será necessária. Foram utilizadas micropunções estromais anteriores, ceratectomia superficial, ablação com *excimer laser* (ceratectomia fototerapêutica [PTK, do inglês *phototherapeutic keratectomy*]) e ceratectomia superficial com broca diamantada (BD).[8] A punção estromal anterior foi a primeira a ser descrita e, presumivelmente, estimula a adesão epitelial mais segura do estroma subjacente.[17] O uso de agulhas de calibre 23 ou 25 em vez de agulhas de calibre 30 pode diminuir o risco de perfuração da córnea.[20] A micropunção deve ser usada com cautela para erosões no eixo visual, pois a cicatriz da córnea central pode levar à diminuição da visão.

A PTK é um procedimento seguro e eficaz para erosões recorrentes da córnea (trauma e ABMD) refratárias ao tratamento convencional, bem como para o tratamento da ABMD visualmente significativa.[21-25] Na maioria dos pacientes, a flutuação visual e a diplopia monocular ou "imagens fantasmas" foram resolvidas.[21-24,26] Um desvio hipermetrópico pode ser um efeito colateral adverso em alguns casos individuais.[19,24] É possível combinar a PTK com a ceratectomia fotorrefrativa (PRK, do inglês *photorefractive keratectomy*) para manejar o desvio hipermetrópico em determinados pacientes.[27-29] ABMD tem sido relatada como um risco maior de complicações após a ceratomileuse *in situ* assistida por *laser* (LASIK, do inglês *laser-assisted in situ keratomileusis*), incluindo defeitos epiteliais e crescimento epitelial na interface, então esses pacientes podem ser melhores candidatos à PRK.[30]

A ceratectomia superficial com BD parece ser um método eficaz e seguro para o tratamento de erosões recorrentes (tanto pós-traumáticas quanto por ABMD). Um pequeno desvio refrativo ocorre com este método.[31,32] Como uma alternativa à BD, uma escova epitelial Amoils pode ser usada para desbridar o epitélio e polir a camada de Bowman.[33] O procedimento BD é simples, ambulatorial e barato, então pode ser a técnica preferida em alguns cenários.[34]

DISTROFIA EPITELIAL DE MEESMANN

A distrofia epitelial de Meesmann é uma condição bilateral rara confinada ao epitélio da córnea. É um distúrbio autossômico dominante que leva à fragilidade do epitélio anterior da córnea. Esse distúrbio foi associado a mutações no *loci* 12q13 (KRT3) e 17q12 (KRT12), que são especificamente expressos no epitélio.[35-38]

Microcistos intraepiteliais simétricos aparecem nos primeiros anos de vida e são visíveis apenas no exame com lâmpada de fenda. Eles estão concentrados no eixo visual e na porção média da periferia. São mais bem observados por meio de iluminação indireta ou retroiluminação. Normalmente, os pacientes se apresentam assintomáticos ou relatam sintomas leves, incluindo erosões recorrentes ou perda mínima de acuidade visual. Estes sintomas geralmente podem ser tratados apenas com lubrificantes tópicos. A intervenção cirúrgica raramente é necessária.

O exame histopatológico exibe dois achados característicos no epitélio da córnea: (1) "substância peculiar intracelular" e (2) microcistos intraepiteliais contendo detritos celulares.[39-41] As células epiteliais são ricas em glicogênio e muitas contêm a "substância peculiar fibrogranular", possivelmente derivada de tonofilamentos.[31,32] Além disso, um espessamento inespecífico da membrana basal epitelial ocorre sem qualquer modificação aparente da camada de Bowman ou do estroma superficial.[39-41]

DISTROFIA DE REIS-BÜCKLER

Introdução

A "verdadeira" distrofia de Reis-Bückler, também conhecida como *distrofia corneana da camada de Bowman do tipo I* (CDB I, do inglês *corneal dystrophy of Bowman's layer type I*) ou *distrofia granular do tipo III*, é discutida aqui.

Epidemiologia e patogênese

A distrofia de Reis-Bückler tem herança autossômica dominante e vem sendo associada a um defeito específico no gene da ceratoepitelina no cromossomo 5q31. Uma arginina substituída por uma glicina no códon 555 foi encontrada em famílias com esse distúrbio, embora outros defeitos tenham sido encontrados em outras famílias.[42,43] Nenhuma associação sistêmica é conhecida. O diagnóstico é realizado com base na aparência clínica, embora a diferenciação da distrofia em "favo de mel" muitas vezes seja difícil.

Manifestações oculares

A distrofia de Reis-Bückler é caracterizada por erosões epiteliais recorrentes, dolorosas e corneanas, que geralmente se iniciam nos primeiros 1 a 2 anos de vida. Inicialmente, são observadas alterações mínimas na córnea, mas, em seguida, aparecem opacidades em forma de anel e semelhantes a mapas ao nível da membrana de Bowman, as quais se tornam mais densas e mais irregulares ao longo do tempo (Figura 4.19.4). Na segunda ou terceira década de vida, as erosões dolorosas diminuem à medida que a sensibilidade da córnea diminui, mas o aumento da fibrose resulta em dificuldade visual.

Patologia

No exame histopatológico pode ser observado material eosinofílico e fibrótico sob o epitélio da córnea e dentro do estroma anterior, com destruição da membrana de Bowman. O material exibe uma aparência razoavelmente granular. A microscopia eletrônica mostra corpos em forma de bastonete que substituem

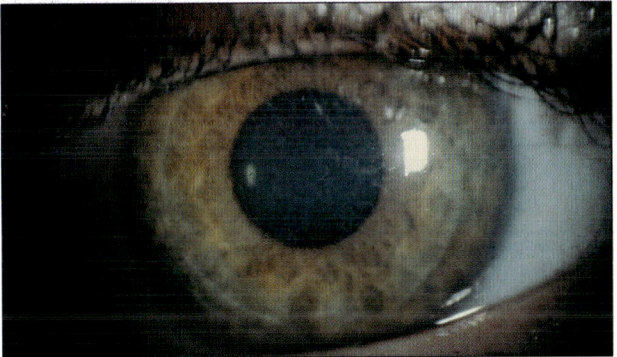

Figura 4.19.4 Distrofia de Reis–Bückler da córnea. Observe as opacidades irregulares no nível da camada de Bowman.

a camada de Bowman e ficam entre as células epiteliais. Esses achados patológicos são os mesmos encontrados na distrofia granular superficial (distrofia granular do tipo III).

Tratamento

O tratamento da distrofia de Reis-Bückler é sintomático para as erosões recorrentes. A ceratectomia superficial, seja por meio de desbridamento mecânico ou por ablação por *excimer laser*, é o tratamento adequado para o distúrbio visual. A recidiva pode ser relativamente rápida e a ceratoplastia pode se tornar necessária após múltiplos tratamentos.

DISTROFIA DE THIEL-BEHNKE

Também conhecida como *distrofia em "favo de mel"*, *distrofia de Waardenburg e Jonkers* ou *distrofia corneana da membrana II de Bowman* (CDB II, do inglês *corneal dystrophy of Bowman's membrane II*), a distrofia de Thiel-Behnke é frequentemente confundida na literatura com a distrofia de Reis-Bückler. Os pacientes apresentam erosões recorrentes, embora menos graves que as associadas à distrofia de Reis-Bückler. Um arranjo reticular de opacidades estromais anteriores se desenvolve e eleva o epitélio da córnea em um padrão "dente de serra". É hereditário como um distúrbio autossômico dominante. Foi encontrado um defeito no gene da ceratoepitelina.[44]

Em uma família, um defeito foi encontrado no cromossomo 10q24. Nenhuma anormalidade sistêmica associada conhecida existe. No exame histopatológico há fibrose subepitelial ondulada com ruptura da camada de Bowman e da membrana basal epitelial. A microscopia eletrônica revela que os filamentos de colágeno ondulados substituem a camada de Bowman.[45] O tratamento é o mesmo da distrofia de Reis-Bückler, ou seja, ceratectomia superficial ou ablação por *excimer laser*. A ceratoplastia pode se tornar necessária após múltiplas recorrências.

BIBLIOGRAFIA

Boutboul S, Black GC, Moore JE, et al. A subset of patients with epithelial basement membrane corneal dystrophy have mutations in TGFBI/BIGH3. Hum Mutat 2006;27:553–7.

Dastgheib KA, Clinch TE, Manche EE, et al. Sloughing of corneal epithelium and wound healing complications associated with laser in situ keratomileusis in patients with epithelial basement membrane dystrophy. Am J Ophthalmol 2000;130:297–303.

Fine BS, Yanoff M, Pitts E, et al. Meesmann's epithelial dystrophy of the cornea. Am J Ophthalmol 1977;83:633–42.

Irvine AD, Corden LD, Swensson O, et al. Mutations in cornea-specific keratin K3 or K12 genes cause Meesmann's corneal dystrophy. Nat Genet 1997;16:184–7.

Klintworth GK. Advances in the molecular genetics of corneal dystrophies. Am J Ophthalmol 1999;128:747–54.

Laibson PR, Krachmer JH. Familial occurrence of dot (microcystic), map, fingerprint dystrophy of the cornea. Invest Ophthalmol 1975;14:397–9.

Mullahy JE, Afshari MA, Steinert RF, et al. Survey of patients with granular, lattice, Avellino, and Reis–Bückler's corneal dystrophies for mutations in the BIGH3 and gelsolin genes. Arch Ophthalmol 2001;119:16–22.

Reidy JJ, Paulus MP, Gona S. Recurrent erosions of the cornea: epidemiology and treatment. Cornea 2000;19:767–71.

Soong HK, Farjo Q, Meyer RF, et al. Diamond burr superficial keratectomy for recurrent corneal erosions. Br J Ophthalmol 2002;86:296–8.

Sridhar MS, Rapuano CJ, Cosar CB, et al. Phototherapeutic keratectomy versus diamond burr polishing of Bowman's membrane in the treatment of recurrent corneal erosions associated with anterior basement membrane dystrophy. Ophthalmology 2002;109:674–9.

Waring GO, Rodrigues MM, Laibson PR. Corneal dystrophies. I. Dystrophies of the epithelium, Bowman's layer and stroma. Surv Ophthalmol 1978;23:71–122.

Weiss JS, Moller HU, Aldave AJ, et al. IC3D Classification of corneal dystrophies – edition 2. Cornea 2015;34:117–59.

Yee RW, Sullivan LS, Lai HT, et al. Linkage mapping of Thiel–Behnke corneal dystrophy (CDB2) to chromosome 10q 23-q24. Genomics 1997;46:152–4.

Zaltentein WN, Holopainen JM, Tervo TM. Phototherapeutic keratectomy for epithelial irregular astigmatism: an emphasis on map-dot-fingerprint degeneration. J Refract Surg 2007;23:50–7.

As referências completas estão disponíveis no **GEN-io**.

PARTE 4 DOENÇAS DA CÓRNEA E DA SUPERFÍCIE OCULAR

SEÇÃO 6 Doenças da Córnea

Distrofias do Estroma da Córnea

4.20

Joel Sugar e Praneetha Thulasi

Definição: Distúrbio hereditário, geralmente bilateral, no qual uma substância anormal se acumula na córnea.

Características principais
- Caracteristicamente bilateral
- Progressiva
- Isolada à córnea.

Características associadas
- Geralmente autossômica dominante
- Com raras exceções, não está associada a doenças sistêmicas.

INTRODUÇÃO

A distrofia da córnea é classicamente bilateral, progressiva e isolada à córnea. O distúrbio geralmente é hereditário, em geral de modo dominante, e muitas vezes parece clinicamente envolver apenas uma camada da córnea. À medida em que há a progressiva identificação dos genes envolvidos nesses distúrbios, há melhor compreensão fisiopatológica e, portanto, o desenvolvimento de tratamentos melhores. As distrofias epiteliais e endoteliais são discutidas em seus respectivos capítulos.

As distrofias do estroma são classificadas dessa maneira porque parecem acumular material predominantemente no estroma. Como foi observado no Capítulo 4.19, essa classificação é, no entanto, arbitrária, porque muitas distrofias estromais também envolvem a camada de Bowman e o epitélio. A compreensão genética desses distúrbios torna essa classificação ainda menos apropriada. Muitas dessas condições, em última análise, serão classificadas e nomeadas por seus defeitos bioquímicos específicos (Tabela 4.20.1). A classificação das distrofias corneanas foi revisada recentemente em 2015 e padronizada por um comitê internacional e publicada como "A Classificação Internacional das Distrofias da Córnea (IC3D)".[1]

DISTROFIA GELATINOSA EM GOTAS

A distrofia gelatinosa em gotas foi previamente categorizada como estromal, mas atualmente é considerada uma distrofia epitelial/subepitelial, conforme descrito na IC3D mais recente.

DISTROFIA RETICULAR (*LATTICE*) TIPO I

Genética

Esse distúrbio é autossômico dominante, com mutação no gene do fator de crescimento transformador beta induzido (*TGF-βI*), resultando em produção anormal de ceratoepitelina no *locus* 5q31. A mutação mais comum é no códon 124, em que a arginina é substituída pela cisteína.

Manifestações oculares

As opacidades vítreas em forma de bastão aparecem no estroma anterior na primeira ou segunda década e se tornam mais densas com o tempo, resultando em opacidades lineares, muitas vezes ramificadas (Figuras 4.20.1 e 4.20.2). Essas opacidades são mais densas anterior e centralmente, com uma zona transparente na periferia da córnea. As linhas são relativamente finas, ao

TABELA 4.20.1 Distrofias da córnea devido a defeitos nos genes da ceratoepitelina.

Distrofias	Defeitos
Reis-Bückler	Arg555 Gly, Arg124 Leu, Arg555 Gln
Thiel-Behnke	Arg124 Leu (outras famílias, no cromossomo 10)
Reticular I	Arg124 Lis
Reticular IIIA	Arg124Thr, Pro501Thr
Reticular IV	Leu527Arg
Granular I	Arg555Trp, Arg124Ser
Granular II (Avellino)	Arg124 His

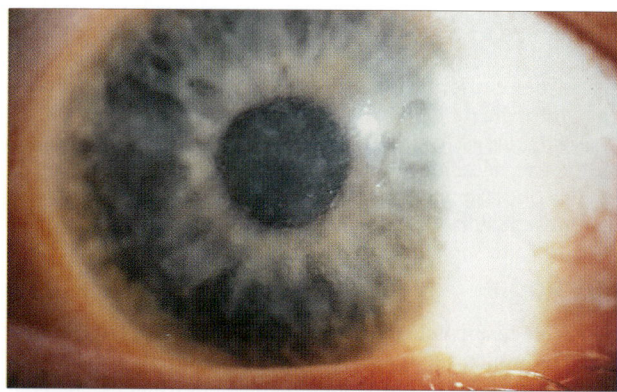

Figura 4.20.1 Distrofia reticular (*Lattice*) do tipo I. Este paciente demonstra opacidades muito delicadas, semelhantes a bastões no estroma anterior.

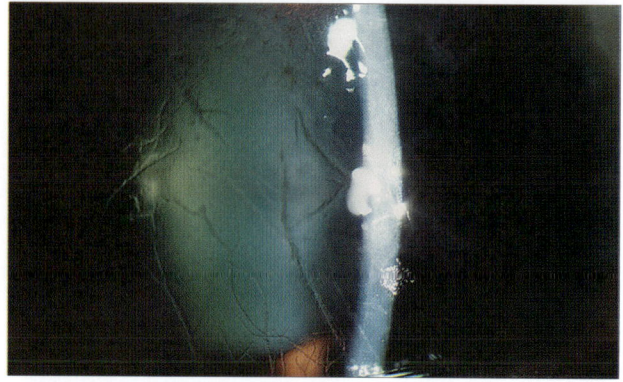

Figura 4.20.2 Distrofia reticular (*Lattice*) do tipo I. Opacidades mais densas do que aquelas observadas na Figura 4.20.1.

contrário das opacidades mais acentuadas observadas na distrofia reticular do tipo III. Embora esse distúrbio seja bilateral, pode ser assimétrico.

Apresentação clínica

Os pacientes geralmente apresentam baixa de visão e dor na primeira e segunda décadas de vida. Erosões recorrentes são comuns e, com o tempo, podem levar à formação de *haze* estromal anterior que pode limitar a visão. Os pacientes geralmente precisam de transplante de córnea na quarta década de vida.

Patologia

Histopatologicamente, depósitos densos são observados no estroma. Os depósitos coram com vermelho Congo, ácido periódico de Schiff (PAS, do inglês *periodic acid-Schiff*) e tricrômio de Masson (Figura 4.20.3). O dicroísmo e a birrefringência são observados sob luz polarizada e a fluorescência é observada com tioflavina-T. Todos esses achados são característicos do amiloide, uma estrutura proteica preguada. O amiloide parece ser distinto daquele observado na distrofia reticular do tipo II.[2] A membrana de Descemet e o endotélio estão normais. À microscopia eletrônica são mostradas massas extracelulares de fibrilas finas, elétron-densas e alinhadas de forma aleatória, características da proteína amiloide.[3]

Tratamento

O tratamento inicial consiste no uso de lentes de contato gelatinosas para as erosões epiteliais da córnea. A ceratectomia fototerapêutica pode ser uma boa opção para tratar depósitos anteriores visualmente significativos, embora a cicatrização epitelial possa ser mais demorada e recidivas possam ocorrer.[4] Quando a acuidade visual diminui significativamente, a ceratoplastia lamelar anterior profunda (DALK, do inglês *deep anterior lamellar keratoplasty*) é o procedimento de escolha, pois apresenta benefícios sobre a ceratoplastia penetrante (PKP, do inglês *penetrating keratoplasty*) relacionados à minimização do risco de rejeição.[5] Acredita-se que as células epiteliais sejam a fonte desses depósitos e, embora a PKP não tenha mostrado resultados estatisticamente significativos, a presença de células-tronco do limbo transplantadas pode levar a menos recorrências.[6] Recentemente, pesquisadores vêm estudando a eficácia de colírios de fibronectina após o desbridamento do epitélio da córnea para melhorar a acuidade visual nessa condição.[7]

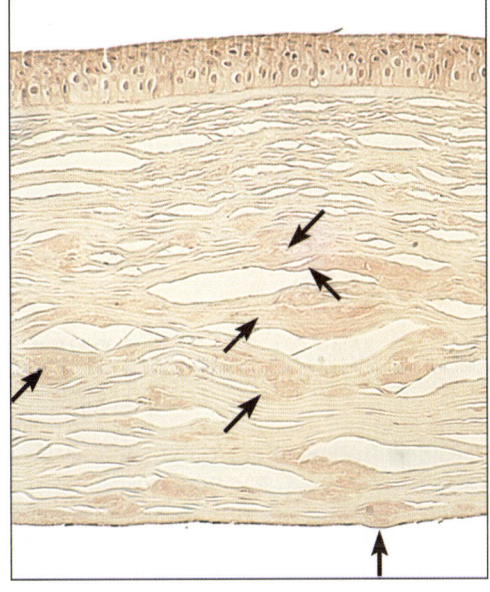

Figura 4.20.3 Distrofia reticular (*Lattice*) do tipo I. Corte histopatológico usando coloração com vermelho Congo mostrando acúmulos amiloides pelo estroma (*setas*).

AMILOIDOSE SISTÊMICA COM CÓRNEA RETICULADA (*LATTICE*)

Genética

A mutação no *locus* 9q34 na proteína gelsolina está envolvida na modulação da actina.

Manifestações oculares

Muitas vezes classificada como distrofia reticular do tipo II, faz parte do distúrbio sistêmico polineuropatia amiloide familiar do tipo IV (tipo finlandês), também conhecida como síndrome de Meretoja. Nesse distúrbio, as linhas finas reticulares se estendem até o limbo e não estão relacionadas aos nervos da córnea, embora a densidade do nervo sub-basal esteja reduzida.[8] Os pacientes podem apresentar risco aumentado de glaucoma, bem como fraqueza facial com afrouxamento da pálpebra.

Associações sistêmicas incluem múltiplas neuropatias cranianas e deposição sistêmica de amiloide.

Apresentação do paciente

Os pacientes geralmente apresentam essa condição durante exames de rotina. A perturbação visual é menor se comparada à distrofia reticular do tipo I e as erosões recorrentes são menos frequentes. Os pacientes também podem apresentar afrouxamento da pálpebra e exposição da córnea.

Patologia

A patologia é semelhante à da distrofia reticular do tipo I.

Tratamento

O tratamento, se necessário, é o mesmo da distrofia reticular do tipo I, embora se deva considerar o risco adicional de exposição da córnea em virtude da neuropatia facial. Estudos em animais sobre terapia de silenciamento gênico são promissores.[9]

Outras distrofias reticulares

Múltiplos subtipos de distrofia reticular foram descritos com base em variações genotípicas e fenotípicas, especialmente à medida que a genética daqueles com características atípicas é mais explorada. A distrofia reticular (*lattice*) dos tipos III, I/III e IV e a variante polimórfica têm início tardio em uma idade superior a 40 anos e apresentam linhas reticulares mais espessas e roliças.[10,11] O tipo IIIA apresenta alterações idênticas, com mais erosões recorrentes.[12] Muitas dessas variantes apresentam-se geograficamente restritas.

DISTROFIA GRANULAR DA CÓRNEA TIPO I

Genética

Esse é um distúrbio autossômico dominante, com mutação no gene *TGF-βI* no *locus* 5q31.

Manifestações oculares

Anteriormente denominada *distrofia granulosa de Groenouw do tipo I*, a distrofia granular da córnea caracteriza-se por discretas opacidades no estroma da córnea que não se estendem ao limbo, e o estroma interveniente é transparente. As opacidades apresentam formas irregulares semelhantes a "migalhas de pão" ou em forma de "flocos", de aparência esbranquiçada ou ligeiramente vítrea (Figura 4.20.4). O padrão dentro de uma determinada família parece ser consistente. Nenhuma associação sistêmica é conhecida.

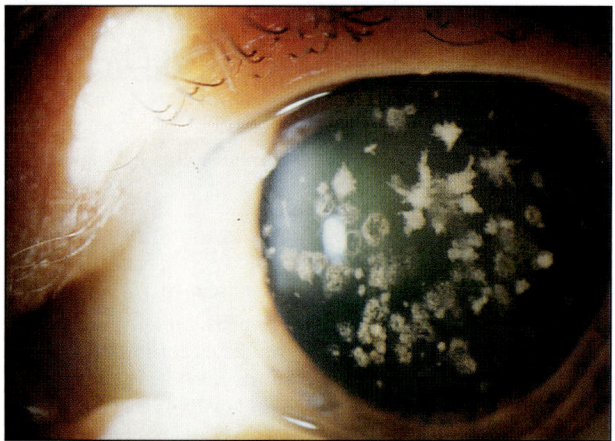

Figura 4.20.4 Distrofia reticular. Observe as opacidades semelhantes a "migalhas de pão" neste paciente com a córnea transparente o suficiente para apresentar acuidade normal.

Apresentação do paciente

Muitos pacientes não apresentam sintomas, enquanto alguns pacientes desenvolvem erosões recorrentes. Na quinta década ou mais tarde, alguns pacientes desenvolvem dificuldades visuais à medida que as opacidades se tornam proeminentes no estroma superficial. As opacidades estromais anteriores tendem a ser muito mais visualmente significativas do que as opacidades estromais posteriores.

Patologia

Os achados histopatológicos aparecem corados de vermelho (Figura 4.20.5) na coloração com tricrômio de Masson sem coloração com vermelho Congo. A microscopia eletrônica mostra depósitos e microfibrilas elétron-densas, semelhantes a bastonetes, que estão nos ceratócitos, bem como nas células epiteliais.[13] O material é considerado fosfolipídio.

Tratamento

Como os depósitos superficiais costumam ser os mais visualmente significativos, a visão geralmente melhora com a ablação por *excimer* e não prejudica a futura ceratoplastia.[14,15] Os pacientes

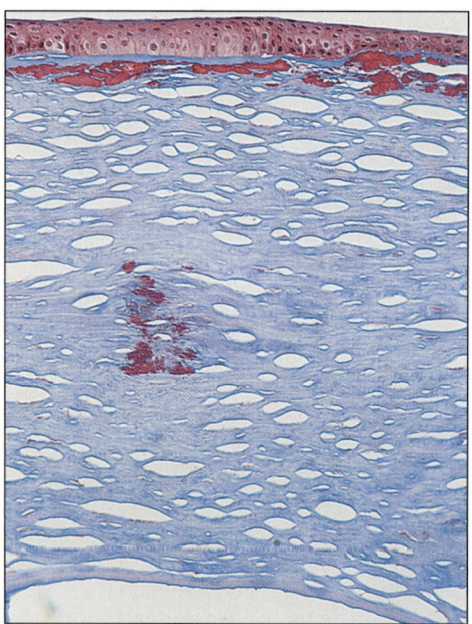

Figura 4.20.5 Distrofia granular da córnea. A coloração com tricrômio de Masson mostra acúmulo de material hialino no estroma da córnea e abaixo do epitélio.

que necessitam de ceratoplastia ficam bem, e DALK é o procedimento de escolha.[16] Os grânulos recidivam superficialmente no enxerto. Às vezes, o padrão sugere que o epitélio seja a fonte dos depósitos.[16] Há alguns relatos de casos de transplantes de células-tronco do limbo concomitantes com resultados melhores em longo prazo.[17]

DISTROFIA GRANULAR DA CÓRNEA TIPO 2

Foi descrita uma distrofia que combina características de ambas as distrofias, granulares e reticulares, sendo a maioria dos pacientes originais provenientes da região de Avellino, na Itália. Essa distrofia também é denominada como *distrofia granular de Avellino*.

Genética

É um distúrbio autossômico dominante, com mutação no gene *TGF-βI* no *locus* 5q31.

Manifestações oculares

Os pacientes apresentam depósitos granulares no estroma anterior, juntamente com linhas semelhantes a treliças, mais profundas dentro do estroma. Essas linhas raramente se cruzam e são mais brancas do que as da distrofia reticular da córnea. Um *haze* subepitelial acinzentado pode se desenvolver centralmente após repetidas erosões da córnea e pode afetar a acuidade visual.

Apresentação do paciente

Semelhante à distrofia granular da córnea do tipo I, os pacientes frequentemente apresentam diminuição da visão ao longo do tempo e podem apresentar erosões epiteliais. Indivíduos homozigotos manifestam sintomas piores em comparação com os indivíduos heterozigotos.[18,19]

Patologia

O exame histopatológico mostra depósitos granulares superficiais, bem definidos e avermelhados na coloração com tricrômio de Masson, bem como depósitos fusiformes médios a profundos no estroma na coloração com vermelho Congo e outras colorações características para distrofia reticular do tipo I.[20]

Tratamento

O tratamento é o mesmo das distrofias granulares e reticulares. Esses indivíduos, mesmo heterozigotos, apresentam alto risco de recorrência agressiva dos depósitos, predominantemente na interface, se forem submetidos à ceratomileusis *in situ* assistida por *laser* (LASIK, de *laser in situ keratomilieusis*).[21-23] Embora a ablação de superfície, por si só, possa desencadear uma exacerbação leve, pode melhorar a visão e retardar a necessidade do transplante de córnea, sendo que os indivíduos heterozigotos se saem melhor que os homozigotos.[24]

DISTROFIA MACULAR DA CÓRNEA

Na distrofia macular da córnea, foram definidos três tipos com base na imunorreatividade à marcadores específicos de sulfato de queratina antigênico (AgKS, do inglês *antigenic keratan sulfates*). No tipo I, não há reatividade de AgKS na córnea ou no soro. No tipo IA, os ceratócitos manifestam reatividade de AgKS, mas nada no soro nem no material extracelular na córnea.[25] No tipo II, todos os depósitos anormais na córnea, bem como o soro, apresentam AgKS de reatividade positiva. Clínica e histopatologicamente, os tipos I e II são indistinguíveis.[26]

Genética

Esse distúrbio é autossômico recessivo, com mutações no gene *CHST6* no *locus* 16q22, levando à produção de sulfato de ceratana anormal.[27]

Manifestações oculares

Opacidades brancas estromais anteriores tênues são observadas no início da vida, geralmente na primeira década. As opacidades progridem com o passar do tempo e um *haze* granuloso com aspecto de vidro fosco se torna evidente entre as opacidades e, posteriormente, em todo o estroma, de um limbo ao outro, até a membrana de Descemet. Com o passar do tempo, a córnea se dilui,[28] e o endotélio pode desenvolver *guttata*, embora a descompensação endotelial seja rara (Figura 4.20.6).

Embora tenham sido descritas anormalidades no sulfato de queratina no sangue e na cartilagem, não foram encontradas anormalidades clínicas sistêmicas em pacientes com distrofia macular da córnea.

Apresentação do paciente

Os pacientes geralmente apresentam diminuição da visão e fotofobia a partir da segunda e terceira décadas. Também podem apresentar erosões recorrentes e diminuição da sensibilidade da córnea.

PATOLOGIA

O exame histopatológico mostra o acúmulo de glicosaminoglicanos (GAG) dentro e fora dos ceratócitos estromais, abaixo do epitélio da córnea e dentro das células endoteliais da córnea. Isto é evidente com o azul de Alcian, ferro coloidal (Figura 4.20.7) e coloração com PAS. A microscopia eletrônica mostra vacúolos intracitoplasmáticos que contêm GAG, e a matriz extracelular contém GAG fibrilogranulares.[29]

Tratamento

O tratamento consiste em transplante de córnea, com bons resultados. Nos pacientes sem envolvimento endotelial aparente, DALK mostrou resultados comparáveis à PKP em vários estudos em até 5 anos de acompanhamento.[30-32] Embora a PKP apresente um risco maior de rejeição, DALK apresenta um risco maior de falha endotelial. Foram relatadas taxas mais altas de perfurações intraoperatórias e necessidade de conversão para PKP. A ceratectomia fototerapêutica pode melhorar a visão por um curto período, mas há um alto risco de recorrência.[33]

Determinar a ausência de envolvimento endotelial no momento da cirurgia continua sendo um desafio. A recorrência em enxertos é pouco frequente.

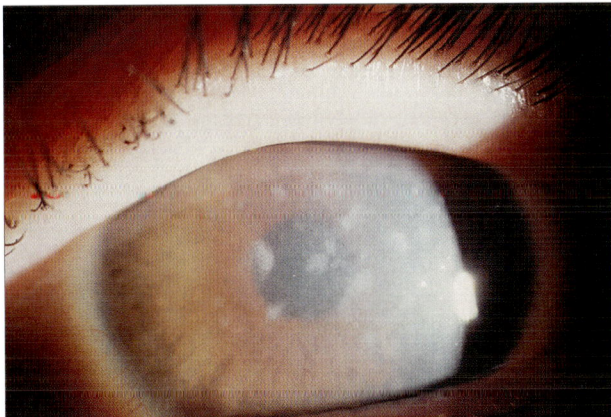

Figura 4.20.6 Distrofia macular da córnea. Observe a "névoa" estromal entre as opacidades maculares mais densas nesta mulher de 40 anos de idade.

DISTROFIA DA CÓRNEA DE SCHNYDER

Genética

Esse distúrbio é autossômico dominante, com mutação no domínio UBIA da feniltransferase contendo 1 (*UBIAD1*) gene no *locus* 1p36, envolvido na síntese da vitamina K_2.

Manifestações oculares

A distrofia da córnea de Schnyder é um distúrbio autossômico dominante com expressão fenotípica variável. Pacientes mais jovens apresentam opacidade da córnea central com ou sem cristais subepiteliais centrais (Figura 4.20.8). Com o avanço da idade, podem surgir arcos lipoides e hastes estromais mais difusas. Em até 50% dos pacientes, no entanto, mesmo naqueles da mesma família, esses cristais podem não ser evidentes. Weiss chamou essa condição de *distrofia cristalina de Schnyder sem cristais*.[34]

A hipercolesterolemia sistêmica é frequente tanto nos membros afetados quanto nos não afetados.[35] *Genu valgum* ("bater joelhos") raramente está associado.[36]

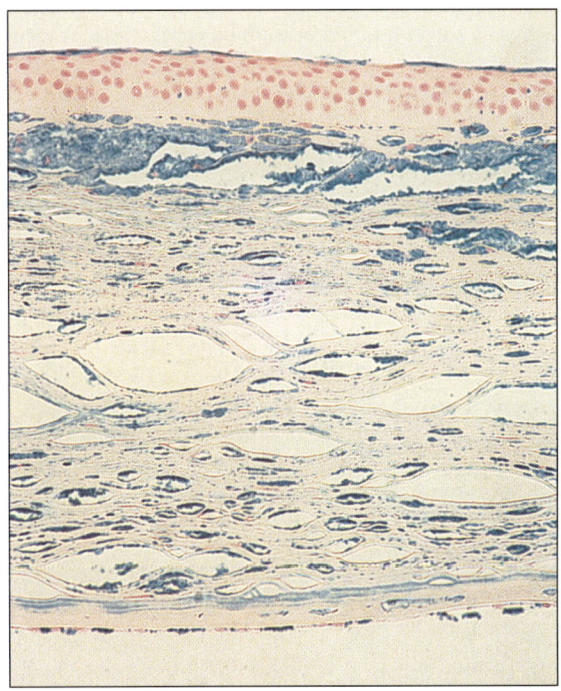

Figura 4.20.7 Distrofia macular da córnea. O ferro coloidal mostra acúmulo de glicosaminoglicano em todos os níveis da córnea.

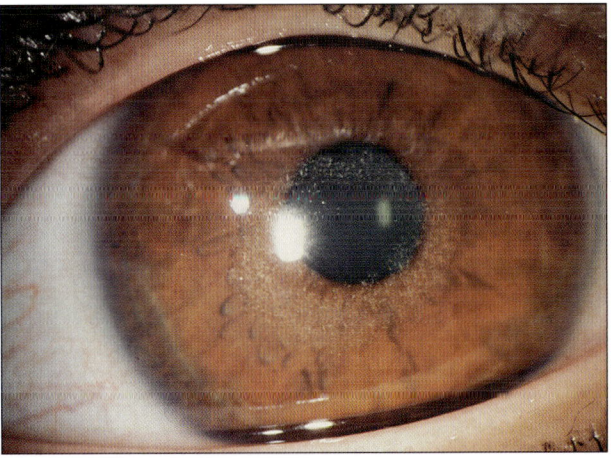

Figura 4.20.8 Distrofia de Schnyder do cristalino. Este paciente exibe um anel paracentral de cristais. (Cortesia de Frederick Brightbill, MD.)

Apresentações do paciente

Pacientes queixam-se de fotofobia grave. Eles geralmente apresentam diminuição na sensibilidade da córnea e podem preservar uma visão escotópica muito melhor do que a visão fotópica.

Patologia

O exame histopatológico evidencia material positivo para *oil red-O* por todo o estroma, que é mais proeminente na periferia, na membrana de Bowman e logo anterior à membrana de Descemet. Se um médico suspeitar da distrofia corneana de Schnyder, é aconselhável enviar tecido fresco que não tenha sido preservado. A microscopia eletrônica mostra vacúolos intracelulares e extracelulares ligados à membrana que contêm materiais elétron-densos ao longo do estroma e das fissuras de colesterol que podem ser observados no estroma anterior.[37] O material acumulado parece ser fosfolipídio com colesterol esterificado e não esterificado.

Tratamento

O tratamento consiste em DALK quando a acuidade diminui o suficiente.[38] A ceratectomia fototerapêutica pode ser benéfica para alguns pacientes.[39] As erosões da córnea podem resultar em melhor visão após sua resolução, devido à diminuição do número de cristais superficiais.[40]

DISTROFIA NEBULOSA CENTRAL

Genética

Esse distúrbio é autossômico dominante, sem anormalidades genéticas.

Manifestações oculares

A distrofia nebulosa central, também conhecida como *distrofia nebulosa central de François*, tem a mesma aparência clínica da degeneração posterior em "couro de crocodilo" de Vogt, com a exceção de que a distrofia nebulosa central parece ser hereditária sob a forma dominante, enquanto a degeneração posterior em padrão couro de crocodilo parece ser esporádica. Esses distúrbios demonstram "neblina" (*haze*) da córnea central em um padrão de mosaico como couro de crocodilo e envolve o estroma posterior (Figura 4.20.9).

Apresentações do paciente

Os pacientes geralmente são assintomáticos.

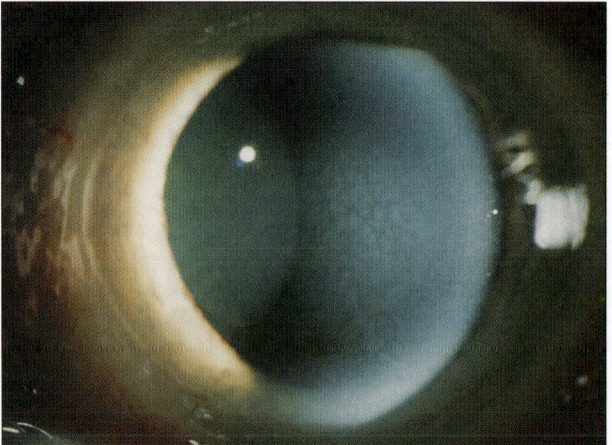

Figura 4.20.9 Achados típicos da distrofia nebulosa central (posterior em "couro de crocodilo"). Os pacientes quase sempre são assintomáticos.

Patologia

O exame histopatológico mostra um desarranjo de "dente de serra" das lamelas estromais da córnea.[41] Na microscopia eletrônica são exibidos vacúolos extracelulares, alguns contendo material fibrilogranular e depósitos elétron-densos.[42]

Tratamento

Nenhum tratamento é necessário.

DISTROFIA MOSQUEADA (*FLECK DISTROPHY*)

A distrofia mosqueada também é denominada como *distrofia salpicada*, *distrofia de François-Neeten* ou *córnea en moucheté*.

Genética

Este distúrbio é autossômico dominante, com mutação no gene que codifica a fosfoinositidase quinase FYVE *finger* no *locus* 2q34.

Manifestações oculares

Os pacientes apresentam opacidades discretas, pequenas, de coloração branca a acinzentada, que podem exibir uma aparência sólida ou com centros transparentes, espalhados por todo o estroma. O epitélio e o endotélio da córnea não estão envolvidos.

Apresentação do paciente

A maioria dos pacientes mostra-se assintomática, embora ocasionalmente o paciente possa apresentar fotofobia.

Patologia

O exame histopatológico exibe distensão de alguns ceratócitos com vacúolos ligados à membrana repletos de GAG (corados com azul de Alcian e ferro coloidal) e lipídios complexos (coloração com *Oil Red-O* e *Sudan Black*).[43] O epitélio e o endotélio estão normais. Na microscopia eletrônica são observadas inclusões na membrana basal com material granular delicado em alguns ceratócitos.[44]

Tratamento

Nenhum tratamento é necessário.

DISTROFIA AMORFA POSTERIOR DA CÓRNEA

Genética

É um distúrbio autossômico dominante, com deleção do cromossomo 12q21.33-q22, que codifica quatro pequenos proteoglicanos ricos em leucina,[45] que supostamente desempenham funções na fibrilogênese do colágeno e na montagem da matriz.

Manifestações oculares

A distrofia amorfa posterior da córnea é um distúrbio raro, hereditário de forma dominante, e definido pela presença de opacificações profundas, centrais e periféricas da córnea.[46] As alterações centroperiféricas são planas e hipermetrópicas, enquanto aquelas com formas periféricas menos graves são menos hipermetrópicas e têm leituras ceratométricas acima de 41.[47] Aderências iridocorneanas foram relatadas.[48] O distúrbio parece não ser progressivo, o que levou à recomendação de que essa entidade fosse considerada uma disgenesia em vez de uma distrofia.[49]

Apresentação do paciente

Os pacientes geralmente a apresentam na primeira década, mas a visão é minimamente afetada.

Patologia

A avaliação histopatológica mostrou desorganização das lamelas da córnea anterior à membrana de Descemet, com deposição de lipídios no citoplasma de alguns ceratócitos.[50] Na microscopia eletrônica são observados ceratócitos anormais e fibras colágenas anormalmente orientadas, com desorganização das lamelas estromais posteriores. Foi descrito um caso no qual foram encontrados depósitos subepiteliais e uma camada de colágeno espessa posterior à membrana de Descemet.[51]

Tratamento

Nenhum tratamento é necessário.

DISTROFIA CONGÊNITA DO ESTROMA DA CÓRNEA

Há distrofia congênita do estroma da córnea ao nascimento e não é progressiva, por isso, se enquadra melhor na categoria de anomalias congênitas. No entanto, é denominada como uma distrofia e se assemelha a muitas outras.

Genética

É um distúrbio autossômico dominante, com uma mutação truncada no gene da decorina (*DCN*) no *locus* 12q21.

Manifestações oculares

A distrofia hereditária congênita do estroma é um distúrbio muito raro que se caracteriza por opacidade bilateral "em pluma" ou "em flocos", branca, difusa do estroma, mais proeminente na córnea central. O epitélio da córnea apresenta-se normal e não ocorre edema. Há opacificação ao nascimento e não é progressiva. Sem tratamento, a acuidade visual torna-se significativamente reduzida e pode ocorrer nistagmo.

Diagnóstico diferencial

O diagnóstico diferencial inclui edema congênito da córnea (da distrofia endotelial hereditária congênita), glaucoma congênito e distrofia polimorfa posterior. A ausência de edema epitelial e a presença de espessura corneana e pressão intraocular normais, entretanto, excluem esses fatores. A opacificação (*haze*) da córnea causada por distúrbios metabólicos geralmente é menos evidente no nascimento, aumenta com o tempo e está associada a achados sistêmicos. Na distrofia congênita do estroma da córnea, nenhuma anormalidade sistêmica conhecida foi encontrada.

Patologia

O exame histopatológico revela epitélio e camada de Bowman normais, enquanto o estroma exibe separação das lamelas com camadas de arranjo fibrilar normal intercaladas por camadas de aglomerados irregulares e amorfos, que se acumulam como material decorina.[52] As fibrilas de colágeno exibem cerca de metade do diâmetro das fibrilas normais. A porção anterior da membrana de Descemet geralmente não apresenta estrias, mas a porção posterior e o endotélio estão normais.[53]

Tratamento

O tratamento consiste em DALK, geralmente com bons resultados.

BIBLIOGRAFIA

Bredrup C, Stang E, Bruland O, et al. Decorin accumulation contributes to the stromal opacities found in congenital stromal corneal dystrophy. Invest Ophthalmol Vis Sci 2010;51(11):5578–82.

Dighiero P, Niel F, Ellies P, et al. Histologic phenotype-genotype correlation of corneal dystrophies associated with eight distinct mutations in the TGFBI gene. Ophthalmology 2001;108(4):818–23.

Kawashima M, Kawakita T, Den S, et al. Comparison of deep lamellar keratoplasty and penetrating keratoplasty for lattice and macular corneal dystrophies. Am J Ophthalmol 2006;142(2):304–9.

Reddy JC, Murthy SI, Vaddavalli PK, et al. Clinical outcomes and risk factors for graft failure after deep anterior lamellar keratoplasty and penetrating keratoplasty for macular corneal dystrophy. Cornea 2015;34(2):171–6.

Szentmáry N, Langenbucher A, Hafner A, et al. Impact of phototherapeutic keratectomy on the outcome of subsequent penetrating keratoplasty in patients with stromal corneal dystrophies. Am J Ophthalmol 2004;137(2):301–7.

Weiss JS, Møller HU, Aldave AJ, et al. IC3D classification of corneal dystrophies – edition 2. Cornea 2015;34(2):117–59.

Woreta FA, Davis GW, Bower KS. LASIK and surface ablation in corneal dystrophies. Surv Ophthalmol 2015;60(2):115–22.

As referências completas estão disponíveis no **GEN-io**.

PARTE 4 DOENÇAS DA CÓRNEA E DA SUPERFÍCIE OCULAR

SEÇÃO 6 Doenças da Córnea

Doenças do Endotélio da Córnea

4.21

Noel Rosado-Adames e Natalie A. Afshari

Definição: Doenças que afetam a camada mais interna da córnea, encarregada de regular o estado de hidratação do estroma corneano.

Características principais
- Apresentação bilateral
- Transparência da córnea afetada (grau variável)
- Padrão hereditário.

Características associadas
- Principais características clínicas no exame de lâmpada de fenda
- Casos graves geralmente exigem transplante de córnea.

INTRODUÇÃO

Os efeitos do trauma externo e das doenças oftálmicas e sistêmicas no endotélio da córnea humana são mais bem compreendidos quando se faz primeiro uma revisão da anatomia e fisiologia do endotélio humano adulto. Uma revisão abrangente deste material pode ser encontrada no Capítulo 4.1.

DISTROFIA DE FUCHS

Introdução

A distrofia endotelial da córnea de Fuchs (DF) é uma perda progressiva e não inflamatória bilateral do endotélio que resulta em edema da córnea e redução da visão. Suas principais características incluem *guttata* (gotas) central, dobras na membrana de Descemet, edema estromal e edema epitelial microcístico. A degeneração endotelial da córnea é o defeito principal que leva ao desenvolvimento do edema da córnea. As características associadas incluem nervos corneanos proeminentes, opacificação do estroma, erosões recorrentes da córnea, predominância do sexo feminino e predisposição familiar.

Epidemiologia e patogênese

A DF é a distrofia da córnea mais comum que requer ceratoplastia, representando aproximadamente 3,1% de todas as ceratoplastias penetrantes (PKP, do inglês *penetrating keratoplastie*) e 47,1% de todas as ceratoplastias endoteliais nos EUA em 2015.[1] A base genética da DF é complexa e heterogênea, demonstrando expressividade variável e penetrância incompleta.[2] A DF é uma distrofia de etiologia provavelmente complexa, cuja patogênese envolve fatores genéticos e ambientais.[3] Uma variação significativa ocorre na expressividade entre homens e mulheres, cuja proporção é de quatro mulheres para um homem, registrada no momento da ceratoplastia.[4] É igualmente comum entre pacientes brancos e negros submetidos à ceratoplastia, mas é relativamente rara em pacientes asiáticos.[5]

O desenvolvimento de *guttata* e o início dos sintomas são mais comuns na meia-idade.[6] Acredita-se que pacientes com DF apresentem maior incidência de glaucoma de ângulo aberto.[7] Comprimento axial curto, câmara anterior rasa e glaucoma de ângulo fechado também tem sido descrito concomitante à DF.[8] DF tem sido associada a ceratocone.[9-11] A disfunção endotelial progressiva é de natureza primária, e não secundária a qualquer alteração na taxa de fluxo do humor aquoso[12] ou na composição[13] desse líquido. A disfunção endotelial é basicamente o resultado da redução da atividade da bomba de sódio, potássio-trifosfatase de adenosina (Na^+, K^+–ATPase),[14] que leva a uma redução no fluxo iônico através do endotélio.[11] Estudos biológicos moleculares de botões corneanos de pacientes com DF sugerem que a apoptose pode desempenhar um papel importante na degeneração endotelial.[15] Estudos demonstraram um desequilíbrio oxidante-antioxidante nas células da DF que, por sua vez, desencadeiam danos oxidativos no DNA e apoptose.[16]

Vários *loci* genéticos foram identificados em pacientes com DF.[3] O primeiro *locus* genético foi mapeado no cromossomo 13, chamado de *locus 1 distrofia corneana de Fuchs* (FCD1, do inglês *Fuchs' corneal dystrophy locus 1*).[17] Posteriormente, três outros *loci*, FCD2,[18] FCD3,[19] e FCD4,[20] foram mapeados nos cromossomos 18, 5 e 9, respectivamente. Além disso, outros relatos forneceram evidências de potencial ligação aos cromossomos 1, 7, 15, 17 e X por meio de análise de *linkage* em todo o genoma.[21]

Múltiplas mutações genéticas causais foram relacionadas à DF. Mutações no cotransportador de íons codificadas pelo gene *SLC4A11*, também associadas à distrofia endotelial hereditária congênita, têm sido relacionadas ao desenvolvimento de DF.[22,23] Além disso, mutações no gene do fator de transcrição *TCF8*, também associadas à distrofia corneana polimorfa posterior, foi identificado em pacientes com DF.[20] Um terceiro gene causal para DF, *LOXHD1*, foi identificado no cromossomo 18.[24] Esse gene tem sido associado ao desenvolvimento de perda auditiva progressiva em humanos.

Uma forte associação foi descoberta entre a DF e repetições trinucleotídicas (TNR, do inglês *trinucleotide repeats*) no gene do fator de transcrição 4 (TCF4, do inglês *transcription factor 4*) no cromossomo 18.[25-28] Esse gene codifica o fator de transcrição E2-2, que está envolvido no crescimento e na diferenciação celular.[25] A expansão do TNR leva a erros de *splicing* do RNA mensageiro (mRNA), o que leva à toxicidade do RNA.[26] A expansão do TNR no *TCF4* de mais de 50 é altamente específica para DF.[27] Alterações na função da barreira endotelial, um evento conhecido no desenvolvimento da DF como um processo biológico chave influenciado pelos eventos de remoção de erros de *splicing*.[28]

Mutações no gene *COL8A2*, que codifica a cadeia $α_2$ do colágeno do tipo VIII, foram descritas em pacientes com uma distrofia endotelial de início precoce que foi inicialmente considerada uma forma precoce de DF.[29] Estudos recentes sugerem que a distrofia endotelial ligada a mutações no *COL8A2* representa uma doença que é fenotipicamente distinta de DF.[2]

Manifestações oculares

Na DF, o primeiro achado de lâmpada de fenda é a presença de excrescências focais da matriz extracelular da membrana de Descemet, chamadas *guttatas* (córnea *guttata*). Nos estágios iniciais desta doença, as *guttatas* emergem primeiro no endotélio da córnea central (Figura 4.21.1). *Guttatas* não são específicas da DF e podem ser observadas em pacientes assintomáticos e naqueles com uveíte e ceratopatias superficiais inespecíficas. Em pacientes com mais de 50 anos de idade, até 11% dos olhos apresentam *guttata*.[30] Lesões patologicamente idênticas na membrana de Descemet periférica são conhecidas como corpúsculos de Hassall-Henle e fazem parte do processo normal de envelhecimento (ver Capítulo 4.22).

Inicialmente, as *guttatas* aparecem na reflexão especular como estruturas escuras discretas, isoladas e dispersas, menores do que uma célula endotelial individual.[31] Um depósito de pigmento fino associado pode ser observado dentro do endotélio central. Nesse primeiro momento, denominado *estágio 1*, a visão do paciente geralmente está normal, e o estroma e o epitélio não estão envolvidos.[3,30] Com o tempo, essas excrescências individuais aumentam em número e em tamanho, e se fundem com *guttatas* adjacentes gerando doença, alterando a reflexão especular da monocamada endotelial normal.[31] Isso produz uma superfície rugosa com reflexo especular de aparência similar ao metal batido. Eventualmente, esse processo se expande do centro da córnea para envolver a periferia da córnea. Conforme a doença progride, a espessura da monocamada endotelial diminui, com aumento no tamanho médio das células (polimegatismo), diminuição na porcentagem de células hexagonais e aumento no coeficiente de variação no tamanho das células (pleomorfismo). Nos últimos estágios da distrofia, a destruição do endotélio resulta em edema do estroma sobrejacente. Nesse ponto, o endotélio torna-se mais difícil de ser observado por meio de microscopia especular convencional, mas ainda pode ser visualizado usando microscopia confocal.[31]

À medida que a função endotelial diminui progressivamente, o fluído acumulado no estroma durante o fechamento noturno da pálpebra é removido em uma velocidade reduzida, o que resulta em edema estromal significativo ao despertar.[32] Isso anuncia o início do *estágio 2*.[3,30] Os pacientes relatam visão turva, brilho e halos coloridos ao redor das luzes. Inicialmente, o edema do estroma é localizado em frente à membrana de Descemet e atrás da membrana de Bowman.[33] Eventualmente, todo o estroma incha, assumindo uma aparência de vidro fosco. Com o aumento da espessura da córnea, o estroma posterior e a membrana de Descemet tornam-se pregueados. A visão neste momento é variável.

Com disfunção endotelial progressiva, o influxo volumoso de líquido através da córnea resulta em edema epitelial microcístico e bolhoso. Esse desenvolvimento representa o *estágio 3* da doença.[3,30] Com o envolvimento da camada epitelial, a qualidade óptica da interface lágrima-ar degrada-se acentuadamente, o que desencadeia uma importante redução da visão. Com o início do edema epitelial, os complexos de adesão basal são interrompidos e produzem erosões recorrentes da córnea. Como marcador de erosão epitelial recorrente ao exame na lâmpada de fenda ocorre a duplicação das camadas basais, o que cria as alterações em "impressões digitais" e em "mapa".

Se as erosões são proeminentes, um *pannus* vascular entre o epitélio e a membrana de Bowman pode ser induzido e resulta em uma névoa estromal anterior, com redução adicional na visão, representando o *estágio 4* da doença.[3] No entanto, a camada fibrótica secundária associada produzida dentro do *pannus* frequentemente reduz ou elimina as dolorosas erosões epiteliais recorrentes relatadas pelo paciente. Com o aumento do edema estromal, os glicosaminoglicanos eluem do estroma,[34] causando desorganização das fibrilas de colágeno, o que contribui para opacificação adicional do estroma.

Diagnóstico e testes auxiliares

A primeira alteração observável sugestiva de DF é a ocorrência de *guttata* no exame com lâmpada de fenda (ver Figura 4.21.1). A microscopia especular fornece contagem de células endoteliais, bem como um registro fotográfico que pode ser uma ajuda educacional útil para o paciente (Figura 4.21.2). O edema estromal pode ser observado utilizando técnicas de dispersão esclerótica. A paquimetria corneana documenta o aumento da espessura da córnea. De acordo com a progressão da doença, podem surgir sinais mais óbvios, que incluem dobras na membrana de Descemet, opacificação estromal, edema epitelial microcístico e bolhoso, fibrose subepitelial e formação de *pannus*. Quando a opacificação da córnea impede a microscopia especular, a microscopia confocal pode ser usada para visualizar o endotélio e obter contagens confiáveis de células endoteliais.[31,32]

Diagnóstico diferencial

O diagnóstico diferencial inclui distrofia polimorfa posterior da córnea (PPCD, do inglês *posterior polymorphous corneal dystrophy*), distrofia endotelial hereditária congênita, ceratopatia bolhosa afácica ou pseudofácica e corpúsculos de Hassall-Henle. Não existem doenças sistêmicas associadas.[3,30]

Patologia

Os achados da microscopia óptica incluem espessamento da membrana de Descemet, que pode apresentar um aspecto laminado, com *guttatas* enterradas, *guttatas* na superfície ou ausência de *guttatas*, porém espessada (Figura 4.21.3).[4] A camada endotelial está atenuada. A microscopia eletrônica da DF mostra o característico espessamento da membrana de Descemet, causado pela deposição de uma adicional camada posterior estriada (PBL, do inglês *posterior banded layer*), posterior à camada posterior não estriada. A PBL mostra espessamento evidente e contém deposição anormal de colágeno e as excrescências posteriores clássicas, *guttatas*.[3] A produção dessa membrana morfologicamente anormal de Descemet serve como um marcador para um endotélio disfuncional.[35]

Tratamento

Os estágios iniciais da doença podem ser tratados clinicamente até haver a necessidade de uma ceratoplastia. O manejo

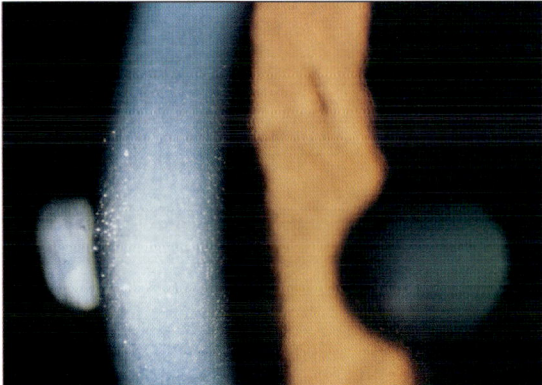

Figura 4.21.1 Distrofia de Fuchs (DF) observada na lâmpada de fenda. Observe as gotas (*guttata*) na imagem do endotélio refletida no espéculo.

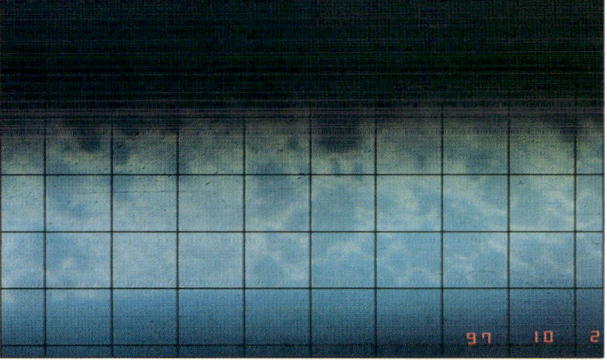

Figura 4.21.2 Fotomicrografia especular da distrofia de Fuchs (DF). Observe áreas escuras que representam as gotas (*guttata*) adjacentes às áreas de células endoteliais aumentadas. (Espaçamento de 0,1 mm.)

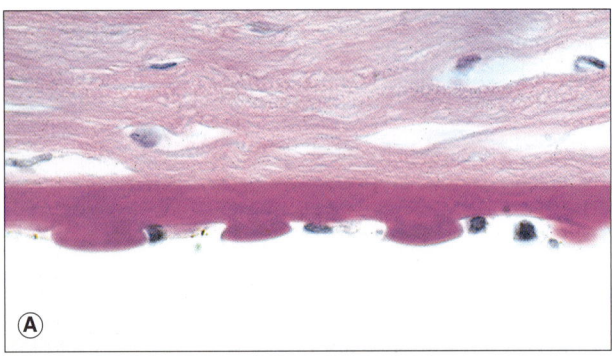

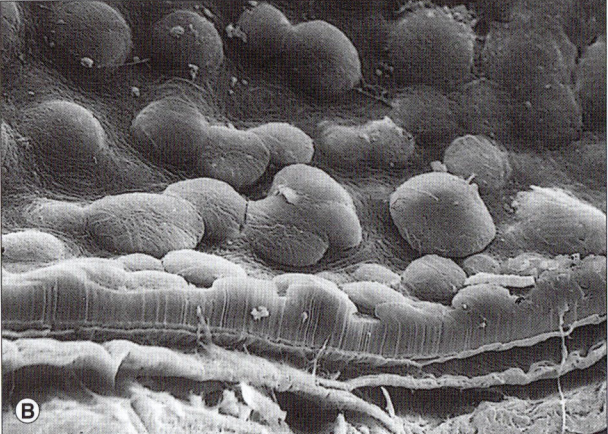

Figura 4.21.3 Protuberâncias características semelhantes às excrescências na membrana de Descemet. **A.** Coloração com ácido periódico de Schiff (PAS). **B.** A microscopia eletrônica de varredura proporciona uma visão melhor. (Cortesia do Dr. R. C. Eagle, Jr.)

médico inclui o uso de soluções ou pomadas hipertônicas e a diminuição da umidade ambiente. Se a pressão intraocular (PIO) estiver acima de 20 mm Hg (2,67 kPa), as tentativas de abaixá-la podem reduzir a força que direciona o fluido para o estroma. As medidas de tratamento para erosões dolorosas incluem soluções hipertônicas, lentes de contato terapêuticas, punção estromal anterior e retalhos conjuntivais.

Com edema progressivo da córnea refratário ao manejo clínico, a ceratoplastia geralmente é oferecida. A PKP era tradicionalmente realizada para o tratamento de casos avançados.[36] Se o paciente apresentar sinais de catarata visualmente significativa, a ceratoplastia pode ser combinada com extração de catarata.[37] Nos últimos anos, a ceratoplastia endotelial, incluindo a ceratoplastia endotelial automatizada de Descemet (DSAEK ou DSEK, do inglês *Descemet's stripping automated endothelial keratoplasty*) e a ceratoplastia endotelial da membrana de Descemet (DMEK, do inglês *Descemet's membrane endothelial keratoplasty*), tem sido realizadas como alternativas ao transplante convencional de córnea de espessura total para o tratamento de distúrbios endoteliais.[38-42] De fato, as ceratoplastias endoteliais representaram 92% do total de ceratoplastias realizadas em 2015 em pacientes com DF.[1] O procedimento DSAEK envolve a substituição do endotélio doente e do estroma profundo por um disco lamelar posterior de tecido, incluindo o endotélio da córnea do doador, a membrana de Descemet e o estroma corneano posterior. O DMEK envolve a substituição apenas do tecido doente pelo endotélio doador e pela membrana de Descemet. Tanto o DSAEK quanto o DMEK demonstraram ser superiores à PKP em termos de recuperação visual precoce, resultados refrativos pós-operatórios, complicações relacionadas a feridas e suturas e risco de hemorragia supracoroidiana intraoperatória e tardia.[40,43] Estudos relataram reabilitação visual mais rápida e melhor acuidade visual corrigida com DMEK em comparação com DSAEK.[44] Com DMEK, os pacientes também apresentaram menor taxa de rejeição endotelial (1%) em 2 anos em comparação com DSAEK (9%) e PKP (17%).[45]

Evolução e resultado

Os resultados em longo prazo dos pacientes com DF submetidos à PKP mostraram que a transparência do enxerto se aproximava de 90%, e cerca de 60% dos pacientes alcançaram acuidade visual de 20/40 (6/12) ou melhor 5 anos após o transplante.[35] Os resultados após DSAEK mostraram que a acuidade visual melhor corrigida média (BCVA [do inglês *best-corrected visual acuity*]; média de 9 meses após a cirurgia) variou de 20/34 a 20/66.[40] Um ano após a cirurgia de DMEK, os pacientes apresentaram BCVA média de 20/24, com 98% dos pacientes alcançando 20/30 ou mais.[46] Relatos de sobrevida do enxerto em 5 anos com DMEK e DSAEK foram semelhantes aos relatados para PKP em pacientes com DF (95, 95 e 93%, respectivamente).[41,47]

DISTROFIA ENDOTELIAL HEREDITÁRIA CONGÊNITA

Introdução

Descrita pela primeira vez por Maumenee[48] em 1960, a distrofia endotelial hereditária congênita (CHED, do inglês *congenital hereditary endothelial dystrophy*) é apenas uma das muitas causas de opacificação corneal bilateral em recém-nascidos a termo e geralmente é necessária a realização de ceratoplastia. As principais características dessa condição autossômica dominante ou recessiva são espessura da córnea de duas a três vezes a normal, PIO normal e diâmetro normal da córnea. Características associadas são *pannus* corneano, nistagmo e esotropia.

Epidemiologia e patogênese

Prevalência, incidência e distribuição de sexo para este transtorno são desconhecidas. O início geralmente é no nascimento de um bebê a termo; a turvação da córnea pode ser máxima no nascimento ou progredir ao longo de um período de anos. Estudos de linhagem familiar sustentam que existem formas autossômicas dominantes (CHED1) e recessivas (CHED2), bem como ocorrências esporádicas. A herança autossômica recessiva está associada ao edema bilateral da córnea sem fotofobia, mas com nistagmo presente no nascimento.[49] A herança autossômica dominante está associada ao aparecimento progressivo de edema da córnea de 1 a 2 anos pós-parto com fotofobia, mas sem nistagmo.[49] As formas autossômicas dominantes e autossômicas recessivas da CHED foram ligadas ao cromossomo 20, mapeadas para os *loci* 20p11.2-q11.2 e 20p13, respectivamente.[50] As mutações no gene *SLC4A11* no cromossomo 20 têm sido altamente associadas ao desenvolvimento de CHED.[50] Uma distrofia endotelial ligada ao X tem sido descrita em homens e se assemelha clinicamente a CHED.[51]

Acredita-se que a CHED seja resultante de uma indução terminal de células da crista neural anormal durante o período tardio até o período perinatal. Nesse momento, ocorre falha na completa diferenciação da monocamada endotelial, o que resulta em um endotélio disfuncional.[52] Acredita-se que esse endotélio disfuncional tenha mecanismos defeituosos de regulação do crescimento que levam ao acúmulo de uma forma funcionalmente anormal e estruturalmente exagerada da membrana de Descemet não estriada posterior.[53]

Manifestações oculares

A apresentação comum é bilateral, simetricamente edematosa, córneas nebulosas, evidentes no nascimento ou no início do período pós-natal.[49] O exame revela que as córneas apresentam coloração cinza-azulada difusa com aspecto de vidro fosco.[49] A espessura da córnea é de duas a três vezes maior do que a normal e, frequentemente, maior que 1 mm centralmente. Tanto a PIO como o diâmetro horizontal da córnea são normais. Raramente, a CHED está associada ao glaucoma e deve ser considerada se a opacificação da córnea não for resolvida após a normalização da PIO.[54]

Um exame mais detalhado revela que a textura da superfície epitelial é irregular, com uma aspereza difusa semelhante à pele de porco.[49] Ocasionalmente, pontos brancos bem definidos podem ser observados no estroma. Em áreas onde a opacificação do estroma é menos densa, a membrana de Descemet aparece cinza, e na reflexão especular pode apresentar uma textura de *casca de laranja*.[49] A camada endotelial pode ou não ser visualizada. Um *pannus* corneano delicado pode ser visualizado, bem como inflamação de baixo grau.

Diagnóstico

Geralmente é possível um diagnóstico provisório quando o exame sob anestesia demonstra opacificação bilateral do estroma típica, espessamento grosseiro da córnea, diâmetro horizontal normal, PIO normal e ausência de rupturas na membrana de Descemet.

Diagnóstico diferencial

O diagnóstico diferencial inclui glaucoma congênito sem buftalmia, PPCD, distrofia macular do estroma, mucopolissacaridose, infecção intrauterina e traumatismo ao nascimento por fórceps. A síndrome de Harboyan é uma entidade definida como CHED, acompanhada por perda auditiva neurossensorial progressiva.[55,56] Esse distúrbio tem sido associado à mutação do gene *SLC4A11*.[56]

Patologia

A microscopia óptica mostra atrofia epitelial com hidropisia de células basais, calcificação ou fibrose subepitelial, perda irregular da membrana de Bowman e vascularização variável ou degeneração esferoidal do estroma.[53] A membrana de Descemet está espessada, frequentemente com laminações discretas. A camada endotelial é atenuada.[53]

Tratamento

Se o edema for estacionário e leve, o uso de soluções hipertônicas e medidas dessecantes podem ser empregadas. No entanto, geralmente esses pacientes necessitam de ceratoplastia devido à natureza bilateral do edema da córnea. A ceratoplastia em lactentes e crianças é um procedimento de alto risco e tecnicamente difícil, e o prognóstico a longo prazo da transparência do enxerto é pior do que nos adultos. Nenhuma diretriz clínica definitiva emergiu em relação ao momento da intervenção cirúrgica, como resultado de heterogeneidade significativa na gravidade da doença, períodos de acompanhamento e idade do paciente tanto no diagnóstico como na cirurgia, entre os poucos estudos publicados.[57] PKP tardia (após os 12 anos de idade) pode oferecer melhores resultados do enxerto e prognóstico visual em pacientes com CHED, mesmo na presença de nistagmo, de acordo com uma publicação.[58] O DSAEK tem sido realizado nos últimos anos como uma alternativa terapêutica para a CHED. O DSAEK realizado nos olhos com CHED permitiu a rápida restauração da transparência da córnea, minimizando as complicações intraoperatórias e pós-operatórias normalmente associadas à PKP pediátrica.[59]

A decisão em relação à cirurgia pode ser difícil porque, apesar da opacificação significativa da córnea e da ausência de reflexo vermelho, os pacientes geralmente parecem enxergar muito melhor do que o esperado.[60] Se os pacientes mantiverem boa fixação com alinhamento normal, a cirurgia poderá ser adiada; a perda de fixação ou o desenvolvimento de nistagmo pode levar a uma intervenção mais precoce.[60]

Evolução e resultados

Em um grande estudo, durante um período médio de acompanhamento de mais de 70 meses, 69% dos olhos mantiveram a transparência total do enxerto. A melhora da acuidade visual no pós-operatório de uma ou mais linhas de Snellen foi observada em cinco dos 10 olhos nos quais os pacientes tinham idade suficiente para uma avaliação precisa da acuidade visual; entretanto, apenas quatro desses 10 olhos alcançaram uma acuidade visual de 20/200 ou melhor.[61] As taxas de sobrevivência do primeiro enxerto variam de 25% em 3 meses em estudos anteriores a 62 a 90% em 2 a 3 anos em estudos mais recentes.[57,60,61]

Os resultados de um pequeno estudo de pacientes com idade superior a 12 meses que foram submetidos a DSAEK revelaram que a acuidade visual de 20/40 ou melhor foi alcançada em oito dos nove pacientes, e a acuidade visual de 20/70 foi alcançada nos demais pacientes. No grupo infantil, os três pacientes que realizaram DSAEK foram capazes de "fixar e seguir" após o procedimento.[59]

DISTROFIA POLIMORFA POSTERIOR DA CÓRNEA

Introdução

Descrita pela primeira vez em 1916 por Koeppe, essa distrofia rara apresenta um espectro clínico que varia desde o edema congênito da córnea até o edema tardio da córnea na meia-idade. Muitos casos são subclínicos – a maioria dos pacientes apresenta boa visão e apenas anormalidades sutis no exame com lâmpada de fenda e micrografia especular. A PPCD é um distúrbio autossômico dominante bilateral caracterizado por irregularidades polimórficas da superfície da córnea posterior com graus variáveis de descompensação da córnea. As principais características consistem em:

- Irregularidades vesiculares, curvilíneas e placoides encontradas no exame com lâmpada de fenda
- Áreas escuras arredondadas com detalhe celular central que produz um padrão semelhante a um anel na microscopia especular
- Transformação do endotélio que, no exame histopatológico, assemelha-se a epitélio
- Redução da visão decorrente de edema da córnea.

As características associadas são aderências iridocorneanas, sinéquias anteriores periféricas, glaucoma e tendência a recidiva em pacientes com enxerto. Algumas dessas características se sobrepõem à síndrome iridocorneana endotelial (ICE SD, do inglês *iridocorneal endothelial*), à anomalia de Peters e à síndrome de Axenfeld-Rieger, sugerindo que a PPCD pode ser parte de um espectro mais amplo de distúrbios unidos por anormalidades de diferenciação celular terminal da crista neural.[62,63] Com degeneração amiloide posterior da córnea, ceratocone e síndrome de Alport foram relatados.[62,64,65]

Epidemiologia e patogênese

A prevalência dessa doença rara na população geral é desconhecida. Essa condição autossômica dominante apresenta penetrância genética e expressividade variáveis.[66,67] A PPCD foi associada a três *loci* cromossômicos: (1) PPCD1 (OMIM 122000) no cromossomo 20p11.2-q11.2; (2) PPCD2 (OMIM 609140) no cromossomo 1p34.3-p32.3; e (3) PPCD3 (OMIM 609141) no cromossomo 10p11.2.[67] Foram identificados genes específicos em cada *locus*, mas há alguma controvérsia em relação ao papel desses genes na patogênese dessa condição.[68-74] Mutações no gene homeobox *VSX1* em PPCD1 foram demonstradas em famílias PPCDs,[69,70] mas outros estudos não replicaram esses resultados.[70,71] Relatórios associaram o gene *COL8A2* dentro do *locus* PPCD2, que codifica a cadeia α_2 do colágeno do tipo VIII, com PPCD,[29,74] além de contribuir para a patogênese de uma distrofia endotelial da córnea de início precoce. A contribuição desse gene tem sido questionada, pois estudos adicionais falharam em identificar mutações similares dentro dos grupos analisados de PPCD.[74-76] Estudos que investigaram um gene candidato no *locus* PPCD3 demonstraram mutações causadoras de doenças no gene *ZEB1 homeobox 1* de ligação E-box de dedo de zinco, anteriormente conhecido como *TCF8*.[77-81] O gene *ZEB1* apresenta a associação mais forte com a PPCD com base nas análises de segregação familiar, *linkage* (ligação) e associação.[81]

A patogênese da PPCD é atribuída à metaplasia focal de células endoteliais em uma população de epitélio queratinizado aberrante. As análises imuno-histoquímicas dessas células transformadas mostram que elas contêm antígenos e citoqueratinas que geralmente estão associadas a células epiteliais.[82] Acredita-se que a transformação de uma camada única de endotélio em um tecido multiestratificado semelhante a um epitélio seja responsável pela perda de deturgescência estromal, pelos padrões microscópicos especulares observados e a tendência à formação de sinéquias.

Manifestações oculares

O achado mais comum consiste em vesículas isoladas bilateralmente, que aparecem como cistos transparentes circulares ou ovais com um halo cinza, diâmetros na faixa de 0,2 a 1 mm, ao nível da membrana de Descemet, mais bem visualizados por retroiluminação com a pupila dilatada (Figura 4.21.4).[83,84] As vesículas podem ser poucas ou muitas, amplamente separadas ou aglomeradas para criar áreas geográficas confluentes. Menos comuns são as áreas em forma de faixa ou "rastro de lesmas" (*snail track*), que normalmente têm bordas recortadas e cerca de 1 mm de largura (Figura 4.21.5).[83] Seu comprimento pode variar de 2 a 10 mm.[84] Nas apresentações do tipo vesicular e em faixas, o estroma e epitélio suprajacentes não estão envolvidos e a visão é normal. O achado menos comum na lâmpada de fenda é o envolvimento endotelial placoide ou difuso.[83] Pacientes com PPCD do tipo placoide frequentemente apresentam visão reduzida. A microscopia especular das lesões apresentadas mostra que elas estão nitidamente separadas do endotélio não envolvido. Nesta apresentação, a membrana de Descemet e o estroma posterior são turvos e, geralmente, ocorrem áreas de edema na córnea e aderências iridocorneanas.[84]

Na microscopia especular, as vesículas aparecem como anéis escuros circulares ao redor de um centro mais claro, embora mosqueado, no qual detalhes celulares são evidentes.[83-87] Essas vesículas representam depressões superficiais e acentuadas no endotélio,[83] os lados correspondem ao anel escuro periférico observado na reflexão especular, e o centro deprimido corresponde à porção central mais clara e mosqueada (Figura 4.21.6). Na microscopia especular, as áreas em forma de faixa mostram que elas são compostas por uma cadeia de vesículas sobrepostas, que criam uma valeta rasa com bordas recortadas que representam as bordas de vesículas individuais que se fundiram.[83] Os pacientes com PPCD podem exibir aderências iridocorneanas de base ampla e sinéquias anteriores periféricas. Estas, na maioria das vezes, são observadas em córneas com áreas de envolvimento

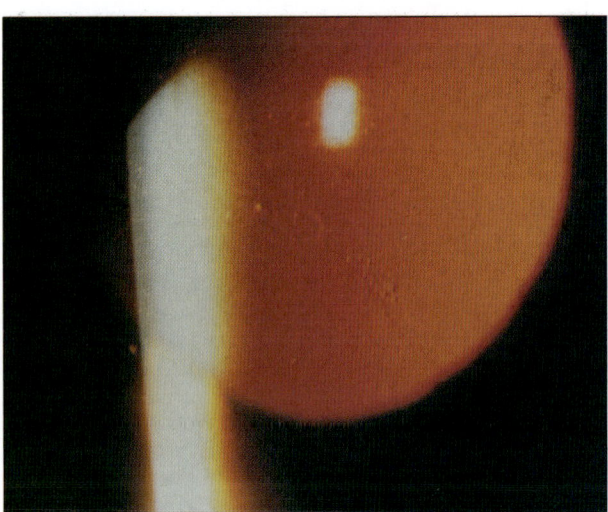

Figura 4.21.4 Aparência das vesículas na lâmpada de fenda na distrofia polimorfa posterior. Observe as pequenas lesões vesiculares na retroiluminação. (Cortesia do Dr. Richard Yee.)

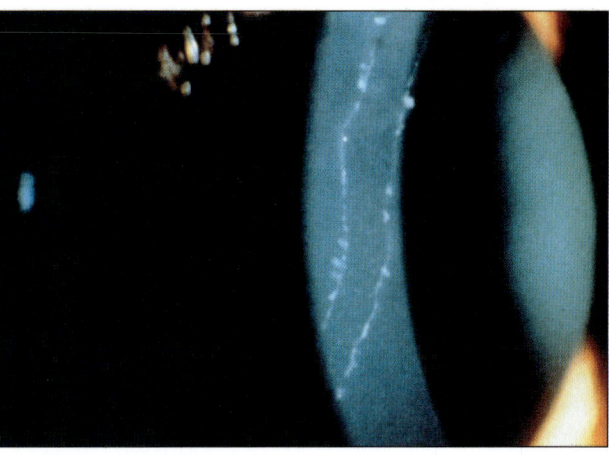

Figura 4.21.5 Aparência na lâmpada de fenda da forma de banda da distrofia polimorfa posterior. Observe a faixa sinuosa vertical. (Cortesia do Dr. Richard Yee.)

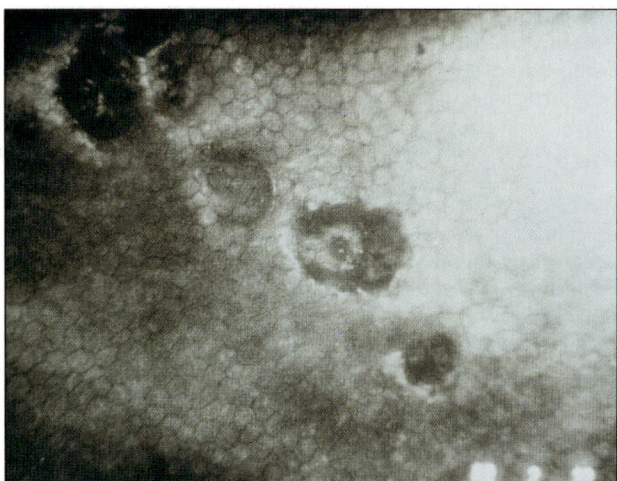

Figura 4.21.6 Fotomicrografia especular de vesículas na distrofia polimorfa posterior. Observe a aparência semelhante a uma rosquinha (*donut*) das vesículas. (Cortesia do Dr. Richard Yee.)

do tipo placoide.[84] A elevação da PIO refratária ao tratamento clínico é comum nesses pacientes. Todos os pacientes com PPCD apresentam contagem de células endoteliais reduzida em comparação com controles pareados por idade.[83,85]

Diagnóstico

A maioria dos pacientes é diagnosticada com o uso da lâmpada de fenda que ajuda a visualizar áreas vesiculares, em forma de banda ou placoide na superfície posterior da córnea. O diagnóstico de PPCD em pacientes com edema de córnea de causa desconhecida baseia-se no exame por microscopia óptica e eletrônica dos botões excisados durante a ceratoplastia.

Diagnóstico diferencial

O diagnóstico diferencial inclui rupturas na membrana de Descemet, ceratite intersticial, DF e ICE SD (discutido em detalhes no Capítulo 10.20). Como no PPCD, as células endoteliais na ICE SD podem exibir características epiteliais, levando à suposição de que elas representam um espectro da mesma doença.[63] Não existem associações sistêmicas, exceto relatos raros de PPCD associada à síndrome de Alport.

Patologia

A microscopia óptica exibe sulcos na superfície posterior da córnea, que correspondem às vesículas observadas no exame com lâmpada de fenda. A membrana de Descemet nessas áreas está atenuada, e o endotélio pode ser em multicamadas.[86,87] Em outras áreas, a membrana de Descemet aparece em multicamadas, de espessura variável e com atenuação ou perda de endotélio. Descontinuidades na membrana de Descemet com migração anterior de células para formar estruturas semelhantes a fendas ou fissuras no estroma pré-Descemet foram descritas.[64] A microscopia eletrônica de varredura dos botões de ceratoplastia pode mostrar uma notável justaposição de células endoteliais de aparência normal adjacentes a áreas com células semelhantes a epitélio que apresentam um grande número de microvilosidades de superfície.[86,87] A microscopia eletrônica de transmissão apresenta células multicamadas que contêm numerosos desmossomos e filamentos intracitoplasmáticos.[86,87] Estudos de cultura celular demonstram características semelhantes às linhagens de células epiteliais cultivadas.[87]

Tratamento

A maioria dos pacientes não necessita de tratamento; aqueles que apresentam opacificação corneana podem realizar ceratoplastia. Tradicionalmente, é realizada a ceratoplastia penetrante neste grupo de pacientes. Relatórios recentes mostraram a implementação da ceratoplastia endotelial com resultados positivos.[88,89]

Evolução e resultado

Na maioria dos pacientes, acredita-se que a PPCD seja uma distrofia não progressiva, geralmente sem deficiência visual. Os pacientes que necessitam de ceratoplastia parecem ter risco de recorrência dessa distrofia na córnea enxertada,[90-92] bem como risco de desenvolvimento de glaucoma.[87]

Acredita-se que a origem desse comportamento seja a transformação semelhante à do epitélio e a migração subsequente do endotélio do hospedeiro, o que faz com que o endotélio invada o tecido da córnea do doador e as estruturas angulares do hospedeiro.[87]

BIBLIOGRAFIA

Adamis AP, Filatov V, Tripathi BJ, et al. Fuchs' endothelial dystrophy of the cornea. Surv Ophthalmol 1993;38:149–68.

Aldave AJ, Han J, Frausto RF. Genetics of the corneal endothelial dystrophies: an evidence-based review. Clin Genet 2013;84(2):109–19.

Biswas S, Munier FL, Yardley J, et al. Missense mutations in COL8A2, the gene encoding the alpha2 chain of type VIII collagen, cause two forms of corneal endothelial dystrophy. Hum Mol Genet 2001;21:2415–23.

Busin M, Beltz J, Scorcia V. Descemet-stripping automated endothelial keratoplasty for congenital hereditary endothelial dystrophy. Arch Ophthalmol 2011;129:1140–6.

Droutsas K, Lazaridis A, Papaconstantinou D, et al. Visual outcomes after Descemet membrane endothelial keratoplasty versus Descemet stripping automated endothelial keratoplasty-comparison of specific matched pairs. Cornea 2016;35(6):765–71.

Elhalis H, Azizi B, Jurkunas UV. Fuchs' endothelial corneal dystrophy. Ocul Surf 2010;8:173–84.

Hemadevi B, Veitia RA, Srinivasan M, et al. Identification of mutations in the SLC4A11 gene in patients with recessive congenital hereditary endothelial dystrophy. Arch Ophthalmol 2008;126:700–8.

Iliff BW, Riazuddin SA, Gottsch JD. The genetics of Fuchs' corneal dystrophy. Expert Rev Ophthalmol 2012;7(4):363–75.

Lee WB, Jacobs DS, Musch DC, et al. Descemet's stripping endothelial keratoplasty: safety and outcomes: a report by the American Academy of Ophthalmology. Ophthalmology 2009;1818–30.

Ozdemir B, Kubaloğlu A, Koytak A, et al. Penetrating keratoplasty in congenital hereditary endothelial dystrophy. Cornea 2012;31:359–65.

Price MO, Fairchild KM, Price DA, et al. Descemet's stripping endothelial keratoplasty five-year graft survival and endothelial cell loss. Ophthalmology 2011;118:725–9.

Riazuddin SA, Parker DS, McGlumphy EJ, et al. Mutations in LOXHD1, a recessive-deafness locus, cause dominant late-onset Fuchs corneal dystrophy. Am J Hum Genet 2012;90(3):533–9.

Schaumberg DA, Moyes AL, Gomes JA, et al. Corneal transplantation in young children with congenital hereditary endothelial dystrophy. Multicenter Pediatric Keratoplasty Study. Am J Ophthalmol 1999;127(4):373–8.

Vithana EN, Morgan PE, Ramprasad V. SLC4A11 mutations in Fuchs endothelial corneal dystrophy. Hum Mol Genet 2008;17:656–66.

Wieben ED, Aleff RA, Tosakulwong N, et al. A common trinucleotide repeat expansion within the transcription factor 4 (TCF4, E2-2) gene predicts Fuchs corneal dystrophy. PLoS ONE 2012;7(11):e49083.

As referências completas estão disponíveis no **GEN-io**.

PARTE 4 DOENÇAS DA CÓRNEA E DA SUPERFÍCIE OCULAR

SEÇÃO 6 Doenças da Córnea

Degenerações da Córnea

Maria A. Woodward, Shahzad I. Mian e Alan Sugar

4.22

Definição: Deterioração ou deposição secundária na córnea, distintas das distrofias.

Características principais
- Comum
- Geralmente bilateral
- Normalmente não afeta a visão.

Características associadas
- Aumento da prevalência com a idade
- Frequentemente associada à exposição crônica à luz
- Pode ocorrer após inflamação
- Não hereditária.

INTRODUÇÃO

Degenerações da córnea são condições comuns que, na maioria dos casos, têm um efeito relativamente pequeno na função ocular e na visão. Estas condições ocorrem com o aumento da idade, como resultado de inflamação no passado e com efeitos tóxicos em longo prazo da exposição ambiental. Ao contrário das distrofias da córnea, suas degenerações não são hereditárias, podem ser unilaterais ou bilaterais e, frequentemente, estão associadas à vascularização da córnea. As degenerações tendem a envolver a córnea periférica e podem se sobrepor ao limbo e à conjuntiva.

As condições que ocorrem na periferia da córnea são discutidas primeiro, seguidas pelas condições que ocorrem mais centralmente. Essa é uma divisão arbitrária, pois muitas condições, como a degeneração esferoidal ou a ceratopatia em faixa, podem ser encontradas em um ou ambos os locais.

ARCO CORNEANO (ARCO SENIL)

O arco corneano se apresenta como uma faixa cinzenta a branca, ocasionalmente amarela, de opacificação da córnea periférica. É formado por pontos delicados, com uma zona transparente (intervalo claro de Vogt) entre a opacidade e o limbo, e há uma borda central difusa com uma borda periférica mais nítida (Figura 4.22.1). Começa superior e inferiormente e se espalha envolvendo toda a periferia. Os depósitos se iniciam no estroma profundo progredindo até envolver o estroma superficial. O arco é quase sempre bilateral, mas pode ser assimétrico na doença vascular da carótida unilateral (diminuição do arco) ou hipotonia ocular crônica (aumento do arco).[1]

O arco é a degeneração da córnea mais comum. Nos homens, a frequência aumenta conforme a idade avança e ocorre essencialmente em todos os homens com mais de 80 anos de idade. A apresentação em mulheres se dá com atraso de 10 anos.[1]

Os depósitos do arco consistem em ésteres de lipoproteínas extracelulares de corticosteroides, principalmente de baixa densidade. O material lipídico escapa dos capilares límbicos com fluxo central limitado por causa de uma barreira funcional ao fluxo de grandes moléculas na córnea.[2,3] Existem fortes evidências de associação com o aumento do colesterol plasmático e do colesterol da lipoproteína de baixa densidade, particularmente quando ocorre em homens com menos de 50 anos (arco juvenil). Homens com arco juvenil apresentam risco relativo quatro vezes maior de mortalidade por doença coronariana e doença cardiovascular. Arco em homens jovens, portanto, é uma indicação clínica útil de necessidade de avaliação lipídica e cardiovascular.[4] Pacientes jovens com arco apresentam um risco aumentado de dislipoproteinemia do tipo IIa, mas uma diminuição do risco para o tipo IV.[5] Em pacientes mais velhos, o arco não se correlaciona com mortalidade.[6]

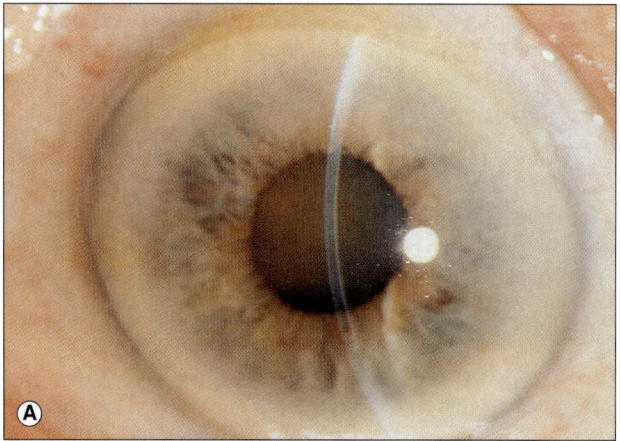
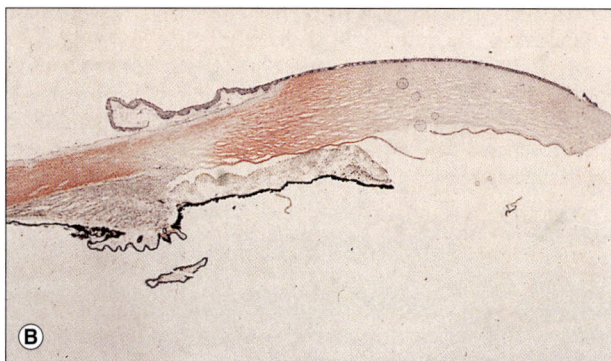

Figura 4.22.1 Arco senil. A. Arco corneano em um homem idoso. **B.** O corte histopatológico mostra que o lipídio está concentrado no estroma anterior e posterior como dois triângulos vermelhos, ápice a ápice, sendo as bases as membranas de Bowman e Descemet, ambas fortemente infiltradas por gordura (coloração vermelha), assim como a esclera.

CERATOPATIA LIPÍDICA

A ceratopatia lipídica pode ser periférica, central ou difusa e assemelha-se ao arco. Ocorre principalmente em uma forma secundária, mas raramente pode ser vista em uma forma primária. A ceratopatia lipídica primária apresenta características de distrofia da córnea, geralmente é bilateral, e o lipídio central, frequentemente com cristais de colesterol, pode diminuir gravemente a visão.[7]

A ceratopatia lipídica secundária aparece como um depósito estromal branco ou amarelo separado por uma zona estreita e clara da córnea da neovascularização estromal[8] (Figura 4.22.2). Geralmente é mais densa que o arco e pode aparecer como um depósito circular no final de vasos estromais de longa duração. Pode acompanhar o edema da córnea, como na hidropisia.[9] A avaliação histopatológica mostra que o material consiste em lipídios intra e extracelulares.[10]

A deposição de lipídios pode ocorrer de modo secundário a distúrbios do processamento lipídico sistêmico. Defeitos na esterificação do colesterol e na eliminação de lipoproteínas têm sido envolvidos na deficiência de lecitina-colesterol acetiltransferase (LCAT, do inglês *lecithin cholesterol acetyltransferase*), na doença do olho-de-peixe e doença de Tânger. Distúrbios da função de lipoproteína de alta densidade parecem permitir o acúmulo de colesterol centralmente no interior da córnea.[1]

CINTURA LÍMBICA BRANCA DE VOGT

Vogt[11] foi o primeiro a descrever dois tipos de cintura límbica branca: opacidades brancas em forma de arco na córnea central do limbo nas posições de 3 e 9 horas. O tipo I é uma apresentação leve e precoce de ceratopatia em faixa calcificada. O tipo II carece de uma zona transparente periférica e consiste em linhas radiais finas e brancas, localizadas com mais frequência nasalmente do que temporalmente (Figura 4.22.3). A prevalência dessa condição aumenta conforme a idade para essencialmente 100% naqueles com mais de 80 anos de idade.[12]

Histopatologicamente, a cintura límbica de Vogt do tipo II é composta por depósitos hiperelastóticos e hialinos periféricos à camada de Bowman, semelhantes aos observados na pinguécula e no pterígio.

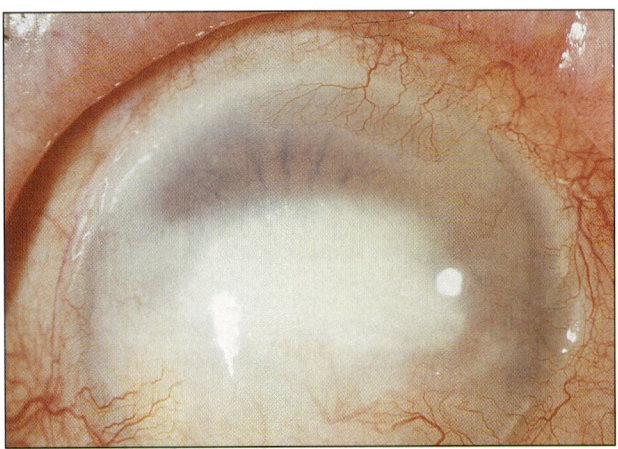

Figura 4.22.2 Ceratopatia lipídica densa. Observe os depósitos lipídicos centrais e periféricos que surgiram após a ceratite por herpes-zóster com vascularização.

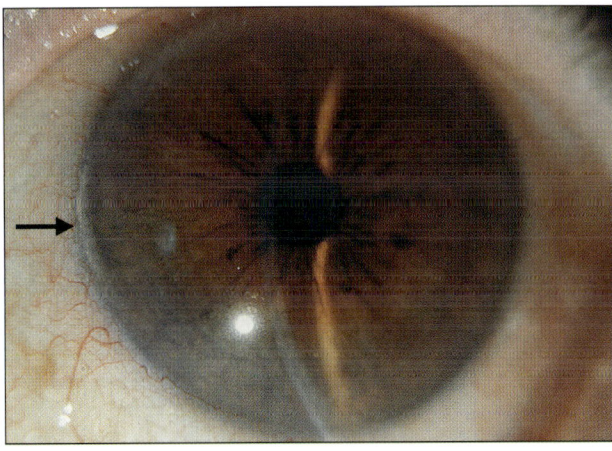

Figura 4.22.3 Cintura límbica de Vogt. A opacidade da córnea periférica fimbriada é visível na posição de 9 horas (seta).

DEGENERAÇÃO SENIL DA CÓRNEA DE FURROW

A degeneração do sulco é um afinamento bilateral indolor da córnea periférica. Um sulco córneo periférico pode ocorrer entre o arco corneano e o limbo em adultos idosos.[11] Frequentemente, a área desobstruída pode parecer estar sulcada, mas foi considerada falsamente adelgaçada por Vogt.[11,13] Raramente, pode ocorrer nesta região o verdadeiro adelgaçamento sem inflamação, vascularização ou o astigmatismo corneano induzido. A degeneração do sulco não requer nenhum tratamento, mas a localização e o grau de afinamento devem ser avaliados quando se considera a localização das incisões de catarata.

DEGENERAÇÃO MARGINAL DE TERRIEN

Essa condição é descrita no Capítulo 4.17.

GUTTATA CORNEANA PERIFÉRICA

O endotélio da córnea sofre degeneração com a idade, manifestada pela diminuição da densidade celular endotelial[14] e pelo espessamento da camada posterior não estriada da membrana de Descemet.[15] As células endoteliais em degeneração produzem espessamento nodular localizado da membrana de Descemet, conhecido como *guttata*. A relação das *guttatas* centrais e a distrofia endotelial da córnea de Fuchs (DF) é discutida em outra parte (ver Capítulo 4.21). *Guttatas* periféricas, conhecidas como corpúsculos de Hassall-Henle, são visíveis em córneas adultas normais e são consideradas degenerativas e não relacionadas à DF. Elas não estão associadas às alterações funcionais da córnea.

CERATOPATIA EM FAIXAS CALCIFICADAS

A ceratopatia em faixa é uma degeneração da córnea comum que pode ocorrer em qualquer idade, apresentando-se na região central ou periférica da córnea. É mais comum ocorrer secundariamente a doenças crônicas da córnea, particularmente uveíte, glaucoma avançado, ceratite ou trauma; formas idiopáticas primárias raramente ocorrem. A ceratopatia estriada pode apresentar secundariamente cálcio ou fosfato séricos elevados nas doenças sistêmicas, incluindo sarcoidose, hiperparatireoidismo, toxicidade da vitamina D, neoplasia metastática óssea e insuficiência renal crônica com hiperparatireoidismo secundário. Pesquisadores descreveram uma apresentação tóxica resultante de conservantes mercuriais em pilocarpina e uma forma aguda após injeção de ativador de plasminogênio tecidual intracameral.[16] Em crianças, a ceratopatia em banda pode ser o sinal de apresentação de uveíte crônica como resultado de artrite idiopática juvenil. A ceratopatia pode ocorrer após lesão localizada na córnea devido ao uso de óleo de silicone intraocular e formas de fosfato de corticosteroides.[17,18]

Histopatologicamente, o cálcio é depositado como o sal de hidroxiapatita na membrana basal do epitélio, no epitélio basal, na camada de Bowman[19] e no estroma anterior. O mecanismo de deposição de cálcio na córnea é desconhecido, mas ocorre principalmente na área exposta da córnea. A deposição de cálcio pode resultar das lágrimas que precipitam quando evaporam ou porque a córnea exposta está em um pH mais baixo do que em outras áreas.[19] As regiões mais afetadas são os terços médio e inferior da córnea, que são as de maior exposição à atmosfera.

O cálcio da córnea se deposita como uma faixa horizontal iniciando na periferia da córnea (Figura 4.22.4). Conforme os depósitos avançam centralmente, a área apresenta círculos vazios em que a camada de Bowman é atravessada por terminações nervosas. Os depósitos começam como um *haze* cinzento e podem se tornar densamente brancos com uma superfície áspera e rugosa.

Os pacientes podem apresentar sintomas de dor, sensação de corpo estranho, erosões recorrentes da córnea e diminuição da

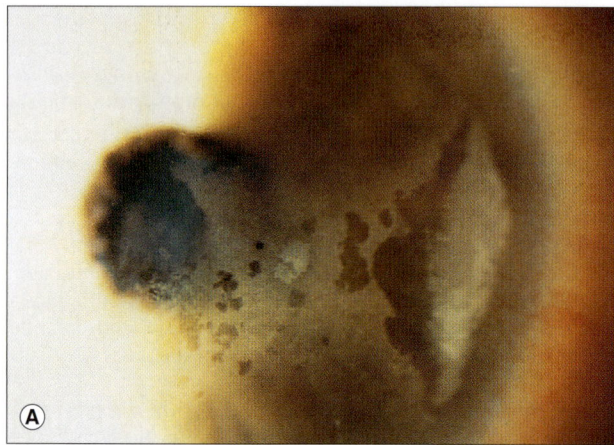

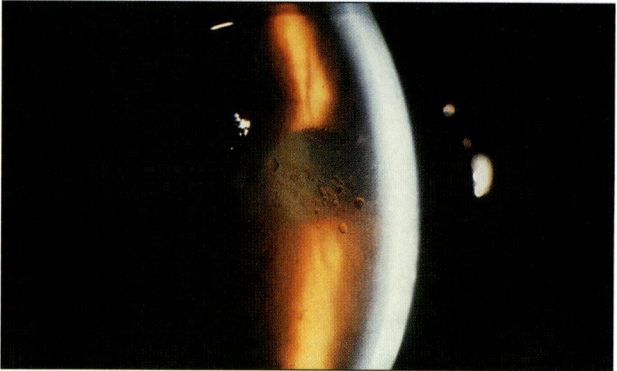

Figura 4.22.5 Degeneração esferoidal. Depósitos esferoidais centrais na córnea de um olho cego como resultante do glaucoma.

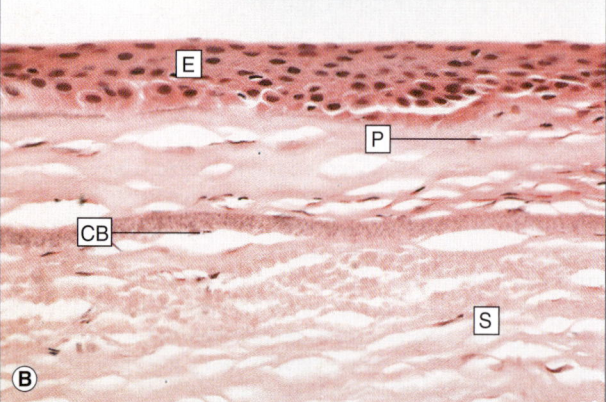

Figura 4.22.4 Ceratopatia em faixa. A. Depósitos de cálcio na córnea de uma criança de 13 anos com artrite reumatoide juvenil. **B.** Há *pannus* fibroso (P) entre o epitélio (E) e a membrana de Bowman calcificada (CB). Há algum depósito também no estroma corneano anterior (S).

visão. A velocidade de desenvolvimento e progressão da doença é variável.[20] Se a ceratopatia em faixa causar dor persistente ou diminuição da visão, a cirurgia da córnea é indicada. A cirurgia envolve a remoção do epitélio sobre os depósitos, aplicando 0,05 mol/ℓ de ácido etilenodiaminotetracético dissódico para quelar o cálcio e dissolvê-lo, e usar uma escova ou lâmina cirúrgica para remover o cálcio restante.[21] O processo pode levar de alguns minutos a uma hora, dependendo da densidade do cálcio. A ceratectomia fototerapêutica com *excimer laser* também pode ser usada para remover os depósitos de cálcio.[22]

DEGENERAÇÃO ESFEROIDAL

A degeneração esferoidal pode ocorrer na córnea ou na conjuntiva. Outros nomes para essa degeneração incluem ceratopatia climática em "gota", degeneração hialina e designações locais, como a ceratopatia de Labrador.[23,24] A degeneração esferoidal ocorre como uma forma primária da córnea, uma forma corneana secundária e uma forma conjuntival. A frequência dessa degeneração aumenta com a idade e varia de acordo com a localização geográfica, ocorrendo com mais frequência em áreas com alta exposição à luz do sol (neve ou areia) e ventos fortes. É duas vezes mais prevalente em homens que em mulheres. A prevalência varia de 6% na Inglaterra a mais de 60% em Labrador. Acredita-se que seja um resultado da exposição à luz ultravioleta e pode estar associado à exposição à luz azul.[25,26] Outros fatores de risco são o ressecamento da córnea e repetidos traumas na córnea. Formas secundárias podem ocorrer com cicatrizes corneanas, distrofia *Lattice* e glaucoma.

A degeneração esferoidal apresenta-se como gotículas delicadas, de cor amarelada ou dourada, abaixo do epitélio (Figura 4.22.5). As gotículas têm aspecto oleoso, embora não sejam compostas por lipídios. Na forma primária, as gotículas começam perifericamente e avançam centralmente entre as fissuras palpebrais. Conforme a condição avança, as gotículas se tornam maiores, mais nodulares e mais opacas, elevando o epitélio central da córnea. Três etapas da forma primária foram descritas:

- Grau I – há gotículas delicadas e brilhantes apenas na periferia, sem sintomas
- Grau II – a córnea central está envolvida e a visão é ≥ 20/100 (6/30)
- Grau III – há nódulos grandes na córnea e a visão ≥ 20/200 (6/60).

Essas formas são sempre bilaterais. A doença de grau III pode ser rapidamente progressiva e levar à ulceração da córnea com infecção bacteriana secundária.[27]

Histopatologicamente, os depósitos aparecem como glóbulos amorfos extracelulares, que podem coalescer na camada de Bowman e avançar para o estroma anterior. Esses glóbulos consistem em um material proteico com características elastóticas, como nas pinguéculas. A fonte da proteína é desconhecida, mas supõem-se que seja resultado da ação da luz ultravioleta nas proteínas dos vasos límbicos.[23,28]

A maioria dos casos de degeneração esferoidal é assintomática. Pacientes com perda visual podem ser tratados com ceratectomia superficial e, quando necessário, ceratoplastia lamelar ou penetrante.

DEPOSIÇÃO DE FERRO

A deposição de ferro ocorre no epitélio da córnea em várias situações clínicas. O protótipo é a linha Hudson-Stähli, localizada na junção dos terços médio e inferior da córnea (Figura 4.22.6). Apresenta coloração amarelo-acastanhada, e seu centro aparece curvado para baixo, geralmente medindo cerca de 0,5 mm de largura e 1 a 2 mm de comprimento. É observada mais claramente na luz azul como uma linha preta. Deposição de ferro semelhante ocorre no ceratocone na base do cone (anel de Fleischer), ao redor de bolhas filtrantes (linha de Ferry), central a um pterígio (linha de Stocker), ao redor dos nódulos de Salzmann, na margem de enxertos de córnea, entre cicatrizes de ceratotomia radial e após ceratomileuse *in situ* assistida por *laser* (LASIK, de *laser in situ keratomileusis*) ou colocação de anel corneano intraestromal.[29,30] A origem do ferro é desconhecida, mas provavelmente vem do filme lacrimal. Supõem-se que o fluxo lacrimal alterado devido à forma distorcida da córnea seja um fator na formação dessas linhas e que os padrões de migração epitelial afetam a forma da linha de Hudson-Stähli.

Histopatologicamente, o ferro deposita-se intracelularmente nas células epiteliais da córnea como um material semelhante à ferritina, possivelmente hemossiderina.[31] As linhas de ferro não afetam a visão ou causam quaisquer sintomas e, portanto, não requerem tratamento.

O anel branco de Coats é uma deposição de ferro que ocorre na porção anterior da camada de Bowman. Aparece como um

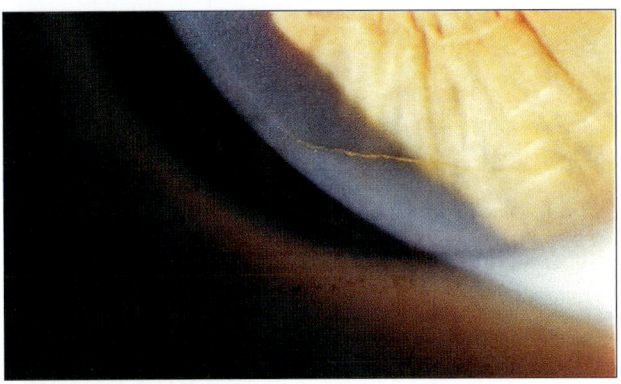

Figura 4.22.6 Linha Hudson-Stähli. Linha avelã horizontal fina na córnea inferior de um homem saudável de 57 anos de idade. (Cortesia do departamento de fotografia, WK Kellogg Eye Center, University of Michigan.)

pequeno anel de pontos brancos, na maioria das vezes inferiormente, e é assintomático.[32] Acredita-se que seja resultado da deposição prévia de ferro por um corpo estranho da córnea.

DEGENERAÇÃO EM "COURO DE CROCODILO" (SHAGREEN)

A degeneração em "couro de crocodilo" (Shagreen) aparece como opacidades poligonais anteriores ou posteriores no estroma corneano que ocorrem como consequência do envelhecimento. A degeneração Shagreen foi descrita pela primeira vez por Vogt.[11] O padrão assemelha-se ao do couro de crocodilo e acredita-se que esteja relacionado à inserção oblíqua das lamelas de colágeno que constituem o estroma da córnea[33,34] (Figura 4.22.7). A microscopia confocal *in vivo* demonstra o padrão em mosaico da lamela de colágeno.[35] O aspecto de "couro de crocodilo" é um achado muito comum, embora frequentemente sutil, em pacientes idosos. A forma anterior é mais comum que a forma posterior, com as opacidades em "couro de crocodilo" posteriores se apresentando mais perifericamente e, portanto, indistinguíveis do arco corneano.

Formas familiares de degeneração posterior em "couro de crocodilo" foram descritas em uma forma juvenil dominante e em uma forma associada à megalocórnea ligada ao cromossomo X. A distrofia central nebulosa de François parece ser semelhante e, provavelmente, não é uma verdadeira distrofia (ver Capítulo 4.20).

CÓRNEA *FARINATA*

Descrita pela primeira vez por Vogt, a córnea *farinata* ocorre nas córneas de pacientes idosos, não apresenta sintomas e é reconhecida como um achado incidental.[11] As opacidades da córnea nessa condição são pontos bem definidos e semelhantes a poeira de cor branca ou cinza na região central profunda do estroma, anterior à camada de Descemet.[36] A palavra latina *farinata*, que significa "farinha de trigo", refere-se à aparência desses pontos. Os depósitos bilaterais são mais bem visualizados por retroiluminação em lâmpada de fenda. A causa da condição é desconhecida. O exame histopatológico sugere que os depósitos podem ser compostos de lipofuscina em ceratócitos estromais.[37]

DEGENERAÇÃO CORNEANA DE SALZMANN

Degeneração da córnea de Salzmann pode ocorrer em qualquer idade, mas é principalmente uma condição de adultos idosos. Tem sido associada à ceratite flictenular, ceratite intersticial, ceratite vernal, tracoma ou ceratite puntiforme superficial de Thygeson. Também ocorre sem histórico de doença prévia da córnea. Ela geralmente se desenvolve várias décadas após a ceratite anterior. Pode ser unilateral ou bilateral e ocorre mais frequentemente em mulheres do que em homens.

A degeneração da córnea de Salzmann aparece como nódulos branco-acinzentados ou azul-claros que elevam o epitélio no estroma superficial da córnea (Figura 4.22.8). Os nódulos podem ser únicos ou em disposição agrupada, geralmente na borda de cicatrizes corneanas antigas. Cada nódulo mede cerca de 0,5 a 2 mm de diâmetro, não é vascularizado e é separado de outros nódulos pela córnea transparente. O início das lesões é gradual, ao longo de muitos anos, período em que aumentam em tamanho e número.[38] Podem diminuir a visão invadindo a córnea central ou alterando a forma da córnea. Podem estar associadas a erosões recorrentes da córnea.[39]

Histopatologicamente, o epitélio fino recobre o colágeno avascular hialinizado. A camada de Bowman está danificada ou focalmente ausente e substituída por material semelhante à membrana basal.[40] Geralmente, evidências de ceratite antiga são observadas no estroma circundante. Estudos de microscopia confocal *in vivo* mostram epitélio irregular e ceratócitos ativados na área do nódulo.[41,42]

Muitos pacientes com nódulos periféricos são assintomáticos e não necessitam de tratamento. Se a visão ficar alterada ou se erosões recorrentes forem frequentes, os nódulos podem ser removidos por *peeling* do estroma subjacente ou pela ceratectomia fototerapêutica com *excimer laser*.[23] Recorrências foram encontradas após todas as formas de tratamento.[43]

QUELOIDES DA CÓRNEA

Os queloides da córnea são incomuns e resultam do crescimento progressivo de tecido fibroso na córnea que supera os limites originais. Eles geralmente aparecem meses ou anos após um trauma, cirurgia ou processos inflamatórios.

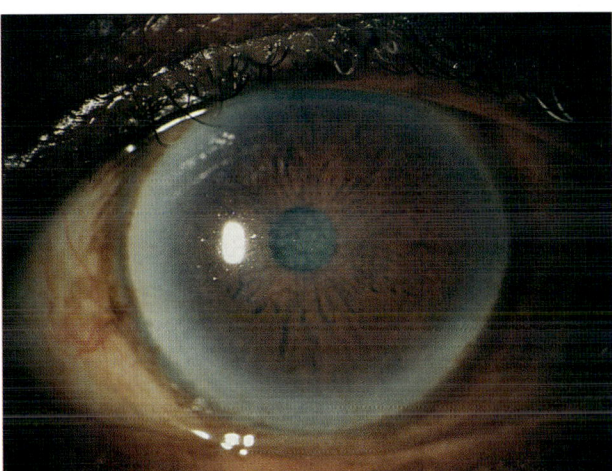

Figura 4.22.7 Posterior do tipo "couro de crocodilo" (Shagreen). Um padrão cinza mosqueado é visível na córnea central.

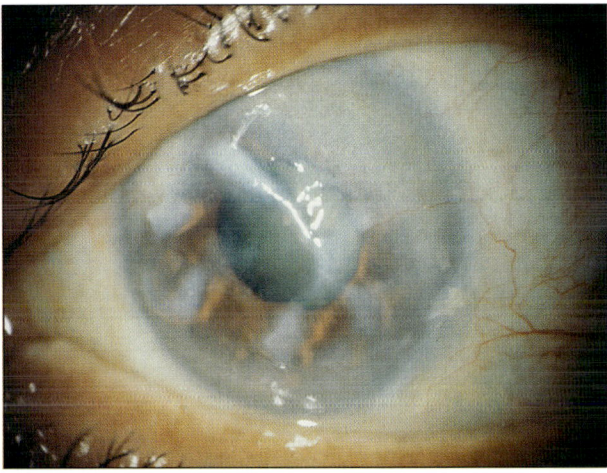

Figura 4.22.8 Degeneração nodular de Salzmann. Envolvimento grave da córnea em um idoso.

A aparência é consistente com uma massa branca-acinzentada elevada que envolve todo o estroma ou nódulos isolados (Figura 4.22.9).

Histopatologicamente, fibras de colágeno mal arranjadas, miofibroblastos e vasos sanguíneos são observados nos estágios iniciais. Em fases posteriores, ocorre compactação do colágeno e redução da vascularização e da celularidade. Queloides significativos podem ser tratados com ceratectomia superficial, ceratoplastia lamelar ou ceratoplastia penetrante.[44,45]

DEGENERAÇÃO AMILOIDE DA CÓRNEA

Amiloide é o nome dado a um grupo de proteínas hialinas que se depositam nos tecidos em diversas condições sistêmicas e localizadas. A amiloidose localizada familiar é observada nas distrofias *Lattice* da córnea, de Avellino e gelatinosas semelhantes a gotas na córnea.

As formas degenerativas do amiloide observadas na córnea e na conjuntiva são secundárias, localizadas e não familiares. Elas ocorrem como depósitos corneanos inespecíficos que acompanham trauma da córnea, ceratite ou inflamação intraocular crônica. Geralmente, são diagnosticadas no exame histopatológico após a remoção de opacidades inespecíficas da córnea.[46]

Uma apresentação específica de degeneração amiloide da córnea tem sido descrita como degeneração amiloide polimórfica.[47] Ela é caracterizada pela presença de depósitos semelhantes a vidro fosco no estroma central profundo da córnea, que frequentemente recuam para camada de Descemet (Figura 4.22.10). São bilaterais, geralmente ocorrem após os 50 anos de idade e não afetam a visão.

Histopatologicamente, parecem semelhantes aos depósitos observados na distrofia reticular por amiloide. A causa é desconhecida. Outra deposição estromal com características

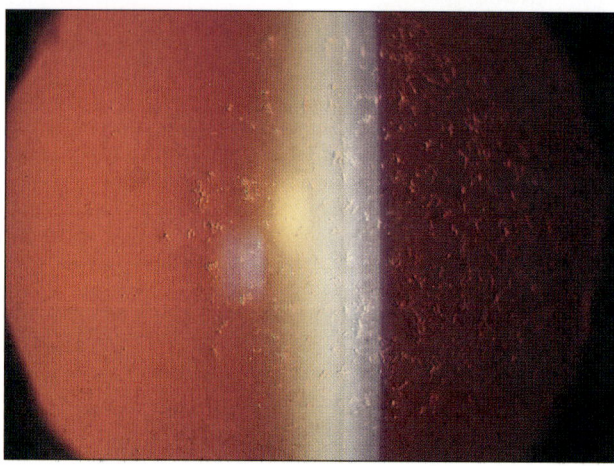

Figura 4.22.10 Degeneração amiloide polimórfica. Depósitos corneanos profundos, vítreos e finos na córnea central de uma mulher idosa.

de degeneração esferoidal e deposição de amiloide tem sido denominada ceratopatia estromal climática por proteoglicanos.[48] Isso foi descrito em pacientes da Arábia Saudita com fatores de risco semelhantes aos da degeneração esferoidal. Os pacientes apresentam embaçamento em vidro fosco, bilateral, horizontal, oval, central anterior, que consiste em proteoglicanos e amiloide.

BIBLIOGRAFIA

Barchiesi BJ, Eckel RH, Ellis PP. The cornea and disorders of lipid metabolism. Surv Ophthalmol 1991;36:1–22.

Carlson KH, Bourne WM, McLaren JV, et al. Variations in human corneal endothelial cell morphology and permeability to fluorescein with age. Exp Eye Res 1988;47:27–41.

Duran JA, Rodriguez-Ares MT. Idiopathic lipid corneal degeneration. Cornea 1991;10:166–9.

Gass JDM. The iron lines of the superficial cornea. Arch Ophthalmol 1964;71:348–58.

Gray RH, Johnson GJ, Freedman A. Climatic droplet keratopathy. Surv Ophthalmol 1992;36:241–53.

Krachmer JH, Dubord PJ, Rodriguez MM, et al. Corneal posterior crocodile shagreen and polymorphic amyloid degeneration. Arch Ophthalmol 1983;101:54–9.

Mannis MJ, Krachmer JH, Rodriguez MM, et al. Polymorphic amyloid degeneration of the cornea. Arch Ophthalmol 1981;99:1217–23.

Najjar DM, Cohen EJ, Rapuano CJ, et al. EDTA chelation for calcific band keratopathy: results and long-term follow-up. Am J Ophthalmol 2004; 147:1056–64.

O'Connor GR. Calcific band keratopathy. Trans Am Ophthalmol Soc 1972;70:58–85.

Vannas A, Hogan MJ, Wood I. Salzmann's nodular degeneration of the cornea. Am J Ophthalmol 1975;79:211–19.

Vogt A. Textbook and atlas of slit lamp microscopy of the living eye. Bonne: Wayenborgh Editions; 1981.

Waring GO, Malaty A, Grossniklaus H, et al. Climatic proteoglycan stromal keratopathy, a new corneal degeneration. Am J Ophthalmol 1995; 120:330–41.

As referências completas estão disponíveis no **GEN-io**.

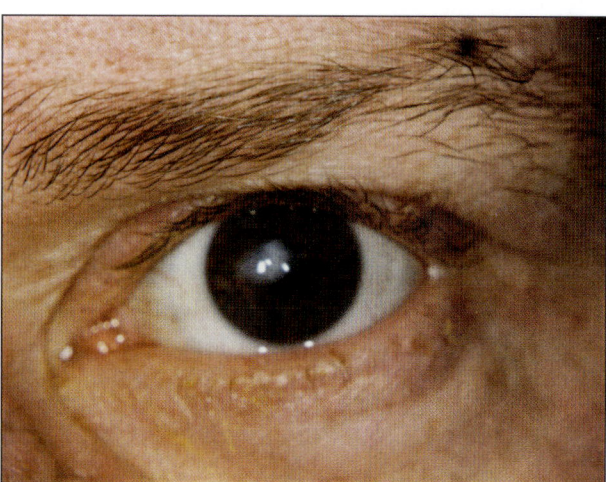

Figura 4.22.9 Recorrência do queloide da córnea. Uma opacidade central, fibrosa e elevada está presente centralmente. A foto foi tirada 6 meses após a ceratectomia superficial para uma lesão original.

Doença do Olho Seco

Michael H. Goldstein e Naveen K. Rao

4.23

Definição: Doença multifatorial da superfície ocular caracterizada por produção lacrimal deficiente e/ou excessiva evaporação lacrimal, levando à perda de homeostase do filme lacrimal.

Características principais
- Sintomas: irritação ocular e conjuntival
- Ruptura da superfície ocular.

Características associadas
- Possível doença autoimune (ou seja, síndrome de Sjögren)
- Possíveis conjuntivite ou anormalidades da pálpebra
- Visão turva ou instável.

INTRODUÇÃO

A doença do olho seco (DED, do inglês *dry eye disease*), também conhecida como síndrome do olho seco (DES, do inglês *dry eye syndrome*) ou ceratoconjuntivite seca (KCS, do inglês *keratoconjunctivitis sicca*), é caracterizada por irritação ocular e distúrbios visuais resultantes de alterações do filme lacrimal e da superfície ocular.[1-10] Os efeitos da DED podem variar de pequenos inconvenientes a complicações raras que ameaçam a visão. Embora o diagnóstico de DED tradicionalmente tenha se concentrado em secreção inadequada ou deficiência lacrimal aquosa, o filme lacrimal é uma unidade complexa e delicadamente balanceada, dependente da função normal de vários componentes distintos.[10-13] O tratamento atual fundamenta-se principalmente em suplementação, estimulação, preservação da porção aquosa, ou tratamento da inflamação da superfície ocular, o que é satisfatório para muitos pacientes. A DED, entretanto, frequentemente envolve múltiplos estados de deficiência que, quando desconsiderados, podem resultar em falha do tratamento e frustração tanto para o paciente quanto para o médico. Atualmente, ainda há uma grande necessidade não atendida para melhorar as opções de tratamento para pacientes com DED.

EPIDEMIOLOGIA

A estimativa da prevalência de DED é complicada pela ausência de consenso em uma única testagem diagnóstica confiável. Vários estudos epidemiológicos de base populacional utilizaram questionários para avaliar a prevalência de sintomas de olho seco. Estudos americanos e australianos revelaram uma prevalência de 5 a 16%, enquanto estudos asiáticos revelaram uma prevalência mais alta de aproximadamente 27 a 33%.[11-25]

PATOGÊNESE

Fisiologia normal

O filme lacrimal é composto por mucina, uma porção aquosa e uma porção lipídica. A camada de mucina consiste em glicoproteínas de alto peso molecular, aderentes a um epitélio de superfície inerentemente hidrofóbica e ao seu glicocálice. A mucina proporciona uma superfície lisa e hidrofílica que permite uma distribuição uniforme da camada aquosa sobrejacente. Sua fonte primária são as células caliciformes da conjuntiva, havendo uma pequena contribuição das células epiteliais superficiais.[26,27] A porção aquosa compreende o maior volume do filme lacrimal, é secretada pela glândula lacrimal principal, glândulas acessórias de Krause e Wolfring e contém uma quantidade mínima de transudato dos vasos conjuntivais e córnea. Consistindo principalmente de água, a porção aquosa também contém eletrólitos (sódio [Na], potássio [K], cloreto [Cl]) e proteínas, incluindo fator de crescimento epidérmico, imunoglobulinas (IgA, IgG, IgM), lactoferrina, lisozima e outras citocinas.[28,29] Esses componentes provavelmente desempenham um papel protetor e homeostático para a superfície ocular. Por fim, as glândulas meibomianas (GM) secretam uma camada lipídica contendo principalmente ésteres de esteróis e monoésteres de cera.[3,30] Apesar de apenas 0,1 µm de espessura, a camada lipídica serve para estabilizar o filme lacrimal aumentando a tensão superficial e retardando a evaporação.

A camada de lágrima mantém uma superfície lisa para nitidez óptica, lubrifica para facilitar o piscar das pálpebras e oferece proteção contra infecções oculares.[11] O fluxo médio da lágrima é de cerca de 1,2 µm/minuto.[31] O piscar age distribuindo periodicamente e uniformemente as lágrimas sobre a superfície ocular e estimula tanto a secreção como a drenagem mecânica da lágrima por meio do sistema de drenagem lacrimal. A regulação provavelmente envolve tanto vias neuronais quanto hormonais. Já foi demonstrada a inervação direta da glândula lacrimal, GM, e caliciformes, e há predominância de receptores colinérgicos classe M3.[32] Embora o estrogênio exerça pouco efeito sobre a secreção lacrimal, pode exercer algum efeito de apoio na superfície ocular.[33] Os androgênios parecem exercer um efeito positivo sobre a secreção de lágrimas tanto da parte aquosa como lipídica.[34,35]

Fisiopatologia

A redução do fluxo lacrimal aquoso e o aumento da evaporação do componente aquoso das lágrimas levam à hiperosmolaridade. A hiperosmolaridade lacrimal danifica o epitélio da superfície ocular e desencadeia uma cascata de vias inflamatórias que levam à morte celular apoptótica, perda de células caliciformes e produção deficiente de muco, com instabilidade do filme lacrimal como resultado. A instabilidade do filme lacrimal, por sua vez, leva ao aumento da evaporação. As citocinas envolvidas incluem proteínas-quinases ativadas por mitógenos (MAP, do inglês *mitogen-activated protein*), fator nuclear-κB (NF-κB), interleucina-1 (IL-1), fator de necrose tumoral-α (TNF-α) e metaloproteinases de matriz (MMP-9, em particular).[36-38] Nos estágios iniciais da DED, a inflamação e a irritação mecânica estimulam a secreção reflexa da glândula lacrimal e o aumento da frequência do piscar. Com o tempo, os danos à superfície ocular levam à redução da sensibilidade da córnea e ao reflexo prejudicado.[10] Em casos avançados, o dano conjuntival crônico pode levar à metaplasia e à queratinização.

Diagnóstico e classificação

O relatório de 2017 do International Dry Eye Workshop (DEWS II) foi um esforço de 2 anos com 12 subcomitês compostos por 150 especialistas de 23 países. O relatório DEWS II atualizou a definição de olho seco da seguinte maneira: "O olho seco é uma doença multifatorial da superfície ocular caracterizada por perda da homeostase do filme lacrimal, acompanhada de sintomas oculares, nos quais a instabilidade do filme lacrimal e a hiperosmolaridade, inflamação ocular e dano na superfície, bem como anormalidades neurossensoriais desempenham funções etiológicas".[39] A nova definição enfatiza a natureza multifatorial da DED, em que a perda da homeostase do filme lacrimal é o conceito fisiopatológico central. Também reconhece o papel das anormalidades neurossensoriais no desenvolvimento de DED. Essa definição continua a incorporar os conceitos introduzidos no primeiro relatório da DEWS de que a DED resulta em desconforto ocular, distúrbio visual e instabilidade do filme lacrimal, com potencial dano à superfície ocular.[10] Essa definição engloba todas as entidades clínicas associadas à doença sistêmica, bem como DED idiopática.

Um algoritmo do sistema de classificação do olho seco é mostrado na Figura 4.23.1. O efeito do ambiente sobre o risco de um indivíduo desenvolver o olho seco também é considerado. Baixa velocidade do piscar,[40,41] apertamento da pálpebra,[42-44] envelhecimento,[45-47] baixos níveis de androgênios,[48,49] níveis elevados de estrogênio,[50,51] e substâncias sistêmicas afetam o chamado "ambiente interior".[10] Baixa umidade relativa, ar condicionado, viagens aéreas,[52] alta velocidade do vento e outros fatores ambientais ocupacionais, como o uso de terminais de exibição de vídeo,[53] afetam o chamado "ambiente exterior".[10]

Olho seco com deficiência lacrimal aquosa

Sjögren descreveu o KCS em 1933.[54] Consequentemente, a secreção lacrimal defeituosa é subdividida em deficiência lacrimal não Sjögren (NSTD, do inglês *non-Sjögren's tear deficiency*) e síndrome lacrimal de Sjögren (SSTD, do inglês *Sjögren's syndrome tear deficiency*). A NSTD não tem associação com doença autoimune sistêmica, que é uma característica fundamental da SSTD.

Deficiência lacrimal não Sjögren

A NSTD pode ocorrer devido a deficiências primárias da glândula lacrimal, deficiências secundárias da glândula lacrimal, obstrução dos ductos das glândulas lacrimais ou hipossecreção reflexa.[10] As deficiências da glândula lacrimal incluem DED relacionada à idade, ausência lacrimal congênita e disautonomia familiar (síndrome de Riley-Day). A apresentação mais comum de NSTD é a DED relacionada à idade, que está associada à fibrose ductal e interacinar e obstrução na glândula lacrimal, possivelmente como resultado de inflamação crônica de baixo grau.[55-57] A ausência lacrimal congênita é uma causa rara de DED na juventude, resultante de glândulas lacrimais primariamente ausentes ou hipoplásicas. A disautonomia familiar é um distúrbio multissistêmico autossômico recessivo, no qual a insensibilidade generalizada à dor acompanha a ausência de lacrimejamento emocional e reflexo. Ocorrem defeitos na inervação simpática e parassimpática da glândula lacrimal e da inervação sensitiva defeituosa da superfície ocular.[10]

A insuficiência da glândula lacrimal secundária à infiltração e lesão da glândula lacrimal na lesão linfoepitelial benigna de Godwin ("doença de Mikulicz"), linfoma, sarcoidose, hemocromatose, amiloidose, vírus da imunodeficiência humana/síndrome da imunodeficiência adquirida (HIV/AIDS) e doença do enxerto *versus* hospedeiro podem resultar em DED.[58-61] A destruição ou desnervação cirúrgica ou induzida por radiação do tecido lacrimal pode resultar em deficiência[58] lacrimal secundária. A obstrução secundária dos ductos das glândulas lacrimais pode ocorrer com o tracoma,[61] penfigoide cicatricial ocular, penfigoide das membranas mucosas,[62-64] eritema multiforme/síndrome de Stevens-Johnson,[65] queimaduras químicas e queimaduras térmicas.[66]

A hipossecreção reflexa das lágrimas pode ser conceitualmente dividida em bloqueio sensorial reflexo (dano ao ramo aferente) e bloqueio motor reflexo (dano ao ramo secretor ou secretomotor). O bloqueio sensorial reflexo ocorre com qualquer redução na sensibilidade da superfície ocular e leva à diminuição da secreção lacrimal induzida por reflexo e à diminuição da frequência de piscadas, o que aumenta a evaporação.[10,67] A diminuição da sensibilidade da superfície ocular que desencadeia o olho seco inclui o uso de anestésico tópico,[68] uso de lentes de contato,[69,70] diabetes melito,[17,71-74] envelhecimento e ceratite neurotrófica.

Como demonstrado por estudos que utilizaram anestesia tópica, a interrupção do estímulo aferente da produção lacrimal ou a perda sensorial (denervação) resulta em diminuição

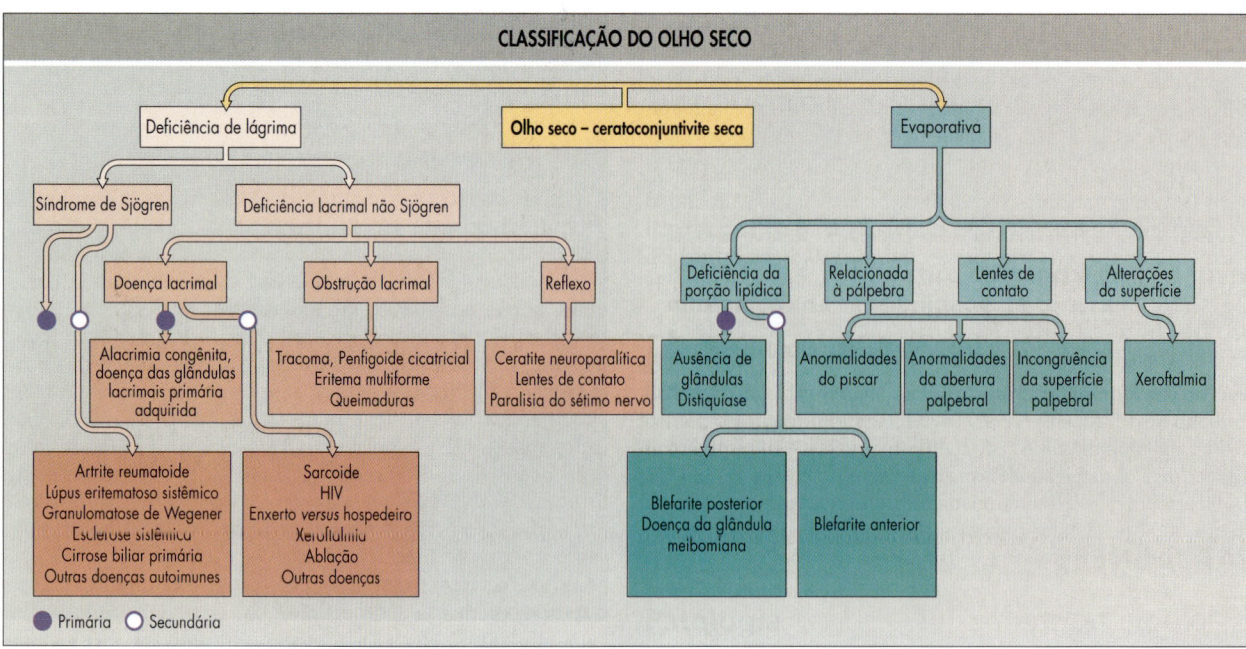

Figura 4.23.1 Classificação da doença do olho seco. (Com permissão de Lemp MA. The 1998 Castroviejo Lecture. New strategies in the treatment of dry-eye states. Cornea 1999;18:625-32.)

da secreção lacrimal e redução da frequência de piscar.[68,75] A lesão às fibras aferentes sensitivas ocorre após cirurgia corneana incisional (penetrante ou ceratoplastia lamelar anterior, ceratotomia radial e incisão límbica da catarata) e após lesão da primeira divisão do gânglio trigêmeo por trauma, tumor e herpes simples ou herpes-zóster, o que resulta em redução da produção de lágrimas.

A ceratomileuse *in situ* assistida por *laser* (LASIK, de *laser-assisted in situ keratomileusis*) e a ceratectomia fotorrefrativa (PRK, do inglês *photorefractive keratectomy*), que resultam na diminuição da sensibilidade da córnea e da taxa de piscar, são reconhecidas como causas precipitantes de olho seco.[67,76-79] As medicações sistêmicas constituem uma fonte comum de inibição da estimulação das glândulas lacrimais eferentes através da atividade anticolinérgica ou diminuição da secreção por desidratação sistêmica (Tabela 4.23.1).[80] Embora a DED tenha sido relatada em associação com a menopausa, a suplementação de estrogênio não demonstrou exercer um efeito benéfico.[50,81] Alterações em outros hormônios, especialmente andrógenos, que também são reduzidos durante a menopausa, foram envolvidos.

Síndrome de Sjögren com deficiência de lágrima

A síndrome de Sjögren é uma condição clínica associada à deficiência lacrimal aquosa combinada à boca seca. A síndrome é classificada como primária (pacientes sem doença do tecido conjuntivo definida) ou secundária (pacientes com doença confirmada do tecido conjuntivo).[82-84] A SSTD primária refere-se à deficiência aquosa de lágrimas associada a sintomas de boca seca, presença de autoanticorpos a Ro (SSA) ou La (SSB), diminuição da secreção salivar e focos linfocíticos em biopsias de glândulas salivares menores. A SSTD secundária está associada à artrite reumatoide, ao lúpus eritematoso sistêmico, à poliarterite nodosa, à granulomatose de Wegener, à esclerose sistêmica, à cirrose biliar primária e à doença mista do tecido conjuntivo.[10,83] Ambos os subtipos de SSTD apresentam infiltração linfocitária progressiva das glândulas lacrimais e salivares, e pode estar associada ao desconforto ocular e bucal grave e doloroso. A patogênese da deficiência lacrimal na SSTD é a infiltração da glândula lacrimal por linfócitos B e CD4 (com alguns linfócitos CD8) e plasmócitos, com consequente fibrose.

Os critérios de diagnóstico e classificação americanos e europeus revisados da síndrome de Sjögren foram publicados em 2002.[83] Um ponto é dado a pelo menos uma resposta positiva ou resultado positivo em cada uma das seguintes categorias:

- **Sintomas oculares** – sintomas diários de olho seco por mais de 3 meses, irritação ocular, uso de lágrimas artificiais mais de 3 vezes/dia
- **Sintomas bucais** – sintomas diários de boca seca por mais de 3 meses, glândulas salivares inchadas, ingestão frequente de líquidos para ajudar na deglutição
- **Sinais oculares** – teste de Schirmer I (sem anestesia) ≤ 5 mm em 5 min, pontuação de Rosa Bengala ≥ 4 de acordo com o sistema de pontuação de van Bijsterveld
- **Histopatologia** – biopsia de glândula salivar menor exibindo inflamação com focos linfocíticos
- **Sinais bucais** – redução do fluxo salivar ≤ 1,5 mℓ em 5 min, sialografia de parótida mostrando dilatação do ducto salivar sem obstrução, cintilografia salivar mostrando sinais de diminuição da produção salivar
- **Autoanticorpos** – presença de anticorpo anti-Ro (SSA) e de anticorpo anti-La (SSB).

Para diagnóstico da síndrome de Sjögren primária, quatro das seis categorias (incluindo exame histopatológico ou os autoanticorpos) ou três das quatro categorias objetivas (sinais oculares, exame histopatológico, sinais bucais e autoanticorpos) devem ser atendidas. Para o diagnóstico da síndrome de Sjögren secundária, em pacientes com doença do tecido conjuntivo diagnosticada, a ocorrência de um sintoma (ocular ou bucal) mais duas das três categorias objetivas (sinais oculares, exame histopatológico e sinais bucais) deve ser atendida.

Doença ocular seca evaporativa

A evaporação excessiva que ocorre em distúrbios perioculares específicos pode causar DED com ou sem deficiência aquosa lacrimal concomitante. A evaporação leva à perda de volume lacrimal e perda desproporcional de água, resultando em hiperosmolaridade lacrimal. Condições ambientais, como alta altitude, secura ou calor extremo, aceleram a perda de lágrimas por evaporação mesmo nos olhos normais. As causas de DED evaporativo podem ser intrínsecas (doença que afeta estruturas ou dinâmica da pálpebra) ou extrínsecas.[10]

Doença das glândulas meibomianas e blefarite

A disfunção da glândula meibomiana (DGM) desencadeia diminuição da secreção e uma composição anormal da camada lipídica da lágrima. A composição anormal desencadeia bloqueio da GM e eficácia reduzida no filme lacrimal. A superfície ocular e a inflamação palpebral resultantes perpetuam um ciclo de inflamação, cicatrização, hiperqueratose, estenose e outras DGM.

Frequentemente associada, a colonização bacteriana por comensais da flora normal (*Staphylococcus aureus, Propionibacterium acnes* e Estafilococos coagulase-negativos) atua diretamente alterando lipídios secretados e causando inflamação de maneira indireta. Ésteres e lipases produzidos por esses comensais atuam sobre lipídios secretados na lágrima, produzindo sabões que se manifestam como "espuma meibomiana".[85,86] Observa-se também a associação com condições dermatológicas, como dermatite seborreica, dermatite atópica e acne rosácea, um distúrbio que resulta em dilatação vascular, telangiectasias e tamponamento das glândulas sebáceas da pele da face e da pálpebra. DGM secundária pode ocorrer com o uso de ácido 13-cis retinoico (isotretinoína) para tratamento de acne,[87-89] ingestão de bifenil

TABELA 4.23.1 Medicações associadas à doença dos olhos secos.

Mecanismo de ação	Classe	Medicações
Anticolinérgicos	Antimuscarínicos	Tartrato de Tolterodina (Detrol®) Escopolamina
	Anti-histamínicos (compostos sedativos estão associados a maior ressecamento)	Clorfeniramina (Chlor-Trimeton) Difenidramina (Benadryl®) Prometazina (Fenergan®)
	Antiparkinsonistas	Benzotropina (Cogentin®) Tri-hexifenidil (Artane®)
	Antidepressivos	Amitriptilina (Elavil®)
	Inibidor da MAO	Nortriptilina (Pamelor®) Imipraminas (Tofranil®) Doxepina (Sinequan®) Fenelzina
	Antipsicóticos	Clorpromazina (Thorazine®) Tioridazina (Mellaril®) Flufenazina (Prolixin®)
	Antimaníacos	Lítio
	Antiarrítmicos	Disopiramida (Norpace®) Mexiletina (Mexitil®)
Antiadrenérgicos	Alfa-agonistas	Clonidina (Catapres®) Metildopa (Aldomet®)
	Betabloqueadores	Propranolol (Inderal®) Metoprolol (Lopressor®)
Diuréticos	Tiazidas	Hidroclorotiazidas
Outros	Fármacos anti-inflamatórios não esteroidais	Ibuprofeno (Advil®) Naproxeno (Naprosyn®, Aleve®)
	Canabinoides	Maconha

policlorado em óleo de cozinha contaminado,[90-92] e com alterações cicatriciais em condições, como queimaduras químicas/térmicas, tracoma, penfigoide, eritema multiforme/síndrome de Stevens-Johnson, acne rosácea, ceratoconjuntivite vernal e ceratoconjuntivite atópica.[10] Na DGM simples, os orifícios das GM permanecem anteriores à junção mucocutânea, enquanto na DGM cicatricial os orifícios das GM estão posteriores à pálpebra e à mucosa tarsal.

Exposição

A exposição excessiva da superfície ocular aumenta a perda de lágrimas por evaporação. Desse modo, qualquer distúrbio que resulte em aumento da exposição ocular pode causar DED evaporativa. Distúrbios psicológicos, psiquiátricos, mecânicos, neurológicos ou traumáticos da função palpebral podem resultar em piscar diminuído ou reduzido, lagoftalmo ou aumento da largura da fenda palpebral, resultando em olho seco evaporativo. A DED evaporativa pode ser observada na doença ocular secundária à doença da tireoide devido à proptose ou retração da pálpebra.

Deficiência de mucina

A lesão conjuntival localizada secundária à doença cicatricial ou trauma cirúrgico resulta não apenas em deficiência aquosa de lágrimas, como também no despovoamento de células caliciformes produtoras de mucina e na criação de anormalidades anatômicas da conjuntiva, o que provoca distribuição inadequada da lágrima. Embora seja de incidência incomum, o tracoma, o penfigoide, o eritema multiforme/síndrome de Stevens-Johnson e as queimaduras químicas e térmicas podem resultar em DED grave caracteristicamente resistente à terapia aquosa de reposição da lágrima.

Causas extrínsecas

A deficiência de vitamina A pode resultar em extensa perda e disfunção das células caliciformes, desencadeando a formação de filme lacrimal instável e DED grave (xeroftalmia).[93-96] Conservantes em muitos colírios (especialmente cloreto de benzalcônio) podem levar à toxicidade da superfície ocular e ao distúrbio de secura ocular, o qual pode ser reversível se os colírios forem trocados por formulações sem conservantes. O uso de lentes de contato é comumente associado aos sintomas de DED. O tempo de adelgaçamento do filme lacrimal pré-lente e a espessura da camada lipídica pré-lente são reduzidos em usuários de lentes de contato com sintomas DED e podem levar a maior perda por evaporação.[97] As alergias oculares podem causar diversas irregularidades da córnea e conjuntiva por diminuição da estabilidade da lágrima e consequente DED.

MANIFESTAÇÕES OCULARES

Independentemente da causa, a maioria das apresentações de DED compartilha sintomas semelhantes, lesões na superfície interpalpebral, instabilidade e hiperosmolaridade lacrimal. As queixas típicas incluem ardor, prurido, sensação de corpo estranho, ardor, ressecamento, fotofobia, fadiga ocular e eritema. Embora os sintomas geralmente sejam inespecíficos, a atenção cuidadosa aos detalhes ajudará a refinar o diagnóstico.

Os pacientes geralmente descrevem um padrão diurno de deficiência lacrimal aquosa com progressão dos sintomas ao longo do dia e descompensação em determinadas condições ambientais, como baixa umidade em cabines aéreas, controle climático e o uso de terminais de exibição de vídeo.[53,98] Por outro lado, a exposição noturna, a síndrome da pálpebra flácida e condições inflamatórias frequentemente apresentam pior desconforto ao despertar.

DGM cria um filme lacrimal instável, resultando em desfoque visual intermitente e uma sensação pedregosa ou arenosa. DED em diabetes e outras neuropatias da córnea podem exibir pouco ou nenhum desconforto e criar um alto risco de ceratólise.

Os sinais comuns de DED incluem injeção conjuntival, diminuição do menisco lacrimal, fotofobia, aumento de debris lacrimais e perda de brilho corneano mais comumente encontrados na fissura interpalpebral exposta. Epífora paradoxal na DED geralmente é um resultado de lacrimejamento reflexo. Existe um risco maior de infecções externas, secundárias à diminuição da renovação lacrimal e ao ressecamento do epitélio de superfície. A instabilidade do epitélio de superfície e a produção de mucina desordenada podem desencadear uma ceratite filamentar dolorosa e recorrente. Embora a queratinização possa ocorrer raramente na DED crônica, deve-se também suspeitar da deficiência de vitamina A.

Os pacientes que apresentam SSTD tendem a apresentar sintomas mais graves e achados mais graves em comparação aos pacientes com NSTD. A ulceração estéril da córnea na SSTD pode ser periférica ou paracentral; pode ocorrer tanto o afinamento quanto a perfuração dessas úlceras (Figura 4.23.2). O aumento lacrimal agudo pode ser observado na SSTD, mas deve ser diferenciado da lesão linfoepitelial benigna de Godwin (doença de Mikulicz), que é resultado da infiltração da glândula sem os achados superficiais.[99]

DIAGNÓSTICO E EXAMES COMPLEMENTARES

Avaliação do diagnóstico com corante

A fluoresceína é uma molécula grande incapaz de atravessar as zônulas de oclusão epiteliais da córnea normal. Na DED avançada, essas junções apresentam-se interrompidas, permitindo a coloração subepitelial difusa ou puntiforme característica. O corante Rosa Bengala, um derivado da fluoresceína, em uma solução a 1% ou tiras impregnadas, cora células epiteliais desvitalizadas (Figura 4.23.3).[100] Como alternativa, o corante lissamina verde cora células mortas ou em processo de degeneração, bem como a ruptura das junções celulares, mas não irrita os olhos.[101]

Estabilidade do filme lacrimal

A instabilidade do filme lacrimal pode ser um resultado de deficiência lacrimal ou DED por evaporação. No teste do tempo de ruptura lacrimal (TBUT, do inglês *tear break-up time*), descrito por Norn e revisado por Lemp e Holly, o corante fluoresceína é instilado e o intervalo de tempo é medido entre uma piscada completa até a primeira aparição de uma mancha seca no filme lacrimal pré-corneano.[102] TBUT menores que 10 segundos indicam instabilidade do filme lacrimal.

Medição da produção de lágrimas

O meio mais comum de medir a produção de lágrimas era o teste de Schirmer, cujos detalhes foram publicados pela primeira vez em 1903.[103] Posteriormente, Jones recomendou o uso da

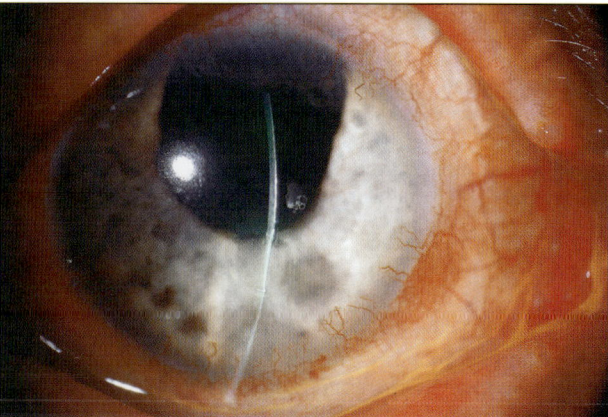

Figura 4.23.2 Paciente (idade 73 anos) com artrite reumatoide e doença de Sjögren secundária.

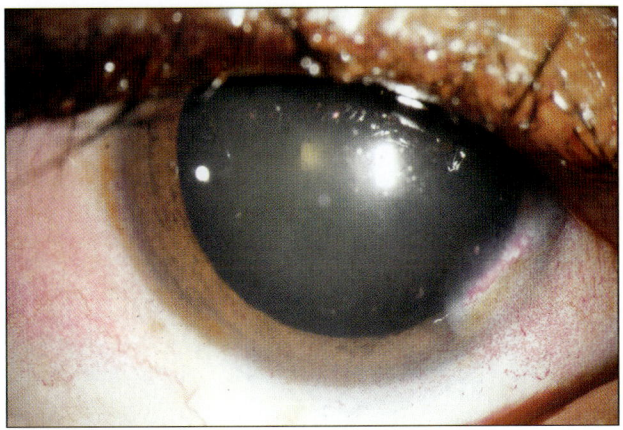

Figura 4.23.3 Doença do olho seco na coloração com corante Rosa Bengala.

anestesia tópica combinada ao uso da tira de teste de Schirmer por 5 minutos para reduzir o efeito estimulante da tira de papel de filtro – o teste de secreção lacrimal "basal".[104] Inconsistências na aplicação do teste limitam a reprodutibilidade na DED, mas ainda é utilizado de maneira generalizada.[105]

Com essas ressalvas em mente, as seguintes diretrizes gerais são recomendadas (quando usada anestesia tópica): teste de 5 minutos que resulta em menos de 5 mm de umedecimento confirma o diagnóstico clínico de DED, e um resultado de 6 a 10 mm de umedecimento sugere DED.[106]

Human *et al.*, desenvolveram o teste do cordão vermelho de fenol para evitar as desvantagens do teste de Schirmer, eliminando a necessidade de anestesia.[107] Três milímetros de um cordão de algodão de 75 mm impregnado com corante são posicionados sob a porção lateral da margem da pálpebra inferior por 15 segundos. A alcalinidade da lágrima muda sua cor para laranja brilhante. Nas populações asiáticas, o comprimento da porção umedecida é menor, mas as diferenças raciais diminuem com o avançar da idade.[108]

A hiperosmolaridade é um *ponto-final* comum para todas as DED. Sua medição pode ser um indicador sensível e específico.[106] Seu uso já havia sido limitado a centros de pesquisa especializados devido à necessidade de equipamentos caros, mas atualmente os dispositivos comercialmente disponíveis podem tornar esse teste mais fácil de ser utilizado clinicamente. Os pesquisadores também analisaram amostras de lágrimas ou células da superfície ocular em busca de biomarcadores inflamatórios, como IL-1, IL-17, MMP-9, interferona gama (IFN-γ) e antígeno leucocitário humano-antígeno D-relacionado (HLA-DR). Atualmente, está disponível um teste comercial qualitativo para a amostra de rupturas de superfície ocular para MMP-9 na clínica. Outros testes raramente realizados para redução da função lacrimal incluem fluorofotometria para diminuição do conteúdo de proteínas, níveis de lisozima, citologia de impressão e testes de lactoferrina. A imagem não invasiva do filme lacrimal utilizando meniscometria, interferometria da camada lipídica, videografia de alta velocidade, tomografia de coerência óptica e microscopia confocal também tem sido defendida.[109-113]

Outros testes

A sensibilidade da córnea pode ser avaliada qualitativamente por meio de um fio de algodão, mas a quantificação requer um instrumento, como o estesiômetro de Cochet-Bonnet. O teste de eliminação de lágrimas mede a renovação das lágrimas por meio da coleta seriada de lágrimas após a instilação de um volume padronizado de corante.[105,114] Testes sorológicos, tradicionalmente incluindo anticorpos antinucleares, anti-Ro e anti-La, devem ser realizados em pacientes com suspeita de DED autoimune. Uma testagem diagnóstica comercial lançada recentemente combina biomarcadores tradicionais com novos biomarcadores para criar uma testagem diagnóstica mais acurada para pacientes com suspeita de síndrome de Sjögren. Um diagnóstico definitivo da síndrome de Sjögren requer biopsia de glândula salivar menor ou, raramente, lacrimal.

Nem a apresentação clínica nem os exames complementares individuais são suficientes para um diagnóstico preciso de DED. Por causa da importância terapêutica da classificação adequada dos pacientes, Pflugfelder *et al.* combinaram um exame subjetivo padronizado combinado com exames auxiliares para a avaliação de pacientes com DSTS, DSTN, DGM inflamatória e DGM atrófica.[115] Resultados clinicamente importantes foram identificados e compilados em um algoritmo que ajuda a diferenciar pacientes com DED usando os testes disponíveis (Figura 4.23.4).

TRATAMENTO

Foram realizados avanços significativos no tratamento das muitas facetas da DED, mas continua a ser um distúrbio de manutenção em longo prazo, em vez de cura permanente. A terapia atual enfoca a restauração de uma superfície ocular normal por meio da suplementação de lágrimas, bem como a inibição da inflamação aberrante observada na DED crônica. Como o filme lacrimal é uma unidade altamente integrada, abordar cada componente é fundamental para o sucesso do tratamento da DED.

Deficiência aquosa das lágrimas

Como tratamento de primeira linha, as lágrimas artificiais aumentam as lágrimas disponíveis e, por diluição, reduzem a hiperosmolaridade lacrimal. As lágrimas artificiais disponíveis comercialmente diferem quanto à composição eletrolítica, agentes espessantes (metilcelulose, hidroxipropilmetilcelulose, álcool polivinílico), tamponamento fisiológico, tonicidade e sistema de conservação. As preferências individuais do paciente envolvem preocupações tão discrepantes quanto custo, conforto, desfoque visual e facilidade de uso. As lágrimas preservadas podem ser tóxicas (p. ex., cloreto de benzalcônio) na DED moderada ou grave, são mal toleradas e prejudiciais. Para pacientes com DED significativa, soluções de lágrima sem preservantes de dose única constituem a base do tratamento, e produtos de lágrima envasadas uma alternativa razoável quando conservadas com compostos relativamente não tóxicos. Esses conservantes menos tóxicos incluem poliquatérnio-1, clorito de sódio e perborato de sódio.[116] Algumas preparações de lágrimas artificiais são formuladas para serem hipo-osmóticas, com o objetivo de equilibrar a hiperosmolaridade do filme lacrimal em DED. As pomadas de lágrima artificiais são eficazes para o controle mais duradouro dos sintomas, especialmente durante o sono, mas a falta de nitidez visual limita a sua utilidade durante o dia. Além disso, algumas pomadas contêm lanolina e parabenos, que podem ser mal tolerados por pacientes com DED grave. As lágrimas séricas autólogas contêm fatores tróficos e outras proteínas úteis para manutenção da superfície ocular,[116] as quais podem ser úteis como substituto biológico da lágrima, sem conservantes. Sua preparação, no entanto, é trabalhosa.

A oclusão do ponto lacrimal retarda a drenagem da lágrima, aumentando assim o volume da lágrima na superfície ocular e diminuindo a osmolaridade da lágrima. A oclusão pode ser alcançada irreversivelmente por cauterização ou semipermanentemente com o uso de tampões não absorvíveis. A oclusão com tampões de colágeno proporciona alívio temporário (3 dias a 6 meses) e pode identificar aqueles com risco de epífora antes da oclusão permanente. Epífora associada ao quadro de ponto funcional é incomum.

O uso de secretagogos, agentes que estimulam a secreção das glândulas lacrimais, requerem tecido glandular funcional. A pilocarpina oral (Salagen®) e a cevimelina (Evoxac®) são agonistas colinérgicos M3 aprovados para uso em boca seca, que também estimulam a secreção lacrimal.[32,117,118] Seu efeito tende a ser maior no ressecamento bucal do que no ressecamento ocular. Efeitos colaterais colinérgicos sistêmicos,

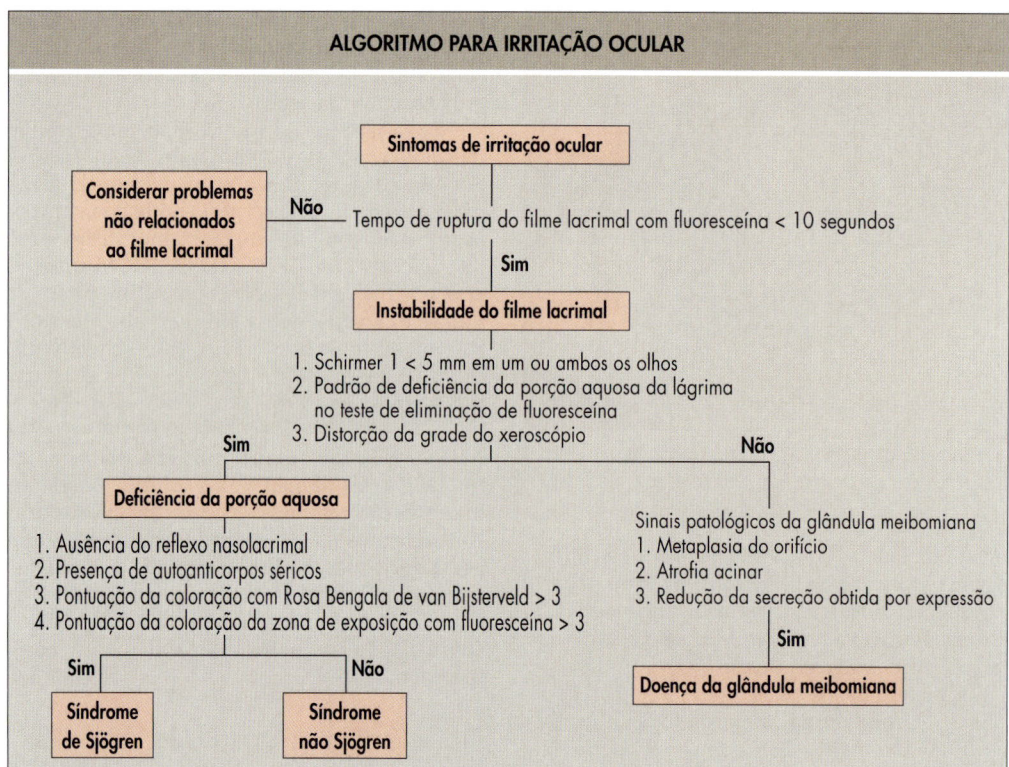

Figura 4.23.4 Algoritmo diagnóstico para irritação ocular. (Com permissão de Pflugfelder SC, Tseng SC, Sanabria O *et al*. Evaluation of subjective assessments and objective diagnostic tests for diagnosing tear-film disorders known to cause ocular irritation. Cornea 1998; 17:38-56.)

como sudorese, reduzem a aceitação dos pacientes. Vários suplementos nutricionais também são recomendados para pacientes com DED, mas não há uma confirmação clara de sua eficácia.

Doença ocular seca por evaporação

O tratamento primário da DGM envolve a melhoria da qualidade e quantidade de secreções das GM nativas. A higiene das pálpebras, na forma de compressas mornas e massagem, é eficaz na melhora da secreção das GM. Várias técnicas, incluindo o sistema Lipiflow, foram desenvolvidas para ajudar na expressão das GM. Esfregar as pálpebras com detergentes diluídos diminuem a carga bacteriana ou seborreica, quebrando assim o ciclo pró-inflamatório da DGM. Foi demonstrado que as tetraciclinas sistêmicas diminuem a inflamação local e melhoram a função das GM após várias semanas. O efeito antibacteriano também contribui para uma diminuição dos produtos de decomposição de lipídios meibomianos no filme lacrimal. A eritromicina tópica ou azitromicina aplicada nas margens das pálpebras são alternativas para pacientes que não toleram derivados de tetraciclina. Vários substitutos lacrimais do tipo lipídico estão comercialmente disponíveis, e foram utilizados com algum sucesso.[119]

A correção das anormalidades palpebrais que aumentam a exposição da superfície ocular, como ptose da pálpebra inferior e lagoftalmo, pode estabilizar a superfície ocular descompensada. Em casos graves, pode ser necessária uma tarsorrafia parcial ou completa ou retalho conjuntival para evitar a descompensação da córnea. O uso de umidificadores, óculos com câmaras de umidade, ou protetores oculares aumenta a umidade periocular e diminui a pressão evaporativa na superfície. As novas lentes de contato high-Dk (permeabilidade ao oxigênio), elevado conteúdo de água e as novas lentes de polímero, acompanhadas por uma adequada suplementação e higiene lacrimal, são eficazes no tratamento de pacientes com DED com pouca umidificação da córnea. Em pacientes com DED grave, as lentes de contato esclerais podem promover lubrificação e retardar a evaporação das lágrimas da superfície ocular.

Inflamação da superfície ocular

Um ponto final comum a todos os tratamentos da DED não é apenas a prevenção da inflamação da superfície ocular e suas consequentes alterações celulares, mas também a restauração da superfície ocular. A inflamação da superfície ocular induzida pela DED interrompe as camadas epitelial e de mucina, exacerbando ainda mais a ruptura da película lacrimal. A supressão da inflamação cria um ambiente de suporte para a reversão das alterações celulares induzidas pela DED.[120,121] A ciclosporina A tópica demonstrou aumentar a produção de lágrimas em um subgrupo de pacientes por meio da inibição da inflamação da glândula lacrimal e supressão da inflamação da superfície ocular induzida por DED.[122,124]

Lifitegrast® 0,05% é o medicamento mais recente (11 de julho de 2016) aprovado pela Food and Drug Administration dos EUA para tratar DED e a única terapia aprovada para cuidar dos sinais e sintomas de DED. Trata-se de um medicamento anti-inflamatório tópico que bloqueia a ligação da molécula de adesão intercelular-1 (ICAM-1) ao antígeno-1 associado à função linfocitária (LFA-1) na superfície dos linfócitos T, bem como diminui a inflamação por inibir o recrutamento e a ativação dos linfócitos T.[125,126]

O uso criterioso de corticosteroides tópicos em baixas doses demonstrou reduzir a inflamação e permitir mecanismos reparadores normais para restaurar o equilíbrio natural da superfície ocular.[127,128] Atualmente, o uso de corticosteroides tópicos na DED é limitado devido às preocupações com eventos adversos pelo uso crônico, como glaucoma e catarata. O controle dessas alterações epiteliais reativas restaura a morfologia celular normal, as interações intercelulares e a produção crítica de mucina, e claramente tem função no tratamento global de todas as apresentações da DED.

Ácidos graxos essenciais não podem ser sintetizados por seres humanos e devem ser consumidos por meio da alimentação. A dieta típica ocidental contém uma proporção de ácidos graxos ômega-6 e ômega-3 de aproximadamente 25:1.[114] Os ácidos graxos ômega-6 são precursores do ácido araquidônico e moléculas pró-inflamatórias, incluindo prostaglandina E2 e leucotrieno B4. Os ácidos graxos ômega-3 inibem a síntese desses mediadores inflamatórios e diminuem a produção de IL-1 e TNF-α.[129,130] A suplementação da dieta com ácidos graxos ômega-3 demonstrou diminuir tanto os sinais quanto os sintomas de DED. Os ácidos incluem o ácido eicosapentaenoico (EPA, do inglês *eicosapentaenoic acid*), o ácido docosaexaenoico (DHA, do inglês *docosahexaenoic acid*) e o ácido alfalinolênico (ALA, do inglês *alpha-linolenic acid*). Acredita-se que o EPA e o DHA sejam os principais responsáveis pelos efeitos benéficos à saúde dos ácidos graxos ômega-3. O óleo de peixe contém altos níveis de EPA e DHA, e o óleo de linhaça contém altos níveis de ALA. Embora o ALA seja convertido pelo corpo em EPA e DHA, esse processo não é eficiente, pois quantidades muito mais altas de óleo de linhaça devem ser consumidas para alcançar níveis equivalentes de EPA e DHA de menores quantidades de óleo de peixe.[132,133] Vários medicamentos (principalmente tópicos e alguns sistêmicos) estão sendo avaliados em ensaios clínicos que visam a novas opções de tratamento para pacientes com DED.[134,135] O sucesso dessa pesquisa deve fornecer aos pacientes muito mais opções de tratamento no futuro, com potencial de melhorar a qualidade de vida de indivíduos com DED.[136]

BIBLIOGRAFIA

Barabino S, Chen Y, Chauhan S, et al. Ocular surface immunity: homeostatic mechanisms and their disruption in dry eye disease. Prog Retin Eye Res 2012;31:271–85.

Craig JP, Nichols KK, Akpek EK. TFOS DEWS II Definition and Classification Report. Ocul Surf 2017;15:276–83.

Foulks GN, Forstot SL, Donshik PC, et al. Clincial guidelines for management of dry eye associated with Sjogren disease. Ocul Surf 2017;13(2):118–32.

Fox RI, Michelson P. Approaches to the treatment of Sjögren's disease. J Rheumatol Suppl 2000;61:15–21.

Holland EJ, Luchs J, Karpecki PM, et al. Lifitegrast for the treatment of dry eye disease: results of a phase III, randomized, double-masked, placebo-controlled trial (OPUS 3). Ophthalmology 2017;124:53–60.

Lemp MA. The 1998 Castroviejo lecture: new strategies in the treatment of dry-eye states. Cornea 1999;18:625–32.

Rolando M, Zierhut M. The ocular surface and tear film and their dysfunction in dry eye disease. Surv Ophthalmol 2001;45(Suppl. 2):S203–10.

Schaumberg DA, Sullivan DA, Buring JE, et al. Prevalence of dry eye syndrome among US women. Am J Ophthalmol 2003;136:318–26.

Schein OD, Hochberg MC, Munoz B, et al. Dry eye and dry mouth in the elderly: a population-based assessment. Arch Intern Med 1999;159:1359–63.

Schein OD, Munoz B, Tielsch JM, et al. Prevalence of dry eye among the elderly. Am J Ophthalmol 1997;124:723–8.

Solomon A, Dursun D, Liu Z, et al. Pro- and anti-inflammatory forms of interleukin-1 in the tear fluid and conjunctiva of patients with dry-eye disease. Invest Ophthalmol Vis Sci 2001;42:2283–92.

Stern ME, Gao J, Siemasko KF, et al. The role of the lacrimal functional unit in the pathophysiology of dry eye. Exp Eye Res 2004;78:409–16.

Sullivan DA, Hammitt KM, Schaumberg DA, et al. Report of the TFOS/ARVO Symposium on global treatments for dry eye disease: an unmet need. Ocul Surf 2012;10:108–16.

Tseng SC, Tsubota K. Important concepts for treating ocular surface and tear disorders. Am J Ophthalmol 1997;124:825–35.

Vitali C, Bombardiecri S, Jonnson R, et al. Classification criteria for Sjögren's syndrome: a revised version of the European criteria proposed by the American-European Consensus Group. Ann Rheum Dis 2002;1:554–8.

As referências completas estão disponíveis no **GEN-io**.

PARTE 4 DOENÇAS DA CÓRNEA E DA SUPERFÍCIE OCULAR

SEÇÃO 7 Condições Mistas

Complicações Relacionadas ao Uso de Lentes de Contato

4.24

Joshua S. Agranat e Deborah S. Jacobs

Definição: Eventos inflamatórios, metabólicos, mecânicos ou infecciosos que estão associados ao uso de lentes de contato.

Características principais
- O histórico geral de segurança relativo ao uso de lentes de contato é excelente
- Lentes *Low*-Dk (Dk baixo), o uso de lentes durante o sono e a limpeza e manutenção inadequadas das lentes de contato são fatores de risco modificáveis associados ao surgimento de problemas relacionados ao uso de lentes de contato
- A orientação do paciente permanece como uma via importante para a prevenção de complicações associadas ao uso de lentes de contato.

INTRODUÇÃO

Nos EUA, estima-se que 40,9 milhões de adultos usem lentes de contato, e quase um terço deles sofreu complicação relacionada a elas, exigindo consulta médica.[1] Embora muitas lentes de contato sejam receitadas por optometristas e oftalmologistas, algumas complicações ameaçam a visão e a saúde do olho em longo prazo, o que torna importante que os oftalmologistas estejam bem informados sobre esse problema.[2-4] Este capítulo discutirá reações tóxicas e alérgicas, condições que refletem o desafio metabólico, eventos inflamatórios da córnea (CIE, do inglês *corneal inflammatory events*) e ceratite microbiana (MK, do inglês *microbial keratitis*). As sequelas a longo prazo dessas complicações relacionadas ao uso de lentes de contato variam desde uma doença branda e autolimitada até a perda da visão, mesmo com tratamento adequado. Problemas relacionados ao ajuste, conforto e tolerância, incluindo *warpage*, lentes apertadas, distorção da lente, olho seco, depósitos de mucina, estão fora do escopo deste capítulo.

REAÇÕES TÓXICAS, ALÉRGICAS E MECÂNICAS

Soluções

A conjuntivite tóxica ou alérgica pode ser causada por alguns componentes do sistema de cuidado da lente. Os agentes frequentemente responsáveis por reações tóxicas ou alérgicas são conservantes, desinfetantes, surfactantes e limpadores de enzimas, bem como peróxido de hidrogênio concentrado. Reações alérgicas são respostas de hipersensibilidade que ocorrem após exposição repetida ao antígeno sensibilizante. No passado, o timerosal era um agente agressor comum, mas sorbato e cloreto de benzalcônio são as causas mais prováveis atualmente.[5]

Pacientes com uma reação tóxica manifestam desconforto ocular imediato e injeção conjuntival com a inserção de lente. A conjuntivite tóxica pode ocorrer na primeira vez que a solução é usada ou pode ser resultante de um acúmulo do componente tóxico no material de hidrogel. Geralmente, os pacientes usaram o sistema de cuidado por 1 mês ou mais antes dos sintomas de injeção conjuntival e irritação se desenvolverem. Ao exame, pode-se observar hiperemia conjuntival, folículos, ceratite puntiforme superficial, infiltrados finos dispersos e ceratoconjuntivite límbica superior (Figura 4.24.1). A descontinuação da solução resulta na resolução dos sintomas, mas se os sintomas e sinais forem graves, pode ser necessário um ciclo curto de corticosteroides tópicos. Ao retomar o uso de lentes, os usuários das lentes de hidrogel devem substituir as lentes, que podem ter absorvido o agente agressor, mas usuários de lentes rígidas permeáveis a gases (RGP, do inglês *rigid gas-permeable*) podem usar as mesmas lentes se elas forem completamente limpas e enxaguadas. O uso incorreto das soluções e dos produtos de limpeza pode contribuir para reações tóxicas, especialmente se houver enxágue incompleto dos produtos de limpeza surfactantes ou falha na neutralização das soluções de peróxido. A exposição química ambiental, como cosméticos e *sprays* para cabelos, também pode desencadear reações tóxicas ou alérgicas quando contaminam as lentes. Os pacientes podem alternar os sistemas de cuidados com diferentes conservantes ou usar lentes descartáveis diárias para evitar por completo o uso das soluções.

Há relatos de casos de reações tóxicas graves com o uso de lentes de contato, que lembram a síndrome de ceratopatia tóxica central – uma constelação de achados: afinamento e achatamento da córnea, mudança hipermetrópica e evidente opacidade central tipo "lama rachada".[6,7] O tratamento inclui a remoção da agressão de produtos químicos, o uso de soluções sem conservantes, corticosteroide tópico, caso a inflamação seja grave; e uma mudança para substituição de lente mais frequente e/ou material alternativo para lentes e sistema de cuidados.

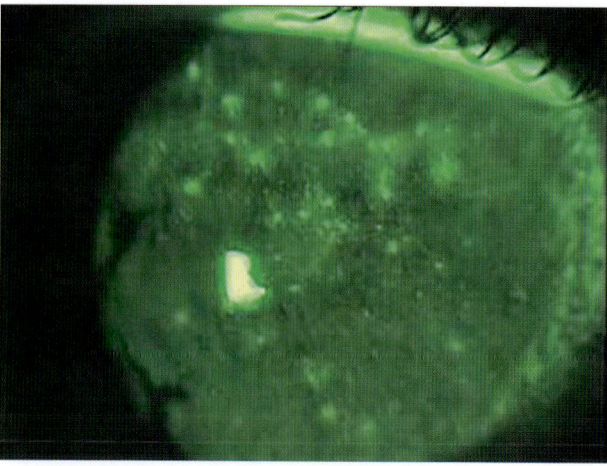

Figura 4.24.1 Esta foto com realce da fluoresceína e cobalto mostra uma ceratite superficial difusa típica da toxicidade da solução.

Conjuntivite papilar gigante

A conjuntivite papilar gigante (CPG), às vezes chamada de conjuntivite papilar das lentes de contato (CLPC, do inglês *contact lens papillary conjunctivitis*), foi descrita pela primeira vez na década de 1970 e acredita-se que seja resultado de irritação mecânica e estimulação imunológica.[8-11] Acredita-se que uma reação mediada por células contra antígenos depositados nas lentes de contato provoca trauma na conjuntiva tarsal, expondo os antígenos ao sistema imune ocular e iniciando a reação.[9,12,13] Deve-se notar que a CPG também foi descrita em indivíduos que não usam lentes de contato, como resultado de outras causas de irritação mecânica, como suturas expostas, extrusões esclerais, corpos estranhos, cola de cianoacrilato, próteses oculares e bolhas filtrantes.[14] A CPG caracteriza-se por prurido, queimação, aumento da produção de muco, sensação de corpo estranho, e papilas no tarso superior variando de 0,3 a 2 mm[14] (Figuras 4.24.2, 4.24.3, 4.24.4). É a complicação mais comum do uso de lentes de contato.[15] Os pacientes geralmente relatam aumento de depósitos nas lentes de contato, que podem ser visíveis no exame. As papilas constituem um achado tardio e não são necessárias para o diagnóstico.

Os fatores associados à CPG incluem duração do uso, higiene, história de atopia/alergia ambiental e as estações do outono e primavera.[15-18] Ajuste da córnea à lente, biocarga bacteriana, história de eventos oculares adversos, raça e gênero não estão associados à CPG.[19,20]

O tratamento inicial para a CPG é a remoção do estímulo inflamatório por meio da cessação do uso de lentes de contato por 2 a 4 semanas. Ao recomeçar a utilização, pode ser útil diminuir o tempo de uso, instituir a substituição mais frequente das lentes, otimizar a higiene com o objetivo de reduzir os depósitos

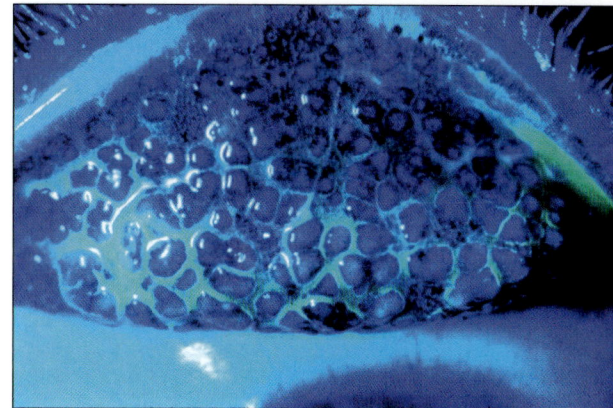

Figura 4.24.4 O uso de corante fluorescente destaca as grandes papilas neste paciente com conjuntivite papilar gigante avançada.

ou prescrever um novo material ou novo formato das lentes de contato. O emprego limitado de lentes descartáveis diárias é uma boa maneira de reintroduzir as lentes, minimizando a apresentação de antígenos. Terapias adjuvantes para casos graves incluem estabilizadores de mastócitos tópicos, usados como tratamento inicial e para manutenção supressiva, bem como regime de pulso de corticosteroide tópico, com monitoramento adequado. O papel dos imunomoduladores tópicos, como o tacrolimus, tem sido relatado.[21] A CPG não é uma ameaça à visão e, com um tratamento adequado, espera-se a resolução do eritema e secreção em 1 a 2 semanas. Quando a inflamação é grave ou de longa duração, as papilas podem permanecer.

Ceratoconjuntivite límbica superior

O uso de lentes de contato tem sido associado à injeção e coloração com fluoresceína da conjuntiva bulbar superior, condição denominada ceratoconjuntivite límbica superior (SLK, do inglês *superior limbic keratoconjunctivitis*). Os pacientes podem apresentar lacrimejamento, queimação, sensação de corpo estranho e intolerância à lente de contato. A aparência é semelhante à SLK idiopática descrita por Theodore em 1963,[22] que, curiosamente, às vezes é tratada com lentes terapêuticas.[23] A SLK em usuários de lentes de contato tem sido associada a agentes conservantes das soluções das lentes de contato, mas a irritação mecânica por lentes de contato mal ajustadas também pode ser um fator.

Na SLK associada à lente de contato, o epitélio da córnea superior aparece irregular, com *micropannus* e coloração puntiforme (Figura 4.24.5). Uma reação papilar frequentemente está presente na conjuntiva tarsal superior, mas as papilas tendem a ser menores que as observadas na CPG. A descontinuação do uso de lentes e lubrificação tópica normalmente é eficaz, mas a resolução pode levar semanas ou meses. A oclusão do ponto lacrimal pode auxiliar na resolução dos sintomas.[24] Os pacientes podem voltar a usar lentes após iniciarem o uso de novas lentes e mudar o processo de desinfecção com peróxido de hidrogênio. Além disso, as lentes descartáveis diárias em solução salina sem conservantes são outra opção para pacientes com SLK.

CONDIÇÕES QUE REFLETEM DESAFIO METABÓLICO

Hipoxia e edema da córnea

As lentes de contato formam uma barreira física que prejudica a capacidade natural da córnea de coletar oxigênio da atmosfera e pode desencadear hipoxia da córnea. Com a continuidade da hipoxia, ocorre a morte celular, que desencadeia erosões ou necrose e descamação, causando diminuição da visão, dor, lacrimejamento e fotoalodinia.[25] A hipoxia crônica de baixo grau causa alterações sutis na fisiologia e estrutura da córnea. Os achados do exame podem

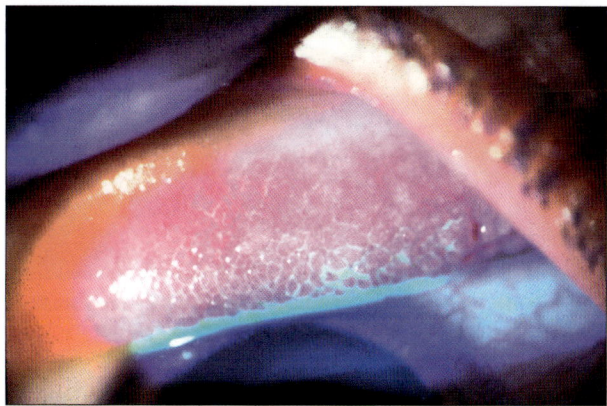

Figura 4.24.2 Conjuntivite papilar gigante leve a moderada, destacada com corante fluorescente.

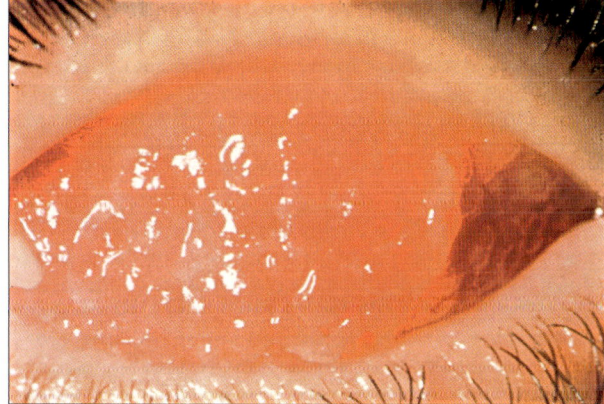

Figura 4.24.3 À medida que a conjuntivite papilar gigante progride, as papilas podem crescer até um tamanho superior a 1 mm, e as alterações avançadas da pálpebra podem não se resolver completamente com o tratamento.

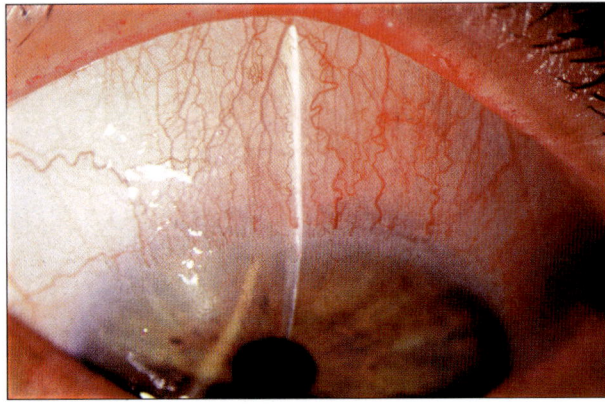

Figura 4.24.5 Injeção conjuntival, *pannus* corneano e ceratite puntiforme observada na ceratoconjuntivite límbica superior induzida por lentes de contato.

incluir microcistos epiteliais centrais e edema ("véu de Sattler"), neovascularização (Figura 4.24.6), espessamento do estroma e estrias e bolhas endoteliais[26] (Figura 4.24.7). O edema da córnea pode flutuar ao longo do dia, sendo tipicamente pior pela manhã. O uso de lentes deve ser descontinuado até que o edema seja resolvido e, em seguida, uma lente de alto Dk deve ser instituída.[25,27]

Neovascularização

Como mencionado anteriormente, a hipoxia crônica de baixo grau pode causar neovascularização da córnea. A hipoxia resulta no acúmulo de ácido láctico e dióxido de carbono, que estimula o crescimento vascular[26,28] e a dilatação hipóxica dos vasos límbicos.[29] Embora normalmente associada a lentes de hidrogel com baixo Dk, a neovascularização também pode ser observada com lentes RGP mal ajustadas devido à irritação crônica, como na ceratite límbica vascularizada (VLK, do inglês *vascularized limbal keratitis*). As lesões de VLK aparecem como uma massa opaca elevada na junção do epitélio-limbo com vascularização superficial e profunda.[30]

As alterações neovasculares superficiais (*pannus*) são comuns em pacientes que usam lentes gelatinosas de baixo Dk e podem ser aceitáveis se o *pannus* estiver estável e estender-se por menos de 1,5 mm na córnea. Esta neovascularização superficial provavelmente é causada por fatores angiogênicos liberados em resposta ao trauma crônico e hipoxia do limbo. O crescimento vascular no estroma da córnea é mais preocupante porque esses vasos podem desencadear exsudação lipídica, cicatrizes e hemorragias intracorneais (Figura 4.24.8). Alterações neovasculares estromais ou neovascularização superficial que se estendam mais de 2 mm na córnea devem ser consideradas anormais e inaceitáveis. Quando o paciente passa a utilizar com lentes de alto Dk, espera-se a redução dos vasos anormais e do eritema do limbo.[31-33]

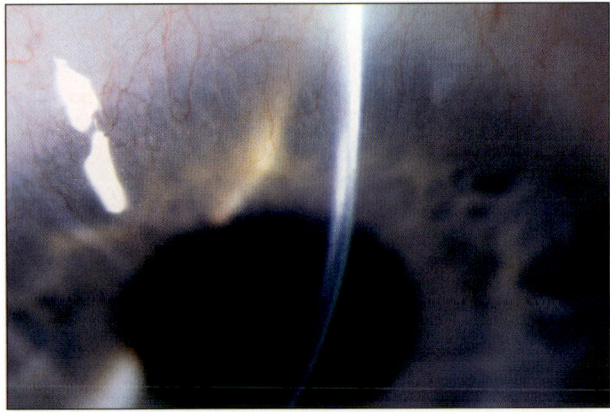

Figura 4.24.6 A hipoxia crônica associada ao uso de lentes de contato pode levar à neovascularização da córnea.

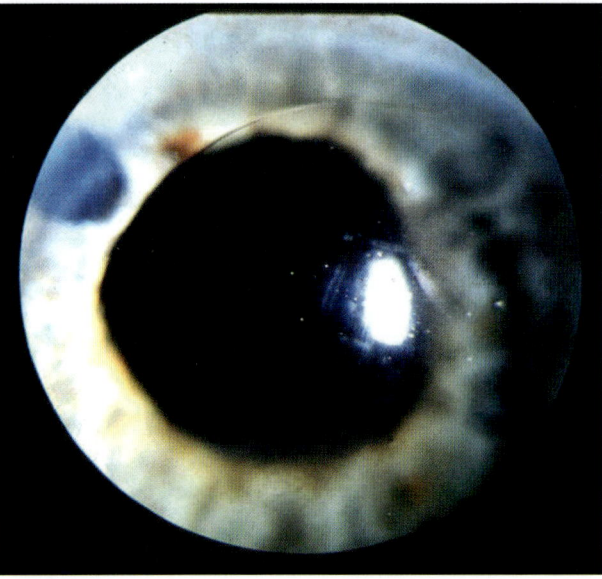

Figura 4.24.7 O espessamento estromal e as discretas estrias endoteliais são observados neste paciente com edema do estroma crônico.

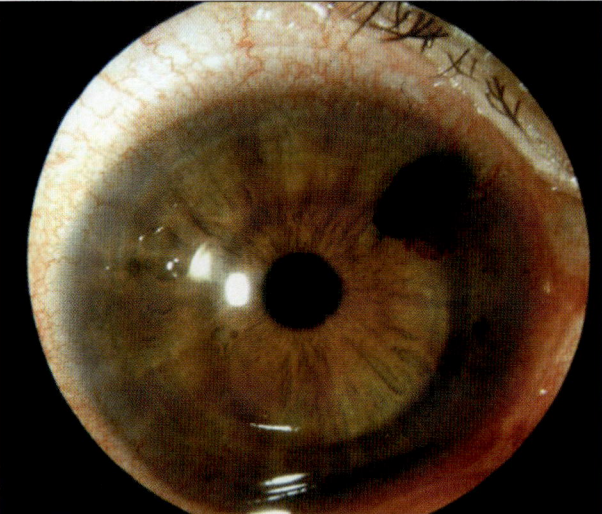

Figura 4.24.8 A neovascularização da córnea pode, em raras ocasiões, levar a uma hemorragia intraestromal, observada na posição de 2 horas neste paciente.

Deficiência das células-tronco do limbo

A deficiência das células-tronco do limbo (DCTL) é causada pela perda da função dos precursores das células epiteliais da córnea. A DCTL associada à lente de contato foi denominada inicialmente como *ceratopatia induzida por lente de contato* (CLIK, do inglês *contact lens-induced keratopathy*), na qual a ceratoconjuntivite progrediu para a cicatrização e vascularização difusa da córnea, às vezes exigindo ceratoplastia penetrante.[34] A membrana de Bowman é danificada e substituída por tecido cicatricial fibroso com vascularização do estroma profundo[35] (Figura 4.24.9).

O quadro clínico de DCTL induzida por lentes de contato geralmente é mais leve do que por outras causas de DCTL, como evidenciado pela constatação de que 71,4% dos pacientes com DCTL induzida por lentes de contato são assintomáticos.[36] O exame com lâmpada de fenda na DCTL induzida por lentes de contato demonstra epiteliopatia, conjuntivalização da córnea, ausência de paliçadas de Vogt e coloração tardia por fluoresceína.[37] À medida que a doença progride, os achados incluem *pannus*, defeitos epiteliais, cicatrizes e perda de visão.[38] O tratamento da DCTL induzida por lentes de contato depende muito da gravidade da doença. O tratamento clínico inicial inclui a descontinuação do uso e a otimização do filme lacrimal e da superfície ocular por

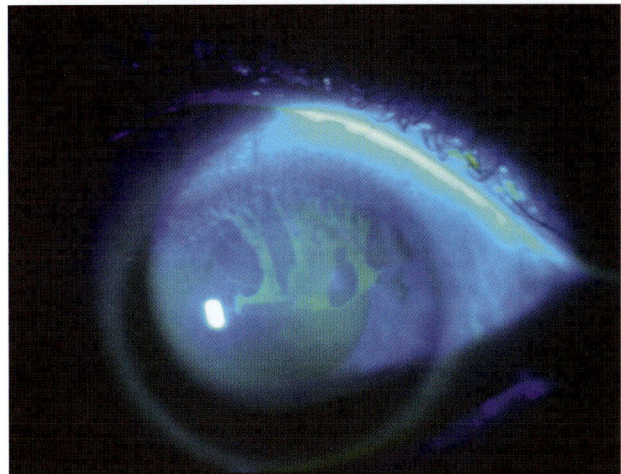

Figura 4.24.9 A ceratopatia induzida por lentes de contato (CLIK) progride para difundir a cicatrização e vascularização da córnea, destacado nesta visão com áreas de espessamento, fibrose e neovascularização.

meio de uma combinação de lágrimas artificiais, corticosteroide tópico, ciclosporina tópica, vitamina A tópica, oclusão de ponto e doxiciclina oral.[39,40] Se a terapia clínica máxima falhar, as opções cirúrgicas incluem remoção mecânica do epitélio conjuntivalizado da córnea, transplante de membrana amniótica e autoenxerto de limbo ou transplante alogênico.[41-44]

Abrasões

As abrasões da córnea são defeitos epiteliais causados por trauma na superfície ocular. Abrasões frequentemente ocorrem com o uso de lentes de contato durante o processo de inserção ou remoção e são causadas por unhas ou pela própria lente. As abrasões possibilitam o acesso de bactérias ao estroma da córnea e, portanto, a avaliação cuidadosa da MK é justificada quando há abrasão associada ao uso de lentes de contato. No contexto do uso de lentes de contato, o tratamento recomendado para a abrasão da córnea é a antibioticoterapia de amplo espectro, como uma fluoroquinolona ou um aminoglicosídio, que ofereça profilaxia contra *Pseudomonas*. Os corticosteroides de aplicação tópica não apresentam benefícios comprovados e não devem ser usados em abrasões corneanas associadas a lentes de contato.[45-47]

EVENTOS INFLAMATÓRIOS DA CÓRNEA E CERATITE MICROBIANA

Há falta de padronização na literatura e no discurso em torno das opacidades da córnea com ou sem defeito subjacente.[48-50] É comum os termos *úlcera*, *infiltrado*, *infiltrado estéril*, *MK presumida* etc. serem usados de maneira imprecisa. Os autores deste capítulo usarão, portanto, um sistema de classificação proposto inicialmente por Efron *et al.*,[51] o qual separa o espectro de achados clínicos em duas condições distintas: CIE e MK.

Os CIE incluem um infiltrado epitelial ou subepitelial, com ou sem um defeito epitelial, que melhora na ausência de tratamento e geralmente não causa cicatrizes. O tratamento de CIE pode ser acelerado por antibióticos e/ou corticosteroides. No entanto, MK é um defeito epitelial com envolvimento do estroma ou perda de tecido (também chamado de "cratera"), normalmente deixando uma cicatriz, apresentando um patógeno presumido ou confirmado e requer tratamento intensivo com antimicrobianos. É aceitável usar o termo "úlcera" quando se refere a MK, mas não a CIE.

A função dos sistemas de cuidados das lentes de contato

Há vários anos, as soluções multiuso (MPS, do inglês *multipurpose solutions*) têm sido os produtos de cuidado de lente mais populares.[52] Eles podem conter agentes de limpeza de surfactante, agentes desinfetantes, conservantes e polímeros ou condicionadores para tornar a lente de contato mais confortável. O componente desinfetante deve conter agentes antimicrobianos suficientes para destruir microrganismos. Apesar da aprovação da *Food and Drug Administration* (FDA) dos EUA e da popularidade das soluções de MPS, os recentes surtos de MK concentraram a atenção no tratamento de lentes. Estudos também sugerem outros problemas com os sistemas de cuidados MPS, pois algumas soluções podem, de fato, aumentar a ligação de *Pseudomonas* às células epiteliais e diminuir a taxa de esfoliação das células epiteliais.[53] Sistemas com base em poli-hexametileno biguanida (PHMB) usados com lentes do grupo II da FDA (alta hidratação, não iônica) resultaram em aumento da coloração da córnea e biguanidas usadas em lentes do grupo IV (alta hidratação, iônica), bem como aumentaram a coloração e diminuíram a eficácia biocida.[54,55] Usuários de lentes com solução associada à coloração corneana foram significativamente mais propensos a desenvolver infiltrados na córnea.[56] Em geral, os sistemas de cuidados com peróxido de hidrogênio parecem ter o melhor perfil para a desinfecção de lentes e a menor incidência de CIE e manchas nas córneas.[57]

Além disso, o manuseio aumenta muito a incidência de contaminação de lentes, com mais da metade delas removidas assepticamente do olho, mostrando contaminação microbiana. Estudos mostraram que em mais de 50% dos casos, as lentes estão contaminadas. Todos os tipos de soluções de cuidados podem ficar contaminadas, incluindo até 30% das soluções preservadas.[58] Não é surpreendente que indivíduos que usam lentes de contato apresentem uma taxa de contaminação mais alta. A lavagem de lentes com soro fisiológico (de preferência, ampolas estéreis de 10 mℓ) ou MPS parece ser eficaz na redução da contaminação.[59] O uso de lentes descartáveis diárias é uma maneira de evitar a contaminação e está associado a menores taxas de complicações em comparação com outras modalidades de uso das lentes.[60]

Eventos inflamatórios da córnea

CIE relacionados à lente de contato variam desde pequenas lesões assintomáticas a grandes opacidades que obscurecem a visão. As lesões opacas são causadas pelo recrutamento de polimorfonucleares e leucócitos mononucleares para a córnea e, provavelmente, constituem a resposta do hospedeiro a organismos comensais ou bactérias relacionadas a lentes.[29,61] Bactérias podem formar um biofilme na superfície ou no estojo da lente. Um estudo descobriu que mais de 70% do risco de desenvolver CIE estava relacionado à exposição da lente ao biofilme.[62] Diversas outras causas, incluindo hipoxia, debris atrás das lentes e complexos imunes estafilocócicos foram propostas e investigadas.[63-66] O epitélio geralmente está intacto, mas pode mostrar ceratite puntiforme superficial sobrejacente, e a câmara anterior apresenta apenas uma reação mínima.[67-69] Os sintomas geralmente incluem irritação, dor, sensação de corpo estranho, fotoalodinia e lacrimejamento.

A verdadeira incidência e importância dos infiltrados periféricos é uma área de estudo e debate em andamento. Sankaridurg *et al.* constataram que 1,6% dos pacientes assintomáticos sem história de uso de lentes de contato continham infiltrados corneanos no início de um estudo comparando o uso de óculos e as lentes descartáveis diárias. Infiltrados assintomáticos foram observados em usuários de óculos a uma taxa de 11,3 eventos por 100 anos de lente em comparação a 20,5 eventos por 100 anos em usuários de lentes descartáveis diárias. O grupo que utilizava lentes descartáveis diárias apresentou 2,5 eventos de úlceras periféricas sintomáticas, mas nenhum evento foi observado no grupo de óculos.[70] Diversos outros estudos relataram que a incidência de infiltrados periféricos estéreis em usuários de lentes descartáveis de uso prolongado é igual ou superior ao de uso diário.[71-73]

Um grande estudo com 6.245 usuários de lentes encontrou CIE relacionado à lente em 159 pacientes (2,5%). Os fatores de risco incluíram idade ≤ 25 anos ou menos e maior que 50 anos, erro refrativo maior que +5,00 dioptrias (D), tabagismo e falha em manter o cronograma de uso prescrito.[74] Além disso, uma metanálise de estudos publicados e apresentados (1991-2006) encontrou um risco duas vezes maior de ocorrer CIE em usuários de lentes de silicone-hidrogel (SH) usadas por até 30 dias em comparação com pacientes que usam lente Dk baixo por 7 dias. No entanto, não ficou claro se o risco aumentado estava relacionado ao material da lente ou ao cronograma de uso.[73]

O Moorfields Eye Hospital (Londres, Reino Unido) comparou lentes de descarte diário, com SH e uso planejado e encontrou uma redução significativa no risco de toxicidade/reações de hipersensibilidade, conjuntivite papilar e distúrbios metabólicos com o uso de materiais descartáveis diários, mas um risco aumentado de ceratite estéril e distúrbios mecânicos. Os hidrogéis de silicone não causaram complicações hipóxicas, mas aumentaram o risco de ceratite estéril, distúrbios mecânicos e complicações não ulcerativas às lentes gelatinosas convencionais.[75] Os fatores de risco para CIE incluíram o uso noturno, maior número de dias de uso de lentes por semana, higiene inadequada das mãos, tabagismo e inexperiência com o uso. Os autores concluíram que nem as lentes descartáveis diárias nem os hidrogéis de silicone reduzem o risco global de eventos não ulcerativos agudos.[75] Os raspados e culturas da córnea podem ser obtidos para avaliar etiologias infecciosas e devem ser adquiridos especialmente se o infiltrado aumentar, se a visão for afetada ou se o infiltrado for grande (> 1 mm).[76] No entanto, é difícil confiar apenas nos dados da cultura para orientar a tomada de decisão clínica. As culturas relatadas de MK "óbvias" são positivas 43 a 86% do tempo, mas um estudo de infiltrados periféricos "estéreis" encontrou culturas positivas em 50% do subconjunto de pacientes.[77-80] Muitos clínicos acreditam que pequenos infiltrados periféricos não requerem culturas, mas culturas em organismos têm sido realizadas, particularmente se há um defeito epitelial.[73,76] Quando os organismos são recuperados, tendem a ser menos virulentos do que aqueles associados às úlceras centrais. O microrganismo isolado mais comum é o *Staphylococcus* spp., mas mesmo diante dos resultados positivos da cultura, muitos autores acreditam que os infiltrados periféricos são inflamatórios, porque os microrganismos não são recuperados na maioria dos estudos e os infiltrados geralmente desaparecem com a terapia com corticosteroides.[76,81]

A descontinuidade no uso das lentes é o primeiro passo no tratamento de CIE. Dependendo da localização, do tamanho do infiltrado e da capacidade de monitorar outras opções de tratamento, incluem-se antibióticos tópicos de amplo espectro, corticosteroides tópicos ou uma combinação dos dois. A aparência clínica pode mudar rapidamente, e a maioria dos pacientes é avaliada em 24 horas havendo modificação da terapia, conforme necessário. Após a resolução, a avaliação do uso de lentes de contato do paciente e os cronogramas de substituição, bem como o regime de cuidados, devem ser planejados. O uso prolongado deve ser desencorajado. A redução da carga biológica nas margens da pálpebra[82] e nos estojos das lentes, bem como a mudança para o sistema de cuidados diários de uso ou de peróxido de hidrogênio, devem ser consideradas.[57]

Ceratite microbiana

Embora a incidência global seja baixa, o uso de lentes de contato, atualmente, é considerado o principal fator de risco para MK, com cerca de 65% de todos os casos de novas úlceras relacionados ao uso de lentes de contato.[83,84] MK pode ser uma ameaça à visão devido à cicatrização da córnea, e é importante diferenciar MK em estágio inicial de CIE para não haver atraso no tratamento.

O fator de risco mais importante para MK é o uso noturno ou prolongado da lente,[2,3,71,85-87] seguido por desinfecção deficiente da lente, tabagismo, classe socioeconômica mais baixa e falha na lavagem das mãos.[3,88-90] É surpreendente que o uso de lentes de contato descartáveis de uso único não tenha diminuído as taxas de MK; no entanto, houve diminuição na perda de visão causada por MK em usuários diários de lentes de contato.[91] Stapleton relatou uma taxa de incidência maior de MK com lentes de contato de SH em comparação com descartáveis diárias, e maiores taxas de MK quando SH foram usados de 1 dia para o outro em comparação com os hidrogéis convencionais.[92] De um modo geral, as lentes descartáveis diárias estão associadas à MK menos graves e é menos provável que causem MK central com problemas da visão.

Os achados associados à MK incluem resultados positivos na cultura da córnea, dor contínua após a descontinuação do uso, fotoalodinia, secreção purulenta (Figura 4.24.10), injeção conjuntival, coloração epitelial, reação da câmara anterior[67] e edema corneano que circunda um infiltrado. As opacidades estromais no MK geralmente são maiores que 1,5 mm e apresentam defeito epitelial sobrejacente e secreção purulenta. Múltiplos estudos demonstraram que microrganismos patogênicos, especialmente *Pseudomonas* spp., fungos, *Acanthamoeba* e *Nocardia*, são as principais causas e determinantes do desfecho na MK.[93-101]

Lee *et al.* descobriram que bactérias *gram*-positivas são prevalentes na MK, enquanto bactérias *gram*-negativas são mais virulentas.[102]

Quando há suspeita de úlcera de MK, raspagem, cultura e coloração de *Gram* devem ser realizadas. As soluções e o estojo da lente também devem ser amostrados, se possível. A terapia agressiva com antibióticos fortificados de amplo espectro e tópico deve ser iniciada imediatamente. Recomenda-se uma combinação de amplo espectro que inclua cefazolina ou vancomicina e tobramicina ou gentamicina. Em casos menos graves, a monoterapia agressiva de amplo espectro com fluoroquinolona é, muitas vezes, eficaz.[103] O atraso no tratamento por mais de 12 horas aumenta o risco de perda de visão.[101] O estudo *Steroids for Corneal Ulcers Trial* (SCUT) identificou que corticosteroides tópicos adjuvantes podem ser associados a melhores resultados em MK bacteriano não causado por *Nocardia* spp. e que as piores úlceras se beneficiam mais da aplicação de corticosteroides.[104] Entretanto, como será mencionado mais adiante, o diagnóstico errado associado ao uso de corticosteroides pode ser uma ameaça à visão, porque os corticosteroides agravam a ceratite não bacteriana, como a causada pelo herpes-vírus simples, ceratite fúngica e ceratite por *Acanthamoeba*.

O acompanhamento e o ajuste cuidadosos da terapia, com base na identificação do organismo, teste de sensibilidade e resposta clínica, são essenciais. Infelizmente, o MK muitas vezes causa cicatrizes na córnea e diminui a acuidade, pois essas lesões geralmente estão localizadas centralmente. Até 25% dos indivíduos ficam com melhor acuidade visual corrigida de menos de 20/200.[105] Os pacientes podem necessitar de transplante de córnea ou lente RGP para melhorar a acuidade.

Ceratite fúngica

Historicamente, infecções fúngicas constituem uma causa rara de MK induzida por lentes de contato. Entretanto, a incidência de ceratite fúngica está aumentando, e esse aumento é resultado

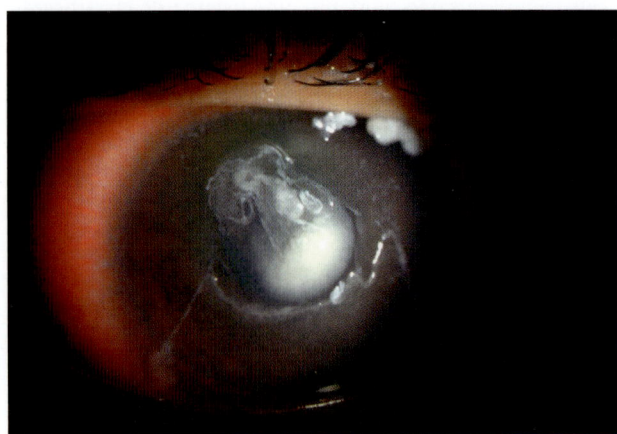

Figura 4.24.10 Esta úlcera por *Fusarium* ocorreu em um usuário de lentes de contato usando a solução de lente da marca ReNu® com MoistureLoc, que foi posteriormente retirada do mercado.

de infecções fúngicas filamentosas associadas a lentes de contato.[106] Todos os tipos de lentes, incluindo as descartáveis diárias, foram associados à ceratite fúngica.[107] *Candida* spp. são os isolados não filamentosos mais comuns, e *Aspergillus* e *Fusarium* lideram os agentes causais filamentosos.[108]

Os pacientes apresentam diminuição da visão, congestão/hiperemia e dor que pode ser grave. Infecções filamentosas iniciais têm uma aparência de bordas plumosas e podem ser menos densas do que as observadas na MK bacteriana. Pode haver um defeito epitelial evidente e a reação da câmara anterior pode ser leve ou grave, mesmo formando um hipópio. MK causada por infecções fúngicas geralmente são mais localizadas, com um pequeno defeito epitelial sobreposto a um infiltrado. A MK fúngica pode ser lentamente progressiva, muitas vezes retardando o diagnóstico correto.

A cultura e coloração por *Gram* dos raspados da córnea deve ser realizada se houver suspeita de ceratite fúngica. Culturas das soluções, lentes e estojos de lentes também são recomendadas. Ao contrário das suspeitas de infecções bacterianas, que são frequentemente tratadas empiricamente, aguardando resultados de cultura, o tratamento para ceratite fúngica geralmente não começa até a confirmação com resultados de cultura positivos, raspagens, microscopia confocal ou (ocasionalmente) uma biopsia da córnea. O *Mycotic Ulcer Treatment Trial* (MUTT) demonstrou evidência de nível 1 de que a natamicina tópica é superior ao voriconazol tópico no tratamento da ceratite fúngica, especialmente em casos de ceratite por *Fusarium*.[109] O voriconazol sistêmico em combinação com o tratamento tópico é usado em casos graves. Curiosamente, algumas ceratites fúngicas associadas ao uso de lentes de contato gelatinosas podem ser resolvidas com tratamento tópico com fluoroquinolona; acredita-se que as fluoroquinolonas aumentam a resposta imune inata.[110]

Ceratite por *Acanthamoeba*

Acanthamoeba é um protozoário encontrado na água doce e no solo e a maioria dos casos de ceratite por *Acanthamoeba* está associada a lentes de contato. Os principais fatores de risco para a infecção por *Acanthamoeba* envolvem más práticas de higiene, incluindo o uso de água da torneira ou salina para enxaguar ou armazenar lentes, nadar em água doce enquanto usa lentes de contato e usar peróxido de hidrogênio em vez de solução multiuso.[111] No entanto, outros estudos indicaram que o peróxido de hidrogênio é uma solução desinfetante de lente superior.[112] No geral, estima-se que mais de 80% das infecções por *Acanthamoeba* poderiam ser evitadas pelo uso de sistemas apropriados de desinfetante de lentes.[113-115]

Deve-se suspeitar de ceratite por *Acanthamoeba* em todos os usuários de lentes de contato que manifestam sensação de corpo estranho; dor grave desproporcional aos achados do exame clínico; edema da pálpebra; ausência de melhora com uso de antibióticos, antivirais ou corticosteroides; e achados epiteliais, incluindo erosões epiteliais puntiformes, infiltrados em formato de anel e lesões pseudodendríticas[116] (Figura 4.24.11). Se um paciente apresentar um infiltrado da córnea isolado em formato de anel e não se encontrar *Acanthamoeba*, deve-se considerar causas não relacionadas, tais como abuso de anestésico ou uma resposta do tipo 3 à endotoxina (p. ex., anéis imunológicos de Wessely).

O diagnóstico definitivo envolve raspagens e culturas da córnea, embora haja um papel para a microscopia confocal preliminar.[117] A lesão pode ser confundida com ceratite fúngica, bacteriana ou herpética, e isso muitas vezes leva ao atraso no diagnóstico e no tratamento. Mesmo que seja diagnosticado imediatamente, pode ocorrer perda de visão porque não há tratamento ideal para a condição quando há encistamento amebiano ou resistência à medicação.

O tratamento é terapia amebicida com isetionato de propamidina 0,1% e PHMB (biguanida) 0,02%, durante meses.[118-121] O uso de corticosteroide tópico pode exercer efeitos prejudiciais no resultado visual, mas seu uso pode ser considerado após o início da terapia antimicrobiana moderna.[122] A ceratoplastia penetrante

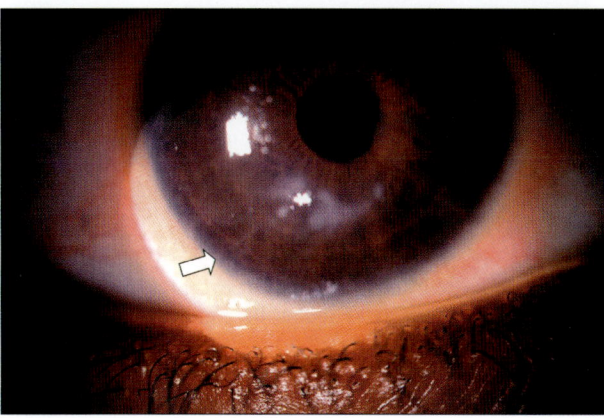

Figura 4.24.11 Pacientes com ceratite por *Acanthamoeba* geralmente apresentam ceratoneurite radial (*seta*) com infiltração ao longo dos nervos corneanos.

é frequentemente necessária, mas a infecção pode ocorrer no enxerto, necessitando de enucleação.[123-125] Considerando-se a virulência do organismo e sua resistência ao tratamento, é fundamental que a higiene adequada da lente seja enfatizada para evitar a infecção por *Acanthamoeba*. As lentes descartáveis diárias podem ser a melhor opção para pacientes que demonstrem a adesão pouco ideal às medidas de saneamento.

USO DE LENTES NÃO SUPERVISIONADO

O uso não supervisionado ocorre quando indivíduos inexperientes obtêm lentes sem receita médica e de vendedores não licenciados. Nenhum ajuste individualizado ocorre, bem como nenhuma instrução é dada sobre qualquer aspecto do uso ou cuidado da lente. Essas lentes são tipicamente planas, usadas para mudar a cor do olho ou para obter algum efeito dramático. A venda dessas lentes no "mercado negro" ocorre em locais improváveis, como lojas de conveniência, salões de beleza, casas de fornecimento de peças teatrais, mercados de pulgas, e até vendedores ambulantes. Essas lentes também estão disponíveis em fornecedores na internet, alguns dos quais anunciam que nenhuma receita é necessária. O cliente típico é jovem. Os riscos podem ser agravados pelo desgaste noturno, compartilhamento e troca de lentes. À medida que essas lentes ganharam popularidade, os profissionais de cuidados com os olhos começaram a receber mais casos de ceratite infecciosa, que, às vezes, resultam em perda de visão, hospitalização e necessidade de ceratoplastia penetrante.[126-128] Em 2005, planas ou decorativas, as lentes foram classificadas como dispositivos médicos que exigem receita médica como resultado de um esforço significativo das organizações e indivíduos profissionais e preocupação compartilhada pela FDA.[129] O uso de lentes não supervisionado também ocorre com as corretivas, agora prontamente disponíveis em revendedores de lentes alternativas. Apesar da exigência legal de uma prescrição de lente de contato válida, alguns usuários podem obter lentes de contato por longos períodos sem exames oftalmológicos regulares. Se um usuário de lentes não tiver nenhum problema grave que exija atenção imediata, apenas no exame anual que profissionais de oftalmologia podem examinar o paciente em busca de sinais sutis de problemas de lentes, revisar cronogramas de uso e reposição e garantir que o paciente esteja usando sistema de cuidados de lentes apropriado. Se não houver consequência imediata de desvio das práticas recomendadas, pode ocorrer um afastamento lento do bom cuidado com as lentes. Em 2006, a FDA publicou diretrizes enfatizando a importância do aconselhamento profissional, das prescrições válidas de lentes de contato e do atendimento profissional contínuo. As diretrizes da FDA afirmam sucintamente: "Em virtude desses riscos, as lentes de contato, incluindo lentes de contato decorativas não corretivas, só são seguras para uso quando indicadas sob a supervisão de um profissional licenciado por lei".

RECOMENDAÇÕES DA FDA E DOS CENTERS FOR DISEASE CONTROL

Prevenção para a segurança das lentes de contato estão resumidas abaixo e podem ser encontradas em: www.fda.gov/MedicalDevices/ProductsandMedicalProcedures/HomeHealthandConsumer/ConsumerProducts/ContactLenses/e www.cdc.gov/contactlenses/.

- Seguir o cronograma de uso recomendado. Não substituir soluções salinas estéreis por soluções multiuso
- Esfregar e enxaguar as lentes de contato conforme indicado pelo oftalmologista
- Não "completar" as soluções no estojo de armazenamento. Sempre descartar toda a solução restante da lente de contato após cada uso. Nunca reutilizar qualquer solução de lente
- Limpar, enxaguar e secar o estojo da lente sempre que forem removidas
- Não expor suas lentes de contato a qualquer água: água da torneira, engarrafada, destilada, do lago ou do oceano
- Contactar seu oftalmologista se sentir algum sintoma de irritação ou infecção nos olhos.

CONCLUSÕES

O perfil geral de segurança das lentes de contato é excelente, mas os usuários correm maior risco de complicações que não ameacem a visão e causem cegueira. A seleção apropriada de lentes e a orientação do paciente quanto à higiene delas podem reduzir as complicações. Iniciativas de saúde pública podem ser necessárias para reduzir o uso de lentes não supervisionado. O monitoramento regular por um oftalmologista é fundamental para a prevenção primária e secundária. No caso de uma complicação relacionada à lente de contato, encaminhamento imediato, diagnóstico precoce e tratamento adequado geralmente resultam em bons resultados visuais e possibilitam a continuidade do uso.

BIBLIOGRAFIA

Chalmers RL, McNally JJ, Schein OD, et al. Risk factors for corneal infiltrates with continuous wear of contact lenses. Optom Vis Sci 2007;84(7):573–9.

Cope JR, Collier SA, Rao MM, et al. Contact lens wearer demographics and risk behaviors for contact lens–related eye infections–United States, 2014. MMWR Morb Mortal Wkly Rep 2015;64(32):865–70.

Dart JKG, Radford CF, Minassian D, et al. Risk factors for microbial keratitis with contemporary contact lenses: a case-control study. Ophthalmology 2008;115:1647–54.

FDA Document 1613. Guidance for industry, FDA staff, eye care professionals, and consumers: decorative, non-corrective contact lenses. November 26, 2006. http://www.fda.gov/cdrh/comp/guidance/1613.pdf.

Forister JFY, Forister EF, Yeung KK, et al. Prevalence of contact lens–related complications: UCLA contact lens study. Eye Contact Lens 2009;35:176–80.

Sankaridurg PR, Sweeney DF, Holden BA, et al. Comparison of adverse events with daily disposable hydrogels and spectacle wear: results from a 12-month prospective clinical trial. Ophthalmology 2003;110(12):2327–34.

Schein OD, Glynn RJ, Poggio EC, et al. The relative risk of ulcerative keratitis among users of daily-wear and extended-wear soft contact lenses. A case-control study. Microbial Keratitis Study Group. N Engl J Med 1989;321(12):773–8.

Schein OD, McNally JJ, Katz J. The incidence of microbial keratitis among wearers of a 30-day silicone hydrogel extended-wear contact lens. Ophthalmol 2005;112:2172–9.

Skotnitksy C, Sankaridurg P, Sweeney DF, et al. Generalized and local contact lens induced papillary conjunctivas (CLPC). Clin Exp Optom 2002;85:193–7.

Stapleton F, Edwards K, Keay L, et al. Risk factors for moderate and severe microbial keratitis in daily wear contact lens users. Ophthalmology 2012;119(8):1516–21.

Stapleton F, Keay L, Edwards K. The incidence of contact lens–related microbial keratitis in Australia. Ophthalmol 2008;115:1655–62.

Steinemann TL, Pinninti U, Szczotka LB, et al. Ocular complications associated with the use of cosmetic contact lenses from unlicensed vendors. Eye Contact Lens 2003;29(4):196–200.

Suchecki JK, Ehlers WH, Donshik PC. A comparison of contact lens-related complications in various daily wear modalities. CLAO J 2000;26:204–13.

Szczotka-Flynn L, Diaz M. Risk of corneal inflammatory events with silicone hydrogel and low dk hydrogel extended contact lens wear: a meta-analysis. Optom Vis Sci 2007;84(4):247–56.

Szczotka-Flynn L, Pearlman E, Ghannoum M. Microbial contamination of contact lenses, lens care solutions, and their accessories: a literature review. Eye Contact Lens 2010;36:116–29.

As referências completas estão disponíveis no **GEN-io**.

PARTE 4 DOENÇAS DA CÓRNEA E DA SUPERFÍCIE OCULAR

SEÇÃO 7 Condições Mistas

Manifestações Oculares e da Córnea de Doenças Sistêmicas

4.25

Paula Kataguiri, Kenneth R. Kenyon, Priti Batta, Hormuz P. Wadia e Joel Sugar

Definição: Transtornos que apresentam manifestações corneanas, oculares externas e outras do segmento anterior como parte de doenças e síndromes sistêmicas.

Característica principal
- Anomalias oculares externas e do segmento anterior, bem como anormalidades sistêmicas.

Característica associada
- Geralmente, defeito genético com achados clínicos multissistêmicos.

INTRODUÇÃO

Como é amplamente evidente em vários outros tecidos oculares e orbitais, os distúrbios sistêmicos comumente exibem manifestações oculares. Devido à multiplicidade e à complexidade desses distúrbios, este capítulo apresenta essas associações em grande parte sob a forma de tabelas. Quando conhecidos, os *loci* genéticos causadores e os defeitos metabólicos resultantes são especificados. Por fim, como muitos distúrbios são geneticamente heterogêneos, apenas os *loci* gênicos mais comumente associados estão listados.

TRANSTORNOS CONGÊNITOS

Os distúrbios congênitos são distúrbios não metabólicos presentes ao nascimento que apresentam características sistêmicas generalizadas e anormalidades do segmento anterior ocular. Esses agrupamentos são arbitrários e podem mudar à medida que informações genéticas possibilitam categorizações mais específicas. Algumas síndromes de malformações craniofaciais com achados oculares anteriores associados estão apresentadas na Tabela 4.25.1. Dada a gravidade desses distúrbios, o tratamento é multidisciplinar e requer uma abordagem em equipe por oftalmologistas, cirurgiões plásticos faciais, neurocirurgiões e outros.[1-11]

TRANSTORNOS CROMOSSÔMICOS

As síndromes consequentes às desordens cromossômicas são definidas por seus *loci* gênicos anormais (Tabela 4.25.2). Com os rápidos avanços científicos associados à genética molecular, a compreensão mais aprofundada dos mecanismos regulatórios relevantes ou outros mecanismos genéticos envolvidos possibilitará a melhor interpretação de sua ampla disseminação multissistêmica (ver também Seção I: Genética). Um achado surpreendente é que diferentes defeitos cromossômicos podem levar a anormalidades fenotípicas semelhantes.[12-16]

DISTÚRBIOS DOS TECIDOS CONJUNTIVOS

Os distúrbios hereditários do tecido conjuntivo apresentam evidentes manifestações musculoesqueléticas e, frequentemente, graves envolvimentos viscerais (Tabela 4.25.3). Discussões mais detalhadas sobre este tópico são apresentadas em outros capítulos (ver também os Capítulos 4.3, 4.19 e 4.20).[17-22]

TRANSTORNOS METABÓLICOS

Inúmeros distúrbios metabólicos hereditários afetam o olho. Esses distúrbios geralmente são autossômicos recessivos e frequentemente consequências de um defeito ou redução de uma única enzima lisossômica (daí o termo doença do armazenamento lisossômico [LSD, do inglês *lysosomal storage diseases*]) que resulta no acúmulo de metabólitos em múltiplos tecidos afetados. Em muitos distúrbios, o defeito genético específico foi identificado, e em alguns (especialmente a doença de Fabry)

TABELA 4.25.1 Síndromes de malformação craniofacial com manifestações corneanas.

Síndrome	Defeito proteico	*Locus* gênico	Manifestações oculares	Manifestações sistêmicas
Crouzon, Apert e Pfeiffer	Receptor-2 do fator de crescimento de fibroblastos	10q26[1]	Órbitas rasas, motilidade diminuída, exposição corneana secundária	Malformação craniofacial e sindactilia (Apert)
Meyer-Schwickerath (displasia oculodentodigital)	Gene da conexina 43 (Cx43) ou junção gap alfa 1 (*GJA1*)	6q22-q24	Microftalmia, microcórnea, fissuras palpebrais estreitas, esclera azul	Sindactilia, esmalte dentário displásico e microcefalia
Goldenhar (displasia oculoauriculovertebral)			Dermoides límbicos, microftalmia, anoftalmia, incisura palpebral, blefarofimose	Assimetria facial, anomalias vertebrais, deformidades da orelha, hipoplasia mandibular
Hallermann-Streiff	Conexina 43	6q22-24	Microftalmia, reabsorção espontânea da catarata, alterações do pigmento macular, doença de Coats	Malformação facial, mandíbula hipoplásica, baixa estatura, atrofia cutânea

TABELA 4.25.2 Distúrbios cromossômicos com manifestações corneanas.

Achados genéticos	Manifestações oculares	Manifestações sistêmicas
Deleção 13q	Hipertelorismo, ptose, pregas epicânticas, microftalmia, retinoblastoma	Retardamento de crescimento, microcefalia, malformação facial, polegares ausentes
Deleção 18 p	Ptose, pregas epicânticas, hipertelorismo, opacidade corneana, ceratocone, microftalmia, estrabismo	Braquicefalia, retardamento de crescimento, retardo mental
Deleção 18q	Hipertelorismo, pregas epicânticas, nistagmo, opacidade da córnea, microftalmia, estafiloma de córnea, microcórnea	Retardamento de crescimento, retardo mental, malformação facial, microcefalia, câncer de próstata, perda auditiva, distúrbios endócrinos
Deleção 4p (síndrome de Wolf-Hirschhorn)	Hipertelorismo, ptose, microftalmia, estrabismo, catarata	Retardamento de crescimento, microcefalia, micrognatia, convulsões por hipotonia, epilepsia
Síndrome de Turner (45x0)	Ptose, dobras epicânticas, estrabismo, raramente microcórnea, esclera azul, opacidade da córnea	Mulher, baixa estatura, pescoço alado, perda auditiva
Trissomia do 13 (síndrome de Patau)	Microftalmia, opacidade da córnea, anomalia de Peters, catarata, displasia retiniana (Figura 4.25.1)	Microcefalia, fenda labial e palatina, orelhas baixas
Trissomia do 18 (síndrome de Edwards)	Opacidade da córnea, ptose, hipertelorismo, pregas epicânticas, microftalmia, colobomas, catarata, displasia da retina	Baixo peso de nascimento, falha no crescimento, hipoplasia cerebral, anomalias cardíacas, gastrintestinais, renais e musculoesqueléticas
Trissomia do 21 (síndrome de Down)	Fissura palpebral encurtada e inclinada, ectrópio neonatal, triquíase posterior e entrópio, ceratocone, catarata	Defeitos cardíacos, retardo mental, baixa estatura, fácies característica
Trissomia parcial do 22 (síndrome dos olhos de gato)	Microftalmia, hipertelorismo, colobomas	Retardo mental, microcefalia, anomalias cardíacas, anomalias da orelha, atresia anal

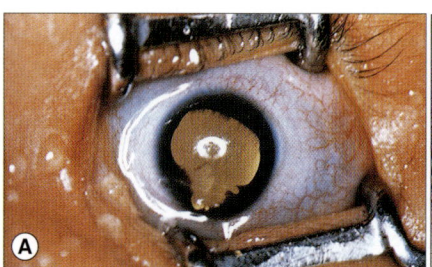 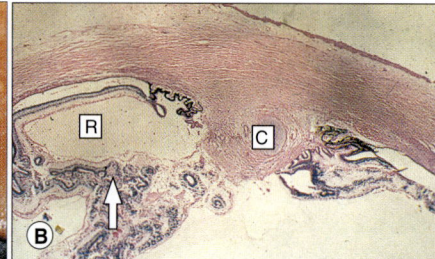 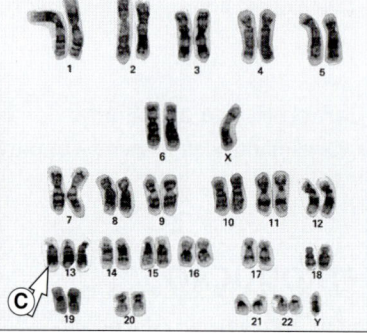

Figura 4.25.1 Trissomia 13. A. Há coloboma da íris nasal inferior e leucocoria. **B.** A microscopia óptica revela coloboma no corpo ciliar preenchido com tecido mesenquimal contendo cartilagem (**C**); observe a displasia da retina (**R**). (Geralmente, na trissomia 13, há cartilagem em olhos com menos de 10 mm de tamanho). **C.** O cariótipo exibe um cromossomo extra no grupo 13 (*seta*). (A, Cortesia de Shaffer DB. In: Yanoff M, Fine BS, editors. Ocular pathology, 4th ed. London, UK: Mosby; 1996. C, Cortesia dos Drs. B. S. Emanuel and W. J. Mellman.)

TABELA 4.25.3 Transtornos de tecido conjuntivo hereditário com manifestações corneanas.

Doença	Defeitos bioquímicos	*Locus* genético	Manifestações oclares	Manifestações sistêmicas
Síndrome de Marfan	Mutações no gene da fibrilina-I (FBN1)	15q21.1	Megalocórnea, subluxação do cristalino, miopia alta, descolamento de retina, microesferofacia	Extremidades longas, articulações frouxas, dilatação aórtica/mitral, dissecção aórtica
Osteogênese imperfeita	Procolágeno do tipo I COLIA1 COLIA2	17q21.31-q22 7q22.1	Esclera azul, ceratocone, megalocórnea, compressão do nervo óptico	Deformidades ósseas, fraturas recorrentes, otosclerose, anomalias dentárias
Síndrome de Ehlers-Danlos do tipo VIA	Lisil hidroxilase	lp36.3-p36.2	Esclera azul, ceratocone, ceratoglobo, subluxação do cristalino, miopia, pálpebras frouxas, fragilidade ocular ao trauma	Alongamento da pele, formação de cicatrizes, hipermobilidade, escoliose, fragilidade tecidual
Síndrome de Ehlers-Danlos do tipo VIB	Hidroxilase lisil normal	Desconhecido	Mesmo que VIA	Mesmo que VIA

a síntese da enzima defeituosa facilitou a terapia de reposição enzimática. Ao contrário da maioria das distrofias da córnea, as córneas afetadas por distúrbios metabólicos demonstram anormalidade em vários tipos de células, na córnea periférica, bem como na córnea central, e podem ser progressivas.

Distúrbios metabólicos de proteína e aminoácidos

Conforme especificado na Tabela 4.25.4, os metabólitos acumulados às vezes são passíveis de tratamento. Para a cistinose, a terapia é realizada com cisteamina oral.[23-27] Na tirosinemia, a terapia alimentar (evitando fenilalanina e tirosina) mantém os níveis de tirosina controlados.[28,29] A vitamina C e a nitisinona podem ser eficazes para a alcaptonúria.[30,31] Terapias de quelação para reduzir os níveis elevados de ceruloplasmina na doença de Wilson utilizam D-penicilamina e trientina.[32-36]

Mucopolissacaridoses

As mucopolissacaridoses (MPS) compreendem as LSD por excelência porque seus defeitos enzimáticos hidrolíticos resultam em

TABELA 4.25.4 Distúrbios do metabolismo de proteína e de aminoácidos.

Distúrbio	Deficiência enzimática	*Locus* gênico	Metabólito acumulado	Modo de herança	Manifestações oculares	Manifestações sistêmicas
Cistinose	Provável defeito da proteína de transporte da cisteína lisossômica	17p13 gene CTNS	Cistina	Autossômico recessivo	Todas as formas: cistina conjuntival e corneal, depósito de cristais, ceratopatia em banda, blefaroespasmo, fotofobia. Formas infantis e adolescentes: anormalidades retinianas, alterações maculares ocasionais (Figura 4.25.2)	Forma infantil (90%): insuficiência renal, morte. Forma adolescente (5%): insuficiência renal, deformidades esqueléticas. Forma adulta ou cistinose ocular (5%): sem insuficiência renal, forma ocular não nefropática
Tirosinemia[8] tipo II (tirosinose, síndrome de Richner-Hanhart)	Deficiência de tirosina transaminase	16q22.1 a 22.3	Tirosina	Autossômica recessiva	Alterações epiteliais dendritiformes da córnea (ramos ou opacidades do floco de neve), olhos vermelhos, fotofobia	Hiperqueratose palmo-plantar, retardo mental, retardamento de crescimento, epilepsia
Alcaptonúria	Homogentisato-1, 2-dioxigenase	3q21-q23	Ácido homogentísico	Autossômica recessiva	Pigmentação (ocronose) da esclera perto da inserção dos músculos retos horizontais, opacidades em gota de óleo no epitélio da córnea, do limbo e a camada de Bowman, pinguécula pigmentada	Dor nas articulações e rigidez
Doença de Wilson	Excreção defeituosa de cobre dos lisossomos hepáticos	13q14.3 – q21.1 (gene ATP7B)	Cobre	Autossômica recessiva	Anel de Kayser–Fleischer, catarata "girassol" (Figura 4.25.3)	Disfunção hepática, espasticidade, perturbação do comportamento, síndrome nefrótica
Distrofia de rede do tipo II (síndrome de Meretoja)	Defeito do gene Gelsolin (tipo finlandês G654A) ou G654T (tipo dinamarquês)	9q32-34	Amiloide	Autossômico dominante	Distrofia da rede, olho seco, sensibilidade à luz, ptose, glaucoma	Neuropatia craniana progressiva, paralisia facial, doença cardíaca

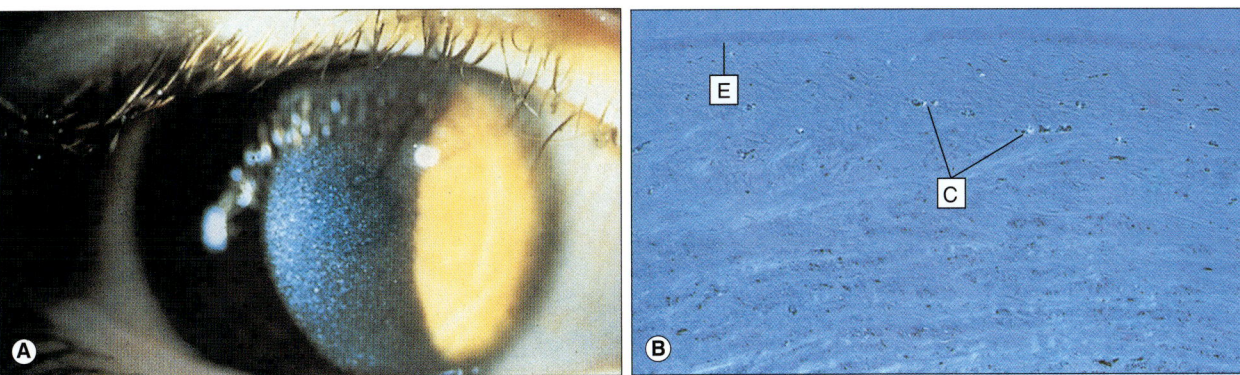

Figura 4.25.2 Cistinose. A. Inúmeras pequenas opacidades são altamente reflexivas. **B.** A microscopia óptica de um corte da córnea não corado observado por meio de polarização demonstra cristais de cistina birrefringentes (C); E, epitélio. (A, Cortesia de Shaffer DB. In: Yanoff M, Fine BS, editors. Ocular pathology, 4th ed. London, UK: Mosby; 1996.)

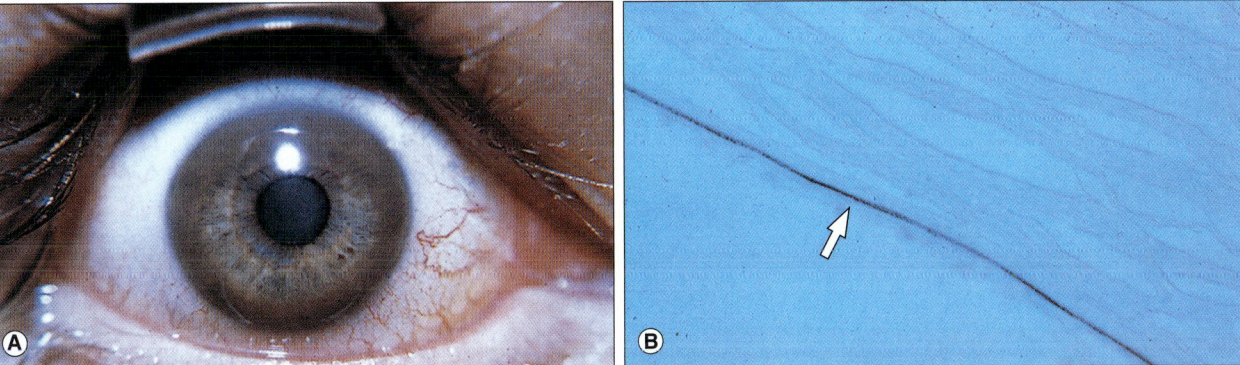

Figura 4.25.3 Doença de Wilson. A. Deposição anular de cobre (anel de Kayser-Fleischer) com aparência avelã-dourada na periferia da membrana de Descemet obstruindo parcialmente a visão da íris subjacente. Também há a catarata disciforme de "girassol". **B.** A microscopia óptica do corte não corado mostra deposição de cobre (*seta*) na porção interna da membrana de Descemet periférica. (Modificada de Tso MOM, Fine BS, Thorpe HE. Kayser-Fleischer ring and associated cataract in Wilson's disease. Am J Ophthalmol 1975;79:479-88.)

armazenamento progressivo intralisossomal (e eventualmente extracelular) de mucopolissacarídeos (mais propriamente denominados *glicosaminoglicanos*) (Tabela 4.25.5), frequentemente com consequências esqueléticas e mentais em graus variáveis. A turvação da córnea em diferentes graus e padrões, bem como as degenerações pigmentares da retina, são as marcas registradas dos distúrbios de MPS causados pelo acúmulo de sulfatos de heparana, queratana e dermatana.[37-52]

Esfingolipidoses

Também consideradas LSD, as esfingolipidoses originam-se da disfunção das enzimas catabólicas, com consequente acúmulo de esfingolipídios (Tabela 4.25.6).[53-59] As esfingolipidoses notáveis são as doenças de Tay-Sachs e Niemann-Pick, que não são incluídas por não terem manifestações no segmento anterior do olho.

Dislipoproteinemias

As dislipoproteinemias (Tabela 4.25.7) compreendem um grupo diverso de distúrbios resultantes da multiplicidade de processos e vias metabólicas lipídicas. No segmento anterior do olho, se manifestam de forma variável como xantelasmas de pálpebras, arcos da córnea e opacificação da córnea.[60-66]

Mucolipidoses

As mucolipidoses (Tabela 4.25.8) são LSD cujos defeitos enzimáticos ocorrem na interseção de ambas as vias metabólicas glicoproteicas e glicolipídicas.

Portanto, o acúmulo de oligossacarídeos e gangliosídios resulta em alterações comuns a MPS e esfingolipidoses.[67-70]

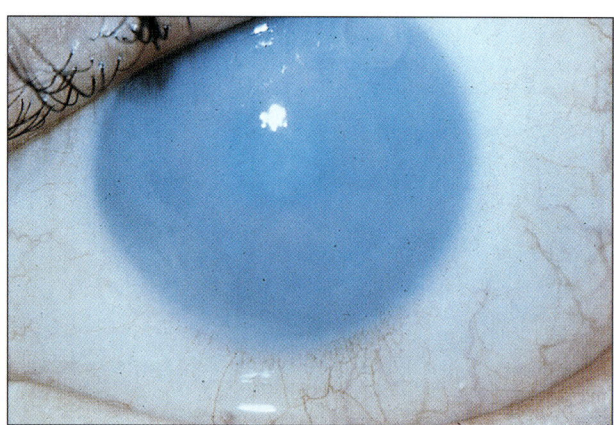

Figura 4.25.4 Mucopolissacaridose. Na síndrome de Hurler-Scheie (MPS I-H/S), a córnea apresenta-se difusamente nebulosa. (Cortesia de Shaffer DB. In: Yanoff M, Fine BS, editors. Ocular pathology, 4th ed. London, UK: Mosby; 1996.)

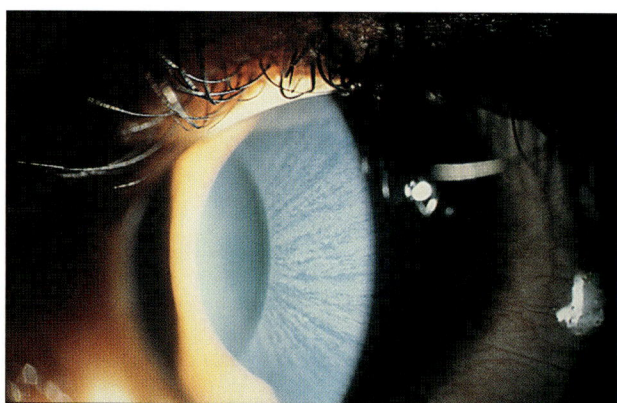

Figura 4.25.5 Doença de Fabry. Mudanças verticiladas irradiam na córnea superficial de uma mulher portadora.

TABELA 4.25.5 Mucopolissacaridoses (MPS).

Distúrbio	Deficiência enzimática	Metabólito acumulado	Modo de herança	*Locus* gênico	Manifestações oculares	Manifestações sistêmicas
Mucopolissacaridose I-H (Hurler)	α-L-iduronidase (gene *IDUA*)	Sulfato de heparana Sulfato de dermatana Glicosaminoglicanos (GAG)	Autossômico recessivo	4p16.3	Opacificação da córnea, retinopatia pigmentar, atrofia óptica, envolvimento trabecular	*Fácies* de gárgula, retardo mental, nanismo, displasia esquelética, doença cardíaca valvar, hepatoesplenomegalia.
Mucopolissacaridose I-S (de Schieies, anteriormente MPS V)	α-L-iduronidase	Sulfato de heparana Sulfato de dermatana	Autossômico recessivo	4p16.3	Opacificação da córnea, retinopatia pigmentar, atrofia óptica, glaucoma	*Fácies* glotescas, mãos em garra, doença valvular aórtica
Mucopolissacaridose I-H/S (Hurler-Scheie; Figura 4.25.4)	α-L-iduronidase	Sulfato de heparana Sulfato de dermatana	Autossômico recessivo	4p16.3	Opacificação da córnea, retinopatia pigmentar, atrofia óptica	Mais grave que I-S, menos grave que I-H
MPS II (Hunter)	Sulfatase de sulfato de Iduronato (iduronate sulfatase)	Sulfato de heparana Sulfato de dermatana	Recessivo ligado ao X	Xq28	Rara turvação da córnea, retinopatia pigmentar, atrofia óptica	Semelhante a I-H com menos deformidade óssea
MPS III (de Sanfilippo)	Variável, dependendo do tipo	Sulfato de heparana	Autossômico recessivo	17q25.3 17q21.1 12q14	Todas as formas: córnea clinicamente clara, opacidades corneanas ocasionais em lâmpada de fenda, retinopatia pigmentar, atrofia óptica	Todas as formas: dismorfismo leve, demência progressiva, perda auditiva, problemas de comportamento
MPS IV (de Morquio)	A: galactose-6-sulfatase B: β-galactosidase	Sulfato de ceratana Sulfato de condroitina-6	Autossômico recessivo Autossômico recessivo	16q24.3 3p21.33	Opacificação da córnea, atrofia óptica	Deformidade óssea grave, doença valvar aórtica, inteligência normal
MPS VI (Maroteaux–Lamy)	N-acetilgalactosamina-4-sulfatase	Sulfato de dermatana	Autossômico recessivo	5q11-q13	Turvação da córnea, atrofia óptica	Semelhante a I-H, mas intelecto normal
MPS VII (de Sly)	β-glucuronidase	Sulfato de dermatana Sulfato de heparana	Autossômico recessivo	7q21.1	Turvação da córnea	Semelhante a I-H

TABELA 4.25.6 Esfingolipidoses.

Distúrbio	Deficiência enzimática	*Locus* gênico	Metabólito acumulado	Modo de herança	Manifestações oculares	Manifestações sistêmicas
Gangliosidose GM_2 II (doença de Sandhoff)	Hexosaminidase B, cadeia HEX B	5q13	Gangliosídeo GM_2	Autossômicos recessivos	Vacúolos ligados à membrana dentro de ceratócitos da córnea, mácula vermelho-cereja	Retardamento psicomotor, hepatoesplenomegalia, manchas mongóis (incomum)
Leucodistrofia metacromática (forma juvenil de Austin)	Isoenzimas arilsulfatase A	22q13.31-qter	Sulfatida	Autossômico recessivo	Opacificação da córnea	Retardo mental, convulsões
Doença de Fabry	α-galactosidase A	Xq22	Ceramida tri-hexoside	Recessivo ligado ao X	Tortuosidade vascular conjuntiva e retiniana, opacidades subcapsulares anteriores no cristalino, anormalidades oculomotoras, córnea *verticilata* (Figura 4.25.5)	Insuficiência renal, neuropatia periférica, hipo/hiperidrose, hipoacusia
Doença de Gaucher	Glicocerebrosidase	Iq21	Glicocerebrosidase	Autossômica recessiva	Pinguéculas proeminentes, depósitos brancos epiteliais na córnea, opacidades vítreas, anel cinza paramacular	Hepatoesplenomegalia, dor óssea, anemia

TABELA 4.25.7 Dislipoproteinemias.

Distúrbio	Deficiência enzimática	*Locus* gênico	Metabólito acumulado	Modo de herança	Manifestações oculares	Manifestações sistêmicas
Deficiência de lecitina-colesterol aciltransferase (LCAT)	Lecitina-colesterol aciltransferase	16q22.1	Colesterol livre	Autossômica recessiva	Arco periférico denso, pontos cinzentos no estroma central, sem alterações visuais	Aterosclerose, xantomas, doença arterial coronariana precoce, hepatoesplenomegalia, anemia, insuficiência renal
Doença do olho de peixe (lecitina-colesterol aciltransferase de lipoproteína de alta densidade)	α-lecitina-colesterol aciltransferase	16q22.1	Triglicerídeos, lipoproteínas de muito baixa densidade (VLDL); densidade baixa lipoproteínas (LDL)	Autossômica dominante	Opacificação progressiva da córnea, aumento da espessura da córnea	Nenhum
Doença de Tangier (analfalipoproteinemia)	Lipoproteína de alta densidade	9q22–q31 (gene *ABCA1*)	Triglicerídeos; baixos níveis de lipoproteínas de alta densidade (HDL), colesterol e fosfolipídios	Autossômica recessiva	Turvação da córnea por pontos delicados, perda visual grave, fechamento incompleto das pálpebras, ectrópio, ausência de arco	Linfadenopatia hepatoesplenomegalia, doença arterial coronariana
Hiperlipoproteinemia 1 (hiperquilomicronemia)	Lipoproteína lipase	8p22	Triglicerídios, quilomícrons	Autossômica recessiva	Lipemia retinal, xantomas eruptivosna pálpebras	Xantomas
Hiperlipoproteinemia II, hiper-β-lipoproteinemia IIA, hiper-β-lipoproteinemia IIb	Receptor LDL (tipo IIa); metabolismo lipídico defeituoso no tipo IIb	9p13 (tipo IIa); 1q21-23 (tipo IIb); outros	Tipo IIa: LDL, colesterol Tipo IIb: LDL, VLDL, colesterol, triglicerídios	Autossômica dominante	Outras formas: arco da córnea, xantoma conjuntival, xantelasma	Doença arterial coronariana
Hiperlipoproteinemia III (dis β-lipoproteinemia; broad β-disease)	Anormalidade na apolipoproteína E	19q13.2	VLDL remanescentes, colesterol, triglicerídios	Autossômica recessiva com pseudodominância	Arco, xantelasma, lipemia retiniana	Doença vascular periférica, diabetes mellitus
Hiperlipoproteinemia IV (hiperpre-β-lipoproteinemia)	Lipoproteína lipase; apolipoproteína A	15q11-13; 21q11; outros	Triglicerídios, VLDL	Autossômica dominante	Arco, xantelasma, lipemia retiniana	Doença vascular, diabetes mellitus
Hiperlipoproteinemia V (hiperprelipoproteinemia e hiperquilomicronemia)	Apolipoproteína A	11q23	VLDL, quilomícrons	Incerta	Lipemia retiniana, ausência de arco	Xantomas, hepatoesplenomegalia

OUTROS TRANSTORNOS OCULOSSISTÊMICOS

Além dos transtornos especificados acima, muitas outras doenças sistêmicas apresentam manifestações oculares e podem ser agrupadas dessa forma. Assim, as síndromes córneo-renais constituem um grupo distinto de distúrbios nos quais as anormalidades da córnea se combinam com a doença renal (Tabela 4.25.9).[71-79] As síndromes córneo-hepáticas são menos comuns (Tabela 4.25.10).[80-83] Os distúrbios oculocutâneos são numerosos e apenas as mais proeminentes serão especificadas aqui (Tabela 4.25.11).[84,85]

TABELA 4.25.8 Mucolipidoses (Ml).

Distúrbio	Deficiência enzimática	Locus gênico	Metabólito acumulado	Modo de herança	Manifestações oculares	Manifestações sistêmicas
ML I (sialidose dismórfica, síndrome de Spranger)	Sialidase glicoproteína (neuraminidase I)	6p.21.3	Sialil-oligossacarídeos	Autossômica recessiva	Mácula vermelho-cereja, vasos retinianos e conjuntivais tortuosos, cristalino com opacidades semelhantes a raios, turvação progressiva da córnea	Facies grotescas, perda da audição, QI normal
ML II (doença das células I)	GluNac-I-fosfotransferase	4q21-q23	Hidrolases lisossômicas plasmáticas aumentadas	Autossômica recessiva	Órbitas pequenas, cristas supraorbitais hipoplásicas e olhos proeminente, glaucoma, megalocórnea, opacificação da córnea	Facies MPS I-H, retardo mental
ML III (polidistrofia pseudo-Hurler)	GluNac-I-fosfotransferase	4q21-q23	Hidrolases lisossômicas plasmáticas aumentadas	Autossômica recessiva	Opacificação da córnea	Retardo mental e de crescimento leves
ML IV (síndrome de Berman)	Possível ganglioside sialidase	19p13.3-p13.2	Sialogangliosídeos	Autossômica recessiva	Degenerações retinianas, opacificação da córnea	Desenvolvimento psicomotor lento
Galactosialidose (síndrome de Goldberg)	β-galactosidase Neuraminidase	20q13.1	Sialil-oligossacarídeos	Autossômica recessiva	Máculas vermelho-cereja, opacificação leve e difusa da córnea, telangiectasias conjuntivais	Convulsões, retardo mental, perda auditiva, hemangiomas

TABELA 4.25.9 Síndromes corneorrenais.

Síndrome	Locus gênico	Manifestações oculares	Manifestações sistêmicas
De Alport	Xq22.3 COL4A5 2q36-q37 COL4A3-COL4A4	Distrofia corneana polimorfa posterior, arcus juvenil, dispersão de pigmento, lenticonus, alterações pigmentares da retina	Insuficiência renal, perda auditiva, membrana basal glomerular lamelada
Cistinose	17p13	(Ver Figura 4.25.2)	Forma infantil: insuficiência renal, morte Forma intermediária: insuficiência renal Forma adulta: sem insuficiência renal
Doença de Fabry	Xq22	(Ver Figura 4.25.5) (Ver Tabela 4.25.6)	Insuficiência renal, neuropatia periférica, angioceratomas
Síndrome de Lowe (oculocerebrorrenal)	Xq26.1	Queloides da córnea, glaucoma, catarata congênita	Retardo mental, aminoácido ureia, acidose tubular, angioceratoma, hipotonia muscular, nódulos subcutâneos, artropatia
Granulomatose de Wegener	Não genética	Ceratite marginal, doença orbital, esclerite, episclerite	Vasculite granulomatosa de pulmões, rins, nasofaringe
WAGR	11p13	Opacidade e vascularização superficial da córnea, aniridia, glaucoma, hipoplasia foveal, hipoplasia do nervo óptico	Tumor de Wilms, retardo mental, anomalias craniofaciais, retardo de crescimento
Zellweger	2p15(PEX 13) lq2212p 13.3 (PEX 5) 7q21-q22(PEX1) 6q23-q24	Anomalia de Axenfeld, turvação da córnea, glaucoma, degenerações retinianas degeneração	Anomalias craniofaciais, crises de hipotonia, retardamento, degeneração hepática, rins císticos, defeitos cardíacos, morte

WAGR, tumor de Wilms, aniridia, anomalias genitais e retardo mental.

TABELA 4.25.10 Síndromes córneo-hepáticas.

Síndrome	Locus gênico	Manifestações oculares	Manifestações sistêmicas
Síndrome de Wilson	13q14.3 a 21.1	Anel de Kayser-Fleisher (ver Figura 4.25.3)	Disfunção hepática; disfunção neurológica com disartria, espasticidade, distúrbios comportamentais
Síndrome de Zellweger	7q21-q22	(Ver Tabela 4.25.9)	(Ver Tabela 4.25.9)
Síndrome de Alagille	20p11.2-p12	Embriotoxon posterior, anomalias da câmara anterior, pupilas excêntricas ou ectópicas, atrofia coriorretiniana, agregação de pigmento retiniano	Doença hepática colestática, defeitos cardíacos estruturais, vértebras em borboleta

TABELA 4.25.11 Distúrbios oculocutâneos.

Síndrome	Defeito proteico	*Locus* gênico	Manifestações oculares	Manifestações cutâneas/sistêmicas
Síndrome do nevo de células basais	Proteína PTCH1	9q22.3, 9q31, lp32	Vários carcinomas basocelulares da pálpebra, hipertelorismo	Vários carcinomas basocelulares, cistos mandibulares, anomalias ósseas
Xeroderma pigmentoso (sete tipos, A a G, mais variante do tipo V)	Reparo de excisão de nucleotídios (enzimas NER (tipos A-G); DNA polimerase (tipo V)	9q22, 2q21, 3p25, 19q13, 11p12, 16p13, 13q33, 6p21	Neoplasias palpebrais, neoplasia conjuntival e da córnea, exposição da córnea, ressecamento	Carcinoma basocelular, carcinoma de células escamosas e melanomas que se desenvolvem em áreas expostas ao sol
Ictiose (múltiplos tipos)	Filagrina (ictiose vulgar); outros	lq21(vulgar),12q11-q13, 14q11.2, X922.32, 19p12-q12	Escamação das pálpebras e dos cílios (todos os tipos), ectrópio com exposição da córnea (ictiose lamelar)	Pele escamosa
Síndrome da ceratite-ictiose-surdez	Conexina-26	13q11-12	Ceratoconjuntivite com formação de *pannus* na córnea	Ictiose, surdez
Ectrodactilia- displasia ectodérmica-fenda	TP63 (gene p63)	3q27-28	Displasia das glândulas meibomianas, blefarite, formação de *pannus* na córnea, cicatrizes na córnea	Deformidade em garra de lagosta de mãos e pés, displasia ectodérmica, fissura de lábio e palato

CONCLUSÕES

Essa visão geral amplamente distribuída em tabelas englobando doenças sistêmicas com envolvimento de córnea e segmentos externo e anterior do olho enfatiza manifestações amplas de doenças específicas e, portanto, a importância crítica de avaliar e gerenciar todo o paciente e não focar demais no olho isoladamente. Conforme a compreensão dos mecanismos básicos das doenças aumenta, novas intervenções terapêuticas serão instituídas. Uma dessas estratégias atuais é a terapia de reposição enzimática, como por exemplo, as infusões de alfa-L-iduronidase que melhoram a mobilidade de crianças com MPS do tipo I,[39] e a alfagalactosidase que ajuda a aliviar os sintomas clínicos nos pacientes com doença de Fabry.[72]

BIBLIOGRAFIA

Barchiesi BJ, Eckel RH, Ellis PP. The cornea and disorders of lipid metabolism. Surv Ophthalmol 1991;36:1–22.

Bishop DF, Calhoun DH, Bernstein HS, et al. Human alpha galactosidase A; nucleotide sequence of a cDNA clone encoding the mature enzyme. Proc Natl Acad Sci USA 1986;83:4859–63.

Bonton E, van der Spoel A, Fornerod M, et al. Characterization of human lysosomal neuraminidase defines the molecular basis of the metabolic storage disorder sialidosis. Genes Dev 1996;10:3156–69.

Chrousos GA, Ross JL, Chrousos G et al. Ocular findings in Turner syndrome. Ophthalmology 1984;91:926–8.

Clarke LA, Wraith JE, Beck M et al. Long-term efficacy and safety of laronidase in the treatment of mucopolyssaccharidosis I. Pediatrics 2009; 123:229–40.

Funke H, von Eckardstein A, Pritchard PH, et al. A molecular defect causing fish eye disease: an amino acid exchange in lecithin-cholesterol acyltransferase (LCAT) leads to the selective loss of alpha-LCAT activity. Proc Natl Acad Sci USA 1991;88:4855–9.

Jean G, Fuchshuber A, Town MM, et al. High resolution mapping of the gene for cystinosis, using combined biochemical and linkage analysis. Am J Hum Genet 1996;58:535–43.

Schiffmann R, Martin RA, Reimschisel T, et al. Four-year prospective clinical trial of agalsidase alfa in children with Fabry disease. J Pediatr 2010;156:832–7.

Tso MOM, Fine BS, Thorpe HE. Kayser–Fleischer ring and associated cataract in Wilson's disease. Am J Ophthalmol 1975;79:479–88.

Wilkie AO, Slaney SF, Oldridge M, et al. Apert syndrome results from localized mutations of FGFR2 and is allelic with Crouzon syndrome. Nat Genet 1995;9:165–72.

Willing MC, Pruchno CJ, Byers PH. Molecular heterogeneity in osteogenesis imperfecta type I. Am J Med Genet 1993;45:223–7.

Zhao HG, Li HH, Bach G, et al. The molecular basis of Sanfilippo syndrome type B. Proc Natl Acad Sci USA 1996;93:6101–5.

Ziavras E, Farber MG, Diamond G. A pedunculated lipodermoid in oculoauriculovertebral dysplasia. Arch Ophthalmol 1990;108:1032–3.

As referências completas estão disponíveis no **GEN-io**.

Queimaduras por Substâncias Ácidas e Alcalinas

4.26

Naveen K. Rao e Michael H. Goldstein

Definição: Exposição química do olho, resultando em traumas que variam desde uma leve irritação a danos graves da superfície ocular e do segmento anterior, com perda permanente da visão.

Características principais
- As queimaduras por substâncias alcalinas geralmente são mais graves do que as queimaduras causadas por substâncias ácidas
- Manejo imediato é direcionado a eliminar o agente causador
- O exame inicial inclui avaliação do grau de lesão epitelial da córnea, opacidade da córnea e isquemia límbica.

Características associadas
- Deficiência de células-tronco do limbo, opacificação da córnea, perfuração da córnea, glaucoma, simbléfaro, entrópio cicatricial, triquíase, *pannus* fibrovascular.

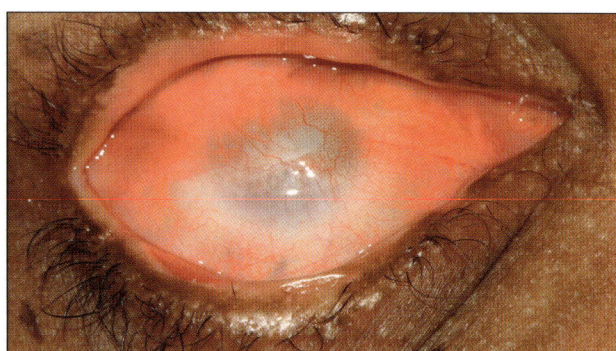

Figura 4.26.1 Vascularização e opacificação completa da córnea em um paciente com história de lesão por substância alcalina. (Cortesia de Anthony J. Aldave, MD.)

INTRODUÇÃO

A exposição do olho a substâncias químicas pode resultar em trauma, desde irritação leve até danos graves na superfície ocular e no segmento anterior, com perda permanente da visão. As queimaduras químicas constituem 7,7 a 18% de todos os traumas oculares.[1-4] A maioria das vítimas são homens jovens.[5-7] As lesões geralmente são causadas por acidentes de trabalho ou domiciliar, mas também podem ser deliberadamente causadas por agressão.[5-9] As vítimas relatam não usar proteção ocular adequada no momento da lesão.[7] No ambiente doméstico, existem vários produtos químicos na forma de soluções em baterias de automóveis, limpadores de piscinas, detergentes, amônia, alvejantes e limpadores de drenos. Embora a maioria das lesões causadas por estas substâncias seja leve com sequelas mínimas, nos casos graves, o tratamento representa um desafio (Figura 4.26.1).

LESÕES POR SUBSTÂNCIAS ALCALINAS

As lesões decorrentes de substâncias alcalinas ocorrem com mais frequência e são mais graves do que as decorrentes de substâncias ácidas.[1,5-8] Os álcalis penetram mais facilmente no olho do que os ácidos e danificam o estroma e o endotélio, bem como estruturas intraoculares, como íris, cristalino e corpo ciliar. Causas comuns de lesão alcalina incluem amônia (NH_3), lixívia (NaOH), cal ($Ca[OH]_2$), hidróxido de potássio (KOH) e hidróxido de magnésio ($Mg[OH]_2$).[5,7,10,11] A cal, encontrada em cimento e gesso, é a causa mais comum de lesão alcalina. No entanto, os danos resultantes da lesão por cal são limitados, devido à precipitação de sabões de cálcio que limitam o avanço da penetração. A lixívia e a amônia estão associadas às lesões alcalinas mais graves. A amônia pode ser detectada na câmara anterior com um aumento no pH do humor aquoso dentro de segundos da exposição.[12,13] Observa-se a ocorrência de dano intraocular irreversível em níveis de pH aquoso de 11,5 ou superior.[14]

LESÕES POR SUBSTÂNCIAS ÁCIDAS

Os ácidos causam danos superficiais, mas geralmente causam menos danos oculares do que as substâncias alcalinas, uma vez que a precipitação imediata de proteínas epiteliais oferece alguma proteção, agindo como uma barreira à penetração intraocular.[15] Ácidos muito fortes ou concentrados, no entanto, podem penetrar no olho de maneira tão imediata quanto as soluções alcalinas. Ácidos sulfúrico (H_2SO_4), sulfuroso (H_2SO_3), clorídrico (HCl), nítrico (HNO_3), acético (CH_3COOH), fórmico (CH_2O_2) e hidrofluorídrico (HF) são causas frequentes de queimaduras por substâncias ácidas.[10] A causa mais comum é o ácido sulfúrico, que é encontrado em produtos de limpeza industriais e baterias de automóveis. O ácido fluorídrico causa lesões por ácidos mais graves devido ao seu baixo peso molecular, o que facilita a penetração do estroma.[16] A lesão pode ser agravada pelas queimaduras térmicas do calor gerado pela reação do ácido com água no filme lacrimal.[11]

FISIOPATOLOGIA

A gravidade da lesão causada por uma substância ácida ou alcalina está relacionada ao tipo de substância química, à concentração da solução, à área de contato, à duração da exposição e ao grau de penetração. O íon hidroxila (OH^-) das soluções alcalinas saponifica os ácidos graxos nas membranas celulares levando à lise celular, com subsequente hidrólise e desnaturação de proteoglicanos e colágeno estromal.[17,18] O íon hidrogênio (H^+) das soluções ácidas altera o pH, enquanto o ânion une e precipita proteínas no epitélio da córnea e no estroma superficial.[19]

Essa precipitação proteica produz a aparência típica de vidro fosco do epitélio e atua como uma barreira à penetração posterior. Quando ocorre a penetração de uma substância alcalina ou ácida, a hidratação dos glicosaminoglicanos leva à perda de transparência do estroma. A perda de proteoglicanos do estroma resulta em encurtamento do colágeno e pode levar a um aumento agudo da pressão intraocular (PIO) como resultado da distorção da malha trabecular.[20] A liberação de prostaglandinas também contribui para o aumento da PIO que acompanha as lesões por ácidos ou álcalis.[19,21,22] A penetração química no olho pode causar dano agudo em ceratócitos do estroma, terminações nervosas do estroma, endotélio da córnea, íris, malha trabecular e corpo ciliar.[17,19]

Além de lesões na córnea e intraoculares, as queimaduras químicas resultam em danos à conjuntiva, limbo e pálpebras.[23] Danos à conjuntiva bulbar e palpebral causam perda de células caliciformes e doença crônica do olho seco.[17] A necrose isquêmica da conjuntiva causa perda de vascularização no limbo e perda de células-tronco límbicas, bem como infiltração de leucócitos.[17,19,24] Danos ao epitélio da córnea com lesão unicamente à camada de Bowman e estroma anterior podem causar erosões recorrentes da córnea. Os danos às células-tronco límbicas, entretanto, podem resultar em defeitos epiteliais persistentes na córnea, conjuntivalização da córnea, presença de células caliciformes no epitélio da córnea e neovascularização superficial e profunda.[19,23] As sequelas tardias das queimaduras graves incluem a cicatrização da conjuntiva com formação de simbléfaro e entrópio.[19] A coagulação da margem posterior da pálpebra pode causar o deslocamento posterior dos orifícios da glândula meibomiana com triquíase.[17]

Após uma queimadura química, a ruptura da barreira hematoaquosa pode resultar em uma grave reação inflamatória fibrinosa. Lesões no epitélio do corpo ciliar podem causar diminuição da secreção de ascorbato, resultando em prejuízo na síntese de colágeno nos ceratócitos e deficiência do reparo estromal, porque o ascorbato é um cofator na etapa limitante da síntese de colágeno.[25]

Entre 12 e 24 horas após a lesão, a necrose conjuntival e a hidrólise de proteínas celulares e extracelulares desencadeiam a produção de mediadores inflamatórios quimiotáticos que estimulam a infiltração da córnea periférica por neutrófilos.[1,17,26] Os neutrófilos potencializam a inflamação superficial e liberam diversas enzimas degradativas, como a *N*-acetilglucosaminidase e a catepsina-D.[24] O dano ao estroma da córnea é mediado pela interação entre ceratócitos, células epiteliais e neutrófilos. O reparo estromal é marcado por um equilíbrio entre a síntese e a degradação do colágeno.[27] Os ceratócitos são células multipotentes capazes de produzir novo colágeno do tipo I, bem como colagenase do tipo I, uma metaloproteinase de matriz (MMP).[28] As MMP são enzimas que podem degradar macromoléculas da matriz, como colágeno. Os três principais grupos de MMP incluem colagenases, gelatinases e estromelisinas.[27] A atividade dos ceratócitos pode ser regulada por citocinas de células epiteliais, células inflamatórias e outros ceratócitos. Existe uma interação íntima entre os ceratócitos e as células epiteliais sobrejacentes; produção de colagenase do tipo I por ceratinócitos é estimulada e inibida pelas citocinas epiteliais.[29,30]

EVOLUÇÃO CLÍNICA

McCulley dividiu a progressão clínica da lesão química em quatro fases distintas: imediata, aguda (0 a 7 dias), reparadora inicial (7 a 21 dias) e reparadora tardia (após 21 dias).[16] Os achados clínicos imediatamente após a exposição química podem ser usados para avaliar a gravidade e o prognóstico da lesão. O sistema de classificação de Roper-Hall (Tabela 4.26.1) fornece uma diretriz prognóstica baseada na aparência da córnea e na extensão da isquemia límbica.[7,31,32] Na lesão de grau I, há lesão epitelial da córnea, ausência de opacidade da córnea, ausência de isquemia limbar e um bom prognóstico. Na lesão de grau II, a córnea está turva, mas os detalhes da íris são visíveis. A isquemia envolve menos de um terço do limbo e o prognóstico é bom. Na lesão de grau III, há perda epitelial total, turvação estromal obscurecendo os detalhes da íris e isquemia de um terço a metade do limbo e o prognóstico é reservado. Na lesão de grau IV, a córnea apresenta-se opaca, não é possível observar a íris ou pupila, a isquemia afeta mais da metade do limbo e o prognóstico é ruim.

Na fase aguda, durante a primeira semana, as lesões de grau I cicatrizam, enquanto nas lesões de grau II, a transparência da córnea é recuperada lentamente. Lesões de graus III e IV têm pouca ou nenhuma reepitelização, e não ocorre colagenólise ou vascularização. A PIO pode estar elevada como resultado da inflamação e da distorção mecânica da malha trabecular ou diminuída devido a danos no corpo ciliar.[33] Durante a fase inicial do reparo, a reepitelização é concluída e na lesão de grau II a opacificação é eliminada. Em casos mais graves, pode ocorrer reepitelização tardia ou interrompida. Há proliferação de ceratócitos e produção de colágeno e colagenase, o que resulta no adelgaçamento progressivo e potencial para perfuração.[33]

Na fase tardia de reparo, os padrões de reepitelização dividem os olhos lesionados em dois grupos. No primeiro, a epitelização está completa ou quase completa, com preservação de células-tronco límbicas. Anestesia corneana, anormalidades de células caliciformes e mucinas e regeneração irregular da membrana basal epitelial podem persistir. No segundo grupo, por causa do dano às células-tronco do limbo, o epitélio conjuntival que leva à reepitelização da córnea. Esse grupo apresenta o pior prognóstico, com graves danos à superfície ocular, caracterizados por vascularização e cicatrização, deficiência de células caliciformes e mucina e erosões recorrentes ou persistentes.[33] As anormalidades na superfície ocular podem ser exacerbadas pela formação de simbléfaro, entrópio cicatricial e triquíase.[19,23] Há formação de *pannus* fibrovascular se a ulceração não ocorrer, comprometendo a reabilitação visual.

Em 2001, Dua propôs um novo sistema de classificação (Tabela 4.26.2) responsável por avanços mais recentes no tratamento cirúrgico de queimaduras da superfície ocular e a

TABELA 4.26.1 Classificação de Roper-Hall.

Grau	Prognóstico	Envolvimento conjuntival	Envolvimento da córnea
I	Bom	Nenhum	Dano epitelial
II	Bom	Menos de 33% de isquemia límbica	Turvação estromal presente, mas detalhes da íris visíveis
III	Reservado	33 a 50% de isquemia límbica	Perda epitelial total, turvação estromal obscurecimento de detalhes da íris
IV	Ruim	Mais de 50% de isquemia límbica	Opacificação da córnea, íris e pupila obscurecida

De Roper-Hall MJ. Thermal and chemical burns. Trans Ophthalmol Soc UK 1965; 85:631-53.

TABELA 4.26.2 Classificação de Dua.

Grau	Prognóstico	Envolvimento límbico	Envolvimento conjuntival	Escala análoga
I	Muito bom	0 h (nenhuma)	0% (nenhuma)	0,0%
II	Bom	Menos de 3 h	< 30%	0,1 a 3/1 a 29,9%
III	Bom	3 a 6 h	> 30 a 50%	3,1 a 6/31 a 50%
IV	Bom a reservado	6 a 9 h	> 50 a 75%	6,1 a 9/51 a 75%
V	Reservado a ruim	9 a < 12 h	> 75 a < 100%	9,1 a 11,9/75,1 a 99,9%
VI	Ruim	12 h	100% (total)	12/100%

De Dua HS, King AJ, Joseph A. A new classification of ocular surface burns. Br J Ophthalmol 2001; 85:1379-83.

resultante deficiência de células-tronco do limbo.³⁴ Este sistema baseia-se em horas contadas de envolvimento límbico e porcentagem do total do envolvimento conjuntival bulbar e, ao contrário do sistema de classificação de Roper-Hall, não se baseia no grau de turvamento do estroma da córnea.³⁴,³⁵ O sistema de classificação de Dua subdivide as lesões de Roper-Hall de grau IV em três categorias adicionais (graus IV, V e VI) e fornece informações prognósticas mais atualizadas para as queimaduras da superfície ocular mais graves.³⁴⁻³⁷ Também inclui uma escala analógica, que possibilita um registro mais detalhado e flexível da gravidade da lesão.³⁷

TRATAMENTO

Fase imediata

Como a área e a duração do contato determinam a extensão da lesão subsequente e o prognóstico, a irrigação copiosa imediata após a exposição é de importância fundamental.¹² A irrigação deve ser continuada por pelo menos 15 minutos com pelo menos 1 ℓ de solução irrigante, até o pH da superfície ocular chegar à neutralidade. Atualmente, as soluções disponíveis incluem solução salina normal, solução salina tamponada com borato, solução salina balanceada, solução salina tamponada com fosfato, solução de Ringer com lactato e soluções anfóteras que objetivam quelar ácidos e álcalis e gerar um gradiente osmótico reverso para extrair substâncias químicas da córnea.¹²,³⁸,³⁹ Alguns autores desencorajam o uso de solução salina tamponada com fosfato, que pode levar à precipitação de cálcio no estroma da córnea.³⁹ Solução salina tamponada com borato e soluções anfóteras mostraram ser mais eficazes na redução do pH do humor aquoso após queimadura por substância alcalina.³⁸,³⁹ Salina normal e água de torneira apresentam efeito intermediário, e solução salina tamponada com fosfato e lactato de Ringer parecem apresentar menor capacidade tampão efetiva.³⁹,⁴⁰ Se o acesso a soluções comerciais de irrigação não estiver imediatamente disponível, a água da torneira deve ser usada apesar do fato de ser hipo-osmolar e poder contribuir para o edema da córnea.¹² Se houver suspeita de uma queimadura por substância ácida, uma base nunca deve ser usada para tentar neutralizar o ácido. Deve-se suspeitar de um reservatório retido de produtos químicos nos fórnices se a neutralidade não puder ser alcançada, especialmente na exposição à cal, que pode ser incorporado nos fórnices e na conjuntiva tarsal superior.³³

A eversão das pálpebras e a remoção do material particulado devem ser realizadas; um aplicador com ponta de algodão embebido em ácido etilenodiaminotetracético a 1% (EDTA) pode ajudar na remoção de partículas de calcário.⁴¹ Os tecidos necróticos da córnea e da conjuntiva devem ser desbridados para promover a reepitelização, pois esses detritos fornecem um estímulo para inflamação contínua por meio de recrutamento de neutrófilos e produção de penfigoide da membrana mucosa.⁴¹

Fases agudas e reparadoras

Após a irrigação copiosa, todos os esforços devem ser realizados para promover a cicatrização da ferida epitelial, prevenir a infecção, reduzir a inflamação, minimizar a ulceração e controlar a PIO. Antibióticos tópicos devem ser usados se houver qualquer defeito epitelial da córnea ou da conjuntiva. Medicamentos hipotensivos oculares tópicos e sistêmicos podem ser necessários. Pode-se esperar resultados melhores se a reepitelização for rápida, enquanto a reepitelização tardia ou ausente pode exigir intervenção cirúrgica. Lentes de contato terapêuticas ou transplante de membrana amniótica (TMA) podem ser usadas para promover a cicatrização epitelial.³⁵,³⁶ A terapia com corticosteroides tópicos intensivos a cada 1 a 2 horas nas primeiras 1 a 2 semanas ajuda a reepitelização nas fases iniciais da lesão por diminuir a resposta inflamatória, resposta essa que poderia atrasar a migração epitelial.⁷,⁴² O uso de corticosteroides nos primeiros 10 dias após a lesão não tem efeito adverso no prognóstico com pouco risco de ulceração estéril.⁴³ O uso prolongado de corticosteroides, entretanto, pode ser prejudicial, pois os corticosteroides podem enfraquecer o reparo da lesão estromal por diminuir a migração de ceratócitos e a síntese de colágeno.⁴⁴ Além de 2 semanas, no pico da fase inicial de reparo, a supressão da produção de colágeno pelos ceratócitos por meio do uso continuado de corticosteroides pode compensar os benefícios da supressão inflamatória e levar à ulceração estromal.⁴⁴,⁴⁵ Uso de corticosteroides deve, portanto, ser enfatizado nas primeiras 2 semanas com subsequente redução conforme os achados no exame clínico. A medroxiprogesterona 1% é um corticosteroide progestogênico sintético que apresenta atividade anti-inflamatória mais fraca em comparação com os corticosteroides. A medroxiprogesterona inibe a colagenase, mas, ao contrário dos corticosteroides, suprime minimamente a reparação da ferida do estroma.⁴⁴ Como tal, a medroxiprogesterona pode ser substituída por corticosteroide após 10 a 14 dias, se o agravamento da ulceração for preocupante.

Colírios a base de ascorbato tópico 10% a cada 2 horas, citrato tópico 10% a cada 2 horas e ascorbato sistêmico (2.000 mg/dia em doses divididas) restaura os níveis depletados da solução aquosa após lesão alcalina.⁷ O ascorbato é um cofator da etapa limitadora da velocidade da síntese de colágeno e já foi demonstrado que ele diminui a incidência de ulceração estromal.⁴⁶ O citrato é um agente quelante de cálcio que diminui os níveis intracelulares de cálcio dos neutrófilos e, portanto, prejudica a quimiotaxia, a fagocitose e a liberação de enzimas lisossômicas.⁴⁷ Aplicado topicamente, o citrato tem mostrado ser eficaz na redução da ulceração e na perfuração da córnea.⁴⁸ As tetraciclinas demonstraram oferecer proteção contra a degradação colagenolítica. Os mecanismos propostos para a inibição do penfigoide da membrana mucosa incluem a supressão da expressão do gene da colagenase neutrofílica e da gelatinase epitelial, a inibição da degradação da α_1-antitripsina e a eliminação de espécies reativas de oxigênio.²⁷ As lágrimas de soro autólogo também podem ser uma terapia medicamentosa auxiliar. Demonstrou-se que colírios de suspensão de membrana amniótica aceleram a cicatrização epitelial em modelos animais.⁴⁹ Foi relatado que o bevacizumabe tópico e subconjuntival, bem como a triancinolona subconjuntival, diminuem a neovascularização da córnea após queimaduras por substâncias alcalinas em animais.⁵⁰,⁵¹

Tratamento cirúrgico

Intervenções cirúrgicas que podem ajudar a estabilizar a superfície ocular após lesão química grave incluem tarsorrafia para promover a cicatrização epitelial, ceratectomia superficial para remover *pannus* da córnea por deficiência de células-tronco limbares focais, transplante de células-tronco límbicas para deficiência de células-tronco límbicas difusas e TMA. A tenoplastia e o TMA são estratégias adicionais para auxiliar a cicatrização epitelial. A tenoplastia tenta restabelecer a vascularização das áreas isquêmicas do limbo e promover a reepitelização.⁵² Neste procedimento, todos os tecidos necróticos conjuntivais e episclerais são excisados, a cápsula de Tenon é dissecada sem material cortante, e o retalho resultante junto com sua irrigação sanguínea preservada é avançado para o limbo. O transplante de células-tronco do limbo é abordado no Capítulo 4.30.

A membrana amniótica é a camada mais interna da placenta e consiste em uma matriz estromal, uma membrana basal espessa e uma única camada epitelial. Descobriu-se que o TMA reduz a atividade proteolítica, aumenta a densidade de células caliciformes e faz uma infrarregulação dos fibroblastos conjuntivais e corneanos.⁵³⁻⁵⁶ Essas ações são benéficas para a restauração da superfície ocular, especialmente nas queimaduras químicas de Roper-Hall de graus II e III, e podem ser consideradas como opção nas fases aguda ou reparadora.⁵⁶,⁵⁷ O sucesso da TMA no tratamento da lesão de grau IV pode ser limitado por causa da perda de células-tronco e isquemia; quando usado em conjunto com o transplante de células-tronco límbicas, no entanto, o TMA pode fornecer um substrato para proliferação e reepitelização de células-tronco.⁵³,⁵⁷⁻⁶⁰ Tem sido demonstrado em alguns estudos que a membrana amniótica promove a reepitelização da córnea mais rápida e reduz a inflamação da superfície ocular, vascularização e cicatrização. Outros estudos, no entanto, descrevem tempos de cicatrização epiteliais similares e desfechos similares em longo prazo, quer seja TMA ou não.[36,61] Se a colocação da membrana amniótica em centro cirúrgico não for possível ou for impraticável, um adesivo de membrana amniótica criopreservado sem sutura é uma opção comercialmente disponível em um anel de simbléfaro e pode ser facilmente inserido no consultório ou à beira do leito.[62] Preparações de membrana amniótica liofilizada também estão disponíveis e podem ser colocadas na córnea sob uma lente de contato terapêutica.

A ceratoplastia penetrante (PKP, do inglês *penetrating keratoplasty*) e a ceratoplastia lamelar anterior profunda (DALK, do inglês *deep anterior lamellar keratoplasty*) para reabilitação visual após lesão química podem ser acompanhadas de complicações. O prognóstico é ruim para pacientes que apresentam quadros de glaucoma, hipotonia, disfunção de células-tronco límbicas, cicatrização conjuntival, entrópio e triquíase.[19] Se as complicações intraoculares forem minimizadas na presença de uma superfície ocular otimizada e vasos estromais profundos limitados, PKP ou DALK podem ser realizadas com resultados favoráveis. Uma PKP de grande diâmetro com ou sem tecido límbico doador pode ser considerada no cenário agudo e crônico.[63-65] O transplante de córnea fornece suporte tectônico no caso de uma perfuração iminente, e as células-tronco do limbo do doador abordam as questões da superfície ocular.[63,64] A cirurgia com transplante de células-tronco límbicas seguida de PKP após pelo menos 6 semanas demonstrou diminuir significativamente a probabilidade de falha do enxerto corneal.[66] Quando não é possível reabilitar adequadamente a superfície ocular, a cirurgia de ceratoprótese pode ser considerada.

BIBLIOGRAFIA

Basu S, Ali H, Sangwan VS. Clinical outcomes of repeat autologous cultivated limbal epithelial transplantation for ocular surface burns. Am J Ophthalmol 2012;153:643–50.

Basu S, Sureka SP, Shanbhag SS, et al. Simple limbal epithelial transplantation: long-term clinical outcomes in 125 cases of unilateral chronic ocular surface burns. Ophthalmology 2016;123:1000–10.

Brodovsky SC, McCarty CA, Snibson G, et al. Management of alkali burns. An 11-year retrospective review. Ophthalmology 2000;107:1829–35.

Dua HS, King AJ, Joseph A. A new classification of ocular surface burns. Br J Ophthalmol 2001;85:1379–83.

Gupta N, Kalaivani M, Tandon R. Comparison of prognostic value of Roper Hall and Dua classification systems in acute ocular burns. Br J Ophthalmol 2011;95:194–8.

Hoffart L, Matonti F, Conrath J, et al. Inhibition of corneal neovascularization after alkali burn: comparison of different doses of bevacizumab in monotherapy or associated with dexamethasone. Clin Exp Ophthalmol 2010;38:346–52.

Hong J, Qiu T, Wei A, et al. Clinical characteristics and visual outcome of severe ocular chemical injuries in Shanghai. Ophthalmology 2010;117:2268–72.

Huang T, Wang Y, Zhang H, et al. Limbal allografting from living-related donors to treat partial limbal deficiency secondary to ocular chemical burns. Arch Ophthalmol 2011;129:1267–73.

Kenyon KR, Tseng SC. Limbal autograft transplantation for ocular surface disorders. Ophthalmology 1989;96:709–22, discussion 722–3.

Kuckelkorn R, Keller G, Redbrake C. Long-term results of large diameter keratoplasties in the treatment of severe chemical and thermal eye burns. Klin Monatsbl Augenheilkd 2001;218:542–52.

Macdonald ECA, Cauchi PA, Azuara-Blanco A, et al. Surveillance of severe chemical corneal injuries in the UK. Br J Ophthalmol 2009;93:1177–80.

Morgan SJ. Chemical burns of the eye: causes and management. Br J Ophthalmol 1987;71:854–7.

Rihawi S, Frentz M, Becker J, et al. The consequences of delayed intervention when treating chemical eye burns. Graefes Arch Clin Exp Ophthalmol 2007;245:1507–13.

Rihawi S, Frentz M, Schrage NF. Emergency treatment of eye burns: which rinsing solution should we choose? Graefes Arch Clin Exp Ophthalmol 2006;244:845–54.

Sangwan VS, Basu S, Vemuganti GK. Clinical outcomes of xeno-free autologous cultivated limbal epithelial transplantation: a 10-year study. Br J Ophthalmol 2011;95:643–50.

Sejpal K, Ali MH, Maddileti S, et al. Cultivated limbal epithelial transplantation in children with ocular surface burns. JAMA Ophthalmol 2013;131:731–6.

Tandon R, Gupta N, Kalaivani M, et al. Amniotic membrane transplantation as an adjunct to medical therapy in acute ocular burns. Br J Ophthalmol 2011;95:199–204.

Tejwani S, Kolai RS, Sangwan VS, et al. Role of amniotic membrane graft for ocular chemical and thermal injuries. Cornea 2007;26:21–6.

Tuft SJ, Shortt AJ. Surgical rehabilitation following severe ocular burns. Eye (Lond) 2009;23:1966–71.

Wagoner MD, Kenyon KR. Chemical injuries of the eye. In: Albert DM, Jakobiec FA, editors. Principles and practice of ophthalmology. Philadelphia: Saunders; 2000. p. 943–59.

As referências completas estão disponíveis no **GEN-io**.

Cirurgia da Córnea

Allister Gibbons, Ibrahim O. Sayed-Ahmed, Carolina L. Mercado, Victoria S. Chang e Carol L. Karp

Definição: Procedimentos realizados na córnea para restaurar a visão ou a integridade do globo ocular.

Características principais
- O preparo e o planejamento pré-operatórios são fundamentais para o sucesso cirúrgico
- Conhecer as complicações intraoperatórias e pós-operatórias e saber como manejá-las.

Característica associada
- Estar alerta aos sinais e sintomas de rejeição do transplante.

CERATOPLASTIA

Introdução

Os resultados bem-sucedidos aproveitados pelos pacientes que são submetidos à ceratoplastia penetrante (PKP, do inglês *penetrating keratoplasty*) e ceratoplastia lamelar são decorrentes dos avanços tecnológicos e das técnicas cirúrgicas.

Revisão histórica

As técnicas de transplante de córnea foram iniciadas por oftalmologistas como Reisinger,[1] von Hippel,[2] e Elschnig.[3] Atualmente, a ceratoplastia é o procedimento de transplante humano mais comum e bem-sucedido, sendo realizados mais de 85 mil transplantes de córnea nos EUA anualmente, segundo a Eye Bank Association of America, em 2018.[4] O número de PKP diminuiu para menos de 18 mil no ano de 2018 (5,4% menor que 2017), e o número de ceratoplastia endotelial (EKP, do inglês *endothelial keratoplasty*) aumentou para mais de 30 mil no mesmo ano (aumento de 4,6%).[4] Os resultados ópticos melhoraram significativamente como consequência dos avanços na seleção e preservação das córneas, além de melhorias nas técnicas, trépanos e manejo do astigmatismo pós-operatório.

Os enxertos lamelares datam de 1886, quando von Hippel[2] realizou com sucesso o primeiro enxerto lamelar em um ser humano. As técnicas lamelares revolucionaram o tratamento das patologias da córnea, oferecendo vantagens como recuperação visual mais rápida, menos astigmatismo pós-operatório e menor risco de complicações relacionadas à sutura em comparação à PKP. Como a ceratoplastia lamelar substitui apenas o tecido doente, o risco de rejeição do enxerto, teoricamente, é mais baixo. Atualmente, a EKP se tornou o padrão de tratamento para doenças endoteliais.

Anestesia

O transplante de córnea pode ser realizado sob anestesia local ou geral, dependendo da preferência e cooperação do paciente. Normalmente, a anestesia local envolve injeção peribulbar ou retrobulbar de lidocaína a 2%, bupivacaína a 0,75% e hialuronidase. Um bloqueio palpebral pode ser empregado para impedir que o paciente aperte os olhos com muita força.

Técnicas específicas

Ceratoplastia penetrante
A PKP envolve a substituição de espessura total da córnea doente por uma córnea saudável.

Avaliação pré-operatória e abordagem diagnóstica
A PKP pode ser usada para fornecer suporte tectônico (como no afinamento ou perfuração da córnea) e para melhorar os resultados visuais (como na substituição de uma córnea opaca ou irregular). As indicações da PKP incluem ceratocone, falência ou rejeição de transplante prévio, cicatriz de espessura total ou profunda da córnea, distrofia endotelial de Fuchs, ceratopatia bolhosa do pseudofácico ou afácico, queimadura química, úlcera de córnea, distrofia e degeneração de córnea, ceratite herpética, trauma, ou quaisquer outras causas de descompensação da córnea. As patologias posteriores da córnea, como a distrofia endotelial de Fuchs e a ceratopatia bolhosa do pseudofácico ou afácico, são atualmente tratadas com EKP. A taxa de sucesso da PKP é excelente, mas o risco de rejeição do enxerto a longo prazo aumenta significativamente se houver infecção ativa ou recorrente, inflamação, neovascularização da córnea, histórico de rejeição prévia e cada transplante penetrante subsequente.

É importante realizar uma avaliação pré-operatória cuidadosa e discutir minuciosamente a cirurgia com os pacientes, assim como a expectativa visual, possíveis complicações e o período pós-operatório longo. O receptor deve estar preparado para os cuidados vitalícios necessários. Em geral, considerações importantes para a avaliação pré-operatória da PKP são:

- O potencial visual deve ser avaliado
- A superfície ocular deve ser otimizada antes do planejamento da PKP. As condições que podem afetar a superfície ocular incluem rosácea, olhos secos, blefarite, triquíase, ceratopatia em faixa, ectrópio e entrópio
- A pressão intraocular (PIO) deve ser controlada adequadamente antes da cirurgia
- A inflamação ocular deve ser reconhecida e tratada
- Doenças da córnea prévias e vascularização devem ser consideradas. Uma história de ceratite herpética reduz significativamente a chance de sucesso do transplante devido a vários fatores, incluindo doença recorrente no enxerto, neovascularização, trabeculite com PIO aumentada e inflamação persistente que pode induzir a rejeição.

Seleção do doador
A *Eye Bank Association of America* desenvolveu um conjunto de critérios para córneas de doadores.[5,6] As contraindicações para o uso de tecido de doador para PKP incluem:

- Morte como resultado de causa desconhecida
- Doenças do sistema nervoso central, como a doença de Creutzfeldt-Jakob, panencefalite esclerosante subaguda,

rubéola, síndrome de Reye, raiva, meningite e encefalite infecciosa
- Infecções sistêmicas, como infecção pelo vírus da imunodeficiência humana (HIV), infecção por vírus da hepatite B e C, septicemia, sífilis, Ebola e endocardite infecciosa, bem como outras doenças transmissíveis relevantes, como vírus do Nilo Ocidental (West Nile), infecções por vírus *Vaccinia* ou vírus Zika
- Leucemia ou linfomas ativamente disseminados
- História de melanoma com doença metastática conhecida
- Doenças oculares, como retinoblastoma, tumores malignos do segmento anterior e inflamação ocular ativa (p. ex., uveíte, esclerite, retinite e coroidite)
- Cirurgia ocular prévia, incluindo procedimentos refrativos (olhos com cirurgia prévia por fotoablação a *laser* podem ser usados para transplantes tectônicos e procedimentos lamelares posteriores, olhos pseudofácicos ou que foram submetidos à cirurgia de filtração de glaucoma podem ser utilizados se atenderem aos critérios endoteliais por microscopia especular)
- Anormalidades do segmento anterior congênitas ou adquiridas, como cicatrizes da córnea, ceratocone ou distrofia endotelial de Fuchs, ou condições associadas, como síndrome de Down (para PKP ou lamelar anterior).

Antes da PKP, deve-se realizar anamnese completa e avaliação sistêmica quanto a doenças transmissíveis, e os tecidos doados devem ser examinados pelo cirurgião na lâmpada de fenda.

Técnicas cirúrgicas

A descompressão adequada do globo ocular deve ser realizada antes da PKP porque a PIO elevada no pré-operatório pode aumentar o risco de hemorragia expulsiva da coroide. Manitol intravenoso ou descompressão ocular mecânica podem ser considerados para reduzir a PIO. Os mióticos são colocados no pré-operatório para proteger o cristalino durante a cirurgia, a menos que a facectomia também esteja no planejamento cirúrgico. Anéis de suporte escleral (Flieringa) são indicados principalmente em olhos afácicos ou pacientes jovens.

O tamanho do enxerto é determinado com base na localização da patologia e no julgamento clínico. O tecido doador geralmente apresenta um diâmetro 0,25 mm maior do que o tecido receptor. Em certas circunstâncias, um doador maior (0,5 mm) pode ser considerado em um olho afácico para induzir miopia, ou um botão doador do mesmo tamanho, como em um receptor com ceratocone, pode ser escolhido para reduzir a miopia. O eixo visual da córnea receptora é delimitado com a utilização de uma caneta de marcação. Um marcador de ceratotomia radial pintado pode ser usado para marcar a córnea na região periférica. O botão corneal doador é trepanado. Nos EUA, o trépano mais comumente utilizado é o de Barron (Figura 4.27.1). O tecido doador é cortado do endotélio para o epitélio. O tecido doador também pode ser cortado do epitélio para o endotélio usando uma câmara anterior artificial e, em seguida, usando a mesma técnica descrita para a córnea receptora. Isso tem a vantagem teórica de que tanto o doador quanto o receptor serão cortados da mesma maneira, com o mesmo tipo de lâmina, o que reduz a disparidade do doador-receptor e reduz potencialmente o astigmatismo.

A córnea receptora pode ser cortada por meio de vários tipos de trépanos, como o de Hessburg-Barron de sucção (Figura 4.27.2), o trépano Hanna ou o Castroviejo. É possível realizar o corte das córneas doadora e receptora por meio do *laser* de femtossegundo para o transplante lamelar anterior – a ceratoplastia lamelar anterior sem sutura com uso do *laser* de femtossegundo (FALK, do inglês *femtosecond laser-assisted sutureless anterior lamellar keratoplasty*).[7] A excisão do botão da córnea do receptor pode ser realizada por meio de trepanação parcial de espessura seguida por uma entrada controlada na câmara anterior usando um bisturi 15° ou por meio de uma trepanação contínua que é interrompida assim que a drenagem do humor aquoso mostra a entrada da câmara anterior. Se o viscoelástico não foi colocado na câmara anterior antes da trepanação do receptor, ele pode ser colocado depois dela para proteger as estruturas intraoculares. O botão receptor é então excisado com uma pinça e uma tesoura corneana (Figura 4.27.3). A borda do leito receptor deve estar perpendicular para uma aposição ideal do doador-receptor.

Se o paciente necessitar de extração simultânea de catarata, explante de lente intraocular (LIO), iridectomia, vitrectomia anterior ou uma LIO secundária, isso pode ser realizado antes da trepanação, se for possível obter visualização. Como a córnea doente impede a visualização adequada em muitos casos, uma técnica a "céu aberto" é utilizada após a trepanação (Figura 4.27.4). Nos casos de transplante tectônico, como no

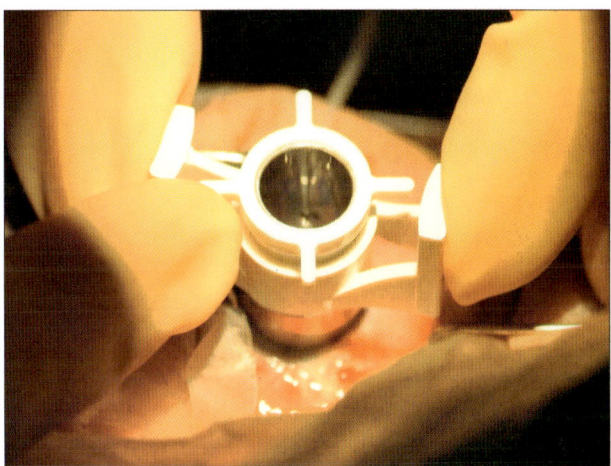

Figura 4.27.2 Um trépano a vácuo de Hessburg-Barron. Um trépano a vácuo pode ser usado para a trepanação da córnea do receptor.

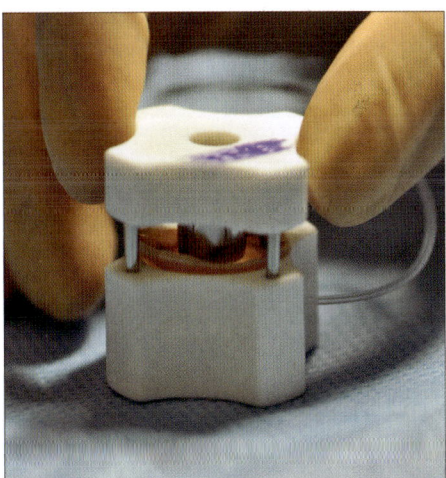

Figura 4.27.1 O botão doador da córnea é cortado. Um trépano de Barron pode ser usado para cortar o tecido doador a partir do lado endotelial.

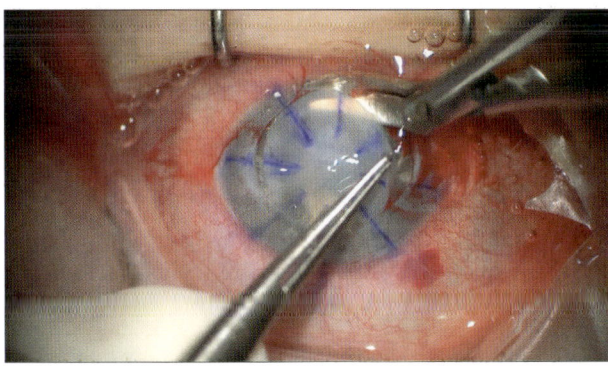

Figura 4.27.3 Excisão do botão da córnea. O botão da córnea é removido completamente utilizando tesouras curvas de córnea.

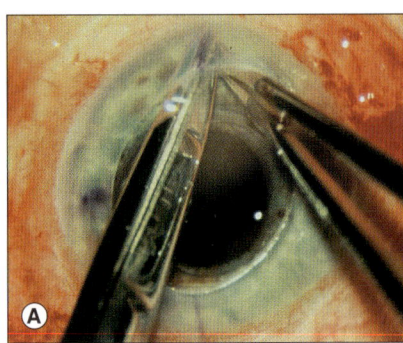 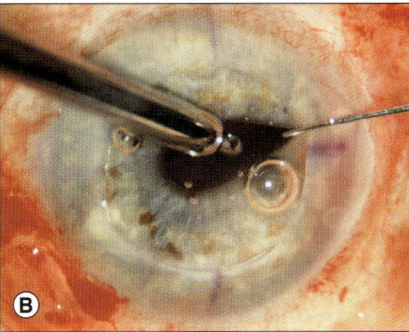 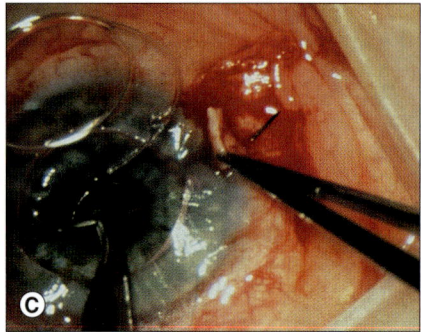

Figura 4.27.4 Troca da lente intraocular da câmara anterior. A. Deve-se tomar cuidado na remoção dos hápticos da LIO de câmara anterior, pois eles podem ter encistado na periferia da íris, o que levaria ao sangramento em sua remoção. **B.** Uma vitrectomia anterior é realizada – um gancho de íris pode ser usado para melhorar a visualização. **C.** Um fio de sutura Prolene 10-0 é passado por baixo da íris, através do sulco escleral e para fora através do *flap* escleral previamente preparado. Depois que a lente sustentada pela sutura é colocada no sulco, a sutura é amarrada sobre si mesma sob o retalho escleral. Alternativamente, o nó pode ser sepultado para baixo da esclera. Isso é realizado nos dois lados. (Cortesia do Dr. W. W. Culbertson.)

caso de um processo infeccioso ativo, doença inflamatória não controlada ou perfuração recente, é realizada uma iridectomia para evitar o bloqueio pupilar.

O viscoelástico pode ser colocado na câmara anterior, e o botão do doador é então posicionado sobre o leito receptor e suturado com quatro suturas cardinais (Figura 4.27.5). Deve-se tomar cuidado durante a confecção das suturas cardinais, uma vez que a distribuição adequada dos tecidos é primordial. A profundidade da sutura é de 90% da espessura da córnea. As suturas remanescentes podem ser constituídas de uma combinação de suturas interrompidas e contínuas ou constituídas apenas suturas interrompidas (Figura 4.27.6). As suturas interrompidas são adequadas para córnea vascularizada ou afinada, pois a remoção seletiva subsequente pode ser necessária para impedir o avanço dos vasos ou para controlar o astigmatismo. As suturas contínuas apresentam as supostas vantagens de técnica rápida no intraoperatório e melhor distribuição de tensão, mas são mais difíceis de ajustar. Antes das suturas finais, o material viscoelástico na câmara anterior é removido. As suturas contínuas podem ser ajustadas no intraoperatório usando um ceratoscópio. Quando a sutura está completa, todas as suturas são sepultadas de modo que os nós sejam enterrados dentro do estroma, e a segurança do transplante é testada quanto ao *seidel*, usando esponja cirúrgica ou fluoresceína.

Complicações e manejo pós-operatório

As complicações intraoperatórias incluem descentralização do enxerto, sangramento, lesão das estruturas oculares (p. ex., endotélio doador e íris, cristalino ou cápsula do cristalino do receptor) ou hemorragia supracoroide expulsiva. Durante o processo de excisão do botão receptor, é imperativo monitorar continuamente a profundidade da câmara anterior e o reflexo vermelho. A câmara anterior se tornando subitamente rasa ou o desaparecimento do reflexo vermelho pode significar uma hemorragia coroide expulsiva iminente. O selamento do globo pode ser realizado rapidamente por meio de um dedo enluvado sobre uma córnea hospedeira parcialmente extirpada ou por colocação de uma córnea doadora ou uma ceratoprótese temporária. A principal estratégia de tratamento é fechar e repressurizar o globo ocular.

O sucesso da PKP depende significativamente de cuidados e manejo pós-operatórios adequados. O cirurgião deve ser capaz de reconhecer e tratar diversas possíveis complicações, como *seidel*, infecção, glaucoma e rejeição ou falência do transplante. As complicações pós-operatórias comuns e seu manejo são discutidas nas subseções seguintes.

Seidel pela ferida cirúrgica. A câmara anterior rasa em um globo ocular hipotônico no dia seguinte à PKP pode indicar *seidel* entre a córnea doadora e receptora, e pode ser necessária a utilização de lente de contato terapêutica, supressores aquosos tópicos (p. ex., timolol, dorzolamida, análogo de prostaglandina), lubrificação ou curativos. A ressutura pode ser necessária.

Câmara anterior rasa com aumento da pressão intraocular. A câmara anterior rasa com aumentada pode resultar de bloqueio pupilar, anteriorização do diafragma cristalino-íris (como encontrado na hemorragia coroidal), efusão coroidal ou *misdirection* aquosa. A causa deve ser identificada e tratada.

Endoftalmite. A endoftalmite pós-operatória, uma complicação devastadora, que pode ocorrer em virtude de muitos fatores, incluindo contaminação do tecido doador, infecção anterior no receptor ou infecção pós-operatória adquirida por um *seidel* pela ferida.

Defeito epitelial persistente. Os defeitos epiteliais que persistem após 1 a 2 semanas ocorrem mais comumente nos olhos com alterações da superfície ocular, como deficiência de células-tronco límbicas, ceratopatia neurotrófica, doença do olho seco (DED, do inglês *dry eye disease*), blefarite, ceratopatia de exposição e rosácea. O tratamento inclui lubrificação frequente com colírios

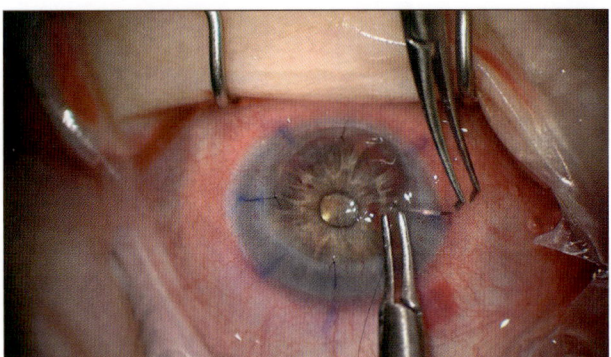

Figura 4.27.5 Colocação do botão da córnea. Deve-se tomar cuidado no posicionamento das suturas cardinais para garantir uma distribuição adequada no tecido.

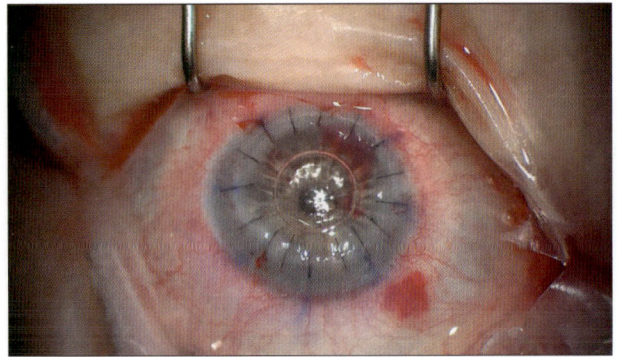

Figura 4.27.6 Suturas interrompidas com fio *nylon* 10-0 em um transplante de córnea.

sem conservantes e pomada lubrificante. Possíveis causas de toxicidade na superfície ocular, como colírios tópicos, devem ser eliminadas ou minimizadas. Se o defeito não cicatrizar, podem ser necessários colírios de derivados do sangue (p. ex., soro autólogo ou concentrado de plaquetas), tarsorrafia ou oclusão dos pontos lacrimais.

Falência primária do enxerto. A falência primária do enxerto (que é diferente de sua rejeição) é reconhecida quando o edema significativo do tecido do doador em um olho não inflamado está presente no primeiro dia pós-operatório e não desaparece nas próximas 2 a 4 semanas. A insuficiência primária do enxerto pode ser atribuída à função endotelial do doador deficiente ou ao dano iatrogênico no tecido doador durante a PKP. O enxerto é observado por várias semanas. A falha do transplante deve ser diferenciada do descolamento da membrana de Descemet. Um retransplante (nova PKP ou EKP) é considerado se o edema da córnea não melhorar.

Problemas relacionados à sutura. Suturas frouxas ou rompidas devem ser removidas para evitar infecção ou neovascularização, o que pode aumentar a probabilidade de rejeição.

Rejeição do transplante. A rejeição do transplante continua sendo a causa mais comum de falência do enxerto. A incidência global de rejeição do transplante endotelial foi descrita como sendo em torno de 20%.[8] Os sintomas incluem diminuição da visão, hiperemia conjuntival, fotofobia e dor; no entanto, os pacientes podem experimentar apenas um ou mesmo nenhum desses sintomas. Os pacientes devem ser instruídos cuidadosamente sobre esses sintomas e devem ser orientados a procurar atendimento médico imediatamente, caso ocorram.

A rejeição do enxerto pode ser dividida anatomicamente em três categorias:

- **Rejeição epitelial** – pode ser reconhecida pela observação de uma linha no epitélio. É identificada logo antes do epitélio do receptor substituir o epitélio da córnea doadora
- **Rejeição subepitelial** – podem ser observados múltiplos infiltrados subepiteliais limitados à córnea doadora (Figura 4.27.7)
- **Rejeição endotelial** (o tipo mais grave de rejeição) – caracterizada por precipitados ceráticos, irite e edema de córnea. Pode-se observar a linha de Khodadoust, que representa o avanço das células inflamatórias (leucócitos) do receptor contra o endotélio recuante do doador (Figura 4.27.8).

O tratamento da rejeição do transplante consiste principalmente em corticosteroides tópicos. A frequência de administração de colírios corticosteroides é aumentada, passando a ser de hora em hora ou até de modo mais frequente no caso de rejeição do transplante endotelial, até que o processo seja revertido. A injeção subconjuntival ou

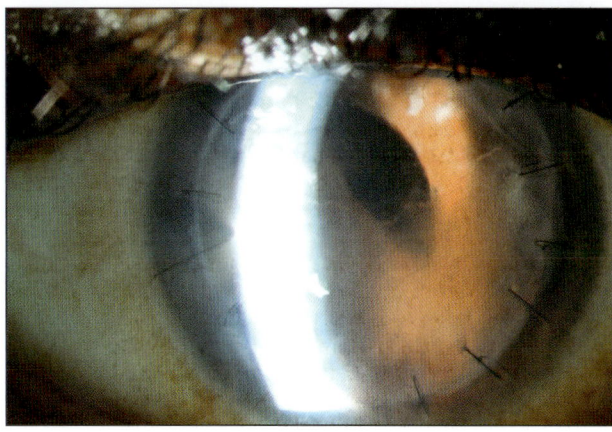

Figura 4.27.8 Rejeição do transplante de córnea. Observe os precipitados inflamatórios e a linha de Khodadoust secundária à rejeição endotelial. (Cortesia do Dr. A. Galor.)

subtenoniana de corticosteroides é uma opção. Corticosteroides sistêmicos (orais ou intravenosos) também podem ser utilizados em casos graves. Para pacientes com história de múltiplos episódios de rejeição na córnea atual ou em enxertos anteriores, pode ser considerada a terapia imunomodulatória sistêmica.

Tratamento para astigmatismo. O controle adequado do astigmatismo pós-operatório é essencial para que se possa alcançar a melhor acuidade visual possível. Geralmente inicia-se entre oito e 12 semanas após a PKP, o paciente é acompanhado com refração e topografia periódica. Subsequentemente, as suturas interrompidas são seletivamente removidas e as suturas contínuas são ajustadas, conforme necessário para reduzir o astigmatismo.[9] A remoção precoce da sutura pode exercer um efeito mais significativo no astigmatismo, embora seja necessário cuidado no que diz respeito à estabilidade do transplante.

Úlceras da córnea. Os pacientes submetidos à PKP são mais suscetíveis à ceratite infecciosa. Fatores como suturas frouxas e defeitos epiteliais persistentes podem contribuir para o desenvolvimento de úlceras corneais.

Recorrência de doenças. Várias distrofias e infecções da córnea podem recidivar em transplantes. Entre as três distrofias do estroma da córnea mais comuns [macular, granular (Figura 4.27.9) e lattice], a distrofia lattice corneana apresenta a maior recorrência. Caso existam precipitados ceráticos no botão doador em um paciente com história de infecção pelo herpes-vírus simples (HSV, do inglês *herpes virus simplex*), torna-se difícil distinguir entre recorrência da doença e rejeição. No entanto, é importante fazer essa distinção, pois o tratamento da recorrência do HSV (agente antiviral ± corticosteroide) é diferente do tratamento da rejeição (somente corticosteroide). A observação de precipitados ceráticos e edema da córnea confinados apenas ao botão doador pode sugerir rejeição do enxerto. A paracentese de câmara anterior e a análise da reação em cadeia da polimerase (PCR, do inglês *polymerase chain reaction*) podem auxiliar no diagnóstico.

Ceratoplastia lamelar anterior

Um conceito que ganhou popularidade no tratamento das doenças da córnea é a remoção seletiva apenas do tecido alterado. A ceratoplastia lamelar é um procedimento no qual um botão de espessura parcial do tecido do doador é usado para fornecer estabilidade tectônica ou melhora óptica.[10] Um corte de espessura parcial do estroma ou esclera doadora pode ser usado. Existem dois tipos de ceratoplastia lamelar: anterior (ALK, do inglês *anterior lamelar keratoplasty*) e posterior (também conhecida como ceratoplastia endotelial) (ver Capítulo 4.29).

Na ALK são removidas todas as camadas da córnea do receptor, com exceção do endotélio. Feito assim, o risco de rejeição é baixo e permite-se que o tecido doador seja obtido a partir de olhos de pessoas mais velhas. As indicações para ALK incluem principalmente patologias da porção anterior corneal, nas quais a córnea posterior não é afetada, como o ceratocone, cicatrizes da

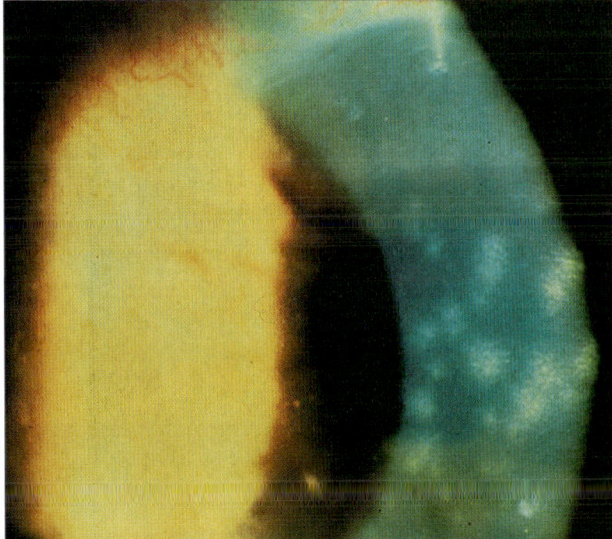

Figura 4.27.7 Infiltrados subepiteliais secundários à rejeição subepitelial do transplante de córnea. (Cortesia do Dr. W. W. Culbertson.)

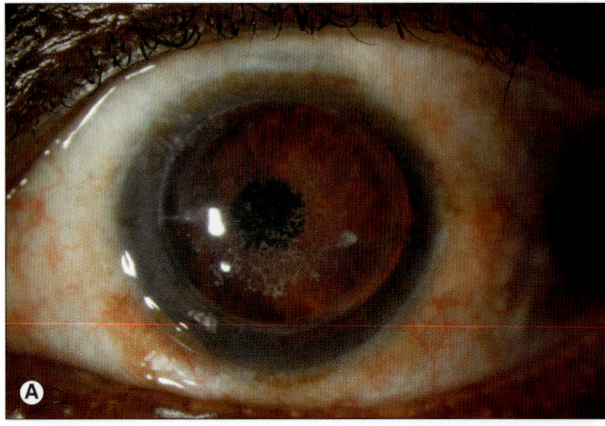
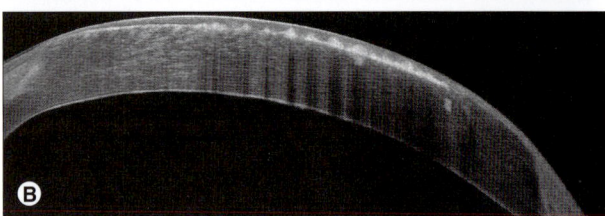

Figura 4.27.9 Recidiva da distrofia granular em transplante de córnea. A. Fotografia sob lâmpada de fenda de uma recidiva de distrofia granular no botão doador após ceratoplastia penetrante. **B.** Imagem de recorrência na tomografia de coerência óptica do segmento anterior mostrando a localização na camada de Bowman. (Cortesia do Dr. C. Karp.)

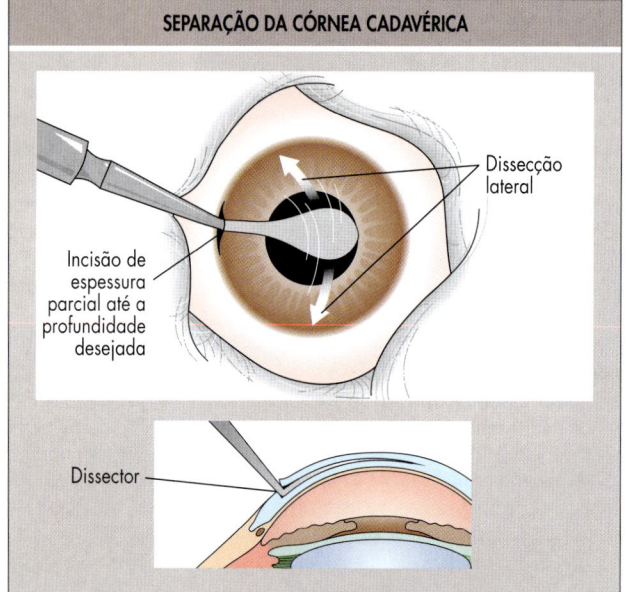

Figura 4.27.10 Separação da córnea cadavérica. Um dissector, como o dissector Martinez ou uma espátula de ciclodiálise, é usado para separar delicadamente toda a córnea ao longo do plano de clivagem lamelar.

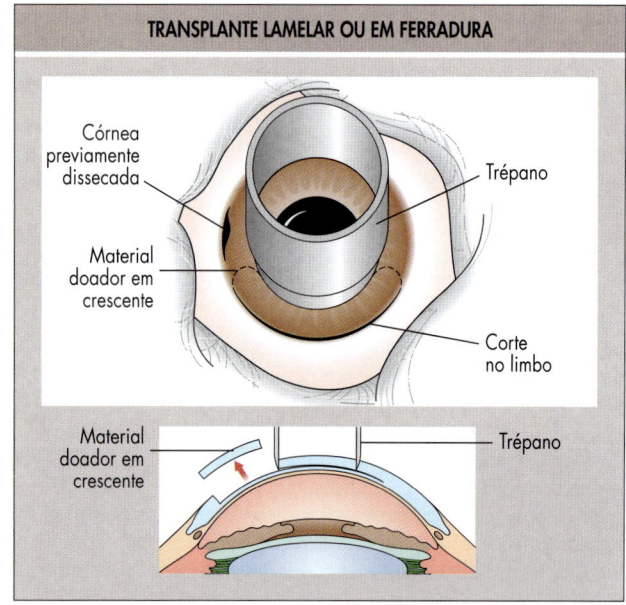

Figura 4.27.11 Trepanação do tecido do doador. Um trépano é colocado no globo cadavérico do tamanho e forma desejados. Uma trepanação lamelar ou em ferradura é confeccionada. Uma combinação de tecido corneal e escleral pode ser colhida para dar uma forma de tecido diferente.

córnea anterior e distrofias da córnea limitadas ao estroma. Os *lasers* de femtossegundo podem auxiliar esse procedimento.[11,12] Um subtipo de ALK é a ceratoplastia lamelar anterior profunda (DALK, do inglês *deep anterior lamellar keratoplasty*), na qual o objetivo é eliminar todo o tecido estromal do receptor. Isso pode ser alcançado por meio de dissecção manual,[13] material viscoelástico ou bolha de ar,[14] para dissecar a interface da membrana de Descemet do estroma do receptor.

Avaliação pré-operatória e abordagem diagnóstica

Um transplante tectônico é confeccionado para reforçar áreas de córnea perfuradas ou afinadas. Transplantes lamelares anteriores ópticos são usados para substituir a porção anterior alterada da córnea para melhorar a função visual e exige que o estroma posterior do receptor seja saudável.

A decisão pela ceratoplastia lamelar e as várias opções cirúrgicas devem ser amplamente discutidas com cada paciente. Diferentes modalidades podem ser usadas para avaliar a profundidade de uma cicatriz, a adequação do leito estromal remanescente planejado e a gravidade da doença endotelial, incluindo topografia, tomografia de coerência óptica (OCT, do inglês *optical coherence tomography*) do segmento anterior e microscopia especular.

Seleção do doador

Preparo do doador. Os critérios para seleção e triagem das córneas doadoras são os mesmos da PKP, exceto pelos tecidos com doença ocular local que afetam o endotélio da córnea ou cirurgia ocular prévia que não comprometa o estroma da córnea (p. ex., história de distrofia endotelial ou irite) são aceitáveis.[5]

Na ALK, pode-se preparar o tecido anterior a ser doado por meio de preparação manual ou fazer uso de uma câmara anterior artificial. Quando realizada manualmente, é confeccionada uma incisão anterior ao limbo da córnea doadora até chegar à profundidade da dissecção desejada. A seguir, faz-se necessário estender o plano de dissecção dentro do estroma da córnea, utilizando um dissector de Martinez ou uma espátula romba da preferência do cirurgião (Figura 4.27.10). O tecido coletado pode ser circular, anular ou de qualquer outra forma, dependendo das necessidades do paciente (Figura 4.27.11). Tanto a córnea como a esclera podem ser utilizadas. Geralmente, o tecido doador é levemente superdimensionado (0,25 a 0,5 mm) em largura e espessura em comparação com o leito receptor.[15,16] Tecido doador adequado para PKP deve estar disponível no caso de uma grande perfuração que possa ocorrer na dissecção lamelar do leito receptor do paciente. Microcerátomos mais recentes e uso de paquímetro intraoperatório permitem uma dissecção mais eficiente do hospedeiro e do doador. Em particular, o *laser* de femtossegundo tem sido útil na realização de ceratoplastia lamelar anterior.[11]

Técnicas cirúrgicas

Dissecção lamelar anterior do tecido receptor. É realizada a medição da área afetada, e isso pode ser facilitado pelo OCT no pré-operatório. Um trépano é usado delicadamente para marcar a extensão do enxerto necessário. O cirurgião pode optar por uma dissecção manual do estroma do receptor ou por uma dissecção por ar usando a técnica *big bubble*, conforme descrito por Anwar.[17] Independentemente da técnica escolhida, o objetivo é criar um leito receptor regular e uniplanar. A eliminação da maioria ou de todo o estroma do hospedeiro resulta em melhores resultados visuais ao eliminar a interface estroma-estroma. Se a membrana de Descemet for violada, o procedimento é então convertido em PKP, embora a conversão possa ser evitada em alguns casos, no caso de pequenas perfurações.

Se for escolhida a dissecção manual, realiza-se uma trepanação de espessura parcial (até que a profundidade de dissecação desejada seja alcançada) (Figura 4.27.12). Alternativamente, um microcerátomo ou *laser* de femtossegundo pode ser usado para o receptor.[11] Então, uma lâmina crescente é usada para estender o plano de dissecção ao longo de todo o tecido da córnea do hospedeiro até que a dissecção da córnea do receptor esteja completa (Figura 4.27.13). Na ALK manual, a borda do leito receptor deve ser levantada para criar um túnel horizontal.[16] A lamela doadora é posicionada no leito receptor e fixada com suturas interrompidas de *nylon* 10-0 (Figura 4.27.14). A profundidade da sutura é de cerca de 90% da profundidade do estroma da córnea.

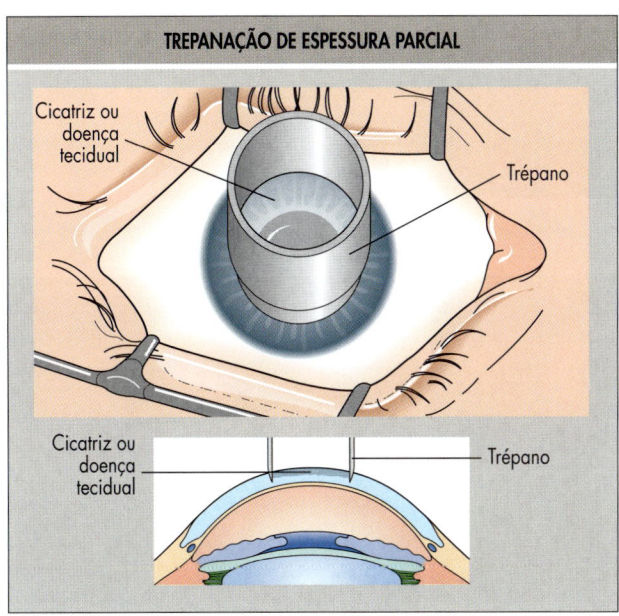

Figura 4.27.12 Trepanação de espessura parcial. É realizada no receptor no local desejado e na profundidade desejada. Deve-se ter cuidado para não perfurar a córnea.

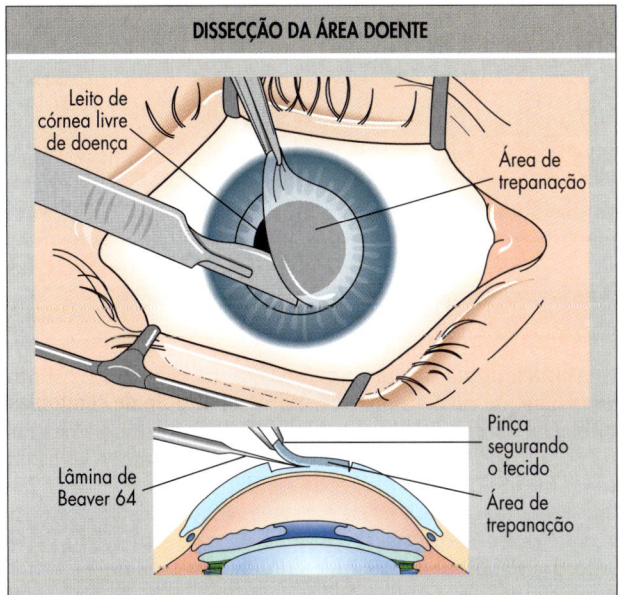

Figura 4.27.13 Dissecção da área doente. A área doente na córnea receptora é dissecada delicadamente para criar um leito uniplanar livre de doença.

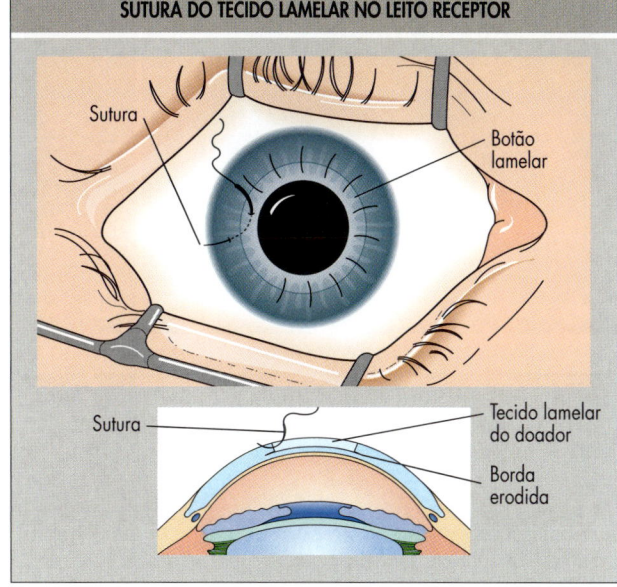

Figura 4.27.14 O tecido lamelar é suturado ao leito receptor. O posicionamento das suturas é facilitado se a borda do leito do hospedeiro for erodida. Tradicionalmente, o botão é suturado com *nylon* 10-0.

Não deve haver um degrau entre a interface doador-receptor. Às vezes, uma paracentese da câmara anterior pode ser necessária antes que as suturas lamelares sejam realizadas. A ALK pode ser realizada centralmente ou na periferia para os *meltings* corneoesclerais (Figuras 4.27.15 e 4.27.16).

Na DALK, um disco lamelar anterior profundo é trepanado em cerca de 80% de profundidade total, ou o *laser* de femtossegundo pode ser usado para esta parte do procedimento.[12] Uma paracentese pode ser realizada para que uma pequena bolha de ar seja injetada na câmara anterior do olho. Como a *big bubble* empurra a pequena bolha de ar para a periferia da câmara anterior, há a certeza de que foi formada a desejada *big bubble* e não houve rompimento da membrana de Descemet; uma discreta diminuição na pressão da câmara anterior também diminuirá a resistência à *big bubble*. Alguns cirurgiões recomendam a excisão de parte do estroma antes da realização da dissecção a ar, enquanto outros atuam diretamente com uma agulha ou cânula de calibre 27 para o centro da córnea (Figura 4.27.17). Usando uma seringa de 5 cc, o ar é aplicado com firmeza para criar uma bolha. Dois tipos de bolhas foram descritos. Uma bolha do tipo 1 ocorre quando o estroma é dissecado no nível da camada pré-Descemet (ou camada de Dua), ou seja, o ar clivou o estroma da membrana pré-Descemet e Descemet; isso produz uma bolha menor e com maior integridade estrutural (maior facilidade de ruptura por pressão). Uma bolha do tipo 2 ocorre quando a clivagem acontece entre a membrana de Descemet e pré-Descemet, produzindo uma bolha maior, com uma parede mais fina e uma maior facilidade de ruptura por pressão.

O material viscoelástico pode, então, ser injetado no espaço criado pela bolha de ar para facilitar a separação das camadas. As camadas profundas do estroma são excisadas, geralmente em quadrantes (ver Figura 4.27.17). A OCT intraoperatória pode auxiliar na determinação da profundidade da dissecção.[18] Todo o material viscoelástico é removido para evitar uma câmara anterior dupla. O botão doador, do mesmo tamanho da trepanação, é então posicionado e fixado com suturas de *nylon* 10-0. Pode-se manter ou remover a membrana de Descemet e o endotélio da córnea doadora.

Na ceratoplastia lamelar assistida por femtossegundo (FALK, do inglês *femtosecond-assisted lamellar keratoplasty*), o doador e o receptor são cortados com o *laser* de femtossegundo e a região doadora pode ser colocada no leito estromal receptor sem necessidade de suturas (Figura 4.27.18). Apenas uma lente de contato terapêutica é usada nos casos em que o leito estromal residual for mais espesso que 250 mícrons.[11]

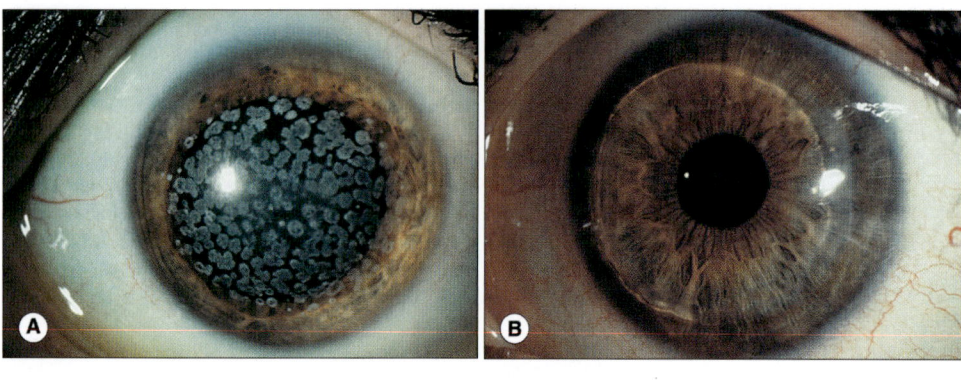

Figura 4.27.15 Ceratoplastia lamelar para distrofia granular. A. Aspecto pré-operatório de um paciente que apresentava distrofia granular limitada à córnea anterior. **B.** Aspecto pós-operatório após ceratoplastia lamelar manual. (Cortesia do Dr. W. W. Culbertson.)

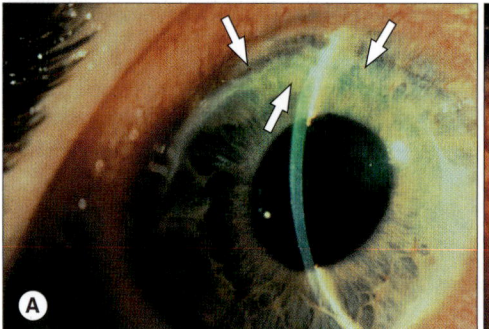
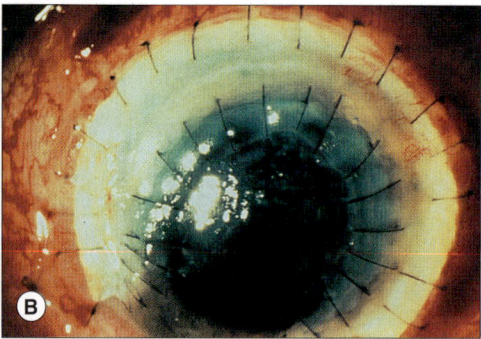

Figura 4.27.16 Ceratoplastia lamelar para *melting* e perfuração da córnea periférica. A. Aparência pré-operatória de um paciente com *melting* e perfuração periférica da córnea (ver setas). **B.** Aparência pós-operatória depois da colocação de enxerto lamelar corneoescleral em ferradura. (Cortesia do Dr. W. W. Culbertson.)

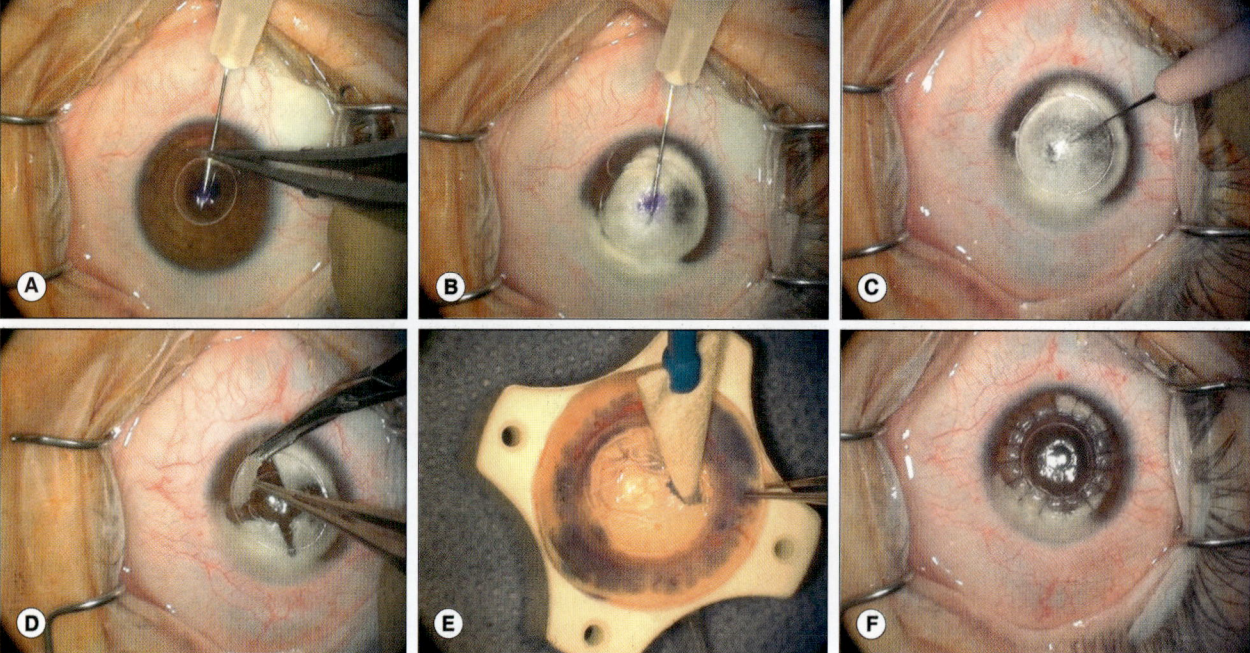

Figura 4.27.17 Ceratoplastia lamelar anterior profunda (DALK). A. Após 80% de trepanação, a agulha 30 gauge é avançada até atingir o centro da córnea. **B.** O ar é liberado com firmeza e cautela formando a *big bubble*, neste caso, uma bolha do tipo 1 foi formada. **C.** Um golpe (*brave slash*) é executado para acessar a bolha. **D.** A dissecção da lamela anterior é realizada até que a membrana de Descemet seja exposta. **E.** O endotélio é removido da córnea doadora, então, o botão doador é suturado ao hospedeiro. **F.** Resultado. (Cortesia do Dr. F. A. Valenzuela.)

Complicações e tratamento pós-operatório

Em geral, os enxertos lamelares anteriores podem ser muito bem-sucedidos (ver Figuras 4.27.15 e 4.27.16). As complicações da ALK são menos frequentes ou menos graves em comparação às da PKP. As complicações do transplante lamelar incluem perfuração da córnea receptora, vascularização ou cicatriz na interface, defeito epitelial persistente, necrose inflamatória ou *melting* do botão doador, infecção, astigmatismo e rejeição. A irrigação cuidadosa e a homogeneidade do leito receptor podem reduzir a incidência de complicações. ALK apresenta uma incidência significativamente reduzida de rejeição, porque não há o envolvimento de endotélio estranho.

Perfuração da membrana de Descemet. Este é um evento relativamente comum no início da curva de aprendizado cirúrgico. Em pequenas perfurações, pode ser possível prosseguir conforme planejado, mas o cirurgião deve deixar uma bolha de gás (ar ou SF6 20%) na câmara anterior ocular para garantir que a membrana de Descemet permaneça aderida ao estroma. Em perfurações maiores, uma combinação de gás e sutura pode ser necessária para ancorar a membrana da Descemet e evitar sua retração. Em perfurações maiores, a conversão para PKP pode ser inevitável.

Dupla câmara anterior. Pode-se notar uma câmara anterior dupla (uma entre a íris e a membrana de Descemet e outra

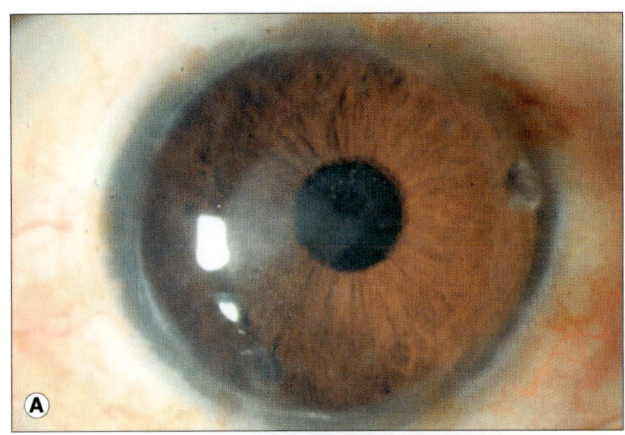
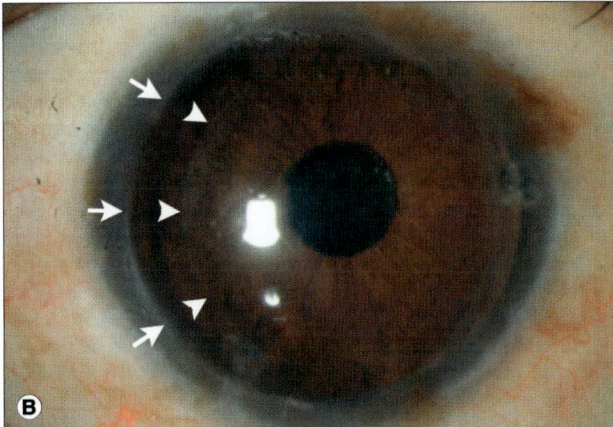

Figura 4.27.18 Ceratoplastia lamelar assistida por femtossegundo (FALK). **A.** Distrofia granular residual e cicatriz da córnea central observada em um paciente após transplante de córnea. Quando a distrofia recidivou, a ceratectomia fototerapêutica (PTK) foi realizada na PTK, o que eliminou alguns dos depósitos granulares, mas causou algum turvamento da córnea. **B.** Após FALK – FALK foi realizada para remover o *haze* da córnea e depósitos granulares anteriores residuais. FALK (*pontas das setas*) foi centralizada sobre o eixo visual, não sobre o enxerto da córnea (*setas*). (Cortesia do Dr. C. L. Karp.)

entre a membrana de Descemet e o estroma), quando ocorre a ruptura da membrana de Descemet e ela não é reconhecida no intraoperatório, por exemplo, durante as 16 suturas. Além disso, pode haver material viscoelástico remanescente na interface. A câmara dupla pode se resolver espontaneamente, mas a maioria dos cirurgiões injetam ar ou SF6 a 20% na câmara anterior no pós-operatório precoce, para diminuir o tempo de recuperação e prevenir potencial perda de células endoteliais.

Transplante tríplice (procedimento combinado)

Um *transplante tríplice* ou *procedimento combinado* refere-se à ceratoplastia associada à extração de catarata e implante da LIO.

Avaliação pré-operatória e abordagem diagnóstica

O transplante tríplice é indicado para pacientes com catarata visualmente significativa que também necessitam de transplante de córnea para reabilitação visual. Estão sendo cada vez mais realizados com o uso da técnica EKP automatizada para descolamento da membrana de Descemet (DSAEK, do inglês *Descemet's stripping automated endothelial keratoplasty*) ou EKP da membrana de Descemet (DMEK, do inglês *Descemet's membrane endothelial keratoplasty*) para pacientes que apresentam doença endotelial. Se a visualização permitir, a extração da catarata pode ser realizada em um sistema fechado usando técnicas de facoemulsificação padrão. A principal indicação para um transplante tríplice é a distrofia endotelial de Fuchs e a catarata, responsável por até 77% desse tipo de cirurgia.[19-21]

Em comparação à PKP, a cirurgia combinada requer cálculo adicional do valor da LIO. Fórmulas diferentes, como a de Holladay ou de Sanders-Retzlaff-Kraff (Equação 4.27.1),[22] em que

A é a constante referente à constante da LIO, AL é o comprimento axial e K é a medida ceratométrica, podem ser utilizadas. A determinação de K varia de cirurgião para cirurgião. Os autores normalmente recomendam uma entre duas abordagens alternativas: usar a média das leituras ceratométricas pós-operatórias associada à técnica cirúrgica ou a leitura de K obtida no olho contralateral. Nos casos em que há necessidade de um botão doador superdimensionado ou subdimensionado, +1,00 até +2,00 dioptrias (D) será subtraída do valor da LIO no caso de um botão doador superdimensionado em 0,5 mm ou +1,00 até +2,00 D é adicionado ao valor da LIO no caso de botão doador subdimensionado em um tamanho médio de 0,5 mm.[16] Os alvos de refração pós-operatórios devem ser ajustados nos transplantes tríplices com DSAEK ou DMEK, pois pode haver um deslocamento hipermetrópico associado a esses procedimentos.[23]

$$\text{Potência da LIO} = A - 2{,}5AL - 0{,}9\,K \quad \textbf{Equação 4.27.1}$$

Técnicas cirúrgicas

Extração da catarata a céu aberto. A técnica cirúrgica detalhada para PKP está descrita anteriormente. Antes da trepanação da córnea receptora, o azul de tripan pode ser utilizado para melhorar a visibilidade da cápsula anterior do cristalino. Após a excisão do botão receptor, é realizada uma capsulorrexis suficientemente grande para permitir a extração subsequente do núcleo do cristalino. Deve-se ter cuidado durante a capsulorrexis devido à tendência da capsulectomia se estender perifericamente, especialmente quando há aumento da pressão posterior.

Após a hidrodissecção e mobilização do núcleo do cristalino, este é cuidadosamente extraído. O material cortical remanescente é removido cuidadosamente pelo instrumento de irrigação-aspiração automático ou manual, pois as cápsulas anterior e posterior tendem a colapsar uma com a outra. O saco capsular é então insuflado com material viscoelástico, e a LIO apropriada de câmara posterior é inserida. Os autores deste capítulo preferem uma LIO rígida ou de três peças nesta situação para proporcionar maior estabilidade devido às flutuações da câmara anterior. Se houver uma ruptura capsular posterior com prolapso anterior do humor vítreo, é realizada uma vitrectomia anterior e a LIO pode ser inserida no sulco ciliar, suturada à íris ou à esclera ou pode-se ainda utilizar uma LIO de câmara anterior. O restante do procedimento para PKP é o mesmo descrito anteriormente.

Córnea artificial (ceratoprótese)

O implante de ceratoprótese é realizado em pacientes nos quais o transplante de córnea é considerado de alto risco, com probabilidade muito alta de falência do transplante, como naqueles pacientes com histórico de falhas de múltiplos transplantes ou neovascularização profunda da córnea.

Boston K-Pro

A ceratoprótese de Boston (K-Pro; anteriormente conhecida como *Dohlman-Doane Kpro*) está em desenvolvimento desde a década de 1960. Recebeu aprovação da *Food and Drug Administration* (FDA) para comercialização em 1992. É a ceratoprótese mais comumente usada no mundo.[23]

A ceratoprótese é composta por um plástico transparente de polimetilmetacrilato (PMMA) e é formada por duas peças que tomam a forma de um botão de colarinho. O dispositivo é inserido em um botão doador corneano, que é então transplantado para a córnea opaca do receptor. Existem dois tipos do Boston K-Pro: (1) tipo I, disponível em versões fácicas e pseudofácicas, utilizada em pacientes com uma superfície ocular adequada; e (2) tipo II, que é posicionada através das pálpebras em pacientes com doença de superfície ocular grave.

AlphaCor

O implante AlphaCor, aprovado pela FDA em 2003, é composto por um material de hidrogel flexível semelhante ao de lente de contato gelatinosa. Apresenta uma zona transparente central que fornece poder refrativo e uma saia periférica composta por um material especial que estimula o olho a cicatrizar sobre o dispositivo. O dispositivo está disponível em duas versões: olhos afácicos e outra para olhos fácicos. A cirurgia é realizada em dois estágios. Inicialmente é realizada a implantação do dispositivo AlphaCor na córnea do receptor e a criação de um *flap* conjuntival protetor sobre a prótese. Subsequentemente, o *flap* é removido e assim permite que a luz passe através da zona transparente central para restaurar a visão.[24]

Pode ocorrer a formação de uma membrana retroprotética após a implantação de qualquer córnea artificial e esta pode ser removida com o uso de YAG *laser*, exceto se a membrana estiver altamente vascular. A migração do AlphaCor sob o *flap* lamelar pode ocorrer.

Osteo-odontoceratoprótese modificada

A osteo-odontoceratoprótese (OOKP, do inglês *osteo-odonto-keratoprosthesis*) foi descrita pela primeira vez na Itália e documentada em 1963 por Benedetto Strampelli e, posteriormente, modificada por Giancarlo Falcinelli *et al.* para o tratamento da cegueira corneal bilateral em pacientes com distúrbios da superfície ocular em estágio terminal. O grupo de Falcinelli completou mais de 220 casos, com uma taxa de sucesso anatômico de 94% e acompanhamento médio de 9,4 anos.[25] A primeira OOKP modificada (MOOKP, do inglês *modified osteo-odonto-keratoprosthesis*) foi realizada nos EUA em 2009.

A mais nova MOOKP consiste em uma lente de PMMA cilíndrica embutida no próprio tecido do paciente (autoenxerto heterotópico da raiz dentária e do osso alveolar do paciente). A implantação completa é um procedimento de três etapas. Inicialmente, o cristalino, a íris e o humor vítreo são removidos do olho. Uma porção do complexo dentário (preferencialmente canino), ósseo e periodontal é ressecada simultaneamente, em geral com auxílio de um cirurgião bucomaxilofacial e moldada em uma lâmina retangular fina. Alguns cirurgiões recomendam a aquisição da lâmina óssea da tíbia. A lente de PMMA é montada no centro da lâmina e o complexo é colocado em uma bolsa subcutânea. Após 1 a 2 meses, um retalho de mucosa bucal é obtido e suturado sobre a superfície ocular cicatrizada e vascularizada. Alternativamente, os dois primeiros estágios podem ser realizados simultaneamente. Após um período mínimo de 3 meses, a lâmina é retirada da bolsa subcutânea. Após a trepanação adequada na córnea e mucosa oral para o cristalino cilíndrico, a prótese é então fixada à superfície do olho entre as camadas da córnea cicatrizada e da mucosa bucal usando fio absorvível (Figura 4.27.19).[25]

Como qualquer outro tipo de ceratoprótese, após a realização da MOOKP os pacientes necessitam de acompanhamento durante toda a vida. No início do período pós-operatório, existe a necessidade de antibióticos tópicos de amplo espectro. Uma vez que a mucosa esteja cicatrizada, não há necessidade de tratamento antibiótico tópico crônico. Inúmeras complicações podem ocorrer após a MOOKP, incluindo o glaucoma, que é a causa mais comum de perda visual. Por essa razão, os pacientes precisam de estimativa da pressão intraocular (por pressão bidigital) e avaliação do nervo óptico em cada consulta.

Resultado

Técnicas de enxerto de córnea, como PKP, ALK e procedimento triplo tornaram-se técnicas cirúrgicas confiáveis e populares. A atenção cuidadosa à avaliação pré-operatória, técnicas cirúrgicas e manejo pós-operatório melhorarão o resultado cirúrgico e a satisfação dos pacientes.

PROCEDIMENTOS CORNEANOS SUPERFICIAIS

Revisão histórica

Procedimentos corneanos superficiais incluem aplicação de cola na córnea (Capítulo 4.31), ceratectomia superficial para degenerações e distrofias corneanas anteriores, tratamento de

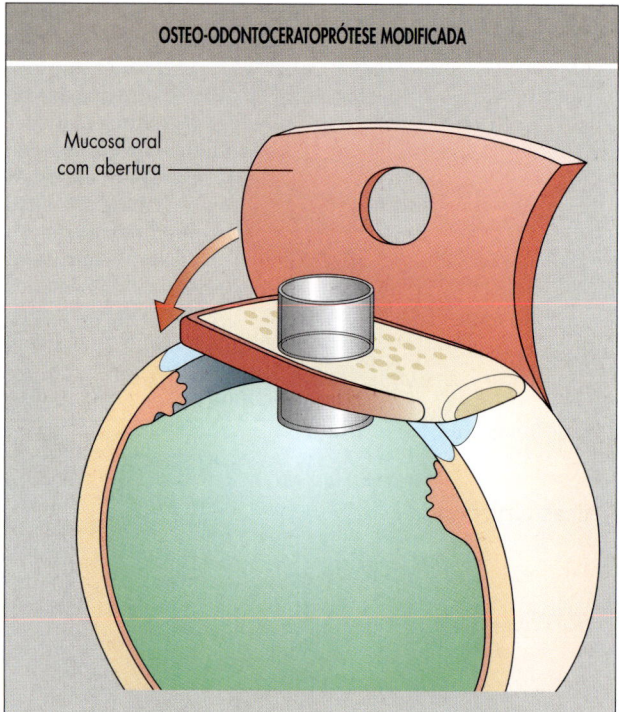

Figura 4.27.19 Osteo-odontoceratoprótese modificada (MOOKP). Desenho esquemático da colocação da osteo-odontoceratoprótese entre a mucosa labial transplantada e a superfície ocular cicatrizada e vascularizada. (Cortesia de Sawatari S, Perez VL, Parel JM *et al*. Oral and maxillofacial surgeons' role in the first successful modified osteo-odontokeratoprosthesis performed in the United States. J Oral Maxillofac Surg 2011;69:1750-56, com permissão.)

ceratopatia em faixa com ácido etilenodiaminotetracético (EDTA; Capítulo 4.22) e biopsia de córnea. No caso de ceratectomia superficial para distrofias de córnea e outras patologias anteriores, o advento da ceratectomia fototerapêutica com *excimer laser* tornou-se uma alternativa eficaz.

Anestesia

Procedimentos superficiais da córnea geralmente são realizados sob anestesia tópica.

Técnicas específicas

Ceratectomia superficial

Avaliação pré-operatória e abordagem diagnóstica
A ceratectomia superficial pode ser realizada mecanicamente ou com *excimer laser* e consiste na remoção de tecidos epiteliais ou subepiteliais patológicos. Uma OCT anterior pode ser útil para delinear a profundidade da patologia da córnea. As suas indicações incluem:

- Distrofias anteriores de córnea
- Ceratopatia em faixa – geralmente realizada em conjunto com aplicação com EDTA
- *Pannus* ou cicatriz superficiais
- Dermoides da córnea, pterígio ou nódulos de Salzmann
- Excisão de corpo estranho.

A ceratectomia superficial também é usada para a obtenção de tecido corneano para exame microbiológico ou histológico quando há infecção ou neoplasia.

Técnicas cirúrgicas
Após a remoção do epitélio, o tecido anormal é removido manualmente com uma lâmina, uma broca de diamante ou *excimer laser*. O leito da córnea deve permanecer o mais regular possível. Lente de contato terapêutica ou pomada antibiótica podem ser utilizadas.

Complicações e manejo pós-operatório

Lentes de contato terapêuticas, colírios antibióticos ou lubrificação intensa devem ser continuadas até que o epitélio da córnea tenha cicatrizado. Às vezes, analgésicos orais são necessários para aliviar o desconforto pós-operatório. As complicações após a ceratectomia superficial incluem defeito epitelial persistente, infecção e cicatrizes corneanas.

Biopsia da córnea

Avaliação pré-operatória e abordagem diagnóstica

A biopsia da córnea é indicada para pacientes que apresentam úlceras corneais persistentes e sem resposta ao tratamento clínico, com culturas negativas.[26] As infecções consequentes de micobactérias atípicas, fungos, *Acanthamoeba* e *Streptococcus viridans* com ceratopatia cristalina associada são exemplos de distúrbios infecciosos que podem exigir biopsia corneana para identificação do organismo causador definitivo.

Técnicas cirúrgicas

Após anestesia tópica, utiliza-se um trépano manual estéril (*punch* dermatológico com 2 a 3 mm) sob lâmpada de fenda (ou microscópio cirúrgico) para possibilitar uma trepanação de espessura parcial contendo a amostra patológica. O tamanho do trépano depende do tamanho da lesão e do número de estudos planejados para a amostra. O trépano é posicionado de modo a englobar a junção de tecido corneal doente e normal (Figura 4.27.20). Após a trepanação de espessura parcial, a borda da lesão, mais facilmente na área de tecido corneano saudável, é levantada com uma pinça e dissecada da córnea utilizando uma lâmina crescente (Figura 4.27.21). O *laser* de femtossegundo também tem sido utilizado para realização de biopsias corneanas.[27] O tecido é dividido e encaminhado para avaliação microbiológica e histopatológica.

Complicações e manejo pós-operatório

As complicações podem incluir perfuração e infecção secundária pós-operatória.

Resultado

Os olhos submetidos à procedimentos corneanos superficiais, como a ceratectomia superficial e a biopsia da córnea, geralmente cicatrizam bem. O sucesso dessas técnicas depende da taxa de reepitelização e da patologia subjacente da superfície ocular.

CERATECTOMIA FOTOTERAPÊUTICA (PTK)

O uso de radiação de alta energia de comprimento de onda de 193 nm é usado para tratar patologias da córnea e irregularidades

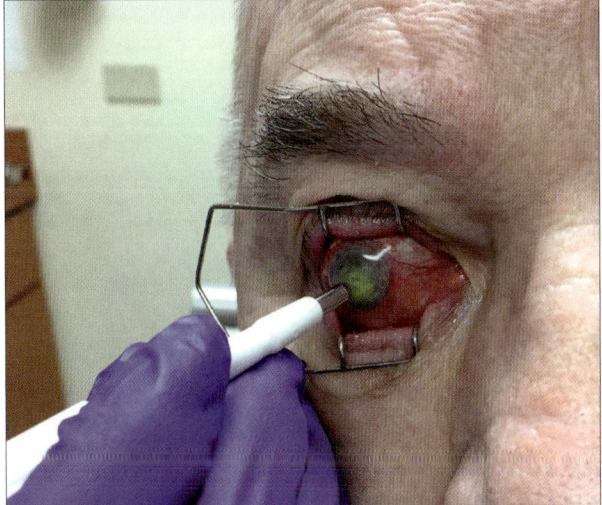

Figura 4.27.20 Trepanação parcial da córnea. Um *punch* dermatológico de 3 mm é usado para trepanar a córnea parcialmente, abrangendo tanto a córnea infectada quanto a não infectada.

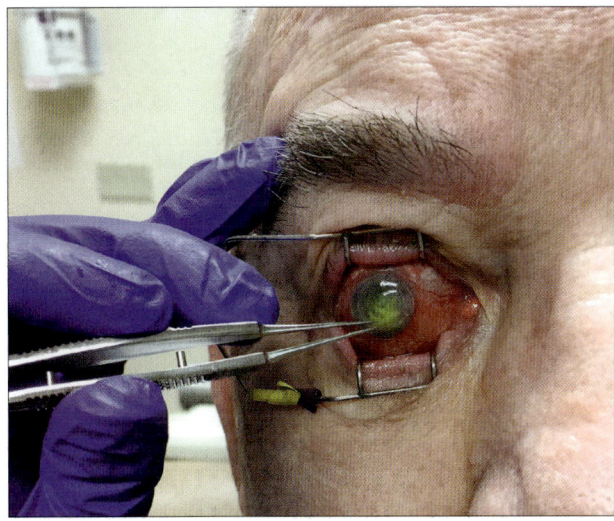

Figura 4.27.21 Uma lâmina é usada para dissecar gentilmente o tecido da córnea, que é removido por meio de uma pinça.

leves da superfície ocular. A energia do *laser* emitida pelo *excimer laser* de argônio-fluoreto (ArF) para esses fins é chamada de PTK. O conceito foi sugerido pela primeira vez por Trokel em 1983 e aprovado pela FDA em 1995. O PTK permite a ablação acurada de tecidos predefinidos em largura e profundidade, levando a uma regularização do leito estromal. Pode ser usado para tratar patologias anteriores da córnea e, assim, adiar ou eliminar a necessidade de ceratoplastia lamelar anterior ou penetrante.[28] Resultados ideais ocorrem quando a patologia está no nível de 10 a 20% da superfície da córnea.[29-33]

Avaliação pré-operatória e abordagem diagnóstica

A avaliação pré-operatória inclui acuidade visual não corrigida, melhor acuidade visual corrigida pela refração dinâmica, refração com lente de contato dura, medida de diâmetro pupilar em condições mesópicas, biomicroscopia com lâmpada de fenda, oftalmoscopia, topografia da córnea e análise em frente de onda (*wavefront analysis*). O tipo de patologia e a sua proximidade ao centro pupilar são documentados. A profundidade da patologia (assim como a espessura total da córnea) deve ser determinada por OCT. Para planejar o procedimento mais eficaz possível, é necessária a determinação das características de ablação da patologia. As indicações mais comuns para PTK incluem síndrome de erosão recorrente, distrofias anteriores da córnea, cicatrizes corneanas superficiais e nódulos de Salzmann.[29-32]

As contraindicações da PTK incluem ceratoconjuntivite sicca grave, uveíte não controlada, blefarite grave, ceratopatia por exposição e imunossupressão sistêmica. Além disso, a PTK deve ser evitada em pacientes que apresentem córneas neurotróficas (inclusive por causas herpéticas ou lesão do nervo trigêmeo), doença vascular do colágeno e diabetes, devido a problemas potenciais na cicatrização de feridas. Por causa do potencial de propagação de microrganismos durante o tratamento, a PTK não deve ser usada em cicatrizes profundas da córnea ou em ceratite microbiana ativa, incluindo ceratopatia cristalina infecciosa.[34,35]

Técnicas cirúrgicas

Distrofias da córnea, cicatrizes e opacidades elevadas

Os objetivos do tratamento das distrofias estromais anteriores são remover as opacidades confluentes no eixo visual e remover a menor quantidade possível de tecido para alcançar o resultado visual ideal. Tipicamente, a maior parte das lesões encontradas nas distrofias induzidas pelo fator de crescimento transformador-β epiteliais-estromais está localizada anteriormente (Figura 4.27.22).[36] O estroma médio e profundo tende a apresentar

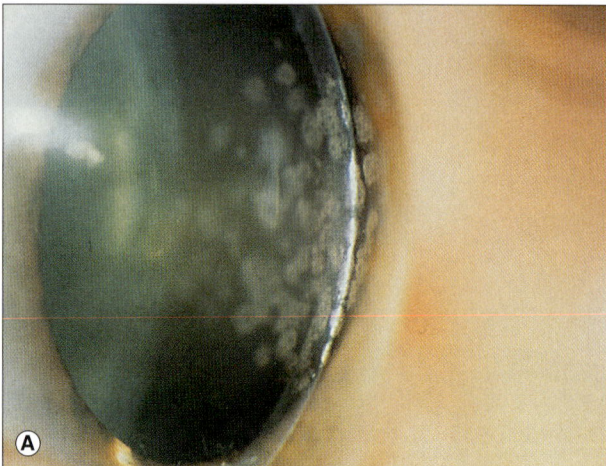
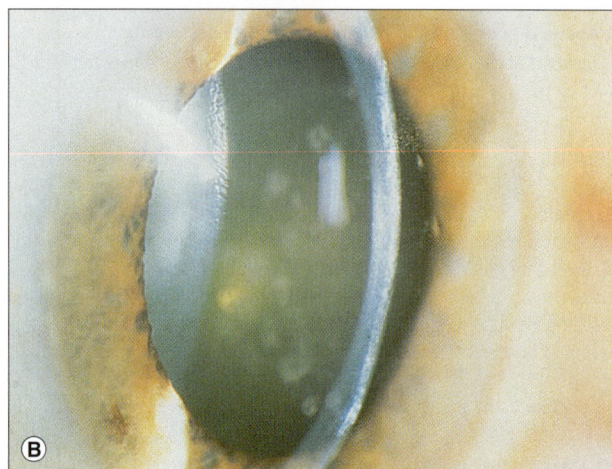

Figura 4.27.22 Distrofia granular. A. Aspecto anterior pré-operatório das opacidades em um paciente com distrofia granular. **B.** O mesmo olho 3 meses após a ceratectomia fototerapêutica. (Com permissão de Salz JJ, McDonnell PJ, McDonald MB, editors. Corneal *laser* surgery. St Louis, MO: Mosby; 1995.)

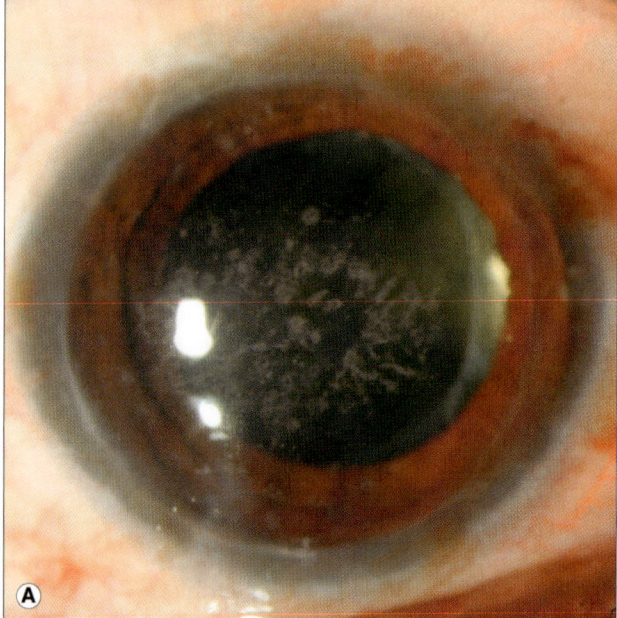
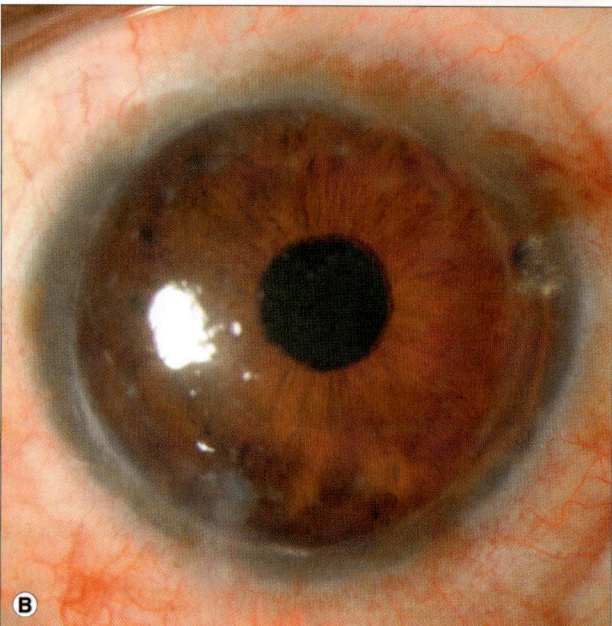

Figura 4.27.23 Distrofia granular recorrente na ceratoplastia penetrante. A. Aspecto pré-operatório das opacidades em um paciente com distrofia granular recorrente em uma ceratoplastia penetrante. **B.** Foi realizada ceratectomia fototerapêutica e imediatamente no pós-operatório houve uma redução intensa dos grânulos estromais anteriores. (Lente de contato terapêutica em posição.) Posteriormente o paciente desenvolveu *haze* e precisou de uma ceratoplastia lamelar assistida por femtossegundo. (Cortesia do Dr. C. L. Karp.)

menos lesões com estroma transparente intermediário. Subsequentemente, lesões mais profundas não são abladas.[37,38]

Fluidos de diferentes viscosidades são usados para ajudar a preencher as depressões e expor elevações de uma superfície corneana irregular, absorvendo a energia do *laser* e, assim, protegendo as depressões. O princípio mais importante é usar apenas fluido de viscosidade suficiente para cobrir as depressões. A carboximetilcelulose a 0,5% é de viscosidade mediana e cobre eficientemente as depressões e expõe as áreas elevadas. Metilcelulose 1 a 2% é um líquido de alta viscosidade que pode cobrir picos, ao passo que a hidroxipropilmetilcelulose a 0,1% com dextrana é de baixa viscosidade e podem deixar "depressões", bem como picos parcialmente expostos.[37] Em geral, é melhor usar mais de um agente, dependendo da superfície da córnea em particular. As distrofias da córnea podem recorrer após a PTK. A PTK pode ser repetida quando há recorrências mesmo em transplante de córnea anterior (Figura 4.27.23). A taxa de sucesso para distrofia granular da córnea do tipo 1 ou distrofia lattice é extremamente elevada e comparável à alta taxa de sucesso da distrofia Reis-Bückler primária, na qual os depósitos ocorrem na camada de Bowman da córnea.[28] A distrofia macular da córnea e a distrofia granular da córnea do tipo 2 (anteriormente distrofia de Avellino) apresentam lesões mais profundas. Geralmente não são tratáveis com PTK.

Opacidades corneanas elevadas são frequentemente passíveis de ceratectomia manual com o uso de uma lâmina, que é eficaz quando se cria um plano adequado para deixar uma superfície regular na córnea. Quando um plano não pode ser encontrado, é possível realizar um *debulk* na elevação e, após, regularizar o leito com o *excimer laser*. Alternativamente, o epitélio pode ser removido da área sobre a lesão elevada, e então realizar a fotoablação para a patologia subjacente, o epitélio circundante à lesão é deixado no lugar para servir como um agente de mascaramento.[29,31,32]

Cuidados pós-operatórios

No período pós-operatório imediato, é colocada uma lente de contato gelatinosa e o paciente é instruído a usar antibióticos tópicos de amplo espectro. Corticosteroide tópico, como o acetato de prednisolona a 1% ou fluorometolona a 0,1%, 4 vezes/dia, pode ser utilizado e reduzido a 1 vez/dia dentro de 1 mês. Colírios anti-inflamatórios não esteroidais tópicos podem ajudar a controlar a dor, que pode ser grave, por isso os analgésicos orais são frequentemente receitados.[28,31,37] Os pacientes devem ser examinados a cada 24 a 72 horas, até que a reepitelização esteja completa, o que geralmente ocorre em 1 semana.[38]

Complicações

Hipermetropia
O efeito adverso mais comum da PTK é a hipermetropia induzida, resultado do aplanamento da córnea central. Para evitar esse problema, uma dioptria de correção hipermetrópica é adicionada a cada 14 a 20 μm de ablação de tecido PTK, realizada no momento do tratamento.[39]

Miopia/astigmatismo miópico
A miopia e o astigmatismo miópico podem ser induzidos quando a periferia ou córnea paracentral sofre ablação mais profunda em comparação à córnea central, e isso pode ocorrer no tratamento de opacidades paracentrais.

Astigmatismo irregular e descentralização
O astigmatismo irregular é um resultado potencial indesejável que pode ser minimizado pelo uso de máscaras para ajudar a obter um contorno regular da córnea no pós-operatório. A descentralização também pode desencadear astigmatismo irregular.

Dor
A dor pode ser grave após a fotoablação por *excimer laser*. O uso criterioso de corticosteroides tópicos, agentes anti-inflamatórios não esteroidais, solução salina balanceada resfriada e medicação oral para dor auxiliam o controle da dor após o tratamento com *excimer laser*.[40]

Epitelização tardia
A cicatrização epitelial geralmente é finalizada na primeira semana. A cicatrização epitelial tardia coloca o paciente sob risco de desenvolver infecção e opacidade. Defeitos epiteliais persistentes ou erosões recorrentes podem ser mais comuns em pacientes com DED pré-operatório, infecção pelo HSV ou diabetes. Lente de contato terapêutica e lubrificação são úteis na promoção da cicatrização epitelial.[28] Os *plugs* de canal lacrimal geralmente são úteis para pacientes que apresentam sinais ou sintomas de DED. O uso de hemoderivados ou a tarsorrafia temporária pode ser considerado em casos recidivantes.

Ceratite bacteriana
A ceratite bacteriana é uma complicação pós-operatória temida, pois a PTK gera uma alteração epitelial e é colocada uma lente de contato sobre o que pode ser uma córnea já comprometida. A maioria dos cirurgiões que realizam PTK acreditam que a capacidade das lentes de contato para diminuir a dor e ajudar na cicatrização de feridas epiteliais supera o risco de ceratite bacteriana. Colírios profiláticos antibióticos são usados no pós-operatório. Infiltrados estromais são administrados de modo semelhante em pacientes que realizaram ceratectomia fotorrefrativa. Agentes anti-inflamatórios não esteroidais, lentes de contato e ceratites infecciosas podem causar infiltrados.[32,41]

Ceratite viral
O HSV pode ser reativado após a PTK. O tratamento de pacientes com história de herpes é controverso. Nos casos tratados, administra-se terapia antiviral profilática oral pré-operatória e pós-operatória.

Recorrência e turvação
Distrofias da córnea tratadas com PTK podem recorrer. O retratamento pode ser realizado, embora as possibilidades de aumento da hipermetropia e anisometropia devam ser consideradas. Além disso, o *haze* geralmente ocorre após a PTK e pode ser confluente e visualmente significativo. O *haze* resulta da presença de ceratócitos ativados e seus produtos (colágeno e proteoglicanos recém-formados em uma rede irregular).[30,42,43] O *haze* frequentemente diminui ao longo do tempo, e um período de 12 meses pode ser necessário antes que ele seja tratado. O uso intraoperatório de mitomicina C reduziu a probabilidade de formação de *haze* e cicatrizes e melhorou os resultados visuais.[44]

Rejeição do transplante de córnea
Tem sido descrita a rejeição do transplante de córnea em pacientes tratados com PTK, como no trabalho de Hersh *et al.*,[45] para distrofia lattice recorrente e outros para astigmatismo pós-operatório.[42] O tratamento dos episódios de rejeição tem sido relatado como bem-sucedido.

Resultado

O *excimer laser* de ArF 193 nm é uma excelente ferramenta para o tratamento de patologias anteriores da córnea e irregularidades da superfície. O custo e os riscos associados à PKP, incluindo os riscos de cirurgia intraocular e anestesia, podem ser evitados. O tratamento deve ser individualizado com base no tipo de patologia, profundidade e suas características de ablação.

BIBLIOGRAFIA

Anwar M, Teichmann KD. Deep lamellar keratoplasty: surgical techniques for anterior lamellar keratoplasty with and without baring of Descemet's membrane. Cornea 2002;21:374–83.

Ayres BD, Rapuano CJ. Excimer laser phototherapeutic keratectomy. Ocul Surf 2006;4:196–206.

Binder PS. Refractive errors encountered with the triple procedure. In: Cornea, refractive surgery, and contact lens. Transactions of the New Orleans Academy of Ophthalmology. New York: Raven Press; 1987. p. 111–20.

Boruchoff SA, Thoft RA. Keratoplasty: lamellar and penetrating. In: Smolin G, Thoft RA, editors. The cornea. Boston: Little, Brown; 1994. p. 645–65.

Eye Bank Association of America. Medical Standards. June 2015 update www.restoresight.org. Accessed February 2017.

Glasser DB. Medical standards for eye banking. In: Krachmer JH, Mannis MJ, Holland EJ, editors. Cornea. St Louis: Mosby; 2011. p. 335–44.

Jain S, Azar DT. New lamellar keratoplasty techniques: posterior keratoplasty and deep lamellar keratoplasty. Curr Opin Ophthalmol 2001;12:262–8.

McGhee CNJ, Farjo AA, Serdarevic ON, editors. Corneal surgery, theory technique and tissue. St Louis: Mosby; 2009. p. 383–96.

Nijm LM, Mannis MJ, Holland EJ. The evolution of contemporary keratoplasty. In: Krachmer JH, Mannis MJ, Holland EJ, editors. Cornea. St Louis: Mosby; 2011. p. 1321–5.

Rapuano CJ. Phototherapeutic keratectomy: who are the best candidates and how do you treat them? Curr Opin Ophthalmol 2010;21:280–2.

Rudnisky CJ, Belin MW, Guo R et al. Boston Type 1 Keratoprosthesis Study Group. Visual Acuity Outcomes of the Boston Keratoprosthesis Type 1: Multicenter Study Results. Am J Ophthalmol 2016;162:89–98.

Tan DT, Dart JK, Holland EJ et al. Corneal transplantation. Lancet 2012;379:1749–61.

Thompson MJ, Cavanaugh TB. Combined keratoplasty and lens removal: the triple procedure. In: Brightbill FS, McDonnell PJ, McGhee CNJ, et al., editors. Corneal surgery, theory technique and tissue. St Louis: Mosby; 2009. p. 383–96.

Yoo SH, Hurmeric V. Femtosecond laser-assisted keratoplasty. Am J Ophthalmol 2011;151:189 91.

As referências completas estão disponíveis no **GEN-io**.

PARTE 4 DOENÇAS DA CÓRNEA E DA SUPERFÍCIE OCULAR
SEÇÃO 9 Cirurgia

Cirurgia Conjuntival

Victoria S. Chang, Carolina L. Mercado, Ibrahim O. Sayed-Ahmed, Allister Gibbons e Carol L. Karp

4.28

> **Definição:** Os procedimentos na conjuntiva podem ser utilizados para cobrir uma superfície instável ou dolorosa da córnea ou para remover pterígios e outros crescimentos anormais.

Características principais
- O planejamento pré-operatório cuidadoso é fundamental para o sucesso
- É importante ter uma compreensão clara das complicações e manejos intra e pós-operatórios.

Característica associada
- Recorrências de pterígio podem ser mais agressivas do que no pterígio primário.

REVISÃO HISTÓRICA

Os procedimentos conjuntivais incluem um retalho conjuntival Gundersen,[1,2] cirurgia de pterígio, excisão conjuntival da conjuntivocálase, transplante de células-tronco do limbo (Capítulo 4.30) e remoção de tumor. Em um procedimento com retalho conjuntival, um *flap* articulado de conjuntiva é criado para cobrir uma superfície corneana instável ou dolorosa. Os retalhos de conjuntiva, parciais ou totais, permaneceram um procedimento efetivo nos últimos 100 anos para o tratamento de distúrbios desafiadores da superfície ocular em pacientes com prognóstico visual ruim.

A cirurgia do pterígio data de 1855, quando Desmarres[3] realizou pela primeira vez uma transposição da cabeça do pterígio. Em 1872, Arlt reconheceu a importância de recobrir o defeito epibulbar após a excisão do pterígio e descreveu o primeiro transplante conjuntival.[4]

ANESTESIA

As cirurgias conjuntivais geralmente são realizadas sob anestesia local, retrobulbar, infiltrativa ou (raramente) geral. Para evitar que o paciente aperte os olhos com muita força durante a cirurgia, às vezes é empregado um bloqueio palpebral. A anestesia geral fica reservada para pacientes pediátricos e adultos não cooperativos.

TÉCNICAS ESPECÍFICAS

Retalho (*flap*) conjuntival

Avaliação pré-operatória e abordagem diagnóstica
As indicações comuns para retalho conjuntival incluem:
- Úlceras de córnea estéreis com dificuldade de cicatrização secundárias a traumas químicos ou térmicos, infecções herpéticas, ceratopatias de exposição e outras doenças neurotróficas não responsivas ao tratamento clínico
- Ceratopatia bolhosa dolorosa ou outros distúrbios da superfície ocular em olhos cronicamente inflamados com baixo potencial visual, nos quais a ceratoplastia penetrante ou seletiva não é indicada; e nos quais as opções mais simples para conduzir o tratamento, como lente de contato terapêutica ou micropuntura estromal anteriormente falharam
- Esclerite anterior necrosante, resultando em *melting* grave que não responde a tratamentos anti-inflamatórios sistêmicos, exigindo suporte tectônico
- Olhos cegos que precisam de preparação da superfície para prótese ou lente de contato cosmética.

As contraindicações relativas para o retalho conjuntival incluem ceratite infecciosa ativa e perfuração da córnea em olhos com bom potencial visual.

Técnicas cirúrgicas

A disponibilidade de conjuntiva móvel é avaliada. Normalmente, a conjuntiva bulbar superior oferece maior disponibilidade tecidual. O epitélio da córnea é desbridado mecanicamente usando uma lâmina descartável nº 64, um bisturi crescente ou uma esponja de celulose. A aplicação de lidocaína a 4% ou álcool absoluto pode auxiliar a soltar o epitélio da córnea. Realiza-se, então, a peritomia em 360° do limbo (Figura 4.28.1).

O globo é tracionado inferiormente do local doador utilizando uma sutura de tração colocada no limbo, aumentando a exposição superior. Uma incisão semicircular, paralela ao limbo da córnea, é realizada tão posteriormente quanto possível. A dissecção de um fino retalho conjuntival é realizada até a região do limbo. Uma adequada dissecção e debilitamento deste retalho lateralmente é importante para a mobilização anterior do enxerto conjuntival sobre a córnea e para evitar a tração. O retalho conjuntival é liberado completamente da cápsula de Tenon subjacente.

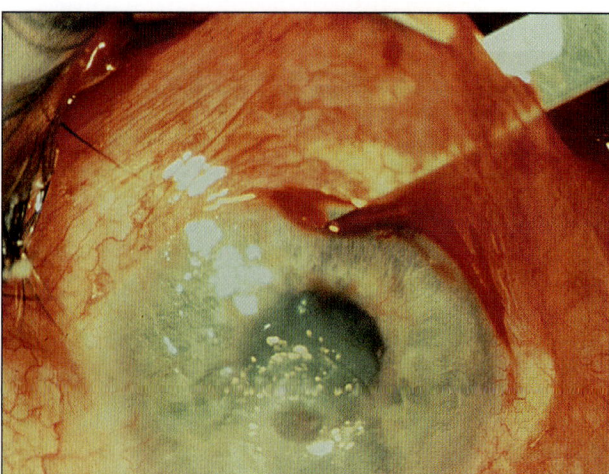

Figura 4.28.1 Peritomia 360°. São usadas tesouras Westcott. A dissecção é realizada em direção ao limbo da córnea, com cuidado para não ocorrer perfuração da conjuntiva. (Cortesia do Dr. R. K. Forster.)

Então, o retalho conjuntival bem dissecado é mobilizado para cobrir a área desejada (Figura 4.28.2). As faces superior e inferior do retalho são fixadas na esclera utilizando suturas com *nylon* 10-0 interrompidas ou contínuas. As bordas da conjuntiva podem ser reposicionadas com sutura contínua de Vicryl 7-0 ou 8-0 (Figura 4.28.3). Alternativamente, a cola de fibrina tem se mostrado uma opção viável para a cirurgia com retalho de Gundersen, com a possível vantagem da redução do tempo cirúrgico e de recuperação.[5]

Um retalho conjuntival parcial é usado em certas circunstâncias, como úlceras focais da córnea que não cicatrizam e que não requerem recobrimento de toda a córnea. O procedimento inclui desbridamento do epitélio da córnea, mobilização da conjuntiva no quadrante apropriado e sutura do retalho conjuntival sobre o defeito localizado da córnea (ver Figura 4.28.3).

Um retalho total com conjuntiva e Tenon (TCF, do inglês *Tenon-conjunctival flap*) tem sido usado para aumentar a espessura da córnea em olhos levemente phitísicos em preparação para próteses.[6] Um retalho de Gundersen modificado com o uso de membrana amniótica foi relatado em uma pequena série de casos como uma técnica promissora.[7]

Complicações e manejo pós-operatório

A complicação perioperatória mais comum é a criação de uma perfuração conjuntival (*buttonhole*) durante a dissecção do retalho. Essas perfurações devem ser fechadas usando suturas contínuas ou interrompidas. As complicações pós-operatórias incluem retração do retalho conjuntival, cistos hemorrágicos e epiteliais da mucosa, perda do retalho por crescimento epitelial, ptose e progressão ou recorrência de inflamação ou infecção, como a causada pelo herpes-vírus simples.[8,9]

Após a cicatrização, pode-se adaptar uma lente de contato cosmética. Em alguns casos, a ceratoplastia penetrante é indicada para reabilitação visual. Como um retalho conjuntival pode ter destruído as células-tronco do limbo da córnea, um aloenxerto límbico pode ser considerado antes da ceratoplastia penetrante.

Cirurgia para exérese de pterígio

O pterígio, mais comumente observado no limbo nasal, é um crescimento fibrovascular conjuntival sobre a esclera em direção à córnea (ver Capítulo 4.9 para mais informações).

Avaliação pré-operatória e abordagem diagnóstica

As indicações cirúrgicas para a excisão do pterígio incluem:

- Crescimento de pterígio, de tal modo que tenha revestido ou esteja ameaçando iminentemente o eixo visual
- Visão reduzida como resultado do astigmatismo induzido
- Irritação grave não aliviada com tratamento medicamentoso
- Aparência cosmética inaceitável
- Motilidade ocular reduzida secundária ao pterígio
- Recorrência, com crescimento mais agressivo que nas lesões primárias.

Técnicas cirúrgicas

Várias técnicas têm sido descritas, incluindo esclera nua, colocação de autoenxerto conjuntival, transplante de membrana amniótica (TMA), antimetabólitos, radiação e, em casos de recidiva grave, transplante de membrana mucosa.

Técnica da esclera nua/fechamento simples

Embora tecnicamente simples, pode estar associada a taxas de recorrência de até 40%.[9] Cirurgicamente, a lesão pode ser delineada com cautério ou caneta marcadora estéril. Para facilitar a dissecção, o olho pode ser rotacionado lateralmente através de suturas de tração (Vicryl 6-0 ou seda) fixadas no limbo da córnea superior e inferior. A dissecção deve ser iniciada no lado corneano do pterígio. Usando uma pinça, a cabeça do pterígio é levantada e dissecada da córnea de modo lamelar, usando uma lâmina afiada (Figura 4.28.4). Alternativamente, a porção escleral pode ser removida primeiro, seguida por dissecção romba ou avulsão da porção corneana. A porção escleral do pterígio é removida usando uma tesoura (Figura 4.28.5). Deve-se tomar cuidado para identificar o músculo reto subjacente, especialmente na cirurgia de pterígio recidivado. O defeito da córnea pode ser polido usando uma broca diamantada. Agentes antimitóticos, como mitomicina C (MMC) 0,02%, têm sido usados para

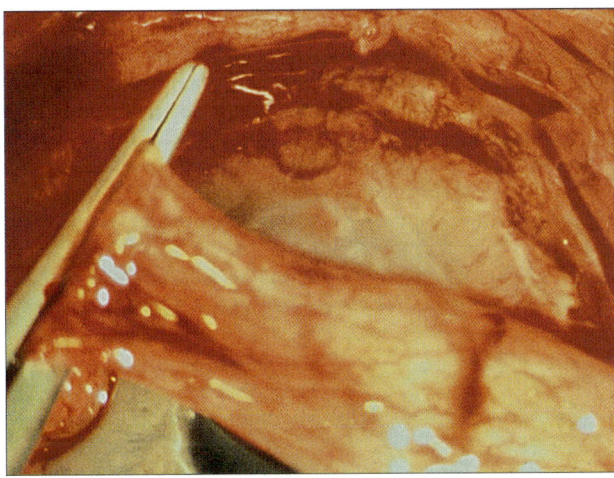

Figura 4.28.2 Mobilização do retalho conjuntival para a área desejada da córnea. (Cortesia do Dr. R. K. Forster.)

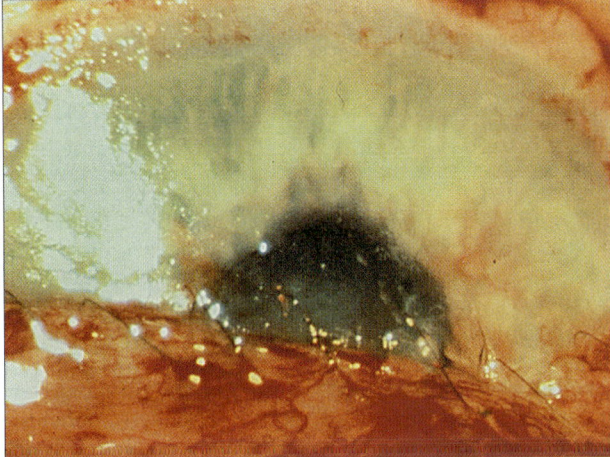

Figura 4.28.3 Retalho conjuntival sobre úlcera estéril. O retalho é suturado em posição com suturas de *nylon* 10-0 superiormente e suturas de Vicryl 7-0 através da episclera limbar inferior. (Cortesia do Dr. R. K. Forster.)

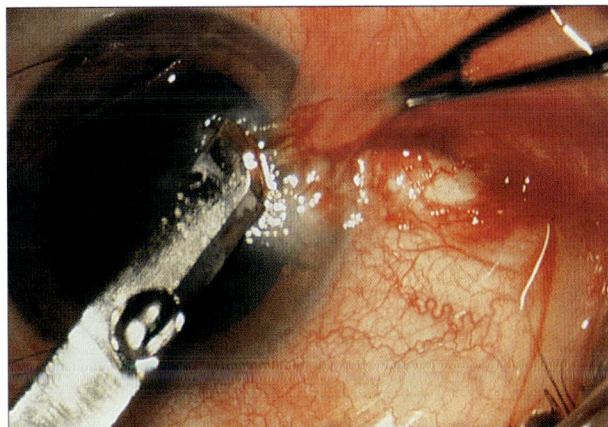

Figura 4.28.4 Dissecção da cabeça do pterígio a partir da córnea. Utiliza-se bisturi.

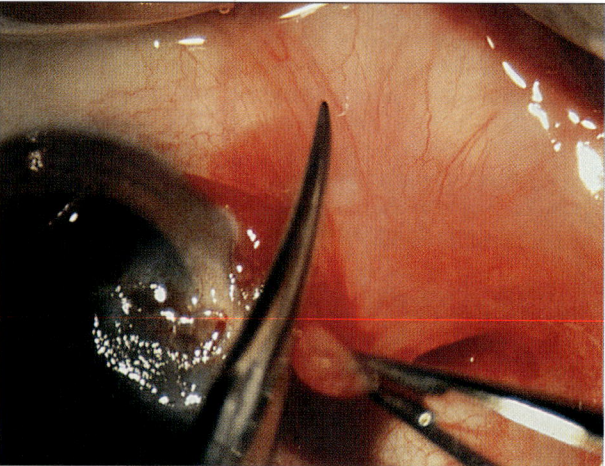

Figura 4.28.5 Remoção do corpo do pterígio. As tesouras de Westcott são usadas com cuidado para evitar danos ao subjacente.

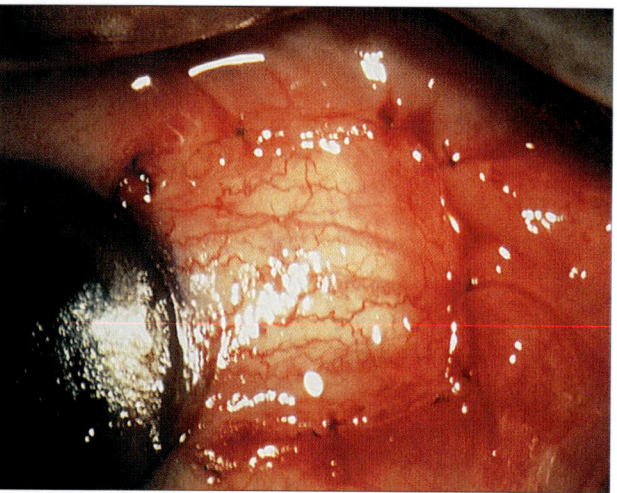

Figura 4.28.7 Autoenxerto conjuntival em posição sobre o pterígio previamente extraído. As suturas de *nylon* 10-0 são colocadas no limbo e as suturas de Vicryl 8-0 são usadas ao longo da conjuntiva de maneira interrompida. Deve-se ter cuidado para manter uma posição limbo a limbo do enxerto.

prevenir a recorrência em conjunto com esta técnica. Deve-se ter cuidado para evitar o contato excessivo da MMC com a esclera. No lugar de deixar a esclera exposta, a conjuntiva pode ser fechada com fio Vicryl 7-0 ou 8-0, embora as taxas de recorrência não tenham se mostrado significativamente reduzidas com o fechamento primário.[10,11]

Autoenxerto

O autoenxerto conjuntival é considerado o padrão-ouro para a cirurgia de pterígio por causa de sua baixa taxa de recidiva (taxas relatadas como 5% nos casos primários) e excelentes resultados cosméticos.[9] Após a excisão do pterígio, o tamanho do leito receptor escleral é medido. Comumente, no pterígio nasal, a conjuntiva bulbar superotemporal é utilizada como local doador. Suturas tracionais podem ser usadas para tracionar o olho para baixo. A conjuntiva doadora é delineada usando cautério local ou uma caneta marcadora estéril e um fino enxerto conjuntival livre de Tenon é dissecado com fórceps e tesouras (Figura 4.28.6). É importante evitar as perfurações no enxerto e manter a orientação limbo-limbo do retalho conjuntival ao transferir o enxerto para o leito receptor para garantir o posicionamento adequado das células-tronco límbicas. Alternativamente, o enxerto conjuntival pode ser girado em um pedículo (retalho conjuntival) e, assim, fixado utilizando Vicryl ou suturas de *nylon* 10-0 (Figura 4.28.7) ou cola de fibrina.

Membrana amniótica

O TMA foi implementado como uma alternativa ao autoenxerto conjuntival, apesar de seu custo mais elevado. As membranas amnióticas são fixadas usando técnicas similares ao dos autoenxertos conjuntivais e são especialmente suscetíveis ao uso de cola de fibrina. A membrana amniótica é colocada com o lado estromal virado para o leito escleral. Os benefícios incluem tempo cirúrgico mais curto e conjuntiva intocada para uso futuro, como para uma possível cirurgia de glaucoma. Entretanto, em um estudo prospectivo (acompanhamento médio de 11 meses) comparando o TMA com autoenxertos conjuntivais, o TMA apresentou maiores taxas de recidiva para pterígios primários (10,9% *versus* 2,6%), pterígios recidivados (37,5% *versus* 9,1%) e todos os pterígios (14,8 % *versus* 4,9%) em comparação com autoenxertos conjuntivais, respectivamente.[10] Esses resultados estabelecem o uso de autoenxerto conjuntival como a técnica de escolha para a cirurgia de pterígio, a menos que seja indicada uma técnica de preservação conjuntival.

Outras técnicas. Várias técnicas mais recentes têm sido descritas com sucesso na prevenção da recorrência do pterígio após sua excisão. O autoenxerto conjuntival do limbo (LCAU, do inglês *limbal conjunctival autograft*), no qual um enxerto conjuntival livre é coletado incluindo o limbo superficial, demonstrou baixa taxa de recorrência (6,9%) após 10 anos de acompanhamento.[12] Transplante epitelial limbo-lateral simples ipsilateral pequeno (mini-SLET, do inglês *minor ipsilateral simple limbal epithelial transplantation*), que utiliza membrana amniótica e colocação de peças epiteliais límbicas, foi descrita no tratamento de 10 olhos sem recorrência após 8 meses de acompanhamento.[13]

Excisão de pterígio recidivado. A excisão de pterígios recidivados pode ser especialmente irritante, mesmo para o cirurgião experiente, devido à extensa fibrose do pterígio na esclera e córnea, distorção dos planos teciduais e anatomia normal e formação de simbléfaro. O músculo reto deve ser isolado em casos de cicatrização da bainha muscular, antes da dissecção, enquanto todo o simbléfaro deve ser liberado para liberar qualquer restrição de motilidade ocular.

Antimetabólitos e radiação

A MMC foi usada no período pré-operatório, intraoperatório e pós-operatório em cirurgia de pterígio e parece reduzir as taxas de recorrência (particularmente se for utilizada membrana amniótica). Antimetabólitos, no entanto, têm sido associados à complicações graves, incluindo *melting* da córnea ou da esclera. Assim, a MMC deve ser usada criteriosamente em casos com alta probabilidade de recorrência. Além disso, a betaterapia usando estrôncio-90 foi empregada e demonstrou reduzir a recorrência; entretanto, pode causar complicações significativas, como necrose escleral, catarata e defeitos epiteliais persistentes

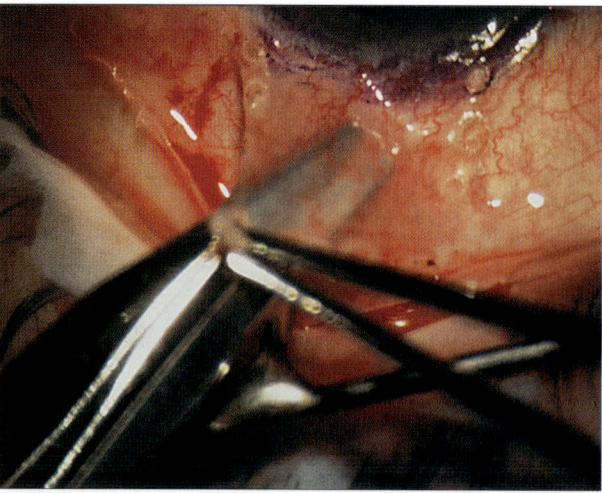

Figura 4.28.6 Dissecção do enxerto conjuntival. O limbo é demarcado e a conjuntiva saudável é coletada. A conjuntiva é dissecada gentilmente, com cuidado para não perfurar o tecido doado.

(Figura 4.28.8). A betaterapia, após a cirurgia de pterígio, foi suplantada em grande parte pelo transplante de membrana conjuntival ou TMA.

Cola de fibrina

A cola de fibrina é um adesivo tecidual com dois componentes, usado em muitos procedimentos cirúrgicos. Um componente consiste em fibrinogênio em solução de proteína e o outro consiste em uma solução de trombina. Quando misturados, forma-se um coágulo de fibrina. Vários estudos demonstraram que a utilização de cola de fibrina diminui a dor pós-operatória e a sensação de corpo estranho, levando à redução do tempo operatório e da perda sanguínea durante a cirurgia.[14,15] Ela está sendo usada com frequência cada vez maior, tanto para autoenxertos conjuntivais como para membranas amnióticas. Além disso, a cola de fibrina elimina ou reduz o número de suturas necessárias. Em um estudo recente, comparando suturas Vicryl a duas das colas de fibrina mais comumente usadas em todo o mundo, Tisseel® (Baxter Corp., Deerfield, IL) e Evicel® cola (Omrix Biopharmaceuticals Ltd., Ramat-Gan, Israel), a primeira foi superior em relação à recorrência do pterígio, conforto do paciente e tempo cirúrgico.[16] Os pacientes devem entender que esse é um uso *off-label* da cola de fibrina. Os pacientes também precisam dar seu consentimento para o uso de produtos sanguíneos, uma vez que a cola de fibrina é derivada do sangue humano. No entanto, tem sido usada por muitos anos em milhares de cirurgias sem casos documentados de transmissão de hepatite B ou C, infecção pelo Vírus da Imunodeficiência Humana (HIV) ou doença mediada por príons. Além disso, o plasma doado é submetido à triagem por reação em cadeia de polimerase (PCR, do inglês *polymerase chain reaction*) para vírus antes do uso.

Complicações e manejo pós-operatório

As complicações da cirurgia de pterígio incluem recidiva do pterígio, granuloma conjuntival, hemorragia subconjuntival, cistos de inclusão epiteliais, retração ou necrose do enxerto, *melting* de córnea ou esclera com uso de antimetabólitos ou betaterapia e fibrose conjuntival. Antibióticos tópicos e corticosteroides são prescritos após a cirurgia. Os corticosteroides tópicos geralmente são usados por 1 a 2 meses após a cirurgia para minimizar a inflamação resultante.

Manejo da conjuntivocálase

A conjuntivocálase é uma conjuntiva frouxa, mal aderida, mais comumente encontrada sobreposta à superfície bulbar inferior, tipicamente em indivíduos idosos ou com história de inflamação ocular crônica. Embora muitas vezes assintomática, pode interferir com o fluxo normal das lágrimas, lubrificação da superfície ocular e causar exposição local e irritação ou dor associada. Além disso, se proeminente por via nasal, a conjuntiva redundante pode ocluir o ponto lacrimal inferior, resultando em epífora. Em pacientes com sintomas significativos não controlados com medicações tópicas, como lágrimas artificiais e corticosteroides tópicos, cauterização conjuntival e excisão cirúrgica têm sido propostas como modalidades de tratamento. Essas opções devem ser abordadas de maneira criteriosa, pois é provável que a condição ocorra novamente. A cauterização simples da conjuntiva geralmente é realizada no consultório após a aplicação do anestésico tópico em gel, utilizando pinças sem dente de rato para apreender o excesso de conjuntiva inferior a vários milímetros do limbo, que é então cauterizado (Figura 4.28.9). Outras opções incluem ressecção conjuntival (Figura 4.28.10) e fixação escleral da conjuntiva. A consideração cirúrgica deve ser uma opção apenas quando as modalidades de tratamento conservador forem insuficientes para proporcionar alívio adequado.

Técnicas cirúrgicas

Após a instilação de anestésico tópico, pinças sem dente são usadas para apreender o excesso de conjuntiva inferior a aproximadamente 5 mm do limbo, que é então demarcado com uma caneta marcadora. Usando uma tesoura Wescott e a pinça, a região demarcada do tecido conjuntival é excisada (ver Figura 4.28.10). Suturas de Vicryl são então usadas para o fechamento simples da conjuntiva, ou um TMA pode ser suturado ou colado sobre o defeito.

Complicações

A recorrência de conjuntivocálase após cauterização simples ou mesmo excisão deve ser discutida com o paciente antes do procedimento. Outras complicações que podem surgir

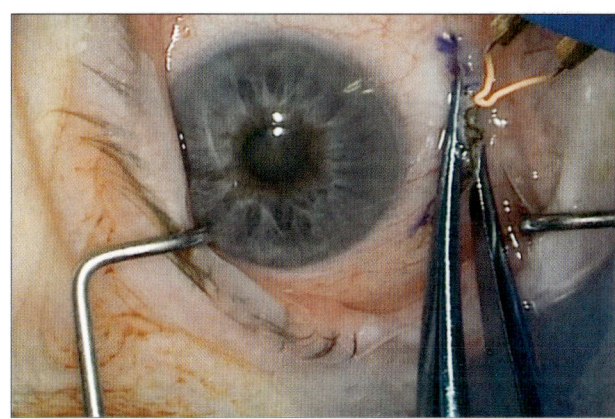

Figura 4.28.9 Termocauterização da conjuntivocálase inferior. O excesso de conjuntiva é apreendido com uma pinça a 5 mm do limbo e, em seguida, cauterizado com cautério manual.

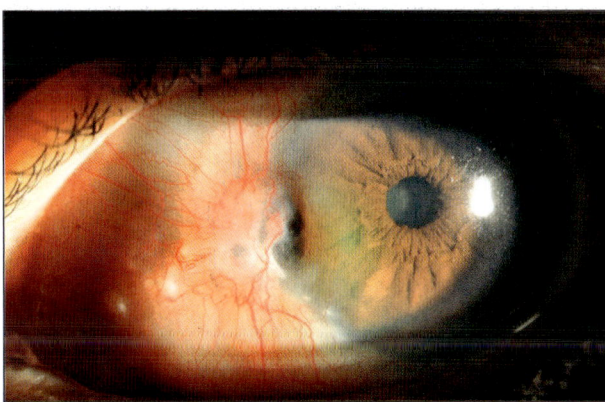

Figura 4.28.8 *Melting* corneoescleral após excisão de pterígio associado ao uso de radiação.

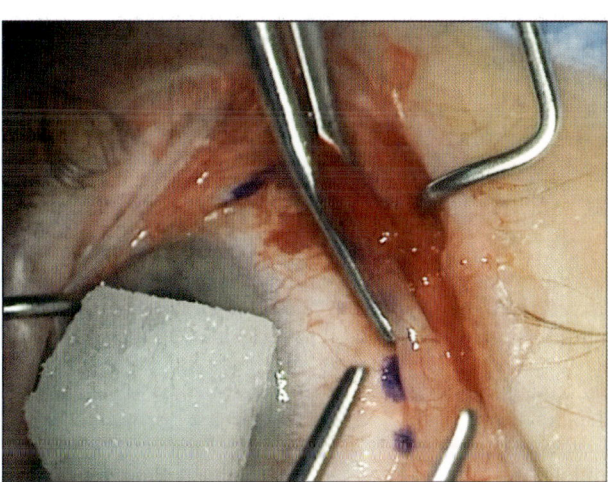

Figura 4.28.10 Ressecção conjuntival para conjuntivocálase inferior sintomática. As tesouras de Wescott e as pinças são usadas para remover o tecido conjuntival demarcado que está em excesso.

após a excisão conjuntival incluem fibrose conjuntival, hemorragia subconjuntival, formação de granuloma e entrópio cicatricial.

BIBLIOGRAFIA

Gundersen T. Conjunctival flaps in the treatment of corneal disease with reference to a new technique of application. Arch Ophthalmol 1958;60:880.

Lim LS, How AC, Ang LP, et al. Gundersen flaps in the management of ocular surface disease in an Asian population. Cornea 2009;28:747–51.

Marticorena J, Rodriguez-Ares MT, Tourino R, et al. Pterygium surgery: conjunctival autograft using a fibrin adhesive. Cornea 2006;25:34–6.

Prabhasawat P, Barton K, Burkett G, et al. Comparison of conjunctival autografts, amniotic membrane grafts, and primary closure for pterygium excision. Ophthalmology 1997;104(6):974–85.

Rosenfeld SI, Alfonso EC, Gollamudi S. Recurrent Herpes simplex infection in a conjunctival flap. Am J Ophthalmol 1993;116:242–4.

Rosenthal JW. Chronology of pterygium therapy. Am J Ophthalmol 1953;36:1601.

Tseng SC, Prabhasawat P, Lee SH. Amniotic membrane transplantation for conjunctival surface reconstruction. Am J Ophthalmol 1997;124(6):765–74.

Zheng K, Cai J, Jhanji V, et al. Comparison of pterygium recurrence rates after limbal conjunctival autograft transplantation and other techniques: meta-analysis. Cornea 2012;31:1422–7.

Zloto O, Greenbaum E, Fabian ID, et al. Evicel versus tisseel versus sutures for attaching conjunctival autograft in pterygium surgery: a prospective comparative clinical study. Ophthalmology 2017;124(1):61–5.

As referências completas estão disponíveis no **GEN-io**.

PARTE 4 DOENÇAS DA CÓRNEA E DA SUPERFÍCIE OCULAR

SEÇÃO 9 Cirurgia

Ceratoplastia Endotelial – Tratamento Direcionado para Disfunção Endotelial da Córnea

Marianne O. Price e Francis W. Price, Jr.

Definição: A ceratoplastia endotelial proporciona vantagens significativas em relação à ceratoplastia penetrante (PKP, do inglês *penetrating keratoplasty*) como um método direcionado para substituir as células endoteliais no tratamento da disfunção endotelial.

Característica principal
- Substituição específica do endotélio da córnea por meio de uma pequena incisão de 2 a 5 mm.

Características associadas
- Recuperação visual rápida
- Poucas restrições à atividades
- Nenhum aumento significativo no astigmatismo
- Diminuição mínima da inervação da córnea
- Menor risco de rejeição imunológica do que na PKP
- Cirurgia sequencial rápida

INTRODUÇÃO

A PKP foi por muito tempo considerada o padrão-ouro para o tratamento da disfunção endotelial. Os avanços nas técnicas de ceratoplastia endotelial (EKP, do inglês *endothelial keratoplasty*) somados às inúmeras vantagens que oferece aos pacientes, tornaram a EKP o tratamento preferencial para a disfunção endotelial (Figura 4.29.1).

Após a PKP, geralmente demora de 6 meses a vários anos para que a refração se estabilize;[1-3] 10 a 15% dos pacientes necessitam de lentes de contato duras para melhorar a visão;[4,5] e uma dioptria cilíndrica refrativa média final de 4 a 5 D é comum.[3,5] Além disso, a incisão com PKP rompe todos os nervos corneais, de modo que há diminuição do estímulo para piscar e produzir lágrimas no pós-operatório. Este fato e a presença prolongada de suturas corneais para manter o transplante fixo no local aumentam o risco de complicações na superfície ocular interferirem na recuperação.[6,7] Além disso, o trauma operatório da PKP nunca cicatriza com a força total de uma córnea virgem. Assim, um olho que sofreu PKP está sempre com risco aumentado de perda por uma lesão traumática.[8]

Por outro lado, a EKP envolve a remoção seletiva do endotélio disfuncional da córnea receptora e a substituição por um endotélio doador saudável, com ou sem estroma posterior.[9] A EKP é realizada por meio de uma pequena incisão e poupa a maioria da córnea receptora. Portanto, a força e a topografia da superfície da córnea são minimamente alteradas e a técnica é essencialmente neutra em relação à refração.[10-13] A inervação da córnea também é preservada e as suturas corneais não são necessárias, por isso as complicações da superfície ocular são mínimas.[14] Finalmente, a pequena incisão possibilita uma rápida recuperação cicatricial e visual, e os pacientes assumem as suas atividades normais dentro de semanas da cirurgia.

EVOLUÇÃO DAS TÉCNICAS DE EKP

Originalmente descrita por Tillett em 1956,[15] a EKP evoluiu rapidamente, particularmente desde 1998, quando Melles relatou a substituição bem-sucedida do endotélio disfuncional por meio de uma abordagem esclerolímbica, usando uma bolha de ar no lugar de suturas para proteger o tecido doador, em uma técnica que ele chamou de ceratoplastia lamelar posterior (PLK, do inglês *posterior lamellar keratoplasty*).[16] Mais tarde renomeada para EKP lamelar profunda (DLEK, do inglês *deep lamellar endothelial keratoplasty*), esta técnica necessitou de dissecção lamelar do tecido da córnea receptora e doadora. Ambas as dissecções foram originalmente realizadas manualmente usando diversas lâminas curvas em ordem crescente de comprimento.

Posteriormente, Melles eliminou as desafiadoras etapas de dissecção e excisão do estroma receptor, com o *stripping* da membrana de Descemet (DM, do inglês *Descemet's membrane*) e o endotélio disfuncional da córnea receptora antes de implantar o tecido doador.[17] Essa modificação da EKP ficou conhecida como EKP com descolamento da membrana de Descemet (DSEK, do inglês *Descemet's stripping with endothelial keratoplasty*).[10,13] O uso de um microcerátomo foi introduzido para facilitar a dissecção lamelar do doador,[12,18] e essa variação da técnica foi denominada EKP automatizada do descolamento de Descemet (DSAEK, do inglês *Descemet's stripping automated endothelial keratoplasty*). Em 2005, os bancos de olhos começaram a realizar a dissecção lamelar do doador com um microcerátomo e fornecer o tecido "pré-cortado" aos cirurgiões.[19] Esta opção ainda não está disponível no Brasil.

Embora o DSEK ofereça 20/40 ou melhor visão de modo mais confiável em comparação com a PKP, menos pacientes do que o esperado alcançaram a visão 20/20, e variações na espessura do estroma do doador aumentaram as aberrações de alta ordem da superfície posterior da córnea.[20] Com o tempo, os cirurgiões migraram para o uso de um tecido doador para DSEK mais fino (*ultra-thin DSEK*), que parece proporcionar melhor visão com menor risco de rejeição do que quando mais espesso,[21] embora a taxa de perda de tecido seja maior quando usado *ultrathin DSEK*.

Buscando uma substituição anatômica exata com o tecido mais fino possível, Melles desenvolveu uma técnica para realizar o *pooling* da DM e do endotélio saudável de uma córnea doadora e implantá-la em um olho receptor usando um método que ele chamou de ceratoplastia endotelial da DM (DMEK, do inglês *Descemet's membrane endothelial keratoplasty*).[22] É uma técnica mais difícil se comparada a um DSEK de maior espessura

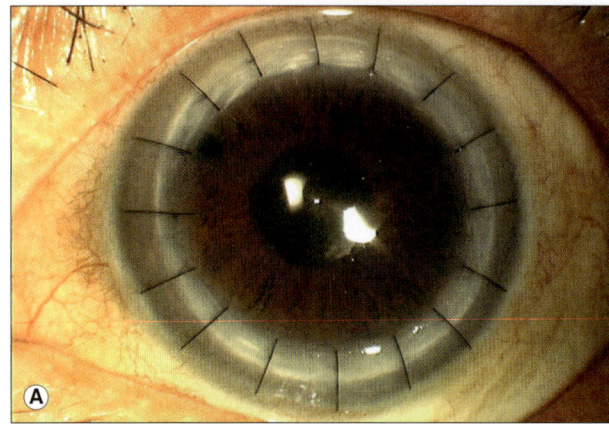
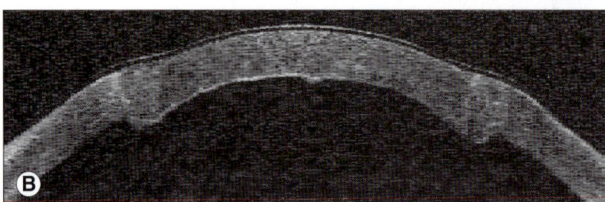
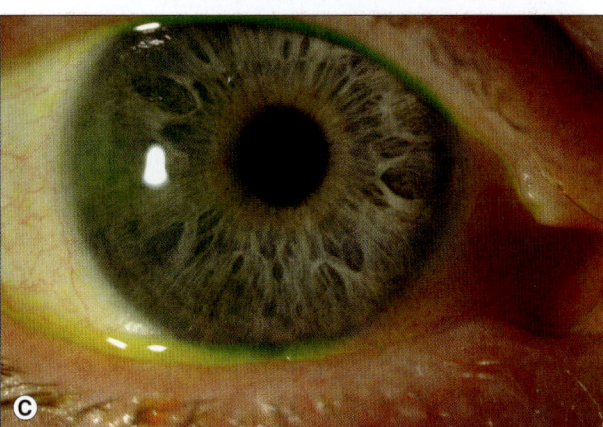
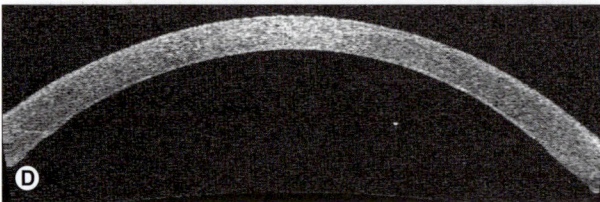

Figura 4.29.1 Imagens de ceratoplastia penetrante sob lâmpada de fenda (**A**) e ceratoplastia endotelial da membrana de Descemet (**C**), com imagens de tomografia de coerência óptica anterior (**B, D**). (**A, B** de Anshu A, Price MO, Tan DTH *et al*. Endothelial keratoplasty: a revolution in evolution. Surv Ophthalmol 2012;57:236-52, Figura 1.)

(Figura 4.29.2), o que levou ao desenvolvimento de técnicas híbridas com um halo estreito de tecido do doador estromal tocando uma área central do endotélio sem estroma. As técnicas híbridas, conhecidas como DMEK-S e DMAEK, não foram amplamente adotadas, pois o risco de perda endotelial foi maior do que com a DMEK.[23,24]

Uma variação da DMEK, denominada EKP pré-Descemet (PDEK, do inglês *pre-Descemet's endothelial keratoplasty*), utiliza a *big bubble* (técnica de deslaminação com ar) para separar a membrana de Descemet e o endotélio do estroma do doador.[25] Com uma *big bubble* do tipo 1, a camada pré-Descemet permanece presa à membrana de Descemet, proporcionando assim um tecido ligeiramente mais espesso do que na DMEK padrão. Isso resulta em uma abertura mais fácil do botão na câmara receptora anterior e na capacidade de utilizar tecido de doadores mais jovens, que possuem uma membrana de Descemet mais

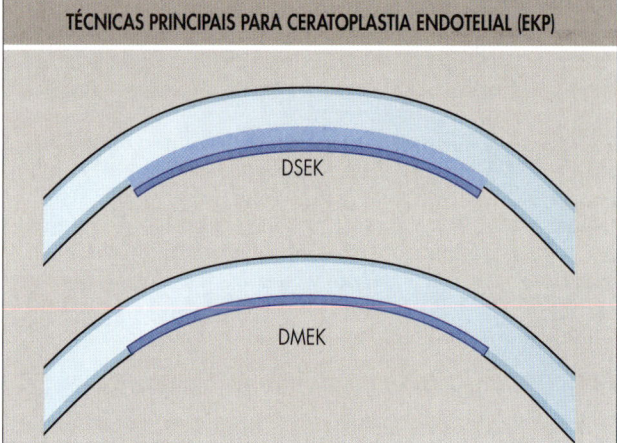

Figura 4.29.2 Diagrama ilustrando diferenças entre DSEK e DMEK. As camadas epiteliais e endoteliais da córnea receptora estão representadas em azul-celeste, o estroma do receptor em azul-claro, o endotélio doador em azul-escuro e o estroma do doador em azul médio.

fina. As desvantagens da PDEK são que o diâmetro do enxerto fica limitado pelo diâmetro da *big bubble* em cerca de 7 a 7,5 mm, e o tecido do doador deve ser cortado do estroma subjacente com uma tesoura. O tempo dirá quais dessas variações técnicas se tornarão dominantes para casos padrão não complicados, como a distrofia de Fuchs.

INDICAÇÕES

A EKP é uma excelente opção para qualquer tipo de disfunção endotelial (Boxe 4.29.1).[9,13,24-26] Com as modificações apropriadas, a EKP pode ser realizada em olhos com sinéquias prévias periféricas, cirurgia de glaucoma e anormalidades na íris, incluindo aniridia.[26-28] Se a cicatrização do estroma anterior do edema da córnea de longa duração for significativa, a substituição da espessura corneana completa por meio de PKP pode proporcionar melhor acuidade visual. No entanto, em muitos casos, os pacientes que toleraram o edema da córnea de longa duração também apresentam outras limitações visuais (p. ex., problemas retinais). Nesses casos, a EKP é uma alternativa atraente porque resolve rapidamente o edema e as bolhas da córnea, mantendo grande parte da integridade estrutural do olho. Em olhos com defeitos significativos na íris, aniridia e/ou afacia, o DSEK ou DSAEK são preferíveis ao DMEK,

---

BOXE 4.29.1 Ceratoplastia endotelial: indicações e contraindicações.

Indicações
- Essencialmente todas as formas de disfunção endotelial
- Distrofia endotelial de Fuchs
- Ceratopatia bolhosa do pseudofácico ou afácico
- Ceratoplastia penetrante prévia com falência
- Distrofia polimórfica posterior
- Distrofia endotelial hereditária congênita (CHED, do inglês *congenital hereditary endothelial dystrophy*)
- Síndrome endotelial iridocorneal (ICE, do inglês *iridocorneal endothelial*)
- Falência endotelial por trauma, cirurgia prévia, glaucoma de ângulo fechado ou por dispositivos de drenagem para glaucoma

Contraindicações
- Ceratocone avançado e distrofias estromais anteriores
- Hipotonia
- Opacidades do estroma com visão pós-operatória considerada aceitável

que pode escapar mais facilmente para a câmara posterior ou ser danificado pelo contato com uma lente intraocular (LIO) ou íris artificial durante seu desdobramento na câmara anterior (*unfolding*).

TÉCNICA CIRÚRGICA

Anestesia e preparo do receptor

A EKP é realizada com anestesia local ou tópica. Com anestesia local (usando um bloqueio retrobulbar ou peribulbar), é importante assegurar que não haja pressão posterior elevada ocasionada pelo edema periorbitário, o que pode fazer com que a câmara anterior fique muito rasa enquanto o tecido doador está sendo inserido e até mesmo empurrar o tecido doador de volta para o injetor ou para fora do olho.

Uma incisão de 2 a 5 mm na córnea (*clear corneal*) ou em túnel escleral é realizada no olho receptor. O posicionamento temporal da incisão apresenta diversas vantagens em comparação com o superior: a inserção do botão do doador é facilitada porque o diâmetro da córnea é mais longo horizontalmente; a conjuntiva superior é preservada para futuras cirurgias de glaucoma, se necessário; e a anatomia orbital, como cílios grandes ou globos afundados, não é tão importante.[10] Se o epitélio receptor estiver opaco ou apresentar cicatrizes, ele pode ser removido, o que geralmente melhora a visualização do olho.

A câmara anterior é preenchida com ar ou material viscoelástico para facilitar a visualização da DM durante sua remoção. Um gancho Sinskey rombo é usado para fazer o *stripping* da DM em um padrão circular para delinear a área de remoção planejada da membrana.[10] A borda mais distante da DM é apreendida com o Sinskey e cuidadosamente é separada do restante da córnea receptora (descemetorrexis) e, a seguir, removida completamente do olho (Figura 4.29.3).[17] Ar atmosférico (ou, raramente, azul de tripan) pode ser injetado na câmara anterior imediatamente após a remoção da DM para facilitar a visualização de partes soltas da membrana de Descemet ou estroma.[14] Após a remoção da DM, ela pode ser espalhada sobre a superfície da córnea para determinar se a remoção foi completa ou se algum fragmento permaneceu no olho. Se material viscoelástico foi usado, deve-se tomar cuidado para removê-lo completamente da câmara anterior e da superfície posterior da córnea, pois o material viscoelástico retido na superfície estromal pode impedir a fixação do tecido doador e prejudicar a visão.[29]

Preparo e inserção do tecido do doador

O preparo do botão doador envolve três etapas: dissecção, mensuração do diâmetro apropriado com um trépano (geralmente 8 a 9 mm), e inserção. Preparar o tecido doador antes de iniciar os passos no olho do paciente receptor permite ao cirurgião garantir que o tecido estará adequado para o transplante.

Ceratoplastia endotelial com descolamento da membrana de Descemet (DSEK)

A dissecção lamelar geralmente é realizada com um microcerátomo, seja no banco de olhos ou na cirurgia (Figura 4.29.4).[19] A córnea doadora com sua rima escleral é montada na câmara anterior artificial projetada com microcerátomo. A câmara anterior artificial pode ser preenchida com material viscoelástico, solução salina ou meio de preservação de córnea. A espessura do doador é medida (com paquímetro intraoperatório ou nas informações providas pelo Banco de Olhos) e a cabeça do microcerátomo que alcança uma profundidade apropriada é selecionada para fornecer um botão doador posterior de aproximadamente 0,08 a 0,15 mm de espessura, de acordo com a preferência do cirurgião.

O tecido doador é cuidadosamente transferido da câmara anterior artificial e colocado com o lado endotelial para cima em um bloco de trepanação padrão, onde é trepanado no diâmetro apropriado, levando em consideração as dimensões horizontais (branco a branco) da córnea receptora e a profundidade da câmara anterior. O tecido doador é revestido com o meio de preservação de córnea enquanto o olho receptor é preparado.

Diversas técnicas de inserção estão disponíveis, incluindo fórceps, *glides* e cartuchos para inserção.[10,11,30-33] Ao usar uma pinça, o botão doador posterior é dobrado sobre si mesmo como um "taco", sendo aproximadamente 60% anteriormente e 40% posteriormente, sendo gentilmente segurado com pinças que apenas manipulam a extremidade do botão, conforme o tecido é inserido no olho. Uma desvantagem desse método é que pode ser difícil desdobrar o tecido doador corretamente no olho, especialmente para os cirurgiões menos experientes. Um método alternativo é fixar a borda do tecido doador com uma sutura, inserir a sutura na câmara anterior e retirar por meio de uma incisão por punção nasal e puxar o tecido para dentro do olho.[30]

Um terceiro método é colocar o tecido em um guia ou cartucho de inserção e, por meio de uma pinça de retina em uma incisão nasal, atravessar a câmara anterior para pinçar o tecido doador através de uma incisão temporal de 5 mm e, assim, trazer o tecido para dentro do olho (Vídeo 4.29.1).[31-33] O tecido também pode ser inserido com um insersor de uso único. O uso de um guia funil ou insersor ajuda o tecido doador a se dobrar com a parte endotelial para dentro, protegendo-o ao ser inserido.[32,33]

Assim que o tecido doador está posicionado dentro do olho e desdobrado com o lado estromal para cima, a câmara anterior é preenchida com ar para pressionar o botão doador contra a córnea receptora (Figura 4.29.5). Alguns preferem suturar a incisão principal neste momento. Enquanto a câmara anterior está completamente cheia de ar, pode-se realizar manobras com cânulas ou usar um rolo de LASIK (de *laser-assisted in situ keratomileusis*) para ajudar na centralização do botão doador e remover possíveis fluidos para fora da interface doador/receptor (Figura 4.29.6).

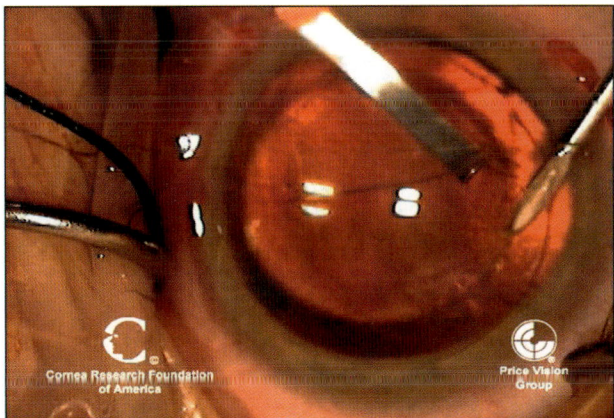

Figura 4.29.3 Descolamento da membrana de Descemet do receptor utilizando um delaminador angulado em 90°.

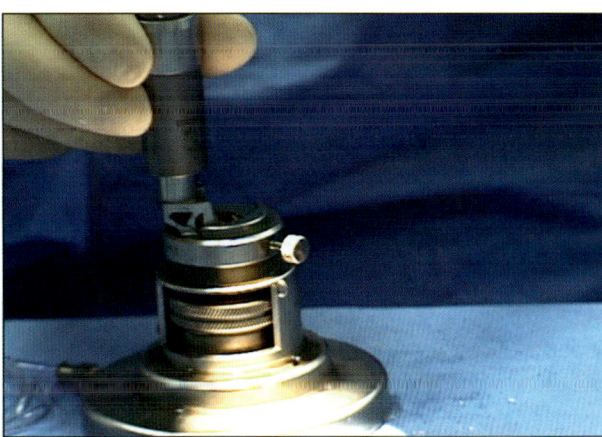

Figura 4.29.4 Dissecção lamelar da córnea doadora com um microcerátomo na ceratoplastia endotelial com descolamento de Descemet (DSEK).

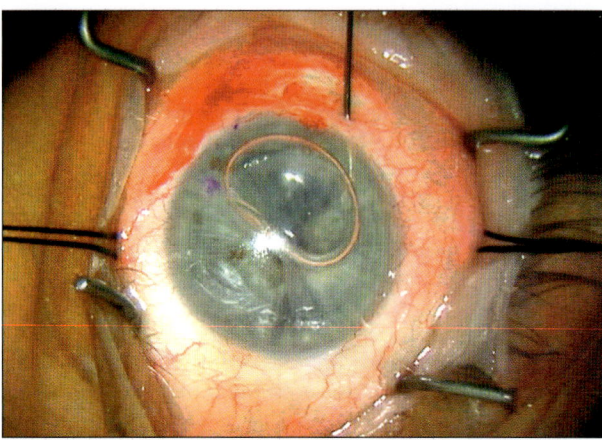

Figura 4.29.5 Injeção de ar para aderir e pressionar o tecido doador com o estroma receptor.

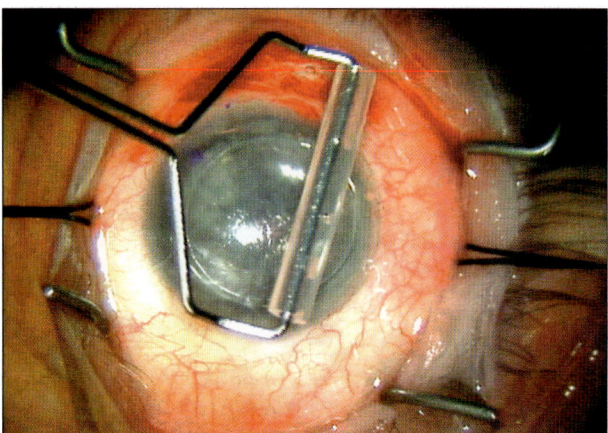

Figura 4.29.6 Massagem da superfície da córnea receptora para centralizar o tecido do doador na ceratoplastia endotelial com descolamento da Descemet (DSEK) e remover o fluido da interface do doador/receptor, enquanto a câmara anterior está completamente cheia de ar.

Podem ser realizadas pequenas incisões na córnea receptora periférica até a interface do enxerto para ajudar a drenar qualquer líquido aprisionado entre o tecido doador e receptor.[14] A tomografia de coerência óptica intraoperatória (OCT, do inglês *optical coherence tomography*) pode ajudar a identificar fluidos na interface. Após 8 a 10 minutos, muitos cirurgiões removem a maior parte do ar para evitar o bloqueio pupilar e deixam a câmara anterior aproximadamente um terço cheia. Alguns cirurgiões solicitam que os pacientes se deitem em decúbito dorsal horizontal com uma bolha de ar parcial por 30 a 60 minutos. Outros cirurgiões deixam a câmara anterior completamente preenchida por 1 a 2 horas. Na conclusão da cirurgia, antibióticos, corticosteroides, colírios dilatadores (se não houver iridotomia ou iridectomia) e anti-inflamatórios não esteroidais (AINE) são aplicados ao olho operado.

Ceratoplastia endotelial da membrana de Descemet

A técnica mais comum de dissecção do tecido doador consiste em realizar o *peeling* suavemente da DM e do endotélio (Vídeo 4.29.2).[34-37] Primeiro, é realizado o *stripping* de toda a periferia da DM. O tecido é corado com azul de tripan para melhorar a visualização. A borda periférica é levantada 360° usando um instrumento em forma de bastão de *hockey* ou qualquer pinça romba. Com o tecido submerso na solução de armazenamento de tecido ou solução balanceada salina, uma borda da membrana é apreendida com pinça não traumática e é realizado o *peeling* até aproximadamente metade do diâmetro da córnea, quadrante por quadrante, observando se as bordas estão contínuas

(Figura 4.29.7). O tecido é trepanado por meio da DM, mas apenas parcialmente através do estroma. A borda da metade já solta da DM é apreendida com a pinça e a DM central é cuidadosamente descolada de todo o estroma subjacente e colocada na solução de armazenamento de tecido ou BSS. A DM do doador e o endotélio também podem ser isolados usando ar (PDEK), fluido ou material viscoelástico.[23-25] Entretanto, o uso de uma *big bubble* do tipo 1 para descolamento da DM limita o diâmetro do enxerto para cerca de 7 a 7,5 mm e o enxerto deve ser cortado do estroma com uma tesoura, como dito anteriormente. O tecido pode ser marcado, utilizando a técnica do *S-stamp* para melhor distinção da orientação do botão.

Imediatamente antes da inserção no olho receptor (Vídeo 4.29.3), o tecido do doador é novamente corado com azul de tripan para melhorar a sua visão na câmara anterior. O modo natural do botão doador enrolar é com o endotélio para dentro e pode ser colocado em uma pipeta de vidro ou injetor descartável, como um injetor de LIO, para implante no olho do receptor. A DM doadora é gentilmente desdobrada na orientação correta com uma combinação de jatos de solução salina balanceada e toques coordenados na córnea com uma ou mais cânulas. Em seguida, com o botão centralizado e na orientação correta, ar atmosférico ou gás de ação prolongada (C_3F_8 ou SF_6 a 20%) é injetado sob o tecido do doador para preencher completamente a câmara anterior e pressionar o botão contra a córnea receptora.

Em vez de permitir que o tecido doador se enrole naturalmente com o endotélio voltado para dentro (rolo único), bordas opostas podem se enrolar simultaneamente em direção ao centro do botão e formar o chamado "duplo rolo".[38] O tecido dobrado é gentilmente sugado ou colocado dentro de um cartucho de LIO e injetado no olho. Tanto o método de preparo do doador de PDEK como a técnica de inserção de DMEK em duplo rolo, facilitam o desenrolamento do botão doador no interior da câmara anterior do olho receptor. Assim, ambos possibilitam o uso de córneas de doadores mais jovens, o que de outro modo pode ser mais desafiador para a abertura do botão.

PROCEDIMENTOS COMBINADOS

A EKP pode ser combinada a outras cirurgias intraoculares, como facoemulsificação, implante de LIO, troca de LIO, implante secundário de LIO, vitrectomia *pars plana* ou vitrectomia anterior.[13,14] A combinação de EKP com outros procedimentos que exigem uma incisão maior pode complicar o selamento da incisão e assim dificultar a manutenção de uma câmara anterior com profundidade adequada para cada passo da DMEK, o que é importante para garantir a abertura, centralização e fixação do botão. Uma modesta alteração hipermetrópica média é comumente descrita após a EKP (na faixa de 0,25 a 0,5 D após DMEK

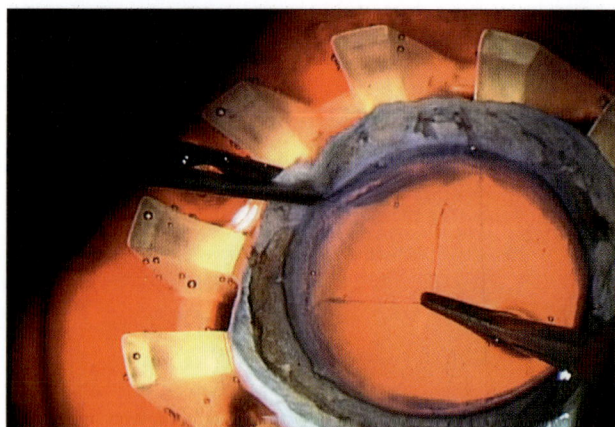

Figura 4.29.7 Preparo do tecido doador na ceratoplastia endotelial da membrana de Descemet (DMEK). Uma pinça romba é usada para descolar a membrana de Descemet e o endotélio da rima corneoescleral que está submerso no meio de conservação em uma câmara para amplificar a visualização da córnea. A rima corneoescleral foi corada com azul de tripan para melhorar a visualização da borda da membrana de Descemet.

e 0,5 a 1,5 D após DSEK).[9,13,35] Portanto, quando a extração de catarata e o implante de LIO é realizado antes da EKP, seja um procedimento em etapas ou combinado, o desvio de refração esperado deve ser incluído no cálculo da LIO.

RESULTADOS

Acuidade visual

A EKP proporciona uma recuperação visual mais rápida e previsível do que a PKP, possibilitando que os pacientes retornem ao trabalho e às atividades diárias mais cedo. Em grandes estudos de PKP, a taxa de 20/40 ou melhor visão variou de 47 a 65% em pacientes com distrofia de Fuchs e de 20 a 40% em pacientes com ceratopatia bolhosa do pseudofácico ou afácico.[3-5,39] Infelizmente, a PKP pode resultar em distorção corneana significativa, então 10 a 15% dos olhos com PKP geralmente requerem o uso de lentes de contato rígidas para melhora visual e, em alguns casos, a visão pode ser limitada à contagem de dedos ou pior.

O DSEK é realizado por meio de uma pequena incisão e causa pouca ou nenhuma distorção na córnea. A média da acuidade visual para longe corrigida (CDVA, do inglês *corrected distance visual acuity*) de 20/40 geralmente é alcançada dentro de 3 a 6 meses após DSEK e mais de 90% dos pacientes sem comorbidades oculares alcançam 20/40 ou melhor visão.[9,13] Uma pequena porcentagem de pacientes que têm sido submetidos à DSEK com alcance menor que 20/40 da visão devido às irregularidades resultantes da dissecção lamelar ou de dobras que se formam no tecido doador conforme se encaixa à parte posterior da córnea receptora.[40] DSEK com tecido mais fino proporciona melhor visão do que com tecido mais espesso.[21]

Com a DMEK, a recuperação visual é impressionante. Em pacientes sem comorbidades oculares, mais de 70% daqueles que foram submetidos à DMEK alcançam 20/25 ou melhor visão dentro de 3 meses.[35,41] No geral, a acuidade visual alcançada com DMEK é comparável àquela observada em olhos normais, e a DMEK gera uma superfície corneana posterior mais normal, com menos aberrações de alta ordem, do que DSEK ou PKP.[41] A recuperação visual é tão rápida após DMEK que o outro olho do paciente pode ser tratado dentro de 1 a 2 semanas após o primeiro, com ou sem extração combinada de catarata.[42]

Alterações refrativas

Ao contrário da PKP, a EKP causa pouca ou nenhuma alteração na topografia da córnea, resultando em bem menos alteração no equivalente esférico ou na dioptria cilíndrica. PKP induz +4,00–+5,00 dioptrias (D) do cilindro refrativo em média e pode exceder +8,00 D.[3,5] DSEK e DMEK não causam aumento significativo no cilindro refrativo médio.[9,13,35] DSEK geralmente induz +0,50–+2,00 D de hipermetropia,[9,13] enquanto DMEK causa um desvio médio menor, de aproximadamente +0,25–+0,50 D.[35]

Sobrevida do enxerto

Não é incomum que os cirurgiões que estão aprendendo a realizar EKP tenham inicialmente uma taxa maior de falência primária do transplante causada por trauma cirúrgico. No entanto, com a experiência, a taxa primária de falência deve diminuir para os níveis tão baixos quanto os observados com a PKP.

Em uma série inicial de DSEK consecutivos, a sobrevida de 5 anos do transplante foi semelhante à relatada para PKP, no amplo estudo multicêntrico *Cornea Donor Study* (95% *vs.* 93% para a distrofia de Fuchs e 76% *vs.* 73% para bolhosa do pseudofácico ou afácico, respectivamente).[43,44] Os retransplantes após PKP geralmente têm uma taxa de sobrevida de 5 anos inferior a 53% ou menos,[9,39] enquanto a taxa de sobrevivência de 4 anos para DSEK após falência de PKP foi de 74%, em uma série de casos.[28]

A cirurgia de glaucoma é um importante fator de risco para a falência do transplante. A sobrevida de 5 anos após DSEK foi de 95% em uma série de casos em olhos sem cirurgia prévia de glaucoma *versus* 48% em olhos com uma ou mais trabeculectomias prévias ou cirurgias de implante de drenagem (tubo) para glaucoma.[45]

Complicações

Descolamento do botão lamelar

Falta de aderência completa entre o botão doador e a córnea receptora é a complicação inicial mais frequente na EKP. As taxas relatadas variam de 0 a 82%.[9,13] O descolamento deve ser conduzido com uma reinjeção de ar ou gás na câmara anterior do olho operado. As dicas para minimizar o risco de descolamento do enxerto são preparo meticuloso da ferida cirúrgica para evitar extravasamento de gás/líquido pela incisão no pós-operatório (na dúvida, aconselha-se suturá-la), retirada completa do fluido da interface doador/receptor, obter um tamponamento de ar firme e recomendar ao paciente que não esfregue o olho no período pós-operatório imediato. Para botão de DSEK parcialmente descolado, a observação é suficiente, já que o botão deve aderir espontaneamente ao longo do tempo. Na DMEK, os descolamentos parciais são mais comuns e menos propensos a serem selados espontaneamente.

Rejeição imunológica

A rejeição imunológica é uma das principais causas de falência da PKP. Allan *et al.* descobriram que a incidência de um episódio de rejeição dentro de 2 anos de cirurgia foi significativamente menor com EKP do que com PKP e acredita-se que esta diferença esteja relacionada à duração frequentemente mais curta do uso tópico de corticosteroides após PKP para facilitar a cicatrização.[46]

A DMEK apresenta uma taxa extremamente baixa de episódios de rejeição precoce. A probabilidade, em 2 anos, de um episódio de rejeição foi inferior a 1% com DMEK, em comparação com 12% na DSEK e 18% para PKP, em um estudo de centro único que utilizou os mesmos regimes de dosagem de corticosteroides e critérios de avaliação de rejeição para todos os três tipos de transplante e métodos estatísticos que levaram em consideração o tempo de acompanhamento.[47] Esses achados são consistentes com relatos de outros centros que descreveram taxa cumulativa de rejeição menor que 1% na DMEK em até 2 anos de acompanhamento em comparação com taxas de 3 a 14% com DSEK.[48-50]

Elevação da pressão intraocular pós-ceratoplastia

A elevação da pressão intraocular (PIO) é bastante comum após EKP e PKP e está associada principalmente ao uso prolongado de corticosteroides tópicos para prevenir a rejeição do enxerto.[51] História prévia de glaucoma ou hipertensão ocular é um fator de risco elevado. A DMEK apresenta um risco tão baixo de rejeição do enxerto que é seguro reduzir a potência do corticosteroide após cerca de 1 mês, e isso reduz drasticamente o risco de elevação da PIO.[52,53]

A EKP não distorce a superfície da córnea, tornando mais fácil obter medições de PIO mais acuradas após a EKP do que depois da PKP. A adição de tecido estromal do doador no DSEK não altera a PIO medida com a tonometria de aplanação de Goldmann.[54]

Complicações pouco frequentes

Como a EKP é realizada com uma pequena incisão e o enxerto é mantido em posição por meio de uma bolha de ar e não por suturas, é possível evitar as complicações relacionadas à sutura após PKP, como infiltrados/abscessos, astigmatismo e suturas rotas.[9,13] Além disso, sendo um procedimento em que o olho não fica à céu aberto (*non open-sky*), a EKP proporciona maior estabilidade tectônica e evita o risco de hemorragia supracoróidea, que pode resultar na perda do olho, diferente de um procedimento à céu aberto (*open-sky*), como na PKP. No entanto, irregularidades de interface podem ocorrer com procedimentos lamelares, como EKP. Contaminantes da interface, como viscoelástico retido ou DM receptora remanescente com *guttata*, podem distorcer a visão. O crescimento epitelial também é uma complicação rara, mas potencialmente grave na EKP, mas pode ser evitado com a técnica adequada.

PERSPECTIVAS

As técnicas de EKP continuam a evoluir. Muitos outros estudos são necessários para facilitar ainda mais as técnicas de EKP, minimizar a perda de células endoteliais e predizer de maneira mais acurada o resultado da refração após a resolução do edema. Estudos prospectivos randomizados são necessários para comparar diferentes técnicas e determinar os melhores métodos.

Córneas doadoras permanecem escassas nos países em desenvolvimento. A geração *ex vivo* de endotélio de córneas doadoras pode permitir que mais pacientes se beneficiem de EKP apesar da escassez crônica mundial de córneas doadoras.[55] Estudos sugerem que em pacientes com distrofia de Fuchs, pode ser possível estimular a regeneração endotelial do hospedeiro se o endotélio periférico estiver relativamente saudável, apesar da disfunção endotelial central (técnica DWEK, do inglês *descemetorhexis without endothelial keratoplasty*). Trabalhos estão sendo realizados para estabelecer resultados de modo mais rápido e confiável.[56]

Em conclusão, as técnicas atuais de EKP aumentaram significativamente os benefícios e reduziram os riscos de transplante em pacientes com disfunção endotelial. A evolução futura da EKP deverá proporcionar continuidade a esta tendência de benefícios.

BIBLIOGRAFIA

Allan B, Terry MA, Price FW, et al. Corneal transplant rejection rate and severity after endothelial keratoplasty. Cornea 2007;26:1039–42.

Anshu A, Price MO, Price FW. Risk of corneal transplant rejection significantly reduced with Descemet's membrane endothelial keratoplasty. Ophthalmology 2012;119:536–40.

Anshu A, Price MO, Tan DTH, et al. Endothelial keratoplasty: a revolution in evolution. Surv Ophthalmol 2012;57:236–52.

Dickman MM, Kruit PJ, Remeijer L, et al. A randomized multicenter clinical trial of ultrathin Descemet stripping automated endothelial keratoplasty (DSAEK) versus DSAEK. Ophthalmology 2016;123:2276–84.

Kruse FE, Laaser K, Cursiefen C, et al. A stepwise approach to donor preparation and insertion increases safety and outcome of Descemet membrane endothelial keratoplasty. Cornea 2011;30:580–7.

Lee WB, Jacobs DS, Musch DC, et al. Descemet's stripping endothelial keratoplasty: safety and outcomes: a report by the American Academy of Ophthalmology. Ophthalmology 2009;116:1818–30.

Melles GR. Posterior lamellar keratoplasty: DLEK to DSEK to DMEK. Cornea 2006;25:879–81.

Melles GR, Eggink FA, Lander F, et al. A surgical technique for posterior lamellar keratoplasty. Cornea 1998;17:618–26.

Price FW Jr, Price MO. Descemet's stripping with endothelial keratoplasty in 50 eyes: a refractive neutral cornea transplant. J Refract Surg 2005;21:339–45.

Price MO, Baig KM, Brubaker JW, et al. Randomized, prospective comparison of pre-cut vs. surgeon-dissected grafts for Descemet stripping automated endothelial keratoplasty. Am J Ophthalmol 2008;146:36–41.

Price MO, Fairchild KM, Price DA, et al. Descemet's stripping endothelial keratoplasty five-year graft survival and endothelial cell loss. Ophthalmology 2011;118:725–9.

Price MO, Giebel AW, Fairchild KM, et al. Descemet's membrane endothelial keratoplasty: prospective multicenter study of visual and refractive outcomes and endothelial survival. Ophthalmology 2009;116:2361–8.

Price MO, Price FW Jr, Kruse FE, et al. Randomized comparison of topical prednisolone acetate 1% versus fluorometholone 0.1% in the first year after Descemet membrane endothelial keratoplasty. Cornea 2014;33:880–6.

Rudolph M, Laaser K, Bachmann BO, et al. Corneal higher-order aberrations after Descemet's membrane endothelial keratoplasty. Ophthalmology 2012;119:528–35.

Vajaranant TS, Price MO, Price FW, et al. Vision and intraocular pressure after Descemet-stripping endothelial keratoplasty in patients with and without pre-existing glaucoma. Ophthalmology 2009;116:1644–50.

As referências completas estão disponíveis no **GEN-io**.

PARTE 4 DOENÇAS DA CÓRNEA E DA SUPERFÍCIE OCULAR

SEÇÃO 9 Cirurgia

Reconstrução Cirúrgica da Superfície Ocular

4.30

Neda Nikpoor e Victor L. Perez

Definição: A deficiência de células-tronco do limbo (LSCD, do inglês *limbal stem cell deficiency*) é uma condição devastadora que pode ocorrer como resultado a partir de um conjunto etiológico diversificado. Existem várias opções cirúrgicas para tratar esta patologia, que pode levar da cegueira secundária às alterações na córnea.

Características principais
- O tecido colhido da região do limbo contém tanto células-tronco do epitélio da córnea quanto células imunogênicas
- A abordagem cirúrgica depende do grau de patologia ocular e se o dano ocular é unilateral ou bilateral
- O transplante de tecido autólogo deve ser sempre a primeira opção a ser avaliada. Se for preciso utilizar tecido alogênico, a imunossupressão sistêmica em longo prazo é necessária para a sobrevida do transplante.

Características associadas
- As patologias oculares concomitantes precisam ser abordadas, tanto quanto possível, antes da realização da reconstrução da superfície ocular para melhorar o sucesso do procedimento
- A restauração da anatomia normal das pálpebras e a obtenção de uma superfície ocular úmida antes da cirurgia são essenciais para bons resultados
- A membrana amniótica demonstrou diversos efeitos desejáveis na superfície ocular
- A expansão do tecido de laboratório *ex vivo* desempenha uma função importante na reabilitação da superfície ocular.

INTRODUÇÃO

A manutenção da superfície ocular é o resultado de um equilíbrio delicado entre a morte celular e a regeneração de dois tecidos que se renovam rapidamente – os epitélios da córnea e da conjuntiva. Essa capacidade é dependente de um reservatório de células-tronco do limbo, que tem a capacidade de fornecer células epiteliais jovens para substituir as células que estejam em processo de morte ou foram danificadas. As células-tronco da córnea localizam-se principalmente nas paliçadas de Vogt da rima corneolimbar, com maior concentração no limbo superior e inferior.[1]

Os danos nas células-tronco da córnea podem ocorrer como resultado de diversos tipos de lesões, incluindo lesões mecânicas, hereditárias, inflamatórias crônicas e químicas.[2-4] A deficiência de células-tronco se caracteriza pela conjuntivalização da córnea associada a defeitos epiteliais persistentes, *pannus* fibrovasculares e cicatrizes estromais, podendo levar a várias doenças da superfície ocular, desde um desconforto ocular leve até cegueira. (Figura 4.30.1).

PERSPECTIVAS HISTÓRICAS

O primeiro transplante moderno de células-tronco do limbo foi relatado por Kenyon e Tseng em 1989.[5] Mais recentemente, em 1997, Pellegrini *et al.* sugeriram a possibilidade de expandir as células-tronco *ex vivo* para transplante posterior.[6] Desde então, vários grupos publicaram estudos utilizando diferentes métodos de reconstrução da superfície ocular para uma variedade de patologias de superfície.[4,5,7-10] Com o número cada vez maior de procedimentos em todo o mundo, a *Cornea Society* publicou uma nomenclatura padronizada em 2011.[11]

Conceitos gerais

Alguns dos principais princípios da reconstrução da superfície ocular são:

- O ambiente e a matriz extracelular na superfície ocular no qual as células-tronco da córnea serão transplantadas exercem um profundo efeito no sucesso do procedimento. Um ambiente úmido, bem lubrificado e com anatomia palpebral adequada são essenciais para aumentar a taxa de sobrevivência desses transplantes
- O tecido colhido da área corneoescleral inclui células-tronco da córnea, fibroblastos e células de Langerhans. O limbo é uma parte altamente vascular da superfície ocular, permitindo que as células do sistema imunológico tenham acesso a essa área. Portanto, a imunossupressão adequada é um aspecto essencial da reconstrução da superfície ocular quando uma fonte de tecido imunocompatível não está disponível e um transplante alógeno é usado

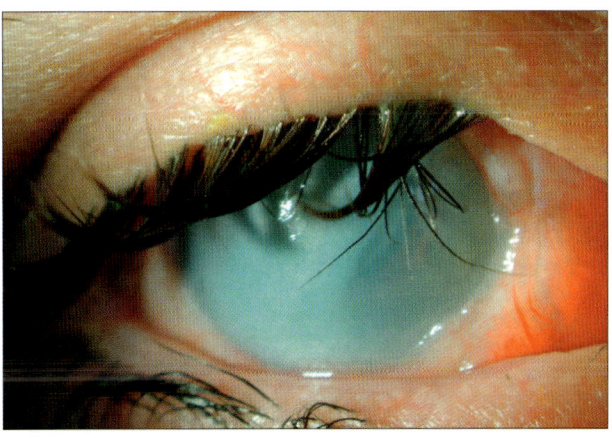

Figura 4.30.1 Falência total das células-tronco como resultado de queimadura alcalina grave.

- As células-tronco da córnea e da conjuntiva podem ser coletadas do olho contralateral (transplante autólogo) ou de um doador morto ou doador vivo compatível (transplante alógeno). O tecido de qualquer uma dessas fontes pode então ser diretamente transplantado ou expandido *ex vivo* em laboratório. A seleção de certos marcadores de células-tronco, como p63, expressos em células expandidas *ex vivo*, pode melhorar significativamente a sobrevida em longo prazo do transplante.[12] Mais recentemente, as células-tronco não oculares demonstraram utilidade como fonte de tecido.[13]

CONSIDERAÇÕES PRÉ-OPERATÓRIAS

Alguns dos importantes aspectos da avaliação pré-operatória estão listados na Tabela 4.30.1. A avaliação pré-operatória pode orientar o cirurgião para a modalidade de tratamento mais adequada e é vital para o sucesso da reabilitação da superfície ocular. O primeiro plano pré-operatório é distinguir entre falências primária e secundária da superfície ocular. A falência primária é o resultado do agente etiológico direto, que pode ser uma lesão química, condições inflamatórias ou infecções. Em contraste, a falência secundária deriva de fatores que resultam em uma superfície ocular descompensada, as quais incluem pressão intraocular elevada, bem como anomalias das pálpebras e do filme lacrimal. Antes de tentar a reconstrução cirúrgica, as causas primária e secundária da falência da superfície ocular devem ser abordadas e corrigidas. Se apropriado, podem ser realizados cirurgia palpebral, transplante de membrana mucosa, tarsorrafia, lente de contato terapêutica e substituição protética do ecossistema da superfície ocular (PROSE, do inglês *prosthetic replacement of the ocular surface ecosystem*). Além disso, uma avaliação sistêmica deve ser realizada para garantir que o paciente seja um bom candidato à imunossupressão sistêmica, se necessário.

Em geral, os pacientes com distúrbios da superfície ocular podem ser divididos em dois grupos principais: (1) aqueles com deficiência total de células-tronco e (2) aqueles com deficiência parcial de células-tronco. Cada grupo pode então ser dividido com base na doença unilateral ou bilateral, que pode ser subdividida em LSCD parcial ou total.

PROCEDIMENTOS CIRÚRGICOS

Doença unilateral

O exemplo básico é a lesão química unilateral. Muitas das modalidades de tratamento discutidas anteriormente para deficiência relativa de células-tronco podem ser aplicáveis a olhos com deficiência total delas, com algumas modificações. Por exemplo, a aplicação de membrana amniótica pode ser útil em termos de diminuição da inflamação da superfície ocular como adjuvante a tratamentos mais definitivos.

A principal vantagem em casos de deficiência de células-tronco unilateral é que o olho não afetado contralateral pode ser uma fonte de células conjuntivais e corneais imunologicamente compatíveis, o que pode permitir uma reconstituição mais segura da superfície ocular.

Deficiência parcial de células-tronco

Os tratamentos cirúrgicos são mais bem-sucedidos nesse grupo de pacientes porque existem algumas reservas de células-tronco. As causas incluem entidades como queimadura química leve, pterígio e inflamação ocular crônica.

Se o paciente é assintomático ou minimamente sintomático com um eixo visual central transparente, alguma conjuntivalização periférica parcial da córnea pode ser bem tolerada por longos períodos.[7,8] Nestes casos, a lubrificação simples com lágrimas artificiais sem conservantes, colírios anti-inflamatórios e acompanhamento próximo pode ser suficiente. No caso de trauma agudo, alguns casos de LSCD parcial podem ser transitórios e ser tratados clinicamente até sua resolução.

Para pacientes sintomáticos, há três procedimentos cirúrgicos principais que podem ser eficazes, individualmente ou combinados. Estes incluem desbridamento mecânico, aplicação de membrana amniótica e transplante autólogo de células-tronco do limbo.

Desbridamento mecânico

Se o eixo visual ou uma porção ampla da córnea periférica estiver recoberta por tecido conjuntival, o desbridamento mecânico simples desse tecido pode permitir que as células-tronco remanescentes da córnea repovoem a córnea central com o epitélio normal ou o mais próximo do normal. O procedimento pode ser realizado com anestesia tópica e consiste em debridar o epitélio anormal com bisturi crescente ou com uma esponja Merocell, seguida da colocação de uma lente de contato terapêutica. O objetivo desse procedimento é fornecer ao paciente um eixo visual razoavelmente transparente e não tornar toda a superfície da córnea normal. Alguns pesquisadores relataram sucesso com apenas 2 horas de relógio de células limbares normais.[6,7] Em uma variante conhecida como epiteliectomia conjuntival setorial sequencial (SSCE, do inglês *sequential sector conjunctival epitheliectomy*),[14] planos conjuntivais são debridados a cada 24 a 48 horas até que o paciente tenha reepitelizado. Independentemente do número ou extensão do desbridamento, os olhos devem ser administrados com antibióticos tópicos e lágrimas artificiais no pós-operatório. Este procedimento pode ser realizado de maneira combinada com transplante de membrana amniótica, conforme descrito a seguir.

Transplante de membrana amniótica

As propriedades mais importantes da membrana amniótica adquirida da camada mais interna da placenta incluem o efeito anti-inflamatório, por meio da regulação negativa de fibroblastos, e o fornecimento de um substrato para a proliferação das células epiteliais da córnea e conjuntiva.[15,16] Essas propriedades são úteis apenas quando há alguma reserva de células-tronco, porque a própria membrana amniótica não é uma fonte de células-tronco.

Trabalhos de Tseng e outros mostraram que a aplicação de membrana amniótica em olhos com deficiência parcial de células-tronco pode melhorar a saúde da superfície ocular e, em alguns casos, até restaurar um epitélio da córnea quase normal.[17-21] Exemplos incluem lesões químicas agudas e crônicas, síndrome de Stevens-Johnson aguda e deficiência de células-tronco iatrogênica. Nesses casos, a aplicação da membrana amniótica, com ou sem desbridamento mecânico, pode resultar em diminuição da inflamação ocular e permitir que as demais células-tronco da córnea repovoem a superfície ocular.[22]

TABELA 4.30.1 Considerações pré-operatórias para cirurgia reconstrutiva de superfície ocular.

Elemento no exame	Achado clínico ou significância
Estabelecimento do diagnóstico	Perda de paliçadas de Vogt, defeitos epiteliais persistentes, *pannus* da córnea etc.
Determinação da etiologia da doença da superfície ocular	Primária (aniridia, displasia ectodérmica etc.), secundária (trauma químico, OCP, síndrome de Stevens-Johnson etc.)
Extensão e gravidade da doença	Apenas na córnea ou envolvimento conjuntival
Extensão da inflamação ocular	Inflamação conjuntival, inflamação intraocular etc.
Status do olho contralateral	Se normal, pode ser uma fonte de tecido para transplante autólogo
Patologia ocular coexistente	Glaucoma, patologia de anexos oculares (p. ex., triquíase etc.)
Lubrificação da superfície ocular	A avaliação da insuficiência do filme lacrimal e olho seco são vitais para o sucesso e podem requerer considerações cirúrgicas adicionais
Saúde geral do paciente	Estado renal, cardíaco e hepático, se for necessária imunossupressão sistêmica

OCP (penfigoide cicatricial ocular, do inglês *ocular cicatricial pemphigoid*).

A membrana amniótica está comercialmente disponível nos EUA sob várias formas, incluindo membrana amniótica úmida preservada, desidratada e montada em lentes de contato.[23,24] A membrana amniótica é colocada no olho com o lado epitelial para cima para recobrir a área de interesse. A membrana pode então ser fixada à córnea ou episclera com suturas de *nylon* 10-0 ou cola de fibrina (Figuras 4.30.2 e 4.30.3).

Transplante autólogo de células-tronco do limbo

Quando houver deficiência de células-tronco relativa ou setorial e a condição for unilateral, a parte não afetada do olho a ser operado ou o olho contralateral podem servir como doadores de células-tronco. As células-tronco podem ser coletadas do olho contralateral ou de áreas normais do olho afetado e transplantadas para a área deficiente. A primeira opção é a preferencial. A técnica cirúrgica utilizada é idêntica à de um transplante autólogo para deficiência total de células-tronco e está descrita a seguir.

Deficiência total de células-tronco

Em geral, se houver LSCD isolada em um olho, o tratamento é o transplante autólogo de células-tronco ou o transplante epitelial do limbo simples (SLET, do inglês *simple limbal epithelial transplantation*). Se coexistir LSCD e defeito conjuntival, o tratamento envolve transplante autólogo conjuntival. Presença de simbléfaro, defeito conjuntival e LSCD pode exigir transplante de membrana mucosa, dependendo do tamanho do defeito e da extensão do simbléfaro.

Transplante autólogo de células-tronco do limbo

A abordagem cirúrgica tradicional envolve a dissecção cuidadosa do tecido conjuntival da área do limbo do olho afetado.[25-28]

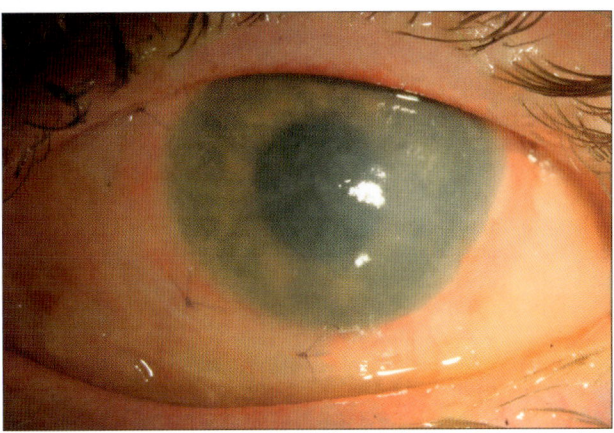

Figura 4.30.2 Aplicação de membrana amniótica logo após queimadura química grave.

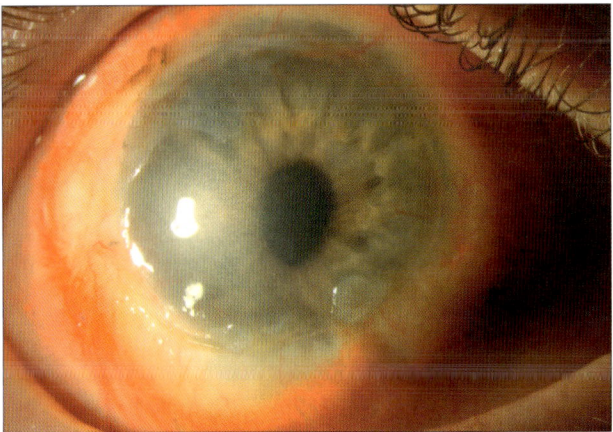

Figura 4.30.3 O mesmo paciente da Figura 4.30.2, 2 anos após a colocação da membrana amniótica.

Uma rima de tecido ceratolímbico do olho contralateral, incluindo uma margem conjuntival e córnea anterior, pode ser obtida. Vários enxertos de tecido podem ser coletados do outro olho. A localização superior e inferior (região das 4 às 5 horas) do limbo oferece a maior concentração de células-tronco da córnea. Este tecido pode então ser cuidadosamente transportado para o leito preparado, lembrando de manter a orientação correta. O tecido pode ser fixado por meio de suturas não absorvíveis, tomando-se cuidado para não passar as suturas através da área de células-tronco coletadas. No entanto, atualmente, como a cola de fibrina está amplamente disponível, ela pode ser usada para fixar esse tecido, evitando a reação inflamatória associada às suturas.[29] Uma lente de contato terapêutica é então colocada no olho.

Mais recentemente, Sangwan *et al.* descreveram o SLET, uma nova técnica.[30,31] Neste procedimento, uma área de 2 × 2 mm ou 1 hora de tecido límbico autólogo é excisada do olho não envolvido. O enxerto colhido é então dividido em oito segmentos. Após a córnea do hospedeiro ser debridada, retirando qualquer epitélio fibrovascular, e a membrana amniótica fixada com cola de fibrina, os segmentos são posicionados na superfície ocular otimizada com o lado epitelial para cima e fixados com cola de fibrina, uma lente de contato terapêutica é então colocada para proteger o tecido.

No pós-operatório, os pacientes são tratados com antibióticos, corticosteroides e lágrimas artificiais sem conservantes. A lente de contato terapêutica pode ser removida quando a superfície ocular estiver estável. A imunossupressão sistêmica em longo prazo não é necessária nesses pacientes.

Antes de realizar a coleta de tecido límbico para o transplante de células-tronco, deve-se estabelecer claramente que o outro olho não está afetado e que há um amplo reservatório de células-tronco. O risco de induzir uma deficiência relativa de células-tronco no olho do doador existe se for coletado muito tecido. A maioria dos médicos evita retirar mais do que 4 horas de relógio de tecido do olho doador. Quando existe preocupação sobre a saúde do outro olho, o transplante alógeno pode ser considerado (ver adiante). Esse método é altamente bem-sucedido, com taxas de sobrevida do transplante relatadas em até 100% em um período de 47 meses.[32,33]

Basu *et al.* recentemente relataram acompanhamento em longo prazo de 125 casos e descobriram que, com essa abordagem, os pacientes apresentaram melhora notável na aparência clínica de superfície ocular, bem como aumento na acuidade visual durante o acompanhamento de 1 ano e meio. Os fatores clínicos associados à falência foram identificados como trauma ácido, simbléfaro grave e SLET combinado à ceratoplastia. Além disso, os autores deste capítulo observaram resultados mais desfavoráveis em pacientes com SLET que apresentaram conjuntivite cicatrizante autoimune como causa de LSCD.[34] Outra indicação para SLET é LSCD após o tratamento de neoplasia da superfície ocular. Deve-se notar que, neste quadro, seria prudente adiar a reconstrução da superfície ocular do olho afetado até que tenha sido estabelecido que não há recorrência da neoplasia.

Doença bilateral

As doenças que podem resultar em falência total de células-tronco em ambos os olhos incluem lesões químicas graves, doença de Stevens-Johnson, penfigoide cicatricial ocular (OCP, do inglês *ocular cicatricial pemphigoid*) e aniridia. É digno de nota que muitos distúrbios bilaterais conhecidos podem ser altamente assimétricos. Nos casos em que a história de um paciente sugira um processo bilateral em um contexto clinicamente unilateral, o paciente deve ser tratado como portador de LSCD bilateral para evitar possíveis complicações no local doador. As condições deste grupo são as mais difíceis de serem resolvidas, porque as opções cirúrgicas para reabilitar a superfície ocular são dificultadas pela falta de uma fonte imunologicamente compatível de células-tronco. Isso requer o uso de tecidos de parentes doadores vivos ou células colhidas de olhos de cadáveres e imunossupressão sistêmica e tópica agressiva.

Transplante alógeno ceratolímbico e transplante epitelial do limbo simples alogênico

O tecido ceratolímbico pode ser coletado tanto da córnea saudável de um parente doador vivo quanto de tecido da córnea de um doador morto. O tecido alógeno coletado pode então ser transplantado diretamente para o olho lesionado. Nem os doadores vivos nem os cadáveres são fontes perfeitas de transplante e, portanto, deve-se considerar suas vantagens e desvantagens.

Os transplantes de doadores vivos são vantajosos porque as células coletadas normalmente são mais imunologicamente compatíveis do que as de uma fonte aleatória, especialmente se for realizada a correspondência do antígeno linfocitário humano (HLA, do inglês *human lymphocyte antigen*). Reinhard *et al.* demonstraram que isso permite um tempo de sobrevida mais longo das células transplantadas.[35] Especificamente, eles mostraram que, em 5 anos, os transplantes com apenas 0 a 1 de incompatibilidade de HLA apresentaram uma taxa de sucesso de 65% em comparação aos 14% de tecido não compatível. O tecido do doador vivo também apresenta o benefício da obtenção de células-tronco frescas. Uma modificação recente é o uso do SLET alogênico, que é cirurgicamente idêntico ao SLET descrito acima, exceto pelo fato de que o olho doador é de um doador vivo ou de um cadáver e não do olho do próprio paciente. A desvantagem de todas as técnicas de células-tronco alogênicas do limbo é que, mesmo com a correspondência do HLA, a imunossupressão sistêmica pós-operatória é necessária. Além disso, a quantidade de tecido que pode ser coletada do olho do doador é limitada e existe o risco de induzir um distúrbio da superfície ocular no olho saudável do doador.

Para o transplante alógeno ceratolímbico (KLAL, do inglês *keratolimbal allograft*), o tecido pode ser coletado sob anestesia peribulbar, semelhante ao descrito anteriormente para o transplante autólogo de limbo conjuntival. Um total de 4 horas do relógio de tecido pode ser colhido e igualmente dividido a partir do limbo superior e inferior. Este tecido doador é então posicionado no olho receptor após a peritomia e a ceratectomia superficial terem sido realizadas para preparar o limbo. O tecido doador é fixado à córnea anteriormente e à episclera posteriormente, usando cola de fibrina ou suturas de *nylon* 10-0. A membrana amniótica pode ser transplantada ao mesmo tempo, conforme necessário.

Em contraste, o uso de tecidos de doadores mortos permite ao cirurgião coletar maiores quantidades de tecido do que dos olhos vivos. Isso teoricamente melhora o sucesso da reconstrução da superfície ocular, especialmente em olhos com deficiência grave de células-tronco. No entanto, o tecido cadavérico deve ser triado para doenças transmissíveis. O tempo necessário para esses testes, somado ao dano tecidual que ocorre durante o processamento padrão do tecido, pode resultar em células-tronco de menor qualidade. O Minnesota Lions Eye Bank sugeriu alguns critérios para a coleta de tecido para KLAL. Esses critérios incluem a obtenção de tecido do doador mais jovem possível (incluindo fontes pediátricas), tomando cuidado para evitar danos às células-tronco límbicas, incluindo uma saia de 3 a 4 mm de conjuntiva e um grande anel corneoescleral, bem como a obtenção dos dois olhos do mesmo doador para garantir tecido suficiente.[36,37]

Alguns pesquisadores defendem o uso de mais de um olho doador para permitir a cobertura completa do limbo.[28] A ceratoplastia penetrante (PKP, do inglês *penetrating keratoplasty*) ou a ceratoplastia lamelar anterior (ALK, do inglês *anterior lamellar keratoplasty*) podem ser realizadas ao mesmo tempo, ou em um momento posterior, quando a superfície ocular estiver mais estável.[26,28] Em 2010, Choi *et al.* descreveram uma técnica modificada tanto para a coleta do enxerto quanto para o preparo do leito do hospedeiro, utilizando um *laser* de femtossegundo, que apresentou bons resultados em curto prazo.[38]

No período pós-operatório, os pacientes são tratados com antibióticos tópicos, corticosteroides e imunossupressão sistêmica. Devido à abundância relativa de células de Langerhans e antígenos HLA-DR no limbo, uma alta taxa de reação imunológica pode ser esperada, o que pode levar à recorrência de falência de células-tronco, necessitando de imunossupressão agressiva e em longo prazo. Embora os especialistas concordem que a terapia imunossupressora em longo prazo pós-operatória é necessária para o sucesso dos transplantes não autólogos, o regime exato e o prazo para o tratamento são altamente variáveis. Um método comumente usado para a imunossupressão pós-operatória é o protocolo de Cincinnati. Essa técnica emprega 1 ano de cobertura com corticosteroides, adicionando-se tacrolimus, sirolimus e micofenolato sistêmicos.[39] Ainda não está claro até que ponto e por quanto tempo os pacientes necessitam de imunossupressão após o SLET alogênico de doador vivo ou de doador cadáver.

Os resultados relatados da KLAL variam, dependendo das condições subjacentes à doença e da duração do acompanhamento. Um estudo recente relatou melhora bem-sucedida na superfície ocular em até 89% dos doadores vivos durante um acompanhamento de 32 meses.[17,32,40-42] Em contraste, o mesmo estudo relatou uma taxa de sucesso de apenas 33% para transplantes com doadores cadáveres no mesmo período. No entanto, o acompanhamento em longo prazo apresentou uma tendência de declínio progressivo da população de células-tronco e desestabilização da superfície ocular, apesar da imunossupressão sistêmica.[43,44]

Células-tronco límbicas expandidas e ex vivo tecido não ocular

A maioria dos avanços recentes na área dos transplantes de células-tronco concentrou-se na coleta e subsequente expansão *ex vivo* de células límbicas. A expansão de células-tronco por cultivo *in vitro* teoricamente fornece um grande suprimento de células-tronco que podem ser usadas para a reconstrução da superfície. Isto permite ao cirurgião não só remover seletivamente fibroblastos e células Langerhans, o que pode afetar a sobrevivência em longo prazo de células aloenxertadas, bem como permitir que um tecido mínimo seja excisado de uma fonte doadora, diminuindo os riscos potenciais associados à coleta de tecidos.

Nessa abordagem, uma quantidade mínima de tecido límbico (1 a 2 mm) é coletada de um olho com deficiência relativa de células-tronco ou do olho contralateral normal de um paciente com deficiência total unilateral de células-tronco. Nos casos em que existe deficiência grave e total de células-tronco bilaterais, as células podem ser coletadas a partir dos olhos de um familiar vivo ou de um cadáver doador. Estudos demonstraram a capacidade de usar também o tecido conjuntival.[45] Estas células são amplificadas em meio de cultura em um veículo adequado, que será utilizado para transporte e transplante das células para o olho doente. O método exato de expansão *ex vivo* varia amplamente, tendo sido demonstrado sucesso em muitas condições, incluindo explantes e suspensões celulares com ou sem fibroblastos de camundongo 3T3 e soro. No entanto, independentemente do método de cultura das células, a obtenção de uma alta porcentagem de células p63-brilhantes (> 3% de todas as células clonogênicas) é de vital importância para o sucesso do transplante.[12]

As células amplificadas podem então ser colocadas em um substrato. Os substratos atuais incluem gaze petrolatum, membranas amnióticas humanas desnudadas, fibrina, células 3T3 e lentes de contato terapêutica. O olho receptor é preparado de uma maneira semelhante ao método descrito para o transplante ceratolímbico. As células-tronco cultivadas e o seu transportador são transferidos para o leito receptor, ancorados ao limbo com suturas de *nylon* 10-0 e à conjuntiva circundante com suturas Vicryl® 8-0. Uma lente de contato terapêutica frequentemente é posicionada no olho e mantida no local até que a superfície ocular se estabilize.[6,16,18]

Embora o tratamento pós-operatório de tecido alogênico seja semelhante ao dos pacientes com transplante ceratolímbico, como descrito acima, o tecido autólogo deve ser usado sempre que possível, para evitar a necessidade de imunossupressão. Schwab *et al.* encontraram melhora na superfície ocular de 60% dos pacientes em que foram utilizadas células autólogas, e em todos os pacientes (total de quatro) com células alogênicas combinadas à imunossupressão, em um período médio de acompanhamento de 13 meses.[46] Shimazaki *et al.*, por outro lado, encontraram apenas 46,2% de sucesso na obtenção de uma superfície ocular estável e saudável em pacientes que passaram por transplante alógeno.[49] Além disso, neste relato, os autores não encontraram diferença na taxa de sucesso entre o uso dessa técnica e o transplante límbico de cadáver combinado à membrana amniótica. Baylis *et al.* revisaram recentemente 28 relatos de casos e séries de casos referentes a células-tronco límbicas cultivadas publicadas ao longo de um período de 13 anos e compilaram os dados dos resultados.[50] Apesar da grande variação na técnica, eles observaram uma taxa de sucesso total de 77% para transplante autólogo e 73% para transplante alógeno (76% em geral). Eles também demonstraram que as falhas tipicamente ocorreram nos primeiros 2 anos antes da estabilização. Em um estudo de 10 anos com 113 olhos realizado em 2010, Rama *et al.*,[12] mostraram uma taxa de sucesso de 76%, em que a maioria das falhas ocorreu no primeiro ano. Eles observaram que, como mencionado anteriormente, transplantes com mais de 3% de *p63-bright cells* apresentaram 78% de chance de sucesso *versus* apenas 11% naqueles com menos de 3%.[12]

CONSIDERAÇÕES ESPECIAIS NA RECONSTRUÇÃO DA SUPERFÍCIE OCULAR

Outras patologias concomitantes precisam ser abordadas por completo antes da realização da reconstrução da superfície ocular para melhorar o sucesso do procedimento. Isso pode incluir o envolvimento de outras subespecialidades, como a oculoplástica para tratar as anormalidades palpebrais e glaucoma para maximizar o controle da pressão.

Otimização da superfície ocular

A superfície ocular precisa ser lubrificada usando tratamentos adequados, como lágrimas artificiais sem conservantes, oclusão do ponto lacrimal ou lentes PROSE. A presença de uma superfície ocular hidratada é uma exigência antes de se proceder a qualquer cirurgia de reconstrução de superfície ou de células-tronco límbicas. O uso de soro autólogo tópico pode ser benéfico no pré e pós-operatório. De fato, Gomes *et al.* estabeleceram que o olho seco pré-operatório era o fator prognóstico mais importante para a sobrevida do transplante. Para esse fim, essa equipe recentemente descreveu o uso bem-sucedido de transplante pré-operatório de membranas mucosas labiais e transplante de glândula salivar menor para melhorar o *status* da superfície ocular.[51] Dependendo do tamanho do defeito e da extensão do simbléfaro, o transplante autólogo conjuntival (para LSCD unilateral com defeito conjuntival) ou transplante de membrana mucosa (para simbléfaro ou doença bilateral) pode ser necessário. Um ponto importante a considerar na reconstrução da margem palpebral e da conjuntiva tarsal é que o transplante de membrana mucosa deve ser fino e homogêneo e não tão grosseiro a ponto de causar trauma à córnea. Além disso, a inflamação ocular precisa ser tratada de modo agressivo, com o uso de agentes imunomoduladores tópicos e possivelmente sistêmicos.

Transplante de córnea

Pacientes com insuficiência de células-tronco geralmente apresentam uma patologia da córnea, que pode necessitar de ALK ou PKP. A realização de ceratoplastia em olhos com insuficiência de células-tronco carrega um prognóstico muito ruim para a sobrevida do transplante devido à inflamação crônica, vascularização da superfície ocular e má cicatrização epitelial após a cirurgia.

O transplante de córnea, no entanto, pode ser mais bem-sucedido quando a superfície ocular for reconstituída usando algumas das abordagens descritas anteriormente. Ainda não há um consenso definindo o momento ideal para o transplante de córnea. Alguns autores indicam que uma abordagem gradual, começando com o transplante de células-tronco seguido de ceratoplastia quando a superfície ocular é estável, pode melhorar a sobrevida do transplante.[36,52] O maior estudo de PKP após transplante epitélio-limbar cultivado foi relatado por Sangwan *et al.*, que descreveram uma taxa de sucesso de 93% de transparência do transplante, durante um tempo médio de acompanhamento de 8,3 meses.[52] Atualmente, a literatura defende um procedimento em dois tempos para a reabilitação da superfície ocular. Um estudo de Basu *et al.* comparou um transplante autólogo de células-tronco do limbo cultivadas com uma PKP simultânea ou um segundo tempo realizado 6 semanas depois.[53] Durante um longo período de acompanhamento, eles observaram uma sobrevida de 80% do transplante para o procedimento em dois tempos *versus* uma taxa de sobrevida de 25% para a técnica simultânea (Figuras 4.30.4 e 4.30.5).

CONCLUSÕES

Em resumo, o manejo da LSCD requer cuidadosa seleção na indicação dos casos no período pré-operatório e controle de comorbidades, como anatomia palpebral, doença imune e superfície ocular úmida sem exposição. Algumas técnicas, como o transplante de glândulas salivares menores e transplante de membrana mucosa, podem ser úteis na preparação da superfície ocular para transplantes de células-tronco límbicas. Na LSCD unilateral, os melhores resultados até o momento são os transplantes de células-tronco autólogas, mais recentemente com uma tendência para o SLET na maioria dos casos. Ainda existe uma função para a expansão *ex vivo* de células para evitar danos ao olho de um

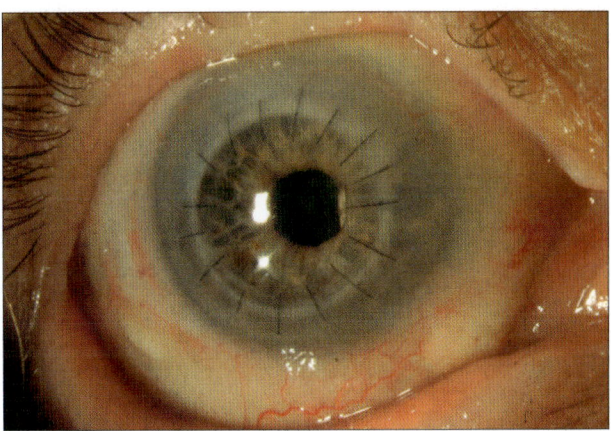

Figura 4.30.4 Um transplante ceratolímbico alógeno de cadáver com subsequente ceratoplastia penetrante.

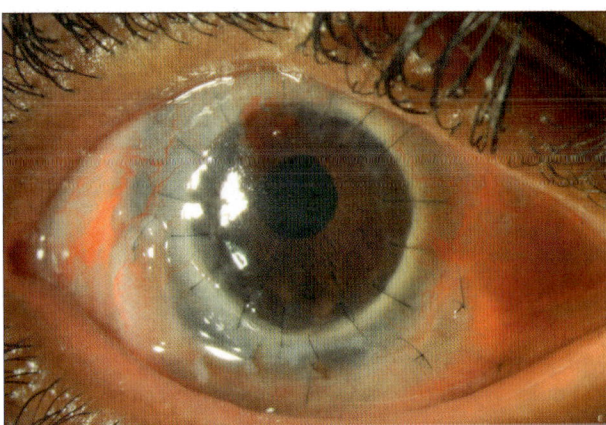

Figura 4.30.5 A superfície ocular de um paciente com deficiência total de células-tronco do limbo secundária a uma queimadura química, após cirurgia simultânea de transplante alógeno ceratolímbico de cadáver, ceratoplastia penetrante e colocação de membrana amniótica.

doador saudável. Casos bilaterais podem ser tratados com transplantes doados de familiares vivos ou de cadáveres associados à imunossupressão tópica e sistêmica. Mais uma vez, a expansão *ex vivo* pode desempenhar um papel nesses casos. Finalmente, em casos refratários ou para pacientes que não são candidatos às técnicas citadas, a ceratoprótese é uma opção.

BIBLIOGRAFIA

Alloway RR, Hanoway MJ, Trofe J, et al. A prospective, pilot study of early corticosteroid cessation in high-immunologic-risk patients: the Cincinnati Experience. Transplant Proc 2005;37:802–3.

Baradaran-Rafii A, Eslani M, Jamali H, et al. Postoperative complications of conjunctival limbal autograft surgery. Cornea 2012;31:893–9.

Basu S, Mohamed A, Chaurasia S, et al. Clinical outcomes of penetrating keratoplasty after autologous cultivated limbal epithelial transplantation for ocular surface burns. Am J Ophthalmol 2011;152:917–24.

Baylis O, Figueiredo F, Henein C, et al. 13 years of cultured limbal epithelial cell therapy: a review of the outcomes. J Cell Biochem 2011;112:993–1002.

Choi SK, Kim JH, Lee D, et al. A new surgical technique: a femtosecond laser-assisted keratolimbal allograft procedure. Cornea 2010;29:924–9.

Croasdale CR, Schwartz GS, Malling JV, et al. Keratolimbal allograft: recommendations for tissue procurement and preparation by eye banks, and standard surgical technique. Cornea 1999;18:52–8.

Daya SM, Chan CC, Holland EJ, et al. Cornea Society nomenclature for ocular surface rehabilitative procedures. Cornea 2011;30:1115–19.

Meisler DM, Perez VL, Proudfit J. A device to facilitate limbal stem cell procurement from eye bank donor tissue for keratolimbal allograft procedures. Am J Ophthalmol 2005;139:212–14.

Miri A, Al-Deiri B, Dua HS. Long-term outcomes of autolimbal and allolimbal transplants. Ophthalmology 2010;117:1207–13.

Nassiri N, Pandya H, Djalilian AR. Limbal allograft transplantation using fibrin glue. Arch Ophthalmol 2011;129:218–22.

Pellegrini G, Traverso CE, Franzi AT, et al. Long term restoration of damaged corneal surfaces with autologous cultivated corneal epithelium. Lancet 1997;349:990–3.

Rama P, Matuska S, Paganoni G, et al. Limbal stem-cell therapy and long-term corneal regeneration. N Engl J Med 2010;363:147–55.

Sangwan VS, Basu S, MacNeil S, et al. Simple limbal epithelial transplantation (SLET): a novel surgical technique for the treatment of unilateral limbal stem cell deficiency. Br J Ophthalmol 2012;96:931–4.

Sant' Anna AE, Hazarbassanov RM, de Freitas D, et al. Minor salivary glands and labial mucous membrane graft in the treatment of severe symblepharon and dry eye in patients with Stevens–Johnson syndrome. Br J Ophthalmol 2012;96:234–9.

As referências completas estão disponíveis no **GEN-io**.

PARTE 4 DOENÇAS DA CÓRNEA E DA SUPERFÍCIE OCULAR
SEÇÃO 9 Cirurgia

Tratamento do Afinamento, *Melting* e Perfuração da Córnea

4.31

Nicoletta Fynn-Thompson e Michael H. Goldstein

Definição: Manejo da perda do tecido corneal em espessura total ou parcial.

Características principais
- Tratamento concomitante e agressivo da condição infecciosa ou inflamatória subjacente
- Múltiplas opções de tratamento, dependendo do quadro clínico
- O objetivo primário é restabelecer a integridade tectônica do globo.

Características associadas
- Emergência oftalmológica verdadeira
- Tratamento cirúrgico geralmente necessário.

INTRODUÇÃO

A integridade da córnea pode estar comprometida por condições inflamatórias e não inflamatórias, que podem causar afinamento, *melting* e perfuração do estroma. A progressão pode ser lenta durante meses ou anos, ou ser muito rápida e se desenvolver em horas ou dias. O reconhecimento e tratamento rápido adequado dessas condições é crucial para restaurar a visão e restabelecer a integridade do olho.

AFINAMENTO DA CÓRNEA DECORRENTE DE DISTÚRBIOS NÃO INFLAMATÓRIOS

Os distúrbios não inflamatórios de afinamento da córnea causam ectasia progressiva causada pelo afinamento do estroma. Os mais comuns incluem ceratocone, degeneração marginal pelúcida, ceratoglobo e ceratocone posterior. O afinamento progressivo da córnea (ectasia) é uma complicação rara, porém grave, após a cirurgia refrativa a *laser*. Essas condições geralmente apresentam progressão lenta. O objetivo principal, portanto, é manter a visão funcional (consulte o Capítulo 4.18 para obter mais informações).

AFINAMENTO E *MELTING* DA CÓRNEA DECORRENTES DE DISTÚRBIOS INFLAMATÓRIOS

Distúrbios inflamatórios da córnea podem causar afinamento com *melting* estromal. Estas condições estão frequentemente associadas à dor, defeitos epiteliais, neovascularização da córnea e outras alterações inflamatórias. A progressão é rápida e o tratamento emergente é necessário após o diagnóstico.

Causas inflamatórias não infecciosas incluem ceratite ulcerativa periférica (PUK, do inglês *peripheral ulcerative keratitis*), úlcera de Mooren, degeneração marginal de Terrien e distúrbios vasculares do colágeno. As causas inflamatórias infecciosas incluem ceratite viral herpética, ceratite bacteriana e ceratite fúngica.

A PUK sugere um processo autoimune e está frequentemente associada à artrite reumatoide. A PUK (ver Capítulo 4.16) é observada associada à granulomatose de Wegener, ao lúpus eritematoso sistêmico, à poliarterite nodosa, à colite ulcerativa e à policondrite recidivante.

O tratamento clínico é direcionado tanto localmente na córnea quanto sistemicamente para abordar o processo inflamatório sistêmico subjacente. Os objetivos do tratamento local (ocular) são: (1) proporcionar terapia de suporte local para diminuir o *melting* da córnea; e (2) promover a reepitelização da superfície da córnea. Esses objetivos são alcançados por meio das seguintes modalidades: lubrificação intensa da córnea com colírios e pomadas livres de conservantes, oclusão de pontos lacrimais, uso de lentes de contato terapêuticas, curativos oclusivos, doxiciclina oral (ou equivalente) e tarsorrafia. Os inibidores tópicos da colagenase e os corticosteroides têm algum valor, mas podem retardar a cicatrização e causar perfuração iniciando o *melting* estromal. O objetivo do tratamento sistêmico é suprimir o distúrbio sistêmico subjacente com terapia imunossupressora ou imunomoduladora. Se a doença autoimune subjacente não for tratada, não haverá melhora na patologia da córnea.[1-3]

Os distúrbios inflamatórios da córnea causados por organismos infecciosos (virais, bacterianos ou fúngicos) também causam afinamento e *melting* do estroma corneano. Tratar o patógeno agressivamente com medicações tópicas e orais é muito importante para reduzir a destruição do tecido estromal. Alguns autores recomendam o uso concomitante de colírio de corticosteroides quando a infecção está controlada, mas isso é controverso. Se, apesar da terapia agressiva, a ceratólise estromal progredir com desenvolvimento de descemetocele, perfuração iminente ou perfuração franca, o objetivo será manter a integridade do olho.

TRATAMENTO CIRÚRGICO DE PERFURAÇÕES CORNEAIS

Adesivos teciduais

Descemetoceles ou perfurações iminentes podem ser estabilizadas ou tamponadas com aplicação de adesivo tecidual e colocação de uma lente de contato terapêutica, com acompanhamento rigoroso. Estudos mostraram que este procedimento interrompe o processo de ulceração em olhos não infecciosos. A aplicação de adesivo tecidual é muito mais fácil de ser executada em perfurações iminentes do que em perfurações francas.[4] As perfurações corneanas totais, no entanto, podem ser tratadas com sucesso com a aplicação de adesivos teciduais. Embora as perfurações medindo de 1 a 2 mm sejam tratadas de maneira mais bem-sucedida, as perfurações de até 3 mm têm sido fechadas. Tradicionalmente tem sido usado adesivo de tecido de cianoacrilato (Figura 4.31.1).[5] Seu uso para selar perfurações da córnea foi descrito pela primeira vez em 1968.[6] O adesivo de cianoacrilato previne a reepitelização na zona do estroma danificado e evita a produção de colagenase, que causaria *melting* estromal.[7]

Uma técnica comum é descrita a seguir, embora existam várias outras excelentes. Deve ser realizado um exame completo do olho antes da aplicação da cola, com atenção para a extensão da perfuração, possível dano ao cristalino e possível prolapso uveal no local da perfuração. O paciente deve ser colocado na posição supina sob um microscópio cirúrgico e examinado sob lâmpada de fenda. Um anestésico tópico e um blefarostato devem ser colocados no olho. O desbridamento do tecido necrótico do fundo da úlcera é realizado. Este material removido é aplicado em meio de cultura para identificar uma possível causa infecciosa. O adesivo tecidual adere melhor à membrana basal, de modo que o desbridamento de 1 a 2 mm do epitélio normal ao redor da úlcera permite a adesão adequada da cola. Uma esponja de metilcelulose é usada para secar o local. O adesivo tecidual é então colocado em microfrações no local da perfuração com um aplicador. O aplicador pode ser uma agulha de uma seringa de 1 mℓ,[8] um cateter de Angiocath calibre 23 (sem agulha)[9] ou uma micropipeta.[10] Alternativamente, um disco de polietileno pode ser feito a partir de recorte do *drape* do campo cirúrgico e fixado a uma haste de cotonete estéril com pomada oftalmológica, e a cola colocada no disco. Ambos são aplicados diretamente no local da perfuração (Figura 4.31.2). O disco pode então ser removido ou deixado no local.[11,12] O objetivo é criar um método controlado para colocação da menor quantidade de cola possível para selar a perfuração. A cola solidificará via polimerização nos próximos minutos. Uma quantidade excessiva de cola aglomerada sobre a úlcera não é necessária e pode causar irritação e desconforto ao paciente após o procedimento.

O olho deve ser examinado para detecção de evidências de *seidel*. Se segura, então uma lente de contato terapêutica é colocada e o paciente é examinado na lâmpada de fenda para confirmar que a câmara anterior está se formando e a cola está no lugar.

A aplicação de adesivo tecidual em perfurações totais de córnea é mais desafiadora, pois o preparo do local é mais difícil, devido ao fluxo constante de humor aquoso através da perfuração. A menos que contraindicado, uma bolha de ar pode ser colocada na câmara anterior para ocluir temporariamente a perfuração por tensão superficial. Bolhas de ar maiores geram risco de bloqueio pupilar e aumentam a pressão intraocular (PIO), portanto é preciso ter cuidado.[13] Em olhos que apresentam câmaras planas anteriores, para evitar o encarceramento do tecido uveal ou do cristalino, um material viscoelástico pode ser injetado na câmara anterior.[14]

No pós-operatório, o paciente deve ser tratado com supressores aquosos, se tolerados clinicamente. Pacientes com perfurações não infecciosas devem ser tratados com um antibiótico profilático de amplo espectro 4 vezes/dia. Um protetor acrílico deve ser mantido em todos os momentos. Lágrimas artificiais livres de conservantes, aplicadas com frequência, ajudarão na lubrificação em olhos com lente terapêutica. Os pacientes também se beneficiam da doxiciclina oral devido à sua capacidade de inibir a colagenase. Dependendo da causa, as perfurações infectadas são tratadas com frequente terapia antibacteriana, antiviral ou antifúngica. Inicialmente, os pacientes devem ser examinados diariamente, e quaisquer queixas de piora visual, dor, lacrimejamento ou fotofobia devem ser atendidas imediatamente. Se a lente terapêutica cair, ela deve ser substituída assim que possível. Se a cola se desalojar, a reaplicação é frequentemente necessária.

A cola deve permanecer no lugar por semanas a meses. Recomenda-se deixá-la no lugar até que fique frouxa e se desaloje por conta própria, deixando um tecido estromal mais saudável.

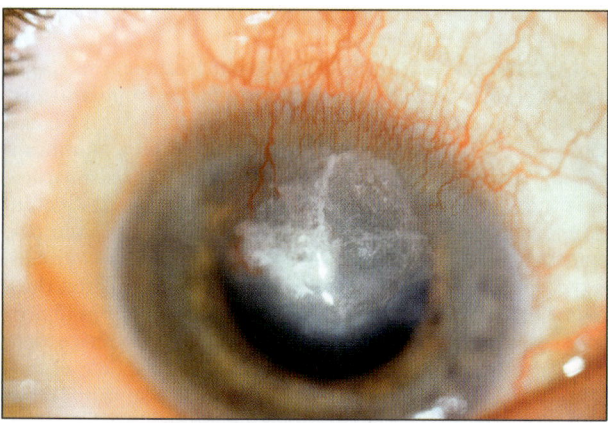

Figura 4.31.1 Perfuração da córnea tamponada com cola de cianoacrilato. (Cortesia de Michael H. Goldstein, MD.)

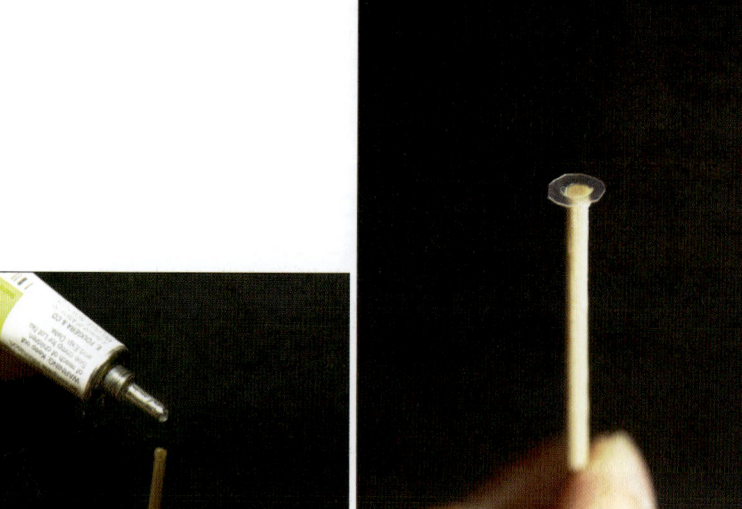

Figura 4.31.2 Técnica para aplicação de cola de cianoacrilato para tratamento de uma grande perfuração da córnea. **A.** Aplicação da pomada com a extremidade do cotonete. **B.** Colocar o disco circular de polietileno sobre a haste do cotonete e fixá-lo com a pomada. **C.** Colocar a cola sobre o disco e a seguir posicionar o disco sobre o olho. (Cortesia de Michael H. Goldstein, MD.)

As complicações potenciais relatadas após aplicação de adesivo tecidual na córnea incluem formação de catarata,[15] infiltrados corneanos, aumento da PIO,[16] conjuntivite papilar gigante,[17] toxicidade retiniana,[18] ceratites[19] e aderências iridocorneana e iridolenticular.[20]

Estudos mostraram que a cola de fibrina causa menos neovascularização; no entanto, é necessário um tempo maior para que o tampão adesivo se forme. A aplicação de cola de fibrina tem se mostrado bem-sucedida com a colocação adicional de transplantes de membrana amniótica para suporte estrutural de uma córnea perfurada.[21-25]

Ceratoplastia penetrante

Se a perfuração da córnea não for passível de tratamento com cola corneana, indica-se o transplante tectônico (espessura total ou lamelar).[8] Deve-se escolher o menor diâmetro para trepanação capaz de incorporar o local da perfuração. A trepanação de um olho hipotônico é muito difícil, mas é auxiliada pelo uso criterioso de materiais viscoelásticos. Alternativamente, a aplicação temporária de adesivo de cianoacrilato e hialuronato de sódio para criar um olho normotenso foi descrita.[26] Foi relatado que uma lente de contato rígida personalizada, aplicada com adesivo tecidual à perfuração da córnea, estabiliza o olho e permite a trepanação.[27] Em alguns casos, pode ser necessária a trepanação manual. Deve-se ter cuidado para evitar a protrusão do conteúdo ocular ou dano à íris ou ao cristalino. A córnea doadora deve ser fixada com suturas de *nylon* 10-0 interrompidas.

Vários relatos de casos e séries de casos demonstraram o uso promissor de córneas doadoras para ceratoplastia endotelial com desnudamento da Descemet (DSAEK, do inglês *Descemet's stripping automated endothelial*) no manejo de perfurações corneanas iminentes e estéreis.[28,29]

O cuidado pós-operatório é desafiador. Um equilíbrio entre a redução da inflamação e a possibilidade de rejeição do transplante, sem reduzir significativamente a imunidade do receptor, deve ser alcançado. Corticosteroides tópicos 4 vezes/dia geralmente são necessários. O tratamento agressivo com antibióticos, antivirais ou antifúngicos continua como indicação para casos infecciosos. Para casos não infecciosos, um antibiótico de amplo espectro é usado 4 vezes/dia.

Patch de córnea

Se a perfuração for muito grande para o uso de adesivo tecidual, mas muito pequena para um procedimento de ceratoplastia penetrante (PKP, do inglês *penetrating keratoplasty*), então um transplante de uma pequena porção corneana penetrante (*patch*) pode ser útil (Figura 4.31.3). Estes procedimentos podem estabilizar temporariamente a perfuração ou a descemetocele ou pode ser um tratamento permanente. É ideal para patologia periférica. Deve-se tomar cuidado adicional quando usados para patologia central, pois podem interferir no resultado visual.

Atualmente, em alguns países, a córnea estéril gamairradiada está disponível e é muito útil em emergências. Este tecido tem uma longa vida útil, aumentando o número de córneas adequadas para transplante. Este tecido elimina o risco de infecção devido à sua preparação. Pode ser usado somente quando não é necessário endotélio viável. Estudos preliminares mostram que é útil na cirurgia de *patch* de córnea.[30]

Tratamentos diversos

Os transplantes de múltiplas camadas de membrana amniótica podem ser bem-sucedidos no tratamento de perfurações corneanas não traumáticas. Resultados mais favoráveis permanecem limitados às perfurações medindo menos de 1,5 mm de diâmetro.[13,31] Como mencionado anteriormente, a membrana amniótica em conjunto com a cola de fibrina tem sido usada para fechar com sucesso as perfurações da córnea e restaurar a integridade do globo. Os *flaps* de conjuntiva são úteis para o afinamento decorrente de ulcerações ou formação de descemetocele, mas são contraindicados nas perfurações da córnea. A ressecção conjuntival pode ser uma terapia adjuvante útil em casos apropriados de *melting* corneano secundário à PUK.

CONCLUSÕES

O afinamento, o *melting* e a perfuração da córnea podem ser causados por condições inflamatórias e não inflamatórias. A identificação e o tratamento dessas condições são fundamentais para o manejo bem-sucedido desses pacientes. Se perfuração iminente ou total ocorrer, ações imediatas devem ser tomadas para restaurar a integridade do olho. Isso pode ser realizado por meio de adesivos teciduais, *patch* de córnea, PKP ou transplantes de membrana amniótica.

BIBLIOGRAFIA

Boruchoff SA, Donshik PC. Medical and surgical management of corneal thinnings and perforations. Int Ophthalmol Clin 1975;15:111–23.

Foster CS, Forstot SL, Wilson LA. Mortality rate in rheumatoid arthritis patients developing necrotizing scleritis or peripheral ulcerative keratitis. Effects of systemic immunosuppression. Ophthalmology 1984;91:1253–63.

Hick S, Demers PE, Brunette I, et al. Amniotic membrane transplantation and fibrin glue in the management of corneal ulcers and perforations: a review of 33 cases. Cornea 2005;24:369–77.

Leahey AB, Gottsch JD, Stark WJ. Clinical experience with N-butyl cyanoacrylate (Nexacryl) tissue adhesive. Ophthalmology 1993;100:173–80.

Maguen E, Nesburn AB, Macy JI. Combined use of sodium hyaluronate and tissue adhesive in penetrating keratoplasty for corneal perforations. Ophthalmic Surg 1984;15:55–7.

Nobe JR, Moura BT, Robin JB, et al. Results of penetrating keratoplasty for the treatment of corneal perforations. Arch Ophthalmol 1990;108:939–41.

Rodriguez-Ares MT, Tourino R, Lopez-Valladares MJ, et al. Multilayer amniotic membrane transplantation in the treatment of corneal perforations. Cornea 2004;23:577–83.

Sharma A, Kaur R, Kumar S, et al. Fibrin glue versus N-butyl-2-cyanoacrylate in corneal perforations. Ophthalmology 2003;110:291–8.

Solomon A, Meller D, Prabhasawat P, et al. Amniotic membrane grafts for nontraumatic corneal perforations, descemetoceles, and deep ulcers. Ophthalmology 2002;109:694–703.

Vote BJ, Elder MJ. Cyanoacrylate glue for corneal perforations: a description of a surgical technique and review of the literature. Clin Exp Ophthalmol 2000;28:437–42.

Wagoner MD, Kenyon KR, Foster CS. Management strategies in peripheral ulcerative keratitis. Int Ophthalmol Clin 1986;26:147–57.

Weiss JL, Williams P, Lindstrom RL, et al. The use of tissue adhesive in corneal perforations. Ophthalmology 1983;90:610–15.

As referências completas estão disponíveis no **GEN-io**.

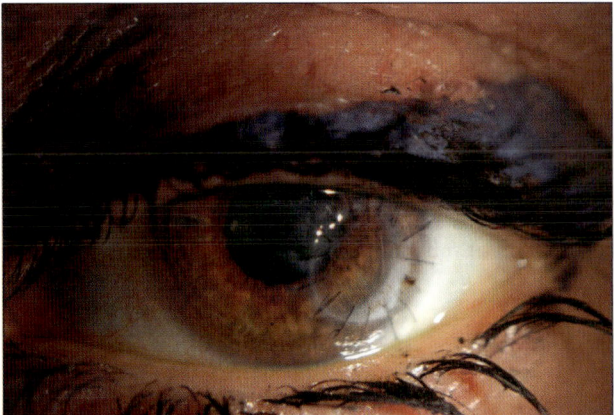

Figura 4.31.3 Perfuração da córnea secundária à hidropisia aguda tratada com *patch* de córnea. (Cortesia de Michael H. Goldstein, MD.)

PARTE 5 CRISTALINO

Ciência Básica do Cristalino

Michael E. Boulton

5.1

Definição: Estrutura intraocular normalmente transparente cuja função é alterar o caminho da luz que penetra no olho para focar a imagem na retina.

Características principais
- Normalmente transparente ao nascimento
- A opacidade aumenta com a idade, infecção, cirurgia, trauma e em vários estados metabólicos
- Pode alterar a forma e o poder de refração para permitir a acomodação.

Características associadas
- Formato esferoide oblado assimétrico
- Avascular
- Localizada posteriormente à íris e anteriormente ao corpo vítreo
- Filtro espectral
- Suspenso pela zônula.

O cristalino é uma estrutura transparente que evoluiu para alterar o caminho da luz que entra no olho. Em 2002, a Organização Mundial da Saúde (OMS) estimou que a patologia do cristalino (catarata) era a causa mais comum de cegueira em todo o mundo, afetando mais de 17 milhões de pessoas.[1] A cirurgia de catarata é o procedimento cirúrgico mais comum realizado em países desenvolvidos.[2]

O cristalino é um esferoide oblado assimétrico, avascular e que não apresenta nervos e tecido conjuntivo.[3] Localiza-se posteriormente à íris, com sua superfície anterior em contato com o humor aquoso, e a superfície posterior em contato com o vítreo. O cristalino é suspenso pelas fibras zonulares que surgem do epitélio ciliar e se inserem 1 a 2 μm na parte externa da cápsula.[4] Histologicamente, o cristalino consiste em três componentes principais: cápsula, epitélio e substância do cristalino (Figura 5.1.1).

A cápsula do cristalino é um envelope acelular que é continuamente sintetizado pelo epitélio do cristalino anteriormente e pelas fibras celulares do cristalino posteriormente. É composto por várias lamelas empilhadas, que contêm proteínas estruturais específicas e fibronectina.[5] O epitélio do cristalino é uma camada única de células cuboides com aproximadamente 10 μm de altura e 15 μm de largura, localizado subjacentemente à cápsula anterior, que se estende até o arco equatorial do cristalino. Sua superfície basal adere à cápsula, enquanto sua superfície anterior se apoia nas fibras alongadas do cristalino recém-formadas. A capacidade proliferativa de células epiteliais é maior no equador e as células na zona germinativa estão constantemente se dividindo. Nessa região, as células recém-formadas são forçadas para a zona de transição, na qual irão se alongar e se diferenciar para formar a massa de fibras do cristalino.[3] A maior parte do cristalino é composta pelo núcleo e córtex, que compreende o citoplasma das células densamente compactado (fibras do cristalino) com muito pouco espaço extracelular.

Ao longo da vida, o cristalino cresce, mas em um ritmo mais lento com o avançar da idade. A taxa de aumento no peso e no diâmetro equatorial é maior que a taxa de aumento da espessura do cristalino.[6] As fibras recém-formadas são internalizadas à medida que outras são adicionadas na zona de transição do cristalino e, assim, as fibras mais novas estão no córtex externo e as mais antigas são encontradas no centro do núcleo. Cada estrato de crescimento, portanto, representa uma camada de fibras que são mais novas que a camada imediatamente anterior.[7]

As necessidades metabólicas do cristalino são satisfeitas pelo humor aquoso e vítreo, com a maioria da glicose e aminoácidos provenientes do humor aquoso. A cápsula é livremente permeável à água, íons, outras moléculas pequenas e proteínas com um peso molecular de até 70 kDa. Além disso, as células epiteliais e as fibras apresentam muitos canais iônicos, bombas e transportadores que permitem o movimento transcelular.

O cristalino atua como um filtro espectral e absorve prontamente o componente de energia ultravioleta (UV) do espectro eletromagnético que, se transmitido, tem o potencial de danificar a retina. A transmissão global da luz visível diminui com o aumento da idade, uma característica que surge em grande parte de alterações relacionadas à idade e brunescência.[8] O índice de refração do cristalino aumenta de 1,386 no córtex periférico para 1,41 no núcleo central. Além disso, a curvatura do cristalino aumenta de maneira semelhante. Sendo assim, cada camada sucessiva de fibras tem maior poder de refração e pode curvar os raios de luz em um maior grau. Quando a luz visível passa pelo cristalino, ela é dividida em todas as cores do espectro. Os diferentes comprimentos de onda dessas cores resultam em diferenças na refração (aberração cromática). Como consequência, a luz amarela (570 a 595 nm) normalmente é focalizada na retina, a luz azul (440 a 500 nm) anteriormente e a luz vermelha (620 a 720 nm) posteriormente.[9] O cristalino foi projetado para minimizar a aberração esférica (desfocagem

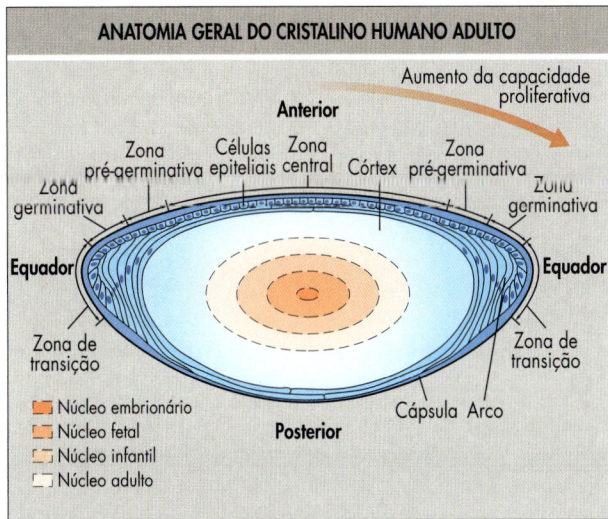

Figura 5.1.1 Anatomia geral do cristalino humano adulto. Observe que as diferentes regiões não estão esquematizadas em escala.

causada pela maior refração da luz que alcança a periferia do cristalino em comparação com o centro) das seguintes formas:

- O índice de refração aumenta da periferia para o centro do cristalino
- A curvatura da cápsula anterior e posterior aumenta em direção aos polos
- A curvatura da cápsula anterior é maior que em sua contraparte posterior
- A modulação do tamanho pupilar impede que a luz alcance a periferia do cristalino em condições não midriáticas.[9,10]

A acomodação é o processo pelo qual o cristalino modifica seu poder óptico alterando sua forma e, portanto, sua capacidade de foco. Em repouso, o músculo ciliar está relaxado e a zônula (ou fibras zonulares) puxa o cristalino, mantendo a cápsula sob tensão e o cristalino achatado. A acomodação ocorre quando o músculo ciliar se contrai, relaxando a zônula, aumentando, assim, a curvatura da superfície anterior e diminuindo o raio de curvatura de 10 mm para 6 mm. O aumento da curvatura da superfície anterior aumenta o poder de refração. A acomodação é acompanhada por uma diminuição no tamanho pupilar (miose) e convergência dos dois olhos.[11]

Adenosina trifosfato (ATP) é a principal fonte de energia do cristalino, proveniente, em sua maior parte, do metabolismo anaeróbico da glicose. Aproximadamente, 90 a 95% da glicose que entra no cristalino normal é fosforilada em glicose-6-fosfato (G6P) em uma reação catalisada pela hexoquinase. A G6P é usada na via glicolítica (80% da glicose total) ou na via das pentoses-fosfato. Os 5 a 10% da glicose que não são convertidos em G6P entram na via do sorbitol ou são convertidos em ácido glucônico.[12]

A concentração proteica dentro do cristalino é a mais alta do corpo. A maioria da síntese em andamento gera as cristalinas (proteínas do cristalino) e a proteína intrínseca principal 26 (MIP26). As cristalinas solúveis em água constituem aproximadamente 90% do conteúdo proteico total do cristalino. Os três grupos de cristalinas podem ser divididos na família α-cristalina e na superfamília β/γ-cristalina.[13]

A entrada contínua de radiação óptica no cristalino, especialmente UV (295 a 400 nm), tornam as lentes particularmente suscetíveis às reações fotoquímicas que levam à geração de espécies reativas de oxigênio (ROS, do inglês *reactive oxygen species*). A proteção contra os danos induzidos por ROS é dada por um sistema antioxidante complexo que depende muito da superóxido dismutase, ascorbato, catalase e glutationa peroxidase.[14]

Muitas alterações morfológicas, bioquímicas e biofísicas ocorrem no cristalino com a idade.[15] As mais notáveis são as alterações da cor relacionadas à idade (mais amarelo), transmissão de luz (diminuída), consistência (aumento da dureza), perda da capacidade de acomodação (manifestada clinicamente como presbiopia) e agregação de proteínas. A opacificação do cristalino, conhecida como catarata, resulta na perda da transmissão de luz.

Embora a cirurgia de catarata seja segura e comumente realizada, uma complicação importante é o desenvolvimento de uma catarata secundária (opacificação capsular posterior – OCP – ou anel de Soemmerring). A OCP é a mais comum e pode ser subdividida em tipo fibrótica e tipo pérola (pérolas de Elschnig). A visão pode ser afetada pelo bloqueio do eixo visual (ambos os tipos) ou pela descentralização progressiva da lente intraocular (LIO) devido à proliferação e migração de células epiteliais do cristalino remanescente, transição epitelial-mesenquimal, deposição de colágeno e geração de fibras do cristalino aberrantes. O anel de Soemmerring é muitas vezes menos significativo visualmente, uma vez que as células epiteliais do cristalino retidas e em proliferação estão localizadas na periferia, atrás da íris.[16] Apesar de atualmente não existir nenhuma prevenção definitiva, as técnicas cirúrgicas mais recentes e LIO podem ajudar a diminuir a incidência de casos novos. O tratamento padrão atual envolve o uso do *laser neodymium:yttrium-aluminum-garnet* (Nd:YAG) para realizar uma capsulectomia no cenário clínico.

Em conclusão, o cristalino é uma estrutura complexa que permite a transmissão e refração da luz. Para manter a transparência do cristalino é necessária a manutenção de estrutura ordenada, do estado metabólico estável e de um sistema antioxidante funcional. A compreensão completa da ciência básica relacionada ao cristalino permite a apreciação das numerosas patologias que o afetam e, consequentemente, o entendimento do tratamento médico e cirúrgico.

BIBLIOGRAFIA

Allen D, Vasavada A. Cataract and surgery for cataract. BMJ 2006;333:128–32.

Apple DJ, Solomon KD, Tetz MR et al. Posterior capsule opacification. Surv Ophthalmol 1992;37:73–116.

Bennett AG, Rabbetts RB. Ocular aberrations. Clinical visual optics. 2nd ed. London: Butterworths; 1989. p. 331–57.

Chylack LT. Aging changes in the crystalline lens and zonules. In: Albert DM, Jakobiec FA, editors. Principles and practice of ophthalmology. Basic sciences. Philadelphia: WB Saunders; 1994. p. 702–10.

Cook CA, Koretz JF, Pfahnl A, et al. Aging of the human crystalline lens and anterior segment. Vision Res 1994;34:2945–54.

Duke-Elder S. Accommodation. In: Abrams D, editor. The practice of refraction. 10th ed. Edinburgh: Churchill Livingstone; 1993. p. 85–9.

Duke-Elder S. The refraction of the eye – physiological optics. In: Abrams D, editor. The practice of refraction. 10th ed. Edinburgh: Churchill Livingstone; 1993. p. 29–41.

Foster A, Resnikoff S. The impact of Vision 2020 on global blindness. Eye 2005;19:1133–5.

Kador PF. Biochemistry of the lens: intermediary metabolism and sugar cataract formation. In: Albert DM, Jakobiec FA, editors. Principles and practice of ophthalmology. Basic sciences. Philadelphia: WB Saunders; 1994. p. 146–67.

Kuszak JR. The ultrastructure of epithelial and fiber cells in the crystalline lens. Int Rev Cytol 1995;163:305–50.

Kuszak JR, Brown HG. Embryology and anatomy of the lens. In: Albert DM, Jakobiec FA, editors. Principles and practice of ophthalmology. Basic sciences. Philadelphia: WB Saunders; 1994. p. 82–96.

Lerman S. Free radical damage and defense mechanisms in the ocular lens. Lens Eye Toxic Res 1992;9:9–24.

Lerman S. Lens transparency and aging. In: Regnault F, Hockwin O, Courtios Y, editors. Ageing of the lens. Amsterdam: Elsevier/North-Holland Biomedical Press; 1980. p. 263–79.

Seland JH. The lens capsule and zonulae. Acta Ophthalmol 1992;70:7–12.

Snell RS, Lemp MA. The eyeball. Clinical anatomy of the eye. Oxford: Blackwell Scientific; 1989. p. 119–94.

Zigler JS. Lens proteins. In: Albert DM, Jakobiec FA, editors. Principles and practice of ophthalmology. Basic sciences. Philadelphia: WB Saunders; 1994. p. 97–113.

As referências completas estão disponíveis no **GEN-io**.

PARTE 5 CRISTALINO

Evolução do Implante de Lentes Intraoculares

5.2

Liliana Werner, Andrea M. Izak, Suresh K. Pandey e David J. Apple[†]

Definição: Relatório sobre a evolução do *design* de lentes intraoculares.

Características principais
- Descrição do *design* de lentes intraoculares (LIO) de câmara anterior e posterior, incluindo as que atualmente são obsoletas, e sua interação com os tecidos intraoculares
- Avanços recentes no *design*/material levaram às LIO modernas, atualmente disponíveis.

INTRODUÇÃO

A catarata é a doença ocular mais prevalente. Embora um tratamento farmacológico preventivo ou terapêutico para esta enfermidade, que pode causar cegueira, esteja sendo ostensivamente pesquisado, a solução ainda parece estar longe de ser encontrada. Portanto, o tratamento cirúrgico para a catarata, que normalmente inclui o implante de uma LIO, permanece como a única alternativa viável. Atualmente, o implante de LIO é uma cirurgia altamente bem-sucedida, na qual a segurança e a eficácia do procedimento estão bem estabelecidas.[1]

DESIGN E FIXAÇÃO DE LENTES

Em 1967, Binkhorst[2] propôs uma classificação detalhada dos vários meios de fixação para cada tipo de LIO. Em uma atualização de 1985 dessa classificação, Binkhorst[3] listou quatro tipos de LIO de acordo com os locais de fixação: lentes de fixação no ângulo da câmara anterior, lentes de fixação na íris, lentes de fixação capsular e lentes de fixação no ângulo da câmara posterior (sulco ciliar). Como consenso, a maioria dos cirurgiões atualmente diferencia os tipos de lentes como: lentes de fixação na íris, lentes de câmara anterior e lentes de câmara posterior.

Desde a época da primeira implantação das lentes de Ridley até os dias atuais, a evolução das LIO pode ser arbitrariamente dividida em seis gerações.

Geração I (lente de câmara posterior de Ridley original)

A primeira cirurgia com LIO foi realizada por Ridley em 29 de novembro de 1949, em uma mulher de 49 anos, no Hospital St. Thomas em Londres.[4] Sua LIO original era um disco de polimetil metacrilato (PMMA) biconvexo projetado para ser implantado após a extração extracapsular da catarata (EECC) (Figura 5.2.1).

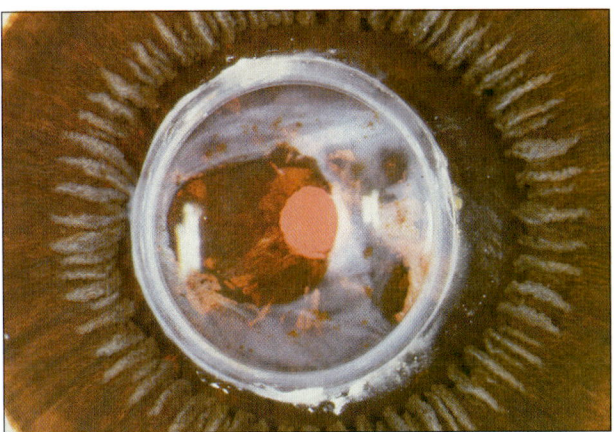

Figura 5.2.1 Vista posterior de um olho (obtido *post mortem*) mostrando o local de implantação de uma lente de Ridley. Até o momento da morte, quase 30 anos após a implantação, a acuidade visual do paciente permaneceu 20/20 (6/6) em ambos os olhos. Observe a boa centralização e clareza da óptica de polimetilmetacrilato no eixo visual central. A lente foi implantada por Reese e Hammdi, da Filadélfia.

Geração II (lentes de câmara anterior iniciais)

Como consequência da incidência relativamente alta de luxação com as lentes de Ridley, considerou-se um novo local de implantação, com a fixação da lente na área do recesso do ângulo. Escolheu-se a câmara anterior porque existia menor probabilidade de luxação dentro de seus limites estreitos. Além disso, as lentes de câmara anterior podiam ser implantadas tanto após uma extração de catarata intracapsular (EICC) como em uma EECC.

A atrofia endotelial tardia, descompensação corneana e ceratopatia bolhosa pseudofácica foram observadas com a lente de câmara anterior de Baron original e também ocorreram com muitos *designs* subsequentes de lentes de câmara anterior. A entidade clínica agora conhecida como síndrome de uveíte-glaucoma-hifema (UGH, do inglês *uveitis-glaucoma-hyphema*) foi primeiramente descrita quando ocorria dano ao tecido ocular, que era claramente o resultado de lentes de câmara anterior mal manufaturadas.[5]

Geração III (lentes de fixação na íris)

Binkhorst foi um dos primeiros defensores das LIO de fixação na íris.[3,4] Sua primeira lente tinha um *design* com quatro alças para clipagem na íris (Figura 5.2.2A). Embora Binkhorst acreditasse inicialmente que o contato da LIO com a íris não causaria problemas, ele logo notou a ocorrência de irritação da íris, anormalidades pupilares e luxação das primeiras lentes de clipagem na íris. Além disso, em um esforço para contornar a luxação, Binkhorst tornou as alças anteriores de sua lente de quatro alças mais longas, mas isso levou ao aumento da

[†]Falecido.

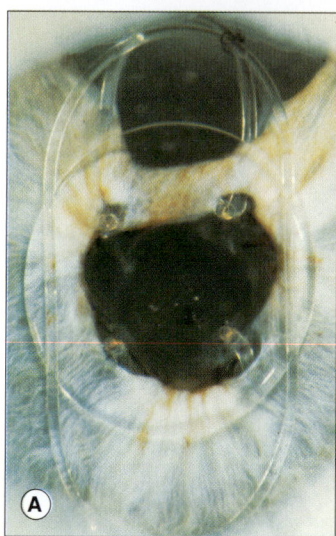
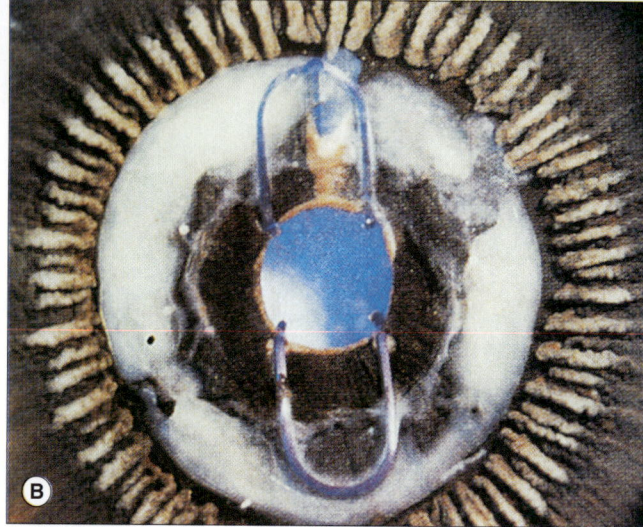

Figura 5.2.2 Lentes Binkhorst de clipagem na íris. A. Uma lente Binkhorst de quatro alças de clipagem na íris, bem posicionada, em um olho que tinha boa acuidade visual. Ocorrência de distorção pupilar moderada e erosão esfincteriana. Observe a sutura de fixação na íris superior no local da grande iridectomia. **B.** Vista posterior de um globo ocular de necropsia que contém uma lente intraocular iridocapsular de duas alças. Observe a haste que ajuda a fixar a lente na íris por meio da iridectomia. Há um anel externo de Soemmerring, mas o eixo visual permanece claro. A óptica é bem centrada.

descompensação corneana por toque periférico. Seus implantes iniciais foram realizados após a EICC, mas eventualmente ele implantou sua lente de quatro alças em EECC. Sua experiência positiva com este procedimento levou-o a modificar o *design* da lente de clipagem iriana para implantação após a EECC. A mudança de Binkhorst da EICC para EECC e a introdução de sua LIO iridocapsular de duas alças (Figura 5.2.2B) em 1965 foram avanços importantes tanto no *design* da LIO, quanto na maneira de fixação.[6]

Geração IV (lentes de câmara anterior)

Como as LIO fixadas na íris foram submetidas a grandes modificações desde o início da década de 1950 até o início da década de 1980, vários modelos de LIO de câmara anterior foram introduzidos. Os problemas de irritação do tecido e as dificuldades no dimensionamento correto associado às LIO rígidas foram resolvidos pelo desenvolvimento de lentes de câmara anterior com alças ou hápticos mais flexíveis. Ao contrário das malfadadas lentes de *nylon* introduzidas por Dannheim no início dos anos 1950, os elementos de fixação dessas LIO de câmara anterior eram feitos de polímeros mais estáveis, geralmente PMMA e polipropileno. As melhores lentes foram de vários *designs* rígidos[7] ou flexíveis, alça aberta, peça única de PMMA, como as LIO de Kelman com três e quatro pontos de fixação.[8] As modificações deste último têm sido usadas desde o fim da década de 1970 e são os estilos mais comumente implantados atualmente (Figura 5.2.3).

Geração V (lentes de câmara posterior melhorada)

O retorno ao conceito original de Ridley de implante da LIO na câmara posterior ocorreu após 1975. Pearce,[9] na Inglaterra, implantou a primeira lente de câmara posterior uniplanar desde Ridley. Era um *design* de tripé rígido com os dois pés inferiores implantados na bolsa capsular e o pé superior implantado à frente da cápsula anterior e suturado na íris. Shearing,[10] de Las Vegas, introduziu um grande avanço no *design* de lentes no início de 1977 com sua lente de câmara posterior. O *design* consistia em uma lente com duas alças flexíveis em formato de "J". Simcoe, de Tulsa, apresentou sua lente de câmara posterior com alça em "C" logo após o surgimento da lente com *design* de alça em "J" de Shearing. Os modelos de lentes com *design* flexíveis de alça aberta (alça em "J", alça em "J" modificada,

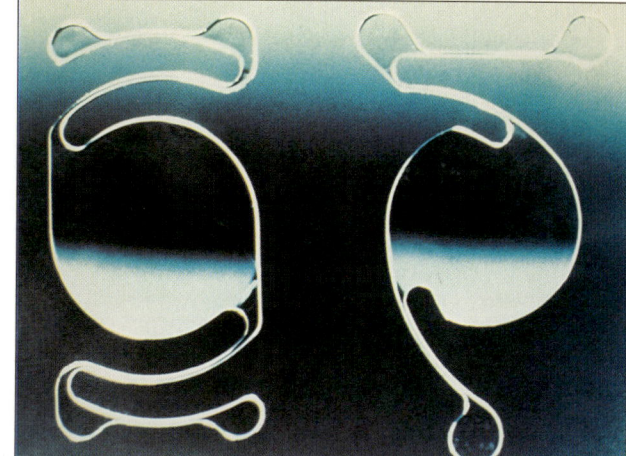

Figura 5.2.3 Lentes modernas de câmara anterior, em polimetilmetacrilato, em peça única, de estilo Kelman com modelos de três e quatro pontos de fixação. Observe o excelente polimento e o estilo favorável ao tecido das placas de Choyce-Kelman. Essas lentes modernas e de última geração devem ser claramente diferenciadas das lentes de câmara anterior mais antigas, insatisfatórias e de alça fechada.

alça em "C" ou alça em "C" modificada) ainda são responsáveis pelo maior número de estilos de LIO disponíveis atualmente (Figura 5.2.4).

Uma vantagem teórica óbvia importante que uma LIO de câmara posterior tem sobre uma LIO de câmara anterior é sua posição atrás da íris, longe de estruturas delicadas do segmento anterior. O retorno às lentes de câmara posterior coincidiu com o desenvolvimento de uma melhor técnica cirúrgica de EECC. Shearing identificou quatro marcos principais que pontuaram a evolução da cirurgia de EECC: técnicas cirúrgicas microscópicas, facoemulsificação, fixação iridocapsular e lentes flexíveis de câmara posterior.

Geração VI (lentes capsulares modernas – PMMA rígido, lentes maleáveis dobráveis e de câmara anterior moderna)

No fim dos anos 1980, a técnica cirúrgica, o *design* e a fabricação da LIO avançaram a um ponto em que as técnicas mais antigas foram substituídas por técnicas mais modernas que permitem

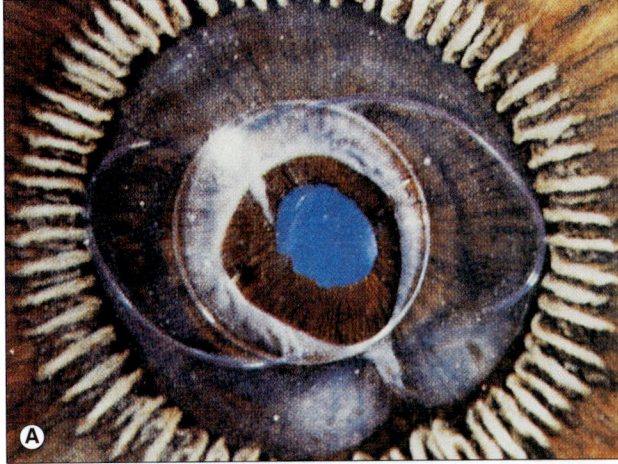

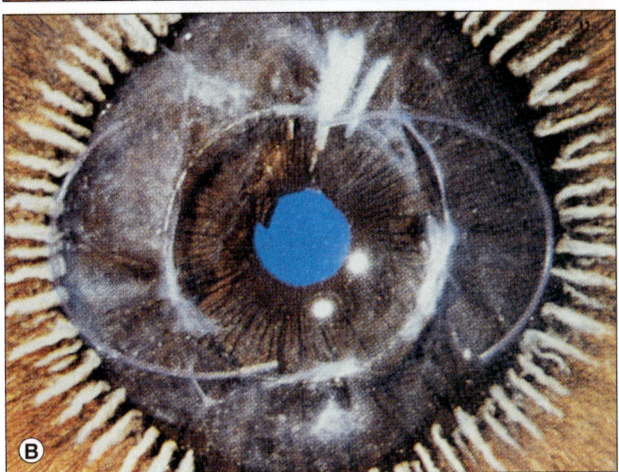

Figura 5.2.4 Vista posterior de um olho de necropsia. A. Uma lente intraocular de câmara posterior de alça em "J", estilo Sinskey, implantada no saco capsular do cristalino. A óptica está bem centrada, o eixo visual é claro e há apenas uma regeneração mínima do córtex em áreas dispersas. Ocorrência moderada de turvação ou opacidade nas margens da capsulotomia anterior, que não invade o eixo visual. **B.** A colocação da alça desta lente intraocular de estilo "C" modificada no saco capsular.

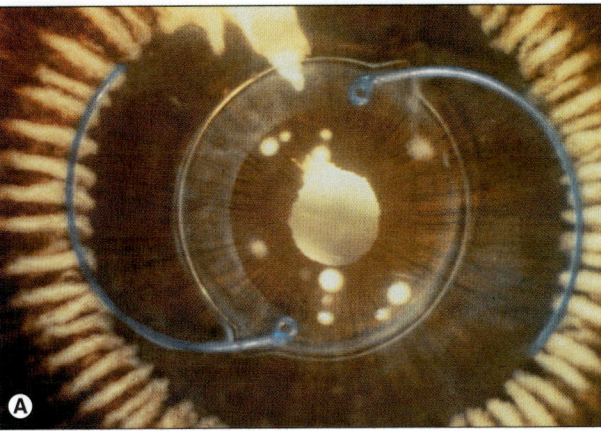

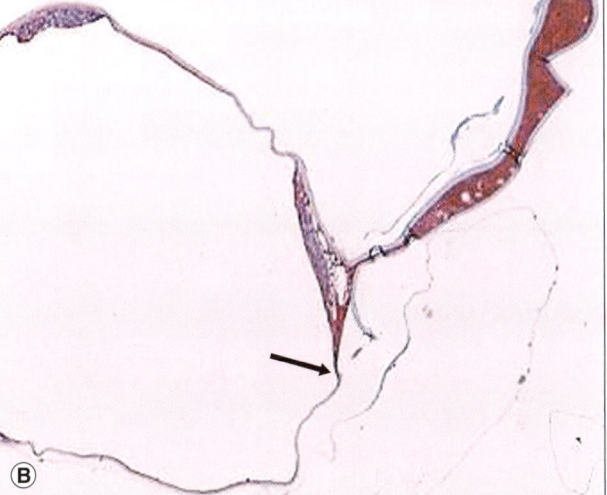

Figura 5.2.5 Vista posterior de um olho de necropsia. A. Visão posterior (técnica de Miyake) de uma LIO de silicone de três peças da *Advanced Medical Optics* (AMO) bem implantada. A lente foi implantada após excelente limpeza cortical em um olho humano obtido *post mortem*. **B.** Fotografia do primeiro olho humano obtido *post mortem* com uma lente de peça única AcrySof (Alcon Laboratories, Fort Worth, TX), coletada em laboratório. A lente está bem centrada e a bolsa capsular está clara. (De Escobar-Gomez M, Apple DJ, Vargas LG *et al*. Scanning electron microscopic and histologic evaluation of the AcrySof SA30AL acrylic intraocular lens. J Cataract Refract Surg 2003;29:164-9.)

a fixação consistente, segura e permanente dos pseudofacos (lentes) no saco capsular. A combinação perfeita entre o *design* da LIO e a técnica cirúrgica aperfeiçoada evoluiu para a cirurgia capsular. As LIO "capsulares" são fabricadas tanto a partir de biomateriais rígidos como moles.

Muitas mudanças nas técnicas cirúrgicas que ocorreram após 1980 e nos anos 1990 incluem a introdução de substâncias viscoelásticas cirúrgicas, dispositivos viscocirúrgicos oftálmicos (DVO), maior conhecimento das vantagens da fixação no saco capsular, a introdução da capsulorrexe curvilínea contínua (CCC), hidrodissecção e o aumento do uso de facoemulsificação. Aprimoradas técnicas cirúrgicas de pequena incisão e *designs* de LIO resultaram em uma evolução natural em direção às lentes dobráveis. A maioria das lentes dobráveis atuais é fabricada em silicone, hidrogel ou material acrílico (Figura 5.2.5).[11,12]

AVANÇOS RECENTES

Alguns princípios e tendências gerais relacionados ao desenvolvimento de novas LIO na última década são:[11,12]

- Grandes orifícios ou forames de fixação incorporados nos componentes hápticos com formato de placa, de peça única, comumente ocasionam aderências fibrosas entre as cápsulas anterior e posterior após o crescimento do tecido fibrocelular através dos orifícios, aumentando a fixação e a estabilidade desses modelos dentro do saco capsular

- Para modelos com *design* de três peças flexíveis, os materiais hápticos preferidos são materiais rígidos com boa memória, como o PMMA, poli-imida (elastimida) ou fluoreto de polivinilideno (PVDF, do inglês *polyvinylidene fluoride*), que melhoram a centralização e a estabilidade da lente, e proporcionam uma melhor resistência às forças de contração pós-operatórias dentro do saco capsular

- Uma das características mais importantes nas lentes dobráveis que diminui a incidência de opacificação da cápsula posterior (OCP) é a borda óptica quadrada e truncada, que tem um efeito de barreira contra a migração/ proliferação celular na cápsula posterior em direção ao eixo visual

- Os fabricantes investiram bastante e com grande sucesso em modelos de lente de peça única (ver Figura 5.2.5B), incluindo modelos com modificações no nível das junções óptico-hápticas para obter uma transição abrupta entre esses componentes. Isso foi feito porque alguns estudos demonstraram que as junções óptico-hápticas podem ser locais para a iniciação da OCP

- Novos sistemas de injeção foram desenvolvidos para serem usados com os novos *designs* de lentes. Os fabricantes também investiram no desenvolvimento de sistemas injetores em que as LIO vêm pré-carregadas e em sistemas de injeção automatizada

- Características especiais como multifocalidade, profundidade de foco estendida, correções tóricas, pseudoacomodação, asfericidade, ajuste pós-operatório do poder de refração da LIO, magnificação da imagem (lentes telescópicas) e proteção da retina contra luz azul ou violeta (por meio da incorporação de cromóforos apropriados ao material óptico da LIO) estão amplamente disponíveis[13]
- O renovado interesse nas LIO fácicas, que podem potencialmente corrigir qualquer erro de refração, também está progredindo rapidamente.[14] Existe uma tendência para o uso de materiais dobráveis para essas lentes fácicas, projetadas para serem inseridas por meio de pequenas incisões e fixadas na íris ou na câmara posterior. A maioria das LIO fácicas fixadas no ângulo da câmara anterior foram abandonadas do mercado devido a problemas com o endotélio corneano[15]
- Há um interesse renovado no procedimento de superposição (*piggyback*) de LIO, não apenas para correção de erros refrativos residuais, como também devido ao potencial de implantar uma lente multifocal de baixa potência para oferecer liberdade aos pacientes que já são pseudofácicos, e outras lentes especializadas, como LIO tórica e asférica. Nesses casos, a lente "suplementar" é fixada no sulco ciliar para evitar a formação da opacificação interlenticular e é especialmente projetada para minimizar a interação com as estruturas intraoculares e fornecer espaçamento adequado com os tecidos uveais e com a LIO no saco capsular.[16]

BIBLIOGRAFIA

Apple DJ, Mamalis N, Loftfield K, et al. Complications of intraocular lenses: a historical and histopathological review. Surv Ophthalmol 1984;29:1–54.

Apple DJ, Werner L. Complications of cataract and refractive surgery: a clinicopathological documentation. Trans Am Ophthalmol Soc 2001;99:95–107, discussion 107–9.

Binkhorst CD. About lens implantation. 2. Lens design and classification of lenses. Implant 1985;3:11–14.

Binkhorst CD. Lens implants (pseudophakoi) classified according to method of fixation. Br J Ophthalmol 1967;51:772–4.

Choyce DP. The Mark VI, Mark VII and Mark VIII Choyce anterior chamber implants. Proc R Soc Med 1965;58:729–31.

Drews RC. Intracapsular versus extracapsular cataract extraction. In: Wilensky JT, editor. Intraocular lenses. Transactions of the University of Illinois Symposium on Intraocular Lenses. New York: Appleton-Century-Crofts; 1977.

Ellingson FT. The uveitis-glaucoma-hyphema syndrome associated with the Mark VIII anterior chamber lens implant. J Am Intraocul Implant Soc 1978;4:50–3.

Güell JL, Morral M, Kook D, et al. Phakic intraocular lenses part 1: historical overview, current models, selection criteria, and surgical techniques. J Cataract Refract Surg 2010;36:1976–93.

Kelman CD. Anterior chamber lens design concepts. In: Rosen ES, Haining WM, Arnott EJ, editors. Intraocular lens implantation. St Louis: CV Mosby; 1984.

McIntyre JS, Werner L, Fuller SR, et al. Assessment of a single-piece hydrophilic acrylic IOL for piggyback sulcus fixation in pseudophakic cadaver eyes. J Cataract Refract Surg 2012;38:155–62.

Pearce JL. Experience with 194 posterior chamber lenses in 20 months. Trans Ophthalmol Soc UK 1977;97:258–64.

Ridley H. Intra-ocular acrylic lenses. Trans Ophthalmol Soc UK 1951;71:617–21.

Shearing SP. Evolution of the posterior chamber intraocular lenses. J Am Intraocul Implant Soc 1984;10:343–6.

Werner L. Biocompatibility of intraocular lens materials. Curr Opin Ophthalmol 2008;19:41–9.

Werner L, Olson RJ, Mamalis N. New technology IOL optics. Ophthalmol Clin North Am 2006;19:469–83.

As referências completas estão disponíveis no **GEN-io**.

PARTE 5 CRISTALINO

Epidemiologia, Fisiopatologia, Causas, Morfologia e Efeitos Visuais da Catarata

5.3

Mark Wevill

Definição: Prevalência, distribuição, estratégias para reduzir a presença de catarata e os processos fisiológicos desordenados, causas e diferentes apresentações da catarata são discutidos.

Características principais

- A catarata se desenvolve mais cedo nos países em desenvolvimento, e as taxas cirúrgicas de catarata são menores, resultando em maior prevalência de catarata. Mas o incremento na oferta de cirurgias de catarata, em alguns países em desenvolvimento, reduziu significativamente a prevalência de catarata
- Fatores na patogênese da catarata incluem: oxidação das proteínas do cristalino, função mitocondrial, falha dos mecanismos de proteção, modificação das proteínas e anormalidades do metabolismo do cálcio, proliferação celular e diferenciação celular
- Acúmulo de danos ambientais (p. ex., luz ultravioleta – UV –, toxinas, medicamentos e doenças sistêmicas) resulta em catarata relacionada à idade. Fatores de risco menores podem ser modificados, como o tabagismo e a exposição aos raios UVB
- Intervenções nutricionais, farmacológicas e genéticas estão sendo investigadas
- Anomalias do crescimento do cristalino geralmente estão associadas a outros distúrbios oculares ou sistêmicos.

EPIDEMIOLOGIA DA CATARATA

Em 2010, o Vision Loss Expert Group, financiado pela Fundação Bill & Melinda Gates, Fight for Sight, e outros calcularam que a catarata causou cegueira (acuidade visual no olho menor que 3/60) em 10,6 milhões de pessoas e prejuízo visual moderado a grave (MSVI, do inglês *moderate to severe visual impairment*, acuidade visual entre 6/18 e 3/60) em 34,4 milhões de pessoas. No entanto, existem grandes variações regionais na prevalência de catarata. Na América do Norte, a prevalência de cegueira e de MSVI foi de 0,3 e 0,4%, respectivamente. No sul da Ásia, a respectiva prevalência foi de 2 e 6,8%. A África Subsaariana é semelhante. No entanto, a cegueira por catarata e o MSVI diminuíram desde 1990 devido a maior oferta de cirurgias de catarata. Mais uma vez, o declínio na prevalência exibe amplas variações regionais, com o maior declínio no leste da Ásia, na América Latina e na Europa Ocidental, onde a prevalência caiu mais da metade. A região com o menor declínio foi a África Subsaariana.[1]

A população mundial está aumentando (predominantemente nos países em desenvolvimento), e as pessoas viverão até idades mais avançadas. Assim, sem cirurgia de catarata acessível e eficiente, a prevalência aumentará. Os países em desenvolvimento sofrem com um número crescente de casos de cegueira por catarata, que ocorre mais cedo na vida e com maior incidência. Na Índia, a catarata visualmente significativa ocorre 14 anos antes do que nos EUA, e a prevalência de catarata ajustada por idade é três vezes maior que nos EUA.[2,3] A catarata é a principal causa de cegueira nos países de renda média e baixa, sendo responsável por 50% dos casos de cegueira, mas representam 5% dos casos de cegueira nos países desenvolvidos.[4]

A cirurgia de catarata de baixo custo e de pequena incisão com implante de lente é uma estratégia clínica comprovada. O efeito socioeconômico da cirurgia é substancial. Permite que as pessoas aumentem sua produção econômica para 1.500% acima do custo da cirurgia no primeiro ano de pós-operatório, mas, se não tratada, a catarata pode resultar no afastamento de uma pessoa do trabalho e na sua dependência dos cuidados de outro indivíduo que, por sua vez, também é afastado do trabalho.[4]

A prevalência de catarata é influenciada pela taxa de cirurgia de catarata (TCC, ou número de cirurgias de catarata realizadas por milhão de pessoas por ano), que varia de menos de 200 a mais de 6.000 em diferentes regiões. A TCC é determinada pela eficácia das estratégias para estimular a demanda dos pacientes, por causa dos bons resultados da cirurgia e pela facilitação de acesso ao procedimento cirúrgico.

Portanto, uma alta taxa de prevalência de catarata em alguns países em desenvolvimento não ocorre por falta de uma solução clínica, mas, parcialmente, por sua ineficaz implementação. por exemplo, a África Subsaariana é pobre em recursos e os cirurgiões apresentam baixa produtividade (número de procedimentos realizados por ano). Para reduzir a prevalência de catarata, a base de recursos (infraestrutura, equipamentos, oftalmologistas e outros trabalhadores oftálmicos) deve melhorar, assim como o gerenciamento para construir os processos corretos para a utilização de recursos com custo-benefício máximo. As futuras soluções terão que enfrentar esses desafios.[5]

FISIOPATOLOGIA DA CATARATA

O cristalino transmite, filtra e focaliza a luz na retina. O alto índice de refração e a transparência do cristalino se devem à alta concentração e orientação das proteínas estruturais intracelulares: α, β e γ cristalinas. A camada subcapsular anterior das células epiteliais cuboides do cristalino é nucleada, divide-se ativamente e é responsável por quase toda a atividade metabólica do cristalino. Células cuboidais na zona equatorial do cristalino sofrem oxidação e outras alterações bioquímicas, fisiológicas e estruturais. As células alongam-se em células de fibra de lente, perdem suas organelas intracelulares e capacidade de realizar funções metabólicas e formam fibras do cristalino maduras. As fibras do cristalino migram em direção ao núcleo do cristalino e são compactadas à medida que mais fibras são formadas em torno delas, resultando em esclerose nuclear e, posteriormente, em opacidade.[6,7]

A transparência do cristalino depende da organização regular das células do cristalino e das proteínas do cristalino intracelular. Os mecanismos precisos pelos quais as proteínas do cristalino impedem a agregação e mantêm a transparência dele são, em grande parte, desconhecidos. Danos de origem genética, metabólica, nutricional e ambiental, além de doenças oculares e sistêmicas, prejudicam a organização celular e a homeostase intracelular, provocando, eventualmente, dispersão e absorção da luz, que comprometem a visão. Uma vez danificada, o cristalino tem meios limitados de reparo e de regeneração e pode perder sua transparência pela formação de fibras de lente opacas, metaplasia fibrosa, opacificação epitelial, acúmulo de pigmento ou formação de materiais extracelulares. Vários mecanismos interligados para a formação de catarata têm sido propostos e nenhuma teoria isolada explica completamente a catarata relacionada à idade (a forma mais comum). A gênese da catarata ainda apresenta fatores desconhecidos, mas muitos dos componentes importantes estão se tornando mais claros.

Genética

Muitas síndromes genéticas hereditárias e distúrbios metabólicos estão associados à catarata e, pelo menos, 42 genes e *loci* foram encontrados para fundamentar as formas hereditárias mendelianas de catarata primária ou isolada. Existem evidências crescentes de que vários genes implicados em apresentações raras de catarata hereditária também podem influenciar a suscetibilidade do indivíduo em desenvolver as formas mais prevalentes de catarata relacionada à idade. Essas observações levantam a possibilidade de ligações genéticas moleculares entre o desenvolvimento do cristalino e o envelhecimento.[8] A catarata relacionada à idade é hereditária como um traço multifatorial ou complexo. A determinação da genética da catarata relacionada à idade é difícil, porque apenas uma pequena proporção dos genes envolvidos foi identificada, mutações gênicas similares resultam em diferentes fenótipos de catarata e a epigenética da catarata é complexa.

A epigenética corresponde a alterações hereditárias na expressão gênica sem alterações na sequência do DNA. A maioria dos genes envolvidos na formação de catarata exibe expressão diminuída. A metilação do DNA e outras modificações de histonas inibem a transcrição do RNA, silenciando a expressão gênica. Por exemplo, em cataratas relacionadas com a idade, o DNA do gene para a proteína α-cristalina é hipermetilado.[9] A terapia voltada para reverter a metilação e aumentar a transcrição de RNA pode prevenir ou reduzir as opacidades do cristalino. Genes que preservam a transparência do cristalino funcionam em diversos processos, incluindo a síntese de proteínas (p. ex., proteínas estruturais, chaperonas e proteínas de controle do ciclo celular) e redução do estresse oxidativo (p. ex., glutationa peroxidases). A diminuição da expressão reduz a tolerância ao estresse das células epiteliais do cristalino e a síntese de proteínas. O aumento da expressão gênica também pode causar opacidade das lentes, por exemplo, aumentando o transporte iônico das células epiteliais do cristalino (p. ex., a cálcio-ATPase, que controla os canais de cálcio) e a produção de proteínas da matriz extracelular.[10] A identificação de mais determinantes genéticos e epigenéticos de cataratas hereditárias e relacionadas à idade pode resultar em tratamentos não cirúrgicos da catarata ou em intervenções sobre estilo de vida (p. ex., dieta), bem como prevenir ou reverter a formação de catarata.[11,12]

Proliferação e diferenciação celular

Fatores de crescimento aquoso incluindo o fator de crescimento de fibroblastos (FCF, fator de crescimento epidérmico (EGF, do inglês *epidermal growth factor*), fator de crescimento semelhante à insulina (IGF, do inglês *insulin-like growth factor*), fator de crescimento derivado de plaquetas (PDGF, do inglês *platelet-derived growth factor*) e fator de transformação do crescimento beta (TGF-β, do inglês *transforming growth factor* β) promovem proliferação, diferenciação em fibras de lentes e a maturação das fibras de lentes. Esses processos não ocorrerão se as concentrações dos fatores de crescimento ou da citocina estiverem incorretas. Então, células indiferenciadas migram para o polo posterior, causando cataratas subcapsulares posteriores.[6]

Distúrbio metabólico e falha da regulação osmótica

A expressão gênica alterada modifica o fator de crescimento da enzima, a proteína da membrana e os níveis de outras proteínas, o que reduz a produção de energia; modifica o transporte iônico, o metabolismo do cálcio e as vias antioxidantes e danifica os mecanismos de proteção.[6] Por exemplo, o cristalino mantém níveis elevados de potássio intracelular e baixo teor de sódio com as concentrações extracelulares opostas por meio da ação da bomba de Na$^+$/K$^+$-ATPase. A inativação dessa bomba causa aumento da osmolalidade intracelular, o que resulta em acúmulo de água e dispersão de luz.[6]

O humor aquoso é uma fonte de nutrientes e íons minerais, incluindo cálcio (Ca^{2+}). O Ca^{2+} é um eletrólito intracelular que regula muitas funções, incluindo a permeabilidade das membranas celulares. A concentração extracelular de Ca^{2+} é 10 vezes maior do que a concentração intracelular de Ca^{2+}, o que direciona o Ca^{2+} para a célula epitelial. Níveis baixos de Ca^{2+} intracelular também são mantidos por bombas de membrana de organelas intracelulares (no retículo endoplasmático, no aparelho de Golgi e nas mitocôndrias) e por ligação a proteínas complexas (p. ex., cristalinas). O Ca^{2+} extracelular pode ser ligado à camada externa da membrana celular. A redução da ligação de Ca^{2+} pelas proteínas de membrana aumenta a permeabilidade da membrana celular e provoca aumento dos níveis de Ca^{2+} intracelular, a formação de cristais de oxalato de cálcio, a ligação de Ca^{2+} a proteínas insolúveis de lente, o aumento da dispersão da luz e a formação de cataratas nucleares. O aumento dos níveis de Ca^{2+} intracelular também afeta a diferenciação das células epiteliais das lentes, causando cataratas subcapsulares posteriores. Demonstrou-se que os corticosteroides mobilizam o Ca^{2+} intracelular em outros tecidos, o que pode aumentar os níveis de Ca^{2+}. No futuro, substâncias reguladoras de Ca^{2+} podem ser desenvolvidas para prevenir a catarata.[13]

Calpaínas

Os efeitos das calpaínas no cristalino são pouco conhecidos, mas podem decompor as proteínas danificadas do cristalino acumuladas. A falta de calpaína pode levar a níveis elevados de proteínas danificadas, reduzir o desempenho óptico e causar catarata. Além disso, a estimulação excessiva da atividade da calpaína pelos elevados níveis de Ca^{2+} pode aumentar a proteólise e causar catarata. Os inibidores de calpaína, portanto, poderiam ser úteis no tratamento não cirúrgico da catarata. No entanto, os inibidores de calpaína de alto peso molecular são incapazes de atravessar as membranas, portanto, não têm uso terapêutico, enquanto outros são pouco solúveis em água ou são tóxicos para o cristalino.[14]

Modificação proteica

As modificações aditivas nas proteínas do cristalino (p. ex., cristalinas) incluem metilação, acetilação, carbamilação, glicação em diabéticos e ligação de ascorbato, que pode ser a causa da descoloração do cristalino. Essas adições ocorrem especialmente em doenças e podem alterar a função ou as propriedades de uma proteína. O diabetes (açúcares redutores), a insuficiência renal (cianato gerado a partir da ureia), o envelhecimento (produtos de foto-oxidação) e o uso de corticosteroides (cetoaminas) têm sido associados à catarata. As modificações aditivas podem tornar as proteínas mais suscetíveis à foto-oxidação pela luz UV.[6,15]

As modificações subtrativas incluem a clivagem por enzimas (como as calpaínas) da cristalina que causa a precipitação das proteínas do cristalino. A clivagem das proteínas do canal pode afetar a comunicação intercelular. As modificações neutras, como a isomerização, podem desnaturar proteínas, afetando sua função. A desaminação altera a carga e afeta as interações proteína-proteína.

As proteínas no centro do cristalino são tão antigas quanto o indivíduo e são muito estáveis, mas ao longo do tempo podem sofrer alterações conformacionais (desdobramento) que expõem os grupos tióis, que geralmente estão "escondidos" nas dobras da proteína (Figura 5.3.1). Os grupos de glutationa expostos podem ser oxidados para formar ligações de dissulfeto (GSSG), causando a agregação de proteínas. As mudanças na conformação e agregação das proteínas resultam em dispersão e absorção de luz.[15]

Oxidação

A oxidação é uma característica fundamental na patogênese da maioria das cataratas. Baixos níveis de oxigênio são importantes para manter o cristalino transparente. Os radicais livres e outros oxidantes, incluindo espécies reativas de oxigênio (ROS, do inglês *reactive oxygen species*) e espécies reativas de nitrogênio (RNS, do inglês *reactive nitrogen species*) são derivados de fontes endógenas (mitocôndrias, peroxissomos, retículo endoplasmático, células fagocíticas etc.) e exógenas (poluição, álcool, tabaco, fumaça, metais pesados, metais de transição, solventes industriais, pesticidas e certas substâncias como halotano, paracetamol e radiação). Os radicais livres podem afetar adversamente os ácidos nucleicos, lipídios e proteínas, alterando o *status* redox normal e levando ao aumento do estresse oxidativo e da catarata.[15]

Um acentuado gradiente de oxigênio ocorre da parte externa do cristalino para o centro. As mitocôndrias no córtex do cristalino retiram a maior parte do oxigênio, mantendo baixos os níveis de O_2 nuclear. No entanto, em pessoas mais velhas, a função mitocondrial diminui e a produção de superóxido pela mitocôndria aumenta, resultando em aumento dos níveis de oxigênio e superóxido nucleares. À medida que o cristalino envelhece, uma barreira se desenvolve aproximadamente na interface córtex-núcleo, impedindo o fluxo de moléculas, como os antioxidantes (incluindo a glutationa), para o núcleo. Moléculas nucleares instáveis, como o peróxido (H_2O_2), que são geradas no núcleo ou que penetram a barreira, causam, portanto, a oxidação das proteínas. Além disso, existe uma menor concentração de antioxidantes. A decomposição de filtros UV no núcleo também produz moléculas reativas instáveis que se ligam a proteínas, especialmente se os níveis de glutationa antioxidante (GSH) estiverem baixos. O ascorbato torna-se reativo com proteínas na ausência de GSH. Essas alterações oxidativas podem ser detectadas mesmo na fase inicial da catarata e são progressivas. Níveis elevados de H_2O_2 superóxido no humor aquoso podem causar cataratas corticais, uma vez que o córtex é o mais próximo do humor aquoso. O cobre e o ferro estão em concentrações mais elevadas em cristalinos com catarata e estão envolvidos em reações redox, que produzem radicais hidroxila.[16]

Mecanismos de defesa

As enzimas antioxidantes e os antioxidantes, como o ascorbato, a glutationa, os tocoferóis e os carotenoides mantêm as proteínas do cristalino no estado reduzido e são os principais mecanismos de defesa. Em cataratas nucleares avançadas relacionadas à idade, mais de 90% dos grupos sulfidrilas das proteínas e quase metade de todos os resíduos de metionina nas proteínas nucleares estão oxidados. As defesas secundárias incluem processos proteolíticos e de reparo, que degradam e eliminam proteínas danificadas, filtros UV e outras moléculas, como a glutationa redutase e os sistemas de eliminação de radicais livres. A falha desses mecanismos de proteção, a falta de antioxidantes e o aumento dos radicais livres resultam em danos às membranas celulares e às proteínas.[6,16]

Outros fatores

As cristalinas podem ter várias funções. Por exemplo, α-cristalina pode ser uma chaperona que se liga a outras proteínas do cristalino para impedir a precipitação. Níveis diminuídos de cristalina causam a precipitação de proteínas, o que leva à formação de catarata. A separação de fases das proteínas refere-se à agregação hidrofóbica das proteínas do cristalino, causando regiões ricas e pobres em proteínas nas fibras do cristalino, o que resulta em dispersão da luz. A composição lipídica das membranas celulares também muda com a idade, o que pode ter consequências funcionais.

CAUSAS, ASSOCIAÇÕES E PREVENÇÃO DA CATARATA

Idade

O efeito cumulativo de muitos fatores ambientais (luz UV, raios X, toxinas, metais, corticosteroides, fármacos e doenças, incluindo diabetes) causa catarata relacionada à idade. As alterações da expressão gênica resultam em alterações de enzimas, de fator de crescimento e nos níveis de proteína. A modificação de proteínas, oxidação, alterações conformacionais, agregação, formação da barreira nuclear, aumento da proteólise, metabolismo de cálcio defeituoso e falhas nos mecanismos de defesa ocorrem com o aumento da idade. O comprometimento do transporte de íons

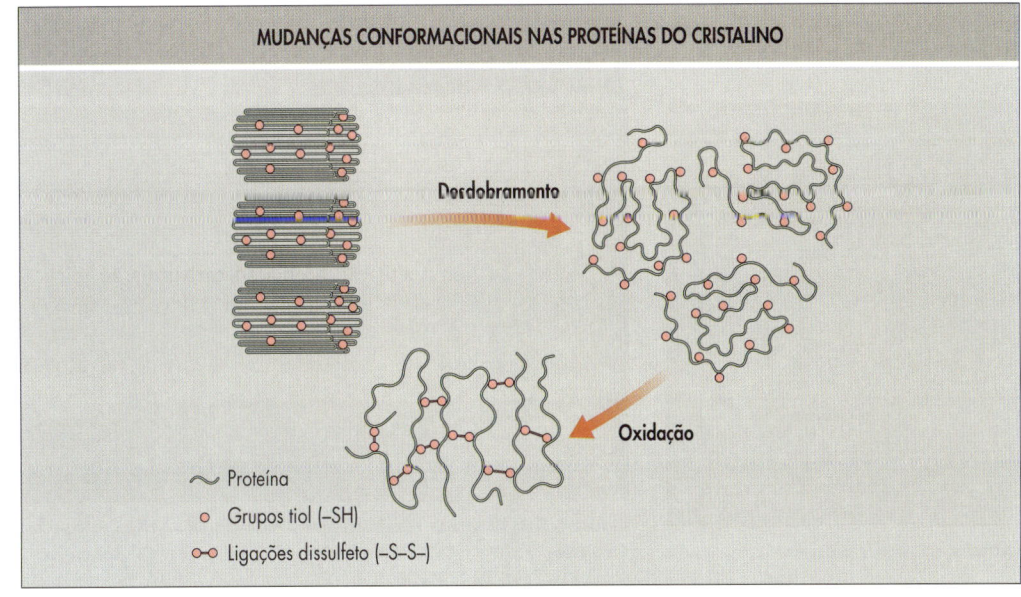

Figura 5.3.1 Mudanças conformacionais nas proteínas do cristalino (desdobramento) expõem os grupos tiol (–SH). A oxidação dos dissulfetos (–S–S) causa a agregação de proteínas e dispersa a luz.

leva a desequilíbrios osmóticos e vacuolização intercelular. A proliferação celular e a diferenciação anormais relacionadas à idade também produzem opacidades (Figura 5.3.2). Há também um aumento da incidência de doenças, como o diabetes, que causam a catarata.

Luz solar e irradiação

A luz UV-B causa dano oxidativo que é cataratogênico. O nível de filtros UV livres no cristalino diminui com a idade e os produtos de decomposição dos filtros atuam como fotossensibilizadores que promovem a produção de espécies reativas de oxigênio e a oxidação de proteínas no cristalino envelhecido. O risco de catarata cortical e nuclear é maior naqueles com alta exposição solar em uma idade mais jovem. A exposição mais tardia na vida foi mais fracamente associada a essas cataratas. Usar óculos escuros, especialmente quando mais jovem, tem algum efeito protetor.[17] Infelizmente, o risco atribuível à exposição solar é pequeno[18] e as cataratas corticais são menos debilitantes do que as cataratas nucleares ou subcapsulares posteriores. Portanto, reduzir a exposição à luz solar pode ter um benefício limitado em retardar o início da catarata. A exposição a altos níveis de raios X e irradiação de corpo inteiro também causa catarata.

Tabagismo e alcoolismo

O tabagismo provoca aumento de três vezes no risco de desenvolver catarata nuclear e a cessação do tabagismo reduz esse risco. O hábito de fumar também pode estar associado à catarata subcapsular posterior. Os fumantes são mais propensos a ter uma dieta pobre e alto consumo de bebida alcóolica, que também são fatores de risco para a catarata. Fumar provoca a redução nos antioxidantes endógenos. A fumaça do tabaco contém metais pesados, como o cádmio, o chumbo e o cobre, que se acumulam no cristalino e causam toxicidade. Nenhuma associação entre tabagismo passivo e catarata foi demonstrada.[19,20] O uso de álcool tem pouca ou nenhuma associação com o risco de catarata, e os resultados dos estudos são inconclusivos.

Índice de massa corporal

Vários fatores relacionados à saúde – diabetes, hipertensão e índice de massa corporal (IMC) – estão associados a várias formas de opacidade do cristalino e podem estar inter-relacionados. Um IMC elevado aumenta o risco de desenvolver cataratas corticais e subcapsulares posteriores.[20] Um IMC elevado também está associado ao diabetes e à hipertensão, que estão associados à catarata. A desnutrição proteico-calórica grave é um fator de risco para a catarata. Portanto, uma ingestão moderada de calorias pode ser ideal para reduzir o risco de desenvolver catarata.

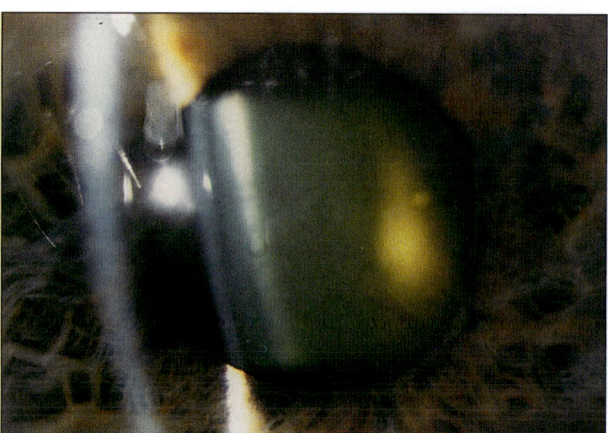

Figura 5.3.2 Catarata relacionada à idade. Há esclerose nuclear e cortical do cristalino.

Miopia

Após controlar os resultados dos estudos para idade, sexo e outros fatores de risco para catarata (diabetes, tabagismo e nível educacional), as cataratas subcapsulares posteriores estão associadas à miopia, câmaras anteriores mais profundas e câmaras vítreas mais longas.[21]

Trauma

Um trauma contuso, mesmo que não resulte em ruptura da cápsula, pode permitir o influxo de fluidos e o inchaço das fibras do cristalino. A região subcapsular anterior embranquece e pode desenvolver um padrão característico em forma de flor (Figura 5.3.3) ou uma opacidade puntiforme. Uma pequena lesão penetrante capsular resulta em rápida hidratação das fibras e em uma opacidade localizada do cristalino, enquanto uma ruptura maior da cápsula resulta em uma opacificação completa do cristalino. As lesões penetrantes podem ser causadas por traumas acidentais ou cirúrgicos, como uma iridectomia periférica ou durante uma vitrectomia.

Choques elétricos em decorrência de um raio ou de um acidente industrial causam coagulação de proteínas, alterações osmóticas e opacidades branco acinzentadas subcapsular anterior e subcapsular posterior em formato de folha.[22] A radiação ionizante, como os raios X, danifica o DNA da célula epitelial capsular, afetando a transcrição de proteínas e enzimas e a mitose celular. Uma placa no polo posterior do cristalino se desenvolve progressivamente. A radiação não ionizante, como o infravermelho, é a causa da catarata em sopradores de vidro e trabalhadores de fornos que trabalham sem lentes de proteção. Um aumento localizado na temperatura do epitélio pigmentar da íris causa uma catarata subcapsular posterior característica, que pode estar associada à esfoliação da cápsula anterior.

Distúrbios sistêmicos

No *diabetes* melito do tipo 1 não controlado em jovens, a hiperglicemia faz com que a glicose seja usada na fibra do cristalino,

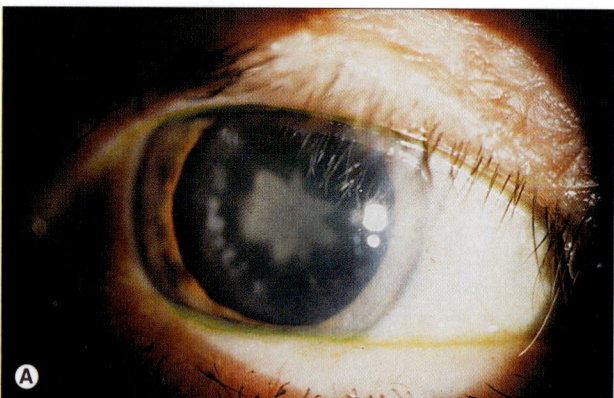

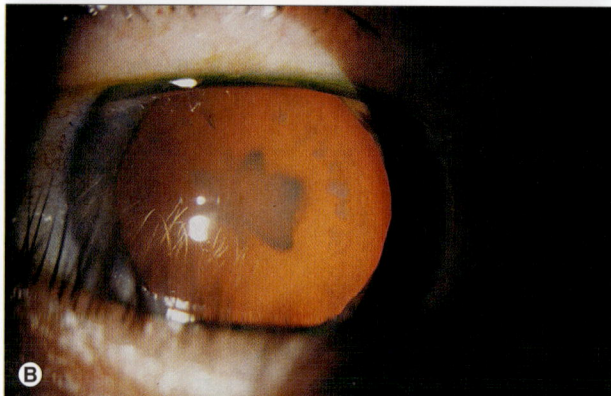

Figura 5.3.3 Catarata traumática. A. Padrão típico em forma de flor com opacidades coronais do cristalino. **B.** Vista por retroiluminação na região subcapsular anterior.

no qual a aldose redutase a converte em sorbitol. A membrana celular é impermeável ao sorbitol que, portanto, acumula-se. O efeito osmótico atrai água para as fibras do cristalino, que incham e se rompem. A catarata progride rapidamente com o desenvolvimento de opacidades brancas subcapsular e cortical anterior e posterior.

Em adultos com diabetes do tipo 2, ocorre um tipo precoce de catarata relacionado à idade e é mais prevalente quanto maior a duração do diabetes. Muitos mecanismos estão envolvidos e incluem acúmulo de sorbitol, glicosilação de proteínas, aumento da produção de superóxido na mitocôndria e separação de fases. Durante a hiperglicemia, a glicose é reduzida a sorbitol, esgotando as reservas antioxidantes e menos glutationa é mantida na forma reduzida, o que causa outros danos oxidativos. Os níveis de Ca^{2+} no cristalino também estão elevados, o que ativa as calpaínas, causando proteólise não controlada das cristalinas. As cataratas geralmente são corticais ou subcapsulares posteriores ou, menos frequentemente, nucleares e progridem mais rapidamente do que a catarata relacionada à idade.[23,24]

A galactosemia é um distúrbio autossômico recessivo no qual a falta de uma das três enzimas envolvidas na conversão de galactose em glicose causa um aumento nos níveis séricos de galactose. O galactitol se acumula nas fibras do cristalino, atraindo água para elas. As opacidades subcapsulares anteriores e posteriores infantis progridem para se tornarem nucleares. A galactosemia por defeito na enzima galactose 1-fosfato-uridiltransferase está associada ao desenvolvimento deficiente, retardo mental e hepatoesplenomegalia. A restrição dietética de galactose impede a progressão da catarata. A deficiência de galactoquinase está associada à galactosemia e catarata, mas sem as manifestações sistêmicas.[25]

A doença de Fabry é um distúrbio de armazenamento lisossomal ligado ao cromossomo X que resulta no acúmulo do glicolipídio globotriaosilceramida (Gb3). O paciente sofre de episódios de febre, dores, hipertensão, doença renal e uma erupção característica. No homem afetado e na mulher portadora, desenvolve-se uma catarata leve típica, semelhante a um raio e com pouco impacto visual.

A síndrome de Lowe ou síndrome oculocerebrorrenal é um distúrbio grave ligado ao cromossomo X que resulta em retardo mental, acidose tubular renal, acidose metabólica e raquitismo renal. Glaucoma congênito, catarata e queloide da córnea podem causar cegueira. O cristalino é pequeno e discoide, com uma catarata total. Portadores do gênero feminino podem mostrar opacidades focais puntiformes no córtex.

A síndrome de Alport é uma doença de caráter dominante, recessiva ou ligada ao cromossomo X, causando nefropatia hemorrágica e surdez neurossensorial. Ocorrem catarata cortical congênita ou pós-natal, lenticone anterior ou posterior e microesferofacia.

A distrofia miotônica é um distúrbio predominantemente hereditário e resulta em perda de massa muscular e relaxamento tônico dos músculos esqueléticos. Outras características incluem calvície prematura, atrofia gonadal, defeitos cardíacos e retardo mental. A catarata é um critério diagnóstico importante e pode se desenvolver precocemente, mas geralmente ocorre após os 20 anos de idade e progride lentamente, podendo levar à opacidade. A catarata precoce consiste em pontos e bolhas policromáticas no córtex superficial. À medida que as opacidades amadurecem, uma opacidade estrelada característica aparece no polo posterior. Outras características oculares incluem hipotonia, blefarite, respostas anormais da pupila e retinose pigmentar.

A síndrome de Rothmund-Thomson é um distúrbio autossômico recessivo caracterizado por poiquilodermia, hipogonadismo, nariz em forma de sela, crescimento anormal dos pelos e catarata, que se desenvolve entre a segunda e a quarta décadas de vida e progride rapidamente.

A síndrome de Werner ou progeria adulta é um distúrbio autossômico recessivo com características que incluem senilidade prematura, diabetes, hipogonadismo e crescimento interrompido. Cataratas juvenis são comuns. A condição geralmente leva à morte por volta dos 40 anos de idade.

A síndrome de Cockayne causa nanismo, mas com membros desproporcionalmente longos, com grandes mãos e pés, surdez e perda visual por degeneração da retina, atrofia óptica e catarata.

Distúrbios dermatológicos

A pele e o cristalino são de origem ectodérmica embriologicamente. Portanto, os distúrbios da pele podem estar associados à formação de catarata.

Dermatite e eczema atópicos podem afetar qualquer parte do corpo, especialmente áreas flexoras dos membros. A proliferação localizada do epitélio do cristalino ocorre em alguns adultos atópicos, geralmente como uma catarata em "escudo" bilateral e rapidamente progressiva (uma placa subcapsular anterior densa com opacidades radiais corticais e enrugamento da cápsula anterior). Opacidades subcapsulares posteriores também podem ocorrer.

A ictiose é um distúrbio autossômico recessivo que apresenta unhas hipertróficas, glândulas sudoríparas atróficas, cataratas cuneiformes e opacidades do cristalino.

A incontinência pigmentar é um distúrbio dominante ligado ao X que afeta a pele, os olhos, os dentes, o cabelo, as unhas e os sistemas nervoso central, esquelético e cardíaco. Lesões cutâneas vesiculares ocorrem logo após o nascimento, seguidas de excrescências rugosas. A patologia ocular inclui catarata, alterações coriorretinianas e atrofia óptica.

Distúrbios do sistema nervoso central

A neurofibromatose (dos tipos I e II) é um distúrbio autossômico dominante que causa inúmeros tumores intracranianos e intraespinais e neurinoma do acústico. As manifestações oculares incluem hamartoma combinado da retina e do epitélio pigmentar da retina, membrana epirretiniana, nódulos de Lisch (um sinal diagnóstico) e catarata cortical ou subcapsular posterior, que se desenvolvem na segunda ou terceira década de vida.

A síndrome de Zellweger, também conhecida como síndrome hepatocerebrorrenal, é uma doença autossômica recessiva caracterizada por cistos renais, hepatoesplenomegalia e anormalidades neurológicas. Características oculares incluem opacidade da córnea, degeneração da retina e catarata.

A doença de Norrie é um distúrbio recessivo ligado ao cromossomo X que causa leucocoria e cegueira infantil congênita e está associado a retardo mental e surdez coclear. No olho, ocorre displasia vitreorretiniana, descolamento de retina, hemorragia vítrea e formação de massa retrolental branca. Eventualmente, uma catarata se forma.

Doença ocular e catarata

As uveítes inflamatórias (p. ex., a ciclite heterocrômica de Fuchs e a artrite idiopática juvenil) geralmente resultam em opacidade de lente no córtex posterior ou subcapsular posterior. As uveítes infecciosas (p. ex., herpes-zóster ocular, toxoplasmose, sífilis e tuberculose) podem causar catarata, mas os microrganismos não penetram no cristalino. Na infecção materna por rubéola, após 6 semanas de gestação, o vírus pode penetrar na cápsula do cristalino, causando opacidades nucleares densas unilaterais ou bilaterais ao nascimento, ou que podem se desenvolver várias semanas ou meses depois. O tratamento com corticosteroides pode causar catarata. Degenerações pigmentares da retina, como retinite pigmentosa, síndrome de Usher e atrofia girata estão associadas à catarata, que geralmente são opacidades subcapsulares posteriores. O descolamento de retina e a cirurgia de retina podem causar uma catarata subcapsular posterior, particularmente em associação com vitrectomia, injeção de óleo de silicone e tamponamento, ou uma forma subcapsular anterior pode se desenvolver devido à metaplasia do epitélio do cristalino após a cirurgia vitreorretiniana. A alta miopia está associada à catarata cortical posterior, subcapsular e nuclear. Os tumores do corpo ciliar podem estar associados à catarata cortical ou lamelar no quadrante afetado. A isquemia do segmento anterior pode causar uma catarata subcapsular ou nuclear, que progride rapidamente.

Causas tóxicas

Os corticosteroides, tanto de administração tópica, inalatória ou sistêmica, podem causar catarata subcapsular posterior. Mecanismos diretos incluem a interação de corticosteroides com enzimas, o que afeta sua função, por exemplo, modulação por corticosteroides da Na$^+$/K$^+$-ATPase pode causar inibição da bomba de sódio-potássio, afetando a regulação osmótica. Os corticosteroides também induzem alterações conformacionais das cristalinas, causando agregação e afetam a homeostase intracelular do Ca^{2+}, causando a ligação proteica. Indiretamente, os corticosteroides afetam a síntese de proteínas e enzimas por DNA/RNA, causando alterações metabólicas, bem como podem afetar os níveis de hormônios do crescimento do corpo ciliar responsáveis pela diferenciação celular do cristalino, causando opacidades subcapsulares posteriores.[26]

O uso crônico de anticolinesterásicos de ação prolongada, anteriormente utilizados no tratamento do glaucoma crônico de ângulo aberto, pode causar vacúolos subcapsulares anteriores e cataratas subcapsulares posteriores e nucleares. A pilocarpina, um agente de ação mais curta, causa alterações menos acentuadas. O mecanismo de ação é desconhecido. As fenotiazinas, como a clorpromazina, podem causar a deposição de grânulos finos de cor amarelo-amarronzada sob a cápsula anterior na zona pupilar e podem se desenvolver em grandes opacidades estreladas, mas geralmente não são visualmente significativas. O desenvolvimento das opacidades pode estar relacionado com a dose cumulativa da medicação e a fotossensibilização do cristalino também pode desempenhar um papel. O alopurinol utilizado no tratamento da gota está associado à catarata. Foi demonstrado que a terapia psoraleno-UV-A para a psoríase e vitiligo causa catarata em doses muito elevadas em estudos com animais, mas é rara em humanos; a exposição concomitante aos raios UV pode ser um fator de risco. As substâncias antimitóticas usadas no tratamento da leucemia mieloide crônica, como o busulfan, podem causar catarata subcapsular posterior. A cloroquina antimalárica (mas não a hidroxicloroquina), que também é usada no tratamento da artrite, pode causar opacidades subcapsulares posteriores brancas, do tipo lâmina. A amiodarona é usada para tratar arritmias cardíacas e causa opacidades subcapsulares anteriores insignificantes e depósitos corneanos. A relação entre estatinas e catarata ainda é controversa.

A siderose, de um corpo estranho intraocular contendo ferro, causa depósitos de ferro no epitélio do cristalino e na íris e resulta em uma descoloração marrom da íris e uma catarata em forma de flor. A doença de Wilson, um distúrbio autossômico recessivo do metabolismo do cobre, causa um anel marrom de deposição de cobre na membrana de Descemet e na cápsula do cristalino, resultando em uma catarata em forma de girassol – uma opacidade policromática em forma de disco capsular anterior e posterior na zona pupilar com raios em forma de pétalas que normalmente não são visualmente significativos. A hipocalcemia no hipoparatireoidismo está associada à catarata. Nas crianças, a catarata é lamelar; em adultos, produz uma opacidade subcapsular ponteada anterior ou posterior.

Catarata congênita e juvenil

As cataratas congênitas são observadas no nascimento, as cataratas infantis ocorrem no primeiro ano e as cataratas juvenis se desenvolvem durante os primeiros 12 anos de vida. A catarata hereditária pode estar associada a outras síndromes sistêmicas, como a distrofia miotônica. Cerca de um terço de todas as cataratas congênitas são hereditárias e não associadas a quaisquer outros distúrbios metabólicos ou sistêmicos.

A trissomia do cromossomo 21, ou síndrome de Down, é a trissomia autossômica mais comum, com uma incidência de 1 a cada 800 nascimentos. As características sistêmicas incluem retardo mental, crescimento atrofiado, fácies mongoloides e defeitos cardíacos congênitos. As características oculares incluem opacidades visualmente incapacitantes do cristalino em 15% dos casos, fissuras palpebrais estreitas e inclinadas, blefarite, estrabismo, nistagmo, íris claras e com manchas (manchas de Brushfield), ceratocone e miopia. A catarata também está associada à trissomia do cromossomo 13 (síndrome de Patau), à trissomia do cromossomo 18 (síndrome de Edwards), síndrome de Cri-du-chat (deleção do braço curto do cromossomo 5) e síndrome de Turner (deleção do cromossomo X).

Catarata total é uma opacidade completa presente no nascimento. Pode ser hereditária (autossômica dominante ou recessiva) ou associada a distúrbios sistêmicos, como galactosemia, rubéola e síndrome de Lowe. As cataratas infantis causam ambliopia, se unilateral, e podem causar estrabismo e nistagmo, se forem bilaterais. A incidência é de cerca de 0,4% dos recém-nascidos, mas a maioria dos casos não está associada à visão deficiente. A ambliopia depende do tamanho, localização e densidade da catarata. As causas das cataratas infantis são muitas e incluem infecções maternas (como a rubéola), doenças sistêmicas, doenças hereditárias e doenças oculares.

PREVENÇÃO DA CATARATA

Os papéis e mecanismos de ação das vitaminas e minerais antioxidantes na bioquímica e no metabolismo do cristalino não são claros. O ascorbato é um antioxidante solúvel em água. A vitamina E é um antioxidante lipossolúvel que inibe a peroxidação lipídica, estabiliza as membranas celulares e melhora a reciclagem da glutationa. O betacaroteno, o carotenoide mais conhecido, é um antioxidante lipossolúvel e um precursor da vitamina A, além de ser um dos 400 carotenoides de ocorrência natural. Há relatos contraditórios na literatura, com alguns estudos mostrando nenhum benefício e outros mostrando algum benefício com a vitamina A, carotenoides e combinações de vitaminas C e E e suplementos de betacaroteno.[27,28]

Potenciais compostos anticatarata incluem inibidores da aldose redutase, pantetina e substâncias semelhantes ao ácido acetilsalicílico, como o ibuprofeno. No entanto, nenhum desses agentes demonstrou prevenir a catarata em um ambiente de estudo. Não há evidências convincentes de que a N-acetilcarnosina reverte a catarata ou previne sua progressão. A diminuição do risco de desenvolver catarata ocorre com a terapia de reposição de estrogênio.[29-34] Novos fármacos estão sob investigação, incluindo o lanosterol, que diminuiu os agregados proteicos in vitro, reduziu a gravidade da catarata, aumentou a transparência em lentes de catarata de coelho in vitro e reduziu a gravidade da catarata in vivo em cães.[35] Os agentes anticatarata precisariam ser seguros para uso em longo prazo e suficientemente baratos para competir com cirurgias de catarata cada vez mais econômicas.

Entender as causas da catarata relacionada à idade será útil para prevenir ou retardar a formação de catarata, mas nosso conhecimento é incompleto. Fatores de risco menores, como exposição a UV-B e tabagismo, podem ser modificados, mas provavelmente não resultarão em grandes reduções na incapacidade visual. O fator de risco mais importante, o envelhecimento, não pode ser modificado. Outras estratégias, como intervenções médicas, genéticas, nutricionais e farmacológicas, podem ser úteis no futuro, mas são de benefício não comprovado no momento. Abordagens integradas e inovadoras para provisão de cirurgia, gerenciamento de recursos, treinamento, capital para compra de equipamentos e insumos e mecanismos de recuperação de custos são necessários.

MORFOLOGIA E EFEITOS VISUAIS DA CATARATA

MORFOLOGIA

As opacidades nucleares são causadas por um aumento gradual da densidade óptica do núcleo central, progredindo lentamente para envolver camadas mais superficiais (ver Figura 5.3.1). O núcleo pode mudar a cor de transparente para amarelo e para marrom escuro.

As opacidades corticais são opacidades periféricas semelhantes a espículas que reduzem a acuidade visual à medida que se estendem em direção ao eixo visual (ver Figura 5.3.2).

Opacidades subcapsulares posteriores começam na região polar posterior e, então, espalham-se em direção à periferia. Os pacientes apresentam incapacidade significativa de enxergar devido à dispersão da luz no ponto nodal do olho.

A opacificação completa do cristalino eventualmente ocorre, geralmente com combinações das diferentes formas. O cristalino pode inchar para formar uma catarata intumescente. O material cortical pode então se liquefazer e ser absorvido, fazendo com que o núcleo sólido "afunde" no fundo do saco capsular.

AVALIAÇÃO E GRAU DE CATARATA

Avaliação e classificação de cataratas (Boxe 5.3.1) são úteis em pesquisas, para explorar causas e em ensaios de fármacos anticataratas. A lâmpada de fenda com iluminação direta e

---

BOXE 5.3.1 Catarata infantil.

Catarata polar anterior
Opacidades bem definidas, hereditárias de forma dominante da cápsula anterior, podem afetar a visão.

Causada pela separação imperfeita do cristalino do ectoderma superficial, por dano epitelial ou pela reabsorção incompleta da túnica vascular do cristalino.

Pode ter projeções cônicas anteriores ou posteriores; caso se estenda para o córtex em forma de bastonete, é chamada catarata "fusiforme".

Catarata fasciculoforme
Catarata polimórfica hereditária de forma dominante, com aglomerados de opacidades semelhantes a agulhas na região axial, o que pode não afetar a visão.

Catarata coraliforme
Catarata hereditária de forma dominante que consiste em opacidades redondas e oblongas agrupadas em direção ao centro do cristalino; se assemelham a um coral.

Catarata floriforme
Uma rara catarata em forma de anel, branco-azulada, em forma de flor na região axial.

Catarata lamelar
Uma camada de opacidade cinza redonda, bilateral e simétrica, que circunda um núcleo transparente; esta catarata geralmente apresenta herança genética dominante, que pode ter uma causa metabólica ou inflamatória.

As fibras tornam-se opacificadas em resposta a um insulto específico durante seu estágio metabólico mais ativo e são empurradas mais profundamente no córtex à medida que as fibras de lentes normais são colocadas ao redor dele.

Catarata central pulverulenta
Catarata não progressiva, hereditária e dominante, consistindo em pontos finos, brancos, semelhantes a pó, dentro do núcleo embrionário ou fetal (Figura 5.3.4).

Catarata congênita punctata cerúlea
Pontos azulados, não progressivos, pequenos, espalhados pelas lentes, com pouco efeito na visão.

Catarata sutural congênita (estrelada)
Pontos azulados hereditários de forma dominante ou uma faixa densa e calcária ao redor das suturas, afetando uma ou ambas as suturas fetais, especialmente posteriormente; pode interferir com a visão.

Ponto de Mittendorf
Uma pequena condensação branca não progressiva (cerca de 1 mm de diâmetro) ocorre no polo posterior da cápsula do cristalino; pode ser descentrado levemente inferonasal e estar fixada a uma fibra no humor vítreo, que representa a parte anterior do remanescente da artéria hialoide.

Catarata disciforme congênita
O afinamento central gera uma forma discoide que pode surgir a partir de uma falha no desenvolvimento do núcleo embrionário.

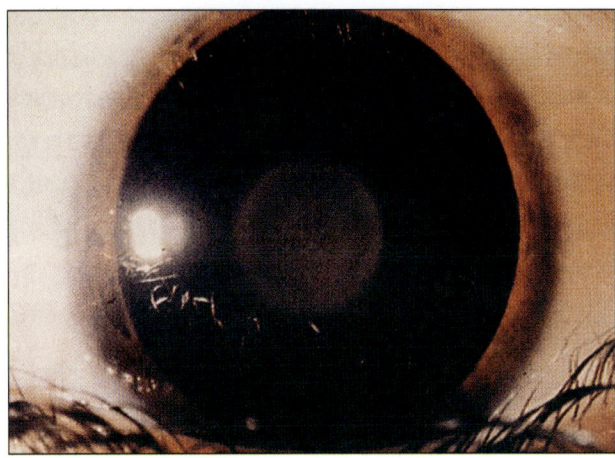

Figura 5.3.4 Catarata central pulverulenta. Opacificação do núcleo fetal.

retroiluminação das cataratas nucleares, corticais e subcapsulares posteriores é usada na versão II do Sistema de Classificação da Opacificação de Lentes (LOCS-II, do inglês *Lens Opacification Classification System*). O LOCS-II é reprodutível e foi validado.[36] Vários dispositivos de tomografia de coerência óptica e câmeras de Scheimpflug foram desenvolvidos para quantificar objetivamente a opacificação de lentes.

EFEITOS VISUAIS DA CATARATA

O efeito da catarata na visão varia de acordo com o grau da catarata e a morfologia da catarata.

Acuidade visual

A redução da acuidade visual tem sido a medida padrão do efeito visual da catarata. No entanto, a acuidade visual pode permanecer boa apesar de outros efeitos relacionados à catarata na visão que comprometem a funcionalidade do paciente.

Sensibilidade ao contraste, ofuscação e aberrometria de frente de ondas

As cataratas reduzem a sensibilidade ao contraste e aumentam as aberrações de frente de onda, reduzindo a acuidade visual, especialmente em níveis baixos de luz ambiente.[37] A ofuscação, que ocorre como resultado da dispersão direta da luz, pode ser produzida por opacidades que não estão dentro do diâmetro da pupila e, portanto, não afetam a função visual.[38]

Outros efeitos

O envelhecimento natural do cristalino humano produz uma mudança hipermetrópica progressiva. As alterações nucleares induzem uma modificação do índice de refração do cristalino e produzem um erro refracional miópico. As opacidades corticais podem causar alterações localizadas no índice de refração do cristalino, o que pode resultar em diplopia monocular. A percepção de cor é afetada pelo amarelamento do núcleo do cristalino. Morfologia, densidade e localização das opacidades do cristalino podem causar alterações no campo visual.

ANOMALIAS DO CRESCIMENTO DO CRISTALINO

O cristalino é de origem ectodérmica, enquanto a cápsula vascular é de origem mesodérmica. Inúmeras influências exógenas ou endógenas podem afetar o desenvolvimento ectodérmico ou mesodérmico e ter múltiplas manifestações no olho.

Afacia

A afacia é a ausência do cristalino. A afacia primária é uma ausência rara do cristalino. A afacia secundária é mais comum e há remanescentes de lente. Ambos ocorrem isoladamente ou com outras anormalidades do segmento anterior, como microftalmia, microcórnea e nistagmo.[39]

Microesferofacia

A microesferofacia é a presença de um cristalino pequeno, transparente e esférico com uma espessura anteroposterior aumentada e curvaturas de lente anterior e posterior mais acentuadas. É bilateral e pode ser hereditária, pode ocorrer como um defeito isolado ou pode estar associado a outros defeitos mesodérmicos, como as síndromes de Weill-Marchesani e Marfan. A condição causa miopia lenticular e pode estar associada à luxação do cristalino (geralmente para baixo) e ao bloqueio da pupila.[40,41]

Lenticone e lentiglobo

As anormalidades da curvatura central do cristalino incluem lenticone (cônico) e lentiglobo (esférico) e podem ser anteriores ou posteriores. Podem estar associadas a anormalidades do epitélio do cristalino, por tração de remanescentes hialoides ou por áreas localizadas de fraqueza da cápsula, o que causa abaulamento. Podem ser hereditárias como um traço autossômico recessivo ou associados a outras anormalidades, como a síndrome de Alport (nefrite hemorrágica hereditária) ou a síndrome oculocerebral de Lowe (associada a lenticone posterior). Podem causar miopia lenticular com astigmatismo irregular.[39,41]

Coloboma do cristalino

O coloboma do cristalino é uma fissura congênita unilateral da periferia do cristalino que ocorre como resultado da ausência localizada de zônulas. Pode estar associado com coloboma da íris, corpo ciliar ou coroide, ou com *ectopia lentis*, esferofacia ou opacidades localizadas do cristalino. Pode ocorrer, porque a persistência de restos do mesoderma vascular da cápsula impede o desenvolvimento de zônulas nessa área.

Ectopia lentis

A *ectopia lentis*, ou cristalino deslocado, costuma ser uma condição bilateral causada por uma extensa malformação zonular. O cristalino é subluxado na direção oposta às zônulas fracas (mais comumente superior e medialmente), e, em geral, é observado a princípio na infância ou na idade adulta jovem. O cristalino pode deslocar-se completamente para a câmara anterior ou vítreo ou se tornar opacificado. Pode ser uma característica autossômica dominante ou recessiva ou pode estar associada a outras anormalidades do desenvolvimento dos olhos, como coloboma da íris, microesferofacia, aniridia e ectopia pupilar congênita. Pode estar associada a distúrbios sistêmicos, como a síndrome de Marfan (Figura 5.3.5), a síndrome de Weill-Marchesani, a homocistinúria, a deficiência de sulfito oxidase e a hiperlisinemia.

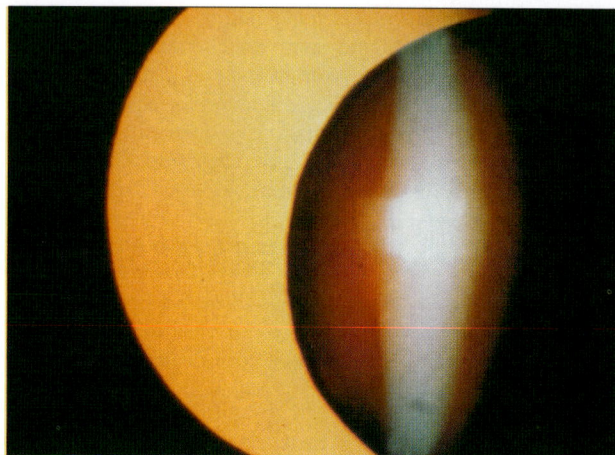

Figura 5.3.5 Síndrome de Marfan. Fotografia de retroiluminação na lâmpada de fenda de *ectopia lentis* associada à síndrome de Marfan.

As características clínicas de um cristalino subluxado incluem iridodonese (íris trêmula), variação da profundidade da câmara anterior e da visão e facodonese (um cristalino visivelmente móvel). O vítreo pode herniar para a câmara anterior. O bloqueio da pupila pode ocorrer com aposição da íris na face vítrea ou um cristalino deslocado anteriormente (para dentro da câmara anterior).

BIBLIOGRAFIA

Biswas S, Harris F, Dennison S, et al. Calpains: enzymes of vision? Med Sci Monit 2005;11:301–10.
Bourne R, Stevens G, White R, et al. Causes of vision loss worldwide, 1990–2010: a systematic analysis. Lancet Glob Health 2013;1(6):e339–49.
Brian G, Taylor H. Cataract blindness – challenges for the 21st century. Bull World Health Organ 2001;79:249–56.
Chylack LT, Leske MC, McCarthy D. Lens Opacities Classification System II (LOCS). Arch Ophthalmol 1989;107:991–7.
Floud S, Kuper H, Reeves GK, et al. Risk factors for cataracts treated surgically in postmenopausal women. Ophthalmology 2016;123(8):1704–10.
Jobling AI, Augusteyn RC. What causes steroid cataracts? A review of steroid induced posterior subcapsular cataracts. Clin Exp Optom 2002; 85(2):61–75.
Liu Y, Wilkins M, Kim T, et al. Cataracts. Lancet 2017;390:600–12.
Shiels A, Hejtmancik J. Molecular genetics of cataract. Prog Mol Biol Transl Sci 2015;134:203–18.
Truscott RJ. Age-related nuclear cataract – oxidation is the key. Exp Eye Res 2005;80:709–25.
West AL, Oren GA, Moroi SE. Evidence for the use of nutritional supplements and herbal medicines in common eye diseases. Am J Ophthalmol 2006;141:157–66.
Zhao L, Chen XJ, Zhu J. Lanosterol reverses protein aggregation in cataracts. Nature 2015;523(7562):607–11.
Zhao LQ, Li LM, Zhu H. The effect of multivitamin/mineral supplements on age-related cataracts: a systematic review and meta-analysis. The Epidemiological Evidence-Based Eye Disease Study Research Group EY. Nutrients 2014;6(3):931–49.

As referências completas estão disponíveis no **GEN-io**.

PARTE 5 CRISTALINO

Preparo do Paciente para Cirurgia de Catarata

5.4

Frank W. Howes

Definição: Preparo pré-operatório antes da extração planejada do cristalino.

Características principais

As considerações oftalmológicas e médicas na avaliação pré-operatória da cirurgia do cristalino incluem:
- A morfologia das opacidades do cristalino e os efeitos e diagnóstico decorrentes
- A óptica do olho, incluindo as modalidades de correção refrativa
- As medições biométricas em olhos padrão e não padronizados
- A avaliação médica ideal do paciente para cirurgia
- As considerações sociais e legais são discutidas nos aspectos finais do preparo do paciente.

INTRODUÇÃO

Qualquer paciente submetido à cirurgia de catarata requer uma investigação oftalmológica acurada e uma anamnese cuidadosa. Embora a maioria dos procedimentos de catarata transcorra sem problemas com relação à condição médica do paciente, qualquer problema ou crise é potencialmente danosa, especialmente se a cirurgia se tornar complicada ou prolongada. Portanto, cabe às equipes cirúrgica, anestésica, de enfermagem e de médicos de família estarem plenamente conscientes do estado cirúrgico e clínico de seus pacientes.

HISTÓRIA MÉDICA E REGIME TERAPÊUTICO ATUAL

Uma história de incidentes cardíacos, broncopulmonares ou cerebrovasculares influencia o momento e o manejo da cirurgia, especialmente, se for recente. Diabetes melito e hipertensão sistêmica são comuns na população predisposta à formação de catarata cirúrgica, e essas condições podem influenciar adversamente tanto a cirurgia quanto o curso dos eventos pós-operatórios.[1] Ram *et al.*[2] realizaram um estudo com mais de 6.000 pacientes submetidos à cirurgia de catarata e descobriram múltiplas morbidades que surgiram de uma variedade de condições. As principais causas incluíam doença pulmonar, doenças cardiovasculares e hipertensivas, diabetes melito e problemas orodentais significativos que necessitavam de intervenção.

Ram *et al.*[2] também observaram problemas pós-operatórios significativos em 1,27% de seus pacientes dos quais, quase metade necessitou de hospitalização. Fisher e Cunningham[3] e Hamed *et al.*[4] observaram uma morbidade ainda maior em sua coorte de pacientes submetidos à cirurgia de catarata (Tabela 5.4.1).

Há muitos fatores que podem afetar a cooperação e a dificuldade durante a cirurgia, variando de dificuldades de ventilação a abuso de substâncias (incluindo o exame de achados de morfologia de catarata identificados), que podem influenciar tanto a decisão do cirurgião quanto a do anestesiologista sobre o tipo de anestésico para uso e de sedação necessária, além dos manejos pré e pós-operatórios (Tabela 5.4.1 e 5.4.2).

HISTÓRIA GERAL E EXAME OFTALMOLÓGICO

Ambos os olhos são avaliados completamente pelo exame oftalmológico de rotina, que inclui tonometria, exame biomicroscópico com lâmpada de fenda e observação do segmento posterior sob midríase para estimar o resultado visual e a categoria de risco da cirurgia para o paciente. Doenças oculres intercorrentes podem

TABELA 5.4.1 Morbidade em pacientes submetidos à cirurgia de catarata.

Condição	Percentual
História médica significativa	84
Diabetes melito	16
Hipertensão sistêmica	47
Doença cardíaca isquêmica	38
Hipotireoidismo	18
Tumores não diagnosticados	3

TABELA 5.4.2 Distúrbios sistêmicos e opacidades das lentes.

Distúrbio sistêmico	Aparência no olho
Distrofia miotônica	Catarata cortical do tipo ponto azul e catarata subcapsular posterior
Doença de Wilson	Catarata esverdeada em formato de girassol (pelo depósito de cobre) e catarata subcapsular posterior
Dermatite atópica	Catarata cortical do tipo ponto azul e catarata subcapsular posterior
Hipocalcemia	Opacidades corticais brancas discretas
Diabetes melito	Opacidades em floco de neve localizadas no córtex subcapsular anterior e posterior
Diabetes de início agudo	Cunhas corticais causadas por inchaço das fibras do cristalino
Síndrome de Down	Opacidades em floco de neve localizadas no córtex subcapsular anterior e posterior
Condições sistêmicas que requerem corticosteroides (qualquer forma de administração)	Opacidades subcapsulares posteriores do cristalino

prejudicar o resultado visual. Por exemplo, a uveíte pode ser exacerbada,[5] o herpes-zóster pode causar córnea anestésica,[6] a doença atópica pode predispor o olho à infecção,[7] e a distrofia endotelial de Fuchs pode predispor o olho ao edema da córnea. Diabetes melito aumenta as chances de edema macular pós-operatório.[1]

A presença de glaucoma de ângulo aberto merece mais comentários. Os processos mórbidos anteriormente mencionados precisam de avaliação para evitar o efeito deletério no olho após a cirurgia de catarata. A ação de uma cirurgia de catarata bem-sucedida no glaucoma e na hipertensão ocular, no entanto, demonstrou ter um efeito positivo no controle da pressão intraocular (PIO).[8]

Com o advento dos novos procedimentos de cirurgia minimamente para glaucoma invasiva (MIGS, do inglês *minimally invasive glaucoma surgery*), o cirurgião deve agora considerar o uso de uma dessas técnicas no final (ou início) de um procedimento de catarata para facilitar ainda mais o fluxo de saída do humor aquoso, reduzir PIO,[9-11] e melhorar o controle do glaucoma, potencialmente reduzindo ou eliminando o uso de medicamentos tópicos para o glaucoma, que, por sua vez, podem ter uma influência adversa na superfície ocular e na qualidade visual, tanto antes, quanto depois da cirurgia de catarata. Há vários dispositivos para MIGS disponíveis; veja um exemplo comumente usado na Figura 5.4.1.

O aconselhamento do paciente sobre o procedimento e explicação da expectativa pós-operatória são elementos vitais do preparo pré-operatório. Uma explicação por escrito do contexto e do processo da cirurgia de catarata é primordial.

AVALIAÇÃO DA OPACIDADE DO CRISTALINO[12,13]

INTRODUÇÃO

Acredita-se que a insolubilização progressiva da proteína do cristalino com a idade cause variações no índice de refração e na densidade, que dispersam a luz e prejudicam a visão.

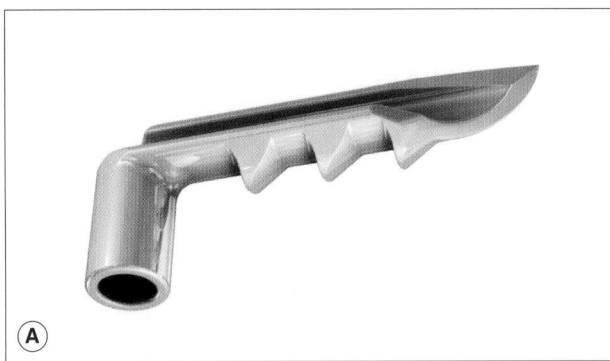

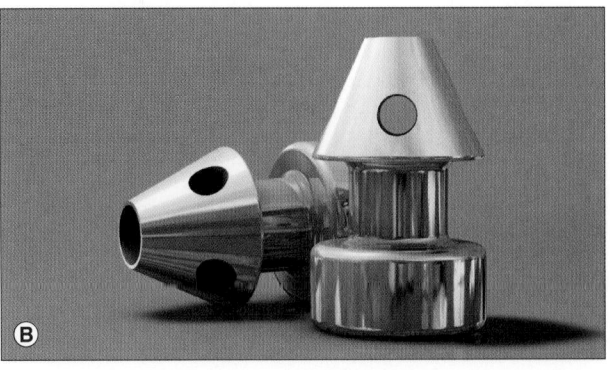

Figura 5.4.1 Glaukos versão 1 iStent (G1) (**A**) e versão 2 iStent inject (G2) (**B**), sistema microbypass trabecular (MIGS). (Imagem utilizada com permissão da Glaukos Inc.)

O impacto da catarata do paciente na imagem da retina pode ser apreciado no exame fundoscópico, que pode mostrar interferência com o reflexo vermelho e mostrar borramento de vasos retinianos finos.

DIAGNÓSTICO DAS OPACIDADES DAS LENTES

A biomicroscopia com lâmpada de fenda é o principal método usado para observar e avaliar a catarata. No entanto, a imagem vista muitas vezes não se correlaciona com a acuidade visual ou função visual do paciente. A relação entre as alterações nas proteínas estruturais, o aumento da dispersão da luz associado com a biomicroscopia convencional e a capacidade da função visual não é uma relação simples. Para todos os exames do cristalino, a pupila é dilatada ao máximo.

CLASSIFICAÇÃO DAS OPACIDADES DO CRISTALINO

Opacidades nucleares

Inicialmente, ocorre um aumento na densidade óptica do núcleo (esclerose nuclear). O núcleo fetal é o primeiro envolvido e depois todo o núcleo adulto. O aumento da densidade é seguido por uma opacificação, o que implica mudança na cor, a saber, de um transparente inicial para amarelo, para um subsequente marrom (catarata brunescente).

Em certos casos, cristais aparecem no núcleo adulto (ou no córtex, geralmente posteriormente) que, no exame de lâmpada de fenda, parecem ser de cores diferentes (brilho policromático).

Opacidades corticais

As mudanças na transparência envolvem a maior parte do córtex do cristalino. As alterações evoluem do seguinte modo:

- Hidratação do córtex com desenvolvimento de vacúolos subcapsulares
- Formação de espaços semelhantes a raios cheios de líquido (glóbulos morganianos), que são primeiro transparentes e mais tarde se tornam opacos
- Separação lamelar do córtex com desenvolvimento de opacidades lineares paralelas
- Formação de opacidades cuneiformes que se originam na periferia do cristalino e se espalham em direção ao centro.

Opacidades subcapsulares posteriores

As opacidades subcapsulares posteriores podem se desenvolver isoladamente ou podem estar associadas a outras opacidades do cristalino. A opacidade começa na região polar posterior e depois se espalha em direção à periferia. Muitas vezes, grânulos e vacúolos são detectáveis na frente da cápsula posterior.

Cataratas avançadas

O cristalino pode inchar e aumentar em volume devido a processos corticais (catarata intumescente). A completa opacificação branca do cristalino é chamada catarata madura ou morganiana.

Se o material cortical liquefeito não é – ou é apenas parcialmente – reabsorvido, o núcleo sólido pode "afundar" até ficar em contato com o saco capsular. A reabsorção do córtex leitoso reduz o volume do cristalino, resultando em dobramento capsular (catarata hipermadura).

GRAU DE OPACIDADE DE LENTES

As graduações e classificações de catarata são úteis para determinar a dificuldade potencial da cirurgia de catarata, nas pesquisas sobre catarata, em estudos para explorar a causa e em testes de possíveis substâncias anticataratas. Dispositivos projetados para quantificar a opacificação de lentes foram desenvolvidos;[14] esses instrumentos (como o Detector Precoce de Catarata Kowa e a lâmpada de fenda *Scheimpflug*) parecem ser mais precisos quando usados para avaliar a formação de cataratas nucleares do que a das cataratas corticais.

Um método rápido para a gradação da catarata em estudos epidemiológicos foi relatado por Mehra e Minassian;[15] a área de opacidade lenticular é avaliada por oftalmoscopia direta e graduada em uma escala de zero a cinco. Sistemas altamente validados e reprodutíveis (*Lens Opacities Classification System III*; ver próxima seção) para classificação de catarata foram desenvolvidos por Chylack et al.[16] para definir os efeitos do tipo específico e a extensão da catarata com muita precisão; esses sistemas permitem que os efeitos de tipos específicos de catarata em funções visuais específicas sejam quantificados.

Sistema de classificação de opacidade do cristalino III

Para opalescência nuclear (NO, do inglês *nuclear opalescence*) ou cor nuclear (NC, do inglês *nuclear color*), um feixe de fenda é focado no núcleo do cristalino e a densidade é comparada com um conjunto de fotografias padrão. Se a densidade for menor que a correspondente à primeira fotografia, a NO ou a NC é zero ou "não há catarata nuclear"; se NO ou NC for 1, a densidade será igual ou menor que a da segunda fotografia, e assim por diante. As fotografias representam núcleos do cristalino de densidade crescente e a catarata do paciente é graduada de acordo.

Para cataratas corticais (categoria "C"), uma visão com retroiluminação (reflexo vermelho) através da pupila dilatada é usada para visualizar o cristalino, focalizada primeiro na cápsula anterior e depois na cápsula posterior. As fotografias são comparadas com fotografias padrão – cada fotografia subsequente mostra a área pupilar revestida por mais catarata cortical.

Para a catarata subcapsular posterior (categoria "P"), também é utilizada uma visão com retroiluminação (reflexo vermelho) do cristalino, focalizada na cápsula posterior. Novamente, a catarata do paciente é classificada de acordo com as fotografias padrão (Figura 5.4.2).

EFEITOS DAS OPACIDADES NA VISÃO

Redução da acuidade visual

A medida da acuidade visual pode permanecer boa, apesar das opacidades do cristalino relacionadas à idade.[17,18] A gravidade da incapacidade visual medida por meio de tabelas de acuidade de Snellen de alto contraste não é sensível à deficiência visual caracterizada pela perda de sensibilidade ao contraste.

Normalmente, o teste de acuidade visual é realizado em circunstâncias ideais que normalmente não são encontradas no mundo real. Embora não seja uma medida definitiva da disfunção visual, a acuidade simples de Snellen é o índice mais usado para determinar se a cirurgia de catarata deve ser realizada. O Padrão de Prática Preferencial da Academia Americana de Oftalmologia recomenda a acuidade de Snellen como o melhor guia geral para a adequação da cirurgia, mas reconhece a necessidade de flexibilidade com a devida consideração às necessidades funcionais e visuais particulares do paciente, meio ambiente e riscos, que podem variar amplamente.[19]

Quando a catarata é muito densa e opaca, a acuidade visual pode ser reduzida apenas à percepção da luz (a catarata ainda é a principal causa de cegueira em todo o mundo).

Redução da sensibilidade ao contraste

Pacientes com catarata comumente se queixam da perda da capacidade de ver objetos ao ar livre sob luz solar intensa e de serem facilmente ofuscados ao se aproximarem de faróis quando dirigindo à noite.[20]

Normalmente, a perda de sensibilidade ao contraste em pacientes com catarata tem sido relatada como maior em frequências espaciais mais altas. Todas as cataratas reduzem a sensibilidade ao contraste – as opacidades subcapsulares posteriores foram relatadas como as mais prejudiciais.

Alteração da miopia

O envelhecimento natural do cristalino humano produz um desvio hipermetrópico progressivo. As alterações nucleares induzem uma modificação do índice de refração do cristalino e produzem uma alteração miópica que pode ser de várias dioptrias ou até maior. É possível prever que uma pessoa

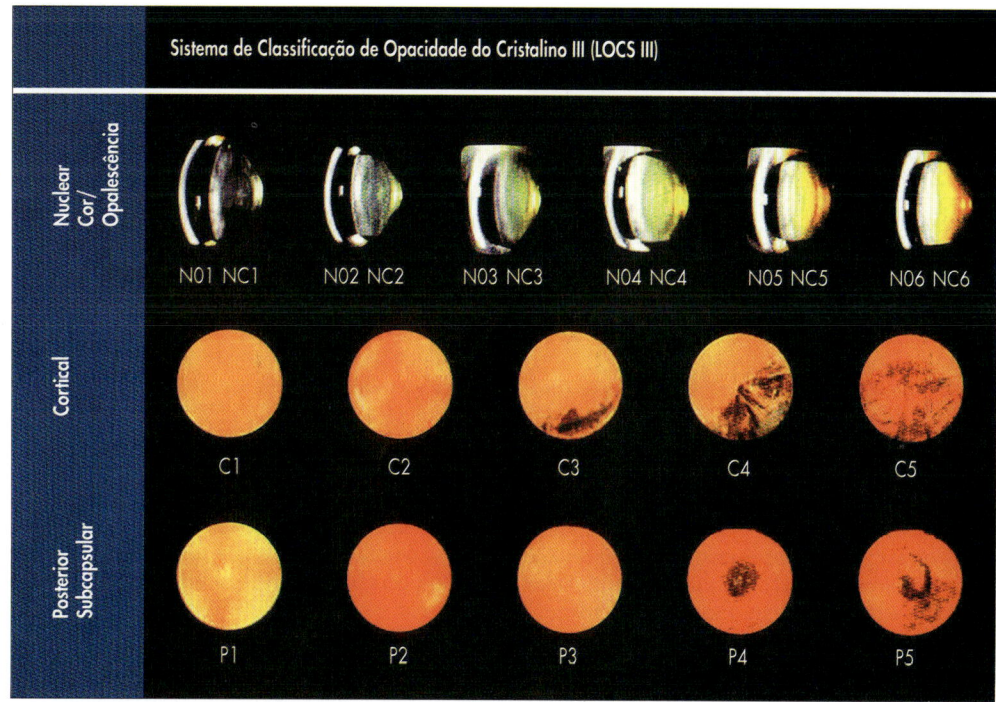

Figura 5.4.2 Gráfico de simulação do sistema de classificação de opacidades do cristalino III.

que está envelhecendo e tenha tido emetropia anteriormente, mas que agora pode ler sem correção ("segunda visão") está desenvolvendo catarata nuclear. Juntamente com esse efeito de envelhecimento, ocorre a perda da asfericidade negativa do cristalino na juventude, equilibrando a asfericidade positiva da córnea natural.[21] A mudança para uma asfericidade mais positiva do cristalino com catarata nuclear progressiva também reduz a qualidade visual.

Se a estrutura do cristalino se tornar heterogênea, com a catarata cortical, por exemplo, a mudança no índice de refração pode ser desigual e pode produzir algum grau de astigmatismo irregular interno e perturbação das aberrações de alta ordem de Zernike (terceira ordem).

Diplopia monocular

A diplopia monocular é comum em pacientes que apresentam opacidades do cristalino, particularmente a catarata cortical que, em conjunto com fendas de água, criam alterações com formato de cunha radial e contêm um fluido com menor índice de refração do que o cristalino circundante. Em alguns casos, os pacientes podem se queixar de poliopia.

Ofuscamento

Mesmo pequenos graus de opacidade do cristalino causam ofuscamento devido à dispersão da luz.[22] Esses pacientes geralmente veem pior na luz do dia do que no contexto de dirigir à noite. Ao contrário da redução da sensibilidade ao contraste, algum ofuscamento pode ser produzido por opacidades fora da área da pupila. As diferenças entre a acuidade visual medida em um ambiente escuro e a acuidade na luz ambiente que produz ofuscamento são úteis como critérios subjetivos para a justificativa da cirurgia.

Mudança de cor

O cristalino com catarata torna-se mais absorvente no extremo azul do espectro, especialmente com opacidades nucleares. Normalmente, os pacientes não estão cientes desse defeito visual de cor até após a cirurgia de catarata e a reabilitação visual.

Perda de campo visual

De acordo com a morfologia, a densidade e a localização das opacidades, o campo de visão pode ser afetado.

INVESTIGAÇÕES PARA MAIOR APRIMORAMENTO CIRÚRGICO

TOPOGRAFIA CORNEAL[23]

O uso da topografia da córnea[24] é um facilitador no cumprimento das expectativas atuais de resultados da cirurgia dentro de 0,5 dioptrias (D) da emetropia, com o mínimo de astigmatismo.

TOPOGRAFIA PRÉ-OPERATÓRIA

A avaliação pré-operatória da topografia corneana tem vários papéis na cirurgia de catarata. Primeiro, como uma alternativa à ceratometria, ela pode fornecer uma medida representativa da curvatura ou poder corneano para calcular o poder diotrópico da lente intraocular (LIO). Segundo, o conhecimento da magnitude e localização do astigmatismo preexistente é importante se este puder ser revertido pela posição e realização apropriadas das incisões durante a cirurgia. Além disso, com o advento das LIOs tóricas, a decisão de usar essa tecnologia fundamenta-se na medida topográfica ou ceratométrica do astigmatismo corneano. Variações na medição do astigmatismo da córnea são frequentemente vistas de instrumento para instrumento com o perigo inerente de erro no cálculo do poder ou de mal posicionamento da LIO tórica, daí a necessidade de realizar mais de uma forma de avaliação ceratométrica.

Dispositivos topográficos modernos agora são capazes de medir aberrações de alta ordem (Zernike), que podem ajudar ainda mais a otimizar os resultados cirúrgicos. As aberrações de segunda e terceira ordens de Zernike podem ser reduzidas pela remoção da catarata e por medições biométricas acuradas. A aberração de quarta ordem, em especial a aberração esférica, que muda com a idade,[21] pode ser modificada pela escolha da LIO (que diferem nos valores da aberração esférica) para fornecer melhor acuidade ou maior profundidade de foco.[25]

DETERMINAÇÃO DO TIPO E DO PODER DA LENTE INTRAOCULAR

Antes da cirurgia de catarata, determinar o poder da LIO é necessário para fornecer a refração pós-operatória desejada. O resultado refracional final é dependente da precisão dos dados biométricos e seu uso apropriado em cálculos relevantes.

Alcançar a emetropia (ou o resultado refrativo desejado) por meio de avaliação biométrica ótima é o aspecto mais importante do preparo para a cirurgia de catarata. Com o advento das novas LIO de maior alcance de foco agora disponíveis no mercado, a posição da LIO monofocal como padrão está sendo desafiada. O cirurgião agora está potencialmente na posição em que precisa discutir detalhadamente com seu paciente por que ele não deve utilizar nenhuma dessas novas lentes. O estado da arte da cirurgia se ampliou desde a introdução dessas novas lentes.

Os fatores considerados para o cirurgião são, portanto:

- O paciente está pronto para a cirurgia (análise de risco-benefício)?
- Em caso afirmativo, qual é o escopo do preparo exigido conforme calculado em relação ao estado clínico e oftalmológico do paciente?
- Quais são as necessidades ópticas do paciente e quais tecnologias são necessárias para atender às expectativas?
- Que tipo de preparo é necessário para aumentar a precisão do resultado para essas necessidades?
- Qual é a expectativa dos cirurgiões em termos de sua capacidade de corresponder à expectativa do paciente?
- E, finalmente, todos os itens acima foram transmitidos de maneira compreensível para o paciente?

PLANEJANDO A INCISÃO

A parte final do preparo do paciente para cirurgia de catarata é planejar a incisão. Isso envolve tomar a decisão sobre a posição ideal da incisão cirúrgica na córnea em relação à acessibilidade cirúrgica (nariz, mesa cirúrgica, lado etc.) para a execução eficiente da cirurgia e se a incisão operatória deve ser a mesma que a incisão terapêutica para o manejo do astigmatismo corneano. O efeito da incisão no astigmatismo é modificável pela localização do eixo da incisão, o comprimento da incisão e a proximidade com o eixo visual (escleral, limbo ou córnea).

O processo de realização de incisão também é modificado pela decisão de usar ou não a tecnologia da LIO tórica. Os fatores usados nesse processo de tomada de decisão estão relacionados ao grau de erro refrativo astigmático, disponibilidade da LIO, alvo do resultado e medidas ceratométricas e topográficas. As melhorias tecnológicas permitiram a importação de dados ceratométricos da sala de preparo para o centro cirúrgico. Os fabricantes criaram sistemas de imagem dentro de microscópios que reconhecem e rastreiam os olhos sendo operados e fornecem informações sobrepostas através da ocular do microscópio para demonstrar exatamente onde as incisões corneanas devem ser feitas e em qual eixo uma LIO tórica deve ser posicionada. Os recursos se estendem até sobreposições para o tamanho específico da capsulorrexe e a centralização da LIO.

BOAS PRÁTICAS CLÍNICAS (ASPECTOS SOCIAIS E LEGAIS)

As indicações para cirurgia variam de paciente para paciente, especialmente com a atual natureza minimamente invasiva da cirurgia de catarata e implante de lente (comparada com essa cirurgia realizada há apenas alguns anos). As necessidades visuais dos pacientes variam de acordo com suas idades, ocupações e interesses de lazer. Uma catarata pode não ser sintomática. Sintomas visuais e expectativa de resultado afetam a relação risco-benefício.

Embora os riscos de uma cirurgia de incisão pequena tecnicamente bem-executada sejam poucos em um olho saudável, os pacientes necessitam de informações suficientes para fundamentar sua decisão de realizar a cirurgia. A maioria dos pacientes está inclinada a aceitar o julgamento profissional do cirurgião oftalmologista, mas está implícito que um adulto em sã consciência tem o direito de determinar se a cirurgia deve ocorrer. Portanto, no contexto da cirurgia de catarata, quanto de informação é necessário para um oftalmologista revelar a um paciente? Até que ponto um oftalmologista deve proteger um paciente das ansiedades que podem acompanhar uma explicação completa do diagnóstico e tratamento?

O oftalmologista deve encontrar um equilíbrio entre o fornecimento de informações suficientes para permitir que o paciente dê consentimento informado com relação ao tratamento e gere a segurança e a confiança que englobam uma decisão conjunta para prosseguir. O cirurgião assume a maior responsabilidade por isso, o que deve ser aceito como a consequência de treinamento médico e especializado.

Na aplicação do julgamento profissional, a consideração de estratégias de gestão alternativas, riscos e benefícios permite que o paciente faça algum tipo de avaliação informada das opções. Informações estatísticas baseadas em dados publicados podem ser confusas: onde o paciente se encaixa nas estatísticas? Quais são as estatísticas de resultados pessoais para o cirurgião que oferece aconselhamento? Quais são as garantias de que um cirurgião em particular realizará a cirurgia?

Um problema surge se os potenciais riscos e perigos materiais não são divulgados a um paciente antes da cirurgia e ocorre uma complicação. O paciente pode alegar que, com o conhecimento prévio de tal risco, ele não teria consentido com a cirurgia. Um risco é material quando um paciente racionalmente considera o risco de se submeter a certo tipo de tratamento como significativo.

Problemas que surgem do consentimento para realizar procedimentos cirúrgicos podem ser minimizados, mas não completamente evitados, porque todos os possíveis desfechos não podem ser completamente abordados. Seguir estes passos garantirá que uma abordagem cuidadosa tenha sido usada.

A orientação adequada do paciente é necessária – o procedimento é descrito de modo que permite ao paciente apreciar o que será feito para tratar o olho. Embora a decisão de proceder tenha que ser do paciente, o cirurgião não deve passar toda a responsabilidade para o paciente; em vez disso, o cirurgião deve comunicar o grau apropriado de confiança no resultado do procedimento.

O cirurgião tem de assumir grande parte da responsabilidade pelo aconselhamento do tratamento, porque o paciente não pode apreciar os meandros de cada situação cirúrgica. Em última análise, o paciente precisa ter fé na capacidade do cirurgião não apenas de realizar o procedimento, mas também de julgar que os benefícios superam em muito os riscos. Uma situação análoga pode ser a de um passageiro contemplando uma viagem em um avião comercial. Se o passageiro perguntar ao piloto quais são os riscos potenciais, o senso comum sugere que a resposta seria que eles são altos em número, mas baixos em expectativa. Um passageiro que decide fazer a viagem tem confiança na companhia aérea e na tripulação para completar uma jornada bem-sucedida. Assim é com a cirurgia: o paciente deve ter confiança na capacidade do cirurgião e da equipe cirúrgica para realizar um procedimento bem-sucedido sem conhecer todo e qualquer desfecho que exista.

Abordagens alternativas ao manejo de uma condição oftálmica são explicadas ao paciente para permitir a participação dele na direção final do tratamento.

Quando existem incertezas, o paciente é avisado da previsibilidade do procedimento planejado, sua estabilidade e sua segurança. A informação estatística sobre o resultado é de valor limitado quando dada em um sentido geral. Poucos cirurgiões estão em condições de fornecer informações estatísticas específicas sobre o resultado de suas próprias práticas ou de certos procedimentos.

O paciente deve ter tempo suficiente para decidir e, ao final da consulta, ter a oportunidade de considerar o tratamento que foi aconselhado ou reverter a decisão de prosseguir. É inadequado obter o consentimento assinado do paciente para um procedimento e, em seguida, após curto período (no mesmo dia), prosseguir com aquele procedimento. O tempo entre o consentimento e o tratamento deve ser suficiente para permitir que o paciente considere o assunto completamente – para tal, as questões listadas no Boxe 5.4.1 devem ser abordadas.

O paciente deve assinar um formulário de consentimento que declara que o procedimento foi explicado completamente em linguagem que é compreensível e que houve oportunidade suficiente para fazer perguntas e reconsiderar o consentimento antes da cirurgia. Um guia escrito ajuda os pacientes a compreender a natureza da cirurgia planejada.

Qualquer intervenção cirúrgica é essencialmente uma questão de segurança e confiança – a confiança do paciente na capacidade e integridade do cirurgião e a confiança do cirurgião na capacidade do paciente de compreender e seguir o processo, cumprindo as prescrições do médico para manejar a condição clínica antes, durante e após a cirurgia.

BOXE 5.4.1 Questões para discutir com o paciente antes da cirurgia de catarata.

- O objetivo da cirurgia
- O procedimento cirúrgico
- Os requisitos anestésicos
- Condições visuais experimentadas de modo habitual após a cirurgia, mesmo que temporariamente
- Quais condições visuais temporárias pós-cirúrgicas podem se tornar permanentes sob certas condições
- Quais complicações sérias que podem ocorrer após a cirurgia
- Dor potencial ou desconforto ocular
- Os requisitos de refração após a cirurgia (a necessidade de usar e o fornecimento de óculos e/ou lentes de contato)
- Necessidade potencial de procedimentos adicionais (procedimentos planejados em etapas)
- Gerenciamento alternativo da condição

BIBLIOGRAFIA

American Academy of Ophthalmology. Preferred practice pattern: cataract in the otherwise healthy adult eye. San Francisco: American Academy of Ophthalmology; 1989.

Chylack LT Jr, Wolfe JK, Singer DM, et al. The Lens Opacities Classification System III. Arch Ophthalmol 1993;111:831–6.

Cuaycong MJ, Gay CA, Emery J, et al. Comparison of the accuracy of computerized videokeratoscopy and keratometry for use in intraocular lens calculations. J Cataract Refract Surg 1993;19(Suppl.):178–81.

Guirao A, Redondo M, Artal P. Optical aberrations of the human cornea as a function of age. J Opt Soc Am A 2000;17(10):1697–702.

Rocha K, Vabre L, Chateau N, et al. Expanding depth of focus by modifying higher-order aberrations induced by an adaptive optics visual simulator. J Cataract Refract Surg 2009;35(11):1885–92.

Sanders RD, Gills JP, Martin RG. When keratometric measurements do not accurately reflect corneal topography. J Cataract Refract Surg 1993;19(Suppl.):131–5.

As referências completas estão disponíveis no **GEN-io**.

Cálculos de Poder de Lentes Intraoculares

Li Wang, Kourtney Houser e Douglas D. Koch

Definição: O cálculo de poder da lente intraocular (LIO) é um processo para determinar sua potência ideal para obter a refração desejada após a cirurgia de catarata.

Características principais
- O cálculo preciso do poder da LIO depende da precisão dos dados biométricos pré-operatórios e da exatidão das fórmulas de cálculo da LIO
- Novos biômetros usando interferometria e a tomografia por coerência óptica (OCT, do inglês *optical coherence tomography*) com fonte de varredura melhoraram a precisão e expandiram o número de parâmetros biométricos que podem ser medidos
- O cálculo do poder da LIO é menos preciso em olhos com características especiais, incluindo olhos com diâmetro axial curto, olhos com córneas ectasiadas ou que passaram por cirurgia refrativa da córnea ou ceratoplastia. A calculadora de LIO pós-refrativa da *American Society of Cataract and Refractive Surgery* (ASCRS) é uma ferramenta útil
- Ao selecionar a toricidade da LIO tórica, vários fatores devem ser levados em consideração. Sistemas de orientação e imagem para alinhamento da LIO tórica foram desenvolvidos

INTRODUÇÃO

O cálculo preciso do poder da LIO é um elemento crucial para atender às expectativas sempre crescentes de pacientes submetidos à cirurgia de catarata. Apesar dos avanços na tecnologia e nas fórmulas de cálculo da LIO, ainda há muito a ser feito. A precisão dos cálculos de poder da LIO depende da precisão dos dados biométricos pré-operatórios, da precisão das fórmulas de LIO e do controle de qualidade da LIO pelo fabricante.

Neste capítulo, discutiremos (1) biometria ocular; (2) fórmulas de poder da LIO; (3) cálculos de poder da LIO em olhos especiais, incluindo olhos de diâmetro axial curto, olhos de diâmetro axial longo e olhos com cirurgia refrativa corneana prévia; (4) seleção de LIO tórica; (5) aberrometria por frente de onda intraoperatória; e (6) ajuste da LIO no pós-operatório.

BIOMETRIA OCULAR

A biometria acurada é de vital importância para obter uma refração pós-operatória previsível após a cirurgia de catarata. Norrby[1] analisou as fontes de erro no cálculo do poder da LIO por meio da análise da precisão das medidas biométricas e clínicas. Ele concluiu que as três maiores fontes de erro foram: comprimento axial (AL, do inglês *axial length*), posição efetiva da lente (ELP, do inglês *effective lens position*) e refração pós-operatória, contribuindo com 79% do erro total.

Biometria ultrassônica

O AL tem sido tradicionalmente mensurado usando-se a biometria de ultrassom. Com a técnica de aplanação, a sonda de ultrassom é colocada em contato direto com a córnea e a compressão da córnea normalmente faz com que o AL seja falsamente encurtado. A biometria de aplanação deu lugar a métodos sem contato. Embora a técnica de imersão tenha se mostrado mais reprodutível que a de aplanação, ambas exigem atenção plena às propriedades do ultrassom. Nos olhos com miopia axial alta a extrema, a presença de um estafiloma posterior deve ser considerada. Leituras de AL incorretas podem ocorrer em olhos com estafiloma. Uma abordagem de imersão A/B-*scan* para a medição do AL foi descrita no cenário do estafiloma posterior.[2]

Com a biometria A-*scan*, os erros na medição do AL são responsáveis por 54% do erro de poder da LIO quando se usa fórmulas de duas variáveis.[3]

Biometria óptica

A biometria óptica tem se mostrado significativamente mais acurada e reprodutível e está se tornando rapidamente a metodologia mais utilizada para a medição do AL. Os biômetros ópticos mais utilizados são o IOLMaster (Carl Zeiss Meditec, Jena, Alemanha) e o Lenstar (Haag-Streit, Koeniz, Suíça).

- **IOLMaster:** o IOLMaster 500 foi introduzido em 2000 como o primeiro biômetro óptico. Com base na tecnologia de interferometria de coerência parcial, utiliza um diodo *laser* de 780 nm para medir o AL. O dispositivo também fornece medições de ceratometria, profundidade da câmara anterior (ACD, do inglês *anterior chamber depth*) e distância branco a branco (WTW, do inglês *white-to-white distance*).

  A versão mais recente deste dispositivo (IOLMaster 700) usa uma configuração óptica que permite a medição telecêntrica e, portanto, realiza uma ceratometria independente da distância. Ele usa a OCT com fonte de varredura (*swept source*) para medir o AL, a espessura central da córnea (CCT, do inglês *central corneal thickness*) e a espessura do cristalino (LT, do inglês *lens thickness*). Ele exibe uma imagem de OCT de comprimento total, mostrando detalhes anatômicos de cortes longitudinais em todo o olho (Figura 5.5.1)
- **Lenstar:** com base na tecnologia de refletometria óptica de baixa coerência, o Lenstar usa um diodo *laser* de 820 nm para medir o AL, a PCA, a ECC e a EC. Calcula a ceratometria a partir de uma matriz de 32 reflexos de luz projetados na superfície anterior da córnea
- *Argos (Movu Inc, Komaki, Japão)* e *OA-2000 (Tomey, Nagoya, Japão):* esses são outros dois novos biômetros de varredura que foram recentemente introduzidos.

Estudos[4-6] mostraram que a reprodutibilidade do IOLMaster e do Lenstar para todas as medições de parâmetros biométricos é excelente e que a concordância entre esses dispositivos é boa.

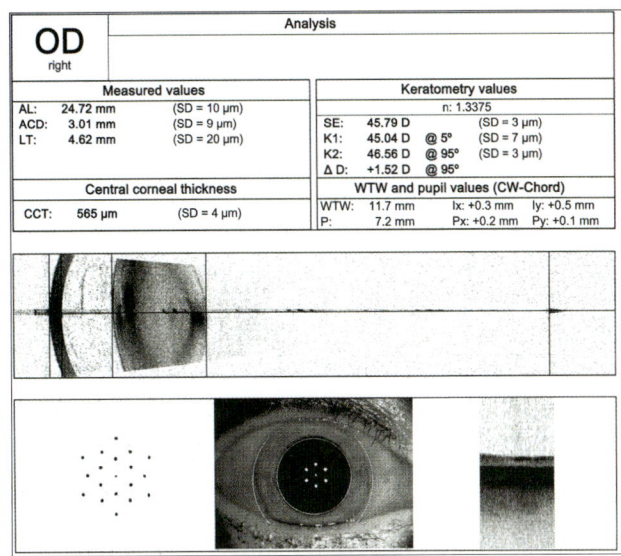

Figura 5.5.1 Tela do biômetro IOLMaster 700 – tomografia de coerência óptica com fonte de varredura (*swept source*).

As diferenças em AL, PCA e EC entre esses dispositivos não mostraram produzir diferenças estatisticamente significativas no cálculo do poder da LIO.

Embora as medições com biometria óptica sejam em sua maioria independentes do operador, o alinhamento cuidadoso durante a varredura e a inspeção da qualidade da medição ainda são necessários para obter resultados refracionais ótimos (Figura 5.5.2).

A principal limitação da biometria óptica é sua incapacidade de medir cataratas densas e outras opacidades que obscurecem a mácula. Foi relatado que com o uso da geração mais antiga do IOLMaster, aproximadamente 10% dos olhos não puderam ser medidos com precisão devido a tais opacidades ou dificuldades de fixação.[6] O IOLMaster 700 apresentou melhor penetração em cataratas subcapsulares posteriores densas, medindo o AL com sucesso em 96% dos casos.[5]

FÓRMULAS DE CÁLCULO DO PODER DA LENTE INTRAOCULAR

A primeira fórmula de cálculo do poder da LIO foi publicada por Fyodorov em 1967. Fórmulas subsequentes foram desenvolvidas e tradicionalmente classificadas como de segunda, terceira e quarta e mais nova geração de fórmulas de cálculo do poder da LIO. Devido ao desenvolvimento de fórmulas de cálculo do poder da LIO mais avançadas, uma nova classificação baseada em como elas funcionam é mais apropriada.

Fórmulas de vergência

A maioria das fórmulas da LIO são fórmulas com base em vergência. Fundamentadas no número de variáveis usadas para calcular a ELP, essas fórmulas podem ser categorizadas nos seguintes grupos:

- *Fórmulas de duas variáveis*: incluem Holladay 1, Hoffer Q e SRK/T e usam o AL e a ceratometria para calcular a distância do plano principal da córnea até o equivalente de lente fina da LIO (ou seja, ELP). Assim, um olho com AL curto ou um olho com uma córnea mais plana terá uma câmara anterior mais rasa. No entanto, Holladay mostrou que exceções a essas suposições existem[7]
- *Fórmula de três variáveis*: a fórmula de Haigis usa o AL, a ceratometria e a ACD
- *Fórmula de cinco variáveis*: a fórmula Barrett Universal II usa o AL, a ceratometria, a ACD, a LT e a WTW
- *Fórmula de sete variáveis*: a fórmula de Holladay 2 usa refração pré-operatória, idade, AL, ceratometria, ACD, LT e WTW.

Fórmulas de rastreamento de raios (*ray tracing*)

- *PhacoOptics*: com os PhacoOptics, o poder da LIO é calculado com base no traçado exato de raio (lei de refração de Snell). Incorpora a última geração de algoritmos de previsão da ACD com base na complexa relação entre as dimensões oculares pré-operatórias (ACD e LT) e a posição pós-operatória da LIO (ACD pós-operatória).[8] As medidas das curvaturas corneanas anterior e posterior, juntamente com os coeficientes cônicos (valores Q) obtidos pelos modernos sistemas de imagem do segmento anterior, podem ser usados diretamente pelo programa
- *Okulix*: Okulix[9] é um pacote de programas que calcula raios únicos usando a lei de Snell. O AL pode ser inserido manualmente ou por um *link* de computador para o dispositivo de medição. Como alternativa à entrada manual dos raios de curvatura da córnea, eles também podem ser obtidos a partir de um mapa topográfico bidimensional da córnea.

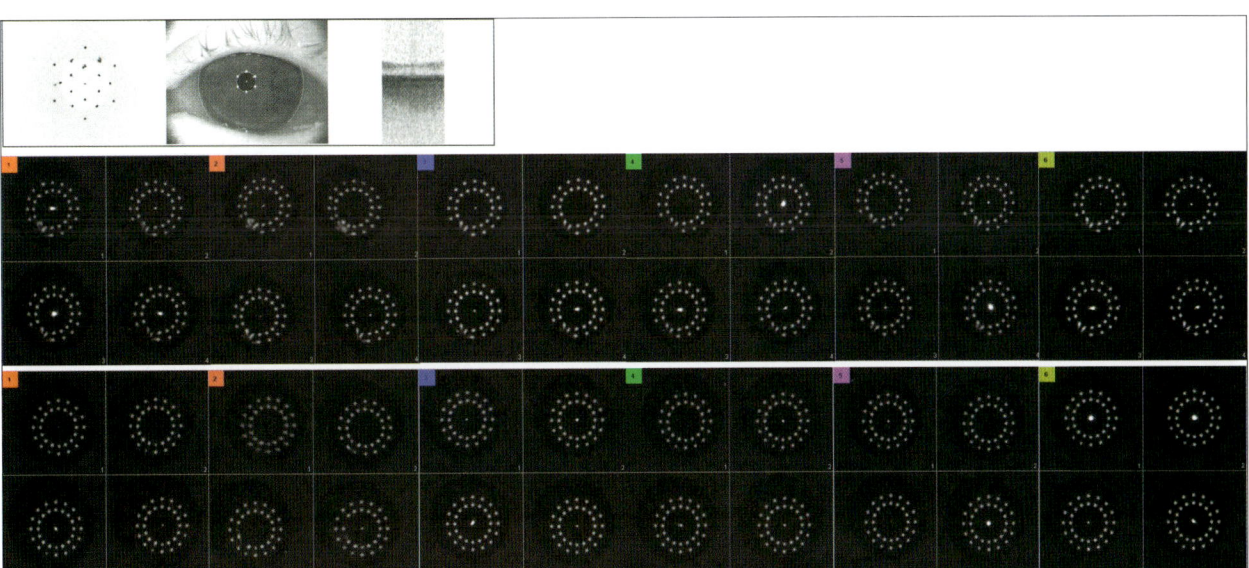

Figura 5.5.2 Imagens de LED mal refletidas na superfície anterior da córnea usando o IOLMaster 700 (*parte superior*); imagens de LED mal refletidas na superfície anterior da córnea usando Lenstar com ceratometria média e astigmatismo corneano de 43,24 D e 2,05 D@174° (*parte intermediária*), e medições repetidas com ceratometria média e astigmatismo corneano de 44,36 D e 0,25 D@167° (*parte inferior*).

Fórmulas de inteligência artificial

- *Função de base radial (RBF, do inglês radial basis function)*: a calculadora Hill-RBF[10] é um método avançado de autovalidação para seleção de poder da LIO, empregando reconhecimento de padrões e uma forma sofisticada de interpolação de dados. Com base na inteligência artificial, essa metodologia é totalmente orientada por dados. O reconhecimento de padrões para a seleção do poder da LIO é obtido por meio do processo de aprendizado adquirido, a capacidade de aprender tarefas com base apenas em dados. Ao contrário das fórmulas teóricas estáticas, essa abordagem será um projeto contínuo e constantemente atualizado como um exercício de *big data*. Quanto maior o número de resultados cirúrgicos que se ajustam ao modelo de RBF, maior a precisão geral
- *Rede neural*: Clarke[11] desenvolveu um método computacional com base em rede neural, no qual o *software* é treinado para prever o poder da LIO usando uma grande quantidade de dados clínicos de um cirurgião com uma LIO. Os dados clínicos incluem o AL pré-operatório, a ceratometria, a ACD e a LT.

Fórmulas combinadas

- *Superfórmula*: a superfórmula de Ladas[12] combina os resultados das fórmulas de vergência de duas e três variáveis mencionadas acima e tem um pequeno componente de inteligência artificial.

Todas essas fórmulas têm algum elemento de regressão, pois incluem constantes derivadas de resultados anteriores de pacientes. Observe que dois pontos de dados críticos não são mensurados: a curvatura corneana posterior (embora esta seja lentamente integrada ao cálculo) e a ELP. Melhores fórmulas preditivas para estimar a ELP provavelmente exigirão medições mais sofisticadas, possivelmente incluindo o diâmetro e o volume do cristalino, bem como certos ângulos e características da íris.

CÁLCULOS DA LENTE INTRAOCULAR EM OLHOS ESPECIAIS

Cálculo do poder da LIO em olhos de comprimentos axiais curtos

Em olhos curtos, a importância da predição acurada da ELP é aumentada devido ao alto poder da LIO e à distância relativamente curta da LIO até a retina. Olsen[13] mostrou que o erro de 0,25 mm na ACD pós-operatória corresponde a 0,1 erro de dioptria (D) em olhos de comprimentos axiais longos, com 30 mm de AL e erro de 0,5 D em olhos de comprimentos axiais curtos, com 20 mm de AL.

Nas fórmulas de cálculo da LIO que não usam ACD no cálculo da ELP, assume-se que os olhos curtos têm uma câmara anterior proporcionalmente mais rasa. No entanto, esta suposição é quebrada em muitos casos de olhos curtos que, de fato, têm anatomia normal da câmara anterior com ACD normal.

Vários estudos na literatura compararam diferentes fórmulas de cálculo do poder da LIO e sua precisão em olhos de comprimentos axiais curtos. Embora se acredite que as novas fórmulas de predição do poder da LIO tenham um melhor desempenho em olhos curtos, ainda existe incerteza na literatura sobre se alguma das fórmulas disponíveis têm melhor desempenho do que as outras.[14-16]

Em geral, nossa abordagem para olhos curtos é usar a Holladay 1, Holladay 2, Hill-RBF, Olsen e Barrett, dando preferência à Olsen quando há discordância. Também tentamos operar o olho não dominante primeiro, de modo que possamos usar seu resultado refrativo para ajustar a potência da LIO para o segundo olho, geralmente mudando o poder calculado da LIO pela metade do erro de previsão no primeiro olho.

Cálculo do poder da LIO em olhos de comprimentos axiais longos

Em olhos longos, as fórmulas de poder da LIO tendem a selecionar LIO de força insuficiente, deixando os pacientes com hipermetropia pós-operatória. A medição imprecisa do AL pré-operatório tem sido relatada como a principal razão para o erro refrativo no pós-operatório da alta miopia.[17] A incidência de estafiloma posterior aumenta com o aumento do AL. Métodos biométricos ultrassônicos podem produzir erros na presença de um estafiloma posterior, superdimensionando a real extensão do AL.

Teoricamente, a biometria óptica permite medições mais acuradas quando há um estafiloma posterior. No entanto, em um estudo que investigou a precisão da fórmula SRK/T em olhos com LIO com poder negativo ou zero, MacLaren et al.[18] relataram erros hipermetrópicos consistentes em todos os três métodos de biometria (A-scan, B-scan e óptico). Isso indica que eliminar ou minimizar o impacto adverso do estafiloma posterior nos cálculos da LIO não previne surpresas hipermetrópicas em olhos longos.

Propusemos um método para otimizar o AL em olhos longos (ajuste de Wang-Koch).[19] Nossos resultados mostraram que esse método melhorou significativamente a precisão do cálculo do poder da LIO em olhos com poder da LIO ≤ 5,00 D e reduziu significativamente a porcentagem de olhos que seriam hipermetrópicos. Recomendamos usar o AL otimizado em olhos com AL > 25,2 mm. Com base na fórmula, o AL otimizado é calculado a partir de medições do AL óptico ou ultrassônico usando a seguinte equação:

AL otimizado Holladay 1 = 0,8289 × medida do AL + 4,2663

AL otimizado Haigis = 0,9286 × medida do AL + 1,562

AL otimizado SRK/T = 0,8544 × medida do AL + 3,7222

AL otimizado Hoffer Q = 0,853 × medida do AL + 3,5794

O AL otimizado é então inserido no IOLMaster ou no Lenstar e o cálculo é executado novamente. Recomendamos selecionar o poder da LIO que prevê um erro de previsão negativo próximo a zero (–0,1 a –0,2 D), uma vez que resultados miópicos leves podem ocorrer com essa abordagem de otimização do AL.

Um avanço recente tem sido o desenvolvimento da fórmula Barrett Universal II, que foi refinada para melhorar os resultados em olhos de comprimentos axiais longos. Em um estudo de olhos com AL ≥ 26,0 mm, Abulafia et al.[20] relataram que para poderes de LIO < 6,00 D, os melhores resultados ocorreram com o Holladay 1 com ajuste de Wang-Koch, Haigis com ajuste de Wang-Koch e fórmulas de Barrett Universal II.

Devido aos baixos poderes da LIO exigidos nos olhos longos, a precisão da estimativa da ELP não é tão importante quanto nos olhos normais e de comprimentos axiais curtos. Ao refinar o valor do AL usado nas fórmulas atuais, excelentes resultados podem ser antecipados, como mostrado nesses estudos.[19,20]

Cálculo do poder da lente intraocular em olhos com cirurgia refrativa corneana prévia

Cirurgiões de catarata estão enfrentando desafios no cálculo do poder da LIO em olhos que foram submetidos à ceratectomia fotorrefrativa por *excimer laser* (PRK, do inglês *photorefractive keratectomy*), ceratomileuse *in situ* assistida por *laser* (LASIK, de *laser in situ keratomileusis*) ou ceratotomia radial (RK, do inglês *radial keratotomy*).

Fatores que contribuem para os desafios no cálculo do poder da lente intraocular

Existem dois fatores que mais contribuem para os desafios nos cálculos do poder da LIO em olhos com LASIK, PRK ou RK prévias: dificuldades na obtenção do poder de refração corneano acurado e problemas na predição da ELP. Após LASIK/PRK/RK, a ELP prevista seria incorreta se o poder corneano pós-operatório fosse usado no cálculo da ELP. Para evitar o erro de previsão da LIO relacionada à ELP, Aramberri propôs o método do duplo-K.[21] Com a versão duplo-K das fórmulas da LIO, o poder corneano pré-operatório da cirurgia é usado para estimar a ELP e o poder corneano pós-cirurgia refrativa é usado para calcular o poder da LIO. Essa abordagem já havia sido usada anteriormente por Holladay em seu Programa de Consultoria Holladay. Vários estudos mostraram que o método do duplo-K melhora a precisão do cálculo do poder da LIO após LASIK/PRK.[21-23]

Métodos para melhorar a precisão dos cálculos de poder da lente intraocular em olhos pós-cirurgia refrativa

Muitas abordagens têm sido propostas para melhorar a precisão do cálculo do poder da LIO em olhos após LASIK/PRK/RK. Estes podem ser categorizados em três grupos, dependendo da utilização de dados históricos adquiridos antes da cirurgia refrativa ser realizada.

Métodos que dependem de dados clínicos prévios

Os métodos nesta categoria usam dados completamente históricos. Estudos clínicos mostraram que eles são menos acurados que as fórmulas em outras categorias descritas nas seções seguintes.[24] A preocupação com esses métodos é sua sensibilidade a erros nos dados obtidos previamente na história do paciente. Um erro de 1,00 D nos valores ceratométricos ou refrativos se traduz em quase um erro refrativo pós-operatório de 1,00 D.

Métodos usando uma combinação de mudança refrativa induzida cirurgicamente (ΔMR) e valores atuais do poder da córnea

Esses métodos modificam as medições do poder da córnea no momento em que o paciente se apresenta para cirurgia de catarata ou calculam o poder da LIO com base no ΔMR.

Esses métodos multiplicam ΔMR por uma fração entre 0,15 e 0,33, dependendo da fórmula. Isso se traduz em um erro de 0,15 a 0,33 D para cada 1,00 D de erro no ΔMR, reduzindo possíveis erros causados por dados históricos imprecisos. Estudos mostraram que alguns desses métodos têm sido consistentemente considerados entre as abordagens mais acuradas.[24]

Métodos que não requerem dados históricos

Vários métodos que não requerem dados históricos foram propostos. Cirurgiões usam essas abordagens com mais frequência. As fórmulas se enquadram em duas categorias:

- Fórmulas que ajustam o poder da córnea medido a partir da superfície anterior da córnea com base em análise de regressão ou poder da córnea posterior presumido, como as fórmulas de Wang-Koch-Maloney, Shammas, Haigis-L, Potvin-Hill Pentacam e Barrett True K No History
- Fórmulas baseadas em medições do poder da córnea das superfícies anterior e posterior da córnea. Usando o RTVue (Optovue Inc., Fremont, CA), Tang et al.[25] desenvolveram uma fórmula de cálculo da LIO baseada em OCT usando os poderes corneanos anterior e posterior e a espessura corneana central.

Os métodos que não requerem dados históricos se mostraram tão bons quanto aqueles que utilizam uma combinação de ΔMR e os valores atuais do poder da córnea. Resultados promissores para a fórmula da LIO com base em OCT e a fórmula de Barrett True K foram relatados.[26,27] Entretanto, a porcentagem de olhos dentro de 0,5 D de refração-alvo estava abaixo de 70% para todas as fórmulas, o valor mais alto sendo 68,3% para a fórmula de OCT. Obviamente, são necessários mais estudos para melhorar a precisão da medição do poder da córnea e para o desenvolvimento de novas fórmulas de cálculo do poder da LIO nesses olhos.

Calculadora de lente intraocular pós-cirurgia refrativa com base na internet

Para simplificar os cálculos complicados e demorados discutidos anteriormente, desenvolvemos uma calculadora do poder da LIO pós-cirurgia refrativa disponível na internet em 2007 (Figura 5.5.3) (http://www.ascrs.org/). Essa calculadora pode ser usada para olhos com LASIK/PRK miópica anterior, LASIK/PRK hipermetrópica ou RK. Foram feitas atualizações importantes na calculadora *on-line* no passado e essa continuará sendo atualizada. O número de visitas a essa calculadora é superior a 120.000 visitantes por ano.

Ceratotomia radial

O cálculo do poder da LIO em olhos pós-RK é ainda mais difícil devido à maior irregularidade das mudanças das curvaturas anterior e posterior da córnea. Além disso, foi descrito que 20 a 50% dos olhos pós-RK têm um aumento gradual da hipermetropia. Recomendamos o uso de poder corneano médio derivado da topografia na zona central entre 2 e 4 mm. Se o poder da córnea for usado para predição da ELP, a compensação para possíveis erros na ELP será necessária, com o uso da versão de duplo-K das fórmulas da LIO.

Encontramos uma precisão relativamente menor nos olhos pós-RK em comparação com os olhos após LASIK/PRK. Em 95 olhos pós-RK,[28] foram avaliadas a precisão das novas fórmulas da LIO (OCT e Barrett True K), e a porcentagem de olhos dentro de 0,5 D da meta foi menor que 50% para todas as fórmulas. Melhorias adicionais na precisão do cálculo de poder da LIO nos olhos pós-RK são desejáveis e são esperadas técnicas mais robustas para medir as curvaturas corneanas anterior e posterior.

Cálculo do poder da lente intraocular em olhos com ceratocone

Os cálculos da LIO são mais difíceis nos olhos com ceratocone, presumivelmente devido à irregularidade da córnea e à mudança na proporção de curvaturas corneanas anterior a posterior. Usando as fórmulas de Holladay 1, Barrett e Olsen em 21 olhos com ceratocone, descobrimos que os erros médios de previsão de refração foram +1,25 D, +1,15 D e +1,36 D, respectivamente, e a magnitude do erro de previsão hipermetrópico com a fórmula Holladay 1 aumentou conjuntamente com o aumento do poder da córnea. A melhoria da tecnologia de imagem da córnea para medições acuradas do poder corneano anterior e posterior é necessária.

Cálculo do poder da lente intraocular em olhos pós-ceratoplastia

Os olhos após a ceratoplastia penetrante podem apresentar grandes quantidades de astigmatismo irregular da córnea anterior e valores de curvatura posterior incertos. Com a ceratoplastia endotelial com separação automatizada da Descemet, as alterações no poder da córnea são menos pronunciadas, com alterações astigmáticas mínimas, mas com um desvio hipermético de cerca de +0,70 a +1,50 D. A ceratoplastia endotelial com separação manual da membrana de Descemet induz alterações de refração ainda mais modestas, com um desvio refrativo de +0,24 a +0,50 D e alteração mínima no astigmatismo refrativo. Embora a complexidade do cálculo da LIO tenha diminuído à medida que os procedimentos avançaram, o cálculo do poder da LIO nesses olhos continua a ser um desafio.

CÁLCULO DA LENTE INTRAOCULAR TÓRICA

Estima-se que 30% dos pacientes com catarata têm mais de 0,75 D de astigmatismo da córnea. As LIOs tóricas fornecem uma correção consistente e estável do astigmatismo. A medição acurada do astigmatismo total da córnea é um elemento crítico na correção do astigmatismo durante a cirurgia de catarata.

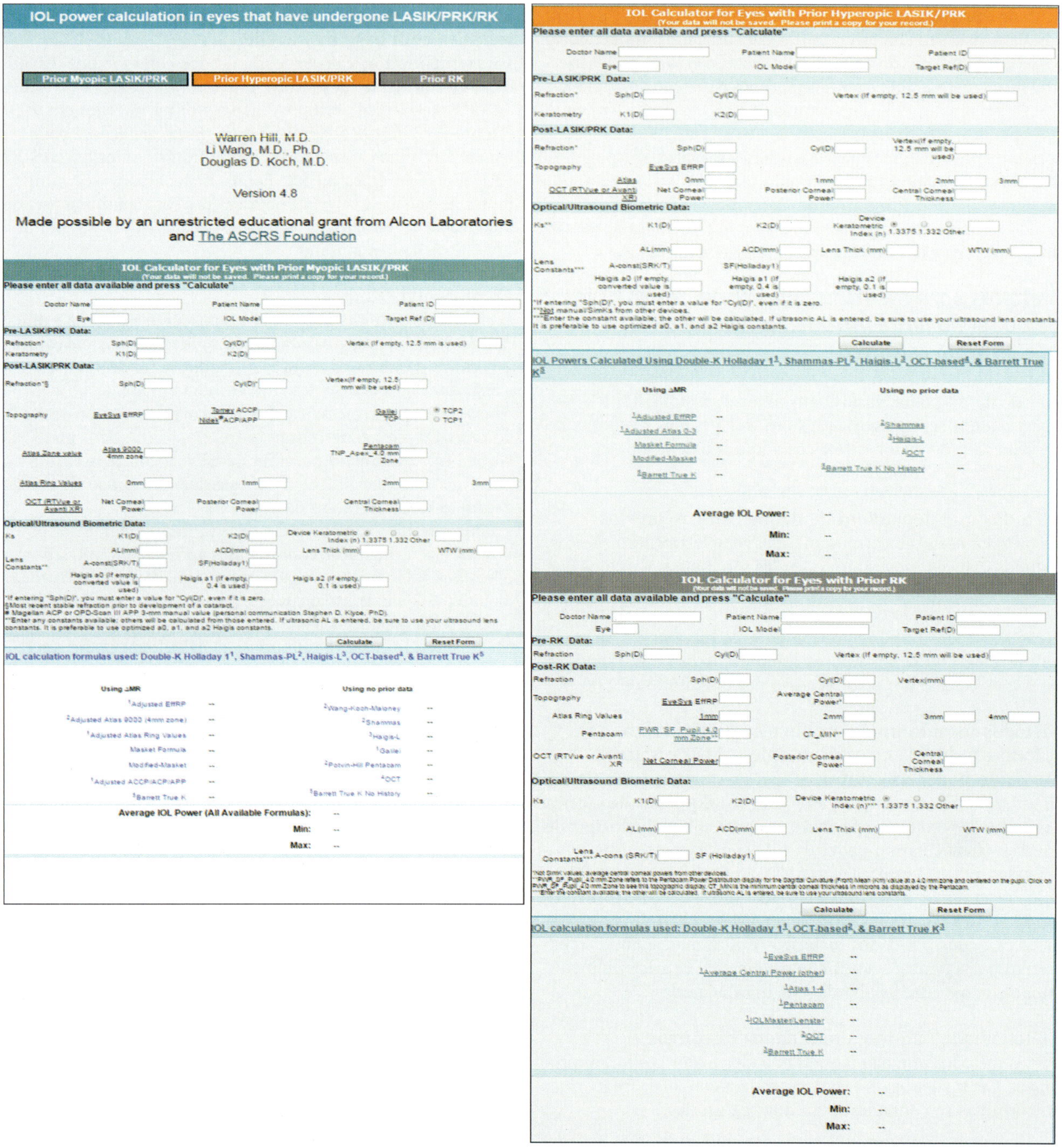

Figura 5.5.3 Calculadora de LIO pós-cirurgia refrativa da Sociedade Americana de Catarata e Cirurgia Refrativa (http://www.ascrs.org/).

Impacto do astigmatismo corneano posterior

Novas tecnologias, como os dispositivos *Scheimpflug* e sistemas de OCT, são agora usadas no cenário clínico para medir a superfície posterior da córnea. Vários estudos utilizando diferentes metodologias relataram que a córnea posterior tem astigmatismo que varia de 0,26 a 0,78 D.[29,30] Houve três novos achados em nosso estudo:[30] (1) em córneas com astigmatismo corneano a favor da regra, à medida que o astigmatismo aumenta, a córnea posterior torna-se cada vez mais curva verticalmente; (2) o astigmatismo corneano posterior é relativamente constante em córneas com astigmatismo anterior contra a regra; e (3) muita variabilidade individual ocorre no astigmatismo corneano posterior, excedendo mais de 0,5 D, em extremos.

Seleção de toricidade da LIO tórica

Várias abordagens estão disponíveis para orientar a seleção da toricidade da LIO:

- *Nomograma de LIO tórica de Baylor*: usando a análise de regressão,[31] desenvolvemos o Nomograma de Baylor (Tabela 5.5.1). Ele fornece um método clínico para compensar o astigmatismo corneano posterior em função do meridiano e da magnitude do astigmatismo corneano anterior
- *Fórmula Abulafia-Koch*: fundamentada nos resultados de pacientes implantados com LIOs tóricas, Abulafia-Koch[32] propôs uma fórmula aprimorada de regressão para refinar a precisão de incorporar o astigmatismo corneano posterior no planejamento da LIO tórica. Isso foi incorporado na nova calculadora Hill-RBF que está disponível no Lenstar

- *Calculadora Barrett Toric*: essa calculadora prevê o astigmatismo da córnea posterior com base na análise de regressão em pacientes implantados com LIOs tóricas
- *Calculadora Holladay Toric*: com essa calculadora, o poder esférico da LIO e a ELP previsto em cada olho são usados para estimar o poder cilíndrico efetivo da LIO no plano da córnea. Ele tem a opção de usar o nomograma de Baylor para levar em conta o astigmatismo corneano posterior
- *Calculadoras tóricas fornecidas pelos fabricantes*: a calculadora tórica da Alcon usa a calculadora Barrett Toric. A calculadora tórica da Johnson & Johnson baseia-se nos resultados de seus estudos clínicos combinados com o nomograma de Baylor. A calculadora tórica da PhysiOL integra a fórmula Abulafia-Koch para levar em consideração o astigmatismo corneano posterior, quando usada a ceratometria padrão.

Ao selecionar a toricidade da LIO, vários fatores devem ser considerados:

- O poder cilíndrico da LIO tórica deve ser escolhido com base no astigmatismo total da córnea, levando em consideração o astigmatismo corneano anterior e posterior e o astigmatismo induzido cirurgicamente
- O impacto da ELP e do poder da LIO no poder cilíndrico efetivo da LIO no plano da córnea deve ser considerado. A toricidade efetiva da LIO diminui com o aumento da ACD e menor poder esférico da LIO
- É desejável deixar os pacientes com um ligeiro astigmatismo a favor da regra, devido à tendência normal do astigmatismo da córnea de tornar-se contra a regra com o avançar da idade.[33]

Abulafia et al.[34] relataram que, com a calculadora Barrett Toric, 75 a 100% dos olhos estavam dentro de ±0,50 D e ±1,00 D do astigmatismo residual previsto, respectivamente. Em outro estudo, Abulafia et al.[32] avaliaram e compararam a precisão de duas calculadoras tóricas da LIO (a calculadora tórica original da Alcon e a calculadora Holladay Toric) com ou sem a fórmula de Abulafia-Koch. Os resultados mostraram que o ajuste dessas calculadoras tóricas comerciais pela fórmula de Abulafia-Koch melhorou significativamente a previsão de desfecho astigmático no pós-operatório entre 76,9 e 78,2% de olhos dentro de ±0,5 D e entre 97,4 e 98,7% dentro ±1,00 D.

Sistemas de imagem e orientação para alinhamento da lente intraocular tórica

O alinhamento acurado das lentes tóricas no meridiano desejado é crucial para alcançar a correção efetiva do astigmatismo. Quando uma LIO tórica está desalinhada, ocorre uma redução na correção do cilindro ao longo do meridiano desejado e indução do cilindro em um novo meridiano. Tradicionalmente, o olho é marcado manualmente no pré-operatório. Com os avanços da tecnologia, vários sistemas de imagem e orientação para o alinhamento da LIO tórica foram desenvolvidos:

- *Sistema de Visualização e Orientação TrueVision 3D (TrueVision 3D Surgical, Santa Barbara, CA)*: o topógrafo Cassini (i-Optics, The Hague, Holanda) é usado para obter uma imagem do olho do paciente no pré-operatório. Essa imagem de referência é então carregada no sistema *TrueVision* na sala de cirurgia para registro intraoperatório.

    Em um estudo recente, avaliamos a precisão do alinhamento da LIO tórica na cirurgia de catarata assistida por *laser* de femtossegundo usando o sistema *TrueVision* em comparação com a marcação manual combinada com marcas de *laser* de femtossegundo.[35] Não houve diferença significativa entre esses dois métodos
- *Sistema Callisto Eye (Carl Zeiss Meditec, Jena, Alemanha)*: no pré-operatório, uma imagem do olho é feita juntamente com as medidas de ceratometria usando o IOLMaster. Tanto as imagens de referência quanto os dados de ceratometria são transferidos para o sistema de cirurgia ocular assistida por computador Callisto. O recurso de assistente tórico, Z ALIGN, usa o eixo de referência do IOLMaster e o eixo-alvo projetado na ocular do microscópio para garantir o alinhamento da LIO tórica
- *Sistema Guiado por Imagem VERION (Alcon Laboratories, Ft. Worth, TX)*: esse sistema é composto pela Unidade de Referência e pelo Marcador Digital. A Unidade de Referência mede a ceratometria e o tamanho da pupila e captura uma imagem de referência de alta resolução do olho que é usada para rastreamento e registro intraoperatório. O marcador digital usa a imagem pré-operatória e o registro intraoperatório para guiar o alinhamento da LIO tórica.

Elhofi e Helaly[36] compararam os resultados clínicos seguindo o alinhamento da LIO tórica com a orientação da imagem digital usando a marcação pré-operatória VERION e manual com auxílio de lâmpada de fenda. O uso do sistema VERION resultou em menor desvio pós-operatório do eixo astigmático alvo.

Todos esses sistemas automatizados que usam referências anatômicas ou topográficas para orientar o alinhamento da LIO tórica buscam diminuir o erro inerente associado à marcação manual pré-operatória sozinha. Como nosso estudo mostrou, a marcação manual pode alcançar a precisão que corresponde aos sistemas automatizados, mas os últimos claramente têm a vantagem de maior conveniência. No entanto, ainda há uma necessidade de estudos clínicos que avaliem a eficácia de cada um desses sistemas.

ABERROMETRIA DE FRENTE DE ONDA INTRAOPERATÓRIA

A aberrometria intraoperatória de frente de onda é uma ferramenta projetada para afinar os resultados da cirurgia de catarata por meio da refração afácica. Ela possibilita que o cirurgião confirme ou revise o poder da LIO, confirme ou gire o meridiano da LIO tórica, titule as incisões relaxantes nas regiões limbares e abra as incisões relaxantes penetrantes. Atualmente, há apenas um dispositivo comercialmente disponível:

- *Sistema de Análise Refrativa Optiwave (ORA, do inglês optiwave refractive analysis) (WaveTec Vision Systems Inc., Aliso Viejo, CA)*: usando a luz infravermelha e a interferometria Talbot-Moiré, o sistema ORA mede a refração afácica no intraoperatório após a extração de catarata. O sistema calcula o poder ótimo da LIO com base no equivalente esférico afácico, na medida do AL e da ceratometria no pré-operatório do paciente e na ELP estimada usando um algoritmo próprio.

TABELA 5.5.1 Nomograma de LIO Tórica de Baylor[a] (alvo pós-operatório: até 0,40 D com astigmatismo a favor da regra).

Potência efetiva do cilindro da LIO no plano da córnea (D)	A favor da regra (D)	Contra a regra (D)
0[b]	≤ 1,69 (PCRI)	< 0,39
1,00	1,70 a 2,19	0,40[a] a 0,79
1,50	2,20 a 2,69	0,80 a 1,29
2,00	2,70 a 3,19	1,30 a 1,79
2,50	3,20 a 3,69	1,80 a 2,29
3,00	3,70 a 4,19	2,30 a 2,79
3,50	4,20 a 4,69	2,80 a 3,29
4,00	4,70 a 5,19	3,30 a 3,79

D, dioptria; PCRI, incisão relaxante corneana periférica (do inglês *peripheral corneal relaxing incision*).
[a]Os valores na tabela são a soma vetorial do astigmatismo anterior corneano e cirurgicamente induzido.
[b]Se um SN6AT2 estiver disponível, considere implantá-lo no astigmatismo a favor da regra de 1,40 a 1,69 D, e em astigmatismo contra a regra de 0,30 a 0,49 D (neste último caso, o T3 seria implantado em astigmatismo variando de 0,50 a 0,79 D).

Em 246 olhos míopes pós-LASIK/PRK, Ianchulev et al.[37] relataram que o ORA alcançou a maior precisão preditiva em comparação com o método de Haigis-L e Shammas, com 67% dos olhos dentro de 0,5 D e 94% dentro de 1,00 D do resultado previsto. Fram et al.[38] compararam a acurácia do ORA, da fórmula baseada em OCT, da fórmula de Haigis-L e da fórmula de Masket em olhos pós-LASIK/PRK. Não houve diferença significativa entre os métodos.

Os dados refrativos afácicos obtidos com dispositivos de aberrometria intraoperatórios levam em consideração uma variedade de fatores, como o astigmatismo corneano posterior. Entretanto, essas medidas têm duas limitações: (1) ELP não pode ser medida com esses dispositivos e deve ser estimada, e (2) a córnea e talvez outros fatores foram modificados pelo trauma cirúrgico. Novos estudos são desejáveis para avaliar o desempenho da aberrometria de frente de onda intraoperatória em pacientes submetidos à cirurgia de catarata.

AJUSTE DA LENTE INTRAOCULAR PÓS-OPERATÓRIA

O "Santo Graal" neste campo pode ser uma LIO ajustável. Uma vez estabilizada a refração pós-operatória, a LIO pode ser modificada para eliminar os erros de refração esféricos e astigmáticos residuais e as aberrações residuais de ordem superior. Idealmente, tal LIO poderia ser modificada várias vezes para adaptar-se às mudanças nas necessidades visuais do paciente e para compensar as alterações do envelhecimento da córnea.

A lente ajustável à luz (LAL, do inglês *light adjustable lens*; Calhoun Vision, Pasadena, CA) (Figura 5.5.4) permite que os erros esféricos e cilíndricos residuais sejam corrigidos ou ajustados após a refração pós-operatória ter se estabilizado.[39-41] Em 34 olhos míopes pós-LASIK/PRK, Brierley[39] relatou que a LAL produziu erros de previsão refrativa dentro de 0,25 D em 74% dos olhos, 0,50 D em 97% dos olhos e 1,00 D em 100% dos olhos. Villegas et al.[40] descobriram que a combinação de dois ajustes de luz induz uma mudança máxima no poder esférico da LAL entre –1,98 D e +2,30 D e no astigmatismo de até –2,68 D com erros de eixo abaixo de 9°.

Outra LIO ajustável em desenvolvimento é a *Perfect Lens* (LLC, Irvine, CA) (ver Figura 5.5.4). Essa tecnologia envolve o uso de um *laser* de femtossegundo para modificar a hidrofilicidade e, portanto, o índice de refração e as características de refração de zonas definidas dentro de uma LIO padrão. A alteração das alturas e dos perfis relativos das zonas refrativas concêntricas com o *laser* de femtossegundo permite a modificação da aberração esférica da LIO, da asfericidade, da toricidade e da multifocalidade, com um procedimento que pode ser repetido no consultório. Em um estudo realizado por Sahler et al., a tecnologia da *Perfect Lens* alterou o poder da LIO para 0,1 D da alteração desejada sem diminuir a qualidade óptica da lente.[42]

CONCLUSÕES

A biometria óptica é o padrão clínico para a biometria ocular. Com as fórmulas avançadas de cálculo do poder da LIO, a precisão da previsão do poder da LIO melhorou drasticamente nos últimos anos. No entanto, surpresas refrativas ainda ocorrem, especialmente em olhos com cirurgia refrativa prévia ou cirurgia de transplante endotelial.

Nesses casos desafiadores, alertamos os pacientes sobre a imprecisão do cálculo do poder da LIO e a possível necessidade de cirurgia adicional, com seu custo associado. A estratégia mais prudente para o cirurgião pode ser obter os cálculos da LIO usando vários métodos diferentes e selecionar o poder da LIO com base no consenso de múltiplos métodos. Avanços futuros são necessários em todas as áreas, incluindo métodos de aferição do poder da córnea, métodos para prever a ELP e métodos para calcular o poder da lente.

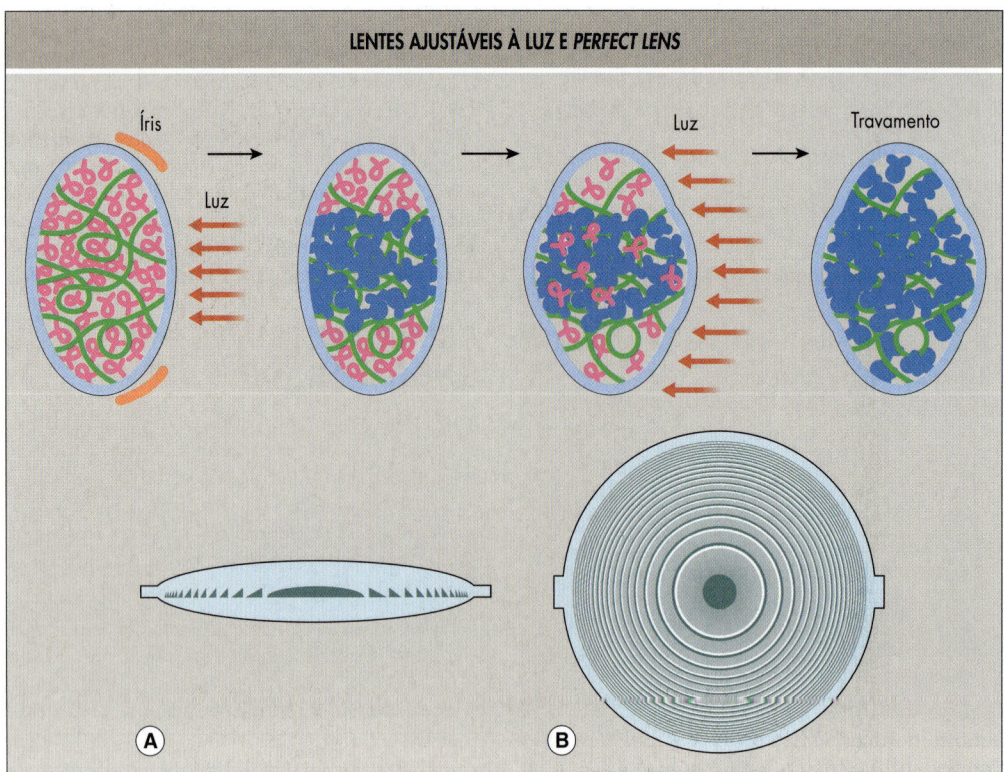

Figura 5.5.4 A lente ajustável à luz (LAL) e a *Perfect Lens*. Parte superior: exposição à luz ultravioleta desejada na lente ajustável à luz resultando em uma mudança de forma previsível e subsequente arremate com travamento do tratamento. **Parte inferior:** vista lateral da *Perfect Lens* (**A**) e vista superior da *Perfect Lens* (**B**). As zonas de difração concêntricas são visíveis.

BIBLIOGRAFIA

Abulafia A, Barrett GD, Rotenberg M, et al. Intraocular lens power calculation for eyes with an axial length greater than 26.0 mm: comparison of formulas and methods. Cataract Refract Surg 2015;41:548–56.

Aramberri J. Intraocular lens power calculation after corneal refractive surgery: double-K method. J Cataract Refract Surg 2003;29:2063–8.

Cooke DL, Cooke TL. Comparison of 9 intraocular lens power calculation formulas. J Cataract Refract Surg 2016;42(8):1157–64.

Ford J, Werner L, Mamalis N. Adjustable intraocular lens power technology. J Cataract Refract Surg 2014;40:1205–23.

Fram NR, Masket S, Wang L. Comparison of intraoperative aberrometry, OCT-based IOL formula, Haigis-L, and Masket formulae for IOL power calculation after laser vision correction. Ophthalmology 2015;122(6):1096–101.

Goebels S, Pattmöller M, Eppig T, et al. Comparison of 3 biometry devices in cataract patients. J Cataract Refract Surg 2015;41(11):2387–93.

Gökce SE, Zeiter JH, Weikert MP, et al. Intraocular lens power calculations in short eyes using 7 formulas. J Cataract Refract Surg 2017;43:892–7.

Hill WE. IOL power selection: think different. 11th annual Charles D. Kelman Lecture AAO, Las Vegas, 2015.

Koch DD, Ali SF, Weikert MP, et al. Contribution of posterior corneal astigmatism to total corneal astigmatism. J Cataract Refract Surg 2012;38:2080–7.

Ma JX, Tang M, Wang L, et al. Comparison of newer IOL power calculation methods for eyes with previous radial keratotomy. Invest Ophthalmol Vis Sci 2016;57(9):OCT162–8.

Norrby S. Sources of error in intraocular lens power calculation. J Cataract Refract Surg 2008;34:368–76.

Olsen T. Sources of error in intraocular lens power calculation. J Cataract Refract Surg 1992;18:125–9.

Wang L, Hill W, Koch DD. Evaluation of intraocular lens power prediction methods using the American Society of Cataract and Refractive Surgeons Post-Keratorefractive Intraocular Lens Power Calculator. J Cataract Refract Surg 2010;36:1466–73.

Wang L, Shirayama M, Ma XJ, et al. Optimizing intraocular lens power calculations in eyes with axial lengths above 25.0 mm. J Cataract Refract Surg 2011;37:2018–27.

Wang L, Tang M, Huang D, et al. Comparison of newer IOL power calculation methods for post-corneal refractive surgery eyes. Ophthalmology 2015;122:2443–9.

As referências completas estão disponíveis no **GEN-io**.

PARTE 5 CRISTALINO

5.6 Indicações para Cirurgia do Cristalino – Indicações para Aplicação de Diferentes Técnicas de Cirurgia de Facectomia

Frank W. Howes

Definição: Cirurgia para o cristalino transparente.

Características principais
- A cirurgia do cristalino é a operação ocular mais comum
- As indicações técnicas para facectomia são divididas em duas categorias principais: médica e óptica
- Toda cirurgia do cristalino para qualquer indicação deve ser considerada cirurgia refrativa.

INTRODUÇÃO

As indicações para cirurgia do cristalino (facectomia) atualmente podem ser classificadas em duas categorias principais:

- Médica – indicação cirúrgica ou patológica
- Óptica – troca refrativa do cristalino.

As indicações médicas surgem de estados patológicos do cristalino de causas variadas, geralmente relacionadas à transparência do cristalino, posição do cristalino ou outras condições relacionadas ao cristalino, como inflamação, glaucoma ou risco de glaucoma. As indicações cirúrgicas ou patológicas existem há séculos, se não milênios, e são indiscutíveis. As indicações de cirurgia de troca refrativa do cristalino, ao contrário, incluem estados refrativos ametrópicos de cristalino transparente. Os altos padrões atuais de cirurgia do cristalino em termos de segurança, precisão e personalização abriram um novo mundo de correção refrativa para muitos pacientes que antes eram considerados intratáveis. A cirurgia do cristalino encontrou uma posição indiscutível, no âmbito das cirurgias refrativas, entre as várias concorrentes, como a cirurgia a *laser*, a cirurgia com lente intraocular (LIO) fácica e a cirurgia incisional corneana. Conforme melhorou a customização cirúrgica para cada faixa etária e para cada grupo de erros de refração, ocorreu aumento ou redução da indicação das várias modalidades de tratamento em relação à segurança do paciente e à precisão do resultado.

INDICAÇÕES MÉDICAS PARA CIRURGIA DO CRISTALINO

Opacificação lenticular (catarata)

As indicações médicas para a cirurgia do cristalino (Boxe 5.6.1) são os estados patológicos verdadeiros, alguns dos quais podem ameaçar a integridade de todo o órgão (o olho). Eles também interferem em uma função ocular principal: a visão focalizada.

As malformações e opacificações lenticulares obstruem o caminho da luz; reduzem a quantidade disponível de luz; dispersam a luz do eixo; reduzem a sensibilidade ao contraste; diminuem a intensidade da cor; reduzem a acuidade de resolução; podem alterar a textura do cristalino contribuindo para a diminuição da amplitude da acomodação, particularmente no caso da esclerose nuclear pré-senil; e, no caso da esclerose nuclear progressiva, frequentemente, resultam em uma alteração miópica onde antes havia um estado refrativo estável.

É geralmente aceito que a intervenção cirúrgica é indicada quando há deficiência visual "funcional".

O limite entre a cirurgia refrativa e a cirurgia de catarata permanece um tanto confuso, especialmente em vista da natureza variável do que os pacientes consideram a perda da visão "funcional". Um limite, no entanto, é necessário para a delimitação de pagamentos realizados pelas operadoras de saúde. O grau em que a opacificação obstrui a luz pode, adicionalmente, ser medido por interferometria a *laser*.[1] Alterações progressivas na densidade da catarata ao longo do tempo podem ser estimadas e documentadas com lâmpada de fenda usando o Lens Opacification Classification System (LOCS-III) desenvolvido por Chylack e cols.,[2] por fotografias de *Scheimpflug* de cataratas nucleares[3] e por fotografia de retroiluminação de Neitz-Kawara de cataratas subcapsulares posteriores.[4] Um percentual útil para ser usado

---

BOXE 5.6.1 Indicações médicas para cirurgia de lentes.

I. Opacificação lenticular (catarata)
II. Mal posicionamento lenticular
   A. Subluxação
   B. Luxação
III. Malformação lenticular
   A. Coloboma
   B. Lenticone
   C. Lentiglobo
   D. Esferofacia
IV. Inflamação induzida pelo cristalino
   A. Uveíte facotóxica (facoanofilaxia)
   B. Glaucoma facolítico
   C. Glaucoma facomórfico
V. Tumor lenticular
   A. Epitelioma
   B. Epiteliocarcinoma
VI. Facilitador (acesso cirúrgico)
   A. Base vítrea
   B. Corpo ciliar
   C. Ora serrata

como limite entre catarata/não catarata é aproximadamente 20% de opacificação na densitometria do *Scheimpflug* – Pentacam (Figura 5.6.1).[5]

Catarata na presença de outros distúrbios oculares

A decisão sobre se e quando remover uma catarata de um olho saudável geralmente depende do impacto da catarata na função visual do olho e do impacto desse nível de deficiência visual na vida da pessoa. O *status* do outro olho também é importante. Em olhos saudáveis, cujo único distúrbio é a catarata, o resultado presumido após uma cirurgia não complicada é uma visão melhor do que antes da cirurgia. De fato, em unidades de catarata de alto volume, uma taxa de sucesso de 98% pode ser esperada. Assim, quando se aplica uma relação risco-benefício com um grau de sucesso tão alto, a cirurgia é geralmente o curso mutuamente acordado.

No entanto, este pode não ser o caso quando a catarata está associada a outros distúrbios, especialmente se eles são fatores que contribuem para a perda da visão de um olho. Portanto, condições como ambliopia, opacificação corneana, opacificação vítrea, maculopatia, retinopatia, glaucoma e neuropatia óptica podem alterar ou retardar a decisão de operar, baseando-se não tanto nos riscos esperados, mas nos benefícios limitados. Em alguns casos, a cirurgia do cristalino é indicada para preservar a visão periférica apenas para a deambulação funcional. Em outros casos, a manutenção da visão do fundo de olho para fins de tratamento em condições progressivas do segmento posterior é uma indicação para a cirurgia do cristalino, mesmo quando a expectativa de melhora visual pode ser mínima.[11] Além disso, se o outro olho é cego, a cirurgia pode ser adiada.

Condições sistêmicas podem desempenhar um papel na decisão sobre indicação da remoção e seu momento adequado. O diabetes do paciente está sob controle? Houve um derrame com hemianopia? O paciente é anticoagulado sistemicamente? O paciente está terminalmente doente ou imunologicamente suprimido? O paciente tem doença de Alzheimer ou dificuldade grave de cooperação?

Assim, a decisão de remover uma catarata pode se tornar um esforço colaborativo, com a participação do paciente, da família dele, do médico principal do paciente, do cirurgião, de uma agência governamental e de um terceiro pagador. A decisão, portanto, é determinada não apenas por descobertas e expectativas tecnológicas, mas também por uma avaliação "holística" do impacto de tal decisão na vida dessa pessoa, conforme definido por essa sociedade. Vários testes estão disponíveis para avaliar os graus de incapacidade, como o Índice da Função Visual (VF-14)[6-9] ou a Activities of Daily Vision Scale (ADVS).[10,11]

Mal posicionamento lenticular

A subluxação (o deslocamento do cristalino dentro da câmara posterior) e a luxação (deslocamento do cristalino para fora da câmara posterior, para a câmara anterior ou vítreo) do cristalino são diferentes graus do mesmo fenômeno e resultam da disfunção da zônula. A zônula pode estar danificada como resultado de malformação congênita, agenesia total ou parcial ou distúrbio metabólico hereditário, como a síndrome de Marfan. Demonstrou-se que a inflamação crônica e a pseudoesfoliação estão associadas a uma fraqueza nas fibras zonulares ou seus anexos. O trauma ocular é uma causa óbvia. A subluxação, na ausência de sequelas associadas, pode não ser visualmente significativa e pode não ser uma indicação para lensectomia. Similarmente, a luxação completa de um cristalino intacto no vítreo inferior pode ser um evento não urgente, na ausência de inflamação, e pode simplesmente produzir um estado de afacia refrativa, corrigível sem cirurgia com óculos ou lente de contato ou com implante cirúrgico de LIO. A subluxação, na medida em que o equador do cristalino é visível na pupila de tamanho médio, é geralmente visualmente significativa, causando ofuscamento, visão flutuante e diplopia monocular. Esse complexo de sintomas se qualificaria para a cirurgia do cristalino.

Malformação lenticular

Essas condições de desenvolvimento anormal do cristalino são congênitas. Podem ser genéticas, hereditárias ou resultantes de infecção ou trauma intrauterino. Essas condições incluem coloboma de lente, lenticone, lentiglobo e esferofacia, bem como variedades de catarata congênita, como rubéola e síndrome de Lowe. O coloboma parcial da íris ou aniridia total, seja congênita, traumática ou cirúrgica, pode ser uma indicação para a cirurgia do cristalino para melhorar a função visual ou para fins cosméticos. A disponibilidade de LIO de aniridia (Figura 5.6.2A) e anéis endocapsulares opacos (Figura 5.6.2B e C) oferecem grandes melhorias para esses pacientes.

As indicações para cirurgia dependem do grau em que a malformação específica interfere na visão ou na integridade do olho envolvido. Tais anormalidades podem estar associadas à ambliopia. A detecção precoce e a intervenção cirúrgica devem ser incorporadas com um plano para terapia com ambliopia.

Inflamação ocular induzida pelo cristalino

A endoftalmite facoanafilática (uveíte facotóxica) ocorre em um hospedeiro imunologicamente maduro e competente e está

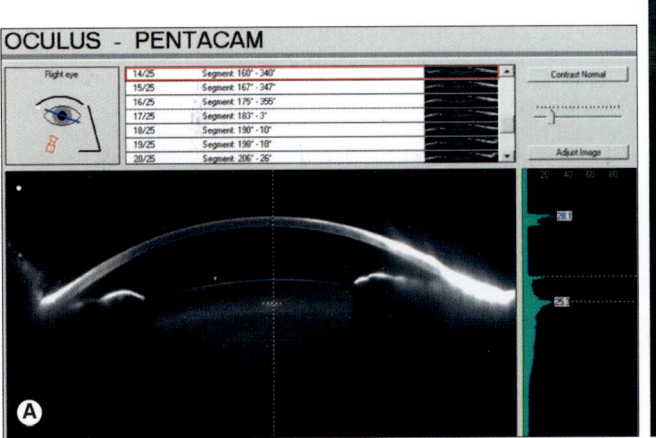
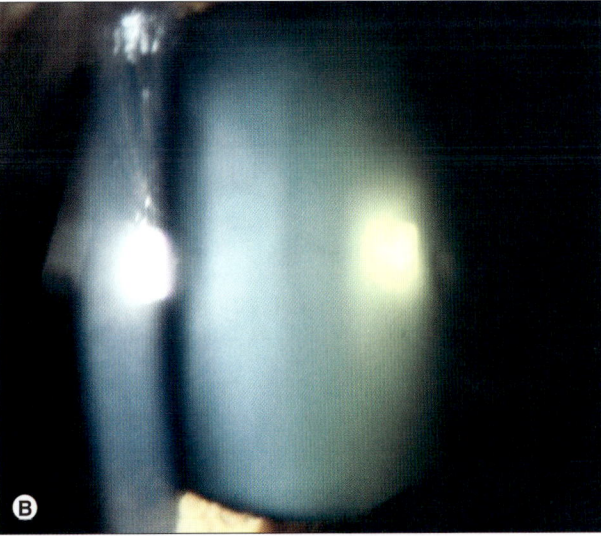

Figura 5.6.1 Pentacam – Densitometria integrada a câmera rotacional de Scheimpflug (**A**), e imagens de lâmpada de fenda do Sistema de Classificação de Opacificação de Lente III – catarata NO3 (**B**). (Cortesia do Dr. Lee Lenton, Vision Eye Institute, Austrália.)

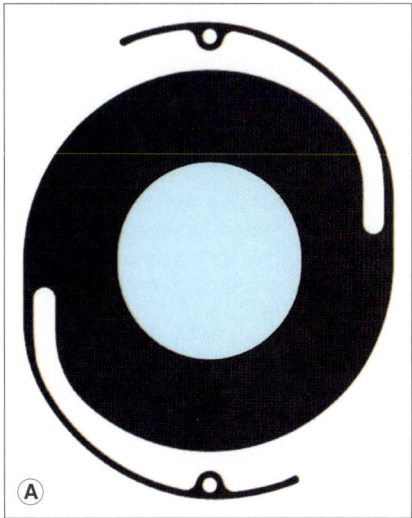 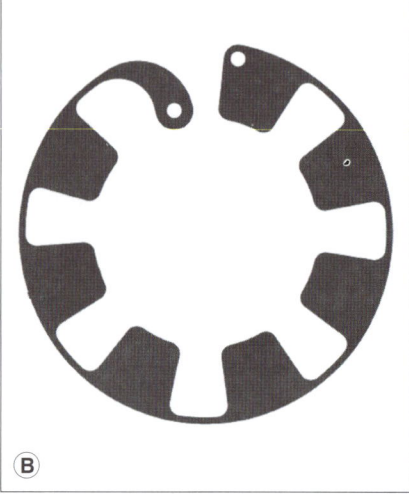 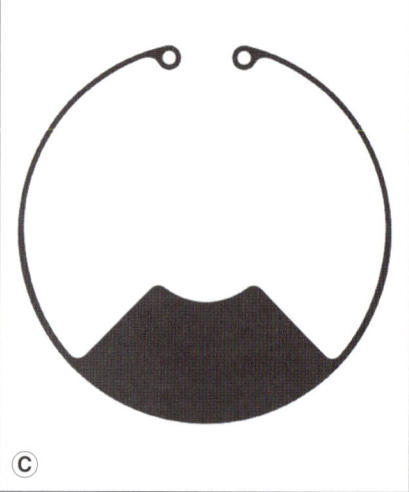

Figura 5.6.2 Próteses para defeitos de íris. A. Lente intraocular para aniridia com "pseudo íris" periférica opaca. **B.** Anel endocapsular para aniridia. **C.** Anel endocapsular para coloboma de íris (diafragma do tipo 96G). (Cortesia de Morcher, GMBh, Alemanha.)

relacionada à ruptura física ou química da cápsula do cristalino. A cirurgia pode ser o tratamento adequado para esse tipo de inflamação ocular.

Glaucoma induzido pelo cristalino

Glaucoma inflamatório (glaucoma facolítico)

O glaucoma facolítico ocorre em um olho com uma catarata madura na qual a cápsula do cristalino está intacta. O material da catarata liquefeito não antigênico desnaturado vaza através da cápsula intacta do cristalino e desencadeia uma reação inflamatória macrofágica. Os macrófagos, ingurgitados com material de cristalino, obstruem o ângulo aberto, levando a um glaucoma secundário de ângulo aberto. A remoção do cristalino e a colocação da lente intraocular geralmente são curativas, evitando a necessidade de outros métodos de controle da pressão medicamentosa ou cirúrgica.

Bloqueio da pupila e fechamento angular (glaucoma facomórfico)

Da mesma maneira, a remoção do cristalino neste caso também é curativa. O crescimento do cristalino com a idade engloba progressivamente o espaço do segmento anterior e pode levar ao glaucoma agudo de ângulo fechado por meio do mecanismo do bloqueio pupilar. Isso é mais provável em olhos hipermetrópicos devido ao curto comprimento axial e aos segmentos anteriores já apertados. A remoção e a substituição do cristalino por uma lente intraocular aumentam muito o espaço do segmento anterior e, na maioria dos casos, resolve o glaucoma.

INDICAÇÕES REFRATIVAS PARA CIRURGIA DO CRISTALINO

Os aprimoramentos na tecnologia de medição, na anestesia ocular, na tecnologia da incisão, nas técnicas de lensectomia, na proteção dos tecidos por substâncias viscoelásticas oftálmicas (OVD, do inglês *ophthalmic viscosurgical device*) e na tecnologia das LIO possibilitaram a correção acurada e bem-sucedida dos erros de refração.

Quase todos os tecidos e espaços operáveis do olho vêm sendo investigados há décadas como locais de modulação cirúrgica refrativa: superfície epitelial da córnea, estroma corneano, superfície endotelial da córnea, câmara anterior, íris, pupila, câmara posterior, cristalino e esclera. O cristalino, portanto, assume o seu papel entre as demais estruturas como um local popular para a modulação refrativa cirúrgica, poupando os outros tecidos, quando apropriado ou necessário.

A substituição do cristalino transparente é atualmente um procedimento viável, tanto para a miopia quanto para a hipermetropia, atualmente com possibilidade de controlar o astigmatismo (Figura 5.6.3A), modular a aberração de alta ordem (Figura 5.6.3C) e reduzir os sintomas de presbiopia (Figura 5.6.3B e E). A demanda de pacientes por esses serviços aumentou muito nos últimos tempos.

As LIO multifocais (ver Figura 5.6.3B) representam algumas das primeiras tentativas de correção intraocular da presbiopia. Outras tentativas no desenvolvimento de uma pseudofacia verdadeiramente acomodativa incluíram a injeção intracapsular de silicone líquido[12-14] e a colocação intracapsular de lentes poli-HEMA com alto teor de água,[15] balão intracapsular líquido preenchido com silicone,[16,17] múltiplas LIO (polipseudofacia)[18,19] (Figura 5.6.3D) e as LIO acomodativas com hápticos flexíveis (ver Figura 5.6.3E).

INDICAÇÕES PARA DIFERENTES TÉCNICAS DE CIRURGIA

A cirurgia que afeta o cristalino humano pode ser organizada historicamente por sua cronologia de desenvolvimento (Tabela 5.6.1) ou dividida em quatro categorias principais por técnica (Boxe 5.6.2). As indicações para uma técnica específica de cirurgia do cristalino podem ser determinadas por vários fatores (Boxe 5.6.3). Diferentes condições médicas ou estados patológicos do olho e do cristalino podem favorecer uma técnica em detrimento de outra. Em alguns países, a disponibilidade de equipamentos e o nível de treinamento do cirurgião podem ser fatores que determinam a técnica. Certos países têm agências governamentais, organizações profissionais, instituições acadêmicas, operadoras de saúde ou instalações cirúrgicas que regulam e controlam os tipos de técnicas cirúrgicas que os cirurgiões podem realizar. Para o propósito deste texto, no entanto, apenas condições médicas ou patológicas específicas do olho são discutidas como fatores que determinam a escolha da técnica cirúrgica.

Extração intracapsular da catarata

O método de extração intracapsular de catarata (EICC) para remoção do cristalino não é mais o procedimento de escolha em países desenvolvidos desde o desenvolvimento de técnicas extracapsulares modernas no fim da década de 1970, principalmente devido a menores taxas de complicações no pós-operatório, como hemorragia, perda vítrea, descolamento de retina e edema macular cistoide. As indicações atuais para cirurgia de catarata intracapsular planejada estão, portanto, relacionadas apenas a situações em que frouxidão ou deficiência zonular existe e em

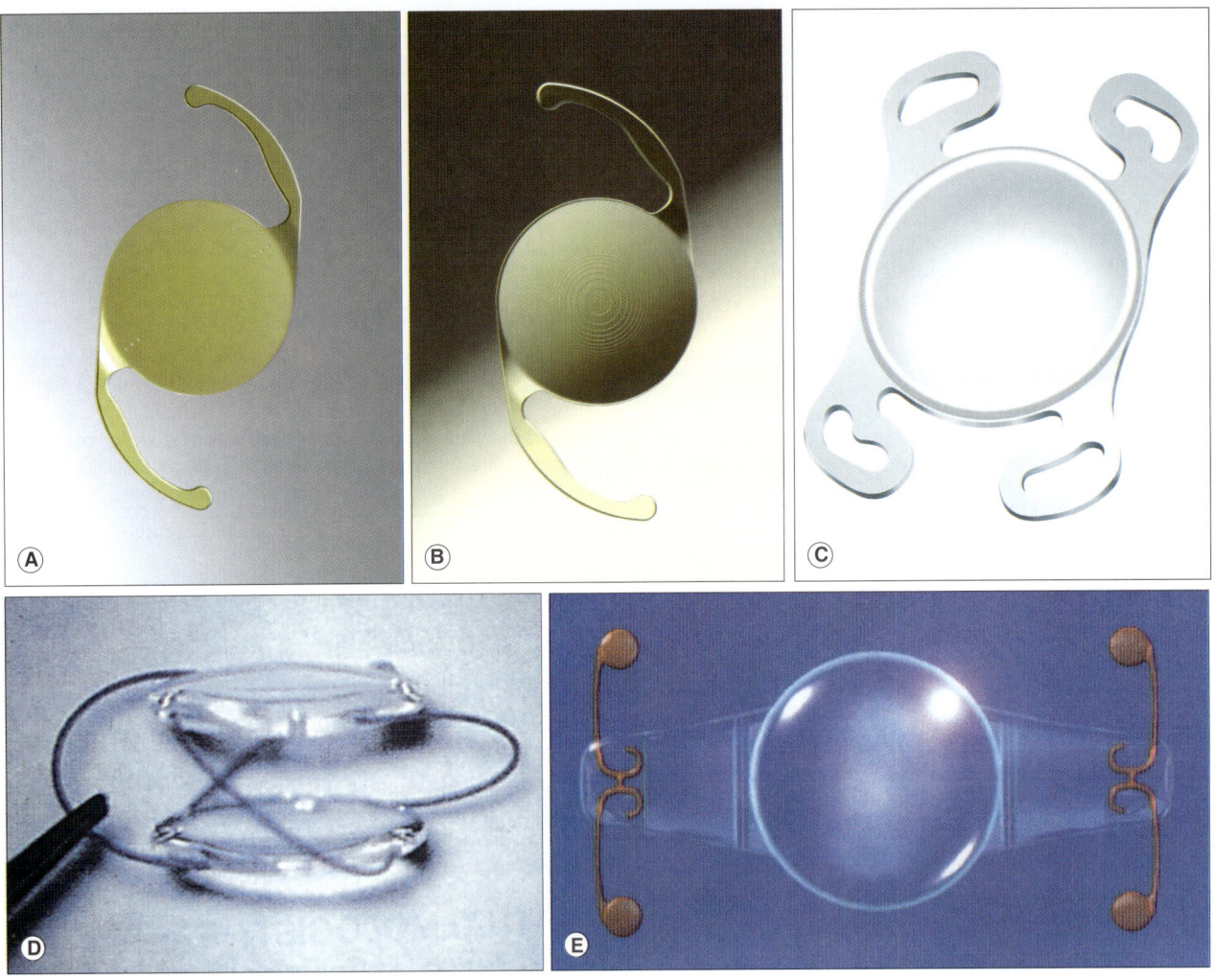

Figura 5.6.3 Modificações antigas e modernas nas lentes intraoculares que fornecem funções adicionais à correção da dioptria esférica pura. **A.** LIO tórica Alcon com filtro de luz azul (da IOL AcrySof). **B.** LIO multifocal Alcon com anéis apodizados, também com filtro de luz azul (da IOL AcrySof). **C.** LIO asférica Akreos – Bausch e Lomb (B&L). (Cortesia da B&L, Austrália.) **D.** Lente intraocular polipseudofácica de polimetilmetacrilato de acomodativa do modelo mais antigo. (Cortesia de T. Hara.) **E.** A lente intraocular multipeças de silicone – modelo AT-45 C&C Vision CrystaLens. (Cortesia de C&C Inc.)

que a instabilidade do saco capsular é prevista. Nessas circunstâncias, a cirurgia extracapsular segura e bem-sucedida com implante de lente intraocular é, frequentemente, improvável. As condições que podem estar associadas a essas condições são trauma físico no olho, processos mórbidos como a síndrome de Marfan, pseudoesfoliação e anomalias congênitas isoladas. A subluxação ou a luxação significativa do cristalino exige a remoção de todo o órgão, seja por cirurgia de catarata intracapsular ou por fragmentação e aspiração da *pars plana*.

Tradicionalmente, a EICC envolvia a remoção do cristalino inteiro intacto por meio de uma grande incisão medindo 12 a 14 mm. Nos primórdios desse tratamento cirúrgico, os olhos ficavam afácicos, com a correção por óculos afácicos, quando disponível. A cirurgia bilateral era invariavelmente necessária para minimizar os problemas provocados pela aniseiconia, embora a correção com lentes de contato tenha sido satisfatória. Muitos desses olhos, subsequentemente, tiveram LIO secundárias implantadas, com a escolha da LIO fixada no ângulo, na íris (anterior ou posterior) (Figura 5.6.4A) ou suturada ao sulco ciliar.

As LIO modernas de fixação no sulco têm atualmente características de *design* que permitem que elas entrem em fibrose nos processos ciliar e no sulco (Figura 5.6.4B), minimizando as chances de luxação posterior comum nas LIO de fixação no sulco antigas. Além disso, essas lentes são dobráveis, permitindo uma cirurgia de pequena incisão e que respeita os princípios para prevenção e correção do astigmatismo. Na maioria das situações primárias para EICC, a incisão precisa ser grande e, portanto, realizada apropriadamente para minimizar a indução do astigmatismo.

Extração extracapsular (cirurgia de catarata por expressão nuclear com grande incisão)

Essa técnica tornou-se popular na década de 1980, pois os cirurgiões que realizavam EICC com grande incisão e implante na câmara anterior desejavam os benefícios derivados de uma cápsula posterior intacta e de um implante de câmara posterior. A técnica persiste até os dias atuais e é realizada em muitos pacientes, particularmente em países em desenvolvimento, nos quais as técnicas mais avançadas de incisão pequena (faco) e implante de lente dobrável ainda não estão disponíveis para as massas.

As únicas indicações para a abordagem nuclear referem-se agora a (1) núcleos duros que não podem ser emulsificados com segurança por faco e (2) ruptura da cápsula posterior com apresentação vítrea durante o procedimento. Cataratas com córneas de alto risco (p. ex., distrofia endotelial de Fuchs, transplante de córnea) eram anteriormente consideradas como melhor tratadas pela expressão nuclear via capsulotomia linear contínua e técnicas intercapsulares.[20,21] Com uso otimizado de viscoelásticos (*soft shell*)[22] e boa técnica,[23] entretanto, procedimentos de pequena incisão são agora o procedimento de escolha.

TABELA 5.6.1 História das técnicas cirúrgicas de catarata.

Ano	Técnica	Lugar	Cirurgião
800	Couching	Índia	Desconhecido
1015	Aspiração com agulha	Iraque	Desconhecido
1100	Aspiração com agulha	Síria	Desconhecido
1500	Couching	Europa	Desconhecido
1745	ECCE com incisão inferior	França	Daviel
1753	EICC com expressão manual	Inglaterra	Sharp
1860	ECCE com incisão superior	Alemanha	Von Graefe
1880	EICC com zonulólise com gancho de músculo e tombamento do cristalino	Índia	Smith
1900	EICC com pinça de cápsula	Alemanha	Verhoeff Kalt
1940	EICC por erisiface com aspiração de cápsula	Europa	Stoewer I. Barraquer
1949	ECCE com LIO na câmara posterior e microscópio cirúrgico	Inglaterra	Ridley
1951	LIO de câmara anterior	Itália Alemanha	Strampelli Dannheim
1957	EICC por lise enzimática zonular	Espanha	J. Barraquer
1961	EICC por crioaderência de cápsula	Polônia	Krawicz
1967	ECCE por facoemulsificação	EUA	Kelman J. Shock
1975	LIO fixadas na íris e pupila	Países Baixos	Binkhorst Worst
1984	LIO dobráveis	EUA África do Sul	Mazzoco Epstein

ECCE (do inglês *extracapsular cataract extraction*), extração extracapsular de catarata; EICC, extração intracapsular de catarata; LIO, lente intraocular.

Cirurgia de catarata por expressão nuclear com pequena incisão (*Mini-nuc* e outras técnicas)

As indicações para essas técnicas[24,25] relacionam-se, na maioria das vezes, com os benefícios da cirurgia de menor incisão. Fatores socioeconômicos e disponibilidade de instrumentação, juntamente com a experiência do cirurgião, também desempenham função significativa na escolha desse tipo de cirurgia.

Facoemulsificação

Esta técnica de remoção do núcleo tem sido realizada por meio de incisões variando de 3,2 mm a menos de 1,0 mm. Combinada com a implantação de lentes dobráveis, a principal vantagem da faco é a incisão pequena. Muitas técnicas de faco foram descritas (Boxe 5.6.4), assim como algumas técnicas sem ultrassom[26,27] (das quais pouquíssimas podem competir com ultrassom). As técnicas atuais usam faco por meio de incisões esclerais ou em córnea clara, autosselantes e sem sutura medindo entre 1,9 e 3,2 mm. As incisões menores são astigmaticamente neutras. Essas incisões corneanas, se feitas no eixo mais curvo do astigmatismo e se tornadas mais extensas ou deslocadas para o centro da córnea a partir do limbo, podem ser usadas para titular a quantidade de correção astigmática. Esses efeitos podem ser duplicados fazendo também incisões similares no lado oposto do eixo curvo da córnea (Tabela 5.6.2). Consequentemente, a presença de cilindro da córnea é uma indicação para facoemulsificação e implante de lente dobrável, assim como a ausência do cilindro corneano. A mais nova das técnicas de cirurgia de catarata envolve uma combinação de técnicas, usando faco assistido por *laser* de femtossegundo, na qual o *laser* de femtossegundo pode cortar incisões corneanas acuradas, uma capsulorrexe de tamanho acurado verdadeiramente circular e fragmentação

BOXE 5.6.2 Técnicas de cirurgia do cristalino.

I. Reposicionamento do cristalino (*couching*)
   A. Extracapsular
   B. Intracapsular
      1. Zonulólise física (instrumental)
      2. Zonulólise farmacológica (enzimática)
II. Remoção de lente
   A. Total (intracapsular)
      1. Pinça de cápsula
      2. Erisiface de sucção
      3. Crioextração
   B. Parcial (extracapsular)
      1. Capsulotomia anterior/capsulectomia
         a. Descontínua
         b. Contínua (capsulorrexe)
         c. Linear
      2. Remoção de núcleo
         a. Retirada do núcleo organizado (inteiro) (incisão grande)
            (1) Expressão ("empurrar")
            (2) Extração ("puxar")
         b. Retirada do núcleo desorganizado (fracionado)
            (1) Facossecção
            (2) Facoemulsificação-aspiração
               (a) Ultrassom
                   (i) linear
                   (ii) torsional
               (b) *Laser*
               (c) Jato de água
               (d) Rotor
      3. Remoção do córtex
         a. Irrigação
         b. Aspiração
III. Substituição de lentes (implante de lentes intraoculares)
   A. Locais
      1. Câmara anterior
         a. Fixação no ângulo
         b. Fixação na íris
      2. Pupila
      3. Câmara posterior
         a. Fixação na íris (suturada ou encravada)
         b. Sulco ciliar (suturado ou não)
      4. Cápsula do cristalino
         a. Cápsula Anterior
            (1) háptico no sulco/zona óptica no saco
            (2) zona óptica na câmara posterior/hápticos no saco
         b. Intracapsular ("colocação no saco")
         c. Cápsula posterior (hápticos no saco/zona óptica no espaço de Berger)
      5. *Pars plana* (suturada)
   B. Materiais ópticos
      1. Hidrofóbico
         a. Polimetilmetacrilato (PMMA)
         b. Silicone
         c. Acrílico
      2. Hidrofílico
         a. Poli-hidroxietil metacrilato (poli-HEMA)
         b. Acrílico
         c. Copolímero de colágeno
   C. Tipos ópticos
      1. Monofocal
         a. Esférico
            (1) *Plus*
            (2) *Minus*
         b. Tórica
         c. Telescópica
         d. Prismática
      2. Multifocal
      3. Acomodativa
IV. Restabelecimento do cristalino: reversão da presbiopia pela expansão escleral
   A. Cerclagem ciliar
   B. Esclerotomia ciliar anterior radial

BOXE 5.6.3 Técnicas de remoção de lentes | Indicações oculares.

I. Extração intracapsular
   A. Ausência/diálise zonular
   B. Subluxação do cristalino
   C. Luxação do cristalino
II. Retirada do núcleo organizado (inteiro)
   A. *Status* da córnea
      1. Contagem de células endoteliais baixas
      2. Distrofia guttata
   B. *Status* da catarata
      1. Esclerose nuclear brunescente
      2. Catarata nigra
   C. Cápsula posterior rota durante a facoemulsificação
   D. Diálise zonular
III. Facossecção
   A. Mesmas indicações de córnea, catarata e cápsula como da retirada do núcleo inteiro
   B. Manejo de astigmatismo
IV. Facoemulsificação
   A. *Status* da córnea
      1. Contagem normal de células endoteliais
      2. Nenhuma distrofia guttata
   B. *Status* da catarata
      1. Esclerose nuclear imatura
      2. Catarata cortical ou subcapsular
   C. Manejo de astigmatismo

TABELA 5.6.2 Nomograma de cirurgia astigmática penetrante (PAK, do inglês *penetrating astigmatic keratotomy*).

Cyl para corrigir	Tamanho da incisão (mm)	Distância do eixo visual (mm)	Tamanho de incisão oposto (mm)	Distância do eixo visual (mm)
1,00 a 1,50	3,2	6,0	–	–
1,50 a 2,00	3,2	6,0	3,2	6,0
2,00 a 2,50	3,5	6,0	3,5	6,0
2,50 a 3,00	3,5	5,5	3,5	5,5
3,00 a 3,50	3,5	5,0	3,5	5,0

parcial do núcleo do cristalino, permitindo menos liberação de energia ultrassônica.[28,29] Quando necessário, essa técnica pode ser combinada à vitrectomia posterior de maneira segura.[30]

Cirurgia da cápsula do cristalino

O *laser* de femtossegundo fornece, atualmente, o estado da arte para a capsulectomia. Essa abertura capsular é guiada por *software*, por isso é perfeitamente circular e ajustada para um diâmetro e posição escolhidos (Figura 5.6.5). A capsulorrexe curvilínea contínua ou CCC[31] continua sendo a capsulectomia de escolha quando o *laser* de femtossegundo não está disponível. O tamanho da capsulectomia geralmente é de aproximadamente 4,5 a 5,5 mm, suficiente para cobrir a borda da zona óptica da LIO para a colocação no saco capsular. A margem contínua da rexis fornece resistência para a manipulação durante a cirurgia, mantém a LIO no saco afastada da porção pigmentada da íris e mantém a zona óptica da LIO e os hápticos em posição para a estabilidade refrativa e transparência da capsula posterior. Quando a expressão do núcleo é necessária (incomum) e a abertura é muito pequena para a passagem do núcleo,[34] incisões relaxantes na margem da rexis podem ser necessárias.

Uma boa visão geral, com um ótimo reflexo vermelho é necessária para executar uma CCC. Quando a maturidade do cristalino é tal que o reflexo vermelho é fraco ou inexistente, a coloração capsular com azul de tripano ou indocianina verde é útil para a visualização. A capsulorrexe descontinuada, rupturas radiais da cápsula anterior ou as rupturas da cápsula posterior podem causar prolapso vítreo e complicações indesejáveis com a LIO.[32-34] É necessário cuidado quando a zônula está fraca. A fimose capsular pode ocasionalmente ser vista onde a zônula é fraca ou danificada com contratura significativa da CCC (Figura 5.6.6A e B). O alargamento capsular anterior por *laser* Nd: YAG pode ser necessário nessas circunstâncias. A contratura capsular pode ser vigorosa e causar a cessação do efeito acomodativo na maioria das LIO acomodativas atualmente disponíveis. A contratura, ocasionalmente, pode ser assimétrica e causar modificação na refração (a LIO ajustável à luz de Calhoun[35] pode combater essas assimetrias). Normalmente, no entanto,

BOXE 5.6.4 Técnicas de facoemulsificação.

I. Localização
   A. Câmara anterior (Kelman, Brown)
   B. Plano Íris (Kratz)
   C. Câmara posterior (supracapsular) (Maloney)
   D. Cápsula (endolenticular, *in situ*)
      1. capsulectomia anterior (Sinskey)
      2. capsulotomia anterior (intercapsular) (Hara)
II. Técnicas
   A. Carrossel
   B. *Chip-and-flip* (Fine)
   C. Facofratura
      1. Dividir e conquistar (Gimbel)
      2. Pré-sulcado em quatro quadrantes (Shepherd)
      3. Chop contínuo (Nagahara)
      4. Stop and Chop (Koch)
      5. Chop duplo (Kammann)

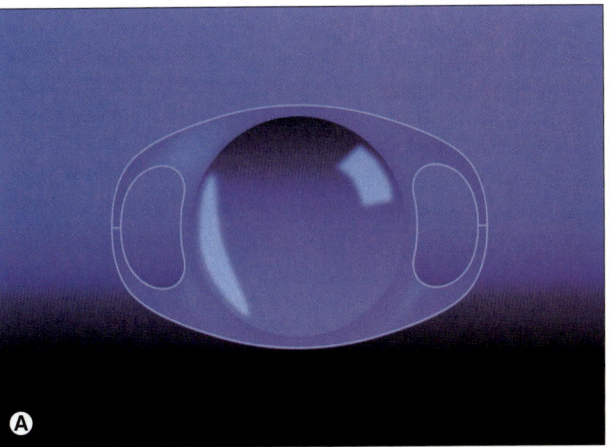
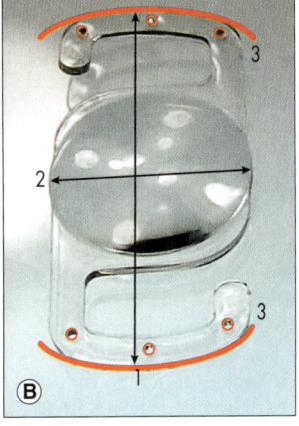

Figura 5.6.4 Exemplos dos novos modelos de lentes intraoculares (LIO) para olhos sem suporte capsular. **A.** LIO Artisan para fixação anterior ou posterior na íris. **B.** LIO FH1000 (Lenstec) dobrável de acrílico hidrofílico para fixação no sulco por meio de sutura com estabilidade em longo prazo por fibrose por meio de orifícios construídos para esse fim na periferia dos hápticos destacados na foto. Os raios dos hápticos se juntam com sulcos de 13 mm de extensão (3) e o óptico é reforçado para neutralizar qualquer força de torsão. Comprimento da LIO: 13,25 mm (1); zona óptica: 6,0 mm (2).

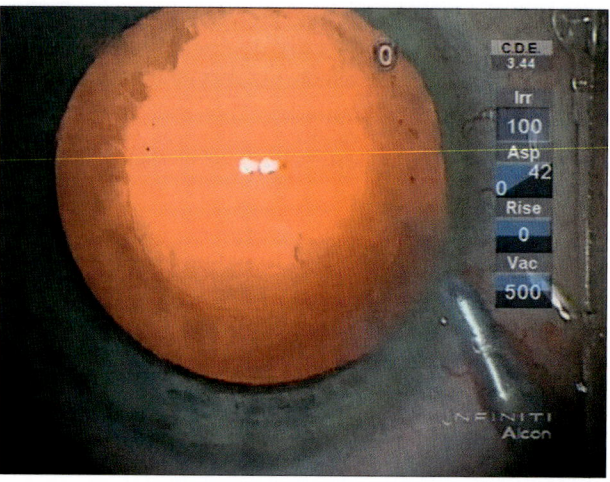

Figura 5.6.5 Capsulotomia e capsulectomia em cirurgia de catarata assistida por *laser* de femtossegundo. (Agradecimentos a C. Chan e G. Sutton, Vision Eye Institute, Chatswood, Sydney, Austrália.)

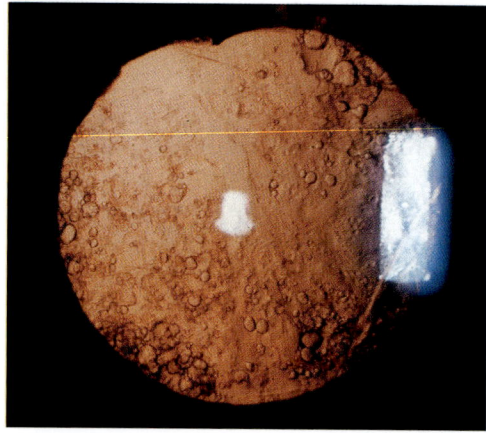

Figura 5.6.7 Opacificação da cápsula posterior por hiperplasia de células epiteliais do cristalino.

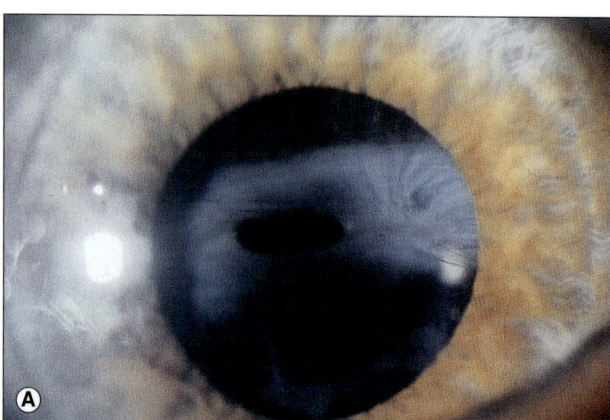

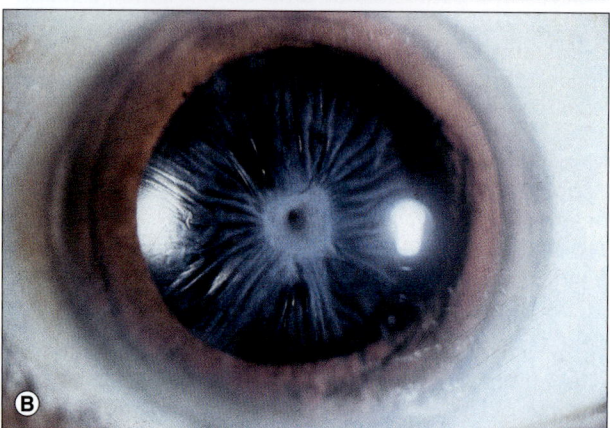

Figura 5.6.6 Fibrose de cápsula anterior. Fibrose de cápsula anterior assimétrica (**A**) e simétrica (**B**) causando graus variáveis de fimose capsular. (Cortesia de John Shephard, MD, Las Vegas, NV.)

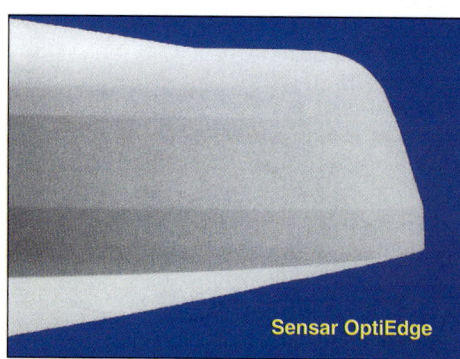

Figura 5.6.8 Muitas lentes intraoculares são atualmente produzidas com bordas posteriores quadradas para minimizar a migração de células epiteliais do cristalino em direção ao eixo visual. Este exemplo mostra o AMO Sensar AR40e com borda anterior arredondada e borda posterior quadrada. (Cortesia da Abbott Medical Optics Inc.)

> **BOXE 5.6.5 Cirurgia de células epiteliais de lentes.**
>
> I. Procedimentos primários
>   A. Mecânica
>   1. Polimento capsular
>   2. Aspiração capsular à vácuo
>   3. Aspiração capsular à vácuo com ultrassom
>   4. Curetagem capsular
>   5. Crioterapia capsular
>   B. Farmacológico
>   1. Hidrolavagem hipotônica
>   2. Antimetabólitos
>   3. Antiprostaglandinas
>   C. Imunológico
>   1. Anticorpos monoclonais
>   D. Capsulotomia/capsulectomia posterior profilática (CCC)
> II. Procedimentos secundários
>   A. Invasivo
>   1. Capsulotomia/capsulectomia (CCC)
>   2. Curetagem
>   3. Aspiração à vácuo
>   B. Não invasivo
>   1. Capsulotomia/capsulectomia a *laser* Nd:YAG

Cirurgia zonular

Manter a resistência zonular adequada, bem como a integridade do saco capsular, como discutido anteriormente, é vital para a estabilidade em longo prazo de uma lente intraocular. Ocasionalmente, a zônula é lesada segmentarmente, causando frouxidão segmentar do saco capsular e dificuldade na cirurgia e descentralização da LIO. Vários cirurgiões desenvolveram

a contratura com a nova geração de LIO de borda quadrada projetadas para o saco capsular mantém a transparência da cápsula posterior. Ocasionalmente, as células epiteliais do cristalino que induzem essas alterações também migram para trás da LIO, causando o aparecimento de pérolas de Elschnig e opacidade capsulares posteriores, necessitando de capsulectomia posterior por Nd:YAG (Figura 5.6.7). Tentativas foram feitas para destruir células epiteliais restantes com vários instrumentos e produtos químicos[36-41], mas sem grande sucesso *in vivo até* agora (Boxe 5.6.5). Nos casos em que uma LIO necessite de fixação no sulco ou na proximidade da íris posterior pigmentada, uma borda anterior redonda é necessária para evitar a irritação da íris, a dispersão do pigmento e a inflamação secundária e o glaucoma (Figura 5.6.8).

dispositivos similares para estabilizar a flacidez segmentar do saco capsular. Esses dispositivos, chamados anéis de tensão capsular, são inseridos no fórnice do saco capsular para fornecer tensão suficiente para a estabilidade e a centralização da lente intraocular. Cionni (Cincinnati, OH) projetou modificações nos anéis de tensão da cápsula de polimetilmetacrilato para permitir que eles sejam suturados à parede do olho,[42] criando assim uma "pseudozônula" sintética presa a um aparelho de suporte intracapsular (Figura 5.6.9A, B e C).

Cirurgia para presbiopia

Muitas tentativas foram feitas na restauração cirúrgica da acomodação. Muitas falharam ou tiveram resultados ruins. Estas variam de implantes esclerais para expandir a esclera periférica anterior, na tentativa de permitir mais espaço para ação ciliar, a modelos de LIO acomodativas colocadas no saco capsular. A maioria desses dispositivos espetacularmente bem projetados, lamentavelmente, teve um desempenho ruim. Substâncias injetadas no saco capsular[38] para restaurar a capacidade de acomodação ainda não chegaram ao mercado. A monovisão e a multifocalidade continuam sendo as bases da cirurgia para a presbiopia. Essas técnicas continuam a fornecer os resultados mais satisfatórios, juntamente com a seleção apropriada do paciente. Tentativas foram feitas para usar a tecnologia pinhole para fornecer uma profundidade de foco na qual nem a acuidade de perto nem a de longa distância sejam comprometidas (como incorporada tanto no implante corneano, quanto na lente intraocular pela AcuFocus) para aqueles que têm dificuldade com as limitações da multifocalidade ou com a anisometropia da monovisão. Essas tecnologias têm demorado a ganhar força, já que a tecnologia multifocal tem mostrado uma melhora significativa nos últimos tempos. Algumas das empresas de LIO cirúrgicas modificaram suas tecnologias multifocais para suavizar as aberrações ópticas para longe inerentes a essa tecnologia, com o pequeno custo de colocar o ponto próximo ligeiramente mais afastado. Devido à melhoria significativa na óptica dessas lentes, as empresas estão usando novos termos para descrever a profundidade de foco que essas lentes têm, no lugar de usar o termo multifocal. A pesquisa continua neste campo para manter uma profundidade de foco abrangente sem os efeitos de aberração.

Monovisão

Monovisão é o estado de anisometropia buscando a emetropia em um olho (geralmente, o olho dominante) e ametropia para perto (miopia), em geral, no olho não dominante. Sob uma perspectiva estritamente óptica, um resultado miópico de –3,00 dioptrias (D) forneceria um ponto focal próximo a 33 cm. Essa quantidade de anisometropia pode produzir, em muitos casos, sintomas de astenopia. Na prática, os pacientes precisam apenas de pequenas quantidades de miopia residual para poder ler e realizar tarefas visuais para perto.

A refração-alvo que no olho não dominante para leitura na monovisão fornece a melhor acuidade de leitura com menor perda de acuidade à distância e com menos astenopia anisometrópica está entre –0,75 D e –1,50 D. Essa quantidade de ametropia, particularmente quando associada com pequena quantidade de defocus esférico,[43] fornece a reabilitação mais fácil para o paciente com monovisão, mantendo uma acuidade visual razoável para perto e distâncias intermediárias. Apesar dessas diretrizes, os pacientes ainda devem se submeter, no mínimo, a uma demonstração da monovisão com lente de prova (armação de prova) e, na melhor das hipóteses, a uma simulação prolongada da lente de contato do tratamento cirúrgico sugerido.

Essa conduta maximiza significativamente o número de pacientes satisfeitos após a cirurgia.

Astigmatismo

Como discutido anteriormente, o cirurgião atendendo às necessidades do paciente de lensectomia, seja de indicação médica ou refrativa, precisa manter uma abordagem holística para a correção do problema de seu paciente. Os seguintes itens devem ser considerados para otimizar o resultado para o paciente:

- A remoção da opacidade ou erro no sistema óptico (a catarata)
- A correção acurada do estado óptico do olho (técnicas de biometria e fórmulas, prevenção de indução de astigmatismo e correção de astigmatismo preexistente)
- A execução da cirurgia da maneira mais segura possível nas circunstâncias existentes para minimizar complicações (esterilidade, realização e localização da incisão, fechamento de feridas, antibióticos perioperatórios, técnica cirúrgica etc.) enquanto avalia e atende a esses itens, garantindo que a melhor combinação de técnicas forneça a solução ideal para o paciente, e isso inclui manter a capacidade de abordar novamente resultados não ótimos.

O manejo do astigmatismo na cirurgia do cristalino (ou em qualquer cirurgia do segmento anterior) tornou-se uma parte essencial e integrante da execução da cirurgia.

Várias técnicas foram descritas para controlar o astigmatismo, tanto na minimização da indução quanto no tratamento do erro cilíndrico preexistente. A técnica mais útil que cobre os erros astigmáticos mais comuns é a incisão "no eixo" para a cirurgia de pequena incisão (*i. e.*, realização da incisão cirúrgica na periferia do eixo mais curvo do astigmatismo). Outras escolas de pensamento sugerem que a cirurgia deve ser realizada com a menor incisão possível (astigmaticamente neutra), depois colocando as incisões no eixo no meridiano apropriado, seja espessura parcial (incisão relaxante limbar [LRI, do inglês *limbal relaxing incision*] – incisões corneanas verticais de espessura

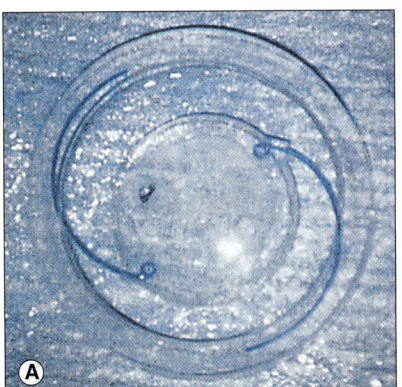
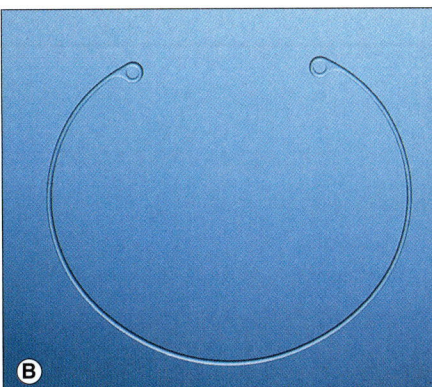
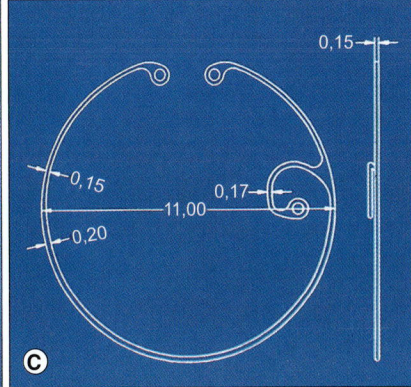

Figura 5.6.9 Soluções passadas e atuais para a deficiência zonular. A. Anel endocapsular dobrável de silicone, circular fechado completo. (Cortesia de T. Hara.) **B.** Anel endocapsular de polimetilmetacrilato aberto. (Cortesia de Morcher, GMBh, Alemanha.) **C.** Anel endocapsular modificado por Cionni para suturar à esclera para criar uma pseudozônula. (Cortesia de Morcher, GMBh, Alemanha.)

parcial)[44,45] ou penetrante (ceratotomia astigmática penetrante [PAK] – incisão penetrante autosselante, de espessura completa, orientada obliquamente por meio da córnea). A PAK é o meio mais eficaz de controlar o astigmatismo, mas implica na perfuração da córnea, o mecanismo do poder do procedimento. Manter as incisões com um único corte e, assim, reduzir a passagem do instrumento aumenta a probabilidade de um fechamento perfeito, minimiza o vazamento pela ferida cirúrgica e minimiza o risco de infecção. O poder de correção na PAK pode ser aumentado ainda mais pela criação de uma segunda ceratotomia no lado oposto da primeira incisão (180° oposta). O efeito é maior com a penetração, alcançando correções de até 6,00 a 7,00 D de astigmatismo com um único par de incisões. O nomograma de PAK listado na Tabela 5.6.2 demonstra a titulação do efeito corretivo astigmático pela variação da largura da incisão em relação ao raio da zona óptica (a proximidade da incisão à pupila/centro astigmático).[45] Na execução da cirurgia de correção de cilindro, os eixos do paciente devem ser marcados antes dele se deitar para anestesia (local, tópica ou geral) para evitar erro ciclotorsional.

Altos níveis de correção astigmática por incisão como descritos anteriormente podem induzir aberração secundária de alta ordem (*quadrafoil*). Agora, com a disponibilidade de um grande número de diferentes LIO tóricas (até 6 D e construídas em uma base asférica), todas fornecendo uma correção astigmática estável, não há mais necessidade de PAK para correções maiores. Deve-se observar que, na seleção de uma LIO tórica, mais de um método ceratométrico/topográfico deve ser usado para determinar a ocorrência de cilindro corneano para correção. Tanto a correção desnecessária quanto a sobrecorreção do cilindro devem ser evitadas.

BIBLIOGRAFIA

Ahmed II, Crandall AS. *Ab externo* scleral fixation of the Cionni modified capsular tension ring. J Cataract Refract Surg 2001;207:977–81.

Apple D, Park S, Merkley K, et al. Posterior chamber intraocular lenses in a series of 75 autopsy eyes. Part I. Loop location. J Cataract Refract Surg 1986;12:358–62.

Arsinhoff SA. The viscoelastic soft shell technique. In: Kohnen T, Koch D, editors. Essentials in ophthalmology. Berlin, Heidelberg: Springer-Verlag; 2005. p. 50–6. [ch 3.10].

Assia E, Apple D, Tsai J, et al. The elastic properties of the lens capsule in capsulorrhexis. Am J Ophthalmol 1991;111:628–32.

Bali SJ, Hodge C, Chen S, et al. Femtosecond laser assisted cataract surgery in phacovitrectomy. Graefes Arch Clin Exp Ophthalmol 2012; 250(10):1549–51.

Bali SJ, Hodge C, Lawless M, et al. Early experience with the femtosecond laser for cataract surgery. Ophthalmology 2012;119:891–9.

Blumenthal M, Assia EI. Extracapsular cataract extraction. In: Nordan LT, Maxwell WA, Davison JA, editors. The surgical rehabilitation of vision. New York: Gower; 1992. [ch 10].

Datiles MB III, Magno BV, Freidlin V. Study of nuclear cataract progression using the National Eye Institute Scheimpflug system. Br J Ophthalmol 1995;79:527–34.

Fine IH, Packer M, Hoffman RS. Nucleofractis techniques. In: Kohnen T, Koch D, editors. Essentials in ophthalmology. Berlin, Heidelberg: Springer-Verlag; 2005. p. 25–32. [ch 2.5].

Gimbel HV, Neuhann T. Development, advantages, and methods of the continuous circular capsulorrhexis technique. J Cataract Refract Surg 1990;16:31–7.

Lawless M, Hodge C. Femtosecond laser cataract surgery: an experience from Australia. Asia Pac J Ophthalmol (Phila) 2012;1:5Y10.

McIntyre DJ. Cataract surgery: techniques, complications and management. In: Steinert RF, editor. Phacosection cataract surgery. Philadelphia: WB Saunders; 1995. p. 119–22.

As referências completas estão disponíveis no **GEN-io**.

PARTE 5 CRISTALINO

Farmacoterapia da Cirurgia de Catarata

5.7

Steve A. Arshinoff, Yvonne A.V. Opalinski e Dominik W. Podbielski

Definição: Medicamentos usados na cirurgia de catarata.

Características principais

- Os agentes farmacoterapêuticos são usados nos períodos pré-operatório, intraoperatório e pós-operatório de cirurgia de catarata
- Medicamentos pré-operatórios são usados como midriáticos, antibióticos profiláticos e anestésicos
- Os agentes farmacoterapêuticos intraoperatórios incluem soluções de irrigação e aditivos para soluções de irrigação, bem como dispositivos viscocirúrgicos oftálmicos e medicamentos intracamerais
- Os medicamentos pós-operatórios incluem antibióticos, corticosteroides e anti-inflamatórios não esteroides (AINE).

INTRODUÇÃO

Com a atual evolução das técnicas cirúrgicas de catarata, mudanças correspondentes no manejo farmacoterapêutico dos pacientes com catarata são inevitáveis. Neste capítulo, as práticas farmacoterapêuticas atuais nos períodos pré, intra e pós-operatório são revisadas.

MEDICAMENTOS PRÉ-OPERATÓRIOS

A Tabela 5.7.1 fornece um resumo das rotinas farmacoterapêuticas pré-operatórias comumente usadas para a cirurgia de catarata.

Dilatação pupilar

Agentes simpaticomiméticos midriáticos (fenilefrina a 2,5%) e cicloplégicos parassimpaticolíticos (tropicamida ou ciclopentolato a 1,0%) geralmente são usados em conjunto, antes da expressão nuclear extracapsular, facoemulsificação (faco) ou cirurgia de catarata assistida por *laser* de femtossegundo (FLACS, do inglês *femtosecond laser-assisted cataract surgery*). Se usados em excesso, os simpatomiméticos aumentam a possibilidade de uma resposta hipertensiva sistêmica grave com riscos sistêmicos associados em adultos idosos.[1] Por esse motivo, a fenilefrina a 10% não é recomendada rotineiramente. Para ajudar na dilatação adequada da pupila, a pilocarpina e outros mióticos colinérgicos devem ser descontinuados 12 a 24 horas antes da cirurgia (aproximadamente o dobro da duração esperada de ação do agente específico).

Os AINE tópicos são comumente usados em cirurgia de catarata para prevenir a miose pupilar, reduzir a inflamação induzida cirurgicamente e prevenir o edema macular cistoide (EMC) no pós-operatório.[2] Os AINE inibem a ciclo-oxigenase, diminuindo a síntese de prostaglandinas do ácido araquidônico.[2,3] A prostaglandina E2 (PGE2) aumenta a ação constritora do esfíncter da íris por meio de um mecanismo não dependente

TABELA 5.7.1 Agentes comumente usados na farmacoterapia pré-operatória de rotina de cirurgia de catarata.

	Classe e agente	Concentração	Dosagem
Anti-inflamatórios não esteroides para prevenir miose	Diclofenaco Cetorolaco Flurbiprofeno Indometacina Nepafenaco	0,10% 0,50% 0,03% 1% 0,1%	1 gota 2 a 4 vezes durante 1 h precedendo a cirurgia
Cicloplégicos	Tropicamida Ciclopentolato	1% 1%	1 gota 2 a 4 vezes durante 1 h precedendo a cirurgia
Midriáticos	Fenilefrina	2,50%	1 gota duas vezes durante 0,5 h no pré-operatório
Antibiótico profilático	Gramicidina-neomicina-polimixina B Gentamicina Tobramicina Ciprofloxacino Ofloxacino Moxifloxacino Trimetropina-polimixina B	0,025 mg/ml 2,5 mg/ml 10.000 UI/ml 0,30% 0,30% 0,30% 0,30% 0,50% 1 mg/ml (10.000 UI/ml)	1 gota 2 a 4 vezes durante 1 h precedendo a cirurgia
Anestésico: retrobulbar ou parabulbar (uso cada vez mais raro)	Lidocaína Mepivacaína Bupivacaína	1 a 2% 1 a 2% 0,25 a 0,75%	3 a 9 ml
Anestésico: intracameral (uso cada vez mais comum)	Lidocaína isotônica não preservada	1 a 2%	0,1 a 0,6 ml
Anestésico tópico	Proparacaína Tetracaína Benoxinato (oxibuprocaína) Lidocaína Bupivacaína	1 a 2% 0,50% 0,40% 4% 0,75%	1 a 2 gotas antes da cirurgia e, depois, a cada 10 min ou conforme necessário durante a cirurgia

de receptores colinérgicos.[4,5] O flurbiprofeno tópico 0,03%, o primeiro agente utilizado para esta indicação, demonstrou ser clinicamente superior à indometacina tópica a 1%. Atualmente, o diclofenaco a 0,1%, o cetorolaco a 0,5% e o nepafenaco a 0,1% têm a mesma indicação.[6] Embora o diclofenaco e o flipriprofeno mantenham adequadamente a midríase durante a cirurgia,[7] o cetorolaco parece inibir mais eficazmente a miose.[8]

Soluções midriáticas intracamerais utilizando ciclopentolato a 0,1%, fenilefrina a 1,5%, xilocaína a 1% ou tropicamida a 0,5%, fenilefrina a 5% e diclofenaco a 0,1%, em soluções livres de conservantes são seguras para o endotélio da córnea, eficazes na produção e manutenção da dilatação pupilar e são usadas em várias combinações (Tabela 5.7.2).[9-11] A redilatação efetiva também ocorreu com o uso desses midriáticos durante a cirurgia nas pupilas contraídas.[12]

Profilaxia anti-infecciosa

Não há consenso mundial sobre antibióticos tópicos profiláticos na cirurgia de catarata, embora seu uso tenha sido uma prática aceita há décadas. Um grande estudo randomizado de antibióticos tópicos pré-operatórios para a prevenção da endoftalmite ainda não foi realizado. A fonte mais importante de potenciais organismos infecciosos é a flora natural da conjuntiva e da pele do próprio paciente. As culturas intraoperatórias indicam que 5% das cirurgias intraoculares resultam em contaminação mensurável da câmara anterior pela flora local, mas a maioria dos pacientes não desenvolve sequelas clínicas adversas.[13] Culturas da conjuntiva e da câmara anterior de pacientes que subsequentemente desenvolveram endoftalmite, em geral, geraram as mesmas cepas bacterianas. Estafilococos (*Staphylococcus epidermidis* e *S. aureus*), difteroides (*Corynebacterium*), estreptococos (*Streptococcus viridans*) e bacilos gram-negativos (espécies de pseudomonas, serratia e enterobacteriaceae, *Propionibacterium acnes* anaeróbias e outros) são os agentes infecciosos mais comuns em ordem decrescente.[14,15] Os medicamentos devem cobrir adequadamente essas bactérias durante os períodos operatório e perioperatório. Antes da cirurgia de catarata, os regimes anti-infecciosos tópicos incluíam, historicamente, o sulfato de gramicidina-neomicina-polimixina B; aminoglicosídios, como gentamicina ou tobramicina (que fornecem cobertura para bactérias gram-negativas e para pseudomonas); e as fluoroquinolonas – ciprofloxacino, norfloxacino, ofloxacino, 0,3%[7,16,17] ou levofloxacino a 0,5%. Destes, o levofloxacino proporcionou cobertura superior e penetração na câmara anterior, antes que a fluoroquinolona de quarta geração (G4FQ) se tornasse disponível.[18-21] Os G4FQs, gatifloxacino 0,3% e moxifloxacino 0,5%, são atualmente preferidos, porque oferecem melhor penetração em comparação com as gerações anteriores (o moxifloxacino parece ser melhor que o gatifloxacino),[22,23] cobertura de amplo espectro, menor incidência de resistência bacteriana e com a mesma segurança.[24-26] A profilaxia antibacteriana para a cirurgia de catarata tornou-se uma questão cada vez mais proeminente após a confirmação do aumento da incidência de endoftalmite no pós-operatório com incisões em córnea clara.[27] Estudos retrospectivos indicam que as taxas de endoftalmite são mais baixas com o uso pós-operatório de G4FQ tópico em comparação com controles históricos.[28] Não existem estudos prospectivos determinando a dosagem ideal para o uso profilático, mas alguns autores sugeriram que a administração de antibióticos 3 dias antes da cirurgia pode produzir níveis superiores de substância intraocular durante a cirurgia. Um consenso semelhante de uso de antibióticos 1 a 3 dias no pré-operatório ocorreu na pesquisa de 2007 da American Society of Cataract and Refractive Surgery (ASCRS).[27,29-32] Não pareceu haver diferença na carga bacteriana com o uso de moxifloxacino 1 a 3 dias no pré-operatório.[33] Vários casos recentes levantaram preocupações de que o uso profilático de antibióticos potentes em pacientes saudáveis com catarata pode levar à resistência bacteriana, aumentando teoricamente o risco de infecção pós-operatória com uma cepa resistente em pacientes assim tratados. Ong-Tone[34] demonstrou que a concentração aquosa de antibióticos administrados topicamente é máxima quando as gotas são administradas em até 2 horas após a cirurgia, tornando desnecessária sua administração com dias de antecedência. Portanto, a administração tópica de antibiótico a cada 15 minutos, em três a quatro doses antes da cirurgia, parece ser a ideal, obtendo a maior concentração na câmara anterior, o que impede que haja tempo suficiente para que as cepas resistentes se instalem.[34] Em escala populacional, a literatura médica consensualmente afirmou que o risco de causar cepas resistentes pelo uso de antibióticos na oftalmologia é mínimo devido ao baixo número de bactérias viáveis expostas ao agente; portanto, a administração pré-operatória em longo prazo de antibióticos tópicos pode selecionar as cepas resistentes, mas não pode induzir novas.[35-37]

Injeções subconjuntivais de antibióticos mostraram alcançar concentrações adequadas no humor aquoso.[38] Estudos retrospectivos descobriram que os antibióticos subconjuntivais são eficazes na diminuição da incidência de endoftalmite pós-operatória.[39,40]

A esterilidade conjuntival completa não é possível com o uso de antibióticos pré-operatórios isoladamente.[7] O agente antisséptico tópico não seletivo iodopovidona 5%, instilado como gota única 10 a 30 minutos antes da cirurgia, é uma das medidas mais eficazes para diminuir essa flora.[41] De fato, um estudo prospectivo recente descobriu que o moxifloxacino tópico a 0,5% não tinha efeito aditivo significativo sobre a redução pré-operatória da colonização bacteriana conjuntival além do efeito da iodopovidona a 5%.[42] Atualmente, não existe consenso quanto ao uso de 5 ou 10% de concentração de iodopovidona.[43] No caso de suspeita ou certeza de alergia ao iodo, a poli-hexidina ou gliconato de clorexidina é uma alternativa bem tolerada, e a clorexidina é usada como padrão na Suécia, em vez da iodopovidona.[44]

Novas abordagens para a profilaxia podem surgir futuramente, incluindo nanopartículas de liberação de fármacos e lentes intraoculares (LIO) prefixadas com antibiótico.[45]

ANESTESIA

Os anestésicos serão abordados em detalhes no Capítulo 5.8. A anestesia local por injeção, tanto retrobulbar quanto peribulbar, caiu cada vez mais em desuso, e o uso de lidocaína isotônica intracameral a 1%, precedida pela lidocaína tópica, tornou-se o padrão em muitos centros. Diz-se que o gel de lidocaína proporciona um aumento da hidratação e anestesia da córnea igual ao das injeções e gotas,[46,47] minimizando o desconforto do paciente, mas sua popularidade parece estar diminuindo em favor da injeção intracameral. Além disso, a presença de gel de lidocaína antes da instilação de iodopovidona pode reduzir sua eficácia antimicrobiana.[48] A lidocaína tópica a 4% como o único agente anestésico em cirurgia de catarata não complicada também está sendo cada vez mais utilizada.[49]

MEDICAMENTOS INTRAOPERATÓRIOS

Aditivos em soluções de hidratação, antibióticos intracamerais e outros medicamentos intraoculares usados durante o procedimento cirúrgico

A Tabela 5.7.3 apresenta um resumo das rotinas farmacoterapêuticas intraoperatórias comumente usadas. Em geral, a adição de antibióticos, midriáticos, epinefrina (adrenalina) ou lidocaína não é recomendada pelas empresas que produzem soluções de hidratação para cirurgia de catarata, porque qualquer efeito sobre estabilizantes e conservantes nas soluções pode

TABELA 5.7.2 Misturas populares e comercialmente disponíveis para obter dilatação e anestesia de uso intracâmera.

Substância	Mistura Behndig IC (também fabricada por Leiter nos EUA)	Mydrane®	Xylo-Phe	Phenocaine®
Tripicamida	–	0,02%	–	–
Cloridrato de fenilefrina	1,5%	0,31%	0,08%	0,1%
Lidocaína	1,0%	1%	1%	1%

As misturas mencionadas são muito usadas e comercialmente disponíveis para obter dilatação e anestesia como primeiro passo na cirurgia de catarata. A da Leiter's Pharmacy, nos EUA, foi citada nos artigos de Behndig et al., Suécia; a Mydrane® é fabricada pela Thea, França, e a Phenocaine® pela Entod, Reino Unido. Já a Xylo-Phe foi citada por um dos autores deste artigo (SAA) para ser preparada na sala de cirurgia (detalhes na bibliografia do autor).

TABELA 5.7.3 Agentes comumente usados na farmacoterapia pré-operatória de rotina de cirurgia de catarata.

	Classe e agente	Concentração	Dosagem
Agentes adicionados a soluções de hidratação	Antibióticos		0,3 a 0,5 mℓ a 1:1000 de epinefrina sem conservante e 500 mℓ de solução de hidratação
	Vancomicina +	20 μg/mℓ	
	Gentamicina	8 μg/mℓ	
	Gentamicina	8 a 80 μg/mℓ	
	Simpatomiméticos para prevenir a miose		
	Epinefrina sem conservante		
Agentes utilizados no final do procedimento	Antibióticos		0,1 mℓ intracapsularmente através da via *sideport* no final do procedimento
	Vancomicina	1 mg/0,1 mℓ	
	Cefuroxima	1 mg/0,1 mℓ	
	Cefazolina	1 a 2,5 mg/0,1 mℓ	
	Gatifloxacino	100 μg/0,1 mℓ	
	Moxifloxacino	100 μg/0,1 mℓ 100 a 500 μg/0,1 a 0,2 mℓ	
	Parassimpaticomiméticos		0,5 mℓ injetados na câmara anterior através da via *sideport* para causar miose
	Acetilcolina	1%	
	Carbacol	0,01%	

alterar seu pH, equilíbrio, ou osmolaridade, e influenciar as toxicidades potenciais da solução de hidratação e do aditivo. Recomenda-se precaução com qualquer alteração às soluções comerciais de hidratação.

Para evitar a miose intraoperatória, a epinefrina sem conservante (1:1000) 0,5 mℓ/500 mℓ é o aditivo mais utilizado. Essa concentração parece não tóxica ao endotélio da córnea e permite a função endotelial normal.[50]

Um novo medicamento combinado aprovado pela Food and Drug Administration (FDA) dos EUA, fenilefrina a 1,0% + cetoloraco 0,3% (Omidria) foi estudado para o tratamento da miose intraoperatória e da dor ocular pós-operatória.[51] O estudo constatou que esse medicamento era melhor que o placebo na manutenção da midríase e na prevenção da dor pós-operatória, no período pós-operatório imediato.

Não existem evidências suficientes para apoiar a adição de antibióticos na solução de hidratação, embora estudos menores tenham demonstrado, anteriormente, um benefício.[52] A vancomicina [20 μg/mℓ (0,02 mg/mℓ)] associada à gentamicina [8 μg/mℓ (0,008 mg/mℓ)] na solução de hidratação, foi relatada como erradicante de gram-positivos, micrococos negativos para a coagulase,[53] com complicações associadas mínimas.[54] A gentamicina sozinha tem sido utilizada no período intraoperatório na faixa de dosagem de 8 a 80 μg/mℓ na solução de hidratação, o que evita a toxicidade retiniana e também diminui a carga bacteriana intracameral.[55] Entretanto, um grande estudo recente não apresentou nenhum benefício significativo de antibióticos adicionados à solução de hidratação, enquanto os antibióticos intracamerais foram muito efetivos.[56]

O saco capsular pós-operatório é um local avascular sequestrado que abriga um corpo estranho (a LIO) e pode atuar como local de origem para a maioria dos casos de endoftalmite. Introduzida por James Gills no início da década de 1990, a vancomicina intracameral [1 mg em 0,1 mℓ de solução salina balanceada (SSB)] foi o primeiro agente antibiótico injetado diretamente no saco capsular como etapa cirúrgica final. Esse modo de administração é considerado superior aos antibióticos adicionados na solução de hidratação, porque a concentração alcançada na câmara anterior é muito maior; além disso, é feito no final do procedimento, deixando uma alta dose na câmara anterior para o período pós-operatório imediato.[52,57] Uma discussão considerável ocorreu entre clínicos e pesquisadores sobre segurança e eficácia de injeções intracamerais até que um grande estudo multicêntrico, prospectivo, randomizado e controlado da Sociedade Europeia de Cirurgiões de Catarata e Erros de Refração (ESCRS – *European Society of Cataract and Refractive Surgeons*) mostrou que a cefuroxima intracameral (1 mg em 0,1 cc), proposto por Montan e cols., foi eficaz, reduzindo em 80% as taxas de endoftalmite.[58-61] O uso global de antibióticos intracamerais profiláticos com cirurgia de catarata tem aumentado constantemente desde o estudo da ESCRS. A diluição da cefuroxima permanece um problema nos EUA, mas fora da América do Norte, a cefuroxima pré-diluída está disponível na França com o nome de Aprokam® – Théa Laboratoires. No entanto, a cefuroxima não cobre enterococos multirresistentes. Uma análise retrospectiva multicêntrica recente de endoftalmite pós-operatória em cirurgia de catarata bilateral sequencial imediata mostrou que a vancomicina intracameral (1 mg em 0,1 mℓ) e o moxifloxacino (100 a 500 μg em 0,1 a 0,2 mℓ) são pelo menos tão eficazes quanto a cefuroxima.[56] O uso rotineiro de vancomicina é controverso porque é reservado como último recurso para bactérias multirresistentes. A recente descoberta de 36 casos de vasculite retiniana oclusiva hemorrágica associada à vancomicina reduziu o entusiasmo dos cirurgiões em usar a vancomicina intracameral profilática.[62] O moxifloxacino intracameral tem benefícios teóricos devido à sua potente atividade bactericida, está disponível como uma formulação comercial autoconservada (Vigamox®; Alcon Laboratories, Fort Worth, TX) exigindo apenas diluição muito simples, se houver, e seu mecanismo de ação difere dos antibióticos atuais de escolha para a endoftalmite, teoricamente tornando possível que qualquer caso de endoftalmite seja facilmente tratável.[63-67] Seu uso está aumentando constantemente em todo o mundo. Evidências crescentes apoiam o uso de antibióticos intracamerais ao final da cirurgia, pois alcançam níveis de antibiótico supralimiar por um período prolongado.[60,68,69]

A miose rápida pode ser produzida no final do procedimento cirúrgico usando parassimpaticomiméticos intraoculares, cloreto de acetilcolina a 1% ou carbacol 0,01%.[70] As preparações comerciais atuais não mostram evidências de toxicidade endotelial e a escolha do agente depende das características clínicas desejadas. A acetilcolina 1% tem um início de menos de 1 minuto com uma duração relativamente curta de 10 minutos de miose, enquanto o carbacol 0,01% leva 2 minutos para agir e dura de 2 a 24 horas. Ambos os agentes diminuem os picos de pressão intraocular no pós-operatório.[71] O carbacol tópico 0,2% é eficaz para induzir miose de 24 horas e reduzir picos de pressão intraocular no pós-operatório, mas não está mais comercialmente disponível; portanto, a pilocarpina a 2% pode ser usada, mas seu efeito dura apenas 8 horas, então o paciente pode receber a pilocarpina em gotas (em países nos quais a forma em gotas está disponível; Bausch & Lomb) para reaplicar uma gota na hora de dormir (observação pessoal – SAA).

Os agentes atualmente sob investigação incluem heparina de baixo peso molecular, enoxaparina (10 UI/mℓ adicionada à solução padrão de hidratação), que produz uma resposta inflamatória diminuída imediatamente após a cirurgia de catarata com efeitos colaterais mínimos (p. ex., hemorragia).[72,73] Um estudo preliminar da água ozonizada [concentração de 4 partes por milhão (ppm)] na hiratação da câmara anterior confirmou seus efeitos bactericidas e isso pode potencialmente ser outra ferramenta contra a endoftalmite.[74]

Soluções de hidratação

Nos início da era da faco, as únicas soluções de hidratação disponíveis eram a solução salina normal, o Plasma-Lyte e a solução de Ringer com lactato. Seu principal efeito adverso foi a toxicidade das células endoteliais. Soluções de hidratação com cálcio, glutationa e bicarbonato formam soluções fisiologicamente mais equilibradas (Tabela 5.7.4).[75] Vários estudos comparativos descobriram que a Solução Salina Balanceada Plus (SSB Plus) é protetora do endotélio da córnea e, portanto, superior à SSB e outras soluções de hidratação. Ao contrário da SSB, a SSB Plus é fisiologicamente semelhante ao humor aquoso e vítreo humano, especialmente no que diz respeito à concentração de cálcio e à adição de glicose, glutationa e bicarbonato. A SSB Plus mantém a função das células endoteliais em períodos que variam de 15 minutos a algumas horas.[58] O tampão na SSB Plus é bicarbonato, o que é uma melhoria em relação aos tampões à base de acetato de sódio e citrato de sódio na SSB. No entanto, a SSB Plus é atualmente usada com muito menos frequência em comparação com a SSB devido ao custo e à redução progressiva do volume de líquido de hidratação utilizado na cirurgia provocada pela melhoria das técnicas cirúrgicas ao longo do tempo.

A irrigação da superfície da córnea para manter a hidratação e clareza cirúrgica tem sido tradicionalmente realizada durante procedimentos intraoculares com SSB. O desenvolvimento de uma proteção cirúrgica Hylan viscosa eslástica de hialurona de 0,45% (HSS, do inglês *Hylan Surgical Shield*), que diminui a dependência do cirurgião da hidratação corneana manual, é uma melhoria em relação à SSB na manutenção da hidratação e clareza da córnea no período intraoperatório.[76] Alguns cirurgiões usam uma gota de dispositivo oftálmico viscocirúrgico (OVD, do inglês *ophthalmic viscosurgical device*) na córnea no início da cirurgia para obter umedecimento prolongado e uma necessidade reduzida de hidratação com SSB. Há dois OVD tópicos mais recentes visando especificamente esse uso: Visthesia® (NaHa 0,3% + lidocaína 2 %; Carl Zeiss Meditech) e Cornea Protect® (HPMC 2%; Bausch & Lomb).

DISPOSITIVOS OFTÁLMICOS VISCOCIRÚRGICOS

A introdução de Healon em 1980 para a cirurgia ocular inaugurou a era da viscocirurgia. Os OVD consistem em soluções de biopolímeros de cadeia longa (ácido hialurônico com ou sem sulfato de condroitina, ou apenas hidroxipropilmetilcelulose) em baixa concentração. Eles são todos pseudoplásticos em seu comportamento reológico. As suas propriedades físicas tendem a se correlacionarem entre si (*i. e.*, a solução mais viscosa é também a mais elástica e a mais coesiva) e são uma função da distribuição do comprimento da cadeia do polímero constituinte reologicamente mais importante e da sua concentração. Recentemente, o advento do *DisCoVisc*, um OVD dispersivo viscoso, demonstrou que a estreita correlação entre viscosidade e coesão em OVD pode ser evitada, resultando em uma nova classificação bidimensional, baseada em viscosidade zero-cisalhamento e propriedades coesivas-dispersivas [medidas como o índice de coesão-dispersão (CDI, do inglês *cohesion-dispersion index*)] (Tabela 5.7.5). Os OVD não podem ser corretamente referidos genericamente, pois cada um tem propriedades reológicas diferentes, e eles não são genericamente intercambiáveis, pois muitas manobras cirúrgicas podem ser alcançadas mais facilmente com um tipo de OVD do que com outro. Antes do advento dos OVD viscoadaptativos, os OVD superviscocoesivos e viscocoesivos foram reconhecidos como os melhores para criar, estabilizar e manter espaços (para aprofundar a câmara anterior na presença de pressão vítrea positiva e para estabilizar a câmara anterior facilitando a capsulorrexe e o implante de LIO dobrável). Alternativamente, os OVD de viscosidade dispersiva média e baixa são excelentes para o isolamento seletivo de áreas do campo cirúrgico intraocular e para permitir a partição do fluido da câmara anterior (para proteger córneas marginais da turbulência da faco ou para manter um pedaço da íris ou a protusão do vítreo longe da ponta de facoemulsificação ou de irrigação-aspiração).[77] Os OVD coesivos e viscocoesivos não podem ser usados para ocupar os espaços cheios de fluido. Para obter os benefícios de ambos os tipos de OVD mais antigos e evitar ter que lidar com suas desvantagens, a técnica de *Soft Shell* ou, de preferência, variações da técnica de *Tri-Soft Shell* podem ser utilizadas.[78-81] Healon5 e MicroVisc Phaco (iVisc Phaco, Hyvisc Phaco, BD MultiVisc) são OVD viscoadaptativos que exibem propriedades altamente coesivas ou pseudodispersivas, dependendo da turbulência do fluido na câmara anterior.[82] O comportamento dispersivo de OVD de baixa viscosidade e o comportamento pseudodispersivo de viscoadaptivos são muito diferentes.[82-84] Essas características permitem o uso de viscoadaptivos para particionamento de câmaras e aumentam a versatilidade sobre os OVD anteriores durante a faco.[85-89] A técnica *Ultimate Soft Shell* aprimora ainda mais o escopo da utilidade de OVD viscoadaptativos[90,91] e permite que os benefícios da técnica de *Soft Shell* sejam atingidos usando um único OVD viscoadaptativo. A técnica de *Tri-Soft Shell* reúne a metodologia de todas as técnicas de *Soft Shell* precedentes em um único método sistemático, permitindo ao cirurgião obter os benefícios de todas as técnicas de *Soft Shell* em uma única abordagem sistemática. O *DisCoVisc* é um novo OVD viscoso e dispersivo com viscosidade de cisalhamento zero e é semelhante ao Healon, mas se assemelha às propriedades dispersivas do Viscoat, permitindo assim as propriedades de manutenção da câmara de Healon e a proteção endotelial dispersiva do Viscoat usando uma única seringa de OVD.[83] O Ophtheis FR Pro (proteção contra radicais livres; Rayner, Reino Unido) é outro tipo novo de OVD que apresenta propriedades reológicas similares às de Healon, mas contém sorbitol, como eliminador de radicais livres, com a intenção de aumentar a proteção endotelial. O advento da técnica de Femtossegundo para cirurgia de catarata pode revolucionar nossas escolhas e usos de OVD porque a necessidade de estabilizar e pressurizar a câmara anterior para capsulorrexe desaparece. Teremos que estudar os aspectos restantes do FLACS para ver quais mudanças nos OVD irão otimizar a cirurgia.

Medicamentos intracamerais para substituir as gotas no pós-operatório

Nos últimos anos, alguns oftalmologistas começaram a injetar transzonularmente uma combinação antibiótico-corticosteroide, Ti-Moxi (triancinolona-moxifloxacino) ou Tri-Moxi-Vanc (triancinolona-moxifloxacino-vancomicina; Imprimis Pharmaceuticals, San Diego, CA) na fase final da cirurgia de catarata para evitar o uso de colírios tópicos no pós-operatório. Alguns autores incorporaram essa abordagem e alguns foram muito críticos.[92,93]

TABELA 5.7.4 Composição química do humor aquoso humano, humor vítreo humano, SSB Plus e SSB.

Componente	Humor aquoso humano	Humor vítreo humano	SSB Plus	SSB
Sódio	162,9	144	160	155,7
Potássio	2,2 a 3,9	5,5	5	10,1
Cálcio	1,8	1,6	1	3,3
Magnésio	1,1	1,3	1	1,5
Cloreto	131,6	177	130	128,9
Bicarbonato	20,15	15	25	–
Fosfato	0,62	0,4	3	–
Lactato	2,5	7,8	–	–
Glicose	2,7 a 3,7	3,4	5	–
Ascorbato	1,06	2	–	–
Glutationa	0,0019	–	0,3	–
Citrato	–	–	–	5,8
Acetato	–	–	–	28,6
pH	7,38	–	7,4	7,6
Osmolaridade (mOsm)	304	–	305	298

(Adaptada de Edelhauser HF. Intraocular irrigating solutions. In: Lamberts DW, Potter DE, Potter DE, editors. Clinical ophthalmic pharmacology. Boston, MA: Little, Brown and Company; 1987. p. 431-44.)

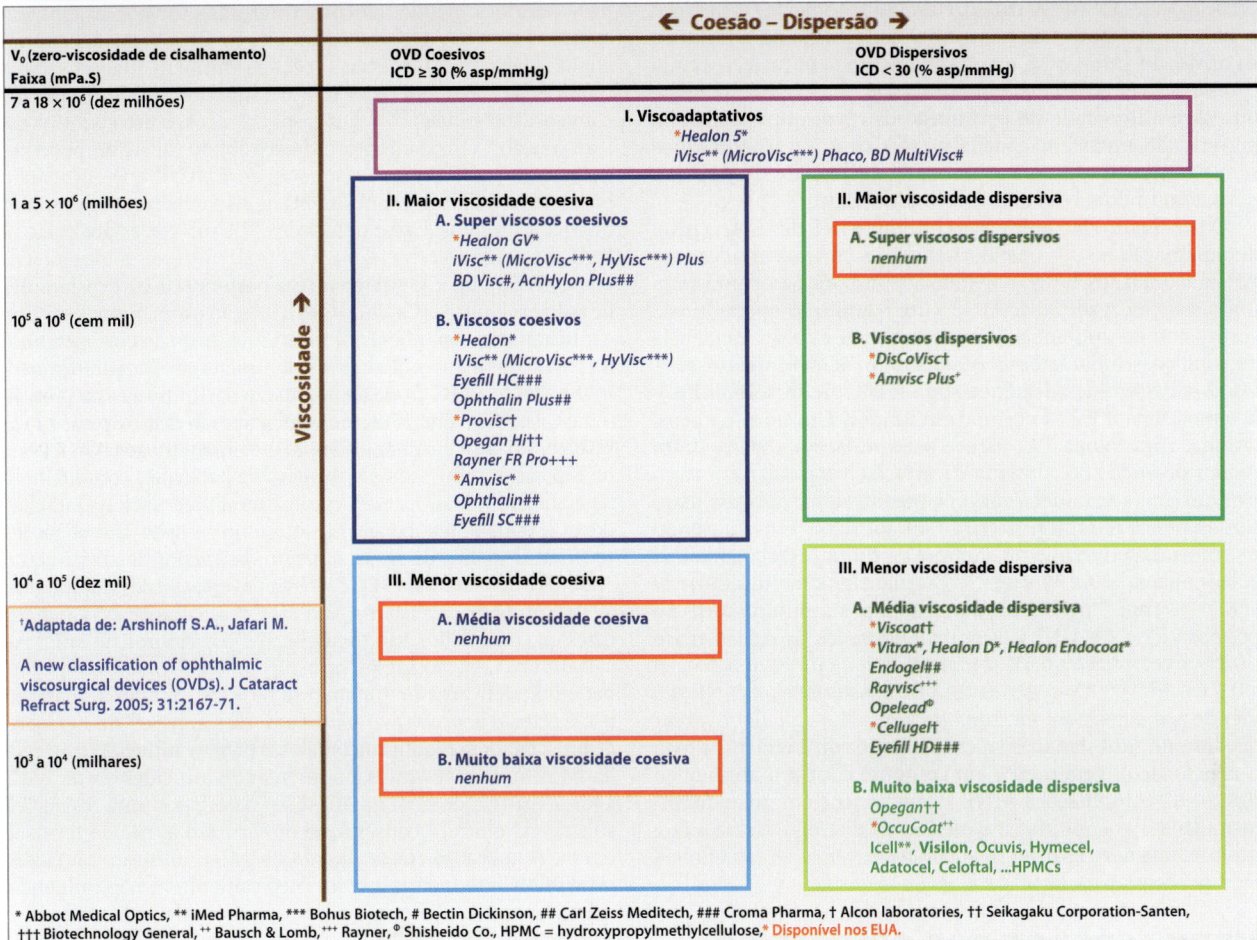

TABELA 5.7.5 Novas classificações de dispositivos oftálmicos viscocirúrgicos (OVD), 2005. Modificados e atualizados para 2016.

MEDICAMENTOS PÓS-OPERATÓRIOS

Os medicamentos pós-operatórios estão listados na Tabela 5.7.6.

Antibióticos

Os regimes pós-operatórios de antibióticos tópicos variam, mas geralmente consistem em uma gota no olho operado 4 a 6 vezes/dia durante 1 a 2 semanas. Estudos recentes apoiam a prática de iniciar antibióticos tópicos imediatamente após a cirurgia de catarata, em vez de esperar até o primeiro dia de pós-operatório.[94-96] A duração do tratamento varia de 5 dias, em cirurgia não complicada, a semanas, se ocorrer inflamação prolongada. Injeções e películas de colágeno estão caindo cada vez mais em desuso.

Injeções subconjuntivais de antibióticos produzem altos níveis no humor aquoso, mas apresentam maior risco associado, notadamente, perfuração do olho, infarto macular e toxicidade retiniana. Antibióticos orais ou parenterais (p. ex., fluoroquinolonas) chegam a níveis substanciais na câmara anterior, mas, associados ao aumento dos efeitos colaterais, não são vantajosos em relação às vias tópicas de administração.[97,98]

Corticosteroides e medicamentos anti-inflamatórios não esteroides

O uso de corticosteroides tópicos e AINE após a cirurgia de catarata reduz a inflamação não infecciosa no pós-operatório. Ambos são eficazes em diminuir a inflamação,[6,99-101] sem diferença entre eles em termos de decaimento astigmático. O desenvolvimento de um sistema de disponibilização de substâncias biodegradáveis intraoculares contendo dexametasona parece ser uma alternativa eficaz para gotas tópicas,[102] e porque uma variedade de fármacos pode ser ligada à matriz polimérica, pode desempenhar um papel na prevenção em longo prazo ou no tratamento do EMC. Os AINE tópicos têm uma vantagem específica sobre os corticosteroides se houver contraindicações

TABELA 5.7.6 Agentes comumente usados na farmacoterapia pós-operatória de rotina de cirurgia de catarata.

	Classe e agente	Concentração	Dosagem
Corticosteroides	Dexametasona Predinisolona Betametasona	0,10% 1% 0,10%	1 gota 4 vezes/dia durante 3 a 4 semanas no pós-operatório
Substâncias anti-inflamatórias não esteroidais	Diclofenaco Cetorolaco Nepafenaco	0,10% 0,50% 0,10%	1 gota 4 vezes/dia durante 4 semanas no pós-operatório 1 gota 3 vezes/dia durante 2 semanas no pós-operatório
Antibióticos	Gramicidina-neomicina-polimixina B Gentamicina Tobramicina Ciprofloxacino Oxofloxacino Gatifloxacino Moxifloxacino Trimetropina-polimixina B	0,025 mg/mℓ 2,5 mg/mℓ 10.000 UI/mℓ 0,30% 0,30% 0,30% 0,30% 0,30% 0,50% 1 mg/mℓ (10.000 UI/mℓ)	1 gota 4 vezes/dia durante 3 a 4 semanas no pós-operatório

ao uso de corticosteroides em um paciente em particular, como naqueles com elevações de pressão intraocular relacionadas a corticosteroides, infecção recorrente por herpes simplex,[103] ou preocupação sobre a cicatrização tardia da ferida.[104] O cetorolaco a 0,5% demonstrou eficácia semelhante como agente único na atividade antimiótica e anti-inflamatória em relação a uma combinação de AINE e prednisolona a 1%.[105] No entanto, existe um risco aumentado de perfuração da córnea ou escleral na presença de um defeito epitelial quando os AINE são utilizados sem a administração concomitante de corticosteroides tópicos, mais comumente relatados com o diclofenaco.[106,107]

O pré-tratamento por 3 dias com um AINE diminui o nível de inflamação no pós-operatório.[108,109] Os corticosteroides e os AINE são usados no pós-operatório, embora não como uma única solução. A adição de AINE a um regime pós-operatório de corticosteroide antibiótico supostamente diminuiu a incidência de condições inflamatórias pós-operatórias não infecciosas.[110] Os corticosteroides dexametasona 0,1%, prednisolona 1% e betametasona 0,1% são os mais utilizados. Um novo corticosteroide, rimexolona 1%, parece ser similar na eficácia, com menor potencial de aumento da pressão intraocular em comparação com a dexametasona ou a prednisolona, pois sua natureza lipofílica reduz a penetração intraocular.[111] Em um estudo recente, uma única injeção, durante a cirurgia, de triancinolona subtenoniana (30 a 40 mg)[112,113] ou triancinolona intracameral (1,8 a 2,8 mg)[114] pareceu reduzir a resposta inflamatória no pós-operatório. Os AINE tópicos mais utilizados são o diclofenaco a 0,1%, o cetorolaco a 0,5% e, mais recentemente, o nepafenaco a 0,3 e 0,1%.[115-117] Os regimes com corticosteroides e AINE são idênticos e consistem em uma gota no olho afetado 4 vezes/dia durante até 4 semanas (apenas uma vez ou 2 vezes/dia para o nepafenaco), geralmente em conjunto com um antibiótico tópico. As combinações AINE – antibióticos em gotas foram formuladas para minimizar o número de diferentes frascos que um paciente deve usar no pós-operatório, sem alterar a eficácia ou a penetração do fármaco.[118]

MEDICAÇÕES DO PÓS-OPERATÓRIO TARDIO

Tratamento de endoftalmite

A endoftalmite tem sido tratada com antibióticos sistemicamente, intravitrealmente e topicamente. Ver Capítulo 7.9 para mais detalhes.

Tratamento do edema macular cistoide

O EMC geralmente se manifesta de 1 a 3 meses no pós-operatório com diminuição da acuidade visual ou alterações na angiografia fluorescente ou na tomografia de coerência óptica (OCT, do inglês *optical coherence tomography*) resultante do exsudato seroso vazando de capilares intrarretinianos incompetentes para a camada plexiforme externa de Henle.[119] Os pacientes se recuperam espontaneamente, com restauração completa da acuidade visual dentro de 6 meses; no entanto, pode ser necessário de 1 a 2 anos para obter uma resolução espontânea completa.

Profilaxia e tratamento têm sido sugeridos na forma de AINE sistêmicos e tópicos. Os AINE orais, com esquemas de indometacina 25 mg 3 vezes/dia, 1 semana antes da cirurgia e 3 semanas após a cirurgia,[2] ou ibuprofeno 200 mg no pré e no pós-operatório, tiveram revisões conflitantes.[120] A literatura apoia a eficácia dos AINE tópicos,[121-123] como o flagriprofeno 0,03%, diclofenaco 0,1%, cetorolaco 0,5%, bromofenaco 0,09% e nepafenaco 0,1% usados profilaticamente e após a cirurgia para reduzir a inflamação.[124,125] O piroxicam solução a 0,5% usado no pós-operatório parece tão eficaz quanto o diclofenaco, com menos irritação ocular.[126] O profármaco nepafenaco 0,1% apresentou biodisponibilidade e potência ocular significativamente maior em comparação com cetorolaco 0,4% e bromofenaco 0,09%.[125] Geralmente, no pré e no pós-operatório, uma gota é administrada 2 a 4 vezes/dia durante até 3 semanas para evitar EMC. Frequentemente, no período pós-operatório agudo, os corticosteroides tópicos usados em conjunto com os AINE no tratamento do EMC[127] produzem um efeito sinérgico.[128] Evidências recentes também sugerem que o tratamento único com AINE tópico é superior à profilaxia isolada com corticosteroides.[129-132] Em casos crônicos, o uso continua até a resolução.[2] O tratamento indeterminado de AINE pode ser necessário para manter a regressão do EMC,[133] que aumenta o interesse na utilidade de um sistema de disponibilização sustentado de medicamentos, como o Ozurdex.[134] Uma vez estabelecido, o EMC é tratado com acetazolamida oral, corticosteroides tópicos com AINE ou injeção subtenoniana posterior de corticosteroides de ação prolongada (Capítulo 6.35). Injeção única, intraoperatória e intracameral e injeções múltiplas intravítreas no pós-operatório de triancinolona também têm sido usadas com segurança para regressão do EMC crônica com alterações mínimas na pressão intraocular.[99,135-137] Constatou-se que inibidores da ciclo-oxigenase-2 VO resolveram com sucesso o EMC não responsiva aos AINE orais ou tópicos em um pequeno número de pacientes, com melhora na acuidade visual,[138] assim como a metilprednisolona em altas doses (1.000 mg por 3 dias)[139] resolveu no passado. Investigações recentes de séries de casos sugerem o antifator de crescimento endotelial antivascular (VEGF, do inglês *vascular endothelial growth factor*) como uma alternativa para EMC recalcitrante, mas grandes estudos controlados são escassos.[140-143] Inibidores da anidrase carbônica (CAI, do inglês *carbonic anhydrase inhibitors*) orais podem ser eficazes no tratamento do EMC refratária, mas seu uso é restrito por causa de efeitos adversos graves.[144] Os análogos de prostaglandinas antiglaucomatosas podem aumentar a ruptura da barreira hematoaquosa, aumentando a incidência de EMC após a cirurgia de catarata, mas isso parece ser uma resposta à substância química conservante do fármaco, e não ao fármaco em si. A aplicação concomitante de AINE diminui a incidência de EMC secundária a esses medicamentos e não influencia negativamente o efeito do medicamento antiglaucomatoso sobre a pressão intraocular.[145,146]

BIBLIOGRAFIA

Arshinoff SA. Dispersive-cohesive viscoelastic soft shell technique. J Cataract Refract Surg 1999;25(2):167–73.

Arshinoff SA, Bastianelli PA. Incidence of postoperative endophthalmitis after immediate sequential bilateral cataract surgery. J Cataract Refract Surg 2011;37:2105–14.

ESCRS Endophthalmitis Study Group. Prophylaxis of post-operative endophthalmitis following cataract surgery; results of the ESCRS multicenter study and identification of risk factors. J Cataract Refract Surg 2007;33:978–88.

Flach AJ. Cyclo-oxygenase inhibitors in ophthalmology. Surv Ophthalmol 1992;36:259–84.

Flach AJ, Lavelle CJ, Olander KW, et al. The effect of ketorolac tromethamine solution 0.5% in reducing postoperative inflammation after cataract extraction and intraocular lens implantation. Ophthalmology 1988;95:1279–84.

Kim DH, Stark WJ. Aqueous penetration and biological activity of Moxifloxacin 0.5% ophthalmic solution and gatifloxacin 0.3% solution in cataract surgery patients. Ophthalmology 2005;112:1992–6.

Montan PG, Wejde G, Koranyi G, et al. Prophylactic intracameral cefuroxime. J Cataract Refract Surg 2002;28:977–81, 982–7.

Ong-Tone L. Aqueous humour penetration of gatifloxacin and moxifloxacin eyedrops given by different methods before cataract surgery. J Cataract Refract Surg 2007;33:59–62.

Roberts CW. Pretreatment with topical diclofenac sodium to decrease postoperative inflammation. Ophthalmology 1996;103:636–9.

Solomon KD, Cheetham JK, DeGryse R, et al. Topical ketorolac tromethamine 0.5% ophthalmic solution in ocular inflammation after cataract surgery. Ophthalmology 2001;108:331–7.

Starr MB, Lally JM. Antimicrobial prophylaxis for ophthalmic surgery. Surv Ophthalmol 1995;39:485–501.

Walters T, Raizman M, Ernest P, et al. In vivo pharmacokinetics and in vitro pharmacodynamics of nepafenac, amfenac, ketorolac, and bromfenac. J Cataract Refract Surg 2007;33:1539–45.

As referências completas estão disponíveis no **GEN-io**.

PARTE 5 CRISTALINO

Anestesia da Cirurgia de Catarata

5.8

Keith G. Allman

Definição: Procedimentos e medicamentos administrados para permitir a conclusão bem-sucedida da remoção do cristalino com mínimo de risco, dor e ansiedade.

Características principais
- Consideração sobre características do paciente
- Anestesia local: considerações, sedativos usados, anestésicos locais usados
- Técnicas locais: tópica, retrobulbar – vantagens e desvantagens; peribulbar e subtenoniana – comparação
- Anestesia geral: técnicas, vantagens, desvantagens e complicações.

INTRODUÇÃO

O advento de pequenas incisões autosselantes permitiu uma mudança na prática da anestesia para a cirurgia de catarata. Técnicas locais e tópicas são agora a norma, com menos de 2% dos pacientes necessitando de anestesia geral.[1] Entretanto, os conhecimentos da anestesiologia permanecem importantes, pois até mesmo técnicas tópicas demonstraram exigir intervenção do anestesiologista em 22 a 28% dos casos.[2,3]

Uma abordagem em equipe é importante porque permite que o cirurgião se concentre na cirurgia, enquanto o anestesiologista cuida do paciente.[4]

ASPECTOS MÉDICOS DA ANESTESIA NA CIRURGIA DE CATARATA

Tipo de catarata e condições médicas associadas

A catarata pode ser congênita ou adquirida e pode ser uma manifestação ocular de uma doença sistêmica. Pacientes mais jovens podem ter condições médicas incomuns, enquanto aqueles com catarata adquirida são geralmente mais velhos (idade média de 75 anos) e apresentam comorbidades, como cardiopatia isquêmica e doença obstrutiva crônica das vias respiratórias. Em uma revisão de 1.000 casos em Auckland, 43% foram classificados, segundo a American Society of Anesthesiologists (ASA), como graus 3 a 4.[5] Há também um aumento significativo na mortalidade geral naqueles com hipertensão concomitante (48%), cardiopatia isquêmica (38%) e diabetes (16%).[6]

Investigações pré-operatórias de rotina, no entanto, não são geralmente indicadas, com exceção de testes de coagulação em alguns pacientes que tomam anticoagulantes orais, eletrólitos em pacientes em diálise e glicemia em pessoas com história de diabetes.[7,8] Uma avaliação da capacidade do paciente de permanecer estático em decúbito dorsal a 0 grau é importante.

Condições específicas

Doença cardíaca isquêmica
A isquemia pode ser provocada por estresse e ansiedade diante da perspectiva de cirurgia e anestesia. Se possível, a cirurgia deve ser evitada por 3 meses após infarto do miocárdio, angioplastia ou revascularização coronariana. Colírios contendo fenilefrina podem resultar em um aumento significativo da pressão arterial e devem ser limitados a soluções de 2,5%. O dano oxidativo que resulta na formação de catarata está ligado à formação de radicais livres e à aterosclerose, o que explica a alta proporção de pacientes com cardiopatia isquêmica coexistente.[6]

Anticoagulantes
Pacientes que fazem uso de anticoagulantes orais e terapia antiplaquetária, incluindo ácido acetilsalicílico e clopidogrel, devem continuar com estes durante a cirurgia.[9-12] Os riscos de complicações cardiovasculares se esses agentes são interrompidos superam os riscos potenciais de hemorragia. Recomenda-se anestesia geral, bloqueio subtenoniano ou anestesia local tópica.

Diabetes melito
A anestesia local causa a menor interferência no manejo diabético e é preferida.[13] Normalmente, os pacientes não precisam de jejum (ver a seguir).

ANESTESIA LOCAL

A anestesia local pode ser classificada em anestesia tópica e bloqueios retrobulbar, peribulbar e subtenoniano.

Considerações gerais

A principal vantagem da anestesia local é a mínima perturbação ao paciente. A sedação pode ser útil, particularmente nos ansiosos.[14] Os pacientes que recebem anestesia local sem sedação ou com sedação "mínima" (conforme definido pela ASA) não precisam ser privados de alimento.[15,16] As diretrizes para os tempos de jejum padrão devem ser seguidas para sedação mais profunda ou anestesia geral.[16]

O monitoramento mínimo deve incluir eletrocardiograma (ECG) e oximetria de pulso. Os adultos mais velhos e aqueles com doenças sistêmicas devem ser anestesiados em um ambiente apropriado, com instalações de apoio, caso sejam necessários internação ou cuidados intensivos.[17] O oxigênio suplementar é administrado para evitar a hipoxia e minimizar a claustrofobia. Reinalação pode ocorrer em campo cirúrgico, mesmo a 6 ℓ/min de oxigênio.

O pessoal não médico geralmente realiza uma avaliação antes da cirurgia. A seleção acurada para anestesia local ou geral pode ser um problema porque muitos pacientes têm comorbidades. Um questionário preenchido pelos pacientes tem demonstrado ser uma boa ferramenta de triagem inicial, com registro médico suplementar, quando necessário.[14]

Muitos pacientes têm experiências visuais sob anestesia local; em uma pesquisa, 16% acharam isso angustiante.[18] O aconselhamento no pré-operatório demonstrou ser benéfico na redução desse sofrimento.[19,20]

Todo o pessoal da sala de cirurgia deve ser treinado em suporte básico de vida e, pelo menos um membro deve ter treinamento avançado. Os Joint Royal Colleges no Reino Unido recomendam que um anestesista esteja presente por todo o procedimento, seja anestesia geral ou local, e isso é essencial se for realizada injeção de anestésico com agulha ou sedação. Para pacientes submetidos à anestesia tópica ou bloqueio subtenoniano, um anestesista não precisa estar presente, a menos que a cirurgia seja realizada em local isolado.[8,17]

Existem poucas contraindicações absolutas à anestesia local, mas a recusa do paciente e a possibilidade de não cooperação durante a cirurgia permanecem como as mais comuns.

Anestesia tópica

Mais de 60% de todas as cirurgias de catarata são realizadas com o paciente sob anestesia tópica nos EUA e cerca de 33% no Reino Unido.[21] A oxibuprocaína 0,4% (benoxinato), um anestésico do tipo éster, é frequentemente usada. A proparacaína 0,5% (proxametacaína) é menos tóxica ao epitélio da córnea, não arde durante sua aplicação, mas tem um tempo de duração de ação mais curto (20 minutos). Outros agentes, incluindo tetracaína 0,5 a 1% (ametocaína), lidocaína 1 a 4% e bupivacaína 0,5 a 0,75%, têm maior tempo de duração de ação, mas aumentam a toxicidade para a córnea e a dor na aplicação.

A anestesia tópica pode ser combinada com anestesia subconjuntival ou, mais comumente, intracameral, para melhorar o conforto do paciente. A lidocaína 1%, livre de conservantes, 0,3 a 0,5 mℓ parece ser eficaz e segura.[21,22]

Como a percepção visual não é perdida, o paciente é solicitado a se concentrar em uma luz cuja intensidade é reduzida. A injeção subconjuntival de antibióticos pode ser dolorosa e pode ser evitada pela administração intracameral.

O uso de anestesia tópica vem aumentando nos EUA e Europa, apesar de vários estudos demonstrarem analgesia inferior em comparação aos bloqueios peribulbar e subtenoniano e um possível aumento na taxa de complicações cirúrgicas (4,3% de ruptura capsular posterior para uso tópico em comparação com 2,1% para anestesia subtenoniana).[4,23-25]

Com a seleção correta de pacientes e a cirurgia realizada por cirurgiões experientes, muitos centros mostraram bons resultados, mas, como não há acinesia do olho, pode não ser adequada para cirurgiões inexperientes ou pacientes que não cooperam (Boxe 5.8.1).[26]

Bloqueio retrobulbar

Com essa técnica, o objetivo é bloquear os nervos oculomotores antes que eles entrem nos quatro músculos retos, depositando o anestésico local diretamente no espaço intraconal posterior (Figura 5.8.1). Embora a acinesia resultante seja geralmente profunda, complicações graves, como anestesia do tronco cerebral, perfuração do globo e miotoxicidade, tornaram a técnica relativamente obsoleta. Para a anestesia com injeção com agulha, o bloqueio peribulbar oferece um método mais seguro e igualmente eficaz (Boxe 5.8.2).[27,28]

Bloqueio peribulbar

O princípio dessa técnica é instilar o anestésico local fora do cone muscular posterior e, assim, evitar a injeção acidental no nervo óptico (o que pode causar anestesia do tronco cerebral). Isso utiliza volumes maiores (6 a 10 mℓ) do anestésico local em comparação com o bloqueio retrobulbar tradicional e a aplicação de um mecanismo de pressão é frequentemente necessária (Tabela 5.8.1).

BOXE 5.8.1 Vantagens e desvantagens da anestesia tópica.

Vantagens
- Nenhum risco associado à inserção da agulha
- Redução do risco de hemorragia periocular
- Visão funcional é mantida; vantajoso para pacientes monoculares
- Diplopia e ptose pós-operatória reduzidas

Desvantagens
- Um paciente acordado e falante pode distrair o cirurgião
- Sem acinesia do olho
- Anestesia menos eficaz em comparação com o bloqueio subtenoniano
- Maior risco de complicações cirúrgicas; se dificuldades ou problemas ocorrerem, a anestesia pode ser inadequada
- Pode ser inadequado para cirurgiões menos experientes

Efeitos adversos da anestesia ocular tópica
- Efeitos diretos da córnea – alteração do lacrimejamento e estabilidade do filme lacrimal
- Toxicidade epitelial – a cicatrização mostrou-se mais lenta quando ocorre um defeito epitelial (a lidocaína não parece ter efeito curativo)
- Toxicidade endotelial – isso ocorre quando há um trauma penetrante e parece estar relacionado ao conservante benzalcônio
- Efeitos sistêmicos – toxicidade letal (*i. e.* um problema apenas com cocaína)
- Alergia e reações peculiares

Efeitos adversos secundários
- Ceratopatia de superfície

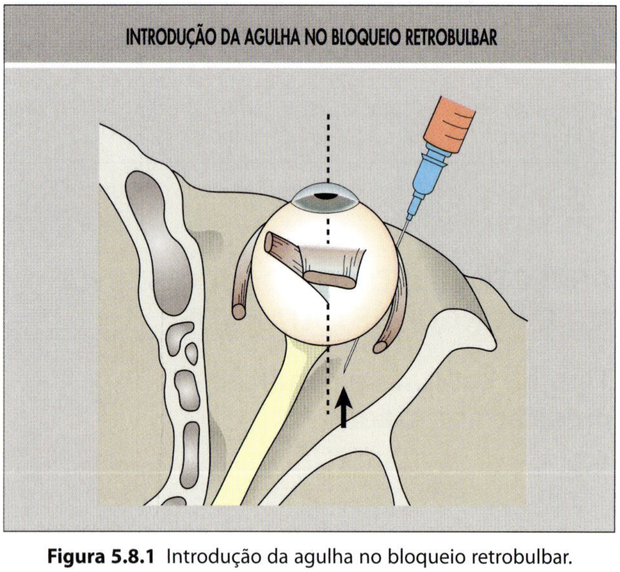

Figura 5.8.1 Introdução da agulha no bloqueio retrobulbar.

Técnica

Com o olho na posição primária, gotas anestésicas locais são aplicadas na córnea. Na região inferotemporal da margem orbitária inferior, uma agulha de calibre 25 (25 G), com 25 mm é introduzida paralelamente ao plano do assoalho orbital, seja via transcutânea ou transconjuntival. Uma angulação da agulha para cima e para dentro pode ser necessária uma vez que a agulha passa pelo equador do globo. O anestésico local (4 a 6 mℓ) é injetado a uma profundidade de cerca de 20 mm da borda orbital inferior (em um olho de comprimento axial normal). Nenhuma resistência à injeção deve ser sentida e a aspiração prévia deve ser realizada (Figuras 5.8.2 e 5.8.3).

BOXE 5.8.2 Vantagens e desvantagens do bloqueio retrobulbar.

Vantagens
- Acinesia confiável
- O início do bloqueio é mais rápido do que com a anestesia peribulbar
- Baixos volumes de anestésico resultam em menor tensão intraorbital e menor quemose conjuntival do que nos bloqueios peribulbares
- A perda temporária da acuidade visual ocorre de forma mais confiável do que no bloqueio peribulbar

Desvantagens
- Risco de anestesia do tronco cerebral – razão para o desenvolvimento do bloqueio peribulbar
- Risco de miotoxicidade e perfuração globular

TABELA 5.8.1 Comparação do bloqueio peribulbar e subtenoniano.

Bloqueio peribulbar	Bloqueio subtenoniano
Acinesia mais pronunciada	Menos acinesia
Taxas mais baixas de quemose e hemorragia subconjuntival	Altas taxas de quemose e hemorragia subconjuntival
Risco de perfuração do globo ocular, hemorragia retrobulbar, miotoxicidade	Complicações raramente graves Analgesia melhorada Menor dose e volume de agente anestésico são usados
Pequeno risco de anestesia do tronco cerebral	Menos doloroso para executar

Após 5 minutos, o grau de acinesia é avaliado. Se uma segunda injeção mediocantal for necessária, uma agulha 25 G de 25 mm é inserida entre o canto medial e a carúncula e direcionada imediatamente para trás. O ligamento cantal medial é frequentemente penetrado. A uma profundidade de 15 mm, após aspiração prévia, outros 4 a 6 mℓ de solução são injetados para produzir um bloqueio mais completo, com acinesia do músculo orbicular do olho e levantador da pálpebra superior. Um balão de Honan ou dispositivo para redução de pressão é frequentemente aplicado por 5 a 10 minutos.

O bloqueio peribulbar tem sido relatado como mais doloroso do que o uso de anestesia tópica.[29,30] É importante que seja dado treinamento adequado para diminuir as complicações do uso de todos esses bloqueios.

Agente anestésico local

O agente mais comumente utilizado é a lidocaína a 2% com hialuronidase 15 UI/mℓ. Se uma duração maior da anestesia for necessária, a lidocaína pode ser misturada em uma proporção de 50:50 com bupivacaína a 0,5%.

Outros agentes utilizados incluem 2-cloroprocaína 2 a 3%, mepivacaína 1 a 2%, bupivacaína 0,25 a 0,75%, prilocaína 3% e ropivacaína 0,75%.[31] A levobupivacaína é o isômero L da bupivacaína com maior índice de segurança, especialmente em termos de toxicidade cardíaca. A articaína 2 a 4% é um anestésico local de amida de baixa toxicidade utilizado predominantemente em odontologia. Devido ao seu rápido início de ação, curta duração de ação, baixa toxicidade e melhor penetração dos tecidos, foi demonstrado que produz bloqueios de boa qualidade.[32-36]

Às vezes, a epinefrina 5 μg/mℓ é adicionada para melhorar o tempo de início, a qualidade e a duração do bloqueio. No entanto, deve ser evitada em pacientes idosos com aterosclerose e tem sido implicada na trombose da artéria oftálmica por vasoconstrição. Uma diminuição de 50% na pressão na artéria oftálmica também foi observada.

A hialuronidase é uma enzima derivada dos testículos de carneiros (anteriormente, dos testículos do gado), embora uma versão recombinante esteja disponível agora. Ela hidrolisa as ligações C1-C4 entre a glucosamina e o ácido glicurônico no tecido conjuntivo, permitindo que o anestésico local penetre nos tecidos de maneira mais eficaz. A quantidade necessária do anestésico local, portanto, é reduzida e o tempo para o início diminui. A hialuronidase também pode ajudar a prevenir danos aos músculos extraoculares, especialmente o músculo reto inferior, prevenindo a diplopia.[37]

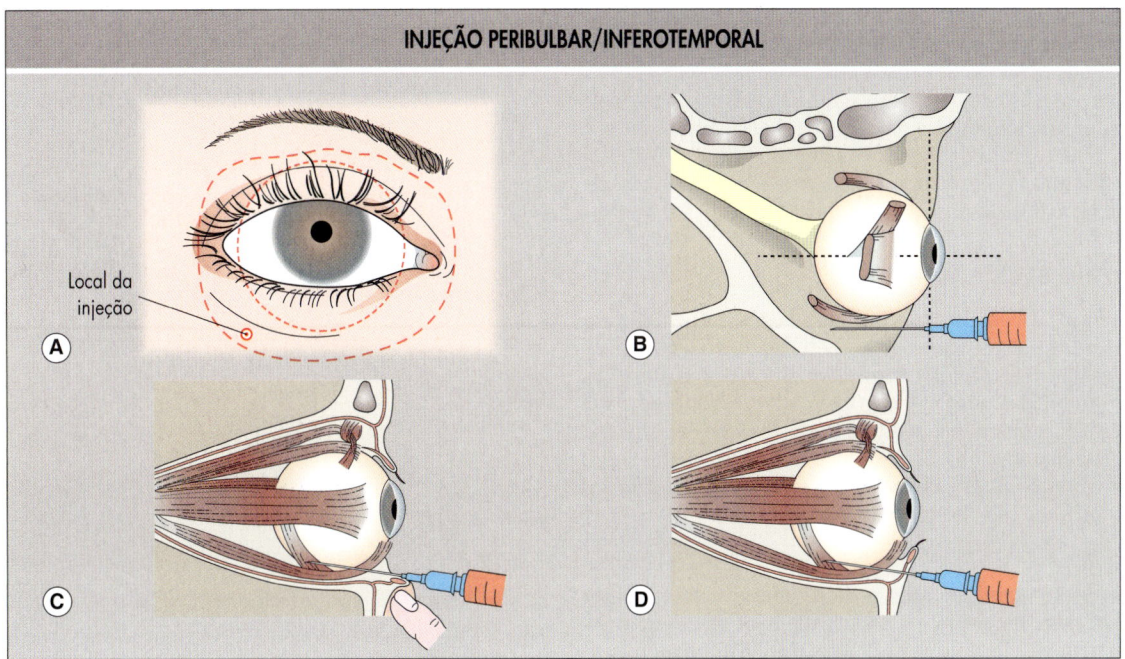

Figura 5.8.2 Injeção peribulbar inferotemporal. **A.** A agulha entra na órbita na junção do seu assoalho com a parede lateral, bem perto da borda óssea. **B.** A agulha passa para trás em um plano sagital paralelo ao assoalho da órbita. **C.** Ela passa ao equador do globo quando a junção agulha-canhão chega ao plano da íris. **D.** Após a aspiração teste, são injetados até 10 mℓ de solução anestésica. (Adaptada de Hamilton RC. Techniques of orbital regional anaesthesia. Br J Anaesth 2001;86:473-6.)

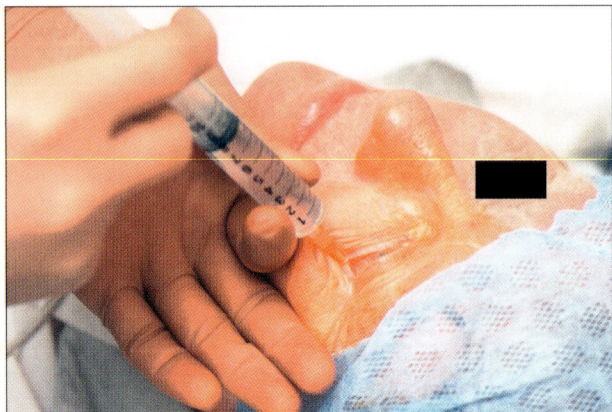

Figura 5.8.3 Técnica de injeção peribulbar transconjuntival.

Complicações

As complicações mais graves da anestesia peribulbar estão associadas ao uso da agulha.

- *Perfuração/penetração do globo.* Incidência de 1,4 a 1,9 por 10 mil.[38-40] Mais comum em míopes graves (comprimento axial > 26 mm) e sem experiência. Geralmente resulta em perda visual acentuada devido a danos permanentes na retina
- *Hemorragia retrobulbar.* Incidência de 0,6 a 4,2 por 10 mil.[38-40] Mais comumente entre aqueles que tomam anticoagulantes. Pode exigir descompressão cirúrgica
- *Miotoxicidade extraocular.* Incidência de 25 a 100 por 10 mil.[41,42] Relacionada à injeção direta inadvertida do anestésico local no ventre muscular. A morte celular do miócito é acompanhada por regeneração e encurtamento hipertrófico.[43,44]

Essas sérias complicações levaram algumas autoridades a recomendar o abandono total das técnicas de injeção com agulhas.[42] O Royal College of Ophthalmologists do Reino Unido também declarou:

"As técnicas de anestesia local com agulha têm um risco maior de complicações oculares e sistêmicas do que as técnicas subtenonianas ou tópicas e só devem ser usadas quando o anestesista e o cirurgião considerarem absolutamente necessário."[45]

Em 2017, o UK National Institute for Health and Care Excellence (NICE) concluiu que a anestesia peribulbar não deveria mais ser usada para cirurgias de catarata de rotina, em que a anestesia tópica ou subtenoniana é possível.[46]

Certamente, os bloqueios com agulha são responsáveis pela maioria dos problemas relacionados à anestesia oftálmica e são a causa mais comum de litígios relacionados à anestesia local após o bloqueio centroneuroaxial no Reino Unido (média de acordo de conciliação no valor de £24.000).[47,48]

Bloqueio subtenoniano

Essa técnica foi descrita pela primeira vez por Turnbull em 1884, quando ele usou a dissecação aberta da camada de Tenon, seguida pela instilação de cocaína. Modificações posteriores foram introduzidas por Stevens, Greenbaum e Allman.[49-53]

O bloqueio subtenoniano envolve anestesia de superfície e acesso cirúrgico ao espaço subtenoniano. No Reino Unido, este é agora o método mais comum usado na cirurgia de catarata, compreendendo 47% dos casos (ver Tabela 5.8.1).[54]

Anatomia

Uma descrição mais detalhada pode ser encontrada em outra parte deste livro. Em resumo, a cápsula de Tenon (nomenclatura em homenagem a Jacques René Tenon [1724-1816], anatomista/cirurgião francês) é uma bainha fascial, uma fina membrana envolvendo o globo ocular e separando-o da gordura orbital. A superfície interna é lisa e brilhante, separada da superfície externa da esclera por um espaço potencial, o espaço episcleral ou subtenoniano. Anteriormente, a cápsula funde-se com a conjuntiva entre 5 e 10 mm do limbo. Posteriormente, funde-se com as meninges ao redor do nervo óptico. Foi sugerido que é um espaço linfático e é atravessado por numerosas bandas delicadas.

Técnica

A conjuntiva é anestesiada primeiro com um anestésico local de escolha. A abordagem mais comum é por meio do quadrante infranasal, pois isso permite uma boa distribuição do anestésico, diminuindo o risco de danos às veias vorticosas. O olho é limpo com iodo a 5% e o paciente é solicitado a olhar para cima e para lateral. Assepticamente, a conjuntiva e a cápsula de Tenon são seguradas entre 3 e 5 mm do limbo usando uma pinça de Moorfield sem dente (Figura 5.8.4).[52] Uma pequena incisão é feita através dessas camadas usando uma tesoura de Westcott de ponta romba, expondo a esclera. Uma cânula é então introduzida no espaço subtenoniano e ao redor do globo.

A anestesia subtenoniana pode ser grosseiramente dividida em técnicas anteriores e posteriores. Na primeira, a ponta da cânula permanece anteriorizada em relação ao equador do globo. Isso reduz o risco de mau posicionamento inadvertido, mas aumenta a taxa de quemose e pode dificultar a acinesia. Para uma acinesia mais profunda, a ponta da cânula deve ser colocada posteriormente ao equador, mas deve ser posicionada com cuidado, seguindo suavemente a curva do globo (Vídeo 5.8.1).

Numerosas cânulas foram descritas.[55] A cânula plástica de Greenbaum (15 G de 12 mm) é adequada para bloqueios anteriores, enquanto uma cânula metálica de Stevens (19 G de 25 mm) é mais adequada para técnicas posteriores (Figura 5.8.5).

Uma técnica alternativa que não requer incisão conjuntival prévia usa uma cânula de ponta de lápis (cânula Triport de 21 G de 25 mm; Eagle Laboratories).[55] Isso reduz a quantidade de dano conjuntival e diminui o refluxo do anestésico local. O local de entrada da cânula romba deixa uma ferida muito pequena e autosselante, que então cicatriza rapidamente com menos cicatrização conjuntival em comparação com as técnicas tradicionais (Vídeo 5.8.2).

O espaço subtenoniano (ou episcleral) também pode ser acessado usando uma agulha bisotada "B", como descrito por Jacques Ripart.[56] Embora seja uma técnica útil e confiável, de certa forma anula as vantagens de se usar uma cânula romba.

O anestésico local em uma dose de 3 a 5 mℓ é injetado; quanto maior o volume, maior o grau de acinesia. A lidocaína a 2% é geralmente usada em combinação com a hialuronidase. A adição de hialuronidase reduz o volume efetivo médio (VE50) necessário de 6,4 para 2,6 mℓ.[57] Articaína 2 a 4% pode ser ainda mais efetiva.[36]

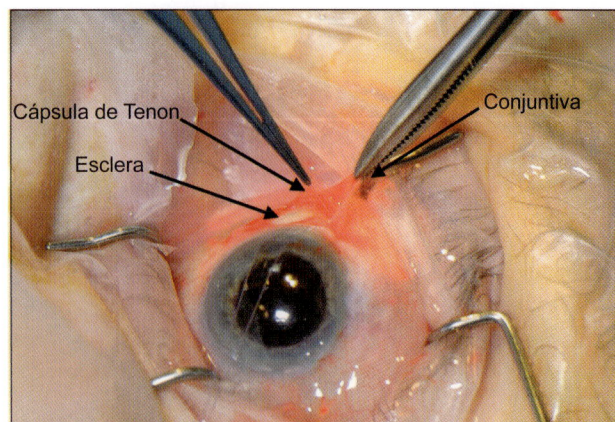

Figura 5.8.4 Incisão para bloqueio subtenoniano. As setas apontam para a conjuntiva, cápsula de Tenon e esclera brilhando sob a cápsula de Tenon. (Reproduzida com autorização de Kumar CM, Williamson S, Manickham B. A review of sub-Tenon's block: current practice and recent development. Eur J Anaesthesiol 2005;22:567-7, Figure 2c, European Academy of Anaesthesiology, published by Cambridge University Press.)

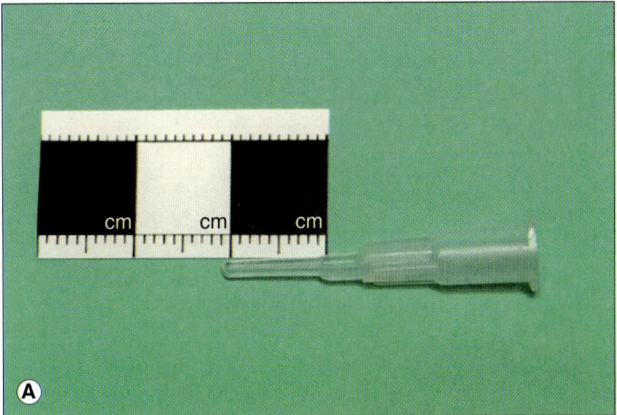

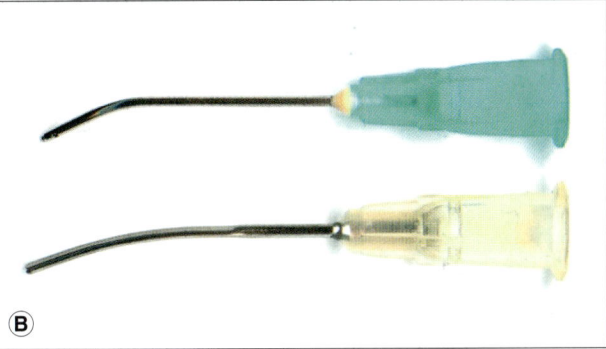

Figura 5.8.5 Três cânulas usadas para a anestesia subtenoniana. **A.** Cânula de Greenbaum 15 G, 12 mm. **B.** Na *parte superior*, cânula de Triport (Eagle Laboratories) 21 G, 25 mm. Na *parte inferior*, cânula de Steven (Visitec) 19 G, 25 mm.

Um balão de Honan pode ser usado para aumentar a dispersão; no entanto, geralmente não é necessário.

As complicações são geralmente pequenas (quemose e hemorragia subconjuntival), embora tenham sido relatadas inflamações orbitárias, perfuração escleral, colapso cardiovascular e complicações com risco para visão e risco à vida.[58-61]

AGENTES SEDATIVOS

A sedação é um complemento útil da anestesia local para muitos pacientes – particularmente aqueles que estão ansiosos demais.

O midazolam, um benzodiazepínico de ação curta e hidrossolúvel, com meia-vida de 2 horas, apresenta propriedades amnésicas e ansiolíticas, não exibe sequelas venosas e permite a rápida recuperação do paciente. É administrado por via intravenosa em incrementos de 0,5 a 1 mg. O tempo adequado entre as doses deve ser respeitado em adultos mais velhos, sob pena de resultar em superdosagem. As *superdosagens* podem ser revertidas com flumazenil, um antagonista específico dos benzodiazepínicos, mas sua meia-vida é de 1 hora, portanto a ressedação pode ocorrer.

O propofol, um fenol de curta ação, é um agente de indução intravenoso adequado para infusão e sedação. É caracterizado pela recuperação rápida e fácil do paciente e está associado a uma baixa incidência de náuseas e vômitos. Causa depressão respiratória e queda da pressão arterial.

O propofol e o midazolam têm sido usados para a sedação controlada pelo paciente.[62]

O fentanila é um potente analgésico narcótico de curta duração com uma duração de ação em torno de 30 minutos. Administrado em doses de 25 a 50 μg, oferece analgesia com sedação mínima e é um complemento útil ao midazolam ou ao propofol. Os efeitos colaterais incluem depressão respiratória, náuseas e vômitos.

O remifentanila é uma alternativa potente, de ação ultracurta, mas pode causar uma queda acentuada na frequência cardíaca e na pressão arterial em adultos mais velhos.

> **BOXE 5.8.3** Vantagens e desvantagens da anestesia geral.
>
> **Vantagens**
> - Conforto do paciente
> - Condições ideais de cirurgia – paciente quieto, imóvel e olho mole
> - Permite rápidas alterações na pressão intraocular, se necessário
> - Sem risco de complicações associadas a bloqueios anestésicos locais
> - Sem paralisia residual do olho quando o paciente está acordado
> - Cirurgia bilateral pode ser realizada
> - Melhores condições para o ensino da técnica cirúrgica
>
> **Desvantagens**
> - Tempo de recuperação mais lento
> - Mais caro
> - Maior risco em idosos suscetíveis
> - Maior perturbação fisiológica para o paciente

A dexmedetomidina, um agonista α_2, também tem sido utilizada como agente sedativo com bom efeito.[63]

ANESTESIA GERAL

A anestesia geral é útil naqueles pacientes não elegíveis para anestesia local; é o método de escolha para bebês, crianças e pessoas não cooperativas (Boxe 5.8.3).[64]

No passado, era necessário intubar, paralisar e ventilar o paciente. No entanto, com o advento da facoemulsificação ("faco") e da cirurgia de pequena incisão, além do uso de propofol com uma máscara laríngea, agora é possível que o paciente respire espontaneamente. Evitar a intubação permite o uso de um anestésico mais leve, diminui a depressão cardiovascular e melhora a recuperação. Em pacientes com 80 anos de idade ou mais, o teste psicomotor mostrou que a anestesia intravenosa total com propofol e remifentanila resulta em uma recuperação significativamente mais rápida da função cognitiva em comparação com o etomidato-fentanila-isoflurano.[65]

Um estudo recente que comparou anestesia balanceada com anestesia venosa total (TIVA, do inglês *total intravenous anesthesia*) mostrou efeitos cardiovasculares similares, mas diminuiu náuseas e vômitos, apresentou recuperação mais rápida, melhor satisfação do paciente e menores custos com TIVA.[66,67]

Técnica

Respiração espontânea

Uma máscara laríngea é inserida e a anestesia é mantida com uma infusão contínua de propofol ou com um agente volátil de escolha. Regimes de infusão controlados são comumente empregados. O propofol em *bolus* de 4,5 μg/mℓ para indução seguida de manutenção de 3,26 μg/mℓ; níveis de infusão-alvo podem ser combinados com infusão de alfentanila (concentração sanguínea-alvo de 25 ng/mℓ) ou remifentanila (concentração sanguínea-alvo de 1 a 1,5 ng/mℓ), embora o propofol somado à anestesia tópica seja geralmente suficiente. O uso de uma máscara laríngea permite períodos de resposta mais rápidos e reduz a tosse associada à extubação. Ele fornece uma anestesia estável e de fácil controle, resultando em rápida recuperação e baixa incidência de náuseas e vômitos.

Ventilação

O método tradicional envolve a intubação endotraqueal, embora a ventilação controlada seja possível com uma máscara laríngea. Isso combina os benefícios de evitar a intubação e causar paralisia no paciente. O suxametônio é evitado, se possível, porque ocorre um aumento transitório da pressão intraocular com o seu uso. Os bloqueadores não despolarizantes de ação curta são os preferidos. A manutenção consiste em usar um agente volátil ou uma infusão de propofol. Embora a recuperação anestésica do paciente possa ser mais lenta, essa técnica proporciona uma anestesia estável e bem controlada e é o método de escolha para certos pacientes nos quais a respiração espontânea seria inadequada (p. ex., indivíduos obesos).

Conclusões

Os métodos de respiração e ventilação espontânea são adequados para anestesia dos casos mais comuns do cotidiano. Ambos são amplamente utilizados em todas as outras especialidades. Tanto o propofol, quanto os novos agentes voláteis sevoflurano e desflurano fornecem uma recuperação particularmente rápida e lúcida.

A hipotensão precisa ser tratada agressivamente com vasoconstritores, como efedrina ou metaraminol, para minimizar a morbidade.

CUIDADO PÓS-OPERATÓRIO

A extração da catarata pela faco é relativamente indolor. Na maioria dos casos, os analgésicos orais simples são suficientes. Os anti-inflamatórios não esteroidais devem ser usados com cautela em idosos. Analgésicos tópicos não esteroidais podem diminuir a dor e a inflamação[68] e têm mostrado ser igualmente eficazes na redução da resposta inflamatória em comparação com os corticosteroides, com menos efeitos colaterais. Os corticosteroides devem ser reservados para casos com inflamação mais grave.[69] A anestesia local tópica também pode ser usada como adjuvante, pois reduz a necessidade de anestésicos sistêmicos. Isso pode reduzir as náuseas e vômitos no pós-operatório, evitando o uso de opiáceos. O propofol também apresenta propriedades antieméticas.

BIBLIOGRAFIA

Ali N, Little BC. Causes of cataract surgery malpractice claims in England 1995–2008. Br J Ophthalmol 2011;95(4):490–2.

Allman KG, Theron AD, Byles DB. A new technique of incisionless minimally invasive sub-Tenon's anaesthesia. Anaesthesia 2008;63(7):782–3.

Cass GD. Choices of local anesthetics for ocular surgery. Ophthalmol Clin North Am 2006;19(2):203–7.

Guay J, Sales K. Sub-Tenon's anaesthesia versus topical anaesthesia for cataract surgery. Cochrane Database Syst Rev 2015;(8):CD006291.

Lee RM, Thompson JR, Eke T. Severe adverse events associated with local anaesthesia in cataract surgery: 1year national survey of practice and complications in the UK. Br J Ophthalmol 2016;100(6):772–6.

Ezra DG, Allan BD. Topical anaesthesia alone versus topical anaesthesia with intracameral lidocaine for phacoemulsification. Cochrane Database Syst Rev 2007;(3):CD005276.

Greenbaum S. Parabulbar anaesthesia. Am J Ophthalmol 1992;114:776.

Guyton DL. Strabismus complications from local anesthetics. Semin Ophthalmol 2008;23(5):298–301.

Kumar CM, Eid H, Dodds C. Sub-Tenon's anaesthesia: complications and their prevention. Eye (Lond) 2011;25(6):694–703.

National Institute for Health and Care Excellence (NICE). Cataracts in adults: management. NICE guideline [NG77]. Published October 2017. http://www.nice.org.uk/guidance/ng77.

Schulenburg HE, Sri-Chandana C, Lyons G, et al. Hyaluronidase reduces local anaesthetic volumes for sub-Tenon's anaesthesia. Br J Anaesth 2007;99(5):717–20.

Stevens JD. A new local anaesthesia technique for cataract extraction by one quadrant sub-Tenon's infiltration. Br J Ophthalmol 1992;76:670–4.

The Royal College of Anaesthetists and The Royal College of Ophthalmologists. Local anesthesia for ophthalmic surgery. London: Royal College of Anaesthetists and The Royal College of Ophthalmologists; 2012.

The Royal College of Ophthalmologists. Cataract surgery guidelines. London: Royal College of Ophthalmologists; 2010.

Turnbull CS. The hydochlorate of cocaine, a judicious opinion of its merits. (Editorial) Med Surg Rep (Boston) 1884;29:628–9.

As referências completas estão disponíveis no **GEN-io**.

PARTE 5 CRISTALINO

Facoemulsificação
David Allen

5.9

Definição: Técnica cirúrgica para remover a porção nuclear de um cristalino com catarata usando uma peça manual ultrassônica de aspiração e vibração.

Características principais
- A mudança do poder ou amplitude de facoemulsificação ("faco") é obtida alterando o comprimento do curso da vibração da agulha, não alterando a frequência
- Existem evidências de que a ação mecânica direta é o fator mais importante na facoemulsificação
- A modulação do poder aumenta significativamente a eficiência da facoemulsificação longitudinal, bem como melhora a segurança térmica. É menos importante com faco torsional
- Os modernos sistemas de bombas são eficientes e o vácuo pode ser adquirido rapidamente com sistemas modernos de bombas de fluxo (peristálticas)
- Em uma máquina com bomba de fluxo, a taxa de fluxo de aspiração pode ser completamente ajustada independentemente do limite de vácuo predefinido
- Em uma máquina com bomba de vácuo (Venturi), a taxa do fluxo de aspiração é gerada pela diferença de pressão entre a câmara de vácuo e o olho. Na maioria das máquinas, os dois não podem ser completamente dissociados, e um alto vácuo resulta em taxas de fluxo mais altas em comparação com um vácuo menor
- Máquinas modernas apresentam uma variedade de estratégias para minimizar a descompressão repentina pós-oclusão. A ocorrência da descompressão repentina pós-oclusão está diretamente relacionada ao vácuo máximo definido para qualquer combinação de agulha luva/tubulação.

INTRODUÇÃO

Como as técnicas cirúrgicas para a remoção da catarata, juntamente com a modulação de substâncias das respostas biológicas consequentes, tornaram-se mais refinadas, os problemas de infecção pós-operatória e inflamação são preocupações menos importantes dos cirurgiões de catarata. Como consequência, tornou-se possível concentrar-se no refinamento adicional do processo propriamente dito de remoção do cristalino. A facoemulsificação ("faco") oferece ao cirurgião a possibilidade de quebrar o núcleo em pedaços menores e até mesmo em uma emulsão fina de material, que pode ser removida por meio da sonda usada para obter a decomposição. Como resultado, agora é possível minimizar o trauma nas estruturas do olho e ter um impacto mínimo em sua forma como consequência da cirurgia de catarata moderna. Conseguir isso, no entanto, requer o uso de ferramentas muito poderosas. Infelizmente, muitos cirurgiões não entendem os princípios subjacentes às máquinas que usam. Como consequência dessa relativa ignorância imunológica, a cirurgia, às vezes, é realizada de maneira menos eficiente e, possivelmente, mais perigosa do que o necessário.

CANETAS E PONTEIRAS

A caneta de facoemulsificação abriga um transdutor ultrassônico – um dispositivo que converte energia elétrica em energia vibratória mecânica. A canetas padrão acoplam o cristal à ponteira de faco de tal maneira que a ponteira se move para trás e para frente quando os cristais se deformam. Em 2006, a Alcon Surgical (Fort Worth, TX) introduziu uma caneta de faco (OZil) que pode fazer com que a ponteira se torça ou gire no seu eixo quando os cristais se deformam. Foi construída de tal forma que, quando oscilando a 32 kHz, os cristais produzem torção e, quando estimulados a 44 kHz, produzem movimento linear tradicional. Se uma ponteira curva em seu eixo (ponteira de Kelman) estiver conectada a uma caneta de faco, então a torção do eixo é convertida em um movimento de um lado para o outro na extremidade da ponteira. Em seguida, a Abbot Medical Optics (AMO, Santa Ana, Califórnia) introduziu um terceiro modelo, por meio da qual na nova caneta (Ellips FX), a ponteira de faco é feita para se deslocar lateralmente enquanto se move para frente, resultando no que eles chamam de *trajetória elíptica*.

A frequência na qual a caneta de faco é definida para funcionar depende do modelo e dos materiais utilizados. O ajuste da potência na máquina afeta a amplitude de movimento (a distância percorrida pela ponteira durante um ciclo), mas não a frequência. A potência é expressa como uma porcentagem da produção de movimento máximo que o complexo de ponteira-cristal pode produzir. É claro que, se a frequência permanecer constante, mas a distância do deslocamento em cada ciclo aumentar, a aceleração da ponteira e a velocidade máxima alcançada devem ser maiores. É importante reconhecer que as configurações de potência no console da máquina são apenas indicativas. Alguns sistemas têm uma relação não linear entre a potência programada e a amplitude de movimento. O menor ciclo (com ajuste de potência mínimo) também varia entre os sistemas. Em um sistema comercialmente disponível, 20% da potência produz um deslocamento da ponteira de 50 μm, enquanto este trajeto é alcançado somente com 60% da potência em outra máquina. Como consequência, quaisquer comparações entre a "eficiência" de diferentes facos com base na comparação da "potência usada" são equivocadas.

Os mecanismos físicos que fragmentam o material nuclear quando uma ponteira de faco é usada têm sido difíceis de explicar, e a importância relativa dos vários fatores ainda não está clara.[1,2] Por exemplo, uma ponteira de faco operada a uma frequência de 44 kHz tem uma velocidade máxima de 16 pés/s (20,1 m/s) quando operada com potência máxima, e a aceleração da ponteira é > 168.300 pés/s (> 51.000 m/s). Sob essas condições, o impacto direto da ponteira rompe as forças de atrito dentro do material nuclear. Esse efeito direto é reduzido, no entanto, pela propagação para a frente de ondas acústicas ou de fluido e pelas ondas de partículas geradas pela ponteira, que tendem a afastar qualquer pedaço do núcleo em contato com a ponteira. No entanto, alguns ainda postulam que as próprias ondas de choque acústico tendem a enfraquecer ou romper algumas das ligações que mantêm o material nuclear unido. O papel da cavitação no rompimento do material da lente permanece controverso, mas existem algumas evidências de que isso não é necessário para a faco eficaz.³

Vários modelos de ponteira estão disponíveis para o cirurgião, mas existem três variações principais de modelos, e cada um dos modelos de ponteira geralmente está disponível com "ponteira cortante" em um ângulo de 30° ou 45°. A ponteira pode ser reta com um diâmetro uniforme ao longo de seu comprimento. A ponteira de Kelman tem um ângulo de 22° no eixo a 3,5 mm da ponteira. Acredita-se que esse modelo aprimore a ação de emulsificação da ponteira, além de permitir que o cirurgião a use como manipulador. Algumas ponteiras têm uma terminação alargada na ponta (*flared*, isto é, o diâmetro externo e interno no final da ponteira é maior do que 1 a 2 mm anteriores). Enquanto um diâmetro mais largo cria mais força de contenção, a restrição do lúmen interno atrás do alargamento ajuda a impedir uma oclusão repentina. Mais recentemente, um modelo de ponteira completamente novo foi introduzido. Quando a faco torsional foi desenvolvida, o modelo de ponteira de Kelman já disponível foi usado. Parecia lógico que girar ao longo de seu eixo longitudinal, o movimento resultaria em uma ação de varredura de um lado para o outro na extremidade da ponteira. Embora isso tenha sido o caso, foi mais tarde percebido que não havia apenas uma simples rotação do eixo com esse modelo. Essa constatação resultou em um modelo de ponteira completamente nova, projetada especificamente para a faco torsional (a ponteira "balanceada") (Figura 5.9.1). Reduzindo significativamente o movimento indesejado no eixo, mais da energia produzida pelos cristais de ultrassom é traduzida em movimento de varredura no final da ponteira, dando uma amplitude de movimento de 190 μm na amplitude máxima em comparação com 130 μm com a ponteira de Kelman.⁴

MODULAÇÃO DA POTÊNCIA

Embora algum tipo de modulação simples de potência (faco pulsado) esteja disponível há muito tempo, a introdução, em 2001, do *software* Whitestar para a máquina de faco AMO Sovereign marcou uma mudança de paradigma na maneira como os cirurgiões controlavam a aplicação do poder de faco. O fracionamento do poder de faco em pulsos ou rajadas (*bursts*) tem duas vantagens. Primeiro, as pausas (*off-period*) permitem que os fluidos da máquina puxem o material de volta ao contato com a ponteira após a repulsão causada pelo efeito de martelo na tradicional faco longitudinal. Em segundo lugar, as pausas impedem o acúmulo significativo de calor como resultado do movimento de fricção dentro da incisão, tornando menos provável o dano térmico à córnea. Várias máquinas permitem agora uma variação quase infinita de ambos os ciclos – a razão entre a fase ativa e a fase inativa – e a duração do período. Foi demonstrado que essa modulação da potência melhora significativamente a "eficiência" da facoemulsificação (*i. e.*, cirurgia mais rápida e com menor quantidade de energia de faco usada).⁵ Com a introdução da faco torsional, a repulsão reduzida e o efeito térmico reduzido significam que a modulação da potência é menos importante, embora muitos cirurgiões continuem aplicando modulações.

Quando introduzidos pela primeira vez, os pulsos tinham um ciclo ativo fixo de 50% (ou seja, o período com energia ligada e o período com energia desligada eram iguais), mas a potência era variável, enquanto a amplitude das rajadas era de largura fixa, geralmente também com potência fixa. Primeiro, a Bausch & Lomb (Bridgewater, NJ) e agora a maioria dos outros fabricantes melhoraram as várias combinações possíveis de modulação, e essa distinção tornou-se imprecisa e, provavelmente, não é mais útil tentar distinção entre elas em máquinas mais modernas.

BOMBAS E FLUÍDICA

A função da bomba de faco é dupla – segurar o núcleo na ponteira e remover os debris criados pela ponteira. Com técnicas modernas, a bomba também é usada cada vez mais para aspirar diretamente as partes mais moles do núcleo. Existem dois princípios de bomba geralmente usados – acionados por fluxo e à vácuo. Algumas máquinas agora têm a capacidade de alternar entre os dois modos durante a cirurgia.

Bomba baseada no fluxo (peristáltica)

As bombas de roletes que giram contra tubulação compressível ou membrana geram fluxo, o que "ordenha" fluido ao longo do lúmen e cria um gradiente de pressão entre a bomba e a câmara anterior (CA). Mudanças recentes nos modelos das bombas e controle de microprocessadores sofisticados resultaram em sistemas de bombas potentes e bem controlados. A taxa na qual o fluido é aspirado pela ponteira da faco não ocluída é ajustada no console da máquina em mililitros por minuto (mℓ/min). Um valor baixo permite que eventos dentro da CA ocorram lentamente; um valor alto acelera os eventos e gera mais "força de tração". Ajustes finos de fluxo, obtidos pela modificação na velocidade de rotação da bomba, permitem um estilo cirúrgico pessoal ou diferentes condições cirúrgicas. Sistemas avançados recentes detectam quando a ponteira está parcialmente ocluída e, em seguida, fazem ajustes na bomba para compensar a redução da aspiração.

O segundo parâmetro da bomba que pode ser ajustado é o nível de vácuo no qual, uma vez alcançado, a bomba para. Quando a ponteira fica ocluída, a bomba continua a girar e a mover o fluido para dentro do cassete, aumentando o nível de vácuo na tubulação entre a ponteira e o cassete. Uma vez que o vácuo predefinido tenha sido alcançado, a bomba efetivamente para (ou gira lentamente de maneira intermitente para compensar a perda de vácuo) enquanto o nível de vácuo se mantiver. A taxa na qual o nível máximo de vácuo ajustado é alcançado é diretamente proporcional à taxa de fluxo (Figura 5.9.2).

Bomba a vácuo

Esses sistemas geram um nível ajustável de vácuo em uma câmara na máquina; geralmente, uma bomba Venturi é usada. É a diferença de pressão entre essa câmara e a ponteira que

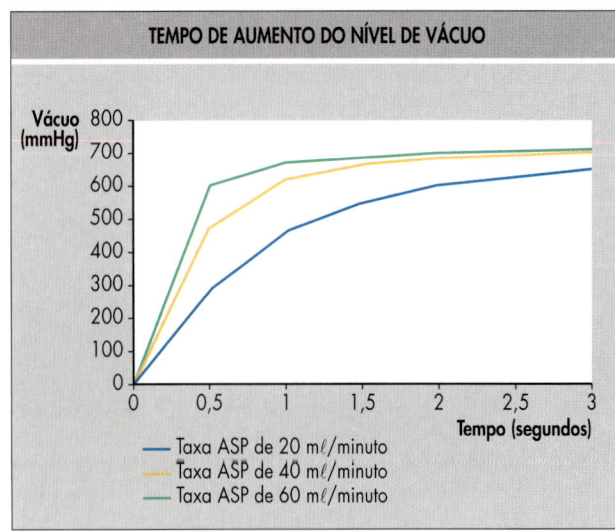

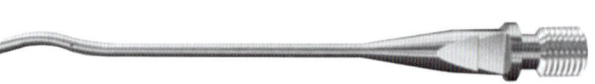

Figura 5.9.1 A ponteira balanceada desenvolvida especificamente para faco torsional. (Cortesia da Alcon Surgical.)

Figura 5.9.2 Tempo de aumento do nível de vácuo em função da taxa de aspiração. Gráfico mostrando o efeito do aumento da taxa de aspiração (velocidade da bomba) no tempo para atingir certos níveis de vácuo.

gera o fluxo. Uma vez que a ponteira está ocluída, o fluido continua a ser removido da tubulação até que a pressão dentro dela seja igual à da câmara de vácuo. É possível, no entanto, introduzir um efeito de amortecimento no sistema para que o equilíbrio das pressões não ocorra instantaneamente. Em um sistema de vácuo padrão, por conta da taxa de fluxo ser gerada pelo gradiente de pressão, o aumento do vácuo resulta em aumento do fluxo, enquanto a redução do vácuo, diminui o fluxo. Esses dois parâmetros normalmente não podem ser modulados independentemente, embora isso seja possível em pelo menos uma das máquinas modernas.

Hidrodinâmica da câmara anterior

É importante entender o significado correto de vários termos usados para descrever a dinâmica do fluido da faco. O termo "limite de vácuo" significa o nível de vácuo máximo predefinido indicado no console. Em nenhum sistema peristáltico, nem no baseado à vácuo há "limite de vácuo" na CA, embora algum grau de vácuo deva existir ao longo da linha de aspiração (inclusive na ponteira da faco) para gerar fluxo de saída. Normalmente, o termo "aspiração" é usado para significar taxa de fluxo de aspiração, que é o fluxo de evacuação de líquido para fora do olho. O fluido também sai do olho a uma taxa variável através das incisões, frequentemente chamado *fluxo de vazamento de incisão*. Para evitar confusões, se o fluxo para dentro do olho está sendo descrito, é necessário usar o termo "infusão". Nos sistemas de faco tradicionais, a taxa de infusão do fluido é determinada pela diferença de altura entre a câmara de gotejamento do reservatório de fluido (geralmente uma garrafa pendurada) e o olho. A infusão tem sido passiva nas máquinas tradicionais de faco; ela é reduzida em quantidades variáveis pela resistência da tubulação e por qualquer compressão da luva de infusão ao redor da ponteira da faco. A recém-introduzida máquina de faco "Centurion" (Alcon) apresenta um sistema de fluxo ativo que permite um controle muito mais acurado da dinâmica da CA e da pressão intraocular (PIO). O sistema monitora a pressão na linha de infusão, a pressão de vácuo sendo gerada na linha de aspiração e a taxa de fluxo de aspiração, em tempo real, e ajusta a pressão que está sendo aplicada à bolsa contendo o fluido de fluxo, a fim de gerar uma infusão suficiente para manter (dentro dos limites) a PIO escolhida pelo cirurgião.

Em qualquer sistema (alimentado por gravidade ou com fluídica ativa) é essencial que o potencial de infusão (o máximo possível sob condições de fluxo livre) seja pelo menos igual e, se possível, maior que o fluxo transitório (fluxo incisional combinado e fluxo gerado por máquina); caso contrário, ocorre o colapso do CA (ver "Descompressão pós-oclusão repentina" posteriormente). Em um sistema alimentado por gravidade (o sistema tradicional), como a garrafa ou bolsa de fluido é geralmente fixa durante cada etapa do procedimento, a altura da garrafa é ajustada de modo a gerar um fluxo suficiente para evitar o colapso da CA no caso de uma descompressão pós-oclusão. Para a maioria dos cirurgiões, isso é definido em 80 a 95 cm acima do nível dos olhos, embora alguns cirurgiões ajustem a garrafa ainda mais alta. Quando a caneta de faco (ou I/A) está no olho com irrigação ativa (posição do pedal 1), então o olho é pressionado a 80 a 95 cm H_2O, o que equivale a 59 a 70 mmHg. Em um modelo *ex-vivo*, foi demonstrado que durante a aspiração sem oclusão (posição 2 do pedal) a PIO cai significativamente por conta da resistência à infusão em um sistema alimentado por gravidade. Com uma taxa de fluxo de aspiração de 30 cc/min, por exemplo, com uma altura fixa da garrafa de 95 cm, a PIO cai de 70 mmHg para 50 mmHg[6,7] (Figura 5.9.3). O efeito disso é que, durante a cirurgia normal, com um sistema de faco fundamentado em gravidade, com essas configurações típicas, a PIO flutuará durante a remoção de catarata entre 70 e 50 mmHg, dependendo da posição do pedal e do grau de oclusão da ponteira. Apenas muito rapidamente durante a descompressão pós-oclusão repentina, ela cairá significativamente abaixo de 50 mmHg. O mesmo estudo *ex-vivo* mostrou que o sistema de infusão forçada monitorado não produziu alterações significativas na PIO com taxas de fluxo de aspiração de até 60 cc/min.

Na faco longitudinal tradicional, uma ponteira de faco ativa (aplicando poder de faco) produz forças que empurram o material para longe dela. Isso é contrabalançado pelo vácuo que mantém o material na ponteira. O modo de torção do Infiniti (Alcon) gera um movimento horizontal de varredura sem repulsão e níveis de vácuo menores podem ser usados. Quando um cirurgião usa uma técnica que envolve esculpir (p. ex., "dividir e conquistar"[8] ou *stop and chop*[9]), uma aspiração sem oclusão da ponteira relativamente baixa (≤ 25 mℓ/min) é necessário (Vídeo 5.9.1). A aspiração baixa permite esculpir perto ou mesmo sobre

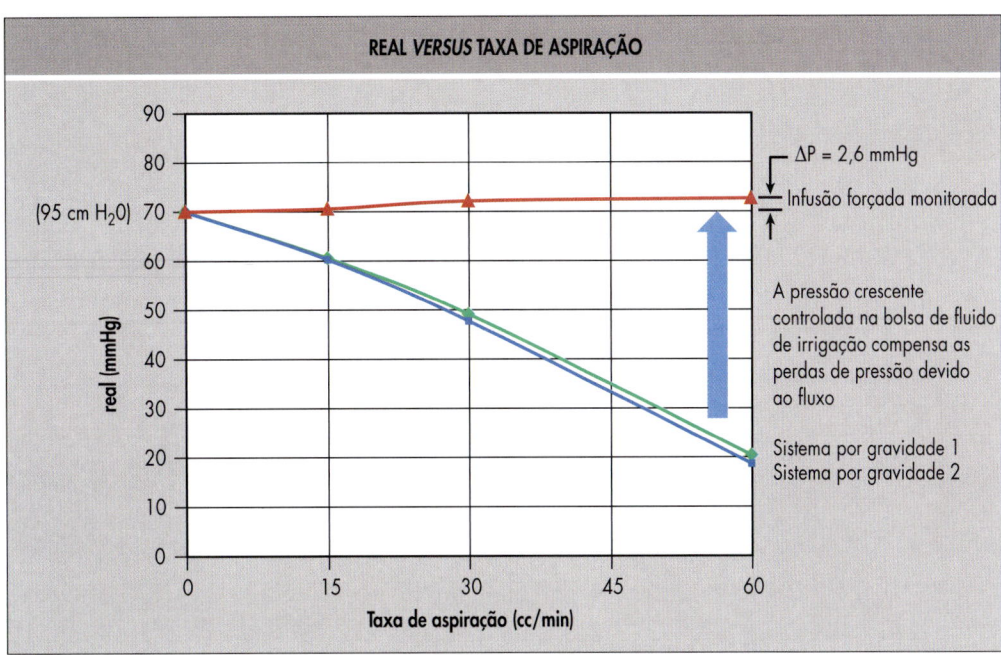

Figura 5.9.3 Pressão intraocular real (PIO) com diferentes taxas de fluxo de aspiração. Gráfico mostrando como a PIO cai com o aumento da aspiração em um sistema alimentado por gravidade (duas máquinas de diferentes fabricantes). Sistema de infusão forçada monitorado pode controlar isso. (Retirada com permissão de Boukhny M, Sorensen GP, Gordon R. Novel phacoemulsification system using feedback-based IOP target control. Presented at ASCRS Annual Meeting, Boston, April 25-29, 2014.)

a cápsula, sem o risco de puxá-la para dentro da ponteira e uma inclinação da ponteira de 30° ou 45° permite ao cirurgião ver a ponteira e minimizar o potencial de oclusão. Para a remoção subsequente de fragmentos do núcleo (ou inicialmente em técnicas de *chop*), um alto fluxo (20 a 40 mℓ/min) é necessário para puxar o núcleo em direção à ponteira, juntamente com alto vácuo (200 a 600 mmHg) para mantê-lo em contato para emulsificação (Vídeo 5.9.2). A oclusão nestas circunstâncias é aumentada pela rotação da ponteira de modo que a abertura esteja alinhada com a borda do núcleo que está sendo presa.

Muitos sistemas de faco agora oferecem ao cirurgião a oportunidade de ajustar o desempenho da fluídica, particularmente o tempo de elevação do nível de vácuo, uma vez que a oclusão tenha sido alcançada. Uma maneira de usar é definir taxas de aspiração relativamente baixas durante a aquisição de fragmentos de núcleo, mas programar a máquina para aumentar significativamente a taxa de aspiração (e, portanto, a velocidade para alcançar o vácuo predefinido) uma vez que a ponteira esteja ocluída. Outro exemplo de uso seria a redução na taxa de aspiração na oclusão que alguns cirurgiões usam quando lidam com catarata muito mole ou com o epinúcleo.

Fluidos de faco microincisional

Desde 2001, muitos cirurgiões adotaram o conceito de faco com microincisão. Isso foi realizado inicialmente em um modo biaxial;[10] a infusão foi dissociada do que se tornou uma ponteira de aspiração "nua" pelo uso de uma cânula de irrigação separada e inserida por meio de uma incisão separada. Cada incisão tem apenas 1 a 1,5 mm de largura e existem algumas LIO (do inglês *intraocular lens*) que podem ser inseridas por meio de incisões inferiores a 2 mm. A redução do tamanho máximo da incisão resulta em alterações menores na curvatura corneana induzidas pela cirurgia. Na faco coaxial, as portas de infusão na luva de infusão ao redor da ponteira da faco estão posicionadas perto da porta de aspiração e, portanto, podem criar um fluxo turbulento que pode interromper a força de atração gerada pela aspiração. Em teoria, com a faco biaxial, essas forças agora estão separadas e devem resultar em melhor capacidade de manejo.

Os críticos da cirurgia biaxial ressaltam que uma fluídica deteriorada pode ser produzida por uma cânula sólida "nua" não padronizada, passando através de uma incisão corneana; desse modo, ou o vazamento incisional deverá ser significativo, ou a incisão será tão apertada a ponto de causar um rompimento significativo do estroma corneano e da membrana de Descemet. Novas luvas para faco de microincisão coaxial foram desenvolvidas para permitir a realização de faco coaxial através de incisões de 1,8 mm.

Seja usando técnicas de microincisão biaxial ou coaxial, é importante que os cirurgiões entendam a importância da fluídica e assegurem que o potencial de infusão por meio dessas luvas reduzidas ou do instrumento de infusão separado seja maior que a aspiração máxima durante a pós-oclusão com sua combinação particular de configurações de máquina, ponteira e vácuo.

DESCOMPRESSÃO PÓS-OCLUSÃO REPENTINA

Com qualquer modelo de bomba, no estado ocluído, o vácuo é gerado no lúmen da tubulação. Quando a oclusão se interrompe, o líquido penetra na tubulação para equilibrar a diferença de pressão entre a CA e o lúmen – "descompressão pós-oclusão" (Figura 5.9.4). Durante o período de oclusão, as paredes da tubulação tendem a colapsar proporcionalmente ao aumento do vácuo e o gás dissolvido é retirado da solução. Na desoclusão, a tubulação se expande novamente e geralmente retorna ao seu estado original, e as bolhas de gás se contraem, resultando em pós-oclusão repentina. A diferença entre o aparecimento súbito

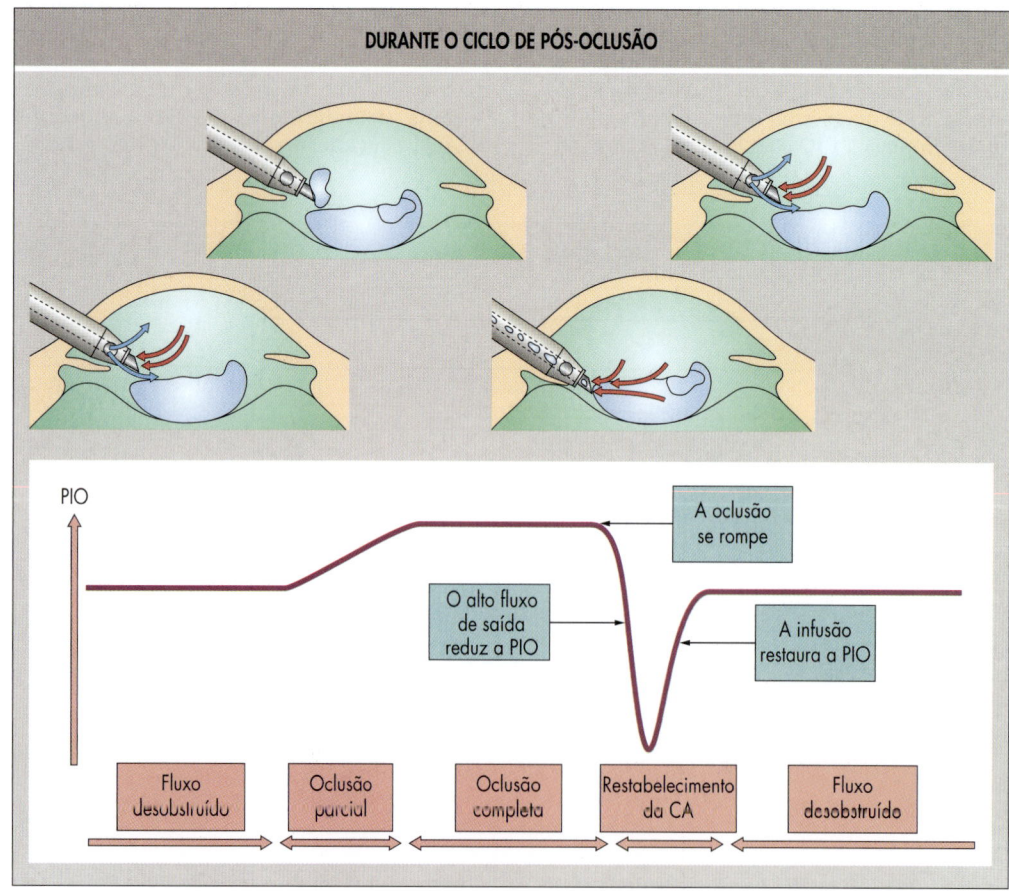

Figura 5.9.4 Pressão intraocular durante descompressão pós-oclusão repentina. Inicialmente mantida pela altura da garrafa. Leve aumento quando a ponteira está ocluída. Quando a oclusão se interrompe, uma grande diferença de pressão entre a tubulação e a câmara anterior resulta na rápida saída do fluido, fazendo com que a PIO caia rapidamente até que a infusão seja restaurada.

de aspiração e a compensação da infusão da garrafa de irrigação determina a estabilidade da CA. Diz-se que a tubulação com maior rigidez reduz a complacência. Os cassetes na linha de irrigação/aspiração também têm complacência, e existe uma tendência para que as versões modernas tenham o máximo possível da via do fluido no cassete feito de material rígido.

Os sistemas de faco usam uma variedade de outras estratégias para reduzir os problemas associados à descompressão pós-oclusão. O diâmetro interno tanto da ponteira de faco (e de quaisquer restrições, como visto nas ponteiras *flared*) como da tubulação de aspiração modula a descompressão. Tubulação de aspiração e cassetes menos complacentes reduzem o efeito rebote. A Figura 5.9.5 mostra o impacto da redução da complacência de tubos e cassetes em três gerações de equipamentos de faco de um único fabricante durante um período de 10 anos. O diâmetro efetivo de infusão (o espaço entre a parede externa da ponteira e a parede interna da luva em faco coaxial, ou o diâmetro interno e diâmetros da porta de infusão do instrumento de irrigação em faco biaxial), juntamente com a altura da garrafa/pressão de irrigação, determina a quantidade de infusão e como ela compensa o aumento de fluxo de aspiração. Os fabricantes têm diferentes abordagens para reduzir os problemas de descompressão pós-oclusão. Estes incluem a redução do vácuo após um dado tempo (selecionado pelo cirurgião) de oclusão completa, na suposição de que a oclusão está prestes a se interromper. Outros reduzem a taxa de fluxo de aspiração imediatamente após uma queda repentina no vácuo ser detectada. Quando o vácuo na ponteira diminui repentinamente no rompimento da oclusão, um intervalo de tempo significativo ocorre antes que a informação de mudança de pressão seja propagada ao longo da tubulação até o console da máquina de faco. Pelo menos um fabricante está explorando a possibilidade de ter um sensor de pressão na caneta para eliminar esse atraso e, assim, acelerar qualquer resposta programada para a descompressão pós-oclusão.

Por melhor que seja a máquina, os cirurgiões precisam entender o impacto que a escolha do tamanho/forma da ponteira, juntamente com o diâmetro da luva e a altura da garrafa, pode ter na estabilidade da CA.

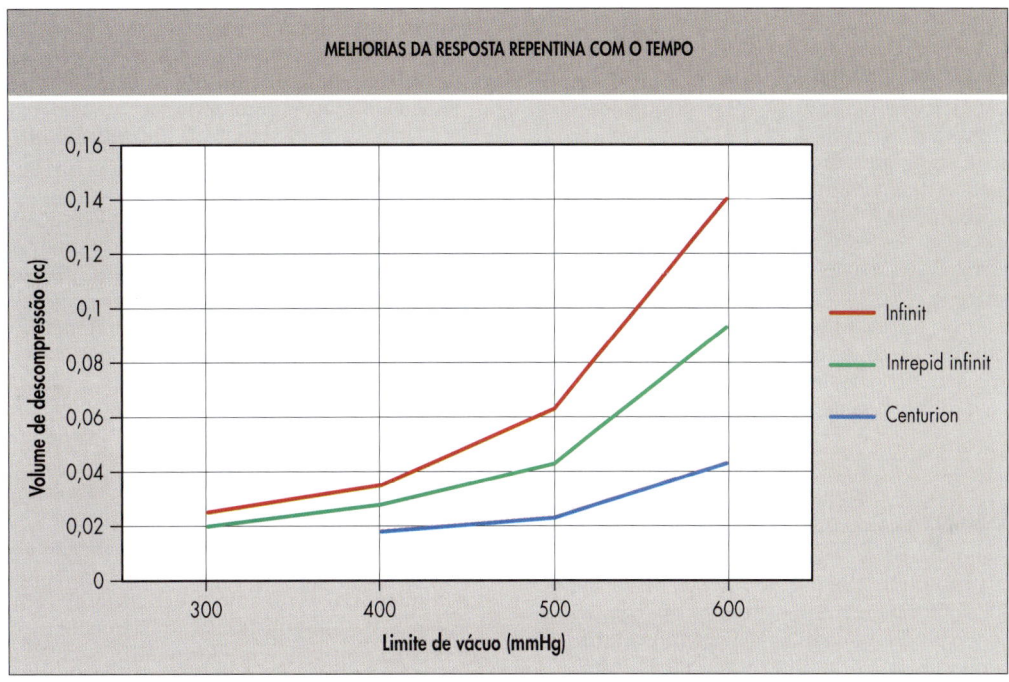

Figura 5.9.5 Redução da descompressão pós-oclusão repentina resultante da redução da complacência do fluxo de saída com o tempo. Diferentes volumes decorrentes da descompressão pós-oclusão repentina de volumes com diferentes limites de vácuo para a máquina original de faco Infiniti (2003), Intrepid infiniti (2006) com cassete e tubulação de complacência reduzida, e máquina de faco Centurion (2013) com novo cassete e tubulação. (Adaptada com permissão do uso e dados fornecidos pela Alcon.)

BIBLIOGRAFIA

Agarwal A, Agarwal A, Agarwal S, et al. Phakonit: phacoemulsification through a 0.9 mm corneal incision. J Cataract Refract Surg 2001;27:1548–52.
Allarakia L, Knoll RL, Lindstrom RL. Soft intraocular lenses. J Cataract Refract Surg 1987;13:607–20.
Cohen SW, Kara G, Rizzuti AB, et al. Automated phakotomy and aspiration of soft congenital and traumatic cataracts. Ophthalmic Surg 1979;10:38–45.
Davis PL. Mechanism of phacoemulsification. Letter to the editor. J Cataract Refract Surg 1994;20:672–3.
Demircan S, Atas M, Göktas E, et al. Comparison of 45-degree Kelman and 45-degree balanced phaco tip designs in torsional microcoaxial phacoemulsification. Int J Ophthalmol 2015;8:1168–72.
Gimbel HV. Divide and conquer nucleofractis phacoemulsification: development and variations. J Cataract Refract Surg 1991;17:281–91.
Gimbel HV, Neuhann T. Development, advantages, and methods of the continuous circular capsulorrhexis technique. J Cataract Refract Surg 1990;16:31–7.
Kelman C. Cataract emulsification and aspiration. Trans Ophthalmol Soc UK 1970;90:13–22.
Kelman C. Phaco-emulsification and aspiration. A new technique of cataract removal. A preliminary report. Am J Ophthalmol 1967;64:23–35.
Koch PS, Katzen LE. Stop and chop phacoemulsification. J Cataract Refract Surg 1994;20:566–70.
Kraff MC, Sanders DR, Lieberman HL. Total cataract extraction through a 3 mm incision: a report of 650 cases. Ophthalmic Surg 1979;10:46–54.
Nicoli CM, Dimolanta R, Miller KM. Experimental anterior chamber maintenance in active versus passive phacoemulsification fluidics systems. J Cataract Refract Surg 2016;42:157–62.
Pacifico RL. Ultrasonic energy in phacoemulsification: mechanical cutting and cavitation. J Cataract Refract Surg 1994;20:338–41.
Shah PA, Yoo S. Innovations in phacoemulsification technology. Curr Opin Ophthalmol 2007;18:23–6.
Zacharias J. Role of cavitation in the phacoemulsification process. J Cataract Refract Surg 2008;34:846–52.

As referências completas estão disponíveis no **GEN-io**.

Aspectos Refrativos da Cirurgia de Catarata

Emanuel S. Rosen

5.10

Definição: A cirurgia moderna de catarata promete não apenas a prevenção de erros refrativos induzidos pelo processo cirúrgico, mas também a oportunidade de corrigir erros refrativos existentes.

Características principais
- Importância do formato da córnea antes da operação
- Valor da topografia corneana
- Prevenção de astigmatismo induzido da córnea
- Tratamento de astigmatismo
  - Intraoperatório
    - Por incisões
    - Pela escolha da lente implantada
  - Pós-operatório
    - Pela cirurgia a *laser* da córnea
    - Por implante de lentes tóricas
    - Por implante de lentes em *piggyback* (implante de uma segunda lente intraocular suplementar).

INTRODUÇÃO

Quando o Sir Harold Ridley implantou em um olho humano lentes para a substituição do cristalino (lentes intraoculares [LIO]) em 1949, ele iniciou uma mudança no papel da cirurgia de catarata.[1] Com o progresso da tecnologia do implante de LIO ao longo dos anos seguintes, a cirurgia de catarata tornou-se mais do que apenas a remoção do cristalino opacificado; é permitido o ajuste com o implante de LIO, para corrigir o erro refrativo intrínseco ou ametropia. Em outras palavras, existem duas estratégias para intervenção cirúrgica: em primeiro lugar, a remoção do cristalino opacificado e, em seguida, incorporando simultaneamente uma LIO de diatropia (poder de refração) medida para neutralizar a ametropia existente.

Certamente, existem muitos outros aspectos relativos aos aspectos refrativos da cirurgia de catarata. A biometria acurada é essencial (leia sobre esse aspecto do manejo da catarata nas discussões dessa seção). A cirurgia de catarata nos olhos que foram submetidos previamente à cirurgia refrativa da córnea necessita de fórmulas especiais para calcular o poder correto da LIO após alteração dos valores ceratométricos por aquela cirurgia. O manejo do astigmatismo é uma necessidade refrativa fundamental na cirurgia de catarata e será considerado aqui. Com o advento de aberrômetros clínicos e sua aplicação na cirurgia refrativa, a cirurgia de catarata está se beneficiando da compreensão mais profunda da relação, em um senso refrativo, entre a córnea e o cristalino. As necessidades de visão próxima, intermediária e à distância devem ser atendidas pela cirurgia de catarata com implante de LIO, uma tarefa cumprida pela tecnologia de LIO multifocais emergentes, LIO pseudoacomodativas e, futuramente, com LIO realmente acomodativas. As bases para a correção refrativa, como um aspecto da cirurgia de catarata, são a biometria acurada de um lado, e a topografia da córnea no outro.

O enfoque da cirurgia de catarata é corrigir a afacia imediata. Técnicas e implantes recentes oferecem a oportunidade para individualizar erros astigmáticos e esféricos pós-operatórios dos pacientes e, portanto, alcançar a satisfação geral do paciente com relação à refração.

Técnicas intraoperatórias são aplicadas primeiramente para (1) assegurar que não seja induzido astigmatismo e (2) neutralizá-lo no período intraoperatório, se possível. O astigmatismo residual após a cirurgia de catarata pode ser corrigido pelo emprego de quatro técnicas diferentes, que incluem (1) incisões relaxantes limbares clássicas, que são fáceis de realizar, mas apresentam precisão limitada; (2) cirurgia refrativa a *laser* da córnea (PRK, do inglês *photorefractive keratotomy* [ceratotomia fotorrefrativa]); ou (3) ceratomileusis *in situ* assistida por *laser* (LASIK, de *laser-assisted in situ keratomileusis*), que permitem também a correção de componentes esféricos; e (4) mais recentemente, o uso de uma lente intraocular tórica (TIOL, do inglês *toric intraocular lens*) no sulco ciliar (*piggyback*).[2]

VALOR DA TOPOGRAFIA CORNEANA

A Figura 5.10.1 ilustra a importância da topografia corneana pré-operatória para assegurar que o olho a ser operado seja totalmente analisado: "Compreender antes de tratar".

A topografia corneana contribui significativamente para nosso entendimento quanto às exigências refrativas da cirurgia de catarata. Permite ajustes para o astigmatismo, quando necessário, tanto no período intraoperatório ou após a operação, ao mesmo tempo que detecta problemas graves da córnea antes da operação, evitando-se a má acuidade visual pós-operatória inexplicável.

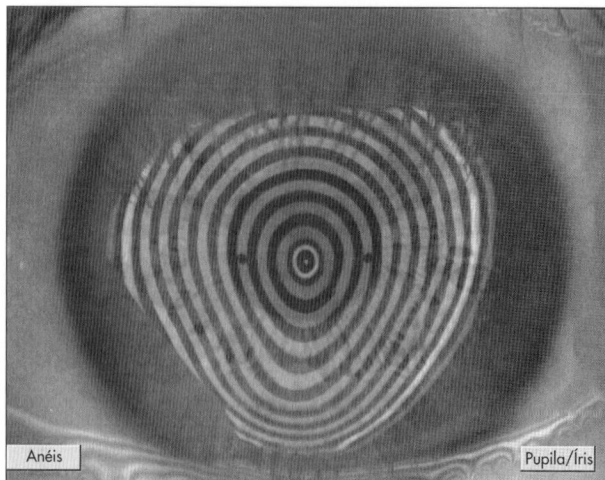

Figura 5.10.1 Degeneração marginal pelúcida da córnea. Um exemplo no qual a topografia pré-operatória corneana revelaria o defeito que resultou em maus resultados visuais "inexplicáveis" após a cirurgia.

MANEJO INTRAOPERATÓRIO DO ASTIGMATISMO PRÉ-OPERATÓRIO DA CÓRNEA PARA PREVENIR A INDUÇÃO DE ASTIGMATISMO CORNEANO

Incisões corneanas

Em um ensaio clínico randomizado e uma série de casos intervencionistas não comparativos, Tejedor e Murube[3] investigaram a melhor localização para incisão em córnea clara (ICC) na facoemulsificação ("faco"), dependendo do astigmatismo preexistente.

Em resumo, para ICC na cirurgia de catarata:

- Recomenda-se uma incisão superior para pacientes com pelo menos 1,5 Dioptria (D) de astigmatismo com o meridiano mais curvo a 90°
- Recomenda-se uma incisão temporal no paciente com astigmatismo inferior a 0,75 D e meridiano mais curvo a 180°
- Recomenda-se uma incisão nasal em pacientes com pelo menos 0,75 D de astigmatismo com um meridiano mais curvo a 180°.

Beltrame et al.[4] compararam as alterações astigmáticas e topográficas induzidas por diferentes incisões oblíquas na cirurgia de catarata em 168 olhos submetidos a faco, que foram randomicamente atribuídas a um dos três grupos: (1) ICC de 3,5 mm, 60 olhos (Figuras 5.10.1 a 5.10.7 para exemplos similares); (2) ICC de 5,5 mm com sutura, 54 olhos; e (3) túnel escleral de 5,5 mm, 54 olhos. As incisões são colocadas no semimeridiano a 120°. A topografia corneana foi realizada no pré-operatório e 1 semana, 1 mês e 3 meses do pós-operatório. As leituras ceratométricas simuladas foram utilizadas para calcular a amplitude do astigmatismo e o astigmatismo induzido cirurgicamente (SIA, do inglês *surgically induced astigmatism*). As alterações topográficas pós-operatórias foram determinadas pela subtração das leituras pré-operatórias no mapa numérico das leituras pós-operatórias do mapa numérico. Em 3 meses do pós-operatório, a média de SIA nos olhos direito e esquerdo, respectivamente, foi de 0,68 ± 1,14 D (SD) e 0,66 ± 0,52 D no grupo ICC de 3,5 mm, 1,74 ± 1,4 D e 1,64 ± 1,27 D no grupo ICC de 5,5 mm e 0,46 ± 0,56 D e 0,10 ± 1,08 D no grupo com túnel escleral. Os olhos direito e esquerdo demonstraram amplitude do SIA semelhante, mas orientação distinta do meridiano de SIA. No grupo ICC de 5,5 mm, o SIA foi significativamente maior do que nos outros dois grupos, 1 e 3 meses do pós-operatório ($P < 0,01$). Todos os grupos apresentaram aplanamento significativo relacionado à incisão e encurvamento não ortogonal em dois setores radiais opostos. As modificações topográficas foram significativamente maiores no grupo ICC de 5,5 mm e significativamente menores no grupo com túnel escleral.

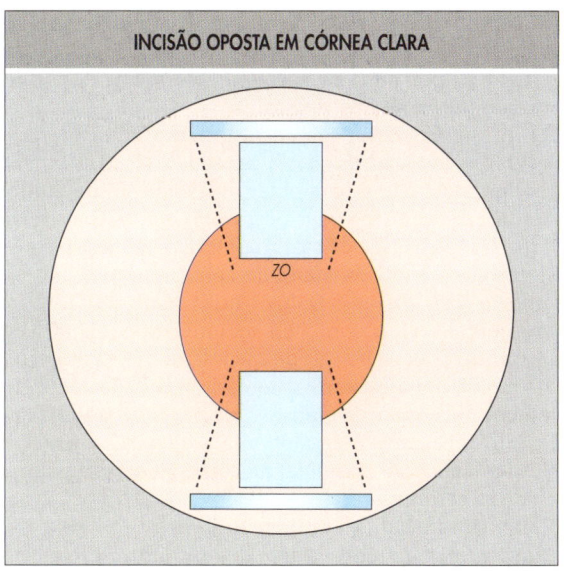

Figura 5.10.2 Incisão oposta em córnea clara para corrigir o astigmatismo pré-operatório. Diagrama para ilustrar a simetria de incisões realizadas para corrigir cada metade do meridiano mais curvo em "gravata-borboleta".

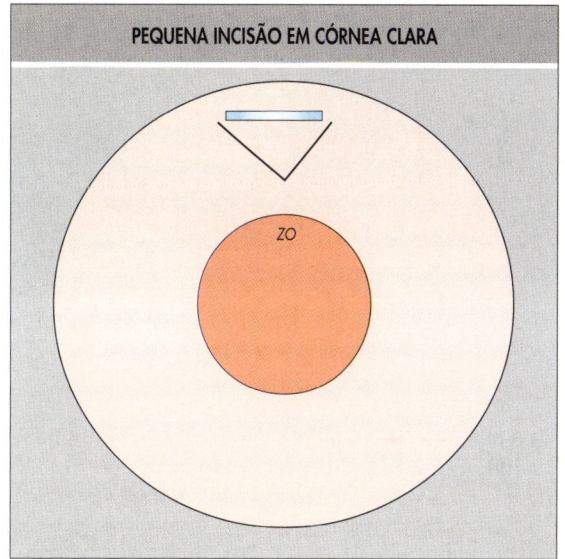

Figura 5.10.4 Incisão pequena em córnea clara – sem efeito central. *ZO*, zona óptica.

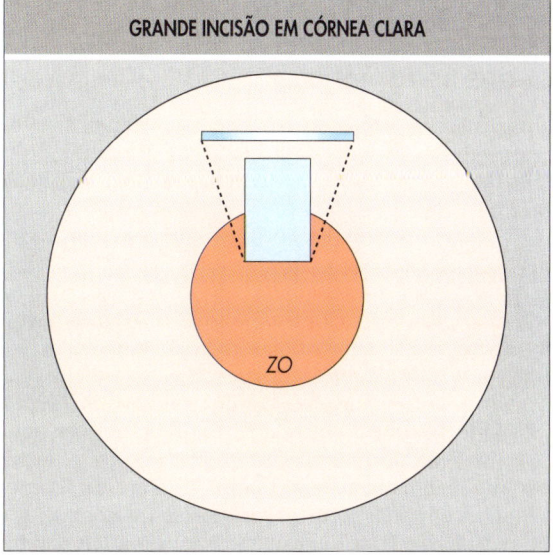

Figura 5.10.5 Grande incisão em córnea clara – efeito maior. *ZO*, zona óptica.

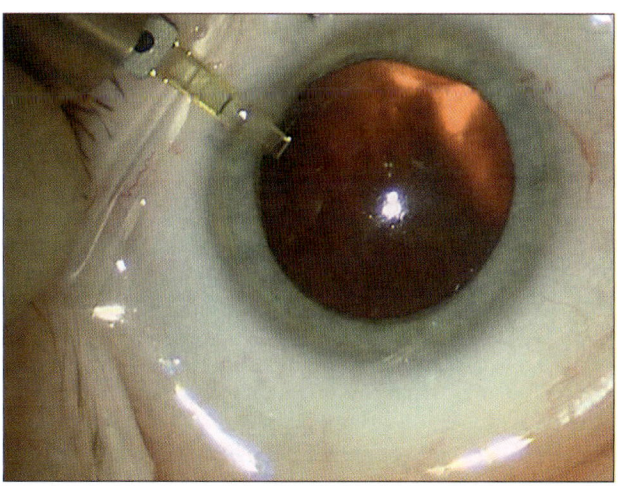

Figura 5.10.3 Incisão em córnea clara (2,5 mm).

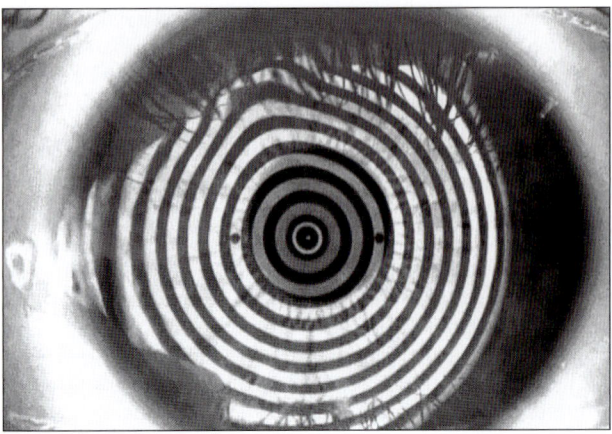

Figura 5.10.6 Mapa topográfico da incisão em córnea clara de 3 mm. Aplanamento periférico da córnea, mas sem efeito central.

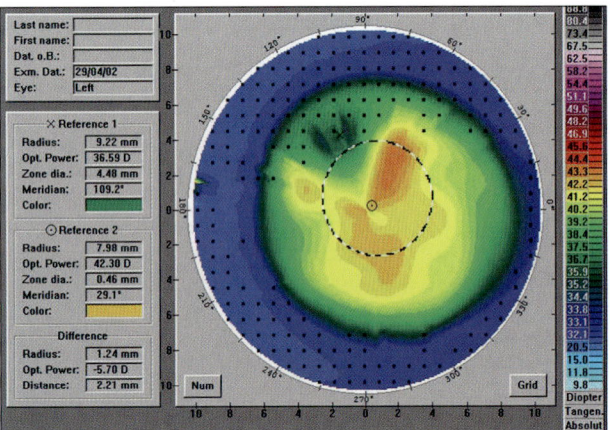

Figura 5.10.7 Mapa topográfico de incisão em córnea clara de 2,5 mm. Sem aplanamento periférico da córnea ou efeito central.

Os olhos direito e esquerdo apresentaram amplitudes de SIA semelhantes, mas diferentes orientações no meridiano de SIA e modificações topográficas, provavelmente por causa das diferentes estruturas anatômicas corneanas superonasais e superotemporais. A ICC de 5,5 mm induziu astigmatismo pós-operatório, SIA e alterações topográficas bem maiores.

PARA TRATAR O ASTIGMATISMO CORNEANO PRÉ-OPERATÓRIO

Incisões astigmáticas

A córnea não apresenta eixos, apenas meridianos, e todas as referências às incisões corneanas para a redução do erro astigmático na córnea devem ser feitas no "meridiano mais curvo".

Incisões relaxantes no limbo

Kaufmann et al.[5] compararam as incisões relaxantes no limbo (LRIs, do inglês *limbal relaxing incisions*) com a realização da incisão corneana na cirurgia de catarata no meridiano ceratométrico mais curvo para a redução de astigmatismo corneano preexistente durante a cirurgia de catarata. Em um estudo prospectivo realizado em único centro, pacientes com 1,5 D ou mais de astigmatismo ceratométrico foram aleatoriamente distribuídos em duas técnicas cirúrgicas: incisões no meridiano mais curvo (IMC) consistindo em uma ICC centrada no meridiano mais curvo da córnea; ou LRI consistindo em duas incisões arqueadas estendidas no meridiano corneano mais curvo e uma ICC temporal. Após 6 meses, o efeito de aplanamento foi de 0,35 D (faixa de 0 a 0,96 D) e de 1,10 D (faixa de 0,25 a 1,79 D), respectivamente ($P \equiv 0{,}004$), assim confirmando que a redução no astigmatismo alcançada no meridiano pretendido foi significativamente maior com o uso da técnica de LRI e permaneceu consistente ao longo do período de seguimento.

Incisões opostas em córnea clara

Lever e Dahan[6] foram os primeiros cirurgiões a demonstrar que, na cirurgia de catarata, a ICC tem um pequeno efeito de aplanamento na curvatura corneana, que pode ser utilizado para reduzir o astigmatismo preexistente (PEA, do inglês *pre-existing astigmatism*). Acrescentando uma ICC penetrante idêntica e oposta à primeira, observa-se o aumento do efeito de aplanamento. O valor do aplanamento resultante afetando a zona óptica da córnea é dependente da largura da incisão em córnea clara com túnel e da maneira que é construída. Embora um algoritmo geral possa ser desenvolvido, em geral, é de responsabilidade de cada cirurgião delinear seu próprio algoritmo, visto que a localização da incisão, o bisturi utilizado e o comprimento do túnel são difíceis de padronizar. Basta dizer que, quanto mais ampla a incisão e mais centralmente estiver posicionada, maior será o seu efeito. O aplanamento local da incisão tem apenas um efeito central se for larga o suficiente. As Figuras 5.10.2 a 5.10.15 ilustram todas as incisões, seus efeitos e o processo de cicatrização, como representados pela topografia da córnea. Recomenda-se que os cirurgiões que desejam utilizar a técnica, devem estudar os efeitos das suas próprias ICC por meio da topografia corneana e, portanto, calcular um nomograma pessoal.

As incisões opostas em córnea clara (OCCI, do inglês *opposite clear corneal incisions*) pareadas são colocadas no meridiano mais curvo para obter uma redução na diatropia (poder de refração) da córnea central. Uma ICC é utilizada para realizar a cirurgia de catarata e a ICC oposta é feita para assegurar a simetria do efeito de aplanamento e, portanto, modular o PEA. Lever e Dahan[6] utilizaram OCCI de 2,8 a 3,5 mm em 33 olhos com PEA maiores do que 2,00 D que foram submetidos a cirurgia de catarata. A média de correção do astigmatismo alcançada com essa técnica foi de 2,06 D. Essa técnica é simples e efetiva e produz resultados estáveis que são comparáveis à ceratotomia arqueada. A técnica de OCCI tem aplicação potencial na correção do astigmatismo na cirurgia refrativa geral.

Qam-mar e Mullaney[7] avaliaram o efeito de OCCI na correção do astigmatismo no eixo do meridiano corneano mais curvo em 14 pacientes com catarata. Eles obtiveram uma correção média de astigmatismo de $1{,}23 \pm 0{,}49$ D (faixa de 0,30 a 2,20 D). A média de astigmatismo cirurgicamente corrigido pela análise do vetor foi de $2{,}10 \pm 0{,}79$ D (faixa de 0,80 a 3,36 D). Como outros estudos demonstraram,[6-9] as OCCI pareadas no meridiano corneano mais curvo corrigiram o astigmatismo nos olhos submetidos à cirurgia de catarata com o uso de instrumentos cirúrgicos de rotina.

Os aspectos de OCCI podem ser resumidos a seguir:

- As OCCI causam efeito insignificante na equivalência esférica e, portanto, não influenciam os cálculos biométricos
- As incisões pareadas são utilizadas para efeito simétrico
- As OCCI assimétricas são empregadas no astigmatismo assimétrico ("gravata-borboleta")
- As OCCI são colocadas no meridiano corneano mais curvo
- A maior parte da córnea é preservada em caso de necessidade de correção de pouco astigmatismo com ceratotomias arqueadas
- As OCCI também podem ser tratadas como ceratotomias astigmáticas penetrantes opostas (OPAK, do inglês *opposite penetrating astigmatic keratotomies*)

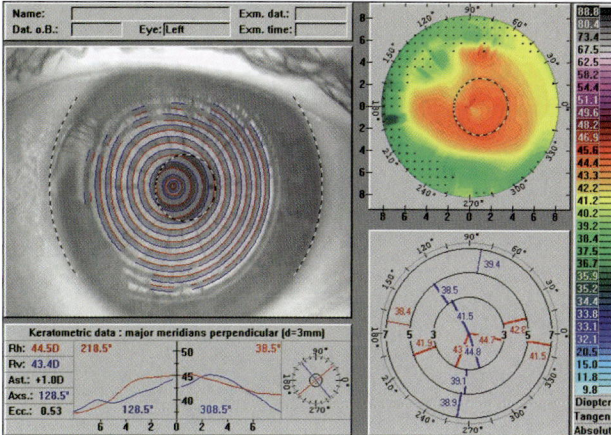

Figura 5.10.8 Videoceratografia de uma incisão em córnea clara de 3,7 mm. Notar o aplanamento localizado da córnea próximo à incisão, também afetando a zona óptica.

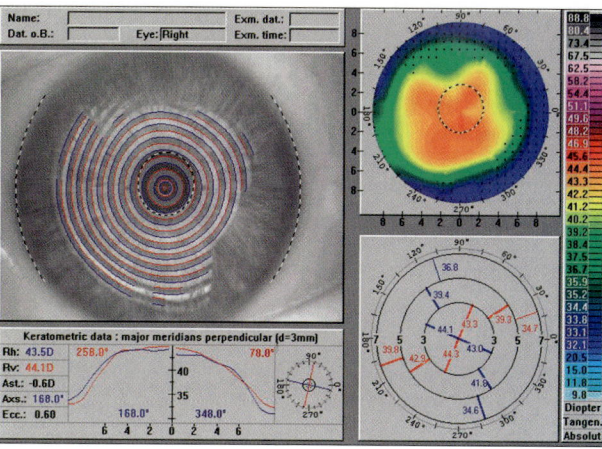

Figura 5.10.10 Mapa topográfico pós-operatório após incisão oposta em córnea clara para astigmatismo 5 D. Notar os quatro hemimeridianos, mas sem astigmatismo topográfico ou manifesto.

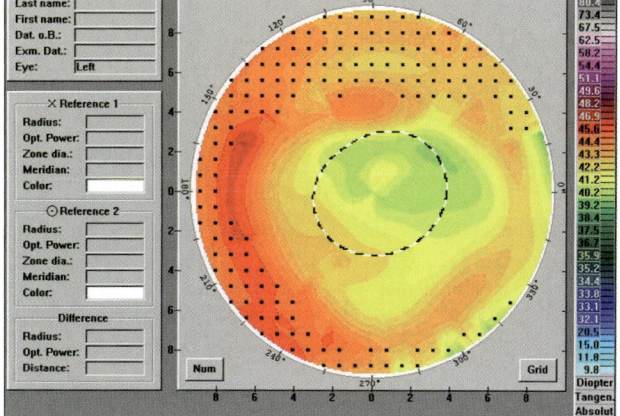

Figura 5.10.9 Mapa topográfico de incisão em córnea clara de 3,7 mm (ver a videoceratografia na Figura 5.10.8). O mapa ilustra o efeito central de uma incisão periférica mais extensa em córnea clara, com resultante hemimeridiano astigmático não ortogonal.

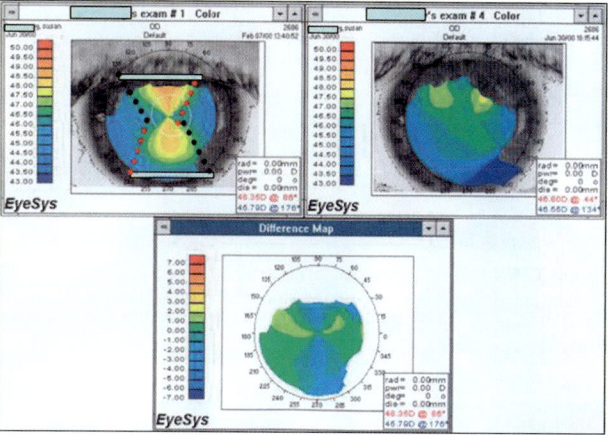

Figura 5.10.11 Mapas topográficos pré-operatório, pós-operatório e diferencial para ilustrar o efeito de incisão oposta em córnea clara (OCCI). OD OCCI −15,5/+3,0 × 90 plano pós-operatório (OCCI 4,5 mm); efeito de cada OCCI ilustrado por linhas pontilhadas.

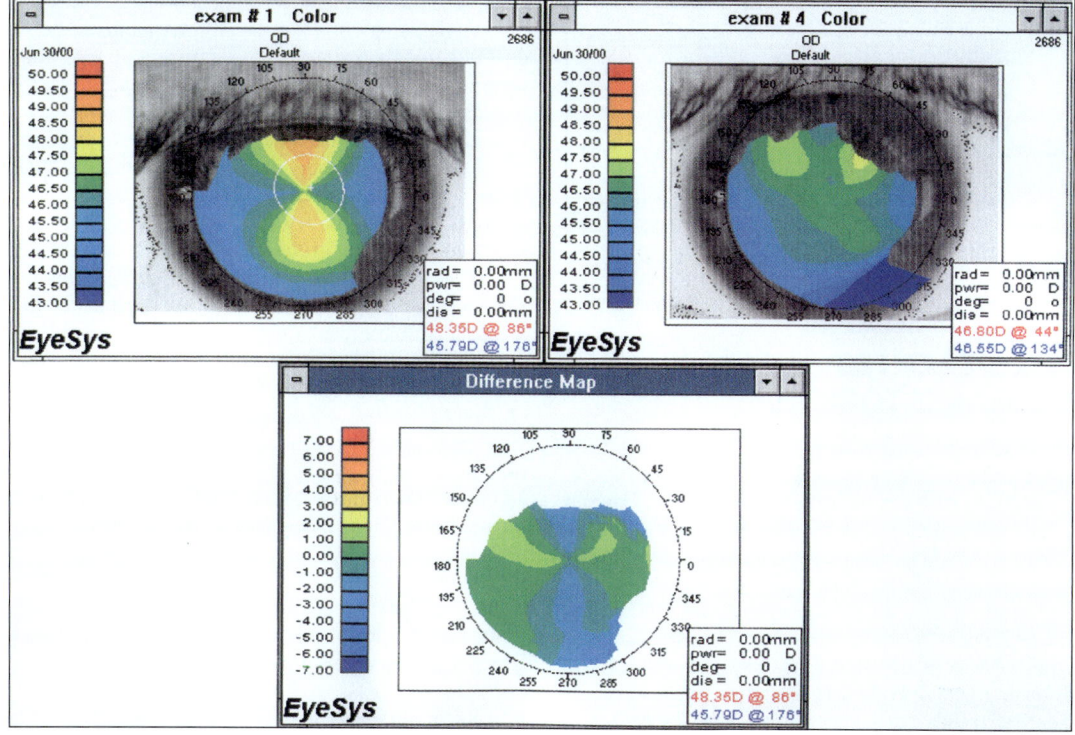

Figura 5.10.12 Mapas topográficos pré-operatório, pós-operatório e diferencial para ilustrar o efeito de incisão oposta em córnea clara (OCCI) OD −15,5/+3,0 × 90 plano pós-operatório (OCCI de 4,5 mm).

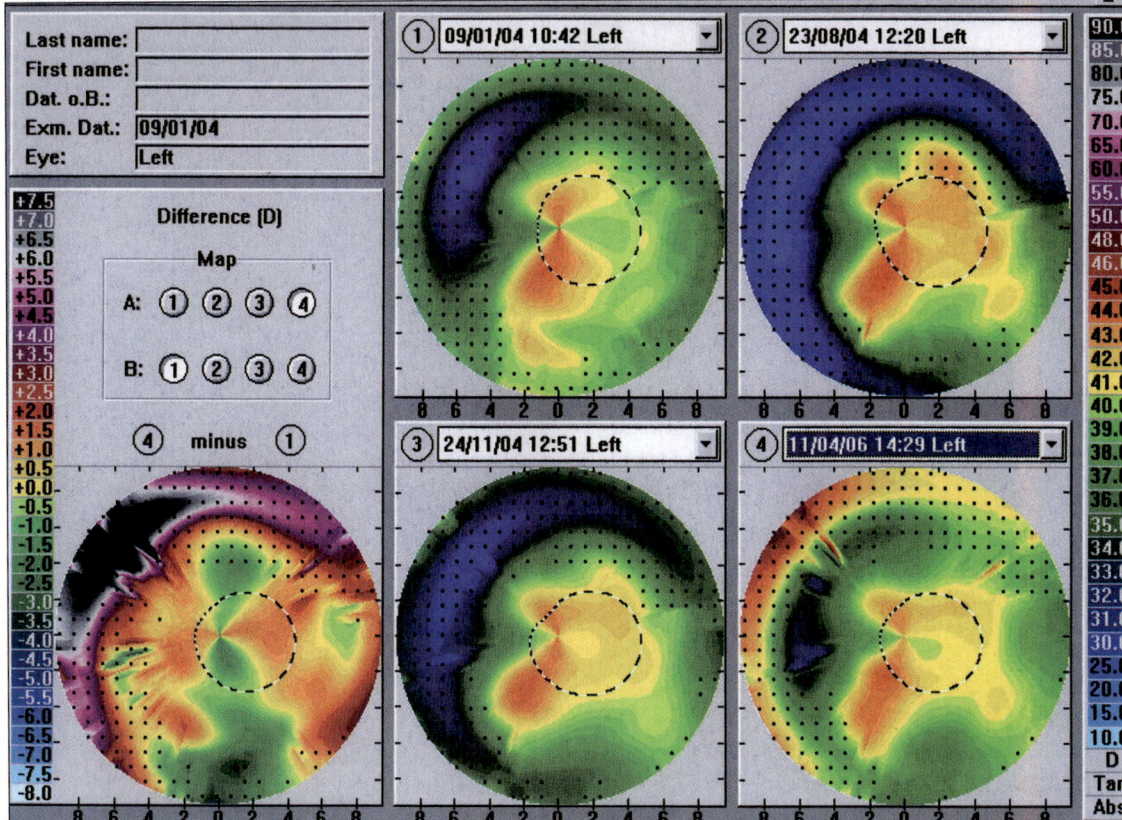

Figura 5.10.13 OS (olho esquerdo) pré-operatório OS +10,25/−4,5×175 ≡ 6/6 pós-operatório 6/6−, +1,25/−0,75×155 ≡ 6/5. Observar o aplanamento do cilindro pré-operatório no mapa de diferença e hemimeridiano astigmático não ortogonal, mas não refletido de maneira significativa na refração manifesta.

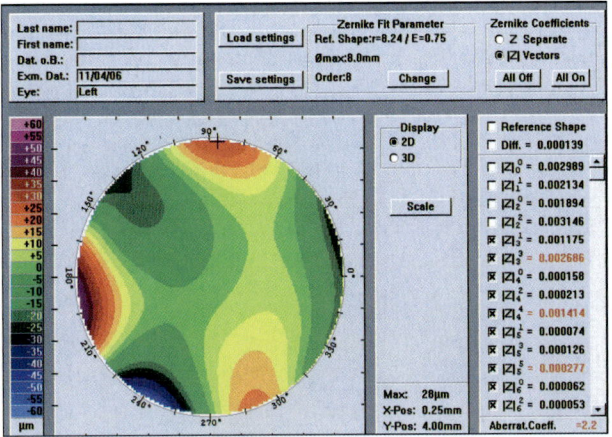

Figura 5.10.14 Aberrações corneanas pós-operatórias ilustrando aberrações em trevo e coma (ver o mapa topográfico na Figura 5.10.13).

IMPLANTE DE LENTES INTRAOCULARES TÓRICAS

As lentes intraoculares tóricas podem ser utilizadas como uma alternativa ou complementares às incisões corneanas astigmáticas para correção de PEA em pacientes com catarata. Elas são uma opção particularmente atraente em casos nos quais as LRI ou OCCI não são eficazes ou suficientemente previsíveis. A extração de uma catarata por faco a partir de uma pequena incisão (astigmaticamente neutra) com implantes de TIOL é uma alternativa atraente para pacientes com catarata e astigmatismo significativo da córnea (> 1,5 D). A eliminação ou redução do astigmatismo pré-operatório fornece a muitos pacientes uma perspectiva de visão nítida à distância sem o auxílio dos óculos.[9-11]

As TIOL para a correção de astigmatismo corneano em olhos com catarata e pseudofácicos. A estabilidade rotacional acurada e o alinhamento axial são essenciais para o sucesso da cirurgia com TIOL. Fatores que podem influenciar a estabilidade rotacional da TIOL incluem o desenho da LIO (lente tipo "prato"), diâmetro háptico total, material de LIO e o comprimento axial do olho. O meridiano de alinhamento da TIOL, tamanho e integridade da capsulorrexe, dimensões do saco capsular e cicatrização/encolhimento pós-operatório. Apesar da biometria pré-operatória acurada e do alinhamento intraoperatório, pacientes podem perder os benefícios da correção de astigmatismo, se houver rotação da TIOL após a operação.[12-14] A cirurgia de catarata com TIOL permite a correção de altos graus de astigmatismo corneano regular. A cirurgia de catarata com lentes tóricas também é valiosa como um procedimento secundário, por exemplo, após o transplante de córnea, com graus resultantes mais elevados de astigmatismo regular residual.[15]

A rotação espontânea de uma TIOL pode ocorrer e necessitará de correção por intervenção cirúrgica, a fim de restaurar alinhamento correto da LIO para neutralização do astigmatismo. Um exemplo disso é o caso de uma mulher de 23 anos com astigmatismo miópico, que foi submetida ao implante de TIOL. A acuidade visual não corrigida (AVNC) pré-operatória foi de 20/800 e 20/1.200, respectivamente, com −7,75 −4,25 × 0° e −8,25 −5,25 × 180°. No olho esquerdo, uma AVNC de 20/30 foi alcançada. Após 3 meses de implante bem-sucedido de TIOL no olho esquerdo, o paciente apresentou diminuição súbita na acuidade visual nesse olho. A AVNC foi de 20/100 com uma refração de +2,50 −4,50 × 165°. Os marcos tóricos apresentaram uma rotação de 30° a partir da posição original e reposicionamento necessário da TIOL, resultando em AVNC final de 20/25, que permaneceu estável em 6 meses de seguimento. Uma TIOL pode sofrer considerável rotação e inevitavelmente isso comprometerá a acuidade visual. Seu reposicionamento, portanto, é necessário, e com frequência, isso provará ser um procedimento eficaz para recuperar a acuidade visual.[16]

Embora os desfechos com LASIK tenham eficácia clínica comparável, a TIOL oferece significativamente um melhor

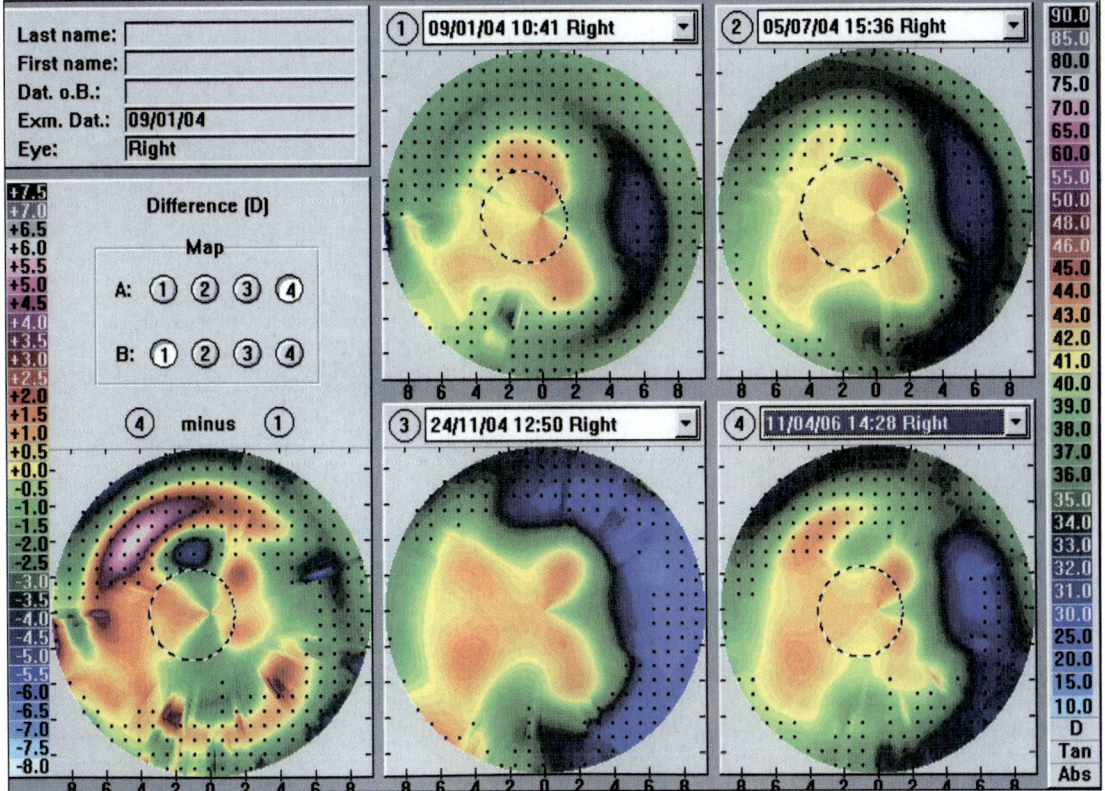

Figura 5.10.15 OD (olho direito) pré-operatório +10,25/−4,5 × 175 ≡ 6/6−2 pós-operatório +0,25 ≡ 6/5 acuidade visual não corrigida (AVNC) 6/5. Os mapas topográficos ilustrando respostas de cicatrização sequenciais da córnea para o efeito de incisão oposta em córnea clara. O mapa diferencial ilustra o aplanamento do astigmatismo original. A refração manifesta virtualmente plana. O mapa final ilustra quatro hemimeridianos característicos com zona óptica esférica.

pós-operatório em acuidade visual corrigida (CVA, do inglês *corrected visual acuity*) e AVNC pós-operatória significativamente melhor do que a AVc pré-operatória. A TIOL fornece uma alternativa eficaz para a LASIK mediante uma ampla variedade de aplicações e particularmente se aplica quando os recursos para a cirurgia a *laser* da córnea não são convenientemente disponíveis ou se o astigmatismo é alto. Nos casos em que uma correção é ainda necessária para a emetropia, procedimentos combinados são possíveis. Deve-se lembrar que todos os elementos da cirurgia refrativa em muitos casos fazem parte de um processo que abrange mais de uma modalidade de intervenção.[17]

Um ensaio clínico multicêntrico europeu de 6 meses demonstrou que o implante de lente intraocular tórica fácica Artisan (TPIOL, do inglês *toric phakic intraocular lens*) seguramente, previsivelmente reduziu ou eliminou a ametropia elevada e o astigmatismo com um procedimento, proporcionando um efeito que foi estável em 6 meses após a cirurgia.[18]

De forma similar, a Lente Visian Implantável de Collamer® (STAAR Surgical Co., Monrovia, CA) pode render resultados excelentes em olhos com ametropia e astigmatismo elevados. Relatou-se em uma clínica oftalmológica militar que 98 pacientes com astigmatismo receberam implante de lentes de contato implantáveis (ICL, do inglês *implantable contact lens*). Uma incisão de 3,3 mm foi feita no meridiano mais curvo em 69 pacientes homens e 29 mulheres. Nesse pequeno estudo, 98% dos pacientes mantiveram boa visão ou ganharam uma linha de visão com o procedimento.[19]

MANEJO PÓS-OPERATÓRIO DE ASTIGMATISMO RESIDUAL OU INDUZIDO DA CÓRNEA

Técnicas ablativas a *laser* da córnea

Técnicas ablativas a *laser* da córnea (p. ex., LASIK, PRK e variantes) têm as vantagens de corrigir erros refrativos esféricos, assim como astigmáticos nos olhos que foram submetidos à cirurgia refrativa de catarata e são preferidos onde essas opções são prontamente disponíveis ao cirurgião de catarata. Em um estudo retrospectivo no qual 23 olhos de 19 pacientes foram revisados, Kim et al.[20] avaliaram a segurança e a eficácia da LASIK para correção de erro refrativo após cirurgia de catarata. Essa série, na qual os pacientes eram algumas décadas mais velhos do que o candidato típico ao *excimer laser*, ilustrou que a cirurgia refrativa a *laser* é um método seguro, eficaz e previsível para correção da ametropia após a extração de catarata com implante de LIO. Demonstrou-se uma alternativa viável, menos invasiva do que a cirurgia intraocular.[21,22]

LENTES INTRAOCULARES PSEUDOFÁCICAS SUPLEMENTARES (*PIGGYBACK*) APÓS CIRURGIA DE CATARATA

Hsuan et al.[23] avaliaram o papel das lentes de contato implantáveis (ICL) da Staar Surgical na correção da anisometropia pseudofácica. Seis pacientes com anisometropia pseudofácica variando de 2,0 a 7,9 D (média de 4,4 D) receberam ICL como uma alternativa para troca de LIO ou LIO suplementares convencionais. Todos os pacientes tiveram redução na anisometropia para níveis assintomáticos. A redução média foi de 3,15 D. Nenhum paciente apresentou efeitos adversos. A ICL oferece uma abordagem alternativa para o manejo de anisometropia pseudofácica, portanto, evitando alguns dos riscos associados à troca de LIO, cirurgia refrativa corneana e LIO suplementares convencionais, visto que a ICL é uma lente muito fina que é facilmente e seguramente posicionada no sulco ciliar em frente a LIO.

LIO suplementares para corrigir o astigmatismo residual pós-operatório estão disponíveis nas formas esférica e tórica e podem ser utilizadas quando a cirurgia a *laser* da córnea é considerada inapropriada por motivos técnicos ou de disponibilidade. A LIO suplementar é colocada no sulco, adjacente a LIO incorporada no saco capsular. Algumas LIO são especificamente desenvolvidas para esse propósito.[24,25]

IMPLANTE DE LENTE INTRAOCULAR AJUSTÁVEL À LUZ

Os erros refrativos residuais após a cirurgia de catarata e implante de lente são tratados com a cirurgia de incisão da córnea, cirurgia da córnea a *laser* ou implante primário ou secundário (*piggyback*) de LIO tórica, mas um resultado refrativo favorável planejado em único passo permanece desejável. O implante de lente intraocular ajustável à luz (LAL) oferece o prospecto do ajuste refracional pós-operatório no consultório, que corresponde a um ajuste secundário da cirurgia realizada, mas sem a necessidade de intervenção cirúrgica adicional. A LAL incorpora um macrômero de silicone fotossensível em uma matriz de polímero siliconado de uso médico. O componente fotossensível da LIO é de 100 μm moldado para superfície posterior da zona óptica de silicone da LIO. Essa camada posterior tem uma elevada concentração de absorção de luz ultravioleta (UV) comparada à porção anterior da zona óptica do implante. A irradiação seletiva da LAL utiliza um raio UV específico (365 μm) para irradiar a LIO e produz uma mudança do poder esférico e/ou cilíndrico; isto é realizado em poucas semanas do pós-operatório, quando a refração do olho está estabilizada após a cirurgia de catarata. No período intermediário, o paciente precisa utilizar óculos com filtro UV para prevenir que a radiação UV indesejada entre no olho antes que seja apropriado aplicar a exposição seletiva, após o qual o poder refrativo do implante é estabilizado. Estudos pós-operatórios com seguimento em longo prazo são notáveis.[26-28]

BIBLIOGRAFIA

Chayet A, Sandstedt C, Chang S, et al. Correction of Myopia after cataract surgery with the light adjustable lens. Ophthalmology 2009;116:1432–5.

Dick HB, Alió J, Bianchetti M, et al. Toric phakic intraocular lens: European multicenter study. Ophthalmology 2003;110:150–62.

Hengerer FH, Hutz WW, Dick HB, et al. Combined correction of axial hyperopia and astigmatism after cataract surgery with the light adjustable intraocular lens. Ophthalmology 2011;118:1236–41.

Kohnen T, Klaproth OK. Correction of astigmatism during cataract surgery. Klin Monbl Augenheilkd 2009;226:596–604.

Lever J, Dahan E. Opposite clear corneal incisions to correct pre-existing astigmatism in cataract surgery. J Cataract Refract Surg 2000;26:803–5.

Olaru G, Gavriş M, Horge I, et al. Toric intraocular lens implantation in cataract patients – 6 months results. Cornea 2007;26(2):133–5.

Ridley H. The cure of aphakia. In: Rosen ES, Haining WM, Arnott AJ, editors. IOL implantation. New York: Mosby; 1979. p. 37–43.

Sanders DR, Sanders ML. Comparison of the toric implantable collamer lens and custom ablation LASIK for myopic astigmatism. J Refract Surg 2008;24:773–8.

Shah GD, Mamidipudi PR, Vasvada AR, et al. Rotational stability of a toric intra-ocular lens. Influence of axial length and alignment in the capsular bag. J Cat Refract Surg 2012;38:54–9.

Tejedor J, Murube J. Choosing the location of corneal incision based on pre-existing astigmatism in phacoemulsification. Am J Ophthalmol 2005;139:767–76.

As referências completas estão disponíveis no **GEN-io**.

Pequena Incisão e Cirurgia de Catarata com *Laser* de Femtossegundo

5.11

Mark Packer

Definição: Cirurgia de catarata com pequena incisão é a extração do cristalino a partir da incisão da córnea destinada para ser autosselante.

Características principais
- O refinamento da arquitetura e o posicionamento da incisão, assim como a redução do tamanho final da incisão ocasionada pelo implante de uma lente intraocular (LIO) injetável, dobrável, permitem a redução do astigmatismo pós-operatório e o aperfeiçoamento refrativo da cirurgia de catarata
- A capsulorrexe curvilínea contínua (CCC) facilita as técnicas de escultura, tais como dividir e conquistar, com a tendência aos métodos hoje preferidos de cortes horizontais e verticais
- Hidrodissecção para lise das conexões corticais-capsulares
- Hidrodelineamento para permitir que a faco seja realizada com a camada protetora do epinúcleo e melhore a segurança e a eficiência da faco
- Modulações de potência, tais como controle do nível em milissegundos da aplicação de potência do ultrassom, permitem a redução da energia necessária para a extração da catarata, proteção da córnea por lesão térmica e aumento da rapidez na reabilitação visual pós-operatória
- A cirurgia com *laser* de femtossegundo representa uma tecnologia relativamente nova que alguns cirurgiões adotam para a extração de catarata.

Característica associada
- A separação entre irrigação e aspiração possibilitada graças à facoemulsificação com microincisão biaxial representa um avanço no controle do comportamento fluídico do ambiente intraocular, permitindo maior versatilidade em cada etapa do procedimento de extração da catarata.

INTRODUÇÃO

Os principais recursos técnicos da faco incluem o seguinte:
- Incisões corneanas autosselantes, impermeáveis
- Capsulorrexe centralizada, circular, intacta com um diâmetro menor do que aquele da zona óptica da LIO desejada
- Modulação eficiente da potência do ultrassom e de fluidos para proteger a cápsula, a íris e a córnea
- Limpeza cortical exigente, resultando em um saco capsular limpo
- Inserção atraumática da LIO por meio de uma incisão de 1,5 a 2,4 mm.

A "faco" se refere às técnicas e à tecnologia necessárias para a fragmentação e extração do cristalino com uma pequena incisão da córnea e o implante de uma LIO, resultando em rápida reabilitação visual e necessidade reduzida de correção óptica.

Desde a sua introdução no fim dos anos 1960, a faco evoluiu para um método altamente eficaz de extração da catarata. Avanços graduais na técnica cirúrgica e a reformulação e modificação simultânea da tecnologia permitiram maior segurança e eficiência. Entre os avanços que moldaram a faco moderna estão a construção da incisão, capsulorrexe curvilínea contínua, hidrodelineamento e hidrodissecção com clivagem cortical, além de técnicas de nucleofragmentação.

A patente dos EUA #3.589.363, apresentada em 25 de julho de 1967, lista Anton Banko e Charles D. Kelman como inventores de "um instrumento para separar e remover o material indesejado, principalmente adequado para operações cirúrgicas, tais como remoção de catarata, incluindo um instrumento portátil contendo uma ponta operatória vibrando em uma frequência na faixa ultrassônica com uma amplitude controlável de até vários milésimos de polegada".[1]

Até recentemente, os mecanismos fundamentais pelos quais o sistema conhecido como "faco" opera permanecem controversos. Embora alguns autores descrevam as vantagens cirúrgicas de um único tipo de energia cavitacional, outros negam qualquer função da energia cavitacional na faco.[2]

CONTRUÇÃO E ARQUITETURA DA INCISÃO

Desde 1992, quando Fine descreveu a incisão em córnea clara (ICC) temporal autosselante, a disponibilidade de LIO dobráveis impulsionou a tendência de incisões em túnel escleral para incisões em córnea clara.[3] Rosen demonstrou pela análise topográfica que as ICC com largura inferior ou igual a 3 mm não induzem astigmatismo significante.[4] Este achado levou ao interesse crescente em cortes em T, cortes arqueados e LRI para o manejo do astigmatismo preexistente durante a cirurgia de catarata. Cirurgiões reconheceram muitas outras vantagens da ICC temporal, incluindo melhor preservação da conjuntiva, estabilidade aumentada dos resultados refrativos em decorrência dos efeitos reduzidos do piscar palpebral e da gravidade, facilidade de abordagem, eliminação da sutura da incisão e ptose iatrogênica, além da melhor drenagem do campo cirúrgico por meio do ângulo cantal lateral.

Os cirurgiões originalmente adotaram incisões em plano simples utilizando um bisturi de diamante de 3 mm. Após a pressurização do olho com um material viscoelástico por paracentese, o cirurgião coloca a lâmina no olho de modo que ele seja completamente aplanado, com a ponta da lâmina posicionado na linha de frente da arcada vascular anterior. O bisturi é avançado no plano da córnea 2 mm posterior à ponta do bisturi, até que as extremidades laterais da lâmina toquem a borda externa da incisão. Em seguida, a ponta da lâmina é direcionada posteriormente para iniciar o corte pela membrana de Descemet em uma manobra conhecida como *técnica de dimple-down*. Após a ponteira penetrar na câmara anterior, o plano inicial da incisão foi restabelecido pelo corte através da membrana de Descemet em uma configuração em linha reta.

Williamson foi o primeiro a utilizar uma ICC com sulco superficial de 300 a 400 μm.[5] Langerman posteriormente descreveu a incisão em dobradiça única, na qual o sulco inicial mediu 90% do comprimento da córnea anterior à borda da conjuntiva.[6] Os cirurgiões empregaram técnicas complementares para combinar a cirurgia ceratorrefrativa incisional com ICC. Osher descreveu a construção de incisões por ceratotomia arqueada durante a cirurgia de catarata para correção de astigmatismo corneano preexistente. Kershner utilizou a incisão temporal, iniciando-se com um corte em T com espessura quase total, a partir do qual ele então realizou sua incisão em túnel da córnea.[7] Finalmente, a recomendação de LRI por Gills e Nichamin avançou, o que finalmente se tornou o método mais popular de redução do astigmatismo preexistente.[8,9]

Após a faco, o implante da lente e a remoção do material viscoelástico residual, a hidratação do estroma pode ser realizada para selar as incisões por irrigação realizada delicadamente com solução salina balanceada no estroma em ambas as bordas da incisão com uma cânula de calibre 26 ou 27. Um teste de Seidel intraoperatório pode ser utilizado para assegurar a selagem. Estudos de tomografias sequenciais de coerência óptica de ICC pós-operatórias demonstraram que o edema a partir da hidratação do estroma durou até 1 semana.[10]

As ICC, pela natureza de sua arquitetura e localização, estão associadas a complicações únicas. A elevação da conjuntiva por quemose pode ocorrer como resultado da irrigação com fluido que corre em uma incisão conjuntival acidental. Nesse caso, a conjuntiva pode ser cortada para permitir a descompressão. As incisões que são curtas demais podem resultar em uma tendência aumentada para prolapso da íris e má selagem. Uma sutura única pode ser necessária para proteger a ferida. Por outro lado, uma incisão longa pode resultar em estrias na córnea que comprometem a visão do cirurgião durante a faco. A manipulação grosseira da ponteira da faco pode resultar em abrasões epiteliais ou lacerações na membrana de Descemet, comprometendo a autosselagem. Uma grande preocupação é o risco de queimaduras da incisão.[11] Quando as queimaduras incisionais desenvolvem-se nas ICC, a contração rápida do tecido e a perda de autosselagem ocorrem. O fechamento da sutura da ferida pode induzir o astigmatismo excessivo.

A literatura apoia a visão de que a construção subótima de ICC pode levar à má coaptação, selagem inadequada e entrada de bactérias, aumentando assim o risco de endoftalmite bacteriana aguda pós-operatória.[12] No entanto, quatro grandes séries publicadas não encontraram maior probabilidade de infecção com as incisões corneanas *versus* outros tipos de incisão.[13-16] Independentemente do tipo de incisão, o princípio a ser seguido é que a construção apropriada da incisão e o fechamento impermeável são obrigatórios. Além do fechamento inadequado da ferida, outros fatores significativos que foram associados ao risco elevado de infecção pós-operatória incluem ruptura da cápsula posterior, perda vítrea, idade avançada, cirurgia prolongada, imunodeficiência, blefarite ativa, obstrução do ducto lacrimal, localização da incisão inferior e gênero masculino.[17]

CAPSULORREXE CURVILÍNEA CONTÍNUA

O implante de LIO em um saco capsular intacto facilita o benefício de reabilitação permanente da cirurgia de catarata. Por muitos anos, os cirurgiões consideraram uma capsulectomia "em abridor de latas" satisfatória para a extração extracapsular planejada de catarata e faco. No entanto, em 1991, Wasserman *et al.* realizaram um estudo *post-mortem* que demonstrou que a extensão de uma ou mais lacerações em forma de V direcionada para o equador da cápsula produziu instabilidade da LIO e resultou em mau posicionamento da LIO.[18] Gimbel e Neuhann popularizaram a CCC no fim dos anos 1980.[19-21]

Os princípios básicos da CCC manual incluem os seguintes elementos:

- A capsulorrexe contínua deve ser realizada em uma câmara anterior estável sob pressurização por um dispositivo viscocirúrgico oftálmico (OVD, do inglês *ophthalmic viscosurgical device*)
- A abertura capsular deve ser iniciada no centro da cápsula de modo que a origem é incluída no círculo da laceração
- A abertura contínua pode prosseguir tanto em sentido horário ou anti-horário em modo controlado e deliberado; o cirurgião reaprende com a pinça ou reposiciona o ponto da cistítomo/agulha curva no retalho invertido para controlar o vetor da laceração.

Uma abertura que começa a mover perifericamente ou radialmente é um sinal de que uma condição existente requer atenção imediata. Qualquer progresso adicional da abertura deve ser interrompido e a profundidade da câmara anterior avaliada. Frequentemente, a causa do curso periférico da abertura é o achatamento da câmara anterior. Adicionar mais OVD para aprofundar a câmara anterior contrapõe a pressão posterior, tornando a cápsula do cristalino esticada, alargando a pupila e permitindo a inspeção da cápsula (Vídeo 5.11.1).

Uma técnica importante para o redirecionamento da capsulorrexe foi descrita por Little.[22] Nessa técnica, para recuperar a capsulorrexe de um desvio periférico, a força aplicada ao retalho capsular é revertida, mas mantida no plano da cápsula anterior. É necessário primeiramente desdobrar o retalho capsular para que se torne aplanado contra o córtex do cristalino, como em sua posição original. A força pode então ser aplicada com a pinça da cápsula, mantendo o retalho capsular o mais próximo possível da raiz da abertura e puxando para trás em direção retrógrada ao longo do caminho circunferencial da porção concluída da capsulorrexe. A tração deve ser aplicada no plano horizontal da cápsula e não ascendente. A tração inicial deve ser circunferencialmente para trás e depois, mantendo o retalho sob tensão, direcionado mais centralmente para iniciar a laceração. O progresso para diante da capsulorrexe redirecionará, uniformemente e previsivelmente, em sentido ao centro da cápsula (Figura 5.11.1). Se a cápsula não se romper facilmente e o cristalino inteiro estiver sendo puxado centralmente, essa manobra de resgate deve ser abandonada para evitar uma laceração capsular posterior ou uma diálise zonular. Outras técnicas de recuperação, tais como a conclusão da capsulorrexe a partir da direção oposta ou efetuando o alívio do corte na borda do retalho e continuando na mesma direção, representam alternativas razoáveis.

O uso de azul de trypan para corar a cápsula anterior na ausência de um bom reflexo vermelho constitui uma importante técnica adjuvante para construção da capsulorrexe. O corante pode ser injetado na câmara pela paracentese sob o ar. O ar e o corante residual são então substituídos por material viscoelástico. Apesar da ausência de um reflexo vermelho, a cápsula é fácil de visualizar.

A técnica de CCC forneceu importantes vantagens tanto na cirurgia de catarata quanto no implante da LIO. Como a faco endolenticular ou *in situ* deve ser realizada na presença de uma abertura da capsulectomia contínua intacta, a capsulorrexe serve como um estímulo para a modificação das técnicas de faco. A borda de uma rexe bem construída sobrepõe-se completamente à borda da LIO, assegurando a estabilidade posicional e aumentando a previsibilidade refrativa.

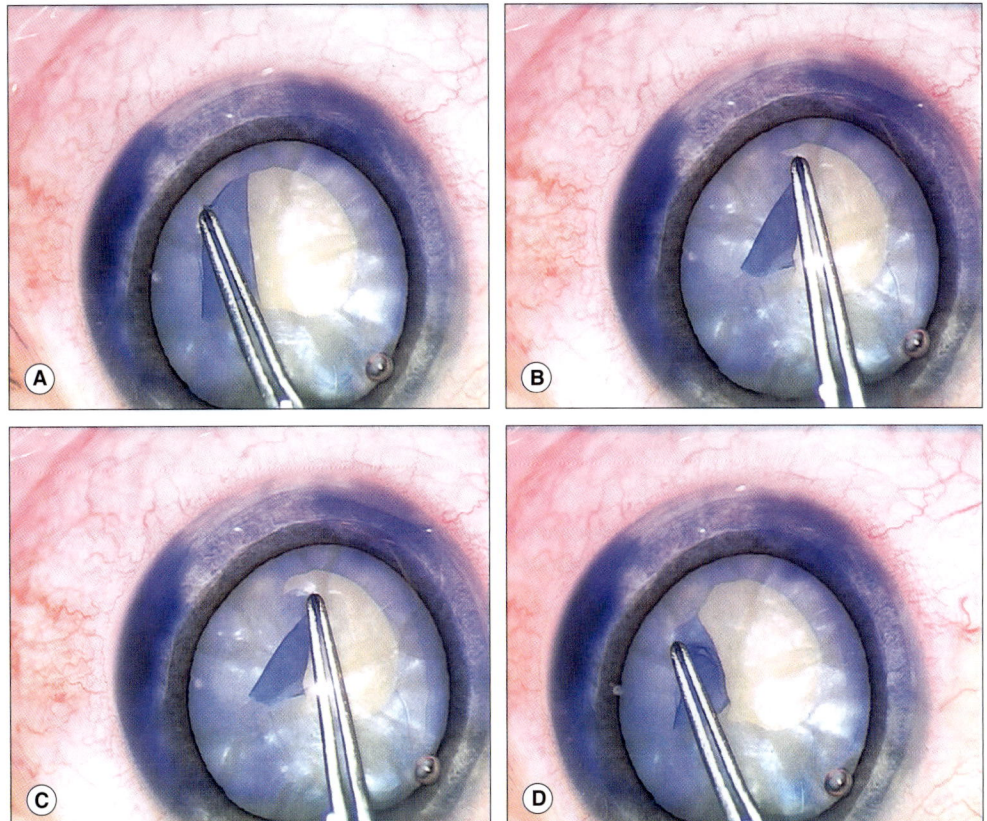

Figura 5.11.1 A tração retrógrada no retalho capsular forma a base de uma técnica para resgatar a capsulorrexe de uma laceração radial, de maneira previsível. **A.** Como apresentado aqui no caso de uma catarata opaca com coloração da cápsula com azul de trypan, a abertura estendeu-se excessivamente para a periferia. **B.** Portanto, o retalho é desdobrado e extendido no plano da capsulorrexe de onde foi retirado. **C.** O retalho é em seguida puxado com a força tangencial reversa até a laceração da cápsula de volta para o centro. **D.** A construção da capsulorrexe pode então continuar.

HIDRODISSECÇÃO E HIDRODELINEAMENTO

A hidrodissecção tradicionalmente significava injeção de fluido na camada cortical do cristalino para separar o núcleo do córtex e da cápsula. Após a adoção da capsulorrexe, a hidrodissecção se tornou uma etapa essencial para mobilizar, fragmentar e remover o núcleo. Fine descreveu, primeiramente, a hidrodissecção de clivagem cortical, que é desenvolvida para clivar o córtex da cápsula e deixar o córtex ligado ao epinúcleo.[23] A hidrodissecção de clivagem cortical frequentemente elimina a necessidade de limpeza cortical como uma etapa distinta na cirurgia de catarata.

Nessa técnica, o retalho capsular anterior é inicialmente elevado com uma cânula romba de calibre 26. A irrigação contínua firme e suave resulta em uma onda fluida que cliva o córtex pela cápsula posterior. Ocorre a saliência da lente para a frente, pois o fluido é capturado por conexões corticais-capsulares equatoriais. A depressão da porção central do cristalino com a lateral da cânula força o fluido ao redor do equador e a lise das conexões corticais-capsulares. A hidrodissecção adequada é demonstrada por rotação do complexo nuclear-cortical. A demonstração da rotação livre do cristalino dentro da cápsula representa uma etapa fundamental na faco.

O hidrodelineamento descreve a separação da camada epinuclear do endonúcleo por irrigação. O epinúcleo age como uma almofada protetora na qual as potências da faco podem ser confinadas. Além disso, o epinúcleo mantém o saco capsular em extensão durante todo o procedimento, tornando a ruptura da cápsula menos provável.

Para realizar o hidrodelineamento, uma cânula de calibre 26 é colocada no núcleo, fora do centro para os lados e direcionada em um ângulo para baixo e para a frente em direção ao plano central do núcleo. Quando o núcleo começa a mover, o endonúcleo é alcançado. Nesse ponto, a cânula é direcionada tangencialmente para o endonúcleo e um movimento de vaivém da cânula é utilizado para criar um túnel no epinúcleo. A cânula é voltada para o túnel aproximadamente na metade, e a pressão suave, mas constante na seringa, possibilita que o líquido entre no túnel distal sem resistência. Um anel circunferencial dourado ou negro surgirá, contornando o endonúcleo.

Ocasionalmente, um arco, em vez de um anel completo, resultará, aproximadamente, em torno de um quadrante do endonúcleo. Nesse caso, o procedimento pode ser repetido em vários quadrantes até que um anel dourado ou negro confirme a separação circunferencial completa entre endonúcleo e epinúcleo.

TÉCNICAS DE NUCLEOFRAGMENTAÇÃO

O reconhecimento de que o núcleo do cristalino pode ser dividido e removido a partir da camada protetora do epinúcleo, preservando a capsulorrexe, influenciou o desenvolvimento de muitas técnicas de faco.

Dividir e conquistar

Na técnica de dividir e conquistar originalmente descrita por Gimbel,[24] uma cratera profunda é esculpida no centro do núcleo, incluindo a placa posterior. No entanto, a fratura da faco, descrita por Shepherd, é frequentemente referida como uma técnica de "dividir e conquistar".[25] Nesta técnica, o cirurgião esculpe um sulco paralelo à incisão, um e meio a duas vezes o diâmetro da ponteira de faco, com a ponta em posição do bisel voltado para cima, utilizando força moderada e baixo vácuo. Empregando a caneta de faco e um segundo instrumento, o cirurgião, em seguida, rotaciona o núcleo em 90° e esculpe um segundo sulco perpendicular ao primeiro. A escultura continua até que o reflexo vermelho seja observado na parte inferior dos sulcos. Uma técnica bimanual de fragmentação é utilizada para criar uma fratura pela borda nuclear no plano de um dos sulcos. O núcleo é então rotacionado em 90° e as fraturas adicionais são realizadas até que quatro quadrantes distintos sejam isolados.

Uma rajada curta de potência da faco com vácuo aumentado é utilizada em seguida para incorporar a ponteira de faco em um quadrante, que é puxado ao centro para a emulsificação. O segundo instrumento pode auxiliar a elevar o ápice do quadrante para facilitar sua mobilização.

Técnica de *faco chop*

Nagahara introduziu primeiramente a técnica de *faco chop* empregando as linhas de fratura naturais no núcleo do cristalino para criar fraturas sem antes produzir os sulcos (apresentação no *American Society of Cataract and Refractive Surgery Film Festival*, 1993). A ponteira de faco é incorporada no centro do núcleo após a aspiração do córtex superficial. No corte horizontal, um segundo instrumento, o *chopper* da faco, é em seguida passado para o equador do núcleo, sob a cápsula anterior, e aplicado até a ponteira de faco para fragmentar o núcleo. Os dois instrumentos são separados para ampliar a fratura. No corte vertical, um instrumento pontiagudo é inserido em direção ao núcleo ao lado da ponteira cravada da faco e os dois instrumentos são novamente separados como no corte horizontal. O núcleo é rotacionado e esse procedimento é repetido até que vários fragmentos pequenos sejam criados e que são, em seguida, emulsificados.

MODULAÇÕES DA POTÊNCIA

Fine descreveu a técnica de *choo-choo chop e flip* em 1998 e correlacionou subsequentemente a redução da energia ultrassônica que é possível por modulações de potência com a acuidade visual não corrigida superior no primeiro dia do pós-operatório.[26,27] O tempo efetivo de faco (EPT, do inglês *effective phaco time*), tempo absoluto de faco (APT, do inglês *absolute phaco time*) e energia dissipada acumulada (CDE, do inglês *cumulative dissipated energy*) tornaram-se as medições padrões para a utilização da energia ultrassônica. Embora o EPT, APT e CDE não possam ser comparados entre diferentes equipamentos produzidos por diferentes fabricantes, ao utilizar o mesmo instrumento, eles podem ser comparados caso a caso como um sinal de eficiência cirúrgica.

Na técnica de Fine, uma ponteira de faco reta de 30° é utilizada com o bisel para baixo. Após aspiração do epinúcleo descoberto pela capsulorrexe, um *chopper* horizontal é colocado no anel dourado tocando o centro superior do núcleo com a ponteira, empurrando-a perifericamente de modo que deslize abaixo da capsulorrexe. O *chopper* é utilizado para estabilizar o núcleo levantando-o e puxando-o ligeiramente para a incisão, após o qual a ponteira da faco "suga" o núcleo, tanto no modo pulsado em dois pulsos por segundo quanto no modo de rajadas de 80 milissegundos. O modo de rajadas utiliza a potência fixa e a duração com intervalo variável. No modo pulsado, observa-se a potência variável com duração e intervalo fixos. Essas modulações de potência reduzem a energia ultrassônica total e aumentam a retenção. Uma vez que a ponteira é encoberta no centro do núcleo, o vácuo é mantido na posição 2 do pedal. O núcleo é fraturado reunindo-se o *chopper* ao lado da ponteira da faco. É seccionado na metade, puxando o *chopper* à esquerda e levemente para baixo enquanto move a ponteira de faco, ainda em posição 2 do pedal, para a direita e ligeiramente para cima (Figura 5.11.2). Em seguida, o complexo nuclear é rotacionado em 90°. O instrumento de corte é novamente colocado no anel dourado, o heminúcleo é sugado, cortado e separado, com a cunha resultante agora sugada na ponteira da faco e removida. O núcleo é rotacionado de forma que as cunhas possam ser fraturadas, separadas e removidas pelo alto vácuo auxiliado por rajadas curtas ou pulsos de faco. O tamanho das cunhas é variável de acordo com a densidade do núcleo.

Após a remoção de todo material endonuclear, a borda epinuclear é aparada em cada um dos três quadrantes, mobilizando o córtex. Como cada quadrante da borda epinuclear é rotacionado para a posição distal na cápsula e aparado, o córtex no fórnice capsular adjacente flutua sobre o assoalho do epinúcleo e para a ponteira de faco. O assoalho é empurrado para trás a fim de manter a bolsa em um trecho até que três dos quatro quadrantes da borda epinuclear e o córtex sejam removidos. A borda epinuclear do quarto quadrante é utilizada em seguida como uma alavanca para virar o epinúcleo. Como a porção remanescente do assoalho epinuclear e da borda é retirada do olho, o córtex total é frequentemente removido com ele.

Se o córtex remanescente estiver presente após a remoção de todo o núcleo e epinúcleo, existem três opções. A caneta de faco pode ser deixada elevada na câmara anterior, enquanto a segunda caneta golpeia os fórnices capsulares preenchidos com córtex. Com frequência, isso resulta em flutuação da camada cortical como uma peça única e com aspiração pela ponteira de faco (na posição 2 do pedal), pois a hidrodissecção com clivagem cortical divide a maior parte das adesões corticais-capsulares.

De modo alternativo, se alguém deseja completar a limpeza cortical com a caneta de irrigação-aspiração antes do implante da lente, o córtex residual pode ser quase sempre mobilizado

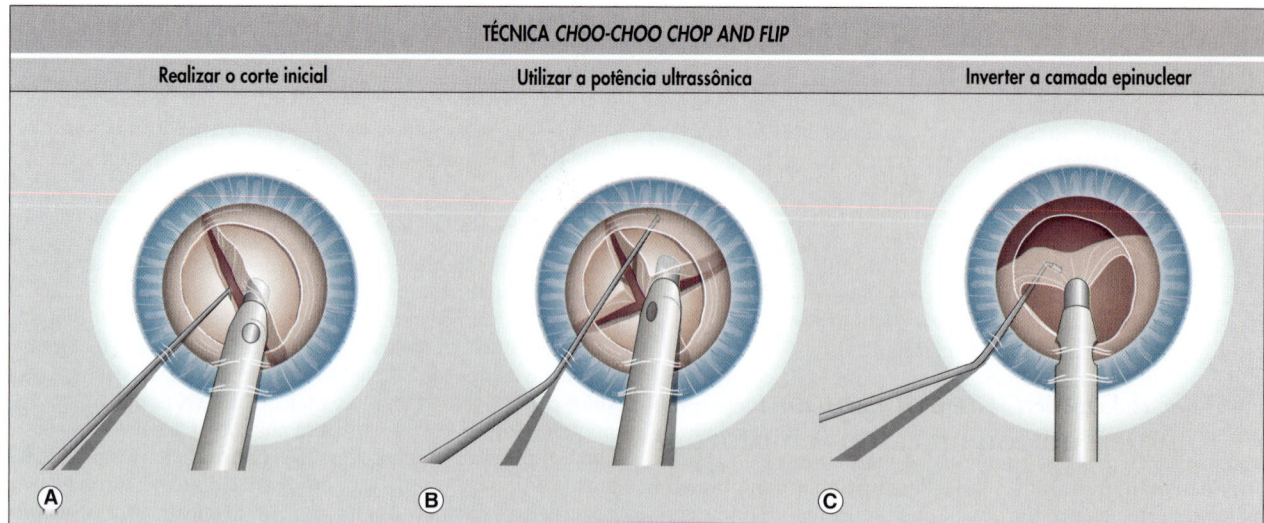

Figura 5.11.2 O cirurgião realiza o corte inicial do núcleo incorporando profundamente a ponteira de faco no centro do núcleo utilizando a potência do ultrassom e, em seguida, mantendo uma fixação no núcleo com alto vácuo na posição 2 do pedal, sem o ultrassom quando o *chopper* horizontal é trazido do anel dourado para o lado da agulha de faco para cortar o núcleo. **A.** O cirurgião então completa a fratura com a separação dos instrumentos com um ligeiro movimento ascendente da ponteira da faco e um leve movimento descendente do *chopper*. **B.** Cada quadrante do material nuclear é, por sua vez, perfurado, cortado, mobilizado e consumido com alto vácuo e baixas quantidades de potência ultrassônica. **C.** Finalmente, a camada epinuclear é invertida com um impulso útil a partir do *chopper*.

como uma camada isolada e distinta e removido sem virar para baixo o portal de aspiração, de frente para cápsula posterior.

A terceira opção é realizar a viscodissecção do córtex residual pela injeção de uma substância viscoelástica dispersiva através do córtex posterior para a cápsula posterior. O material viscoelástico se espalha horizontalmente, elevando o córtex posterior e cobrindo o retalho capsular anterior. Ao mesmo tempo, o córtex periférico é forçado para o fórnice capsular. A cápsula posterior é, em seguida, aprofundada com um OVD coesivo e a LIO é implantada, deixando o córtex residual anterior em posição anterior à LIO. A remoção do material do OVD residual acompanha a mobilização e a aspiração do córtex residual.

A transmissão não linear de frequências ultrassônicas ou sônicas, tais como faco de torção e elíptica, melhorou ainda mais a eficiência da operação. As técnicas de corte em combinação com as modulações de potência e a transmissão de potência ultrassônica não linear minimizam a morbidade e aumentam a rapidez da reabilitação visual.

CIRURGIA DE CATARATA COM MICROINCISÃO BIAXIAL

Avanços na engenharia ultrassônica durante o fim dos anos 1990 conduziram à aplicação do controle em nível de milissegundos e ciclos ativos variáveis em faco, reduzindo enormemente o risco de lesão térmica a partir da agulha de faco e permitindo a remoção do manguito de irrigação. A separação entre irrigação e aspiração durante a faco ficou conhecida como *cirurgia de catarata com microincisão biaxial* (B-MICS, do inglês *biaxial microincision cataract surgery*) (Vídeo 5.11.2).

As vantagens da B-MICS incluem o melhor seguimento devido à distinção entre infusão e aspiração, acesso a 360° do saco capsular tanto com infusão quanto com aspiração pela troca de instrumentos de uma mão para a outra, a capacidade para usar o fluxo de fluido de irrigação como ferramenta para mover o material dentro do saco capsular ou câmara anterior (particularmente de um *chopper* ou manipulador de irrigação aberto), prevenção de abaulamento e prolapso da íris em casos de síndrome da íris frouxa intraoperatória e risco significativamente reduzido de prolapso vítreo no caso de uma laceração capsular posterior, diálise zonular ou subluxação na catarata, graças à manutenção de um fluxo de pressurização da irrigação.

Talvez a maior vantagem da técnica biaxial consiste em sua capacidade para remover o córtex subincisional sem dificuldade. Como originalmente descrito por Brauweiler, por meio da troca das canetas de infusão e aspiração entre duas microincisões, 360° dos fórnices capsulares são facilmente alcançados e a limpeza cortical pode ser realizada rápida e seguramente.[28]

Considerando que os OVD dispersivos não são expulsos facilmente por essas pequenas incisões, a câmara anterior é mais estável durante a construção da capsulorrexe e há probabilidade muito menor de uma laceração acidental. Essa margem adicional de segurança é particularmente perceptível em casos de comprometimento zonular, tais como pseudoesfoliação e diálise zonular traumática (Figura 5.11.3). A estabilidade da câmara adicional também pode fazer a diferença no controle da capsulorrexe tanto na miopia elevada quanto na hipermetropia alta com uma câmara anterior extremamente profunda ou bem rasa, respectivamente (Vídeo 5.11.3).

TÉCNICA DE *CHOP* VERTICAL COM B-MICS

Após hidrodissecção e hidrodelineamento, a ponteira de faco é primeiramente cravada proximalmente com alto vácuo e potência de 40%. Na outra mão, um *chopper* vertical será utilizado para dividir o núcleo. Quando o vácuo cria a oclusão, um tempo de elevação rápido permite que a ponteira de faco capte rapidamente o endonúcleo. No ponto de oclusão alcançado, a taxa de fluxo de aspiração cai para zero. O cirurgião em seguida move para a posição 2 do pedal de modo que o alto vácuo é mantido e

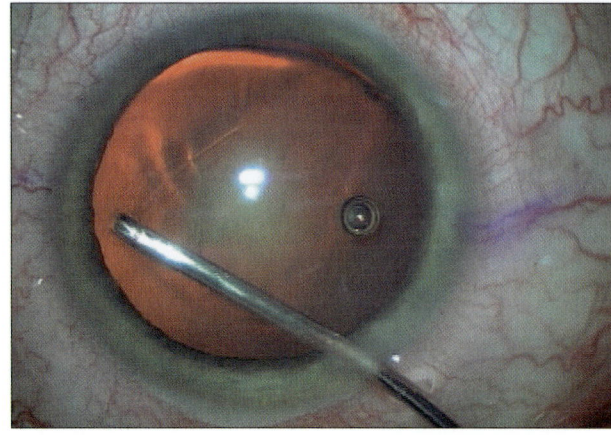

Figura 5.11.3 A capsulorrexe é quase completa neste olho com histórico de trauma e 90° de diálise zonular temporalmente visível. O pregueamento da cápsula é um sinal evidente da perda de tensão zonular. No entanto, por causa do controle aumentado permitido pelas microincisões, que previnem a extrusão do material viscoelástico, a capsulorrexe será centralizada, esférica e menor em diâmetro do que as lentes intraoculares (LIO) como pretendida.

a potência diminui para zero. A lâmina do *chopper* vertical de irrigação é levada para baixo exatamente em posição distal à ponteira de faco. Com o desenvolvimento do plano de clivagem de espessura total, a divisão do núcleo em dois, os instrumentos são separados para assegurar um corte completo (Figura 5.11.4).

O cristalino é então rotacionado com o *chopper* de irrigação de modo que o primeiro heminúcleo pode ser cortado. Se houver discrepância no tamanho, a metade maior é movida em posição distal. A agulha da faco é agora inserida à direita, com o uso de alto vácuo e baixos níveis de potência. Um pedaço do tamanho do quadrante é cortado e consumido (Figura 5.11.5). O quadrante remanescente do primeiro heminúcleo é depois perfurado com a ponteira de faco e aspirado. O EPT total nesse ponto é zero, mostrando uso mínimo do ultrassom.

Para emulsificar a segunda metade do núcleo, é primeiro rotacionada com o *chopper* de irrigação de forma que esteja na cápsula distal. A ponteira de faco é cravada no heminúcleo menor, que é subdividido com o *chopper* de irrigação, novamente utilizando o alto vácuo e baixos níveis de potência (Figura 5.11.6). Quando o quadrante final é agarrado e puxado centralmente por aspiração, a lâmina afiada do *chopper* de irrigação é virada lateralmente como uma medida de segurança (Figura 5.11.7).

Ao abordar o epinúcleo, o vácuo e o fluxo de aspiração são reduzidos. Uma vez que os três quadrantes da camada epinuclear

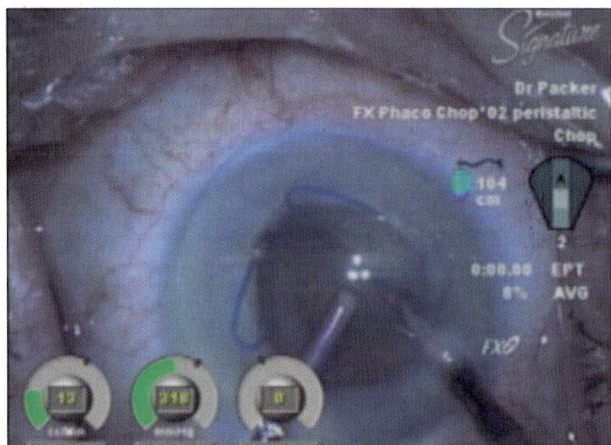

Figura 5.11.4 A ponteira de faco é inserida no núcleo proximal com bisel para baixo; em seguida, o núcleo é mantido com alto vácuo enquanto o *chopper* de irrigação realiza fraturas verticalmente distais e descendentes à ponteira de faco. Depois, o *chopper* e a ponteira de faco são separados, como demonstrado, para dividir o núcleo.

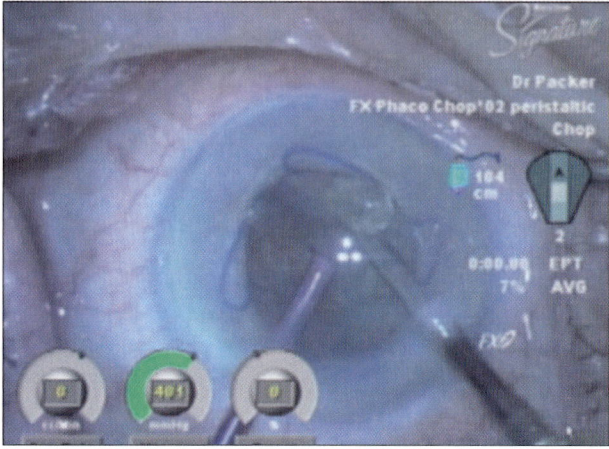

Figura 5.11.5 Um pedaço do tamanho de quadrante é cortado e trazido centralmente, onde será emulsificado e aspirado.

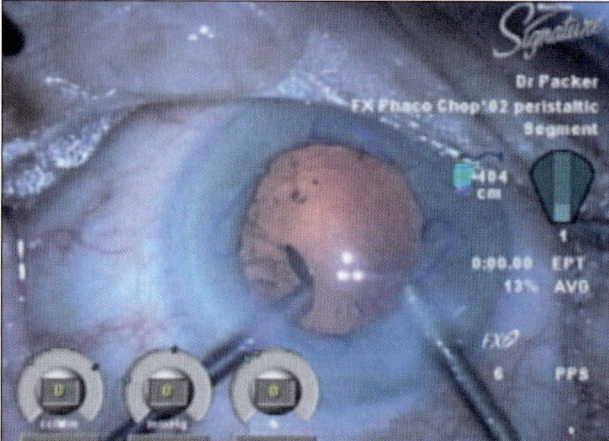

Figura 5.11.8 Na conclusão da aspiração do epinúcleo, a cápsula é quase totalmente livre de córtex.

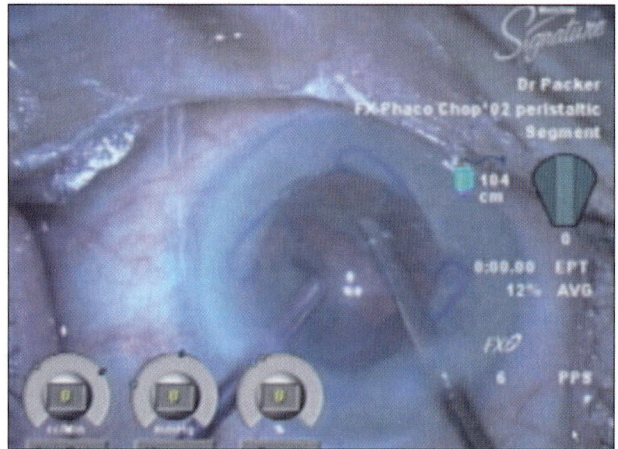

Figura 5.11.6 Uma cunha do núcleo é separada do heminúcleo remanescente.

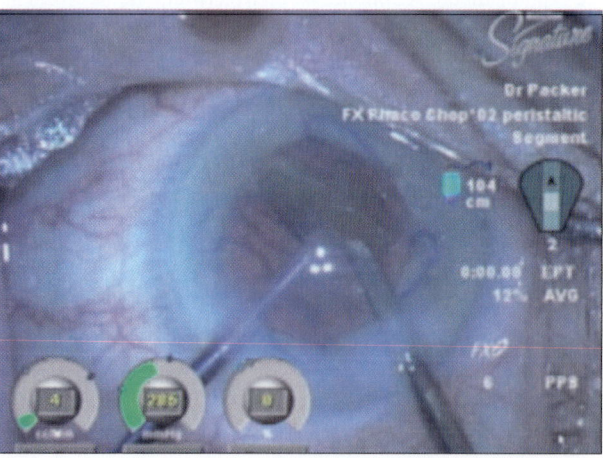

Figura 5.11.7 O segmento final do núcleo é agarrado com alto vácuo e trazido centralmente.

são rotacionados e cortados, o quadrante final é empregado para virar a cavidade epinuclear na ponteira de faco. Após aspiração do epinúcleo, a cápsula é quase totalmente limpa do córtex (Figura 5.11.8).

A B-MICS com a técnica de corte vertical permite a extração eficiente do cristalino com reabilitação visual rápida. Esse procedimento demonstra alguns dos benefícios concretos de separar a entrada e a saída, uso do fluido de irrigação como um instrumento para mobilizar o material e a redução do EPT (Vídeo 5.11.4).

CIRURGIA DE CATARATA COM *LASER* DE FEMTOSSEGUNDO

Lasers de femtossegundo têm a capacidade única de criar a fotorruptura acurada do tecido com efeitos colaterais mínimos. Isso permite muitos cortes precisos em tecidos oculares, incluindo a córnea, a cápsula do cristalino e as lentes cristalinas.

Os *lasers* de femtossegundo são indicados para as seguintes etapas cirúrgicas:

- Capsulectomia anterior
- Fragmentação do cristalino
- Incisões arqueadas da córnea para tratamento do astigmatismo
- Incisões em córnea clara.

Capsulectomia anterior

A capsulectomia a *laser* traz precisão e reprodutibilidade ao processo de criar uma abertura capsular. Estudos demonstraram que as capsulectomias a *laser* são significativamente mais próximas ao diâmetro pretendido do que as CCC manuais (Tabela 5.11.1).[29,30] No entanto, preocupações têm surgido em relação a sua resistência à laceração, que pode ser relacionada à curva de aprendizagem do cirurgião.

O tamanho da capsulectomia pode influenciar a progressão de opacificação da cápsula posterior (OCP). A prática atual requer que a capsulectomia esteja em contato com a óptica da LIO ao redor de sua circunferência. Entretanto, as variações significativas na extensão deste contato ou áreas nas quais não existe contato podem causar a descentralização e inclinação da LIO quando a cápsula contrai no pós-operatório.

Kranitz e Nagy relataram melhor sobreposição da borda da capsulectomia na óptica da LIO e menos descentralização horizontal da LIO em casos nos quais a capsulectomia a *laser* foi

TABELA 5.11.1 Dados de capsulectomia por grupo.

Diferenças são significantes ($P \equiv 0,03$).			
	Diâmetro da capsulectomia/Capsulorrexe (mm)		
Grupo	Pretendido	Mensurado	Pretendido-Alcançado
Laser (n ≡ 49)	–	–	–
Média	5,23	5,08	0,16
SD	0,06	0,18	0,17
CCC (n ≡ 24)	–	–	–
Média	5,36	4,95	0,42
SD	0,55	0,53	0,54

CCC, capsulorrexe curvilínea contínua; *SD* (do inglês *standard deviation*), desvio-padrão. De Tackman RN, Kuri JV, Nichamin LD, Edwards K. Anterior capsulectomy with an ultrashortpulse *laser*. J Cataract Refract Surg 2011;37:819-24.

utilizada.[31,32] Foi proposto que a constância da capsulectomia a *laser* pode aumentar a constância da posição efetiva da lente (ELP, do inglês *effective lens position*) e, consequentemente, a capacidade para atingir o resultado refrativo pós-operatório orientado. Os dados prévios publicados por Uy e Hill confirmam esse efeito.[33,34] Em um estudo realizado com 44 casos submetidos à capsulectomia a *laser* e 62 casos submetidos à CCC manual, uma proporção significativamente maior produziu o desfecho refrativo pretendido em 6 meses por um fator de 4. A Tabela 5.11.2 mostra os resultados que apoiam a hipótese de que a capsulectomia a *laser* tem um efeito positivo na consistência da ELP.

Fragmentação do cristalino

A fragmentação do cristalino antes da cirurgia de catarata tem o objetivo de reduzir ou eliminar a necessidade de utilizar a energia do ultrassom durante a desmontagem do núcleo. Na condição ideal, o núcleo simplesmente seria removido por aspiração. No entanto, é possível prever que os núcleos mais rígidos necessitem de alguma emulsificação ultrassônica.

Na busca por resultados ideais, os diferentes padrões de corte e os algoritmos do *laser* (posição do disparo, energia e frequência de repetição do pulso) podem influenciar a eficiência da fragmentação. Nichamin demonstrou alguns dos padrões que foram avaliados durante uma fase inicial do desenvolvimento da fragmentação do cristalino.[35] Foi observado que os diferentes padrões apresentaram distintos graus de eficácia, dependendo da rigidez da catarata sendo tratada. De modo geral, o padrão em setores provou ser mais eficaz em toda a faixa de graus da catarata de 1 a 5+.

Packer e Uy demonstraram os dados da eficácia da facofragmentação ao comparar a energia de ultrassom total para desmontagem do núcleo após fragmentação a *laser* do cristalino com aquela exigida durante a cirurgia convencional de faco com ultrassom. Os resultados são demonstrados nas Tabelas 5.11.3 e 5.11.4.[36]

A redução no uso da energia do ultrassom pode levar a outros benefícios, tais como menos edema da córnea, recuperação visual mais rápida e uma redução na taxa de perda celular endotelial. Packer e Uy relataram que as mudanças na densidade de células endoteliais no nível basal são menores após fragmentação do cristalino com *laser* em comparação com a faco ultrassônica convencional. A Tabela 5.11.5 resume esses resultados.

TABELA 5.11.2 Porcentagem de casos alcançando o resultado refrativo exigido.

Desvio	6 meses após a cirurgia	
	Laser	Manual
0,00	13,5%	3,4%
≤ 0,50	81,1%	74,6%
≤ 1,25	100,0%	96,6%

De Uy H, Hill WE, Edwards K. Refractive results after *laser* anterior capsulotomy. Invest Ophthalmol Vis Sci 2011;52:5695.

TABELA 5.11.3 Análise da CDE média (SD) como uma função do grau de catarata nuclear.

Grupos de tratamento	Para grau 0 média (SD) N	Para grau 1 média (SD) N	Para grau 2 média (SD) N	Para grau 3 média (SD) N	Para grau 4 média (SD) N
Tratamentos a *laser*	1,9 (3,2)	0,0 (0,0)	3,0 (4,0)	9,3 (9,4)	24,0 (18,8)
	3	4	29	25	27
Grupo controle	7,8 (—)	4,4 (2,4)	8,2 (6,1)	15,2 (13,0)	41,2 (24,7)
	1	7	24	15	7
% Diferença (controle vs. *laser*)	−75,6%	−100,0%	−63,4%	−38,8%	−41,7%

SD, desvio padrão.

Incisões da córnea

Em um estudo inicial com olhos de cadáveres, Masket demonstrou a capacidade de uma incisão a *laser* em plano simples ser autosselante em pressões intraoculares (PIO; ou IOP, do inglês *intraocular pressures*) significativas e indentação em determinados comprimentos de feridas em túnel.[37] Palanker relatou que as incisões a *laser* em três planos foram autosselantes e impermeáveis em PIO fisiológicas.[38] Não é evidente se isso se aplica à incisão imediatamente após sua criação ou no final dos casos cirúrgicos, após o uso da caneta de faco e inserção da LIO. A Figura 5.11.9 demonstra a incisão planejada da córnea e a tomografia de coerência óptica da ferida obtida no dia seguinte à cirurgia.

TABELA 5.11.4 Número de indivíduos e significância estatística por grau de catarata.

Grau ≤ 1		Grau 1		Grau 2		Grau 3		Grau 4	
Laser	Faco	Laser	Faco	Laser	Faco	Laser	Faco	Laser	Faco
N ≡ 7	N ≡ 8	N ≡ 4	N ≡ 7	N ≡ 29	N ≡ 24	N ≡ 25	N ≡ 15	N ≡ 27	N ≡ 7
$P \equiv 0,006$		$P \equiv 0,006$		$P < 0,001$		$P \equiv 0,069$		$P \equiv 0,052$	

TABELA 5.11.5 Alterações na densidade de células endoteliais entre o nível basal e 3 meses após a cirurgia.

	Grau 1		Grau 2		Grau 3		Grau 4	
	Laser	Faco	Laser	Faco	Laser	Faco	Laser	Faco
% média de alteração	1,5	−7,0	0,1	−1,3	−0,1	−4,3	−2,4	−1,5
SD	14,4	9,7	14,9	11,1	10,5	8,7	11,9	8,3
Valor de P	$0,10 > P > 0,05$		NS		$0,10 > P > 0,05$		NS	

SD, desvio padrão.

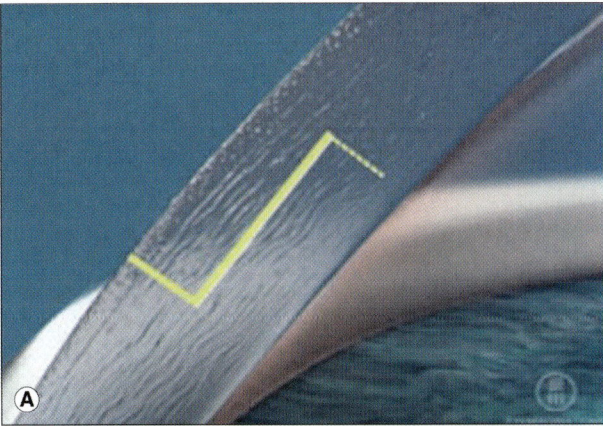

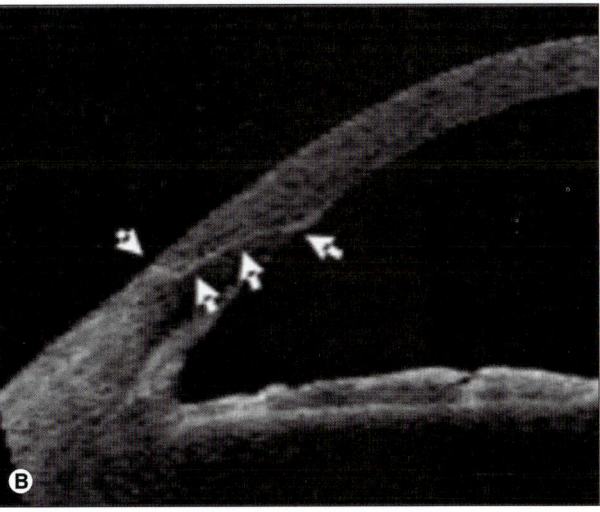

Figura 5.11.9 Incisão planejada (**A**) com linha tracejada mostrando a parte a ser aberta durante a cirurgia com uma lâmina cirúrgica e tomografia de coerência óptica (OCT) da incisão, realizada no dia seguinte à cirurgia (**B**).

A eficácia dos LRI a *laser* ou ceratotomia astigmática ainda deve ser estabelecida na literatura, embora a precisão do *laser* em criar incisões de comprimento e profundidade acuradas deva ser mais reprodutível e confiável do que os métodos manuais. Vários autores demonstraram a redução do astigmatismo em pacientes que realizaram a ceratoplastia ou em pacientes com alto grau de astigmatismo com ceratotomia arqueada com *laser* de femtossegundo.[39-42] Além disso, alguns autores relataram que as incisões de relaxamento da córnea com *laser* de femtossegundo são eficazes em reduzir o astigmatismo da córnea durante a cirurgia de catarata e sua eficácia em longo prazo deve ser avaliada.[43]

CONCLUSÕES

Desde a época da inspiração de Charles Kelman na cadeira do dentista (enquanto realizava a limpeza ultrassônica dos dentes), o progresso na tecnologia e técnicas de facoemulsificação produziu benefícios cada vez maiores, incluindo reabilitação visual mais rápida e dependência reduzida em lentes de contato e óculos. A engenharia criativa e o desenvolvimento cirúrgico agirão sinergicamente para melhorar os resultados. Avanços na técnica e tecnologia continuarão a beneficiar nossos pacientes enquanto desenvolvemos o novo futuro emocionante da cirurgia de catarata com pequena incisão.

BIBLIOGRAFIA

Cataract in the Adult Eye, Preferred Practice Pattern, American Academy of Ophthalmology, 2011. http://one.aao.org/ce/practiceguidelines/ppp_content.aspx?cid=a80a87ce-9042-4677-85d7-4b876deed276. Accessed December 6, 2011.

Fine IH. Architecture and construction of a self-sealing incision for cataract surgery. J Cataract Refract Surg 1991;17:672–6.

Fine IH. Cortical cleaving hydrodissection. J Cataract Refract Surg 1992; 18:508–12.

Fine IH, Packer M, Hoffman RS. Use of power modulations in phacoemulsification. J Cataract Refract Surg 2001;27:188–97.

Friedman NJ, Palanker DV, Schuele G, et al. Femtosecond laser capsulotomy. J Cataract Refract Surg 2011;37(3):1189–98.

Kershner RM. Clear corneal cataract surgery and the correction of myopia, hyperopia, and astigmatism. Ophthalmology 1997;104:381–9.

Masket S, Sarayba M, Ignacio T, et al. Femtosecond laser-assisted cataract incisions: architectural stability and reproducibility. J Cataract Refract Surg 2010;36:1048–9.

Nichamin LD, Chang DF, Johnson SH, et al. ASCRS White Paper: What is the association between clear corneal cataract incisions and postoperative endophthalmitis? J Cataract Refract Surg 2006;32:1556–9.

Nubile M, Carpineto P, Lanzini M, et al. Femtosecond laser arcuate keratotomy for the correction of high astigmatism after keratoplasty. Ophthalmology 2009;116:1083–92.

Packer M, Fishkind WJ, Fine IH, et al. The Physics of phaco: a review. J Cataract Refract Surg 2005;31(2):424–31.

Palanker DV, Blumenkranz MS, Andersen D, et al. Femtosecond laser-assisted cataract surgery with integrated optical coherence tomography. Sci Transl Med 2010;58(1):1–9.

Tackman NR, Villar Kuri J, Nichamin LD, et al. Anterior capsulotomy with an ultrashort-pulse laser. J Cataract Refract Surg 2011;37:819–24.

Wang L, Zhang S, Zhang Z, et al. Femtosecond laser penetrating corneal relaxing incisions combined with cataract surgery. J Cataract Refract Surg 2016;42(7):995–1002.

As referências completas estão disponíveis no **GEN-io**.

PARTE 5 CRISTALINO

Extração Manual da Catarata   5.12
Frank W. Howes

Definição: Remoção do cristalino por técnicas manuais ou não automatizadas.

Características principais
- Diversidade de técnicas para resultados satisfatórios da cirurgia de catarata em pacientes
- Extração intracapsular da catarata (EICC) ou extração total do cristalino com grande incisão
- Extração extracapsular da catarata (ECCE, do inglês *extracapsular cataract extraction*) ou cirurgia de catarata para expressão nuclear com grande incisão
- Cirurgia do cristalino com pequena incisão para expressão nuclear manual (técnica "Mininuc").

INTRODUÇÃO

As técnicas de cirurgia manual da catarata permanecem valiosas no manejo de determinadas patologias zonulares e do cristalino inapropriadas para a facoemulsificação ("faco").

A decisão quanto à escolha do procedimento baseia-se em um espectro de fatores relacionados ao ambiente socioeconômico (disponibilidade do equipamento) e a experiência operatória (cirurgião e equipe) por um lado e à condição oftalmológica do paciente por outro.

ASPECTOS HISTÓRICOS

As técnicas manuais de cirurgia de catarata (inicialmente a EICC seguida pela ECCE) são a base da cirurgia de catarata na maior parte do último século. Grande parte do valor das técnicas manuais é proveniente dos custos menores e instrumentação mínima com a qual a cirurgia pode ser realizada. Essas técnicas fornecem excelente reabilitação da cegueira causada pela catarata à custa apenas do tempo de recuperação e estabilidade da refração ao longo do primeiro ano.[1]

A EICC era preferível em relação à ECCE em vista do potencial da última em relação às complicações (inflamação, irite, facoanafilaxia, membranas secundárias, glaucoma)[2] até os anos 1950. O desenvolvimento de sistemas que forneciam irrigação simultânea à aspiração era a chave para o retorno dos sistemas extracapsulares. Esses sistemas permitiam a melhor remoção de material lenticular (ECCE). Esses princípios atingiam um alto nível de sofisticação tecnológica (e custo) nas técnicas de faco. Os esforços de contenção dos custos levaram ao desenvolvimento da cirurgia de expressão nuclear manual por incisões menores ou a técnica denominada Mininuc.[3-6]

CIRURGIA MANUAL DE CATARATA (GRANDE INCISÃO)

Essas técnicas necessitam de atenção rigorosa ao desenvolvimento de feridas para o resultado óptico ideal.

Incisão

Uma incisão de 8 a 12 mm de comprimento arqueada em torno do limbo (córneo, límbico, escleral ou uma combinação de todos) é necessária para expressar manualmente o núcleo do saco capsular na ECCE, enquanto uma incisão de 12 a 14 mm ao redor do limbo é exigida na EICC. A variação na posição da incisão tem uma profunda influência na ocorrência pós-operatória do erro cilíndrico.[7] Quanto mais cornea for a secção aplicada, mais forte será a influência no erro cilíndrico. Quanto mais escleral for a secção aplicada, menor é a indução cilíndrica, particularmente se uma incisão do tipo valvar, em três planos (Figura 5.12.1) é utilizada. As combinações de ambas as secções esclerais e corneanas podem ser empregadas para corrigir os erros cilíndricos preexistentes.[8] Essas secções podem ser rotacionadas apropriadamente para reduzir o erro cilíndrico em qualquer meridiano.

Quando a incisão é formada, o terceiro plano da incisão (ver Figura 5.12.1) deve ser concluído apenas quando a capsulectomia anterior foi realizada. Isso permite que a câmara anterior mantenha a profundidade, com ou sem material viscoelástico, enquanto a capsulectomia anterior é realizada. Uma vez feito isso, a incisão interna pode ser concluída.

Fechamento da ferida

Durante o fechamento de um corte com ferimento no formato em três planos, as suturas não devem ser muito apertadas; as bordas são simplesmente opostas (abertura incisional)[9] (ver Figura 5.12.1). O efeito de válvula da incisão sela a ferida.

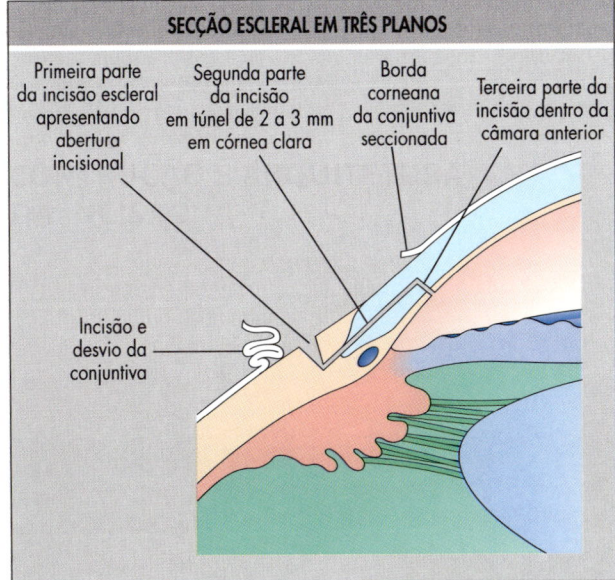

Figura 5.12.1 Secção da esclera em três planos. Esta incisão é formada com o uso de um bisturi microcirúrgico afiado para o segmento vertical inicial, seguido pelo uso de uma lâmina de dissecção curva para formar a secção intralamelar da incisão. A porção vertical final da incisão é mais bem cortada com a microtesoura corneana. A elasticidade tecidual produz o espaço incisional evidente.

Em casos nos quais o extravasamento é excessivo, o fechamento pode ser obtido por ar intracameral.

Outra oportunidade para modificação dos cilindros surge quando as suturas são removidas. Isso permite a deiscência controlada da ferida. A deiscência induz efeito cilíndrico negativo no meridiano de remoção da sutura. A seguir, um guia geral para o momento oportuno de remoção da sutura:

- Após 1 mês, se a deiscência maior da ferida for necessária para corrigir o erro cilíndrico (3 a 6 dioptrias)
- Após 2 meses, se a deiscência menor for necessária para corrigir o erro cilíndrico (2 a 3 dioptrias)
- De 3 a 6 meses, para retomar o cilindro pré-operatório
- Após 6 meses, para manter a correção do cilindro induzida cirurgicamente, se apropriado.

EXTRAÇÃO INTRACAPSULAR DA CATARATA

Comentários gerais[10]

Atualmente, a necessidade de EICC é restrita à necessidade de remoção integral das lentes cristalinas. Isso é essencial quando as fibras não estão mais presentes ou quando apresentam comprimento insuficiente para resistir ao processo de faco ou para fornecer estabilidade adequada para uma lente intraocular (LIO).

A dissolução zonular, uma etapa essencial no passado, é desnecessária para as indicações atuais de EICC. A *cryophake* (aderência de ponta congelante impulsionada pela expansão gasosa) permanece a ferramenta mais valiosa para EICC (Figura 5.12.2).

Técnicas específicas

Manejo da íris

A dilatação pupilar total é necessária para a passagem do cristalino. A sinéquia posterior pode precisar de divisão, ou uma pupila miótica pode necessitar de estiramento, mas invariavelmente a pupila é suficientemente elástica para permitir a passagem do cristalino. Uma pequena iridectomia periférica deve ser cortada em algum estágio no procedimento para evitar o bloqueio da pupila. Ocasionalmente, uma iridotomia radial (da iridotomia periférica para a margem pupilar) é necessária para o acesso à superfície do cristalino para crioaplicação e formação ideal da "bola de gelo". É importante ter um leito cristalino de aspecto seco, livre da íris e da córnea, para remoção segura do cristalino sem dano colateral. (Um assistente elevando a córnea com a tração em uma sutura colocada na incisão média [incisão como descrita anteriormente] deixará a mão não dominante do cirurgião livre para secar o cristalino e afastar a íris com um *microswab* e operar a criossonda com a mão dominante para aplicar a "bola de gelo" e a tração oscilante apropriada para remover o cristalino.)

Presença vítrea ou prolapso vítreo

Após remoção cuidadosa do cristalino, a face vítrea provavelmente permanece intacta, se a pressão desnecessária do globo for prevenida. Caso o vítreo surja a partir da ferida da entrada, a excisão adequada é necessária para evitar qualquer síndrome de tração vítrea. A vitrectomia pode ser necessária, dependendo da escolha da LIO. A identificação de prolapso vítreo será aumentada pela injeção de triancinolona particulada.

Lentes intraoculares

Com a remoção do saco capsular, a escolha do suporte de LIO é limitada ao ângulo, íris ou sulco ciliar (fixado pela sutura). Isso deve ser feito com a proteção do dispositivo viscocirúrgico oftálmico (OVD, do inglês *ophthalmic viscosurgical device*).

Uma lente apoiada no ângulo deve ser encaixada cuidadosamente ao diâmetro da câmara individual para não distorcer nem mover a proteção endotelial. Uma lente apoiada na íris, fixada anterior ou posteriormente, fornece reabilitação óptica segura quando a íris adequada está disponível. A colocação da lente no sulco ciliar requer suporte transescleral pela fixação da sutura e é útil quando existe dano na íris (p. ex., por trauma) ou dano trabecular (p. ex., associado ao glaucoma). A limpeza vítrea adequada é um pré-requisito para colocações em todos esses locais, particularmente com a fixação do sulco ciliar.

EXTRAÇÃO EXTRACAPSULAR DA CATARATA

A cirurgia extracapsular implica mais etapas quando comparada com a cirurgia intracapsular, na medida que o saco capsular está situado no olho, mantido em posição pelas fibras zonulares. Para iniciar o processo, um buraco é feito no cristalino em uma posição central no eixo visual (capsulectomia anterior). O restante do processo envolve a remoção cuidadosa dos conteúdos.

Capsulectomia anterior

As técnicas de capsulectomia anterior foram modificadas nos últimos 30 anos.[11]

Capsulectomia em "abridor de latas"

O tipo mais simples de abertura capsular ou capsulectomia é o tipo "abridor de latas", no qual várias perfurações diminutas

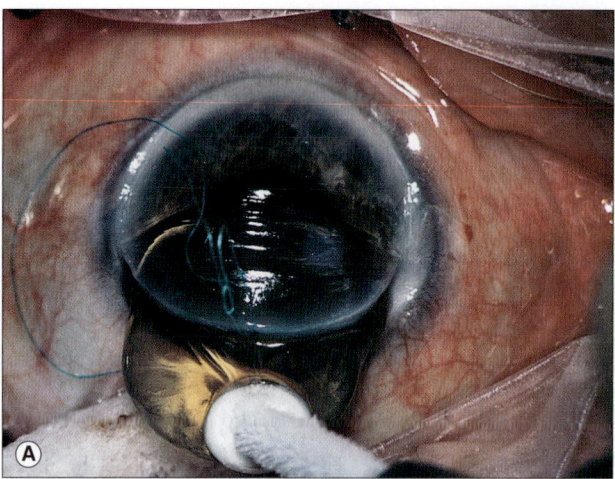
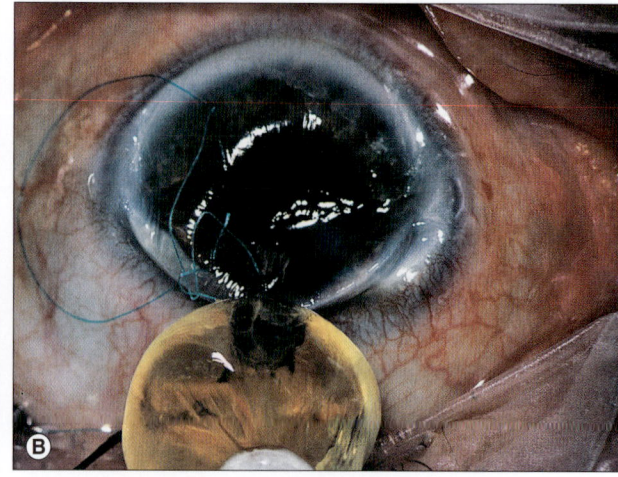

Figura 5.12.2 Liberação intracapsular do cristalino após ter sido levado para a frente através da pupila com a criossonda. **A.** A pupila se contrai espontaneamente logo que o diâmetro máximo do cristalino é terminado. Na porção esquerda, inferior da figura, o *swab* úmido é mostrado enquanto está deslizando com o cristalino. **B.** A córnea tem uma superfície côncava, mostrando que o olho é mole sem pressão para a frente a partir do corpo vítreo. A câmara anterior é restaurada com uma solução fisiológica. (De Roper-Hall MJ. Stallard's eye surgery. 7th ed. London, UK: Wright; 1989.)

são criadas em um trato circular, central na cápsula anterior. A tração centrípeta é colocada na porção central da cápsula para criar uma laceração ao longo das perfurações. A porção solta é então cuidadosamente removida. Uma vantagem dessa técnica é a acurácia relativa que pode ser alcançada quando a visibilidade é ruim (p. ex., uma catarata densa com um reflexo vermelho fraco ou uma pupila muito pequena que requer as perfurações realizadas sob a margem pupilar).

Capsulectomia linear e técnicas intercapsulares

Técnicas de capsulectomia linear capacitam a expressão externa, enquanto a cápsula anterior é utilizada para proteger o endotélio corneano. Neste método, uma incisão curvilínea é feita no terço superior da cápsula lenticular anterior para criar uma fenda ou abertura em envelope no saco capsular do cristalino. Após mobilização e expressão nuclear, além de remoção de material cortical, a LIO pode ser inserida no saco capsular remanescente. A capsulectomia é concluída com a realização de uma capsulorrexe curvilínea contínua por meio da cápsula remanescente para completar a abertura circular central.

Capsulorrexe

A capsulorrexe, ou capsulectomia curvilínea contínua, é uma técnica rápida e, uma vez aprendida, fácil para a remoção da cápsula anterior. Fornece a melhor segurança para a LIO dentro do saco capsular.[12] A capsulotomia inicial pode ser realizada centralmente com um cistótomo ou uma agulha curva ou pelo uso da ponta de uma pinça de capsulorrexe fina. Depois que a cápsula é aberta, uma porção da cápsula anterior é apreendida e cortada em círculo, com alteração contínua dos vetores de corte para se obter a abertura esférica (capsulectomia) na cápsula anterior.

Tamanho, tipo e posição da capsulectomia

A capsulectomia precisa ser grande o suficiente para a passagem do núcleo. O tamanho do núcleo é dependente da idade, mas pode ser modificado pela hidrodissecção e hidrodelineamento utilizando uma cânula apropriada.[13] Se o núcleo for considerado muito grande para a passagem através da capsulectomia (p. ex., após um hidrodelineamento malsucedido ou após capsulorrexe inicial muito pequena), incisões relaxantes na capsulorrexe são necessárias para reduzir a possibilidade de deslocamento capsular e dano zonular durante a expressão nuclear. Durante a hidrodissecção, se a abertura capsular anterior for muito grande, parte da margem equatorial do núcleo pode ser expressa na câmara anterior, então rotacionada na câmara anterior e na incisão, e em seguida, removida do olho. O material do OVD entre a superfície endotelial da córnea e a superfície nuclear é necessário para prevenir o dano endotelial.

O cirurgião pode variar o tamanho e a forma da capsulorrexe. Uma grande capsulectomia facilita a cirurgia, mas quando isso excede aproximadamente em 6,5 mm de diâmetro, a capsulorrexe torna-se difícil de controlar por causa da presença da inserção das zônulas.[14] Quando a crista capsular anterior é atravessada, o perigo de um corte radial periférico irremediável[15] é possível (particularmente se a profundidade da câmara anterior não é mantida; uma câmara anterior superficial cria tensão no ligamento zonular anterior). Os cortes periféricos geralmente são bloqueados pelas fibras zonulares, mas as lacerações capsulares posteriores indesejadas podem ser causadas por esse mecanismo.

Expressão nuclear

O lábio escleral da incisão deve ser deprimido para permitir a introdução do polo principal do núcleo na incisão. A pressão delicada a 180° em oposição ao limbo, então expressa o núcleo. A pressão apropriada pode ser aplicada com um instrumento de base larga, tais como uma alça ou um gancho inclinado.

De modo alternativo, a expressão interna com o uso de uma alça de irrigação é eficaz, enquanto o núcleo é submetido à hidrodissecção e hidroexpressão parcial. O espaço entre o núcleo e a cápsula posterior ou córtex é aberto com a função de irrigação da alça. O material viscoelástico também é útil em definir e manter esses espaços e na prevenção do dano endotelial e capsular posterior.

Lavagem cortical

O córtex remanescente é removido utilizando uma técnica de irrigação-aspiração. A extremidade da cânula de irrigação-aspiração (Simcoe) deve ser mantida à vista para evitar o envolvimento capsular indesejado. As dificuldades podem surgir se a pressão no globo faz com que a câmara anterior se torne superficial, fechando a fórnice do saco capsular. O fechamento parcial da ferida e a irrigação produz uma câmara anterior profunda e segura dentro da qual se pode trabalhar. A limpeza da cápsula posterior e a remoção de restos corticais resistentes remanescentes podem ser obtidas por aspiração utilizando uma cânula fina com uma ponta polida.

Inserção da lente intraocular

A inserção da LIO é realizada sob visão direta, com a segunda háptica inserida pelo giro capsular da LIO ou por colocação direta com o uso de pinça fina.[16] Quando o saco capsular é lesionado por complicação, os locais de colocação da LIO tornam-se os mesmos que aqueles observados na seção de EICC. Em algumas circunstâncias nas quais o apoio capsular suficiente ainda existe apesar do dano capsular, o implante da câmara posterior pode ser considerado (colocação do sulco ciliar).

Técnica Mininuc[3-6,17]

Mantenedor de câmara anterior

Um mantenedor de câmara anterior (MCA) (Figura 5.12.3) é inserido pela córnea clara para a câmara anterior entre as posições de 4 e 8 horas, paralelo e próximo ao limbo. A altura do frasco de infusão determina a pressão intraocular (PIO). O fluxo contínuo é responsável pelo sistema de manutenção da câmara anterior.

Capsulorrexe

A PIO é aumentada para 40 mmHg (5,3 kPa). Essa pressão empurra a lente para trás, que facilita a formação de capsulorrexe e impede a laceração acidental da cápsula radial na periferia.[15] Uma capsulorrexe de 5 a 6 mm é preferível.

Túnel em bolsa esclerocorneana

A incisão da entrada escleral no túnel em bolsa esclerocorneana é franzida e tem 5 mm de comprimento e é colocada 1 mm atrás do limbo (Figura 5.12.4). Em ambas as extremidades da incisão, as incisões perpendiculares com continuação posterior de 1 mm de comprimento são cortadas. Essa extensão ajuda a acomodar a espessura do núcleo conforme atravessa o túnel. O túnel é dissecado anteriormente por 3 a 4 mm (1 mm na esclera, 1 mm no tecido límbico e 2 mm na córnea clara). Também,

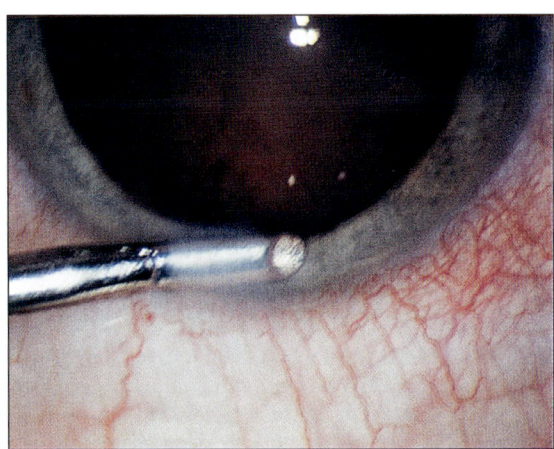

Figura 5.12.3 Mantenedor da câmara anterior localizado na posição de 6 horas, em paralelo e adjacente ao limbo, na córnea clara. A incisão é feita na córnea com um estilete de 1,1 mm de largura e bisel de 1,5 a 2 mm.

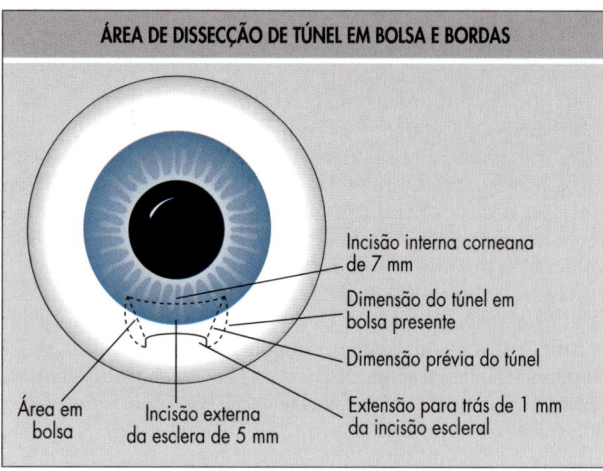

Figura 5.12.4 Área de dissecção de túnel em bolsa e bordas.

a dissecção escleral é aumentada em ambos os lados do túnel além da incisão escleral, 1 mm para trás para realizar uma dissecção em bolsa (portanto, o termo "túnel em bolsa", em vez de simplesmente "túnel"). A incisão interna de ceratoma é colocada em paralelo à curvatura do limbo e é 20% mais longa do que a incisão escleral externa. O túnel em bolsa facilita a expressão nuclear.

Manipulação do núcleo

A hidrodissecção é realizada em duas partes separadas, anatomicamente distintas do cristalino: a primeira, logo abaixo da cápsula e a segunda, entre o núcleo rígido e o epinúcleo.[17] Geralmente, a hidrodissecção sob a cápsula parcialmente move o núcleo para a câmara anterior na posição de 12 horas. Se o núcleo não se move anteriormente, a cânula de hidrodissecção é alojada perpendicularmente ao redor do equador do núcleo e, então, movida atrás do núcleo. A PIO positiva no segmento anterior empurra a cápsula posterior para longe, criando uma força contrária ao movimento anterior da cânula de hidrodissecção, enquanto o pequeno núcleo de centro rígido está sendo separado do epinúcleo e do córtex. Desse modo, o menor núcleo possível de centro rígido é isolado, para ser liberado pela capsulorrexe intacta. Nesse estágio, o núcleo está pronto para a expressão.

Expressão do núcleo

Um deslizador plástico (4 mm de largura, 0,2 mm de espessura) é introduzido pelo túnel abaixo do núcleo. A leve pressão é induzida no deslizador na área límbica interna e a pressão é utilizada para guiar o núcleo que será ligado no túnel em bolsa esclerocorneana. Essa bolsa é feita para acomodar o núcleo neste estágio. Quando o núcleo está bem alojado na bolsa e o extravasamento de solução salina balanceada (BSS, do inglês *balanced salt solution*) não é observado, uma leve pressão escleral é induzida. Quanto mais o núcleo for expresso (Figura 5.12.5), mais para trás é a localização da pressão escleral. Se a pressão externa na esclera estiver localizada completamente próxima da incisão interna, uma área de extravasamento é criada em vez de impedida e a expressão do núcleo não pode ser completada. A PIO durante a expressão nuclear é de 40 a 45 mmHg (5,3 a 6,0 kPa), auxiliando a hidroexpressão do núcleo.

Remoção do córtex e implante da lente intraocular

A remoção do córtex e o implante de LIO são facilitados pela formação da câmara anterior profunda induzida pelo sistema MCA. A inserção da LIO é realizada sob visão direta, de maneira similar à ECCE, como descrito anteriormente. Com uma incisão menor do que aquelas observadas na ECCE e na EICC, as técnicas de inserção de lente dobrável, como utilizadas na cirurgia de faco, podem ser empregadas.

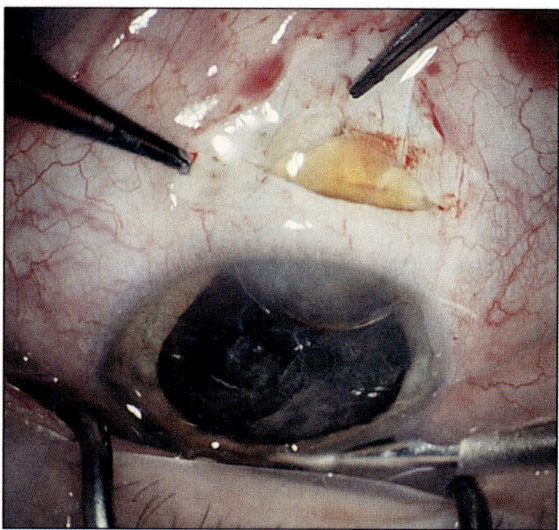

Figura 5.12.5 O núcleo é alojado no túnel em bolsa e hidroexpresso fora do olho. O deslizador está localizado atrás do núcleo. A expressão externa é realizada sobre o deslizador longe da incisão externa do túnel em bolsa.

COMPLICAÇÕES

As complicações da cirurgia de catarata tendem a ser semelhantes entre todas as técnicas utilizadas, embora as incidências das complicações das diferentes técnicas variem (Boxe 5.12.1). Na maioria dos casos, essas complicações ocorrem em relação ao dano capsular, com consequente comprometimento do segmento vítreo anterior e da íris, ocasionalmente envolvendo também a incisão. Uma má técnica pode levar a condições inflamatórias quando o material nuclear do cristalino não é completamente removido ou incisões não são fechadas adequadamente. As complicações tendem a ser sequenciais, aumentando a importância de produzir um bom resultado na primeira cirurgia. A experiência em cada técnica minimiza as complicações.

DISCUSSÃO

A motivação para a cirurgia de menor incisão é contínua e com novas técnicas de cirurgia de expressão nuclear de menor incisão combinadas com a introdução de técnicas de coloração da cápsula anterior, graus avançados de cirurgia de catarata

---

BOXE 5.12.1 Complicações da cirurgia de catarata.

Aberrações na potência óptica (esféricas e cilíndricas)
Ruptura da cápsula sem perda vítrea
Ruptura da cápsula com perda vítrea
Captura vítrea na ferida incisional
Prolapso da íris
Captura da íris na ferida incisional
Perda do núcleo no segmento posterior
Perda da lente intraocular no segmento posterior
Incapacidade para implantar primariamente a lente intraocular pelas razões expostas anteriormente
Glaucoma (afácico, inflamatório, maligno, bloqueio da pupila)
Dano endotelial corneano
Doença inflamatória crônica
Edema macular cistoide
Descolamento da retina
Hipotonia
Edema e efusão da coroide
Hemorragia da coroide
Infecção

são realizados e bem-sucedidos.[18] Essas técnicas continuam a provar sua utilidade em países em desenvolvimento, em que as limitações de custos representam um fator na liberação de cirurgia de catarata para recuperação da visão.[19] Os resultados são comparáveis de modo favorável com a cirurgia de faco moderna.[20]

BIBLIOGRAFIA

Assia E, Apple D. Mechanism of radial tear formation and extension after anterior capsulectomy. Ophthalmology 1991;98:432–7.

Assia EI, Leglar V, Merril JC, et al. Clinicopathologic study of the effect of radial tears and loop fixation on intraocular lens decentration. Ophthalmology 1993;100:153–8.

Blumenthal M, Ashkenazi I, Assia E, et al. Small incision manual extracapsular cataract extraction using selective hydrodissection. Ophthalmic Surg 1992;23:699–701.

Blumenthal M, Moisseiev J. Anterior chamber maintainer for extracapsular cataract extraction and intraocular lens implantation. J Cataract Refract Surg 1987;13:204–6.

Gimbel H, Neuhann T. Development, advantages, and methods of the continuous circular capsulorrhexis. J Cataract Refract Surg 1990;16:31–7.

Gogate PM, Kulkarni SR, Krishnaiah S, et al. Safety and efficacy of phacoemulsification compared with manual small incision cataract surgery by a randomised clinical trial: six week results. Ophthalmology 2005;112:869–74.

Oshika T, Tsuboi S. Astigmatic and refractive stabilisation after cataract surgery. Ophthalmic Surg 1995;26:309–15.

Rao SK, Lam DS. A simple technique for nucleus extractionfrom the capsular bag in manual small incision cataract surgery. Indian J Ophthalmol 2005;53:214–15.

Sakabe I, Lim SJ, Apple DJ. Anatomical evaluation of the anterior capsular zonular free zone in the human crystalline lens [in Japanese]. Nippon Ganka Gakkai Zasshi 1995;99:1119–22.

Storr-Paulsen A, Vangsted P, Perriard A. Long term natural and modified course of surgically induced astigmatism after extracapsular cataract extraction. Acta Ophthalmol (Copenh) 1994;72:617–21.

Venkatesh R, Das M, Prasanth S, et al. Manual small incision cataract surgery in eyes with white cataracts. Indian J Ophthalmol 2005;53:173–6.

As referências completas estão disponíveis no **GEN-io**.

PARTE 5 CRISTALINO

Procedimentos Combinados

Saurabh Ghosh, David H. W. Steel e Nicholas K. Wride

5.13

Definição: Cirurgia de catarata combinada simultaneamente com outra cirurgia ocular.

Características principais
- Cirurgia combinada para glaucoma e catarata é uma opção válida no tratamento
- Cirurgia minimamente invasiva de glaucoma (MIGS, do inglês *minimally invasive glaucoma surgery*) é frequentemente combinada com a cirurgia de catarata
- A ceratoplastia endotelial automatizada de remoção de Descemet (DSAEK, do inglês *Descemet's stripping automated endothelial keratoplasty*), em vez de ceratoplastia penetrante (PKP, do inglês *penetrating keratoplasty*), combinada com a cirurgia de catarata é atualmente o tratamento de escolha para catarata e doença endotelial da córnea coexistentes
- O resultado refrativo por combinação entre ceratoplastia endotelial de membrana de Descemet (DMEK, do inglês *Descemet's membrane endothelial keratoplasty*)-DSAEK e remoção de catarata é muito mais previsível do que com a PKP
- A facovitrectomia combinada, em vez de cirurgia sequencial, é cada vez mais comum para algumas condições, tais como buraco macular e *pucker* macular, mesmo quando as opacidades preexistentes do cristalino são mínimas, principalmente em indivíduos com mais de 50 a 60 anos.

INTRODUÇÃO

A catarata desenvolve-se principalmente como resposta ao envelhecimento, mas também como resultado de lesões químicas e biológicas ao olho. As condições que são comumente associadas à catarata e que se aplicam às abordagens cirúrgicas combinadas são glaucoma, opacidade da córnea, efeitos de trauma penetrante e distúrbios vitreorretinianos.

CIRURGIA COMBINADA PARA GLAUCOMA

Visão geral

A prevalência de catarata significativa em pessoas na faixa etária entre 65 e 74 anos é maior do que 20% e a prevalência de glaucoma crônico é de aproximadamente 4,5% em indivíduos com mais de 70 anos.[1,2] Estima-se que a incidência em 5 anos de catarata nuclear em pessoas com glaucoma de ângulo aberto e com mais de 50 anos seja de 20%. A aderência do paciente ao tratamento com medicamento tópico para glaucoma, o meio mais comum de tratamento, é baixa.[3]

Por essas razões, o tratamento combinando cirurgia de catarata e cirurgia de glaucoma em uma única operação parece ser uma opção de tratamento válida. Há uma rápida expansão nos últimos anos no número de dispositivos, implantes e técnicas que são menos invasivas e são mais seguras do que aquelas utilizadas na cirurgia tradicional de glaucoma. Na MIGS, essas técnicas cada vez mais estão sendo combinadas com a cirurgia de catarata.

Uma consideração importante é que a cirurgia de catarata sozinha resulta em uma queda da pressão intraocular (PIO) em até 5 mmHg em pacientes com glaucoma.[4] As complicações após cirurgia de glaucoma podem aumentar o risco de um resultado adverso.[5]

Trabeculectomia e cirurgia de catarata

A facoemulsificação ("faco") combinada com a cirurgia de glaucoma provavelmente produz melhor controle de PIO com menos complicações comparadas com a extração manual mais a cirurgia de glaucoma, embora não existam grandes estudos randomizados, bem controlados sobre esse assunto.[4,6,7] No entanto, a redução e o controle subsequente da PIO parecem ser menos eficazes com a cirurgia combinada do que a trabeculectomia sozinha – possivelmente como resultado de rompimento mais prolongado da barreira hematoaquosa associada à cirurgia de catarata.[8] Quando a cirurgia combinada é considerada, uma abordagem de incisão única pode consumir menos tempo, mas uma abordagem com duas incisões permite que o cirurgião utilize a abordagem em córnea clara temporal familiar para a catarata. Há um debate contínuo se a abordagem de uma ou duas incisões permite melhor controle e vários estudos relataram nenhuma diferença significativa no efeito de redução da PIO.

Cirurgia não penetrante de glaucoma e catarata

A cirurgia não penetrante de glaucoma (esclerectomia profunda com ou sem viscocanaloplastia) pode ser combinada com a faco. Alguns estudos relataram que essas técnicas são tão eficazes quanto à trabeculectomia quando combinadas com a faco,[9-11] mas estudos em longo prazo são necessários para apoiar essa declaração.

Cirurgia minimamente invasiva de glaucoma

MIGS é potencialmente menos traumática e tem um perfil de segurança maior em comparação com a cirurgia convencional. Essas técnicas devem envolver uma abordagem por via interna, com preservação da conjuntiva e, consequentemente, produzem uma redução modesta na PIO. Com frequência combinada à faco, caso em que é denominada "faco-*plus*", o objetivo da cirurgia é reduzir a necessidade de medicamentos tópicos em pacientes com glaucoma leve a moderado. A maioria dos estudos foi realizada em pacientes submetidos à MIGS em combinação com faco. Devido ao grande número de pacientes neste grupo, o mercado potencial para esses produtos é extenso. Poucos ensaios clínicos de qualidade suficientes existem no momento para formular recomendações concretas. As revisões de literatura são no mínimo cautelosas.[12,13] Esses tratamentos oferecem alternativas para pacientes com glaucoma, e, se os estudos demonstram eficácia clínica em longo prazo, essas técnicas podem tornar-se universalmente adotadas.

Implantes de drenagem

Implantes de drenagem, tais como Baerveldt ou válvula de Ahmed*, são indicados no tratamento de casos mais complexos de glaucoma refratário no qual a cirurgia é exigida. A faco pode ser realizada de forma eficaz durante a cirurgia de implante de drenagem, embora a decisão de combinar os dois procedimentos sejam feitos caso a caso, pois somente pequenos relatos de séries de casos retrospectivos estão disponíveis.[14]

Resultados

A cirurgia de faco pode ser incorporada em vários procedimentos de glaucoma. A redução de PIO após facotrabeculectomia é maior do que aquela realizada posteriormente à cirurgia de catarata sozinha, embora não tão boa quanto àquela após a trabeculectomia sozinha.[15] Cada vez mais, o papel da MIGS é oferecer aos pacientes com catarata e glaucoma precoce a opção de não utilizar medicamento tópico após a cirurgia combinada, embora sejam necessários estudos adicionais sobre este assunto.

CIRURGIA DO CRISTALINO COMBINADA COM CERATOPLASTIA

Revisão histórica

A cirurgia de córnea lamelar anterior ou posterior é atualmente muito mais comum em comparação com a PKP. Os olhos que necessitam de ceratoplastia frequentemente apresentam risco associado aumentado de catarata devido à patologia de base (Figura 5.13.1); isso inclui perfuração da córnea como resultado de trauma ou infecção. Também, a degeneração da córnea relacionada à idade, tais como degeneração corneana de Fuchs, frequentemente coexiste com a catarata relacionada à idade. Esses fatores resultaram no desenvolvimento de uma variedade de técnicas de cirurgia primária de catarata combinada com a ceratoplastia ("procedimento triplo") ou troca de lente intraocular (LIO) combinada com ceratoplastia. A cirurgia de catarata combinada com a cirurgia da córnea lamelar é frequentemente referida como o "novo procedimento triplo".

Opções cirúrgicas

Uma análise retrospectiva de olhos submetidos à PKP para distrofia endotelial de Fuchs, com um período médio de seguimento de 6 anos,[16] demonstrou uma incidência significativa de catarata em 75% dos pacientes com mais de 60 anos. Naqueles que necessitaram subsequentemente de cirurgia de catarata, 13% perderam a transparência do transplante no pós-operatório. Dois relatos recentes após a ceratoplastia endotelial por desnudamento (DSEK, do inglês *Descemet's stripping endothelial keratoplasty*) demonstraram a presença de catarata em 40% dos casos em 1 ano em um estudo, além da taxa de extração de catarata de 31 e 55% nos anos um e três, respectivamente, em pacientes com mais de 50 anos.[17,18] De modo similar, estudos realizados após DMEK demonstraram uma progressão de 76% da catarata.[19] Após DSEK/DSAEK, a taxa de perda de células endoteliais pode alcançar 56% no primeiro ano,[20] embora com a técnica padronizada, a perda de células endoteliais foi reduzida para menos de 35%. Em pacientes submetidos à DMEK, a perda na contagem de células endoteliais em 1 ano está na faixa de 25%.[19] Vários relatos sugerem que a cirurgia de catarata em combinação com os enxertos endoteliais (DSAEK e DMEK) não foram associadas a qualquer aumento na taxa de complicação ou perda em células endoteliais.[21,22] Portanto, observa-se um argumento para não submeter a córnea a múltiplas cirurgias. A decisão em casos individuais depende do balanço entre riscos e benefícios. Uma decisão importante para um médico é saber se é possível determinar se a barreira principal para boa visão é a córnea ou o cristalino. Outra opção é a probabilidade de desenvolvimento de franca descompensação, se a ceratoplastia não for realizada. Uma abordagem combinada pode ser a melhor escolha em ambas as circunstâncias.

A escolha de LIO depende de circunstâncias individuais. No evento em que a cirurgia de catarata é parte do procedimento primário, uma LIO padrão pode ser colocada no saco capsular. Na presença de suporte capsular e/ou zonular suficiente, a melhor opção é uma LIO de câmara posterior posicionada no saco capsular ou no sulco. Se o suporte adequado não for disponível, então a escolha é uma LIO de câmara posterior, com fixação por sutura transescleral ou iriana.[23,24]

A biometria e o cálculo de potência da LIO são problemáticos, se a PKP ou a ceratoplastia lamelar for combinada com a cirurgia de catarata. O impacto refrativo de DSEK, contudo, é razoavelmente consistente, com um desvio hiperópico de 0,75 a 1,5 D,[25] embora seja muito menor com enxertos mais finos. Com o uso de DMEK, na qual pouco ou nenhum estroma é transplantado, a cirurgia causa ainda menos mudança na potência refrativa.[26]

Técnicas específicas

As técnicas de ceratoplastia são consideradas em outra parte. Uma tendência recente significativa é a ceratoplastia lamelar anterior ou posterior, e um benefício significativo é obtido pelo cirurgião de catarata nessas técnicas em câmara fechada. A auditoria em curso da ceratoplastia conduzida pelo *Corneal Graft Registry of the National Health Service* (NHS) – *Blood and Tissue*, no Reino Unido, demonstrou que em 2010, 26% das cirurgias realizadas foram a ceratoplastia lamelar posterior profunda, 15% foram a DALK e 56% foram a DSEK, com um número crescente de procedimentos de ceratoplastia endotelial.

A cirurgia de faco pode ser difícil devida à pouca visibilidade como resultado da doença corneana. Casos selecionados com opacidade estromal (ver Figura 5.13.1A) podem ser adequados para um procedimento de faco de rotina após DALK e uso de um dispositivo viscocirúrgico oftálmico no leito para restaurar visibilidade da câmara anterior e a da cápsula.[27] Em casos de doença endotelial, nos quais o estroma transparente é razoável, a faco combinada com DSEK/DMEK é agora a técnica preferida (Vídeo 5.13.1). Isso oferece reabilitação visual muito mais rápida e resultado refrativo mais previsível do que a PKP e a faco.[28]

Tal abordagem não é sempre possível e a remoção a "céu aberto" do cristalino pode ser necessária. A câmara anterior alterada e a dinâmica do diafragma cristalino-íris, reflexos de luz anormais presentes na condição a "céu aberto" (ver Figura 5.13.1)[29] e dificuldade no controle da cápsula anterior e posterior aumenta o risco de complicações cirúrgicas. A capsulorrexe pode ser difícil por causa da pressão anterior reduzida causada pelo "céu aberto". Uso cuidadoso de tesoura pode ser útil. O núcleo é expresso manualmente após hidrodissecção completa. A aspiração-irrigação manual do córtex é realizada com o uso de uma cânula, tais como a cânula de Simcoe (dupla via).

Quando as técnicas específicas de ceratoplastia endotelial são combinadas com a cirurgia de catarata, alguns riscos adicionais, tais como anormalidades da pupila e subluxação ou deslocamento da LIO, surgem devido ao efeito do tamponamento aéreo ou modulação de profundidade da câmara anterior necessária nessas cirurgias.

---

*N.R.T.: No Brasil, também se encontra disponível o Implante de Susanna.

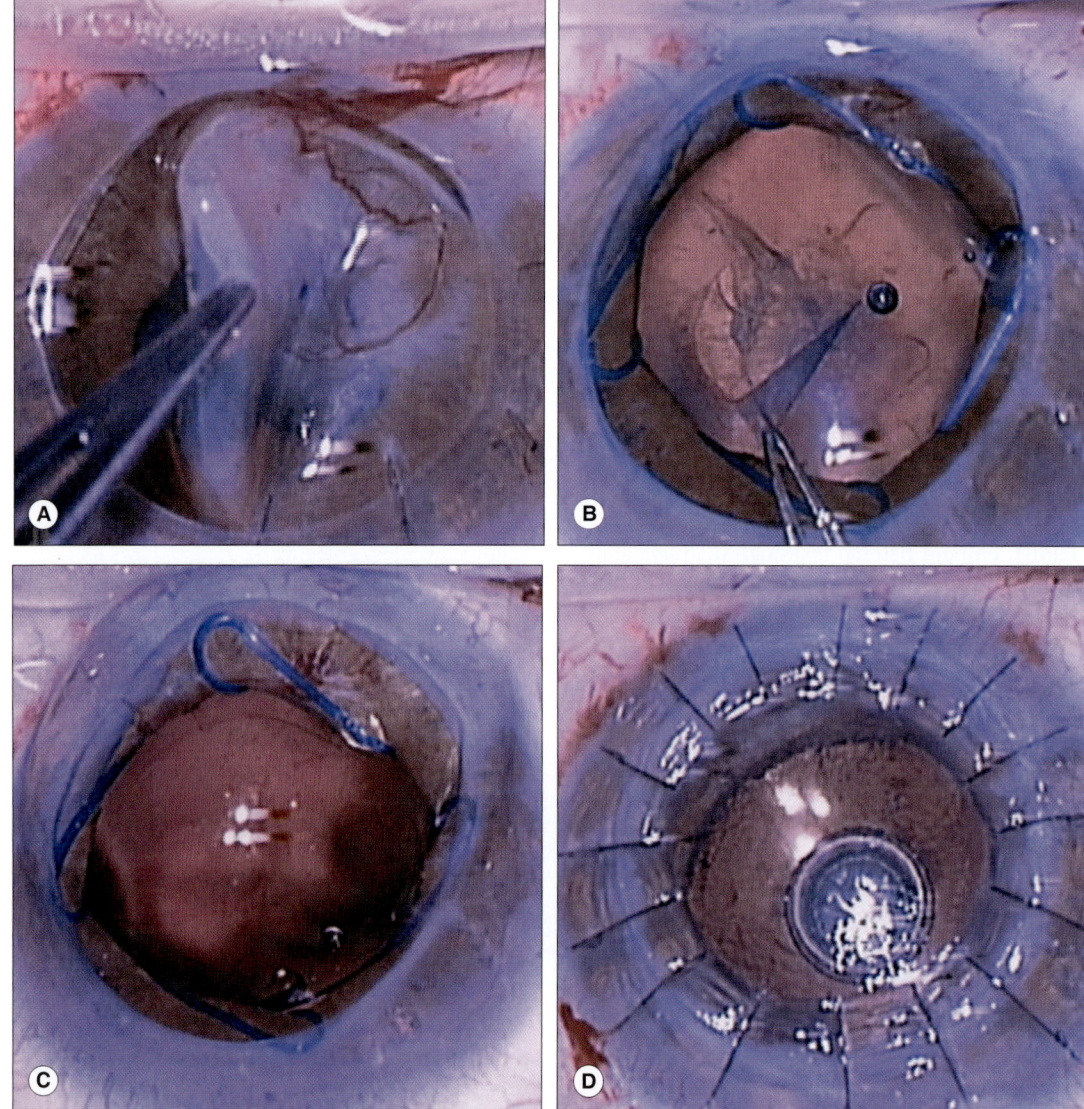

Figura 5.13.1 A. Paciente com opacidades combinadas do cristalino e da córnea. Este grau de opacidade da córnea exige uma abordagem a "céu aberto" para a remoção da catarata. **B.** Aqui, um dispositivo expansor da íris e uma técnica a "céu aberto" de extração de catarata são utilizados. **C.** Extração de catarata a "céu aberto" realizada. **D.** Extração de catarata combinada com o implante de lente intraocular (LIO) e ceratoplastia penetrante.

Complicações

Além das possíveis complicações inerentes à ceratoplastia, o procedimento combinado implica risco aumentado de edema macular cistoide. Outras complicações de procedimentos combinados incluem a variabilidade do resultado refrativo e a reabilitação visual tardia em comparação com a cirurgia simples de catarata. Em contraposição, contudo, é o risco adicional de falência do enxerto inerente na alternativa de um procedimento de dois estágios.

Resultados

Atualmente, não existem estudos definitivos que forneçam evidência concreta do benefício de uma abordagem em relação a outra, mas com o desenvolvimento de técnicas padronizadas de cirurgia com enxerto da córnea, o novo procedimento triplo demonstra resultados muitos similares à abordagem de dois estágios.

FACOVITRECTOMIA COMBINADA

Introdução

A catarata relacionada à idade e a catarata secundária representam um aspecto comum em muitos pacientes com distúrbios vitreorretinianos. A ampla aceitação de faco no final dos anos 1980 e 1990 e a disponibilidade de faco combinada e os instrumentos de vitrectomia com cassetes únicos forneceram a possibilidade de cirurgia combinada eficiente, com construção de ferida segura e fixação de LIO intracapsular estável. Embora a lensectomia via *pars plana* com facofragmentador seja realizada ainda em cenários específicos, a faco combinada com implante de LIO e vitrectomia (facovitrectomia) é, atualmente, uma técnica estabelecida para lidar paralelamente com a catarata quando a vitrectomia é realizada. Estudos demonstraram que a facovitrectomia combinada pode ser realizada com baixa morbidade e bons resultados.[30] Com o crescimento da confiança com a técnica, expandiram-se as indicações para a cirurgia combinada.

Indicações e vantagens em relação à cirurgia sequencial não combinada

Quando introduzida pela primeira vez, a facovitrectomia foi reservada para casos em que a catarata impedia uma visão adequada do fundo durante a cirurgia de vitrectomia. No entanto, a facovitrectomia é no momento cada vez mais utilizada quando as opacidades do cristalino são brandas ou mesmo inexistentes, particularmente em pacientes com mais de 50 a 60 anos.[31] Nesses casos, a cirurgia de catarata não é necessária para concluir a vitrectomia de maneira bem-sucedida, mas é feita para evitar a necessidade de cirurgia de catarata subsequente e acelerar a recuperação visual. A cirurgia de vitrectomia, particularmente na faixa etária acima de 50 anos, frequentemente resulta no desenvolvimento de opacidades significativas do cristalino, principalmente se gases de longa duração são utilizados, como na cirurgia de buraco macular.[32,33]

A facovitrectomia nessas situações oferece diversas vantagens em relação à vitrectomia seguida por cirurgia subsequente da catarata em duas etapas. Apenas uma operação é necessária, evitando as dificuldades cirúrgicas e morbidade associada à extração de catarata após a vitrectomia, que incluem tamanho pequeno da pupila, câmara anterior profunda com bloqueio reverso da pupila e mobilidade aumentada do diafragma cristalino-íris com um risco aumentado de lacerações da cápsula posterior.

A combinação de faco e vitrectomia também melhora a visualização pós-operatória da retina, permitindo avaliação e tratamento confiáveis da retina, e a recuperação visual não é adiada por desenvolvimento subsequente da catarata. A facovitrectomia permite a vitrectomia anterior mais completa e o acesso à retina anterior e base vítrea sem os riscos associados ao toque do cristalino.[34]

Desvantagens

O buraco e o *pucker* maculares são os cenários clínicos mais comuns, nos quais a facovitrectomia opcional, "não essencial" é considerada em decorrência da alta frequência de formação da catarata após cirurgia nesses casos, na faixa etária afetada. No entanto, nem todos os pacientes são candidatos ideais para a facovitrectomia. Para alguns pacientes, a vitrectomia, seguida por cirurgia sequencial de catarata, se necessário, é a melhor opção. Em pacientes com diabetes, as opacidades do cristalino após vitrectomia são paradoxalmente menos comuns do que em indivíduos sem diabetes.[35] Entre pacientes com diabetes, parece haver incidência maior de sinéquias posteriores, opacidade da cápsula posterior e uveíte anterior inflamatória após facovitrectomia, principalmente se a retinopatia é muito ativa; uma grande quantidade de *laser* intraoperatório é necessária, ou tamponamento com gás é utilizado.[36] Portanto, embora a facovitrectomia seja frequentemente realizada com sucesso em pacientes diabéticos que apresentaram opacidades significativas do cristalino,[37] esses pacientes não são sempre candidatos ideais para facovitrectomia.

A ausência de biometria pré-operatória acurada secundária à patologia vitreorretiniana, com medidas de comprimento axial e fixação variáveis, também pode ser considerada como uma contraindicação relativa à facovitrectomia não essencial. As medidas do olho contralateral podem ser utilizadas, mas as estimativas do comprimento axial incorreto resultarão em erros na escolha de LIO e ametropia potencialmente significativa não planejada. De modo semelhante, a introflexão escleral e o uso de óleo de silicone alteram o resultado refrativo final de modo imprevisível. A facovitrectomia em olhos com máculas elevadas, como ocorre com a membrana epirretiniana e buracos maculares, é considerada estar associada ao desvio miópico na refração planejada. Isso provavelmente está relacionado à medição de um comprimento axial curto pré-operatório com o uso de ultrassonografia, mas também pode estar relacionado a alterações na profundidade da câmara anterior, induzida por gás.[38] O uso de interferometria de coerência parcial (ICP) para medir o comprimento axial (que utiliza a reflexão do epitélio pigmentar da retina [RPE, do inglês *retinal pigment epithelium*], em vez da superfície interna da retina) pode superar alguns desses erros.[39] Entretanto, se a ICP é utilizada em olhos com máculas espessas, o visor gráfico deve ser inspecionado. Se a refletividade interna da retina é alta (p. ex., com uma membrana epirretiniana densa), o dispositivo pode interpretar ocasionalmente esse pico reflexivo como a RPE. Nessa situação, o cursor gráfico pode, às vezes, ser ajustado manualmente para o pico de RPE inferior.[40] Detalhes no ajuste e outros erros potenciais na medida podem ser encontrados nos manuais do fabricante para o dispositivo. Se o comprimento axial for mensurado utilizando a ultrassonografia, com o objetivo de alcançar 0,5 dioptria hipermetrópica ou para correção do espessamento pré-operatório da mácula com base em medidas da tomografia de coerência óptica (OCT, do inglês *optical coherence tomography*), o efeito pode ser reduzido.[38,41]

De maneira similar, com o descolamento da retina envolvendo a mácula, cuidados devem ser tomados para assegurar que o comprimento axial verdadeiro seja mensurado em vez da retina descolada. Algumas vezes, o cursor do *scan* pode ser modificado manualmente para o pico de RPE com biometria óptica, mas se qualquer dúvida existir, o comprimento axial verdadeiro deve ser mensurado com o uso de biometria com *scan* A/B vetor combinada.[42,43]

Técnicas específicas

A cirurgia de catarata pode ser realizada com sucesso pela incisão em córnea clara (ICC) ou incisão em túnel escleral. Se os acessos de esclerostomia valvular são utilizados, eles podem ser inseridos antes da faco para prevenir o risco de extravasamento da ferida durante a inserção tardia. Se os acessos não valvares forem utilizados, então quase todo o acesso da infusão pode ser colocado de modo ideal após a faco, para evitar a perda de fluido na cavidade vítrea e a exacerbação da síndrome de retropulsão do diafragma cristalino-íris, principalmente em olhos já vitrectomizados.[44] Se a incisão corneana for utilizada, então o túnel deve ser mantido relativamente curto para prevenir a interferência com a visão do segmento posterior. De modo semelhante, as incisões temporais são menos axiais e menos prováveis de interferir com a visão do fundo do que as incisões superiores. Uma sutura pode ser empregada para proteger a ferida, prevenindo o extravasamento dela durante a indentação escleral (Vídeo 5.13.2).

A pressão de gás intraocular no segmento posterior pode causar problemas significativos na facovitrectomia. O deslocamento anterior da óptica da LIO pela pressão de gás posterior leva à captura óptica pela íris. De modo similar, o deslocamento da cápsula anterior para a íris pode conduzir à formação de sinéquias posteriores no pós-operatório. Existem algumas possíveis estratégias para reduzir a incidência desses problemas. A dilatação pós-operatória contínua deve ser evitada, mas alguns clínicos utilizam agentes midriáticos de curta ação para desestimular a formação de sinéquias. O tamanho da capsulorrexe deve ser grande o suficiente para evitar problemas com a fimose da rexe, mas deve apenas visar a sobreposição das bordas ópticas em 0,5 mm para manter a óptica posteriormente. A capsulorrexe pode ocasionalmente ser difícil em olhos com hemorragia vítrea e sem reflexo vermelho. Nesses casos, a coloração da cápsula e/ou uso do endoiluminador na câmara anterior pode facilitar a visualização. De modo alternativo, alguma vitrectomia pode ser realizada primeiramente, se possível, para melhorar o reflexo vermelho antes que a rexe seja realizada. O diâmetro óptico da LIO deve ser grande para reduzir o risco de captura óptica. As lentes com fixação háptica ampla oferecem as vantagens de prevenir a captura óptica e a centralização superior da LIO.

A inserção de LIO pode ser efetuada antes ou depois da conclusão da vitrectomia. A visão da base vítrea periférica pode ser prejudicada em olhos pseudofácicos, e existe um argumento para a retenção da inserção da LIO até depois da finalização da cirurgia do segmento posterior. As LIO com bordas esféricas, afuniladas e uma redução gradual na potência óptica oferecem vantagens para a vitrectomia "trans-LIO", impedindo-se a ocorrência de efeitos prismáticos "*Jack-in-the-box*" durante a visualização do segmento posterior através da borda da LIO. A opacidade da cápsula posterior parece ser mais comum após a facovitrectomia e a capsulectomia primária com o vitreofago pode ser realizada para prevenir outra ameaça de recuperação visual tardia.[45] As LIO dobráveis de acrílico apresentam várias vantagens em comparação com as LIO siliconadas, com menos condensação da LIO durante a troca de fluido-ar e também possibilidade reduzida de aderência com óleo de silicone, se o óleo for subsequentemente utilizado.

Conclusão

A facovitrectomia é uma técnica eficaz que permite a extração de catarata combinada com a vitrectomia. Agora seu uso tem sido estendido a pacientes com opacidades mínimas do cristalino antes que sejam submetidos, por exemplo, à cirurgia de buraco macular, para prevenir a demora na recuperação visual, secundária à catarata pós-operatória.

BIBLIOGRAFIA

Chaudhry NA, Cohen KA, Flynn HW Jr, et al. Combined pars plana vitrectomy and lens management in complex vitreoretinal disease. Semin Ophthalmol 2003;18:132–41.

Chaurasia S, Price FW Jr, Gunderson L, et al. Descemet's membrane endothelial keratoplasty: clinical results of single versus triple procedures (combined with cataract surgery). Ophthalmology 2014;121(2):454–8.

Cherfan GM, Michels RG, de Bustros S, et al. Nuclear sclerotic cataract after vitrectomy for idiopathic epiretinal membranes causing macular pucker. Am J Ophthalmol 1991;111:434–8.

Friedman DS, Jampel HD, Lubomski LH, et al. Surgical strategies for coexisting glaucoma and cataract: an evidence-based update. Ophthalmology 2002;109:1902–13.

Gedde SJ, Herndon LW, Brandt JD, et al. Postoperative complications in the Tube Versus Trabeculectomy (TVT) study during five years of follow-up. Am J Ophthalmol 2012;153(5):804–14.

Jones SM, Fajgenbaum MA, Hollick EJ. Endothelial cell loss and complication rates with combined Descemets stripping endothelial keratoplasty and cataract surgery in a UK centre. Eye (Lond) 2015;29(5):675–80.

Kovács I, Ferencz M, Nemes J, et al. Intraocular lens power calculation for combined cataract surgery, vitrectomy and peeling of epiretinal membranes for macular oedema. Acta Ophthalmol Scand 2007;85:88–91.

Lochhead J, Casson RJ, Salmon JF. Long term effect on intraocular pressure of phacotrabeculectomy compared to trabeculectomy. Br J Ophthalmol 2003;87:850–2.

Manvikar SR, Allen D, Steel DH. Optical biometry in combined phacovitrectomy. J Cataract Refract Surg 2009;35:64–9.

Patel D, Rahman R, Kumarasamy M. Accuracy of intraocular lens power estimation in eyes having phacovitrectomy for macular holes. J Cataract Refract Surg 2007;33:1760–2.

Payant JA, Gordon LW, VanderZwaag TO. Cataract formation following corneal transplantation in eyes with Fuchs' endothelial dystrophy. Cornea 1990;9:286–9.

Price MO, Giebel AW, Fairchild KM, et al. Descemet's membrane endothelial keratoplasty: prospective multicenter study of visual and refractive outcomes and endothelial survival. Ophthalmology 2009;116:2361–8.

Price MO, Price DA, Fairchild KM, et al. Rate and risk factors for cataract formation and extraction after Descemet stripping endothelial keratoplasty. Br J Ophthalmol 2010;94:1468–71.

Zhang ML, Hirunyachote P, Jampel H. Combined surgery versus cataract surgery alone for eyes with cataract and glaucoma. Cochrane Database Syst Rev 2015;(7):CD008671.

As referências completas estão disponíveis no **GEN-io**.

PARTE 5 CRISTALINO

Cirurgia de Catarata em Olhos com Complexidades

5.14

Jesse M. Vislisel, Gary S. Schwartz e Stephen S. Lane

Definição: Cirurgia de catarata em olhos com outras patologias.

Características principais
- A integridade zonular é avaliada em lâmpada de fenda no pré-operatório pela avaliação da descentralização do cristalino, facodonese e iridodonese
- A uveíte pode complicar a cirurgia de catarata como resultado de pouca dilatação, sinéquias posteriores, frouxidão zonular e inflamação pós-operatória exacerbada
- A densidade celular endotelial pré-operatória inferior a 1.000/mm², espessura central da córnea maior do que 640 µm e edema epitelial da córnea indicam risco aumentado de descompensação corneana pós-operatória em pacientes com distrofia corneana de Fuchs
- A cirurgia de catarata com *laser* de femtossegundo pode ser vantajosa para algumas complicações oculares, por causa da facilidade na criação da capsulorrexe, apoio da fragmentação nuclear e redução da perda de células endoteliais no pós-operatório.

Características associadas
- Uma capsulorrexe grande (≥ 5,5 mm de diâmetro) facilita a remoção de fragmentos nucleares e reduz a fimose capsular anterior pós-operatória na condição de frouxidão zonular
- Áreas de zônulas enfraquecidas podem ser estabilizadas nos períodos intraoperatório e pós-operatório, utilizando-se ganchos capsulares, anéis de tensão capsular e segmentos de tensão capsular.

INTRODUÇÃO

A cirurgia moderna de catarata pode ser realizada normalmente com mínima anestesia, manipulação de tecido ocular e morbidade pós-operatória. Embora a maioria dos cirurgiões realize a cirurgia de rotina com as mesmas técnicas básicas para todos os pacientes, em algumas circunstâncias, a técnica cirúrgica deve ser alterada em decorrência de condições pré-operatórias específicas em olhos que apresentam complicações.

INSTABILIDADE ZONULAR

Quando a cirurgia de catarata e a colocação de lente intraocular (LIO) são planejadas em um paciente com história de trauma ocular, cirurgia intraocular, síndrome de pseudoesfoliação ou condições sistêmicas associadas à zonulopatia (p. ex., síndrome de Marfan), é importante para o cirurgião avaliar a condição das zônulas. A instabilidade zonular aumenta o risco de complicações intraoperatórias e a probabilidade de subluxação da LIO no pós-operatório.[1,2]

A integridade zonular pode ser avaliada com a lâmpada de fenda no pré-operatório, buscando-se a presença de descentralização da lente, facodonese ou iridodonese focal. Isso pode ser facilitado com o paciente mudando rapidamente a direção do olhar ou agitando levemente a mesa da lâmpada de fenda com um soco. Quando necessário, muitas vezes é possível visualizar diretamente as fibras do ligamento zonular utilizando um gonioprisma. Se um paciente tiver história de trauma ocular, o olho deve ser examinado também para iridodiálise e vítreo na câmara anterior, que podem tornar provável a deiscência zonular.

Durante a cirurgia, deve-se tomar cuidado para preservar o máximo possível as zônulas remanescentes de suporte. Se áreas bem definidas de deiscência zonular estão presentes, um dispositivo viscocirúrgico oftálmico (OVD, do inglês *ophthalmic viscosurgical device*) pode ser utilizado para empurrar um OVD dispersivo na área de perda zonular e prevenir o prolapso vítreo na câmara anterior. A cápsula anterior pode formar inicialmente depressões sob a ponta do cistítomo na presença de frouxidão zonular, em vez de ser imediatamente perfurada. Se houver dificuldade no início da laceração capsular anterior, duas agulhas de calibre 27 podem ser utilizadas de modo cruzado para criar a contratração e auxiliar no início da rexe. Após o início da capsulorrexe, pode ser experimentada pseudoelasticidade da cápsula em decorrência da redução na contrarresistência oferecida pelas zônulas para opor-se às forças de laceração aplicadas pelo cirurgião.[3] Em casos de perda zonular evidente, os ganchos capsulares ou retratores podem ser empregados para estabilizar o saco e facilitar a conclusão da rexe.[4] Se não estiverem disponíveis, ganchos de náilon para fixação da íris podem ser utilizados de modo semelhante, embora as pontas tenham a tendência de causar inadvertidamente a laceração da cápsula. Após iniciar a rexe, o cirurgião retrai levemente a borda capsular com ganchos na direção da área de deiscência. Após a rexe estiver completa, os ganchos podem ser deixados no local, enquanto a hidrodissecção e a facoemulsificação ("faco") são realizadas. Uma rexe grande (mínimo de 5,5 mm de diâmetro) é feita para facilitar a remoção de fragmentos nucleares e evitar a fimose capsular anterior pós-operatória. A hidrodissecção cuidadosa e completa é realizada de modo que o núcleo é rotacionado facilmente dentro do saco capsular com tensão zonular mínima. A rotação bimanual pode ser utilizada para reduzir ainda mais a tensão zonular, realizando simultaneamente a rotação do núcleo com dois instrumentos localizados a 180° de distância.

A técnica de corte horizontal é preferível para a fragmentação nuclear em situações de frouxidão zonular, pois causa a mínima tensão nas fibras zonulares. Se a formação de sulcos é realizada no saco capsular, a incisão principal deve ser criada em uma posição de modo que a ponteira de faco esculpa em direção da área de deiscência para prevenir a indução de forças que estendem a área de perda zonular. Se o cirurgião sente que o suporte zonular é inadequado para a manipulação intracapsular, o núcleo pode ser retirado do saco capsular, e a faco pode ser realizada na câmara anterior.

Com a remoção do núcleo e epinúcleo, a limpeza cortical deve ser realizada delicadamente. A remoção do córtex de maneira tangencial, com forças perpendiculares às fibras zonulares radiais, demonstrou exercer força reduzida na zônula.[5] Com o núcleo removido, o saco capsular adquire natureza mais frouxa e a área de deiscência pode ser atraída em direção à ponta da aspiração. Em tais casos, o cirurgião pode ter mais controle quando os acessos de irrigação e aspiração são separados para realizar a irrigação-aspiração bimanual. Desse modo, a ponta da irrigação pode ser utilizada para conter o fórnice capsular da área de deiscência enquanto a ponta de aspiração remove seguramente o córtex.

Após completa remoção da catarata, uma LIO apropriada deve ser selecionada. Sempre que possível, a LIO é colocada dentro do saco capsular. A colocação da LIO intracapsular sem um segmento de tensão capsular ou anel pode ser apropriado para pacientes que apresentam pequenas áreas de deiscência zonular. Em tais casos, uma LIO em câmara posterior (PCL, do inglês *posterior-chamber intraocular lens*) de três peças deve ser colocada de modo que um dos hápticos seja orientado para a área de deiscência, assim estendendo o saco naquela direção (Figura 5.14.1). Se os hápticos são rotacionados de modo que estejam a 90° de distância da deiscência, é mais provável que haja a descentralização da óptica em direção oposta à área de deiscência.

A frouxidão zonular, difusa, leve e a deiscência zonular em posição de 4 horas podem ser tratadas, colocando-se um anel de tensão capsular no saco capsular. Áreas de deiscência maiores do que a posição de 4 horas do relógio podem ser tratadas com o uso de segmentos de tensão capsular que fornecem suporte capsular adicional. Os segmentos de tensão capsular e alguns anéis de tensão, tais como anel de Cionni, apresentam ilhós que permitem a fixação na parede escleral com uma sutura de polipropileno ou politetrafluoroetileno (Gore-Tex®).[6] Esses dispositivos são mantidos no local durante o pós-operatório e demonstraram auxiliar na expansão e centralização do saco capsular, desse modo, prevenindo a migração das lentes implantadas para longe das áreas de deiscência zonular.

Se o suporte capsular é considerado inadequado para a colocação da lente intracapsular, uma técnica alternativa deve ser empregada (Tabela 5.14.1). Uma PCL apoiada no sulco pode ser colocada de modo que os hápticos estejam a uma distância de 90° da área de deiscência (Figura 5.14.2). Essa orientação previne os hápticos do deslizamento posterior para a câmara vítrea. Se uma capsulorrexe curvilínea contínua for realizada, é vantajoso empurrar a zona óptica posteriormente no saco capsular enquanto os hápticos permanecem no sulco. Essa técnica frequentemente resulta em centralização óptica mais estável na presença de deiscência zonular.

Caso haja uma cápsula insuficiente para sustentar ambos os hápticos, uma PCL pode ser suturada à íris ou fixada por via transescleral, utilizando-se a sutura ou outros meios (Figura 5.14.3).[7,8] Visto que os procedimentos de fixação transescleral e da íris

TABELA 5.14.1 Opções de colocação de lente intraocular após extração de catarata.

Procedimento	Posição óptica	Posição háptica	Fixação háptica
Implante de lente intraocular em câmara posterior (PCL) intracapsular	Saco capsular	Saco capsular	Fórnices do saco capsular
PCL intracapsular com captura óptica reversa*	Câmara posterior	Saco capsular	Fórnices do saco capsular
PCL com suporte em sulco	Câmara posterior	Sulco ciliar	Sulco ciliar
PCL com suporte em sulco e com captura óptica*	Saco capsular	Sulco ciliar	Sulco ciliar
PCL com fixação transescleral	Câmara posterior	Sulco ciliar	Fixação transescleral
PCL com sutura da íris	Câmara posterior	Sulco ciliar	Suturas da íris
Lente em câmara anterior	Câmara anterior	Câmara anterior	Ângulo da câmara anterior
Afacia	Nenhum	Nenhum	Nenhum

*As técnicas de "captura óptica" e "captura óptica reversa" necessitam de capsulorrexe curvilínea contínua intacta e de tamanho apropriado.

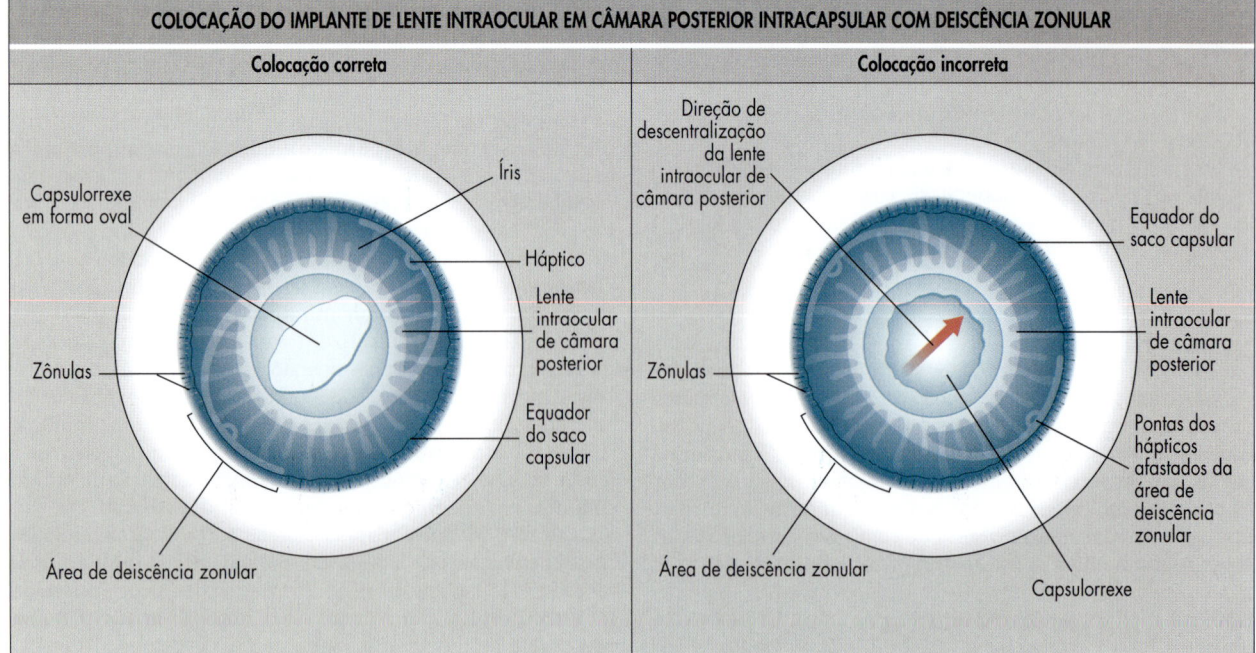

Figura 5.14.1 Colocação de implante de lente intraocular em câmara posterior (PCL) intracapsular com deiscência zonular. Com a colocação correta no saco capsular, um háptico é posicionado em direção à área de deiscência para estender a cápsula perifericamente, estabilizar a região e manter a centralização óptica. Notar que a capsulorrexe tem forma ovoide, pois foi puxada pelo háptico na direção da deiscência. Com a colocação incorreta, os hápticos são orientados a 90° da deiscência. Nesta situação, a PCL pode descentralizar-se para longe da área de deiscência na direção da seta.

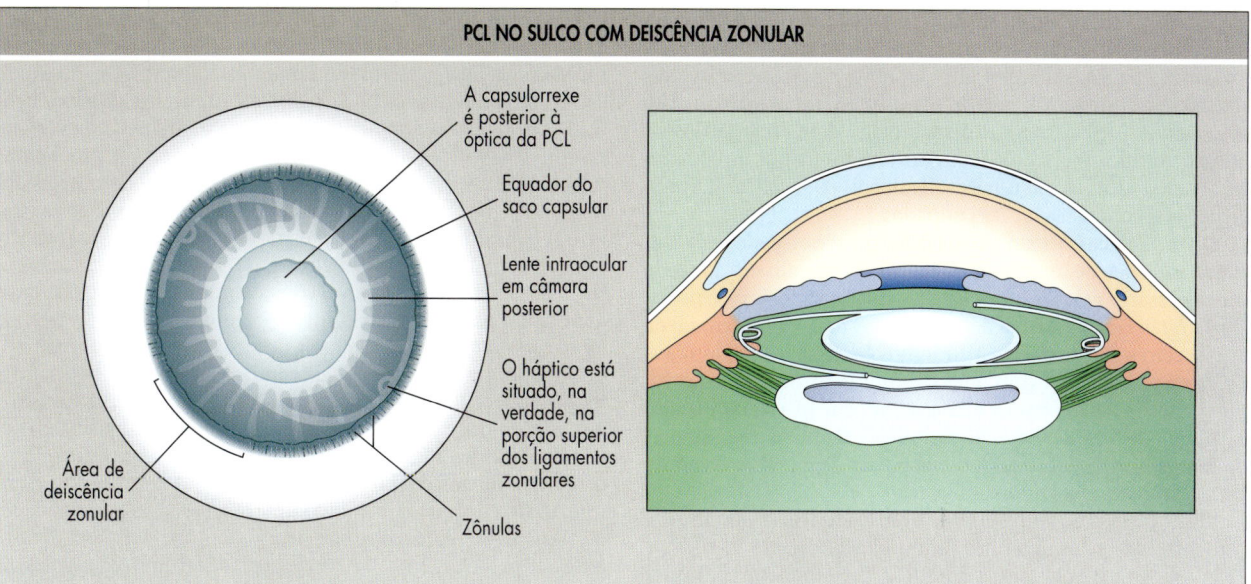

Figura 5.14.2 Colocação de lente intraocular em câmara posterior (PCL) no sulco com deiscência zonular. A PCL é colocada apropriadamente no sulco ciliar com os hápticos orientados a 90° da área de deiscência. A colocação nessa orientação diminuirá a probabilidade de prolapso posterior dos hápticos pela área de deiscência e na cavidade vítrea.

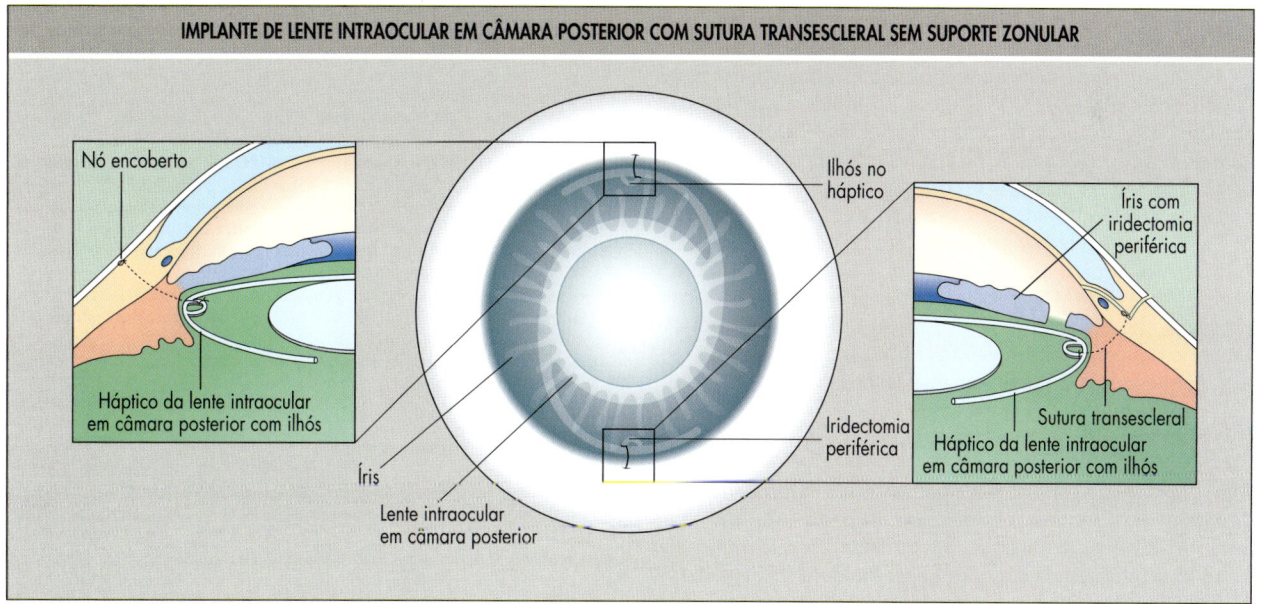

Figura 5.14.3 Colocação de lente intraocular em câmara posterior (PCL) com sutura transescleral sem suporte zonular. Quando não há suporte capsular ou zonular, uma PCL pode ser fixada com o uso de duas suturas de polipropileno transesclerais ou politetrafluoroetileno (Gore-Tex®) que atravessam os ilhós dos hápticos. Os nós são rotacionados na esclera para reduzir o risco de complicações de longo prazo a partir da erosão do nó pela conjuntiva.

são tecnicamente difíceis de realizar, alguns cirurgiões podem optar por outro lado, pela colocação de uma lente na câmara anterior. As lentes modernas na câmara anterior provaram ser seguras,[9] embora muitos cirurgiões ainda prefiram manter as LIO o mais próximas possíveis da localização fisiológica do cristalino natural.

A cirurgia de catarata com *laser* de femtossegundo (FLACS, do inglês *femtosecond laser-assisted cataract surgery*) pode ter vantagens consideráveis em pacientes com frouxidão zonular. Nessa condição, a criação da rexe é realizada com o uso de energia a *laser* disruptiva, em vez de forças de laceração, e, desse modo, não é dependente da contrapressão fornecida por zônulas saudáveis. Além disso, grande parte da técnica de fragmentação nuclear é realizada sem trauma pelo *laser*, e, assim, previne-se a perda zonular adicional a partir da ação mecânica da ponteira de faco.

UVEÍTE

A extração de catarata com a inserção de LIO em pacientes com uveíte muitas vezes se torna mais complicada devida à pouca dilatação, sinéquias posteriores, frouxidão zonular e níveis mais elevados de inflamação pós-operatória. Se possível, um paciente não deve ser submetido à cirurgia até que a uveíte esteja quiescente em período mínimo de 3 meses. Ainda assim, pacientes com histórico significativo de uveíte devem receber prednisona oral, 10 mg/kg/dia, por até 1 semana antes da cirurgia, seguido por diminuição gradual por 2 a 3 semanas. Além disso, pacientes selecionados podem ser beneficiados pela administração de succinato sódico de metilprednisolona intravenoso 125 a 250 mg durante a cirurgia. Pacientes com uveíte crônica secundária a infecções com herpes-vírus simples ou da varicela-zóster devem ser tratados com antivirais orais no perioperatório em doses terapêuticas.

A faco com pequena incisão é o procedimento de escolha para pacientes que apresentam histórico de uveíte.[10] Uma menor incisão resulta em menos manipulação da íris do que na expressão nuclear com grande incisão e resulta em menos inflamação pós-operatória e cicatrização mais rápida. Além disso, realizar a incisão em córnea clara avascular resulta em menos inflamação comparada à incisão do túnel escleral, pois os vasos sanguíneos límbicos e conjuntivais são poupados.

Quando necessário, a sinequiálise posterior pode ser realizada com o uso de uma espátula de íris ou viscodissecção. Pode ser necessário alargar a pupila se a dilatação for inadequada. O cirurgião tem a escolha de realizar o estiramento manual da pupila com o uso de dois instrumentos geralmente encontrados na caixa cirúrgica ou com o uso de um instrumento especialmente desenvolvido para a dilatação pupilar (p. ex., o dilatador da pupila de Beehler ou o anel de Malyugin). As membranas pupilares, se presentes, podem necessitar de incisão e remoção para continuar auxiliando a dilatação.

Os implantes de lentes acrílicas são preferíveis e geralmente bem tolerados pelos pacientes com uveíte.[11] As lentes de silicone são desaconselhadas nessa condição, pois podem acumular precipitados inflamatórios no pós-operatório. Além disso, é melhor evitar as lentes na câmara anterior, PCL com sutura na íris e PCL no sulco, visto que têm a tendência de causar inflamação pós-operatória como consequência do contato com a íris e o corpo ciliar. Sempre que possível, utiliza-se uma PCL apoiada na cápsula. Se não houver o suporte capsular durante o implante da LIO, uma PCL fixada por via transescleral pode ser colocada ou o paciente pode ser deixado afácico.

Estudos *in vitro* e *in vivo* demonstraram vantagem das lentes de polimetilmetacrilato (PMMA) com superfície modificada por heparina em comparação com as lentes de PMMA regulares quando se observa a adesão de células inflamatórias.[12] Por esse motivo, as lentes de PMMA com superfície modificada por heparina provavelmente têm vantagem em relação às lentes de PMMA regulares em pacientes com histórico de uveíte. No entanto, devido à necessidade de uma incisão maior com o uso de lentes PMMA, permanece incerto se as lentes com superfície modificada por heparina são vantajosas em relação às LIO de silicone dobráveis ou acrílicas, por outro lado, a faco com pequena incisão pode ser realizada.

ENDOTÉLIO COMPROMETIDO

Alguns pacientes, tais como aqueles com distrofia endotelial de Fuchs, apresentaram endotélio corneano comprometido durante a cirurgia de catarata. O trauma da cirurgia intraocular promove a perda ainda maior de células endoteliais, resultando potencialmente em edema corneano, prolongado e até mesmo irreversível. A paquimetria e a microscopia especular podem ser realizadas como parte da avaliação pré-operatória em qualquer paciente com suspeita de disfunção endotelial. Os fatores de risco pré-operatórios para descompensação da córnea em um quadro de distrofia de Fuchs incluem densidade de células endoteliais menor do que 1.000/mm², espessura corneana central maior do que 640 μm e a existência de edema epitelial corneano.[13]

O cirurgião deve procurar minimizar o dano de células endoteliais corneanas durante a cirurgia. Em vez de realizar a incisão pela córnea clara temporal, uma abordagem do túnel escleral mais posterior pode reduzir a ruptura endotelial. Um OVD dispersivo será mais protetor para o endotélio da córnea do que o OVD coesivo. O cirurgião pode desejar preencher novamente a câmara anterior com OVD em todo o procedimento. A energia e o tempo da faco devem ser mantidos a um mínimo, assim é preferível a técnica de fragmentação nuclear em corte. Os fragmentos nucleares devem ser emulsificados o mais posteriormente possível com a ponteira da caneta de faco apontando para longe da córnea. A FLACS é vantajosa nesses casos, pois requer menos energia de faco e causa menos redução pós-operatória na densidade de células endoteliais.[14] Apesar de todas essas medidas tomadas, porém, a descompensação corneana ainda pode ocorrer. Pacientes com edema corneano podem se beneficiar de agentes hiperosmóticos tópicos ou de transplante da córnea no pós-operatório. É essencial que o consentimento informado adequado (incluindo uma discussão da possibilidade de transplante da córnea pós-cirurgia de catarata) seja obtido antes do procedimento. Caso pareça provável que a ceratoplastia endotelial (EK, do inglês *endothelial keratoplasty*) subsequente seja necessária, um alvo refrativo miópico é aconselhado, para compensar o desvio refrativo hipermétrope comum que acompanha os procedimentos de EK.

BIBLIOGRAFIA

Abela-Formanek C, Amon M, Kahraman G, et al. Biocompatibility of hydrophilic acrylic, hydrophobic acrylic, and silicone intraocular lenses in eyes with uveitis having cataract surgery: long-term follow-up. J Cataract Refract Surg 2011;37(1):104–12.

Agarwal A, Kumar DA, Jacob S, et al. Fibrin glue-assisted sutureless posterior chamber. J Cataract Refract Surg 2008;34:1433–8.

Ahmed IIK, Crandall AS. *Ab externo* scleral fixation of the Cionni modified capsular tension ring. J Cataract Refract Surg 2001;27:977–81.

Apple DJ, Mamalis N, Loftfield K, et al. Complications of intraocular lenses. A historical and histopathological review. Surv Ophthalmol 1984;29:1–54.

Hasanee K, Butler M, Ahmed IIK. Capsular tension rings and related devices. Curr Opin Ophthalmol 2006;17:31–41.

Lane SS, Agapitos PJ, Lindquist TD. Secondary intraocular lens implantation. In: Lindquist TD, Lindstrom RL, editors. Ophthalmic surgery. St Louis: Mosby; 1993. p. IG1–118.

MacKool RL. Capsule stabilization for phacoemulsification. J Cataract Refract Surg 2000;26:629.

Nakano CT, Motta AFP, Hida WT, et al. Hurricane cortical aspiration technique: one-step continuous circular aspiration maneuver. J Cataract Refract Surg 2014;40(4):514–16.

Popovic M, Campos-Möller X, Schlenker MB, et al. Efficacy and safety of femtosecond laser-assisted cataract surgery compared with manual cataract surgery: a meta-analysis of 14567 eyes. Ophthalmology 2016;123(10):2113–26.

Raizman MB. Cataract surgery in uveitis patients. In: Steinert RF, editor. Cataract surgery: technique, complications, and management. Philadelphia: WB Saunders; 1995. p. 243–6.

Seitzman GD, Gottsch JD, Stark WJ. Cataract surgery in patients with Fuchs' corneal dystrophy: expanding recommendations for cataract surgery without simultaneous keratoplasty. Ophthalmology 2005;112(3):441–6.

Wagoner MD, Cox TA, Ariyasu RG, et al. IOL implantation in the absence of capsular support: a report by the AAO. Ophthalmology 2003;110:840–59.

As referências completas estão disponíveis no **GEN-io**.

PARTE 5 CRISTALINO

Cirurgia de Catarata Pediátrica 5.15
Michael O'Keefe, Caitriona Kirwan e Elie Dahan[†]

Definição: Cataratas que ocorrem no grupo etário pediátrico, arbitrariamente definido como nascimento à adolescência.

Características principais
- Duas abordagens principais são utilizadas para remover cataratas em crianças: via *pars plana* e abordagem corneolímbica
- Lentes intraoculares (LIO), lentes de contato e óculos são os meios mais facilmente disponíveis para corrigir a afacia em crianças
- Avanços na tecnologia das lentes de contato resultam em melhores resultados visuais
- O uso de triancinolona intraoperatória e de melhores técnicas cirúrgicas reduz a inflamação
- O glaucoma pós-operatório permanece como o principal problema.

INTRODUÇÃO

Cataratas na infância não apenas reduzem a visão, mas também interferem no desenvolvimento visual normal.[1-3] O tratamento de cataratas pediátricas é muito mais complexo do que o tratamento de cataratas em adultos. O momento da cirurgia, a técnica cirúrgica, a escolha da correção de afacia e o manejo de ambliopia são de extrema importância para alcançar resultados bons e duradouros em crianças.[4-10] Os olhos de crianças não são apenas menores do que os olhos de adultos, mas seus tecidos também são muito mais reativos. A resposta inflamatória à lesão cirúrgica parece mais pronunciada em crianças, frequentemente por causa de dano iatrogênico à íris. Durante as duas últimas décadas, as melhorias que ocorreram na cirurgia de catarata em adultos contribuíram para o maior desenvolvimento da cirurgia de catarata pediátrica (PCS, do inglês *pediatric cataract surgery*).[2,4-8] Algumas adaptações e modificações na técnica cirúrgica são necessárias para alcançar resultados semelhantes àqueles obtidos em adultos.[2-8] Além disso, o manejo pós-operatório de ambliopia constitui parte integral da reabilitação visual em crianças.[1-10]

REVISÃO HISTÓRICA

A discissão de cataratas moles foi descrita pela primeira vez por Aurelius Cornelius Celsus, um médico romano que viveu há 2.000 anos. A discissão permaneceu como o método de escolha até a metade do século 20. A técnica consistia na laceração da cápsula anterior e exposição do material cristalino ao humor aquoso para a reabsorção e/ou lavagem secundária. As repetidas discissões eram muitas vezes necessárias para tratar as cataratas secundárias inevitáveis.[2] Muitas complicações iniciais (p. ex., irite plástica, glaucoma e descolamentos da retina) eram associadas a essas técnicas iniciais.[2,11] Com o advento dos aparelhos de vitrectomia e de substâncias viscoelásticas, assim como o aprimoramento na cirurgia de catarata, essas complicações foram reduzidas significativamente ao longo das últimas duas décadas.[2]

AVALIAÇÃO PRÉ-OPERATÓRIA E ABORDAGEM DIAGNÓSTICA

Uma história cuidadosa auxilia o médico na seleção de investigações necessárias para determinar a etiologia da catarata.[2] Informação sobre problemas durante a gravidez (p. ex., infecções, erupções cutâneas ou doenças febris, exposição a substâncias, toxinas ou radiação ionizante) devem ser obtidas. A história familiar de catarata na infância ou outras anormalidades oculares podem ser relevantes. Tanto os pais como todos os irmãos devem ser examinados com uma lâmpada de fenda para determinar quaisquer anormalidades no cristalino. Quando a história familiar for positiva, a consulta com um geneticista é recomendada. Um exame completo por um pediatra para avaliar a saúde geral da criança e para obter informação sobre outras anormalidades congênitas pode ser útil.

Os testes laboratoriais em crianças que apresentam catarata bilateral em casos não hereditários estão listados no Boxe 5.15.1. A maioria das cataratas pediátricas unilaterais é idiopática e não justifica a realização de testes laboratoriais detalhados.

A parte oftalmológica da avaliação começa com um exame oftalmológico completo, que inclui um exame de acuidade visual, resposta pupilar e motilidade ocular. A biomicroscopia é realizada a seguir e pode necessitar de sedação, ou mesmo de anestesia geral, em pacientes muito jovens. O exame de fundo indireto com pupilas dilatadas é realizado a menos que a catarata seja total. A ultrassonografia com *scan*-A e *scan*-B é realizada em ambos os olhos para comparar os comprimentos axiais e descobrir quaisquer anormalidades no segmento posterior.

ALTERNATIVAS PARA CIRURGIA

O desenvolvimento de cataratas metabólicas, tais como aquelas encontradas na galactosemia, pode ser revertido se forem descobertas nas fases iniciais. Com a eliminação de galactose da dieta, as alterações iniciais no cristalino, que lembram uma

---

BOXE 5.15.1 Testes laboratoriais para catarata pediátrica bilateral não hereditária.

Hemograma completo
Glicemia (com ou sem jejum)
Cálcio e fósforo plasmáticos
Exame de urina para substâncias redutoras após alimentação com leite
Níveis de transferase e galactoquinase em eritrócitos
Na suspeita de síndrome de Lowe, realizar o exame de aminoácidos na urina
Título para toxoplasmose
Título para rubéola
Título para citomegalovírus
Título para herpes simples

[†]*In memoriam.*

gotícula de óleo no centro do cristalino, podem ser revertidas.[12] Mais tarde, cataratas lamelares ou totais desenvolvem-se e necessitam de cirurgia.

Quando as opacidades do cristalino são confinadas ao centro da cápsula anterior ou ao córtex anterior, a dilatação das pupilas com ciclopentolato a 1%, 2 vezes/dia, pode melhorar a visão e adiar a necessidade de cirurgia. A fotofobia e a perda parcial de acomodação são efeitos adversos dessa medida.

ANESTESIA

A anestesia geral é atualmente a única opção anestésica na PCS. É extremamente importante solicitar a anestesia profunda em todo o procedimento para minimizar o dano iatrogênico na íris e na córnea.[5,7,8] A esclera de crianças é particularmente elástica; portanto, qualquer tensão nos músculos extraoculares resulta em perda de profundidade da câmara anterior e pressão intraocular (PIO) aumentada. Um marcador útil de anestesia profunda é a posição do olho durante a cirurgia. Se a córnea se move para cima ou para baixo, a anestesia é muito leve e deve ser aumentada. Quando essa orientação é seguida, a cirurgia é mais fácil de realizar.

TÉCNICAS GERAIS

Ao contrário do observado em adultos, as cataratas pediátricas são moles. O material cristalino pode ser aspirado por incisões que apresentam 1 a 1,5 mm de comprimento no limbo ou pode ser submetido à lensectomia via *pars plana*. Quando o implante da LIO é pretendido, uma incisão límbica maior é necessária para introduzir a LIO. Com o uso de implantes dobráveis, a incisão não é maior do que 3 mm. Um túnel escleral é melhor do que uma incisão em córnea clara (ICC). Diferentemente dos adultos, a incisão deve ser suturada firmemente com suturas de poliglactina (Vycril®) 10,0 para prevenir a deiscência da ferida cirúrgica com o encarceramento da íris – uma complicação comum em crianças.[2,4,5,7,8,10]

TÉCNICAS ESPECÍFICAS

Duas principais abordagens são utilizadas para a remoção de cataratas em crianças: a abordagem via *pars plana* e a abordagem corneolímbica.

Ambas as técnicas apresentam vantagens e desvantagens. A abordagem pela *pars plana* foi desenvolvida com o surgimento de aparelhos de vitrectomia no fim dos anos 1970.[13,14] Visava tratar principalmente crianças muito pequenas, nas quais a cirurgia é mais difícil. Com os aprimoramentos contínuos na cirurgia de catarata e implante em adultos, a abordagem pela *pars plana* gradualmente está sendo abandonada em favor da abordagem límbica, pois a última permite a melhor preservação da bolsa capsular para colocação de LIO com lente na bolsa.[2,5,7,8]

Abordagem via *pars plana*

A abordagem via *pars plana* é indicada principalmente para neonatos e crianças com menos de 2 anos, particularmente para aqueles que desenvolvem cataratas congênitas bilaterais, caso em que o implante imediato de LIO não é pretendido.[2] A técnica requer uma vitrectomia do tipo guilhotina e a solução salina balanceada (SSB) contendo epinefrina (adrenalina) 1:500.000. A *pars plana* em crianças pequenas pode estar localizada a 1,5 a 3,5 mm do limbo. Na última década, os cirurgiões substituíram amplamente o aparelho de vitrectomia de calibre 20 pela versão de calibre 23 ou 25. Uma vitrectomia anterior-lensectomia é concluída, poupando-se 2 a 3 mm da borda periférica das cápsulas anteriores e posteriores. Esses remanescentes capsulares são utilizados para criar uma plataforma de suporte da LIO na câmara posterior (PCL, do inglês *posterior chamber intraocular lens*) que pode ser implantada mais tarde na vida.[15] É importante evitar encarceramento vítreo nas feridas desligando a infusão antes de retirar o vitreófago do olho. Essa precaução reduz as chances de sofrer tração da retina e descolamento em fase posterior.[16]

Essa técnica é rápida e permite um eixo visual permanentemente claro. A evolução pós-operatória é normalmente menos complicada do que aquela observada após a abordagem límbica, pois menos manobras ocorrem na câmara anterior. Consequentemente, a íris e o endotélio da córnea sofrem menos dano iatrogênico. Em casos de crianças com catarata bilateral, em que o risco anestésico existe por causa da condição clínica instável, ambos os olhos podem ser operados sequencialmente na mesma cirurgia, mas tratando-se os dois olhos como operações distintas. É atualmente um procedimento praticado por alguns oftalmologistas pediátricos mesmo quando não existe risco relacionado à anestesia. Tem a vantagem adicional de reduzir o risco de ambliopia relativa e reduzir o tempo na sala de operação, assim reduzindo o trauma na criança.[17]

Abordagem corneolímbica

A abordagem corneolímbica é a técnica cirúrgica mais amplamente utilizada. Uma longa incisão límbica em túnel reduz o risco de prolapso da íris. Às vezes, a pupila é miótica e não dilata bem. Isso requer a fenilefrina intracameral a 2,5% e/ou ganchos de íris. Os materiais viscoelásticos são necessários para manter a profundidade da câmara anterior. Alguns utilizam um mantenedor de câmara anterior (ACM, do inglês *anterior chamber maintainer*) para preservar a câmara, além de fornecer uma PIO intraoperatória constante e auxiliar na manutenção da pupila dilatada ao longo de todo o procedimento, por causa da pressão hidrostática positiva.

Duas incisões límbicas são realizadas com uma lâmina microvitreorretinal de calibre 23 (MVR; Alcon Laboratories Inc., Fort Worth, TX). Isso permite o uso de uma técnica bimanual com uma cânula com infusão de fluido na câmara anterior e o lado oposto aspirando o material do cristalino.

Várias técnicas foram descritas para abrir a cápsula anterior. Quanto mais jovem a criança, mais difícil é realizar a capsulorrexe. Crianças pequenas apresentam uma cápsula anterior muito elástica que facilmente sofre laceração em direção à periferia. Uma capsulorrexe manual utilizando uma técnica de empurrar/puxar foi descrita.[18] Uma alternativa mais prática é utilizar uma sonda de vitrectomia para criar uma pequena abertura central na cápsula anterior (Figura 5.15.1). Esse buraco pode

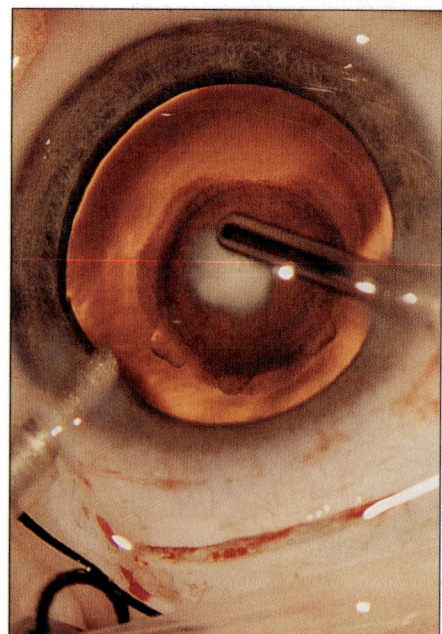

Figura 5.15.1 Capsulectomia anterior realizada com o uso de uma sonda de vitrectomia em um caso de catarata congênita. Notar o uso do mantenedor de câmara anterior na câmara anterior profunda e uma pupila bem dilatada.

ser alargado gradualmente invadindo a cápsula anterior com o vitrector até que a abertura de 4 a 5 mm seja alcançada. Uma alternativa é o sistema de diatermia de Oertli, com o efeito de criar uma capsulectomia esférica central controlada de 5 mm[19] (Figura 5.15.2). A hidrodissecção e o hidrodelineamento leves liberam o material do cristalino, que pode ser aspirado com o uso da técnica bimanual ou com o vitreófago. O tratamento da porção posterior do saco capsular é determinado pela idade do paciente e se um implante deve ser inserido. A maioria dos cirurgiões concorda que crianças pequenas com menos de 6 anos devem receber uma capsulectomia posterior eletiva e vitrectomia anterior.[20] A capsulorrexe posterior é realizada manualmente ou com um vitreófago.

Seu diâmetro deve ter pelo menos 4 mm (Figura 5.15.3). A vitrectomia anterior deve ser generosa, removendo um terço do vítreo para assegurar um eixo visual permanentemente claro. As capsulectomias posteriores menores e as vitrectomias anteriores superficiais se fecham, principalmente em neonatos. As capsulectomias posteriores, tanto sozinhas ou combinadas com a vitrectomia anterior superficial, não garantem um eixo visual claro permanente, pois as células endoteliais do cristalino crescem novamente e podem formar novas membranas.

Uma modificação da técnica inclui uma capsulorrexe translímbica e a aspiração do cristalino, seguidas pela inserção da LIO na bolsa capsular. A ferida é fechada e a câmara anterior é mantida com o material viscoelástico ou ACM. O cirurgião então utiliza a abordagem via *pars plana* para realizar uma capsulorrexe posterior e a vitrectomia anterior com o uso de um vitreófago. Deixar a cápsula posterior intacta, principalmente em neonatos e crianças com idade inferior a 2 anos, resulta em opacificação precoce da cápsula posterior. O uso de ítrio-alumínio-garnet (YAG, do inglês *yttrium-aluminum-garnet*), imediatamente após a cirurgia ou depois, tem sucesso limitado. Devido à logística, não é possível a menos que o cirurgião tenha acesso a um sistema de *laser* horizontal.

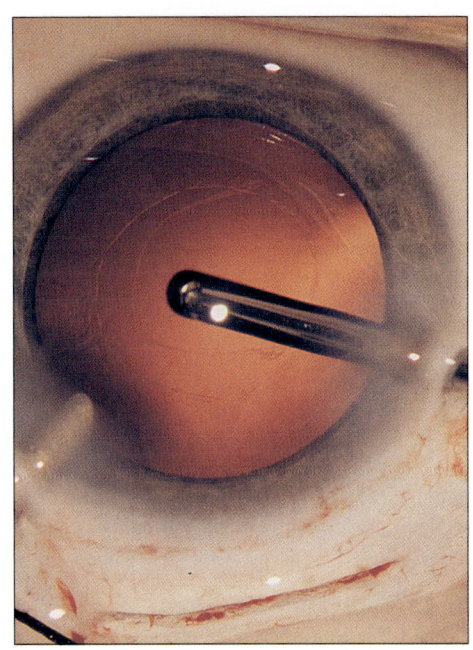

Figura 5.15.3 Capsulectomia posterior eletiva e vitrectomia anterior profunda. São realizadas com o uso de uma sonda de vitrectomia, após todo o material do cristalino ser aspirado dentro do saco capsular.

ESCOLHAS PARA A CORREÇÃO DE AFACIA EM CRIANÇAS

Óculos, lentes de contato e LIO são os meios prontamente disponíveis para corrigir a afacia em crianças.

Óculos

Os óculos afácicos fornecem correção satisfatória apenas em casos de afacia bilateral na qual a anisometropia não representa um problema.[2] Grande parte dos pacientes desenvolve boa acuidade visual com o uso de óculos, contanto que os olhos não sejam excessivamente microftálmicos.[2] As desvantagens dos óculos estão relacionadas a questões estéticas e à baixa qualidade óptica das lentes de ampliação.

Lentes de contato

Durante os anos 1970 e 1980, as lentes de contato foram descritas como o método de escolha para corrigir a afacia unilateral e bilateral na infância.[2,9,10] As lentes de contato fornecem melhor correção óptica comparada aos óculos e sua potência dióptrica pode ser ajustada durante a vida. No entanto, o manejo de lentes de contato em crianças pode ser muito difícil e tem custo elevado, devido à perda frequente das lentes, infecções recorrentes e seguimento deficiente. O *Infant Aphakia Treatment Study* (IATS)[21] foi um ensaio clínico randomizado multicêntrico que comparou a cirurgia de catarata com ou sem implante de LIO em crianças com 1 a 6 meses com cataratas congênitas clínicas. Os autores do IATS concluíram que não houve diferença significativa na acuidade visual mediana entre olhos que foram submetidos ao implante primário de LIO e aqueles deixados afácicos. No entanto, eventos considerados significativamente mais adversos foram observados e houve necessidade de procedimentos intraoperatórios adicionais no grupo com LIO. Aqueles autores concluíram que as LIO primárias devem ser reservadas para aqueles casos nos quais, na opinião do cirurgião, o manuseio das lentes de contato resultaria em períodos significativos de afacia não corrigida. Durante as últimas duas décadas, muitos problemas técnicos foram superados. Um avanço recente é a introdução do elastômero de silicone de uso prolongado e as lentes de contato rígidas gás-permeáveis personalizadas, que representam um grande

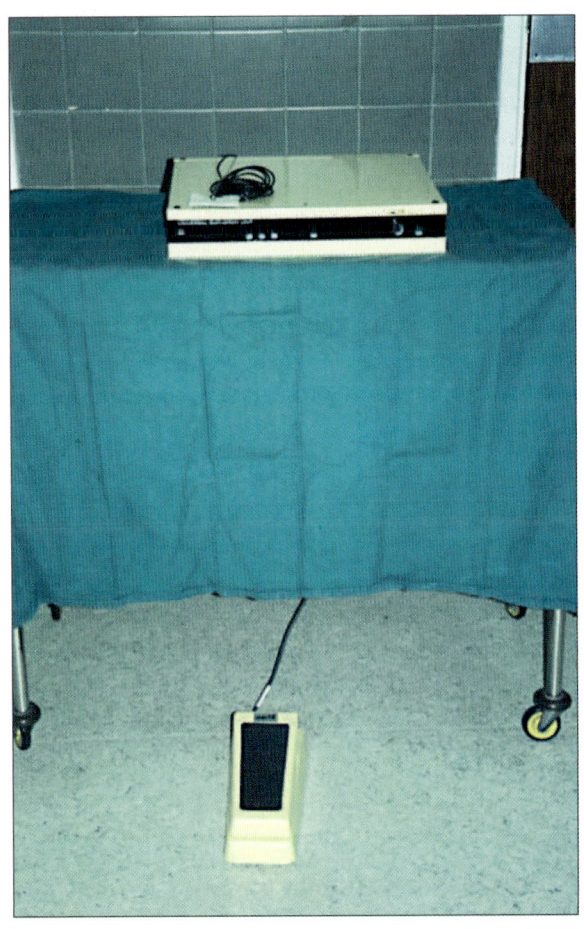

Figura 5.15.2 Sistema de diatermia de Oertli para realizar a capsulectomia.

progresso.[22] Alguns problemas persistiram, tais como custo e necessidade de reposição frequente por causa de alterações no erro refrativo e perda de lentes.

Lentes intraoculares

A opção de LIO foi originalmente defendida em casos de catarata pediátrica unilateral, pois facilita o tratamento de ambliopia, fornecendo correção mais permanente.[2,4,5,7,8,10,13] O implante de LIO em um olho em crescimento não é uma solução ideal. O objetivo na opção de LIO, ao contrário das lentes de contato como alternativa, é corrigir grande parte da afacia, mas não completamente; o erro refrativo residual deve ser corrigido com o uso de óculos, que pode ser ajustado durante a vida.

O implante de LIO com suporte pelo ângulo da câmara anterior em crianças foi descontinuado na metade dos anos 1980. Complicações devastadoras, tais como glaucoma secundário e descompensação corneana, foram atribuídas a essas LIO, principalmente em pacientes mais jovens. A PCL representa, sem dúvida, o melhor método para a correção de afacia.

Seleção de lentes intraoculares

A escolha da potência dióptrica de LIO em crianças pequenas é a principal dificuldade enfrentada pelo oftalmologista.[2] As LIO pediátricas ainda não estão prontamente disponíveis[23,24] e o crescimento rápido do olho durante os primeiros 2 anos de vida torna difícil a escolha eficaz[2,4,7,8,25-27] (Boxe 5.15.2). No entanto, nos anos 1990, relatos cada vez mais positivos foram publicados sobre o uso de PCL em crianças e até em neonatos.

O material do qual a LIO é produzida deve ter um longo histórico de segurança. As LIO de polimetilmetacrilato (PMMA) estão em uso há mais de 50 anos; o PMMA é provavelmente o material mais seguro utilizado em crianças até que os dados de seguimento semelhantes sobre outros biomateriais se tornem disponíveis. No entanto, durante a última década, muitos cirurgiões mudaram para o uso de LIO hidrofóbicas dobráveis em crianças. O tamanho real da bolsa capsular e do sulco ciliar em crianças foi determinado pelo trabalho de Bluestein *et al.*[24] As PCL, que apresentavam originalmente tamanhos excessivos, reduziram de 13 a 14 mm para 12 a 12,5 mm de diâmetro em modelos mais modernos. Em crianças, é ainda mais importante realizar o implante de uma LIO de tamanho correto.[24] As LIO pediátricas não devem exceder 12 mm de diâmetro total, considerando que o diâmetro médio do sulco ciliar adulto raramente excede 11,5 mm. De preferência, a LIO pediátrica deve ser disponível em diâmetros que variam de 10,5 a 12 mm.[24] A escolha do tamanho da LIO é determinada principalmente pelo local do implante (p. ex., lente na bolsa ou sulco ciliar).

Tanto a biometria quanto a idade da criança determinam a escolha da potência dióptrica de LIO. Existem dois grupos etários principais relacionados à PCS: pacientes com menos de 2 anos e pacientes entre 2 e 8 anos. No primeiro grupo, o comprimento axial e as leituras ceratométricas (K, *keratometric*) mudam rapidamente, enquanto no segundo grupo, as mudanças são mais lentas e mais moderadas.[25-27] Para corrigir o extenso desvio míope que ocorre, é aconselhável a hipocorreção em crianças com LIO, de modo que possam crescer e atingir a emetropia ou miopia leve na vida adulta.[25-27]

Aqueles que têm menos de 2 anos devem receber 80% da potência necessária para emetropia durante a cirurgia. Como as leituras K também são alteradas rapidamente durante os primeiros 18 meses de vida, é útil contar com o comprimento axial apenas, quando a potência dióptrica da LIO é escolhida para crianças pequenas (ver Boxe 5.15.2). O erro refrativo residual pós-operatório é corrigido pelos óculos, que podem ser ajustados à vontade, conforme o crescimento da criança. Crianças pequenas e bebês podem tolerar até 6 D de anisometropia, que desaparece em 2 a 3 anos.[27] A maioria das crianças pequenas que apresenta pseudofacia unilateral necessita de um oclusor sobre o olho sadio na metade das horas de vigília no primeiro ano e em 80 a 90% do dia acordado até 4 ou 5 anos. Os adesivos aliviam os sintomas de anisometropia, mas ao mesmo tempo afetam as chances de desenvolvimento de boa binocularidade.[26]

Na faixa etária de 2 a 8 anos, a potência dióptrica de LIO deve ser 90% daquela necessária para a emetropia durante a cirurgia (ver Boxe 5.15.2). A anisometropia induzida é moderada e diminui com o desvio miópico esperado que ocorre na adolescência.[25-27]

Implante em crianças com menos de 2 anos

O implante intraocular é controverso em crianças pequenas. No entanto, o implante naqueles com mais de 6 meses e com idade superior a 1 ano é amplamente praticado, particularmente em casos unilaterais. A abordagem mais popular envolve a aspiração da catarata e a capsulectomia pela incisão corneoescleral. O implante é inserido pela incisão corneoescleral para o saco capsular. A capsulectomia posterior eletiva e a vitrectomia anterior são realizadas pela *pars plana*. Os resultados do IATS e a tecnologia das lentes de contato podem apresentar uma mudança da LIO no grupo etário.[21]

Implante em crianças acima de 2 anos

Em crianças com mais de 2 anos, a LIO deve ser inserida, pois o olho alcançou quase o tamanho adulto, embora sua esclera seja muito mais mole. Gimbel[28] descreveu uma técnica especial de implante de LIO para esse grupo de pacientes. Essa técnica requer habilidade extrema, porque tanto a capsulorrexe anterior quanto a posterior são realizadas. Os hápticos de LIO são colocados nos fórnices do saco casular, enquanto a óptica é projetada por ambas as capsulorrexes que são capturadas sob os remanescentes capsulares posteriores. Tassignon recentemente desenvolveu uma nova técnica para uma LIO especial denominada *bolsa na lente*.[29] A técnica consiste na criação de capsulorrexe anterior e posterior. A LIO desenvolvida especialmente tem, em sua

---

BOXE 5.15.2 Orientações para a escolha da potência dióptrica da lente intraocular.

Crianças com menos de 2 anos
- Realizar a biometria e fazer a hipocorreção de até 20%
ou
- Utilizar apenas medidas de comprimento axial
- Comprimento axial, diatropia (poder de refração) da LIO
    - 17 mm, 25 D
    - 18 mm, 24 D
    - 19 mm, 23 D
    - 20 mm, 21 D
    - 21 mm, 19 D

Crianças entre 2 e 8 anos
- Realizar a biometria e fazer a hipocorreção de até 10%

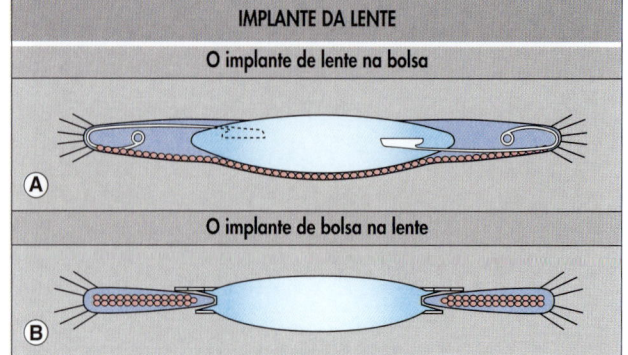

Figura 5.15.4 Desenho esquemático do implante de lente na bolsa (**A**) e do implante de bolsa na lente (**B**).

periferia, um sulco que contém as bordas capsulares anteriores e posteriores (Figura 5.15.4). Embora tecnicamente exigente, resultados iniciais promissores indicam que essa técnica pode eliminar a necessidade de vitrectomia anterior eletiva.

Tratamento pós-operatório

Os olhos de bebês e crianças pequenas são altamente reativos à cirurgia. Esses olhos produzem fibrina excessiva e, como resultado, uma resposta inflamatória intensa ocorre logo após a cirurgia. A pupila permanece miótica e se observa edema de córnea. A inflamação é agravada se a cirurgia for traumática. Uma combinação de corticosteroides tópicos e sistêmicos intensos é utilizada nas primeiras semanas com o uso de atropina ou ciclopentolato para dilatar a pupila. Os medicamentos são reduzidos gradualmente em aproximadamente 4 a 6 semanas. O uso de triancinolona 4 mg em 0,1 mℓ reduz significativamente a inflamação e diminui a necessidade de corticosteroides tópicos e sistêmicos intensos.[30]

COMPLICAÇÕES

Complicações intraoperatórias estão relacionadas à idade da criança na cirurgia, anestesia e técnica cirúrgica. A câmara anterior tende ao colapso, a íris pode se projetar pela ferida da incisão e a pupila contrai. A anestesia profunda, boa técnica cirúrgica, ACM, ganchos de íris e vitrectomia apropriada auxiliam na redução desses problemas.

Complicações pós-operatórias

Complicações iniciais incluem uveíte fibrinosa, PIO elevada, encarceramento da íris na ferida incisional e endoftalmite. Complicações tardias incluem deslocamento da LIO, irite crônica, glaucoma e descolamento da retina. A taxa de glaucoma ou glaucoma suspeito no IATS após 1 ano de cirurgia foi de 12% em 1 ano de acompanhamento e de 30% em 5 anos de seguimento, sem diferença entre olhos que foram afácicos e aqueles que foram pseudofácicos.[21] Muitas razões foram relatadas como causa de glaucoma; considera-se que o adiamento da cirurgia até que o bebê tenha 6 semanas seja capaz de reduzir o risco.[31,32]

Tratamento de ambliopia

Os pais da criança devem compreender que a cirurgia é apenas o começo da reabilitação visual e que a reabilitação deve continuar durante a infância.

Casos unilaterais são os mais difíceis de tratar.[2,4,5,7-10] O tratamento de ambliopia inicia logo após a cirurgia, após a diminuição da inflamação pós-operatória e com o meio tornando-se claro. O tratamento inicial deve ser agressivo para estimular a visão no olho deficiente. A oclusão do olho sadio é realizada na metade do dia acordado no primeiro ano. Após, a oclusão deve ser mantida em 80 a 90% do período de vigília. Logo após a cirurgia com afacia bilateral, os óculos são prescritos, uma lente bifocal de +3 deve ser prescrita aos 2 anos. Para afacia unilateral e pseudofacia, o uso de oclusores adesivos deve ser mantido até que a criança tenha 4 a 5 anos. O tempo de uso do oclusor adesivo pode ser reduzido gradualmente, mas não deve ser abandonado até que a criança alcance 8 a 9 anos.

Opções para corrigir o desvio miópico

O crescimento de olhos afácicos e pseudofácicos é imprevisível. Isso particularmente se aplica a olhos pseudofácicos.[33] Um desvio miópico de 7 D ou mais não é incomum. A troca de LIO quando um implante está no local por mais de 1 ano é extremamente difícil e implica riscos significativos. Entretanto, as lentes de contato,[22] cirurgia refrativa[34] e LIO secundárias para corrigir a miopia são as opções preferidas atualmente. Tanto as técnicas e os resultados dessas diversas opções produziram bons resultados visuais com baixo risco de complicações.

RESULTADOS

O resultado visual depende amplamente do tipo de catarata, lateralidade da patologia, tempo hábil de intervenção, qualidade da cirurgia e, acima de tudo, do tratamento de ambliopia. É possível alcançar a visão quase normal mesmo em casos de catarata congênita unilateral, se o tratamento de ambliopia for agressivo.[2-10,24] A binocularidade geralmente é deficiente nesses casos, mas a estereopsia grosseira pode ser esperada.[35] Crianças com afacia e pseudofacia certamente devem ser acompanhadas durante a infância e preferivelmente ao longo da vida.[36]

BIBLIOGRAFIA

Ahmadieh H, Javadi MA, Ahmadi M, et al. Primary capsulectomy, anterior vitrectomy, lensectomy, and posterior chamber lens implantation in children: limbal versus pars plana. J Cataract Refract Surg 1999;25:768–75.

Ben-Ezra D, Paez JH. Congenital cataract and intraocular lenses. Am J Ophthalmol 1983;96:311–14.

Cleary CA, Lanigan B, O'Keeffe M. Intracameral triamcinolone acetonide after pediatric cataract surgery. J Cataract Refract Surg 2010;36:1676–81.

Comber RM, Abdulla N, O'Keefe M. Radio frequency diathermy capsulorhexis of the anterior and posterior capsules predominantly results. JCRS 1997;23(Suppl):841–4.

Dahan E, Salmenson BD. Pseudophakia in children: precautions, techniques and feasibility. J Cataract Refract Surg 1990;16:75–82.

Elston JS, Timms C. Clinical evidence for the onset of the sensitive period in infancy. Br J Ophthalmol 1992;76:327–8.

Flitcroft DI, Knight-Nanan D, Bowell R, et al. Intraocular lenses in children: changes in axial length, corneal curvature, and refraction. Br J Ophthalmol 1999;83:265–9.

Lambert SR, Drake AV. Infantile cataracts. Surv Ophthalmol 1996;40:427–58.

Lambert SR, Purohit A, Superak HM, et al. Long term risk of glaucoma after congenital cataract surgery. AMJ Ophthalmology 2013;156:355–61.

McClatchey SK, Dahan E, Maselli E, et al. A comparison of the rate of refractive growth in pediatric aphakia and pseudophakia eyes. Ophthalmology 2000;107:118–22.

Michael Repka MD. Treatment outcomes of monocular infantile cataract at 5 year follow up work in progress. JAMA Ophthalmology 2014; 132(6):683–4.

O'Keefe M, Kirwan C. Paediatric refractive surgery. J Pediatr Ophthalmol Strabismus 2006;43(6):333–6.

Scott R, Lambert MD. The timing of surgery for congenital cataract minimizing the risk of glaucoma following cataract surgery while optimising the visual outcome. J AAPOS 2016;203:191–2.

Tassignon MJ, De Veuster I, Godts D, et al. Bag-in-the-lens intraocular lens implantation in the pediatric eye. J Cataract Refract Surg 2007; 33(4):611–17.

The Infant Aphakia Treatment Study Group, Lambert SR, Lynn MJ, et al. Comparison of contact lens and intraocular lens correction for monocular aphakia during infancy. JAMA Ophthalmology 2014;132(6):678–82.

As referências completas estão disponíveis no **GEN-io**.

PARTE 5 CRISTALINO

Complicações da Cirurgia de Catarata

5.16

Thomas Kohnen, Li Wang, Neil J. Friedman e Douglas D. Koch

Definição: Todos os eventos indesejáveis durante ou após a cirurgia de catarata convencional com ameaça potencial à estrutura e/ou função normal do olho.

Características principais
- Complicações intraoperatórias, dependendo da incisão, perfuração, descolamento de estruturas, queimaduras, cápsula anterior, cápsula posterior, zônulas, capsulorrexe, problemas na íris, subluxação, estrutura no sulco, hemorragia
- Complicações pós-operatórias, dependendo das características da ferida, características epiteliais, irregularidades e problemas da córnea, hemorragia intraocular, glaucoma, problemas com a arquitetura da lente intraocular (LIO) implantada, problemas com a retina, deslocamento da lente.

Característica associada
- Compreensão do mecanismo de várias complicações na cirurgia de catarata e realização das etapas corretas para minimizar ainda mais resultados negativos indesejáveis.

INTRODUÇÃO

A facoemulsificação ("faco"), sem suturas, as incisões em túnel autosselantes LIO dobráveis mudaram consideravelmente a cirurgia de catarata ao longo das últimas duas décadas. O astigmatismo e a inflamação no pós-operatório geralmente são mínimos; a recuperação visual e a reabilitação dos pacientes são aceleradas. A literatura publicada indica que a cirurgia de catarata moderna, embora certamente não livre de complicações, é um procedimento notavelmente seguro, independentemente de qual técnica de extração é utilizada.[1]

Empregando critérios rigorosos de validade científica, Powe et al.[1] fizeram uma análise de 90 estudos publicados entre 1979 e 1991, abordando a acuidade visual (n ≡ 17.390 olhos) ou complicações (n ≡ 68.316 olhos) após a extração de catarata com expressão nuclear padrão e implante de LIO de câmara posterior, faco com implante de LIO de câmara posterior ou extração de catarata intracapsular com implante de LIO de câmara anterior. Surpreendentemente, a porcentagem de olhos com acuidade visual pós-operatória de 20/40 ou melhor foi de 89,7% para todos os olhos e 95,5% para olhos sem comorbidade ocular preexistente. A incidência de complicações com risco para visão foi menor que 2%.

Neste capítulo, os elementos-chave na prevenção, reconhecimento e manejo das principais complicações intraoperatórias e pós-operatórias da cirurgia de catarata são discutidos.

COMPLICAÇÕES INTRAOPERATÓRIAS

Incisão de catarata

A incisão de catarata atua não apenas como a porta de acesso ao segmento anterior; é uma etapa essencial da operação que afeta a integridade ocular e a estabilidade da córnea. A incisão límbica tradicional ou posterior foi amplamente substituída por construções em túnel, que podem ser localizadas na esclera, limbo ou córnea e são caracterizadas pelo comprimento radial maior e uma entrada anterior na câmara anterior para criar a válvula corneana interna autosselante. As vantagens de incisões em túnel são a segurança intraoperatória aumentada, inflamação e dor pós-operatória reduzidas, impermeabilidade pós-operatória aumentada e redução do astigmatismo cirurgicamente induzido.[2]

Perfuração do túnel

A laceração do teto do túnel predispõe ao extravasamento intraoperatório excessivo, que compromete a estabilidade da câmara anterior e ao extravasamento pós-operatório da ferida. Se houver laceração em ambas as bordas do teto, a cirurgia geralmente pode ser concluída utilizando a incisão inicial, prosseguindo lentamente e observando a ferida cuidadosamente quando os instrumentos são introduzidos ou manipulados no olho. Geralmente é preferível realizar a sutura da incisão na conclusão da cirurgia, mesmo se a ferida for impermeável, para restaurar uma arquitetura mais normal e prevenir a abertura externa da ferida.

Entretanto, se o teto for perfurado no centro do retalho e observado antes da entrada na câmara anterior, a criação de uma nova incisão deve ser considerada. Se o corte for extremamente pequeno (p. ex., < 0,5 mm), algumas vezes, o mesmo procedimento realizado para as lacerações do teto lateral (ver anteriormente) pode ser utilizado. Antes da inserção da LIO, a margem oposta da ferida é aumentada para prevenir mais laceração, e realiza-se uma incisão maior do que o normal, para a inserção da LIO. O fechamento com sutura é geralmente recomendado para restaurar a arquitetura normal da ferida.

Se o assoalho do túnel for perfurado, ocorrendo possivelmente durante a dissecção do túnel escleral, a cirurgia pode ser realizada geralmente através dessa ferida; é preciso tomar cuidado para evitar o trauma em qualquer tecido uveal com prolapso. A perfuração deve ser fechada com suturas ou cola de fibrina.

Descolamento de Descemet

O descolamento da membrana de Descemet pode ser uma grande complicação pós-operatória, resultando em edema persistente da córnea e acuidade visual reduzida. Para prevenir o descolamento de Descemet, o cirurgião deve observar cuidadosamente a borda interna em cada fase do procedimento. Para evitar a remoção sem corte da membrana de Descemet durante o alargamento da ferida, recomenda-se uma lâmina de diamante ou de metal afiada.

Se o descolamento é causado por injeção viscoelástica, o agente deve ser removido com o uso de uma cânula romba. No período intraoperatório, o reposicionamento da membrana de Descemet pode ser alcançado geralmente pela injeção de solução salina balanceada (SSB) ou, ocasionalmente, ar ou um dispositivo viscocirúrgico oftálmico (OVD, do inglês *ophthalmic viscosurgical device*) pelo local de paracentese. Com a experiência que tivemos nos últimos 5 anos com a ceratoplastia endotelial de membrana de Descemet (DMEK, do inglês *Descemet's membrane endothelial keratoplasty*), a injeção de ar ou gás (20% de hexafluoreto de enxofre [SF_6]) pode novamente fixar perfeitamente uma membrana de Descemet removida.

Se houver um descolamento de Descemet visualmente significativo no pós-operatório, os autores deste capítulo preferem intervir após 2 a 3 semanas; contudo, a reinserção espontânea tardia de 2 a 3 meses (em um caso, 10 meses) no pós-operatório foi relatada.[3,4] Para reinserir a membrana de Descemet, o paciente é posicionado na lâmpada de fenda depois da administração de várias gotas de agente anestésico e antibióticos. Uma incisão de paracentese é feita pela via inferotemporal. Uma cânula de calibre 27 ou 30 é fixada a uma seringa com um filtro e a seringa é preenchida com 0,5 a 1 cm^3 de ar ou, para olhos que foram submetidos apenas a uma injeção de ar malsucedida, um gás expansivo (p. ex., SF_6). Empregando a cânula, aproximadamente 50% do humor aquoso é drenado e a câmara é reformada com injeção do gás. Outra técnica de reparo de descolamentos de Descemet utilizando a injeção de gás intracameral no microscópio com lâmpada de fenda foi relatada.[5] Uma agulha de calibre 25 na seringa de 3 mℓ preenchida com o gás e outra agulha de calibre 25 são avançadas pelo limbo corneoescleral em sentido horário oposto com o bisel e as agulhas orientadas paralelamente ao plano da íris. O êmbolo da seringa é comprimido para injetar o gás e encher a câmara anterior enquanto se permite a saída do humor aquoso a partir da agulha de calibre 25 em sentido oposto. Casos mais complicados podem necessitar de sutura direta.[6]

Queimaduras térmicas

Parte da energia produzida pela ponteira de faco é dissipada como calor. Esse calor é conduzido para o interior do olho ao longo da ponteira de titânio e, então, resfriado pelo fluxo permanente do fluido de irrigação-aspiração. Se por qualquer motivo o fluxo for bloqueado, a queimadura na córnea pode ocorrer em 1 a 3 segundos. A causa mais comum é o fluxo inadequado pela ponteira de faco, pois é obstruído por um OVD dispersivo; esse problema surge com o uso de parâmetros de vácuo e de fluxo baixos. O sinal de alerta crítico é o aspecto do fluido leitoso que é produzido ao redor da ponteira como início da emulsificação.

Para evitar as queimaduras da córnea, as funções da faco e de irrigação-aspiração devem ser sempre testadas antes da entrada no olho. Parte do material viscoelástico que se sobrepõe ao núcleo pode ser aspirado antes de iniciar a emulsificação, para assegurar que a aspiração seja adequada. Para prevenir a constrição da luva de irrigação, deve-se selecionar um tamanho de incisão que seja apropriado para cada ponteira de faco particular. Se uma queimadura ocorrer, é necessária a realização de uma técnica de sutura minuciosa da ferida com múltiplas suturas radiais (Figura 5.16.1). Uma lente de contato terapêutica pode auxiliar no fechamento da ferida. Pode resultar em astigmatismo pós-operatório grave. O menor tamanho da incisão e as ponteiras de faco de nova geração continuam a contribuir para a redução na incidência de queimaduras da córnea.

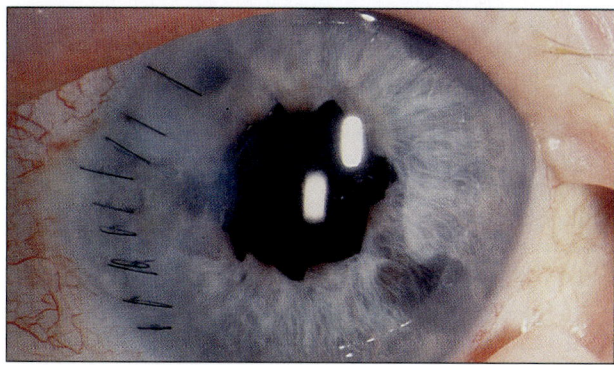

Figura 5.16.1 Queimadura corneana após facoemulsificação (Faco). Neste paciente com bolha filtrante visível, a faco foi realizada por incisão em córnea clara (CCI, do inglês *clear corneal incision*), temporal. Suspeitou-se de ruptura capsular posterior; o cirurgião injetou um dispositivo viscocirúrgico oftálmico altamente retentivo abaixo e em frente do núcleo para minimizar o risco de deslocamento posterior do núcleo. A faco foi instituída em configurações a vácuo e de baixo fluxo, e uma queimadura grave da córnea foi imediatamente produzida por causa de obstrução da ponteira de faco pelo material viscoelástico. A incisão foi fechada com várias suturas interrompidas. Muitas delas puxadas pelo tecido lesionado; como resultado, a sutura adicional foi necessária vários dias depois. No pós-operatório, o paciente teve 5 D de astigmatismo induzido cirurgicamente, que persistiu por mais de 5 anos.

Capsulectomia anterior

Prevenindo as lacerações radiais na cápsula anterior

Para a faco, o método preferível de capsulectomia anterior é a capsulorrexe. Atualmente, é reconhecido que as lacerações radiais na cápsula anterior podem representar riscos significativos por causa de sua tendência para causar laceração na região equatorial do cristalino,[7] estendendo-se para a cápsula posterior. Isso causa ruptura capsular posterior, perda de material cristaliniano e descentralização de LIO. O objetivo do cirurgião, portanto, deve ser manter a capsulorrexe intacta. Uma causa comum de lacerações radiais é a perda irremediável da abertura da capsulorrexe perifericamente abaixo da íris. Para prevenir isso, as etapas seguintes devem ser consideradas:

- A câmara anterior deve ser formada novamente com um OVD
- As forças vetoriais da laceração devem ser alteradas para redirecionar a laceração em uma direção mais central
- Se a laceração é perdida abaixo da íris, a capsulorrexe deve ser reiniciada de sua origem, prosseguindo na direção oposta (se possível, essa nova capsulorrexe deve terminar com a incorporação da laceração original direcionada de fora para dentro; contudo, a laceração original é frequentemente periférica demais para permitir isso e uma laceração radial única é criada).

Uma abordagem alternativa para uma capsulorrexe "perdida" é realizar a conversão para uma capsulectomia em "abridor de latas". Pode, na verdade, ser mais seguro apresentar múltiplas lacerações, em vez de uma única, pois as forças que promovem o estiramento dessas lacerações podem ser distribuídas para vários locais, reduzindo a probabilidade de uma laceração com extensão equatorial.

Capsulorrexe excessivamente pequena

Se o diâmetro da abertura da capsulorrexe for excessivamente pequeno, a laceração deve ser direcionada mais perifericamente e continuada além do ponto original de início antes da conclusão da capsulorrexe; esse procedimento remove um anel da cápsula e aumenta a abertura. Caso a capsulorrexe seja concluída e a abertura muito pequena, uma nova laceração pode ser iniciada realizando um corte oblíquo com tesoura de Vannas ou uma agulha afiada. Geralmente é preferível aumentar a capsulorrexe após o implante de LIO, para minimizar o risco de lacerações radiais durante o implante da lente.

Minimizando complicações quando há lacerações radiais

Se existem lacerações radiais, várias modificações na técnica cirúrgica devem ser consideradas para minimizar o risco de extensão da laceração na cápsula posterior:

- A hidrodissecção ou o hidrodelineamento é realizado cuidadosamente para minimizar a distensão do saco capsular
- As fissuras durante a emulsificação são realizadas delicadamente fora da(s) área(s) com lacerações radiais. De maneira alternativa, o máximo possível do núcleo é esculpido dentro do saco capsular e o restante é removido no plano da íris. A altura do frasco de infusão é mantida baixa para prevenir que a câmara anterior seja inflada excessivamente (o que pode levar à extensão periférica da laceração)
- A LIO deve ser colocada com os hápticos a 90° da laceração. As lentes de polimetilmetacrilato (PMMA) em peça única tendem a manter a melhor centralização nessas condições. A rotação da LIO deve ser minimizada. O OVD deve ser removido em pequenas alíquotas, enquanto a infusão delicada de SSB é realizada pela incisão com acesso lateral
- É importante evitar o colapso da câmara anterior em qualquer fase da operação quando há lacerações radiais. A saliência anterior da cápsula posterior pode aumentar a tensão na laceração radial, que predispõe sua extensão para a porção equatorial e posterior da cápsula. Para prevenir essa condição, a câmara é aprofundada cada vez que a ponteira da faco ou de irrigação-aspiração é removida do olho; isso é feito pela injeção de fluido, OVD ou, talvez, ar pela incisão de paracentese com uma seringa, enquanto o instrumento é removido da incisão.

Extração de catarata com expressão nuclear

Complicações relacionadas à expressão nuclear são abordadas nos Capítulos 5.11 e 5.12.

Complicações durante a faco

Hidrodissecção

A hidrodissecção foi desenvolvida para permitir a fácil rotação do núcleo no saco capsular e para facilitar a remoção de várias camadas do cristalino pela eliminação da adesão nos tecidos circundantes. Duas principais complicações da hidrodissecção são a hidrodissecção inadequada e a distensão excessiva do saco capsular. A primeira resulta em um núcleo que não rotaciona e isso predispõe à deiscência zonular, se a força excessiva for exercida no núcleo. Isso pode ser prevenido ao realizar uma hidrodissecção adicional, particularmente em quadrantes que não sofreram hidrodissecção antes. As cânulas em forma de U são úteis para realizar a hidrodissecção de regiões subincisionais do cristalino não acessíveis com cânulas retas ou angulares.

A distensão excessiva do saco capsular pode predispor ao prolapso do núcleo na câmara anterior, que poderia comprometer a facilidade ou segurança da emulsificação nuclear. Uma complicação grave da distensão excessiva é a ruptura capsular posterior, com perda do núcleo no vítreo. Isso é mais provável ocorrer em olhos com comprimentos axiais longos, cataratas (hiper)maduras ou com cápsulas posteriores frágeis, tais como aquelas encontradas em pacientes que desenvolvem cataratas polares posteriores.[8]

Prolapso ou lesão da íris

O prolapso da íris geralmente é causado quando a câmara anterior é inserida excessivamente em posição posterior, tal como próxima ao teto da íris. Se isso for observado precocemente no caso e interferir na fácil introdução de instrumento no olho, é aconselhável suturar a incisão e mover para outro local.

Uma segunda e mais ameaçadora causa de prolapso de íris é um aumento agudo de pressão intraocular (PIO) acompanhado por efusão ou hemorragia coroidal. Nesse caso, o cirurgião deve tentar identificar a causa e reduzir a PIO. A massagem digital no olho, pressionando diretamente na incisão, pode diminuir com sucesso a pressão. É útil examinar o fundo para determinar a presença de efusão ou hemorragia coroidal. Com a efusão coroidal, a aspiração do humor vítreo pode ser útil, tal como a administração intravenosa de manitol. Se uma hemorragia coroidal ocorrer ou se a PIO aumentada por uma efusão for resistente ao tratamento, geralmente é melhor terminar a cirurgia. A ferida é suturada cuidadosamente; agentes mióticos intraoculares são administrados e uma iridectomia periférica pode ser realizada para ajudar na reposição da íris. Para efusões, a cirurgia pode ser adiada para mais tarde no mesmo dia ou no dia seguinte, quando a dinâmica de fluido do olho retornar a um estado mais normal. Se uma hemorragia coroidal limitada ocorreu, é melhor esperar 2 a 3 semanas antes de tentar outra cirurgia.

O trauma na íris por prolapso ou emulsificação com uma ponteira de faco pode produzir uma pupila de forma irregular e atrofia da íris, podendo predispor à formação de sinéquias posteriores. Se o dano à íris é produzido inferiormente por contato com a ponteira de faco, filamentos frouxos de tecido devem ser cortados para reduzir a probabilidade de aspiração na ponteira de faco. Outra opção é utilizar um gancho de íris único para retrair a íris inferior, mantendo-a afastada da ponteira de faco durante o procedimento.

Síndrome da íris frouxa

Esta complicação foi observada durante a faco em pacientes que recebem agentes antagonistas-α_1, tais como tansulosina (Flomax®). Os sintomas incluem ondulação e hipotonia da íris, prolapso da íris nas incisões principais e laterais, além de constrição progressiva da pupila durante a cirurgia.[9]

Ao tratar pacientes que receberam agentes antagonistas-α_1, o cirurgião pode tentar evitar várias complicações intra e pós-operatórias pelo uso pré-operatório de atropina, epinefrina intraoperatória (adrenalina), parâmetros de aspiração e de vácuo da faco inferior, o uso de OVD supercoesivos e vários ganchos da íris e dilatadores de pupila.[10]

Núcleo preso

Nessa situação, o núcleo parece estar preso dentro do saco capsular; ele resiste à rotação, elevação ou ambas. Isso geralmente indica um núcleo que requer hidrodissecção adicional, que deve ser repetida em regiões não submetidas previamente à hidrodissecção (p. ex., lateralmente e inferiormente com cânulas anguladas ou retas, superiormente com cânulas em forma de U; se essas cânulas não estiverem disponíveis, locais adicionais de paracentese podem ser criados em localizações estratégicas).[11] Se não conseguir alcançar a mobilização adequada do núcleo, a viscodissecção pode ser realizada. Um OVD é injetado no plano da hidrodissecção, que geralmente resulta em elevação do remanescente nuclear. Ao reinserir o olho com a ponteira de faco, a irrigação não deve ser utilizada até que um segundo instrumento seja inserido pela incisão perfurante e colocado abaixo do núcleo; quando a irrigação e a aspiração são iniciadas e o OVD é removido, o segundo instrumento previne a queda do fragmento nuclear de volta para a câmara posterior.

Se a capsulorrexe é pequena e a circunferência nuclear está intacta, a elevação nuclear pela capsulorrexe pode não ser possível. A modelagem adicional pode ser necessária para afinar o núcleo centralmente ou para remover parte do núcleo periférico. Depois que o núcleo estiver suficientemente afinado, um instrumento, como o gancho de Sinskey ou uma espátula, pode ser inserida posteriormente pelo tecido nuclear remanescente. Isso possibilita a elevação de uma porção do núcleo e, portanto, facilita o acesso à região remanescente.

Cristalinos subluxados

A abordagem cirúrgica para cristalinos subluxados (Figura 5.16.2) é determinada pela instabilidade do cristalino, posição do cristalino e densidade nuclear.[12] Em um cristalino subluxado com suporte zonular adequado, a faco (ou expressão nuclear) pode ser realizada. O OVD é injetado, quando necessário, por meio da cirurgia para tamponar o humor vítreo em áreas de deiscência zonular. A hidrodissecção e viscodissecção extensas devem ser realizadas. Dependendo da densidade do núcleo, tanto a faco no saco capsular ou na câmara anterior sob um material viscoelástico retentivo é realizada. Qualquer tipo de tensão zonular deve ser minimizada, particularmente com a rotação nuclear. Embora não seja tópico deste capítulo, as capsulectomias com *laser* de femtossegundos podem auxiliar nessas condições, pois produzem tensão mínima às zônulas.

Se a facodonese estiver presente, mas sem a queda posterior do cristalino, um núcleo mole pode ser removido algumas vezes pela facoaspiração, enquanto o núcleo rígido deve ser extraído com o uso de uma abordagem intracapsular. A vitrectomia via *pars plana* também é uma excelente opção para esses casos; certamente é preferível quando o cristalino é subluxado posteriormente.

A localização da colocação da LIO depende da condição do saco capsular após remoção da catarata. Se a ruptura zonular for mínima (menos que 3 horas), a LIO pode ser implantada no saco capsular com o háptico orientado no meridiano do defeito zonular. Se a ruptura zonular for maior, as opções são:

- Implante do sulco ciliar, possivelmente com a fixação escleral ou da íris de um ou ambos os hápticos
- A inserção de um háptico no saco capsular e a sutura do segundo háptico no sulco
- O implante do anel endocapsular para estabilizar o saco capsular ou um anel de Cionni para suturar o complexo bolsa/anel capsular na esclera[13-15]
- O implante da lente na câmara anterior (com suporte no ângulo ou fixada na íris)[16]
- Uma lente de câmara anterior com suporte angular, que é aceitável na ausência de patologia no ângulo de câmara anterior, glaucoma ou uveíte[14]
- Implante de lente de câmara posterior (como do tipo Artisan® retropupilar fixada na íris).[17]

Cápsula posterior rompida

A ruptura da cápsula posterior é a complicação intraoperatória grave mais comum da cirurgia de catarata.[18] O tratamento apropriado, porém, pode resultar em mínima morbidade para o paciente. Uma fenda capsular posterior é mais provável ocorrer em olhos com pequenas pupilas, núcleos rígidos ou síndrome de pseudoesfoliação. Relatos recentes sugerem que o prognóstico visual de pacientes que romperam as cápsulas posteriores é excelente. Os fatores essenciais são minimizar o trauma ocular, prolapso do humor vítreo cuidadosamente limpo a partir do segmento anterior, se existir, além de assegurar a fixação estável da LIO.

Antes da remoção nuclear

Um rompimento capsular observado antes da extração nuclear é um desastre potencial. O primeiro objetivo é prevenir o núcleo de ser deslocado para a cavidade vítrea. Um OVD pode ser injetado posteriormente e anteriormente ao núcleo para prevenir seu deslocamento posterior e para amortecer o endotélio da córnea. Uma alternativa é inserir um instrumento pela incisão via *pars plana*, 3 mm posterior ao limbo no humor vítreo, que Kelman descreveu como "levitação com assistência posterior" (Charles Kelman, comunicação pessoal). O núcleo é empurrado delicadamente em posição anterior de modo que possa ser capturado na frente da íris e seguramente removido do olho. Uma vez que o núcleo ou seus remanescentes foram reposicionados na câmara anterior, a escolha é converter ou continuar a emulsificação. O último curso pode ser mais perigoso e predispõe ao aumento da fenda e, possivelmente, à perda do núcleo no humor vítreo. Na maior parte dos casos, o núcleo deve ser tratado aumentando-se suficientemente a ferida para possibilitar a fácil extração do núcleo sobre uma alça da lente. No entanto, no caso de uma pequena ruptura ou quando apenas uma pequena quantidade do núcleo é deixada, pode ser possível cobrir a abertura capsular posterior com um OVD retentivo e completar a faco. Um deslizador de Sheets também pode ser utilizado como uma "cápsula pseudoposterior" para facilitar a conclusão da faco.

A perda vítrea quase sempre acompanha a ruptura capsular posterior que ocorre antes da remoção do núcleo. Sempre que possível, a vitrectomia deve ser realizada antes da remoção de fragmentos nucleares. Claramente, isso não pode ser feito, caso torne a perda do núcleo no vítreo mais provável.

Durante a irrigação-aspiração cortical

Quando a ruptura capsular ocorre durante a aspiração do córtex (que é, de fato, a causa mais comum),[7,19] um fator-chave é a condição do humor vítreo. Na ausência do humor vítreo no segmento anterior, a perda vítrea frequentemente pode ser evitada. Um OVD pode ser injetado pela abertura capsular para empurrar o vítreo posteriormente. A remoção cortical pode ser concluída utilizando a irrigação de baixo fluxo. Opções incluem o uso de um sistema manual; uma abordagem seca, aspirando-se com uma cânula na câmara preenchida com OVD; uma abordagem bimanual por meio de duas aberturas da paracentese; e a aspiração-irrigação automatizada com todas as configurações reduzidas.[20] O córtex deve ser removido primeiramente na região mais afastada da fenda e a direção da remoção deve ser direcionada à fenda. Visto que pode ser perigoso remover o córtex na região da fenda, o córtex algumas vezes é deixado adequadamente no olho, para evitar a possibilidade do aumento da fenda e a precipitação da perda de humor vítreo. Uma opção para prevenir a extensão da fenda é converter a laceração em uma pequena capsulorrexe posterior, que elimina quaisquer lacerações orientadas radialmente que poderiam estender-se com a manipulação cirúrgica adicional.

Se o humor vítreo estiver presente no segmento anterior, a vitrectomia deve ser realizada primeiramente, devendo-se tomar a precaução necessária para prevenir a extensão da fenda. Dependendo do tipo de laceração capsular, a vitrectomia é realizada tanto pela incisão límbica quanto via *pars plana*. A primeira abordagem é utilizada quando a laceração está localizada próxima à incisão, que permite a vitrectomia com risco mínimo de alargamento da laceração. A abordagem *pars plana* é preferível quando a laceração é distante da incisão e, portanto, menos acessível anteriormente. Em ambos os casos, a irrigação é fornecida com uma cânula de infusão na abertura da paracentese ou um trocar de calibre 23 é inserido via *pars plana*. Após uma vitrectomia

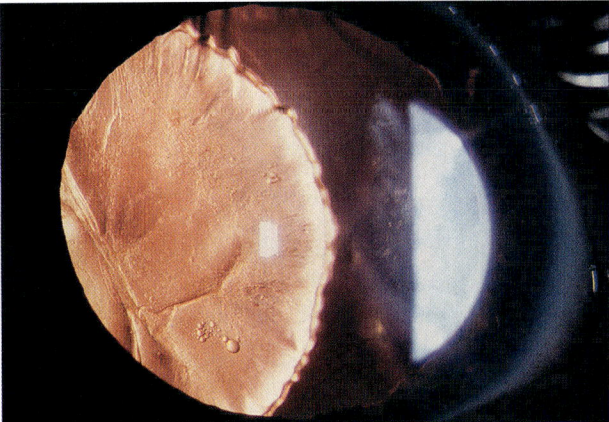

Figura 5.16.2 Cristalino subluxado. Este paciente apresentou uma lente subluxada causada por trauma ocular. O cristalino foi removido utilizando a abordagem via *pars plana* e uma lente intraocular suturada no sulco foi implantada.

anterior completa, o material cortical remanescente pode ser removido utilizando uma das técnicas descritas anteriormente ou utilizando o vitrector no modo aspiração sem corte.

Inserção da lente intraocular

A inspeção cuidadosa da anatomia da cápsula e das zônulas é necessária para determinar o local apropriado para o implante de LIO. Existem cinco escolhas: saco capsular; fixação na íris (retropupilar ou pré-pupilar); sulco ciliar; câmara posterior suturada; e câmara anterior.

Saco capsular

Se a fenda é pequena e relativamente central e se as margens capsulares centrais são bem definidas, a LIO de câmara anterior pode ser implantada no saco capsular. Se possível, a conversão das lacerações da cápsula posterior à capsulorrexe curvilínea contínua (CCC) posterior é recomendada.[21] Com o uso de um OVD, a CCC posterior é iniciada segurando a laceração progressiva na cápsula posterior com pinça e, então, aplicando os princípios da CCC. Essa técnica é aplicada para evitar uma extensão antecipada da laceração linear ou triangular involuntária durante as manobras, tais como a necessidade de vitrectomia ou colocação de lente. O cirurgião deve assegurar que os hápticos sejam orientados para longe da fenda (para evitar a colocação do háptico ou migração subsequente no vítreo) e que a lente seja inserida delicadamente para prevenir o aumento da fenda.

Fixação à íris (retropupilar ou pré-pupilar)

Este tipo de fixação pode ser escolhido para casos de afacia, defeito na cápsula posterior ou fraqueza do tecido. A grande vantagem de LIO fixadas à íris é que nenhum saco capsular é necessário para a fixação. Essas lentes, conhecidas como *lentes Artisan®/Verisyse®*, apresentam garras que as fixam no estroma da íris e são frequentemente implantadas em pacientes com afacia por causa da cirurgia de catarata malsucedida, síndrome de pseudoesfoliação (PEX, do inglês *pseudo-exfoliation syndrome*) ou fraqueza do tecido conjuntivo (Vídeo 5.16.1).

O implante em si é uma técnica difícil por causa do perigo da perda potencial da LIO no vítreo. Complicações potenciais, tais como perda de células endoteliais, descentralização, perda de enclave e dano à íris, devem ser consideradas.

Koss e Kohnen observaram que não houve perda significativa de células endoteliais após o implante de lentes fixadas à íris em câmara anterior em olhos afácicos. A distância da lente até o endotélio permaneceu constante nos períodos pré-operatório e pós-operatório.[22]

Recentes estudos demonstraram um aumento na acuidade visual após implante retroiridal ou fixado à esclera de uma LIO devido à afacia, luxação ou insuficiência da zônula.[23,24] Ao implantar as LIO em olhos com insuficiência zonular, a estabilização com um anel de tensão capsular deve ser considerada para evitar complicações pós-operatórias adicionais.[25]

Exames pós-operatórios devem incluir a medida da PIO e a contagem de células endoteliais.

Sulco ciliar

Se a fenda exceder 4 a 5 mm de comprimento ou a perda zonular extensa ocorrer, o saco capsular provavelmente não é adequado para suporte da LIO. Em tais casos, o sulco ciliar é aberto com um OVD, e a íris é retraída em todos os quadrantes para avaliar a condição da cápsula periférica e das zônulas. A LIO é inserida com seus hápticos orientados para longe da área da fenda e posicionada em áreas da cápsula e zônulas intactas.

Uma alternativa, se a capsulorrexe anterior for intacta, é a colocação da LIO no sulco, com captura da parte óptica pela capsulorrexe. Finalmente, alguns cirurgiões defendem a fixação da sutura à íris de um ou ambos os hápticos para prevenir a descentralização da LIO. Após a captura da parte óptica da LIO através da pupila, as suturas de McCannel são utilizadas para prender o(s) háptico(s) à íris e, em seguida, a óptica é reposicionada pela pupila.

Câmara posterior suturada

Se houver uma perda maior da cápsula ou das zônulas na posição de 4 a 5 horas, o sulco ciliar pode ser inadequado para a estabilidade da lente. A fixação da lente pode ser realizada na esclera ou na íris utilizando suturas simples ou duplas de polipropileno 10 a 0 ou mais recentemente Gore-Tex®. Caso exista uma região de zônulas e de cápsula periférica sólida, um háptico pode ser inserido dentro do sulco nessa área e o háptico oposto pode ser suturado junto à esclera ou à íris.

Câmara anterior

Um modelo de LIO de câmara anterior multiplex do tipo Kelman é uma boa opção para pacientes que não têm glaucoma, sinéquias anteriores periféricas ou uveíte crônica. Uma iridectomia periférica deve ser realizada nesses pacientes para prevenir o bloqueio pupilar. As LIO de câmara anterior do tipo Artisan® fixadas à íris apresentam ainda menos complicações.

Núcleo reduzido

A perda de material nuclear na cavidade vítrea (Figura 5.16.3) é uma das complicações da cirurgia de catarata de maior potencial de risco à visão.[26] Estudos clínicos e em olhos de cadáveres implicam a extensão posterior das rupturas na capsulorrexe como causa comum dessa complicação.[7,27] Portanto, o cirurgião seria sensato em utilizar maior precaução quando a faco é realizada com as lacerações na capsulorrexe.[28] A catarata polar posterior, que predispõe à deiscência capsular posterior, é outro fator de risco para núcleo reduzido.[29]

A perda do núcleo na cavidade vítrea pode ser evitada pelo reconhecimento de sinais precoces de ruptura capsular posterior, que incluem aprofundamento incomum da câmara anterior, descentralização do núcleo ou perda de eficiência da aspiração, que sugere oclusão da ponteira com o humor vítreo. Se for observada a ruptura capsular, as etapas anteriormente descritas devem ser adotadas para prevenir a perda nuclear.

Existe alguma controvérsia em relação ao tratamento apropriado da perda do núcleo dentro do humor vítreo. A maioria dos cirurgiões recomenda concluir o procedimento com vitrectomia anterior cuidadosa e remoção de material da lente acessível remanescente. De modo geral, o implante de LIO é permissível; uma exceção poderia ser a perda de um núcleo denso, extremamente rígido que necessitaria de remoção por uma incisão límbica. Se uma quantidade significativa de material nuclear foi retida, a cirurgia vitreorretinal precisa ser realizada 1 a 2 dias no pós-operatório. Pacientes cujos olhos tiveram fragmentos nucleares residuais podem ser observados e encaminhados, se houver o desenvolvimento da PIO aumentada ou a uveíte refratária ao tratamento médico. Alguns cirurgiões defendem a irrigação do humor vítreo com o fluido, na tentativa de flutuar o núcleo de volta para a posição.

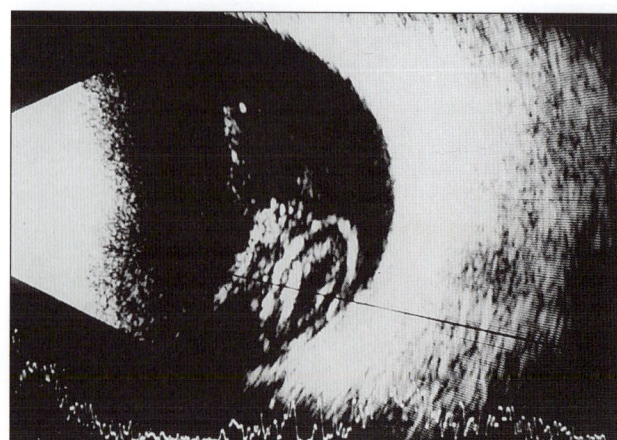

Figura 5.16.3 Núcleo reduzido. Ultrassonografia no modo *scan*-B 1 dia após o deslocamento de um núcleo do cristalino na cavidade vítrea em um paciente com miopia elevada.

Uma questão evidente é que essa turbulência adicional poderia aumentar a tração vítrea na retina resultando em lacerações e descolamento de retina.

Hemorragia do segmento anterior

A presença de sangue intraocular previne a visualização do cirurgião durante o procedimento, estimula a inflamação pós-operatória e a formação de sinéquias, além de acelerar a opacificação capsular. Para minimizar o risco de hemorragia, a interrupção de terapia anticoagulante antes da cirurgia pode ser considerada, se não representar um risco médico significativo ao paciente.[30] Os locais de hemorragia do segmento anterior são a ferida e a íris. As seguintes etapas para reduzir ou eliminar a hemorragia da ferida incluem:

- Cauterização cuidadosa dos vasos sanguíneos na proximidade da incisão
- Criação de uma válvula corneana interna adequada para minimizar a probabilidade de sangue escleral entrando na câmara anterior
- Realizar uma incisão em córnea clara
- Evitar o trauma na íris, que pode levar ao seu sangramento

A hemorragia intraocular pode ser interrompida, tomando-se as seguintes medidas:

- Elevar temporariamente a PIO com uma SSB ou um OVD
- Injetar uma solução de epinefrina sem conservantes diluída a 1:5.000 (ou uma solução menos concentrada)
- Cauterização direta (se for possível identificar o vaso com hemorragia) com uma sonda de cauterização com ponta em agulha.

A maior complicação da cirurgia de catarata é a hemorragia expulsiva, que geralmente é um espectro de condições variando de efusão supracoroidal à hemorragia branda à grave com expulsão. Um sinal de qualquer dessas condições é a câmara anterior rasa com pressão posterior resistente a um maior aprofundamento da câmara, às vezes acompanhada por uma mudança no reflexo vermelho. Essas condições normalmente ocorrem no intraoperatório, bem como no pós-operatório, geralmente quando a PIO está abaixo do normal (Figura 5.16.4). A efusão coroidal também pode ser um precursor para a hemorragia supracoroidal, que provavelmente ocorre pela ruptura de um vaso sanguíneo que é colocado sob tensão. Os fatores de risco para hemorragia supracoroidal incluem hipertensão, glaucoma, nanoftalmo, miopia elevada e inflamação intraocular crônica.[31]

Se a câmara anterior se tornar subitamente rasa e o olho firme, a retina deve ser examinada, se possível, para determinar a causa. Se for observada uma elevação coroidal escura, uma hemorragia coroidal é provável e a incisão deve ser fechada o mais rápido possível. O pior cenário é a expulsão de conteúdos intraoculares pela ferida. Com as incisões em túnel, a ferida geralmente é autosselante e resiste à expulsão de uma quantidade significativa de tecido. Essa construção autosselante pode salvar um olho da perda completa de conteúdos intraoculares. No entanto, o cirurgião pode auxiliar colocando um dedo tamponando a ferida, enquanto a solução hiperosmótica é administrada por via intravenosa. A ferida deve ser fechada e a câmara anterior submetida a um maior aprofundamento, se possível, utilizando uma SSB ou um OVD.

No evento de prolapso grave contínuo de tecido pela incisão, uma esclerostomia posterior deve ser realizada; isso deve ser feito rapidamente. Se houver tempo, uma peritomia conjuntival é realizada a 3 a 4 mm posteriormente ao limbo. Utilizando-se um bisturi de aço microcirúrgico, realiza-se uma incisão radial de aproximadamente 2 mm de comprimento, com a raspagem através da esclera em nível do espaço supracoroidal. Geralmente, o sangue começa a exsudar desse local. Quando isso ocorre, a infusão do fluido e de OVD na câmara anterior é iniciado na tentativa de restaurar a anatomia normal do segmento anterior. Esse local de sangramento pode ser deixado aberto ou ser suturado, com a diminuição da taxa de hemorragia, o fechamento da incisão e a restauração da profundidade na câmara anterior à normalidade. O objetivo nesses casos é preservar o olho; a cirurgia de catarata pode ser sempre completada em uma data posterior, geralmente depois de 2 semanas ou mais.

Recomenda-se que os exames pós-operatórios devam ser realizados 1 dia, 7 a 10 dias e 4 a 6 semanas depois da cirurgia de catarata.

COMPLICAÇÕES PÓS-OPERATÓRIAS

Deiscência da ferida

Com incisões em túnel de pequeno diâmetro, a deiscência de feridas é relativamente incomum. A criação de uma válvula interna da córnea geralmente previne as principais complicações de extravasamento da ferida, bolha filtrante inadvertida e crescimento epitelial para baixo. O processo de cicatrização de feridas varia de acordo com o local da entrada posterior. As incisões límbicas esclerais cicatrizam pelo crescimento interno de tecido vascular episcleral. O novo tecido fibrovascular é depositado com uma orientação paralela às bordas da incisão e perpendicular aos feixes de colágeno existentes. Ao longo dos anos, o remodelamento de colágeno ocorre, de modo que o novo colágeno tenha orientação paralela aos feixes de colágeno existentes, que aumenta a resistência da área cicatrizada.[32] Por fim, a resistência da área cicatrizada é aproximadamente 70 a 80% do tecido nativo. Para incisões da córnea, o fechamento da ferida externa ocorre pela aposição ou, em áreas de abertura da ferida, por crescimento interno epitelial. Um processo gradual de remodelamento então ocorre; isso consiste em metaplasia fibrocítica de queratinócitos com deposição de novo colágeno, novamente paralelo à incisão, seguida, ao longo de vários anos, pelo remodelamento semelhante ao observado com incisões esclerais. Na ausência de tecido vascular, esse processo ocorre muito mais lentamente do que no tecido escleral ou límbico. Anormalidades pós-operatórias na estrutura da ferida são produzidas por defeitos na arquitetura em túnel ou por cicatrização deficiente da ferida resultante de distúrbios sistêmicos, anormalidades teciduais preexistentes (p. ex., tecido excessivamente delgado ou fraco) ou encarceramento de material, tais como o cristalino, humor vítreo ou íris, na ferida, que inibe o processo de cicatrização normal.

Extravasamento da ferida

Um extravasamento da ferida que ocorre no período pós-operatório imediato geralmente é o resultado de fechamento inadequado da sutura por uma configuração de ferida específica. Essa entidade é rara com as construções em túnel. Incisões esclerais em bolsa apresentam um túnel mais longo e podem ser demonstradas imediatamente por serem impermeáveis na conclusão da cirurgia. As incisões da córnea tão pequenas quanto 3,5 mm de

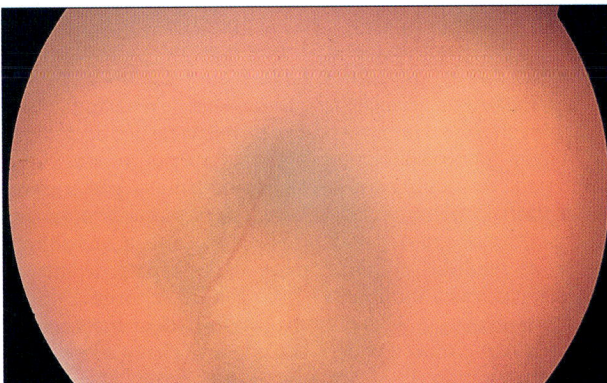

Figura 5.16.4 Efusão coroidal. Este paciente apresentou dor ocular profunda após 1 dia de pós-operatório. Uma hemorragia coroidal foi observada no exame minucioso, que se resolveu ao longo de vários meses, sem deixar sequelas permanentes.

largura selam consideravelmente bem, mesmo que a pressão intraoperatória aguda da borda posterior nesses olhos possa induzir frequentemente um extravasamento de ferida. Alguns cirurgiões realizam a hidratação do estroma corneano para prevenir um extravasamento da ferida que pode ser induzido com pressão da borda posterior; contudo, essa hidratação se esvai em poucos minutos a horas e é incerto se tem qualquer valor clínico real.

Os extravasamentos da ferida em incisões esclerais geralmente são revestidos pela conjuntiva e normalmente se resolvem em poucos dias; ocasionalmente, levam à formação de uma bolha filtrante. O tratamento médico de extravasamentos da ferida escleral ou corneana pode incluir os fatores a seguir:

- Diminuição ou suspensão da terapia com corticosteroide
- Administração de antibióticos tópicos profiláticos
- Reparo da pressão
- Uso de um protetor de colágeno, lentes terapêuticas ou lentes de contato descartáveis
- Administração de inibidores aquosos.

Geralmente é necessário suturar uma ferida se o extravasamento persiste após 5 a 7 dias ou se há uma câmara anterior achatada, prolapso de íris, abertura extensa de tecido externo ou astigmatismo excessivo contra a ferida (Figura 5.16.5).

Bolha filtrante inadvertida

A formação de uma bolha filtrante após a cirurgia de catarata ocorre se a ferida extravasar sob um retalho conjuntival selado. Se for reconhecida a filtração precoce, a progressão pode ser impedida pela interrupção do tratamento com corticosteroides. Se o paciente for assintomático, o médico pode observar a bolha. A eliminação da bolha pode ser considerada se causar irritação, laceração ou infecção. As bolhas que tendem a ser mais sintomáticas são elevadas e císticas e invadem a superfície corneana. Opções para fechamento tardio incluem crioterapia, cauterização química, *laser* de neodímio:ítrio-alumínio-garnet (Nd:YAG),[33] ou fechamento cirúrgico. O último pode ser um procedimento complexo por causa da endotelização da fístula. A abordagem cirúrgica requer a excisão da bolha conjuntival, raspagem ou crioterapia das células que revestem a fístula e o fechamento da fístula, que, às vezes, necessita de um enxerto de esclera.

Crescimento epitelial interno

O crescimento epitelial interno ou para fora é uma complicação rara, porém grave, de cirurgia intraocular. Ocorre na maioria dos casos após extração intracapsular da catarata e com menos frequência depois da expressão nuclear; é extremamente raro após a faco. O epitélio de superfície que invade as estruturas intraoculares, tais como sobre a córnea, íris, corpo ciliar, cápsula do cristalino e membrana de Bruch,[34] pode causar descompensação da córnea, uveíte anterior crônica e glaucoma de fechamento angular secundário intratável. As condições para o início dessa entidade são altamente variáveis, mas parece ser mais comum em pacientes que realizaram múltiplos procedimentos intraoculares ou que apresentaram deiscência da ferida no pós-operatório.

A presença de crescimento epitelial para fora pode ser confirmada pela irradiação da íris afetada utilizando um *laser* de argônio (tecido epitelial torna-se esbranquiçado com ablação a *laser* de argônio, comparado ao aspecto enegrecido ou acastanhado da íris normal) ou diagnosticada com micrografia especular (observando uma camada de tecido anormal que elimina o mosaico endotelial normal); contudo, o diagnóstico definitivo é dependente da confirmação histopatológica de tecido epitelial no olho. O tratamento consiste em destruição completa de todo tecido epitelial intraocular com o uso de crioterapia, iridociclectomia ou vitrectomia via *pars plana*. Infelizmente, o prognóstico para essa complicação pós-operatória é baixo, exceto para um cisto bem definido que pode ser removido em bloco.[35]

Astigmatismo pós-operatório

As complicações relacionadas ao astigmatismo pós-operatório são abordadas nos Capítulos 5.4 e 5.18.

Edema da córnea e ceratopatia bolhosa

Fatores que predispõem ao edema da córnea após cirurgia de catarata são os seguintes:

- Doença endotelial ou perda celular prévia
- Trauma endotelial mecânico intraoperatório
- Inflamação pós-operatória excessiva
- Elevação pós-operatória prolongada da PIO.

No período pré-operatório, pacientes devem ser examinados cuidadosamente para evidenciar a distrofia de Fuchs ou outras condições que produzem baixa contagem de células endoteliais. Pacientes que apresentam função marginal do endotélio corneano podem se queixar de visão mais deficiente na manhã, por causa do edema da córnea produzido por hipoxia durante a noite. Embora a maioria dos pacientes com distrofia de Fuchs desenvolva "gotas" que são prontamente visíveis com o exame de lâmpada de fenda, em casos raros, os pacientes podem ter baixas contagens de células endoteliais na ausência de "gotas". Frequentemente é recomendado obter uma contagem de células endoteliais no olho contralateral. Finalmente, a paquimetria de córnea pode ser útil para avaliar esses pacientes, pois aqueles indivíduos com espessura da córnea em excesso de aproximadamente 0,63 mm, provavelmente apresentam córneas marginalmente compensadas e têm grande risco de desenvolverem edema corneano permanente no pós-operatório. Se a espessura da córnea for maior do que 0,63 mm, mas não há evidência de edema da córnea, os autores geralmente realizam a cirurgia de catarata sozinha e aconselham os pacientes do risco aumentado de desenvolverem descompensação corneana no pós-operatório. Se houver edema epitelial ou estromal aberto, uma extração combinada da catarata com ceratoplastia lamelar posterior ou ceratoplastia penetrante (PKP, do inglês *penetrating keratoplasty*) (apenas em casos raros nos dias de hoje) pode ser aconselhável.

Várias medidas podem ser tomadas no período intra e pós-operatório para minimizar o risco de lesão da córnea. Alguns cirurgiões podem considerar a expressão nuclear mais segura do que a faco e outros podem considerar a cirurgia com *laser* de femtossegundo (FLACS, do inglês *femtosecond laser-assisted surgery*) mais segura.[36] As técnicas para remover o núcleo na câmara posterior parecem minimizar a perda de células endoteliais.[37] Evidências sugerem que os OVD altamente retentivos são mais protetores quando a remoção cirúrgica do núcleo é

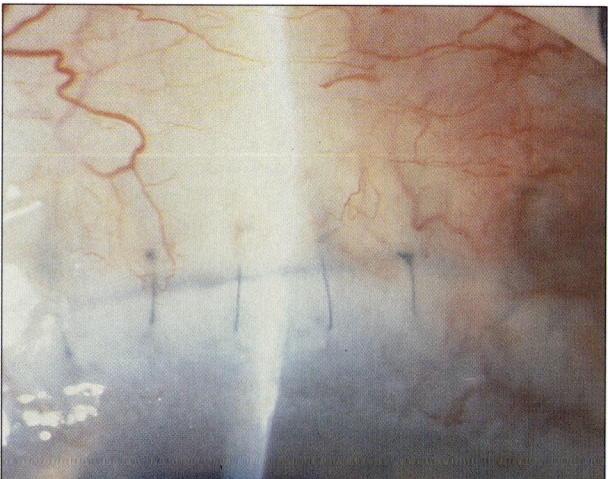

Figura 5.16.5 Deiscência da ferida. Este paciente teve 5 D de astigmatismo contra a ferida após expressão nuclear. O cirurgião realizou nova sutura da ferida em 4 semanas de pós-operatório, mas o astigmatismo imediatamente reincidiu. Notar a esclera fina, delgada, às vezes caracterizada como *melting* escleral.

realizada próxima ao endotélio. No pós-operatório, a inflamação deve ser tratada agressivamente com corticosteroides tópicos e a PIO deve ser mantida abaixo de 20 mmHg. Fatores mecânicos, como descolamento de Descemet ou fragmentos nucleares retidos no ângulo que toca o endotélio, devem ser abordados. Para alívio sintomático, a pomada de salina hipertônica é muitas vezes útil como medida temporária. A paquimetria sequencial da córnea é uma excelente maneira para documentar a resolução do edema corneano pós-operatório, que pode levar até 3 meses; geralmente é aconselhável aguardar pelo menos este período antes de recomendar a ceratoplastia penetrante.

Hifema

Um hifema pós-operatório é causado por sangramento da ferida ou íris (Figura 5.16.6). Com a resolução do hifema, a PIO deve ser controlada. A reintervenção cirúrgica para remover um coágulo sanguíneo é indicada, se ocorrer a elevação da pressão clinicamente resistente por vários dias. A duração da elevação da pressão tolerada depende da idade do paciente e a condição do nervo óptico. Realizar as incisões em córnea clara (CCI, do inglês *clear corneal incisions*) reduz a incidência de hifema pós-operatório.

O hifema tardio ou micro-hifema é causado com mais frequência pela fricção da LIO contra a íris ou corpo ciliar (síndrome da uveíte-glaucoma-hifema [UGH]).[38] Na maioria das vezes, isso ocorre por causa da perda de fixação da LIO de câmara posterior com fixação no sulco; os micromovimentos da lente causam fricção contra um vaso, que produz o sangramento pós-operatório. O tratamento consiste em troca de LIO, assegurando que a nova lente seja bem fixada; isso pode necessitar de fixação da sutura na esclera ou implante de uma lente na câmara anterior. Uma causa rara de sangramento pós-operatório é a hemorragia por vascularização da margem interna da incisão (síndrome de Swans);[39] isso pode ser diagnosticado ao observar a neovascularização da ferida utilizando a gonioscopia; é tratado pela fotocoagulação com *laser* de argônio.

Hematoma endocapsular

O hematoma endocapsular é o aprisionamento pós-operatório de sangue entre a superfície posterior da LIO e a cápsula posterior.[40] É uma variante do hifema, com a exceção de que o sangue pode se tornar aprisionado dentro do saco capsular por meses ou mesmo permanentemente. Felizmente, na maioria dos casos, a quantidade de sangue é mínima e não prejudica significativamente a visão ou é absorvida em poucas semanas

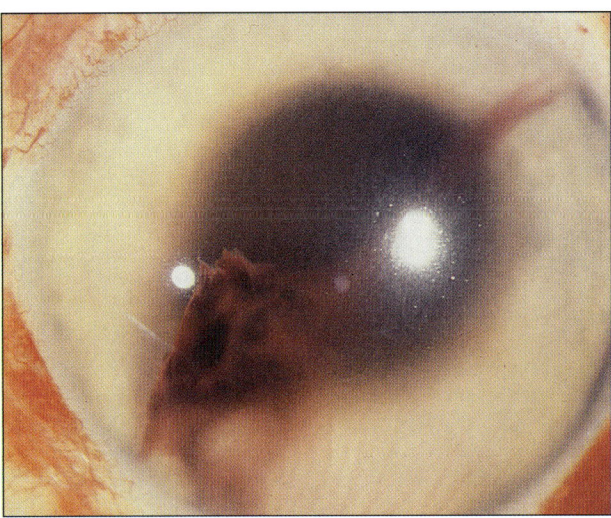

Figura 5.16.6 Hifema pós-operatório. Este hifema foi produzido pela hemorragia como resultado da incisão escleral em um paciente que apresentou pequeno extravasamento da ferida no pós-operatório. Houve resolução do hifema, uma vez que a incisão foi fechada, levando à interrupção do sangramento contínuo e restauração da pressão intraocular normal.

ou meses.[41] Quando o acúmulo é extenso e persistente, a capsulectomia posterior com *laser* de Nd:YAG é curativa quando utilizada para possibilitar o fluxo sanguíneo imediato no humor vítreo, onde o sangue pode ser reabsorvido.

Elevação da pressão intraocular

A elevação da PIO após a cirurgia de catarata é uma ocorrência comum. Felizmente, é geralmente branda e autolimitante e pode ou não necessitar de terapia antiglaucoma prolongada. Causas de elevação aguda da pressão são a retenção de substâncias viscoelásticas, obstrução da rede trabecular com debris inflamatórios e bloqueio pupilar ou ciliar. Pacientes que apresentam glaucoma preexistente estão em risco muito maior de desenvolverem elevação aguda e significativa da pressão. A prevenção desse problema inclui remoção cuidadosa do OVD durante a cirurgia, controle do sangramento intraocular e o uso de agentes antiglaucomatosos intra e pós-operatórios. A injeção intracameral de 0,01% de carbacol no final da cirurgia é eficaz, assim como a administração pós-operatória de pilocarpina em gel; betabloqueadores; apraclonidina; e inibidores da anidrase carbônica de uso tópico, intravenoso ou oral. Caso haja PIO elevada no primeiro dia de pós-operatório, isso pode ser imediatamente controlado pela "ventilação" da câmara anterior. Após administração de agentes anestésicos tópicos e antibióticos, uma pinça ou outro instrumento fino é utilizado para deprimir a aba posterior da incisão da paracentese, que permite a saída de uma pequena quantidade de OVD e humor aquoso.[42] Isso é repetido quando necessário até que a PIO seja trazida para a faixa que varia de baixa-normal. O paciente pode então ser tratado com a terapia antiglaucoma tópica e acompanhado cuidadosamente para assegurar que a pressão seja controlada.

A elevação crônica da PIO pode ser causada por uso de corticosteroide, material com lentes retidas (particularmente nuclear), inflamação crônica, formação de sinéquias anteriores periféricas, endoftalmite e bloqueio ciliar. O diagnóstico correto da causa subjacente é necessário para instituir a terapia apropriada.

Síndrome do bloqueio capsular

A síndrome do bloqueio capsular (CBS, do inglês *capsular block syndrome*) é inicialmente definida como o aprisionamento de um OVD no saco capsular, devido à aposição da borda anterior da capsulorrexe com a face anterior da LIO.[43,44] Isso pode ser mais comum com as LIO acrílicas por causa de sua superfície levemente "mais rígida". No pós-operatório, a bolsa torna-se mais distendida (talvez por inibição osmótica do humor aquoso) e a LIO é empurrada anteriormente para criar um desvio refrativo miópico. Isso pode ser prevenido por remoção meticulosa do OVD da bolsa durante a conclusão da cirurgia. Para realizá-la, é útil deprimir levemente a parte óptica da LIO, para deslocar o OVD aprisionado atrás da LIO.[45] O tratamento requer a punção a *laser* com Nd:YAG da cápsula anterior periférica à borda da capsulorrexe, que permite o escape do OVD na câmara anterior. De modo alternativo, se a pupila for relativamente pequena e a cápsula anterior não for acessível ao tratamento com *laser*, uma capsulectomia posterior pequena pode ser realizada, permitindo que o OVD realize a drenagem no humor vítreo. Entre as alternativas incluem aspiração-irrigação bimanual do material a partir do saco capsular após a LIO ser deslocada com os instrumentos de irrigação.

Uma nova classificação da CBS inclui a CBS intraoperatória, CBS pós-operatória precoce e CBS pós-operatória tardia.[46] A CBS intraoperatória ocorre durante a hidrodissecção rápida utilizando uma grande quantidade de CBS e discutida na seção de hidrodissecção. A CBS pós-operatória precoce representa o tipo inicial de CBS, com acúmulo do OVD no saco capsular, como discutido anteriormente. A CBS pós-operatória tardia refere-se aos olhos com acúmulo de uma substância branca-leitosa no saco capsular fechada.[47-49] A redução da visão com esse tipo de CBS é rara e a capsulectomia com *laser* de Nd:YAG pode ser realizada, se necessário.

Erro de cálculo da lente intraocular

Complicações relacionadas ao erro de cálculo da LIO são tratadas no Capítulo 5.4.

Descentralização e deslocamento da lente intraocular

Causas comuns de descentralização e deslocamento de LIO incluem a colocação da alça assimétrica, síndrome do pôr do sol, perda de suporte zonular para uma lente fixada no saco capsular e captura pupilar da parte óptica da LIO.[50]

Colocação háptica assimétrica

Estudos patológicos indicam que a colocação de alça assimétrica é uma ocorrência extremamente comum, particularmente quando as capsulectomias em "abridor de latas" são realizadas. A incidência dessa complicação foi significativamente reduzida com o advento da capsulorrexe, que permite a visualização excelente da borda capsular e assegura que uma lente colocada no saco capsular é retida lá. Uma LIO com colocação da alça assimétrica torna-se sintomática, se a lente é descentralizada suficientemente em relação à pupila; sintomas incluem poliopia, ofuscamento, miopia induzida (examinando-se a porção periférica da LIO) e a perda de acuidade visual mais bem corrigida com óculos (BSCVA, do inglês *best spectacle-corrected visual acuity*). Dependendo da gravidade dos sintomas, o tratamento inclui o reposicionamento da LIO ou troca de LIO. Em algumas circunstâncias, os agentes mióticos tópicos podem ser prescritos, contudo, poucos pacientes preferem esse modo de tratamento.

Síndrome do pôr do sol

A síndrome do pôr do sol ocorre quando uma LIO de câmara posterior fixada no sulco desloca-se por uma ruptura periférica nas zônulas, geralmente em posição inferior. A síndrome do pôr do sol é geralmente um evento agudo, não progressivo. As opções de tratamento novamente dependem da gravidade dos sintomas do paciente. Os autores encontraram que o reposicionamento simples da LIO é muitas vezes malsucedido e predispõe à recorrência. Portanto, várias outras opções são recomendadas:

- Reposicionamento da lente, combinado com as suturas de fixação na íris
- Troca da LIO com uma lente maior, mais rígida
- Fixação escleral de uma lente de câmara posterior
- Substituição com uma lente de câmara anterior.

Descentralização da lente na bolsa

Em circunstâncias raras, uma lente que é colocada no saco capsular pode se deslocar como resultado de descentralização da bolsa causada por ruptura ou deiscência zonular. O tratamento dessa condição, se suficientemente grave, requer a troca de LIO com alguma forma da fixação escleral ou implante de uma lente de câmara anterior.

Captura pupilar

A captura pupilar da parte óptica da LIO consiste em migração posterior de alguma porção da íris abaixo da óptica da LIO (Figura 5.16.7). Fatores predisponentes são a capsulectomia em "abridor de latas" e o implante da LIO de câmara posterior no sulco, particularmente na ausência de hápticos angulados. Em casos raros, porém, a captura pupilar pode ocorrer com a fixação capsular da lente após a capsulorrexe, principalmente quando a capsulorrexe é grande.[51,52] A captura pupilar pode produzir irite aguda e crônica, formação de sinéquias posteriores, perda visual por deposição de células inflamatórias na superfície da LIO, e, se a lente for deslocada excentricamente e anteriormente de forma suficiente, trauma endotelial crônico com descompensação corneana. A captura pupilar diagnosticada em poucos dias de sua ocorrência pode ser tratada farmacologicamente

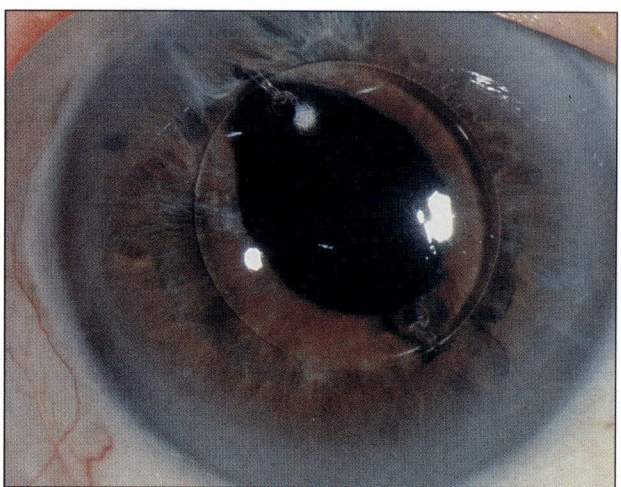

Figura 5.16.7 Captura pupilar da lente intraocular. Fatores predisponentes neste paciente incluíram uma capsulectomia em "abridor de latas", trauma intraoperatório da íris e hápticos não angulados.

ou reposicionando manualmente a parte óptica na câmara posterior. A captura pupilar crônica pode ser mais difícil de tratar, em consequência da formação de sinéquias rígidas entre a íris e a cápsula posterior. Em tais situações, a LIO deve ser reposicionada, se houver sintomas visuais, uveíte crônica ou trauma endotelial da córnea. Os precipitados celulares crônicos na superfície da LIO podem ser tratados frequentemente pela administração de corticosteroides tópicos e "limpeza" ocasional com *laser* de Nd:YAG da superfície anterior da LIO.[53]

Deslocamento da lente intraocular fixada no sulco

Outro tipo de deslocamento da LIO sutil, mas importante, é a perda de fixação da LIO presa no sulco. Isso pode produzir hifema ou micro-hifema recorrente, assim como irite crônica e até mesmo glaucoma pigmentar. A perda de fixação da lente é geralmente sutil, mas pode ser diagnosticada na lâmpada de fenda, observando-se a terceira ou quarta imagens de Purkinje. Se for solicitado ao paciente que olhe em direção excêntrica e fixando novamente para o centro em seguida, essas imagens podem ser observadas vibrando ou oscilando excessivamente (pseudofacodonese), que indica a falta de fixação adequada de LIO. No intraoperatório, isso pode ser verificado tocando-se a LIO com um instrumento; a instabilidade da LIO é evidente.

A síndrome de dispersão pigmentar (PDS, do inglês *pigment dispersion syndrome*) pode ocorrer após a cirurgia de catarata sem intercorrências e o implante de uma LIO de câmara anterior em peça única, com um modelo de borda aguda após a posição dessas LIO no sulco. Vários dias após o implante da LIO, a dispersão pigmentar evidente pode ser observada na íris e na rede trabecular, associada a uma elevação na PIO. O exame completo demonstrou que a LIO implantada está no sulco ciliar. Após reposicionamento cirúrgico das LIOs no saco capsular, a dispersão pigmentar regrediu e a PIO retornou aos limites normais.[54]

Deslocamento posterior e anterior

Em circunstâncias raras, uma lente de câmara posterior pode cair posteriormente e tornar-se suspensa no humor vítreo anterior (Figura 5.16.8) ou deslocar-se completamente na cavidade vítrea. Na primeira condição, a troca de LIO é recomendada, pois a lente está ao alcance e pode produzir sintomas visuais ou fricção no tecido uveal. O tratamento de um deslocamento posterior completo da LIO é mais controverso. Embora essa condição seja bem tolerada em alguns olhos, em outros, as lentes podem tornar-se retidas na base vítrea e causar tração vítrea e lacerações na retina ou podem produzir sintomas visuais por movimento intermitente no eixo visual.

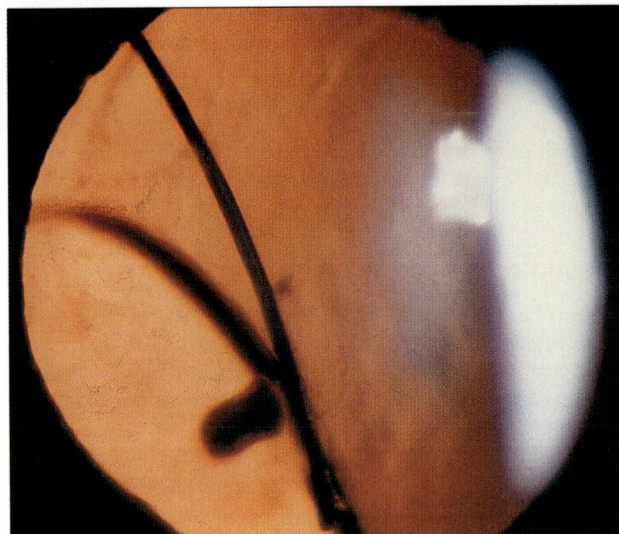

Figura 5.16.8 Deslocamento da lente intraocular. Durante a cirurgia, uma ruptura capsular foi observada. Uma lente foi, porém, implantada na câmara posterior. Na manhã após a cirurgia, a lente foi encontrada em posição deslocada posteriormente e inferiormente, e o paciente foi encaminhado para o tratamento. Durante a troca da lente, verificou-se que o suporte capsular insuficiente estava presente e uma nova lente foi suturada no sulco ciliar.

Ainda mais incomum, o deslocamento anterior de uma lente de câmara posterior na câmara anterior pode ocorrer.[55] Isso pode ser prevenido com uma capsulorrexe pequena e contínua e o implante da lente na bolsa.

Troca de lente intraocular

Vários princípios de troca de LIO necessitam ser enfatizados. Geralmente é preferível trocar as lentes com hápticos mal elaborados, muito curtos ou deformados pelo mau posicionamento da lente no olho. Pacientes que apresentam condição do endotélio corneano marginal, geralmente devem ser submetidos a uma cirurgia menos traumática possível, tais como reposicionamento da íris com suturas de fixação da íris em vez da troca de LIO, particularmente se a última opção requer vitrectomia anterior. É importante distinguir entre descentralização da LIO e deslocamento da pupila. Em alguns casos, os sintomas do paciente resultam de uma pupila deslocada excentricamente na face de uma LIO relativamente bem posicionada. Claramente, a cirurgia, se indicada, deve abordar o problema subjacente pela reconstrução da pupila. Isso pode ser feito pela sutura da pupila na região periférica e abertura da pupila em direção central com várias esfincterotomias pequenas. Se algumas complicações estão associadas ao local da LIO deslocada (p. ex., micro-hifema recorrente com LIO de câmara posterior ou sinéquias periféricas anteriores com uma LIO de câmara anterior), pode ser recomendado colocar as novas lentes em um novo local. Finalmente, caso exista uma cápsula posterior suficientemente intacta, uma tentativa pode ser feita para reabrir os retalhos capsulares, permitindo-se a fixação de novas lentes dentro do saco capsular; isso, claramente, é a localização mais desejável.

Edema macular cistoide

O edema macular cistoide (EMC) é a causa mais comum de perda visual inesperada após cirurgia de catarata.[56,57] O EMC, na angiografia com fluoresceína, pode ocorrer em até 50% dos pacientes em 4 a 8 semanas de pós-operatório, mas o EMC clínico ocorre em menos de 3% dos pacientes. Estudos recentes demonstraram que o edema macular pode ser clinicamente insignificante, mas pode ser detectado, por exemplo, com a tomografia de coerência óptica (OCT, do inglês *optical coherence tomography*).[58] O tempo normal de início do EMC clínico é de 3 a 4 semanas de pós-operatório. Fatores predisponentes são complicações intraoperatórias (p. ex., perda vítrea ou trauma grave da íris), tração vítrea na ferida, retinopatia diabética[59] e membrana epirretinal preexistente. Em casos sem fatores predisponentes, a resolução do EMC normalmente ocorre ao longo de várias semanas, embora a maioria dos cirurgiões prefira realizar o tratamento tópico com gotas de fármacos corticosteroides e não esteroidais.[60] Outros modos de tratamento que foram empregados incluem injeção subtenoniana de corticosteroides e administração de fármacos anti-inflamatórios não esteroidais sistêmicos com corticosteroides. Em pacientes que apresentam membranas epirretinais, o EMC pode levar meses para a resolução. Quando associado à retinopatia diabética, o EMC frequentemente é resistente à terapia médica e pode persistir indefinidamente; a fotocoagulação a *laser* da mácula é, por vezes, útil para documentar angiograficamente os vasos em extravasamento e os microaneurismas. Pacientes que apresentam anormalidades estruturais permanentes, tais como tração vítrea ou extensa irritação da íris, têm menores chances de resolução espontânea do EMC e podem se beneficiar da correção cirúrgica do fator desencadeador.

Endoftalmite

A endoftalmite pode ocorrer na forma aguda ou crônica. É caracterizada por injeção ciliar, quemose conjuntival, hipópio, acuidade visual reduzida e dor ocular. A forma aguda geralmente se desenvolve em 2 a 5 dias de cirurgia e tem um curso fulminante (Figura 5.16.9). Organismos causadores comuns são bactérias gram-positivas, micrococos coagulase-negativos, *Staphylococcus aureus*, espécies de *Streptococcus* e espécies de *Enterococcus*.[61,62]

A endoftalmite crônica é causada por organismos de baixa patogenicidade, como *Propionibacterium acnes* ou *Staphylococcus epidermidis*. De modo geral, é diagnosticada várias semanas ou tempos depois da cirurgia. Sinais incluem acuidade visual reduzida, uveíte crônica com ou sem formação de hipópio e, em alguns casos, material tipo placa na cápsula posterior. Na análise histopatológica, esse material consiste em microrganismos agressores embebidos em tecido lenticular residual.

O tratamento de endoftalmite consiste na cultura de aspirados de humor aquoso e vítreo, seguido por administração de antibióticos intravítreos,[63] tópicos e subconjuntivais, como discutido anteriormente. No *Endophthalmitis Vitrectomy Study*, nenhuma evidência foi encontrada em relação a qualquer benefício do uso de antibióticos sistêmicos.[64] A vitrectomia via *pars*

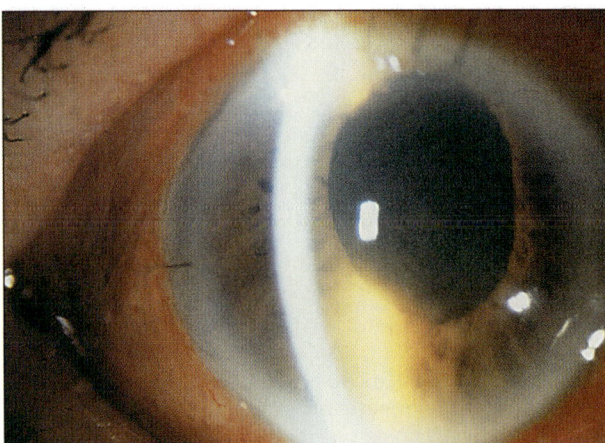

Figura 5.16.9 Endoftalmite pós-operatória. Este paciente desenvolveu endoftalmite pós-operatória aguda após cirurgia de catarata em córnea clara e implante de lente intraocular de câmara posterior feito de polimetilmetacrilato (PMMA). Durante a cirurgia de catarata, ocorreu uma ruptura capsular e uma vitrectomia anterior foi realizada. O paciente foi tratado de forma bem-sucedida com a vitrectomia e injeção de antibióticos intravítreos combinados com terapia empregando antibióticos tópicos no pós-operatório. A acuidade visual final foi 20/50 (6/15).

plana auxiliou no aumento do resultado visual final apenas naqueles pacientes que tiveram uma acuidade visual inicial de percepção de luz ou pior.[64] (Para discussão aprofundada sobre endoftalmite, ver Capítulo 7.9.)

Opacidade capsular posterior

A formação de catarata secundária é a complicação principal do implante de LIO após extração extracapsular da catarata (ECCE, do inglês *extracapsular cataract extraction*; ou faco). A incidência varia de 18 a 50% em adultos acompanhados por mais de 5 anos; em crianças pequenas e adolescentes, uma taxa de opacificação de 44% foi observada em 3 meses de cirurgia após o implante de LIO na bolsa com uma cápsula posterior intacta.[65] A opacidade capsular posterior (OCP) é causada por proliferação e migração de células epiteliais residuais do cristalino, que podem produzir perda visual por dois mecanismos:

- Formação de células edematosas na lente, de formato anormal denominadas "pérolas de Elschnig", que migram sobre a cápsula posterior para o eixo visual (Figura 5.16.10)
- Transformação em fibroblastos, que podem conter elementos contráteis (miofibroblastos) e causar o pregueamento da cápsula posterior (ver Figura 5.16.8).

O tratamento padrão de OCP consiste em abertura da cápsula com *laser* de Nd:YAG. Complicações desse tratamento incluem a elevação aguda e, em casos incomuns, crônica da PIO, depressão da LIO e descolamento da retina. Fatores que predispõem ao descolamento da retina incluem um comprimento axial maior do que 24,5 mm, gênero masculino e patologia preexistente na retina.[66-68]

Uma anormalidade relacionada e incomum é a formação de estrias na cápsula posterior na ausência de proliferação anormal das células epiteliais da lente. Em alguns pacientes, isso produz um efeito em varetas de Maddox; os sintomas característicos são faixas lineares que irradiam das luzes, e sua orientação é de 90° a partir do meridiano das estrias. A causa é o estiramento do saco capsular pela LIO, que produz as estrias alinhadas com o eixo dos hápticos da lente. Geralmente, está presente no primeiro dia de pós-operatório, mas pode não ser mencionado pelo paciente em período posterior. Em muitos olhos, as estrias se resolvem na primeira ou segunda semana após a cirurgia quando a contração capsular ocorre, que contrapõe às forças de estiramento dos hápticos da LIO. Se a condição persistir e for suficientemente sintomática, pode ser corrigida imediatamente com uma capsulectomia posterior a *laser*. Para discussão adicional sobre OCP, ver Capítulo 5.17.

Descolamento da retina

O descolamento de retina é uma complicação bem reconhecida de cirurgia de catarata, ocorrendo em 0,2 a 3,6% dos indivíduos após cirurgia de catarata extracapsular. A incidência de descolamento da retina aumenta em cinco vezes, se um procedimento intracapsular for realizado.[69] Fatores predisponentes incluem capsulectomia a *laser* com Nd:YAG, comprimento axial maior do que 24,5 mm, erro refrativo miópico, degeneração em treliça, gênero masculino, perda vítrea intraoperatória, trauma ocular pós-operatório, descolamento vítreo posterior e história de deslocamento da retina no olho contralateral.[67,70,71] A prevenção do descolamento da retina inclui as seguintes etapas:

- Um exame de fundo pré-operatório cuidadoso
- A preservação da integridade da cápsula posterior durante a cirurgia
- Orientação de pacientes em relação aos sintomas de lacerações e deslocamento da retina
- Exames regulares do fundo dilatado no pós-operatório.

BIBLIOGRAFIA

Chern S, Yung C-W. Posterior lens dislocation during attempted phacoemulsification. Ophthalmic Surg 1995;26:114–16.

Gimbel HV, Condon GP, Kohnen T, et al. Late in-the-bag intraocular lens dislocation: incidence, prevention, and management. J Cataract Refract Surg 2005;31:2193–204.

Gimbel HV, Sun R, Ferensowicz M, et al. Intra-operative management of posterior capsule tears in phacoemulsification and intraocular lens implantation. Ophthalmology 2001;108:2186–9.

Hakin KN, Jacobs M, Rosen P, et al. Management of the subluxated crystalline lens. Ophthalmology 1992;99:542–5.

Kohnen T. Kapsel- und zonularupturen als komplikation der kataraktchirurgie mit phacoemulsifikation. MD dissertation: University of Bonn; 1989.

Kohnen T, Dick B, Jacobi KW. Comparison of induced astigmatism after temporal clear corneal tunnel incisions of different sizes. J Cataract Refract Surg 1995;21:417–24.

Kohnen T, von Ehr M, Schütte E, et al. Evaluation of intraocular pressure with Healon and Healon GV in sutureless cataract surgery with foldable lens implantation. J Cataract Refract Surg 1996;22:227–37.

Koss MJ, Kohnen T. Intraocular architecture of secondary implanted anterior chamber iris-claw lenses in aphakic eyes evaluated with anterior segment optical coherence tomography. Br J Ophthalmol 2009;93:1301–6.

Masket S. Post-operative complications of capsulorrhexis. J Cataract Refract Surg 1993;19:721–4.

Mentes J, Erakgun T, Afrashi F, et al. Incidence of cystoid macular edema after uncomplicated phacoemulsification. Ophthalmologica 2003;217:408–12.

Powe NR, Schein OD, Gieser SC, et al. Synthesis of the literature on visual acuity and complications following cataract extraction with intraocular lens implantation. Arch Ophthalmol 1994;112:239–52.

Rho DS. Treatment of acute pseudophakic cystoid macular edema: diclofenac versus ketorolac. J Cataract Refract Surg 2003;29:2378–84.

Tappin MJ, Larkin DF. Factors leading to lens implant decentration and exchange. Eye 2000;14:773–6.

Werner L, Zaugg B, Neuhann T, et al. In-the-bag capsular tension ring and intraocular lens subluxation or dislocation: a series of 23 cases. Ophthalmology 2012;119:266–71.

Wolter-Roessler M, Küchle M. Ergebnisse der Aphakiekorrektur durch retroiridal fixierte Kunstlinse. Klin Monatsbl Augenheilkd 2008;225:1041–4.

As referências completas estão disponíveis no **GEN-io**.

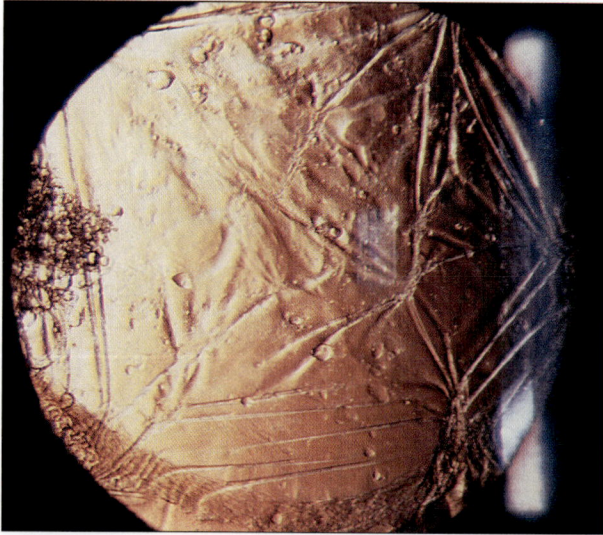

Figura 5.16.10 Opacidade capsular posterior. Formação de pérola de Elschnig e pregueamento capsular causando uma diminuição grave da acuidade visual.

Catarata Secundária

Liliana Werner

5.17

Definição: A catarata secundária, também conhecida como *opacificação da cápsula posterior* (OCP), é a complicação mais comum após a cirurgia de catarata, resultante da migração e proliferação de células epiteliais do cristalino (LEC, do inglês *lens epithelial cells*) residuais na cápsula posterior central, levando à redução da função visual e, por fim, da acuidade visual. A opacificação dentro do saco capsular também pode apresentar-se como opacificação da cápsula anterior (OCA) ou opacificação interlenticular (ILO, do inglês *interlenticular opacification*).

Características principais
- Causada por migração e proliferação de LECs residuais
- O tratamento mais comumente utilizado é o *laser* de neodímio:ítrio-alumínio-garnet (Nd:YAG)
- Pode ser exacerbada ou amenizada por técnicas cirúrgicas e modelo de lentes específicas.

INTRODUÇÃO

A catarata secundária ou OCP é a complicação pós-operatória mais comum da cirurgia de catarata. Sua incidência diminuiu ao longo das últimas décadas com a evolução na compreensão de sua patogênese. Avanços na técnica cirúrgica, assim como dos materiais e modelos de lente intraocular (LIO) contribuíram em conjunto para o declínio gradual na incidência de OCP. Entretanto, continua sendo a principal causa de diminuição da acuidade visual após a cirurgia de catarata, ocorrendo a uma taxa entre 3 e 50% nos primeiros 5 anos de pós-operatório.[1]

PATOGÊNESE

A OCP resulta da migração e proliferação de LECs residuais na cápsula posterior central. Quando as células invadem o eixo visual em formato de pérolas, placas fibróticas ou pregas, o paciente manifesta uma redução na função visual e, por fim, na acuidade visual.[2] O epitélio do cristalino consiste em uma camada de células epiteliais anteriores (células "A") que estão em continuidade com as células do arco equatorial do cristalino (células "E"). As últimas células compreendem as células germinativas que sofrem mitose quando se destacam do equador. Formam constantemente novas fibras do cristalino durante o seu crescimento normal. Embora ambas as LECs equatoriais e anteriores tenham origem de uma linhagem celular contínua e permaneçam em continuidade, é útil dividir essas células em dois grupos funcionais. Diferem em termos de função, padrões de crescimento e processos patológicos. As células anteriores ou "A", quando perturbadas, tendem a permanecer no local e não migram. São sujeitas à transformação em tecido do tipo fibroso (metaplasia pseudofibrosa).

Por outro lado, em condições patológicas, as células "E" do arco equatorial do cristalino tendem a migrar posteriormente ao longo da cápsula posterior (p. ex., em cataratas subcapsulares posteriores e em formato de pérola na OCP). De modo geral, em vez de sofrer transformação fibrótica, tendem a formar grandes células vesiculares com forma de balão (as células de Wedl). São as células clinicamente visíveis como "pérolas" (pérolas de Elschnig). Essas células equatoriais são a fonte primária de catarata secundária clássica, principalmente a OCP em formato de pérola. Em um estudo clínico desenvolvido por Neumayer *et al.*, alterações significativas na morfologia de pérolas de Elschnig foram observadas em um intervalo de apenas 24 horas. A aparência e o desaparecimento das pérolas, assim como a progressão e regressão das pérolas dentro desses intervalos curtos ilustram o comportamento dinâmico da OCP regenerativa.[3]

As células "E" também são responsáveis pela formação de um anel de Soemmerring, que é uma lesão em formato de rosca composta de células e córtex retidos/regenerados que podem se formar depois de qualquer tipo de ruptura da cápsula anterior do cristalino. Essa lesão foi inicialmente descrita em conexão com o trauma ocular. O fator patogênico básico do anel de Soemmerring é o rompimento capsular anterior, que pode em seguida permitir a saída de material cortical e nuclear central fora do cristalino, com subsequente formação de pérolas de Elschnig. Um anel de Soemmerring se forma quando é realizada qualquer tipo de extração de catarata extracapsular (ECCE, do inglês *extracapsular cataract extraction*), sejam procedimentos manuais, automatizados ou de facoemulsificação ("faco"). Para propósitos práticos, é útil considerar essa lesão como o precursor básico de OCP clássica, principalmente o formato de "pérola". As LECs apresentam maior capacidade proliferativa em indivíduos jovens do que em mais velhos; portanto, a incidência de formação de OCP é mais elevada em pacientes mais jovens.

Os mesmos tipos celulares mencionados anteriormente são envolvidos em outros processos de opacificação dentro do saco capsular (Figura 5.17.1), que incluem a OCA[4,5] e ILO.[6,7] A última é a opacificação do espaço entre duas ou mais LIO implantadas no saco (implante *piggyback*).

Tratamento e prevenção

O tratamento de OCP é geralmente a capsulectomia posterior com *laser* de neodímio:ítrio-alumínio-garnet (Nd:YAG). É um procedimento simples na maioria dos casos, mas não é isento de riscos. Complicações incluem dano à LIO, subluxação ou deslocamento da LIO, descolamento da retina e glaucoma secundário.[8] Portanto, a prevenção dessa complicação é importante, não somente por causa dos riscos associados ao seu tratamento, mas também em razão dos custos envolvidos no procedimento. Pesquisas extensas foram realizadas sobre a inibição da proliferação e migração de LEC por agentes farmacológicos utilizando vários sistemas de liberação ou de revestimento da LIO, estudos animais *in vivo* e *in vitro*.[9-11] O uso de agentes farmacológicos e não farmacológicos para esse propósito em um sistema não selado pode aumentar o risco de toxicidade para as estruturas intraoculares circundantes, principalmente as células endoteliais corneanas. Nesse contexto, a *Perfect Capsule*, um dispositivo de silicone que sela novamente o saco capsular permitindo a liberação segura e isolada das soluções de irrigação em seu compartimento interno,

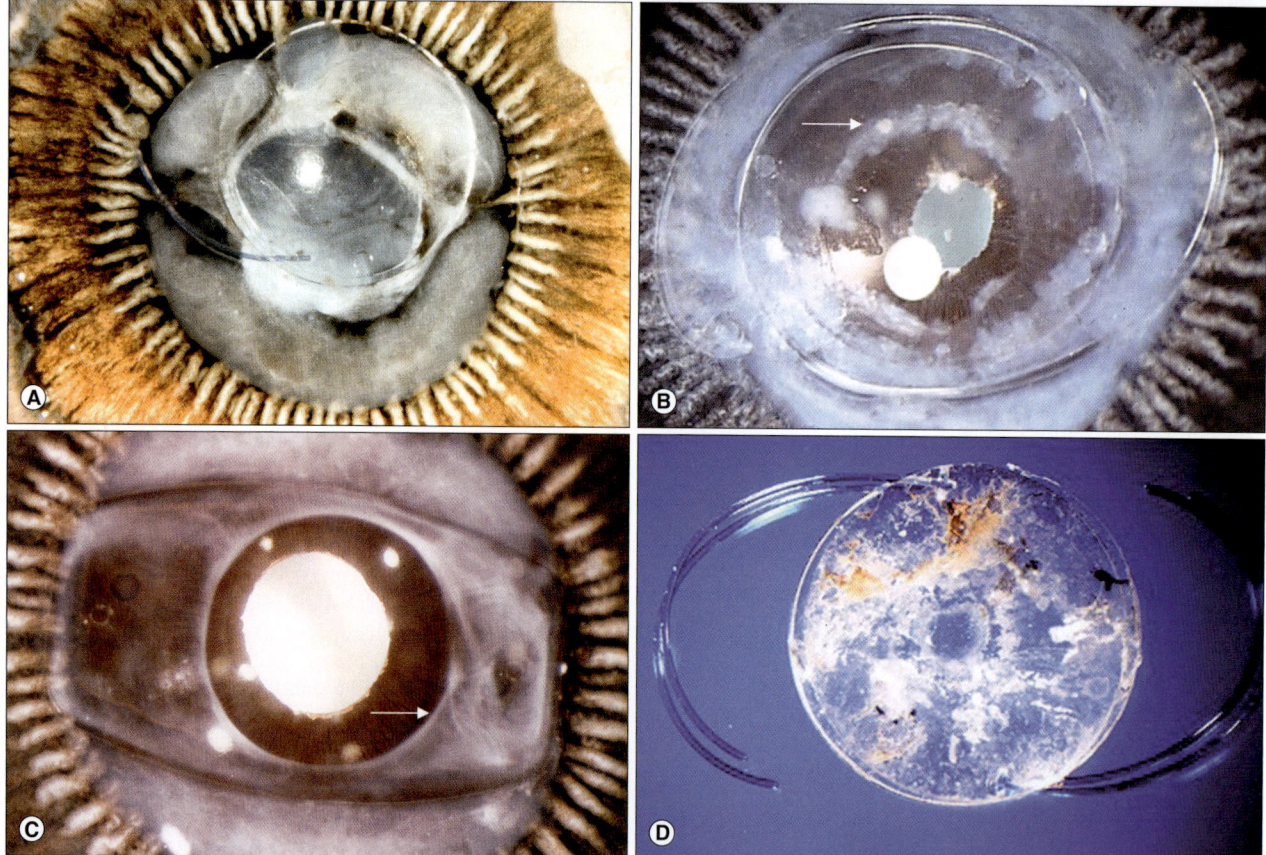

Figura 5.17.1 Diferentes formas de opacificação dentro do saco capsular. A. Olho humano de cadáver (vista posterior ou de Miyake-Apple) com implante de lente rígida, revelando fixação assimétrica e descentralização. Uma lesão esbranquiçada, em formato de rosca pode ser vista em 360° na região equatorial do saco capsular (anel de Soemmerring) e a cápsula posterior é fibrótica. **B.** Olho humano de cadáver (vista posterior) em implante com lente rígida. O anel de Soemmerring também está presente. Uma capsulotomia posterior foi realizada para a opacificação da cápsula posterior e a proliferação de pérolas de Elschnig pode ser observada nas bordas da capsulotomia (*seta*). **C.** Olho humano de cadáver (vista posterior) com implante de lente de silicone dobrável, do tipo *plate*. A cápsula anterior é fibrótica (*seta*). Embora a formação de anel de Soemmerring possa ser visualizada, a cápsula posterior não é opacificada. **D.** Par de lentes acrílicas hidrofóbicas, dobráveis explantadas, por causa de opacificação interlenticular. As lentes são unidas pelo material dentro do espaço interlenticular.

foi desenvolvido.[12] A imunoterapia e a terapia gênica, assim como as técnicas físicas para eliminar/remover as LEC, foram investigadas.[13,14] Avaliamos em nosso laboratório a eficácia de um sistema de fotólise com *laser* de Nd:Yag na remoção de LEC, utilizando olhos de cadáveres humanos. A microscopia de luz e a imuno-histoquímica revelaram que o sistema de fotólise a *laser* removeu as LECs da cápsula anterior do cristalino e do fórnice da cápsula. Juntamente com as células, a laminina, a fibronectina e os restos celulares permaneceram em áreas não tratadas, mas foram removidos pelo tratamento, podendo ser útil para a prevenção de OCP.[14]

Enquanto a pesquisa básica sobre um mecanismo eficaz de erradicação de OCP está em progresso, o cirurgião na prática pode aplicar alguns princípios para preveni-la.[15] Estudos realizados em nosso laboratório, assim como estudos clínicos feitos em outros centros, contribuíram para a definição de três fatores relacionados à cirurgia que auxiliam na prevenção de OCP:

- Limpeza cortical intensificada por hidrodissecção
- Fixação de LIO no saco
- Realização de uma capsulorrexe ligeiramente menor do que o diâmetro da óptica de LIO (Figura 5.17.2).

Os mesmos estudos auxiliaram na definição de três fatores relacionados à LIO para a prevenção de OCP:

- Uso de uma LIO biocompatível para reduzir a estimulação de proliferação celular
- Aumento do contato entre a óptica da LIO e a cápsula posterior
- Uma LIO com uma borda óptica quadrada e truncada.

Limpeza cortical intensificada pela hidrodissecção

Howard Fine introduziu essa técnica e criou o termo hidrodissecção com clivagem cortical. A borda da cápsula anterior é ligeiramente puxada para cima pela ponteira da cânula enquanto o fluido é injetado. A técnica é utilizada por muitos cirurgiões para facilitar a remoção do córtex e LEC equatorial (célula "E"), também aumentando a segurança da operação. Estudos experimentais utilizaram diferentes soluções durante a etapa de hidrodissecção do procedimento de faco (p. ex., lidocaína a 1% sem conservantes, antimitóticos etc.).[16] Outros estudos são necessários para estabelecer a segurança e a utilidade dessas soluções em termos de prevenção de OCP.

Embora a limpeza cortical cuidadosa e a eliminação de um grande número possível de células "E" sejam fundamentais para reduzir a incidência de OCP, o papel de polimento da cápsula anterior e a eliminação de células "A" ainda precisam ser demonstrados. Na verdade, Sacu *et al.* realizaram um estudo prospectivo, randomizado, para avaliar o efeito do polimento da cápsula anterior na OCP.[17] A cápsula anterior foi extensivamente polida em um olho e permaneceu não polida no outro olho. As fotografias digitais com lâmpada de fenda tiradas em 1 ano de pós-operatório, com o uso de uma técnica fotográfica padronizada, mostraram que o polimento da cápsula anterior não apresentou diferença significativa no resultado da OCP. Alguns autores acreditam, na verdade, que a metaplasia fibrosa pós-operatória de células "A" remanescentes empurraria a LIO contra a cápsula posterior e que explicaria as taxas relativamente baixas de OCP em olhos implantados com lentes de silicone apresentando bordas ópticas esféricas.[18]

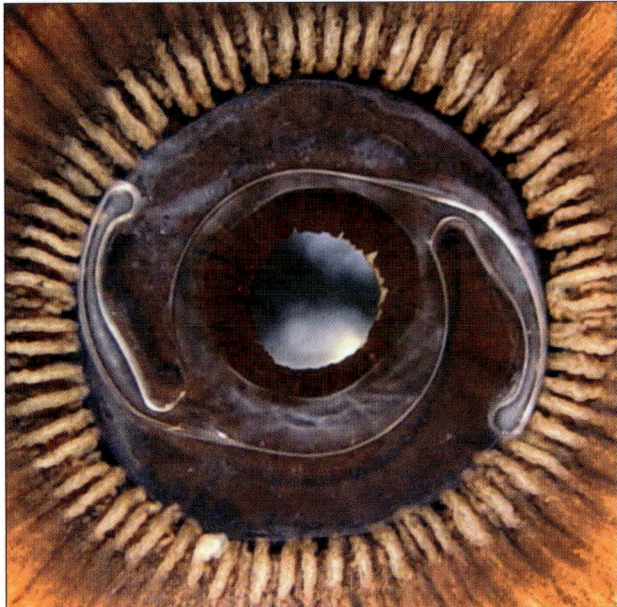

Figura 5.17.2 Olho humano obtido de cadáver (vista posterior) 19 meses após o implante de uma lente de acrílico hidrofóbica em peça única. Este é um exemplo de aplicação dos três fatores relacionados à cirurgia para prevenção de opacificação da cápsula posterior. A lente foi simetricamente implantada no saco, via capsulorrexe menor do que o diâmetro óptico das lentes (de preferência, a margem da capsulorrexe deve cobrir a borda da lente em 360°). Não há formação significativa de anel de Soemmerring.

Fixação de opacificação interlenticular no saco

O pilar da cirurgia moderna de catarata é a realização da fixação consistente e estável de LIO endocapsular ou no saco. A vantagem mais evidente da fixação no saco é a realização de boa centralização da lente. No entanto, as funções da fixação endocapsular melhoram principalmente o efeito de barreira óptica-LIO, como será discutido posteriormente. Em uma série que estudou olhos humanos de cadáveres implantados com LIO diferentes e analisados em nosso laboratório, a OCP central e as taxas de Nd:YAG foram influenciadas pela fixação de LIO, isto é, menos capsulectomias OCP e Nd:YAG em olhos nos quais as LIO estiveram no saco.[15]

Marie-José Tassignon propôs uma variação do conceito de fixação de LIO no saco para prevenção de OCP, denominada implante de "bolsa na lente".[16] Envolve o uso de um modelo de LIO de capsulorrexe-gêmea e desempenho de capsulorrexes anteriores e posteriores do mesmo tamanho. A lente biconvexa tem um sulco equatorial circular no háptico circundante, para colocação de ambas as cápsulas após capsulorrexe. Se as cápsulas são bem estiradas em torno da óptica dessa lente, as LECs serão capturadas dentro do espaço remanescente do saco capsular e sua proliferação será limitada a esse espaço, assim, o eixo visual permanecerá livre (Figura 5.17.3). Estudos experimentais e clínicos demonstraram que o implante de bolsa na lente foi altamente eficaz na prevenção de OCP, quando cápsulas anteriores e posteriores foram apropriadamente estabilizadas no sulco de LIO.

Tamanho da capsulorrexe

Há evidência de que a OCP é reduzida se o diâmetro da capsulorrexe for ligeiramente menor do que o observado na óptica da lente, de modo que a borda anterior se situe sobre a óptica. Isso ajuda a fornecer um encaixe perfeito da cápsula em torno da óptica análoga a um "filme plástico," que tem efeitos benéficos em maximizar o contato entre a óptica do cristalino e a cápsula posterior. Em um estudo clínico retrospectivo realizado pelo John A. *Moran Eye Center, University of Utah*, com pacientes que receberam implantes de diferentes LIO, incluindo lentes com bordas ópticas esféricas ou quadradas, o grau de OCP

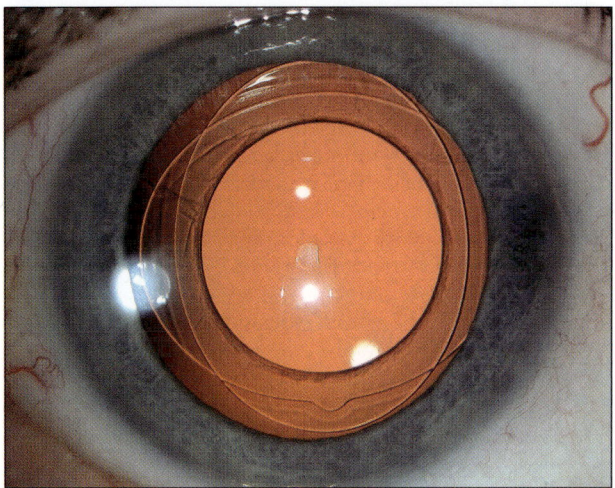

Figura 5.17.3 Fotografia clínica tirada 6 meses após a cirurgia de catarata com implante de "bolsa na lente" em um paciente de 64 anos. A área correspondente à óptica da lente está completamente livre de opacidades. (Cortesia de Dr. Marie-José Tassignon, Belgium.)

pós-operatória foi correlacionado ao grau de sobreposição da cápsula anterior.[19] Considerando todos os pacientes, incluindo os distribuídos em diferentes grupos de LIO, houve sempre uma correlação linear, negativa e significativa entre o grau de sobreposição e a OCP.

Lentes intraoculares biocompatíveis

Muitas definições para o termo "biocompatibilidade" existem. Em relação à OCP, materiais com a capacidade de inibir a estimulação da proliferação celular são mais "biocompatíveis". A teoria de "sanduíche" afirma que uma LIO de acrílico hidrofóbica com uma superfície bioadesiva permitiria que apenas uma monocamada de LEC aderisse à cápsula e à lente, prevenindo maior proliferação celular e opacificação do saco capsular. Realizamos dois estudos imuno-histoquímicos sobre a adesão de proteínas para diferentes LIO que foram implantadas em olhos humanos de cadáveres.[20,21] Análises de secções histológicas demonstraram que a fibronectina realiza a mediação da adesão dessa lente acrílica hidrofóbica às cápsulas anteriores e posteriores. Análises de lentes explantadas confirmaram quantidades maiores de fibronectina nas superfícies da mesma lente. No entanto, apesar da existência de diferenças entre os materiais, em termos de prevenção de OCP, parece que a geometria das lentes, com uma borda óptica quadrada posterior, é o fator mais importante (ver "Geometria óptica da LIO", a seguir).

A adesividade do material pode ter um impacto mais direto no desenvolvimento de OCA. Isso geralmente ocorre muito mais precocemente em comparação à OCP, às vezes, em 1 mês de pós-operatório. Quando a capsulorrexe curvilínea contínua (CCC) é menor do que a óptica da LIO, a superfície anterior do biomaterial da óptica mantém contato com o aspecto posterior adjacente da cápsula anterior. Quaisquer LEC remanescentes anteriores (células "A") em contato com a LIO têm o potencial de sofrer proliferação fibrótica; desse modo, a OCA é essencialmente uma entidade fibrótica. Estudos em nosso laboratório que utilizaram olhos pseudofácicos obtidos de cadáveres demonstraram que a OCA é mais comum com LIO de silicone, principalmente os modelos do tipo *plate*, por causa da área maior de contato entre essas lentes e a cápsula anterior (ver Figura 5.17.1C).[4] No entanto, os mesmos estudos demonstraram que o modelo do tipo *plate* resiste às forças de contração dentro do saco capsular melhor do que as lentes de silicone em três peças com hápticos flexíveis (polipropileno).[5] As últimas apresentaram maiores taxas de fimose na capsulorrexe e descentralização de LIO como resultado de fibrose excessiva do saco capsular. Portanto, existe a tendência de fabricação da LIO com materiais hápticos com rigidez mais elevada, tais como polimetilmetacrilato (PMMA), poli-imida (Elastimide®)

e fluoreto de poli(vinilideno) (PVDF). Nos mesmos estudos, a OCA foi menos significativa com lentes acrílicas hidrofóbicas contendo uma superfície adesiva.

A OCA foi considerada um problema clínico quando a retração capsular anterior associada à constrição da abertura da capsulectomia anterior (síndrome de contração da capsulorrexe ou fimose capsular) acompanha a fibrose excessiva da cápsula anterior. Isso foi particularmente observado em condições associadas à fraqueza zonular (p. ex., pseudoesfoliação e idade avançada, além de inflamação intraocular crônica). Ao lado da fimose da abertura da CCC, a tração zonular excessiva e suas sequelas, o deslocamento da LIO e o descolamento da retina podem ocorrer por causa da fibrose capsular excessiva. A opacificação excessiva da cápsula anterior é problemática no caso em que impede a visualização do fundo periférico durante o exame da retina. Por outro lado, um certo grau de OCA é algumas vezes considerado uma vantagem, pois pode prevenir potenciais fenômenos de disfotopsia causados pela borda quadrada de alguns modelos ópticos de LIO. Além disso, a fibrose da cápsula anterior com contração do saco capsular empurrará a óptica da LIO contra a cápsula posterior, auxiliando na prevenção de OCP de acordo com a teoria de "sem espaço, sem células". Esse mecanismo explicaria as taxas de OCP relativamente baixas com algumas lentes de silicone, na ausência de um perfil de borda óptica quadrada, como notado anteriormente (limpeza cortical intensificada por hidrodissecção).[18]

A adesividade do material de LIO pode ter influência também sobre a formação de LIO. Até o momento, todos os casos de LIO que analisamos em nosso laboratório parecem estar relacionados a duas LIO acrílicas hidrofóbicas implantadas no saco capsular por uma pequena capsulorrexe, com suas margens que se sobrepõem à borda óptica da LIO anterior em 360°.[6] Quando essas lentes são implantadas no saco capsular por meio da pequena capsulorrexe, a bioadesão da superfície anterior da lente frontal à borda da cápsula anterior e da superfície posterior da lente traseira à cápsula posterior previne a migração das células do arco equatorial na cápsula posterior. Essa migração pode ser direcionada para o espaço interlenticular. Nesse cenário, as duas LIO são sequestradas em conjunto com o humor aquoso e as LECs em um microambiente hermeticamente fechado. Além disso, a natureza adesiva do material parece dificultar a remoção da opacificação do material por qualquer método cirúrgico (ver Figura 5.17.1D).

Com base nos aspectos comuns de diferentes casos de LIO, alguns métodos cirúrgicos foram propostos para sua prevenção. A primeira opção seria implantar ambas as LIO no saco capsular, mas com uma capsulorrexe de diâmetro relativamente maior. A outra possibilidade é implantar a LIO anterior no sulco e a LIO posterior no saco com uma pequena rexe. Esses procedimentos devem auxiliar no sequestro de LEC equatoriais retidas/em proliferação no fórnice equatorial. A reavaliação dos fatores que conduzem à formação de LIO é importante em decorrência do desenvolvimento de LIO de acomodação óptica dupla implantadas no saco capsular.[7] Além disso, o implante *piggyback* para correção de erros refrativos residuais parece estar crescendo em popularidade, incluindo o implante de LIO multifocal em pacientes com pseudofacia. No entanto, nesses casos, a segunda LIO (anterior) geralmente é fixada no sulco ciliar.

Contato entre a óptica da LIO e a cápsula posterior

Diferentes fatores podem auxiliar a maximizar o contato entre a LIO e a cápsula posterior, contribuindo para o conceito denominado "sem espaço, sem células". A angulação óptica/háptica deslocando a óptica posteriormente e a aderência do material óptico da LIO são os aspectos mais importantes da lente para obtenção de um encaixe perfeito entre a lente e a cápsula. Lentes de três peças fabricadas de diferentes materiais hápticos, atualmente disponíveis, apresentam hoje, de modo geral, uma angulação óptica/háptica posterior variando de 5 a 10°. Para manter as vantagens dos dois fatores mencionados anteriormente, é importante alcançar a fixação da lente endocapsular e criar uma capsulorrexe menor do que o diâmetro da óptica da lente.

Os anéis de tensão capsular podem ter um papel na prevenção de OCP. Os anéis de tensão capsular equatoriais têm a capacidade de manter o contorno do saco capsular e estirar a cápsula posterior. Portanto, eles são utilizados primariamente em casos de ruptura ou deiscência zonular, secundária ao trauma ou quando há fraqueza zonular inerente, tais como na síndrome de pseudoesfoliação. Foi demonstrado por estudos interferométricos com *laser* de alta resolução, que existe um espaço entre a LIO e a cápsula posterior com diferentes modelos de lentes. Com um anel de tensão capsular no local, esse espaço foi observado ser menor ou inexistente. Portanto, as LECs não encontrariam um espaço para migrar e proliferar na cápsula posterior. Os anéis de tensão capsular também produzem um estiramento circunferencial sobre o saco capsular, com as forças de distensão radial igualmente distribuídas. A formação de pregas de tração na cápsula posterior, que podem ser utilizadas como um caminho de crescimento celular é, desse modo, evitada.

Os anéis de tensão capsular também podem ter o papel na prevenção de opacificação da cápsula anterior. A presença de um anel capsular, largo, em formato de banda, pode manter a camada de cápsula anterior afastada da superfície óptica anterior e da cápsula posterior. Isso finalmente levaria a menos metaplasia de LEC na superfície interna da cápsula anterior com menos formação de tecido fibroso, assim como menos opacificação e contração dessa estrutura. As LIO com características de modelos que também auxiliam na manutenção da cápsula anterior longe da superfície anterior da lente foram avaliadas em nosso laboratório.[7] Um anel de tensão capsular desenvolvido para prevenir a opacificação dentro do saco capsular foi avaliado em dois centros, um no Japão (Nishi O) e o outro na Áustria (Menapace R).[22] Ambos os centros relataram uma redução significativa em OCP e OCA com os anéis, em comparação aos olhos contralaterais implantados com o mesmo modelo de lentes.[22]

Geometria óptica da lente intraocular

A borda óptica da lente quadrada, truncada, atua como uma barreira prevenindo a migração de material proliferativo a partir da região equatorial na cápsula posterior.[15] O efeito de barreira está ausente em lentes com bordas esféricas e o material proliferativo da região equatorial tem maior acesso livre à cápsula posterior, com opacificação do eixo visual. O efeito de barreira da borda óptica quadrada é funcional quando a óptica da lente está totalmente no saco, em contato com a cápsula posterior. Quando um ou ambos os hápticos estão fora do saco, há um espaço potencial que permite uma via para crescimento celular em direção ao eixo visual. Diferentes lentes modernas fabricadas de diferentes materiais atualmente no mercado apresentam essa importante característica no modelo. Algumas delas apresentam borda quadrada na superfície óptica posterior, enquanto a borda óptica anterior permaneceu esférica para prevenir a disfotopsia. Achados de estudos experimentais demonstrando que as bordas quadradas de diferentes lentes no mercado não são igualmente "afiadas", mesmo quando a mesma classe de materiais é considerada, são interessantes.[23,24]

As junções óptica-háptica das lentes em peça única com bordas quadradas podem representar um local de crescimento celular e formação de OCP.[25] No nível dessas junções, o efeito de barreira da borda quadrada parece ser menos efetivo. Obtivemos melhores resultados em relação à formação de OCP com uma lente de acrílico em peça única hidrofílica apresentando borda quadrada "realçada" do que o modelo-padrão do mesmo *design*.[25] A borda realçada forneceu à lente uma crista periférica ao redor da óptica em ângulo de 360°. No modelo-padrão, o perfil de borda quadrada pareceu estar ausente no nível das junções óptica-háptica (Figura 5.17.4[26]). Portanto, a borda óptica quadrada é provavelmente o aspecto mais importante da característica do modelo de LIO para a prevenção de OCP. Parece, contudo, que deve estar presente um ângulo de 360° ao redor da óptica da LIO a fim de fornecer um efeito de barreira eficaz.

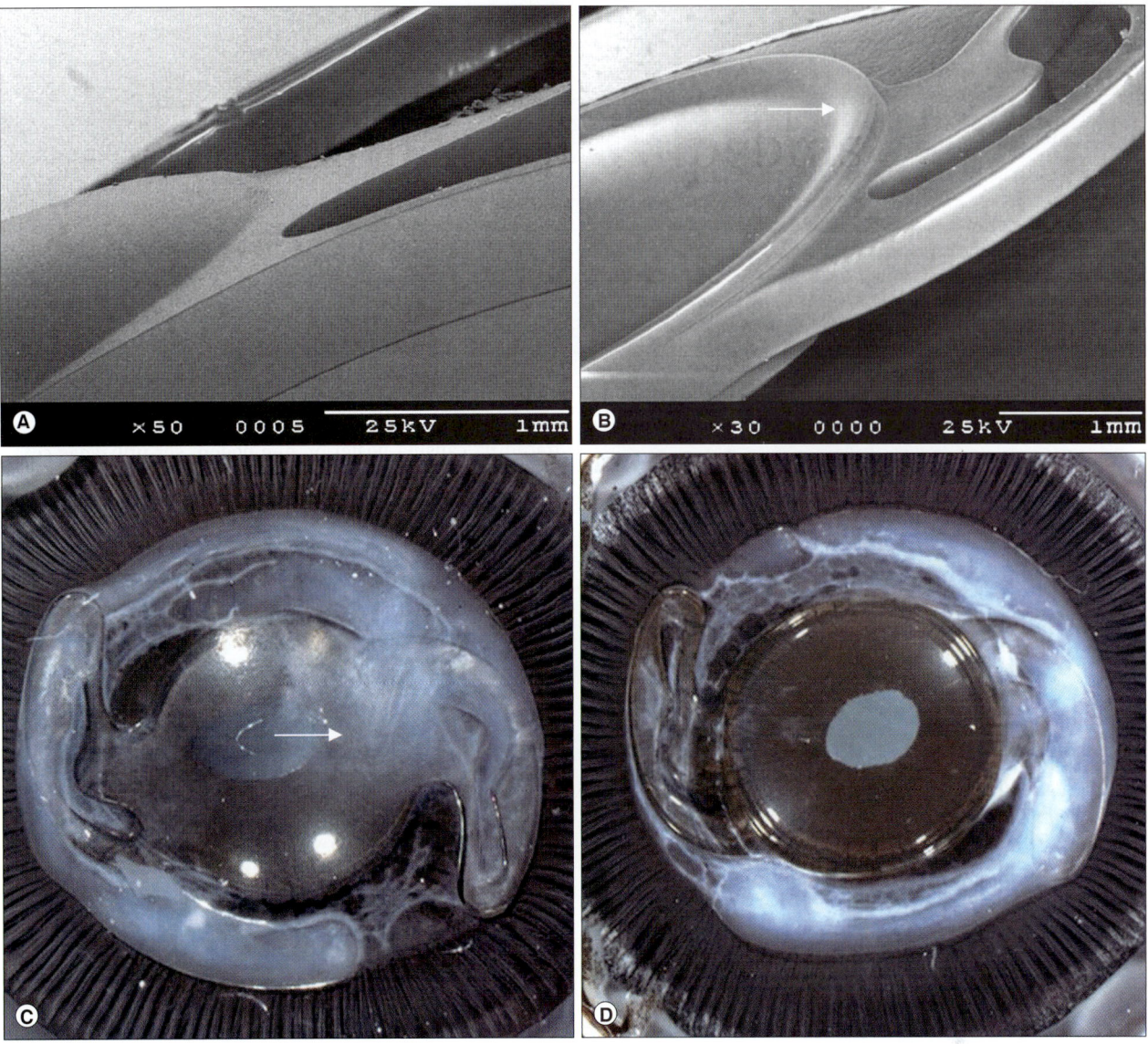

Figura 5.17.4 Lentes acrílicas hidrofílicas, dobráveis com bordas hápticas e ópticas quadradas. A lente em (**B**) foi modificada para incorporar uma crista extra ao redor de toda a parte óptica (borda quadrada maior; *seta*). As fotografias (**C** e **D**) foram obtidas de olhos de coelhos (vista posterior) experimentalmente implantados com as lentes em (**A** e **B**), respectivamente. A formação de anel de Soemmerring é observada em ambos os olhos. A seta em (**C**) mostra a opacificação da cápsula posterior, que iniciou em nível da junção óptica-háptica. (De: Werner L, Mamalis N, Pandey SK *et al*. Posterior capsule opacification in rabbit eyes implanted with hydrophilic acrylic intraocular lenses with enhanced square edge. J Cataract Refract Surg. 2004;30:2403-9.)

LENTES INTRAOCULARES MANTENDO O SACO CAPSULAR ABERTO OU EXPANDIDO

Avaliamos recentemente o resultado da opacificação do saco capsular com uma nova LIO acrílica hidrofílica, de peça única, em formato de disco, em comparação com uma LIO acrílica hidrofóbica, de peça única, disponível comercialmente, no olho de coelhos por 5 semanas (Figura 5.17.5).[27,28] Os anéis periféricos das lentes em formato de disco, pela expansão do saco capsular e prevenção do contato da superfície de LIO com a cápsula anterior, preveniram a OCA e a OCP. Sugerimos que os modelos de LIO que mantêm um saco capsular aberto ou expandido estão associados à transparência do saco. A compressão mecânica da superfície interna do saco (e LEC residuais) por um dispositivo/LIO relativamente volumoso foi um dos possíveis mecanismos desenvolvidos para explicar esse achado. Outro fator pode ser a extensão mecânica do saco em nível da região equatorial (mantendo o contorno total do saco), por alguns dispositivos, tais como o anel de tensão capsular de Nishi e Menapace,[22] e o anel equatorial de Hara.[29] A irrigação constante do compartimento interno do saco capsular pelo humor aquoso também pode ter influência na prevenção da proliferação de LECs residuais. A extensão equatorial e a irrigação do humor aquoso ajudariam a explicar o efeito preventivo da OCP, mesmo em olhos nos quais não existe contato entre a óptica da LIO e a cápsula posterior. Relatos anteriores indicaram que o fator de crescimento transformador-β_2 no humor aquoso normal inibe a proliferação de LEC e de células endoteliais da córnea.[30] De acordo com Nishi, a irrigação constante pelo humor aquoso pode prevenir algumas citocinas que estão envolvidas em estimular a proliferação de LEC de alcançar o nível de concentração limiar no compartimento do saco; uma dessas citocinas seria representada pela interleucina-1.[31]

Em resumo, o desenvolvimento de OCP é multifatorial e sua erradicação depende da qualidade da cirurgia, assim como da qualidade da LIO implantada. Cada fator descrito aqui não age isoladamente; a sua interação produz os melhores resultados. A pesquisa sobre prevenção de qualquer tipo de opacificação/fibrose no saco capsular está se tornando cada vez mais importante, principalmente com o advento de LIO especializadas, tais como lentes acomodativas, que são desenvolvidas para capacitar um movimento da porção óptica para frente na tentativa de acomodação. A funcionalidade de tais lentes provavelmente necessitará de transparência em longo prazo e elasticidade do saco capsular. Outras pesquisas são necessárias para investigar novos mecanismos propostos para prevenção da opacificação do saco capsular, com dispositivos/LIO que mantêm um saco capsular aberto.

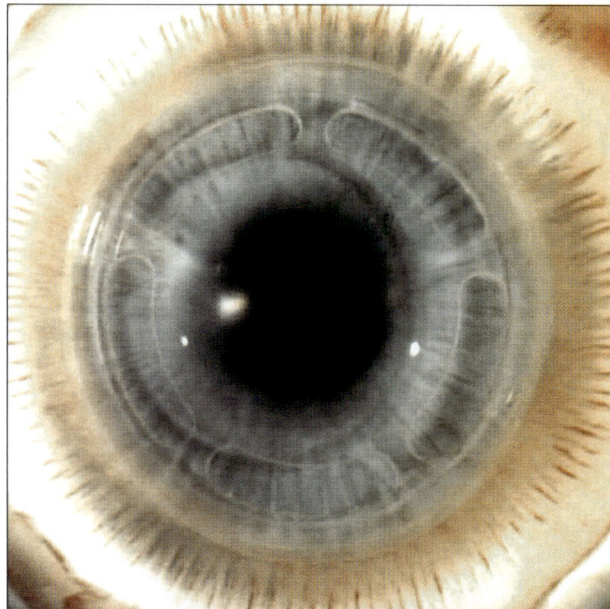

Figura 5.17.5 Fotografia macroscópica (vista de Miyake-Apple) do segmento anterior de um olho de coelho com implante de novo LIO em formato de disco, tirada em 5 semanas de pós-operatório. A lente é monofocal, acrílica hidrofílica, em peça única suspensa entre dois anéis hápticos completos que são conectados por um pilar do material háptico. Esse modelo mantém o saco capsular expandido, com a cápsula anterior separada da superfície óptica anterior. As cápsulas anterior e posterior são totalmente claras. Proliferação mínima é limitada ao espaço entre os anéis periféricos.

BIBLIOGRAFIA

Apple DJ, Solomon KD, Tetz MR, et al. Posterior capsular opacification. Major review. Surv Ophthalmol 1992;37:73–116.

Apple DJ, Werner L. Complications of cataract and refractive surgery: A clinicopathological documentation. Trans Am Ophthalmol Soc 2001;99:95–109.

Charles S. Vitreoretinal complications of YAG laser capsulotomy. Ophthalmol Clin North Am 2001;14:705–10.

Kavoussi SC, Werner L, Fuller SR, et al. Prevention of capsular bag opacification with a new hydrophilic acrylic disc-shaped intraocular lens. J Cataract Refract Surg 2011;37:2194–200.

Kramer GD, Werner L, Mamalis N. Prevention of postoperative capsular bag opacification using intraocular lenses and endocapsular devices maintaining an open or expanded capsular bag. J Cataract Refract Surg 2016;42(3):469–84.

Linnola RJ, Werner L, Pandey SK, et al. Adhesion of fibronectin, vitronectin, laminin and collagen type IV to intraocular lens materials in human autopsy eyes. Part I: histological sections. J Cataract Refract Surg 2000;26:1792–806.

Mamalis N, Grossniklaus HE, Waring GO 3rd, et al. Ablation of lens epithelial cells with a laser photolysis system: histopathology, ultrastructure, and immunochemistry. J Cataract Refract Surg 2010;36:1003–10.

Meacock WR, Spalton DJ, Boyce J, et al. The effect of posterior capsule opacification on visual function. Invest Ophthalmol Vis Sci 2003;44:4665–9.

Neumayer T, Findl O, Buehl W, et al. Daily changes in the morphology of Elschnig pearls. Am J Ophthalmol 2006;141:517–23.

Werner L, Apple DJ, Pandey SK, et al. Analysis of elements of interlenticular opacification. Am J Ophthalmol 2002;133:320–6.

Werner L, Müller M, Tetz M. Evaluating and defining the sharpness of intraocular lenses. Microedge structure of commercially available square-edged hydrophobic lenses. J Cataract Refract Surg 2008;34:310–17.

Werner L, Pandey SK, Apple DJ, et al. Anterior capsule opacification: correlation of pathological findings with clinical sequelae. Ophthalmology 2001;108:1675–81.

Werner L, Pandey SK, Escobar-Gomez M, et al. Anterior capsule opacification: a histopathological study comparing different IOL styles. Ophthalmology 2000;107:463–71.

Werner L, Tassignon MJ, Zaugg BE, et al. Clinical and histopathologic evaluation of six human eyes implanted with the bag-in-the-lens. Ophthalmology 2010;117:55–62.

Werner L, Tetz M, Feldmann I, et al. Evaluating and defining the sharpness of intraocular lenses: microedge structure of commercially available square-edged hydrophilic intraocular lenses. J Cataract Refract Surg 2009;35:556–66.

As referências completas estão disponíveis no **GEN-io**.

PARTE 5 CRISTALINO

Resultados da Cirurgia de Catarata

5.18

Mats Lundström

Definição: Os resultados da cirurgia de catarata incluem medidas objetivas e subjetivas. Os resultados objetivos geralmente são visuais e refrativos.

Características principais
Medidas objetivas de visão funcional:
- Acuidade visual não corrigida (AVNC)
- Melhor acuidade visual corrigida (BCVA, do inglês *best-corrected visual acuity*)
- Sensibilidade ao contraste
- Incapacidade por ofuscamento
- Campo visual
- Visão de cores.

INTRODUÇÃO

Os resultados da cirurgia de catarata podem ser classificados de acordo com os achados objetivos e subjetivos. As medidas objetivas da visão funcional incluem não apenas a BCVA, bem como a acuidade visual à distância não corrigida, sensibilidade ao contraste, incapacidade por ofuscamento, campo visual e visão de cores. O resultado refrativo é importante, pois a extração de catarata também é um procedimento refrativo. Os achados subjetivos são mais bem avaliados por entrevistas ou questionários estruturados.

AVALIAÇÃO DE RESULTADOS

A avaliação da visão funcional implica na capacidade para caracterizar os parâmetros de visão e traduzi-los em quão bem um paciente é capaz de realizar atividades da vida diária relacionadas à visão. Para realizar essa análise objetivamente, os parâmetros que caracterizam a visão devem ser determinados primeiramente. Tanto na prática clínica quanto na pesquisa, esses parâmetros podem ser atribuídos a cinco principais áreas:

- Resolução limitante (acuidade visual de alto contraste)
- Desempenho ao contraste (sensibilidade e limiar ao contraste)
- Desempenho em várias iluminações de fundo (incapacidade por ofuscamento)
- Campo de visão (campo visual)
- Desempenho de cores (visão de cores).

É importante avaliar completamente o sistema visual em um paciente que tem catarata, utilizando esses cinco parâmetros. Em muitos casos, o paciente não é apresentado ao médico com o diagnóstico de catarata. O paciente geralmente manifesta queixas de visão reduzida ou deficiências visuais. É responsabilidade do médico avaliar a história e examinar o paciente para determinar a causa da visão reduzida. Após a realização do diagnóstico de catarata ou de qualquer outro diagnóstico, alguns dos cinco parâmetros que descrevem o desempenho visual podem ser considerados menos importantes.

Para traduzir o desempenho visual ou a visão funcional de um paciente para a capacidade de realizar uma atividade específica é necessário o conhecimento de requisitos visuais para realizá-la. Os requisitos visuais necessários para executar as atividades de vida diárias específicas são mal definidos. Portanto, a limitação referida pelo paciente em realizar diariamente atividades de rotina que são dependentes da visão é uma parte importante da avaliação dos resultados. Sugere-se que a função visual autoavaliada é a parte mais importante da avaliação dos resultados.[1] Na análise dos resultados da cirurgia de catarata na prática diária, um tempo de seguimento apropriado após a cirurgia é essencial. Da mesma maneira que a condição de 1 dia após a cirurgia pode refletir se o procedimento foi traumático ou não, tempo suficiente deve decorrer antes que a refração final e a satisfação do paciente possam ser avaliadas. O resultado visual depende do procedimento cirúrgico, da idade do paciente, de comorbidades oculares e complicações cirúrgicas, dentre outros fatores. O resultado refrativo depende do procedimento cirúrgico, a condição e o exame pré-operatório, além da refração-alvo pretendida. O tipo de lente intraocular (LIO), tamanho da pupila e o procedimento cirúrgico são importantes para a sensibilidade ao contraste, ofuscamento, halos e outros distúrbios visuais. A satisfação do paciente com a visão depois da cirurgia depende da informação pré-operatória dada e das expectativas dele, assim como do resultado visual.

CINCO PARÂMETROS QUE DESCREVEM A FUNÇÃO VISUAL

Teste de acuidade visual

Teste de acuidade visual padronizado
Os testes de acuidade visual padronizados medem a capacidade de um paciente reconhecer os optótipos padronizados (geralmente a tabela de acuidade de Snellen) em ângulo, iluminação e contraste visual especificados.[2] A acuidade visual pode ser registrada em várias notações, nas quais a visão normal seria em unidades de Snellen 20/20 ou 6/6, notação decimal 1,0 ou logaritmo de ângulo mínimo de resolução (LogMAR) 0,0.

Teste de acuidade retiniana potencial
Um tipo especial do teste de acuidade em pacientes com catarata é a avaliação da acuidade retiniana potencial. Esse teste é essencial para pacientes que apresentam alterações pigmentares na mácula e visão reduzida, particularmente na presença de catarata ou outras aberrações ópticas do olho. No grupo etário com catarata, a incidência de degeneração macular é de pelo menos 10% e pode ser superior a 15%, dependendo da idade do paciente.[3,4] É importante que tanto o cirurgião quanto o paciente tenham expectativas realistas da qualidade da visão no pós-operatório, que ajuda ambas as partes a avaliar confiavelmente a relação de risco-benefício. A remoção de uma catarata significativa sempre deve ser considerada, mesmo se houver mácula anormal ou se a acuidade prevista for baixa.

Teste de sensibilidade ao contraste

O teste de sensibilidade ao contraste é importante para a avaliação da doença sensorial e das opacidades nos meios. Com as opacidades nos meios, tais como cataratas, a depressão geral ocorre na sensibilidade ao contraste em todos os pontos, com uma depressão levemente maior em contrastes menores.[5-7]

Teste de ofuscamento

O teste de ofuscamento é útil na investigação de opacidades nos meios, tais como cataratas. Os efeitos são insignificantes em distúrbios sensoriais, exceto para alguns distúrbios maculares, tais como o edema macular cistoide (EMC), no qual a dispersão de luz ocorre nas camadas superficiais da retina.[8,9] Mesmo nesse distúrbio, as alterações na incapacidade por ofuscamento são mínimas. O teste de ofuscamento pode ser bastante sensível e específico para opacidades nos meios, mas o mais importante é que ele oferece valores de acuidade visual ou equivalentes que correspondem à visão da pessoa à luz do dia, em oposição à visão em uma sala de teste com letras de alto contraste.

Campos visuais

A integridade dos campos visuais é particularmente importante em pacientes com distúrbios sensoriais, tais como glaucoma e neuropatias ópticas e pacientes que desenvolveram acidente vascular encefálico que afetaram as vias visuais.[10,11] Infelizmente, esses distúrbios também são comuns no grupo etário que sofre de catarata e pode ser indetectável até depois da cirurgia de catarata. Além disso, defeitos de campo visual que resultam de acidente vascular encefálico podem modificar a relação de risco-benefício da cirurgia de catarata, particularmente se o acidente vascular encefálico ocorreu recentemente.

Visão de cores

A visão de cores é particularmente importante na doença sensorial, tais como retinopatias e neuropatias ópticas, que frequentemente demonstram alterações na visão de cores características que ajudam a realizar o diagnóstico diferencial e monitorar o efeito da terapia. Em pacientes que desenvolvem distúrbios em meios oculares, tais como a catarata, as alterações na visão de cores podem ser correlacionadas normalmente à cor da catarata. Por exemplo, um paciente com catarata brunescente (amarelo-marrom) apresenta deficiências significativas na extremidade azul do espectro visual (comprimentos de onda mais curtos).[12] Quando as deficiências de cor não se correlacionam, os transtornos sensoriais devem ser suspeitos. Embora o teste de visão de cores seja muito sensível em alguns distúrbios, tais como a maculopatia serosa central e o EMC, ao "clarear" ou reduzir o brilho aparente, outros parâmetros, tais como acuidade visual, campo visual e sensibilidade ao contraste, também são afetados, o que torna desnecessário o teste de visão de cores como um exame de rotina.

ACHADOS OBJETIVOS DOS RESULTADOS DA CIRURGIA DE CATARATA

Melhor acuidade visual corrigida

O termo *melhor acuidade visual corrigida* implica que o olho do paciente foi corrigido opticamente para alcançar a melhor acuidade visual. Na maioria dos casos, esse valor é obtido com a melhor refração dos óculos. Em casos de astigmatismo irregular da córnea, a BCVA pode ser obtida com uma lente de contato rígida, não com os óculos. Em estudos recentes com patologia pré-operatória conhecida excluída (melhores análises de casos), entre 97 e 98% dos pacientes, que receberam a cirurgia de catarata, alcançaram a BCVA igual ou melhor do que 20/40 (6/12; 0,5).[4,13] Um padrão sugerido foi alcançar uma BCVA final de 0,5 ou melhor em 97% de todas as extrações de catarata em olhos sem comorbidade ocular.[4] O número correspondente para todos os pacientes com catarata em exame de rotina, incluindo aqueles com comorbidade ocular, foi de 94% em um relato recente (Tabela 5.18.1).[4]

Acuidade visual não corrigida

O termo *acuidade visual não corrigida* refere-se à visão do paciente em condições-padrão sem correção óptica extraocular. Ao contrário da BCVA, vários fatores adicionais (p. ex., tamanho de pupila, grau de erro refrativo e quantidade de astigmatismo regular) também influenciam a acuidade visual mensurada.[14-16] A AVNC é mais útil na avaliação de lentes especializadas, tais como as LIO tóricas e multifocais. O objetivo ao utilizar essas lentes é reduzir ou eliminar a dependência do paciente com os óculos e obter boa acuidade visual à distância não corrigida (UCDA, do inglês *uncorrected distance visual acuity*) e a acuidade visual para perto. Alcançar a refração-alvo é fundamental ao utilizar as LIO multifocais. Infelizmente, as LIO multifocais têm a tendência de fornecer mais ofuscamento e halos em comparação com as LIO monofocais.[17] Isso se aplica à maioria dos tipos de LIO com mais de um foco, e a construção da LIO ideal para a visão tanto de perto quanto de longe é uma área de pesquisa ativa. A AVNC pode ser empregada como uma característica de qualidade do procedimento cirúrgico, principalmente no dia seguinte à cirurgia.[18] Para esse propósito, porém, é relevante utilizar a refração-alvo se, por exemplo, a miopia pós-operatória é planejada.

Erro de predição da refração-alvo

Outro fator na determinação da AVNC é a capacidade para alcançar a refração pós-operatória-alvo. A maioria dos cirurgiões direciona grande parte dos seus pacientes para refrações pós-operatórias que variam de 0,0 a –0,50 D. Com equipamento moderno de biometria, fórmulas de LIO mais recentes, personalização constante das lentes e melhorias na técnica cirúrgica, pelo menos 90% dos pacientes devem apresentar refração esferoequivalente de ±1,00 D do alvo pretendido.[19] Em um estudo recente sobre cirurgia de catarata de rotina, aproximadamente 90% das extrações de catarata resultaram em refração final de ±1,0 D da refração-alvo esperada (ver Tabela 5.18.1).[4] Um padrão sugerido foi um erro biométrico com um sinal correto centrado em 0 D e com 87% ou mais dos valores em ±1 D de erro.[4]

O astigmatismo induzido cirurgicamente (SIA, do inglês *surgically induced astigmatism*) pode ser intencional ou não intencional. A cirurgia de catarata de pequena incisão resulta em menor SIA do que as técnicas cirúrgicas anteriores, de maior incisão.[20-22] A magnitude do SIA pode ser menor do que 0,5 D na média, dependendo do local e tamanho da incisão.[23-25] O melhor resultado de cirurgia de catarata em relação ao astigmatismo geralmente é obter o menor astigmatismo pós-operatório possível. O SIA pode ser utilizado para chegar a esse resultado, alterando a colocação da incisão. O SIA, portanto, pode combater o astigmatismo pré-operatório e resultar em astigmatismo pós-operatório reduzido.[26,27]

TABELA 5.18.1 Medidas dos resultados após cirurgia de catarata | *Realizações em alguns estudos recentes (%).*

Medida	Todos os pacientes	Melhores casos
BCVA ≥ 0,5 (6/12)	94[4]	97[13]
Erro de predição médio absoluto ≤ 1 D	91,5[4]	97,3[4]
Melhor função visual relatada pelo paciente após a cirurgia do que antes	91,5[37]	–

BCVA (*best-corrected visual acuity*), melhor acuidade visual corrigida.

Sensibilidade ao contraste

Após a cirurgia de catarata, na ausência de outra doença ocular, a sensibilidade ao contraste retorna ao normal.[28,29] A sensibilidade ao contraste binocular pode não ser normalizada até a realização da segunda cirurgia ocular, considerando a ocorrência de catarata em ambos os olhos.[30]

Ofuscamento

Estudos documentaram que a correlação da maioria dos instrumentos utilizados no teste de ofuscamento e no teste de visão externa revela uma melhoria considerável após a cirurgia de catarata.[6,7,31-34]

Campos visuais

O campo visual retorna ao normal após a cirurgia de catarata na ausência de comorbidade ocular.

Visão de cores

Após a cirurgia de catarata em pacientes com deficiências na cor azul causadas pela catarata, o retorno à visão normal de cores é percebido como sensacional por alguns pacientes, mas nem é notado por outros. A visão de cores retorna ao normal na ausência de outra doença ocular.

ACHADOS SUBJETIVOS DE RESULTADOS DA CIRURGIA DE CATARATA

Autoavaliação do resultado visual dos pacientes

Muitos questionários empregados na assistência à cirurgia de catarata foram publicados.[35] Geralmente abordam as limitações da atividade na vida diária, por causa dos problemas com a visão e, portanto, são questionários específicos de doença para estabelecimento da qualidade de vida relacionada à saúde para pacientes com catarata. Em média, cerca de 90% dos pacientes submetidos à cirurgia de catarata apresentam melhor função visual autoavaliada, de acordo com um estudo multicêntrico utilizando um questionário moderno (ver Tabela 5.18.1).[36,37]

Pacientes mais velhos (> 85 anos) também são beneficiados da cirurgia de catarata.[38,39] O impacto positivo da cirurgia de catarata na função visual autoavaliada dos pacientes parece duradouro, desde que nenhuma outra doença ocular ocorra no olho operado.[40,41] A má função visual autoavaliada após cirurgia de catarata pode resultar de uma comorbidade ocular, uma catarata agressora no olho contralateral ou anisometropia.[42] Vários fatores estão relacionados ao melhor resultado visual subjetivo, que incluem idade mais jovem, baixa acuidade visual pré-operatória, acuidade visual pós-operatória elevada, cirurgia do segundo olho e comorbidade ocular ausente.[43]

CIRURGIA DE CATARATA DE UM OU AMBOS OS OLHOS

Pacientes com catarata bilateral são beneficiados pela extração de catarata bilateral. Estudos demonstraram que a cirurgia de catarata do segundo olho acrescenta qualidade de vida relacionada à saúde para esses pacientes.[44,45] Uma catarata remanescente no olho contralateral após a cirurgia do primeiro olho pode ter um efeito deletério na visão binocular.[30,42]

A extração de catarata bilateral pode ser realizada sequencialmente com um intervalo variável entre duas cirurgias, de modo que alguns pacientes recebem a cirurgia de catarata sequencial imediata (ISCS, do inglês *immediate sequential cataract surgery*), enquanto outros são submetidos à cirurgia de catarata sequencial tardia (DSCS, do inglês *delayed sequential cataract surgery*), com um intervalo entre as cirurgias de semanas ou meses. No entanto, a cirurgia de catarata bilateral realizada no mesmo dia requer um conjunto rigoroso de normas de funcionamento, segundo o qual cada olho é tratado como um procedimento operatório totalmente novo, para evitar qualquer possibilidade de contaminação cruzada. A rápida reabilitação do paciente é um objetivo valioso e um processo mais econômico para todos os envolvidos.[46]

CIRURGIA DE CATARATA EM OLHOS COM COMORBIDADE OCULAR

Um número substancial de pacientes submetidos à cirurgia de catarata de rotina apresenta doenças oculares coexistentes. Uma comorbidade ocular de risco à visão é o motivo mais frequente para um mau resultado após a cirurgia de catarata.[21,42,47-51] No entanto, isso não significa que a extração de catarata é desnecessária, quando existe uma comorbidade ocular. Estudos demonstraram que muitos pacientes com catarata e degeneração macular relacionada à idade são beneficiados pela extração da catarata.[52,53]

SUMÁRIO

Todos os médicos estão cientes de que uma boa anamnese, um exame completo, além de uma quantificação das cinco áreas que descrevem a visão funcional, são importantes na determinação de indicações para a cirurgia e resultados da cirurgia. Além disso, é extremamente importante avaliar as indicações para, e resultados da cirurgia de catarata no que se refere à qualidade de vida relacionada à saúde. É de grande interesse dos pacientes, mas deve ser feito também por causa dos custos significativos dos cuidados em saúde associados a esse procedimento.

BIBLIOGRAFIA

Behndig A, Montan P, Stenevi U, et al. One million cataract surgeries. The Swedish National Cataract Register 1992–2009. J Cataract Refract Surg 2011;37:1539–45.

Cataract Management Guideline Panel. Cataract in adults: management of functional impairment. Rockville: US Department of Health and Human Services, Public Health Service, Agency for Health Care Policy and Research; 1993. AHCPR pub. No. 93–0542; Clinical practice guideline No. 4.

Hahn U, Krummenauer F, Kölbl B, et al. Determination of valid benchmarks for outcome indicators in cataract surgery. A multicenter, prospective cohort trial. Ophthalmology 2011;118:2105–12.

Hard AL, Beckman C, Sjostrand J. Glare measurements before and after cataract surgery. Acta Ophthalmol Scand 1993;71:471–6.

Holladay JT, Prager TC, Ruiz RS, et al. Improving the predictability of intraocular lens calculations. Arch Ophthalmol 1986;104:539–41.

Koch DD. Glare and contrast sensitivity testing in cataract patients. J Cataract Refract Surg 1989;15:158–64.

Laidlaw DA, Harrad RA, Hopper CD, et al. Randomised trial of effectiveness of second eye cataract surgery. Lancet 1998;352:925–9.

Leivo T, Sarikkola AU, Uusitalo RJ, et al. Simultaneous bilateral cataract surgery: economic analysis; Helsinki Simultaneous Bilateral Cataract Surgery Study Report 2. J Cataract Refract Surg 2011;37:1003–8.

Lundström M, Barry P, Henry Y, et al. Evidence-based guidelines for cataract surgery: guidelines based on data in the European Registry of Quality Outcomes for Cataract and Refractive Surgery database. J Cataract Refract Surg 2012;38:1086–93.

Masket S. Reversal of glare disability after cataract surgery. J Cataract Refract Surg 1989;15:165–8.

McAlinden C, Gothwal VK, Khadka J, et al. Head-to-head comparison of 16 cataract surgery outcome questionnaires. Ophthalmology 2011;118:2374–81.

Monestam E. Long-term outcomes of cataract surgery: 15-year results of a prospective study. J Cataract Refract Surg 2016;42:19–26.

National Research Council Committee on Vision. Recommended standards for the clinical measurement and specification of visual acuity. Adv Ophthalmol 1980;41:103–48.

Osher RH, Barros MG, Marques DMV, et al. Early uncorrected visual acuity as a measurement of the visual outcomes of contemporary cataract surgery. J Cataract Refract Surg 2004;30:1917–20.

Rönbeck M, Lundström M, Kugelberg M. Study of possible predictors associated with self-assessed visual function after cataract surgery: a Swedish National Cataract Register Study. Ophthalmology 2011;118:1732–8.

As referências completas estão disponíveis no **GEN-io**.

PARTE 6 RETINA E VÍTREO

SEÇÃO 1 Anatomia

Estrutura da Retina Neurossensorial

6.1

Hermann D. Schubert

Definição: A estrutura da retina neurossensorial reflete o seu desenvolvimento embriológico e seu propósito final: absorção e processamento dos fótons da luz visível.

Característica principal
- Em uma especialidade cirúrgica, o conhecimento da anatomia tem que acompanhar o ritmo dos estudos de imagem e procedimentos.

INTRODUÇÃO

A finalidade principal dos revestimentos corneoescleral e uveal do olho é proporcionar proteção para a retina, além de nutrir e viabilizar o movimento ocular. A retina é derivada embrionariamente da vesícula óptica, uma evaginação do prosencéfalo embrionário.[1] A estrutura neuroepitelial em dupla camada da retina madura reflete a disposição de ápice a ápice do cálice óptico. Ela também forma a parede de uma cavidade, a chamada cavidade vítrea, preenchida com glicosaminoglicanos e colágeno. A cavidade ocular é homóloga à cisterna leptomeníngea,[2] pelo fato de o vítreo e a coroide serem derivados do mesênquima que envolve o neuroepitélio em seu caminho a partir do cérebro. O cisto neuroepitelial ocular tem duas aberturas. Anteriormente fica a pupila, que é uma abertura de espessura total, e posteriormente fica o nervo óptico, em que, similar a um coloboma, encontram-se apenas derivados das camadas retinianas internas. Uma vez que os ápices celulares são orientados interiormente, as duas camadas do cálice óptico e seus derivados são envelopados externamente pela membrana basal (Figura 6.1.1).

A relação das camadas epiteliais entre si é modificada de anterior para posterior. Anterior à *ora serrata*, os epitélios pigmentar e não pigmentar da íris e do corpo ciliar se unem em seus ápices por um sistema de junções intercelulares (Figura 6.1.2) que é contínuo com a camada limitante externa da retina neurossensorial e as cintas juncionais apicais do epitélio pigmentado da retina (EPR; Figura 6.1.3). Na *ora serrata*, o epitélio pigmentado continua como EPR; sua membrana basal se torna membrana de Bruch. O epitélio não pigmentado do corpo ciliar e a *pars plana* continuam posteriormente como retina neurossensorial; sua membrana basal se transforma em membrana limitante interna. A união das camadas epiteliais delimita o fundo de saco do espaço sub-retiniano na *ora serrata*.[3]

A disposição de ápice a ápice entre os epitélios que existe claramente anterior à *ora serrata* continua posteriormente através das células de Müller que defrontam e mantêm contato intermitente com o EPR. A glia mülleriana consiste nas principais células estruturais da retina neurossensorial e são encontradas por toda a retina, da *ora serrata* até a cabeça do nervo óptico.

Na cabeça do nervo óptico, a membrana limitante interna continua como membrana basal de Elschnig, sustentada pelo menisco glial de Kuhnt (Figura 6.1.4). A membrana limitante externa (glial) une-se à porção apical do EPR, formando a parte posterior do fundo de saco do espaço sub-retiniano no nervo óptico,[3] que é delimitado por um tecido glial marginal intermediário

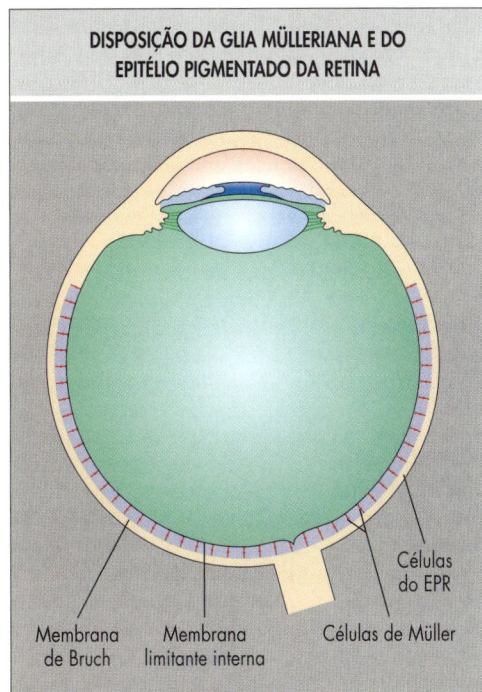

Figura 6.1.1 Disposição ápice a ápice da glia mülleriana e das células do epitélio pigmentado da retina. Como os ápices das células ficam frente a frente, os neuroepitélios são envolvidos externamente por uma membrana basal. Note que essa membrana basal é elaborada por um neuroepitélio em camada única, ao contrário da membrana limitante interna, que é formada pelas células de Müller.

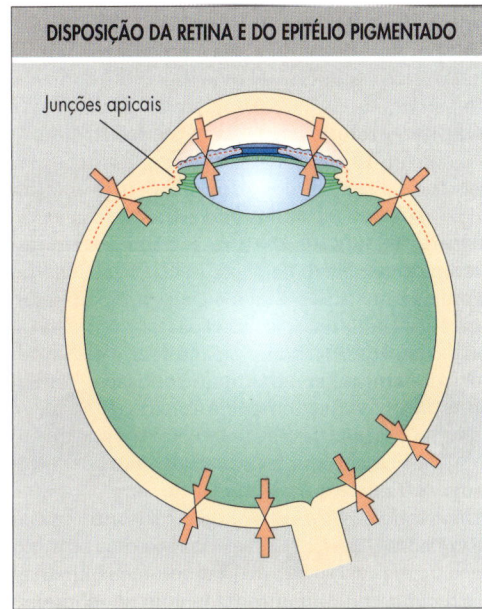

Figura 6.1.2 Disposição ápice a ápice da retina e do epitélio pigmentado. Inserções apicais conectam os epitélios da íris e do corpo ciliar (*linha vermelha pontilhada*).

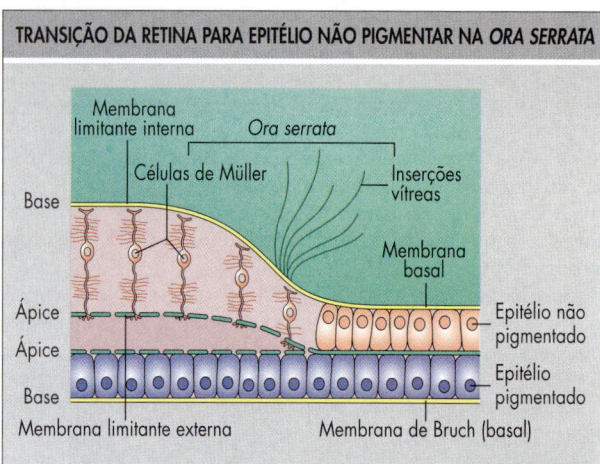

Figura 6.1.3 Transição da retina neurossensorial para o epitélio não pigmentar na *ora serrata*. A membrana limitante externa, que consiste nos locais de inserção dos fotorreceptores e das células de Müller, transforma-se no sistema de junção apical dos epitélios da *pars plana*. A membrana limitante interna se torna membrana basal do epitélio não pigmentar.

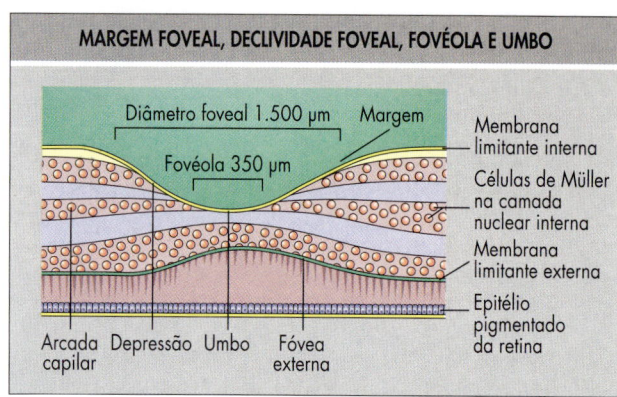

Figura 6.1.5 Margem foveal, depressão foveal, fovéola e umbo. O diâmetro foveal (de margem a margem) mede 1.500 μm e o da fovéola mede 350 μm. A zona avascular foveal é ligeiramente maior (500 μm), sendo delimitada pelas arcadas capilares no nível da camada nuclear interna. A escavação foveal representa a fóvea interna, que é revestida pela membrana limitante interna. A fóvea externa é representada pelo sistema juncional da membrana limitante externa. Tanto as fibras de Henle como as células da glia que as acompanha assumem uma disposição horizontal e radial na fóvea.

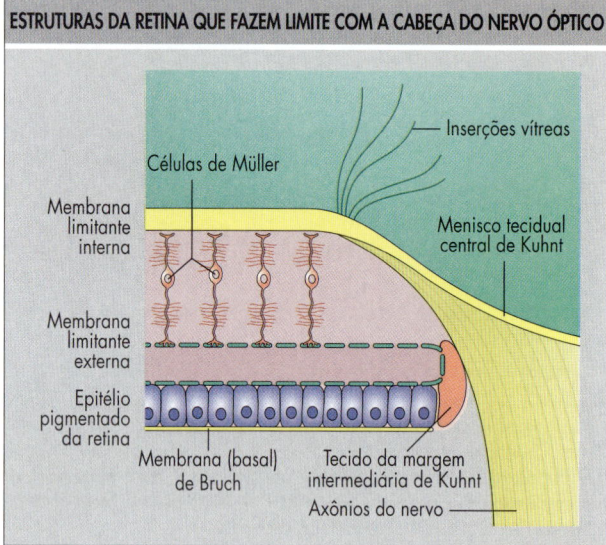

Figura 6.1.4 Estruturas da retina que fazem limite com a cabeça do nervo óptico. O sistema juncional da membrana limitante externa se conecta com o sistema juncional apical do epitélio pigmentado da retina e é suportado pelo tecido de Kuhnt da margem intermediária.

de Kuhnt. Este tecido marginal se posterioriza até o nível da coroide como tecido marginal de Elschnig e ambos separam a retina externa e a coroide dos axônios da retina interna. Esses axônios, por sua vez, fixam a retina posterior à lâmina crivosa escleral e ao sistema glial. A retina, portanto, está diretamente presa à coroide pelo sistema de junções apicais na *ora serrata* (porção anterior do fundo de saco do espaço sub-retiniano) e indiretamente pela coroide e pelo corpo ciliar, em suas inserções na esclera e esporão escleral, respectivamente. Na cabeça do nervo óptico, todas as camadas neuroepiteliais e coróideas são fixas por tecidos juncionais e pelos axônios de saída. A túnica corneoescleral protege, permite o movimento ocular e mantém a retina na posição apropriada, fazendo com que o objeto de interesse seja focalizado em seu centro.

CENTRO DA MÁCULA | UMBO

A fóvea representa uma escavação no centro da retina e consiste em uma margem, uma depressão e um fundo (Figura 6.1.5). O fundo corresponde à fovéola, cujo centro é denominado *umbo*. O umbo representa o centro preciso da mácula, a área da retina que resulta na acuidade visual mais distinta. Normalmente, é referido como *centro da fóvea* ou *mácula*. Apesar de bastante utilizados, ambos os termos não correspondem a uma designação anatômica acurada.

O fotorreceptor predominante na fovéola e no umbo é o cone. O aspecto anatômico de "bolo nuclear" da fóvea é o resultado da migração centrípeta dos fotorreceptores e do deslocamento lateral centrífugo das células bipolares e ganglionares nessa região durante a maturação da fóvea, que ocorre 3 meses antes e 3 meses após o nascimento a termo.[4,5] Embora os diâmetros individuais sejam estreitos em razão da intensa aglomeração celular, os cones centrais mantêm seu volume inalterado por serem alongados, com comprimento de até 70 μm.[5] A migração central ocorre em uma área de 1.500 μm de diâmetro.[4] A maior concentração de cones encontra-se no umbo, uma área de 150 a 200 μm de diâmetro, referida como *buquê central de cones*.[5] As estimativas de densidade de cones centrais são de 113.000 e 230.000 cones/mm^2 em babuínos e macacos cinomolgos, respectivamente. Na área central do buquê, a densidade de cones pode chegar a 385.000 cones/mm^2.[6] Os segmentos internos dos cones são conectados lateralmente por um sistema juncional, a membrana limitante externa. Suas fibras internas (axônios) distribuem-se radialmente para a periferia e correspondem às fibras de Henle da camada plexiforme externa (Figura 6.1.6). Em razão da elevada concentração e da aglomeração, os cones centrais têm seus núcleos organizados em múltiplas camadas circulares, adquirindo o aspecto de um bolo (*gateau nucleaire*).[5]

Os cones, incluindo os seus segmentos internos e externos, são circundados e envoltos por processos da glia mülleriana, que se concentram no lado vítreo (*tecido claro*),[5] logo abaixo da membrana limitante interna.[7] Alguns núcleos de células gliais são encontrados nessa camada interna, ao contrário da maioria, que está localizada na camada nuclear interna, deslocada lateralmente. O desenvolvimento foveal, portanto, envolve migração, alongamento, concentração e deslocamento de células neuronais, além de, mais importante, células gliais, que são os principais elementos estruturais da retina. Estrias radiais encontradas na membrana limitante interna foveal estão relacionadas às fibras de Henle, mas, provavelmente, são mediadas pela glia que elabora e está conectada com a membrana limitante interna. A densidade da glia foveal é estimada entre 16.600 e 20.000 células/mm^2.[6]

FOVÉOLA

O buquê de cones centrais está circundado pelo botão foveal, ou fovéola, que mede 350 μm de diâmetro e 150 μm de espessura (ver Figura 6.1.5). Esta área avascular consiste em cones

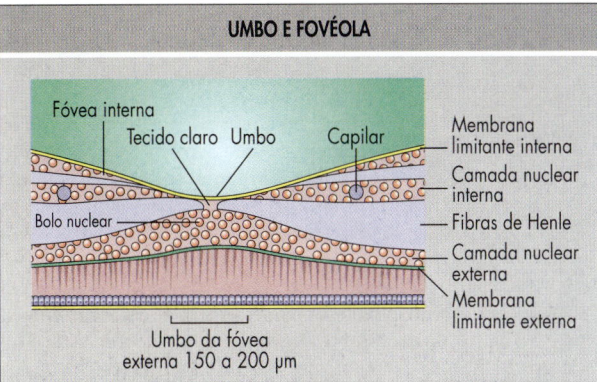

Figura 6.1.6 Umbo (centro) e fovéola. A camada nuclear externa é separada da camada nuclear interna pelas fibras horizontais-oblíquas de Henle. No umbo e na fovéola, entre poucos núcleos, estão as fibras müllerianas (tecido claro), delimitadas externamente pelas fibras de Henle e, internamente, pela membrana limitante interna. Os 150 a 200 μm centrais representam o umbo, em que há concentração máxima de cones.

densamente agrupados que são alongados e conectados pela membrana limitante externa. Como resultado do alongamento dos segmentos externos, a membrana limitante externa é curvada no sentido do vítreo, um fenômeno denominado *fóvea externa*. Tanto o umbo como a fovéola representam a parte mais visível da retina externa; no entanto, até o nível da membrana limitante externa, todos os cones e seus axônios são envolvidos pelos processos das células de Müller, que formam a camada interna vítrea e elaboram e sustentam a membrana limitante interna. Desse modo, a disposição ápice a ápice do cálice óptico é mantida pelos processos da glia mülleriana junto aos ápices das células epiteliais pigmentares na fovéola. As altas demandas metabólicas dos cones centrais são atendidas pelo contato direto com o epitélio pigmentado, bem como por meio dos processos da glia, cujos núcleos ficam mais periféricos na camada nuclear interna e mais próximos das arcadas vasculares perifoveais (ver Figura 6.1.6).

Em condições patológicas, a perda do reflexo foveolar normal pode indicar um distúrbio glial (dano agudo às células nervosas, edema difuso) em caráter primário ou mediado pelo vítreo, que é fortemente aderido à fina membrana limitante interna. Assim, a perda de reflexo foveal pode indicar tração ou edema das células gliais e, secundariamente, dos cones. A camada glial interna pode se separar da camada nuclear, que resulta em esquise semelhante a um cisto.

FÓVEA

A fóvea consiste no fundo delgado, uma depressão de 22° (o clivo)[3] e uma margem espessa (ver Figuras 6.1.5 a 6.1.7). O fundo, ou fovéola, foi descrito anteriormente. A depressão de 22° denota o deslocamento lateral das células bipolares, horizontais e amácrinas na camada nuclear interna, que também inclui os núcleos de sua glia mülleriana. A fovéola avascular é circundada pelas arcadas vasculares, um sistema circular de capilares. Os vasos situam-se no nível da camada nuclear interna e deixam uma zona avascular de 250 a 600 μm entre eles. A depressão também está associada a um aumento na espessura da membrana basal, que alcança um máximo na margem foveal. A espessura da membrana limitante interna e a força de adesão vítrea são inversamente proporcionais; ou seja, as adesões são mais fortes na fóvea.[3] Não é de surpreender que o centro foveal seja mais afetado nos buracos maculares traumáticos, nos quais o opérculo glial sugere como causa a tração anteroposterior. A margem da fóvea (*margo foveae*) frequentemente é vista por biomicroscopia como uma reflexão em anel da membrana limitante interna, que mede 1.500 μm (tamanho de um disco) de diâmetro e 0,55 mm de espessura (ver Figura 6.1.7).

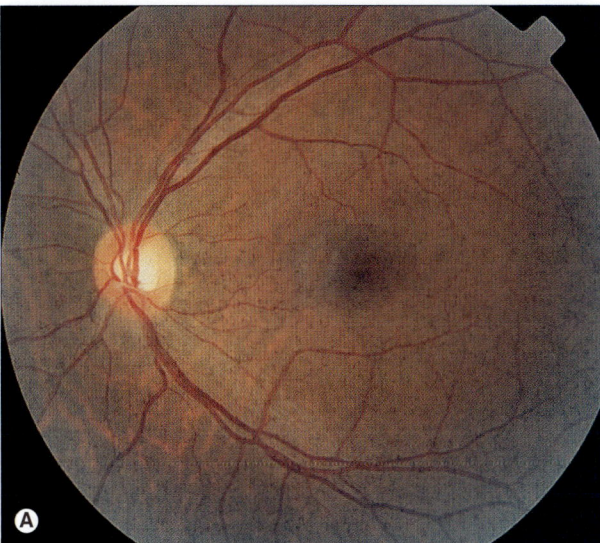

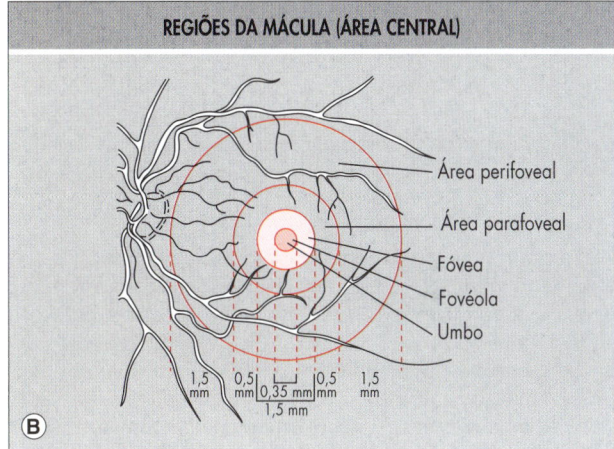

Figura 6.1.7 Fundo de olho normal com a mácula circundada pelas grandes arcadas vasculares. A mácula, ou área central, tem os seguintes componentes, do cento para a periferia: umbo, fovéola, fóvea, parafóvea e perifóvea.

PARAFÓVEA

A parafóvea é uma faixa de 0,5 mm de largura que circunda a margem foveal (ver Figura 6.1.7). A essa distância do centro, a retina passa a apresentar uma arquitetura regular de camadas, que inclui 4 a 6 camadas de células ganglionares e 7 a 11 camadas de células bipolares.[8]

PERIFÓVEA

A perifóvea é um cinturão de 1,5 mm de largura que envolve a parafóvea (ver Figura 6.1.7). A região é caracterizada pela ocorrência de várias camadas de células ganglionares e seis camadas de células bipolares.[8]

MÁCULA OU ÁREA CENTRAL

Umbo, fovéola, fóvea, parafóvea e perifóvea constituem a mácula ou área central.[9] A área central pode ser diferenciada da periferia retiniana pela camada de células ganglionares. Na mácula, a camada de células ganglionares tem a espessura de várias células, enquanto na periferia retiniana tem a espessura de apenas uma célula. A mácula tem um diâmetro aproximado de 5,5 mm e seus limites coincidem com os cursos das principais arcadas vasculares temporais (ver Figura 6.1.7), que compreende o diâmetro da fóvea (1,5 mm), duas vezes a largura da parafóvea ($2 \times 0,5 \equiv 1$ mm) e duas vezes a largura da perifóvea ($2 \times 1,5 \equiv 3$ mm).[10]

PERIFERIA RETINIANA

A retina periférica divide-se nas seguintes faixas: próxima, média, distante e extema.[9] A faixa de periferia próxima tem 1,5 mm de largura, enquanto a de periferia média, ou equador, tem 3 mm de largura. A periferia distante estende-se do equador até a *ora serrata* e sua largura varia em função do tamanho do olho e da presença de ametropias. A circunferência média do olho é de 72 mm no equador e 60 mm na *ora serrata*, sendo a largura média dessa faixa de 6 mm. Como a extensão da patologia retiniana periférica normalmente é medida em horas do relógio, 1 hora corresponde a 5 ou 6 mm da circunferência periférica. Portanto, a periferia distante da retina pode ser dividida em 12 quadrados com aproximadamente 6 × 6 mm cada. Devido à adesão da base vítrea posterior nessa área, a maior parte das patologias periféricas ocorre nesses segmentos. A *ora serrata* e a *pars plana* compreendem à *periferia extrema*.[9]

CAMADAS DA RETINA NEUROSSENSORIAL

Com a exceção da fóvea, *ora serrata* e disco óptico, a retina neurossensorial é organizada em camadas, ditadas pela direção da glia mülleriana, seu tecido de sustentação. Essencialmente, existe a camada de fotorreceptores somada à camada de células bipolares e ganglionares, que representam o 1º neurônio externo e os 2º e 3º neurônios internos das vias ópticas. A glia mülleriana produz a membrana limitante interna como sua membrana basal e estende-se até a membrana limitante externa, a qual se comunica com os ápices das células do EPR (Figura 6.1.8).

Os núcleos da glia mülleriana, células bipolares, horizontais e amácrinas se localizam na camada nuclear interna. As células amácrinas e horizontais encontram-se, respectivamente, nas partes interna e externa da camada nuclear interna (ver Figura 6.1.8). A camada nuclear interna apresenta camadas plexiformes em ambos os lados, que se conectam externamente à camada de fotorreceptores e internamente à camada de células ganglionares. A partir dessa consideração anatômica, entende-se que bastonetes e cones fazem sinapse com células bipolares e horizontais na camada plexiforme externa. Como resultado do aumento do comprimento das fibras de Henle, o sistema juncional (uma "membrana" limitante intermediária) está localizado no terço interno da camada plexiforme externa, que é a única porção verdadeiramente plexiforme dessa camada. As células bipolares e as células amácrinas da camada nuclear interna fazem sinapse com os dendritos das células ganglionares, na camada plexiforme interna. Durante a embriogênese, a glia mülleriana, juntamente com sua membrana limitante interna e orientação, precede a diferenciação dos fotorreceptores, assim como o resto do sistema nervoso central, em que o desenvolvimento estrutural precede a diferenciação celular individual.

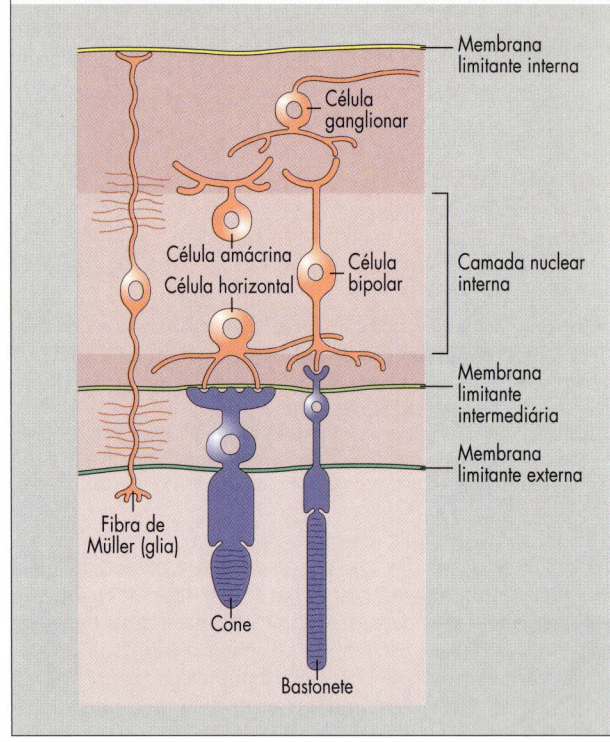

Figura 6.1.8 Conexões neuronais na retina e células participantes. A camada nuclear interna contém os núcleos das células bipolares (2º neurônio) e a glia mülleriana. As células amácrinas estão na porção interna, enquanto as células horizontais estão na parte externa dessa camada, próximas de suas respectivas conexões plexiformes.

BIBLIOGRAFIA

Fine BS, Yanoff M. Ocular histology. A text and atlas. New York: Harper & Row; 1979. p. 111–24.
Gaertner I. The vitreous, an intraocular compartment of the leptomeninx. Doc Ophthalmol 1986;62:205–22.
Hendrickson AE, Yuodelis C. The morphological development of the human fovea. Arch Ophthalmol 1969;82:151–9.
Hogan MJ, Alvarado JA, Wedell JE. Histology of the human eye. Philadelphia: WB Saunders; 1971. p. 491–8.
Krebs W, Krebs I. Quantitative morphology of the central fovea in the primate retina. Am J Anat 1989;184:225–36.
Mann I. The development of the human eye. New York: Grune & Stratton; 1950.
Polyak SL. The retina. Chicago: University of Chicago Press; 1941.
Rochon-Duvigneaud A. Recherches sur la fovea de la retine humaine et particulierement sur le bouquet des cones centraux. Arch Anat Microsc 1907;9:315–42.
Spitznas M. Anatomical features of the human macula. In: l'Esperance FA, editor. Current diagnosis and management of retinal disorders. St Louis: CV Mosby; 1977.
Yamada E. Some structural features of the fovea central in the human retina. Arch Ophthalmol 1969;82:151–9.

As referências completas estão disponíveis no **GEN-io**.

PARTE 6 RETINA E VÍTREO
SEÇÃO 1 Anatomia

Epitélio Pigmentado da Retina
Michael F. Marmor

6.2

Definição: Camada epitelial contendo melanina, situada entre a retina neurossensorial e a coroide.

Características principais
- Absorção da luz dispersa
- Controle de fluido e nutrientes no espaço sub-retiniano (função de barreira hematorretiniana)
- Regeneração e síntese do pigmento visual
- Síntese de fatores de crescimento para modulação dos tecidos adjacentes
- Manutenção da adesão retiniana
- Fagocitose e digestão dos discos dos fotorreceptores
- Homeostase elétrica
- Regeneração e reparo após lesão ou cirurgia

INTRODUÇÃO

O epitélio pigmentado da retina (EPR) é vital para a manutenção das funções dos fotorreceptores.[1,2] Ele também é acometido por muitas doenças da retina e da coroide. Embriologicamente, o EPR é derivado do mesmo tecido do tubo neural que forma a retina neurossensorial, porém as células se diferenciam em um epitélio transportador, cujas principais funções são promover o isolamento metabólico e sustentar a retina neurossensorial sobrejacente. Como uma camada monocelular, o EPR hoje é um alvo atraente para a modificação e transplante terapêuticos.[3]

ESTRUTURA E METABOLISMO

Arquitetura celular e barreira hematorretiniana

O EPR é uma monocamada de células hexagonais interligadas unidas por junções apertadas (*zonulae occludens*), que bloqueiam a livre passagem de água e íons. Essa barreira juncional é equivalente à barreira hematorretiniana da retina neurossensorial.

Na região macular, as células do EPR são pequenas (aproximadamente 10 a 14 µm de diâmetro) e, na direção da periferia, elas se tornam mais planas e largas (diâmetro de até 60 µm). A densidade dos fotorreceptores também varia pela retina, mas o número de fotorreceptores sobrejacente a cada célula do EPR permanece aproximadamente constante (cerca de 45 fotorreceptores por célula do EPR).

No corte transversal, a célula do EPR é diferenciada em apical e basal. No lado apical (de frente para os fotorreceptores), longas microvilosidades alcançam (e envolvem) os segmentos externos dos fotorreceptores (Figura 6.2.1). Grânulos de melanina estão concentrados na extremidade apical da célula. A membrana basal tem invaginações convolutas para aumentar a área de superfície para absorção e secreção de material. A estrutura celular é estabilizada por um citoesqueleto de microfilamentos e microtúbulos.

Pigmentos

O pigmento que dá ao EPR o seu nome é a *melanina*, encontrada nos grânulos citoplasmáticos chamados *melanossomas*. Em idades mais avançadas, os grânulos de melanina frequentemente se fundem com lisossomos e se decompõem, de modo que o fundo de olho dos idosos tipicamente se apresenta menos pigmentado. O papel da melanina no olho continua sendo um tanto especulativo. O pigmento serve para absorver luz dispersa e minimizar a sua dispersão dentro do olho, o que teoricamente tem benefícios ópticos. A acuidade visual, porém, não é pior no fundo de olho de pessoas muito loiras. Além do mais, a aparência do fundo de olho pode ser enganosa quanto ao EPR porque as maiores diferenças raciais são uma consequência da pigmentação da coroide. A melanina também serve como um estabilizador de radicais livres e pode se ligar a toxinas e medicamentos retinotóxicos, como cloroquina e tioridazina, embora não seja claro se este efeito é benéfico ou nocivo.

O outro pigmento importante do EPR é a lipofuscina, que se acumula gradualmente com a idade, embora não se saiba exatamente se é diretamente nociva para as células do EPR, já que é um componente do envelhecimento normal e também do patológico.

Metabolismo e fatores do crescimento

As células do EPR produzem uma série de fatores do crescimento, os quais servem não só para modular o comportamento do EPR, mas também o comportamento dos tecidos circundantes.[1,4] O conhecimento dessas interações está aumentando rapidamente e hoje se reconhece que o EPR é uma parte importante de um sistema complexo de *cross-talk* celular que controla o suprimento vascular, a permeabilidade, o crescimento, as respostas imunológicas, a reparação e outros processos vitais para a função retiniana. A disfunção dentro desses sistemas contribui para distúrbios como a degeneração macular relacionada à idade (DMRI). Os fatores produzidos pelo EPR incluem, dentre outros, o fator de crescimento derivado de plaquetas, que modula o

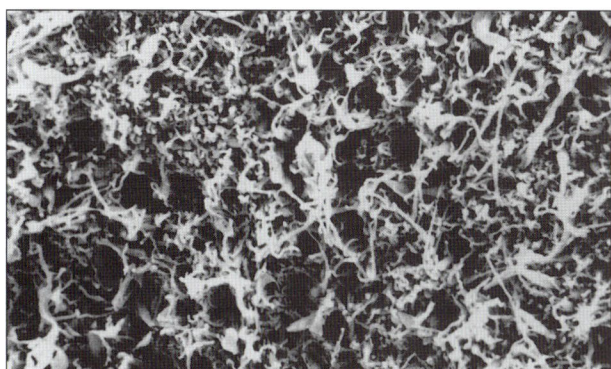

Figura 6.2.1 Superfície apical do epitélio pigmentado da retina humana, conforme visualizado por um microscópio eletrônico de varredura. Finas microvilosidades cobrem a superfície e se colocam entre os segmentos externos dos fotorreceptores (removidos nesta visualização).

crescimento celular e a cicatrização; o fator derivado do epitélio pigmentado, que age como um neuroprotetor e inibidor vascular; o fator de crescimento vascular endotelial, que pode estimular o crescimento neovascular normal ou patológico; o fator de crescimento de fibroblastos, que pode ser neurotrófico; o fator de crescimento transformador, que modera a inflamação; o fator neurotrófico ciliar, que sustenta e resgata as células; e outros componentes da regulação imune, como os receptores *Toll-like* e os fatores do complemento.

PROPRIEDADES DA MEMBRANA E TRANSPORTE DE FLUIDO

Canais iônicos e sistemas de transporte

A membrana do EPR contém canais iônicos seletivos e sistemas de transporte ativo ou facilitador para íons e metabólitos, como a glicose e os aminoácidos.[5] Há diferentes canais e transportadores nas membranas apical e basal. Os efeitos finais dos sistemas de transporte assimétricos são o movimento de água através do EPR na direção apical-basal e a geração de voltagem por meio do EPR, bem como o controle do acesso das proteínas ao espaço sub-retiniano.

A capacidade do EPR para transportar água ativamente é muito poderosa, mas a água também pode deixar o espaço sub-retiniano se a função de barreira do EPR for rompida, em virtude da pressão intraocular e da sucção osmótica da coroide. Uma implicação clínica é que um pequeno rompimento do EPR não causará descolamento seroso, a não ser que também haja uma perda difusa de transporte do EPR. A coriorretinopatia serosa central envolve a disfunção ampla no complexo EPR-coroide (Figura 6.2.2).[6]

Atividade elétrica do epitélio pigmentado da retina

O EPR não gera resposta direta à luz. No entanto, as propriedades de transporte assimétrico das membranas apicais e basais geram uma voltagem transepitelial (chamada *potencial de repouso*), que pode ser modulada pela atividade dos fotorreceptores ou por substâncias endógenas.[7] Além disso, a ativação dos fotorreceptores pela luz também promove a liberação de uma substância mensageira que induz uma despolarização basal do EPR 5 a 10 minutos mais tarde. Essa despolarização tardia é representada clinicamente como a "resposta à luz" do eletro-oculograma (EOG). A resposta luminosa é mediada pelos canais de cloreto dependentes de cálcio controlados, em parte, pelo gene bestrofina, que está alterado na distrofia viteliforme de Best. O EOG é gravemente alterado em pacientes com a doença de Best, ao contrário do que ocorre na maioria dos distúrbios de EPR.[7]

INTERAÇÕES ENTRE FOTORRECEPTOR E EPITÉLIO PIGMENTADO DA RETINA

Regeneração do pigmento visual

Ao absorver luz, os fotorreceptores convertem o isômero 11-*cis*-vitamina A na sua forma *all-trans*, que dá origem ao processo de transdução da luz em sinal neural e a uma série de alterações químicas regenerativas para restabelecer o suprimento de 11-*cis*-vitamina A. A vitamina A é separada da molécula de opsina e carreada para o EPR por uma proteína transportadora. No EPR, a vitamina A pode ser acondicionada na forma de éster ou sofrer isomerização de volta à forma 11-*cis* por meio de uma enzima crítica, a *RPE65*, para se recombinar com a opsina.[8] Defeitos em vários genes que controlam o ciclo regenerativo da vitamina A no EPR, como os genes *RPE65*, *LRAT*, *RLPB* (*CRALBP*) e *RDH*, podem causar amaurose congênita de Leber e retinite pigmentosa.

Renovação do fotorreceptor e fagocitose

Os fotorreceptores estão continuamente expostos à radiação (luz) e oxigênio (da coroide), que facilitam a produção de radicais livres que podem danificar as membranas, sendo necessário, portanto, um processo de renovação celular. Todos os dias, centenas de discos da extremidade distal dos fotorreceptores são fagocitados pelo EPR (Figura 6.2.3), enquanto novos discos são sintetizados.[9] Os discos dos bastonetes são eliminados principalmente pela manhã (início da luz do dia), enquanto os cones eliminam seus discos em especial no entardecer (fim da luz do dia). A renovação completa dos segmentos externos dos fotorreceptores ocorre, aproximadamente, a cada 2 semanas. Dentro do EPR, os discos fagocitados se fundem com lisossomos para que o material possa ser digerido. Ácidos graxos essenciais são reciclados, enquanto os produtos residuais são expelidos

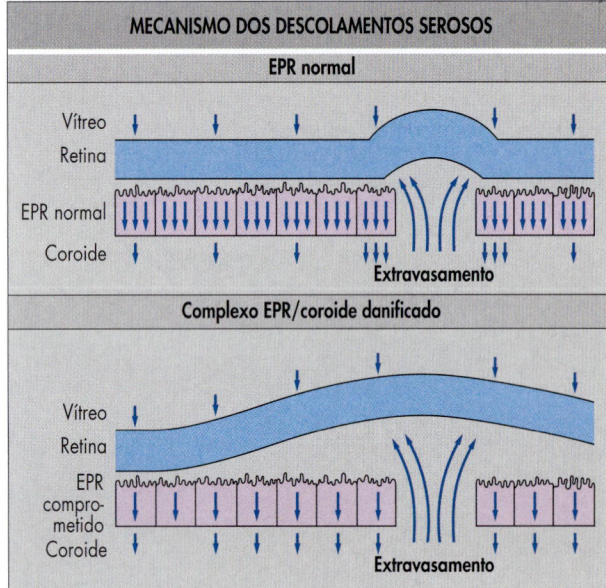

Figura 6.2.2 Mecanismo de descolamento seroso. Quando o epitélio pigmentado da retina (EPR) é normal, não ocorre qualquer descolamento seroso além de um local de vazamento focal. Quando o EPR está comprometido por doença da coroide ou do EPR que prejudique o transporte de fluido para fora, forma-se um descolamento seroso até que a absorção através do EPR exposto equilibre o extravasamento interno.

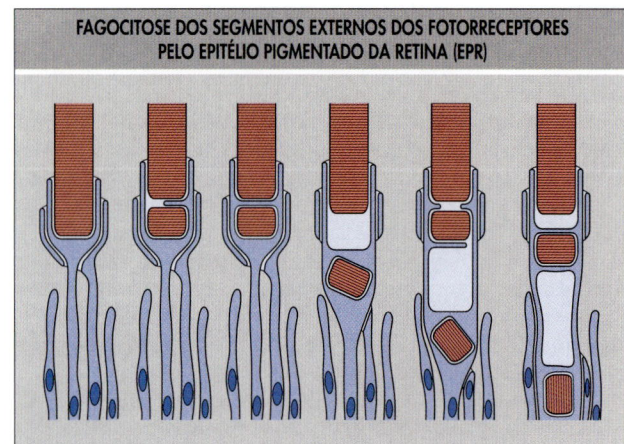

Figura 6.2.3 Fagocitose dos segmentos externos dos fotorreceptores do epitélio pigmentado da retina (EPR). O fagossomo contendo o material englobado entra no citoplasma do EPR, onde se funde com os lisossomos para facilitar a digestão das membranas antigas. (Adaptada de Steinberg H, Wood I, Hogan MJ. Pigment epithelial ensheathment and phagocytosis of extrafoveal cones in human retina. Philos Trans R Soc Lond 1977;277:459-74.)

pela membrana basal do EPR. Debris residuais da membrana, como A2E, podem contribuir para a formação de lipofuscina e deterioração do EPR secundária ao envelhecimento.

Matriz interfotorreceptora e adesão retiniana

A adesão retiniana é um processo complexo que envolve vários mecanismos interativos. A retina neurossensorial é mantida aplicada pelo corpo vítreo, pela pressão intraocular e pelo transporte ativo de água pelo EPR, que remove ou impulsiona a água pelo tecido semipermeável. Além disso, existe uma resistência física que naturalmente impede a separação dos segmentos externos dos fotorreceptores das microvilosidades da superfície do EPR. O principal mecanismo de adesão da retina ao EPR parece ser a matriz interfotorreceptora (IPM, do inglês *interphotoreceptor matrix*), que é uma estrutura química elaborada com domínios distintos que circundam os bastonetes e cones.[10] Conforme a retina neurossensorial é separada do EPR, o material da IPM se estira dramaticamente antes de se romper, mostrando que está firmemente aderia às superfícies tanto da retina neurossensorial quanto do EPR. No entanto, a força de adesão da IPM (bem como o transporte ativo de água) é diretamente dependente do metabolismo do EPR.[11] A força de adesão retiniana chega a zero minutos após a morte celular e pode ser restaurada ou aumentada pela oxigenação do tecido.

O descolamento da retina interrompe a IPM e o transporte de fluido e, mesmo quando a retina é recolocada cirurgicamente, a recuperação completa da morfologia da IPM, da interpolação entre fotorreceptores e EPR e da força adesiva normal pode levar várias semanas.

REPARO, REGENERAÇÃO E TRATAMENTO

O EPR tem capacidade de realizar reparos locais (o mesmo não ocorre com a retina neurossensorial) por meio de migração celular e modificação de suas características originais. Após uma queimadura focal por *laser*, por exemplo, as células do EPR adjacentes à lesão iniciam um processo de divisão celular que culmina na restauração da barreira hematorretiniana em 1 ou 2 semanas. Entretanto, o mesmo não acontece em lesões extensas do EPR, como na atrofia geográfica. Como os fatores do crescimento produzidos pelo EPR normalmente impedem a ocorrência de proliferações celulares e vasculares excessivas, a lesão do EPR se torna parte do ciclo patológico que estimula o crescimento fibrovascular em muitas doenças retinianas.

No entanto, a monocamada de EPR pode ser cultivada e transplantada, e as células do EPR podem ser trabalhadas geneticamente ou estimuladas fisicamente para modificar sua atividade metabólica. Assim, este tecido também pode ter um papel importante no tratamento de vários distúrbios retinianos, de distrofias ao envelhecimento. Essas novas opções dependem diretamente das características físicas e fisiológicas do EPR que foram descritas anteriormente. Por exemplo, a terapia com *laser* de baixa energia ou micropulsado pode estimular a liberação de fatores metabólicos, incluindo proteínas de choque térmico que aliviam a lesão. Essa abordagem está sendo explorada para o tratamento de várias doenças, incluindo edema macular e coriorretinopatia serosa central.[12] O dano celular ao EPR é especificamente causador de várias distrofias hereditárias, incluindo a retinite pigmentosa que envolve os genes do EPR, como o *RPE65* e o *LRAT*, e a doença de Stargardt, em que o dano ao EPR leva à morte dos fotorreceptores. Muitos grupos estão investigando o uso do transplante de células-tronco e do EPR para colocar um EPR normal de volta nos olhos com essas doenças.[3] A capacidade para cultivar e modificar as células-tronco pluripotentes induzidas (iPSC, do inglês *induced pluripotent stem cells*) permite a modificação genética para criar células de EPR projetadas antes do transplante,[13] embora as técnicas para cultivar células, inseri-las em uma grande área da retina e garantir a sua sobrevivência e função ao longo da vida ainda estejam evoluindo. Finalmente, estão sendo iniciados ensaios clínicos para a modificação genética do EPR (bem como de outras células retinianas) dentro do olho por meio da transfecção com carreadores virais e outros carreadores genéticos.[14]

REFERÊNCIAS BIBLIOGRÁFICAS

1. Sparrow JR, Hicks D, Hamel CP. The retinal pigment epithelium in health and disease. Curr Mol Med 2010;10:802–23.
2. Marmor MF, Wolfensberger TW, editors. The retinal pigment epithelium. Current aspects of function and disease. New York: Oxford University Press; 1998.
3. Zarbin M. Cell-based therapy for degenerative retinal disease. Trends Mol Med 2016;22:115–30.
4. Kolomeyer AM, Zarbin MA. Trophic factors in the pathogenesis and therapy for retinal degenerative diseases. Surv Ophthalmol 2014;59:134–65.
5. Lehmann GL, Benedicto I, Philp NJ, et al. Plasma membrane protein polarity and trafficking in RPE cells: past, present and future. Exp Eye Res 2014;126:5–15.
6. Marmor M. On the cause of serous detachments and acute central serous chorioretinopathy. Br J Ophthalmol 1997;81:812–13.
7. Marmor MF. Clinical electrophysiology of the retinal pigment epithelium. Doc Ophthalmol 1991;76:301–13.
8. Wright CB, Redmond TM, Nickerson JM. A history of the classical visual cycle. Prog Mol Biol Transl Sci 2015;134:433–48.
9. Kevany BM, Palaczewski K. Phagocytosis of retinal rod and cone photoreceptors. Physiology(Bethesda) 2010;25:8–15.
10. Hageman GS, Marmor MF, Yao X-Y, et al. The interphotoreceptor matrix mediates primate retinal adhesion. Arch Ophthalmol 1995;113:655–60.
11. Marmor MF, Yao X-Y. The metabolic dependency of retinal adhesion in rabbit and primate. Arch Ophthalmol 1995;113:232–8.
12. Lavinsky D, Wang J, Huie P, et al. Non-damaging retinal laser therapy: rationale and applications to the macula. Invest Ophthalmol Vis Sci 2016;57:2488–500.
13. Li Y, Chan L, Nguyen HV, et al. Personalized medicine: cell and gene therapy based on patient-specific iPSC-derived retinal pigment epithelium cells. Adv Exp Med Biol 2016;854:549–55.
14. Hafler BP. Clinical progress in inherited retinal degenerations: gene therapy clinical trials and advances in genetic sequencing. Retina 2017;37:1–7.

As referências completas estão disponíveis no **GEN-io**.

PARTE 6 RETINA E VÍTREO
SEÇÃO 1 Anatomia

Circulação Retiniana e da Coroide

Caio Vinícius Saito Regatieri, Shiyoung Roh e John J. Weiter

6.3

Definição: Os vasos sanguíneos da retina e da coroide são responsáveis pela nutrição do segmento posterior. É essencial entender os sistemas circulatórios da coroide e da retina para melhor reconhecer e tratar doenças do segmento posterior.

Características principais
- Anatomia vascular da retina
- Anatomia vascular da coroide
- Barreiras hematorretiniana interna e externa
- Medições do fluxo sanguíneo na coroide e na retina.

INTRODUÇÃO

Como muitas das doenças importantes do segmento posterior são causadas por mudanças na vasculatura da retina e da coroide, é importante entender os sistemas circulatórios envolvidos para melhor reconhecer e tratar as afecções do segmento posterior. Neste capítulo, a anatomia e a fisiologia desses sistemas circulatórios são discutidas.

ANATOMIA VASCULAR DO SEGMENTO POSTERIOR

Anatomia vascular retiniana

Os vasos sanguíneos retinianos fornecem nutrição para os dois terços internos da retina. A artéria central da retina, que é o primeiro ramo da artéria oftálmica, é uma artéria terminal que não apresenta anastomoses importantes.[1] Na área da lâmina crivosa, seu lúmen mede aproximadamente 170 μm de diâmetro. Tipicamente, pouco antes de sua saída do nervo óptico, a artéria central da retina se divide nas artérias papilares superior e inferior que, por sua vez, se dividem nos ramos dos quadrantes nasal e temporal (Figura 6.3.1A). A divisão anatômica das artérias retinianas nas metades superior e inferior geralmente é mantida por toda a retina uma vez que os vasos retinianos normais raramente cruzam a rafe horizontal (ver Figura 6.3.1A). As artérias ciliorretinianas, derivadas das artérias ciliares posteriores, estão variavelmente presentes e emanam da borda temporal da cabeça do nervo óptico em direção à mácula (ver Figura 6.3.1A).

As artérias e veias permanecem na camada de fibras nervosas. Por toda a retina, os capilares estão dispostos em malhas laminares.[2] Dependendo da espessura da retina, a malha capilar pode variar de três camadas no polo posterior a uma camada na periferia. Os ramos arteriais intrarretinianos abastecem três camadas de redes capilares:

- Capilares peripapilares radiais
- Capilares superficiais existentes nas camadas de células ganglionares e fibras nervosas
- Capilares profundos, densos, na camada nuclear interna (CNI).

A angiografia por tomografia de coerência óptica (OCTA, do inglês *optical coherence tomography angiography*) revela a microvasculatura e o fluxo sanguíneo nos capilares da retina de maneira não invasiva. A segmentação automatizada da espessura total da retina na OCTA mostra os plexos vasculares retinianos "superficial" e "profundo" *in vivo*, além dos coriocapilares. O plexo superficial apresenta uma forma contínua e linear com uma parede homogênea. Os vasos são distribuídos uniformemente e lembram uma teia de aranha. O plexo profundo nos olhos saudáveis tem uma distribuição regular em torno da zona avascular foveal (ZAF), com minuciosas interconexões mais complexas.

Assim como as redes de capilares de outras áreas do corpo, os capilares retinianos assumem uma configuração de malha para assegurar a perfusão adequada de todas as células retinianas internas (Figura 6.3.1C).

Há uma zona capilar livre em torno de cada uma das artérias e veias retinianas principais, mas é mais proeminente em torno das artérias, nas quais mede até 100 μm de diâmetro. Na fóvea e na periferia retiniana distante, os capilares retinianos estão ausentes. A ZAF tem 400 a 500 μm de diâmetro nos olhos normais.

A drenagem venosa da retina geralmente segue o suprimento arterial. As veias retinianas (principalmente as vênulas) estão presentes na retina interna, em que ocasionalmente se interdigitam com suas artérias associadas. Quando dois vasos se cruzam, a artéria normalmente se situa anterior à veia e os dois vasos apresentam uma túnica adventícia comum. Ocorrem muito mais cruzamentos arteriovenosos temporalmente do que nasalmente porque os vasos nasais assumem um curso muito mais reto. Os cruzamentos são importantes porque representam o local mais comum de obstruções de ramo da veia retiniana. As veias retinianas drenam na veia central da retina, que também age como o principal canal eferente para os vasos do nervo óptico (ver Figura 6.3.1A).[2]

Anatomia vascular da coroide

A coroide é a área mais vascularizada do olho e um dos tecidos mais vascularizados do corpo. A coroide é responsável pelo suporte vascular da retina externa (Figura 6.3.1B). Uma vasculatura coroideia estrutural e funcionalmente normal é essencial para a função retiniana: o volume sanguíneo anormal e/ou fluxo comprometido da coroide podem resultar em disfunção e morte dos fotorreceptores e do epitélio pigmentado da retina (EPR).[3] Entre suas outras funções estão: absorção da luz, termorregulação mediante dissipação do calor e modulação da pressão intraocular (PIO) por controle vasomotor do fluxo sanguíneo. A coroide também desempenha um papel importante na drenagem do humor aquoso da câmara anterior do olho pela via uveoescleral.

O suprimento sanguíneo da coroide tem origem nos ramos das artérias ciliares anteriores e posteriores, que são ramos da artéria oftálmica. Sua estrutura é disposta de maneira segmentada desde os ramos ciliares posteriores e é espelhada no sistema de drenagem das veias vorticosas. Como resultado dessa distribuição segmentada, as artérias coróideas grandes e médias atuam como artérias terminais.

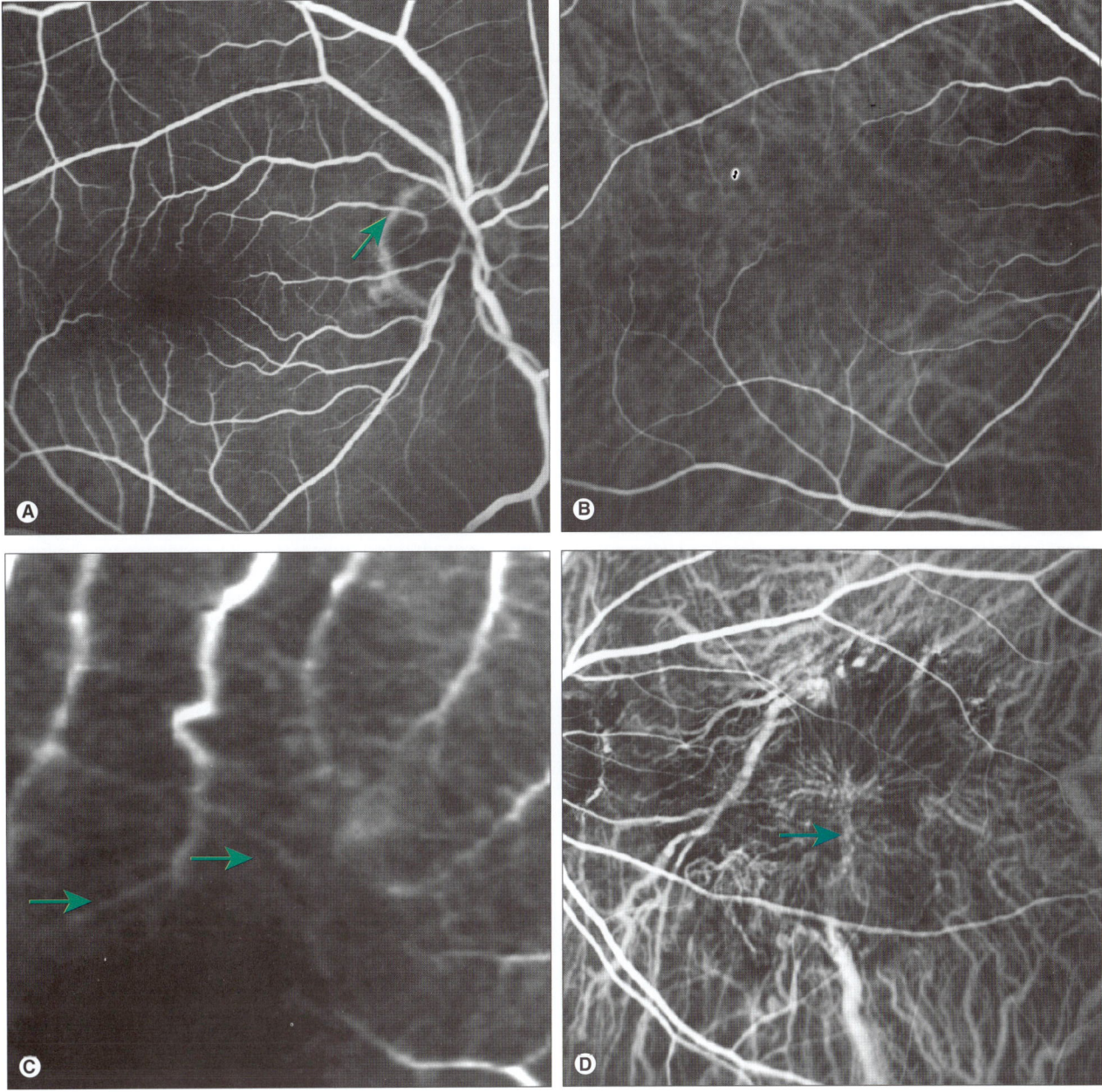

Figura 6.3.1 Angiografia a *laser* de varredura. A. Angiografia fluoresceínica (AF) mostra o padrão normal de enchimento das artérias e veias da retina. Observe a artéria ciliorretiniana (*seta verde*). **B.** Angiografia com indocianina verde normal mostra o padrão normal de enchimento dos vasos da coroide. **C.** Área de ampliação da imagem em A mostrando os capilares retinianos (*setas verdes*) próximos à zona avascular foveal. **D.** Angiografia com indocianina verde mostrando uma lesão neovascular de coroide (*seta verde*) secundária à degeneração macular relacionada à idade (DMRI).

Histologicamente, a coroide se divide em cinco camadas a partir da retina interna:

- Membrana de Bruch
- Coriocapilares (camada de capilares)
- Camada de Sattler (camadas de vasos sanguíneos de médio calibre)
- Camada de Haller (camadas de vasos sanguíneos de grande calibre)
- Supracoroide (zona de transição entre a coroide e a esclera).[4]

A camada de coriocapilares consiste em uma rede de anastomoses de capilares formando uma fina lâmina posterior à membrana de Bruch. Em humanos, a membrana basal fibrinoide das células endoteliais forma a camada mais externa da membrana de Bruch. Apresenta-se mais densa e espessa (10 µm) na fóvea e mais fina na periferia (7 µm). Os capilares têm sua origem nas arteríolas da camada de Sattler, cada arteríola origina uma monocamada hexagonal (lobular) de capilares, que confere à camada de coriocapilares um aspecto de "colcha de retalhos" (*patch-like*). Os coriocapilares têm lumens grandes, com 20 a 25 µm de diâmetro, o que permite o fluxo de múltiplas hemácias em qualquer situação e, ao contrário dos capilares retinianos, apresentam fenestrações de 700 a 800 nm de diâmetro, que permitem um deslocamento mais rápido de moléculas (extravasamento).[4]

Além dos coriocapilares, a coroide apresenta mais duas camadas vasculares: a camada de Haller externamente, que contém os vasos de grande calibre da coroide, e a camada de Sattler internamente, formada por artérias e arteríolas de pequeno e médio calibres e que suprem a rede capilar. O estroma (tecido extravascular) contém colágeno e fibras elásticas, fibroblastos, células musculares lisas não vasculares e diversos melanócitos entre os vasos sanguíneos. Além disso, assim como em outros tecidos conjuntivos, existem numerosos mastócitos, macrófagos e linfócitos no estroma da coroide.

BARREIRA HEMATORRETINIANA

A barreira hematorretiniana (BHR) modula a troca de metabólitos e resíduos entre o lúmen vascular e a retina neurossensorial. Sua estrutura é formada pela interação da glia retiniana e dos pericitos com o endotélio das células vasculares retinianas. Além da barreira vascular, a retina também exibe uma barreira epitelial, o EPR, que controla o fluxo de fluido e nutrientes oriundos da coroide para a retina externa. Juntas, as barreiras vasculares e epiteliais da BHR mantêm o ambiente da retina neurossensorial isolado do restante. Ambos, endotélio vascular (barreira interna) e EPR (barreira externa), mostram complexos juncionais bem desenvolvidos que incluem as zônulas de aderência e de oclusão (tight junctions).

A BHR interna controla a permeabilidade dos vasos sanguíneos retinianos e consiste em um complexo juncional bem desenvolvido zônulas de aderência e de oclusão nas células endoteliais vasculares, com ausência de fenestrações. As zônulas de oclusão restringem o fluxo de uma ampla variedade de substâncias, como lipídios e proteínas. Os capilares retinianos são relativamente impermeáveis, mesmo a partículas tão pequenas quanto os íons sódio. As junções de aderência são essenciais para o desenvolvimento da barreira e influenciam a formação das zônulas de oclusão. Juntas, as zônulas de aderência e de oclusão criam a barreira de resistência para o parênquima neural. Embora a barreira resida no endotélio dos capilares retinianos, as células gliais podem desempenhar um papel como intermediários metabólicos entre os capilares retinianos e os neurônios retinianos.[5] Assim, macromoléculas e íons não se difundem passivamente para a retina a partir da circulação, mas estão associados com o transporte ativo seletivo para a retina.

A BHR externa é formada por zônulas de oclusão entre as células do EPR, o qual repousa sobre a membrana de Bruch e separa a retina neurossensorial dos coriocapilares fenestrados e desempenha um papel importante no transporte de nutrientes do sangue para a retina externa. Embora as zônulas de oclusão entre as células do EPR sejam importantes no controle do movimento paracelular de fluidos e moléculas entre a coroide e a retina, a distribuição polarizada das proteínas da membrana no EPR também é importante. O EPR desempenha um papel ativo no suprimento dos fotorreceptores com glicose e também retinol, que é essencial para a síntese do pigmento visual.[6] Os receptores que existem nas membranas celulares basais e laterais do EPR destinados aos nutrientes têm de ser transportados para a retina externa.

Apesar de a retina ser protegida pelas BHRs interna (células endoteliais vasculares retinianas) e externa (EPR), ainda pode ocorrer extravasamento proteico. É mais provável que esse extravasamento seja resolvido por transporte ativo através do EPR para a coroide e/ou removido pelo canal de Schlemm. As proteínas da coroide são removidas do olho por canais emissários (aberturas para veias e nervos na esclera) ou pela própria esclera, provavelmente facilitadas pela pressão relativamente alta do olho (PIO).[6]

Em muitas condições patológicas, incluindo a retinopatia diabética, a oclusão da veia retiniana e algumas doenças inflamatórias, existe a quebra da BHR interna, que acarreta o extravasamento de componentes do sangue para a retina neurossensorial. Além disso, a quebra da BHR externa pode ocorrer em condições como degeneração macular relacionada com a idade (DMRI) (Figura 6.3.1D), coriorretinopatia serosa central, hipertensão arterial descompensada e toxemia da gestação. A quebra da BHR resulta em deslocamento seroso da retina neurossensorial ou do EPR.

FLUXO SANGUÍNEO NA RETINA E NA COROIDE

Existem várias técnicas para analisar quantitativamente e qualitativamente o fluxo sanguíneo na retina e na coroide, como as seguintes:

- Angiografia fluoresceínica (AF) (Vídeo 6.3.1)
- Angiografia com indocianina verde (ICGA)
- Angiografia por tomografia de coerência óptica
- Velocimetria por laser Doppler
- Fluxometria por laser Doppler
- Fluxometria por laser de varredura (scanning laser)
- Ultrassonografia com Doppler colorido (Figura 6.3.2).

Essas técnicas aumentaram muito a capacidade para quantificar os defeitos de perfusão ocular em muitos distúrbios, incluindo o glaucoma, DMRI, retinopatia diabética e oclusões vasculares, que são as causas principais de cegueira no mundo desenvolvido. No entanto, métodos para a medição acurada e reprodutível do fluxo sanguíneo da retina e da coroide ainda estão sendo aperfeiçoados devido ao difícil acesso à circulação retiniana e coróidea.

O fluxo sanguíneo retiniano quantitativo é estudado principalmente com o uso de fluxometria por laser Doppler e velocimetria por laser Doppler, que são técnicas não invasivas que permitem a avaliação da velocidade relativa, volume e fluxo sanguíneos dentro de uma amostra de tecido. Usando essas técnicas, demonstrou-se que o fluxo sanguíneo retiniano total em indivíduos saudáveis é $44,0 \pm 13,3$ μℓ/min. O fluxo sanguíneo é mais alto no quadrante temporal inferior, seguido pelo fluxo no quadrante temporal superior, quadrante nasal inferior e quadrante nasal superior. Em todos os quadrantes as velocidades do sangue retiniano estão correlacionadas linearmente com os diâmetros dos vasos.[7]

A AF oftalmoscópica a laser de varredura (SLO, do inglês scanning laser ophthalmoscopic) também tem fornecido informações importantes sobre a hemodinâmica retiniana em indivíduos normais e nos indivíduos com glaucoma. Em indivíduos saudáveis, os tempos de passagem arteriovenosa medidos pela angiografia por SLO foram relatados com uma média de $1,58 \pm 0,4$ segundos e uma velocidade média de coloração de $6,67 \pm 1,59$ mm/s em um grande estudo de 221 indivíduos. No mesmo estudo, a velocidade de fluxo capilar foi de $2,89 \pm 0,41$ mm/s em média nos indivíduos saudáveis.[8] Nos pacientes com glaucoma primário de ângulo aberto, há uma redução de 11% na velocidade média de coloração dentro das principais artérias retinianas. Também foi observado que o tempo de passagem arteriovenosa dentro da retina é 41% menor no glaucoma primário de ângulo aberto.[9] Vários estudos mostraram que os pacientes com glaucoma sofrem de fluxo sanguíneo ocular inadequado e que existe uma relação entre a hemodinâmica ocular e a progressão da doença.

Ao contrário das artérias da retina, as veias da retina não mostram pulsações na velocidade do sangue, exceto no ponto

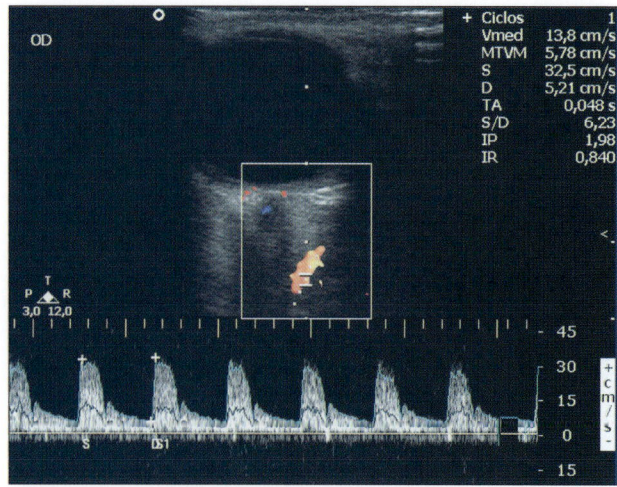

Figura 6.3.2 Imagem de Doppler colorido da artéria oftálmica. O espectro de velocidade de fluxo no Doppler (curva tempo-velocidade) é exibido na parte inferior da imagem. Os *pixels* vermelhos representam o movimento do sangue na direção do transdutor.

de saída do globo.[10] A pressão venosa das veias intraoculares que saem do olho depende da PIO e coincide com o pulso, resultando em uma pressão de perfusão venosa pulsátil. A resistência ao fluxo de saída venoso retiniano se situa principalmente na lâmina crivosa. A natureza fechada do olho significa que o fluxo de entrada arterial pulsátil da coroide resulta em uma alteração na PIO relacionada ao pulso, causando um pulso venoso. Dependendo da relação entre a PIO e a pressão venosa, isso pode resultar em um pulso clinicamente visível das veias em seu ponto de saída do globo.

A coroide é basicamente uma estrutura vascular que abastece a retina externa. A circulação coróidea exibe uma das maiores taxas de fluxo sanguíneo no corpo. Na verdade, por grama de tecido, a coroide tem quatro vezes mais sangue fluindo através dela do que do córtex renal. Vários estudos mostraram que a coroide recebe de 65 a 85% e a retina 5% ou menos do fluxo sanguíneo ocular.

Usando velocimetria por *laser* Doppler, o fluxo sanguíneo da coroide é documentado em 800 µℓ/min, 18 vezes mais alto que o fluxo sanguíneo retiniano. Com a idade avançada, a velocidade do sangue e a espessura da coroide diminuem significativamente, e isso pode estar relacionado com a patogênese da DMRI. Curiosamente, a pressão arterial média, o tabagismo e o gênero não têm influência sobre os parâmetros do fluxo sanguíneo da coroide.

Estudos avaliando a circulação da coroide indicam uma redução significativa do fluxo sanguíneo e do volume de sangue na coroide de pacientes com glaucoma, DMRI e retinopatia diabética não proliferativa e proliferativa.

As principais diferenças dos sistemas circulatórios da retina e da coroide são exibidas na Tabela 6.3.1.

CIRCULAÇÃO DA RETINA E DA COROIDE AVALIADA PELA ANGIOGRAFIA POR TOMOGRAFIA DE COERÊNCIA ÓPTICA

A AF e a angiografia com indocianina verde têm sido o padrão-ouro para avaliação da vasculatura retiniana e coróidea nas últimas três décadas. A vantagem dessas modalidades de imagem está em sua capacidade para documentar a vasculatura da retina e da coroide por meio da avaliação dinâmica do trânsito do contraste ao longo do tempo nos espaços intravascular e extravascular. No entanto, as desvantagens incluem a ausência de resolução de profundidade, desfoque de detalhes por vazamento de contraste e a incapacidade para avaliar seletivamente os diferentes níveis da microvasculatura retiniana e coróidea. Além disso, esses métodos angiográficos requerem o uso de corante intravenoso, que pode causar reações adversas como náuseas, vômitos e, raramente, anafilaxia.[11]

A OCTA é um estudo de imagem não invasivo que, ao contrário da angiografia à base de contraste, é mais rápido e com resolução de profundidade, possibilitando a avaliação dos plexos vasculares da retina e da coroide.[12] O *software* de OCTA oferece a opção de imagens 2 × 2 mm, 3 × 3 mm, 6 × 6 mm e 8 × 8 mm, além de segmentação automática dessas varreduras retinianas de espessura total em plexos vasculares retinianos internos "superficial" e "profundo", retina externa e coriocapilar (Figura 6.3.3). A segmentação pela OCTA da retina interna superficial contém uma projeção da vasculatura na camada de fibras nervosas da retina e na camada de células ganglionares. A segmentação pela OCTA da retina interna profunda mostra um composto de plexos vasculares na borda da camada plexiforme interna (IPL, do inglês *inner plexiform layer*) e da CNI e a borda da CNI e camada plexiforme externa.[12]

Estudos publicados sugerem que a OCTA é eficaz na avaliação das doenças oftalmológicas comuns, como a DMRI, retinopatia diabética, oclusões de artérias e veias e glaucoma. A OCTA pode detectar mudanças no fluxo dos vasos sanguíneos da coroide e pode elucidar a presença de neovascularização coróidea em uma série de condições, especialmente na DMRI.[12] Ela proporciona uma visualização altamente detalhada da vasculatura retiniana, possibilitando o delineamento acurado da ZAF nos olhos diabéticos e a detecção de anormalidades microvasculares sutis nos olhos diabéticos e com oclusão vascular (Figura 6.3.4). Hoje a OCTA se provou uma ferramenta não invasiva e eficaz para avaliar a circulação da retina e da coroide.

REGULAÇÃO DOS FLUXOS SANGUÍNEOS DA RETINA E DA COROIDE

A regulação do fluxo sanguíneo por meio da coroide, como no corpo em geral, é controlada pelo sistema nervoso autônomo. A estimulação da cadeia simpática cervical diminui o fluxo da coroide e a simpatectomia aumenta esse fluxo.[13] A coroide não exibe evidências de autorregulação, cuja falta pode ter graves consequências. As mudanças na PIO não são refletidas pelas alterações compensatórias na pressão vascular da coroide[13] e as alterações súbitas na PIO, como ocorre na abertura do olho durante a cirurgia, podem induzir efusão uveal.

Como o tônus autônomo provavelmente protege os olhos das elevações transitórias na pressão arterial sistêmica em circunstâncias normais, se a regulação nervosa se romper na presença de hipertensão sistêmica, o fluido pode ser forçado através da barreira do EPR, entrando na retina.[14] Essas alterações podem contribuir para a patologia da coriorretinopatia serosa central, edema macular cistoide e maculopatia hipotônica. A artéria oftálmica e seus ramos são ricamente inervados com fibras adrenérgicas até chegar à lâmina crivosa.

Desse ponto em diante, não ocorre nenhum controle da circulação retiniana pelo sistema nervoso.[15] A circulação retiniana deve, portanto, depender da autorregulação para manter um ambiente metabólico constante. O processo de autorregulação em um leito vascular mantém o fluxo sanguíneo constante, ou quase constante, por meio de uma ampla gama de pressões de perfusão. O termo "autorregulação da retina" é comumente usado atualmente em um sentido bem mais amplo, abrangendo os mecanismos locais de fluxo sanguíneo homeostático que promovem um ambiente metabólico constante na retina, apesar das condições variadas que tendem a perturbar esse equilíbrio. O fluxo sanguíneo na retina parece ser controlado primariamente pelas necessidades metabólicas, especialmente a necessidade de oxigênio;[16] o acúmulo de subprodutos metabólicos, como o dióxido de carbono; e alterações no pH. É necessário compreender os fatores que influenciam a autorregulação da circulação retiniana porque eles podem ter implicações clínicas importantes.[17]

TABELA 6.3.1 Principais diferenças entre os sistemas circulatórios da retina e da coroide.

Propriedade	Circulação da retina	Circulação da coroide
Suprimento	Artéria central da retina	Artérias ciliares
Fluxo sanguíneo	Normal para o tecido	O mais alto do corpo
Nutrição do tecido	Dois terços internos da retina	Terço externo da retina (complexo formado pelos fotorreceptores e epitélio pigmentado da retina [EPR])
Junções celulares	Zônulas de oclusão (*tight junctions*) entre as células endoteliais	Fenestrações nos coriocapilares
Natureza da vasculatura	Sistema arterial terminal	Sistema arterial funcionalmente terminal (domínio em forma lobular)
Regulação do fluxo sanguíneo	Autorregulação	Controlada pelo sistema nervoso autônomo

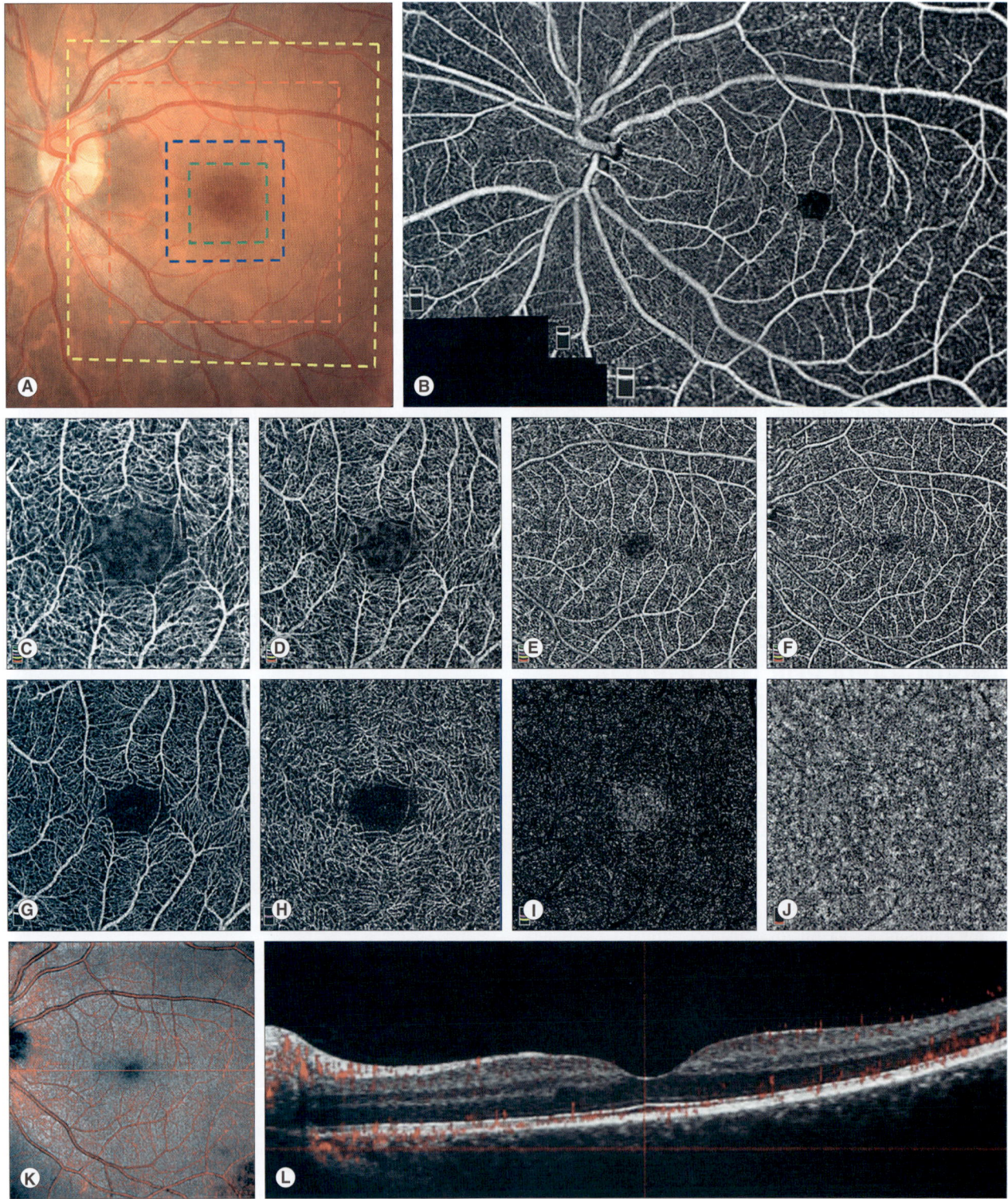

Figura 6.3.3 **A.** Fotografia colorida do fundo de olho. **B.** Imagem composta de angiografia por tomografia por coerência óptica (OCTA). **C.** Imagem de OCTA de espessura total de 2 × 2 mm (representada no quadrado verde na fotografia). **D.** Imagem de OCTA de espessura total de 3 × 3 mm (representada no quadrado azul na fotografia). **E.** Imagem de OCTA de espessura total de 6 × 6 mm (representada no quadrado vermelho na fotografia). **F.** Imagem de OCTA de espessura total de 8 × 8 mm (representada no quadrado amarelo na fotografia). **G.** Imagem de OCTA da retina interna "superficial" de 3 × 3 mm. **H.** Imagem de OCTA da retina interna "profunda" de 3 × 3 mm. **I.** Imagem de OCTA da retina externa de 3 × 3 mm mostrando a ausência de vasculatura. O branco representa ruído. **J.** Imagem de OCTA dos coriocapilares de 3 × 3 mm geralmente é homogênea. Há um sombreamento criado pelos vasos retinianos. **K.** Imagem angiográfica de referência da retina (6 retina 6 mm) e representação do fluxo em vermelho. **L.** Imagem em corte transversal do fluxo por OCTA. (Cortesia de Claudio Zett, PhD.)

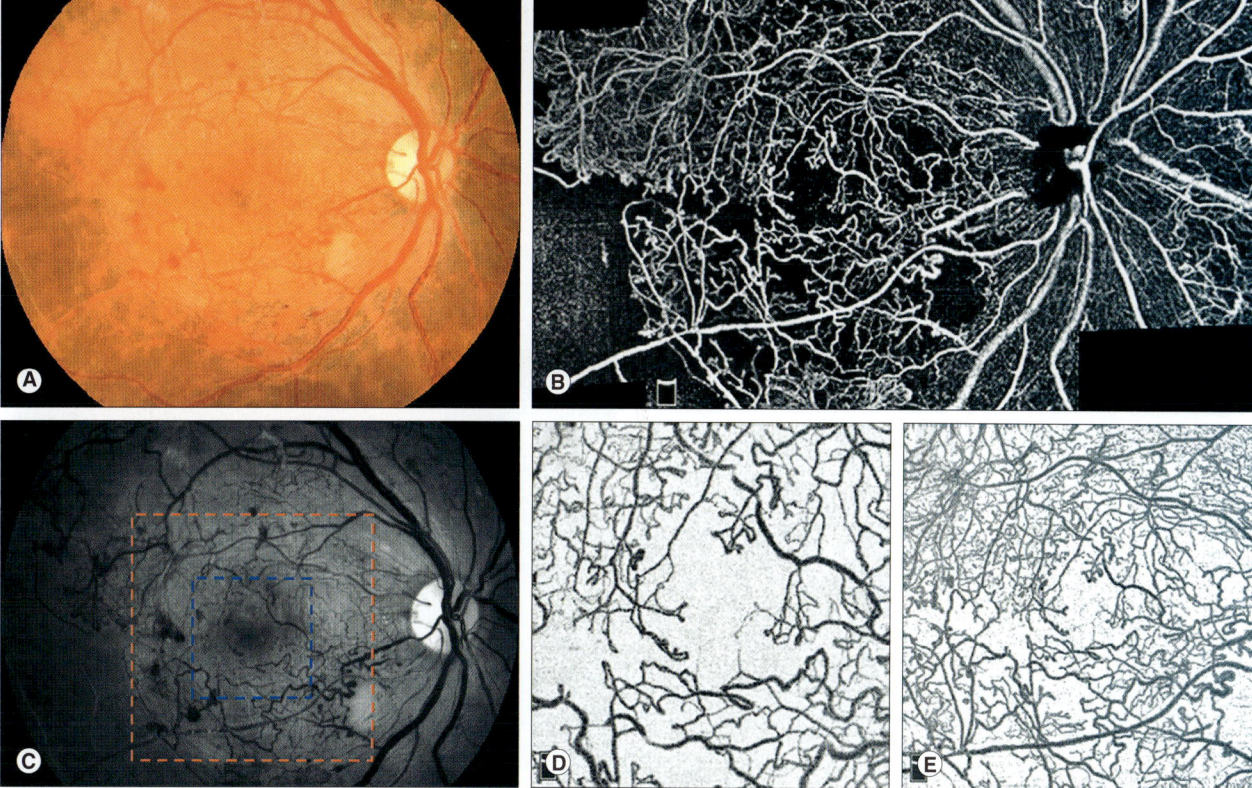

Figura 6.3.4 A. Foto colorida do fundo de olho. **B.** Imagem composta por angiografia por tomografia de coerência óptica (OCTA). **C.** *Red free.* **D.** Imagem de OCTA da retina interna "superficial" de 3 × 3 mm (representada no quadrado azul na imagem *red free*). **E.** Imagem de OCTA da retina interna "superficial" de 6 × 6 mm (*representada no quadrado vermelho da imagem red free*). (Cortesia de Claudio Zett, PhD.)

BIBLIOGRAFIA

Duker J, Weiter JJ. Ocular circulation. In: Tasman W, Jaeger AE, editors. Duane's foundations of clinical ophthalmology. New York: JB Lippincott; 1991.

Feke GT, Zuckerman R, Green GJ, et al. Response of human retinal blood flow to light and dark. Invest Ophthalmol Vis Sci 1983;24(1):136–41.

Geitzenauer W, Hitzenberger CK, Schmidt-Erfurth UM. Retinal optical coherence tomography: past, present and future perspectives. Br J Ophthalmol 2011;95(2):171–7.

Harris A, Chung HS, Ciulla TA, et al. Progress in measurement of ocular blood flow and relevance to our understanding of glaucoma and age-related macular degeneration. Prog Retin Eye Res 1999;18(5):669–87.

Kaur C, Foulds WS, Ling EA. Blood-retinal barrier in hypoxic ischaemic conditions: basic concepts, clinical features and management. Prog Retin Eye Res 2008;27(6):622–47.

Laties AM, Jacobowitz D. A comparative study of the autonomic innervation of the eye in monkey, cat, and rabbit. Anat Rec 1966;156(4):383–95.

Nickla DL, Wallman J. The multifunctional choroid. Prog Retin Eye Res 2010;29(2):144–68.

Regatieri CV, Branchini L, Carmody J, et al. Choroidal thickness in patients with diabetic retinopathy analyzed by spectral-domain optical coherence tomography. Retina 2012;32(3):563–8.

Weiter JJ, Zuckerman R. The influence of the photoreceptor-RPE complex on the inner retina. An explanation for the beneficial effects of photocoagulation. Ophthalmology 1980;87(11):1133–9.

Wolf S, Arend O, Sponsel WE, et al. Retinal hemodynamics using scanning laser ophthalmoscopy and hemorheology in chronic open-angle glaucoma. Ophthalmology 1993;100(10):1561–6.

As referências completas estão disponíveis no **GEN-io**.

PARTE 6 RETINA E VÍTREO
SEÇÃO 1 Anatomia

Anatomia e Patologia do Vítreo

J. Sebag

6.4

Definição: O vítreo é uma extensa matriz extracelular situada entre o cristalino e a retina. Em olhos emetropes, apresenta comprimento axial de 16,5 mm e volume de 4 mℓ.

Características principais
- Avascular e transparente
- Pode modular o crescimento do olho
- Mantém a transparência dos meios
- Atua como reservatório para antioxidantes
- Age na fisiologia do oxigênio no olho
- Durante o envelhecimento, separa-se da retina de maneira inofensiva na maioria dos casos
- O descolamento do vítreo posterior (DVP) é um conceito unificador em várias retinopatias, incluindo as vítreomaculopatias e o descolamento retiniano regmatogênico.

Características associadas
- O DVP é uma causa comum de moscas volantes (*floaters*) e pode reduzir a função de sensibilidade ao contraste, conhecida como Miodesopsia
- Alguns cirurgiões defendem a vitrectomia para as moscas volantes sintomáticas do vítreo, a fim de normalizar a função de sensibilidade ao contraste
- O DVP e a vitrectomia aumentam os níveis de oxigênio que contribuem para o desenvolvimento da catarata
- O DVP anômalo é o evento inicial nas doenças da interface vitreomaculares, via tração vitreomacular e vitreosquise, e contribui para a retinopatia diabética proliferativa, edema macular no diabetes e oclusões venosas e, possivelmente, a degeneração macular exsudativa relacionada à idade.

INTRODUÇÃO

Embora o vítreo seja a maior estrutura dentro do olho, constituindo 80% do volume ocular, pesquisas sobre a anatomia do vítreo são limitadas por duas dificuldades fundamentais:

- As tentativas de caracterizar a morfologia do vítreo são esforços para visualizar um tecido que é invisível "por natureza" (Figura 6.4.1)
- As várias técnicas que foram empregadas anteriormente no estudo da estrutura do vítreo foram frustradas por artefatos induzidos pelos fixadores de tecido, que provocaram a precipitação do hialurano, antes conhecido como *ácido hialurônico*.

O desenvolvimento da biomicroscopia com lâmpada de fenda por Gullstrand em 1911 deveria permitir a investigação clínica da estrutura do vítreo sem a introdução desses artefatos. Todavia, resultou em um conjunto bem variado de descrições. Esse fenômeno ainda persiste nas pesquisas mais modernas. Considere que, nos anos 1970, Eisner[1] descreveu

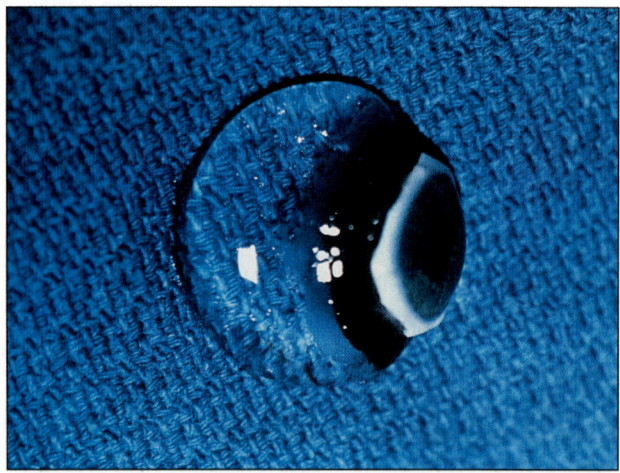

Figura 6.4.1 Vítreo obtido na autópsia de uma criança de 9 meses de idade. A esclera, coroide e retina foram dissecadas do vítreo transparente, que permaneceu preso ao segmento anterior. Uma faixa de tecido cinzento pode ser visualizada posterior à *ora serrata*. Era a retina neurossensorial que estava presa firmemente na base do vítreo e não pode ser dissecada. O vítreo era quase inteiramente gelatinoso (devido à pouca idade do doador) e, assim, estava sólido e manteve seu formato, embora situado em uma toalha cirúrgica exposta ao ar ambiente. (Cortesia de The New England Eye Bank, Boston, MA.)

as "membranelas" e Worst[2] descreveu as "cisternas"; nos anos 1980, Sebag e Balazs[3,4] identificaram as "fibras"; e nos anos 1990, pesquisadores japoneses[5] descreveram "bolsas" no vítreo posterior,[5,6] embora a maior delas seja basicamente a mesma bursa pré-macular de Worst.[2] O que tem sido largamente aceito é a composição molecular do vítreo.[4,7-11]

MORFOLOGIA MOLECULAR

Organização supramolecular

O vítreo é composto de uma malha diluída de fibrilas de colágeno (Figura 6.4.2) intercaladas com extensas matrizes de moléculas de hialurano.[7-9] As fibrilas de colágeno proporcionam uma estrutura sólida que é "inflada" pelo hialurano hidrofílico.[10] Observações reológicas também sugerem a existência de uma interação importante entre o hialurano e o colágeno.[12] Balazs propôs que os aminoácidos hidroxilisina do colágeno mediam a ligação dos polissacarídeos à cadeia de colágeno por meio de ligações O-glicosídicas.[10] Esses aminoácidos polares estão em aglomerados ao longo da molécula de colágeno, consistente com a ligação dos proteoglicanos ao colágeno em um padrão periódico.[13]

A interação hialurano-colágeno no corpo vítreo pode ser mediada por uma terceira molécula. Na cartilagem, foram identificadas "glicoproteínas de ligação" que interagem com proteoglicanos e hialurano.[14] Acredita-se que complexos supramoleculares dessas glicoproteínas ocupem espaços interfibrilares. Bishop[8] descreveu não só os possíveis papéis das cadeias de sulfato de condroitina do colágeno do tipo IX, hialurano e opticina no espaçamento de curto alcance das fibrilas de colágeno, mas também como

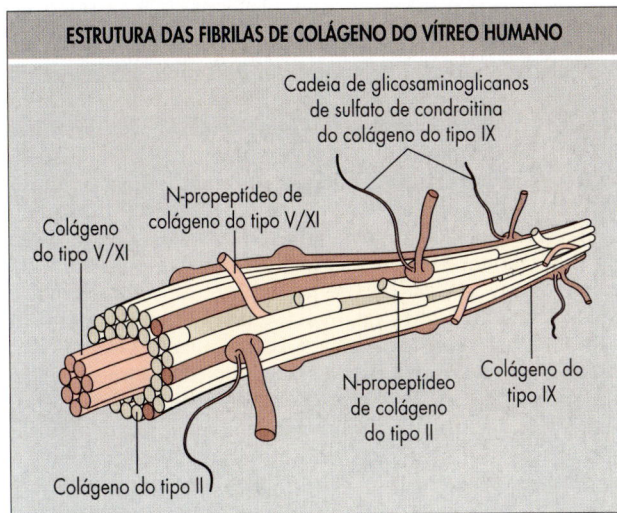

Figura 6.4.2 Estrutura da fibrila de colágeno do vítreo humano. Diagrama esquemático das principais fibrilas de colágeno heterotópicas do vítreo com base no conhecimento atual da estrutura e dos atributos biofísicos das moléculas constituintes. (Com a permissão de Bishop P. The biochemical structure of mammalian vitreous. Eye 1996;10:64.)

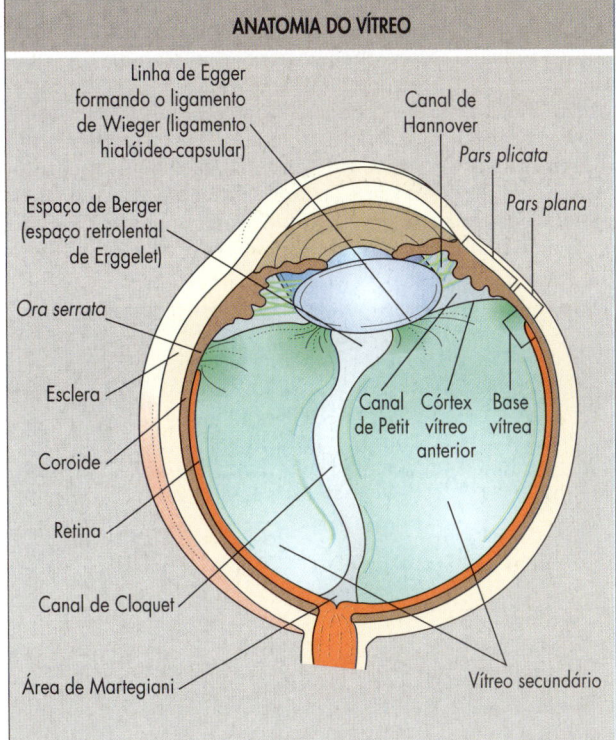

Figura 6.4.3 Anatomia do vítreo conforme estudos histológicos e anatômicos clássicos. (Reproduzida com a permissão de Schepens CL, Neetens A, editors. The vitreous and vitreo-retinal interface. New York: Springer-Verlag; 1987:20.)

esses mecanismos poderiam se romper com o envelhecimento e a doença. Muitos pesquisadores acreditaram que a interação hialurano-colágeno ocorre em um nível "psicoquímico" em vez de "químico".[15] Na realidade, os complexos reversíveis de uma natureza eletrostática entre o colágeno solubilizado e vários glicosaminoglicanos poderiam se formar em virtude da ligação eletrostática entre o hialurano carregado negativamente e o colágeno carregado positivamente que, provavelmente, ocorre no vítreo.

ANATOMIA DO VÍTREO

Morfologia macroscópica

Em um olho humano adulto emetrope, o vítreo tem o comprimento axial de aproximadamente 16,5 mm e apresenta uma depressão anterior localizada atrás do cristalino (fossa patelar). O ligamento hialóideo-capsular de Weiger tem formato anelar (1 a 2 mm de largura e 8 a 9 mm de diâmetro) e representa uma região de adesão entre o vítreo e a porção posterior do cristalino. O espaço de Erggleet ou Berger é o centro do ligamento hialóideo-capsular. O canal de Cloquet, que representa o local primário da artéria hialoide na embriogênese, forma-se a partir desse espaço e se estende na direção posterior pelo vítreo central (Figura 6.4.3).[16] O antigo lúmen dessa artéria é desprovido de fibrilas de colágeno e envolto por bainhas com múltiplas fenestrações, previamente representadas pela lâmina (membrana) basal da parede da artéria hialoide.[4] Anterior ao disco óptico, o canal de Cloquet abre-se e adquire um aspecto afunilado, formando uma região denominada *área de Martegiani*.

No vítreo do adulto, fibras paralelas e sem ramificações originárias da base vítrea correm no sentido anteroposterior (Figura 6.4.4), e se inserem anterior e posteriormente à *ora serrata*. As conexões entre as fibras periféricas do vítreo anterior e a retina estão envolvidas na patogênese das rupturas da retina devido à forte adesão vitreorretiniana existente nessa região.[4] As fibras periféricas próximas ao córtex vítreo têm o aspecto circunferencial, enquanto as fibras centrais são onduladas e paralelas ao canal de Cloquet. Estudos ultraestruturais demonstram que essas fibras são compostas unicamente por colágeno, organizadas em feixes paralelos de fibrilas.[3] Hipoteticamente, fibras vítreas clinicamente visíveis são formadas caso as moléculas de hialurano não conservem as fibrilas microscópicas de colágeno separadas entre si, com consequente agregação das fibrilas e formação de feixes de colágeno sem hialurano.[3,4,17] As áreas adjacentes a essas grandes fibras apresentam uma densidade

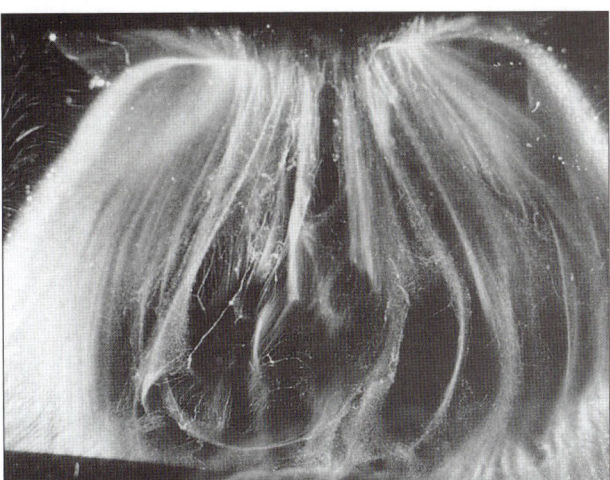

Figura 6.4.4 O olho de um homem de 57 anos após a dissecação da esclera, da coroide e da retina, com o vítreo ainda ligado ao segmento anterior. A amostra foi exposta à iluminação lateral na lâmpada de fenda, formando um ângulo de 90° com o seu plano para maximizar o efeito Tyndall. Na fotografia, o segmento anterior está localizado inferiormente e o polo posterior, superiormente. Feixes de fibras proeminentes estendem-se na direção anteroposterior e se exteriorizam pela deiscência pré-macular no córtex vítreo.

baixa de fibrilas de colágeno e uma concentração relativamente alta de moléculas de hialurano. Essas áreas, constituídas principalmente por "vítreo líquido", dispersam pouquíssima luz incidente e, quando proeminentes, constituem as "lacunas" observadas na senilidade (Figura 6.4.5).

Morfologia microscópica

O córtex vítreo é a "casca" periférica do vítreo que ocorre para dentro e para a frente a partir da base vítrea (córtex vítreo anterior) e, posteriormente, a partir da borda posterior da base vítrea. O córtex vítreo posterior tem espessura de 100 a 110 mm e é composto por agrupamentos densos de fibrilas de colágeno.[4,18] Apesar de não existirem conexões diretas entre o vítreo posterior e a retina, o córtex vítreo posterior apresenta-se aderido à membrana limitante interna (MLI) da retina, que é, em parte, a membrana basal das células de Müller. Essa adesão resulta, provavelmente, da ação de várias moléculas da matriz extracelular.[19]

Um orifício no córtex vítreo pré-papilar pode ser clinicamente identificável na vigência de descolamento do córtex vítreo posterior da retina (Figura 6.4.6). Caso coexista uma avulsão do tecido glial peripapilar durante o DVP, este se mantém aderido ao córtex vítreo, sendo referido como anel de Weiss. Uma parcela do vítreo pode atravessar o orifício pré-papilar no córtex vítreo, porém isso ocorre em uma proporção menor do que pelo vítreo pré-macular, no qual a adesão vitreorretiniana e a tração axial podem causar síndrome de tração vitreomacular (STV).[20] Conjuntamente, a tração vitreomacular[21] tangencial também está associada à patogênese dos buracos maculares e do *pucker* macular,[22] frequentemente com vitreosquise (ver adiante).

Os hialócitos estão embutidos no córtex vítreo posterior. Esses fagócitos mononucleares se espalham amplamente em uma única camada situada 20 a 50 μm da MLI da retina. A maior densidade de hialócitos está na base vítrea, seguida pelo polo posterior, com a densidade mais baixa no equador. Os hialócitos são ovais ou fusiformes, com 10 a 15 μm de diâmetro e contêm um núcleo lobulado, um complexo de Golgi bem desenvolvido, retículos endoplasmáticos liso e rugoso, muitos grânulos lisossômicos grandes (positivos para o ácido periódico de Schiff) e fagossomos (Figura 6.4.7). Balasz[10] apontou que os hialócitos estão situados na região de mais alta concentração de hialurano e sugerem que essas células sejam responsáveis pela síntese do hialurano. A capacidade dos hialócitos para sintetizar o colágeno foi demonstrada pela primeira vez por Newsome *et al*.[23] De modo similar ao metabolismo de condrócitos na articulação, os hialócitos podem sintetizar colágeno vítreo em alguns, mas não em todos, os momentos da vida. A capacidade fagocítica dos hialócitos é consistente com a presença de vesículas pinocíticas

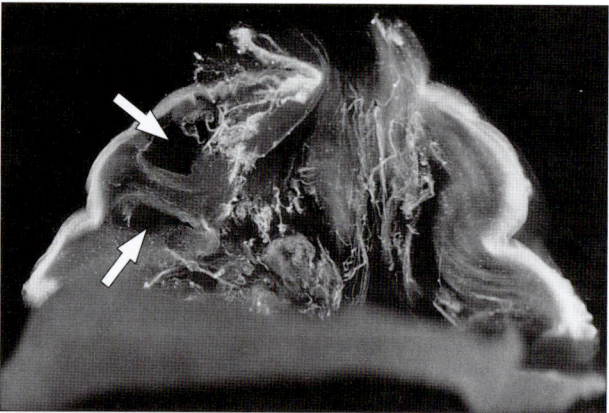

Figura 6.4.5 Vítreo humano do idoso. O vítreo central tem fibras tortuosas e espessas. O vítreo periférico apresenta regiões desprovidas de qualquer estrutura (vítreo líquido). Essas regiões correspondem às "lacunas" (*setas*) e são visíveis pela biomicroscopia.

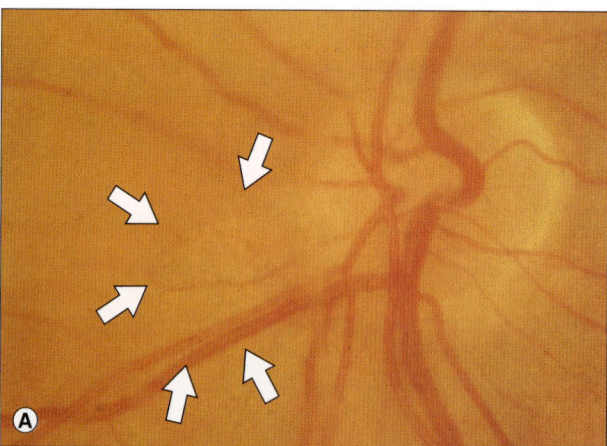

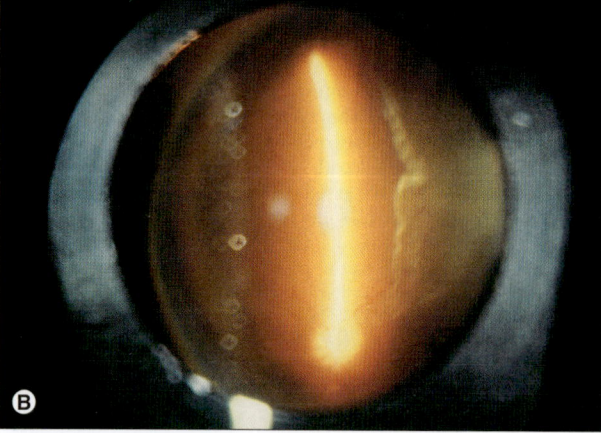

Figura 6.4.6 Visualização das estruturas do fundo do olho no descolamento posterior do vítreo. A. O vítreo posterior no olho esquerdo do paciente está descolado e o orifício pré-papilar pode ser observado anterior ao disco óptico (*setas, abaixo e à esquerda do disco óptico*). **B.** Um feixe de luz em fenda ilumina a retina e o disco óptico (*embaixo no centro*). À direita encontra-se o vítreo descolado. O córtex do vítreo posterior é uma estrutura linear densa, cinza esbranquiçada, e orientada verticalmente à direita do feixe de luz. (Cortesia de C. L. Trempe, MD.)

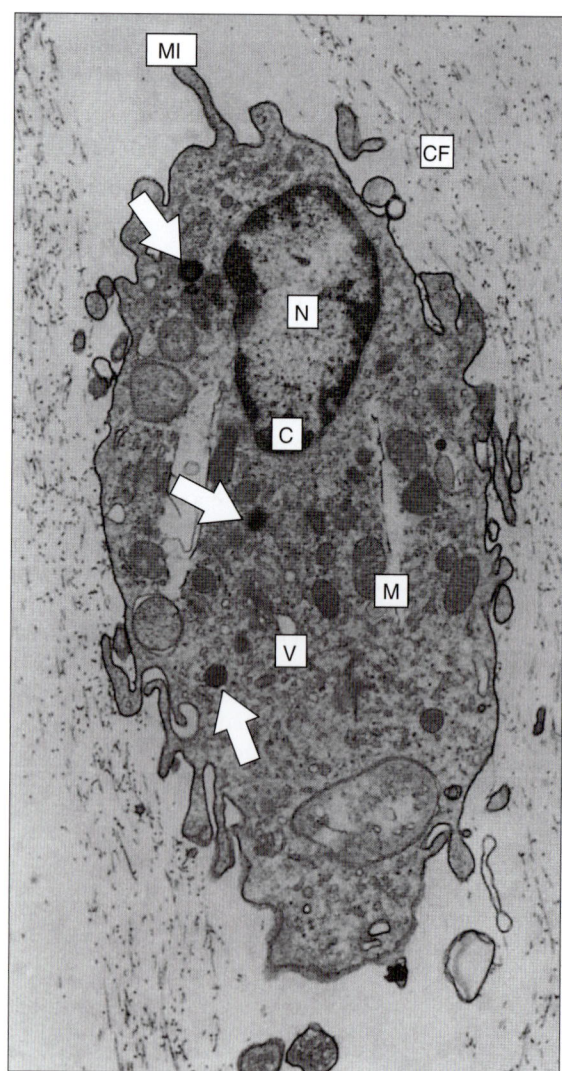

Figura 6.4.7 Ultraestrutura do hialócito humano. Uma célula mononuclear está incorporada à densa rede de fibrilas de colágeno (CF) do córtex vítreo. Existe um núcleo lobulado (N) com uma densa cromatina marginal (C). No citoplasma, existem mitocôndrias (M), grânulos densos (*setas*), vacúolos (V) e microvilosidades (MI). (Cortesia de Joe Craft e D. M. Albert, MD.)

e fagossomos, e a ocorrência de receptores de superfície que se ligam à imunoglobulina G e ao complemento.[18] É intrigante considerar que os hialócitos estão entre as primeiras células a serem expostas a quaisquer estímulos migratórios ou mitogênicos durante os vários estados de doença, particularmente a vitreorretinopatia proliferativa. Portanto, essas células podem ser importantes na fisiopatologia dos distúrbios proliferativos na interface vitreorretiniana, incluindo o *pucker* macular.[24]

A interface vitreorretiniana é importante não só como local de muitos distúrbios vitreorretinianos proliferativos,[25] mas também afeta a terapêutica. A vitreólise farmacológica da adesão vitreorretiniana,[26-28] a liberação do medicamento para a mácula[29] e as terapias gênicas transretinianas por meio de vetores virais que devem atravessar essa interface são influenciadas pela anatomia subjacente e pela bioquímica da interface vitreorretiniana.[30] As lâminas basais que circundam o corpo vítreo são compostas de colágeno do tipo IV, intimamente associado às glicoproteínas.[18,30]

Na *pars plana*, a lâmina basal tem uma verdadeira lâmina densa. A lâmina basal posterior à *ora serrata* é a MLI da retina. A camada imediatamente adjacente às células de Müller é a lâmina rara, com uma espessura de 0,03 a 0,06 mm. A lâmina densa é mais fina na fóvea (0,01 a 0,02 mm) e no disco (0,07 a 0,1 mm). É mais espessa em outras partes no polo posterior (0,5 a 3,2 mm) do que no equador ou na base vítrea.[4,18] A superfície anterior da MLI (voltada para o vítreo) normalmente é lisa, enquanto o aspecto posterior é irregular, preenchendo os espaços criados pela camada irregular de fibras nervosas subjacente. Essa característica é mais acentuada no polo posterior, enquanto os aspectos anterior e posterior na periferia da MLI são lisos. A importância dessa variação anatômica ainda é desconhecida. A MLI não ultrapassa a borda do disco óptico, entretanto a sua lâmina basal continua como "membrana limitante interna de Elschnig".[31] Essa membrana tem espessura de 50 μm e acredita-se que corresponda à membrana basal da astróglia da papila. Na região mais central do disco óptico, a membrana é mais delgada, com espessura de 20 μm, composta apenas por glicosaminoglicanos (sem colágeno) e preenche as irregularidades das células subjacentes da cabeça do nervo óptico.[31] Essa estrutura é conhecida como *menisco central de Kuhnt*. A composição química e a fina espessura que essa membrana adquire podem ser responsáveis, entre outros fenômenos, pela maior frequência da proliferação anormal das células que ocorre próxima ao disco óptico na retinopatia diabética proliferativa e pela formação do *pucker* macular.

A adesão vitreorretiniana é mais forte na base vítrea, no disco óptico, na mácula e nos vasos sanguíneos retinianos. O aspecto posterior (retiniano) da MLI demonstra espessamento irregular à medida que se afasta da *ora serrata*.[4,18,30] As chamadas placas de adesão entre as células de Müller e a MLI foram descritas nas regiões equatorial e basal do fundo, mas não no polo posterior, exceto a fóvea.[4,18,30] Foi proposto que o desenvolvimento dessas placas seja causado por tração vítrea e que os efeitos dessa tração, com exceção da região foveal, sejam atenuados no polo posterior graças à maior espessura da MLI. Na fóvea, a presença dessas placas pode explicar a sua predisposição a alterações induzidas por tração vitreorretiniana. Uma interface vitreorretiniana modificada sobrepõe os vasos sanguíneos da retina. Fisiologicamente, essa disposição contribui para atenuar o impacto das pulsações arteriolares. No entanto, em situações patológicas, essa disposição pode também predispor a eventos hemorrágicos e proliferativos associados à tração vítrea nos vasos sanguíneos retinianos.

ALTERAÇÕES RELACIONADAS COM O ENVELHECIMENTO

Embriologia e desenvolvimento pós-natal

Na fase inicial da embriogênese, o vítreo é preenchido por vasos sanguíneos, a *vasa hyaloidea propria*. Não se sabe o que estimula a regressão desse sistema vascular hialoide, mas estudos recentes identificaram alterações no proteoma do embrião humano que podem estar por trás do processo de regressão vascular.[31] Teoricamente, isso parece ser necessário não só para induzir a regressão do vítreo primário vascular, mas também para inibir a subsequente migração e proliferação celular e, com isso, minimizar a dispersão da luz e alcançar a transparência do vítreo. A identificação desses fenômenos envolvidos nesse processo pode revelar mecanismos de controle da neovascularização patológica no olho e em outros órgãos. Estudos recentes[32] caracterizaram o perfil proteotômico da estrutura embrionária do vítreo humano durante a fase de regressão da vasculatura hialoide para identificar possíveis fatores envolvidos nesse processo, sendo encontradas regulações positivas em certas vias e negativas em outras. Essas descobertas podem ser relevantes para o desenvolvimento de novas técnicas de indução de regressão da neovascularização patológica em doenças oculares e sistêmicas, como o carcinoma metastático.

Anomalias do desenvolvimento

A síndrome da persistência da vasculatura fetal (PVF) é uma anomalia rara do desenvolvimento, caracterizada por falhas no processo normal de involução da vasculatura hialoide. Inicialmente descrita por Reese[33] (*Jackson Memorial Lecture*, 1955) e batizada como persistência do vítreo primário hiperplásico. Essa condição foi revisada e descrita por Goldberg (*Jackson Memorial Lecture*, 1977)[34] como PVF.

O espectro de gravidade da PVF varia de fibras pupilares e ponto de Mittendorf até membranas retrolenticulares densas e/ou descolamento de retina. A PVF anterior consiste em tecido fibrovascular retrolenticular aderido nos processos ciliares. Essa adesão pode induzir a deslocamento central dos processos ciliares, formação de catarata, estreitamento da câmara anterior e glaucoma de ângulo fechado. Ingurgitamento dos vasos irianos e hemorragia intraocular recorrente podem ocorrer e, apesar de o prognóstico com tratamento cirúrgico ser razoável, ambos podem evoluir para *phthisis bulbi*.[35] A PVF posterior caracteriza-se pela existência de um pedúnculo de tecido fibrovascular persistente que se origina no nervo óptico e se dirige anteriormente. Membranas pré-retinianas associadas a trações e descolamento de retina são comuns na base do pedúnculo. O prognóstico cirúrgico para PVF posterior é ruim, o que pode tornar a farmacoterapia a única solução para o tratamento desse tipo de apresentação. Recentemente foi proposto que níveis insuficientes de endostatina no vítreo podem estar envolvidos na patogênese da PVF,[36] refletindo os estudos proteotômicos mencionados anteriormente.[32]

A biossíntese inadequada do vítreo durante a embriogênese pode dar origem a uma variedade de anormalidades do desenvolvimento.[36] A biossíntese apropriada do vítreo requer o desenvolvimento normal da retina, uma vez que alguns componentes estruturais do vítreo são sintetizados pelas células de Müller.[23] Um gel claro, em geral chamado "vítreo secundário", só é formado sobre uma retina desenvolvida e normal. Consequentemente, várias anomalias do desenvolvimento retiniano, como a retinopatia da prematuridade (ROP), a vitreorretinopatia exsudativa familiar e entidades relacionadas, apresentam o vítreo liquefeito na periferia – e não um gel.[37] A extensão desse achado depende, pelo menos na ROP, da idade gestacional no nascimento, pois quanto mais jovem o indivíduo, mais imatura é a retina periférica, especialmente no aspecto temporal. Em algumas anomalias congênitas verdadeiras, foram identificados erros inatos do metabolismo envolvendo o metabolismo do colágeno. Na síndrome de Stickler, defeitos em genes específicos estão associados a determinados fenótipos, permitindo com isso a classificação dos pacientes com síndrome de Stickler em quatro subgrupos.[38] Os pacientes nos subgrupos com anormalidades no vítreo são portadores de defeitos nos genes codificadores do pró-colágeno dos tipos II e V/XI.

Durante a vida adulta ocorre a síntese continuada de colágeno e hialurano,[4] que mantém estável a rede de colágeno.[10,11]

Envelhecimento do vítreo

Durante o envelhecimento ocorrem alterações reológicas, bioquímicas e estruturais no vítreo.[39-41] Após os 45 a 50 anos, há uma diminuição significativa no volume de gel e um aumento no volume de líquido do vítreo humano. Esses achados foram confirmados qualitativamente em estudos *post mortem* de vítreos humanos dissecados e o início da liquefação foi observado no vítreo central.[1,4-6] Na verdade, a liquefação do vítreo começa muito antes do que o detectável pelo exame clínico ou pela ultrassonografia. Estudos *post mortem* encontraram evidências de vítreo líquido aos 4 anos e observaram que na época em que o olho humano alcança o seu tamanho adulto (16 a 18 anos), aproximadamente 20% do volume total do vítreo consiste em líquido.[40] Em estudos de olhos humanos frescos e sem fixadores, observou-se que após os 40 anos há um aumento estável no vítreo líquido, simultâneo com uma diminuição no volume de gel. Aos 80 a 90 anos, mais da metade do vítreo consiste em líquido. O achado de que o vítreo central é onde as fibras são observadas primeiro é coerente com o conceito de que o rompimento da associação normal do hialurano com o colágeno resulta na liquefação do vítreo e na agregação das fibrilas de colágeno em fibrilas paralelas, visualizadas como grandes fibras (ver Figura 6.4.4).[1,4-6] No vítreo posterior, essas alterações relacionadas à idade costumam formar grandes bolsas de vítreo líquido, reconhecidas clinicamente como lacunas ou bolsas.[4-6]

O mecanismo de liquefação do vítreo ainda não está bem estabelecido. O gel vítreo pode ser liquefeito *in vivo* pela remoção do colágeno por meio da destruição enzimática exógena da rede de colágeno.[42] A injeção de condroitinase também pode induzir à liquefação do vítreo e a sua "desinserção".[43] A ocriplasmina também é outro agente que pode induzir à liquefação do vítreo.[26-28,44] Devido à sua capacidade para induzir também a deiscência na interface vitreorretiniana,[45] este agente recebeu aprovação para vitreólise farmacológica.[27,28]

A liquefação endógena do vítreo pode ser uma consequência das mudanças nos glicosaminoglicanos menores e no perfil de sulfato de condroitina do vítreo.[4,8,10] Outro possível mecanismo de liquefação endógena é a alteração da conformação das moléculas de hialurano mediante agregação ou ligações cruzadas (*cross-linking*). Os radicais livres produzidos por reações metabólicas ou fotossensíveis podem alterar a estrutura do hialurano ou do colágeno e desencadear uma dissociação dessas moléculas,[46] que acaba resultando em liquefação. Isso é plausível, pois os efeitos cumulativos de uma exposição diária à luz durante a vida podem alterar a estrutura e a interação entre as moléculas de colágeno e hialurano pelo(s) mecanismo(s) de produção de radicais livres proposto(s).

Estudos bioquímicos sustentam as observações reológicas. O teor total de colágeno vítreo não muda após os 20 a 30 anos de idade. No entanto, em estudos de uma grande série de olhos humanos normais obtidos em necropsia, a concentração de colágeno no gel vítreo aos 70 a 90 anos (aproximadamente 0,1 mg/mℓ) era o dobro da encontrada aos 15 a 20 anos de idade (aproximadamente 0,05 mg/mℓ).[4,40] Como o teor total de colágeno não muda, esse achado reflete mais provavelmente a diminuição no volume de gel vítreo que ocorre com o envelhecimento e o consequente aumento na concentração de colágeno que permanece no gel. As fibrilas de colágeno no gel vítreo envelhecido ficam compactadas em feixes de fibrilas paralelas,[3,17] provavelmente com ligações cruzadas entre elas. Em pacientes com diabetes, ligações cruzadas anormais do colágeno foram identificadas no vítreo, um fenômeno que foi descrito para outras matrizes extracelulares em pacientes com diabetes. Esses achados são coerentes com a existência de uma vitreopatia diabética,[47] independentemente da retinopatia diabética.

O efeito estrutural dessas alterações bioquímicas e reológicas consiste em uma transição de um vítreo transparente na juventude (Figura 6.4.8) para uma estrutura fibrosa no adulto (ver Figura 6.4.4), que resulta da agregação das fibrilas de colágeno.[3,4] Em pacientes com diabetes, isso ocorre mais cedo na

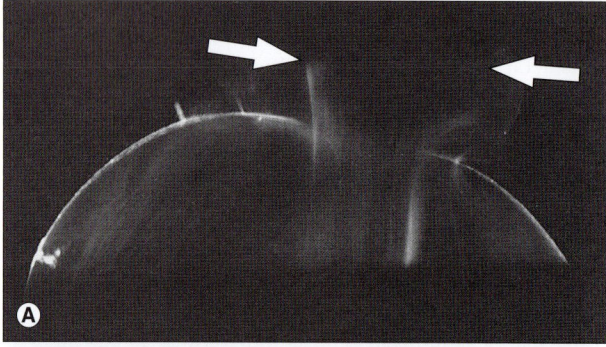

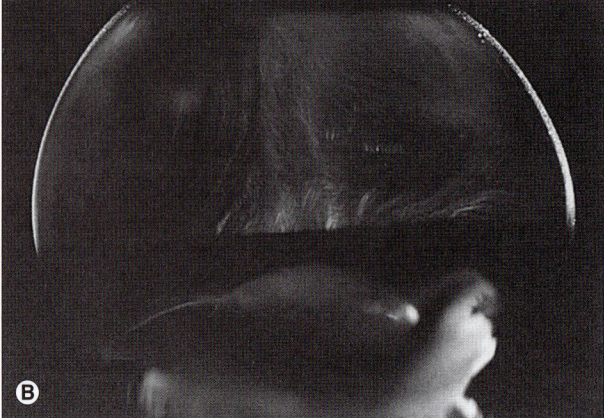

Figura 6.4.8 Estrutura do vítreo na infância. A. O vítreo posterior e central em uma criança de 4 anos tem um córtex denso com hialócitos. Uma quantidade substancial de vítreo se projeta no espaço retrocortical (pré-retiniano) através do córtex vítreo pré-macular (*setas*). No entanto, não há nenhuma fibra no vítreo. **B.** A estrutura do vítreo central em uma criança de 11 anos contém hialócitos em um córtex vítreo denso. Nenhuma fibra é observada dentro do corpo vítreo.

vida devido à glicação não enzimática do colágeno vítreo.[47] Na velhice, a liquefação avançada (*synchisis*; ver Figura 6.4.5) acaba levando ao colapso (sinérese) do vítreo e ao descolamento do vítreo posterior (DVP).[39]

A base vítrea posterior à *ora serrata* aumenta de tamanho com o envelhecimento para aproximadamente 3 mm, trazendo a borda posterior da base vítrea para mais perto do equador.[48] Esse aumento da base vítrea foi considerado mais proeminente na parte temporal do globo. A migração posterior da base vítrea provavelmente desempenha um papel importante na patogênese das rupturas retinianas e no descolamento retiniano regmatogênico. Dentro da base vítrea existe uma "agregação lateral" de fibrilas de colágeno nos indivíduos mais velhos,[49] similar às alterações do envelhecimento dentro do vítreo central.[4,17,39,41] Estudos[50] confirmaram a migração posterior da borda posterior da base vítrea durante o envelhecimento e também demonstraram síntese intrarretiniana das fibrilas de colágeno que penetram a MLI da retina e se "emendam" nas fibrilas de colágeno do vítreo. Essas alterações do envelhecimento na base vítrea poderiam contribuir para o aumento da tração na retina periférica, promovendo lacerações e descolamento retiniano.

Descolamento do vítreo posterior

O evento mais comum relacionado ao envelhecimento no corpo vítreo é o DVP,[39] definido como a separação entre o córtex vítreo posterior e a MLI da retina. O DVP pode ser localizado, parcial ou total (até a borda posterior da base vítrea). Estudos de necropsia revelaram que a incidência de DVP é 63% na oitava década,[51] porém mais comumente em olhos míopes, em que o DVP ocorre, em média, 10 anos antes dos olhos emetropes e hipermetrópicos. A extração de catarata nos olhos míopes introduz efeitos adicionais que promovem o DVP.[4]

A liquefação do vítreo somada ao enfraquecimento da adesão vitreorretiniana resulta em DVP. É provável que a dissolução da adesão córtex vítreo posterior-MLI no polo posterior permita que o vítreo líquido entre no espaço retrocortical pelo orifício pré-papilar e, talvez, entre também no córtex vítreo pré-macular. Com os movimentos de rotação dos olhos, o vítreo líquido pode dissecar um plano entre o córtex vítreo e a MLI, resultando no verdadeiro DVP. Esse deslocamento de volume do vítreo central para o espaço pré-retiniano causa sinérese vítrea (colapso).

Johnson[39] propôs que este processo de hidrodissecação segue uma sequência de cinco estágios (0 a 4) que é influenciada pelas variações na adesão vitreorretiniana. O estágio 0 é a ligação completa por todo o fundo. O estágio 1 envolve o descolamento do córtex vítreo posterior perifoveal, provavelmente porque esta é a área em que o gel liquefeito ganha acesso ao espaço retrocortical/pré-retiniano. Há uma adesão vitreofoveal persistente no estágio 1. Uma área de 500 μm de diâmetro de forte adesão vitreorretiniana não se desprende antes do estágio 2, quando há uma separação macular completa. No estágio 3, há um DVP envolvendo a retina inteira, exceto a zona vitreopapilar, um local de forte adesão vitreorretiniana e, portanto, é o último local de separação vitreorretiniana. No estágio 4, há a liberação da adesão vitreopapilar e o DVP total. Este último estágio é o mais sintomático.

Em 1935, Moore[52] descreveu "*flashes* luminosos" como uma queixa comum resultante do DVP. Wise[53] notou que os *flashes* luminosos ocorriam em 50% dos casos no momento do DVP; geralmente eles eram verticais e situados no aspecto temporal. Voerhoeff[54] sugeriu que os flashes luminosos resultam do impacto do córtex vítreo posterior descolado da retina durante o movimento dos olhos.

"Moscas volantes" são um sintoma experimentado pelos pacientes com DVP. Elas resultam de fenômenos entópicos causados por fibras vítreas condensadas, tecido glial de origem epipapilar que adere ao córtex vítreo posterior, a densa matriz colagenosa do córtex vítreo posterior[4] ou, menos frequentemente, sangue intravítreo. As moscas volantes se movem com o deslocamento vítreo durante o movimento ocular e dispersam a luz incidente, lançando uma sombra na retina que é percebida como uma estrutura cinzenta, do tipo "pelo" ou "mosca". Com o tempo as moscas volantes sintomáticas ficam menos perceptíveis. O tratamento das moscas volantes sintomáticas pode ser realizado. Tratamentos a *laser* YAG são realizados por alguns profissionais,[55] mas existem evidências de melhoria com os tratamentos a *laser* YAG somente para anéis de Weiss, não para outras opacidades do vítreo. A vitrectomia limitada pode curar a condição com segurança e eficácia (ver a seguir).

Descolamento anômalo do vítreo posterior

O descolamento anômalo do vítreo posterior[56] ocorre quando há liquefação extensa do vítreo sem enfraquecimento simultâneo da adesão vitreorretiniana, resultando em tração na interface vitreorretiniana. Existem vários casos de desequilíbrio entre o grau de liquefação do gel e o enfraquecimento da adesão vitreorretiniana. Conforme descrito anteriormente, erros inatos do metabolismo do colágeno, como os erros presentes na síndrome de Marfan, síndrome de Ehlers-Danlos e síndrome de Stickler,[38] resultam em extensa liquefação do gel em uma idade precoce, na qual ainda há considerável adesão vitreorretiniana. O resultado é uma alta incidência de rupturas e descolamentos retinianos posteriores. Condições sistêmicas, como o diabetes, induzem alterações bioquímicas[57] e estruturais[58] no vítreo, conhecidas como *vitreopatia diabética*,[47] que são importantes na biopatologia da vitreorretinopatia diabética proliferativa e no edema macular diabético. Entretanto, a esmagadora maioria dos casos provavelmente será provocada por uma predisposição genética ainda não identificada para a firme adesão vitreorretiniana, provavelmente relacionada à matriz extracelular entre o vítreo e a retina. A Figura 6.4.9 delineia os vários efeitos deletérios do DVP anômalo.

Quando o córtex vítreo posterior inteiro (espessura total) se separa da mácula, mas ainda está preso perifericamente, pode haver tração vitreorretiniana causando rupturas retinianas periféricas e descolamentos. Estudos de necropsia constataram que o DVP está associado com rupturas na retina em 14,3% de todos os casos. Pacientes sem diabetes, mas que sofrem hemorragia vítrea não traumática têm rupturas retinianas em até 67% dos casos[59] e descolamentos de retina em até 39%[59] dos casos.

A adesão vitreomacular posterior de espessura total com separação vitreorretiniana pode puxar a mácula e induzir a STV. A adesão vitreomacular persistente pode exacerbar a degeneração macular relacionada à idade (DMRI). Não está claro por meio de qual mecanismo isso ocorre, mas os pacientes com DMRI seca têm uma prevalência duas a três vezes maior de DVP total, enquanto os pacientes com AMD têm uma prevalência três a quatro vezes maior de adesão vitreomacular,[60-62] mas essas condições não foram influenciadas por fatores genéticos ou ambientais. Foi proposto que a tração vitreomacular poderia induzir inflamação de baixo grau e/ou que o córtex vítreo posterior aderente poderia alterar a oxigenação macular do corpo ciliar e a saída de citocinas pró-angiogênicas da mácula. Do mesmo modo, a tração no disco óptico pode induzir a STV[63] ou exacerbar a neovascularização com hemorragia vítrea na retinopatia diabética proliferativa. Além do mais, a adesão vitreopapilar persistente pode promover a formação de buracos maculares ao contrário do *pucker* macular.[64,65]

O DVP anômalo pode ser associado à divisão do córtex vítreo posterior, chamada *vitreosquise*.[66] Esse pode ser o primeiro evento no *pucker* macular e, em alguns casos, da patogênese do buraco macular.[67,68] A vitreosquise também pode ocorrer em um edema macular diabético.[69] Estudos de necropsia[70] mostraram que o DVP estava associado com remanescentes do córtex vítreo na fóvea em 26 de 59 (44%) dos olhos humanos. Estudos recentes[67,68] empregando tomografia de coerência óptica combinada e oftalmoscopia a *laser* de varredura detectaram vitreosquise em aproximadamente metade dos pacientes com *pucker* macular e buracos maculares.

Membrana pré-macular (epirretiniana)/pucker macular

O termo *membrana epirretiniana* (ERM) é errôneo. O prefixo "epi" significa adjacente a, então, isso poderia se referir às membranas subretinianas. A membrana pré-macular (PMM) que causa o *pucker* macular contém astrócitos e células de epitélio pigmentar da retina (RPE)[80] e hialócitos. O *pucker* macular começa quando a vitreosquise (ver Figura 6.4.9) divide o córtex vítreo posterior, anterior aos hialócitos, deixando uma membrana celular aderida à mácula. A contração é estimulada pelo fator de crescimento do tecido conjuntivo.[24] Estudos recentes[81] também identificaram que quase a metade de todos os olhos com *pucker* macular têm mais de um local de contração retiniana associado a uma incidência mais alta de cistos intrarretinianos e, significativamente, mais espessamento macular.[81] Após o DVP anômalo com vitreosquise, a PMM pode contrair interiormente na direção da fóvea (tração tangencial centrípeta) e causar comprometimento visual e metamorfopsia, às vezes necessitando de cirurgia (ver Capítulo 6.33).[71]

Buracos maculares

Buracos maculares de espessura total (FTMH, do inglês *full-thickness macular holes*) primários são causados por DVP anômalo com tração tangencial centrífuga (externa) da PMM, acentuada pela adesão vitreopapilar (ver Figura 6.4.9). Buracos maculares secundários podem ocorrer a partir de condições como trauma contuso e descargas elétricas.

Buracos maculares lamelares (BML) são defeitos retinianos de espessura parcial que ocorrem mais comumente junto com uma membrana pré-macular posterior espessada no LMH degenerativo, ou uma PMM com *pucker* no LMH por tração. A prevalência de adesão vítreo-papilar (VPA, do inglês *vitreo-papillary adhesion*) é maior neste último (ver Capítulo 6.32).[82]

Vitreopatia diabética

No diabetes, há um aumento nos níveis de glicose vítrea[72] associado a um aumento dos subprodutos da glicação avançada.[47,57] No diabetes mal controlado, as flutuações nos níveis de glicose

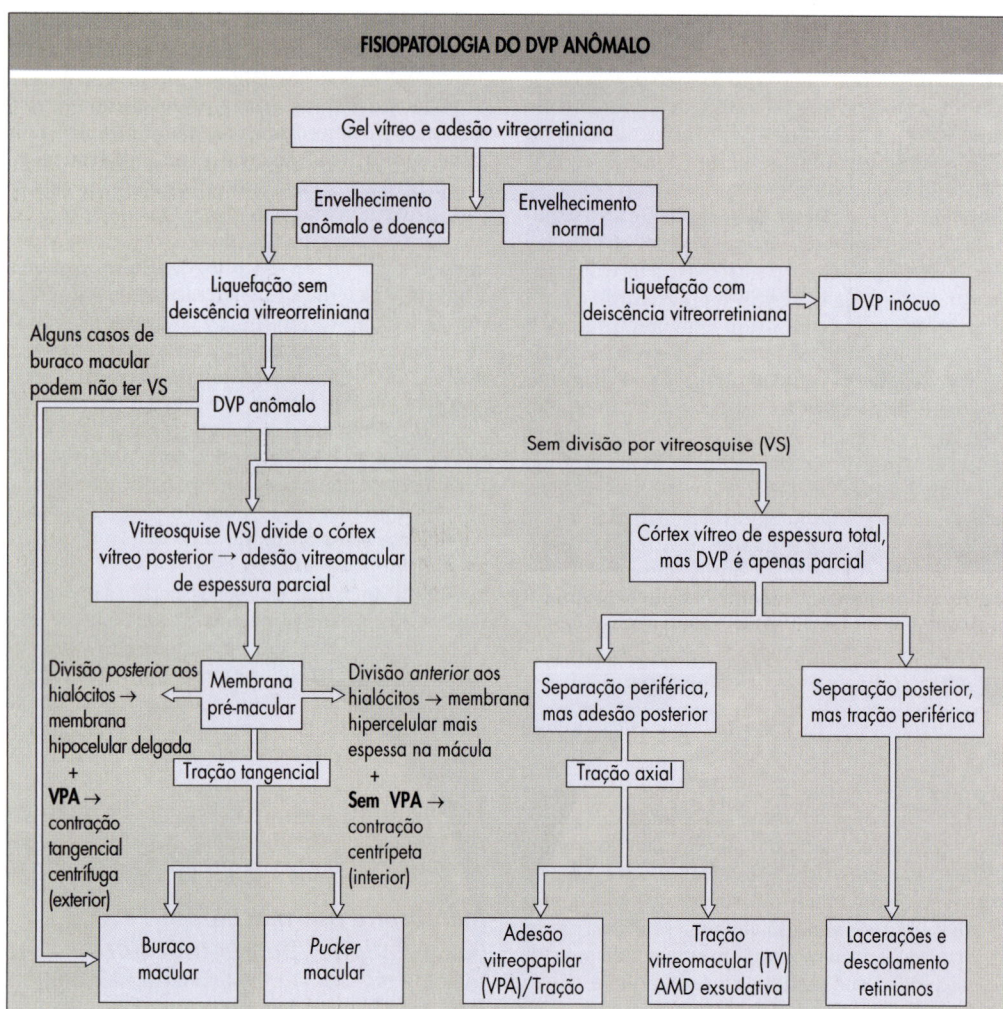

Figura 6.4.9 Esquema do descolamento anômalo do vítreo posterior. Liquefação do gel vítreo sem deiscência simultânea na interface vitreorretiniana causa várias anomalias. Se a separação do vítreo e da retina for de espessura total no plano axial, mas incompleta no plano coronal, pode haver diferentes formas de descolamento posterior do vítreo (DVP) parcial (lado direito do diagrama). A separação posterior com adesão periférica persistente pode induzir rompimentos e descolamentos retinianos. A separação vitreorretiniana periférica com adesão vitreomacular (VMA) de espessura total persistente pode induzir síndrome de tração vitreomacular (STV). A VMA está associada com a degeneração macular exsudativa relacionada à idade (Exsud AMD, do inglês *exudative age-related macular degeneration*) e edema macular diabético. A adesão persistente ao disco óptico pode induzir vitreopapilopatias, bem como contribuir para a neovascularização e hemorragia vítrea nas retinopatias isquêmicas e desempenhar um papel na fisiopatologia do buraco macular. Durante o DVP, se o córtex vítreo posterior se dividir (vitreosquise) anterior ao nível dos hialócitos, uma membrana celular relativamente espessa permanece presa à mácula. Se houver também separação do disco óptico, a contração interior (centrípeta) induz o *pucker* macular. Se a divisão for posterior aos hialócitos, a membrana pré-macular remanescente é relativamente fina e hipocelular. A adesão vitreopapilar persistente (presente em 87,5% dos casos) resulta em tração tangencial exterior (centrífuga, especialmente na direção nasal), induzindo um buraco macular. (Extraída de Sebag J. Anomalous PVD – a unifying concept in vitreo-retinal diseases. Graefes Arch Clin Exp Ophthalmol 2004;242:690-8; Sebag J. Vitreous and vitreo-retinal interface. In: A. Schachat, editor. Ryan's Retina. London: Elsevier; 2018, Ch 23, pp 544-581.)

sistêmica alteram o meio iônico, influenciando a osmolaridade e hidratação do vítreo. Isso poderia resultar em inchaço e contração de todo o corpo vítreo por meio dos efeitos sobre as moléculas de hialurano (hidrofílicas), com a consequente tração das estruturas aderidas ao córtex vítreo posterior, como os novos vasos sanguíneos do disco óptico e/ou retina.[73] Esses eventos poderiam promover a proliferação de folhas neovasculares e, talvez, até mesmo levar à ruptura desses novos vasos com hemorragia vítrea.

Os efeitos moleculares do diabetes resultam em alterações morfológicas dentro do corpo vítreo[47,58] (Figura 6.4.10). Os papéis dessas e de outras alterações patológicas, como a vitreosquise posterior,[66,69] podem levar a terapias para inibir a vitreopatia diabética. Alternativamente, a indução de um DVP ineficaz no início do curso da retinopatia diabética pode ter efeitos favoráveis em longo prazo em pacientes com grande risco.[26-28]

Hialose asteroide

Essa condição geralmente benigna é caracterizada por pequenas opacidades esféricas, amareladas, por todo o corpo vítreo. Um estudo de necropsia[74] de 10.801 olhos encontrou uma incidência de hialose asteroide de 1,96%; com uma razão homens/mulheres de 2:1. A hialose asteroide é unilateral em mais de 75% dos casos. Os corpos asteroides estão associados intimamente com o gel vítreo e se movem com o deslocamento vítreo durante o movimento ocular, sugerindo uma relação com a degeneração das fibrilas de colágeno relacionada à idade.[74] No entanto, o DVP, completo ou parcial, ocorre com menos frequência em indivíduos com hialose asteroide do que em controles de mesma idade,[75] e esse achado não apoia um mecanismo de degeneração relacionada à idade como causa. Estudos histológicos demonstram uma aparência cristalina e um padrão de impregnação positiva para corantes para gordura e ácidos mucopolissacarídeos, que não são afetados por tratamento prévio com hialuronidase.[76] Estudos com difração de elétrons mostraram a existência de oxalato de cálcio monoidratado e hidrofosfato de cálcio. Estudos ultraestruturais revelaram fitas entrelaçadas de membranas multilaminares (com uma periodicidade de 6 nm), que são características dos lipídios complexos, especialmente os fosfolipídios situados em uma matriz de fundo homogêneo.[77] Nessas investigações, a análise por radiografias dispersivas mostrou

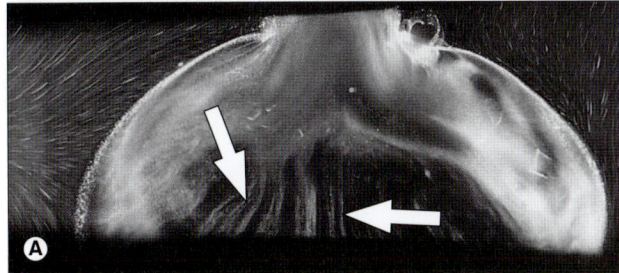
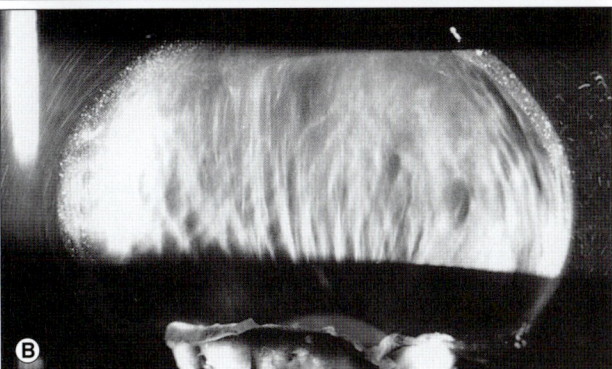

Figura 6.4.10 Vitreopatia diabética. A. Olho direito de uma menina de 9 anos de idade com uma história de 5 anos de diabetes do tipo 1 mostrando extrusão do vítreo central através do córtex vítreo posterior para dentro do espaço retrocortical (pré-retiniano). O vítreo subcortical parece muito denso e dispersa a luz intensamente. Centralmente, há fibras vítreas (setas) com uma orientação anteroposterior e áreas adjacentes e liquefação. **B.** O vítreo central no olho esquerdo do mesmo paciente exibe fibras proeminentes que se assemelham às observadas em adultos não acometidos pelo diabetes (ver Figura 6.4.5). (Reimpressa com a permissão de Sebag J. Abnormalities of human vitreous structure in diabetes. Graefes Arch Clin Exp Ophthalmol 1993;231:257-60.)

cálcio e fósforo como elementos principais nos corpos asteroides. A análise estrutural por difração de elétrons demonstrou hidroxiapatita cálcica e, possivelmente, outras apresentações de cristais de fosfato de cálcio.

Alguns relatos sugeriram uma associação entre a hialose asteroide e o diabetes melito,[78-81,83] enquanto outras investigações não encontraram tal associação.[84] A hialose asteroide parece estar associada a certas degenerações pigmentares da retina,[83] embora não se saiba se isso está relacionado com a presença de diabetes nesses pacientes. Yu e Blumenthal[85] propuseram que a hialose asteroide resulta do envelhecimento do colágeno, enquanto outros estudos[86] sugeriram que a formação de asteroides é precedida pela despolimerização do hialurano.

O aspecto mais interessante da hialose asteroide é a ausência notável de queixas e sintomas do paciente. Embora possa ser difícil, em alguns casos, examinar e gerar imagens do fundo, esses pacientes não costumam sofrer perturbações visuais, enquanto os pacientes com DVP podem ser bastante sintomáticos.[87,88] Propôs-se que a explicação está relacionada com as superfícies lisas dos corpos asteroides que não conseguem dispersar a luz de modo tão perturbador quanto as superfícies irregulares da matriz de colágeno no córtex vítreo posterior descolado e/ou nas fibrilas de colágeno do vítreo.[3,4,17,39] A condição de "Miodesopsia Degradadora da Visão" pode ser curada com segurança usando vitrectomia limitada que normaliza a função de sensibilidade ao contraste.[89]

BIBLIOGRAFIA

Gupta P, Sadun AA, Sebag J. Multifocal retinal contraction in macular pucker analyzed by combined optical coherence tomography/scanning laser ophthalmoscopy. Retina 2008;28:447–52.

Gupta P, Yee KMP, Garcia P, et al. Vitreoschisis in macular diseases. Br J Ophthalmol 2011;95(3):376–80.

Nguyen J, Yee KMP, Sadun AA, et al. Quantifying visual dysfunction and the response to surgery in macular pucker. Ophthalmology 2016;123:1500–10.

Robison C, Krebs I, Binder S, et al. Vitreo-macular adhesion in active and end-stage age-related macular degeneration. Am J Ophthalmol 2009; 148:79–82.

Sebag J. Age-related differences in the human vitreo-retinal interface. Arch Ophthalmol 1991;109:966–71.

Sebag J. Anomalous PVD – a unifying concept in vitreo-retinal diseases. Graefes Arch Clin Exp Ophthalmol 2004;242:690–8.

Sebag J. Diabetic vitreopathy. Ophthalmology 1996;103:205–6.

Sebag J. Floaters and the quality of life. (Guest Editorial). Am J Ophthalmol 2011;152:3–4.

Sebag J. Pharmacologic vitreolysis – premise and promise of the first decade. (Guest Editorial). Retina 2009;29:871–4.

Sebag J. Vitreoschisis. Graefes Arch Clin Exp Ophthalmol 2008;246:329–32.

Sebag J, editor. Vitreous – in health & disease. New York: Springer; 2014.

Sebag J, Yee KMP, Huang L, et al. Vitrectomy for floaters – prospective efficacy analyses and retrospective safety profile. Retina 2014;34:1062–8.

Sebag J, Yee KMP, Nguyen JH, et al. Long-term safety and efficacy of limited vitrectomy for Vision Degrading Vitreopathy from vitreous floaters. Ophthalmology Retina 2018 (in press).

Wang MY, Nguyen D, Hindoyan N, et al. Vitreo-papillary adhesion in macular hole and macular pucker. Retina 2009;29:644–50.

Yee KMP, Feener E, Madigan M, et al. Proteomic analysis of the embryonic and young human vitreous. Invest Ophthalmol Vis Sci 2015; 56(12):7036–42.

Yee KMP, Tan S, Lesnick-Oberstein S, et al. Incidence of cataract surgery after vitrectomy for vitreous opacities. Ophthalmol Retina 2017;1:154–7.

As referências completas estão disponíveis no **GEN-io**.

Ultrassonografia de Contato no Modo B

Yale L. Fisher e Dov B. Sebrow

Definição: Técnica de diagnóstico útil na avaliação do conteúdo intraocular e orbitário.

Características principais
- Ondas sonoras de alta frequência são emitidas e recebidas por uma sonda transdutora
- As imagens são processadas e exibidas em um monitor de vídeo.

Característica associada
- A interpretação adequada para o diagnóstico de doença do segmento posterior depende de três conceitos:
  - Tempo real
  - Escala de cinza
  - Análise tridimensional.

INTRODUÇÃO

A ultrassonografia oftálmica é uma técnica de diagnóstico útil para avaliação intraocular e orbitária, especialmente no contexto de meios opacos. Ela envolve a tecnologia de pulso-eco, na qual ondas sonoras de alta frequência são emitidas por uma sonda transdutora manual. Os ecos refletidos são processados e exibidos em monitores de vídeo ou osciloscópios.

Dois modos de exibição são comuns:

- Modo A (tempo-amplitude), usado predominantemente para interpretação de ecogenicidade tecidual – os ecos refletidos formam uma imagem parecida com um gráfico, vista como deflexões verticais a partir de uma linha de base
- Modo B (modulação da intensidade), usado predominantemente para informações anatômicas – exibe imagens em corte transversal do globo e da órbita.

Os dois tipos de exibição ultrassonográfica são complementares. Este capítulo se concentra nas informações no modo B.

Desenvolvida em meados dos anos 1950 com técnicas de imersão em água, a ultrassonografia no modo B exigia inicialmente um aparato de laboratório. No início dos anos 1970, a introdução de dispositivos de contato utilizando metilcelulose ou um agente similar para propagação do som aumentou rapidamente a disponibilidade e a popularidade da ultrassonografia no modo B. Melhorias subsequentes na qualidade da imagem e nas taxas de varredura facilitaram a interpretação para o examinador.[1-8]

DISPOSITIVOS

Os instrumentos disponíveis comercialmente para ultrassonografia de contato no modo B ocular e orbital empregam sondas transdutoras manuais de 10-MHz (mega-hertz; megaciclos por segundo). Um motor dentro do transdutor move a fonte ultrassônica em uma varredura rápida por setor para criar imagens em corte transversal no modo B. Esses dispositivos têm capacidade de resolução de aproximadamente 0,15 mm axialmente e 0,3 mm lateralmente. A maioria das máquinas de contato no modo B é independente e relativamente móvel; elas consistem em uma sonda transdutora destacável, uma caixa de processamento de sinal e uma tela de exibição. Sondas de processamento isoladas, que são capazes de se integrar a computadores independentes, também estão disponíveis. (Vídeo 6.5.1)

TÉCNICA DE EXAME

A sonda ultrassônica manual é colocada suavemente contra a pálpebra ou esclera usando um agente propagador de som, como metilcelulose ou, de preferência, gel oftálmico termossensível. O ultrassonografista pode mover a sonda sistematicamente para varrer o globo e a órbita. É importante evitar o sistema do cristalino do globo para prevenir artefatos de imagem (Figura 6.5.1).

CONCEITOS DE INTERPRETAÇÃO NO MODO B

A interpretação de uma imagem no modo B depende de três conceitos:

- Tempo real
- Escala de cinza
- Análise tridimensional.

Tempo real

As imagens de ultrassom no modo B são visualizadas com aproximadamente 32 quadros/s, permitindo que o movimento do globo e do vítreo seja detectado. Os movimentos característicos em tempo real são úteis para identificar tecidos. O movimento da retina descolada, por exemplo, aparece como uma ondulação lenta, enquanto os movimentos vítreos são geralmente mais rápidos. A informação ultrassônica em tempo real frequentemente é crítica para as decisões cirúrgicas.

Escala de cinza

Um formato em escala de cinza variável exibe os ecos refletidos como pontos de intensidade modulada. Ecos mais intensos, como os observados a partir da esclera ou da retina descolada, são exibidos com muito brilho quando se aumenta o ganho do instrumento e permanecem visíveis mesmo quando o seu ganho é reduzido. Os ecos mais fracos, como os provenientes da hemorragia vítrea, são visualizados como tons de cinza mais claros que desaparecem quando o ganho é reduzido. Como a comparação das intensidades dos ecos é crítica para a análise tecidual, o examinador deve assegurar que todos os ecos refletidos sejam capturados e exibidos. A perpendicularidade ao objeto em consideração assegura sinais interpretativos comparáveis adequados.

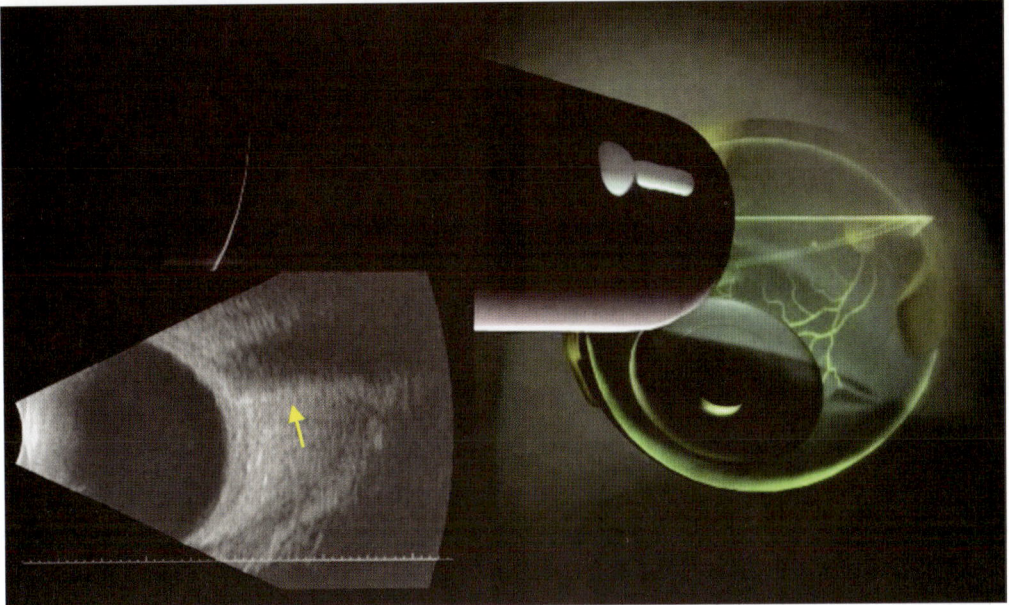

Figura 6.5.1 Ilustração demonstrando a colocação de uma sonda ultrassônica manual e a imagem em modo B correspondente com o nervo óptico (*seta*) como ponto de referência. (Material educacional adicional para instruções de ultrassom, disponíveis em: http://www.OphthalmicEdge.org.)

Análise tridimensional

Desenvolver uma imagem mental tridimensional ou um mapa anatômico a partir de várias imagens bidimensionais em modo B é o conceito mais difícil de dominar. O examinador deve aprender a criar um mapa topográfico mental do olho ou da órbita a partir de quantas imagens forem necessárias. A compreensão tridimensional das imagens de ultrassom é especialmente crítica na avaliação pré-operatória dos descolamentos retinianos complexos e dos tumores intraoculares ou orbitais.

APRESENTAÇÃO E DOCUMENTAÇÃO DA EXIBIÇÃO

As imagens posteriores em modo B exibidas na tela são apresentadas horizontalmente. As áreas mais próximas da sonda são representadas à esquerda da tela e as mais distantes da sonda são apresentadas à direita. O topo da tela está correlacionado com uma marca do fabricante situada na sonda examinadora que representa a posição inicial do transdutor para cada setor percorrido. O registro da tela é fundamental para entender e interpretar o exame. O movimento da sonda de uma posição para outra muda o registro, tornando uma necessidade absoluta a reavaliação instantânea pelo examinador. A ultrassonografia de contato no modo B é um exame dinâmico. Imagens em corte transversal "congeladas" usadas para documentação não devem ser usadas isoladamente para interpretação. (Ver Vídeo 6.5.1)

Cavidade vítrea normal

O espaço vítreo normal é praticamente livre de tecidos ecogênicos. Pequenos pontos ou ecos lineares podem ser ocasionalmente visualizados nas configurações de ganho mais altas (90 decibéis [dB]), mas desaparecem rapidamente à medida que o ganho é reduzido. A varredura em tempo real durante o movimento ocular geralmente mostra algum movimento desses ecos finos, bem como a posição da face vítrea.

Hemorragia do vítreo

A hemorragia intravítrea produz pontos difusos e ecos vítreos bolhosos facilmente detectáveis, que se correlacionam com a quantidade de sangue presente. A redução do ganho para 70 dB resulta no desaparecimento rápido de todas as áreas de ecogenicidade, exceto as mais densas. A avaliação em tempo real geralmente mostra um movimento rápido característico durante o movimento ocular voluntário.

Descolamento de retina

A retina descolada aparece como um tecido linear altamente ecogênico dentro do espaço vítreo (Figura 6.5.2). Pequenos descolamentos costumam aparecer como domos nas imagens. A aparência do descolamento total da retina, que anatomicamente tem o formato de um cone, varia, dependendo da posição da sonda examinadora. As imagens axiais são afuniladas com a inserção na cabeça do nervo óptico. As imagens coronais exibem um corte transversal circular do cone.

Embora os descolamentos recentes tenham um movimento ondulatório característico mais lento que o do gel vítreo, os descolamentos antigos parecem duros em virtude da proliferação do tecido cicatricial na superfície retiniana.

Descolamento da coroide

A coroide descolada aparece lisa e convexa nas imagens. Geralmente há um domo elevado entre a *pars plana* e o equador posterior do

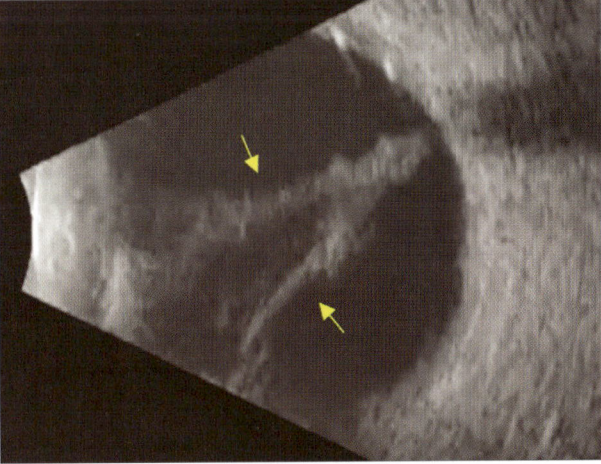

Figura 6.5.2 Imagem de contato no modo B de um descolamento de retina. Este corte axial de um descolamento total da retina revela uma membrana linear altamente ecogênica (*setas*) no espaço vítreo, descolada da parede ocular posterior e presa apenas na cabeça do nervo óptico.

globo. Os descolamentos serosos da coroide são anecogênicos dentro do espaço supracoróideo, enquanto os descolamentos coróideos hemorrágicos aparecem hiperecogênicos. O sangue coagulado é altamente ecogênico, enquanto o sangue liquefeito geralmente é menos ecogênico e mais móvel durante o movimento ocular. Quando grave, a coroide descolada pode se encontrar no centro do globo, produzindo um toque retina a retina, frequentemente chamado "*kissing choroidal*" ou "beijo da coroide".

Um descolamento da coroide pode ser diferenciado de um descolamento de retina por sua localização, forma, espessura e movimento.

Tumores

A avaliação dos tumores intraoculares requer não só a localização topográfica, mas também a interpretação das características da escala de cinza. Os melanomas malignos da coroide, por exemplo, têm a aparência ultrassônica mais característica. São, principalmente, em formato de cúpula ou de cogumelo e, na escala de cinza, as suas bordas anteriores são altamente ecogênicas, enquanto as porções progressivamente mais profundas do tumor são menos ecogênicas. Isso é causado pela homogeneidade celular que proporciona uma falsa aparência de escavação. Os tecidos, como a gordura orbital, localizados atrás desses tumores costumam ser sombreados e aparecem menos ecogênicos como resultado da absorção do som pelo tumor.

ULTRASSONOGRAFIA DE CONTATO DIGITAL

Avanços na eletrônica e no *software* digital trouxeram as maiores mudanças na ultrassonografia diagnóstica. A memória de computador de alta capacidade revolucionou o armazenamento, a recuperação e a transmissão de segmentos de filme em tempo real para documentação e revisão.

O QUE HÁ DE NOVO?

Ultrassonografia de alta frequência do segmento anterior

Embora a maioria do modo B se concentre no segmento posterior do globo ou na órbita anterior, instrumentos de frequência mais alta na faixa de 30 a 100 MHz estão disponíveis para gerar imagens do segmento anterior. A penetração do som nessas frequências continua limitada (aproximadamente 4 a 5 mm), mas a resolução é muito maior (a 40 MHz: axial 23 μm; lateral 35 μm).

O desenvolvimento recente da imagem digital e do *software* especializado aumentou a disponibilidade dessa tecnologia. Além disso, a técnica de exame se tornou menos demorada e mais amigável para o paciente, com a introdução de lubrificantes de uso único estéreis e à base de água cobrindo o transdutor.

Com um simples ajuste do *software*, agora é possível obter imagens claras do segmento anterior. Essas imagens podem complementar as avaliações do segmento posterior, especialmente nos cenários complexos de opacidade de meios e anomalias atrás da íris, dentro do corpo ciliar ou envolvendo a *pars plana*.

Imagens axiais, radiais e coronais em tempo real são acumuladas e armazenadas com a mesma facilidade das imagens do segmento posterior.[9]

RESUMO

A ultrassonografia de contato no modo B proporciona um exame dinâmico, conveniente e não invasivo da relação vitreorretiniana e avaliação das estruturas intraoculares nas situações em que o exame clínico não é possível devido à opacidade de meios. A tecnologia tridimensional e digital eleva a capacidade de ensinar e a disponibilidade clínica da ultrassonografia. Os estudos ultrassonográficos, entretanto, devem ser usados em conjunto com o exame clínico detalhado e outras modalidades de investigação.

BIBLIOGRAFIA

Bronson NR. Quantitative ultrasonography. Arch Ophthalmol 1969;81:400–72.

Bronson NR, Fisher YL, Pickering NC, et al. Ophthalmic contact B-scan ultrasonography for the clinician. Baltimore: Williams & Wilkins; 1980.

Coleman DJ. Reliability of ocular and orbital diagnosis with B-scan ultrasound. 1. Ocular diagnosis. Am J Ophthalmol 1972;73:501–16.

Coleman DJ, Lizzi FL, Jack RL. Ultrasonography of the eye and orbit. Philadelphia: Lea & Febiger; 1977.

Coleman DJ, Silverman RH, Lizzi FL, et al. Ultrasonography of the eye and orbit. Philadelphia: Lippincott Williams & Wilkins; 2006.

Fisher YL. Contact B-scan ultrasonography: a practical approach. Int Ophthalmol Clin 1979;19:103–25.

Fisher YL. Examination techniques for the beginner [Internet]. New York: Ophthalmic Edge LLC; 2012 [updated 2009 Sept 22]. Available from: http://www.OphthalmicEdge.org.

Fisher YL. High resolution B-scan ultrasound anterior segment [Internet]. New York: Ophthalmic Edge LLC; 2014 [updated 2016 Oct 13]. Available from: http://www.OphthalmicEdge.org.

Purnell EW. Intensity modulated (B-scan) ultrasonography. In: Goldberg RE, Sarin LK, editors. Ultrasonics in ophthalmology: diagnostic and therapeutic applications. Philadelphia: WB Saunders; 1967. p. 102–23.

As referências completas estão disponíveis no **GEN-io**.

PARTE 6 RETINA E VÍTREO
SEÇÃO 2 Exames Complementares

Exame Retiniano Complementar de Imagem: Autofluorescência, Angiografia Fluoresceínica e Angiografia com Indocianina Verde

6.6

Eric Feinstein, Jeffrey L. Olson e Naresh Mandava

Definição de angiografia fluoresceínica: A angiografia fluoresceínica (AF) é uma técnica de diagnóstico que usa corante de fluoresceína por via intravenosa ou oral para permitir a visualização sequencial do fluxo sanguíneo, simultaneamente, através do tecido da retina, coroide ou íris.[1] Desde a sua introdução, tem sido uma ferramenta inestimável no diagnóstico, manejo e tratamento das doenças coriorretinianas.[1,2]

Características principais
- Administração de uma dose intravenosa ou oral do corante fluoresceína sódica
- Fotografias sequenciais do fundo de olho são obtidas usando uma câmera equipada com filtros de excitação e absorção apropriados ou fontes luminosas utilizando as propriedades fluorescentes do corante
- Luz refletida é capturada em película ou como imagem digital
- Interpretação das imagens é criticamente dependente de uma compreensão da anatomia ocular tanto na saúde quanto na doença
- Corante indocianina verde, administrado por via intravenosa, pode ser um adjuvante importante para o diagnóstico de doença coriorretiniana.

Definição de angiografia com indocianina verde: A angiografia com indocianina verde (ICGA, do inglês *indocyanine green angiography*) é uma técnica de diagnóstico que aproveita a fluorescência infravermelha e as propriedades bioquímicas do corante indocianina verde (ICG, do inglês *indocyanine green*) para retratar adequadamente as características da circulação da coroide, auxiliando no diagnóstico das doenças que afetam a coroide, como a vasculopatia polipoide idiopática da coroide, degeneração macular relacionada à idade (DMRI) exsudativa e doenças inflamatórias, dentre outras.[3-5]

Características principais
- Injeção intravenosa de corante indocianina verde
- Fotografias seriais obtidas com sistema de imagem digital para capturar emissões do corante
- Interpretação das imagens resultantes é criticamente dependente da compreensão da anatomia da retina e da coroide na saúde e na doença.

Definição de autofluorescência do fundo de olho: A autofluorescência do fundo de olho (AFF) é uma modalidade de imagem retiniana não invasiva usada na prática clínica para mapear a densidade da lipofuscina dentro do epitélio pigmentar da retina (EPR).

Características principais
- Fluorescência intrínseca emitida pela lipofuscina dentro do EPR após ser excitada com luz visível de onda de curto a médio comprimento
- Fotografias podem ser obtidas com um oftalmoscópio de varredura a *laser* (SLO, do inglês *scanning laser ophthalmoscope*) ou câmera de fundo de olho de campo padrão ou *wide-field*
- A interpretação das imagens resultantes ajuda a detectar e rastrear as mudanças no acúmulo de lipofuscina, que corresponde à saúde e funcionamento do EPR.

ANGIOGRAFIA FLUORESCEÍNICA

Introdução

A AF se baseia na propriedade fluorescente especial da fluoresceína sódica (SF, do inglês *sodium fluorescein*) – definida como a capacidade de certas moléculas em emitir luz de comprimento de onda maior quando estimuladas por luz de comprimento de onda menor. Após a estimulação, os elétrons voltam para o seu nível energético basal, emitindo energia na forma de ondas eletromagnéticas que produzem luz visível.[3-5] O corante tem um espectro estreito de absorção da luz, com o pico máximo em 490 nm (485 a 500 nm, espectro visível correspondente à cor azul). A emissão (fluorescência) ocorre no espectro visível correspondente ao amarelo-verde com um comprimento de onda de 530 nm (520 a 535 nm).[3]

A fonte de estimulação transmite energia luminosa para a retina do paciente usando um *flash*/filtro ou *laser* na faixa de 485 a 500 nm. Depois, a energia é refletida de volta pela retina como luz azul, ou absorvida pela SF e emitida de volta como luz verde. Um dispositivo de captura (câmera) usa um filtro verde (520 a 535 nm) para salvar seletivamente a imagem fluorescente na película ou em uma superfície digital.

Finalidade do exame

Em indivíduos normais, a molécula de SF atravessa livremente a parede dos capilares altamente permeáveis (coriocapilares), mas permanece dentro do lúmen dos vasos retinianos ou dos vasos maiores da coroide, pois uma boa porcentagem circula através do sangue não ligada às proteínas plasmáticas. Isso torna a AF o estudo ideal para avaliar a circulação retiniana, sua arquitetura vascular e o *status* das barreiras hematorretinianas interna e externa. As informações da AF também podem ser usadas para estudar a circulação da coroide e as células do EPR.[6,7] As doenças vasculares, como a retinopatia diabética, a coriorretinopatia serosa central, a doença oclusiva venosa e a neovascularização da coroide secundária à degeneração macular relacionada à idade (NV-DMRI), podem ser claramente demonstradas com AF. Essas imagens são usadas para selecionar a abordagem terapêutica adequada, guiar o tratamento e avaliar os resultados terapêuticos.[8]

Propriedades do corante fluoresceína sódica

A resorcinolftaleína sódica é um sal sintético laranja-avermelhado, utilizado frequentemente para avaliar os padrões de escoamento das águas subterrâneas, como uma cor cosmética e farmacológica, e como um agente de marcação na pesquisa de proteínas.[9] Ele tem um peso molecular de 376,7 kilodaltons (kDa).[10] Depois de injetado na corrente sanguínea, aproximadamente 80% do corante se liga às proteínas plasmáticas (particularmente à albumina) e o restante continua livre.[10] O corante é metabolizado pelo fígado e rins, sendo eliminado na urina em 24 a 36 horas após a injeção. Sua propriedade mais importante para fins oftalmológicos é a sua fluorescência. Ele tem um espectro de absorção e excitação restrito que viabiliza a técnica de AF (ver "Introdução"). O corante SF é bastante disponível e produzido comercialmente em alíquotas de 2 a 3 mℓ em 25% de solução aquosa estéril ou 5 mℓ em 10% de solução aquosa estéril.

Procedimento

Uma AF de boa qualidade depende muito da câmera de fundo de alta resolução, de um fotógrafo qualificado e de uma visão clara da retina.

O erro de refração esférico do paciente é corrigido focando-se simultaneamente a mira da retícula da ocular e o fundo. O botão de foco é usado apenas para o foco fino. A maioria das câmeras é equipada com um *joystick* para ajudar a alinhar a câmera com o olho do paciente. O alinhamento correto proporciona uma iluminação uniforme do fundo, enquanto o mau alinhamento resulta em artefatos periféricos e centrais nas imagens. Isso pode ser atenuado com movimentos laterais suaves do *joystick*. Também podem ser selecionadas quantidades variáveis de ampliação, dependendo do sistema, e isso deve ser adaptado para a patologia que está sendo examinada.

Geralmente a midríase farmacológica é necessária na maior parte dos equipamentos à venda, mas existem uns poucos que não exigem midríase. Antes de iniciar a infusão do olho, um conjunto de imagens basais anéritras (*red-free*) é obtido usando um filtro verde. A luz verde proporciona um excelente contraste e aumenta a visibilidade da vasculatura retiniana e da interface vitreorretina. Ela é particularmente útil na avaliação das hemorragias retinianas, drusas, membranas epirretinianas e exsudatos.

O corante é injetado tipicamente na veia antecubital com uma agulha de 21 gauges em uma infusão rápida, porém controlada (≈ 1 mℓ/sec), para maximizar o contraste da fase de enchimento inicial da angiografia.[7,11] Embora não haja evidências de aumento dos efeitos colaterais durante a utilização de concentrações mais altas do corante, muitos profissionais preferem usar um volume menor de uma solução mais concentrada. As duas doses preferidas são 2,5 mℓ de uma solução a 20% e 5 mℓ de uma solução a 10%. Se o paciente for recém-nascido ou prematuro, é recomendada uma solução a 10% em uma dose de 0,1 mℓ/kg, seguida por uma infusão salina isotônica.[12] A infusão do corante pode ser feita na veia antecubital esquerda ou direita sem mudar o tempo ou a qualidade das imagens. Se o paciente tiver sido submetido à mastectomia com dissecção de linfonodos, o corante provavelmente não deve ser injetado no braço ipsilateral devido ao risco de alteração do fluxo linfático.[9]

O extravasamento do corante deve ser evitado, já que a infiltração é dolorosa e raramente pode levar à necrose tecidual. Um cronômetro é disparado após a injeção do corante e a aquisição de imagens deve começar imediatamente para capturar o enchimento inicial da coroide e da retina. As fotografias são obtidas geralmente em intervalos de 4 segundos, começando 15 segundos antes da injeção e continuando com uma frequência progressivamente menor por 10 a 20 minutos. No entanto, o tempo e o intervalo entre as exposições devem ser ajustados com base na patologia que está sendo estudada. Por exemplo, uma membrana neovascular da coroide vaza profusamente no início do estudo; portanto, as fotografias devem ser obtidas com mais frequência no início do estudo para capturar os detalhes da membrana.

Complicações

A AF é um exame invasivo e, apesar de ser considerado geralmente seguro, não está isento de reações adversas (RA), que vão de leves a graves. As reações leves são definidas como transitórias e se resolvem espontaneamente sem tratamento. Na maioria das vezes são: náuseas (aproximadamente 3 a 15%), vômitos (até 7%), espirros, injeção arterial inadvertida e prurido.[1,13] As RA moderadas se resolvem com intervenção médica. Elas incluem urticária, angioedema, síncope, tromboflebite, pirexia, necrose tecidual local e paralisia nervosa.[13] As reações graves exigem intervenção intensiva e os pacientes podem ter uma má recuperação. Essas reações incluem edema laríngeo, broncospasmo, anafilaxia, hipotensão, choque, infarto do miocárdio, edema pulmonar, anemia hemolítica, parada cardíaca, convulsões tônico-clônicas e morte.[1,31] A incidência de RA foi descrita no relatório de um estudo colaborativo multicêntrico (Tabela 6.6.1).[13] A incidência global de complicações é estimada em 3 a 20%. Embora não seja considerada uma complicação, o amarelamento da pele, mais comumente nos indivíduos de pele clara, pode levar à fotossensibilidade e os pacientes devem ser alertados sobre a exposição aos raios ultravioleta. Recentemente, um caso de icterícia extensa após a fluoresceína foi relatado.[14] Os pacientes também devem ser avisados sobre o possível escurecimento da urina por 24 a 48 horas após o estudo.

Esforços prévios para relacionar a incidência de RA com a técnica do procedimento, as concentrações de corante e a taxa e o volume de infusão foram inconclusivos.[7] Embora os testes cutâneos *in vivo* continuem a ser a ferramenta mais confiável para diagnosticar a alergia à SF mediada pela imunoglobulina E (incluindo os casos graves de anafilaxia), ela não é particularmente eficaz para prever RA leves porque elas não são atribuíveis a

TABELA 6.6.1 Incidência de reações adversas na angiografia fluoresceínica intravenosa.

	Reação	Incidência
Leves	Náuseas, vômitos, espirros	0 a 5% (baseado em 87% de respondentes)
Moderadas	Urticária	1:82
	Síncope	1:337
	Outras	1:769
	Global	**1:63**
Graves	Respiratória	1:3800
	Cardíaca	1:5300
	Convulsões	1:13900
	Morte	1:221781
	Global	**1:1900**

Extraída da pesquisa conduzida por Yannuzzi LA, Rohler KT, Tindel LJ *et al.* Fluorescein angiography complication survey. Ophthalmology 1986;93:611-7.

mecanismos imunológicos.[11] Deve-se prestar atenção especial aos pacientes com RA leves ou moderadas previamente relatadas durante o estudo porque a taxa de recorrência é alta (48 a 68%) e o estudo deve ser evitado, se possível.[1]

Os *American Academy of Ophthalmology Preferred Practice Patterns* afirmam que cada centro angiográfico deve ter um protocolo de emergência para minimizar o risco e gerenciar as complicações.[15] É necessário estocar e atualizar regularmente os medicamentos, bem como é preciso treinar regularmente os fotógrafos e a equipe de apoio para reconhecer os sinais e sintomas de anafilaxia. Um *kit* de emergência deve estar disponível no local, e deve incluir um *kit* de suporte para as vias respiratórias, equipamento intravenoso, desfibrilador externo automático, anti-histamínicos por via oral ou intramuscular e autoinjetores de epinefrina. O protocolo deve ser divulgado em um local de destaque e ficar visível para todos.[15]

Embora as bulas da maioria das marcas de corante SF afirme que o seu uso deve ser evitado durante a gravidez, especialmente durante o primeiro trimestre, dados de várias séries e estudos em animais não conseguiram identificar uma taxa mais alta de anormalidades ou complicações ao nascimento (independentemente da concentração de SF: 10 ou 25%).[12,16,17] Portanto, é razoável realizar uma AF em pacientes grávidas, quando a visão estiver ameaçada por doenças com potencial de cegueira. Todavia, a maioria dos médicos prefere esperar até depois do parto. As mães amamentando são desencorajadas a amamentar por um mínimo de 24 a 48 horas após a AF.[18]

Vários avanços tecnológicos ocorreram desde a introdução da angiografia em película:

- *Oftalmoscópio confocal de varredura a laser* (CSLO, do inglês *confocal scanning laser ophthalmoscope*) *como fonte de energia*: o principal benefício de usar o CSLO em vez de uma lâmpada de *flash* azul cobalto tradicional é que o comprimento de onda exato do *laser* pode ser selecionado para gerar o pico de emissão de luz do corante SF.[2,9] Isso significa um grande aumento da relação sinal-ruído em cada exame. Apesar do fato de que a retina recebe uma emissão mais alta de energia luminosa com essa modalidade, o limiar tóxico não é ultrapassado porque a energia é emitida apenas por 0,1 a 0,7 microssegundo.[19] Isso permite a aquisição em alta velocidade de imagens e filmes curtos, permitindo também uma avaliação dinâmica do fluxo sanguíneo através dos vasos da retina e da coroide. O comprimento de onda do *laser* pode ser ajustado ou combinado para adquirir imagens com diferentes corantes simultaneamente (SF e indocianina verde). O procedimento é mais confortável para o paciente porque não há *flash* brilhante (Figura 6.6.1)[9,19]
- *Mudança da película para imagens digitais*: o desenvolvimento das câmeras de alta resolução (*high-definition* [HD]) junto com os computadores com maior capacidade de armazenamento permitiram que o equipamento digital praticamente substituísse o equipamento tradicional em filme.[3,4,6] As imagens digitais podem ter uma resolução parecida ou maior que a das imagens em filme (4096 × 2736 pixels).[6] A associação do CSLO com câmeras *pinhole* bloqueia efetivamente a luz difusa e também os detalhes fora do foco óptico. Consequentemente, mais detalhes na rede capilar são visíveis. E, finalmente, uma imagem digital permite a correção em tempo real do ganho, exposição e foco, bem como a visualização instantânea, significando melhor qualidade de imagem.[4] Ela também torna o exame e a manipulação das imagens mais fáceis, permitindo a transmissão rápida de dados por meios eletrônicos e eliminando a necessidade de espaço físico de armazenamento[4]
- *Ângulo de visão ampliado* (*wide* e *ultra-wide*): Tradicionalmente, o ângulo de visão padrão era 30 a 50° com uma ampliação de 2,5 vezes,[3] dificultando a avaliação da patologia retiniana periférica. Sistemas de lente de contato aumentaram o ângulo de visão para até 160°.[2] Um novo sistema de campo *ultra-wide* que usa um espelho elipsoide giratório com dois pontos de foco conjugados combinado com um SLO cria uma superfície elipsoide capaz de focar os raios luminosos que emanam da retina periférica até 200° (Figura 6.6.2).[2,20,21] A angiografia de campo *ultra-wide* se mostrou útil para identificar e manejar patologias periféricas em várias doenças, incluindo diabetes, anemia falciforme, uveíte posterior/panuveíte e doença retiniana pediátrica, dentre outras.[21-24]

Interpretação dos resultados

Angiografia fluoresceínica normal

Primeiro o corante entra nas artérias ciliares posteriores curtas 10 a 15 segundos após a injeção em pacientes com circulação normal. Depois, o corante é visualizado na coroide e na cabeça do nervo óptico. Esse enchimento inicial depende da condição cardiovascular e da idade do paciente, além da velocidade de injeção. A circulação da coroide é vista inicialmente como *flush* coroidiano – uma fluorescência pontilhada e manchada, criada à medida que o corante enche os coriocapilares. A aparência manchada é criada conforme lóbulos da camada coriocapilar

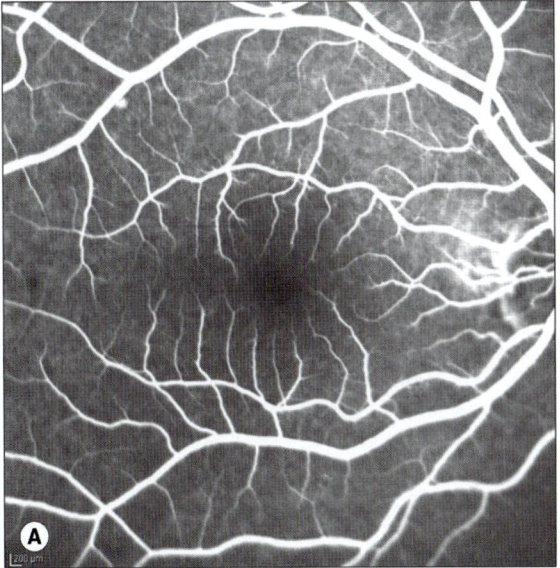
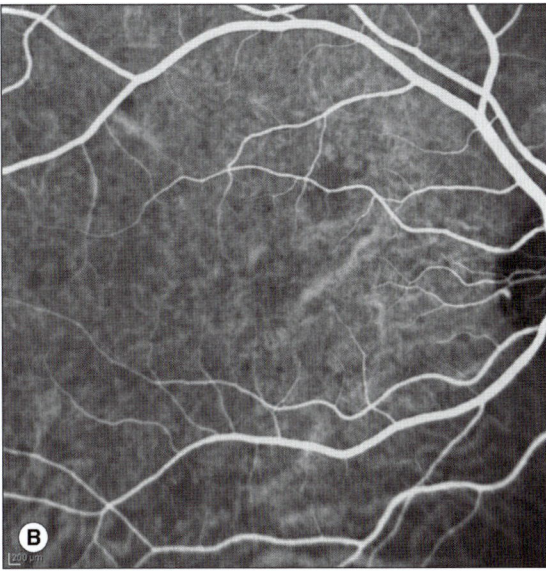

Figura 6.6.1 Angiografia fluoresceínica (AF) e angiografia com indocianina verde (ICGA) obtidas simultaneamente no mesmo paciente. **A.** Imagem de AF. **B.** Imagem de ICGA, na qual, além da fluorescência normal dos vasos retinianos, os vasos profundos da coroide são visualizados. (Cortesia de Jans Fromow-Guerra, MD: Associate Professor. Asociación para Evitar la Ceguera en México, IAP. México DF.)

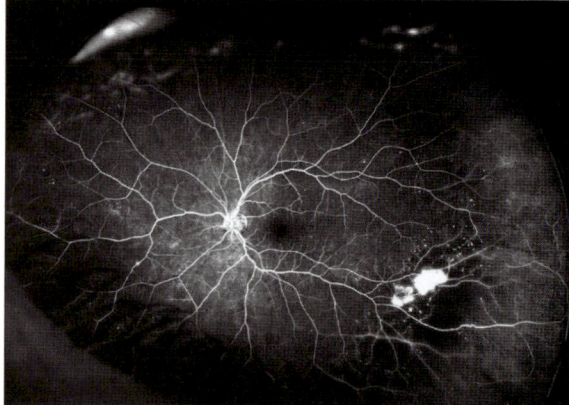

Figura 6.6.2 Exemplo de imagens de angiografia fluoresceínica (AF) de campo *ultra-wide* (200° de ângulo de visão). Angiografia de fase intermediária em um paciente com retinopatia diabética proliferativa. Repare na neovascularização ao longo das arcadas inferotemporais distais com áreas circundantes de não perfusão e vazamento leve dos grandes vasos. Pequenas áreas pontilhadas de hiperfluorescência representam vários microaneurismas em todos os quadrantes.

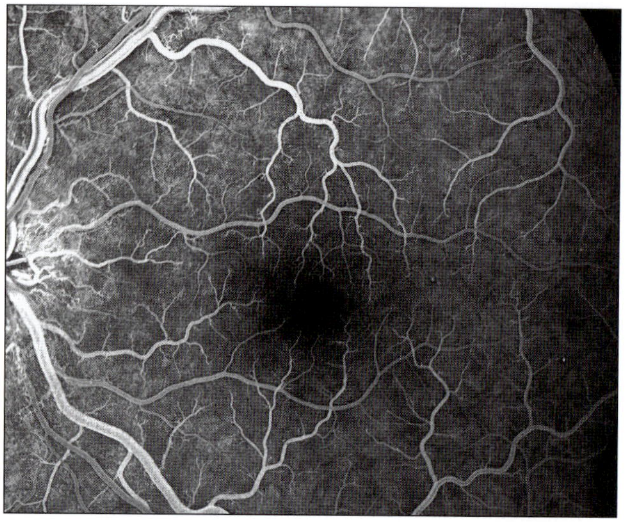

Figura 6.6.3 Angiografia em fase de pico. Aproximadamente 25 segundos após a injeção, evidencia-se a máxima fluorescência da circulação retiniana. Note os detalhes intrincados da rede de capilares perifoveais.

se enchem sequencialmente. À medida que o corante extravasa dos coriocapilares durante as fases iniciais da angiografia, a membrana de Bruch é corada e o detalhe da vasculatura da coroide é obscurecido. Uma artéria ciliorretiniana é vista simultaneamente com a fluorescência da circulação da coroide em 10 a 15% dos pacientes.

Um a três segundos após o enchimento da coroide, a circulação retiniana começa a exibir fluorescência (em 11 a 18 segundos). O sistema arterial retiniano deve se encher completamente em aproximadamente 1 segundo. A fase arteriovenosa precoce é caracterizada pela passagem de corante através das artérias centrais da retina, arteríolas pré-capilares e pelos capilares, e a fase arteriovenosa tardia é caracterizada pela passagem do corante através das veias em um padrão laminar. Durante a fase arteriovenosa tardia ocorre a fluorescência máxima das artérias, com o enchimento laminar inicial das veias. O enchimento laminar venoso é ocasionado pela concentração preferencial de fluoresceína livre ao longo das paredes dos vasos. Vários fatores são responsáveis pelo padrão laminar do enchimento venoso; eles incluem o fluxo mais rápido de plasma ao longo da parede do vaso e a concentração mais alta de eritrócitos no lúmen vascular central.

A fluorescência máxima é alcançada na rede capilar justafoveal ou perifoveal após 20 a 25 segundos. A zona normal livre de capilares, ou zona avascular foveal, tem aproximadamente 300 a 500 μm de diâmetro. Um fundo escuro é criado nessa zona sem capilares pelo bloqueio da fluorescência da coroide pelo pigmento xantofila e pela alta densidade de células do EPR na mácula central. Essa fase da angiografia foi denominada *fase de pico* devido à máxima fluorescência dos capilares e à maior detalhamento dos capilares (Figura 6.6.3). O manejo das doenças microvasculares dos capilares retinianos, como o edema macular diabético, requer a obtenção de imagens excelentes na fase de pico.

A primeira passagem da fluoresceína pela vasculatura da retina e da coroide se completa após 30 segundos. As fases de recirculação, caracterizadas por fluorescência leve e intermitente, têm seguimento. Após aproximadamente 10 minutos, as circulações retiniana e coróidea geralmente estão livres de fluoresceína. Muitas estruturas anatômicas normais continuam a emitir fluorescência durante a angiografia tardia, como a margem do disco e a cabeça do nervo óptico. A coloração da membrana de Bruch, coroide e esclera é mais visível em pacientes com EPR levemente pigmentado.

Angiografia fluoresceínica anormal

Os termos *hipofluorescência* e *hiperfluorescência* são utilizados na interpretação das angiografias fluoresceínicas. Hipofluorescência é uma redução ou ausência de fluorescência normal (Boxe 6.6.1), enquanto a hiperfluorescência é a fluorescência aumentada ou anormal (Boxe 6.6.2).

- *Hipofluorescência*: a hipofluorescência pode ser categorizada em *bloqueio* (mascaramento da fluorescência) ou *defeitos do enchimento vascular*. O bloqueio da fluorescência pode dar pistas da localização em que o material que o causa está, seja vítreo, retina ou sub-retina. Somente as estruturas ou o material anterior à área da fluorescência conseguem bloquear

---

BOXE 6.6.1 Causas da hipofluorescência.

Bloqueio da fluorescência retiniana
- Opacidade de meio
- Opacidade vítrea (hemorragia, hialose asteroide, vitreíte)
- Hemorragia sub-hialóidea
- Patologia intrarretiniana (hemorragia [oclusão venosa], edema)

Fluorescência coróidea bloqueada
- Todas as entidades que causam bloqueio da fluorescência retiniana
- Alterações retinianas externa (lipídios, hemorragia, xantofila)
- Patologias sub-retiniana (hemorragia, lipídios, melanina, lipofuscina, fibrina, material inflamatório)
- Patologias do epitélio pigmentar sub-retiniano (hemorragia)
- Patologias da coroide (nevo, melanoma)

Defeitos de enchimento vascular

Retina
- Oclusão ou perfusão retardada
- Oclusão da artéria central ou de seus ramos
- Não perfusão capilar (diabetes, oclusão venosa, radiação etc.)
- Atrofia ou ausência de vasos retinianos

Coroide
- Oclusão dos grandes vasos da coroide ou coriocapilar (infarto setorial, hipertensão maligna, toxemia, lúpus, coroidopatias, doença renal)
- Atrofia ou ausência de vasos da coroide ou coriocapilar (coroideremia, epiteliopatia pigmentar placoide multifocal aguda)

Nervo óptico
- Oclusão (neuropatia óptica isquêmica)
- Atrofia ou ausência de tecido (coloboma, buraco no nervo óptico, hipoplasia do nervo óptico, atrofia óptica)

essa fluorescência. A fluorescência retiniana bloqueada pode ser ocasionada por qualquer elemento que diminua a visualização da retina e a sua circulação (Figura 6.6.4). O bloqueio da fluorescência retiniana também pode localizar a patologia na retina interna. A circulação retiniana é peculiar no sentido de que os grandes vasos retinianos e as arteríolas pré-capilares de primeira ordem se situam na camada de fibras nervosas, enquanto os capilares e as vênulas pós-capilares estão situados na camada nuclear interna. As hemorragias em formato de chama de vela são superficiais e bloqueiam toda a fluorescência vascular retiniana, enquanto as hemorragias em pontos ou borrão (ou lipídios intrarretinianos) bloqueiam a fluorescência capilar, mas não bloqueiam os grandes vasos superficiais. A fluorescência também pode ser bloqueada pela melanina (cicatrizes, melanoma, nevo), depósitos de lipofuscina (doença de Stargardt e doenças de Best), hemorragia (retinopatia diabética) e fluido serossanguíneo sob o EPR (NV-DMRI). Os defeitos do enchimento vascular produzem hipofluorescência devido à redução ou ausência de perfusão dos tecidos. Os defeitos de enchimento vascular retiniano podem envolver vasos de grande, médio ou pequeno calibre. A não perfusão capilar se manifesta como defeitos do enchimento vascular e é vista tipicamente nos processos de doença isquêmica comuns, como a retinopatia diabética e a doença veno-oclusiva (Figura 6.6.5). Os defeitos do enchimento vascular da coroide são mais difíceis de visualizar porque o EPR nativo impede a visualização adequada da circulação coróidea. Em geral, as doenças oclusivas que envolvem vasos grandes e isolados da coroide se manifestam como áreas de hipofluorescência setoriais em formato de cunha. Doenças sistêmicas, incluindo hipertensão maligna, toxemia da gravidez, arterite de células gigantes e coroidopatia lúpica, produzem zonas de hipofluorescência secundárias à não perfusão coróidea focal. Os defeitos de enchimento vascular da cabeça do nervo óptico podem ser observados pela AF. A neuropatia óptica isquêmica se manifesta como hipofluorescência setorial ou completa do disco óptico, enquanto outras anomalias atróficas ou hereditárias da cabeça do nervo óptico têm hipofluorescência difusa.

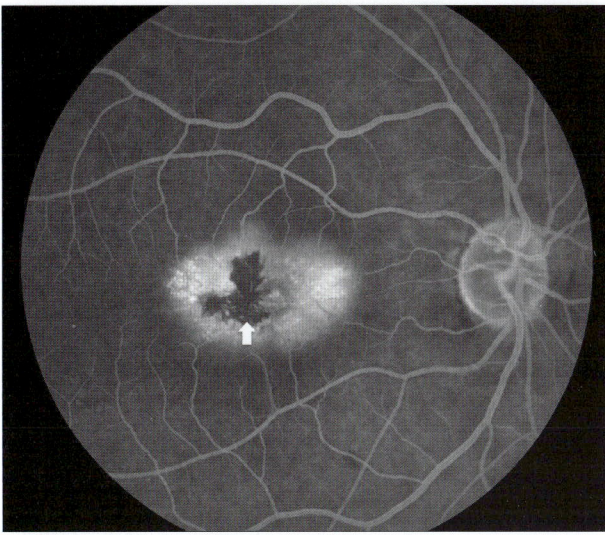

Figura 6.6.4 Bloqueio. Imagem de angiografia fluoresceínica (AF) de um paciente com telangiectasia macular idiopática. Nessa angiografia em fase tardia, as placas de pigmento intrarretiniano estão bloqueando (*seta*) a fluorescência coróidea de fundo. Repare que o vazamento dos vasos telangiectásicos piora temporalmente, e na impregnação da crescente escleral em volta do nervo óptico. (Cortesia de Michael Bono, CRA, COT Rocky Mountains Lions Eye Institute, Denver, CO.)

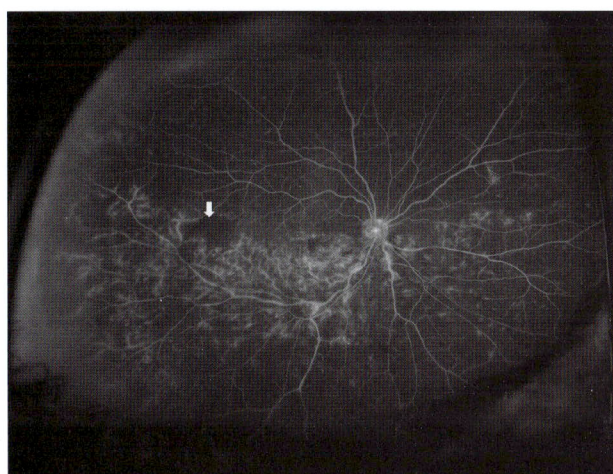

Figura 6.6.5 Defeito de enchimento vascular. Imagem de angiografia fluoresceínica (AF) de campo *ultra-wide* de uma oclusão venosa hemirretiniana inferior na fase tardia. Existem áreas de não perfusão significativas com uma grande área observada na mácula temporal (*seta*). Repare no bloqueio por heme e no vazamento dos vasos grandes e pequenos na mácula e na periferia. (Cortesia de Hoang Nguyen, COT Rocky Mountains Lions Eye Institute, Denver, CO.)

BOXE 6.6.2 Causas da hiperfluorescência.

Pseudofluorescência

Autofluorescência

Fluorescência transmitida
- Atrofia geográfica
- Maculopatia em "alvo"
- Buraco macular
- Cicatriz coriorretiniana atrófica
- Drusas

Vasos anormais

RETINA
- Angioma; síndrome de Wyburn-Mason
- Hemangioma cavernoso
- Tumor vascular
- Retinoblastoma

COROIDE
- Melanoma
- Neovascularização coróidea
- Hemangioma da coroide

NERVO ÓPTICO
- Alças vasculares peripapilares

Vazamento

VASOS RETINIANOS
- Doença oclusiva venosa
- Angiite congelante
- Flebite

NEOVASCULARIZAÇÃO
- Retinopatia diabética
- Retinopatia por radiação
- Retinopatia falciforme

Acúmulo (*pooling*)

Descolamento neurossensorial
- Coriorretinopatia serosa central
- Fosseta de nervo óptico
- Doença de Best

Neovascularização sub-retiniana

Descolamento do epitélio pigmentar da retina
- Seroso
- Fibrovascular

Impregnação
- Estafiloma
- Disco óptico
- Esclera
- Cicatriz coriorretiniana

- *Hiperfluorescência*: é definida como uma presença anormal da fluorescência ou um aumento na fluorescência normal na AF. Ela pode ser secundária a um aumento na transmissão da fluorescência coróidea causado por um defeito de janela criado por uma área com diminuição ou ausência de EPR que permite uma visualização clara da fluorescência coróidea subjacente (Figura 6.6.6). A causa mais frequente de hiperfluorescência é o vazamento (*leakage*) de corante do espaço intravascular para o espaço extravascular. Nesse caso, um ponto de hipofluorescência localizado e difuso aumenta de tamanho e intensidade conforme o estudo avança (Figura 6.6.7). Quando o corante extravasa para o espaço anatômico (cistos, espaço sub-retiniano, espaço sub-EPR) ele se chama acúmulo (*pooling*). Nesse caso, os limites da hipofluorescência são mais definidos e a velocidade de aparecimento depende basicamente da causa (Figura 6.6.8). Finalmente, a impregnação (*staining*) se refere à deposição do corante dentro do tecido envolvido e ocorre nos estados normal (nervo óptico e esclera) e patológico (drusas, cicatrizes disciformes).

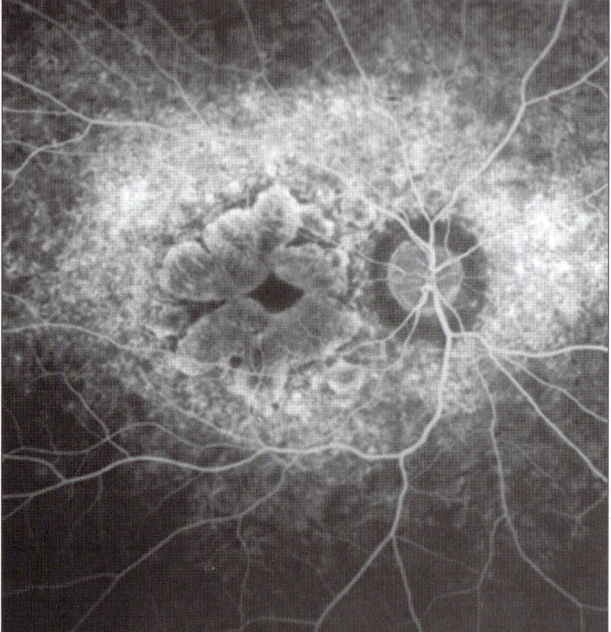

Figura 6.6.6 Defeito de janela. Imagem de angiografia fluoresceínica (AF) de um paciente com um caso avançado de doença de Stargardt. A imagem mostra aumento da fluorescência causado por atrofia, observado desde as fases iniciais da angiografia. (Cortesia de Valentina Franco-Cardenas, MD: International Retina Fellow, University of California Los Angeles [UCLA].)

ANGIOGRAFIA COM INDOCIANINA VERDE

Introdução

Atualmente existem dois tipos de sistemas de imagem disponíveis comercialmente para a ICGA: câmeras de fundo modificadas (que utilizam iluminação contínua de uma lâmpada de halogênio e *flashes* periódicos de uma lâmpada de xenônio) e sistemas com base em SLO, que usam um feixe de *laser* focado para escanear a retina, permitindo a aquisição contínua de imagens (20 a 30 imagens por segundo).[25]

Embora o corante indocianina verde (ICG) forneça 4% da fluorescência da SF, seu pico máximo de absorção está em 790 a 805 nm e tem um pico de emissão de 835 nm.[18,19] As luzes excitante e emitida estão no espectro quase infravermelho e isso permite a penetração mais profunda através da retina, e a luz emitida passa mais facilmente pelo EPR, pelo sangue, por depósitos de lipídio, pigmentos e opacidades leves (catarata) para formar imagens.[25] Além disso, como o corante tem peso molecular significativamente maior e uma proporção maior de moléculas permanecem ligadas às proteínas na corrente sanguínea, o corante ICG normalmente permanece dentro das paredes fenestradas dos coriocapilares, ao contrário da SF que vaza livremente por esses vasos. Essas propriedades fazem da ICGA uma técnica ideal para retratar a anatomia e a hemodinâmica da coroide (Figura 6.6.9).[3]

Propriedades da indocianina verde

O ICG (benzoindotricarbocianina) é um corante de tricarbocianina anfifílica com um peso molecular de 775 kDa.[26] Devido à sua capacidade para formar agregados, o ICG liofilizado tem que ser dissolvido em água para injeção. Na corrente sanguínea, o corante se liga rapidamente às proteínas (98%), especialmente à albumina, globulinas e lipoproteínas, permanecendo assim por mais tempo nos grandes vasos sanguíneos e tendo uma tendência menor para se difundir no espaço intersticial.[10] O corante foi aprovado pela FDA para uso em estudos cardíacos, hepáticos e oftálmicos.[9] O ICG só é metabolizado pelo fígado

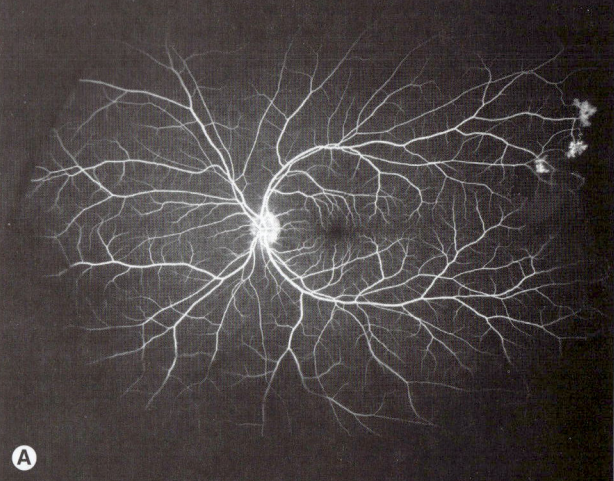
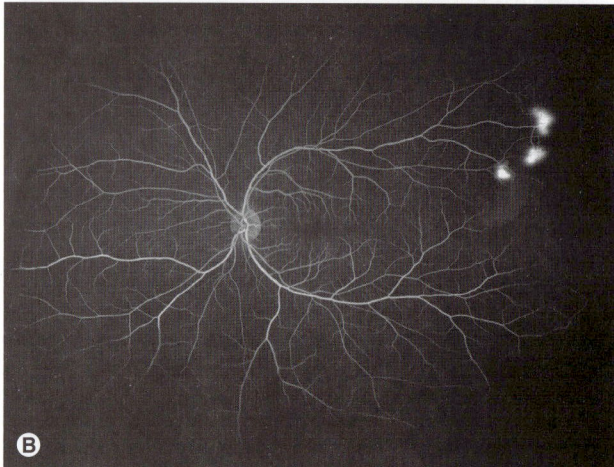
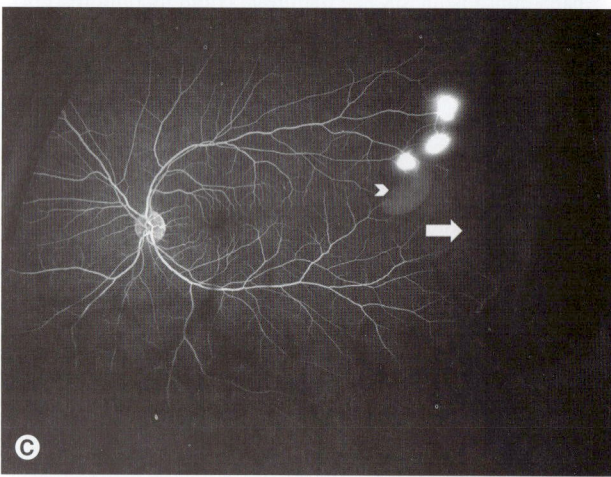

Figura 6.6.7 Vazamento. Imagem de angiografia fluoresceínica (AF) de um paciente com retinopatia falciforme proliferativa. A angiografia *ultra-wide field* demonstra vazamento progressivo do corante a partir de três neovascularizações periféricas temporais. Repare na não perfusão periférica (*seta*) e no bloqueio do antigo fluxo sanguíneo sub-hialóideo (*chevron*) abaixo da neovascularização (**A-C**).

através de um sistema de transporte mediado por carreadora específica e excretado no sistema biliar. Isso explica a eliminação rápida do corante da circulação após uma injeção intravenosa.[26] O corante tem uma meia-vida no plasma de 2 a 4 minutos.

Procedimento

A midríase farmacológica geralmente é necessária com a maioria dos sistemas. A técnica de infusão é similar à AF, conforme descrito anteriormente.

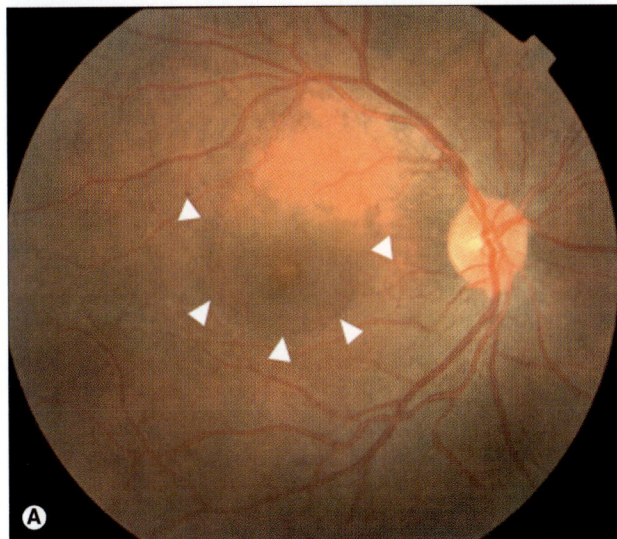
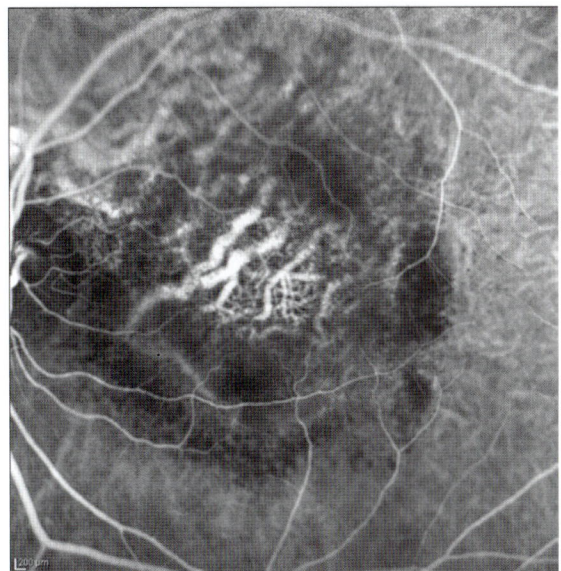

Figura 6.6.9 Imagem de angiografia com indocianina verde (ICGA) de um paciente com atrofia grave do epitélio pigmentar da retina (EPR), na qual os coriocapilares e os vasos médios e grandes da coroide são observados. (Cortesia de Jans Fromow-Guerra, MD: Associate Professor. Asociación para Evitar la Ceguera en México, IAP. México DF.)

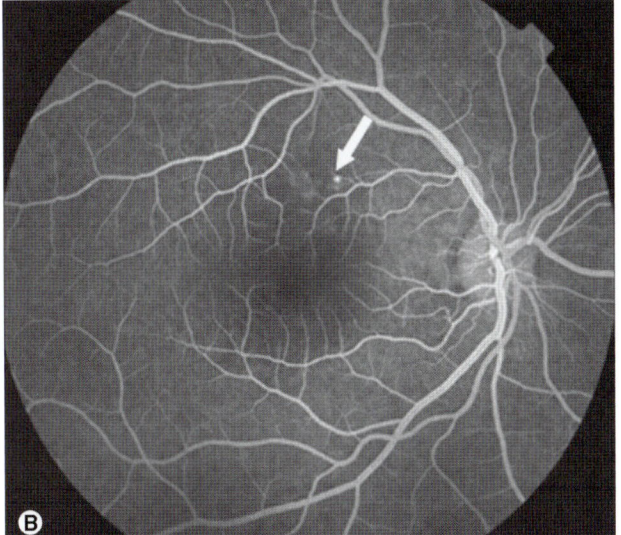
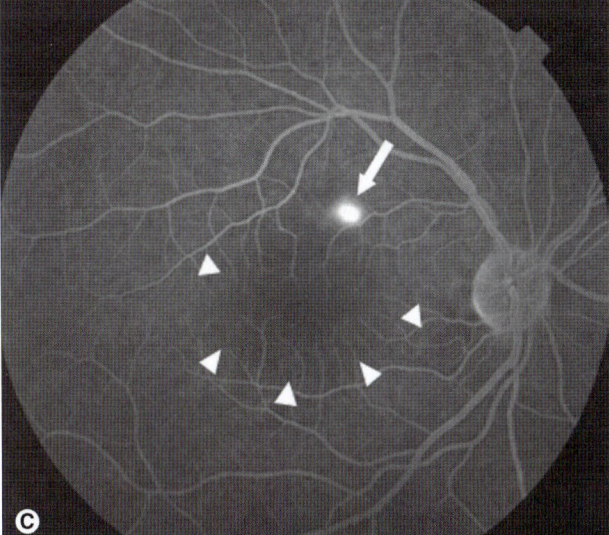

Figura 6.6.8 *Pooling* (acúmulo). Sequência de fotografia colorida e angiografia fluoresceínica (AF) de um paciente com coriorretinopatia serosa central. **A** e **C**. Pontas de seta delineiam uma área de descolamento neurossensorial da mácula com acúmulo de corante na fase tardia do estudo. **B** e **C**. Setas brancas indicam áreas de vazamento de fluoresceína no epitélio pigmentar da retina. (Cortesia de Valentina Franco-Cardenas, MD: International Retina Fellow, University of California Los Angeles [UCLA].)

A dosagem de ICG pode variar de 20 a 50 mg de corante dissolvidos em 2 a 4 mℓ de solvente aquoso (fornecido com o corante). A técnica preferida é injetar lentamente 25 mg de corante ICG em 5 mℓ de água. Uma dosagem mais alta resulta geralmente em um maior grau de hiperfluorescência e, portanto, muda a excitação. Se a AF e a ICGA forem realizadas sequencialmente, um cateter intravenoso deve ser instituído para evitar muitas perfurações de agulha.[18]

A iluminação de excitação deve estar, no máximo, com um ganho de vídeo de +6 dB. Aproximadamente 10 imagens são adquiridas ao longo dos 30 segundos iniciais, começando imediatamente após a injeção. O ganho de vídeo e a iluminação de excitação não devem ser modificados durante a fase de trânsito, a menos que ocorra "estouro" da imagem (um aumento na fluorescência que obscurece as imagens). Se isso acontecer, reduz-se o nível de excitação. As melhores imagens são retidas, e, idealmente, o trânsito do ICG através da vasculatura da coroide é capturado novamente a cada 15 segundos. As imagens tardias em 5, 10, 15, 20 e 40 minutos após a injeção também são obtidas. A alteração do nível de excitação pode ser aumentada durante a fase tardia da ICGA se a intensidade do sinal for reduzida. Durante os estágios muito tardios, tanto a excitação quanto o ganho de vídeo podem ser aumentados; no entanto, o resultado é uma redução concomitante no detalhamento da imagem.

Complicações

RA leves, como náuseas, vômitos, espirros e prurido transitório, ocorrem em 0,15% dos casos.[5] RA moderadas, como urticária, síncope, desmaio e pirexia, também podem ocorrer. RA graves, como hipotensão, choque, anafilaxia e morte, foram relatadas e ocorrem em igual incidência após ICG e AF (1:1900).[5]

O ICG está disponível atualmente em várias preparações farmacêuticas. Como alguns dos processos de fabricação acrescentam iodo para permitir a cristalização da molécula (≈5% dos corantes ICG do mercado), pode ocorrer alergia cruzada ao iodo em pacientes com alergias a frutos do mar (mariscos).[9,26] As contraindicações atuais à ICGA incluem reação anafilática prévia ao corante ICG ou aos agentes de contraste que contenham iodo, insuficiência hepática, uremia e gravidez. Pacientes submetidos à hemodiálise também correm um risco maior de complicações pelo ICG.[9,18]

Quando o extravasamento local do ICG ocorre, observam-se danos mínimos, ao contrário da SF, que pode causar necrose tecidual grave.

Interpretação dos resultados

Na *fase precoce* do exame, 2 segundos após a injeção do ICG, ocorre o enchimento das artérias e coriocapilares da coroide, com o enchimento inicial das veias coróideas. Os vasos sanguíneos retinianos ainda estão escuros com a "zona de captação" da coroide em volta da cabeça do nervo óptico. De 3 a 5 segundos após a injeção do ICG, as veias maiores da coroide começam a se encher e a emitir fluorescência com as artérias retinianas à medida que o corante flui. Mais tarde, entre 6 segundos até 3 minutos, a zona externa está preenchida, mas as artérias e as grandes veias da coroide começam a desaparecer (Figura 6.6.10).[18]

A *fase intermediária* ocorre 3 a 15 minutos após a injeção do ICG. Ela é marcada pelo desaparecimento contínuo dos vasos da coroide e da retina. A *fase tardia* ocorre 15 a 60 minutos após as injeções de ICG. Ela demonstra a coloração do tecido extracoróideo, dando à vasculatura coróidea a ilusão de hipocianescência, comparada ao tecido de fundo. Nenhum vaso retiniano é visto durante essa fase.[18]

Áreas anormais na ICGA são interpretadas como na AF. Pode haver hipo ou hipercianescência. A hipocianescência pode ser atribuída ao bloqueio (pelo sangue, fluido seroso, pigmentos ou exsudatos); comprometimento da perfusão da coroide, seja pelo bloqueio do fluxo sanguíneo em determinada área ou pela perda de tecido das vasculaturas da coroide (epiteliopatia pigmentária placoide multifocal aguda posterior). A hipercianescência pode ser ocasionada por uma falta de tecido sobrejacente (rarefação do EPR, rachaduras de laca), vazamento dos vasos sanguíneos da retina ou da coroide (produzindo coloração subsequente do tecido circundante) ou vazamento dos vasos sanguíneos anormais (NV, vasculopatia polipoide). Os termos *hot spots* e *placas* são usados para definir as áreas de hipercianescência intensa durante as fases intermediária até a tardia da ICGA. Os *hot spots* são definidos e medem menos que um diâmetro de disco (DD) de tamanho. Os *hot spots* foram atribuídos a uma de três etiologias: neovascularização coróidea polipoide, proliferação angiomatosa retiniana ou neovascularização coróidea oculta (Figura 6.6.11). As *placas*, que são mais comuns, são maiores (> 1 DD), mais amorfas e revelam vazamento menos óbvio. As lesões combinadas, que têm características de *hot spots* e de placas, também podem ocorrer.[18,27,28]

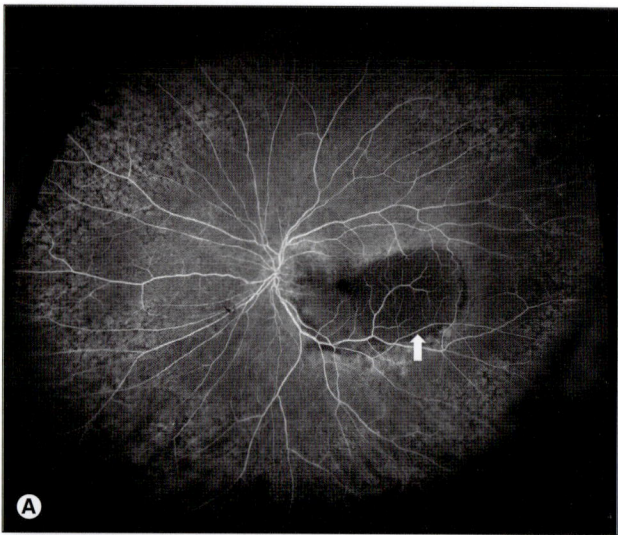

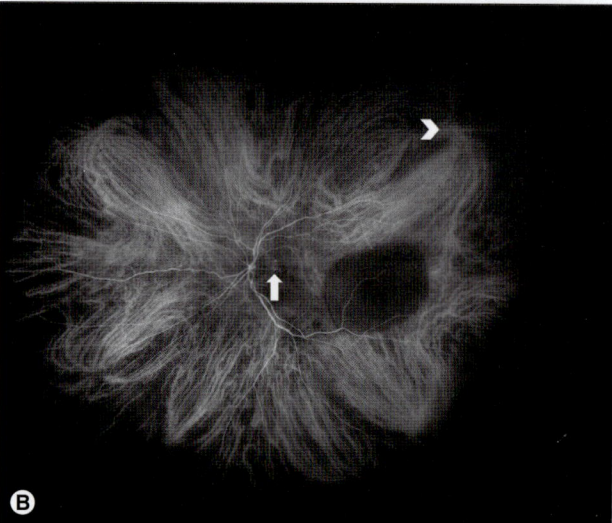

Figura 6.6.11 Imagens de angiografia fluoresceínica (AF) e angiografia com indocianina verde (ICGA) de um paciente com vasculopatia coróidea polipoide idiopática e descolamento hemorrágico do epitélio pigmentar (EPR).[33] **A.** AF com um grande descolamento hemorrágico do epitélio pigmentar na mácula temporal (*seta*) mostrando bloqueio e manchas na periferia do EPR. **B.** A ICGA demonstra dilatações saculares características da vasculatura da coroide imediatamente temporais ao disco (*seta*). As ampolas do vórtice também estão realçadas (*chevron*).

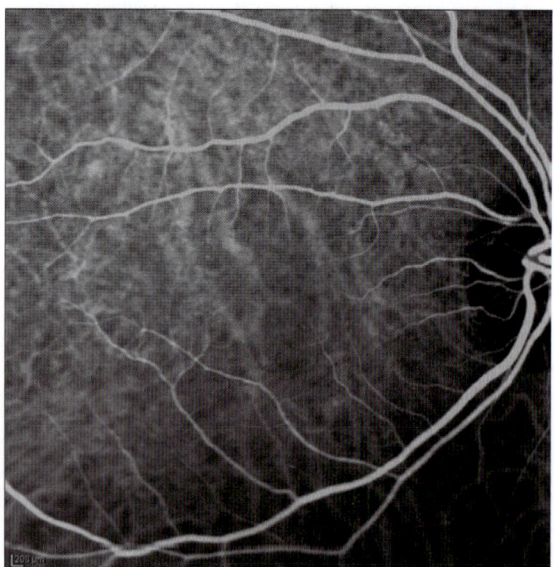

Figura 6.6.10 Estágio final da fase precoce de uma angiografia normal com indocianina verde (ICGA) (em 90 segundos de estudo), em que os vasos retinianos e coróideos grandes estão claramente visíveis. (Cortesia de Jans Fromow-Guerra, MD: Associate Professor. Asociación para Evitar la Ceguera en México, IAP. México DF.)

Ângulo de visão ampliado (*wide* e *ultra-wide*): a ICGA *widefield* permite até 160° de campo de visão e a angiografia *ultra-wide field* alcança 200° de campo de visão.[29,30] As mudanças periféricas são comuns na ICGA de campo *ultra-wide* em muitas condições oftálmicas, incluindo, mas não se limitando a coriorretinopatia serosa central, AMD, coroidopatias polipoide e degeneração miópica. Alterações periféricas uveíticas (infecciosas e não infecciosas), incluindo, mas não se limitando a, uveíte posterior, coriorretinopatia *birdshot*, retinopatia externa oculta zonal aguda, lúpus eritematoso sistêmico e sarcoidose também foram identificados.[31,32]

AUTOFLUORESCÊNCIA DE FUNDO

A AFF é uma modalidade de imagem não invasiva que funciona usando as moléculas autofluorescentes chamadas *fluoroporos* (encontrados na lipofuscina nas células do EPR) para fornecer informações diagnósticas e prognósticas para as doenças retinianas (Figura 6.6.12).[33] Os sistemas de câmera incluem câmera de fundo, espectrometria de fundo, CSLO e campo *ultra-wide*. A AFF é utilizada atualmente em várias patologias, incluindo a avaliação da AMD, distrofias

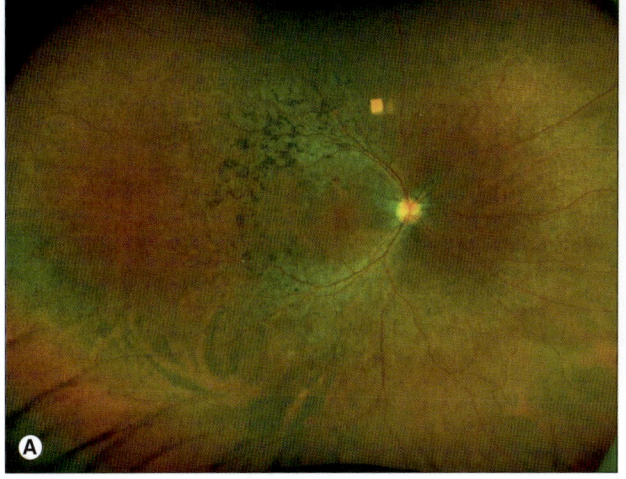 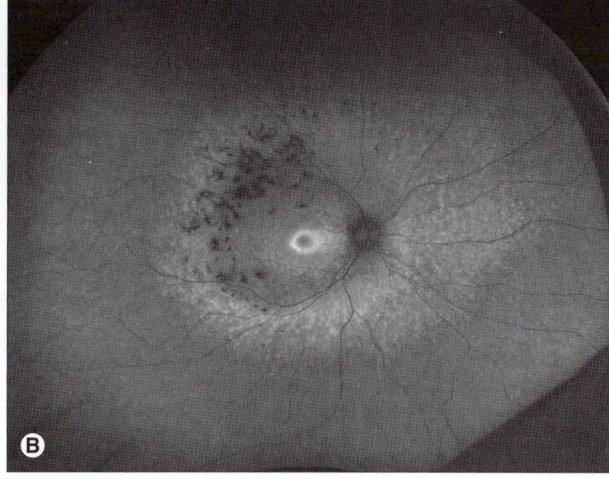

Figura 6.6.12 Foto *wide field* (**A**) e autofluorescência de fundo correspondentes (**B**) de um paciente com retinose pigmentar paracentral. Repare na maculopatia em "alvo" centralmente, hipoautofluorescência nas áreas de aglutinação de pigmento e hiperautofluorescência manchada em um anel em volta da mácula e do nervo óptico, correspondendo às alterações do EPR observadas na fotografia do fundo.

maculares, retinose pigmentar, síndromes de pontos brancos e toxicidades medicamentosas retinianas.[34] A AFF fornece uma correlação clínica acurada, que foi confirmada pela microperimetria e pelo exame do campo visual. As áreas de menor AFF demonstram escotomas absolutos, enquanto a maior AFF não exibe correlação visível, mas podem ser um sinal de futura perda celular.[34]

AGRADECIMENTOS

Os autores agradecem a Valentina Franco-Cardenas, MD, da University of California Los Angeles (UCLA), e Jans Fromow-Guerra, MD, da APEC, por sua ajuda com as imagens do capítulo.

BIBLIOGRAFIA

Bernardes R, Serranho P, Lobo C. Digital ocular fundus imaging: a review. Ophthalmologica 2011;226:161–81.
Halperin LS, Olk RJ, Soubrane G, et al. Safety of fluorescein angiography during pregnancy. Am J Ophthalmol 1990;109:563–6.
Indocyanine green angiography. American Academy of Ophthalmology. Ophthalmology 1998;105:1564–9.
Yannuzzi LA. Indocyanine green angiography: a perspective on use in the clinical setting. Am J Ophthalmol 2011;151:745–51.e1.
Yannuzzi LA, Ober MD, Slakter JS, et al. Ophthalmic fundus imaging: today and beyond. Am J Ophthalmol 2004;137:511–24.
Yannuzzi LA, Rohrer KT, Tindel LJ, et al. Fluorescein angiography complication survey. Ophthalmology 1986;93:611–17.

As referências completas estão disponíveis no **GEN-io**.

PARTE 6 RETINA E VÍTREO

SEÇÃO 2 Exames Complementares

Tomografia de Coerência Óptica na Imagem Retiniana

Arthi Venkat, Miriam Englander, David Xu e Peter K. Kaiser

6.7

Definição: A tomografia de coerência óptica (OCT, do inglês *optical coherence tomography*) é uma técnica de imagem não invasiva com base no princípio de reflectometria óptica que permite o exame anatômico acurado das estruturas oculares.

Características principais
- Avaliação em alta resolução da patologia tecidual no nível celular, alcançando resolução axial de até 2 a 3 μm no tecido
- Correspondência direta com a aparência histológica da retina, córnea e nervo óptico na saúde e na doença
- Ferramenta crítica no diagnóstico e monitoramento da doença ocular envolvendo a retina, a coroide, o nervo óptico e o segmento anterior.

Características associadas
- Fácil de usar, não invasiva, reprodutível, segura
- Acessível através da maioria das opacidades do meio, incluindo hemorragia do vítreo, catarata e óleo de silicone
- Avanços recentes permitem melhoria na resolução da imagem em corte transversal com maior velocidade de aquisição
- Útil na interpretação das patologias em todas as camadas da retina e da interface vítreo-retina
- Utilizada também para detecção e monitoramento do nervo óptico, glaucoma e patologia da câmara anterior.

INTRODUÇÃO

A tomografia de coerência óptica (OCT, do inglês *optical coherence tomography*) é uma técnica não invasiva que permite o exame das estruturas oculares. Esta técnica utiliza ondas luminosas para criar a imagem de modo parecido com a ultrassonografia, exceto que a luz refletida, e não o som, é utilizada para criar a imagem. A luz de baixa coerência é passada através do tecido e focalizada com uma lente interna na estrutura ocular de interesse. Um segundo feixe interno à unidade de OCT é utilizado como referência e um sinal é formado medindo a alteração do feixe de referência e comparando-o com o feixe refletido. A interface entre os diferentes tecidos oculares pode ser determinada pelas mudanças nas propriedades refletivas entre os tecidos. A detecção desses feixes se baseia nos protocolos de domínio temporal ou domínio espectral.[1]

O uso da luz permite a alta resolução e avaliação da patologia tecidual no nível celular, alcançando resolução de 2 a 3 μm. Outras vantagens incluem a facilidade de uso, reprodutibilidade, caráter não invasivo, segurança e reprodutibilidade. Além disso, a OCT consegue gerar imagens através da maioria das opacidades dos meios, incluindo hemorragia vítrea, catarata e óleo de silicone.

PLATAFORMAS TECNOLÓGICAS DE TOMOGRAFIA DE COERÊNCIA ÓPTICA

Tomografia de coerência óptica de domínio temporal

Na OCT de domínio temporal (TD, do inglês *time-domain*), uma varredura individual no modo A é obtida variando o comprimento do braço de referência em um interferômetro, de modo que o comprimento do braço de referência escaneado corresponda ao comprimento do modo A. A imagem é construída usando uma falsa escala de cores que representa o montante quantificado de luz retrodifundida, com as cores mais vivas representando a alta refletividade e as cores mais escuras representando pouca ou nenhuma refletividade. As principais limitações no uso clínico da TD-OCT são a resolução limitada e a baixa velocidade de aquisição.[2]

Tomografia de coerência óptica de domínio espectral

Na OCT de domínio espectral (SD, do inglês *espectral-domain*) ou domínio de Fourier, a luz que compõe o espectro de interferência dos atrasos entre os ecos é medida simultaneamente por um espectrômetro e um dispositivo de carga acoplado (CCD, do inglês *charge-coupled device*) de alta velocidade que permite a aquisição das informações de varredura em profundidade total em uma única exposição. O espectro de interferência é composto de oscilações com frequências que são proporcionais ao atraso entre os ecos. Utilizando-se a transformação de Fourier, a máquina calcula as medições do *scan* axial sem ajustar o espelho de referência. Isso resulta em uma maior sensibilidade e velocidade de aquisição da imagem em comparação com a TD-OCT. Consequentemente, a SD-OCT é muito mais sensível do que a TD-OCT.[2] As maiores velocidades de aquisição da SD-OCT permitem imagens da anatomia ocular tridimensionais.

Tomografia de coerência óptica multifuncional

Extensões funcionais à OCT aumentam o potencial clínico dessa tecnologia. A OCT sensível à polarização (PS, do inglês *polarization-sensitive*) proporciona contraste intrínseco e específico ao tecido birrefringente (p. ex., a camada de fibras nervosas retinianas [RNFL, do inglês *retinal nerve fiber layer*]) e despolarizante (p. ex., o epitélio pigmentar da retina [RPE, do inglês *retinal pigment epithelium*]) com o uso de luz circular ou polarizada. Isso permite que a PS-OCT seja útil no diagnóstico do glaucoma e das perturbações do RPE associadas a algumas doenças, como a degeneração macular relacionada à idade (DMRI).[3,4]

A tomografia Doppler permite a imagem do fluxo com resolução de profundidade, observando as diferenças de fase entre sucessivas profundidades de varredura. Essa tecnologia fornece informações valiosas sobre os padrões de fluxo sanguíneo na retina e na coroide, permitindo a quantificação absoluta do fluxo dentro dos vasos retinianos. Fundamentalmente, esse adjuvante da OCT poderia reduzir a necessidade da angiografia fluoresceínica.[5]

Tomografia de coerência óptica de domínio da frequência codificada no tempo (*swept-source optical coherence tomography*)

A OCT *swept-source*, uma variação da OCT de domínio espectral, utiliza a frequência de uma fonte luminosa de onda contínua e faixa estreita e coleta o sinal de interferência dependente do tempo. Aqui, a vantagem está na alta tecnologia de detecção da relação sinal-ruído, alcançando instantâneas larguras de banda muito pequenas em altas frequências (20 a 200 kHz). Isso aumenta radicalmente a velocidade e a profundidade de aquisição. As desvantagens incluem não linearidades no comprimento de onda, especialmente nas altas frequências de varredura, e alta sensibilidade aos movimentos do alvo de escaneamento.[2]

Tomografia de coerência óptica de alta velocidade e ultra-alta resolução

Outra variação da OCT no domínio de Fourier, a OCT de alta velocidade e ultra-alta resolução (hsUHR, do inglês *high-speed, ultra-high resolution*) permite uma melhoria radical na resolução das imagens em corte transversal e na sua velocidade de aquisição. A resolução axial da hsUHR-OCT é de aproximadamente 3,5 µm, comparada com a resolução de 10 µm na OCT padrão. As velocidades de aquisição das imagens são aproximadamente 75 vezes mais velozes do que com a SD-OCT padrão. A ultra-alta resolução permite uma melhor visualização da morfologia retiniana em uma série de anomalias retinianas. A hsUHR-OCT melhora ainda mais a visualização ao adquirir imagens de alta definição com alta densidade transversal de pixels.[6-8]

Tomografia de coerência óptica de óptica adaptativa

A resolução dos sistemas de OCT na dimensão axial é definida pelas propriedades de coerência da fonte luminosa. As fontes luminosas atuais podem fornecer resolução axial abaixo de 3 µm, que é mais do que o suficiente para resolver as dimensões axiais da maioria das células retinianas. No entanto, a resolução lateral é substancialmente degradada em relação ao limite de difração pelas aberrações ópticas presentes no olho. Consequentemente, a maioria dos sistemas de OCT oftalmológicos é projetada para ser operada com uma resolução lateral na faixa de 15 a 20 µm. A OCT de óptica adaptativa (OA) mede as aberrações usando um sensor de frente de onda e um corretor de frente de onda para compensar as aberrações medidas. A capacidade para corrigir a difração das imperfeições oculares permite uma resolução muito alta (2 a 3 µm), suficiente para a resolução das células individuais[6] (Tabela 6.7.1).

RESULTADOS ANATÔMICOS

As imagens de OCT correspondem à aparência histológica da retina. A camada de fibras nervosas (NFL, do inglês *nerve fiber layer*) altamente refletiva é representada por um sinal vermelho. Do mesmo modo, a camada do RPE, a membrana de Bruch e os coriocapilares são representados por um sinal vermelho devido à sua refletividade mais alta. Uma terceira linha representa a junção dos segmentos interno e externo dos fotorreceptores (a chamada *zona elipsoide do segmento externo*). As camadas celulares internas têm refletividades mais baixas e são representadas pelas cores amarelo, verde e azul. A cavidade vítrea não refletiva tem um sinal preto, mas a face hialoide posterior às vezes pode ser visualizada como uma camada refletiva anterior à NFL (Figura 6.7.1).

A coroide é uma estrutura altamente vascular com fluxo sanguíneo e espessura que varia de acordo com a pressão intraocular, pressão de perfusão, erro refrativo, estado patológico e idade. É possível obter imagens da coroide por meio da OCT convencional (Figura 6.7.2).

TABELA 6.7.1 Sistemas de OCT disponíveis comercialmente.

Sistema (empresa)	Resolução axial (µm)	Varreduras (*scans*) por segundo no modo A	Características avançadas
Cirrus HD-OCT5000® (Carl Zeiss Meditec)	5	68.000	Ajuste independente da fixação; visualização C-scan em face em multicamadas; imagem do segmento anterior com alta resolução; mapeamento de drusas e GA; angiografia por OCT (AngioPlex)
Spectralis HRAOCT® (Heidelberg Engineering)	7 (digital 3,5)	42.000	Registro ponto a ponto com *eye tracking*; até seis métodos de diagnóstico em uma plataforma com registro *pinpoint* entre dispositivos de imagem; módulo de imagem de *wide-field* para OCT e FA/ICGA; angiografia por OCT
Avanti RTVue XR® (Optovue)	5	70.000	Varredura macular *wide-field* com 14 mm e análise *wide-field*; mapeamento de drusas e GA; angiografia por OCT (Angiovue); *software* para análise quantitativa das imagens de OCTA
3D-OCT 2000® (Topcon)	---	---	Capacidade de exportação para dispositivos multimídia comuns; capaz de importar imagens de OCT Stratus em domínio temporal
OCT-HS100® (Canon)	3	70.000	Comprimento de varredura de 10 mm; análise de segmentação em 10 camadas; interface multilíngue; capaz de analisar o fluxo sanguíneo retiniano com Doppler
SDOCT® (Bioptigen)	4	20.000	Cabeça portátil para uso em pacientes pediátricos ou pesquisa com animais; facilidades de portabilidade para uso em uma sala de cirurgia; capaz de analisar o fluxo sanguíneo retiniano com Doppler
RS-3000 Advance® (Nidek)	3	53.000	Opção de comprimento de varredura de 12 mm; análise de segmentação de seis camadas retinianas distintas; angiografia por OCT (Angioscan)
DRI-OCT-Triton® (Topcon)	5	100.000	Dispositivo *swept-source*; penetração mais profunda e comprimento de varredura de 12 mm; angiografia por OCT

FA (do inglês fluorescein angiography), angiografia fluoresceínica; GA (do inglês geographic atrophy), atrofia geográfica; ICGA (do inglês indocyanine green angiography), angiografia com indocianina verde; OCT (do inglês optical coherence tomography), tomografia de coerência óptica; SDOCT (do inglês spectral-domain OCT), OCT de domínio espectral.

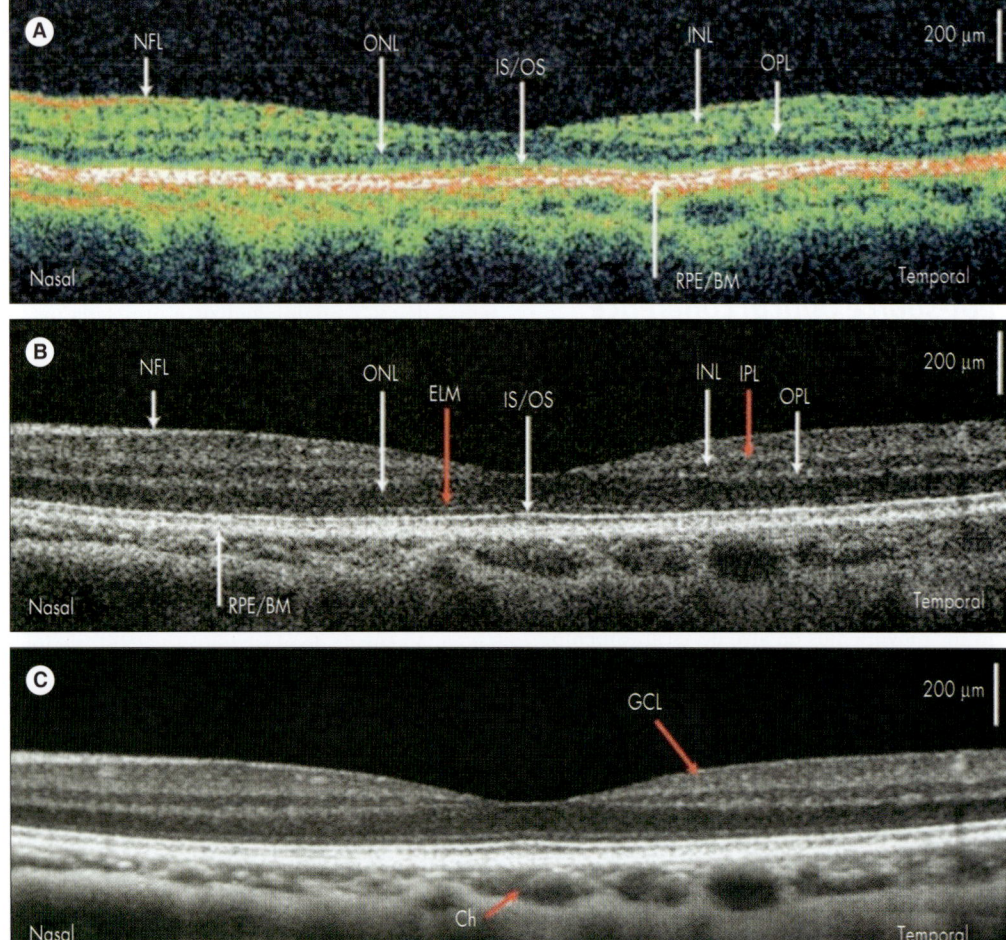

Figura 6.7.1 Imagens de tomografia de coerência óptica (OCT) de uma retina normal. A. OCT convencional. **B.** OCT de domínio espectral (SD-OCT). **C.** Média de 12 imagens de SD-OCT (SD-OCT com média de várias capturas no modo B). As estruturas retinianas visíveis incluem a camada de fibras nervosas da retina (NFL) retinianas hiperrefletivas, camada nuclear interna (INL, do inglês *inner nuclear layer*) hiporrefletiva, camada plexiforme externa (OPL, do inglês *outer plexiform layer*) hiperrefletiva, camada nuclear externa (ONL, do inglês *outer nuclear layer*) hiporrefletiva, linhas hiperrefletivas que correspondem à junção das camadas internas e externas de segmentos fotorreceptores (IS/OS), complexo formado pelo epitélio pigmentar da retina (RPE)/membrana de Bruch (BM) (RPE/BM), membrana limitante externa (ELM, do inglês *external limiting membrane*), camada plexiforme interna (IPL, do inglês *inner plexiform layer*), camada de células ganglionares (GCL, do inglês *ganglion cell layer*) e vasos da coroide (Ch). As setas vermelhas indicam as estruturas delineadas apenas pela SD-OCT com varredura única ou SD-OCT com média de varreduras no modo B. (Extraída de Sakamoto A, Hangai M, Yoshimura N. Spectral-domain optical coherence tomography with multiple B-scan averaging for enhanced imaging of retinal diseases. Ophthalmology 2008;115(6):1071-1078.)

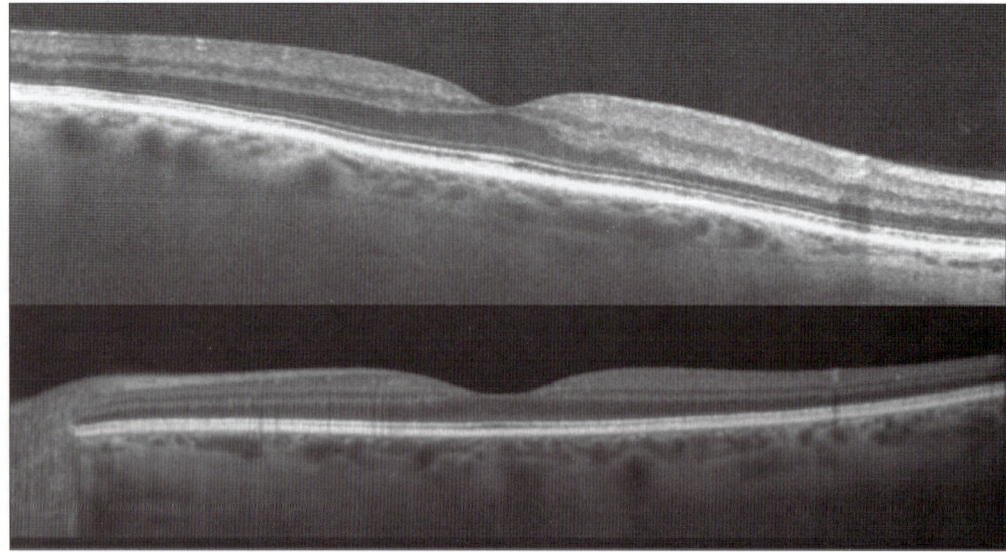

Figura 6.7.2 Imagem comparativa da coroide com cortes de tomografia de coerência óptica (OCT) através da fóvea obtidas com vários instrumentos de OCT. (Superior) (SD)-OCT em domínio espectral Heidelberg Spectralis usando imagem de profundidade melhorada (*enhanced depth imaging*) para obter mais detalhes da coroide, incluindo melhor visualização da linha hiporrefletiva indicando a borda da coroide. (Inferior) Imagem SD-OCT Cirrus na qual os detalhes da coroide são visíveis por sobreamostragem.

OTIMIZAÇÃO DE IMAGENS

A OCT mede a intensidade de um sinal óptico retrodifundido, que representa as propriedades ópticas ou a refletividade do tecido-alvo. A refletividade do tecido varia entre as diferentes estruturas, permitindo medições que podem ser exibidas com cores artificiais, pseudocoloridas ou em escala de cinza. A escala de cinza segue continuamente do sinal alto (branco) até a ausência de sinal (preto), e as imagens podem conter até 256 tons de cinza, correspondente à refletividade óptica das várias interfaces teciduais. A escala de cores-padrão usa um espectro do arco-íris contínuo modificado no qual as cores mais escuras, como o azul e o preto, representam regiões de refletividade óptica mínima ou ausente e cores mais claras, como o vermelho e o branco, representam uma refletividade relativamente alta, conforme descrito anteriormente na seção "Resultados anatômicos".[9]

Estudos demonstraram que, em comparação com as imagens em cores, as imagens em tons de cinza são mais fáceis de serem interpretadas e mais informativas devido à sua maior capacidade para visualizar as estruturas retinianas mais bem definidas, como a junção dos segmentos internos e externos dos fotorreceptores (IS/OS) e as patologias sutis, como as membranas epirretinianas (MERs) finas.[10]

Outro método para melhorar a qualidade da imagem é obter a média de várias imagens de OCT. Os quadros com a menor quantidade de artefatos de movimento são escolhidos. Esses quadros têm a sua média calculada. Cada valor de pixel é calculado como uma intensidade média de todas as imagens para criar um quadro (*frame*). Em média, 50 quadros são utilizados para criar uma imagem final.[11]

INTERPRETAÇÃO DE IMAGENS DE TOMOGRAFIA DE COERÊNCIA ÓPTICA

Pré-retinianas

O uso da OCT facilitou o diagnóstico e a descrição das doenças envolvendo a interface vitreorretiniana, incluindo a síndrome de tração vitreomacular (TVM), MER, buracos maculares e esquise.

Descolamento vítreo posterior

O vítreo em um olho saudável é opticamente transparente. Quando o vítreo está completamente preso, as interfaces vitreorretinianas podem ser detectadas pela mudança acentuada na refletividade entre o vítreo e a membrana limitante interna (Figura 6.7.3).

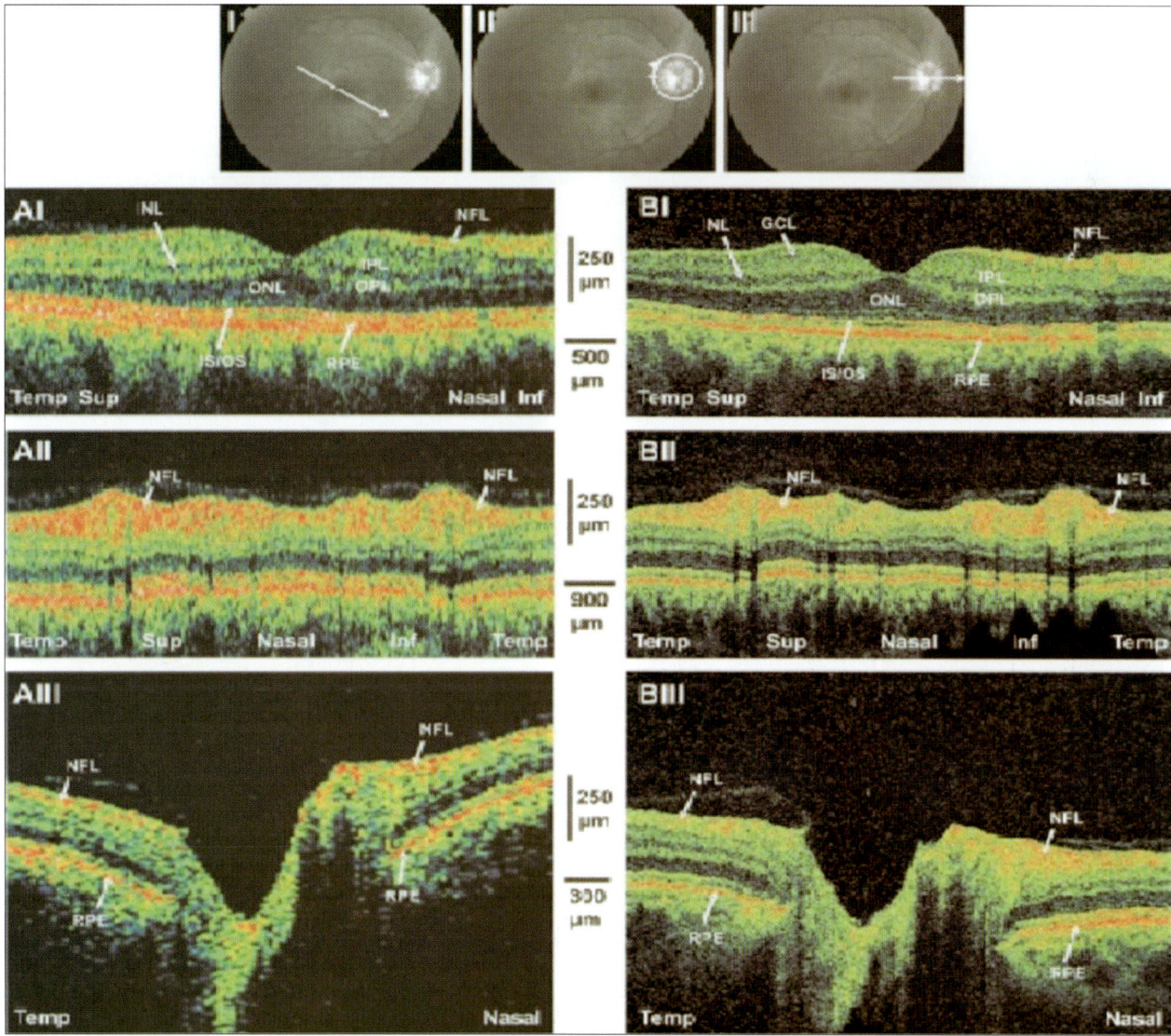

Figura 6.7.3 Stratus (TD)-OCT de domínio temporal (**A**) e protótipo de tomografia de coerência óptica de ultra-alta resolução (UHR-OCT) (**B**) em um paciente normal. *I*, varreduras lineares maculares, cujas orientações são retratadas na imagem superior. *II*, varreduras circulares peripapilares. *III*, varreduras lineares da cabeça do nervo óptico. *Inf.*, inferior; INL (do inglês *internal nuclear layer*), camada nuclear interna; IS/OS (do inglês *inner/outer segment*), segmento interno/segmento externo; NFL (do inglês *nerve fiber layer*), camada de fibras nervosas; ONL (do inglês *outer nuclear layer*), camada nuclear externa; OPL (do inglês *outer plexiform layer*), camada plexiforme externa; RPE (do inglês *retinal pigment epithelium*), epitélio pigmentar da retina; Sup., superior; Temp., temporal. (Extraída de Wollstein G, Paunescu LA, Ko TH *et al*. Ultrahigh-resolution optical coherence tomography in glaucoma. Ophthalmology 2005;112(2):229-37.)

Tração vitreomacular

A tração vitreomacular (TVM) é uma complicação do descolamento parcial anômalo do vítreo posterior (PVD, do inglês *posterior vitreous detachment*), em que o vítreo é separado da retina por todo o fundo periférico, mas permanece aderido a uma ampla região que abrange a mácula e/ou o nervo óptico. Uma variante sutil demonstra um descolamento vítreo perifoveal localizado com uma pequena adesão vitreofoveolar focal resultando em uma força de tração anteroposterior que pode levar à distorção retiniana, edema macular cistoide (EMC) ou até mesmo um buraco macular. Vários estudos de OCT documentaram que a separação cirúrgica ou farmacológica da adesão vitreofoveal promove a resolução do espessamento macular, normalmente com a melhoria na acuidade visual em pacientes com perda de visão ocasionada por TVM[12] (Figura 6.7.4).

Na OCT, essas lesões exsudativas aparecem como áreas altamente refletivas que causam um efeito de sombreamento das camadas retinianas subjacentes (Figura 6.7.9).

Membrana epirretiniana

Uma MER é a consequência da proliferação de tecido anormal na superfície da retina. Ela é semitranslúcida e prolifera na superfície da membrana limitante interna. A MER consiste em células gliais, células de RPE, macrófagos, fibrócitos e fibras de colágeno.[13] Na OCT, a MER aparece como uma membrana espessa e altamente refletiva na superfície da retina. A força da reflexão pode diferenciá-la da hialoide posterior, que aparece como um sinal refletivo mínimo[12] (Figura 6.7.5).

Buracos maculares

A OCT se tornou o padrão-ouro no diagnóstico e monitoramento dos buracos maculares. A tecnologia da OCT tem sido fundamental na classificação do desenvolvimento dos buracos maculares, seguindo a sequência de eventos da tração vitreofoveal anteroposterior até o buraco macular de espessura total (FTMH, do inglês *full-thickness macular hole*)[14-16] (Figura 6.7.6).

Buracos lamelares

Acredita-se que os buracos lamelares estejam no espectro da doença do buraco macular, mas, pelo menos em alguns olhos, representam um processo frustrado. Nesses olhos, a imagem de OCT apresenta um assoalho foveal adelgaçado e irregular, com bordas foveais divididas e espessura quase normal da retina perifoveal (Figura 6.7.7). As imagens de OCT mostram fotorreceptores intactos posteriores à área de deiscência, ao contrário de um buraco macular total.

Pseudoburaco

Um pseudoburaco é um diagnóstico clínico dado a um olho com a aparência de um defeito de espessura total, mas uma imagem de OCT prova um diagnóstico alternativo. As imagens de OCT podem distinguir facilmente entre o pseudoburaco macular e um FTMH.[17] Assim como acontece com os buracos lamelares, a OCT mostra uma camada de fotorreceptores intacta. O pseudocisto foveal também foi descrito como um estágio inicial no desenvolvimento dos buracos maculares. Nesses casos, a hialoide posterior está parcialmente descolada sobre o polo posterior, mas ainda está aderida à fóvea, causando uma aparência biconvexa.[18]

Intrarretinianas

Edema macular

A OCT se mostrou capaz de detectar irregularidades sutis e se tornou essencial para monitorar os cursos pré e pós-operatórios do edema macular. Além disso, a OCT pode ajudar a diferenciar

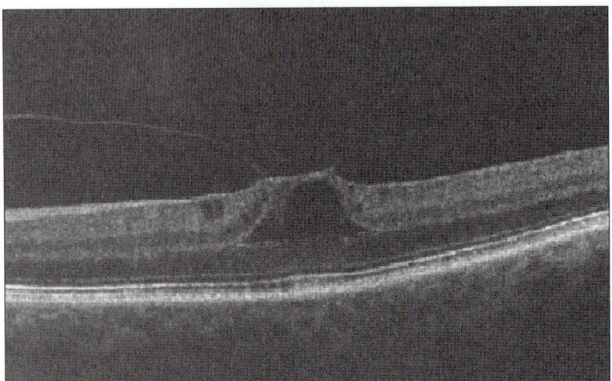

Figura 6.7.4 Tração vitreomacular (TVM). Tração vitreofoveolar resultando em uma força de tração anteroposterior, levando ao edema macular cístico.

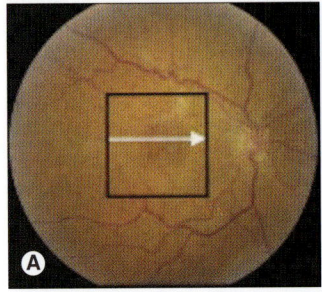 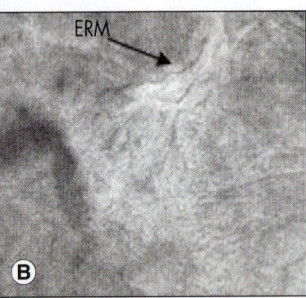 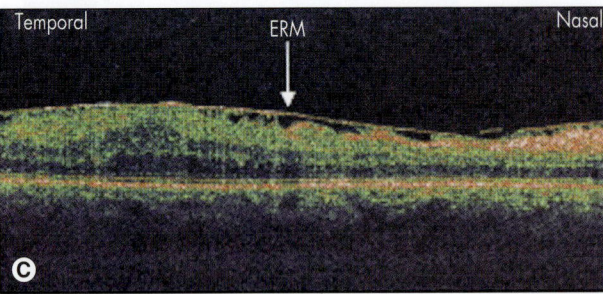

Figura 6.7.5 A. Fotografia de fundo mostrando uma membrana epirretiniana (MER) na mácula. **B.** Imagem de fundo reconstruída correspondendo à moldura preta na fotografia do fundo de olho. **C.** Imagem de tomografia de coerência óptica de domínio espectral mostrando a MER. (Extraída de Legarreta JE, Gregori G, Knighton RW, Punjabi OS, Lalwani GA, Puliafito CA. Three-dimensional spectral-domain optical coherence tomography images of the retina in the presence of epiretinal membranes. Am J Ophthalmol 2008;145(6):1023-30.)

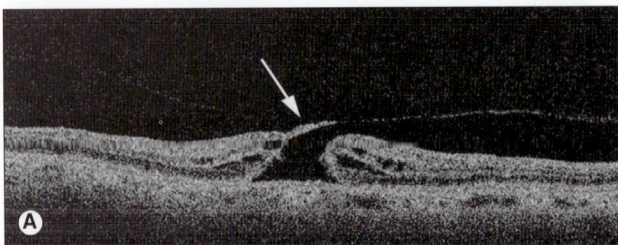 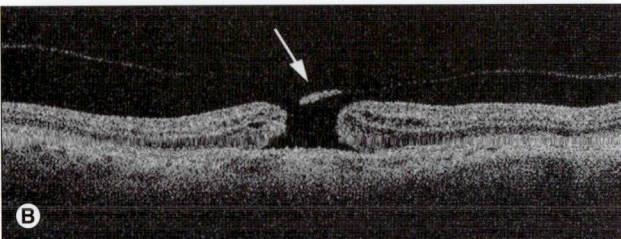

Figura 6.7.6 A. Tomografia de coerência óptica (OCT) mostrando um buraco de estágio 2. **B.** OCT mostra um buraco de estágio 3. (Extraída de Smiddy WE, Flynn HW, Jr. Pathogenesis of macular holes and therapeutic implications. Am J Ophthalmol 2004;137(3):525-37.)

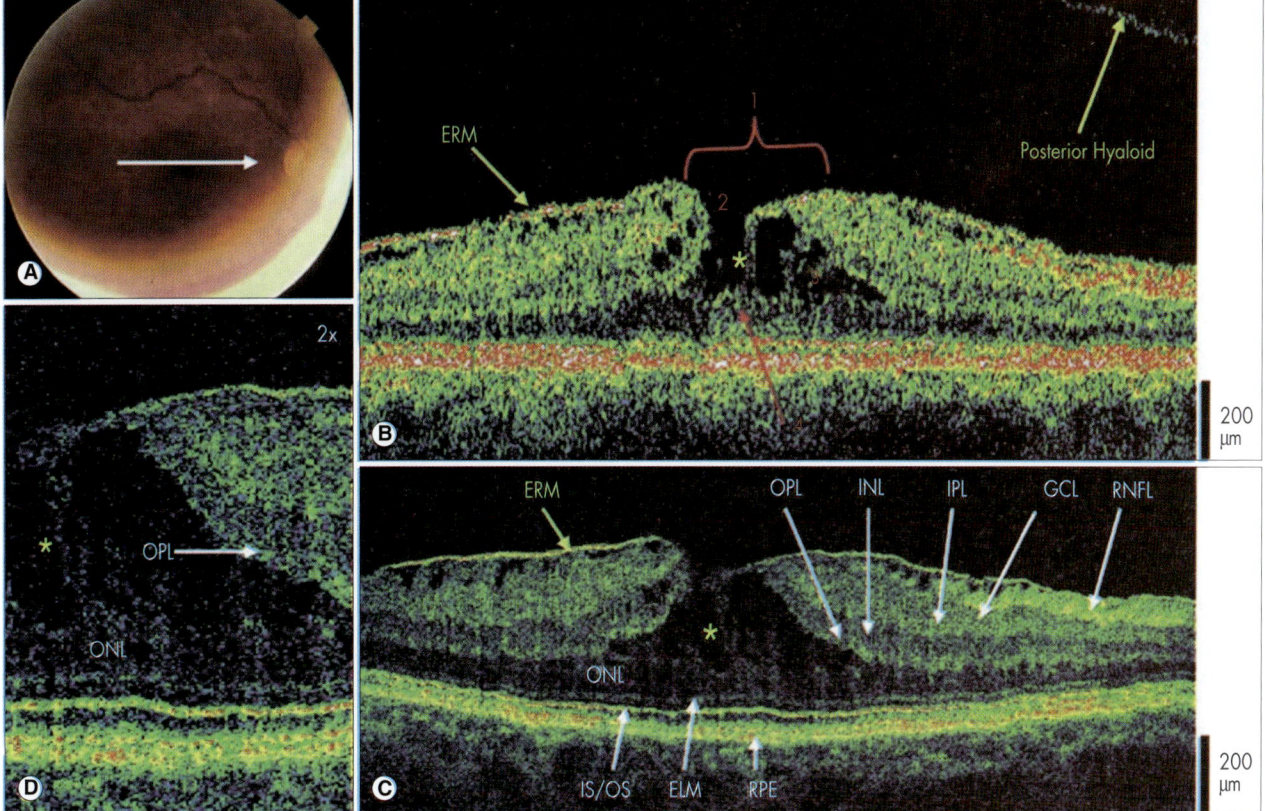

Figura 6.7.7 A. Fotografia do fundo de olho retratando o buraco lamelar e a direção da varredura da tomografia por coerência óptica (OCT). **B.** Imagem de Stratus OCT demonstrando um buraco lamelar. **C.** Imagem de tomografia de coerência óptica de alta resolução (UHR-OCT), que também exibe a ocorrência de separação intrarretiniana entre a camada plexiforme externa (OPL, do inglês *outer plexical layer*) e a camada nuclear externa (ONL, do inglês *outer nuclear layer*). As camadas de fotorreceptores foveais estão intactas abaixo da área de deiscência foveal. **D.** Ampliação (×2) da imagem de UHR-OCT mostrando ligamentos do tecido que se estendem entre a ONL e a OPL separadas (asteriscos amarelos) e a divisão intrarretiniana. (Extraída de Witkin AJ, Ko TH, Fujimoto JG *et al*. Redefining lamellar holes and the vitreomacular interface: an ultrahigh-resolution optical coherence tomography study. Ophthalmology 2006;113(3):388-97.)

a causa do edema, identificando espaços císticos no EMC ou visualizado a hialoide posterior nos casos de TVM. A vantagem da OCT para avaliação do edema macular é a sua precisão e reprodutibilidade. Além disso, a espessura retiniana está mais correlacionada com a acuidade visual do que com o grau de vazamento de fluoresceína na angiografia fluoresceínica (FA).[19]

Síndrome de Irvine-Gass| Edema macular cistoide após cirurgia de catarata

Aproximadamente 20% dos pacientes submetidos à facoemulsificação ou à extração extracapsular desenvolvem EMC, que pode ser detectado na FA. O edema macular após cirurgia de catarata começa na camada nuclear interna na área perifoveal. Os cistos centrais tendem a se expandir até a espessura total da retina e à junção IS/OS (Figura 6.7.8).

Exsudatos retinianos

Os exsudatos na retina resultam do vazamento de fluido e lipoproteínas em consequência da maior permeabilidade vascular. A reabsorção do fluido resulta na precipitação dos lipídios, mais comumente na camada plexiforme externa da retina, mas também pode ser vista no espaço sub-retiniano.[20] Esses exsudatos podem ser vistos em qualquer condição que cause vazamento vascular crônico, incluindo o diabetes, a hipertensão, a doença de Coats, a neovascularização coróidea, o macroaneurisma retinianos e o hemangioma capilar. Na OCT, essas lesões exsudativas aparecem como áreas altamente reflexivas que causam efeito de sombra nas camadas retinianas subjacentes (Figura 6.7.9).

Sub-retinianas

Fluido sub-retiniano

O fluido sub-retiniano causa uma separação da retina neurossensorial e do RPE subjacente. Na OCT, um espaço opticamente vazio pode ser visto entre a retina descolada e o RPE. Essa cavidade é preenchida com fluido seroso. As causas do fluido sub-retiniano incluem descolamento de retina, coriorretinopatia serosa central e membrana neovascular coróidea.

Descolamento do epitélio pigmentar

Um descolamento do epitélio pigmentar da retina (PED, do inglês *pigment epithelial detachment*) é formado pela separação do RPE e da membrana de Bruch devido à ocorrência de fluido sub-RPE, sangue, membrana fibrovascular ou material drusenoide (Figura 6.7.10). As várias formas de PED diferem quanto à sua patogênese subjacente, aparência na OCT e resposta à terapia.

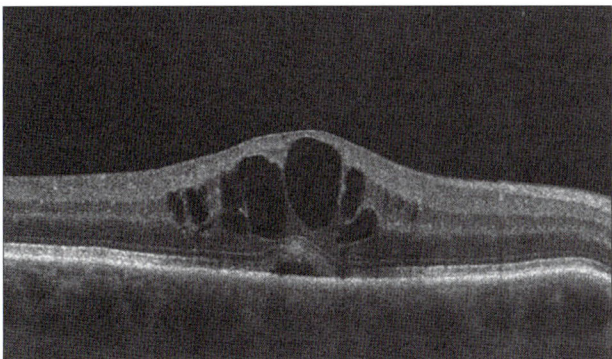

Figura 6.7.8 Edema macular cistoide (EMC) pseudofácico, 4 semanas após a cirurgia de catarata com a técnica de facoemulsificação.

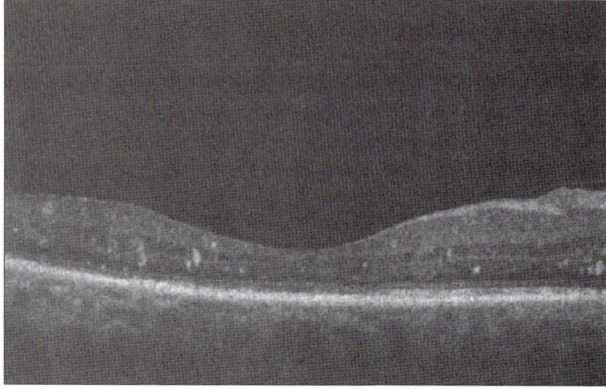

Figura 6.7.9 Exsudatos duros altamente refletivos, acumulados na porção interna da retina neurossensorial. Uma sombra fraca de baixa refletividade está atrás dos exsudatos duros nas camadas retinianas externas e no epitélio pigmentar da retina.

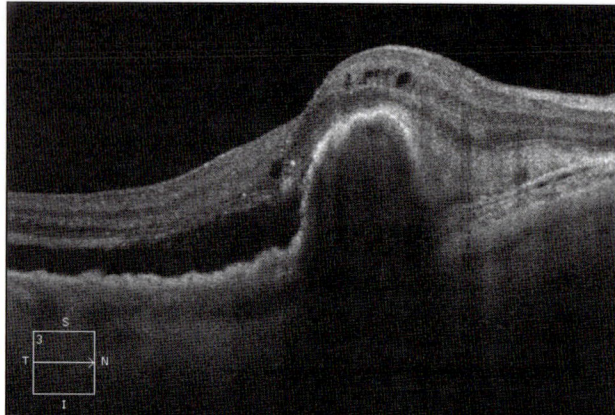

Figura 6.7.11 Tomografia de coerência óptica de uma ruptura do epitélio pigmentar da retina (RPE).

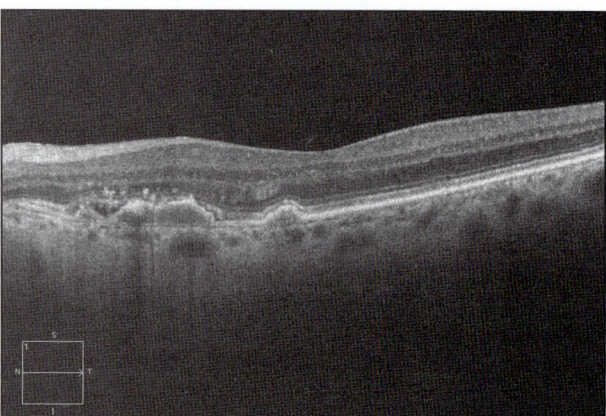

Figura 6.7.10 Tomografia de coerência óptica (OCT) por meio do descolamento do epitélio pigmentar drusenoide (PED).

Ruptura do epitélio pigmentar da retina

A ruptura do RPE é uma complicação visualmente devastadora do PED. A ruptura é causada pela contração e retração do PED elevado, levando à ausência de RPE sob a retina neurossensorial. As rupturas podem ser vistas após os tratamentos, incluindo a fotocoagulação a *laser*, terapia fotodinâmica e terapia com antifator de crescimento endotelial vascular (anti-VEGF, do inglês *anti–vascular endothelial growth factor*). Os achados característicos na OCT incluem interrupção focal do sinal do RPE, hiper-refletividade do RPE retraído e enrolado e aumento da refletividade da coroide nua em consequência da maior penetração de sinal na ausência de RPE sobrejacente[21-22] (Figura 6.7.11).

Patologia da coroide

A imagem em corte transversal da coroide é desafiadora devido à dispersão e absorção da luz. Um método utilizando a SD-OCT é com a modalidade de imagem de profundidade aprimorada (EDI, do inglês *enhanced depth imaging*). Na EDI, a máquina de OCT é aproximada do olho, colocando assim a curva de pico de sensibilidade mais próxima da região da coroide. A resolução da imagem é melhorada obtendo-se uma média de 100 imagens, aproximadamente. Depois a imagem é invertida novamente para se correlacionar com a orientação anatômica do tecido. A média das imagens é possível com instrumentos equipados com *softwares* que monitoram o movimento ocular (*eye tracking*).[23]

Neovascularização da coroide

A neovascularização da coroide (CNV, do inglês *choroidal neovascularization*) pode complicar muitas condições oculares. Incluindo DMRI, uveíte, miopia, histoplasmose, estrias angioides e ruptura da coroide. A CNV é subdividida em diferentes subtipos: tipo 1 (abaixo do RPE), tipo 2 (acima do RPE, abaixo da retina) e tipo 3 (proliferação angiomatosa retiniana [RAP, do inglês *retinal angiomatous proliferation*]). Os vasos sanguíneos da coroide invadem o espaço sub-RPE (tipo 1) ou sub-retiniano (tipo 2) via uma ruptura na membrana de Bruch ou a partir de uma anastomose com a circulação retiniana (tipo 3). Histologicamente, esses vasos sanguíneos não apresentam zônulas de oclusão (*tight junctions*) endoteliais, levando ao vazamento de fluido seroso.

Avanços na OCT tridimensional de alta resolução sugerem que a neovascularização retiniana isoladamente ou a CNV concomitante podem estar presentes na RAP inicial. As lesões iniciais se apresentam com edema macular extenso e formação de cistos à medida que a lesão avança, a neovascularização se estende sob a retina e o fluido sub-retiniano se acumula. Nos estágios finais, ocorre o PED e a CNV se torna evidente. Nesse estágio, é difícil diferenciar entre os subtipos de CNV. Portanto, a OCT é útil no estágio inicial da neovascularização do tipo 3 para gerar imagens dos vasos e espaços císticos dentro da retina. Entretanto, uma vez que o PED ocorre, é muito difícil avaliar as alterações sub-REP.[24]

NOTA: As aplicações da OCT nos campos do glaucoma, córnea e neuro-oftalmologia são discutidas em outros capítulos deste livro.

Artefatos da tomografia de coerência óptica

Tomografia de coerência óptica de domínio temporal

Os artefatos são comumente encontrados com o uso da TD-OCT, muitas vezes relacionados a erros na aquisição ou interpretação. Os erros de aquisição são ocasionados pela velocidade de obtenção da imagem e pela ocorrência de opacidades dos meios ou aberrações ópticas. Devido ao tempo de aquisição relativamente longo, os movimentos oculares excessivos ou a má fixação degradarão a qualidade da imagem.

Tomografia de coerência óptica de domínio espectral

Comparada com a TD-OCT, a velocidade de aquisição é aproximadamente 50 vezes maior com a SD-OCT, minimizando os artefatos de movimento. Apesar disso, os artefatos de aquisição ainda podem ocorrer como consequência da má centralização da imagem ou da existência de opacidades dos meios. Além disso, a capacidade de gerar uma imagem tridimensional da mácula reduz as chances de perder lesões focais. A SD-OCT também facilita a aquisição de quantidades muito maiores de *scans*, permitindo uma maior resolução.

BIBLIOGRAFIA

Bakri SJ, Kitzmann AS. Retinal pigment epithelial tear after intravitreal ranibizumab. Am J Ophthalmol 2007;143(3):505–7.

Coker JG, Duker JS. Macular disease and optical coherence tomography. Curr Opin Ophthalmol 1996;7(3):33–8.

Fujimoto JG, Drexler W, Schuman JS, et al. Optical coherence tomography (OCT) in ophthalmology: introduction. Opt Express 2009; 17(5):3978–9.

Holz FG, Spaide RF. Medical retina. New York: Springer; 2005.

Mirza RG, Johnson MW, Jampol LM. Optical coherence tomography use in evaluation of the vitreoretinal interface: a review. Surv Ophthalmol 2007;52(4):397–421.

Shields CL, Furuta M, Thangappan A, et al. Metastasis of uveal melanoma millimeter-by-millimeter in 8033 consecutive eyes. Arch Ophthalmol 2009;127(8):989–98.

Smiddy WE, Flynn HW Jr. Pathogenesis of macular holes and therapeutic implications. Am J Ophthalmol 2004;137(3):525–37.

Spaide RF, Koizumi H, Pozzoni MC. Enhanced depth imaging spectral-domain optical coherence tomography. Am J Ophthalmol 2008;146(4):496–500.

Wollstein G, Paunescu LA, Ko TH, et al. Ultrahigh-resolution optical coherence tomography in glaucoma. Ophthalmology 2005;112(2):229–37.

Yannuzzi LA, Freund KB, Takahashi BS. Review of retinal angiomatous proliferation or type 3 neovascularization. Retina 2008;28(3):375–84.

As referências completas estão disponíveis no **GEN-io**.

PARTE 6 RETINA E VÍTREO

SEÇÃO 2 Exames Complementares

Angiografia por Tomografia de Coerência Óptica

6.8

Kyle M. Green, Cullen J. Barnett e Amir H. Kashani

Definição: A angiografia por tomografia de coerência óptica (OCTA, do inglês *optical coherence tomography angiography*) é uma modalidade de imagem que usa a variação (ou descorrelação) no sinal da tomografia de coerência óptica (OCT, do inglês *optical coherence tomography*) para detectar o movimento nos tecidos biológicos.

Características principais
- A OCTA consegue detectar de modo não invasivo o movimento dos eritrócitos em uma resolução ao nível dos capilares
- A OCTA é particularmente útil para detectar regiões de comprometimento da perfusão e neovascularização
- A OCTA tem sido utilizada para avaliar muitas alterações maculares patológicas nas doenças vasculares retinianas, incluindo retinopatia diabética, oclusão venosa retiniana, telangiectasia macular e degeneração macular relacionada à idade neovascular.

INTRODUÇÃO

A OCT é um método de imagem não invasivo que tem sido utilizado extensivamente no campo da oftalmologia desde 2002. A OCT gera imagens de alta resolução em corte transversal da retina com base na interferência da luz de baixa coerência retrodifundida.[1] O progresso na tecnologia da OCT facilitou novos métodos de imagem fundamentados em OCT, como a OCT sensível à polarização,[2] OCT espectroscópica,[3] OCT sensível à fase,[4-6] e a angiografia por OCT de domínio espectral (SD-OCTA, do inglês *spectral-domain OCT angiography*).[7] A OCTA é uma extensão funcional da OCT e está sendo usada cada vez mais para detectar alterações microvasculares em muitas doenças retinianas desde a aprovação pela U.S. Food and Drug Administration em 2016. Vamos brevemente revisar a base biológica da geração de imagens por OCTA, realçar os vários métodos de gerar imagens por OCTA e discutir os pontos fortes e as limitações desse novo método.

BASE BIOLÓGICA DA ANGIOGRAFIA POR TOMOGRAFIA DE COERÊNCIA ÓPTICA

A OCTA se baseia na variação do sinal de OCT causada pelas partículas em movimento, como os eritrócitos, ao contrário do tecido neurossensorial estacionário circundante. Essa variabilidade é relativamente análoga ao deslocamento Doppler que as partículas em movimento impõem à luz refletida. Embora haja vários métodos diferentes de obtenção de imagens de OCTA (Tabela 6.8.1), todos esses métodos diferenciam as partículas em movimento do tecido retiniano estático comparando várias varreduras de OCT em modo B realizadas no mesmo local.[8] Isso contrasta com a OCT padrão, que realiza uma única varredura em modo B em cada local. Como os eritrócitos estão sempre em movimento, eles geram uma variação única na intensidade e na fase do sinal de OCT retrodifundido, comparado com o tecido retiniano imóvel dentro de cada varredura repetida em modo B no mesmo local. Vários métodos de analisar essa variação foram desenvolvidos e podem ser divididos nos que usam variação de fase da luz, variação da intensidade da luz ou fase e intensidade simultaneamente.

As imagens de OCTA fornecem um mapa dos vasos retinianos com fluxo sanguíneo detectável nos dispositivos de SD-OCT, mas não fornecem a taxa de fluxo sanguíneo em nenhum local (Figura 6.8.1). Estudos *in vitro* e alguns estudos *in vivo* sugerem que os atuais dispositivos de SD-OCTA conseguem detectar fluxo sanguíneo no intervalo de 0,3 a 3,3 mm/s.[8] Isso é aproximadamente o intervalo que foi demonstrado pela oftalmoscopia confocal de varredura a *laser*.[9] As taxas de fluxo acima ou abaixo desse intervalo podem aparecer artificialmente como regiões de "não perfusão". Observe também que, embora os eritrócitos sejam o componente mais móvel do tecido retiniano, teoricamente qualquer movimento de partícula gera sinal de contraste de movimento similar. Por exemplo, particulados lipídicos em solução geram sinais de OCTA como resultado do movimento Browniano.[10] Portanto, a possibilidade do artefato de sinal deve ser considerada durante a interpretação das imagens de OCTA.

OCTA *VERSUS* MÉTODOS ANGIOGRÁFICOS À BASE DE CORANTE

Com a rápida adoção da OCTA, tornou-se necessário determinar os papéis apropriados da OCTA *versus* os papéis da angiografia fluoresceínica (FA, do inglês *fluorescein angiography*) e da angiografia com indocianina verde (ICGA, do inglês *indocyanine green angiography*). A Tabela 6.8.2 resume muitos dos pontos fortes, limitações e aplicações práticas desses métodos. É importante reconhecer que embora a OCTA e a angiografia à base de corante forneçam imagens *en face* um pouco parecidas,

TABELA 6.8.1 Resumo dos métodos de angiografia por tomografia de coerência óptica.

OCTA com base em fase	OCTA com base na intensidade	OCTA de fase + intensidade (complexa)
• OCTA Doppler • Variação de fase	• Variação de *speckle* • Mapeamento de correlação • Descorrelação de amplitude de espectro dividido (SSADA, do inglês *split-spectrum amplitude decorrelation*)	• Microangiografia óptica (OMAG, do inglês *optical microangiography*) • OMAG de classificação múltipla de sinais • Mapeamento de correlação baseado em parte imaginária • Gradiente de fase de espectro dividido

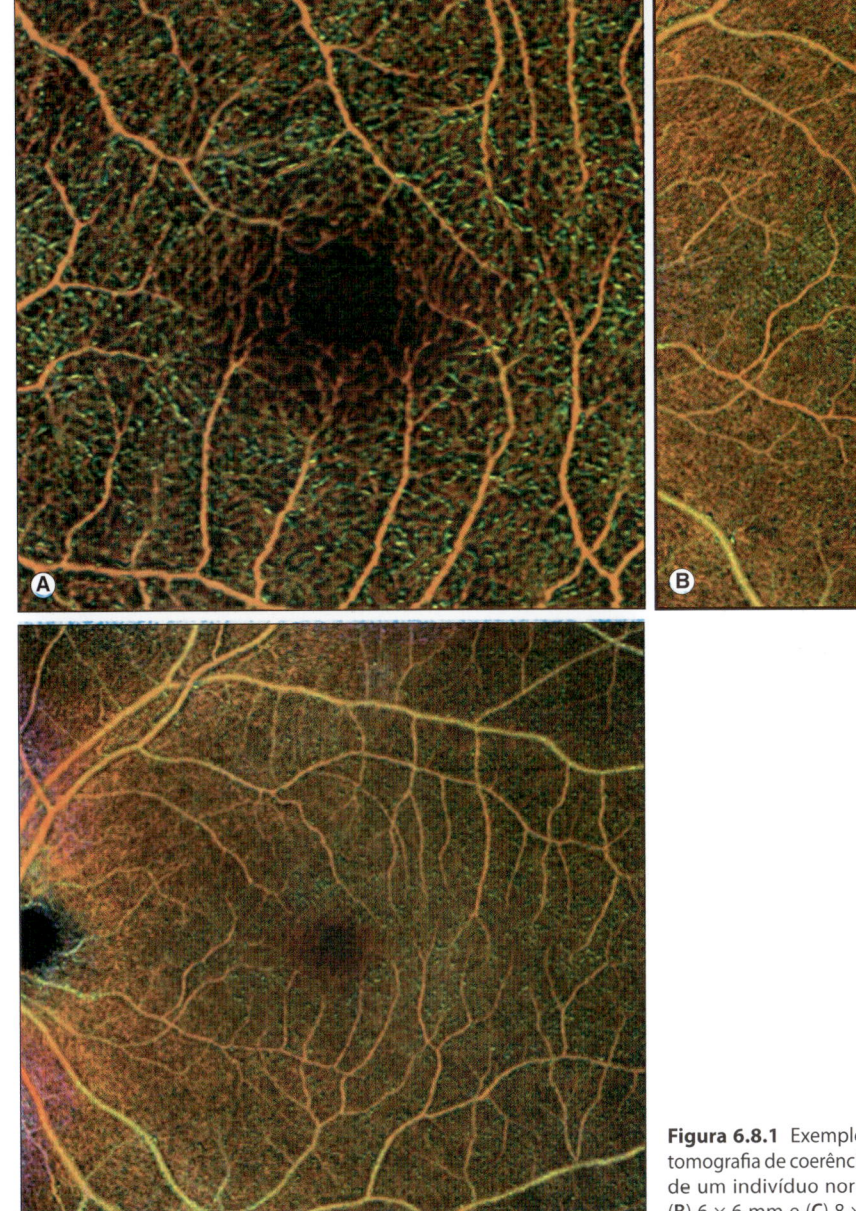

Figura 6.8.1 Exemplos de vários campos de visão na angiografia por tomografia de coerência óptica (OCTA). Imagens de OCTA pseudocoloridas de um indivíduo normal com campo de aquisição de (**A**) 3 × 3 mm, (**B**) 6 × 6 mm e (**C**) 8 × 8 mm. Vermelho representa a camada retiniana superficial. Verde representa a camada retiniana profunda. Amarelo representa regiões de sobreposição. Imagens de um dispositivo AngioPlex.

elas medem fenômenos biológicos diferentes. Especificamente, a OCTA se baseia na luz difundida pelos eritrócitos e resíduos particulados, então não há difusão do corante nas imagens de OCTA. Essa diferença fundamental é ilustrada pela ausência de "vazamento" nas imagens de OCTA em indivíduos com edema macular na FA. Outra ilustração dessa diferença é a taxa variável de detecção de microaneurismas na OCTA em comparação com a FA.

Muitos estudos demonstraram que a OCTA não detecta diretamente bolsões hiporrefletivos de fluido intrarretiniano, conforme observado na OCT. A OCTA também não demonstra a hiperfluorescência que é observada na FA em fase tardia nos indivíduos com edema macular diabético ou edema macular cistoide.[11–14] Isso é atribuído à noção de que o fluido dentro da maioria dos espaços cistoides não contém partículas grandes que possam retrodifundir a luz.[10] Por outro lado, a FA se baseia na distribuição tecidual e na fluorescência das moléculas de corante que vazam para os espaços cistoides. Embora o vazamento de corante realce os espaços cistoides e os vasos anormais, como a neovascularização (Figura 6.8.2), ele também tende a obscurecer potencialmente os detalhes relevantes nos casos patológicos e nos casos normais. Isso acontece porque ainda

há um modesto vazamento de corante dos vasos normais que aumenta o ruído de fundo na FA e na ICGA.[15-17] Por exemplo, a alta fluorescência de fundo pode fazer parecer que a mácula está completamente isquêmica pelo obscurecimento dos capilares finos na retinopatia diabética proliferativa, enquanto a OCTA pode demonstrar claramente a persistência dos capilares e o potencial visual.

Alguns estudos recentes realçaram a diferença significativa na aparência dos microaneurismas na OCTA *versus* FA,[12] enquanto outros demonstraram semelhanças importantes.[13] Em alguns casos, a excelente resolução de profundidade das imagens de OCTA revelou que as lesões coerentes com a aparência de microaneurismas na FA são, na realidade, pequenos tufos de neovascularização.[14] Também foi demonstrado que, pelo menos em alguns casos, os microaneurismas não são detectados com tanta frequência na OCTA quanto na FA.[12] Mesmo quando detectados na OCTA, geralmente eles têm tamanhos e formas diferentes quando comparados com a FA. É provável que a razão para isso e a discrepância entre os estudos seja que alguns microaneurismas estejam esclerosados ou coagulados e sem fluxo sanguíneo, enquanto outros estão desobstruídos ou parcialmente desobstruídos.[18] Como a OCTA só detecta o

TABELA 6.8.2 Pontos fortes e limitações da angiografia por tomografia de coerência óptica (OCTA) *versus* métodos à base de corante.

Método de obtenção de imagem	Pontos fortes	Limitações[a]	Aplicações ideais
Angiografia fluoresceínica (FA)	• Campo amplo de imagem (*wide-field*) • Vazamento demonstra comprometimento dos vasos e permeabilidade vascular • Neovascularização retiniana	• Reações adversas leves e graves • Demorada (15 a 20 min) • Trabalhosa (requer profissional de enfermagem ou fotógrafo treinado)	• Avaliação basal de qualquer doença vascular retiniana • Avaliação da retina periférica • Detecção de neovascularização
Angiografia com indocianina verde (ICGA)	• Campo amplo de imagem (*wide-field*) • Vazamento demonstra comprometimento dos vasos e permeabilidade vascular • Neovascularização da coroide e lesões sub-RPE • Não invasiva • Risco mínimo • Rápida (3 a 4 min) • Não é trabalhosa	• Requer suprimentos auxiliares • Requer injeção invasiva de corante • Tempo limitado para adquirir imagens em trânsito • Vazamento dos vasos normais aumenta o ruído de fundo • Resolução relativamente baixa em comparação com a histologia	• Avaliação basal de qualquer doença vascular da coroide • Avaliação da retina periférica • Detecção de neovascularização da coroide • Pacientes com alergia ou sensibilidade a corante
OCTA	• Alta resolução (análoga à histologia) • Imagens com resolução de profundidade ilustram o plexo peripapilar e os capilares retinianos profundos • Repetível mensalmente ou com mais frequência, conforme a necessidade.	• Resolução limitada da patologia sub-RPE como a CNV • Resolução limitada das alterações dos coriocapilares • Campo de visão limitado • Artefatos de projeção • Artefatos de movimento • Nenhum código de faturamento específico.	• Avaliação de acompanhamento de qualquer doença vascular retiniana com achados maculares • Detecção de defeitos de perfusão leves • Detecção de alterações de perfusão específicas da camada • Pacientes grávidas, amamentando, que têm doença renal grave, transplantados, ou com acesso IV ruim.

[a] A coluna de limitações se aplica tanto à ICGA quanto à FA. *CNV* (do inglês *choroidal neovascularization*), neovascularização da coroide; *IV* (do inglês *intravenous*), intravenoso; *RPE* (do inglês *retinal pigment epithelium*), epitélio pigmentar da retina.

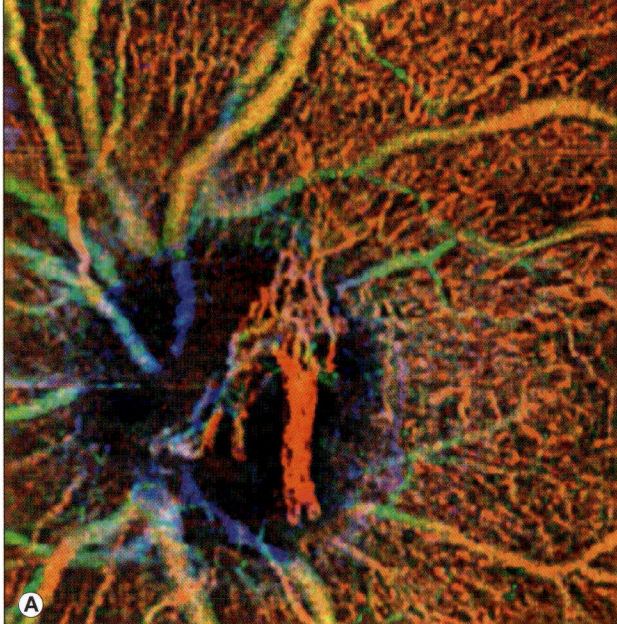

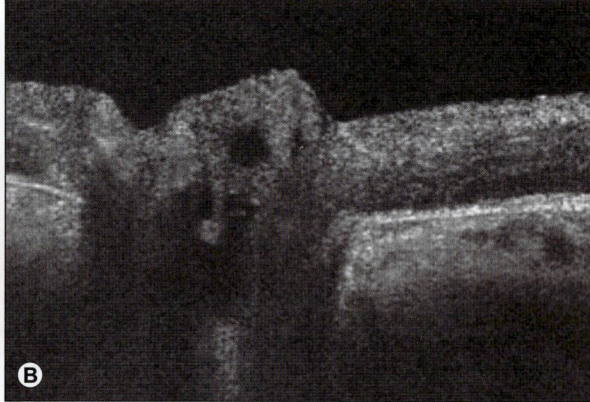

Figura 6.8.2 Ilustração da neovascularização do disco em um indivíduo com retinopatia diabética proliferativa. **A.** Imagem de angiografia por tomografia de coerência óptica (OCTA) do disco óptico, colorida de acordo com a profundidade, com neovascularização sobrejacente em vermelho. Nesse caso, a neovascularização aparece vermelha porque está dentro do mesmo plano ou acima do plano da camada retiniana superficial. **B.** A varredura em modo B ilustra a localização da neovascularização acima do disco óptico. Vermelho = camada retiniana superficial; verde = camada retiniana profunda; amarelo = sobreposição. Imagens de um dispositivo AngioPlex.

movimento dos eritrócitos, os microaneurismas esclerosados ou coagulados não aparecerão em suas imagens. Além disso, a taxa de fluxo do sangue dentro dos microaneurismas pode estar fora da velocidade de detecção dos dispositivos de SD-OCTA.[19] Os microaneurismas parcialmente esclerosados ou parcialmente recanalizados também vão aparecer muito menores na OCTA do que na FA porque somente a região com fluxo de eritrócitos será visualizada na OCTA, enquanto a lesão inteira vai corar com o corante na FA.

Outras considerações para uso da angiografia à base de corante *versus* a OCTA são as suas limitações práticas e pontos fortes (ver Tabela 6.8.2). Essas considerações incluem como cada método é executado e a resolução das imagens. A desvantagem mais importante de qualquer método com base em corante é a possibilidade de reações adversas, que vão de reações leves a graves e a possibilidade de reações potencialmente fatais.[16,20,21] Um ponto forte importante dos métodos de imagem à base de corante é que os atuais campos de aquisição da imagem proporcionam uma avaliação mais abrangente da retina central e periférica. Além disso, a ICGA geralmente é superior na detecção de neovascularização coroideia (CNV) comparada com os atuais sistemas de OCTA devido à penetração limitada do sinal de OCTA através do epitélio pigmentar da retina (RPE). Por fim, comparada com a OCTA, a angiografia à base de corante tem resolução relativamente limitada. Por exemplo, embora a FA possa delinear a zona avascular foveal muito bem nos primatas, < 40% dos capilares fora do centro foveal são visualizados na FA em comparação com a histologia.[22] Mendis *et al.* mostraram que a avaliação da densidade capilar pela FA é ≈50% inferior à das avaliações com base em histologia.[15] Especificamente, a FA não consegue dar resolução adequada ao plexo peripapilar radial ou os capilares nas camadas retinianas profundas.[23] Por outro lado, a OCTA demonstra de modo claro e confiável esses capilares nos seres humanos.[23,24]

Uma limitação final quanto à OCTA é a possibilidade de interpretação equivocada das imagens em virtude de artefatos.[25] Em muitos casos, os artefatos na OCTA são parecidos com os artefatos observados nas imagens de OCT padrão, além de derivarem desses artefatos. O mais comum nas imagens de OCTA se chama "artefato de projeção", em que os vasos nas camadas retinianas superficiais lançam sombras ou "projeções" sobre as camadas retinianas mais profundas, resultando na aparência artificial de vasos em que nenhum deles existe. Isso é mais relevante clinicamente na interpretação da patologia e neovascularização da coroide. Uma excelente revisão do assunto está disponível[26] e vários métodos de remoção desses artefatos foram desenvolvidos.[26,27]

APLICAÇÕES PRINCIPAIS DA SD-OCTA

Detecção de perfusão comprometida (ou "não perfusão")

Neste capítulo, nos referimos à "não perfusão" como "perfusão comprometida". Como é muito difícil demonstrar completamente a ausência de fluxo sanguíneo com qualquer método de imagem atual, o termo "não perfusão" é errôneo e, provavelmente, impreciso em muitos casos. Tanto para estudos de imagem à base de corante quanto para a OCTA, pode haver taxas muito lentas de fluxo sanguíneo indetectáveis ou obscurecidas pelo ruído de fundo. Devido à resolução relativamente baixa da FA, o comprometimento da perfusão provavelmente é muito grave na hora em que se torna detectável pela FA. Por outro lado, a OCTA consegue determinar de modo confiável os capilares individuais com uma resolução de profundidade sem precedentes em seres humanos.[23,24,26,28] As imagens de OCTA demonstram detalhes dos capilares com resolução próxima à da histologia.[15,23,24,29] Isso faz da OCTA um método ideal para detectar e monitorar regiões de comprometimento da perfusão em indivíduos com doença vascular retiniana (Figura 6.8.3). Além disso, a OCTA pode ser repetida tantas vezes quanto necessário para obter a imagem ideal com praticamente nenhum risco para os indivíduos, o que não é possível com a FA. Portanto, a OCTA fornece uma dimensão inteiramente nova de informações detalhadas sobre a gravidade do comprometimento da perfusão que não é possível com a FA. Por exemplo, estudos sugeriram que o comprometimento da perfusão nas camadas retinianas profundas é mais grave em certas doenças, como a maculopatia aguda paracentral,[30] retinopatia diabética,[31] e oclusão da veia da retina.[11,32,33] Além disso, a detecção de perda de capilares na mácula de pacientes com diabetes[28,34] e do plexo capilar peripapilar de pacientes com glaucoma[35,36] hoje é possível antes de as lesões clínicas ficarem evidentes. A relevância clínica desses achados adicionais ainda não foi determinada, mas pelo menos a OCTA vai permitir a detecção do comprometimento no fluxo sanguíneo (isquemia) muito mais cedo e ajudar a avaliar a gravidade do comprometimento com muito mais precisão.

Detecção da neovascularização da coroide

Muitos estudos demonstraram que a OCTA é útil para detectar e avaliar a gravidade da CNV em várias doenças, incluindo a degeneração macular relacionada à idade (AMD, do inglês *age-related macular degeneration*) neovascular,[37-39] telangiectasia macular,[40] uveíte[41] e retinopatia serosa central,[42] dentre outras (Figura 6.8.4). Como a OCTA é completamente não invasiva e fácil de executar na clínica, ela fornece uma oportunidade sem precedentes de avaliação em tempo real das alterações vasculares retinianas. Por exemplo, a regressão em tempo real da CNV durante a terapia com antifator de crescimento endotelial

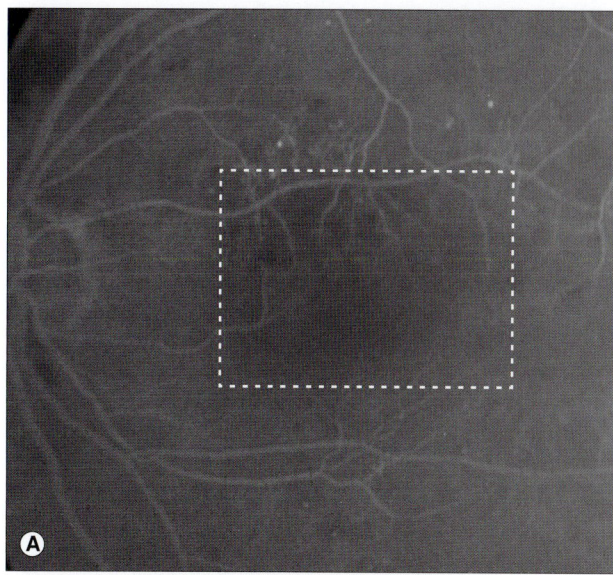

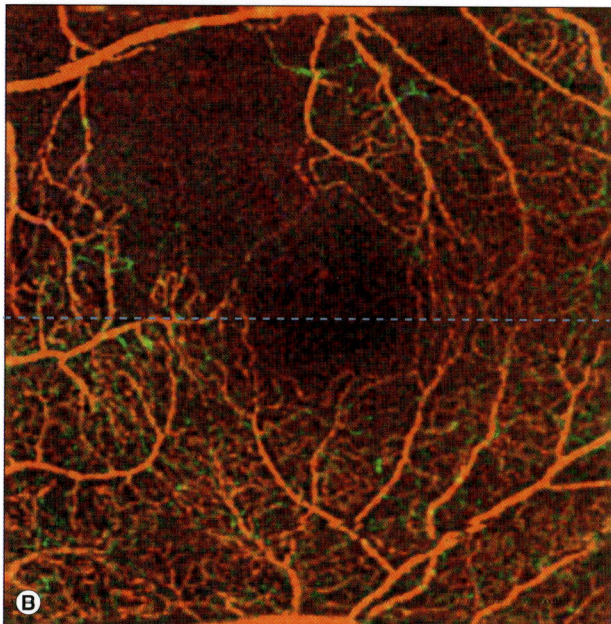

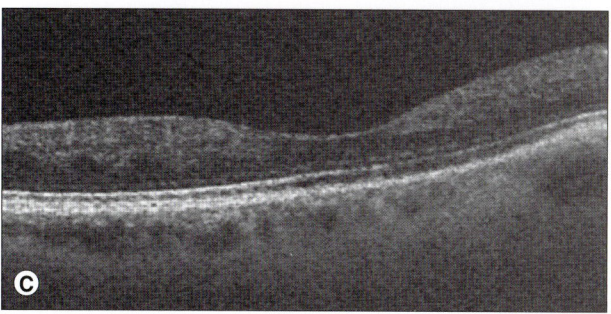

Figura 6.8.3 Exemplo de uma região de perfusão comprometida em um indivíduo com diabetes e retinopatia diabética não proliferativa grave no exame clínico e visão 20/30. **A.** A angiografia fluoresceínica (FA) em fase tardia exibe várias áreas de hemorragias, alguns microaneurismas e uma área limitada de comprometimento da perfusão no quadrante superonasal da mácula. **B.** Imagem de angiografia por tomografia de coerência óptica (OCTA) de 3 × 3 no quadro branco do painel anterior. A OCTA mostra muito mais claramente a extensão do comprometimento da perfusão em relação à fóvea. Além disso, parece haver uma diminuição geral na perfusão na camada retiniana profunda por toda a imagem, mais do que na camada superficial. Vermelho = camada retiniana superficial; verde = camada retiniana profunda; amarelo = sobreposição. **C.** Um *scan* seccional da fóvea da imagem de OCTA acima. As imagens são de um dispositivo AngioPlex.

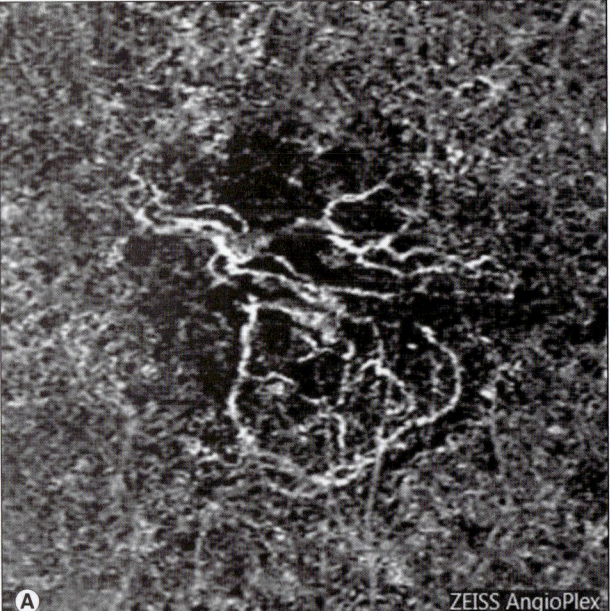
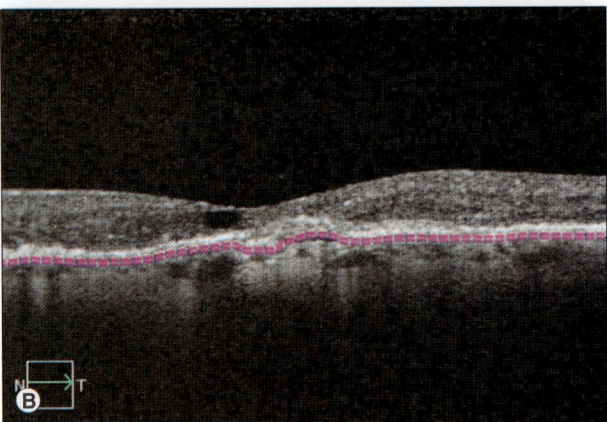

Figura 6.8.4 Ilustração da neovascularização coróidea (CNV) em um indivíduo com degeneração macular relacionada à idade (AMD) neovascular. **A.** Imagem de OCTA do corte coriocapilar demonstra vasos de grande calibre e organizados de modo irregular no complexo CNV. **B.** A varredura em modo B ilustra os limites do corte da OCTA exibida no painel acima e a localização da CNV dentro da imagem de perfil retiniano. Imagens de um dispositivo AngioPlex.

vascular (anti-VEGF, do inglês *antivascular endothelial growth factor*) tem sido demonstrada usando a OCTA.[43] Embora a OCTA possa detectar a presença e a extensão da CNV acima do RPE (tipo 2), a detecção de CNV para lesões abaixo do RPE pode ser mais difícil porque o RPE é altamente reflectivo e pode atenuar gravemente o sinal da OCTA.[38,44-46] Contudo, a imagem de OCTA das lesões de CNV pode ser útil porque pode ser executada com uma frequência mais alta do que a FA ou a ICGA. A significância clínica disso ainda não foi determinada, mas é promissora, pois a OCTA pode permitir a detecção mais precoce das lesões que poderiam evoluir e causar perda de visão.

Quantificação das alterações vasculares

Uma das aplicações mais promissoras da OCTA é a avaliação objetiva e quantificável das alterações capilares na retina. O fato de a OCTA ser um exame com excelente resolução espacial, de risco mínimo e rápido, torna-a acessível para avaliação em tempo real das alterações capilares em várias doenças retinianas. Por exemplo, na retinopatia diabética, vários estudos demonstraram que a métrica baseada na OCTA, como a densidade capilar, está correlacionada com a gravidade clínica da doença.[31,47-49] Medições similares foram feitas para demonstrar a correlação com a gravidade da doença em indivíduos com oclusão venosa da retina,[50-53] histórico de uveíte[54] e glaucoma.[36,55]

CONCLUSÕES

Em suma, a OCTA está se tornando rapidamente uma ferramenta importante para o diagnóstico e gerenciamento das doenças vasculares retinianas. Está claro que a OCTA é, no mínimo, tão boa quanto os exames que utilizam injeção de corante para avaliar as complicações maculares das doenças retinianas, como retinopatia diabética, oclusão venosa retiniana e alguns tipos de degeneração macular. Também está claro que a excelente profundidade e resolução lateral da OCTA, em geral, a torna superior à FA, permitindo a detecção de alterações vasculares muito mais brandas. A principal limitação da OCTA nas aplicações clínicas é o campo de aquisição da imagem, o que deve melhorar rapidamente à medida que os sistemas comerciais adotam padrões de varredura maiores. Portanto, a angiografia com base em corante ainda é necessária para avaliar a retina periférica. Outra limitação importante da OCTA é a detecção abaixo do ideal da neovascularização coróidea e outras patologias encontradas embaixo do RPE. É muito provável que os emergentes sistemas *swept-source*, com comprimentos de onda maiores de coerente óptica, superarão essas limitações. Para o espectro de doença vascular retiniana, que foram manejados com estudos de injeção de corante no passado, é provável que a OCTA irá se tornar gradualmente a modalidade dominante para o diagnóstico e manejo das complicações maculares. Para doenças nas quais a angiografia à base de corante não tinha indicação, como o glaucoma, a OCTA proporciona uma nova ferramenta para avaliar o plexo capilar peripapilar. Dada a velocidade com a qual o interesse clínico em torno da OCTA está evoluindo, não demorará muito para que todas essas limitações sejam superadas. A OCTA está para mudar a prática da oftalmologia na próxima década de modo tão profundo quanto mudou na década passada.

BIBLIOGRAFIA

de Carlo TE, Chin AT, Bonini Filho MA, et al. Detection of microvascular changes in eyes of patients with diabetes but not clinical diabetic retinopathy using optical coherence tomography angiography. Retina 2015;35(11):2364–70.

Ferrara D, Waheed NK, Duker JS. Investigating the choriocapillaris and choroidal vasculature with new optical coherence tomography technologies. Prog Retin Eye Res 2016;52:130–55.

Hwang TS, Jia Y, Gao SS, et al. Optical coherence tomography angiography features of diabetic retinopathy. Retina 2015;35(11):2371–6.

Ishibazawa A, Nagaoka T, Takahashi A, et al. Optical coherence tomography angiography in diabetic retinopathy: a prospective pilot study. Am J Ophthalmol 2015;160(1):1–11.

Kashani AH, Lee SY, Moshfeghi A, et al. Optical coherence tomography angiography of retinal venous occlusion. Retina 2015;35(11):2323–31.

Kim AY, Chu Z, Shahidzadeh A, et al. Quantifying microvascular density and morphology in diabetic retinopathy using spectral-domain optical coherence tomography angiography. Invest Ophthalmol Vis Sci 2016;57(9):OCT362–70.

Kim AY, Rodger DC, Shahidzadeh A, et al. Quantifying retinal microvascular changes in uveitis using spectral-domain optical coherence tomography angiography (SD-OCTA). Am J Ophthalmol 2016;171:101–12.

Koulisis N, Kim AY, Chu Z, et al. Quantitative microvascular analysis of retinal venous occlusions by spectral domain optical coherence tomography angiography. association for research in vision and ophthalmology (ARVO) abstract 5505 – c0109; 2016; Seattle.

Kuehlewein L, Bansal M, Lenis TL, et al. Optical coherence tomography angiography of type 1 neovascularization in age-related macular degeneration. Am J Ophthalmol 2015;160(4):739–748.e732.

Matsunaga DR, Yi JJ, De Koo LO, et al. Optical coherence tomography angiography of diabetic retinopathy in human subjects. Ophthalmic Surg Lasers Imaging Retina 2015;46(8):796–805.

Spaide RF, Fujimoto JG, Waheed NK. Image artifacts in optical coherence tomography angiography. Retina 2015;35(11):1–18.

Spaide RF, Klancnik JM Jr, Cooney MJ. Retinal vascular layers imaged by fluorescein angiography and optical coherence tomography angiography. JAMA Ophthalmol 2015;133(1):45.

Tan PE, Balaratnasingam C, Xu J, et al. Quantitative comparison of retinal capillary images derived by speckle variance optical coherence tomography with histology. Invest Ophthalmol Vis Sci 2015;56(6):3989–96.

Zhang A, Zhang Q, Chen CL, et al. Methods and algorithms for optical coherence tomography-based angiography: a review and comparison. J Biomed Opt 2015;20(10):100901.

Zhang A, Zhang Q, Wang RK. Minimizing projection artifacts for accurate presentation of choroidal neovascularization in OCT micro-angiography. Biomed Opt Express 2015;6(10):4130–43.

As referências completas estão disponíveis no **GEN-io**.

PARTE 6 RETINA E VÍTREO
SEÇÃO 2 Exames Complementares

Eletrofisiologia Retiniana 6.9

Elias Reichel e Kendra Klein

Definição: Exame auxiliar funcional objetivo da retina e/ou epitélio pigmentar da retina (EPR) que registra as respostas elétricas com base em vários estímulos e ajuda no diagnóstico e manejo de várias doenças retinianas, especialmente as distrofias retinianas hereditárias, distúrbios autoimunes, inflamações e toxicidades medicamentosas.

Características principais

- A eletrorretinografia (ERG) registra a resposta elétrica evocada em toda a retina por meio de um breve *flash* de luz e consiste em uma onda *a*, que representa a resposta dos fotorreceptores, e uma onda *b*, que representa a resposta combinada das células de Müller e bipolares
- A ERG multifocal (mfERG) é um registro de múltiplas respostas locais da ERG evocadas a partir dos 40° centrais da retina
- A eletro-oculografia (EOG) registra o potencial elétrico permanente gerado pelo EPR
- A *International Society for Clinical Electrophysiology of Vision* (ISCEV) fornece protocolos clínicos padronizados mundialmente para o exame eletrofisiológico, incluindo diretrizes para ERG, mfERG e EOG.

INTRODUÇÃO

A eletrofisiologia abrange várias técnicas de exame objetivas que medem a função da retina ao medir os potenciais de ação gerados por determinados padrões de estimulação luminosa dentro da retina. A ERG clínica é útil para determinar a existência de condições degenerativas da retina causadas por etiologias hereditárias, tóxicas, metabólicas, vasculares ou inflamatórias, sendo particularmente valiosa na determinação da natureza anormal do que aparenta ser clinicamente uma retina normal. A ERG de campo total representa uma resposta em massa provocada pelas camadas retinianas externas, que reflete a função retiniana total. A mfERG representa uma resposta gerada pelos cones da função retiniana localizada na mácula central, que é útil para estabelecer a presença de disfunção macular. A EOG representa o potencial elétrico permanente do olho inteiro, que reflete o epitélio pigmentar. Esses resultados eletrofisiológicos devem ser considerados em conjunto com os resultados das avaliações médicas e oftalmológicas completas, incluindo uma história cuidadosa e exame laboratorial, quando indicado.[1,2]

ERG DE CAMPO TOTAL

A ERG de campo total, ou Ganzfeld, mede uma resposta em massa produzida pelas células de toda a retina. Fotorreceptores criam o componente negativo inicial, ou onda *a*, enquanto as células de Müller e as células bipolares são responsáveis pela última onda positiva, a onda *b*. As duas ondas *a* e *b* são mais bem ilustradas na resposta máxima combinada de cones e bastonetes. A camada de células ganglionares não contribui para a ERG. A ERG de campo total é útil para quantificar a perda generalizada da função dos bastonetes ou cones, ou de ambos. Os pacientes que têm distúrbios maculares focais não têm anormalidades de amplitude da ERG de campo total, nem os pacientes que têm doenças da retina interna, nervo óptico ou condições corticais.[1,2]

Começando em 1989, a ISCEV apresentou protocolos básicos, padronizados, de ERG para permitir a comparação entre os laboratórios, os quais são atualizados periodicamente. O padrão ISCEV mais recente para a ERG clínica de campo total inclui seis protocolos, que são denominados de acordo com o estímulo (força do *flash* em candela-segundos por metro quadrado [cd.s/m^2]) e o estado de adaptação[3] (Figura 6.9.1). Na preparação, as pupilas devem estar maximamente dilatadas e o tamanho das mesmas deve ser anotado antes e depois do exame. Antes de registrar os eletrorretinogramas escotópicos, o paciente deve passar por uma adaptação ao escuro de 20 minutos e antes de registrar os eletrorretinogramas fotópicos, o paciente deve passar por uma adaptação à luz de 10 minutos. Após a adaptação ao escuro, *flashes* mais fracos de estímulos luminosos devem ser apresentados antes dos *flashes* mais fortes. A angiografia fluoresceínica (AF) e a fotografia do fundo de olho devem ser evitadas previamente ao exame. Eletrodos de contato (conectados à entrada positiva) são utilizados e incluem lentes de contato na córnea, fibras condutoras na conjuntiva e eletrodos cutâneos na pálpebra inferior. A córnea é protegida com solução condutora não irritante, e se emprega anestesia tópica, conforme a necessidade. Eletrodos de referência (conectados à entrada negativa) são incorporados como um conjunto de lente de contato-espéculo ou como eletrodos de pele colocados perto de cada borda da órbita. Um eletrodo separado é utilizado como eletrodo comum e é colocado no lóbulo da orelha, mastoide ou testa. A estimulação de campo total (Ganzfeld) é usada para obter iluminação retiniana uniforme com um ponto de fixação. A duração máxima do *flash* é de 5 milissegundos (ms). A força do *flash* para o exame de ERG é descrita em unidades de cd.s/m^2, com uma força de estímulo do *flash* fraca de 0,010 cd.s/m^2 fotópicos, um estímulo de *flash*-padrão de 3 cd.s/m^2 e um estímulo de *flash* forte de 10 cd.s/m^{-2} fotópicos. A adaptação à luz e a luminância de fundo são configuradas em 30 cd.s/m^2. Os nomes do estímulo e da resposta são descritos pelo estado de adaptação à luz e a força do *flash* em cd.s/m^2 fotópicos.[3]

Os valores normais da ERG de campo total variam de acordo com o laboratório, então os intervalos de valores normativos intralaboratoriais devem ser fornecidos com cada relatório de ERG e os valores de referência devem ser ajustados de acordo com a idade. A pigmentação ocular, os altos erros de refração e o tempo de registro devem ser anotados.[3]

Uma resposta eletrofisiológica pode ser afetada em amplitude e/ou tempo (Figura 6.9.2). A amplitude da onda *a* é medida da linha de base pré-estímulo até o seu pico negativo (*trough*) e a amplitude da onda *b* é medida do pico negativo da onda *a* até o pico positivo da onda *b*. O tempo de culminação inclui o pico (também chamado *tempo implícito*, *t*) e é medido desde o início do *flash* até o pico da onda de interesse (ver Figura 6.9.2, *setas*). A amplitude de um *flicker* de ERG é medida da calha à crista de uma onda típica e o tempo implícito é medido do ponto

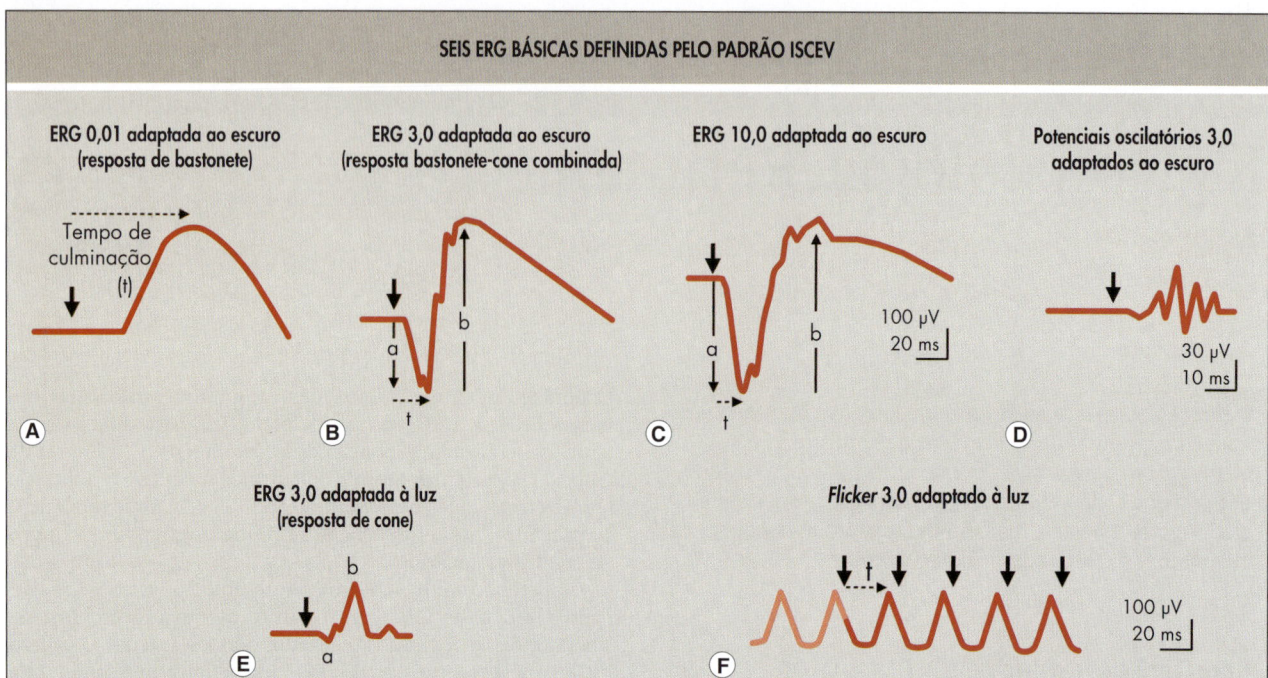

Figura 6.9.1 Respostas normais de eletrorretinografia (ERG) de campo total. As seis respostas básicas da ERG são retratadas para um indivíduo normal. Após um tempo mínimo de 20 minutos de adaptação ao escuro, as respostas adaptadas ao escuro ou escotópicas (quatro diagramas superiores, **A** a **D**) são obtidas. **A.** A ERG 0,01 adaptada ao escuro (resposta de bastonete) é obtida usando um estímulo de *flash* branco fraco de 0,01 cd.s/m^2, com um intervalo mínimo de 2 segundos entre os *flashes*. **B.** A ERG 3,0 adaptada ao escuro (máxima resposta bastonete-cone combinada) é obtida com um estímulo de *flash* branco de 3,0 cd.s/m^2, com um intervalo mínimo de 10 segundos entre os *flashes*. **C.** A ERG 10,0 adaptada ao escuro é obtida com um estímulo de *flash* branco de 10,0 cd.s/m^2, com um intervalo mínimo de 20 segundos entre os *flashes*. **D.** Os potenciais oscilatórios 3,0 adaptados ao escuro são obtidos com um estímulo de *flash* branco de 3,0 cd.s/m^2 usando filtros de alta e de baixa passagem. **E** e **F.** Após um tempo mínimo de adaptação à luz de 10 minutos, as respostas adaptadas à luz ou fotópicas são obtidas com uma luminância de fundo de 30 cd.s/m^2. **E.** A ERG 3,0 adaptada à luz (resposta fotópica com *flash* único) é obtida com um estímulo de *flash* branco de 3,0 cd.s/m^2, com um intervalo mínimo de 0,5 segundo entre os *flashes*. **F.** A ERG *flicker* 3,0 adaptada à luz (*flicker* a 30 Hz) é obtida com um estímulo de *flash* branco de 3,0 cd.s/m^2, com uma taxa de *flash* de 30 estímulos por segundo. (Extraída de McCulloch DL, Marmor MF, Brigell MG, Hamilton R, Holder GE, Tzekov R. ISCEV standard for full-field clinical electroretinography [2015 update]. Doc Ophthalmol 2015;130:1-12. Figure 1.)

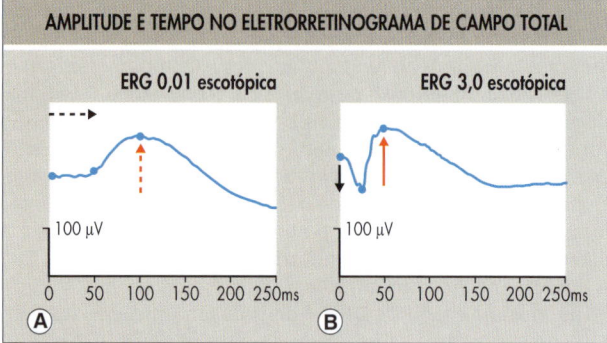

Figura 6.9.2 Ilustração da amplitude e tempo no eletrorretinograma de campo total. A. ERG 0,01 adaptada ao escuro ou resposta de bastonete ilustra a latência (*linha preta tracejada*) e o tempo implícito, τ (*linha vermelha tracejada*). **B.** ERG 3,0 adaptada ao escuro ou resposta máxima combinada de bastonete-cone ilustra amplitudes de onda *a* (*linha preta sólida*) e onda *b* (*linha vermelha sólida*).

médio do estímulo até o pico seguinte. Com relação a medir os potenciais oscilatórios, a maioria das aplicações clínicas está em avaliar a presença e o formato de onda dos picos em comparação com os dados de referência.[3]

A ERG de campo total pode determinar a perda da função retiniana nos estados patológicos, que é exibida como alterações na amplitude e tempo das respostas retinianas registradas em comparação com as respostas normativas. A ERG ajuda no diagnóstico em cenários clínicos que incluem a perda inexplicável de visão periférica, perda de visão central e nictalopia.

Quando há suspeita de degeneração retiniana, a ERG de campo total consegue diferenciar entre uma anormalidade de cone isolada e uma condição que envolve os bastonetes e os cones.

Além disso, a ERG de campo total consegue diferenciar entre as formas estacionárias de cegueira noturna e as degenerações progressivas. Na distrofia cones-bastonetes, as respostas fotópicas (cones) são mais afetadas em comparação com as respostas escotópicas (bastonetes); o inverso é verdadeiro na distrofia bastonetes-cones. No entanto, à medida que essas distrofias evoluem, tanto os bastonetes quanto os cones são afetados.[4] Na retinose pigmentar, por exemplo, o sinal mais precoce de dano retiniano é um tempo implícito de cone atrasado. No entanto, à medida que a doença avança, a ERG demonstra respostas de bastonetes e cones acentuadamente reduzidas adaptadas à luz e uma resposta de cone acentuadamente reduzida a *flicker* a 30 hertz (Hz). No final do curso da doença, as respostas frequentemente não podem ser registradas (Figura 6.9.3).[5]

O exame ERG de campo total pode ser útil para diagnosticar várias condições sistêmicas que resultam na perda da função retiniana, como retinopatia autoimune, deficiência de vitamina A e várias toxicidades medicamentosas.[6] A ERG de campo total também é útil para avaliar a atividade em certas condições uveíticas, como coriorretinopatia *birdshot*, síndrome dos múltiplos pontos brancos evanescentes (MEWDS, do inglês *multiple evanescent white dot syndrome*) e epiteliopatia pigmentar aguda placoide multifocal posterior (APMPPE, do inglês *acute posterior multiple placoid pigment epitheliopathy*).[7] Além disso, a ERG de campo total tem um papel no trauma ocular para estabelecer um diagnóstico de siderose quando há suspeita de um corpo estranho intraocular metálico pequeno contendo ferro, e as ERG seriadas podem ser úteis no monitoramento da saúde da retina nesses casos.[6]

Em uma série de condições retinianas, a disfunção retiniana interna é uma característica predominante. Nesses casos, muitos deles carecendo de atributos de definição do fundo, a EGR pode ser crucial para o diagnóstico acurado. Condições hereditárias

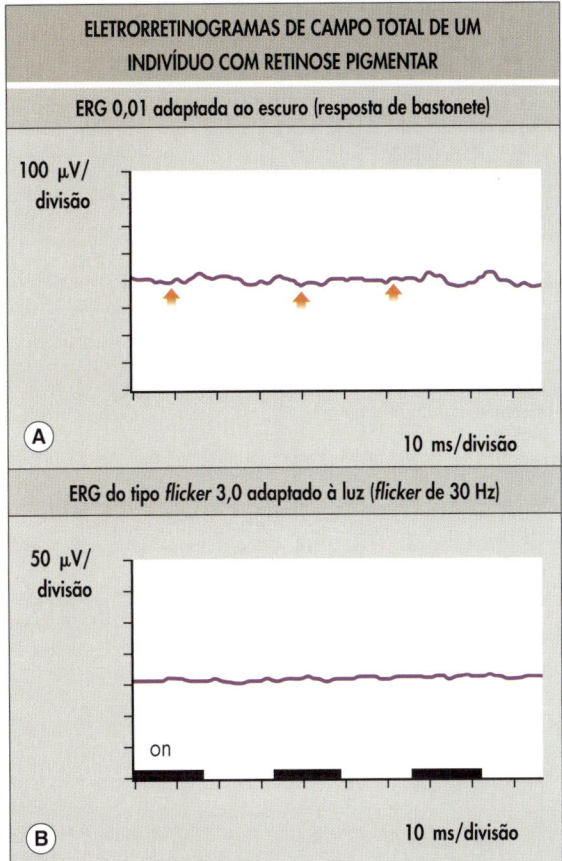

Figura 6.9.3 Eletrorretinograma de campo total na retinose pigmentar. A. ERG 0,01 com adaptação ao escuro ou resposta de bastonete a um *flash* único de luz branca brilhante está acentuadamente diminuída, o que é compatível com o diagnóstico de degeneração retiniana. **B.** A resposta dos cones à ERG do tipo *flicker* 3,0 com adaptação à luz (*flicker* de 30 Hz) não é detectada.

ELETRORRETINOGRAFIA MULTIFOCAL

A mfERG suplantou o exame de ERG focal e registra várias respostas (61 ou 103 hexágonos) de ERG local evocadas a partir do intervalo de 40 a 50° da retina sob condições adaptadas à luz. Essas respostas são exibidas individualmente de modo que as variações espaciais anormais possam ser localizadas em suas áreas correspondentes na mácula, perimácula ou polo posterior restante. Protocolos mundialmente padronizados para exame de mfERG foram apresentados pela ISCEV. O mfERG exibe tipicamente um conjunto de traços de mfERG individuais e um gráfico topográfico tridimensional[9] (Figura 6.9.4).

Clinicamente, o mfERG é mais útil para avaliar a função macular em pacientes com perda de visão inexplicável ou central que possam ter resultados normais no ERG de campo total. O mfERG pode ajudar no diagnóstico das doenças maculares, incluindo a distrofia de Stargardt, distrofia de cones e distrofia macular oculta.[9,10]

A mfERG desempenha um papel importante na avaliação da retinopatia induzida por medicamentos, particularmente a toxicidade da cloroquina e da hidroxicloroquina. As recomendações revisadas de 2011 da *American Academy of Ophthalmology* para a toxicidade da cloroquina e da hidroxicloroquina sugeriram a adição de pelo menos um exame objetivo, como o mfERG, tomografia de coerência óptica de domínio espectral ou autofluorescência de fundo, com programas 10-2 de campos visuais automatizados. Além disso, as recomendações especificaram que o mfERG poderia ser usado no lugar dos campos visuais. Mais comumente, o mfERG demonstra uma depressão paracentral ou anelar dos sinais em volta da fóvea. Isso pode ser seguido pela redução da amplitude central e pela depressão generalizada na retinopatia avançada. Nos pacientes que tomam as medicações mencionadas

particulares, como a cegueira noturna estacionária congênita e a retinosquise ligada ao X, têm ERG "eletronegativa", na qual o formato de onda para um *flash* de alta intensidade sob condições escotópicas tem uma onda *a* preservada com uma onda *b* reduzida seletivamente. Do mesmo modo, várias condições adquiridas, como a oclusão da artéria retiniana central, oclusão da veia retiniana central isquêmica, neurorretinite subaguda unilateral difusa e retinopatia associada a melanoma podem demonstrar esse fenótipo de ERG distinta, junto com retinotoxicidades da vigabatrina, metanol e quinina. Nesses distúrbios, a redução seletiva da onda *b* realça a predominância da disfunção retiniana interna pós-fotorreceptor.[6]

Embora o fenótipo de ERG muitas vezes possa ser inespecífico, existem uns poucos casos em que as respostas eletrofisiológicas são patognomônicas para determinada doença. Uma dessas doenças é a distrofia de cones com ERG de bastonetes supernormal, um distúrbio de herança recessiva com um defeito genético subjacente em *KCNV2*. O eletrorretinograma é caracterizado por respostas fotópicas reduzidas e tardias, respostas escotópicas ao *flash* fraco reduzidas e tardias e um aumento desproporcional na amplitude da onda *b*, com aumentos relativamente pequenos na intensidade do estímulo. A ERG 11,0 adaptada ao escuro tem uma inclinação normal da onda *a*, com uma forma ampliada e quadrada com um pico de onda *a* negativo tardio. Na síndrome do cone S aumentado, um distúrbio de herança recessiva associado a uma mutação em *NR2E3*, a ERG 3,0 escotópica, embora reduzida, tem uma forma de onda similar à da ERG 3,0 fotópico, ambas dominadas pelas respostas de cone S. Além disso, a ERG de cone S é acentuadamente maior em comparação com o normal.[8]

Por fim, em certos cenários clínicos, uma ERG normal pode tranquilizar o paciente e o médico.

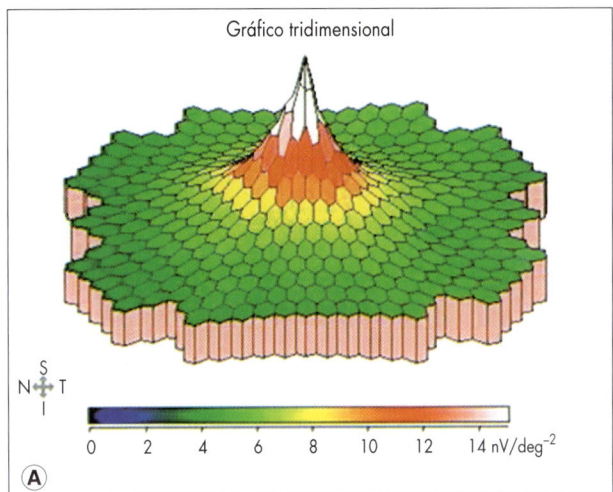

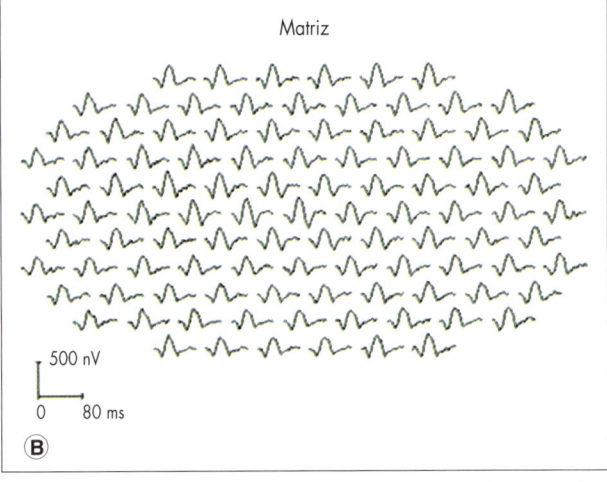

Figura 6.9.4 Eletrorretinograma multifocal normal. A. Gráfico topográfico tridimensional. **B.** Matriz de rastreio.

anteriormente, o mfERG pode ser uma medida quantitativa da função retiniana, fornecendo potencialmente um exame objetivo mais sensível comparado com outras modalidades, incluindo o reconhecimento mais precoce da disfunção.[11,12]

ELETRO-OCULOGRAFIA

A EOG mede a diferença no potencial elétrico entre a parte da frente e a parte de trás do olho, que é basicamente uma função do EPR e regulada, em parte, pelo gene da bestrofina. A EOG é executada colocando-se eletrodos na pele dos ângulos cantais mediais e laterais de cada olho, além de colocar um eletrodo com ligação terra na testa. O potencial elétrico através do olho é registrado à medida que os olhos do paciente se movem para trás e para a frente na horizontal, em condições de escuridão (escotópicas) e claridade (fotópicas). A EOG clínica é representada como uma razão de Arden (razão claro/escuro), que é a razão de maior amplitude no pico luminoso para a menor amplitude ao escuro. Os valores normais devem ultrapassar 1,5. Clinicamente, a EOG é mais útil para ajudar no diagnóstico da doença de Best e para diferenciar essa entidade da distrofia macular viteliforme do adulto e a distrofia-padrão. Protocolos padronizados mundialmente para exame de EOG foram apresentados pela ISCEV.[13,14]

BIBLIOGRAFIA

Arden GB, Constable PA. The electro-oculogram. Prog Retin Eye Res 2006; 25(2):207–48.

Arden GB, Fojas MR. Electrophysiological abnormalities in pigmentary degenerations of the retina. Assessment of value and basis. Arch Ophthalmol 1962;68:369–89.

Audo I, Robson AG, Holder GE, et al. The negative ERG: clinical phenotypes and disease mechanisms of inner retinal dysfunction. Surv Ophthalmol 2008;53(1):16–40.

Berson EL, Sandberg MA, Maguire A, et al. Electroretinograms in carriers of blue cone monochromatism. Am J Ophthalmol 1986;102(2):254–61.

Hood DC, Bach M, Brigell M et al. ISCEV standard for clinical multifocal electroretinography (mfERG) (2011 edition). Doc Ophthalmol 2012;124(1):1–13.

McCulloch DL, Marmor MF, Brigell MG, et al. ISCEV standard for full-field clinical electroretinography (2015 update). Doc Ophthalmol 2015;130:1–12.

Moschos MM, Gouliopoulos NS, Kalogeropoulous C. Electrophysiological examination in uveitis: a review of the literature. Clin Ophthalmol 2014; 8:199–214.

Riggs LA. Electroretinography in cases of night blindness. Am J Ophthalmol 1954;38(1:2):70–8.

Sutter EE, Tran D. The field topography of ERG components in man–I. The photopic luminance response. Vision Res 1992;32(3):433–46.

Vincent A, Robson AG, Holder GE. Pathognomonic (diagnostic) ERGs: a review and update. Retina 2013;33(1):5–12.

As referências completas estão disponíveis no **GEN-io**.

PARTE 6 RETINA E VÍTREO
SEÇÃO 3 Princípios Básicos de Cirurgia Vitreorretiniana

Lesões Induzidas por Luz e *Laser* 6.10
Caroline R. Baumal

Definição: Dano estrutural à retina produzido por uma fonte luminosa.

Características principais
- Mecanismo de dano é frequentemente fotoquímico
- O reforço térmico dos danos na retina é possível
- As fontes incluem eclipse solar, arco de solda, microscópio cirúrgico e ponteiro *laser* portátil.

Características associadas
- Um atraso de horas a dias no surgimento do dano após a lesão
- Recuperação variável da visão
- Gravidade do dano proporcional à duração e intensidade da exposição.

TABELA 6.10.1 Efeitos teciduais induzidos por *lasers* oftálmicos comerciais.

Modalidade do *laser*	Mecanismo de dano
Laser de argônio	Fotocoagulação
Terapia transpupilar (TTT)	Fotocoagulação
Terapia fotodinâmica (PDT)	Lesão fotoquímica
Laser de Nd:YAG (neodímio:ítrio-alumínio-granada)	Fotodisrupção

PDT, do inglês *photodynamic therapy*.

INTRODUÇÃO

Os efeitos potencialmente danosos da luz na retina são reconhecidos desde a época de Platão, que descreveu a cegueira do eclipse. A quebra dos mecanismos intrínsecos de proteção ocular e/ou de exposição às condições externas de alto risco pode produzir dano à retina. O desenvolvimento e a gravidade do dano induzido pela luz dependem de uma série de fatores, incluindo os mecanismos protetores anatômicos oculares, a área de tecido envolvida e os parâmetros da fonte luminosa, como comprimento de onda, duração da exposição e exposição de energia total.

INTERAÇÃO DA LUZ COM A RETINA

O olho percebe primariamente a radiação no espectro óptico, compreendendo os comprimentos de onda visível (400 a 760 nm), ultravioleta (UV; 200 a 400 nm) e infravermelho (IV; > 760 nm). A radiação nessa região pode ser produzida pelo sol, instrumentos oftalmológicos e *lasers*.

Os efeitos teciduais produzidos pela luz são classificados como mecânicos, térmicos ou fotoquímicos e são determinados pela irradiância (watt por centímetro quadrado [W/cm^2]), comprimento de onda, duração da exposição à luz e absorção do tecido-alvo.[1] A Tabela 6.10.1 descreve os efeitos teciduais induzidos pelos *lasers* oftálmicos comerciais. A lesão mecânica resulta da alta irradiância, exposição de curta duração no intervalo de nanossegundos (10^{-9}) a picossegundos (10^{-12}) e dos elétrons da faixa de energia das moléculas e desintegra o tecido-alvo em *plasma*. Este é o mecanismo de *fotodisrupção*. Na irradiância moderada e na exposição acima de 1 microssegundo (μs), os efeitos térmicos resultam do aumento crítico da temperatura no tecido. A elevação da temperatura retiniana em 10 a 20°C produz desnaturação das proteínas e inativação das enzimas, resultando em *fotocoagulação*, necrose celular e hemóstase.[2,3] Os comprimentos de onda visível e infravermelha (IR, do inglês *infrared*) produzem lesão térmica na retina e na coroide durante a fotocoagulação a *laser*. Os efeitos *fotoquímicos* ou fototóxicos ocorrem com as irradiâncias baixa a moderada que estão abaixo dos limiares de coagulação e com comprimentos de onda mais curtos, em particular o UV e o azul visível. O dano nos componentes celulares ocorre em temperaturas baixas demais para causar destruição térmica, que podem contribuir para um atraso de 24 a 48 horas antes do surgimento de uma lesão. A absorção de um fóton pelos elétrons externos de uma molécula produz um estado molecular excitado, que pode induzir uma reação química. Como a energia por fóton é inversamente proporcional ao seu comprimento de onda, os fótons de comprimento de onda curto têm mais energia para induzir uma reação fotoquímica. A luz visível de comprimento de onda longo também pode induzir alterações fotoquímicas quando os tecidos forem sensibilizados por um fotossensibilizador exógeno, como acontece com a terapia fotodinâmica. Nos valores intermediários de irradiância e exposição, pode haver mais de um dos mecanismos citados.

O meio ocular transmite 75 a 90% da radiação eletromagnética na faixa de 400 a 1.064 nm.[4] Existem vários mecanismos para reduzir a exposição luminosa retiniana. A córnea absorve a maior parte do UVB (280 a 315 nm) e UVC (< 280 nm), e parte da radiação IV, refletindo até 60% da luz incidente que não é perpendicular à sua superfície.[4] O cristalino absorve a maior parte dos comprimentos de onda do UVA (315 a 400 nm) e do azul visível. As defesas oculares intrínsecas contra o dano retiniano pela luz incluem a absorção da xantofila, que protege os fotorreceptores mediante a absorção de radiação UV e luz azul clara; o controle da temperatura pela circulação coróidea; a detoxificação dos radicais livres e a renovação dos fotorreceptores mediada pelo epitélio pigmentar da retina (EPR).[5] Os mecanismos fisiológicos de proteção incluem reflexo de piscar, franzimento da pele periorbitária, crista da sobrancelha, resposta e aversão e miose pupilar. O dano retiniano pela luz pode ocorrer quando os mecanismos protetores são prejudicados ou como consequência de olhar deliberadamente para uma fonte de luz. Os pacientes jovens podem correr maior risco devido à transmissão mais eficiente da luz através dos meios oculares transparentes.

RETINOPATIA FÓTICA

Retinopatia fótica é um termo geral para dano retiniano induzido pela luz. Na maioria das vezes é causada pela exposição inadvertida. O mecanismo é tipicamente fotoquímico, com reforço potencial pela temperatura tecidual elevada e maior tensão do oxigênio no sangue.[6] O aumento da pigmentação coriorretiniana facilita a absorção da luz no EPR e pode elevar a temperatura retiniana de fundo e aumentar termicamente o dano fotoquímico. Foi proposto que as defesas retinianas contra os radicais livres tóxicos da luz e do oxigênio são sobrecarregadas pela exposição acima do normal à luz. O dano se manifesta como uma disfunção do EPR e dos segmentos fotorreceptores externos.[7] A lesão retiniana fototóxica era considerada originalmente permanente; no entanto, a recuperação visual foi observada na fototoxicidade da retinopatia solar, ponteira de *laser*, arco de solda e microscópio cirúrgico. O dano fotoquímico leve pode não ser sintomático ou visível pelo oftalmoscópio e relatos de casos representam as lesões mais graves. O grau de lesão retiniana e a probabilidade de recuperação visual dependem de vários fatores, incluindo localização e área da retina exposta, duração, intensidade, espectro da fonte luminosa e fatores de suscetibilidade próprios, incluindo idade, estado nutricional, pigmentação ocular, temperatura central, transparência dos meios oculares e doença retiniana preexistente. Os indivíduos com emetropia e hiperopia podem correr um risco maior causado pelo foco efetivo da luz sobre a retina.[5] Agentes fotossensibilizadores sistêmicos, como a tetraciclina e o psoraleno, podem predispor ao dano fotoquímico.

Retinopatia solar

A retinopatia solar, que descreve a lesão retiniana induzida pela visualização direta ou indireta da luz solar, também é chamada *retinite foveomacular*, *fotorretinite* e *retinopatia do eclipse*. Os efeitos nocivos da visualização solar foram reconhecidos há séculos. A retinite foveomacular foi descrita inicialmente como diminuição bilateral da visão e lesões foveais em militares após olharem para o sol.[8] A retinopatia solar tem sido associada ao olhar fixo para o sol por motivos religiosos, observação do eclipse solar, visualização do sol por telescópio, banho de sol, distúrbios psiquiátricos e uso de psicotrópicos.[9] A radiação solar induz danos fotoquímicos à retina, que podem ser potencializados pela temperatura tecidual elevada. A observação solar direta através de uma pupila de 3 mm produz um aumento de 4°C na temperatura, que está abaixo dos limiares de dano.[3] A visualização sustentada do sol por mais de 90 segundos através de uma pupila contraída ultrapassa o limiar de dano fotoquímico à retina.[10] A observação solar através de uma pupila de 7 mm dilatada produz um aumento de 22°C na temperatura retiniana, que está acima dos limiares de fotocoagulação.[3]

Os sintomas se desenvolvem normalmente 1 a 4 horas após a exposição solar e podem incluir diminuição unilateral ou bilateral da visão, metamorfopsia, escotomas, cromatopsia, fotofobia, imagens persistentes e dor periorbital. A acuidade varia de 20/40 a 20/200 no cenário agudo. Um pequeno ponto amarelo com uma margem cinzenta medindo até 200 μm pode se desenvolver na área parafoveal, correspondendo à imagem do sol (Figura 6.10.1A).[3,9] Uma lesão pode não ser visível nos casos brandos. A histopatologia da retinopatia solar aguda demonstra lesão do EPR com necrose, descolamento, pigmentação irregular e dano mínimo aos fotorreceptores.[11] A angiografia fluoresceínica (AF) pode ser normal ou revelar defeitos de transmissão do EPR (ver Figura 6.10.1B). A lesão amarela é substituída por depressão focal com formação de manchas ou buraco lamelar no EPR e

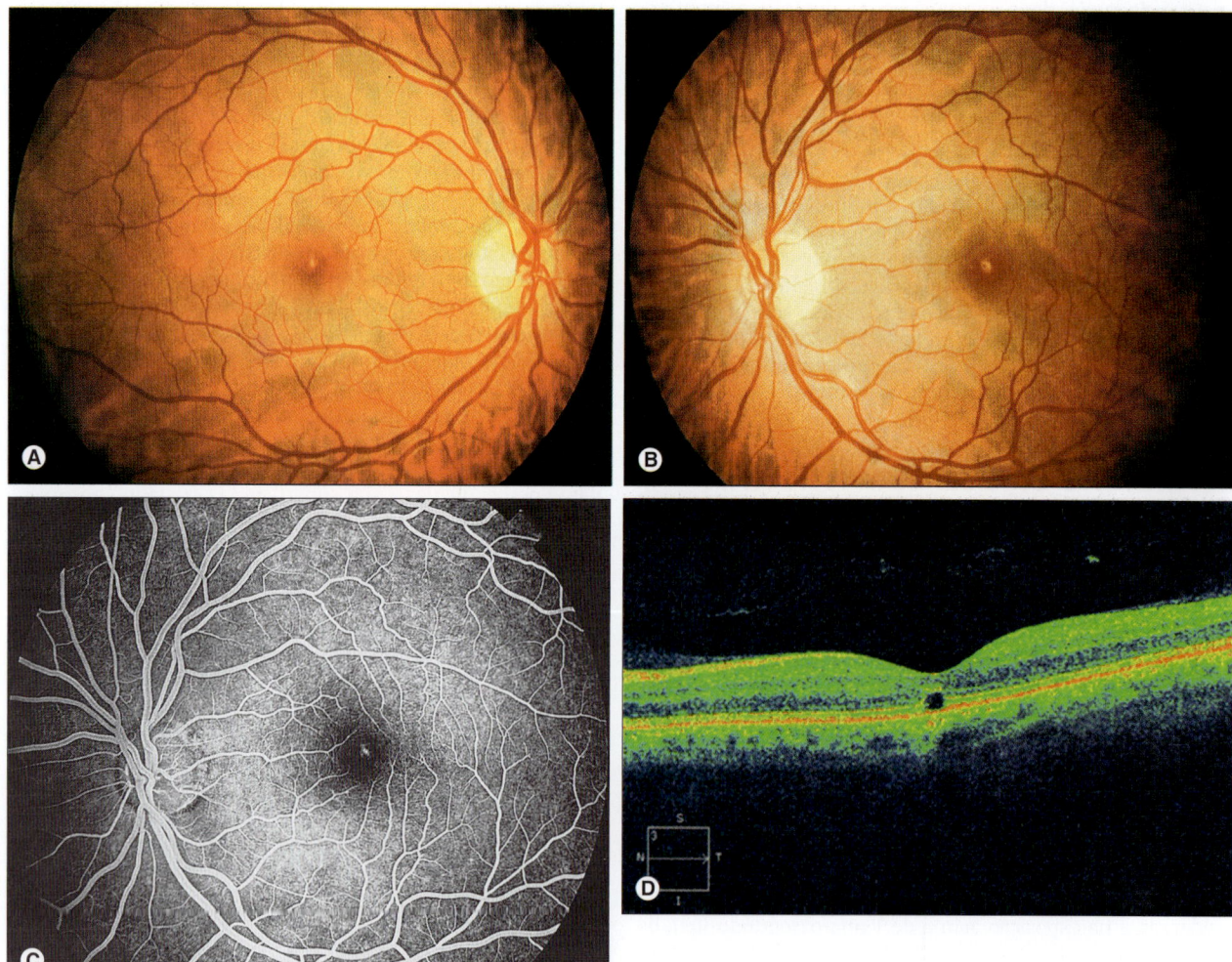

Figura 6.10.1 Retinopatia solar. Olhos direito (**A**) e esquerdo (**B**) do mesmo paciente. **C.** Angiografia fluoresceínica da retinopatia solar no olho esquerdo. A transmissão da hiperfluorescência corresponde ao defeito do epitélio pigmentar da retina. **D.** Tomografia de coerência óptica da retinopatia solar, olho esquerdo.

a visão geralmente melhora para 20/20 a 20/40 em 6 meses, embora os escotomas ou a metamorfopsia possam persistir. A tomografia de coerência óptica (OCT, do inglês *optical coherence tomography*; ver Figura 6.10.1C) demonstra perturbação da refletividade na retina externa e na camada elipsoide.[12] Achados ultraestruturais na retinopatia solar induzida experimentalmente têm demonstrado alterações no segmento externo dos cones e bastonetes parafoveais e degeneração dispersa do EPR. O bom prognóstico visual tem sido atribuído à resistência dos cones foveais ao dano fotoquímico.[13]

A *retinopatia do eclipse* descreve dano macular similar após a visualização do eclipse solar. A avaliação da morbidade visual associada ao eclipse solar total em 11 de agosto de 1999 demonstrou aparência macular anormal em 84% dos pacientes sintomáticos com raros casos de sintomas persistentes.[14,15] A exposição excessiva à luz em ratos demonstrou indução de apoptose neuronal irreversível das células retinianas, que pode contribuir para o comprometimento visual permanente e também para as respostas gliovasculares, que podem ser responsáveis pelos sintomas clínicos transientes.[16]

Não existe um tratamento específico para a retinopatia solar. Outros episódios de visualização solar devem ser desestimulados. A visualização do eclipse sem óculos de proteção equipados com filtros solares testados deve ser desestimulada. Os corticosteroides orais têm sido usados para tratar lesões agudas, mas seu efeito benéfico não foi demonstrado conclusivamente porque a visão costuma melhorar espontaneamente.

Exposição a arco de solda

Os arcos de solda emitem radiação e a lesão mais comum é a ceratite causada pela absorção dos raios UV pela córnea. A lesão retiniana é rara, mas pode ocorrer após a visualização de um arco de solda sem proteção ocular adequada.[17] O aumento da temperatura retiniana é acima dos limiares de fotocoagulação e a lesão é produzida pelos efeitos fotoquímicos da exposição ao UV e ao azul claro. Os sintomas e o curso clínico são parecidos com os da retinopatia solar. Uma lesão foveal edematosa amarela se desenvolve em caráter agudo (Figura 6.10.2), a qual é substituída ao longo do tempo por irregularidade do EPR ou buraco lamelar. Não existe terapia eficaz e a visão geralmente melhora com o tempo, sendo raros os efeitos permanentes na visão.

A fototoxicidade também foi descrita após a exposição acidental breve à luz de *flashes* de câmera ou arcos de solda em quatro pacientes que tomavam medicamentos fotossensibilizadores (hidroclorotiazida, furosemida, alopurinol e benzodiazepínicos).[18]

Maculopatia por descarga elétrica

A maculopatia por descarga elétrica descreve a perda visual aguda e as alterações maculares após lesão provocada por relâmpago. A perda de visão pode ser grave em relação à percepção da luz e as lesões podem incluir edema macular, buraco macular, cisto ou um quadro parecido com o da retinopatia solar, catarata, descolamento de retina, oclusão da artéria retiniana e defeito pupilar aferente relativo.[19] A recuperação visual ocorre frequentemente ao longo do tempo, mesmo com a maculopatia grave. O tratamento com altas doses de metilprednisolona intravenosa pode ter um papel na recuperação da visão e o seu uso foi associado à reversão da cegueira induzida por relâmpago em dois casos.[20]

Fototoxicidade retiniana por instrumentos oftálmicos

Os oftalmologistas usam uma série de fontes luminosas poderosas. A lesão retiniana causada pela exposição à luz de um microscópio cirúrgico e à endoiluminação foi descrita. A fototoxicidade iatrogênica foi relatada após a extração da catarata, procedimentos combinados do segmento anterior e cirurgia do vítreo.[7] A causa mais frequente é o microscópio cirúrgico, conforme descrito inicialmente após a extração extracapsular de catarata, com incidência relatada entre 0 e 7%.[21-23] O mecanismo da fototoxicidade intraoperatória é fotoquímico, com possível potencialização térmica. Como os microscópios cirúrgicos geram pouca radiação UV, o dano fotoquímico provavelmente é ocasionado pela luz visível azul e verde de comprimento de onda curto. A incorporação dos filtros UV e IR na lente intraocular (LIO) e no microscópio podem reduzir, mas não eliminar completamente, o risco de efeitos fóticos e térmicos, respectivamente, conforme demonstrado pela lesão retiniana fótica humana induzida experimentalmente em um olho fácico cego após 60 minutos de exposição ao microscópio cirúrgico com luz UV e IR filtrada.[24]

Poucos pacientes exibem sintomas imediatamente após a exposição, e o nível de visão depende do tamanho e localização da lesão. Uma lesão foveal consegue produzir perda de visão permanente grave, enquanto uma lesão excêntrica é compatível com boa acuidade visual e os escotomas pericentrais. A forma da lesão corresponde à fonte de iluminação cirúrgica. Imediatamente após a exposição, há pouca evidência de patologia macular, mas em 24 e 48 horas, uma lesão amarela, medindo de 0,5 a 2,0 de diâmetro de disco no nível do EPR, desenvolve-se com edema retiniano. A AF revela vazamento agudo de corante (Figura 6.10.3), que pode simular neovascularização coroideia (NVC). Ao longo das semanas, a lesão amarela é substituída por aglomeração e atrofia do EPR (Figura 6.10.4A), que corresponde angiograficamente ao bloqueio dos defeitos de transmissão, respectivamente (Figura 6.10.4B). Outras sequelas em longo prazo incluem a eritropsia pós-operatória, enrugamento da superfície retiniana e NVC.[25,26] Lesões retinianas leves induzidas pela luz podem ser menosprezadas clinicamente, pois as alterações pigmentares pós-operatórias podem ser atribuídas a outras causas.

A histopatologia da lesão aguda induzida por microscópio cirúrgico revela danos no EPR e nos fotorreceptores.[27]

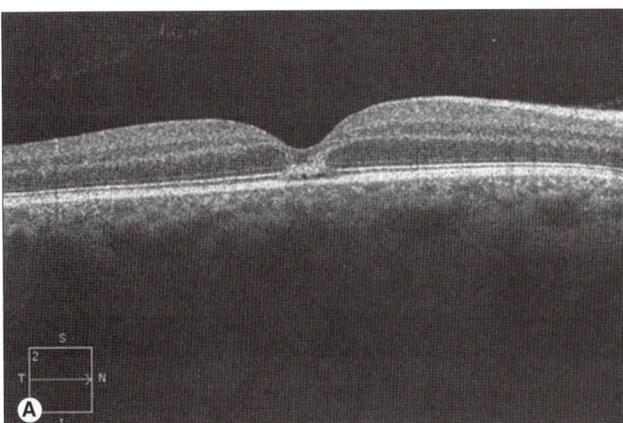
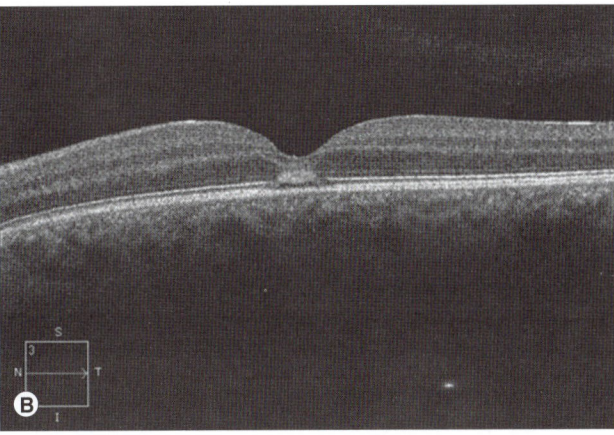

Figura 6.10.2 Tomografia de coerência óptica da retinopatia por arco de solda que ocorreu após a falha da máscara de proteção. **A.** Olho direito. **B.** Olho esquerdo.

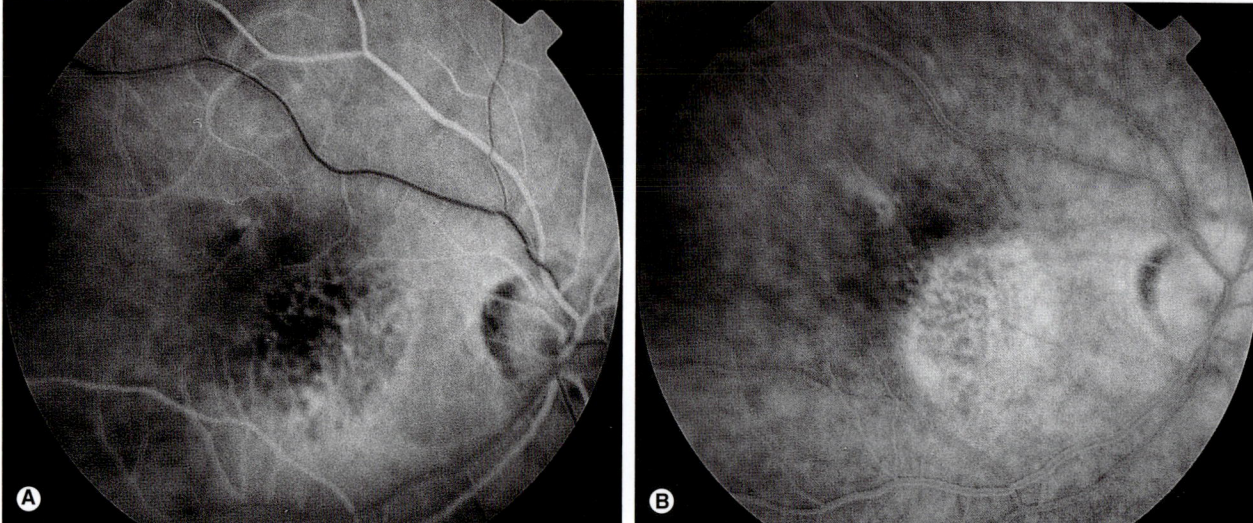

Figura 6.10.3 Fototoxicidade retiniana aguda, 2 semanas após a cirurgia de catarata. **A.** Manchas perifoveais de fluoresceína na angiografia em estágio inicial. **B.** Modesto vazamento de fluoresceína e manchas no pigmento da retina na fase tardia. A acuidade visual é 20/60. (Cortesia de Gordon A. Byrnes, MD.)

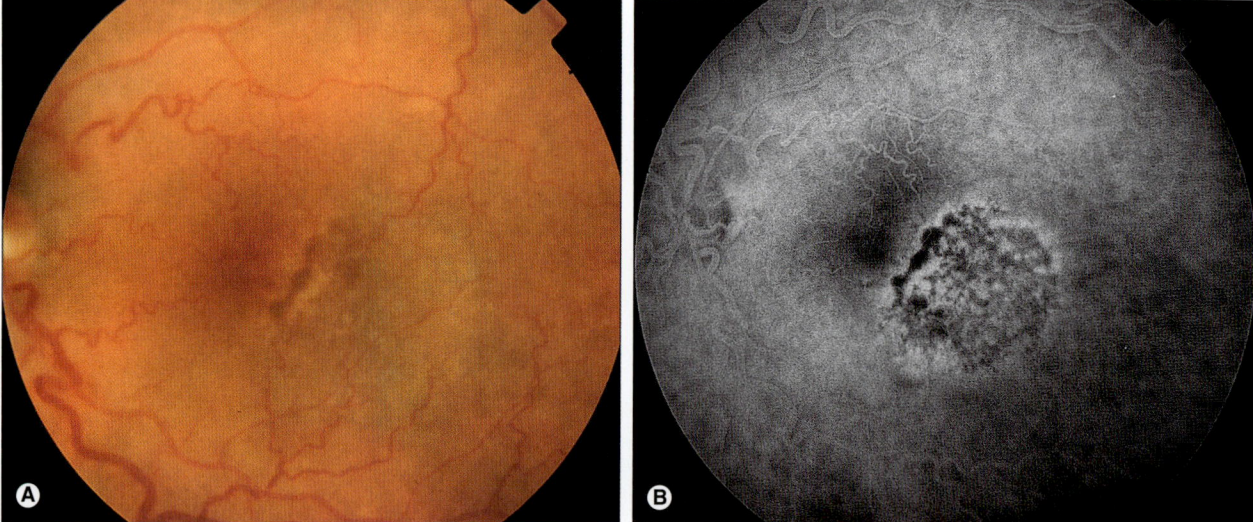

Figura 6.10.4 Fototoxicidade retiniana crônica no olho esquerdo. **A.** A acuidade visual é 20/50 (6/15). Pode haver uma área bem definida com manchas no epitélio pigmentar da retina. O paciente também tem tortuosidade venosa retiniana congênita. **B.** A angiografia fluoresceínica revela bloqueio e defeitos de transmissão sem vazamento tardio de fluoresceína. (Cortesia de Gordon A. Byrnes, MD.)

Nos primatas, as lesões fóticas iniciais demonstraram danos aos fotorreceptores e rompimento das zônulas de oclusão (*tight junctions*) do EPR, com regeneração dos segmentos externos dos fotorreceptores 3 a 5 meses após a lesão.[26] Isso pode corresponder à recuperação da visão após lesão observada em alguns olhos humanos. A fototoxicidade do microscópio cirúrgico tem sido associada a fatores intraoperatórios, incluindo a luminosidade do microscópio, o comprimento de onda da exposição luminosa, a duração da cirurgia e a técnica cirúrgica empregada. As lesões fototóxicas da retina podem ocorrer após uma facoemulsificação de curta duração (menos de 30 minutos) e foram associadas à emetropia e retinopatia diabética.[28] O risco de dano fótico pode aumentar após a inserção da LIO, que pode focalizar a luz incidente na retina. Os fatores de suscetibilidade do paciente incluem aumento da temperatura corporal e oxigenação do sangue, pigmentação coriorretiniana, maculopatia preexistente, dilatação pupilar, diabetes melito, doença vascular retiniana, deficiências do ácido ascórbico ou vitamina A e uso de fotossensibilizador. O dano fótico secundário à endoiluminação durante a vitrectomia é incomum e pode ser evitado minimizando a duração da cirurgia e a saída de luz, filtros, maximizando a distância de canalização da luz a partir da retina e usando técnicas de endoiluminação excêntrica.[29]

Não existe tratamento específico para lesões agudas e a melhoria visual espontânea ocorre geralmente em meses, mesmo quando as lesões envolvem a mácula. Os métodos para reduzir o risco incluem a redução da iluminação coaxial e o tempo de cirurgia, o uso de filtros IR e UV no microscópio e na LIO, a colocação de uma bolha de ar na câmara anterior para desfocar a luz incidente e o uso de uma cobertura corneana.

A irradiância produzida pelo oftalmoscópio indireto e a câmera de fundo é menos do que os limiares de lesão retiniana determinados experimentalmente. Além disso, a energia total fornecida para o olho é menor em condições não cirúrgicas do que em condições cirúrgicas. Esses instrumentos não demonstraram produzir lesão retiniana aguda em seres humanos; no entanto, a exposição prolongada ao oftalmoscópio indireto demonstrou produzir lesões em primatas. O efeito cumulativo do exame repetido é desconhecido e recomenda-se que os exames de retina sejam realizados com o mínimo de iluminação necessário.

EXPOSIÇÃO À LUZ E DEGENERAÇÃO MACULAR RELACIONADA À IDADE

Uma associação entre a exposição solar em longo prazo e a degeneração macular relacionada à idade (DMRI) foi considerada por a DMRI ser menos comum em pacientes com catarata nuclear.[30] A histopatologia da lesão fótica aguda revela danos ao EPR macular e aos fotorreceptores, que tem a mesma profundidade tecidual e localização geográfica das mudanças observadas na DMRI.[23] A visualização solar provoca dano grave ao EPR, além de irregularidades pigmentares, que têm uma aparência similar às da DMRI, embora o espessamento difuso da membrana de Bruch observado na DMRI não ocorra com o dano causado pela visualização solar.[11] A relação entre a luz e a DMRI foi avaliada com estudos epidemiológicos. No estudo dos pescadores da Baia Chesapeake, não foi encontrada nenhuma associação entre a exposição cumulativa ao UVA ou UVB e a DMRI leve ou avançada.[31] Uma associação foi observada entre a exposição à luz azul ou visível durante os 20 anos anteriores e o risco de desenvolver DMRI avançada.[32] No Beaver Dam Eye Study, nenhuma associação foi encontrada entre a exposição ao UVB ambiental e a DMRI.[33] A quantidade de tempo de lazer ao ar livre no verão foi associada à maior pigmentação retiniana em homens e à DMRI tardia em homens e mulheres. Até hoje, nenhum estudo definiu conclusivamente a relação entre a exposição em longo prazo à luz UV e a DMRI. Até isso ser esclarecido, os óculos de sol para filtrar a luz UV e azul podem ser considerados para indivíduos em risco, como os portadores de afacia ou pseudofacia que não usam lentes intraoculares com proteção UV e os indivíduos com maior pigmentação ocular ou em risco de DMRI.[5]

LESÃO POR *LASER*

As aplicações do *laser* em situações industriais, militares e laboratoriais contribuem para muitos casos de lesão retiniana acidental, resultando da exposição direta ao *laser* ou suas reflexões. Geralmente ela ocorre quando o *laser* é disparado inadvertidamente em volta de um indivíduo sem proteção ocular. O dano ao tecido retiniano depende dos parâmetros do *laser* e varia de uma lesão sutil à formação e um buraco macular e hemorragia extensa, além de rompimento da retina e da coroide. A fotocoagulação foveal acidental pode produzir perda de visão imediata de até 20/200, com um cisto foveal ou descoloração amarela do EPR (Figura 6.10.5). A avaliação em longo prazo pode revelar irregularidades do EPR, membrana epirretiniana, buraco macular e gliose. A recuperação da visão é variável e está relacionada com o grau e localização da lesão inicial.[34] Com base nos achados de modelos animais, os corticosteroides têm sido usados variavelmente para tratar lesões retinianas induzidas por *laser*.

Os operadores de *laser* e as pessoas ao redor do *laser* correm risco de recebê-lo pela dispersão de sua luz pelas superfícies ópticas, como as lentes de contato e os espelhos; portanto, óculos de proteção devem ser usados por todos. Os *lasers* de fotocoagulação retiniana contêm filtros para proteger o operador. A diminuição da discriminação da cor e uma das linhas de confusão (tritan) foi observada nos oftalmologistas que usavam *laser* de argônio azul-verde.[35] Isso pode ter sido causado pela exposição crônica às reflexões do feixe de argônio de mira azul, de modo que os *lasers* atuais usam mira vermelha ou verde para minimizar o risco do operador.

PONTEIROS A *LASER*

Os ponteiros a *laser* são dispositivos portáteis de baixa energia que emitem um feixe de *laser* coerente de baixa potência. Nos EUA, os *lasers* são classificados pelo American National Standards Institute e um *laser* manual para uso como ponteiro deve ser um dispositivo classe 1, 2 (< 1 miliwatt [mW]), 2A ou 3A (1 a 5 mW), segundo as especificações da FDA. Por outro lado, os *lasers* classe 3B geram 5 a 500 mW e os *lasers* classe 4 geram mais de 500 mW.

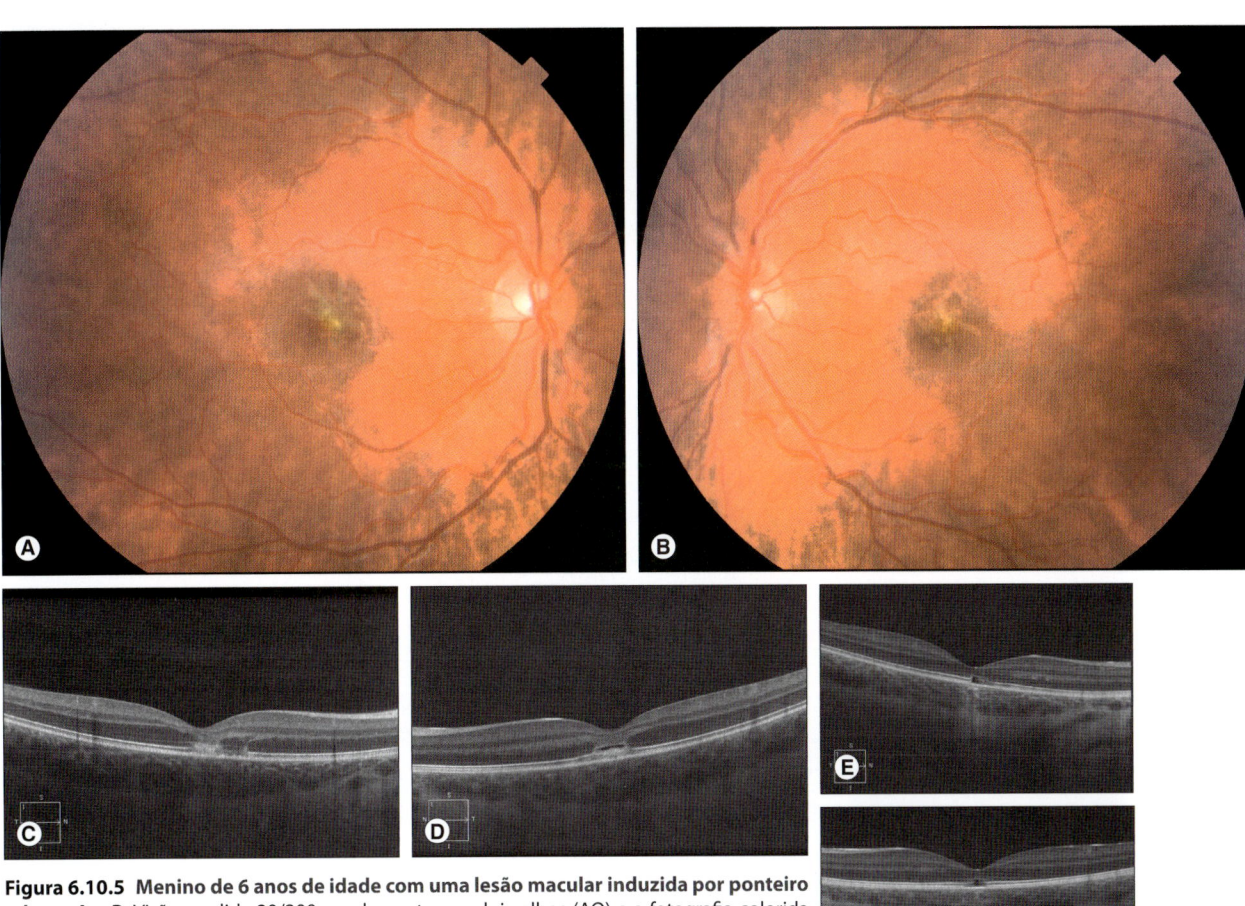

Figura 6.10.5 Menino de 6 anos de idade com uma lesão macular induzida por ponteiro a *laser*. **A** e **B**. Visão medida 20/200 agudamente nos dois olhos (AO) e a fotografia colorida revelou estrias amarelas irradiando do centro da fóvea. **C** e **D**. A tomografia de coerência óptica (OCT, do inglês *optical coherence tomography*) revelou turvamento da elipsoide e zonas de interdigitação e opacificação da camada de Henle. **E** e **F**. Três anos após a lesão, a visão melhorou para 20/40 com o defeito retiniano externo focal residual.

Os ponteiros a *laser* são comuns e, se mal utilizados, podem levar à exposição ocular inadvertida e ao dano retiniano secundário.[36-40] É difícil produzir lesão ocular com um ponteiro a *laser* classe 3A ou menor, a menos que haja exposição foveal prolongada e inadequada. Certos fatores individuais, como idade, maculopatia preexistente e transparência dos meios oculares, exercem um papel na determinação da suscetibilidade. O mecanismo depende do comprimento de onda, mas parece ser dano coriorretiniano ou fototoxicidade. Existem *lasers* manuais disponíveis na *internet*, provenientes de fontes duvidosas, que podem não se adequar aos padrões da FDA, com potências de saída acima de 3A, ou que podem ter uma rotulagem errada. Os dispositivos manuais que ultrapassam os padrões recomendados podem produzir lesão retiniana permanente e comprometimento visual, com consequente dano aos fotorreprodutores, conforme exibido pela OCT.[40-42]

O dano se manifesta como anomalias visuais transitórias unilaterais ou bilaterais, escotomas e perturbações perimaculares do EPR.[36] A OCT revela danos agudos aos fotorreceptores e opacificação da camada de Henle, com alguma recuperação da visão ao longo do tempo (ver Figura 6.10.5).[41,42] Os corticosteroides sistêmicos se mostraram capazes de melhorar as lesões em modelos de lesão por *laser* em primatas.

COMPLICAÇÕES DA FOTOCOAGULAÇÃO A *LASER* RETINIANA TERAPÊUTICA

Com o uso adequado do *laser*, as complicações são raras, mas os riscos e o consentimento livre e informado devem ser discutidos com os pacientes quando o *laser* for utilizado clinicamente. A fotocoagulação inadvertida da fóvea, córnea, íris ou cristalino pode ser minimizada com técnica cuidadosa e configuração apropriada do *laser*. O risco de efusão coróidea após fotocoagulação panretiniana extensa pode ser reduzido pela distribuição do tratamento em várias sessões. A NVC secundária e a hemorragia causadas pelo dano à membrana de Bruch podem ser minimizadas reduzindo a intensidade e a duração do *laser* e evitando focos de tamanho reduzido (50 µm).

BIBLIOGRAFIA

Cruickshanks KJ, Klein R, Klein BEK. Sunlight and age-related macular degeneration. The Beaver Dam Eye Study. Arch Ophthalmol 1993;111:514–18.

Jorge R, Costa RA, Quirino LS, et al. Optical coherence tomography findings in patients with late solar retinopathy. Am J Ophthalmol 2004;137:1139–43.

Kleinmann G, Hoffman P, Schechtman E, et al. Microscope-induced retinal phototoxicity in cataract surgery of short duration. Ophthalmology 2002;109:334–8.

Lee G, Baumal CR, Lally D, et al. Retinal injury after inadvertent handheld laser exposure. Retina 2014;34:2388–96.

Mainster MA, Ham WT, DeLori FC. Potential retinal hazards. Instrument and environmental light sources. Ophthalmology 1983;90:927–32.

McDonnell HR, Irvine AR. Light-induced maculopathy from the operating microscope in extracapsular cataract extraction and intraocular lens implantation. Ophthalmology 1983;90:945–51.

McGhee CNJ, Crain JP, Moseley H. Laser pointers can cause permanent retinal injury if used inappropriately. Br J Ophthalmol 2000;84:229–30.

Priebe LA, Cain CP, Welch AJ. Temperature rise required for the production of minimal lesions in the *Macaca mulatta* retina. Am J Ophthalmol 1975;79:405–43.

Weng CY, Baumal CR, Albini TA, et al. Self-induced laser maculopathy in an adolescent boy utilizing a mirror. Ophthalmic Surg Lasers Imaging Retina 2015;46:485–8.

White TJ, Mainster MA, Wilson PW, et al. Chorioretinal temperature increases from solar observation. Bull Math Biophys 1971;33:1–17.

Yannuzzi LA, Fisher YL, Krueger A, et al. Solar retinopathy; a photobiological and geophysical analysis. Trans Am Ophthalmol Soc 1987;85:120–58.

As referências completas estão disponíveis no **GEN-io**.

PARTE 6 RETINA E VÍTREO
SEÇÃO 3 Princípios Básicos de Cirurgia Vitreorretiniana

Cirurgia de Introflexão Escleral   6.11

Bozho Todorich, Lisa J. Faia e George A. Williams

Definição: Fechamento de roturas da retina pela indentação escleral.

Características principais
- Identificação, localização e tratamento das roturas retinianas
- Introflexão escleral.

Características associadas
- Alta taxa anatômica de sucesso – geralmente 80 a 90%
- Drenagem externa do fluido sub-retiniano realizada ocasionalmente
- Pode ser combinada com cirurgia de vitrectomia.

INTRODUÇÃO

Embora a vitrectomia primária venha sendo cada vez mais utilizada, um procedimento cirúrgico essencial para o reparo de certos descolamentos de retina regmatogênicos é a introflexão escleral. O objetivo da introflexão escleral é tamponar as roturas retinianas pela indentação da parede ocular, prevenindo assim a passagem do vítreo liquefeito para o espaço sub-retiniano. Essa abordagem flexível incorpora os benefícios e vantagens de diferentes técnicas e materiais, maximizando a taxa de sucesso anatômico e visual, minimizando ao mesmo tempo as possíveis complicações.

REVISÃO HISTÓRICA

O reconhecimento da tração vitreorretiniana e das roturas retinianas na patogênese do descolamento da retina por Gonin em 1919 inaugurou a era do tratamento com a drenagem do fluido sub-retiniano e o tratamento das roturas retinianas. Custodis, 30 anos depois, introduziu o conceito de introflexão escleral. A introdução do oftalmoscópio indireto binocular e da depressão escleral por Schepens em 1951 revolucionou a capacidade de localização da patologia retiniana periférica. Schepens ainda melhorou as técnicas de introflexão escleral combinando a dissecção escleral, diatermia e explantes intraesclerais (*buckles*) de silicone. Lincoff *et al.* refinaram o procedimento de Custodis usando explantes de esponja de silicone e crioterapia.[1,2]

AVALIAÇÃO PRÉ-OPERATÓRIA E ABORDAGEM DIAGNÓSTICA

O diagnóstico de descolamento retiniano regmatogênico é sugerido por sintomas de moscas volantes, fotopsia, perda de visão periférica e diminuição da visão central nos casos de envolvimento macular. Em pacientes com meio transparente, o diagnóstico é confirmado pela oftalmoscopia indireta com depressão escleral. A biomicroscopia em lâmpada de fenda com uma lente de contato de três espelhos também pode ser útil na identificação da patologia retiniana e na localização das roturas retinianas. A localização e o tipo das roturas retinianas, bem como o tamanho e a duração do descolamento retiniano, são fatores que ajudam a determinar o momento e o tipo de procedimento de introflexão escleral a ser realizado.

A tomografia de coerência óptica (OCT, do inglês *optical coherence tomography*) é útil na documentação do fluido sub-retiniano, especialmente na mácula, e do grau de qualquer edema intrarretiniano ou proliferação epirretiniana associada. Em pacientes com opacidade de meios, o *status* da retina pode não ser visualizado. A ultrassonografia diagnóstica é imprescindível para estabelecer o descolamento retiniano.

DIAGNÓSTICO DIFERENCIAL

Nem todos os descolamentos de retina são regmatogênicos. Outras causas incluem os descolamentos tracionais da retina (como na retinopatia diabética avançada), descolamentos exsudativos da retina (como nas condições uveíticas, tumores ou síndrome de efusão uveal) e descolamentos combinados.

ALTERNATIVAS PARA A INTROFLEXÃO ESCLERAL

Os descolamentos retinianos regmatogênicos podem ser corrigidos por outras técnicas cirúrgicas. A retinopexia pneumática envolve a injeção de uma bolha de gás expansível no vítreo e a posição de cabeça no pós-operatório de modo que a bolha de gás feche a rotura retiniana.[3] A rotura é tratada com criopexia ou fotocoagulação a *laser*. A retinopexia pneumática geralmente é reservada para descolamentos na hemirretina superior, com uma única rotura ou várias roturas com pouco espaço entre si e com descolamento do vítreo posterior clínico e nenhuma patologia retiniana inferior.

As técnicas de vitrectomia descritas no Capítulo 6.12, também podem ser usadas para corrigir os descolamentos retinianos regmatogênicos. As indicações para introflexão escleral *versus* retinopexia pneumática ou vitrectomia continuam controversas.

ANESTESIA

A introflexão escleral pode ser realizada com o paciente submetido à anestesia local ou geral. A técnica anestésica utilizada é uma questão de escolha do cirurgião e de preferência do paciente. As vantagens da anestesia local incluem um tempo de cirurgia mais curto, recuperação pós-operatória mais rápida e, possivelmente, menor morbidade e mortalidade. No entanto, a colocação retrobulbar do anestésico local não é isenta de riscos. A perfuração do globo, particularmente em pacientes com miopia, e o dano ao nervo óptico podem resultar em perda visual permanente. A parada respiratória e as convulsões epilépticas (grande mal) também já foram relatadas com a administração intratecal inadvertida do anestésico retrobulbar. Essas complicações podem ser minimizadas com uma técnica subconjuntival ou peribulbar.[4,5]

TÉCNICAS GERAIS

Uma peritomia (abertura conjuntival) é realizada no limbo ou vários milímetros posteriores a ele. Devido à manipulação conjuntival considerável, as incisões radiais relaxantes são recomendadas para prevenir lacerações. Em pacientes com bolhas filtrantes ou feridas límbicas recentes, a peritomia pode ser estendida posteriormente para evitar essas áreas. Se apenas um ou dois quadrantes necessitarem de introflexão, a conjuntiva e a cápsula de Tenon podem ser rebatidas somente nos quadrantes necessários (Vídeo 6.11.1).

Após a peritomia, penetra-se o espaço entre a cápsula de Tenon e a esclera, isolam-se as inserções musculares com ganchos musculares e as conexões com a cápsula de Tenon são identificadas e separadas do músculo. Uma sutura de tração é colocada em volta de cada um dos quatro músculos retos. Após todos os retos serem isolados, a superfície da esclera é inspecionada em busca de evidências de afinamento (mais comum superotemporalmente), estafilomas e veias vorticosas anômalas. A tração nas inserções dos músculos extraoculares pode produzir um reflexo óculo-cardíaco de bradicardia, então é importante monitorar cuidadosamente a frequência cardíaca do paciente durante essa etapa.

Nenhum aspecto da introflexão escleral é mais crítico do que a colocação precisa da faixa (buckle), exigindo a localização precisa dos rasgos retinianos na superfície escleral. Para pequenos rasgos com *flap* ou buracos, uma única marca na margem posterior do rasgo é suficiente. Rasgos grandes com *flap* e rasgos não radiais exigem a localização das extensões anterior e posterior das rupturas (Figura 6.11.1) (Vídeo 6.11.2).

Tratamento das rupturas retinianas

O fundamento lógico para o tratamento das rupturas retinianas é criar uma adesão entre o epitélio pigmentar da retina (EPR) e a retina. Isso é feito induzindo uma lesão térmica pelo uso de uma de três fontes de energia: diatermia, crioterapia ou *laser*. A resposta morfológica e celular da retina e do EPR a cada uma dessas fontes de energia é basicamente similar. Após 2 semanas, todas as três modalidades exibem efeitos comparáveis na força de adesão retiniana.[6]

Técnicas de introflexão escleral com explante

As técnicas de explante permitem a colocação de elementos de introflexão para indentar a patologia retiniana.[7] Os explantes são feitos de borracha de silicone sólida ou espumas de silicone e são fornecidos em vários tamanhos e formas. Eles são fixados à esclera com suturas de espessura parcial (ver Vídeo 6.11.2). Na maioria dos descolamentos, o elemento selecionado não é tão importante quanto a localização acurada e sua colocação. A colocação adequada requer uma técnica de sutura eficaz, envolvendo o uso de uma agulha espatulada e uma sutura com fio 5-0 não absorvível, como poliéster, náilon ou polipropileno. A sutura é colocada justa à faixa (altura da introflexão alcançada pelo aperto circunferencial da faixa) ou com 1 mm ou mais em cada lado (altura da introflexão alcançada pela imbricação da sutura). Para garantir que a borda posterior da ruptura seja selada, a sutura posterior é colocada, no mínimo, a 2 a 3 mm da marca de localização escleral.

A colocação do explante pode ser segmentar ou circular. As introflexões segmentares geralmente são reservadas para descolamentos com rotura retiniana única ou roturas próximas entre si, com uma extensão < 1 hora do relógio. Apesar de a introflexão segmentar fechar as roturas isoladas de modo eficaz, ela é menos útil na prevenção de novas roturas, pois não promove suporte para outras partes. As introflexões circulares são particularmente indicadas em pacientes com as seguintes condições:

- Várias roturas em diferentes quadrantes
- Afacia
- Pseudofacia
- Miopia
- Patologia vitreorretiniana difusa, como a degeneração látice extensa ou degeneração vitreorretiniana
- Vitreorretinopatia proliferativa (PVR, do inglês *proliferative vitreoretinopathy*).

A posição anteroposterior do explante circular depende da localização da patologia a ser tratada. Quando as roturas na retina descolada estão associadas à tração, a introflexão deve ser posicionada de modo que a borda posterior da rotura se situe na margem posterior do explante. O efeito da introflexão deve se estender para 30° em ambos os lados da rotura e se estender anteriormente em direção à *ora serrata*. Quando o explante circular sela a patologia de uma retina aplicada, tal como uma rotura da retina, este deve ser posicionado de modo a selar a margem mais posterior da patologia. Se não houver patologia específica, o explante circular deve selar a margem superior da base vítrea.

A altura da introflexão promovida pelo explante circular pode ser obtida de duas maneiras. Explantes circulares finos, como as faixas de silicone, podem ser encurtados em relação à circunferência do globo. O segundo método é via colocação de suturas. Essa técnica é utilizada com explantes mais largos e mais grossos e não requer que o elemento seja encurtado em relação à circunferência ocular. Quanto mais distanciados forem os pontos da *sutura* do tipo colchoeiro, maior será a altura da *introflexão* quando as suturas forem apertadas[7] (ver Vídeo 6.11.1).

Drenagem do fluido sub-retiniano

As indicações para drenagem do fluido sub-retiniano durante a introflexão escleral continuam controversas. Alguns autores acreditam que a maioria dos casos pode ser tratada sem drenagem, ao passo que outros acreditam que a drenagem é um aspecto crucial do procedimento.[7,8] A justificativa para a drenagem se baseia em dois fatores:

- Diminuir o volume intraocular, permitindo a elevação do explante sem aumentar a pressão intraocular (PIO)
- Permitir que a retina se estabeleça sobre a introflexão ao se remover o fluido do espaço sub-retiniano.

A drenagem eficaz coloca as roturas retinianas em justaposição com a coroide sobrejacente ao explante, facilitando com isso o seu fechamento.

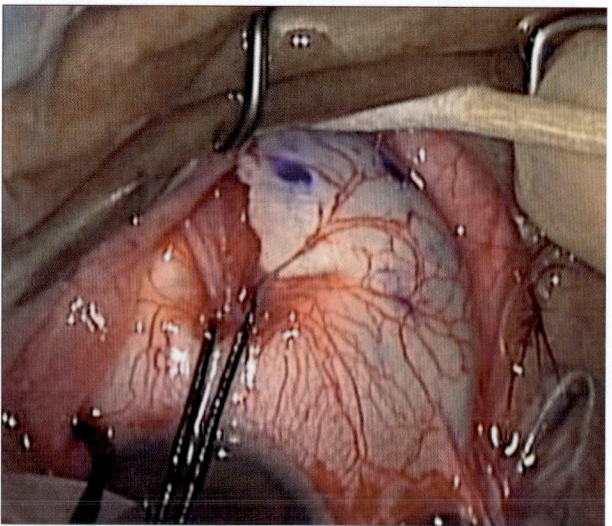

Figura 6.11.1 A marcação em azul (*com caneta*) na esclera representa o local da margem posterior de uma pequena rotura retiniana com *flap*.

A seleção de um local de drenagem externa é afetada por vários fatores (Figura 6.11.2). Embora a localização do fluido sub-retiniano seja uma preocupação primária, não é necessário drenar onde a quantidade de fluido é maior, mas sim onde houver fluido que permita a entrada com segurança no espaço sub-retiniano.

Sempre que possível, é preferível drenar logo acima ou abaixo do meridiano horizontal, temporalmente ou nasalmente (*ver* Figura 6.11.2), evitando os grandes vasos da coroide e as veias vorticosas.

É preferível drenar o terço posterior do leito do explante. Isso proporciona suporte adequado do local de drenagem caso haja uma complicação, como o encarceramento retiniano ou hemorragia da coroide, e permite o fechamento imediato quando o explante for apertado. Se, devido à configuração do descolamento ou à posição do explante, não for possível drenar o leito do explante, o fechamento do local com uma sutura deve ser considerado. A drenagem externa ao leito da introflexão permite que o mesmo seja empurrado para cima à medida que prossegue a drenagem. A entrada através da coroide e no espaço sub-retiniano é feita com uma agulha (27-30 gauges), com a presença de fluido em torno da agulha indicando a entrada no espaço sub-retiniano. À medida que o fluido é drenado, é importante manter uma PIO relativamente normal e constante para prevenir o encarceramento retiniano e a hemorragia de coroide (Vídeo 6.11.3).

▶ Ver Vídeo 6.11.3

Após a drenagem bem-sucedida e o fechamento do local, o explante é posicionado com as suturas esclerais prévias apropriadas. Qualquer sutura sobrejacente a uma rotura retiniana é apertada primeiro. A faixa circular, se houver, é ajustada com uma manga de silicone. À medida que as suturas são apertadas, elas são fixadas com nós temporários – já que isso permite o ajuste fácil da altura do explante e da sua posição – e o nervo óptico é inspecionado quanto à perfusão. Depois de posicionado o explante e ajustada a faixa, o fundo é inspecionado novamente para determinar o *status* das roturas e a perfusão do nervo óptico.

Procedimentos sem drenagem podem ser usados para reaplicar a retina, com taxas de sucesso comparáveis às dos procedimentos de drenagem. A principal vantagem de um procedimento de não drenagem é que ele evita possíveis complicações associadas à drenagem. Em olhos com descolamentos relativamente superficiais, o olho pode amolecer o suficiente após a depressão escleral e a criopexia, permitindo a colocação do explante sem problemas com a PIO. Esperar vários minutos para apertar as suturas esclerais também pode amolecer o olho. No entanto, as técnicas de não drenagem costumam exigir que a PIO seja reduzida por meios medicamentosos ou cirúrgicos adicionais. Uma injeção de um pequeno volume de ar ou gás (0,2 a 0,4 cc de 100% SF6 ou C3F8) costuma ser utilizada como adjuvante nos explantes com drenagem e não drenagem, para promover o fechamento da rotura retiniana.

Introflexão escleral assistida por luz acessória do tipo *chandelier*

A introflexão escleral assistida por luz acessória do tipo *chandelier* é uma técnica relativamente nova, na qual a colocação de explante escleral tradicional e as manobras (p. ex., marcação das roturas retinianas, criopexia e drenagem externa) são realizadas sob visualização em grande angular por meio do microscópio cirúrgico. A visualização é habilitada pela endoiluminação fornecida por uma pequena fonte de luz de fibra óptica, inserida no início do caso. A vantagem desse procedimento é que ele permite a identificação de todas as roturas retinianas, mesmo na periferia distante, o que é muito útil para os cirurgiões menos experientes. Também é uma grande ferramenta de ensino, pois permite a visualização simultânea pelo cirurgião e o auxiliar. A principal desvantagem do candelabro durante a introflexão escleral primária é que ela requer a entrada na cavidade vítrea e representa um pequeno risco de encarceramento vítreo no local da esclerotomia.

Fechamento

Após os ajustes finais, as suturas são amarradas e os nós girados posteriormente. A cápsula de Tenon e o globo podem ser irrigados com uma solução antibiótica. A irrigação retrobulbar com 0,75% de bupivacaína diminui significativamente a dor pós-operatória após anestesia geral ou local.

A cápsula de Tenon é então identificada em todos os quadrantes. Um fechamento em camadas, iniciando-se pela cápsula de Tenon nas inserções musculares, garante que o explante e as suturas não absorvíveis sejam revestidos pela cápsula de Tenon e remove a tensão no fechamento conjuntival, minimizando a possibilidade de erosão do explante. Durante o fechamento conjuntival, as incisões relaxantes são fechadas com fio absorvível 6-0 ou *vicryl* 7-0. A conjuntiva é fixada no limbo com uma ou mais suturas. Em longo prazo, uma cápsula fibrosa se forma sobre o explante escleral, que mantém a sua posição e o efeito da indentação (Figuras 6.11.3 e 6.11.4).

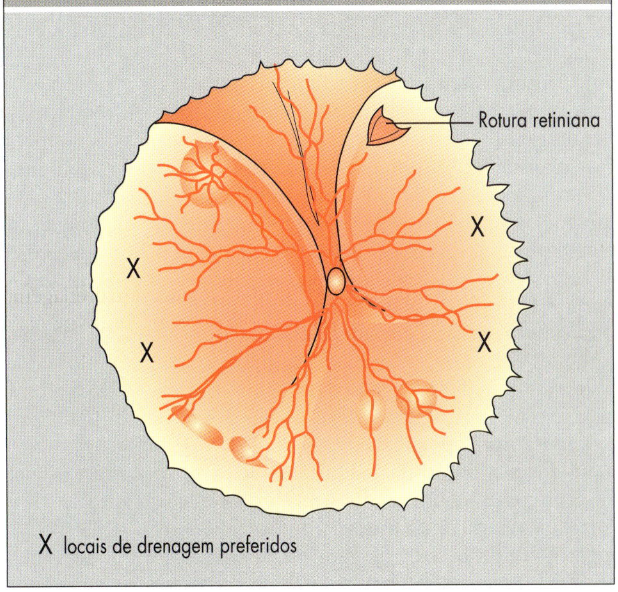

Figura 6.11.2 Localização dos locais de drenagem preferidos.

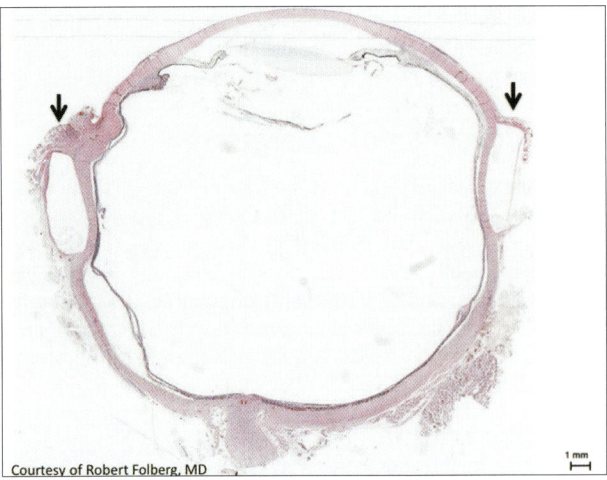

Figura 6.11.3 Corte histológico transversal corado com hematoxilina e eosina de um olho com história de procedimento de introflexão escleral. A cápsula fibrosa delineando a localização anterior do elemento de introflexão é observada (setas).

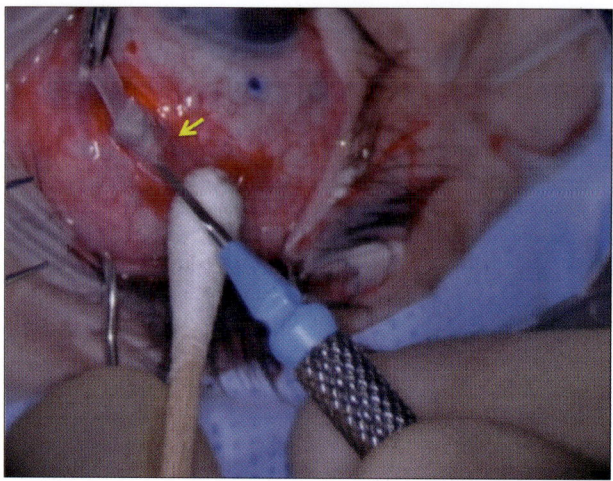

Figura 6.11.4 Imagem intraoperatória de um olho sendo submetido à remoção de explante escleral (*buckle*) demonstrando a cápsula fibrosa sendo cortada e rebatida pela lâmina metálica, ao longo do eixo do explante de introflexão (*seta amarela*).

COMPLICAÇÕES

Complicações intraoperatórias

Perfuração escleral

A perfuração escleral durante a colocação de sutura é uma complicação potencialmente devastadora. Geralmente, a perfuração é observada no momento da colocação da sutura e é sinalizada pela presença de sangue, pigmento ou fluido sub-retiniano através da sutura.

Complicações de drenagem

As complicações de drenagem mais comuns são o encarceramento retiniano e a hemorragia coróidea ou sub-retiniana.[8] O encarceramento retiniano pode ocorrer apesar das tentativas de se evitar grandes flutuações na PIO durante a drenagem, e é identificada por uma endentação característica da retina sobre o local. Graus mínimos de encarceramento raramente resultam em roturas retinianas, mas grandes quantidades de encarceramento exigem suporte com um explante.

A hemorragia coróidea ou sub-retiniana talvez seja a complicação mais temida da drenagem do fluido sub-retiniano. Geralmente ela ocorre no momento da perfuração da coroide e é marcada pelo surgimento de sangue no local. Se isso acontecer, o local de drenagem deve ser fechado o mais rápido possível com o explante ou com uma sutura na esclerotomia e a PIO elevada acima da pressão de perfusão sistólica. Se o local de drenagem for temporal, o olho deve ser posicionado para deixar o local o mais inferiormente possível para prevenir a gravitação do sangue para a fóvea.

Complicações pós-operatórias

Glaucoma

Uma série de glaucomas secundários pode se desenvolver após a introflexão escleral. O fechamento do ângulo após a introflexão escleral pode ocorrer com ou sem bloqueio pupilar. Um mecanismo provável de fechamento angular é o descolamento raso do corpo ciliar, que resulta no deslocamento anterior do corpo ciliar e na oclusão do ângulo. A isquemia do segmento anterior também pode causar glaucoma.

Infecção e extrusão

Os materiais de introflexão escleral constituem corpos estranhos e, portanto, carregam o risco de infecção e extrusão. A incidência de infecção e extrusão de explante é de aproximadamente 1%. O tratamento eficaz do material infeccioso do explante escleral geralmente requer remoção. Os antibióticos tópicos e os antibióticos sistêmicos às vezes resultam em melhoria sintomática, mas eles raramente são curativos. A remoção do material de explante escleral traz um risco de novo descolamento de 4 a 33%.

Efusão coroideana

O acúmulo de fluido seroso ou serossanguíneo no espaço supracoroide é relativamente comum após a introflexão escleral, chamado efusão coróidea (ou do corpo ciliar). A efusão coroideana está relacionada com o tamanho e a extensão do explante escleral.[9]

Edema macular cistoide e fluido sub-retiniano residual

Usando crioterapia e técnicas de explante, a incidência de edema macular cistoide (CME, do inglês *cystoid macular edema*) angiográfico em 4 a 6 semanas após a cirurgia em olhos fácicos é de 25 a 28% e tipicamente se resolve de maneira espontânea.[10] Terapias adicionais, como com corticosteroides, podem ser necessárias para a resolução.[11]

Pucker macular

O *pucker* macular é a principal causa de redução da visão após a introflexão escleral, com a incidência na faixa de 3 a 17%.[12] Os fatores de risco identificados incluem PVR de grau B ou mais grave no pré-operatório, idade, descolamento retiniano total e perda de vítreo durante a drenagem.[10]

Diplopia

A incidência de diplopia pós-operatória é baixa. Em uma série de 750 pacientes submetidos à introflexão escleral para descolamento de retina, 3,3% se queixaram de diplopia no pós-operatório.[13] A incidência de diplopia é maior nas reoperações com revisão do explante e com explantes maiores.

Mudanças no erro refrativo

A extensão da mudança no erro refrativo após a introflexão escleral depende da técnica cirúrgica empregada. Os explantes segmentares causam pouco efeito no erro refrativo. No entanto, grandes elementos radiais, como as esponjas de espessura total que se estendem anteriormente para além da *ora serrata*, podem induzir um astigmatismo irregular. Procedimentos circunferenciais induzem a maior mudança nos erros refrativos. Essa alteração é maior para os olhos fácicos do que para os afácicos, devido ao deslocamento anterior do cristalino, resultando em maior alteração miópica.[14]

PROGNÓSTICO

Os resultados anatômicos após a introflexão escleral são impressionantes, com uma taxa geral de reaplicação de aproximadamente 90%. Infelizmente, os resultados visuais após a introflexão escleral não acompanham os resultados anatômicos. Vários fatores estão correlacionados ao prognóstico visual e anatômico. Descolamentos de retina com a mácula aplicada no momento da cirurgia (*macula on*) têm um prognóstico significativamente melhor comparados com os descolamentos que acometem a mácula. Algumas séries demonstram sucesso anatômico em 99% dos casos de descolamento de retina com a mácula aplicada.[15,16] No entanto, pode ocorrer diminuição da acuidade visual, geralmente causada por alterações maculares pós-operatórias, como o CME ou o *pucker* macular. Aproximadamente 10% dos pacientes com descolamentos de retina com mácula *on* sofrem uma perda visual de duas linhas de Snellen ou mais, em relação à sua visão pré-operatória.

O descolamento da mácula resulta em um grau variável de dano permanente aos fotorreceptores que está diretamente correlacionado com a duração do descolamento.[17] Os descolamentos com a mácula *off* geralmente são maiores e de maior duração que os descolamentos com a mácula *on*; portanto, não é surpresa que os descolamentos de retina envolvendo a mácula tenham uma taxa de sucesso menor. Embora a taxa de sucesso anatômico geral dos descolamentos de retina com acometimento da mácula seja de 90%, pelo menos, somente 40 a 60% dos pacientes têm uma acuidade visual final de 20/50 ou mais.[18-20] Antes da cirurgia, a OCT documenta o *status* da mácula e a presença de edema retiniano (Figura 6.11.5). Após a cirurgia, a OCT pode demonstrar a presença de CME ou fluido sub-retiniano residual.[21]

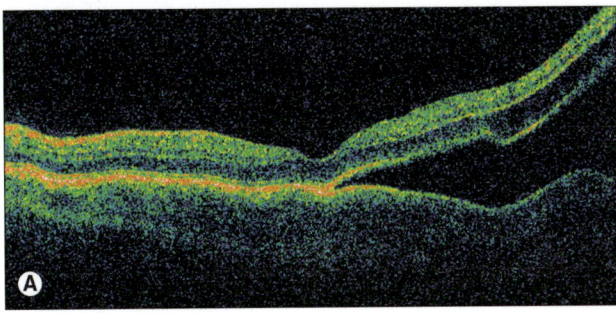 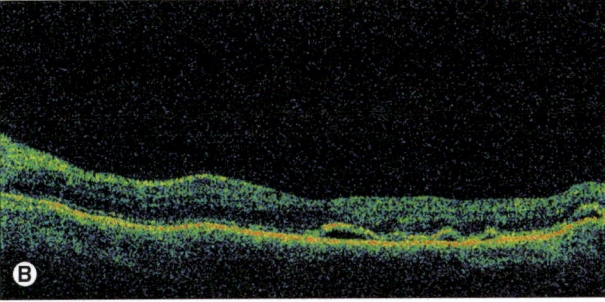

Figura 6.11.5 A. Tomografia de coerência óptica de descolamento de retina agudo de 3 dias de duração. Repare no edema retiniano. **B.** Tomografia de coerência óptica do mesmo olho, 6 semanas após introflexão escleral. Repare no fluido subfoveal persistente apesar da resolução do edema e descolamento retinianos.

BIBLIOGRAFIA

Burton RL, Cairns JD, Campbell WG, et al. Needle drainage of subretinal fluid: a randomized clinical trial. Retina 1993;13:13–16.

Girard P, Karpouzas I. Visual recovery after scleral buckling surgery. Ophthalmologica 1995;209:323–8.

Girard P, Mimoun G, Karpouzas I, et al. Clinical risk factors for proliferative vitreoretinopathy after retinal detachment surgery. Retina 1994;14:417–24.

Hassan TS, Sarrafizadeh R, Ruby A, et al. The effect of duration of macular detachment on results after the scleral buckle repair of primary macula-off retinal detachments. Ophthalmology 2002;109:146–52.

Lobes LA, Burton TC. The incidence of macular pucker after retinal detachment surgery. Am J Ophthalmol 1978;85:72–7.

Meredith TA, Reeser FH, Topping TM, et al. Cystoid macular edema after retinal detachment surgery. Ophthalmology 1980;87:1090–5.

Smiddy WE, Loupe DN, Michels RG, et al. Extraocular muscle imbalance after scleral buckling surgery. Ophthalmology 1989;96:1485–90.

Smiddy WE, Loupe DN, Michels RG, et al. Refractive changes after scleral buckling surgery. Arch Ophthalmol 1989;107:1469–71.

Williams GA, Aaberg TM Sr. Techniques of scleral buckling. In: Ryan SJ, editor. Retina, vol. 4. Philadelphia: Elsevier Mosby; 2006. p. 1035–70.

Wolfensberger TJ, Gonvers M. Optical coherence tomography in the evaluation of incomplete visual acuity recovery after macula-off retinal detachment. Graefes Arch Clin Exp Ophthalmol 2002;24:85–9.

As referências completas estão disponíveis no **GEN-io**.

PARTE 6 RETINA E VÍTREO
SEÇÃO 3 Princípios Básicos de Cirurgia Vitreorretiniana

Vitrectomia

Michael Engelbert e Stanley Chang

6.12

Definição: A vitrectomia é uma cirurgia intraocular na qual o vítreo é removido para permitir que procedimentos adjuvantes corrijam uma patologia retiniana e/ou macular, removam tecido ou material estranho, anormal ou deslocado no segmento posterior, ou apliquem medicamentos ou dispositivos terapêuticos ou de tamponamento no olho.

Características principais

Três aberturas são realizadas na *pars plana* para acomodar:
- Infusão, para substituir o volume intraocular, manter a pressão intraocular (PIO) e infundir tamponamento vítreo
- Sonda de endoiluminação, endodiatermia, endolaser, cortador, pinça, tesoura
- Visualização com um sistema de contato ou não contato

INTRODUÇÃO

Desde a sua criação, avanços notáveis na cirurgia vitreorretiniana estabeleceram esse procedimento microcirúrgico como a segunda operação intraocular mais comum após a extração de catarata. O progresso em duas áreas importantes alimentou o crescimento extraordinariamente rápido nas técnicas de cirurgia vitreorretiniana:

- A compreensão das alterações patológicas que afetam a retina e o vítreo
- A introdução de novas tecnologias e instrumentos.

Nos seus primeiros anos, a vitrectomia era usada para restaurar a visão ambulatorial nos olhos antes destinados a ficarem cegos. A remoção do vítreo opacificado e a do tecido fibrovascular na retinopatia diabética resultavam frequentemente na restauração da visão funcional. Os olhos que tinham descolamentos retinianos complicados, como os associados à vitreorretinopatia proliferativa ou que resultavam de lesão penetrante grave, eram considerados inoperáveis. Conforme os avanços na tecnologia continuaram e o perfil de segurança da vitrectomia foi estabelecido, o seu foco mudou para novas aplicações (p. ex., cirurgia macular). Os objetivos dessa cirurgia são melhorar e restaurar a acuidade visual central em condições como *pucker* macular, buraco macular e descolamento retiniano.

REVISÃO HISTÓRICA

Em 1970, Machemer e Parel introduziram o primeiro instrumento para cortar e remover o vítreo e o primeiro procedimento de vitrectomia foi realizado em um paciente com diabetes que tinha hemorragia vítrea de longa data (Vídeo 6.12.1).

AVALIAÇÃO PRÉ-OPERATÓRIA E ABORDAGEM DIAGNÓSTICA

A avaliação pré-operatória dos pacientes submetidos à vitrectomia inclui um exame cuidadoso do olho e uma avaliação do estado clínico do paciente e do risco de complicações associadas com anestesia. O cirurgião revisa o procedimento planejado com o paciente para explicar os resultados previstos e os possíveis riscos e benefícios.

O exame em lâmpada de fenda é usado para avaliar as estruturas do segmento anterior, enquanto a biomicroscopia indireta permite a avaliação da anatomia vitreorretiniana. Quando um tamponamento com gás é planejado, a profundidade da câmara anterior deve ser avaliada, pois uma bolha grande pode resultar em pouca profundidade e glaucoma de ângulo fechado. A transparência do cristalino e da córnea, bem como o tamanho da pupila em midríase são observados para garantir que, no período intraoperatório, a retina possa ser visualizada adequadamente. Em olhos pseudofácicos, o tipo de lente intraocular (LIO) e sua composição são estudados. Devido às suas propriedades hidrofóbicas, a LIO de silicone pode desenvolver condensação em sua superfície durante a troca fluido-gasosa e a colocação de óleo de silicone intravítreo pode resultar em adesão de gotículas de óleo na superfície da lente, reduzindo com isso a transparência de sua zona óptica. A avaliação gonioscópica é feita em pacientes com diabetes e naqueles com condições inflamatórias.

O vítreo pode ser avaliado por biomicroscopia indireta, com uma lente de não contato de +78,00 ou +90,00 dioptrias (D) ou com uma lente de contato. A presença ou não de separação da superfície hialoide posterior é determinada inicialmente, já que este achado é crítico para a abordagem cirúrgica nas condições maculares. Esses achados são suplementados pelos da oftalmoscopia binocular indireta cuidadosa, que fornece informações sobre a gravidade da proliferação da membrana epirretiniana (ERM, do inglês *epiretinal membrane*), a localização das roturas retinianas e as alterações anatômicas na base do vítreo e nas estruturas retinianas periféricas. A tomografia de coerência óptica (OCT, do inglês *optical coherence tomography*) como uma ferramenta diagnóstica adjuvante revolucionou a avaliação da interface vitreorretiniana e da retina, do epitélio pigmentar da retina (EPR) e do espaço sub-retiniano em um nível próximo do estrutural, de maneira não invasiva. Isso facilitou bastante a distinção entre "verdadeiros" buracos maculares, pseudoburacos e buracos lamelares, bem como edema macular cístico. A sensibilidade, especificidade e reprodutibilidade ultrapassam a de um exame com lente de contato. A OCT também tem sido cada vez mais utilizada para avaliar os prognósticos cirúrgicos da cirurgia de buraco macular e descolamento da mácula.

Nos casos de opacidade dos meios, a avaliação ultrassonográfica fornece um mapa acurado das relações vitreorretinianas. Em particular, a mobilidade do descolamento retiniano, o delineamento das regiões de tração e a localização da hemorragia vítrea ou sub-retiniana podem ser retratados. A presença, a localização e as dimensões dos explantes de introflexão escleral podem ser determinadas. Nas situações de trauma, testes auxiliares usando tomografia computadorizada ou análise radiográfica orbital podem ser necessários para ajudar na localização de corpos estranhos e danos às estruturas perioculares.

INDICAÇÕES E ALTERNATIVAS À CIRURGIA

As indicações cirúrgicas para vitrectomia são fornecidas no Boxe 6.12.1. Elas incluem uma ampla gama de condições, algumas delas envolvendo o vítreo ou a retina focalmente, ao passo que outras representam processos mais difusos. Outros capítulos neste livro descrevem as abordagens médicas alternativas para muitas das condições listadas.

ANESTESIA

A maioria dos procedimentos de vitrectomia é feita sob anestesia local (bloqueio retrobulbar, bloqueio peribulbar ou irrigação subconjuntival) sob cuidados anestésicos monitorados. Nos casos de extrema apreensão do paciente ou uma incapacidade de cooperação, a anestesia geral é necessária. Sob anestesia geral, ao se empregar a administração de gás intraoperatório, é importante descontinuar a inalação de óxido nitroso pelo menos 20 minutos antes da injeção final do gás. Caso contrário, pode ocorrer elevação da PIO ou um preenchimento de gás inadequado.

TÉCNICAS GERAIS

A vitrectomia por microincisão usa instrumentos de calibres 23,[1] 25,[2] ou 27 gauges[3] (Figura 6.12.1) e substituiu a vitrectomia-padrão de 20 gauges para a maioria dos cirurgiões. A vitrectomia por microincisão emprega microcânulas valvuladas que são transfixadas na conjuntiva e na esclera utilizando-se de trocáteres com lâminas para escleretomia. Durante a inserção na esclera, as lâminas são introduzidas de modo angular para a criação de uma incisão autosselante. As cânulas são colocadas 3,5 a 4,0 mm posteriores ao limbo da córnea, dependendo do *status* fácico do olho. Geralmente a cânula inferior é conectada a uma infusão com solução salina balanceada para substituir o vítreo removido. Uma sonda de vitrectomia e uma fibra óptica são inseridas através das aberturas de esclerotomia superiores. As cânulas "valvuladas", que apresentam uma fina membrana cobrindo a entrada da cânula, são cada vez mais utilizadas de modo a limitar o volume de fluido que sai do olho durante o procedimento, além de minimizarem o turbilhonamento do fluxo e a oscilação da PIO. Outras fibras de luz de 2 ou 27 gauges (iluminação *chandelier*) podem ser inseridas através da *pars plana* para complementar a luz da sonda de fibra óptica ou permitir que dois instrumentos sejam colocados no olho para dissecção bimanual. Uma variedade de instrumentos adicionais, como pinças, tesouras e sondas de *laser*, também está disponível (Figura 6.12.2). Mesmo as vitrectomias mais complexas podem ser feitas com gauges menores, com instrumentos de

---

BOXE 6.12.1 Indicações para vitrectomia.

Retinopatia diabética
- Hemorragia vítrea não resolvida ou repetida
- Descolamento de retina tracional
- Descolamento de retina combinado (tracional e regmatogênico)
- Proliferação fibrovascular progressiva
- Distorção macular por proliferação fibrovascular
- Edema macular resultante de hialoide posterior fortemente aderida

Descolamento de retina
- Descolamento de retina com vitreorretinopatia proliferativa
- Roturas retinianas gigantes
- Descolamento de retina com roturas retinianas posteriores
- Descolamentos de retina primários selecionados

Complicações da cirurgia do segmento anterior
- Fragmentos de cristalino deslocados
- Lente intraocular deslocada
- Edema macular cistoide afácico ou pseudofácico
- Endoftalmite
- Hemorragia coroideana
- Crescimento interno epitelial
- Perfuração por agulha anestésica

Trauma
- Remoção de hifema
- Catarata traumática ou cristalino deslocado
- Lesões penetrantes posteriores com hemorragia vítrea e/ou descolamento de retina
- Corpo estranho intraocular reativo
- Membranas sub-retinianas ou hemorragia
- Buracos maculares traumáticos

Cirurgia macular
- *Pucker* macular
- Buraco macular
- Hemorragia sub-retiniana maciça
- Síndrome de tração vitreomacular
- Maculopatia miópica por tração
- Descolamento de retina secundário à fosseta de disco e outras anomalias do nervo óptico
- Transplante de fotorreceptores retinianos ou do epitélio pigmentar da retina

Distúrbios retinianos pediátricos
- Retinopatia da prematuridade
- Vítreo primário hiperplásico persistente
- Vitreorretinopatia exsudativa familiar
- Roturas retinianas gigantes/diálise
- Retinosquise juvenil
- Artrite reumatoide juvenil
- Descolamento de retina secundário a coloboma de coroide
- Descolamento de retina na síndrome *morning glory* ou coloboma do nervo óptico
- Terapia gênica para tratamento das degenerações retinianas

Tumores
- Melanoma de coroide
- Complicações da angiomatose retiniana
- Hamartoma combinado da retina e do epitélio pigmentar da retina
- Linfoma intraocular
- Vitrectomia diagnóstica, aspiração com agulha fina

Uveíte
- Retinite viral – infecção por citomegalovírus, necrose retiniana aguda
- Infecções intraoculares – bacterianas, virais, fúngicas, parasitárias
- Oftalmomiíase
- Condições inflamatórias – sarcoidose, síndrome de Behçet, efusão uveal
- *Pars* planite
- Doença de Whipple
- Amiloidose familiar
- Hipotonia

20 gauges ainda sendo necessários para remover fragmentos densos do cristalino ou corpos estranhos. A maioria das incisões de pequeno gauge é autosselante, mas ocasionalmente é necessária uma única sutura através da conjuntiva para fechar uma incisão com vazamento.

Um microscópio cirúrgico de alta resolução é utilizado para visualizar o fundo durante a cirurgia. Uma lente de contato plano-côncava é utilizada na maioria das vezes, mas foram desenvolvidas lentes adicionais de visualização cirúrgica (p. ex., lentes prismáticas, lentes de alto índice refrativo) para melhorar a visualização intraoperatória. É de crescente aceitação o uso de sistemas de visualização de contato ou não contato, grande angular ou panorâmicos, com base nos princípios de visualização oftalmoscópica binocular indireta (Figura 6.12.3). Esses sistemas oferecem uma área de visualização expandida e maior profundidade de foco, mas requerem um inversor de imagem montado no microscópio. Recentemente, sistemas usando câmeras de vídeo binoculares colocadas no corpo de um microscópio cirúrgico foram desenvolvidos para vitrectomia. O cirurgião vê um grande monitor cirúrgico com óculos tridimensionais e é capaz de executar as delicadas manobras cirúrgicas necessárias. As vantagens para tal abordagem incluem necessidade menor de iluminação e, ergonomicamente, o pescoço e as costas do cirurgião são menos propensos ao estresse.

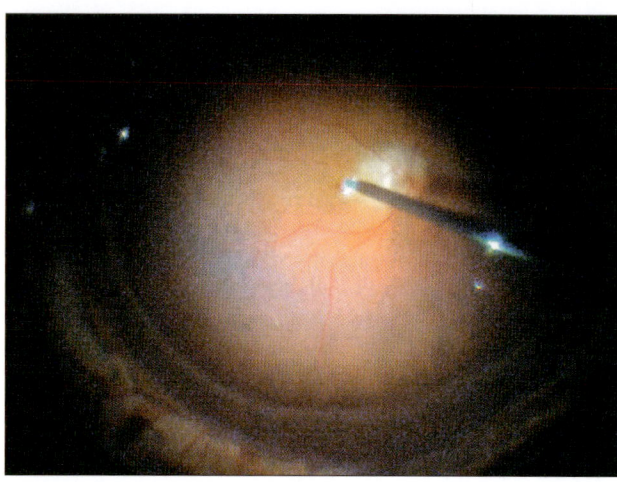

Figura 6.12.3 Lentes de contato indiretas grande angulares permitem uma visão de grande parte da retina, aqui durante a troca fluido-gasosa. Inferiormente, é visível um explante (*buckle*) anterior ao equador.

TÉCNICAS ESPECÍFICAS

Lensectomia

A lensectomia é indicada quando a catarata impede a visualização do fundo do olho ou quando o cristalino está subluxado. Além disso, o cristalino é removido se a tração vitreorretiniana localizada na base do vítreo, ou anterior a ela, tiver que ser dissecada, o que é observado com mais frequência na vitreorretinopatia proliferativa (PVR, do inglês *proliferative vitreoretinopathy*) e no trauma. A fragmentação ultrassônica do cristalino normalmente é abordada a partir da *pars plana*, adentrando com a sonda de fragmentação pelo equador do cristalino. Se não houver necessidade de inserir uma LIO, a cápsula é excisada completamente com o vitreótomo ou removida em bloco com pinça. Tornou-se cada vez mais comum combinar a facoemulsificação-padrão, com implante de uma LIO acrílica dobrável, com a vitrectomia.[4] Essa abordagem combinada acelera o tempo de recuperação para estabilização da acuidade visual.

Vitreótomos

A tecnologia de corte do vítreo usada é a sonda com corte em guilhotina. Esse instrumento, disponível em 20, 23, 25 e 27 gauges, consiste em uma haste romba com uma ponta lateral por onde o tecido é aspirado e cortado por uma luva oca interna que se move para trás e para a frente ao longo do eixo da sonda. Atualmente, pode-se alcançar velocidades de até 10.000 cortes/minuto. Velocidades de corte mais altas resultam em menos tração no tecido e, teoricamente, menos roturas iatrogênicas ocorrem quando a sonda trabalha perto da superfície da retina. As velocidades de corte mais altas também foram introduzidas pela modificação da luva de corte, agora com duas aberturas, de modo que, a cada golpe, o tecido é cortado duas vezes com um ciclo. Aperfeiçoamentos, como colocar a porta mais perto do final da sonda ou chanfrar a extremidade da sonda, também permitem que a porta seja colocada mais perto do tecido que está sendo cortado (Figura 6.12.4).

Dissecção da membrana epirretiniana

Existem dois tipos de proliferação epirretiniana:

- Proliferação fibrovascular, que contém neovascularização, vista mais comumente na retinopatia diabética proliferativa (PDR, do inglês *proliferative diabetic retinopathy*)
- Membranas não vasculares, encontradas na PVR e no *pucker* macular.

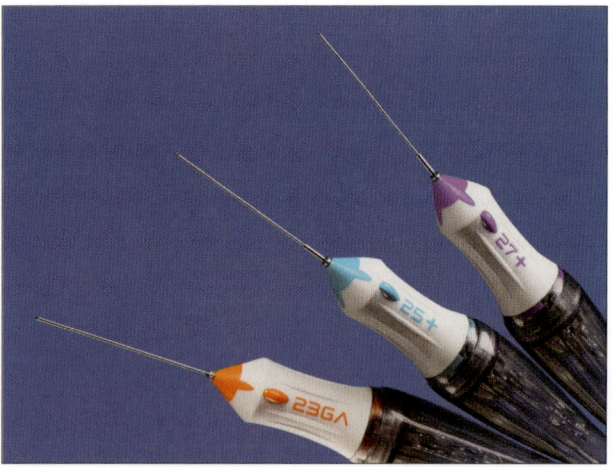

Figura 6.12.1 Instrumentos de corte típicos da vitrectomia, com 23, 25 e 27 gauges, mostrando os tamanhos relativos das ponteiras.

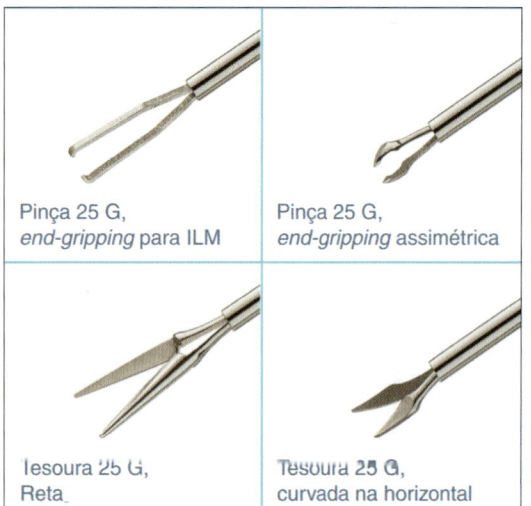

Figura 6.12.2 Os instrumentos também incluem pinças e tesouras. As pontas das pinças foram concebidas para promover uma apreensão mais delicada do tecido (*imagens superiores*), enquanto as tesouras podem ser retas ou curvas para se adequar ao formato do olho (*imagens inferiores*).

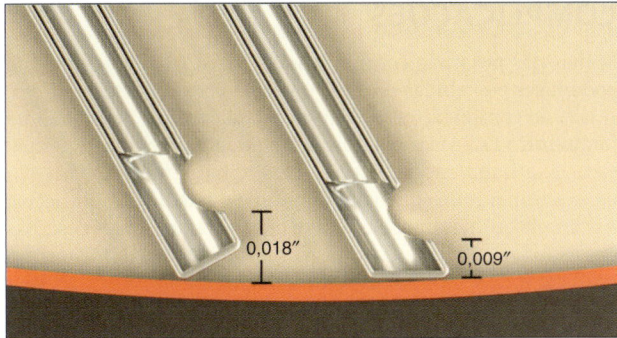

Figura 6.12.4 Uma sonda de corte com uma ponta chanfrada pode permitir que a porta fique mais próxima da superfície retiniana. Isto é particularmente útil nos casos de retinopatia diabética proliferativa.

Nos casos de PDR, as metas cirúrgicas são separar a hialoide posterior da superfície retiniana perifericamente e remover o tecido proliferativo epirretiniano, ou liberar seus efeitos de tração centralmente e/ou perifericamente. As técnicas cirúrgicas empregadas para remover o tecido proliferativo são:

- Segmentação
- Delaminação
- Dissecção em bloco.

As dissecções são realizadas usando-se instrumentos para microcirurgia. Os cortadores de menor gauge são capazes de acessar aberturas pequenas nos planos de tecido e podem ser muito eficazes na remoção de camadas de proliferação fibrovascular. Existem tesouras que cortam perpendicularmente através do tecido fibrovascular ou tesouras com lâminas curvas para cortar entre as inserções retinianas do tecido proliferativo. O uso de instrumentos multifuncionais, com iluminação, permite a delaminação bimanual do tecido, que pode ser feita com mais segurança e menos sangramento. O alcance dos objetivos cirúrgicos resulta na estabilização da retinopatia e da visão.

ERM não vasculares são encontradas na PVR e, em uma forma menos grave, no *pucker* macular. Tais membranas podem aderir fortemente à superfície da retina e a melhor maneira de removê-las é com uma pinça para membranectomia com preensão distal (do tipo *end-gripping*); uma abordagem bimanual que utiliza *pick* e pinça de membrana, com iluminação, reduz a possibilidade de formação de roturas retinianas iatrogênicas.

Atualmente, reconhece-se que os efeitos mecânicos da hialoide posterior na interface vitreorretiniana pode resultar em formação de buraco macular e perda visual central. As alterações estruturais reais, dentro dessa camada de vítreo cortical, que causam patologia retiniana, não estão claras. Uma etapa crítica no tratamento cirúrgico é a separação da hialoide posterior e da retina. Depois de realizada uma vitrectomia central, a camada aderente do vítreo cortical na interface vitreorretiniana é presa e elevada usando a sonda de corte. A hialoide posterior é mais aderente no disco óptico e na região macular. Após a separação da hialoide, constatada pela observação do anel de Weiss, a camada vítrea pode ser removida até a periferia.

Coloração tecidual intraoperatória

Como muitos tecidos pré-retinianos, como vítreo cortical, ERM e membrana limitante interna, são transparentes por natureza, várias substâncias químicas podem ajudar em sua visualização durante a vitrectomia. O corante indocianina verde (ICG, do inglês *intravitreal indocyanine green*) intravítreo foi empregado pela primeira vez para corar a membrana limitante interna, a fim de facilitar o *peeling* e a sua remoção cirúrgica completa. O ICG é amplamente empregado, especialmente na cirurgia de buraco macular. No entanto, a fotossensibilidade e a criação de planos de clivagem mais profundos durante o *peeling* da membrana limitante interna foram observadas. Isso levou ao uso de colorações alternativas, como o azul tripano para coloração da ERM; o azul brilhante para corar a membrana limitante interna (Figura 6.12.5); e a triancinolona, que é particularmente útil para realçar o vítreo cortical (Figura 6.12.6).

Líquidos perfluorocarbonados

Os líquidos perfluorocarbonados são úteis como ferramenta mecânica intraoperatória. Os vários líquidos perfluorocarbonados atualmente utilizados na cirurgia do vítreo têm propriedades físicas e ópticas diferentes. O perfluoro-*n*-octano, por permitir melhor visibilidade, ter baixa viscosidade e alta pressão de vapor, é o mais utilizado dos líquidos perfluorocarbonados. As roturas retinianas gigantes, com abas posteriores invertidas, podem ser recolocadas facilmente em sua posição anatômica normal, permitindo o tratamento bem-sucedido desta condição sem o uso de equipamentos especiais para girar o paciente intraoperatoriamente.[5]

Na PVR, conforme o líquido perfluorocarbonado aplana a retina posterior, as pregas retinianas se abrem e permitem a tração e a visualização de membranas adicionais. A retina é

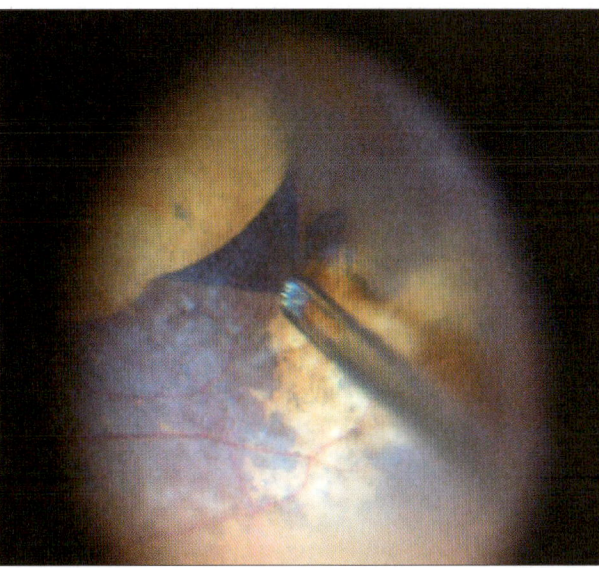

Figura 6.12.5 Coloração da membrana limitante interna e das membranas epirretinianas, neste caso com azul brilhante, pode ser particularmente útil quando a pigmentação deficiente ou irregular do fundo do olho torna a visualização difícil, neste caso em um olho altamente míope com foveoesquise tracional.

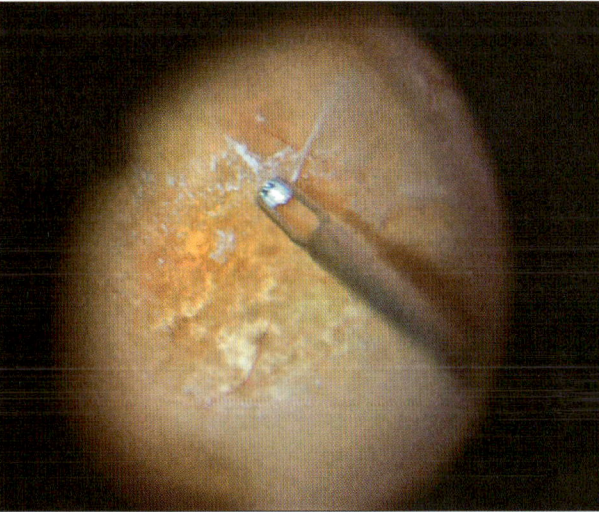

Figura 6.12.6 O vítreo cortical cora particularmente bem com a triancinolona e isso pode ajudar na sua remoção completa e segura, como é o caso da foveoesquise miópica.

estabilizada à medida que a dissecção da membrana avança, e grandes retinotomias, quando necessárias, podem ser executadas com mais segurança.

Outras aplicações dos líquidos perfluorocarbonados são promover a flutuação de fragmentos de cristalino ou LIO deslocados, proporcionar a hemostasia intraocular pela localização do sangramento e para mobilizar o sangue sub-retiniano liquefeito sob a retina.

Endofotocoagulação

A fotocoagulação com *laser* é aplicada ao redor das roturas retinianas e retinotomias circunferenciais; em geral, 2 a 3 fileiras de tratamento são adequadas. Nos casos mais avançados de descolamento de retina, como a PVR, marcas de *laser* podem ser feitas de modo contíguo em duas ou três fileiras a partir da borda anterior da introflexão escleral. Na PDR, aplica-se fotocoagulação dispersa nas áreas de isquemia periférica, reduzindo assim o risco de glaucoma neovascular.

Tamponamento com gás e óleo de silicone

A etapa final na cirurgia vitreorretiniana é decidir se é necessário preencher o espaço vítreo usando um agente tamponador. Uma bomba automática de infusão de ar é utilizada para realizar a troca fluido-gasosa. Uma cânula do tipo flauta é usada de modo ativo ou passivo para aspirar o fluido intraocular à medida que o ar é infundido através da linha de infusão.

Nos casos em que não há descolamento de retina, o tamponamento por gás pode ser desnecessário; mas, em alguns casos, o gás é utilizado para alisar as pregas retinianas ou permitir a visualização através de um meio hemorrágico no pós-operatório. Na cirurgia de buraco macular, uma bolha de gás mais duradoura é útil, pois a sua força de flutuação pode ajudar a fechar o buraco. Quando há descolamento de retina, o fluido sub-retiniano deve ser evacuado para alcançar um enchimento completo com gás e garantir que a retina se aplane, sem dobras posteriores. Os líquidos perfluorocarbonados podem ser injetados para aplanar a retina no nível das roturas retinianas periféricas – o fluido sub-retiniano posterior é mobilizado anteriormente. A drenagem interna do fluido sub-retiniano remanescente é feita pela colocação da cânula de aspiração através da rotura retiniana à medida que o gás entra no olho. A bolha de gás descendente aplana o descolamento retiniano anterior e força o fluido sub-retiniano anterior por meio da rotura retiniana. Quando o fluido sub-retiniano tiver sido completamente (ou quase) aspirado, o líquido perfluorocarbonado pode ser removido.

O tipo de gás usado depende de cada situação clínica.[6] Nos olhos com descolamento retiniano simples, o papel da bolha de gás é permitir o tempo adequado para se formar a adesão coriorretiniana a partir do tratamento com *laser*. Normalmente, o ar ou o hexafluoreto de enxofre, que persiste por 10 a 14 dias, podem ser usados. Nos descolamentos de retina mais complexos, como PVR, trauma e rasgos retinianos gigantes, uma bolha de gás de maior duração costuma ser necessária. Os gases perfluoro-hexano e perfluoropropano são escolhidos frequentemente nessas situações.

O tamponamento com óleo de silicone também pode ser empregado como um agente de tamponamento em longo prazo. Esse líquido viscoso transparente, que é imiscível com água, substitui o vítreo. Sua tensão de superfície e leve força de flutuação mantêm mecanicamente a retina contra a coroide. As vantagens do óleo de silicone são que o paciente tem visão através da bolha de óleo e que o posicionamento extensivo do paciente com a cabeça voltada para baixo é desnecessário. No entanto, o óleo de silicone pode exigir remoção cirúrgica meses após a retina ter sido reaplicada. Os resultados de um ensaio clínico randomizado multicêntrico, no qual o uso de gás perfluoropropano foi comparado com o uso de óleo de silicone para tratamento de PVR grave, não encontrou diferenças estatisticamente relevantes na taxa de reaplicação retiniana final entre as duas modalidades.[7]

COMPLICAÇÕES

Muitas das possíveis complicações da cirurgia vitreorretiniana podem ser percebidas durante o período pós-operatório tardio. A taxa de complicações diminuiu gradualmente à medida que foram introduzidas melhoras na tecnologia. Entretanto, a experiência, a habilidade cirúrgica e o treinamento também são fatores importantes que podem reduzir a taxa de complicações. As complicações intraoperatórias e pós-operatórias mais descritas em associação com a cirurgia vitreorretiniana são fornecidas no Boxe 6.12.2.

PROGNÓSTICO

A introdução de novas técnicas cirúrgicas e instrumentação, além do aumento no conhecimento da fisiopatologia das alterações da estrutura vitreorretiniana, resultaram em melhora contínua dos resultados anatômicos e visuais da cirurgia vitreorretiniana. Alguns dos resultados relatados para a maioria das indicações de vitrectomia são fornecidos na Tabela 6.12.1 e representam avanços no tratamento cirúrgico dos distúrbios retinianos.

BOXE 6.12.2 Possíveis complicações da cirurgia vitreorretiniana.

Intraoperatórias
- Defeito epitelial corneano
- Roturas retinianas posteriores
- Roturas retinianas periféricas
- Hemorragia da coroide (rara)

Pós-operatórias
- Roturas retinianas
- Descolamento de retina regmatogênico
- Pressão intraocular elevada (múltiplas causas possíveis)
- Glaucoma neovascular
- Glaucoma de ângulo fechado
- Resíduos inflamatórios
- Resposta a corticosteroides
- Enchimento excessivo com gás
- Proliferação fibrovascular da hialoide anterior
- Depósito de fibrina na câmara anterior (não raro, especialmente em indivíduos com diabetes)
- Esclerose nuclear progressiva (quase universal nos olhos fácicos)
- Descompensação corneana
- Hipotonia
- Endoftalmite (incidência de 1 em 2.500)

TABELA 6.12.1 Resultados na cirurgia vitreorretiniana.

Distúrbio vitreorretiniano	Prognóstico
Hemorragia vítrea diabética	89% de melhora com o vítreo claro[8]
Descolamento de retina tracional diabética	66 a 95% de reaplicação retiniana[9]
Vitreorretinopatia proliferativa	94% de reaplicação retiniana final[10]
Rasgos retinianos gigantes	96% de reaplicação retiniana final[5]
Pucker macular	80 a 90% de melhora visual em duas ou mais linhas de Snellen[11]
Buraco macular idiopático	65% de melhora visual em duas ou mais linhas[12]
Fragmentos de cristalino deslocados	68% de acuidade visual final 20/40 (6/12) ou melhor[13]
Descolamento de retina	70 a 90% de reaplicação retiniana primária[14]

BIBLIOGRAFIA

Abrams GW, Azen SP, McCuen BW II, et al. Vitrectomy with silicone oil or long-acting gas in eyes with severe proliferative vitreoretinopathy: results of additional and long-term follow-up. Silicone Study Report 11. Arch Ophthalmol 1997;115:335–44.

Borne MJ, Tasman W, Regillo C, et al. Outcomes of vitrectomy for retained lens fragments. Ophthalmology 1996;103:971–6.

Chang S. Intraocular gases. In: Ryan S, Glaser BM, editors. Retina. 2nd ed. St Louis: Mosby; 1994.

Chang S, Lincoff H, Zimmerman NJ, et al. Giant retinal tears: surgical techniques and results using perfluorocarbon liquids. Arch Ophthalmol 1989;107:761–6.

Coll GE, Chang S, Sun J, et al. Perfluorocarbon liquid in the management of retinal detachment with proliferative vitreoretinopathy. Ophthalmology 1994;102:630–8.

Eckardt C. Transconjuctival sutureless 23 gauge vitrectomy. Retina 2005;25:208–11.

Fujii GY, De Juan E Jr, Humayun MS, et al. A new 25-gauge instrument system for transconjunctival sutureless vitrectomy surgery. Ophthalmology 2002;109(10):1807–12, discussion 1813.

Gardner T, Blankenship GW. Proliferative diabetic retinopathy: principles and techniques of surgical treatment. In: Ryan S, Glaser BM, editors. Retina. 2nd ed. St Louis: Mosby; 1994.

Koenig SB, Mieler WF, Han DP, et al. Combined phacoemulsification, pars plana vitrectomy, and posterior chamber intraocular lens insertion. Arch Ophthalmol 1992;110:1101–4.

McDonald HR, Johnson RN, Ai E, et al. Macular epiretinal membranes. In: Ryan S, Glaser BM, editors. Retina. 4th ed. St Louis: Mosby; 2006.

Melberg NS, Thomas MA, Dickinson JD, et al. Surgical removal of subfoveal choroidal neovascularization: ingrowth site as a predictor of visual outcome. Retina 1996;16:190–5.

Oshima Y, Wakabayashi T, Sato T, et al. A 27-gauge instrument system for transconjunctival sutureless microincision vitrectomy surgery. Ophthalmology 2010;117:93–102.e2.

Sjaarda RN, Thompson JT. Macular hole. In: Ryan S, Glaser BM, editors. Retina. 4th ed. St Louis: Mosby; 2006.

Thompson JT, de Bustros S, Michels RG, et al. Results and prognostic factors in vitrectomy for diabetic vitreous hemorrhage. Arch Ophthalmol 1987;105:191–5.

As referências completas estão disponíveis no **GEN-io**.

PARTE 6 RETINA E VÍTREO

SEÇÃO 3 Princípios Básicos de Cirurgia Vitreorretiniana

Injeções Intravítreas e Implantes de Medicamentos

6.13

Ryan W. Shultz, Maya H. Maloney e Sophie J. Bakri

Definição: As injeções intravítreas e os implantes, na maioria das vezes administrados como um procedimento ambulatorial, são métodos seguros, eficazes e comuns para fornecer medicação ao olho, localmente.

Características principais
- Anestesia tópica normalmente é suficiente
- Utiliza-se técnica estéril
- Agulhas de pequeno gauge (30 gauges ou menos) podem ser usadas nas injeções intravítreas
- Método eficaz para aplicar medicações com antifator de crescimento endotelial vascular, corticosteroides, agentes antibacterianos e antivirais, ar e gás.

Características associadas
As complicações incluem:
- Endoftalmite infecciosa
- Inflamação estéril
- Rasgos retinianos
- Hemorragia vitreorretiniana
- Catarata
- Elevação da pressão intraocular (PIO); a PIO deve ser monitorada durante a injeção de volumes maiores de medicação e em pacientes com glaucoma
- Diferentes técnicas de inserção para múltiplas plataformas de implantes de liberação sustentada.

INTRODUÇÃO

A administração ambulatorial de medicação na cavidade vítrea através de injeção ou implante se tornou algo comum em oftalmologia. Esse método permite concentrações mais altas de medicação no olho com menos absorção sistêmica, em comparação com outros métodos de administração. Em 1911, a injeção de ar na cavidade vítrea para reparo do descolamento de retina (RD, do inglês *retinal detachment*) foi relatada inicialmente, seguida por relatos de injeção de penicilina para endoftalmite em 1947.[1] Fomivirsen (Vitravene; Isis Pharmaceuticals) foi a primeira medicação aprovada pela U.S. Food and Drug Administration (FDA) para uso intravítreo em 1998 no tratamento de retinite por citomegalovírus (CMV). O pegaptanibe (Macugen; OSI Pharmaceuticals), ranibizumabe (Lucentis; Genentech) e aflivercept (Eylea; Regeneron Pharmaceuticals) desde então foram aprovados pela FDA para uso na degeneração macular relacionada à idade (DMRI) exsudativa[2] e o bevacizumabe (Avastin; Genentech) é utilizado frequentemente para tratar muitos tipos de neovascularização da coroide e edema macular. A introdução desses inibidores do fator de crescimento endotelial (VEFG, do inglês *vascular endothelial growth factor*) para o tratamento de condições oculares comuns, como a retinopatia diabética e a DMRI exsudativa, resultou na necessidade de o oftalmologista entender totalmente o processo de aplicação das injeções intravítreas.

PREPARAÇÃO PRÉ-INJEÇÃO

Os pacientes para os quais a injeção é recomendada devem ser avaliados antes da injeção quanto a sinais de infecção ocular (Boxe 6.13.1). A blefarite ativa evidente deve ser tratada antes da injeção para diminuir a carga bacteriana, que pode aumentar

---

BOXE 6.13.1 Recomendações da técnica de injeção intravítrea.

Pré-injeção
- Exame ocular externo, acuidade visual e verificação da pressão intraocular
- Termo de consentimento livre e esclarecido
- Anestesia (tópica ou subconjuntival)
- Antissepsia com iodopovidona (5% para superfície ocular, 10% para as pálpebras e cílios)

Injeção
- Pausa cirúrgica confirmando o paciente, a lateralidade e a medicação corretos
- Luvas cirúrgicas (não precisam ser estéreis)
- Posicionamento do blefarostato estéril ou retração manual da pálpebra
- Calibração do compasso para medir 3,5 a 4,0 mm posteriores ao limbo no quadrante preferido
- Repetir iodopovidona a 5% no local de injeção
- Penetração com agulha de pequeno gauge através da conjuntiva e esclera (perpendicular à superfície ou "tunelizada")
- Injeção lenta e contínua da medicação
- Aplicação de cotonete estéril sob o local de injeção para prevenir refluxo durante a remoção da agulha
- Remoção do espéculo (se utilizado)
- Manter a esterilidade das superfícies dos instrumentos que entram em contato com os olhos, antes da injeção

Pós-injeção
- Irrigação das superfícies ocular e periocular com solução salina balanceada
- Confirmação da perfusão da artéria retiniana central (acuidade visual ou visualização direta)
- Pressão intraocular (PIO) conferida com a administração de medicação para redução da PIO, se for indicado
- Colírios ou pomadas lubrificantes no fim do procedimento
- Entrega de folha de instruções com informações sobre o procedimento de injeção e também o número de contato para emergência

o risco de infecção.[3] Os pacientes com conjuntivite bacteriana ou viral devem ser tratados apropriadamente para controlar a infecção e devem ter a sua injeção reagendada. Os antibióticos profiláticos pré-injeção não se mostraram capazes de diminuir a carga bacteriana conjuntival, em comparação com a aplicação de iodopovidona a 5% antes da injeção.[4] Também há preocupação de que o uso rotineiro de antibióticos profiláticos possa aumentar as cepas de bactérias resistentes na superfície conjuntival sem diminuir as taxas de endoftalmite.[5] Assim como qualquer procedimento cirúrgico, todos os pacientes devem assinar um termo de consentimento livre e esclarecido após receberem explicações sobre os riscos, benefícios e alternativas à injeção.

Dilatação pupilar

A avaliação da perfusão da artéria retiniana central após uma injeção intravítrea pode ser necessária em pacientes com história de PIO elevada. Isso também pode ser útil em pacientes que estão recebendo doses maiores de medicação ou várias medicações.[6] A dilatação pode não ser necessária em pacientes que se apresentam apenas para injeção e que têm acuidade visual estável e sintomas visuais inalterados.

Anestesia

Os meios tópico, subconjuntival e peribulbar da anestesia local têm sido empregados para injeções intravítreas com níveis similares de controle da dor.[7] O uso de proparacaína a 0,5% tópica ou gotas de tetracaína a 0,5% proporciona analgesia adequada com efeitos colaterais mínimos.[8,9] Um cotonete de algodão embebido em lidocaína a 4% também pode ser aplicado à superfície conjuntival. A injeção subconjuntival de lidocaína a 2% também é eficaz, mas pode estar associada com hemorragia subconjuntival, que poderia ser uma preocupação estética para o paciente.[9] O gel de lidocaína para aplicação tópica é outra alternativa,[10] mas surgiram preocupações teóricas de que o gel possa impedir o efeito bactericida da iodopovidona.[11] Existem várias opções disponíveis e diferentes pacientes podem responder mais favoravelmente a diferentes tipos de anestesia. A maioria dos pacientes recebe suas injeções ambulatorialmente, com taxas de complicação muito baixas e apropriada analgesia.[7,12] Além disso, os pacientes que estão sendo tratados para endoftalmite podem ter requisitos de analgesia diferentes em virtude de sua resposta inflamatória significativa.

Antissepsia

A iodopovidona é recomendada para antissepsia pré-injeção e se mostrou capaz de diminuir a taxa de endoftalmite na cirurgia de catarata.[3,13] Ela é bactericida e tem rápida citotoxicidade.[14] As pálpebras e cílios perioculares podem ser limpos com iodopovidona a 10%. A limpeza deve começar nos cílios e seguir para a periferia para que não sejam introduzidas bactérias na superfície ocular. A limpeza suave da margem palpebral é recomendada para evitar a expressão de bactérias das glândulas meibomianas na superfície ocular, o que pode ocorrer após a limpeza mais vigorosa.[3] A superfície ocular é tratada com iodopovidona a 5%, o que reduz a irritação ocular, mas ainda tem um efeito bactericida.[15,16] Há casos relatados de anafilaxia para a iodopovidona relacionada ao uso oftálmico[17] e pode-se considerar o encaminhamento para alergologistas os pacientes com histórico de alergia. A dermatite de contato alérgica e a irritação superficial são efeitos colaterais da iodopovidona que podem resultar no desconforto após a injeção.[18] Uma taxa de endoftalmite de 9,4% foi associada à não utilização da iodopovidona para injeções em pacientes com alergias autorrelatadas.[19] A clorexidina é eficaz na redução das infecções do local cirúrgico e a forma aquosa pode ser usada para preparar a superfície ocular.[19,20]

Recomenda-se o uso de um espéculo palpebral (blefarostato) ou a retração manual da pálpebra para prevenir o contato entre a ponta da agulha e as pálpebras ou cílios do paciente. No entanto, isso pode comprimir as glândulas meibomianas, resultando na secreção do seu conteúdo para a superfície ocular, então a aplicação adicional de iodopovidona a 5% pode ser feita antes da injeção. O uso de luvas (não necessariamente estéreis) é considerado essencial; no entanto, o uso de campos ou aventais cirúrgicos não é considerado essencial.[3]

Falar o mínimo possível ou usar máscaras após a preparação da superfície ocular é um comportamento incentivado para prevenir a contaminação aérea por *Streptococus*.[3] Existe uma preocupação teórica de que as gotículas transportadas pelo ar possam recair na agulha exposta antes da injeção.[21] No entanto, pode ser difícil manter o silêncio nos casos em que os pacientes precisam de mais instruções após a preparação estéril.

INJEÇÃO

A agulha utilizada para injeção rotineira de medicação ou gás não deve ter mais de 30 gauges. O uso de uma agulha de menor gauge pode reduzir o desconforto do procedimento nos pacientes.[22] A força necessária para penetrar a esclera é quase duplicada quando se usa uma agulha de 27 gauges, comparada com uma agulha de 30 ou 31 gauges.[23] O comprimento da agulha deve ser de 5/8 de uma polegada (ou menos) para prevenir trauma no globo.[3] A maioria dos especialistas em retina consultados em 2010 relatou o uso de uma agulha de 30 gauges para injeções de bevacizumabe e ranibizumabe e uma agulha de 27 gauges para triancinolona.[24] A triancinolona pode precipitar dentro da seringa e coagular uma agulha menor que 30 gauges. Agulhas diferentes devem ser usadas para remover a medicação do frasco (em geral uma agulha com filtro) e para realizar a injeção (30 a 32 gauges). Isso ajuda a prevenir tanto a contaminação como o embotamento da agulha.

A injeção é administrada através da *pars plana*, aproximadamente 3,5 a 4,0 mm posteriores ao limbo.[3] As injeções são realizadas comumente nos quadrantes inferotemporal e superotemporal. O quadrante da injeção pode ser influenciado pela indicação da injeção ou por outros fatores. Por exemplo, um corticosteroide opaco injetado superiormente, inicialmente pode obscurecer mais o eixo visual em comparação com a sua injeção inferiormente. Do mesmo modo, um paciente com uma grande região de retinosquise inferotemporal pode se beneficiar da aplicação da injeção em outro quadrante.

O método de injeção tradicional envolve inserir a agulha perpendicular à esclera em um plano único para penetrar o globo, embora métodos de tunelização também tenham sido descritos.[25] A direção da agulha fina sempre deve ser voltada para o centro do olho a fim de prevenir danos a outros conteúdos intraoculares.[3]

A medicação deve ser injetada de maneira lenta e contínua para prevenir o fluxo repentino através da cavidade vítrea, pois isso pode romper as aderências vitreorretinianas. Um cotonete estéril pode ser usado para prevenir o refluxo após a remoção da agulha.[26] A injeção de volumes maiores de medicação (p. ex., para endoftalmite) pode exigir a remoção de humor aquoso e vítreo para prevenir a elevação da PIO.

PÓS-INJEÇÃO

O uso de antibióticos tópicos após as injeções intravítreas era uma prática comum, mas não é mais recomendado.[3] Ensaios clínicos recentes demonstraram que o uso de antibióticos tópicos após a injeção pode não ser necessário para pacientes submetidos a injeções intravítreas de rotina de anti-VEGF ou medicamentos corticosteroides.[27] O uso rotineiro de fluoroquinolonas tópicas após as injeções demonstrou aumentar as taxas de resistência a antibióticos da flora conjuntival.[28]

As superfícies ocular e periocular devem ser irrigadas para remover a iodopovidona. Gotas ou pomadas lubrificantes podem ser aplicadas no olho para aliviar o desconforto ocular associado à preparação de iodopovidona.

A elevação da PIO é comum após a injeção intravítrea, mas permanece abaixo de 35 mmHg na maioria dos pacientes. Os pacientes com glaucoma podem ser mais suscetíveis à elevação da PIO. A PIO pode ser monitorada após a injeção e medicações tópicas administradas, se necessário.[3,6] A paracentese da câmara anterior não deve ser realizada rotineiramente após cada injeção para baixar a PIO.[3] No entanto, a injeção de volumes maiores ou de múltiplas medicações pode exigir paracentese. A ocorrência de ao menos percepção luminosa sugere que a artéria retiniana central está perfundida, mas o método mais confiável para confirmar a perfusão é a visualização direta com o oftalmoscópio indireto.[29]

Antes de sair do consultório após a injeção, o paciente deve ser aconselhado quanto ao cuidado ocular domiciliar e sobre os sintomas que exigem avaliação precoce, antes da próxima consulta agendada. A orientação apropriada quanto a diferença entre os efeitos colaterais esperados da preparação com iodopovidona e da injeção intravítrea e os sintomas das complicações das injeções pode ajudar a evitar preocupações desnecessárias ou consultas adicionais (Tabela 6.13.1). É útil fornecer uma folha de instruções com as informações anteriores e um telefone de contato 24 horas.

COMPLICAÇÕES

Endoftalmite

A endoftalmite é uma complicação potencialmente devastadora que pode resultar em desfechos visuais desfavoráveis. Uma revisão sistemática dos dados de aproximadamente 40 anos e incluindo > 14.000 injeções intravítreas relatou que a prevalência da endoftalmite era de 0,2% por injeção. Essa revisão incluiu injeções de uma ampla gama de diagnósticos e houve uma prevalência maior (0,6% por injeção) de endoftalmite após a injeção de triancinolona. Todas as outras terapêuticas tiveram um risco de 0,1% por injeção.[30] Uma revisão mais recente de dados agrupados de 20 séries de casos, incluindo 510.396 injeções de anti-VEGF, indicou que a prevalência de endoftalmite foi 0,028%, ou aproximadamente uma a cada 3.544 injeções. Uma série de casos incluídos na revisão não relatou nenhuma ocorrência de endoftalmite após 15.444 injeções.[31] O *Staphylococcus* é o organismo mais comum associado à endoftalmite, e o *Streptococcus* é uma causa conhecida de endoftalmite que foi sugerida como originária das gotículas nasofaríngeas.[12] A síndrome do pavio vítreo (*vitreous wick syndrome*) é uma teoria que sugere que o encarceramento do vítreo em uma ferida escleral pode agir como um conduto para as bactérias. Procedimentos como tunelização do trajeto da agulha da injeção,[25] utilização de uma agulha de pequeno calibre[32] e tamponamento do local de injeção podem evitar que isso ocorra.[33]

Hemorragia

A hemorragia ocular é outra complicação possível das injeções intravítreas. A hemorragia subconjuntival pode ocorrer como consequência da laceração dos vasos subconjuntivais ou episclerais. A hemorragia vítrea pode ocorrer se a agulha tocar no corpo ciliar ou na retina ou em pacientes com neovascularização anormal, como nos pacientes com retinopatia diabética proliferativa. Os pacientes que usavam varfarina no estudo MARINA não tiveram complicações hemorrágicas oculares importantes e a descontinuação da anticoagulação sistêmica não é recomendada.[3,34] A descontinuação das medicações antitrombóticas ou anticoagulantes pode aumentar o risco de eventos tromboembólicos ou cerebrovasculares e só deve ser feita em coordenação com um médico de cuidados primários do paciente.[35]

Alterações na pressão intraocular

A elevação transitória imediata na PIO após as injeções intravítreas é um efeito colateral conhecido,[6] mas a elevação sustentada da PIO também foi relatada. Os pacientes que recebem injeções repetidas de medicações anti-VEGF demonstraram ter elevação da PIO ao longo de várias visitas.[36-39] A hipertensão ocular é um efeito colateral conhecido dos corticosteroides, mas esse mecanismo de elevação sustentada da PIO está relacionado com o corticosteroide e não com a injeção em si.[40] A hipotonia tem sido relatada após injeções intravítreas não complicadas, mas acredita-se que seja secundária à toxicidade do corpo ciliar pela medicação injetada.[30]

Roturas do epitélio pigmentar da retina

As roturas do epitélio pigmentar da retina (EPR) têm sido relatadas após as injeções intravítreas de medicações anti-VEGF.[41-44] No entanto, pacientes que recebiam injeções de ranibizumabe para DMRI exsudativa nos estudos ANCHOR, MARINA e PIER não tiveram uma prevalência maior de descolamentos do RPE em comparação com os controles.[45]

Roturas e descolamentos de retina

As roturas e RD podem ser associados às injeções intravítreas. A incidência de RD foi de um por 7.188 injeções em quase 36.000 pacientes recebendo medicações anti-VEGF.[46] Uma revisão relatou a incidência de RD em 0,9% por injeção. No entanto, isso incluiu pacientes com condições oculares que predispõem ao RD, como a retinite por CMV e a retinopatia diabética.[30]

Outras complicações

A uveíte tem sido relatada após as injeções intravítreas, mas acredita-se que a reação inflamatória seja secundária à medicação injetada e não à injeção em si. A progressão da catarata em pacientes fácicos já foi relatada, além de casos raros de trauma no cristalino ou na cápsula do cristalino, que também podem resultar em formação de catarata.[30] Minúsculas gotas de óleo de silicone após injeções intravítreas foram relatadas na cavidade vítrea. Acredita-se que elas provenham do lubrificante de silicone nas agulhas ou seringas e não produzem efeitos colaterais adversos.[47] As abrasões corneanas podem ocorrer com a remoção do blefarostato ou como resultado dos efeitos tóxicos do anestésico e da iodopovidona na superfície ocular. As oclusões vasculares retinianas também foram relatadas após as injeções intravítreas.[30] Quando ocorrerem complicações, o médico deve tentar determinar se elas foram uma consequência do procedimento de injeção ou da medicação injetada.

OUTRAS CONSIDERAÇÕES

Os pacientes com doença ocular bilateral que necessitam de injeções intravítreas as recebem no mesmo dia[48] ou em dias diferentes. As injeções bilaterais no mesmo dia podem ser especialmente úteis para pacientes em que o transporte para as consultas é difícil e quando há previsão de injeções bilaterais em longo prazo. Quase 75% dos especialistas de retina nos EUA relataram a aplicação de injeções intravítreas bilaterais no mesmo dia para DMRI exsudativa em 2016.[49] Esses pacientes devem ser aconselhados sobre o possível risco de complicações oculares bilaterais após as injeções. A endoftalmite foi associada a lotes contaminados de bevacizumabe provenientes de farmácias de manipulação.[50] Para reduzir o risco de contaminação por um medicamento introduzido, cada olho deve ser tratado com um medicamento proveniente de um lote diferente da mesma farmácia de manipulação, ou as medicações devem ser obtidas de diferentes farmácias de manipulação.

TABELA 6.13.1 Complicações da injeção intravítrea.

Endoftalmite	Rotura do epitélio pigmentar da retina
Oclusão vascular retiniana	Rotura ou descolamento da retina
Pressão intraocular elevada	Hemorragia subconjuntival
Abrasão corneana	Hemorragia vítrea
Progressão da catarata	Inflamação

IMPLANTES

Os implantes intravítreos que permitem a liberação prolongada da medicação também são usados no tratamento das doenças retinianas e uveíte. A busca por sistemas de liberação e por medicações com eficácia mais duradoura pode resultar em implantes intravítreos como uma modalidade de tratamento mais comum.

Um implante de dexametasona de 0,7 mg de liberação sustentada (Ozurdex; Allergan) foi aprovado pela FDA para uso no edema macular secundário às oclusões da veia retiniana, retinopatia diabética e uveíte posterior não infecciosa.[2] O implante vem carregado em um injetor descartável com uma agulha de 22 gauges. Ele é injetado através da *pars plana*, de modo similar a uma injeção intravítrea.[51] Como a agulha é de calibre maior, os pacientes podem sentir mais necessidade de anestesia (p. ex., injeção de anestésico subconjuntival) em comparação com uma injeção intravítrea-padrão com uma agulha de calibre menor (que pode ser feita sob anestesia tópica). Esse implante, que é biodegradável, demonstrou ter uma eficácia clínica de vários meses.[51] O implante de liberação sustentada de 0,2 µg/dia de fluocinolona (Iluvien; Alimera Sciences) foi aprovado pela FDA para o tratamento de edema macular diabético crônico. Ele demonstrou ter um benefício visual de até 3 anos, com eventos adversos primários incluindo elevação da PIO e formação de catarata.[52] Esse implante não biodegradável é inserido por meio de uma agulha de 25 gauges.[53,54] Outro implante de corticosteroide, de 0,59 mg de fluocinolona (Retisert; Bausch and Lomb), também foi aprovado para uso na uveíte posterior não infecciosa. Esse implante de fluocinolona tem eficácia clínica de até 3 anos e também está associado com a PIO elevada e a formação de catarata.[55]

Um implante de ganciclovir (Vitrasert; Bausch & Lomb) está disponível e demonstrou diminuir a progressão da retinite por CMV.[56] A colocação de implantes de 0,59 mg de fluocinolona e ganciclovir é feita em ambiente cirúrgico, sob anestesia local (peribulbar ou retrobulbar) ou geral. Após criar uma pequena abertura na conjuntiva, o implante é colocado na cavidade vítrea por meio de uma esclerotomia grande o suficiente para permitir sua inserção nesta área. O implante é suturado na esclerotomia e as incisões são fechadas. Qualquer prolapso de vítreo é removido.[57] Esses implantes não são biodegradáveis e permanecem no olho.

CONCLUSÕES

À medida que novas medicações e formas de liberação são disponibilizadas, o oftalmologista terá que continuar a avaliar o método mais seguro e eficaz de realizar injeções intravítreas para tratar a doença ocular.

BIBLIOGRAFIA

Avery RL, Bakri SJ, Blumenkranz MS, et al. Intravitreal injection technique and monitoring: updated guidelines of an expert panel. Retina 2014;34(Suppl. 12):S1–18.

Bakri SJ, Ekdawi NS. Intravitreal silicone oil droplets after intravitreal drug injections. Retina 2008;28(7):996–1001.

Bakri SJ, McCannel CA, Edwards AO, et al. Persistent ocular hypertension following intravitreal ranibizumab. Graefes Arch Clin Exp Ophthalmol 2008;246(7):955–8.

Bakri SJ, Pulido JS, McCannel CA, et al. Immediate intraocular pressure changes following intravitreal injections of triamcinolone, pegaptanib, and bevacizumab. Eye 2009;23(1):181–5.

Bakri SJ, Risco M, Edwards AO, et al. Bilateral simultaneous intravitreal injections in the office setting. Am J Ophthalmol 2009;148(1):66–9.

Callanan DG, Jaffe GJ, Martin DF, et al. Treatment of posterior uveitis with a fluocinolone acetonide implant: three-year clinical trial results. Arch Ophthalmol 2008;126(9):1191–201.

Doshi RR, Bakri SJ, Fung AE. Intravitreal injection technique. Semin Ophthalmol 2011;26(3):104–13.

Green-Simms AE, Ekdawi NS, Bakri SJ. Survey of intravitreal injection techniques among retinal specialists in the United States. Am J Ophthalmol 2011;151(2):329–32.

Haller JA, Bandello F, Belfort R Jr, et al; OZURDEX GENEVA Study Group. Randomized, sham-controlled trial of dexamethasone intravitreal implant in patients with macular edema due to retinal vein occlusion. Ophthalmol 2010;117(6):1134–46.

McCannel CA. Meta-analysis of endophthalmitis following intravitreal injection of anti-VEGF agents: causative organisms and possible prevention strategies. Retina 2011;31(4):654–61.

Musch DC, Martin DF, Gordon JF, et al. Treatment of cytomegalovirus retinitis with a sustained-release ganciclovir implant. The Ganciclovir Implant Study Group. N Engl J Med 1997;337(2):83–90.

Pulido JS, Pulido CM, Bakri SJ, et al. The use of 31-gauge needles and syringes for intraocular injections. Eye 2007;21:829–30.

Wykoff CC, Flynn HW Jr, Rosenfeld P. Prophylaxis for endophthalmitis following intravitreal injection: antisepsis and antibiotics. Am J Ophthalmol 2011;152(5):717–19.

As referências completas estão disponíveis no **GEN-io**.

PARTE 6 RETINA E VÍTREO
SEÇÃO 4 Distrofias

Degenerações Retinianas Hereditárias Progressivas e "Estacionárias"

6.14

Catherine A. Cukras, Wadih M. Zein, Rafael C. Caruso e Paul A. Sieving

Definição de degenerações retinianas hereditárias progressivas: A retinite pigmentosa (RP) e as distrofias de bastonetes-cones e cones-bastonetes constituem um amplo conjunto de disfunções que resultam geralmente em disfunção visual progressiva secundária à perda dos fotorreceptores.

Características principais
- Cegueira noturna
- Constrição do campo visual
- Disfunção progressiva e morte dos fotorreceptores
- Perda de respostas dos bastonetes e cones na eletrorretinografia (ERG)
- Degeneração clínica das camadas externas da retina
- Pigmento retiniano em espícula óssea.

Características associadas
- Pouca correlação entre acuidade visual e gravidade do campo visual "tubular"
- Estreitamento arteriolar retiniano
- Palidez do disco óptico "em cera" provocada por gliose reativa
- Catarata subcapsular posterior na meia-idade
- Atrofia coriorretiniana progressiva
- História familiar é frequente (embora nem sempre presente)
- Anormalidades sistêmicas associadas são incomuns, porém importantes.

Definição de degenerações retinianas hereditárias "estacionárias": As degenerações retinianas "estacionárias" são estáveis (e menos progressivas) em comparação com a maioria das formas de RP, embora frequentemente haja alguma mudança com o tempo.

Características principais
- Visão noturna deficiente desde o nascimento
- Aparência do fundo de olho pode ser normal ou anormal.

Características associadas
- A patologia tem um *locus* anatômico, revelado por testes de função visual
- Estudos genéticos moleculares sugerem mecanismos patogenéticos em certos tipos.

DEGENERAÇÕES PANRETINIANAS/DIFUSAS PROGRESSIVAS

Introdução

O termo *retinite pigmentosa* abrange um conjunto de distúrbios hereditários diversos que afetam os fotorreceptores e o epitélio pigmentado da retina (RPE, do inglês *retinal pigment epithelium*) difusamente por todo *fundus*, mas começa com o envolvimento geográfico inicial na periferia ou na mácula. Tipicamente, mas não sempre, essas condições progridem ao longo de muitos anos para um estágio avançado e resultam na redução global ou perda da visão. Como um grupo, a maioria das formas de RP leva inicialmente à morte dos bastonetes, o que prejudica a visão com luz fraca e causa perda da visão periférica e, posteriormente, envolve os cones e os sintomas progridem, levando à "visão tubular". No entanto, algumas das apresentações associadas causam principalmente perda dos cones e se manifestam inicialmente com uma redução na acuidade da visão central.

Essas condições são determinadas geneticamente e todos os padrões genéticos de herança são representados. Em muitos casos, um paciente representa um caso isolado sem parentes afetados conhecidos, o que torna a etiologia genética menos óbvia e deve ser diferenciado das etiologias adquiridas, como as doenças retinianas inflamatórias ou infecciosas. A possibilidade e disponibilidade de diagnóstico genético é maior do que nunca, e é possível a identificação de vários defeitos dentro dos genes anormais que resultam nessas condições. Novas opções de tratamento têm sido testadas e outras estão previstas para os próximos anos devido a uma nova compreensão da fisiopatologia da doença.

A abordagem ao paciente envolve a categorização inicial da degeneração em uma doença bastonetes-cones ou cones-bastonetes, duas condições que apresentam prognósticos diferentes. Subcategorizações adicionais da doença fornecem informações ainda melhores sobre o prognóstico. A degeneração bastonetes-cones é tipicamente mais grave – o prognóstico em longo prazo é a perda da maior parte (ou toda) a visão nos últimos anos. A degeneração cones-bastonetes afeta a visão central bem cedo e a visão periférica apenas mais tarde. Como a retina humana tem 120 milhões de bastonetes e apenas seis milhões de cones, ela pode funcionar bem sem os cones, conforme exemplificado pela acromatopsia. O prognóstico na distrofia de cones-bastonetes é bom pelo menos para alguma visão futura, embora a visão central esteja comprometida. Revisão dos sintomas do paciente e estudos da função retiniana, particularmente o teste de campo visual e a ERG, são necessários para diferenciar as degenerações bastonetes-cones e cones-bastonetes.

Epidemiologia e patogênese

A degeneração retiniana familiar com pigmentação retiniana intraneural foi descrita já em 1855 por Donders.[1] O entendimento hoje é que a maioria dos casos tem uma base genética[2] e envolve a morte celular dos fotorreceptores por meio da apoptose. Não há predisposição racial ou étnica. Os homens podem ser um pouco mais afetados que as mulheres devido a condições ligadas ao X.

O termo *retinite pigmentosa* se refere a uma ampla categoria de doenças geneticamente heterogêneas, que inclui muitas formas diferentes de anormalidades primárias dos fotorreceptores – algumas afetam os bastonetes primeiro e depois os cones (chamada *distrofia de bastonetes-cones*) ou o inverso (*distrofia de cones-bastonetes*). A prevalência da degeneração primária dos fotorreceptores está na faixa de 1:3.000 a 1:5.000.[3] O estado de portador de RP é aproximadamente 1:100, com base na prevalência da RP recessiva.[4] Esses números são aproximados em virtude da complexidade das muitas apresentações diferentes de RP hoje identificadas pela clonagem genética. Na maioria dos casos, acredita-se que essas doenças sejam simples traços mendelianos que resultam da alteração do DNA em genes únicos.

Distrofia de bastonetes-cones

A distrofia de bastonetes-cones se manifesta clinicamente com a RP típica e afeta os fotorreceptores bastonetes antes e mais gravemente do que os fotorreceptores cones. O envolvimento grave dos cones ocorre no estágio final da doença, quando advém a perda total da visão. Os atributos principais do tipo bastonetes-cones da doença são a cegueira noturna progressiva e a constrição do campo visual, que se tornam mais graves à medida que mais bastonetes morrem, seguido pela perda dos cones. O aparecimento de escotomas em anel periférico durante os estágios progressivos da perda do campo visual não é incomum. Tipicamente, os dois olhos são afetados do mesmo modo.

A acuidade visual é afetada inicialmente de modo mínimo e tipicamente se mantém perto de 20/20 (6/6) por muitos anos, apesar da perda progressiva de campo até a visão tubular grave. A anamnese revela frequentemente alguma cegueira noturna, mesmo na doença de bastonetes-cones em estágio inicial. Os sintomas da RP típica incluem adaptação prolongada ao escuro. No entanto, muitos pacientes com RP são capazes de dirigir à noite em ruas bem-iluminadas. Os pacientes se queixam de problemas em restaurantes e cinemas com luz fraca, e são sintomáticos quando entram em ambientes fechados vindo de uma exposição à luz solar. No estágio intermediário da doença, ocorre a constrição do campo visual. Os pacientes podem parecer atrapalhados, pois se chocam com os batentes das portas ou com um amigo caminhando ao seu lado devido à visão tubular não reconhecida. A doença bastonetes-cones em estágio final resulta na perda da visão periférica e da visão central. Muitos pacientes têm uma visão central pouco funcional no final da meia-idade e perdem toda a visão mais tarde. No entanto, as mudanças ocorrem lentamente e o paciente jovem pode ser tranquilizado pelo fato de que parte da visão tende a permanecer por muitos anos ou décadas, embora o prognóstico em longo prazo seja sombrio. A sensibilidade ao brilho de uma luz forte ocorre na distrofia bastonetes-cones em estágio final, quando os cones doentes saturam na luz forte.

O perfil funcional da distrofia de bastonetes-cones em estágio final é exibido na Figura 6.14.1. A perda de amplitude de resposta dos bastonetes na ERG é pior do que nos cones (adaptação à luz: *flash* único e *flicker* de 30 Hz). Os campos visuais de Goldmann ainda são relativamente amplos com a mira V4e, mas consideravelmente constringido com uma mira pequena I4e – essa disparidade entre a razão de área de campo da mira V4e *versus* mira I4e é típica da distrofia do cone-bastonete. Os testes de adaptação ao escuro mostram uma redução de sensibilidade dos bastonetes de 1 a 3 unidades logarítmicas, o que equivale a uma necessidade de 10 a 1.000 vezes mais luz para enxergar à noite. A doença não age uniformemente na retina e o limiar dos bastonetes deve ser testado em vários pontos de visão para aquisição de um perfil de sensibilidade nas visões central e periférica.

À medida que os campos visuais se constringem mais, mesmo para um alvo V4e grande, os testes de adaptação ao escuro

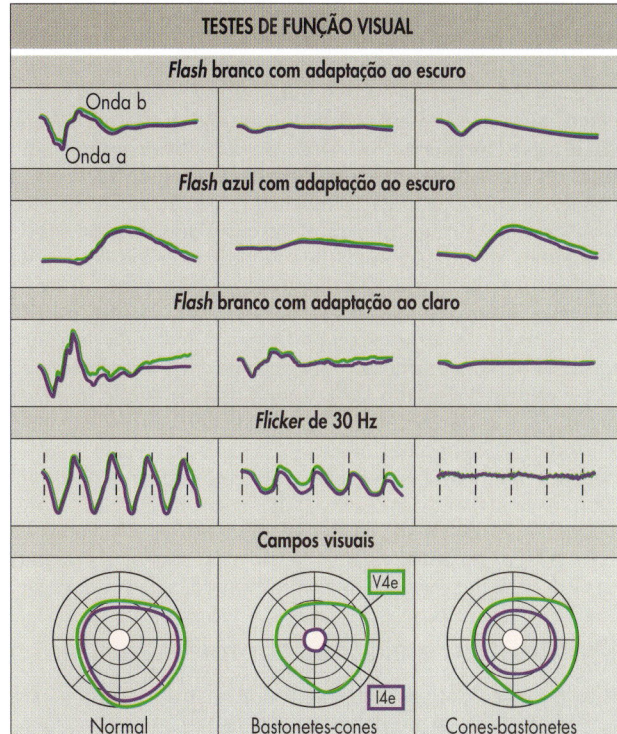

Figura 6.14.1 Testes de função visual. Para indivíduos normais, as ondas a e b de resposta escotópica são provocadas por *flashes* brancos, brilhantes, e principalmente as ondas b por *flashes* azuis menos intensos. As respostas dos cones, após a adaptação ao claro, são provocadas por um único *flash* branco (ondas a e b) e por um *flicker* de 30 Hz. Para pacientes com distrofia bastonetes-cones, as respostas dos bastonetes são reduzidas proporcionalmente mais do que as respostas dos cones. Para pacientes com distrofia cones-bastonetes, ocorrem perdas importantes nas respostas de adaptação ao claro e de *flicker* de 30 Hz, com preservação relativa, particularmente da onda b dos bastonetes, à luz fraca de *flash* azul com adaptação ao escuro. Os testes do campo visual de Goldmann usando a mira pequena I4e exibem visão tubular importante em pacientes com distrofia de bastonetes-cones.

pioram porque apenas os cones permanecem para mediar a visão, mesmo na luz fraca. Nesse estágio, o paciente sofre de cegueira noturna grave. Com o tempo, as respostas dos cones na ERG se deterioram mais até as respostas de bastonetes e cones ficarem reduzidas profundamente, e todas as respostas na ERG são denominadas "não graváveis". Nesse momento, a acuidade visual é menor que 20/40 (6/12), a discriminação de cor está comprometida e os campos estão bastante constringidos.

Distrofia de cones-bastonetes

Os pacientes com distrofia cones-bastonetes se queixam de baixa acuidade visual, redução da visão de cores e sensibilidade ao brilho da luz solar intensa.

Particularmente nos estágios iniciais, o fundo do olho pode parecer normal, com retinopatia difusa mínima e vasos e disco normais. Os campos visuais inicialmente permanecem normais com a mira V4e de Goldmann, mas podem ficar constringidos ligeiramente com a mira I4e. É mais provável que pelo menos alguma visão periférica seja preservada em pacientes com distrofia cones-bastonetes, ao contrário dos portadores de distrofia bastonetes-cones. A ERG mostra que as respostas mediadas por cones (respostas de *flicker* de 30 Hz e fotópica de *flash* único) são proporcionalmente mais reduzidas do que a onda b de bastonetes com adaptação ao escuro (ver Figura 6.14.1). Embora as amplitudes da onda b de bastonetes possam estar tecnicamente abaixo do normal, o limiar de sensibilidade de adaptação ao escuro permanece quase normal quando testado usando um adaptômetro de Goldmann-Weekers após 45 minutos no escuro. A combinação de ERG e testes psicofísicos de limiares dos bastonetes é a melhor maneira de diagnosticar a distrofia cones-bastonetes. Os pacientes que têm o menor envolvimento dos bastonetes carregam o melhor prognóstico visual de médio prazo. Na outra ponta do espectro de prognóstico estão os pacientes raros que desenvolvem um escotoma central no início da vida; o defeito de campo aumenta gradualmente, mas implacavelmente, em direção à periferia, com perda visual praticamente total no final da meia-idade. Esses pacientes geralmente recebem o diagnóstico de "degeneração macular" na infância; a condição foi chamada "retinite pigmentosa inversa", pois as espículas de pigmentos são mais abundantes na retina central do que na periferia intermediária. Raramente, um paciente com distrofia de cones-bastonetes tem resposta essencialmente normal de bastonetes e, ao mesmo tempo, resposta reduzida de cones na ERG, sendo considerado portador de "distrofia de cones". Esses pacientes têm um bom prognóstico para visão na idade avançada. Alguns pacientes com distrofia de cones-bastonetes são sintomáticos pela primeira vez após os 50 anos de idade e podem evoluir rapidamente para a perda considerável de visão.[5] Esses pacientes são um desafio diagnóstico em virtude da apresentação em uma idade tardia. Inicialmente, os resultados da ERG podem ser marginalmente normais, mas os resultados das ERG repetidas após 6 a 12 meses evoluem para subnormais.

Diagnóstico e exames complementares

Para o diagnóstico, os testes de função visual são um auxílio importante ao exame da retina. Os testes também podem ajudar a identificar corretamente o subtipo clínico da doença. A definição acurada do subtipo fundamenta o aconselhamento sobre as expectativas de escolha de universidade e carreira, o fornecimento de informações genéticas para o resto da família e o possível tratamento.

A história clínica também pode ajudar. As queixas de "cegueira noturna" podem indicar a ausência total de visão em situação de baixa luminosidade ou a redução na acuidade visual à medida que há diminuição de intensidade da luz ambiente. A visão tubular pode ser sugerida por acidentes automobilísticos recentes ou falta de jeito nos espaços estreitos de elevadores ou portas. Qualquer história familiar de perda de visão inexplicável e lentamente progressiva deve ser investigada.

Eletrorretinografia

A ERG de campo total (Ganzfeld) é bastante sensível, mesmo ao leve comprometimento dos fotorreceptores. As amplitudes das ondas b dos bastonetes são menores nos estágios iniciais da doença, quando a retina pode parecer clinicamente normal e as queixas visuais são mínimas. Para o diagnóstico dos pacientes mais jovens em risco genético e com achados retinianos mínimos, a ERG é essencial. A ERG ajuda no diagnóstico da doença em familiares quando é estabelecida a genealogia de RP.

Inicialmente, a ERG é usada para testar o sistema de bastonetes, testando com um *flash* de baixa intensidade após 30 minutos ou mais de adaptação ao escuro ("ERG escotópica"). O sistema de cones é testado usando *flashes* únicos superpostos em um fundo luminoso que suprime a atividade dos bastonetes ("ERG fotópica") e também usando um *flicker* de 30 Hz ao qual os cones respondem, mas os bastonetes não. Muitos esquemas complexos e analíticos de avaliação da ERG são empregados em circunstâncias especiais, mas as medidas iniciais mais úteis de anormalidade da ERG serão discutidas a seguir.[6] As análises escotópica (condição adaptada ao escuro, orientada a bastonetes) e fotópica (condição adaptada à luz, orientada a cones) de amplitude das ondas b são fundamentais por proporcionarem o primeiro índice de gravidade da doença e ajudarem a diferenciar a doença bastonetes-cones de cones-bastonetes.

- Respostas de ondas b escotópicas reduzidas em 50% ou mais – isso indica doença progressiva em vez de uma variação da doença "estacionária"
- Doença precoce do sistema de cones – isso reduz frequentemente as amplitudes do *flicker* de 30 Hz antes da redução das respostas de ondas b fotópicas a *flashes* únicos
- Atraso no tempo implícito do *flicker* (do *flash* ao pico de resposta) – é um indicador altamente sensível de anormalidade,[7] e os tempos implícitos podem ser prolongados mesmo com a amplitude de *flicker* normal; os tempos implícitos são muito robustos e relativamente imunes aos artefatos provocados quando o paciente aperta o eletrodo da lente de contato da ERG (que reduz a amplitude do *flicker*, mas não o seu tempo)
- Potenciais fotópicos oscilatórios (pequenas ondas de alta frequência e pequena amplitude que se originam na retina proximal) – em geral se reduzem mais precocemente ou em maior grau do que a onda b fotópica com *flash* único, e os potenciais oscilatórios podem estar reduzidos nas doenças vasculares retinianas
- Preservação relativa da amplitude da onda a escotópica (dos fotorreceptores bastonetes), mas ainda onda b escotópica reduzida (da sinalização pelas células bipolares de segunda ordem) – isso se chama formato de onda de ERG "eletronegativa" e é altamente sugestiva de cegueira noturna estacionária congênita (CNCE) ou retinosquise juvenil ligada ao X.[8,9] Nesses casos, a alteração da ERG indica sinalização sináptica defeituosa dos bastonetes para as células bipolares, responsividade bipolar deficiente ou doença das células de Müller
- Depressão ampla e plana da onda a fotópica – isso é altamente sugestivo de CNCE
- A ERG de campo total reflete a atividade retiniana global e é insensível às cicatrizes maculares; desse modo, não está correlacionada com a acuidade visual determinada somente pela função foveal.

Monitorar a progressão da doença

Após algum tempo, repete-se a ERG pelos seguintes motivos:

- Confirmação do diagnóstico
- Determinação da taxa de progressão
- Monitoramento dos efeitos da terapia, como a administração de vitamina A ou outros
- Fornecimento de informações objetivas sobre a progressão para ajudar o paciente a lidar com uma doença que provoca a perda da visão.

A ERG pode ser repetida 1 a 2 anos após o primeiro teste, apenas para confirmar os achados ou testes anuais em série que podem ser usados para estimar a progressão. Em crianças, a perda excepcionalmente rápida de cones na ERG pode levantar a suspeita de formas atípicas de RP, incluindo a lipofuscinose ceroide neuronal, e indica a necessidade de uma avaliação neurológica, em especial se houver relato de atividade convulsiva.

Campo visual

Na RP, deve-se dar preferência à perimetria de Goldmann para testar o campo visual até 90° da periferia temporal, pois a periferia média da retina é afetada primeiro na forma bastonetes-cones da doença. A recente introdução da perimetria cinética semiautomática pode ser uma alternativa valiosa. Mesmo os estágios moderados da doença dos bastonetes exibem tipicamente extensa perda do campo periférico na mira pequena I4e de Goldmann, ao passo que a doença na forma cones-bastonetes deixa os campos periféricos mais intactos. Os indivíduos com RP podem responder mal aos perímetros automáticos – estudos cuidadosos usando um perímetro de Goldmann são mais bem-sucedidos na obtenção de campos representativos. A disfunção macular pode ser acompanhada pelo teste de campo visual central usando perímetros estáticos automáticos (p. ex., programas 24 a 2 ou 10 a 2 do Humphrey Visual Field Analyzer). Muitos pacientes com RP não têm consciência da perda de visão periférica ou de um escotoma anelar, mesmo após vários eventos sugestivos (p. ex., acidentes automobilísticos recentes). O paciente aprecia que o médico disponha de um tempo para explicar os resultados dos testes de campo visual, e isso pode levá-lo a se lembrar de problemas anteriores com atividades cotidianas.

Teste de adaptação ao escuro

Os sintomas de visão noturna ocorrem cedo no curso da doença de RP e devem ser avaliados usando estudos de adaptação ao escuro. Um dos instrumentos para isso é o adaptômetro de Goldmann-Weekers. O paciente é colocado em um ambiente escuro e solicitado a detectar a luz mais fraca possível (limiar), que se torna cada vez mais fraca com o tempo. O limiar de sensibilidade absoluta final normalmente é alcançado após 30 a 40 minutos no escuro. Uma estratégia de teste alternativa é determinar apenas os limiares finais após 45 a 60 minutos no escuro. Os limiares são testados em vários locais diferentes da retina para obter uma amostra da distribuição da doença. Descobre-se que alguns pacientes que se queixam de dificuldade para enxergar à noite apresentam limiares normais de adaptação ao escuro. Esses pacientes podem ter miopia não corrigida e a queixa é, na realidade, de visão turva sob luz fraca. Outros pacientes podem ter maculopatia e notar uma piora na acuidade sob luz fraca, embora a sensibilidade absoluta ao escuro mediada pelos bastonetes esteja preservada.

Testes de visão de cores

Na retinopatia degenerativa, os testes de visão de cores são adjuvantes úteis para os testes de acuidade visual porque fornecem mais informações sobre a condição dos cones maculares. Os pacientes com RP raramente fornecem informações voluntárias sobre problemas com a visão cromática porque quase todos conseguem diferenciar as principais cores do vermelho, verde e azul. No entanto, nas distrofias de bastonetes-cones, a incapacidade de distinguir o tritan ("azul-amarelo") no painel Farnsworth D-15 é um índice sensível do envolvimento precoce do cone foveal e pode indicar perda de acuidade visual nos anos seguintes. Nas distrofias de cones, a perda de discriminação cromática normalmente ocorre junto com a perda de acuidade visual. O teste D-15, que consiste em 15 *chips* coloridos dispostos em sequência de cores, é simples, rápido, não cansa o paciente e é fácil de atribuir um escore. No teste D-15, > 2 erros vizinhos menores indicam patologia. O teste Farnsworth 100 Hue é mais elaborado, mas parece menos sensível para detectar maculopatias. As pranchas cromáticas de Ishihara e da American Optical foram concebidas especificamente para identificar indivíduos com anormalidade verde-vermelho congênita e são menos úteis do que o teste D-15 para avaliação da disfunção macular precoce que resulta de uma distrofia retiniana.

Angiografia fluoresceínica

A angiografia fluoresceínica (AF) por vezes é utilizada nas maculopatias hereditárias, como a doença de Stargardt e a doença de Best, ou na suspeita de maculopatia tóxica da hidroxicloroquina, cloroquina ou agentes psicotrópicos, mas em muitos casos as informações podem ser obtidas a partir de modalidades menos invasivas, como a autofluorescência de fundo.

Autofluorescência de fundo

A autofluorescência de fundo com excitação a 488 nm é cada vez mais reconhecida como um exame capaz de demonstrar alterações características e, em alguns casos, patognomônicas, em muitas doenças retinianas, especialmente nas degenerações retinianas hereditárias.[10] Acredita-se que ela provoque a autofluorescência da lipofuscina primariamente e, como tal, demonstre padrões distintivos nas maculopatias de Stargardt, Best e na maculopatia em "olho de boi". Mesmo na RP, observou-se que os padrões característicos de autofluoresceína de um anel hiperautofluorescente estão correlacionados com a sensibilidade retiniana e a tomografia de coerência óptica (OCT, do inglês *optical coherence tomography*), podendo refletir a progressão da RP.[11]

Tomografia de coerência óptica

Imagens em corte transversal de alta resolução *in vivo* da retina central podem ser obtidas usando OCT. Na RP, as anormalidades da OCT variam de redução na espessura retiniana causada por perda dos fotorreceptores ao aumento na espessura retiniana causado por edema macular. As alterações estruturais medidas pela OCT estão correlacionadas com as alterações funcionais, avaliadas por campos visuais e ERG multifocal, e podem ser usadas para monitorar a progressão da doença na RP.[12-14]

Eletro-oculografia

A eletro-oculografia (EOG) está alterada sempre que a ERG está alterada e, assim, ela fornece informações úteis somente quando o resultado da ERG é normal. Portanto, a EOG não é feita automaticamente com cada exame de ERG. Um dos pouquíssimos usos atuais da EOG é rastrear o padrão genético na distrofia macular viteliforme de Best, na qual a expressividade é altamente variável.

Eletrorretinografia multifocal

Ao contrário da ERG de campo total (Ganzfeld), em que a resposta global é desencadeada pela estimulação de toda a retina por um único estímulo luminoso, na ERG multifocal (mfERG) uma resposta localizada é desencadeada pela estimulação simultânea de múltiplas áreas distintas na retina central. As respostas locais podem ser extraídas correlacionando a resposta registrada com a sequência de estímulos. Em uma doença retiniana difusa, como a RP, a ERG Ganzfeld é um estimador global mais útil da função retiniana. No entanto, a mfERG pode ser usada para explorar os aspectos locais da função dos cones.[15] Em termos de diagnóstico, é provável que seja mais útil na determinação das maculopatias tóxicas por cloroquina e hidroxicloroquina,[16] bem como maculopatia oculta e na diferenciação dos escotomas centrais relacionados à mácula daqueles advindos de neuropatia óptica.

Potencial evocado visual cortical

O potencial evocado visual (PEV) cortical monitora os sinais que chegam ao córtex e é dominado preponderantemente pela função macular, com uma contribuição muito menor da retina periférica. Qualquer perturbação da função retiniana, condução alterada do nervo óptico ou processamento do córtex visual altera o PEV. As distrofias retinianas e, particularmente, as maculares afetam o PEV, mas essas condições são quase sempre melhor identificadas e monitoradas usando outros testes de função visual.

Os testes da função retiniana têm um valor que vai além do simples diagnóstico, pois eles fornecem informações sobre a natureza da doença, informam sobre a gravidade ou estágio e ajudam a embasar o aconselhamento genético. Os resultados do exame devem ser comunicados ao paciente porque a determinação do subtipo e o estadiamento da doença fornecem informações sobre as expectativas para o curso da visão futura e as implicações genéticas para a família do paciente.

Teste genético

Conforme exames clínicos e exames complementares levam os médicos a um diagnóstico clínico, novos avanços na compreensão da base genética da doença apoiam atualmente o teste genético para confirmar diagnósticos clínicos e fornecer mais informações sobre o risco familiar. Juntamente com o aconselhamento genético, as informações genéticas podem ser informativas para o prognóstico, bem como para fornecer informações de risco para os membros da família. Do ponto de vista da pesquisa, o teste genético aumenta a compreensão da fisiopatologia da doença e também é um pré-requisito antes de contemplar quaisquer terapias gênicas. A velocidade de identificação dos genes envolvidos em várias degenerações retinianas supera em muito a taxa de publicações produzidas e qualquer tentativa de enumerá-las ficaria obsoleta bem antes de jamais chegar a ser publicada. O banco de dados da rede de informações retinianas RetNet (http://www.sph.uth.tmc.edu/Retnet) fornece um catálogo atualizado de genes associados com a RP e outras doenças retinianas hereditárias. Muitos desses genes estão disponíveis para sequenciamento por meio de empresas comerciais e também por meio de instituições de pesquisa. Ao mesmo tempo que o número de genes identificados como associados à RP e outras degenerações retinianas aumenta, o desenvolvimento de novos sistemas de rastreio, como as matrizes de alto rendimento, tem viabilizado o teste genético nessas doenças geneticamente heterogêneas.[17] Iniciativas usando o sequenciamento complexo do exoma ou até mesmo o sequenciamento completo do genoma também levaram à identificação dos genes envolvidos nas degenerações retinianas.

O National Eye Institute do National Institutes of Health nos EUA está trabalhando com a comunidade de oftalmologia na criação da rede eyeGENE (*National Ophthalmic Disease Genotyping and Phenotyping*). Esse repositório genético permite que os pacientes se vinculem a uma organização de laboratórios de pesquisa existentes dentro da comunidade de oftalmologia que foram certificados pelas *Clinical Laboratory Improvement Amendments* e desenvolvam um banco de dados de genótipos e fenótipos. A rede vai ajudar a desenvolver a consciência pública e profissional dos recursos genotípicos/fenotípicos disponíveis para as pessoas com várias doenças genéticas oculares, seus médicos e os cientistas que estudam essas doenças. No final das contas, a rede eyeGENE vai aumentar a nossa compreensão das correlações genótipo-fenótipo e ajudar no recrutamento dos pacientes interessados em participar de futuros ensaios clínicos relacionados com as doenças oculares de origem genética.

Achados/manifestações oculares

Retinite pigmentosa típica

As características-chave da RP típica encontradas normalmente são:

- Pigmento retiniano intraneural em espícula óssea
- Adelgaçamento e atrofia do RPE na retina periférica média e distante
- Preservação relativa do RPE na mácula
- Palidez gliótica da cabeça do nervo óptico
- Atenuação das arteríolas retinianas.

O grau de pigmentação em espícula óssea é bem variável – muitas retinas envolvidas têm uma quantidade, mesmo que muito pequena, desse pigmento. Isso vale particularmente em crianças nas quais anormalidades mais sutis de pigmentação do RPE são mais comuns do que as espículas típicas. A gravidade das características aumenta com a idade, como a quantidade de pigmento, o grau de gliose do disco e o grau de estreitamento arteriolar. Desvios importantes desse quadro clínico sugerem RP atípica. Em particular, várias distrofias retinianas do cromossomo X (descritas subsequentemente) se desviam amplamente desse quadro-padrão. A identificação da RP típica é particularmente importante para os ensaios clínicos porque o diagnóstico implica na exclusão de outros subtipos de RP que possam ter taxas de progressão incomuns.

Tipicamente, os dois olhos são afetados em extensão comparável,[18] embora algum grau de diferença entre os olhos seja normalmente esperado. As diferenças altamente assimétricas são descritas como "retinite pigmentosa unilateral", na qual um olho fica em degeneração por um período equivalente a muitos anos, embora no exame cuidadoso os dois olhos invariavelmente exibam envolvimento.[19] Tais casos aparentes de RP unilateral podem ser o resultado de causas pós-infecciosas ou trauma contuso em um dos olhos.[20]

Outras manifestações da doença incluem catarata, especialmente da variedade subcapsular posterior, e edema macular cistoide (EMC). Essas duas complicações podem reduzir a acuidade central, mesmo quando o processo de doença subjacente afeta apenas a retina periférica.

O exame clínico atento, a obtenção cuidadosa da história familiar e os exames de diagnóstico podem levar o médico a suspeitar de um certo envolvimento genético. A identificação molecular do gene causador é possível em alguns casos (p. ex., mutação pro-23-his do gene da rodopsina) (Figura 6.14.2). Um objetivo muito procurado é correlacionar um gene específico com um fenótipo específico, mas isso acontece raramente, porque a maior parte das mutações da RP resulta em um fenótipo parecido. Existem algumas condições únicas, como as mutações no gene RDS/periferina, que podem causar uma maculopatia

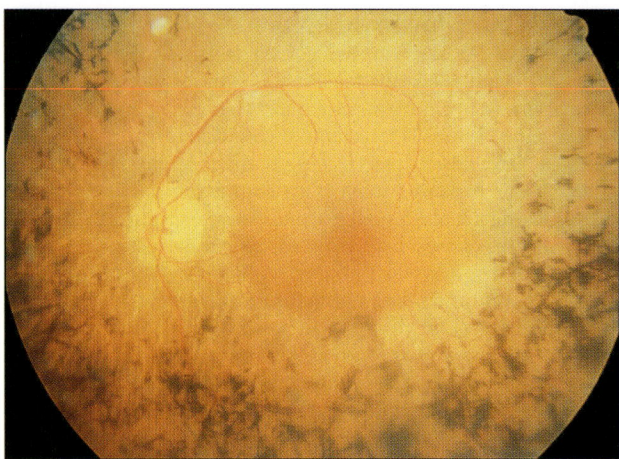

Figura 6.14.2 Alterações "típicas" da retinite pigmentosa em uma mulher de 73 anos de idade com uma mutação autossômica dominante Pro-23-His no gene da rodopsina. Observam-se a extensa pigmentação em espícula óssea retiniana, artérias retinianas marcadamente constritas, palidez do disco em cera e extensa atrofia do epitélio pigmentado da retina na mácula e na média periferia (o que revela os vasos subjacentes na coroide). Sua acuidade visual era 20/50 (6/15), mas ela não cometeu erros nas pranchas cromáticas de Ishihara; seus campos visuais exibiram constrição avançada com ângulo de visão tubular de 17° usando a mira V4e no teste de Goldmann.

peculiar, além da degeneração retiniana periférica.[21] No entanto, em geral, ainda não é possível prever o gene causador específico a partir do quadro clínico.

Além disso, mesmo nos casos de RP atribuídos a um determinado gene, como o que codifica a rodopsina, variações importantes nas características clínicas e na gravidade da doença são causadas por mutações em posições diferentes dentro do gene. Na RP com envolvimento do gene da rodopsina, a mutação pro-23-his provoca uma RP bem típica;[21] a mutação cys-187-tyr resulta em um curso rápido de degeneração;[22] e a mutação thr-58-arg resulta em envolvimento setorial.[23] O curso clínico pode variar até mesmo dentro de uma única família com um único genótipo. Consequentemente, é impossível resumir a RP como uma definição ou quadro clínico únicos. Em geral, porém, a RP típica evoluiu lentamente, tal que é necessário um período de 1 a 3 anos para documentar as alterações.[22]

Retinite pigmentosa ligada ao X

A RP ligada ao X (XLRP, do inglês *X-linked retinitis pigmentosa*) tem características da RP típica, embora possa haver uma atrofia parafoveal proeminente. Os meninos afetados exibem granularidade do RPE sutil ou moderada, mas o pigmento em espícula óssea retiniano franco tipicamente não aparece antes da adolescência. A acuidade é boa durante a infância, mas aos 20 anos de idade a perda de acuidade e a constrição do campo visual impedem a obtenção de habilitação para dirigir e os limiares de adaptação ao escuro são elevados em até três unidades logarítmicas (perda de sensibilidade em mil vezes). A cegueira noturna é grave na metade da adolescência. A taxa de declínio da visão é rápida e a principal perda funcional é esperada em torno dos 30 anos de idade; a cegueira aos 40 anos de idade é comum.

As características clínicas de duas formas diferentes de XLRP (RP2 e RP3, esta última provocada por mutações no gene *RPGR*)[24] apresentam sobreposição extensa e ambas progridem para a incapacidade visual grave no adulto. Todas as pessoas afetadas exibem características típicas de RP, embora a visão dos cones esteja afetada em um grau maior do que nas muitas formas autossômicas da RP, particularmente naqueles que têm RP3. A ERG revela uma redução importante nas respostas de bastonetes e cones, mesmo em indivíduos jovens, e é essencial estadiar a doença.

Amaurose congênita de Leber

O termo *amaurose congênita de Leber* (ACL) descreve um grupo de distrofias retinianas caracterizadas por doença grave de início muito precoce. O primeiro sinal observado pelos pais da criança costuma ser o nistagmo, um achado comum em crianças que nunca desenvolveram uma boa visão central. A gravidade da perda visual pode variar de moderada a muito acentuada (percepção luminosa) e geralmente é progressiva. As crianças com perda visual grave podem induzir a síntese de fosfenos ao esfregar os olhos e as pálpebras (sinal oculodigital). Os achados de fundo de olho são variáveis, podendo se limitar a anormalidades moderadas da pigmentação, mas são alterações retinianas atróficas comuns evidentes; a atenuação acentuada do diâmetro dos vasos retinianos é a norma. A amplitude de todas as respostas de ERG é acentuadamente reduzida; esse teste, portanto, é essencial para o diagnóstico diferencial com outras doenças oftálmicas associadas à perda visual congênita e nistagmo. A ACL normalmente é hereditária como um traço autossômico recessivo. As mutações de mais de uma dúzia de genes podem provocar ACL; cerca de metade delas também está implicada na RP do adulto.[25]

Distrofia de cones

As alterações de fundo de olho são bastante variáveis, com o achado clássico sendo descrito como maculopatia em "olho de boi" (*bull's-eye maculopathy*) (Figura 6.14.3). Particularmente nos estágios iniciais, o fundo de olho pode parecer benigno, com retinopatia difusa mínima e vasos e disco óptico normais. Na outra ponta do espectro de prognóstico estão os raros pacientes que desenvolvem escotoma central já no início da vida; esse defeito de campo aumenta de modo gradual, mas implacável, em direção à periferia, com perda praticamente total da visão na meia-idade. Esses pacientes geralmente recebem o diagnóstico de "degeneração macular" na infância; a condição foi denominada "retinite pigmentosa inversa" porque as espículas de pigmento são mais abundantes na retina central do que na média periferia. Tipicamente, os achados da ERG indicam que a função dos cones (respostas fotópicas) é mais afetada do que a função dos bastonetes (respostas escotópicas), mas ambas são anormais.[26] Raramente, um paciente com distrofia de cones-bastonetes tem bastonetes essencialmente normais, mas uma resposta de cones muito reduzida na ERG, sendo considerado com "distrofia de cones".

Genética e patologia

A RP pode ser hereditária de modo autossômico dominante, autossômico recessivo ou ligado ao X. Frequentemente, nenhum outro membro da família é reconhecidamente afetado, uma condição conhecida como RP "esporádica", "isolada" ou "simples". De acordo com diferentes levantamentos, até 50% dos pacientes com RP estão nessa categoria. Muitos desses pacientes têm RP autossômica recessiva, enquanto outros podem ser casos advindos de novas mutações. A análise genealógica mostra evidências de herança autossômica dominante em aproximadamente 25%, herança autossômica recessiva em aproximadamente 25% e herança ligada ao X em cerca de 10% dos pacientes.

A RP pode ser provocada por mutações em vários genes, muitos deles codificando proteínas essenciais para a estrutura e função dos fotorreceptores. Até o momento, mais de 20 genes causadores de RP autossômica dominante, mais de 30 genes causadores de RP autossômica recessiva e mais de dois genes que causam RP ligada ao X foram identificados. Outros mais foram localizados, mas ainda não identificados, e esses números devem aumentar no futuro (Tabela 6.14.1). A rede de informações retinianas RetNet (http://www.sph.uth.tmc.edu/Retnet) fornece um catálogo atualizado de genes associados com a RP e outras doenças retinianas hereditárias.

Os genes identificados como associados à RP podem ser agrupados em cinco categorias principais:

- Fototransdução
- Metabolismo retiniano
- Desenvolvimento e manutenção tecidual
- Estrutura celular
- Splicing.[27]

O gene da rodopsina foi o primeiro gene importante identificado como causador da RP.[28] Assim como no caso da rodopsina, a maioria dos genes da RP identificados até o momento envolve componentes da cascata de fototransdução dentro dos fotorreceptores bastonetes, os quais incluem a transducina, fosfodiesterase (subunidades α e β de PDE), arrestina, recoverina e canais de Na+/K+ ligados a proteínas e ativados pela luz na membrana dos bastonetes. Outro conjunto de genes codifica proteínas estruturais nas células dos bastonetes e incluem RDS/periferina[29] e ROM1.[30] Genes do desenvolvimento, como os genes reguladores homeobox CRX, também estão implicados no desenvolvimento da degeneração de cones-bastonetes.[31] Mais recentemente, os genes envolvidos no complexo proteico spliceossomal, que catalisam a remoção das sequências intrônicas, como o PRPF3, PRPF8 e PRPF31, foram identificados e correspondem a ≈10% dos genes associados à RP.[27]

Os mecanismos moleculares pelos quais essas mutações genéticas acabam causando morte celular dos bastonetes não estão claros, embora amplas evidências indiquem que a apoptose está envolvida na via final da morte celular.[32]

Ainda não se sabe porque os fotorreceptores cones acabam morrendo por uma doença inicialmente dos bastonetes. Uma hipótese invoca elementos comuns do RPE que estão envolvidos intimamente no ciclo diurno da fagocitose dos discos do segmento externo vertidos diariamente pelos bastonetes e cones. No caso da mutação da rodopsina para a RP, a rodopsina é a principal proteína nos segmentos externos dos bastonetes e o processo diurno de fagocitose dos discos dos bastonetes pelo RPE pode acabar resultando em patologia secundária do RPE. Com o tempo, o RPE pode não funcionar de maneira adequada para servir aos cones, que morrem, subsequentemente, como "espectadores inocentes". Outras explicações são de que a viabilidade dos cones depende da existência de um fator derivado dos bastonetes[33] e de que a estruturação mecânica proporcionada pelos bastonetes é necessária para a sobrevivência dos cones.

O exame clínico da retina de uma mulher de 73 anos de idade com RP autossômica dominante, derivada de uma mutação pro-23-his do gene da rodopsina, revelou acuidade visual de 20/50 (6/15) e campos visuais limitados a 17° vários meses antes de sua morte. Seu fundo de olho apresentava alterações típicas da RP com pigmentação em espícula óssea difusa nos 360° da periferia e RPE subjacente atrófico (ver Figura 6.14.2). Após a sua morte, o exame histológico dos seus olhos exibiu uma grande perda de fotorreceptores (Figura 6.14.4).

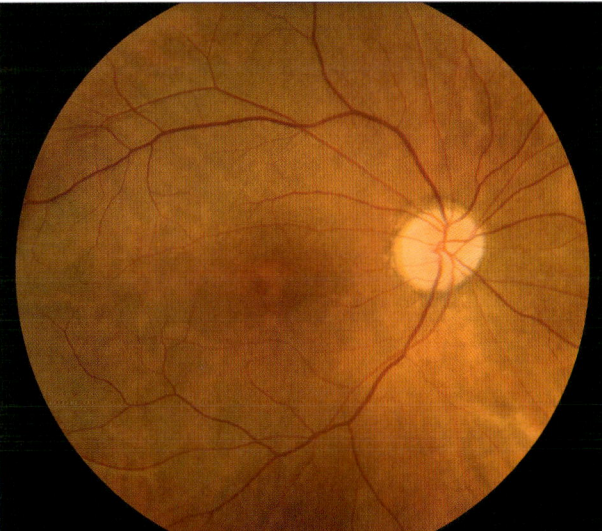

Figura 6.14.3 Distrofia de cones em um homem de 37 anos de idade. A maculopatia em "olho de boi", presente neste caso, não é encontrada em todos os casos desta entidade.

TABELA 6.14.1 Degeneração retiniana/retinite pigmentosa: diagnóstico diferencial.

Condições autossômicas dominantes (AD)	Condições autossômicas recessivas (AR)	Condições ligadas ao X (XL)	Doenças sistêmicas com componentes de degeneração retiniana	Condições adquiridas
Retinite pigmentosa (RP) AD • Distrofia de bastonetes-cones • Genes causadores: 23 genes identificados; os mais comuns são *RHO, RDS, PRPF31, RP1, PRPF8, IMPDH1*	RP AR • Distrofia de bastonetes-cones • Genes causadores: 36 genes conhecidos	RP XL • Distrofia de bastonetes-cones (geralmente uma doença de início precoce e grave) • Genes causadores: *RPGR* e *RP2* são a origem da maioria dos casos	Síndrome de Usher • Herança AR • Degeneração retiniana do tipo RP associada com: perda auditiva neurossensorial ± perda auditiva • Genes causadores: cinco genes reconhecidamente causadores do tipo I (o mais conhecido é o *MYO7A*), três genes causam o tipo II (o mais conhecido é o *USH2A*), um gene causa o tipo III (*CLRN1*)	Retinopatia tóxica • A retinopatia pigmentar pode ser secundária a uma série de medicações (tioridazina, clofazimina, hidroxicloroquina [Figura 6.14.9], cloroquina) ou agentes tóxicos
Distrofia de cones-bastonetes AD • Distrofia de cones ou cones-bastonetes • Genes causadores: pelo menos 10 genes identificados, incluindo *CRX, GUCY2D, PROM1* e *PRPH2*	Distrofia de cones-bastonetes AR • Distrofia de cones ou cones-bastonetes • Genes causadores: pelo menos 13 genes, incluindo *ABCA4, CERKL, KCNV2, RDH5* e *RPGRIP1*	Distrofia de cones-bastonetes XL • Distrofia de cones ou cones-bastonetes • Genes causadores: *RPGR, CACNA1F*	Síndrome de Bardet–Biedl • Herança AR • Degeneração retiniana do tipo RP (Figura 6.14.10) associada com: polidactilia, obesidade, retardo mental e hipogenitalismo • 17 genes identificados, incluindo *BBS1, 2, 6, 9, 10* e *MKS1, CEP290*	Retinopatia pós-infecciosa • Retinopatia pigmentar pode ser secundária a uma série de agentes infecciosos (sífilis, rubéola, agentes parasitários)
Amaurose congênita de Leber AD • Genes causadores: *CRX, IMPDH1, OTX2*	Amaurose congênita de Leber AR • Distrofia de cones-bastonetes de início precoce, nistagmo, respostas niveladas na eletrorretinografia • Pelo menos 16 genes identificados, incluindo *CEP290, CRB1, AIPL1, CRX, RPE65, LRAT, RDH12, RPGRIP1*	Coroideremia • Dificuldades de visão noturna de início precoce, defeitos progressivos do campo visual, visão central mantida até o fim da doença • Portadores geralmente exibem alterações de fundo de olho • Gene causador: *CHM*	Doença de Refsum • Herança AR • Degeneração retiniana do tipo RP associada com: perda auditiva, anosmia, ataxia, ictiose, neuropatia periférica, catarata • Ácido fitânico sérico elevado • Instituição precoce de dieta melhora o prognóstico • Gene causador: *PEX7*	Retinopatia pigmentar secundária a trauma
Cegueira noturna congênita estacionária AD • Nictalopia e disfunção retiniana não progressiva • Genes causadores: *GNAT1, PDE6B, RHO*	Acromatopsia • Visão central reduzida, aversão à luz, nistagmo, defeitos de visão cromática, respostas de cones severamente reduzidas na eletrorretinografia • Genes causadores: *CNGB3, CNGA3, GNAT2, PDE6C*	Retinosquise juvenil • Padrão característico em raios e/ou esquise periférica, padrão eletronegativo na eletrorretinografia • Genes causadores: *RS1/XLRS1*	Síndrome de Kearns–Sayre • Doença mitocondrial • Degeneração retiniana do tipo RP associada com: oftalmoplegia externa progressiva e bloqueio cardíaco completo • Genes causadores: *KSS*	Retinopatia associada a melanoma • Os sintomas incluem fotopsia e luzes piscando, redução na acuidade visual e defeitos de campo visual • A eletrorretinografia mostra tipicamente uma resposta eletronegativa
Doença de Best • Redução da visão central com alterações típicas do fundo (variam de acordo com o estágio da doença), lesões viteliforme, eletro-oculografia anormal com razão de Arden reduzida • Gene causador: Best1 (também conhecido como *VMD2/RP50*)	Cegueira noturna congênita estacionária AR • Nictalopia e disfunção retiniana não progressiva • Respostas eletronegativas na eletrorretinografia • Genes causadores: nove genes, incluindo *GNAT1, TRPM1, RDH5*	Cegueira noturna congênita estacionária XL • Nictalopia e disfunção retiniana não progressiva • Respostas eletronegativas na eletrorretinografia • Genes causadores: *CACNA1F, NYX*	Síndrome de Joubert/Senior–Loken • Herança AR • Degeneração retiniana do tipo RP associada com: nefronoftise (Senior-Loken) • Achados multissistêmicos, incluindo, às vezes, a degeneração retiniana (Joubert) • Genes causadores: mais de 15 genes identificados, incluindo *AHI1, NPHP1* e *NPHP2, CEP290, RPGRIP1ℓ,* e *KIF7*	Retinopatia associada ao câncer • Os sintomas incluem fotopsia e luzes piscando, redução na acuidade visual e defeitos de campo visual • A eletrorretinografia exibe tipicamente respostas eletronegativas
–	–	Monocromatismo de cone azul XL • Redução da visão central, aversão à luz, nistagmo, defeitos de visão cromática, respostas de cones severamente reduzidas na eletrorretinografia • Genes causadores: *OPN1LW, OPN1MW*	–	–

Uma amostra do tecido derivada de uma região da retina relativamente preservada, na parafóvea do olho esquerdo, apresentou o seguinte:

- Segmentos externos dos fotorreceptores bastante encurtados, quase ausentes, e os segmentos internos encurtados
- Número de núcleos dos fotorreceptores (camada nuclear externa) bastante reduzido, com a maioria dos que sobram sendo núcleos dos cones – praticamente nenhum fotorreceptor bastonete permanece nessa RP em estágio terminal
- RPE macroscopicamente edemaciado por detritos intrarretinianos, com perda de melanossomos e dispersão dos grânulos de pigmento.

Associações sistêmicas e diagnóstico diferencial da retinopatia pigmentar

A RP está associada a muitas condições sistêmicas, dentre as quais as seguintes justificam uma atenção particular, seja por sua incidência (p. ex., síndrome de Usher, na qual a perda auditiva de início precoce está associada com RP) ou pelo diagnóstico, que pode ser reconhecido primeiro pelo oftalmologista ter implicações clínicas importantes. Em outros momentos, o diagnóstico pode ser importante para indicação de tratamento precoce, com subsequentes efeitos positivos para a saúde e para a visão em longo prazo (p. ex., doença de Refsum, abetalipoproteinemia). As causas secundárias de doença do tipo RP devem ser aventadas na ausência de uma história familiar da doença; o diagnóstico diferencial da retinopatia pigmentar inclui várias condições não hereditárias. A Tabela 6.14.1 apresenta as características principais de muitas degenerações retinianas e condições sistêmicas associadas, com uma lista resumida e atualizada dos genes associados e também das condições adquiridas que fazem parte do diagnóstico diferencial.

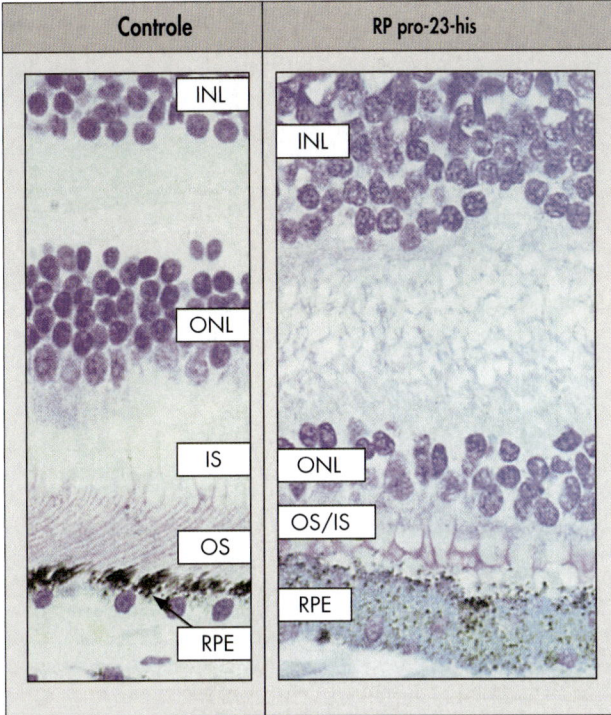

Figura 6.14.4 Histologia da retina parafoveal de uma mulher de 73 anos de idade que sofreu mutação pro-23-his do gene da rodopsina (mesmo paciente e olho da Figura 6.14.2). Apenas a mácula manteve fotorreceptores. Os olhos foram fixados cerca de 1 hora após a morte. INL (do inglês *inner nuclear layer*), camada nuclear interna; IS (do inglês *inner segments*), segmentos internos; ONL (do inglês *outer nuclear layer*), camada nuclear externa; OS (do inglês *outer segments*), segmentos externos; RPE (do inglês *retinal pigment epithelium*), epitélio pigmentado da retina.

Evolução e desfechos

Projeções sobre a visão no futuro sempre são difíceis na doença degenerativa, particularmente porque os subtipos de RP não têm um único curso clínico. A XLRP afeta tipicamente a acuidade visual no início da vida adulta, e a acuidade visual de alguns indivíduos com XLRP do sexo feminino também fica gravemente comprometida. Desse modo, não é possível um resumo simples da perda visual nas várias apresentações de degeneração retiniana, particularmente no que diz respeito à acuidade visual. Em todos os casos, os testes funcionais usando ERG e limiar visuais são melhores para estabelecer o estágio atual da função celular retiniana de maneira agregada e, assim, fornecer uma base inicial para qualquer afirmação prognóstica. As afirmações prognósticas dependem da determinação cuidadosa do subtipo da doença. Quando a determinação do subtipo é indescritível, a análise que determina se a doença do paciente é de bastonetes-cones ou cones-bastonetes fornece estimativas quanto à visão que podem ser usadas para o prognóstico geral.

DISTÚRBIOS RETINIANOS "ESTACIONÁRIOS"

A principal característica das degenerações bastonetes-cones ou cones-bastonetes descritas anteriormente é a sua natureza progressiva. Por outro lado, alguns distúrbios retinianos são menos progressivos e, embora haja alguma alteração ao longo da vida, são relativamente estáveis em comparação com a maioria das formas de RP.[34] Historicamente, eles carregam o descrito "estacionário".

Cegueira noturna congênita estacionária

A CNCE consiste em um grupo heterogêneo de distúrbios com uma história comum, mas consideravelmente diferentes em termos de quadros clínicos e de estudos de função visual. O principal sintoma dos pacientes com CNCE é o da cegueira noturna, que é frequentemente grave desde o nascimento, mas a discriminação cromática não é afetada e a acuidade visual é levemente afetada em geral. As alterações refrativas variam, mas a miopia elevada e o nistagmo podem ocorrer. Existem muitas apresentações de CNCE que foram classificadas com base no padrão de herança (todos os tipos vistos), achados de ERG (os eletronegativos são os mais comuns) e aparência do fundo de olho (normal é o mais comum).[35] CNCE ligada ao X é mais comum e pode ser confundida com XLRP na primeira apresentação, já que ambas ocorrem em meninos e provocam queixas de dificuldade visual à noite e exibem alterações na pigmentação do fundo de olho. A diferenciação entre essas duas formas é crítica porque na CNCE a visão permanece estacionária ao contrário da natureza progressiva da XLRP.[36]

Cegueira noturna congênita estacionária com fundo de olho normal

A ERG e os testes do campo visual são fundamentais para diagnosticar a CNCE. A ERG escotópica é o achado mais significativo e demonstra com mais frequência uma ERG eletronegativa na qual a amplitude da onda b na resposta de adaptação ao escuro é considerávelmente mais reduzida do que a amplitude da onda a. A ERG fotópica também é anormal, com uma depressão da onda a dos cones caracteristicamente ampla. Os campos visuais são normais na CNCE, enquanto eles têm constrições na mira I4e de Goldmann no início da XLRP e da coroidemia.

Uma classificação da CNCE em "completa" e "incompleta" é sugerida com base em estudos da função visual realizados em pacientes com CNCE autossômica recessiva e recessiva ligada ao X manifestando os achados de ERG eletronegativos vistos na Schubert–Bornschein.[37] O tipo completo de CNCE (também conhecido como tipo 1, CNCE1) não manifesta função de bastonete detectável, com apenas uma ligeira redução na função dos cones associada a uma redução na visão e miopia.

O tipo incompleto da doença manifesta alguma função de bastonete remanescente, disfunção mais grave dos cones, perda de acuidade visual e nenhum erro refrativo específico. Hoje, não existem bases genéticas identificadas que justifiquem essas diferenças.

As mutações nos genes envolvidos na cascata de fototransdução (*GNAT1*, *PDE6B*, *RHO*, *RHOK* e *SAG*) subjazem a CNCE autossômica dominante. A CNCE completa está associada a defeitos nas vias bipolares ON (*GRM6* e *NYX*).[38] A CNCE incompleta (também conhecida como tipo 2, CNCE2) está associada a defeitos nas vias ON/OFF (*CACNA1F*, *CABP4* e *CACNA2D4*). Finalmente, constatou-se que as mutações em *CACNA1F* e *NYX* contribuem para 80% de todas as mutações na CNCE.[38]

Na maioria das vezes, a CNCE tem um fundo de olho normal; no entanto, as apresentações menos comuns têm um fundo de olho anormal. Uma aparência anormal do fundo de olho associada à CNCE inclui a doença de Oguchi e o *fundus albipunctatus*. Essas duas doenças têm muito pouco em comum, exceto a cegueira noturna não progressiva de início precoce.

Doença de Oguchi

Batizada em homenagem ao oftalmologista japonês Oguchi, o achado característico do fundo de olho nesta doença é o brilho metálico amarelado do polo posterior que permite o diagnóstico clínico[39] (Figura 6.14.5A). Após uma prolongada adaptação ao escuro, a aparência amarelada do fundo reverte para normal, um fenômeno descrito por Mizuo[40] e, em homenagem, batizado com seu nome (Figura 6.14.5B). A reexposição à luz resulta no retorno do brilho metálico.

A função dos cones parece normal. A função dos bastonetes é anormal, com os limiares dos bastonetes alcançados somente após 4 horas ou mais (30 minutos é o normal) e a ERG escotópica exibindo apenas uma pequena resposta eletronegativa, mesmo quando os limiares dos bastonetes alcançaram valores normais. A doença de Oguchi é hereditária em um padrão autossômico recessivo. As mutações nos genes *RHOK* (rodopsina quinase) e *SAG* (arrestina), que estão envolvidos no final da cascata de fototransdução, levam à doença.[39,41,42]

Fundus albipunctatus

Assim como a doença de Oguchi, o *fundus albipunctatus* tem uma aparência diferenciada do fundo de olho, que, mais uma vez, possibilita diagnóstico clínico. Existem muitos pontos brancos minúsculos com espaçamento bem regular, envolvendo o polo posterior, poupando a mácula, estendendo-se para a média periferia (Figura 6.14.6). O *fundus albipunctatus* é hereditário de modo autossômico recessivo e os principais sintomas são a demora na adaptação ao escuro e a cegueira noturna. Essa condição deve ser diferenciada da retinite punctata albescens, que também apresenta fundo de olho com vários pontos brancos regulares, mas, ao contrário do *fundus albipunctatus*, comporta-se clinicamente como a RP. No entanto, embora as amplitudes das ondas a e b na ERG das respostas fotópica e escotópica sejam reduzidas em condições normais de teste, a resposta escotópica volta lentamente ao normal após algumas horas no escuro, distinguindo esta entidade da retinite punctata albescens. As mutações na desidrogenase retinol (RDH5) estão associadas a essa doença.[43]

Deficiência congênita de percepção vermelho-verde

Os genes que codificam os três principais fotopigmentos dão origem às três classes de fotorreceptores cones que fundamentam a visão normal das cores. Os genes que codificam o fotopigmento vermelho, ou sensível a comprimento de onda longo (L), e o fotopigmento verde, ou sensível a comprimento de onda médio (M), estão dispostos em uma matriz de cabeça-a-cauda no cromossomo X (Xq28).[44] Sua grande proximidade

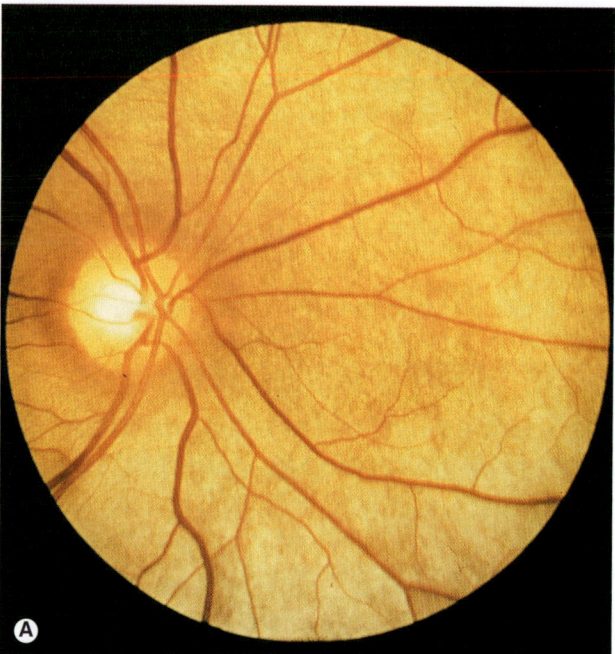

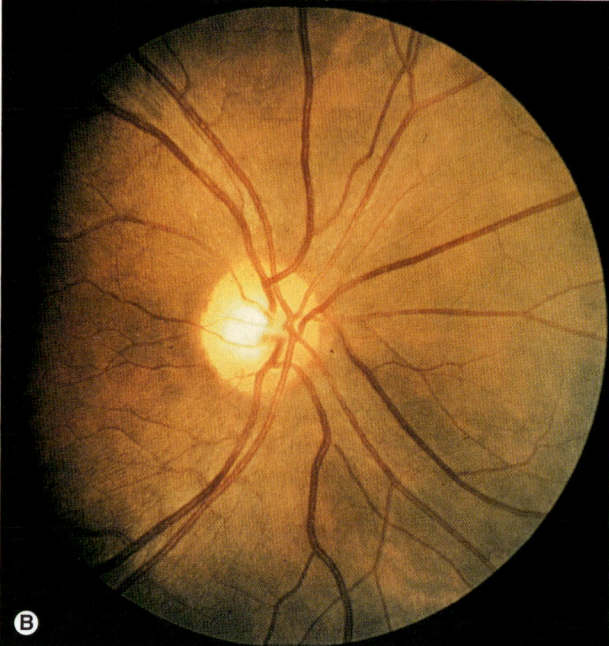

Figura 6.14.5 Doença de Oguchi. A. O brilho metálico amarelado é aparente na região nasal do disco óptico. **B.** Após 3 horas de adaptação ao escuro, o fundo de olho volta à coloração normal (fenômeno de Mizuo).

e alta homologia de sequência tornam esta área propensa a recombinações durante a formação dos gametas nas mulheres, originando as deficiências cromáticas ligadas ao X. A deficiência total de percepção da cor "vermelho-verde" causada pela ausência de cones sensíveis ao vermelho (protanopia) ou de cones sensíveis ao verde (deuteranopia) afeta 2 a 3% dos homens. As apresentações parciais são denominadas *percepção cromática anômala* (p. ex., protanomalia ou deuteranomalia). A tritanopia (cegueira total à cor azul) é raríssima. Considerando todas as formas juntas, 4 a 7% dos homens manifestam algum tipo de deficiência cromática congênita. Dada essa frequência, alguns homens com outras degenerações retinianas também são "cegos para as cores" e a condição congênita deve ser diferenciada da doença adquirida. A distrofia de cones progressiva também prejudica a discriminação das cores, mas é diferenciada pela acuidade visual anormal e/ou pelos campos periféricos, ambos geralmente normais nas deficiências cromáticas congênitas. Os portadores do sexo feminino não manifestam sinais clínicos.

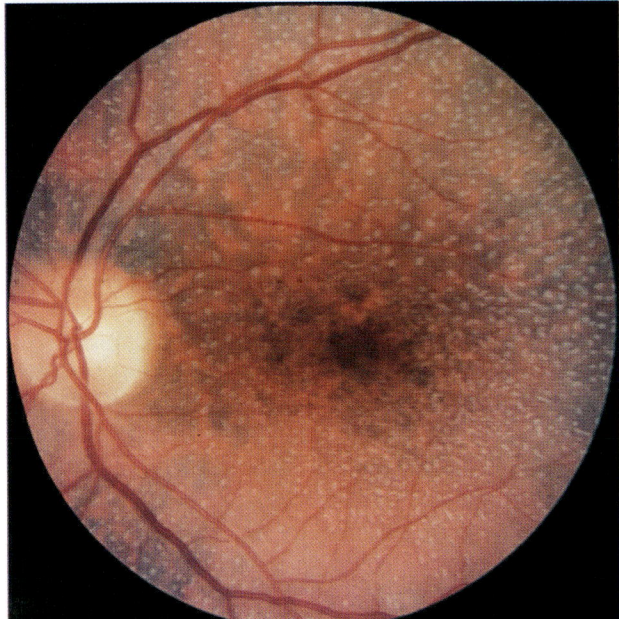

Figura 6.14.6 *Fundus albipunctatus*. Muitas lesões pequenas branco-amareladas circulares estão presentes em toda a retina, exceto na área central da mácula, na qual a atrofia e a hiperpigmentação são observadas.

Monocromatismo dos cones azuis

O monocromatismo dos cones azuis (BCM, do inglês *blue cone monochromatism*) é um raro distúrbio ligado ao X (< 1 em 100.000). Foram propostas diferentes vias de mutação que levam ao BCM, todas resultando em uma perda dos cones L e M funcionais, mas com cones S e bastonetes preservados.[45] Meninos e homens com BCM têm visão noturna normal dos bastonetes, mas uma visão diurna ruim em consequência da perda da função dos cones sensíveis ao vermelho e ao verde.[21] A visão em cores é gravemente limitada, mas as diferenças nos matizes azulados são detectáveis. Além disso, o BCM causa nistagmo de pequena amplitude, acuidade visual reduzida (entre 20/80 [6/24] e 20/200 [6/60]) e sensibilidade à luz intensa. O fundo de olho pode apresentar alterações pigmentares mínimas em mosqueado no RPE.

Todos os demais aspectos da visão permanecem estáveis no BCM e a acuidade pode melhorar ligeiramente e chegar a 20/70 aos 20 anos, época em que o nistagmo é quase indetectável. Alguns homens idosos com BCM têm atrofia macular progressiva. A amplitude da onda b na ERG com adaptação ao escuro é normal ou ligeiramente abaixo do normal em pacientes com BCM, mas o limiar de sensibilidade psicofísica dos bastonetes permanece normal, o que diferencia o BCM dos casos de doença degenerativa dos bastonetes. As respostas de *flash* único e *flicker* da ERG dos cones adaptados à claridade são reduzidas em > 80 a 95%. Somente 1% dos cones é sensível ao azul e nenhum desses cones é encontrado dentro da fóvea humana, contribuindo para a má acuidade visual em pacientes com BCM. As portadoras do sexo feminino não exibem alterações. Uma história familiar ligada ao X ajuda a diferenciar o BCM da distrofia progressiva dos cones autossômicos dominantes ou recessivos.

Acromatopsia

Acromatopsia, ou "cegueira total de cores", é uma distrofia retiniana congênita monogênica que provoca redução da acuidade visual, discriminação extremamente limitada das cores, nistagmo e fotofobia. É uma condição hereditária como traço autossômico recessivo e, assim, ambos os sexos são afetados.

Pacientes com BCM e aqueles com acromatopsia fracassam nos testes de pranchas cromáticas de Ishihara e *American Optical Hardy-Rand-Rittler* e nos testes Farnsworth D-15 e 100 Hue. A diferenciação entre os pacientes com acromatopsia e pacientes com BCM é auxiliada pelos testes especialmente elaborados de pranchas cromáticas de "seta azul", em que meninos e homens com BCM passam, mas os portadores de acromatopsia fracassam.[46] A acromatopsia era considerada tradicionalmente uma doença "estacionária", mas evidências mais recentes apontam para a lenta progressão ao longo do tempo.[47]

Albinismo ocular

O albinismo ocular ocorre em várias formas e segue todos os padrões de herança. Quando restrito aos olhos ("albinismo ocular" [OA, do inglês *ocular albinism*]) é hereditário na maioria das vezes como um traço recessivo ligado ao X. Quando a pele também está envolvida ("albinismo óculo-cutâneo" [OCA, do inglês *oculocutaneous albinism*]) a herança geralmente é autossômica recessiva. Toda as formas são evidentes desde o nascimento e causam nistagmo de amplitude moderada, que os pais notam bem cedo. O fundo de olho é hipopigmentado e a íris pode ser transiluminada. A acuidade está entre 20/70 e 20/200, mas é difícil testar com precisão durante a infância. A visão cromática permanece normal e não ocorre nictalopia. A fóvea pode ter reflexo reduzido e apresentar hipoplasia. O resultado da ERG é normal ou mesmo supranormal devido ao aumento do reflexo de luz intraocular. Os resultados do OCA com manifestações sistêmicas incluem síndrome de Hermansky-Pudlak (disfunção plaquetária) e síndrome de Chediak-Higashi (disfunção lisossômica dos leucócitos). O diagnóstico é feito por meio de exame clínico. A visão permanece estável. A confusão surge na diferenciação do albinismo ocular e do *blond fundus* (fundo de olho com hipopigmentação) dos pacientes que têm pele e cabelos claros, mas acuidade normal. O potencial visual evocado padrão pode ser útil para esse diagnóstico diferencial.[48]

INDIVÍDUOS DO SEXO FEMININO PORTADORES DE DEGENERAÇÕES RETINIANAS LIGADAS AO X

As portadoras de distrofias retinianas ligadas ao cromossomo X podem manifestar alterações pigmentares retinianas e comprometimento funcional da visão que apresentam uma dificuldade especial no diagnóstico. O reconhecimento do estado de portadora é importante para estabelecer o padrão correto da herança visando o aconselhamento genético familiar. Algumas portadoras têm grave anormalidade da visão, que pode levar a um diagnóstico equivocado de doença autossômica dominante. Nas portadoras do sexo feminino, um de dois cromossomos X tem um gene mutante. Como resultado da inativação aleatória do cromossomo X, apenas um gene está ativo em cada célula (a hipótese de Lyon). Como o gene mutante é retido em algumas células retinianas durante o desenvolvimento inicial, grupos de células apresentam a doença, e, assim, há áreas de doença clínica que mimetizam um tipo leve da condição que é expressa de modo pleno no indivíduo do sexo masculino com coroideremia, XLRP, albinismo ocular ligado ao X. As portadoras de retinosquise juvenil, BCM, CNCE e dicromatismo de visão em cores não exibem alterações de fundo de olho e nenhuma anormalidade funcional da visão. As portadoras de doença autossômica recessiva raramente exibem alterações retinianas ou têm sintomas visuais.

As portadoras de XLRP (Figura 6.14.7) exibem uma ou mais áreas de retina com alterações típicas de pigmentação em espícula óssea e atrofia do RPE subjacente, além de coriocapilares em > 50% dos casos. Muitas portadoras têm astigmatismo miópico com eixo oblíquo. Embora a visão esteja minimamente envolvida na maioria, algumas são funcionalmente cegas no final da meia-idade ou na velhice. As alterações progridem com o tempo, mas geralmente o fazem muito mais lentamente do que nos homens com XLRP. A ERG é muito útil, já que as amplitudes de um ou mais componentes da ERG são reduzidas em 80 a 90% das portadoras de XLRP.[49] Além disso, as amplitudes da ERG geralmente estão correlacionadas com a gravidade da perda de visão esperada anos adiante.

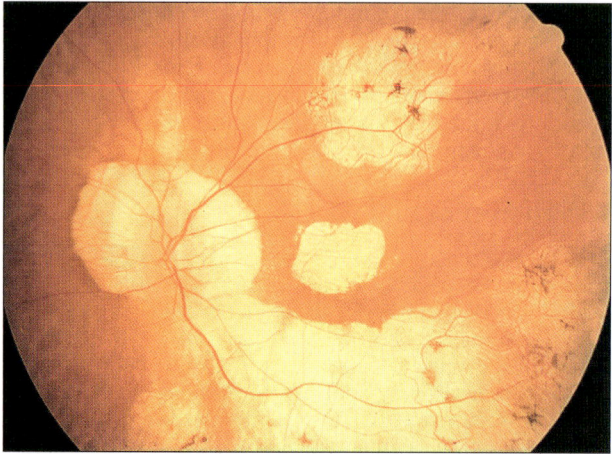

Figura 6.14.7 Portadora de retinite pigmentosa ligada ao X afetada por lacunas da doença. Os resultados são: atrofia do epitélio pigmentado da retina e pigmentação em espícula óssea. A acuidade visual é de 20/200 (6/60) devido à atrofia macular.

As portadoras de coroideremia também exibem perturbação pigmentar retiniana generalizada do EPR na periferia e na mácula em 90% dos casos. No entanto, poucas portadoras têm quaisquer sintomas visuais além da leve sensibilidade à claridade na idade avançada e a acuidade visual permanece normal. Os resultados da ERG são afetados com uma frequência bem menor que os das portadoras de XLRP; o exame de fundo de olho é o meio de detecção mais sensível. A maioria das portadoras de coiroderemia tem emetropia ou hiperopia, ao contrário da miopia que é típica das portadoras de XLRP. A progressão tem sido observada em algumas portadoras de coiroderemia.[49,50] As portadoras do sexo feminino de albinismo ocular ligada ao X (Figura 6.14.8) exibem pigmentação punctata do RPE por todo o fundo de olho e adelgaçamento do RPE na periferia (uma versão leve às mudanças encontradas nos homens afetados), que pode imitar a aparência "sal e pimenta" da retinopatia da rubéola congênita. A acuidade visual não é afetada e o resultado da ERG é normal. Os sintomas não vão além da leve sensibilidade à luz intensa. As portadoras de albinismo não ligado ao X raramente exibem alterações do fundo de olho.

TRATAMENTO DAS DEGENERAÇÕES RETINIANAS

Atualmente, não há um tratamento aprovado pela FDA direcionado para as degenerações retinianas. Os estudos de tratamentos até hoje abrangeram a suplementação vitamínica, terapia medicamentosa, terapia com base em transferência genética, terapia fundamentada em células-tronco e implante retiniano, muitos deles utilizados na prática atualmente e muitos outros com probabilidade de começar nos próximos anos.

Vitamina A

Um estudo em longo prazo de suplementação oral de palmitado de retinol (vitamina A, 15.000 UI diárias) administrou a 600 pacientes que tinham RP típica e exibiu uma modesta, porém positiva, desaceleração da perda de visão.[51] Em todos os casos agregados, a perda de visão caiu para 8,3% por ano em comparação com 10% ao ano nos controles. Essa ligeira desaceleração da degeneração raramente é perceptível para um paciente em um curto período de tempo, mas pode proporcionar mais anos de visão quando distribuída ao longo da vida. O mecanismo de resgate é desconhecido, mas a vitamina A é essencial para a formação da rodopsina sensível à luz. A opsina sozinha, na ausência de vitamina A, pode exibir um pequeno grau de toxicidade e, possivelmente, provocar morte dos fotorreceptores ao longo da vida. No mesmo estudo,[51] a administração da vitamina E (400 UI diárias) sem vitamina A acelerou a degeneração em uma quantidade pequena, porém significativa. No entanto, quando combinadas com a vitamina A, baixas doses de vitamina E não alteram de modo substancial

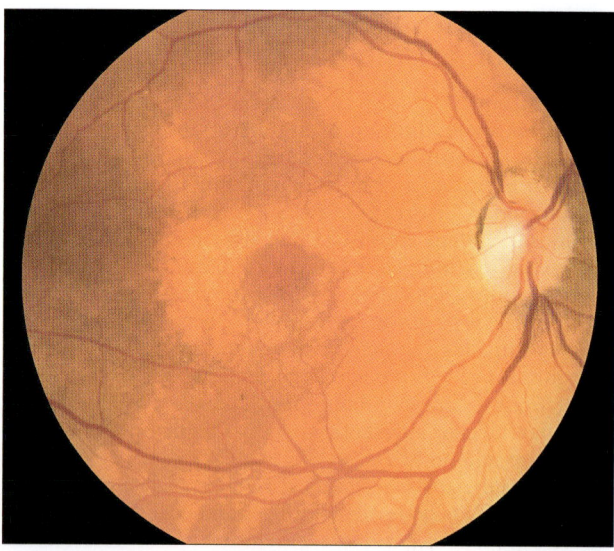

Figura 6.14.9 Atrofia parafoveal em "olho de boi" causada por hidroxicloroquina. Este sinal clínico costuma ser um indicador tardio de toxicidade retiniana. Outros testes, como o campo visual de Humphrey e especialmente a OCT, conseguem detectar sinais de toxicidade antes de quaisquer anormalidades retinianas clinicamente observáveis.

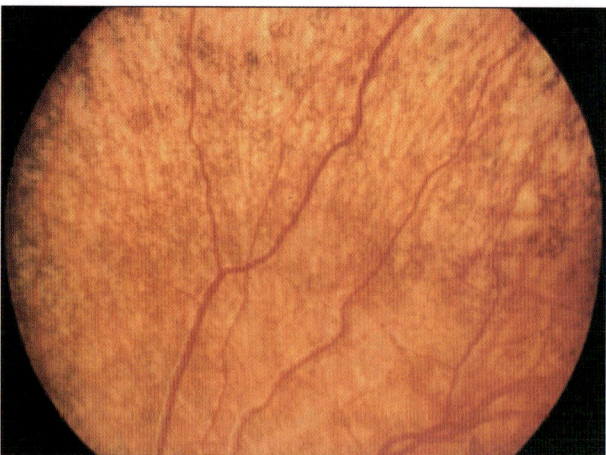

Figura 6.14.8 Granularidade punctata e atenuação da pigmentação normalmente uniforme do epitélio pigmentado da retina em uma portadora de albinismo ocular ligado ao X. Muitas vezes, isso pode estar associado com defeitos de transiluminação da íris.

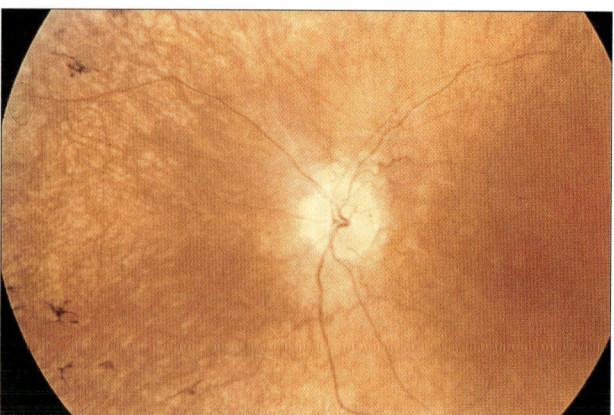

Figura 6.14.10 Aparência clínica da retina em um paciente com síndrome de Bardet-Biedl. A retina demonstra extenso afinamento periférico do RPE e atrofia parafoveal do RPE.

a desaceleração da progressão obtida pela vitamina A sozinha e, desse modo, a modesta quantidade de vitamina E nas formulações multivitamínicas pode não ser prejudicial quando tomada junto com a vitamina A.

Se esse tratamento for sugerido, o paciente é aconselhado a usar a vitamina A em longo prazo e não esperar benefícios imediatos na visão. As verificações anuais das enzimas hepáticas séricas e/ou dos níveis de vitamina A são aconselháveis enquanto a vitamina A é usada em altas dosagens e a descontinuação é necessária se houver previsão de gravidez. O principal cuidado é com pacientes do sexo feminino que devem ser aconselhadas sobre o risco de teratogenicidade das altas doses de vitamina A e, sendo assim, o tratamento não deve ser recomendado para mulheres grávidas ou que planejam engravidar.[52]

Ácido docosa-hexaenoico

O ácido docosa-hexaenoico (DHA), um ácido graxo 22:6, é o principal componente lipídico das membranas dos bastonetes e é importante para a manutenção da fluidez da membrana necessária para o funcionamento dos bastonetes. O colesterol anormal e os níveis séricos dos lipídios foram relatados em alguns pacientes com RP,[53] e os níveis de DHA são particularmente e consistentemente baixos em pacientes com XLRP.[54] Com base no fato de que DHA insuficiente pode afetar a sobrevivência dos fotorreceptores, foram realizados dois ensaios clínicos randomizados para determinar se a suplementação alimentar com DHA retarda a progressão da degeneração retiniana. O primeiro deles incluiu apenas pacientes do sexo masculino com RP ligada ao X,[55] e o segundo recrutou pacientes independentemente do modo de herança.[56] Infelizmente, esses estudos não demonstraram efeito estatisticamente significativo do DHA no curso da perda visual. Um estudo recente relatou que uma dieta rica em ácidos graxos ômega-3 de cadeia longa retarda a perda de acuidade visual dos pacientes com RP que tomam vitamina A.[57] A luteína também foi investigada como possível terapia para a RP, além da vitamina A, com alguns efeitos positivos relatados.[58]

Inibidores da anidrase carbônica para edema macular cistoide

Alguns pacientes com RP têm EMC, possivelmente porque a eficiência com que o fluido é bombeado pelo RPE está comprometida ou em virtude de lento vazamento vascular retiniano. Alguns estudos mostram que o tratamento com acetazolamida pode ser útil,[59] com uma dose inicial de 250 mg/dia, aumentada para 500 mg/dia se não houver efeito aparente. É recomendado o tratamento por várias semanas, com o desfecho bem-sucedido avaliado pela melhora na acuidade visual em medições repetidas cuidadosas ou pela redução do EMC na AF ou OCT. Se for observada redução do EMC pela AF após várias semanas de uso, a continuação da acetazolamida pode ser considerada mesmo se a acuidade visual não tiver melhorado, contanto que o paciente seja capaz de tolerar o medicamento. Os inibidores tópicos da anidrase carbônica, como a dorzolamida, também têm sido utilizados neste cenário.

Terapia gênica

Como a RP surge em consequência de mutações em diversos genes, uma abordagem racional para a terapia se baseia em corrigir o defeito genético. A terapia gênica pode ser dividida em três abordagens principais: (1) fornecer uma cópia normal do gene específico afetado para a retina com um vetor viral ou outro meio de entrega, (2) inativar um gene mutante cujo produto tenha um efeito prejudicial e (3) introduzir um novo gene em um tecido para ajudar a combater a doença. Um exemplo é a terapia de transferência genética como tratamento dos casos autossômicos recessivos de ACL com mutações no gene *RPE65*. Após a terapia gênica bem-sucedida em um modelo de ACL em cães,[60] a terapia foi usada em um estudo em humanos RPE65, com evidências preliminares de benefícios para a função visual.[61-63] Estudos de mais longo prazo com os participantes desse estudo indicam que os efeitos do tratamento são duradouros.[64] Atualmente, ensaios clínicos envolvendo a terapia gênica para uma série de degenerações retinianas, incluindo a coroideremia de Stargardt, retinosquise ligada ao X, acromatopsia e síndrome de Usher *MYO7A* estão em andamento (http://www.clinicaltrials.gov).

Fatores neurotróficos

Um relatório de 1990 mostrou que a injeção intraocular de fator de crescimento de fibroblastos básico desacelerou efetivamente a degeneração dos fotorreceptores no modelo de retinose pigmentar em ratos RCS.[65] Esses e outros resultados sugerem que terapias eficazes podem ser desenvolvidas para desacelerar radicalmente a taxa de degeneração nessas doenças.[66] O fator neurotrófico ciliar (CNTF, do inglês *ciliary neurotrophic factor*), aplicado intravítreo, tem sido eficaz para resgatar fotorreceptores em vários modelos de animais da degeneração retiniana.[67,68] Pequenos ensaios clínicos em humanos foram realizados com o CNTF entregue por tecnologia de células encapsuladas em pacientes com RP avançada[69,70] e em pacientes com degeneração macular relacionada à idade (DMRI) com atrofia geográfica.[71] Nesses pequenos estudos, os implantes foram bem tolerados e cada um deles relatou alguns efeitos positivos. O acompanhamento em longo prazo de uma coorte de pacientes com RP não conseguiu mostrar evidências de eficácia na acuidade, sensibilidade de campo ou medições da estrutura retiniana.[72] Estudos usando o CNTF no tratamento de degenerações retinianas estão em andamento (http://www.clinicaltrials.gov).

Terapias com base em células-tronco

A terapias previamente mencionadas tratam da função e da longevidade das células retinianas existentes. No entanto, como o nome sugere, os pacientes com degenerações retinianas perdem determinadas células com o tempo. As duas abordagens principais envolvendo células-tronco incluem uma abordagem regenerativa, que envolve a geração de células mais diferenciadas para substituir um tipo específico de célula que foi perdido; e outra abordagem aproveita os fatores tróficos gerados por células-tronco relativamente não diferenciadas para promover o reforço molecular, a fim de fortificar as células existentes (similar à seção anterior). Recentemente, um relato sobre o uso de células de RPE humanas transplantadas demonstrou segurança em curto prazo.[73] A pesquisa está avançando rapidamente nesta área e estão sendo planejados estudos futuros.

Próteses/implantes retinianos

Outro método para tratar a perda de células da retina observada em uma série de degenerações retinianas tem sido a utilização de um implante artificial que detectaria luz, converteria energia luminosa em um sinal elétrico e depois passaria este sinal elétrico para outras células no sistema visual que levariam o sinal elétrico para o cérebro, no qual ele poderia ser interpretado como visão.[74] Vários protótipos comerciais desses implantes empregando abordagens diferentes, com alguns implantes sendo colocados em uma posição epirretiniana e outros em uma posição sub-retiniana ou supracoróidea, estão sendo estudados em ensaios clínicos na Europa, Austrália e EUA. A maioria usa uma unidade externa de processamento de vídeo, mas um dos dispositivos, a abordagem Alpha IMS, utiliza fotodiodos internos fotossensíveis e é aprovado na Europa. Um vídeo ilustrando a abordagem cirúrgica e as perspectivas dos pacientes em relação à prótese retiniana Alfa IMS pode ser acessado em http://rspb.roy-alsocietypublishing.org/content/280/1757/20130077.figures-only. Outra prótese retiniana, o Argus II, que utiliza uma câmera de vídeo e uma unidade de processamento externas, é a única prótese retiniana atualmente aprovada pela FDA para uso nos EUA, e existem dados de resultados de 5 anos.[75] O conceito é conhecido há mais tempo do que as terapias fundamentadas em células-tronco e vários ensaios clínicos usando diversas versões desses implantes foram realizados. O progresso continua a acontecer, especialmente com a evolução da tecnologia.

BIBLIOGRAFIA

Bainbridge JW, Smith AJ, Barker SS, et al. Effect of gene therapy on visual function in Leber's congenital amaurosis. N Engl J Med 2008; 358(21):2231–9.

Berger W, Kloeckener-Gruissem B, Neidhardt J. The molecular basis of human retinal and vitreoretinal diseases. Prog Retin Eye Res 2010; 29(5):335–75.

Berson EL, Rosen JB, Simonoff EA. Electroretinographic testing as an aid in detection of carriers of X-chromosome-linked retinitis pigmentosa. Am J Ophthalmol 1979;87(4):460–8.

Berson EL, Rosner B, Sandberg MA, et al. Vitamin A supplementation for retinitis pigmentosa. Arch Ophthalmol 1993;111(11):1456–9.

Daiger SP, Bowne SJ, Sullivan LS. Perspective on genes and mutations causing retinitis pigmentosa. Arch Ophthalmol 2007;125(2):151–8.

Dryja TP, McGee TL, Reichel E, et al. A point mutation of the rhodopsin gene in one form of retinitis pigmentosa. Nature 1990;343(6256):364–6.

Hauswirth WW, Aleman TS, Kaushal S, et al. Treatment of Leber congenital amaurosis due to RPE65 mutations by ocular subretinal injection of adeno-associated virus gene vector: short-term results of a phase I trial. Hum Gene Ther 2008;19(10):979–90.

Hoffman DR, Locke KG, Wheaton DH, et al. A randomized, placebo-controlled clinical trial of docosahexaenoic acid supplementation for X-linked retinitis pigmentosa. Am J Ophthalmol 2004;137(4):704–18.

Holopigian K, Greenstein VC, Seiple W, et al. Rod and cone photoreceptor function in patients with cone dystrophy. Invest Ophthalmol Vis Sci 2004;45(1):275–81.

Khan NW, Wissinger B, Kohl S, et al. CNGB3 achromatopsia with progressive loss of residual cone function and impaired rod-mediated function. Invest Ophthalmol Vis Sci 2007;48(8):3864–71.

Maguire AM, Simonelli F, Pierce EA, et al. Safety and efficacy of gene transfer for Leber's congenital amaurosis. N Engl J Med 2008; 358(21):2240–8.

Marmor MF, Holder GE, Seeliger MW, et al. Standard for clinical electroretinography (2004 update). Doc Ophthalmol 2004;108(2):107–14.

Noble KG, Carr RE, Siegel IM. Autosomal dominant congenital stationary night blindness and normal fundus with an electronegative electroretinogram. Am J Ophthalmol 1990;109(1):44–8.

Sieving PA, Caruso RC, Tao W, et al. Ciliary neurotrophic factor (CNTF) for human retinal degeneration: phase I trial of CNTF delivered by encapsulated cell intraocular implants. Proc Natl Acad Sci USA 2006;103(10):3896–901.

Weiland JD, Cho AK, Humayun MS. Retinal prostheses: current clinical results and future needs. Ophthalmology 2011;118(11):2227–37.

As referências completas estão disponíveis no **GEN-io**.

PARTE 6 RETINA E VÍTREO
SEÇÃO 4 Distrofias

Distrofias Maculares

David G. Telander e Kent W. Small

6.15

Definição: O processo prematuro de envelhecimento celular e de morte celular na retina, geralmente confinado à mácula, no qual não há evidência de causa extrínseca clara e demonstrável, e um defeito geneticamente determinado é confirmado ou implícito.

Características principais
- É comum ter material amarelado dentro ou embaixo do epitélio pigmentado da retina (EPR)
- Perda de fotorreceptores maculares e células do EPR causando atrofia macular
- Perda de visão central.

Características associadas
- Retina neural, EPR e atrofia da coroide comumente limitadas à mácula
- Aparência de "olho de boi" em algumas distrofias maculares
- Grumos de pigmento no polo posterior, média ou extrema periferia observados raramente
- Atrofia óptica, atenuação vascular retiniana, edema macular e neovascularização de coroide observadas raramente.

INTRODUÇÃO

A mácula é o centro de toda a visão humana e é criticamente única para a nossa função visual. Seu *design* irredutivelmente complexo requer muitas proteínas únicas que permitem que a luz seja convertida para impulsos neuronais (fototransdução). As distrofias maculares são distúrbios genéticos raros que podem causar perda grave da visão central nos indivíduos afetados. O conhecimento das causas genéticas dessas distrofias nos permite ver os vários tipos de anormalidades clínicas que surgem de defeitos em genes específicos em um sistema complexo envolvido na função macular. A genética molecular tem sido fundamental para desvendar os segredos desses mecanismos e nos deu uma melhor compreensão da mácula. A primeira degeneração retiniana mapeada pela ligação genética foi um tipo de retinite pigmentosa (RP) ligada ao X (XLRP, do inglês *X-linked retinitis pigmentosa*) em 1984. Subsequentemente, a ligação da retinite pigmentosa autossômica dominante (ADRP, do inglês *autosomal dominant retinitis pigmentosa*) ao cromossomo 3 foi alcançada por McWilliams et al.[1] A primeira distrofia macular a ser mapeada foi a da Carolina do Norte em 1992 por Small et al.[2] Desde então, há contribuições importantes de muitos grupos no mundo todo. Existem muitos recursos *online* para catalogar essas condições, incluindo *Online Mendelian Inheritance of Man* (OMIM, http://www.ncbi.nlm.nih.gov/omim), RetNet™ (https://sph.uth.edu/Retnet/) e Retina International (http://www.retina-international.org/).

De uma perspectiva clínica, as variações fenotípicas significativas, mesmo dentro de uma única família, são comuns, tornando imperativo examinar a maior quantidade possível de outros membros da família. Por exemplo, diferenças nos fenótipos podem representar mutações em diferentes genes, diferentes mutações no mesmo gene e/ou variabilidade da base genética em que o gene/mutação é expresso. Em geral, a maioria das distrofias maculares é autossômica dominante e o aspecto da anormalidade macular é grave, mas a acuidade visual é melhor do que se esperaria. As distrofias maculares autossômicas recessivas tendem a ter acuidades visuais piores do que se poderia esperar no exame.

Em contraste com a degeneração macular relacionada à idade (DMRI), que é uma doença multifatorial e multigênica, acredita-se que as distrofias maculares são provocadas principalmente por uma disrupção de um gene único retiniano. A Tabela 6.15.1 demonstra como a identificação dos fenótipos genéticos nos deram informações sobre as distrofias maculares. A Tabela 6.15.2 categoriza as distrofias maculares pela localização da célula/gene afetado.

O propósito deste capítulo é realçar as características clínicas de algumas dessas distrofias maculares, discutir a genética

---

TABELA 6.15.1 Exemplos de especificidade celular dos genes da distrofia macular.

Localização celular	Distrofia retiniana	Cromossomo	Gene
EPR	Best AD	11q12.3	*VMD2*, bestrofina (canais de cloreto)
	Distrofia macular de Sorsby AD	22q12.3	*TIMP3* (inibidores teciduais de metaloproteinases)
	Malattia leventinese (distrofia macular em favo de mel de Doyne)	2p16	*EFEMP1* (proteína 1 da matriz extracelular do tipo fibulina contenedora de EGF)
Bastonetes	Distrofia macular de Stargardt AD	6q14	*ELOVL4* (alongamento dos ácidos graxos de cadeia muito longa específicos dos fotorreceptores)
Cones	Distrofia de cones AD	6p21.1	*GUCA1A* (ativador 1A de guanilato ciclase)
Cones-bastonetes	Stargardt AR	1p22.1	*ABC4* (proteína cassete ligante de ATP encontrada nos bastonetes e cones foveais)
	Distrofia macular foveal no adulto AD	6p21.2	*RDS/periferina* (glicoproteína do segmento externo de cones e bastonetes nas membranas do disco para integridade estrutural)

AD, autossômico dominante; *AR*, autossômico recessivo; *ATP* (do inglês *adenosine triphosphate*), trifosfato de adenosina; *EGF* (do inglês *endothelial growth fator*), fator de crescimento endotelial; *EPR*, epitélio pigmentado da retina.

TABELA 6.15.2 Distrofias maculares e genes de exemplo.

Nome da doença	Gene	Cromossomo	Herança
Best 1	VMD2/TU15B	11	AD
Best 2	VMD2L1	19	
	VMD2L2	1	
Stargardt	ABCA4	1	AR
Distrofia macular do tipo Stargardt	ELOVL4	6	AD
Distrofia padrão	PRPH2	6	AD
Viteliforme adulta	–	–	–
VMD3	IMPG1	6q	–
VMD4	IMPG2	3q	–
VMD5	–	–	–
Distrofia de fundo de Sorsby	TIMP3	22	AD
Drusas dominantes	EFEMP1	2	AD
Distrofia macular da Carolina do Norte	–	–	AD
NCMD/(distrofia macular de Small)	–	–	–
MCDR1	PRDM13	6q	–
MCDR3	IRX1	5	–
Cone S aumentado (Goldmann-Favre)	NR2E3	15	AR
Glomerulonefrite do tipo II e drusas	–	–	–

AD, autossômico dominante; AR, autossômico recessivo.

molecular pertinente e a fisiopatologia dessas doenças, e ainda correlacionar as consequências funcionais dos produtos do gene mutante no arcabouço da anatomia e fisiologia conhecidas da retina e do EPR. Obviamente, não se pode revisar cada doença. No entanto, a intenção é transmitir certos princípios biológicos subjacentes que podem ser estendidos para entender a patogênese molecular de outros processos mórbidos.

Com o advento da terapia gênica, terapia de células-tronco, visão artificial e uma infinidade de novos agentes farmacológicos retinianos, estamos próximos de comprovar terapia para esses transtornos. Além disso, as terapias para cessar o avanço da neovascularização da coroide evoluíram e podem beneficiar algumas pessoas que desenvolvem esta complicação.

DOENÇA DE STARGARDT E *FUNDUS FLAVIMACULATUS*

EPIDEMIOLOGIA E PATOGÊNESE

A doença de Stargardt (STGD) é a distrofia macular mais comum, com uma incidência estimada de 1:8.000 a 10.000. A STGD também é conhecida como distrofia macular de Stargardt. Normalmente ela se apresenta nas duas primeiras décadas, mas a perda da visão central pode não ocorrer até mais tarde na vida.[3]

A STGD é hereditária, na maioria das vezes, de maneira autossômica recessiva causada por várias mutações de sequência no gene cassete ligante à adenosina trifosfato (*ABCA4*), que foi localizado no cromossomo 1p21-22.[4-7] O *ABCA4* é um gene muito grande, com mais de 900 mutações causadoras de doenças identificadas.[3] Enquanto 60 a 70% desses pacientes têm uma mutação detectável no gene *ABCA4*, acredita-se que o estado de portador tenha uma frequência de 1:20 pessoas.[3] O *ABCA4* normalmente codifica uma proteína envolvida no ciclo visual. O acúmulo de lipofuscina no espaço sub-retiniano parece estar relacionado com uma mutação no *ABCA4* e com a consequente produção de uma proteína disfuncional. A lipofuscina é uma mistura complexa de fluoróforos bis-retinoides acumulados pelas células do EPR. No EPR, a lipofuscina não se forma como resultado do estresse oxidativo, ao contrário de outros tipos de células. Em vez disso, ela se forma como consequência de uma reação não enzimática da vitamina A aldeído nas células dos fotorreceptores que é transferida para o EPR pela fagocitose dos segmentos externos dos fotorreceptores. Na Stargardt recessiva (STGD1) e nas distrofias retinianas relacionadas a *ELOVL4* (STGD3), a formação da lipofuscina é acelerada, levando à morte celular.[8] Os familiares carreadores não desenvolvem a doença. Curiosamente, as mutações nesse gene também podem levar a outras doenças retinianas como DMRI, RP e distrofia de cones-bastonetes autossômica recessiva.[3,8,9] Essas distrofias relacionadas ao gene *ABCA4* provavelmente representam um espectro de fenótipos com alterações retinianas sobrepostas, como a própria STGD exibe uma grande variabilidade na expressão clínica.[10-12]

Além da STGD1, existem outras apresentações mais raras hereditárias de modo dominante em vez de recessivo. A Stargardt autossômica dominante (STGD3) é a mais rara dessa condição, sendo provocada por mutações do gene *ELOVL4*, que codifica uma proteína de ligação à membrana específica do fotorreceptor que desempenha um papel na biossíntese dos ácidos graxos de cadeia longa.[13] Várias outras doenças retinianas foram mapeadas perto do ELOVL4, incluindo RP, amaurose congênita de Leber, distrofia de cones-bastonetes, distrofia macular da Carolina do Norte (NCMD, do inglês *North Carolina macular dystrophy*), drusas dominantes de início precoce e atrofia coriorretiniana bifocal progressiva.[14-16]

MANIFESTAÇÕES OCULARES E DIAGNÓSTICO

A variação fenotípica das mutações no gene *ABCA4* se dá em diversas apresentações, conforme descrito anteriormente.

A STGD é classicamente caracterizada pelo acúmulo de manchas pisciformes chamadas *flecks* no nível do EPR (Figura 6.15.1).[17,18] No início da doença, os pacientes podem ter poucas manchas, mas frequentemente irão desenvolver mais manchas maculares junto com as manchas da atrofia central característica. Os pacientes de *fundus flavimaculatus* têm mutações no mesmo gene, mas apresentam manchas pisciformes (*flecks*) na mácula periférica e na retina, poupando a fóvea. Portanto, no início da doença, os pacientes com *fundus flavimaculatus* tendem a reter sua visão central, mas no futuro geralmente eles desenvolvem atrofia macular central, perda de visão central, perda de visão cromática e fotofobia. Os pacientes de Stargardt, por outro lado, desenvolvem uma

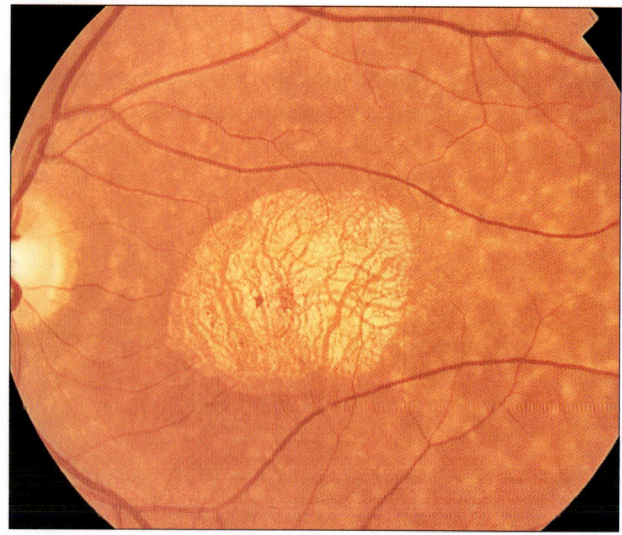

Figura 6.15.1 Doença de Stargardt.

aparência de "bronze batido" na mácula ocasionada por alterações atróficas no EPR. Além disso, frequentemente têm uma coroide "escura" ou "silenciosa" na angiografia fluoresceínica (AF) que aparece como uma circulação retiniana proeminente contra a coroide hipofluorescente. Embora esse achado possa ser útil para fazer o diagnóstico, apenas um quarto dos pacientes têm uma coroide escura.[19] Na angiografia, as manchas pisciformes não coram. A autofluorescência pode ser útil para mostrar a lipofuscina nas manchas e nas áreas atróficas, o que vai demonstrar a disfunção dos fotorreceptores[20] (Figura 6.15.2). O eletrorretinograma (ERG) é normal no início da doença, mas pode ser reduzido nos casos mais avançados. Cumpre salientar que os achados do ERG não estão diretamente correlacionados com os achados clínicos.[21] A tomografia de coerência óptica (OCT, do inglês *optical coherence tomography*) de alta resolução pode mostrar alterações atróficas nos fotorreceptores e no EPR, e os depósitos de lipofuscina podem ser detectados dentro do EPR parafoveal[22-24] (Figura 6.15.3). Curiosamente, essas alterações geralmente precedem a ocorrência de anormalidades do fundo de olho. A OCT também pode ajudar com o diagnóstico e na determinação do *status* da camada de fotorreceptores na mácula, que contribui na avaliação da visão central.[23]

PATOLOGIA

Estudos histológicos revelam que os pacientes com Stargardt têm um acúmulo de pigmento similar à lipofuscina no EPR.[25] O modelo em camundongo (um *knockout* abcr–/–) da STGD também tem um acúmulo de lipofuscina no EPR. Especificamente, o acúmulo de proteínas tóxicas *bis*-retinoide e *N*-retilideno-N retiniletanolamina (A2E) sugerem que estas têm um papel importante na fisiopatologia da doença.

TRATAMENTO, EVOLUÇÃO E DESFECHO

Até o momento não existe um tratamento comprovado para a doença. Como o *ABCA4* exerce um papel no processamento da vitamina A no ciclo visual, suspeita-se que mais vitamina A piore a doença. Portanto, todas as formas de suplementos de vitamina A são desencorajados para esses pacientes.[26] Os ácidos graxos poli-insaturados, como o ácido docosa-hexaenoico (DHA), demonstraram reduzir a toxicidade do A2E e, portanto, são recomendados especialmente para pacientes com Stargardt autossômica dominante.[27]

A terapia gênica foi iniciada para Stargardt, especificamente um estudo de escalonamento de dose de fase 1/IIa de 48 semanas, e está investigando o SAR422459 (uma terapia gênica de vetor lentiviral portador do gene *ABCA4*) para o tratamento de Stargardt. Os pacientes aptos devem ter duas variantes patogênicas do gene *ABCA4* confirmadas pela análise de segregação das amostras parentais. (http://clinicaltrials.gov/ct2/show/NCT01367444). Outro ensaio clínico foi lançado usando células precursoras do EPR derivadas de células-tronco embrionárias injetadas abaixo da retina em pacientes com STGD. As células do EPR derivadas das células-tronco embrionárias humanas (hESC_RPE) são implantadas cirurgicamente no espaço submacular.[28] Saffron, ALK-001 (C20-D3-retinila acetato), MP-4 e DHA estão sendo estudados em outros ensaios clínicos para STGD (ver https://clinicaltrials.gov/).[3]

Os membros das famílias com STGD costumam exibir uma enorme variabilidade na apresentação, curso e prognóstico. O prognóstico visual varia de 20/5 a 20/200, conforme determinado pela extensão da atrofia macular, dependendo basicamente desta atrofia tanto na Stargardt quanto no *fundus flavimaculatus*.[18,19,29] A neovascularização da coroide é rara, mas pode piorar o prognóstico, caso venha a ocorrer.[30]

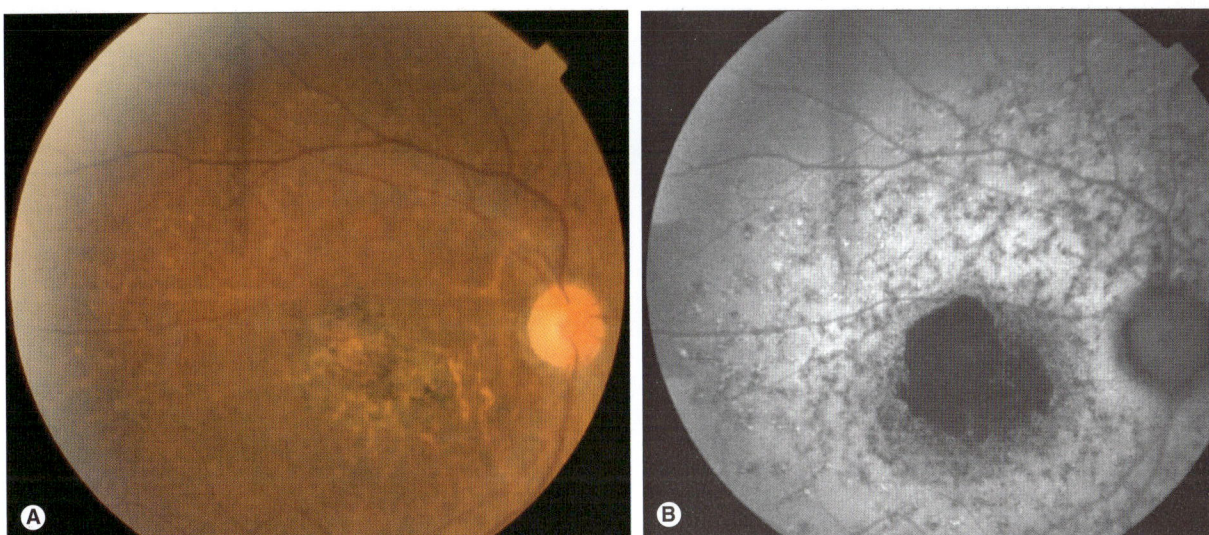

Figura 6.15.2 Autofluorescência do fundo de olho delineando claramente as áreas de atrofia macular central na doença de Stargardt, permitindo medições acuradas da atrofia. A retinografia colorida do olho direito (A) pode ser comparada com a autofluorescência da direita (B).

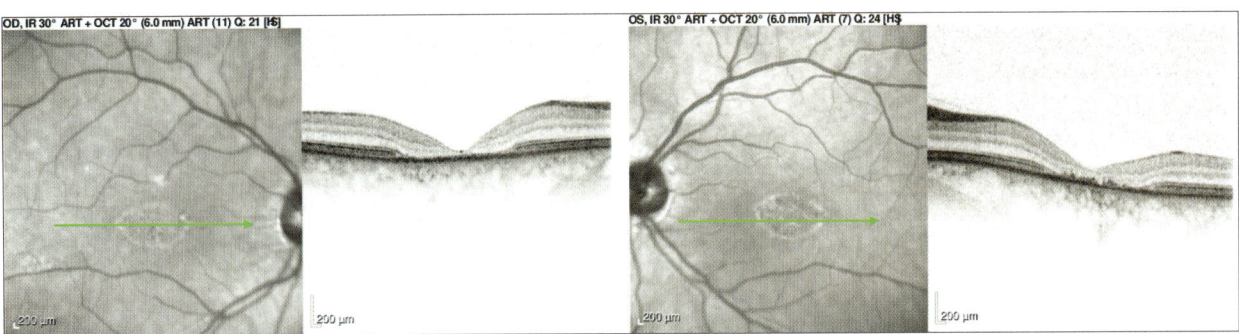

Figura 6.15.3 Achados da tomografia de coerência óptica do fundo de olho mostrando afinamento retiniano central no paciente com Stargardt a partir da perda de fotorreceptores e de células do epitélio pigmentado da retina.

DISTROFIA MACULAR VITELIFORME (DOENÇA DE BEST)

EPIDEMIOLOGIA E PATOGÊNESE

A distrofia macular viteliforme é uma distrofia hereditária na qual a lipofuscina acumula na zona central da mácula, provocando perda de visão central progressiva. A distrofia viteliforme pode se apresentar no início da vida (descrita como doença de Best), mas o início dos sintomas pode variar amplamente. A forma de início adulto da distrofia viteliforme (descrita mais adiante) geralmente se apresenta na meia-idade. A doença de Best é uma distrofia macular autossômica dominante ligada a mutações no gene da bestrofina (*VMD2*). Como a STGD, os pacientes de Best podem ser altamente variáveis no que diz respeito ao fenótipo clínico, mas é bem rara comparada com a STGD. O *VMD2* codifica uma proteína transmembrana que age como um trocador de íons.[31-33] O *VMD2* é expressado na membrana celular do EPR e parece ser importante na formação dos canais de cloreto.[34] Isso leva ao acúmulo de lipofuscina por meio de mecanismos que ainda são obscuros. Várias mutações dentro do gene da bestrofina foram identificadas e estão associadas com a doença de Best clássica e a apresentação do tipo viteliforme no adulto.[35] Curiosamente, alguns pacientes com mutação podem ser completamente isentos de alterações retinianas clinicamente observáveis. A penetração incompleta pelo exame clínico foi bem documentada, embora o eletro-oculograma (EOG) geralmente demonstre anormalidades.[36] Na verdade, a doença de Best expressa uma grande dose de variabilidade fenotípica mesmo dentro de uma única família.

MANIFESTAÇÕES OCULARES E DIAGNÓSTICO

As distrofias viteliformes são caracterizadas por lesões maculares bilaterais amarelas, com aspecto de "gema de ovo" (Figura 6.15.4). Embora a doença de Best se apresente durante a infância, a distrofia viteliforme do adulto se apresenta tipicamente mais tarde na vida. Na doença de Best, o diâmetro da lesão está na faixa de 1 a 5 mm. Para os pacientes de Best, a lesão vai mudar mais tarde na vida, resultando em cicatriz e atrofia maculares. Isso pode tornar o diagnóstico mais difícil no futuro.

Os estágios ou a evolução das lesões maculares são descritos como evoluindo de (1) estágio pré-viteliforme, (2) estágio viteliforme, (3) estágio de vitelirruptivo (*scrambled egg*), com ou sem hipópio, chegando (4) ao estágio atrófico. Raramente, as lesões podem ser multifocais.[37] Todos os pacientes de Best têm uma razão claro/escuro (ou Arden) menor que 1,5 e, frequentemente, próxima de 1,1 quando testados com EOG. O teste de ERG mostra apenas uma onda C ocasionalmente reduzida. Portanto, essa é a única doença com ERG relativamente normal associada a um EOG anormal. Além disso, os achados da OCT parecem ser bastante específicos (Figura 6.15.5). Na doença de Best, a OCT revela que o material viteliforme aparece como uma lesão em forma de domo, hiper-refletiva e homogênea (ver Figura 6.15.5) situada abaixo da camada hiper-refletiva de fotorreceptores.[38]

PATOLOGIA

Os pacientes de Best têm um acúmulo de materiais similares à lipofuscina por todo o EPR.[39-42] Diferentemente do que ocorre na STGD, apesar do acúmulo de material similar à lipofuscina no EPR, esses pacientes não exibem um efeito escuro na coroide na AF. Além disso, os pacientes de Best podem perder a visão em consequência de atrofia e cicatrização da mácula, não do material acumulado no EPR.

TRATAMENTO, EVOLUÇÃO E DESFECHO

Embora a idade de início da doença de Best seja variável, a maioria dos pacientes apresenta a doença na infância. Os pacientes com Best geralmente têm boa acuidade visual quando a "gema" permanece intacta, mas a visão decai quando a atrofia macular começa.[37] A acuidade visual pode diminuir para a faixa 20/200, mas a maioria dos pacientes vai manter uma visão suficiente em pelo menos um dos olhos para ler e dirigir. Raramente os pacientes com Best desenvolvem membranas neovasculares na coroide (NVC).[37]

DISTROFIA MACULAR VITELIFORME DO ADULTO – DISTROFIA FOVEOMACULAR DO ADULTO (DISTROFIA PADRÃO)

EPIDEMIOLOGIA E PATOGÊNESE

Diferente da doença de Best, a forma adulta da distrofia viteliforme geralmente se apresenta na meia-idade e tipicamente causa apenas uma leve perda de visão central, se houver perda. Embora essas duas doenças possam ser fenotipicamente parecidas, o curso clínico é bem divergente. Enquanto a doença de Best é causada por mutações no *VMD2*, a distrofia viteliforme no adulto foi associada com mutações nos genes *VMD2* e da degeneração lenta da retina (RDS, *PRPH2*), mas o gene causador não pode ser encontrado na maioria dos pacientes com distrofia viteliforme do adulto.[31,43] Curiosamente, várias mutações dentro do gene da bestrofina foram identificadas e estão associadas às apresentações da Best clássica e viteliforme do adulto.[35] O RDS codifica uma proteína chamada *periferina*. Esta proteína é essencial para a função normal das células fotossensíveis (fotorreceptoras) na retina. Não está claro o modo como uma mutação no RDS afeta somente a mácula e não o restante da retina.

MANIFESTAÇÕES OCULARES E DIAGNÓSTICO

A distrofia viteliforme do adulto (Figura 6.15.6) e a doença de Best muitas vezes podem se parecer uma com a outra. Enquanto a Best surge na infância, a distrofia viteliforme do adulto se apresenta tipicamente mais tarde na vida. Na doença de Best, o diâmetro da lesão fica entre 1 e 5 mm, enquanto na viteliforme adulta a lesão tende a ser menor (Figura 6.15.7). As degenerações viteliformes adultas incluem distrofia foveomacular de Gass e

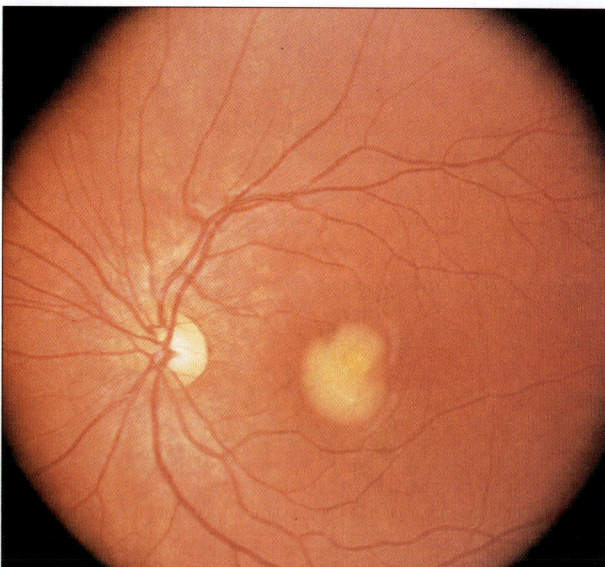

Figura 6.15.4 Doença de Best. Lesão viteliforme típica de uma menina de 11 anos de idade. (Cortesia de Ola Sandgren, University Hospital of Umeå, Suécia.)

drusas coalescentes, generalizadas e cuticulares que formam as lesões viteliformes na mácula.⁴⁴ A distrofia viteliforme do adulto pode ser diferenciada da doença de Best por ter um EOG quase normal (razão de Arden < 1,7), mas o ERG multifocal pode ser reduzida. Além disso, a OCT vai mostrar a ausência de fluido sub-retiniano na distrofia viteliforme do adulto (Figura 6.15.8), mas não na doença de Best.⁴⁵

PATOLOGIA

Os pacientes de distrofia viteliforme do adulto têm danos ao nível do EPR com perda focal de fotorreceptores na fóvea em áreas de células atróficas do EPR. O material pigmentado é encontrado entre a retina e a membrana de Bruch. As imagens de OCT localizam a lesão viteliforme no complexo altamente refletivo dos fotorreceptores-EPR.²² Curiosamente, Gass não encontrou acúmulo anormal de lipofuscina nas células do EPR nesses pacientes.⁴⁴ Outros pesquisadores encontraram altas concentrações de lipofuscina nas células do EPR e sugerem que esse acúmulo é responsável pela lesão foveal.⁴⁰ Além disso, estudos de autofluorescência apoiam esta hipótese.⁴⁶

TRATAMENTO, EVOLUÇÃO E DESFECHO

A distrofia viteliforme do adulto geralmente se apresenta durante a quarta até a sexta décadas, e os sintomas visuais normalmente são metamorfopsia e visão levemente turva. Raramente esses pacientes podem também desenvolver NVC.⁴⁷ Curiosamente, como na doença de Best, os pacientes com distrofia viteliforme do adulto geralmente perdem a visão apenas quando ocorre atrofia ou cicatrização. A doença de Best deve ser diferenciada da distrofia viteliforme do adulto, já que existem possíveis implicações genéticas que requerem aconselhamento adequado.⁴⁸

DRUSAS DOMINANTES (DRUSAS DE DOYNE, MALATTIA LEVENTINESE)

EPIDEMIOLOGIA E PATOGÊNESE

As drusas familiares (dominantes) são uma doença autossômica dominante rara com expressividade variável e penetração dependente da idade.⁴⁹ Todas são uma consequência da

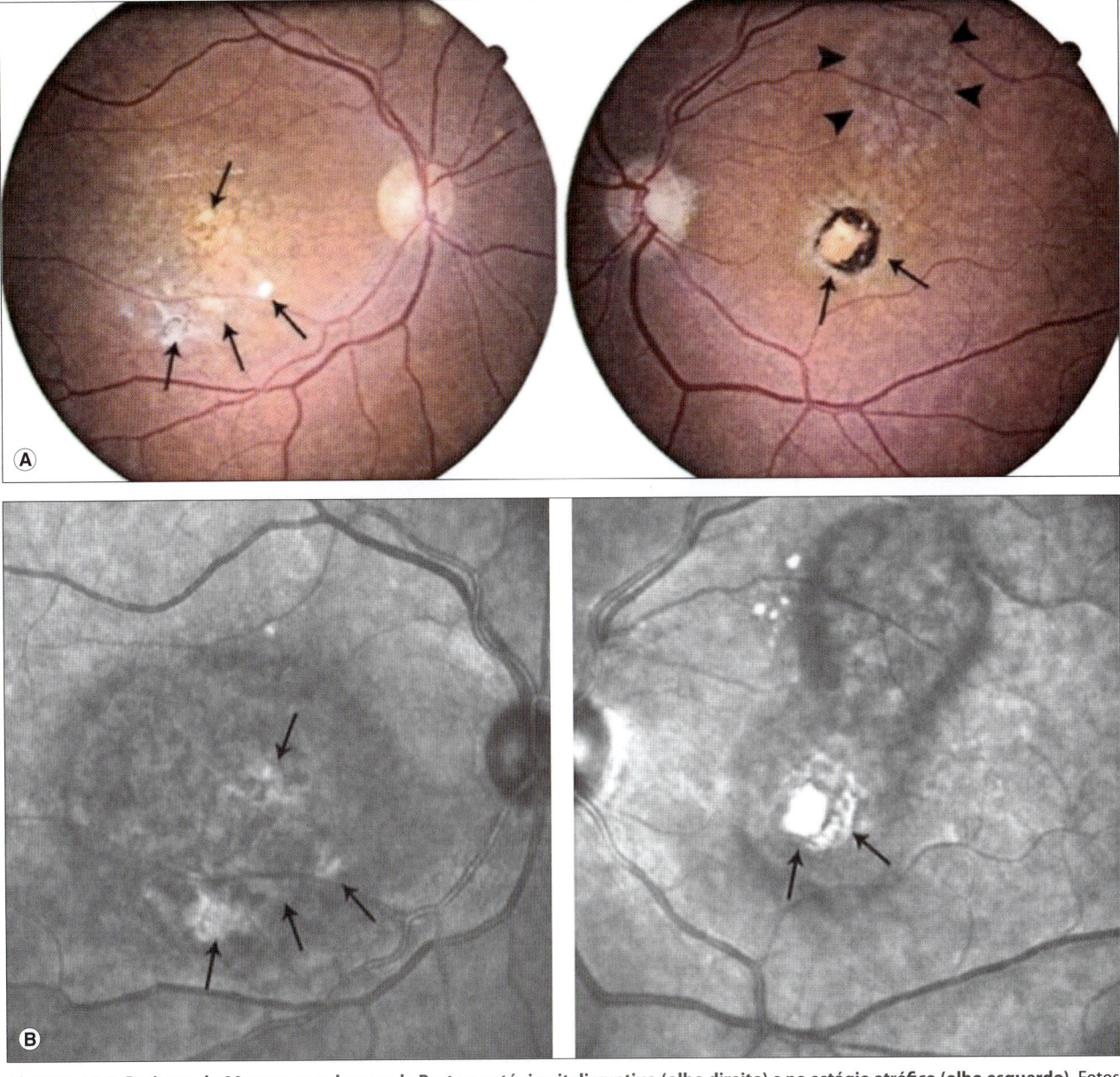

Figura 6.15.5 Paciente de 80 anos com doença de Best no estágio vitelirruptivo (olho direito) e no estágio atrófico (olho esquerdo). Fotos do fundo de olho (**A**) e *red free* (**B**) (*Continua*)

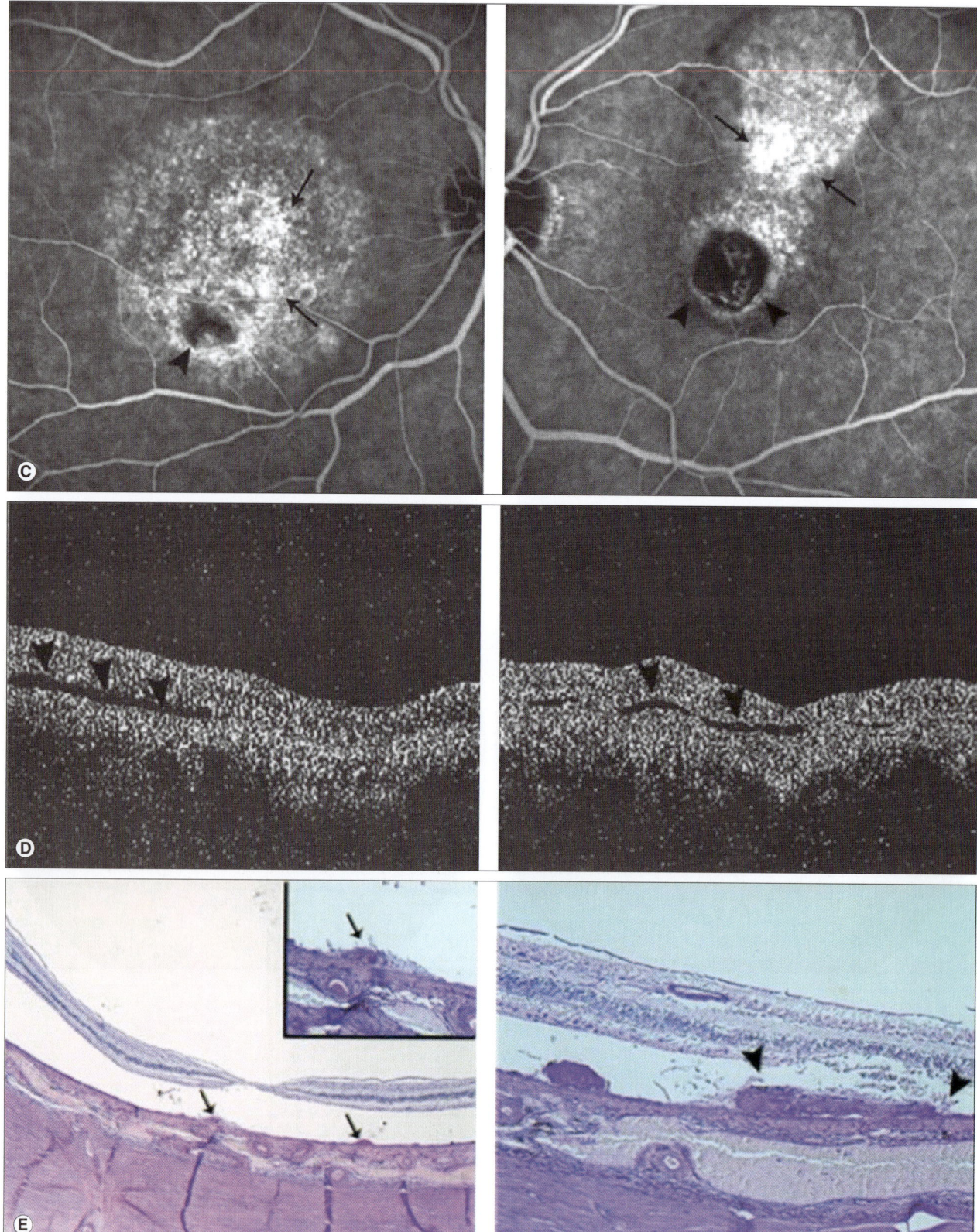

Figura 6.15.5 (*Continuação*) Paciente de 80 anos com doença de Best no estágio vitelirruptivo (olho direito) e no estágio atrófico (olho esquerdo). Fotos de angiografia fluoresceínica (**C**), tomografia de coerência óptica (**D**) e histologia (**E**). Repare que os achados da tomografia de coerência óptica apresentam uma zona sub-retiniana hiporrefletiva característica, coerente com depósito sub-retiniano nesse estágio.

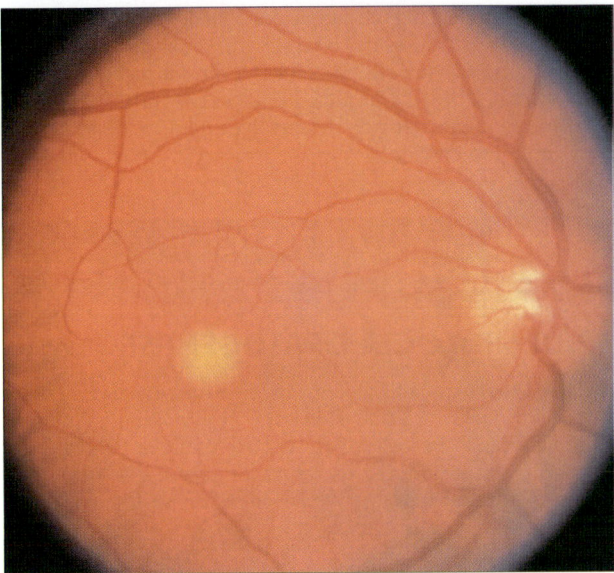

Figura 6.15.6 Distrofia macular viteliforme adulta. (Reproduzida, com autorização, de Feist RM, White MF Jr, Skalka H, Stone BM. Choroidal neovascularization in a patient with adult foveomacular dystrophy. Am J Ophthalmol 1994;118:259-60.)

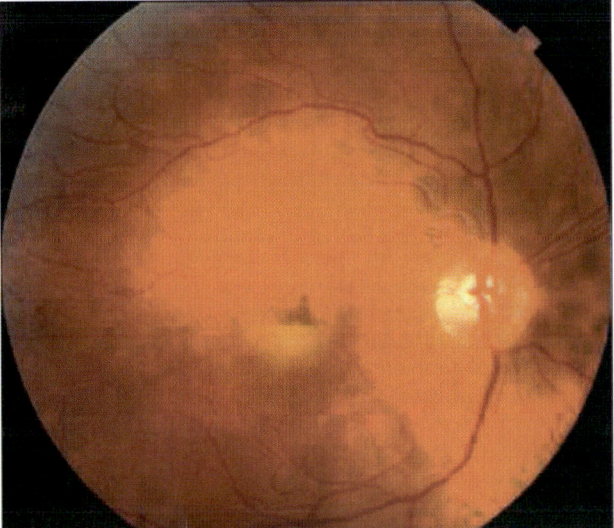

Figura 6.15.7 Distrofia macular viteliforme adulta. Fotografia colorida mostrando o depósito viteliforme na mácula, acumulado inferiormente e a autofluorescência do fundo de olho. (Cortesia de Jay S. Duker.)

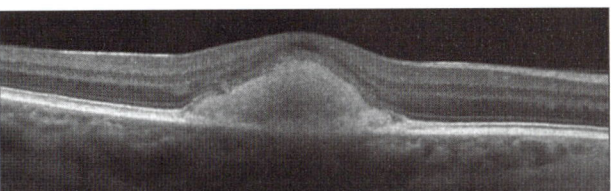

Figura 6.15.8 Tomografia de coerência óptica mostrando o depósito viteliforme típico no espaço sub-retiniano. (Cortesia de Jay S. Duker.)

mutação de uma arginina para triptofano no aminoácido 345 no gene *EFEMP1*.[50] Embora inicialmente todos os pacientes com a mutação R345W tenham haplótipos idênticos sugerindo um fundador comum, recentemente foram relatadas duas famílias diferentes, de japoneses e indianos, também com mutação do R345W, mas com haplótipos exclusivos. Isto sugere que a mesma mutação surgiu espontaneamente em três etnicidades diferentes.[51,52] O *EFEMP1* mutante é desnaturado e secretado de modo ineficiente, acumulando assim dentro do EPR e provocando drusas.[30,53] Outro *locus* no cromossomo 6q14 adjacente ao gene da distrofia da Carolina do Norte (*MCDR1*) foi identificado, também nas pessoas com drusas dominantes.[54-56] No entanto, esses casos são mais consistentes com a NCMD com apenas as drusas presentes e foram equivocadamente diagnosticados como drusas dominantes.

Acredita-se que essa doença surja de um erro inato do metabolismo localizado no EPR. Uma hipótese é que o defeito está em uma proteína da matriz intracelular ou em uma proteína estrutural, que leva ao desenvolvimento de membranas basais anormais.

MANIFESTAÇÕES OCULARES E DIAGNÓSTICO

Tipicamente, as drusas difusas se estendem para fora da mácula e envolvem a retina nasal até o disco óptico.[57] As próprias drusas podem ser grandes e esparsas, formando uma constelação de pequenos pontos, chamada *drusas cuticulares* ou *basais laminares*. Às vezes, as drusas basais laminares coalescem, formando uma lesão viteliforme.[58] Geralmente, primeiro as drusas aparecem por volta da terceira ou quarta décadas de vida e se tornam bem numerosas na meia-idade. Nos estágios finais ocorrem pigmentações junto com atrofia do EPR, coriocapilares e grandes vasos da coroide. As manchas neste distúrbio são mais brancas e mais delineadas do que as do *fundus flavimaculatus*.

A AF frequentemente realça a atrofia do EPR e as drusas parecem mais extensas do que as observadas clinicamente. Nos casos avançados, um escotoma central é observado no exame do campo visual. A OCT revela espessamento e ocasional elevação do complexo EPR-membrana de Bruch.[59] A adaptação ao escuro geralmente é normal, assim como os achados de ERG.[60] Os achados de EOG são normais nos estágios iniciais, mas se tornam subnormais dependendo do grau de envolvimento macular. As drusas familiares também exibem autofluorescência do fundo de olho.[61]

PATOLOGIA

Exames histopatológicos mostram acúmulos redondos de hialina no epitélio pigmentado que são contínuos com a camada interna da membrana de Bruch. A coroide e a retina neural podem exibir atrofia mais tarde, embora pareçam normais nos estágios iniciais da doença.

TRATAMENTO, EVOLUÇÃO E DESFECHO

Não existe tratamento eficaz conhecido para as doenças nesta categoria. Se ocorrer ocasionalmente uma NVC, as injeções intravítreas de antifator de crescimento endotelial vascular (VEGF, do inglês *anti-vascular endothelial growth factor*) podem melhorar ou estabilizar a visão. Contanto que as drusas sejam relativamente discretas e não afetem acentuadamente a fóvea, a visão central costuma ser boa. Quando as drusas basais laminares coalescem e formam um cisto viteliforme, pode ocorrer uma degradação acentuada da acuidade visual se a gema degenerar em uma cicatriz atrófica. Às vezes pode ocorrer NVC.

DISTROFIA PADRÃO

EPIDEMIOLOGIA E PATOGÊNESE

As distrofias maculares padrão são um grupo heterogêneo de condições retinianas hereditárias que afetam o EPR e são caracterizadas por vários padrões de pigmentos marrom, amarelo e laranja na mácula central. A incidência deste grupo de distrofias não foi determinada. Existem vários padrões característicos diferentes de pigmentação que tipicamente são hereditários em um padrão autossômico dominante.[62,63] Pacientes da mesma família podem ter padrões diferentes, e alguns deles podem até mesmo mudar os padrões ou ter padrões diferentes entre os olhos.[64-66]

As distrofias padrão são causadas por várias mutações no gene humano RDS/periferina (*PRPH2*) no cromossomo 6p21.2.[16,67,68] O gene periferina/RDS/*PRPH2* codifica a glicoproteína transmembrana específica dos fotorreceptores que desempenham um papel no desenvolvimento e manutenção dos segmentos externos dos fotorreceptores.[67,69-72] Curiosamente, algumas formas de RP e outras distrofias maculares são atribuídas a mutações neste mesmo gene.[72,73]

MANIFESTAÇÕES OCULARES E DIAGNÓSTICO

A idade de início das distrofias padrão é variável, com muitos pacientes permanecendo assintomáticos até a quinta década de vida; alguns pacientes permanecem assintomáticos por toda a vida. As alterações pigmentares ocorrem no nível do EPR.[63,74] As drusas e manchas amarelas não são características dessas distrofias, mas o pigmento sim. Os fenótipos clínicos têm muitos padrões de pigmentos característicos, incluindo a distrofia em borboleta, distrofia reticular, distrofia padrão multifocal simulando *fundus flavimaculatus* e *fundus pulverulentus*. A distrofia padrão em formato de borboleta pode ser avaliada mais facilmente pela AF e pela autofluorescência (Figura 6.15.9). Como seu nome sugere, a distrofia reticular é marcada por uma rede reticular de linhas de pigmentação escura na mácula. Repare que a distrofia viteliforme do adulto (descrita anteriormente) também está incluída nas distrofias padrão, pois esta condição frequentemente está associada com mutação no gene RDS/periferina/*PRPH2*. O *fundus pulverulentus* é a forma mais rara, caracterizada por manchas pigmentares grosseiras na mácula central. Essa distrofia pode ser especialmente difícil de diferenciar da DMRI e, muitas vezes, pode ser equivocadamente diagnosticada.[75]

PATOLOGIA

As distrofias padrão são causadas por anormalidades no EPR da mácula.[74] Achados histológicos relatados não estão bem documentados além da atrofia no EPR e das camadas de fotorreceptores.

TRATAMENTO, EVOLUÇÃO E DESFECHO

A maioria dos pacientes com distrofias padrão apresenta somente metamorfopsia leve ou acuidade visual levemente reduzida. Muitos pacientes são descobertos com essa disfunção somente durante o exame ocular de rotina. A acuidade visual geralmente continua boa durante as cinco ou seis primeiras décadas de vida, mas no final da vida ela pode levar à atrofia macular, muito parecida com a DMRI avançada. Pacientes com distrofias padrão têm um pequeno risco de desenvolver neovascularização da coroide no fim da vida.

EDEMA MACULAR CISTOIDE DOMINANTE

EPIDEMIOLOGIA E PATOGÊNESE

O edema macular cistoide dominante é uma doença autossômica dominante rara mapeada para o cromossomo 7q.[76] Esta distrofia macular é única por afetar predominantemente apenas a camada nuclear interna da retina. Propôs-se que a mutação genética afeta primariamente as células de Müller, com base em evidências patológicas.

MANIFESTAÇÕES OCULARES E DIAGNÓSTICO

Esses pacientes apresentam edema macular cistoide central, que pode causar alterações atróficas, e desenvolve-se mais perda de visão.[77] Cumpre observar que as alterações pigmentares periféricas também podem estar presentes. A AF confirma vazamento dos capilares, com um padrão petaloide clássico de acúmulo de corantes na mácula. O teste de ERG tipicamente está dentro dos limites normais, mas foi constatado que os pacientes têm razões de Arden reduzidas (proporção claro/escuro) no EOG. Além disso, estudos de adaptação anormal ao escuro foram observados para esses pacientes.

PATOLOGIA

Esses pacientes demonstram cistos maculares e desorganização e gliose da camada nuclear interna. Além disso, eles têm necrose focal das células de Müller, EPR e degeneração dos fotorreceptores, formação de membrana epirretiniana e depósito anormal de membrana basal no espaço perivascular.[78] Curiosamente, a característica de necrose da célula de Müller é única em comparação com o edema macular cistoide secundário a outras causas, como inflamação.

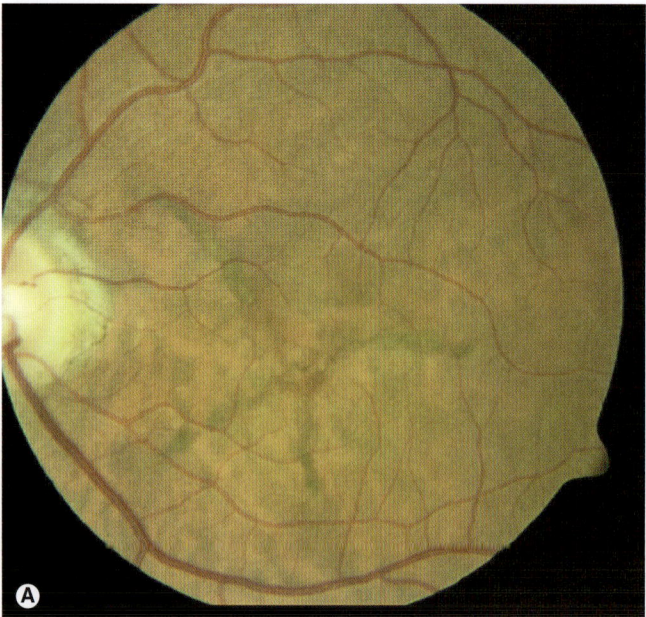
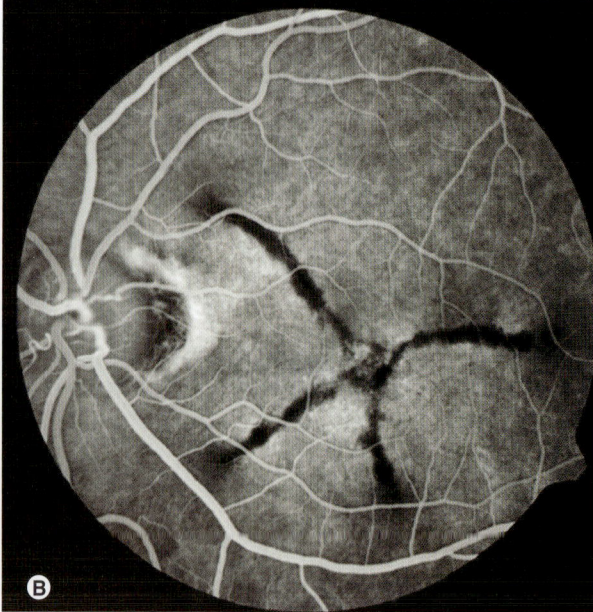

Figura 6.15.9 Esta foto do fundo de olho (**A**) e a angiografia de fase média intermediaria (**B**) são do fundo de olho esquerdo de um paciente com distrofia em padrão em forma de borboleta. As alterações do epitélio pigmentado da retina são muito mais fáceis de notar na angiografia do que na foto de fundo de olho.

TRATAMENTO, EVOLUÇÃO E DESFECHO

Os pacientes com edema macular cistoide dominante têm o início dos sintomas tipicamente na terceira década de vida. Isso geralmente progride lentamente para causar perda de visão moderada ou grave. Essa condição pode causar alterações atróficas da mácula. Nenhum tratamento eficaz conhecido foi descoberto.

DISTROFIA MACULAR DE SORSBY

EPIDEMIOLOGIA E PATOGÊNESE

A distrofia macular de Sorsby é um raro distúrbio hereditário dominante, com muitas semelhanças com a DMRI, exceto pela idade de início. A distrofia de Sorsby é causada por uma mutação em uma metaloproteinase inibidora tecidual, *TIMP3*.[79-82] Esta proteína é uma enzima importante na regulação e composição da matriz extracelular e desempenha um papel na cicatrização de feridas, adaptação óssea e hipertrofia de órgãos. A *TIMP3* tem uma segunda função. Ela codifica um potente inibidor de angiogênese ao bloquear a ligação do VEGF ao receptor 2 de VEGF. Estudos mostraram que a superexpressão do gene *TIMP3* suprime o crescimento e a metástase do tumor primário.[83] Esta enzima é expressa no EPR.[84]

A *EFEMP1*, cujo gene com mutação é responsável pela *malattia leventinese*, foi descoberta como uma forte proteína de interação com o *TIMP3*. Essas duas distrofias têm semelhanças com a DMRI. Isto sugere a possibilidade de um mecanismo patogenético comum para essas duas formas de doenças maculares.

Um modelo em camundongo (*knockout*) foi criado.[85] O modelo apresenta alterações na membrana de Bruch e no EPR que pode representar as manifestações clínicas primárias de Sorsby.

MANIFESTAÇÕES OCULARES E DIAGNÓSTICO

No início da doença, drusas muito finas ou uma grande placa confluente de material amarelado podem ser observadas por baixo do EPR central. Depois, tipicamente por volta dos 40 anos de idade, os pacientes desenvolvem maculopatia exsudativa bilateral, que deixa cicatrizes maculares intensamente pigmentadas e áreas de atrofia geográfica.[86]

Os resultados do ERG e do EOG geralmente são normais inicialmente, mas é possível observar menores amplitudes fotópica e escotópica em um estágio mais avançado da doença.

PATOLOGIA

Estudos de microscopia óptica e eletrônica mostram depósitos lipídicos entre a membrana basal e o epitélio pigmentado e as camadas colagenosas internas da membrana de Bruch.[87]

TRATAMENTO, EVOLUÇÃO E DESFECHO

Os pacientes tipicamente desenvolvem NVC bilaterais em um estágio inicial. A perda grave de acuidade visual central resulta da cicatrização macular excessiva relacionada às NVC. Assim como os pacientes com DMRI, as NVC podem ser tratadas com êxito usando anti-VEGF e têm sido tratadas com terapia fotodinâmica combinada e triancinolona intravítrea.[88,89] A nictalopia também é um sintoma do curso adiantado da doença.[86]

DISTROFIA MACULAR DA CAROLINA DO NORTE

EPIDEMIOLOGIA E PATOGÊNESE

A NCMD é uma degeneração macular congênita, dominante, com penetração completa, relatada pela primeira vez em uma grande família na Carolina do Norte, após o que a doença foi inadequadamente batizada.[90,91]

Ela é rara, mas é encontrada no mundo todo, em mais de 40 famílias (Small, comunicação pessoal). Várias famílias diferentes afetadas foram descobertas nos EUA, Europa, América Central e China. A análise de ligação genética (*linkage analysis*) da grande família da Carolina do Norte mapeou o gene da doença para o cromossomo 6q16.[2,92] O *locus* desse cromossomo 6 hoje é conhecido como *MCDR1* (distrofia macular, subtipo retiniano, primeiro mapeado). A análise genética posterior revela que as famílias com distrofia areolar central do epitélio pigmentado e pigmento central e degeneração da coroide são ramos da mesma família da Carolina do Norte.[93] Na realidade, relatos de vários ramos da única família da Carolina do Norte resultaram que a doença fosse batizada com sete nomes diferentes nos últimos 25 anos. Mais uma vez, "agregar" as doenças demonstrou ser mais exato do que "subdividir". Embora não existam nomes acurados descrevendo adequadamente as características anatômicas ou a patologia, a distrofia macular de Small poderia ser o melhor nome para esta doença enigmática.[94]

MANIFESTAÇÕES OCULARES E DIAGNÓSTICO

As características mais impressionantes são a imensa variabilidade dentro de uma família e a visão relativamente boa, apesar de alguns indivíduos com malformações maculares de aparência grave. Cerca de um terço dos indivíduos afetados têm uma escavação macular do tipo coloboma, semelhante à toxoplasmose (Figura 6.15.10A). Existe claramente uma área bem demarcada de ausência de EPR e coriocapilares, tipicamente com a fibrose sub-retiniana circundante – porém mais acentuadamente na borda temporal projetada do que na borda nasal, de inclinação mais suave. A fixação do paciente é tipicamente na borda nasal da lesão em vez de a área central, na qual a fóvea seria esperada. Isso pode ser bastante dramático aparecendo na tomografia de coerência óptica de domínio espectral (SD-OCT) (Figura 6.15.10B).

A expressividade altamente variável ocorre sem nenhum padrão particular. A "antecipação" genética foi avaliada nessas famílias e nada foi encontrado (Small, comunicação pessoal). Alguns indivíduos expressam desde o nascimento apenas algumas drusas centrais, enquanto outros têm drusas confluentes. Ocasionalmente, ou em casos raros, um paciente vai desenvolver neovascularização de coroide com uma cicatriz em forma de disco. Esses são os únicos pacientes que sofrem perda visual moderada a grave e, geralmente, em apenas um dos olhos. As NVC também podem ocorrer tipicamente ao longo da borda temporal do "coloboma". Fenocópias dessa doença incluem drusas da DMRI, distrofia macular de Best e toxoplasmose. Para diagnosticar clinicamente a NCMD é imperativo examinar outros membros da família para observar o espetro total da doença. Small et al. acreditavam, desde 1992, que o gene *MCDR1* estaria envolvido no desenvolvimento macular embrionário. Isso ajudaria a explicar por que a visão é relativamente boa, considerando as lesões e aspecto grave presentes em alguns indivíduos. ERG e EOG são normais, assim como a visão cromática. Como se poderia esperar, registros de ERG multifocal revelaram significativas reduções de amplitude na retina central.[95]

Small et al. mapearam inicialmente o *locus* do *MCDR1* com a única grande família da Carolina do Norte para o cromossomo 6q12 em 1992.[2] Em seguida, seu laboratório apurou outras famílias pelo mundo por meio de exames pessoais e uma rede de vários colaboradores. A análise de ligação genética do seu banco de dados inteiro produziu um escore LOD acima de 40, o que talvez seja o mais alto escore LOD já registrado na genética humana.[96-98] Depois que o sequenciamento NEXGEN foi disponibilizado, Small procedeu com o sequenciamento genômico direcionado da região de 880 kilobases (Kb) sem nenhum financiamento externo.

Sobrecarregados com a bioinformática, Stone et al. ofereceram ajuda a Small e logo depois as primeiras mutações

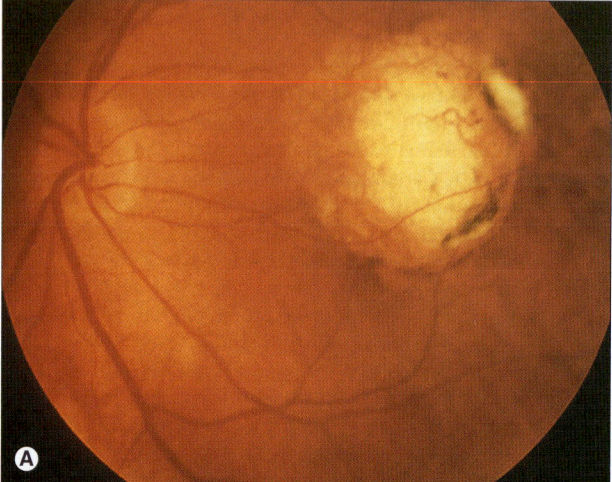

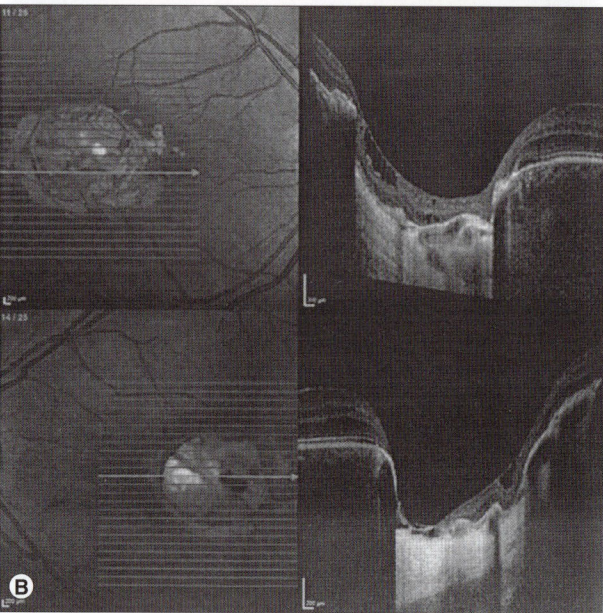

Figura 6.15.10 Distrofia macular da Carolina do Norte. **A.** Desenvolvimento defeituoso da mácula do tipo coloboma macular de grau 3 em uma mulher de 18 anos de idade com acuidade visual de 20/40 (6/12). **B.** Tomografia de coerência óptica.

foram descobertas. Três mutações pontuais foram encontradas 12 Kb adentro de uma região não codificadora em um local de ligação de hipersensibilidade do DNAS1 que afeta a regulação da expressão do gene vizinho, o fator de transcrição retiniana *PRDM13*.[99] Uma grande duplicação na família de Belize envolve o *PRDM13*. O gene *PRDM13* é expresso na retina fetal e nas colunas da espinha dorsal, não sendo expressado em tecidos adultos. Isso apoia a hipótese original de Small que o DMCN se deve a um gene envolvido no desenvolvimento da mácula dos primatas (apenas os primatas têm mácula). Devido à duplicação, parece que a malformação da mácula (e a malformação inclui a presença de drusas) se deve à superexpressão do *PRDM13*. Bowne *et al.* encontraram subsequentemente e de modo independente outra grande duplicação, porém diferente, envolvendo o *PRDM13*, apoiando o trabalho inicial de Small *et al.*[99,100] Rosenberg *et al.* mapearam previamente uma família dinamarquesa com o fenótipo DMCN para o *locus* 5 de um cromossomo como MCDR3, mostrando a ocorrência de alguma heterogeneidade genética.[94] Usando esta informação do MCDR1, Small com o grupo de Stone encontrou uma grande duplicação envolvendo o gene *IRX1*, que é considerada uma mutação causativa. Small *et al.* têm um total de 40 famílias no mundo inteiro sendo estudadas, tornando a denominação "distrofia macular da Carolina do Norte" um equívoco grosseiro (Small, comunicação pessoal).[90]

PATOLOGIA

Small *et al.*[101] estudaram a histopatologia de um membro da família levemente afetado que tinha drusas confluentes simétricas bilateralmente na mácula central. A microscopia óptica demonstrou uma lesão macular discreta, caracterizada pela ausência focal de células fotorreceptoras e EPR. A membrana de Bruch estava atenuada no centro da lesão e foi associada com atrofia acentuada da coriocapilar. Adjacente à lesão central, alguma lipofuscina foi identificada no EPR.

TRATAMENTO, EVOLUÇÃO E DESFECHO

O início é congênito e não progressivo, exceto pelo desenvolvimento de membrana neovascular coroidal (CNVM). A acuidade visual geralmente é muito melhor do que a aparência da mácula sugere. Em geral, a visão está no intervalo 20/20 a 20/200, com uma mediana de 20/60. As CNVM foram tratadas com sucesso usando injeções anti-VEGF (B. Bakall, comunicação pessoal).

ATROFIA AREATA

EPIDEMIOLOGIA E PATOGÊNESE

A atrofia areata, também conhecida como degeneração de coroide peripapilar helicoidal ou atrofia coriorretiniana de Sveinsson, é uma doença autossômica dominante rara, relatada apenas em famílias islandesas mapeadas para o cromossomo 11p15.[102] A proteína codificada TEAD1 pode alterar a expressão dos genes responsáveis pelo suporte estrutural e metabólico dos fotorreceptores.[103] Isso está em concordância com o teste eletrofisiológico, que demonstra função normal dos fotorreceptores, mas função anormal do EPR.

MANIFESTAÇÕES OCULARES E DIAGNÓSTICO

Assim como acontece com as doenças retinianas hereditárias, a atrofia areata é uma maculopatia simétrica, bilateral, e tem início precoce.[102] A atrofia acentuada da coroide irradia a partir do nervo óptico, com duas ou mais extensões em formato de anel que não acompanham os principais vasos retinianos (Figura 6.15.11). Os vasos da coroide diminuem nas áreas de atrofia. Este distúrbio frequentemente está associado com alto astigmatismo miópico. A catarata polar anterior é vista nas pessoas afetadas.

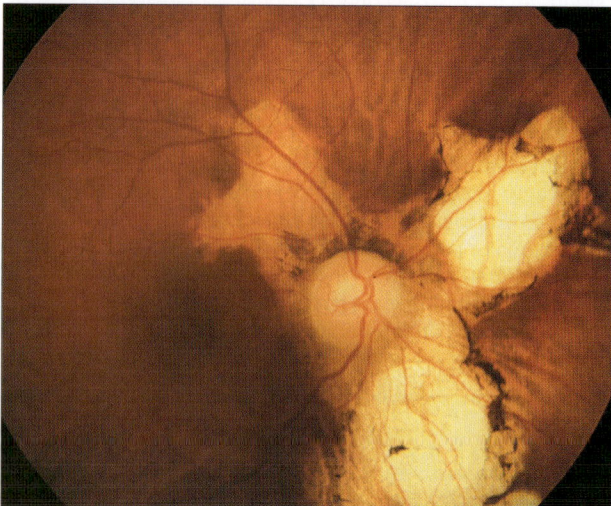

Figura 6.15.11 Atrofia Areata em um homem de 37 anos de idade. (Cortesia de Fridbert Jonasson, University Department of Ophthalmology, Landspítalinn, Islândia.)

A aparência fundoscópica é bem característica, particularmente nos casos avançados. A visão cromática geralmente é normal e a alta miopia é uma característica consistente.

TRATAMENTO, EVOLUÇÃO E DESFECHO

A atrofia coriorretiniana começa na infância e progride lentamente por toda a vida. Os pacientes apresentam boa acuidade visual, mas ocorre um declínio gradual na visão central à medida que a atrofia macular acontece.

DISTROFIA DE CONES

EPIDEMIOLOGIA E PATOGÊNESE

As distrofias de cones são caracterizadas por uma degeneração específica das células dos fotorreceptores cones. A maioria das causas genéticas das distrofias de cones é autossômica dominante, mas todos os tipos de herança genética têm sido relatados. Small et al. relataram uma família do Tennessee com degeneração de cones autossômica dominante mapeada para o cromossomo 17p12-13.[104,105] Embora tenha sido designada CORD 5 (distrofia de cones-bastonetes 5, embora seja predominantemente uma distrofia de cones com pouco ou nenhum comprometimento dos bastonetes), as outras famílias relatadas no Reino Unido com CORD 6 têm a mesma doença, com mutações parecidas. Na realidade, CORD 6 é CORD 5, outro nome equivocado na literatura. O gene causador nesta família (e em outras) é o GUCY2D. Além disso, as distrofias de cones também são ocasionadas, segundo foi constatado, por mutações no homeobox cones-bastonetes (CRX) e também no gene ABCR.[10]

MANIFESTAÇÕES OCULARES E DIAGNÓSTICO

Os pacientes de distrofia de cones geralmente apresentam perda de acuidade visual central progressiva, perturbações da visão cromática e fotofobia.[106] Os pacientes têm alterações retinianas variando de manchas do pigmento macular difusas e sutis até alterações maculares atróficas focais, frequentemente em um padrão "olho de boi" (Figura 6.15.12).[106] O ERG é essencial para fazer o diagnóstico, pois revela diminuição seletiva da onda "B" fotópica e diminuição das amplitudes do flicker de 30 Hz. As respostas de bastonetes adaptados ao escuro, por outro lado, geralmente são normais ou levemente atenuadas.[106] O teste de ERG multifocal também pode ser útil, já que irá mostrar baixas amplitudes ou uma razão foveal/parafoveal anormal causada pela disfunção dos cones fotorreceptores. O teste de visão cromática é útil, o que geralmente releva discromatopsia. O teste do campo visual revela campos periféricos completos com escotomas centrais bilaterais.

TRATAMENTO, EVOLUÇÃO E DESFECHO

As distrofias de cones geralmente se apresentam durante a primeira ou segunda décadas de vida. Não diferente de outras distrofias maculares, os pacientes de distrofia de cones tendem a ter perda de visão cromática no início do curso da doença. A acuidade visual pode variar de 20/20 até conta-dedos. Os pacientes experimentam piora progressiva de sua doença com a idade. Até hoje, essa condição continua sem tratamento, mas a terapia gênica pode ser apropriada para esses pacientes.

DISTROFIA AREOLAR CENTRAL DA COROIDE

EPIDEMIOLOGIA E PATOGÊNESE

A distrofia areolar central da coroide (CACD, do inglês central areolar choroidal dystrophy) é uma doença macular autossômica dominante rara mapeada para o cromossomo 17p13.[102,104] As mutações em vários locus nesta região foram implicadas na distrofia areolar central.[107] Curiosamente, várias outras doenças retinianas hereditárias foram mapeadas para o cromossomo 17p, incluindo a distrofia de cones autossômica dominante, a amaurose congênita de Leber e a ADRP. Uma mutação no gene da periferina no cromossomo 6 também foi associada à distrofia areolar central da coroide, vinculando-a às retinopatias do cromossomo 6.[16,107,108] Além disso, a mutação no gene 2D da guanilato ciclase (GUCY2D; MIM 600179) e do GUCA1A foi implicada na CACD.[109,110] Essa doença parece ser uma distrofia primária dos vasos da coroide ou do EPR, com envolvimento secundário dos coriocapilares.

MANIFESTAÇÕES OCULARES E DIAGNÓSTICO

A doença é caracterizada por início tardio das manifestações fenotípicas (meia-idade) com a progressão ocorrendo ao longo de um período de 3 a 10 anos. Ela exibe expressividade variável entre os membros da família.[111] O exame de fundo de olho no início do curso da doença revela hiperpigmentação granular inespecífica da fóvea. Gradualmente, uma área nitidamente demarcada de atrofia do EPR com perda subjacente dos coriocapilares deixa visíveis os vasos intermediários e os grandes da coroide (Figura 6.15.13). À medida que a doença avança, a área

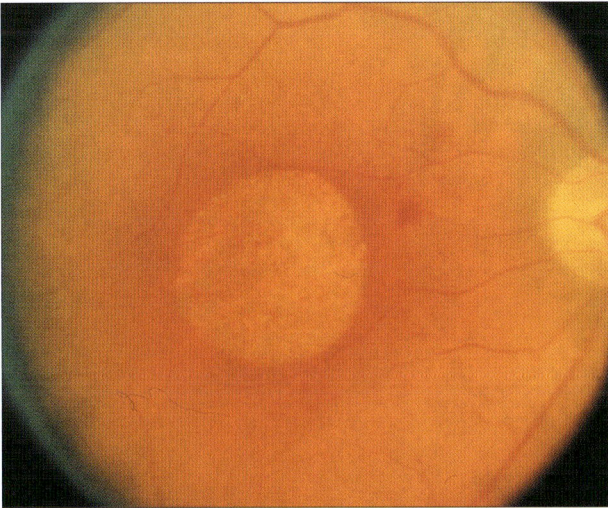

Figura 6.15.12 Degeneração de cones. (Reproduzida com a permissão de Small KW, Gehrs K. Clinical study of a large family with autosomal dominant progressive cone degeneration. Am J Ophthalmol 1996;121:1-12.)

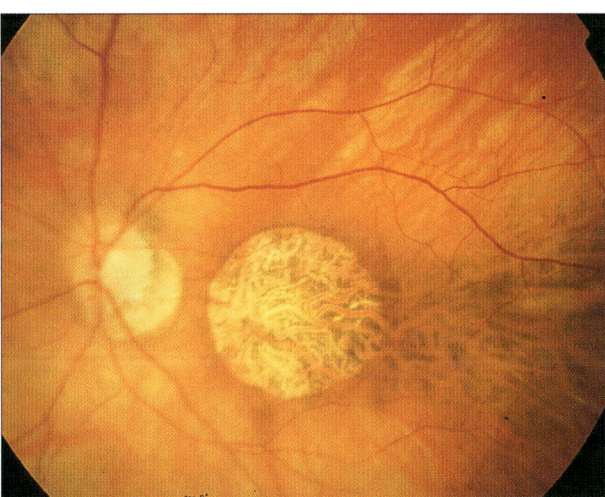

Figura 6.15.13 Distrofia areolar central da coroide. (Cortesia de Giuliani Silvestri.)

atrófica macular se expande lentamente de modo centrífugo. Isso pode parecer clinicamente similar aos achados de CORD 5.

A AF no início do curso da doença mostra hiperfluorescência de fundo a partir da atrofia do EPR. Quando os coriocapilares são perdidos, essa hiperfluorescência desaparece e os vasos da coroide intermediários e grandes são bem delineados. As margens da lesão mostram hiperfluorescência devido ao vazamento dos coriocapilares nas bordas. Os achados de ERG e EOG variam de normal a gravemente anormal.[111] Os registros de ERG multifocal exibem uma disfunção macular significativa que ultrapassa as áreas atróficas visualizadas clinicamente.[112,113]

PATOLOGIA

A análise histológica da área afetada mostra uma região atrófica, fibrosada, com perda de EPR, de células fotorreceptoras e de coriocapilares subjacentes.[114] O restante da retina e da coroide são normais fora da zona atrófica.

TRATAMENTO, EVOLUÇÃO E DESFECHO

Os pacientes começam a se queixar de sintomas de perda de visão central durante a terceira e a quarta décadas de vida. A atrofia progressiva leva à disfunção visual grave e absoluta formação de escotomas por volta da sétima década de vida. No entanto, alguns pacientes podem exibir preservação macular com acuidade visual de 20/20.

BIBLIOGRAFIA

Francis PJ, Schultz DW, Gregory AM, et al. Genetic and phenotypic heterogeneity in pattern dystrophy. Br J Ophthalmol 2005;89:1115–19.

Grossniklaus H, Zhang Q, Small K, et al. Clinicopathologic findings in Best vitelliform macular dystrophy. Graefes Arch Clin Exp Ophthalmol 2011;249:745–51.

Koenekoop R. The gene for Stargardt disease, ABCA4, is a major retinal gene: a mini review. Ophthalmic Genet 2003;24:75–80.

Maloney WF, Robertson DM, Duboff SM. Hereditary vitelliform macular degeneration. Arch Ophthalmol 1977;95:979–83.

Marmor MF, Byers B. Pattern dystrophy of the pigment epithelium. Am J Ophthalmol 1977;84:32–44.

Oh KT, Weleber RG, Stone EM, et al. Electroretinographic findings in patients with Stargardt disease and fundus flavimaculatus. Retina 2004;24:920–8.

Renner AB, Tillack H, Kraus H, et al. Morphology and functional characteristics in adult vitelliform macular dystrophy. Retina 2004;24:929–39.

Shastry BS. Retinitis pigmentosa and related disorders: phenotypes of rhodopsin and peripherin/RDS mutations. Am J Med Genet 1994;52(4):467–74. Review.

Small KW. High tech meets low tech on chromosome 6. Arch Ophthalmol invited editorial 2001;119:573–5.

Small KW, Gehrs K. Clinical study of a large family with autosomal dominant progressive cone degeneration. Am J Ophthalmol 1996;121:1–12.

Small KW, Voo I, Glasgow B, et al. Clinicopathologic correlation of North Carolina macular dystrophy. Trans Am Ophthalmol Soc 2001;99:233–8.

Sohocki MM, Daiger SP, Bowne SJ, et al. Prevalence of mutations causing retinitis pigmentosa and other inherited retinopathies. Hum Mutat 2001;17:42–51.

Stohr H, Milenkowic V, Weber BH. VMD2 and its role in Best's disease and other retinopathies. Ophthalmologe 2005;102:116–21.

Voo I, Small KW. Update on the genetics of macular dystrophies. Retina 2004;24:592–601.

Weleber RG, Carr RE, Murphey WH, et al. Phenotypic variation including retinitis pigmentosa, pattern dystrophy, and fundus flavimaculatus in a single family with a deletion of codon 153 or 154 of the peripherin/RDS gene. Arch Ophthalmol 1993;111(11):1531–42.

As referências completas estão disponíveis no **GEN-io**.

Distrofias da Coroide

Sandeep Grover e Gerald A. Fishman

6.16

Definições:
- Coroideremia é uma distrofia coriorretiniana progressiva, bilateral, difusa, com um modo de herança recessivo ligado ao X
- A atrofia girata da coroide e da retina é uma distrofia coriorretiniana progressiva, bilateral, difusa, com um modo de herança autossômico recessivo.

Características principais

Coroideremia
- Envolvimento da coroide, epitélio pigmentado da retina (EPR) e fotorreceptores retinianos
- Nictalopia
- Perda de campo visual na média periferia e, subsequentemente, na periferia distante.

Atrofia girata
- Lesões coriorretinianas de aparência atrófica com margens recortadas
- Nictalopia
- Perda de campo visual na periferia média e distante
- Frequentemente, os pacientes desenvolvem catarata.

Características associadas
- Coroideremia: frequentemente com preservação macular inicial; achados característicos nos pacientes do sexo feminino
- Atrofia girata: hiperornitinemia sistêmica associada com deficiência de enzima ornitina aminotransferase (OAT).

INTRODUÇÃO

As distrofias da coroide são um grupo de degenerações hereditárias progressivas, caracterizadas por atrofia clinicamente aparente do EPR e da coroide. Krill e Archer[1] classificaram essas distrofias em dois grupos: um com envolvimento mais regional e o outro com envolvimento difuso do fundo de olho. As distrofias regionais são mais subdivididas com base no local inicial ou predominante de alterações degenerativas (macular, areolar central, peripapilar ou uma combinação) e a gravidade do envolvimento (abarcando somente os coriocapilares ou, além disso, os maiores vasos da coroide). A coroideremia e a atrofia girata da coroide e da retina representam formas difusas de distrofias. A atrofia coriorretiniana bifocal[2] exibe fenotipicamente um envolvimento regional, mas há uma redução difusa da função retiniana.

COROIDEREMIA

INTRODUÇÃO

A coroideremia é uma distrofia coriorretiniana progressiva, bilateral, recessiva ligada ao X, que é caracterizada por uma perda acentuada da visão à noite e perda progressiva dos campos visuais periféricos.

EPIDEMIOLOGIA E PATOGÊNESE

A patogênese exata das alterações degenerativas observadas em pacientes e nas células primariamente afetadas na coroideremia ainda não foram definidas com certeza. No passado, acreditava-se que esta doença era provocada principalmente pela degeneração das células do EPR, da coroide, ou de ambos, com os fotorreceptores degenerando secundariamente. Sugeriu-se que o defeito primário pode estar nas células dos bastonetes fotorreceptores da retina.[3] Também foi proposto que pode haver degeneração independente das células do EPR e das células dos fotorreceptores, com base em um modelo de camundongos *knockout* condicional.[4] Um estudo de imagem multimodal recente da estrutura dos fotorreceptores na coroideremia exibiu remanescentes dos segmentos internos dos cones dentro das "tubulações retinianas externas" (ORT, do inglês *outer retinal tubulations*) e a continuidade das ORT com a retina preservada, sugerindo com isso a degeneração do EPR antes da degeneração dos fotorreceptores.[5]

O gene da coroideremia (CHM) foi isolado pelas técnicas de clonagem posicional e localizado no braço longo do cromossomo X (Xq21).[6,7] O gene CHM codifica a proteína acompanhante de Rab-1 (REP-1)[8] da Rab geranilgeranil transferase, que é uma enzima modificadora das proteínas Rab composta por dois componentes (REP-1 e REP-2). As proteínas Rab são guanosina trifosfatases de baixo peso molecular que regulam o transporte vesicular intracelular. Para as proteínas Rab se ligarem às membranas, elas sofrem modificação lipídica com a adição de 20 unidades de carbono ao terminal carboxila da proteína, um processo conhecido como geranilgeranilação. O gene CHM é expresso não só nos tecidos oculares, mas também em várias células de origem não ocular. No entanto, a disfunção do gene CHM afeta apenas a retina. As proteínas REP-1 e REP-2 são 75% idênticas e suas funções são mutuamente redundantes. O funcionamento da maioria das células no corpo que têm uma deficiência de REP-1 pode ser assumido pela REP-2 e, assim, podem funcionar adequadamente. No entanto, a retina tem uma proteína Rab importante, a Rab 27, que é prenilada mais eficientemente pela REP-1 do que pela REP-2.[9] Uma vez que todas as mutações conhecidas até aqui no gene CHM criam códons de interrupção (*stop codons*) e, por isso, ausência do produto do gene REP-1, há uma degeneração coriorretiniana progressiva nos pacientes com coroideremia.[10]

MANIFESTAÇÕES OCULARES

A maioria dos pacientes com coroideremia se apresenta com comprometimento progressivo da visão noturna. Geralmente ela começa na primeira década de vida, embora o início possa ser postergado. Porém, alguns pacientes podem exibir variabilidade interfamiliar e também intrafamiliar.

Os achados oculares no segmento anterior são desprezíveis. As alterações subcapsulares posteriores no cristalino se desenvolvem mais frequentemente do que na população geral.[11] Mesmo os pacientes que não exibem alterações clínicas da catarata podem ter alterações subclínicas no cristalino, conforme demonstrado indiretamente pela menor dispersão da luz.[12]

As alterações iniciais do fundo de olho começam na maioria das vezes na média periferia retiniana, na forma de manchas de pigmento e hipopigmentação. Áreas numulares de aglomerados de pigmentos e atrofia da coroide podem se desenvolver subsequentemente na média periferia retiniana (Figura 6.16.1). Nos estágios intermediários da doença, a atrofia do EPR e dos coriocapilares se torna mais difusa, enquanto os vasos intermediários e grandes da coroide continuam relativamente preservados (Figura 6.16.2). À medida que a doença avança, os vasos intermediários e grandes da coroide ficam mais atróficos, expondo a esclera subjacente. A mácula costuma ser preservada inicialmente, e é visível como uma ilha de coriocapilares remanescentes no meio da esclera branca circundante (Figura 6.16.3). A mácula pode ser relativamente preservada mesmo nos estágios finais da doença. Apenas nos estágios mais avançados as arteríolas retinianas ficam atenuadas, enquanto o disco óptico não tende a ficar pálido ou com palidez em cera como ocorre nos pacientes com retinite pigmentosa.

A perda do campo visual frequentemente corresponde a áreas clinicamente discerníveis de atrofia coriorretiniana. O exame do campo visual mostra inicialmente um campo periférico levemente restrito, escotomas na média periferia, ou ambos. Com o tempo, esses escotomas coalescem e formam um escotoma em anel.[13] Os campos constringem progressivamente e finalmente deixam uma pequena ilha central. A acuidade visual frequentemente não é afetada de maneira perceptível e permanece favorável até a sétima década de vida ou até mesmo mais tarde.[14] De acordo com outro estudo, há um declínio significativo na acuidade visual após os 50 anos de idade.[15] A acuidade visual

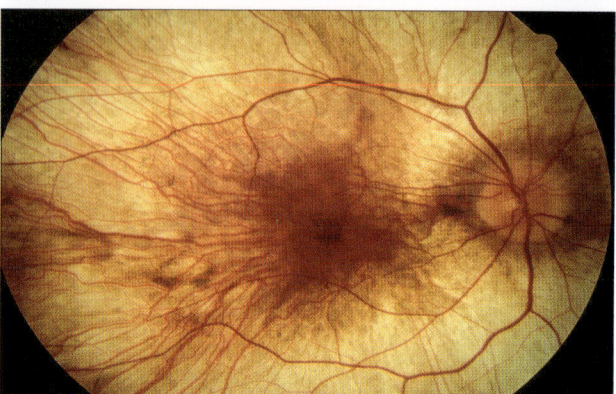

Figura 6.16.3 Alterações de fundo de olho direito em um paciente com coroideremia em estágio final.

pode ser reduzida devido a uma maculopatia degenerativa ou ao desenvolvimento de catarata subcapsular posterior. É prudente realizar uma refração cuidadosa, pois esses pacientes podem ter vários graus de miopia.

Pacientes do sexo feminino são tipicamente assintomáticas. Há um amplo espectro de aparência clínica do fundo de olho, que varia de um fundo com aparência normal até um quadro completo de coroideremia, como acontece nos homens afetados. No entanto, caracteristicamente, as alterações pigmentares no fundo de olho, descritas como *comido por traça*, ocorrem predominantemente na média periferia retiniana.[16] Podem ocorrer áreas de hiperpigmentação como faixas radiais que se estendem da média periferia até a *ora serrata* (Figura 6.16.4). A acuidade visual pode ser menor e os campos visuais reduzidos, dependendo da extensão do envolvimento dos fotorreceptores. Geralmente, esses defeitos aparecem mais tarde, se aparecerem, e frequentemente são leves. A maioria das pacientes não exibe quaisquer reduções na amplitude eletrorretinográfica, embora os indivíduos com alterações degenerativas do fundo de olho mais avançadas possam exibir reduções consideráveis na amplitude.

DIAGNÓSTICO E EXAMES COMPLEMENTARES

As características clínicas do fundo de olho geralmente são diagnosticadas nos estágios intermediário e final da doença. A boa acuidade visual central e as alterações lentamente progressivas do campo visual ajudam no diagnóstico. Tanto o eletrorretinograma quanto o eletro-oculograma podem exibir comprometimento acentuado.[16] O eletrorretinograma raramente pode ser normal em amplitude (Figura 6.16.5) ou, às

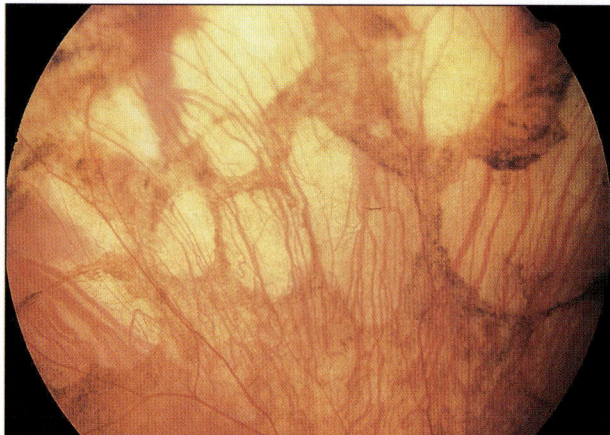

Figura 6.16.1 Alterações de fundo de olho encontradas na coroideremia. Áreas numulares de atrofia do epitélio pigmentado da retina e da coroide na média periferia retiniana são exibidas.

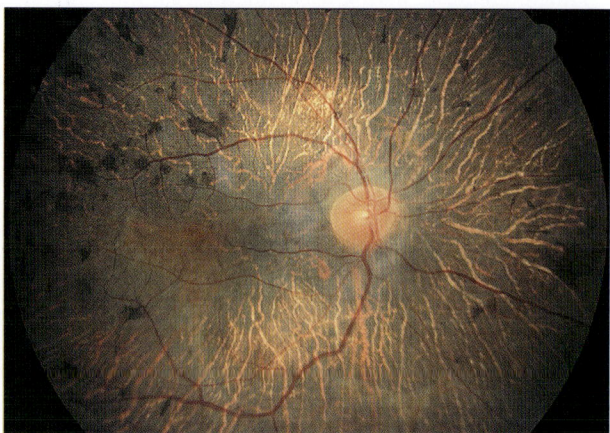

Figura 6.16.2 Alterações de fundo de olho direito em um paciente com estágio intermediário de coroideremia. Repare nas alterações difusas do epitélio pigmentado da retina e nos vasos proeminentes da coroide.

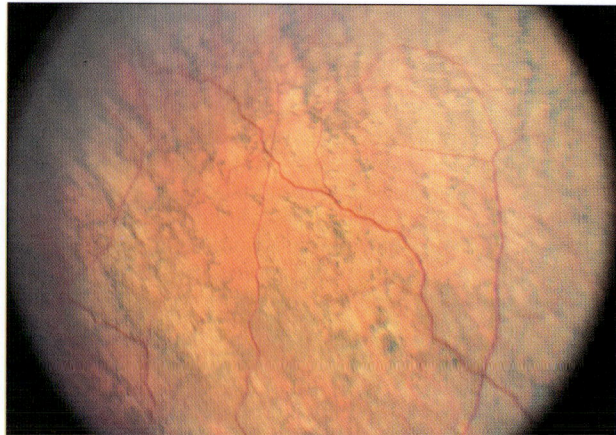

Figura 6.16.4 Alterações periféricas de fundo de olho em um paciente com coroideremia. Nota-se as faixas radiais de hiperpigmentação e alguma aglomeração de pigmento.

vezes, exibir apenas um comprometimento leve nos estágios muito iniciais. No entanto, com a progressão da doença, há uma perda progressiva da função retiniana (Figura 6.16.6). Os achados de fundo de olho inicialmente podem ser normais ou apenas minimamente subnormais (Figura 6.16.7). Uma vez que as alterações do fundo se tornam discerníveis, no entanto, o eletrorretinograma é afetado, geralmente de modo perceptível. Frequentemente, ele mostra respostas de bastonetes reduzidas isoladas, com prolongamento dos tempos implícitos da onda b dos bastonetes nos homens afetados. No entanto, as respostas de cones isoladas inicialmente são normais ou moderadamente reduzidas em sua amplitude, com um tempo implícito de onda b atrasado. O eletro-oculograma é acentuadamente anormal nos homens com coroideremia;[1] o grau de anormalidade do eletro-oculograma nos pacientes, embora geralmente seja normal, varia.

O valor deste teste se baseia no conhecimento de que todas as mutações genéticas identificadas até agora criam códons de interrupção que resultam na ausência de REP-1. O valor preditivo desse teste, porém, ainda não foi estabelecido.[19] Além disso, pacientes do sexo feminino não podem ser identificadas com essa técnica, pois sua expressão do REP-1 não está totalmente ausente.

O teste de adaptação ao escuro mostra frequentemente limiares elevados. Nos estágios iniciais, apenas a porção de bastonetes da curva é afetada, enquanto os limiares dos cones subsequentemente também se tornam elevados.

A tomografia de coerência óptica de domínio espectral (SD-OCT) pode mostrar lesões maculares císticas (Figura 6.16.8A)[17] e defeitos das camadas de fibras nervosas peripapilares (Figura 6.16.9),[18] incluindo espessamento e afinamento em várias áreas em alguns pacientes com coroideremia.

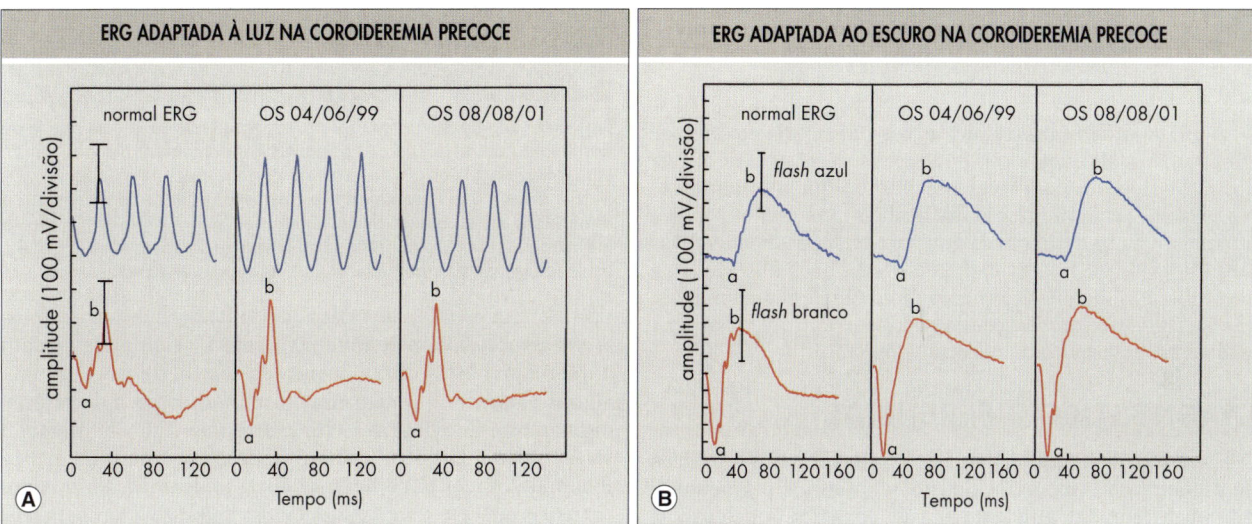

Figura 6.16.5 Registros eletrorretinográficos de um paciente do sexo masculino com coroideremia aos 9 e 11 anos de idade, mostrando respostas normais em *flicker* e *flash* único adaptado à luz (**A**) e, adaptado ao escuro, de bastonetes isolados e máxima (**B**).

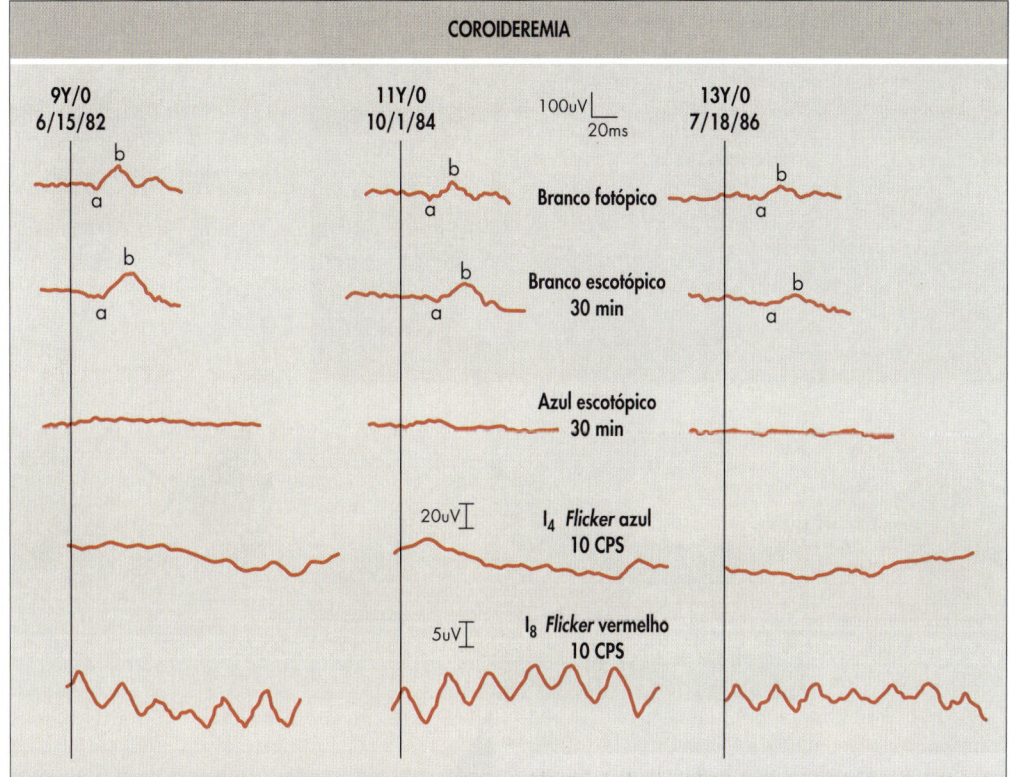

Figura 6.16.6 Registros eletrorretinográficos de um paciente do sexo masculino com coroideremia (conforme exibido na Figura 6.16.3) mostrando declínio progressivo nas respostas de adaptação à luz e ao escuro.

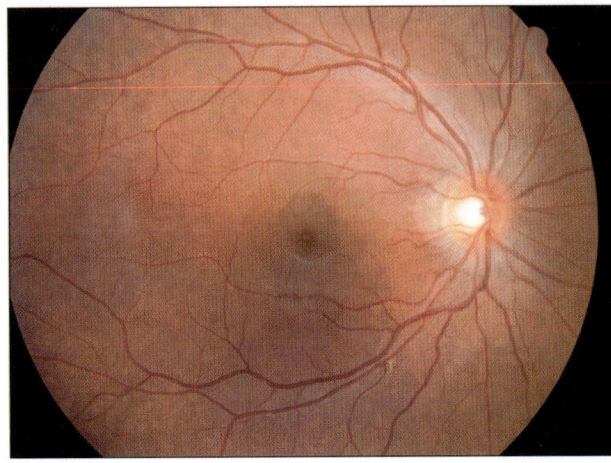

Figura 6.16.7 Fotografia de fundo de olho direito no mesmo paciente da Figura 6.16.5 aos 11 anos, mostrando discos ópticos e vasos retinianos normais. Também é exibido um grau leve a moderado de manchas pigmentares anteriores às arcadas vasculares.

A angiografia fluoresceínica não é útil no diagnóstico de coroideremia. No entanto, ela pode definir a extensão de atrofia dos coriocapilares com mais precisão do que a oftalmoscopia. A angiografia fluoresceínica também pode ser superior à oftalmoscopia na definição do grau de alterações degenerativas do EPR, evidente a partir da hiperfluorescência observada na angiografia. O diagnóstico clínico de coroideremia na maioria dos pacientes do sexo masculino pode ser confirmado por uma análise *immunoblot* com anticorpo anti-REP-1.[19]

DIAGNÓSTICO DIFERENCIAL

O diagnóstico diferencial da coroideremia inclui outros distúrbios de cegueira noturna, particularmente a retinite pigmentosa. As características do fundo de olho de um disco óptico pálido, arteríolas retinianas atenuadas, pigmentação em espícula óssea

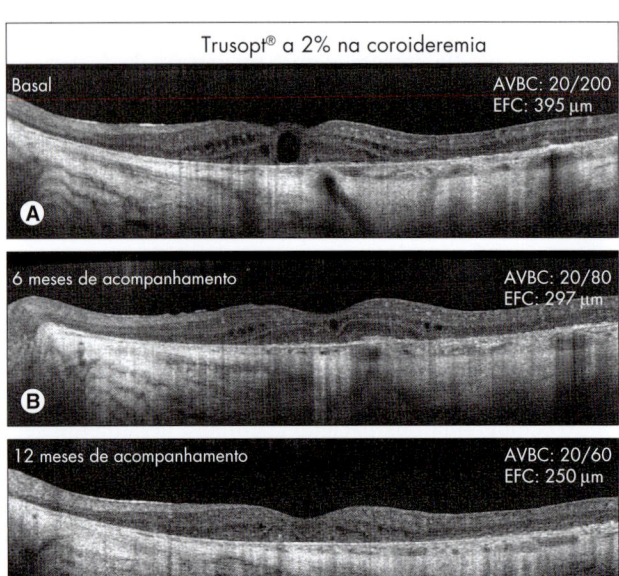

Figura 6.16.8 Imagens seriadas da tomografia de coerência óptica de domínio espectral de um dos pacientes com coroideremia, mostrando alterações maculares císticas e aumento da espessura macular (**A**). Os outros dois painéis mostram a resolução das alterações císticas e a diminuição na espessura macular 6 meses (**B**) e 12 meses (**C**) após o início do tratamento com solução oftálmica de dorzolamida a 2%. *AVBC*, acuidade visual mais bem corrigida; *EFC*, espessura foveal central.

típica e uma prevalência mais alta de catarata subcapsular posterior associada com retinite pigmentosa geralmente ajudam a diferenciar esta última doença da coroideremia. Contudo, alguns pacientes que têm uma forma ligada ao X de retinite pigmentosa, que podem exibir graus mais altos de miopia e vasos proeminentes na coroide, podem ter uma semelhança fenotípica com os pacientes que têm coroideremia. No entanto, pacientes que têm retinite pigmentosa ligada ao X também têm redução na acuidade visual central no início do curso de sua

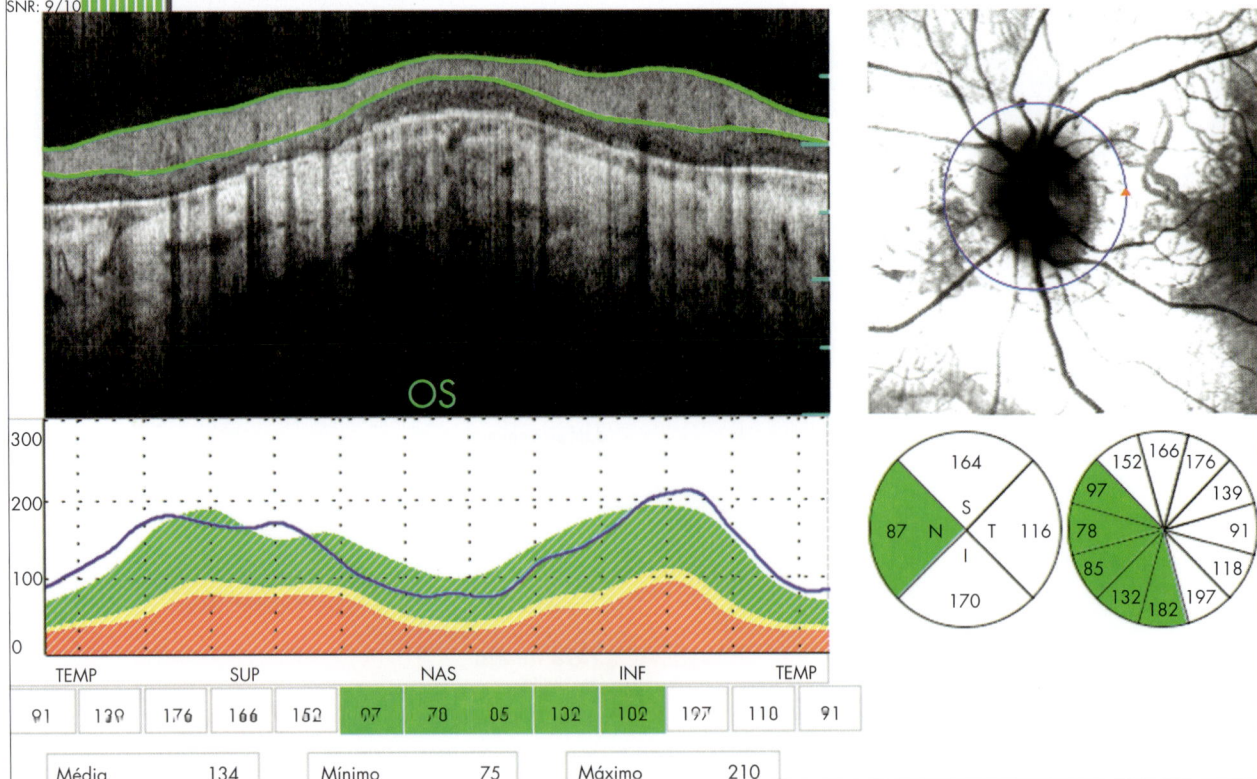

Figura 6.16.9 Imagem de tomografia de coerência óptica de domínio espectral mostrando a espessura da camada de fibras nervosas retinianas (RNFL) em um paciente com coroideremia. Apresenta alguns segmentos (*verde*) em que a espessura da RNFL está dentro do intervalo normal e algumas áreas (*branco*) em que a espessura da RNFL é maior que o normal.

doença, enquanto os pacientes com coroideremia não manifestam caracteristicamente aglomeração de pigmento similar à espícula óssea.

Os pacientes que têm albinismo ocular podem exibir algum grau de semelhança fenotípica com os pacientes de coroideremia; no entanto, a ausência de nictalopia, a presença de nistagmo, os defeitos de transiluminação da íris e as amplitudes normais da eletrorretinografia ajudam a diferenciar esses dois distúrbios.

As características que distinguem a atrofia girata da coroide e da retina e a coroideremia incluem herança autossômica recessiva, áreas recortadas e bem demarcadas de atrofia coriorretiniana e associação da hiperornitinemia com a atrofia girata. Às vezes, pode ser difícil diferenciar a atrofia girata em estágio terminal de um caso avançado de coroideremia.

A atrofia generalizada da coroide, que pode exibir semelhanças fenotípicas com um estágio intermediário da coroideremia, é hereditária de modo autossômico dominante ou, às vezes, de modo autossômico recessivo. Os vários tipos regionais de atrofias da coroide geralmente causam uma disfunção visual mais branda e, em geral, podem ser diferenciados facilmente sem dificuldade perceptível.

Outra forma de distrofia difusa da coroide, a atrofia coriorretiniana bifocal progressiva,[2] é uma distrofia autossômica dominante. Seu fenótipo inclui um envolvimento da mácula desde o nascimento e, por isso, o nistagmo e a redução da acuidade visual central, uma incidência relativamente alta de descolamento de retina e redução difusa das respostas de bastonetes e cones na eletrorretinografia. O fenótipo dessa doença tem uma aparência de fundo, tempo de início e genética notadamente diferentes do observado na coroideremia.

Às vezes, a degeneração retiniana miópica imita a coroideremia. No entanto, a degeneração miópica geralmente não é tão difusa quanto as lesões da coroideremia e os pacientes com degeneração miópica não costumam se queixar de cegueira noturna.

ASSOCIAÇÕES SISTÊMICAS

Relatos isolados mostram a associação de um fenótipo semelhante ao da coroideremia com deficiência mental, acroqueratose, anidrose e deformidade esquelética; coloboma uveal; obesidade e surdez congênita; surdez congênita e retardo mental; hipopituitarismo; neuropata motora distal; e nistagmo, miopia, deformidades dentárias, drusas na cabeça do nervo óptico e microblefaria.

PATOLOGIA

Nos pacientes do sexo masculino, a microscopia óptica mostra atrofia coriorretiniana generalizada, especialmente dos coriocapilares, junto com alterações degenerativas no EPR, camadas retinianas externas (especialmente fotorreceptores) e grandes vasos da coroide. Ocorre uma atrofia gradual: a área equatorial é mais afetada enquanto as áreas macular, peripapilar e da *ora serrata* são relativamente poupadas. Nos últimos estágios, a periferia distante e as regiões centrais também podem estar gravemente envolvidas. As células bipolares retinianas e ganglionares parecem normais. A microscopia eletrônica apresenta perda extensa de fotorreceptores e EPR, especialmente longe da mácula. A doença em estágio terminal pode exibir gliose e atrofia da retina neural generalizadas.

Um estudo histopatológico[3] em um paciente com coroideremia de 88 anos de idade mostrou áreas manchadas de degeneração dos fotorreceptores e células do EPR que não eram necessariamente concordantes. Os coriocapilares estavam normais, exceto pelas áreas correspondentes de degeneração retiniana grave, conforme relatado previamente. No entanto, a análise de imunofluorescência localizou o produto do gene CHM (REP-1 com um anticorpo monoclonal de camundongo) no citoplasma dos bastonetes e nas células amácrinas, mas não nos cones.[3] Isto sugere que o local primário da doença pode estar nos bastonetes em vez do REP ou a coroide.

Essa marcação, que foi vista em pequenas vesículas no citoplasma dos bastonetes, é consistente com a associação do REP-1 com o transporte vesicular intracelular.

TRATAMENTO, EVOLUÇÃO E DESFECHO

Um ensaio clínico de fase I/II com injeção sub-retiniana de um vetor viral adenoassociado codificando REP1 (AAV-REP1), mostrou que isso era seguro e relatou melhora significativa na acuidade visual em dois de seis pacientes participantes.[20] Essa melhoria na acuidade visual foi sustentada em 3,5 anos.[21] Vários outros ensaios de tratamento similares estão em andamento nos EUA (ClinicalTrials.gov Identifier: NCT02341807) e no Canadá (ClinicalTrials.gov Identifier: NCT02077361).

As alterações maculares císticas associadas à coroideremia, como se pode ver na SD-OCT, podem diminuir ou se resolver quando tratadas com dorzolamida tópica a 2%, levando a uma menor espessura macular (ver Figura 6.16.8B-C) em ao menos alguns pacientes.[22]

ATROFIA GIRATA

INTRODUÇÃO

A atrofia girata da coroide e da retina é uma distrofia coriorretiniana lentamente progressiva, hereditária de modo autossômico recessivo. Ela é caracterizada por áreas discretas de atrofia coriorretiniana na média periferia da retina. Essas áreas são nitidamente demarcadas a partir da retina mais posterior, que inicialmente tem aparência normal. Essa distrofia está associada com hiperornitinemia em níveis 10 a 15 vezes acima do normal, comprovadamente provocada por uma deficiência de ornitina cetoácido aminotransferase, também conhecida como OAT. Esta enzima depende de um cofator, o piridoxal fosfato (vitamina B_6).

EPIDEMIOLOGIA E PATOGÊNESE

Simell e Takki,[23] em 1973, foram os primeiros a relatar o achado de hiperornitinemia com atrofia girata. Sengers *et al.*[24] relataram pela primeira vez uma deficiência de enzima OAT da matriz mitocondrial em pacientes com atrofia girata. A ornitina, um aminoácido não essencial, é um composto intermediário na formação da ureia. A principal via para utilização da ornitina é pela conversão enzimática para glutâmico-γ-semialdeído pela OAT, uma enzima dependente da vitamina B_6, e, subsequentemente, para prolina. A OAT foi encontrada em alta atividade na retina, fígado e rim.

Uma vez que a OAT depende do cofator B_6, o tratamento com vitamina B_6 por via oral tem sido tentado. Os pacientes com atrofia girata são categorizados em dois grupos, dependendo da redução dos níveis plasmáticos da ornitina em resposta à vitamina B_6. Os pacientes responsivos à vitamina B_6, embora consideravelmente menos numerosos do que os não responsivos, parecem ter uma doença mais branda e melhor função visual do que o grupo não responsivo.

O gene da OAT humana foi clonado e mapeado no cromossomo 10q26.[25] Um modelo de camundongo deficiente em OAT (Oat–/–) foi desenvolvido pelo método *gene targeting*, com níveis de ornitina sérica 10 a 15 vezes acima do normal, como nos pacientes com atrofia girata.[26] Isso melhorou o potencial para um maior entendimento da patogênese e do possível desfecho terapêutico dessa doença.

MANIFESTAÇÕES OCULARES

Os pacientes com atrofia girata da coroide e da retina desenvolvem nictalopia durante a segunda e a terceira décadas de vida. Inicialmente tem gravidade leve a moderada e progride lentamente. A primeira manifestação pode ocorrer na forma de uma restrição no campo periférico. Geralmente, a acuidade visual é preservada até um estágio posterior. A acuidade visual pode diminuir a partir do envolvimento da mácula pela própria doença ou secundariamente a partir de um edema macular cistoide ou catarata.

O fundo de olho mostra atrofia do EPR e dos coriocapilares durante os estágios inicial e intermediário, com áreas de atrofia recortadas e nitidamente demarcadas (Figura 6.16.10) e uma tendência para aglomeração de pigmento nas margens. A atrofia geralmente começa nas áreas de média periferia e periféricas, frequentemente chamadas *área em forma de guirlanda*, e depois evolui centralmente e perifericamente. No final, envolve todo o fundo de olho, incluindo a área peripapilar, com preservação relativa da mácula. Com a atrofia progressiva, os grandes vasos da coroide também são envolvidos. O disco óptico e as arteríolas retinianas geralmente estão normais até estágios posteriores.[16] Descolamento do vítreo posterior e membrana epirretiniana com edema macular cistoide foram observados na atrofia girata da coroide e da retina.[27]

Defeitos de campo visual correspondem a áreas de atrofia da coroide. A perda de campo começa na média periferia como escotomas regionalmente densos, que acabam coalescendo e formando escotomas anelares. A perda de campo progressiva acaba deixando o paciente com apenas pequenos campos centrais residuais.

Miopia moderada a acentuada é encontrada na maioria dos pacientes e as alterações do cristalino são vistas em quase todos os pacientes que têm esta doença.[28] A catarata sutural posterior e subcapsular e, em casos isolados, a catarata placoide subcapsular anterior foram descritas.[29]

DIAGNÓSTICO E EXAMES COMPLEMENTARES

História de cegueira noturna e a característica típica do fundo de olho com áreas de atrofia recortadas no EPR e na coroide são sugestivas do diagnóstico. O eletrorretinograma é subnormal nos estágios iniciais, com redução acentuada das respostas de onda a e b, ou incapacidade para detectá-las, nos estágios finais. As respostas dos bastonetes são afetadas mais gravemente nos estágios iniciais, porém mais tarde os bastonetes e os cones são afetados.[30] Alguns pacientes também têm resposta de cone com atraso no tempo implícito quando testados usando um estímulo *flicker* de 30 Hz.[30,31] O eletro-oculograma é ligeiramente afetado ou não é afetado nos estágios muito iniciais da doença.[30] No entanto, com a progressão da doença, as razões claro/escuro do eletro-oculograma se tornam acentuadamente reduzidas. No geral, as respostas eletrorretinográficas, incluindo os potenciais oscilatórios e as razões claro/escuro do eletro-oculograma são mais preservadas nos pacientes responsivos à vitamina B_6. As curvas de adaptação ao escuro podem exibir um tempo ligeiramente prolongado de pausa cones-bastonetes. Em um paciente que responde à vitamina B_6 ou na primeira infância, quando a doença não é tão grave, ocorrem alterações nitidamente menos extensas na função de adaptação ao escuro. No entanto, em estágios tardios da doença, desenvolve-se uma elevação mais acentuada dos limiares de cones, bastonetes ou ambos.[30]

A angiografia fluoresceínica, como esperado, exibe os defeitos de transmissão do EPR nas áreas de atrofia coriorretiniana. Essas áreas de defeitos de transmissão costumam ser maiores do que as áreas atróficas clinicamente visíveis.

Níveis de ornitina elevados são encontrados na urina, plasma, humor aquoso e líquido cefalorraquidiano desses pacientes, frequentemente elevados 10 a 20 vezes em relação aos níveis normais. Não há evidências de nenhuma correlação da idade ou gravidade do envolvimento com a concentração de ornitina no plasma.[32] A excreção de creatina na urina de 24 horas é normal.

DIAGNÓSTICO DIFERENCIAL

A atrofia girata da coroide e da retina é diagnosticada por meio da característica típica do fundo de olho que consiste em áreas recortadas de atrofia coriorretiniana, uma herança autossômica recessiva e hiperornitinemia. No entanto, um fenótipo de fundo de olho similar ao da atrofia girata com um possível padrão de herança autossômica dominante e níveis normais da ornitina plasmática também foram descritos.[33] A atrofia girata também pode mostrar certas semelhanças fenotípicas com a coroideremia, degeneração miópica e atrofia hereditária da coroide. É principalmente nos estágios posteriores que a atrofia girata da coroide e da retina pode se parecer mais com os achados retinianos observados na coroideremia. No entanto, nos estágios iniciais da doença, os pacientes com coroideremia podem exibir áreas recortadas ou numulares de EPR e atrofia da coroide (Figura 6.16.11). A retinite pigmentosa típica geralmente pode ser diferenciada da atrofia girata, mas a retinite pigmentosa atípica pode, às vezes, exibir certas semelhanças fenotípicas. O pigmento em espícula óssea da retina e as arteríolas retinianas atenuadas em um estágio inicial ajudam no diagnóstico de retinite pigmentosa. Na atrofia girata, os grumos de pigmento geralmente são mais densos e associados com lesões atróficas.[32]

ASSOCIAÇÕES SISTÊMICAS

As eletromiografias são normais na maioria dos pacientes testados, embora alguns se queixem de ligeira fraqueza muscular. As observações na eletromiografia incluem um padrão miopático de curta duração, potenciais de ação da unidade motora de baixa amplitude e aumento dos potenciais polifásicos. A biopsia muscular exibe fibras musculares do tipo 2 atróficas com agregados tubulares visíveis na microscopia eletrônica.

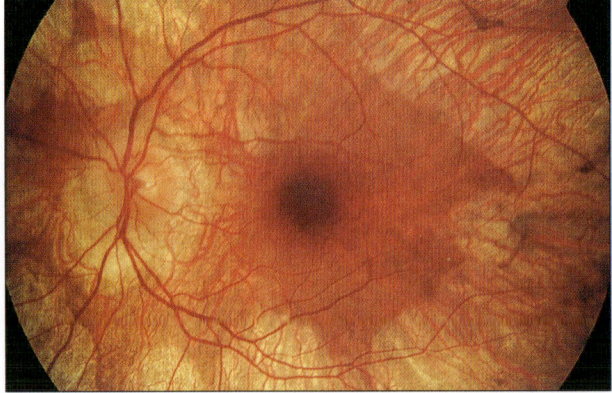

Figura 6.16.10 Alterações de fundo de olho esquerdo de um paciente com um estágio intermediário de atrofia girata da coroide e da retina. Observam-se as áreas recortadas e bem demarcadas de atrofia.

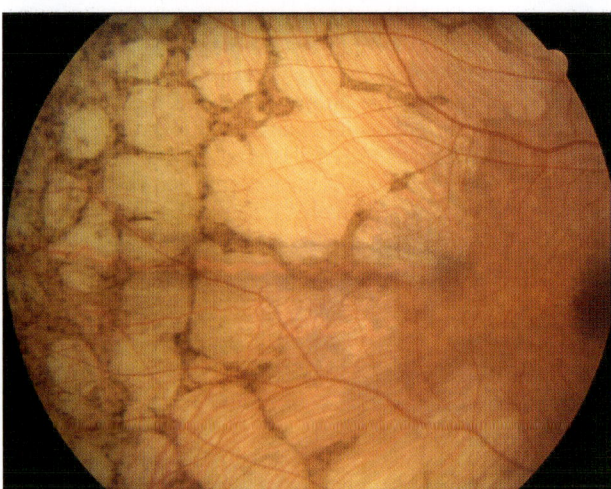

Figura 6.16.11 Alterações de fundo de olho direito de um paciente com coroideremia. As áreas recortadas de atrofia lembram as lesões encontradas na atrofia girata da coroide e da retina.

Os achados eletrocardiográficos podem incluir uma onda P ampla, intervalo QT prolongado e achatamento da onda T. Os eletroencefalogramas também podem ser anormais em alguns pacientes.[31,32] As alterações incluem um aumento na atividade lenta, anormalidades focais das ondas lentas e ondas agudas focais.[32]

Associações muito raras de um quadro clínico que lembra a atrofia girata foram observadas com a microcefalia, ataxia espinocerebelar, subluxação do cristalino, disfunção hipofisária e distrofia muscular congênita. Todas essas associações foram encontradas com níveis normais de ornitina plasmática. Existem relatos de pelos esparsos e finos com manchas de alopecia, anormalidades musculares esqueléticas, alterações mitocondriais hepáticas e inteligência abaixo do normal. Cistinúria e lisinúria maciças com hipermetropia e diabetes também têm sido observadas com atrofia semelhante à atrofia girata. As lesões coriorretinianas que lembram a atrofia girata foram descritas em pacientes com níveis normais de ornitina plasmática.[33]

PATOLOGIA

Há disponíveis informações limitadas sobre achados patológicos em pacientes com atrofia girata.[34] As áreas atróficas na média periferia retiniana exibem uma atrofia acentuada dos vasos da coroide, incluindo os coriocapilares, o EPR e os fotorreceptores. As regiões de aparência clinicamente normal no polo posterior mostram áreas focais de perda de fotorreceptores. O EPR no polo posterior, entretanto, é hiperplásico. Os fotorreceptores exibem um encurtamento de seus segmentos externos na área de transição e estão ausentes nas áreas atróficas.[34] O exame histológico dos cristalinos com catarata exibe espaços acentuadamente ampliados nas suturas posteriores, preenchidos com proteínas desnaturadas.[28]

A microscopia eletrônica mostra mitocôndrias anormais no endotélio corneano, músculo liso da íris e corpo ciliar, e epitélio do corpo ciliar.[34] As anormalidades mitocondriais incluem mitocôndrias aumentadas e dilatadas, com uma matriz eletrolucente e rompimento das cristas. Ligeiras alterações mitocondriais são observadas nesses fotorreceptores que parecem estruturalmente normais, mas estão próximos da área de atrofia coriorretiniana. As mitocôndrias dilatadas estão presentes principalmente nos elipsoides de bastonetes, mas também nos elipsoides de cones. As mitocôndrias no EPR inicialmente são normais.[34]

Estudos histopatológicos no modelo de camundongos com deficiências de OAT exibiram as primeiras mudanças nas células do EPR na forma de células necróticas ocasionais com citoplasma pálido e organelas inchadas aos 2 meses de idade. Aos 7 meses, essas células do EPR foram ingurgitadas com membranas segmentares externas fagocitadas. As células dos fotorreceptores, que eram normais aos 2 meses de idade, perderam 33% de sua quantidade total e foram submetidas a uma redução de 60% de seu comprimento do segmento externo aos 10 meses.[26]

TRATAMENTO, EVOLUÇÃO E DESFECHO

Uma vez que a ornitina é produzida a partir de outros aminoácidos, principalmente a arginina, alguns pesquisadores defendem que os pacientes sejam restringidos a um cronograma rígido de dieta com baixo teor de proteínas, incluindo a eliminação quase total da arginina, com suplementação de aminoácidos essenciais. A administração de altas doses de vitamina B_6 tem reduzido o nível plasmático de ornitina em uma quantidade limitada de pacientes com essas características. Os resultados dessas formas de tratamento têm sido controversos. O tratamento em curto prazo não mostrou nenhuma evidência convincente de melhoria ou paralisação da degeneração coriorretiniana.[35] No entanto, um estudo em longo prazo de uma dieta com restrição de arginina em seis pares de irmãos afetados foi encorajador,[36] pois ele mostrou a ocorrência de uma redução substancial dos níveis de ornitina quando os pacientes foram alimentados com uma dieta restrita em arginina ao longo de um período de 5 a 7 anos.[37] Dois desses seis pares de irmãos, quando acompanhados por 16 a 17 anos, mostraram que o irmão mais jovem em cada par (que começou a dieta em uma idade menor que a do irmão mais velho) exibiu uma progressão mais lenta das lesões coriorretinianas e, em menor grau, a perda progressiva da função retiniana. Um estudo em longo prazo em adultos também sugeriu que contanto que os níveis plasmáticos de ornitina possam ser mantidos abaixo de uma média de 5,29 a 6,61 mg/dℓ (cerca de seis vezes o intervalo normal), é possível desacelerar a progressão da doença, conforme as medições pela eletrorretinografia sequencial.[38] Esses estudos sugerem que uma dieta com restrição de arginina pode provocar uma diminuição na progressão da degeneração coriorretiniana.[39] Coerente com essas observações, a correção do acúmulo de ornitina por meio de uma dieta com restrição de arginina no modelo de camundongos Oat –/– preveniu inteiramente a degeneração retiniana.[39]

Isto sugere que pode não ser necessário restaurar a atividade da enzima OAT para metabolizar a ornitina acumulada e tratar essa condição, mas, sim, restringir a arginina, o substrato do qual é formada a ornitina.[39]

Assim como outros distúrbios degenerativos retinianos hereditários, a melhor compreensão dos mecanismos patogênicos pelos quais as células retinianas degeneram em pacientes que têm distrofias da coroide, deve levar, afinal, a estratégias de tratamento mais eficazes no futuro.

BIBLIOGRAFIA

Cremers FP, van de Pol DJ, van Kerkhoff LP, et al. Cloning of a gene that is rearranged in patients with choroideremia. Nature 1990;347:674–7.

Fishman GA. Hereditary retinal and choroidal diseases: electroretinogram and electro-oculogram findings. In: Peyman GA, Sanders DR, Goldberg MF, editors. Principles and practice of ophthalmology, vol. 2. Philadelphia: WB Saunders; 1980. p. 857–904.

Genead MA, Fishman GA. Cystic macular oedema on spectral-domain optical coherence tomography in choroideremia patients without cystic changes on fundus examination. Eye 2011;25:84–90.

Genead MA, McAnany JJ, Fishman GA. Retinal nerve fiber thickness measurements in choroideremia patients with spectral-domain optical coherence tomography. Ophthalmic Genet 2011;32:101–6.

Genead MA, McAnany JJ, Fishman GA. Topical dorzolamide for treatment of cystic macular edema in patients with choroideremia. Retina 2012;32:826–33.

Grover S, Alexander KR, Choi DM, et al. Intraocular light scatter in patients with choroideremia. Ophthalmology 1998;105:1641–5.

Kaiser-Kupfer MI, Caruso RC, Valle D. Gyrate atrophy of the choroid and retina-long-term reduction of ornithine slows retinal degeneration. Arch Ophthalmol 1991;109:1539–48.

Krill AE. Diffuse choroidal atrophies. In: Krill's hereditary retinal and choroidal diseases, vol. 2. Clinical characteristics. Hagerstown: Harper & Row; 1977. p. 979–1041.

Krill AE, Archer D. Classification of the choroidal atrophies. Am J Ophthalmol 1971;72:562–85.

MacDonald M, Mah DY, Ho YK, et al. A practical diagnostic test for choroideremia. Ophthalmology 1998;105:1637–40.

O'Donnell J, Cox D, Shows T. The ornithine aminotransferase gene is on human chromosome 10. Invest Ophthalmol Vis Sci 1985;26:128. Abstract.

Roberts MF, Fishman GA, Roberts DK, et al. Retrospective, longitudinal, and cross-sectional study of visual acuity impairment in choroideremia. Br J Ophthalmol 2002;86:658–62.

Seabra MC. New insights into the pathogenesis of choroideremia: a tale of two REPs. Ophthalmic Genet 1996;17:43–6.

Seabra MC, Brown MS, Goldstein JL. Retinal degeneration in choroideremia: deficiency of Rab geranylgeranyl transferase. Science 1993;259:377–81.

Weleber RG, Kennaway NG. Clinical trial of vitamin B6 for gyrate atrophy of the choroid and retina. Ophthalmology 1981;88:316–24.

As referências completas estão disponíveis no **GEN-io**.

PARTE 6 RETINA E VÍTREO
SEÇÃO 4 Distrofias

Vitreorretinopatias Hereditárias

Alan E. Kimura

6.17

Definição: Um grupo de distúrbios hereditários raros com manifestações primárias que incluem degeneração vítrea e retiniana.

Características principais
- Espectro de anormalidades do desenvolvimento que afetam a vasculatura retiniana através da via de sinalização Wnt na doença de Norrie e na vitreorretinopatia exsudativa familiar (FEVR, do inglês *familial exudative vitreoretinopathy*)
- Espectro de anormalidades estruturais no vítreo, devido a mutações conhecidas na síndrome de Stickler, e na retina, como consequência de mutações conhecidas na retinosquise juvenil ligada ao X.

Características associadas
- Padrões de herança autossômico dominante ou recessivo ligado ao X
- Perda de ondas b na eletrorretinografia (ERG) na retinosquise juvenil recessiva ligada ao X
- Hiperplasia ou atrofia do epitélio pigmentado da retina na vitreorretinopatia autossômica dominante
- Tração vitreorretiniana e descolamento de retina na doença de Norrie, FEVR, retinosquise juvenil ligada ao X e síndrome de Stickler
- Displasia epifisária com degeneração prematura das articulações que suportam peso na síndrome de Stickler
- Osteopenia ou osteoporose na FEVR autossômica dominante
- Surdez e retardo mental em muitos casos de doença de Norrie.

INTRODUÇÃO

As vitreorretinopatias hereditárias são um grupo diverso de distúrbios. A pesquisa a respeito dessas doenças raras continua a iluminar a gama de mecanismos que podem levar à cegueira.

A síndrome de Stickler é o resultado de anormalidades em um componente estrutural fundamental do tecido conjuntivo dos olhos, o colágeno IIa e os colágenos IXa e XIa. A retinosquise juvenil recessiva ligada ao X apresenta anormalidades na proteína retinosquisina que, acredita-se, é parte integrante da adesão célula-célula dentro do tecido retiniano, a vitreorretinocoroidopatia autossômica dominante (ADVIRC, do inglês *autosomal dominant vitreoretinochoroidopathy*) é uma das cinco doenças provocadas por mutações no gene da bestrofina. A gama fenotípica das bestrofinopatias inclui a doença de Best e a ADVIRC. Hoje, entende-se cada vez mais que a FEVR e a doença de Norrie compartilham elementos receptores de ligante na importante via de sinalização Wnt que é central para o desenvolvimento vascular dentro do olho.

O papel exato do corpo vítreo nessas doenças é desconhecido e recebeu pouca atenção. Sebag[1] estudou a anatomia do corpo vítreo e seu papel nas doenças retinianas. Historicamente, acreditava-se que o vítreo desempenhava um papel passivo na manutenção do volume dos olhos e cirurgicamente era evitado devido aos desfechos historicamente desfavoráveis quando ele era rompido. No entanto, a vitrectomia terapêutica com refinamentos nas modernas sondas com corte em guilhotina se tornou segura e aceita. Como consequência da experiência cirúrgica considerável, nosso gerenciamento da tração vitreorretiniana nas doenças retinianas hereditárias está melhorando.

Para cada uma dessas entidades discutidas neste capítulo, um número de identificação de McKusick é fornecido. *A Herança Mendeliana de McKusick no Homem* é um livro que traz um catálogo de genes e distúrbios genéticos no homem.[2] O livro e a sua versão eletrônica ("Herança Mendeliana Online no Homem")[3] são boas referências para discutir as doenças genéticas entre pesquisadores e médicos.

Avanços recentes na biologia molecular continuam a lançar uma luz não só sobre os genes específicos para a retina, mas revelam cada vez mais a complexidade das grandes vias do desenvolvimento e sua regulação sofisticada.

SÍNDROME DE STICKLER

INTRODUÇÃO

A síndrome de Stickler também é conhecida como artro-oftalmopatia hereditária. Seu padrão de herança é autossômico dominante, com penetração completa, mas expressividade amplamente variável. É um distúrbio progressivo com um alto risco de morbidade ocular e sistêmica. O espectro clínico dos pacientes com síndrome de Stickler inclui miopia alta, descolamentos de retina e alterações degenerativas prematuras da cartilagem.

EPIDEMIOLOGIA E PATOGÊNESE

A síndrome de Stickler é o distúrbio do tecido conjuntivo hereditário autossômico dominante mais comum no Meio Oeste Norte-Americano.[4] O caso mais forte para o argumento de que as anormalidades do corpo vítreo provocam patologias retinianas surge principalmente na síndrome de Stickler. Propôs-se que a degeneração do vítreo é um efeito direto de mutações em uma proteína estrutural, o pró-colágeno II. Um avanço significativo em nossa compreensão da síndrome de Stickler (McKusick Nº 120140) foi a descoberta de uma mutação no gene do colágeno do tipo II (COL2A1) no braço longo do cromossomo 12 nas genealogias afetadas. O produto do gene é um componente fundamental em vários tipos de tecido. Alterações estruturais no corpo vítreo altamente ordenado que surgem de mutações no gene COL2A1 provocam degeneração do vítreo e uma alta taxa de descolamentos de retina complexos.[5,6] As mutações translacionais por deslocamento de quadro de leitura são uma via comum pela qual a doença é produzida em pacientes com síndrome de Stickler.[7] A família original da síndrome de Wagner (catarata de início precoce, degeneração em *lattice* da retina, descolamento de retina sem envolvimento dos tecidos não oculares) não está ligada ao gene COL2A1 e pode ser chamada síndrome de Wagner do tipo I.

MANIFESTAÇÕES OCULARES

Miopia alta (–8.00 a –18.00 dioptrias [D]) é a regra, assim como um vítreo "oticamente vazio" com membranas e traves anormais. O vítreo oticamente vazio se refere à presença de grandes lacunas de gel sinerético de início precoce. Isto é visualizado com mais clareza na lâmpada de fenda através de uma pupila amplamente dilatada. O exame de fundo de olho dilatado revela tipicamente alterações hiperpigmentares perivasculares (Figura 6.17.1). As roturas de retina são comuns e podem levar a descolamentos retinianos complicados (50% dos olhos em pacientes com síndrome de Stickler). Podem ocorrer roturas retinianas gigantes. Os descolamentos de retina associados à síndrome de Stickler são notoriamente difíceis de corrigir devido, em parte, à adesão anormal entre o vítreo e a retina.

Outras manifestações oculares incluem catarata pré-senil (nos pacientes com menos de 45 anos de idade, com opacidades corticais periféricas em forma de vírgula). O glaucoma de ângulo aberto e a hipertensão ocular são outros problemas encontrados em pacientes com síndrome de Stickler.

DIAGNÓSTICO E EXAMES COMPLEMENTARES

Com base apenas nos achados oculares, a precisão do diagnóstico pode ser difícil de alcançar. Os critérios de diagnóstico para a síndrome de Stickler foram publicados pelo *National Institutes of Health* (NIH) em 2005, com base nas anormalidades orofaciais, oculares, auditivas e esqueléticas com história familiar ou dados moleculares (mutações do COL2A1).[8] Os exames para o defeito genético subjacente estão cada vez mais disponíveis para confirmar um diagnóstico clínico.

As alterações da ERG são compatíveis com amplitudes de ondas b reduzidas da miopia axial. Aparentemente, não ocorre nenhuma anormalidade intrínseca dos geradores de formas de onda na ERG. De modo similar, as anormalidades perimétricas, se existirem, ocorrem secundárias aos descolamentos de retina e não resultam de anormalidades diretamente na via visual. Para o diagnóstico diferencial da síndrome de Stickler, ver Boxe 6.17.1.

O diagnóstico diferencial inclui vitreorretinopatias da síndrome de Wagner relacionadas a VCAN (OMIM #143200) e vitreorretinopatia erosiva (ERVR; OMIM *118661). Versican (VCAN) é a única mutação genética associada a essas duas doenças hereditárias de modo autossômico dominante, caracterizadas por "vítreo oticamente vazio", miopia, cegueira noturna variável e atrofia coriorretiniana, mas sem associações sistêmicas.[13]

ASSOCIAÇÕES SISTÊMICAS

Das doenças discutidas neste capítulo, tanto os pacientes de síndrome de Stickler quanto alguns pacientes de FEVR autossômicas dominantes têm complicações sistêmicas envolvendo o esqueleto. Ocorre displasia epifisária generalizada, com alterações degenerativas prematuras das articulações que suportam peso. As anormalidades do colágeno que afetam a cabeça incluem fenda palatina submucosa e úvula bífida (75%; a palpação com um dedo enluvado pode ser necessária para diagnosticar uma fenda submucosa). O achatamento mesofacial e a anomalia de Pierre-Robin costumam ser sutis e estudos radiográficos podem ser necessários para o diagnóstico.[14] A perda auditiva sensorineural não é, com frequência, detectada, assim como prolapso de valva mitral (50%),[15] a menos que seja pesquisada na circulação sistêmica. A perda auditiva neurossensorial frequentemente é progressiva e afeta a maioria dos indivíduos na meia-idade.

BOXE 6.17.1 Diagnóstico diferencial das vitreorretinopatias hereditárias.

Síndrome de Stickler
- Síndrome de Wagner do tipo I
- Vitreorretinopatia erosiva[9,10]
- Miopia alta (tipo degenerativo)
- Doença de Goldmann-Favre
- Retinite pigmentosa

Retinosquise juvenil ligada ao X
- Edema macular cistoide
- Descolamento retiniano regmatogênico
- Doença de Stargardt (mácula atrófica)
- Doença de Goldmann-Favre
- Retinosquise senil
- Retinite pigmentosa

Vitreorretinocoroidopatia autossômica dominante
- Vitreorretinopatia inflamatória neovascular autossômica dominante[11,12]
- Retinite pigmentosa
- Degeneração em paralelepípedo (*paving stone*)

Vitreorretinopatia exsudativa familiar
- Retinopatia da prematuridade
- Doença de Coats
- *Incontinentia pigmenti*
- Doença falciforme

Doença de Norrie
- Retinopatia da prematuridade
- Síndrome da vasculatura fetal persistente
- Vitreorretinopatia exsudativa familiar recessiva ligada ao X

TRATAMENTO, EVOLUÇÃO E DESFECHO

No início da vida, as lentes corretivas com base em uma refração cicloplégica são prescritas para prevenção da ambliopia. Uma avaliação multidisciplinar (otorrinolaringologia, ortopédica) e testes genéticos (gene *COL2A1*) com aconselhamento genético são componentes importantes de uma abordagem global para a família com síndrome de Stickler. Um bom exemplo de fenômeno crescente de grupos de apoio organizados pelos próprios pacientes é encontrado nos EUA em http://www.sticklers.org/sip/e no Reino Unido em http://www.stickler.org.uk/. Esses grupos servem a vários propósitos, que vão de fonte de informações científicas até o levantamento de fundos para pesquisa a fim de descobrir curas para a doença. A avaliação retiniana anual ou semestral através das pupilas dilatadas com tratamento profilático das novas roturas retinianas é sugerida para o acompanhamento longitudinal. Se não ocorrer descolamento de retina, a morbidade visual é mínima. A avaliação de visão subnormal pode ser benéfica para todos os pacientes que desenvolvem uma perda grave da visão que afeta as atividades da vida diária.

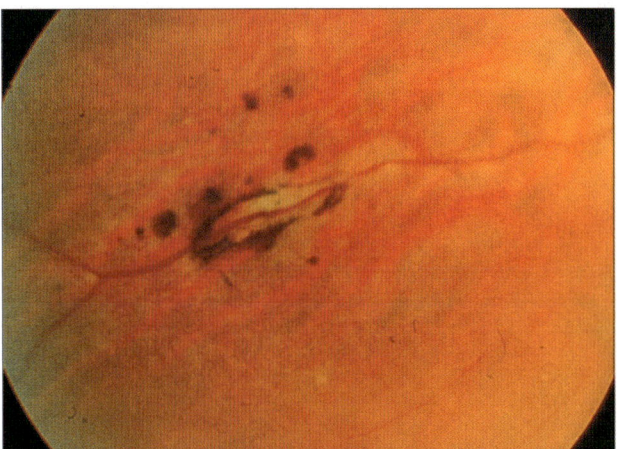

Figura 6.17.1 Vista do fundo de olho de um paciente com síndrome de Stickler. Observam-se as alterações pigmentares perivasculares radiais.

RETINOSQUISE JUVENIL LIGADA AO X

INTRODUÇÃO

A retinosquise juvenil ligada ao X (OMIM #312700) é uma degeneração vitreorretiniana que afeta os homens. As alterações foveais císticas e espiculadas, a deterioração da acuidade visual, a retinosquise periférica e a perda de ondas b na ERG são bilaterais. Apesar da heterogeneidade da mutação, existem características clínicas relativamente uniformes, embora com variação intrafamiliar quanto ao início e a gravidade.

EPIDEMIOLOGIA E PATOGÊNESE

Várias mutações deletérias na codificação do RS1 para a retinosquise estão associadas com retinosquise juvenil ligada ao X (XLRS; McKusick Nº 312700). Em um modelo de camundongos *knockout*, o análogo da murina RS1h parece ser importante na organização das camadas de células retinianas e na estrutura das sinapses em toda a retina, em contraste com a dominância macular nos humanos.[16]

A retinosquisina é um complexo homo-oligomérico solúvel secretado que se liga fortemente à superfície dos fotorreceptores e células bipolares para manter a sinapse. Wang *et al.* propuseram que as mutações com troca de sentido (*missense mutations*) levam à conformação anormal das proteínas e à retenção intracelular desses produtos.[17]

MANIFESTAÇÕES OCULARES

A maculopatia estrelada do tipo cística, ou esquise foveal, está presente de modo quase universal na XLRS e pode ser a única anormalidade detectada pela oftalmoscopia na metade dos casos (Figura 6.17.2). Semelhante aos achados na doença de Goldmann-Favre, não ocorre vazamento posterior na angiografia fluoresceínica. Nos pacientes mais velhos, a esquise foveal evoluiu para uma maculopatia atrófica. A acuidade visual média é 20/60 (6/18) aos 20 anos de idade e 20/200 (6/60) aos 60 anos de idade.[18]

Os estudos histológicos clássicos da retinosquise descrevem a divisão das camadas anteriores da retina (Figura 6.17.3), tipicamente no quadrante inferotemporal, e bilateralmente em 40% dos pacientes. A camada interna incide na cavidade vítrea e os vasos retinianos sem suporte podem levar a hemorragias vítreas recorrentes a partir da tração vítrea associada. Véus vítreos podem se sobrepor à retinosquise.[19] Na XLRS, o vítreo exerce um efeito na natureza bolhosa da lesão da retinosquise. Observa-se que a elevação nivela após um descolamento vítreo posterior ter produzido a separação entre a face do vítreo e a membrana limitante interna. É como se o vítreo liberasse as camadas internas da retina, permitindo-lhes voltar a uma posição anatômica.

O fenômeno de Mizuo-Nakamura foi descrito em quatro homens sem nenhuma relação uns com os outros e que sofriam de retinosquise recessiva ligada ao X.[20] Originalmente descrita em pacientes que tinham doença de Oguchi autossômica recessiva, uma forma de cegueira noturna estacionária congênita, esse fenômeno também ocorre em pacientes com distrofia de cones ligada ao X.[21]

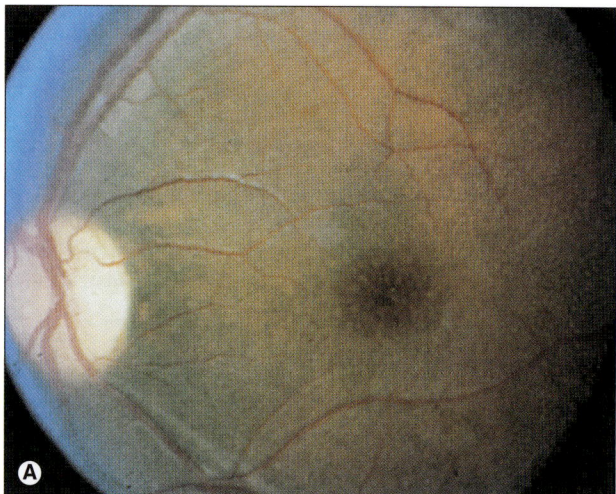

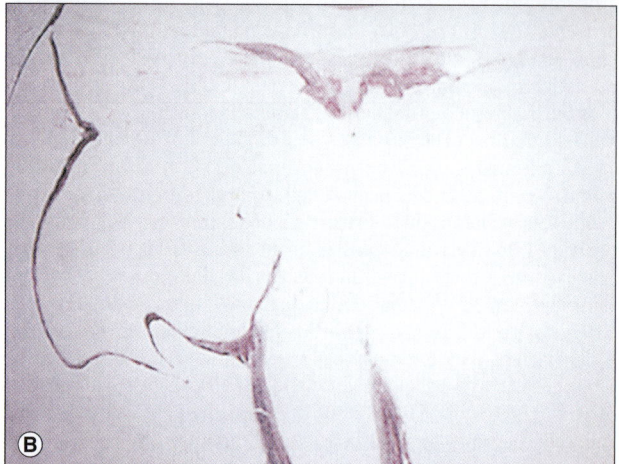

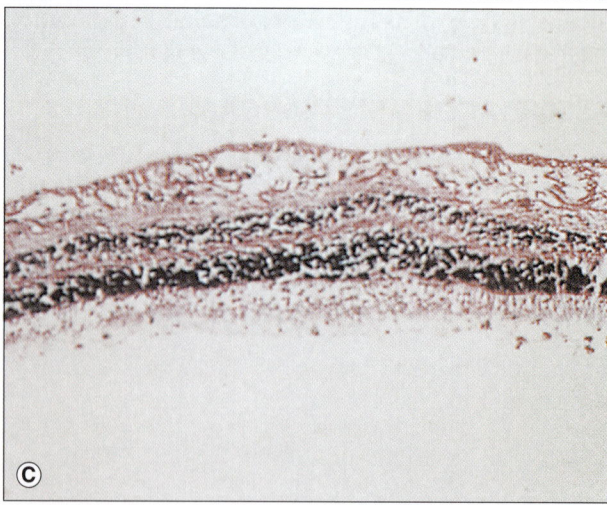

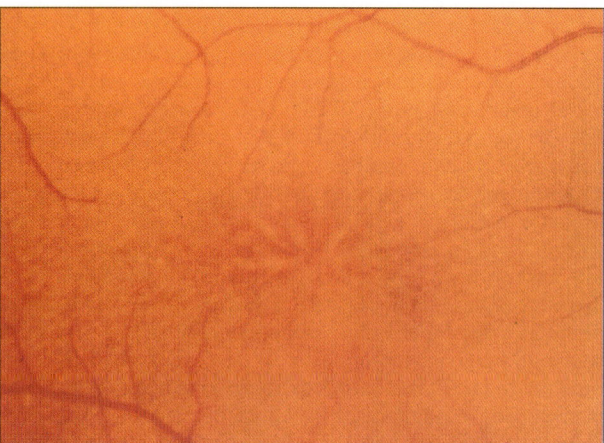

Figura 6.17.2 Vista do fundo de olho da esquise foveal observada em um homem com **retinosquise juvenil ligada ao X.** Essa lesão não deve ser confundida com edema macular cistoide.

Figura 6.17.3 Retinosquise juvenil. A. A lesão foveal característica, lembrando uma fóvea policística, é exibida. Tipicamente, não há vazamento quando a angiografia fluoresceínica é executada. (Cortesia do Dr. A. J. Brocker.) **B.** Um corte histológico do outro olho mostra uma grande cavidade de retinosquise periférica temporal. **C.** Um corte histológico de outra área do mesmo olho mostra uma separação entre as células ganglionares e as camadas de fibras nervosas da retina no primeiro achado na retinosquise juvenil. Esta patologia das camadas retinianas internas é a mesma observada na degeneração microcistoide reticular e na retinosquise. (**B** e **C**, cortesia do Dr. M. Yanoff.)

DIAGNÓSTICO E EXAMES COMPLEMENTARES

O diagnóstico se baseia em grande medida no exame clínico. Em contraste com os estudos histológicos mostrando a divisão anterior das camadas, a tomografia de coerência óptica (OCT, do inglês *optical coherence tomography*) no domínio espectral mostra espaços císticos generalizados na retina macular interna e externa. A OCT também revela alterações estruturais sutis por todas as diferentes camadas da retina que variam entre a fóvea e a parafóvea. Ao final, a OCT pode aumentar a nossa compreensão da retinosquise mostrando de modo não destrutivo a progressão da doença ao longo do tempo e a variação na profundidade da divisão retiniana por excentricidade da fóvea até a periferia. A angiografia fluoresceínica geralmente não mostra vazamento do corante ou edema macular cistoide verdadeiro no polo posterior, enquanto a periferia pode exibir enchimento lento dos vasos retinianos dendríticos opacificados.[22]

A ERG mostra perda seletiva de amplitude das ondas b para após *flash* escotópico não atenuado e perda dos potenciais oscilatórios (Boxe 6.17.2). Essa anormalidade da ERG sugere uma disfunção panretiniana apesar da aparência oftalmoscópica apenas da esquise retiniana foveal. Nenhum achado consistente de ERG foi observado em pacientes do sexo feminino, embora haja relatos esporádicos de anormalidades.

Os campos visuais demonstram escotomas absolutos em áreas de esquise periférica, pois a cadeia neural de informações é interrompida. Um escotoma central relativo também é visto. A adaptação ao escuro é normal ou apenas minimamente afetada na retinosquise ligada ao X. Não existem associações sistêmicas conhecidas. Para o diagnóstico diferencial da XLRS, ver Boxe 6.17.1.

TRATAMENTO, EVOLUÇÃO E DESFECHO

O tratamento profilático da retinosquise ou buracos na esquise não é recomendado, enquanto o descolamento retiniano secundário necessita de intervenção. O descolamento retiniano e a retinosquise combinados requerem a intervenção para fechar os buracos da camada externa e as roturas retinianas de espessura total por meio de vitrectomia, reposicionamento com perfluorocarbono e fotocoagulação panretiniana nas áreas de esquise e descolamento, com introflexão escleral da periferia retiniana. Em pacientes jovens e incapazes de obedecer aos rigorosos requisitos pós-operatórios impostos pela instilação de gás de ação prolongada, pode ser preferível adotar o tamponamento com óleo de silicone.

O aconselhamento genético é necessário em todos os casos. A detecção do estado do paciente pelo exame clínico isoladamente é difícil nesta doença, embora existam relatos isolados. A maioria dos pacientes desenvolve uma perda significativa da função macular em um ou ambos os olhos com o tempo. As crianças precisam ser examinadas frequentemente para descartar a ambliopia, hemorragia vítrea ou descolamento de retina.

> **BOXE 6.17.2** Doenças associadas a perda seletiva da amplitude de onda b na eletrorretinografia.
>
> - Retinosquise juvenil ligada ao X
> - Cegueira noturna estacionária noturna
> - Doença de Oguchi
> - Distrofia miotônica
> - Doença de Batten (lipofuscinose ceroide neuronal)
> - Vitreorretinopatia inflamatória neovascular autossômica dominante
> - Chinchonismo
> - Intoxicação por metanol
> - Siderose
> - Oclusão aguda da artéria retiniana central
> - Oclusão aguda da veia retiniana central

O estudo NCT02317887 do National Eye Institute é um ensaio de terapia gênica de fase 1/2 em humanos usando AAV8-scRS/IRBPhRS injetado no vítreo. A Applied Genetic Technologies também está fazendo um ensaio de terapia gênica humana usando rAAV2tYF-CB-hRS1 injetado no vítreo.

VITREORRETINOCOROIDOPATIA AUTOSSÔMICA DOMINANTE

EPIDEMIOLOGIA E PATOGÊNESE

As mutações no gene BEST1 causam uma série de distrofias retinianas clinicamente heterogêneas, chamadas coletivamente bestrofinopatias. Elas incluem a doença de Best (OMIM #153700), distrofia macular viteliforme do adulto (OMIM #608161), bestrofinopatia autossômica recessiva (OMIM #611809), retinite pigmentosa (OMIM #26800 e #613194) e ADVIRC (OMIM #193220).[23]

MANIFESTAÇÕES OCULARES

O achado clássico da ADVIRC é hiperpigmentação ou hipopigmentação bilateral anormal, com bordas bem definidas, localizada entre o equador e a *ora serrata* de ambos os olhos, disposta em 360° (Figura 6.17.4).[24,25] Dentro dessa área de pigmentação anormal estão arteríolas retinianas reduzidas, incompetência vascular, neovascularização retiniana, opacidades retinianas brancas pontilhadas e, mais tarde, atrofia da retina e da coroide. O edema macular cistoide, se houver, é a morbidade mais significativa, embora a atrofia do epitélio pigmentado da retina central possa ser vista nos pacientes idosos. A hemorragia do vítreo e as membranas epirretinianas também podem afetar a acuidade visual. Alterações profundas no corpo vítreo não são descritas, embora uma pequena quantidade de células vítreas e descolamentos precoces do vítreo posterior possam ocorrer. A condição é lentamente progressiva e não está associada com descolamentos de retina. A histopatologia foi descrita em um paciente de 88 anos de idade; características similares às da retinite pigmentosa foram encontradas, somadas algumas diferenças.[26]

DIAGNÓSTICO E EXAMES COMPLEMENTARES

Os pacientes que têm ADVIRC geralmente apresentam nictalopia e os achados da ERG são normais nos indivíduos mais jovens afetados e apenas moderadamente reduzidos em pacientes idosos. Não existe nenhuma associação sistêmica. Para o diagnóstico diferencial de ADVIRC, ver Boxe 6.17.2.

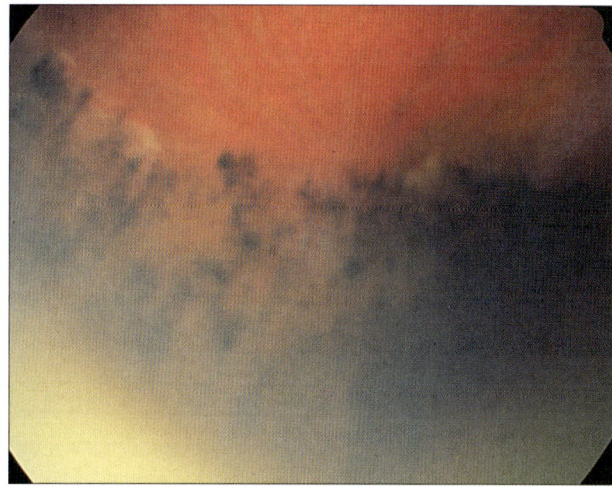

Figura 6.17.4 Vista do fundo de olho da periferia retiniana na vitreorretinocoroidopatia autossômica dominante. Repare na borda posterior nitidamente demarcada da lesão periférica hiperpigmentada. Esta borda é um atributo útil para definição de uma vitreorretinocoroidopatia autossômica dominante.

TRATAMENTO, EVOLUÇÃO E DESFECHO

O exame do fundo de olho dilatado anual ou semestral é sugerido, a menos que a doença seja sintomática. O edema macular cistoide responde tipicamente à dorzolamida. O prognóstico visual em longo prazo geralmente é bom, embora a ADVIRC em estágio tardio possa produzir atrofia macular do RPE e redução da visão.

VITREORRETINOPATIA EXSUDATIVA FAMILIAR

INTRODUÇÃO

A FEVR, relatada inicialmente em 1969 por Criswick e Schepens,[27] também foi denominada vitreorretinopatia exsudativa dominante. Os dois olhos são afetados, mas geralmente de modo assimétrico.

EPIDEMIOLOGIA E PATOGÊNESE

Três genes estão associados com FEVR hereditária de modo autossômico (OMIM #133780): FZDD4, codifica a proteína frizzled-4; LRP5, codifica a proteína 5 relacionada ao receptor de lipoproteínas de baixa densidade; e TSPAN12, que codifica a tetraspanina-12.

A proteína frizzled-4 é um membro da família frizzled de receptores transmembrana de 4 vias que se ligam às proteínas Wnt.[28] O produto do gene Norrina age como ligante para o receptor da proteína FZD-4, que, por sua vez, ativa a via de sinalização Wnt.[29] Dentre as muitas vias críticas do desenvolvimento que a Wnt afeta, ela está envolvida no suprimento sanguíneo para a retina e a orelha interna. A LRP5 codifica um receptor transmembrana de via única que se associa ao frizzled-4 para ligar as proteínas Wnt. A TSPAN12 codifica uma proteína transmembrana de quatro vias, formando um componente do complexo de sinalização norrin-LRP5-FZD-4. O teste genético está sendo cada vez mais disponibilizado com conselheiros de genética certificados e conhecedores dos laboratórios de testes genéticos. A heterogeneidade genética na FEVR está documentada.[30,31] Embora rara, a FEVR corresponde a uma porcentagem significativa de todos os descolamentos de retina nos pacientes juvenis e infantis.

MANIFESTAÇÕES OCULARES

A característica proeminente é a cessação repentina dos vasos da retina periférica em um padrão recortado no equador temporal (Figuras 6.17.5 e 6.17.6). Os vasos retinianos dilatados podem resultar em neovascularização periférica com hemorragia pré-retiniana adjacente e, mais tarde, evoluir para uma cicatriz fibrovascular.[32] Ocorrem exsudatos sub-retinianos em 10 a 15% dos olhos e podem se tornar maciços, lembrando a doença de Coats.

A maioria dos descolamentos de retina ocorre na primeira década de vida, com pouca progressão após 10 anos de idade.[33,34] As anormalidades do vítreo incluem descolamento do vítreo posterior e bandas ou folhas ligadas à retina avascular, embora os casos mais brandos possam não exibir nenhuma alteração visível no vítreo. Uma mácula ectópica pode ser encontrada em 50% dos pacientes. Ângulo kappa positivo ou estrabismo são comuns.

DIAGNÓSTICO E EXAMES COMPLEMENTARES

O diagnóstico se baseia em achados clínicos típicos, uma história familiar positiva, na falta de prematuridade significativa e na exclusão de outras possíveis causas de patologia retiniana periférica. A angiografia fluoresceínica pode ser bastante útil porque realça a retina periférica, não perfundida, e mostra o endireitamento característico dos vasos retinianos periféricos.

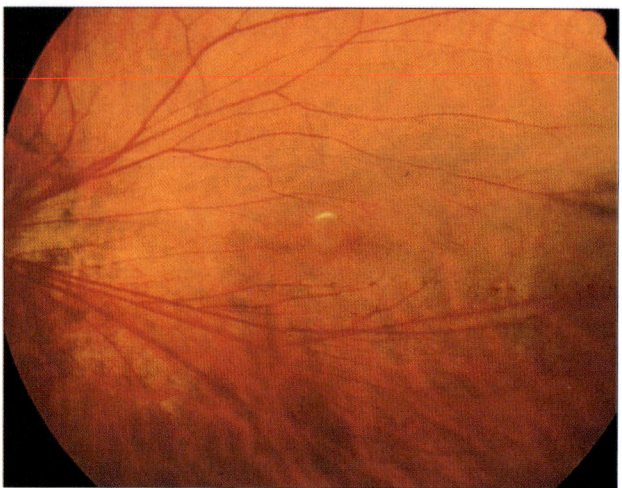

Figura 6.17.5 Vista do fundo de olho de um paciente com vitreorretinopatia exsudativa familiar. Repare na vasculatura retiniana anormalmente endireitada.

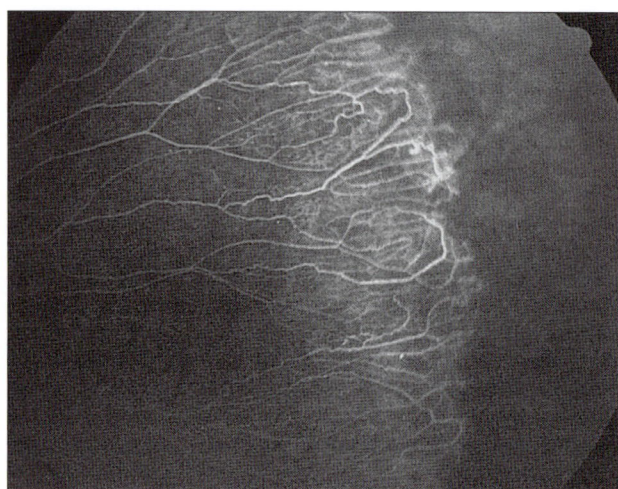

Figura 6.17.6 Angiografia fluoresceínica de um paciente com vitreorretinopatia exsudativa familiar. A angiografia fluoresceínica é uma excelente ferramenta para definir a vasculatura retiniana anormal na vitreorretinopatia exsudativa familiar. A angioscopia fluoresceínica, se disponível, é particularmente útil para o exame vascular da retina periférica.

Nenhum achado significativo é observado na ERG. Até mesmo os pacientes que têm retina periférica avascular suficiente para produzir neovascularização retiniana periférica exibem apenas pequenas reduções na amplitude da onda b. Não ocorre nenhuma associação sistêmica conhecida. Para o diagnóstico diferencial da FEVR, ver Boxe 6.17.2.

ASSOCIAÇÕES SISTÊMICAS

Toomes *et al.* observaram a osteopenia ou osteoporose na absortometria radiológica de dupla energia em pacientes com FEVR autossômica dominante e mutações na *LRP5*.[35] Devemos lembrar que na síndrome de Stickler, pacientes com mutações no pró-colágeno II têm problemas oculares e esqueléticos também.

Curiosamente, as mutações com troca de sentido dentro dos primeiros éxons da *LRP5* estão associadas a distúrbios de massa óssea elevada (OMIM 601884), hiperostose endosteal (OMIM 144750) e osteoporose (OMIM 607634).[36]

TRATAMENTO, EVOLUÇÃO E DESFECHO

O rastreamento inicial dos indivíduos em risco é útil para identificar a retina periférica não perfundida. A angiografia fluoresceínica de campo amplo consegue identificar grandes áreas de retina periférica avascular.

O estrabismo secundário à extensão retiniana (*dragged retina*) deve ser identificado inicialmente. Os descolamentos de retina são principalmente por tração no início da vida e na segunda década de vida são uma combinação de tração e regmatogênico (incidência de 4 a 30%).

DOENÇA DE NORRIE

INTRODUÇÃO

Doença de Norrie (ND; OMIM #310600) é um distúrbio bilateral raro, recessivo, ligado ao X, com potencial para cegueira; 30 a 50% dos pacientes desenvolvem surdez neurossensorial e retardo mental.

EPIDEMIOLOGIA E PATOGÊNESE

O gene da ND (NDP *300658) no cromossomo Xp11.4 produz o produto norrina, uma pequena proteína secretada com *cysteine-knot motif*. O *cysteine-knot motif* é altamente conservado em muitos fatores do crescimento, como o fator beta transformador do crescimento, a gonadotropina coriônica humana, o fator de crescimento nervoso e o fator de crescimento derivado de plaquetas. A norrina age como um ligante do receptor beta catenina na via de transdução do Wnt, que desempenha o papel de regulador do desenvolvimento vascular da retina. Os receptores dos genes FZD-4 e LRP-5 (ver FEVR) são unidos aos genes-alvo ativadores da via canônica Wnt/beta catenina.[37]

MANIFESTAÇÕES OCULARES

A retina com displasia congênita apresenta uma massa amarelo-acinzentada conhecida como pseudoglioma. O descolamento parcial ou completo da retina evolui nos primeiros meses, com visão perceptiva à luz, na melhor das hipóteses.[38]

Ao nascer, o segmento anterior pode ser normal, com o pseudoglioma visível atrás de um cristalino transparente. No entanto, a catarata progressiva, as sinéquias posteriores, bem como a redução da profundidade da câmara anterior e as sinéquias anteriores podem advir. O glaucoma de ângulo fechado e um olho dolorido podem se desenvolver, seguidos por hipotonia ocular, ceratopatia em faixa e *phthisis bulbi* (Figura 6.17.7).

DIAGNÓSTICO E EXAMES COMPLEMENTARES

Um diagnóstico clínico da ND requer a presença de retinas distróficas bilaterais. É cada vez mais desejável a precisão diagnóstica por meio da genética. O exame pré-natal é possível nos pacientes do sexo feminino se a mutação do NDP for identificada em um membro da família. A amostragem de vilosidades coriônicas pode ser realizada em 10 a 12 semanas de gestação ou por amniocentese em 15 a 18 semanas de gestação.

A síndrome da vasculatura fetal persistente (PFVS, do inglês *persistent fetal vasculature syndrome*) é diagnosticada em crianças com achados sugestivos de ND, mas sem uma herança recessiva ligada ao X ou uma mutação no gene ND.

ASSOCIAÇÕES SISTÊMICAS

A surdez neurossensorial e o retardo mental estão presentes em 30 a 50% dos pacientes.

TRATAMENTO, EVOLUÇÃO E DESFECHO

Walsh *et al*. descrevem 14 meninos com ND que foram submetidos à vitrectomia, com ou sem lensectomia antes dos 12 meses de idade. Sete mantiveram pelo menos percepção da luz em ao menos um dos olhos e três não tinham percepção da luz bilateral.[39]

Uma história familiar e o aconselhamento genético podem levar a um alto índice de suspeição da ND, levando à consideração cuidadosa do teste genético e amniocentese pré-natal fetal. Chow *et al*. descrevem um caso de trabalho de parto induzido em 37 semanas de gestação, exame confirmatório sob anestesia 1 dia após o nascimento e aplicação bilateral de *laser* na retina avascular via oftalmoscopia binocular indireta. A neovascularização extrarretiniana regrediu totalmente em 1 mês sem descolamento de retina. Em 23 meses, a acuidade visual de Teller foi 20/100 OU.[40]

A vigilância e o tratamento da perda auditiva podem incluir aparelhos auditivos e a consideração de implantes cocleares.

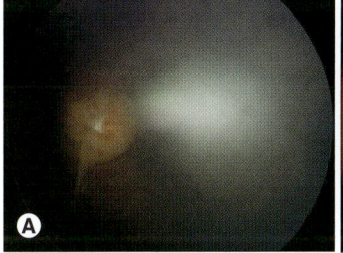 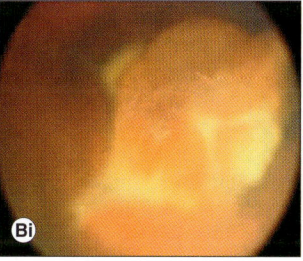 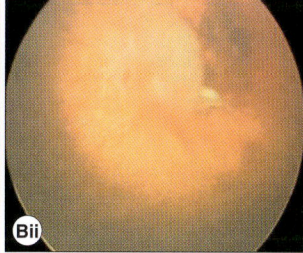 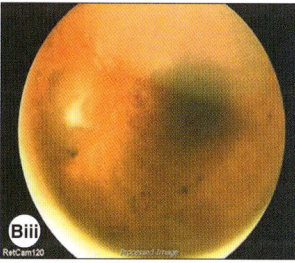

Figura 6.17.7 Fotografia colorida do fundo de olho do paciente com doença de Norrie mostrando profunda desorganização retiniana oriunda do desenvolvimento desordenado (pseudoglioma). "Lesão de abóbora" composta por massa retiniana vascularizada displásica (pseudoglioma) no polo posterior. (Cortesia do Dr. K. A. Drenser.)

BIBLIOGRAFIA

Bennett SR, Folk JC, Kimura AK, et al. Autosomal dominant neovascular inflammatory vitreoretinopathy. Ophthalmology 1990;97:1125–36.

Blair NP, Goldberg MF, Fishman GA, et al. Autosomal dominant vitreoretinochoroidopathy (ADVIRC). Br J Ophthalmol 1984;68:2–9.

Brown DM, Kimura AK, Weingeist TA, et al. Erosive vitreoretinopathy: a new clinical entity. Ophthalmology 1994;101:694–704.

Criswick VG, Schepens CL. Familial exudative vitreoretinopathy. Am J Ophthalmol 1969;68:578–94.

Goldberg MF, Lee FL, Tso MOM, et al. Histopathologic study of the autosomal dominant vitreoretinochoroidopathy: peripheral annular pigmentary dystrophy of the retina. Ophthalmology 1989;96:1736–46.

Gow J, Oliver GL. Familial exudative vitreoretinopathy. An expanded view. Arch Ophthalmol 1971;86:150–5.

Huang HC, Klein PS. The Frizzled family: receptors for multiple signal transduction pathways. Genome Biol 2004;5:234.

Kloeckner-Gruissem B, Amstutz C. VCAN-related vitreoretinopathy. 2009 Feb 3. In: Pagon RA, Bird TD, Dolan CR, et al, editors. GeneReviews. Seattle: University of Washington, Seattle; 1993.

McKusick VA. Mendelian inheritance in man: catalogs of human genes and genetic disorders. 11th ed. Baltimore: Johns Hopkins University Press; 1994. http://www.ncbi.nlm.nih.gov/omim.

Ramsden SC, Davidson AE, Leroy BP, et al. Clinical utility gene card for: BEST1-related dystrophies (Bestrophinopathies). Eur J Hum Genet 2012;doi:10.1039/ejhg.2011.251.

Rose PS, Levy HP, Liberfarb RM, et al. Stickler syndrome: clinical characteristics and diagnostic criteria. Am J Med Genet 2005;138A:199–207.

Sebag J. The vitreous. Structure, function, and pathobiology. New York: Springer-Verlag; 1989.

Stone EM, Kimura AK, Folk JC, et al. Genetic linkage of autosomal dominant neovascular inflammatory vitreoretinopathy to chromosome 11q13. Hum Mol Genet 1992;1:685–9.

Walsh MK, Drenser KA, Capone A, et al. Early vitrectomy effective for Norrie Disease. Arch Ophthalmol 2010;128(4):456–60.

As referências completas estão disponíveis no **GEN-io**.

PARTE 6 RETINA E VÍTREO
SEÇÃO 5 Doenças Vasculares

Retinopatia Hipertensiva
Aleksandra V. Rachitskaya

6.18

RETINOPATIA HIPERTENSIVA CRÔNICA

Definição: Alterações vasculares retinianas resultantes da hipertensão arterial sistêmica (HAS) crônica.

Características principais
- Estreitamento arteriolar
- Anormalidades no cruzamento arteriovenoso
- Microaneurismas
- Fios de prata/cobre.

Características retinianas associadas
- Oclusão de ramo da veia central retiniana
- Oclusão da veia central retiniana
- Macroaneurisma.

RETINOPATIA HIPERTENSIVA AGUDA MALIGNA

Definição: Alterações da retina, da coroide e do nervo óptico secundárias à pressão arterial sistêmica agudamente elevada.

Características principais
- Hemorragias retinianas
- Manchas algodonosas
- Descolamento seroso da retina
- Edema do disco óptico
- Isquemia da coroide.

Características associadas
- Hipertensão maligna, encefalopatia, pré-eclâmpsia, eclâmpsia, doença renal e feocromocitoma.

INTRODUÇÃO

A retinopatia hipertensiva representa achados oftálmicos secundários à pressão arterial sistêmica elevada. As circulações da retina e da coroide e do nervo óptico podem ser afetadas. O dano estrutural crônico e as alterações agudas devido à elevação rápida da pressão arterial podem ser observados. As alterações crônicas incluem estreitamento arteriolar, anormalidades no cruzamento arteriovenoso (*nicking*) e fios de cobre e prata. Microaneurismas, hemorragias em borrões retinianos e em chama de vela, exsudatos duros e manchas algodonosas são comumente associados à retinopatia exsudativa. As alterações agudas associadas com episódios de pressão arterial rapidamente elevada podem incluir edema de disco, infarto da coroide, bem como retinopatia exsudativa.

A retinopatia hipertensiva e a hipertensão estão associadas com o desenvolvimento e progressão de distúrbios que ameaçam a visão, como a oclusão de veias e artérias da retina, macroaneurisma e retinopatia diabética. A retinopatia também é um fator de risco independente para AVC, mortalidade cardiovascular, doença renal e declínio cognitivo. Dada a alta prevalência de hipertensão, sua associação com complicações cardiovasculares e danos aos órgãos e controle deficiente da pressão arterial entre determinados grupos de pacientes, os oftalmologistas desempenham um papel no estabelecimento de um diagnóstico e na orientação dos pacientes sobre as possíveis ramificações.

EPIDEMIOLOGIA E PATOGÊNESE

A HAS é definida como pressão arterial sistólica maior ou igual a 140 mmHg ou pressão arterial diastólica maior ou igual a 90 mmHg.[1] A HAS essencial, não secundária a outro processo de doença, é mais comum. A prevalência da HAS entre os adultos norte-americanos era de 29% em 2011 a 2014; ela aumenta com a idade e foi encontrada em 65% das pessoas com 60 anos de idade ou mais. A prevalência da HAS é mais alta entre os afro-americanos não hispânicos,[1] e afeta aproximadamente 1 bilhão de adultos no mundo inteiro.[2] A pressão arterial sistólica representa um preditor de risco independente para eventos coronarianos, AVC, insuficiência cardíaca e doença renal em estágio terminal.[3] No entanto, entre os adultos com HAS, apenas 53% tinham pressão arterial controlada no período de 2011 a 2014 e os adultos jovens entre 18 e 39 anos de idade tendem a ter menos consciência, tratamento e controle (37%) de sua HAS.[1]

As alterações retinianas hipertensivas frequentemente são associadas e mascaradas por outras doenças vasculares retinianas, como o diabetes e a oclusão venosa. A prevalência da retinopatia foi relatada na faixa de 6,6 a 17,2% e varia de acordo com a raça e a etnicidade.[4-7] A retinopatia sem diabetes também pode estar relacionada com o avanço da idade, hiperglicemia, dislipidemia, índice de massa corporal mais alto e marcadores inflamatórios sistêmicos.[6] No entanto, foi demonstrado que a HAS é a principal causa de retinopatia sem diabetes.[4,8]

A HAS em si é um fator de risco para o desenvolvimento e progressão da retinopatia diabética, oclusão de veia e artéria retinianas, êmbolos arteriolares retinianos, neuropatia óptica isquêmica não arterítica e macroaneurisma arterial retiniano.[9,10] Também foi relatado que ela é um fator de risco para degeneração macular relacionada à idade e glaucoma.[9-11] Além disso, após os fatores de risco como a pressão arterial sistólica e o diabetes estarem controlados, a retinopatia avançada está associada de maneira independente com AVC clínico e subclínico e mortalidade cardiovascular, insuficiência cardíaca congestiva, doença renal e declínio cognitivo, além de demência.[12-18] A relação da retinopatia hipertensiva com a doença cerebrovascular é a mais forte.[19]

MANIFESTAÇÕES OCULARES

Retinopatia hipertensiva

Acredita-se que a fisiopatologia da retinopatia hipertensiva ocorra em fases sobrepostas e nem sempre sequenciais: uma fase vasoconstritora, uma fase exsudativa, uma fase esclerótica e complicações da fase esclerótica.[20] As arteríolas e os capilares são afetados.

No início da fase vasoconstritora, um aumento na pressão arterial sistêmica excita os vasos retinianos maleáveis e não escleróticos, aumentando o seu tônus vascular. Geralmente ela se apresenta como estreitamento arteriolar retiniano generalizado.[19-21] A pressão arterial persistentemente elevada leva ao espessamento da íntima, hiperplasia da parede do vaso e degeneração hialina. Nesse estágio esclerótico, existem áreas de estreitamento arteriolar generalizado e focal. As anormalidades de cruzamento arteriovenoso (cruzamento arteriovenoso patológico) ocorrem devido à compressão arteriolar das vênulas em suas junções à medida que compartilham uma bainha adventícia comum (Figura 6.18.1). As alterações no reflexo luminoso arteriolar são descritas como fios de cobre e prata.[21] As complicações da fase esclerótica incluem a formação de macroaneurismas e microaneurismas de artéria retiniana, oclusão arterial ou venosa, e formação da membrana epirretiniana (Figura 6.18.2).[20]

Na fase exsudativa, que geralmente está associada com um aumento agudo na pressão arterial, a barreira hematorretiniana é rompida, resultando na exsudação de sangue e lipídios e em isquemia retiniana. Clinicamente, os microaneurismas, transudatos periarteriolares intrarretinianos focais, hemorragias em borrão retiniano (retina interna) e hemorragias em chama de vela (camada de fibras nervosas), exsudatos duros e manchas algodonosas são observados (Figura 6.18.3). As manchas algodonosas representam áreas isquêmicas focais da camada de fibras nervosas. Nos casos de elevação aguda da pressão arterial, o edema do disco óptico e a isquemia da coroide podem ocorrer, conforme descrito mais adiante.[20-22]

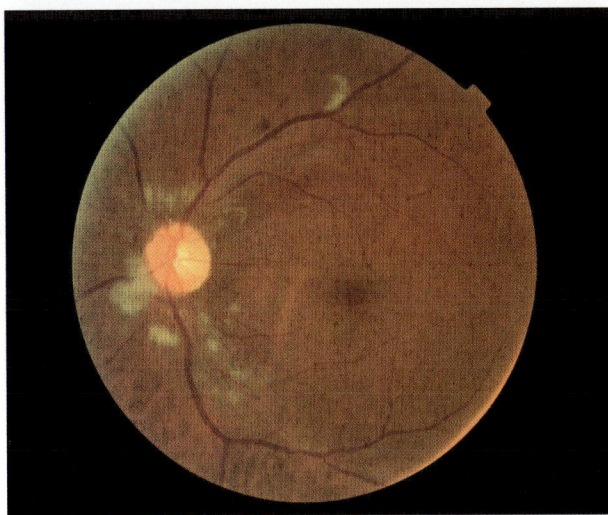

Figura 6.18.3 Retinopatia hipertensiva moderada. Microaneurismas, hemorragia borrão retiniano e hemorragias em chama de vela, cruzamento arteriovenoso patológico e manchas algodonosas.

O estreitamento arteriolar generalizado e as anormalidades de cruzamento arteriovenoso (*nicking*) geralmente são observados no dano hipertensivo crônico e poderiam corresponder a níveis de pressão arterial históricos e não atuais. Por outro lado, o estreitamento arteriolar focal, as hemorragias retinianas, os microaneurismas e as manchas algodonosas estão associados com pressão arterial medida concomitantemente.[9]

Existem vários sistemas de classificação da retinopatia hipertensiva (Boxe 6.18.1).[10,23] Eles não são extensivamente utilizados, já que foi relatada variabilidade entre os observadores. Foram feitas sugestões para estabelecer uma classificação fotográfica dos sinais retinianos, similar à retinopatia diabética.[18]

Para o diagnóstico diferencial da retinopatia hipertensiva, ver Boxe 6.18.2.

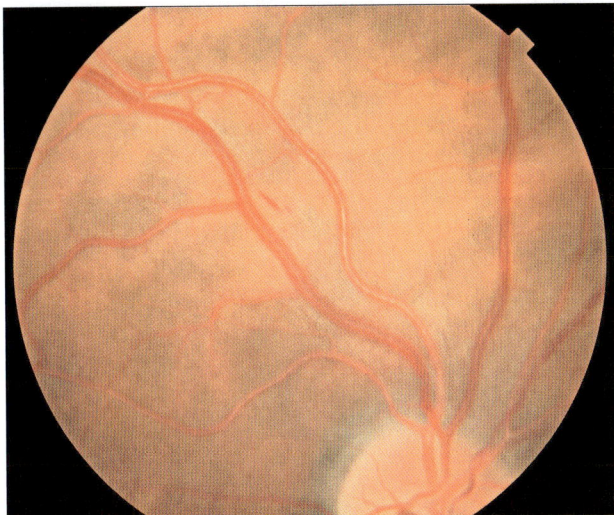

Figura 6.18.1 Retinopatia hipertensiva crônica leve a moderada. Repare na hemorragia da camada de fibras nervosas e nas áreas esporádicas de *nicking* arteriovenoso. A pressão arterial medida foi 168/93.

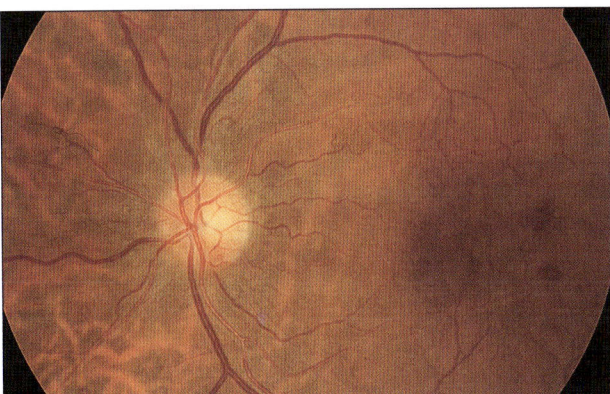

Figura 6.18.2 Vasos colaterais na mácula superior de um paciente com retinopatia hipertensiva e oclusão do ramo da veia retiniana resolvida. Poucos microaneurismas e hemorragias retinianas persistem a partir da oclusão.

BOXE 6.18.1 Classificações da retinopatia hipertensiva.

Classificação de Keith-Wagener-Barker
- Grau 1: Estreitamento arteriolar generalizado
- Grau 2: Estreitamento focal e cruzamento arteriovenoso patológico
- Grau 3: Grau 2 associado a exsudatos, hemorragias e manchas algodonosas
- Grau 4: Grau 3 associado a edema do disco óptico

Classificação de Mitchell-Wong
- Leve: estreitamento arteriolar generalizado e/ou focal, cruzamento arteriovenosopatológico, opacidade da parede arteriolar (fios de cobre/prata)
- Moderada: hemorragias retinianas (chama de vela, ponto, borrão), exsudatos, manchas algodonosas
- Maligna: moderada associada a edema do disco óptico

BOXE 6.18.2 Diagnóstico diferencial da retinopatia hipertensiva crônica.

- Retinopatia diabética
- Obstrução venosa retiniana
- Síndromes de hiperviscosidade
- Tortuosidade arterial retiniana hereditária congênita
- Síndrome ocular isquêmica
- Retinopatia por radiação

Coroidopatia hipertensiva

A coroidopatia hipertensiva ocorre geralmente associada à elevação aguda da pressão arterial e afeta com mais frequência os pacientes mais jovens cujos vasos sanguíneos são maleáveis e não escleróticos.[20] As emergências hipertensivas são caracterizadas por elevações graves na pressão arterial acima de 180/120 mmHg.[24] A hipertensão maligna e a encefalopatia podem estar presentes. Ela pode ser observada em pacientes com pré-eclâmpsia, eclâmpsia, hipertensão essencial, doença renal e feocromocitoma.[20] As alterações retinianas, conforme foi descrito anteriormente, incluem transudatos periarteriolares intrarretinianos focais, microaneurismas, hemorragias retinianas em chama de vela, exsudatos duros e manchas algodonosas. Também pode ocorrer o edema do nervo óptico. As alterações da coroide envolvem perfusão irregular dos coriocapilares. Histologicamente, devem-se à necrose fibrinoide das artérias e arteríolas da coroide com oclusão dos coriocapilares.[20] As áreas de isquemia focais da coroide, chamadas manchas de Elschnig, aparecem como lesões pálidas, amarelas, bem demarcadas que com o tempo se tornam pigmentadas como uma consequência secundária do infarto tecidual (Figura 6.18.4).[10] A disfunção global da coroide afeta a capacidade de bombeamento do epitélio pigmentado da retina, levando aos descolamentos retinianos exsudativos que geralmente são posteriores geograficamente (Figura 6.18.5). As estrias de Siegrist são o achado mais raro e se apresentam como configurações lineares de hiperpigmentação que se desenvolvem sobre as artérias da coroide. A pigmentação foi atribuída à hipertrofia e hiperplasia do epitélio pigmentado da retina. As estrias geralmente irradiam para a periferia, passando abaixo dos vasos retinianos ao longo do curso dos vasos esclerosados da coroide.[25]

Edema hipertensivo do disco óptico

O edema do disco óptico é visto geralmente na pressão arterial agudamente elevada. A pressão intracraniana elevada e a isquemia concomitante do nervo óptico foram implicadas no edema do disco (Figura 6.18.6).[20,26] Pode ocorrer palidez subsequente do nervo óptico. A redução aguda e significativa da pressão arterial pode resultar em infarto da cabeça do nervo óptico e, subsequentemente, atrofia óptica acentuada e perda permanente da visão.[26]

Para o diagnóstico diferencial da retinopatia hipertensiva aguda, ver Boxe 6.18.3.

DIAGNÓSTICO E EXAMES COMPLEMENTARES

A retinopatia hipertensiva é um diagnóstico clínico feito quando alterações características vasculares da retina, da coroide ou do disco óptico são visualizadas na biomicroscopia em lâmpada

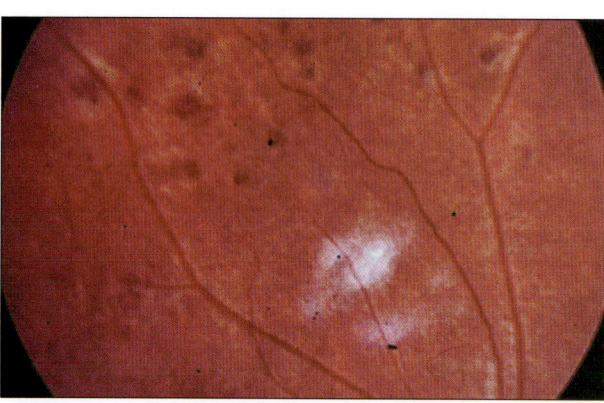

Figura 6.18.4 Manchas de Elschnig.

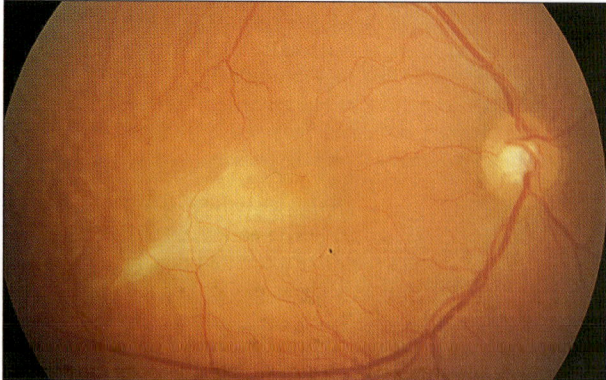

Figura 6.18.5 Descolamento seroso da retina em uma paciente de 27 anos de idade com hipertensão induzida pela gravidez, 3 dias após o parto. A pressão arterial medida foi 158/100 mmHg. Observa-se fibrina sub-retiniana e pregas na retina. (Cortesia de Franklin L. Myers.)

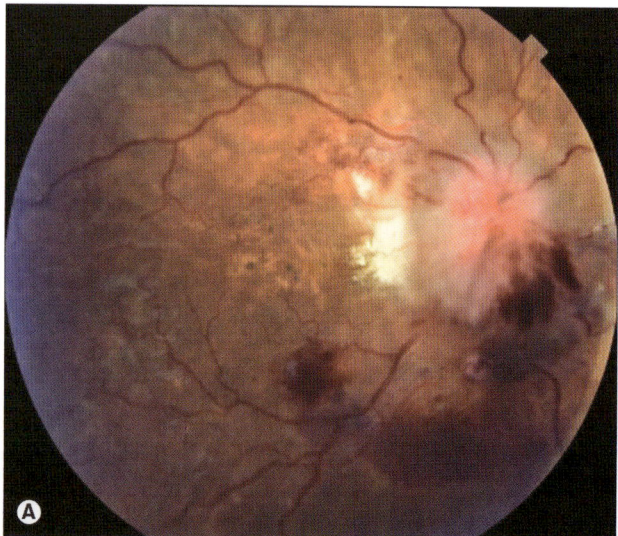

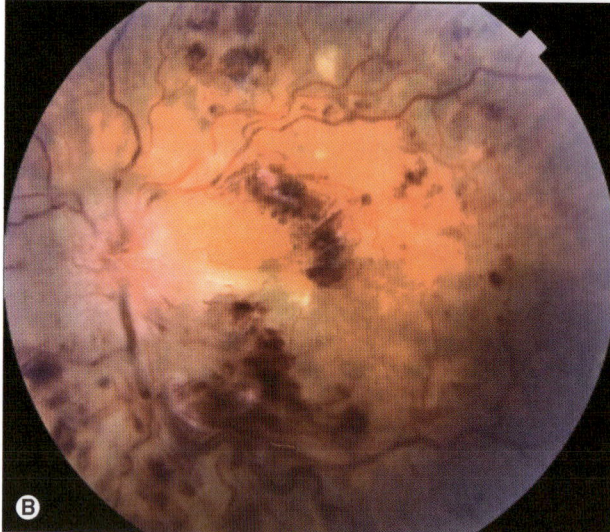

Figura 6.18.6 Retinopatia hipertensiva maligna bilateral em um paciente com pressão arterial de 260/140. Olhos direito (**A**) e esquerdo (**B**). Edema de disco, exsudato, hemorragias retinianas, dilatação venosa, estreitamento das arteríolas, manchas de Elschnig e estrias de Siegriest estão presentes. (Cortesia de Thomas Hedges III, MD.)

BOXE 6.18.3 Diagnóstico diferencial da retinopatia hipertensiva aguda.

- Coriorretinopatia serosa central bilateral
- Obstrução bilateral da veia retiniana central
- Doenças vasculares colagenosas
- Retinopatia diabética (especialmente no contexto de papilopatia diabética)

de fenda. Estudos complementares podem ajudar a confirmar o diagnóstico. A angiografia fluoresceínica (AF) demonstra estreitamento das artérias retinianas, arteríolas e leito capilar, que é a característica angiográfica mais precoce da hipertensão sistêmica. Várias áreas focais de isquemia retiniana grave secundária ao estreitamento arteriolar focal ou oclusão são observadas. Os capilares retinianos dilatados e os microaneurismas se desenvolvem nas margens dessas áreas, que estão situadas tipicamente em volta do disco óptico ou ao longo dos principais vasos retinianos (Figura 6.18.7).[27] Na hipertensão maligna, a hiperfluorescência e o vazamento do nervo óptico são observados.[28]

Manchas algodonosas se devem à isquemia da camada de fibras nervosas. Na tomografia de coerência óptica (OCT, do inglês *optical coherence tomography*), elas são visualizadas como hiper-refletividade das camadas de fibras nervosas que resulta subsequentemente em danos e adelgaçamento permanentes.[29,30]

A AF e a OCT também são úteis nas condições associadas à HAS e retinopatia hipertensiva, como os macroaneurismas, oclusão de artérias ou veias retinianas e retinopatia diabética.

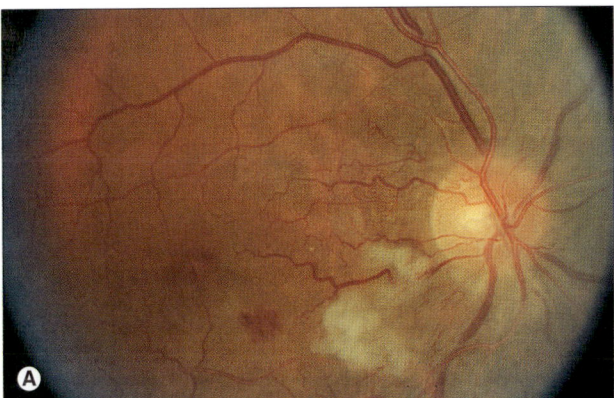
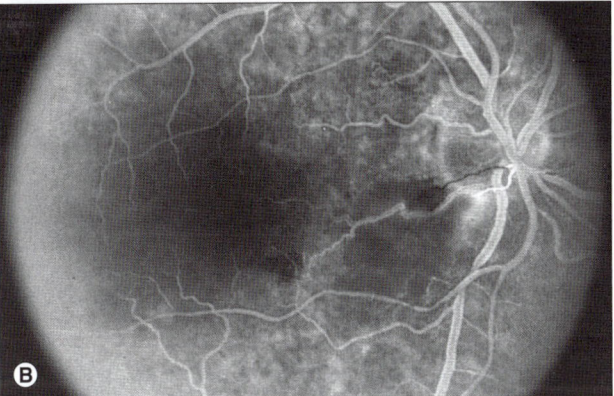

Figura 6.18.7 O olho direito do mesmo paciente exibido na Figura 6.18.3. **A.** Uma mancha algodonosa proeminente no feixe papilomacular é vista com uma hemorragia intrarretiniana adjacente. **B.** Angiografia fluoresceínica mostrando não perfusão capilar na área correspondente à mancha algodonosa; observa-se a hipofluorescência da hemorragia intrarretiniana causada pelo bloqueio.

TRATAMENTO E DIREÇÕES FUTURAS

A *US Joint National Committee on Prevention, Detection, Evaluation, and Treatment of High Blood Pressure* (JNC VII), o *Canadian Hypertension Education Program* e a *International Society of Hypertension* da Organização Mundial da Saúde (OMS) identificam a retinopatia hipertensiva como dano a órgão-alvo.[24,31,32] O dano documentado ao órgão-alvo pode afetar o tratamento dos pacientes e a programação do acompanhamento. As diretrizes de 2004 da *British Hypertension Society* (BHS) indicaram que a HAS grave e a retinopatia de grau III-IV são indicações sugeridas para encaminhamento a especialistas.[33]

A retinopatia hipertensiva avançada também é um fator de risco para AVC subclínico e clínico, declínio cognitivo e mortalidade cardiovascular.[12-18]

Um dos desafios na pesquisa da retinopatia hipertensiva é a falta de um esquema de classificação único.[18] As alterações hipertensivas são vistas frequentemente em pacientes com diabetes e doença vascular arteriosclerótica. No passado, também foi observado que a avaliação das alterações microvasculares retinianas variava entre os observadores.[34] Avanços recentes nos estudos de imagem digital proporcionam uma oportunidade para quantificar e monitorar a retinopatia hipertensiva, incluindo marcadores de imagem como a largura dos vasos retinianos.[19,35] Esses achados objetivos também poderiam ser utilizados no mundo emergente da telemedicina.[36]

As modalidades mais novas de obtenção de imagens de campo amplo, óptica adaptativa e angiografia por OCT são usadas para descrever as formas dos microaneurismas e para examinar quantitativamente a vasculatura retiniana.[37,38] O estudo do calibre dos vasos retinianos proporciona uma abordagem não invasiva que poderia permitir a avaliação da morfologia microvascular sistêmica.[39-41]

BIBLIOGRAFIA

Fraser-Bell S, Symes R, Vaze A. Hypertensive eye disease: a review. Clin Exp Ophthalmol. 2017;45(1):45–53.

Grosso A, Veglio F, Porta M, et al. Hypertensive retinopathy revisited: some answers, more questions. Br J Ophthalmol 2005;89(12):1646–54.

Hayreh SS, Servais GE, Virdi PS. Fundus lesions in malignant hypertension. V. hypertensive optic neuropathy. Ophthalmology 1986;93(1):74–87.

Hubbard LD, Brothers RJ, King WN, et al. Methods for evaluation of retinal microvascular abnormalities associated with hypertension/sclerosis in the atherosclerosis risk in communities study. Ophthalmology 1999;106(12):2269–80.

Klein R, Klein BE, Moss SE, et al. Hypertension and retinopathy, arteriolar narrowing, and arteriovenous nicking in a population. Arch Ophthalmol 1994;112(1):92–8.

Tso MO, Jampol LM. Pathophysiology of hypertensive retinopathy. Ophthalmology 1982;89(10):1132–45.

Walsh JB. Hypertensive retinopathy. Description, classification, and prognosis. Ophthalmology 1982;89(10):1127–31.

Wong TY. Fred hollows lecture: hypertensive retinopathy – a journey from fundoscopy to digital imaging. Clin Exp Ophthalmol. 2006;34(5):397–400.

Wong TY, Klein R, Nieto FJ, et al. Retinal microvascular abnormalities and 10-year cardiovascular mortality: a population-based case-control study. Ophthalmology 2003;110(5):933–40.

Wong TY, Mitchell P. Hypertensive retinopathy. N Engl J Med 2004;351(22):2310–17.

Wong TY, Mitchell P. The eye in hypertension. Lancet 2007;369(9559):425–35.

As referências completas estão disponíveis no **GEN-io**.

PARTE 6 RETINA E VÍTREO
SEÇÃO 5 Doenças Vasculares

Obstrução Arterial Retiniana

Jacob S. Duker e Jay S. Duker

6.19

OBSTRUÇÃO DA ARTÉRIA CENTRAL DA RETINA

Definição: Uma diminuição abrupta do fluxo sanguíneo através da artéria central da retina, grave o bastante para causar isquemia da retina interna.

Características principais
- Perda grave de visão, abrupta e indolor
- Mancha vermelho-cereja
- Interrupção da coluna de sangue dos vasos retinianos
- Branqueamento retiniano isquêmico do polo posterior.

Características associadas
- Amaurose fugaz
- Êmbolo visível (25%)
- Estenose da artéria carótida (33%)
- Arterite de células gigantes (5%)
- Neovascularização da íris (18%)
- Colaterais arteriais no disco óptico.

OBSTRUÇÃO DE RAMO DA ARTÉRIA RETINIANA

Definição: Uma diminuição abrupta do fluxo sanguíneo através de um ramo da artéria central da retina, grave o bastante para causar isquemia da retina interna no território do vaso afetado.

Características principais
- Branqueamento retiniano no território do vaso obstruído
- Êmbolo visível (66%)
- Defeito do campo visual que corresponde ao território dos vasos obstruídos.

Características associadas
- Doença da artéria carótida
- Doença cardíaca valvar
- Mixoma cardíaco, fratura de osso longo, endocardite, depósito de injeção de medicamento (raro)
- Distúrbios de coagulação sistêmicos ou vasculite (raros).

OBSTRUÇÃO DA ARTÉRIA CENTRAL DA RETINA

INTRODUÇÃO

As obstruções da artéria retiniana são divididas anatomicamente em central e de ramo, dependendo do local preciso da obstrução. Uma obstrução da artéria central da retina ocorre quando o bloqueio acontece dentro da própria substância do nervo óptico e, portanto, o local de obstrução geralmente não é visível na oftalmoscopia. Uma obstrução de ramo da artéria retiniana ocorre quando o local de bloqueio é distal à lâmina crivosa do nervo óptico.

As obstruções mais proximais à artéria central da retina, na artéria oftálmica, ou mesmo na artéria carótida interna, podem produzir perda visual também. As obstruções da artéria oftálmica podem ser difíceis de diferenciar da obstrução da artéria central da retina. As obstruções mais proximais geralmente causam uma forma mais crônica de problema visual – a síndrome ocular isquêmica (SOI) (ver Capítulo 6.23).

A maioria das obstruções arteriais retinianas é trombótica ou embólica. As possíveis fontes e os vários tipos de êmbolos geralmente não diferem entre a obstrução da artéria central da retina e a obstrução de ramos da artéria retiniana, mas uma obstrução de ramo tem muito mais chance de ser embólica do que uma obstrução da artéria central da retina. Foi determinado que mais de dois terços das obstruções de ramo da artéria retiniana são provocadas por êmbolos, enquanto provavelmente menos de um terço das obstruções da artéria central da retina resulta de êmbolos.

A retina tem uma circulação dupla com pouca ou nenhuma anastomose. A retina interna é abastecida pela artéria retiniana central, que é uma artéria terminal. A retina externa recebe sua nutrição via difusão da circulação da coroide (ver Capítulo 6.3). As obstruções da artéria retiniana afetam seletivamente apenas a retina interna.

A perda visual concomitante tende a ser grave e permanente, felizmente, porém, as obstruções arteriais retinianas são ocorrências raras. Já que existe uma forte associação com doenças sistêmicas, todos os pacientes que sofrerem obstruções arteriais retinianas devem ser submetidos à avaliação sistêmica.

EPIDEMIOLOGIA E PATOGÊNESE

A obstrução da artéria central da retina é um evento raro – estima-se que corresponda a aproximadamente 1 em 10 mil consultas de pacientes ao oftalmologista.[1] A incidência é de 1,3 por 100 mil, ou 1,90 por 100 mil quando ajustada para a idade e o sexo na população branca dos EUA.[2] Os homens são mais afetados do que as mulheres, em uma proporção de 2:1. A idade média de início é aproximadamente 60 anos, com um intervalo de idades relatadas que vai da primeira à nona década de vida. Os olhos direito e esquerdo parecem ser igualmente afetados. Ocorre envolvimento bilateral em 1 a 2% dos casos.

Na obstrução da artéria central da retina, o local de obstrução geralmente não é visível no exame clínico e, em geral, a artéria central da retina retrobulbar é pequena demais para a maioria das técnicas de obtenção de imagens. Portanto, a causa precisa é especulativa. Acredita-se atualmente que a maioria das obstruções da artéria retiniana central seja provocada por formação de trombo na lâmina crivosa ou próximo a ela. A aterosclerose está implicada na incitação do evento na maioria dos casos, embora as anomalias congênitas da artéria central da retina, as coagulopatias sistêmicas ou os estados de baixo fluxo da doença arterial mais proximal também possam estar presentes e tornar certos indivíduos mais suscetíveis.

Em apenas 20 a 25% dos casos, os êmbolos são visíveis na artéria central da retina ou em um dos seus ramos, sugerindo que uma causa embólica não é frequente. Uma discussão mais detalhada dos tipos de êmbolo é fornecida mais adiante na seção sobre obstrução de ramo da artéria retiniana. Outras evidências indiretas contra os êmbolos como causa frequente de obstrução da artéria central da retina é a probabilidade de 40% ou menos de encontrar uma fonte embólica definitiva na avaliação sistêmica e a pequena incidência (aproximadamente 10%) de êmbolos cerebrais ipsilaterais associados confirmados nos pacientes afetados.[3]

A inflamação na forma de vasculite (p. ex., infecção por varicela), neurite óptica ou mesmo doença orbital (p. ex., mucormicose) podem causar obstrução da artéria central da retina.[4,5] O trauma local que resulta no dano direto ao nervo óptico ou aos vasos sanguíneos pode levar à obstrução da artéria central da retina.[6] O espasmo ou dissecção arterial raramente produzem obstrução arterial retiniana. Além disso, as coagulopatias sistêmicas podem estar associadas com obstruções tanto da artéria central da retina quanto dos seus ramos.[7]

Outras causas raras incluem a retinopatia por radiação,[8] êmbolos associados à deposição de medicamento injetado em volta dos olhos,[9] injeção facial cosmética com materiais de preenchimento,[10] drusas do disco óptico e alças arteriais pré-papilares. Os exames médicos e as manipulações (p. ex., angiografia da carótida, angioplastia, manipulação quiroprática do pescoço) raramente resultam em êmbolos na artéria central da retina.[11,12] Embora a pressão intraocular elevada seja considerada uma causa de obstrução da artéria central da retina, é improvável que a pressão intraocular possa estar suficientemente alta para bloquear o fluxo arterial para os olhos.

MANIFESTAÇÕES OCULARES

O sintoma mais característico da obstrução da artéria central da retina é a perda abrupta e indolor da visão.[13] A dor é incomum e sugere SOI associada. A amaurose fugaz precede a perda visual em aproximadamente 10% dos pacientes. Raramente, nos casos associados com espasmo arterial, um curso de recidiva e remissão da perda visual precede a obstrução da artéria retiniana central associada.[14]

O exame revela tipicamente uma acuidade visual de 20/800 (6/240) ou pior.[15] O movimento das mãos ou a visão com percepção da luz pode ocorrer, mas nenhuma visão de percepção luminosa é incomum, exceto no contexto de uma obstrução da artéria oftálmica ou arterite temporal. Se houver uma artéria ciliorretiniana patente e perfundir a fóvea, pode ocorrer acuidade central normal. Um defeito pupilar aferente no lado afetado é a regra. O exame do segmento anterior é normal, exceto no contexto de SOI concorrente com neovascularização da íris.

Nos primeiros minutos a horas após a obstrução, o fundo pode parecer relativamente normal (Figura 6.19.1A-B). Ao final, a redução no fluxo sanguíneo resulta em branqueamento isquêmico da retina no território da artéria obstruída, que é mais pronunciado no polo posterior (no qual a camada de fibras nervosas da retina é mais grossa). No contexto agudo, as artérias parecem finas e atenuadas. Nos bloqueios graves, tanto as veias quanto as artérias podem manifestar *box-carring* ou segmentação do fluxo sanguíneo.

Uma mancha vermelho-cereja na mácula é típica e surge nessa área porque a camada de fibras nervosas é fina. A transmissão da aparência normal da coroide, porém, não é reduzida, o que contrasta nitidamente com a área circundante de branqueamento retiniano intenso que bloqueia a transmissão da coloração normal da coroide. Embora outras condições possam estar associadas com uma mancha macular vermelho-cereja (Boxe 6.19.1), elas geralmente são diferenciadas com facilidade da obstrução da artéria retiniana central. As hemorragias retinianas no disco são comuns, mas as hemorragias mais extensas sugerem um diagnóstico alternativo. Se houver edema pálido, a arterite temporal deve ser descartada. Uma artéria ciliorretiniana patente resulta em uma pequena área da retina que parece normal (Figura 6.19.2).

Em 6 semanas do evento agudo, o branqueamento retiniano se resolve tipicamente, o disco óptico desenvolve palidez e colaterais arteriais podem se formar no disco óptico. Nenhum reflexo luminoso foveolar é aparente e as alterações finas no epitélio pigmentado da retina podem ser visíveis. A neovascularização ocular secundária não é incomum após a obstrução da

---

BOXE 6.19.1 Outras causas das manchas vermelho-cereja.

- Doença de Tay-Sachs
- Doença de Farber
- Doença de Sandhoff
- Doença de Niemann-Pick
- Síndrome de Goldberg
- Doença de Gaucher
- Gangliosidose GMI do tipo 2
- Síndrome de Hurler (mucopolissacaridose 1 H)
- Deficiência de β-Galactosidase (mucopolissacaridose VII)
- Doença de Hallevorden-Spatz
- Doença de Batten-Mayou-Vogt-Spielmeyer

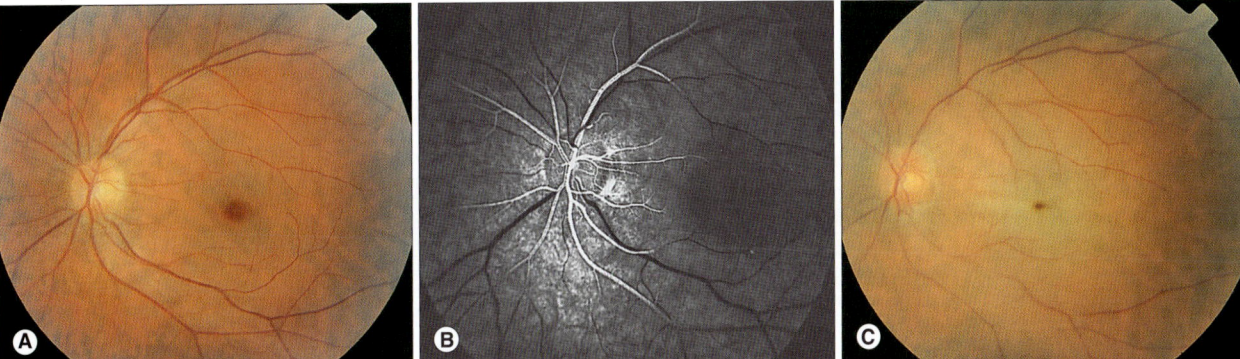

Figura 6.19.1 O olho esquerdo de um homem saudável de 37 anos. O paciente tinha uma história de perda visual e uma acuidade visual de 20/60 (6/18). **A.** O branqueamento retiniano é muito sutil e os vasos retinianos parecem normais. **B.** A angiografia fluoresceínica revela enchimento arterial anormal com corante em ponta que confirma a obstrução da artéria central da retina. **C.** O mesmo olho 24 horas mais tarde. Apesar da uroquinase venosa, a acuidade visual caiu para os movimentos manuais e há o branqueamento intenso da retina com uma mancha vermelho-cereja. Observa-se a interrupção na coluna de sangue das artérias retinianas.

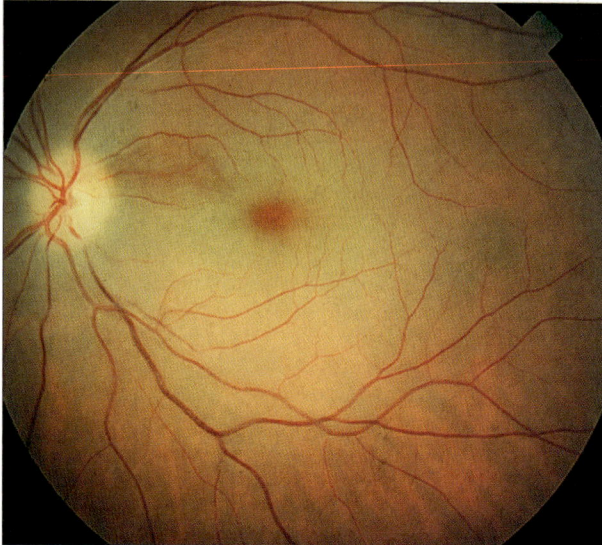

Figura 6.19.2 Obstrução da artéria central da retina. Uma mancha vermelho-cereja proeminente com preservação da artéria ciliorretiniana no feixe papilomacular.

artéria central da retina e tende a ocorrer aproximadamente em 8 semanas após a obstrução (intervalo 2 a 16).[16] A neovascularização da íris ocorre em aproximadamente 18% dos pacientes,[17,18] com muitos desses olhos evoluindo para glaucoma neovascular. A panfotocoagulação da retina parece reduzir moderadamente o risco de glaucoma neovascular.[19] A neovascularização do disco óptico ocorre em aproximadamente 2% dos casos de obstrução da artéria central da retina (Figura 6.19.3).[20] Pode ocorrer hemorragia vítrea.

DIAGNÓSTICO E EXAMES COMPLEMENTARES

O diagnóstico de obstrução da artéria central da retina é direto quando há branqueamento retiniano isquêmico difuso no contexto de perda visual abrupta, indolor. A angiografia fluoresceínica (AF) pode ajudar se o diagnóstico for duvidoso. Um atraso na circulação braço-retina com retenção de corante nas artérias retinianas é comum (ver Figura 6.19.1B). Em alguns casos, pode demorar minutos até que haja o enchimento da árvore arterial retiniana com fluoresceína. O trânsito arteriovenoso é atrasado também e a coloração tardia do disco é comum. A oximetria retiniana pode ajudar no diagnóstico inicial e ter utilidade para o acompanhamento, pois pode demonstrar o retorno do fluxo sanguíneo, mas essa modalidade emergente requer mais estudos clínicos.[21]

A tomografia de coerência óptica (OCT, do inglês *optical coherence tomography*) macular na fase aguda mostra espessamento da retina interna com sombreamento da retina externa que pode ser confundido com fluido sub-retiniano. Quando o branqueamento retiniano se resolve, a OCT revela adelgaçamento retiniano interno grave.[22] A angiotomografia por OCT da obstrução prévia da artéria retiniana central demonstra diminuição da vascularidade retiniana e atenuação dos vasos na mácula (Figura 6.19.4).

A eletrorretinografia revela caracteristicamente uma onda b reduzida ou ausente com onda a intacta. Os campos visuais exibem uma ilha temporal remanescente de visão periférica. Se houver uma artéria ciliorretiniana patente, uma pequena ilha central intacta também é encontrada.

A imagem de Doppler colorido é um tipo de ultrassonografia que pode ajudar a determinar as características do fluxo sanguíneo da circulação retrobulbar. Estudos de Doppler colorido da obstrução da artéria central da retina exibem uma redução ou ausência de velocidade do fluxo sanguíneo na artéria central da retina, geralmente com fluxo intacto nos ramos oftálmico e da coroide. A imagem de Doppler colorido pode ser usada para detectar êmbolos calcíficos na lâmina crivosa e, também, para monitorar as variações do fluxo sanguíneo introduzidas pela terapia.

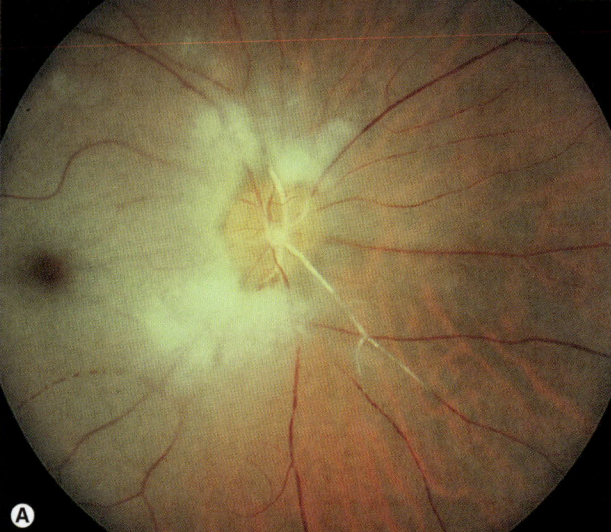
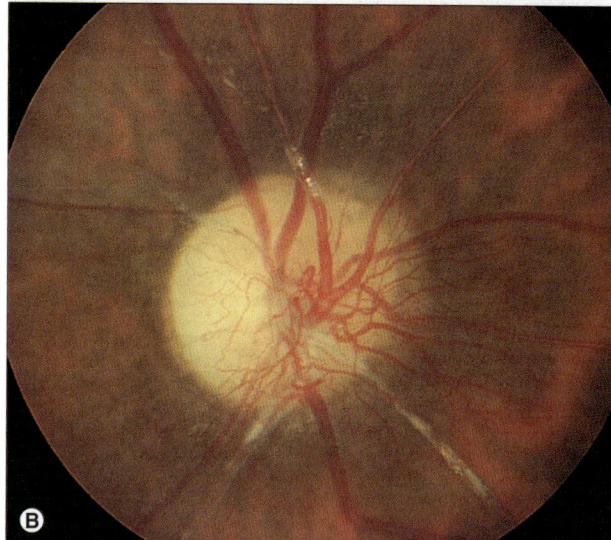

Figura 6.19.3 Um homem de 26 anos diabético. A. Obstrução da artéria central da retina causada por um êmbolo de plaquetas-fibrina. **B.** Após 3 meses, há neovascularização extensa do disco. (Cortesia de Larry Magargal, MD.)

DIAGNÓSTICO DIFERENCIAL

O diagnóstico diferencial da obstrução da artéria central da retina é fornecido no Boxe 6.19.2.

ASSOCIAÇÕES SISTÊMICAS

Embora as doenças sistêmicas sejam encontradas comumente em pacientes que sofrem obstrução da central da retina, a causa e efeito verdadeiros podem não estar claros. Cerca de 50 a 60% dos pacientes têm hipertensão arterial sistêmica concorrente,

---

BOXE 6.19.2 Diagnóstico diferencial da obstrução da artéria central da retina.

- Obstrução de um ou vários ramos da artéria retiniana
- Obstrução da artéria ciliorretiniana
- *Commotio retinae* grave
- Retinite herpética necrosante.

e o diabetes está em 25%. A avaliação sistêmica não revela causa definida para a obstrução em mais de 50% dos pacientes afetados. As fontes embólicas potenciais são encontradas em menos de 40% dos casos.[23,24]

A associação patogênica mais comum descoberta é a doença da artéria carótida ipsilateral hemodinamicamente significante, que está em aproximadamente um terço dos pacientes afetados. O exame não invasivo da carótida deve ser considerado para todos os pacientes com obstrução da artéria central da retina, embora a doença nas pessoas com menos de 50 anos de idade seja bem rara (Figura 6.19.5). Uma fonte embólica do coração está em menos de 10% dos pacientes com obstrução da artéria central da retina, mas a ecocardiografia e o monitoramento com Holter devem ser feitos, especialmente em pacientes mais jovens. Em alguns casos, a ecocardiografia transesofágica é necessária para revelar fontes embólicas.[25] Em um grande estudo populacional, indivíduos com história de obstrução da artéria retiniana eram duas vezes mais propensos a ter um AVC do que os controles.[26]

Embora presente em menos de 5% dos casos, é muito importante que a arterite temporal seja excluída em todos os pacientes com mais de 50 anos de idade que tenham uma obstrução da artéria central da retina. Uma velocidade de hemossedimentação deve ser obtida e se estiver elevada ou se houver suspeita clínica, deve-se considerar a terapia com corticosteroides e a biopsia da artéria temporal.

Outras doenças sistêmicas raras associadas incluem anormalidades de coagulação sanguínea, como anticorpos antifosfolipídios, deficiência de proteína S, deficiência de proteína C e deficiência e antitrombina III.[27,28] Uma lista de associações sistêmicas para obstruções da artéria retiniana é fornecida no Boxe 6.19.3.

PATOLOGIA

O exame histopatológico mostra necrose coagulativa da retina interna. O edema intracelular inicial e agudo é seguido pela perda completa do tecido retiniano interno. Cronicamente, uma zona acelular difusa substitui a camada de fibras nervosas, a camada de células ganglionares e a camada plexiforme interna. As células da retina externa permanecem relativamente intactas. Seções da artéria retiniana central obstruída podem revelar um trombo ou êmbolo que frequentemente é recanalizado (Figura 6.19.6).

TRATAMENTO

Não existe tratamento comprovado para a obstrução da artéria central da retina, mas as estratégias de tratamento se concentram nos seguintes objetivos:

- Aumentar a oxigenação da retina
- Aumentar o fluxo sanguíneo arterial da retina
- Reverter a obstrução arterial
- Prevenir danos retinianos hipóxicos.

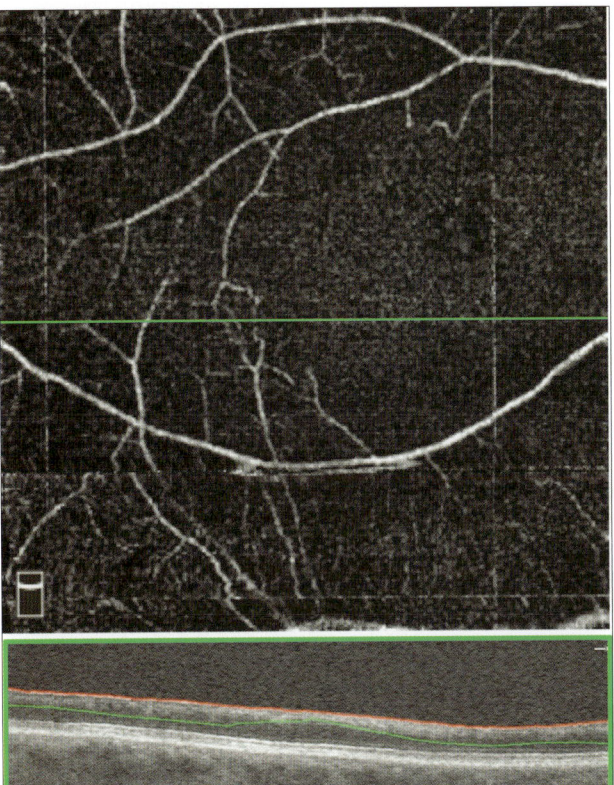

Figura 6.19.4 A angiotomografia de coerência óptica e a correspondente *b-scan* estrutural de um olho com uma obstrução prévia da artéria retiniana central. Observam-se a escassez dos pequenos vasos retinianos na mácula e na atenuação dos grandes vasos da retina. A *b-scan* estrutural exibe perda de tecido retiniano interno.

Teoricamente, a oxigenação retiniana pode ser aumentada pela respiração de carbogênio (95% de oxigênio, 5% de dióxido de carbono). Nenhum estudo clínico indica eficácia da terapia de carbogênio e um estudo retrospectivo sugere que ela não tem efeitos benéficos.[29] Atualmente, ela é pouco utilizada.

Um aumento no fluxo sanguíneo arterial retiniano é tentado pela redução da pressão intraocular. Isso é feito por meio de massagem ocular, paracentese e administração de medicamentos anti-hipertensivos oculares. As tentativas médicas para dilatar as artérias retinianas ou bloquear o vasospasmo vascular também têm sido feitas. Hemodiluição, nitroglicerina sublingual, pentoxifilina (oxipentifilina), bloqueadores dos canais de cálcio e betabloqueadores foram utilizados sem comprovação de sua eficácia.[30,31]

A reversão da obstrução arterial com o uso de anticoagulação ou medicações fibrinolíticas foi relatada. Até hoje, a utilidade dessas intervenções não foi comprovada por ensaios clínicos controlados. O único ensaio prospectivo controlado da trombólise intra-arterial (Estudo de EAGLE) foi incapaz de mostrar um benefício comparado com a terapia convencional, apesar de o poder do estudo ter sido baixo.[32]

A trombólise também pode ser alcançada por via intravenosa com um protocolo de trombólise de AVC. Uma série de casos de intervenção demonstrou que a tPA intravenosa com heparina concomitante (também intravenosa) resultou na melhoria de três linhas de Snellen ou mais em 50% dos indivíduos se administrada dentro de 6,5 horas após o início dos sintomas.[33] Os resultados de um pequeno ensaio controlado e randomizado também sugerem que a tPA intravenosa é eficaz apenas quando administrada em até 6 horas do início dos sintomas.

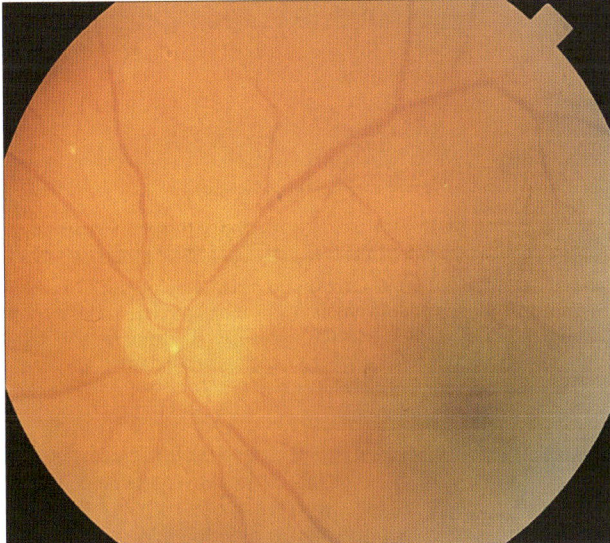

Figura 6.19.5 Obstrução aguda da artéria central da retina. Secundária a um êmbolo na lâmina crivosa. Observa-se os dois outros êmbolos nos vasos retinianos superiores. Havia doença da artéria carótida ipsilateral.

BOXE 6.19.3 Condições sistêmicas associadas com obstruções da artéria retiniana.

Doença cardiovascular aterosclerótica
- Placas, estenose ou dissecção da artéria oftálmica
- Placas, estenose ou dissecção da artéria carótida
- Placas, estenose ou dissecção aórtica

Cardíacas
- Doença valvar (incluindo febre reumática)
- Defeitos ventriculosseptais
- Forame oval patente
- Fibroelastomas papilar
- Mixoma cardíaco
- Trombo mural
- Arritmias
- Endocardite bacteriana subaguda

Coagulopatias
- Anticorpos antifosfolipídios
- Lúpus anticoagulante
- Deficiência da proteína C
- Deficiência da proteína S
- Deficiência de antitrombina III
- Elevação do fator plaquetário 4
- Deficiência de protrombina
- Doença falciforme

Oncológicas
- Tumores metastáticos
- Leucemia
- Linfoma

Procedimentos radiológicos e médicos
- Angiografia
- Angioplastia
- Manipulação quiroprática do pescoço
- Depósito de injeção de corticosteroide

Vasculite sistêmica
- Doença de Susac
- Lúpus eritematoso sistêmico
- Poliarterite nodosa
- Arterite temporal
- Esclerodermia
- Doença de Sneddon-Wilkinson
- Granulomatose de Wegener
- Doença intestinal inflamatória
- Síndrome de Kawasaki

Infecções sistêmicas
- Sífilis
- Febre do mediterrâneo
- Loíase
- Bartonella
- Dengue

Trauma local
- Compressão ocular direta
- Lesão penetrante
- Injeção retrobulbar
- Injeção peribulbar
- Pós-reparo do descolamento da retina
- Trauma orbital
- Hemorragia retrobulbar
- Doença de Purtscher

Ocular local
- Alças arteriais pré-papilares
- Drusas do nervo óptico
- Retinite herpética necrosante
- Mucormicosite orbital
- Toxoplasmose

Diversas
- Embolia de fluido amniótico
- Pancreatite
- Enxaqueca
- Gravidez
- Contraceptivos orais
- Abuso de cocaína
- Uso de medicamentos intravenosos
- Mordida de cobra viperina

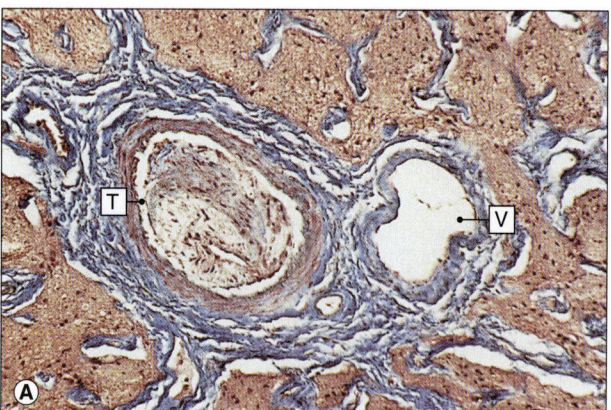
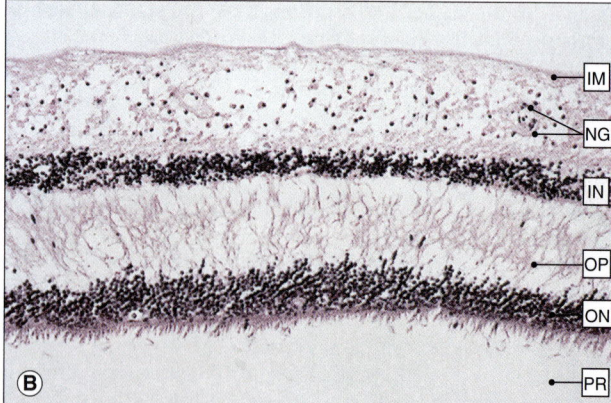

Figura 6.19.6 Oclusão da artéria retiniana central. A. Corte com impregnação de tricromo mostra um trombo organizado que oclui a artéria central da retina dentro do nervo óptico (V, veia). **B.** Corte histológico do estágio inicial mostra edema das camadas retinianas internas e picnose dos núcleos das células ganglionares. O paciente tinha uma mancha vermelho-cereja na fóvea no momento da enucleação. *IM*, membrana limitante interna. *IN*, camada nuclear interna; *NG*, camadas de fibras nervosas e células ganglionares edemaciadas; *ON*, camada nuclear externa; *OP*, camada plexiforme externa; *PR*, fotorreceptores.

No momento, a prevenção do dano hipóxico à retina é possível apenas teoricamente.[31] Medicamentos antioxidantes (p. ex., superóxido dismutase) e inibidores de N-metil-D-aspartato (NMDA) são duas classes de compostos que podem realizar o resgate farmacológico e estão em estudo. A oxigenoterapia hiperbárica com hemodiluição também pode ser utilizada.[35]

Casos de obstrução da artéria retiniana central associados com arterite temporal são tratados em caráter emergencial com altas doses de corticosteroides. Sem terapia, o risco para o segundo olho é grande. Embora o primeiro olho afetado raramente se recupere, existem casos em que a metilprednisolona intravenosa em altas doses induziu a recuperação visual após obstrução da artéria central da retina associada com arterite temporal.[36]

EVOLUÇÃO E DESFECHO

A maior parte das obstruções da artéria central da retina resulta em perda permanente e grave da visão. Cerca de um terço dos pacientes passam por alguma melhora na visão final em relação à visão na apresentação, com ou sem tratamento convencional. Três ou mais linhas de Snellen de melhoria da acuidade visual ocorrem em apenas 10% dos pacientes não tratados.

Experimentalmente, se existir uma obstrução na retina de um primata por mais de 240 minutos, ocorre a morte irreversível e completa da retina interna.[37] Na prática, um paciente raro sofreu recuperação espontânea total, mesmo após vários dias de perda visual documentada.[38] A recuperação espontânea pode ser mais comum nas crianças jovens.

OBSTRUÇÃO DE RAMO DA ARTÉRIA RETINIANA

INTRODUÇÃO

A obstrução de ramo da artéria retiniana representa uma doença vascular retiniana raramente encontrada. Embora os tratamentos atuais não sejam eficazes, na maioria dos casos a origem da obstrução pode ser determinada. Como há implicações sistêmicas associadas, o diagnóstico e a avaliação sistêmica desses pacientes são críticos.

EPIDEMIOLOGIA E PATOGÊNESE

A obstrução de ramo da artéria retiniana é um evento raro, até menos comum do que a obstrução da artéria central da retina. A exceção dessa incidência comparativa é com os pacientes jovens, nos quais a obstrução de ramo da artéria retiniana é o tipo mais comum de obstrução.[39] No geral, os homens são mais afetados do que as mulheres em uma proporção de 2:1, o que reflete a incidência mais alta de vasculopatia em homens. No subconjunto de pacientes jovens (menos de 50 anos de idade), mulheres e homens são afetados igualmente. A idade média dos pacientes afetados é 60 anos, com um intervalo desde a segunda década de vida até a décima. A maioria dos pacientes está na sexta ou sétima década de vida. O olho direito (60%) é afetado mais comumente do que o esquerdo (40%), o que provavelmente reflete a maior possibilidade de êmbolos cardíacos ou aórticos viajarem para a artéria carótida direita. A obstrução de ramo da artéria retiniana alcança a circulação retiniana temporal com muito mais frequência do que a nasal, coerentemente com o maior fluxo sanguíneo para a retina macular.[40]

Mais de dois terços das obstruções de ramo da artéria retiniana são secundários aos êmbolos para a circulação retiniana.[41] Na maioria dos casos, os êmbolos são claramente visíveis na árvore arterial. Os êmbolos para a circulação retiniana podem se originar em qualquer ponto da circulação proximal, do coração até a artéria oftálmica. Os fatores de risco refletem os mecanismos que produzem vasculopatia dentro do sistema cardiovascular. Eles incluem história familiar predisponente, hipertensão, níveis lipídicos elevados, tabagismo e diabetes melito.

Foram identificados três tipos principais de êmbolos:

- Colesterol (placa de Hollenhorst)
- Plaquetas-fibrina
- Calcíficos.

Os êmbolos de colesterol emanam tipicamente de placas ateromatosas da artéria carótida ipsilateral, embora a aorta ou as válvulas cardíacas também possam ser uma fonte. Sua cor é amarelo-alaranjada, são refratários e têm uma forma globular ou retangular. Também podem ser pequenos e, às vezes, observados intravascularmente sem bloqueio do fluxo sanguíneo. Os êmbolos de plaquetas-fibrina são tampões longos, lisos, brancos e intra-arteriais que podem ser móveis ou quebrar ao longo do tempo. Geralmente eles estão associados com trombos carotídeos ou cardíacos. Os êmbolos calcíficos são tampões sólidos, brancos e não refrativos associados com calcificação das valvas cardíacas ou da aorta.

Os tipos embólicos menos vistos são as células tumorais de mixoma atrial[42] ou uma metástase sistêmica, êmbolos sépticos associados com septicemia ou endocardite, êmbolos gordurosos associados com fraturas de ossos grandes, êmbolos desalojados durante a angioplastia ou angiografia e depósitos de medicamentos das injeções intra-arteriais em volta dos olhos ou da face.

Raramente, as condições oculares locais produzem obstrução de ramo da artéria retiniana. Elas incluem doenças inflamatórias, como toxoplasmose[43] ou necrose retiniana aguda, compressão mecânica pela neuropatia óptica isquêmica anterior,[44] ou entidades estruturais como as drusas do disco óptico ou as alças arteriais pré-papilares.

Problemas sistêmicos hematológicos ou de coagulação podem induzir obstrução isolada de ramo da artéria retiniana ou até mesmo várias obstruções de ramo da artéria retiniana.[45,46] Vasculites sistêmicas, como a poliarterite nodosa ou a vasculite local associada com infecção por varicela, podem estar associadas com obstrução de ramo da artéria retiniana. O uso de contraceptivos orais e o tabagismo foram implicados como possíveis fatores de risco, especialmente em mulheres jovens e saudáveis.

MANIFESTAÇÕES OCULARES

A perda de visão abrupta e indolor no campo visual correspondente ao território da artéria obstruída é a história típica da apresentação. A amaurose fugaz ocorre em aproximadamente um quarto dos pacientes antes da obstrução franca, especialmente no contexto de doença carotídea. Raramente, os pacientes desenvolvem obstrução de ramo da artéria retiniana bilateral e simultânea, o que pode mimetizar defeitos de campo homônimos.

No contexto agudo, o exame revela acuidade central intacta em aproximadamente 50% dos pacientes. Um defeito pupilar aferente relativo é comum, cuja presença é determinada pela extensão do envolvimento retiniano.

O branqueamento retiniano que corresponde às áreas de isquemia é o achado mais notável. O branqueamento para nas veias retinianas adjacentes, já que esses vasos marcam a extensão do território das artérias retinianas (Figura 6.19.7). Os êmbolos retinianos são vistos em mais de dois terços das obstruções de ramo da artéria retiniana. As hemorragias em chama de vela nas margens da isquemia retiniana não são incomuns e podem se desenvolver áreas de branqueamento retiniano mais intenso que lembram manchas algodonosas

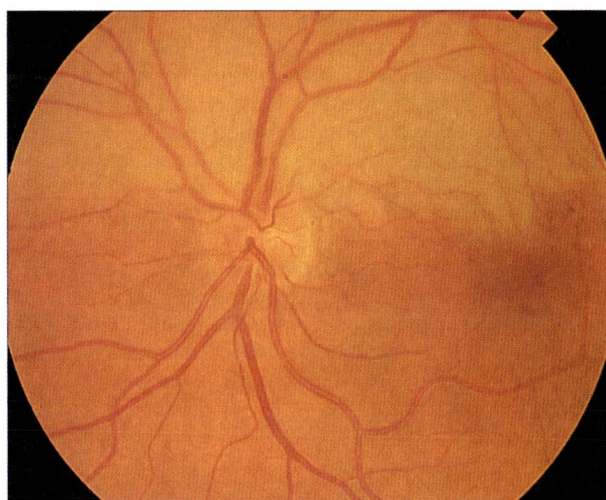

Figura 6.19.7 Obstrução de ramo hemisférico superior da artéria retiniana. O local de obstrução provavelmente está dentro da própria substância do nervo óptico. Repare que o tronco duplo da obstrução da artéria retiniana central separou-se proximal à lâmina. Somente o tronco superior foi afetado.

dispersas. Outras áreas com branqueamento retiniano menos intenso podem representar lesões de maculopatia média aguda paracentral (MMAP).[47]

Foi relatada uma síndrome de várias obstruções recorrentes e bilaterais de ramo da artéria retiniana em pacientes jovens e saudáveis. Alguns pacientes também manifestam sintomas vestibuloauditivos.[48] Embora a patologia subjacente nesse subconjunto de pacientes provavelmente seja heterogênea, alguns provavelmente têm síndrome de Susac, uma doença rara que se manifesta como uma microangiopatia do sistema nervoso central. Outros provavelmente têm vários tipos de anormalidades sistêmicas de coagulação.[49]

Na fase crônica, quando o branqueamento retiniano diminui, pode ser aparente uma perda da camada de fibras nervosas na área afetada. Na maioria dos casos, a retina afetada parece normal. No local de obstrução é comum o revestimento localizado da arteríola. Colaterais arteriolares no disco óptico ou no local da obstrução podem se desenvolver.

DIAGNÓSTICO E EXAMES COMPLEMENTARES

Os exames complementares geralmente não são necessários para fazer o diagnóstico. A AF revela uma diminuição abrupta do corante no local de obstrução e distalmente. O enchimento nas veias retinianas adjacentes é lento ou ausente, e pode ocorrer coloração tardia ou até mesmo vazamento do local do êmbolo. Inicialmente a OCT revela espessamento e hiper-refletividade coerentes com edema intracelular da retina interna no território da artéria obstruída.[50] Com o passar do tempo, ocorre afinamento das camadas internas da retina. A angiotomografia de coerência óptica demonstra características vasculares correlacionadas com a AF e proporciona uma visualização aprimorada da microvasculatura em comparação com a AF, sugerindo potencial utilidade no monitoramento da resolução da obstrução de ramo da artéria retiniana.[51]

A campimetria visual pode confirmar a extensão da perda visual e detectar a perda no campo contralateral causada por embolias prévias ou outras condições associadas.

DIAGNÓSTICO DIFERENCIAL

O diagnóstico diferencial da obstrução de ramo da artéria retiniana é fornecido no Boxe 6.19.4.

ASSOCIAÇÕES SISTÊMICAS

A avaliação sistêmica dos pacientes com obstrução de ramo da artéria retiniana revela evidências de uma origem embólica nas artérias carótidas ou no coração, em muitos casos. Outras condições sistêmicas raras associadas com obstrução de ramo da artéria retiniana incluem embolia de fluido amniótico, pancreatite, doença falciforme, homocistinúria e doença de Kawasaki. Os pacientes jovens, especialmente aqueles que têm várias obstruções de ramo da artéria retiniana, ou obstruções recorrentes, devem ser avaliados quanto a anormalidades sistêmicas de coagulação.

A obstrução de ramo da artéria retiniana com arterite temporal é rara.[52] Geralmente, não é preciso obter uma velocidade de hemossedimentação a menos que exista outra evidência de arterite temporal. O Boxe 6.19.3 traz as condições sistêmicas associadas com mais frequência às obstruções da artéria retiniana.

PATOLOGIA

Necrose coagulativa precoce das camadas internas da retina neural, que são abastecidas pelas arteríolas retinianas, manifesta-se por meio de edema das células neuronais durante as primeiras horas após a oclusão arterial e alcança o ponto máximo em 24 horas. O edema intracelular contribui para a opacidade retiniana cinzenta observada clinicamente. Se a área de necrose coagulativa for pequena e localizada, ela aparece como uma mancha algodonosa, a manifestação clínica de um microinfarto da camada de fibras nervosas da retina neural. O corpo cistoide observado microscopicamente é um axônio edemaciado, interrompido, na camada de fibras nervosas da retina neural. Histologicamente, o bulbo final edemaciado superficial lembra uma célula, daí o termo *corpo cistoide*. Uma coleção de muitos corpos cistoides, somada ao edema localizado, marca a área de microinfarto. Uma mancha algodonosa representa um acúmulo localizado de resíduos axoplasmáticos do transporte ortógrado ou retrógrado das organelas nos axônios das células ganglionares, ou seja, obstrução do fluxo axoplasmático.

A metade externa da retina neural é bem preservada. A metade interna da retina neural, porém, fica "homogeneizada" em uma zona difusa relativamente acelular, que geralmente contém vasos sanguíneos retinianos de paredes grossas. Como as células gliais morrem com os outros elementos da retina neural, a gliose não ocorre.

TRATAMENTO

Não existe tratamento comprovado para a obstrução de ramo da artéria retiniana. Como o prognóstico visual é muito melhor para a obstrução de ramo da artéria retiniana do que para a obstrução da artéria retiniana central, tipicamente não são executadas as manobras terapêuticas invasivas de utilidade duvidosa. Raramente, a massagem ocular ou paracentese vai conseguir desalojar um êmbolo. O tratamento com *laser* tem sido empregado para romper êmbolos, em alguns casos com melhoria na visão.[53-55]

Um relato sugere que a oxigenoterapia hiperbárica pode melhorar a perda visual associada com obstrução de múltiplos ramos da artéria retiniana na síndrome de Susac.[56]

No raro paciente que tem obstrução de ramo da artéria retiniana acompanhada por um distúrbio sistêmico de coagulação, a anticoagulação sistêmica pode prevenir outros eventos.

EVOLUÇÃO E DESFECHO

A maioria dos pacientes permanece com um defeito fixo do campo visual, mas com a acuidade central intacta. Cerca de 80% dos olhos recuperam uma acuidade visual de 20/40 (6/12) ou melhor. A neovascularização retiniana tem sido relatada, mas é bastante incomum. A neovascularização da íris não ocorre. Em estudos retrospectivos, a maior espessura foveal e da camada nuclear externa na OCT durante a fase aguda foi correlacionada positivamente com melhoria da visão na obstrução de ramo da artéria retiniana resolvida e, assim, podem ser fatores de prognóstico úteis.[57,58]

OBSTRUÇÃO DA ARTÉRIA OFTÁLMICA

A obstrução simultânea aguda das circulações da retina e da coroide é denominada *obstrução da artéria oftálmica*. Em alguns casos, há um único local de bloqueio na artéria oftálmica, e em outros há interrupção simultânea das circulações retiniana e da coroide posterior com múltiplos bloqueios.

As obstruções da artéria oftálmica podem ser diferenciadas clinicamente da obstrução da artéria central da retina por meio dos seguintes atributos:[59]

- Perda visual grave – pouca ou nenhuma percepção luminosa
- Branqueamento retiniano isquêmico intenso que se estende além da área macular
- Pouca ou nenhuma mancha vermelho-cereja
- Defeitos de perfusão da coroide acentuados na AF
- Eletrorretinografia não registrável
- Alterações tardias no epitélio pigmentado da retina

Casos de obstrução da artéria oftálmica geralmente têm doenças orbitais locais ou sistêmicas associadas, que incluem mucormicose orbital, trauma orbital, anestesia retrobulbar, depósito de injeção de corticosteroides, mixoma atrial ou doença da artéria carótida. A arterite temporal geralmente não produz obstrução da artéria oftálmica na ausência de neuropatia óptica isquêmica ipsilateral.

Assim como a obstrução da artéria central da retina, não existe terapia comprovada e geralmente não ocorre recuperação visual importante. Na ausência de causas locais, a avaliação sistêmica deve incluir o exame de arterite temporal, doença da artéria carótida e doença cardíaca.

OBSTRUÇÃO DA ARTÉRIA CILIORRETINIANA

Existe uma artéria ciliorretiniana em aproximadamente 30% dos indivíduos. É um vaso que perfunde a retina e deriva diretamente da circulação ciliar posterior em vez da artéria central da retina. Por essa razão, pode continuar patente no contexto de uma obstrução da artéria central da retina. Esses vasos geralmente emanam da margem do disco temporal. Podem ser vários e perfundir a retina nasal. Na AF, eles enchem 1 a 3 segundos antes da circulação retiniana. A obstrução da artéria ciliorretiniana existe em três variações clínicas:

- Isolada
- Obstrução da artéria ciliorretiniana combinada com obstrução da veia central da retina
- Obstrução da artéria ciliorretiniana combinada com neuropatia óptica isquêmica.

As obstruções isoladas da artéria ciliorretiniana ocorrem geralmente em pacientes jovens no contexto das doenças vasculares colagenosas. Essas obstruções têm um bom prognóstico visual, com 90% dos olhos permanecendo com 20/40 (6/12) ou mais de visão.[60]

A obstrução da artéria ciliorretiniana combinada com obstrução da veia central da retina não é uma variante incomum em pacientes jovens (Figura 6.19.8). Geralmente ela se comporta como uma obstrução não isquêmica da veia central da retina com um bom prognóstico visual central. Os escotomas decorrentes da obstrução da artéria geralmente são permanentes. Embora o mecanismo dessa associação não seja claro, propôs-se que alguns olhos abrigam uma vasculite primária do disco óptico (papiloflebite) que afeta a circulação arterial e a venosa.[61] Ela é mais comum nos homens do que nas mulheres. Os pacientes geralmente são saudáveis, mas esta entidade foi associada com doença inflamatória intestinal e leucemia.

Em contraste com os primeiros dois grupos discutidos antes, a obstrução da artéria ciliorretiniana com neuropatia óptica isquêmica carrega um prognóstico visual sombrio e uma forte associação com arterite temporal.

OBSTRUÇÕES COMBINADAS DE ARTÉRIA E VEIA

A obstrução da artéria central da retina combinada com obstrução simultânea da veia retiniana ocorre raramente. Geralmente os pacientes apresentam perda de visão grave e aguda. O exame mostra uma mancha vermelho-cereja combinada com atributos de uma obstrução da veia central da retina, que inclui veias dilatadas, tortuosas, com hemorragias nos quatro quadrantes (Figura 6.19.9).[62] A doença sistêmica ou local associada é a regra – doenças vasculares colagenosas, leucemia, trauma orbital, injeções retrobulbares e mucormicose foram implicadas. O prognóstico visual geralmente é ruim e o risco de neovascularização da íris é aproximadamente 75%. Em casos excepcionais, um paciente pode manifestar melhora espontânea.[63]

A obstrução de ramo da artéria retiniana combinada com obstrução simultânea da veia retiniana central também foi relatada.[64] Essa entidade rara se comporta como uma obstrução da veia central da retina. A interferona foi implicada.[65] A neovascularização da íris é possível, mas outras associações sistêmicas diferentes da hipertensão e do diabetes não foram confirmadas. O tratamento com oxigênio hiperbárico e nadroparina cálcica foi descrito.[66]

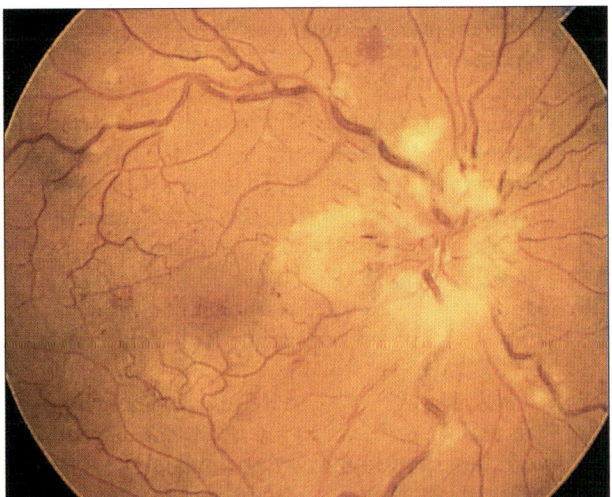

Figura 6.19.8 Obstrução da artéria ciliorretiniana juntamente com obstrução leve não isquêmica da veia central da retina. Observa-se o branqueamento retiniano imediatamente inferior à fóvea na distribuição da artéria ciliorretiniana.

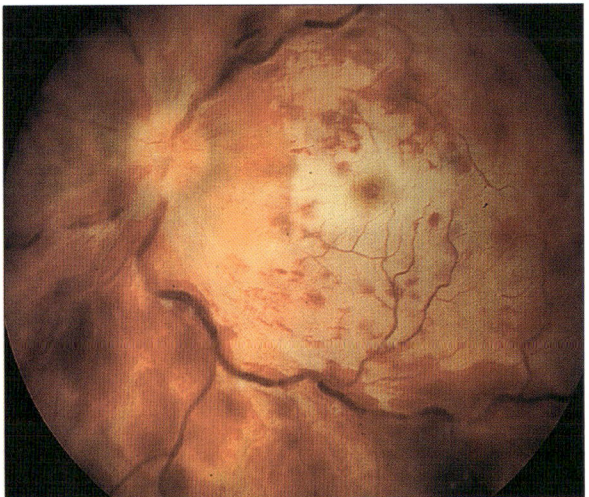

Figura 6.19.9 Obstrução combinada da artéria central da retina e da veia central da retina. A acuidade visual nesta mulher de 21 anos de idade que tinha lúpus era percepção luminosa e adveio a neovascularização da íris.

BIBLIOGRAFIA

Brown GC. Retinal arterial obstructive disease. In: Schachat AP, Murphy RB, Patz A, editors. Medical retina. Vol 2 of Ryan SJ, ed. Retina. St Louis: CV Mosby; 1989;73: p. 1361–77.

Brown GC, Moffat K, Cruess A, et al. Cilioretinal artery obstruction. Retina 1983;3:182–7.

Chen CS, Lee AW, Campbell B, et al. Study of the efficacy of intravenous tissue plasminogen activator in central retinal artery occlusion. Int J Stroke 2011;6:87–9.

Duker JS, Sivalingam A, Brown GC, et al. A prospective study of acute central retinal artery obstruction. Arch Ophthalmol 1991;109:339–42.

Falkenberry SM, Ip MS, Blodi BA, et al. Optical coherence tomography findings in central retinal artery occlusion. Ophthalmic Surg Lasers Imaging 2006;37:502–5.

Greven CM, Slusher MM, Weaver RG. Retinal arterial occlusions in young adults. Am J Ophthalmol 1995;120:776–83.

Hayreh SS, Podhajsky PA, Zimmerman MB. Brach retinal artery obstruction. Ophthalmology 2009;116:1188–94.

Keyser BJ, Duker JS, Brown GC, et al. Combined central retinal vein occlusion and cilioretinal artery occlusion associated with prolonged retinal arterial filling. Am J Ophthalmol 1994;117:308–13.

Leavitt JA, Larson TA, Hodge DO, et al. The incidence of CRAO in Olmstead County, Minnesota. Am J Ophthalmol 2011;152:820–3.

Lim JY, Lee JY, Chung HW, et al. Treatment of branch retinal artery occlusion with transluminal Nd:YAG laser embolysis. Korean J Ophthalmol 2009;23:315–17.

Menzel-Severing J, Siekmann U, Weinberger A, et al. Early hyperbaric oxygen treatment for nonarteritic central retinal artery obstruction. Am J Ophthalmol 2012;153:454–9.

Miyazawa A, Inoue M, Kazunari Y, et al. Higher incidence of carotid stenosis in patients with central retinal artery occlusion. Acta Ophthalmol 2011;89(4):e378–9.

Sanborn GE, Magargal LE. Arterial obstructive disease of the eye. In: Tasman WS, Jaegar EA, editors. Clinical ophthalmology, vol. 3. Philadelphia: Lippincott; 1993;14:p.1–29.

Schumaker M, et al. Central retinal artery occlusion: local intra-arterial fibrinolysis versus conservative treatment, a multicenter randomized trial. Ophthalmology 2010;117:1367–75.

As referências completas estão disponíveis no **GEN-io**.

PARTE 6 RETINA E VÍTREO
SEÇÃO 5 Doenças Vasculares

Doença Oclusiva Venosa da Retina

6.20

Shilpa J. Desai, Xuejing Chen e Jeffrey S. Heier

OCLUSÃO DA VEIA CENTRAL DA RETINA

Definição: Oclusão da veia central da retina na lâmina crivosa.

Características principais
- Hemorragias retinianas nos quatro quadrantes
- Veias dilatadas, tortuosas nos quatro quadrantes.

Características associadas
- Edema do disco óptico
- Edema macular
- Fluido submacular
- Manchas algodonosas
- Não perfusão capilar
- Neovascularização da íris, retina ou disco óptico
- Hemorragia vítrea
- Glaucoma neovascular
- Vasos colaterais venovenosos no disco óptico (vasos colaterais optociliares).

OCLUSÃO DE RAMO DA VEIA RETINIANA

Definição: Oclusão de um ramo da veia retiniana.

Características principais
- Hemorragias retinianas na distribuição do ramo da veia retiniana obstruído
- Veia retiniana dilatada, tortuosa, na distribuição do ramo obstruído.

Características associadas
- Edema do disco óptico
- Edema macular
- Fluido submacular
- Manchas algodonosas
- Não perfusão capilar
- Neovascularização retiniana
- Hemorragia vítrea
- Revestimento vascularizado
- Exsudatos lipídicos
- Alterações microvasculares, incluindo microaneurismas e vasos colaterais
- Perturbações maculares pigmentares
- Fibrose sub-retiniana.

INTRODUÇÃO

A doença oclusiva venosa da retina é a segunda doença vascular retiniana mais comum, atrás da retinopatia diabética.[1] Acredita-se que seja causada pela compressão externa da veia por uma artéria aterosclerótica, trombose intraluminal ou inflamação da veia[2,3] e afeta tipicamente pacientes com 50 anos de idade ou mais. As oclusões da veia retiniana geralmente são reconhecidas por sua aparência clínica característica e as opções de tratamento têm sido investigadas em profundidade com grandes ensaios clínicos randomizados multicêntricos.

As oclusões da veia retiniana são classificadas de acordo com a sua localização: na veia central da retina ou em um dos seus ramos. A oclusão da veia central da retina (OVCR) e a oclusão de ramo da veia retiniana (ORVR) são diferentes quanto à fisiopatologia, associações sistêmicas subjacentes, curso clínico e terapia. As oclusões de ramo da veia retiniana ocorrem com mais frequência do que a OVCR.

EPIDEMIOLOGIA

O impacto global das oclusões da veia da retina (OVR) é significativo e estima-se que 16,4 milhões de adultos são afetados no mundo inteiro – 2,5 milhões afetados por OVCR e 13,9 milhões afetados por ORVR.[4,5] Grandes estudos populacionais mostraram que a incidência cumulativa de OVR em um período de 9 a 15 anos é 1,6 a 3,0% na população idosa,[1,6] com uma incidência cumulativa de 9 a 15 anos de OVCR de 0,3 a 0,5% e de ORVR de 1,6 a 2,7%.[6-8] Usando dados agrupados de populações nos EUA, Europa, Ásia e Austrália, a prevalência estimada da ORVR é 4,42 por 1.000 pessoas e da OVCR é 0,8 por 1.000 pessoas, aumentando com a idade.[4] Além disso, a OVCR está associada com um aumento na mortalidade devido à sua associação estatística com o diabetes ou à doença cardiovascular.[9] A presença de glaucoma é considerada um fator de risco para o desenvolvimento de ambas, OVCR e ORVR, com uma razão de chances de 2,53 e 9,28, respectivamente; no entanto, o *Beijing Eye Study* não encontrou tal associação.[7] As variações nos estudos populacionais se devem provavelmente a variações significativas na etnicidade das amostras e também às diferenças na faixa etária permitida dos indivíduos. A bilateralidade é incomum na OVCR e na ORVR, com uma segunda OVR coincidente ocorrendo em 6,3% dos olhos na coorte de 15 anos do *Beaver Dam Eye Study*[6] em 6,4% dos olhos após 5 anos no *Blue Mountains Eye Study*.[1] O risco de qualquer oclusão vascular no outro olho não afetado também foi estimado em 0,9% por ano.[10]

Dados sobre o custo econômico das oclusões venosas são limitados. Usando as estimativas de prevalência do *Beaver Dam Eye Study* juntamente de um estudo sobre o custo Medicare por diagnóstico de OVCR em dólares de 2006,[11] os custos totais da população norte-americana do Medicare são estimados em 1,3 bilhão de dólares anuais para OVCR.[12]

OCLUSÃO DA VEIA CENTRAL DA RETINA

PATOGÊNESE

Acredita-se que a oclusão seja o resultado de um trombo na veia central da retina na lâmina crivosa ou posterior a ela. A arteriosclerose da artéria central da retina vizinha que causa fluxo venoso turbulento e, depois, dano endotelial está frequentemente implicada. A proliferação de células endoteliais também foi sugerida. Uma teoria alternativa é que a trombose da veia central da retina é um fenômeno de estágio final, induzido por uma série de agressões primárias, como nervo óptico compressivo ou inflamatório ou problemas orbitais, anormalidades estruturais na lâmina crivosa ou alterações hemodinâmicas.

MANIFESTAÇÕES OCULARES

O diagnóstico de uma OVCR se baseia nos achados característicos do fundo de olho consistindo em veias retinianas dilatadas e tortuosas nos quatro quadrantes da retina, associadas com hemorragias intrarretinianas, manchas algodonosas, exsudatos retinianos, edema de disco e/ou sinais concorrentes de retinopatia hipertensiva (Figura 6.20.1).[13] O edema macular e a isquemia são as causas mais comuns de perda de visão; no entanto, hemorragia intrarretiniana e exsudatos na fóvea também podem afetar a visão. Os pacientes geralmente apresentam visão turva indolor de início agudo, embora um achado incidental de OVCR branda seja possível. Raramente os pacientes apresentam uma oclusão combinada da veia e artéria retinianas, o que tipicamente leva a um prognóstico visual desfavorável.[14,15]

A gravidade das OVCR corresponde frequentemente à quantidade de não perfusão retiniana, que pode ser facilmente avaliada na angiografia fluoresceínica. A visão para OVCR minimamente não perfundida pode ser branda a moderada, enquanto os olhos altamente não perfundidos podem ter um defeito pupilar aferente, com importante perda de visão. Tradicionalmente, as OVCR eram categorizadas como não isquêmicas, o que é definido como menos de 10 áreas do disco isquêmicas, como se pode ver na angiografia fluoresceínica de sete campos padrão *versus* as OVCR isquêmicas, que abrangem todos os outros olhos. A distinção entre os dois tipos de OVCR ainda é um tanto arbitrária, representando um *continuum* de gravidade da doença, mas tem havido uma separação importante na literatura ao descrever os desfechos da OVCR. De todos os pacientes com OVCR, 75 a 80% podem ser considerados classicamente não isquêmicos (Figura 6.20.2), enquanto as OVCR isquêmicas clássicas correspondem a 20 a 25% de todas as OVCR (Figura 6.20.3). O *Central Vein Occlusion Study Group* (CVOS) constatou que 34% das OVCR não isquêmicas se transformam em isquêmicas em 3 anos.[10]

As OVCR isquêmicas tendem a ter taxas mais altas de neovascularização da íris e/ou ângulo,[16,17] que ocorrem tipicamente em 3 meses a partir do início da doença (glaucoma dos 90 dias), e a taxa subsequente de glaucoma neovascular varia de 20 a 63% (comparada com 0% nas OVCR não isquêmicas).[18] Na ausência de neovascularização, as características clínicas patológicas das OVCR podem diminuir ou resolver 6 a 12 meses após o diagnóstico. Durante a fase de resolução, o nervo óptico pode exibir palidez e desenvolver vasos colaterais optociliares. As alterações maculares permanentes podem se desenvolver, incluindo alterações pigmentares, formação de membrana epirretiniana e fibrose sub-retiniana. A isquemia macular ou as sequelas de edema macular persistente podem acabar limitando a acuidade visual final, especialmente se houver não perfusão periférica significativa.

Em aproximadamente 20% dos olhos, a veia central da retina entra no nervo óptico em dois ramos separados (superior e inferior) antes de se fundir em um único tronco posterior à lâmina crivosa. Nesses olhos, a oclusão de um dos dois troncos dentro da substância do nervo óptico resulta em uma OVCR hemisférica. Embora apenas uma metade da retina esteja envolvida, essas oclusões agem como OVCR em termos de desfecho visual, risco de neovascularização e resposta ao tratamento.

Algumas OVCR em pacientes com menos de 50 anos de idade são classificadas como papiloflebite, um termo que sugere um curso benigno. Uma neurite óptica inflamatória ou vasculite deve ser a causa. Os olhos tendem a ter um edema do disco óptico desproporcional aos achados retinianos, manchas algodonosas que fazem um anel no disco óptico e, às vezes, oclusões da artéria ciliorretiniana, ou até mesmo oclusões parciais da artéria retiniana central. Embora a melhora espontânea seja comum, o curso nem sempre é benigno. Até 30% desses pacientes podem desenvolver o tipo isquêmico de oclusão com uma acuidade visual final de 20/200 (6/60) ou pior.[19]

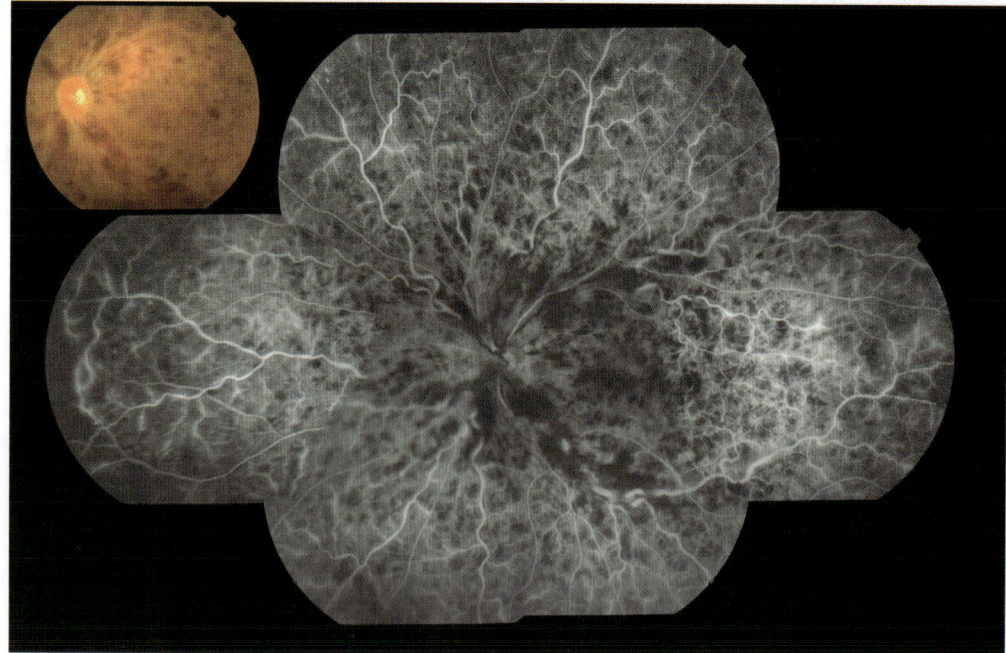

Figura 6.20.1 Oclusão da veia retiniana central. Angiografia fluoresceínica com varreduras periféricas exibindo veias retinianas dilatadas e tortuosas, com defeitos de bloqueio generalizados, provocados pela hemorragia intrarretiniana (ver fotografia colorida do fundo de olho no destaque) e não perfusão na extrema periferia.

EXAMES COMPLEMENTARES

A angiografia fluoresceínica para OVCR exibe um enchimento atrasado das veias retinianas e é o exame complementar mais útil para a avaliação da não perfusão e neovascularização. O risco de um evento neovascular aumenta com a extensão da não perfusão, principalmente a partir de 5,5 áreas de disco óptico.[20] O CVOS relatou que 35% das OVCR isquêmicas e 10% das não isquêmicas demonstraram neovascularização do segmento anterior (íris, ângulo ou ambas) até 4 meses de acompanhamento.[10] Eles constataram que os maiores preditores de neovascularização do segmento anterior foram a acuidade visual e o grau de não perfusão na angiografia fluoresceínica, com os grupos de pior prognóstico sendo pacientes com uma acuidade visual pior que 20/200 (6/60) ou 30, ou mais áreas de disco de não perfusão.[10]

A angiografia fluoresceínica nas OVCR isquêmicas pode exibir hipofluorescência acentuada (Figura 6.20.3), que é secundária ao bloqueio das hemorragias intrarretinianas ou à não perfusão capilar. Quando há grandes hemorragias, pode ser difícil determinar o grau de isquemia. No entanto, à medida que as hemorragias melhoram, o grau de não perfusão capilar costuma ficar mais aparente. Uma maior quantidade de hemorragias iniciais está associada com um nível mais alto de isquemia.

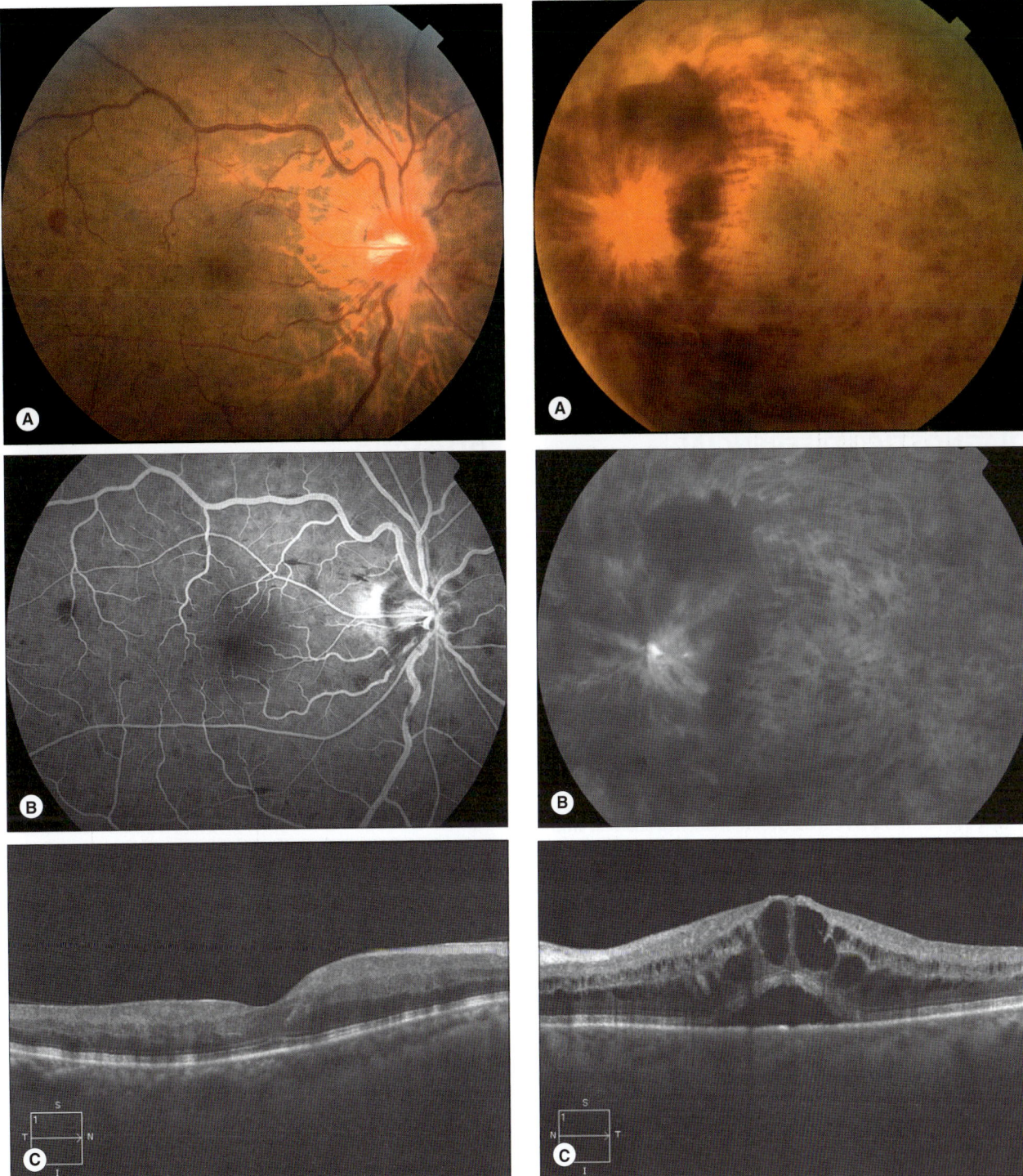

Figura 6.20.2 Oclusão não isquêmica da veia central da retina.
A. Fotografia do fundo de olho. **B.** Angiografia fluoresceínica mostrando hemorragias intrarretinianas dispersas, edema brando da cabeça do nervo óptico e hiperemia, e veias dilatadas e tortuosas. **C.** Tomografia de coerência óptica mostrando que não há edema macular importante.

Figura 6.20.3 Oclusão isquêmica da veia retiniana central.
A. Fotografia do fundo de olho. **B.** Angiografia fluoresceínica mostrando extensas hemorragias intrarretinianas. A vasculatura é pouco discernível.
C. Tomografia de coerência óptica mostrando edema macular cistoide com fluido sub-retiniano.

A angiografia também pode revelar vazamento da cabeça do nervo óptico e manchas perivenosas e nos estágios finais da doença, os vasos colaterais e os microaneurismas podem ser observados. A região macular também pode exibir edema persistente ou degeneração pigmentar. Com as OVCR não isquêmicas, a angiografia fluoresceínica pode revelar manchas ao longo das veias retinianas, microaneurismas e capilares dilatados na cabeça do nervo óptico. A não perfusão capilar retiniana (ver Figura 6.20.2) é mínima ou ausente. À medida que a OVCR não isquêmica se resolve, a angiografia pode ficar normal. O surgimento de achados atípicos na angiografia fluoresceínica, como a não perfusão da coroide, deve levar à consideração de outros diagnósticos.

As definições originais de OVCR isquêmicas e não isquêmicas no CVOS contaram com a angiografia fluoresceínica de sete imagens de campo-padrão, conforme definidas pelo *Early Treatment of Diabetic Retinopathy Study*.[21] Com o advento da imagem de grande angular que pode gerar imagens de até 200° em uma captura,[22] um número cada vez maior de estudos está analisando a utilidade de avaliar a não perfusão em um *continuum*. Diferentes medições da não perfusão, incluindo o índice isquêmico, a área total de não perfusão e a extensão radial da não perfusão, foram propostas.[22-25]

O edema macular é a causa mais comum de perda visual nas OVR e pode ocorrer mais gravemente nos casos isquêmicos. A aquisição de imagens do edema macular é melhor pela tomografia de coerência óptica (OCT, do inglês *optical coherence tomography*), que é útil na quantificação e monitoramento do edema macular em pacientes com OVR.[26,27] A OCT exibe comumente descolamentos serosos subclínicos da mácula em até 80% dos pacientes.[28] A ERM também é uma característica comum no exame de OCT no contexto de uma OVR.

DIAGNÓSTICO DIFERENCIAL

O diagnóstico diferencial das OVCR inclui síndrome ocular isquêmica, retinopatia diabética, retinopatia por radiação, retinopatia por hiperviscosidade e retinopatia hipertensiva com a possibilidade de vários fatores contribuindo. A síndrome ocular isquêmica se apresenta frequentemente com vasos atenuados em vez de veias dilatadas e tortuosas, pode ter não perfusão da coroide além da retiniana e pode estar associada com hipotonia decorrente de isquemia do corpo ciliar. Além disso, as hemorragias retinianas vistas na síndrome ocular isquêmica tendem a se localizar na região média da periferia em vez de no polo posterior, como se observa na OVCR. A retinopatia diabética requer o diagnóstico simultâneo do diabetes e geralmente é uma doença bilateral. A retinopatia por radiação requer uma história antecedente de radiação afetando a região periorbital.

As síndromes de hiperviscosidade podem produzir uma retinopatia similar à OVCR ou ORVR. A doença bilateral simultânea é um achado incomum nas OVR, mas ocorre com mais frequência nos estados de hiperviscosidade vistos em doenças como a macroglobulinemia de Waldenström, policitemia vera, leucemia e mieloma múltiplo. Além disso, a vasculite que pode estar associada com doença inflamatória sistêmica, como sarcoidose, síndrome de Behçet e poliarterite nodosa, também pode passar por uma OVCR.

Quando um paciente se apresenta com uma OVCR na ausência de fatores de risco claros ou com doença bilateral, a avaliação médica e laboratorial deve incluir uma busca direcionada para evidências de diabetes, síndromes de hiperviscosidade ou doença inflamatória. O tratamento da doença primária pode ajudar a melhorar o curso da retinopatia. Por exemplo, a plasmaférese pode ser eficaz para reverter as retinopatias vistas nos casos de síndrome de hiperviscosidade aguda.[29] A anemia grave com trombocitopenia também pode causar uma retinopatia semelhante à OVCR, que pode ser tratada com transfusões. Por fim, a retinopatia hipertensiva aguda com edema de disco pode parecer uma OVCR bilateral e exigir redução imediata da pressão arterial para prevenir dano a órgãos-alvo por todo o corpo.

ASSOCIAÇÕES SISTÊMICAS E AVALIAÇÃO LABORATORIAL

A OVCR tem sido claramente associada com a idade superior aos 50 anos e com a hipertensão. A associação com hiperlipidemia, diabetes melito e doença cardiovascular foi demonstrada em alguns estudos, mas não em outros. Essas são as associações mais comuns da OVCR, em um paciente com mais de 50 anos reconhecidamente com essas condições, não se faz necessária nenhuma outra investigação adicional.

A ausência dos fatores de risco conhecidos anteriormente, especialmente em um paciente jovem,[30] devem suscitar uma avaliação médica geral, a qual pode incluir uma história médica e um exame físico com avaliação da pressão arterial (Boxe 6.20.1). A avaliação laboratorial básica pode incluir hemograma completo, perfil químico, fatores de coagulação, hemoglobina A1C e perfil lipídico. Se houver suspeita de diátese de coagulação sistêmica, discrasia sanguínea ou hiperviscosidade, com base na história médica e nos sinais concorrentes, é necessária uma investigação hematológica. A investigação deve ser orientada pela história médica e pode ter que ser feita em conjunto com um hematologista ou reumatologista. Os exames laboratoriais relevantes podem incluir anticoagulante lúpico, anticorpos antifosfolipídios, anticorpos anticardiolipina, antitrombina III, fator V de Leiden, eletroforese de proteínas séricas, fatores do complemento e níveis de proteínas S e C. Os níveis elevados de homocisteína também foram associados com o desenvolvimento de doença oclusiva vascular retiniana.[31] Se houver sinais de inflamação, uma vasculite autoimune deve ser excluída com exames laboratoriais e/ou aquisição de imagens. O uso de contraceptivos orais em mulheres também foi associado com OVCR.[32]

PATOLOGIA

Green *et al.*[2] avaliaram cortes histológicos de 29 olhos em 28 pacientes com OVCR. Todos os 29 olhos tinham a formação de um trombo fresco ou recanalizado imediatamente posterior (ou na) lâmina crivosa. Havia uma infiltração linfocítica leve com células endoteliais proeminentes dentro de trombos. Além disso, houve perda das camadas retinianas internas compatível com isquemia retiniana interna. As alterações no fluxo sanguíneo, hiperviscosidade e anormalidades na parede do vaso podem produzir OVCR ao permitir que o trombo da veia retiniana central se forme. Foi proposto que o glaucoma, um

---

BOXE 6.20.1 Investigação médica e oftálmica para oclusão da veia central da retina e oclusão de ramo da veia retiniana.

Oclusão da veia central da retina
- História completa e exame físico
- Exame oftálmico completo
- Angiografia fluoresceínica
- Tomografia de coerência óptica
- Gonioscopia para procurar neovascularização da íris e/ou ângulo
- Pressão arterial
- Hemograma completo
- Perfil químico
- Fatores de coagulação
- Glicemia em jejum
- Perfil lipídico

Oclusão do ramo da veia retiniana
- História completa e exame físico
- Exame oftálmico completo
- Angiografia fluoresceínica
- Tomografia de coerência óptica
- Pressão arterial

fator de risco para OVCR, causa estiramento e compressão da lâmina crivosa, que resulta em distorção do vaso, aumento da resistência ao fluxo e, ao final, trombose.[2]

TRATAMENTO

Nenhum tratamento conhecido reverte a patologia vista na OVCR. É prudente aconselhar a redução dos fatores de risco junto com uma dieta saudável e exercícios. Várias terapias têm sido propostas, mas nenhuma tem eficácia comprovada, incluindo ácido acetilsalicílico; anticoagulação sistêmica com varfarina, heparina e ativador de plasminogênio tecidual recombinante; anticoagulação local com ativador de plasminogênio tecidual recombinante intravítreo; corticosteroides; agentes anti-inflamatórios; hemodiluição isovolêmica; plasmaférese; e descompressão da bainha do nervo óptico. No entanto, certas complicações da OVCR, como o edema macular e a neovascularização podem ser tratáveis (Boxe 6.20.2).

Glaucoma neovascular

O glaucoma neovascular (GNV é uma complicação grave da OVCR isquêmica e sua marca registrada é a neovascularização anormal de íris (NVI) e do ângulo (NVA). Isso pode resultar em glaucoma intratável, cegueira e dor necessitando de enucleação. A incidência cumulativa em 3 anos de NVI ou GNV na OVCR é 8,5%.[20] O CVOS investigou se a panfotocoagulação retiniana profilática (PRP) foi eficaz na prevenção do desenvolvimento de NVI ou NVA em pacientes com OVCR isquêmica.[33] O estudo constatou que os olhos isquêmicos tratados profilaticamente desenvolveram NVI com menos frequência do que os olhos isquêmicos que não foram tratados profilaticamente (20% no grupo de tratamento *versus* 35% no grupo sem tratamento inicial), embora a diferença não tenha sido significante em termos estatísticos. No entanto, a PRP foi mais propensa a resultar na pronta regressão da NVI no grupo previamente não tratado *versus* o grupo tratado profilaticamente (56% *versus* 22%, respectivamente, após 1 mês). Como consequência, para a OVCR isquêmica os exames de acompanhamento frequentes durante os primeiros meses e a pronta PFC se a NVI se desenvolver é a estratégia de tratamento recomendada para reduzir o risco de desenvolver GNV. A angiografia de grande angular proporciona ampla visualização da não perfusão periférica nos olhos com OVCR, permitindo o cálculo de um "índice isquêmico", que pode ser útil para identificar olhos precocemente em risco mais alto de GNV.[34]

A identificação da NVI precoce na borda pupilar é crítica; recomenda-se o exame da pupila não dilatada. A gonioscopia de rotina também é sugerida, pois a NVA pode ocorrer sem NVI. Os agentes anti-fator de crescimento endotelial vascular (VEGF, do inglês *anti-vascular endothelial growth factor*) aplicadas intravítreo, como o bevacizumabe, tornaram-se uma terapia adjuvante útil para reduzir rapidamente ou eliminar a neovascularização do segmento anterior na OVCR.[35] É importante observar que o efeito da terapia anti-VEGF intravítrea é limitado pela meia-vida do medicamento.

BOXE 6.20.2 Diretrizes de tratamento para pacientes com oclusão da veia central da retina.

- Trate qualquer neovascularização intraocular associada com panfotocoagulação da retina
- Trate edema macular associado, se for visualmente significativo, com um agente antifator de crescimento endotelial vascular (VEGF, do inglês *anti-vascular endothelial growth factor*) ou corticosteroide intravítreo
- A perda de acuidade visual decorrente do edema macular pode não melhorar com o *laser* em *grid*
- Se a pressão intraocular estiver elevada, é preciso reduzi-la
- Trate as condições médicas subjacentes

Edema macular

O edema macular cistoide (EMC) e a disfunção macular resultante ocorrem em praticamente todos os pacientes com OVCR isquêmica e em muitos pacientes com OVCR não isquêmica. O CVOS avaliou a eficácia da fotocoagulação macular em *grid* nos pacientes com OVCR e edema macular.[36] Embora o tratamento com *laser* macular em *grid* tenha reduzido o EMC angiográfico, o estudo não encontrou uma diferença na acuidade visual entre os grupos tratado e não tratado. Como consequência, não é recomendado que a fotocoagulação macular em *grid* seja empregada para o tratamento de EMC na OVCR (ao contrário da ORVR, ver mais adiante).

A administração local de um corticosteroide, particularmente a triancinolona intravítrea, é usada comumente de modo informal para tratar o EMC associado com OVCR.[37] O estudo *Standard Care Versus Corticosteroid for Retinal Vein Occlusion* (SCORE) avaliou doses de 1 mg e 4 mg de triancinolona sem preservativos comparada com a observação no tratamento de EMC na OVCR.[38] Eles encontraram melhorias significativas na acuidade visual nos dois grupos de tratamento, comparados com o acompanhamento de 1 ano (ganho ≥ 15 letras em 27% dos olhos no grupo de 1 mg, 26% no grupo de 4 mg, 7% no grupo não tratado). A incidência de formação de catarata e o aumento da pressão intraocular foram maiores no grupo de 4 mg (33 e 35%, respectivamente). O efeito da triancinolona intravítrea foi temporário, exigindo uma média de 2,2 e 2,0 injeções após 8 meses nos grupos de tratamento de 1 mg e 4 mg, respectivamente, para manter a eficácia. A duração limitada da eficácia da triancinolona intravítrea suscitou o desenvolvimento dos corticosteroides intravítreos de liberação controlada. Um implante de dexametasona de liberação controlada intravítrea obteve aprovação da U.S. Food and Drug Administration (FDA) para EMC na OVCR e ORVR.[39] Um ano após o tratamento com um implante de 0,7 mg no início e em 6 meses, 29% dos olhos com OVCR ou ORVR experimentaram um ganho de acuidade visual de 15 ou mais letras. Em uma subanálise, o pico de melhora na acuidade visual média nos olhos com OVCR foi de 8,7 letras e ocorreu 60 dias após a injeção. O aumento de pressão intraocular induzido por corticosteroides e a formação de catarata ocorreram, mas geralmente com menos frequência em comparação com os do ensaio SCORE.

Estudos prospectivos provaram a eficácia dos agentes anti-VEGF, incluindo o bevacizumabe,[40,41] que é usado informalmente, e ranibizumabe[42] e aflibercepte,[43] que são aprovados pela FDA, para o tratamento de EMC secundário a OVCR. O bevacizumabe com posologia a cada 6 semanas durante 6 meses, melhorou significativamente a acuidade visual em comparação com a injeção simulada (*sham*) (ganho de 14,1 letras *versus* perda de 2,0 letras).[41] O ranibizumabe para o tratamento do edema macular após o *Central Retinal Vein Occlusion Study* (CRUISE) encontrou ganhos similares de 12,7 (grupo de 0,3 mg) e 14,9 (grupo de 0,5 mg) letras com o ranibizumabe mensal comparado com 0,8 letras no grupo de injeção simulada em 6 meses.[42] O ensaio HORIZON (ensaio de extensão do ranibizumabe) incluiu 60% dos pacientes que participaram do ensaio CRUISE de 12 meses.[44] Durante os primeiros 12 meses do HORIZON, os pacientes foram tratados de acordo com a necessidade com 0,5 mg de ranibizumabe; os pacientes originalmente no braço de 0,5 mg de ranibizumabe do CRUISE precisaram de uma média de 3,5 injeções durante o HORIZON. Alguns dos ganhos visuais e anatômicos alcançados durante o tratamento mensal foram perdidos com o protocolo *as-needed* (conforme o necessário). Os resultados do CRUISE e do HORIZON juntos mostraram que o uso prolongado do ranibizumabe é bem tolerado e o acompanhamento regular e o tratamento são necessários para os desfechos anatômicos e visuais ideais. O ensaio COPERNICUS investigou o aflibercepte intravítreo dosado a cada 4 semanas por 6 meses, comparado com a injeção simulada e encontrou ganhos significativos na acuidade visual (seis meses: ganho de 17,3 letras *versus* perda de 4,0 letras).

Os pacientes foram dosados conforme a necessidade (*as-needed*) por mais 6 meses em ambos os grupos, e o grupo tratado inicialmente com as injeções simuladas nunca alcançaram os ganhos de acuidade visual (12 meses: ganho de 16,2 letras *versus* ganho de 3,8 letras), sugerindo um benefício da iniciação precoce do tratamento.[43] O estudo CRYSTAL também mostrou que os pacientes que iniciaram o tratamento após o surgimento da OVCR tiveram melhores desfechos globais de acuidade visual.[45] O estudo GALILEO mostrou que 60,2% dos pacientes tratados com aflibercepte mensalmente por 6 meses ganharam 15 ou mais letras em comparação com os 20,1% no braço *sham*.[46] Finalmente, o estudo NEWTON demonstrou que os pacientes previamente tratados com bevacizumabe e ranibizumabe passaram por um intervalo mais longo sem edema recebendo aflibercepte (62 dias de aflibercepte *versus* 39 dias de bevacizumabe/ranibizumabe).[47] A terapia anti-VEGF se tornou o padrão de cuidado no tratamento do EMC secundário à OVCR devido aos resultados convincentes desses estudos.

EVOLUÇÃO E DESFECHO

O prognóstico para recuperação visual depende do subtipo de OVCR. Em geral, o prognóstico visual pode ser predito a partir da acuidade visual durante a avaliação inicial. Pacientes com OVCR não isquêmicas podem sofrer uma recuperação completa da visão, embora isso ocorra em menos de 10% dos casos.[48] No CVOS, que estabeleceu dados da história natural sobre a OVCR, a acuidade visual basal tendeu a (mas nem sempre) prever o desfecho final da acuidade visual, que, por sua vez, refletiu o *status* de perfusão da retina.[10] Por exemplo, dos olhos com acuidade visual de 20/40 ou mais, 65% mantiveram essa faixa de acuidade visual, enquanto os olhos com acuidade visual abaixo de 20/200, 80% mantiveram essa baixa acuidade visual na conclusão do estudo. Com as modalidades de tratamento mais novas (particularmente os agentes anti-VEGF), o curso natural da OVCR está sendo reduzido e hoje são possíveis melhores desfechos da acuidade visual em comparação com a era do CVOS, conforme evidenciado pelos estudos SCORE e CRUISE.

Na era do CVOS, os intervalos de exame de acompanhamento recomendados dependiam da acuidade visual presente e do grau de isquemia.[10,33,49] Com o advento da terapia anti-VEGF, a maioria dos pacientes com OVCR é acompanhada mensalmente, pelo menos inicialmente, enquanto submetidos ao monitoramento e tratamento de EMC.

OCLUSÃO DE RAMO DA VEIA RETINIANA

PATOGÊNESE

As ORVR ocorrem com três vezes mais frequência do que as OVCR. A maioria das evidências epidemiológicas e histopatológicas implica doença arteriolar com patogênese subjacente. A ORVR ocorre quase sempre em um cruzamento arteriovenoso, em que artéria e veia compartilham uma bainha adventícia comum. A artéria é tipicamente anterior (mais profunda) do que a veia.[50] Postula-se que uma artéria rígida, aterosclerótica, comprime a veia retiniana, resultando em fluxo sanguíneo turbulento e dano endotelial, seguido por trombose e oclusão da veia.

Raramente as doenças oculares locais, especialmente de natureza inflamatória, podem resultar em uma ORVR secundária. Isso foi relatado em doenças como a toxoplasmose, doença de Eales, síndrome de Behçet e sarcoidose ocular. Quando uma oclusão não ocorre no cruzamento arteriovenoso, a possibilidade de uma retinocoroidite ou vasculite retiniana subjacente deve ser considerada. Macroaneurismas, doença de Coats, hemangiomas capilares retinianos e drusas do disco óptico também estão ligadas à ORVR.

MANIFESTAÇÕES OCULARES

A ORVR é um distúrbio vascular retiniano comum dos idosos, pelo menos três vezes mais comum do que a OVCR. A perda visual de uma ORVR geralmente é provocada por edema macular, isquemia macular ou efeitos secundários da neovascularização. Pacientes com ORVR geralmente se queixam de início súbito de visão turva ou de um defeito no campo visual. As hemorragias intrarretinianas em chama de vela confinadas à distribuição de uma veia retiniana são características (Figuras 6.20.4A e 6.20.5A). A distribuição das hemorragias geralmente assume uma configuração triangular com o ápice no local de bloqueio. Oclusões leves estão associadas com uma quantidade relativamente pequena de hemorragia, enquanto as oclusões completas resultam em grandes hemorragias, formação de manchas algodonosas e não perfusão capilar disseminada. Se a mácula estiver envolvida, o edema macular e a isquemia podem causar perda de acuidade visual. A acuidade visual varia tipicamente de 20/20 (6/6) à contagem de dedos. Se a mácula for poupada, a ORVR pode ser assintomática. Às vezes, uma ORVR parcial com pouca hemorragia e edema pode evoluir para uma ORVR completa, com um aumento na hemorragia e no edema e diminuição correspondente na acuidade visual. As ORVR ocorrem no aspecto superotemporal 52,3% das vezes, inferotemporal 38,5% das vezes e no quadrante nasal 9,2% das vezes.[6] As ORVR no quadrante nasal tendem a ser sub-representadas, pois a maioria é assintomática e, assim, esses pacientes poderiam não procurar um oftalmologista.

A neovascularização retiniana ocorre em aproximadamente 20% dos casos, mas a neovascularização do segmento anterior (NVI/NVA) e GNV são bastante raras, ao contrário da OVCR. A incidência de neovascularização retiniana aumenta com o crescimento da área de não perfusão retiniana.[51] A neovascularização retiniana se desenvolve tipicamente nos primeiros 6 a 12 meses, mas pode ocorrer anos mais tarde. A hemorragia vítrea e o descolamento tracional da retina podem ocorrer como consequência, exigindo ou não vitrectomia. Pode ocorrer formação de microaneurismas e também exsudação lipídica. A não perfusão capilar é melhor visualizada na angiografia fluoresceínica nos estágios finais após as hemorragias terem desaparecido. O descolamento retiniano seroso localizado também pode ser visto no contexto agudo de uma ORVR, um atributo que se tornou mais aparente com o advento da OCT.[52]

Ao longo do tempo, as características clínicas de uma ORVR aguda podem ficar mais sutis, tal que o fundo de olho pode parecer quase normal. As anormalidades dos vasos colaterais e microvasculares geralmente se desenvolvem. Os vasos colaterais que cruzam a rafe horizontal são uma característica saliente de uma ORVR e sua presença deveria suscitar a consideração de ORVR remota. A veia retiniana pode ficar esclerótica proximal ao local de bloqueio enquanto a artéria retiniana que alimenta a zona afetada pode ficar mais estreita e embainhada. As alterações da membrana epirretiniana e do epitélio pigmentado da retina macular em consequência de EMC crônico, às vezes, são observadas na fase tardia de uma ORVR.

EXAMES COMPLEMENTARES

A angiografia fluoresceínica é um complemento útil para o estabelecimento do diagnóstico e orientação do tratamento de uma ORVR. O enchimento arteriolar pode ser desacelerado em uma ORVR grave, mas o enchimento venoso no vaso afetado é quase sempre atrasado na fase aguda. A hipofluorescência provocada por hemorragia e não perfusão capilar são achados comuns e são observados capilares dilatados e tortuosos. Os vasos colaterais podem atravessar a rafe horizontal dos vasos retinianos, particularmente as paredes das veias perto do local de oclusão, podem corar com fluoresceína. Se houver neovascularização, há um vazamento profuso localizado na angiografia. Por outro lado, os vasos colaterais não vazam fluoresceína. O edema macular, se houver, é revelado claramente pela angiografia fluoresceínica e pode envolver a fóvea inteira ou apenas várias horas do relógio, dependendo da distribuição da oclusão. O exame de tomografia de coerência óptica se tornou essencial para diagnosticar e tratar o edema macular em pacientes com ORVR (Figuras 6.20.4B e D e 6.20.5B e D).

DIAGNÓSTICO DIFERENCIAL

O diagnóstico diferencial da ORVR é exibido no Boxe 6.20.3.

ASSOCIAÇÕES SISTÊMICAS

Muitas associações têm sido feitas com a ORVR, sendo a mais comum as disfunções cardiovasculares sistêmicas e a idade.[53] Outras incluem doença vascular periférica, aumento do índice de massa corporal e glaucoma. Curiosamente, assim como na OVCR, há uma boa discrepância na identificação dos fatores de risco definitivos entre os vários estudos epidemiológicos da ORVR.

BOXE 6.20.3 Diagnóstico diferencial da oclusão de ramo da veia retiniana.

- Retinopatia hipertensiva
- Retinopatia diabética
- Retinopatia por radiação
- Telangiectasia macular
- Proliferação angiomatosa retiniana

PATOLOGIA

Um estudo patológico de nove ORVR mostrou um trombo fresco ou recanalizado no local de oclusão venosa em todos os olhos.[3] A atrofia isquêmica da retina foi encontrada na distribuição da oclusão na maioria dos olhos. Todos os olhos exibiram graus variados de arteriosclerose. Nenhum trombo foi observado em qualquer uma das artérias. A neovascularização do disco e da retina foi notada em quatro olhos enquanto o EMC estava em cinco.

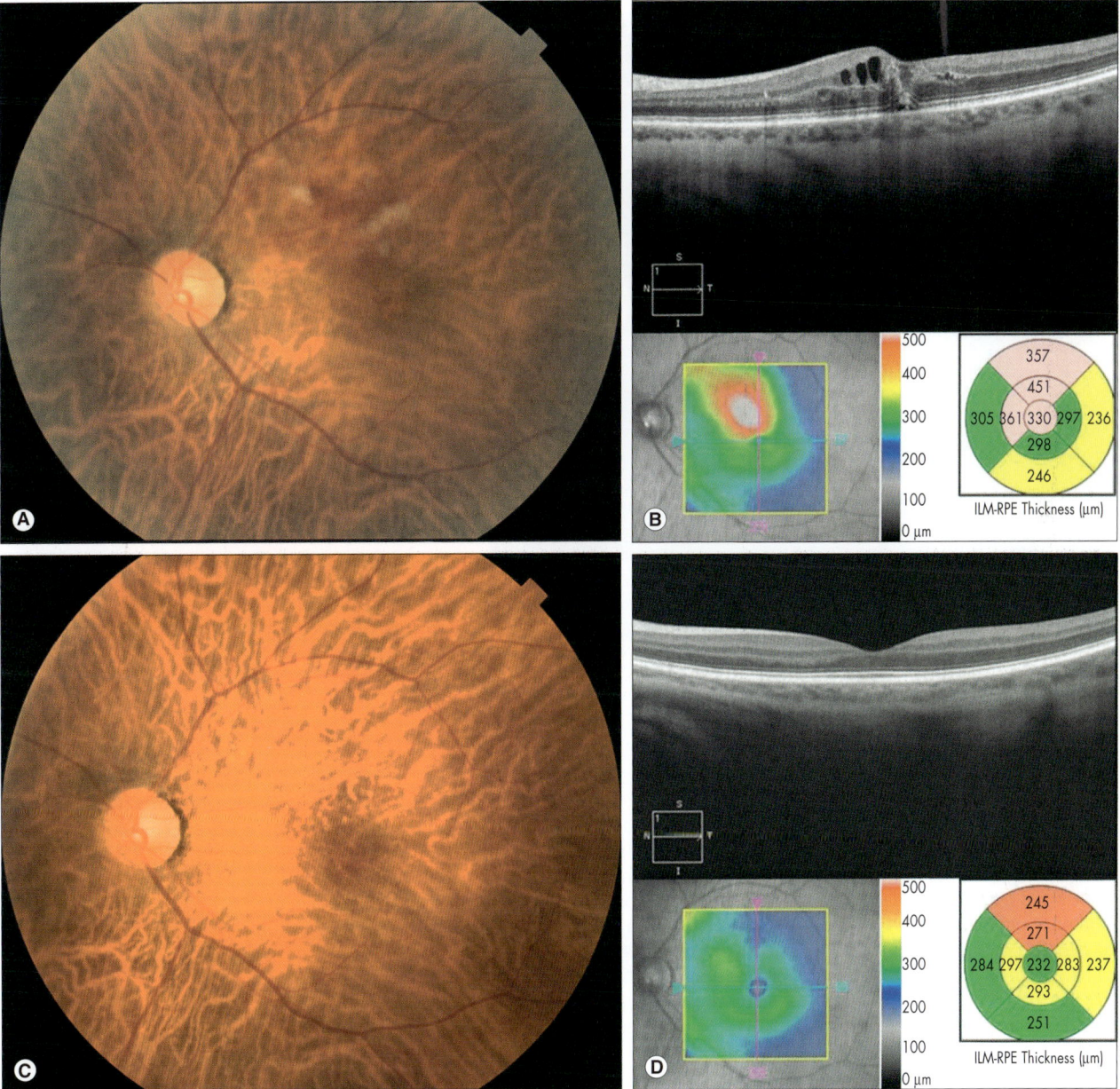

Figura 6.20.4 Oclusão de ramo da veia retiniana tratada com *laser* focal. **A.** Fotografia do fundo de olho de hemorragias intrarretinianas localizadas e manchas algodonosas em uma distribuição segmentar ao longo de uma veia retiniana superotemporal. **B.** Tomografia de coerência óptica correspondente e mapa de espessura revelam edema macular. **C.** Fotografia do fundo de olho 2 anos após o tratamento com fotocoagulação focal com *laser* em *grid* na área de vazamento mostra resolução da hemorragia. **D.** Tomografia de coerência óptica correspondente e mapa de espessura mostrando resolução do edema macular. (Imagens cortesia de Jay S. Duker, MD.)

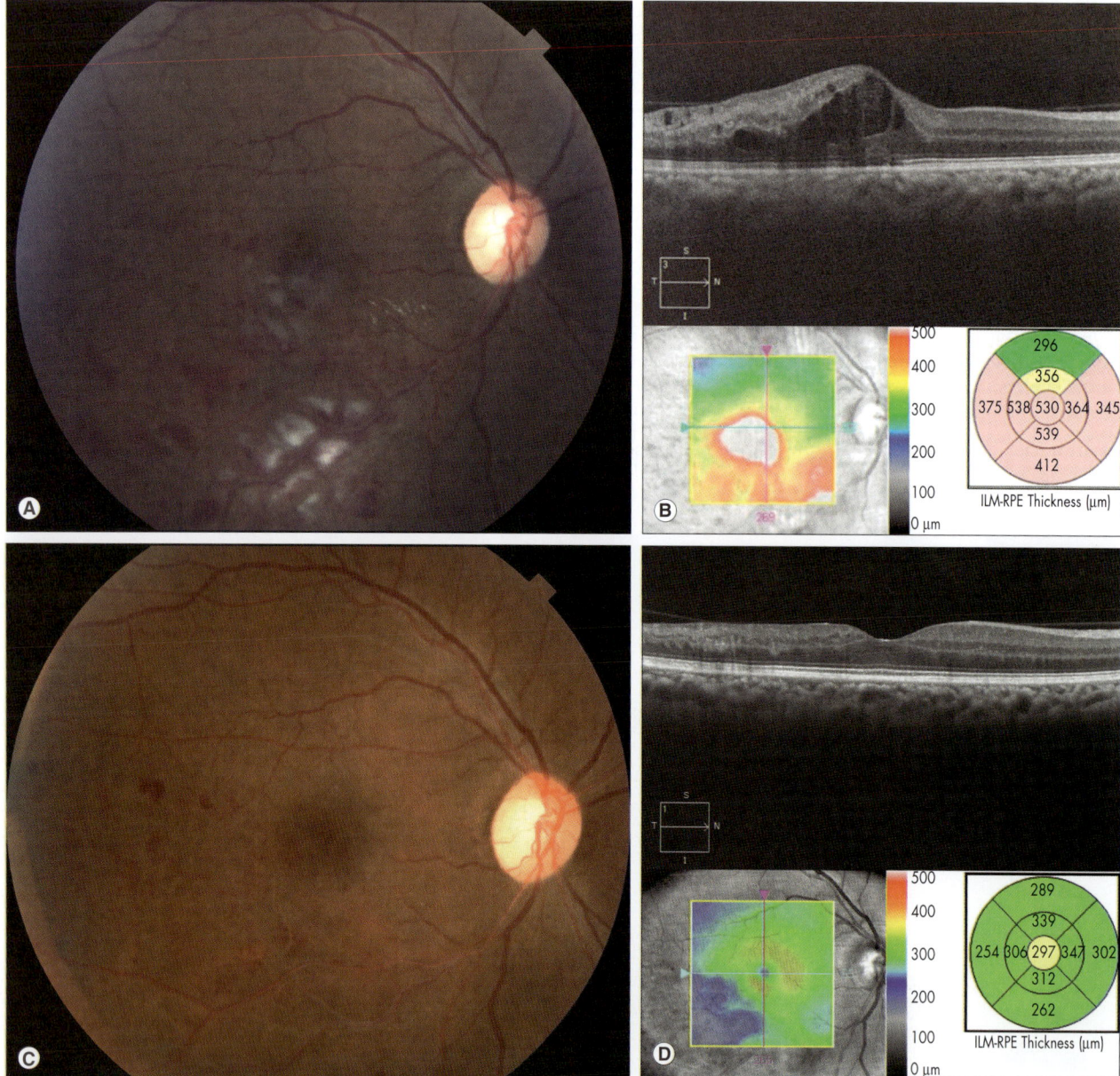

Figura 6.20.5 Oclusão de ramo da veia retiniana tratada com uma combinação de *laser* focal e bevacizumabe intravítreo. **A.** Fotografia do fundo de olho das hemorragias intrarretinianas e manchas algodonosas ao longo da veia retiniana inferotemporal. **B.** Tomografia de coerência óptica correspondente e mapa de espessura revelam edema macular significativo. **C.** Fotografia do fundo de olho 6 meses após o tratamento combinado com fotocoagulação focal com *laser* em grade e bevacizumabe intravítreo. **D.** Tomografia de coerência óptica correspondente e mapa de espessura exibem a resolução do edema macular com adelgaçamento retiniano inframtemporal leve. (Imagens cortesia de Caroline R. Baumal, MD.)

TRATAMENTO

O estudo da ORVR foi concebido para avaliar o efeito da fotocoagulação a *laser* na neovascularização, hemorragia vítrea e edema macular nessa oclusão.[51,54] A fotocoagulação com *laser* setorial reduziu a taxa de desenvolvimento da neovascularização e hemorragia vítrea.[51] Não houve vantagem no tratamento antes da ocorrência de neovascularização, mesmo se existisse extensa não perfusão capilar. Se o *laser* for aplicado a todas as ORVR não perfundidas, uma grande porcentagem de pacientes será tratada desnecessariamente (Boxes 6.20.4 e 6.20.5). Quando o *laser* periférico é indicado, a angiografia fluoresceínica pode ser útil para orientar o tratamento a *laser* definindo as áreas de não perfusão capilar periférica (Figura 6.20.6). Um padrão disperso de *laser* é aplicado no setor afetado. A cirurgia do vítreo é empregada ocasionalmente nas hemorragias vítreas que não se resolvem, na membrana epirretiniana ou no descolamento de retina por tração com envolvimento macular.

BOXE 6.20.4 Diretrizes de tratamento da oclusão de ramo da veia retiniana e edema macular.

- Determina-se se a diminuição da acuidade visual foi causada por edema macular *versus* não perfusão macular baseada na angiografia fluoresceínica
- Se o edema macular explicar a perda visual, considere o tratamento inicial com antifator de crescimento endotelial vascular (VEGF) intravítreo
- O edema macular pode se resolver espontaneamente em 3 meses em um terço dos pacientes. Considere a fotocoagulação macular em *grid* como um complemento para a terapia anti-VEGF intravítrea se for necessário
- Os implantes intravítreos de corticosteroides podem ser considerados, especialmente em pacientes pseudofácicos
- Se a não perfusão capilar explicar a redução na acuidade visual, o tratamento com *laser* não é aconselhado

> **BOXE 6.20.5 Diretrizes de tratamento da oclusão de ramo da veia retiniana e neovascularização.**
>
> - Obtem-se uma angiografia fluoresceínica de boa qualidade após as hemorragias retinianas terem melhorado o suficiente
> - Se houver mais de cinco diâmetros de disco de não perfusão, o paciente deve ser acompanhado em intervalos de 4 meses para ver se ocorre o desenvolvimento de neovascularização
> - Se a neovascularização se desenvolver, a panfotocoagulação retiniana deve ser aplicada no setor retiniano envolvido usando *laser* de argônio

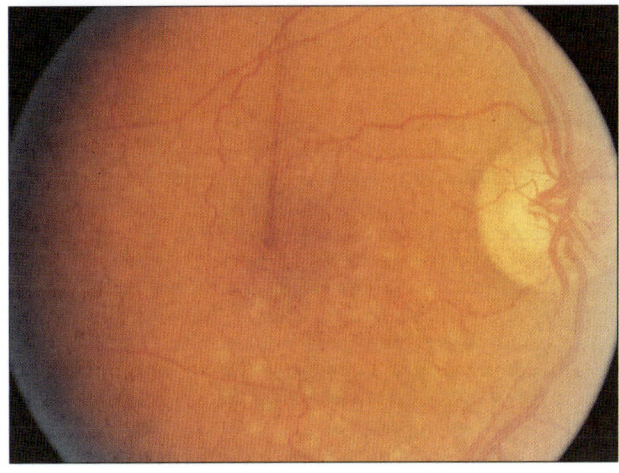

Figura 6.20.7 Oclusão de ramo da veia retiniana. Visualização imediatamente após o tratamento com *laser* em *grid* para edema macular secundário à ORVR.

Além disso, os pacientes de ORVR que tinham visão 20/40 (6/12) ou pior e edema macular na angiografia fluoresceínica foram tratados com *laser* focal em um padrão de *grid* sobre a área de vazamento (como se pode ver com a angiografia fluoresceínica). Os pacientes tratados tiveram edema macular reduzido e melhor acuidade visual em comparação com os controles não tratados.[54] Como a acuidade visual e o edema macular podem melhorar espontaneamente, os pacientes não foram tratados com *laser* por pelo menos 3 meses após o desenvolvimento da ORVR. A fotocoagulação não se estendeu além da borda da zona avascular foveal, nem se estendeu perifericamente além das principais arcadas vasculares. Um padrão *laser* em *grid* foi aplicado à área de vazamento capilar (Figura 6.20.7).

Nos pacientes com edema macular, um ou mais tratamentos com *laser* focal (ver Figura 6.20.4) podem ser necessários para alcançar a eficácia.[55] Existe alguma evidência de que a não perfusão periférica, que é melhor visualizada com angiografia de grande angular (ver Figura 6.20.6), exerce um papel patogênico nos casos com edema macular persistente, apesar de o *laser* macular em *grid*.[56] O *laser* setorial na retina periférica não perfundida pode ajudar a reduzir o edema macular nesses casos.

Assim como na OVCR, ensaios randomizados prospectivos foram realizados para avaliar os corticosteroides e agentes anti-VEGF intravítreos no tratamento do edema macular associado à ORVR. O estudo SCORE para ORVR não encontrou melhoras nos desfechos da acuidade visual com triancinolona intravítrea comparada com o tratamento padrão de *laser* macular em *grid* para edema macular.[57] Os pesquisadores encontraram taxas mais altas de eventos adversos (catarata e pressão intraocular elevada) nos grupos de corticosteroides. O implante de dexametasona de liberação controlada está aprovado para tratamento do edema macular na ORVR, bem como na OVCR e uma subanálise para ORVR mostrou que quase 30% dos pacientes ganharam três ou mais linhas de visão em 60 dias, adquirindo uma média de 10,3 letras. A taxa de progressão da catarata e a elevação da pressão intraocular foram mais baixas para o implante de dexametasona do que no estudo SCORE, embora os dados nos estudos de dexametasona só estivessem disponíveis por 6 meses, após um máximo de duas injeções do implante.

O ranibizumabe para o tratamento do edema macular no ensaio clínico Branch Retinal Vein Occlusion (BRAVO) encontrou ganhos de 16,6 (grupo de 0,3 mg) e 18,3 (grupo de 0,5 mg) letras nos grupos de ranibizumabe mensal comparados com 7,3 no grupo de *sham* em 6 meses.[58] Assim como na OVCR, o estudo HORIZON foi um ensaio de extensão aberto que incluiu 67% de pacientes de ORVR que concluíram o ensaio BRAVO de

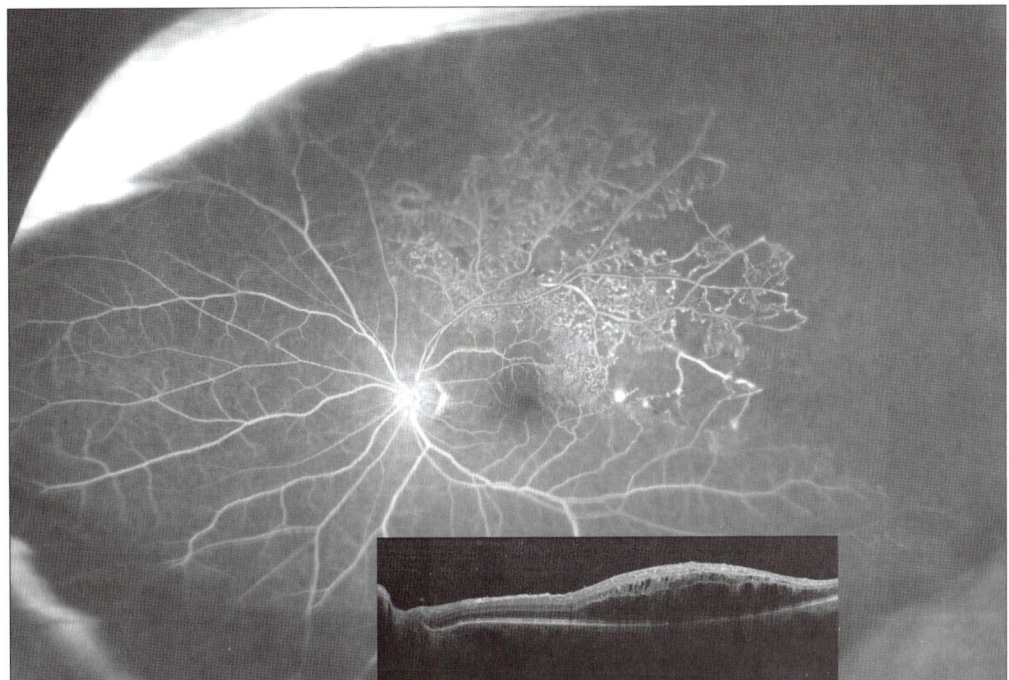

Figura 6.20.6 Angiografia de grande angular na oclusão de ramo da veia retiniana. Angiografia fluoresceínica de grande angular mostrando não perfusão periférica extensa na periferia superior e temporal. Tomografia de coerência óptica correspondente (no destaque) exibindo edema macular superior.

12 meses. Os pacientes originalmente randomizados para o braço ranibizumabe 0,5 mg no BRAVO receberam uma média de 2,1 injeções durante 12 meses de tratamento sob protocolo *as-needed* no HORIZON.[44] A BCVA permaneceu estável pelos primeiros 12 meses do ensaio HORIZON para pacientes BRAVO. A redução na frequência das injeções de ranibizumabe (conforme o necessário em comparação ao esquema mensal) durante este segundo ano de acompanhamento teve efeito funcional ou anatômico mínimo nos pacientes BRAVO, ao contrário dos ganhos reduzidos observados nos pacientes de ORVR (ver anteriormente). Esta diferença pode ser uma consequência da sobrecarga isquêmica e da carga de VEGF concomitante vista nas ORVR em comparação com as OVCR. O uso de *laser* em *grid* em alguns dos pacientes de ORVR também pode ter contribuído para melhorar a estabilidade ao diminuir a carga de VEGF.[44] Além do ranibizumabe, o bevacizumabe, que é usado informalmente, também é bastante empregado no tratamento do edema macular devido à ORVR.[59]

Dadas as várias opções, estudos recentes compararam a eficácia do *laser versus* as injeções. O estudo VIBRANT comparou o tratamento com aflibercepte mensal *versus laser* em *grid* para EMC relacionado à ORVR. Em 24 semanas, a BCVA melhorou 17,0 letras no grupo do aflibercepte *versus* 6,9 letras no grupo do *laser* em grade.[60] O ensaio RELATE também avaliou o benefício do *laser* em *grid*.[61] Este estudo randomizou inicialmente os pacientes para receberem ranibizumabe *versus sham* para edema macular secundário à ORVR. Vinte e 4 semanas após a randomização, os pacientes puderam receber uma combinação de *laser* em grade e setorial. O estudo não encontrou outros benefícios do *laser* em termos de melhora na visão, resolução do edema macular ou redução no número de injeções intravítreas. Finalmente, o ensaio BRIGHTER comparou a monoterapia com *laser* em *grid versus* monoterapia com ranibizumabe *versus* ranibizumabe combinado com *laser em grid*. Este estudo não encontrou outros benefícios por usar o *laser* em *grid versus* ranibizumabe isoladamente.[62]

À luz desses estudos, a terapia anti-VEGF se tornou o tratamento padrão do EMC secundário a ORVR (ver Figura 6.20.5). As questões que ainda restam quanto à duração e frequência do tratamento ainda estão sendo trabalhadas em estudos em longo prazo.

EVOLUÇÃO E DESFECHO

Sem tratamento, um terço dos pacientes com ORVR acabam com uma acuidade visual melhor do que 20/40 (6/12). No entanto, dois terços sofrem redução da acuidade visual secundária ao edema macular, isquemia macular, hemorragia macular ou hemorragia vítrea. Conforme observado anteriormente, o tratamento com *laser* para o edema macular aumenta bastante as chances de a acuidade visual basal do paciente vir a melhorar duas linhas (65% *versus* 37%).[54] Os fatores de prognóstico visual desfavoráveis incluem a idade avançada, sexo masculino, acuidade visual basal pior e um maior número de fatores de risco predisponentes.[63]

Aproximadamente 20% dos pacientes com ORVR desenvolverão neovascularização. Dentre esses, cerca de 60% terão hemorragias vítreas episódicas, cuja incidência pode ser reduzida pela PRP setorial.

BIBLIOGRAFIA

A randomized clinical trial of early panretinal photocoagulation for ischemic central vein occlusion. The Central Vein Occlusion Study Group N report. Ophthalmology 1995;102(10):1434–44.

Argon laser scatter photocoagulation for macular edema in branch vein occlusion. The Branch Vein Occlusion Study Group. Am J Ophthalmol 1984;98:271–82.

Argon laser scatter photocoagulation for prevention of neovascularization and vitreous hemorrhage in branch vein occlusion. A randomized clinical trial. Branch Vein Occlusion Study Group. Arch Ophthalmol 1986;104(1):34–41.

Baseline and early natural history report. The Central Vein Occlusion Study. Arch Ophthalmol 1993;111(8):1087–95.

Brown DM, Campochiaro PA, Bhisitkul RB, et al. Sustained benefits from ranibizumab for macular edema following branch retinal vein occlusion: 12-month outcomes of a phase III study. Ophthalmology 2011;118(8):1594–602.

Campochiaro PA, Brown DM, Awh CC, et al. Sustained benefits from ranibizumab for macular edema following central retinal vein occlusion: twelve-month outcomes of a phase III study. Ophthalmology 2011;118(10):2041–9.

Cugati S, Wang JJ, Rochtchina E, et al. Ten-year incidence of retinal vein occlusion in an older population: the Blue Mountains Eye Study. Arch Ophthalmol 2006;124(5):726–32.

Evaluation of grid pattern photocoagulation for macular edema in central vein occlusion. The Central Vein Occlusion Study Group M report. Ophthalmology 1995;102(10):1425–33.

Heier JS, Campochiaro PA, Yau L, et al. Ranibizumab for macular edema due to retinal vein occlusions: long-term follow-up in the HORIZON Trial. Ophthalmology 2012;119(4):802–9.

Ip MS, Scott IU, VanVeldhuisen PC, et al. A randomized trial comparing the efficacy and safety of intravitreal triamcinolone with observation to treat vision loss associated with macular edema secondary to central retinal vein occlusion: the Standard Care vs Corticosteroid for Retinal Vein Occlusion (SCORE) study report 5. Arch Ophthalmol 2009;127(9):1101–14.

Klein R, Moss SE, Meuer SM, et al. The 15-year cumulative incidence of retinal vein occlusion: the Beaver Dam Eye Study. Arch Ophthalmol 2008;126(4):513–18.

May DR, Klein ML, Peyman GA, et al. Xenon arc panretinal photocoagulation for central retinal vein occlusion: a randomised prospective study. Br J Ophthalmol 1979;63(11):725–34.

Natural history and clinical management of central retinal vein occlusion. The Central Vein Occlusion Study Group. Arch Ophthalmol 1997;115(4):486–91.

Priglinger SG, Wolf AH, Kreutzer TC, et al. Intravitreal bevacizumab injections for treatment of central retinal vein occlusion: six-month results of a prospective trial. Retina 2007;27(8):1004–12.

Scott IU, Ip MS, VanVeldhuisen PC, et al. A randomized trial comparing the efficacy and safety of intravitreal triamcinolone with standard care to treat vision loss associated with macular edema secondary to branch retinal vein occlusion: the Standard Care vs. Corticosteroid for Retinal Vein Occlusion (SCORE) study report 6. Arch Ophthalmol 2009;127(9):1115–28.

As referências completas estão disponíveis no **GEN-io**.

PARTE 6 RETINA E VÍTREO
SEÇÃO 5 Doenças Vasculares

Retinopatia da Prematuridade

Aristomenis Thanos, Kimberly A. Drenser e Antonio Capone Jr.

6.21

Definição: Uma retinopatia proliferativa dos bebês prematuros.

Características principais
Retina avascular
- Estágio 1: demarcação da linha entre a retina normal e avascular
- Estágio 2: crista elevada entre a retina normal e avascular
- Estágio 3: proliferação fibrovascular extrarretiniana na crista
- Estágios 4 e 5: descolamento de retina por tração devido à contração da proliferação fibrovascular extrarretiniana.

Características associadas
- Baixo peso ao nascer (PN) e pouca idade gestacional (IG)
- Artérias e veias dilatadas e tortuosas no polo posterior (doença *plus*)
- Ectopia e distorção macular
- Descolamento de retina por tração
- Prega retiniana
- Leucocoria.

INTRODUÇÃO

Descrita pela primeira vez em 1942, a retinopatia da prematuridade (ROP, do inglês *retinopathy of prematurity*) é uma retinopatia proliferativa que afeta bebês prematuros de baixo PN e pouca IG.[1] Apesar – e parcialmente em consequência – dos grandes avanços na neonatologia, a ROP continua sendo a principal causa de comprometimento visual vitalício entre crianças nos países desenvolvidos. Cerca de 1.100 a 1.500 bebês anualmente nos EUA desenvolvem ROP suficientemente grave para exigir tratamento médico e, dentre esses, 400 a 600 bebês a cada ano nos EUA ficam legalmente cegos em consequência da ROP.[2]

PATOGÊNESE

A patogênese da ROP é multifatorial, em que entram em ação fatores do desenvolvimento, genéticos e ambientais. Durante o desenvolvimento retiniano normal, a vasculogênese transforma as células mesenquimatosas precursoras em redes capilares, começando por volta da 16ª semana de gestação.[3] Os vasos maduros diferenciam-se dessas redes e alcançam a *ora serrata* nasal e temporal em cerca de 36 e 39 a 41 semanas, respectivamente. Portanto, o desenvolvimento vascular retiniano completo acontece principalmente no útero, em que o feto está em um ambiente relativamente hipóxico (PaO_2 médio é de 25 a 35) e exposto a citocinas e fatores do crescimento placentários e maternos. Além disso, várias vias de sinalização celular importantes e fatores de crescimento envolvidos na vasculogênese retiniana e no desenvolvimento neural – incluindo a via de sinalização VEGF,[4] fator de crescimento insulina-*like* 1 (IGF-1)[5] e a via de sinalização Wnt[6] – são rompidos pelo nascimento prematuro e pelo ambiente hiperóxico fora do útero. Assim, o nascimento prematuro rompe esse processo bem orquestrado, pois o feto é exposto a um novo ambiente e os achados oftalmoscópicos de ROP surgem deste desenvolvimento interrompido e da resposta aberrante do tecido retiniano a este desenvolvimento.

A administração intensa de oxigênio no parto estava entre os primeiros fatores de risco a serem considerados críticos para a patogênese da ROP.[7] Níveis excessivamente altos de oxigênio nas incubadoras, usados para salvar as vidas dos bebês prematuros, levou a uma epidemia de ROP e à percepção de que a redução do nível de oxigênio fornecido aos bebês prematuros reduz a incidência de ROP.[8] Os efeitos prejudiciais das concentrações elevadas e/ou flutuantes de oxigênio foram validados em modelos de retinopatia induzida por oxigênio, nos quais a alternância das concentrações de oxigênio induz a neovascularização retiniana (RNV, do inglês *retinal neovascularization*).[9,10] Embora esses modelos careçam de atributos significativos da ROP humana (ausência de tecido da crista, involução da RNV e ausência de complicações neovasculares, como hemorragia e descolamento de retina por tração), eles têm sido fundamentais na dissecação dos mecanismos moleculares envolvidos na ROP e nas doenças neovasculares retinianas em geral.

A associação entre altos níveis de oxigênio e ROP levou ao desenvolvimento da hipótese de duas fases da ROP quase 30 anos antes da classificação da ROP humana em zonas e estágios. Segundo essa classificação, na primeira fase há um atraso ou paralisação no desenvolvimento vascular retiniano fisiológico devido à prematuridade e ao dano à célula endotelial induzido por hipoxia e subsequente vasoatenuação. À medida que a retina avascular periférica continua a se desenvolver na ausência de um leito vascular, ela se torna relativamente hipóxica e secreta fatores pró-angiogênicos, que promovem a RNV e a vasoproliferação anormal no vítreo (segunda fase).

Dado o seu papel fundamental nas doenças neovasculares da retina, cada vez mais atenção tem sido dada ao fator de crescimento endotelial vascular (VEGF, do inglês *vascular endothelial growth factor*).[11] Na ROP, o VEGF se mostrou elevado tanto no vítreo[12] quanto no soro[13] dos bebês com ROP e a importância da suprarregulação do VEGF na fase proliferativa desta doença foi demonstrada em humanos, uma vez que o bloqueio do VEGF com anticorpos anti-VEGF (bevacizumabe) tem uma eficácia considerável.[14] No entanto, esse papel duplo do VEGF no desenvolvimento da doença aumenta as preocupações com o momento e a segurança da inibição do VEGF na ROP (discutidos mais adiante).

Os fatores genéticos desempenham um papel no desenvolvimento da ROP grave também.[15] Algumas características clínicas da ROP observadas nos bebês próximos do parto ou no parto podem se parecer com as observadas na vitreorretinopatia exsudativa familiar (FEVR, do inglês *familial exudative vitreoretinopathy*), a forma ligada ao X à qual está associada com mutações no gene da doença de Norrie (DN).[16] Shastry *et al.* investigaram uma coorte de 16 bebês prematuros com ROP e encontraram mutações com "troca de sentido" em quatro bebês com doença avançada.[17] Nenhum dos pais ou 50 controles saudáveis tiveram mutações.[17] O produto do gene DN, norrina, é um ligante que ativa uma via de transdução de sinal necessária para o desenvolvimento retiniano precoce e a vasculogênese.[18] Estudos subsequentes sugeriram que até 2% dos bebês com ROP têm mutações do DN.[19,20] É provável que outros genes envolvidos nesta via de transdução de sinal possam abrigar mutações ou polimorfismos que predisponham os bebês prematuros a maiores taxas de ROP.[21]

CARACTERÍSTICAS CLÍNICAS E CLASSIFICAÇÃO

A International Classification of Retinopathy of Prematurity (ICROP) foi fundamental para estabelecer os padrões e a nomenclatura para a avaliação clínica da ROP com base na localização anatômica (zona) e a gravidade (estágio) da doença.[22] A zona I é definida como um círculo cujo centro é o disco e o raio é duas vezes a distância do disco até a fóvea. A zona II é uma região em forma de rosca que se estende da borda anterior da zona 1 até o equivalente a um diâmetro de disco da *ora serrata* nasalmente e até o equador anatômico temporalmente. A zona III abrange a retina temporal residual (Figura 6.21.1).

O primeiro sinal de ROP (estágio 1) é o aparecimento de uma estrutura fina, chata e branca (chamada linha de demarcação) na junção da retina vascularizada no aspecto posterior e da retina avascular no aspecto anterior (Figura 6.21.2A). A ROP em estágio 2 ocorre à medida que a linha de demarcação se desenvolve em uma elevação rosa ou branca (crista) de tecido espessado (Figura 6.21.2B); pequenos tufos de vasos podem ser vistos posteriores à crista. O crescimento dos vasos para dentro e acima da crista (proliferação fibrovascular extrarretiniana) caracteriza a ROP em estágio 3 (Figura 6.21.2C). Essa proliferação fibrovascular pode se estender para o vítreo sobrejacente e provocar hemorragia pré-retiniana ou vítrea (ver Figura 6.21.2C). A contração da proliferação fibrovascular exerce tração na retina, levando ao descolamento parcial da retina (ROP em estágio 4), sem envolvimento foveal (estágio 4A) (Figura 6.21.2D) ou com envolvimento foveal (estágio 4B) (Figura 6.21.2E). A ROP em estágio 5 indica um descolamento total da retina (Figura 6.21.2F). Os descolamentos de estágio 5 são afunilados e descritos como abertos ou fechados anteriormente e abertos ou fechados posteriormente. O termo *fibroplasia retrolental*, cunhado originalmente por Terry em 1942,[87] refere-se ao que conhecemos hoje como ROP em estágio 5.

Nessa fase aguda (neovascular), a ROP é uma doença vascular progressiva com aumento da dilatação e tortuosidade dos vasos retinianos periféricos, ingurgitamento de vasos da íris e rigidez pupilar. Doença *plus* se refere à presença de dilatação venosa acentuada e tortuosidade arterial no polo posterior (Figura 6.21.3A) secundária à derivação arteriovenosa no nível da crista, e constitui a marca registrada da ROP progressiva, que justifica o tratamento. No estudo CRYO-ROP, doença *plus* foi definida como dilatação e tortuosidade significativas nos quatro quadrantes da arcada vascular, contudo em estudos subsequentes[23] (STOP-ROP, ET-ROP) e na prática atual, o diagnóstico da doença *plus* é feito se houver dilatação e tortuosidade vasculares suficientes em ao menos dois quadrantes do olho. O termo *doença pré-plus* foi introduzido mais tarde[24] para destacar o fato de que a doença *plus* não aparece como um fenômeno de uma só vez, mas um contínuo de atividade neovascular com aumento progressivo na crista manifestado com arborização e tortuosidade dos vasos sanguíneos (Figura 6.21.3B). Para esta finalidade, a doença pré-*plus* é definida como aumento da dilatação e/ou tortuosidade das artérias retinianas e/ou veias em pelo menos dois quadrantes, de gravidade insuficiente para diagnóstico de doença *plus*. A presença de doença pré-*plus* pode ser preditiva de progressão para ROP grave, exigindo tratamento com *laser*.[25]

A ROP posterior agressiva (AP-ROP) é uma forma grave e incomum de ROP encontrada em bebês extremamente prematuros (23 a 26 IG em média em algumas séries)[26] que é caracterizada por doença muito posterior (zona I), folhas neovasculares situadas na superfície retiniana (neovascularização plana), ausência de tecido de crista e vasos tortuosos dilatados em um padrão sincicial (Figura 6.21.3C).[24] A AP-ROP pode progredir rapidamente para os estágios 4 e 5 se não for tratada, e os olhos com AP-ROP têm um prognóstico pior do que o da ROP clássica (doença da zona II), com taxas de descolamento de retina de até 45%.[27,28]

Finalmente, a definição de ROP "limiar" variou em sucessivos ensaios clínicos. No estudo CRYO-ROP ela foi definida como a gravidade da ROP para a qual havia uma chance igual de regressão ou progressão espontânea para um desfecho desfavorável.[29] Isso foi definido como ROP estágio 3+ nas zonas I ou II, ocupando pelo menos 5 horas do relógio contíguas ou 8 horas do relógio não contíguas da retina.[29] Para os olhos com ROP da zona II, essa estimativa se provou bastante acurada: 62% dos olhos não tratados com ROP limiar passaram a um desfecho visual desfavorável.[30] No entanto, os olhos com ROP limiar na zona I não tratados tiveram 90% de chance de desfecho desfavorável. Aproximadamente, 44% dos olhos com ROP na zona II no CRYO-ROP tiveram um resultado desfavorável apesar da intervenção apropriada.[31] Para tratar o problema, o estudo multicêntrico do *Early Treatment for Retinopathy of Prematurity* (ETROP)[32] comparou o tratamento precoce dos olhos de alto risco (pré-limiar tipo 1) *versus* o tratamento no limiar para mostrar que o tratamento precoce com *laser* melhora os desfechos estrutural e visual. Duas categorias de doença pré-limiar foram criadas e o tratamento foi ditado pela doença pré-limiar de alto risco (tipo 1) ou baixo risco (tipo 2). Os achados do ETROP sugerem que a ROP pré-limiar do tipo 1 receba ablação com *laser* da retina avascular periférica. A ROP pré-limiar do tipo 2 é observada semanalmente ou 2 vezes/semana com base na extensão de ROP observada. Quando comparada aos resultados do estudo CRYO-ROP, o estudo ETROP sugere que o tratamento inicial da ROP pré-limiar de alto risco diminui significativamente os desfechos desfavoráveis da acuidade visual (19,5 a 14,5%; $p = 0,01$) e os desfechos estruturais (15,6 a 9,1%; $p < 0,001$).

DIAGNÓSTICO E TRIAGEM

O exame inicial do segmento anterior é feito com atenção específica para os vasos da íris, cristalino e túnica vascular do cristalino. A má dilatação pupilar e o ingurgitamento vascular da íris podem ser um sinal de doença *plus*.[22] Após a dilatação pupilar, é realizado o exame do fundo de olho com um oftalmoscópio indireto com lentes de 28D ou 30D. O polo posterior é examinado sem depressão para doença *plus*. Clinicamente, a zona I inteira pode ser vista através de uma lente 20D quando a observação está centrada no nervo óptico. A depressão escleral é utilizada então para examinar a retina temporal, seguida pela retina nasal, para estabelecer a proximidade dos vasos retinianos com a *ora serrata*.

Dada a natureza progressiva da ROP, bem como os benefícios comprovados do diagnóstico precoce e da intervenção oportuna para minimizar o risco de perda visual grave, uma declaração

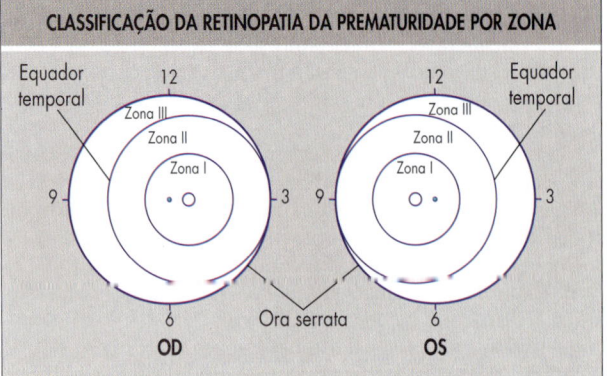

Figura 6.21.1 Classificação anatômica da retinopatia da prematuridade por zona. A borda temporal da zona II coincide com o equador.

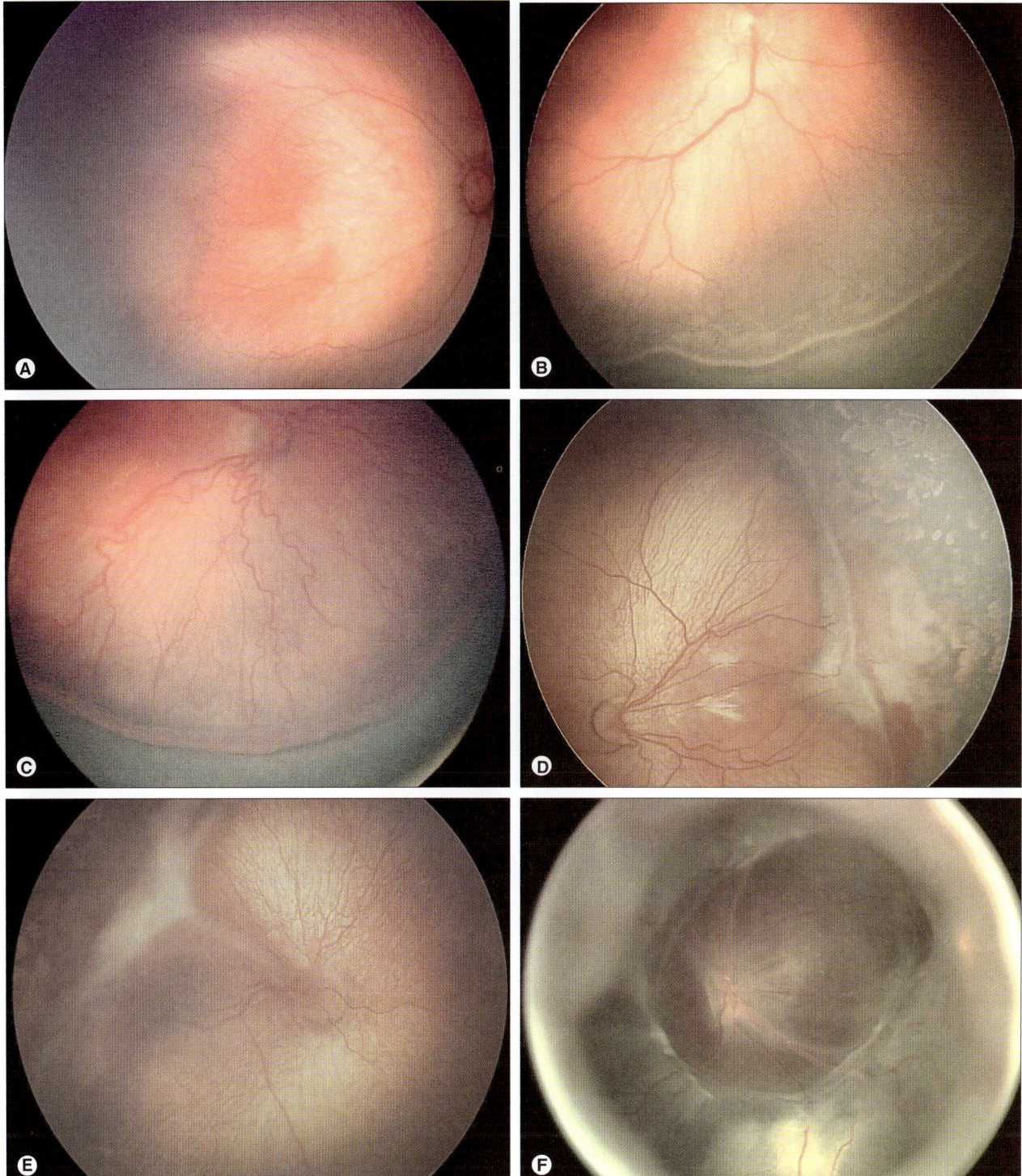

Figura 6.21.2 A. Estágio 1. A borda branca plana entre a retina avascular e vascular vista temporalmente chama-se linha de demarcação. **B. Estágio 2.** A crista mesenquimal elevada tem altura. Vasos sanguíneos altamente arborizados da retina vascularizada mergulham na crista. **C. Estágio 3.** Vasos no topo da crista se projetam na cavidade vítrea. Essa proliferação extrarretiniana carrega com ela uma membrana fibrovascular. Observa-se a retina avascular opalescente anterior à crista. A hemorragia na crista não é incomum. **D. Estágio 4.** Descolamento de retina poupando a fóvea. **E. Estágio 4B.** O descolamento envolve a fóvea com uma formação inicial de prega retiniana. **F. Estágio 5.** Representação de uma configuração anterior aberta secundária à proliferação fibrovascular que puxa a retina periférica anteriormente.

conjunta delineando os princípios de um programa de triagem para a ROP foi estabelecida:

- A triagem de ROP deve ser feita em todos os bebês com um PN de 1.500 g ou menos, ou com IG de 30 semanas ou menos (conforme definido pelo neonatologista atendente) e bebês selecionados com um PN entre 1.500 e 2.000 g ou IG de mais de 30 semanas com um curso clínico instável
- Na maioria dos casos, pelo menos dois exames devem ser realizados. Um exame pode ser suficiente se mostrar de maneira inequívoca que a vascularização retiniana está completa bilateralmente. O primeiro exame deve ser feito entre quatro e 6 semanas de idade cronológica ou entre 31 e 33 semanas de idade pós-menstrual (IPM) (calculada como IG mais idade cronológica), o que vier depois
- Os bebês com retinas imaturas (não ROP) vascularizadas na zona II ou III podem ser examinados em intervalos de 2 semanas
- Os bebês com doença pré-limiar do tipo 2 necessitam de exames semanais ou 2 vezes/semana
- Os bebês com doença pré-limiar do tipo 1 devem ser considerados para ablação periférica por *laser*.

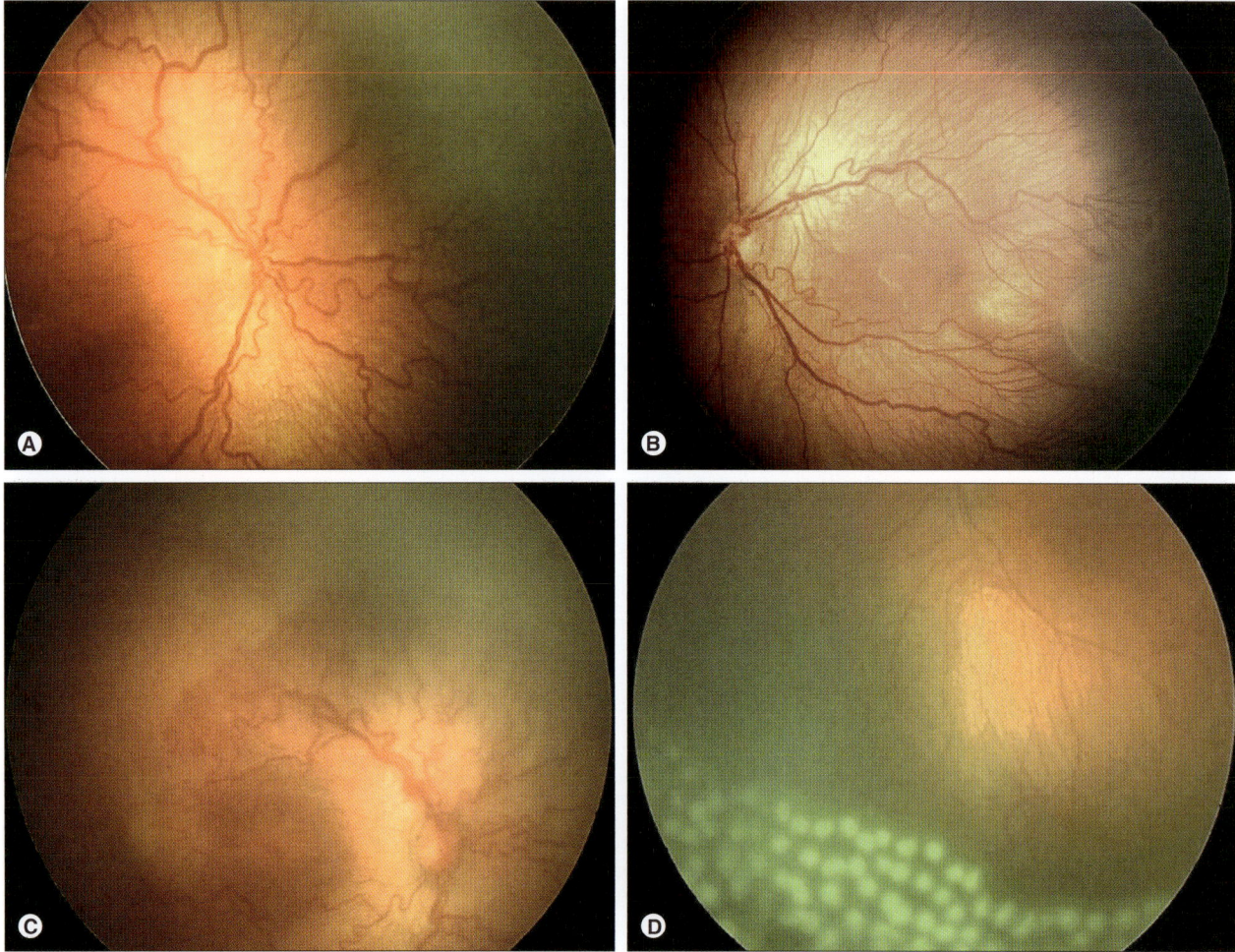

Figura 6.21.3 **A.** Exemplo de doença *plus* moderada. Veias retinianas dilatadas e artérias tortuosas podem ser vistas no polo posterior. **B.** Doença pré-*plus*. **C-D.** Retinopatia da prematuridade posterior agressiva.

PAPEL DA TELEMEDICINA NA TRIAGEM DA RETINOPATIA DA PREMATURIDADE

O método padrão-ouro histórico para triagem da ROP tem sido o exame no leito com oftalmoscopia indireta binocular (OIB). No entanto, uma limitação significativa do exame no leito é a subjetividade da impressão do examinador sobre os achados da OIB com a sua subsequente documentação. Vários estudos mostraram uma ampla gama de discordância quanto ao diagnóstico e gravidade da ROP entre os profissionais da saúde que fazem a triagem da ROP.[33,34] No importante ensaio CRYO-ROP, houve uma discordância entre dois examinadores certificados, não mascarados, quanto a se a doença limiar estava em 12% dos olhos. Além disso, a documentação mais exata da patologia retiniana na ROP é crítica para a comparação longitudinal e a demonstração da prática clínica sólida, especialmente no clima médico-legal complexo que envolve a ROP.

A viabilidade da imagem do fundo de olho digital remota na triagem da ROP foi demonstrada pela primeira vez em 2000,[35] e desde então vários estudos,[36] ensaios clínicos[37] e programas de telemedicina ao vivo[38] validaram a acurácia e a sensibilidade da telemedicina "armazenar e encaminhar" em detectar efetivamente o tratamento e/ou a ROP que justifica o encaminhamento usando câmeras digitais de contato de campo largo. Esses resultados são bastante coerentes entre os diferentes operadores de câmera, incluindo os oftalmologistas treinados,[39,40] pessoal neonatal treinado,[41,42] e fotógrafos oftálmicos.[40,43] Estes últimos são de grande importância para as comunidades com acesso limitado aos profissionais de saúde de ROP e às unidades de cuidados intensivos neonatais restritas geograficamente e para conectar o pessoal de triagem da ROP com especialistas para o gerenciamento dos casos complexos.

DIAGNÓSTICO DIFERENCIAL

Em um bebê prematuro de baixo PN com achados característicos de desenvolvimento retiniano imaturo, o diagnóstico de ROP geralmente é objetivo. A FEVR é a principal imitadora da ROP na infância. Com seus achados cutâneos característicos e a sua predileção por gênero, a *incontinentia pigmenti* é outra vasculopatia retiniana pediátrica que compartilha características clínicas similares às da ROP. Por outro lado, se um bebê prematuro não passou por triagem ou não foi tratado adequadamente, o achado que se apresenta pode ser leucocoria decorrente de proliferação fibrosa retrolental. Nesses bebês, o diagnóstico diferencial é mais amplo e inclui:

- Retinoblastoma
- Vasculatura fetal persistente (antigamente chamada persistência do vítreo primário hiperplásico; geralmente unilateral e associada com microftalmia e processos ciliares proeminentes)
- Descolamento retiniano exsudativo (mais comumente da doença de Coats; em geral unilateral e mais comum em meninos)
- Causas infecciosas como a endoftalmite endógena, toxocaríase ou toxoplasmose (todas elas podendo ser diagnosticadas por meio de exames microbiológicos e imunológicos apropriados)
- Coloboma do disco óptico ou da coroide
- Catarata
- Síndromes genéticas, como a trissomia do 13, DN e síndrome de Warburg (todas elas podendo ser diagnosticadas por testes genéticos e/ou achados físicos sistêmicos característicos).

PATOLOGIA

Estudos histológicos prévios demonstraram que a crista na ROP consiste em uma coleção anterior maior de células fusiformes na camada de fibras nervosas (a "vanguarda") e uma retaguarda vascularizada posterior menor e variavelmente presente.[44] Essas células fusiformes são predominantemente precursoras de astrócitos e, em muito menor grau, astrócitos maduros.[45] A ROP em estágio 1 caracteriza-se por hiperplasia das células fusiformes primitivas do tecido mesenquimal de vanguarda na linha de demarcação, ao passo que o estágio 2 consiste em mais hiperplasia das células fusiformes junto com proliferação de células endoteliais do tecido mesenquimal de retaguarda. No estágio 3, o tecido vascular extrarretiniano emana da crista.[44] Ocorre a proliferação das células endoteliais e de pequenos vasos de paredes finas, representando angiogênese anormal. Igualmente importante é a condensação do vítreo em folhas e fitas orientadas anteriormente para o equador do cristalino. As forças de tração do vítreo atraem a retina anteriormente, levando à contração, dobragem e subsequente descolamento da retina.[46]

TRATAMENTO

Os objetivos de qualquer tratamento de ROP aguda são abolir a resposta angiogênica induzida pela retina avascular, que pode ser alcançada por crioterapia, fotocoagulação a *laser* e bloqueio farmacológico do VEGF. A intervenção cirúrgica é reservada para os estágios cicatriciais da ROP que levam à tração da retina, hemorragia e descolamento.

ABLAÇÃO DA RETINA AVASCULAR PERIFÉRICA

A ablação da retina vascular periférica tem sido o pilar principal da terapia para retinopatia vasoproliferativa da prematuridade remontando ao estudo CRYO-ROP. A crioterapia tem sido empregada para alcançar a ablação da retina periférica para ROP desde os anos 1970,[29] mas foi em grande parte suplantada pelo *laser*.[47] As indicações para utilização da crioterapia incluem má visibilidade do fundo de olho, não disponibilidade do *laser* e desconhecimento do médico quanto às técnicas de *laser* indireto.

A fotocoagulação a *laser* tem se demonstrado ao menos tão eficaz[48] – se não for mais eficaz[49] – do que a crioterapia para doença limiar.[50] Na maior comparação prospectiva randomizada da fotocoagulação a *laser* com crioterapia (25 bebês acompanhados por pelo menos 4 anos), os olhos tratados com *laser* foram significativamente mais propensos a ter uma acuidade visual de 20/50 ou melhor e significativamente menos míopes.[51,52] A vantagem do *laser* é maior para olhos com doença da zona I. Resultados anatômicos favoráveis foram relatados em 83 a 85% dos olhos[53,54] *versus* apenas 25% dos olhos com doença da zona I tratados com crioterapia.[55]

As vantagens da fotocoagulação a *laser* sobre a crioterapia incluem a facilidade de tratamento, portabilidade e menos complicações sistêmicas. A fotocoagulação é aplicada através de uma pupila dilatada com uma lente 20D ou 28D. O ponto final é a ablação quase confluente com queimaduras espaçadas a meia marca da *ora serrata* até a crista, mas sem incluí-la nos 360° (ver Figura 6.21.3D).[56] A retina deve ser inspecionada para identificar áreas não tratadas e o bebê deve ser reexaminado em 1 semana. A doença *plus* persistente ou proliferação fibrovascular são indicações de tratamento adicional. As complicações do tratamento com *laser* incluem isquemia do segmento anterior, catarata, alta miopia e queimaduras da córnea, íris ou túnica vascular do cristalino.[57-59]

As limitações da ablação periférica incluem a destruição irreversível e extensa da retina periférica, redução concomitante nos campos visuais, a natureza trabalhosa do tratamento e o alto nível de treinamento necessário para administrar e monitorar o tratamento.

FUNÇÃO DA TERAPIA ANTI-VEGF NO TRATAMENTO DA RETINOPATIA DA PREMATURIDADE

O uso informal dos agentes anti-VEGF (bevacizumabe ou ranibizumabe) em olhos com ROP avançada é apoiado por mais de 50 relatos de caso/séries de casos[60] e um ensaio clínico randomizado e controlado.[61] Uma análise sistemática[62] e uma metanálise com base em evidências[63] da inibição do VEGF como um tratamento da ROP concluiu que há uma variabilidade considerável nas indicações de tratamento, dosagem, duração e frequência do tratamento; assim, a extrapolação das diretrizes seguras é complexa. Além disso, embora o estudo BEAT-ROP tenha fornecido a primeira evidência no contexto de um ensaio clínico controlado randomizado prospectivo do conceito predominante de que a inibição do VEGF tem um papel na ROP aguda da zona I, ele levantou questões importantes basicamente devido a um viés de população dos pacientes inscritos no estudo, a uma taxa de falhas anormalmente elevada do tratamento com *laser* em comparação com os padrões ETROP e um maior número de mortes no grupo do bevacizumabe (embora o estudo não tenha sido usado para avaliação da segurança).[61]

O papel duplo do VEGF no desenvolvimento e na doença também tornam mais desafiador o emprego da terapia anti-VEGF, porque a dose ideal e a escolha do medicamento ainda são desconhecidas. No ensaio BEAT-ROP e na maioria das séries de casos publicados, uma dose de 0,625 mg/0,025 mℓ foi empregada, que de acordo com os dados pré-clínicos fornece uma dose de mais de 10^4 vezes os anticorpos anti-VEGF do que os presentes no vítreo de bebês com ROP.[12,64] Na realidade, uma dose de bevacizumabe tão baixa quanto 0,031 mg se mostrou eficaz em um recente estudo de fase 1 para a ROP do tipo 1.[65] Espera-se também que o estudo RAINBOW (Ranibizumabe Comparado com Terapia a *Laser* para o Tratamento de Bebês Nascidos Prematuramente com Retinopatia da Prematuridade; NCT02375971), um ensaio clínico prospectivo, multicêntrico, randomizado de fase 3 que investiga a eficácia e a segurança do ranibizumabe (Lucentis; Genentech, South San Francisco, CA) em bebês com ROP do tipo 1 comparado com terapia a *laser*, forneça informações melhores sobre o esquema de dosagem (0,2 mg e 0,1 mg de ranibizumabe) também. Este último tem implicações importantes, dada a absorção sistêmica dos agentes anti-VEGF e seu potencial impacto nos desfechos relativos ao neurodesenvolvimento.[66,67]

Em resumo, a evidência disponível atualmente para o acompanhamento, segurança e eficácia do tratamento anti-VEGF está em um nível muito mais baixo do que a evidência para a terapia com *laser*, que foi estabelecida há mais de quatro décadas. Certamente, existem vantagens do anti-VEGF, como a facilidade de administração, menos erros refrativos em comparação com o *laser*[68] e tolerância do crescimento retiniano vascular centrífugo, mas aguardam ensaios clínicos robustos para serem cuidadosamente avaliados sob o escopo da segurança sistêmica e do papel crítico do VEGF no desenvolvimento retiniano. No entanto, na prática clínica atual, as injeções de anti-VEGF podem ser particularmente úteis nos seguintes cenários:

- Olhos virgens de tratamento com congestão vascular do segmento anterior impedindo a visualização adequada para o tratamento com *laser*
- Monoterapia primária (sem ablação retiniana adjuvante) para olhos com doença posterior ou agressiva[69]
- Bebês incapazes de tolerar anestesia geral para intubação e tratamento com *laser*.

CIRURGIA NO TRATAMENTO DA ROP

Embora a ablação retiniana seja eficaz na maioria dos casos de ROP, alguns olhos vão progredir para o descolamento de retina (RD, do inglês *retinal detachment*) em uma média de 41 semanas IPM após a ablação com *laser* eficaz.[70] O RD na ROP, na maioria das vezes, é por tração, originando-se na crista em um padrão circular, em bolsa, que atrai a retina anteriormente e centralmente. O objetivo cirúrgico é interromper a tração resultante da proliferação fibrosa e vários vetores de tração devem ser abordados para o sucesso cirúrgico (Figura 6.21.4A–D).

O objetivo da intervenção do RD relacionado à ROP varia com a gravidade do descolamento. O objetivo para o descolamento retiniano extramacular (ROP em estágio 4A) é um polo posterior não distorcido ou minimamente distorcido, descolamento total da retina e preservação do cristalino e visão de fixação central. A introflexão escleral[71,72] e a vitrectomia[73] têm sido utilizadas para tratar a ROP em estágio 4A. As desvantagens da introflexão escleral para a ROP em estágio 4A são a miopia anisometrópica radical e a segunda intervenção necessária para a transecção ou remoção de modo que o olho possa continuar a crescer.[74] A vitrectomia com preservação do cristalino pode interromper a progressão da ROP do estágio 4A para os estágios 4B ou 5 tratando diretamente a tração transvítrea resultante da proliferação fibrosa e se tornou o método de escolha.[75,76] Dados de vários centros dedicados à cirurgia para ROP avançada mostraram que, em mãos experientes, a vitrectomia com preservação do cristalino permite a recolocação retiniana primária em 60 a 90% dos olhos com ROP em estágio 4.[73,77] Os resultados visuais após a vitrectomia para estágio 4A podem ser bastante recompensadores, com visões médias na ordem de 20/60.[78]

A cirurgia para RD por tração envolvendo a mácula (ROP em estágio 4B) é feita para minimizar a distorção retiniana e prevenir o descolamento total (estágio 5). O objetivo funcional é a visão deambulatória.[79] Em estudo anteriores, o desfecho visual para o descolamento de retina além do estágio 4A foi bastante ruim. Relatórios mais recentes demonstram que a visão de forma pode ser obtida por vitrectomia para ROP no estágio 5.[80,81] A recuperação máxima da visão após o RD envolvendo a mácula e interrupção do desenvolvimento visual em bebês pode levar anos.

COMPLICAÇÕES TARDIAS DA ROP

A retinopatia da prematuridade é uma doença com sequelas oculares vitalícias e os adultos com história de prematuridade têm maior prevalência de ambliopia, miopia, estrabismo, catarata esclerótica nuclear precoce e glaucoma.[82] Os achados retinianos comuns da ROP regredida incluem retificação perivascular, alterações pigmentares, alterações cicatriciais periféricas, vascularização sobre um tecido da crista regredida e degeneração *lattice*. Taxas de complicação retiniana mais altas após a cirurgia de catarata[83,84] e taxas de falha após o tratamento de rasgos/descolamento de retina nessa população de pacientes podem ser atribuídas a uma interface vitreorretiniana anormal, especificamente a borda posterior da base do vítreo, que demonstra organização significativa e grande aderência à retina.[85,86]

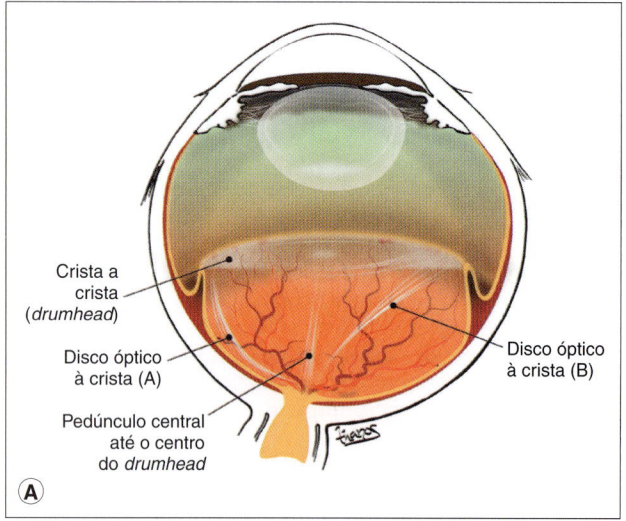
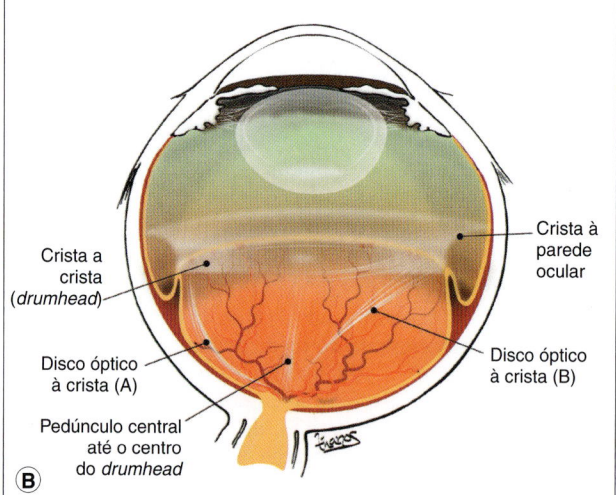
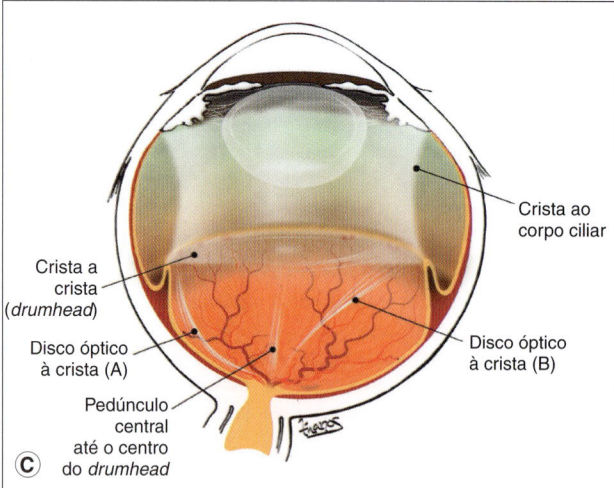
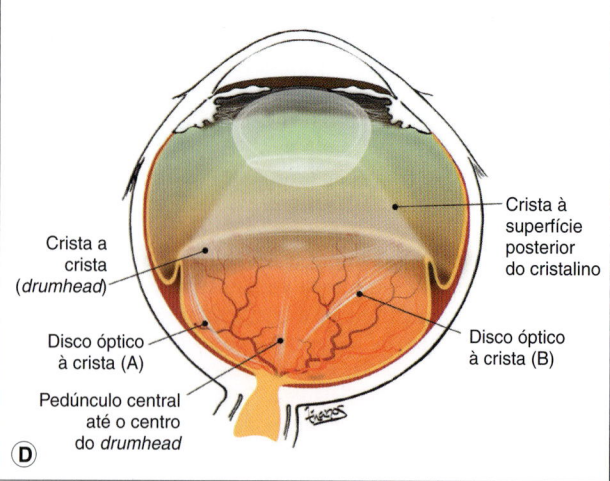

Figura 6.21.4 Vetores de tração que ocorrem nos descolamentos relacionados à retinopatia da prematuridade. Os vetores de tração primários nos descolamentos de retina relacionados à retinopatia da prematuridade são de crista a crista (*drumhead*) e do disco óptico à crista (**A**), da crista à parede ocular (**B**), da crista ao corpo ciliar (**C**) e da crista à superfície posterior do cristalino (**D**).

BIBLIOGRAFIA

Connolly BP, Ng EY, McNamara JA, et al. A comparison of laser photocoagulation with cryotherapy for threshold retinopathy of prematurity at 10 years: part 2. Refractive outcome. Ophthalmology 2002;109(5):936–41.

Early Treatment for Retinopathy of Prematurity Cooperative G. Revised indications for the treatment of retinopathy of prematurity: results of the early treatment for retinopathy of prematurity randomized trial. Arch Ophthalmol 2003;121(12):1684–94.

El Rayes EN, Vinekar A, Capone A Jr. Three-year anatomic and visual outcomes after vitrectomy for stage 4B retinopathy of prematurity. Retina 2008;28(4):568–72.

Lad EM, Hernandez-Boussard T, Morton JM, et al. Incidence of retinopathy of prematurity in the United States: 1997 through 2005. Am J Ophthalmol 2009;148(3):451–8.

Mintz-Hittner HA, Kennedy KA, Chuang AZ. Efficacy of intravitreal bevacizumab for stage 3+ retinopathy of prematurity. N Engl J Med 2011;364(7):603–15.

Multicenter trial of cryotherapy for retinopathy of prematurity. Snellen visual acuity and structural outcome at 5½ years after randomization. Cryotherapy for Retinopathy of Prematurity Cooperative Group. Arch Ophthalmol 1996;114(4):417–24.

Palmer EA, Flynn JT, Hardy RJ, et al. Incidence and early course of retinopathy of prematurity. The Cryotherapy for Retinopathy of Prematurity Cooperative Group. Ophthalmology 1991;98(11):1628–40.

Prenner JL, Capone A Jr, Trese MT. Visual outcomes after lens-sparing vitrectomy for stage 4A retinopathy of prematurity. Ophthalmology 2004;111(12):2271–3.

Schwartz SD, Harrison SA, Ferrone PJ et al. Telemedical evaluation and management of retinopathy of prematurity using a fiberoptic digital fundus camera. Ophthalmology 2000;107(1):25–8.

Shastry BS, Pendergast SD, Hartzer MK, et al. Identification of missense mutations in the Norrie disease gene associated with advanced retinopathy of prematurity. Arch Ophthalmol 1997;115(5):651–5.

Sonmez K, Drenser KA, Capone A Jr, et al. Vitreous levels of stromal cell-derived factor 1 and vascular endothelial growth factor in patients with retinopathy of prematurity. Ophthalmology 2008;115(6):1065–70.e1.

The International Classification of Retinopathy of Prematurity revisited. Arch Ophthalmol 2005;123(7):991–9.

The photographic screening for retinopathy of prematurity study (photoROP). Primary outcomes. Retina 2008;28(Suppl.3):S47–54.

Trese MT, Droste PJ. Long-term postoperative results of a consecutive series of stages 4 and 5 retinopathy of prematurity. Ophthalmology 1998;105(6):992–7.

Wu WC, Drenser KA, Lai M, et al. Plasmin enzyme-assisted vitrectomy for primary and reoperated eyes with stage 5 retinopathy of prematurity. Retina 2008;28(Suppl.3):S75–80.

As referências completas estão disponíveis no **GEN-io**.

PARTE 6 RETINA E VÍTREO

SEÇÃO 5 Doenças Vasculares

Retinopatia Diabética

Jennifer I. Lim

6.22

Definição: Disfunção progressiva da vasculatura retiniana causada por hiperglicemia crônica resultando em dano estrutural à retina neural.

Características principais
- Microaneurismas
- Hemorragias retinianas
- Exsudatos lipídicos retinianos
- Manchas algodonosas
- Não perfusão capilar
- Edema macular
- Neovascularização.

Características associadas
- Hemorragia vítrea
- Descolamento de retina
- Glaucoma neovascular
- Catarata de início precoce
- Paralisias de nervo craniano.

INTRODUÇÃO

O manejo bem-sucedido da retinopatia diabética requer não só o tratamento local (terapia com *laser*, farmacoterapia intravítrea e vitrectomia), mas também o controle sistêmico da hiperglicemia, pressão arterial e lipídios. Se os exames do fundo de olho forem iniciados antes do desenvolvimento de uma retinopatia significativa e repetidos periodicamente – e se as recomendações do *Early Treatment Diabetic Retinopathy Study* (ETDRS) e os resultados dos ensaios clínicos recentes do fator de crescimento endotelial vascular (VEGF, do inglês *anti-vascular endothelial growth factor*) forem aplicados no manejo do edema macular diabético (EMD) ou da neovascularização – o risco de perda visual grave é de menos de 5%. No entanto, a retinopatia diabética continua sendo a causa número um de novo caso de cegueira na maioria dos países industrializados devido à demora em procurar tratamento. A ampla maioria dos indivíduos diabéticos que perde a visão é vítima disso não porque são incapazes de tratar a sua doença, mas porque demoram a procurar atendimento médico. Além disso, em muitos países a incidência de diabetes está crescendo dramaticamente.

EPIDEMIOLOGIA

A duração da diabetes está mais intimamente associada com a incidência da retinopatia diabética e continua a ser o melhor preditor desta doença.[1] Os cinco primeiros anos do diabetes do tipo 1 têm um risco muito baixo de retinopatia. No entanto, 27% das pessoas que sofrem de diabetes por 5 a 10 anos e 71 a 90% dos que sofrem de diabetes por mais de 10 anos têm retinopatia diabética.[2] Após 20 a 30 anos, a incidência aumenta para 95% e cerca de 30 a 50% desses pacientes têm retinopatia diabética proliferativa (RDP).

Yanko *et al.*[3] constataram que a prevalência da retinopatia 11 a 13 anos após o início do diabetes do tipo 2 foi de 23%; após 16 anos ou mais, foi de 60%; e 11 anos ou mais após o início, 3% dos pacientes tiveram RDP. Klein *et al.*[2] relataram que 10 anos após o diagnóstico do diabetes do tipo 2, 67% dos pacientes tiveram retinopatia e 10% tiveram RDP.

A duração do diabetes após o início da puberdade parece ser o mais importante. Por exemplo, o risco de retinopatia é basicamente o mesmo para dois pacientes de 25 anos, um dos quais desenvolveu diabetes aos 6 anos e o outro aos 12 anos.[4] O risco de retinopatia em crianças diagnosticadas antes dos 2 anos é desprezível nos primeiros 10 anos.[5]

O estudo *Diabetes Control and Complications Trial* (DCCT) mostrou que os diabéticos do tipo 1 que monitoravam rigorosamente a sua glicemia (com quatro medições ao dia) tiveram uma redução de 76% na taxa de desenvolvimento de qualquer retinopatia (coorte de prevenção primária) e uma redução de 54% na progressão da retinopatia estabelecida (coorte de intervenção secundária) em comparação com o grupo de tratamento convencional (uma medição por dia).[6] No entanto, para a retinopatia avançada, mesmo o controle mais rigoroso da glicemia pode não impedir a progressão. O DCCT parou logo depois de 6,5 anos quando o benefício do controle rigoroso foi considerado improvável de ser revertido com o tempo. A maioria dos participantes foi acompanhada no estudo *Epidemiology of Diabetes Interventions and Complications* (EDIC). O estudo EDIC mostrou um benefício continuado do antigo grupo de controle rigoroso em relação ao antigo grupo de tratamento convencional, apesar da normalização do controle da glicose mesmo após 7 anos de acompanhamento.[7] O valor do tratamento intensivo também foi demonstrado para o diabetes do tipo 2. O *United Kingdom Prospective Diabetes Study* (UKPDS) revelou uma redução de 21% na taxa de progressão da retinopatia em 1 ano.[8] O DCCT mostrou que para cada 1% de redução na hemoglobina A1C (HbA1C), a incidência de retinopatia diabética diminui 28%.[9]

É importante perceber que muitos pacientes com diabetes não têm consciência de sua retinopatia diabética. Um estudo do *Joslin Diabetes Center* sobre a autoconsciência da retinopatia diabética constatou que 83% dos pacientes com esta doença e 78% daqueles com doença que ameaça a visão não tinham consciência de sua retinopatia diabética em sua primeira consulta. A comunicação e a orientação do paciente são muito importantes.[10] A Diabetic Retinopathy Clinical Research Network (DRCR) avaliou o efeito na retinopatia provocado pela orientação do paciente diabético em relação aos seus níveis de HbA1C e pressão arterial em seus exames médicos retinianos regulares.[11] Apesar da discussão iniciada pelo médico das medições no consultório da HbA1C e da pressão arterial com pacientes em suas consultas marcadas, os níveis de HbA1C não mudaram significativamente em relação aos valores basais. Isto sugere que é necessária uma intervenção mais frequente e/ou intensiva do que a verificação desses níveis e discutir os resultados durante uma avaliação retiniana de rotina. A doença renal, evidenciada pela proteinúria, pelos níveis elevados de nitrogênio da ureia no sangue (NUS), pelos níveis elevados de creatinina sanguínea e até mesmo pela microalbuminúria, é um excelente preditor da presença de retinopatia coexistente.[1,12] Entre os pacientes com retinopatia sintomática, 35% têm proteinúria, valores elevados de NUS ou níveis elevados de creatinina. A hipertensão sistêmica é outro fator de risco independente para a retinopatia diabética. O UKPDS demonstrou que o controle mais rigoroso da pressão arterial reduziu significativamente a progressão da retinopatia diabética.[13]

Em mulheres diabéticas grávidas sem retinopatia, o risco de desenvolver retinopatia diabética não proliferativa (RDNP) é de aproximadamente 10%. Por outro lado, as mulheres com RDNP e hipertensão sistêmica no início da gravidez – ou as que desenvolvem hipertensão sistêmica – tendem a exibir progressão, com mais hemorragias, manchas algodonosas e edema macular.[8]

Felizmente, há alguma regressão após o parto. Cerca de 4% das gestantes com RDNP evoluem para RDP. As mulheres com RDP não tratadas no início da gestação frequentemente se saem pior, a menos que sejam tratadas com panfotocoagulação retiniana (PRP, do inglês *panretinal photocoagulation*). A PRP tratada previamente em geral não piora durante a gestação. As mulheres que começam a gestação com diabetes mal controlado e que são submetidas repentinamente a um controle rigoroso frequentemente têm uma deterioração grave de sua retinopatia e nem sempre se recuperam após o parto.[14] É muito importante monitorar as pacientes grávidas com bastante rigor, com alguns médicos defendendo exames trimestrais. O tratamento com anti-VEGF não foi estudado em gestantes. Recomenda-se o tratamento com *laser* ou outro tratamento que não seja o anti-VEGF. Além disso, o corante fluoresceína reconhecidamente atravessa a placenta e é excretado no leite materno por até 72 horas.[15]

Alguns medicamentos foram implicados na piora da retinopatia e em particular no EMD. As glitazonas estão associadas com aumento do risco e piora do EMD.[16] Um estudo de 170 mil pacientes no banco de dados da Kaiser Permanente mostrou que os pacientes tratados com glitazonas tinham um risco muito maior de desenvolver EMD (razão de chances 2,6, 95% de intervalo de confiança de 2,4 a 3,0) em uma análise univariada.[17] Após ajustar para fatores de confusão, a razão de chances foi 1,6, 95% de intervalo de confiança de 1,4 a 1,8. Alguns ensaios clínicos mostraram um risco mais alto de EMD em pacientes que tomam insulina e glitazonas (Actos package insert. Deerfield IL: Takeda Pharmaceutical America, Inc, 2011). Portanto, é importante revisar a história medicamentosa de um paciente diabético com edema macular. No entanto, a rosiglitazona demonstrou diminuir o risco de progressão para RDP e que tem taxas similares de EMD em relação aos controles em 3 anos.[18] No banco de dados da *The Health Improvement Network* (THIN), um grande estudo de coorte retrospectivo de 103.368 pacientes com diabetes melito do tipo 2 e sem EMD no nível basal, foi encontrado um aumento do risco de EMD em 1 e 10 anos para usuários de tiazolidinedionas em comparação com não usuários. A razão de chances ajustada foi 2,3 em 1 ano e a razão de risco ajustada foi 2,3 em 10 anos.[19]

PATOGÊNESE

A via metabólica final que causa a retinopatia diabética é desconhecida. Existem várias teorias que não são mutuamente exclusivas.

Aldose redutase

A aldose redutase converte açúcares em seus alcoóis. Por exemplo, a glicose é convertida em sorbitol e a galactose é convertida em galactitol. No entanto, o sorbitol e o galactitol não se difundem com facilidade para fora das células, provocando aumento da concentração intracelular. Então, as forças osmóticas fazem com que a água se difunda para dentro da célula. O dano resultante às células epiteliais do cristalino, que tem uma alta concentração de aldose redutase, é responsável pela catarata vista em crianças.[20] Como a aldose redutase também é encontrada em alta concentração nos pericitos da retina e nas células de Schwann, alguns pesquisadores sugerem que a retinopatia diabética e a neuropatia podem ser causadas por dano mediado pela aldose redutase. Apesar dos benefícios teóricos, ensaios clínicos até agora não conseguiram mostrar uma redução na incidência de retinopatia diabética ou de neuropatia pelos inibidores da aldose redutase, possivelmente porque um inibidor eficaz da aldose redutase com poucos efeitos colaterais sistêmicos ainda não foi desenvolvido.[19]

Fatores vasoproliferativos

A retina e o epitélio pigmentado da retina (EPR) liberam fatores vasoproliferativos, como o VEGF, que induzem neovascularização. O VEGF tem um papel direto nas anormalidades vasculares proliferativas da retina que são encontradas no diabetes. Modelos de animais demonstraram que a expressão do VEGF está correlacionada com o desenvolvimento e regressão da neovascularização.[21] A concentração de VEGF no humor aquoso e no vítreo está diretamente correlacionada com a gravidade da retinopatia.[22] O VEGF é um fator de vasopermeabilidade potente, sendo responsável pelo EMD.[23] Vários ensaios clínicos randomizados controlados mostraram a eficácia dos tratamentos anti-VEGF para o EMD. Existem outras citocinas vasoativas liberadas nos olhos diabéticos. Elas incluem o fator de crescimento beta tecidual e o fator de crescimento do tecido conjuntivo. O componente inflamatório resulta da ativação de macrófagos e do complemento. A deposição densa e extensa de C5b-9, além da vitronectina, é encontrada na matriz conjuntiva dos coriocapilares. Acredita-se que a ativação do complemento resulte em aumento dos neutrófilos, que depois causam dano endotelial. Lipídios e proteínas vazam para fora dos capilares. A deposição da matriz extracelular pode ser desencadeada pelos efeitos da cascata do complemento nas células vizinhas e resulta em espessamento dos coriocapilares e da membrana de Bruch.[24] Com isso, a inflamação desempenha um papel no edema macular e na retinopatia diabética. Acredita-se também que o EMD de longa duração pode ter mais de um componente inflamatório e ser mais responsivo aos corticosteroides, que também são antiangiogênicos.[25]

Plaquetas e viscosidade do sangue

O diabetes está associado com anormalidades da função plaquetária. Postulou-se que as anormalidades plaquetárias ou alterações na viscosidade sanguínea nos diabéticos podem contribuir para a retinopatia diabética ao provocarem oclusão capilar e áreas focais de isquemia na retina.

MANIFESTAÇÕES OCULARES

O estágio inicial da retinopatia diabética é a RDNP. Em alguns pacientes, há uma progressão para retinopatia proliferativa (RDP). A incidência de níveis mais avançados de retinopatia aumenta com base na duração da doença e no controle glicêmico.

Retinopatia diabética não proliferativa inicial

Os microaneurismas são a primeira alteração detectável oftalmoscopicamente na retinopatia diabética e são considerados a marca registrada da RDNP (Figura 6.22.1A). Eles são observados como pequenos pontos vermelhos nas camadas médias da retina, tipicamente na mácula. Quando a parede de um capilar ou microaneurisma está suficientemente enfraquecida, ela pode romper, originando hemorragia intrarretiniana. Se a hemorragia for profunda (*i. e.*, na camada nuclear interna ou na camada plexiforme externa), geralmente é redonda ou oval ("ponto ou borrão") (ver Figura 6.22.1A). É muito difícil distinguir uma pequena hemorragia pontual de um microaneurisma por meio de oftalmoscopia. A angiografia fluoresceínica ajuda a distinguir os microaneurismas patentes (e não um microaneurisma cheio de sangue coagulado) porque eles vazam corante (ver Figura 6.22.1B). Se a hemorragia for superficial, na camada

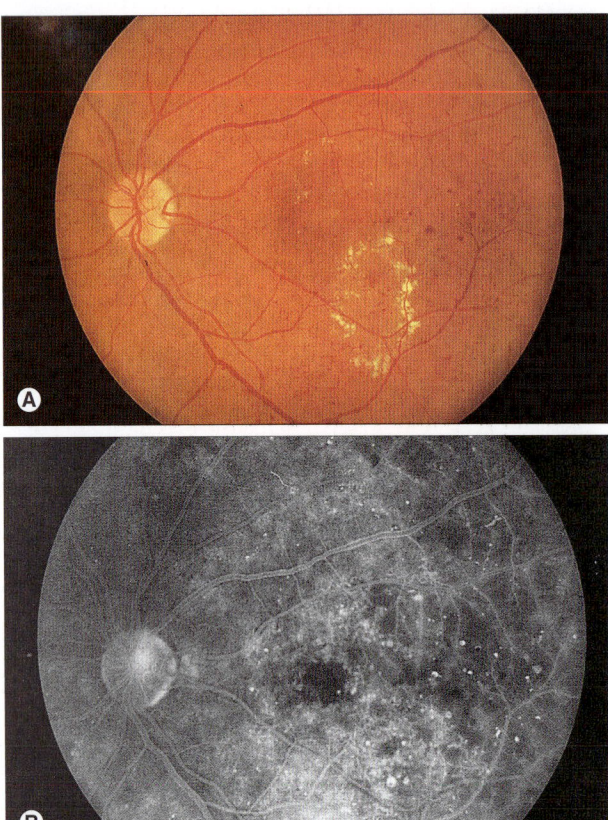

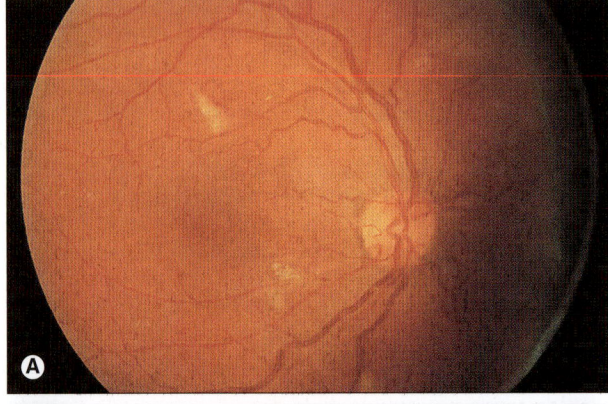

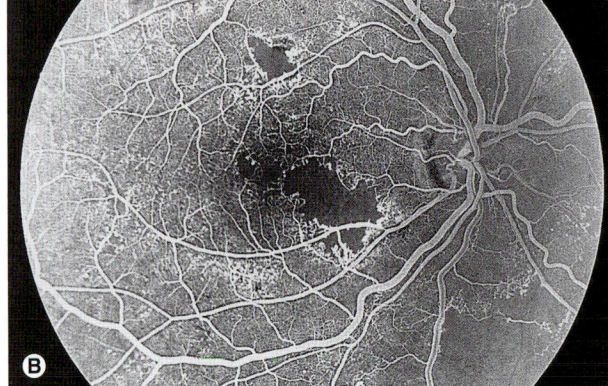

Figura 6.22.1 Retinopatia diabética não proliferativa com microaneurismas. **A.** Pequenas hemorragias pontuais, microaneurismas, exsudatos duros (lipídicos), retinopatia circinata, uma anormalidade microvascular intrarretiniana e edema macular. **B.** A angiografia fluoresceínica do olho exibido em A. São observados microaneurismas como vários pontos de hiperfluorescência, mas as hemorragias pontuais não emitem fluorescência. A zona avascular foveal está minimamente dilatada.

Figura 6.22.3 Retinopatia não proliferativa. **A.** Com exsudatos moles. **B.** Angiografia fluoresceínica mostrando não perfusão capilar na área de manchas algodonosas superiores e uma área maior imediatamente inferonasal à zona avascular foveal.

de fibras nervosas, ela assume a forma de "chama de vela" ou borrão indistinguível de uma hemorragia vista na retinopatia hipertensiva (Figuras 6.22.2 e 6.22.3). Os diabéticos que têm pressão sanguínea normal podem ter várias hemorragias em chama de vela. Todavia, a presença de várias hemorragias em chama de vela em um paciente diabético deve provocar uma verificação da pressão arterial.

O EMD (ver Figura 6.22.1A) representa a causa principal de cegueira legal em diabéticos. O fluido intercelular vem do vazamento dos microaneurismas ou da incompetência capilar difusa. Clinicamente, o EMD é mais bem detectado pela biomicroscopia em lâmpada de fenda com uma lente de contato macular, embora as lentes de não contato macular possam ser empregadas. O edema provoca a separação das células, resultando na dispersão da luz por várias interfaces. Isso diminui a translucência da retina, de modo que o EPR normal e o padrão de fundo da coroide ficam turvos (ver Figura 6.22.1A). Bolsas de fluido na camada plexiforme externa, se forem suficientemente grandes, podem ser vistas como um edema macular cistoide (EMC). Geralmente, o EMC é visto em olhos que têm outros sinais de RDNP grave. Em casos raros, o EMC se deve ao vazamento difuso generalizado da rede capilar inteira e pode ser visto em olhos com pouca quantidade de outros sinais de retinopatia diabética.

Se o vazamento de fluido for suficientemente grave, lipídios podem acumular na retina (ver Figura 6.22.1A); mais uma vez, a camada plexiforme externa é a primeira a ser afetada. Em alguns casos, os lipídios dispersam pela mácula. Em outros, eles acumulam em um anel em volta de um grupo de microaneurismas que vazam ou que circundam uma área de não perfusão capilar. Este padrão se chama retinopatia circinata (ver Figura 6.22.1A).

A aplicação de tomografia de coerência óptica (OCT, do inglês *optical coherence tomography*) no manejo do EMD tem sido muito útil. O grau de EMD e a resposta ao tratamento podem ser quantificados na OCT. Especificamente, a espessura do subcampo central (ESC) pode ser usada para acompanhar a resposta de um paciente ao tratamento do EMD. Além disso, a OCT apresenta informações qualitativas, como a ocorrência de cistos e o grau de rompimento retiniano interno ou externo ou da membrana limitante externa e o fluido sub-retiniano. Esses achados são úteis para acompanhar a resposta do paciente ao tratamento.

Em olhos tratados com anti-VEGF, a desorganização das camadas internas da retina (DRIL, *disorganization of retinal inner layers*) foi associada com desfechos mais desfavoráveis da acuidade visual (AV). A extensão da DRIL foi associada com a visão subsequente. A alteração na DRIL foi associada com mudança na AV, com a resolução da DRIL tendo a melhor AV. A mudança precoce no grau de DRIL é inversamente preditiva das alterações subsequentes na AV.[26,27]

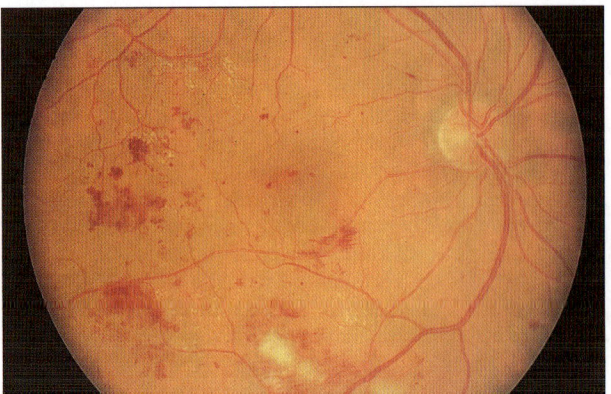

Figura 6.22.2 Retinopatia não proliferativa com algumas hemorragias em borrão, hemorragias em chama de vela e manchas algodonosas.

Retinopatia diabética não proliferativa avançada

Na RDNP avançada, aparecem sinais de aumento da hipoxia retiniana interna, como as várias hemorragias retinianas, manchas algodonosas (ver Figura 6.22.3), arrosariamento venoso (*venous beading*) e alças vasculares (Figura 6.22.4), anormalidades microvasculares intrarretinianas (IRMA, do inglês *intraretinal microvascular abnormalities*) (ver Figuras 6.22.1A e 6.22.4) e grandes áreas de não perfusão capilar vistas na angiografia fluoresceínica.

Manchas algodonosas, também chamadas exsudatos moles ou infartos das fibras nervosas, resultam de isquemia, não de exsudação. A isquemia local causa obstrução efetiva do fluxo axoplasmático na camada de fibras nervosas normalmente transparentes e o edema subsequente das fibras nervosas confere às manchas algodonosas a sua aparência branca fofa característica. A angiografia fluoresceínica mostra ausência de perfusão capilar na área correspondente a uma mancha algodonosa. Microaneurismas frequentemente circundam a área hipóxica (ver Figura 6.22.3).

O arrosariamento venoso (ver Figura 6.22.4) é um sinal importante de circulação retiniana lenta. As alças venosas são quase sempre adjacentes a grandes áreas de não perfusão capilar. As IRMA são capilares dilatados que parecem funcionar como canais colaterais e frequentemente são difíceis de diferenciar da neovascularização retiniana superficial. No entanto, a fluoresceína não vaza das IRMA, mas vazam profusamente da neovascularização. A hipoperfusão capilar costuma circundar a IRMA (ver Figura 6.22.4).

O ETDRS descobriu que as IRMA, várias hemorragias retinianas, arrosariamento e alças venosas, não perfusão capilar generalizada e vazamento generalizado na angiografia fluoresceínica eram fatores de risco importantes para o desenvolvimento de RDP; curiosamente, as manchas algodonosas não eram.[28]

Retinopatia diabética proliferativa

Embora o edema macular, os exsudatos e as oclusões capilares vistas na RDNP costumem provocar cegueira legal, os pacientes afetados geralmente mantêm pelo menos uma visão ambulatória. A RDP, por outro lado, pode resultar em hemorragia vítrea grave ou descolamento de retina, com visão de movimento de mãos ou pior. Aproximadamente 50% dos pacientes com RDNP muito grave evoluem para RDP em 1 ano.[29] Os vasos proliferativos surgem das veias retinianas e frequentemente começam como uma coleção de vários vasos finos. Quando eles surgem dentro de um diâmetro de disco do nervo óptico, são chamados NVD (do inglês *neovascularization of the disc*, neovascularização do disco, Figuras 6.22.5 e 6.22.6). Quando eles surgem a uma distância superior a um diâmetro de disco do nervo óptico, são chamados NVE (do inglês *neovascularization*

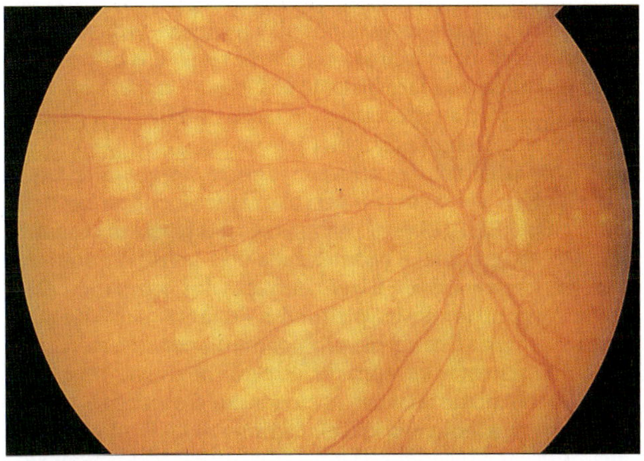

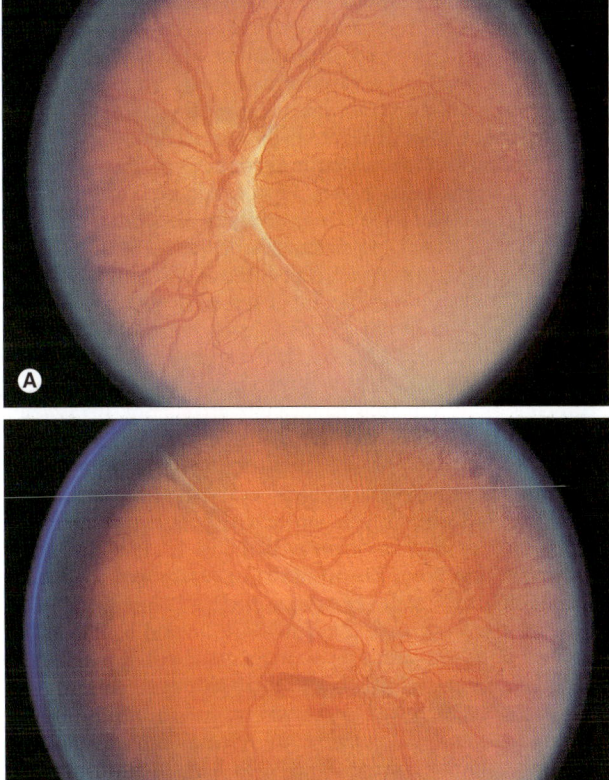

Figura 6.22.5 Aproximadamente metade da área do disco exibe neovascularização e panfotocoagulação retiniana inicial incompleta.

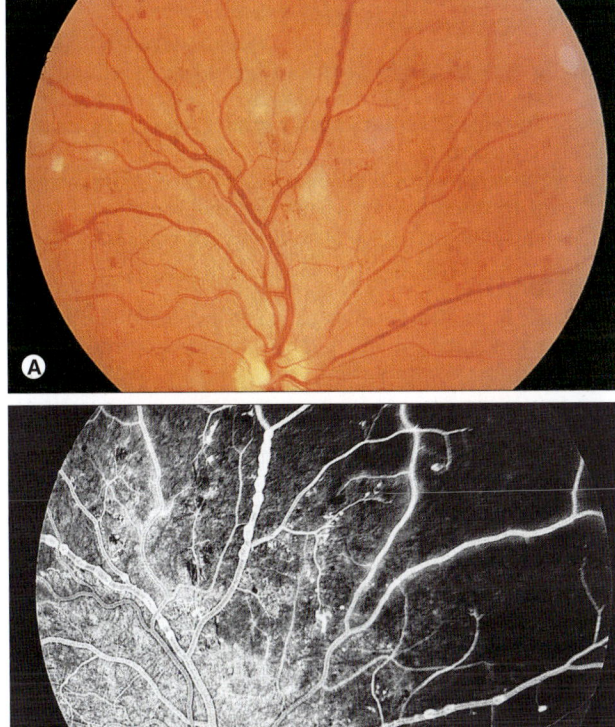

Figura 6.22.4 Retinopatia não proliferativa grave. **A.** Com manchas algodonosas, anormalidades microvasculares intrarretinianas e arrosariamento e anomalias venosas (*beading* venoso). **B.** Angiografia fluoresceínica mostrando não perfusão capilar grave.

Figura 6.22.6 Neovascularização. **A.** Neovascularização do disco com alguma proliferação fibrosa. **B.** Neovascularização em outros locais.

elsewhere, neovascularização em outros lugares) (ver Figura 6.22.6B). Ao contrário dos vasos retinianos normais, a NVD e a NVE vazam fluoresceína no vítreo.

Uma vez que está presente o estímulo para crescimento de novos vasos, o caminho para o crescimento subsequente tomado pela neovascularização é ao longo da rota de menor resistência. Por exemplo, a ausência de uma verdadeira membrana limitante interna no disco poderia explicar a prevalência de neovasos neste local. Além disso, a neovascularização parece crescer com mais facilidade em um arcabouço de tecido conjuntivo pré-formado. Desse modo, uma face vítrea posterior superficialmente descolada é um local frequente de crescimento dos neovasos.

Os neovasos geralmente progridem para um estágio de mais proliferação, com formação de tecido conjuntivo associado. À medida que a RDP avança, o componente fibroso se torna mais proeminente, com o tecido fibrótico sendo vascular ou avascular. A variedade fibrovascular geralmente é encontrada em associação com os vasos que se estendem para a cavidade do vítreo ou com novos vasos anormais na superfície da retina ou disco. A variedade avascular geralmente resulta da organização ou espessamento da face hialoide posterior. A tração do vítreo é transmitida para a retina ao longo dessas proliferações e pode levar ao descolamento da retina por tração.

A NVE quase sempre cresce na direção das zonas de isquemia retiniana até ocorrer o descolamento do vítreo posterior (ver Figura 6.22.6). Depois, os vasos são levantados na cavidade vítrea. O estágio final é caracterizado pela regressão do tecido vascular. Às vezes, pode haver contração dos componentes do tecido conjuntivo, desenvolvimento de faixas sub-hialoides, espessamento da face vítrea posterior e aparecimento de retinosquise, descolamento de retina ou formação de roturas retinianas.

O descolamento do vítreo posterior nos diabéticos é caracterizado por um lento e global encolhimento do vítreo formado inteiro em vez de ocorrer pela formação de cavidades ocasionadas pela destruição do vítreo. Davis *et al.*[30] enfatizaram o papel da contração do vítreo na produção de hemorragias vítreas, roturas retinianas e descolamento da retina. Os vasos neovasculares não "crescem" para a frente e entram na cavidade vítrea, mas sim são puxados para o vítreo pela sua contração, aderidos a ele. A confirmação da importância do vítreo no desenvolvimento e progressão da RDP vem do acompanhamento em longo prazo dos olhos submetidos à vitrectomia bem-sucedida, na qual a neovascularização encolhe, o vazamento de fluoresceína diminui e raramente surgem novas áreas de neovascularização.

Há muito tempo se supõe que as contrações súbitas do vítreo rasgam os novos vasos frágeis. Provocando hemorragia vítrea. No entanto, a maioria das hemorragias diabéticas do vítreo ocorre durante o sono, possivelmente devido a um aumento na pressão arterial secundário à hipoglicemia do início da manhã ou ao sono REM (do inglês *rapid eye moviment*, movimento rápido dos olhos). Como ocorrem muito poucas hemorragias durante o exercício, não é necessário restringir a atividade física dos pacientes com RDP. Quando ocorre uma hemorragia, se os eritrócitos estiverem atrás da face vítrea posterior, geralmente eles assentam rapidamente no fundo do olho e são absorvidos. No entanto, quando os eritrócitos entram no corpo vítreo, eles aderem ao gel e a depuração pode levar meses ou anos.

Uma grande hemorragia superficial pode separar a membrana limitante interna do resto da retina. Essas hemorragias geralmente são redondas ou ovais, mas também podem ter a forma de um "barco". O sangue pode continuar confinado entre a membrana limitante interna e o resto da retina por semanas ou meses antes de penetrar no vítreo. Acreditava-se que as hemorragias abaixo da membrana limitante interna ocorriam entre esta membrana e o vítreo cortical, e eram chamadas hemorragias sub-hialoides ou pré-retinianas. Hoje, sabe-se que as verdadeiras hemorragias sub-hialoide provavelmente são bem raras. As hemorragias abaixo da membrana limitante interna são perigosas porque podem evoluir rapidamente para descolamento de retina por tração.

À medida que o vítreo contrai, ele pode puxar o disco óptico, causando estrias de tração que envolvem a área macular ou que arrastam a própria mácula, com ambos os eventos contribuindo para diminuir a AV.[31]

Ocorrem dois tipos de descolamento de retina diabéticos: os provocados por tração isolada (não regmatogênicos) e os provocados por formação de rotura retiniana (regmatogênicos). As características do descolamento não regmatogênico na RDP incluem:

- A retina descolada geralmente fica confinada ao polo posterior e raramente se estende mais de dois terços de distância ao equador
- A retina descolada tem uma superfície tensa e brilhante
- A retina descolada é côncava na direção da pupila
- Não ocorre deslocamento do fluido sub-retiniano.

Às vezes pode ocorrer uma diminuição espontânea no grau de descolamento por tração, mas isso é uma exceção. A tração na retina também pode causar áreas focais de retinosquise, que podem ser difíceis de distinguir do descolamento retiniano de espessura total. Na retinosquise a camada elevada é mais fina e translúcida.

Quando um descolamento é regmatogênico, as bordas da retina elevada geralmente se estendem até a *ora serrata*. A superfície da retina é opaca e acinzentada e ondula devido à mobilidade da retina em consequência ao deslocamento do fluido sub-retiniano. As roturas retinianas geralmente são no polo posterior nas áreas próximas da alteração fibrovascular. As roturas são ovais e parecem ser parcialmente o resultado da tração tangencial do tecido proliferativo, bem como uma consequência da tração do vítreo. A determinação da localização dos buracos retinianos pode ser complicada por muitos fatores, particularmente a má dilatação da pupila, opacidade do cristalino, aumento da turbidez do vítreo, hemorragia vítrea, hemorragia intrarretiniana e obscurecimento das roturas pelo tecido proliferativo subjacente.

Outras complicações maculares do diabetes melito

Córnea

A sensibilidade corneana é proporcionalmente menor tanto em relação à duração da doença quanto à gravidade da retinopatia.[32] As abrasões corneanas são mais comuns em pessoas com diabetes, presumivelmente porque a adesão entre a membrana basal do epitélio corneano e o estroma corneano não é tão firme quanto a encontrada nas córneas normais. Após a vitrectomia, a erosão corneana recorrente, a ceratopatia estriada e o edema corneano são mais comuns em diabéticos do que em não diabéticos.[33]

Glaucoma

A relação entre diabetes e glaucoma de angulo aberto primário é obscura. Alguns estudos populacionais encontraram uma associação,[34] mas outros não.[35]

A neovascularização da íris (NVI) geralmente é observada apenas em diabéticos que têm RDP. A PRP não só tem valor protetor contra a NVI, ela também é um tratamento eficaz contra a NVI estabelecida.[36] Se o meio estiver claro, a PRP deve ser realizada antes de qualquer outro tratamento para NVI, mesmo nos casos avançados.[28] Se o meio estiver turvo demais para a PRP, o *laser* transescleral ou a crioablação da retina periférica são meios alternativos de tratamento (ver mais adiante neste capítulo). A presença de glaucoma rubeótico é um mau indicador de prognóstico para a AV e para a expectativa de vida.[37] A terapia anti-VEGF também é usada como tratamento adjuvante nos olhos com NVI.

Cristalino

O risco de catarata é duas a quatro vezes maior em diabéticos do que em não diabéticos e pode ser 15 a 25 vezes maior em diabéticos com menos de 40 anos de idade.[38]

Os pacientes com diabetes melito que não têm retinopatia obtêm excelentes resultados da cirurgia de catarata, com 90 a 95% tendo uma AV final de 20/40 ou superior, mas o EMC crônico é cerca de 14 vezes mais comum em diabéticos do que em não diabéticos.[39] O mais conhecido preditor do sucesso pós-operatório é a gravidade da retinopatia antes da cirurgia.[40] Esperava-se que a cirurgia moderna, que deixa uma cápsula posterior intacta, protegeria o olho da NVI ao reduzir a difusão dos fatores vasoproliferativos para a câmara anterior, mas vários estudos mostraram que isso não acontece. Além disso, a capsulotomia com o *laser neodymium-aluminum-garnet* (Nd:YAG) não aumenta o risco.[32] Outras complicações do segmento anterior que são mais comuns em diabéticos do que em não diabéticos são o bloqueio pupilar, as sinéquias posteriores, os precipitados pigmentados no implante e a irite grave.[39]

As complicações do segmento posterior decorrentes da cirurgia de catarata incluem edema macular, RDP,[41] hemorragia vítrea[42] e descolamento de retina por tração. Ao contrário dos relatos anteriores, depoimentos recentes sugerem que a moderna e descomplicada cirurgia de catarata pode não acelerar a progressão da retinopatia diabética nos diabéticos do tipo 2 com RDNP.[43] Deve-se ter cuidado quando considerar a cirurgia de catarata em pacientes com retinopatia diabética, mas até 70% desses pacientes podem alcançar uma AV final de 20/40 ou superior.[44] Em um estudo-piloto observacional de olhos com EMD basal no momento da cirurgia de catarata, a DRCR mostrou que 32% melhoraram quatro linhas e 10% pioraram pelo menos duas linhas na semana 16. O estudo foi limitado por um pequeno número de inscritos e concluiu que era improvável que uma amostra adequada pudesse ser recrutada dentro de um tempo razoável para realizar um ensaio intervencionista em olhos com EMD no âmbito da cirurgia de catarata.[45] Para pacientes sem edema macular no momento da cirurgia de catarata, a DRCR constatou que o EMD não central pré-operatório ou história de tratamento de EMD pode aumentar o rico de desenvolver EMD com envolvimento central 16 semanas após a extração da catarata. Além disso, os desfechos visuais foram bons, com mais de 85% alcançando uma AV de 20/40 ou superior. No entanto, isso foi obtido com menos frequência em olhos que desenvolveram ME com envolvimento central (67%), embora esses olhos tivessem uma AV basal média mais baixa (Snellen equivalente a 20/63) do que os olhos que não desenvolveram ME com envolvimento central (Snellen equivalente a 20/50).[46]

A cirurgia de catarata em pacientes com RDP ativa resulta frequentemente em um desfecho visual pós-operatório mais desfavorável devido ao alto risco de complicações da cirurgia dos segmentos anterior e posterior. Em uma série, nenhum paciente com RDP ativa ou retinopatia diabética pré-proliferativa alcançou uma AV superior a 20/80. A maioria dos especialistas recomenda a PRP pré-operatória agressiva.[39,40]

Neuropatia óptica

Conforme demonstrado pela maior latência e menor amplitude do potencial visual evocado, muitos pacientes diabéticos sem retinopatia têm neuropatia óptica subclínica. Eles têm um maior risco de neuropatia óptica isquêmica anterior. Além disso, os diabéticos são suscetíveis à papilopatia diabética, que é caracterizada por edema de disco agudo sem palidez da neuropatia óptica isquêmica aferente. Ela é bilateral na metade dos casos e pode não exibir um defeito pupilar aferente.[47] O edema macular é um achado concorrente comum e a causa mais comum de não recuperação visual nesses pacientes.[47] Os campos visuais podem ser normais ou exibir um ponto cego aumentado ou outros defeitos das fibras nervosas. O prognóstico é excelente, com a maioria dos pacientes recuperando uma AV de 20/50 ou superior.

Neuropatia craniana

Podem ocorrer paralisias musculares extraoculares em diabéticos, secundárias à neuropatia que envolve o terceiro, quarto ou sexto nervo craniano. Acredita-se que o mecanismo seja uma desmielinização localizada do nervo, secundária à isquemia focal. Pode ou não haver dor, e não é raro que a paralisia muscular extraocular seja a pista inicial para uma condição diabética latente. A recuperação da função muscular extraocular nas paralisias diabéticas dos nervos cranianos geralmente ocorre em 1 a 3 meses.[48] Quando o terceiro nervo craniano está envolvido, a função pupilar geralmente é normal. Essa preservação pupilar na paralisia diabética do terceiro nervo craniano é um atributo de diagnóstico importante, ajudando a distingui-la de um tumor ou aneurisma intracraniano.

DIAGNÓSTICO E EXAMES COMPLEMENTARES

Em quase todos os casos, a retinopatia diabética é diagnosticada facilmente via exame oftalmoscópico. As lesões mais características são os microaneurismas, que geralmente se desenvolvem no polo posterior. Sem os microaneurismas, o diagnóstico de retinopatia diabética é duvidoso. A glicemia em jejum, o teste de tolerância à glicose e as determinações da HbA1C podem ser usados para confirmar a ocorrência de hiperglicemia sistêmica.

A angiografia fluoresceínica intravenosa é um exame complementar amplamente administrado e é útil para avaliar a gravidade da retinopatia diabética, determinar locais de vazamento no edema macular, julgar o grau de não perfusão capilar e confirmar a neovascularização. É um exame pré-operatório útil para avaliar o grau de retinopatia em pacientes submetidos à cirurgia de catarata e com opacidade do meio. A angiografia por OCT está sendo cada vez mais utilizada como um exame não invasivo na retinopatia diabética para visualizar a não perfusão capilar e a neovascularização. A OCT é amplamente utilizada para avaliar e acompanhar o edema macular.

DIAGNÓSTICO DIFERENCIAL

O diagnóstico diferencial é apresentado no Boxe 6.22.1.

PATOLOGIA

As primeiras anormalidades histopatológicas na retinopatia diabética são o espessamento da membrana basal capilar e a perda de pericitos. Os microaneurismas começam como uma dilatação na parede capilar em áreas em que os pericitos estão ausentes; inicialmente os microaneurismas têm paredes finas. Mais tarde, as células endoteliais proliferam e depositam camadas de membrana basal em volta de si mesmas. A fibrina pode acumular dentro do aneurisma e o lúmen do microaneurisma pode ficar obstruído (Figura 6.22.7). Em casos iniciais, os microaneurismas estão presentes principalmente no lado venoso dos capilares, porém, mais tarde também são vistos no lado arterial. Apesar das várias camadas de membrana basal, eles são permeáveis à água e a grandes moléculas, resultando em um acúmulo de água e lipídios na retina. Como a fluoresceína passa facilmente por eles, muito mais microaneurismas são vistos na angiografia fluoresceínica do que na oftalmoscopia (ver Figuras 6.22.1 e 6.22.3).

BOXE 6.22.1 Diagnóstico diferencial de retinopatia diabética.

- Retinopatia por radiação
- Retinopatia hipertensiva
- Obstruçao venosa retiniana (oclusão da veia retiniana central [OVRC], oclusão de ramo da veia retiniana [ORVR])
- Síndrome isquêmica ocular
- Anemia
- Leucemia
- Doença de Coats
- Telangiectasia retiniana justafoveal idiopática
- Retinopatia falciforme

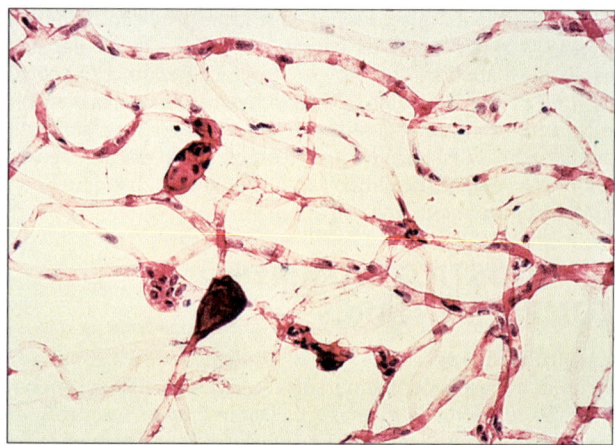

Figura 6.22.7 Microaneurismas, perda de pericitos e capilares acelulares.

TRATAMENTO

Tratamento médico

Terapia antiplaquetária

O ETDRS relatou que 650 mg de ácido acetilsalicílico diárias não influenciam a progressão da retinopatia, não afetam a AV ou influenciam as hemorragias vítreas. No entanto, houve uma diminuição significativa na morbidade cardiovascular no grupo tratado com ácido acetilsalicílico em comparação com a coorte de placebo.[49] O clopidogrel e a ticlodipina, como o ácido acetilsalicílico, inibem a agregação plaquetária induzida pelo difosfato de adenosina. Eles demonstraram capacidade para diminuir o risco de AVC em pacientes com crises isquêmicas transitórias, mas não há evidências claras mostrando um impacto na retinopatia diabética.

Agentes anti-hipertensivos

O *Hypertension in Diabetes Study*, que faz parte do *United Kingdom Prospective Diabetes Study* (UKDPS), avaliou o efeito do controle da pressão arterial na progressão da retinopatia diabética. Pacientes foram tratados com inibidores da enzima de conversão da angiotensina (IECA) ou betabloqueadores para alcançar o controle "rigoroso" da pressão arterial (< 150/85 mmHg) ou controle "menos rigoroso" (< 180/105 mmHg). O grupo com melhor controle da pressão arterial teve uma redução de 37% no risco de alterações microvasculares. Não houve diferença no efeito entre os dois agentes usados. O lisinopril, um IECA, também demonstrou reduzir a progressão da RDNP e da RDP em pacientes normotensos. Os pacientes neste estudo com melhor controle glicêmico se beneficiaram mais do lisinopril.[50]

Agentes antiangiogênicos

A descoberta de que o VEGF desempenha um papel crítico na iniciação da neovascularização da retinopatia diabética e um papel importante no EMD revolucionou o gerenciamento dessas complicações do diabetes. Vários inibidores farmacológicos da angiogênese se mostraram benéficos no tratamento do EMD com envolvimento central.[51-67] Entre eles, temos:

- Pegaptanibe sódico, um aptâmero do VEGF (Macugen, Eyetech Pharmaceuticals, NY)[53-56]
- Ranibizumabe (Lucentis, Genentech)[55-61]
- Bevacizumabe (Avastin, Genentech)[63,64]
- Aflibercepte (Eylea, Regeneron).[65-67]

Todos os quatro agentes anti-VEGF melhoram a AV e promovem a normalização da arquitetura macular na maioria dos olhos com EMD. Devido ao seu efeito benéfico superior comparado com o *laser* e os corticosteroides, com um perfil de segurança relativamente bom, a terapia anti-VEGF hoje é considerada o tratamento primário do EMD envolvendo a fóvea na maioria dos olhos.

Os principais problemas com a terapia anti-VEGF são o custo e a frequência de administração. Além disso, o risco de endoftalmite com a terapia anti-VEGF em diabéticos parecer ser maior do que com as outras condições oftálmicas (p. ex., degeneração macular relacionada à idade neovascular e oclusão venosa retiniana), com vários estudos sugerindo que a incidência em longo prazo pode se aproximar de 1%.[51] Na prática clínica atual, o pegaptanibe não é amplamente utilizado, pois outros agentes parecem ser mais eficazes.[51,52] O Protocolo T da DRCRnet comparou os resultados visuais e anatômicos do bevacizumabe, ranibizumabe e aflibercepte no tratamento do EMD em pacientes com AV 20/32 a 20/320.[55] Os três medicamentos produziram alguma melhora na AV e redução do edema, segundo a OCT. Foram 9 a 10 tratamentos administrados no primeiro ano para os três medicamentos. No geral, a alteração média na AV foi melhor para o aflibercepte (13 letras), que foi maior do que a do ranibizumabe (11 letras, $p = 0,034$) ou bevacizumabe (10 letras, $p < 0,001$). Para acuidades visuais melhores que 20/50, não houve diferença significativa nos resultados visuais e anatômicos. No entanto, para acuidades visuais de 20/50 ou inferiores, o aflibercepte resultou em um ganho médio de 19 letras *versus* 14 letras para o ranibizumabe ($p = 0,0031$) ou 12 letras para o bevacizumabe ($p < 0,001$). Mais olhos ganharam 15 ou mais letras com aflibercepte (67%) do que com o ranibizumabe (50%, $p < 0,001$) ou bevacizumabe (41%, $p = 0,0078$). Não houve diferenças significativas entre os medicamentos em termos de porcentagem dos olhos que perderam 10 ou mais linhas ou 15 ou mais linhas em relação ao valor basal. Tanto o ranibizumabe quanto o aflibercepte resultaram em reduções significativamente maiores na ESC média do que o bevacizumabe. Nenhuma diferença significativa na segurança foi encontrada entre os três medicamentos.

O melhor esquema de dosagem para o anti-VEGF ainda é motivo de controvérsia. É geralmente aceito que as injeções mensais são indicadas até que o fluido tenha sido resolvido ou até que não ocorra nenhuma melhora adicional, mas depois que esse ponto foi alcançado, ainda não está claro se é melhor continuar com as injeções mensais "obrigatórias" ou injeções mensais em longo prazo *versus* mudar para um protocolo "quando necessário" (*as-needed*). Para os médicos que optam por combinar a terapia anti-VEGF com o *laser* focal, o momento ideal do *laser* e da terapia anti-VEGF ainda não foi determinado.[55-61] No entanto, a maioria dos estudos apoia a postergação da fotocoagulação com *laser*, geralmente por 6 meses após o início da terapia anti-VEGF. Com relação ao papel da terapia anti-VEGF combinada com *laser* focal imediato ou postergado, o Protocolo I da DRCRnet[55,56] mostrou que o ranibizumabe com *laser* postergado (≥ 24 semanas) é mais eficaz do que o *laser* focal isolado, ranibizumabe intravítreo associado ao *laser* focal imediato (dentro de 3 a 10 dias da injeção), acetonido de triancinolona associada ao *laser* imediato ou *sham* associada ao tratamento imediato com *laser* focal. Os olhos tratados com ranibizumabe associado a *laser* focal imediato ou postergado tiveram melhores resultados na AV do que os olhos tratados com triancinolona associada ao *laser* imediato ou *sham* associada ao *laser* imediato. Curiosamente, as reduções na ESC foram similares na OCT entre os grupos de ranibizumabe e triancinolona, sugerindo que os benefícios visuais dos corticosteroides intravítreos podem ser moderados pelos efeitos colaterais: a catarata e a pressão intraocular elevada (PIO). Na realidade, para olhos pseudofácicos, os grupos de ranibizumabe e triancinolona tiveram resultados similares. A taxa de endoftalmite foi 0,8% no grupo de ranibizumabe *versus* nenhuma endoftalmite no grupo de corticosteroide ou nos olhos apenas com *laser*.[55-57]

Bevacizumabe

O bevacizumabe é amplamente utilizado no tratamento de EMD. Embora não estudado com o rigor de outros anti-VEGF, o diferencial do custo o favorece muito, tanto que para muitos médicos é a terapia de primeira linha. Os melhores dados sobre este medicamento vêm do Protocolo T da DRCRnet (ver anteriormente).[55] Além disso, o estudo de *Bevacizumab or Laser Therapy*

(BOLT)[63] mostrou que o bevacizumabe teria resultados visuais superiores (20/50 equivalente Snellen) nos 80 pacientes inscritos, comparado com os 54,8 do *laser* (20/80) em 2 anos. A variação média na AV foi um ganho de 8,6 letras para o bevacizumabe *versus* uma perda média de 0,5 letras para os olhos no grupo do *laser*. Quarenta e nove por cento dos pacientes obtiveram um ganho de 10 ou mais letras ($p = 0,001$) e 32% ganharam pelo menos 15 letras ($p = 0,004$) com o bevacizumabe *versus* 7 e 4% nos olhos submetidos ao *laser*. O número médio de tratamentos ao longo de 24 meses foi 13 para o bevacizumabe e quatro para o *laser*. Um grande estudo retrospectivo do bevacizumabe para EMD foi realizado pelo *Pan-American Collaborative Retina Study Group* (PACORES).[64] Este grupo mostrou que a estabilidade ou melhora da AV ocorreu com 1,25 mg ou 2,5 mg de bevacizumabe. Não foi observada nenhuma diferença entre as duas doses. O ganho visual médio foi 2,4 linhas em 24 meses para ambos os grupos.

Pegaptanibe

O pegaptanibe sódico (Macugen), um aptâmero seletivo do VEGF-165, foi o primeiro agente anti-VEGF empregado no EMD.[51,52] Embora os olhos tratados com pegaptanibe tivessem uma AV ligeiramente melhor e uma redução do edema retiniano pela OCT em comparação com os olhos tratados com *sham*, os resultados não foram clinicamente convincentes o bastante para mudar o padrão de cuidado. No estudo de fase 2 do edema macular, um pequeno subconjunto de olhos também teve RDP. A RDP regrediu durante o período de terapia ativa, mas recorreu na cessação do tratamento anti-VEGF.[53,54] A eficácia comparativa deste medicamento limitou o seu uso.

Aflibercepte

Nos estudos de fase 3 VIVID e VISTA, 872 olhos com edema macular de envolvimento central foram randomizados para receber injeção intravítrea de aflibercepte 2 mg a cada 4 semanas, 2 mg a cada 8 semanas após cinco doses mensais ou *laser* macular.[65] A variação média na melhor AV corrigida (BCVA) na semana 52 em relação ao valor basal foi o desfecho primário. O desfecho primário foi superior no aflibercepte comparado com os controles tratados com *laser* na semana 52 e sustentado até a semana 100.[66] Os resultados foram parecidos nos dois grupos de dosagem. A variação média na visão foi um ganho de 12,5 para 2 mg q4 e 10,7 para 2 mg q8 *versus* 0,2 letras para o *laser* ($p < 0,0001$) no VISTA e 10,5 para 2 mg q4 e 10,7 para 2 mg q8 *versus* 1,2 letras para o *laser* ($p < 0,0001$) no VIVID. Os olhos que receberam aflibercepte tiveram reduções mais significativas na espessura da OCT em comparação com os controles. Muito mais olhos também ganharam 15 ou mais letras em relação ao valor basal no aflibercepte em comparação com os grupos submetidos ao *laser*. Uma análise da variação média entre as consultas na BCVA e na espessura retiniana central durante a fase de carregamento dos conjuntos de dados de 2 mg q4 e 2 m g q8 mostrou melhora funcional e anatômica contínua após a quarta e a quinta injeções. Este estudo sugere que o carregamento intensivo é benéfico.[67]

Outros tratamentos médicos

A inibição da proteinoquinase C, um composto crítico na cascata que ativa a expressão do VEGF, não se mostrou benéfica no tratamento ou prevenção do EMD. Um inibidor oral de proteinoquinase C demonstrou supressão da neovascularização retiniana em modelos de animais.[68] Recentemente, um inibidor de proteinoquinase C demonstrou reduzir as anormalidades hemodinâmicas induzidas pelo diabetes com retinopatia diabética e reduzir o risco de perda de visão em pacientes com edema macular. Ele atrasou a progressão do edema localizado mais de 100 μm do centro foveal para até 100 μm do centro foveal (68% *versus* 50%, $p = 0,003$).

O tratamento inicial com *laser* para o edema macular foi 26% menos frequente em olhos de pacientes tratados com ruboxistaurina ($p = 0,008$).[69] Entretanto, não houve efeito da ruboxistaurina na prevenção da progressão da retinopatia diabética.[70,71]

Além das terapias anti-VEGF, existem vias não VEGF que podem ser alvos úteis na terapia do EMD. Uma dessas é a via do receptor Tie 2.[72-74] A inibição da angiopoietina 2 (Ang2) está sendo investigada em combinação com terapias anti-VEGF. O Estudo Boulevard é um estudo de fase 2 que compara a eficácia de um anticorpo biespecífico (Roche RG7716) com ambos, VEGF e Ang2, com ranibizumabe isolado. O Estudo Ruby foi um estudo de fase 2 que comparou a eficácia de uma coformulação de dois medicamentos (aflibercepte e nesvacumabe) com o aflibercepte isolado. O Estudo Boulevard mostrou que o anticorpo biespecífico alcançou o desfecho primário da eficácia. O ganho médio de AV em 6 meses foi significativamente melhor para o anticorpo biespecífico comparado com o ranibizumabe isolado (3,6 linhas de diferença, $p = 0,03$); o ganho médio foi de 13,9 letras em relação ao valor basal (comunicação escrita da Genentech.) O Estudo Ruby não mostrou diferença no desfecho primário entre o medicamento coformulado e o aflibercepte (comunicação escrita da Regeneron).

Farmacoterapia para retinopatia diabética proliferativa

O uso da terapia anti-VEGF para a RDP inicialmente foi demonstrado no pegaptanibe sódico para estudos de EMD. Nesses estudos, alguns olhos com RDP foram incluídos inadvertidamente e ocorreu regressão da RDP.[53,54] Isso levou a estudos específicos avaliando o uso de anti-VEGF para RDP. Em um estudo aberto, randomizado, controlado, prospectivo de fase 1, 20 pacientes com RDP ativa foram atribuídos aleatoriamente para receber pegaptanibe sódico (0,3 mg) a cada 6 semanas durante 30 semanas ou PRP com *laser*. No grupo do pegaptanibe, foi observada a regressão precoce na semana 3 (90%) com regressão completa na semana 12 que foi mantida até a semana 36. Por outro lado, o grupo da PRP, 25% exibiram regressão completa, 25% parcial e 50% exibiram RDP ativa persistente. A variação média na visão foi +5,8 letras nos olhos tratados com pegaptanibe e –6,0 letras nos olhos tratados com PRP.[53]

O Protocolo S da DRCRnet comparou o anti-VEGF com a PRP em olhos com RDP em um estudo de não inferioridade em 394 olhos.[75] O tratamento com 0,5 mg de ranibizumabe (inicialmente a cada 4 semanas para seis injeções a menos que não haja neovascularização na consulta do quarto ou quinto mês) não foi inferior à PRP para os desfechos da AV. O desfecho primário foi uma variação média na visão em 2 anos comparada com o valor basal. Em 2 anos, a AV média melhorou 2,8 letras no grupo do ranibizumabe *versus* 0,2 letras no grupo da PRP ($p < 0,001$ para não inferioridade). Ambos os tratamentos foram eficazes para controlar a RDP e na prevenção da NVI e perda visual. No entanto, quando foram avaliadas as melhoras na AV, o anti-VEGF resultou em AV média superior ao longo de um curso de 2 anos quando foi feita uma análise da área sob a curva. Uma quantidade maior de olhos adquiriu visão. O anti-VEGF também teve desfechos superiores no campo visual comparado com o *laser*. Também houve uma menor necessidade de vitrectomias e uma incidência menor de edema macular com envolvimento central nos olhos tratados com anti-VEGF. Em caso de falha do anti-VEGF para controlar a RDP, raramente foi administrada a PRP. Houve uma quantidade menor de redução no campo visual.

Uma análise da taxa de progressão da RDP (definida como primeira ocorrência da hemorragia vítrea, descolamento de retina, neovascularização do segmento anterior ou glaucoma neovascular) mostrou que os olhos tratados com ranibizumabe tiveram taxas menores (34% *versus* 42%) de progressão do que os olhos tratados com PRP.[76] A propósito, o risco de progressão foi maior nos olhos que receberam *laser* em varredura padrão do que nos olhos que receberam PRP convencional (60% *versus* 39%).

Apesar desses resultados, é preciso ponderar outros fatores que podem afetar a resposta de um paciente à terapia anti-VEGF para RDP. Se um paciente não for propenso ao acompanhamento e, portanto, não for propenso a receber as injeções anti-VEGF necessárias, provavelmente deve-se evitar o anti-VEGF e passar para a PRP. Em pacientes com RDP e EMD, o anti-VEGF é uma escolha razoável.[75]

Mais recentemente, os estudos RIDE e RISE mostraram que os olhos tratados com ranibizumabe mensal foram mais propensos a exibir melhora e menos propensos a exibirem progressão na gravidade da retinopatia pelo ETDRS do que os olhos tratados com *sham*, conforme avaliação das fotografias do fundo de olho. Esses olhos foram menos propensos a desenvolver RDP.[77] Curiosamente, os pacientes com RDP tiveram regressão para os níveis de RDNP. A DRCRnet mostrou que não houve diferença na taxa de necessidade de vitrectomia 16 semanas depois em olhos com hemorragia vítrea que receberam ranibizumabe intravítreo *versus* solução salina estéril.[78]

Corticosteroides

Mesmo antes dos ensaios clínicos que investigaram o benefício em longo prazo dos corticosteroides (acetonido de triancinolona) para EMD, esse tratamento era amplamente utilizado. Em curto prazo, são observados, na maior parte dos olhos, bons resultados visuais e melhora na OCT. No entanto, com a repetição das injeções ao longo do tempo, podem ocorrer complicações que frequentemente limitam o benefício inicial. Os estudos da DRCRnet sugerem que ao longo de 2 anos de tratamento, a monoterapia com acetonido de triancinolona não é superior à fotocoagulação com *laser* para EMD.[79] Em 2 anos, a AV média foi melhor em olhos tratados exclusivamente com *laser*, comparados a olhos tratados exclusivamente com 1 mg de triancinolona ($p = 0,02$) ou 4 mg de triancinolona ($p = 0,002$).[80] Conforme o previsto, o aumento da PIO e o surgimento da catarata foram maiores no grupo da triancinolona.

Uma vez que a monoterapia com um agente não é o modo como a maioria dos pacientes é tratada no mundo real, estudos subsequentes analisaram corticosteroides e *laser*. Conforme mencionado anteriormente, exceto talvez nos olhos pseudofácicos, essa combinação não é recomendada para o tratamento primário de EMD se os agentes anti-VEGF estiverem disponíveis.

Alguns corticosteroides, que não o acetonido de triancinolona, foram avaliados para o tratamento do EMD. Um implante intravítreo de acetonido de fluocinolona foi avaliado no estudo Famous.[81] O implante intravítreo fornece uma excelente liberação intraocular de acetonido de fluocinolona por 1 ano ou mais. Em um grande ensaio, o estudo FAME, 29% dos olhos que receberam um implante de 0,2 µg/dia de fluocinolona ganharam três ou mais linhas no segundo ano, *versus* 16% no grupo *sham* ($p = 0,002$).[82] As complicações incluíram eventos relacionados à elevação da PIO em 37% dos olhos tratados *versus* 12% dos controles. A cirurgia do glaucoma foi necessária em 4,8% dos olhos tratados *versus* 0,5% dos controles. A catarata ocorreu como um evento adverso em 82% dos olhos tratados e 80% dos olhos tratados se submeteram à extração da catarata ao longo de um período de 36 meses *versus* dados correspondentes de 50 e 27% no grupo de controle. Os olhos com EMD crônico tiveram proporções maiores de ganho de 15 ou mais letras em relação ao valor basal, comparados com os controles.[83] O estudo concluiu que o implante de fluocinolona é eficaz em olhos com edema macular crônico. A aprovação da U.S. Food and Drug Administration (FDA) observa que esta terapia não deve ser usada a menos que o olho tenha sido tratado previamente com corticosteroides e não tenha sofrido elevação da PIO.

O implante intravítreo de dexametasona contendo 700 µg da substância (Ozurdex, Allergan, Irvine, CA) em um sistema de liberação de medicamento por polímero sólido que também é aprovado pela FDA para tratamento do EMD, além do edema macular das oclusões venosas e da uveíte. O estudo MEAD mostrou que 0,7 mg de dexametasona resultaram em 22% dos olhos tratados *versus* 12% dos olhos *sham* ganhando 15 ou mais letras.[84,85] Além disso, os olhos tratados com dexametasona tiveram reduções mais significativas na espessura central à OCT (–112 µg *versus* –42 µg, $p < 0,001$).

O estudo BEVORDEX comparou os olhos tratados com dexametasona e bevacizumabe em um estudo de fase 2.[86] Nenhuma diferença significativa foi observada entre os medicamentos para AV ou alteração de espessura central pela OCT em 24 meses. No entanto, 74% dos olhos tratados com dexametasona *versus* 48% dos olhos tratados com bevacizumabe tiveram um aumento na PIO de 5 mmHg ou mais.

Nos olhos submetidos à vitrectomia, o estudo Champlain mostrou que 55 olhos que passaram por este procedimento com EMD resistente ao tratamento tiveram melhoras significativas em termos estatísticos e clínicos, tanto na AV quanto no vazamento vascular com o tratamento. Na verdade, 30% ganham 10 ou mais letras.[87]

Tratamento cirúrgico

Panfotocoagulação retiniana

O *Diabetic Retinopathy Study* provou que a PRP com *laser* de xenônio ou de argônio diminui significativamente a probabilidade de progressão dos olhos com características de alto risco (HRC, do inglês *high-risk characteristics*) para a perda visual grave.[88] Os olhos com HRC são definidos como aqueles com NVD maior que um quarto a um terço de uma área de disco, aqueles com qualquer NVD e hemorragia vítrea, ou aqueles com NVE maior que meia área de disco e hemorragia vítrea ou pré-retiniana.

O mecanismo exato pelo qual a PRP atua ainda é desconhecido. Uma hipótese é que a PRP diminui a produção de fatores vasoproliferativos eliminando áreas de retina hipóxica. Uma hipótese alternativa sugere que, ao afinar a retina, a PRP aumenta a oxigenação da retina restante ao permitir o aumento da difusão do oxigênio pela coroide. Ainda uma outra hipótese é que a PRP leva a um aumento nos vasoinibidores ao estimular diretamente o EPR a produzir inibidores de vasoproliferação.[89]

O objetivo da PRP é deter ou causar regressão da neovascularização. A terapia recomendada é 1.200 a 2.000 queimaduras com 500 µm de diâmetro feitas através da lente de Goldmann, ou o número equivalente quando se utilizam queimaduras de 200 µm feitas através da lente panfundoscópica de Rodenstock ou da lente SuperQuad de Volk. As queimaduras devem ser suficientemente intensas para branquear ligeiramente a retina sobrejacente usando uma duração de 0,1 s (ver Figura 6.22.5). Existem novos *lasers* que aplicam rajadas mais curtas de energia *laser* que resultam no controle da neovascularização.

Alguns especialistas em retina acham que não existe um limite máximo para a quantidade total de queimaduras e que o tratamento deve continuar até ocorrer a regressao.[90] O único estudo controlado prospectivo constatou que os olhos que receberam tratamento suplementar de PRP não tiveram um resultado melhor que os olhos que receberam apenas a PRP padrão.[91] Cerca de dois terços dos olhos com HRC que recebem PRP têm regressão de sua HRC em 3 meses de tratamento.

O ETDRS constatou que a PRP retarda significativamente o desenvolvimento da HRC nos olhos com RDNP muito grave e edema macular.[29] Após 7 anos de acompanhamento, 25% dos olhos que receberam PRP desenvolveram HRC em comparação com 75% dos olhos nos quais a PRP foi postergada até o desenvolvimento de HRC. Todavia, o ETDRS concluiu que o tratamento da RDNP grave e da RDP com falta de HRC não foi indicado de forma geral por três motivos.

Primeiro, após 7 anos de acompanhamento, 25% dos olhos designados para a postergação da PRP não desenvolveram HRC. Segundo, quando os pacientes são rigorosamente monitorados e a PRP é administrada logo que a HRC se desenvolve, a perda visual grave pode ser prevenida. Após 7 anos de acompanhamento, 4,0% dos olhos que não receberam PRP até o desenvolvimento de HRC tinham uma AV de 5/200 ou menos, em comparação com 2,5% dos olhos designados para a PRP imediata. A diferença não foi importante clinicamente nem estatisticamente. Terceiro, a PRP tem complicações importantes. Frequentemente, ela causa redução da AV ao aumentar o edema macular ou provocar o *pucker* macular.[92,93] Felizmente, o edema frequentemente regride espontaneamente ao longo de 6 meses, mas o campo visual costuma ser moderadamente menor, embora em caráter permanente. A visão de cores e a adaptação ao escuro, que muitas vezes já estão prejudicadas, também pioram com a PRP.[94] No entanto, se os dois olhos tiverem RDNP grave, o ETDRS relatou que a PRP foi razoável, especialmente em pacientes mais difíceis de acompanhar com rigor.

Recentemente, os padrões de *laser* viabilizaram a fotocoagulação a *laser* semiautomática.[95] Esses *lasers* permitem que vários padrões de marcas sejam administrados em uma fração de tempo normalmente necessária quando se usa os *lasers* tradicionais. A duração da aplicação do *laser* (normalmente 10 a 30 milissegundos) também é menor do que a dos *lasers* tradicionais (100 a 300 milissegundos). Estudos demonstraram que mais pontos de *laser* são necessários de acordo com a gravidade da RDP.[96] Em um estudo prospectivo no qual um olho foi designado para uma única sessão de *laser* padrão e o outro olho para PRP com *laser* convencional em várias sessões, o controle da RDP foi alcançado com menos dor ou complicações associadas.[97] No entanto, aplicar o mesmo número de pontos usados com os *lasers* tradicionais não produz a regressão sustentada das lesões, provavelmente porque mais pontos de *laser* são necessários para tratar a mesma área da retina alcançada com os *lasers* tradicionais.[98]

Crioterapia retiniana periférica

A crioterapia retiniana periférica é usada para tratar a HRC em olhos com meios sem transparência suficiente para a aplicação da PRP. Os benefícios relatados incluem a reabsorção das hemorragias vítreas e a regressão da NVD, NVE e NVI. A principal complicação é o desenvolvimento ou aceleração do descolamento de retina por tração em 25 a 38% dos olhos.[99] Portanto, esse tratamento deve ser evitado em pacientes com descolamento de retina por tração conhecido e todos os pacientes devem ser monitorados cuidadosamente. Na era atual de terapia anti-VEGF, essa opção é principalmente histórica, reservando-se mais provavelmente aos olhos sem potencial visual e RDP recalcitrante que não têm respondido à PRP ou nos quais a PRP não pode ser aplicada. O Protocolo AB da DRCRnet irá investigar a utilidade do anti-VEGF em olhos com hemorragia vítrea, em comparação com a vitrectomia da *pars plana*.

Laser focal para edema macular

Patz[100] foi o primeiro a mostrar que a fotocoagulação com *laser* de argônio diminui ou estabiliza o edema macular. Mais tarde, o ETDRS confirmou os seus resultados. O ETDRS[29] definiu clinicamente o edema macular importante como:

- Espessamento retiniano envolvendo o centro da mácula, ou
- Exsudatos duros a até 500 μm do centro da mácula (se associados com espessamento retiniano), e
- Uma área de edema macular maior que uma área de disco, mas em até um disco de diâmetro do centro da mácula.

Na era da aquisição de imagens por tomografia de coerência óptica em domínio espectral (SD-OCT), os cistos intrarretinianos são vistos nas imagens dos olhos com AV relativamente boa e sem espessamento clínico. Não existe ensaio clínico até hoje que tenha abordado o gerenciamento desses olhos com "EMD subclínico".

A estratégia de tratamento com *laser* focal do ETDRS foi fotocoagular todos os microaneurismas com vazamento além de 500 μm do centro da mácula e colocar uma grade com queimaduras de 100 a 200 μm nas áreas de vazamento capilar difuso e nas áreas de não perfusão capilar (Figura 6.22.8). Após 3 anos de acompanhamento, 15% dos olhos com edema macular clinicamente significante sofreram duplicação do ângulo visual, ao contrário de 32% dos olhos não tratados dos controles.[101] O ETDRS também mostrou que a PRP não deveria ser aplicada a olhos com edema macular clinicamente importante, a menos que houvesse HRC.[29] Os pacientes com edema macular que têm melhor prognóstico para a melhora da visão têm retinopatia circinata de duração recente ou focal, áreas de vazamento bem definidas e boa perfusão capilar circundando a zona avascular da retina. Os pacientes com um prognóstico especialmente ruim têm exsudato lipídico denso no centro da fovéola (Figura 6.22.9).

Outros sinais de prognóstico desfavorável incluem edema difuso com muitas áreas de vazamento, não perfusão capilar central extensa, maior pressão arterial e EMC.[101] Todavia, o ETDRS constatou que mesmo os olhos com esses achados adversos ainda se beneficiaram do tratamento quando comparados com os olhos dos controles. Os efeitos colaterais do *laser* focal incluem alguma perda de visão central, escotomas centrais e redução da visão de cores. Além disso, a atrofia do EPR e da própria retina associada às cicatrizes do *laser* pode aumentar ao longo do tempo e invadir a fixação.[102] Após a publicação do ETDRS, recentemente os clínicos têm usado queimaduras com *laser* mais leves e menos intensas para limitar a expansão progressiva das cicatrizes e os efeitos colaterais visuais concomitantes. Devido a esses efeitos colaterais, os pesquisadores recorreram a agentes farmacológicos para tratar o EMD. Um dos primeiros agentes utilizados foi o acetonido de triancinolona intravítreo. No entanto, conforme discutido anteriormente, o efeito é transitório e há um alto rico de progressão da catarata e do glaucoma secundário.[103] Os olhos com isquemia macular e melhor visão basal podem ter menos melhora na visão com os corticosteroides intraoculares.[103-104] Os agentes anti-VEGF são mais empregados devido às taxas mais altas de eficácia e taxas mais baixas de complicações.

O *laser* em padrão resulta em pontos pouco visíveis com 10 milissegundos que reduzem o edema retiniano ao minimizarem a formação de cicatrizes.[95] Será interessante ver se combinações de farmacoterapia e estratégias de aplicação mais leves podem alcançar durabilidade com taxas similares de eficácia visual, como se pode ver com a monoterapia anti-VEGF e o *laser* de argônio postergado. Os *lasers* de micropulso estão sendo estudados para o tratamento de EMD. Os de diodo de micropulso subvisível em alta densidade podem alcançar a redução do EMD sem danos retinianos induzidos por *laser*.[105-107] Um ensaio clínico prospectivo controlado randomizado duplamente mascarado comparou os desfechos alcançados com ETDRS focal modificado/fotocoagulação em *grid* (42 pacientes), micropulso sublimiar de densidade normal (39 pacientes) ou micropulso sublimiar de alta densidade (42 pacientes) em olhos com EMD não tratados anteriormente, com AV com melhor correção basal pior do que 20/40 e melhor que 20/400. Todos os grupos exibiram uma redução progressiva significante da espessura macular central no estudo inteiro ($p < 0,001$). No entanto, os resultados da AV foram melhores para o grupo de micropulso sublimiar de alta densidade (0,25 logMAR) e, depois, o grupo de ETDRS modificado (0,08 logMAR). Nenhuma melhora foi constatada no grupo de micropulso sublimiar de densidade normal (0,03 logMAR). São necessárias mais pesquisas nesta área para avaliar melhor esta nova técnica de *laser* e comparar os desfechos com os da monoterapia anti-VEGF das terapias combinadas.[108]

Em suma, o estudo *Diabetic Retinopathy Study* (DRS) e o ETDRS provaram conclusivamente que a fotocoagulação a *laser* da retinopatia diabética no momento certo pode reduzir a perda visual grave em 95%.[109] Esse tratamento faz sentido não só do ponto de vista humanitário, mas também do ponto de vista da rentabilidade (custo-eficácia). Estima-se que a terapia no estilo ETDRS economize de 250 a 500 milhões de dólares por ano nos EUA ao permitir que os pacientes evitem a incapacidade e alcancem o bem-estar.[110] Mais recentemente, as terapias anti-VEGF aumentaram a nossa capacidade para melhorar a AV e esperamos que resultem em menos deficiências visuais em nossos pacientes. O *laser* continua a ser o tratamento de primeira escolha para o EMD clinicamente significante que não envolve a fóvea.

Vitrectomia na retinopatia diabética

A vitrectomia desempenha função vital no manejo das complicações graves da retinopatia diabética. As principais indicações são hemorragias vítreas que não se resolvem, descolamento de retina por tração com envolvimento macular ou ameaça de envolvimento macular e descolamento de retina regmatogênico por tração. As indicações menos comuns são o edema macular

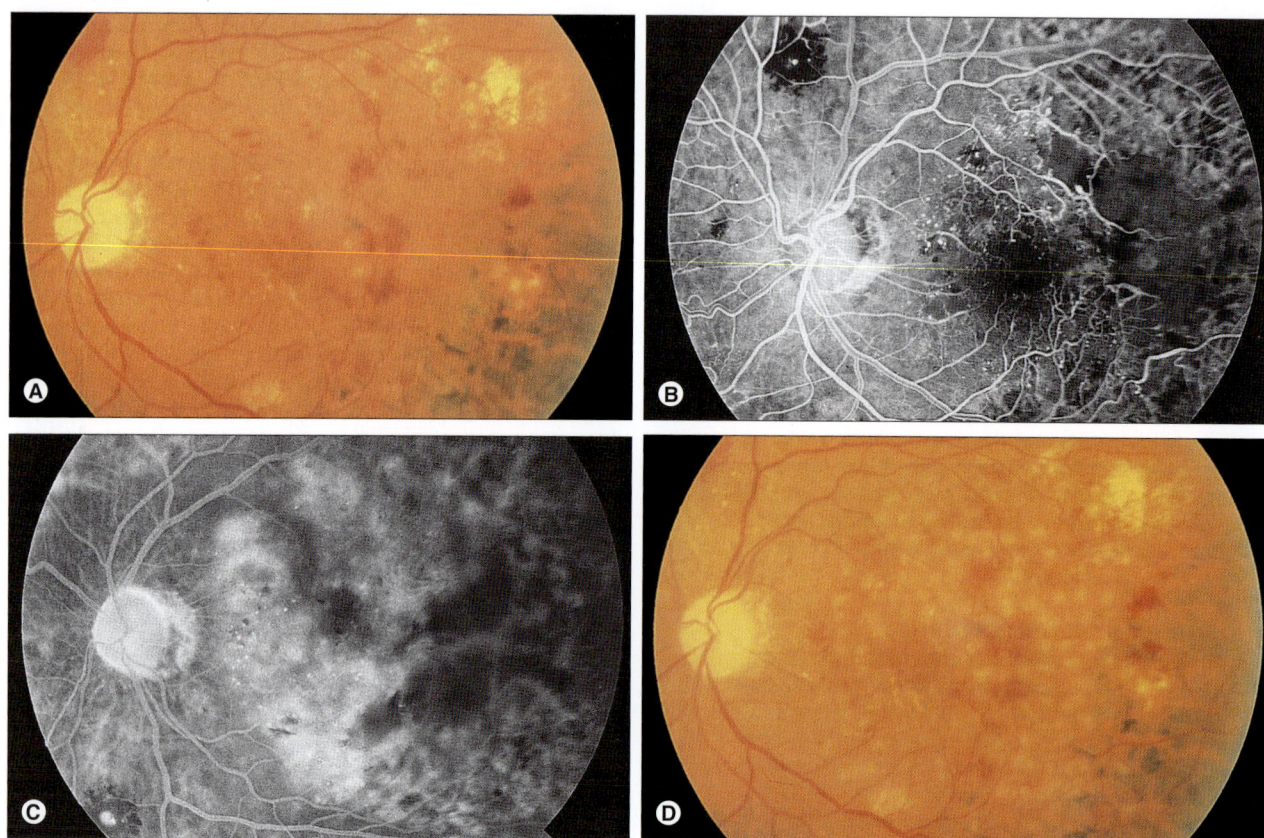

Figura 6.22.8 Edema macular. A. Em um olho previamente tratado com fotocoagulação panretiniana. **B.** Angiografia fluoresceínica em fase intermediária mostrando microaneurismas, grandes áreas de não perfusão capilar e ligeiro aumento da zona avascular foveal. **C.** Fase tardia da angiografia fluoresceínica mostrando vazamento capilar difuso. **D.** Padrão em grade da fotocoagulação macular focal no mesmo olho.

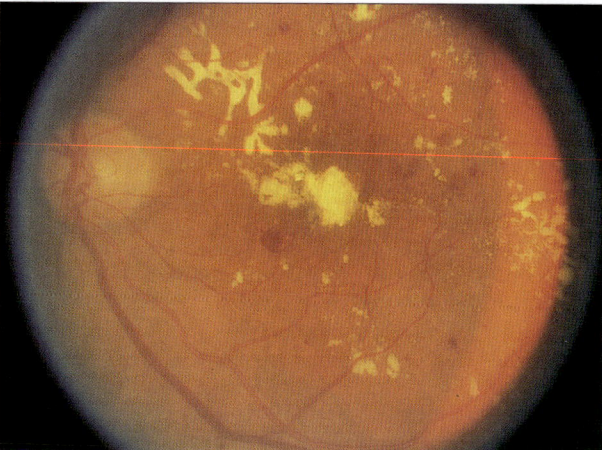

Figura 6.22.9 Placa de exsudato duro no centro da mácula.

com uma hialoide posterior espessa e tensa, membrana epirretiniana, hemorragia macular pré-retiniana grave e glaucoma neovascular com meio opaco.[111]

Para avaliar se a vitrectomia precoce (na ausência de hemorragia vítrea) poderia melhorar o prognóstico visual pela eliminação da possibilidade de um posterior descolamento de retina por tração, o *Diabetic Retinopathy Vitrectomy Study* (DRVS) randomizou 370 olhos com neovascularização florida e AV 20/400 ou superior para a vitrectomia precoce ou apenas observação.[112] Após 4 anos de acompanhamento, aproximadamente 50% de ambos os grupos tinham 20/60 ou superior, e aproximadamente 20% de cada grupo tinha percepção à luz ou pior. Desse modo, os resultados indicam que esses pacientes provavelmente não se beneficiam da vitrectomia precoce. Eles devem ser observados de perto para que a vitrectomia, quando for indicada, possa ser realizada imediatamente.

Se um paciente tiver uma hemorragia grave o bastante para provocar uma AV de 5/200 ou menos, as chances de recuperação visual em 1 ano são de aproximadamente 17%.[113] O DRVS randomizou pacientes que tinham uma AV de 5/200 ou menos por mais de 6 meses em dois grupos: os que receberam uma vitrectomia imediata e aqueles em que a vitrectomia foi adiada por mais 6 meses.[113] Os objetivos da cirurgia eram liberar toda a tração do vítreo anterior-posterior e realizar a PRP completa para reduzir a incidência de hemorragia recorrente. Dentre os que tiveram a vitrectomia adiada, 15% alcançaram uma AV final de 20/40 ou superior, frente a 25% dos que passaram por uma vitrectomia imediata. Em pacientes com diabetes do tipo 1, 12% dos que tiveram um adiamento da vitrectomia alcançaram uma AV final de 20/40 ou superior, frente a 36% dos que se submeteram à vitrectomia imediata. A razão para essa discrepância deve ser o crescimento excessivo da proliferação fibrovascular durante o período de espera. Por esse motivo, o DRVS concluiu que é preciso considerar fortemente a vitrectomia imediata, especialmente nos diabéticos do tipo 1 (nos diabéticos do tipo 2 os resultados visuais finais foram parecidos). Atualmente, com a melhoria das técnicas e ferramentas cirúrgicas, os médicos não adiam mais a cirurgia de vitrectomia diabética. Deve-se oferecer a vitrectomia precoce aos pacientes com perda visual bilateral devido à hemorragia vítrea, rubeose e hemorragia, hemorragia recorrente e descolamento de retina por tração conhecido perto da mácula. Se a cirurgia for adiada, a ultrassonografia deve ser feita em intervalos regulares para assegurar que o descolamento de retina por tração não esteja se desenvolvendo atrás da hemorragia. Em pacientes que têm hemorragia vítrea recorrente após a vitrectomia, uma simples troca fluido-ar ambulatorial pode restabelecer a visão sem a necessidade de repetir a vitrectomia.[114]

Os descolamentos de retina por tração geralmente são um desafio muito maior. Em geral, a menos que a mácula esteja envolvida, a observação é a melhor terapia para esses pacientes, pois na maioria dos casos o descolamento não progride para a mácula. Esses pacientes devem ser aconselhados a buscar atenção imediata, caso a visão macular seja perdida repentinamente. Os objetivos cirúrgicos são limpar os meios, liberar toda a tração anterior-posterior, liberar a tração tangencial via delaminação ou segmentação (cortar as pontes fibróticas entre as áreas de descolamento por tração) e realizar a endofotocoagulação. O prognóstico é melhor em pacientes que têm pequenas áreas de tração. O prognóstico é pior nos olhos com descolamentos *tabletop*, hemorragia vítrea pré-operatória importante, nenhuma PRP prévia e proliferação fibrovascular avançada. Se for necessária uma lensectomia ou se forem criadas roturas iatrogênicas, os resultados são piores.[115] Aproximadamente 60 a 70% dos pacientes têm melhora da AV após a vitrectomia e uma AV final de 20/800 ou superior, mas 20 a 35% têm piora da visão após a vitrectomia. Os casos com proliferação fibrovascular periférica grave também exigem um procedimento de introflexão escleral.[116] A repetição das operações é necessária em aproximadamente 10% dos pacientes, na maioria das vezes por descolamento de retina regmatogênico e hemorragia vítrea recorrente.[117]

Uma possível causa de falha após uma vitrectomia que seria bem-sucedida é a NVI resultando em glaucoma neovascular. O risco é maior se houver NVI pré-operatória (33% *versus* 17%); se houver descolamento de retina persistente após a cirurgia, se o cristalino for removido durante a cirurgia e se houver NVD florida. Nos olhos sem esses fatores, a incidência de glaucoma neovascular é de apenas 2%, aproximadamente. A patogênese dessa complicação é desconhecida. Alguns pesquisadores acreditam que a remoção do vítreo permite que fatores vasoproliferativos produzidos na retina hipóxica difundam para a íris. Outros acreditam que após a vitrectomia ocorre difusão do oxigênio posteriormente para fora da câmara anterior, reduzindo com isso a tensão de oxigênio na câmera anterior. Felizmente, se um olho não desenvolver NVI durante os 4 a 6 primeiros meses após a vitrectomia, raramente isso acontecerá mais tarde.[118] Com o advento da terapia anti-VEGF há mais esperança para esses olhos.

Outra complicação que ameaça a visão é a neovascularização que se origina da retina anterior e se estende pela hialoide anterior até a superfície posterior do cristalino (proliferação fibrovascular hialoidal anterior).[119] Isto é mais comum em diabéticos jovens fácios que têm não perfusão capilar extensiva.

A vitrectomia para edema macular difuso é controversa. Evidências indicam que os pacientes com uma hialoide posterior anormalmente tensa são mais propensos a ter melhora visual e redução do edema em comparação com pacientes que têm uma separação do vítreo posterior. A remoção da membrana limitante interna sobre a mácula pode ser benéfica.[120,121]

CONCLUSÕES

O prognóstico para a retinopatia diabética costumava ser sombrio. A fotocoagulação com *laser* oportuna, conforme defendido pelo *Diabetic Retinopathy Study* e pelo ETDRS, reduziram em 95% a perda visual grave. Atualmente, a terapia anti-VEGF pode resultar em uma AV ainda melhor para os olhos com EMD. A DRCR mostrou que a terapia anti-VEGF também pode alcançar o controle da RDP sem perda de visão ou de campo visual. Assim, estamos no limiar de um novo paradigma de tratamento para a retinopatia diabética, o da farmacoterapia primária. No entanto, como no passado, esses novos tratamentos só podem ser oferecidos se o paciente se apresentar e mantiver as consultas de acompanhamento com o seu oftalmologista. Mesmo hoje, muitos diabéticos ainda ficam legalmente cegos porque não comparecem ao exame oftalmológico e não alcançam um controle ideal de sua glicemia e da pressão arterial. O controle desses fatores sistêmicos pode retardar significativamente o início e a progressão da retinopatia. O acompanhamento é ainda mais importante quando a farmacoterapia primária é utilizada para tratar doenças que ameaçam a visão no lugar do *laser*. Todas essas questões devem ser consideradas durante o planejamento da terapia para retinopatia diabética. Embora todos concordem que a triagem dos pacientes diabéticos assintomáticos é crítica, o tempo mais eficaz em termos de custo ainda é controverso. Geralmente, concorda-se que os diabéticos do tipo 2 devem ser examinados no início de sua doença e, a partir de então, anualmente. Os diabéticos do tipo 1 não precisam ser examinados antes de 5 anos do início de sua doença, mas não antes da puberdade, e a partir daí anualmente. Se a retinopatia for detectada, a frequência de exames deve aumentar adequadamente.

BIBLIOGRAFIA

Campochiaro PA, Brown DM, Pearson A, et al. (FAME Study Group). Long-term benefit of sustained-delivery fluocinolone acetonide vitreous inserts for diabetic macular edema. Ophthalmology 2011;118(4):626–35.

Diabetes Control and Complications Trial/Epidemiology of Diabetes Interventions and Complications Research Group. Effect of intensive therapy on the microvascular complications of type 1 diabetes mellitus. JAMA 2002;287:2563–9.

Diabetic Retinopathy Clinical Research Network, Elman MJ, Aiello LP, et al. Randomized trial evaluating ranibizumab plus prompt or deferred laser or triamcinolone plus prompt laser for diabetic macular edema. Ophthalmology 2010;117(6):1064–77.

Diabetic Retinopathy Clinical Research Network, Wells JA, Glassman AR, et al. Aflibercept, bevacizumab, or ranibizumab for diabetic macular edema. NEJM 2015;372:1193–203.

Diabetic Retinopathy Vitrectomy Study Research Group. Early vitrectomy for severe proliferative diabetic retinopathy in eyes with useful vision. Results of a randomized trial: diabetic retinopathy vitrectomy study report 3. Ophthalmology 1988;95:1307–20.

Diabetic Retinopathy Vitrectomy Study Research Group. Early vitrectomy for severe vitreous hemorrhage in diabetic retinopathy. Two-year results of a randomized trial. Diabetic retinopathy vitrectomy study report 2. Arch Ophthalmol 1985;103:1644–54.

Early Treatment Diabetic Retinopathy Study Research Group. Early photocoagulation for diabetic retinopathy. ETDRS Report No. 9. Ophthalmology 1991;98:766–85.

Elman MJ, Bressler NM, Qin H, et al. (Diabetic Retinopathy Clinical Research Network). Expanded 2-year follow-up of ranibizumab plus prompt or deferred laser or triamcinolone plus prompt laser for diabetic macular edema. Ophthalmology 2011;118(4):609–14.

Haller JA, Kuppermann BD, Blumenkranz MS, et al. Dexamethasone DDS Phase II Study Group. Randomized controlled trial of an intravitreous dexamethasone drug delivery system in patients with diabetic macular edema. Arch Ophthalmol 2010;128:289–96.

Nguyen QD, Brown DM, Marcus DM, et al. (RISE and RIDE Research Group). Ranibizumab for diabetic macular edema: results from 2 phase III randomized trials: RISE and RIDE. Ophthalmology 2012;119(4):789–801.

Radwan SH, Soliman AZ, Tokarev J, et al. Association of Disorganization of Retinal Inner Layers With Vision After Resolution of Center-Involved Diabetic Macular Edema. JAMA Ophthalmol 2015;133(7):820–5.

Sun JK, Lin MM, Lammer J, et al. Disorganization of the retinal inner layers as a predictor of visual acuity in eyes with center-involved diabetic macular edema. JAMA Ophthalmol 2014;132(11):1309–16.

The Diabetes Control and Complications Trial Research Group. The effect of intensive treatment of diabetes on the development and progression of long-term complications in insulin-dependent diabetes mellitus. The Diabetes Control and Complications Trial Research Group. N Engl J Med 1993;329:977–86.

Writing Committee for the Diabetic Retinopathy Clinical Research Network, Gross JG, Glassman AR, et al. Panretinal Photocoagulation vs Intravitreous Ranibizumab for Proliferative Diabetic Retinopathy: A Randomized Clinical Trial. JAMA 2015;314(20):2137–46.

As referências completas estão disponíveis no **GEN-io**.

PARTE 6 RETINA E VÍTREO
SEÇÃO 5 Doenças Vasculares

Síndrome Ocular Isquêmica

Jorge A. Fortun

6.23

Definição: Sinais e sintomas oculares secundários à hipoperfusão arterial grave e crônica.

Características principais
- Perda visual
- Hemorragias retinianas em borrão
- Veias retinianas dilatadas, em formato de contas
- Diminuição da pressão de perfusão ocular
- Neovascularização ocular
- Obstrução da artéria carótida ipsilateral ou bilateral.

Características associadas
- Dor ou angina ocular
- Glaucoma neovascular
- Uveíte anterior leve
- Mancha vermelho-cereja na mácula
- Manchas algodonosas
- Pulsações espontâneas da artéria retinianas
- Neuropatia óptica isquêmica.

INTRODUÇÃO

A síndrome ocular isquêmica (OIS, do inglês *ocular ischemic syndrome*) abrange um espectro de sinais e sintomas variáveis oriundos da hipoperfusão ocular crônica, geralmente secundários à obstrução carotídea grave. Outros nomes para esta condição incluem retinopatia de hipoperfusão, retinopatia hipotensiva, inflamação ocular isquêmica,[3] e oculopatia isquêmica.[4] Em 1963, Kearns e Hollenhorst[1] introduziram o termo *retinopatia por estase venosa* para descrever pela primeira vez os achados em pacientes com insuficiência avançada da artéria carótida. Para evitar confusão, é melhor evitar este termo, já que tem sido utilizado por outras pessoas para se referir à oclusão da veia central da retina (OVCR) não isquêmica,[2] que é uma condição inteiramente diferente.

EPIDEMIOLOGIA E PATOGÊNESE

A SOI raramente se desenvolve antes dos 50 anos de idade, com uma idade média de 65 anos na apresentação. Os homens são duas vezes mais afetados do que as mulheres (refletindo a incidência mais alta de doença cardiovascular aterosclerótica em homens) sem predileção racial. O envolvimento bilateral ocorre em aproximadamente 20% dos casos.[5] A incidência da síndrome é estimada em 7,5 casos por milhão de habitantes anualmente, um número que pode ser falsamente baixo, uma vez que a condição pode ser facilmente confundida com outras doenças vasculares.[6]

Aproximadamente 5% dos pacientes com doença aterosclerótica hemodinamicamente significativa da artéria carótida desenvolvem SOI, com a maioria dos casos geralmente exibindo 90% de obstrução do sistema ipsilateral da artéria carótida.[5] Os pacientes com má circulação colateral entre os sistemas carotídeos externo e interno são suscetíveis a desenvolver SOI em graus de oclusão até menores, enquanto os pacientes com colaterais bem desenvolvidos podem não desenvolver a síndrome mesmo com a oclusão total da artéria carótida interna.[1] Raramente, em pacientes sem doença carotídea a obstrução isolada da artéria oftálmica ipsilateral foi relatada como causa de SOI.[12]

O período e a duração do fluxo sanguíneo prejudicado necessário para desenvolver esta síndrome ainda não estão claros. A imagem de Doppler colorido dos olhos com SOI revelou menores velocidades de pico do fluxo sistólico da artéria central da retina e inversão do fluxo dentro da artéria oftálmica. A reversão do fluxo da artéria oftálmica representa colateralização do sistema da artéria carótida externa como consequência das obstruções no sistema da artéria carótida interna. Isso contribui mais para a hipoperfusão e subsequente isquemia do nervo óptico, coroide, epitélio pigmentado da retina e segmentos externos dos fotorreceptores, resultando provavelmente na pera da visão observada na SOI.[7,8]

MANIFESTAÇÕES OCULARES

Sintomas

História de perda visual é relatada por 10 a 15% dos pacientes com SOI.[23,25] A diminuição da acuidade visual está em mais de 90% dos pacientes afetados na avaliação inicial.[5] A perda de visão geralmente ocorre de maneira gradual, ao longo de um período de semanas a meses, mas pode ocorrer de forma abrupta. A gravidade é variável: 35% dos olhos afetados na hora da avaliação têm acuidade visual de 20/40 (6/12) ou mais; 30% variam de 20/50 (6/15) a 20/400 (6/120); em 35% dos olhos a acuidade visual é insuficiente para contar os dedos, ou ainda pior. A ausência de percepção da luz é um achado incomum inicialmente, mas pode se desenvolver como sequela da isquemia grave do segmento posterior em combinação com o glaucoma neovascular.[5] Padrões variáveis de perda de campo visual, fenômenos visuais positivos e recuperação prolongada da visão após exposição a luzes fortes também são sintomas associados.[5,23,25] Dor maçante sobre o olho ou sobrancelha, chamada por alguns autores de *angina ocular*, é relatada em até 40% dos pacientes com SOI e pode resultar de isquemia do globo ou pressão intraocular (PIO) elevada, causada por glaucoma neovascular.[5]

Segmento anterior

Os achados do segmento anterior na SOI são comuns e raramente podem ser a única manifestação ocular de doença oclusiva da carótida.[5,24] A neovascularização do segmento anterior em um paciente não diabético sem evidência de doença oclusiva venosa, ou outra causa predisponente, é sugestiva de SOI. Aproximadamente, dois terços dos olhos exibem neovascularização da íris no exame inicial, com o glaucoma neovascular visto na metade desses olhos.[5] Apesar do fechamento completo do ângulo pela proliferação fibrovascular, alguns pacientes demonstrarão PIO normal devido à menor produção de humor aquoso como consequência do comprometimento da perfusão do corpo ciliar pela oclusão da carótida. A uveíte anterior nos olhos que têm SOI foi bem descrita.[3] A irite, presente em 20% desses olhos, geralmente é branda. A turvação (*flare*) é uma característica mais proeminente do que a resposta celular e os precipitados ceráticos são observados raramente. A possibilidade de SOI deve ser considerada em pacientes com mais de 50 anos de idade com irite de início recente. A opacificação do cristalino, até mesmo a formação de uma catarata madura, pode ocorrer nos estágios finais da SOI.[5]

Segmento posterior

Os sinais do segmento posterior são mais frequentes do que no segmento anterior e fornecem pistas clínicas importantes que apoiam o diagnóstico de SOI. Muitas alterações podem ser observadas no fundo, incluindo:

- Estreitamento arterial retiniano
- Dilatação venosa retiniana sem tortuosidade
- Hemorragias retinianas e microaneurismas
- Neovascularização do disco óptico ou da retina
- Mancha vermelho-cereja
- Manchas algodonosas
- Pulsações espontâneas das artérias retinianas.

Estreitamento e retificação arterial retiniano, que estão associados com áreas de constrição focal, são observados comumente em olhos com SOI. As veias retinianas podem exibir *beading* similar ao observado na retinopatia diabética. As veias retinianas costumam estar dilatadas, mas não caracteristicamente tortuosas ou apenas minimamente (Figura 6.23.1). Este último atributo pode ajudar a diferenciar oftalmoscopicamente a SOI da OVCR, na qual as veias retinianas estão dilatadas e quase sempre acentuadamente tortuosas.

As hemorragias retinianas são vistas em 80% dos olhos afetados. Tipicamente, essas hemorragias são profundas e do tipo ponto-borrão, embora as hemorragias decorrentes de microaneurismas rompidos e menos frequentemente as hemorragias da camada de fibras nervosas também possam ser vistas. Caracteristicamente, as hemorragias são encontradas na média periferia, mas podem se estender até o polo posterior (Figura 6.23.2). A neovascularização, que varia de branda a grave, pode ocorrer no disco óptico em mais de um terço dos pacientes que têm SOI. A neovascularização retiniana foi descrita em 8% dos olhos.[5]

Durante o exame, mancha vermelho-cereja é observada em 12% dos olhos com SOI.[5] Este achado ocorre mais comumente à medida que a PIO decorrente de glaucoma neovascular excede a pressão de perfusão da artéria central da retina. As manchas algodonosas e as pulsações espontâneas das artérias retinianas

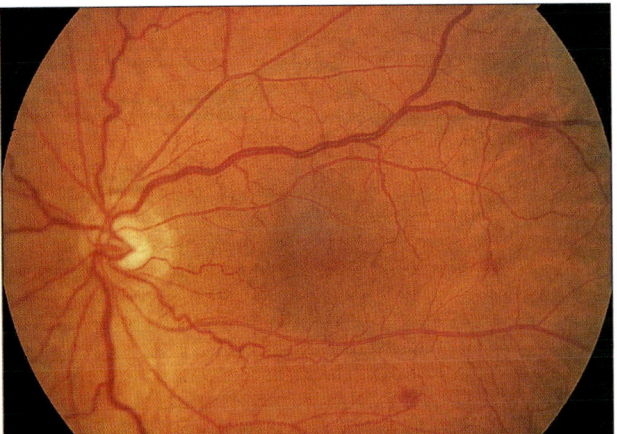

Figura 6.23.1 Alterações vasculares retinianas na síndrome ocular isquêmica. Artérias retinianas estreitadas; veias retinianas minimamente tortuosas e dilatadas; e hemorragias retinianas em borrão estão presentes em um olho afetado pela síndrome isquêmica vascular.

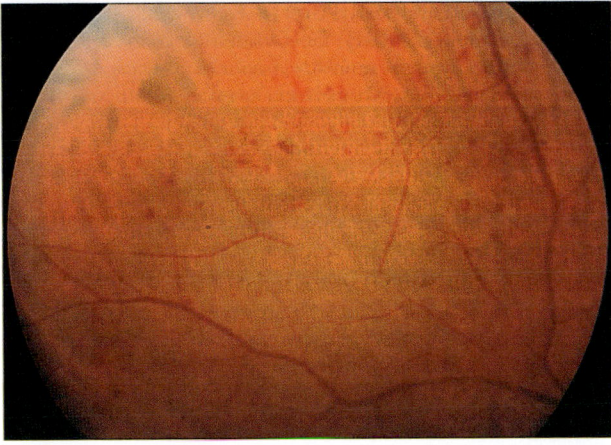

Figura 6.23.2 Hemorragias retinianas na síndrome ocular isquêmica. Hemorragias do tipo ponto-borrão, bem como microaneurismas, são observados comumente na média periferia dos olhos afetados pela síndrome ocular isquêmica.

podem ser provocadas facilmente pela pressão mínima no globo, devido à diminuição drástica na pressão de perfusão ocular. Por outro lado, os olhos que têm OVCR não isquêmica requerem uma quantidade normal de pressão digital para induzir pulsações da artéria retiniana.[9] Embora raramente executada atualmente, a pletismografia ocular pode ser empregada para avaliar quantitativamente a redução na pressão de perfusão ocular na SOI. A neuropatia óptica isquêmica, que se apresenta com inchaço pálido e agudo do disco, tem sido relatada com pouca frequência nos olhos afetados por SOI.[10] De outro modo, o disco óptico tende a ter uma aparência normal, diferente do edema de disco observado com a OVCR.

DIAGNÓSTICO E EXAMES COMPLEMENTARES

Além do exame clínico, a angiografia fluoresceínica pode ajudar a estabelecer o diagnóstico de SOI. Em condições ideais, observa-se um atraso nos tempos de circulação braço-coroide e braço-retina, mas a variação na localização e velocidade da injeção podem dificultar a avaliação desses tempos. Entretanto, a demonstração de um bem demarcado bordo de ataque de corante fluoresceína dentro de uma artéria retiniana é bem incomum para um olho normal e sugere hipoperfusão ocular (Figura 6.23.3). O enchimento desigual da coroide que dura mais de 5 segundos é visto em aproximadamente 60% dos olhos com SOI (Figura 6.23.4).[5]

Outros achados na angiografia fluoresceínica incluem um aumento no tempo de trânsito arteriovenoso, coloração dos vasos retinianos, edema macular, não perfusão capilar retiniana e evidência de microaneurismas (especialmente na média periferia). O tempo de trânsito arteriovenoso ultrapassa 11 segundos em aproximadamente 95% dos olhos afetados.[5] A impregnação tardia dos vasos retinianos, mais proeminente nas arteríolas do que nas vênulas, está em aproximadamente 85% dos casos (Figura 6.23.5).[5]

A eletrorretinografia demonstra uma redução tanto nas ondas a quanto nas ondas b em olhos afetados pela SOI, em contraste com a preservação das ondas a encontradas nas oclusões da artéria central da retina.[11] A isquemia da coroide e a retiniana externa dos olhos com hipoperfusão global contribuem para essa diferença.

A imagem de Doppler colorido é um excelente meio não invasivo para avaliar a velocidade do fluxo sanguíneo na circulação retrobulbar. A diminuição das velocidades do fluxo sanguíneo na artéria central da retina, vasos da coroide e artéria oftálmica é típica. A reversão do fluxo na artéria oftálmica também é comum. A imagem de Doppler colorido pode ser usada para avaliar as artérias carótidas simultaneamente.

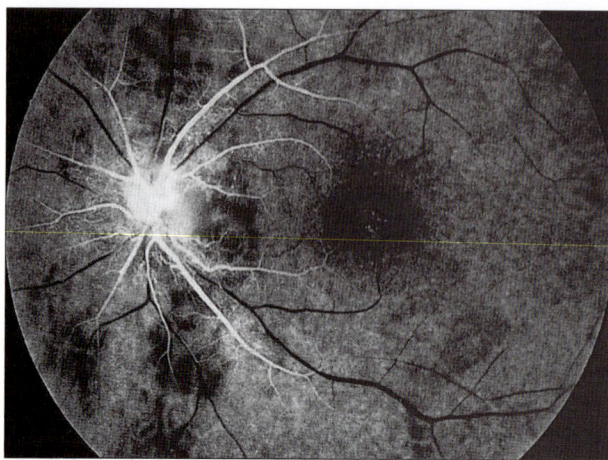

Figura 6.23.3 Angiografia fluoresceínica, síndrome ocular isquêmica. Um achado nitidamente anormal em uma angiografia fluoresceínica dos olhos afetados pela síndrome ocular é um bordo de ataque bem demarcado do corante dentro das artérias retinianas.

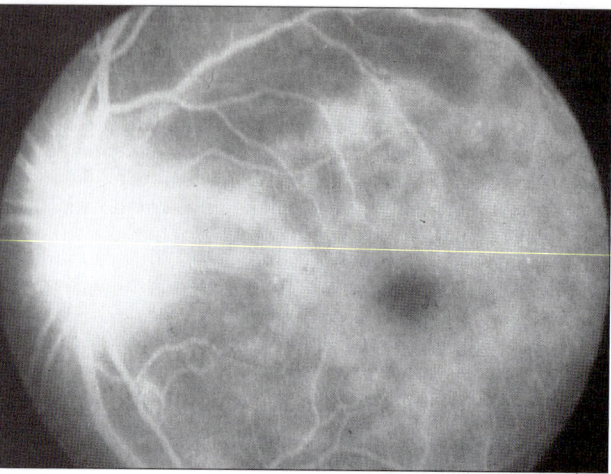

Figura 6.23.5 Impregnação das artérias retinianas, síndrome ocular isquêmica. Impregnação proeminente das artérias retinianas e não das vênulas, pode ajudar a diferenciar um olho que tem síndrome ocular isquêmica de um olho afetado por uma oclusão não isquêmica da veia central da retina (que exibe impregnação mais proeminente das vênulas).

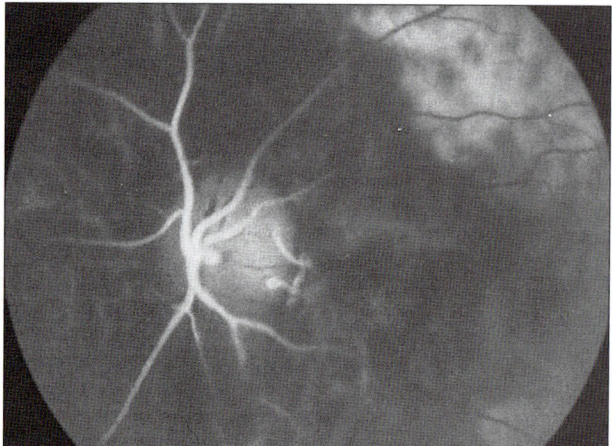

Figura 6.23.4 Enchimento desigual da coroide, síndrome ocular isquêmica. Enchimento desigual da coroide que dura mais de 5 segundos e ocorre em aproximadamente 60% dos olhos afetados pela síndrome ocular isquêmica.

Geralmente, a arteriografia da carótida revela uma obstrução de 90% ou mais da artéria carótida ipsilateral em pacientes com SOI.[5] Aproximadamente 50% dos olhos estão associados com uma estenose de 100% da artéria carótida ipsilateral, enquanto em 10% há uma estenose bilateral de 100% nas artérias carótidas. Se a avaliação não invasiva das artérias carótidas for normal em um olho que exibe sinais sugestivos de isquemia ocular, a angiografia carotídea convencional ou a angiografia por subtração digital podem ser necessárias para demonstrar possível obstrução crônica da artéria oftálmica.[11-13] Raramente, casos de isquemia ocular podem ser induzidos por uma obstrução mais distal na artéria oftálmica ou mesmo dentro da artéria central da retina.

DIAGNÓSTICO DIFERENCIAL

A OVCR não isquêmica e a retinopatia diabética são as condições mais suscetíveis de serem confundidas com a SOI. Vários sinais oculares ajudam a diferenciar essas condições (Tabela 6.23.1). Um atributo diferenciador particularmente útil é o disco óptico edemaciado, que é observado tipicamente nas oclusões venosas não isquêmicas, mas não na SOI. Além disso, em olhos com OVCR as veias da retina estarão dilatadas e tortuosas, enquanto em olhos com SOI há dilatação venosa, mas uma tortuosidade apenas mínima ou ausente. Embora os microaneurismas possam ocorrer tanto na retinopatia diabética quanto na SOI, no diabetes eles tendem a envolver preferencialmente o polo posterior. Em raras ocasiões, arterite de células gigantes pode induzir achados similares aos da SOI. Em geral, porém, a arterite de células gigantes tem um quadro clínico muito mais dramático, com neuropatia óptica isquêmica ou oclusão da artéria retiniana, ou ambas.

TABELA 6.23.1 Características que distinguem a síndrome ocular isquêmica.

Característica	Síndrome ocular isquêmica	Oclusão da veia central não isquêmica	Retinopatia diabética
Lateralidade	80% unilateral	Unilateral	Bilateral
Idade (anos)	50 a 80	50 a 80	Variável
Sinais do fundo de olho			
Veias	Dilatadas, não tortuosas	Dilatadas, tortuosas	Dilatadas, em colar de contas
Disco óptico	Normal	Inchado	Normal
Pressão de perfusão da artéria retiniana	Reduzida	Normal	Normal
Hemorragias retinianas	Leve	Leve a grave	Leve a moderada
Microaneurismas	Média periferia	Variável	Polo posterior
Exsudatos duros	Ausentes, a menos que em associação com diabetes	Raros	Comuns
Angiografia fluoresceínica			
Enchimento da coroide	Atrasado, irregular	Normal	Normal
Tempo de trânsito arteriovenoso	Prolongado	Prolongado	Normal
Impregnação do vaso retiniano	Impregnação arterial proeminente	Impregnação venosa proeminente	Ausente (normalmente)

Sinais clínicos e angiografia fluoresceínica que ajudam a diferenciar a síndrome ocular isquêmica das oclusões não isquêmicas da veia central da retina ou da retinopatia diabética.

ASSOCIAÇÕES SISTÊMICAS

A aterosclerose que afeta a artéria carótida em um grau suficiente para causar SOI normalmente é generalizada. Dentre os pacientes que têm SOI, 50% exibem evidência de doença cardíaca isquêmica e 25% têm uma história de acidentes cerebrovasculares prévios.[14]

Outros fatores de risco para aterosclerose e arteriosclerose são encontrados nesses pacientes, como a hipertensão arterial sistêmica, que é encontrada em dois terços dos pacientes com SOI, e o diabetes melito, que é observado em mais de 5% desses pacientes.[14] Um exame para hiperlipidemia deve ser realizado, a menos que o paciente também esteja sob terapia para tratar esta condição.

A mortalidade em 5 anos de 40% em pacientes com SOI reflete a gravidade de sua doença vascular sistêmica.[14] A causa principal de morte nesses pacientes é a doença cardíaca isquêmica, com o AVC sendo a segunda causa mais comum. Desse modo, o encaminhamento para avaliação cardíaca deve ser considerado, caso não tenha sido feita recentemente.

PATOLOGIA

No estágio inicial da SOI, a retina neural exibe necrose coagulativa de suas camadas internas, que são abastecidas pelas arteríolas retinianas. Se a área de necrose coagulativa for pequena e localizada, ela tem o aspecto clínico de uma mancha algodonosa, um microinfarto da camada de fibras nervosas. Histologicamente, os bulbos finais inchados da camada de fibras nervosas infartadas parecem superficialmente com células, daí o termo *corpo citoide*. Se a área de necrose coagulativa for extensa, ela aparece clinicamente como uma área de retina neural cinzenta, apagando o padrão de fundo da coroide. Com a necrose coagulativa completa do polo posterior (p. ex., após oclusão da artéria central da retina), a coroide vermelha é exibida através da fóvea central como mancha vermelho-cereja. A metade interna da retina neural fica "homogeneizada" em uma zona difusa e relativamente acelular. Geralmente, há vasos sanguíneos retinianos de paredes espessas.

TRATAMENTO, EVOLUÇÃO E DESFECHO

Os pacientes com SOI leve mantêm uma visão excelente, mas o curso natural dos olhos portadores de doença mais grave é bem ruim.[15] A avaliação da função arterial carotídea em pacientes com SOI é de importância primordial. O estudo *North American Symptomatic Carotid Endarterectomy Trial* demonstrou que a endarterectomia da carótida foi benéfica para pacientes com estenose de 70 a 99% da artéria carótida e história recente de amaurose fugaz, crise isquêmica hemisférica transitória ou AVC não incapacitante. O risco cumulativo de AVC ipsilateral foi de 26% após 2 anos para pacientes recebendo tratamento antiplaquetário, ao passo que o risco cumulativo de AVC foi de 9% 2 anos após a endarterectomia.[16] O benefício da endarterectomia foi modificado por um risco de 2,1% de AVC grave ou morte durante o período pós-operatório imediato em pacientes submetidos à cirurgia *versus* 0,9% no grupo submetido ao tratamento antiplaquetário. Em pacientes sintomáticos com estenose de 50 a 69% da artéria carótida, somente uma redução moderada no risco de AVC foi identificada após a endarterectomia carotídea.[17,18]

A estabilização ou melhora na visão foi relatada em aproximadamente 25% dos olhos após a endarterectomia.[15] A imagem com Doppler colorido exibiu normalização pós-operatória do fluxo retrógrado pré-operatório da artéria oftálmica após a endarterectomia.[19] As ondas a e b na eletrorretinografia podem melhorar, com aumento das amplitudes após a endarterecomia.[20] Às vezes, nos olhos com hipoperfusão do corpo ciliar, fechamento completo do ângulo e a PIO normal, a endarterectomia da carótida resultou em glaucoma grave imediatamente após a cirurgia. Nos casos em que ocorreu 100% de obstrução e propagação distal de um trombo, foram tentados procedimentos de *bypass*, como a artéria temporal superficial para a artéria cerebral média. Embora a visão melhore em caráter temporário em 20% desses olhos, geralmente ela deteriora em 1 ano a partir da cirurgia.[15] Atualmente não se tem certeza do papel exercido pelo *stent* da artéria carótida no gerenciamento da SOI.[21]

Nos casos em que há neovascularização da íris em que o ângulo da câmara anterior é aberto, a fotocoagulação panretiniana pode induzir a regressão da rubeose. Infelizmente, a regressão após a terapia não é tão proeminente quanto a observada nos pacientes com neovascularização da íris após OVCR.[22] A injeção intravítrea de agentes anti-VEGF, como o bevacizumabe, mostrou-se eficaz no tratamento da neovascularização da íris secundária à SOI e deve ser considerada nas opções de tratamento.[23,25] A PIO elevada em consequência do glaucoma neovascular pode exigir terapias ciclodestrutivas e/ou procedimentos de filtragem.

BIBLIOGRAFIA

Amselem L, Montero J, Diaz-Llopis M, et al. Intravitreal bevacizumab injection in ocular ischemic syndrome. Am J Ophthalmol 2007;144(1): 122–4.

Brown GC, Magargal LE. The ocular ischemic syndrome: clinical, fluorescein angiographic and carotid angiographic features. Int Ophthalmol 1988;11:239–51.

Brown GC, Magargal LE, Simeone FA, et al. Arterial obstruction and ocular neovascularization. Ophthalmology 1982;89:139–46.

Hayreh SS. So-called central retinal vein occlusion. Venous stasis retinopathy. Ophthalmologica 1976;172:14–37.

Ho AC, Lieb WE, Flaharty PM, et al. Color Doppler imaging of the ocular ischemic syndrome. Ophthalmology 1992;99:1453–62.

Kearns TP. Differential diagnosis of central retinal vein obstruction. Ophthalmology 1983;90:475–80.

Kearns TP, Hollenhorst RW. Venous stasis retinopathy of occlusive disease of the carotid artery. Mayo Clin Proc 1963;38:304–12.

Knox DL. Ischemic ocular inflammation. Am J Ophthalmol 1965;60:995–1002.

Madsen PH. Venous-stasis retinopathy insufficiency of the ophthalmic artery. Acta Ophthalmol 1966;44:940–7.

Sivalingham A, Brown GC, Magargal LE. The ocular ischemic syndrome. III. Visual prognosis and the effect of treatment. Int Ophthalmol 1991;15:15–20.

As referências completas estão disponíveis no **GEN-io**.

PARTE 6 RETINA E VÍTREO
SEÇÃO 5 Doenças Vasculares

Hemoglobinopatias
Michael D. Tibbetts e Allen C. Ho

6.24

Definição: Um espectro de anormalidades oculares, incluindo neovascularização retiniana periférica com aspecto de *seafan*, que resulta de um defeito hereditário na síntese da molécula de hemoglobina.

Características principais
- Isquemia macular
- Não perfusão periférica vascular retiniana
- Hemorragias retinianas: *salmon patches*, "manchas iridescentes" e lesões do tipo *black sunbursts*
- Neovascularização retiniana periférica: *seafans*.

Características associadas
- Capilares conjuntivais em forma de vírgula
- Atrofia da íris e sinéquias posteriores
- Sinal de disco falciforme
- Sinal de depressão macular
- Anastomoses arteriovenosas
- Hemorragia vítrea
- Descolamento de retina.

INTRODUÇÃO

A hemoglobina eritrocitária normal compreende quatro cadeias de globina polipeptídica, cada uma delas associada a um anel de heme central (ferroprotoporfirina).[1] As cadeias de globina consistem em dois pares idênticos de cadeias de polipeptídios alfa e beta. As hemoglobinopatias falciformes são caracterizadas por um erro genético na síntese da cadeia beta, que resulta na função anormal da molécula de hemoglobina. Em condições de isquemia e estresse metabólico, as cadeias de globina imperfeitas induzem alterações patológicas na morfologia dos eritrócitos. Os eritrócitos alterados são rotulados como "falciformes" devido ao seu formato crescente.

As sequelas sistêmicas e oculares estão bem descritas. Curiosamente, a gravidade dos sintomas sistêmicos não está correlacionada com a gravidade das manifestações oculares. As complicações sistêmicas mais graves são observadas na doença SS falciforme, enquanto os atributos oculares graves são observados com mais frequência em pacientes com SC falciforme ou talassemia falciforme (S-Thal). Em geral, as sequelas que ameaçam a visão decorrentes das hemoglobinopatias falciformes são secundárias à isquemia ou neovascularização retiniana periférica.

EPIDEMIOLOGIA E PATOGÊNESE

As hemoglobinopatias podem ser caracterizadas por eletroforese e pelas mutações genéticas que levam a substituições anormais dos aminoácidos na cadeia de betaglobina. A hemoglobina adulta normal com duas cadeias normais alfa e beta é chamada hemoglobina A. A hemoglobina falciforme, conhecida como S, foi descrita inicialmente por Pauling *et al.* em 1949 como uma mutação pontual única que resultou na substituição do aminoácido valina pelo ácido glutâmico na sexta posição. A substituição da lisina pelo ácido glutâmico nessa posição resulta na produção de hemoglobina C. As hemoglobinopatias falciformes S e C são apenas duas de muitas mutações conhecidas causadas por erros qualitativos na síntese da cadeia de globina. A produção inadequada de cadeias de globina normais ou anormais, um erro quantitativo na síntese da globina, é chamada talassemia ou Thal.

Uma vez que essas mutações são hereditárias, existem condições heterozigóticas ou homozigóticas. Por exemplo, a hemoglobina normal inclui as cadeias de globina AA homozigóticas. A anemia falciforme (AF) clássica, ou doença SS, geralmente surge quando os pais que têm traço falciforme (AS) passam adiante a sua mutação da cadeia de globina S anormal. Nos EUA, os afro-americanos incluem a maioria dos pacientes afetados pelas hemoglobinopatias, com o traço falciforme (Hb AS) afetando aproximadamente 8%, e a AF diagnosticada em aproximadamente 0,15%.[2] Se a hemoglobina S for hereditária de um dos pais e a hemoglobina C do outro, cria-se uma forma de hemoglobina de duplo heterozigoto, conhecida como hemoglobinopatia SC, que é quase tão prevalente quanto a hemoglobinopatia SS.[2]

A hemoglobina normal confere flexibilidade aos glóbulos vermelhos ovais, permitindo-lhes passar facilmente pela microvasculatura na qual entregam o oxigênio. As hemoglobinas falciformes resultam em eritrócitos com formato crescente, alongado, particularmente sob condições de hipoxia ou acidose. Isso faz com que as células sanguíneas empilhem, exacerbando ainda mais a isquemia local. Um ciclo vicioso de isquemia, afoiçamento dos eritrócitos, hipoxia tecidual e necrose é iniciado.

Embora a hemoglobinopatia SS tenha as manifestações sistêmicas mais graves, as hemoglobinopatias SC e S-Thal têm as manifestações oculares mais graves, com um início em idade mais precoce. As razões para essa discrepância provavelmente são multifatoriais. A anemia mais grave relacionada à doença SS está associada com contagens mais baixas de eritrócitos do que as na hemoglobinopatia SC e S-Thal. A anemia relativa pode diminuir a viscosidade dos eritrócitos remanescentes, causando com isso menos sedimentação na circulação. Outra teoria propõe que a hemoglobinopatia SS causa infarto retiniano mais frequente, enquanto as hemoglobinopatias menos graves, como a SC, causam mais isquemia dos tecidos retinianos.[3] A isquemia retiniana pode aumentar a resposta angiogênica do fator do crescimento endotelial vascular e estimular a neovascularização, ao contrário da necrose retiniana induzida por infarto.

Uma vez que muitos dos problemas dependem do tempo, a prevalência global das complicações oculares da AF é desconhecida. Em uma grande coorte, 6% (49/783) dos pacientes de SS tinham retinopatia falciforme proliferativa (RFP no exame inicial em comparação com 32% (172/533) dos pacientes de SC.[4] Aproximadamente, 40 a 43% dos pacientes de hemoglobinopatia SC e 14 a 20% dos pacientes de hemoglobinopatia SS podem desenvolver RFP.[5,6]

MANIFESTAÇÕES OCULARES

Quase todas as estruturas oculares ou perioculares podem ser afetadas pelas hemoglobinopatias falciformes. Os achados clássicos do segmento anterior incluem capilares conjuntivais em "forma de vírgula", que representam sedimentações intravasculares da falcização dos eritrócitos[7] (Figura 6.24.1). A atrofia setorial da íris representa áreas de isquemia uveal anterior. Uma reação de celularidade e *flare* da câmara anterior pode ser observada, secundária à incompetência da barreira hematorretiniana. As manifestações do segmento anterior geralmente não apresentam riscos significativos de perda da visão.

As manifestações do segmento posterior das hemoglobinopatias falciformes podem ser observadas no corpo vítreo, disco óptico, retina e estruturas sub-retinianas.[8] A hemorragia vítrea secundária à neovascularização retiniana periférica pode se desenvolver. O disco óptico pode demonstrar sedimentação de eritrócitos dentro dos capilares retinianos pré-papilares, que aparece como pequenas manchas escuras ou linhas vasculares na cabeça do disco óptico.[9] O "sinal de depressão macular" representa atrofia e adelgaçamento das camadas retinianas internas, que resulta em uma depressão oval do reflexo central brilhante e pode estar associada à diminuição da visão[10] (Figura 6.24.2A). A tomografia de coerência óptica (OCT, do inglês *optical coherence tomography*) confirma esse achado e demonstra preservação dos fotorreceptores e do epitélio pigmentado da retina[11,12] (Figura 6.24.3). A angiografia por OCT também exibe uma correlação entre as medições da espessura retiniana e a densidade vascular das regiões foveal e parafoveal.[13] A isquemia macular mais debilitante pode resultar em infarto macular com aumento da zona avascular foveal secundário às múltiplas oclusões arteriolares retinianas em um curso progressivo e, muitas vezes, insidioso.[14-16] A angiografia fluoresceínica revela irregularidade ou aumento da zona avascular foveal, com áreas adjacentes de não perfusão capilar retiniana e reestruturação vascular retiniana (Figura 6.24.2B). Os microaneurismas arteriais retinianos e as manchas algodonosas também podem ser observados.

A esclerose arteriolar retiniana pode ser identificada em áreas nas quais há não perfusão capilar difusa que reflete oclusão vascular retiniana prévia. A tortuosidade venosa é observada em até metade dos pacientes com hemoglobinopatia SS e em um terço dos pacientes com hemoglobinopatia SC, mas não é patognomônica da retinopatia falciforme. As estrias angioides também são descritas em associação com a AF.

Outros achados retinianos não proliferativos são mais característicos das hemoglobinopatias falciformes.[17-19] As hemorragias retinianas cor salmão são pré-retinianas ou intrarretinianas superficiais que ocorrem adjacentes a uma arteríola retiniana e frequentemente são encontradas na retina equatorial (Figura 6.24.4). Em termos histopatológicos, elas dissecam para a cavidade vítrea ou para o espaço sub-retiniano.[20] A cor salmão é atribuída a uma evolução das alterações de coloração – a apresentação inicial é vermelho vivo. Essas hemorragias resultam da ruptura de uma arteríola retiniana de tamanho médio devido à vasculopatia isquêmica. Geralmente elas se resolvem com poucas sequelas, embora uma cavidade de retinosquise delineada por partículas amarelas iridescentes refratárias possa persistir.

Se a hemorragia intrarretiniana dissecar para o espaço sub-retiniano e afetar o epitélio pigmentado da retina, a consequência pode ser uma lesão do tipo *black sunburst* (Figura 6.24.5). As lesões espiculadas ou estreladas escuras e de formato irregular são o resultado da hiperplasia do epitélio pigmentado da retina e da migração intrarretiniana.[20,21] Uma vez que geralmente estão localizadas na retina equatorial, as alterações do epitélio pigmentado da retina não provocam sintomas visuais significativos.

A RFP foi classificada em cinco estágios por Goldberg:[18,22]

Estágio I: Oclusões arteriolares periféricas
Estágio II: Anastomoses arteríolo-venulares
Estágio III: Proliferação neovascular
Estágio IV: Hemorragia vítrea
Estágio V: Descolamento de retina.

Essa progressão da RFP ocorre tipicamente na terceira ou quarta décadas de vida, mas o caso mais jovem de RFP foi relatado em um paciente de 8 anos de idade com hemoglobinopatia SC.[23] A oclusão arteriolar periférica pode deixar grandes áreas de não perfusão capilar na retina anterior, que são bastante realçadas pela angiografia fluoresceínica. Curiosamente, a oclusão venosa retiniana é incomum em pacientes com AF. As arteríolas obstruídas inicialmente aparecem na cor vermelho-escuro, mas subsequentemente evoluem para vasos em "fio de prata". As anastomoses arteríolo-venulares periféricas evoluem para derivações (*shunt*) do sangue arterial retiniano para as vênulas retinianas. Essas anastomoses podem ser visualizadas com mais clareza na angiografia fluoresceínica na junção da retina perfundida e não perfundida, tipicamente na média periferia.

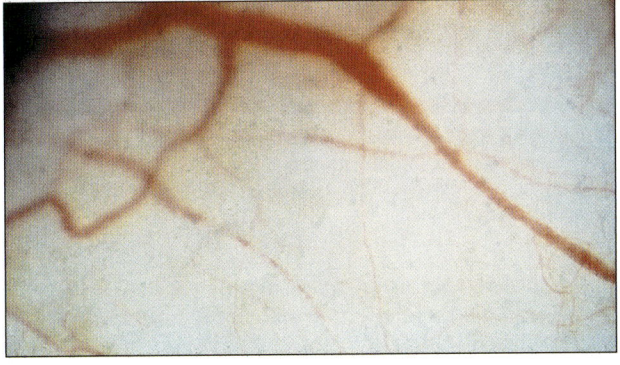

Figura 6.24.1 Um achado clássico do segmento anterior na doença falciforme ocular são os capilares conjuntivais em forma de vírgula ou "S". Esses vasos representam áreas de falcização dos eritrócitos ou sedimentação dentro do leito capilar. (Cortesia de William Tasman, MD.)

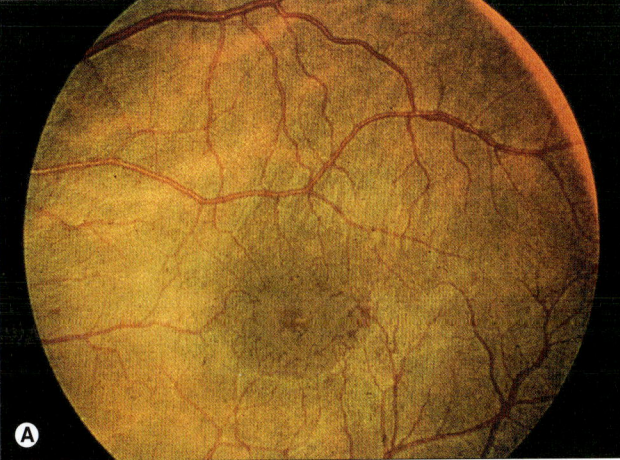
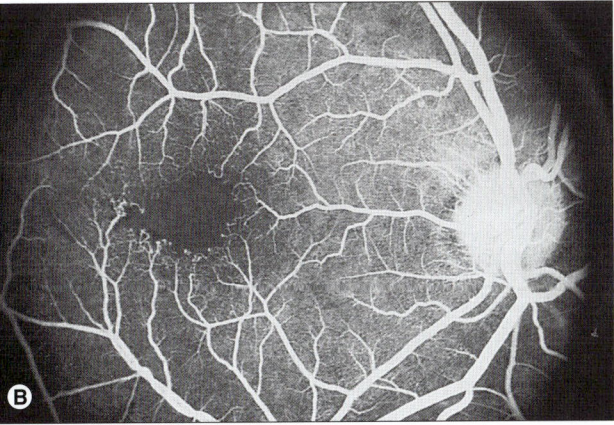

Figura 6.24.2 Anemia falciforme SC. **A.** Isquemia macular com sinal de depressão macular e remodelamento vascular perifoveal. **B.** Angiografia fluoresceínica do mesmo paciente demonstrando rede capilar perifoveal irregular e com aspecto de "saca bocado", além de telangiectasia vascular. (Cortesia de William Tasman, MD.)

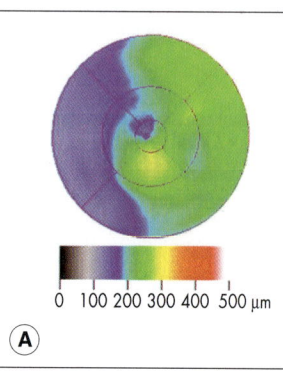
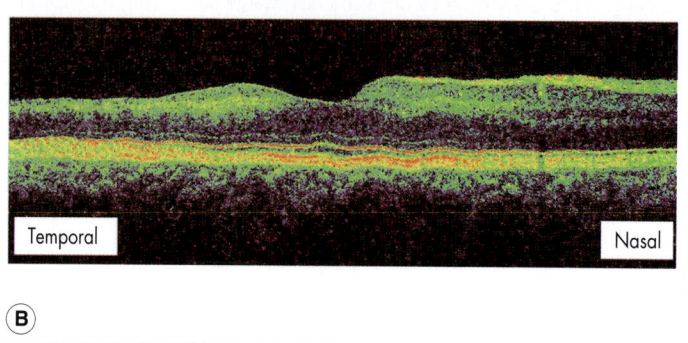

Figura 6.24.3 Tomografia de coerência óptica de atrofia macular secundária à oclusão arteriolar retiniana em um paciente com hemoglobinopatia SS. A. Mapa macular (6 mm de diâmetro) criado digitalmente a partir de seis imagens de tomografia de coerência óptica de resolução-padrão demonstrando afinamento acentuado da mácula temporal, incluindo a fóvea. **B.** Tomografia de coerência óptica de alta resolução, imagem macular horizontal de 6 mm. As camadas retinianas internas são atróficas na região temporal, enquanto as camadas retinianas externas continuam com espessura normal. (Cortesia de Andre Witkin, MD.)

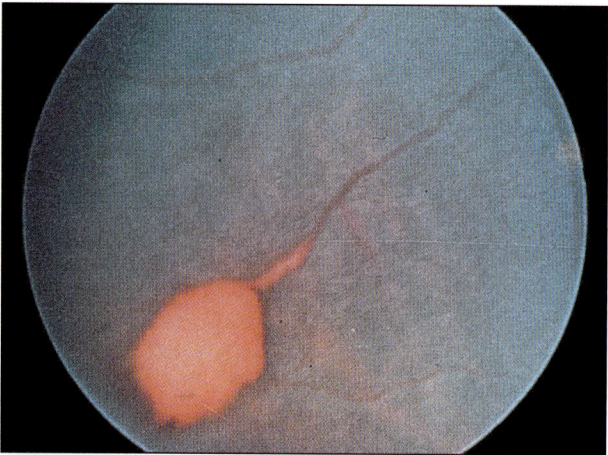

Figura 6.24.4 Hemorragia intrarretiniana equatorial do tipo *salmon patch* com hemorragia periarteriolar. Essas hemorragias periféricas podem levar a retinosquises delineadas por partículas iridescentes que incluem produtos de degradação da hemoglobina. A visão é 20/20 (6/6). (Cortesia de William Tasman, MD.)

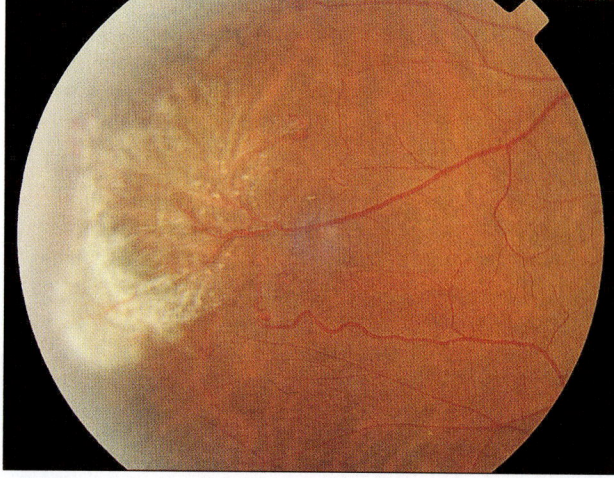

Figura 6.24.6 Retina periférica em um paciente com hemoglobinopatia SC. Neovascularização retiniana periférica em regressão parcial na fronteira entre a retina perfundida (*à direita*) e a retina não perfundida (*à esquerda, distal*).

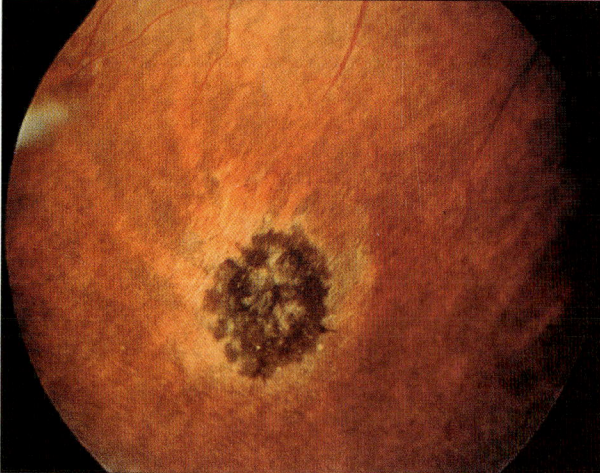

Figura 6.24.5 Lesão retiniana do tipo *black sunburst*. Esta lesão é provocada por uma hemorragia que dissecou para o espaço sub-retiniano e afetou o epitélio pigmentado da retina, que culminou na migração pigmentar. Observam-se as bordas espiculadas. (Cortesia de William Tasman, MD.)

A neovascularização retiniana em uma configuração *seafan* é a marca registrada da RFP, estendendo-se da zona de fronteira entre a retina perfundida e não perfundida (ver Figura 6.24.5; Figura 6.24.6). Inicialmente, um *seafan* é abastecido por uma arteríola retiniana de alimentação principal e uma vênula retiniana de drenagem principal. Com o passar do tempo, ocorre uma arborização do complexo neovascular. Os *seafans* são observados com mais frequência em pacientes com doença SC ou S-Thal e são raras nas demais hemoglobinopatias.[18,22]

A angiografia fluoresceínica demonstra vazamento maciço do corante no vítreo (Figura 6.24.7). Os *seafans* representam retinopatia proliferativa progressiva, que expõe o paciente ao risco de hemorragia vítrea e descolamento de retina. Os *seafans* podem involuir espontaneamente, resultando em áreas de tecidos fibrovasculares branco-acinzentados que frequentemente apresentam vasos retinianos residuais perfundidos em sua base. Aproximadamente 40 a 50% dos *seafans* podem ser submetidos a algum grau de autoinfarto durante o seu curso.[5]

A hemorragia vítrea é uma complicação comum da formação *seafan* retiniana. Pacientes com hemorragia vítrea limitada notam moscas volantes, enquanto os pacientes com hemorragia vítrea densa têm perda súbita e grave da visão. Essas hemorragias podem desaparecer espontaneamente com o tempo ou persistir e produzir membranas vítreas de cor ocre.

As formações *seafan* retinianas podem induzir tecido fibrovascular na superfície da retina, ocasionando tração ou descolamentos retinianos regmatogênicos (Figura 6.24.8). O envolvimento circunferencial da formação *seafan* pode ocasionar descolamento retiniano periférico por tração. Nas áreas de retina fina e não perfundida, podem se desenvolver buracos atróficos da retina, levando a descolamentos de retina por tração e regmatogênicos combinados.

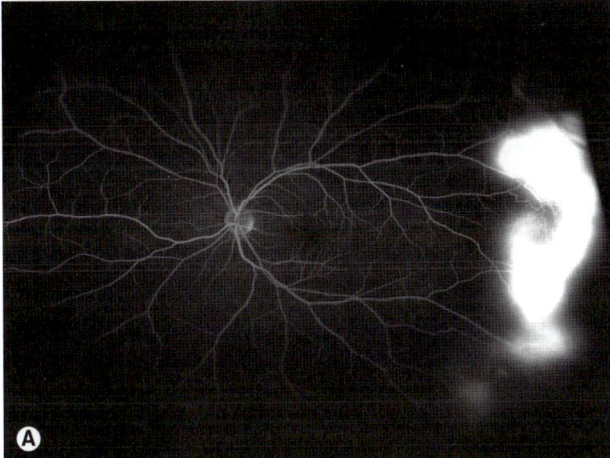

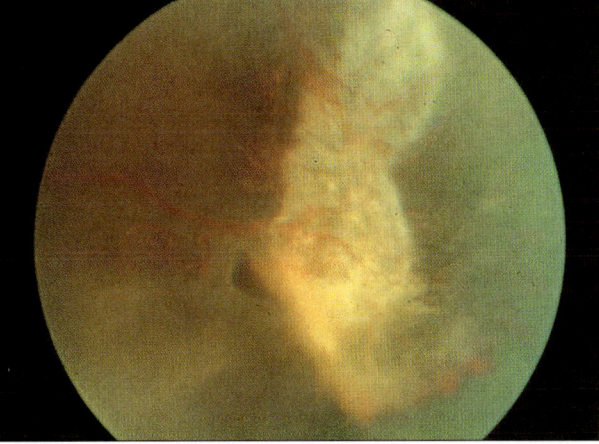

Figura 6.24.8 Descolamento de retina por tração/regmatogênico combinado. Uma rotura retiniana se desenvolveu no local de neovascularização periférica, além de fibrose, levando a um descolamento de retina por tração/regmatogênico combinado. (Cortesia de William Tasman, MD.)

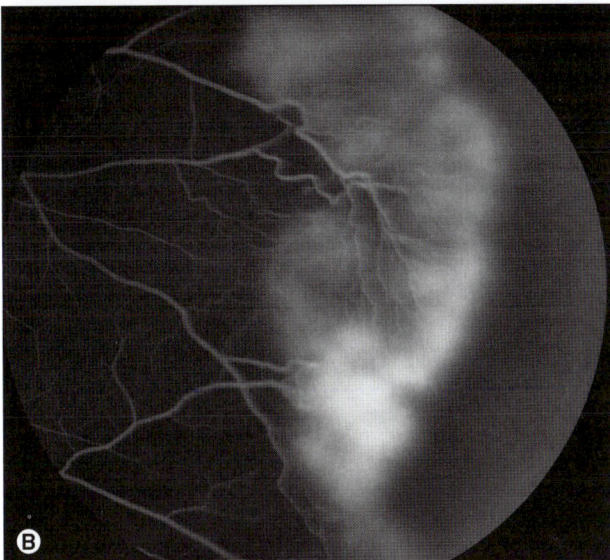

Figura 6.24.7 Angiografia fluoresceínica. A. Angiografia fluoresceínica de grande angular da retinopatia falciforme proliferativa (RFP) demonstrando amplo vazamento de corante na cavidade vítrea a partir dos locais de neovascularização. **B.** Angiografia fluoresceínica da RFP em maior aumento demonstrando a não perfusão capilar periférica (bem à direita), remodelamento vascular retiniano, comunicações arteriovenosas e vazamento do corante fluoresceína na cavidade vítrea a partir dos locais de neovascularização. (Cortesia de Alok Bansal, MD.)

DIAGNÓSTICO

A maioria dos pacientes que apresenta complicações oftálmicas das hemoglobinopatias falciformes tem consciência de sua anormalidade eritrocitária subjacente. Pacientes com doenças SC e S-Thal e manifestações sistêmicas mínimas podem estar completamente inconscientes de seu diagnóstico sistêmico quando as complicações oculares aparecem. A história característica dos pacientes de hemoglobinopatias SS – incluindo várias hospitalizações secundárias a crises de dor, dano crônico a órgão-alvo, múltiplas infecções e anormalidades ósseas – pode não ter sido vivida com outras hemoglobinopatias.

A eletroforese para classificar as hemoglobinas ou o exame de DNA são necessários para caracterizar o tipo de cadeia de globina anormal. Um exame positivo para falcização, como o teste de solubilidade (p. ex., Sickledex), indica a presença da hemoglobina S, mas não a distingue da SS, AS e dos duplos heterozigotos como S-Thal e SC.[1]

O diagnóstico das manifestações oftálmicas das hemoglobinopatias falciformes é realçado pelo exame cuidadoso da conjuntiva, íris, câmara anterior, disco óptico e mácula. A oftalmoscopia indireta e a biomicroscopia com lente de contato retiniana periférica são úteis para delinear as hemorragias retinianas e as alterações proliferativas. A angiografia fluoresceínica caracteriza a perfusão macular e a perfusão retiniana periférica. A formação *seafan* precoce também é realçada pelo vazamento de fluoresceína. A imagem de grande angular pode ser útil para avaliar a não perfusão periférica e o estágio da retinopatia (ver Figura 6.24.7).[24] A ultrassonografia diagnóstica pode caracterizar a anatomia do segmento posterior quando ocorrer opacidade da mídia, como uma hemorragia vítrea ou membranas ocre. A OCT pode demonstrar afinamento macular com perda seletiva de células ganglionares retinianas e da camada de fibras nervosas, mesmo em pacientes de AF assintomáticos.[25] A angiografia por OCT pode exibir anormalidades no sistema vascular parafoveal que é mais comum em pacientes com doença SC e retinopatia proliferativa.[13]

DIAGNÓSTICO DIFERENCIAL

Outras causas de isquemia macular e neovascularização periférica, hemorragia vítrea e descolamento de retina são apresentadas no Boxe 6.24.1.

ASSOCIAÇÕES SISTÊMICAS

Os pacientes com hemoglobinopatias SS manifestam uma série de anormalidades sistêmicas, que incluem anemia, infartos da medula óssea, esclerose óssea (p. ex., "boca de peixe" vertebral), necrose asséptica da cabeça do fêmur, isquemia de órgãos viscerais. Falta de ar causada por infartos pulmonares e um aumento na suscetibilidade às infecções bacterianas, particularmente

---

BOXE 6.24.1 Diagnóstico diferencial das hemoglobinopatias.

Outras causas de isquemia macular
- Retinopatia diabética
- Obstrução vascular retiniana
- Fenômenos embólicos como a retinopatia por talco

Outras causas de neovascularização retiniana periférica, hemorragia vítrea e descolamento de retina
- Retinopatia diabética proliferativa
- Obstrução da veia retiniana
- Síndrome ocular isquêmica
- Sarcoidose
- *Pars planitis*
- Retinopatia da prematuridade
- Vitreorretinopatia exsudativa familiar
- Doença de Eales

salmonelose causada por disfunção celular reticuloendotelial. Outras hemoglobinopatias resultam em doença sistêmica menos grave com uma anemia leve sendo a única manifestação.

TRATAMENTO

Os avanços no tratamento reduziram a morbidade e aumentaram a expectativa de vida dos pacientes com AF ao longo dos últimos 40 anos.[26] Especialmente, a terapia com hidroxiureia demonstrou reduzir a morbidade e a mortalidade aumentando os níveis de hemoglobina fetal (HbF).[27] Além disso, o transplante de células-tronco em crianças e adultos com doença grave pode reverter o fenótipo falciforme e a terapia gênica está em investigação ativa.[28,29]

Para as manifestações oculares da AF, os esforços de tratamento se concentram em alterar o curso da RFP para reduzir a chance de hemorragia vítrea e descolamento de retina.[17] Crioterapia, diatermia, fotocoagulação com arco de xenônio e fotocoagulação com *laser* de argônio têm sido empregadas para tratar a neovascularização retiniana periférica. A crioterapia tem sido utilizada para tratar a neovascularização retiniana periférica na presença de hemorragia vítrea quando a proliferação neovascular é visualizada apenas parcialmente e quando a hemorragia vítrea impede o tratamento com fotocoagulação a *laser*. Nos últimos anos, a crioterapia foi praticamente abandonada devido à grande taxa de complicações. Vários métodos de fotocoagulação a *laser* induzem efetivamente a regressão da neovascularização periférica.[30-34] A fotocoagulação a *laser* do vaso nutridor requer tratamento intensivo com alta energia, mas é mais suscetível a ser complicada pela neovascularização coriorretiniana ou coriovítrea, descolamento de retina e hemorragia vítrea.[35] A fotocoagulação das áreas no entorno da proliferação em *seafan* e nas áreas associadas de retina isquêmica pode induzir a regressão da lesão. O raciocínio é a ablação das áreas de retina isquêmica que estão estimulando a proliferação neovascular. Essa hipótese é apoiada por estudos demonstrando que o fator 1α induzível por hipoxia e o fator de crescimento endotelial vascular (VEGF, do inglês *vascular endothelial growth factor*) foram fortemente expressados nas células retinianas dentro da retina avascular (não perfundida) em pacientes com RFP.[36] A fotocoagulação pode ser feita como um tratamento localizado, confinada às áreas, anterior às frondes neovasculares patentes ou em uma técnica de retinopexia circunferencial periférica na retina anterior.[30,33,35] O raciocínio da retinopexia circunferencial 360° com *laser* é induzir a regressão da neovascularização retiniana periférica existente e prevenir a formação de qualquer neovascularização futura. Essas técnicas podem ser realizadas com queimaduras de intensidade leve a moderada, de aproximadamente 500 μm de diâmetro, colocadas com um espaçamento aproximado de uma queimadura. A fotocoagulação a *laser*, seja localizada ou circunferencial, é o tratamento preferido para prevenir complicações secundárias à proliferação em *seafan* periférica.

A hemorragia vítrea secundária à RFP pode ser acompanhada por até 6 meses visando esperar a resolução espontânea. Se puderem ser identificadas áreas de neovascularização retiniana por meio da hemorragia vítrea, a retina anterior associada deve ser tratada com fotocoagulação a *laser*. Quando a retina não for bem visualizada, é importante acompanhar esses olhos com ultrassonografia, embora uma minoria dos pacientes progrida para o descolamento de retina.

Os agentes anti-VEGF ganharam funções cada vez mais importantes no tratamento de muitas doenças vasculares retinianas, mas sua utilidade na AF ainda não foi plenamente investigada.[2] Relatos de caso descreveram a regressão da neovascularização retiniana e a resolução da hemorragia vítrea após injeção intravítrea de bevacizumabe ou ranibizumabe.[37,38] No entanto, não há estudos em larga escala para avaliar os efeitos em longo prazo e a incidência de complicações.

A cirurgia nos pacientes com hemoglobinopatias falciformes está repleta de armadilhas oculares e sistêmicas. Do ponto de vista sistêmico, é crítica uma investigação pré-operatória para avaliar a gravidade da anemia, o *status* eletroforético da hemoglobina e a condição sistêmica global. As complicações sistêmicas intraoperatórias e pós-operatórias incluem eventos tromboembólicos, como a embolia pulmonar ou cerebral. As transfusões sanguíneas profiláticas para aumentar os níveis de hemoglobina A podem reduzir a taxa de isquemia do segmento anterior e de infartos do nervo óptico e maculares. No entanto, estudos sugerem que as transfusões não são necessárias com as técnicas modernas de cirurgia vitreorretiniana.[39]

A hidratação adequada e o oxigênio suplementar frequentemente são administrados durante os períodos perioperatórios. Se possível, a cirurgia deve ser realizada sob anestesia local monitorada. Os agentes vasoconstritores, como a epinefrina no bloqueio anestésico e os agentes de dilatação pupilar, devem ser evitados. Muitos defendem a redução da pressão intraocular (PIO) para minimizar a perfusão intraocular e evitar a hemoconcentração. Doses únicas de inibidores da anidrase carbônica ou manitol intravenoso podem ser administradas para reduzir a PIO, mas não devem ser usadas repetidamente.

A isquemia do segmento anterior geralmente não ocorre se houver cuidado para evitar elevações da PIO e se a circulação ciliar anterior não for violada.[40] A possibilidade de isquemia do segmento anterior é reduzida evitando-se tratamento nos meridianos horizontais, que abrigam as artérias ciliares posteriores longas e evitando-se a transecção dos músculos retos horizontal e vertical. Com a instrumentação atual da vitrectomia, as flutuações na PIO durante a cirurgia são menos comuns. Um ultrassom para elucidar a anatomia intraocular é importante nos casos de hemorragia vítrea. O vítreo periférico pode estar firmemente preso a áreas superficiais de descolamento de retina por tração nos locais de proliferação fibrovascular e pode não ser bem visualizado no período intraoperatório.

Nos casos de descolamento de retina por tração e regmatogênico combinados, os objetivos cirúrgicos incluem a liberação de áreas de tração que elevam a retina e a remoção de proliferação fibrovascular. Depois que a retina estiver nivelada, a fotocoagulação com *endolaser* é realizada. No pós-operatório, a PIO do paciente deve ser monitorada rigorosamente, particularmente se for utilizado gás intraocular.

Pacientes com hemoglobinopatias falciformes que desenvolvem hifema pós-operatório ou pós-traumático correm risco de isquemia ou infarto do segmento posterior mesmo com PIO levemente elevadas. A baixa tensão de oxigênio e os altos níveis de ácido ascórbico na câmara anterior promovem falcização dos eritrócitos, que depois podem obstruir a malha trabecular e levar a uma maior elevação da PIO. A redução agressiva da PIO para menos de 25 mmHg é indicada, com alguns autores recomendado a paracentese precoce para reduzir a PIO nas situações agudas.

EVOLUÇÃO E DESFECHO

O curso dos pacientes com complicações oculares secundárias às hemoglobinopatias falciformes é variável.[26,41,42] Sem tratamento, a incidência de cegueira por RFP é aproximadamente 12%.[5] Avanços na terapia sistêmica e também nas técnicas modernas de *laser* e vitrectomia reduziram o risco de perda de visão.[43,44] Pacientes que requerem cirurgia intraocular para hemorragia vítrea ou descolamento de retina têm um risco maior de complicações oculares sistêmicas e pós-operatórias, incluindo a isquemia do segmento anterior e o infarto do disco óptico e macular. Pacientes cuja RFP é tornada quiescente com a fotocoagulação a *laser* podem usufruir de uma visão excelente em longo prazo. Em um estudo de acompanhamento em longo prazo após fotocoagulação a *laser*, apenas 4% dos olhos tratados tiveram repetição da hemorragia vítrea *versus* 66% dos olhos não tratados e a perda visual grave em ambos os grupos foi rara.[42]

BIBLIOGRAFIA

Chen RW, Flynn HW Jr, Lee WH, et al. Vitreoretinal management and surgical outcomes in proliferative sickle retinopathy: a case series. Am J Ophthalmol 2014;157(4):870–5.e1.

Condon PI, Serjeant GR. Behavior of untreated proliferative sickle retinopathy. Br J Ophthalmol 1980;64:404–11.

Cruess AF, Stephens RF, Magargal LE, et al. Peripheral circumferential retinal scatter photocoagulation for treatment of proliferative sickle retinopathy. Ophthalmology 1983;90:272–8.

Dizon-Moore RV, Jampol LM, Goldberg MF. Chorioretinal and choriovitreal neovascularization. Their presence after photocoagulation of proliferative sickle cell retinopathy. Arch Ophthalmol 1981;99:842–9.

Downes SM, Hambleton IR, Chuang EL, et al. Incidence and natural history of proliferative sickle cell retinopathy: observations from a cohort study. Ophthalmology 2005;112:1869–75.

Goldberg MF. Classification and pathogenesis of proliferative sickle retinopathy. Am J Ophthalmol 1971;71:649–65.

Han IC, Tadarati M, Pacheco KD, et al. Evaluation of macular vascular abnormalities identified by optical coherence tomography angiography in sickle cell disease. Am J Ophthalmol 2017;177:90–9.

Hsieh MM, Kang EM, Fitzhugh CD, et al. Allogeneic hematopoietic stem-cell transplantation for sickle-cell disease. N Engl J Med 2009;361:2309–17.

Jacobson MS, Gagliano DA, Cohen SB, et al. A randomized clinical trial of feeder vessel photocoagulation of sickle cell retinopathy. A long-term follow-up. Ophthalmology 1991;98:581–5.

Lim JI. Ophthalmic manifestations of sickle cell disease: update of the latest findings. Curr Opin Ophthalmol 2012;23(6):533–6.

Murthy RK, Grover S, Chalam KV. Temporal macular thinning on spectral-domain optical coherence tomography in proliferative sickle cell retinopathy. Arch Ophthalmol 2011;129:247–9.

Myint KT, Sahoo S, Thein AW, et al. Laser therapy for retinopathy in sickle cell disease. Cochrane Database Syst Rev 2015;(10):CD010790.

Rednam KR, Jampol LM, Goldberg MF. Scatter retinal photocoagulation for proliferative sickle cell retinopathy. Am J Ophthalmol 1982;93:594–9.

Steinberg MH, Barton F, Castro O, et al. Effect of hydroxyurea on mortality and morbidity in adult sickle cell anemia: risks and benefits up to 9 years of treatment. JAMA 2003;289:1645–51.

Yawn BP, Buchanan GR, Afenyi-Annan AN, et al. Management of sickle cell disease: summary of the 2014 evidence-based report by expert panel members. JAMA 2014;312(10):1033–48.

As referências completas estão disponíveis no **GEN-io**.

PARTE 6 RETINA E VÍTREO
SEÇÃO 5 Doenças Vasculares

Doença de Coats e Telangiectasia Retiniana

6.25

Ferhina S. Ali, Diana V. Do e Julia A. Haller

Definição: Distúrbio vascular retiniano congênito localizado, que consiste em segmentos de vasos sanguíneos anormais com telangiectasia, que resulta em vazamento.

Características principais
- Telangiectasia retiniana
- Não perfusão capilar retiniana
- Espaços intercapilares dilatados
- Exsudato lipídico
- Fluido sub-retiniano.

Características associadas
- Geralmente unilateral
- Predominância masculina
- Cicatrizes maculares fibrovasculares
- Leucocoria
- Associações sistêmicas raras, especialmente distrofias musculares.

INTRODUÇÃO

A telangiectasia retiniana é encontrada em uma ampla gama de processos mórbidos oculares. A maioria das telangiectasias é adquirida de modo secundário a condições locais ou sistêmicas, como a oclusão de ramo da veia retiniana e a retinopatia diabética. A telangiectasia retiniana primária é encontrada na doença de Coats, nos aneurismas miliares de Leber, na telangiectasia justafoveal idiopática e em outras doenças angiomatosas.

EPIDEMIOLOGIA

A doença de Coats, descrita por Coats[1] em 1908, afeta três vezes mais os homens do que as mulheres, não tem predileção racial ou étnica relatada e geralmente é unilateral, embora até 10 a 15% dos casos possam ser bilaterais. A idade média no diagnóstico é de 8 a 16 anos, embora a doença tenha sido descrita em pacientes de até 4 meses de idade. Aproximadamente dois terços dos casos juvenis se apresentam antes dos 10 anos de idade. A doença de Coats também pode ser diagnosticada na idade adulta.

Embora não pareça ser uma condição hereditária, relatos recentes implicam mutações genéticas no desenvolvimento da doença de Coats. Cremers *et al.* constataram que 55% dos casos com retinite pigmentosa e vasculopatia exsudativa do tipo Coats continham uma mutação no gene CRB1.[2,3] Vários relatos implicam uma deficiência de norrina, uma proteína retiniana, na patogênese da doença de Coats.[4,5] A análise dos tecidos de arquivo de nove olhos enucleados de homens com doença de Coats unilateral revelou uma mutação no gene NDP no cromossomo Xp11.2 em um indivíduo. Berger *et al.*[6,7] desenvolveram uma linhagem de camundongos mutantes com o modelo da doença de Norrie e demonstraram anormalidades dos vasos retinianos, incluindo telangiectasia, dilatações do tipo bulbo e subdesenvolvimento do leito capilar. Eles relataram níveis intraoculares elevados de fator de crescimento endotelial vascular (VEGF, do inglês *vascular endothelial growth factor*) em quatro olhos com doença de Coats.[8]

MANIFESTAÇÕES OCULARES

A doença de Coats é caracterizada por zonas discretas de alteração na estrutura vascular retiniana com dilatação aneurismática, fechamento dos capilares (*dropout*) e vazamento. A visão pode diminuir em consequência do vazamento dos canais vasculares anormais que são formados, com consequente edema, deposição lipídica e descolamento exsudativo da retina. O quadro de fundo de olho típico da doença de Coats é o de anormalidades vasculares retinianas associadas à deposição lipídica localizada e graus variados de exsudato sub-retiniano (Figura 6.25.1). Os vasos podem parecer embainhados e telangiectásicos, além de poderem ter aneurismas em cachos, agrupados ou em forma de lâmpada. Muitas vezes, os vasos estão ao lado de áreas que não apresentam capilares normais (Figura 6.25.2). A gravidade da malformação vascular se equipara ao grau de espessamento retiniano neural circundante, exsudação, hemorragia e destruição dos pequenos vasos. Frequentemente há canais arteriovenosos comunicantes aberrantes e, às vezes, ocorre verdadeira neovascularização retiniana. O vazamento do leito vascular anormal produz um exsudato sub-retiniano turvo que gravita para o polo posterior. À medida que o componente seroso é reabsorvido pelos vasos retinianos, o componente amarelado rico em lipídios

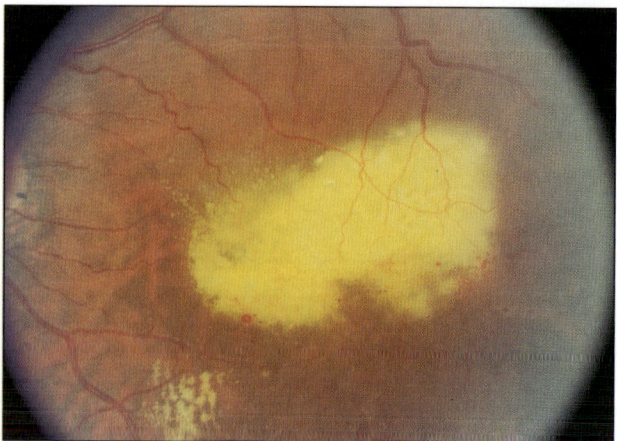

Figura 6.25.1 Doença de Coats. Notam-se anormalidades vasculares típicas com dilatação aneurismática, telangiectasia, exsudação e deposição lipídica grave na mácula.

é deixado abaixo e dentro das camadas externas da retina.[9] Ao longo de períodos mais prolongados, esse exsudato amarelo pode estimular o crescimento interno de vasos sanguíneos e do tecido cicatricial fibroso (Figura 6.25.3). As anormalidades vasculares ocorrem mais comumente na região temporal superior; também são encontradas nas áreas macular e paramacular. Em média, constata-se no diagnóstico que dois quadrantes de retina foram afetados em pacientes idosos, mas os pacientes jovens podem ter doença mais grave e envolvimento retiniano mais extenso. Nos casos mais avançados e graves da doença de Coats, desenvolve-se o descolamento exsudativo da retina (Figura 6.25.4).[10]

O curso clínico é variável, mas geralmente progressivo. Exacerbações agudas da doença podem ser intercaladas com estágios mais quiescentes. Foram relatadas remissões espontâneas, com oclusão igualmente espontânea dos vasos e reabsorção do exsudato, mas elas são exceções.

As complicações secundárias incluem neovascularização, hemorragia vítrea, catarata, rubeose e glaucoma neovascular, com atrofia ocular (*phthisis bulbi*) nos casos graves.[11-13]

DIAGNÓSTICO

Em crianças, a doença de Coats é diagnosticada tipicamente como consequência do reconhecimento de deficiência visual, estrabismo ou leucocoria. Nos pacientes com leucocoria, um reflexo pupilar branco nas fotografias pode ser a anormalidade observada inicialmente. Nesses casos, a doença geralmente é

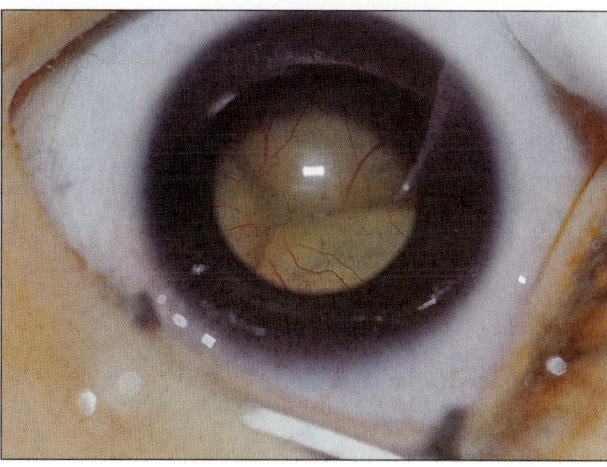

Figura 6.25.4 Nas crianças, a doença de Coats pode se apresentar como leucocoria, com deposição lipídica avançada e descolamento retiniano exsudativo. Nestes olhos, a câmara anterior é pouco profunda e a retina está imediatamente atrás do cristalino.

avançada, com deposição lipídica extensa e descolamento de retina (ver Figura 6.25.4). Em adultos, a queixa mais comum com a doença de Coats é a deficiência visual.

Nos casos avançados da doença de Coats, podem ocorrer a rubeose, o glaucoma de ângulo fechado e a catarata. O diagnóstico é confirmado oftalmoscopicamente quando são observadas anormalidades vasculares típicas junto com deposição lipídica e exsudato sub-retiniano. As anormalidades vasculares retinianas ocorrem em pequenos aglomerados e incluem vasos torcidos, enrolados, tortuosos e embainhados de calibres variados e irregulares.

EXAMES COMPLEMENTARES

A angiografia fluoresceínica é uma ferramenta útil para delinear a natureza e a extensão das anormalidades vasculares presentes nesta doença. Mais comumente, muitas áreas de telangiectasia e formação de micro e macroaneurismas são observadas, com *beading* das paredes dos vasos sanguíneos e canais comunicantes vasculares anômalos (Figura 6.25.5). O vazamento de corante precoce e persistente documenta a origem da exsudação e da hemorragia.[9,14,15] A microvasculatura pode estar difusamente ausente, com áreas de não perfusão capilar completa.

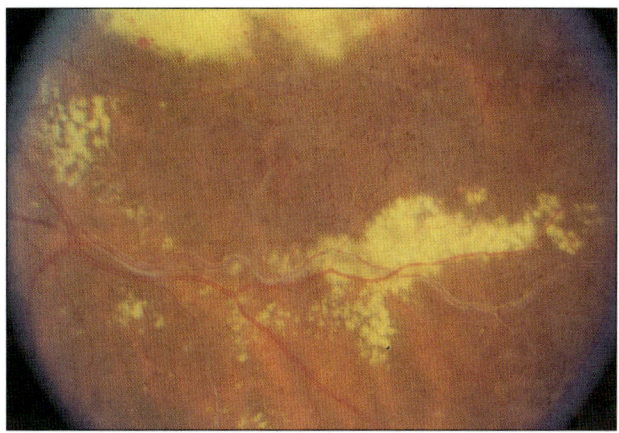

Figura 6.25.2 Os vasos podem parecer embainhados, dilatados e telangiectásicos ou apresentar aneurismas em cachos como uvas. As alterações vasculares em forma de sáculo e lâmpada também podem ser observadas.

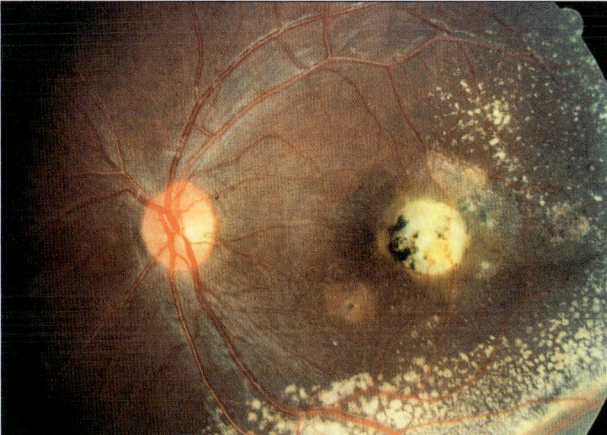

Figura 6.25.3 Exsudato submacular de longa data. Isto pode estimular o crescimento interno de vasos sanguíneos ou de tecido fibroso, com migração do epitélio pigmentado da retina e hiperplasia e formação de cicatrizes fibrosas.

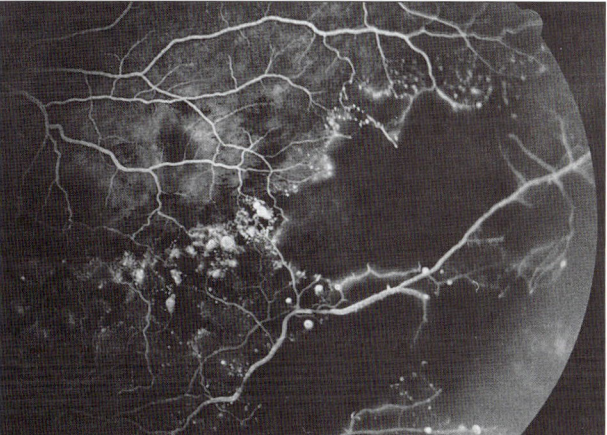

Figura 6.25.5 Angiografia fluoresceínica da doença de Coats. Neste olho, as alterações vasculares extensas são observadas estendendo-se temporalmente a partir da mácula, com zonas de telangiectasia e formação de aneurismas adjacentes a uma grande área de não perfusão capilar. O formato de cordão das paredes dos vasos sanguíneos e os canais de comunicação vasculares anômalos estão presentes.

A tomografia de coerência óptica (OCT, do inglês *optical coherence tomography*) também pode ser uma ferramenta útil para monitorar o edema macular associado à doença e Coats. Quando presente, a espessura macular anormal na OCT pode ser determinada quantitativamente antes e depois do tratamento com *laser* ou terapia farmacológica para calibrar a resposta a determinada terapia. A angiografia por OCT revela uma zona avascular foveal anormal no plexo capilar superficial.[16]

DIAGNÓSTICO DIFERENCIAL

A forma juvenil grave da doença de Coats, que se apresenta com descolamento exsudativo da retina, deve ser diferenciada de outras doenças que causam leucocoria na infância, incluindo retinoblastoma, retinopatia da prematuridade, descolamento de retina, vítreo primário hiperplásico persistente, catarata congênita, toxocaríase, *incontinentia pigmenti*, doença de Norrie e vitreorretinopatia exsudativa familiar. Gass[9] apontou que os vasos telangiectásicos podem aparecer na superfície dos retinoblastomas e das lesões da doença de Coats. No retinoblastoma, esses vasos dilatados são contínuos com os grandes troncos vasculares que se estendem para o tumor; na doença de Coats, os vasos dilatados não se estendem à massa sub-retiniana.[9]

A ultrassonografia é um exame não invasivo e conveniente que pode distinguir entre a doença de Coats e o retinoblastoma e as demais entidades. O descolamento de retina na doença de Coats tipicamente é exsudativo, com uma ausência de calcificações observadas no retinoblastoma. A tomografia computadorizada (TC) pode ajudar a caracterizar a morfologia intraocular, quantificar as densidades sub-retinianas, detectar cálcio e identificar vascularidade dentro do espaço sub-retiniano com o uso de contraste. Além disso, a TC pode ajudar a detectar outras anormalidades dentro da órbita ou do espaço intracraniano. O exame do fluido sub-retiniano é usado raramente, mas confirma o diagnóstico de doença de Coats com base nos cristais de colesterol e nos macrófagos carregados de pigmentos na ausência de células tumorais.[11]

Estágios menos graves da doença de Coats, especialmente em adultos, devem ser diferenciados de outros distúrbios que produzem alterações vasculares e exsudação. Eles incluem distúrbios inflamatórios, como a doença de Eales, vasculite e doença vascular colagenosa. Os tumores acompanhados por exsudação podem simular doença de Coats, do mesmo modo que a vasculopatia diabética com deposição lipídica, oclusão de ramo da veia retiniana com remodelação vascular e edema, descolamento regmatogênico da retina, retinopatia por radiação, telangiectasia justafoveal idiopática, doença de von Hippel, angiomatose da retina, hemangioma capilar exofítico e retinopatia falciforme. Nesses casos, uma visão completa dos sistemas e das histórias médica e familiar geralmente ajuda a diferenciar os distúrbios primários dos secundários.[9-11]

Telangiectasia retiniana justafoveal idiopática

A telangiectasia retiniana justafoveal idiopática é um grupo de distúrbios descritos inicialmente por Gass e Oyakawa[17] em 1982. A doença é caracterizada pelo início na idade adulta e pela apresentação com desfoque leve da acuidade central causado por exsudato dos capilares retinianos ectásicos na região justafoveal de um ou ambos os olhos. Eles dividiram esses pacientes em quatro categorias: grupos 1A, 1B, 2 e 3.[9,17]

Grupo 1A

A doença do grupo 1A consiste em telangiectasia parafoveal congênita unilateral, que ocorre tipicamente em homens e afeta apenas um olho. As anormalidades vasculares retinianas estão em uma pequena área, com um a dois discos de diâmetro, na metade temporal da mácula. A primeira manifestação dos sintomas – com perda visual no intervalo 20/40 (6/12) ou melhor – tipicamente se desenvolve em uma idade média de 40 anos. A fotocoagulação das áreas de vazamento pode ajudar a restaurar a acuidade.

Grupo 1B

A doença do grupo 1B consiste em telangiectasia parafoveal idiopática unilateral, geralmente encontrada nos homens de meia-idade que têm embaçamento visual causado por uma área minúscula de telangiectasia capilar confinada a 1 hora de relógio na borda da zona avascular foveal. Geralmente a visão é 20/25 (6/7) ou melhor. A fotocoagulação em geral não é considerada para esses olhos em virtude da proximidade do vazamento e da fóvea e devido ao bom prognóstico sem tratamento. A lesão pode ser adquirida ou simplesmente ser um pequeno foco de telangiectasia congênita.

Grupo 2

A doença do grupo 2 consiste em telangiectasia parafoveal idiopática adquirida bilateral. Essa variante afeta os pacientes na quinta e sexta décadas de vida; o embaçamento leve da visão ocorre em um ou nos dois olhos. Os pacientes tipicamente têm pequenas áreas simétricas de dilatação capilar, geralmente do tamanho de uma área de disco ou menos, nos dois olhos. As alterações vasculares podem ser apenas temporais ou incluir também toda ou parte da retina nasal parafoveolar. Nenhum lipídio é depositado e há exsudação serosa mínima. Uma marca registrada é a aparência cinzenta característica das lesões no exame biomicroscópico, com pontos brancos cintilantes ocasionais na retina superficial. A fotografia com filtragem da cor vermelha (*red-free*) frequentemente realça melhor esses achados (Figuras 6.25.6 e 6.25.7). Esses pacientes também costumam ter vênulas retinianas em ângulo reto que drenam as anormalidades capilares e que estão nas camadas retinianas profundas ou externas. A hiperplasia do epitélio pigmentado da retina tende a se desenvolver ao longo dessas vênulas. Nesses pacientes, a perda lenta da acuidade visual ao longo de muitos anos é produzida pela atrofia da fóvea

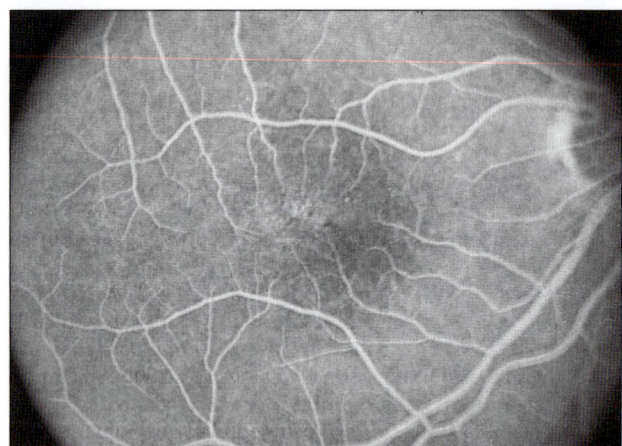

Figura 6.25.6 A telangiectasia parafoveal idiopática bilateral frequentemente pode ser demonstrada com mais eficiência pela fotografia *red-free*. Este olho apresenta anormalidades capilares existentes em praticamente 360° na área parafoveal. O trânsito inicial do olho demonstra um plexo de anormalidades capilares rodeando a fóvea.

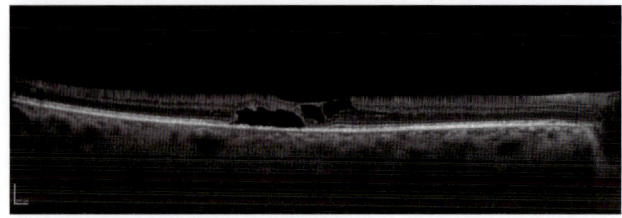

Figura 6.25.7 Achados da tomografia de coerência óptica na telangiectasia parafoveal idiopática.

central; os pacientes também podem desenvolver neovascularização sub-retiniana, descolamento macular hemorrágico e anastomose retinocoroidal.

Grupo 3

A telangiectasia perifoveal idiopática bilateral com oclusão capilar é uma variante rara na qual os adultos sofrem perda da visão em virtude da obliteração progressiva da rede capilar, que começa com telangiectasia. As malformações aneurismáticas nos capilares são mais marcadas do que em outras formas mais brandas da doença; não ocorre nenhum vazamento do leito capilar.

Yannuzzi et al. propuseram uma classificação atualizada.[18] Amplamente classificada no tipo 1, dilatação aneurismática unilateral predominantemente em homens, e telangiectasia perifoveal do tipo 2, uma telangiectasia bilateral limitada à área perifoveal sem aneurismas visíveis, mas associada à neovascularização sub-retiniana, prontamente identificável na angiografia por OCT.[19]

O projeto MacTel

Uma colaboração internacional de pesquisa com mais de 30 centros, o Projeto MacTel, foi iniciado em 2005 para compreender melhor a patogênese, a epidemiologia e possíveis tratamentos da telangiectasia macular idiopática do tipo 2. O projeto MacTel encontrou uma prevalência de diabetes melito de 28% e hipertensão de 52% na MacTel do tipo 2, sugerindo uma etiologia vascular da doença.[20] O projeto também identificou um *locus* de suscetibilidade genética para a doença usando o mapeamento genético, mas a genética acurada da doença ainda é desconhecida.[21] Dado o potencial de etiologia neurodegenerativa para a telangiectasia macular do tipo 2, o Projeto MacTel está investigando os benefícios da aplicação intraocular de fator neurotrófico ciliar como tratamento para essa doença.[22]

Possíveis tratamentos para a telangiectasia retiniana justafoveal idiopática

Várias modalidades de tratamento foram exploradas para a telangiectasia parafoveal do grupo 2. A fotocoagulação com *laser* para vazamento dos vasos parafoveais não demonstrou capacidade para interromper o vazamento vascular ou melhorar a acuidade visual.[23] Embora a triancinolona intravítrea tenha se mostrado capaz de reduzir o vazamento retiniano, os desfechos da acuidade visual são variáveis e os eventos adversos relacionados aos corticosteroides podem ter limitações e maior duração do acompanhamento.[24] Estudos retrospectivos e prospectivos das injeções intravítreas de agentes anti-VEGF como o bevacizumabe e o ranibizumabe resultaram na diminuição do vazamento retiniano, mas não melhoraram a visão.[25-30] Portanto, a inibição do VEGF não é recomendada rotineiramente para a telangiectasia parafoveal sem neovascularização secundária da coroide. Se a neovascularização da coroide se desenvolver, a terapia anti-VEGF intravítrea é a mais eficaz disponível para regredir o tecido neovascular.[26]

ASSOCIAÇÕES SISTÊMICAS

Relatos de casos isolados descreveram uma série de outras doenças que ocorreram simultaneamente em pacientes com doença de Coats. Em muitos casos, é duvidosa a existência de uma associação causal. Gass[9] descreveu um paciente que tinha um angioma facial e telangiectasia retiniana típica e outro que tinha doença retiniana bilateral e hemiatrofia facial progressiva. A telangiectasia bilateral e a síndrome de Coats foram relatadas em vários membros da família com distrofia muscular fascio-escápulo-humeral e surdez. Não foi estabelecida nenhuma conexão definitiva entre outras condições sistêmicas ou oculares e a doença de Coats. A forma adulta da doença foi descrita como frequentemente associada com hipercolesterolemia, embora uma associação como essa não ocorra na forma juvenil.[31,32]

TRATAMENTO

O objetivo principal do tratamento na doença de Coats é preservar ou melhorar a acuidade visual ou, quando isso não for possível, preservar a integridade anatômica do olho. A intervenção é proposta quando a exsudação é central e/ou extensiva e progressiva. Nos casos graves, não tratados, o descolamento total da retina e a neovascularização da íris com glaucoma podem resultar em atrofia ocular. O tratamento da doença de Coats é direcionado para o fechamento dos vasos retinianos anormais com vazamento para permitir a reabsorção do exsudato. Em muitos casos, os resultados visuais são ruins, mesmo com o tratamento bem-sucedido, especialmente quando a mácula está envolvida inicialmente no processo exsudativo.[12,31,33-35]

A fotocoagulação com *laser* é o tratamento preferido nos casos leves a moderados de exsudação da doença de Coats. A orientação com angiografia fluoresceínica permite o tratamento localizado e acurado dos aneurismas e vasos que estão vazando. As lesões que vazam são tratadas diretamente com marcas relativamente grandes (200 a 500 µm) e intensidade de energia moderada (Figura 6.25.8).[11] A fotocoagulação difusa de extensas áreas de não perfusão tem valor não comprovado, mas pode reduzir a chance de neovascularização secundária. As lesões periféricas podem ser tratadas com *laser* indireto, que pode ter que ser feito com o uso de anestesia geral em crianças.

Onde houver fluido sub-retiniano, a crioterapia, ao contrário do *laser*, nos vasos anômalos é recomendada usando uma técnica de congelamento único ou congelamento-recongelamento. Se a retina estiver altamente elevada, pode ser necessário drenar o fluido sub-retiniano para aplainá-la e permitir que os vasos da retina sejam alcançados por congelamento suficiente. Nesses casos, a retina é reposicionada, o olho é reconstituído e aplica-se crioterapia ou *laser* (Figura 6.25.9) (Vídeo 6.25.1). A pigmentação sub-retiniana e a fibrose geralmente advêm e se seguem à resolução lipídica. Se isto envolver a mácula, o retorno visual é proporcionalmente ruim.[11]

Outra abordagem para os olhos com descolamento de retina significativo é realizar um procedimento de introflexão escleral.[31] Harris[34] relatou que uma introflexão escleral às vezes ajuda na aplicação da fotocoagulação pós-operatória, pois pode ser posicionada abaixo dos vasos anormais e as anomalias no ápice da introflexão podem ser tratadas eficazmente. Siliodor et al.[33] relataram uma série de 13 crianças que tinham olhos cegos e descolamentos exsudativos bolhosos, que foram acompanhadas após não receberem nenhum tratamento ou após cirurgia, que envolveu infusão intraocular, drenagem do fluido sub-retiniano e crioterapia em uma ou mais ocasiões. De seis olhos não tratados, quatro desenvolveram glaucoma neovascular dolorido e

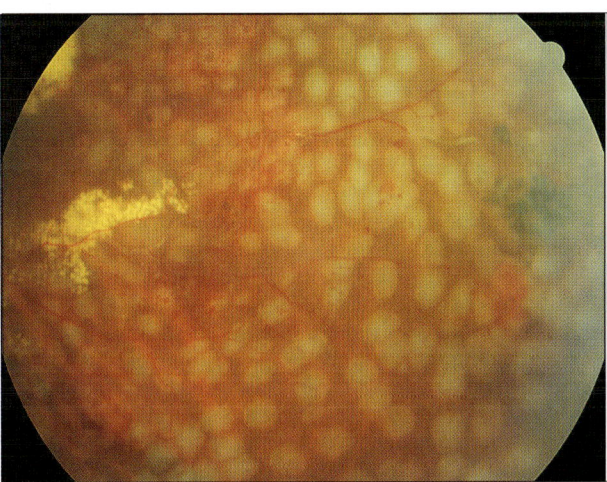

Figura 6.25.8 Fotocoagulação inicial do olho exibido na Figura 6.25.5. Marcas grandes de intensidade média foram realizadas nos aneurismas com vazamento, poupando a zona avascular foveal. Mais para a periferia, a fotocoagulação cobre os aneurismas temporais, bem como foi realizada difusamente nas zonas de não perfusão.

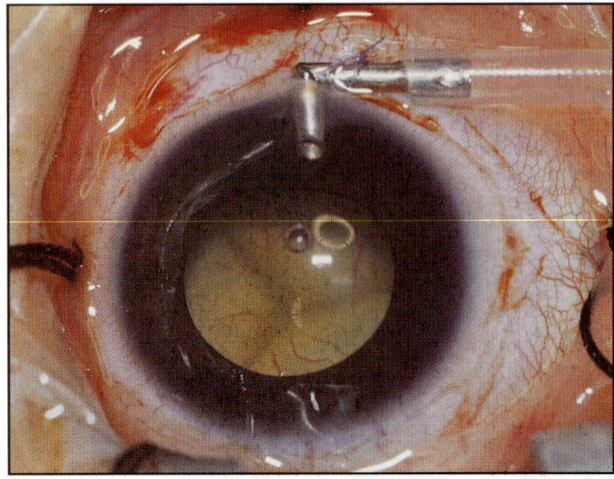

Figura 6.25.9 Técnica utilizada para drenagem do fluido sub-retiniano em olhos com extenso descolamento exsudativo. A cânula de infusão pediátrica é suturada na câmara anterior por meio de uma incisão limbar e suturada com Vicryl. A cânula é colocada em um quadrante conveniente de modo que o olho possa ser, e é então criada uma esclerotomia de drenagem posterior. A infusão entra na câmara anterior, passa entre as zônulas intactas do cristalino, mantendo o olho formado à medida que quantidades volumosas de fluido sub-retiniano espesso e amarelo são drenadas; este fluido sub-retiniano é salpicado com colesterol e depósitos lipídicos.

foram submetidos à enucleação. Os sete tratados com cirurgia permanecerem esteticamente aceitáveis e confortáveis; nenhum desenvolveu glaucoma neovascular.

Em casos selecionados da doença de Coats com proliferação intravítrea e descolamento por tração, a cirurgia do vítreo pode melhorar o curso clínico. Machemer e Williams[36] relataram resultados bem-sucedidos com a remoção cirúrgica das membranas vítrea e pré-retiniana e a destruição dos vasos com vazamento em uma pequena série de pacientes.

Tratamentos repetidos com *laser* ou crioterapia normalmente são necessários nos olhos que têm doença de Coats. O exsudato tipicamente começa a ser reabsorvido em 6 semanas de tratamento se a vasculatura anormal tiver sido eliminada. Dependendo da quantidade de acúmulo lipídico, em muitos casos, pode levar meses ou mais de 1 ano para a resolução completa. A recorrência do exsudato após tratamento inicialmente bem-sucedido sinaliza o desenvolvimento de novos vasos com vazamento anormal; eles devem ser procurados meticulosamente. A biomicroscopia com lentes de contato e lentes de três espelhos às vezes é um complemento útil para a oftalmoscopia indireta nesses casos, assim como a angiografia fluoresceínica de grande angular. Podem haver recorrências anos após o tratamento inicialmente bem-sucedido, então é particularmente importante acompanhar os pacientes juvenis que podem desenvolver problemas significativos se não forem acompanhados cuidadosamente. Egerer et al.[31] recomendam que todos os pacientes com doença de Coats devem ser examinados pelo menos duas vezes por ano para capturar quaisquer problemas iniciais recorrentes que possam se desenvolver em uma pequena porcentagem desses pacientes.

A triancinolona intravítrea tem proporcionado um benefício em curto prazo em casos selecionados da doença de Coats. Othman et al. combinaram a triancinolona intravítrea com fotocoagulação a *laser* ou crioterapia em 15 olhos e constataram que o tratamento resultou na reabsorção do fluido sub-retiniano e exsudatos maculares.[37] Outros relatos publicados demonstram melhora na acuidade visual e diminuição na espessura retiniana após triancinolona intravítrea.[38] Mais recentemente, foi relatado que a terapia farmacológica com inibidores intravítreos de VEGF tem atividade biológica na doença de Coats.[39-43] Ramasubramanian e Shields publicaram uma análise retrospectiva de oito pacientes com doença de Coats e descolamento exsudativo da retina parcial ou quase total.[40] O tratamento com fotocoagulação a *laser* e/ou crioterapia associado a bevacizumabe intravítreo (1,25 mg/0,05 mℓ), com acompanhamento médio de 8,5 meses, resultou na resolução da retinopatia e do fluido sub-retiniano. Fibrose vítrea em quatro pacientes, no quinto mês, com descolamento de retina por tração em três pacientes, possivelmente, estaria relacionado com o uso de bevacizumabe intravítreo. Aconselha-se cautela durante a utilização da terapia anti-VEGF em pacientes com doença de Coats.

COMPLICAÇÕES DO TRATAMENTO

As complicações da fotocoagulação e da crioterapia na doença de Coats incluem inflamação, hemorragia, formação de anastomose coriorretiniana e fibrose retiniana, coriorretiniana e sub-retiniana. A distorção macular secundária à formação e contração da membrana epirretiniana foi relatada após a fotocoagulação para doença de Coats e pode ocorrer mesmo se a doença não for tratada. Gass[9] relatou um paciente adulto que desenvolveu descolamento total da retina e vitreorretinopatia proliferativa após crioterapia para telangiectasia retiniana periférica que foi descoberta no final da vida; o olho tinha inicialmente uma acuidade de 20/20 (6/6).

Com a intervenção cirúrgica intraocular, outros riscos incluem formação de catarata, hemorragia da coroide, descolamento de retina, endoftalmite, glaucoma e *phthisis*.

A triancinolona intravítrea foi associada com elevação da pressão intraocular e progressão da catarata. Em relatos de caso, os agentes anti-VEGF foram associados à fibrose retiniana que evoluiu para descolamento de retina por tração.[40] É aconselhado o monitoramento cuidadoso dos pacientes após a administração das terapias farmacológicas.

EVOLUÇÃO E DESFECHO

O curso clínico na doença de Coats é variável, mas geralmente é progressivo. A exsudação continuada a partir dos canais vasculares anormais produz um acúmulo gradual de lipídios e descolamento seroso da retina. A piora é mais rápida nos olhos com anormalidades vasculares mais extensas. As exacerbações agudas da doença podem ocorrer com períodos intervenientes de estabilidade relativa. O estágio final do processo exsudativo, visto nos olhos com doença de Coats grave e particularmente nos pacientes jovens que têm um início precoce dos sintomas, é o descolamento total da retina, que pode ser seguido por rubeose da íris, glaucoma neovascular e, eventualmente, atrofia bulbar.

Shields et al. fizeram uma grande revisão prospectiva de 150 pacientes com doença de Coats para determinar os fatores de risco para desfecho visual desfavorável e enucleação.[44] Os fatores de risco preditivos de resultado visual desfavorável (20/200 ou pior) foram a localização pós-equatorial, difusa ou superior de telangiectasias e exsudação, não resolução do fluido sub-retiniano após o tratamento e presença de macrocistos retinianos. Os fatores de risco significantes para enucleação incluíram pressão intraocular elevada e neovascularização da íris.

O prognóstico definitivo dos olhos com doença de Coats pode ser medido em termos de dois pontos: acuidade visual e estabilidade anatômica. Infelizmente, a acuidade visual central frequentemente é ruim nos olhos com doença de Coats, pois a doença não é diagnosticada e tratada até haver uma deposição lipídica macular relevante. Mesmo com bom tratamento e resolução dos depósitos maculares, ocorrem fibrose sub-retiniana significativa e comprometimento macular.

Os resultados de acuidade visual podem ser muito bons em pacientes que têm anormalidades vasculares muito leves que não requerem tratamento ou que são descobertas e tratadas antes da mácula estar envolvida pelo processo exsudativo. É difícil estimar a frequência com que esta situação se desenvolve na população geral, pois as séries relatadas discutem apenas os casos mais graves encaminhados para os centros de tratamento terciários e a doença é suficientemente rara para ter evitado o escrutínio nos estudos de base populacional.

Os olhos com exsudação grave e descolamento de retina raramente mantém uma visão melhor que 20/400 (6/120) e muitos enxergam pior do que isso. Contudo, o tratamento bem-sucedido dos canais vasculares com vazamento pode salvar alguma visão e têm a vantagem de estabilizar o olho anatomicamente. Por vezes, olhos podem ser salvos estruturalmente, sem percepção luminosa.

O prognóstico para preservar a integridade anatômica do globo é muito melhor. A maioria dos olhos com doença de Coats, pode ser salva, esteticamente aceitável, crescer e se desenvolver normalmente e, em muitos casos, ter uma visão útil. A terapia para ambliopia, cirurgia de estrabismo e outros tipos de reabilitação suplementar podem ser úteis e não devem ser desprezados como parte do tratamento total desses pacientes.

BIBLIOGRAFIA

Black GC, Perveen R, Bonshek R, et al. Coats' disease of the retina (unilateral retinal telangiectasis) caused by somatic mutation in the NDP gene: a role for norrin in retinal angiogenesis. Hum Mol Genet 1999;8:2031–5.

Charbel Issa P, Finger RP, Kruse K, et al. Monthly ranibizumab for nonproliferative macular telangiectasia type 2: a 12-month prospective study. Am J Ophthalmol 2011;151(5):876–86.

Charbel Issa P, Holz FG, Scholl HPN. Intravitreal bevacizumab in type 2 idiopathic macular telangiectasia. Ophthalmology 2007;114:1736–42.

Coats G. Forms of retinal dysplasia with massive exudation. Royal London Ophthalmol Hosp Rep 1908;17:440–525.

Gass JDM, Oyakawa RT. Idiopathic juxtafoveal retinal telangiectasis. Arch Ophthalmol 1982;100:769–80.

He YG, Wang H, Zhao B, et al. Elevated vascular endothelial growth factor level in Coats' disease and possible therapeutic role of bevacizumab. Graefes Arch Clin Exp Ophthalmol 2010;248:1519–21.

Kovach JL, Rosenfeld PJ. Bevacizumab (avastin) therapy for idiopathic macular telangiectasia type II. Retina 2009;29(1):27–32.

Machemer R, Williams JH Sr. Pathogenesis and therapy of traction detachments in various retinal vascular diseases. Am J Ophthalmol 1988;105:173–81.

Ridley ME, Shields JA, Brown GC, et al. Coats' disease. Evaluation of management. Ophthalmology 1982;89:1381–7.

Shields JA, Shields CL, Honavar SG, et al. Classification and management of Coats disease: the 2000 Proctor Lecture. Am J Ophthalmol 2001;131:572–83.

As referências completas estão disponíveis no **GEN-io**.

PARTE 6 RETINA E VÍTREO
SEÇÃO 5 Doenças Vasculares

Retinopatia e Papilopatia por Radiação

Ahmet Kaan Gündüz e Carol L. Shields

6.26

Definição: Vasculopatia oclusiva e lentamente progressiva que afeta a retina, a coroide e o nervo óptico, com início tardio após a radiação.

Características principais
- Microaneurismas retinianos
- Hemorragias retinianas
- Vasos telangiectásicos retinianos
- Exsudatos duros
- Edema macular
- Manchas algodonosas
- Inchaço do disco óptico.

Características associadas
- Neovascularização da retina
- Neovascularização do disco
- Hemorragia vítrea
- Neovascularização da íris
- Atrofia óptica
- Vasculopatia oclusiva da coroide
- Vasculopatia polipoidal da coroide.

RETINOPATIA POR RADIAÇÃO

A retinopatia por radiação (RR) é caracterizada por uma vasculopatia oclusiva e lentamente progressiva com um início atrasado após a radiação.[1] A RR foi descrita pela primeira vez em 1933 por Stallard, que observou exsudação retiniana, hemorragia retiniana, alterações do epitélio pigmentado da retina (EPR) e edema do disco óptico em pacientes tratados com sementes de radônio para tumores retinianos.[2] Em 1935, Moore expandiu as observações iniciais feitas por Stallard.[3]

A RR foi documentada após radioterapia com placa (também chamada *braquiterapia*) e radioterapia com feixe externo (RFE) (também chamada *teleterapia*) após tratamento de tumores intraoculares. A RR também pode se desenvolver após a RFE de tumores orbitais, do seio paranasal e intracranianos, bem como oftalmopatia tireóidea e inflamação orbital.[1,4] Nos últimos anos, a melhor compreensão dos efeitos biológicos da radiação ionizante, o desenvolvimento de técnicas viabilizando o foco mais acurado da radiação nos tecidos-alvo e o diagnóstico e tratamento mais precoces ajudaram a diminuir o risco de perda de visão resultante da RR.

Patologia e patogênese

Estudos histopatológicos dos olhos com RR confirmam a natureza predominantemente vascular do dano produzido pela radioterapia. Há uma perda inequívoca de células endoteliais com preservação relativa dos pericitos.[1,4,5] Isso contrasta com a retinopatia diabética, em que a célula-alvo é o pericito em vez das células endoteliais.[5]

A radiação basicamente tem dois efeitos colaterais nos tecidos.[5,6] Primeiro, a radiação danifica diretamente o DNA da célula endotelial. As células endoteliais submetidas à mitose e proliferando no momento da radiação são mais vulneráveis e acabam sucumbindo à morte. Como consequência dessa agressão, as células endoteliais remanescentes migram e se dividem em um esforço para compensar os segmentos danificados. No entanto, se o dano for extenso, há uma deficiência relativa das células endoteliais, levando à vasculopatia caracterizada por vazamento vascular, agregação plaquetária e ativação da cascata de coagulação. Segundo, o efeito indireto da radiação envolve a criação de radicais livres (OH) a partir da água contida no citoplasma das células. Os radicais livres são altamente reativos e induzem mais danos ao DNA.[6] A sensibilidade diferencial entre as células endoteliais e os pericitos é o resultado da exposição direta das células endoteliais ao teor elevado de oxigênio e ferro encontrado no sangue, o que gera alguns dos radicais livres.[1,6] O dano celular geralmente começa no lado arterial da circulação, em que a geração de radicais livres é maior devido à maior tensão do oxigênio.[1,6] Primeiro, os pequenos vasos retinianos são envolvidos levando ao fechamento dos capilares. Os vasos retinianos maiores e os vasos da coroide também podem ser afetados mais tarde no decorrer da doença.

Características clínicas

Suspeita-se da RR quando há uma história de exposição à radiação e o exame ocular revela os achados do fundo de olho característicos. A RR tem um curso clínico similar ao da retinopatia diabética.[1,7-9] Portanto, é prudente classificar a RR como retinopatia não proliferativa por radiação (NPRR, do inglês *nonproliferative radiation retinopathy*), retinopatia proliferativa por radiação (PRR, do inglês *proliferative radiation retinopathy*) e maculopatia por radiação (RM, do inglês *radiation maculopathy*) similar à classificação na retinopatia diabética.[7] Na NPRR, as alterações capilares retinianas, o edema retiniano, as hemorragias retinianas, os microaneurismas, os vasos telangiectásicos, os exsudatos duros, o revestimento vascularizado e as manchas algodonosas são evidentes. Quando essas alterações não proliferativas estão presentes em 3 mm da fovéola, a condição é denominada RM (Figura 6.26.1). Com o desenvolvimento de áreas disseminadas de não perfusão capilar, desenvolve-se a neovascularização retiniana e do disco, levando a PRR. Se não for tratada, a PRR pode resultar em hemorragia vítrea, neovascularização da íris e glaucoma neovascular.

Outras manifestações dos efeitos da radiação no globo posterior incluem coroidopatia por radiação, incluindo fechamento dos vasos da coroide (levando à atrofia da coroide), vasculopatia polipoidal e infarto da coroide.[7] A epiteliopatia do EPR relacionada à radiação é outro efeito que se manifesta com as manchas salpicadas do epitélio pigmentado da retina (EPR), hiperplasia e eventual atrofia. O termo retinopatia por radiação é usado com

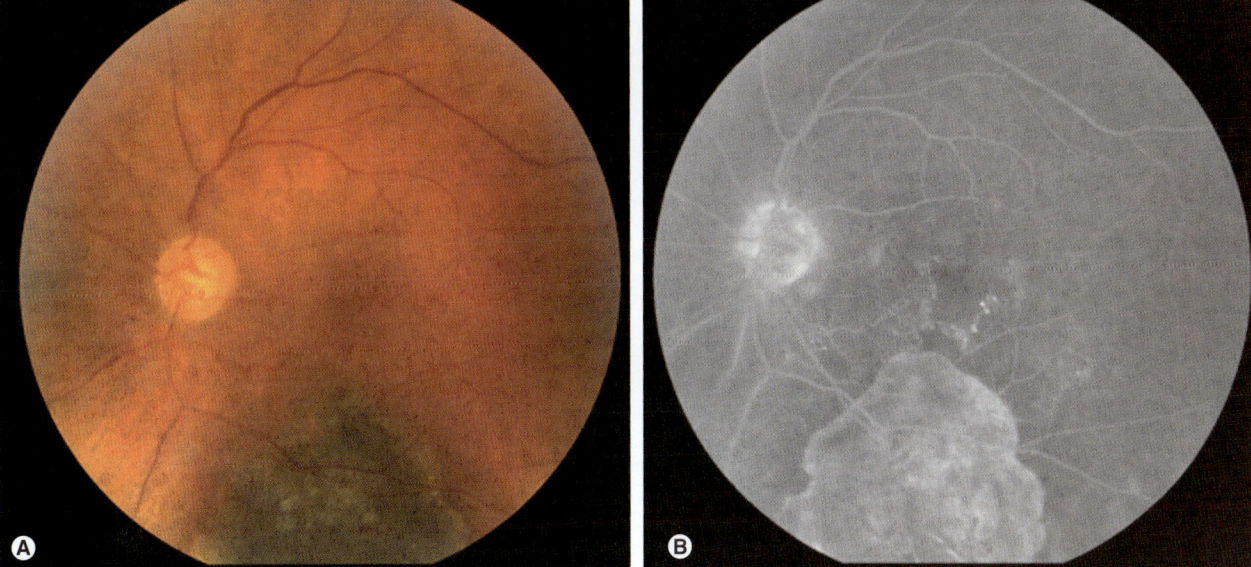

Figura 6.26.1 Maculopatia por radiação após radioterapia com placa para melanoma da coroide (**A**) exibindo regressão do melanoma inferiormente e telangiectasia, microaneurismas e exsudação na mácula inferior. Na angiografia fluoresceínica (**B**), constata-se a telangiectasia macular, os microaneurismas e a não perfusão. A impregnação do disco óptico implica dano relacionado à radiação.

mais frequência na literatura para abranger amplamente todas as alterações do fundo de olho, incluindo a NPRR, PRR e RM, bem como a coroidopatia por radiação e as alterações do EPR.

A RR pode se desenvolver em um período de 1 mês a mais de 15 anos após a exposição à radiação. No entanto, ela ocorre com mais frequência entre 6 meses e 3 anos.[4] Gündüz et al. relataram que 5% dos 1.300 pacientes tratados com radioterapia com placa tiveram NPRR em 1 ano e 42% em 5 anos.[7] A PRR mais grave se desenvolveu em 1% em 1 ano e 8% em 5 anos.[7] O *Collaborative Ocular Melanoma Study* (COMS) confirmou essas observações clínicas e avaliou a evidência histopatológica de RR em olhos enucleados após radioterapia com placa para melanoma. Os autores desse estudo constataram que 55% dos olhos tinham evidência de anormalidades microvasculares relacionadas à RR.[10] Sagoo et al. constataram que o melanoma justapapilar (margem posterior em até 1 mm do disco óptico), os riscos de RR e RM eram maiores em 75 e 65%, respectivamente, após a radioterapia com placa.[11] Esses estudos se basearam em observações oftalmoscópicas e foram realizados basicamente antes da disponibilidade da tomografia de coerência óptica (OCT, do inglês *optical coherence tomography*). Usando a OCT, Horgan et al. encontraram uma maior incidência de edema macular em 40% dos olhos em 1 ano e em 61% em 2 anos após a radioterapia com placa para melanoma da coroide.[12] Para o tratamento com radiação por feixe de prótons dos melanomas justapapilar e parapapilar, aqueles situados a < 1 diâmetro de disco em relação ao disco óptico, a taxa de RM em 5 anos foi 60%.[13] Um estudo mais recente avaliando o corpo ciliar e também os melanomas da coroide tratados com radiação por feixe de prótons encontrou uma taxa de RR de 5 anos de 85%.[14]

Estudos diagnósticos

A angiografia fluoresceínica (AF), a OCT e a angiografia por OCT (OCTA, do inglês *OCT angiography*) são estudos de diagnóstico mais úteis na avaliação dos olhos com RR. A AF pode demonstrar alterações microvasculares, perda capilar, não perfusão retiniana, neovascularização da retina e do disco e edema macular[7-9] (ver Figura 6.26.1; Figura 6.26.2). É particularmente útil na classificação da RM como isquêmica *versus* não isquêmica. Nos olhos com maculopatia isquêmica, há pouca chance de melhora visual com os métodos de tratamento disponíveis atualmente. Os olhos com maculopatia são passíveis de tratamento, conforme discutido a seguir.

Usando a AF, o edema macular relacionado à radiação é classificado em difuso, focal e misto, com base no padrão de vazamento do corante. Essa classificação é útil se forem indicados tratamentos com *laser* em *grid* ou focal. A angiografia com indocianina verde (ICGA, do inglês *indocyanine green angiography*) pode demonstrar áreas de hipoperfusão da coroide; no entanto, este método de angiografia não é usado rotineiramente na avaliação da RR.

A OCT é um procedimento não invasivo que tem a vantagem de proporcionar uma medição quantitativa do edema macular. A OCT é uma modalidade importante na avaliação do edema macular pré-sintomático induzido por radiação (ver Figura 6.26.2). Um estudo feito por Horgan et al. constatou que a OCT detectou evidências de edema macular aproximadamente 5 meses antes da RM detectada clinicamente.[12] A acuidade visual mediana no momento do edema macular evidente na OCT era 20/40. Horgan et al. propuseram uma escala de cinco graus para o edema macular por radiação com base nos achados da OCT:

Grau 1 – edema não cistoide extrafoveolar;
Grau 2 – edema cistoide extrafoveolar;
Grau 3 – edema não cistoide foveolar;
Grau 4 – edema cistoide foveolar;
Grau 5 – edema cistoide foveolar grave, simulando descolamento seroso da retina.

Constatou-se que o maior grau de edema macular estava associado com pior acuidade visual. Com a introdução da tecnologia de OCT em domínio espectral (SD-OCT, do inglês *spectral domain OCT*), tornaram-se possíveis uma melhor medição da espessura foveal central e uma visualização superior das camadas da retina.

Como um passo adiante no diagnóstico da RM, a OCTA passou a ser utilizada. A OCTA é uma tecnologia não invasiva que consegue visualizar os plexos capilares superficial e profundo da retina e a vasculatura da coroide de uma maneira não invasiva sem a injeção de corante. Ao passo que a AF consegue visualizar apenas o plexo retiniano superficial e requer injeção de corante.[15,16] A OCTA pode demonstrar aumento da zona avascular foveal e redução na densidade capilar parafoveal dos plexos capilares superficial e profundo, bem como a não perfusão parafoveal, a perda capilar, os microaneurismas e a telangiectasia nos olhos com melanoma da coroide após radioterapia com placa, mesmo na ausência de evidência clínica e na SD-OCT de RM.[15,16] O plexo capilar profundo e a vasculatura da coroide podem ser mais afetados porque a radiação é fornecida pelo lado escleral na radioterapia com placa (Figuras 6.26.3 e 6.26.4).

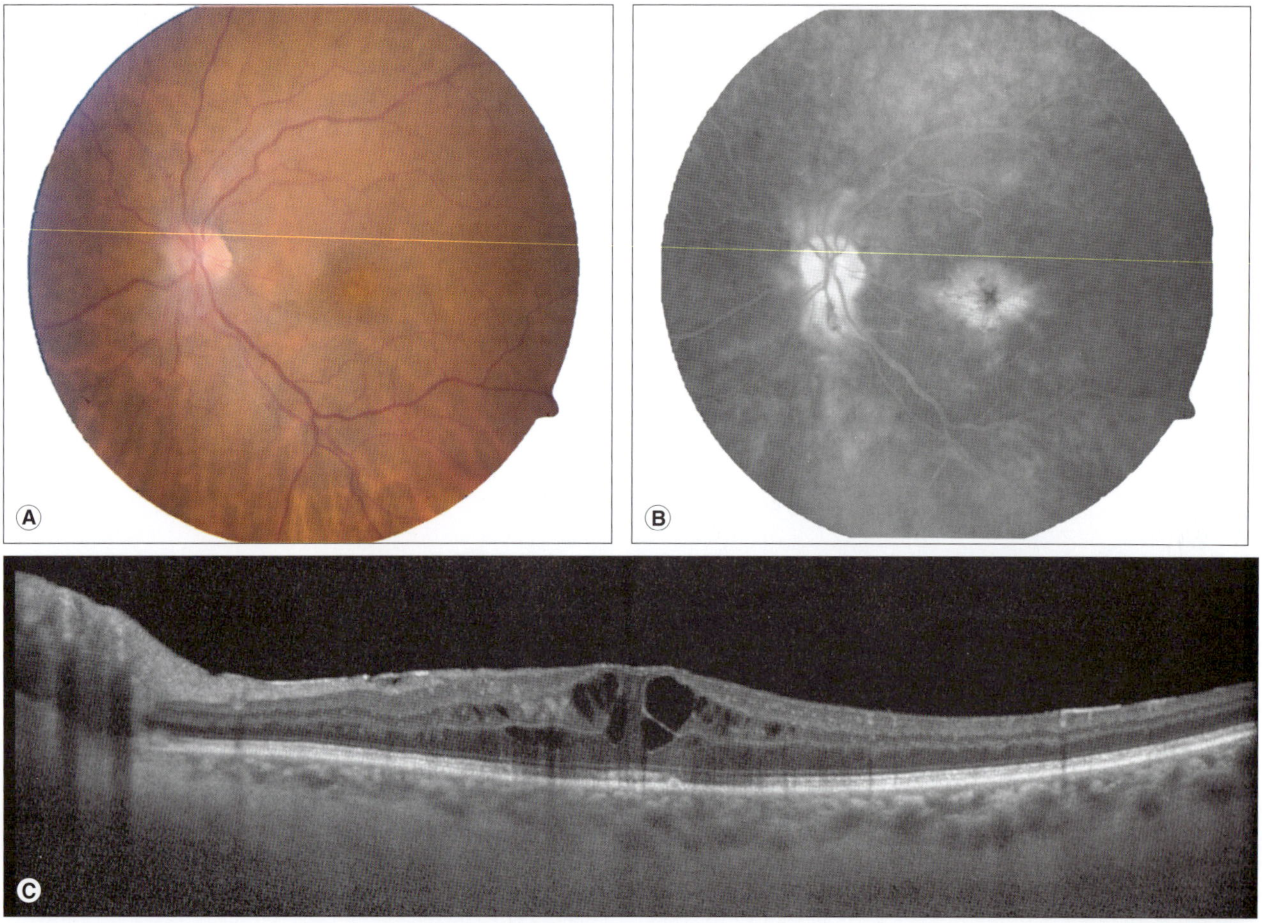

Figura 6.26.2 Maculopatia por radiação com telangiectasia e hemorragia retinianas (**A**), impregnação petaloide na angiografia fluoresceínica (**B**) e edema cistoide na plexiforme externa à tomografia de coerência óptica (**C**).

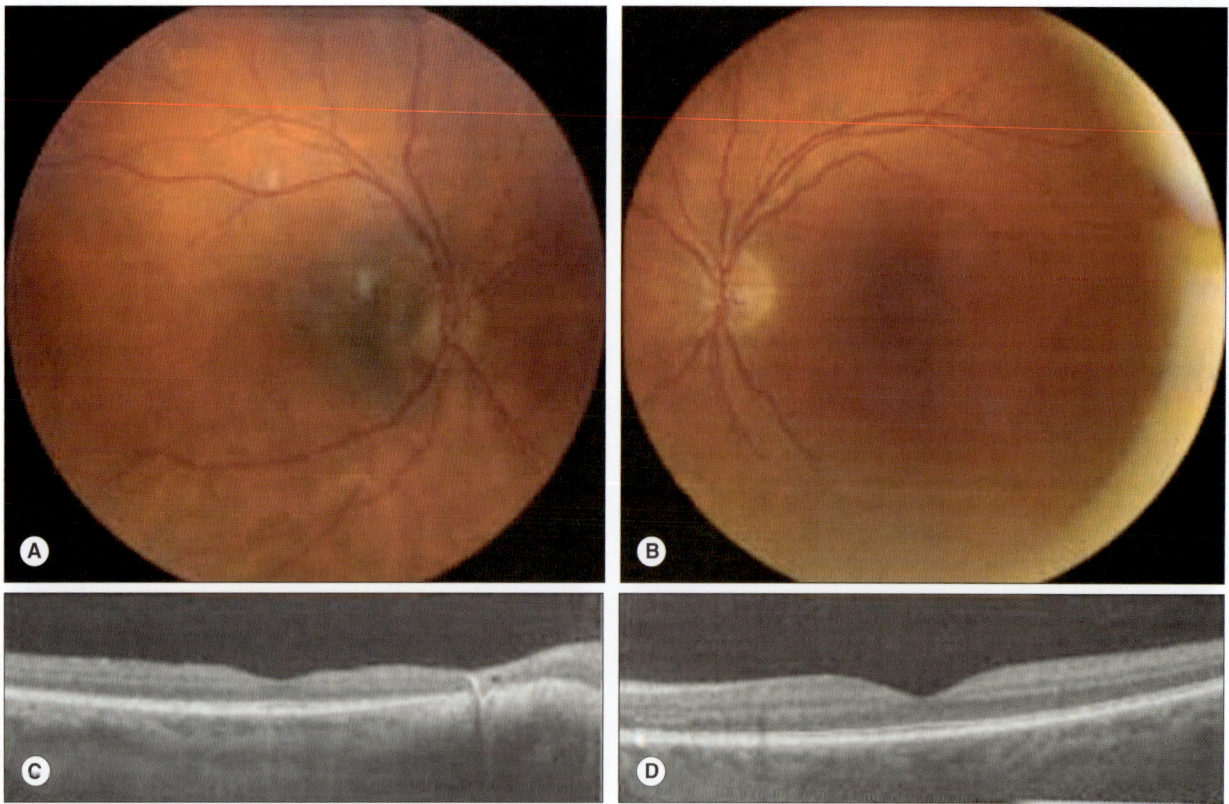

Figura 6.26.3 Maculopatia por radiação leve após radioterapia com placa. As fotografias coloridas do fundo de olho exibem melanoma da coroide justapapilar pequeno e localizado, comprovado por biopsia, irradiado, no olho direito (**A**) e o outro olho normal (**B**). Observam-se os infartos da camada de fibras nervosas na região papilomacular e na região macular superior do olho direito (**A**). A tomografia de coerência óptica de domínio espectral (SD-OCT) do olho direito após a radiação exibe contorno foveal regular e espessura macular central normal sem evidência de edema intrarretiniano ou fluido sub-retiniano (**C**). Não há afinamento da retina na região papilomacular decorrente de fluido sub-retiniano prévio, e a linha vertical brilhante por meio da retina marca o local de biopsia com agulha (**C**). Achados normais da SD-OCT no olho esquerdo (**D**). (*Continua*)

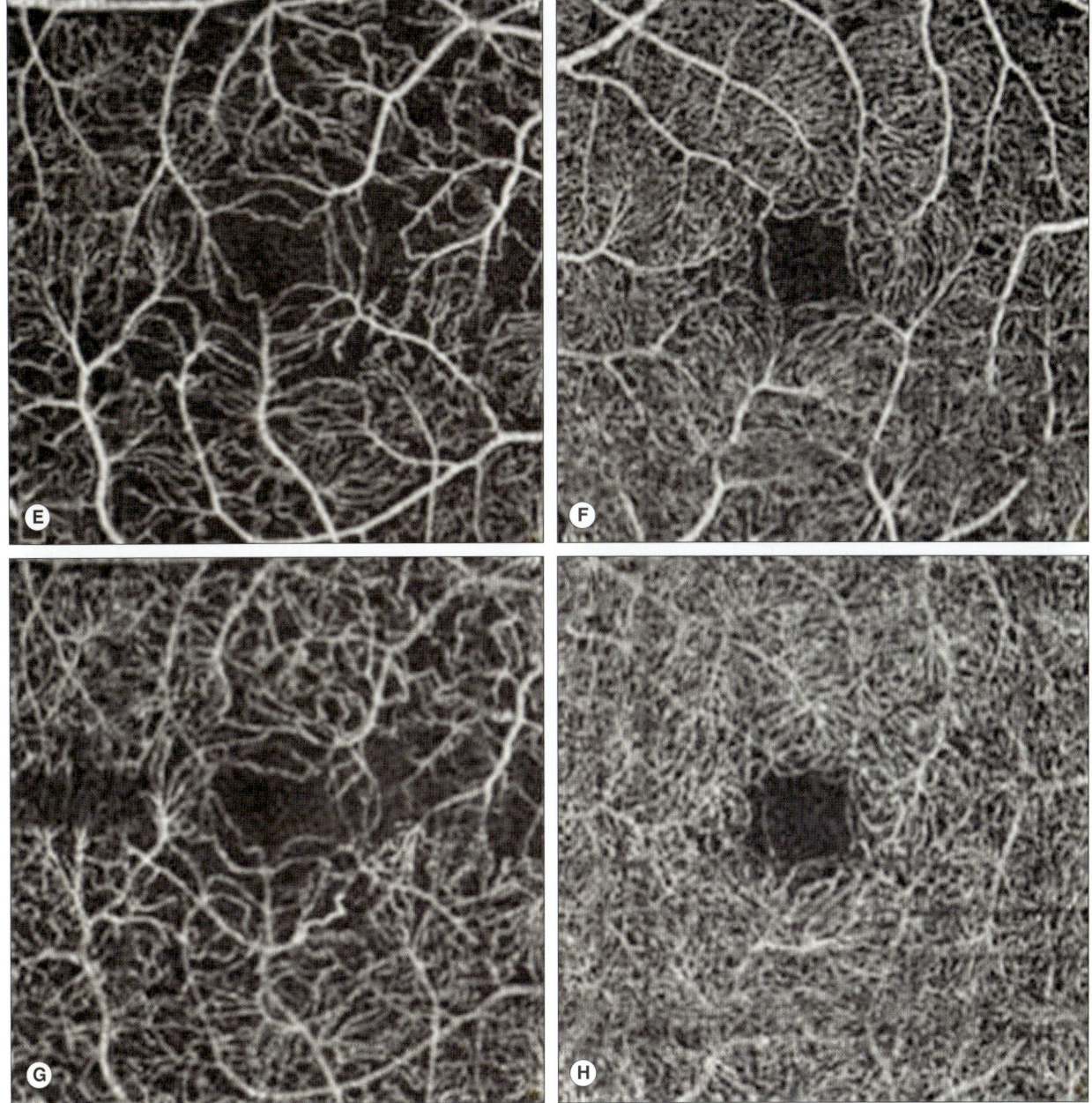

Figura 6.26.3 (*Continuação*). Angiografia por tomografia de coerência óptica (OCTA; varredura de 3 mm) do plexo capilar superficial exibindo menor densidade capilar e alargamento da zona avascular foveal (FAZ, do inglês *foveal avascular zone*) no olho direito irradiado (**E**) comparado com o outro olho normal (**F**). OCTA (varredura de 3 mm) do plexo capilar profundo exibindo achados similares, incluindo menor densidade capilar e alargamento da FAZ no olho direito irradiado (**G**) comparado com o outro olho normal (**H**).

Portanto, a OCTA atualmente é o método mais sensível para detecção de RM inicial e, provavelmente, para a avaliação da sua gravidade. Estudos de eletrorretinografia (ERG) raramente são utilizados na avaliação da RR e da RM. A ERG reflete a resposta de massa da retina e pode demonstrar redução nas amplitudes na RR generalizada.

Fatores de risco

Braquiterapia

O tipo de tumor, espessura, localização, tipo de radioisótopo e parâmetros de radiação são fatores importantes a considerar no desenvolvimento da RR após braquiterapia. Na radioterapia com placa, o risco de RR está relacionado com a dose total de radiação. A dose total de radiação está, por sua vez, relacionada ao tipo de tumor. No tratamento do melanoma uveal posterior (corpo ciliar e coroide), as doses terapêuticas do tumor apical variam de 80 a 100 Gy, enquanto no hemangioma circunscrito da coroide a dose apical é de apenas 20 a 25 Gy, aproximadamente.

As doses totais de radiação que resultam em taxas de complicação de 5 a 50% em 5 anos são definidas como doses de tolerância tecidual – TD_5 e TD_{50}. A retina tem um valor de TD_5 de 45 Gy e um valor de TD_{50} de 60 Gy.[17] Primeiro, com as doses apicais terapêuticas para melanoma uveal, a retina e a mácula são inevitavelmente expostas a doses de radiação além da tolerância normal do tecido, discutidas acima. Portanto, a RR é vista com mais frequência após a braquiterapia para melanoma da coroide do que para o hemangioma da coroide de tamanho similar devido à maior dose de radiação usada no tratamento do melanoma. Segundo, o tumor com espessura > 4 mm foi associado a um maior risco de RM.[18] A dose de extravasamento da radiação fornecida para a retina circundante é proporcionalmente maior de acordo com o tamanho do tumor. Terceiro, a localização do tumor é um fator no desenvolvimento da RM visualmente significante. Brown *et al.* constataram que a RM não se desenvolveria se a fóvea recebesse uma dose de ≤ 50 Gy na braquiterapia.[8] Um estudo subsequente realizado por Gündüz *et al.* validou este achado.[7] Com a braquiterapia

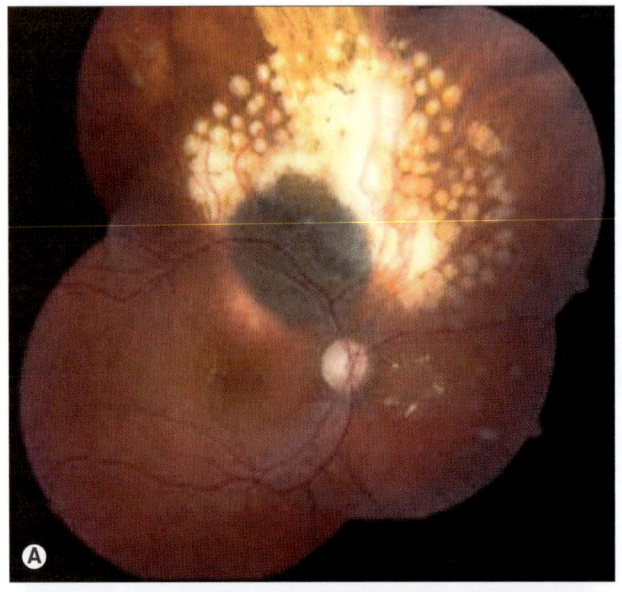
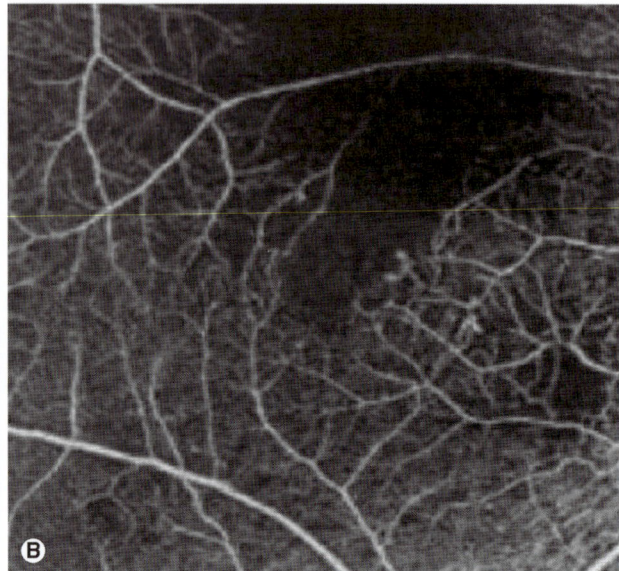
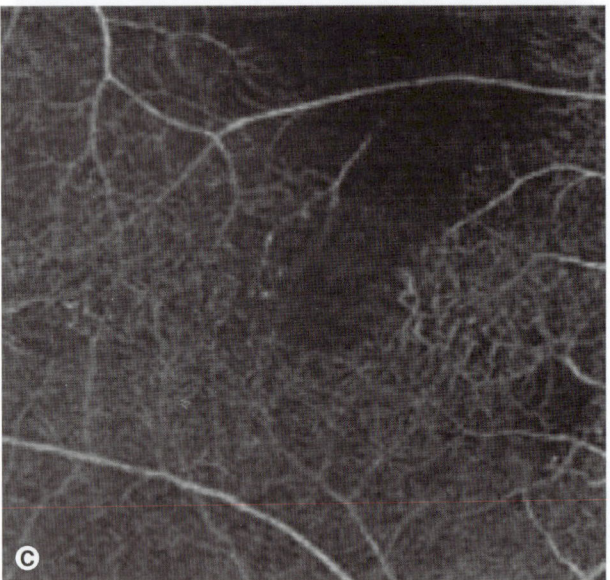

Figura 6.26.4 Maculopatia por radiação grave após radioterapia com placa para melanoma da coroide comprovado por biopsia. A composição de fotografia colorida do fundo de olho exibe melanoma justapapilar situado superotemporal ao disco óptico, cicatrizes de fotocoagulação a *laser* setorial, atrofia da coroide decorrente de irradiação com placa e maculopatia e retinopatia por radiação (**A**). A angiografia por tomografia de coerência óptica (OCTA; varredura de 6 mm) do plexo capilar superficial exibe aumento da zona avascular foveal (FAZ), menor densidade capilar, microaneurismas e não perfusão superiormente (**B**). OCTA (varredura de 6 mm) do plexo capilar profundo exibindo achados similares, incluindo aumento da FAZ, menor densidade capilar e microaneurismas, porém uma não perfusão macular mais pronunciada superiormente (**C**). O plexo capilar profundo é mais afetado em comparação com o plexo superficial porque a radiação é fornecida a partir do lado escleral na radioterapia com placa, produzindo danos mais graves na coroide e na retina externa.

para tumores periféricos, a fóvea recebe uma dose de radiação menor e o risco de RM é menor. Uma série de isótopos radioativos, incluindo o cobalto-60, irídio-192, rutênio-106, iodo-125 e paládio-103, foi utilizada na braquiterapia ocular. Desses, o cobalto-60 e o irídio-192 foram quase totalmente abandonados devido à maior energia e aos acentuados efeitos colaterais da radiação desses radioisótopos. Em um estudo, os parâmetros de radiação, incluindo a dose no ápice tumoral > 90 Gy, frequência de dose no ápice > 75 cGy/h e frequência de dose de base > 260 cGy/h levaram à RR em um modelo univariado.[7] As morbidades coexistentes, incluindo o diabetes melito e a quimioterapia concomitante, aumentam o risco de RR na teleterapia e na braquiterapia.[4]

Teleterapia

A dose total de radiação, o fracionamento, o desenho do campo e o tipo e a taxa de administração são fatores que afetam o desenvolvimento da RR após RFE. A RR tem sido observada após as doses de RFE variando de 15 a 60 Gy. No entanto, a RR ocorre geralmente com doses > 45 Gy. O hiperfracionamento está associado com uma menor incidência de RR,[19] e os pacientes que recebem frações < 1,9 Gy provavelmente não desenvolvem RR, conforme constatado em um estudo.[19] Quando o local do tratamento é mais próximo do olho, a incidência de RR é mais alta. Com relação à radioterapia com feixe de prótons do melanoma uveal posterior, os fatores de risco para desenvolvimento de RR incluem a margem tumoral posterior < 3 mm na fóvea e nervo óptico, grande diâmetro da base tumoral e maior espessura do tumor, conforme relatado em um estudo.[14]

Diagnóstico diferencial

A RR pode ser clinicamente indistinguível das alterações observadas em pacientes com retinopatia diabética. Outras condições que precisam ser consideradas no diagnóstico diferencial principal incluem oclusão de ramo da veia retiniana, oclusão da veia central da retina, retinopatia hipertensiva, doença de Coats e telangiectasia perifoveal.

Tratamento

A prevenção, se possível, é melhor que o tratamento. Infelizmente, a RR é um efeito colateral inevitável da radioterapia e a prevenção completa não é possível. Entretanto, uma série de estratégias foi desenvolvida para diminuir a dose de radiação e, com isso, o risco de desenvolvimento da RR, porque depois que a isquemia macular se desenvolve, a perda de visão é irreversível.

Redução da dose de radiação

Para a braquiterapia, o uso de placas de colimação e do posicionamento excêntrico dessas placas para que a borda da placa posterior fique alinhada com a margem tumoral posterior podem ajudar a diminuir a dose de radiação na mácula. Outras medidas incluem a redução da dose do ápice tumoral (para 63 Gy) em um esforço para reduzir a dose total de radiação na mácula[20] e preencher a cavidade vítrea com óleo de silicone para atenuar a radiação intraocular.[21] Para a teleterapia, a blindagem apropriada das estruturas oculares durante a RFE pode minimizar a exposição à radiação. Conforme mencionado previamente, o hiperfracionamento da RFE tem sido associado com uma menor incidência de RR.

Fotocoagulação a laser

A fotocoagulação a *laser* macular focal/*grid* tem sido utilizada para tratar a RM, o *laser* setorial e a panfotocoagulação para a NPRR grave e a PRR e o *laser* circunferencial em volta do tumor para prevenir ou atrasar a RM e a RR. A fotocoagulação a *laser* macular focal/*grid* tem sido utilizada para tratar a RM obtendo um sucesso variável. Estudos feitos por Kinyoun *et al*. e Hykin *et al*. demonstraram um benefício na acuidade visual após o tratamento.[9,22] No entanto, o efeito não foi sustentado com um acompanhamento mais longo no estudo feito por Hykin *et al*.[22]

A fotocoagulação a *laser* setorial e a panfotocoagulação têm sido amplamente utilizadas para tratar a NPRR e a PRR após a radioterapia com placa (Figura 6.26.5). Bianciotto *et al*. relataram que 66% dos olhos submetidos à panfotocoagulação da retina tiveram resolução completa da PRR.[23] Em um estudo realizado por Finger *et al*., olhos com melanoma da coroide tratados por radioterapia com placa receberam uma fotocoagulação a *laser* setorial no primeiro sinal de retinopatia, proliferativa ou não proliferativa.[24] Com a braquiterapia com placa, desenvolve-se uma área de isquemia em 2 a 3 mm em volta da localização da placa. O tratamento dessa área e de quaisquer outras áreas de microangiopatia ou neovascularização intrarretiniana com fotocoagulação a *laser* provocou a regressão da retinopatia em 64% dos olhos. No mesmo estudo, um subconjunto de olhos foi tratado profilaticamente com fotocoagulação a *laser* sem evidência clínica de RR e nenhum deles perdeu mais de três linhas de visão no acompanhamento final.[24] Materin *et al*. usaram profilaticamente a fotocoagulação a *laser* setorial circunferencial e injeção de triancinolona abaixo da cápsula de Tenon em olhos com melanoma da coroide tratados por radioterapia com placa e concluíram que essa combinação de tratamentos era segura e eficaz para diminuir a ocorrência de RM.[25]

Agentes intravítreos antifator de crescimento endotelial vascular

Os melanomas uveais produzem níveis altos de fator de crescimento endotelial vascular (VEGF, do inglês *vascular endothelial growth factor*) no vítreo e no humor aquoso; esses tumores maiores estão associados com níveis mais altos de VEGF.[26] Portanto, o edema macular residual pode estar presente mesmo antes do tratamento. Várias séries de casos pequenos e estudos retrospectivos examinaram o uso do bevacizumabe intravítreo (agente anti-VEGF) no tratamento da RM utilizando OCT de domínio de tempo (TD-OCT). Muitos desses estudos demonstraram uma redução no edema macular após o bevacizumabe intravítreo.[27] No entanto, a diminuição sustentada no edema macular frequentemente exigiu várias injeções e a acuidade visual não melhorou significativamente. Estudos mais recentes concentraram-se no diagnóstico inicial com SD-OCT e no tratamento imediato da RM. Em um desses estudos, 50% dos pacientes tiveram visão estável ou melhorada em 3 anos com o tratamento repetido usando anti-VEGF intravítreo.[28] Em um próximo passo, Shah *et al*. estudaram o efeito profilático da terapia anti-VEGF na RM. Os autores relataram que os pacientes que receberam injeções intravítreas de bevacizumabe a cada 4 meses (um total de sete injeções) após a radioterapia com placa para melanoma uveal demonstraram edema macular evidente na OCT e perda de visão com menos frequência no final de 2 anos em comparação com controles que não receberam tratamento.[29] Esse estudo mostrou que a terapia profilática periódica com anti-VEGF leva à estabilização em longo prazo da vasculopatia por radiação. Outros agentes anti-VEGF, incluindo o ranibizumabe e o aflibercepte, também podem ser usados no tratamento da RM. Finger *et al*. constataram que a terapia contínua com anti-VEGF usando bevacizumabe ou ranibizumabe foi bem tolerada sem atrofia do EPR e visão preservada em 80% dos pacientes com RM ao longo de um período de 10 anos.[30] A situação deve ser parecida com a degeneração macular relacionada à idade exsudativa, na qual a dosagem contínua em intervalos fixos da terapia intravítrea com anti-VEGF parece promover um estado de estabilização ou melhora em comparação com os esquemas "quando necessário".[31] Finger *et al*. também apontaram que as doses mais altas de anti-VEGF (2,5 mg *versus* 1,25 mg para bevacizumabe e 2,0 mg *versus* 0,5 mg para ranibizumabe) e intervalos de injeção mais curtos podem ser utilizados nos casos de RM refratária.[30]

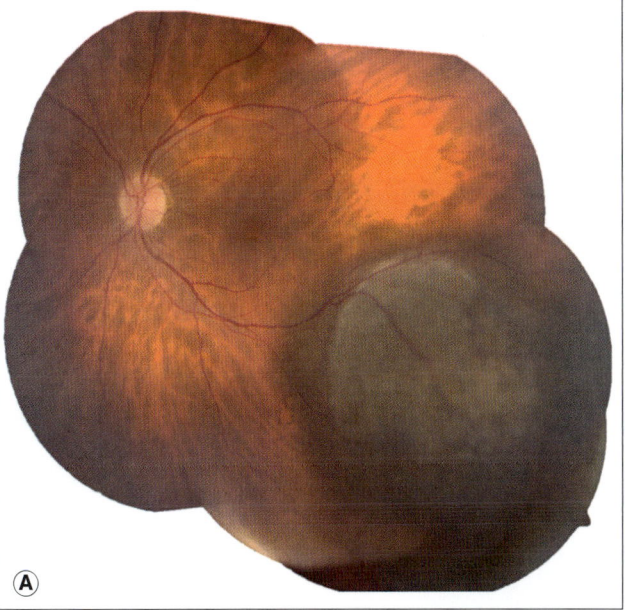
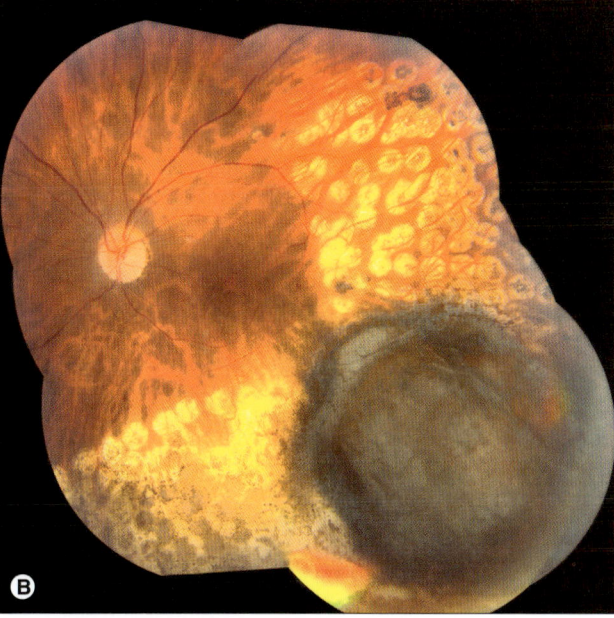

Figura 6.26.5 Melanoma da coroide de tamanho médio temporal inferior, no equador do olho esquerdo (A) antes do tratamento. Após a radioterapia com placa (B), o melanoma regrediu e observa-se uma maculopatia por radiação com infartos da camada de fibras nervosas na região macular. A fotocoagulação setorial da retina foi feita para retinopatia proliferativa por radiação, deixando uma hemorragia vítrea mínima perto da cicatriz do melanoma.

A taquifilaxia ou resistência a um agente anti-VEGF após uma fase responsiva inicial pode ocorrer e requer a mudança para outro agente anti-VEGF. A terapia intravítrea com anti-VEGF também parece ser eficaz na redução da neovascularização relacionada à radiação e da hemorragia vítrea além da RM e, portanto, pode ter uma atividade modificadora da doença nessas circunstâncias.[32]

Corticosteroides

Acredita-se que o acetonido de triancinolona promova a infrarregulação de várias citocinas e diminua a permeabilidade capilar. Ela é utilizada para tratar edema macular secundário a várias patologias retinianas e tem sido usada para tratar a RM. Um estudo constatou que o acetonido de triancinolona intravítreo (4 mg/0,1 ml) reduz transitoriamente o edema macular e melhora a acuidade visual.[33] Um ensaio clínico randomizado controlado avaliou a eficácia da triancinolona periocular (40 mg) administrada no momento da aplicação da placa, 4 meses e 8 meses mais tarde na prevenção da RM.[34] No 18º mês de acompanhamento, os olhos tratados com triancinolona periocular demonstraram menos evidência de edema macular na OCT e menos perda de visão em comparação com o grupo de controle. O estudo relatou taxas similares de pressão intraocular elevada e progressão da catarata entre os dois grupos.[34] Os pacientes com edema cistoide maciço e grave que se provou refratário a três injeções sequenciais de agentes anti-VEGF também podem se beneficiar da consolidação com triancinolona intravítrea.[35] Embora ela possa diminuir o edema macular, alterações permanentes do segmento interno da banda elipsoide podem limitar a recuperação visual. O uso de implante intravítreo de dexametasona também foi relatado na RM.[36]

Outros tratamentos

Existem relatos de caso de tratamento bem-sucedido da RR usando terapia fotodinâmica, oxigênio hiperbárico e pentoxifilina oral.[37-39] A PRR avançada complicada por hemorragia vítrea e/ou descolamento de retina por tração pode exigir vitrectomia da pars plana para remover o sangue e reposicionar a retina.[40]

Prognóstico

A NPRR leve, caracterizada pela sutil perda capilar e por microaneurismas ocasionais pode não afetar significativamente a visão e permanece estável por muitos anos. Os pacientes com RM avançada e PRR podem apresentar redução acentuada na visão. Na COMS, estima-se que 43% dos pacientes têm uma acuidade visual de 20/200 ou menos 3 anos após a radioterapia com placa.[41] Em uma análise de 1.106 olhos com melanoma uveal tratados com radioterapia com placa, Shields *et al.* encontraram perda de acuidade visual (≥ 5 linhas de Snellen) em 33% dos olhos em 5 anos e 69% em 10 anos.[42] Uma análise posterior feita pelo mesmo grupo de 354 melanomas grandes (espessura do tumor > 8 mm), revelou acuidade visual de 20/200 ou pior em 57% dos olhos em 5 anos e 89% em 10 anos.[43]

PAPILOPATIA POR RADIAÇÃO

A papilopatia por radiação (RP, do inglês *radiation papillopathy*) ou neuropatia óptica por radiação, similar à RR, pode ser vista após a braquiterapia e a teleterapia. Curiosamente, quase todos os pacientes que sofrem de RP aguda têm RR concomitante, especialmente RM.

Patologia e patogênese

A lesão por radiação inclui efeitos vasculares e neuropáticos.[4] A criação de radicais livres induzidos por radiação afeta as células endoteliais vasculares e as células da neuroglia. A indução de mutações genéticas nas células da glia pela radiação ionizante pode levar à desmielinização e degeneração necrótica.[4] Comorbidades, incluindo diabetes melito, e quimioterapia simultânea são fatores de risco que aumentam a gravidade da doença. A dose de radiação e o período latente para o desenvolvimento da RP são similares aos da RR. A RP geralmente se desenvolve com doses do disco óptico acima de 60 Gy e tamanho da fração > 2 Gy.[44]

Características clínicas

A RP se apresenta com hiperemia de disco, inchaço de disco, edema peripapilar, exsudatos duros, hemorragia e infartos da camada de fibras nervosas na fase aguda (Figuras 6.26.6 e 6.26.7). Raramente, a RP pode se apresentar com oclusão da veia central da retina secundária ao edema de disco. O inchaço da cabeça do nervo óptico pode persistir por semanas ou meses, mas acaba levando à atrofia óptica. Esse padrão de apresentação simula uma neuropatia óptica isquêmica anterior. Entretanto, outros casos raros de dano por radiação no nervo óptico podem simular neuropatia óptica isquêmica posterior. Esses casos se apresentam com redução da acuidade visual e aparência relativamente normal do fundo de olho nos estágios iniciais, com a atrofia óptica se desenvolvendo mais tarde. Essa última apresentação ocorre geralmente após a teleterapia do olho ou estruturas adjacentes. Como o nervo óptico está confinado entre o canal escleral e a dura, a vasculopatia exsudativa associada à RP e o edema ocorrem dentro de um espaço confinado e levam a um curso devastador para a visão. Alguns casos de RP podem estar associados com neovascularização do disco que aparentemente surge de isquemia regional.[45]

Estudos diagnósticos

A AF demonstra que o disco óptico e as áreas retinianas circundantes estão hipofluorescentes na fase inicial. Na fase tardia, geralmente há vazamento sobre o nervo óptico. Esses achados podem ser explicados com base na incompetência vascular levando ao fechamento capilar e ao vazamento. Dados preliminares mostram que a OCT pode ser usada no diagnóstico e acompanhamento dos pacientes com RP e inchaço do disco óptico, aumento da espessura do disco óptico e redução da espessura retiniana peripapilar.[46] A OCTA pode exibir vasos anormais no disco óptico. Pode-se observar redução das amplitudes e aumento da latência no potencial visual evocado.

Diagnóstico diferencial

A RP deve ser diferenciada de todas as causas de inchaço do nervo óptico, incluindo neuropatia óptica não arterítica, neuropatia óptica arterítica (células gigantes), neurite óptica, invasão tumoral do nervo óptico e papiledema.

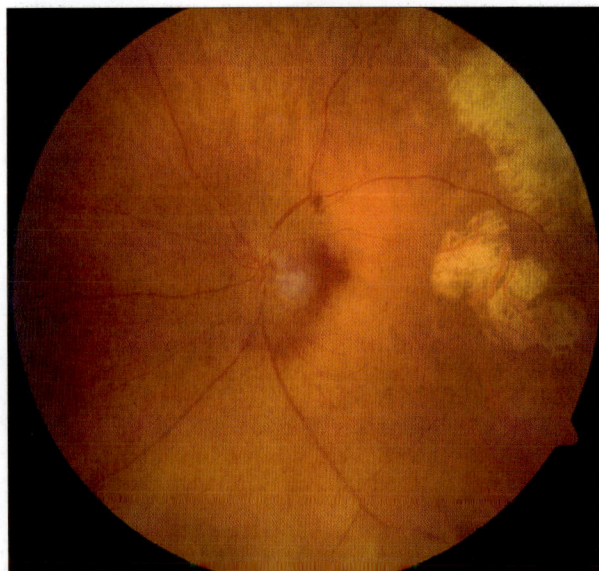

Figura 6.26.6 Papilopatia por radiação após a radioterapia com placa para melanoma da coroide exibindo edema de disco, telangiectasia e hemorragia. Observa-se a retinopatia adjacente com afinamento vascular e dilatação ao longo dos vasos temporais superiores.

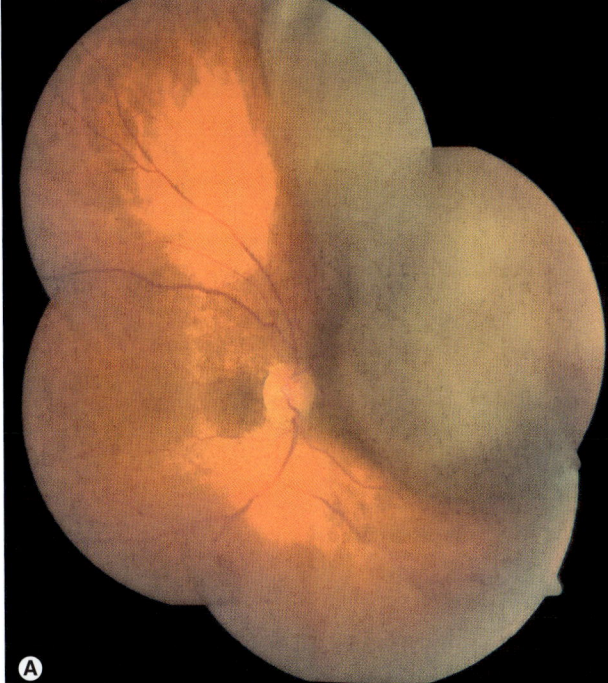

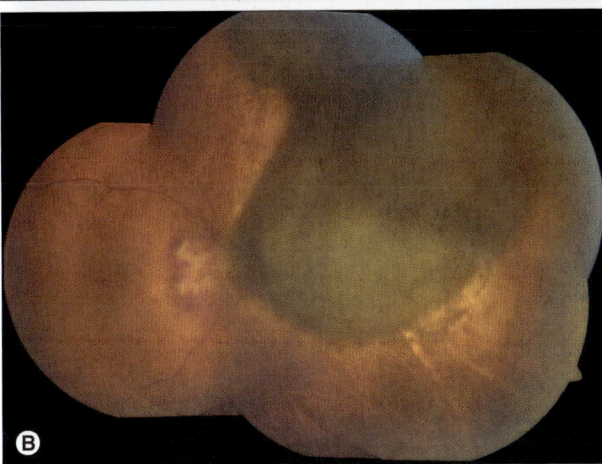

Figura 6.26.7 Grande melanoma da coroide em quadrante nasal do olho direito (**A**) antes do tratamento. Após a radioterapia com placa (**B**), o melanoma regrediu e a papilopatia por radiação com edema de disco e hemorragia é observada.

Tratamento

Não existe tratamento eficaz comprovado para a RP. Geralmente ela é tratada apenas com observação. Em casos raros, corticosteroides orais podem ser úteis para diminuir a dor e o grau de perda visual resultantes da RP. Shields *et al.* usaram injeção intravítrea de 4 mg/1 mℓ de triancinolona acetonida, administrada com 4 meses de intervalo, para tratar a RP aguda.[47] Os autores concluíram que o acetonido de triancinolona intravítreo foi eficaz em curto prazo para salvar e, em alguns casos, modestamente melhorar a visão. Finger e Chin relataram que as injeções intravítreas de bevacizumabe (1,25 mg/0,05 mℓ) administradas a cada 6 a 8 semanas levaram à melhora da visão e redução da hemorragia e do edema de disco na RP.[45]

Prognóstico

A RP geralmente tem um desfecho visual desfavorável. A perda de visão é caracteristicamente grave com movimentos de mão até nenhuma percepção da luz. No entanto, há exemplos de melhora espontânea na visão em alguns casos.[48]

RESUMO

A RR e a RP podem se desenvolver após a exposição à radiação de qualquer tipo e têm atributos fundoscópicos característicos. A AF, OCT e OCTA atualmente são os estudos mais úteis que ajudam no diagnóstico precoce, planejamento do tratamento e subsequente acompanhamento. Para o tratamento da RR, a fotocoagulação a *laser* e as injeções intravítreas de medicações anti-VEGF ou de acetonido de triancinolona são utilizadas. O tratamento profilático antes do desenvolvimento da RR e RM leva ao melhor prognóstico da visão. As injeções intravítreas dos medicamentos citados anteriormente também podem ser usadas na RP, embora na maior parte dos casos tenha sido demonstrado pouco benefício na acuidade visual.

BIBLIOGRAFIA

Archer DB. Doyne Lecture. Responses of retinal and choroidal vessels to ionizing radiation. Eye 1993;7:1–13.

Archer DB, Gardiner TA. Ionizing radiation and the retina. Editorial review. Curr Opin Ophthalmol 1994;5:59–65.

Durkin SR, Roos D, Higgs B, et al. Ophthalmic and adnexal complications of radiotherapy. Acta Ophthalmol Scand 2007;85:240–50.

Finger PT, Chin KJ, Semenova EA. Intravitreal anti-VEGF therapy for macular radiation retinopathy: a 10-year study. Eur J Ophthalmol 2016;26:60–6.

Finger PT, Kurli M. Laser photocoagulation for radiation retinopathy after ophthalmic plaque radiation therapy. Br J Ophthalmol 2005; 89:730–8.

Gündüz K, Shields CL, Shields JA, et al. Radiation retinopathy following plaque radiotherapy of posterior uveal melanoma. Arch Ophthalmol 1999; 117:609–14.

Horgan N, Shields CL, Mashayekhi A, et al. Early macular morphological changes following plaque radiotherapy for uveal melanoma. Retina 2008; 28:263–73.

Horgan N, Shields CL, Mashayekhi A, et al. Periocular triamcinolone for prevention of macular edema after plaque radiotherapy of uveal melanoma: a randomized controlled trial. Ophthalmology 2009;116:1383–90.

Parsons JT, Bova F, Fitzgerald CR, et al. Radiation optic neuropathy after megavoltage external beam irradiation: analysis of time-dose factors. Int J Radiat Oncol Biol Phys 1994;30:755–63.

Parsons JT, Bova FJ, Fitzgerald CR, et al. Radiation retinopathy after external-beam irradiation: analysis of time-dose factors. Int J Radiat Oncol Biol Phys 1994;30:765–73.

Shah SU, Shields CL, Bianciotto CG, et al. Intravitreal bevacizumab at 4-month intervals for prevention of macular edema after plaque radiotherapy of uveal melanoma. Ophthalmology 2014;121:269–75.

Shields CL, Demirci H, Dai V, et al. Intravitreal triamcinolone acetonide for radiation maculopathy after plaque radiotherapy for choroidal melanoma. Retina 2005;25:868–74.

Shields CL, Naseripour M, Cater J, et al. Plaque radiotherapy for large posterior uveal melanomas (≥ 8 mm thick) in 354 consecutive patients. Ophthalmology 2002;109:1838–49.

Shields CL, Say EAT, Samara WA, et al. Optical coherence tomography angiography of the macula after plaque radiotherapy of choroidal melanoma. Comparison of irradiated versus nonirradiated eyes in 65 patients. Retina 2016;36:1493–505.

Shields CL, Shields JA, Cater J, et al. Plaque radiotherapy for uveal melanoma. Long-term visual outcome in 1106 patients. Arch Ophthalmol 2000;118:1219–28.

As referências completas estão disponíveis no **GEN-io**.

PARTE 6 RETINA E VÍTREO
SEÇÃO 5 Doenças Vasculares

Retinopatias Proliferativas
Jeevan R. Mathura Jr., Srilaxmi Bearelly e Lee M. Jampol

6.27

Definição: Grupo heterogêneo de distúrbios com neovascularização (NV) pré-retiniana e do disco óptico.

Características principais
- Neovasos sanguíneos retinianos
- Neovasos sanguíneos do disco óptico.

Características associadas
- Isquemia retiniana
- Não perfusão capilar retiniana
- Inflamação do segmento posterior
- Neoplasia
- Hemorragia vítrea e proliferação fibrosa
- Descolamento de retina.

INTRODUÇÃO

As retinopatias proliferativas são doenças associadas à NV pré-retiniana ou do disco óptico.[1] Elas podem ser divididas em duas categorias principais (Boxe 6.27.1),[2-6] cada, com o seu próprio subconjunto de distúrbios hereditários:

- Doenças sistêmicas
- Doenças vasculares retinianas e inflamatórias oculares localizadas.

Neste capítulo, a angiogênese da retina é examinada, após o que é sugerida uma abordagem para o manejo de um paciente com NV do segmento posterior de causa desconhecida. Finalmente, são descritas entidades específicas com NV retiniana.

ANGIOGÊNESE RETINIANA

Evidências sugerem que o desenvolvimento e manutenção ordenados da vasculatura retiniana normal requerem o equilíbrio dos fatores pró-angiogênicos e antiangiogênicos. Isquemia, inflamação ou neoplasia podem perturbar esse equilíbrio, resultando na formação patológica de novos vasos sanguíneos (neovasos) (Figura 6.27.1).[7] A NV do segmento posterior envolve a suprarregulação local de citocinas proangiogênicas.

Estudos em animais demonstraram que o fator do crescimento endotelial vascular (VEGF, do inglês *vascular endothelial growth factor*) suprarregulado é um estimulante importante para a NV ocular patológica. Em modelos experimentais, o aumento da expressão do VEGF estimula a NV, enquanto os antagonistas da sinalização do VEGF inibem a NV.[8]

O VEGF se mostrou suprarregulado pela hipoxia. O fator induzível por hipoxia (HIF, do inglês *hypoxia-inducible factor*) é um promotor do VEGF. A hipoxia suprime a ubiquitinação do HIF1α, que resulta em aumento dos níveis de VEGF.[9] Os níveis de VEGF são elevados na retina e no vítreo dos pacientes e animais com retinopatias isquêmicas.[10] Os antagonistas do

BOXE 6.27.1 Neovascularização retiniana.

Doenças sistêmicas
- Diabetes melito
- Síndromes de hiperviscosidade
- Síndromes do arco aórtico e síndromes ocular isquêmicas
- Fístula carótido-cavernosa
- Esclerose múltipla
- Vasculite retiniana
- Lúpus eritematoso sistêmico
- Arteriolite com anticorpo SS-A
- Vasculite hemorrágica multifocal aguda
- Vasculite resultante de infecção
- Vasculite resultante da doença de Behçet
- Sarcoidose
- Coagulopatias

Doenças sistêmicas com forte componente hereditário
- Hemoglobinopatias falciformes
- SC, SS, Sβ-talassemia, SO Arab
- Outras hemoglobinopatias
- AC e C-β talassemia
- Hialinose dos pequenos vasos
- *Incontinentia pigmenti*
- Telangiectasia familiar, displasia espôndilo-epifisária, hipotireoidismo, neovascularização e descolamento de retina por tração

Doenças vasculares retinianas e inflamatórias oculares
- Doenças de Eales
- Oclusão de artéria ou veia retiniana
- Angeíte de ramos congelados[2]
- Vasculite retiniana idiopática, aneurismas e neurorretinite[3]
- Embolização retiniana (p. ex., talco)
- Retinopatia da prematuridade
- Cirurgia de introflexão escleral
- Uveíte, incluindo *pars planitis*
- Necrose aguda de retina
- Retinocoroidopatia de Birdshot
- Descolamento retiniano de longa data
- Melanoma da coroide, hemangioma da coroide
- Abuso de cocaína
- Aplasia do nervo óptico,[4] camada de fibras nervosas mielinizada[5]
- Retinopatia por radiação[6]

Doenças retinianas com forte componente hereditário
- Vitreorretinopatia exsudativa familiar
- *Beading* venoso retiniano hereditário
- Retinosquise
- Retinite pigmentosa
- Vitreorretinocoroidopatia autossômica dominante

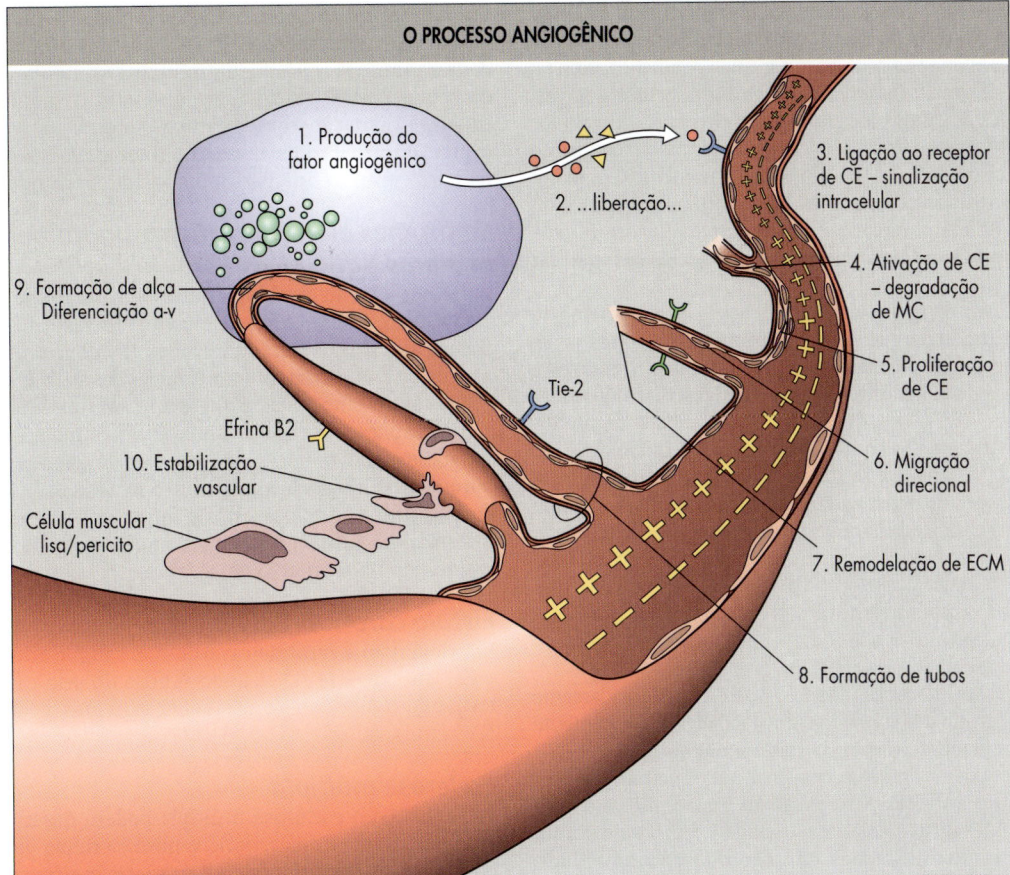

Figura 6.27.1 Sequência de eventos na angiogênese. O tecido isquêmico produz e libera fatores angiogênicos que se ligam a receptores específicos nas células endoteliais (CE) vasculares. Esta ligação ativa as CE, que então proliferam e migram de forma direcionada através da matriz extracelular remodelada. Essas CE migratórias formam tubos e depois alças, que acabam estabilizadas pelas células musculares listas e pericitos.

VEGF, como o bevacizumabe[11] e o ranibizumabe,[12] demonstraram capacidade para causar regressão dos neovasos. O aflibercepte, um antagonista do VEGF e do fator de crescimento placentário (PlGF, do inglês *placental growth factor*), está sendo investigado e hoje é amplamente utilizado com essa indicação.[13] Isso poderia demonstrar maior eficácia, pois o PlGF pode ser importante no desenvolvimento das retinopatias proliferativas.[14] A NV tem potencial para causar perda da visão porque os neovasos são frágeis e se rompem facilmente. Os pacientes podem desenvolver hemorragia vítrea, cicatrização fibrovascular, membranas epirretinianas (ERM, do inglês *epiretinal membranes*) e tração retiniana, podendo levar a descolamentos retinianos regmatogênicos e por tração (TRD, do inglês *tractional retinal detachments*). A detecção precoce da NV e o tratamento adequado podem minimizar os riscos dessas complicações.

VISÃO GERAL DO DIAGNÓSTICO DE NEOVASCULARIZAÇÃO

Se a causa da NV retiniana for desconhecida, o médico deve obter as histórias médica, familiar, de nascimento e social detalhadas. O diabetes, retinopatia da prematuridade (RDP), retinopatia por talco e vitreorretinopatia exsudativa familiar (FEVR, do inglês *familial exudative vitreoretinopathy*, autossômica dominante, recessiva ou ligada ao cromossomo X) são diagnósticos que uma história completa vai ajudar a revelar. Além disso, com uma revisão detalhada dos sistemas e uma história familiar, os distúrbios podem ser agrupados rapidamente em uma das categorias descritas no Boxe 6.27.1. Finalmente, exames laboratoriais podem ser direcionados para distúrbios específicos sugeridos pela história e exame físico. Por exemplo, um diagnóstico suspeito de hemoglobinopatia pode ser confirmado pela eletroforese de hemoglobina.

A NV retiniana pode ser visualizada durante a oftalmoscopia e na fotografia de fundo de olho como neovasos acima da superfície da retina. Além da geração das imagens de TRD e ERM, a tomografia de coerência óptica (OCT, do inglês *optical coherence tomography*) pode detectar NV retiniana vista como tecido anormal no vítreo, anexada à reina ou ao nervo óptico.[15] A angiografia fluoresceínica (AF) é útil não só para identificar NV retiniana, mas também para delinear áreas de isquemia, conforme indicado pela não perfusão capilar. A angiografia por OCT (OCTA, do inglês *OCT angiography*) consegue detectar fluxo na NV pré-retiniana e do disco óptico e áreas de não perfusão capilar.[16] Isso pode ser feito sem injeção intravenosa de corante, necessária para a AF; entretanto, visualiza-se um campo menor.

VISÃO GERAL DO TRATAMENTO DA NEOVASCULARIZAÇÃO

O tratamento é administrado para prevenir complicações, como hemorragia vítrea e descolamento de retina. Além do tratamento da condição sistêmica subjacente, o próprio tecido neovascular deve ser tratado por fotocoagulação, terapia anti-VEGF, terapia anti-inflamatória, crioterapia ou cirurgia vitreorretiniana, isoladamente ou combinada.

A fundamentação do tratamento é alterar os tecidos isquêmicos ou inflamatórios para que o estímulo neovascular seja suprimido,[17] sendo que isso é feito por *laser* no intervalo de 532 a 577 nm para criar queimaduras na retina. Em geral, os pontos de *laser* são espalhados com um espaçamento de 1 a 2 larguras de queimadura nas áreas da retina que se acredita que estejam isquêmicas. A potência e duração do *laser* são ajustadas para que a queimadura produzida apareça como uma lesão branca acinzentada de intensidade moderada.

Se o processo isquêmico da retina parecer afetar a retina inteira de forma difusa, como no diabetes melito, a fotocoagulação deve ser colocada por toda a retina periférica (panfotocoagulação retiniana). O *laser* em dispersão local direcionado para as áreas de não perfusão capilar é indicado para algumas condições, como a retinopatia falciforme,[18] *incontinentia pigmenti*,[19] oclusão de veia retiniana[20] e RDP.[21] O tratamento direto dos vasos nivelados na retina que nutrem ou drenam o tecido neovascular (coagulação de vasos nutridores) é eficaz. No entanto, tal tratamento tem maior incidência de complicações, que incluem roturas retinianas ou rompimentos da membrana de Bruch, comparado com o tratamento por dispersão. O tratamento direto do tecido neovascular elevado não é eficaz.

Quando há hemorragias ou catarata densa, o *laser* vermelho ou diodo pode ser usado porque esses comprimentos de onda penetram melhor nesse tipo de meios, ou a catarata pode ser removida.

A crioterapia pode ser útil se o tecido neovascular não puder ser tratado com *laser* (p. ex., devido a uma opacidade de meios, ou pela área de tratamento ser muito anterior). De modo parecido com o *laser*, ela se aplica à retina periférica isquêmica e afeta indiretamente o tecido neovascular. Alternativamente, a cirurgia vitreorretiniana é indicada para hemorragia vítrea de longa data, para reparo do descolamento de retina regmatogênico ou TRD e quando é necessária a remoção da ERM. A remoção da face vítrea posterior também remove o arcabouço para mais NV. Além disso, a vitrectomia pode remover os fatores angiogênicos que afetam a vasculatura da retina.

O uso de injeções intravítreas de anti-VEGF é eficaz, isoladamente ou de maneira combinada com outras modalidades, especialmente se houver opacidade de meios. O tratamento com anti-VEGF isolado, porém, pode exigir injeções até a cada 4 semanas.[12]

O tratamento anti-VEGF se mostrou eficaz para doenças retinianas proliferativas pediátricas e pode exigir apenas uma injeção, mas essas indicações não são padrão de cuidado neste momento.[22-24]

ENTIDADES ASSOCIADAS COM NEOVASCULARIZAÇÃO RETINIANA

Doenças sistêmicas

Diabetes melito
A ampla maioria da NV associada ao diabetes ocorre posterior ao equador (Figura 6.27.2). Um programa de controle glicêmico rigoroso ajuda a prevenir o desenvolvimento da neovascularização. (Para uma descrição mais detalhada da retinopatia diabética, ver Capítulo 6.22).

Síndromes de hiperviscosidade
Pacientes com certas doenças, como a leucemia mieloide crônica,[25] trombocitose essencial ou policitemia vera, podem exibir elevações dramáticas em suas contagens de leucócitos, plaquetas ou eritrócitos, respectivamente. Essas elevações amentam a viscosidade sanguínea, que pode produzir sedimentação do sangue da retina periférica. As consequências desse fluxo anormal incluem dilatação venular, envolvimento perivenoso, perda capilar e formação de microaneurismas. A NV se desenvolve na borda entre retina perfundida e não perfundida.[26]

Síndromes do arco aórtico e síndromes oculares isquêmicas
Pacientes com aterosclerose que envolve a artéria carótida ou o arco aórtico, arterite (p. ex., doença de Takayasu) ou envolvimento aórtico sifilítico podem desenvolver NV da íris, disco ou retina periférica.[27] O estreitamento extenso das grandes artérias que abastecem o olho causa isquemia e NV subsequente. Embora a crioterapia e a panfotocoagulação da retina sejam úteis, elas são menos eficazes nessas síndromes do que em outras, talvez porque o estímulo vasoproliferativo seja intenso e difuso dentro do olho (ver Capítulo 6.23). As intervenções, como a endarterectomia carotídea, podem melhorar a perfusão para a retina, resultando na regressão da NV.[28]

Fístula carótido-cavernosa
Em uma fístula carótido-cavernosa, o sangue arterial carotídeo entra diretamente no sistema venoso do seio cavernoso, contornando o olho, e a consequente isquemia pode estimular a NV retiniana.[29]

Esclerose múltipla
Pacientes com esclerose múltipla podem desenvolver uveíte, embainhamento inflamatório venoso na retina periférica (sinal de Rucker) ou embainhamento arteriolar, que ocorre com menos frequência. Se a vasculite afetar a perfusão, podem advir isquemia e NV.[30]

Vasculite retiniana
A NV pode resultar de inflamação ocular. O sinal neovascular pode ser da isquemia, já que o fluxo sanguíneo é prejudicado, ou induzido por resposta inflamatória. Entidades vasculíticas específicas que causam NV retiniana incluem lúpus eritematoso sistêmico (LES),[31] arteriolite com autoanticorpos SS-A, vasculite hemorrágica multifocal aguda e vasculite que ocorre com infecção (p. ex., herpes-vírus, *Toxoplasma* e citomegalovírus).[32]

No LES, a proliferação vascular pode ocorrer apesar do anticorpo antinuclear normal (ANA, do inglês *antinuclear antibody*) ou dos níveis do complemento. Os pacientes que têm uma constelação de achados semelhantes aos do LES e cujos estudos sanguíneos são ANA-negativos e autoanticorpos SS-A-positivos também podem desenvolver alterações proliferativas. Os pacientes afetados por vasculite hemorrágica multifocal têm menor acuidade visual, hemorragias retinianas, infiltrados retinianos posteriores e papilite, além de também poderem desenvolver NV retiniana.[33] O tratamento da vasculite subjacente com agentes anti-inflamatórios ou supressão imune pode ser benéfico.

Sarcoidose
A sarcoidose é um distúrbio granulomatoso idiopático que afeta vários sistemas de órgãos. As manifestações oculares são díspares e incluem uveíte com periflebite. A inflamação pode estimular NV pela liberação direta de um estímulo angiogênico ou indiretamente pelo bloqueio do fluxo sanguíneo, que resulta em isquemia.[34]

Doenças sistêmicas que têm um forte componente hereditário

Hemoglobinopatias
Nas hemoglobinopatias falciformes, os eritrócitos podem assumir a forma de um crescente alongado ou foice. Mutações

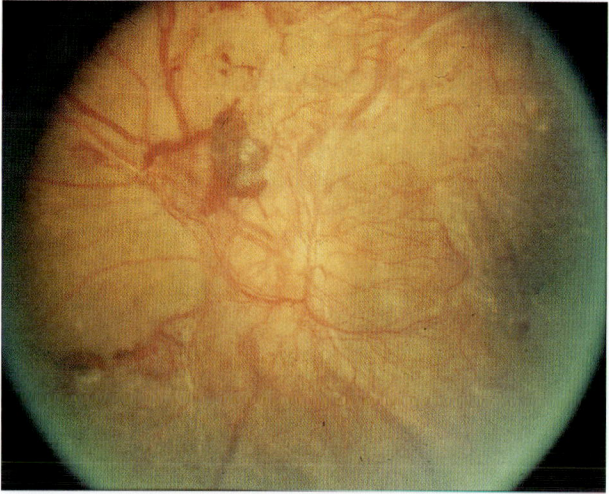

Figura 6.27.2 Diabetes melito. Grandes áreas de neovascularização retiniana vistas em pacientes com diabetes melito insulinodependente de longa data.

pontuais resultam em substituições de aminoácidos dentro da molécula de hemoglobina que mudam a sua estrutura terciária sob condições de baixa tensão de oxigênio, acidose ou hipercapnia. Esses eritrócitos de formato anormal ficam aprisionados nas arteríolas pré-capilares ou nos capilares e perturbam a circulação. Os tecidos comuns afetados são os do baço, ossos, pulmões e olhos. Essas doenças são altamente prevalentes entre pessoas de ascendência mediterrânea, africana, indiana e da Arábia Saudita.

A falcização dos eritrócitos e as alterações do endotélio vascular na periferia retiniana resultam em não perfusão capilar. Sinais isquêmicos levam à NV periférica que assume a forma de um sea fan, um tipo de coral.[35] Embora o termo *sea fan* seja associado à retinopatia falciforme na maioria das vezes, quase qualquer tipo de NV retiniana periférica pode assumir essa configuração. Investigações dos fatores angiogênicos na retinopatia falciforme proliferativa demonstraram VEGF e fator de crescimento fibroblástico básico associados às formações sea fan.[36]

A probabilidade de NV depende do tipo de hemoglobinopatia. Por exemplo, pacientes com doença da hemoglobina SC são 10 vezes mais propensos a desenvolver NV periférica em comparação com os pacientes afetados pela doença da hemoglobina SS. Essa diferença pode ser parcialmente secundária ao nível mais elevado de hematócrito e à viscosidade do sangue na doença da hemoglobina SC.

A perda de visão pode ocorrer se houver hemorragias do tecido neovascular frágil para o vítreo. Com a repetição das hemorragias e a degeneração do vítreo, elementos fibrovasculares do vítreo podem exercer tração na retina, produzindo descolamento de retina regmatogênico ou TRD. A proliferação fibrovascular ou as ERM não vasculares que afetam a mácula podem degradar a visão pela formação de um *pucker* macular ou buracos maculares. As hemoglobinopatias além da doença falciforme, como a AC e a C-β talassemia, raramente podem causar NV retiniana periférica.

Incontinentia pigmenti

A *incontinentia pigmenti* é um raro distúrbio dominante ligado ao cromossomo X que tende a ser letal para os fetos do sexo masculino, então quase todos os pacientes afetados são do sexo feminino. Os pacientes têm achados dermatológicos, neurológicos, dentários e oftalmológicos.

Um terço dos pacientes com *incontinentia pigmenti* têm achados oftalmológicos, incluindo catarata, estrabismo, atrofia óptica e hipoplasia foveal. A vasculatura retiniana periférica frequentemente é mal desenvolvida (Figura 6.27.3) e na junção da vasculatura normal e anormal podem se desenvolver anastomoses arteriovenosas, anomalias microvasculares e NV.[37] A hemorragia vítrea, roturas retinianas e descolamento de retina podem advir. Embora esteja bem estabelecida uma predileção das alterações vasculares pelo envolvimento periférico, o polo posterior pode ser afetado por achados similares. A NV tem sido tratada eficazmente em alguns casos usando a criopexia ou o *laser*.

Doenças vasculares retinianas e inflamatórias oculares

Doença de Eales

Definida rigorosamente, a doença de Eales é um distúrbio exclusivamente bilateral dos adultos jovens (20 a 45 anos de idade) e saudáveis, observado mais comumente nos países em desenvolvimento (especialmente a Índia). Esses pacientes têm periflebite e desenvolvem não perfusão capilar retiniana periférica, frequentemente no quadrante temporal superior. A etiologia ainda é desconhecida. A hipersensibilidade à proteína tuberculina tem sido relatada; no entanto, não foi encontrada nenhuma relação clara com a tuberculose. A designação de doença de Eales, às vezes, é utilizada para qualquer paciente com NV periférica e sem características clínicas ou laboratoriais que identifique qualquer entidade específica.

O princípio de que a NV ocorre na borda da retina perfundida e não perfundida se aplica à doença de Eales.[38] A fotocoagulação da retina isquêmica se mostrou capaz de promover a regressão do tecido neovascular, presumivelmente por uma modulação do sinal isquêmico para a NV. O tratamento direto do vaso nutridor também tem sido empregado. A flebite responde à terapia de corticosteroides sistêmica ou ocular. No geral, o prognóstico visual na doença de Eales é bom, embora os pacientes possam desenvolver complicações, como hemorragia vítrea, TRD ou descolamento de retina regmatogênico, rubeose, glaucoma secundário ou catarata.

Oclusão de veia retiniana

A NV retiniana pode ocorrer com a oclusão de ramo da veia retiniana.[39] As complicações incluem hemorragia vítrea, ERM e TRD ou descolamento de retina regmatogênico (ver Capítulo 6.20).

Embolização retiniana

Usuários de substâncias psicoativas que injetam nas veias pílulas trituradas contendo talco podem desenvolver NV retiniana.[40] O talco chega ao sistema arterial ocular após passar pelos capilares ou colaterais no sistema vascular pulmonar. Formam-se cunhas de talco nas arteríolas de menor calibre, como as encontradas na mácula e na periferia da retina. A isquemia e a NV podem ocorrer (Figura 6.27.4).

Retinopatia da prematuridade

A RDP afeta a vasculatura periférica da retina. A vascularização normal da retina começa aos 4 meses de gestação e geralmente termina aos 9 meses. Em alguns casos de baixo peso ao nascer, prematuridade e administração suplementar de oxigênio, o processo normal de vascularização é interrompido. Como isso ocorre ainda é pouco compreendido, mas acredita-se que a hiperoxia decorrente da suplementação com oxigênio possa interromper ainda mais o desenvolvimento vascular normal e que a hipoxia associada com o amadurecimento da retina avascular pode resultar na liberação de estímulos angiogênicos. Alguns lactentes evoluem para NV e suas complicações, que incluem TRD, descolamento exsudativo ou regmatogênico (ver Capítulo 6.21).[41]

A presença de fatores de risco para RDP deve suscitar em exame e acompanhamento cuidadosos. O tratamento ajuda a preservar uma mácula colada (ver Capítulo 6.21).

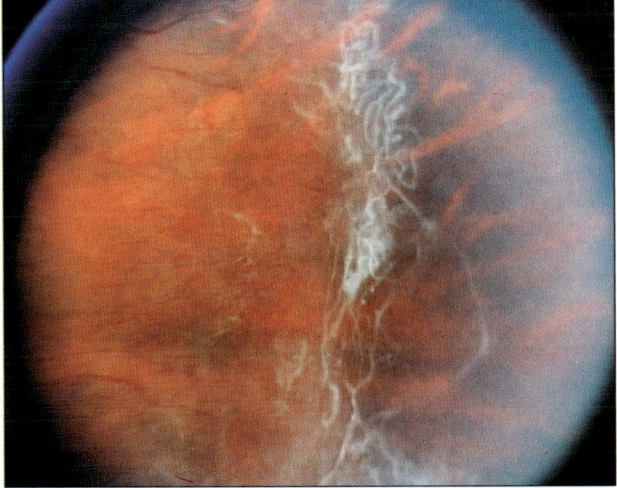

Figura 6.27.3 *Incontinentia pigmenti.* A retina periférica de um paciente que tem *incontinentia pigmenti* demonstra vasos um tanto elevados com paredes brancas. A maioria desses vasos exibe não perfusão. A retina mais posterior estava perfundida e a anterior estava isquêmica.

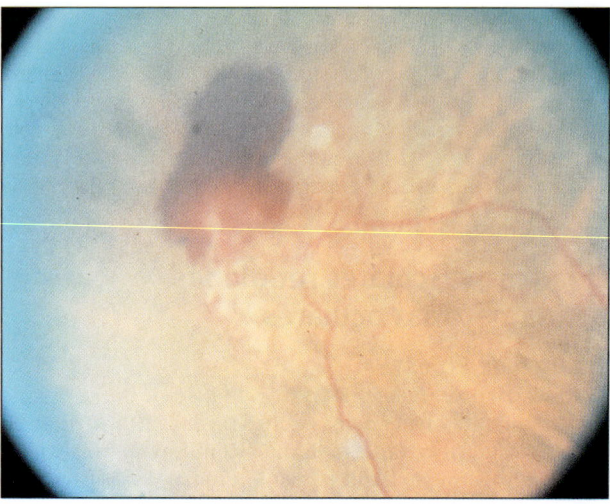

Figura 6.27.4 Retinopatia por talco. Área de neovascularização sea fan com uma pequena hemorragia vítrea sobrejacente é exibida em um usuário de substâncias psicoativas intravenosas. A retinopatia por talco é observada em outras partes do fundo de olho.

Uveíte
Alguns pacientes com uveíte, especialmente uveíte intermediária e *pars planitis*, desenvolvem NV do disco ou da retina periférica. A NV uveítica parece ser determinada pela gravidade da inflamação e pela presença de não perfusão retiniana (ver Parte 7 | Uveíte e Outras Inflamações Intraoculares).[42]

Necrose retiniana aguda
O herpes-vírus simples e o herpes-zóster causam a síndrome da necrose retiniana aguda, com achados que incluem uveíte anterior, vitreíte, vasculite retiniana, retinite necrosante e descolamento de retina. A inflamação e isquemia podem estimular a proliferação vascular (ver Parte 7 | Uveíte e Outras Inflamações Intraoculares).[43]

Coriorretinopatia birdshot
A coriorretinopatia *birdshot* é caracterizada por lesões brancas na coroide e por vitrite, papilite e edema macular. O fechamento dos vasos retinianos periféricos pode levar à vasoproliferação (ver Parte 7 | Uveíte e Outras Inflamações Intraoculares).[44]

Descolamento de retina de longa data
A isquemia retiniana em um paciente com descolamento de retina prolongado pode resultar do rompimento do suprimento de oxigênio para a retina ou a coroide ou de nutrientes para a retina. A NV pode parecer angiomatosa ou assumir a forma de sea fan. O reparo cirúrgico de um descolamento de retina regmatogênico pode causar regressão da NV.[45]

Melanoma da coroide e hemangioma
O melanoma da coroide[46] e o hemangioma,[47] talvez pela liberação de um fator angiogênico tumoral ou secundário ao descolamento de retina sobre o tumor, podem promover a NV sobrejacente ao tumor. O tratamento de um melanoma da coroide com radiação ou fotocoagulação retiniana pode causar a regressão da NV. (Os tumores oculares são cobertos na Parte 8.)

Doenças hereditárias

Vitreorretinopatia exsudativa familiar
A FEVR é um grupo de distúrbios vasculares da retina periférica com achados no exame de retina que são muito parecidos com os da RDP. No entanto, a FEVR difere da RDP em que os pacientes geralmente não são prematuros, têm peso normal ao nascer e não receberam suplementação de oxigênio. Além disso, frequentemente é encontrada uma história familiar positiva.

Uma linha de demarcação que separa a retina vascular da retina avascular pode ocorrer na periferia da retina. Os vasos retinianos periféricos assumem um curso reto característico.

Presumivelmente, um sinal isquêmico da retina avascular estimula a NV. Esses vasos podem vazar, formar exsudatos intrarretinianos ou sub-retinianos e resultar em descolamento retiniano exsudativo. Alguns olhos desenvolvem alterações cicatriciais, que incluem vasos retinianos retos, ectopia foveal, pregas meridionais ou TRD ou descolamento de retina regmatogênico. Outras complicações incluem catarata, ceratopatia em faixas, rubeose, glaucoma neovascular e, em alguns olhos, atrofia ocular (*phthisis bulbi*).[48] Assim como na RDP, o tratamento depende do reconhecimento precoce.

Beading venoso retiniano hereditário
Esta entidade rara tem um padrão de herança autossômico dominante. Os achados incluem *beading* venoso, microaneurismas, hemorragias, exsudatos, NV e hemorragia vítrea.[49]

Retinosquise
Pacientes que têm retinosquise ligada ao cromossomo X (juvenil), retinosquise degenerativa ou retinosquise adquirida com síndrome do bebê sacudido[50] podem desenvolver NV retiniana. Na retinosquise ligada ao cromossomo X, depósitos esbranquiçados podem ser vistos no ponto em que os vasos periféricos parecem ocluídos. Como consequência da oclusão vascular, a isquemia pode promover NV.[51]

Retinite pigmentosa
Os pacientes com retinite pigmentosa podem ter NV do disco e da retina (Figura 6.27.5).[52] A patogênese da NV é desconhecida, mas pode estar relacionada com a inflamação observada nesse distúrbio. Esses pacientes têm perda difusa de células do epitélio pigmentado da retina, então as queimaduras da fotocoagulação a *laser* são difíceis de criar. O tratamento da NV pode não ser necessário nesses pacientes, já que pode regredir espontaneamente (ver Capítulo 6.14).

Vitreorretinocoroidopatia autossômica dominante
A vitreorretinocoroidopatia autossômica dominante é um distúrbio raro que se manifesta como pigmentação coriorretiniana periférica anormal, com demarcação acentuada característica perto do equador. Os pacientes também podem manifestar catarata, edema macular, NV retiniana, hemorragia vítrea e redução seletiva das ondas b na eletrorretinografia.[53] Esta entidade é provocada por mutações específicas no gene BEST1.[54]

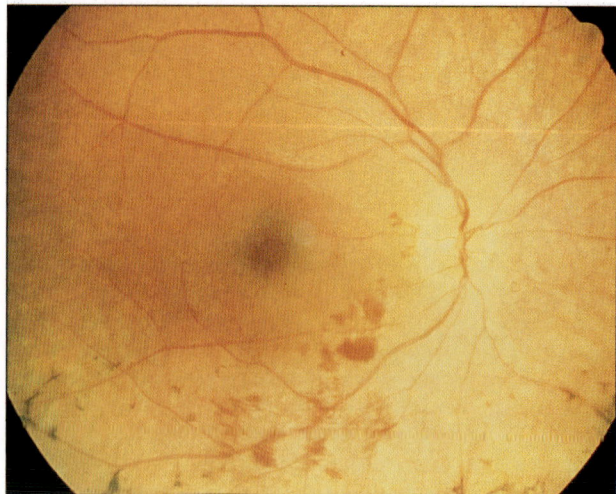

Figura 6.27.5 Retinite pigmentosa. Esta representação do fundo de olho demonstra neovascularização do disco e em outras partes, além de pequena hemorragia vítrea em um paciente com retinite pigmentosa autossômica dominante.

BIBLIOGRAFIA

Aiello LP, Avery RL, Arrigg PG, et al. Vascular endothelial growth factor in ocular fluid of patients with diabetic retinopathy and other retinal disorders. N Engl J Med 1994;331:1480–7.

Gariano RF, Gardner TW. Retinal angiogenesis in development and disease. Nature 2005;438:960–6.

Goldberg MF. Classification and pathogenesis of proliferative sickle retinopathy. Am J Ophthalmol 1971;71:649–65.

Jampol LM, Ebroon DA, Goldbaum MH. Peripheral proliferative retinopathies: an update on angiogenesis, etiologies, and management. Surv Ophthalmol 1994;38:519–40.

Kingham JD. Acute retrolental fibroplasia. Arch Ophthalmol 1977;95:39–47.

Kuo IC, Cunningham ET Jr. Ocular neovascularization in patients with uveitis. Int Ophthalmol Clin 2000;40:111–26.

Mintz-Hittner HA, Kennedy KA, Chuang AZ, et al. Efficacy of intravitreal bevacizumab for stage 3+ retinopathy of prematurity. N Engl J Med 2011;364:603–15.

Ober RR, Bird AC, Hamilton AM, et al. Autosomal dominant exudative vitreoretinopathy. Br J Ophthalmol 1980;64:112–20.

Ozaki H, Seo MS, Ozaki K, et al. Blockade of vascular endothelial cell growth factor receptor signaling is sufficient to completely prevent retinal neovascularization. Am J Pathol 2000;156:697–707.

Wilson AS, Hobbs BG, Shen WY, et al. Argon laser photocoagulation-induced modification of gene expression in the retina. Invest Ophthalmol Vis Sci 2003;44:1426–34.

As referências completas estão disponíveis no **GEN-io**.

PARTE 6 RETINA E VÍTREO
SEÇÃO 5 Doenças Vasculares

Macroaneurismas Arteriais Retinianos

6.28

Ivy Zhu, William F. Mieler e Clement C. Chow

Definição: Dilatação fusiforme ou sacular localizada de um vaso arterial retiniano dentro das primeiras três ordens de bifurcação.

Características principais
- Hemorragia retiniana (sub-retiniana, intrarretiniana, pré-retiniana e vítrea)
- Edema macular e exsudação lipídica.

Características associadas
- Vazamento dos vasos telangiectásicos no leito capilar que circunda o macroaneurisma
- Podem estar associados com oclusão da artéria ou veia retiniana.

INTRODUÇÃO

Embora os aneurismas das artérias retinianas venham sendo observados desde os anos 1900, Robertson, em 1973, foi o primeiro a cunhar o termo "macroaneurisma" para descrever uma entidade clínica distinta que consistia em uma dilatação focal adquirida de uma artéria retiniana dentro das três primeiras ordens de bifurcação.[1] Os macroaneurismas têm forma sacular ou fusiforme e o seu diâmetro varia de 100 a 250 mícrons; isto os diferencia imediatamente dos microaneurismas capilares, que geralmente têm menos de 100 mícrons de diâmetro. Os macroaneurismas arteriais retinianos (MAR) podem ser ainda mais diferenciados das dilatações de vasos observadas na doença de Coats, na qual várias projeções saculares dos sistemas predominantemente venosos e capilares estão associadas com telangiectasias retinianas congênitas e exsudação lipídica, sendo encontradas principalmente em homens jovens.

Caracteristicamente, os MAR surgem, aumentam e depois acabam trombosando, fibrosando e involuindo. Embora a evolução clínica seja quase sempre benigna, pode haver morbidade significativa decorrente de hemorragia macular, exsudato ou edema, ou por desenvolvimento de uma hemorragia vítrea. Desse modo, uma categorização típica dos MAR, fornecida primeiro por Lavin *et al.*, é (1) hemorrágico – em que a hemorragia é o achado dominante, mede > 1 diâmetro de disco e provoca perda de acuidade visual; (2) exsudativo – no qual os exsudatos são o achado dominante, mede > 1 diâmetro de disco e provoca perda de acuidade visual; e (3) quiescente – em que a hemorragia e/ou exsudato, se existir, preserva a mácula e não leva à perda de acuidade visual.[2]

EPIDEMIOLOGIA E PATOGÊNESE

A prevalência dos MAR varia de 0,01 a 0,07%.[3,4] A maioria dos pacientes com MAR tem mais de 60 anos de idade,[5-9] e ocorrem predominantemente nas mulheres (60 a 100%).[5-10] Os macroaneurismas se apresentam tipicamente em um olho, com bilateralidade em < 10%.[11] A associação mais consistente é com a hipertensão sistêmica – um grande estudo controlado a relatou em 79% dos pacientes com MAR.[9] Com menos frequência, os MAR podem fazer parte de uma síndrome conhecida, como a vasculite retiniana idiopática, aneurismas e neurorretinite (IRVAN, do inglês *idiopathic retinal vasculitis, aneurysms, and neuroretinitis*), ou hereditárias, como se pode observar nos MAR familiares (MARF).[12-14]

A patogênese exata de um macroaneurisma é desconhecida, mas existem várias teorias. Algumas pessoas comparam os MAR com os aneurismas arteriais cerebrais, que geralmente têm um diâmetro de 100 a 300 mícrons, também são mais comuns nas mulheres e ocorrem em pacientes com mais de 50 anos de idade e com uma história de hipertensão.[1,2,15] A hipertensão crônica, a substituição do músculo liso arterial pelo colágeno e o envelhecimento podem provocar uma dilatação focal da parede arterial em uma área de fraqueza ou dano prévio. Lavin *et al.* postularam que os macroaneurismas são detectados com mais frequência nos cruzamentos arteriovenosos porque nesses locais as paredes arteriais e venosas estão em contato sem uma camada adventícia, que resulta em uma área de suporte estrutural limitado.[2] Outros investigadores observaram o desenvolvimento dos macroaneurismas em locais de embolia previamente detectados.[7,16] Eles propuseram que o dano artéria focal secundário à embolização pode levar à formação de aneurismas. No entanto, Gass propôs que as placas arteriais amarelas focais, frequentemente presentes nesses locais de embolia previamente relatada, têm mais chance de ser ateromas.[17]

Pode haver diferenças entre os MAR que levam a complicações hemorrágicas e os que resultam em exsudação lipídica.[8] Os aneurismas saculares ou *blowout* são mais propensos a sangrar, possivelmente como resultado de um saco aneurismático fino e esticado. Eles se desenvolvem mais perto da cabeça do nervo óptico, em que as pressões de perfusão são mais altas.[2] Adicionalmente, as pressões arteriais sistólicas acima de 200 mmHg são mais comuns em pacientes com macroaneurismas hemorrágicos. No entanto, as dilatações fusiformes são mais propensas à exsudação e a estarem associadas com oclusões venosas.[2,8] Também é possível que a causa desses aneurismas que acabam levando a complicações hemorrágicas dependa mais da hipertensão e de danos às paredes dos vasos, enquanto a causa dos aneurismas que levam à exsudação é mais dependente de fatores vasculares locais.

MANIFESTAÇÕES OCULARES

Os macroaneurismas hemorrágicos podem resultar em perda aguda da visão com evidência de hemorragia sub-retiniana, intrarretiniana ou pré-retiniana no exame ocular (Figura 6.28.1). A hemorragia sub-retiniana pode ser tóxica para a retina e a retração do coágulo de fibrina no espaço submacular pode levar a alterações estruturais permanentes, afetando a visão central. Frequentemente a hemorragia obscurece o local do aneurisma, mas a ocorrência de uma hemorragia pré-retiniana

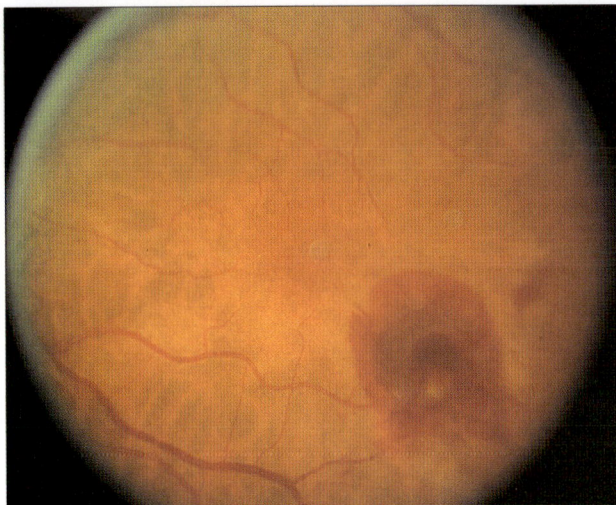

Figura 6.28.1 Macroaneurisma hemorrágico. Hemorragia retiniana e no espaço sub-retiniano no entorno da artéria.

e sub-retiniana localizada sobre uma artéria retiniana principal deve sugerir a sua presença. Uma hemorragia vítrea que não se resolve e sem evidência de rotura retiniana ou de descolamento do vítreo posterior pode ser o resultado de um macroaneurisma. Como o sangramento tende a trombosar o aneurisma, depois que a hemorragia se resolve, a detecção pode ser difícil. A artéria envolvida frequentemente retém uma tortuosidade focal ou uma dobra em forma de "Z" no local do aneurisma previamente rompido, o que confere uma evidência indireta em apoio ao diagnóstico.

Os pacientes podem apresentar um declínio mais gradual na visão, secundário ao fluido seroso e ao acúmulo de lipídios na mácula (Figura 6.28.2). Os macroaneurismas exsudativos estão situados, na maioria das vezes, nas arcadas vasculares temporais. Em uma série, 94,7% dos macroaneurismas estava na retina temporal, com uma distribuição igual entre os locais temporal superior e temporal inferior.[18] Raramente, os macroaneurismas ocorrem na cabeça do nervo óptico, artéria ciliorretiniana e vasos nasais.[19,20] Frequentemente eles demonstram um padrão lipídico circinado.

Os macroaneurismas descobertos no exame de rotina podem ter apenas um pequeno manguito de hemorragia (ou ausência de hemorragia) e exsudação lipídica a eles associados. Até 10% dos macroaneurismas podem ser pulsáteis na apresentação; embora alguns investigadores acreditem que isto preceda o iminente rompimento, a maioria acredita que não tem importância diagnóstica.[11] O exsudato foveal crônico acentuado pode causar alterações estruturais e permanentes e, portanto, pode indicar desfechos visuais desfavoráveis.

Os macroaneurismas podem estar associados com oclusões da veia retiniana, frequentemente na artéria que abastece o território vascular da veia ocluída.[9] O estreitamento arterial distal e a oclusão arterial do vaso envolvido são comuns e, segundo relatos, ocorrem em 26 e 8% dos casos, respectivamente.[9] A formação de buraco macular após rompimento de macroaneurisma também foi relatada.[21-23] Além disso, um relatório documenta o desenvolvimento de macroaneurismas retinianos em um paciente de 62 anos de idade que tinha uma história de comunicações arteriovenosas congênitas.[24]

DIAGNÓSTICO E EXAMES COMPLEMENTARES

A AF pode revelar o macroaneurisma, geralmente demonstrando preenchimento completo e imediato do aneurisma (Figura 6.28.3). Em alguns casos, o preenchimento irregular e incompleto pode estar associado com trombose parcial e uma leve casca de fluorescência pode ser exibida com um macroaneurisma completamente involuído.[11] O vazamento da parede do aneurisma é comum nas lesões ativas. A evidência de estreitamento arteriolar geralmente está proximal e distal ao macroaneurisma.[16] Em muitos casos, as anormalidades microvasculares circundam o aneurisma, incluindo uma zona mais ampla sem capilares, dilatação capilar, não perfusão capilar, microaneurismas e vasos colaterais intra-arteriais[16,18] (Figura 6.28.4).

Nos casos com hemorragia densa em que a FA não fornece evidências definitivas de um MAR, a angiografia com indocianina verde (ICGA, do inglês *indocyanine green angiography*) pode ser um adjuvante útil.[25] Como a absorção e os espectros de emissão estão na faixa próxima do infravermelho, o corante pode penetrar melhor através das hemorragias densas, revelando estruturas que poderiam ficar obscurecidas. Além disso, no tratamento de um macroaneurisma, o corante ICG pode vazar menos do que a fluoresceína, proporcionando assim imagens bem definidas.[25]

Tem havido aumento no papel da tomografia de coerência óptica (OCT, do inglês *optical coherence tomography*) na avaliação e tratamento dos MAR. Tradicionalmente, ela tem sido utilizada para avaliar a presença de edema macular e descolamento seroso, bem como monitorar a resposta ao tratamento.[26] Nos olhos com MAR ativos e sem tratamento, a OCT mostra uma lesão retiniana interna redonda, que tem uma parede hiper-reflexiva espessa com um lúmen escuro[27] (Figura 6.28.5). Após a fotocoagulação a *laser*, a OCT mostra hiper-refletividade no lúmen dos macroaneurismas, indicando formação de trombo.[27] A hemorragia retiniana superficial, os lipídios intrarretinianos e o edema intrarretiniano envolvendo predominantemente as

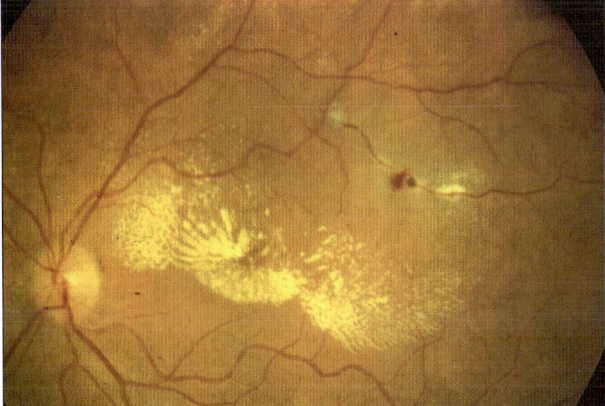

Figura 6.28.2 Macroaneurisma exsudativo. Observa-se o amplo vazamento do macroaneurisma situado ao longo da arcada temporal superior, com acentuada exsudação lipídica que se estende para o centro da mácula.

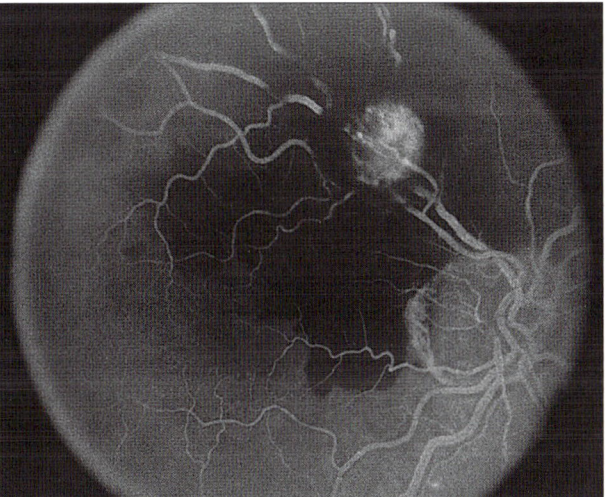

Figura 6.28.3 Macroaneurisma hemorrágico. Angiografia fluoresceínica demonstrando preenchimento precoce completo do macroaneurisma com corante fluoresceína e bloqueio circundante pela hemorragia.

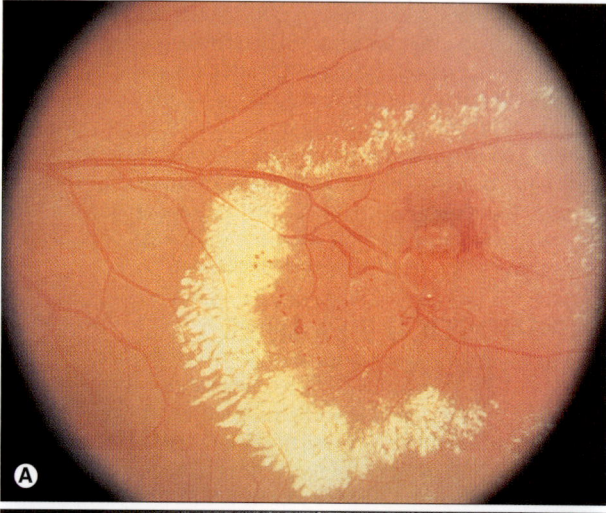

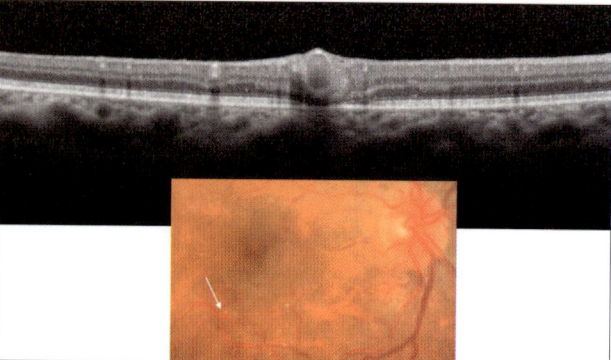

Figura 6.28.5 Tomografia de coerência óptica no domínio espectral (SD-OCT) de um macroaneurisma situado infratemporal à mácula, revelando uma lesão retiniana interna redonda.

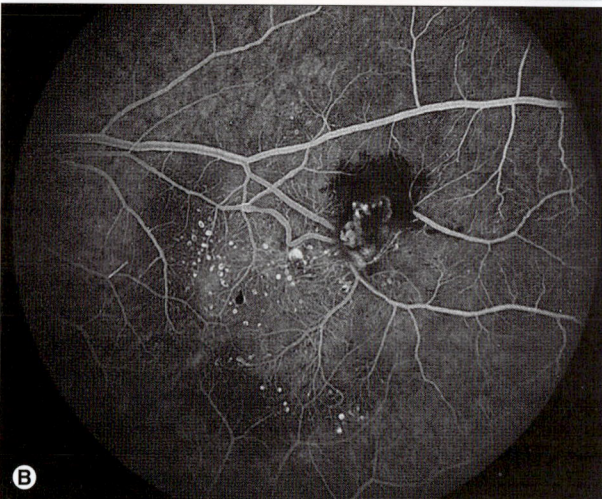

Figura 6.28.4 Macroaneurisma com leito capilar circundante dilatado e telangiectásico. **A.** Um grande macroaneurisma bilobado com lipídios circinados circundantes. **B.** A angiografia fluoresceínica demonstra capilares dilatados, tortuosos, e microaneurismas circundando o macroaneurisma. (Cortesia de Susan Fowell, MD.)

camadas retinianas externas também podem ser vistos associados aos macroaneurismas.[27,28]

A OCTA pode proporcionar uma alternativa não invasiva para a visualização em alta resolução dessas lesões antes e depois do tratamento com *laser*. Em uma série de casos de três pacientes com MAR, a OCTA (com ou sem OCT tradicional) foi capaz de localizar a profundidade da lesão e fornecer informações dinâmicas sobre o fluxo sanguíneo nas diferentes camadas da retina.[29]

DIAGNÓSTICO DIFERENCIAL

Grandes aneurismas capilares secundários à obstrução venosa retiniana podem simular MAR.[30,31] No *Branch Vein Occlusion Study*,[32] quatro tipos de aneurismas foram encontrados na área da oclusão venosa: arteriais, capilares, venosos e associados aos colaterais. Outras condições de aparência similar incluem:

- Telangiectasia retiniana da doença de Coats[10] (Figura 6.28.6)
- Hemangiomas capilares da retina[33]
- Angiomas não familiares adquiridos, junto com tumores vasoproliferativos[34,35]
- Membrana neovascular da coroide decorrente de degeneração macular relacionada à idade (Figura 6.28.7); síndrome IRVAN (Figura 6.28.8);[12,15,36,37] MARF.[13,14]

ASSOCIAÇÕES SISTÊMICAS

A única associação sistêmica consistente com MAR é a hipertensão arterial sistêmica. Em uma série de caso-controle, 79% dos

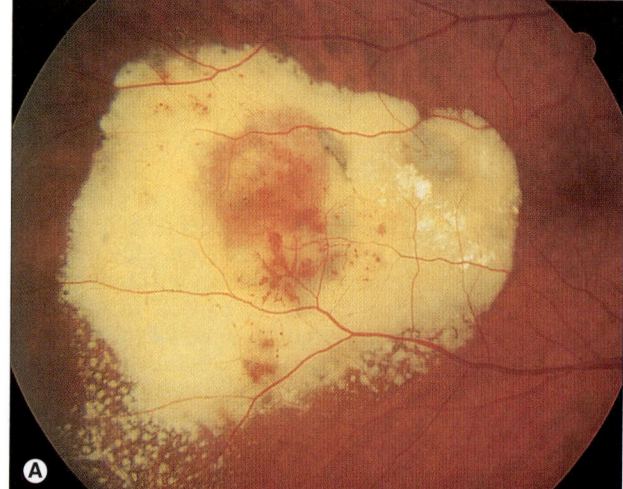

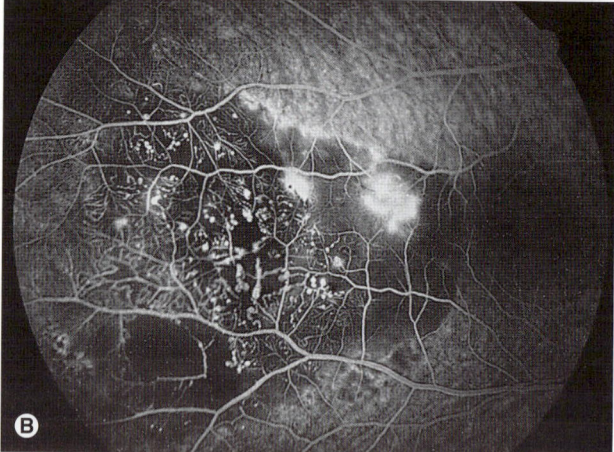

Figura 6.28.6 Telangiectasia retiniana (Doença de Coats). **A.** Aparência clássica da doença de Coats com exsudação lipídica maciça e descolamento de retina exsudativo resultante. **B.** A angiografia fluoresceínica documenta grandes vasos telangiectásicos e vazamento de vários aneurismas.

pacientes com macroaneurismas tinham hipertensão, comparados com 55% dos controles – uma diferença estatisticamente significante.[9] A avaliação de um paciente com macroaneurisma, mas sem história prévia de hipertensão, deve incluir uma investigação de hipertensão e possivelmente um exame cardiológico.[18]

PATOLOGIA

Gold *et al.* descreveram uma amostra patológica de um paciente com um único macroaneurisma e um grande anel lipídico circinado na mácula.[38] O macroaneurisma estava situado em um cruzamento arteriovenoso, circundado por capilares dilatados

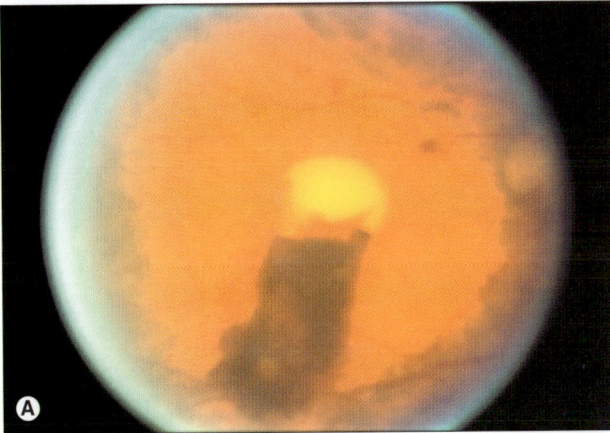
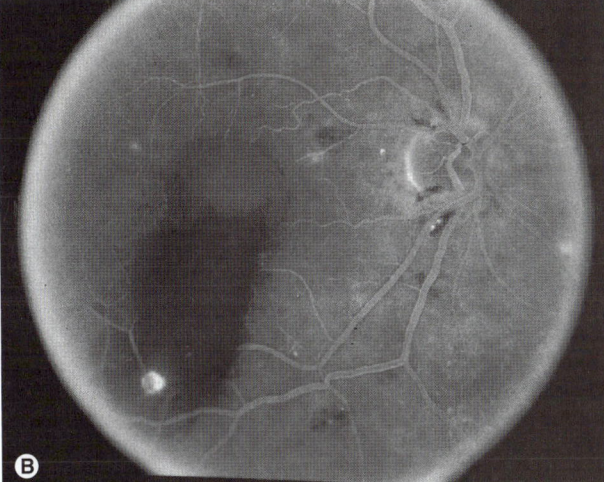

Figura 6.28.7 Hemorragia macular, simulando degeneração macular relacionada à idade. A. Hemorragia do epitélio pigmentado da retina (EPR) e sub-retiniana na mácula e seguindo inferiormente. **B.** A angiografia fluoresceínica revela a origem da hemorragia em um macroaneurisma arterial retiniano.

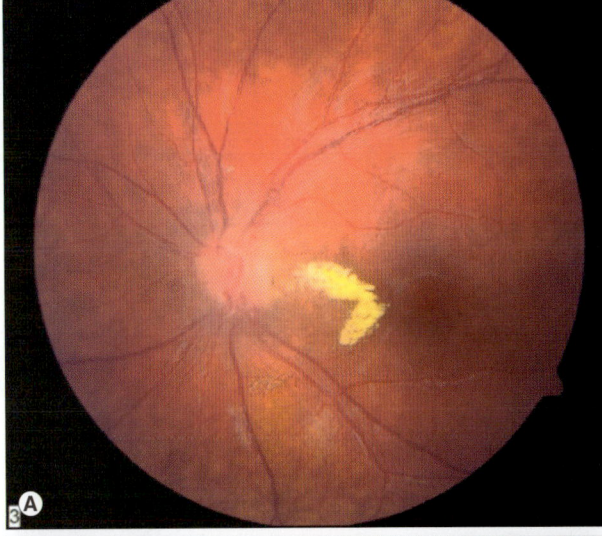
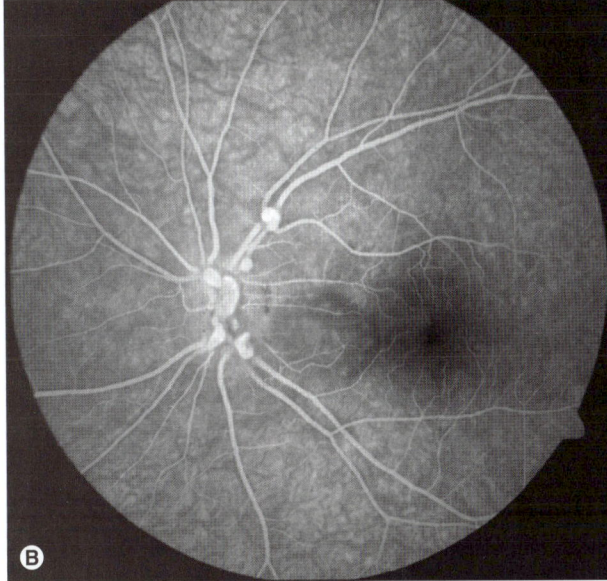

Figura 6.28.8 Síndrome de vasculite retiniana idiopática e neurorretinite (IRVAN, do inglês *idiopathic retinal vasculitis and neuroretinitis*). A. Muitas dilatações arteriais nos vasos retinianos de primeira ordem. **B.** A angiografia fluoresceínica realça as dilatações arteriais.

e um acúmulo heterogêneo de colágeno, hemossiderina e lipídios, com uma deposição paramacular de lipídios e exsudato proteáceo na camada plexiforme externa. Foi proposto que a rede de capilares dilatados circundando o macroaneurisma era a fonte de exsudação serosa e lipídica. Outros relatos de aneurismas rompidos mostraram evidência de uma rotura na artéria coberta por um denso coágulo de fibrina-plaquetas que continha sangue, exsudato, macrófagos carregados de lipídios, hemossiderina e produtos de reação fibroglial em quantidades que variam entre os pacientes (Figura 6.28.9).[39]

TRATAMENTO, EVOLUÇÃO E DESFECHO

Os macroaneurismas hemorrágicos, especialmente os que causam hemorragia vítrea e pré-retiniana, tendem a trombosar e, no final das contas, o desfecho visual dos pacientes com esses macroaneurismas é melhor do que os dos pacientes com macroaneurismas exsudativos, o que leva ao desenvolvimento de edema macular.[5,6,8,13,40]

Foram descritos tratamentos usando *lasers* de arco xenônio,[7,8] argônio[2,13,41] e *laser* amarelo,[42-44] diretamente e em volta do macroaneurisma, embora o uso do *laser* ainda seja controverso. Alguns investigadores acreditam que os pacientes que têm macroaneurismas exsudativos e envolvimento macular significativo devem ser submetidos ao tratamento com fotocoagulação, seja diretamente na lesão[7,8,43,44] (Figura 6.28.10) ou no leito capilar circundante[13,40] em um esforço para fechar o macroaneurisma e os vasos perianeurismáticos que estão vazando. A fundamentação é que os piores resultados visuais são observados quando se permite que o edema macular e os lipídios permaneçam por

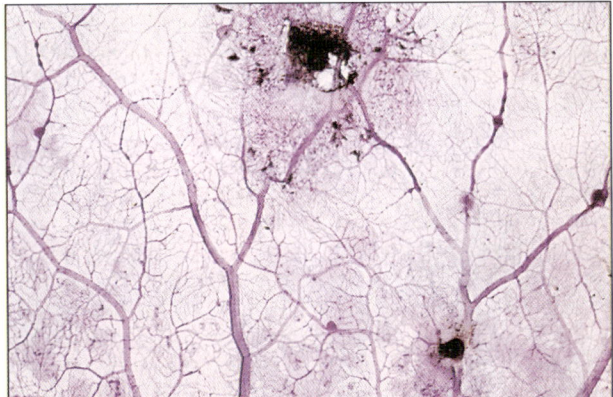

Figura 6.28.9 Histopatologia de um macroaneurisma arteriolar retiniano. Preparação de PAS enzima tripsina digestiva. (Cortesia de Streeten BW. In: Yanoff M, Fine BS. Ocular pathology, 4th ed. London, UK: Mosby; 1995.)

meses. No entanto, nenhum ensaio prospectivo de tratamento com *laser* para MAR foi realizado e as várias pequenas séries clínicas não controladas demonstraram resultados diversos. Vários investigadores não encontraram benefícios visuais no uso da terapia a *laser* comparada com a observação e alguns

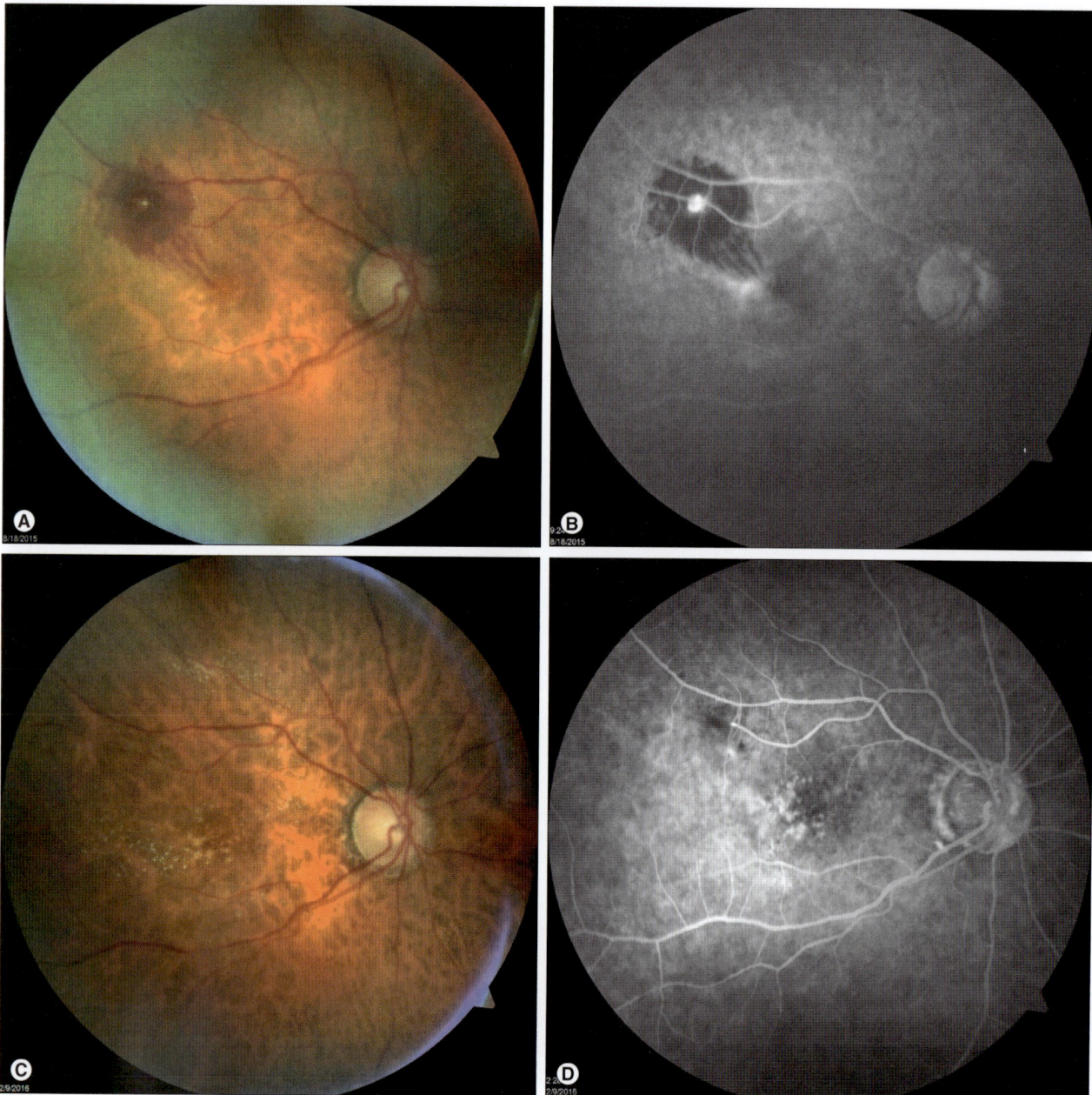

Figura 6.28.10 Macroaneurisma hemorrágico levemente exsudativo. **A.** Macroaneurisma temporal superior, circundado por hemorragia e edema macular brando. **B.** A angiografia fluoresceínica mostra vazamento do macroaneurisma e um vazamento tardio na mácula. **C.** Ablação focal a *laser* do macroaneurisma, combinada com uma injeção intravítrea de bevacizumabe. **D.** A angiografia fluoresceínica mostra oclusão da artéria temporal superior, embora ainda com edema macular leve.

chegaram a relatar um risco maior de redução da visão com a terapia a *laser*.[8,15,41] Por outro lado, Joondeph et al. relataram melhora na acuidade visual em oito de 12 casos com o uso de *laser* de corante amarelo.[44] Meyer et al. relataram que os olhos com MAR hemorrágicos tratados com *laser* comparados aos controles tiveram uma melhora maior na acuidade visual, enquanto não houve diferença entre os grupos de tratamento e observação nos olhos com MAR exsudativos.[45] Uma série de casos maior, de 49 olhos com MAR, exibiu uma acuidade visual final comparável após 3 anos em pacientes que não foram tratados, tratados com *laser* ou submetidos à cirurgia.[46]

No entanto, os autores sugeriram que os desfechos ambíguos resultaram do gerenciamento da doença individualizado, com os casos mais graves sendo submetidos a um tratamento mais invasivo. A cirurgia a *laser* foi associada a um aumento do risco de oclusão arteriolar, que teoricamente pode ser amplificada quando se usa *laser* de corante amarelo.[9,42] Outras complicações incluem aumento da cicatriz do *laser*, neovascularização da coroide e fibrose sub-retiniana. O tratamento sublimiar com *laser* foi proposto como uma alternativa para minimizar os efeitos adversos do *laser* convencional pela redução da duração da exposição ao *laser* e usando um *endpoint* clínico subvisível.[47,48] Em um ensaio randomizado, Battaglia et al. compararam os efeitos do *laser* sublimiar (*laser* diodo infravermelho 810 nm) e do *laser* convencional (*laser* de criptônio 647 nm) em 25 pacientes com MAR sintomáticos associados a edema macular.[47] Os dois grupos alcançaram resultados similares com uma acuidade visual significativamente maior (de 20/100 a 20/40), resolução do edema macular e melhora na espessura retiniana pela OCT no acompanhamento de 1 ano. Três olhos (23%) no grupo de *laser* convencional desenvolveram membrana epirretiniana sintomática, enquanto o grupo sublimiar não teve complicações. No entanto, até os estudos definitivos serem realizados para elucidar o papel do *laser*, ele deve ficar reservado para determinados macroaneurismas exsudativos que ameacem a fóvea com o acúmulo lipídico progressivo.

Ao utilizar *laser* convencional, *laser* de argônio verde ou amarelo podem ser usados, com queimaduras de longa duração (0,2 a 0,5 segundo) e marcas grandes (500 mm de diâmetro).

Com *laser* subliminar, um *laser* de diodo infravermelho pode ser usado com alta potência (1.400 mW) e curta duração (0,3 segundo com ciclo de trabalho de 15%).[47]

Os agentes intravítreos antifator de crescimento endotelial vascular (anti-VEGF), incluindo o bevacizumabe, ranibizumabe e aflibercepte, também tem sido utilizados informalmente para tratar o edema macular e/ou as hemorragias secundárias aos MAR (ver Figura 6.28.10).[49-53] Uma série prospectiva de casos de intervenção com 37 pacientes mostrou uma melhora estatisticamente importante na acuidade visual (20/80 a 20/25) e espessura subcampo central (520 a 214 µm) após 3 meses de injeções mensais intravítreas de bevacizumabe.[53] Entretanto, uma série de casos retrospectiva com 23 olhos, que comparou a injeção de bevacizumabe com observação, não exibiu diferença estatisticamente significativa na acuidade visual ou na espessura macular central após 3 meses, embora a melhora mais rápida tenha sido notada no grupo de tratamento.[54] Também há relatos favoráveis do uso de ranibizumabe[55-57] e aflibercepte intravítreo.[58] Um ensaio controlado randomizado é necessário para elucidar melhor as indicações de uso, os efeitos benéficos e o cronograma de tratamento recomendado dos agentes anti-VEGF, especialmente porque a melhora espontânea é comum.

O *laser* de neodímio:ítrio-alumínio-garnet (Nd:YAG) é empregado no tratamento da hemorragia pré-macular densa.[59,60] A fotodisrupção por Nd:YAG cria uma abertura focal na superfície anterior da hemorragia pré-retiniana, permitindo a drenagem na cavidade vítrea. Em um estudo de seis olhos com hemorragia pré-retiniana secundária à formação de macroaneurisma, todos os olhos exibiram melhora da visão em uma semana de fotodisrupção com Nd:YAG.[59] Em uma revisão retrospectiva de 21 olhos com hemorragia pré-macular secundária a várias causas, a melhora visual ocorreu em 1 mês de fotodisrupção com Nd:YAG em 16 olhos.[60] No entanto, sete pacientes necessitaram de vitrectomia adicional para hemorragias vítreas que não se revolvem e suas complicações, incluindo o buraco macular e o descolamento de retina. O buraco macular ocorreu em um olho com hemorragia pré-macular sub-hialoide de apenas um disco de diâmetro. Os autores postularam que o pequeno tamanho da hemorragia não proporcionava um efeito de amortecimento suficiente para o *laser*; subsequentemente, eles recomendaram que a drenagem com *laser* fosse utilizada apenas se a hemorragia ultrapassasse três diâmetros de disco.[60] Essa modalidade de tratamento pode ser usada para recuperação rápida, porém provavelmente resulta em um desfecho visual igual ou pior do que o obtido com a evolução natural da doença. Além disso, complicações da fotocoagulação com *laser* podem incluir hemorragia, formação de membrana epirretiniana, toxicidade retiniana e oclusão arterial levando à isquemia retiniana.[61-63] Estudos de longo prazo são necessários para definir melhor os riscos e os benefícios da fotodisrupção com *laser*, especialmente para hemorragia associada a MAR.

Vitrectomia via *pars plana* com o uso de ativador de plasminogênio tecidual (t-PA) tem sido defendida para remoção de hemorragia sub-retiniana espessa, densa.[64-69] Os pacientes com hemorragia submacular secundária a MAR tiveram desfechos visuais geralmente favoráveis com essa técnica.[64,65,67-69] No entanto, McCabe *et al.*, em uma revisão prospectiva de 41 casos com hemorragia macular secundária a MAR, constataram que os pacientes gerenciados com observação isoladamente tiveram bons desfechos visuais, os quais foram comparáveis aos dos pacientes tratados cirurgicamente.[70] Oie e Emi relataram que a remoção cirúrgica do macroaneurisma juntamente com a hemorragia poderia ser útil nos casos em que ainda se considera que a cirurgia é indicada para remover a hemorragia sub-retiniana.[71] Em apoio a essa teoria, Koinzer *et al.* em uma série de casos de 49 pacientes, constataram que, embora os pacientes tratados com observação, *laser* e vitrectomia tenham obtido resultados similares em 3 anos, os pacientes que se submeteram à cirurgia apresentaram inicialmente uma visão pior.[46] Eles sugeriram que a intervenção deveria ser determinada pela gravidade da apresentação inicial e que o tratamento cirúrgico pode ser apropriado nos casos de hemorragia sub-retiniana ameaçando a mácula.

Os investigadores também trataram com sucesso a hemorragia submacular usando deslocamento pneumático, com e sem o auxílio de t-PA intravítreo.[72-76] O deslocamento pneumático consiste no pré-tratamento com t-PA intravítreo seguido pela injeção de perfluoropropano ou gás hexafluoreto de enxofre e posicionamento em decúbito ventral por pelo menos 24 horas, para comprimir a mácula diretamente e deslocar a hemorragia submacular inferiormente. Como os efeitos tóxicos retinianos do t-PA têm sido observados em estudos com animais, os investigadores recomendam evitar as injeções intravítreas com concentrações de t-PA > 25 µg/0,1 ml.[72] Do mesmo modo, foi aconselhada cautela no uso da injeção de t-PA intravítreo em pacientes com MAR devido a um possível aumento do risco de hemorragia vítrea. Em um estudo, Mizutani *et al.* relataram hemorragia vítrea em todos os quatro pacientes pré-tratados com t-PA.[75] Preocupados com a toxicidade do t-PA, Ohji *et al.* relataram uma série de cinco pacientes tratados com gás perfluoropropano, seguido por posicionamento em decúbito ventral, sem pré-tratamento com t-PA.[74] A visão melhorou e o sangue foi deslocado da fóvea parcialmente ou completamente nos cinco pacientes. Todavia, Ohji *et al.* especularam que o coágulo sanguíneo sólido presente por mais de 1 semana pode não ser deslocado apenas com a compressão por gás.[74]

Vários fatores de risco indicativos de desfecho visual desfavorável foram identificados em um relatório de Yang *et al.*, incluindo a presença de exsudatos foveais e hemorragia subfoveal.[77] Ainda assim, mesmo na presença de hemorragia subfoveal, alguns desses pacientes se sairão bem sem tratamento específico que não a observação.[70] Ao final, o tratamento preferido para pacientes com hemorragia macular secundária a MAR continua controverso e frequentemente é determinado caso a caso.

BIBLIOGRAFIA

Battaglia Parodi M, Iacono P, Pierro L, et al. Subthreshold laser treatment versus threshold laser treatment for symptomatic retinal arterial macroaneurysm. Invest Ophthalmol Vis Sci 2012;53:1783–6.

Brown DM, Sobol WM, Folk JC, et al. Retinal arteriolar macroaneurysms: long-term visual outcome. Br J Ophthalmol 1994;78:534–8.

Chanana B, Azad RV. Intravitreal bevacizumab for macular edema secondary to retinal macroaneurysm. Eye (Lond) 2009;23:493–4.

Chang TS, Aylward W, Davis JL, et al. Idiopathic retinal vasculitis, aneurysms, and neuroretinitis. Ophthalmology 1995;102:1089–97.

Cleary PE, Kohner EM, Hamilton AM, et al. Retinal macroaneurysms. Br J Ophthalmol 1975;59:355–61.

Gass JDM. Stereoscopic atlas of macular diseases: diagnosis and treatment, vol. 1. 4th ed. St Louis: Mosby-Year Book; 1997. p. 472–6.

Ibanez HE, Williams DF, Thomas MA, et al. Surgical management of submacular hemorrhage: a series of 47 consecutive cases. Arch Ophthalmol 1995;113:62–9.

Joondeph BC, Joondeph HC, Blair NP. Retinal macroaneurysms treated with the dye yellow laser. Retina 1989;9:187–92.

Lee EK, Woo SJ, Ahn J, et al. Morphologic characteristics of retinal arterial macroaneurysm and its regression pattern on spectral-domain optical coherence tomography. Retina 2011;31:2095–101.

McCabe CM, Flynn HW, McLean WC, et al. Nonsurgical management of macular hemorrhage secondary to retinal artery macroaneurysms. Arch Ophthalmol 2000;118:780–5.

Moosavi RA, Fong KC, Chopdar A. Retinal artery macroaneurysms: clinical and fluorescein angiographic features in 34 patients. Eye 2006;20:1011–20.

Panton RW, Goldberg MF, Farber MD. Retinal arterial macroaneurysms: risk factors and natural history. Br J Ophthalmol 1990;74:595–600.

Pichi F, Morara M, Torrazza C, et al. Intravitreal bevacizumab for macular complications from retinal arterial macroaneurysms. Am J Ophthalmol 2013;155(2):287–94.

Rabb MF, Gagliano DA, Teske MP. Retinal arterial macroaneurysms. Surv Ophthalmol 1988;33:73–96.

Robertson DM. Macroaneurysms of the retinal arteries. Trans Am Acad Ophthalmol Otolaryngol 1973;77:OP55–67.

Townsend-Pico WA, Meyers SM, Lewis H. Indocyanine green angiography in the diagnosis of retinal arterial macroaneurysms associated with submacular and preretinal hemorrhages: a case series. Am J Ophthalmol 2000;129:33–7.

As referências completas estão disponíveis no **GEN-io**.

Degeneração Macular Relacionada à Idade

PARTE 6 RETINA E VÍTREO
SEÇÃO 6 Distúrbios Maculares

6.29

Miin Roh e Ivana K. Kim

Definição: Distúrbio degenerativo progressivo comum e crônico da mácula, que afeta indivíduos idosos, caracterizado por perda da visão central como resultado de anormalidades no complexo fotorreceptor/epitélio pigmentar da retina (EPR)/membrana de Bruch/complexo coroidal, resultando frequentemente em atrofia geográfica (AG) e/ou neovascularização.

Características principais
- Idade > 50 anos
- Bilateral
- Drusas
- Hiperpigmentação do epitélio pigmentar da retina (EPR)
- Hipopigmentação do EPR
- AG
- Descolamento do EPR
- Neovascularização coroidal macular.

Características associadas
- Líquido sub-retiniano
- Líquido intrarretiniano
- Hemorragia sub-retiniana
- Hemorragia intrarretiniana
- Exsudação lipídica
- Fibrose sub-retiniana (cicatriz disciforme)
- Alelos específicos de risco genético, particularmente em genes que controlam o sistema complemento.

INTRODUÇÃO

A degeneração macular relacionada à idade (DMRI) é a principal causa de deficiência visual irreversível em idosos em todo o mundo, afetando 30 a 50 milhões de indivíduos.[1-5] A perda da acuidade visual geralmente é resultante da degeneração progressiva dos fotorreceptores, do EPR e dos coriocapilares, embora a manifestação mais precoce da doença apareça histopatologicamente como anormalidades dentro da membrana de Bruch. A forma avançada da doença se caracteriza por neovascularização da coroide (NVC), AG (atrofia do EPR, coriocapilares e fotorreceptores) ou ambos. A doença quase sempre se inicia de modo não neovascular ou seca da DMRI e pode progredir para AG ou para a forma neovascular (úmida) em um dos olhos ou em ambos. Quando a neovascularização ocorre, há acúmulo de líquido, hemorragia e exsudação lipídica dentro da mácula que pode culminar em fibrose, referida como uma *cicatriz disciforme*. É controverso se as formas úmida e seca da DMRI representam duas entidades distintas da doença ou manifestações de estágio final da mesma doença.[6] Uma vez que a DMRI avançada se desenvolve em um olho, há uma probabilidade aumentada de ter AG ou neovascularização no outro olho. Uma escala de gravidade simplificada com base na aparência do fundo de olho foi estabelecida para avaliar o risco de conversão em DMRI avançada.[7] Grandes drusas, qualquer alteração de pigmentação e o estado patológico do outro olho foram particularmente preditivos para o desenvolvimento de DMRI avançada. A causa da DMRI é multifatorial e influenciada pela idade, origem étnica e uma combinação de fatores ambientais e genéticos.[5,8] Não há cura; no entanto, suplementação vitamínica, boa nutrição e cessação do tabagismo podem retardar a progressão da forma seca da DMRI.[9,10] Além disso, os fármacos que inibem o fator de crescimento endotelial vascular-A (VEGF-A) têm sido bem-sucedidos no tratamento da forma úmida de DMRI.[11-16]

EPIDEMIOLOGIA

Muitos estudos relataram a prevalência de DMRI em diversas populações usando definições variadas.[4] A Organização Mundial da Saúde (OMS) estimou, em 2002, que 8,7% da cegueira mundial foi causada por DMRI, com 14 milhões de pessoas cegas ou com deficiências visuais graves por causa desse distúrbio. A maioria dos indivíduos afetados vive em países desenvolvidos. Em geral, a DMRI avançada é rara antes dos 55 anos e mais comum em pessoas com 75 anos de idade ou mais. A prevalência de DMRI neovascular e AG parece variar em diferentes grupos étnicos e raciais em todo o mundo. A DMRI avançada pode ser classificada de maneira ampla em dois tipos: DMRI seca e úmida. Embora a DMRI seca seja responsável pela maioria dos casos diagnosticados, a DMRI úmida é responsável pela maioria da perda grave da visão e geralmente ocorre de semanas a meses.[17] Embora a neovascularização tenha sido a causa mais comum de perda grave da visão, AG, a forma mais avançada de DMRI seca, pode causar perda significativa de visão, e essa forma de cegueira, que evolui lentamente ao longo dos anos, se tornará ainda mais comum como resultado do sucesso da terapia anti-VEGF e em função do envelhecimento populacional.[3,4] A prevalência de DMRI avançada aumenta a cada década após os 50 anos, com a maior prevalência encontrada entre aqueles com idade > 80 anos.[3] Em 2000, a DMRI avançada afetou mais de 1,75 milhão de pessoas nos EUA. Espera-se que esse número aumente para 3 milhões até 2020, à medida que a população do *baby boom* envelhece.[3]

PATOGÊNESE

O conhecimento sobre a patogênese é proveniente de avaliações de espécimes histopatológicos e estudos de associação genética em diferentes populações. No início do processo da doença, os lipídios são depositados na membrana de Bruch, possivelmente devido à falha do EPR em processar os detritos celulares associados à renovação do segmento externo dos fotorreceptores. Esses depósitos são conhecidos como *depósitos lineares basais* e *depósitos laminares basais*. Somente mais tarde na evolução da doença as drusas são visíveis. O aparecimento das drusas é o sinal clínico visível mais precoce da DMRI.

A análise das drusas típicas que elevam o EPR revela que elas contêm lipídios, amiloide, fatores do complemento e componentes celulares adicionais.[18,19] O aparecimento das drusas é precedido ou concomitante ao espessamento das camadas colágenas da membrana de Bruch, degeneração da elastina e colágeno dentro da membrana de Bruch com calcificação da membrana de Bruch, aumento dos níveis de produtos finais de glicação avançada e acúmulo de lipídios, assim como proteínas exógenas.[20] Essas alterações podem servir como uma barreira hidrofóbica para impedir a passagem de fluidos e nutrientes entre a coroide e a retina externa, resultando em isquemia relativa. O subsequente crescimento da neovascularização dos coriocapilares pode ocorrer através de rupturas na membrana de Bruch.[21]

A história familiar é um fator de risco estabelecido, como bem demonstrado em estudos com gêmeos.[8] Em estudos com gêmeos monozigóticos com DMRI e influências ambientais e alimentares comuns, a aparência do fundo de olho e o grau de perda visual foram notavelmente semelhantes (89 a 100%). A concordância clínica em gêmeos dizigóticos criados em um ambiente compartilhado foi nitidamente menor, mas ainda substancial (46%), consistente com irmãos típicos. A importância da hereditariedade foi confirmada quando polimorfismos nos genes que codificam o fator H do complemento, de requerimento de alta temperatura humana A-1 (HTRA1, do inglês *human high-temperature requirement A-1*), complemento C2, CFB e C3 mostraram-se preditores de risco para DMRI.[22-27] Embora ainda seja desconhecida como a variação genética na cascata do complemento predispõe os pacientes à DMRI, evidências sugerem que a desregulação da via inata do complemento desencadeia respostas inflamatórias aberrantes, resultando em acúmulo de detritos no interior da membrana de Bruch. Muitos componentes da cascata do complemento ativada, como C3a e C5a, foram previamente identificados nas drusas.[28,29] No entanto, o mecanismo pelo qual as vias do complemento inicialmente se tornam ativadas permanece sem explicação. Recentemente, foi descrito que o risco de AG bilateral está associado à fator H do complemento (CFH, do inglês *complemento fator H*), enquanto o HTRA1 atribui maior risco ao NVC bilateral. Além disso, o C3 mostrou conferir mais risco para AG do que para a NVC.[26] A identificação desses genes confirma o componente genético da DMRI e a inflamação desempenha um papel importante. Entretanto, a DMRI em diferentes grupos étnicos pode ou não estar associada aos mesmos *loci* genéticos ou polimorfismos.

Os fatores de risco ambientais mais importantes são o tabagismo e a obesidade.[30] Outros fatores de risco associados ao desenvolvimento de DMRI foram identificados, apesar de uma compreensão limitada da fisiopatologia exata. Vários pesquisadores descreveram associação com aterosclerose, lesão oxidativa, fototoxicidade e dieta.[4] A evidência da exposição à luz como causa da DMRI é inconclusiva, com apenas alguns estudos clínicos mostrando uma associação positiva entre a exposição ao sol e a DMRI tardia.[31,32] Embora vários estudos de caso-controle tenham falhado em mostrar uma associação entre exposição solar e DMRI.[33,34]

MANIFESTAÇÕES OCULARES

Degeneração macular relacionada à idade do tipo seca

Drusas e hiperpigmentação focal do epitélio pigmentar da retina

As drusas constituem um dos primeiros sinais de DMRI. Clinicamente, as drusas típicas aparecem como excrescências focais, de coloração amarelo-esbranquiçadas, profundas na retina. Geralmente, agrupam-se no polo posterior, mas podem aparecer em qualquer parte do fundo do olho. Drusas em um local extramacular não apresentam nenhuma consequência visual conhecida. Os típicos depósitos de drusas estão localizados entre o EPR e a membrana de Bruch e variam amplamente em número, tamanho, forma e distribuição. A maioria das drusas apresenta diâmetro entre 20 e 100 μm e é caracterizada como dura ou mole, bem como pequena (< 63 μm), intermediária (> 63 μm e < 125 μm) ou grande (≥ 125 μm).[7,35]

As drusas duras, que aparecem como máculas arredondadas amarelo-esbranquiçadas, medem < 63 μm. Essas drusas são comumente identificadas em muitas populações; não estão relacionadas à idade e não carregam maior risco de desenvolvimento de neovascularização, com aproximadamente 80% da população geral apresentando idade > 30 anos. Ao contrário, as drusas moles são mal definidas, sem bordas distintas e medem ≥ 63 μm (Figura 6.29.1). Diferentes estudos populacionais e ensaios clínicos indicaram que as drusas grandes, moles e confluentes apresentam relação com a idade e estão associadas ao maior risco de desenvolvimento de DMRI avançada com desenvolvimento de neovascularização.[7,32,36] Após a idade de 70 anos, 26% dos indivíduos apresentam drusas grandes ou moles e 17% apresentam drusas coníferas.[37]

As pseudodrusas reticulares, que aparecem como redes entrelaçadas, de coloração amarelada clara, foram identificadas pela primeira vez em fotografias de fundo de luz azul,[38] e imagens recentes de campo por meio de Optos ultra-amplo mostraram que pseudodrusas reticulares foram encontradas em 11% da coorte AREDS.[39] As pseudodrusas mostraram-se inicialmente associadas a alto risco de progressão para DMRI neoplásica,[40-42] mas posteriormente se mostraram igualmente associadas ao desenvolvimento de DMRI atrófica em um estudo epidemiológico recente.[41,43,44] Embora sua origem não seja clara, a histopatologia original localizou pseudodrusa reticulares em alterações da coroide com perda de vasos coroides acompanhados por substituição fibrosa do estroma coroidal em um padrão reticular.[40] Estudos mais recentes identificaram-nos como depósitos sub-retinianos acima do EPR.[45,46] Em sua maioria, apenas a drusa não causa perda grave da acuidade visual, mas pode estar associada a queixas de adaptação à luz, metamorfopsia leve, perda da velocidade de leitura, e problemas de sensibilidade ao contraste.

A hiperpigmentação focal do EPR é outra característica clínica importante da DMRI seca. O risco de desenvolver drusas moles e AG aumenta na sua presença.[47]

Atrofia geográfica

A AG é clinicamente observada como uma ou mais áreas bem delineadas de hipopigmentação ou despigmentação devido à ausência ou atenuação grave do EPR subjacente (Figura 6.29.2). Os vasos maiores e mais profundos da coroide são mais facilmente visualizados através das áreas atróficas, que também não possuem fotorreceptores e coriocapilares. Essas áreas geralmente são pequenas (menos que uma área do disco) e podem envolver a fóvea em um padrão petaloide, e elas geralmente coalescem com o tempo ou se manifestam como uma grande lesão central de até 7 mm de diâmetro. Se o centro da fóvea for poupado, uma boa acuidade visual pode ser preservada, embora a visão para leitura possa permanecer ruim em função do campo visual central restrito. Muitos olhos com AG também exibem drusas. De fato, a maioria dos casos de AG ocorre em um padrão correspondente à regressão da drusa significativa anterior. A perda de acuidade visual da DMRI seca geralmente é causada por AG envolvendo a região da fóvea.[48-51]

Degeneração macular relacionada à idade neovascular

A DMRI neovascular ou úmida é caracterizada pela presença de neovascularização (NVC) na mácula. Esta neovascularização pode resultar do crescimento de neovascularização a partir de coriocapilares sob a região macular, que é uma NVC típica, ou pode surgir predominantemente dentro da retina, e é conhecida como *proliferação angiomatosa da retina* (PAR). Nas formas

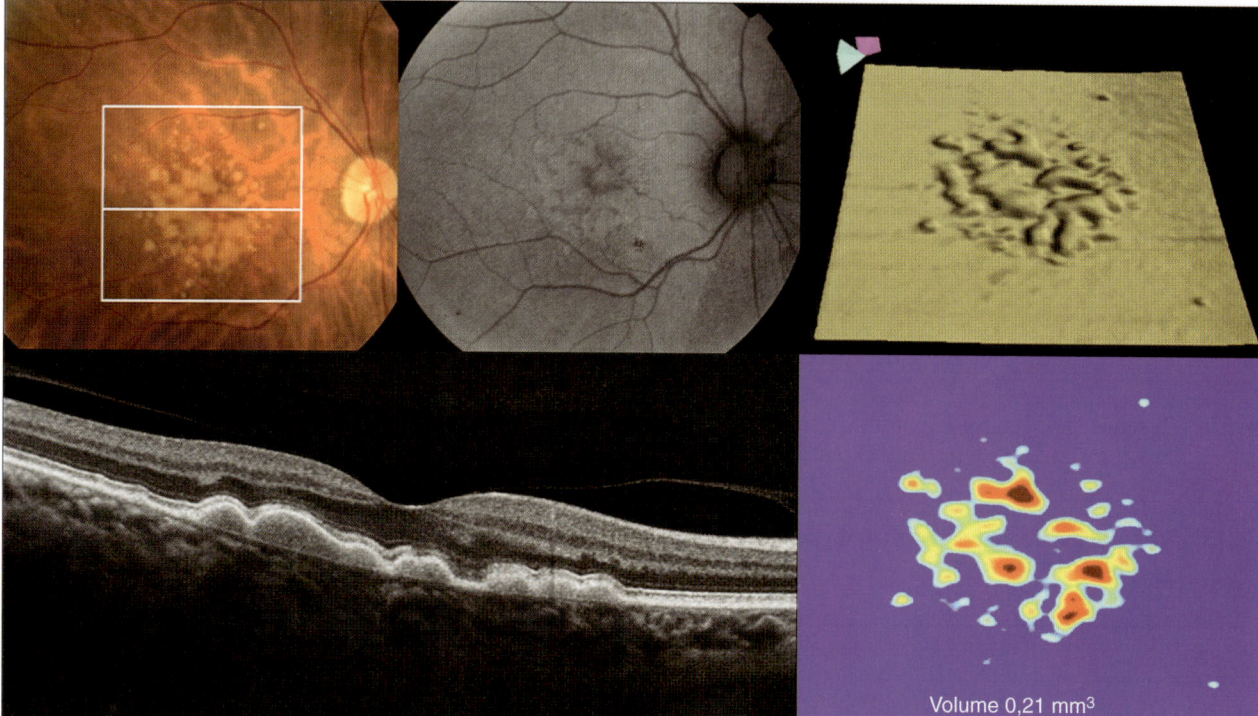

Figura 6.29.1 Olho direito de uma mulher de 69 anos de idade com degeneração macular intermediária relacionada à idade (DMRI), **mostrando drusas moles.** (*Topo à esquerda*) Fotografia de fundo colorido mostrando a localização sobreposta dos dados de tomografia de coerência óptica de domínio espectral (SD-OCT, do inglês *spectral-domain optical coherence tomography*) indicado pelo *quadrado branco*. Autofluorescência de fundo. (*Topo à direita*) Mapa de segmentação do epitélio pigmentar da retina (EPR). (*Embaixo, à esquerda*) B-*scan* horizontal foveal correspondente à linha branca na fotografia colorida do fundo de olho. (*Embaixo, à direita*) mapa de elevação do EPR.

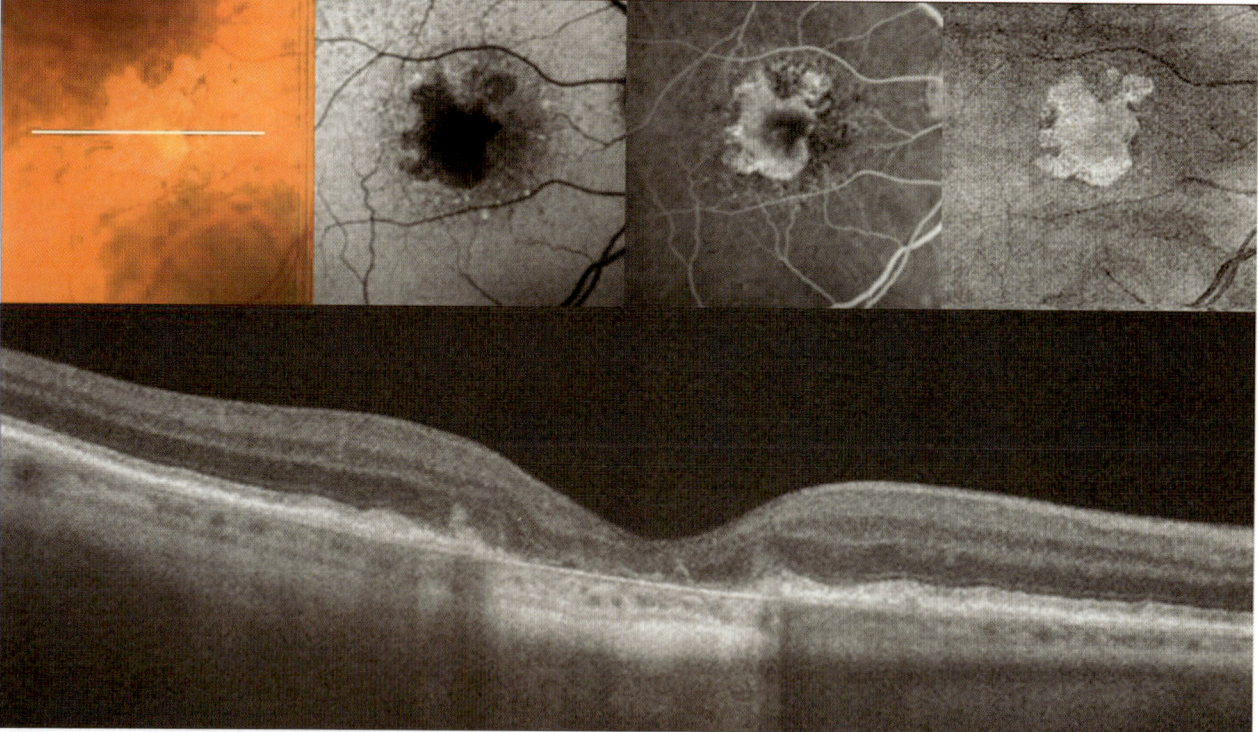

Figura 6.29.2 Olho direito de uma mulher de 84 anos com degeneração macular avançada (DMRI), mostrando atrofia geográfica. (*Parte superior, da esquerda para a direita*) Fotografia colorida do fundo de olho, autofluorescência do fundo de olho, angiografia com fluoresceína de fase tardia e imagem de fundo na tomografia de coerência óptica (OCT, do inglês *optical coherence tomography*). (*Inferior*) B-*scan* horizontal da fóvea correspondente à *linha branca* na fotografia de fundo colorido.

avançadas de DMRI neovascular, não é incomum observar as anomalias da retinocoroidenas, uma comunicação entre as circulações da retina e da coroide.

Os pacientes frequentemente relatam a piora súbita da visão central, frequentemente com distorção. As manifestações clínicas da DMRI neovascular podem incluir: líquido sub-retiniano; líquido intrarretiniano; hemorragia retiniana, sub-retiniana ou sub-EPR; exsudato lipídico; descoloração cinzenta ou amarelo-esverdeada ou membrana semelhante a placa; descolamento do EPR; ruptura do EPR (Figuras 6.29.3, 6.29.4 e 6.29.5). Na doença terminal, a neovascularização resulta em uma cicatriz macular fibrovascular ou atrófica e danos permanentes subsequentes à visão central.

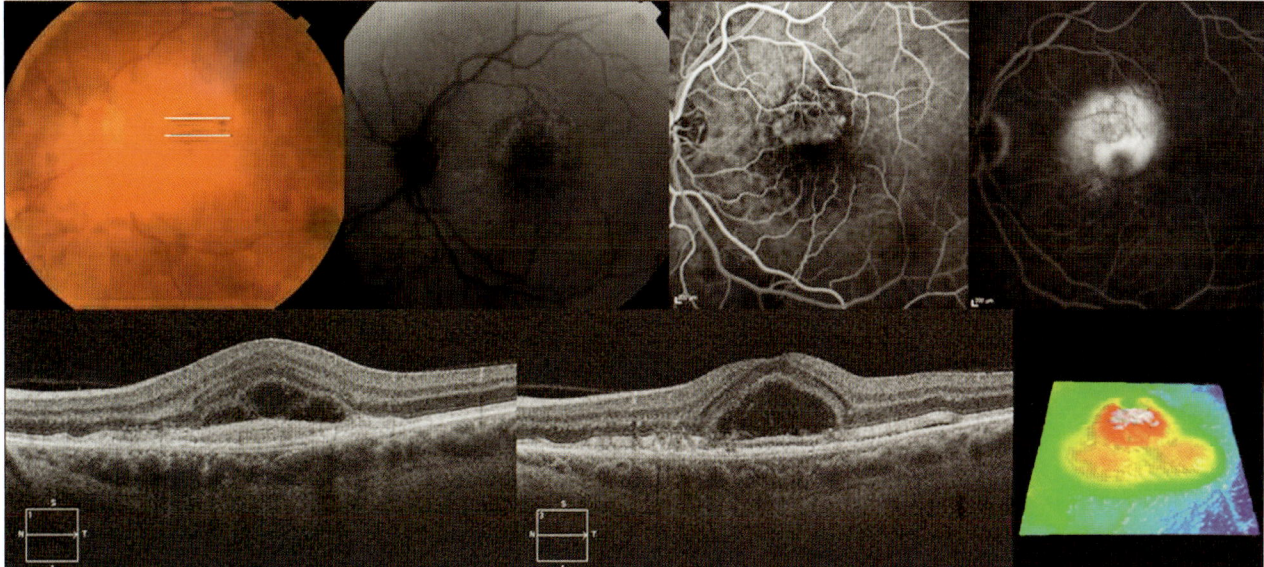

Figura 6.29.3 Olho esquerdo de um homem de 75 anos com degeneração macular avançada (DMRI), mostrando neovascularização clássica da coroide. (*Topo, da esquerda para direita*) Fotografia de fundo colorido, autofluorescência do fundo de olho, angiografia com fluoresceína em fase inicial e angiografia com fluoresceína em fase tardia. (*Topo, da esquerda para a direita*) Tomografia por coerência óptica (OCT) B-*scan* imagiologia da neovascularização coroidal, correspondendo à *linha branca* superior na fotografia do fundo colorido, B-*scan*, horizontal da fóvea correspondente à *linha branca* inferior na fotografia de fundo colorido e mapa da espessura da retina, mostrando um aumento na espessura da retina central.

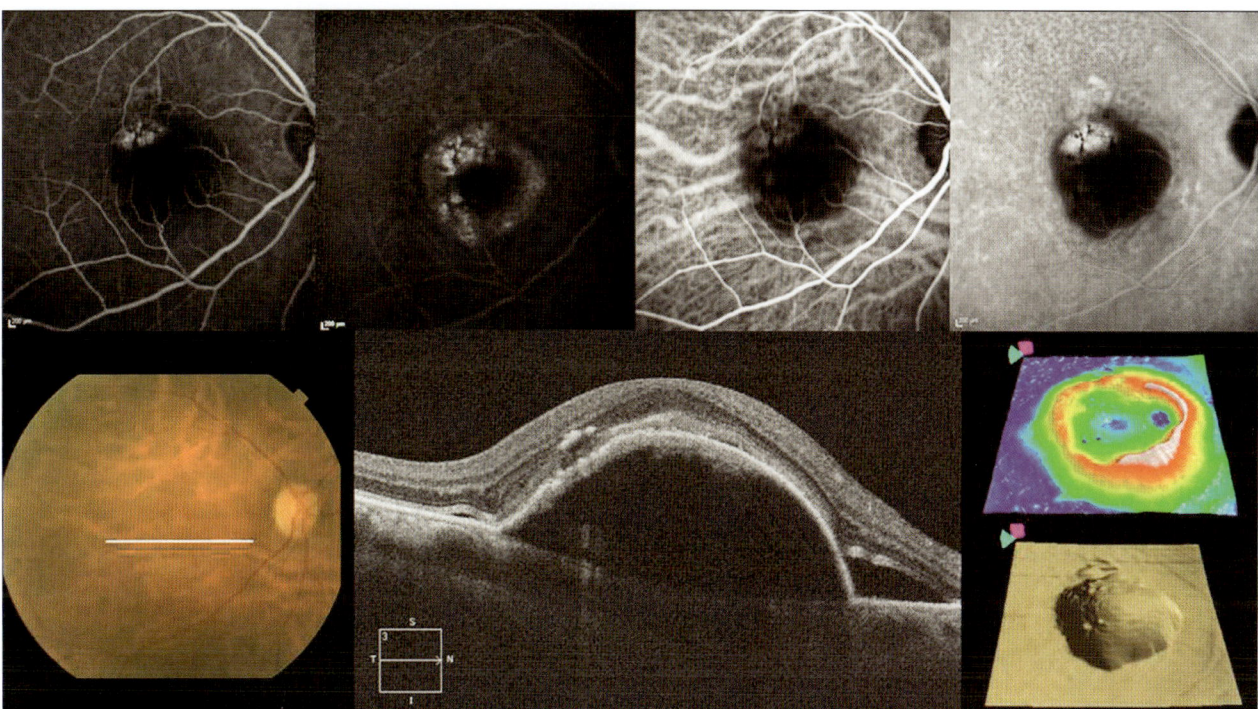

Figura 6.29.4 Olho direito de uma mulher de 78 anos com degeneração macular avançada relacionada à idade (DMRI), mostrando neovascularização oculta da coroide com descolamento do epitélio pigmentado da retina (DEP). (*Topo, da esquerda para a direita*) Angiografia com fluoresceína (AF) de fase precoce, FA de fase tardia, angiografia com indocianina verde (ICGA) e ICG de fase tardia. (*Inferior esquerdo*) Fotografia de fundo colorido. (*Meio inferior*) tomografia de coerência óptica horizontal (OCT) B-*scan*, da fóvea, correspondendo à *linha branca* na fotografia de fundo colorido. (*Inferior direito*) Mapa de espessura da retina e mapa de segmentação do epitélio pigmentar da retina (EPR).

Descolamento do epitélio pigmentar da retina

O descolamento do epitélio pigmentar da retina (EPR) pode ser causado por líquido seroso, tecido fibrovascular, hemorragia ou coalescência de drusas sob o EPR. Cada tipo tem um aspecto clínico singular e apresenta padrões específicos na angiografia com fluoresceína. O descolamento fibrovascular do EPR representa um tipo de neovascularização coroidal (NVC) oculta, descrito mais adiante. O descolamento hemorrágico do EPR se manifesta como uma elevação escura do EPR provocada pelo sangue subjacente, mostrando bloqueio da fluorescência em todas as fases da angiografia. Já o descolamento seroso do EPR manifesta-se como um descolamento abobadado do EPR, exibindo hiperfluorescência difusa brilhante com acúmulo (*pooling*) progressivo em um espaço fixo. O descolamento do EPR causado por coalescência de drusas exibe coloração, frequentemente com fluorescência evanescente na fase tardia e ausência de extravasamento.[52]

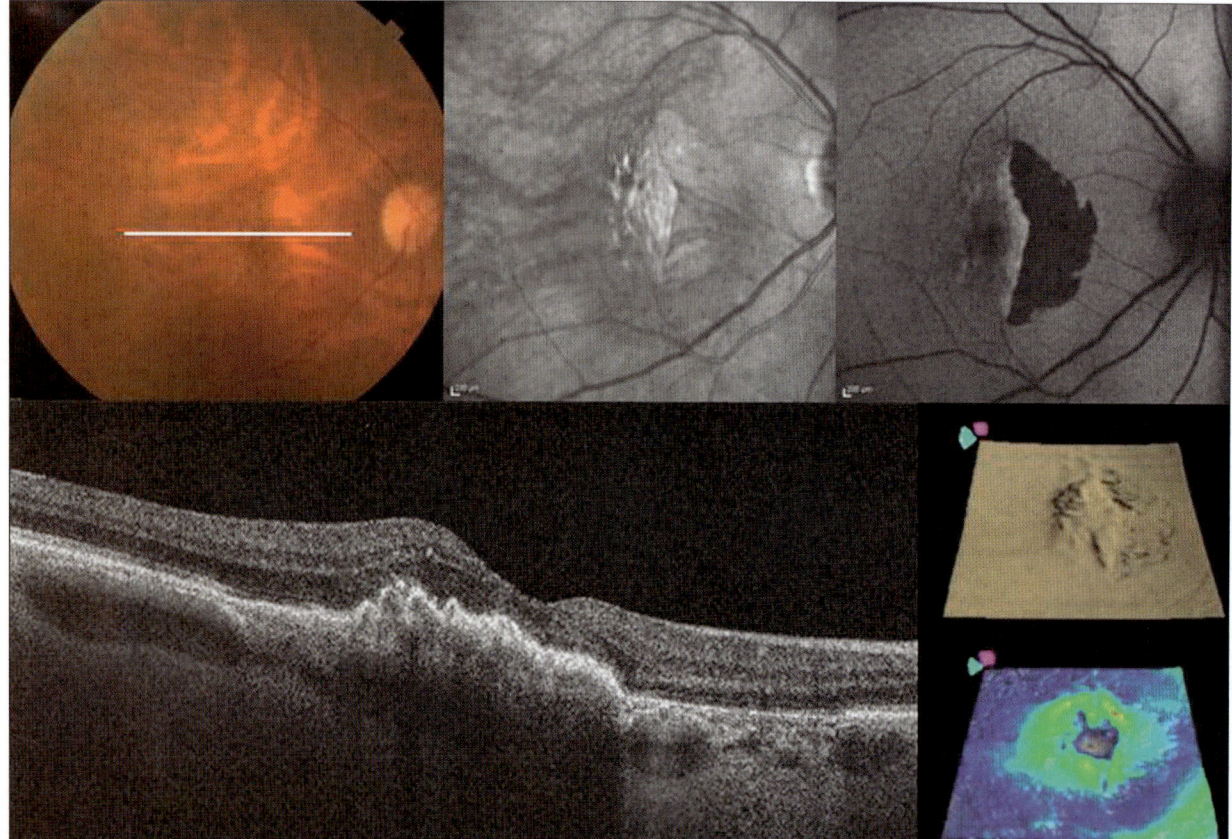

Figura 6.29.5 Olho direito de uma mulher de 78 anos com degeneração macular avançada (DMRI), mostrando neovascularização coroide com um epitélio pigmentar da retina (EPR). (*Topo à esquerda*) Fotografia colorida do fundo. (*Meio superior*) Imagem infravermelha. (*Topo à direita*) Autofluorescência do fundo de olho. (*Embaixo, à esquerda*) Tomografia de coerência óptica horizontal (OCT) da fóvea, correspondente à *linha branca* na fotografia colorida do fundo. (*Embaixo, à direita*) Mapa de segmentação do EPR e mapa de espessura da retina.

DIAGNÓSTICO E EXAMES COMPLEMENTARES

O exame clínico geralmente é suficiente para estabelecer o diagnóstico de DMRI, embora sutis anormalidades maculares sejam mais bem detectadas com a ajuda de testes auxiliares, como autofluorescência de fundo (AFF), OCT, angiografia com fluoresceína (AF), angiografia de indocianina verde (ICGA, do inglês *indocyanine green angiography*) e angiografia por tomografia de coerência óptica (OCTA, do inglês *optical coherence tomography angiography*).

Autofluorescência de fundo

A AFF representa uma modalidade de imagem capaz de refletir as alterações morfológicas associadas ao metabolismo da lipofuscina. Ela permite imagens topográficas *in vivo* não invasivas por meio fluoróforos intrínsecos na mácula. Dependendo do instrumento, a imagem da AFF é obtida usando um comprimento de onda de excitação variando de 488 nm a 585 nm e uma largura de banda de emissão de 500 a 700 nm. Áreas de AG exibem sinais de AFF muito baixos a extintos (escuro) como resultado da perda de EPR e lipofucismo, o que leva a uma região com uma transição de alto contraste entre a área de atrofia e a retina perilesional (ver Figura 6.29.2). Além disso, vários padrões de alterações na AFF perilesional podem ser preditivos da progressão da doença.[53-56]

Tomografia de coerência óptica

A OCT pode ser um teste auxiliar útil em qualquer estágio da DMRI. Em pacientes com DMRI seca, B-*scan* com alta definição média é útil para avaliar a ultraestrutura das drusas e para examinar as camadas adjacentes da retina que podem estar comprometidas pelo processo da doença. A aquisição de varreduras que compõem muitas varreduras B de baixa densidade combinadas ao uso de algoritmos de segmentação resulta na capacidade de gerar mapas da membrana limitante interna e do EPR, que fornece informações sobre a geometria do EPR e uma perspectiva única das drusas. Atualmente, os algoritmos de segmentação podem ser aplicados ao conjunto de dados e fornecer o volume real e a área das drusas (ver Figura 6.29.1).[57,58] A progressão da DMRI inicial para formas graves, como AG, pode ser monitorada usando OCT. A perda de EPR e fotorreceptores são facilmente observados nos exames B-*scans* (ver Figura 6.29.2). A área de AG pode ser medida usando a imagem de fundo na OCT (OFI, do inglês *OCT fundus image*) e a placa sub-EPR OFI.[59,60] A OFI representa uma imagem de fundo virtual resultante da soma *en face* da luz refletida de cada varredura de modo A. Essa OFI *en face* identifica AG como uma área brilhante resultante do aumento da penetração de luz na coroide onde a atrofia ocorreu na mácula (ver Figura 6.29.2; Figuras 6.29.6 e 6.29.7), enquanto a OFI sub-EPR é a soma da luz refletida abaixo do EPR.

A OCT é mais amplamente utilizada na DMRI úmida por médicos. O modo B de alta definição pode ser usado para identificar algumas características da DMRI úmida, como a existência de líquido intrarretiniano ou sub-retiniano, presença de DEP na retina, que podem ser classificadas em serosas (vascularizadas e não vascularizadas), fibrovasculares e DEP hemorrágicos. O líquido macular pode ser identificado no B-*scan* e revisando os mapas de espessura da retina, que calculam a espessura da retina entre a membrana limitante interna e o EPR (ver Figura 6.29.3). Desde o advento de fármacos que inibem o VEGF, uma das estratégias para monitorar os olhos com DMRI úmida tem sido usar a OCT para determinar se o tratamento é eficaz na resolução do líquido macular. O efeito da terapia anti-VEGF pode então ser avaliado com base na aparência qualitativa dos B-*scans* e nas mudanças qualitativas e quantitativas nos mapas de espessura da retina (Figura 6.29.8). Além disso, o mesmo algoritmo usado para medir a drusa também pode ser usado para medir de modo reprodutível a área e o volume de DEP, monitorando assim a história natural e o efeito do tratamento em pacientes com DMRI úmida.[61]

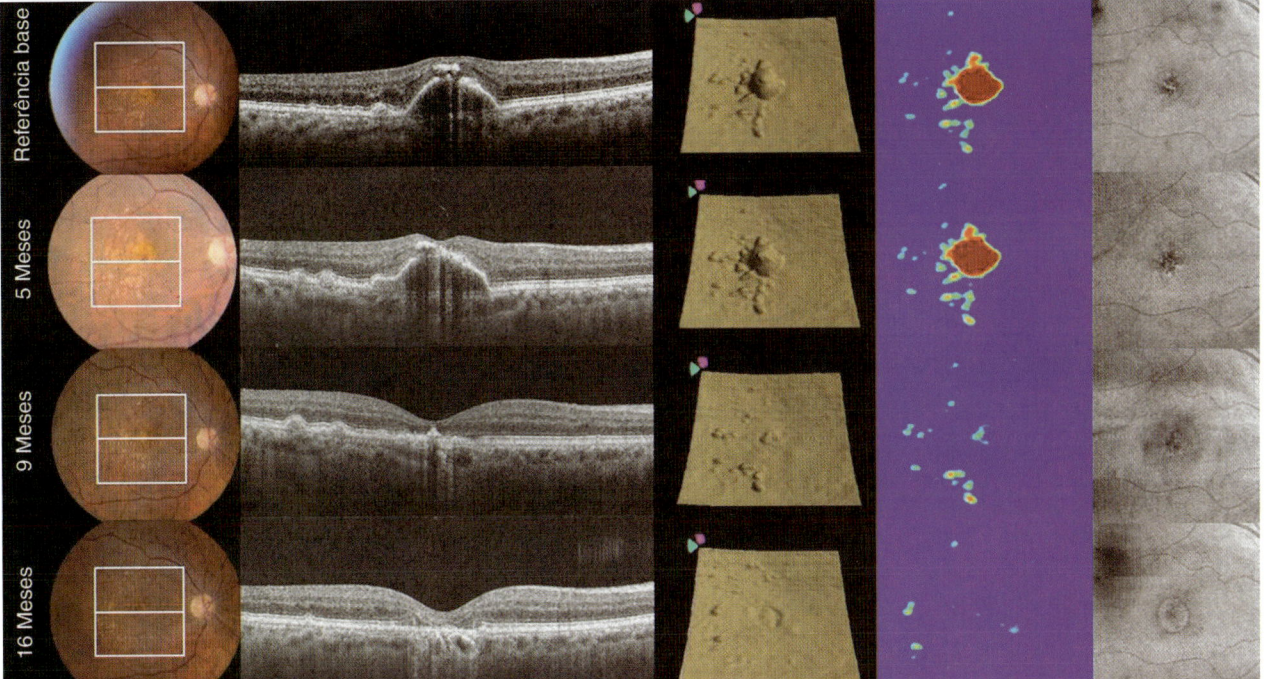

Figura 6.29.6 Olho direito de um homem de 78 anos com um descolamento do epitélio pigmentado da retina (DEP) drusenoide que colapsou e formou atrofia geográfica (AG). (*Linha superior*) Imagem de fundo colorida, foveal B-*scan* horizontal, mapa de segmentação de EPR, mapa de elevação de EPR e imagem de fundo de OCT no início do estudo. (*Segunda fila*) Cinco meses de acompanhamento. (*Terceira linha*) Nove meses de acompanhamento. (*Linha inferior*) Dezesseis meses de acompanhamento. O mapa de segmentação do epitélio pigmentar da retina (*terceira coluna*) e o mapa de elevação do EPR (*quarta coluna*) exibe o volume de DEP drusenoide no início (0,24 mm^3) e em 5 meses (0,26 mm^3). Um colapso do DEP drusenoide foi observado após 9 meses de acompanhamento com o desenvolvimento de AG, como visto no OFI na consulta de 16 meses (*canto inferior direito*). B-*scan* da consulta de 5 meses mostra a quebra do EPR, com um aumento da penetração de luz antes do colapso do DEP drusenoide e a formação de AG.

OCT também permite ao médico distinguir entre causas de perda de acuidade visual que podem não estar diretamente associadas à DMRI, como uma sutil membrana epirretiniana ou tração vitreomacular.

Angiografia por fluoresceína

A FA geralmente é realizada para confirmar a presença de NVC e identifica as características de uma lesão, incluindo a localização e o tipo de vasos anormais, o que pode ser útil como um exame inicial para estudos futuros para decidir se o tratamento foi eficaz.

Com base nos padrões angiográficos de fluorescência, a lesão neovascular pode ser classificada como tipo 1 (oculta), tipo 2 (clássica) ou tipo 3 (proliferação angiomatosa retinomatosa). A *NVC do tipo 1* refere-se a novos vasos sanguíneos que proliferam sob o EPR também é chamada *NVC oculta*. A NVC oculta é reconhecida angiograficamente por um dos dois padrões: DEP fibrovascular ou extravasamento tardio de uma fonte indeterminada. O DEP fibrovascular é caracterizado por uma área de elevação irregular do EPR (que não é tão brilhante nem discreta como na NVC clássica), muitas vezes com hiperfluorescência pontual presente na fase intermediária do angiograma e extravasamento ou coloração pela fase tardia (ver Figura 6.29.4). O extravasamento tardio de uma fonte indeterminada geralmente aparece como hiperfluorescência pontilhada com o corante reunido no espaço sub-retiniano na fase tardia, e a fonte do extravasamento não corresponde à NVC clássica ou a um DEP fibrovascular na porção inicial ou intermediária do angiograma. Na *NVC tipo 2*, os novos vasos sanguíneos estão entre a retina neurossensorial e a EPR. A NVC do tipo 2 ou clássica é caracterizada por hiperfluorescência inicial brilhante, frequentemente "rendosa", exibindo um vazamento proeminente na fase tardia (ver Figura 6.29.3). A *NVC tipo 3* ou PAR formam novos vasos sanguíneos dentro ou abaixo da retina, começando com proliferação capilar, formação de neovascularização intrarretiniana e anastomoses retino-retinianas. Essa neovascularização da retina então se estende abaixo da retina neurossensorial para se tornar neovascularização sub-retiniana (SRN, do inglês *subretinal neovascularization*). Com o tempo, a SRN pode se fundir com a circulação coroide sob o EPR para formar anastomoses retinocoroidais.[62] Os angiogramas também são avaliados quanto à presença de hemorragia, fluorescência bloqueada que não corresponde à hemorragia ou descolamento seroso do EPR. A neovascularização dentro da área do descolamento seroso pode não ser identificável devido à hiperfluorescência intensa.

Angiografia com indocianina verde

A angiografia com indocianina verde (ICGA) tem sido usada para diagnosticar e orientar o tratamento de pacientes com DMRI. O corante ICG liga-se às proteínas plasmáticas, limitando o extravasamento dos vasos coroides, melhor delineando assim a circulação da coroide em comparação a FA. O aparecimento de NVC com base na ICGA pode ser categorizado em três tipos: focos de pontos quentes, placas e uma combinação dos dois (ver Figura 6.29.4). O tratamento com *laser* baseado nos achados de ICGA tem sido recomendado, mas os dados permanecem anedóticos e ainda não foram comprovados por nenhum estudo prospectivo.[63,64] A ICGA é particularmente útil na identificação da vasculopatia polipoidal da coroide (VPC), uma variante da DMRI exsudativa caracterizada por nódulos vermelho-alaranjados e descolamentos epiteliais pigmentados sorossanguíneos na oftalmoscopia. A ICGA evidencia pólipos e redes vasculares ramificadas nessa condição que são difíceis de detectar na FA[65-69] (Figura 6.29.9).

Angiografia por tomografia de coerência óptica

A OCTA é um método não invasivo para visualizar o fluxo sanguíneo usando vários algoritmos.[70] O contraste de movimento entre os OCT B-*scans* rapidamente repetidos é usado para gerar imagens tridimensionais e profundas de plexos vasculares individuais e segmentar a parte interna e externa dos coriocapilares sem o uso de contraste intravenoso.[71-76] Há vários relatos[77-79] sugerindo que a OCTA é altamente sensível na detecção de complexo neovascular

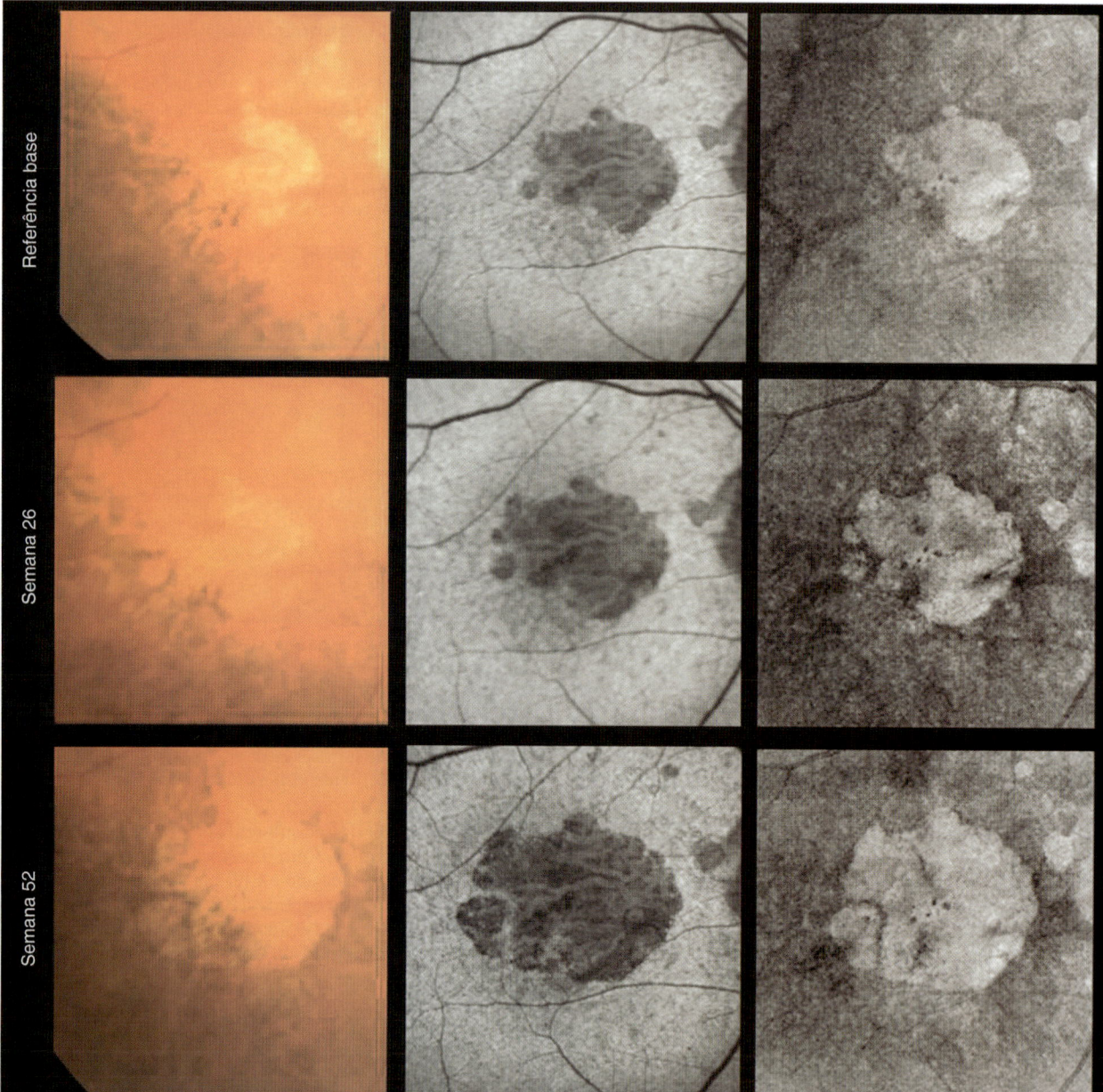

Figura 6.29.7 Olho direito de um homem de 79 anos de idade com atrofia geográfica crescendo em área ao longo de um período de 12 meses. (*Linha superior*) Linha de base. (*Linha do meio*) Semana 26. (*Linha inferior*) Imagens da semana 52. (*Coluna da esquerda*) Imagens coloridas do fundo. (*Coluna do meio*) Autofluorescência de Heidelberg. (*Coluna da direita*) Imagem do fundo de tomografia de coerência óptica (OCT).

de acordo com a localização da lesão e pode proporcionar dados sobre a profundidade, área e fluxo da NVC.[80] Entretanto, atenuação do sinal do EPR, opacidade e hemorragia retiniana ainda limitam a visualização acurada, e o desenho impreciso da placa de segmentação entre instrumentos diferentes também é um importante fator limitador na detecção de anormalidades vasculares retinianas/coroidais.[81] O uso de um *laser* de fonte centrado em um comprimento de onda mais longo de 1.050 nm para OCTA pode possibilitar a penetração tecidual mais profunda e a melhor visualização da patologia vascular da coroide.[76] Diferentemente da FA ou da ICGA, a OCTA não detecta extravasamento de corante, o que é benéfico para a visualização dos coriocapilares fenestrados, mas torna-a limitada para aplicações nas quais as alterações na permeabilidade vascular são marcadores de doença.

DIAGNÓSTICO DIFERENCIAL

Indivíduos afetados pela DMRI geralmente são idosos e há drusas no olho envolvido ou no olho companheiro. O diagnóstico diferencial da DMRI seca inclui outras condições que afetam o EPR e os coriocapilares (Boxe 6.29.1). A NVC tem sido descrita em várias condições oftálmicas (Boxe 6.29.2), incluindo miopia patológica,

> **BOXE 6.29.1 Diagnóstico diferencial para degeneração macular relacionada à idade seca.**
>
> - Doenças hereditárias
> - Distrofia-padrão
> - Doença de Stargardt
> - Doença de Best
> - Estrias angioides
> - Coriorretinopatia serosa central
> - Telangiectasia macular do tipo II
> - Coroidite multifocal
> - Epiteliopatia pigmentar placoide multifocal posterior aguda
> - Lesões tóxicas
> - Cloroquina
> - Fenotiazinas
> - Cantaxantina
> - Drusas cuticulares com ou sem lesão viteliforme
> - Distrofia viteliforme do adulto

condições inflamatórias, rupturas da coroideia, síndrome da histoplasmose ocular e estrias angioides. Quando a NVC é detectada, é importante determinar se a DMRI é a causa, pois outras causas

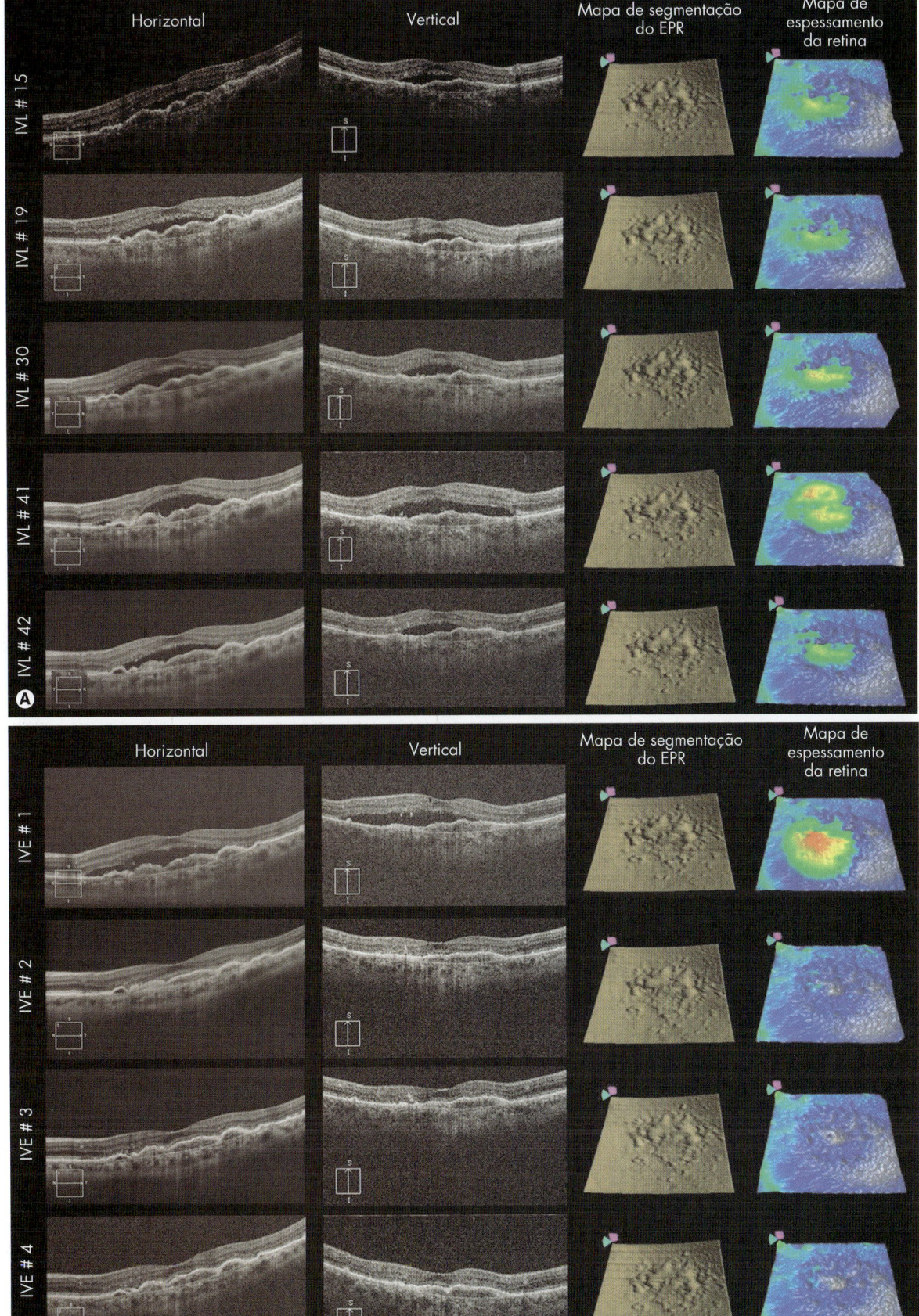

Figura 6.29.8 Terapia guiada por tomografia de coerência óptica (OCT) com estratégia de tratamento e extensão usando fator de crescimento endotelial antivascular (VEGF) para o tratamento de degeneração macular relacionada à idade (DMRI) neovascular. O paciente apresentou resposta insuficiente ao ranibizumabe com bons resultados após mudar para o aflibercepte. **A.** Injeções de 15 a 42 de ranibizumabe: imagens de OCT após injeção de ranibizumabe em olho com DMRI neovascular. As OCT horizontal (*primeira coluna à esquerda*) e vertical (*segunda coluna*), o mapa de segmentação do epitélio pigmentar da retina (*terceira coluna*) e o mapa da espessura da retina (*quarta coluna à direita*) do olho esquerdo são mostrados antes da injeção de ranibizumabe números 15, 19, 30, 41 e 42. **B.** Injeções de 1 a 4 de aflibercepte: imagens de OCT antes de uma injeção de aflibercepte em um olho com DMRI neovascular. Escaneamento OCT horizontal (*primeira coluna à esquerda*) e vertical (*segunda coluna*), mapa de segmentação de EPR (*terceira coluna*) e mapa de espessura da retina (quarta coluna à direita) do olho esquerdo são mostrados antes da injeção do aflibercepte número 1, 2, 3 e 4 com boa resposta e resolução do fluido sub-retiniano persistente.

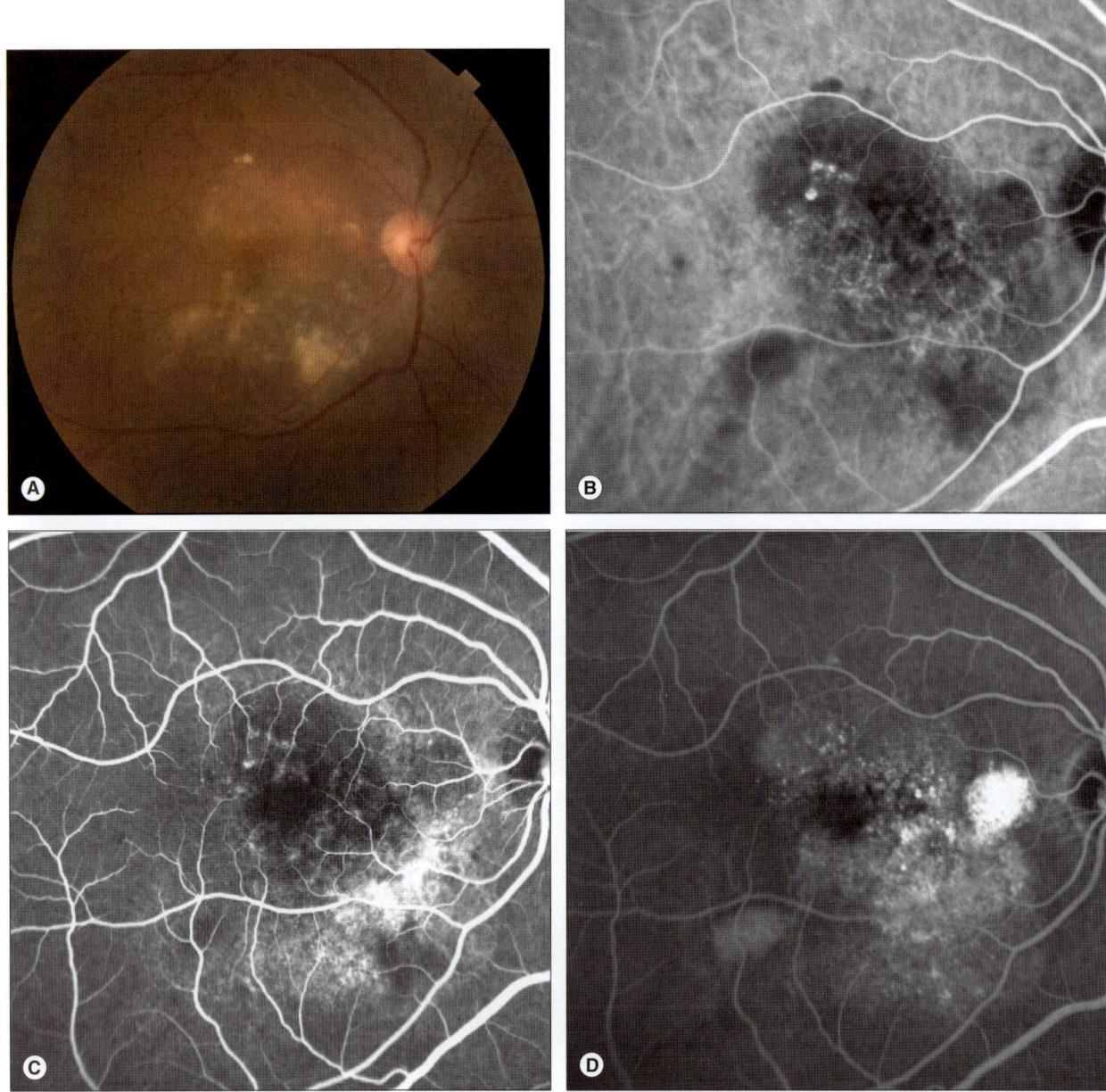

Figura 6.29.9 Olho direito de uma mulher de 66 anos com vasculopatia polioidal da coroide (VPC, do inglês *polypoidal choroidal vasculopathy*). **A.** Imagem colorida do fundo de olho. **B.** Angiografia com indocianina verde mostrando pólipos. **C** e **D.** Angiografia com fluoresceína de fase precoce e angiografia com fluoresceína de fase tardia.

BOXE 6.29.2 Lista parcial de condições oftálmicas comuns associadas à neovascularização coroide.

- Degeneração macular relacionada à idade
- Estrias angioides
- Doença de Best
- Osteoma coroide
- Fundus flavimaculatus
- Causas idiopáticas
- Coroidite multifocal
- Síndrome de histoplasmose ocular
- Drusas do disco óptico

- Fossas da cabeça do nervo óptico
- Miopia patológica (progressiva)
- Distrofias-padrão
- Fotocoagulação
- Sarcoidose
- Coroidite serpiginsa ou geográfica
- Retinocoroidite toxoplasmática
- Ruptura coroidal traumática
- Vasculopatia polipoidal da coroide

---

de NVC podem apresentar diferentes prognósticos, o que afeta as decisões relacionadas às recomendações e ao tratamento.[66,82,83]

Outras causas de hemorragia sub-retiniana devem ser descartadas, incluindo o macroaneurisma arterial retiniano (que geralmente mostra um extravasamento de fluoresceína do aneurisma centrado ao longo de uma arteríola da retina). Outras causas de fluido sub-retiniano também precisam ser consideradas, mais comumente a coriorretinopatia serosa central, particularmente a apresentação crônica recorrente que pode ser observada em pacientes idosos. FA, ICGA, AFF e imagens de OCT de profundidade aumentada são geralmente úteis no diagnóstico de coriorretinopatia serosa central.[66,84,85]

PATOLOGIA

Histopatologicamente, as drusas aparecem como áreas focais de material eosinofílico entre a membrana basal do EPR e a membrana de Bruch.[20] Elas se coram positivamente na coloração com ácido periódico de Schiff. As drusas moles são maiores e representam um descolamento da face interna espessa da membrana de Bruch junto com o EPR. Geralmente, uma degeneração mínima de fotorreceptores se sobrepõe à drusa.

A membrana de Bruch é uma estrutura de cinco camadas na qual a membrana basal do EPR representa a camada mais interna.[86,87] A camada mais externa é uma segunda membrana basal associada ao endotélio dos coriocapilares. Uma zona de elastina situa-se entre ambas as camadas colágenas interna e externa. Uma alteração relacionada à idade é a aparência dos depósitos laminares basais, que representam o colágeno do tipo IV, entre a superfície celular do EPR e a membrana basal. O espessamento progressivo desta parte interna da membrana de Bruch está associado à degeneração do EPR. Os depósitos eosinofílicos que coalescem entre a membrana basal do EPR e a zona colagenosa interna da membrana de Bruch são chamados depósitos lineares basais. É difícil diferenciar esses dois tipos de depósitos com o uso de microscopia de luz. Uma hipótese sugere que o material se acumula a partir de células do EPR danificadas. O envelhecimento também resulta no aumento da deposição de lipídios na membrana de Bruch.[21] A membrana de Bruch frequentemente mostra áreas de calcificação e fragmentação, e essas alterações são encontradas mais comumente nos olhos que apresentam NVC causada pela DMRI. Os coriocapilares exibem paredes vasculares espessadas e hialinizadas, enquanto os maiores vasos coroides parecem normais. A perda do EPR na AG é acompanhada pela perda dos fotorreceptores subjacentes, e os coriocapilares subjacentes geralmente também aparecem hialinizados.

A NVC representa o crescimento de novos vasos sanguíneos a partir dos coriocapilares através da membrana de Bruch degenerada. A forma histopatológica mais precoce da NVC consiste em vasos finos dentro da membrana de Bruch[21]. Ocasionalmente, uma inflamação granulomatosa de baixo grau acompanha a NVC. Mesmo quando a NVC é notada clinicamente, o exame histopatológico demonstra um componente fibrótico proeminente. O componente fibrótico pode estar associado à hiperplasia ou metaplasia do EPR, atrofia retiniana sobrejacente e edema macular cistoide. Hemossiderina proveniente de hemorragia anterior pode ser observada.

HISTÓRIA NATURAL E PROGNÓSTICO

A degeneração macular inicial pode progredir para manifestações tardias acompanhadas de perda de visão. O risco de progressão é altamente variável e depende da gravidade e extensão das características da degeneração macular precoce. Drusas e DEP drusoides podem progredir após diferentes padrões de crescimento. Eles podem aumentar em volume e área, desenvolver AG (ver Figura 6.29.6) ou NVC, permanecer estáveis ou diminuir sem qualquer defeito anatômico aparente na mácula.[58,88,89] No transcorrer de 5 anos, até 5% dos pacientes com DMRI precoce podem progredir para DMRI tardia, e a taxa aumenta para quase 15% em 15 anos.[33,90] O *Age-Related Eye Disease Study* (AREDS) quantificou esse risco e mostrou que pessoas com drusas pequenas em ambos os olhos têm um risco muito baixo de progressão, entre 0,4 e 3,0% em 5 anos.[7] As drusas duras são um achado comum e não estão associadas à progressão para DMRI. No entanto, alterações nas drusas moles e EPR estão associadas a um risco de 6,5 e 7,1%, respectivamente, para progressão para DMRI tardia em um período de 5 anos.[91] Se grandes drusas e anormalidades pigmentares estão presentes em ambos os olhos, esse risco aumenta para em torno de 47,3%.[7] Vários relatos apoiam a natureza dinâmica das drusas com reabsorção espontânea de algumas drusas, bem como a formação de novas drusas, e ambas essas atividades podem ocorrer simultaneamente na mesma mácula.[58,92,93] Regressão das drusas maculares moles foi descrita em estudos clínicos e histopatológicos.[94-99] Gass observou primeiro que a drusa pode esvanecer e desaparecer, deixando apenas um mosqueamento irregular no EPR, e que a acuidade visual pode não ser afetada. Observou também que a maioria dos casos de AG ocorria após o desbotamento das drusas ou o colapso de um descolamento seroso do EPR, resultando em degeneração e atrofia do EPR e dos fotorreceptores (ver Figura 6.29.6).[94] Essas observações foram apoiadas por grandes estudos de base populacional, nos quais se observou que alguns pacientes apresentavam regressão de drusas sem defeitos residuais.[97-99]

AG inicialmente se desenvolve como áreas focais de despigmentação. Eventualmente, estes coalescem ou expandem para envolver a mácula central, causando progressivo agravamento da visão à cegueira legal. A partir do início da AG, o tempo médio para a cegueira franca é de 5 a 9 anos (ver Figura 6.29.7).[95,100] As complicações neovasculares apresentam um início agudo, com desenvolvimento súbito de desfoque central e distorção. Se não tratada, a área de neovascularização se expande rapidamente e uma grande cicatriz fibrosa se desenvolve. Uma metanálise de dados de vários ensaios clínicos controlados mostrou que dentro de 3 anos do início da neovascularização, mais da metade dos olhos não tratados apresentarão visão de 20/200 ou pior.[101] Mais de 90% dos pacientes com DMRI úmida tratados com injeções intravítreas anti-VEGF manterão a visão estável e um terço apresentará melhora da visão.[11,12] A DMRI úmida geralmente é bilateral, e o risco de um outro olho ser afetado é de 30% em um período de 6 anos.[102] O *Macular Photocoagulation Study* (MPS) descreveu que o risco de neovascularização nos olhos de indivíduos com DMRI neovascular unilateral em 5 anos foi de 10% naqueles pacientes sem grandes drusas e 30 a 46% naqueles com drusas grandes.[103] Essas estimativas de risco foram confirmadas pela mais recentes AREDS.[104] O MPS e o AREDS mostraram que em pacientes com DMRI neovascular unilateral, o risco de desenvolver neovascularização em outros olhos que manifestam tanto drusas moles quanto alterações hiperpigmentares focais em 5 anos foi > 50%.[103,104]

TRATAMENTO E PREVENÇÃO

Degeneração macular relacionada à idade seca

Atualmente, não há tratamento comprovado que interrompa a progressão da DMRI seca. Suplementação vitamínica, modificação alimentar e cessação do tabagismo são as recomendações atuais que retardam a progressão da perda de acuidade visual em DMRI seca.[105] O AREDS foi o primeiro grande estudo prospectivo a mostrar o benefício da suplementação com antioxidantes e zinco sobre a progressão da DMRI e a perda de visão associada.[9,106] Nestes estudos, uma combinação de suplementação oral de vitamina C (500 mg), vitamina E (400 UI), betacaroteno (15 mg), óxido de zinco (80 mg) e o óxido cúprico (2 mg) foi benéfica em pacientes com alto risco de desenvolver estágios avançados da DMRI, reduzindo-o em cerca de 25%. O risco relativo de perda de visão de ≥ 3 linhas foi reduzido em 19% nos pacientes que receberam a suplementação. O grupo de alto risco incluiu pacientes com DMRI avançada em um olho e aqueles com DMRI seca intermediária, definida como drusas de tamanho intermediário a grande (≥ 63 μm mas < 125 μm), pelo menos uma grande drusa (≥ 125 μm) ou AG não central em um ou ambos os olhos. Os casos de DMRI avançada foram definidos como tendo qualquer evidência de neovascularização (fotocoagulação ou outro tratamento para NVC, hemorragia sob a retina ou EPR, ou fibrose sub-retiniana), AG central ou DEP não gerromoide, incluindo descolamento de EPR serosa. Outros estudos com suplementação oral demonstraram um risco aumentado de câncer de pulmão em tabagistas que tomam betacaroteno.[107] Por essa razão, recomenda-se que os tabagistas devam receber uma forma de suplementação vitamínica de AREDS sem betacaroteno. O estudo AREDS 2 não revelou nenhum benefício adicional de adicionar luteína e zeaxantina (carotenoides) e ácidos graxos poli-insaturados ômega 3 de cadeia longa (ácido docosaexaenoico eicosapentaenoico) à fórmula original do AREDS na redução do risco de progressão da DMRI.[108]

Com base na patogênese multifatorial da DMRI, várias estratégias têm sido propostas para tratar a forma não exudativa da DMRI, mas essas estratégias apresentaram sucesso limitado até o momento. Dada a associação genética entre os polimorfismos da via do complemento e o risco de DMRI, numerosos ensaios de substâncias anticomplemento foram conduzidos. Investigações iniciais com um inibidor sistêmico de C5 (eculizumabe) não mostraram nenhum benefício na redução da progressão da AG ou do volume de drusas.[109] Em estudos de fase III, o anticorpo antifator D lampalizumabe não conseguiu retardar o aumento da AG.[110] A fase IIb/III estudo para AG com o emixustate modulador do ciclo visual não mostrou qualquer diferença na taxa de crescimento da lesão em comparação com placebo.[111] Um pequeno estudo piloto com alta dose de atorvastatina mostrou resultados promissores com resolução de descolamento de epitélio pigmentado drusenoide em pacientes com DMRI seca de alto risco.[112] Além disso, agentes neuroprotetores, bem como terapias gênicas e baseadas em células,[113-115] estão sob investigação.

Degeneração macular relacionada à idade neovascular

Vários tratamentos para a DMRI neovascular têm sido extensivamente estudados em grandes estudos prospectivos randomizados. Estes incluem fotocoagulação térmica a *laser*,[116-120] terapia fotodinâmica (TFD) com verteporfina (Visudyne®; Novartis Ophthalmics and QLT Inc.), e fármacos anti-VEGF, incluindo pegaptanibe sódico (Macugen®; Eyetech/OSI), bevacizumabe (*off-label*, Avastin®; Genentech, South San Francisco), ranibizumabe (Lucentis®; Genentech, South San Francisco), e aflibercepte (Eylea®; Regeneron, Tarrytown, NY). Atualmente, o padrão no tratamento da DMRI neovascular envolve a injeção intravítrea de bevacizumabe ou ranibizumabe ou aflibercepte.

Terapia fotodinâmica com verteporfina

A TFD com verteporfina usa luz de baixa energia para ativar um agente fotossensibilizante injetado por via intravenosa e induzir o fechamento de um complexo neovascular.[121,122] O objetivo da TFD com verteporfina é atingir especificamente o tecido neovascular enquanto poupa as estruturas retinianas circundantes e subjacentes.[123]

Dois grandes estudos prospectivos avaliaram a TFD com verteporfina para o tratamento da NVC subfoveal causada por DMRI: o *Treatment of AMD with Photodynamic Therapy* (TAP) e o estudo *Verteporfin in Photodynamic Therapy* (VIP). Aos 24 meses, o estudo TAP demonstrou taxas mais baixas de perda de visão moderada em pacientes com NVC predominantemente clássica tratados com TFD (47%) comparado ao placebo (62%).[124,125] Aos 24 meses, o estudo VIP incluiu principalmente pacientes com a NVC oculta, mas sem a NVC clássica, identificou um benefício estatisticamente significativo, em que 54% dos pacientes do grupo de verteporfina apresentavam perda moderada da visão em comparação com 67% dos pacientes do grupo placebo. No entanto, 4% dos olhos tratados com verteporfina sofreram uma diminuição aguda grave da acuidade visual, definida como uma perda de ≥ 20 letras nos 7 dias de tratamento. Causas de diminuição da acuidade visual grave incluíram hemorragia, descolamento neurossensorial e perda de acuidade visual idiopática, que foi provavelmente causada por infarto da coroide.[126]

Tentativas de otimizar os resultados da acuidade visual exploraram a aplicação da luz tardia no estudo *Verteporfin with Altered (Delayed) Light in Occult CNV* (VALIO)[127] e reduzir a influência do estudo *Verteporfin in Minimally Classic CNV* (VIM).[128] Entretanto, nenhum benefício adicional foi observado. Outra opção pioneira de Spaide[129] foi combinar a TFD com triancinolona intravítrea, na esperança de melhorar os resultados da acuidade visual com a TFD e diminuir a carga do tratamento.

Terapias antifator de crescimento endotelial vascular

O VEGF-A estimula a angiogênese e aumenta a permeabilidade vascular e é o principal fator angiogênico envolvido na patogênese das doenças oculares exsudativas.[130] Em humanos, quatro isoformas principais do VEGF-A foram identificadas como resultado de *splicing* de RNA alternativo ($VEGF_{121}$, $VEGF_{165}$, $VEGF_{189}$ e $VEGF_{206}$), e pelo menos cinco isoformas menores existem ($VEGF_{145}$, $VEGF_{148}$, $VEGF_{162}$, $VEGF_{165b}$ e $VEGF_{183}$). As isoformas maiores do VEGF-A podem ser clivadas por plasmina e metaloproteinases para produzir os produtos de clivagem, biologicamente $VEGF_{110}$ e $VEGF_{113}$, respectivamente.[131,132] Embora o $VEGF_{165}$ seja a forma mais comum de VEGF, todas as isoformas e produtos proteolíticos mencionados anteriormente são biologicamente ativos, sendo o $VEGF_{121}$ a isoforma mais comum nos estágios iniciais da NVC experimental em modelos animais.[133] A correlação consistente entre a neovascularização patológica no olho e a expressão do VEGF-A forneceu fortes evidências para sugerir que a inibição do VEGF-A no olho poderia ser uma estratégia de tratamento viável nos casos de doenças oculares exsudativas.[134]

Pegaptanibe sódico

Pegaptanibe sódico (Macugen®; Eyetech/Valeant Pharmaceuticals) foi o primeiro inibidor de VEGF-A aprovado pela U.S. *Food and Drug Administration* (FDA) em 2004 para tratamento de DMRI neovascular. Pegaptanibe é um aptâmero de RNA que se liga e inibe o $VEGF_{165}$ e isoformas maiores de VEGF-A, do mesmo modo como um anticorpo se liga a um antígeno.

Dois estudos concomitantes de fase II/III multicêntricos, randomizados, duplos-cegos, controlados por simulação, com duração de 2 anos, foram aprovados pela FDA em 2004. Esses importantes estudos clínicos ficaram conhecidos como *VEGF Inhibition Study in Ocular Neovascularization* (VISION). Nesses estudos, os pacientes com DMRI neovascular foram randomizados para receber injeções intravítreas de pegaptanibe sódico (0,3, 1,0 ou 3,0 mg) ou injeção simulada em intervalos de 6 semanas durante 48 semanas.[135,136] Em 1 ano, em 70% dos pacientes tratados com 0,3 mg de pegaptanibe evitou-se a perda de 15 letras, em comparação a 55% no grupo controle ($P < 0,001$). No entanto, apenas 6% dos pacientes tratados com pegaptanibe ganharam pelo menos 15 letras de acuidade visual. Os resultados de 2 anos demonstraram que pacientes tratados com 0,3 mg de pegaptanibe neste período eram mais propensos a manter a acuidade visual quando comparados aos pacientes que receberam cuidados habituais por 2 anos ou que interromperam o tratamento com pegaptanibe após 1 ano.[136]

Ranibizumabe

Ranibizumabe é o fragmento de ligação ao antígeno (Fab) de um anticorpo monoclonal humanizado que se liga e inibe todas as formas biologicamente ativas do VEGF-A mencionadas anteriormente (Figura 6.29.10).[137]

Ranibizumabe é administrado como uma injeção intravítrea e recebeu aprovação da FDA em 2006 com base em dois estudos de fase III cruciais conhecidos como MARINA (*Minimally Classic/Occult Trial of the Anti-VEGF Antibody Ranibizumab in the Treatment of Neovascular* AMD) e ANCHOR (*Anti-VEGF Antibody Ranibizumab for the Treatment of Predominantly Classic Choroidal Neovascularization in AMD*). O estudo MARINA foi randomizado, duplo-cego, controlado, por placebo, com duração de 2 anos de aplicação mensal intravítreo de ranibizumabe (0,3 ou 0,5 mg) em NVC minimamente clássica ou oculta secundária à DMRI.[12] Em 2 anos, em 92 e 90% dos pacientes tratados (0,3 e 0,5 mg, respectivamente) uma perda de 15 letras foi evitada em comparação com 53% no grupo controle ($P < 0,001$). A melhora média na acuidade visual foi de 5,4 e 6,6 letras para os grupos de 0,3 mg e 0,5 mg, respectivamente, enquanto o grupo placebo recebeu uma perda de 14,9 letras, com diferença de > 20 letras entre os grupos de placebo e

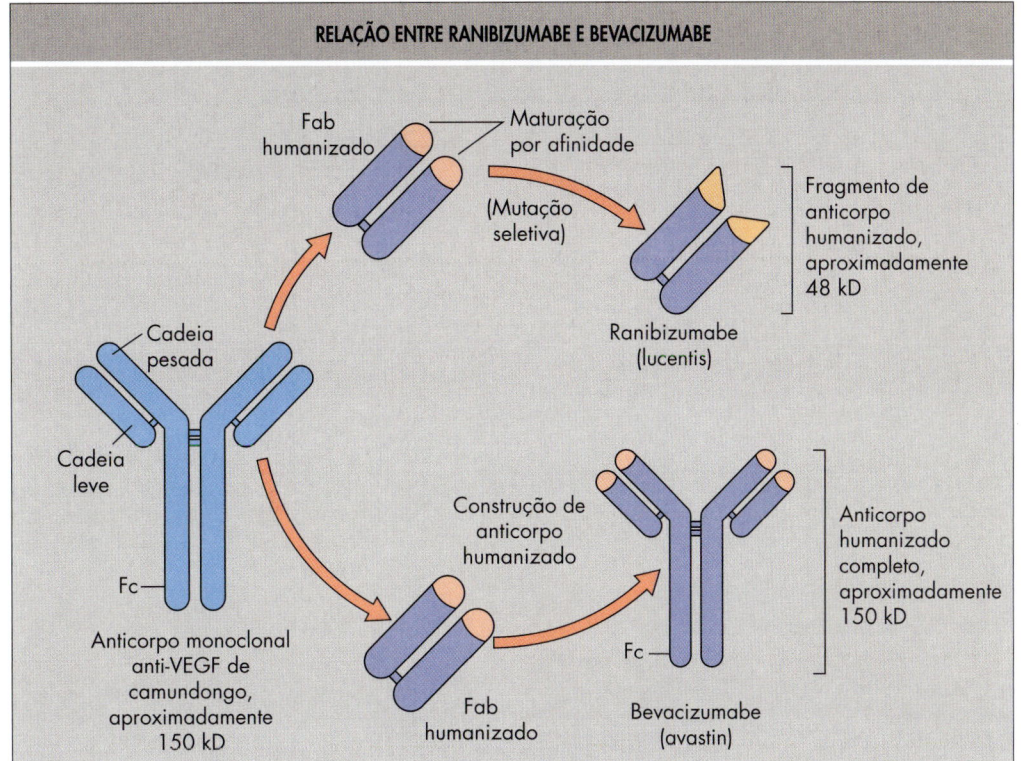

Figura 6.29.10 Relação entre ranibizumabe e bevacizumabe. (Redesenhada com permissão de Steinbrook R. The price of sight: ranibizumab, bevacizumab, and the treatment of macular degeneration. N Engl J Med 2006;355:1409-12.)

tratado ($P < 0,001$) (Figura 6.29.11). Foi observada melhora da acuidade visual de pelo menos 15 letras em 26 e 33% dos pacientes tratados (0,3 e 0,5 mg, respectivamente) em comparação com 4% dos pacientes com injeção simulada ($P < 0,001$). Um benefício do tratamento foi observado no grupo tratado com ranibizumabe comparado ao grupo de placebo, independentemente do sexo, idade, tipo de lesão, tamanho da lesão ou duração da doença.[138] Além disso, os resultados benéficos da acuidade visual foram associados a melhoras nos resultados de exames angiográficos como nas medidas de OCT.[139]

O ANCHOR foi um estudo multicêntrico, randomizado, duplo-cego, de 2 anos, que comparou o ranibizumabe intravítreo mensal (0,3 ou 0,5 mg) com TFD em pacientes com NVC predominantemente clássica secundária à DMRI. Aos 2 anos, em 90 e 89,9% dos pacientes tratados (0,3 e 0,5 mg, respectivamente) uma perda de 15 letras foi evitada em comparação com 65,7% no grupo controle ($P < 0,001$). O aumento médio na acuidade visual foi de 8,1 e 10,7 letras para os grupos de 0,3 mg e 0,5 mg, respectivamente, enquanto o grupo tratado com TFD perdeu 9,8 letras ($P < 0,001$) (Figura 6.29.12). Melhoras na acuidade visual de pelo menos 15 letras foram observadas em 34,3 e 41% dos pacientes tratados (0,3 e 0,5 mg, respectivamente) em comparação com 6,3% dos controles tratados com TFD ($P < 0,001$).[14]

Bevacizumabe

Bevacizumabe é um anticorpo monoclonal humanizado de tamanho total que se liga e inibe todas as formas biologicamente ativas do VEGF-A (ver Figura 6.29.10). Em 2004, a FDA aprovou o bevacizumabe para o tratamento do câncer colorretal metastático. Naquela época, foi iniciado um estudo para avaliar o uso *off-label* do bevacizumabe intravenoso para o tratamento de DMRI neovascular. Esse estudo, conhecido como *Systemic Avastin Therapy for Neovascular AMD* (SANA), mostrou que o bevacizumabe sistêmico poderia reduzir o vazamento da NVC e melhorar significativamente a visão e diminuir a espessura da retina central na OCT em pacientes com DMRI neovascular.[140,141] Elevação moderada da pressão arterial sistólica e diastólica em 3 semanas (+11 mmHg, $P \equiv 0,004$; +8 mmHg, $P < 0,001$) foi o único evento adverso relatado.

Em maio de 2005, o primeiro paciente foi tratado com uma dose intravítrea de bevacizumabe, e a resposta pareceu idêntica às respostas previamente observadas com o bevacizumabe sistêmico e o ranibizumabe intravítreo.[142] Desde que esse caso inicial foi descrito, estudos retrospectivos e prospectivos subsequentes relataram melhora significativa na acuidade visual média e reduzida espessura da retina central na OCT em pacientes com DMRI neovascular após bevacizumabe intravítreo mensal ou guiado por OCT em doses variadas entre 1,25 a 2,5mg.[143-165]

Ranibizumabe vs. Bevacizumabe

Para avaliar melhor a segurança e a eficácia do bevacizumabe em comparação com o ranibizumabe, foi realizado o estudo *Comparison of Age-Related Macular Degeneration Treatments Trial* (CATT). O estudo CATT comparou o bevacizumabe com o ranibizumabe em pacientes com DMRI neovascular com todos os principais subtipos de lesão em um esquema de injeção mensal ou "conforme necessário" com avaliação mensal. Em 1 ano, bevacizumabe e ranibizumabe foram equivalentes quando administrados mensalmente, com aumento de 8,0 e 8,5 letras, respectivamente. O bevacizumabe administrado conforme necessário foi equivalente ao ranibizumabe, conforme necessário, com uma melhoria de 5,9 e 6,8 letras, respetivamente. A proporção de pacientes que obtiveram pelo menos 15 letras no final do primeiro ano não foi significativamente diferente entre os grupos, variando de 24,9% no grupo com ranibizumabe "se necessário" e 34,2% no grupo com ranibizumabe mensal ($P \leq 0,09$). No segundo ano do estudo CATT, os pacientes que receberam tratamento mensal foram redistribuídos aleatoriamente para o grupo de tratamento necessário ou mensal. Para ambos os fármacos, os resultados visuais aos 2 anos foram ligeiramente melhores para aqueles mantidos em tratamento mensal durante 2 anos, em comparação com aqueles que receberam tratamento conforme necessário para ambos os anos ou apenas no segundo ano (Figura 6.29.13). Em um período de 1 ano, não houve diferenças entre os grupos em relação às taxas de morte, infarto do miocárdio e acidente vascular encefálico.[13,16]

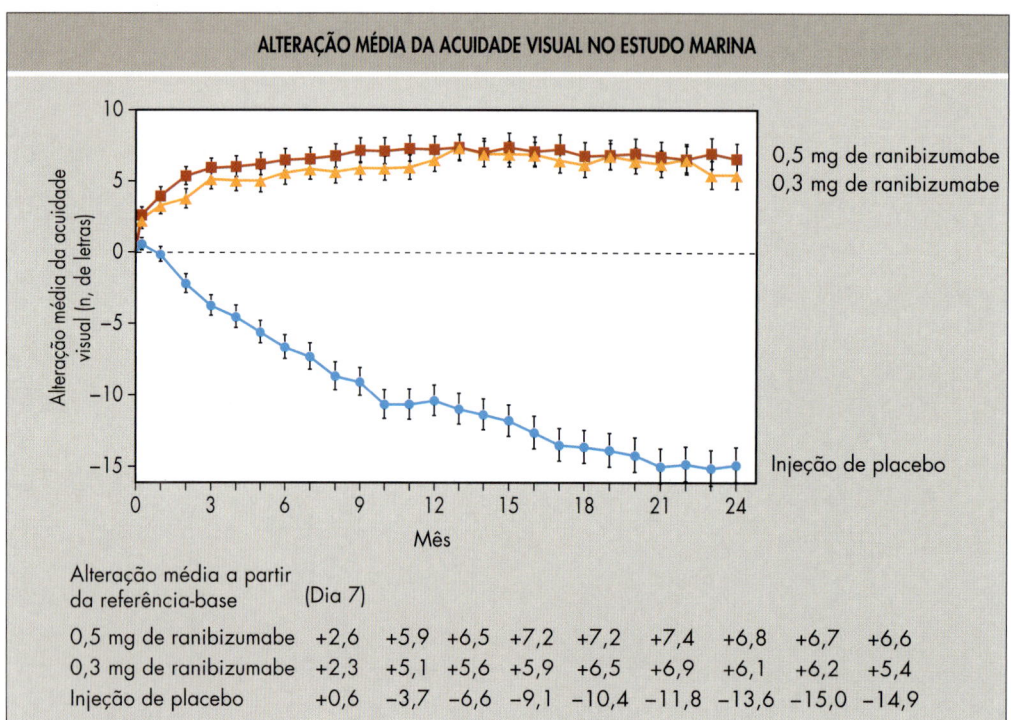

Figura 6.29.11 Alteração média da linha de base na acuidade visual aos 12 e 24 meses no estudo MARINA. (Redesenhada com permissão de Rosenfeld PJ, Brown DM, Heier JS et al. Ranibizumab for neovascular age-related macular degeneration. N Engl J Med 2006;355:1419-31.)

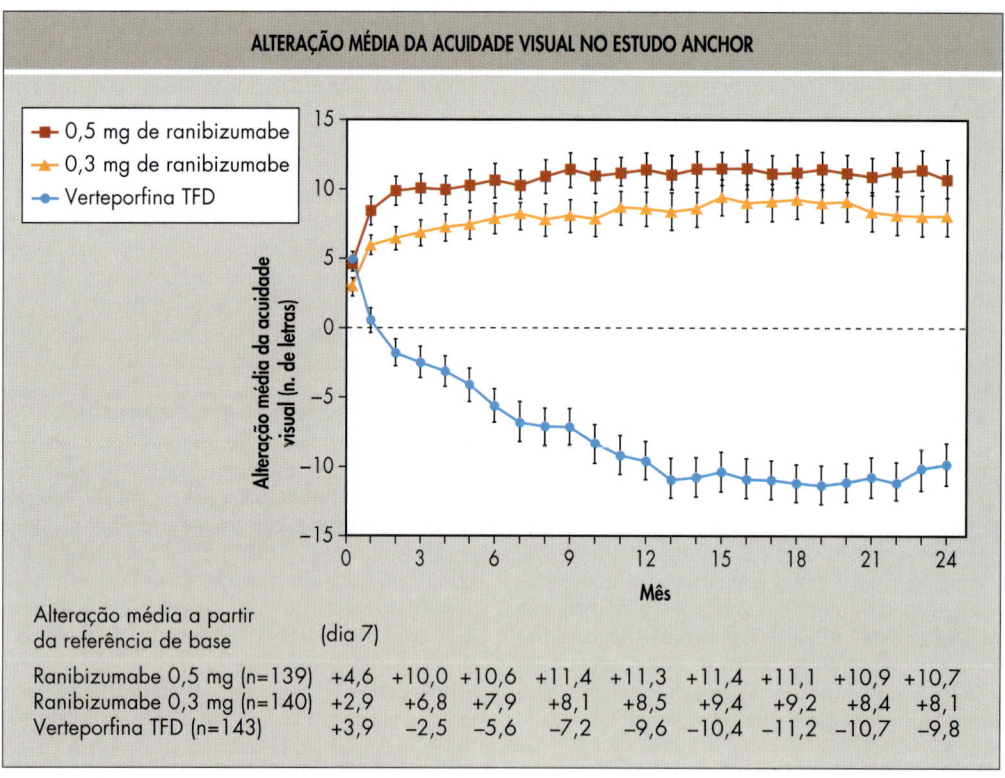

Figura 6.29.12 Alteração média na medição base de acuidade visual em 12 e 24 meses no estudo ANCHOR. (De Brown DM, Michels M, Kaiser PK, et al. Ranibizumab versus verteporfin photodynamic therapy for neovascular age-related macular degeneration: two-year results of the ANCHOR study. Ophthalmology 2009 Jan;116(1):57-65.e5.)

No Reino Unido, o estudo randomizado *Alternative Treatments to Inhibit VEGF in Age-Related Choroidal Neovascularization* (IVAN) também comparou os dois medicamentos administrados mensalmente ou conforme a necessidade. Uma diferença em relação ao estudo CATT foi que todos os pacientes receberam três injeções mensais consecutivas para iniciar o estudo e três injeções mensais consecutivas sempre que o retratamento fosse necessário nos grupos necessários. As análises foram inconclusivas ao comparar a alteração na acuidade visual entre os dois fármacos, mas os resultados teriam sido equivalentes se IVAN tivesse utilizado os mesmos pontos finais inferiores que o estudo CATT. O IVAN demonstrou equivalência ao comparar os tratamentos mensais conforme necessidade durante 1 ano (Figura 6.29.14). O nível sérico de VEGF foi menor com o bevacizumabe ($P < 0,0001$) e maior com o tratamento descontinuado ($P \equiv 0,004$); no entanto, a importância clínica desse achado ainda não foi elucidada. Em relação aos perfis de segurança, os eventos arteriotrombóticos e as falências cardíacas ocorreram mais frequentemente com o ranibizumabe do que com o bevacizumabe ($P \equiv 0{,}03$); entretanto, esses eventos ocorreram em < 2% dos pacientes.[15] Após 2 anos,[166] a comparação dos medicamentos foi inconclusiva, utilizando o pré-ajuste de não inferioridade do limite de 3,5 letras ($P \equiv 0{,}26$). Os tratamentos contínuos e descontínuos foram equivalentes em relação à acuidade visual ($P \equiv 0{,}18$). Outros ensaios clínicos menores comparando dos dois fármacos foram realizados nos EUA e na Suíça e mostraram resultados semelhantes.[167,168]

Aflibercepte

Aflibercepte, uma proteína de fusão contendo os domínios de ligação ao ligante do receptor de VEGF e a região Fc da imunoglobulina G1 (IgG1) foi estudada como fármaco intravenoso e intravítreo (Figura 6.29.15). Um estudo de fase I/II usando iberpício intravenoso mostrou eficácia, mas a dose mais alta de 3,0 mg causou toxicidade limitante da dose, que incluiu hipertensão e proteinúria.[169] Estudos de fase III (*VEGF Trap-Eye: Investigation of Efficacy and Safety in Wet AMD [VIEW] 1 and 2*) compararam 0,5 a 2,0 mg de aflibercepte intravítreo mensalmente por 3 meses consecutivos, seguidos das mesmas doses a cada 4 semanas ou 2 mg a cada 8 semanas em comparação com ranibizumabe 0,5 mg a cada 4 semanas. Os pacientes foram acompanhados por 24 meses. O VIEW 1 foi concluído nos EUA e Canadá e mostrou que 95 a 96% dos pacientes tratados com aflibercepte mantiveram a acuidade visual em comparação com 94% no grupo que usou ranibizumabe. A melhora média da acuidade visual desde o início foi maior em pacientes que receberam aflibercepte 2 mg por mês em comparação com o ranibizumabe (10,9 *versus* 8,1 letras; $P < 0{,}01$). Em VIEW 2, na Europa, no Pacífico asiático, no Japão e na América Latina, 96% dos pacientes em cada grupo que usou aflibercepte obtiveram manutenção da visão em comparação com 94% no grupo de ranibizumabe. Não houve diferença estatisticamente significativa entre a alteração média da acuidade visual de todos os grupos VIEW 2 (Figura 6.29.16).[170] O tratamento com aflibercepte mostrou-se seguro e bem-tolerado

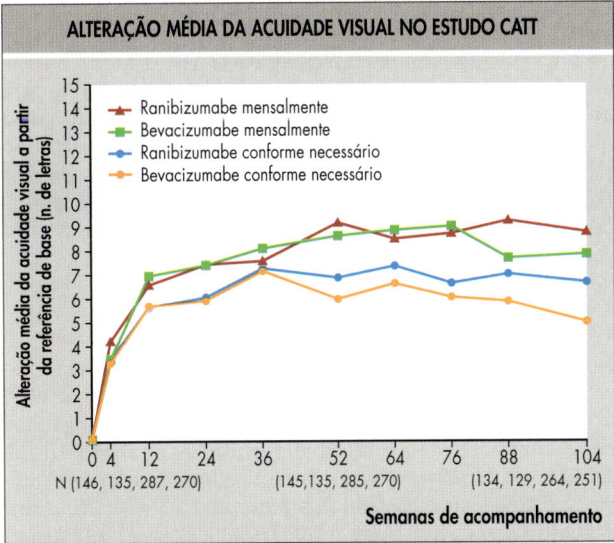

Figura 6.29.13 Alteração média da linha de base na acuidade visual aos 12 e 24 meses no estudo CATT. (De Martin DF, Maguire MG, Fine SL *et al*. Ranibizumab and bevacizumab for treatment of neovascular age-related macular degeneration: two-year results. Ophthalmology 2012 Jul;119(7):1388-98.)

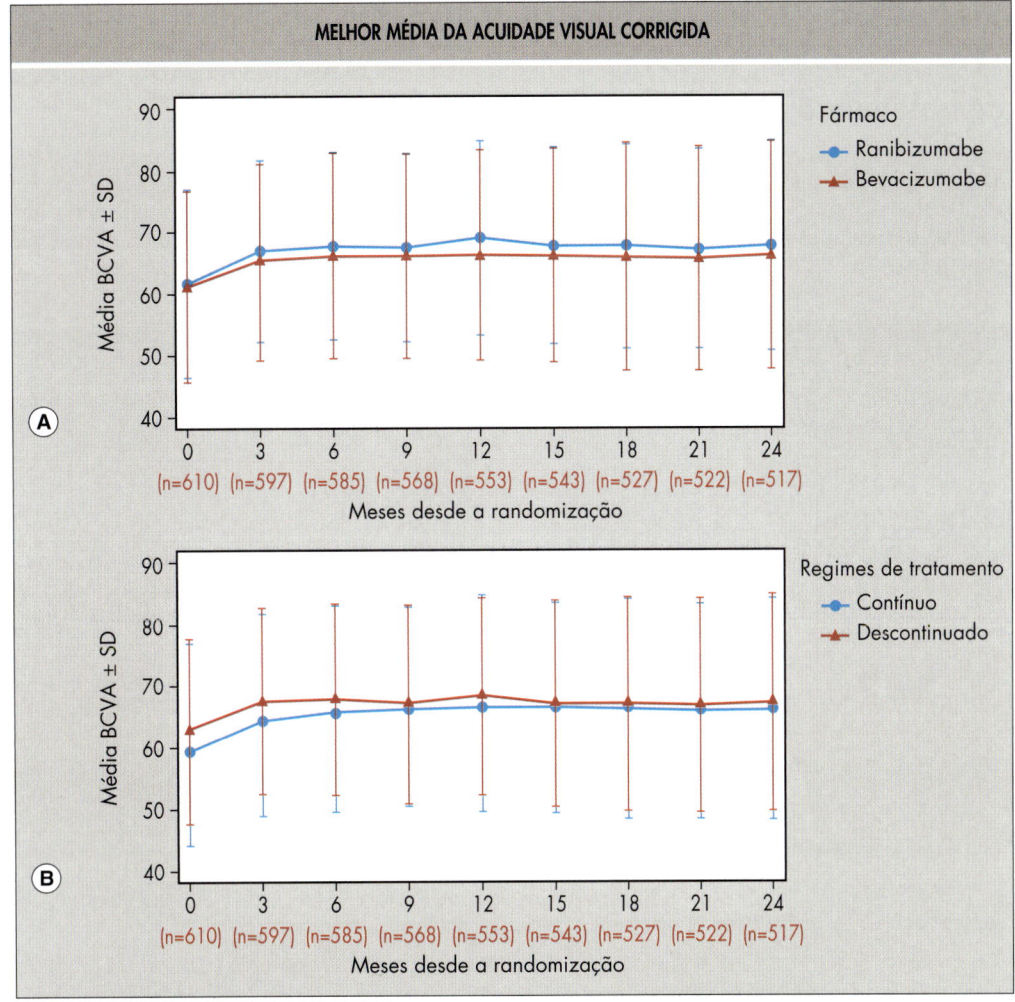

Figura 6.29.14 Melhor média da acuidade visual corrigida em 24 meses no estudo IVAN. (De Chakravarthy U, Harding SP, Rogers CA *et al*. A randomised controlled trial to assess the clinical effectiveness and cost-effectiveness of alternative treatments to Inhibit VEGF in Age-related choroidal Neovascularisation (IVAN). Health Technol Assess 2015 Oct;19(78):1-298.)

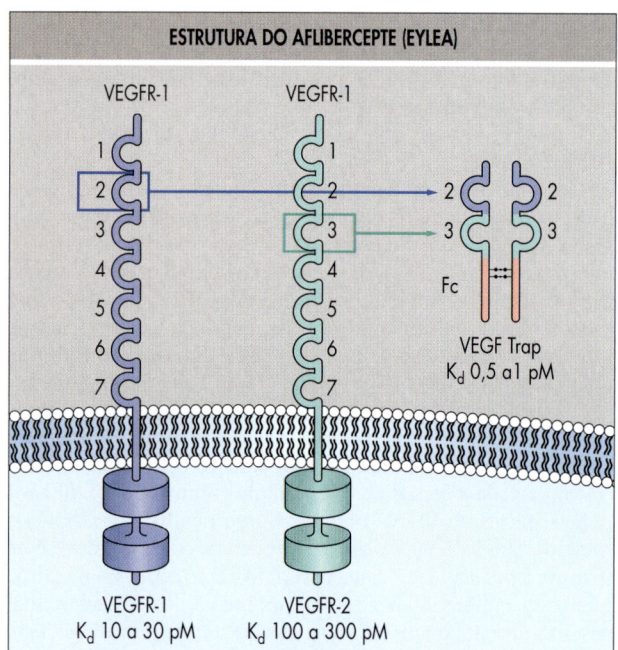

Figura 6.29.15 Estrutura do Aflibercepte.

em todos os estudos.[170-172] No segundo ano de VIEW 1 e de VIEW 2, os pacientes foram acompanhados mensalmente com um protocolo PRN (Pro ReNata), mas com um intervalo máximo de 12 semanas entre as injeções. Ao analisar VIEW 1 e 2 em conjunto, os resultados obtidos no primeiro ano persistiram até o segundo ano, sem diferença estatisticamente significante entre as alteraçoes médias na acuidade visual e estabilidade da visão em todos os grupos.[170,171]

Regimes de tratamento com anti-VEGF

Ranibizumabe intravítreo foi o primeiro tratamento aprovado pela FDA para DMRI neovascular que melhorou os resultados de acuidade visual na maioria dos pacientes e evitou o vazamento e o crescimento de neovascularização em todas as principais formas angiográficas de NVC. Embora esses resultados tenham sido impressionantes, eles foram obtidos com a realização de injeções intravítreas mensais. Na tentativa de diminuir o número de injeções mensais, buscaram-se estratégias alternativas de dosagem (Figura 6.29.17).

No estudo *Phase IIIb, Multicenter, Randomized, Double-Masked, De placebo Injection-Controlled Study of the Efficacy and Safety of Ranibizumab* (PIER), os pacientes foram distribuídos de maneira aleatória para receber a dose de 0,3 ou 0,5 mg de ranibizumabe ou uma injeção simulada. Eles foram tratados mensalmente durante 3 meses consecutivos, e a partir de então passaram para um tratamento a cada 3 meses. Em 2 anos, a acuidade visual média havia diminuído em média 2,2 e 2,3 letras em relação ao valor basal e apenas 15 e 8,2% dos pacientes tratados ganhavam pelo menos 15 letras (em 0,3 e 0,5 mg, respectivamente).[173] Embora esses resultados fossem melhores do que aqueles do grupo de controle com injeção simulada, esses resultados não foram tão bons quanto a acuidade visual observada na dosagem mensal dos estudos MARINA e ANCHOR.

O estudo EXCITE (*Efficacy and Safety of Ranibizumab in patients with Subfoveal CNV secondary to AMD*) foi desenvolvido com a finalidade de comparar os regimes mensais com os regimes trimestrais.[174] O grupo mensal manteve os ganhos iniciais em acuidade visual com uma melhoria final de 8,3 letras EDTRS em 12 meses. Os grupos trimestrais tiveram melhora da acuidade visual no final dos primeiros 3 meses, com um declínio subsequente na acuidade visual ao longo de 12 meses de seguimento, mostrando um ganho de 4,9 e 3,8 letras nos grupos trimestrais de 0,3 e 0,5 mg, respectivamente.

Uma estratégia de dosagem individualizada utilizando OCT foi investigada em um estudo conhecido como PrONTO (*Prospective OCT Imaging of Patients with Neovascular AMD Treated with Intraocular Ranibizumab*). Esse estudo de fase I/II incluiu 40 pacientes e investigou se a dosagem com base na existência de fluido na mácula, conforme detectada pela OCT, poderia resultar em menos injeções, mas alcançar resultados de acuidade visual semelhantes aos resultados obtidos com a dosagem mensal.[175] O estudo determinou três injeções mensais consecutivas com ranibizumabe intravítreo (0,5 mg). Então, do terceiro ao vigésimo quarto mês, os pacientes foram examinados mensalmente por OCT e injeções adicionais foram realizadas somente se determinados critérios com base na OCT fossem preenchidos. Após 1 ano, a melhora média na acuidade visual

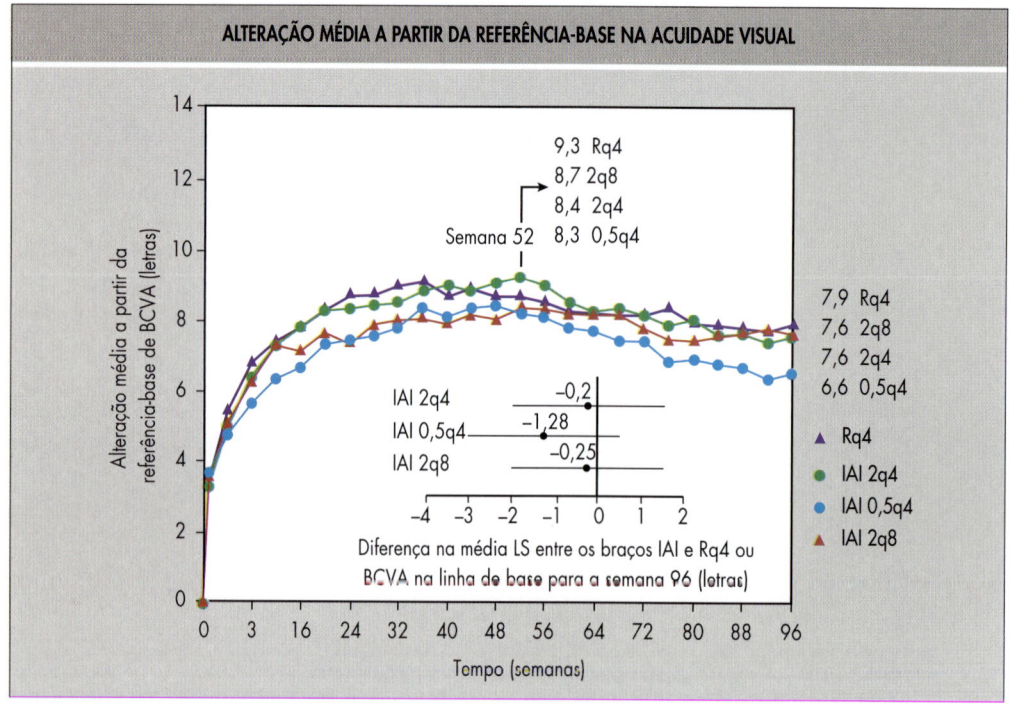

Figura 6.29.16 Alteração média da linha de base na acuidade visual em 24 meses nos estudos VIEW 1 e VIEW 2. (De Schmidt-Erfurth U, Kaiser P, Korobelnick JF et al. Intravitreal aflibercept injection for neovascular age-related macular degeneration. Ophthalmology 2014;121:193-201.)

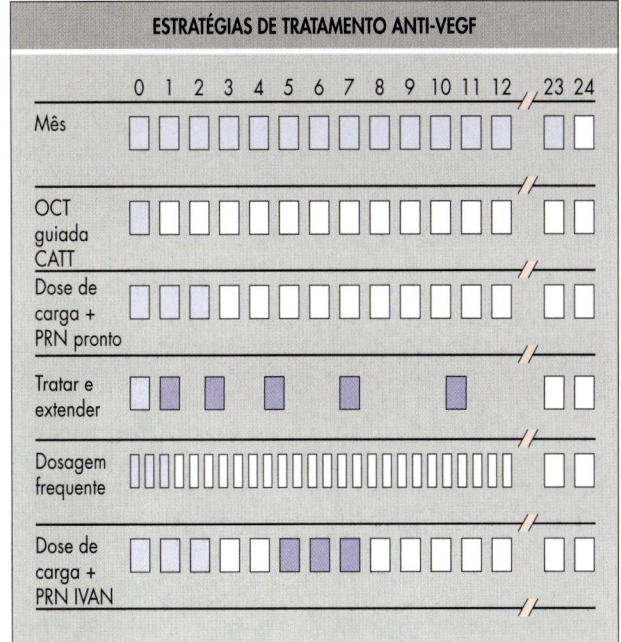

Figura 6.29.17 As diferentes estratégias de tratamento usando terapia antifator de crescimento endotelial vascular (VEGF) para degeneração macular relacionada à idade (DMRI) neovascular.

desde o início foi de 9,3 letras ($P < 0,001$), e aos 2 anos, foi de 11,1 letras ($P < 0,001$). Mais de um terço dos olhos (35%) em PrONTO ganharam pelo menos 15 letras de acuidade visual em 1 ano e 43% ganharam pelo menos 15 letras em 2 anos. Esses resultados de acuidade visual foram comparáveis com os resultados nos estudos MARINA e ANCHOR. Além disso, esses resultados de acuidade visual foram alcançados com uma média de 5,6 de um máximo de 13 injeções mensais no primeiro ano e 9,9 injeções de um máximo de 25 injeções mensais ao longo de 2 anos.[176]

Outra estratégia de retratamento baseada em OCT, conhecida como "tratar e estender", tem sido amplamente adotada, com o objetivo de reduzir o número de injeções e o número de visitas, mantendo ótimos resultados visuais.[177,178] Nesta abordagem, na ausência de sinais de exsudação com base na OCT e exame clínico, os intervalos de injeções são gradualmente estendidos, normalmente até um máximo de 12 semanas. No ensaio LUCAS (*Lucentis Compared to Avastin Study*), o intervalo de tratamento foi prolongado em 2 semanas de cada vez, até um intervalo máximo de 12 semanas.[179] Após 24 meses de acompanhamento, os resultados visuais com bevacizumabe foram equivalentes àqueles com ranibizumabe, com 7,4 e 6,6 letras obtidas com uma média de 18,2 injeções de bevacizumabe e 16,0 injeções de ranibizumabe ($P < 0,001$).[180]

Determinar se uma dose mais elevada de ranibizumabe poderia fornecer resultados visuais semelhantes ou melhorados com tratamento menos frequente, o ensaio HARBOR (*Study of Ranibizumab Administered Monthly or on an As-needed Basis in Patients with Subfoveal Neovascular Age-related Macular Degeneration*) randomizado com 1.098 pacientes divididos em quatro grupos: 0,5 mg *versus* 2,0 mg e mensalmente *versus* dosagem conforme necessário após três injeções mensais. Após 24 meses de acompanhamento, a média de melhora na acuidade visual foi similar entre todos os grupos de tratamento (+9,1, +8,0, +7,9 e +7,6 letras para a dose de 0,5 mg ao mês, 2,0 mg ao mês, 0,5 mg quando necessário, 2,0 mg como grupos necessários, respectivamente) (Figura 6.29.18). O número médio de injeções no ano 2 foi de 5,6 para os grupos necessários e de 4,3 para os grupos de 0,5 mg e 2,0 mg, respectivamente. A dose mais elevada de ranibizumabe não demonstrou eficácia ou durabilidade adicional, mas o estudo forneceu confirmação adicional de que o tratamento guiado por OCT com dose de 0,5 mg pode alcançar os resultados visuais esperados com menos injeções.[181]

Terapias combinadas

Terapia com anti-VEGF e TFD

A combinação de injeções de anti-VEGF e TFD tem sido usada como um meio de reduzir a frequência de injeção. O estudo MONT BLANC comparou a eficácia e a segurança da TFD de fluência padrão com o ranibizumabe conforme necessário e o ranibizumabe conforme necessário em monoterapia,[182] e o estudo

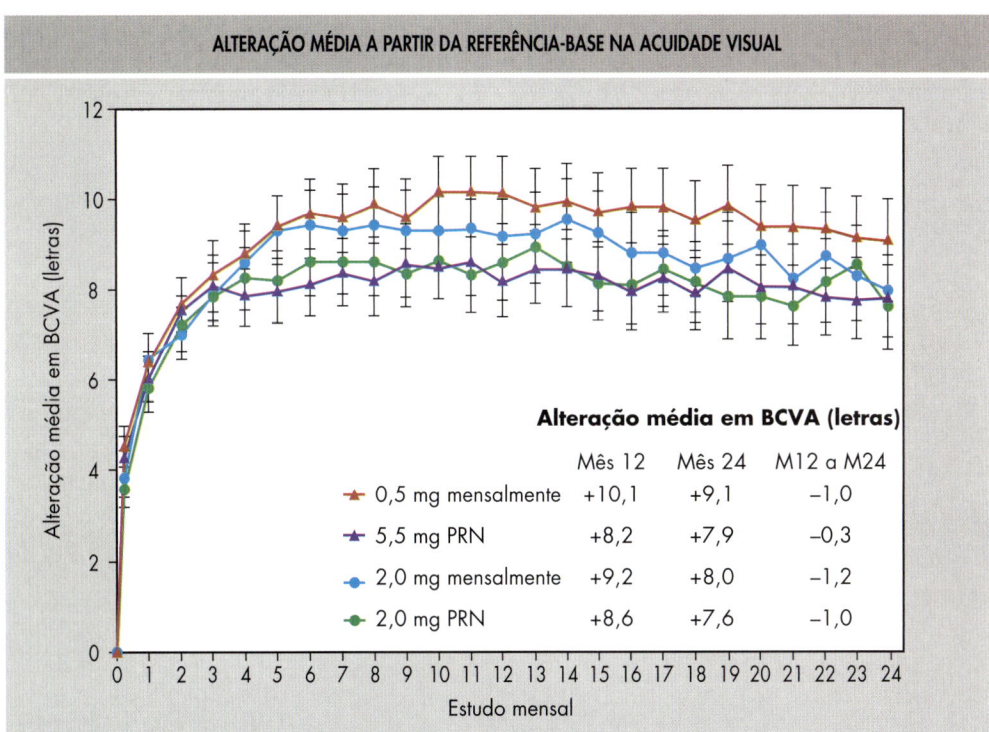

Figura 6.29.18 Alteração média da linha de base na acuidade visual em 24 meses no estudo HARBOR. (De Ho AC, Busbee BG, Regillo CD *et al*. Twenty-four-month efficacy and safety of 0.5 mg or 2.0 mg ranibizumab in patients with subfoveal neovascular age-related macular degeneration. Ophthalmology 2014 Nov;121(11):2181-92.)

DENALI compararam a monoterapia mensal de ranibizumabe *versus* o ranibizumabe conforme necessário, combinado à TFD de fluência padrão ou de fluência reduzida.[183] Ambos os estudos mostraram resultados comparáveis entre a monoterapia e a terapia combinada.[182,183] Além disso, o estudo MONT BLANC não mostrou que a terapia combinada reduziu significativamente o número de injeções de ranibizumabe em 1 ano.[182] O estudo verteporfina e bevacizumabe (VIA)[184] foi um ensaio clínico duplo-mascarado randomizado muito pequeno comparando bevacizumabe combinado à TFD de fluência reduzida (25 J/cm^2 e 12 J/cm^2) *versus* apenas bevacizumabe. Os pesquisadores descobriram que a combinação de bevacizumabe com a TFD reduziu significativamente a frequência de retratamento de bevacizumabe ao longo de 6 meses.

Embora resultados funcionais ou anatômicos superiores não tenham sido comprovados no uso da combinação de TFD e terapia anti-VEGF para DMRI neovascular típica, parece que essa terapia combinada é mais eficaz para a VPC. O estudo EVEREST demonstrou que a TFD sozinha ou combinada ao ranibizumabe foi mais eficaz na indução da regressão completa dos pólipos em 6 meses.[185] Os resultados de 1 ano do estudo EVEREST 2 demonstraram que a terapia combinada de TFD e ranibizumabe alcança melhores resultados visuais, regressão mais completa dos pólipos e menos injeções em comparação com a monoterapia com ranibizumabe.[186]

Terapia com anti-VEGF e inibidores do fator de crescimento derivado de plaquetas

Farmacoterapia combinada a outros agentes direcionados também está sendo explorada na esperança de melhorar a atividade antiangiogênica. O fator de crescimento derivado de plaquetas (FCDP) liga-se aos receptores de FCDP, que estão localizados nos fibroblastos, pericitos e músculo liso vascular.[187] Estudos experimentais mostraram que os inibidores de FCDP perturbam a interação pericito-endotelial, sensibilizando os vasos resistentes ao VEGF e facilitando a regressão da neovascularização. Além disso, o bloqueio do FCDP também parece inibir o recrutamento de células pró-fibróticas, como fibroblastos e macrófagos.[188,189] Portanto, a inibição dupla do VEGF e do FCDP tem o potencial de ser um inibidor mais potente da neovascularização, bem como prevenir a fibrose. Dois estudos clínicos de fase 3, controlados, multicêntricos, randomizados e duplos-cegos que compararam o agente anti-FCDP Fovista® (pegpleranibe) combinados ao ranibizumabe e ranibizumabe em monoterapia, mostraram que não houve benefício da acuidade visual em 12 meses de uso dessa terapia combinada.[190] A fase II CAPELLA (*Study of Intravitreal REGN2176-3 in Patients With Neovascular ("Wet") Age-Related Macular Degeneration*) avaliou a eficácia do aflibercepte coformulado com rinucumabe, um anticorpo anti-PDGFR-beta, também não mostrou benefício para melhora da acuidade visual em comparação com a monoterapia com aflibercepte em 12 semanas.[191] Apesar desses resultados decepcionantes, outros alvos permanecem sob investigação como possíveis terapias antiangiogênicas combinadas.

Resultados e prognóstico em longo prazo com as terapias anti-VEGF

Comparado aos resultados da terapia anti-VEGF em ensaios clínicos com dosagem mensal, os resultados visuais em longo prazo dos quadros clínicos do "mundo real" parecem inferiores. O estudo SEVEN-UP avaliou os desfechos em longo prazo em pacientes dos ensaios ANCHOR, MARINA e HORIZON.[192] Sessenta e cinco pacientes foram acompanhados por um período médio de 7,3 anos (variação de 6,3 a 8,5 anos) após a entrada no estudo ANCHOR ou MARINA. Trinta e sete por cento dos olhos apresentavam acuidade visual melhor que 20/70, 23% mantiveram a acuidade visual melhor que 20/40 e 37% apresentaram acuidade visual de 20/200 ou pior. Quarenta e três por cento dos olhos do estudo apesentaram uma pontuação de letra estável ou melhorada (ganho de ≥ 0 letras) nas medições dos ensaios ANCHOR ou MARINA em relação a medição base inicial, enquanto 34% diminuiu em 15 letras ou mais, com um declínio médio geral de 8,6 letras ($P < 0,005$). Após a saída do estudo HORIZON, os olhos estudados receberam uma média de 6,8 injeções de anti-VEGF durante o intervalo médio de 3,4 anos; um subgrupo de pacientes que receberam 11 ou mais injeções de anti-VEGF apresentaram um ganho médio significativamente melhor no escore de letra comparado ao tempo de saída do HORIZON ($P < 0,05$) (Figura 6.29.19). Após a saída do estudo CATT, 647 pacientes (71%) foram acompanhados por um tempo médio de 5,5 anos.[193] O número médio de exames para tratamento da DMRI após o término do estudo clínico foi de 25,3, e o número médio de tratamentos foi de 15,4. Sessenta por cento dos pacientes foram tratados ≥ 1 vez com um medicamento diferente do medicamento que lhes foi atribuído ao CATT. Na visita de 5 anos, 50% dos olhos apresentaram acuidade visual melhor que 20/40 e 20% apresentaram acuidade visual pior que 20/200. A alteração média na acuidade visual foi –3 letras a partir da linha de base e –11 letras a partir dos 2 anos de CATT, demonstrando que o ganho de visão não foi mantido nos 5 anos (Figura 6.29.20).

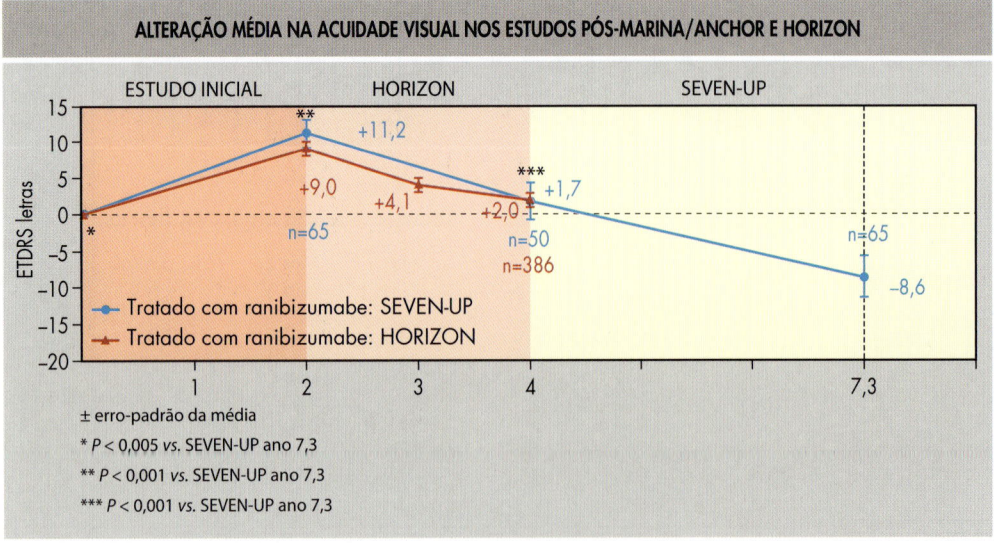

Figura 6.29.19 Alteração média na acuidade visual em 7 anos de atualização observacional de pacientes com degeneração macular relacionada à idade (DMRI) após os estudos **MARINA/ANCHOR e HORIZON**. (De Rogagha S, Bhisitkul RB, Boyer DS *et al*. Seven-year outcomes in ranibizumab-treated patients in ANCHOR, MARINA, and HORIZON. A multicenter cohort study [SEVEN-UP]. Ophthalmology 2013;120:2292-99.)

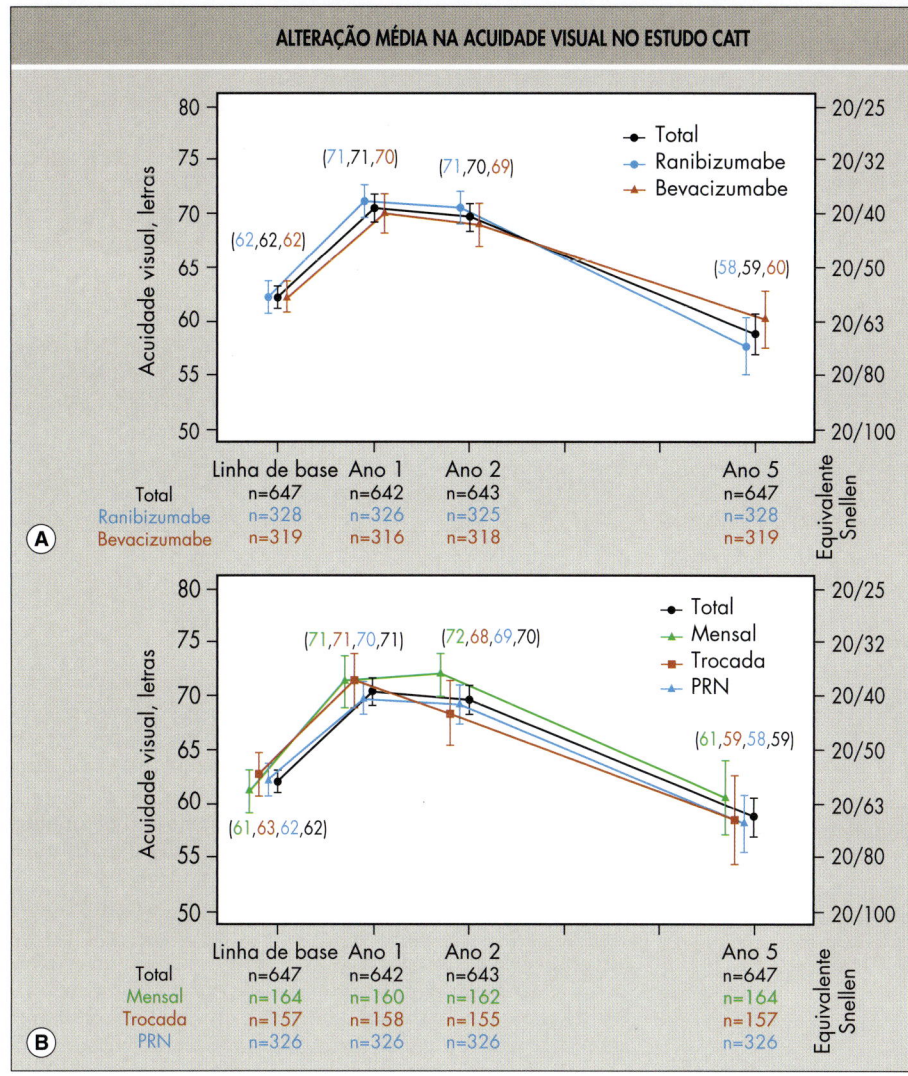

Figura 6.29.20 Alteração média na acuidade visual de 647 pacientes do estudo comparativo de tratamentos de degeneração macular relacionada à idade (CATT). (De Comparison of Age-related Macular Degeneration Treatments Trials (CATT) Research Group. Five-year outcomes with antivascular endothelial growth factor treatment of neovascular age-related macular degeneration. Ophthalmology 2016;123:1751-1761.)

CONCLUSÕES

A DMRI continua a ser a principal causa de perda de acuidade visual irreversível em todo o mundo entre pessoas idosas. Atualmente, a suplementação vitamínica, as modificações alimentares e a cessação do tabagismo permanecem como as únicas estratégias que podem retardar a progressão da DMRI seca. Para o tratamento da DMRI úmida, o ranibizumabe, o bevacizumabe e o aflibercepte revolucionaram o prognóstico dos pacientes. Pela primeira vez, os pacientes podem ser tratados com a expectativa de que sua visão possa melhorar. Entretanto, nem todos os pacientes melhoram, 10% perdem ≥ 15 letras no decorrer de 2 anos, como foi demonstrado nos estudos de fase III do ranibizumabe e estudos de longa duração[191,192] sugerem que os ganhos de acuidade visual não são mantidos após 5 a 7 anos. A perda de visão em longo prazo pode estar, em parte, relacionada ao subtratamento, mas é provável que a progressão continuada do processo neurodegenerativo subjacente desempenhe um papel maior. Uma abordagem multifatorial envolvendo prevenção, melhor distribuição de medicamentos e estratégias neuroprotetoras e regenerativas será necessária para alcançar mais progresso no tratamento da DMRI.[194]

BIBLIOGRAFIA

Age-Related Eye Disease Study Research Group. A randomized, placebo-controlled, clinical trial of high-dose supplementation with vitamins C and E, beta carotene, and zinc for age-related macular degeneration and vision loss: AREDS report no. 8. Arch Ophthalmol 2001;119:1417–36.

Chakravarthy U, Harding SP, Rogers CA, et al. Ranibizumab versus bevacizumab to treat neovascular age-related macular degeneration: one-year findings from the IVAN randomized trial. Ophthalmology 2012;119:1399–411.

Edwards AO, Ritter R 3rd, Abel KJ, et al. Complement factor H polymorphism and age-related macular degeneration. Science 2005;308:421–4.

Ferris FL, Davis MD, Clemons TE, et al. A simplified severity scale for age-related macular degeneration: AREDS Report No. 18. Arch Ophthalmol 2005;123:1570–4.

Haddad S, Chen CA, Santangelo SL, et al. The genetics of age-related macular degeneration: a review of progress to date. Surv Ophthalmol 2006;51:316–63.

Hageman GS, Anderson DH, Johnson LV, et al. A common haplotype in the complement regulatory gene factor H (HF1/CFH) predisposes individuals to age-related macular degeneration. Proc Natl Acad Sci USA 2005;102:7227–32.

Lalwani GA, Rosenfeld PJ, Fung AE, et al. A variable-dosing regimen with intravitreal ranibizumab for neovascular age-related macular degeneration: year 2 of the PrONTO Study. Am J Ophthalmol 2009;148:43–58.e1.

Martin DF, Maguire MG, Fine SL, et al. Ranibizumab and bevacizumab for treatment of neovascular age-related macular degeneration: two-year results. Ophthalmology 2012;119:1388–98.

Miller JW. Age-related macular degeneration revisited–piecing the puzzle: the LXIX Edward Jackson memorial lecture. Am J Ophthalmol 2013;155(1):1–35.e13.

Mitchell P, Wang JJ, Foran S, et al. Five-year incidence of age-related maculopathy lesions: the Blue Mountains Eye Study. Ophthalmology 2002;109:1092–7.

Mullins RF, Russell SR, Anderson DH, et al. Drusen associated with aging and age related macular degeneration contain proteins common to extracellular deposits associated with atherosclerosis, elastosis, amyloidosis, and dense-deposit disease. FASEB J 2000;14:835–46.

Rosenfeld PJ, Brown DM, Heier JS, et al. Ranibizumab for neovascular age-related macular degeneration. N Engl J Med 2006;355:1419–31.

Schmidt-Erfurth U, Kaiser PK, Korobelnik J-F, et al. Intravitreal aflibercept injection for neovascular age-related macular degeneration: ninety-six-week results of the VIEW studies. Ophthalmology 2014;121:193–201.

Smith RT, Chan JK, Busuoic M, et al. Autofluorescence characteristics of early, atrophic, and high-risk fellow eyes in age-related macular degeneration. Invest Ophthalmol Vis Sci 2006;47:5495–504.

Treatment of age-related macular degeneration with photodynamic therapy (TAP) Study Group. Photodynamic therapy of subfoveal choroidal neovascularization in age-related macular degeneration with verteporfin: one-year results of 2 randomized clinical trials – TAP report 1. Arch Ophthalmol 1999;117:1329–45.

As referências completas estão disponíveis no **GEN-io**.

PARTE 6 RETINA E VÍTREO
SEÇÃO 6 Distúrbios Maculares

Causas Secundárias da Neovascularização da Coroide | Condições Associadas a Rupturas na Membrana de Bruch

6.30

Richard F. Spaide

Definição: Proliferação interna fibrovascular associada a defeitos na membrana de Bruch, que, por sua vez, pode ser causada por vários distúrbios patológicos.

Características principais
- Defeitos na membrana de Bruch, resultantes de trauma ou doença
- Proliferação neovascular que se estende para o espaço sub-retiniano através dos defeitos na membrana de Bruch
- Hemorragia e exsudação
- Cicatrização tardia.

Características associadas
- Cada causa principal de estrias angioides apresenta achados associados que são úteis para a determinação do diagnóstico correto.

A retina, particularmente os segmentos internos, consome mais oxigênio por grama em comparação com qualquer outro tecido do corpo, mas essas mesmas células não apresentam suprimento sanguíneo direto. Profundamente à retina e ao epitélio pigmentado da retina (EPR) está a coroide, uma estrutura com o maior fluxo sanguíneo relativo no corpo. Separando a retina da coroide estão duas camadas finas, mas importantes: o EPR composto por uma única camada de células cuboidais cuja membrana basal forma a face mais interna da membrana de Bruch, um compósito multilamelar de 2 a 4 mícrons de espessura. No lado externo da membrana de Bruch há uma camada densa de capilares, os coriocapilares, cuja membrana basal forma a face externa da membrana de Bruch. Entre estas camadas há três adicionais, uma zona colagenosa interna, uma zona elástica média e uma zona colagenosa externa. Nas pessoas mais jovens, a membrana de Bruch apresenta-se como uma estrutura flexível e ela parece perder a elasticidade à medida que ocorre o envelhecimento e a doença. Defeitos físicos na membrana de Bruch podem se desenvolver associados à diversas condições, como será discutido neste capítulo, e todas compartilham um problema ameaçador de visão, a neovascularização coroidal (NVC), como uma complicação potencial. A evolução clínica e o tratamento da NVC variam de acordo com cada causa subjacente, e a compreensão da patogênese da doença em cada um deles pode ajudar a formular uma estratégia de tratamento ideal.

RUPTURAS TRAUMÁTICAS DA MEMBRANA DE BRUCH

Defeitos mecânicos na membrana de Bruch podem surgir de um trauma direto significativo no olho.[1] Por exemplo, uma bola de tênis encaixa perfeitamente na órbita e, quando viaja a > 100 km/h, fornece uma quantidade impressionante de energia cinética. O diâmetro anteroposterior do olho é subitamente colapsado e, devido ao aumento da pressão hidráulica, há uma expansão equatorial do olho. As tensões induzidas na porção posterior do olho causam rupturas curvadas da membrana de Bruch que normalmente refletem em várias distâncias, mas concêntricas, ao disco óptico. A íntima associação com os coriocapilares configura uma morbidade significativa associada às rupturas na membrana de Bruch. A rotura na membrana de Bruch pode romper os vasos coriocapilares, desencadeando hemorragias que dissecam até o espaço sub-retiniano. A resposta de cura após a ruptura da coroide inclui invasão de fibroblastos, hiperplasia do EPR e vários graus de neovascularização associada.[2] A neovascularização observada é uma resposta fisiológica da cicatrização das feridas que, para a maioria dos olhos, apresenta uma evolução estereotipada. Os vasos formam parte da resposta fibroproliferativa e eventual formação de cicatriz. Nas fases finais da resposta de cicatrização da ferida, os vasos geralmente regridem para o interior da cicatriz, deixando um tecido fibroso frouxo. Em alguns olhos, a NVC parece ter vida própria e pode, secundariamente, causar mais dano tecidual por meio de sangramento, exsudação de fluidos e cicatrizes exageradas. As razões para a resposta neovascular aparentemente excessiva podem incluir maior atividade inflamatória, respostas cicatriciais exageradas das feridas ou qualquer variação nas respostas das citocinas.

Tratamento

A NVC associada às rupturas traumáticas da coroide geralmente ocorre em pacientes mais jovens, possivelmente devido à tendência a sofrerem trauma, não por causa de um risco inerentemente aumentado de NVC secundária. As forças motrizes por trás do desenvolvimento da NVC incluem a interação entre o fator de crescimento endotelial vascular (VEGF, do inglês *vascular endothelial growth factor*) e, potencialmente, muitas outras citocinas pró-inflamatórias. Agentes direcionados contra o VEGF constituem uma parte lógica de qualquer estratégia de tratamento, mas o tratamento anti-inflamatório concomitante com um ciclo curto de corticosteroides é uma adição adequada para alguns olhos, particularmente se houver inflamação intraocular clinicamente evidente. A NVC pode não ser imediatamente identificada como tal em olhos com rupturas de coroide após o trauma. Existem hemorragias concomitantes e, geralmente, hiperplasia reativa precoce do EPR que impede a visualização da ruptura coroide subjacente. A angiofluoresceinografia (AFG) mostra uma borda de fluxo focal ou mais diferente às rupturas das coroides quando há NVC precoce. Com o tempo, a NVC pode se estender a localizações mais distantes da ruptura inicial. Olhos com NVC secundária a rupturas coroidais geralmente não exigem tratamento em longo prazo, porque a neovascularização parece ser parte da resposta de cicatrização da ferida em geral. O tratamento agressivo para interromper a neovascularização e a exsudação associada é o primeiro passo, a ser seguido por injeções adicionais de anti-VEGF em intervalos periódicos para evitar a possível recorrência da doença. Em longo prazo, é possível retirar o tratamento e obter um resultado estável (Figura 6.30.1). Geralmente, há algum achatamento e remodelação tardia da cicatriz.

ESTRIAS ANGIOIDES

Embora o traumatismo evidente possa causar rupturas na membrana de Bruch, as rupturas podem ser observadas em algumas condições sem traumatismo precedente. Como essas fissuras ramificadas na membrana de Bruch podem parecer vasos sanguíneos, foram denominadas *estrias angioides*. Essas rupturas na membrana de Bruch podem ser concêntricas curvilíneas ou radiais ao disco óptico. Existem inúmeras doenças que causam estrias angioides, mas existem algumas que explicam a maioria dos casos observados. O mais comum é o pseudoxantoma elástico (PXE), mas outras causas são anemia falciforme e doença de Paget (Figura 6.30.2).

O PXE é um distúrbio genético recessivo, com considerável variabilidade fenotípica, e afeta o tecido conjuntivo, particularmente envolvendo a pele, os olhos e o sistema cardiovascular.[3] Mutações no gene *ABCC6* foram identificadas como causadoras de PXE.[4] ABCC6 tem 31 éxons e dois pseudogenes intimamente relacionados não funcionais, o que torna a detecção de mutações um desafio.[5] As estimativas relativas à prevalência do PXE variam de 1 em 25.000 a 1 em 100.000.[6] Estas estimativas são provavelmente muito baixas porque muitas das > 300 mutações de perda de função dentro do gene *ABCC6* não causam anormalidades na pele, a principal manifestação que leva ao diagnóstico clínico. O gene codifica uma proteína de 165 kDa que é um membro da família C das proteínas da cassete de ligação ao trifosfato de adenosina (ATP).[7] O PXE causa dobras cutâneas e saliências no pescoço e nas dobras dos braços. As pápulas e os vincos amarelados presentes foram comparados à "pele de galinha". Embora as lesões típicas do PXE envolvam a pele, os olhos e o sistema cardiovascular, o gene é expresso no fígado e nos rins. Como tal, foi hipotetizado que o PXE é, de fato, uma doença metabólica com amplas anormalidades.[8]

Os achados oculares incluem, além de estrias angioides, drusas do nervo óptico, *peau d'orange*, estrias semelhantes a cometas na periferia, pseudodrusas, bolsas de fluido sub-retiniano, o que tem sido chamado de "distrofia-padrão" para incluir acúmulos vitelliformes e áreas de atrofia do EPR.[9,10] As estrias angioides desenvolvem-se em regiões de calcificação confluente da membrana de Bruch, enquanto o *peau d'orange* é uma aparência causada por calcificação incompleta e irregular da membrana de Bruch.[11] O paciente típico com PXE geralmente apresentará regiões de fluido sub-retiniano durante anos e depois desenvolverá padrões semelhantes a distrofia.[10] Um ano ou mais após o padrão, distrofia, atrofia, NVC ou ambos se desenvolverão. O crescimento interno da NVC ocorre tipicamente em uma faixa angioide. O exame histopatológico mostra a calcificação

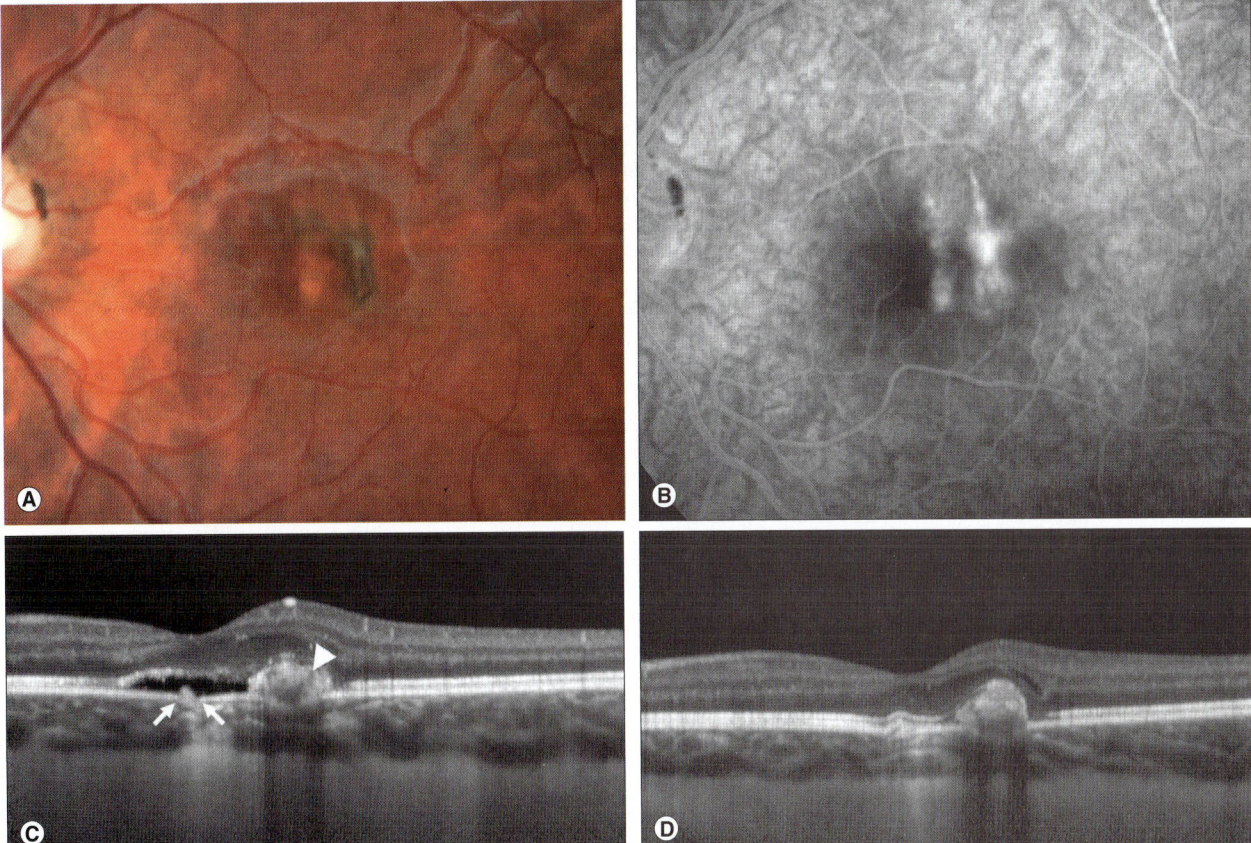

Figura 6.30.1 Um rapaz de 15 anos de idade foi atingido no olho por uma bola de tênis e desenvolveu perda de acuidade visual alguns meses depois. **A.** A fotografia colorida do fundo de olho realizada na consulta inicial exibe duas rupturas de coroide curvilíneas com diferentes quantidades de pigmentação na mácula central. **B.** A angiografia com fluoresceína mostra hiperfluorescência desordenada ao redor das estrias. **C.** A tomografia de coerência óptica de imagem EPR profundidade (OCT) aprimorada mostra uma protuberância cicatricial que se projeta através de um defeito no complexo epitélio pigmentado da retina/membrana de Brunch (*setas*) e neovascularização coroidal que se estende a partir de outro defeito. Observe o que parecem ser elementos vasculares na elevação (*ponta de seta*). **D.** Após injeções intravítreas de fator de crescimento endotelial antivascular, cessação da exsudação e achatamento da mácula na neovascularização foram demonstrados.

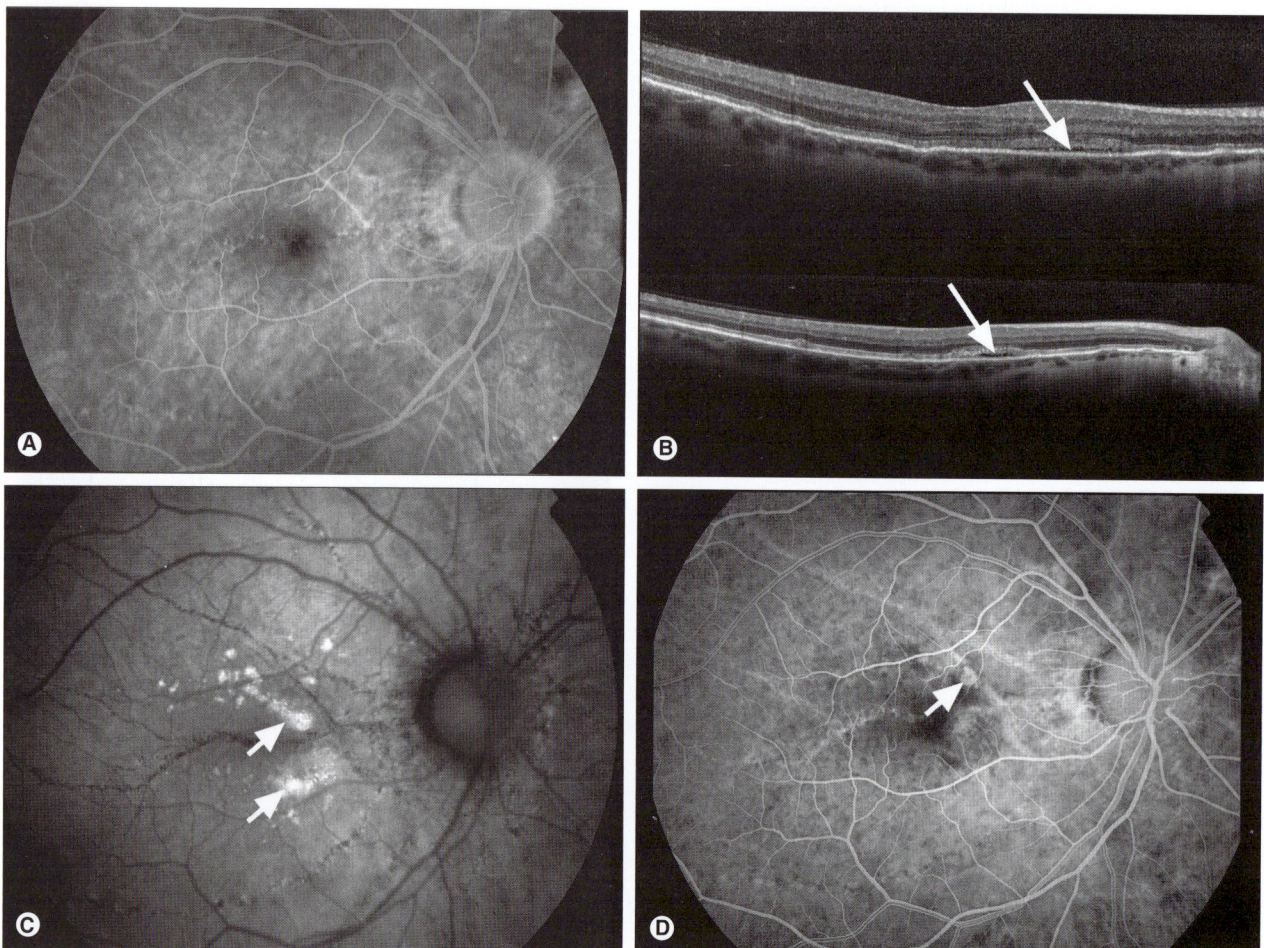

Figura 6.30.2 Na consulta inicial, ambos os olhos deste menino de 1 ano de idade com pseudoxantoma elástico demonstraram pequenas bolsas dispersas de líquido sub-retiniano. Ele finalmente desenvolveu sinais evidentes de neovascularização coroidal (NVC) no olho do companheiro cerca de 11 anos após a apresentação inicial. **A.** As estrias angioides eram pouco visíveis na fase intermediária do angiograma com fluoresceína. **B.** (*Topo*) Uma pequena região de líquido sub-retiniano é evidenciada no corte de tomografia de coerência óptica (*seta*) na apresentação e (*abaixo*) em outra região 2 anos após. Observe o acúmulo de segmentos externos soltos, que conferem maior sinal de autofluorescência visível em (**C**) (*setas*). **D.** Quase 4 anos após a apresentação, o paciente foi visto com um pequeno foco de NVC (*seta*) proveniente de uma estria angioide. O tratamento da neovascularização com um agente antifator de crescimento vascular endotelial (VEGF) resultou na cessação do extravasamento da lesão, como observado na angiografia com fluoresceína (FA, do inglês *fluorescein angiography*), mas o paciente continuou a apresentar líquido sub-retiniano como mostrado em (**B**). A presença crônica de fluido torna impossível o tratamento direcionado por estratégias (PRN).

da membrana de Bruch com fragmentação das fibras elásticas.[12] Embora a proporção de pacientes que desenvolvem NVC ou atrofia generalizada do EPR não seja conhecida, essas condições parecem afetar a maioria dos pacientes com PXE.

As estrias angioides ocorrem em uma pequena proporção de pacientes com doença falciforme. Esses pacientes também apresentam mineralização da membrana de Bruch e podem desenvolver alterações cutâneas sugestivas de PXE.[13] Curiosamente, a membrana de Bruch é mineralizada com cálcio, e não ferro, nos casos de doença falciforme.[14] A NVC pode ocorrer secundariamente em estrias angioides, mas parece menos comum do que a observada em pacientes com PXE. A doença de Paget, ou osteíte deformante, apresenta uma associação menos frequente com estrias angioides, que também parecem estar relacionadas à calcificação anormal da membrana de Bruch.[12] Muitas das causas menores de estrias angioides parecem estar relacionadas a anormalidades fisiológicas minerais e incluem hipercalcinose, hiperfosfatemia e hemocromatose.[12] O defeito físico na membrana de Bruch parece proporcionar um fácil acesso para o crescimento dos vasos sanguíneos, mas a probabilidade desse crescimento pode ser modulada por outros fatores, como a saúde do EPR.

Tratamento

A NVC geralmente é aparente nas condições que causam estrias angioides e manifesta-se como uma NVC clássica acima do plano do EPR. Há exsudação associada e frequentemente sangramento. Consistente com o tratamento da NVC secundária à degeneração macular relacionada à idade (DMRI), as estratégias de tratamento da NVC associada às estrias angioides evoluíram ao longo do tempo. A fotocoagulação à *laser* produziu resultados ruins e a terapia fotodinâmica não foi melhor. Cada uma dessas modalidades de tratamento foi associada a uma alta proporção de pacientes com recidiva da neovascularização, com o eventual desenvolvimento de grandes cicatrizes com zonas de atrofia do EPR ao redor. Os agentes anti-VEGF diminuem a exsudação, o sangramento e a cicatrização em muitos olhos com NVC e estabilizam a acuidade visual no processo.[14-16] Existem dificuldades no tratamento de pacientes com NVC que causam complicações nas estrias angioides, particularmente naqueles com PXE. Em pacientes mais jovens, é possível reprimir a NVC e ter o que parece ser um pequeno sinal de progressão da doença, com a doença em erupção novamente mais tarde com a exsudação. Durante períodos quiescentes, é difícil determinar a frequência de dosagem para os olhos. Em alguns olhos com PXE, o fluido crônico pode ocorrer antes do desenvolvimento da NVC. O líquido sub-retiniano não desaparece com a terapia anti-VEGF, mesmo se a FA não mostrar sinais de atividade da NVC. Portanto, os achados da tomografia de coerência óptica (OCT) do líquido sub-retiniano podem não servir como meio útil de administração de agentes anti-VEGF. A angiografia de OCT (OCTA) é um ótimo método para avaliar a neovascularização e mostrou anormalidades no fluxo coreocapilar.[17] Normalmente, no tratamento da NVC na DMRI, os pacientes parecem responder melhor com a dosagem periódica frequente. Havendo estrias angioides, pode ocorrer risco teórico para injeção. Um estudo de caso descreveu rápida expansão de estrias angioides após a injeção de anti-VEGF.[18] Trauma ocular menor pode estar associado à rápida expansão de estrias angioides, algumas vezes com hemorragia generalizada. Durante a resolução da hemorragia, pode ser necessária uma cuidadosa FA e angiografia com indocianina verde (ICGA, do inglês *indocyanine green angiography*) para excluir a possibilidade de NVC em concorrência.

MIOPIA PATOLÓGICA

A miopia é a anormalidade ocular mais comum encontrada em populações em todo o mundo. Sequelas visualmente significativas aumentam em frequência e gravidade com graus maiores de miopia, e os termos *miopia alta* e *miopia patológica* são usados para se referir a esses olhos com > –6,00 dioptrias (D) de erro refrativo. A proporção de pacientes com miopia patológica na população geral varia de 1 a 2% nos EUA, mas de 5 a 8% no Japão. Na Ásia Oriental, as proporções estão atingindo níveis alarmantes, com 21% dos estudantes de 18 anos de idade[19] e 38,4% dos estudantes universitários[20] tendo um erro de refração > –6,00 D em Taiwan.

A expansão ocular na miopia patológica leva ao afinamento e, em alguns casos, às alterações de tração em todas as camadas do olho, incluindo o descolamento de retina, a esquise macular miópica, o buraco macular e as áreas zonais da atrofia coriorretiniana. Rupturas na membrana de Bruch são frequentes, mas parecem diferentes das estrias angioides. Na miopia patológica, as rupturas na membrana de Bruch são mais curtas, menos largas, geralmente não vermelhas (possivelmente devido ao afinamento e atrofia coroidal subjacente),[21] e geralmente são organizadas em uma rede entrecruzada de linhas mais curtas no estafiloma posterior. Como consequência, essas rupturas na membrana de Bruch são chamadas *lacquer cracks*. O número e a extensão das *lacquer cracks* aumentam com o tempo,[22] mas não estão associadas à alta proporção de sangramento observada nas rupturas traumáticas da membrana de Bruch. As *lacquer cracks* são importantes fatores de risco para o desenvolvimento da NVC na miopia patológica.[23]

Tratamento

A injeção intravítrea de agentes anti-VEGF revolucionou o tratamento da NVC miópica. Os estudos inicialmente relatados foram de pacientes que estavam usando bevacizumabe, que demonstraram ganhos de acuidade visual.[24,25] Mais tarde, em estudos randomizados, foram utilizados ranibizumabe e um aflibercepte. No estudo de 12 meses da RADI-ANCE,[26] pacientes com NVC miópica foram distribuídos de forma aleatória para um dos dois grupos que receberam ranibizumabe, e um terceiro grupo recebeu terapia fotodinâmica verteporfina. Os pacientes que usaram ranibizumabe foram tratados com uma injeção e, posteriormente, com base na atividade da doença. Os dois grupos que receberam ranibizumabe apresentaram melhora de 12,1 e 12,5 letras, enquanto o grupo de terapia fotodinâmica teve uma melhora média de 1,4 letra. No estudo MYRROR[27] com duração de 48 semanas, 122 pacientes foram distribuídos de forma aleatória para a aflibercepte intravítreo (n = 91) ou *sham* (n = 31). Os pacientes receberam uma injeção como base inicial e injeções subsequentes para persistência ou recorrência de NVC, conforme determinado em exames mensais. Na semana 48, o grupo A do aflibercepte ganhou 13,5 letras, e o grupo *sham* ganhou 3,9 letras.

Em estratégias conforme a necessidade (PRN), o número de tratamentos necessários parece muito menor do que para pacientes com NVC secundária à DMRI; muitos pacientes podem necessitar de apenas uma injeção no primeiro ano, de acordo com os achados dos estudos RADIANCE e MYRROR. O problema é que as estratégias de PRN muitas vezes dependem da detecção de alterações causadas pela atividade da NVC, que podem ser sutis ou difíceis de detectar em olhos com alta miopia. Os resultados da visão de uma dose única seguida de tratamento de PRN são conhecidos, mas não se sabe se esta é a estratégia mais apropriada para melhora da acuidade em longo prazo. Pacientes com alta miopia frequentemente apresentam queixas subjetivas de problemas de visão e declínios mensuráveis na acuidade visual, mas nenhuma alteração observável nos resultados de imagem da OCT. A injeção de agentes anti-VEGF nesses olhos geralmente causa uma redução dos sintomas e melhora na acuidade visual. Portanto, uma gama mais ampla de critérios deve ser usada em estratégias de PRN do que o que geralmente é realizado para a DMRI. Embora o tratamento possa não causar atrofia direta, o desenvolvimento de atrofia é comum, como observado no seguimento em longo prazo de pacientes tratados com agentes anti-VEGF para NVC. É provável que a atrofia esteja relacionada tanto ao processo da doença quanto à atrofia coroidiana disseminada subjacente nesses olhos.

DISTÚRBIOS INFLAMATÓRIOS

A inflamação e a angiogênese frequentemente coexistem. No processo da angiogênese, há remodelação do tecido circundante para permitir o acesso dos vasos em crescimento. O remodelamento tecidual é mediado por vários fatores, incluindo metaloproteinases de matriz.[28] Como tal, a ruptura física das barreiras, sendo a membrana de Bruch uma delas, não é necessária para o crescimento da neovascularização.[29] O tecido em crescimento é capaz de limpar seu próprio caminho através dessas barreiras. Um exemplo notável disso é como a NVC frequentemente pode ocorrer em fases ativas da panuveíte coroidite multifocal.[30] (Outro distúrbio, denominado *coroidopatia puntiforme interna*, parece ser um subgrupo de coroidite e panuveíte multifocal e será incluído no termo mais geral.)[31] Esses pacientes apresentam múltiplos focos de inflamação que estão centrados, não na coroide, mas no espaço sub-EPR e na retina externa.[31] Algumas dessas lesões podem ter NVC associada que, presumivelmente, violou a barreira da membrana de Bruch sem a necessidade de qualquer fissura ou deiscência induzida mecanicamente. A influência da condução para a NVC foi inflamação.

Em outros casos, o dano inflamatório pode causar lesões colaterais às barreiras, como a membrana de Bruch. Após o estágio inflamatório agudo, observa-se uma marca de cicatriz e perda de tecido que cria a lesão "punch out" na histoplasmose ocular presumida[32] ou na coroidite multifocal e panuveíte. Nessas lesões, a membrana de Bruch pode estar danificada, de modo que poderia haver comunicação livre da coroide e o sub-EPR, ou espaço sub-retiniano. Nesse sentido, o dano pós-inflamatório apresenta algumas semelhanças com a configuração anatômica relacionada a rachaduras típicas na membrana de Bruch, observadas em estrias angioides. As principais diferenças são o estado inicial da membrana de Bruch e o que causou a ocorrência do defeito. Em condições inflamatórias, descobriu-se que a membrana de Bruch é saudável inicialmente e, em seguida, sofre danos inflamatórios, levando à ruptura da sua estrutura arquitetônica. Nas estrias angioides, há um defeito na membrana de Bruch que a torna frágil e suscetível a deiscências mecânicas do desgaste normal da vida.[12] Em rupturas da coróidea, há aplicação de força por meio de trauma que está além da resistência mecânica da membrana de Bruch. Embora na histoplasmose ocular presumida as células inflamatórias não sejam clinicamente evidentes, em modelos animais, ninhos de linfócitos se mostraram ativados com desafio antigênico bem longe do olho.[33] Na NVC, desenvolvendo-se em períodos clinicamente quiescentes de uveíte posterior, como associada à coroidite multifocal e à panuveíte ou à coroidopatia serpiginosa,[34] a neovascularização é tipicamente responsiva aos corticosteroides, de modo que sugere que a inflamação está, pelo menos, desempenhando um papel no desenvolvimento neovascular observado nesses olhos. Além disso, a imunossupressão em longo prazo reduz o risco de perda visual grave,[35] destacando o efeito prejudicial que a inflamação pode exercer no desenvolvimento da neovascularização. Isso sugere que o desenvolvimento da NVC em olhos com lesão inflamatória possa ser decorrente tanto da facilidade de acesso dos vasos sanguíneos aos espaços sub-EPR e sub-retinais mediante o defeito na membrana de Bruch quanto da tendência aumentada em direção a isso devido à inflamação concomitante.

BIBLIOGRAFIA

Aguilar JP, Green WR. Choroidal rupture. A histopathologic study of 47 cases. Retina 1984;4:269–75.

Bhatnagar P, Freund KB, Spaide RF, et al. Intravitreal bevacizumab for the management of choroidal neovascularization in pseudoxanthoma elasticum. Retina 2007;27:897–902.

Cheung CMG, Arnold JJ, Holz FG, et al. Myopic choroidal neovascularization: review, guidance, and consensus statement on management. Ophthalmology 2017;124(11):1690–711.

Clarkson JG, Altman RD. Angioid streaks. Surv Ophthalmol 1982;26:235–46.

Ikuno Y, Ohno-Matsui K, Wong TY, et al. Intravitreal aflibercept injection in patients with myopic choroidal neovascularization: The MYRROR Study. Ophthalmology 2015;122(6):1220–7.

Jampol LM, Acheson R, Eagle RC Jr, et al. Calcification of Bruch's membrane in angioid streaks with homozygous sickle-cell disease. Arch Ophthalmol 1987;105:93–8.

Li Q, Jiang Q, Pfendner E, et al. Pseudoxanthoma elasticum: clinical phenotypes, molecular genetics and putative pathomechanisms. Exp Dermatol 2009;18:1–11.

Myung JS, Bhatnagar P, Spaide RF, et al. Long-term outcomes of intravitreal antivascular endothelial growth factor therapy for the management of choroidal neovascularization in pseudoxanthoma elasticum. Retina 2010;30:748–55.

Ohno-Matsui K, Tokoro T. The progression of lacquer cracks in pathologic myopia. Retina 1996;16:29–37.

Sawa M, Ober MD, Freund KB, et al. Fundus autofluorescence in patients with pseudoxanthoma elasticum. Ophthalmology 2006;113:814–20.

Wang TJ, Chiang TH, Wang TH, et al. Changes of the ocular refraction among freshmen in National Taiwan University between 1988 and 2005. Eye (Lond) 2009;23:1168–9.

Wolf S, Balciuniene VJ, Laganovska G, et al. RADIANCE: a randomized controlled study of ranibizumab in patients with choroidal neovascularization secondary to pathologic myopia. Ophthalmology 2014;121(3):682–92.e2.

As referências completas estão disponíveis no **GEN-io**.

PARTE 6 RETINA E VÍTREO
SEÇÃO 6 Distúrbios Maculares

Coriorretinopatia Serosa Central

6.31

Ananda Kalevar e Anita Agarwal

Definição: Transtorno coriorretiniano idiopático caracterizado por descolamento seroso da retina neurossensorial na região macular.

Características principais

- Uma ou mais áreas focais de líquido sub-retal na mácula
- Uma ou mais áreas de descolamento do epitélio pigmentado da retina (DEPR)
- Uma ou mais áreas de líquido intrarretiniano
- Um ou mais extravasamentos focais ao nível do epitélio pigmentado da retina (EPR) na angiografia fluoresceínica (AF)
- Uma ou mais manchas de coloração ao nível do EPR na AF
- Hiperpermeabilidade da coroide na angiografia por indocianina verde (ICGA, do inglês *indocyanine green angiography*)
- Espessamento da coroide na tomografia de coerência óptica (OCT)
- Moteamento do EPR
- Depósitos sub-retinianos branco-amarelados
- Envolvimento unilateral ou bilateral
- Recorrências e cronicidade
- Descolamento da retina bolhoso
- Membrana neovascular secundária.

INTRODUÇÃO

A coriorretinopatia serosa central (CSC) é um distúrbio da retina caracterizado por descolamento seroso da retina na região da mácula (Figura 6.31.1), que afeta principalmente homens jovens com idades entre 20 e 45 anos. A relação homem/mulher varia de 3:1–10:1 em vários estudos, dependendo da região e da etnia.[1] Desde sua descrição inicial como *retinite sifilítica central* por von Graefe em 1866, ela teve diversas denominações, incluindo *retinopatia serosa central*, *epiteliopatia pigmentar serosa*, *retinopatia angiospástica* e *retinite serosa central*. Os sintomas comuns da CSC incluem metamorfopsia, visão turva e micropsia. Se o descolamento permanecer fora da mácula central, os pacientes ficam assintomáticos. Muitas vezes, o distanciamento seroso resolve-se espontaneamente. Distúrbios visuais geralmente levam vários meses para serem resolvidos. Pode haver preservação relativa da função e da visão da retina, apesar da separação prolongada dos fotorreceptores do EPR. Se o descolamento macular não se resolver espontaneamente, o tratamento inclui fotocoagulação a *laser*[2-4] e terapia fotodinâmica (TFD),[5-13] que aceleram a reabsorção do líquido sub-retiniano e melhoram a visão.

EPIDEMIOLOGIA E PATOGÊNESE

A CSC idiopática geralmente afeta adultos jovens a adultos de meia-idade. Em pacientes com idade > 50 anos, pode ser difícil diferenciar a CSC da degeneração macular relacionada à idade (DMRI) ou da maculopatia paquicoroide mais recentemente descrita. Os homens são muito mais afetados do que as mulheres. A incidência ajustada por idade e sexo da CSC em um recente estudo de base populacional foi encontrada em 5 a 6 por 100 mil pessoas.[14] A incidência no sexo masculino foi aproximadamente seis vezes maior que em mulheres.[14] Corticosteroides endógenos ou exógenos foram associados com CSC. Outros medicamentos e distúrbios sistêmicos que foram relatados como fatores de risco estão listados no Boxe 6.31.1. A CSC foi produzida experimentalmente em animais por meio de injeções intravenosas de epinefrina intravenosa (adrenalina).[15]

A compreensão da patogênese do distúrbio é incompleta. A recente tecnologia multimodal de imagens revelou algumas novas informações. Poucos estudos patológicos estão disponíveis, e as observações de modelos angiográficos, clínicos e experimentais estão sujeitas a interpretação. Sabe-se, no entanto, que o líquido sub-retiniano se origina da coroide. O extravasamento de corante através de um defeito focal anormal no nível do EPR e seu acúmulo no espaço sub-retiniano são observados claramente na AF[2] (Figura 6.31.2).

A causa do vazamento focal do EPR não é clara. Historicamente, acreditava-se que um simples colapso da barreira hematorretiniana no nível de EPR era responsável pelo vazamento. No entanto, essa teoria não explica o efeito da ruptura permanente da barreira do EPR produzida como resultado da fotocoagulação a *laser*. Mais tarde, foi sugerido que as células do EPR patologicamente hipossecretoras causariam o acúmulo de líquido, mas essa teoria falhou em explicar a hiperpermeabilidade difusa da coroide observada na angiografia com indocianina verde (ICGA)[15] (Figura 6.31.3). A tomografia de coerência óptica de profundidade aprimorada (EDI-OCT) demonstrou aumento da congestão e espessura da coroide, e isso corrobora a teoria de que a hiperpermeabilidade da coroide desempenha um papel importante.[16] *Paquicoroide* é um termo introduzido na literatura para descrever uma coleção de achados na coroide, mais notavelmente uma coroide espessada observada na EDI-OCT e vasos coroidais.[17] Acredita-se

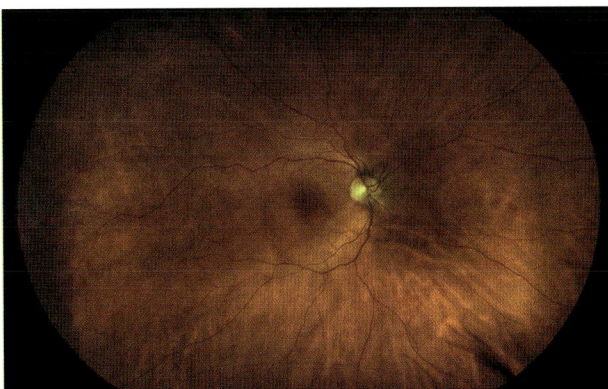

Figura 6.31.1 Retinografia colorida na coriorretinopatia serosa central. Observe o descolamento da retina neurossensorial de tamanho correspondente a dois diâmetros do disco na região macular. (Cortesia de West Coast Retina.)

que a epiteliopatia pigmentar paquicoroide seja uma "forma frustrada" de CSC, em que uma constelação de achados, com o espessamento da coroide, tesselação do fundo reduzido e anormalidades do EPR, são observadas clinicamente, e na OCT existe perda parcial ou total dos coriocapilares sobrejacentes aos vasos coroidais.

Evidências crescentes implicam uma circulação coroidal anormal como causa da CSC. Utilizando ICGA, Prunte e Flammer[15] mostraram atraso no preenchimento lobular capilar de coroide em áreas de hiperpermeabilidade. O líquido coroide passa por uma abertura no EPR e produz um descolamento seroso da retina.[18] Estudos revelaram que os corticosteroides podem estimular a produção de óxido nítrico, prostaglandinas e radicais livres dentro da circulação coroidal.[19]

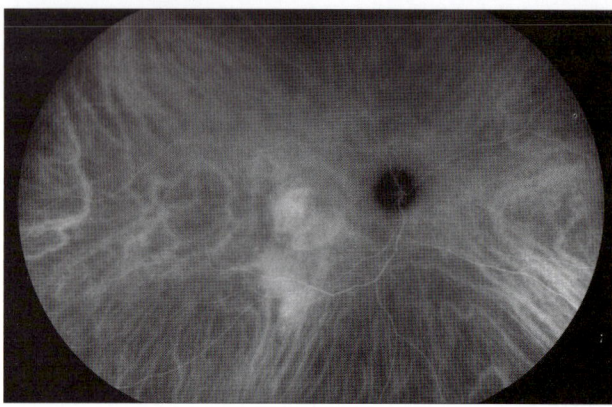

Figura 6.31.3 Angiografia com indocianina verde da coriorretinopatia serosa central. A intensificação do contraste revela área focal de hiperfluorescência durante a fase tardia do exame. (Cortesia de West Coast Retina.)

BOXE 6.31.1 Fatores de risco relatados e associações com coriorretinopatia serosa central.

Condições sistêmicas	Medicamentos
Personalidade do tipo A	Corticosteroides
Estresse emocional	Medicamentos psicofarmacológicos
Hipertensão sistêmica	3,4-metilenodioximetanfetamina
Doença do refluxo gastresofágico	Antiácidos e medicamentos antirrefluxo
Gravidez	Simpatomiméticos sem receita
Transplante de órgão	Antibióticos
Lúpus eritematoso sistêmico	Anti-histamínicos
Uso do tabaco	Citrato de sildenafila
Uso de álcool	
Glomerulonefrite membranoproliferativa do tipo II	
Infecção por *Helicobacter pylori*	
Desordens autoimunes	

MANIFESTAÇÕES OCULARES

Embora a metamorfopsia unilateral seja o sintoma clássico da CSC, os pacientes também podem apresentar visão turva unilateral, micropsia, problemas de adaptação ao escuro, dessaturação da cor, retardo do tempo de recuperação da retina para luz forte e escotoma relativo. A acuidade visual varia de 20/15 a 20/200 com uma média de 20/30. Uma alteração hipermetrópica temporária na refração pode ocorrer. Os sintomas normalmente desaparecem após vários meses, mas podem permanecer mesmo após a resolução do fluido como resultado da distorção das placas terminais do receptor; raramente persistem indefinidamente. Sequelas permanentes incluem metamorfopsia, diminuição da percepção do brilho e alteração da visão das cores.[2]

Às vezes, a CSC pode se apresentar como um descolamento retiniano seroso bolhoso, inferior e periférico. Isto é especialmente verdadeiro em alguns pacientes que recebem altas doses de corticosteroides inadvertidamente por uma condição sistêmica associada ou, ocasionalmente, como resultado de um diagnóstico errôneo como síndrome de Vogt-Koyanagi ou oftalmia simpática. A presença de líquido sub-retiniano ou *guttering* na CSC recorrente ou crônica, descrita inicialmente por Yannuzzi *et al.*,[20] da região macular para a periferia é mais bem visualizada com AF de campo amplo e imagem de autofluorescência de fundo de campo (FAF, do inglês *fundus autofluorescence*) (Figura 6.31.4).[21]

Uma forma crônica de CSC ocorre em cerca de 5% dos casos, mais comumente em indivíduos mais idosos e em pacientes que recebem corticosteroides em doses baixas a longo prazo.[19,22] A CSC crônica é caracterizada por uma epiteliopatia pigmentar da retina pouco utilizada que progride juntamente com a

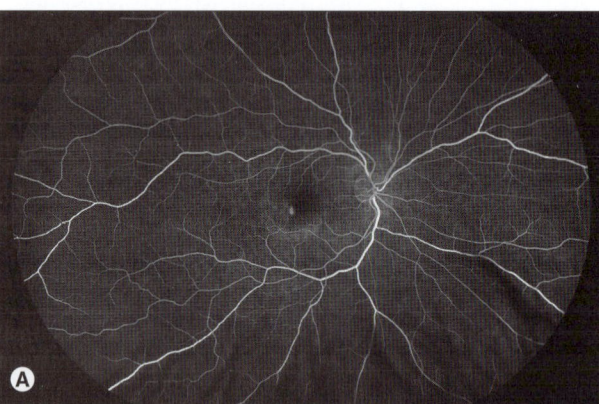

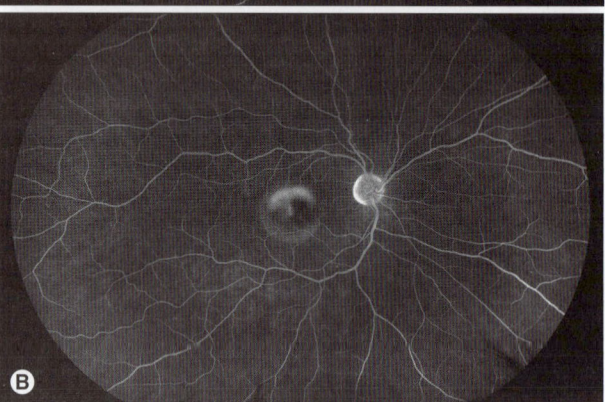

Figura 6.31.2 Angiografia fluoresceínica de coriorretinopatia serosa central. A. Fase inicial revela vazamento focal para a mácula. **B.** Fase tardia demonstra um acúmulo de corante do tipo "fumaça de chaminé" com delineação do descolamento seroso macular. (Cortesia de West Coast Retina.)

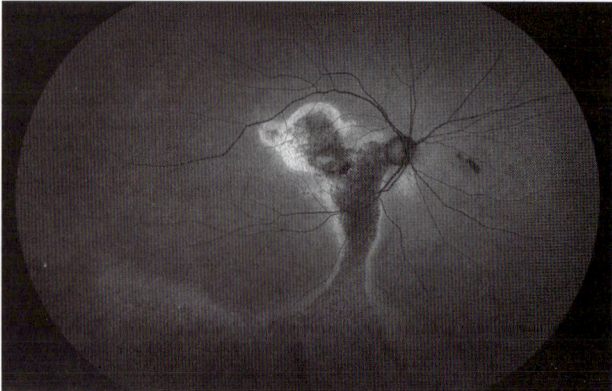

Figura 6.31.4 Autofluorescência de fundo em um paciente com coriorretinopatia serosa central. Observe a extensa hipoautofluorescência em forma de trato descendente ao longo da hiperautofluorescência ao longo da borda superior. (Cortesia de West Coast Retina.)

persistência ou presença intermitente de líquido sub-retiniano. Os descolamentos de retina tendem a ser superficiais e mais difusos do que na forma clássica. Alterações intrarretinianas císticas podem ocorrer tardiamente na presença de líquido sub-retiniano crônico. O prognóstico visual é mais cauteloso devido à perda progressiva dos elementos retinais externos, e o tratamento precoce é fortemente recomendado.

DIAGNÓSTICO

O diagnóstico de CSC ocorre no exame clínico e subsequente confirmação por meio de exames de imagem AF, FAF e OCT. ICGA também ajuda a estabelecer o diagnóstico, mas é reservada para os olhos que continuam sem definição de extravasamento na AF. A informação derivada do teste multimodal é fundamental para detectar a extensão das anormalidades coriorretinianas, monitorar a doença e excluir outras doenças.

Por meio da biomicroscopia posterior, observa-se uma bolha transparente ou translúcida no polo posterior entre a retina neural e o EPR. Os descolamentos rasos podem ser difíceis de ser discernidos clinicamente, e a OCT é útil no diagnóstico desses casos.[2] O líquido seroso sub-retiniano dentro do *blister* frequentemente aparece transparente. Esse líquido pode apresentar um conteúdo de proteína e fibrina e se manifestar turvo ou amarelado, especialmente em pacientes grávidas ou que apresentam maior pigmentação, diabetes concomitante ou fazem terapia com esteroides.[2,22] A OCT pode demonstrar pontos hiper-reflectivos consistentes com precipitados puntiformes e material branco dentro do descolamento seroso da retina, logo abaixo da retina.[23] As hipóteses para esses precipitados amarelos variam desde os segmentos externos do fotorreceptor até os acúmulos de fibrina ou lipídio, ou macrófagos que tentam eliminá-los.

Elevações de EPR ovais, amarelo-acinzentadas sob o descolamento também podem ser observadas. Elas geralmente apresentam menos de um quarto de diâmetro do disco e são circundadas por um leve halo acinzentado. AF e OCT as identificam como DEPR e frequentemente demonstram os extravasamentos focais de EPR responsáveis pelo descolamento seroso da retina dentro de suas bordas. Como o líquido exsudativo sub-retiniano pode ser rastreado em direção inferior em resposta à gravidade, um DEPR com extravasamento pode ser encontrado fora da margem superior de seu descolamento retiniano. A geração de imagens de autofluorescência de campo amplo é inestimável na detecção dos tratos hipoautofluorescentes deixados pelo líquido lacrimogêneo e a hiperfluorescência do líquido sub-retiniano rico em proteínas.[24,25]

A presença de degeneração cística da retina, granulações finas ou agregados do EPR sugerem cronicidade do episódio atual ou história de um episódio anterior de CSC (Figura 6.31.5). Achados oftalmoscópicos adicionais, como lipídios ou hemorragia, são raros e devem questionar o diagnóstico de CSC idiopática ou sugerir a presença de neovascularização coroidal (NVC) no contexto da CSC.[2] O outro olho pode mostrar evidências de ou CSC previamente resolvido, manifestando-se como áreas focais de rarefação de EPR ou pequenos DEPR assintomáticos.

AF é usada para excluir a presença de outras patologias que produzem descolamentos de retina serosa e para confirmar o diagnóstico. Classicamente, o corante da coroide vaza através de um defeito EPR focal e se aloja no espaço sub-retiniano. Em mais de 75% dos pacientes, esse acúmulo ocorre dentro de um diâmetro do disco da fóvea.[26] Pode-se observar menos acúmulos nas lesões mais antigas nas quais o exsudato de EPR tornou-se mais espesso.[2] As características de AF da CSC aguda incluem o "ponto de expansão" ou sinal de "borrão de tinta" de um deslocamento do epitélio pigmentado pequeno com vazamento, ou um sinal de "pilha de fumaça", em que o deslocamento do epitélio pigmentado tem um defeito focal no EPR sobrejacente e o corante flui desse defeito para o fluido sub-retiniano adjacente. Nos olhos com CSC crônica, a fluoresceína exibe hiperfluorescência com coloração gradual. As lesões inativas mostram hiperfluorescência de transmissão nos locais de alterações do EPR. Enquanto a AF é atípica, a ICGA

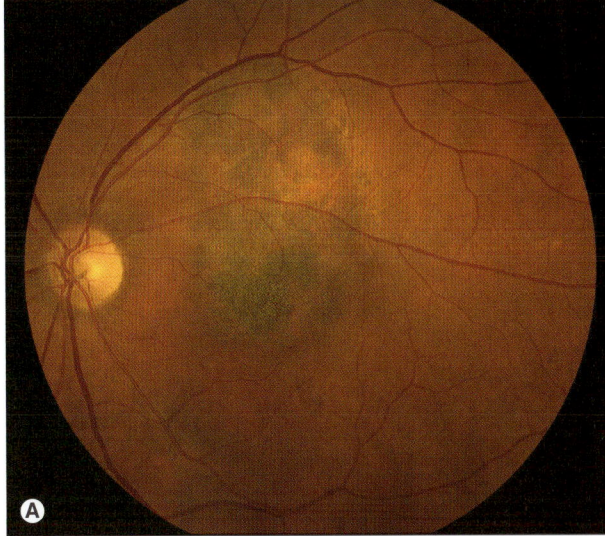

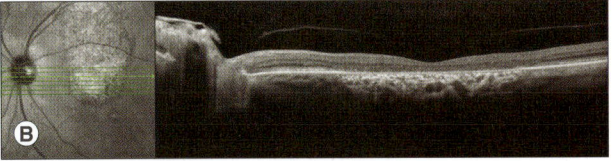

Figura 6.31.5 A. Retinografia colorida de coriorretinopatia serosa central resolvida. Observe alterações pigmentares crônicas difusas na mácula superior. **B.** Tomografia de coerência óptica de domínio espectral (SD-OCT, do inglês *Spectral-domain optical coherence tomography*) do olho com coriorretinopatia serosa central resolvida. Observe a coroide espessada e a perda externa da retina. (Cortesia de West Coast Retina.)

pode ajudar a excluir a ocorrência de outra patologia. A ICGA da CSC classicamente revela áreas hiperfluorescentes multifocais bilaterais. Estas aparecem durante a fase intermediária do procedimento angiográfico e, posteriormente, são mostradas em silhueta contra vasos coroides maiores, conforme o corante difunde através da coroide.[27]

A OCT é uma técnica não invasiva que pode evidenciar a presença de líquido sub-retiniano (Figura 6.31.6), deslocamento do epitélio pigmentado e espessamento da coroide. Em casos de CSC, a OCT também é usada para quantificar e monitorar a quantidade e a extensão do líquido sub-retiniano, o espessamento da retina neurossensorial e a diminuição do espessamento da coroide após o tratamento.[28]

A CSC pode ser complicada por CNV sub-EPR (tipo 1,) e isso pode ser difícil de distinguir porque ambas as entidades compartilham muitos achados clínicos e de imagem multimodal. Os algoritmos de tratamento são bastante diferentes porque CSC pode ser tratada de modo conservador e a CNV requer terapia antifator de crescimento endotelial vascular (VEGF, do inglês *vascular endothelial growth factor*). A angiotomografia

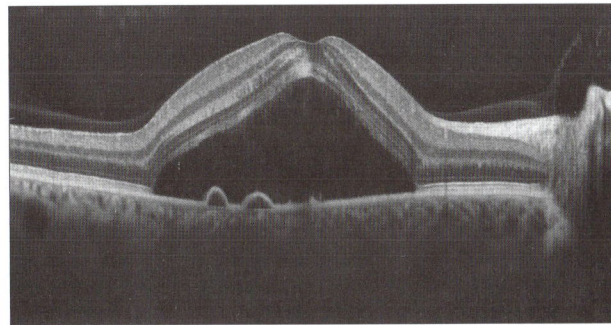

Figura 6.31.6 Imagem de tomografia por coerência óptica de domínio espectral (SD-OCT) de um olho com coriorretinopatia serosa central **aguda.** Observe a coroide espessada, um par de descolamentos epiteliais de pigmento e um fluido sub-retiniano significativo. (Cortesia de West Coast Retina.)

por tomografia de coerência óptica (OCTA) é uma técnica que apresenta o potencial de esclarecer esse dilema e revelar a CNV em CSC, permitindo assim tratamento imediato.[29] A OCTA demonstrou a presença de CNV no nível dos coriocapilares de um homem de 68 anos com miopia, com ascendência japonesa (Figura 6.31.7). Esse paciente respondeu às injeções mensais de bevacizumabe, com resolução do líquido sub-retiniano após um tratamento.

A FAF pode ajudar a delinear o limite da área de disfunção do EPR. Há hiperautofluorescência secundária à coleta dos fotorreceptores liberados ou ao acúmulo anormal de lipofuscina e A2E dentro do EPR (ver Figura 6.31.4).[30]

DIAGNÓSTICO DIFERENCIAL

Numerosas doenças da coroide, EPR e retina podem produzir descolamentos serosos da retina neurossensorial na região macular. Estes incluem CNV, fossas do disco óptico, vasculopatia coroidal polipoide, hemangioma coroidal, melanoma coroide, metástase coroidal, rupturas retinais periféricas, uveíte posterior (p. ex., doença de Vogt-Koyanagi-Harada e oftalmia simpática), neurite óptica, papiledema, tração vítrea, buracos maculares e hipertensão sistêmica.

CNV, vasculopatia polipoidal da coroide ou fossa do disco óptico são doenças importantes que imitam CSC por produzirem achados clínicos semelhantes, incluindo descolamento retiniano macular seroso, alterações do EPR, DEPR e exsudato sub-retiniano. Consequentemente, sua presença deve ser excluída por meio de exame clínico cuidadoso e exames complementares. Se o resultado da AF for inconclusivo, ICGA e OCT podem ser realizadas. A ICGA da CNV sub-retiniana geralmente revela apenas uma área de hiperfluorescência que aumenta progressivamente durante os últimos quadros do estudo. A ICGA da vasculopatia polipoidal da coroide evidencia lesões vasculares coroidais polipoidais de pequeno calibre e sem áreas de hiperpermeabilidade coroidal.[31] Uma área de vazamento de CSC deve permanecer constante ou regredir com o tempo, enquanto uma CNV provavelmente aumentará. A OCTA pode ser particularmente útil quando há suspeita de CNV.[28] A OCT e a FAF do nervo óptico são úteis na avaliação da presença de uma fosseta do disco óptico. EDI-OCT mostra espessamento coroidal na CSC e não nas outras três doenças que a simulam.[16]

ASSOCIAÇÕES SISTÊMICAS

Geralmente, a CSC é um distúrbio ocular idiopático isolado. No entanto, numerosos fatores de risco e associações foram relatados com a CSC (ver Boxe 6.31.1). A associação mais comum parece ser com traços de personalidade do tipo A ou um episódio recente de estresse.[2,32] A CSC tem sido associada ao hipercortisolismo e ao uso sistêmico de corticosteroides (via oral, intravenosa, inalatória, epidural, intra-articular, intramuscular, intranasal, tópica dermatológica).[33-35] A observação de sintomas aumentados de CSC durante períodos de aumento do uso de corticosteroides e sua resolução subsequente quando as dosagens diminuíram, levou a esse achado. Bouzas *et al.*[33] relataram prevalência de CSC de 5% em pacientes com síndrome de Cushing endógena. Um estudo genético recente avaliou os genes do receptor de glicocorticoide (*NR3C1*) e do receptor de mineralocorticoide (*NR3C2*) e encontrou uma associação das variantes dos genes *NR3C2* e a CSC crônica.[36] Ainda é cedo para interpretar a relevância desses achados.

Múltiplas condições sistêmicas ou doenças foram associadas à CSC. Estas incluem hipertensão sistêmica,[19,37,38] gestação,[39,40] diálise,[41] transplante de órgãos,[42] lúpus eritematoso sistêmico,[43] doença do refluxo gastresofágico,[44] glomerulonefrite membranoproliferativa do tipo II,[45] infecção por *Helicobacter pylori*[46] e doenças autoimunes.[37]

Várias classes de medicamentos ou outras substâncias além dos corticosteroides também foram relatadas como significativamente associadas à CSC. Esses medicamentos incluem os seguintes: medicamentos psicofarmacológicos,[19] antiácidos e antirrefluxos,[44] simpatomiméticos de venda livre,[47] antibióticos (oral),[37] anti-histamínicos,[37] citrato de sildenafil,[48] e 3,4 metilenodioximetanfetamina.[47] Além disso, o uso de tabaco e álcool foram relatados como fatores de risco para CSC.[37]

PATOLOGIA

Existem estudos patológicos limitados devido a evolução benigna da CSC e à baixa incidência entre idosos. Nos poucos estudos realizados, os vasos do EPR, coroide e retina aparecem normais. As únicas alterações histopatológicas observadas incluem DEPR serosos, fibrina sub-retiniana, descolamentos serosos da porção colagenosa da membrana de Bruch e degeneração cística nas camadas externas da retina descolada.[2]

TRATAMENTO

Como a maioria dos casos de CSC aguda se resolve espontaneamente com o passar do tempo, o tratamento inicial de escolha é a observação. Se o paciente estiver usando corticosteroides, estes devem ser descontinuados, se medicamente possível. Apesar de relatos isolados, nenhuma terapia médica teve o valor comprovado. Recentemente, antagonistas de mineralocorticoides e rifampicina têm sido propostos como alternativas mais seguras para tratamentos locais.[49-58] Nesse ponto, as evidências são inconclusivas para apoiar seu uso, e estudos futuros são necessários para elucidar sua eficácia.[59] Opções de tratamentos locais que comprovaram eficácia na CSC inclui fotocoagulação a *laser* ou TFD. Os agentes anti-VEGF foram tentados para tratar

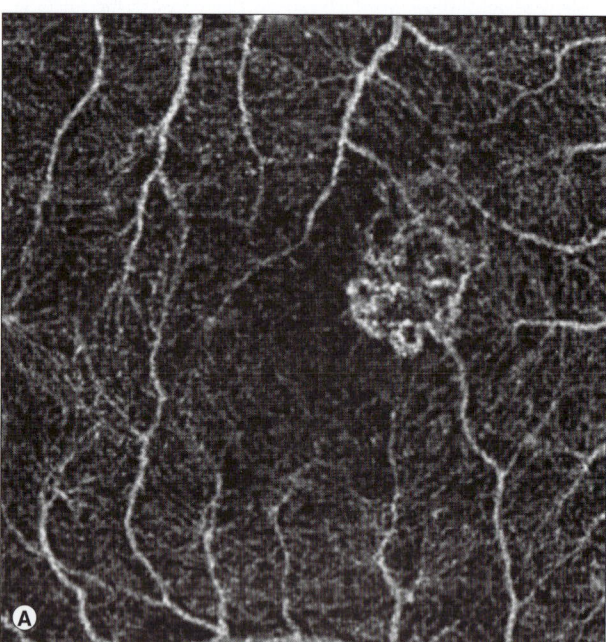

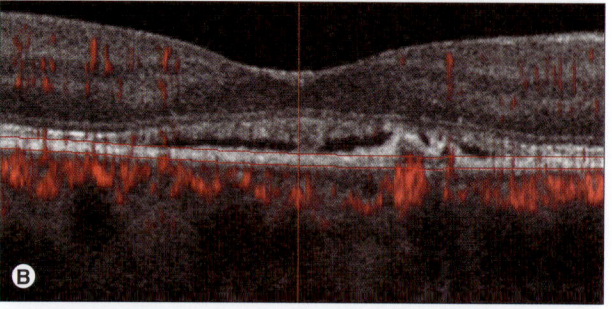

Figura 6.31.7 A-B. Angiografia por tomografia de coerência óptica demonstra a presença de neovascularização da coroide (CNV) no nível de coriocapilares em um homem de descendência japonesa com 68 anos de idade com miopia e retinopatia serosa central. Ele respondeu bem às injeções mensais de bevacizumabe, com resolução do líquido sub-retiniano após um tratamento. (Cortesia de West Coast Retina.)

CSC; no entanto, isso permanece inconclusivo, a menos que a NVC esteja presente.[60]

Como a maioria dos casos de CSC se resolve espontaneamente, o tratamento a *laser* é reservado para pacientes com vazamentos extrafoveais que não melhoram após 3 a 6 meses, demonstram alterações permanentes da CSC no olho, demonstram múltiplas recidivas ou exigem melhora da visão para o trabalho. O tratamento com *laser* deve ser evitado se o vazamento ocorrer dentro de 200 μm do centro da zona avascular da fóvea, embora a TFD com fluência reduzida possa ser considerada nessas situações em casos recidivantes crônicas após cuidadosa discussão com o paciente.[4]

A fotocoagulação a *laser* é aplicada ao(s) ponto(s) de vazamento conforme observado na angiografia. Embora tenha sido comprovado que isso reduz a duração do descolamento seroso, não exerce efeito no prognóstico visual final, sendo reservado para pacientes selecionados.[3,4] É a única terapia com benefício comprovada por grandes ensaios clínicos. A técnica de fotocoagulação a *laser* envolve o uso de um *laser* de comprimento de onda verde para produzir uma cicatriz clara sobre o vazamento focal de EPR. Normalmente, preconiza-se 6 a 12 disparos de *laser* de 50 a 200 μm durante ≤ 0,1 segundo de duração e potência variando de 75 a 200 milliwatts (mW). A alteração do EPR permanente é induzida no local da cicatriz do *laser*.[4] Há relatos de CNV após o uso de fotocoagulação a *laser*, e o EDI-OCT mostra a presença continuada de uma coroide espessada. O único benefício definido da terapia com *laser* é sua capacidade de diminuir a duração do descolamento neurossensorial.[61] No entanto, existem outros relatos mostrando que ela não afeta a taxa de recorrência nem melhora a acuidade visual final ou a progressão para a CSC crônica.[62]

As complicações da fotocoagulação a *laser* incluem CNV e escotoma central. Embora raros, podem ser visualmente devastadores (Figura 6.31.8). As complicações podem ser reduzidas usando tamanhos maiores de pontos, empregando menor potência e evitando a zona livre de capilares.[4] O rápido desenvolvimento de uma NVC após fotocoagulação a *laser* sugere a possibilidade de um diagnóstico inicial errado e a provável presença de um quadro preexistente de NVC.[63,64]

TFD tem sido cada vez mais usada para tratar CSC na última década. É supostamente eficaz tanto para CSC crônica (definido como > 6 meses de duração da doença) com descompensação difusa do uso do EPR sem vazamentos de AF focal,[5-11] como para CSC aguda com vazamentos focais de EPR.[12,13,65] TFD parece ser um tratamento mais efetivo com menor taxa de complicação para pacientes com vazamentos subfoveais ou justafoveais. Usando EDI-OCT, a coroide pode ser monitorada para ver se ela se dilui após o tratamento com TFD.[13]

EVOLUÇÃO E DESFECHOS

Geralmente, o prognóstico visual em pacientes com CSC é bom.[66] A maioria dos pacientes não apresenta perda visual permanente significativa. Em um estudo de casos de 34 olhos com CSC acompanhados durante uma média de 23 meses sem tratamento,[26] a acuidade visual não foi pior do que 20/40 em qualquer olho. Isso ocorreu apesar dos grandes descolamentos de retina serosa, vazamentos múltiplos do EPR, alterações maculares cistoides, DEPR persistentes e perda visual acentuada durante episódios agudos. As alterações persistentes da tela de Amsler presentes em 24 dos 27 olhos foram descritas como visualmente insignificantes e não causaram dificuldade.[67] Embora a acuidade visual geralmente melhore, os pacientes podem continuar a apresentar metamorfopsia persistente, provavelmente devido ao desalinhamento dos fotorreceptores, causando um efeito Stiles-Crawford. Raramente, a CSC pode desencadear danos visuais significativos; geralmente causada pela forma crônica da doença.[68] A atrofia do EPR, drusas e a CNV também foram descritas em olhos com CSC crônica.[28]

O acompanhamento por meio de AF de olhos com CSC sugere que, em alguns pacientes, ela possa evoluir para um

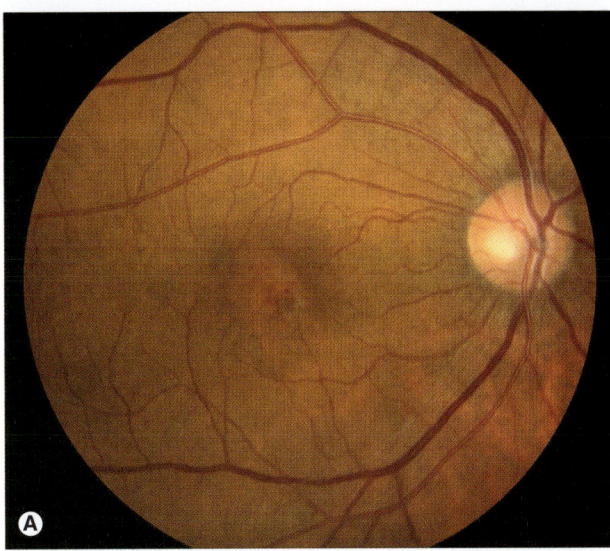

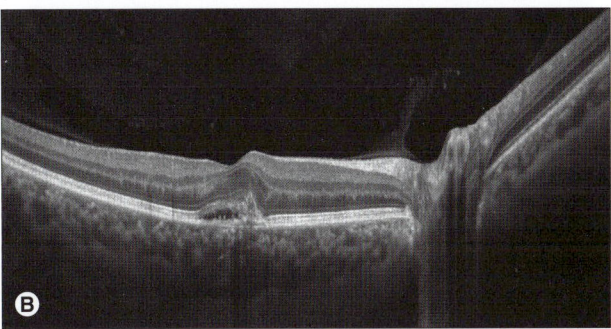

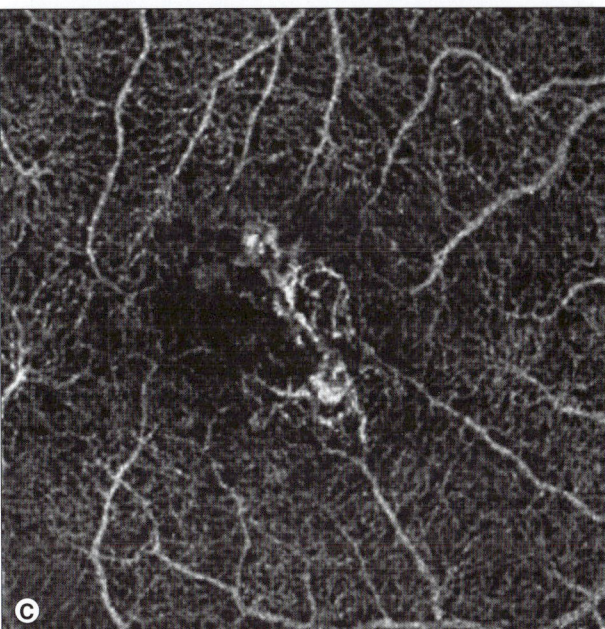

Figura 6.31.8 Coriorretinopatia serosa central crônica com membrana neovascular coroide. A. Retinografia colorida com alterações do epitélio pigmentado central da retina (EPR) e hemorragia sub-retiniana. **B.** Tomografia de coerência óptica de domínio espectral (SD-OCT) mostrando líquido sub-retiniano, descolamento de epitélio pigmentado da retina (DEPR) e coroide espessada. **C.** Angiografia por tomografia de coerência óptica (OCTA) em nível coreocapilar revela lesão tangível consistente com rede neovascular. (Cortesia de West Coast Retina.)

distúrbio progressivo bilateral do EPR conhecido como *CSC crônica*.[69] Se uma história de CSC exacerba a evolução natural da DMRI, permanece sem solução. No entanto, estudos recentes sugerem que a CSC em idosos esteja mais frequentemente associada à formação de CNV do que em pacientes jovens.[22]

BIBLIOGRAFIA

Bouzas EA, Karadimas P, Pournaras CJ. Central serous chorioretinopathy and glucocorticoids. Surv Ophthalmol 2002;47:431–48.

Gass JDM. Pathogenesis of disciform detachment of the neuroepithelium. II. Idiopathic central serous choroidopathy. Am J Ophthalmol 1967;63:587–615.

Haimovici R, Koh SS, Lehrfeld T, et al. Systemic factors associated with central serous chorioretinopathy: a case-control study. Paper presented at the annual meeting of the American Academy of Ophthalmology, New Orleans, 2001.

Imamura Y, Fujiwara T, Spaide RF. Fundus autofluorescence and visual acuity in central serous chorioretinopathy. Ophthalmology 2011;118(4):700–5.

Jirarattanasopa P, Ooto S, Tsujikawa A, et al. Assessment of macular choroidal thickness by optical coherence tomography and angiographic changes in central serous chorioretinopathy. Ophthalmology 2012;119(8):1666–78.

Marmor MF. New hypothesis on the pathogenesis and treatment of serous retinal detachment. Graefes Arch Clin Exp Ophthalmol 1988;226:548–52.

Maruko I, Lida T, Sugano Y, et al. Subfoveal choroidal thickness after treatment of central serous chorioretinopathy. Ophthalmology 2010;117(9):1792–9.

Prunte C, Flammer J. Choroidal capillary and venous congestion in central serous choroidopathy. Am J Ophthalmol 1996;121:26–34.

Shanmugam PM, Agarwal M. Indocyanine green angiography-guided photodynamic therapy for treatment of chronic central serous chorioretinopathy: a pilot study. [letter]. Retina 2004;24:988–9.

Smretschnig E, Ansari-Shahrezai S, Moussa S, et al. Half-fluence photodynamic therapy in acute central serous chorioretinopathy. Retina 2013;33(2):316–23.

Spaide RF, Campeas L, Haas A, et al. Central serous chorioretinopathy in younger and older adults. Ophthalmology 1996;103:2070–80.

Tittl MK, Spaide RF, Wong D, et al. Systemic findings associated with central serous chorioretinopathy. Am J Ophthalmol 1999;128:63–8.

Yannuzzi LA, Freund KB, Goldbaum M, et al. Polypoidal choroidal vasculopathy masquerading as central serous chorioretinopathy. Ophthalmology 2000;107:767–77.

Warrow DJ, Hoang QV, Freund KB. Pachychoroid pigment epitheliopathy. Retina 2013;33(8):1659–72.

As referências completas estão disponíveis no **GEN-io**.

PARTE 6 RETINA E VÍTREO
SEÇÃO 6 Distúrbios Maculares

Buraco Macular

Andrew A. Moshfeghi, Christos N. Theophanous e Jay S. Duker

6.32

Definição: Um defeito de espessura total na retina na fóvea.

Características principais
- Escotoma central com ou sem metamorfopsia
- Defeito arredondado central no tecido retiniano neural
- Edema retiniano cístico perifoveal
- Manchas amarelas na base do buraco macular
- Halo circunvizinho de fluido sub-retiniano.

Características associadas
- Haloide posterior inicialmente aderida, que pode permanecer mesmo após o desenvolvimento do buraco de espessura total
- Membrana epirretiniana (comumente)
- Ocasionalmente bilateral (10 a 20%), mas geralmente sequencial e sem início simultâneo
- Descolamento de retina simultâneo, raramente, especialmente em casos de miopia patológica, trauma ocular contuso prévio ou edema macular cistoide crônico.

INTRODUÇÃO

Até a década de 1990, os oftalmologistas davam pouca atenção aos buracos maculares porque a patogênese era obscura e impossível de curar. Nosso conhecimento sobre a patogênese dos buracos maculares evoluiu significativamente nas últimas duas décadas, resultando no desenvolvimento de uma nova classificação que leva em consideração as aparências clínicas dos buracos maculares e fornece uma visão sobre a formação de buracos maculares.[1] Além disso, a tomografia de coerência óptica (OCT, do inglês *optical coherence tomography*) está amplamente disponível para o diagnóstico e o planejamento do tratamento.[2] A cirurgia ajuda a reverter a perda visual na maioria dos casos.[3,4]

EPIDEMIOLOGIA E PATOGÊNESE

A etiologia da maioria dos buracos maculares de espessura total é idiopática, mas também pode se formar após trauma ocular contuso e numerosas entidades raras.[5-8]

O buraco macular é uma condição rara que ocorre em aproximadamente um em cada 500 pacientes, sendo mais comumente em indivíduos saudáveis em sua sexta ou sétima década de vida.[8,9] As mulheres são mais afetadas do que os homens em uma proporção de 2:1. Cerca de 10 a 20% dos casos são bilaterais, mas raramente simultâneos.[8,9]

Os melhores dados disponíveis sugerem que forças de tração anormais do vítreo na mácula são diretamente responsáveis pela patogênese do buraco macular idiopático. Isso pode ser observado clinicamente com exame de lentes de contato, ultrassonografia ou, de maneira mais confiável, com OCT.[2] O sucesso da vitrectomia para buracos maculares fornece forte evidência de um papel direto do vítreo na sua patogênese.[3]

MANIFESTAÇÕES OCULARES

A queixa principal associada à formação do buraco macular idiopático é o desenvolvimento indolor de distorção visual central ou visão turva de natureza aguda ou subaguda. Quando apenas um olho está envolvido, não é incomum que a perda visual não seja detectada no olho não dominante afetado a menos que se feche um olho e depois o outro. A acuidade visual central inicialmente pode ser diminuída apenas moderadamente; no entanto, à medida que o buraco progride, a acuidade costuma se deteriorar proporcionalmente ao aumento do diâmetro do buraco e se estabilizar em torno do nível 20/200 a 20/800 (6/60 a 6/240).

O sistema de classificação de Gass estadia a aparência clinicamente observada de buracos maculares em quatro estágios e suas lesões precursoras. Acredita-se que o evento inicial desencadeador da formação do buraco macular idiopático seja o encolhimento focal do córtex vítreo na área foveal.[1] Embora as interpretações clínicas de Gass dos vários estágios sejam amplamente aceitas, os estudos de estadiamento por OCT descrevem que as alterações na retina que ocorrem no estágio 1 são ligeiramente diferentes da sua classificação clínica.[1]

A perda de fotorreceptores foveais pode ocorrer em alguns casos, embora um verdadeiro opérculo da retina raramente seja evidente. O escotoma central que resulta da deiscência da fóvea é significativamente maior em função do descolamento localizado da retina. Alterações císticas se desenvolvem na retina perifoveal íntegra, e alguns olhos desenvolvem membranas epirretinianas. Todos os fatores se combinam para diminuir a visão central. Raramente ocorre o descolamento regmatogênico da retina além da mácula como resultado direto de um buraco macular. Não raro, buracos maculares idiopáticos de espessura total podem ser observados durante a cirurgia de vitrectomia para tratamento de descolamento regmatogênico de retina, resultante de ruptura retiniana periférica. Além disso, foram observados buracos maculares após o reparo bem-sucedido do descolamento regmatogênico de retina que não estava originalmente relacionado a um buraco macular de espessura total ou após cirurgia prévia de vitrectomia.[5,6] A patogênese nesses casos atípicos não foi totalmente compreendida.

A classificação Gass de buracos maculares baseia-se na biomicroscopia de lâmpada de fenda da retina, no lugar dos achados da OCT, que ainda não haviam sido inventados.

Buraco macular de estágio 1 de Gass

Em um buraco macular no estágio 1, não há nenhum defeito verdadeiro da retina, a camada fotorreceptora está intacta e não ocorreu separação vítreo-vítreo. A tração vitreofoveal oblíqua é responsável e pode ser observada na OCT. Os buracos de estágio 1 são clinicamente subdivididos no estágio 1a (oftalmoscopicamente observado como uma pequena mancha amarela central) e no estágio 1b (observa-se um anel amarelo foveal).[1] Em geral, são assintomáticos com resolução espontânea em metade dos casos.

Buraco macular de estágio 2 de Gass

A retração progressiva do córtex vítreo perifoveal nos olhos com buraco macular em estágio 1 evoluiu para buracos maculares em estágio 2, que são pequenos (100 a 300 µm), defeitos neurais da retina de espessura total (Figuras 6.32.1 e 6.32.2). A acuidade visual é diminuída, geralmente entre 20/50 (6/15) e 20/400 (6/120), e um pseudo-opérculo com humor vítreo condensado pode estar presente. Havendo um buraco macular de estágio 2, geralmente ele progride irreversivelmente para o estágio 3.

Buraco macular de estágio 3 de Gass

A contínua tração vitreofoveal resulta em um buraco de estágio 3 com a aparência clássica de buraco macular. Consiste em um defeito da retina neural de espessura total de 350 a 600 µm, com bordas lisas, e um halo pequeno, em forma de *donnut*, de fluido sub-retiniano com fixação hialoide persistente. Com o tempo, se desenvolvem alterações no epitélio pigmentar da retina (EPR; linha de demarcação pigmentada) na borda anterior do fluido sub-retiniano. A acuidade visual normalmente permanece entre 20/200 (6/60) e 20/800 (6/240).

Buraco macular de estágio 4 de Gass

Um buraco macular de estágio 4 apresenta todas as características de um buraco de estágio 3, mas com separação posterior completa do vítreo da fóvea. Depósitos amarelos podem ser observados na base do defeito e existem alterações retinais císticas perifoveais (Figura 6.32.3).

Uma classificação mais recente de desordens da interface vitreorretiniana, incluindo buracos maculares, foi desenvolvida com base nos achados e tamanho do buraco apresentado na OCT, em vez de sintomas ou observação clínicos, como discutido adiante.[10]

Adesão vitreomacular

A adesão vitreomacular representa um estágio de separação parcial e perifoveal do vítreo sem outras alterações retinianas. O vítreo aderido é visível dentro de um raio de 3 mm da fóvea. As adesões podem ainda ser descritas como pequenas (≤ 1.500 µm) ou grandes (> 1.500 µm). Esses pacientes geralmente não apresentam alterações visuais.

Tração vitreomacular

Com tração excessiva, as adesões vitreomaculares podem desencadear alterações retinais observadas na OCT, como alteração da superfície foveal, formação de pseudocistos intrarretinais ou separação da fóvea do EPR. Esses olhos representam tração vitreomacular (TVM), e os pacientes geralmente se queixam de visão distorcida ou diminuída. Esses buracos podem ser igualmente divididos em pequenos (≤ 1.500 µm) ou grandes (> 1.500 µm) com base no tamanho do anexo vítreo. A TVM é equivalente a um buraco macular de estágio 1 de Gass.

Buraco macular de espessura total

Buracos maculares de espessura total consistem em rupturas em todas as camadas neurais da retina. As bordas geralmente apresentam-se arredondadas por causa da presença de líquido sub-retiniano. Esses buracos são subdivididos por tamanho (pequeno: ≤ 250 µm; médio: > 250 a ≤ 400 µm; e grande: > 400 µm), presença ou ausência de TVM e causa (primária: causada por tração macular, secundária: causada por outra patologia).

Buraco macular lamelar

Um buraco macular lamelar pode representar um buraco macular que não evoluiu. Observa-se um defeito retiniano central, arredondado e central, sem espessamento, alteração cística ou líquido sub-retiniano. Nenhum defeito da retina neural de espessura total é visualizado na OCT. Um opérculo

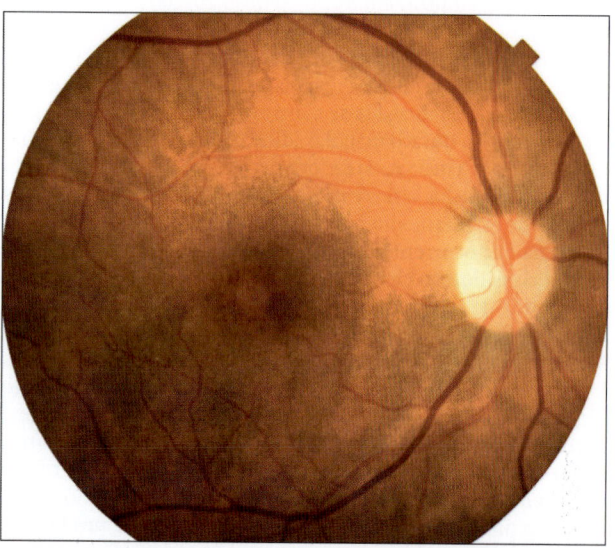

Figura 6.32.1 Buraco macular de estágio 2 de Gass. Fotografia clínica evidenciando um manguito de fluido sub-retiniano.

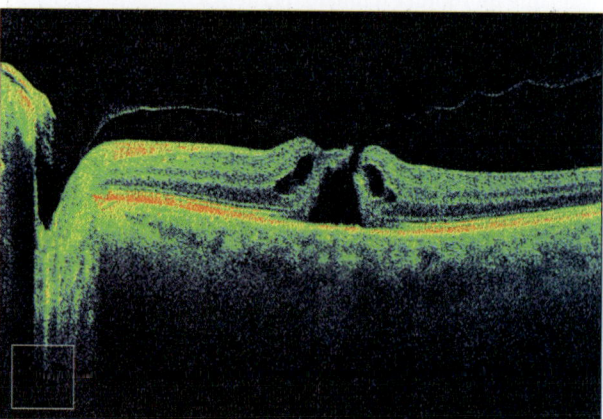

Figura 6.32.2 Buraco macular de estágio 2 de Gass. A tomografia de coerência óptica de domínio espectral evidencia um defeito de retina neural de espessura total e hialoide posterior aderida na fóvea e no nervo óptico.

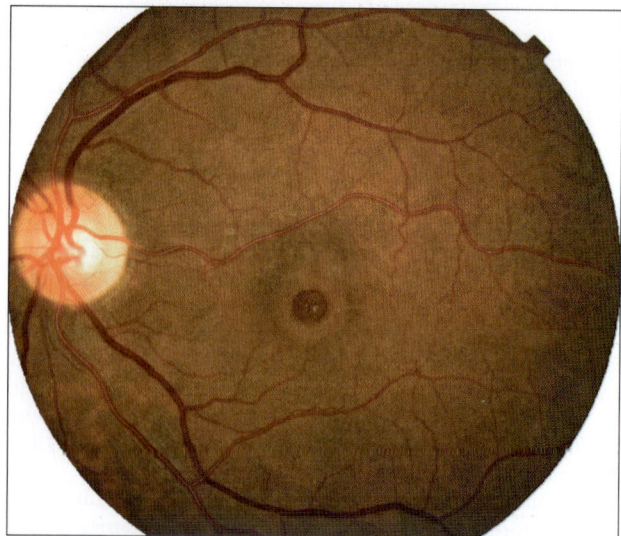

Figura 6.32.3 Retinografia colorida de um buraco macular de estágio 4 de Gass com grande diâmetro do buraco, acúmulo significativo de fluido sub-retiniano e drusas presentes na base do buraco.

retiniano sobrejacente é comum. A separação vitreofoveal ocorre com perda das camadas internas da retina; entretanto, a camada externa de fotorreceptores permanece intacta. A visão geralmente permanece boa e há baixo risco de progressão para o buraco macular.

Buraco pseudomacular

Um buraco lamelar deve ser distinguido de um pseudoburaco macular, que pode aparecer oftalmoscopicamente como um buraco macular, mas a OCT revela retina neural intacta com uma abertura em uma membrana epirretiniana densa sobrejacente.

Buraco macular "estágio 0"

Um estudo sugere que a tração vitreofoveal anormal observada na OCT no olho de um paciente com um buraco macular está associada a risco elevado (43%) de formação de buraco macular no outro olho. O olho contralateral que não manifestava esta tração vítreo-ovoide anormal na OCT apresentou um risco muito baixo de formação de buraco macular subsequente.[11]

DIAGNÓSTICO E EXAMES COMPLEMENTARES

O diagnóstico de buraco macular idiopático é clínico, realizado por lâmpada de fenda com uma lente macular, usada fixa ou sem contato. Às vezes, o diagnóstico essencialmente clínico pode ser difícil, especialmente quando está presente um buraco unilateral de estágio 1 ou 2.[12,13]

A angiografia com fluoresceína (AF) geralmente não é benéfica, embora possa ajudar a descartar outras entidades que imitam o buraco macular. Nos buracos maculares de estágio 1, a AF geralmente apresenta-se normal ou pode revelar um defeito na janela de forma variável. O exame de lâmpada de fenda (sinal de Watzke-Allen) geralmente é confiável para testar subjetivamente um defeito retiniano de espessura total associado a escotoma central absoluto em resposta a um feixe estreito de orientação vertical focado na mácula. A imagem transversal da retina por OCT é usada para confirmar o diagnóstico e para avaliar a ligação do vítreo à fóvea.[1,12,14] A OCT é, de longe, o exame complementar clinicamente mais útil. Na OCT de alta resolução, de domínio espectral,[14] além da varredura individual, o médico também pode, por meio digital, avaliar uma amostra de retina e recriar uma visão tridimensional da interface vitreorretiniana. Isso ajuda no planejamento cirúrgico para ver precisamente onde a membrana hialoide posterior ou possível epirretiniana associada pode estar exercendo tensão perifoveal.

DIAGNÓSTICO DIFERENCIAL

Buracos maculares podem ser confundidos com membrana epirretiniana, edema macular cistoide ou TVM (Boxe 6.32.1).

PATOLOGIA

O exame histopatológico exibe um defeito arredondado de espessura total através de todas as camadas neurais da retina. O EPR subjacente está intacto. Edema intrarretiniano associado e atrofia dos fotorreceptores perifoveais são comuns. A formação da membrana epirretiniana também é comum. A proliferação fibroglial através do defeito retiniano foi observada em espécimes patológicas de olhos de necropsia de pacientes com buracos maculares fechados.[15]

TRATAMENTO

Antes de 1989, os buracos maculares idiopáticos eram considerados intratáveis. Kelly e Wendel[3] foram os primeiros a

---

BOXE 6.32.1 Diagnóstico diferencial do buraco macular.

Membrana epirretiniana com pseudoburaco macular
Edema macular cistoide
Tração vitreomacular sem buraco macular de espessura total
Drusas foveais
Membrana neovascular coroide
Epiteliopatia arcolar central
Distrofia-padrão
Retinopatia solar
Coriorretinopatia serosa central
Buraco macular lamelar (sem evolução)
Coroidite

---

descrever que a cirurgia vítrea poderia melhorar a acuidade visual em alguns olhos com buracos maculares idiopáticos agudos. Desde então, a vitrectomia para buracos maculares idiopáticos rapidamente se tornou um procedimento amplamente realizado em todo o mundo.

Os buracos maculares de estágio 1 Gass (TVM) são observados inicialmente em decorrência de três razões:

- Eles apresentam uma taxa de 50% de melhora espontânea
- A intervenção cirúrgica não evita a formação de buracos maculares de espessura total e pode ocorrer um buraco macular intraoperatório
- A vitrectomia para o buraco macular de estágio 2 de Gass com início recente apresenta uma taxa de sucesso anatômica muito alta (> 90%).

Se um buraco macular de estágio 1 de Gass diminuiu significativamente a acuidade visual que persiste por meses, a cirurgia pode ser considerada.[16] A cirurgia de buraco macular (Vídeo 6.32.1) normalmente é realizada com o paciente sob anestesia local em nível ambulatorial. Uma vitrectomia-padrão de três portas é concluída. Em seguida, o vítreo cortical posterior aderente é descolado, tipicamente usando instrumento de vitrectomia, com a função de corte desabilitada. A hialoide posterior inserida geralmente é invisível até ser elevada na retina. A elevação do vítreo cortical e da hialoide posterior é realizada até que uma completa separação do vítreo seja alcançada, e então é consumida com instrumento de vitrectomia. Deve-se tomar cuidado para evitar o cristalino em pacientes fácicos. A membrana epirretiniana, se presente, é removida usando-se uma agulha afiada e curvada, um raspador de membrana de ponta macia com ponta de diamante ou uma pinça de membrana limitante interna (MLI) fina. Se o *peeling* da MLI for considerado benéfico, é realizado neste estágio. A MLI pode ser corada com corante verde de indocianina (ICG, do inglês *indocyanine green*) diluído, triancinolona, azul tripan ou azul brilhante para facilitar sua remoção cirúrgica. Segue-se uma troca de ar-fluido, aplica-se ar ou gás hexafluoreto de enxofre (SF_6) (20 a 30%), gás perfluoropropano (C_3F_8) (10 a 18%), ou injeta-se óleo de silicone na cavidade vítrea para o fechamento do buraco. Os pacientes geralmente são instruídos a manter um posicionamento rígido com a face voltada para baixo por 1 a 7 dias de pós-operatório, embora relatos recentes tenham descrito taxas de sucesso anatômico comparáveis as do fechamento do buraco macular com posicionamento de zero face para baixo.[17]

Mais de 50% dos olhos fácicos submetidos à vitrectomia para buraco macular evoluem com catarata nuclear significativas durante o acompanhamento de 2 anos, e estes podem ser tratados posteriormente com técnicas cirúrgicas padrão de catarata.

Rupturas retinianas, descolamento de retina ou ambos podem ser observados em até 10% dos olhos submetidos ao reparo do buraco macular. Essa incidência é relativamente alta devido à criação traumática intraoperatória do descolamento vítreo posterior na etapa crítica do procedimento.[18]

Complicações menos comuns incluem: luz intraoperatória; toxicidade química ou mecânica ao EPR macular; e alargamento intraoperatório do buraco macular.[18-20] A reabertura tardia ocorre em 5% dos buracos tratados com sucesso e pode ocorrer anos depois.[20] Buracos maculares com sucesso podem ser reabertos após capsulotomia a *laser* YAG ou extração secundária de catarata. Portanto, a capsulotomia intraoperatória em pacientes pseudofácicos ou submetidos à extração de catarata no mesmo ato do reparo do buraco macular tem sido defendida por alguns.[21] O descolamento da MLI pode diminuir a taxa de reabertura tardia. Foram observados defeitos de campo visuais densos e temporais em olhos que sofreram reparo do buraco macular.[22] Danos intraoperatórios da camada de fibras nervosas por desidratação excessiva secundária à infusão de ar e/ou possível toxicidade da ICG têm sido sugeridos, mas o uso adjuvante de ICG ainda é comum.[23] A angiografia com indocianina verde (ICGA, sigla do inglês *indocyanine green angiography*) pode ser usada sob condições fluídicas por 30 a 45 segundos e depois removido com instrumento de vitrectomia, com coloração da MLI posteriormente. Em pacientes com uma cápsula posterior do cristalino intacta, a ICG também pode corar cápsula posterior do cristalino. Deve-se tomar cuidado para evitar a iluminação prolongada e direta da luz na região da mácula, enquanto a ICG está no olho, porque esse corante exerce um efeito fototóxico.[23]

Relatos de casos demonstraram que a vitreólise pneumática (também conhecida como "maculopexia pneumática") também pode ser uma opção cirúrgica viável para o tratamento de buracos maculares. A injeção intravítrea de SF_6 ou C_3F_8 induz o descolamento vítreo posterior e pode aliviar a tração na retina.[24,25] O mecanismo acurado pelo qual o procedimento induz o descolamento vítreo é desconhecido, embora provavelmente se refira à liquefação do vítreo ou à expansão de bolsas vítreas existentes da expansão e contração da bolha de gás. Em um estudo retrospectivo de 15 olhos com buracos maculares no estágio 2, dois terços atingiram o fechamento do buraco.[25] Embora não tenha sido estudado em grandes ensaios, a vitreólise pneumática pode representar um tratamento cirúrgico alternativo e de menor custo para buracos maculares.

Recentemente, uma abordagem menos invasiva para o tratamento do buraco macular idiopático de espessura total tem sido descrita.[26] Após uma única injeção intravítrea de enzima recombinante de microplasmina (ocriplasmina; Thrombogenics, Inc., Leuven, Bélgica), aproximadamente 41% dos 153 pacientes com buraco macular idiopático de espessura total de estágio 2 de Gass apresentaram sucesso no fechamento do buraco sem cirurgia de vitrectomia em comparação com 17% dos pacientes injetados com um placebo salino.[27] Em estudos de fase III, 30% dos pacientes com buraco macular alcançaram o fechamento completo após a injeção de ocriplasmina, em comparação com 15% dos controles de injeção de placebo.[28] Essa taxa de fechamento foi alcançada 3 meses após a injeção e manteve-se estável em 2 anos de acompanhamento. Geralmente, os eventos adversos foram leves e transitórios, ocorrendo na primeira semana após a injeção. Opacidades vítreas, fotopsia e testes anormais de visão de cores são os eventos adversos mais comuns, cada um ocorrendo em aproximadamente um terço dos pacientes. Eventos adversos mais graves, como rupturas ou descolamentos da retina, foram comparáveis entre os grupos de tratamento e controle, portanto, provavelmente atribuíveis à doença natural.

EVOLUÇÃO E DESFECHO

Os buracos maculares de estágio 1 apresentam uma taxa espontânea de resolução de cerca de 50%. Quando ocorre um buraco macular de estágio 2, a perda visual é permanente sem cirurgia. O fechamento espontâneo dos buracos maculares de espessura total ocorre em 2 a 4% dos olhos.[8]

Sem cirurgia, os buracos maculares tendem a se estabilizar com acuidade visual de 20/200 a 20/800 (6/60 a 6/240) e um diâmetro de cerca de 500 μm. O sucesso anatômico pode ser determinado 2 a 4 semanas após a cirurgia. Atualmente, o sucesso anatômico geralmente é definido por meio de OCT como a reaproximação do tecido retiniano que recobre o defeito de espessura total. Na maioria dos casos, quando isso ocorre, as bordas do buraco macular são postas firmemente no EPR, o que torna a identificação da localização original do buraco difícil (Figura 6.32.4). Em seu estudo inicial de 52 olhos, Kelly e Wendel[3] descobriram que 42% apresentaram melhora da acuidade visual de ≥ 2 linhas de Snellen após a cirurgia. Estudos recentes confirmam que altas taxas de sucesso anatômico (85 a 100%) foram alcançadas em grandes séries de buracos maculares em todos os estágios tratados com vitrectomia, com aproximadamente dois terços dos olhos alcançando 20/50 ou melhor visão.[29,30] Inicialmente, o fechamento bem-sucedido do defeito da retina neural pode ser observado na presença de fluido subfoveal persistente (Figura 6.32.5). O paciente pode apresentar excelente acuidade visual, apesar desse líquido persistente, ou pode se queixar de uma área persistente de turvação da visão. Isso pode persistir por meses, mas conforme o líquido é lentamente reabsorvido, pode-se observar melhora na função visual.[31] Embora a visão 20/20 possa ser medida em muitos pacientes com boa acuidade visual, esses pacientes ainda podem relatar imperfeições sutis em sua visão central. Recentes achados de pesquisas com OCT de domínio espectral sugerem que uma ruptura na junção de fotorreceptores do segmento interno/segmento externo em olhos com buracos maculares fechados pode levar a um pior prognóstico visual em comparação com aqueles com uma junção interna intacta.[32] Historicamente, os buracos maculares de estágio 4 de Gass muito grandes (diâmetro > 600 micra) pareciam melhores se deixados sem intervenção cirúrgica, mas relatos recentes descreveram algumas melhoras anatômicas e visuais com o uso da técnica de MLI invertida, na qual um retalho pedunculado de MLI é intencionalmente deixado sobre o buraco macular imediatamente antes da troca de fluidos para servir como arcabouço para facilitar o fechamento do buraco macular.[33]

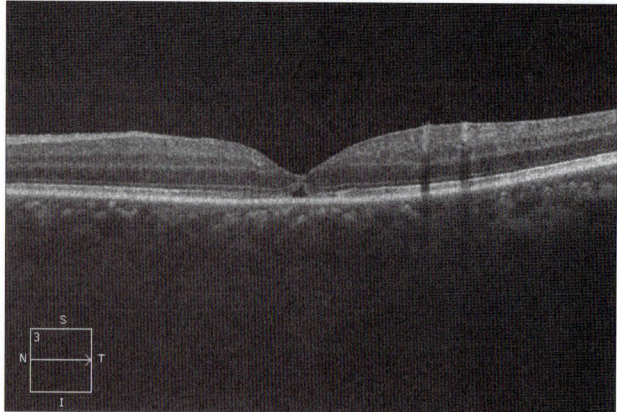

Figura 6.32.4 Buraco macular de estágio 4 de Gass. Aspecto da tomografia de coerência óptica de domínio espectral no pós-operatório de um buraco macular fechado com sucesso, havendo líquido subfoveal de resolução lenta.

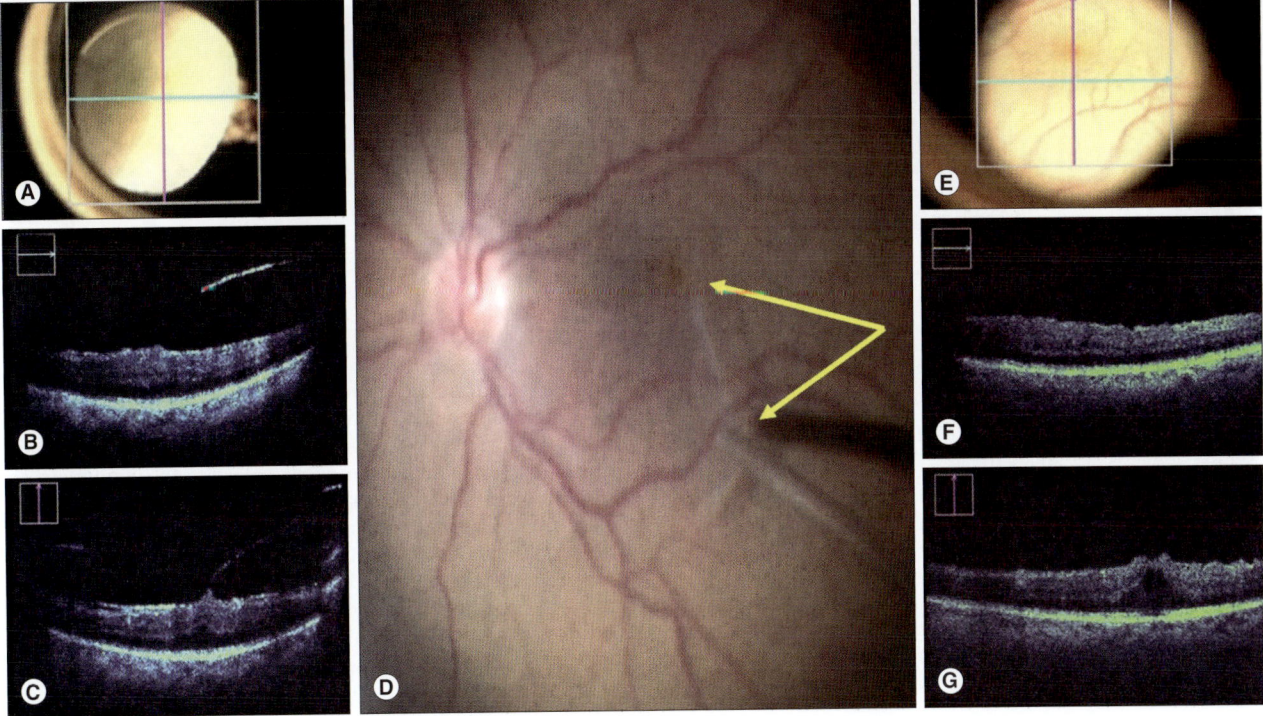

Figura 6.32.5 Coluna esquerda (*de cima para baixo*) exibe a aparência intraoperatória da tomografia de coerência óptica (**A**) e intraoperatória (OCT) nas varreduras horizontais (**B**) e verticais (**C**) de um buraco macular de estágio 1 de Gass, demonstrando tração vitreomacular persistente < 1.500 μm. A coluna do meio mostra o aspecto clínico intraoperatório (**D**) do hialoide posterior, que estava sendo elevado sobre a mácula (setas apontam para a face hialoide posterior sendo elevada com vácuo e por peça de mão de vitrectomia junto com a contração manual) resultando em liberação da tração. A coluna da direita (*de cima para baixo*) mostra a aparência intraoperatória da OCT clínica (**E**) e intraoperatória em exames horizontal (**F**) e vertical (**G**) após a liberação da tração. (Fotografias cedidas pelo Dr. Rishi Singh, Cleveland, OH, EUA.)

BIBLIOGRAFIA

Aaberg TM. Macular holes: a review. Surv Ophthalmol 1970;15:139–62.

Chan A, Duker JS, Schuman JS, et al. Stage 0 macular holes. Ophthalmology 2004;111:2027–32.

Duker JS, Wendel R, Patel A, et al. Late reopening of macular holes following initially successful vitreous surgery. Ophthalmology 1994;101:1373–8.

Gass JDM. Reappraisal of biomicroscopic classification of stage of development of a macular hole. Arch Ophthalmol 1995;119:752–9.

Kelly NE, Wendel RT. Vitreous surgery for idiopathic macular holes. Arch Ophthalmol 1991;109:654–9.

Ko TH, Fujimoto JG, Duker JS, et al. Comparison of ultrahigh- and standard-resolution optical coherence tomography for imaging macular hole pathology and repair. Ophthalmology 2004;111(11):2033–43.

Martinez J, Smiddy WE, Kim J, et al. Differentiating macular holes from macular pseudoholes. Am J Ophthalmol 1994;117:762–7.

Moshfeghi AA, Flynn HW Jr, Elner SG, et al. Persistent outer retinal defect after successful macular hole repair. Am J Ophthalmol 2005;139(1):183–4.

Srinivasan VJ, Wojtkowski M, Witkin AJ, et al. High-definition and 3-dimensional imaging of macular pathologies with high-speed ultra-high-resolution optical coherence tomography. Ophthalmology 2006;113(11):2054.e1–14.

Stalmans P, Benz MS, Gandorfer A, et al. MIVI-TRUST Study Group. Enzymatic vitreolysis with ocriplasmin for vitreomacular traction and macular holes. N Engl J Med 2012;367(7):606–15.

Subramian ML, Truong SN, Rogers AH, et al. Vitrectomy for stage 1 macular holes identified by optical coherence tomography. Ophthalmic Surg Lasers Imaging 2006;37:42–6.

As referências completas estão disponíveis no **GEN-io**.

Membrana Epirretiniana

T. Mark Johnson e Mark W. Johnson

6.33

Definição: Uma membrana fibrocelular avascular que se prolifera sobre a superfície interna da retina produzindo vários graus de disfunção macular.

Características principais
- Membrana transparente, translúcida, opaca ou pigmentada na superfície interna da retina
- Exerce tração tangencial sobre a mácula
- Separação vítrea posterior parcial ou completa.

Características associadas
- Perda da visão central com ou sem metamorfopsia
- Reflexo de luz brilhante (opalescente)
- Distorção da retina
- Edema macular
- Branqueamento da retina (estase axoplásmica)
- Hemorragia intrarretiniana ou pré-retiniana
- Buraco macular ou pseudoburaco.

INTRODUÇÃO

A proliferação de membranas fibrocelulares na superfície interna da retina na área macular pode ocorrer em olhos saudáveis ou de modo secundário à rupturas e descolamento regmatogênico da retina, doenças vasculares da retina, inflamação intraocular, trauma contuso ou penetrante e outros distúrbios oculares. Os sinônimos comuns aplicados às membranas epirretinianas (MER) incluem prega macular, fibrose ou gliose pré-macular, maculopatia em celofane, retinopatia enrugada de superfície e membrana epimacular. Os sintomas visuais associados às MER variam em gravidade, dependendo da opacidade da membrana e da quantidade de distorção macular induzida pelo tecido fibrocelular em contração. O *peeling* cirúrgico de MER em pacientes com sintomas visuais significativos geralmente resulta em melhora da acuidade visual e redução da metamorfopsia.

EPIDEMIOLOGIA E PATOGÊNESE

A maioria dos pacientes com MER idiopáticas tem > 50 anos de idade; no entanto, crianças e jovens adultos ocasionalmente são afetados.[1,2] A prevalência das MER idiopáticas diagnosticadas por retinografia colorida em estudos populacionais varia de 4 a 11%.[3-5] A prevalência pode ser significativamente maior em alguns grupos raciais, particularmente em hispânicos.[6] Os estudos de necropsia demonstram uma prevalência similar, de aproximadamente 6%, crescente nos grupos etários em desenvolvimento.[7,8] Muitas séries grandes sugerem maior prevalência de MER em mulheres do que em homens.[1,9-11] Embora as MER idiopáticas ocorram de forma bilateral em 20 a 30% dos casos, é incomum a perda bilateral significativa da visão central.[1,3,7]

A incidência de formação de MER idiopática em 5 anos é de aproximadamente 5%.[12] A forma mais comum é a maculopatia em celofane branda (incidência de 3,8% em 5 anos), comparada à fibrose pré-macular com estrias retinianas (incidência de 1,5% em 5 anos). A incidência de MER é maior em pacientes com uma MER no olho contralateral (incidência de 5 anos de 13,5%).[12] A incidência de formação de MER sintomática é de 4 a 8% após o tratamento do descolamento de retina regmatogênico,[13-15] e 1 a 2% após a fotocoagulação de rupturas periféricas da retina.[16] Fatores de risco envolvidos no desenvolvimento de MER após cirurgia de descolamento de retina convencional incluem idade avançada, hemorragia vítrea pré-operatória, descolamento macular, sinais pré-operatórios de vitreorretinopatia proliferativa, grandes rupturas da retina, uso intraoperatório de crioterapia e múltiplas cirurgias.[13-15,17]

A formação de MER bem definida ocorre comumente associada ao trauma ocular contuso ou penetrante, condições inflamatórias vítreas, doenças vasculares da retina associadas a edema intrarretiniano crônico e hemorragia vítrea de longa duração.[17,18] Independentemente do trauma penetrante, esses são quadros clínicos incomuns em que se encontra disfunção macular significativa como resultado da contratura da MER.

A patogênese das MER ainda não foi completamente compreendida. Parece que a patogênese das MER idiopáticas pode ser diferente daquela associada a das MER que ocorrem após o descolamento da retina. O desenvolvimento do descolamento vítreo posterior (DVP) parece ser central para o desenvolvimento de MER idiopática.[19] Foi observado que há um descolamento do vítreo posterior clinicamente detectável em aproximadamente 90% dos olhos que apresentam membranas idiopáticas.[1,10,20-22] A tração vitreorretiniana que ocorre durante o desenvolvimento de um DVP pode criar defeitos na membrana limitante interna (MLI) que permite a migração das células da glia da retina e subsequente proliferação e contração na superfície interna da retina.[7,23,24] Uma alternativa e, mais provavelmente, o mecanismo proposto para a formação da MER idiopática envolve proliferação, metaplasia fibrosa e contração de hialócitos deixados na superfície interna da retina após o DVP.[17] Estudos anteriores relataram que 10 a 25% das MER ocorrem na ausência de um DVP, sugerindo que a migração celular pode, às vezes, ocorrer por meio de defeitos preexistentes ou afinamento da MLI.[25] Pesquisas mais recentes por meio da utilização de ultrassonografia e tomografia de coerência óptica (OCT, do inglês *optical coherence tomography*) demonstram que, em olhos com MER, mas sem DVP completo, invariavelmente há presença de DVP periférico e perifoveal[19,26] (Figura 6.33.1).

As MER que se desenvolvem em olhos que apresentam rupturas da retina provavelmente representam uma forma leve de vitreorretinopatia proliferativa causada por células do epitélio pigmentado da retina (EPR) que são liberadas na cavidade vítrea e proliferam junto com outros constituintes celulares para formar membranas contráteis da superfície da retina.[27] A proliferação celular estimulada por inflamação vítrea ou ruptura da barreira hematorretiniana é um mecanismo patogênico plausível para os demais tipos secundários de MER.

A patogênese da perda visual secundária a MER permanece pouco conhecida. Mecanismos teóricos de perda visual

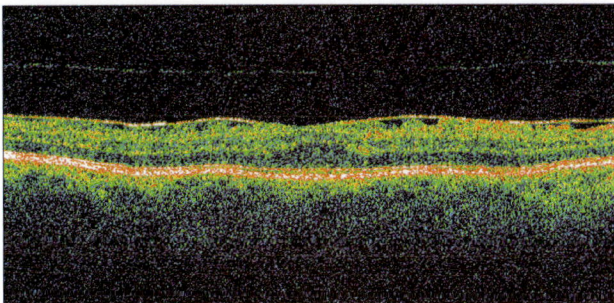

Figura 6.33.1 Membrana epirretiniana associada ao descolamento vítreo posterior (DVP) parcial. A tomografia por coerência óptica demonstra um descolamento superficial da hialoide posterior da região macular neste olho com membrana epirretiniana e nenhuma evidência biomicroscópica de DVP.

incluem um efeito filtrante da MER nos fotorreceptores, distorção mecânica dos fotorreceptores, obstrução do fluxo axoplasmático, edema intrarretiniano ou alterações no fluxo sanguíneo macular. Estudos com ERG multifocal de pacientes com MER idiopáticas demonstram uma depressão maior da onda b, sugerindo que o local original da disfunção está localizado dentro da parte interna da retina, sendo a disfunção fotorreceptora um fenômeno posterior.[28] A resposta bifásica de primeira ordem do ERG multifocal inclui uma deflexão negativa inicial (N1) seguida por um pico positivo (P1). A resposta P1 pode incluir a contribuição das células Müller e bipolares. Em uma série de casos MER idiopáticas submetidos à cirurgia, a resposta P1 mostrou ser mais preditiva do resultado visual final do que a resposta N1 reflexa da disfunção dos fotorreceptores.[29] Nesta série, apenas 27% dos pacientes com resultados visuais ruins no pós-operatório apresentaram P1 normal no pré-operatório, mas 53% não apresentaram evidências de ruptura da junção segmento interno/segmento externo (SI/SE) no domínio espectral OCT (SD-OCT) indicativo de danos nos fotorreceptores. Isso sugere novamente que a disfunção de células Müller/bipolares induzida pela MER pode preceder a disfunção dos fotorreceptores.

MANIFESTAÇÕES OCULARES

Os sintomas da MER são, em grande parte, determinados pela espessura da MER e pelo grau de sua contratura. Em sua forma mais branda, frequentemente chamada "maculopatia em celofane", a membrana apresenta-se fina e transparente, não produz distorção da superfície interna da retina e deixa o paciente assintomático. Com uma contração mais significativa da membrana, a distorção de espessura total, a dobra ou o franzimento da mácula normalmente resultam em queixas de metamorfopsia, perda de acuidade visual e, ocasionalmente, fotopsia central. Em alguns pacientes, a MER localizada excentricamente pode causar deslocamento lateral da fóvea sem descolamento do epitélio pigmentar (ectopia foveal); isso resulta em uma relativa preservação da acuidade visual e sintomas de diplopia binocular central. Outros pacientes que apresentam MER que não resultam em perda de acuidade grave queixam-se de macropsia, presumivelmente por causa do acúmulo de fotorreceptores causado por tração tangencial da retina e espessamento na camada nuclear interna.[30]

O diagnóstico de MER é essencialmente clínico, com base na observação biomicroscópica. A lente de contato de biomicroscopia frequentemente é útil na detecção das MER transparentes ou translúcidas sutis, particularmente em olhos que apresentam irregularidades na superfície da córnea ou opacidade da mídia. Além disso, a excelente resolução e estereopsia da lente de contato do fundo de olho permitem uma avaliação detalhada da extensão em que a mácula é distorcida, espessada, deslocada ou destacada pela membrana. A detecção de bordas sutis da membrana pelo exame das lentes de contato pode ajudar a planejar a abordagem cirúrgica.

A forma mais branda da MER pode apresentar apenas um reflexo de luz opalescente anormal da superfície interna da retina (Figura 6.33.2). Membranas finas que sofreram contração ou encurtamento limitadas produzem uma série de estrias ou rugas finas e irregulares que estão confinadas à MLI e ao tecido retiniano interno. As estrias retinianas internas são mais aparentes onde irradiam a partir das margens da membrana, mas também podem se desenvolver em um padrão de irradiação em torno de um ou mais epicentros de contração de membrana. Os finos capilares maculares podem ser tortuosos, mesmo na ausência de deslocamento de grandes vasos. MER mais espessas e mais contraídas produzem tração tangencial na retina neural de espessura total, o que resulta em graus mais graves de disfunção macular. A própria membrana pode permanecer invisível em grande parte, apesar da tortuosidade ou retificação vascular retiniana subjacente significativa (Figura 6.33.3). Em outros casos, a membrana é visível como uma membrana translúcida branco-acinzentada que obscurece parcialmente a visualização dos vasos da retina (Figura 6.33.4). Algumas membranas, particularmente aquelas que se desenvolvem após rupturas de retina ou descolamento de retina regmatogênico, são espessas e opacas, geralmente de cor branca, mas ocasionalmente pigmentadas de maneira escura. Muitas vezes, um componente significativo da opacidade aparente da membrana é o branqueamento da retina interna subjacente à membrana; presumivelmente, isso resulta da estase axoplásmica induzida por tração na camada de fibras nervosas (Figura 6.33.5). Os efeitos tracionais da membrana na retina podem causar edema macular, hemorragia pré-retiniana ou intrarretiniana (Figura 6.33.6) ou descolamento macular por tração. Descolamentos induzidos por tração da mácula podem ser sutis, superficiais, elevações do tipo "topo de mesa" visíveis apenas pela biomicroscopia de lentes de contato, ou saliências óbvias de descolamento que passam pela mácula.

A presença de um defeito na porção pré-foveolar de uma MER pode simular a aparência de um buraco macular de espessura total (Figura 6.33.7). O aspecto de um "pseudoburaco" macular é resultado do defeito no próprio tecido epirretiniano, bem como do deslocamento anterior e central da retina perifoveolar (clívus) durante a contração da MER.[17] Em alguns casos, um pseudoburaco também envolve um defeito macular lamelar interno que se desenvolveu no momento da separação vítreo-solar. Embora seja um mecanismo incomum, a tração foveal tangencial da contração de uma MER excêntrica ocasionalmente causa a formação de buracos maculares de espessura total. Ao contrário dos olhos que apresentam buracos maculares verdadeiros, aqueles com

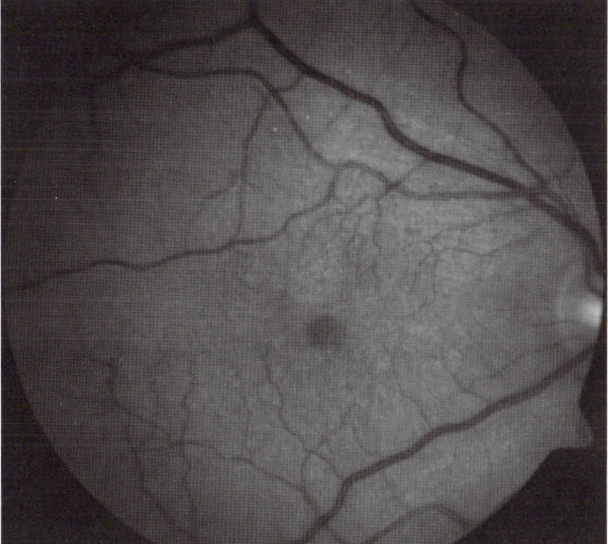

Figura 6.33.2 Membrana epirretiniana assintomática leve. Esta fina membrana transparente é detectável apenas a partir de um reflexo de luz irregular e brilhante ("em celofane") da superfície interna da retina. As estrias estão bem demonstradas na foto sem vermelho.

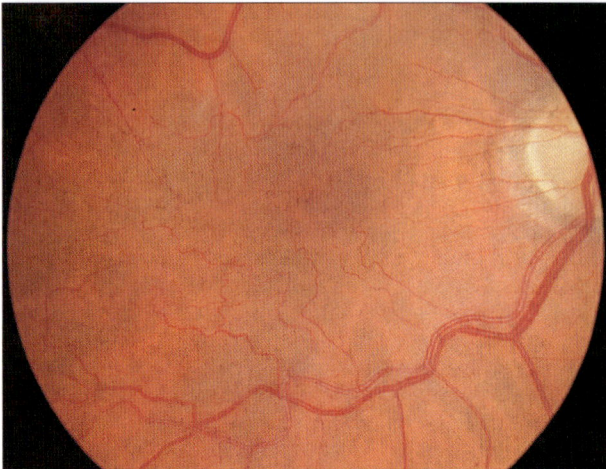

Figura 6.33.3 A membrana epirretiniana transparente é observada aqui produzindo distorção vascular retiniana significativa.

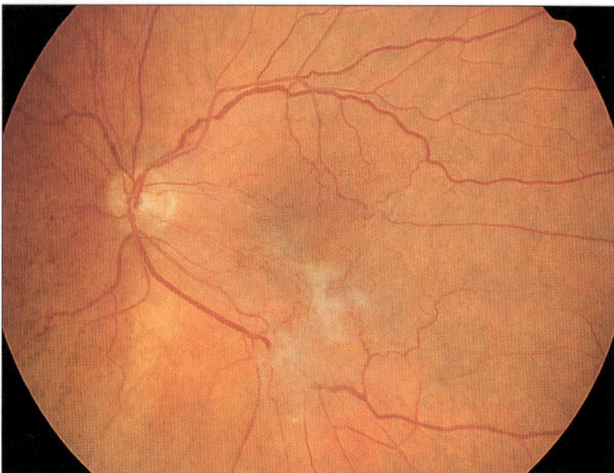

Figura 6.33.5 Enrugamento macular grave por uma membrana epirretiniana opaca após cirurgia de descolamento de retina. Grande parte da opacidade aparente é causada pela palidez retiniana interna da estase axoplásmica.

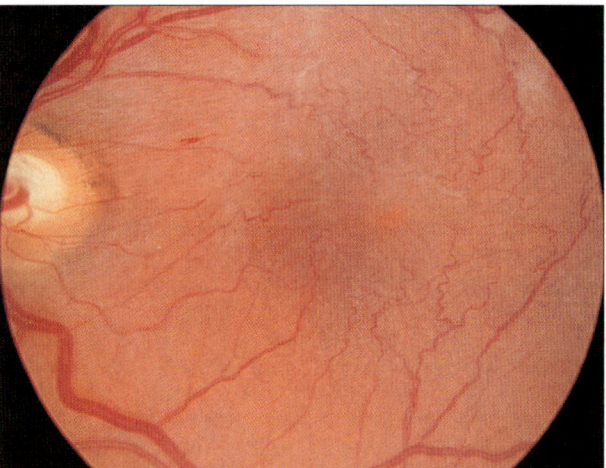

Figura 6.33.4 Aparência típica da membrana epirretiniana translúcida cinza-esbranquiçada. Observe os vasos da retina parcialmente obscurecidos e distorcidos e as múltiplas estrias retinianas internas.

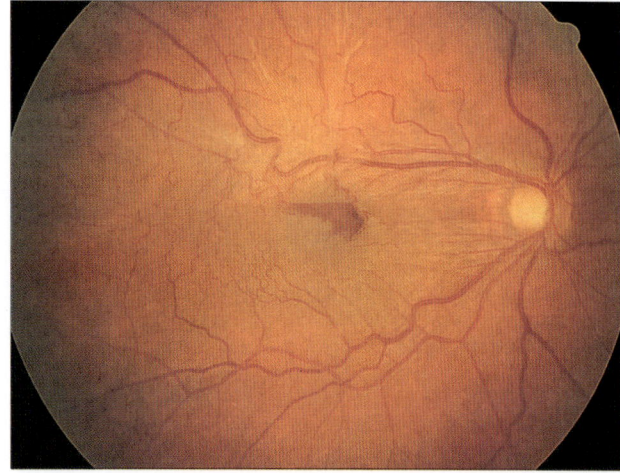

Figura 6.33.6 Hemorragia pré-retiniana induzida por tração de uma membrana epirretiniana.

pseudoburacos geralmente são minimamente sintomáticos com acuidade visual normal ou quase normal. Características biomicroscópicas que ajudam a diferenciar um pseudoburaco macular de um verdadeiro buraco macular incluem:

- Enrugamento da superfície interna da retina que circunda o buraco
- Presença de tecido retiniano na base do pseudoburaco
- Ausência de características de buracos maculares de espessura total, como EPR amarelo na base do buraco, halo de descolamento neural e opérculo ou pseudo-opérculo sobrejacente.

Os testes de Watzke-Allen (feixe de fenda) ou feixe de raio *laser* ocasionalmente podem ajudar a diferenciar um pseudoburaco macular de um buraco macular de espessura total que complica uma MER. Em casos equivocados, a OCT pode distinguir entre um buraco macular de espessura total e um pseudoburaco macular.

Algumas características clínicas, embora raras, podem fornecer ao clínico pistas de que a MER pode ser secundária a outras patologias oculares ou indicar um prognóstico visual mais seguro. Raramente, a contratura de uma MER com uma deiscência central causa prolapso anterior do tecido foveal através do orifício na membrana.[31] Tração macular de longa duração ou vazamento vascular retiniano induzido por MER pode causar alterações atróficas e/ou hipertróficas do EPR. Tais alterações geralmente são consideradas sinais de mau prognóstico para recuperação visual após a remoção

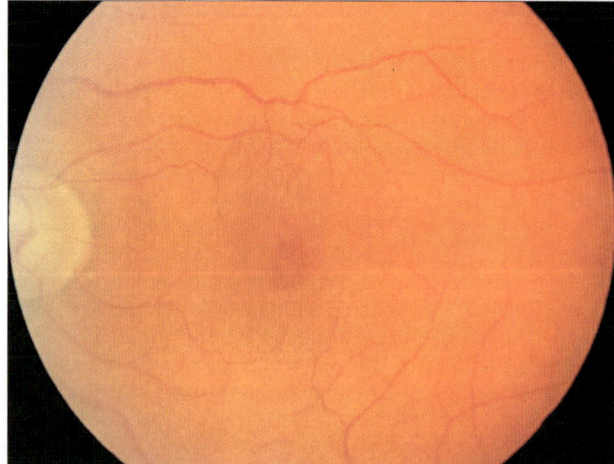

Figura 6.33.7 Membrana epirretiniana com pseudoburaco macular. A acuidade visual é de 20/25 (6/8) e a biomicroscopia com lâmpada de fenda mostra tecido retiniano na base do buraco macular aparente.

cirúrgica da MER. Ocasionalmente, exsudatos lipídicos intrarretinianos (duros) e/ou alterações microvasculares, como microaneurismas, são produzidos pela tração vascular da retina e pelo vazamento causado pelas MER idiopáticas. Tais achados, no entanto, também podem sinalizar a presença de uma patologia associada, como a membrana neovascular sub-retiniana ou a oclusão do ramo veia central da retina, que pode exigir abordagens de manejo diferentes e alterar o prognóstico visual.

DIAGNÓSTICO E EXAMES COMPLEMENTARES

O diagnóstico de MER é essencialmente clínico. Exames complementares desempenham um papel importante na avaliação de pacientes com MER. Os estudos de imagem podem fornecer informações importantes ao formular um plano de manejo, incluindo a exclusão da doença macular associada, particularmente a doença vascular da retina.

O exame e/ou a fotografia da mácula com luz vermelha podem evidenciar reflexos brilhantes e, assim, auxiliar na avaliação da extensão da membrana. A angiografia com fluoresceína (AF) é útil na avaliação de pacientes com MER, particularmente em olhos que apresentam opacidades dos meios que impedem o exame macular adequado. Uma angiografia típica de fluoresceína em um paciente com MER não demonstrará nenhum vazamento tardio significativo (Figura 6.33.8). Em alguns casos, pode haver vazamento intrarretiniano tardio, mínimo e irregular na mácula. A distribuição do vazamento geralmente é determinada pela localização da MER. Embora o vazamento cistoide seja comum, o angiograma com fluoresceína em um paciente com MER pode ser diferenciar o padrão cistoide mais simétrico observado no edema macular cistoide pseudofácico. A AF também pode ser valiosa para avaliar o grau de distorção vascular da retina, confirmar a presença de ectopia foveal, detectar edema macular associado, diferenciar pseudoburacos de buracos maculares de espessura total e destacar alterações subjacentes do EPR. Finalmente, a AF pode ser crítica na exclusão da patologia macular associada, como neovascularização coroidal ou doença obstrutiva venosa (Figura 6.33.9).

A OCT emergiu como uma ferramenta útil e não invasiva para a avaliação de MER. As MER aparecem como uma faixa hiper-refletiva na parte anterior da retina. A maioria das MER é globalmente aderente à superfície da retina, no entanto, algumas parecem manifestar aderências focais.[32] Essas aderências focais podem ser mais comuns em olhos com MER secundárias e podem refletir diferenças na patogênese.[32]

A OCT também é útil na diferenciação de pseudoburacos maculares de buracos maculares lamelares e de espessura total. Os pseudoburacos geralmente apresentam uma lacuna hiper-refletiva visível na MER (Figura 6.33.10). A espessura foveal apresenta-se quase normal, enquanto a retina parafoveal está espessada.[32] Buracos lamelares frequentemente são observados como uma proliferação epirretiniana hiper-refletiva, homogênea e que pode coexistir com a MER típica. Esse buraco lamelar associado à proliferação epirretiniana geralmente não está associado a efeitos contráteis na retina e pode ser mais comum em buracos lamelares maiores e mais finos.[33] A OCT também é útil para confirmar a presença de

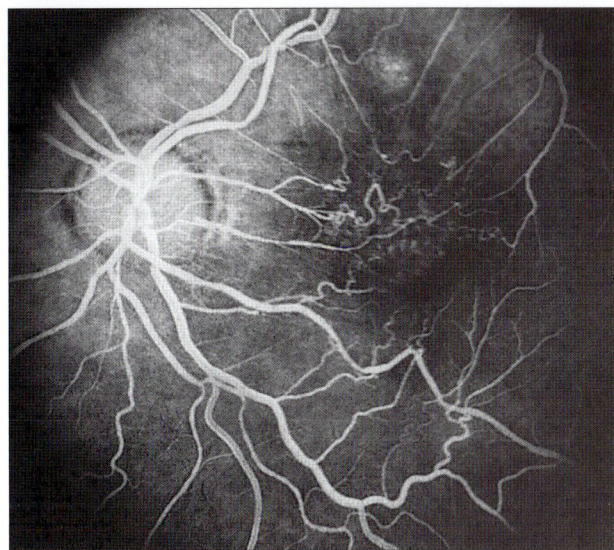

Figura 6.33.9 Angiografia com fluoresceína de membrana epirretiniana que complica a oclusão de ramo da veia central da retina. Observe a formação de vasos colaterais, além da distorção vascular acentuada.

tração vitreomacular (Figura 6.33.11). A OCT pode ser um prognóstico do resultado visual com a cirurgia de MER.[34] A linha hiper-refletiva acima do EPR demonstra a junção SI/SE dos fotorreceptores (Figura 6.33.12). Vários estudos demonstraram que uma junção SI/SE intacta e contínua é preditiva de um melhor resultado visual aos 12 meses.[29,35] A SD-OCT pode fornecer uma melhor visualização da junção SI/SE, particularmente no quadro de edema retiniano interno secundário a MER.[35]

DIAGNÓSTICO DIFERENCIAL

O diagnóstico diferencial das MER está apresentado na Figura 6.33.12. Os diagnósticos mais comuns que devem ser diferenciados da MER e de suas características associadas incluem a síndrome de tração vitreomacular, o edema macular cistoide no pós-operatório e o buraco macular de espessura total (em oposição a MER com pseudoburaco macular). Tais diferenças são importantes porque cada uma dessas entidades clínicas (discutidas em detalhes nos capítulos listados) diferem da MER em seu manejo e prognóstico.

PATOLOGIA

Estudos histopatológicos e ultraestruturais demonstraram que as MER consistem em uma lâmina fibrocelular de espessura variável, na qual tanto o colágeno nativo quanto o recém-sintetizado foram encontrados.[7,8,17,23-25,27,36,37] Fragmentos de MLI são comumente observados em espécimes cirúrgicos,[37] o que sugere que a remoção inadvertida ou intencional dessa membrana não impede bons resultados visuais.

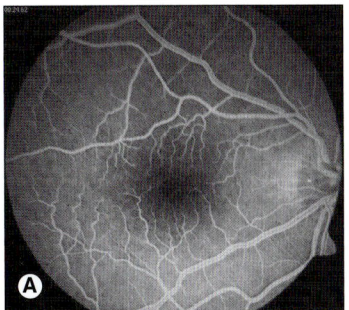
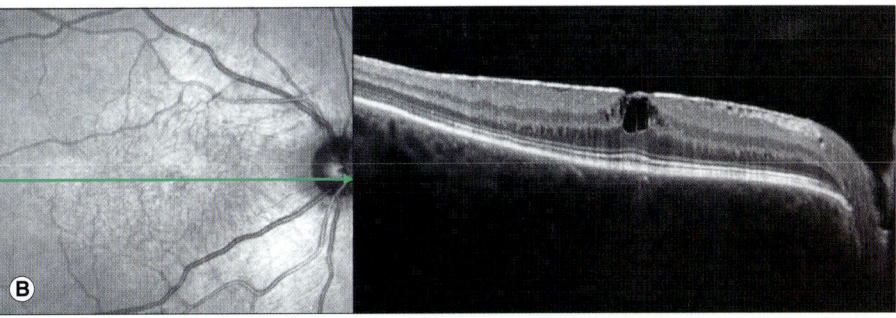

Figura 6.33.8 Angiograma com fluoresceína de um paciente com membrana epirretiniana idiopática. A. Angiografia com fluoresceína sem vazamento significativo de fluoresceína. **B.** Tomografia de coerência óptica de domínio espectral horizontal demonstrando alterações cistoides intrarretinianas.

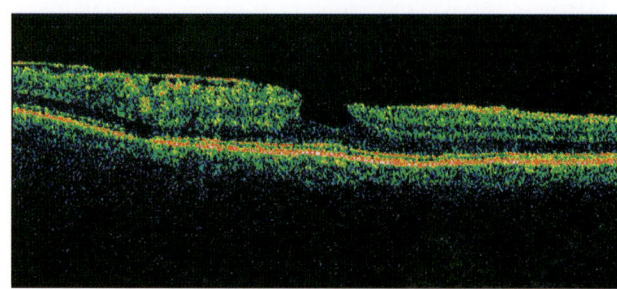

Figura 6.33.10 Tomografia de coerência óptica (OCT) de uma membrana epirretiniana com pseudoburaco central.

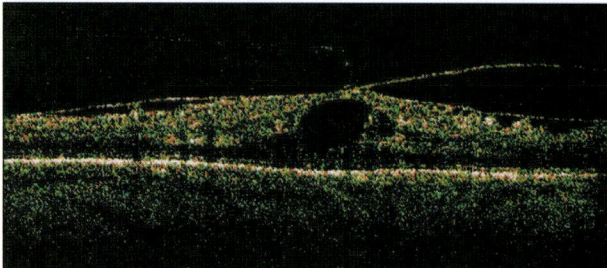

Figura 6.33.11 Tomografia de coerência óptica (OCT) com uma membrana epirretiniana e tração vitreomacular.

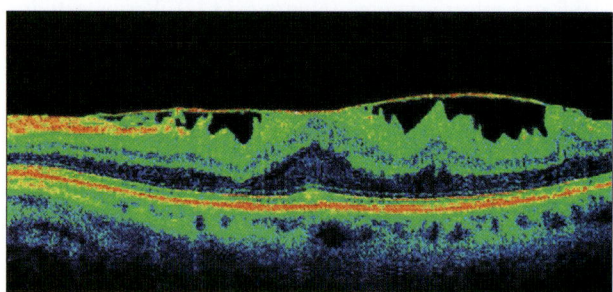

Figura 6.33.12 A Tomografia de coerência óptica (OCT) do paciente com membrana epirretiniana demonstra distorção retiniana superficial significativa e edema retiniano interno. A retina externa apresenta-se relativamente não afetada e o paciente com 20/25 de acuidade visual.

Os elementos celulares da maioria das MER incluem um ou mais dos seguintes: células do EPR, astrócitos fibrosos, fibrócitos e macrófagos. Os tipos celulares encontrados em uma determinada membrana podem depender, em parte, dos distúrbios oculares associados.[7,27,36,37] Além disso, a identificação acurada das células de origem dentro das MER é dificultada pela capacidade de cada uma das células constituintes comuns se transformar em células com morfologia e função similares.[17] A observação de que as células do EPR são o principal tipo de células em muitos casos de MER idiopática é pouco compreendida,[6] mas possivelmente envolve a migração transretiniana de células do EPR em resposta a estímulos bioquímicos.[38] A maioria dos tipos de células encontrados em MER apresenta capacidade de assumir propriedades miofibroblásticas, o que lhes permite alterar de forma e fazer com que a membrana se contraia.[17] A formação de MER em associação à tração vitreomacular pode diferir levemente na patogênese, uma vez que estudos histopatológicos demonstram uma forte predominância de miofibroblastos.[39] Além disso, nesse estudo, observou-se que pacientes com MER associada à síndrome de tração vitreomacular apresentavam uma fina camada de colágeno neural remanescente, aprisionado entre a camada de fibroblastos celulares e a MLI. Isto sugere que o vítreo residual desempenha um importante papel no desenvolvimento de MER.[39] Fatores de crescimento solúveis podem influenciar a migração celular no desenvolvimento de MER. Estudos caso-controle de amostras vítreas de LR11, um fator de crescimento regulatório para células aderentes, mostraram que LR11 é maior em casos de MER com fibrose pré-muscular em comparação com aqueles com maculopatia de celofane.[40]

TRATAMENTO

MER leves geralmente produzem sintomas mínimos. Em muitos casos, nenhuma intervenção é necessária. Estudos fotográficos com base em população de pacientes com MER mostram que pacientes com maculopatia em celofane raramente demonstram perda visual progressiva.[12] No mesmo estudo, pacientes com fibrose pré-macular mais significativa e estrias retinianas pareciam ser igualmente estáveis, com pouca progressão da MER ou perda visual.[12] Como MER geralmente apresentam pouca ou nenhuma progressão após o diagnóstico inicial, a cirurgia não é realizada em membranas leves.

Os pacientes que manifestam membranas mais graves que resultem em perda visual significativa e/ou metamorfopsia geralmente se beneficiam da vitrectomia com o *peeling* da MER da superfície da mácula. O objetivo do *peeling* de membrana é reduzir ou eliminar os mecanismos mais comuns de perda visual, incluindo distorção macular, descolamento macular de tração, ectopia foveal, tecido que cobre a fóvea, vazamento vascular retiniano com edema macular e obstrução induzida por tração de fluxo axoplasmático. Em geral, a maioria dos pacientes considerados para vitrectomia tem deficiência visual significativa. Em alguns casos, pacientes com sintomas visuais significativos, mas com acuidade visual relativamente preservada, também podem se beneficiar da cirurgia.[41] Os melhores candidatos para cirurgia são aqueles que apresentam membranas por um período relativamente curto, porque o potencial de recuperação visual diminui com o aumento da duração dos sintomas pré-operatórios.[9] No entanto, uma excelente recuperação visual não é necessariamente impedida em pacientes com sintomas que duraram mais de 1 ano. A avaliação cuidadosa pré-operatória de todos os olhos deve excluir causas adicionais de perda de visão, como neovascularização coroidal, isquemia macular de oclusão vascular retiniana prévia ou outra doença macular preexistente.

Técnicas cirúrgicas vítreas via *pars plana* convencionais são usadas para remover o gel vítreo, que, na maioria dos casos, já se descolou da retina posterior. Uma variedade de técnicas foi descrita para elevar e remover a MER.[42] Uma borda da MER é elevada com um *pick* ou pinça vitreorretiniana ou uma agulha afiada de ponta curva. Após criar uma borda, a membrana geralmente é liberada da retina com uma pinça, geralmente como uma única peça. Raramente, locais de adesão firme à retina são encontrados; nestes, a membrana pode ser seccionada para não haver a formação de fissuras retinianas na área macular.

Existem várias controvérsias no manejo cirúrgico de MER. Nos últimos anos, foram desenvolvidas técnicas que permitem a remoção da MLI juntamente com a MER. Em teoria, a remoção da MLI pode reduzir as chances de MER persistente ou recorrente. Vários estudos comparativos confirmam que a remoção da MLI reduz o risco de MER recorrente ou persistente; entretanto, nenhum benefício claro para a recuperação visual foi demonstrado.[43,44] A identificação da MLI e, em alguns casos, a extensão da MER pode ser difícil. Alguns cirurgiões vitreorretinianos têm defendido o uso de corantes vitais, como indocianina verde (ICG), tripano azul ou G azul brilhante, para auxiliar nessas tarefas. Embora esses adjuntos auxiliem na identificação cirúrgica da MLI e da MER, eles não demonstraram claramente que melhoram o resultado visual.[45-47] Além disso, há alguma controvérsia em relação à toxicidade potencial do corante ICG.[45,46] As questões de toxicidade da ICG ainda não foram claramente compreendidas, dado que as concentrações de corantes, osmolalidade e tempos de exposição variaram entre os estudos.[48]

Dos pacientes submetidos à vitrectomia, > 75% melhorarão a acuidade visual. Os preditores de melhores resultados visuais incluem acuidade visual pré-operatória melhor que 20/100, menor duração dos sintomas e ausência de descolamento de retina por tração.²² O edema macular cistoide pré-operatório pode ser um sinal de mau prognóstico.⁴⁹,⁵⁰ Novos estudos de imagem da retina, incluindo OCT e eletrorretinografia multifocal (mERG), também podem ser preditivos do resultado visual. Tempos curtos de P1 parecem correlacionar-se com melhor acuidade visual final.²⁹ Pacientes mais jovens experimentam benefícios semelhantes aos da cirurgia de MER; no entanto, a taxa de recorrência parece ser maior, chegando a 25%.⁵¹,⁵²

A complicação cirúrgica mais comum é a catarata esclerótica nuclear progressiva, que ocorre em 60 a 70% dos olhos dentro de 2 anos após a cirurgia, com uma incidência muito menor em pacientes com idade < 50 anos.¹¹,⁵³ Outras complicações menos comuns incluem rupturas de retina periférica, descolamento de retina regmatogênico, rupturas de retina posterior, maculopatia fótica e endoftalmite. A recorrência pós-operatória tardia da MER sintomática ocorre em aproximadamente 5% dos pacientes.⁹,¹¹

EVOLUÇÃO E DESFECHOS

A maioria dos pacientes com MER apresenta pouca ou nenhuma progressão dos sintomas após o diagnóstico inicial, o que implica que a contração da membrana geralmente ocorre logo após sua formação e depois se estabiliza. Apenas 10 a 25% dos olhos mostram um declínio na acuidade visual ao longo do tempo – as taxas de progressão variam de vários meses a muitos anos.⁹,¹²,¹⁷ Raramente, as MER separam-se espontaneamente da retina, o que resulta em melhora visual.¹⁷ Aproximadamente 20% dos pacientes que desenvolvem *pucker* macular após introflexão escleral apresentam melhora espontânea da acuidade visual, como resultado da resolução do edema macular e relaxamento ou *peeling* parcial da MER.¹³

Após a remoção cirúrgica das MER, a maior parte da distorção macular e de toda a palidez da retina desaparece, geralmente dentro de dias ou semanas após a cirurgia (Figura 6.33.13). O edema macular cistoide associado pode se resolver ou persistir cronicamente. Mesmo em olhos que parecem bastante normais no pós-operatório, a OCT tipicamente mostra algum grau de espessamento foveal persistente indefinidamente (Figura 6.33.14). Melhora visual de ≥ 2 linhas de Snellen ocorre em 60 a 85% dos olhos e pode continuar por 6 a 12 meses após a cirurgia.⁹,¹¹,²² Um pequeno número de olhos (2 a 15%) apresenta piora da acuidade visual no pós-operatório⁹,¹¹,²² (Vídeo 6.33.1).

Embora a acuidade visual melhore e a metamorfopsia esteja significativa reduzida na maioria dos olhos após o *peeling* da MER, a função visual raramente retorna ao normal. Estudos com ERG multifocal pré e pós-operatórios mostram uma melhora nos potenciais oscilatórios, ondas a e b, porém raramente alcançam os níveis do olho do companheiro não afetado.²⁸ Geralmente, os pacientes são aconselhados a esperar uma melhora na acuidade visual que esteja aproximadamente na metade do caminho entre a acuidade pré-operatória e a normal. Os fatores pré-operatórios prognósticos da acuidade visual final incluem o nível de acuidade visual pré-operatória, a duração dos sintomas antes da cirurgia e a natureza do dano macular prévio, como o descolamento da retina envolvendo a mácula.¹¹,⁵⁰ Olhos que apresentam níveis mais baixos de acuidade visual pré-operatória geralmente melhoram pelo maior número de linhas, mas tendem a ter acuidade final menor que os olhos que tiveram melhor visão pré-operatória.⁴⁷ Embora o valor prognóstico do edema macular pré-operatório seja controverso, a AF provavelmente não ajuda a prever o resultado visual em pacientes submetidos à cirurgia de MER idiopática.¹¹,⁵⁴ Os parâmetros da OCT podem ser os melhores determinantes prognósticos de melhora da visão após vitrectomia. A espessura central foveal menor no início do estudo, a boa integridade da junção do SI/SE e a camada plexiforme interna/célula ganglionar mais fina parecem ser preditivos de melhora.⁵⁵

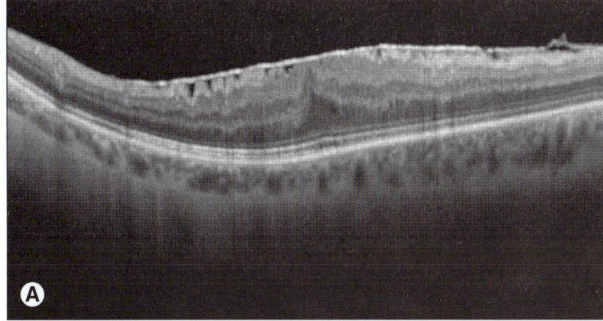
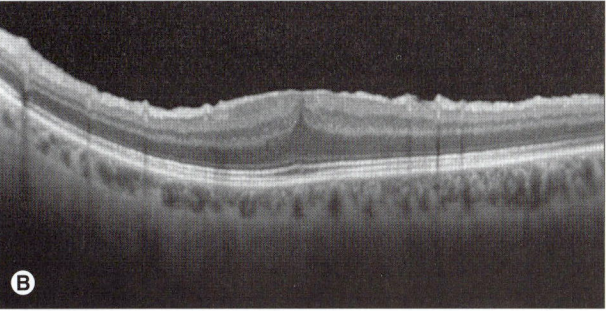

Figura 6.33.14 Imagens de tomografia de coerência óptica pré e pós-operatória (OCT) de paciente submetido a cirurgia bem-sucedida de membranas epirretinianas. **A.** OCT pré-operatória com edema retiniano e acuidade visual 20/60. A acuidade visual pós-operatória melhorou para 20/25. **B.** No entanto, há irregularidade retiniana permanente na OCT.

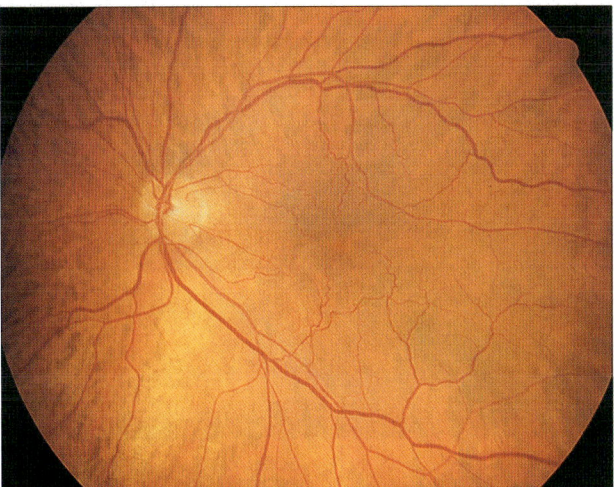

Figura 6.33.13 Aparência pós-operatória do olho mostrado na **Figura 6.33.4**. Após o *peeling* de membrana, o clareamento da retina e a maior parte da distorção macular foram resolvidos. A acuidade visual melhorou de 20/100 (6/30) para 20/30 (6/9).

BIBLIOGRAFIA

Charles S. Techniques and tools for epiretinal membrane dissection. Graefes Arch Clin Exp Ophth 2003;241:347–52.

de Bustros S, Thompson JT, Michels RG, et al. Vitrectomy for idiopathic epiretinal membranes causing macular pucker. Br J Ophthalmol 1988;72:692–5.

Haouchine B, Massin P, Tadayoni R, et al. Diagnosis of macular pseudoholes and lamellar macular holes by optical coherence tomography. Am J Ophthalmol 2004;138:732–9.

Johnson MW. Perifoveal vitreous detachment and its macular complications. Trans Am Ophthalmol Soc 2005;103:537–67.

Mitchell P, Smith W, Chey T, et al. Prevalence and association of epiretinal membranes – the Blue Mountains Eye Study, Australia. Ophthalmology 1997;104:1033–44.

Mori K, Gehlbach PL, Sano A, et al. Comparison of epiretinal membranes of differing pathogenesis using optical coherence tomography. Retina 2004;24:57–62.

Rice TA, de Bustros S, Michels RG, et al. Prognostic factors in vitrectomy for epiretinal membranes of the macula. Ophthalmology 1986;93:602–10.

Smiddy WE, Maguire AM, Green WR, et al. Idiopathic epiretinal membranes; ultrastructural characteristics and clinicopathologic correlation. Ophthalmology 1989;96:811–21.

Smiddy WE, Michels RG, Green WR. Morphology, pathology, and surgery of idiopathic vitreoretinal macular disorders: a review. Retina 1990;10:288–96.

Thompson JT. Epiretinal membrane removal in eyes with good visual acuities. Retina 2005;25:875–82.

As referências completas estão disponíveis no **GEN-io**.

PARTE 6 RETINA E VÍTREO
SEÇÃO 6 Distúrbios Maculares

Tração Vitreomacular

William E. Smiddy

6.34

Definição: Descolamento incompleto anômalo do vítreo com um grau variado de proliferação de tecido pré-retiniano e associado à tração macular através de uma zona de tamanho variável de adesão vítrea persistente, sendo mais bem diagnosticada por meio da tomografia de coerência óptica.

Características principais
- Distorção da membrana limitante interna com estrias retinais e tortuosidade vascular
- Espaços de edema intrarretiniano associados ao local de adesão vitreomacular
- Possível descolamento macular localizado relacionado à tração.

Características associadas
- Clinicamente, pode manifestar uma configuração de "pseudoburaco macular"
- Deve ser distinguida da adesão vitreomacular, que é mais comumente um achado normal, mas pode ser uma forma precursora.

INTRODUÇÃO

A interação das superfícies vítrea e macular pode assumir diversas configurações. A extensão e a localização dessa interação definem uma gama correspondente de condições, incluindo buraco macular de espessura total (FTMH, do inglês *full-thickness macular hole*), formas de buraco macular lamelar, maculopatia miópica (MTM, do inglês *myopic traction maculopathy*), edema macular cistoide (EMC), membrana epirretiniana (ERM, do inglês *epiretinal membrane*) e tração vitreomacular (VMT, do inglês *vitreomacular traction*).[1-8] Elas são unidas de forma que representam uma família de condições caracterizadas pelo espectro de variações do descolamento do vítreo posterior (PVD, do inglês *posterior vitreous detachment*).[9]

A *síndrome de tração vitreomacular* (VMTS, do inglês *vitreomacular traction syndrome*) era originalmente diagnosticada com base em achados clínicos, oftalmoscópicos associados à fixação vítrea extensivamente variável e visivelmente persistente na mácula associada à proliferação epirretiniana,[10-13] essencialmente um enrugamento macular sem PVD completo.

A tomografia de coerência óptica (OCT, do inglês *optical coherence tomography*) tornou-se disponível com resolução cada vez mais acurada e, definitivamente, revelou muito mais detalhes anatômicos do que poderiam ser observados ou mesmo inferidos clinicamente.[14] Tornou-se a ferramenta definidora do que atualmente é reconhecida como uma série de condições maculares. Subsequentemente, uma entidade mais sutil geralmente é denominada pelo mesmo nome – neste capítulo, será chamada VMT – conforme definido de acordo com os recursos da OCT.[15-18] A configuração da VMT não é rara, estando em cerca de 2% dos olhos.[19]

Este capítulo enfocará a entidade contemporânea da VMT, em vez da VMTS previamente definida. A embriogênese clínica da doença VMT atual está mais próxima da iminente (fase 1) entidade do buraco macular, que foi o foco de muita atenção no fim dos anos 1980,[20-23] antes que os sucessos da cirurgia de buraco macular se tornassem aparentes.[24-30] Essa semelhança foi refinada por meio de imagens da OCT.

A OCT verificou que o hialoide posterior pode até se dividir de forma a simular um PVD, mas ainda mantendo uma inserção posteriormente nos casos de VMT (Figura 6.34.1). Atualmente, como foi o caso de um buraco macular iminente, um objetivo de tratamento inclui a prevenção para evitar a formação de FTMH e sua perda visual iminente. Como será discutido na próxima seção, apenas uma minoria dos casos de VMT progride para FTMH. Portanto, o objetivo principal do tratamento em casos de VMT com diminuição da acuidade visual é restaurar parte da visão perdida. O enigma atual é como identificar os casos que estão em maior risco para progredir para perda adicional de visão ou para formação de FTMH. Essa incerteza dificultou a aplicação ideal das várias opções de tratamento que foram desenvolvidas.

HISTÓRIA NATURAL DA TRAÇÃO VITREOMACULAR

Um ponto de partida lógico, mesmo necessário, para trazer alguma ordem à terapêutica é a melhor definição da história natural, de modo que a intervenção terapêutica possa ser aplicada de maneira ideal. Embora ensaios controlados randomizados possam oferecer informações mais definitivas, é difícil realizá-los a partir de perspectivas logísticas, éticas e de desenho de estudo. Assim, estudos de história natural, mesmo restritos a casos relativamente mais leves, oferecem a melhor

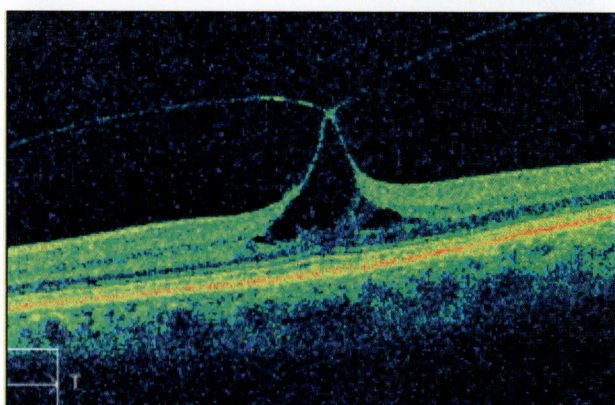

Figura 6.34.1 Uma mulher de 78 anos de idade com acuidade visual de 20/30 no olho esquerdo como resultado da tração vitreomacular, mas com metamorfopsia mínima. O outro olho é 20/200 com uma cicatriz macular. A tomografia de coerência óptica mostra a fixação bem definida do vítreo à fóvea, em que a distorção das camadas internas da retina sugere tração. Houve resolução espontânea 2 meses depois.

base disponível. Há muito tempo se conhece que a resolução espontânea pode ocorrer mesmo entre os casos mais graves de VMT[17,19,31,32] clinicamente detectados (Figura 6.34.2), mas os primeiros estudos sugeriram frequências de apenas ≈10%.[33] Pesquisas publicadas mais recentemente, embora de casos selecionados (geralmente graus mais leves de perda de visão), demonstraram taxas de resolução espontânea de casos definidos por OCT como ≈30%, e a taxa daqueles que não progrediram como de até 60%, dependendo da configuração anatômica.[34,35] Algumas tentativas de graduar a gravidade dos efeitos da tração permitiram concluir que, paradoxalmente, aquelas com efeitos tracionários mais graves são as mais dinâmicas – elas têm o maior risco de progressão, mas também a maior probabilidade de resolução espontânea. Isso complica ainda mais a otimização do direcionamento de tratamento.

DIAGNÓSTICO E EXAME COMPLEMENTAR

O exame macular meticuloso com lentes de contato de fundo (ou mesmo lentes precorneais suspensas) sob lâmpada de fenda fornece a visualização ideal da anatomia da interface vitreomacular, mas não oferece tantos detalhes objetivos quanto a OCT. A OCT mostra a característica vítreo-retiniana melhor do que qualquer outra imagem.[15] A falta de vazamento na angiografia com fluoresceína (AF) é uma característica da VMT; embora isso possa complementar o diagnóstico de OCT, raramente contribui, portanto, geralmente desnecessário.

DIAGNÓSTICO DIFERENCIAL

Existem dois aspectos para o diagnóstico diferencial relacionados à VMT – determinar o diagnóstico adequado e o estadiamento. Principalmente, a OCT permite facilmente distinguir o VMT de um FTMH, buraco macular lamelar ou uma ERM – distúrbios com objetivos de tratamento diferentes e até mesmo prognósticos diferentes. A maculopatia de tração míope é menos comumente confundida com VMT, especialmente quando considerada em contexto.[36,37] Secundariamente, a OCT caracteriza ou encena o processo. A presença de uma ERM e a extensão da ligação vitreomacular são fatores prognósticos importantes; a extensão de qualquer ruptura das camadas retinais profundas também pode ser importante. Além disso, é importante verificar se os sintomas ou o grau de perda visual são atribuíveis ao desarranjo anatômico quando se considera o tratamento.

PATOLOGIA

Não há estudos histopatológicos de tecidos removidos de casos de VMT, mas as inferências a partir de estudos de buraco macular em evolução é que o tecido na superfície da fóvea e aderente a ela é composto de lamela hialoide posterior e elementos celulares de ERM ou VMTS típicos.[38,39]

TRATAMENTO

Vitrectomia

A compreensão incompleta da história natural não impediu a investigação sobre as opções de tratamento. O objetivo terapêutico imediato é liberar a aderência tracional vitreomacular. Atualmente, existem três opções de intervenção a serem consideradas: vitrectomia, ocriplasmina intravítrea e vitreólise pneumática.

Utilizam-se técnicas padronizadas de cirúrgica vítrea,[40-48] incluindo remoção de tração anteroposterior, desinserção ou amputação do local de inserção vítrea na fóvea e remoção do tecido pré-retiniano (Figura 6.34.3). Embora seja difícil padronizar os estudos de casos, menos ainda entre os estudos seriados, a proporção de melhora visual tem sido descrita entre 45 e 91%.[41,44-47] (Vídeo 6.34.1). A fixação hialoide posterior pode ser separada por uma adaptação da abordagem em bloco, com incisão através do hialoide posterior paracentralmente para proporcionar liberação controlável e monitorável, minimizando o risco de soltura da camada foveal interna atenuada. Alternativamente, sucção suave na camada hialoide posterior (como por meio de uma sonda de extrusão de ponta flexível) de

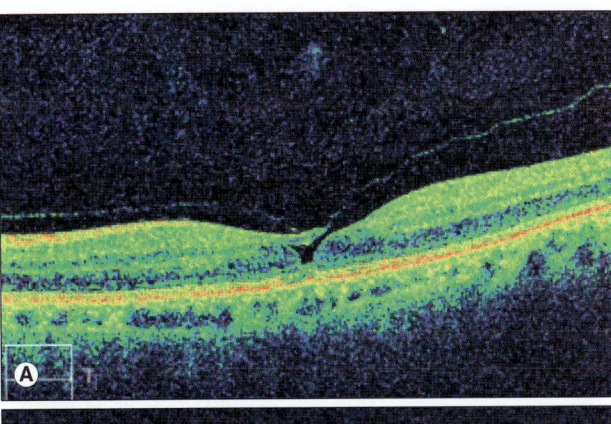
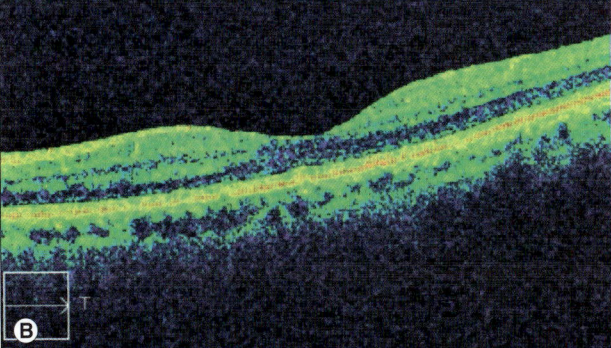

Figura 6.34.2 A. Tomografia de coerência óptica (OCT) de um homem de 76 anos com acuidade visual de 20/40 e borramento visual central. Há inserção do vítreo na fóvea com ruptura bem definida das camadas internas. **B.** Houve resolução espontânea em um exame de acompanhamento 6 semanas após e melhora para 20/25.

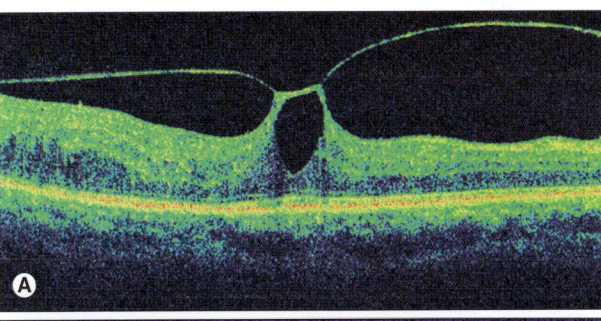
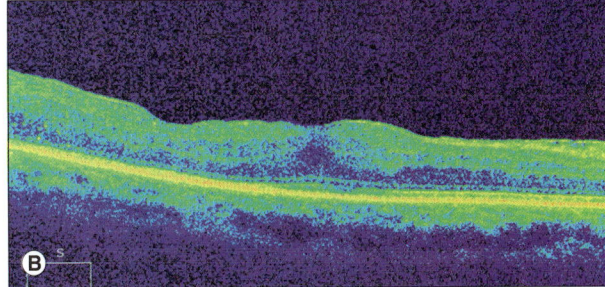

Figura 6.34.3 A. Um homem de 71 anos com perda da acuidade visual central para 20/70 por 6 semanas e tração vitreomacular proeminente. A ocriplasmina intravítrea foi tentada, mas não houve modificação na aparência ou alteração dos sintomas no mês seguinte. **B.** Vitrectomia com remoção da fixação hialoide posterior e descolamento da membrana limitante interna restaurou o contorno da fóvea 1 mês após a cirurgia e melhora da acuidade visual para 20/40.

modo a completar o PVD tem sido empregada, mas nenhum ensaio comparativo foi realizado para definir o método cirúrgico ideal. A anatomia cirúrgica pode incluir uma aparente "camada dupla" de vítreo (dividido) com ou sem proliferação celular pré-retiniana, provavelmente correlacionada a uma divisão hialoide posterior (vitreosquise), em contraste com a monocamada de tecido pré-retiniano no enrugamento macular padrão. A pesquisa com uma sonda de extrusão com ponta flexível pode permitir a detecção de qualquer camada vítrea residual "secundária" ou, inversamente, certificar a presunção de que tudo foi efetivamente removido. Se a remoção da membrana limitadora interna (com ou sem o uso de corantes) aumenta os resultados, é debatida, mas frequentemente buscada para verificar se qualquer mediador pré-retiniano de tração foi eliminado, pelo menos nos casos em que visualmente isso parece ser clivável na fóvea sem induzir a formação de um buraco macular. Da mesma maneira, o uso rotineiro de uma bolha de gás intraocular não foi estabelecido. Certamente, nos casos em que se suspeita que um FTMH tenha ocorrido no período intraoperatório ou se houver suspeita de atenuação indevida da camada foveal mais interna, isso deve ser buscado. Existe um risco substancial de formação de buraco macular no pós-operatório, portanto este autor adotou um limiar mais baixo para realizar este procedimento.[48]

Vitreólise farmacológica

O enfraquecimento farmacológico da inserção vitreomacular foi amplamente estudado por muitos anos, mas encontrou aplicação na forma de microplasmina para o VMT (Figura 6.34.4). Foi descrita sua eficácia em induzir a conclusão da inserção vitreomacular persistente e pode ser promissora como uma alternativa à intervenção cirúrgica.[49] Os estudos MIVI-TRUST (*Microplasmin for Intravitreal Injection–Traction Release without Surgical Treatment*), duas séries prospectivas randomizadas paralelas, demonstraram que a liberação da inserção vitreomacular é descrita em 26,5% dos olhos tratados com ocriplasmina em comparação com 10,1% dos olhos tratados com placebo (ver Figura 6.34.4). Olhos com adesão focal do vítreo (< 1.500 mícrons de diâmetro) e sem ERM concomitantes são melhores candidatos à liberação efetiva.[49,50] Vários acompanhamentos, após aprovação e estudos do mundo real, têm sido apresentados, geralmente sugerindo que o real sucesso das taxas possam ser otimizadas visando a população ideal de pacientes.[51]

No entanto, é preocupante que, assim como na vitrectomia, a formação de buracos maculares pós-operatórios não seja rara. Assim, embora essa opção evite a intervenção cirúrgica, apesar de uma taxa de sucesso mais baixa, não fica claro que ela o faça com uma menor taxa de trauma à camada foveal interna.[49] Além disso, tem havido vários relatos de alterações visuais transitórias e persistentes, opacificação, seja da extração mecânica ou hipoteticamente por efeitos colaterais da ação da lise em outros tecidos, como a matriz extracelular.[52,53] Embora os olhos que sofrem toxicidade com ocriplasmina não possam ser preditos, sejam relativamente raros e sejam frequentemente transitórios, eles podem ser bastante angustiantes para os pacientes. A aparência persistente ou até mesmo do fluido subfoveal foi descrita após a liberação de VMT, tanto cirúrgica como farmacologicamente induzida; embora seja autolimitada, pode persistir por vários meses.[54]

O que fica claro dos estudos pré-clínicos é que a dosagem recomendada *nunca* deve ser aumentada e uma segunda dose *nunca* deve ser administrada, já que há uma alta taxa de deiscência zonular (e possivelmente outras consequências paralelas à mesma ação bioquímica).[55] Embora a terapia farmacológica intuitivamente pareça menos invasiva e menos dispendiosa, a taxa de complicações não é trivial e ainda está sendo definida. Além disso, cálculos rudimentares sugerem que o custo-benefício é tão rentável quanto a vitrectomia, mas apresenta custo-benefício melhor se comparada a outras

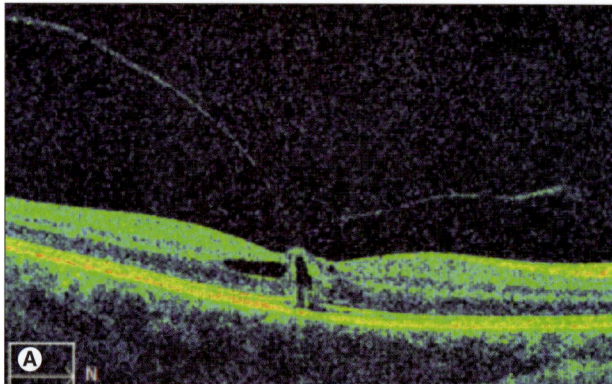

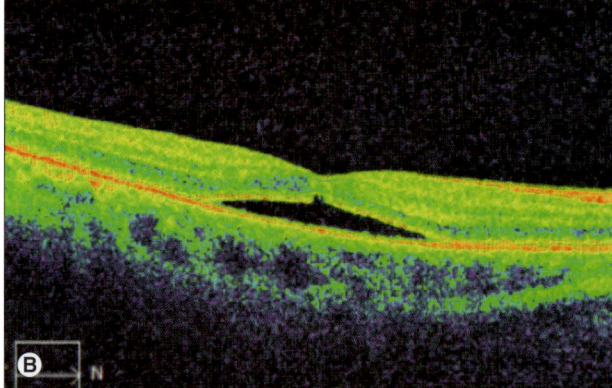

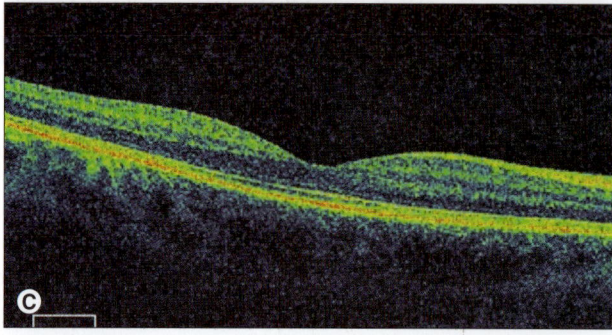

Figura 6.34.4 A. Mulher de 46 anos com acuidade visual de 20/30, mas com queixa de metamorfopsia central marcante do olho direito. Existe uma ligeira inserção vitreomacular e uma ruptura bem definida da camada interna, mas também uma ligeira separação das camadas retinais externas. A paciente passou por uma cirurgia de buraco macular 2 anos antes do olho esquerdo com 20/30. A ocriplasmina intravítrea foi injetada. **B.** Ainda havia uma bolsa de líquido sub-retiniano sob a fóvea 5 meses após, e a paciente ficou muito desapontada com a deterioração da visão para 20/60 na semana um pós-operatória em diante. **C.** Finalmente, 1 ano após a injeção, sua acuidade visual melhorou para 20/20, e o contorno da fóvea se normalizou.

intervenções médicas.[56] O melhor prognóstico para olhos sem ERM e com inserções menores localizadas pode otimizar a aplicação e o papel da ocriplasmina.

Vitreólise pneumática

A mais nova estratégia terapêutica é a vitreólise pneumática. Essa abordagem foi inicialmente introduzida há mais de 20 anos para os primeiros buracos maculares antes que a OCT estivesse disponível para auxiliar no diagnóstico,[57] e houve um ressurgimento de interesse como resultado de seu potencial para ser eficaz sem cirurgia ou efeitos colaterais farmacológicos. Estudos preliminares relataram resultados de 80% de lise do VMA, com subsequentes melhoras na acuidade visual.[58,59] Embora a vitreólise pneumática também ofereça o benefício de evitar a intervenção cirúrgica, sua taxa de complicações, como buracos maculares induzidos, ainda não foi completamente definida. Além disso, como novas lesões retinais ocorrem em muitos olhos submetidos à retinopexia pneumática para reparo de descolamento de retina, o mesmo pode ser verdade nesta aplicação (ver Figura 6.34.4).

CONCLUSÕES

A OCT oferece imagens inéditas da VMT, definindo de maneira mais efetiva o que atualmente chamamos síndrome da VMT. Embora tenha havido muitos estudos sobre várias modalidades de tratamento, as opções de tratamento ideais para esse quadro ainda não foram totalmente definidas, e existem apenas recomendações deduzidas a partir delas, bem como uma metanálise.[60,61] Por isso, preconiza-se que o julgamento clínico seja individualizado e embase as decisões de tratamento.

BIBLIOGRAFIA

de Bustros S. Vitrectomy for prevention of macular holes. Results of a randomized multicenter clinical trial. Vitrectomy for Prevention of Macular Hole Study Group. Ophthalmology 1994;101:1055–9.

Duker JS, Kaiser PK, Binder S, et al. The International Vitreomacular Traction Study Group classification of vitreomacular adhesion, traction, and macular hole. Ophthalmology 2013;120(12):2611–19.

Fahim AT, Khan NW, Johnson MW. Acute panretinal structural and functional abnormalities after intravitreous ocriplasmin injection. JAMA Ophthalmol 2014;132(4):484–6.

Gonzalez MA, Flynn HW Jr, Bokman CM, et al. Outcomes of pars plana vitrectomy for patients with vitreomacular traction. OSLI Retina 2015;46(7):708–14.

John VJ, Flynn HW Jr, Smiddy WE, et al. Clinical course of vitreomacular adhesion managed by initial observation. Retina 2014;34(3):442–6.

Koizumi H, Spaide RF, Fisher YL, et al. Three-dimensional evaluation of vitreomacular traction and epiretinal membrane using spectral-domain optical coherence tomography. Am J Ophthalmol 2008;145:509–17.

Smiddy WE, Michels RG, Glaser BM, et al. Vitrectomy for impending idiopathic macular holes. Am J Ophthalmol 1988;105:371–6.

Smiddy WE, Michels RG, Glaser BM, et al. Vitrectomy for macular traction caused by incomplete vitreous separation. Arch Ophthalmol 1988;106:624–8.

Smiddy WE, Michels RG, Greene WR. Morphology, pathology, and surgery for idiopathic macular disorders. Retina 1990;10:288–96.

Sonmez K, Capone A Jr, Trese MT, et al. Vitreomacular traction syndrome. Impact of anatomical configuration on anatomical and visual outcomes. Retina 2008;28:1207–14.

Stalmans P, Benz MS, Gandorfer A, MIVI-TRUST Study Group, et al. Enzymatic vitreolysis with ocriplasmin for vitreomacular traction and macular holes. N Engl J Med 2012;367(7):606–15.

Steinhle NC, Dhoot DS, Ruiz CQ, et al. Treatment of vitreomacular traction with intravitreal perfluoropropane (c3f8) injection. Retina 2017;37(4):643–50.

Tibbetts MD, Reichel E, Witkin AJ. Vision loss after intravitreal ocriplasmin: correlation of spectral-domain optical coherence tomography and electroretinography. JAMA Ophthalmol 2014;132(4):487–90.

Tzu JH, John VJ, Flynn HW, et al. Vitreomacular traction: clinical course when managed by initial observation. Ophthalmic Surg Lasers Imag 2015;46(5):571–6.

Yu G, Duguay J, Marra KV, et al. Efficacy and safety of treatment options for vitreomacular traction: a case series and meta-analysis. Retina 2016;36(7):1260–70.

As referências completas estão disponíveis no **GEN-io**.

PARTE 6 RETINA E VÍTREO
SEÇÃO 6 Distúrbios Maculares

Edema Macular Cistoide

Matthew T. Witmer, Peter Coombs e Szilárd Kiss

6.35

Definição: Tumefação patológica das camadas da retina neurossensorial macular com a formação de espaços císticos.

Características principais
- Acúmulo de líquido intrarretiniano em bolsas "semelhantes a cistos" dentro da retina
- Espessamento da mácula central
- Perda da depressão foveal normal
- A aparência clássica exibida na angiografia com fluoresceína (AF) consiste no vazamento de corante em uma configuração "petaloide" ao redor da fóvea.

Características associadas
- Tomografia de coerência óptica, o método de detecção mais sensível
- Evidência de inflamação ocular (câmara anterior ou vítreo)
- Edema da cabeça do nervo óptico
- Líquido sub-retiniano
- Perda do reflexo foveal
- Diminuição da acuidade visual
- Outras evidências de incompetência vascular retiniana, como hemorragias intrarretinais e micro ou macroaneurismas.

INTRODUÇÃO

O edema macular cistoide (EMC) representa uma tumefação das camadas da retina neurossensorial dentro da mácula. Quando o excesso de líquido se acumula na retina, normalmente ele é coletado em "bolsas", conhecidas como "cistos" (Figura 6.35.1). Classicamente, foi definido que o EMC localiza-se extracelularmente, no interior da camada plexiforme externa da retina. Entretanto, nem a exata localização celular (intracelular *versus* extracelular) nem a precisa camada da retina associada ao acúmulo de líquido ainda são definitivamente conhecidas. De fato, técnicas de imagem aprimoradas sugerem que o líquido pode estar localizado simultaneamente dentro de múltiplas camadas da retina.[1] O EMC é um subtipo de edema macular com características específicas na tomografia de coerência clínica, angiográfica e de coerência óptica (OCT, do inglês *optical coherence tomography*).

O EMC pode ter graves implicações para a função da retina, incluindo diminuição da acuidade visual e sensibilidade ao contraste. Edema agudo ou crônico provoca ruptura anatômica que pode resultar em disfunção celular e morte. O tratamento do EMC é importante porque o edema crônico pode resultar em alterações degenerativas da mácula e perda permanente da visão.[2-6] Além disso, grandes alterações císticas na retina podem levar ao adelgaçamento e à perda de tecido da retina interna ou à formação de orifícios lamelares.[7,8]

PATOGÊNESE E ETIOLOGIA

Fisiologicamente, o líquido intrarretiniano pode se acumular no EMC por um entre três mecanismos possíveis.[3] Os dois primeiros mecanismos consistem em ruptura das barreiras anatômicas normais: barreiras hematorretinais internas e externas. A barreira hematorretinial interna consiste em junções firmes entre as células endoteliais dos vasos sanguíneos da retina enquanto atravessam a retina interna. Vários mediadores inflamatórios, como prostaglandinas, leucotrienos, proteinoquinase C, óxido nítrico, fator de crescimento vascular endotelial (VEGF, do inglês

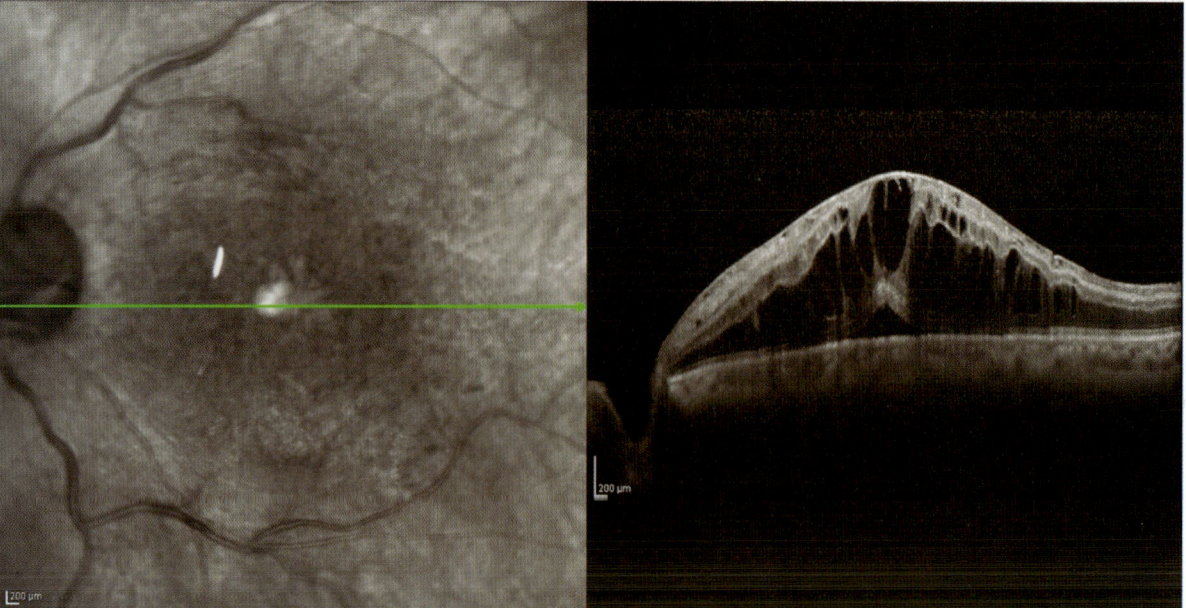

Figura 6.35.1 Imagem de tomografia de coerência óptica (OCT) de um paciente com edema macular cistoide (EMC) de uma oclusão da veia central da retina (OVCR). A imagem demonstra grandes espaços císticos intrarretinais e fluido sub-retiniano.

vascular endothelial growth factor) e várias outras citocinas, podem causar falha dessa barreira. A barreira hematorretiniana externa é formada entre as células adjacentes do epitélio pigmentar da retina (EPR) e é mantida por junções firmes, conhecidas como *zônulas de oclusão*. A falha da integridade de qualquer uma dessas barreiras pode permitir que o fluido se acumule na retina.

O terceiro mecanismo resulta da falha de um processo fisiológico normal. Na retina com funcionamento normal, as células de EPR atuam constantemente para eliminar o fluido da retina. Se esta função estiver comprometida, o líquido pode se acumular no local.

As etiologias do EMC são numerosas e heterogêneas, mas podem ser agrupadas de acordo com o mecanismo patológico mais provável da disfunção da retina (Boxe 6.35.1).

Vascular

O edema macular, em particular o EMC, é a principal causa de perda de visão em pacientes com diabetes melito. A hiperglicemia em longo prazo produz lesão vascular na retina mediado por vários fatores inflamatórios, incluindo o VEGF. Histopatologicamente, o edema normalmente está associado ao espessamento da membrana basal, perda de pericito, morte celular endotelial e fechamento capilar do vaso retiniano. A gravidade do EMC normalmente correlaciona-se à extensão da retinopatia diabética. O controle glicêmico intensivo diminui o risco do desenvolvimento de retinopatia e retarda a progressão da retinopatia existente.[9]

A OVCR e a oclusão do ramo da veia central da retina (BRVO, do inglês *branch retinal vein occlusion*) também são causas comuns do EMC (ver Figura 6.35.1). Postula-se que, uma vez que ocorra a oclusão venosa, a pressão nos capilares dos vasos retinais eleva-se, com subsequente vazamento de líquido para a retina, como resultado da pressão capilar elevada.

Os macroaneurismas da retina constituem a dilatação de uma parede do vaso retiniano em uma área de fraqueza do vaso. Essa condição pode causar colapso da barreira hematorretiniana interna e permitir que o líquido intravascular se acumule dentro da retina neurossensorial externa.[10]

Danos nos vasos sanguíneos da retina também podem explicar o desenvolvimento de retinopatia por exposição à radiação. A evidência fundoscópica de lesão geralmente é de início tardio em relação ao tempo de exposição à radiação. Clínica e histopatologicamente, a retinopatia assemelha-se às alterações vasculopáticas observadas na retinopatia diabética. Microaneurismas, manchas algodonosas, hemorragias retinais e edema do nervo óptico também podem ocorrer.

A telangiectasia retiniana justafoveal (TRJ) leva à exsudação intrarretiniana através da incompetência dos vasos capilares da retina (Figura 6.35.2). Clinicamente, essa condição pode ser identificada pelo aparecimento de telangiectasias na mácula temporal, mas, histopatologicamente, assemelha-se à retinopatia diabética. Gass e Blodi classificaram a condição em três grupos, com base na lateralidade e na aparência clínica.[11] O tipo I parece ser um distúrbio vascular da retina semelhante à doença de Coats focal. O tipo II, no entanto, pode ser um distúrbio neurodegenerativo que afeta as células de Müller. A TRJ do tipo II manifesta-se com perda de tecido da retina que pode aparecer com uma cística na OCT. Haverá vazamentos na AF, mas não no EMC verdadeiro.

A doença de Coats é um distúrbio vascular da retina que se apresenta com telangiectasia retiniana, arteríolas ectasiadas, microaneurismas e exsudação acompanhada por descolamento da retina. O edema pode se estender da periferia para a mácula.

O EMC também foi identificado em neonatos com retinopatia da prematuridade (RDP).[12-14] Na maioria desses pacientes, não é identificável na oftalmoscopia indireta, mas requer exames de imagem de OCT. Foi relatado que o EMC está em 50% dos neonatos com risco de RDP (média de 26 semanas), sendo os espaços cistoides mais comumente encontrados na camada nuclear interna e quase sempre bilateralmente.[13] A presença e a gravidade do EMC foram associadas à doença mais grave, estadiamento RDP mais alto e subsequente necessidade de tratamento com *laser*.[13]

BOXE 6.35.1 Diagnósticos oculares associados ao edema macular cistoide.

Vasculares
- Vascular da retina
  - Retinopatia diabética
  - Oclusão venosa da retina – ramo ou região central
  - Macroaneurisma da artéria da retina
  - Retinopatia por radiação
  - Telangiectasias retinais justafoveais
  - Doença de Coats
  - Retinopatia da prematuridade
  - Síndrome isquêmica ocular
- Vascular coroide
  - Neovascularização coroide (NVC) (Boxe 6.35.2)
  - Retinopatia hipertensiva

Pós-operatórios
- Síndrome de Irvine-Gass
- Ceratoplastia penetrante
- *Buckle* escleral
- Tratamento a *laser* (argônio ou ítrio-alumínio-granada [YAG])
- Crioterapia
- Panfotocoagulação de retina

Inflamatórios
- Uveíte
- Antígeno leucocitário humano (HLA)-B27
- Coriorretinopatia de Birdshot
- Doença de Behçet
- Doença de Eales
- Doença de Vogt-Koyanagi-Harada
- Sarcoidose
- Esclerite
- *Pars planitis*
- Uveíte de recuperação imunológica
- Uveíte infecciosa (citomegalovírus, toxoplasmose, herpes-vírus)
- Neurorretinite
- Causas infecciosas múltiplas (p. ex., *Bartonella*, Lyme, sífilis, viral)
- Vasculite retiniana idiopática, aneurismas, neurorretinite (IRVAN)

Uso de medicação
(Ver Boxe 6.35.3.)

Distrofias retinais
- Retinite pigmentosa
- Edema macular cistoide autossômico dominante
- Atrofia girata
- Síndrome de Goldman-Favre (cone S aumentado)
- Retinosquise juvenil ligada ao cromossomo X

Tracionais
- Membrana epirretiniana
- Síndrome da tração vitreomacular
- Tração vitreorretiniana associada à miopia
- Buraco macular

Anatômicos
- Nervo óptico
  - Maculopatia da fossa óptica
  - Coloboma do disco óptico
  - Anomalia de disco "Morning glory"
- Retina
  - Descolamento de retina

Neoplásicos
- Tumores
  - Retina – hemangiomas
  - Coroide – melanoma, hemangioma, osteoma

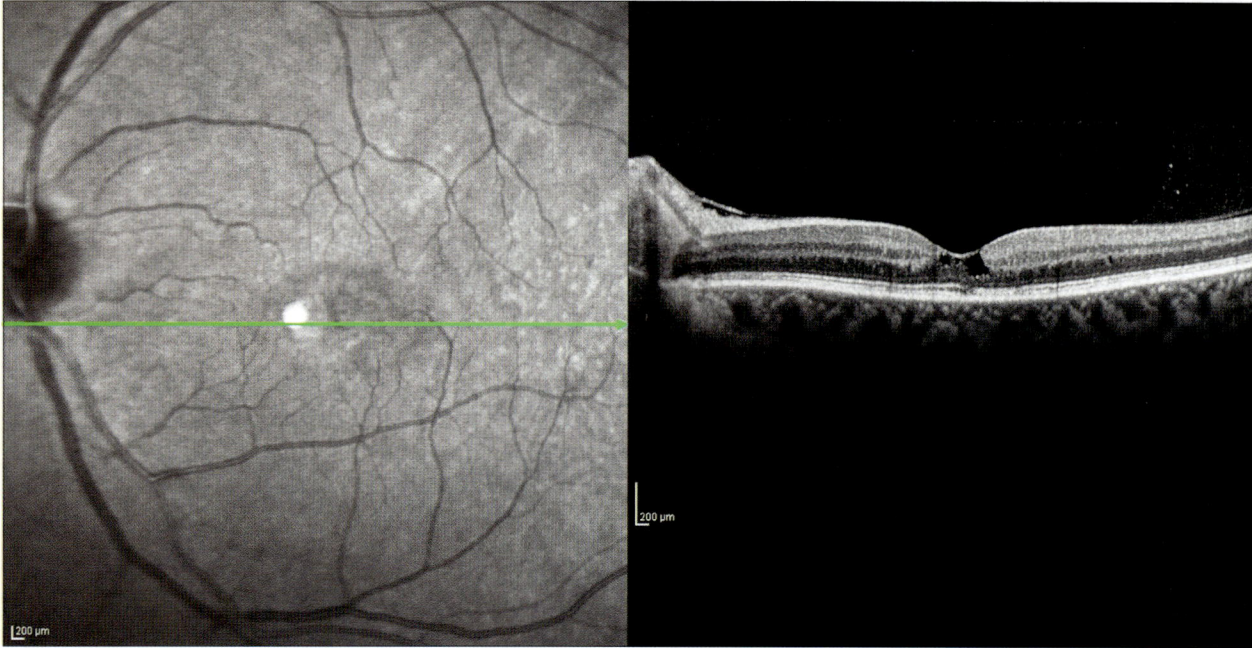

Figura 6.35.2 Imagem de tomografia de coerência óptica (OCT) de um paciente com aparente edema macular cistoide (EMC) de telangiectasia justafoveal da retina (TRJ) do tipo 2. Observe o contorno foveal normal. O EMC geralmente está localizado perto da fovéola. Embora os cistos apareçam na OCT nessa condição, a perda de tecido da retina pode ser a causa subjacente, em oposição ao excesso de líquido.

A neovascularização coroidal (NVC) pode levar à perda grave da visão por meio de dano aos fotorreceptores, cicatrização coriorretiniana e EMC (Boxe 6.35.2). A NVC consiste em "crescimento" de novos vasos coriocapilares para a retina, por meio de ruptura da membrana de Bruch. Na população mais velha, a causa mais comum de NVC é a degeneração macular relacionada à idade (DMRI; Capítulo 6.29).

BOXE 6.35.2 Causas da neovascularização da coroide.

Doenças degenerativas
- Degeneração macular relacionada à idade
- Degeneração míope
- Estrias angioides
- Telangiectasias retinais justafoveais
- Distrofia macular viteliforme
- Distrofias-padrão
- Distrofia macular de Stargardt

Inflamatórias
- Síndrome de Vogt-Koyanagi-Harada
- Síndrome de Behçet
- Oftalmia simpática
- Coroidite multifocal
- Serpiginosa
- Fotocoagulação a *laser*
- Coroidite interna puntiforme

Infecciosas
- Toxocaríase
- Toxoplasmose
- Histoplasmose ocular

Por trauma
- Ruptura coroide

Por massas coroides
- Osteoma coroide
- Melanoma coroide
- Hemangioma coroide

Idiopática

A pressão arterial elevada pode levar a um descolamento seroso da retina e EMC. Tem sido sugerido que o aumento da pressão arterial pode danificar as paredes dos vasos sanguíneos e causar danos isquêmicos ao EPR.[15] Danos no EPR podem potencialmente causar uma ruptura da barreira hematorretiniana externa.

Pós-operatório

O EMC é uma complicação frequente após cirurgia de catarata, conhecido como síndrome de Irvine-Gass.[16] O EMC angiográfico pode ser detectado em até 20% das cirurgias não complicadas, mas é apenas visualmente significativo em 1 a 2%.[17] Isso torna o EMC a causa mais comum de perda de visão após cirurgia de catarata. Determinadas características pré-operatórias e operatórias podem aumentar a incidência de EMC no pós-operatório, como diabetes,[18] uveíte,[19] cirurgia intracapsular *versus* extracapsular,[20,21] e perda vítrea intraoperatória.[22]

O mecanismo patológico da síndrome de Irvine-Gass é desconhecido, embora possa estar relacionado à produção de inflamação intraocular. A cirurgia provoca a liberação de mediadores inflamatórios, tais como prostaglandinas, leucotrienos e histamina, que podem tornar os vasos da retina mais permeáveis.

O EMC também pode ocorrer como uma complicação da terapia com *laser* intraocular. Isto inclui a panfotocoagulação retiniana (PRP, do inglês *panretinal photocoagulation*) e de neodímio: ítrio-alumínio-romã (Nd: YAG). Possíveis mecanismos patológicos desse fenômeno incluem a liberação de mediadores inflamatórios ou o aumento do fluxo sanguíneo macular que leva à transudação.[3] Isso fornece a justificativa para o tratamento de EMC preexistente antes de iniciar a PRP. A incidência de EMC após o YAG é bastante baixa (< 3%), embora possa ser aumentada se o *laser* for realizado precocemente no período pós-operatório.[23,24]

A crioterapia, que normalmente é usada no tratamento de rupturas ou descolamento da retina, também pode causar EMC.[25,26]

Suspeita-se que vários procedimentos cirúrgicos além da cirurgia de catarata também podem causar EMC. Estes incluem ceratoplastia penetrante, vitrectomia e flambagem escleral. A incidência de EMC após um procedimento de *buckling* escleral é baixa (< 5%).[27]

Relacionado à uveíte

O EMC é a causa mais comum de diminuição da visão em pacientes com doença inflamatória ocular.[28,29] As causas da uveíte são variadas e podem ser classificadas de acordo com a etiologia suspeitada ou local de inflamação. Embora o EMC esteja mais comumente associado à uveíte posterior, também pode estar associado à uveíte intermediária ou anterior. O mecanismo patológico do EMC na uveíte provavelmente está relacionado ao comprometimento da barreira hematorretiniana interna, como resultado da exposição a mediadores inflamatórios intraoculares, como prostaglandinas, leucotrienos, fator de necrose tumoral alfa e VEGF,[30] entre outros.

A inflamação intraocular que afeta o nervo óptico e a retina macular é denominada *neurorretinite*. Existem etiologias infecciosas (p. ex., *Bartonella henselae*, toxoplasmose, toxocaríase, sífilis etc.) e não infecciosas desta condição (p. ex., sarcoidose etc.), que também apresenta EMC[31] (Parte 7 | Uveíte e Outras Inflamações Intraoculares).

Relacionado à medicação

Vários medicamentos têm sido associados ao desenvolvimento de EMC (Boxe 6.35.3).[32-46] Os medicamentos tópicos mais comumente usados que foram ligados à EMC são os análogos da prostaglandina.[43] Acredita-se que as prostaglandinas possam levar à incompetência vascular dos vasos retinais por meio de seus efeitos pró-inflamatórios dentro do olho. Fingolimode, que é usado para tratar a esclerose múltipla, pode causar EMC em 0,2 a 1% dos pacientes, alterando a sinalização do receptor S1P e alterando a integridade endotelial. Normalmente, apresenta-se nos primeiros 3 a 4 meses de terapia.[47,48] Novos agentes quimioterápicos foram envolvidos. Os inibidores da MEK estão associados ao EMC.[41] Antagonistas do antígeno 4 de linfócitos T (CTLA-4) citotóxicos, como ipilimumabe, raramente foram associados a uveíte e EMC de modo concomitante.[40] O paclitaxel, usado no tratamento do câncer de mama e de outros tipos de câncer, está associado ao EMC, não vaza na AF e pode estar relacionado à disfunção das células de Müller.[49]

Distrofias da retina

Diversas distrofias maculares também estão associadas ao desenvolvimento de EMC. Entre as distrofias pode-se citar a retinite pigmentosa (RP),[50] o edema macular hereditário dominante,[51]

> **BOXE 6.35.3** Medicamentos que causam edema macular.
> - Cloreto de benzalcônio[32]
> - Carmustina (BCNU)[33,34]
> - Docetaxel[35]
> - Epinefrina[36,37]
> - Fingolimode[38]
> - Glitazonas[39]
> - Ipilimumabe[40]
> - Inibidores da MEK[41]
> - Niacina[42]
> - Paclitaxel[43]
> - Análogos da prostaglandina[44]
> - Tamoxifeno[45]
> - Timolol[32,46]

a síndrome de Goldman-Favre (Figura 6.35.3), a atrofia girata e a retinosquise ligada ao cromossomo X juvenil.

Embora o mecanismo acurado do EMC na RP seja desconhecido, postula-se que o acúmulo de fluido seja resultado da falha da bomba do EPR em funcionar adequadamente.[52,53] O EMC na RP pode permanecer subclínica por muitos anos com retenção de boa acuidade visual. Parece haver uma associação entre a presença de anticorpos antirretinosos e a presença de EMC na RP[54] (ver Capítulo 6.14).

Causas tracionais

As causas tracionais de EMC incluem a ERM, a síndrome de tração vitreomacular (TVM), a maculopatia de tração míopica (esquise macular míope) e os buracos maculares.

As ERM são proliferações de células que formam uma membrana fibrosa avascular ao longo da superfície da retina interna. Elas estão frequentemente associadas ao EMC que não responde à medicação tópica (Figura 6.35.4).

A síndrome de TVM é uma condição na qual o vítreo se desprende anteriormente, mas permanece ligado à mácula. As forças tracionais do vítreo inserido estão associadas ao EMC. Em um estudo retrospectivo de 53 olhos sintomáticos com esta síndrome, foi descrito que 81% deles apresentavam alterações maculares cistoides.[55] Uma variante dessa síndrome, denominada *EMC tracional*, também foi descrita.[56]

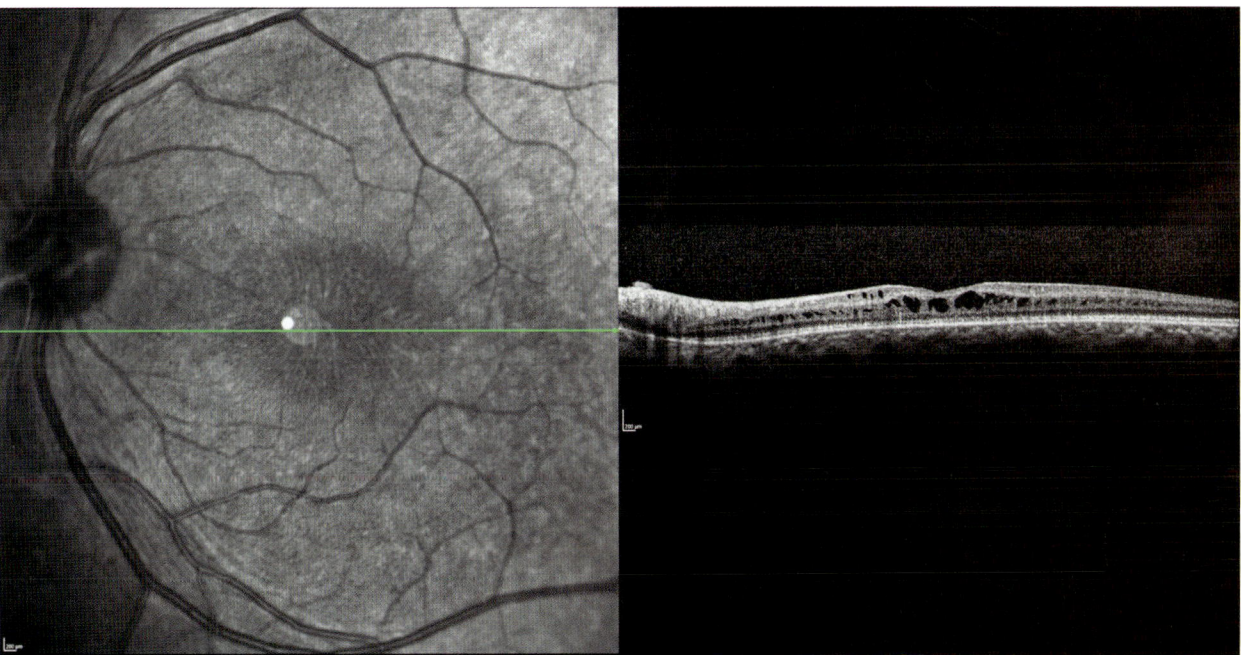

Figura 6.35.3 Imagem de tomografia de coerência óptica (OCT) de um paciente com retinosquise juvenil ligada ao cromossomo X. Existem várias cavidades de esquises observadas na mácula.

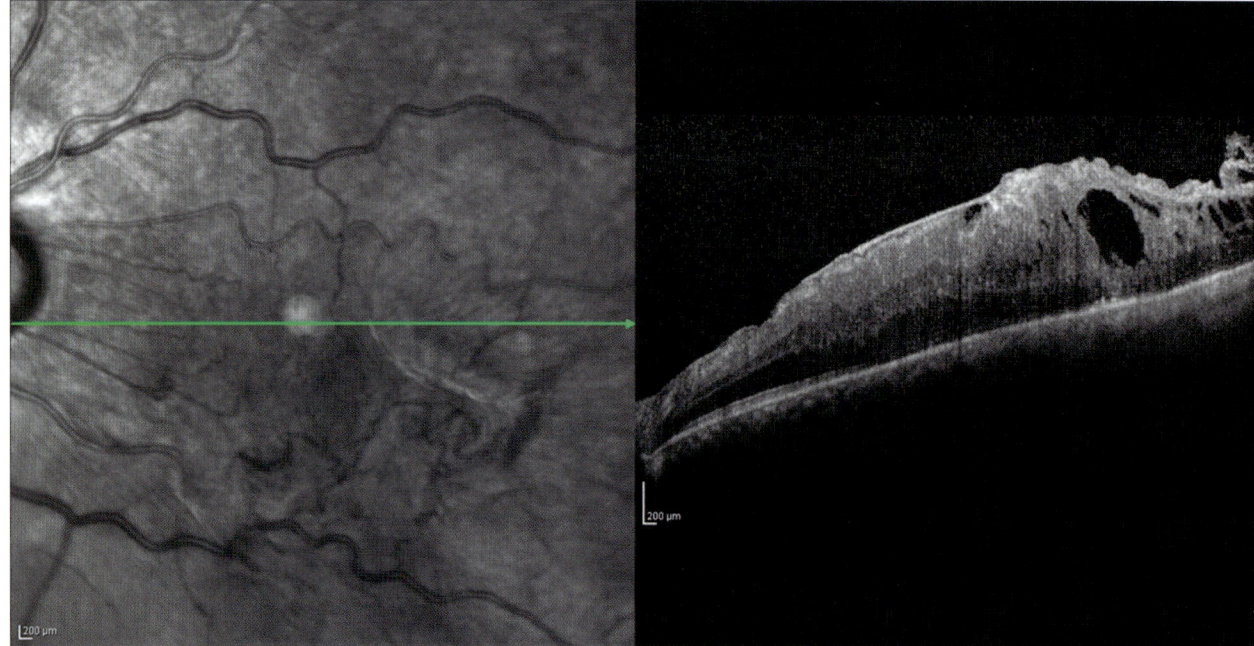

Figura 6.35.4 Imagem de tomografia de coerência óptica (OCT) de um paciente com grandes cavidades císticas como resultado da tração de uma membrana epirretiniana.

Semelhante à tração da TVM, a tração grave com edema macular e aparência semelhante à retinosquise também pode se desenvolver em pacientes altamente míopes com estafiloma posterior (ver Capítulo 6.34).

Anatômico

Pacientes com anomalias na cabeça do nervo óptico também podem desenvolver líquido intrarretiniano que parece cistoide. Essas lesões incluem colobomas do nervo óptico, fossas no nervo óptico e anomalia do disco *morning glory*.

As fossas do nervo óptico são anomalias congênitas que podem permitir a infiltração do fluido na retina.[57] A origem do líquido intrarretiniano é controversa, mas as fontes mais prováveis são a cavidade vítrea e o espaço subaracnóideo. Um estudo recente usando OCT de alta resolução revelou que o fluido foi encontrado na camada nuclear externa da retina em 94% dos olhos com maculopatia da fossa óptica e na camada nuclear interna da retina em 81%[1] (ver Capítulo 6.36).

Descolamentos de retina decorrentes de várias etiologias também podem mostrar EMC. A origem exata do fluido não é conhecida; entretanto, os danos às barreiras hematorretinais interna e externa e ao mecanismo de bomba do EPR foram envolvidos.

Neoplasias intraoculares

Vários tumores intraoculares, incluindo melanomas coroidais, hemangiomas coroidais e tumores vasoproliferativos, também podem apresentar EMC.[58,59] A presença de EMC associada a melanomas da coroide costuma estar diretamente relacionada à massa localizada abaixo da fóvea e está frequentemente associada ao exsudato subfoveal.[59] A base molecular do EMC associada a um tumor intraocular não foi esclarecida; no entanto, pode estar relacionada ao rompimento da bomba do PSE e/ou função de barreira resultante da compressão da massa coroidal.

DIAGNÓSTICO E EXAME COMPLEMENTAR

Fundoscopia

O exame clínico revela estruturas císticas intrarretinais que se estendem radialmente a partir da fovéola. Os cistos geralmente formam uma configuração de "ruptura em lágrima" à medida que afunilam em direção ao centro da fóvea.[60] Os sinais adicionais fundoscópicos incluem evidência de inflamação intraocular, edema do nervo óptico, líquido sub-retiniano, espessamento da retina e perda do reflexo foveal.

Tomografia de coerência óptica

A OCT é uma modalidade muito sensível para a visualização do EMC.[61] A resolução desse instrumento diagnóstico agora se aproxima do nível do exame histológico, em menos de 10 μm. Vários estudos têm investigado a capacidade da OCT de domínio espectral (SD-OCT) de visualizar EMC devido a diversas etiologias e estabelecer uma comparação com modalidades convencionais de imagens da retina, como a FA[62,63] (ver Capítulo 6.7).

Autofluorescência

A autofluorescência também pode ser usada para detectar EMC. A imagem revelará áreas sutis de hiperfluorescência nas áreas que contêm cistos. Acredita-se que isso aconteça com o afinamento dos pigmentos maculares na fóvea a partir do EMC, que geralmente bloquearia a hiperfluorescência coroidal de fundo.[60]

Angiografia com fluoresceína

A AF de olhos com EMC geralmente exibe um aumento gradual na hiperfluorescência ao longo do estudo de diagnóstico. A hiperfluorescência inicial ocorre como resultado do adelgaçamento do pigmento macular na fóvea e da perda do bloqueio da hiperfluorescência coroidal, enquanto o aumento gradual da hiperfluorescência ocorre quando os cistos se enchem com líquido que vaza dos capilares perifoveais. Por causa do arranjo anatômico da camada plexiforme externa, a hiperfluorescência frequentemente demonstra uma aparência "petaloide" (Figura 6.35.5).

Diversas causas de edema macular, no entanto, não apresentam hiperfluorescência ou "vazamento" durante a AF (Boxe 6.35.4). Essa diferença no comportamento da AF entre as entidades pode fornecer informações diagnósticas importantes para o clínico (ver Capítulo 6.6).

TRATAMENTO

O tratamento do EMC é dependente da etiologia.

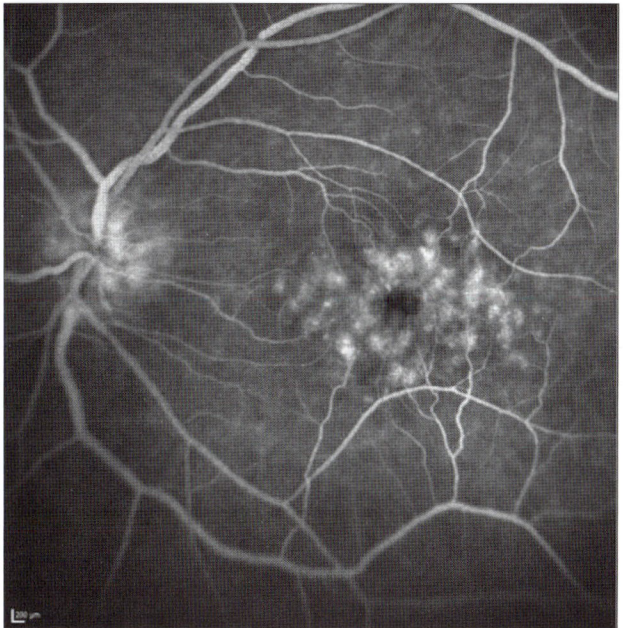

Figura 6.35.5 Angiograma com fluoresceína de um paciente com aparência clássica de "petaloide" de vazamento de fluoresceína na fase tardia do angiograma.

BOXE 6.35.4 Etiologias do edema macular cistoide sem vazamento na angiografia com fluoresceína.

- Epinefrina
- Retinosquise da membrana epirretiniana
- Síndrome de Goldman–Favre (síndrome do cone S aumentado)
- Retinosquise juvenil ligada ao cromossomo X
- Retinosquise miópica
- Niacina
- Retinite pigmentosa
- Taxanos – docetaxel ou paclitaxel
- Síndrome de tração vitreomacular

Vascular

Edema macular diabético (ver Capítulo 6.22, Retinopatia Diabética)

Em 1985, o "padrão-ouro" de tratamento do edema macular diabético estabelecido foi a fotocoagulação focal a *laser*.[64] O tratamento do "edema macular clinicamente significativo" reduz o risco de perda de visão e aumenta a chance de melhora visual.

Mais recentemente, estudos prospectivos sugerem que tanto a monoterapia com anticorpo anti-VEGF (ranibizumabe) quanto a combinação de ranibizumabe e *laser* focal apresentam melhor resultado visual com menos complicações em um período de 2 anos em comparação com *laser* isolado ou corticosteroides intravítreos isoladamente.[65]

Doença oclusiva venosa da retina (ver Capítulo 6.20, Doença Oclusiva Venosa da Retina)

As opções de tratamento para o EMC associadas à doença oclusiva venosa da retina têm avaliado historicamente a BRVO e a OVCR de modo independente.

Oclusão de ramo da veia central da retina

Por mais de duas décadas, a perda de visão causada pelo EMC resultante da BRVO foi tratada com fotocoagulação a *laser*.[66] A triancinolona intravítrea também demonstrou ser tão eficaz quanto o tratamento de EMC resultante da BRVO, mas com efeitos mais adversos.[6] Recentemente, a monoterapia com agentes anti-VEGF emergiram como a terapia de primeira linha para EMC secundária a BRVO.[67]

Oclusão da veia central da retina

Até a última década, o tratamento do EMC da OVCR consistia em observação.[68] Posteriormente, estudos prospectivos demonstraram que tanto os agentes anti-VEGF intravítreos[69] como os corticosteroides[5] eram eficazes no tratamento do EMC secundário à OVCR. Devido à sua eficácia e segurança superiores, atualmente os agentes anti-VEGF constituem o tratamento de eleição.[5]

Macroaneurismas (ver Capítulo 6.28, Macroaneurismas Arteriais Retinianos)

O edema macular associado a macroaneurismas foi tratado com fotocoagulação a *laser* aplicada à superfície do vaso com grandes manchas e queimaduras leves, com pouca evidência de eficácia.[70] Mais recentemente, a terapia com anti-VEGF tem sido usada para tratar o edema macular associado a essa condição e tem demonstrado eficácia em alguns relatos de caso.[71]

Telangiectasias retinianas justafoveais (ver Capítulo 6.25, Doença de Coats e Telangiectasia Retiniana)

O EMC do grupo TRJ 1 pode ser tratado com fotocoagulação a *laser* para as anomalias vasculares com vazamento. Nos olhos com o grupo TRJ 2, no entanto, o tratamento com fotocoagulação a *laser* não só tem mostrado um sucesso limitado em termos de aumento da acuidade visual, mas também pode estimular a formação secundária de NVC.[72] O uso de medicação anti-VEGF intravítreo é capaz de diminuir a espessura da retina, mas não melhorar a acuidade visual.[73] De fato, recomendações de um estudo prospectivo recomendaram contra o uso de ranibizumabe mensal para tratar o edema macular do grupo 2.[74] O uso de medicação anti-VEGF para tratar edema relacionado à neovascularização de coroide na TRJ[75,76] ou edema associado a um descolamento foveal,[77] entretanto, demonstrou benefício em pequenos estudos de casos.

Doença de Coats (ver Capítulo 6.25, Doença de Coats e Telangiectasia Retiniana)

O tratamento da doença de Coats centra-se na aplicação de fotocoagulação a *laser* ou crioterapia para vazamento de capilares da retina.

Retinopatia por radiação (ver Capítulo 6.26, Retinopatia e Papilopatia por Radiação)

O EMC associado à retinopatia por radiação pode ser tratado com fotocoagulação a *laser* para fechar vasos incompetentes; entretanto, a triancinolona intravítrea também demonstrou ser capaz de estabilizar ou melhorar a acuidade visual nesses olhos.[78] Em uma pequena série de casos, o ranibizumabe também melhorou a acuidade visual em pacientes com maculopatia por radiação.[79]

Degeneração macular relacionada à idade (ver Capítulo 6.29, Degeneração Macular Relacionada à Idade)

Como o EMC relacionado à DMRI exsudativa é causado pela NVC subjacente, o tratamento do EMC consiste no tratamento da NVC. O tratamento do EMC relacionado à DMRI evoluiu rapidamente nos últimos anos. Atualmente, os agentes anti-VEGF constituem o tratamento de escolha e exercem efeito benéfico sobre o líquido intrarretiniano da NVC.[80-84]

Pós-operatório

Existem várias opções para o tratamento do EMC pseudofácico. Em muitos casos, no entanto, nenhum tratamento é necessário porque a história natural da doença frequentemente resulta na resolução do edema.[85,86] Apesar da vasta quantidade de opções de tratamento, nenhum estudo prospectivo, controlado por placebo, duplo-cego, randomizado foi realizado para avaliar as opções de tratamento do EMC pseudofácico agudo.[87]

As opções de tratamento médico incluem medicamentos anti-inflamatórios não esteroidais (AINE). Estes podem ser de liberação tópica, local ou sistêmica. AINE tópicos são eficazes tanto para a profilaxia como para o tratamento do EMC pseudofácica.[88] Cetorolaco tópico 0,5%, especificamente, demonstrou aumentar a acuidade visual em pacientes com EMC crônico após cirurgia de catarata.[89] O uso profilático de AINE em pacientes de alto risco também aumentou nos últimos anos. Apesar do fato de que vários novos AINE foram desenvolvidos, nenhum desses medicamentos provou vantagem em seres humanos diferente dos resultados sobre o uso de cetorolaco.[90]

O uso de corticosteroides tem mostrado benefícios significativos no tratamento do EMC pseudofácico. Eles podem ser administrados via tópica, periocular, intravítrea ou sistêmica. O uso de um corticosteroide tópico (acetato de prednisolona a 1%), combinado ao uso de cetorolaco tópico a 0,5%, mostrou maior probabilidade de desencadear melhora na acuidade visual em comparação com o tratamento com qualquer um dos agentes isoladamente.[91] O difluprednato tópico, um corticosteroide tópico mais potente, também pode ser usado para tratar EMC pseudofácico.[92]

Medicações adicionais que podem ser benéficas para o EMC pseudofácico incluem inibidores da anidrase carbônica e agentes anti-VEGF. Um estudo retrospectivo sugeriu que o bevacizumabe intravítreo pode ser benéfico para o tratamento do EMC pseudofácico refratário.[93] Isso, no entanto, requer um estudo mais aprofundado de maneira prospectiva e aleatória.

O tratamento cirúrgico do EMC pseudofácico pode ser indicado se a tração vítrea na retina ou na íris estiver estimulando a inflamação intraocular. A vitrectomia via *pars plana* em olhos com EMC pseudofácico crônico e aderências vitrificadas no segmento anterior após a cirurgia de catarata podem melhorar a acuidade visual.[94,95] Alternativamente, o *laser* (normalmente Nd:YAG) pode ser usado para liberar a tração que pode causar inflamação e EMC.

Inflamatório (ver Parte 7 | Uveíte e Outras Inflamações Intraoculares)

O tratamento do EMC relacionado à uveíte consiste principalmente no controle da causa da inflamação. Quando uma etiologia infecciosa é descartada, o tratamento geralmente começa com o uso de AINE e corticosteroides. Estes podem ser liberados por via tópica, local, intravítrea ou sistêmica. Em um ensaio clínico recente do tratamento de uveíte posterior crônica não infecciosa, um implante de administração sustentada de acetonida de fluocinolona demonstrou eficácia.[96]

Em pacientes incapazes de tolerar o tratamento com corticosteroides para a uveíte ou aqueles que necessitam de imunossupressão crônica para controlar a inflamação intraocular, a medicação imunomoduladora sistêmica pode ser necessária para controlar a inflamação e diminuir o EMC.[97]

Medicação induzida (ver Capítulo 6.45, Toxicidade Retiniana de Medicamentos de Administração Sistêmica)

Em pacientes com EMC relacionados ao uso de medicamentos, a cessação da medicação, se possível, é recomendada. O EMC causado por figolimode ou antagonistas de CTLA4 pode ser responsivo aos corticosteroides oculares.[40,41] O EMC resultante do uso de paclitaxel foi tratado com dorzolamida tópica a 2%.[49]

Distrofias de retina (ver Capítulo 6.14, Degenerações Retinianas Hereditárias Progressivas e "Estacionárias")

As opções de tratamento para EMC associado a RP são limitadas. Acetazolamida oral mostrou-se eficaz na melhora da acuidade visual em um pequeno grupo de pacientes com EMC causado por RP.[98] A dorzolamida tópica também tem se mostrado eficaz em diminuir a quantidade de edema em muitos pacientes com RP e EMC.[99,100] O uso de acetazolamida oral, no entanto, pode ser mais eficaz do que o uso tópico de dorzolamida para melhorar a resolução do edema e melhorar a acuidade visual, no entanto, os efeitos colaterais das medicações sistêmicas são potencialmente mais numerosos e exigem monitoramento cuidadoso.[88] A injeção intravítrea de corticosteroides, como a triancinolona, também foi tentada no EMC da RP, embora os resultados tenham sido variáveis e não sustentados.[53] Da mesma maneira, o uso de bevacizumabe não demonstrou eficácia no EMC relacionado à RP.[101]

Tracional (ver Capítulo 6.32, Buraco Macular; Capítulo 6.33, Membrana Epirretiniana; Capítulo 6.34, Tração Vitreomacular)

O tratamento do EMC de etiologia tracional tem se concentrado no alívio da tração. Para olhos com EMC, o *peeling* cirúrgico normalmente permite que o edema se resolva.[102] Da mesma maneira, nos olhos com buracos maculares, o fechamento do buraco muitas vezes resolve o edema.

A vitrectomia para remover a adesão do vítreo à mácula na síndrome da TVM[103,104] e nos olhos miópicos com uma aparência semelhante à retinosquise[105] é frequentemente eficaz. Recentemente, o uso de microplasmina intravítrea para desencadear farmacologicamente o descolamento vítreo posterior foi realizado.[106-108] Esse tratamento, no entanto, requer mais estudos.

Anormalidades anatômicas (ver Capítulo 6.36, Anormalidades Coexistentes do Nervo Óptico e da Mácula

Tratamentos prévios da maculopatia do disco óptico incluem vitrectomia *pars plana*, fotocoagulação a *laser* na margem temporal do disco óptico, tamponamento interno com gás, drenagem interna do líquido submacular ou inserção de um explante de esponja.[109] Atualmente, no entanto, não existe "padrão-ouro" no tratamento ideal.

O reparo do descolamento de retina frequentemente permite a resolução do EMC relacionada a essa condição.

Neoplásico (ver Parte 8 | Tumores Intraoculares)

O tratamento de tumores intraoculares com radiação, crioterapia ou fotocoagulação a *laser* geralmente resulta na resolução do edema sub-retiniano e do edema intrarretiniano.

CONCLUSÕES

O EMC é uma causa significativa de perda de visão. Os tratamentos desta condição são tão variados quanto suas etiologias. O passo essencial na avaliação e tratamento desta condição é determinar a etiologia correta. Quando um diagnóstico é alcançado, uma opção terapêutica apropriada, com o menor risco potencial e o maior benefício potencial pode ser administrada.

BIBLIOGRAFIA

Brown DM, Campochiaro PA, Bhisitkul RB, et al. Sustained benefits from ranibizumab for macular edema following branch retinal vein occlusion: 12-month outcomes of a phase III study. Ophthalmology 2011;118(8):1594–602.

Brown DM, Campochiaro PA, Singh RP, et al. Ranibizumab for macular edema following central retinal vein occlusion: six-month primary end point results of a phase III study. Ophthalmology 2010;117(6):1124–33.e1.

Brown DM, Kaiser PK, Michels M, et al. Ranibizumab versus verteporfin for neovascular age-related macular degeneration. N Engl J Med 2006;355(14):1432–44.

CATT Research Group, Martin DF, Maguire MG, et al. Ranibizumab and bevacizumab for neovascular age-related macular degeneration. N Engl J Med 2011;364(20):1897–908.

Diabetic Retinopathy Clinical Research Network, Elman MJ, Aiello LP, et al. Randomized trial evaluating ranibizumab plus prompt or deferred laser or triamcinolone plus prompt laser for diabetic macular edema. Ophthalmology 2010;117(6):1064–77.e35.

Early Treatment Diabetic Retinopathy Study research group. Photocoagulation for diabetic macular edema. Early Treatment Diabetic Retinopathy Study report number 1. Arch Ophthalmol 1985;103(12):1796–806.

Heier JS, Topping TM, Baumann W, et al. Ketorolac versus prednisolone versus combination therapy in the treatment of acute pseudophakic cystoid macular edema. Ophthalmology 2000;107(11):2034–8, discussion 2039.

Irvine SR. A newly defined vitreous syndrome following cataract surgery. Am J Ophthalmol 1953;36(5):499–619.

Johnson MW. Etiology and treatment of macular edema. Am J Ophthalmol 2009;147(1):11–21.e1.

Macular Photocoagulation Study Group. Laser photocoagulation of subfoveal neovascular lesions in age-related macular degeneration. Results of a randomized clinical trial. Arch Ophthalmol 1991;109(9):1220–31.

Rosenfeld PJ, Brown DM, Heier JS, et al. Ranibizumab for neovascular age-related macular degeneration. N Engl J Med 2006;355(14):1419–31.

The Branch Vein Occlusion Study Group. Argon laser photocoagulation for macular edema in branch vein occlusion. Am J Ophthalmol 1984;98(3):271–82.

The Central Vein Occlusion Study Group M report. Evaluation of grid pattern photocoagulation for macular edema in central vein occlusion. Ophthalmology 1995;102(10):1425–33.

The Diabetes Control and Complications Trial Research Group. The effect of intensive treatment of diabetes on the development and progression of long-term complications in insulin-dependent diabetes mellitus. N Engl J Med 1993;329(14):977–86.

As referências completas estão disponíveis no **GEN-io**.

PARTE 6 RETINA E VÍTREO

SEÇÃO 6 Distúrbios Maculares

Anormalidades Coexistentes do Nervo Óptico e da Mácula

6.36

Odette M. Houghton

Definição: Grupo heterogêneo de distúrbios do nervo óptico que exercem efeitos patológicos secundários sobre a área macular da retina.

Características principais
- Alterações estruturais do nervo óptico
- Descolamento secundário da retina, degeneração da retina semelhante à retinosquise, neovascularização, edema macular.

Características associadas
- Fossa do nervo óptico
- Anomalia do disco óptico *morning glory*
- Coloboma do nervo óptico
- Neovascularização da coroide
- Anormalidades do nervo óptico podem estar associadas a anormalidades maculares, sendo o descolamento da retina a mais comum
- Neovascularização coroide, edema macular, degeneração em esquise e exsudação lipídica também podem ser encontrados.

INTRODUÇÃO

A fossa do nervo óptico (disco óptico) é o local primário de muitos distúrbios oculares congênitos e adquiridos. O disco óptico é o local em que os axônios derivados da retina não mielinizados se tornam mielinizados, e a artéria e a veia central da retina entram e saem do globo. Essa parte do nervo óptico limita a retina, o epitélio pigmentar da retina (EPR), a membrana de Bruch e a coroide. Anomalias nesse conjunto muitas vezes desencadeiam consequências fisiológicas marcantes e anormalidades maculares.

ANOMALIAS CONGÊNITAS DO DISCO ÓPTICO

Fosseta congênita do disco óptico

As fossetas congênitas de disco óptico são escavações isoladas na fossa do nervo óptico.[1] Acredita-se que elas sejam secundárias a uma perturbação no desenvolvimento da papila epitelial primitiva, mas a causa exata ainda é incerta.[2] Ocasionalmente, fossetas de disco óptico podem estar associadas a outras anomalias discais congênitas, como colobomas.

Acredita-se que as fossetas do disco óptico ocorram aproximadamente em um a cada 10 mil pacientes,[2] sem predileção por gênero ou raça.[1] As fossetas se apresentam unilaterais em discos ópticos aumentados em uma frequência de cerca de 85%.[2] Raramente, mais de uma fosseta pode ser observada em um único disco óptico.[1]

As fossetas do disco óptico aparecem como depressões cinzentas (60%), brancas/amareladas (30%) ou pretas (10%) e arredondadas ou ovais na fossa do nervo óptico.[1] O tamanho médio de uma fosseta é de 13 diâmetros do disco.[1] Embora mais de 50% das fossetas estejam localizadas na face temporal do disco óptico, elas podem estar localizadas em qualquer setor. Geralmente, há um distúrbio do EPR ou atrofia coroidal associada a fossetas localizadas excentricamente.

Estudos histopatológicos e de tomografia de coerência óptica (OCT, do inglês *optical coherence tomography*) de fossetas do disco óptico evidenciam herniação da retina displásica em uma bolsa revestida por tecido conjuntivo que frequentemente se estende para o espaço subaracnóideo por um defeito na lâmina cribrosa.[3-5] Fios vítreos condensados terminam na margem da fosseta (Figura 6.36.1).[2,6,7]

A maculopatia associada à fosseta do disco óptico se desenvolve em 25 a 75% dos olhos e é mais comum nas fossetas localizadas temporalmente.[1,2] Essa maculopatia pode ocorrer em qualquer idade, mas é mais frequentemente observada no início da idade adulta.[1,2] A maculopatia associada a fossetas do disco óptico inclui degeneração semelhante à retinosquise da mácula nasal e descolamentos retinais superficiais da mácula central (Figura 6.36.2).[7,8] A OCT de domínio espectral tem proporcionado avanço na compreensão das características ultraestruturais da fosseta do disco óptico associada à maculopatia. A análise por OCT apoia a teoria de que o fluido proveniente da fosseta pode penetrar e se estender diretamente a todas as camadas da retina, incluindo o espaço da membrana limitante interna (MLI), camada de células ganglionares, camada nuclear interna e camada nuclear externa e espaço retiniano (Figura 6.36.3).[9] O fluido forma cavidades do tipo "esquise" com elementos de inserção vertical intactos no estroma da retina. A separação da retina parece ser mais proeminente nas camadas nucleares externas e pode estar combinada a uma elevação marcante de MLI.[9,10] O líquido pode sair através de um buraco foveal lamelar visível ou por rupturas invisíveis na retina externa em direção ao espaço sub-retiniano.[8,9]

A patogênese acurada da maculopatia da fosseta do disco óptico ainda não foi esclarecida. Foram propostas várias hipóteses sobre a origem da fosseta e da fonte do fluido. A origem mais plausível do líquido sub-retiniano associado às fossetas do disco óptico é a cavidade vítrea[1,2,7,10-12] ou o espaço subaracnóideo.[6,13] A falta de extensão da hiperfluorescência do ápice óptico para o espaço sub-retiniano na angiografia com fluoresceína (AF) indica que o aumento na permeabilidade vascular não é a fonte de fluido.[2]

Foi sugerido que a comunicação entre as cavidades esquises, o espaço sub-retiniano e a fossa do disco óptico ocorra por meio de uma fenestração pouco visível ou invisível na membrana sobrejacente ao disco óptico.[11,12,14] Evidências experimentais a partir de estudos em cães Collie sustentam que há uma comunicação entre a cavidade vítrea e o espaço sub-retiniano em decorrência de transporte de tinta nanquim da cavidade vítrea

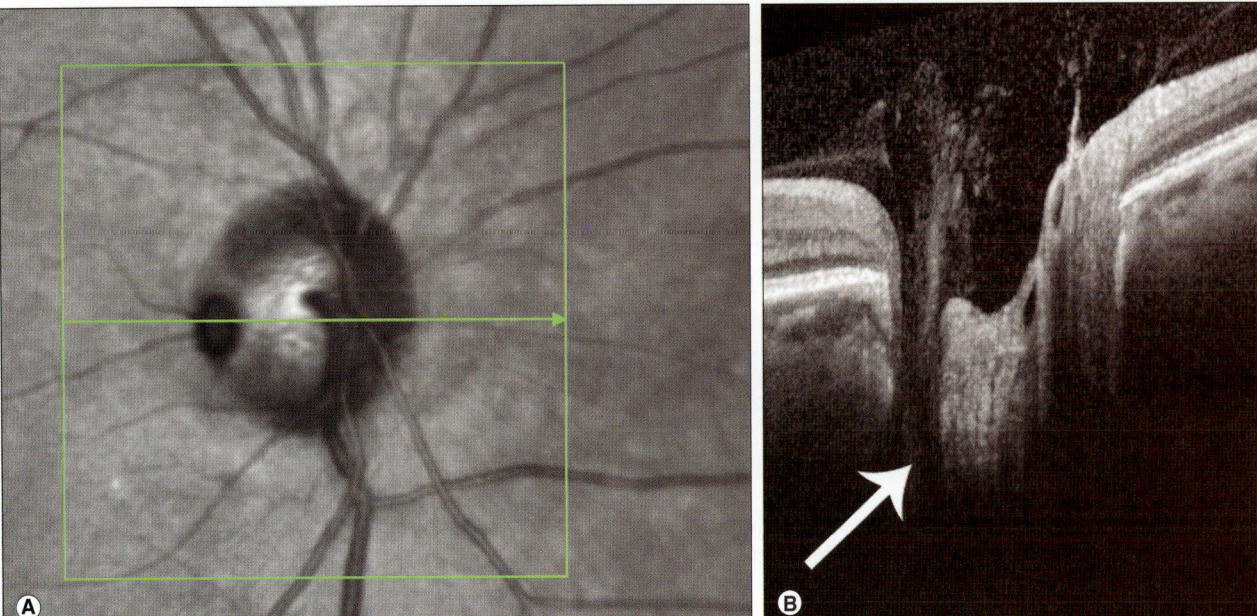

Figura 6.36.1 **A.** Corte da tomografia de coerência óptica de domínio espectral (SD-OCT, do inglês *spectral-domain optical coherence tomography*) (*seta verde*) no nível de uma fosseta de disco óptico congênita localizada temporalmente (**B**, *seta branca*), sem maculopatia associada. Bandas vítreas densas emergem da fossa do disco óptico e entram na cavidade vítrea. (Cortesia do Dr. Maurice B. Landers, III, Spectralis OCT, Heidelberg Engineering, Heidelberg, Germany.)

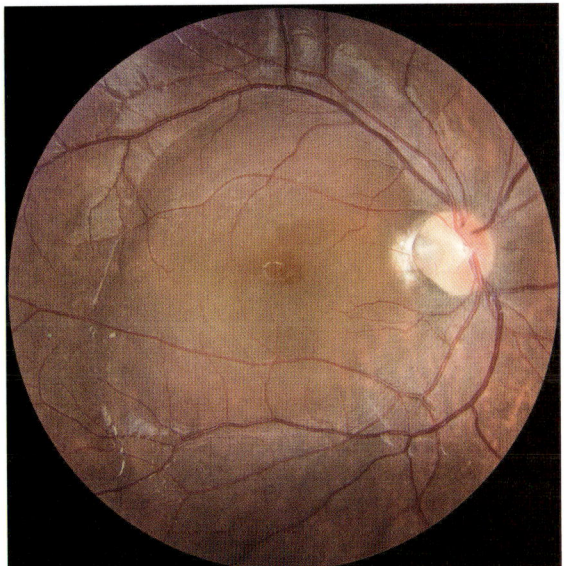

Figura 6.36.2 Fosseta óptica congênita de localização temporal associada a um descolamento da retina localizado na mácula. Alterações epiteliais pigmentares da retina peripapilar são observadas adjacentes à fosseta. São observados pequenos precipitados sub-retinais amarelos na face temporal do descolamento. Os precipitados aparecem como acréscimos hiper-refletivos aderidos à retina externa na tomografia de coerência óptica (*não ilustrada*) e áreas pontuadas de autofluorescência intensa em imagens de autofluorescência do fundo de olho (*não ilustradas*).

para a fossa e o espaço sub-retiniano quando há anomalias cavitárias do disco (Figura 6.36.4);[7] migração sub-retiniana de substitutos vítreos;[2,12] e drenagem intraoperatória de líquido intrarretiniano e sub-retiniano através da anomalia do disco.[10-12]

A retina displásica herniada, que se estende para o espaço subaracnóideo através da abertura do nervo óptico, pode ser incompletamente diferenciada e porosa.[6] O espaço vítreo, subaracnóideo e o espaço sub-retiniano podem, portanto, estar variavelmente conectados. A comunicação do fluido com o espaço subaracnóideo é apoiada por estudos com OCT[15] e relatos de migração intracraniana do óleo de silicone após vitrectomia.[6,12,14]

A OCT também demonstrou a ocorrência de tração vitreomacular e bandas vítreas sobre o disco óptico, que podem desempenhar função importante no desenvolvimento da maculopatia da fosseta do disco óptico.[8,10,14,15] A alta taxa de recorrência pós-operatória e a migração sub-retiniana de substitutos vítreos argumentam contra a tração vítrea como a única causa de acumulação de líquido.[12] Johnson e Johnson propuseram um mecanismo pelo qual as flutuações normais de pressão intermitente do líquido espinal central são transmitidas para a fossa óptica através do espaço subaracnóideo.[12] Em olhos com uma cápsula da fossa óptica impermeável, a fosseta age como uma seringa de bulbo sugando o líquido vítreo liquefeito durante uma queda na pressão intracraniana. Um aumento posterior da pressão intracraniana poderia forçar o líquido vítreo a penetrar no buraco e penetrar no tecido da retina ou no espaço sub-retiniano. A tração pode facilitar o acesso ao espaço intrarretiniano e sub-retiniano.[10]

Os descolamentos de retina associados a fossetas de disco óptico podem flutuar e, ocasionalmente, desaparecer sem tratamento. Como o prognóstico visual em casos não tratados é muito ruim, as recomendações atuais incluem algum tipo de tratamento agressivo.

Anomalia do disco óptico de *morning glory*

A anomalia do disco do tipo *morning glory* é uma malformação congênita do nervo óptico. A patogenia acurada dessa anomalia discal é desconhecida. As teorias incluem o fechamento defeituoso da fissura fetal (i. e., uma variante do coloboma do nervo óptico); uma anormalidade mesenquimal primária; uma disgenesia neuroectodérmica primária; e dilatação da cabeça do nervo óptico devido à disgenesia do pedículo óptico terminal.[16] Nenhum defeito genético foi associado a essa anomalia.

A anomalia do disco do tipo *morning glory* geralmente é unilateral. Caracteriza-se por uma escavação cônica do fundo posterior que inclui o nervo óptico, um tufo central de tecido glial, fibrose sub-retiniana peripapilar e vasos esticados emergindo do nervo periférico em um padrão radial.[17] O envolvimento macular pode ocorrer em até 50 % de pacientes (Figura 6.36.5).[17]

Foi descrita uma contratilidade da anomalia do disco *morning glory*, com perda transitória da visão monocular correspondente às contrações.[16] Estudos correlacionaram esse fenômeno com a presença de músculo liso intraescleral no interior do nervo óptico distal.[18]

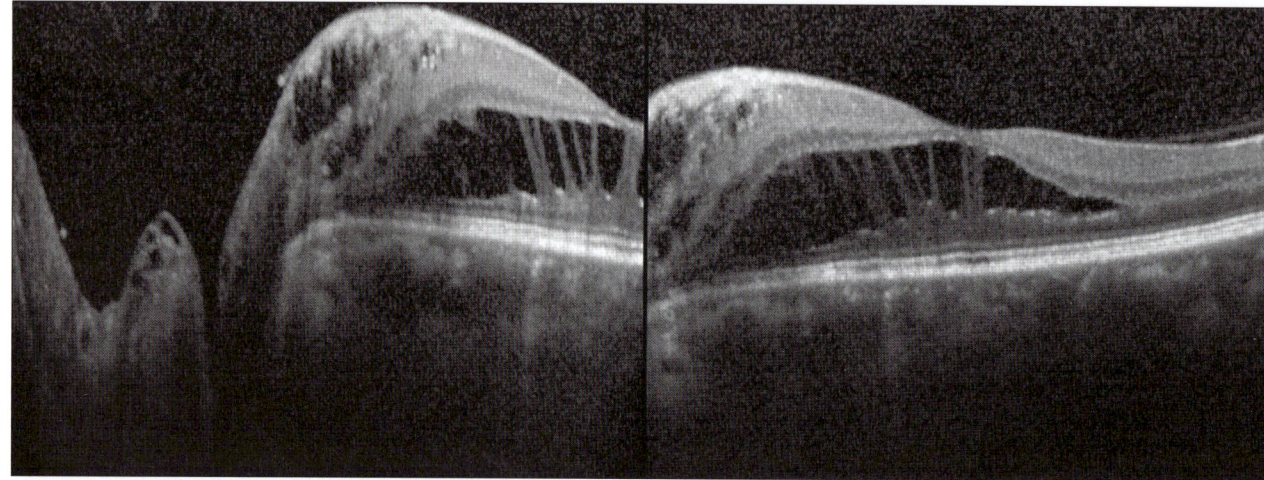

Figura 6.36.3 Corte de tomografia de coerência óptica (OCT*) no nível da fossa do nervo óptico (*esquerda*). Separação do tipo esquise em camadas múltiplas da retina interna nasal e elementos de ligação vertical intactos na camada nuclear externa central, sem descolamento de retina (*esquerda e direita*). (Cortesia do Dr. Maurice B. Landers III* Spectralis OCT, Heidelberg Engineering, Heidelberg, Germany.)

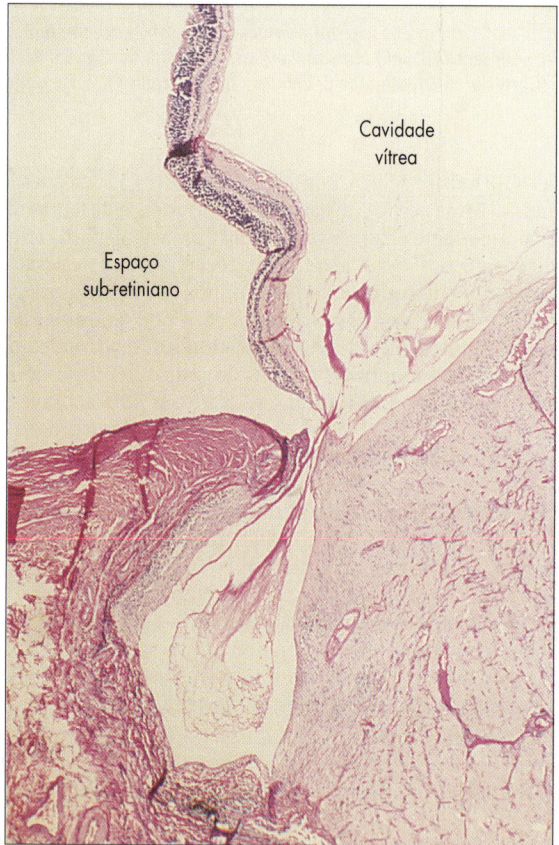

Figura 6.36.4 Corte histopatológico do olho de um cão da raça Collie com uma fosseta óptica congênita e descolamento retiniano seroso. O gel vítreo entrou na fosseta a partir da cavidade vítrea, e existe uma conexão entre a fosseta e o espaço sub-retiniano (ácido periódico de Schiff).

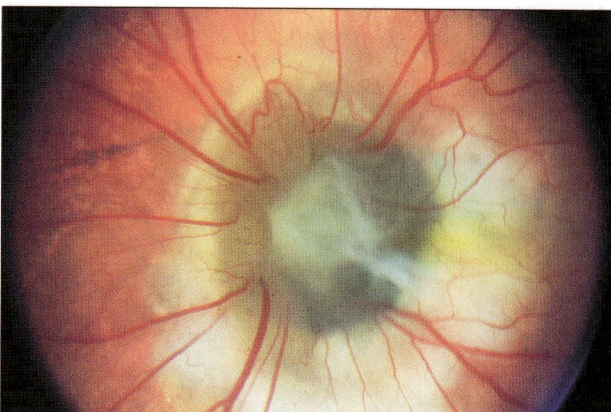

Figura 6.36.5 Anomalia do disco do tipo *morning glory* neste olho esquerdo está associado a um descolamento de retina superficial. O pigmento amarelo que cobre a área de fibrose sub-retiniana na posição de 3 horas é causado pelo pigmento de xantofila na fóvea, que está anormalmente perto do disco.

É fundamental distinguir essa anomalia do coloboma do nervo óptico, porque essas duas entidades têm associações sistêmicas diferentes. A anomalia do disco do tipo *morning glory* tende a não ocorrer como parte de um distúrbio multissistêmico. Pode, no entanto, estar associada à encefalocele basal, hipopituitarismo e outras anormalidades do sistema nervoso central e cerebrovascular.[17]

Pacientes com anomalia do disco do tipo *morning glory* frequentemente apresentam-se como bebês com estrabismo ou leucocoria. A visão geralmente é ruim e varia de 20/200 a contagem de dedos. No entanto, casos com visão 20/20 e sem percepção de luz foram relatados.[16] Diminuição da função da retina parece ser proporcional à extensão do envolvimento da retina peripapilar.

Aproximadamente um terço dos casos relatados dessa anomalia foram associados ao descolamento não regmatogênico da retina. O descolamento de retina geralmente ocorre durante a primeira ou segunda década de vida. Podem ser grandes, mas são geralmente confinados à retina ou ao polo posterior.

Assim como ocorre nas fossetas dos discos ópticos, a patogênese e a origem do sub-retiniano na anomalia do disco *morning glory* permanecem indeterminadas. Evidências que apoiam a comunicação entre o espaço subaracnóideo e o espaço sub-retiniano na anomalia discal *morning glory* incluem a migração de metrizamida do líquido cerebrospinal para o espaço sub-retiniano e migração de gás da cavidade vítrea para o espaço subaracnóideo perineural no momento da fenestração da bainha do nervo óptico.[18,19] Rupturas retinianas peripapilares identificadas no intraoperatório por OCT ou biomicroscopia, juntamente com relatos de substitutos vítreos migrando para o espaço sub-retiniano, sugerem uma origem vítrea.[19,20] Tem sido postulado que o tufo glial na anomalia do disco *morning glory* pode se contrair criando rupturas ou induzindo uma comunicação anormal entre os espaços sub-retiniano e subaracnóideo.[19,20]

Coloboma do nervo óptico

Os colobomas podem surgir em qualquer lugar ao longo da linha de fusão da fissura embrionária, que se estende desde a parte posterior do disco óptico até o folículo pupilar inferior da íris anteriormente. O fechamento inadequado da extremidade superior desencadeia um coloboma no nervo óptico, ao passo que uma falha mais ampla no fechamento provoca um coloboma coroidorretiniano.

Colobomas do nervo óptico podem ser unilaterais ou bilaterais. Eles aparecem como uma escavação branca, que normalmente envolve a parte inferior do nervo e pode se estender inferiormente na coroide e na retina. A borda superior do nervo óptico geralmente é poupada (Figura 6.36.6).[16] Muitas vezes, há áreas de agregação de pigmento na junção do fundo de olho normal e o defeito colobomatoso. (Figura 6.36.7). Assim como na anomalia do disco do tipo *morning glory*, acredita-se que há contratilidade de alguns discos ópticos colobomatosos devido à presença de músculo liso intraescleral heterotópico.[16]

Tanto os colobomas do nervo retinocoroidal como o do nervo óptico podem estar associados a anormalidades sistêmicas decorrentes de defeitos na linha média. Uma síndrome encontrada em conjunto com colobomas retinocoroidais é a síndrome CHARGE (coloboma, doença cardíaca, atresia de coanas, crescimento atrasado, hipoplasia genital, anomalias da orelha, com ou sem surdez).

A síndrome papilorrenal é uma condição autossômica dominante na qual as malformações renais e do trato urinário estão associadas ao coloboma do nervo óptico, ao coloboma retinocoroidal, à fossa óptica congênita e à anomalia discal *morning glory*. Uma mutação do gene *PAX2* foi observada em 50% desses pacientes.[21] A síndrome papilorrenal também foi associada ao descolamento seroso de retina,[22] hipoplasia foveal e atrofia macular pigmentada (ver Figura 6.36.7).[21]

Entre as anormalidades oculares associadas tanto ao nervo óptico quanto ao coloboma retinocoroidal, destacam-se os descolamentos regmatogênicos, serosos ou de tração de retina.

Tratamento dos descolamentos da retina secundários a anomalias congênitas do disco óptico

Os descolamentos de retina associados a anomalias congênitas do disco óptico apresentam muitas semelhanças.

Se o líquido sub-retiniano observado em conjunto com uma anomalia do disco óptico for mínimo e fizer fronteira apenas com uma porção do disco óptico, pode-se considerar a realização apenas da fotocoagulação peripapilar. A técnica mais utilizada é a colocação de 2 a 5 linhas de aplicações do tamanho de 200 micrometros ao longo da margem do disco, estendendo-se para a retina plana de cada lado do líquido sub-retiniano (Figura 6.36.8).[23,24] Se a fotocoagulação for ineficaz, pode ser repetida 2 meses após.

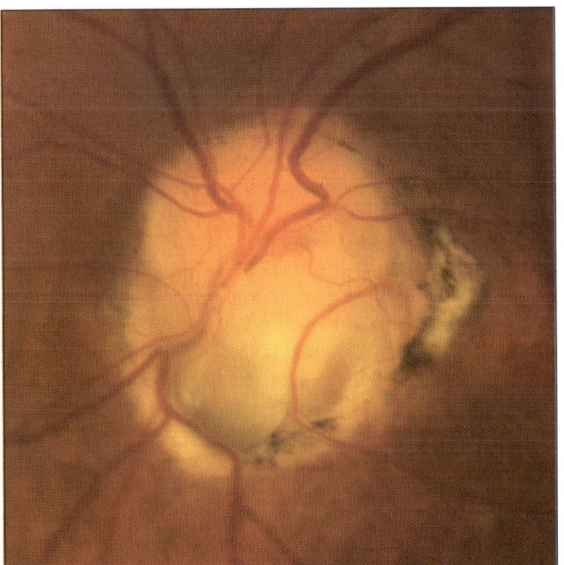

Figura 6.36.6 Coloboma congênito do nervo óptico envolvendo a parte inferior do nervo e poupando a borda superior do nervo óptico. (Cortesia de Sarah Armstrong CRA, C-OCT.)

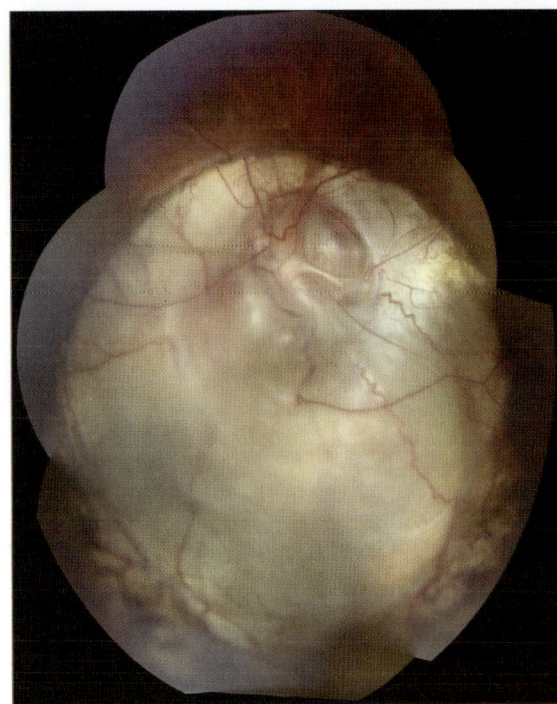

Figura 6.36.7 Montagem, mostrando um coloboma retinocoroidal envolvendo o nervo óptico em um paciente com síndrome CHARGE (coloboma, doença cardíaca, atresia de coanas, crescimento retardado, hipoplasia genital, anomalias da orelha, com ou sem surdez). Uma área ectásica profunda é observada na região nasal inferior ao disco óptico. Vasos sanguíneos emergem na borda inferior desta área. Vasos sanguíneos superficiais são visualizados percorrendo a superfície do defeito colobomatoso. Vasos sanguíneos coroides profundos são observados na base do defeito inferior. Há distúrbio de pigmento na junção do fundo normal e defeito colobomatoso. A retina normal circundante está inserida. (Cortesia do Dr. Travis A. Meredith.)

Quanto maior a separação da retina peripapilar do EPR subjacente, menor a probabilidade de o tratamento ser bem-sucedido.

Descolamentos de retina mais extensos exigirão vitrectomia, com separação da hialoide posterior e dissecção cuidadosa de todo tecido fibroglial peripapilar. Se houver ruptura da retina, é importante aliviar a tração ao seu redor. Devem ser realizadas trocas gasosas com fluido, drenando o líquido sub-retiniano sobre o disco óptico ou, no caso de colobomas retinocoroidais, uma ruptura na retina displásica sobrejacente ao defeito colobomatoso. A endofotocoagulação deve ser aplicada na margem do defeito.[19] No caso de colobomas retinocoroidais, se a ruptura da retina estiver localizada perifericamente, a cirurgia de *buckling* escleral pode ser eficaz.

O sucesso do deslocamento do líquido sub-retiniano com injeção de gás intravítreo foi relatado apenas em descolamentos associados a fossetas de disco óptico. Entretanto, os efeitos benéficos dessa técnica podem ser apenas temporários, devido à recorrência do movimento do fluido no espaço sub-retiniano, a partir de cavidades persistentes da camada interna.[14] A vitrectomia em olhos com maculopatia de disco óptico tem apresentado resultados promissores.[23,25] Uma combinação de fotocoagulação com *laser* justapapilar pré-operatório cuidadosamente titulada com vitrectomia imediata e tamponamento a gás foi relatada como eficaz em uma série de 11 pacientes.[26] Por outro lado, Hirakata *et al.*, relataram uma alta taxa de sucesso no tratamento de descolamentos secundários a fossetas do disco óptico com indução de descolamento vítreo posterior durante vitrectomia, sem tamponamento a gás ou fotocoagulação.[10] Foram demonstrados resultados promissores com a colocação de adesivo tecidual, esclera autóloga, fibrina ou concentrado de plaquetas sobre a fosseta óptica.[23,27-31]

Novos tratamentos propostos para a maculopatia do disco óptico incluem *buckling* escleral macular e vitrectomia com

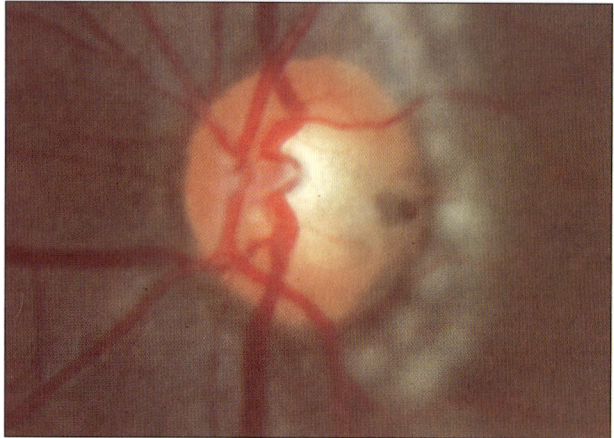

Figura 6.36.8 Duas linhas de aplicações de *laser* do tamanho de 200 μm foram aplicadas ao fundo peripapilar em um olho com uma fosseta óptica congênita e descolamento macular da retina. O tratamento é realizado na retina plana superiormente e na área de descolamento inferiormente, para que o epitélio pigmentar da retina possa aderir à retina e, com sorte, continuar essa aderência centralmente.

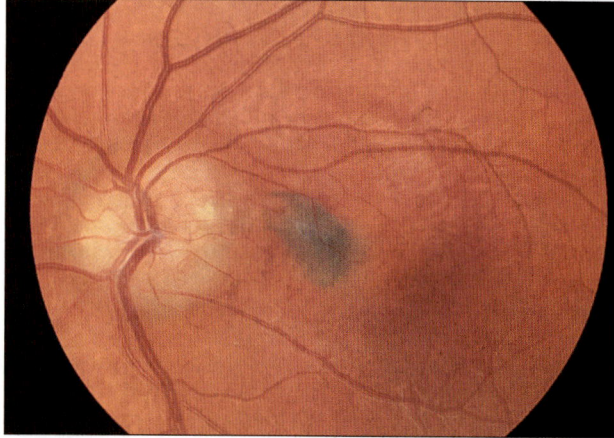

Figura 6.36.9 Membrana neovascular coroidal peripapilar pigmentada que se desenvolveu em um olho com drusa da cabeça do nervo óptico.

fenestração interna da retina.[2] Foi descrito que ambos os métodos produzem resultados anatômicos e funcionais favoráveis. No entanto, não houve adoção generalizada dessas técnicas. A descompressão da bainha do nervo óptico também foi usada para tratar os descolamentos de retina associados à anomalia do disco *morning glory*, embora seu papel exato seja incerto.[16]

O óleo de silicone deve ser evitado em olhos com defeitos escavados do nervo óptico. Migração intraocular de óleo de silicone para o espaço sub-retiniano e até mesmo para o espaço subaracnóideo foi descrita em olhos com fossetas do disco óptico. No caso de migração subaracnóidea, ocorreram sintomas relacionados ao sistema nervoso central.[32,33]

OUTRAS ANORMALIDADES DO NERVO ÓPTICO ASSOCIADAS À PATOLOGIA MACULAR

Anormalidades do nervo óptico associadas à neovascularização coroide

Várias anormalidades do nervo óptico foram associadas à neovascularização coroideana (NVC) peripapilar, incluindo fossetas do disco óptico (Figura 6.36.9), anomalia do disco *morning glory*, coloboma retinocoroidal envolvendo o nervo óptico, síndrome do disco inclinado, drusas do disco óptico; papiledema; e papilite secundária à coriorretinite multifocal idiopática. Acredita-se que, nesses casos, o crescimento de novos vasos é influenciado pela ruptura da coroide, do EPR e da membrana de Bruch.[34]

NVC peripapilar relacionada a anormalidades do nervo óptico é incomum. Nosso conhecimento sobre o prognóstico e o manejo da NVC peripapilar tem sido proveniente, principalmente, do estudo de NVC peripapilar secundária às condições maculares, independentemente das anormalidades do nervo óptico.[35]

A laserterapia térmica foi a primeira intervenção descrita para a NVC peripapilar. As diretrizes derivaram do *Macular Photocoagulation Study* (MPS). Muitos especialistas preconizam o tratamento da NVC peripapilar antes dela se estender a 2.500 mícrons a partir do centro da fovéola.[35] A morbidade associada a esse tratamento é menor do que a associada à extensão da neovascularização e às sequelas associadas na fóvea. Recomenda-se uma ampla margem de fotocoagulação ao tecido normal ao redor da borda de qualquer anormalidade angiográfica. De acordo com as diretrizes do MPS, os pacientes são considerados inelegíveis para o tratamento com *laser* se a lesão for > 4,5 horas de relógio; há uma grande hemorragia submacular adjacente; e 1,5 hora de relógio de retina peripapilar temporal não é poupado.[35] Casos de NVC peripapilar secundária às drusas do nervo óptico bilateral e colobomas retinocoroidais foram tratados com sucesso por meio de fotocoagulação a *laser*.[36]

A terapia fotodinâmica (TFD) com o verteporfina resulta em menos dano tecidual local do que o uso de um *laser* térmico. O tratamento bem-sucedido da NVC peripapilar associado à drusa da cabeça do nervo óptico usando TFD foi descrito.[36] É controverso se o campo de tratamento da TFD pode incluir o nervo óptico. Existem preocupações relacionadas aos danos no nervo óptico se o local do *laser* TFD se estender a menos de 200 mícrons da borda do nervo óptico. No entanto, no tratamento da NVC peripapilar, vários pesquisadores incluíram parte do disco óptico ao campo de TFD sem complicação.[35]

A cirurgia também foi descrita para o tratamento de pacientes com NVC peripapilar. Um paciente com NVC peripapilar secundária à drusa da cabeça do nervo óptico mostrou recuperação sem recorrência após remoção da membrana sub-retiniana.[37]

Os agentes do fator de crescimento endotelial antivascular (anti-VEGF, do inglês *anti-vascular endothelial growth factor*) são os mais comumente utilizados no tratamento da neovascularização em decorrência de diversas causas. O tratamento com anti-VEGF é vantajoso porque pode preservar o feixe papilomacular e pode ser útil nos casos em que a proximidade da lesão à fóvea impede outras modalidades de tratamento.

Agentes anti-VEGF utilizados isoladamente ou combinados à fotocoagulação foram descritos para o tratamento da NVC peripapilar secundária à drusa da cabeça do nervo óptico. Em todos os casos, o tratamento resultou em melhora anatômica e funcional.[36,38]

Anormalidades associadas à exsudação

Anormalidades que causam papilite podem levar ao vazamento crônico grave de plasma e lipídios que se estende à mácula central. O lipídio está localizado dentro da camada plexiforme externa (camada de fibra de Henle) e, frequentemente, apresenta a configuração de uma estrela macular (Figura 6.36.10). Quando esse exsudado duro está presente, o espessamento da retina (edema macular) é visto concomitantemente com frequência. A AF mostra o vazamento dos vasos do nervo óptico sem vazamento dos vasos maculares. Os exsudatos aparecem como focos hiper-refletivos na camada plexiforme externa da OCT e diminuem a autofluorescência nos exames de imagem.[39]

As entidades específicas que podem causar papilite e subsequente exsudação da mácula incluem neurite óptica idiopática (neuropatia óptica estrelada de Leber), sarcoidose, neurorretinite infecciosa, hipertensão intracraniana idiopática, hipertensão maligna, neuropatia óptica por radiação e neuropatia óptica isquêmica anterior. Na neurorretinite infecciosa, a estrela macular se torna proeminente nas primeiras 3 semanas e a neurorretinite se resolve em 6 a 8 semanas. Quando a causa subjacente é a hipertensão arterial sistêmica, a resolução do exsudato duro

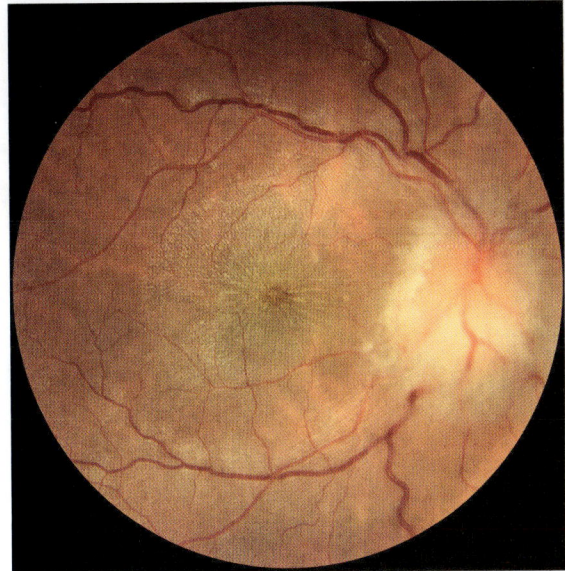

Figura 6.36.10 Edema unilateral do disco óptico e padrão estelar macular associado a exsudatos duros em uma menina de 9 anos com neurorretinite secundária à infecção por *Bartonella henselae*.

geralmente ocorre dentro de semanas a meses após a pressão arterial voltar ao normal.[40]

As causas mais comuns de neurorretinite infecciosa incluem infecção por *Bartonella henselae*, doença de Lyme e sífilis. Causas infecciosas geralmente são unilaterais e podem estar associadas à vitrite leve. *B. henselae* é o microrganismo causador da doença da arranhadura do gato, e o diagnóstico pode ser realizado pelos títulos de anticorpos séricos. Pode levar de 4 a 6 semanas para a soroconversão ocorrer. Em casos soronegativos, a repetição da sorologia é recomendada em 2 meses.[39] Outras anormalidades maculares associadas à doença da arranhadura do gato incluem edema macular, coriorretinite focal e infiltrações coroidais, vasculite, oclusões vasculares e lesões angiomatosas sub-retinais.[39]

Nenhum tratamento específico está indicado para essas maculopatias exsudativas além do alívio do problema subjacente, quando possível. Nos casos de infecção por *B. henselae*, o prognóstico geralmente é bom, mesmo sem tratamento. As opções de tratamento incluem 4 a 6 semanas de doxiciclina com rifampicina, gentamicina sistêmica, sulfametoxazol-trimetoprima ou ciprofloxacino. O papel dos corticosteroides ainda não foi estabelecido.[40]

BIBLIOGRAFIA

Brown GC, Shields JA, Goldberg RE. Congenital pits of the optic nerve head. II. Clinical studies in humans. Ophthalmology 1980;87:51–65.

Dutton GN. Congenital disorders of the optic nerve: excavations and hypoplasia. Eye (Lond) 2004;18:1038–48.

Georgalas I, Ladas I, Georgopoulos G, et al. Optic disc pit: a review. Graefes Arch Clin Exp Ophthalmol 2011;249(8):1113–22.

Ho CL, Wei LC. Rhegmatogenous retinal detachment in morning glory syndrome pathogenesis and treatment. Int Ophthalmol 2002;24:21–4.

Imamura Y, Zweifel SA, Fujiwara T, et al. High-resolution optical coherence tomography findings in optic pit maculopathy. Retina 2010;30(7):1104–12.

Jain N, Johnson MW. Pathogenesis and treatment of maculopathy associated with cavitary optic disc anomalies. Am J Ophthalmol 2014;158(3):423–35.

Johnson TM, Johnson MW. Pathogenic implications of subretinal gas migration through pits and atypical colobomas of the optic nerve. Arch Ophthalmol 2004;122:1793–800.

Jutley G, Jutley G, Tah V, et al. Treating peripapillary choroidal neovascular membranes: a review of the evidence. Eye (Lond) 2011;25:675–81.

Manschot WA. Morning glory syndrome: a histopathological study. Br J Ophthalmol 1990;74(1):56–8.

Schimmenti LA. Renal coloboma syndrome. Eur J Hum Genet 2011;19(12):1207–12.

Solley WA, Martin DF, Newman NJ, et al. Cat scratch disease: posterior segment manifestations. Ophthalmology 1999;106(8):1546–53.

As referências completas estão disponíveis no **GEN-io**.

Lesões Periféricas da Retina

William Tasman[†]

Definição: Um grupo heterogêneo de variações anatômicas, mudanças degenerativas e processos patológicos que podem ser observados por oftalmoscópios na retina neural anterior e na região *ora serrata*.

Características principais
- Variações anatômicas na retina neural anterior e na região *ora serrata*
- Mudanças degenerativas na retina neural anterior e na região *ora serrata*
- Processos patológicos na retina neural anterior e na região *ora serrata*.

Características associadas
- Melhor observação com oftalmoscopia indireta e depressão escleral
- Exame de lente de contato pode auxiliar
- Possível associação ao colapso vítreo prematuro e descolamento de retina
- Normalmente estabiliza com o tempo.

INTRODUÇÃO E ANATOMIA

Diversas variações ocorrem na aparência oftalmoscópica da retina neural periférica. Na maioria dos casos, essas variações não apresentam importância médica; no entanto, certas mudanças anatômicas podem proporcionar aos olhos um risco mais alto de rupturas retinianas e descolamento regmatogênico de retina.

A retina pode ser separada em porções central (posterior) e periférica (anterior) por um círculo que passa através do limite posterior da entrada escleral de cada ampola de veia vorticosa. O equador anatômico está localizado a aproximadamente dois diâmetros de disco (3 mm) anterior à entrada dos canais esclerais. Logo, as veias vorticosas tornam-se marcos importantes na separação da retina periférica em relação ao polo posterior.

A retina pode também ser dividida por características naturais em metades superior e inferior pelos nervos ciliares longos e artérias que formam um limite horizontal nasalmente e temporalmente.[1]

Na retina periférica, frequentemente é difícil ou impossível distinguir entre arteríolas e vênulas com base no tamanho, na cor ou no padrão.[2] As arteríolas retinianas geralmente não viajam juntas, mas são eventualmente distribuídas por meio da periferia. Muitas delas tornam-se muito pequenas e desaparecem antes de chegar à distância de 0,5 diâmetro de disco da *ora serrata*. As arteríolas desaparecem primeiro, enquanto as vênulas tendem a se estender mais próximas em direção à *ora serrata*.

Ora serrata

Na região da *ora serrata*, a retina torna-se opaca e frequentemente é marcada por linhas pequenas de cavidades cistoides.[3] Isso é normal. As mudanças cistoides extensivas não representam patologia. O epitélio pigmentar subjacente tem aparência mais escura e granular do que visto posteriormente. A retina neural para abruptamente na *ora serrata* e é continuada pelo epitélio ciliar não pigmentar. A parte plana do corpo ciliar é mais profundamente pigmentada do que a retina periférica e, portanto, o padrão coroidal é mais ofuscado por aquele do epitélio pigmentar. O desenvolvimento da *ora serrata* está incompleto no nascimento e continua na fase inicial da vida.[4,5]

Sendo os processos denteados da *ora* frequentemente difíceis de identificar temporalmente, seu número exato de dentes não é fácil de calcular. Salzmann,[5] em 1912, identificou 48, enquanto Straatsma et al.[6] observaram 16 processos denteados ao longo da *ora serrata* média. Na experiência do autor do capítulo, o número varia, mas, normalmente, entre 20 e 30 processos denteados podem ser seguramente contados, correspondentes em posição aos intervalos entre processos ciliares.

Base do vítreo

Uma das estruturas mais significativas na retina periférica é a base do vítreo. Sua importância médica se deve à ocorrência de rupturas da retina frequentemente ao longo da margem posterior e, no caso de descolamento traumático, ocasionalmente na fronteira anterior também.[7] A base do vítreo envolve a circunferência total da retina periférica e mede aproximadamente 3,2 mm de largura. Geralmente, é mais larga nasalmente do que temporalmente e pode apresentar uma fronteira posterior irregular (Figura 6.37.1). Ela representa uma área da retina na qual o vítreo, retina neutral e o epitélio pigmentar estão firmemente aderidos, uma à outra. Por esse motivo, em alguns casos de descolamento traumático, a base do vítreo é ejetada com a retina neural subjacente e o epitélio pigmentar, para criar uma diálise retiniana e uma "coroa" que permanece suspensa

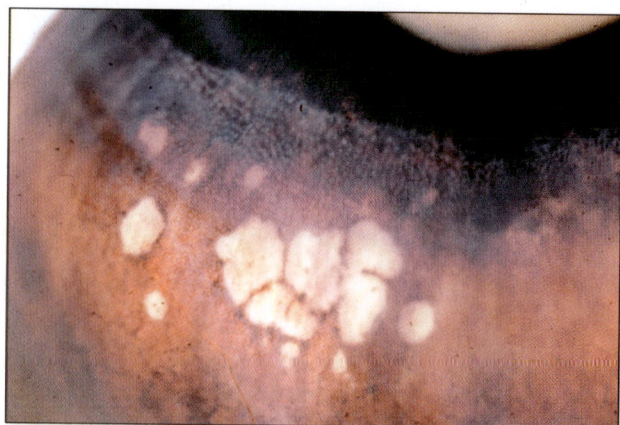

Figura 6.37.1 Margens anterior e posterior da base do vítreo. A margem posterior está irregular. Também são vistas áreas de degeneração em paralelepípedo que se estendem ao longo da *ora serrata* até a parte plana.

[†]Falecido.

na cavidade vítrea (Figura 6.37.2). A base do vítreo pode estar proeminente em alguns indivíduos, especialmente aqueles com uma coroide de pigmento escuro.

A parte plana é delineada na sua margem posterior pela *ora serrata*. A retina sensorial continua na parte plana conforme o epitélio ciliar não pigmentar. A base do vítreo, que estende a *ora serrata*, tem sua margem anterior na parte plana, onde compara-se à configuração da *ora serrata*.

MANIFESTAÇÕES OCULARES E DIAGNÓSTICO DE LESÕES PERIFÉRICAS DA RETINA

Dobras meridionais ou dobras radiais

As dobras meridionais, ou dobras radiais, que normalmente envolvem todas as camadas retinianas neurais, são uma variante comum, normal, vista na retina periférica. Como regra, uma dobra meridional começa na *ora serrata* e percorre posteriormente e perpendicularmente a ela de maneira meridional. É uma elevação radialmente alinhada da retina periférica e pode estar associada a rupturas retinianas (Figura 6.37.3). As dobras meridionais são encontradas consideravelmente com maior frequência nasalmente do que temporalmente e, especialmente, no quadrante nasal superior.[3,8] Elas são encontradas em 20% dos olhos examinados durante a necropsia.[9] Em casos de descolamento de retina regmatogênico, os limites posteriores de dobras meridionais devem ser examinados cuidadosamente para rupturas retinianas.

Cistos de parte plana

Os cistos de parte plana do corpo ciliar são outra variante vista na periferia da retina.[10] Esses consistem em um espaço cistoide evidente entre os epitélios pigmentado e não pigmentado

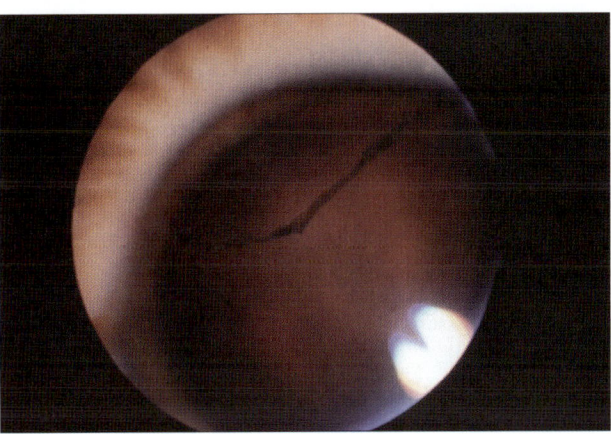

Figura 6.37.2 Base do vítreo ejetado.

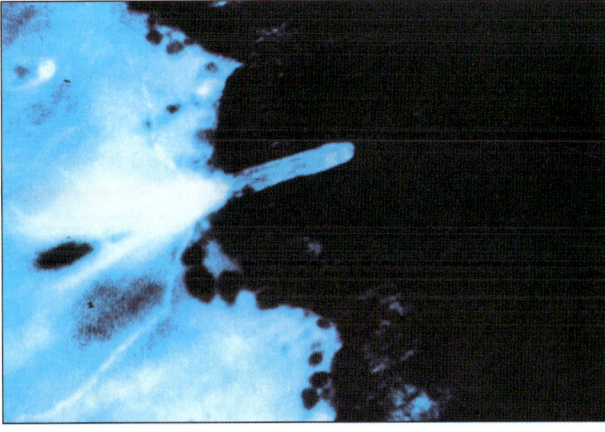

Figura 6.37.3 Dobra meridional com uma pequena ruptura na base da dobra.

localizado anteriormente à *ora serrata* (Figura 6.37.4). Os cistos, que apresentam a aparência de balões parcialmente inflados, encontram-se entre as radiações da parte plana. Normalmente, o vítreo sobrejacente e seu epitélio pigmentar ciliar circunjacente permanecem inalterados. Ocasionalmente, pacientes que são altamente míopes demonstram um grau marcado de formação de cisto ao longo da parte plana inteira.

Pérolas de *ora serrata*

Ainda assim, outra mudança que pode ser observada na periferia da retina é a pérola de *ora serrata*. Essa opacidade reluzente (Figura 6.37.5), que normalmente forma-se sobre um dente oral, varia de agulha à cabeça de alfinete em tamanho.[11] Ela aparece em todas as faixas etárias, mas sua incidência cresce significativamente com o avanço da idade.[12] As pérolas não estão relacionadas a outras degenerações periféricas da retina e são provavelmente de origem de desenvolvimento. Elas ocorrem ao longo da região da *ora serrata* e são estruturas do tipo drusa que mostram as qualidades de tingimento de um carboidrato ácido em exame patológico.

Retinosquise degenerativa do adulto

A retinosquise degenerativa normalmente é bilateral, frequentemente simétrica e comumente bolhosa. Ela frequentemente aparece primeiro no quadrante inferotemporal e pode ser lentamente progressiva.

Tipos bolhosos de retinosquise aparecem clinicamente como camadas finas e elevadas de tecido, mais bem observadas na periferia inferotemporal. Os vasos retinianos frequentemente são embainhados terminalmente, e manchas brancas finas podem ocorrer na superfície interna. Essas representam as fibras de Müller que atravessam a cavidade de esquise.

Orifícios largos da camada externa podem se desenvolver ao longo do tempo, frequentemente com uma margem enrolada (Figura 6.37.6A). As linhas de demarcação pigmentares não são uma característica clínica da retinosquise bolhosa. Se presente, elas normalmente sugerem um descolamento não progressivo de retina de longa duração. No entanto, ao longo do tempo, a pigmentação em volta da(s) ruptura(s) pode ocorrer, indicando descolamento de retina localizado que pode ser monitorado (Figura 6.37.6B).

A principal complicação de retinosquise é o descolamento de retina. Em 987 pacientes com descolamento de retina acompanhados por Pecold *et al.*,[13] a retinosquise estava em 25, uma incidência de cerca de 2,5%. O descolamento de retina ocasionalmente pode ocorrer quando os orifícios existem na camada externa da esquise. Em muitos casos, orifícios de camadas

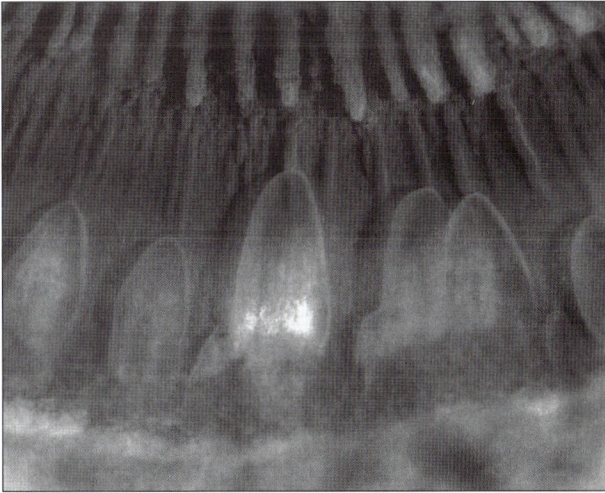

Figura 6.37.4 Cistos de parte plana. Também podem-se ver os estriamentos radiais diretamente entre os processos ciliares. (Cortesia do Dr. Ralph Eagle, Jr.)

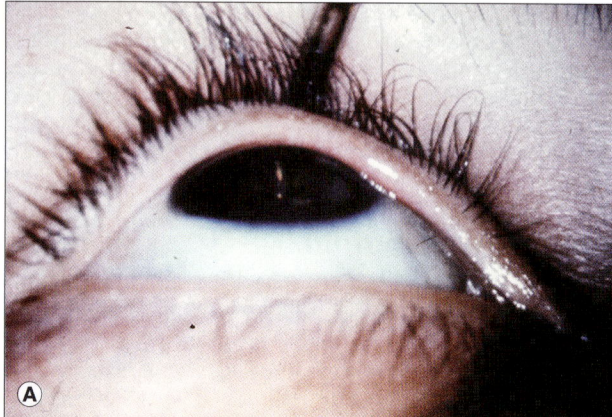
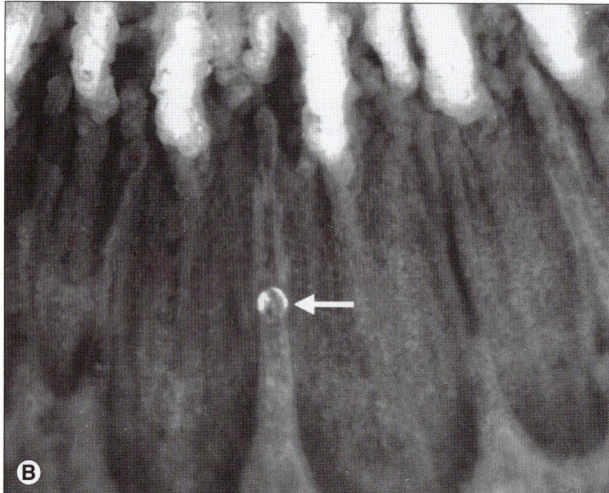

Figura 6.37.5 A. Pérola da *ora serrata*. **B.** A pérola encontra-se em um dente oral. Novamente, os estriamentos radiais são direcionados entre os processos ciliares.

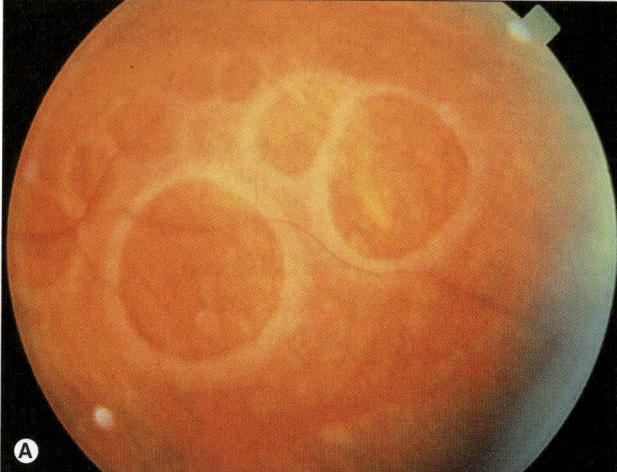
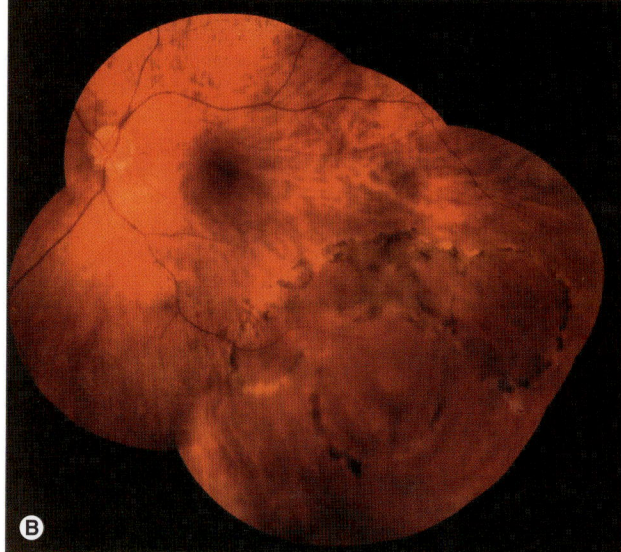

Figura 6.37.6 A. Rupturas da camada exterior. **B.** Em um período de 3 anos, pigmentação desenvolvida cercando as rupturas.

internas também ocorrem, mas esses não precisam estar presentes para o desenvolvimento do descolamento de retina. O descolamento pode gradualmente se estender além da área da retinosquise; nesse caso, pode lembrar um descolamento regmatogênico típico.[14] Quando a progressão da esquise em direção ao polo posterior se estender posteriormente ao equador, a perimetria revela um defeito de campo absoluto, enquanto o defeito associado ao descolamento de retina é relativo.

Byer[15] conduziu um estudo de história natural em longo prazo de 123 pacientes consecutivos não selecionados (218 olhos) que sofreram de retinosquise adquirida por 1 a 21 anos (média de 9,1 anos), para determinar o comportamento natural e o prognóstico dessa doença e formular recomendações razoáveis para seu tratamento. O quadrante de maior envolvimento foi o temporal inferior, e 74% das lesões apresentaram margens posteriores pós-equatoriais. Mais importante, descobriu-se que a retinosquise degenerativa era primariamente assintomática e não progressiva. Nenhum caso de descolamento de retina progressivo sintomático ocorreu, mas 14 casos de descolamento retinosquise assintomático, não progressivo e localizado foram observados.

Byer[16] concluiu que a única indicação para tratamento de esquise é o descolamento de retina progressivo ou sintomático que ameaça a mácula. A demarcação de esquise ou tratamento de margens de rupturas retinianas da camada externa devem ser evitadas.[15-17]

Retinosquise congênita ligada ao cromossomo X

A esquise congênita ligada ao cromossomo X é caracterizada por uma aparência macular estrelada e, frequentemente, deiscência de camada fibrosa do nervo largo. A tomografia de coerência óptica (OCT, do inglês *optical coherence tomography*), no entanto, mostrou que a partição pode, em algumas instâncias, envolver mais do que apenas a camada de fibra nervosa.

Degeneração em paralelepípedo

A degeneração em paralelepípedo é um distúrbio progressivo devagar e crônico que normalmente não produz quaisquer sintomas ou complicações. É visto mais comumente em pacientes mais velhos e é bilateral em um terço dos casos.[18]

A degeneração em paralelepípedo é caracterizada por focos amarelos achatados bem delineados em escala de tamanho de 0,5 a 2,0 diâmetros de disco (ver Figura 6.37.1). A pigmentação preta irregular frequentemente está nas margens das lesões e linhas vermelhas, que correspondem aos vasos sanguíneos coroidais, e podem atravessá-los. Com o tempo, as lesões individuais podem se tornar confluentes e formam uma faixa contínua de aglutinação de pigmentos irregulares. Embora a degeneração em paralelepípedo possa estar localizada em qualquer quadrante, é mais comum inferiormente entre o equador e a *ora serrata*, mas pode estender-se à parte plana.

Degeneração em *lattice* e rupturas de retina

Em contraste às condições previamente descritas, a degeneração em *lattice* tem maior importância médica.[19] Ela é particularmente importante devido à sua relação com o descolamento de retina regmatogênico.

Ao exame de fundo de olho, a degeneração em *lattice* aparece como uma ou mais faixas lineares de afinamento retiniano localizado na região equatorial (Figura 6.37.7). As linhas brancas e finas, que são responsáveis pelo nome *degeneração em lattice*, apresentam-se em apenas cerca de 9% das lesões.[20] Os distúrbios pigmentares dentro da faixa de afinamento retiniano, no entanto, estão na maioria dos casos. Ocasionalmente, as lesões que separam as retinas vascularizadas de avasculares podem simular a *lattice*, especialmente em vitreorretinopatia exsudativa familiar, conforme pode ser visto na Figura 6.37.8.

Ao usar uma medida de comprimento axial de imagem "A", a prevalência de degeneração em *lattice* foi maior em olhos sem estafiloma, em que o olho inteiro foi alongado, *versus* olhos com estafiloma, nos quais apenas o polo posterior foi alongado.[20]

Com a degeneração em *lattice*, o gel vítreo é anexado firmemente à margem da lesão. Normalmente, há um bolso claro de líquido vítreo sobre a porção fina central de cada lesão.

Frequentemente, podem-se observar orifícios retinianos na degeneração em *lattice*. Dois tipos de rupturas foram reconhecidos. Os orifícios redondos ou atróficos costumam ser encontrados centralmente dentro da porção fina da lesão e normalmente não estão associados à tração vítrea. Esses podem levar ao descolamento de retina em pacientes jovens com miopia. As rupturas em formato de ferradura ocorrem mais comumente no limite posterior da lesão e estão associadas à tração vítrea grave (Figura 6.37.9).

A degeneração da retina em *lattice* está em cerca de 7 a 8% de olhos adultos.[21-24] Burton[21] mostrou que pacientes com degeneração em *lattice*, de idade entre 40 e 60 anos, e com graus baixo a moderado de miopia tendem a desenvolver descolamentos causados pelo descolamento vítreo posterior (DVP) prematuro e desgastes de tração. No entanto, ele destacou que a profilaxia para esse grupo não é justificada porque apenas 5 a 10% irão experimentar DVP durante suas vidas.

Além disso, até um quarto dos DVP agudos sintomáticos mostram separação incompleta, o que pode levar às rupturas retinianas atrasadas e/ou membranas epirretinianas.[23-27]

Em uma análise com base em evidência de tratamento profilático de rupturas retinianas assintomáticas e degeneração em *lattice*, um painel de especialistas vitreorretinianos revisou a literatura em língua inglesa.[27] Eles concluíram que não havia informação suficiente para apoiar veementemente o tratamento profilático de lesões além de desgastes sintomáticos de aba.

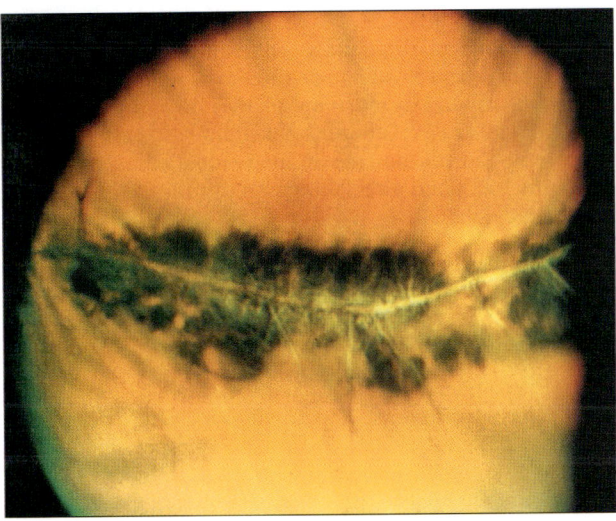

Figura 6.37.7 Imagem da degeneração em *lattice* mostrando as linhas brancas típicas. Essas linhas representam vasos hialinizados.

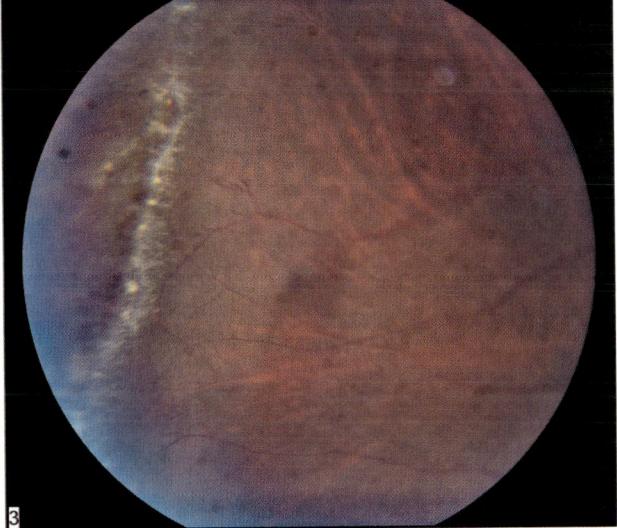

Figura 6.37.8 Crista entre a retina vascularizada e avascular em vitreorretinopatia exsudativa pode ser confundida com degeneração em *lattice*.

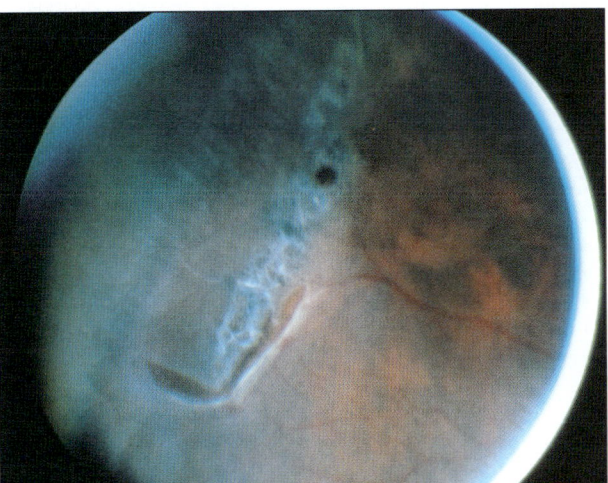

Figura 6.37.9 Desgaste em formato de ferradura nos limites posterior e inferior da degeneração em *lattice*.

BIBLIOGRAFIA

Byer NE. Clinical study of lattice degeneration of the retina. Trans Am Acad Ophthalmol Otolaryngol 1965;69:1064–77.

Byer NE. Long-term natural history study of senile retinoschisis with implications for management. Ophthalmology 1986;93:1127–37.

Carrero JL. Incomplete posterior vitreous detachment: prevalence and clinical relevance. Am J Ophthalmol 2012;153(3):497–503.

Foos R. Vitreous base, retinal tufts, and retinal tears: pathogenic relationships. In: Pruett RC, Regan CDJ, editors. Retina congress. New York: Appleton-Century-Crofts; 1974. p. 259–80.

Hagler WS, Woldoff HS. Retinal detachment in relation to senile retinoschisis. Trans Am Acad Ophthalmol Otolaryngol 1973;77:99–113.

Ivastinovic D, Schwab C, Borkenstein A, et al. Evolution of early changes in the vitreoretinal interface after cataract surgery determined by optical coherence tomography and ultrasonography. Am J Ophthalmol 2012;153(4):705–9.

Rutnin U, Schepens CL. Fundus appearance in normal eyes. II. The standard peripheral fundus and development variations. Am J Ophthalmol 1967;64:840–52.

Salzmann M. The anatomy and history of the human eyeball in the normal state: its development and senescence [Brown EVL Trans.]. Chicago: University of Chicago Press; 1912.

Spencer LM, Foos RY, Straatsma BM. Meridional folds, meridional complexes, and associated abnormalities of the peripheral retina. Am J Ophthalmol 1970;70:697–714.

Straatsma BR, Zeegen PD, Foos RY, et al. Lattice degeneration of the retina. XXX Edward Jackson Memorial Lecture. Am J Ophthalmol 1974;77:619–49.

Wilkinson CP. Evidence-based analysis of prophylactic treatment of asymptomatic retinal breaks and lattice degeneration. Ophthalmology 2000;107:12–15.

As referências completas estão disponíveis no **GEN-io**.

Rupturas da Retina

Margaret A. Greven e Craig M. Greven

6.38

Definição: Um defeito de espessura total na retina neurossensorial.

Características principais
- Um defeito com formato de ferradura, redondo ou oval
- Localização típica próxima à base vítrea, mas pode ocorrer em qualquer lugar
- Subcategorias são orifícios, roturas ou diálises.

Características associadas
- Células pigmentadas no vítreo (pó de tabaco)
- Tração vítrea
- Hemorragia vítrea
- Mudanças pigmentares na retina adjacente
- Interface vítreo-retiniana anormal localizada (degeneração em *lattice*).

INTRODUÇÃO

As rupturas da retina são defeitos de espessura total na retina neurossensorial. Elas tipicamente ocorrem nas regiões equatorial e *ora serrata* da retina, mas podem desenvolver-se mais posteriormente também. As rupturas da retina periféricas não causam perda de visão, mas as condições associadas à hemorragia vítrea e ao descolamento regmatogênico de retina podem causar perda visual grave. O primeiro objetivo no tratamento de rupturas da retina é diferenciar aquelas que não apresentam probabilidade de causar sequelas visuais graves daquelas mais prováveis de causar perda visual e descolamento de retina. Neste capítulo, discute-se a identificação de rupturas da retina de "alto risco" e são sugeridas estratégias apropriadas de tratamento.

EPIDEMIOLOGIA E PATOGÊNESE

A incidência de rupturas da retina na necropsia em indivíduos com idade > 20 anos está na faixa de 6 a 11%.[1,2] A prevalência de rupturas da retina em séries médicas de pacientes de rotina com idade ≥ 10 anos sem antecedente de doença ocular varia entre 6 e 14%.[3,4] A incidência anual de descolamento de retina é de aproximadamente 12 por 100.000 habitantes por ano.[5,6] Desses dados, é intuitivo que a maior parte das rupturas da retina não levem ao descolamento. Portanto, tem sido o objetivo de médicos determinar quais rupturas podem se beneficiar de profilaxia.

A ocorrência de rupturas da retina depende da idade, com a incidência crescente acompanhando o aumento da idade. No entanto, não há diferença estatística entre homens e mulheres na incidência de rupturas da retina.[1,3] A prevalência de rupturas da retina em olhos míopes é similar àquela em olhos da população geral, cerca de 11%.[7] No entanto, casos de miopia são responsáveis por 42% de todos os casos de descolamentos retinianos fácicos e, portanto, a miopia é considerada um fator de risco para rupturas da retina que levam ao seu descolamento.[8]

A degeneração em *lattice* da retina é outro fator de risco para o desenvolvimento de rupturas da retina. A degeneração em *lattice* é uma condição na qual o afinamento retiniano periférico é associado à liquefação e separação do vítreo sobrejacente e uma adesão vítreo-retiniana pronunciada na margem. A degeneração em *lattice* é encontrada na necropsia em 11% dos casos, ocorre igualmente em homens e mulheres e aumenta em incidência com o aumento da idade.[9] É uma condição bilateral em quase 50% dos casos, e aproximadamente 25% dos olhos afetados apresentam rupturas da retina associadas.

A contusão ocular e o trauma penetrante também aumentam o risco para desenvolvimento de ruptura da retina. O tipo mais comum de ruptura da retina após lesões de contusão ocular é a diálise retiniana.[10,11] O trauma penetrante pode causar rupturas da retina imediatamente no momento do impacto, devido ao trauma retiniano direto, ou como um resultado de tração vítrea posterior.

MANIFESTAÇÕES OCULARES

Roturas retinianas

As roturas da retina são rupturas de espessura total que ocorrem secundárias à tração vítrea. A tração vítrea incitante mais comum é o descolamento vítreo posterior (DVP) espontâneo. Essas roturas com formato de ferradura ou aba ocorrem em locais de adesão vítreo-retiniana forte, mais comumente na base vítrea. O limite posterior da rotura é o seu ápice e as extensões anteriores são a sua base (Figuras 6.38.1 e 6.38.2). Os sintomas agudos associados às roturas ferradura incluem flutuadores secundários a resíduos vítreos (hemorragia, células de epitélio pigmentado retiniano [EPR]) e *flashes* que resultam de tração vítrea persistente.

As adesões vítreo-retinianas firmes estão nas margens da degeneração em *lattice*. Quando um DVP ocorre, a tração na margem da degeneração em *lattice* pode levar a roturas retinianas. Essas roturas tipicamente ocorrem na margem posterior ou lateral de uma área de *lattice*.

Orifícios redondos com opérculos

Roturas em formato de ferradura ou aba com tração persistente frequentemente ocorrem na base e deixam um defeito pequeno e redondo na retina neural com um opérculo sobrejacente de tecido retiniano. Isso geralmente indica alívio completo de tração vítreo-retiniana nesta área (Figura 6.38.3).

Buracos atróficos

Buracos atróficos na retina ocorrem secundários a afinamento retiniano. A tração vítrea não é o mecanismo patogênico de buracos retinianos atróficos. Embora esses possam ocorrer em isolamento, eles frequentemente se apresentam em áreas de degeneração em *lattice*.

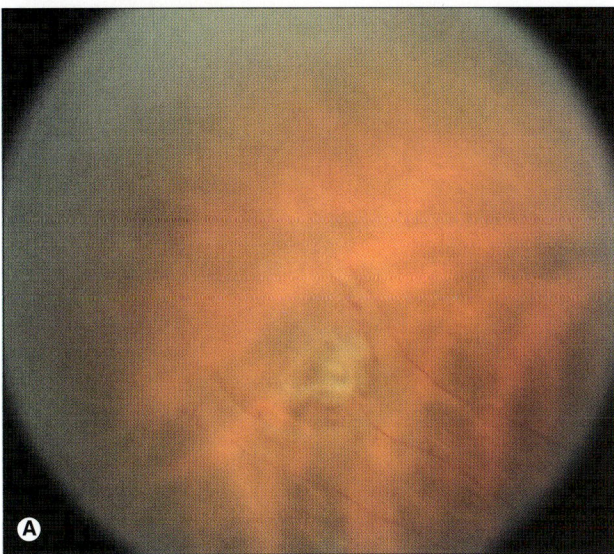 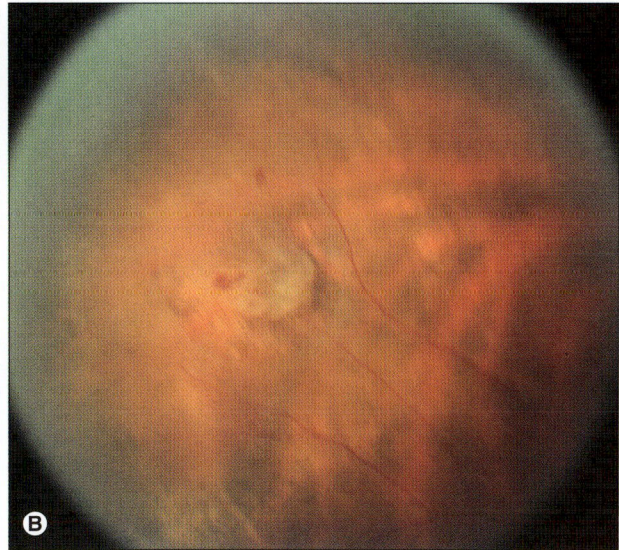

Figura 6.38.1 Rotura em forma de ferradura superotemporal aguda e sintomática no olho direito. A. Na apresentação. Observe a hemorragia nas margens. **B.** O mesmo olho uma semana após a criopexia.

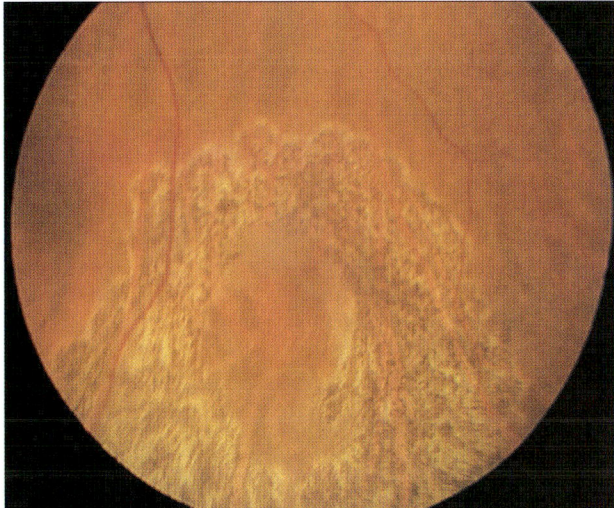

Figura 6.38.2 Rotura em formato de ferradura inferior sintomática 6 semanas após a criopexia.

Rupturas traumáticas da retina

O trauma brusco ao globo ocular pode induzir uma variedade de rupturas da retina, as quais incluem roturas em formato de ferradura, diálise retiniana e orifícios maculares. Há a hipótese de que o principal mecanismo de formação de ruptura periférica seja a compressão do globo ocular com a distorção subsequente e expansão na área da *ora serrata* e equador. Essa expansão produz um aumento agudo na tração vítreo-retiniana, o que frequentemente resulta na diálise retiniana.[11] Diálises traumáticas retinianas mais comumente ocorrem inferotemporalmente e superonasalmente.[12] A lesão por contusão direta ao globo ocular pode levar à ruptura da retina e rupturas necróticas. Os defeitos retinianos são tipicamente irregulares e localizados na região da base vítrea.

DIAGNÓSTICO E EXAMES COMPLEMENTARES

Quando os meios estão transparentes, as rupturas da retina podem ser diagnosticadas com a oftalmoscopia indireta ou exame de lente de contato. Em casos de meios opacos, a ultrassonografia pode detectar rupturas da retina e a crioterapia guiada por ultrassom pode ser utilizada.[13]

DIAGNÓSTICO DIFERENCIAL

Muitas condições na retina periférica podem assemelhar-se a rupturas da retina de espessura total. Obstáculos para um diagnóstico acurado incluem dilatação pupilar inadequada, catarata, opacidades capsulares anteriores e posteriores nos olhos pseudofácicos, e conformidade do paciente. A oftalmoscopia binocular indireta com depressão escleral para observar a retina em alívio, suplementada pelo exame de três espelhos de Goldmann, permanece o método-padrão para diferenciar essas lesões. Esse diagnóstico diferencial de rupturas da retina é dado no Boxe 6.38.1 (ver Capítulo 6.37 para uma discussão mais detalhada).

ASSOCIAÇÕES SISTÊMICAS

A maior parte das rupturas da retina ocorre em pacientes que não apresentam associação sistêmica predisponente. No entanto, certas condições sistêmicas, tais como síndrome de Marfan, síndrome de Ehlers-Danlos e homocistinúria, bem como hialoiderenopatias hereditárias, tais como síndrome de Wagner e síndrome de Stickler, podem predispor à formação de ruptura da retina (ver Capítulo 6.15).

TRATAMENTO DE RUPTURAS DA RETINA

Na descoberta da ruptura da retina, a decisão inicial é se os benefícios do tratamento (para prevenir o descolamento de retina) superam os riscos e o custo de tratamento. Em cada caso, muitos fatores devem ser considerados e os riscos e benefícios do tratamento discutidos com o paciente. Os fatores sob consideração em cada caso incluem a presença ou ausência de sintomas; idade e saúde sistêmica do paciente; erro refrativo do olho; localização, idade, tipo e tamanho da ruptura; *status* do outro olho; e se o paciente é afácico ou pseudofácico ou está com cirurgia de catarata programada.

Os sintomas típicos associados à ruptura da retina aguda são flutuadores e *flashes*. Esses sintomas ocorrem secundários ao DVP agudo. Estudos mostraram que a presença ou ausência de sintomas em associação ao início da rotura é o critério prognóstico mais importante para progressão do descolamento de retina.[14-16] Em um estudo prospectivo de 359 rupturas da retina assintomáticas em 231 olhos fácicos de 196 pacientes, nenhum descolamento de retina clínico ocorreu após um mínimo de 1 ano de acompanhamento.[14] Foram incluídos nesse estudo 276 orifícios atróficos redondos, 50 roturas com abas anexadas e 33 roturas com opérculos livres. Em pacientes fácicos sem anamnese de doença retiniana ou alta miopia e que desenvolveram roturas

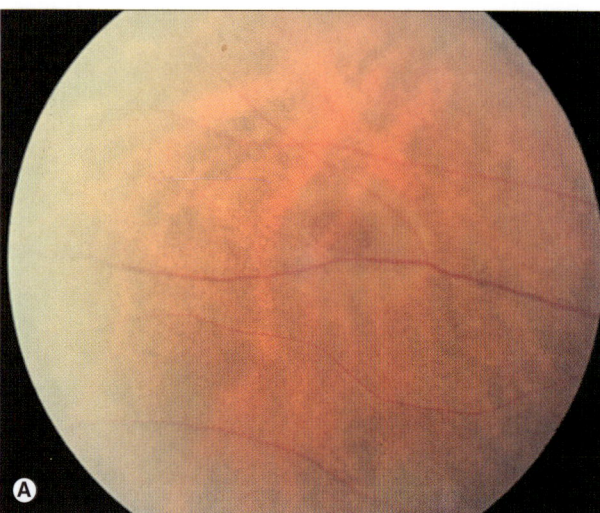
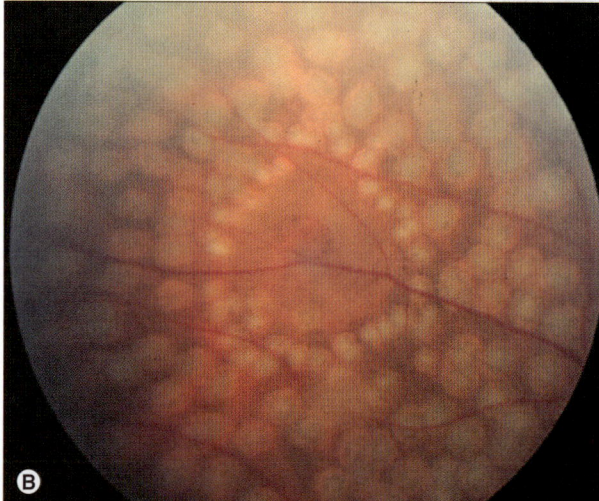
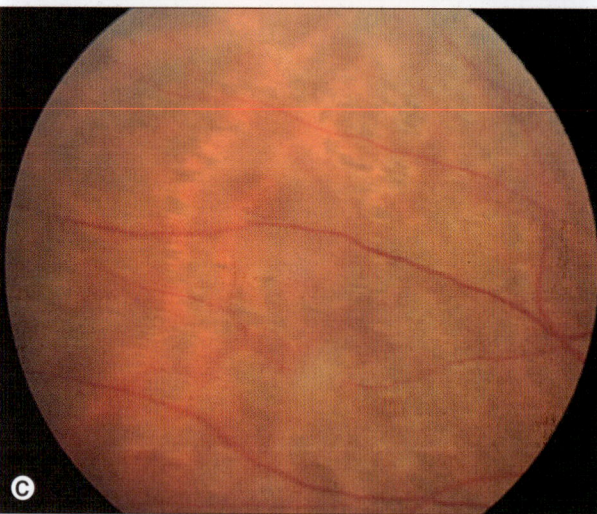

Figura 6.38.3 Buraco operculado sintomático. A. Na apresentação. **B.** Imediatamente após o tratamento com *laser*. **C.** Um mês de pós-operatório. Opérculo é visto melhor na parte C.

BOXE 6.38.1 Diagnóstico diferencial de rupturas da retina.
Cistos de parte plana
Baías orais fechadas
Dobras/complexos meridionais
Pérolas de *ora serrata*
Etiquetas granulares
Degeneração de paralelepípedo
Cicatrizes coriorretinianas
Degeneração cistoide periférica
Branco com/sem pressão
Erosões retinianas
Condensação vítrea

A idade e o *status* da saúde sistêmica do paciente são outras variáveis a serem consideradas na manutenção de uma ruptura da retina. Como exemplo, uma rotura em formato de ferradura superotemporal em um paciente de 27 anos tem maior probabilidade de causar descolamento de retina subsequente do que em um paciente de 80 anos que tenha câncer pulmonar metastático. O erro refrativo é considerado no tratamento de rupturas da retina. A incidência aumentada de descolamento de retina em pacientes que tenham > –6,00 dioptres (D) de miopia pode aumentar a probabilidade de tratamento de uma rotura retiniana assintomática.

A idade do paciente, a localização e o tamanho da ruptura da retina são também considerados quando seu tratamento é determinado. As roturas de longa data frequentemente apresentam mudanças de EPR adjacentes a eles. Essas mudanças refletem a adesão coriorretiniana e indicam ao médico a probabilidade diminuída de descolamento de retina. Embora não ocorra incidência aumentada de descolamento de retina com ruptura da retina em qualquer quadrante específico, há uma maior probabilidade de descolamento de retina sem mácula como resultado de rupturas superotemporal do que de quaisquer rupturas inferiores ou rupturas nasais. Embora pequenas rupturas da retina possam levar ao descolamento de retina, a maioria dos oftalmologistas concordam que, em geral, rupturas maiores têm maior probabilidade de causar descolamento de retina.

O tipo de ruptura deve ser levado em consideração quanto ao tratamento profilático oferecido. Uma rotura em formato de ferradura com tração persistente ou uma diálise retiniana tem probabilidade muito maior de resultar em um descolamento comparado com um buraco atrófico.

Alguma controvérsia existe sobre o tratamento de roturas em formato de ferradura assintomáticas em pacientes que necessitam de cirurgia de catarata, em pacientes afácicos ou pseudofácicos, e em pacientes que apresentam descolamentos retinianos no outro olho.[17-19] Em geral, devido à incidência aumentada de descolamento nesses cenários, deve-se considerar solidamente a profilaxia nesses casos.

Diálises retinianas, ou traumáticas ou idiopáticas, apresentam uma alta associação ao desenvolvimento de descolamento de retina. Nesses casos, a profilaxia é normalmente indicada.

Orifícios assintomáticos em degeneração em *lattice* raramente levam ao descolamento e normalmente não recebem profilaxia.[20] No entanto, roturas retinianas na margem de degeneração em *lattice*, particularmente em olhos sintomáticos, têm maior probabilidade de resultar no desenvolvimento de um descolamento de retina e requerem terapia profilática. O tratamento profilático deve ser considerado em pacientes com degeneração em *lattice* que tenham tido um descolamento de retina no outro olho.

Criopexia

Crioterapia é realizada transconjuntivamente. Ela destrói a coriocapilar, o EPR e a retina externa para fornecer uma adesão coriorretiniana entre a rotura e a retina adjacente, então, prevenindo o acesso do líquido vítreo através do orifício e no espaço

assintomáticas, orifícios atróficos ou orifícios com opérculos, o tratamento profilático é raramente indicado. Em cada caso, deve-se conscientizar o paciente dos sintomas de tração vítrea e descolamento de retina, bem como instruí-lo sobre a avaliação do campo visual periférico. Até hoje, nenhum teste clínico randomizado foi realizado para apoiar as conclusões em relação ao valor do tratamento de rupturas da retina assintomáticas.[17] Em contraste, a taxa de descolamento de retina em pacientes fácicos que tiveram rupturas sintomáticas é 35%.[15] Portanto, é recomendado que todas as rupturas da retina sintomáticas e agudas sejam tratadas para prevenção de descolamento de retina.

sub-retiniano. A adesão com crioterapia não é imediata; um período de 1 semana é exigido para alcançar a adesão parcial e até 3 semanas para os efeitos totais aderentes ocorrerem.

Sob a visualização oftalmoscópica indireta, a sonda de crio é colocada na conjuntiva que se sobrepõe à ruptura, e a crioterapia é realizada até que a retina adjacente à rotura se torne cinza-branca. Aproximadamente 2 mm de embranquecimento retiniano devem ser obtidos em torno da ruptura inteira. Aplicações são colocadas até que a rotura esteja cercada completamente com tratamento confluente (ver Figuras 6.38.1 e 6.38.2). Em roturas em formato de ferradura, a retina anterior entre a rotura e a *ora serrata* deve ser tratada, como a extensão anterior à rotura secundária à tração vítrea contínua pode levar ao descolamento de retina. A criopexia pode ser feita adequadamente apesar da presença de catarata significativa, opacidade capsular anterior ou posterior, ou hemorragia vítrea relativamente densa.

Fotocoagulação

O tratamento de fotocoagulação a *laser* de rupturas da retina utiliza o *laser* de árgon verde ou diodo. Dois principais sistemas são usados: a lâmpada de fenda e o oftalmoscópio indireto. Em contraste à crioterapia, a adesão coriorretiniana ocorre no instante que a fotocoagulação a *laser* é aplicada, mas a adesão máxima ocorre de 7 a 10 dias depois.

A lente de três espelhos de Goldmann é usada no tratamento na lâmpada de fenda. A rotura deve ser cercada completamente por 3 a 4 linhas de queimaduras de *laser*. Embora os pontos não precisem ser confluentes, não deve haver mais da metade de um local de mancha de retina não tratada entre as queimaduras. Tipicamente, as configurações são de 200 a 500 mm de tamanho de mancha e 0,1 a 0,2 segundo de aplicação na energia necessária para gerar uma queimadura cinza-branca. O tratamento com *laser* de diodo com longa duração e um tamanho de mancha maior podem ser utilizados de maneira bem-sucedida.[21,22] O sistema de entrega de *laser* indireto também pode ser usado para tratar rupturas da retina (Figura 6.38.4). Outra vantagem dessa técnica é que a depressão escleral simultânea permite o tratamento de roturas anteriores e até diálise.

Como com a criopexia, deve-se tomar cuidado para minuciosamente tratar a margem de roturas em ferradura de tração anterior que reabre a ruptura.

Anestesia

Olhos que são submetidos à fotocoagulação por *laser* podem frequentemente ser tratados com anestesia tópica por si só. Se amplas e múltiplas rupturas estão presentes e o paciente não está apto a tolerar o tratamento, a anestesia retrobulbar pode facilitar a conclusão do procedimento. Em pacientes tratados com crioterapia transconjuntival ou fotocoagulação de *laser* indireto com depressão escleral, a anestesia tópica pode ser suplementada pela colocação de aplicadores imersos em lidocaína 4% na conjuntiva que se sobrepõe às rupturas da retina. Em alguns casos, a injeção de lidocaína 2% subconjuntivalmente via agulha de calibre 30 pode ser necessária.

EVOLUÇÃO E DESFECHO

O olho é examinado poucas semanas após o tratamento. Embora a atividade vigorosa do paciente seja frequentemente desencorajada inicialmente, nenhum estudo clínico documentou que a atividade diminuída melhora os resultados do tratamento. Uma adesão coriorretiniana firme está presente por 3 semanas após qualquer técnica.

As taxas de falha para rupturas da retina tratadas profilaticamente dependem de muitos fatores, que incluem o tipo de ruptura da retina, indicações para tratamento, duração do acompanhamento e definição da falha. As taxas relatadas de falha variam de 0 a 22%.[23,24] Em uma série larga de rupturas da retina tratadas profilaticamente, 22% dos olhos exigem um procedimento adicional para prevenir ou reparar um descolamento de retina.[24] Os fatores de risco para falha nessa série incluem *status* afácico ou pseudofácico, sintomas agudos, descolamento de retina no outro olho, e gênero masculino.

A membrana epirretiniana e outras complicações visivelmente significativas associadas ao tratamento profilático de ruptura da retina; elas ocorrem em 1 a 5% dos olhos tratados.[24,25] Já que as membranas epirretinianas ocorrem nos olhos que apresentam rupturas da retina e não recebem tratamento, não é completamente claro se o franzimento macular é exacerbado pela mobilidade de tratamento e é apenas um resultado do processo de doença por si só.

As complicações mais raras que podem ocorrer incluem a pupila de Adie, hemorragia sub-retiniana e vítrea, e rupturas na membrana de Bruch. Uma complicação excessivamente rara, mas potencialmente devastadora da crioterapia em pacientes que apresentam esclera estafilomatosa, é a ruptura escleral.

Nos olhos que falham na terapia profilática, o reparo por retinopexia pneumática, torção escleral ou vitrectomia normalmente é bem-sucedido na reinserção anatômica da retina.

BIBLIOGRAFIA

Byer NE. Long-term natural history of lattice degeneration of the retina. Ophthalmology 1989;96:1396–402.

Byer NE. The natural history of asymptomatic retinal breaks. Ophthalmology 1982;89:1033–9.

Byer NE. What happens to untreated asymptomatic retinal breaks, and are they affected by posterior vitreous detachment? Ophthalmology 1998;105:1045–50.

Davis MD. Natural history of retinal breaks without detachment. Arch Ophthalmol 1974;92:183–94.

Haiman MH, Burton TC, Brown CK. Epidemiology of retinal detachment. Arch Ophthalmol 1982;100:289–92.

Isola V, Spinelli G, Misefari W. Transpupillary retinopexy of chorioretinal lesions predisposing to retinal detachment with the use of diode (810 nm) microlaser. Retina 2001;21:453–9.

Morse PH, Scheie HG. Prophylactic cryoretinopexy of retinal breaks. Arch Ophthalmol 1974;92:204–7.

Rutnin U, Schepens CL. Fundus appearance in normal eyes. IV. Retinal breaks and other findings. Am J Ophthalmol 1967;64:1063–78.

Smiddy WE, Flynn HW, Nicholson DH, et al. Results and complications in treated retinal breaks. Am J Ophthalmol 1991;112:623–31.

Wilkinson CP. Interventions for asymptomatic retina breaks and lattice degeneration for preventing retinal detachment. Cochrane Database Syst Rev 2012;(3):CD003170. Review.

As referências completas estão disponíveis no **GEN-io**.

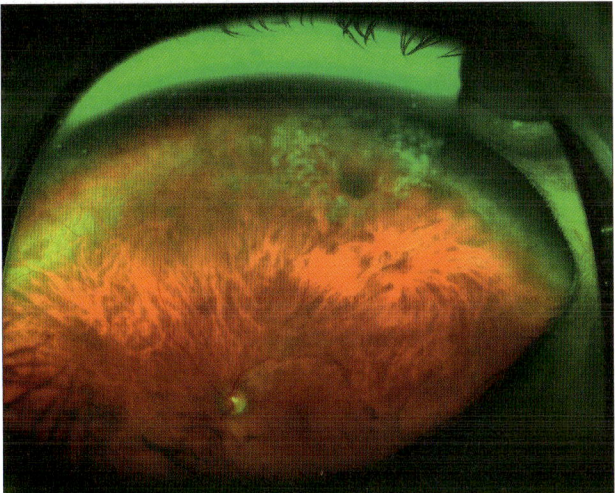

Figura 6.38.4 Imagem de fundo de ângulo amplo mostra rotura da retina imediatamente após retinopexia com *laser*.

Descolamento de Retina Regmatogênico

6.39

Vishal S. Parikh, Rajesh C. Rao e Gaurav K. Shah

Definição: Separação da retina neurossensorial do epitélio pigmentado da retina (EPR) subjacente como resultado de um defeito retiniano no espaço sub-retiniano sob o vítreo.

Características principais
- Elevação e separação da retina neural do EPR subjacente
- A presença de uma ou mais rupturas de retina (buracos, lacerações ou diálises).

Características associadas
- Liquefação do vítreo
- Descolamento do vítreo posterior (DVP; "completo" ou parcial)
- Tração vitreorretiniana
- Células vítreas (pigmento e/ou hemorragia)
- *Flashes* (fotopsia) e moscas volantes
- Escotoma correspondente à área de elevação retiniana.

INTRODUÇÃO

O descolamento de retina regmatogênico (DRR) é uma causa importante de deficiências visuais. Sem tratamento, o DRR sintomático geralmente progride até cegueira total. O reconhecimento imediato dos sintomas associados ajuda a garantir o tratamento adequado e a manter a visão útil. Fatores ambientais e hereditários desempenham papéis significativos no desenvolvimento de DRR. O conhecimento desses recursos diversos ajuda a identificar pacientes de alto risco.

Epidemiologia e patogênese

A incidência de DRR varia de 5,3 a 12,6 casos por 100 mil.[1] O DRR é definido como o egresso do vítreo para o espaço sub-retiniano potencial entre a retina neural e o EPR por meio de uma ruptura retiniana (regma: rasgo ou ruptura). A patogênese desse organismo surge do colapso do vítreo (sinérese) e da liquefação (sínquise) como resultado de mudanças degenerativas na matriz de colágeno fibrila-hialurônica, que leva ao DVP e à tração retiniana focal.[2] A tração do vítreo pode produzir rupturas retinianas, mais comumente na retina periférica, em que a base do vítreo permanece mais aderente à retina (Figura 6.39.1). O vítreo liquefeito migra da cavidade vítrea para dissecar no espaço sub-retiniano, causando escotomas. Correntes de fluido relacionadas aos movimentos do olho ampliam o descolamento até a mácula, levando a perda da visão central, a morbidade principal associada ao DRR.

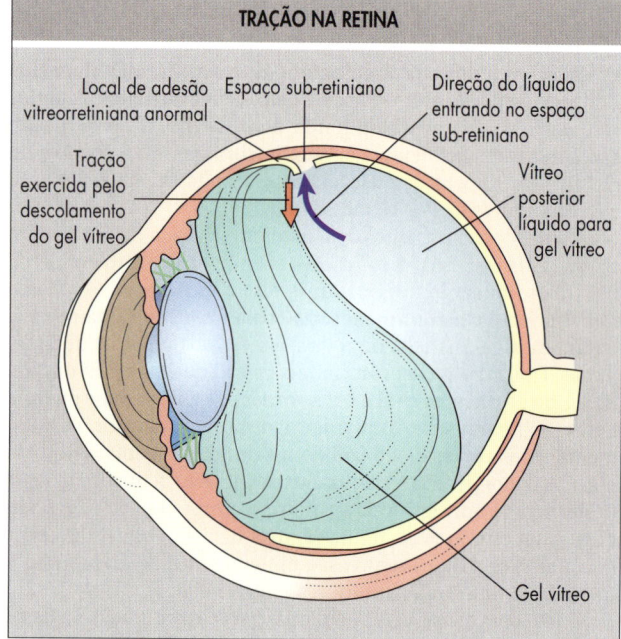

Figura 6.39.1 Patogênese clássica de descolamento de retina regmatogênico (DRR). O descolamento do gel vítreo causou uma ruptura retiniana ao exercer tração sobre a retina no local de uma adesão vitreorretiniana. O líquido na cavidade vítrea passou pela ruptura e entrou no espaço sub-retiniano. (Cortesia de Charles P. Wilkinson.)

Fatores que causam o descolamento de retina

A sinérese, a sínquise vítrea e o DVP são os principais fatores no DRR. De fato, as condições nas quais esses eventos ocorrem prematuramente são associadas a um risco maior de DRR. No entanto, a maioria dos olhos com rupturas retinianas não desenvolve descolamento de retina, pois as forças fisiológicas normais mantêm a retina no lugar. A fixação da retina é mantida por:[3]

- Uma matriz interfotorreceptora no espaço sub-retiniano
- Diferença na pressão oncótica entre a coroide e o espaço sub-retiniano
- Forças hidrostáticas e hidráulicas relacionadas à pressão intraocular
- Transferência metabólica de íons e fluidos pelo EPR.

O descolamento de retina ocorre quando a combinação de fatores que o incentiva sobrecarrega as forças de fixação normais.

Rupturas retinianas

A natureza da adesão vitreorretiniana associada à ruptura retiniana permanece como a principal consideração ao determinar a progressão ao DRR e ao escolher uma forma de tratamento. Um buraco retiniano é um defeito redondo e profundo. Nesse caso, a tração vitreorretiniana é normalmente aliviada, às vezes na presença de um opérculo suprajacente. É provável e geralmente observado que um buraco retiniano progrida para um DRR (Figura 6.39.2). Uma ruptura retiniana profunda com tração vitreorretiniana persistente, como uma ruptura retiniana de aba, é mais provável de progredir a um DRR e é geralmente tratada com *laser* ou retinopexia (ver Figura 6.39.2).

As diálises são rupturas retinianas lineares ou circunferenciais que ocorrem ao longo da *ora serrata*. Embora a maioria das diálises esteja associada a traumas oculares fechados, elas podem ocorrer de modo espontâneo.

Liquefação do vítreo e descolamento

A degeneração da matriz de colágeno fibrila-hialurônica do vítreo resulta na liquefação em diversos locais, formando lacunas. A liquefação progressiva, o encolhimento e a coalescência das lacunas eventualmente levam ao colapso do vítreo e, consequentemente, ao DVP. O fluido intravítreo egressa das lacunas para preencher o espaço potencial entre o vítreo posterior e a superfície da retina (Figura 6.39.3). Curiosamente, algumas autoridades consideram o DVP como, na verdade, esquise vítrea, pois o vítreo cortical normalmente permanece aderente à retina.[4] O mecanismo de progressão de um DVP parcial para um "DVP completo" (vítreo anexado apenas na base vítrea) não é totalmente compreendido, mas essa progressão pode ser rápida (em poucas semanas). Independentemente do tipo de separação, o vítreo exerce forças tradicionais assimétricas nas regiões nas quais o vítreo é mais aderente, como a base vítrea, um local comum para a formação de rupturas retinianas. Condições associadas à liquefação e descolamento do vítreo precoces, como miopia patológica, traumas cirúrgicos e não cirúrgicos, inflamação intraocular e uma variedade de outras deficiências congênitas, hereditárias ou adquiridas são associadas a um risco maior de DRR.

Tração na retina

Os mecanismos da tração vitreorretiniana variam. A sinérese progressiva pode causar encolhimento e colapso do gel com uma tração que a acompanha nos pontos de contato com a superfície da retina, causando rupturas retinianas profundas e pontos de entrada para egresso sub-retiniano de fluido intravítreo. Movimentos rotacionais e sacádicos dos olhos também podem desempenhar um papel nesse processo.[5] O gel vítreo, devido à sua inércia, exerce uma força igual e oposta sobre a retina, o que pode causar uma ruptura retiniana ou separar ainda mais a retina neural do pigmento do epitélio, se já houver fluido sub-retiniano (Figura 6.39.4). Nas áreas em que o vítreo permanece anexado à retina, como na rotura em ferradura na base vítrea, os movimentos dos olhos permitem tração assimétrica na aba, deixando-a "aberta" enquanto o vítreo liquefeito migra para o espaço sub-retiniano, levando ao aumento do descolamento da retina (Figura 6.39.5). Quando o movimento rotacional do olho para, o gel vítreo continua com o seu movimento interno e exerce tração vitreorretiniana na direção oposta.

Quando combinados, DRR tradicionais, membranas fibrovasculares contráteis que ocorrem em transtornos uveítes, traumas, retinopatia de prematuridade, retinopatia diabética proliferativa, transtornos retinovasculares e outras retinopatias isquêmicas podem causar rupturas retinianas.

Correntes líquidas

Para que ocorra o desenvolvimento de DRR, é preciso que o fluxo de fluido no DRR sobrecarregue a capacidade do EPR de bombear fluido desse espaço potencial. Os movimentos rotativos do olho, juntamente à viscosidade e qualidade inercial do fluido sub-retiniano pode causar maior extensão do descolamento da retina (Figura 6.39.6).

Condições que predispõem o olho ao descolamento de retina

Embora seja raro na população geral, o DRR ocorre com maior frequência em uma variedade de condições associadas a DVP precoce: pseudofacia, afacia, alta miopia (> –6,00 dioptrias [D]) e transtornos colágeno-vasculares hereditários, como as síndromes de Stickler e de Marfan. Outras causas de DRR, não necessariamente relacionadas ao desenvolvimento prematuro de

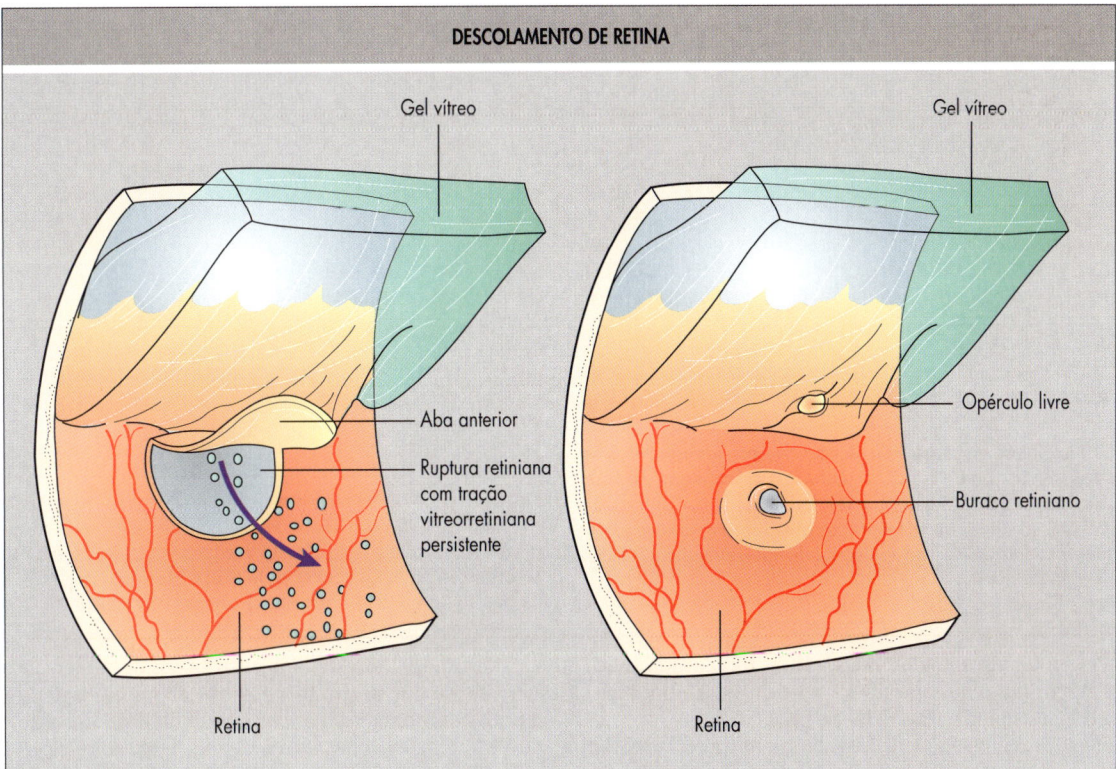

Figura 6.39.2 Descolamento de retina. Rupturas retinianas são causadas pela tração vitreorretiniana. A tração persistente frequentemente causa extenso descolamento de retina (*à esquerda*). Se a tração resultar em uma ruptura que não está associada à tração vitreorretiniana persistente (*à direita*), a ruptura age como um buraco retiniano e a ocorrência de descolamento é improvável. (Cortesia de Charles P. Wilkinson.)

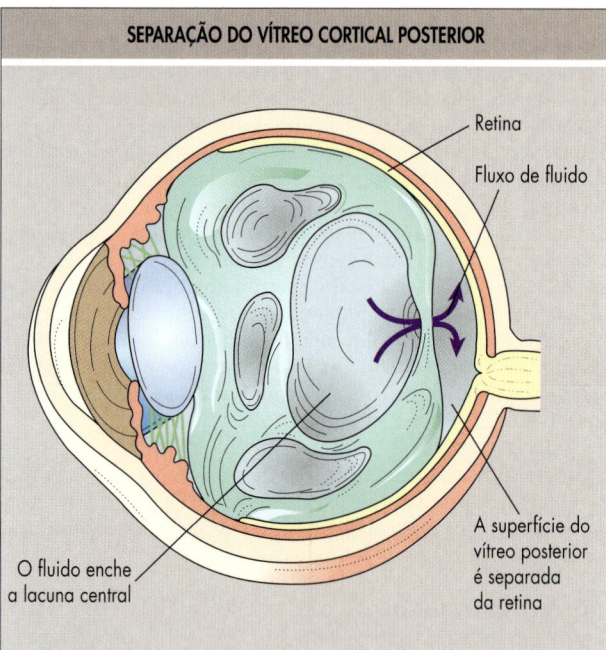

Figura 6.39.3 Separação do vítreo cortical posterior. Um evento agudo, o descolamento do vítreo posterior normalmente começa com uma ruptura aparente no vítreo cortical que se sobrepõe à mácula. O fluido de uma lacuna central passa por esse buraco e separa o vítreo cortical da retina. (Cortesia de Charles P. Wilkinson.)

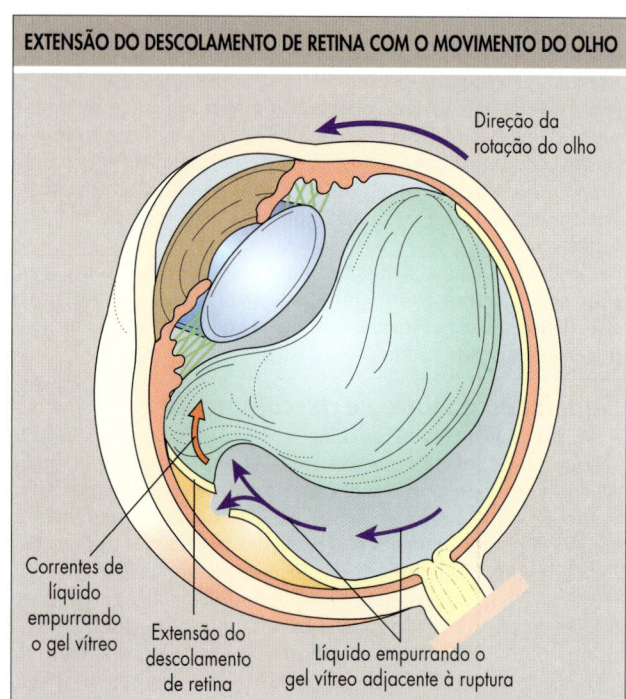

Figura 6.39.5 Extensão do descolamento retiniano associado aos movimentos do olho. O movimento rotativo do olho causa a movimentação do gel vítreo, o que aumenta a tração sobre a ruptura retiniana. Além disso, correntes de líquido passam por baixo da ruptura retiniana e empurram o gel vítreo adjacente a ela. Esses três fatores promovem a extensão do descolamento de retina. (Cortesia de Charles P. Wilkinson.)

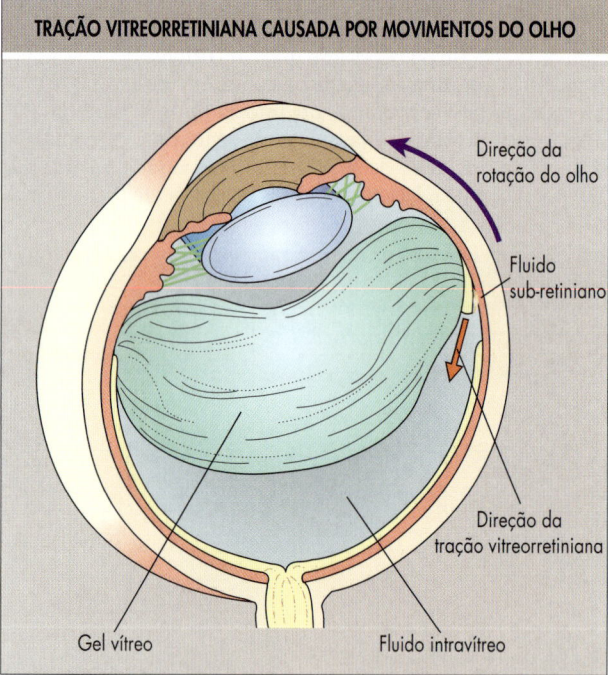

Figura 6.39.4 Tração vitreorretiniana causada por movimentos do olho. Quando o olho roda, a inércia do gel vítreo faz com que ele fique para trás do movimento do olho, o que efetivamente causa a tração vitreorretiniana na direção oposta e produz uma ruptura retiniana, com uma pequena quantidade associada ao fluido sub-retiniano. (Cortesia de Charles P. Wilkinson.)

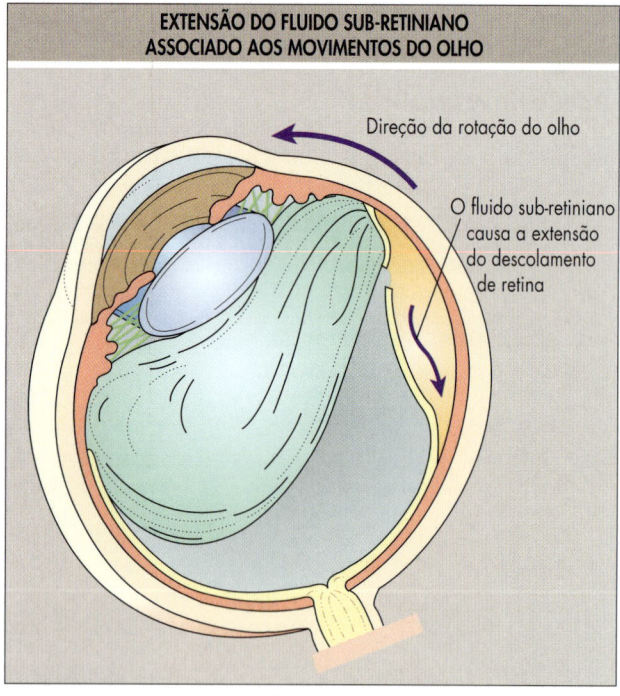

Figura 6.39.6 Extensão do fluido sub-retiniano associado aos movimentos do olho. Além de exacerbar a tração vitreorretiniana, os movimentos rotativos do olho apresentam um efeito de inércia no fluido sub-retiniano que faz com que ele ocupe mais espaço entre a retina e o pigmento do epitélio. (Cortesia de Charles P. Wilkinson.)

DVP, incluem retinopatia proliferativa (ruptura causada secundariamente por membranas tradicionais contráteis), traumas e retinite viral associada a imunodeficiência.

Em até 40% dos olhos com descolamento de retina foram realizadas cirurgias de catarata anteriores, apesar do risco de DRR após a extração de catarata ser de aproximadamente 0,7%.[6] Entre essa população com pseudofacia, os pacientes homens mais jovens e que apresentam ruptura capsular posterior intraoperatória apresentam risco maior de desenvolver DRR.[7] Acredita-se que a extração dos cristalinos aumente o risco de descolamento de retina como resultado da indução precoce de DVP. Embora o estado da cápsula posterior tenha sido considerado como um fator contribuinte para o desenvolvimento de DRR, especialmente em relação à capsulotomia de cristal de ítrio e alumínio-neodímio (Nd:YAG), vários estudos relataram conclusões contraditórias.[8,9]

Os fatores de risco do descolamento de retina não são mutualmente exclusivos e podem ser aditivos. Por exemplo, extração de catarata anterior e trauma não cirúrgico são mais prováveis de serem piorados pelo descolamento de retina em olhos míopes. As mudanças vitreorretinianas patológicas ocorrem frequentemente de modo bilateral: pacientes com descolamento de retina em um olho apresentam um risco significativamente maior de desenvolver descolamento de retina no outro olho, desde que os fatores de risco adquiridos adicionais sejam comparáveis. Há evidências contraditórias em relação à associação do uso de fluoroquinolona, um antibiótico ligado à ruptura de tendão derivada da degeneração de colágeno e desenvolvimento de DRR.[10,12]

MANIFESTAÇÕES OCULARES

Os sintomas iniciais de DRR permanecem indistinguíveis daqueles de DVP agudo: aparência repentina de moscas volantes, frequentemente associadas a fotopsias (*flashes*) passageiras. Esses sintomas são mais notáveis no escuro e são seguidos de movimentos rotativos dos olhos. O DRR subclínico pode ser assintomático e é associado à dissecação limitada no fluido sub-retiniano (< 2 de diâmetro de disco da ruptura). Raramente, mas especialmente em pacientes jovens com miopia, o descolamento de retina assintomático de progressão lenta se desenvolve em passageiros sem a presença de DVP. Isso ocorre mais comumente de forma temporária, inferior e secundária à buracos atróficos da degeneração *lattice*.[9]

Devido à fixação persistente do vítreo na base vítrea após o DVP, a maioria das rupturas retinianas acontece anteriormente. O acúmulo de fluido retiniano resulta em estocomata relativo, quando o descolamento progride de posterior a equador, pode ser sintomático com a perda da visão periférica, produzindo a sensação de como se uma cortina caísse sobre o campo visual (Figura 6.39.7). A acuidade visual central é perdida quando o fluido sub-retiniano passa por baixo da mácula. É frequente que os pacientes não percebam nenhum sintoma até a mácula estar envolvida.

A localização do DRR normalmente prevê as localizações mais prováveis para as rupturas retinianas.[13] Essas rupturas são, normalmente, superiores, e se localizam superiormente na área do descolamento (Figura 6.39.8). Rupturas retinianas apresentam-se, em geral, superiormente, na área do descolamento (ver Figura 6.39.8). Os descolamentos de retina que envolvem os quadrantes inferiores tendem a seguir as mesmas regras, mas sua progressão é muito mais lenta e o avanço simétrico do fluido sub-retiniano pode ocorrer nos dois lados da ruptura. Portanto, os descolamentos que envolvem um ou ambos os quadrantes inferiores podem apresentar uma ruptura próxima a uma margem superior do descolamento ou no meridiano que divide a sua área (Figura 6.39.9).

DIAGNÓSTICO

A maioria das rupturas retinianas causativas associadas ao DRR é encontrada por histeroscopia binocular de toda a retina, com endentação da retina periférica. As áreas de descolamento de retina são reconhecidas pela elevação da retina neural do EPR e pela perda de pigmento do epitélio e detalhes da coroide sob a retina elevada (Figura 6.39.10). No DRR na pseudofacia, todas as rupturas podem não ser visíveis, devido a rupturas muito pequenas; manobras de tratamento adjunto podem ser utilizadas ao tratar o DRR (p. ex., retinopexia circunferencial de 360°). Em olhos com visão opaca, a presença do descolamento de retina é normalmente determinada por meio de ultrassons. A localização e identificação da ruptura retiniana causativa baseiam-se na configuração do descolamento, assim como no histórico do paciente e achados associados.

DIAGNÓSTICO DIFERENCIAL

O DRR deve ser distinguido dos descolamentos de retina seroso e tracional e da retinosquise (Boxe 6.39.1). Lesões da coroide que estimulam a retina elevada também podem ser confundidas com descolamento de retina.

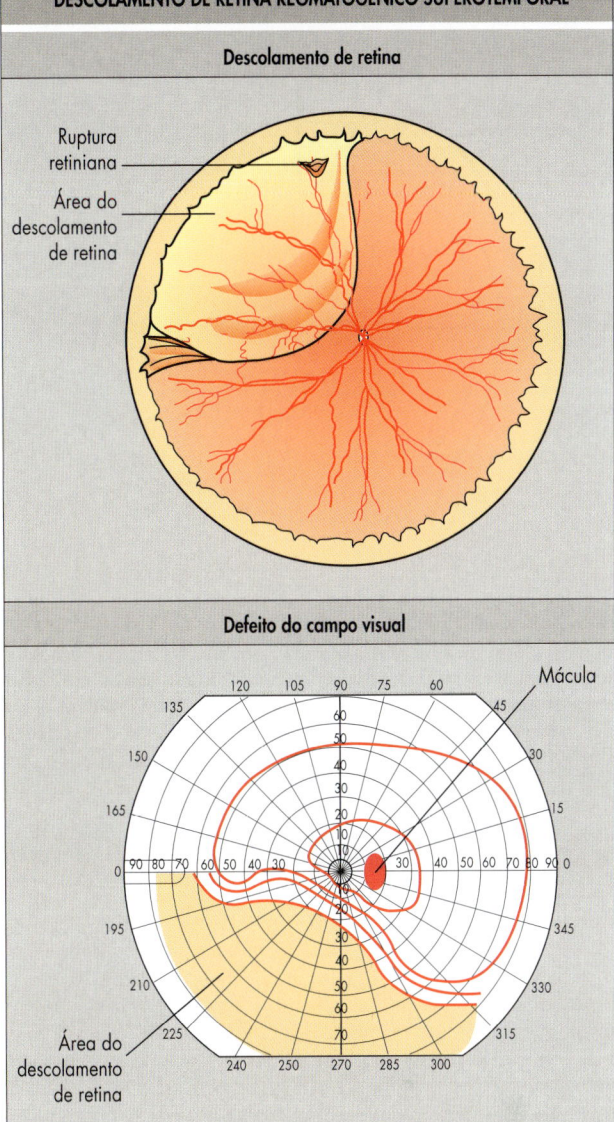

Figura 6.39.7 Descolamento de retina regmatogênico (DRR) superotemporal. A retina neural é elevada na área de descolamento e a mácula permanece sem envolvimento. O defeito de campo visual associado ao descolamento de retina mostra que a visão periférica é perdida de forma infranasal, correspondendo à área do descolamento. O defeito visual é uma imagem invertida do descolamento de retina. (Cortesia de Charles P. Wilkinson.)

A distinção entre os diferentes tipos de descolamento de retina pode ser difícil com rupturas retinianas pequenas ou indetectáveis, média opaca e características associadas à proliferação intraocular ou à exsudação. Em alguns casos, um mecanismo combinado que envolve os componentes regmatogênicos e patogênicos ou um componente exsudativo podem ser uma pista da patogênese do descolamento. Isso é particularmente comum em olhos com retinopatia diabética proliferativa e descolamento de retina. Os descolamentos tracionais possuem, normalmente, uma superfície côncava e sua forma, localização e tamanho podem ocorrer devido à tração vítrea evidente (Figura 6.39.11). Os descolamentos exsudativos, causados por causas variadas, são caracterizados pelo descolamento do fluido sub-retiniano, que assume uma posição dependente abaixo da retina. Na maioria dos casos, o fluido está localizado inferiormente e sua causa para estar dentro ou abaixo da retina pode ser aparente (Figura 6.39.12) ou sutil. A retinosquise tende a ter uma aparência lisa, sem enrugamentos e bolhosa, que pode ser associada com buracos retinianos interiores e exteriores. Embora seja tipicamente observado, a retinosquise com a presença de um buraco

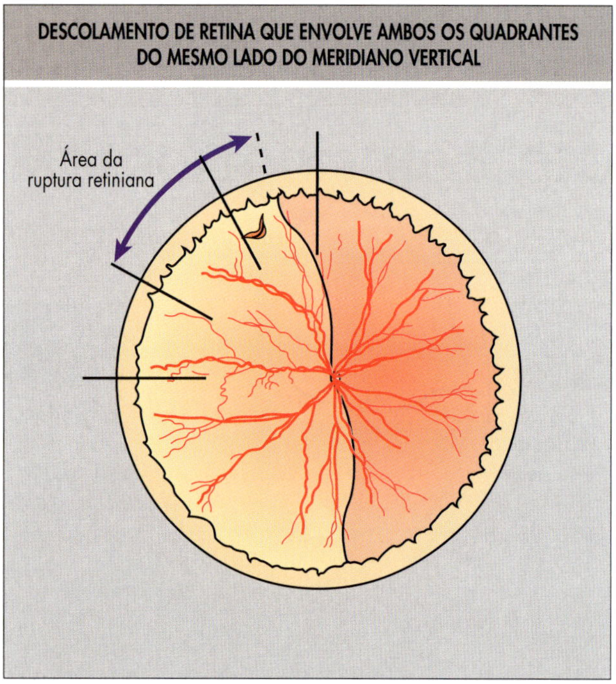

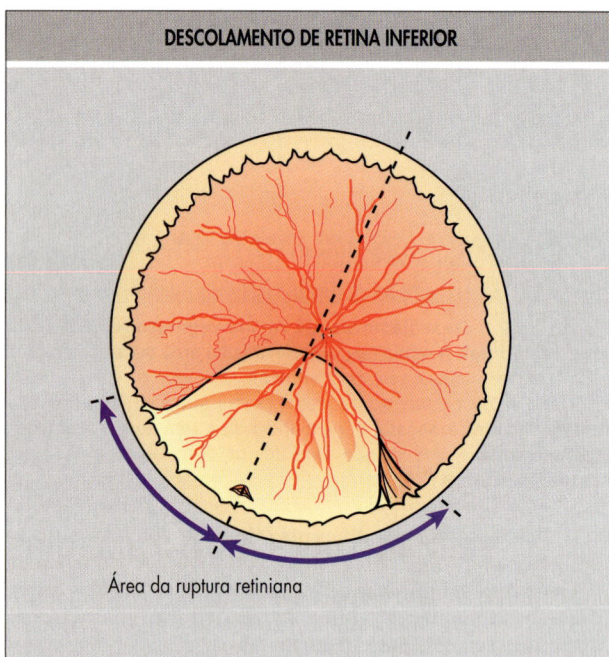

Figura 6.39.8 Localização da ruptura retiniana. Os descolamentos de retina que envolvem ambos os quadrantes do mesmo lado do meridiano vertical são normalmente causados por uma ruptura retiniana a 1 a 1,5 hora da margem superior do descolamento. (Cortesia de Charles P. Wilkinson.)

Figura 6.39.9 Localização da ruptura retiniana. Os descolamentos de retina que envolvem ambos os quadrantes inferiores, mas que se estendem superiormente em um dos lados, são normalmente causados por rupturas retinianas a 1 a 1,5 hora da margem superior do descolamento de retina ou por uma ruptura em um meridiano que divide as margens do descolamento de retina. (Cortesia de Charles P. Wilkinson.)

retiniano exterior pode levar a um verdadeiro descolamento de retina que requer tratamento. Em casos crônicos, uma linha de demarcação pigmentada sugere a presença de egresso de fluido por meio de um buraco na parede exterior que dá acesso ao espaço sub-retiniano, causando um descolamento. Os exames de imagem com infravermelho de campo amplo podem ajudar na diferenciação da retinosquise, do DRR e da combinação de retinosquise/DRR (Figura 6.39.13).[14]

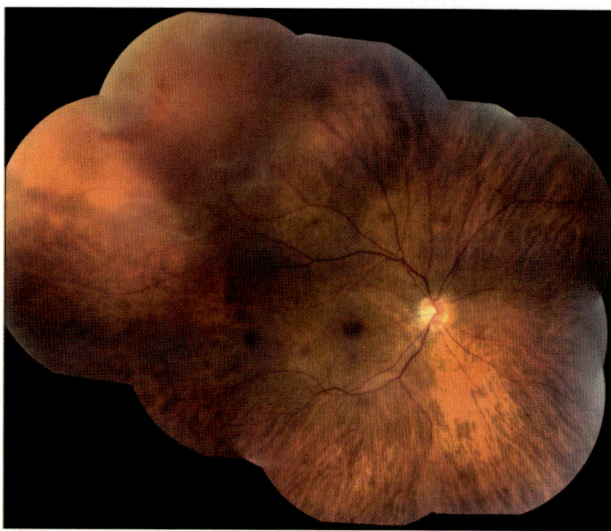

Figura 6.39.10 Descolamento de retina regmatogênico (DRR). Há uma ruptura retiniana profunda na retina temporal superior associada ao DRR. O fluido sub-retiniano torna difícil a visualização do pigmento do epitélio e da coroide.

BOXE 6.39.1 Diagnóstico diferencial de descolamento de retina regmatogênico.

Descolamento de tração retiniana
- Diabetes proliferativo e outras retinopatias
- Após penetrar o trauma

Descolamento de retina exsudativo
- Distúrbios inflamatórios
- Neoplasmas da coroide
- Tumores retinianos vasculares e outros distúrbios

Retinosquise
- Causada pela idade
- Ligada ao gene congênito

Lesões da coroide elevadas
- Descolamentos da coroide
- Tumores da coroide

Hemorragia vítrea

PATOLOGIA

Rupturas retinianas, liquefação e colapso do gel vítreo e adesões vitreorretinianas têm sido bem-documentadas histopatologicamente. A nutrição da retina exterior é perdida durante o descolamento de retina, então a primeira mudança patológica visível na retina ocorre nos segmentos externos dos fotorreceptores.[15] As imagens da tomografia de coerência óptica (OCT, do inglês *optical coherence tomography*) da mácula em pacientes com DRR sem degeneração da mácula confirmam as mudanças da retina mencionadas anteriormente *in vivo* com perda da junção do segmento interno e externo dos fotorreceptores (SI/SE).[16] Tratamentos de retina de longa duração são associados ao aumento do atrofiamento da camada fotorreceptora, à degeneração cística intrarretiniana, assim como à vitreorretinopatia proliferativa, incluindo espessamento intrarretiniano, cistos pré e sub-retinianos e formação de membrana. Em paciente com DRR foram identificados segmentos externos dos fotorreceptores no humor aquoso e ângulo iridocorneano e podem causar glaucoma.[17]

Descolamentos de retina que foram tratados com sucesso mostram uma variedade de anormalidades histopatológicas. Há alta incidência de formação da membrana epirretiniana (MER).[18,19] Também é comum a ocorrência de edema macular cistoide, assim como atrofia significativa dos fotorreceptores em muitos olhos.

TRATAMENTO

O objetivo do tratamento para descolamento de retina é combater os fatores e as forças que o causam e reestabelecer as condições fisiológicas que normalmente mantém contato entre a retina neural e o pigmento do epitélio. O objetivo principal da cirurgia (p. ex., fechar cada ruptura retiniana) é, geralmente, suficiente para fixar a retina novamente.

O fechamento em longo prazo das rupturas retinianas também pode requerer a redução ou eliminação permanentes da tração vitreorretiniana, acompanhada por manobras planejadas para neutralizar os efeitos das correntes de fluido na cavidade vítrea.

Atualmente, muitos cirurgiões oftalmológicos continuam a utilizar técnicas de introflexão escleral e a criação de uma adesão coriorretiniana em volta de cada ruptura para eliminar e neutralizar a tração vitreorretiniana, especialmente em pacientes mais jovens sem DVP (ver Capítulo 6.11). Técnicas de vitrectomia emergiram como a abordagem predominante no tratamento de DRR com pseudofacia (ver Capítulo 6.12). Um ensaio clínico prospectivo demonstrou alguns benefícios para a acuidade visual providenciados pela introflexão escleral em relação à vitrectomia em DRR com afacia, mas demonstrou-se que a vitrectomia resulta em um sucesso anatômico melhor em DRR com pseudofacia.[20] Como resultado dos avanços em instrumentação, a vitrectomia com ou sem introflexão escleral concorrente, continua a ganhar popularidade. O uso de introflexão escleral primária (p. ex., sem vitrectomia concorrente) continua a diminuir devido à falta de treinamento em muitos programas de treinamento vitreorretinianos. Essa abordagem, no entanto, continua a ser um procedimento útil e importante, principalmente em pacientes com afacia e um vítreo formado. Embora estudos anteriores terem mostrado uma taxa significativa de estrabismo e extrusão (até 24,4%), análises mais recentes mostraram melhoras claras na morbidade relacionada à introflexão escleral.[21,22] A retinopexia pneumática é uma terceira técnica empregada com frequência em casos selecionados. Opções contemporâneas no gerenciamento de DRR são listadas no Boxe 6.39.2.

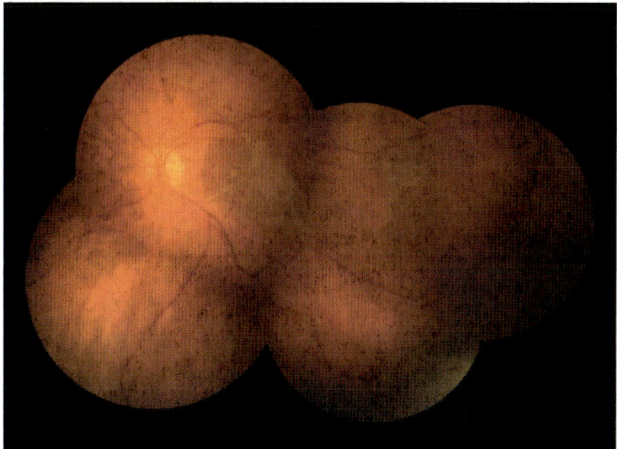

Figura 6.39.11 Descolamento de tração retiniana. As áreas central e temporal da elevação da retina são causadas por áreas de tração vitreorretiniana visíveis associadas à vitreorretinopatia proliferativa. A tração das membranas epirretinianas causou uma ruptura retiniana profunda (com componente regmatogênico) na periferia temporal.

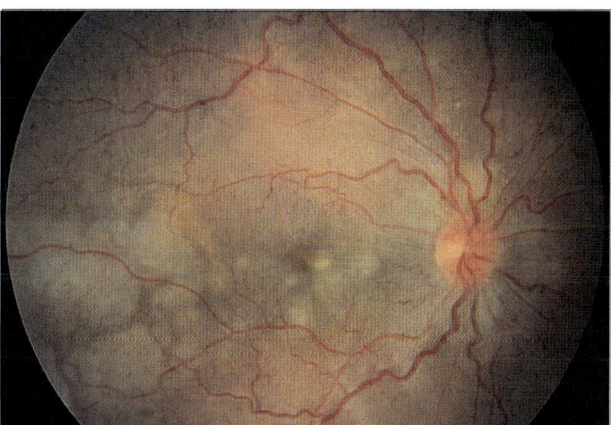

Figura 6.39.12 Descolamento de retina exsudativo. As pequenas quantidades de fluido sub-retiniano (observe as estrias na retina) ocorrem devido ao vazamento de um processo inflamatório que envolve a coroide e o pigmento do epitélio retiniano. (Cortesia de Charles P. Wilkinson.)

BOXE 6.39.2 Opções para o gerenciamento de descolamento de retina primário.

- Observação (raramente empregada)
- Demarcação a *laser*
- Intraflexão escleral permanente
  - Circundante com/sem drenagem
  - Segmentar com/sem drenagem
- Intraflexão escleral temporária
  - Balão de Lincoff
  - Materiais de intraflexão absorvíveis
- Retinopexia pneumática
  - Rotina
  - Com drenagem do fluido sub-retiniano ou líquido intravítreo
- Vitrectomia primária
- Combinações das técnicas acima

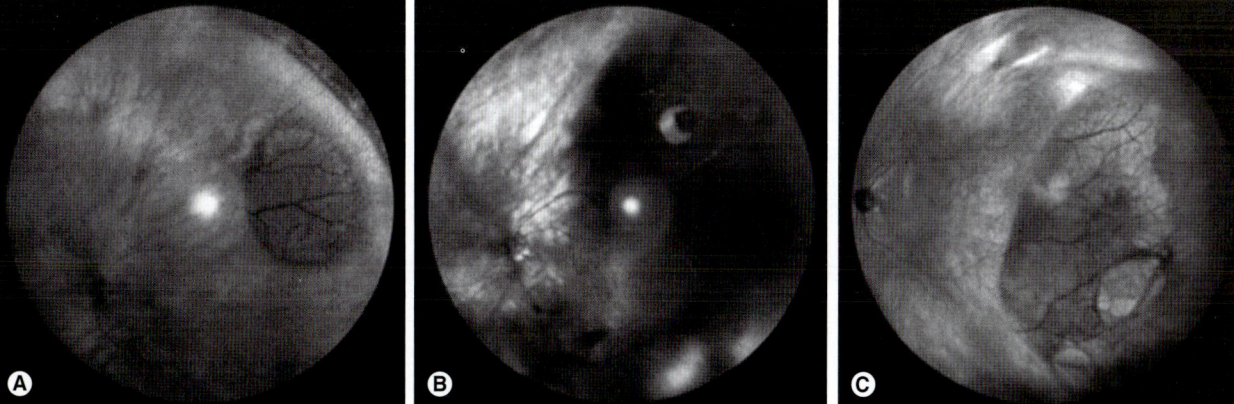

Figura 6.39.13 Exame de imagem com infravermelho de campo amplo de retinosquise *versus* descolamento de retina regmatogênico (DRR). A. A retinosquise parece clara e translúcida com vasculatura proeminente. **B.** O DRR parece escuro e opaco. **C.** A combinação de retinosquise e DRR exibe padrões de refletividade mistos.

EVOLUÇÃO E DESFECHOS

Era impossível tratar o DRR até, aproximadamente, 80 anos atrás. As taxas de sucesso cirúrgicas melhoraram profundamente e são igualmente altas e comparáveis para a vitrectomia, a introflexão escleral e uma combinação das duas.[23] Uma metanálise recente relatou que a combinação da introflexão escleral com a vitrectomia aumenta a taxa de reinserção da retina, mas a taxa de sucesso final para ambos os procedimentos era igualmente alta.[24] A retinopexia pneumática pode ter uma taxa de sucesso cirúrgico alta, de até 82%, com seleção de caso apropriada e aderência apropriada para o cuidado pós-operatório feito pelos pacientes.[25] Aproximadamente, 95% de todos os descolamentos de retina podem ser tratados com sucesso (p. ex., a retina retorna à sua posição anatômica normal, sem resíduos de fluido sub-retiniano).

As três causas mais comuns para a falha na cirurgia de descolamento de retina são as seguintes:

- Falha na identificação e/ou fechamento de todos as rupturas retinianas
- Aparecimento de novas rupturas retinianas
- Vitreorretinopatia proliferativa.

A escolha do procedimento inicial determinou a taxa subsequente para uma intervenção secundária, incluindo a inserção de óleo de silicone e lensectomia. O descolamento de retina recorrente que ocorreu após uma introflexão escleral primária exigiu, em média, um procedimento subsequente, enquanto os olhos que foram inicialmente tratados com vitrectomia primária combinada ou não com a introflexão escleral foram associados a 1,5 caso subsequente. Os grupos tratados com vitrectomia primária e a combinação de vitrectomia e introflexão escleral também foram associados a lensectomia e inserção de óleo de silicone.

Infelizmente, a acuidade visual com melhor correção pós-operatória (BCVA, do inglês *best-corrected visual acuity*) nem sempre se correlaciona à alta taxa de sucesso anatômico da cirurgia. A BCVA pós-operatória depende mais da extensão de dano causado à mácula pelo descolamento de retina. Se a mácula é descolada pelo fluido sub-retiniano, há ocorrência de algum grau de dano permanente à visão, apesar da fixação cirúrgica da retina. Em olhos com descolamento com degeneração da mácula, é esperado que 73% deles tenha visão pós-operatória ≥ 20/40 após 2 meses ou mais da cirurgia.[26] Em olhos sem degeneração da mácula, a média da acuidade visual pós-operatória depende da duração do descolamento macular (DMD, do inglês *duration of macular detachment*), com acuidade ≥ 20/40 em 71% dos olhos com DMD em 10 dias ou menos, 27% dos olhos com DMD de 11 dias a 6 semanas e 14% dos olhos com DMD de mais de 6 semanas.[27] Imagens OCT da mácula em pacientes com DRR sem degeneração da mácula confirmam a perda da junção SI/SE em comparação aos pacientes com descolamentos com degeneração da mácula. Em descolamentos sem a degeneração da mácula, a diminuição na acuidade visual pós-operatória está relacionada à perda do sinal do SI/SE e da membrana limitante externa.[16] Estudos adicionais sugeriram outras métricas de imagens OCT, como a integridade da linha intermediária e da camada externa e a presença de uma depressão foveal, um aumento na espessura da junção combinada do EPR-SI/SE, que podem ser indicadores importantes de acuidade visual pós-operatória após o sucesso da fixação da retina.[28-30]

A visão pós-operatória malsucedida pode resultar de complicações não exclusivas causadas pelos seguintes fatores:

- Cirurgia de fixação subsequente
- Dano isquêmico ou infeccioso progressivo à retina
- Persistência de fluido sub-retiniano, apesar do fechamento de todas as rupturas retinianas.[31,32]

Os mais comuns desses fatores, além do dano macular causado pelo descolamento, são o edema macula cistoide (5 a 10%) e MER pós-operatória.[33,34] A formação de MER pós-operatória que se segue após a vitrectomia foi estimada a 12,8 a 34,3%; uma cirurgia secundária para a remoção de MER subsequente nesses casos variou de 4,3 a 9,4%.[19,35] A taxa maior associada à vitrectomia pode ter resultado da liberação intraocular intensificada de elementos formadores de membrana, como o EPR, durante a criação da retinotomia. Remover a membrana limitante interna (MLI) durante o tratamento de DRR primário reduz a formação de MER pós-operatória.[19,36,37] Anteriormente, no descolamento de retina secundária à vitreorretinopatia proliferativa, uma taxa de MER pós- operatória de 27,3% foi reduzida para 0% após a pelagem de MLI durante o tratamento primário de DRR.[19,38] A técnica de pelagem de MLI durante o tratamento primário de DRR pode parecer desafiadora, mas com o uso de adjuntos, como acetonida triancinolona, a troca entre fluidos por meio de uma ruptura existente ou um local de retinotomia, e instrumentação adequada, a MLI pode ser removida consistentemente na maioria dos casos (Vídeo 6.39.1). O líquido perfluorocarbono também pode ser utilizado para estabilizar a mácula para atingir uma pelagem de MLI mais segura.

BIBLIOGRAFIA

Aras C, Arici C, Akar S, et al. Peeling of internal limiting membrane during vitrectomy for complicated retinal detachment prevents epimacular membrane formation. Graefes Arch Clin Exp Ophthalmol 2009; 247:619–23.

Clark A, Morlet N, Ng JQ, et al. Whole population trends in complications of cataract surgery over 22 years in Western Australia. Ophthalmology 2011;118:1055–61.

Hassan TS, Sarrafizadeh R, Ruba AJ, et al. The effect of duration of macular detachment on results after the scleral buckle repair of primary, macula-off retinal detachments. Ophthalmology 2002;109:146–52.

Heimann H, Bartz-Schmidt KU, Bornfeld N, et al. Scleral buckling versus primary vitrectomy in rhegmatogenous retinal detachment: a prospective randomized multicenter clinical study. Ophthalmology 2007;114:2142–54.

Ho VY, Wehmeier JM, Shah GK. Wide-field infrared imaging: a descriptive review of characteristics of retinoschisis, retinal detachment, and schisis detachments. Retina 2016;36:1439–45.

Jonisch J, Sivaraman KR, Blinder KJ, et al. complications of retinal detachment surgery using scleral buckles. American Academy of Ophthalmology. Chicago: American Academy of Ophthalmology (Annual Meeting Abstracts); 2010. p. E-Abstract 534.

Katira RC, Zamani M, Berinstein DM, et al. Incidence and characteristics of macular pucker formation after primary retinal detachment repair by pars plana vitrectomy alone. Retina 2008;28:744–8.

Lobes LA Jr, Grand MG. Subretinal lesions following scleral buckling procedure. Arch Ophthalmol 1980;98:680–3.

Mitry D, Charteris DG, Fleck BW, et al. The epidemiology of rhegmatogenous retinal detachment: geographical variation and clinical associations. Br J Ophthalmol 2010;94:678–84.

Quintyn JC, Brasseur G. Subretinal fluid in primary rhegmatogenous retinal detachment: physiopathology and composition. Surv Ophthalmol 2004; 49:96–108.

Rao RC, Blinder KJ, Shah GK. Internal limiting membrane peeling for primary rhegmatogenous retinal detachment repair. Ophthalmology 2013;120:1103.e1–2.

Rosengren B, Osterlin S. Hydrodynamic events in the vitreous space accompanying eye movements. Significance for the pathogenesis of retinal detachment. Ophthalmologica 1976;173:513–24.

Wakabayashi T, Oshima Y, Fujimoto H, et al. Foveal microstructure and visual acuity after retinal detachment repair: imaging analysis by Fourier-domain optical coherence tomography. Ophthalmology 2009; 116:519–28.

Wilkinson CP. Visual results following scleral buckling for retinal detachments sparing the macula. Retina 1981;1:113–16.

Wykoff CC, Smiddy WE, Mathen T, et al. Fovea-sparing retinal detachments: time to surgery and visual outcomes. Am J Ophthalmol 2010; 150:205–10.

As referências completas estão disponíveis no **GEN-io**.

PARTE 6 RETINA E VÍTREO
SEÇÃO 7 Descolamento de Retina

Descolamentos de Retina Serosos

6.40

Benjamin J. Thomas e Thomas A. Albini

Definição: Elevação da retina causada pelo acúmulo de líquido sub-retiniano na ausência de ruptura retiniana ou de tração pré-retiniana significativa.

Características principais
- Líquido sub-retiniano que se desloca com as alterações posturais
- Ausência de componente regmatogênico ou tracional
- Ocorrência secundária à etiologia ocular local ou sistêmica.

Características associadas
- Envolvimento de ruptura na barreira hematorretina
- Ausência de roturas retinianas ou de dobras fixas na retina descolada
- Exsudato claro ou rico em lipídios no fluido sub-retiniano
- Presença de patologia ocular local ou doença sistêmica associada a descolamentos serosos.

INTRODUÇÃO

O descolamento de retina seroso, assim como o regmatogênico e tracional, representa acúmulo de líquido entre a retina e o epitélio pigmentar da retina (EPR). No entanto, em vez de resultar de uma rotura ou tração da retina, os descolamentos de retina serosos têm origem em alterações mais sutis das forças subjacentes à aposição normal da retina, EPR, membrana de Bruch e coroide.

Como qualquer ruptura pode levar ao acúmulo de líquido no espaço sub-retiniano, o diagnóstico diferencial para descolamentos de retina serosos é amplo e heterogêneo, abrangendo etiologias que vão de neoplasias coroidais a defeitos estruturais congênitos. No entanto, existem certas características que definem todos os descolamentos de retina serosos. Elas incluem acúmulo de líquido seroso (com ou sem exsudatos associados) no espaço sub-retiniano sem ruptura retiniana ou membrana tracional associadas, deslocamento característico desse fluido para uma posição dependente de alterações posturais, retina descolada com aparência suave, em forma de cúpula, sem roturas ou dobras fixas e presença de patologia sistêmica ou local associada.

FISIOPATOLOGIA

A total compreensão dos meios pelos quais os descolamentos serosos ocorrem requer um entendimento das forças necessárias para manter a retina aderida ao EPR. Consequentemente ao desenvolvimento embriológico da retina e do EPR, a adesão dessas duas camadas depende dos processos interdigitantes de suas superfícies apicais e da matriz extracelular circundante.[1] Essas forças adesivas são facilmente superadas se o movimento adequado do fluido do vítreo para as camadas externas do olho posterior for interrompido. Esse movimento parte do vítreo para o EPR, no qual a resistência proporcionada pela retina intacta ajuda a "jogá-la" para a coroide e limita a quantidade de fluido fornecido ao espaço sub-retiniano (ver Capítulo 6.1). Em seguida, o EPR, por meio de um sistema de bombas acionadas por trifosfato de adenosina, move o soluto e o fluido do espaço sub-retiniano para a coroide subjacente.[2] O refluxo do fluido é minimizado pelas junções firmes entre as células do EPR. A coroide, altamente vascular e permeável, emprega forças tanto hidrostáticas quanto osmóticas para "arrastar" o fluido para o EPR e fazê-lo sair pela drenagem venosa, efetivamente criando um vácuo para colocar a retina justaposta ao EPR. Por fim, qualquer líquido que não possa ser removido pela coroide escapa pela esclera, completando seu movimento de entrada e saída.[1]

Os descolamentos serosos ocorrem quando esse movimento de fluido pela coroide é mal direcionado ou impedido, como quando neoplasias coroidais interrompem a fluídica coroidal ou mudam a espessura da esclera, conforme pode ocorrer na nanoftalmia, diminuindo o fluxo de fluido. Além disso, qualquer ruptura do EPR, ou de seu transporte ativo, levará ao acúmulo de fluido no espaço sub-retiniano. Tomados em conjunto, esses três mecanismos – alterações no fluxo coroidal, diminuição da drenagem escleral e ruptura do EPR – servem como itens práticos para o agrupamento das várias etiologias que levam a descolamentos serosos de retina e serão tratados nessa ordem.

ALTERAÇÕES NO FLUXO COROIDAL

Coriorretinopatia central serosa idiopática

Uma das etiologias mais comuns do descolamento de retina seroso é a coriorretinopatia serosa central idiopática (CSCI), que frequentemente acomete indivíduos jovens, saudáveis, de 30 a 40 anos. Existe uma predominância masculina significativa e, do mesmo modo, uma associação com personalidades do tipo A e com pacientes que usam corticosteroides exógenos. A gravidez também aumenta o risco de CSCI (Figura 6.40.1).[3] Esses pacientes vivenciam diminuição da visão, metamorfopsia e redução da visão de cores e, embora o retorno espontâneo da visão seja comum, as disfotopsias em longo prazo são uma queixa frequente.

Na CSCI, a angiografia fluoresceínica (AF) revela defeitos na integridade do EPR, em geral como um "ponto expansível" de perda ou, classicamente, um padrão de vazamento focal do tipo "chaminé". O acúmulo posterior nas áreas de descolamento da retina também é observado. Além disso, duas outras formas de CSCI foram relatadas: uma crônica, também conhecida como *epiteliopatia pigmentar retiniana difusa*, e outra mais bolhosa, que geralmente se manifesta na retina inferior.[1]

Segue o debate sobre a CSCI ser originalmente um defeito do EPR ou da coroide. A descoberta inicial na AF é uma perda de integridade focal do EPR; no entanto, estudos mais recentes, utilizando angiografia com indocianina verde (ICGA, do inglês

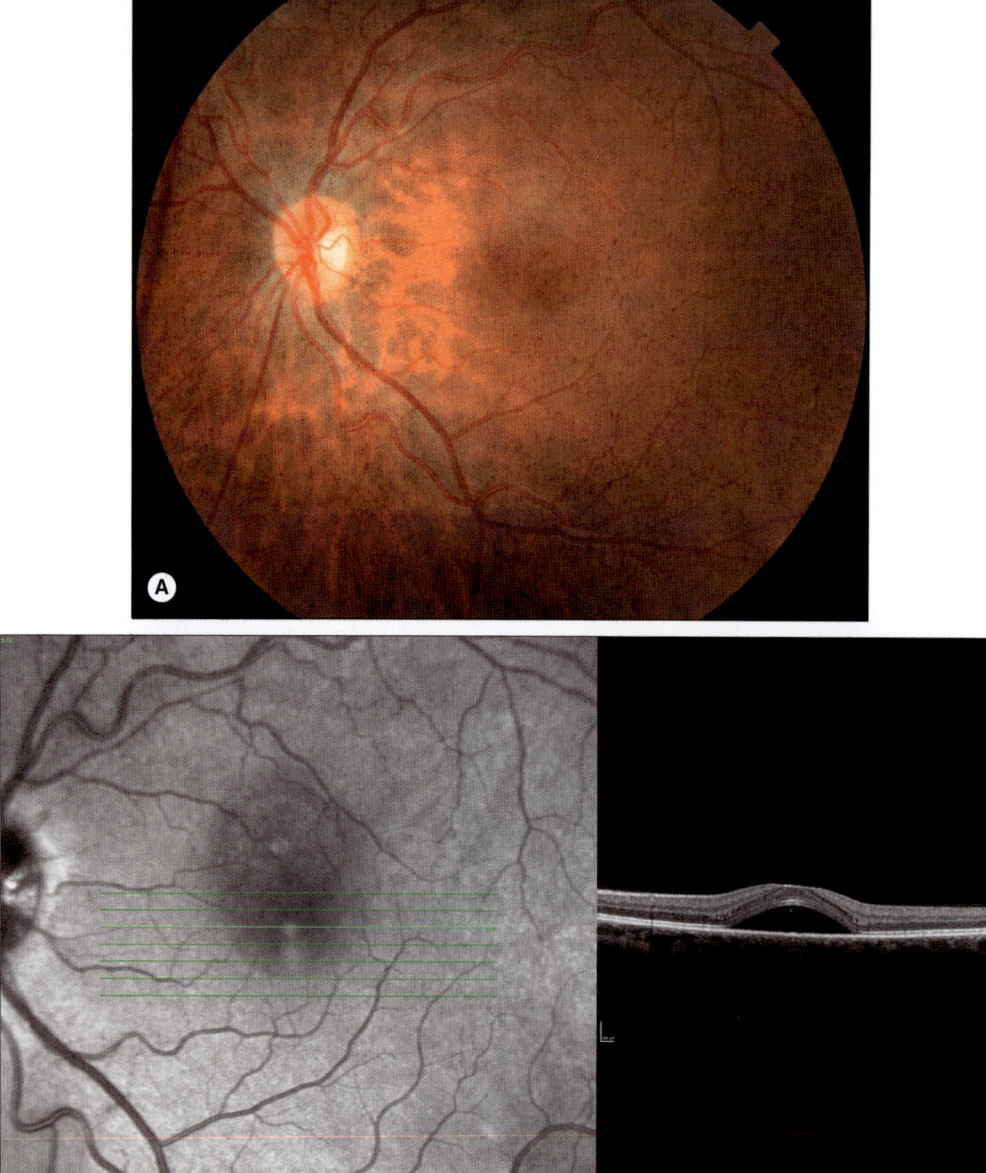

Figura 6.40.1 Mulher de 21 anos no terceiro trimestre de gestação com coriorretinopatia serosa central idiopática aguda no olho esquerdo. **A.** Retinografia colorida mostra área de descolamento neurossensorial superior à fóvea e envolvendo-a. **B.** Tomografia de coerência óptica (OCT, do inglês *optical coherence tomography*) confirma o líquido subfoveal.

indocyanine green angiography) mostraram que subjacentes a esses defeitos focais de EPR há áreas de hiperpermeabilidade da coroide, observadas nas fases intermediárias da angiografia. A observação da coroide hiperpermeável, intercalada com áreas de preenchimento tardio, levou alguns pesquisadores a proporem um mecanismo patológico de doença vascular coroidal ou trombose primárias, talvez conduzindo a defeitos focais do EPR e o subsequente descolamento da retina sobrejacente. Tal teoria implica um mecanismo trombótico que provoca a ruptura focal ou necrose do EPR, podendo representar um sistema patológico semelhante ao que produz descolamentos serosos de retina em algumas doenças, como a nefropatia da imunoglobulina A, a glomerulonefrite do tipo II e a crioglobulinemia.[2]

Tradicionalmente, o tratamento tem sido a observação, já que a maioria dos casos se resolve espontaneamente. No entanto, em casos atípicos ou recorrentes, ou nos raros casos com neovascularização coroidal associada, pode-se considerar a fotocoagulação focal a *laser* ou o antifator de crescimento endotelial vascular (anti-VEGF, do inglês *vascular endothelial growth factor*). Além disso, a terapia fotodinâmica (TFD) de fluência reduzida com verteporfina tem sido empregada, mais comumente para a forma crônica da CSCI.[3] Por fim, agentes orais que bloqueiam a aldosterona, principalmente espironolactona e eplerenona, apresentaram reduções do fluido sub-retiniano e melhora na acuidade visual.

Tumores da coroide e da retina

Melanomas e nevos coroidais, hemangiomas, lesões coroidais metastáticas e até mesmo retinoblastomas podem causar descolamentos de retina serosos. Padrões vasculares aberrantes com permeabilidade aumentada (talvez mediados pelo VEGF), ou ruptura física do fluxo líquido do vítreo para a coroide, levam à quebra no movimento normal de entrada e saída do fluido e ao subsequente descolamento seroso.[1] Além disso, o crescimento rápido de uma lesão, superando sua irrigação sanguínea, e a isquemia podem levar à lesão do EPR sobrejacente e ao descolamento de retina, podendo servir de marcador de transformação maligna, principalmente no contexto de nevos e melanomas coroidais. Entretanto, lesões benignas, como nevos e hemangiomas, também podem causar descolamentos de retina serosos, observados tanto clinicamente quanto por tomografia de coerência óptica (OCT, do inglês *optical coherence tomography*).[4]

Os hemangiomas coroidais ocorrem em duas formas: uma difusa, associada à síndrome de Sturge-Weber, descrita como tendo a aparência de *ketchup*, e outra clinicamente isolada, em geral com uma única lesão sub-retiniana bem circunscrita e comumente localizada perto do nervo óptico ou mácula. Esses tumores são bastante vascularizados, com contribuições tanto de vasos ciliares quanto coroidais, e tendem a provocar alterações no EPR sobrejacente, variando de atrofia à hipertrofia. Os descolamentos de retina serosos são uma característica comum.[5]

Os melanomas coroidais geralmente são lesões sub-retinianas em forma de abóbada que podem ser pigmentadas de modo variável, embora também sejam possíveis no "formato de cogumelo" (se o tumor violar a membrana de Bruch, que forma um "colar" entre a "haste" do sub-EPR e o "boné" sub-retiniano); a forma difusa também ocorre. Na AF, esses tumores se apresentam hiperfluorescentes, devido a suas redes vasculares dilatadas e altamente permeáveis, muitas vezes com um padrão salpicado nas bordas. Além disso, também podem apresentar um padrão de "circulação dupla" distinto, com a hiperflorescência intermediária destacando a vasculatura permeável, e ao final, o líquido extravasado dentro da substância tumoral.[6] Esses padrões de rompimentos vasculares observados nos melanomas levam a rupturas de fluidos que causam os descolamentos serosos.[1]

Esse é provavelmente o mesmo mecanismo pelo qual os descolamentos de retina serosos se originam em lesões metastáticas da coroide. Na maioria das vezes, as metástases da coroide surgem do adenocarcinoma de mama, em mulheres (Figura 6.40.2), e do adenocarcinoma de pulmão, em homens, embora em inúmeras lesões da coroide as primárias não sejam determinadas.[7] As metástases frequentemente apresentam hiperfluorescência final na AGF, em geral com concentração de contraste em descolamentos serosos sobrejacentes.[1] O tratamento tem como alvo a malignidade primária subjacente, devendo ser coordenado com um oncologista.

Retinoblastomas de crescimento acelerado, em geral com desenvolvimento exofítico, também são tumores altamente vascularizados e podem produzir grandes descolamentos serosos da retina suprajacente e circundante. Sendo a malignidade intraocular primária mais comum em crianças, os retinoblastomas frequentemente se manifestam como um tumor branco calcário com extensa calcificação. O tratamento clássico consiste em enucleação, mas avanços significativos na terapia de preservação do globo e da visão têm sido feitos com a utilização de quimioterapia localizada.[8]

Doença sistêmica com fluxo sanguíneo coroidal interrompido

Outros processos mais sistêmicos que perturbam o fluxo coroidal normal e levam a descolamentos retinianos serosos sobrejacentes incluem hipertensão maligna, coagulação intravascular disseminada, púrpura trombocitopênica trombótica, insuficiência renal e pré-eclâmpsia. Embora diferentes em fisiopatologia e apresentação, cada uma dessas condições produz um estado trombótico, oclusivo, que causa áreas focais de isquemia coroidal e retiniana.[2] Sinais de isquemia retiniana, como manchas algodonosas, são comuns a todas as doenças e podem ser observados em associação com inchaço do nervo óptico e vazamento peripapilar, bem como com EPR placoide e lesões coroidais. Essas áreas de atrofia podem determinar a formação de manchas de Elschnig e de estrias de Siegrist, associadas à hipertensão maligna e à pré-eclâmpsia. A AF revela zonas de hipoflorescência irregular, apresentando áreas focais de oclusão e de interrupção do fluxo sanguíneo coroidal, e essas lesões da coroide geralmente estão associadas a descolamentos retinianos serosos sobrejacentes. O tratamento é direcionado para a patologia de base.[1]

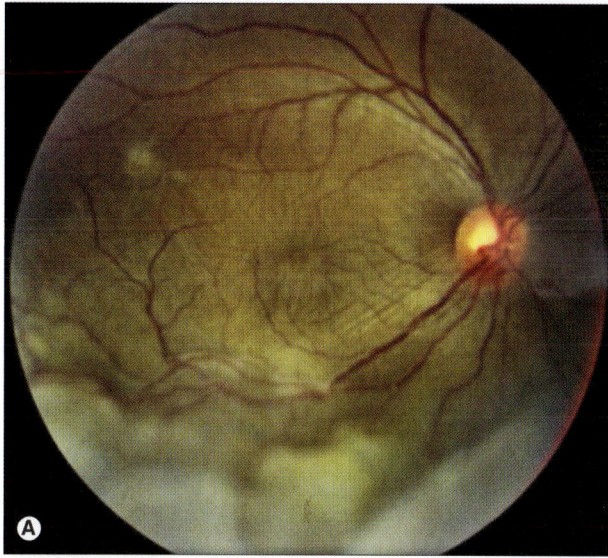

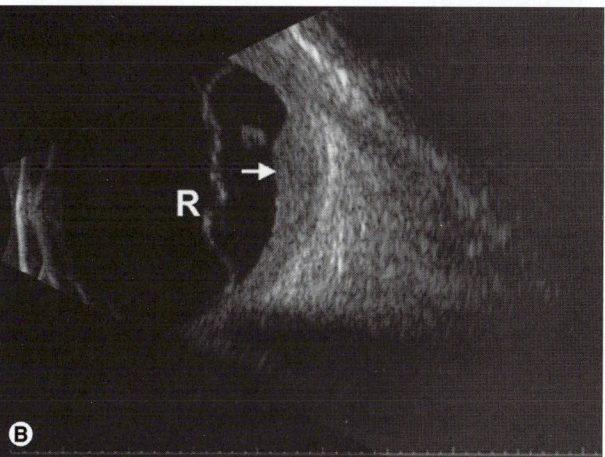

Figura 6.40.2 Mulher de 56 anos com histórico de câncer de mama apresenta descolamento de retina seroso e metástase coroidal. **A.** Retinografia colorida de olho direito mostra descolamento de retina seroso. **B.** B-*scan* longitudinal mostra extenso descolamento de retina (*R*) acima de uma metástase coroidal de forma irregular (*seta*). (Cortesia de M. Bernadete Ayres, Echography Department, Bascom Palmer Eye Institute.)

Vasculite e doença autoimune

Além das condições sistêmicas citadas, há várias síndromes vasculíticas que causam inflamação intraocular e descolamentos de retina serosos, incluindo lúpus eritematoso sistêmico (LES), granulomatose de Wegener, poliarterite nodosa, policondrite recidivante, dermatomiosite e síndrome de Goodpasture. Estão associadas a vazamento vascular e/ou oclusão aguda da coriocapilar ou arteríolas pré-capilares, resultando em necrose do EPR e descolamento de retina pelo mecanismo descrito anteriormente.[2]

O LES – doença crônica, sistêmica, imunologicamente mediada e de etiologia desconhecida –, além dos efeitos multifacetados em todo o corpo, é capaz de afetar quase todas as estruturas oculares. Uma das manifestações oculares mais comuns é uma retinopatia que consiste em manchas algodonosas, arteriolite retiniana e oclusão vascular, bem como neovascularização retiniana secundária e hemorragia do vítreo. Embora rara, a coroidopatia associada ao descolamento de retina seroso pode complicar essa retinopatia, estando geralmente ligada ao LES grave, hipertensão secundária e envolvimento renal. O diagnóstico de LES e de outras doenças inflamatórias tem melhor resultado quando feito em conjunto com um reumatologista, e o tratamento objetiva o controle sistêmico.[9]

DIMINUIÇÃO DA DRENAGEM ESCLERAL

Nanoftalmia e síndrome da efusão uveal

Dado o papel do fluxo escleral normal na remoção do excesso de líquido do interstício coroidal, qualquer desequilíbrio nessa drenagem pode resultar na interrupção da saída normal do fluxo de fluido do espaço sub-retiniano e no consequente descolamento seroso da retina. A nanoftalmia, embora rara, ilustra esse ponto. Trata-se de um distúrbio incomum do desenvolvimento ocular caracterizado por comprimento axial curto, hipermetropia alta, razão volumétrica lente-olho alta e predisposição ao fechamento do ângulo, que apresenta padrões hereditários variáveis. Em geral, os pacientes têm escleras extraordinariamente mais espessas e podem apresentar descolamentos de retina serosos na ausência de outros fatores desencadeantes.[10]

Essa associação ajudou a classificar a nanoftalmia como uma classe distinta de síndrome de efusão uveal (Figura 6.40.3), juntamente a olhos de comprimento axial normal e colágeno escleral anormal e olhos de comprimento axial normal e colágeno escleral normal. Além dos descolamentos serosos, esses pacientes exibem vasos conjuntivais dilatados, câmaras anteriores rasas, derrames ciliocoroidais e maior risco de glaucoma. Na AF, esses pacientes frequentemente apresentam um padrão difuso de "pintas de leopardo" que, notadamente, não apresenta pontos focais de drenagem; a ICGA apresenta hiperfluorescência difusa. Embora o mecanismo exato do desequilíbrio seja incerto, o movimento reduzido de fluidos pela esclera é a causa de seu acúmulo no espaço sub-retiniano, e tratamentos que melhoram a drenagem escleral – como a criação de "janelas" esclerais – cuidam com sucesso dos descolamentos.[10]

Esclerite posterior

Outros mecanismos de redução do escoamento escleral conduzem, igualmente, ao descolamento de retina seroso. Inflamação escleral posterior e edema, como observado na esclerite posterior e na celulite orbital, foram relatados com descolamentos serosos.

A esclerite posterior apresenta-se com dor retrobulbar grave, visão reduzida e inflamação do segmento posterior. A ultrassonografia é útil para o diagnóstico e revela esclera posterior com espessamento difuso.[1] O tratamento, semelhante ao de outras formas de esclerite, consiste em altas doses de corticosteroides. A celulite orbital, embora capaz de causar inflamação escleral posterior e redução da drenagem de fluidos, não é tão comumente associada a alterações retinianas posteriores e raramente exibe descolamento de retina seroso.[11] Outras etiologias infecciosas que acometem o globo posterior, como a doença de Lyme e a doença da arranhadura do gato, podem apresentar pequenos descolamentos peripapilares serosos. O tratamento consiste em antibioticoterapia adaptada ao agente infeccioso específico.

RUPTURA DO EPR E DA RETINA

Síndrome de Vogt-Koyanagi-Harada, oftalmia simpática e sarcoidose

Um grupo mais diverso de entidades patológicas – inflamatórias, infecciosas, degenerativas e vasculares – pode causar ruptura focal do EPR e da retina, sobrecarregando a drenagem natural de fluido para a coroide e causando acúmulo de líquido no espaço sub-retiniano.

A síndrome de Vogt-Koyanagi-Harada (VKH) é uma doença inflamatória encontrada mais comumente em populações asiáticas e americanas nativas, definida principalmente por inflamação intraocular (panuveíte) associada a descolamentos de retina exsudativos (Figura 6.40.4). A perda de visão é quase unânime, associada à dor de cabeça, meningismo, poliose, vitiligo e perda auditiva. O mecanismo patológico é uma resposta autoimune aos tecidos contendo melanina, o que explica a predileção pelo EPR e a coroide altamente pigmentada.[12]

Em pacientes com a síndrome de VKH, a AF revela preenchimento irregular da coroide, seguida por múltiplos pontos de hiperfluorescência e eventual concentração de contraste em áreas de descolamento exsudativo. A ICGA revela hiperpermeabilidade difusa da vasculatura coroidal, em contraste com o padrão lobular visto na AF, indicando dano inflamatório difuso presente na síndrome de VKH.[1] A ruptura do EPR, a formação de nódulos de Dalen-Fuchs no sub-EPR e a inflamação coroidal envolvendo as coriocapilares são características-chave desse dano, que leva ao acúmulo de líquido sub-retiniano e ao descolamento de retina exsudativo. A oftalmia simpática (SO, do inglês *sympathetic ophthalmia*), caracterizada por uma reação imunológica ao tecido ocular em consequência de uma lesão ocular penetrante, é mais rara, mas pode apresentar um quadro patológico semelhante.[13]

Outra condição inflamatória, a sarcoidose, também pode se apresentar associada ao descolamento de retina seroso. Trata-se de uma doença granulomatosa sistêmica de etiologia desconhecida que afeta o olho em aproximadamente 25% dos pacientes. A associação com descolamentos de EPR foi descrita em pacientes com sarcoidose, presumivelmente a partir de inflamação que levou à ruptura do EPR e ao acúmulo de líquido sub-retiniano.[14]

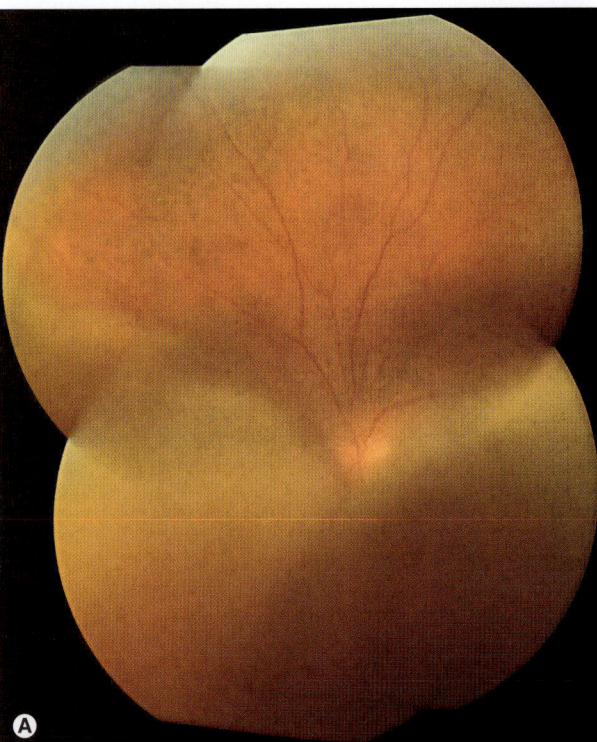

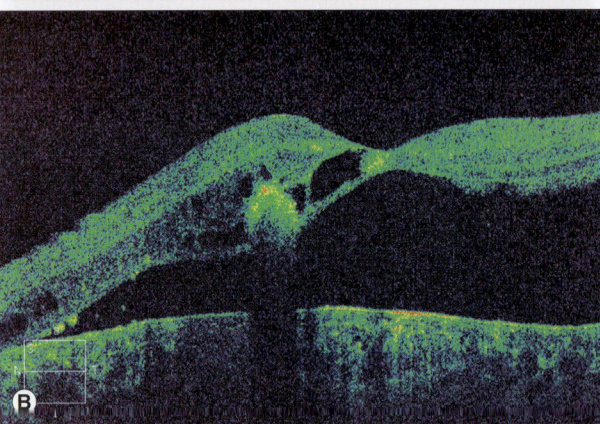

Figura 6.40.3 Homem de 60 anos com síndrome de efusão uveal crônica e hipermetropia. **A.** Retinografia colorida mostra extenso descolamento de retina seroso inferior do olho esquerdo. **B.** Tomografia de coerência óptica (OCT) do líquido sub-retiniano ao longo da mácula com cistos degenerativos crônicos e lesões hiper-reflexivas no espaço sub-retiniano e na retina externa.

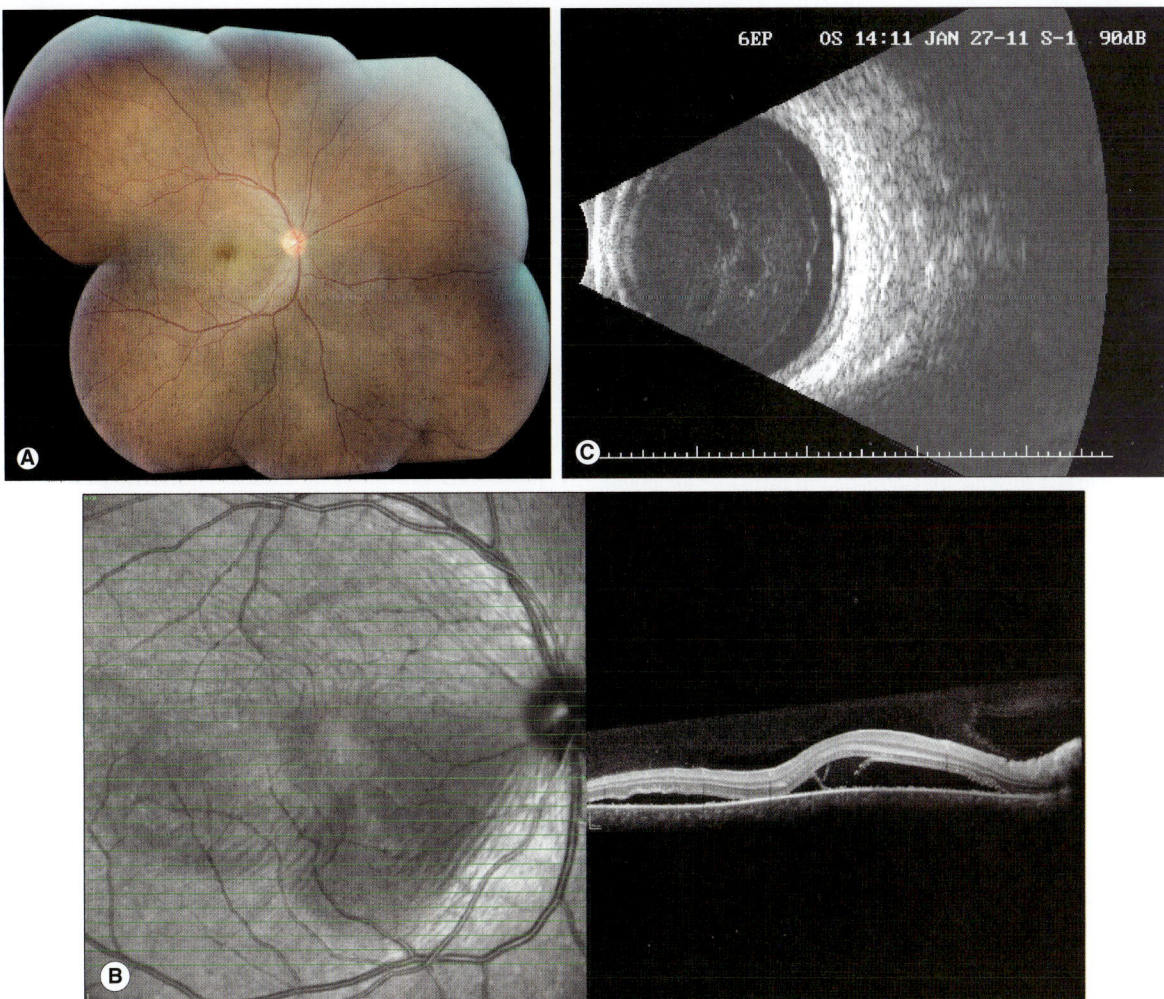

Figura 6.40.4 Homem de 45 anos com síndrome de Vogt–Koyanagi–Harada (VKH) aguda. A. Retinografia colorida de olho direito com vitrite mínima e descolamento de retina seroso superficial na mácula. **B.** Tomografia de coerência óptica (OCT) mostra estruturas fibrosas hiper-refletivas revestindo o epitélio pigmentar da retina (EPR) e uma camada fotorreceptora em áreas de descolamento neurossensorial, incluindo a formação de uma membrana fibrosa que se estende pelo espaço sub-retiniano. **C.** B-*scan* de outro paciente com síndrome de VKH mostra espessamento difuso da camada retinocoroidal, descolamento retiniano seroso superficial e descolamento vítreo posterior com resíduos inflamatórios.

Doenças infecciosas

Várias infecções podem danificar a retina, o EPR e a coroide, levando à ruptura do EPR e ao descolamento de retina seroso. A toxoplasmose, infecção por protozoários e causa mais comum de uveíte posterior, acarreta uma coriorretinopatia necrosante que leva a cicatrizes características. Quase um quarto dos pacientes com retinocoroidite por *toxoplasmose* em uma série apresentou descolamento seroso. Na maioria desses casos, eles estavam associados a áreas de dano retiniano e vascular, bem como a provável ruptura do EPR, embora alguns pacientes apresentassem áreas associadas de isquemia coroidal, sugerindo um mecanismo misto para o descolamento de retina seroso.[15] O tratamento é direcionado ao processo infeccioso de base e conduz à resolução do descolamento de retina associado. Sífilis e citomegalovírus também foram relatados em associação com descolamentos de retina serosos.[2] Além disso, doença de Lyme (causada pela *Borrelia burgdorferi*), tuberculose, histoplasmose, coccidiomicose e criptococose têm sido associadas a tais descolamentos, e a doença da arranhadura do gato (causada pela *Bartonella henselae*) e outras neurorretinites podem causar descolamentos peripapilares serosos.[16]

Doenças vasculares retinianas

Outras patologias vasculares, cada uma envolvendo vazamentos anormais de vasos retinianos ou ruptura de normais, podem causar descolamentos serosos. Anormalidades vasculares congênitas com descolamento de retina associado incluem aquelas vistas na síndrome de Coats, na vitreorretinopatia exsudativa familiar (FEVR, do inglês *familial exudative vitreoretinopathy*) e na angiomatose retiniana. A síndrome de Coats, doença rara, de herança desconhecida e com predominância masculina de 3:1, apresenta-se em idade precoce e tradicionalmente é considerada unilateral. A apresentação característica é a não perfusão capilar e as telangiectasias, com exsudação maciça de fluido e colesterol.[17] A AF mostra aneurismas do tipo "lâmpada" dos vasos congenitamente enfraquecidos, sendo arteríolas, capilares e vênulas todos afetados. O vazamento e a exsudação levam ao descolamento de retina seroso, compondo o dano vascular e desencadeando um ciclo progressivo de agravamento da situação. Em geral, o tratamento envolve fotocoagulação a *laser*, embora estudos recentes tenham avaliado o uso de terapia anti-VEGF.[1]

Anormalidades vasculares congênitas da retina, que causam fluxo patologicamente aumentado e vazamento focal, também estão presentes na FEVR e na angiomatose retiniana. Os hemangiomas capilares da retina podem ser vistos isoladamente (síndrome de von Hippel) ou associados a tumores sistêmicos, como hemangioblastomas do sistema nervoso central e carcinoma de células renais (síndrome de von Hippel-Lindau).[1] Mais uma vez, o tratamento de lesões retinianas é, geralmente, a fotocoagulação a *laser*, embora a TFD tenha sido usada com algum sucesso. Suspeita de síndrome de von Hippel-Lindau requer imagens adicionais para descartar neoplasias associadas.

O dano vascular adquirido também pode levar a descolamento de retina seroso, conforme registrado em associação com oclusões da veia retiniana, edema macular diabético, macroaneurismas retinianos e degeneração macular relacionada à idade (RMRI) exsudativa.

MISCELÂNEA

- Mielomas múltiplos/gamopatias imunes/paraproteinemias
- Pós-operatório (p. ex., reparo de descolamento de retina, facoemulsificação)
- Relacionados à medicação: interferona, ribavirina, inibidores de proteínas quinase ativadas por mitógeno, inibidores da fosfodiesterase, ipilimumabe, dabrafenibe, trametinibe, deferoxamina
- Anomalias congênitas do nervo óptico (fossas ópticas, coloboma, *morning glory*)
- Relacionadas à miopia: maculopatia em forma de abóboda, estafiloma posterior, síndrome do disco inclinado
- Proliferação melanocítica uveal difusa bilateral (BDUMP, do inglês *bilateral diffuse uveal melanocytic proliferation*).

DIAGNÓSTICO E EXAME COMPLEMENTAR

A presença de um descolamento de retina seroso é mais prontamente estabelecida por exame clínico, utilizando oftalmoscopia indireta, a menos que haja impedimento por nebulosidade do meio ocular. O exame inicial deve incluir uma avaliação cuidadosa das rupturas retinianas ou tracionamentos de membranas. A observação do deslocamento de fluido com mudanças na posição da cabeça, bem como a ausência de corrugações da retina ou tracionamentos de membranas, são indícios diagnósticos importantes. O exame ocular completo para anormalidades estruturais, manifestações inflamatórias, tumores ou doença vascular ajuda a restringir o diagnóstico, e uma revisão completa dos sistemas é fundamental.

A imagem auxiliar serve a dois propósitos: primeiro, a avaliação no contexto de um meio ocular nebuloso ou patologia retrobulbar, como na ultrassonografia B-*scan* e na tomografia computadorizada/ressonância magnética (TC/RM); segundo, a evidenciação de diversos padrões patológicos, auxiliando no diagnóstico. Além disso, exames de sangue (como nas etiologias infecciosas e autoimunes) e amostras de líquido cefalorraquidiano (como na síndrome de VKH) podem ser úteis.

Ultrassonografia diagnóstica

A ultrassonografia B-*scan*, que auxilia no exame de pacientes com meios oculares nebulosos, também pode fornecer informações diagnósticas importantes. Descolamentos de retina serosos geralmente aparecem como acúmulos de fluido sub-retiniano macios, em forma de abóbada. O deslocamento de fluidos também pode ser reconhecido pela ultrassonografia. Patologias macroestruturais associadas, como tumores coroidais ou espessamento da esclera posterior (p. ex., o sinal de "T" na esclerite posterior; Figura 6.40.5), podem ser vistas. O espessamento coroidal difuso pode ser observado tanto na síndrome de VKH quanto na SO.

Tomografia de coerência óptica

A OCT fornece imagens transversais da retina *in vivo* com resolução suficiente para distinguir camadas de células ao avaliar feixes de luz à medida que são direcionados para a retina e refletidos de volta. Assim, a OCT pode diferenciar descolamentos de retina e de EPR, distinguir descolamentos de retina e de cavidades de fissuras, determinar a presença de exsudação sub-retinal ou membranas neovasculares, identificar descontinuidades no EPR e monitorar a firmeza do líquido sub-retiniano durante o tratamento. Recentemente, a modificação dessa técnica por meio da imagem de profundidade melhorada da OCT (EDI-OCT) tem sido usada para avaliar alterações da coroide em várias doenças, como as síndromes CSCI e VKH.

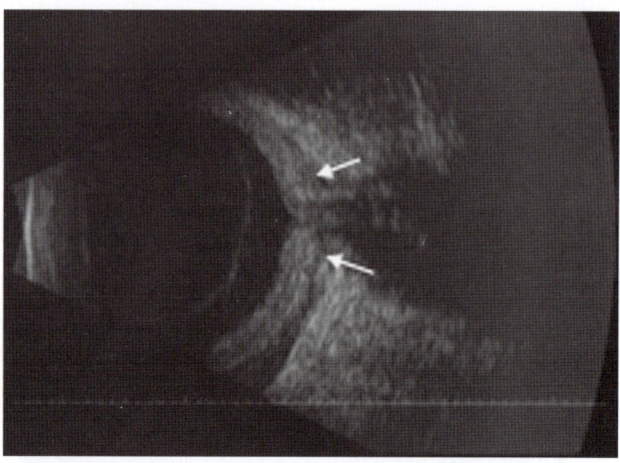

Figura 6.40.5 Mulher de 43 anos com esclerite posterior. B-*scan* transversal na região peripapilar mostra espessamento difuso da camada retinocoroidal e da esclera. A distensão edematosa do espaço sub-Tenon produz o sinal "T" (*setas*). (Cortesia de M. Bernadete Ayres, Echography Department, Bascom Palmer Eye Institute.)

Angiografia com fluoresceína e angiografia com indocianina verde

A imagem da vasculatura retiniana e coroidal utilizando fluoresceína e ICG é essencial na elucidação dos diferentes padrões de doença do segmento posterior, bem como na apresentação de evidência *in vivo* dos mecanismos patológicos possíveis, conforme observado em estudos recentes da CSCI pela ICGA, mostrando hiperpermeabilidade coroidal subjacente a áreas de descolamento seroso. Essas técnicas de imagem ajudam a distinguir várias doenças e a identificar áreas específicas de vazamento, podendo direcionar ao tratamento focal com *laser* e TFD, se necessário.

Angiografia por tomografia de coerência óptica

Ao utilizar diferenças de fluxo entre B-*scans* sequenciais, a angiografia por tomografia de coerência óptica (OCTA, do inglês *optical coherence tomography angiography*) pode gerar um quadro angiográfico rápido e não invasivo dos vasos retinianos e da vasculatura coroidal subjacente, bem como de padrões vasculares anormais, como as membranas neovasculares. Embora ainda não haja demonstrações de utilidade diagnóstica consistente, estudos preliminares utilizando a OCTA mostraram-se promissores no manejo de patologias que envolvem rupturas do fluxo sanguíneo macular (Figura 6.40.6).

Tomografia computadorizada e ressonância magnética

As modalidades de imagem mais amplas, TC e RM, também podem ser usadas para avaliar a patologia ocular posterior e retrobulbar associadas ao descolamento de retina seroso, como na celulite orbital. O uso adequado de contraste nesses estudos pode melhorar a avaliação de doença inflamatória e neoplásica.

DIAGNÓSTICO DIFERENCIAL

- Retinosquise
- Descolamento de retina tracional
- Descolamento de retina regmatogênico
- Descolamento da coroide
- Cisto retiniano ou sub-retiniano
- Tumor de coroide ou de retina.

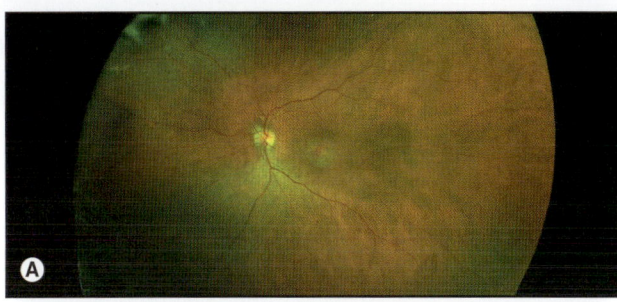
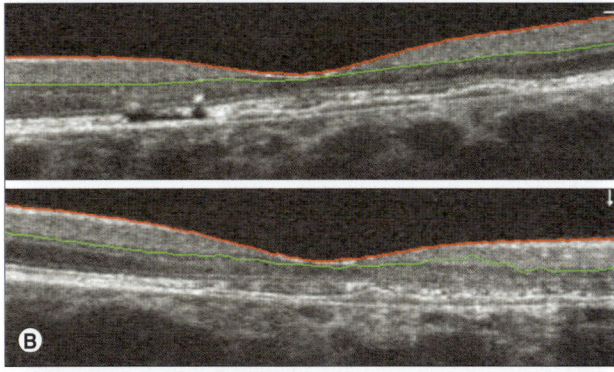
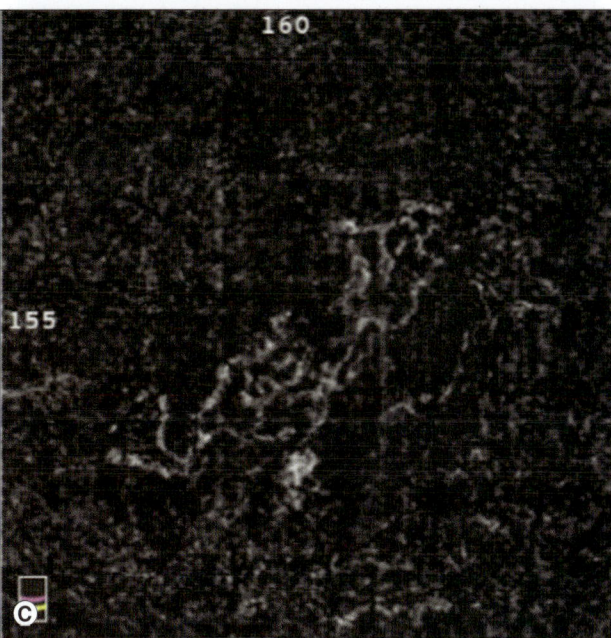

Figura 6.40.6 Homem de 67 anos com coriorretinopatia serosa central idiopática crônica e neovascularização coroidal. A. Oftalmoscopia de varredura a *laser* apresentando áreas multifocais de alterações do epitélio pigmentar da retina (EPR) e hemorragia macular central. **B.** Tomografia de coerência óptica (OCT) de domínio espectral horizontal (*superior*) e vertical (*inferior*) mostrando fluido sub-retiniano e sub-EPR. **C.** Angiografia de OCT da retina externa apresentando vasos anormais na retina externa consistente com neovascularização coroidal. (Cortesia de Caroline R, Baumal, Department of Ophthalmology, Tufts University School of Medicine.)

TRATAMENTO

Conforme mencionado anteriormente, o tratamento de descolamentos de retina serosos deve abordar a doença de base local ou sistêmica e inclui antibioticoterapia (infecções retinianas e coroidais, celulite orbital), imunossupressão sistêmica (esclerite posterior, vasculite, doença autoimune, angiite de ramo fosco idiopática), monitoramento da taxa de glicose ou pressão arterial ou quimioterapia (neoplasias coroidais, mielomas múltiplos e BDUMP). Em algumas doenças (p. ex., CSCI), a simples observação é suficiente. É fundamental a consulta oportuna com outros especialistas médicos, quando indicada, para iniciar o tratamento.

Além disso, determinados tratamentos oculares podem abordar mais patologias focais, notadamente a fotocoagulação a *laser* no tratamento de anomalias vasculares (síndrome de Coats) e tumores (hemangiomas capilares). Na CSCI que não se resolve espontaneamente, o *laser* focal pode ser aplicado em locais de vazamento do EPR que estejam suficientemente distantes da fóvea. O *laser* também pode ser aplicado em hemangiomas coroidais bem circunscritos, embora a radioterapia por feixe externo seja indicada para lesões mais difusas.

Recentemente, a TFD tem sido empregada para o tratamento de outros tipos de doença da coroide, embora a complicação da perda de visão associada ao infarto coroidal continue sendo uma preocupação grave. A melhora dos descolamentos serosos na CSCI, principalmente na forma crônica, com tratamentos de meia e mínima fluência foi evidenciada.

Dada a presença de VEGF em várias doenças da retina, incluindo DMRI exsudativa, síndrome de Coats e melanomas e hemangiomas coroidais, a terapia anti-VEGF intravítrea pode ser valiosa no tratamento dessas etiologias de descolamento de retina seroso. Os corticosteroides intravítreos e peribulbares também são utilizados no tratamento de doenças inflamatórias.

Finalmente, em certos casos de descolamento de retina seroso, justifica-se a intervenção cirúrgica. A criação de janelas esclerais na síndrome de efusão uveal serve como exemplo de intervenção cirúrgica primária. Entretanto, em casos esporádicos de doença inflamatória ou CSCI, especialmente com descolamentos bolhosos de longa data, a intervenção cirúrgica tem sido usada com algum benefício quando todas as outras opções se esgotaram.

EVOLUÇÃO E DESFECHO

Etiologias variáveis determinam resultados variados, e a evolução da doença associada ao descolamento de retina seroso varia do mais agudo ao mais crônico. Em geral, a solução do fluido sub-retinal ocorre com a observação ou o tratamento adequado da patologia de base local ou sistêmica. No entanto, quanto mais tempo durar o descolamento seroso, menor a probabilidade de que a cura total e, mais importante, a restauração da função visual, possam ser alcançadas. O envolvimento da mácula também pressagia um resultado menos satisfatório. Os desfechos visuais com descolamento seroso tendem a ser melhores do que com regmatogênicos e tracionários crônicos, e isso pode ajudar a tranquilizar os pacientes no início do tratamento indicado.

BIBLIOGRAFIA

Galor A, Davis JL, Flynn HW Jr, et al. Sympathetic ophthalmia: incidence of ocular complications and vision loss in the sympathizing eye. Am J Ophthalmol 2009;148(5):704–10.e2.
Moorthy RS, Inomata H, Rao NA. Vogt-Koyanagi-Harada syndrome. Surv Opthalmol 1995;39(4):265–92.
Nguyen QD, Uy HS, Akpek EK, et al. Choroidopathy of systemic lupus erythematosus. Lupus 2000;9(4):288–98.
Ross A, Ross AH, Mohamed Q. Review and update of central serous chorioretinopathy. Curr Opin Ophthalmol 2011;22(3):166–73.
Shields CL, Honavar SG, Shields JA, et al. Circumscribed choroidal hemangioma: clinical manifestations and factors predictive of visual outcome in 200 consecutive cases. Ophthalmology 2001;108(12):2237–48.
Shields CL, Materin MA, Shield JA. Review of optical coherence tomography for intraocular tumors. Curr Opin Ophthalmol 2005;16(3):141–54.
Shields CL, Shields JA, Gross NE, et al. Survey of 520 eyes with uveal metastases. Ophthalmology 1997;104(8):1265–76.
Spaide RF, Goldbaum M, Wong DW, et al. Serous detachment of the retina. Retina 2003;23(6):820–46, quiz 895–6.
Uyama M, Takahashi K, Kozaki J, et al. Uveal effusion syndrome: clinical features, surgical treatment, histologic examination of the sclera, and pathophysiology. Ophthalmology 2000;107(3):441–9.
Wolfensberger TJ, Tufail A. Systemic disorders associated with detachment of the neurosensory retina and retinal pigment epithelium. Curr Opin Ophthalmol 2000;11(6):455–61.

As referências completas estão disponíveis no **GEN-io**.

… PARTE 6 · SEÇÃO 7

Hemorragia de Coroide

Michael A. Kapusta, Radwan S. Ajlan e Pedro F. Lopez

6.41

Definição: Uma hemorragia no espaço supracoroidal que pode ocorrer de modo espontâneo, intraoperatória/traumaticamente, ou está associada a anomalias vasculares intraoculares.

Características principais
- Uma ou mais protuberâncias coroidais em forma de cúpula
- Movimento para frente da íris, lente e corpo vítreo
- Pressão intraocular elevada.

Características associadas
- Escurecimento intraoperatório do reflexo vermelho
- Hemorragia excessiva intraoperatória dos tecidos conjuntivos e episclerais
- Dor intensa, mesmo sob anestesia local
- Hemorragia vítrea
- Descolamento de retina regmatogênico, exsudativo ou tracional.

INTRODUÇÃO

A hemorragia coroidal é uma condição ocular grave que pode estar associada à perda permanente da função visual. Hemorragias coroidais limitadas e massivas podem ocorrer como complicações da maioria das formas de cirurgia ocular e de trauma. Apesar das modernas técnicas vitreorretinianas, a hemorragia coroidal está associada à perda visual na maioria dos casos.

EPIDEMIOLOGIA E PATOGÊNESE

A hemorragia coroidal pode ocorrer de forma limitada ou como um evento massivo. A hemorragia massiva coroidal é de volume suficiente para causar a extrusão do conteúdo intraocular ou mover as superfícies da retina para dentro ou para perto da aposição (tocante). A hemorragia massiva coroidal pode ser expulsiva ou não expulsiva, imediata (intraoperatória), ou atrasada horas a semanas pós-operatórias; pode ocorrer espontaneamente, com lesões de massa coroidal (p. ex., hemangioma coroidal), ou com trauma cirúrgico ou não iatrogênico.[1-3]

A hemorragia coroidal limitada ocorre em mais de 3% das extrações de catarata intracapsular e em 2,2% dos casos extracapsulares em que há expressão do núcleo.[1] Parece ser menos comum com técnicas de facoemulsificação por pequena incisão. A hemorragia coroidal massiva pode ocorrer em 0,2% das extrações de catarata e 0,73% dos procedimentos de filtragem do glaucoma.[2] Ela pode ocorrer ainda mais frequentemente com a ceratoplastia.[3] Procedimentos de introflexão escleral e vitrectomia via *pars plana* podem ser complicados tanto pela hemorragia coroidal limitada quanto pela massiva.

A hemorragia coroidal pode ocorrer quando um vaso frágil é exposto a eventos repentinos de compressão e descompressão. Uma cápsula posterior da lente intacta pode servir como um tamponamento contra essa descompressão intraocular intensa durante a cirurgia.[3] A injeção anestésica retrobulbar, a hemorragia retrobulbar ou a pressão excessiva no globo durante a cirurgia podem impedir o escoamento venoso do vórtice e levar ao derrame e à hemorragia coroidais.[4] A hipotonia descompressiva, criada quando o olho é penetrado, e as repetidas flutuações na dinâmica dos fluidos intraoculares podem acrescentar mais um insulto a esses vasos frágeis. O derrame supracoroidal resultante progride para esticar o espaço supracoroidal e causar mais tensão nos vasos ciliares. Alternativamente, a hipotonia crônica pode facilitar a extensão de um derrame supracoroidiano preexistente em direção às artérias ciliares anteriores. Qualquer das vias pode resultar em ruptura da parede do vaso e hemorragia supracoroidiana. Fatores de risco modificáveis identificados para hemorragia coroidal tardia pós-vitrectomia via *pars plana* incluem êmese e uso extensivo de fotocoagulação.[5]

Condições sistêmicas que podem servir como fatores de risco para hemorragia massiva coroidal incluem idade avançada, arteriosclerose, hipertensão, diabetes melito, discrasias sanguíneas e obesidade. Os fatores de risco oculares incluem cirurgia prévia, afacia, glaucoma, uveíte, alta miopia, trauma, remoção de vítreo, fotocoagulação a *laser* e esclerose coroidal. Uma fivela escleral colocada durante a vitrectomia é um fator de risco para hemorragia coroidal pós-operatória. Procedimentos de glaucoma, vitrectomia anterior e senilidade servem como fatores de risco para hemorragia apical coroidal.[6] Um histórico de hemorragia coroidal serve como um fator de risco para cirurgia em qualquer um dos olhos. Fatores de risco intraoperatórios incluem aumento da pressão intraocular, aumento do comprimento axial, procedimentos a céu aberto e manobras de Valsalva. A taquicardia intraoperatória foi identificada como um fator de risco significativo ou um sintoma precoce de hemorragia expulsiva.[7]

Os riscos de hemorragia coroidal podem ser minimizados pelo controle de fatores de risco conhecidos. Massagem pré-operatória e um balão de Honan podem ser usados nos casos em que anestésicos peribulbares ou retrobulbares são usados. Suturas de segurança temporárias intraoperatórias podem ser colocadas antes do planejamento ou conversão para uma expressão de entrega da lente.

MANIFESTAÇÕES OCULARES

Ambos os descolamentos seroso e hemorrágico coroidais geralmente diminuem a visão. O descolamento seroso coroidal pode ser assintomático, mas o descolamento coroidal hemorrágico frequentemente é doloroso – às vezes, extremamente. O exame com lâmpada de fenda revela uma câmara anterior rasa com leve reação celular e dilatação. A oftalmoscopia demonstra uma elevação suave, bolhosa, marrom-alaranjada da retina e da coroide. O descolamento coroidal que ocorre anterior ao equador geralmente se estende de forma anular ao redor do globo; enquanto o descolamento coroidal pós-equatorial é frequentemente unilobulado ou multilobulado, secundário à fixação periequatorial coroidal nas ampolas das veias dos vórtices. A visualização da *ora serrata* sem depressão escleral pode ser um sinal de descolamento coroidal pré-equatorial (Figura 6.41.1).

Olhos com descolamentos hemorrágicos coroidais limitados e massivos (tardios) geralmente têm pressão intraocular elevada, e os descolamentos não transiluminam, podem se estender até o polo posterior e são mais volumosos posteriores ao equador.

Os sintomas intraoperatórios iniciais da hemorragia massiva coroidal podem ser o início paroxístico da dor intraoperatória grave apesar da analgesia adequada. Classicamente, a dor irradia da testa para o vértice da cabeça ao longo do dermátomo V1 e é frequentemente refratária à analgesia retrobulbar adicional. Os sinais intraoperatórios de hemorragia coroidal massiva podem incluir taquicardia e movimento excessivo da íris ou prolapso. Isso geralmente é acompanhado pelo movimento para frente da lente e do corpo vítreo enquanto o globo se tensiona. Existe uma tendência crescente para a hemorragia supracoroidiana se manifestar à medida que o procedimento da catarata progride. O pico pode ocorrer durante as manobras de irrigação/aspiração.[8] O escurecimento do reflexo vermelho pode preceder ou acompanhar uma elevação coroidal que se projeta para o campo operatório. A expulsão do conteúdo intraocular pode ocorrer.

DIAGNÓSTICO E EXAME COMPLEMENTAR

O diagnóstico intraoperatório de hemorragia massiva coroidal se baseia no reconhecimento dos sinais precoces e na alteração da dinâmica ocular. Esse reconhecimento requer um alto índice de suspeita. Da mesma maneira, os diagnósticos de hemorragia coroidal massiva tardia e hemorragia coroidal limitada são feitos após cirurgia ocular recente por meio da consideração dos fatores de risco, sintomas e sinais. A medida da pressão intraocular, gonioscopia, biomicroscopia com lâmpada de fenda e exame de fundo dilatado, comparando os dois olhos, levam o examinador ao diagnóstico.

Quando os meios são opacos, a ecografia pode ajudar a estabelecer um diagnóstico acurado e pode ser empregada para diferenciar o descolamento coroidal seroso do hemorrágico.[9] Um ecograma de varredura A demonstra uma lesão com reflexividade interna média-alta e um aumento acentuado de 100%. Em baixo ganho, isso é observado como uma característica de pico duplo largo de descolamento coroidal (Figura 6.41.2). O primeiro pico pode representar a superfície da retina destacada sobrejacente ou a superfície anterior da coroide. Alternativamente, o pico duplo pode representar ambas as superfícies anterior e posterior da coroide. Nos ecogramas de varredura B, um descolamento coroidal tipicamente aparece como uma membrana lisa, espessa e em forma de cúpula na periferia que exibe pouco ou nenhum movimento após a avaliação cinética. O descolamento seroso é caracterizado por um fluido pouco reflexivo nesses espaços em forma de cúpula. A ultrassonografia pode ser uma ferramenta prognóstica útil para determinar os resultados visuais finais quando medida em correlação com a gravidade da hemorragia coroidal.[10]

O descolamento hemorrágico com coágulos sanguíneos frescos é visto ecograficamente como uma massa de alta refletividade e aparência sólida, com estrutura interna irregular e forma irregular. A ultrassonografia seriada pode demonstrar a liquefação da hemorragia; o espaço supracoroidal é preenchido com opacidades móveis pouco reflexivas que substituíram o coágulo hemorrágico.[9] A elevação serosa da retina pode acompanhar o descolamento coroidal e, muitas vezes, se resolve espontaneamente. Clinicamente, e na ultrassonografia, a resolução do descolamento da retina pode ocorrer dias a

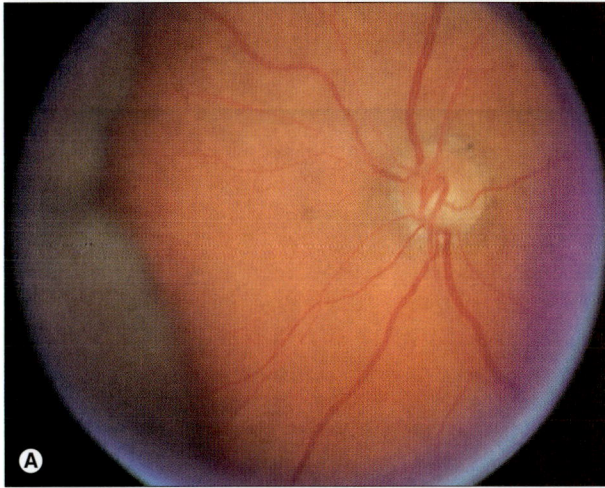
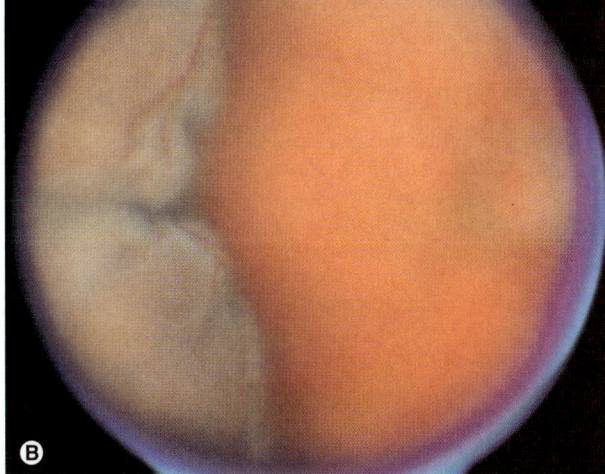
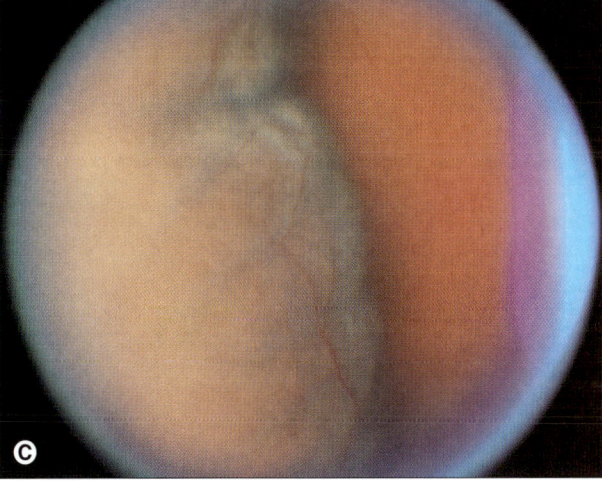

Figura 6.41.1 Descolamento coroidal hemorrágico visto oftalmoscopicamente. A. A extensão da protrusão coroidal, conforme evidenciado por uma fotografia de fundo focada no nervo óptico. **B.** Os lóbulos em forma de cúpula e cor laranja-marrom de um descolamento coroidal. **C.** Uma visão mais próxima não demonstra nenhum fluido sub-retiniano, ajudando a estabelecer que este é um descolamento coroidal e não um descolamento da retina.

semanas após a resolução da elevação coroidal. É indispensável monitorar isso e garantir que nenhuma ruptura na retina seja associada ou desenvolvida.

DIAGNÓSTICO DIFERENCIAL

O diagnóstico diferencial consiste em derrame coroidal, descolamento de retina regmatogênico, e melanoma ou tumor metastático de coroide ou corpo ciliar.

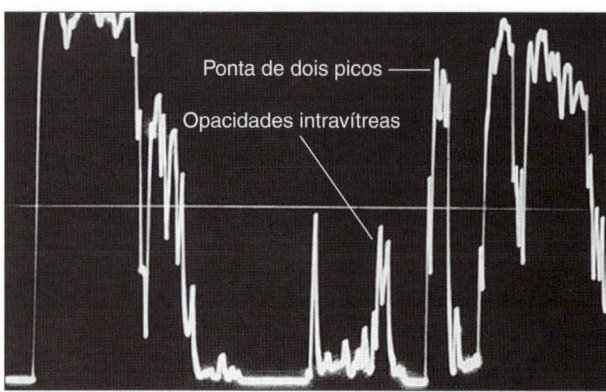

Figura 6.41.2 Ecograma de varredura A. Isto demonstra opacidades intravítreas e a característica altamente espelhada, de dois picos e de ponta larga do descolamento da coroide.

TRATAMENTO

Manejo primário

O manejo do descolamento coroidal seroso geralmente é conservador. Os descolamentos coroidais serosos no pós-operatório geralmente se resolvem por conta própria em poucos dias. Cicloplegia e corticosteroides tópicos são medidas de manejo geral. O manejo cirúrgico do descolamento coroidal seroso pode ser indicado para o relaxamento progressivo refratário ou o acompanhamento da câmara anterior. A ameaça de descompensação da córnea após o contato da lente com a córnea ou a aposição de superfícies retinianas no descolamento coroidal tocante são outros potenciais indicadores de intervenção cirúrgica.

A hemorragia coroidal limitada não expulsiva tardia geralmente tem um bom prognóstico. A hemorragia coroidal limitada geralmente se resolve espontaneamente dentro de 1 a 2 meses, sem evidência oftalmológica de dano. A conduta permanece conservadora nessa situação inclui o uso de cicloplégicos e corticosteroides tópicos. O manejo da hemorragia coroidal massiva tardia e não expulsiva, em contraste, permanece controverso. Alguns relatórios sugerem que a perda de visão irreversível pode resultar quando a intervenção não ocorre dentro de 1 semana. Os corticosteroides sistêmicos são empregados por alguns pesquisadores.[11] A drenagem cirúrgica deve ser considerada nas seguintes circunstâncias:

- Hemorragia coroidal massiva associada à dor intensa
- Pressão intraocular elevada
- Câmara anterior persistentemente plana
- Hemorragia supracoroidiana sob a mácula
- Extensão da hemorragia no espaço sub-retiniano ou na cavidade vítrea.

O encarceramento vítreo significativo na ferida cirúrgica e descolamentos coroidais tocantes, que podem levar à tração subaguda secundária ou descolamento regmatogênico após a resolução da hemorragia supracoroidiana e seu efeito clássico do tipo "fivela", também são potenciais indicações para a drenagem cirúrgica.[12]

Em 1915, Voerhoeff introduziu a esclerotomia posterior para liberar sangue supracoroidal para o manejo da hemorragia coroidal massiva. A hemorragia coroidal massiva intraoperatória é controlada pelo tamponamento do olho com pressão digital direta e fechamento rápido da ferida. O uso de viscoelásticos de alta viscosidade para controlar a profundidade da câmara anterior e a progressão da hemorragia intraocular tem sido defendido.[13] O objetivo do fechamento rápido da ferida é evitar a expulsão ou perda do conteúdo intraocular e o encarceramento do vítreo ou da retina na ferida operatória.

Manejo secundário

A hemorragia coroidal que ocorre no pós-operatório, recorre, ou atende às indicações para nova intervenção cirúrgica, deve ser tratada por um cirurgião vitreorretiniano. O manejo bem-sucedido dos olhos afetados exige que o encarceramento vítreo ou retiniano seja aliviado completamente. Os pacientes que manifestam encarceramento vítreo apresentam alto risco de desenvolver descolamento de retina. Os olhos com descolamento vítreo e retiniano concomitantes, no momento do diagnóstico, podem não ser passíveis de reparo cirúrgico ou podem estar sob alto risco de vitreorretinopatia proliferativa. A intervenção cirúrgica para drenar a hemorragia coroidal é idealmente realizada após a liquefação da hemorragia supracoroidiana, que pode ser avaliada por ecografia seriada.[9] Relatórios recentes destacam o uso bem-sucedido do ativador do plasminogênio tecidual para alcançar a lise do coágulo mais cedo.[14] A reconstrução tridimensional da varredura B é possível com a ultrassonografia moderna. Isso pode ajudar na localização dos melhores locais para drenagem cirúrgica (Figura 6.41.3).

O momento de tal intervenção pode ser alterado pela presença de descolamento de retina regmatogênico. O principal objetivo cirúrgico é separar qualquer descolamento coroidal tocante para evitar tração secundária ou descolamento de retina regmatogênico. Os objetivos cirúrgicos também devem incluir a separação de descolamentos coroidais tocantes pela metade de sua altura original.

Os estágios iniciais da drenagem cirúrgica da hemorragia coroidal massiva incluem peritomia conjuntival e isolamento dos músculos retos relevantes com suturas de rédeas. Frequentemente, todos os quatro músculos retos são isolados para permitir a exposição caso esclerotomias posteriores de drenagem sejam necessárias em múltiplos quadrantes para evacuar adequadamente a hemorragia supracoroidiana.

A infusão de fluido ou ar para pressurizar o olho e permitir uma evacuação mais completa da hemorragia supracoroidiana geralmente é um procedimento útil. A câmara anterior é inserida com uma agulha de calibre 25 ou menor, curvada posteriormente, de modo que o bisel direcione a infusão para longe do endotélio da córnea. Alternativamente, uma lâmina micro-vítreo-retinal pode ser usada se uma cânula de infusão de autorretenção ou suturada venha a ser inserida (Figura 6.41.4). Novamente, o fluxo deve ser direcionado posteriormente. Agentes viscoelásticos podem ser empregados para aprofundar a câmara anterior de forma suficiente para inserir a cânula de infusão ou substituir a necessidade de cânula de infusão, injetando-os na cavidade vítrea.[15]

Os locais de esclerotomia posterior geralmente são criados na área de maior elevação coroidal, com o paciente em posição supina (cirúrgica) para otimizar a drenagem da hemorragia. Incisões (4 a 6 mm de comprimento) são criadas com uma lâmina redonda ou afiada posterior às inserções do músculo reto, centradas no equador do globo. A exposição é melhor no quadrante inferotemporal, mas outros quadrantes podem ser incisados para alcançar a drenagem ideal, conforme julgado por inspeção e oftalmoscopia (Figura 6.41.5). Os locais de esclerotomia podem ser suturados fechados para restaurar a integridade anatômica e a estabilidade ou deixados abertos se houver necessidade de drenagem espontânea adicional. Outra abordagem é posicionar as esclerotomias na *pars plana*, facilitando seu acesso e sutura.

Uma nova técnica usando os sistemas de calibre 25 ou calibre 20 trocarte/cânula transconjuntival para drenar destacamentos coroidais serosos e hemorrágicos está ganhando popularidade, especialmente em olhos com afinamento conjuntival e cicatrizes. Ele compreende o uso de uma linha de infusão de calibre 25 ou calibre 23, ou mantenedor da câmara anterior Lewicky calibre 20 para manter a câmara anterior pressurizada (Figura 6.41.6). Em seguida, um sistema de trocater/cânula de calibre 20 ou de calibre 25 é utilizado 7,0 milímetros a partir do limbo para criar uma incisão chanfrada transconjuntival em um ou dois quadrantes em que a altura de descolamento supracoroidal mede pelo menos 7 milímetros (Figura 6.41.7) (Video 6.41.1). Após a drenagem, a cânula é removida e a conjuntiva sobre a incisão é cauterizada.[16]

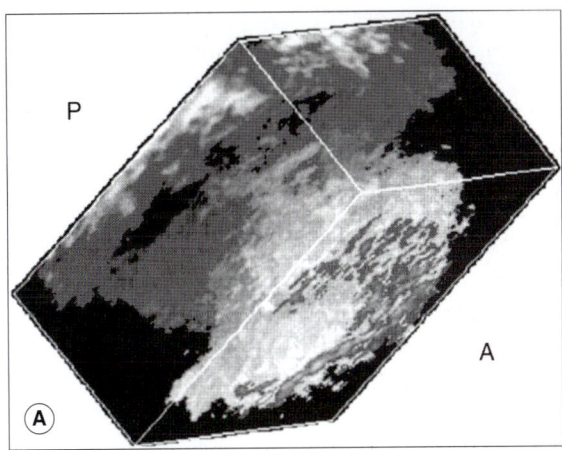

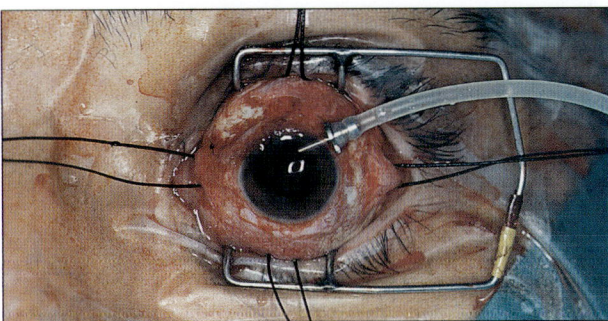

Figura 6.41.4 Uma cânula de infusão com autorretenção na câmara anterior.

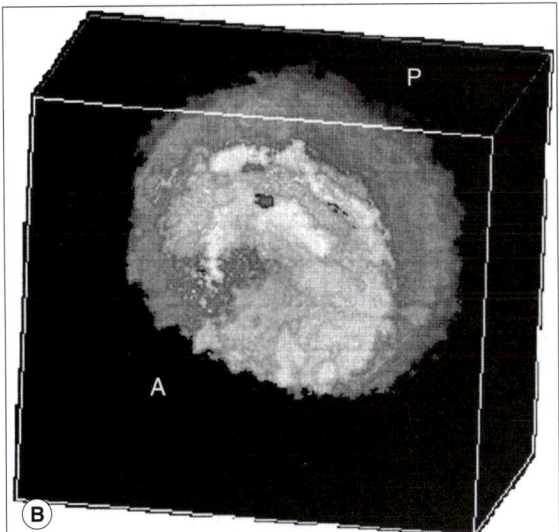

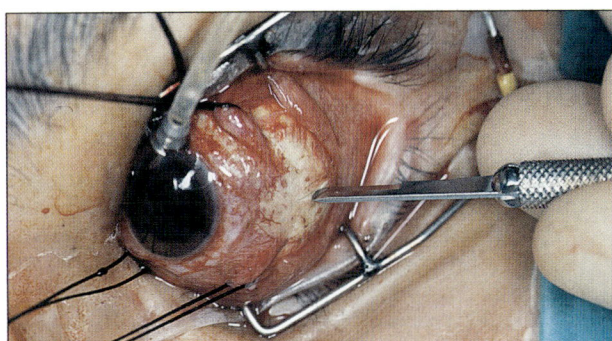

Figura 6.41.5 Criação de uma incisão de esclerotomia posterior para drenar uma hemorragia coroidal.

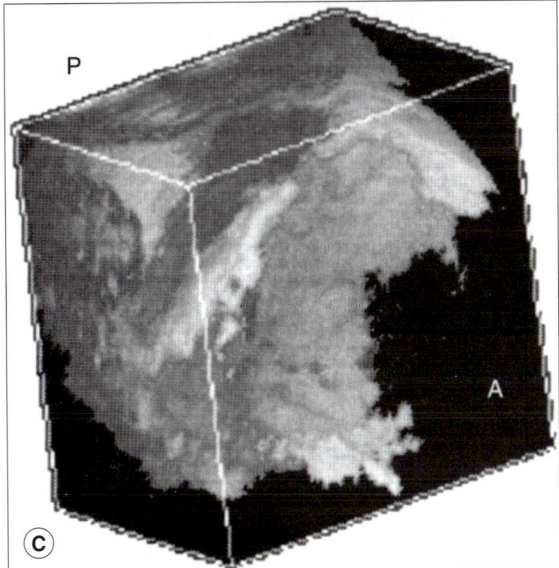

Figura 6.41.3 Uma ultrassonografia tridimensional da hemorragia coroidal. *A*, anterior; *P*, posterior.

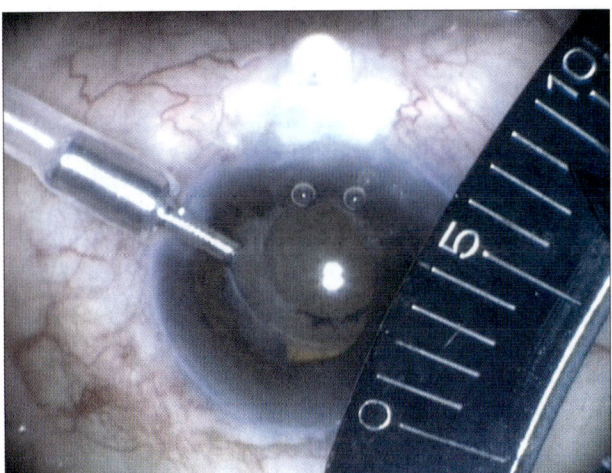

Figura 6.41.6 Mantenedor da câmara anterior Lewicky calibre 20. Observe como a *pars plana* é facilmente visível atrás da lente intraocular devido à disposição mecânica do descolamento coroidal. O calibre é ajustado para a distância entre o limbo e a altura máxima do descolamento coroidal (8 mm nesta foto).

Se o vítreo estiver encarcerado na ferida operatória original, uma sonda de vitrectomia pode ser introduzida através de uma segunda incisão no limbo e uma vitrectomia anterior realizada para minimizar a tração vitreorretiniana durante o procedimento de drenagem coroidal. Uma vez que a drenagem inicial adequada tenha sido alcançada, uma vitrectomia posterior com depressão escleral pode ser realizada para remover fragmentos de lente residual, córtex e adesão vítrea à íris. Na ausência de descolamento de retina, isso pode ser adiado para posterior intervenção cirúrgica. Para o descolamento de retina regmatogênico, uma vitrectomia posterior mais extensa em conjunto com a drenagem da hemorragia coroidal normalmente é necessária. Retinotomia periférica relaxante ou retinectomia pode ser necessária para aliviar o encarceramento da retina ou tração grave do vítreo anterior. O uso de líquidos perfluorocarbonados pode facilitar a drenagem da hemorragia supracoroidiana e facilitar a reinserção da retina.[17] A introflexão escleral ou o tamponamento intraocular em longo prazo com óleo de silicone podem minimizar as chances de descolamento retiniano recorrente nesses olhos.[11] O efeito tamponante do perfluoropropano a 100% (C3F8) mostrou ser útil na drenagem precoce da hemorragia massiva supracoroidiana.[18] Os corticosteroides sistêmicos pré-operatórios podem oferecer uma melhor taxa de reparo primário.[11]

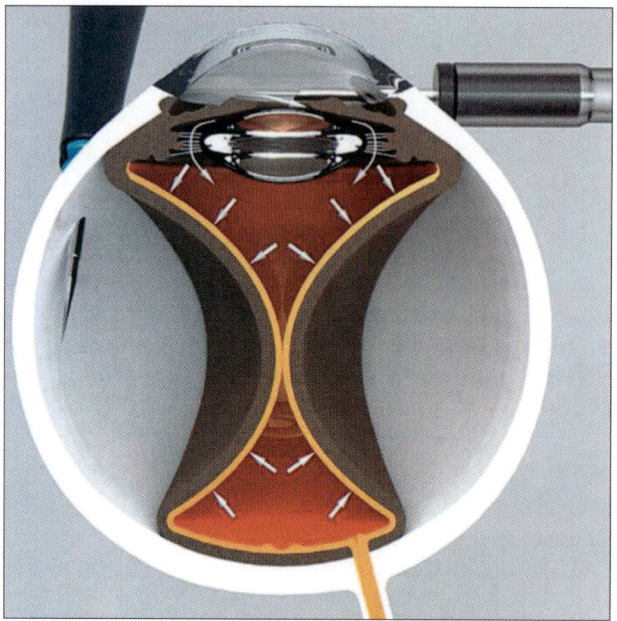

Figura 6.41.7 Técnica de drenagem de trocarte/cânula transconjuntival. Diagrama que ilustra a linha de infusão da câmara anterior de calibre 25 e o trocarte/cânula inserido a 7 mm do limbo, longe do tecido uveal. A cânula é direcionada para o equador, o que permite a drenagem completa sem entrar na cavidade vítrea.

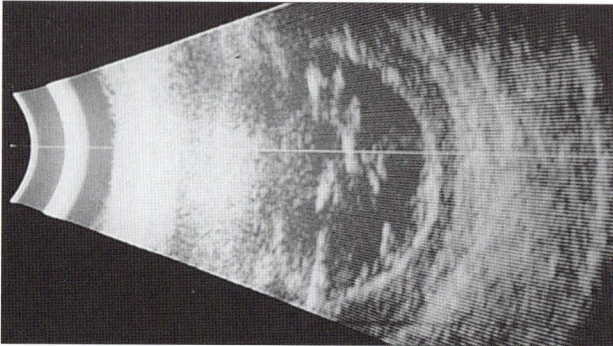

Figura 6.41.8 Varredura B transversal de um olho após a reparação de um globo partido. O descolamento coroidal hemorrágico anular, plano e difuso é típico de trauma.

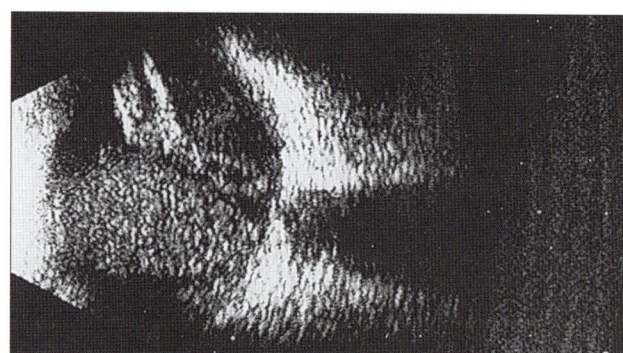

Figura 6.41.9 Um descolamento coroidal hemorrágico visto em um paciente usando Varfarina. (Cortesia de Jeffrey L. Marx, MD.)

A aposição retiniana central no descolamento de retina que segue a drenagem do fluido coroidal representa um desafio cirúrgico único. Líquidos de perfluorocarbono podem ser usados para estabilizar a retina posterior. Um endocautério de ponta cônica pode preservar a hemostasia à medida que as superfícies da retina são provocadas ou cortadas para separá-las. O nível de perfluorocarbono pode ser aumentado para fluir as superfícies agora separadas. O tratamento com endolaser e o tamponamento de gás ou óleo podem então ser usados. A redução dos fatores de risco para hemorragia coroidal deve alcançar a maior atenção no momento do implante secundário da lente.[19]

Hemorragia coroidal no trauma

A hemorragia coroidal que ocorre com trauma não iatrogênico ou ruptura do globo pode estar associada a danos estruturais intraoculares. Além da lesão contusiva, a proliferação fibrocelular com formação de membrana pode limitar a reabilitação visual do olho.[20] O manejo desses casos deve levar em consideração a alta probabilidade de descolamento de retina e vitreorretinopatia proliferativa associada. A cirurgia pode exigir evacuação de hifema. Manchas de sangue na córnea podem exigir o uso de uma ceratoprótese temporária. A hemorragia coroidal é drenada como descrito anteriormente. A introflexão escleral e o tamponamento em longo prazo com óleo de silicone podem ser necessários para impedir o reparo de um descolamento de retina regmatogênico associado. As características ecográficas da hemorragia coroidal que resultam do trauma diferem daquelas que surgem de outras causas. Em geral, as hemorragias traumáticas coroidais tendem a ser mais difusas e menos elevadas (Figura 6.41.8).[9]

Hemorragia coroidal em outras condições

A hemorragia coroidal pode ocorrer em associação com hemoglobinopatias, com o uso de anticoagulantes sistêmicos ou ativador de plasminogênio tecidual, com tosse,[21] ou espontaneamente (Figura 6.41.9). Em uma série, os pacientes desenvolveram glaucoma agudo de ângulo fechado a partir do deslocamento para a frente do diafragma da lente-íris, que resultou de destacamento hemorrágico massivo coroidal e da retina. Os pacientes afetados geralmente têm hipertensão sistêmica associada ou um distúrbio de coagulação induzido por anticoagulantes ou primário.[22] A fonte de hemorragia "espontânea" nesses pacientes é frequentemente neovascularização coroidal em uma lesão disciforme.

A síndrome de Sturge-Weber é caracterizada por um hemangioma facial plano que segue a distribuição do quinto nervo craniano. Hemangiomas coroidais e episclerais são vistos comumente. A trabeculectomia nesses casos é complicada pela rápida expansão do hemangioma, com efusão de fluido no espaço supracoroidal e sub-retiniano em 17% dos casos. Alguns cirurgiões recomendam a colocação de duas ou três esclerotomias posteriores para evitar essa expansão. O manejo definitivo inclui esclerotomia de drenagem posterior seguida de reforma da câmara anterior.[23]

A hemorragia coroidal limitada pode ser confundida com um melanoma coroidal. A angionografia e a ultrassonografia fluoresceínas podem ajudar a diferenciar essas entidades.[21,24]

EVOLUÇÃO E DESFECHO

A hemorragia coroidal limitada, não expulsiva e atrasada geralmente tem um bom prognóstico. A hemorragia coroidal na cirurgia de catarata tende a se sair melhor do que em outras formas de cirurgia ocular ou em trauma. O descolamento de retina em um olho com descolamento coroidal ou com hemorragia coroidal nos quatro quadrantes correlaciona-se com um desfecho visual ruim.[2,25] A extensão da hemorragia supracoroidiana no polo posterior tem sido associada a piores resultados visuais e anatômicos.[26] O encarceramento vítreo e, principalmente, da retina, estão associados a um pior prognóstico.[27] Olhos com descolamento aposicional coroidal, duração de aposição superior a 30 dias, histórico de uveíte, degeneração macular ou extração de catarata extracapsular estão associados a desfechos de acuidade visual insatisfatórios.[6] Na ausência de aderência à retina, no entanto, os descolamentos coroidais tocantes não podem prever um desfecho pior – a história natural dessa condição não foi delineada com precisão.

BIBLIOGRAFIA

Awan KJ. Intraocular lens implantation following expulsive choroidal hemorrhage. Am J Ophthalmol 1988;106:261–3.

Chu TG, Cano MR, Green RL, et al. Massive suprachoroidal hemorrhage with central retinal apposition. Arch Ophthalmol 1991;109:1575–81.

Davidson JA. Vitrectomy and fluid infusion in the treatment of delayed suprachoroidal hemorrhage after combined cataract and glaucoma filtering surgery. Ophthalmic Surg 1987;18:334–6.

Hoskins HD Jr, Kass MA. Developmental and childhood glaucoma. In: Becker-Shaffer's diagnosis and therapy of the glaucomas. 6th ed. St Louis: Mosby; 1989. p. 355–403.

Ingraham HJ, Donnenfeld ED, Perry HD. Massive suprachoroidal hemorrhage in penetrating keratoplasty. Am J Ophthalmol 1989;108:670–5.

Lambrou FH, Meredith TA, Kaplan HJ. Secondary surgical management of expulsive choroidal hemorrhage. Arch Ophthalmol 1987;105:1195–8.

Ling R, Cole M, James C, et al. Suprachoroidal haemorrhage complicating cataract surgery in the UK: epidemiology, clinical features, management, and outcomes. Br J Ophthalmol 2004;88:478–80.

Morgan CM, Gragoudas ES. Limited choroidal hemorrhage mistaken for a choroidal melanoma. Ophthalmology 1987;94:41–6.

Moshfeghi DM, Kim BY, Kaiser PK, et al. Appositional suprachoroidal hemorrhage: a case control study. Am J Ophthalmol 2004;138:959–63.

Murata T, Kikushima W, Imai A, et al. Tissue-type plasminogen activator-assisted drainage of suprachoroidal hemorrhage showing a kissing configuration. Jpn J Ophthalmol 2011;55(4):431–2.

Nadarajah S, Kon C, Rassam S. Early controlled drainage of massive suprachoroidal hemorrhage with the aid of an expanding gas bubble and risk factors. Retina 2012;32(3):543–8.

Pepsin SR, Katz J, Augsburger JJ, et al. Acute angle-closure glaucoma from spontaneous massive hemorrhagic retinal or choroidal detachment. Ophthalmology 1990;97:76–84.

Reynolds MG, Haimovici R, Flynn HW, et al. Suprachoroidal hemorrhage. Clinical features and results of secondary surgical management. Ophthalmology 1993;100:460–5.

Rezende FA, Kickinger MC, Li G, et al. Transconjunctival drainage of serous and hemorrhagic choroidal detachment. Retina 2012;32(2):242–9.

Wang LC, Yang CM, Yang CH, et al. Clinical characteristics and visual outcome of non-traumatic suprachoroidal haemorrhage in Taiwan. Acta Ophthalmol 2008;86(8):908–12.

As referências completas estão disponíveis no **GEN-io**.

Vitreorretinopatia Proliferativa

Sidath E. Liyanage, David G. Charteris e G. William Aylward

6.42

PARTE 6 RETINA E VÍTREO
SEÇÃO 7 Descolamento de Retina

Definição: A proliferação de membranas retinianas fibrocelulares avasculares associadas ao descolamento de retina regmatogênico.

Características principais
- Proliferação fibrosa epirretinal e sub-retiniana
- Contração de membranas
- Descolamento de retina recorrente ou persistente
- Encurtamento da retina
- Reabertura de rupturas de retina preexistentes
- Formação de novas rupturas retinianas.

Características associadas
- Hipotonia
- Opacidade vítrea
- *Flare* aquoso
- Neovascularização da íris
- Enrugamento macular.

INTRODUÇÃO

A vitreorretinopatia proliferativa (VRP) é a causa mais comum de falha definitiva após o tratamento cirúrgico do descolamento de retina regmatogênico.[1,2] Sendo uma resposta de cicatrização de feridas, a VRP é caracterizada pela formação de membranas superficiais no segmento posterior. As membranas mais comumente se formam na superfície interna da retina neural, mas também podem ser encontradas no espaço sub-retiniano, na base vítrea e no corpo ciliar. A contração dessas membranas pode causar enrugamentos maculares, novas rupturas retinianas, descolamento retiniano recorrente e hipotonia ocular.

EPIDEMIOLOGIA E PATOGÊNESE

A VRP ocorre após o reparo cirúrgico do descolamento de retina, mas pode se desenvolver em casos não tratados, particularmente aqueles que estão em estágio de longa duração ou com grandes rupturas. Também pode ocorrer após grandes descolamentos da coroide ou em olhos com grandes rupturas retinianas tratadas, mas sem descolamento anterior da retina. Ocorre em 5 a 10% dos casos de descolamento de retina regmatogênico tratados e representa a principal causa de falha cirúrgica final,[1] uma situação que permanece inalterada apesar dos avanços na tecnologia cirúrgica vitreorretiniana, incluindo a tecnologia de pequeno calibre.[3,4]

Certos tipos de descolamento de retina são mais propensos a desenvolver VRP do que outros. Por exemplo, aqueles associados com rupturas gigantes da retina (mais de 3 horas de relógio) têm alta incidência de VRP no pós-operatório. Outros fatores de risco foram identificados em vários estudos que utilizaram análise de regressão multivariada. Eles incluem o número e o tamanho das rupturas da retina, o número de operações anteriores, a presença de efusões coroidais, o uso de crioterapia, hemorragia intraocular, afacia, altos níveis de proteína vítrea e a gravidade da VRP pré-operatória.[2,3,5,6] Pacientes jovens que apresentam trauma penetrante, especialmente lesões duplas perfurantes, também têm um risco muito alto de VRP.

A patogênese da VRP é multifatorial e está resumida na Figura 6.42.1. O evento primário é a formação de uma ruptura da retina. A regulação positiva da resposta retiniana à lesão com ativação glial da retina segue e desempenha um papel central no desenvolvimento da VRP.[3,7] As células do epitélio pigmentar da retina (EPR) migram, então, através da ruptura, para dentro do espaço pré-retiniano, no qual se instalam na superfície da retina. A maior parte do tecido fibrocelular se desenvolve inferiormente, o que sugere que a gravidade influencia a distribuição das células do EPR. A proliferação de células gliais e a extensão dos processos gliais aos espaços epi e sub-retinianos seguem e uma matriz extracelular é depositada.[7] Essas células assumem as características dos miofibroblastos, pois apresentam elementos contráteis e depositam colágeno.[2] Embora as origens celulares da VRP sejam críticas, o ambiente extracelular também desempenha um papel decisivo. A inflamação e a ruptura da barreira hematorretiniana estão associadas a um maior recrutamento celular modulado por mediadores inflamatórios e à formação

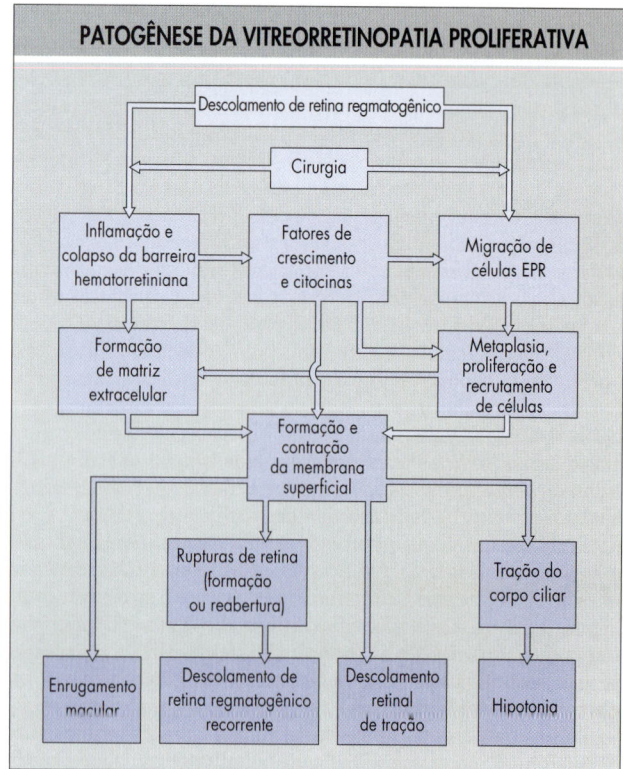

Figura 6.42.1 Patogênese da vitreorretinopatia proliferativa. O fluxograma ilustra a interação de vários fatores na patogênese da vitreorretinopatia proliferativa, desde o descolamento inicial da retina até as complicações sérias do descolamento e hipotonia recorrentes.

de extensas membranas fibrosas.[8] O colágeno é produzido e as membranas se contraem. É a contração das membranas superficiais que produz as características clínicas descritas abaixo. O ciclo de dispersão celular, inflamação, formação de membrana e contração com eventual redescolamento da retina tem uma escala de tempo típica de 4 a 6 semanas após o descolamento inicial.

MANIFESTAÇÕES OCULARES

O espectro clínico da VRP varia de acordo com a extensão e localização das membranas e a presença e posição das rupturas retinianas. A formação da membrana epirretiniana após cirurgia bem-sucedida de descolamento de retina pode ser considerada uma forma leve de VRP (Figura 6.42.2). Em sua forma mais grave, a contração da membrana produz um descolamento total em forma de funil com aderência da retina anteriormente ao corpo ciliar e até mesmo à íris, o que resulta em hipotonia e *phthisis bulbi* (quando o olho se torna encolhido e não funcional).

Os primeiros sinais de VRP incluem opacidade do vítreo marcada e aglomerados de pigmento no vítreo. O aumento da rigidez da retina descolada geralmente ocorre, o que pode ser detectado com oftalmoscopia indireta, enquanto o olho do paciente está fazendo movimentos sacádicos. Um descolamento de retina fresco sem VRP parece ondular sob essas condições, uma ondulação que é reduzida se membranas superficiais significativas estiverem presentes. As bordas das rupturas da retina podem ser roladas, como resultado da contração em apenas uma superfície, e as rupturas na retina podem aparecer esticadas abertas. As dobras em estrela representam áreas localizadas de enrugamento na retina descolada após contração focal e localizada (Figura 6.42.3).

A fibrose sub-retiniana pode acompanhar as membranas superficiais para dar uma aparência de "queijo suíço" ao espaço sub-retiniano. Algumas das folhas sub-retinianas da membrana se enrolam juntas, o que resulta em cadeias amplas e sub-retinianas.

Um "anel de guardanapo" sub-retiniano da membrana pode envolver a retina peripapilar para produzir uma configuração de funil posterior apertada e obscurecer o nervo óptico. Quantidades significativas de tração superficial produzem encurtamento retiniano, o que impossibilita o fechamento da rotura e a reinserção retiniana (Figura 6.42.4). Uma contração mais grave pode puxar a retina anterior para dentro, o que leva a uma aparência de funil anterior. Em casos graves, o fechamento da extremidade anterior do funil pode impossibilitar a

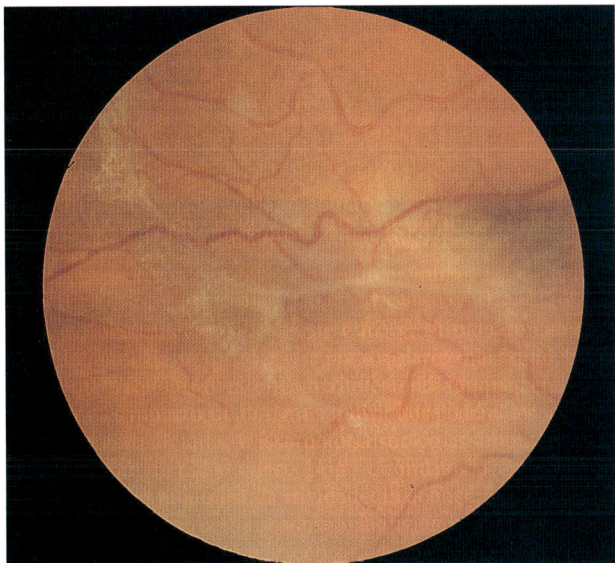

Figura 6.42.2 Enrugamento macular após cirurgia de descolamento de retina. A contração de uma membrana superficial na mácula produz sintomas de distorção e redução da acuidade visual. Tais membranas epirretinianas são idênticas histologicamente àquelas removidas de outras partes da retina na vitreorretinopatia proliferativa.

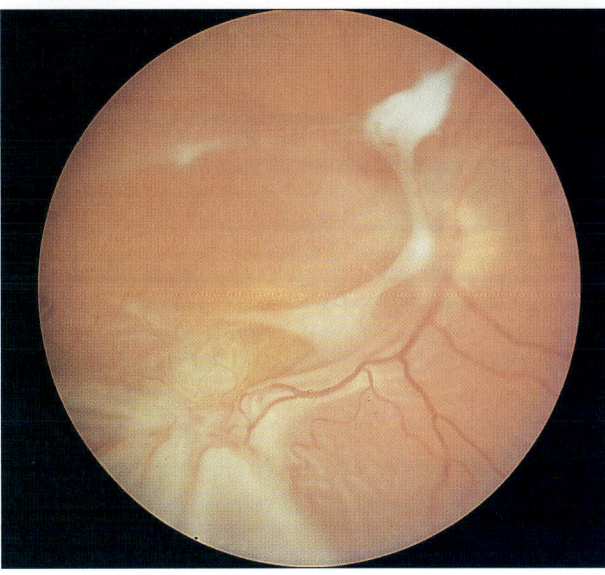

Figura 6.42.3 Dobra em estrela a partir de vitreorretinopatia proliferativa. A contração de uma membrana superficial retiniana focal resultou na formação de uma dobra em estrela. Neste caso, as membranas também podem ser vistas na superfície posterior da face hialoide parcialmente destacada.

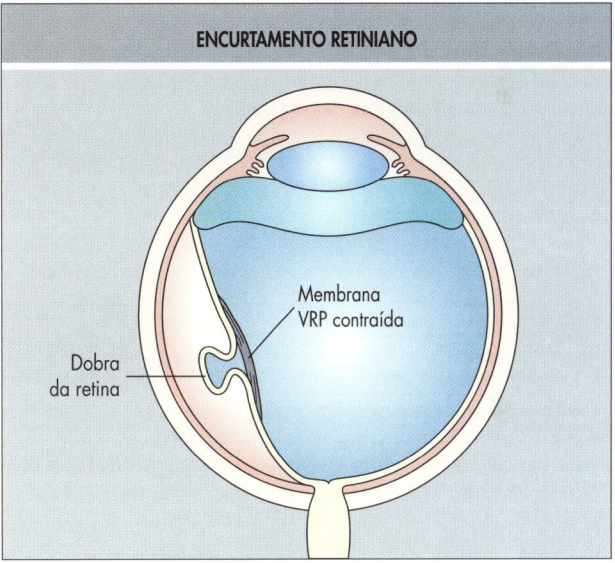

Figura 6.42.4 Encurtamento retiniano. A contração da membrana de superfície pode resultar em encurtamento da retina, o que impede o fechamento da ruptura e a reinserção retiniana.

visualização do disco óptico, mesmo se a retina posterior estiver relativamente não afetada. A contração da base vítrea leva ao encurtamento circunferencial e à contração da alça anterior. Membranas superficiais no corpo ciliar podem comprometer a produção aquosa, o que resulta em hipotonia.

As membranas superficiais podem ser difíceis de diagnosticar quando a retina está colada. O exame histopatológico da maioria dos descolamentos de retina tratados com sucesso mostra a formação de membrana superficial. Ocasionalmente, as membranas superficiais podem resultar em descolamentos de retina de tração localizada, frequentemente vistos apenas posteriormente a uma introflexão escleral. Estes descolamentos tracionais localizados tendem a ser estáveis e devem ser diferenciados dos descolamentos regmatogênicos recorrentes associados a rupturas retinianas abertas. Os descolamentos de retina tracionais têm uma superfície côncava gerada pelo bombeamento do EPR puxando contra tração, em contraste com o perfil convexo de destacamentos regmatógenos.

Caso uma nova ruptura retiniana se desenvolva de forma aguda ou uma ruptura preexistente reabra, membranas já presentes, mas inesperadas, podem resultar em contração dramática da retina recém-redecorada para dar a impressão clínica de desenvolvimento súbito de VRP grave.

Sinais de segmento anterior associados incluem dilatação e células da câmara anterior e baixa pressão intraocular. Em alguns olhos, os vasos da íris dilatados ou até mesmo a neovascularização da íris se desenvolvem.

A *Retina Society* elaborou um modelo de classificação para a VRP que tem sido usado em ensaios clínicos de tratamento.[9] O modelo inicial não distinguiu entre a VRP anterior e posterior, e melhorias na compreensão da VRP anterior levaram a uma modificação da classificação (Tabela 6.42.1).[10] A VRP anterior é caracterizada pela contração de membranas associadas à base vítrea; ela é mais comumente observada após vitrectomia e tamponamento com gás para descolamento de retina ou após trauma penetrante.[11] A tração anteroposterior pode puxar uma dobra da retina para a frente para produzir uma "depressão" com encurtamento posterior (Figura 6.42.5), que pode ser difícil de diagnosticar no pré-operatório. A contração circunferencial da base vítrea produz dobras radiais na retina, e a contração perpendicular do vítreo anterior leva a uma configuração anterior em forma de funil (Figura 6.42.6).

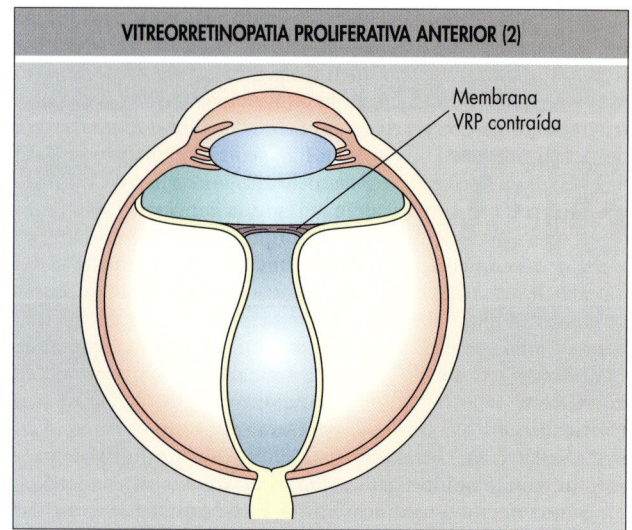

Figura 6.42.6 Vitreorretinopatia proliferativa anterior (2). A contração do vítreo anterior produz uma configuração do funil.

TABELA 6.42.1 Vitreorretinopatia proliferativa | Classificação revisada da Retina Society.

Grau A	Neblina vítrea, aglomerados de pigmento, diminuição da mobilidade da face hialoide posterior
Grau B	Rugas internas da retina, rigidez, bordas roladas das rupturas da retina
Grau C	Dobras retinianas de espessura total, extensão anterior/posterior em horas de relógio
	Tipo 1 – contração focal posterior (dobra em estrela)
	Tipo 2 – contração posterior de uso difuso
	Tipo 3 – bandas/folhas sub-retinais
	Tipo 4 – contração circunferencial (borda posterior da base vítrea)
	Tipo 5 – deslocamento anterior da base vítrea

De Machemer R, Aaberg TM, MacKenzie Freeman H et al. An updated classification of retinal detachment with proliferative vitreoretinopathy. Am J Ophthalmol 1991;112:159-65.

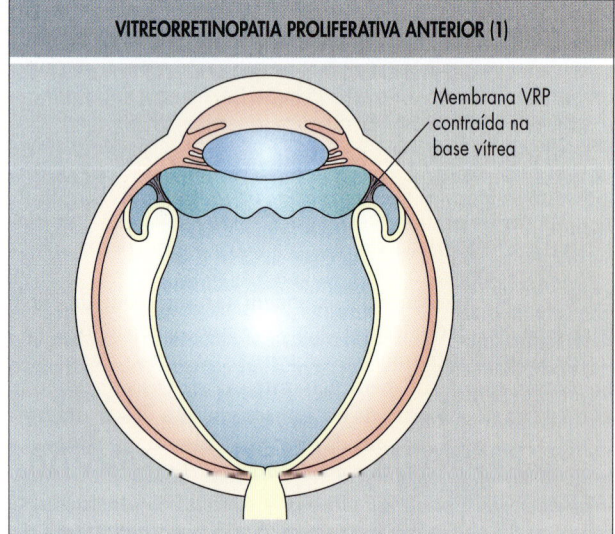

Figura 6.42.5 Vitreorretinopatia proliferativa anterior (1). A contração fibrosa em uma direção anteroposterior na região da base vítrea puxa uma alça de retina para produzir encurtamento retiniano. A tração coexistente no corpo ciliar produz hipotonia.

DIAGNÓSTICO

Nos olhos com meios claros, o diagnóstico de VRP é direto. Um histórico de cirurgia de descolamento de retina e as características clínicas descritas anteriormente geralmente não apresentam um problema de diagnóstico. Nos olhos com meios opacos, a ultrassonografia de varredura B é necessária para revelar a retina endurecida e destacada e as membranas associadas.

DIAGNÓSTICO DIFERENCIAL

O diagnóstico diferencial da VRP é dado no Boxe 6.42.1.

ASSOCIAÇÕES SISTÊMICAS

Embora não existam associações sistêmicas específicas, os pacientes que apresentam a síndrome de Stickler têm um risco aumentado de descolamento da retina devido a grandes e/ou múltiplas rupturas retinianas que tornam provável a VRP subsequente.

PATOLOGIA

Existe um grande corpo de informações patológicas que confirmam o papel da ativação glial, células do EPR, inflamação, ruptura da barreira hemato-ocular, macrófagos, fatores de crescimento, citocinas, proteínas de cascata de coagulação, moléculas de adesão e matrizes extracelulares no desenvolvimento da VRP. Nos espécimes histológicos, as células do EPR estão uniformemente presentes, e as evidências mostram que elas podem sofrer alteração metaplásica em macrófagos ou fibroblastos.[12] As células gliais são um componente importante das membranas de VRP e podem surgir dos astrócitos da retina[13] ou de células de Müller que estendem processos a membranas epi e sub-retinianas.[3,7] Os linfócitos foram identificados em

BOXE 6.42.1 Diagnóstico diferencial da vitreorretinopatia proliferativa.

- Retinopatia diabética proliferativa com descolamento de retina de tração
- Descolamento crônico de retina com edema de retina e/ou formação de cisto
- Descolamentos coroidais graves
- Síndrome de tração vitreomacular grave com descolamento de retina de tração
- Hipotonia ocular grave

membranas de VRP excisadas,[14] e as células inflamatórias podem desempenhar um papel na mediação da resposta proliferativa.

O comportamento da célula do EPR pode ser estimulado por vários fatores de crescimento diferentes que são conhecidos por contribuir para o processo de cicatrização da ferida em geral. Por exemplo, o fator de crescimento derivado de plaquetas estimula a quimiotaxia,[15] e o fator de crescimento de fibroblastos e o fator de crescimento semelhante à insulina do tipo 1 estimulam a proliferação de células do EPR.[16] Níveis elevados de bFGF, interleucina-1 e interleucina-6 foram detectados no vítreo de pacientes com VRP.[17,18] Em contraste, o fator de transformação de crescimento beta (TGF-β) tem um efeito inibitório na proliferação celular na cultura de tecidos.[19] Estudos de associação genética replicados sugeriram a contribuição dos genes SMAD7 (um mediador da via TGF-β) e TNF (uma citocina inflamatória) para o processo de VRP.[20]

A matriz extracelular associada à VRP consiste em vários tipos de colágeno, particularmente os tipos I e III. Outros componentes incluem fibronectina e as proteínas da lâmina basal, sulfato de heparano, laminina e colágeno do tipo IV.[21] A modelagem da matriz extracelular por metaloproteinases de matriz pode desempenhar um papel na patogênese da VRP.[22]

O mecanismo de contração da membrana permanece pouco compreendido. Alguns dos tipos celulares encontrados nas membranas são capazes de contração, incluindo fibroblastos e células do EPR.[23] Miofilamentos citoplasmáticos têm sido observados em algumas células fibroblásticas, mas a simples motilidade das células por meio de uma matriz de colágeno pode ser suficiente para produzir encurtamento.

A retina, pelo menos nos estágios iniciais da VRP, permanece relativamente bem preservada, sugerindo o potencial de recuperação funcional.[7,24] A apoptose de fotorreceptores foi, no entanto, demonstrada[24] juntamente de mudanças de remodelação na retina neural,[7] que pode ter um efeito negativo na recuperação visual. As membranas epirretinianas na VRP anterior têm anexos gliais focais à retina subjacente, o que pode dificultar ou impossibilitar a separação cirúrgica desses tecidos.[7,24]

TRATAMENTO

Na ausência de novas rupturas retinianas, a VRP não requer tratamento a menos que a mácula esteja envolvida. O enrugamento macular após cirurgia de descolamento da retina de outra forma bem-sucedida pode ser responsável pela redução da acuidade visual e distorção. Tais casos geralmente se beneficiam da descamação da membrana.

No descolamento de retina regmatogênico, a escolha do tratamento é baseada na gravidade e localização da VRP e na localização da ruptura ou rupturas da retina. A introflexão escleral sozinha pode ser bem-sucedida se as membranas superficiais não impedirem o fechamento da ruptura. Por exemplo, a presença de dobras em estrela inferior não impede o fechamento com sucesso de uma única ruptura da retina superior por meio de uma introflexão escleral. No entanto, pode ser difícil julgar a extensão do encurtamento da retina e, portanto, a influência de uma dobra em estrela em uma ruptura remota. Se as membranas superficiais ocorrerem em estreita associação com rupturas da retina, microcirurgia intraocular fechada com descamação da membrana é necessária para permitir o fechamento da ruptura, embora ocasionalmente uma introflexão inferior substancial possa ser usada com sucesso para fechar rupturas associadas a um grau moderado de contração da superfície[25] (Figura 6.42.7).

Com uma abordagem interna, uma vitrectomia *pars plana* completa é seguida de descamação das membranas superficiais utilizando a combinação de uma palheta retiniana e microfórceps[26] ou raspadores de membrana curvos (Figura 6.42.8). A facilidade com que as membranas podem ser removidas varia, e isso pode estar relacionado a pontes gliais de membrana-retina,[24] mas é importante aliviar a tração associada a pausas se a cirurgia for bem-sucedida. Líquidos de perfluorcarbono podem auxiliar o processo, pois destacam as membranas e atuam como uma "terceira mão" para auxiliar na remoção da membrana.[27]

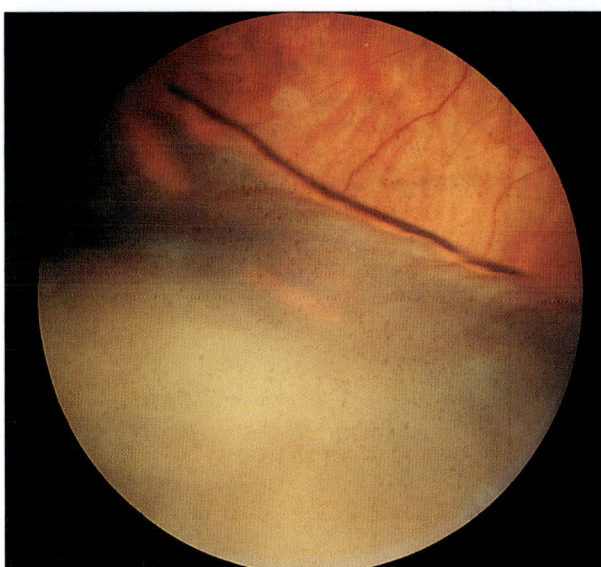

Figura 6.42.7 Introflexão escleral na vitreorretinopatia proliferativa. A grande introflexão inferior vista aqui foi utilizada para bloquear rupturas inferiores associadas à vitreorretinopatia proliferativa. Recorrentes membranas de vitreorretinopatia proliferativa podem ser vistas na superfície da introflexão, mas a retina permanece anexada posteriormente. Observe a linha escura na borda da introflexão, um efeito óptico do preenchimento de óleo de silicone.

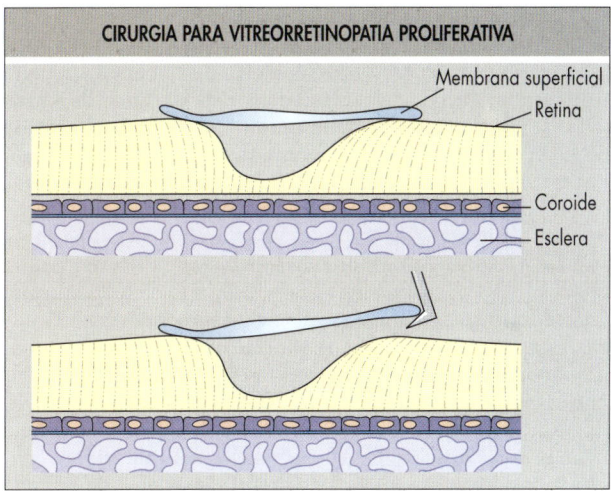

Figura 6.42.8 Cirurgia para vitreorretinopatia proliferativa. Uma pinça de *pick* é usada para elevar as membranas superficiais antes da remoção com uma pinça.

Se tamponamento intravítreo em longo prazo com óleo de silicone for usado, as membranas podem ser mais visíveis após a injeção de óleo e, portanto, são descascadas nesse estágio. Se ainda não estiver presente, uma introflexão escleral circunferencial é, em geral, aplicada para suportar a base vítrea, que tipicamente é encurtada circunferencialmente. Ocasionalmente, o descolamento das membranas posteriores é insuficiente para aliviar o encurtamento retiniano. Em tais casos, uma dissecção adicional da base vítrea pode ser bem-sucedida. Alternativamente, uma retinectomia relaxante pode ser realizada (Figura 6.42.9).[28,29]

Raramente, membranas sub-retinianas podem estar presentes, geralmente em uma configuração de banda. Estes podem aumentar a retina, embora na maioria dos casos o simples fechamento da ruptura resulte em uma completa reinserção. Se necessário, as bandas podem ser divididas por meio de uma pequena retinotomia ou tiradas com a mão, uma vez que tendem a ser apenas frouxamente aderentes à retina sobrejacente.

Após a remoção da membrana, a retina é reinserida por meio de drenagem interna do fluido sub-retiniano, geralmente

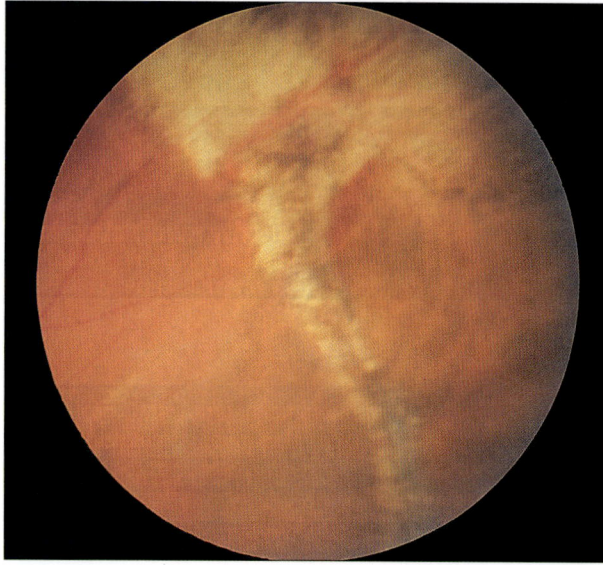

Figura 6.42.9 Um caso grave de vitreorretinopatia proliferativa anterior tratada com uma retinectomia relaxante de 270°. A linha de retinopexia a *laser* na borda da retinectomia pode ser vista como associada a uma área de adesão coriorretiniana da crioterapia.

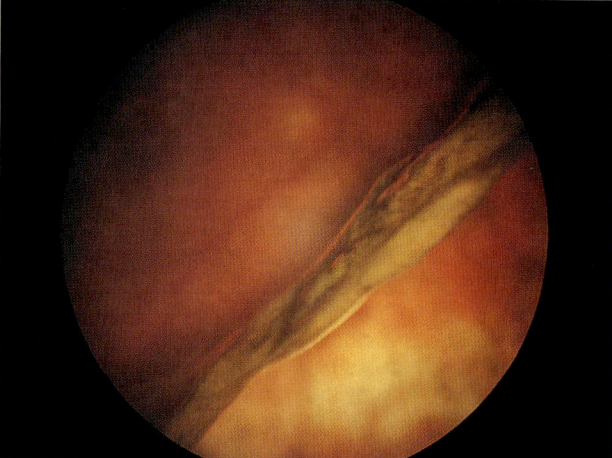

Figura 6.42.10 Reproliferação e retinectomia com falha para vitreorretinopatia proliferativa. Reproliferação de membranas ao longo da borda de uma retinectomia relaxante resultou em elevação da borda posterior.

acompanhada de troca de fluído-ar. A retinopexia com crioterapia ou fotocoagulação a *laser* é aplicada a todas as rupturas. A retinopexia a *laser* é frequentemente preferida devido ao risco teoricamente aumentado de mais VRP associada ao uso de crioterapia.

Um gás de ação prolongada ou óleo de silicone é injetado para tamponamento; a escolha do agente depende de vários fatores. O Estudo de Silicone examinou o efeito da escolha do tamponamento retiniano em longo prazo no resultado cirúrgico final em casos de VRP. O estudo indicou que ambos os perfluoropropano (C_3F_8), gás e óleo de silicone foram de um benefício semelhante em VRP, e ambos são superiores ao SF_6.[30,31] Na VRP anterior, o uso de óleo de silicone produz um resultado visual melhor que o C_3F_8.[32] O óleo de silicone apresenta certas vantagens intra e pós-operatórias sobre o gás, que incluem melhor visualização para a retinopexia, menor necessidade de posicionamento e melhor visão no pós-operatório imediato.

Avanços recentes incluem a utilização de óleos de silicone mais pesados que a água para gerenciar VRP inferiores. Um estudo randomizado controlado comparando óleo de silicone pesado com óleo de silicone leve em olhos com VRP não mostrou diferenças significantes em sucesso anatômico ou acuidade visual final.[33] Uma revisão sistemática dos agentes tamponantes anteriores não destacou quaisquer diferenças nos resultados, sugerindo uma abordagem individualizada do paciente para a escolha do tamponamento.[34]

Apesar do tratamento bem-sucedido, a VRP pode recorrer, o que resulta na formação de novas rupturas ou na reabertura das rupturas tratadas (Figura 6.42.10). A tendência da VRP a recorrer gerou muito interesse no uso de agentes farmacológicos para terapia adjuvante à cirurgia. A Figura 6.42.1 mostra que muitos alvos farmacológicos potenciais existem para tal terapia.

Tentativas de modular o componente inflamatório da patogênese da VRP não tiveram sucesso.[35] Ensaios clínicos randomizados investigando triancinolona intravítrea intraoperatória[36] e implantes intraoperatórios de liberação lenta de dexametasona[37] não conseguiram melhorar os resultados anatômicos nos casos com VRP estabelecida, enquanto o uso de prednisolona oral no pós-operatório[38] não influenciou o desenvolvimento da VRP.

Uma metanálise da combinação de adjuvante 5-fluoruracila (um antimetabólito) e heparina de baixo peso molecular como adjuvante no tratamento da VRP evidencia resultados inconsistentes,[39] reduzindo a incidência de VRP em casos de alto risco submetidos à vitrectomia,[40] mas falhando em melhorar o resultado em casos com VRP estabelecida[41] ou na prevenção do desenvolvimento de VRP em casos não selecionados.[42]

O uso perioperatório de daunomicina, outro antimetabólito, resultou em um efeito benéfico fraco em alcançar o sucesso anatômico em um grande estudo controlado randomizado.[43] Um ensaio clínico randomizado menor investigando a isotretinoína oral na VRP estabelecida mostrou melhora estatisticamente significativa nas taxas de recolocação.[44]

EVOLUÇÃO E DESFECHO

Não tratada, a VRP inevitavelmente leva à perda grave da visão, hipotonia e, às vezes, a *phthisis bulbi*. As taxas de sucesso do tratamento cirúrgico variam e dependem da gravidade da VRP e das técnicas cirúrgicas empregadas.[45,46] Antes da introdução da microcirurgia intraocular fechada, as taxas de sucesso eram ruins. Com técnicas modernas, o sucesso anatômico está sendo alcançado em um número crescente de casos. As séries mais recentes relatam taxas de sucesso anatômico de cirurgia única de aproximadamente 80% nos casos com VRP C.[4,29]

Apesar dos resultados anatômicos aprimorados, os resultados visuais são frequentemente decepcionantes.[3,47] Quando os pacientes têm um olho normal, a visão funcional no olho operado pode não ser útil, e é considerada uma "reserva".[48] É notável que a patologia com risco de visão foi demonstrada em mais de 50% dos olhos normais em casos de VRP,[49] e esta é uma consideração importante ao decidir operar em casos de VRP.

A perda visual na VRP é uma combinação de degeneração e apoptose de fotorreceptores, remodelação neural e patologia epi e sub-retiniana.[50] A gliose sub-retiniana previne a regeneração de fotorreceptores.[50] Clinicamente, observou-se que dois terços dos casos de VRP com má recuperação visual têm edema macular cistoide,[51] e o tratamento disso com corticosteroides tópicos e medicamentos anti-inflamatórios ou injeções de corticosteroides potencialmente intraoculares pode ser útil para melhorar os resultados visuais.

BIBLIOGRAFIA

Ahmadieh H, Feghhi M, Tabatabaei H, et al. Triamcinolone acetonide in silicone-filled eyes as adjunctive treatment for proliferative vitreoretinopathy: a randomized clinical trial. Ophthalmology 2008;115:1938–43.

Banerjee PJ, Quartilho A, Bunce C, et al. Slow-release dexamethasone in proliferative vitreoretinopathy: a prospective, randomized controlled clinical trial. Ophthalmology 2017;124:757–67.

Chang Y-C, Hu D-N, Wu W-C. Effect of oral 13-cis-retinoic acid treatment on postoperative clinical outcome of eyes with proliferative vitreoretinopathy. Am J Ophthalmol 2008;146:440–6.

Charteris DG, Aylward GW, Wong D, et al. A randomized controlled trial of combined 5-fluorouracil and low-molecular-weight heparin in management of established proliferative vitreoretinopathy. Ophthalmology 2004;111:2240–5.

Charteris DG, Downie J, Aylward GW, et al. Intraretinal and periretinal pathology in anterior proliferative vitreoretinopathy. Graefes Arch Clin Exp Ophthalmol 2007;245:93–100.

Charteris DG, Sethi CS, Lewis GP, et al. Proliferative vitreoretinopathy-developments in adjunctive treatment and retinal pathology. Eye 2002;16:369–74.

Joussen AM, Rizzo S, Kirchhof B, et al. Heavy silicone oil versus standard silicone oil in as vitreous tamponade in inferior PVR (HSO Study): interim analysis. Acta Ophthalmol 2011;89:e483–9.

Sadaka A. Giuliari GP. Proliferative vitreorctinopathy: current and emerging treatments. Clin Ophthalmol 2012;6:1325–33.

Schwartz SG, Flynn HW, Lee W-H, et al. Tamponade in surgery for retinal detachment associated with proliferative vitreoretinopathy. Cochrane Database Syst Rev 2014;(2):CD006126.

Shi H, Guo T, Liu P-C, et al. Steroids as an adjunct for reducing the incidence of proliferative vitreoretinopathy after rhegmatogenous retinal detachment surgery: a systematic review and meta-analysis. Drug Des Devel Ther 2015;9:1393–400.

The Silicone Study Group. Vitrectomy with silicone oil or perfluoropropane gas in eyes with severe proliferative vitreoretinopathy: results of a randomized clinical trial. Silicone Study Report 2. Arch Ophthalmol 1992;110:780–92.

The Silicone Study Group. Vitrectomy with silicone oil or sulfur hexafluoride gas in eyes with severe proliferative vitreoretinopathy: results of a randomized clinical trial. Silicone Study Report 1. Arch Ophthalmol 1992;110:770–9.

Sundaram V, Barsam A, Virgili G. Intravitreal low molecular weight heparin and 5-Fluorouracil for the prevention of proliferative vitreoretinopathy following retinal reattachment surgery. Cochrane Database Syst Rev 2013;(1):CD006421.

Wickham L, Bunce C, Wong D, et al. Randomized controlled trial of combined 5-Fluorouracil and low-molecular-weight heparin in the management of unselected rhegmatogenous retinal detachments undergoing primary vitrectomy. Ophthalmology 2007;114:698–704.

Wiedemann P, Hilgers RD, Bauer P, et al. Adjunctive daunorubicin in the treatment of proliferative vitreoretinopathy: results of a multicenter clinical trial. Daunomycin Study Group. Am J Ophthalmol 1998;126:550–9.

As referências completas estão disponíveis no **GEN-io**.

PARTE 6 RETINA E VÍTREO
SEÇÃO 8 Trauma

Trauma Ocular do Segmento Posterior

6.43

Gregory D. Lee, John W. Kitchens e Patrick E. Rubsamen

Definição: Trauma físico penetrante e/ou não penetrante no globo, resultando em danos ao segmento posterior.

Características principais
- Lesão contusa com ou sem ruptura do globo ocular
- Lesão penetrante com ou sem corpo estranho (LPCSCE).

Características associadas
- Hemorragia
- *Commotio retinae*
- Ruptura coroide
- Buraco macular traumático
- Coriorretinite esclopetária
- Descolamento de retina
- Vitreorretinopatia proliferativa (VRP)
- Endoftalmite
- Oftalmia simpática (OS)

INTRODUÇÃO

O trauma ocular é uma causa importante de perda de visão e subsequente incapacidade. Com modernas técnicas de diagnóstico e abordagens cirúrgicas, muitos olhos podem ser recuperados com a manutenção da visão.[1-4] Apesar dos avanços no tratamento terapêutico e cirúrgico, o trauma penetrante continua sendo uma condição complicada e desafiadora.

O trauma do segmento posterior é dividido de maneira ampla em lesões não penetrantes e penetrantes. As lesões não penetrantes que envolvem o segmento posterior são, geralmente, resultado de golpes graves, contundentes e concussivos ao globo e resultam em tipos específicos de dano ocular, como *commotio*, ruptura coroideia, buraco macular traumático e coriorretinite esclopetária (CRS, do inglês *chorioretinitis sclopetaria*).

As lesões penetrantes são divididas em várias subcategorias com base nos tipos específicos de lesões. Lesões penetrantes podem ocorrer secundariamente a traumatismos contusos, lesões por dilaceração ou lesões associadas a corpos estranhos intraoculares.

MANIFESTAÇÕES OCULARES E EXAME CLÍNICO

História

A história clínica é essencial para se conferir detalhes importantes sobre o mecanismo da lesão. Uma história cuidadosa sobre as circunstâncias que cercam a lesão pode ajudar a elucidar o tipo de lesão (trauma contuso, LPCSCE), a possibilidade de complicações secundárias (feridas limpas *vs.* contaminadas ou "sujas") e o potencial para outras lesões não oculares associadas (p. ex., o potencial para hemorragia subdural em um paciente idoso após uma queda). Por fim, um histórico médico abrangente deve ser obtido com especial atenção direcionada a condições médicas ativas, uso atual de medicamentos (especificamente anticoagulantes), alergias a medicamentos e história de imunização contra o tétano.

Exame clínico

O exame clínico inicial deve ser o mais abrangente possível, evitando lesões iatrogênicas no olho. A acuidade visual pode ser difícil de ser avaliada com precisão em um quadro de traumatismo ocular grave. O exame da pupila deve ser avaliado quanto à presença de defeito pupilar grave, que pode ser uma avaliação objetiva importante para a avaliação relacionada ao prognóstico visual do olho lesionado. Deve-se ter cuidado para limitar o exame da motilidade extraocular devido à potencial extrusão do conteúdo ocular. A tonometria ocular deve ser adiada quando há possibilidade de ruptura do globo ocular.

A avaliação da lâmpada de fenda com pressão mínima no globo deve ser realizada com atenção para encontrar quaisquer lacerações abertas da córnea ou da esclera. A hemorragia subconjuntival extensa em um quadro de um globo hipotônico deve levantar a suspeita de ruptura oculta que não pode ser diretamente visualizada. Os primeiros sinais de infecção, como inflamação, devem ser verificados.

Se o fundo de olho puder ser realizado, a verificação da presença de LPCSCE deve ser realizada por oftalmoscopia. Identificação de rupturas da retina, descolamento de retina e hemorragia coroidal são críticas antes da intervenção cirúrgica. A vasculite da retina e a hemorragia intrarretiniana difusa podem significar prenúncio importante de endoftalmite. No quadro de trauma contuso, a avaliação macular e periférica é importante para identificar as várias manifestações do trauma não penetrante.

EXAMES COMPLEMENTARES

Exames complementares são úteis na avaliação de pacientes com lesões penetrantes ou em pacientes com má visualização do fundo de olho. Os exames radiográficos da órbita identificarão a presença de corpo estranho radiopaco (Figura 6.43.1). Corpos estranhos radiolúcidos, como madeira ou vidro, muitas vezes não serão visualizados com radiografias simples. A tomografia computadorizada (TC) das órbitas é mais útil não só para determinar a presença de um corpo estranho radiopaco, mas também para localizá-lo. É importante solicitar imagens com cortes axiais, coronais e laterais (cortes de 2 mm) para ajudar a localizar precisamente a LPCSCE. A ressonância magnética (RM) é contraindicada em qualquer paciente com potencial LPCSCE magnética. A ultrassonografia diagnóstica pode ajudar a detectar e localizar as LPCSCE que são radiotransparentes. A ultrassonografia também pode ajudar a avaliar a quantidade

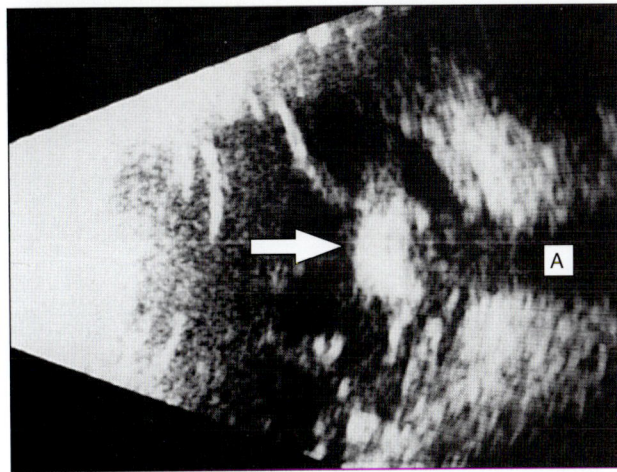

Figura 6.43.1 Corpo estranho intraocular radiopaco (*seta*). Observe o sombreamento acústico característico (A) atrás dele.

de liquefação da hemorragia nos casos em que há presença de hemorragia coroide. A liquefação da hemorragia coroidal geralmente ocorre dentro de 7 a 14 dias após a ocorrência. É neste momento que a drenagem pode acontecer com mais eficácia.

TRAUMA NÃO PENETRANTE

Lesões contusas no globo podem resultar em uma variedade de manifestações do segmento anterior que podem afetar o manejo do segmento posterior. Edema da córnea pode impedir a visualização adequada do segmento posterior. A hemorragia da câmara anterior (hifema) também pode reduzir ou eliminar a visualização na parte posterior do olho. Subluxação ou luxação do cristalino pode exigir a remoção por meio de uma abordagem posterior.

Commotio retinae

Commotio retinae é o branqueamento/opacificação da retina resultante de uma lesão contusa. Os achados oculares geralmente se resolvem em questão de dias a semanas. A perda da visão pode resultar do *commotio* envolvendo o polo posterior (historicamente denominado como edema de Berlim, Figura 6.43.2).[5] É um achado retiniano comum após uma lesão ocular significativa que ocorre em até metade de todos os casos de trauma contuso importante.[6] Estudos histopatológicos mostram que os achados estão localizados na retina externa. Esses achados são sustentados pela tomografia de coerência óptica (OCT, do inglês *optical coherence tomography*), que demonstra maior reflexão dos segmentos interno e externo.

Os achados clínicos do *commotio* incluem o característico branqueamento da retina. O *commotio* pode resultar em perda de visão significativa que pode ser transitória. A cicatrização pode resultar em alterações pigmentares e no adelgaçamento da retina, que podem estar associadas a uma má recuperação da visão se a área de envolvimento for macular. Áreas de envolvimento fora da mácula podem resultar em perda de campo visual periférico e alterações no epitélio pigmentado da retina (EPR) que podem mimetizar retinite pigmentar (RP) setorial, retinite externa oculta zonal aguda (AZOOR, do inglês *acute zonal occult outer retinitis*), condições serosas centrais crônicas e semelhantes.

Os testes diagnósticos no quadro de *commotio* devem incluir o teste OCT para identificar a extensão do envolvimento dos fotorreceptores. O uso de fotografia para documentar a extensão do envolvimento é frequentemente útil nesses casos.

O tratamento de lesões colaterais é muito importante, pois não há terapia para o *commotio*. O prognóstico para o *commotio* é variável.

Ruptura coroidal

A ruptura coroidal geralmente ocorre como resultado de um trauma contuso (Figura 6.43.3). Representa uma ruptura não só na coroide, mas também na membrana do EPR e de Bruch. É a ruptura na membrana de Bruch que resulta na complicação tardia dessa condição, a neovascularização da coroide. Rupturas da coroide podem ocorrer anteriormente (por causa da força compressiva direta gerada pelo trauma contuso) ou posteriormente (devido à força contusa indireta).

Os achados clínicos da ruptura da coroide incluem a presença de um defeito curvilíneo do EPR e da coroide. Muitas vezes, essa área está associada à hemorragia sub-retiniana. A hemorragia inicial deve-se à ruptura da coroide. Em muitos casos, essa hemorragia desaparece em poucas semanas. Depois da lesão inicial, a neovascularização coroidal pode se desenvolver, resultando em perda de visão distante ao trauma inicial.

O teste diagnóstico inicial no quadro de ruptura da coroide pode incluir OCT e fotografia. Se houver suspeita de desenvolvimento de neovascularização coroidal, a OCT e a angiografia com fluoresceína podem ser muito úteis na determinação da presença e extensão dos vasos anormais.

O tratamento da ruptura coroidal é limitado. A acuidade visual frequentemente dependerá do envolvimento do centro da fóvea pela ruptura. A sequela tardia da neovascularização coroidal pode resultar em perda de visão. Os pacientes devem ser informados dessa ocorrência potencial e devem ser orientados sobre o uso de um modelo de Amsler para a detecção da neovascularização coroidal, caso ocorra. A terapia com fator de crescimento endotelial antivascular intravítreo é muito eficaz no manejo desses vasos.

Buraco macular traumático

A formação de buracos maculares de espessura total pode resultar de trauma ocular contuso. A formação de buracos maculares pode ocorrer imediatamente após o trauma ou desenvolver-se entre várias semanas a meses após a lesão. O mecanismo exato de formação de buraco macular associado a este quadro é desconhecido, mas há suspeita de tração vítrea anteroposterior aguda. A formação de buracos maculares também pode ser observada após traumatismos contusos graves associados a *commotio* e hemorragia retiniana. A OCT pode auxiliar na identificação das alterações retinais progressivas que levam ao desenvolvimento do buraco macular. Frequentemente, os resultados intrarretinianos ou sub-retinianos podem ser visualizados na OCT antes do início do defeito de espessura total se desenvolver. Pacientes com boa acuidade visual após a lesão inicial geralmente notarão o desenvolvimento de um escotoma central, enquanto aqueles sem boa acuidade visual devido a lesões associadas podem não ser capazes de discernir quaisquer diferenças. A biomicroscopia e o teste OCT são fundamentais para o diagnóstico de um buraco macular pós-traumático de espessura total.

A vitrectomia via *pars plana* com tamponamento de gás intravítreo é a principal terapia para essa condição. O momento ideal para a cirurgia é controverso, pois alguns buracos traumáticos maculares se fecham espontaneamente. Os buracos maculares traumáticos podem apresentar pior prognóstico para o fechamento cirúrgico devido ao seu tamanho. A melhora visual pode ser limitada devido a lesões concomitantes.

Coriorretinite esclopetária

A CRS é uma ruptura simultânea da retina e da coroide que ocorre como resultado de um objeto de alta velocidade que entra em contato com o globo sem penetrar no olho (Figura 6.43.4). A retração simultânea da coroide e da retina no local revela a esclera exposta.[7] O local de envolvimento pode estar adjacente ao local de impacto ou distante dele. Áreas distantes (ou indiretas) de envolvimento podem resultar em lesões significativas à mácula.

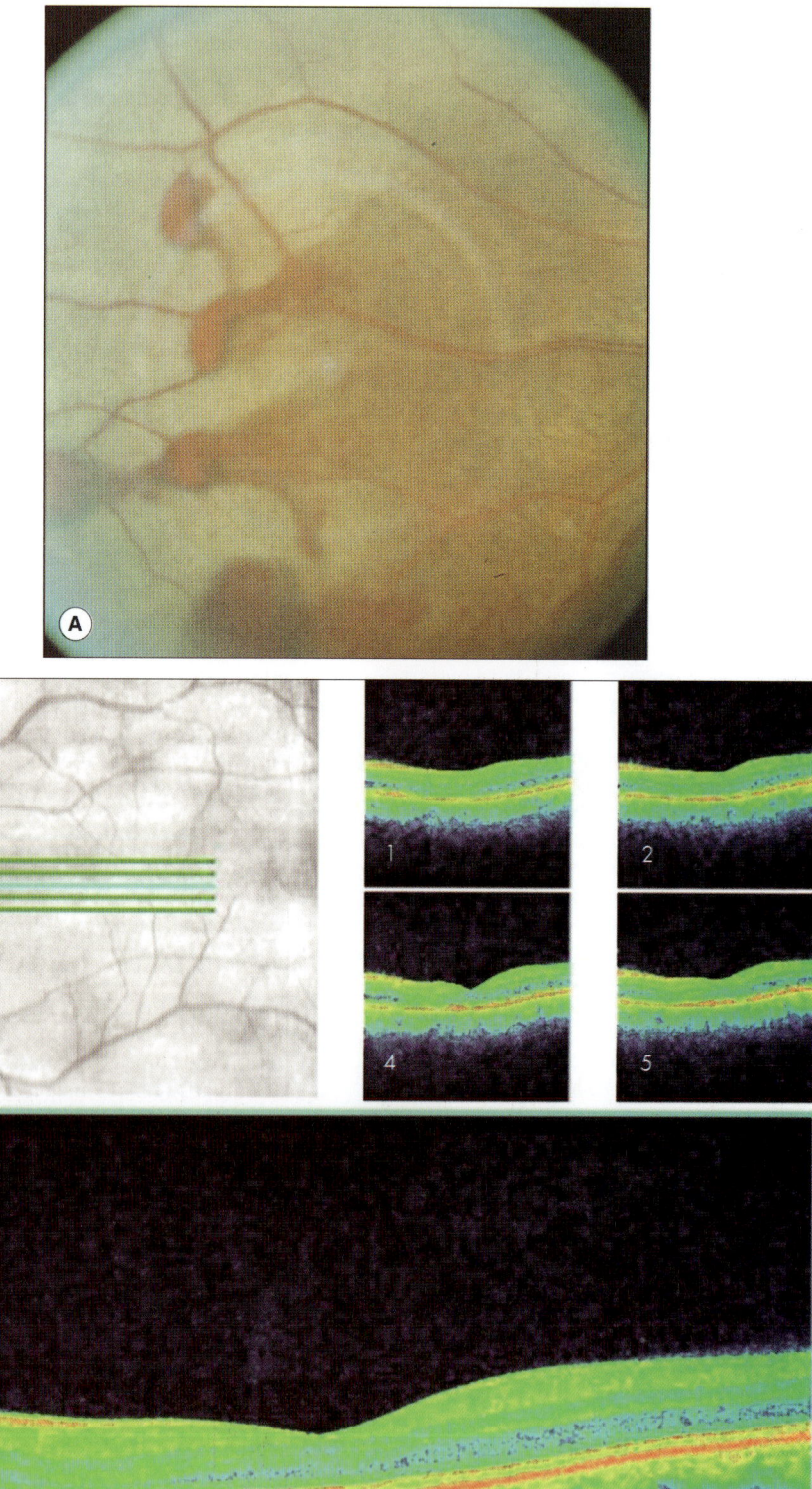

Figura 6.43.2 A. Edema de Berlin (*commotio retinae*) em um paciente após trauma contuso. B. Os achados na tomografia de coerência óptica (OCT) aguda demonstram a ruptura da retina externa. (*Continua*)

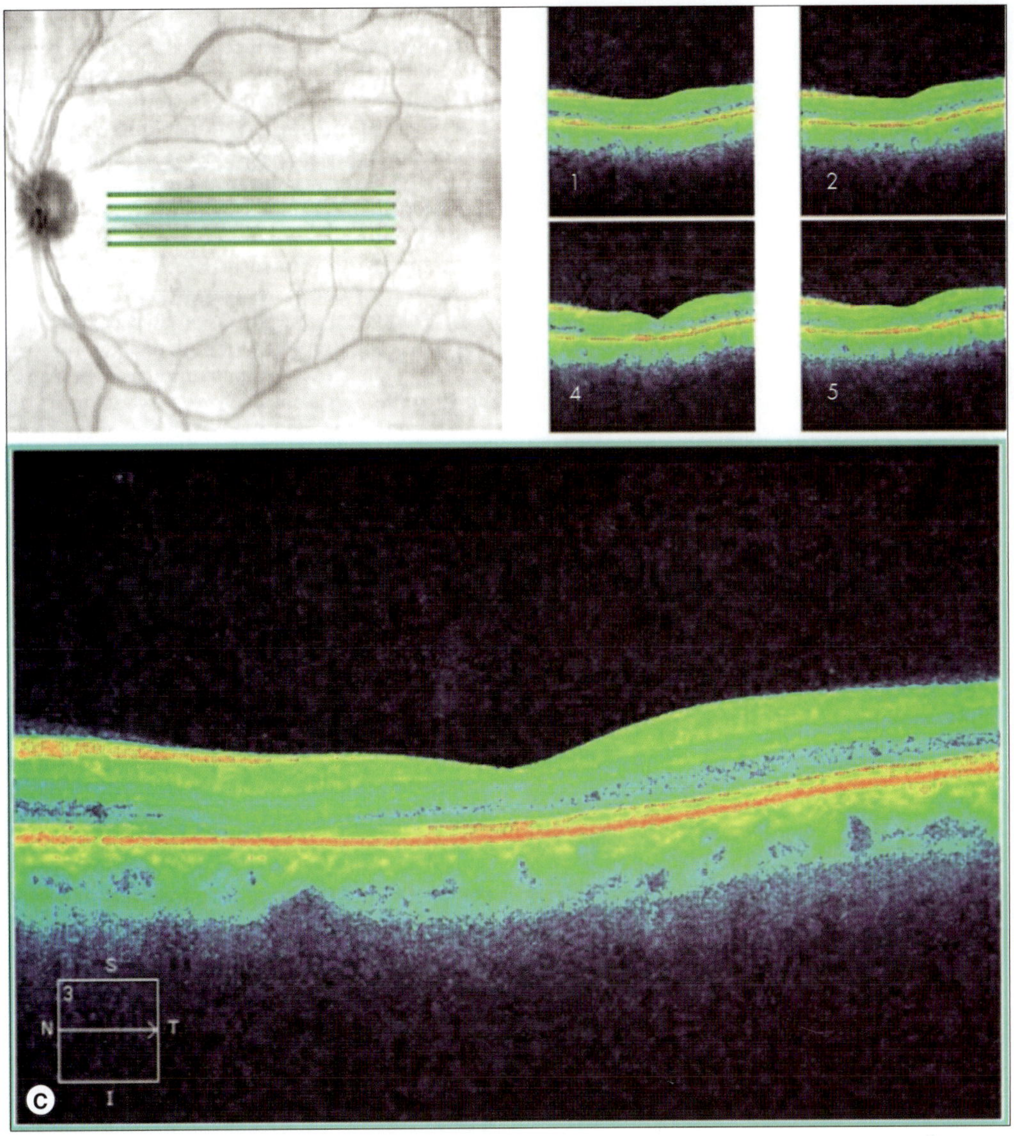

Figura 6.43.2 (*Continuação*). **C.** Após a resolução dos achados agudos, a OCT mostra atrofia retiniana externa, incluindo perda de fotorreceptores. (**B** e **C**, cortesia de Drew Sommerville, MD; Talley Eye Care; Evansville, IN.)

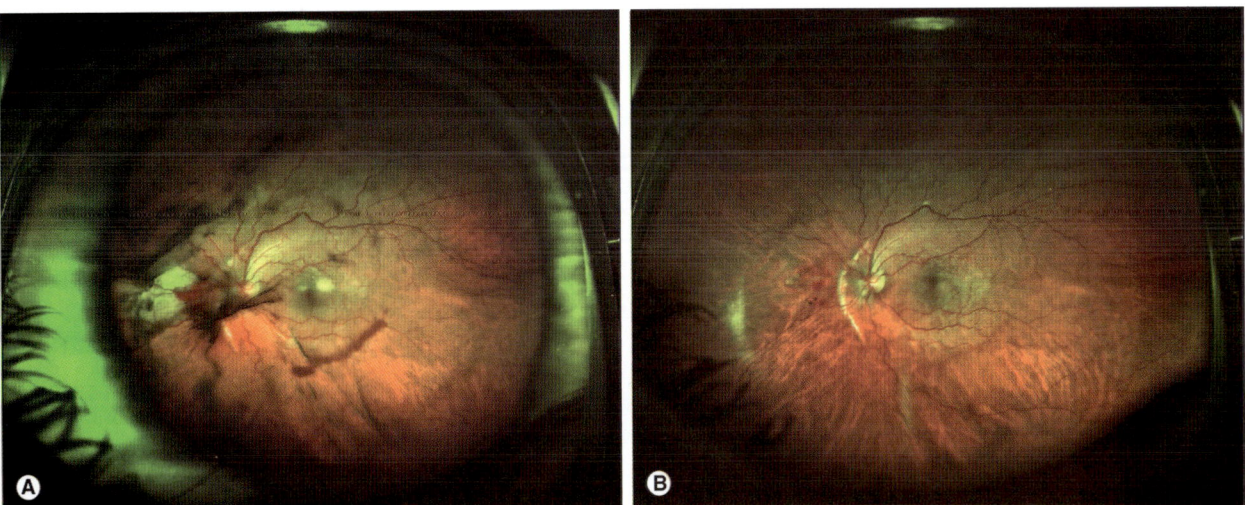

Figura 6.43.3 Ruptura coroide com hemorragia vítrea e *commotio*. OBSERVAÇÃO: o traumatismo contuso de uma banda de exercício quebrada resultou em *commotio* ruptura coroidal nasal ao nervo óptico. **A.** Hemorragia vítrea resultante. **B.** Um mês após, o *commotio* foi resolvido e a ruptura da coroideia pode ser bem visualizada.

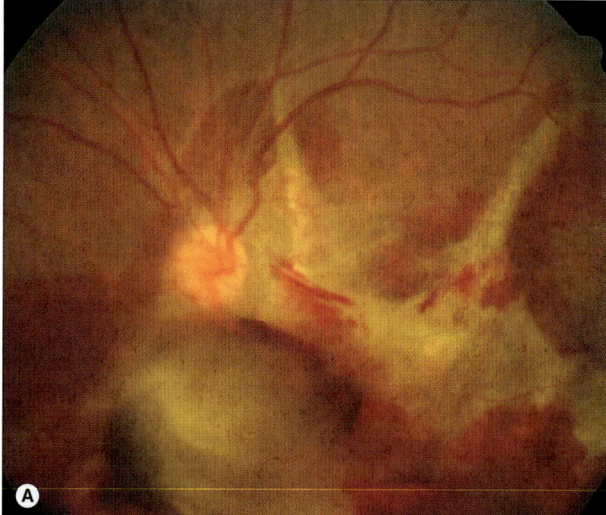

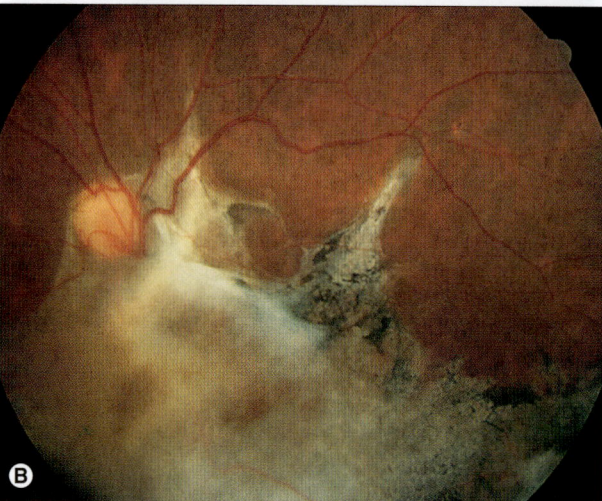

**Figura 6.43.4 Ferimento por arma de fogo na região periocular.
A.** Esclopetária se manifesta como hemorragia sub-retiniana e coroidal. Observe também a interrupção acentuada e a necrose da coroide e da retina. **B.** Após 6 meses e sem intervenção cirúrgica, a retina permanece inserida e marcada por cicatrização coriorretiniana.

Os sintomas do paciente consistentes com descolamento vítreo posterior, incluindo "*flashes* e corpos flutuantes", devem alertar o examinador para a possível presença de patologia periférica secundária ao trauma. O exame clínico é fundamental no diagnóstico de uma lesão traumática da retina. A biomicroscopia de lâmpada de fenda para determinar a existência de células vítreas pigmentadas deve ser realizada. A hemorragia vítrea é sugestiva de uma possível ruptura da retina. A oftalmoscopia indireta deve ser realizada para examinar completamente a retina periférica. Exame deprimido também é essencial, mas as lesões associadas devem ser avaliadas antes de prosseguir com a indentação da parede do olho para evitar a exacerbação do hifema da câmara anterior. Além disso, lesões concomitantes podem coibir o exame com compressão devido ao desconforto do paciente.

O tratamento de um rompimento da retina com terapia com *laser* profilático é essencial para evitar o descolamento da retina. Cuidados devem ser tomados para diferenciar uma ruptura traumática da retina da CRS, que é frequentemente mais extensa, resulta em um defeito tanto da retina quanto da coroide, e não requer tratamento para prevenir o descolamento da retina.

Descolamento da retina

Trauma contuso e penetrante representam fatores de risco significativos para o desenvolvimento do descolamento de retina. O traumatismo contuso (compressivo) pode resultar em lesões retinais secundárias ao descolamento vítreo (ver anteriormente). O descolamento de retina associado ao quadro de trauma contuso também pode ser resultante de diálise retiniana (ver adiante).

Clinicamente, o descolamento de retina no quadro de trauma contuso pode ocorrer de forma aguda ou remota em relação ao evento traumático. Em ambos os casos, a obtenção de um histórico cuidadoso dos sintomas é essencial. O exame deve incluir biomicroscopia para determinar se a mácula está envolvida pelo descolamento (mácula/fóvea – *on/off*). Além disso, lesões associadas, como *commotio*, ruptura coroidal e buraco macular, devem ser avaliadas. A lesão do segmento anterior – hifema, recessão do ângulo, catarata traumática e luxação da lente intraocular (LIO) – também pode afetar o planejamento e a disposição cirúrgica. A ultrassonografia ocular pode ser benéfica quando a visualização do segmento posterior é obscurecida por hemorragia vítrea ou opacidade do segmento anterior.

Tal como acontece com outras causas de descolamento da retina, o tratamento se concentra no reparo cirúrgico. Mais comumente o *buckling* esclerótico, vitrectomia *pars plana* ou uma combinação de ambos é empregada para o reparo de descolamentos de retina traumáticos. Além disso, as lesões no segmento anterior, como a catarata traumática ou a luxação da LIO, podem exigir tratamento cirúrgico no momento do reparo do descolamento da retina.

Diálise retiniana

A diálise retiniana é uma ruptura da retina na *ora serrata* devido a uma avulsão da base do vítreo por uma tração súbita na base do vítreo. Nem todas as diálises são de natureza traumática, e uma anomalia de desenvolvimento pode ser responsável pela maioria dos casos não traumáticos. A diálise é mais comumente observada no quadrante inferotemporal. Quando uma diálise ocorre nas áreas superiores ou nasais, deve-se suspeitar fortemente de trauma.

O exame clínico é fundamental para diagnosticar a diálise retiniana. Um exame deprimido periférico é praticamente essencial para diferenciar uma diálise retiniana de uma ruptura retiniana gigante, pois a diálise não se dobrará sobre si ou se tornará invertida na presença da base vítrea aderente à borda da retina.

O tratamento da diálise retiniana sem descolamento da retina inclui observação (particularmente se houver hiperplasia do EPR posterior à área de diálise) e *laser* ou crioterapia. No contexto de um descolamento de retina, um *buckle* escleral com crioterapia

Clinicamente, a acuidade visual é frequentemente limitada devido ao mecanismo e gravidade da lesão. A hemorragia geralmente ocorre em torno da área da CRS no espaço pré ou sub-retiniano. É muito comum haver contornos de *commotio*. A esclera é muitas vezes facilmente visível através do defeito na retina/coroide. Com o tempo, as áreas circundantes desenvolvem uma resposta pigmentar e a formação de cicatrizes ocorre. Inicialmente, os médicos estão preocupados com a possível evolução da área de lesão para um descolamento da retina. Muitas vezes, com acompanhamento, isso não ocorre.

O tratamento é limitado. Se o paciente desenvolver uma hemorragia vítrea com limitação de visão ou descolamento de retina, a cirurgia com vitrectomia e/ou curvatura da esclera é necessária. O prognóstico é ruim nos casos em que há envolvimento da área macular.

Ruptura da retina

O trauma é responsável por cerca de 5% de todos os descolamentos de retina.[8] Assim, o trauma contuso pode resultar no precursor do descolamento da retina, a ruptura da retina. O descolamento vítreo posterior traumático pode ser resultante de forças compressivas no interior do olho. A incidência de formação de ruptura da retina no traumatismo contuso é desconhecida. Traumatismos contusos mais graves e fatores predisponentes, como miopia e a presença de degeneração reticular, aumentam o risco de desenvolver uma ruptura retiniana.

é eficaz no reparo do descolamento em mais de 90% dos olhos. Se o líquido sub-retiniano for superficial, muitas vezes um *buckle* sem drenagem é eficaz. Deve-se ter cuidado ao realizar a cirurgia de vitrectomia nos casos de descolamento de retina secundário à diálise retiniana em pacientes mais jovens, pois o vítreo pode estar amassado e ser mais difícil de ser separado durante a cirurgia.

Contusão do epitélio pigmentado da retina | Coroidopatia traumática

A contusão do EPR ocorre devido a um trauma contuso que resulta em dano e extravasamento do EPR de forma aguda. Esse extravasamento pode causar um descolamento seroso da retina que se resolve em até 3 semanas após a lesão inicial. Remota à lesão, a angiografia pode mostrar uma transmissão aumentada através do EPR danificado. A acuidade visual geralmente está normal se a área da fóvea for poupada ou estiver minimamente envolvida. Não há tratamento para essa condição.

A coroidopatia traumática é um resultado raro decorrente de trauma contuso importante. A não perfusão da coroide talvez resulte em necrose por contusão no EPR, o que pode desencadear um descolamento seroso da retina. Muitas vezes, no traumatismo contuso significativo, o *commotio* também pode ocorrer. A angiografia evidenciará áreas multifocais de extravasamento no nível do EPR no quadro agudo. O prognóstico visual é ruim nesses casos.

Hemorragia macular

Hemorragia intrarretiniana ou sub-retiniana pode ocorrer em casos de trauma ocular contuso. A hemorragia intrarretiniana pode ser isolada ou ocorrer concomitante a achados de trauma, incluindo a formação de buraco macular. A hemorragia sub-retiniana deve sugerir a possibilidade de ruptura da coroide. É necessário acompanhamento com observação cuidadosa para identificar o local da ruptura à medida que a hemorragia se resolve. Em casos isolados de hemorragia, a observação geralmente é suficiente, pois muitas vezes se resolve sem perda significativa da visão.

Avulsão do nervo óptico

A avulsão do nervo óptico (ONA, do inglês *optic nerve avulsion*) é uma condição visualmente devastadora resultante de traumatismo contuso ou penetrante grave. A visão é profundamente afetada, e a maioria dos pacientes não exibe nenhuma visão de percepção da luz. No exame é identificada a ausência ou recessão da cabeça do nervo óptico, se as lesões associadas permitirem a visualização do polo posterior. Muitas vezes haverá hemorragia ao redor da área em questão. Não há tratamento para essa complicação devastadora do trauma.

TRAUMA PENETRANTE

O tratamento das lesões por trauma penetrante varia de acordo com a gravidade, extensão e localização da lesão, bem como a presença ou ausência de uma LPCSCE. Os princípios gerais de tratamento de uma lesão penetrante ocular incluem:

- Fechamento primário da ferida
- Remoção de qualquer corpo estranho
- Prevenção de complicações secundárias à lesão (descolamento ou infecção da retina)
- Reabilitação anatômica e visual do olho
- Proteção do outro olho (óculos de proteção; enucleação em raras circunstâncias para reduzir o risco de OS)
- Reabilitação geral do paciente.

Fechamento inicial

Nos casos de lesões penetrantes oculares, o fechamento primário do globo é a prioridade. Os ferimentos penetrantes posteriores devem ser fechados o mais meticulosamente possível. Uma laceração escleral geralmente é mais bem fechada por meio de suturas de *nylon* 9-0 ou 8-0 de modo interrompido. Ocasionalmente, suturas contínuas podem ser necessárias em casos que têm pouco potencial para aposição de feridas com técnicas tradicionais de sutura. O prolapso do conteúdo intraocular pode ocorrer com a manipulação do globo; portanto, deve-se tomar muito cuidado com a exploração cirúrgica para evitar que isso ocorra. Lacerações esclerais que se estendem para o equador podem exigir alguma pressão para permitir a visualização completa. Lacerações muito posteriores (como aquelas que ocorrem com ferimentos perfurantes *through-through*) podem se autosselar se for proporcionado tempo suficiente. Para lesões penetrantes que envolvem a base vítrea, um *bukle* escleral profilático pode reduzir o risco de descolamento subsequente da retina.[2] Além disso, pode minimizar a necessidade de reabrir tecidos cicatrizados na área da laceração para cirurgias subsequentes.

CORPOS ESTRANHOS INTRAOCULARES

As LPCSCE devem ser removidas no momento do fechamento inicial, se possível. A presença de LPCSCE aumenta o risco de endoftalmite. A remoção cirúrgica imediata pode estar associada à diminuição do risco de infecção clínica.[9-11] Corpos estranhos intraoculares que são metálicos podem ser removidos com qualquer pinça intraocular ou com a utilização de um ímã ou um eletroímã externo (mais útil para LPCSCE localizadas no vítreo anterior adjacentes à *pars plana*; Vídeos 6.43.1 e 6.43.2).

Ver Vídeos 6.43.1 e 6.43.2

Metalose

A metalose ocorre quando certos tipos de LPCSCE metálicos não são removidos imediatamente do olho (Figura 6.43.5). A lesão ocorre como resultado da oxidação e outras reações químicas com os tecidos circundantes.[12,13] O ferro e o cobre são as duas ligas mais comumente responsáveis pela metalose. LPCSCE contendo ferro resultam em siderose. A siderose geralmente se manifesta meses a anos após a lesão e pode resultar em heterocromia, degeneração do EPR (inicialmente periférica) e perda gradual da visão. Ligas contendo menos de 85% de cobre causam calcoses. A calcose pode resultar em um anel de Kayser-Fleischer, heterocromia esverdeada, catarata solar da cápsula anterior e depósitos refratários na região macular, frequentemente com preservação periférica. Ligas com mais de 85% de cobre resultam em endoftalmite estéril. A remoção imediata e completa da LPCSCE é essencial para manejo dessas sequelas.

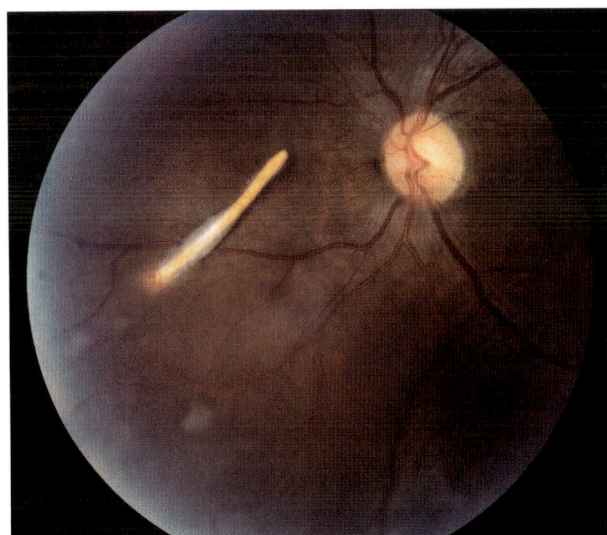

Figura 6.43.5 Corpo estranho intraocular de cobre. Apresentação aguda de um paciente com uma lesão penetrante no fio. (Cortesia de Andrew Pearson, MD e Drew Sommerville, MD; Departamento de Oftalmologia da Universidade de Kentucky.)

Infecção secundária

Além do dano causado pela lesão primária, a endoftalmite é a consequência mais significativa de uma lesão ocular penetrante. O mecanismo de lesão é o maior fator determinante para o desenvolvimento da infecção e, portanto, uma história cuidadosa deve ser averiguada. Uma variedade de técnicas é usada para a profilaxia da infecção. Primeiro, se houver acuidade visual adequada no segmento posterior sem contraindicações para a administração de injeções intravítreas, então os antibióticos podem ser administrados como uma injeção na *pars plana*. Esta via de administração garante que a maior concentração de antibióticos alcance a área de maior preocupação com a infecção. Se a visão do segmento posterior estiver comprometida, os antibióticos intracameral podem ser considerados. O papel dos antibióticos intravenosos em um quadro de lesão com rompimento do globo ocular é controverso devido à penetração ocular deficiente, particularmente a vancomicina. No entanto, foi descrito que a administração sistêmica de moxifloxacino alcança as concentrações inibitórias mínimas tanto no olho lesado quanto no olho não lesado.[14]

Reabilitação | Momento cirúrgico secundário

O momento e a abordagem do reparo cirúrgico das estruturas intraoculares rompidas após a lesão penetrante dependem da natureza e da gravidade do trauma inicial. Existem duas abordagens gerais para o momento da cirurgia: fechamento inicial/reparo tardio e fechamento/reparo simultâneos. A primeira abordagem envolve um fechamento inicial do local de ruptura, juntamente com a colocação de um *buckle* escleral, se indicado. Entre 4 e 10 dias depois, há uma vitrectomia. O benefício dessa abordagem é a visualização aprimorada pela córnea e a redução do sangramento intraocular. A segunda abordagem de fechamento e reparo simultâneos permite a remoção inicial do sangue e remanescentes do cristalino, o que pode reduzir o risco de descolamento de retina secundário à VRP (Figura 6.43.6). Também pode reduzir a necessidade de uma segunda cirurgia. Há duas circunstâncias em que a cirurgia secundária tardia seria preferida: se há uma ferida de saída posterior que não pode ser fechada no momento do reparo, e destacamentos hemorrágicos da coroide.

Reabilitação | Técnica cirúrgica

Atualmente, a vitrectomia permite a reabilitação de muitos olhos que anteriormente teriam sido perdidos após a lesão penetrante. Uma técnica de três "portas" é usada com mais frequência. Nos casos de má visualização do segmento posterior, é importante identificar os descolamentos de coroide ou da retina no pré-operatório. Isso é mais bem executado com ultrassonografia. O primeiro passo, crítico, é a colocação da cânula de infusão. Uma cânula de infusão mais longa (6 mm *vs.* a cânula tradicional de 4 mm) e o posicionamento mais anterior podem evitar a colocação sub-retiniana ou supracoroide. A colocação de infusão através da câmara anterior pode ser necessária nos casos em que haja descolamentos apicais da coroide ou descolamento total da retina com pouco espaço para a colocação tradicional da infusão por *pars plana*. A segunda consideração deve ser a obtenção de uma visibilidade adequada do segmento posterior. A hemorragia da câmara anterior e o dano da lente devem ser abordados para visualizar o segmento posterior. Hemorragia considerável pode ocorrer a partir das estruturas oculares lesadas, inibindo ainda mais a visão. Embora a cirurgia de pequeno calibre tenha melhorado significativamente com as novas gerações de equipamentos, no trauma do segmento posterior tanto no reparo primário como no reparo secundário, bem como a remoção de LPCSCE, pode ser melhor a instrumentação de maior calibre.

VRP complicada pode ocorrer nos olhos após lesão penetrante. A VRP pode manifestar-se como formação de membrana

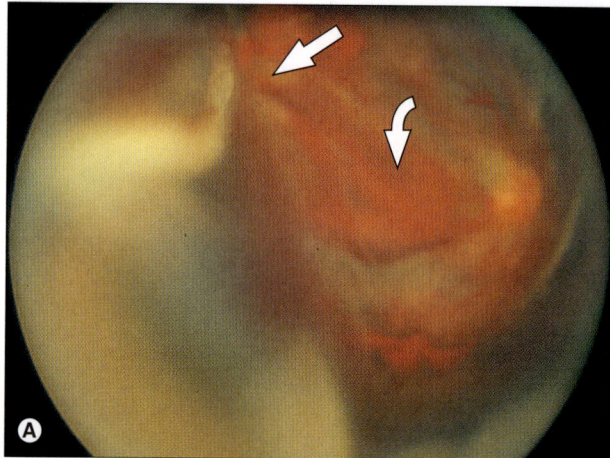

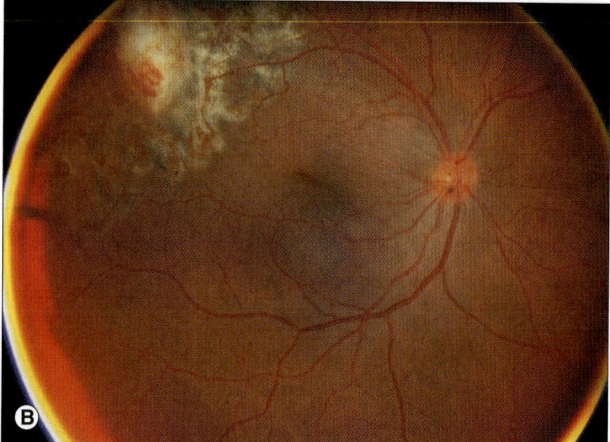

Figura 6.43.6 Descolamento da retina hemorrágica em um paciente após um ferimento por picador de gelo. **A.** Observe o encarceramento da retina no local do impacto posterior *(seta)* e o sangue sub-retiniano *(seta curva)*. Uma hemorragia coroidal localizada é observada em primeiro plano à esquerda. **B.** Aspecto pós-operatório após vitrectomia, remoção de sangue sub-retiniano e extração de retina da área de encarceramento (cicatriz).

grave na superfície da retina. É frequentemente associada a um descolamento da retina. O reparo do descolamento de retina associado à VRP requer liberação das membranas durante a vitrectomia, fotocoagulação a *laser* para criar uma adesão coriorretiniana, reinserção da retina usando tamponamento de gás ou óleo e, frequentemente, a colocação de um *buckle* escleral para suportar o vítreo periférico. Em casos de formação extensa de membrana ou em casos em que um corpo estranho penetra na retina causando encarceramento retiniano na ferida, é necessário realizar uma retinectomia para liberar a tração na retina e permitir a reposição da parede do olho.

Endoftalmite traumática

Endoftalmite associada ao quadro de trauma penetrante geralmente comporta mau prognóstico.[15,16] Isso resulta da lesão em si e do dano causado pela infecção. Contribuir para o desfecho desfavorável pode ser o atraso no tratamento, a dificuldade na administração de antibióticos de maneira padrão e a virulência dos organismos envolvidos (p. ex., *Bacillus cereus*). O risco de endoftalmite traumática varia de acordo com as circunstâncias da lesão (lesões rurais com maior incidência),[17] retenção de LPCSCE,[9-11] e lesão do cristalino.[11] Deve-se suspeitar de endoftalmite quando há inflamação, incluindo hipópio, vasculite retiniana e vitreíte (Figura 6.43.7). O manejo da endoftalmite traumática inclui a obtenção de culturas da câmara vítrea (preferida) ou da câmara anterior. Antibióticos de amplo espectro devem ser administrados de forma intravítrea, se possível. A vancomicina cobre adequadamente o organismo gram-positivo

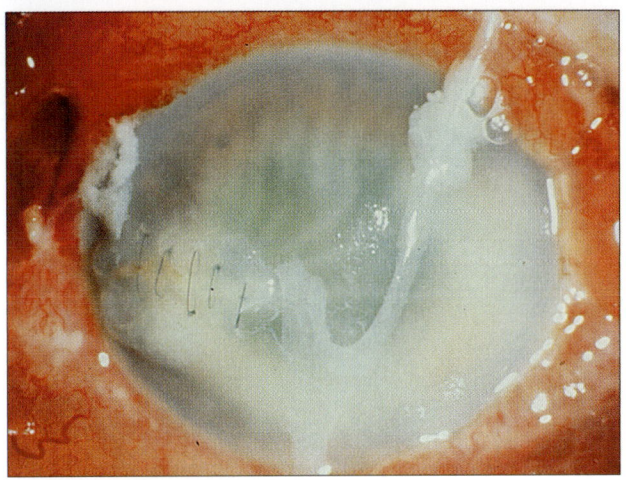

Figura 6.43.7 Endoftalmite traumática (*Streptococcus faecalis*) após trauma penetrante. Observe a fibrina de câmara anterior marcada, o infiltrado precoce do anel da córnea, o hipópio periférico e o material purulento na área da laceração corneana.

comum (*Staphylococcus* e *Streptococcus*) e *Bacillus*. Ceftazidima proporciona cobertura adicional para gram-negativos, sem o risco de oclusão vascular associada à gentamicina intravítrea. A administração simultânea de corticosteroides intraoculares é controversa. Se os antibióticos não puderem ser administrados por via intravítrea devido à presença de um descolamento de retina ou de extensos descolamentos hemorrágicos da coróidea, então antibióticos intracameral e/ou sistêmico podem ser usados. Antibióticos tópicos podem ser úteis como adjuvantes.

EVOLUÇÃO E PROGNÓSTICO

Prognóstico

O prognóstico está relacionado à gravidade da lesão e complicações que se desenvolvem secundariamente a ela. Diversas variáveis estão associadas ao prognóstico em longo prazo:

- Acuidade visual inicial
- Presença de um defeito pupilar grave
- Gravidade da lesão inicial (tamanho e localização da ferida inicial)
- Presença de uma LPCSCE
- Presença de infecção
- Presença de extensos descolamentos hemorrágicos da coroide
- Presença ou ocorrência de descolamento da retina
- Ferida de saída posterior.

Um sistema de pontuação foi proposto para estimar melhor o potencial visual após uma lesão ocular. Esse sistema de pontuação ajuda a fornecer uma estimativa mais acurada do potencial de recuperação visual.[18]

Oftalmia simpática

A OS é uma consequência rara, mas potencialmente devastadora, da lesão penetrante.[19] Ela se manifesta como uma resposta inflamatória granulomatosa bilateral. Presume-se que a OS seja causada pela sensibilização do sistema imunológico para os antígenos. A maioria dos casos ocorre entre 3 semanas e 3 meses da lesão inicial, mas os pacientes podem apresentar anos após a lesão inicial com sintomas de uveíte (dor, fotofobia, perda da visão). A panuveíte bilateral é o achado mais comum. O tratamento da OS envolve o uso de corticosteroides orais, tópicos ou perioculares, inicialmente com terapia mais prolongada envolvendo agentes imunomoduladores. Acredita-se que a enucleação precoce (dentro de 2 semanas após a lesão inicial) reduz o risco de desenvolver OS e deve ser considerada para olhos gravemente traumatizados, sem potencial visual. Apesar da raridade da condição, é importante aconselhar o paciente sobre essa possibilidade após um trauma penetrante.

Considerações adicionais

É fundamental enfatizar a necessidade de óculos de proteção para pacientes que sofreram perda de visão devido a trauma ocular. O uso de óculos de policarbonato deve ser prescrito e incentivado. Em crianças pequenas, o potencial para ambliopia existe no olho traumatizado. Assim, um olho com bom potencial visual deve passar por tratamento para ambliopia se a criança estiver na faixa etária apropriada.

Lesões oculares traumáticas não apenas causam perda significativa da visão, mas também podem ter um tremendo impacto psicológico nos pacientes. Depressão e ansiedade são comuns nesse contexto. O apoio psicológico é frequentemente necessário para ajudar a superar esses obstáculos. Além disso, pacientes com perda de visão significativa em um olho necessitam de assistência para se ajustarem a uma vida monocular. Recursos para visão diminuída e terapia de reabilitação são considerações importantes.

BIBLIOGRAFIA

Aaberg TM, Capone A Jr, de Juan E Jr, et al. A system for classifying mechanical injuries of the eye. Am J Ophthalmol 1997;123:820–31.
Assaf AA. Traumatic retinal detachment. J Trauma 1985;25(11):1085–9.
Barry DR. Effects of retained intraocular foreign bodies. Int Ophthalmol Clin 1968;8:153–70.
Brinton GS, Aaberg TA, Reeser FH, et al. Surgical results in ocular trauma involving the posterior segment. Am J Ophthalmol 1982;93:271–8.
Brinton GS, Topping TM, Hyndiuk RA, et al. Post-traumatic endophthalmitis. Arch Ophthalmol 1984;102:547–50.
de Juan E, Sternberg P, Michels RG. Penetrating ocular injuries: types of injuries and visual results. Ophthalmology 1983;90:1318–22.
Duke-Elder S, MacFaul PA. The metallic corrosives. In: Chemical injuries. In: Duke-Elder S, MacFaul PA, editors. Non-mechanical injuries. Part 2. In: Injuries. Vol 14. In: Duke-Elder S, editor. System of ophthalmology. St Louis: Mosby – Year Book; 1972. § 3, Chap 11. p. 1089–102.
Mieler WF, Ellis MK, Williams DF, et al. Retained intraocular foreign bodies and endophthalmitis. Ophthalmology 1990;97:1532–8.
Nussenblatt RB, Whitcup SM, Palestine AG. Sympathetic ophthalmia. In: Nussenblatt RB, Whitcup SM, Palestine AG, editors. Uveitis. Fundamentals and clinical practice. St Louis: Mosby; 1996. p. 299–311.
Thompson WS, Rubsamen PE, Flynn HW Jr, et al. Endophthalmitis following penetrating ocular trauma: risk factors and visual acuity outcomes. Ophthalmology 1995;102:1696–701.

As referências completas estão disponíveis no **GEN-io**.

Trauma a Distância com Efeitos no Segmento Posterior

Jason Hsu e Carl D. Regillo

SÍNDROME DE TERSON

Definição: Hemorragia intraocular associada à hemorragia intracraniana aguda.

Características principais
- Hemorragias múltiplas, bilaterais do segmento posterior
- Localização intrarretiniana, pré-retiniana ou intravítrea.

Características associadas
- Sangue intracraniano espontâneo ou induzido por trauma (geralmente subaracnóideo)
- Diminuição da visão com boa recuperação espontânea.

RETINOPATIA DE PURTSCHER

Definição: Infartos retinianos peripapilares associados a trauma grave ou várias condições sistêmicas.

Características principais
- Manchas esbranquiçadas algodonosas peripapilares, bilateralmente simétricas
- Hemorragias retinianas bilaterais.

Características associadas
- Lesão grave na cabeça, tórax ou ossos longos
- Embolia por líquido amniótico
- Pancreatite
- Outras condições sistêmicas raras
- Diminuição da visão com recuperação variável ou limitada.

SÍNDROME DO BEBÊ SACUDIDO

Definição: Hemorragia intraocular resultante de abuso infantil, semelhante a uma chicotada.

Características principais
- Hemorragia retiniana ou vítrea bilateral
- Nenhuma evidência de trauma ocular direto

Características associadas
- Hemorragia intracraniana (geralmente subdural)
- Edema ou atrofia cerebral
- Diminuição da acuidade visual
- Recuperação variável como resultado de danos no sistema nervoso central ou ocular.

SÍNDROME DE TERSON

INTRODUÇÃO

Em 1900, Terson descreveu a associação entre a hemorragia vítrea e a hemorragia subaracnoide aguda. A síndrome, que agora leva seu nome, evoluiu para incluir casos de qualquer tipo de hemorragia intraocular que ocorra após sangramento intracraniano espontâneo ou induzido por trauma.[1]

EPIDEMIOLOGIA E PATOGÊNESE

A hemorragia intraocular é observada em aproximadamente 20% dos pacientes com sangramento intracraniano agudo.[1,2] Hemorragia vítrea significativa ocorre em uma porcentagem menor desses pacientes, sendo observada em 3 a 5% de todos os pacientes com sangramento intracraniano. A hemorragia intracraniana pode ser subdural, subaracnóidea ou intracerebral no local. O sangramento subaracnoide de um aneurisma cerebral, em particular um aneurisma da artéria comunicante anterior, é a causa subjacente mais comum.[2]

A patogênese da síndrome de Terson permanece controversa. Alguns especialistas inicialmente acreditavam que a hemorragia intraocular resultava da dissecção da hemorragia subaracnóidea em direção à bainha do nervo óptico e para o interior do olho.[1] A falta de comunicação entre o espaço subaracnoide do nervo óptico e vítreo torna este mecanismo improvável. Além disso, muitas vezes, as hemorragias retinianas não são contíguas ao nervo óptico, e estudos de necropsia não demostraram que a hemorragia da bainha do nervo óptico se estende até o globo.[3]

Atualmente, acredita-se que o aumento súbito da pressão intracraniana que ocorre no momento do sangramento intracraniano seja o evento primário que desencadeia sangramento intraocular.[2] Em suporte a essa teoria, observa-se que a quantidade de hemorragia ocular se correlaciona diretamente com a rapidez e a magnitude da elevação da pressão intracraniana. Como o aumento da pressão intracraniana se traduz em sangramento intraocular ainda não está claro. Possíveis explicações incluem aumento da pressão venosa orbital transmitida diretamente por meio do seio cavernoso ou compressão da veia oftálmica e das anastomoses retinocoroidais adjacentes, devido à rápida injeção de líquido cerebrospinal ou sangue na bainha do nervo óptico.[1-4] Em qualquer um dos quadros, há uma obstrução aguda da circulação venosa da retina e, então, ruptura dos vasos superficiais da retina.

MANIFESTAÇÕES OCULARES

A síndrome de Terson consiste em múltiplas hemorragias retinianas, geralmente bilaterais, no polo posterior (Figura 6.44.1). A acuidade visual frequentemente está diminuída, mas essa característica pode não ser facilmente quantificada quando as manifestações neurológicas predominam. A quantidade de perda aguda da visão geralmente está relacionada à extensão da hemorragia intraocular. Embora as hemorragias possam ser sub-retinianas e intrarretinianas, elas geralmente são mais superficiais, localizando-se imediatamente abaixo da membrana limitante interna ou pré-retiniana (sub-hialoide). É possível haver hemorragia vítrea significativa, provavelmente a partir do sangue retiniano que rompe a membrana limitante interna ou a face hialoide posterior no vítreo. As complicações tardias incluem a formação da membrana epirretiniana, buracos maculares, pregas retinianas perimaculares e, raramente, a tração ou descolamentos de retina regmatogênicos.[5,6]

DIAGNÓSTICO E EXAMES COMPLEMENTARES

As consequências tipicamente devastadoras da hemorragia intracraniana aguda, e não as consequências intraoculares, levam o paciente a procurar atendimento médico. Em tais pacientes, o diagnóstico da síndrome de Terson geralmente é óbvio na avaliação oftalmológica. Pode ser um diagnóstico importante a ser estabelecido, pois a presença de hemorragia intraocular pode estar associada a mortalidade mais alta do que quando não ocorre envolvimento ocular.[7,8] Em casos suspeitos sem hemorragia intracraniana estabelecida, um exame de imagem neurológico de emergência é indicado.

DIAGNÓSTICO DIFERENCIAL

O diagnóstico diferencial da síndrome de Terson é descrito no Boxe 6.44.1.

TRATAMENTO E DESFECHO

Na síndrome de Terson, o sangue geralmente desaparece completamente e a acuidade visual retorna ao normal.[1,2] No entanto, em alguns casos, a visão permanece diminuída por causa da hemorragia vítrea persistente ou formação de membrana epirretiniana. Em tais situações, a vitrectomia para retirar o sangue ou remover as membranas pode melhorar o prognóstico visual.[7,9] O tempo de vitrectomia não parece influenciar os resultados, embora o raro descolamento de retina associado exija intervenção cirúrgica urgente.[10]

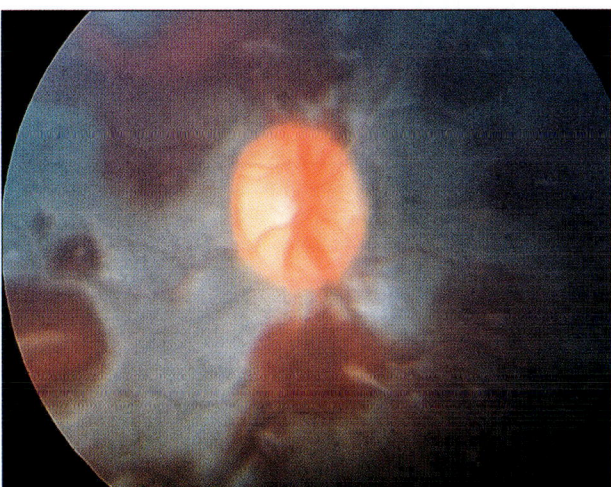

Figura 6.44.1 Síndrome de Terson. Múltiplas hemorragias intrarretinianas superficiais e hemorragia pré-retiniana no olho de um paciente que sofreu sangramento intracraniano devido a traumatismo craniano. (Cortesia de Lon S. Poliner, MD.)

BOXE 6.44.1 Diagnóstico diferencial da síndrome de Terson.

- Retinopatia de Purtscher
- Síndrome do bebê sacudido
- Retinopatia de Valsalva
- Discrasia sanguínea

Ocasionalmente alguma perda de visão pode persistir como resultado de hemorragia sub-retiniana que rompeu o epitélio pigmentado da retina (EPR) ou por lesão direta à retina externa na área da fóvea.

RETINOPATIA DE PURTSCHER

INTRODUÇÃO

Em 1910, Purtscher descreveu a ocorrência de manchas esbranquiçadas bilaterais na retina e hemorragia em torno do disco óptico em pacientes que sofreram trauma cranioencefálico maciço.[11] Subsequentemente, essa aparência foi observada associada a outros traumas, juntamente a uma variedade de sintomas de doenças sistêmicas não traumáticas, como pancreatite aguda, lúpus eritematoso sistêmico (LES), púrpura trombocitopênica trombótica (PTT) e insuficiência renal crônica.[12-14]

EPIDEMIOLOGIA E PATOGÊNESE

Dados clínicos e experimentais sugerem que a retinopatia de Purtscher seja resultante da oclusão de pequenas arteríolas por micropartículas intravasculares geradas por uma condição sistêmica subjacente.[1,12,13,15,16] Essas micropartículas podem consistir em trombos de fibrina, agregados de plaquetas-leucócitos, êmbolos gordurosos, êmbolos de ar ou outras partículas de tamanho semelhante que bloqueiam as arteríolas da retina peripapilar. Em estudos experimentais com animais, os trombos de fibrina de 0,15 a 1,0 mm injetados na artéria oftálmica produziram uma aparência do fundo de olho semelhante à encontrada na retinopatia de Purtscher.[15]

MANIFESTAÇÕES OCULARES

Os pacientes experimentam perda aguda e indolor da visão central em um ou ambos os olhos, que é frequentemente acentuada. A oftalmoscopia revela várias manchas esbranquiçadas algodonosas de tamanhos variados, retinianas internas ("flocos de Purtscher") e hemorragias intrarretinianas ao redor do nervo óptico. Algum grau de assimetria frequentemente é observado, mas uma imagem unilateral é incomum. Agudamente, o nervo óptico e a retina periférica geralmente parecem normais, embora a palidez do disco frequentemente se desenvolva ao longo do tempo.

DIAGNÓSTICO E EXAME COMPLEMENTAR

Classicamente, a retinopatia de Purtscher ocorre juntamente com um trauma grave craniano ou torácico. Também pode ser observada após extensas fraturas de ossos longos.[14] Nos casos relacionados ao trauma, o diagnóstico é estabelecido clinicamente após o exame do fundo de olho e não é necessária avaliação adicional. No entanto, para casos associados a uma condição médica sistêmica, a causa subjacente pode não estar aparente. Tais pacientes podem procurar o oftalmologista primeiro se os sintomas oculares forem predominantes.[13] Portanto, a aparência de fundo na retinopatia de Purtscher-*like* não associada a trauma recente ou condição médica causadora conhecida requer que uma avaliação médica abrangente seja realizada em conjunto com um médico clínico geral. A angiografia com fluoresceína mostra áreas avasculares correspondentes às manchas esbranquiçadas da retina e bloqueio da fluorescência do sangue intrarretiniano.[13] Pode haver evidências angiográficas de ausência de perfusão capilar retiniana ao redor da fóvea em casos em que há diminuição da acuidade visual. Tomografia de coerência óptica (OCT, do inglês *optical coherence tomography*) da retinopatia de Purtscher demonstra hiper-reflexão afetando as camadas plexiforme interna, nuclear interna e plexiforme externa, consistentes com isquemia profunda do plexo capilar.[17]

ASSOCIAÇÕES SISTÊMICAS

Doenças sistêmicas associadas à retinopatia de Purtscher estão listadas no Boxe 6.44.2.

PATOLOGIA

Histopatologicamente, existe evidência de obliteração capilar da retina e atrofia retiniana interna nas áreas de manchas esbranquiçadas observadas clinicamente. Esses achados são relativamente inespecíficos, sendo consistentes com manchas algodonosas de diversas causas.[12] Como observado clinicamente, a patologia encontra-se confinada principalmente à retina posterior até o equador. A atrofia óptica geralmente está em vários graus.

TRATAMENTO E EVOLUÇÃO

Não existe tratamento conhecido para a retinopatia de Purtscher. Embora as manchas esbranquiçadas e as hemorragias da retina desapareçam ao longo de semanas ou meses, geralmente não ocorre recuperação significativa da visão devido ao infarto da mácula ou do nervo óptico. Alterações pigmentares maculares e atrofia óptica são achados tardios típicos. A terapia medicamentosa ou cirúrgica direcionada à condição subjacente pode ajudar a prevenir dano adicional da retina ou do nervo óptico, reduzindo o potencial de formação de novos êmbolos.

SÍNDROME DO BEBÊ SACUDIDO

INTRODUÇÃO

Na década de 1970, o radiologista John Caffle propôs que um mecanismo de abuso infantil semelhante ao de um chicote para explicar a associação de sangramento ocular e intracraniano em bebês que não apresentavam sinais externos de traumatismo craniano.[18] Atualmente, esses achados são reconhecidos como resultados característicos da síndrome do bebê sacudido. Infelizmente, essa síndrome representa uma forma comum de abuso infantil que frequentemente resulta em morbidade e mortalidade significativas. Como o nome indica, é encontrado quase exclusivamente em crianças menores de 2 anos de idade, sendo a maioria com menos de 12 meses.[19]

EPIDEMIOLOGIA E PATOGÊNESE

A predileção por idade provavelmente se deve às características anatômicas que tornam o bebê mais propenso a sofrer de sangramento intracraniano e intraocular após serem sacudidos.[18] Em comparação com crianças mais velhas ou adultos, a cabeça de um bebê é proporcionalmente maior e mais pesada em relação ao corpo e não é tão bem estabilizada pelos músculos do pescoço. O adulto médio também é capaz de gerar forças de desaceleração/aceleração significativamente maiores ao agitar uma criança do que ao sacudir uma pessoa maior.

O sangramento intracraniano nesse quadro pode resultar do cisalhamento dos vasos delicados que unem os córtices cerebrais e os seios venosos quando o cérebro rapidamente se desloca dentro do crânio. Contusão direta também pode ocorrer. O sangue, o edema e a elevação da pressão intracraniana frequentemente resultam em danos neurológicos permanentes.

A patogênese da hemorragia ocular ainda não é bem compreendida. Embora um mecanismo semelhante à síndrome de Terson possa ser uma explicação, é provável que o movimento do vítreo dentro do globo contribua para a tração secundária na membrana limitante interna e nos vasos retinianos superficiais. Aumento da pressão venosa transmitida para a retina (como na retinopatia de Valsalva) também pode ocorrer, especialmente se houver um aperto firme no peito enquanto o bebê é sacudido, ou até mesmo a asfixia da vítima.

MANIFESTAÇÕES OCULARES

O achado ocular mais comum em cerca de 85% dos pacientes é a hemorragia intraocular em vários locais: sub-retinianas, intrarretinianas, pré-retinianas (sub-hialoide) e intravítrea.[19-22] Hemorragias intrarretinianas e pré-retinianas predominam (Figura 6.44.2), com a maior parte concentrada no polo posterior e, geralmente, sendo bilateral. Em muitos casos, a quantidade de sangue intraocular correlaciona-se ao grau de dano neurológico agudo.[23,24] Manchas algodonosas, hemorragias de centro-branco, edema macular, papiledema, retinosquise, descolamento de vítreo posterior hemorrágico, buracos maculares e rupturas de EPR são achados menos comuns.[1,18,25-27] Após o término do abuso, a hemorragia e algumas das outras alterações agudas se resolvem em alguns meses. Manifestações tardias incluem pregas retinianas perimaculares, atrofia coriorretiniana ou cicatriz, atrofia óptica, neovascularização e descolamento de retina.[19,28-30]

DIAGNÓSTICO E EXAMES COMPLEMENTARES

O diagnóstico é realizado quando os achados oculares descritos anteriormente estão presentes juntamente com algumas manifestações sistêmicas e uma história de abuso de sacudir o bebê. Como uma história de abuso pode ser difícil de ser obtida com certeza, o clínico deve manter alto índice de suspeição com base nos achados clínicos. O sinal não ocular é a hemorragia intracraniana. Ao contrário da síndrome de Terson, a hemorragia intracraniana geralmente é subdural

BOXE 6.44.2 Condições sistêmicas associadas a retinopatia de Purtscher e retinopatia de Purtscher-*like*.

- Traumatismo grave da cabeça, tórax ou osso longo
- Pancreatite aguda
- Lúpus eritematoso sistêmico (LES)
- Síndrome de embolia gordurosa
- Púrpura trombocitopênica trombótica (PTT)
- Síndrome HELLP (hemólise, enzimas hepáticas elevadas e plaquetas baixas)
- Insuficiência renal crônica
- Embolia amniótica
- Esclerodermia
- Dermatomiosite

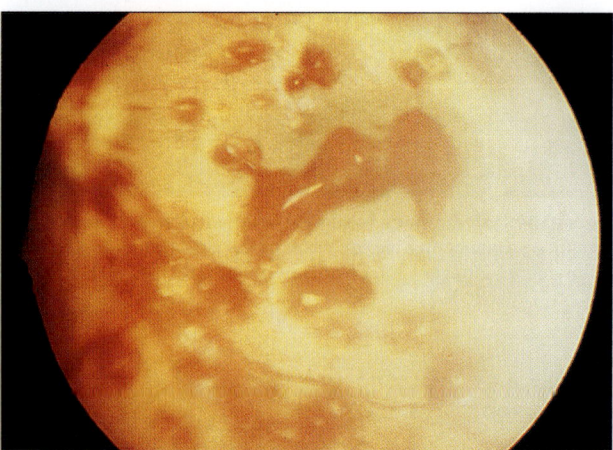

Figura 6.44.2 Síndrome do bebê sacudido. Numerosas hemorragias retinianas superficiais (muitas com centros esbranquiçados) no polo posterior de uma criança que havia sido alvo de abuso de tremor. (Cortesia de Dennis P. Han, MD.)

e envolve ambos os lados do cérebro.[18,20,31] Outros achados incluem sangue subaracnóideo ou intracerebral, edema cerebral e atrofia cerebral. Com frequência encontra-se pressão intracraniana elevada. Diversos sintomas neurológicos podem ocorrer, variando de irritabilidade e letargia a convulsões, coma e morte. Exames de neuroimagem são usados para diagnosticar a patologia intracraniana. Aspirações de líquido cerebrospinal e subdurais podem ser necessárias para confirmar a presença de sangue no sistema nervoso central.

Os sinais extracranianos de abuso também podem ser evidentes e ajudam a confirmar o diagnóstico. Hematomas, contusões ou fraturas que envolvem o tronco ou membros podem ser encontrados. Os hematomas da coluna cervical também foram descritos e acredita-se que sejam fortemente sugestivos de lesão semelhante à "lesão em chicote".[31] No entanto, sendo a sacudida o único mecanismo de abuso, muitas vezes há uma escassez de achados extracranianos evidentes.

A OCT pode mostrar áreas de separação vítrea focal na mácula, dobras perimaculares com fixação vítrea nos ápices, membrana epirretiniana, retinosquise, orifício macular lamelar ou de espessura total e até descolamento foveal.[32-34] Esses achados parecem ser consistentes com forças de cisalhamento na interface vitreorretiniana induzida pela agitação. A angiofluoresceinografia demonstrou áreas de não perfusão periférica em alguns casos.[35] No entanto, as consequências clínicas desse achado não são claras, dado que alguns pacientes foram observados e nunca desenvolveram neovascularização.

DIAGNÓSTICO DIFERENCIAL

Hemorragias intraoculares na infância, embora altamente indicativas de síndrome do bebê sacudido, não são específicas do abuso infantil, pois podem ser observadas em outras condições (Boxe 6.44.3).[19] Traumatismo craniano direto ou hemorragia subaracnóidea espontânea pode resultar em sangramento intraocular, como descrito anteriormente na síndrome de Terson. No entanto, alguns estudos sugerem que a hemorragia intraocular pode ser incomum em crianças com hemorragia intracraniana devido à mecanismos não abusivos, como trauma acidental ou cirúrgico.[36] A hemorragia da retina também pode ser observada após o parto vaginal e a reanimação cardiopulmonar. Finalmente, várias condições sistêmicas, incluindo hipertensão arterial, distúrbios hematológicos (p. ex., leucemia), sepse, meningite e vasculite, podem causar hemorragia intrarretiniana.

PATOLOGIA

Como observado clinicamente, o achado histopatológico mais comum é a hemorragia intraocular com sangue observado em todas as camadas da retina, entre a retina e o EPR, e no vítreo.[21,22] A hemorragia intraorbitária da bainha do nervo óptico é observada com frequência e pode levar a edema do disco óptico ou atrofia óptica.[19,21,22] Edemas intrarretinianos, dobras retinianas e alterações da PSE são outros achados não incomuns. Outras alterações oculares patológicas são incomuns na síndrome do bebê sacudido isoladamente.

TRATAMENTO, EVOLUÇÃO E DESFECHO

Algum grau de perda visual permanente é comum, pode-se fazer pouco terapeuticamente para alterar o prognóstico visual. Danos irreversíveis à mácula, nervo óptico e/ou córtex occipital são responsáveis pela diminuição da visão.[18,19,28,29] Sinais promissores potenciais para a função visual são bons reflexos pupilares, meios oculares claros, achados retinianos limitados a hemorragias intrarretinianas e um disco óptico normal.[18] Em pacientes que apresentam hemorragia vítrea obscurecendo a mácula, a vitrectomia para retirar o sangue pode ser realizada. Nesse quadro, a eletrorretinografia deve ser realizada no pré-operatório, pois é improvável que a cirurgia seja benéfica se não houver resposta significativa de *flash* luminoso.[18] Mesmo nos casos em que a via visual está relativamente bem preservada, a função geral do paciente ainda pode ser muito limitada devido aos danos neurológicos graves.

OUTRAS CONDIÇÕES

LESÕES CERVICAIS

Uma lesão "chicote" na cabeça em adultos produz um problema ocular único chamado maculopatia "em chicote".[37] Nesse distúrbio, o paciente geralmente relata visão turva bilateral e leve, que começa imediatamente após uma lesão significativa de flexão-extensão na cabeça e no pescoço. Acidentes de automóvel com desaceleração rápida constituem a causa mais comum. Verificou-se que a acuidade visual se apresenta levemente diminuída, raramente pior que 20/30, e o exame ocular é digno de nota apenas para uma leve neblina cinza na retina da fóvea acompanhada por uma pequena depressão. Uma separação vítrea posterior superficial pode também ser vista. A angiofluoresceinografia geralmente está normal. A OCT pode demonstrar a ruptura da junção do segmento interno-segmento externo.[38] Em poucos dias, a visão volta ao normal e a descoloração retiniana acinzentada diminui, mas a pequena depressão na fóvea parece persistir indefinidamente. Alterações da fóvea semelhantes podem ser observadas após trauma ocular direto com discreta *commotio retinae* da mácula central e após a observação do sol (retinopatia solar).

SÍNDROME DA EMBOLIA GORDUROSA

Alterações distintas do segmento posterior também são encontradas na síndrome da embolia gordurosa. Diversos sinais sistêmicos e oculares podem se desenvolver dentro de poucos dias após uma pessoa ter sofrido fraturas significativas de ossos medulares. Alterações retinianas são observadas em até 60% dos pacientes que preenchem os critérios diagnósticos da síndrome da embolia gordurosa, mas em apenas cerca de 5% dos pacientes que apresentam fraturas de ossos longos com ou sem outros sinais sistêmicos.[14]

Os achados clássicos oculares constituem manchas bilaterais algodonosas e hemorragias intrarretinianas.[1,14] Embora a síndrome possa se assemelhar a retinopatia de Purtscher, os infartos e as hemorragias da retina brancos geralmente são menores, menos numerosos e mais periféricos, sendo a maioria dos pacientes assintomáticos ou apresentando queixas visuais mais leves.[12]

As manifestações sistêmicas associadas à síndrome da embolia gordurosa incluem erupção cutânea petequial, alterações do sistema nervoso central, comprometimento

---

BOXE 6.44.3 Causas de hemorragias retinianas na infância.

- Trauma no nascimento (somente neonatos)
- Síndrome do bebê sacudido
- Hemorragia intracraniana espontânea (síndrome de Terson)
- Hipertensão aguda
- Traumatismo direto dos olhos, cabeça ou tórax (acidental ou não acidental)
- Reanimação cardiopulmonar
- Infecções sistêmicas e meningite
- Retinite viral
- Desordens hematológicas (p. ex., doenças malignas, coagulopatias)
- Vasculite sistêmica (ou retiniana)

respiratório, febre, taquicardia, anemia e elevada taxa de sedimentação de eritrócitos. A condição é fatal em 20% dos casos.[1] O oftalmologista raramente é envolvido durante a fase aguda da síndrome da embolia gordurosa, uma vez que os sintomas oculares costumam ser mínimos. No entanto, alguns pacientes observam escotoma paracentral persistente, e o oftalmologista pode estar em condições de avaliar esses e outros sintomas oculares em algum momento durante ou após a fase aguda da síndrome.[14] Atualmente, não há tratamento disponível para manifestações oculares associadas à síndrome de embolia gordurosa.

RETINOPATIA DE VALSALVA

A retinopatia de Valsalva ocorre quando a pressão intratorácica ou intra-abdominal elevada é transferida para o olho, resultando em sangramento intraocular. A hemorragia geralmente é unilateral ou bilateral assimétrica e localizada na mácula. A hemorragia da membrana limitante subinterna é mais comum, mas também pode ocorrer hemorragia sub-retiniana, retiniana e/ou vítrea. Tossir, vomitar, espirrar, fazer força para evacuar, levantar-se e ter relações sexuais são causas possíveis. A retinopatia de Valsalva normalmente desaparece sem sequelas. }O *laser* neodímio:ítrio-alumínio-granada e argônio tem sido usado para interromper a hemorragia pré-retiniana em casos selecionados para acelerar a recuperação.[39,40] Na maioria dos casos, a intervenção cirúrgica ou a *laser* é desnecessária.

BIBLIOGRAFIA

Chuang EL, Miller FS, Kalina RE. Retinal lesions following long bone fractures. Ophthalmology 1985;92:370–4.

Han DP, Wilkinson WS. Late ophthalmic manifestations of the shaken baby syndrome. J Pediatr Ophthalmol Strabismus 1990;27:299–303.

Kelley JS, Hoover RE, George T. Whiplash maculopathy. Arch Ophthalmol 1978;96:834–5.

Kuhn F, Morris R, Witherspoon CD, et al. Terson syndrome. Results of vitrectomy and the significance of vitreous hemorrhage in patients with subarachnoid hemorrhage. Ophthalmology 1998;105:472–7.

Levin AV. Ocular manifestations of child abuse. Ophthalmol Clin North Am 1990;3:249–64.

McCabe CF, Donahue SP. Prognostic indicators for vision and mortality in shaken baby syndrome. Arch Ophthalmol 2000;118:373–7.

McCarron MO, Alberts MJ, McCarron P. A systematic review of Terson's syndrome: frequency and prognosis after subarachnoid hemorrhage. J Neurol Neurosurg Psychiatry 2004;75:491–3.

Morad Y, Kim YM, Armstrong DC, et al. Correlation between retinal abnormalities and intracranial abnormalities in the shaken baby syndrome. Am J Ophthalmol 2002;134:354–9.

Muni RH, Kohly RP, Sohn EH, et al. Handheld spectral domain optical coherence tomography finding in shaken-baby syndrome. Retina 2010;30:S45–50.

Power MH, Regillo CD, Custis PH. Thrombotic thrombocytopenic purpura associated with Purtscher retinopathy. Arch Ophthalmol 1997;115:128–9.

Purtscher O. Angiopathia retinae traumatica. Lymphorrhagien des Augengrundes. Arch Ophthalmol 1912;56:244–7.

Raymond LA. Neodymium: YAG laser treatment for hemorrhages under the internal limiting membrane and posterior hyaloid face in the macula. Ophthalmology 1995;102:406–11.

Schultz PN, Sobol WM, Weingiest TA. Long-term visual outcome in Terson syndrome. Ophthalmology 1991;98:1814–19.

Wilkinson WS, Han DP, Rappley MD, et al. Retinal hemorrhages predict neurologic injury in the shaken baby syndrome. Arch Ophthalmol 1989;107:1472–4.

Williams DF, Mieler WF, Williams GA. Posterior segment manifestations of ocular trauma. Retina 1990;10:S35–44.

As referências completas estão disponíveis no **GEN-io**.

PARTE 6 RETINA E VÍTREO

SEÇÃO 8 Trauma

Toxicidade Retiniana de Medicamentos de Administração Sistêmica

6.45

Alexander L. Ringeisen e Mihai Mititelu

Definição: Lesão da retina resultante de fármacos administrados sistemicamente.

Características principais
- Irregularidades no epitélio pigmentado da retina
- Atrofia da retina, epitélio pigmentado da retina e/ou coroide
- Maculopatia "em alvo"
- Deposição no cristalino
- Edema macular.

Características associadas
- Artrite reumatoide
- Doenças vasculares do colágeno
- Doença psiquiátrica
- Síndrome da imunodeficiência adquirida
- Doenças malignas.

INTRODUÇÃO

As retinopatias tóxicas formam um grupo diversificado de condições que resultam de danos na retina causados por fármacos administrados sistemicamente. Embora sejam relativamente raras, essas condições devem ser consideradas sempre que uma retinopatia "incomum" for avaliada, particularmente quando houver manifestações de distúrbios pigmentares bilaterais ou deposição de cristais na retina. O conhecimento adequado do uso de medicação sistêmica em um paciente com retinopatia incomum pode levar ao reconhecimento imediato de uma retinopatia tóxica. Isso pode minimizar um trabalho extensivo e poupar o paciente da exposição futura ao agente nocivo.

CLOROQUINA E HIDROXICLOROQUINA

A cloroquina e seu derivado hidroxicloroquina (HCQ) têm sido historicamente utilizadas para profilaxia e tratamento da malária, mas atualmente são mais comumente empregadas para tratar doenças do tecido conjuntivo. Os dois fármacos apresentam diferenças relativas ao intervalo de dose terapêutica e tóxica, mas podem produzir retinopatias idênticas. O mecanismo exato da retinopatia ainda precisa ser elucidado, mas em modelos animais, as células ganglionares apresentam as primeiras evidências histológicas de toxicidade, seguidas por outros elementos tra retina (particularmente a retina externa) e epitélio pigmentado da retina (EPR).[1]

Os pacientes com retinopatia podem ser assintomáticos. Quando os sintomas ocorrem, as queixas iniciais geralmente constituem dificuldade de leitura noturna ou leitura geral ou dificuldade de executar outras tarefas visuais que exigem acuidade refinada causadas por escotomas centrais ou paracentrais. Os primeiros escotomas são sutis, geralmente dentro de um ângulo de 10° de fixação, e são mais comuns superiormente do que inferiormente à fixação.[2] Com o tempo, os escotomas aumentam, multiplicam-se e podem envolver fixação, reduzindo a acuidade visual.

A aparência do fundo do olho pode permanecer inteiramente normal mesmo após o desenvolvimento dos escotomas. Os primeiros achados de fundo são irregularidade na pigmentação macular e redução do reflexo da fóvea. Com o passar do tempo, a pigmentação irregular central pode ficar cercada por uma zona concêntrica de hipopigmentação, geralmente horizontal e ovalada e mais proeminente na porção inferior à fóvea (Figura 6.45.1).[3] Essa despigmentação paracentral resulta em uma maculopatia denominada "olho de boi" ou "em alvo", um achado clássico de toxicidade de estágio avançado de HCQ. Com a exposição continuada ao medicamento, ou mesmo com a interrupção da terapia sistêmica na presença de retinopatia avançada, haverá alterações pigmentares progressivas e generalizadas. A aparência terminal pode ser indistinguível daquela distrofia cone-bastonete, havendo na maculopatia de "olho de boi", irregularidades pigmentares periféricas e formação de espículas ósseas, atenuação vascular e palidez do disco óptico.

Com base no melhor reconhecimento e na disponibilidade de novas ferramentas de triagem, a *American Academy of Ophthalmology* (AAO) publicou recomendações revisadas para triagem em 2016.[4] O objetivo da triagem é detectar a toxicidade inicial antes do desenvolvimento de danos significativos, uma vez que as alterações retinais são irreversíveis e podem, na verdade, progredir após a descontinuação do medicamento. A prevalência geral de toxicidade após 5 anos de uso é de 7,5%, embora varie muito conforme a duração da terapia e a dose diária.[5] O rastreamento deve incluir um exame basal para todos os pacientes que iniciarem esses medicamentos com rastreamento anual iniciado após 5 anos de uso. Pacientes com doença renal coexistente ou uso concomitante de tamoxifeno são considerados de alto risco para o desenvolvimento de toxicidade e podem ser rastreados mais frequentemente com base na suspeita clínica do médico. A AAO recomenda que todos os pacientes que utilizam HCQ mantenham a dose diária abaixo de 5,0 mg/kg de peso real. Um limite inferior é aconselhável em pacientes de alto risco, como descrito anteriormente. A maculopatia preexistente é considerada uma contraindicação ao tratamento com HCQ porque as anormalidades subjacentes podem mascarar a toxicidade inicial; portanto, esses pacientes devem tentar uma terapia alternativa ou realizar um exame inicial abrangente para estabelecer a linha de base.[4]

multifocal (mf-ERG) e/ou teste de autofluorescência (FAF, do inglês *fundus autofluorescence*) podem ser usados como testes complementares quando disponíveis e conforme a necessidade. A SD-OCT pode revelar evidências de ruptura precoce da junção do segmento externo-segmento interno (SE/SI) parafoveal com o afinamento da camada nuclear externa. Nos estágios finais, há perda completa da zona elipsoide por toda a fóvea.[6] A FAF pode evidenciar autoflorescência leve em um anel pericentral ao redor da fóvea, enquanto uma perda completa de autofluorescência pode ser observada em casos graves.[7] O mf-ERG mostra lesões pericentrais, perda de amplitude e tempo implícito atrasado.[8] Alterações no campo Humphrey 10-2, mesmo que sutis, devem ser avaliadas por testes objetivos. Retinografias coloridas, teste de grade de Amsler, OCT *time-domain*, angiografia de fluoresceína, eletrorretinografia de campo total (ERG de CT), teste de visão de cores e eletro-oculograma não são recomendados para triagem. Exames de retina com dilatação devem ser realizados em cada consulta, mas não são suficientes para triagem independente.

Se as queixas visuais subjetivas ou conclusões objetivas forem sugestivas de toxicidade, a descontinuação do medicamento deve ser discutida com o paciente e o médico prescritor. A descontinuação pode desencadear agravamento da doença autoimune subjacente e requer o uso de agentes diferentes, enquanto as alterações retinais podem continuar progredindo cronicamente, apesar da suspensão do agente terapêutico.

SILDENAFILA

A sildenafila é um inibidor da fosfodiesterase do tipo cinco utilizado no tratamento da impotência masculina. Os sintomas visuais estão correlacionados às concentrações séricas da medicação e incluem fenômenos visuais subjetivos, incluindo descoloração azulada da visão e aumento da sensibilidade à luz.[9] Alguns estudos relataram reduções leves reversíveis nas amplitudes das ondas a e b, aumento da espessura da coroide, aumento das taxas de erro ao longo do eixo azul-verde no teste de matiz Farnsworth-Munsell 100 (FM) e maior resposta e sensibilidade dos bastonetes logo após a ingestão.[10,11] Relatos de neuropatia óptica isquêmica, oclusão de ramo da veia central da retina, descolamento seroso macular e coriorretinopatia serosa central foram descritos. Atribuir alterações oculares à sildenafila é difícil, pois essas alterações podem ser compostas por grande esforço durante a atividade sexual, interações com nitratos e outras comorbidades oculares.[12] As recomendações atuais sugerem que a sildenafila possa ser usada com cautela no quadro de retinite pigmentosa e neuropatia óptica não isquêmica.

TIORIDAZINA

A tioridazina é um fármaco antipsicótico fenotiazínico que foi utilizado em doses elevadas no passado. Nessas doses, uma forma subaguda e drástica de retinopatia poderia aparecer[13,14] com extensas áreas de despigmentação, perda de coriocapilares e atrofia óptica. Nas doses mais baixas (< 800 mg/d) usadas hoje em dia, esse tipo intenso de retinopatia raramente, ou nunca, ocorre.

Uma variante denominada retinopatia numular foi descrita em pacientes em uso de doses crônicas de tioridazina. Esses pacientes são bem menos propensos a apresentarem sintomas. Múltiplas grandes áreas redondas de despigmentação e atrofia se desenvolvem posteriormente ao equador, com preservação relativa da mácula (Figura 6.45.2). Com o tempo, as áreas de atrofia podem aumentar e se tornarem confluentes. A angiofluoresceinografia demonstra perda do epitélio pigmentado e coriocapilar nas áreas de despigmentação.[15,16] Alterações visuais de campo são inespecíficas, mas caracteristicamente exibem escotomas paracentrais ou escotomas em anel.

A recomendação atual dos fabricantes é de que a dose seja titulada para uma dose mínima efetiva de 300 mg/dia ou menos, com um máximo absoluto de 800 mg/dia durante períodos limitados. Casos de retinopatia entre pacientes tratados de acordo com essas diretrizes permanecem raros.

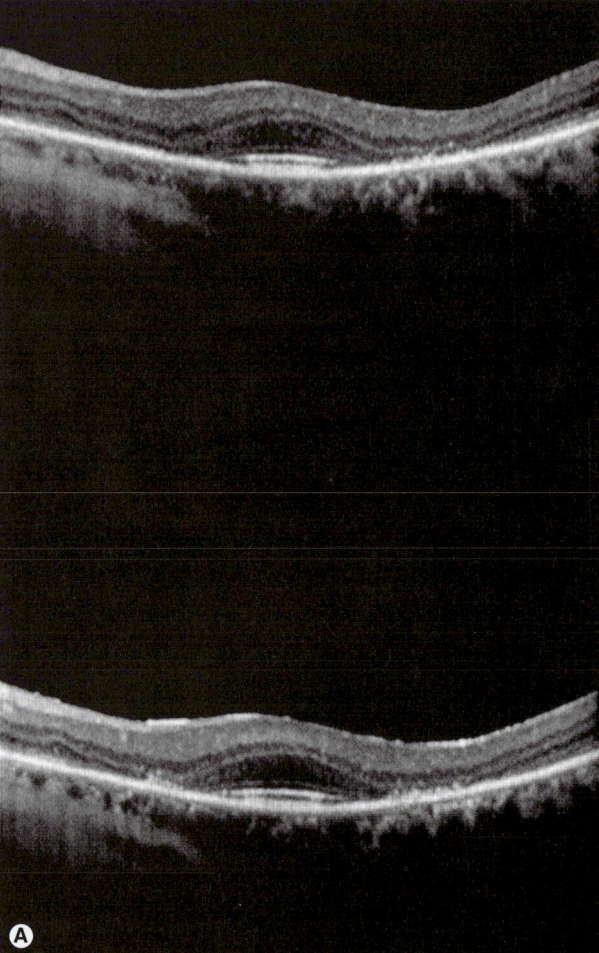
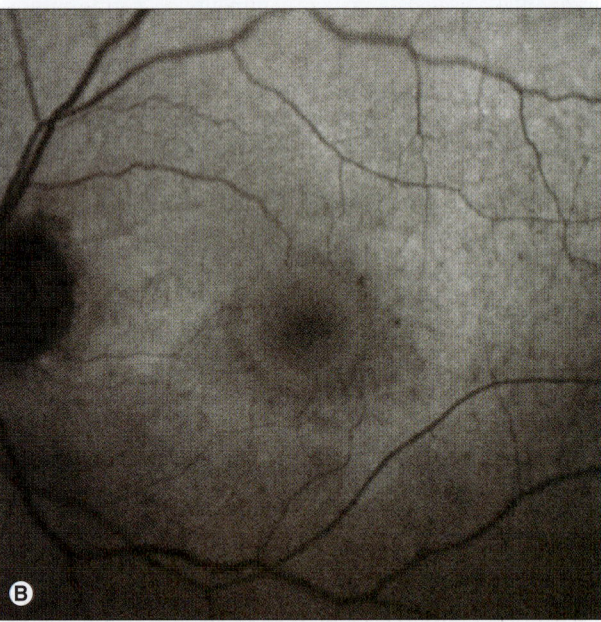

Figura 6.45.1 Maculopatia por cloroquina e hidroxicloroquina. A-B. A tomografia de coerência óptica de domínio espectral exibe perda de zona elipsoide e adelgaçamento da retina externa na região parafoveal (sinal de "disco voador"). **B.** A autofluorescência mostra um aumento do sinal na região parafoveal, o que denota um metabolismo anormal do epitélio pigmentar da retina. (Cortesia de Mihai Mititelu, MD, MPH.)

As diretrizes AAO de 2016 recomendam exames de triagem para determinar a base inicial e acompanhamento para incluir o teste de acuidade visual, exame de fundo de olho com dilatação, tomografia de coerência óptica de domínio espectral (SD-OCT, do inglês *spectral-domain optical coherence tomography*) e avaliação funcional com o teste Humphrey 10-2.[4] Eletrorretinograma

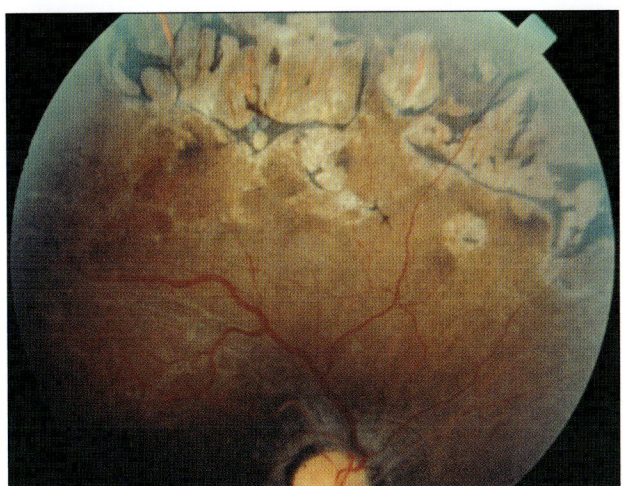

Figura 6.45.2 Retinopatia por tioridazina associada ao uso crônico (retinopatia numular). (De Weinberg DV, D'Amico DJ. Retinal toxicity of systemic drugs. In: Albert DM, Jakobiec FA, editors. Principles and practice of ophthalmology. Philadelphia: WB Saunders; 1994. p. 1042-50.)

NIACINA

A niacina (ácido nicotínico, vitamina B_6) é usada em doses farmacológicas para reduzir o colesterol sérico, e raramente pacientes que tomam 1,5 g ou mais por dia podem desenvolver maculopatia.

Os pacientes afetados desenvolvem alterações visuais centrais semanas ou meses após a administração inicial do medicamento. A redução da acuidade visual geralmente é de leve a moderada.[17,18] Os pacientes desenvolvem uma maculopatia bilateral com aparência clínica de edema macular cistoide (EMC), mas não há vazamento ou acúmulo de corante na angiografia de fluoresceína. A OCT revela a presença de espaços cistoides nas camadas nucleares interna e plexiforme externa (Figura 6.45.3).[19] Os achados subjetivos e objetivos melhoram após a suspensão da medicação, mas se não tratada, o edema macular crônico pode levar à retina e à atrofia pigmentar retiniana causando perda permanente da visão.

CANTAXANTINA

A cantaxantina é um medicamento carotenoide que, quando ingerido VO, causa bronzeamento da pele. Embora tenha sido usado para o tratamento de certos distúrbios dermatológicos, como o vitiligo, seu principal uso tem sido como agente artificial de bronzeamento. O risco de retinopatia está relacionado à dose. Em doses cumulativas superiores a 30 g, a maioria dos pacientes apresenta retinopatia. Os pacientes que apresentam retinopatia por cantaxantina geralmente são assintomáticos. O fundo de olho exibe a formação bilateral de guirlanda de cristais amarelos altamente refratários encontrados nas camadas internas da retina que circundam a fóvea (Figura 6.45.4).[20]

Embora os pacientes geralmente sejam assintomáticos, a perimetria central demonstra sensibilidade reduzida nos pacientes com retinopatia. Após a interrupção da terapia medicamentosa, o teste de campo visual pode retornar ao normal, à medida que o número de cristais visíveis diminui lentamente ao longo de muitos anos.[21]

TAMOXIFENO

O tamoxifeno é um antagonista do estrogênio não esteroide que é usado no tratamento do câncer de mama. A retinopatia foi descrita pela primeira vez entre mulheres tratadas com mais de 180 mg/dia durante mais de 1 ano.[22] Essas pacientes geralmente apresentavam uma diminuição sintomática da visão e os achados característicos eram pequenos depósitos refratários brancos na retina interna, particularmente na região perimacular. Ocorrem irregularidades pigmentares associadas (Figura 6.45.5).[23]

Atualmente, o fármaco é usado em doses muito mais baixas, geralmente 20 mg/dia. A angiofluoresceinografia exibe defeitos da janela e/ou EMC. Os estudos por OCT revelaram um espaço cistoide na fóvea e perda de fotorreceptores sem espessamento macular (ver Figura 6.45.5).[24,25] Muitos dos casos de retinopatia por tamoxifeno em baixa dose têm sido assintomáticos, mas a redução leve a moderada da acuidade visual tem sido descrita. Há dados conflitantes na literatura sobre a incidência e a significância da retinopatia em pacientes assintomáticos.[26-30] Embora a deposição de cristais discretos com ou sem edema macular seja possível com doses baixas, provavelmente é incomum.

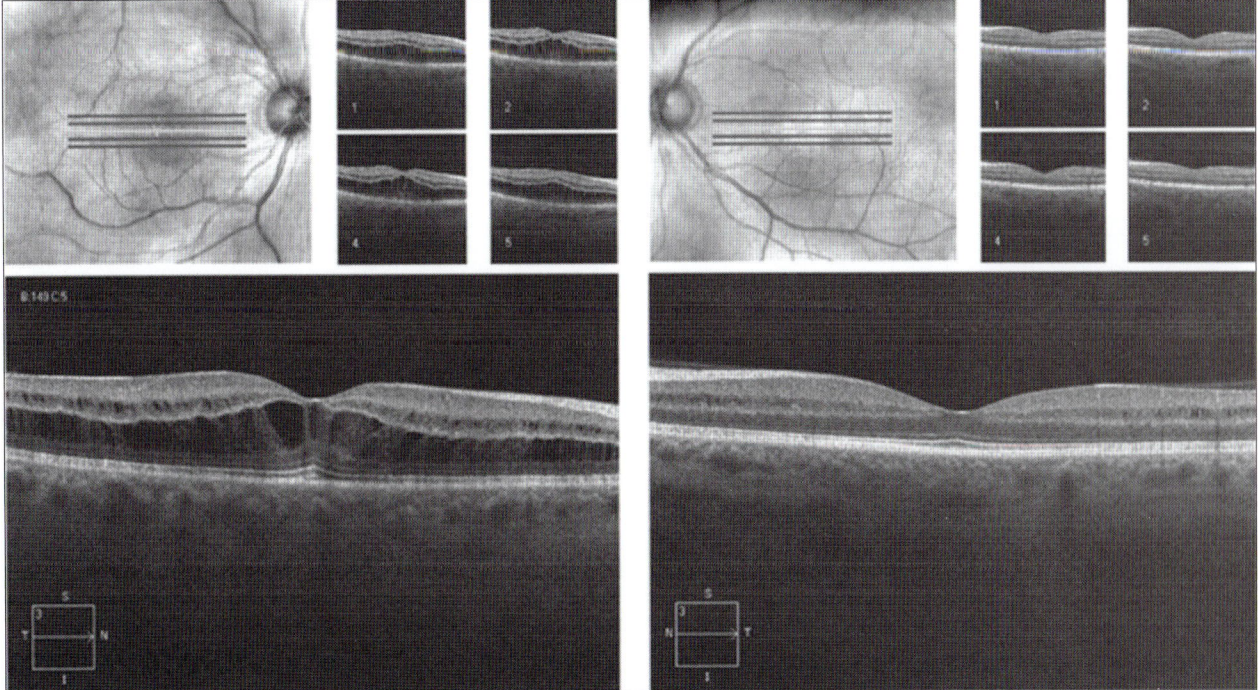

Figura 6.45.3 Tomografia de coerência óptica de domínio espectral demonstrando espaços cistoides nas camadas nucleares externas e internas e, possivelmente, a camada de células ganglionares no olho direito e na camada nuclear interna no olho esquerdo. (De Courtney RJ and Singh RP. Spectral domain optical coherence tomography features in niacin maculopathy. Eye [Lond] 2014;28:629-32. Figura 2.)

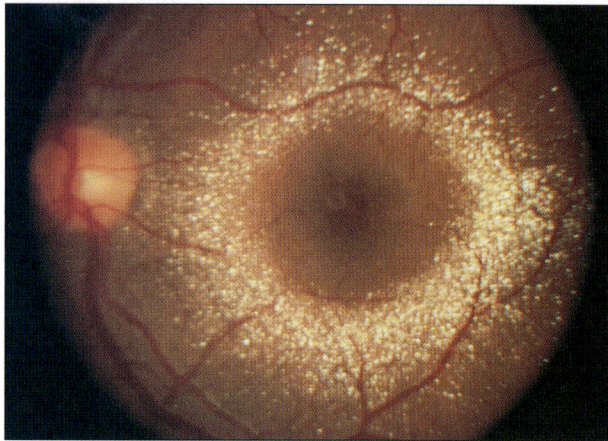

Figura 6.45.4 Retinopatia da cantaxantina. Grandes cristais amarelos estão distribuídos como um anel macular proeminente. (De Weinberg DV, D'Amico DJ. Retinal toxicity of systemic drugs. In: Albert DM, Jakobiec FA, editors. Principles and practice of ophthalmology. Philadelphia: WB Saunders; 1994. p. 1042-50.)

Isto é apoiado pelo grande número de pacientes tratados com esta substância e pela relativa escassez de casos bem documentados na literatura. Não há consenso sobre a necessidade da triagem de rotina de pacientes assintomáticos usando doses menores de tamoxifeno. A suspensão da medicação deve ser considerada se a função visual for afetada, mas somente após discussão com o oncologista do paciente.

FINGOLIMODE

O fingolimode é um medicamento oral aprovado pela *Food and Drug Administration* (FDA) dos EUA para a esclerose múltipla recidivante[31] e está associado a edema macular em um subconjunto de pacientes. A incidência de edema macular é de cerca de 0,2% com dose de 0,5 mg/dia e aumenta com doses mais altas e na presença de comorbidades, como uveíte preexistente e diabetes. Os pacientes podem se queixar de visão embaçada ou apresentar sintomas mínimos ou inexistentes. A OCT revela espaços císticos intrarretinianos e o estravasamento de corante é observado na angiografia com fluoresceína. De acordo com as informações de prescrição, os pacientes que iniciam o tratamento com fingolimode devem realizar um exame de base abrangente, seguido da repetição dos exames após 3 ou 4 meses. Se o edema macular se desenvolver, a interrupção do tratamento com fingolimode deve ser considerada em consulta com o neurologista.[32] Caso o paciente e o médico prescritor desejem continuar com o fingolimode, foi descrito tratamento bem-sucedido do edema macular com uso de fármacos anti-inflamatórios não esteroides tópicos e triancinolona sub-Tenon.[33,34]

PACLITAXEL

O paclitaxel (em suas versões livre e ligada à albumina) e o docetaxel são fármacos relacionados usados como agentes quimioterápicos. Eles podem causar EMC sem estravazamento de corante na angiografia com fluoresceína (Figura 6.45.6). Acredita-se que o edema macular ocorra secundariamente ao dano às células de Müller.[35] A suspensão da medicação (e sua substituição por um diferente agente quimioterápico) geralmente leva à resolução do EMC.[36]

DEFEROXAMINA

O mesilato de deferoxamina é um agente quelante usado para reduzir os níveis de ferro em pacientes com anemia dependente de transfusão e para tratar a toxicidade de alumínio em pacientes que passam por diálise renal crônica. O aparecimento de sintomas visuais da toxicidade da deferoxamina pode ser relativamente agudo ou ocorrer após uma exposição prolongada. A incidência pode ser maior em pacientes em diálise e em indivíduos mais velhos.[37] Os pacientes geralmente se queixam de visão embaçada, nictalopia, anormalidades de visão cromática ou restrição no campo visual. No início, o fundo do olho pode parecer normal ou manchas pigmentares sutis podem ser encontradas. O espectro de alterações varia amplamente e pode incluir defeitos na janela do EPR, lesões "olho de boi", maculopatia viteliforme e hiperfluorescência tardia da mácula.[38,39] A visão cromática frequentemente está anormal, geralmente com uma discromatopsia de tritan. O exame de campo visual geralmente exibe escotomas centrais ou cecocentrais e, menos comumente, restrição periférica. A eletrorretinografia pode exibir diminuição da amplitude e prolongamento dos tempos implícitos. Os potenciais visualmente evocados também podem apresentar baixa voltagem e tempos de condução atrasados. Quando disponível, a FAF de fundo é um método eficaz para

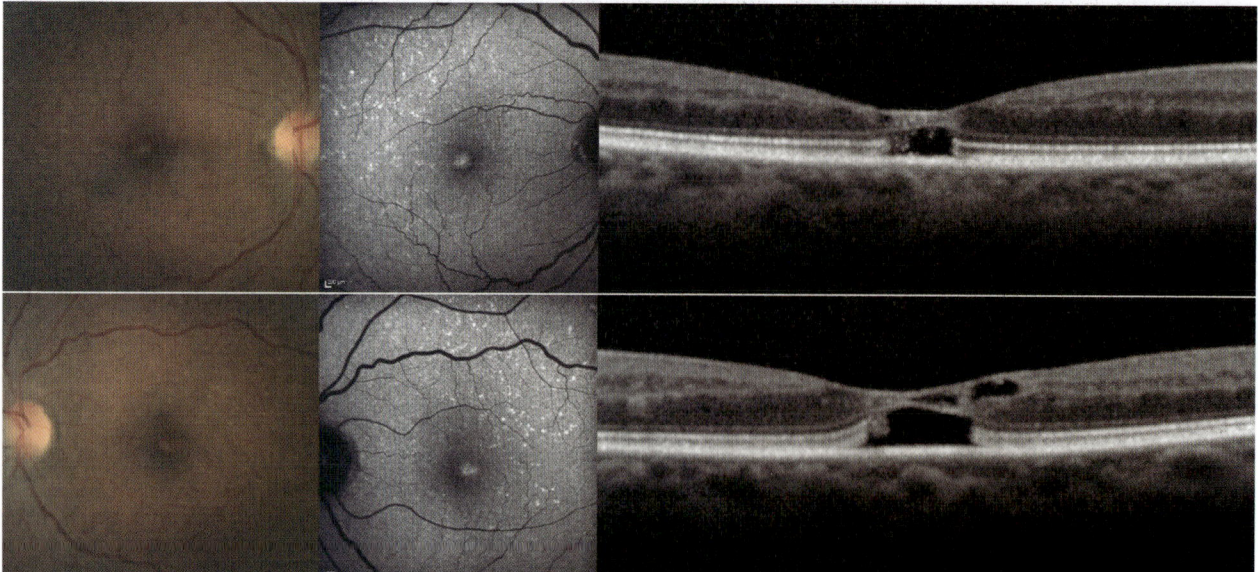

Figura 6.45.5 Retinopatia do tamoxifeno. Cavitação foveal pseudocística na retinopatia do tamoxifeno. (*Topo à esquerda*) A fotografia colorida do fundo do olho direito mostra pontos amarelos no polo posterior, (*topo no meio*) correspondendo a focos hiperautofluorescentes pontilhados na imagem de autofluorescência. Há ausência de hipoautofluorescência normal na fóvea. (*Topo à direita*) A tomografia de coerência óptica de domínio espectral demonstra espaços cavitários foveais. (*Bottom*) Achados semelhantes presentes no olho esquerdo, com cavitação mais pronunciada. (De Doshi RR, Fortun JA, Kim BT. Pseudocystic foveal cavitation in tamoxifen retinopathy. Am J Ophthalmol. 2014;157:1291-1298.e3. Figura 1.)

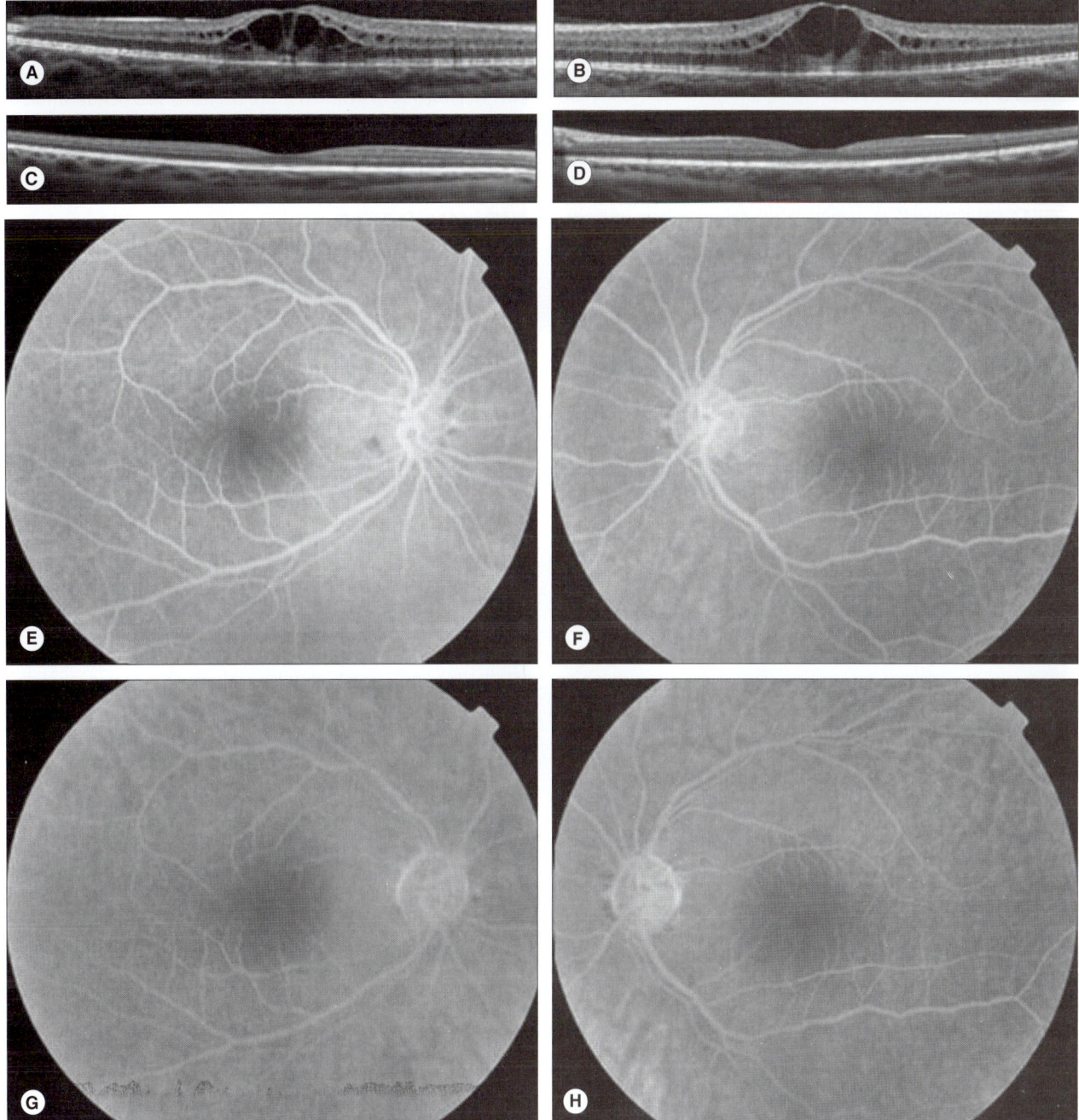

Figura 6.45.6 Toxicidade do paclitaxel. O paclitaxel causa edema macular cistoide evidente na tomografia de coerência óptica (**A** e **B**) que se resolveu 7 semanas após a interrupção da terapia com paclitaxel (**C** e **D**). **E** e **H**. A apresentação inicial mostra edema macular cistoide com ou sem estravasamento de corante na angiografia com fluoresceína. (De Padrón Pérez N, Rubio Caso MJ, Arias Barquet L et al. Bilateral cystoid macular edema in a patient with taxane-based chemotherapy. Can J Ophthalmol 2013;48:e3-e4. Figura 1.)

a triagem de pacientes com risco de toxicidade retiniana por deferoxamina.[40] Se a deferoxamina for retirada imediatamente, geralmente observa-se recuperação funcional parcial ou completa. No entanto, a maculopatia pode progredir e evoluir para alterações pigmentares maculares grosseiras e, ocasionalmente, pigmentação periférica também.

DIDANOSINA

A didanosina (2′, 3′-didesoxi-inosina) é um fármaco antirretroviral utilizado para o tratamento da infecção pelo vírus da imunodeficiência humana. Uma degeneração da retina periférica foi observada em crianças e adultos tratados com este fármaco.[41,42] Achados do fundo consistem em pequenas áreas de demarcadas de retina e atrofia do EPR em torno da média periferia. Esta degeneração pode progredir com a exposição continuada ao fármaco. O ERG pode exibir sinais de disfunção da haste e do cone. A acuidade visual central geralmente está preservada com restrição do campo visual periférico.[41,43,44] A cessação da medicação deve ser considerada quando a retinopatia é detectada.[42]

CLOFAZIMINA

A clofazimina é um corante iminofenazina com atividade antimicobacteriana e anti-inflamatória. A toxicidade retiniana na forma de uma maculopatia em "olho de boi" foi descrita em pacientes que receberam clofazimina para o tratamento de infecções do complexo *Mycobacterium avium* associadas à síndrome da imunodeficiência adquirida. Ao contrário de outras maculopatias do tipo "olhos de boi" ou "em alvo", as alterações do pigmento nesses pacientes eram mais extensas e estendidas fora das grandes arcadas vasculares.[45,46]

TIAZOLIDINEDIONAS

As tiazolidinedionas são agentes antidiabéticos orais que incluem rosiglitazona e pioglitazona. Eles são conhecidos por causar excesso de retenção de fluidos em alguns pacientes. O estudo de uma série de casos sugeriu uma possível ligação entre o uso desses fármacos e o edema macular diabético, especialmente em pacientes com retenção generalizada de líquidos. Nesses casos, a cessação da medicação leva à imediata resolução do edema macular diabético.[47] Mais tarde, estudos mais robustos foram misturados na identificação de uma relação causal entre as tiazolidinedionas e o desenvolvimento de edema macular.[48,49]

IMATINIBE

O imatinibe é um inibidor da tirosinoquinase utilizado no tratamento da leucemia mieloide crônica. Isso leva à retenção generalizada de fluidos em todo o corpo e pode causar edema macular.[50-52] A interrupção da terapia medicamentosa e a substituição por diferentes fármacos quimioterápicos normalmente resultam na resolução do edema macular com subsequente melhora da visão.

INIBIDORES DE QUINASE DE PROTEÍNA ATIVADA POR MITÓGENO E INIBIDORES DO PONTO DE VERIFICAÇÃO IMUNOLÓGICO

Agentes oncológicos, como inibidores da proteinoquinase ativada por mitógeno (MAPK) e inibidores do ponto de verificação imunológico, têm como alvo a sinalização extracelular e se tornaram comuns no tratamento de cânceres, incluindo melanoma cutâneo metastático, câncer de pulmão de não pequenas células e linfoma, entre outros. Inibidores da MAPK (trametinibe, cobimetinibe) e inibidores do *checkpoint* imunológico (ipilimumabe, pembrolizumabe) têm sido implicados em casos de descolamentos de retina serosa bilateral com ou sem uveíte. Especificamente, coriorretinopatia central do tipo serosa tem sido relatada com o uso de vários inibidores de MAPK (presumivelmente devido à toxicidade para o EPR), enquanto casos raros de síndrome de Vogt-Koyanagi-Harada foram descritos em pacientes geneticamente predispostos recebendo inibidores do ponto de verificação imunológico. A descontinuação do agente quimioterápico está associada à resolução espontânea dos descolamentos serosos.[53-55]

BIBLIOGRAFIA

Albalate M, Velasco L, Ortiz A, et al. High risk of retinal damage by desferrioxamine in dialysis patients. Nephron 1996;73:726–7.

Gass JD. Nicotinic acid maculopathy. Am J Ophthalmol 1973;76:500–10.

Heier JS, Dragoo RA, Enzenauer RW, et al. Screening for ocular toxicity in asymptomatic patients treated with tamoxifen. Am J Ophthalmol 1994;117:772–5.

Kellner U, Renner AB, Tillack H. Fundus autofluorescence and mfERG for early detection of retinal alterations in patients using chloroquine/hydroxychloroquine. Invest Ophthalmol Vis Sci 2006;47:3531–8.

Kusumi E, Arakawa A, Kami M, et al. Visual disturbance due to retinal edema as a complication of imatinib. Leukemia 2004;18:1138–9.

Marmor MF, Kellner U, Lai TY, et al. Recommendations on screening for chloroquine and hydroxychloroquine retinopathy (2016 Revision). Ophthalmology 2016;123:1386–94.

Maturi RK, Yu M, Weleber RG. Multifocal electroretinographic evaluation of long-term hydroxychloroquine users. Arch Ophthalmol 2004;122:973–81.

Meredith TA, Aaberg TM, Willerson WD. Progressive chorioretinopathy after receiving thioridazine. Arch Ophthalmol 1978;96:1172–6.

Rodriguez-Padilla JA, Hedges TR 3rd, Monson B, et al. High-speed ultra-high-resolution optical coherence tomography findings in hydroxychloroquine retinopathy. Arch Ophthalmol 2007;125:775–80.

Ros AM, Leyon H, Wennersten G. Crystalline retinopathy in patients taking an oral drug containing canthaxanthine. Photodermatol 1985;2:183–5.

Ryan EH Jr, Han DP, Ramsay RC, et al. Diabetic macular edema associated with glitazone use. Retina 2006;26:562–70.

Smith SV, Benz MS, Brown DM. Cystoid macular edema secondary to albumin-bound paclitaxel therapy. Arch Ophthalmol 2008;126:1605–6.

Whitcup SM, Butler KM, Caruso R, et al. Retinal toxicity in human immunodeficiency virus-infected children treated with 2',3'-dideoxyinosine. Am J Ophthalmol 1992;113:1–7.

As referências completas estão disponíveis no **GEN-io**.

PARTE 7 UVEÍTE E OUTRAS INFLAMAÇÕES INTRAOCULARES

SEÇÃO 1 Princípios Básicos

Anatomia da Úvea

Monica Evans

7.1

Definição: A úvea é uma estrutura vascular pigmentada formada por íris, corpo ciliar e coroide.

Característica principal
- Irrigar a maior parte dos olhos a partir dos ramos ciliares anteriores e posteriores da artéria oftálmica.

Características associadas
- Produzir o humor aquoso nos processos ciliares
- Controlar a acomodação visual de perto pela contração dos músculos ciliares, que relaxam as fibras zonulares do cristalino
- Auxiliar na drenagem do humor aquoso pela contração dos músculos ciliares, que abrem a malha trabecular.

INTRODUÇÃO

O trato uveal é o revestimento vascularizado do olho, posicionado entre a esclera e o neuroepitélio. É constituído pela íris, pelo corpo ciliar e pela coroide. O primeiro componente representa a parte anterior; o último, a parte posterior; e o corpo ciliar forma a parte intermediária. A úvea contém nervos, tecido conjuntivo de sustentação e um número variável de melanócitos, que são responsáveis por sua cor distinta. A úvea é suprida anteriormente pelas artérias ciliares anteriores e posteriores longas e, posteriormente, por várias artérias ciliares posteriores que entram na coroide ao redor do nervo óptico.

A vasculatura coroidal é responsável por aproximadamente 80% da irrigação sanguínea no olho. Uma característica exclusiva da retina humana é a existência de duas barreiras hematorretinianas – as barreiras hematorretinianas interna e externa, formadas por zônulas de oclusão entre células epiteliais pigmentares endoteliais ou retinianas adjacentes. A barreira hematorretiniana externa separa a retina neural de uma rede de vasos fenestrados chamada coriocapilar, que é a principal fornecedora de sangue para a retina neural. Essa barreira desempenha muitos papéis essenciais na manutenção de processos fisiológicos normais na retina por meio do transporte de nutrientes, água, íons e da remoção de escórias metabólicas.[1]

As alterações patológicas que envolvem a úvea incluem principalmente as doenças vasculares, inflamatórias e neoplásicas. Tumores primários e metastáticos são encontrados na íris, no corpo ciliar e na coroide. As alterações inflamatórias são reconhecidas clinicamente como uveíte e pan-uveíte.

ÍRIS

A íris forma um diafragma localizado anteriormente ao cristalino. A íris controla a quantidade de luz transmitida ao olho por alterações no tamanho da pupila. O suprimento vascular para a íris se origina nas artérias ciliares anteriores e posteriores longas. Histologicamente, a íris é constituída de três camadas:

- A camada anterior composta por fibroblastos, melanócitos e colágeno; sua superfície anterior é dobrada em muitas cristas e criptas
- A camada estromal média contendo fibroblastos, melanócitos e colágeno
- A camada posterior composta por músculo dilatador e epitélio pigmentar (Figura 7.1.1).

O estroma, ou a camada média, compõe a maior parte da íris e contém vasos sanguíneos, nervos, melanócitos e células de Koganei (*clump cells*) em uma matriz extracelular de colágeno e mucopolissacarídeos.[2] A cor da íris é determinada pelo número e grau de grânulos de melanina nos melanócitos estromais superficiais.[3] Os melanossomos uveais que se originam no estroma iriano contêm pigmento preto (eumelanina) e vermelho (feomelanina). A razão eumelanina/feomelanina varia de acordo com a cor da íris, com razões mais baixas sendo observadas para as íris de cores mais claras (avelã, azul).[4]

Ao contrário da superfície anterior, o epitélio posterior é liso, aveludado e uniforme. Consiste em duas camadas de células densamente pigmentadas, que estão dispostas de ápice para ápice.[5]

O músculo dilatador da pupila se estende da região do músculo esfíncter para a base da íris, e está localizado na porção anterior da íris. O músculo esfíncter está localizado no estroma posterior da íris, na zona da pupila, e consiste em uma faixa circular de fibras musculares lisas (Figura 7.1.2). O músculo dilatador é inervado pelos nervos parassimpáticos, e o músculo esfíncter, pelo sistema nervoso simpático.

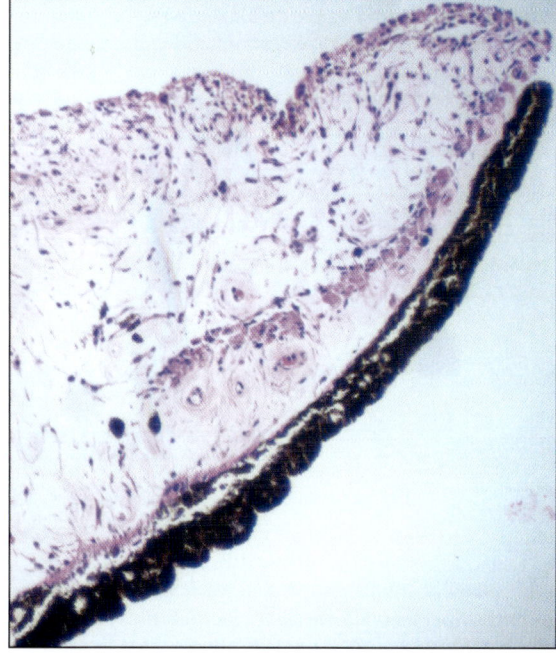

Figura 7.1.1 Íris normal. Zona pupilar. Observar o músculo esfíncter.

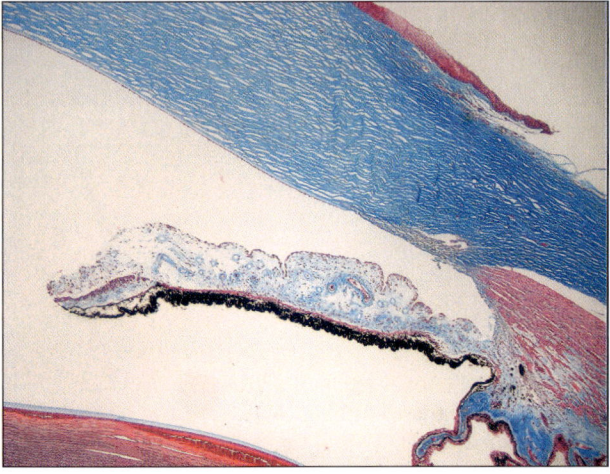

Figura 7.1.2 Coloração tricrômica do segmento anterior mostrando a anatomia normal da íris, ângulo e corpo ciliar. Observar os músculos dilatador e esfíncter da íris e o músculo do corpo ciliar (*vermelho*). O corpo ciliar aparece com hialinização do estroma (*azul*).

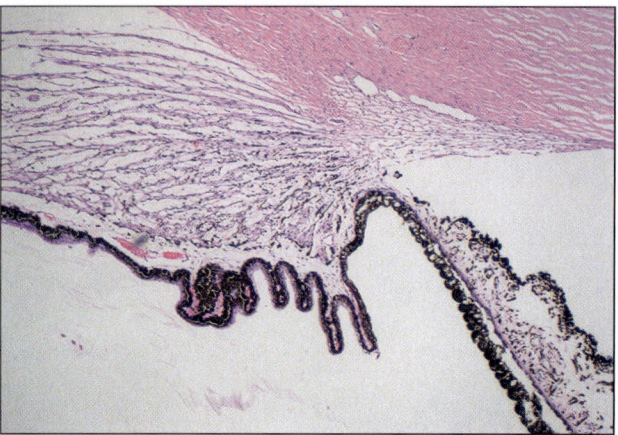

Figura 7.1.4 Corpo ciliar de uma criança, revelando processos ciliares finos e digitiformes.

CORPO CILIAR

O corpo ciliar se estende a partir da base da íris e torna-se contínuo com a coroide na *ora serrata*. Está posicionado aproximadamente 6 a 6,5 mm na dimensão anteroposterior. O corpo ciliar consiste em *pars plicata* (anterior) e *pars plana* (posterior). A *pars plicata* contém aproximadamente 70 projeções digitiformes denominadas processos ciliares, que são revestidos pelo epitélio do corpo ciliar (Figura 7.1.3). A *pars plana* é a parte plana do corpo ciliar e termina na *ora serrata*. Os processos ciliares são mais finos e digitiformes em crianças (Figura 7.1.4). Com a idade, tornam-se espessos por causa da hialinização do estroma (Figura 7.1.5). O estroma dessas áreas é preenchido com tecido conjuntivo fibroso, redes vasculares ricas, melanócitos e feixes de músculo liso.

O músculo liso do corpo ciliar pode ser dividido em três grupos de fibras: a porção longitudinal externa, que se liga anteriormente ao esporão escleral e às fibras da rede trabecular, a porção oblíqua média e a porção circular interna.[6] A acomodação é o resultado de um estímulo parassimpático que é seguido pela contração do músculo ciliar, que diminui a tensão zonular no cristalino. Isso possibilita que o cristalino se mova para a frente e adote um formato mais esférico, aumentando a dioptria (poder de refração) do olho.

A parte mais interna da *pars plana* e da *pars plicata* é revestida por um epitélio com dupla camada: as células externas do epitélio pigmentado e as células internas sem pigmento. As células dessas duas camadas estão posicionadas de ápice para

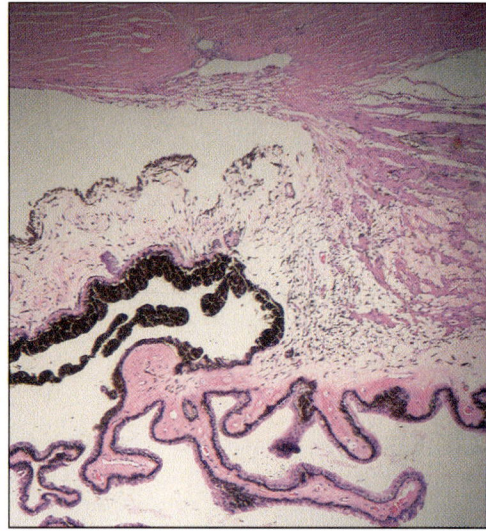

Figura 7.1.5 Corpo ciliar de um adulto, revelando a hialinização do estroma.

ápice com zônulas de oclusão entre elas. As zônulas de oclusão próximas dos ápices das células epiteliais não pigmentadas formam a barreira hematoaquosa. A principal fonte de humor aquoso é o epitélio ciliar não pigmentado da *pars plicata*. A produção do mucopolissacarídeo vítreo tem sido atribuída ao epitélio ciliar não pigmentado da *pars plana*.

COROIDE

A coroide é o principal tecido vascular e pigmentado que forma a camada intermediária da parte posterior do olho. Ela se estende da *ora serrata* até o nervo óptico.[7] A coroide é o tecido mais vascularizado do olho, e tem sido envolvida na fisiopatologia de várias doenças oculares.[8] A coroide está fixada na esclera por ligamentos de tecido conjuntivo e de modo particular posteriormente por numerosos vasos sanguíneos e nervos que penetram na coroide a partir da esclera. Pequenas quantidades de tecido coroidal podem se estender para os canais esclerais por meio dos quais vasos e nervos ciliares penetram no olho. Existe uma variação na espessura de 0,1 mm anteriormente a 0,22 mm posteriormente. Mapas de espessura da coroide usando a tomografia de coerência óptica de domínio espectral mostram que a coroide é mais fina ao redor do disco óptico e aumenta em espessura à medida que se distancia dele. A coroide peripapilar no quadrante inferior é significativamente mais fina em comparação a todos os outros quadrantes.[9,10]

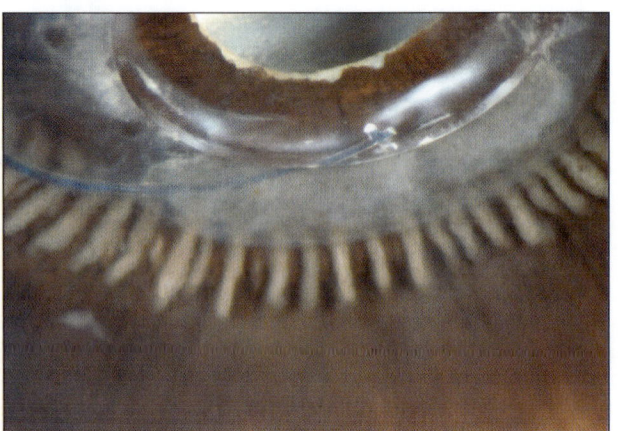

Figura 7.1.3 Aparência macroscópica da superfície interna da íris, corpo ciliar, cápsula posterior do cristalino e lente intraocular no saco capsular (*in-the-bag*). Observar os processos ciliares.

Histologicamente, a coroide revela quatro camadas: a lâmina fusca, o estroma, a coriocapilar e a membrana de Bruch. A membrana de Bruch pode ser dividida em cinco componentes: a membrana basal do epitélio pigmentar da retina, uma zona colagenosa interna, uma camada elástica, a zona colagenosa externa e a membrana basal do endotélio da coriocapilar. A coriocapilar, uma camada altamente vascularizada, é a camada capilar da coroide e fornece nutrição para o endotélio pigmentar da retina e as camadas retinianas externas (as células fotorreceptoras e camadas plexiformes externas e o aspecto externo da camada nuclear interna). Tem aspecto finamente pontilhado e está disposta em estruturas poligonais que podem estar associadas a aglomerados de lóbulos coriocapilares de 200 a 250 μm de diâmetro, e aproximadamente 20 μm de espessura com um vaso nutridor arteriolar central e uma matriz de vênulas drenantes.[11,12] As células endoteliais que revestem os coriocapilares são fenestradas e unidas por junções comunicantes. O estroma da coroide contém veias e artérias maiores. Esses vasos não são fenestrados. A lâmina fusca é a zona de transição entre a esclera e a coroide. Consiste em uma malha delicada de fibras elásticas, fibrócitos e melanócitos atravessada por longos nervos e vasos ciliares posteriores.

Existem vários estudos que podem ser usados para visualizar as estruturas vasculares da coroide. A angiografia com fluoresceína (AF) e a angiografia com indocianina verde (ICGA) são exames invasivos que exigem a administração intravenosa de contraste e imagem por 10 a 30 minutos. A AF é usada especificamente para visualizar a vasculatura retiniana, enquanto a ICGA é usada para ver a vasculatura coroidal.[13] A angiografia por tomografia de coerência óptica (OCTA, do inglês *optical coherence tomography angiography*) é uma nova técnica de imagem não invasiva, de alta resolução, que utiliza a imagem de contraste de movimento para a informação de fluxo de sangue volumétrico, gerando imagens angiográficas em uma questão de segundos. A OCTA pode mostrar imagens da membrana limitante interna (MLI) para a coroide para visualizar o plexo vascular individual e o segmento interno da retina, retina externa, coriocapilares ou outra área de interesse.[8]

BIBLIOGRAFIA

Calasans OM. The architecture of the ciliary muscle in man. Ann Fac Med Univ Sao Paulo 1953;27:3–27.

de Carlo TE, Romano A, Waheed NK, et al. A review of optical coherence tomography angiography (OCTA). Int J Retina Vitreous 2015;1:5.

Fine BS, Yanoff M, editors. Ocular histology: a text and atlas. 2nd ed. New York: Harper & Row; 1972. p. 168–212.

Gao SS, Jia Y, Zhang M, et al. Optical coherence tomography angiography. Invest Ophthalmol Vis Sci 2016;57(9):27–36.

Guyer DR, Schachat AP, Green WR. The choroid: structural considerations. In: Ryan SJ, editor. Retina. 2nd ed. St Louis: CV Mosby; 1994. p. 18–31.

Ho J, Branchini L, Regatieri C, et al. Analysis of normal peripapillary choroidal thickness via spectral domain optical coherence tomography. Ophthalmology 2011;118:2001–7.

Imesch PD, Wallow IH, Albert DM. The color of the human eye: a review of morphologic correlates and of some conditions that affect iridial pigmentation. Surv Ophthalmol 1997;41:117–23.

Kardon RH. Anatomy. In: Tripathi RC, editor. Fundamentals and principles of ophthalmology, Section 2. San Francisco: American Academy of Ophthalmology; 1995–1996. p. 49–54.

Peles DN, Hong L, Hu DN, et al. Human iridal stroma melanosomes of varying pheomelanin contents possess a common eumelanic outer surface. J Phys Chem B 2009;113:11346–51.

Povazay B, Hermann B, Hofer B, et al. Wide-field optical coherence tomography of the choroid in vivo. Invest Ophthalmol Vis Sci 2009;50:1856–63.

Simo R, Villarroel M, Corraliza L, et al. The retinal pigment epithelium: something more than a constituent of the blood-retinal barrier – implications for the pathogenesis of diabetic retinopathy. J Biomed Biotechnol 2010;2010:190724.

Tanabe H, Ito Y, Terasaki H. Choroid is thinner in inferior region of optic disks of normal eyes. Retina 2012;32:134–9.

Yonaya S, Tso MO, Shimizu K. Patterns of the choriocapillaris. A method to study the choroidal vasculature of the enucleated human eye. Int Ophthalmol 1983;6:95–9.

As referências completas estão disponíveis no **GEN-io**.

PARTE 7 UVEÍTE E OUTRAS INFLAMAÇÕES INTRAOCULARES

SEÇÃO 1 Princípios Básicos

Mecanismos da Uveíte

Igal Gery e Chi-Chao Chan

7.2

Definição: A uveíte representa um processo inflamatório intraocular complexo que pode envolver não apenas o trato uveal, mas também a retina, o nervo óptico, a córnea e a esclera.

Característica principal
- Inflamação, incluindo infiltração leucocitária, e exsudato na câmara anterior e/ou vítreo, bem como inflamação na úvea e na retina.

Características associadas
- Idiopática em muitos casos
- Quando uma causa subjacente é identificada, os agentes e/ou mecanismos causadores incluem infecção, trauma e doenças autoimunes.

INTRODUÇÃO

O termo *uveíte* é usado para um grupo de condições em que uma inflamação afeta vários componentes do trato uveal (ou seja, a íris, o corpo ciliar e a coroide). Além disso, doenças nas quais tecidos uveais adjacentes, como a retina e o vítreo, são afetados, muitas vezes são incluídas sob a denominação de uveíte. Algumas dessas condições são associadas a infecções, enquanto as uveítes não infecciosas podem ser causadas por processos imunológicos, em particular, autoimunes.[1]

A resposta imunológica humana tem sido extensivamente investigada nas últimas quatro décadas. Este capítulo focaliza as questões da resposta imune relacionada à maioria das inflamações oculares; informações adicionais sobre o sistema imunológico estão disponíveis em numerosas revisões e livros.[2] A função fisiológica do sistema imune é a defesa contra a infecção, porém, em certas situações, as respostas imunes são nocivas, causando desfechos patológicos como alergia ou doença autoimune. O principal desfecho das respostas imunes fisiológicas e patológicas é a inflamação, com consequente dano tecidual local que é prejudicial para as células mais importantes do sistema visual: as células retinianas e do nervo óptico, células estas que não se regeneram quando lesionadas. Este capítulo dará ênfase às uveítes posteriores.

IMUNIDADES INATA E ADQUIRIDA

A defesa contra infecções é mediada por dois sistemas. Existe uma imunidade inata precoce que elimina a infecção ou a mantém sob controle até que o segundo sistema, a imunidade adquirida antígeno-específica, se desenvolva. Os dois sistemas consistem em componentes celulares e humorais. O componente celular da imunidade inata inclui diversas populações de fagócitos, células exterminadoras naturais (NK, do inglês *natural killer*) e linfócitos T exterminadores naturais (NKT).[3] As moléculas que participam na imunidade inata incluem componentes da cascata do complemento, as proteínas de resposta de fase aguda, e numerosas citocinas e quimiocinas. Além de confrontar diretamente os agentes infecciosos, as células fagocitárias do sistema imune inato fornecem estímulos específicos para a imunidade adaptativa, principalmente pela liberação de citocinas pró-inflamatórias, como a interleucina (IL)-1 e o fator de necrose tumoral alfa (TNF-α, do inglês *tumor necrosis factor-alpha*), e ativando as células apresentadoras de antígeno (APC, do inglês *antigen-presenting cells*) via receptores específicos (TLR, do inglês *toll-like receptors*). Esses receptores que estão localizados principalmente nos fagócitos detectam produtos antimicrobianos e desencadeiam a expressão de genes, em particular aqueles de citocinas pró-inflamatórias, como interferonas, quimiocinas e moléculas coestimulatórias.

O sistema de imunidade adquirida difere do imune inato por ser antígeno-específico e incluir um componente de memória. O componente celular dessa imunidade consiste em duas famílias de linfócitos, B e T. Os linfócitos B respondem pela produção de anticorpos específicos, enquanto os linfócitos T adquirem as características das células efetoras, e então produzem citocinas que ativam outras células ou tornam-se citotóxicas, capazes de lisar células que expressam o antígeno-alvo.

Todos os componentes dos sistemas imune inato e de imunidade adquirida estão envolvidos nos processos patogênicos de inflamação ocular.

CÉLULAS DO SISTEMA IMUNE

Leucócitos não linfocíticos

Os leucócitos não linfocíticos são derivados das células mieloides da medula óssea. A principal função desses leucócitos é identificar, englobar e destruir micróbios. Essas células pertencem a duas famílias principais, os leucócitos granulares e não granulares. Os granulócitos são caracterizados pela presença de grânulos no citoplasma e estão divididos em três subpopulações: neutrófilos (leucócito polimorfonuclear, LPMN), basófilos e eosinófilos. Os LPMN são cruciais na defesa contra a infecção bacteriana e são as primeiras células a serem recrutadas nos tecidos infectados. Esses granulócitos, principalmente os LPMN, são característicos da inflamação aguda. Essas células são encontradas muitas vezes em algumas uveítes, como a doença de Behçet e outras uveítes agudas, e são o principal componente em muitos modelos animais de uveíte.[4] Basófilos e eosinófilos desempenham também papéis específicos na reação alérgica,[5] enquanto os eosinófilos participam especificamente na resposta contra os helmintos.[6]

Os agranulócitos incluem os macrófagos, seus precursores circulantes, os monócitos e as células dendríticas. Os agranulócitos desempenham papéis centrais nas imunidades inata e adquirida. Os macrófagos são encontrados nos tecidos normais e são os principais participantes na inflamação, especialmente do tipo crônico. Essas células também são capazes de formar "células gigantes" após a fusão de muitos macrófagos que fagocitaram corpos estranhos ou antígenos insolúveis. Células gigantes caracterizam certas formas crônicas de uveíte (uveíte granulomatosa), como a doença de Vogt-Koyanagi-Harada (VKH), oftalmia simpática ou sarcoidose.[4] A principal função dos macrófagos é servir como APC (detalhadas posteriormente).

Outra população de células específicas do olho e do cérebro é a das micróglias. Essas células derivadas da medula óssea assemelham-se aos macrófagos em muitos aspectos, e sua principal função é a remoção de células apoptóticas durante o desenvolvimento e após eventos apoptóticos, como danos leves ou degeneração da retina secundária a defeitos genéticos.[7]

Linfócitos B

A principal função dessa população de linfócitos é produzir anticorpos, o componente mais importante da imunidade adquirida. Os anticorpos desempenham papéis menores na patogênese da uveíte imunomediada, exceto para a retinopatia autoimune[8] e endoftalmite facoanafilática.[9] Os linfócitos B também são capazes de apresentar antígenos aos linfócitos T, e podem desempenhar um papel importante no processo de sensibilização e/ou ativação de linfócitos T patogênicos. Alguns linfócitos B também atuam na regulação das respostas imunes e são, portanto, denominados linfócitos B-reguladores (Breg).[10]

Linfócitos T

A população de linfócitos T compreende vários subconjuntos de linfócitos que amadurecem no timo e são responsáveis pelas quatro funções principais da resposta imune antígeno-específica:

- Mediação de hipersensibilidade celular ou tardia
- Citotoxicidade dos linfócitos T
- Imunorregulação
- Fornecimento de ajuda para linfócitos B produtores de anticorpos.

Todos os linfócitos T expressam um receptor, TCR, que determina sua especificidade antigênica. Os dois principais subconjuntos de linfócitos T são designados de acordo com sua função como células auxiliares (Th) e citotóxicas (Tc ou CTL) e são identificados pela expressão de marcadores designada CD4 ou CD8, respectivamente. Essas duas populações principais são divididas em subpopulações de acordo com sua função e as citocinas que produzem.

Cinco subpopulações de células Th foram identificadas até agora, Th1, Th2, Th9, Th17, Th22, classificadas principalmente de acordo com as citocinas específicas que produzem e sua função na resposta imune.[11] De particular importância são as subpopulações Th1 e Th17, com citocinas de assinatura interferona-gama (IFN-γ) e IL-17, respectivamente. Th1 e Th17 estão envolvidas na proteção contra infecção microbiana e parasitária e também são responsáveis pelo início de doenças autoimunes patogênicas em vários órgãos, incluindo os olhos.[11] Além de subconjuntos de linfócitos T com funções eferentes, dados coletados nos últimos anos revelaram que a células Th desempenham também funções imunorreguladoras e são responsáveis em grande parte pelo processo de tolerância periférica (apresentado posteriormente). Os dados indicam que populações diferentes dos linfócitos T estão envolvidas nessa atividade, com a maioria dessas células transportando os marcadores de superfície de CD4 e CD25. Outro marcador, o fator de transcrição FoxP3, foi considerado estreitamente relacionado à atividade regulatória dessas células.[12]

Mastócitos

Os mastócitos são células derivadas da medula óssea que residem em muitos tecidos, incluindo os dos olhos, desempenham múltiplas funções e são as principais células envolvidas na reação alérgica. Mediadores liberados pelos mastócitos induzem extravasamento vascular, portanto, considera-se que os mastócitos também participam da gênese das uveítes.[13]

Células exterminadoras naturais e linfócitos T exterminadores naturais

A grande população de células NK é um componente do sistema imune inato, e sua função é exterminar células que adquirem antigenicidade anormal principalmente em razão de infecção viral. A capacidade exterminadora das células NK é aumentada pelas moléculas de imunidade, IFN-α e IFN-β.

Os NKT são uma sublinhagem única de linfócitos T que expressa marcadores de superfície de células NK e T.[3] A função dessas células é complexa, considerando que promovem ou suprimem respostas imunes, incluindo aquelas envolvidas no desenvolvimento de uveíte autoimune experimental (UAE).[14]

Células apresentadoras de antígeno

As APC desempenham um papel importante no sistema imune permitindo que os linfócitos T reconheçam seu antígeno-alvo. Considerando que os TCR reconhecem apenas os peptídeos curtos, em combinação com moléculas do complexo principal de histocompatibilidade (MHC), as APC são essenciais para clivar a proteína antigênica e fornecer seus peptídeos em complexo com moléculas MHC. As populações de APC incluem células dendríticas, macrófagos e linfócitos B. A expressão reforçada do MHC é mostrada nas células residentes oculares nos olhos com uveíte.[15]

MOLÉCULAS DO SISTEMA IMUNE ENVOLVIDAS NA UVEÍTE

As respostas imunes são mediadas por moléculas que são liberadas por ou expressas na superfície celular. Essas respostas se apresentam detalhadas nas subseções especificadas a seguir.

Anticorpos

Os anticorpos são produzidos e liberados pelos linfócitos B e mediados por processos imunopatogênicos dos tipos I, II e III (especificados posteriormente). Com exceção de uma rara condição ocular, a retinopatia autoimune e a endoftalmite facoanafilática,[8,9] os anticorpos parecem desempenhar papéis menores na patogênese da uveíte.

Citocinas

As citocinas são proteínas produzidas por linfoides e uma variedade de outras células. Essas moléculas são responsáveis pela comunicação entre células do sistema imunológico e são as principais mediadoras de inflamação e reações imunes.[2] A maioria das citocinas conhecidas é designada pelo termo *interleucina*. Desde 2017, existem 41 ILs bem definidas, e a lista certamente deverá aumentar.

A análise de citocinas nos olhos de um camundongo com inflamação imunomediada revelou que a grande maioria das 34 citocinas testadas foi suprarregulada no pico da doença, indicando o envolvimento de um grande número de moléculas no processo patogênico.[16] As citocinas, em particular IFN-γ, IL-17, TNF-α e IL-1, desempenham papéis fundamentais no processo inflamatório por afetar um amplo espectro de células que expressam TLR correspondentes. Desse modo, essas citocinas iniciam uma sequência complexa de eventos que incluem a ativação das mesmas células e de outras, e a produção de numerosas moléculas adicionais, incluindo outras citocinas, quimiocinas e moléculas de adesão. Em contraste com essas citocinas pró-inflamatórias, existem citocinas, em particular IL-4, IL-10, IL-35 e TGF-β, que podem exercer um efeito oposto (ou seja, a inibição de respostas imunes).

Quimiocinas e receptores de quimiocinas

As quimiocinas são uma família de citocinas de baixo peso molecular (8 a 10 kDa) que exercem a capacidade de quimioatração para células que expressam receptores com especificidade direcionada para as quimiocinas correspondentes. Juntas, essas duas famílias de moléculas são responsáveis pela migração de células do processo inflamatório.

As quimiocinas estão divididas em quatro grupos com base no número e no local de seus resíduos de cisteína N-terminal. Os receptores de quimiocinas estão divididos de acordo com suas interações com quimiocinas de uma das quatro subfamílias. Entretanto, os receptores exibem especificidade sobreposta para quimiocinas da mesma subfamília. Todos os receptores atuam por acoplamento às proteínas G que ativam enzimas, incluindo aquelas que estimulam a locomoção celular. Numerosas quimiocinas e receptores de quimiocinas participam na gênese das uveítes.[16,17]

Moléculas de adesão

Essas moléculas são expressas na superfície das células do sistema imunológico e outras células e são responsáveis por promover interações adesivas com outras células ou com a matriz extracelular. Essa família de moléculas, que inclui as selectinas, integrinas e membros da superfamília de imunoglobulinas, é crucial para a migração celular e a ativação durante o processo inflamatório (apresentado posteriormente). A expressão aumentada de moléculas de adesão foi demonstrada nas células residentes de olhos uveíticos.[18]

Outras moléculas

Outras moléculas que participam no processo imunopatogênico de uveíte incluem principalmente os membros da cascata do sistema complemento. Certos membros desse grupo são quimiotáticos para leucócitos e revelaram desempenhar papéis importantes no desenvolvimento da uveíte experimental.[19]

O envolvimento de certas moléculas nos processos inflamatórios dos olhos é especificado em detalhes mais adiante. Um número crescente dessas moléculas tornou-se alvo para o tratamento da uveíte.

TOLERÂNCIA E AUTOIMUNIDADE

Além da proteção contra os patógenos invasores, o sistema imunológico é fundamental para evitar o desenvolvimento de resposta imune patogênica contra autoantígenos (ou seja, autoimunidade). Em condições normais, esse requisito é bem atendido pelo uso de múltiplos mecanismos que, em conjunto, impedem o desenvolvimento de autoimunidade patogênica. No entanto, a doença pode se desenvolver quando um ou mais desses mecanismos apresentam falhas. Esses mecanismos incluem tolerância central e periférica, anergia, imunorregulação e ignorância imunológica.

Tolerância central

A tolerância central é o principal mecanismo para a prevenção de autoimunidade. Esse processo é realizado no timo, o órgão no qual os linfócitos imaturos originários da medula óssea passam por dois processos de seleção antes de migrar para a periferia. Em primeiro lugar, os timócitos são selecionados positivamente no córtex tímico, de acordo com sua capacidade para interagir com as próprias moléculas do MHC. A seguir, os linfócitos positivamente selecionados migram para a medula tímica, onde os autoantígenos são expressos e induzem apoptose nos timócitos com alta afinidade direcionada a esses autoantígenos. O processo de seleção negativa é extremamente eficaz, e traços de antígenos específicos de tecidos revelaram eliminar um grande número de timócitos específicos para esses antígenos.[20,21]

É importante salientar que os antígenos uveitogênicos podem ser encontrados nos timos de doadores humanos e camundongos.[20,22] Outro aspecto a destacar é o nível de expressão dos antígenos uveitogênicos individuais no timo de camundongos de diferentes cepas que está inversamente relacionado à suscetibilidade para a indução de UAE por esses antígenos.[23] Essas observações – e as evidências de que o nível de expressão tímica de antígenos retinianos testados variou entre os doadores humanos individuais[22] – sugerem, desse modo, que a suscetibilidade para a uveíte é determinada ao menos em parte pelo nível de expressão tímica de antígenos uveitogênicos.

Entretanto, a seleção negativa é um processo incompleto, e linfócitos com baixa afinidade para autoantígenos escapam da eliminação.[24] Existem vários mecanismos para impedir que essas células iniciem a autoimunidade patogênica. Esses mecanismos são descritos nas subseções especificadas a seguir.

Tolerância periférica

A tolerância periférica é um processo não definido completamente e inclui pelo menos três mecanismos diferentes:

- Eliminação de linfócitos específicos de autoantígenos pela apoptose após exposição a níveis elevados da proteína-alvo
- Indução de anergia nos linfócitos autoespecíficos após exposição ao antígeno na ausência de coestimulação
- Supressão por linfócitos T reguladores.

A existência, as características e a atividade dos linfócitos T reguladores têm sido bem estudadas nos últimos anos (ver anteriormente) e a capacidade dessas células para inibir a uveíte autoimune foi estabelecida em um modelo animal de UAE.[25]

Ignorância imunológica

Esse mecanismo pouco estudado provavelmente desempenha um papel importante na prevenção da autoimunidade patogênica contra antígenos sequestrados parcialmente, como a maioria das proteínas oculares. Linfócitos específicos contra antígenos oculares e outros órgãos específicos são detectados prontamente em seres humanos normais,[24] e a ignorância imune é considerada responsável ao menos em parte pela ausência de autoimunidade patogênica nesses casos. Geralmente a explanação aceita para a inatividade de linfócitos autoespecíficos é seu estado *naïve* (inativo).

MECANISMOS QUE DESENCADEIAM E PROMOVEM PROCESSOS UVEITOGÊNICOS

A uveíte se desenvolve apenas em uma pequena proporção de seres humanos, e os dados acumulados identificaram vários mecanismos que desencadeiam e promovem o desenvolvimento desse processo patogênico. Esses mecanismos incluem a composição genética e fatores ambientais, como trauma e infecção microbiana.

Antecedentes genéticos

O possível envolvimento de fatores genéticos na patogênese da uveíte foi indicado em estudos com gêmeos, agregação familiar, e, particularmente, por associações entre várias condições uveíticas e certos alelos do antígeno leucocitário humano (HLA).[22,26] As observações em seres humanos foram confirmadas em estudos com animais experimentais nos quais associações foram detectadas entre a suscetibilidade para a indução da UAE e a composição genética do animal. Os dados com cepas bem definidas de camundongo revelam que a suscetibilidade para a UAE é afetada pelos genes do MHC e genes que não são codificados pelo MHC.[27]

Trauma

O papel do trauma como mecanismo desencadeador para o desenvolvimento da autoimunidade patogênica nos olhos é indicado por duas doenças oculares inflamatórias graves que se desenvolvem após episódios de trauma denominados como oftalmia simpática[9] e endoftalmite facoanafilática.[28] A noção original sobre a patogênese dessas condições estava associada à liberação de antígenos sequestrados da úvea ou cristalino pelo trauma, respectivamente, iniciando respostas autoimunes específicas que, de maneira seletiva, afetariam esses tecidos. Estudos mais recentes sugeriram, no entanto, que a liberação de antígeno sequestrado por si só não desencadeia uma resposta imune e que mecanismos adicionais estão envolvidos no início da resposta imunopatogênica. Esses mecanismos incluem contaminação microbiana, que, muitas vezes, acompanha o trauma e o acúmulo de produtos necróticos no local. Células necrosadas promovem a imunopatogenicidade, estimulando sinais de perigo e processos pró-inflamatórios.[29] É importante salientar que em contraste com a atividade pró-inflamatória de células que morrem por necrose, as células que se submetem à apoptose estimulam a atividade anti-inflamatória.[29]

Infecção microbiana

Considera-se que a infecção microbiana é desencadeada por dois mecanismos diferentes: mimetismo molecular e estimulação não específica de antígeno da resposta imune por moléculas microbianas.

A noção de mimetismo molecular como um desencadeador para a autoimunidade foi proposta seguindo a evidência de identidade entre pequenos trechos de sequência de antígenos uveitogênicos, como a arrestina (antigen-S), e certos produtos microbianos.[30] Além disso, a imunização de animais experimentais com moléculas microbianas induziu alterações inflamatórias semelhantes àquelas induzidas pelo antígeno ocular.[30] Desse modo, é possível que células efetoras específicas contra produtos microbianos poderiam iniciar respostas patogênicas após o reconhecimento dos antígenos teciduais que reagem de maneira cruzada com os componentes microbianos.[31] Esse conceito foi promovido de modo mais acentuado pelas evidências de que os linfócitos inativos (*naive*), específicos contra um antígeno retiniano, são ativados por componentes da flora intestinal que adquirem patogenicidade e induzem alterações uveíticas nos olhos do camundongo.[32] Além disso, o sistema experimental usado nesse estudo indicou que a flora intestinal é fundamental para o desenvolvimento da UAE nesses camundongos.[32]

Outro mecanismo provável para o desencadeamento da autoimunidade patogênica é pela estimulação da imunidade inata por produtos microbianos que ativam a resposta imune por meio do sistema TLR (receptores do tipo Toll). Numerosas moléculas microbianas, como a endotoxina, DNA bacteriano ou RNA viral, são potentes ligantes para TLR que são expressos nos macrófagos e outras APC.[33,34] A atividade desses ligantes de TLR é a base para a sua capacidade "adjuvante".

Como todos os mecanismos mencionados aqui são capazes de promover autoimunidade patogênica, parece provável que as condições uveíticas se desenvolvam como um resultado de sinergia entre os diferentes mecanismos.

MECANISMOS DE INFLAMAÇÃO

Tipos de processos imunopatogênicos

Processos imunológicos indutores de doenças foram classificados em quatro tipos, de acordo com os mecanismos patogênicos envolvidos.[2]

A resposta patogênica do *tipo I*, conhecida como hipersensibilidade imediata, é mediada por anticorpos do tipo IgE que são ligados aos mastócitos. Quando os anticorpos são expostos ao seu antígeno específico, os mastócitos são ativados e liberam os conteúdos de seus grânulos, incluindo mediadores como a histamina, várias enzimas, prostaglandinas, leucotrienos e certas citocinas. Nos olhos, esse tipo de resposta é envolvido em reações como febre do feno e conjuntivite alérgica.[5]

A resposta do *tipo II* é mediada por anticorpos contra antígenos celulares ou de matriz que causam danos por um de três mecanismos: (1) ativação da cascata do sistema complemento e aumento da opsonização, (2) recrutamento de neutrófilos e macrófagos prejudiciais, ou (3) interferência com funções de receptores ou outras moléculas com funções específicas. O último mecanismo é considerado o mecanismo patogênico para a doença de Graves e a miastenia *gravis*.[35]

A reação do *tipo III*, conhecida também como doença do complexo imune, é induzida pelos complexos antígeno-anticorpo que iniciam a patogenicidade principalmente pelo desencadeamento da cascata do sistema complemento. A doença sistêmica característica da imunopatogênese do tipo III é a doença do soro, e seu modelo local experimental é a reação de Arthus. Considera-se que os complexos imunes desempenham um papel importante na patogênese da endoftalmite facoanafilática.[28]

A reação imunopatogênica do *tipo IV*, denominada também hipersensibilidade tardia ou inflamação mediada por células, é induzida por linfócitos Th1 ou Th17. Essas células são responsáveis pela erradicação de certos micróbios e parasitas, mas provocam os mesmos processos quando os alvos são autoantígenos. Os processos patogênicos dessa reação imune foram bem avaliados e são detalhados mais adiante nesta publicação. As reações do tipo IV foram identificadas como o mecanismo imunopatogênico na maioria dos modelos animais para condições uveíticas, e considera-se que são responsáveis também pela maioria dos casos de inflamação intraocular em seres humanos.[11,36]

PROCESSOS IMUNOPATOGÊNICOS DE UVEÍTE EM SERES HUMANOS

Geralmente é considerado que processos semelhantes àqueles descritos em animais experimentais ocorrem em seres humanos durante o desenvolvimento de uveíte não infecciosa em razão de autoimunidade.[11,36] Essa noção é fundamentada pelos achados de linfócitos específicos para antígenos oculares no sangue de pacientes uveíticos[24] e pela similaridade nas alterações histopatológicas[4,11] e na suscetibilidade aos agentes imunossupressores entre pacientes e animais uveíticos com UAE.[11,36] Conforme mencionado anteriormente, pequenos números de linfócitos T com especificidade para autoantígenos oculares normalmente escapam da exclusão no timo, mas o mecanismo para a sua ativação permanece indefinido. O achado de linfócitos T autorreativos pela flora intestinal[32] fornece um novo mecanismo potencial para o processo de ativação, mas a ocorrência relativamente rara de uveíte indica que são necessários mecanismos adicionais para o desenvolvimento da doença. Um desses mecanismos poderia ser o efeito adjuvante da infecção microbiana sistêmica mencionada anteriormente.[33,34] A descoberta de que o "licenciamento" em órgãos linfoides também é necessário para que as células autorreativas iniciem o processo patogênico no órgão-alvo[37,38] enfatiza a complexidade da autoimunidade patogênica.

MECANISMOS QUE INIBEM A INFLAMAÇÃO NOS OLHOS

Tecidos oculares que participam no processo de visão têm capacidade limitada de regeneração e, portanto, são altamente suscetíveis aos efeitos prejudiciais da inflamação. Para proteger contra esses efeitos nocivos, o olho possui vários mecanismos que juntos proporcionam aos olhos um ambiente de privilégio imunológico no qual as respostas imunes, em particular do tipo celular, são inibidas.[39,40] Esses mecanismos incluem:

- Suprimento insatisfatório de linfáticos
- Baixa expressão de moléculas do MHC
- A presença de moléculas imunossupressoras como TGF-β, VIP, α-MSH (hormônio alfa estimulador de melanócitos) ou ligante Fas
- O fenômeno do desvio imunológico associado à câmara anterior (ACAID, do inglês *anterior chamber-associated immune deviation*), em que o desafio antigênico na câmara anterior induz a supressão específica e seletiva da imunidade celular mediada por Th1 e Th17 contra o antígeno desencadeante.[39-42]

BIBLIOGRAFIA

Caspi RR. A look at autoimmunity and inflammation in the eye. J Clin Invest 2010;120:3073–83.

Chan CC, Li Q. Immunopathology of uveitis. Br J Ophthalmol 1998;82:91–6.

Egwuagu CE, Charukamnoetkanok P, Gery I. Thymic expression of autoantigens correlates with resistance to autoimmune disease. J Immunol 1997;159:3109–12.

Foxman EF, Zhang M, Hurst SD, et al. Inflammatory mediators in uveitis: differential induction of cytokines and chemokines in Th1- versus Th2-mediated ocular inflammation. J Immunol 2002;168:2483–92.

Fujimoto C, Yu CR, Shi G, et al. Pertussis toxin is superior to TLR ligands in enhancing pathogenic autoimmunity, targeted at a neo-self Ag, by triggering robust expansion of Th1 cells and their cytokine production. J Immunol 2006;177:6896–903.

Horai R, Zarate-Blades CR, Dillenburg-Pilla P, et al. Microbiota-dependent activation of an autoreactive T cell receptor provokes autoimmunity in an immunologically privileged site. Immunity 2015;43:343–53.

Niederkorn JY. See no evil, hear no evil, do no evil: the lessons of immune privilege. Nat Immunol 2006;7:354–9.

Nussenblatt RB. The natural history of uveitis. Int Ophthalmol 1990;14:303–8.

Pennesi G, Caspi RR. Genetic control of susceptibility in clinical and experimental uveitis. Int Rev Immunol 2002;21:67–88.

Satoh M, Nanba KI, Kitaichi N, et al. Invariant natural killer cells play dual roles in the development of experimental autoimmune uveoretinitis. Exp Eye Res 2016;153:79–89.

Stein-Streilein J, Streilein JW. Anterior chamber associated immune deviation (ACAID): regulation, biological relevance, and implications for therapy. Int Rev Immunol 2002;21:123–52.

Wallace GR, Niemczyk E. Genetics in ocular inflammation – basic principles. Ocul Immunol Inflamm 2011;19:10–18.

Zhang M, Vacchio MS, Vistica BP, et al. T cell tolerance to a neo-self antigen expressed by thymic epithelial cells: the soluble form is more effective than the membrane-bound form. J Immunol 2003;170:3954–62.

As referências completas estão disponíveis no **GEN-io**.

PARTE 7 UVEÍTE E OUTRAS INFLAMAÇÕES INTRAOCULARES

SEÇÃO 1 Princípios Básicos

Abordagem Geral do Paciente com Uveíte e Estratégias de Tratamento

7.3

Russell W. Read

Definição: A uveíte é um processo inflamatório que afeta o trato uveal (íris, corpo ciliar e coroide) primariamente e outras estruturas oculares adjacentes secundariamente. De modo usual, a uveíte pode se referir a qualquer forma de inflamação intraocular.

Característica principal
- Evidência de inflamação intraocular.

Características associadas
- Dor, vermelhidão, fotofobia, visão turva, moscas volantes
- Precipitados ceráticos, nódulos da íris, vasculite retiniana, infiltrados coriorretinianos, que representam a presença de células inflamatórias intraoculares
- Sinéquias anteriores periféricas, sinéquias posteriores ou ambas
- Edema do disco óptico, edema macular ou ambos
- Retinite e/ou vasculite retiniana
- Catarata secundária e glaucoma.

INTRODUÇÃO

A uveíte não é uma condição única, mas sim uma entidade que engloba múltiplas condições distintas unidas pela característica comum de inflamação do trato uveal (íris, corpo ciliar e coroide). Essa inflamação pode ser primária ou em razão de inflamação de estruturas adjacentes. A uveíte é pouco lembrada como causa de cegueira, contudo, estima-se que seja responsável por 10 a 15% dessa ocorrência,[1] sendo uma das principais causas de cegueira nos EUA.[1,2]

CLASSIFICAÇÃO

O *workshop* de consenso sobre *Standardization of Uveitis Nomenclature* (SUN) enfatiza uma abordagem anatômica para a classificação da uveíte (Tabela 7.3.1).[3] Descritores adicionais são usados para definir a doença além da localização anatômica. Esses recursos adicionais incluem o período de tempo de início (súbito *versus* insidioso); duração (limitada – menos de 3 meses *versus* persistente – superior a 3 meses); evolução (aguda, recorrente ou crônica); lateralidade (unilateral *versus* bilateral); aparência (granulomatosa *versus* não granulomatosa). Essa classificação permite um diagnóstico diferencial mais adequado, usando um método descrito em "Diagnóstico diferencial" mais adiante.

EPIDEMIOLOGIA

A uveíte ocorre entre 52 e 341 por 100 mil pessoas/ano nos EUA.[10,11] A uveíte anterior é, sem dúvida, o subtipo anatômico mais comum, representando até 92% dos casos fora dos centros de referência em uveíte,[6,8] com as outras categorias anatômicas menos representadas nas práticas comunitárias (ver Tabela 7.3.1). As etiologias mais comuns atribuídas para a uveíte anterior são idiopática (38 a 56%), espondiloartropatias soronegativas (21 a 23%), artrite juvenil (AJ; 9 a 11%) e ceratouveíte herpética (6 a 10%). A maioria das uveítes intermediárias é idiopática. A toxoplasmose é a causa mais comum da uveíte posterior, e as categorias mais comuns de pan-uveíte são idiopáticas (22 a 45%) e sarcoidoses (14 a 28%).[6,9,12] Existe uma incidência muito elevada de uveíte em idosos superior ao que foi previamente relatado, com uma incidência média de 340,9 por 100 mil pessoas/ano na população americana em indivíduos com 65 anos ou mais.[10]

MANIFESTAÇÕES OCULARES

As manifestações clínicas de uveíte variam dependendo do local primário de envolvimento no olho, da evolução da doença e da presença de complicações. Os sintomas de uveíte anterior aguda incluem dor, vermelhidão, fotofobia e visão turva, com desenvolvimento ao longo de um período de horas a dias. Por outro lado, a uveíte anterior crônica (mais recentemente considerada de início insidioso pela nomenclatura SUN) pode se apresentar com pouca dor ou fotofobia, mas ainda com turvamento da visão. A uveíte intermediária e posterior se apresenta com moscas volantes ou visão borrada, enquanto os pacientes com pan-uveíte podem apresentar qualquer uma ou todas as manifestações descritas anteriormente.

A abordagem ao paciente com uveíte deve ser abrangente. A importância de um histórico completo, cuidadoso (incluindo relatos familiares, sociais, de viagens e de medicações) e da revisão de sistemas não pode ser negligenciada. Considerando que qualquer estrutura intraocular ou adjacente pode produzir achados de exame que auxiliam o médico no desenvolvimento de um diagnóstico diferencial, o exame ocular deve ser detalhado. A conjuntiva pode mostrar fluxo ciliar (injeção perilímbica característica de uveíte anterior, Figura 7.3.1) ou nódulos (p. ex., na sarcoidose), este último pode ser biopsiado para diagnóstico. A córnea pode revelar precipitados ceráticos (coleções de células inflamatórias na superfície endotelial, Figura 7.3.2), de caráter granulomatoso ou não granulomatoso, o que pode direcionar ainda mais o diagnóstico diferencial (ver Figura 7.3.2). Precipitados ceráticos normalmente estão concentrados no triângulo de Arlt em razão de correntes aquosas de convecção na câmara anterior. Precipitados ceráticos fora do triângulo de Arlt são mais típicos da iridociclite de Fuchs ou ceratouveíte herpética. Precipitados ceráticos geralmente são brancos quando frescos e tornam-se mais pigmentados e concentrados ao longo do tempo. Outras características da córnea que podem indicar doença herpética incluem dendritos epiteliais, úlceras geográficas, ou cicatrizes estromais. A uveíte crônica pode resultar em deposição de cálcio no nível da membrana de Bowman, uma manifestação denominada *ceratopatia em faixa*.

TABELA 7.3.1 Classificação, características clínicas e epidemiologia da uveíte.			
Categoria anatômica	Características clínicas	Percentual de casos[2]	Inclusões[3,4]
Anterior	• Célula da câmara anterior • Precipitados ceráticos • Nódulos da íris • Sinéquias posteriores e anteriores periféricas	25[5] a 92,2%[6]	• Irite • Iridociclite • Ciclite anterior
Intermediária	• Célula vítrea • Revestimento vascularizado retiniano periférico • Exsudato da *pars plana*	1,3[6] a 26%[7]	• *Pars planitis* • Ciclite posterior • Hialite
Posterior	• Coroidite • Retinite • Revestimento vascularizado retiniano • Papilite	4,7[8] a 38,4%[9]	• Coroidite (focal, multifocal, difusa) • Coriorretinite • Retinocoroidite • Retinite • Neurorretinite
Pan-uveíte	• Todas as características clínicas mencionadas anteriormente	0,8[6] a 38%[5]	

O achado característico da uveíte anterior é a presença de células no humor aquoso. A ruptura da barreira hemato-ocular também resulta em extravasamento de proteína para a solução aquosa, apresentando a denominação *flare*. Ambos são graduados em uma escala de 0 a 4+. Embora uma infinidade de escalas de graduação tenha sido proposta, a escala de consenso do SUN foi aceita pelos especialistas em uveíte e deve ser usada.[3] Na uveíte anterior grave, a formação de fibrina e hipópio pode ser observada (ver Figura 7.3.1). Olhos com uveíte de longa duração podem ter um *flare* persistente que não irá ser resolvido, independentemente da intensidade do tratamento. Embora esse processo não represente uma inflamação ativa, a presença de *flare* na câmara anterior pode predispor ao desenvolvimento de sinéquias anteriores ou posteriores. O desenvolvimento de sinéquias posteriores a 360° resulta em seclusão pupilar, íris em bombé e glaucoma de ângulo fechado. Nódulos na íris (nódulos de Koeppe na margem pupilar) ou no ângulo podem ser observados na uveíte granulomatosa (Figura 7.3.3). Doença unilateral, pressão intraocular (PIO) elevada e atrofia setorial da íris são indicadores de doença herpética.

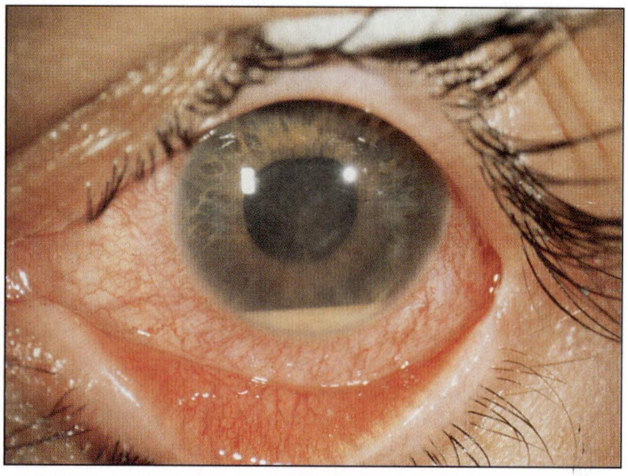

Catarata é uma complicação comum de uveíte de longa duração e terapia crônica com corticosteroides. A maioria dessas cataratas apresenta uma localização subcapsular posterior. Os casos pós-traumáticos ou pós-cirúrgicos de uveíte necessitam ser avaliados cuidadosamente para verificar a integridade capsular, material retido de cristalino, ou mau posicionamento das lentes intraoculares (LIO).

O vítreo pode apresentar células inflamatórias, opacidades flutuantes ("*snowballs*"), fibrose com consequente tração na retina e/ou formação de membrana ciclítica. É importante determinar onde as células estão presentes na cavidade vítrea. Nos casos de iridociclite, células são detectadas na cavidade vítrea anterior, enquanto com o intermediário, posterior ou pan-uveíte, as células são distribuídas por todo o vítreo ou, posteriormente, de maneira isolada.

Edema do nervo óptico, mácula ou ambos podem ocorrer em qualquer forma de uveíte. Embainhamento de vasos retinianos com exsudato perivascular pode ser observado na periferia de pacientes com uveíte intermediária ou, mais posteriormente, na uveíte posterior/vasculite retiniana. Lesões ou células inflamatórias na coroide podem se desenvolver produzindo manchas brancas a amareladas profundas na retina. O espessamento mais difuso da coroide pode ser detectável com ultrassonografia ou

Figura 7.3.1 Uveíte anterior aguda relacionada ao HLA-B27. Este caso grave de uveíte anterior demonstra a formação de coágulo de fibrina e hipópio na câmara anterior.

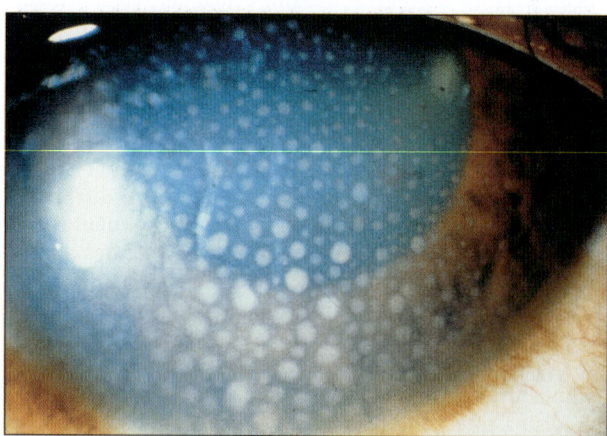

Figura 7.3.2 Precipitados ceráticos na uveíte anterior. Esses precipitados ceráticos apresentam a aparência granulomatosa, como é de se esperar em entidades como sarcoidose, síndrome de Vogt-Koyanagi-Harada e oftalmia simpática.

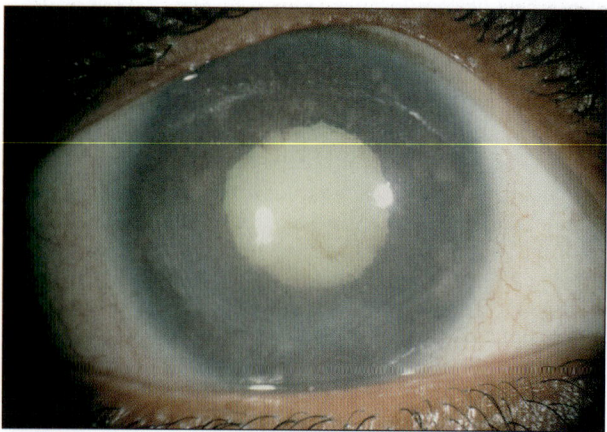

Figura 7.3.3 Uveíte granulomatosa crônica. Esse paciente demonstra várias características de uveíte granulomatosa crônica, como pode ser observado com a sarcoidose, incluindo nódulos da íris, sinéquias posteriores e formação de catarata.

tomografia de coerência óptica (OCT). Alterações na coloração da retina podem indicar edema de causa inflamatória ou infecciosa. Pode haver presença de hemorragia. A ruptura da membrana de Bruch por processo inflamatório pode levar à neovascularização coroidal. Quando o edema e a inflamação regridem, a atrofia da retina, da coroide ou de ambas pode tornar-se evidente. A atrofia retiniana aumenta o risco de rupturas retinianas e descolamento regmatogênico (da retina). Exame periférico com depressão escleral pode revelar coleções de células inflamatórias e fibrose sobre a *pars plana* (denominadas "blocos de neve" ou *snowbanking*).

Na uveíte anterior aguda, a pressão intraocular (PIO) geralmente é reduzida em razão de uma diminuição da produção do humor aquoso induzida pela inflamação. Com a melhora da inflamação, esse processo é reversível. A redução persistente na PIO pode ocorrer se a uveíte crônica produzir atrofia do corpo ciliar ou descolamento do corpo ciliar induzido pela membrana ciclítica. Hipotonia potencialmente irreversível e, por fim, *phthisis bulbi* (ou atrofia ocular) podem ocorrer. A elevação da PIO na uveíte resulta da obstrução do fluxo aquoso por qualquer um dos vários mecanismos, incluindo o tamponamento da malha trabecular com células inflamatórias, edema da malha trabecular (trabeculite), formação de sinéquias anteriores periféricas, bloqueio pupilar com extensas sinéquias posteriores, e elevação da PIO induzida por corticosteroides. A gonioscopia deve ser realizada regularmente em pacientes com uveíte crônica para monitorar a formação de sinéquias anteriores periféricas e o fechamento de ângulo.

DIAGNÓSTICO E EXAMES COMPLEMENTARES

Conforme mencionado anteriormente, a abordagem da uveíte deve ser abrangente (Boxe 7.3.1), uma vez que esse processo pode estar associado a qualquer uma das múltiplas condições sistêmicas, algumas das quais podem ser curáveis (p. ex., uveíte bacteriana como a sífilis). Mesmo se a doença não for curável, a atenção para o componente sistêmico pode ser necessária para prevenir complicações potencialmente fatais (p. ex., vasculite sistêmica).

DIAGNÓSTICO DIFERENCIAL

Após uma anamnese completa e exame oftalmológico detalhado, um diagnóstico diferencial é desenvolvido estabelecendo um plano diagnóstico específico. Um método de desenvolvimento do diagnóstico diferencial foi descrito como "nomear e compatibilizar".[13] As manifestações clínicas são apresentadas como um conjunto de características clínicas, usando os esquemas de classificação mencionados anteriormente. Por exemplo, em vez de "uveíte anterior" simplista, uma descrição muito mais útil seria uveíte anterior não granulomatosa unilateral de início súbito ou uveíte granulomatosa bilateral de início insidioso. Uma vez designada, essa descrição é compatibilizada contra uma lista de uveítes que apresente maior conformidade com as características clínicas manifestadas (Tabela 7.3.2), tendo em mente outros fatores importantes como demografia, etnia e exposições. Nos exemplos anteriores, a uveíte anterior de início súbito associada ao HLA-B27 e sarcoidose, respectivamente, se compatibilizam mais estreitamente com os descritores. No entanto, se o primeiro exemplo ocorreu em um cidadão turco, então, a doença de Behçet poderia ser incluída no diferencial também. Uma vez que uma lista de entidades potencialmente causadoras de uveíte seja desenvolvida, os testes podem ser realizados.

Embora não existam regras definitivas em relação à indicação dos exames laboratoriais, uma prática comum entre especialistas em uveíte é não testar nos primeiros episódios de uveíte anterior não granulomatosa unilateral, a menos que achados no histórico ou exame físico apresentem indícios sugerindo um diagnóstico específico. Para qualquer outra forma de uveíte, a maior parte dos especialistas nessa patologia realizará uma investigação laboratorial. A recomendação é uma abordagem direcionada, solicitando testes laboratoriais apenas para as entidades mais prováveis, com base no diferencial gerado por meio do processo de designação e compatibilidade.[9] Certas entidades devem ser testadas em praticamente todos os pacientes com uveíte (sífilis, tuberculose e sarcoidose, pois essas doenças são pleomórficas e podem causar essencialmente qualquer forma de uveíte). A Tabela 7.3.2 especifica as investigações laboratoriais mais comumente usadas na investigação de pacientes com uveíte, bem como as doenças para as quais essas investigações são úteis. Esses testes são discutidos mais adiante nos respectivos capítulos para as diversas formas de uveíte.

Além dos testes laboratoriais e radiográficos, outros testes auxiliares úteis na uveíte incluem a angiografia com fluoresceína e a indocianina verde (para avaliar o edema macular cistoide (EMC), descolamentos serosos da retina, envolvimento vascular retiniano e da coroide, e perfusão coroidal), ultrassonografia (medição da espessura da coroide, presença de esclerite posterior, para eliminar patologia do segmento posterior nos olhos com opacidades dos meios oculares) e OCT (para avaliar EMC e espessamento coroidal com profundidade de imagem aprimorada além de expandir funções como angiografia por OCT e OCT En Face). A vitrectomia diagnóstica e/ou biopsia retinocoroidal podem ser úteis nos casos de uveíte infecciosa, neoplasia intraocular ou doença não responsiva ao tratamento. Espécimes podem ser enviados para histologia, cultura, testes de anticorpos, microscopia eletrônica, teste de reação em cadeia da polimerase (PCR) e, mais recentemente, sequenciamento profundo de DNA.[15]

TRATAMENTO

O objetivo do tratamento das doenças oculares é proteger e preservar a função visual. Na uveíte, o tratamento deve ser direcionado potencialmente a dois processos separados, mas estreitamente relacionados: eliminação de infecção (se estiver

---

BOXE 7.3.1 Anamnese na uveíte.

História da doença atual
Início, evolução, lateralidade, sintomas oculares, sintomas sistêmicos associados

História ocular pregressa
Episódios anteriores, terapia anterior e resposta, trauma ocular anterior ou antecedente ou cirurgia

História patológica pregressa
Doença sistêmica, síndromes prodrômicas, medicamentos

História social
Idade, raça/etnicidade, gênero, local de nascimento, viagem, hábitos nutricionais, histórico sexual, abuso de drogas intravenosas

História familiar
Doenças clínicas, doença ocular, história de uveíte, doenças contagiosas (p. ex., tuberculose), infecções maternas

Revisão de sistemas
Geral – febre, perda de peso, mal-estar, suores noturnos
Musculoesquelético – artralgias, dor na região lombar, rigidez articular
Dermatológico – erupções cutâneas, feridas, alopecia, vitiligo, poliose, picadas de carrapato/insetos
Neurológico – zumbido, cefaleia, meningismo, parestesias, fraqueza/paralisia, estado mental alterado
Respiratório – dispneia, tosse, produção de escarro
Gastrintestinal – diarreia, sangue nas fezes, úlceras aftosas orais
Geniturinário – disúria, corrimento, úlceras genitais, balanite, epididimite

TABELA 7.3.2 Diagnóstico diferencial e investigações laboratoriais para a uveíte.

Tipo de uveíte	Etiologias mais comuns	Testes laboratoriais
Anterior aguda	Espondiloartropatias soronegativas	HLA-B27, radiografia da articulação sacroilíaca
	Doença de Behçet	HLA-B51
	Herpética (HSV, VZV, CMV)	Solução aquosa para PCR
	Crise glaucomatociclítica	
	Pós-estreptocócica	Títulos de antiestreptolisina-O
	Síndrome de nefrite tubulointersticial e uveíte	HLA-DRB1*0102,[14] urinálise, microglobulina β2
Anterior crônica	Artrite idiopática juvenil	Anticorpos antinucleares (ANA)
	Sarcoidose	Radiografia/TC de tórax, biopsia, enzima conversora de angiotensina, lisozima sérica
	Iridociclite heterocrômica de Fuchs	
	Sífilis	Reagina plasmática rápida (RPR), anticorpos contra *Treponema pallidum*
	Tuberculose	PPD, Quantiferon-TB Gold®, T-SPOT, TB, radiografia de tórax
	Herpética	Solução aquosa para PCR
Intermediária	*Pars planitis*	
	Sarcoidose	Ver anteriormente
	Doença de Lyme	ELISA, *Western blot*
	Esclerose múltipla	RM do cérebro, análise do LCR
Posterior	Toxoplasmose	ELISA
	Toxocaríase	ELISA
	Sarcoidose	Ver anteriormente
	Sífilis	Ver anteriormente
	Tuberculose	Ver anteriormente
	Viral (HSV, VZV, CMV)	Biopsia com solução aquosa/vítrea para PCR
	Coroidopatia de Birdshot	HLA-A29
	Coroidopatia serpiginosa	
	Histoplasmose ocular	
	Coroidopatia multifocal/pan-uveíte	
Pan-uveíte	Doença de VKH	Angiografia com fluoresceína, ultrassonografia, tomografia de coerência óptica com profundidade de imagem aprimorada (EDI-OCT)
	Oftalmia simpática	Os mesmos usados para VKH, mais anamnese
	Sarcoidose	Ver anteriormente
	Toxoplasmose	Ver anteriormente
	Toxocaríase	Ver anteriormente
	Sífilis	Ver anteriormente
	Tuberculose	Ver anteriormente
	Endoftalmite	Cultura do humor vítreo

Verificar os capítulos subsequentes para a descrição detalhada de cada entidade. *CMV*, citomegalovírus; *LCR*, líquido cefalorraquidiano; *TC*, tomografia computadorizada; *EDI*, profundidade de imagem aprimorada; *ELISA*, ensaio de imunoabsorção enzimática; *HLA*, antígeno leucocitário humano; *HSV*, herpes-vírus simples; *RM*, ressonância magnética; *OCT*, tomografia de coerência óptica; *PCR*, reação em cadeia da polimerase; *PPD*, derivado de proteína purificado; *TB*, tuberculose; *VKH*, Vogt-Koyanagi-Harada; *VZV*, vírus varicela-zóster.

presente) e supressão da resposta inflamatória do hospedeiro. Até 90% das uveítes não são infecciosas, desse modo, o controle da inflamação é mais comumente o único alvo, mas a presença de infecção deve ser sempre considerada quando o tratamento for planejado. Quando for estabelecida a tomada de decisão para o tratamento e controle da inflamação, todos os meios de imunossupressão devem ser considerados. A terapia deve ser administrada por múltiplas vias existentes (tópica, periocular, intraocular, sistêmica), utilizando qualquer uma das múltiplas categorias terapêuticas de anti-inflamatórios disponíveis atualmente. Se o oftalmologista não estiver confortável ou familiarizado com terapias além do tratamento local e/ou corticosteroides sistêmicos, o paciente deverá ser encaminhado para um especialista experiente. Os medicamentos anti-inflamatórios mais comumente usados no tratamento da uveíte estão especificados na Tabela 7.3.3. As terapias para tipos específicos de uveíte estão detalhadas nos capítulos subsequentes.

Agentes midriáticos ou cicloplégicos

A uveíte anterior resulta em irritação do músculo ciliar, causando espasmos que produzem a fotofobia. Os cicloplégicos atuam impedindo a contração do músculo ciliar, reduzindo a dor. A liberação de fibrina e outros componentes séricos na câmara anterior durante a uveíte anterior pode resultar na formação de adesões entre a íris e a cápsula anterior da lente (sinéquias posteriores) e a íris periférica e o ângulo (sinéquias anteriores periféricas). Dependendo da duração da ação e da frequência da instilação, os midriáticos resultam em movimento da íris, reduzindo a chance de formação de sinéquias. Além disso, a cicloplegia inclina o diafragma lente-íris posteriormente, aprofundando o ângulo e reduzindo o risco da formação de sinéquias anteriores periféricas. Algumas vezes, ainda ocorre a formação de sinéquias posteriores mesmo com o uso de agentes cicloplégicos/midriáticos, mas, no mínimo, o uso desses agentes resulta em uma pupila dilatada que ainda permite o exame de fundo de olho. Múltiplos agentes estão disponíveis, incluindo (em ordem de aumento de duração) tropicamida, ciclopentolato, homatropina (já não está amplamente disponível), escopolamina e atropina. Cada um desses medicamentos apresenta vantagens e desvantagens. Agentes de ação mais curta tendem a manter o movimento da pupila, diferentemente dos agentes de ação mais longa; a desvantagem é a necessidade de aplicação de várias gotas ao dia. Os agentes de ação mais longa podem ser usados com menor frequência, mas podem resultar na formação de sinéquias em midríase, o que pode ser desagradável para o paciente.

Fármacos anti-inflamatórios não esteroides

Os fármacos anti-inflamatórios não esteroides (AINE) geralmente não são efetivos no tratamento de doenças inflamatórias oculares, com exceção de alguns casos de esclerite não necrosante. Os AINE podem ser úteis como adjuvantes a outras formas de terapia (especialmente pela via de administração tópica no EMC) ou para profilaxia contra doença recorrente. Os AINE e os corticosteroides orais não devem ser usados simultaneamente em razão do aumento de risco de úlcera gástrica.

Corticosteroides

Os corticosteroides continuam sendo os agentes anti-inflamatórios mais eficazes e de ação mais rápida; desse modo, são a terapia de primeira linha na maioria dos casos de uveíte não infecciosa. Os corticosteroides produzem ampla supressão do sistema imunológico por vários mecanismos (ver Tabela 7.3.3), mas também podem produzir efeitos colaterais significativos. Os corticosteroides podem ser administrados localmente (vias tópica, periocular, intraocular) ou sistemicamente (vias oral ou intravenosa).

TABELA 7.3.3 Terapia anti-inflamatória no tratamento da uveíte.*

Classe do fármaco	Medicamentos	Mecanismo de ação	Efeitos colaterais	Comentários
Glicocorticoides	Prednisona, succinato sódico de metilprednisolona, triancinolona acetonida, dexametasona, fluocinolona acetonida, difluprednato, acetato de prednisolona, fosfato sódico de prednisolona, etabonato de loteprednol, rimexolona	Envolvimento do receptor corticosteroide citosólico com o transporte no núcleo e subsequentes miríades de efeitos, incluindo as vias ciclo-oxigenase e lipo-oxigenase, redução de aminas vasoativas e interleucinas, redução de monócitos circulantes, redução da atividade de macrófagos e redução nos níveis do complemento. Os efeitos pleiotrópicos são a base dos efeitos colaterais significativos	**Tópicos** – PIO elevada, catarata, aumento da suscetibilidade à infecção, adelgaçamento/perfuração corneano ou escleral **Perioculares** – os mesmos dos efeitos tópicos, bem como ptose, cicatrizes da cápsula de Tenon, perfuração escleral, hemorragia, abscesso **Sistêmicos** – os mesmos dos efeitos tópicos, bem como ganho de peso, retenção de líquidos, distúrbios de eletrólitos, osteoporose, necrose asséptica do quadril, hipertensão, tolerância à glicose prejudicada, alterações no estado mental, cicatrização de feridas prejudicada, irregularidades menstruais, outros	Agente mais versátil, mas também com a maioria dos efeitos colaterais, especialmente com o uso crônico. Podem ser usados por via tópica, intraocular, periocular e intravenosa
Antimetabólitos	Metotrexato	Aumento na adenosina extracelular e aumento no cAMP resulta em imunossupressão[36]	Hepatotoxicidade, indisposição gastrintestinal, pneumonite, estomatite, supressão da medula óssea, teratogenicidade, aumento do risco de infecção	Administração semanal VO ou subcutânea
	Micofenolato mofetila	Inibe a síntese de purinas linfocitárias pela inibição da inosina monofosfato desidrogenase	Diarreia, náuseas, supressão da medula óssea, teratogenicidade, aumento do risco de infecção	Administração diária VO
	Azatioprina	Altera o metabolismo das purinas	Indisposição gastrintestinal, hepatite, supressão da medula óssea, teratogenicidade, aumento do risco de infecção	Administração diária VO
Inibidores dos linfócitos T	Ciclosporina	Inibe os linfócitos T por meio da inibição da calcineurina por ligação à ciclofilina	Toxicidade renal, hipertensão, hirsutismo, tremor, teratogenicidade, aumento do risco de infecção	Administração diária VO
	Tacrolimo	Inibe os linfócitos T por meio da inibição da calcineurina por ligação à proteína de ligação FK	Toxicidade renal, hipertensão, neurotoxicidade, hepatite, diabetes	Administração diária VO
	Abatacepte	Receptor chamariz que bloqueia a ativação dos linfócitos T impedindo a ligação a moléculas coestimuladoras em células apresentadoras de antígenos	Aumento de risco de infecção, dor de cabeça, infecção do trato respiratório superior, dor de garganta e náuseas	Demonstrou eficácia na uveíte associada à JA. Infusão intravenosa a cada 4 semanas após o cronograma de carga inicial ou semanalmente SC
Inibidores dos linfócitos B	Rituximabe	Anticorpo monoclonal que se liga ao CD20 resultando na depleção de linfócitos B circulantes e teciduais	Aumento de risco de infecção, reações graves na pele e na boca, LMP, náuseas, diarreia, cefaleia, espasmos musculares, anemia, edema periférico	Apresenta variações; para RA, duas infusões administradas com 2 semanas de intervalo a cada 24 semanas
Agentes alquilantes	Ciclofosfamida	Linfotoxicidade, DNA de ligações cruzadas	Cistite hemorrágica, esterilidade, aumento de risco de malignidade, supressão da medula óssea, teratogenicidade, aumento de risco de infecção	Administração diária VO ou infusão intravenosa mensalmente
	Clorambucila	Linfotoxicidade, DNA de ligações cruzadas	Esterilidade, aumento de risco de malignidade, supressão da medula óssea, teratogenicidade, aumento de risco de infecção	Administração diária VO ou terapia alquilante em regime de dose elevada em curto prazo.[16] A terapia alquilante apresenta o maior potencial para induzir a remissão livre de fármacos em longo prazo
Inibidores de citocinas	Adalimumabe, certolizumabe pegol, golimumabe, infliximabe e etanercepte	Inibe TNF-α por meio do anticorpo TNF-α (todos, exceto etanercepte) ou por meio de um receptor chamariz (etanercepte)	Indisposição gastrintestinal, dor de cabeça, desenvolvimento de anticorpos antinucleares (ANA), possível síndrome semelhante ao lúpus, aumento de risco de infecção (especialmente TB), exacerbação de esclerose múltipla, agravamento da insuficiência cardíaca	Apresenta variações dependendo do agente da infusão intravenosa, injeção subcutânea (semanalmente a mensalmente dependendo do agente)[17]
	Anakinra	Receptor antagonista de IL-1	Aumento de risco de infecção, dor de cabeça, náuseas, diarreia, sinusite, artralgia, sintomas semelhantes à gripe, dor abdominal	Injeção subcutânea diariamente

(continua)

TABELA 7.3.3 Terapia anti-inflamatória no tratamento da uveíte.* (Continuação)

Classe do fármaco	Medicamentos	Mecanismo de ação	Efeitos colaterais	Comentários
Inibidores de citocinas	Tocilizumabe	Anticorpo monoclonal contra IL-6	Aumento de risco de infecção, perfuração gastrintestinal, dor de cabeça, hipertensão, aumento de ALT	Eficácia relatada para uveíte.[18] Infusão intravenosa a cada 2 a 4 semanas.
Inibidores da migração de linfócitos	Natalizumabe	Anticorpo monoclonal contra integrina α-4, uma molécula de adesão envolvida na migração de linfócitos no intestino e no sistema nervoso central	Aumento de risco de infecção, incluindo LMP	Infusão intravenosa mensalmente
	Fingolimode	Modulador do receptor de esfingosina-1-fosfato, inibe a liberação de linfócitos dos gânglios linfáticos na circulação	Reduz a frequência cardíaca, aumenta o risco de infecção, edema macular	Administração diária VO
Interferona	Interferona-α, interferona-β	Ambos se ligam ao mesmo receptor de interferona e medeiam múltiplos efeitos biológicos	Mialgias, febre, depressão	Relatos bem-sucedidos no edema macular[20-21] de Behçet.[19] Administração subcutânea, o cronograma varia, mas em geral é de 1 vez/dia
Inibidores do complemento	Eculizumabe	Anticorpo monoclonal contra o componente do complemento C5	Aumento de risco de infecção, dor de cabeça, nasofaringite, dor na região lombar, náuseas, hipertensão	Não existem dados em seres humanos na uveíte, estudos em animais mostram eficácia na uveíte experimental.[22] O uso é restrito para infusão intravenosa administrada por profissionais de saúde registrados

* Enquanto comercialmente disponíveis nos EUA, muitos desses agentes apresentam poucos ou nenhum dado disponível sobre a uveíte humana. Nenhum desses agentes deve ser usado por indivíduos sem experiência em seu uso e monitoramento.

ALT, alanina aminotransferase; cAMP, monofosfato cíclico de adenosina; GI, gastrintestinal; PIO, pressão intraocular; JA, artrite juvenil; LMP, leucoencefalopatia multifocal progressiva; RA, artrite reumatoide; TB, tuberculose; TNF-α, fator de necrose tumoral alfa.

Via tópica

Os corticosteroides aplicados topicamente penetram pouco o segmento posterior de olhos fácicos; desse modo, a administração tópica é útil principalmente nos pacientes com uveíte anterior e para o componente anterior de pan-uveíte. Um paradigma básico para o uso de qualquer corticosteroide, incluindo formulações tópicas, é "usar o suficiente, de maneira adequadamente rápida". Em outras palavras, inicialmente, o uso agressivo é necessário. Para alcançar esse objetivo, exceto outras considerações como custos e disponibilidades, o agente mais potente que pode ser usado com segurança deve ser selecionado. Existem vários agentes na formulação oftálmica tópica, incluindo difluprednato, acetato de prednisolona, fosfato sódico de prednisolona, rimexolona, etabonato de loteprednol e fluorometolona. Cada fármaco apresenta propriedades farmacológicas e farmacocinéticas exclusivas que podem fornecer vantagens e desvantagens em certos cenários clínicos. Pacientes com um histórico de elevação da PIO em resposta a corticosteroides devem ser monitorados cuidadosamente e medidas adequadas devem ser introduzidas para controlar a PIO enquanto os corticosteroides forem administrados.

Via periocular

A via periocular é uma escolha razoável para a doença unilateral ou bilateral em um paciente que apresenta contraindicações de – ou se recusa a tomar – corticosteroides sistêmicos, e pode ser particularmente eficaz para o EMC. A injeção é realizada através da cápsula subtenoniana superior ou por abordagem transeptal inferior e exige apenas anestesia tópica. Agentes de ação mais longa (p. ex., triancinolona acetonida) são preferidos e podem ser administrados a cada 3 a 4 semanas até que o efeito desejado seja obtido, e o quadro inflamatório, estabilizado. Injeções perioculares de corticosteroides não devem ser usadas nos casos de uveíte infecciosa (p. ex., síndrome da necrose retiniana aguda, toxoplasmose) e devem ser usadas com cuidado em pacientes que apresentam um histórico de elevação da PIO induzida por corticosteroides em razão da duração estendida do efeito de formulações de depósito, como a triancinolona acetonida.

Via intravítrea

Os corticosteroides podem ser liberados pela via intravítrea por meio da injeção de uma suspensão (triancinolona acetonida), implante biodegradável (implante intravítreo de dexametasona) ou pelo implante cirúrgico de um dispositivo de liberação sustentada (fluocinolona acetonida). A duração do efeito é variável, uma vez que as injeções intravítreas têm uma duração mais curta (até vários meses) em comparação com o implante de liberação sustentada (2,5 anos). Como com qualquer forma de corticosteroide, a formação de catarata e a elevação da PIO são efeitos adversos potenciais, mas geralmente podem ser controlados por métodos padronizados. Finalmente, embora rara, a endoftalmite pode ocorrer em razão da natureza invasiva do procedimento.

Corticosteroides sistêmicos

Os corticosteroides sistêmicos (orais ou intravenosos) apresentam uma utilidade mais ampla e são úteis em todas as formas de uveítes. Iniciar a terapia em uma dose alta seguida de redução gradual quando o efeito é alcançado é mais eficaz, e reduz a carga final de exposição comparada com o início em uma dose mais baixa com aumentos subsequentes por causa da resposta insatisfatória. Uma pulsoterapia de corticosteroides orais pode ser administrada sem redução gradual se a duração for inferior a 2 semanas, porém, a terapia além desse período necessita de uma redução gradual programada em razão da supressão adrenal. Pacientes em tratamento prolongado com corticosteroides devem receber suplementação de cálcio e vitamina D, bem como monitoramento e profilaxia de osteoporose. A terapia oral é realizada mais comumente usando prednisona (1 mg/kg/dia, máximo de 60 mg/dia de prednisona), enquanto o tratamento intravenoso pode consistir em metilprednisolona 1 g por dia durante 3 dias, seguido por uma redução gradativa de prednisona oral. Uma redução muito rápida pode resultar em doença de rebote e na suposição equivocada de que a prednisona oral não é eficaz. Por outro lado, uma redução gradual muito lenta resulta na exposição prolongada a doses mais elevadas do que o necessário e no aumento da incidência de efeitos colaterais. Em nenhum caso, o paciente deve ser mantido em tratamento crônico com prednisona oral em uma dose superior a 7,5 mg/dia. Se uma dose superior a essa for necessária para o controle da doença ou se a doença não for controlada na dose máxima em 4 semanas, então é necessária a introdução de terapia imunossupressora.

Terapia imunossupressora

A terapia imunossupressora desempenha um papel vital no tratamento da uveíte não infecciosa, permitindo que se alcance o controle da doença em pacientes que não responderam adequadamente ou desenvolveram efeitos colaterais ao tratamento com corticosteroides.[23] Esses agentes são seguros e eficazes. No entanto, apenas especialistas habilitados em monitorar os efeitos colaterais desses medicamentos devem assumir o controle primário sobre a terapia. Se o oftalmologista geral não estiver confortável com esse procedimento, então é recomendável o encaminhamento do paciente a um especialista em uveíte. Se um especialista em uveíte não estiver disponível, então uma parceria com um reumatologista ou hematologista/oncologista deve ser considerada. A comunicação rápida e acurada entre o oftalmologista e o especialista em prescrição garante que essa terapia seja bem-sucedida resultando em controle completo da uveíte, redução do risco de complicações oculares e prevenção de eventos adversos.

Existe uma variedade de medicamentos imunossupressores, e a Tabela 7.3.3 resume os agentes mais comumente usados, seu modo de ação e seus efeitos colaterais potenciais. Poucos dados comparativos de eficácia estão disponíveis para orientar a seleção de um agente específico para uma condição específica. Em vez disso, a maioria dos especialistas seleciona um agente com base na experiência de prescrição, perfil de efeitos colaterais e comorbidades do paciente. Antimetabólitos são uma primeira escolha frequente. Havendo falha terapêutica, um agente complementar é incluído no tratamento, atualmente, um agente biológico – inibidor de TNF (fator de necrose tumoral) é o mais comum, embora antimetabólitos adicionais ou um inibidor de linfócitos T sejam alternativas viáveis. Se o agente inicial escolhido oferecer um benefício mínimo ou nenhum benefício, então um estudo de um antimetabólito separado pode ser justificável. Se uma combinação de agentes (p. ex., antimetabólitos, inibidores de linfócitos T, biológicos) for malsucedida, então a progressão para agentes alquilantes pode ser justificada. Apesar do potencial de toxicidade significativa, os agentes alquilantes são os medicamentos mais prováveis para induzir uma remissão livre de fármacos em longo prazo.

EVOLUÇÃO E DESFECHO

A uveíte pode causar perda visual e cegueira por uma variedade de causas, incluindo complicações secundárias, como catarata, glaucoma, neovascularização coroidal, EMC, neuropatia óptica e outras. A extração de catarata pode ser realizada com segurança em olhos uveíticos, mas deve ser realizada idealmente apenas após obter a quiescência, por quaisquer meios necessários, durante 3 a 4 meses, mesmo que usando o regime de medicação necessária. A facoemulsificação ultrassônica de pequena incisão é a técnica preferida por causa da menor manipulação do olho. Olhos com vitreíte significativa geralmente se beneficiam da extração combinada de catarata com vitrectomia via *pars plana*.[24] Com exceção dos pacientes com artrite idiopática juvenil associada à uveíte, se a quiescência for alcançada e mantida, a maioria dos olhos tolera uma LIO de câmara posterior (LIOCP).[25] Olhos com uma propensão para formar sinéquias posteriores ou com baixa adesão ao tratamento devem ser considerados para afacia (ausência de implante da LIO). Pacientes com inflamação centralizada ao redor da região da *pars plana* tendem a apresentar uma taxa de complicações mais elevada do que aqueles com outros tipos de uveítes.[26]

Hipertensão ocular e glaucoma podem ocorrer nos olhos com uveíte por uma variedade de mecanismos, conforme discutido anteriormente. O tratamento medicamentoso é o agente de primeira linha para controlar a PIO. Qualquer um dos agentes modernos são aceitáveis, embora os análogos da prostaglandina possam piorar o EMC.[27] Preocupações anteriores sobre a exacerbação da uveíte com esses agentes provavelmente não é justificável para certos agentes.[28] Nos casos de bloqueio pupilar, deve ser realizada a iridectomia. A iridectomia a *laser* é mais fácil de se realizar do que a iridectomia cirúrgica, e se for feita de modo amplo o suficiente e com pré-tratamento a *laser* de argônio, pode permanecer patente. Entretanto, com o fechamento deve ser realizada a iridectomia cirúrgica. Se for necessária a cirurgia filtrante, o uso de antimetabólitos (p. ex., mitomicina) ou dispositivos de drenagem aquosa aumenta acentuadamente a taxa de êxito nesses pacientes.[29,30]

A uveíte frequentemente é complicada pelo EMC, o que pode resultar na perda visual irreversível. Para o tratamento do EMC, é fundamental o controle da doença inflamatória subjacente. Os corticosteroides perioculares, intravítreos ou sistêmicos podem ser indicados. A vitrectomia terapêutica também pode ser benéfica em alguns casos. Vários outros agentes têm sido utilizados para o EMC nas uveítes, com variação de êxito, incluindo acetazolamida,[31] octreotida,[32] interferon[20] e tocilizumabe.[33]

O descolamento da retina pode ocorrer na uveíte como um descolamento seroso (p. ex., com a síndrome de Vogt-Koyanagi-Harada [VKH], que deve responder aos anti-inflamatórios), como um descolamento regmatogênico de retina (p. ex., de atrofia retiniana induzida pela síndrome de necrose retiniana aguda), ou como um descolamento tracional por fibrose em razão de qualquer quantidade de condições uveíticas, salientando que ambos exigem intervenção cirúrgica.

A uveíte crônica pode levar à hipotonia por redução da produção do humor aquoso como resultado de dano ao epitélio ciliar não pigmentado ou pela formação da membrana ciclítica com descolamento do corpo ciliar. A redução na produção aquosa leva à redução do suprimento de nutrientes para as estruturas do segmento anterior e outras complicações, como edema da córnea. As membranas ciclíticas podem ser removidas cirurgicamente, o que pode permitir a reinserção do corpo ciliar e retorno da produção aquosa normal, dependendo do prazo do descolamento. As tentativas de aumentar a produção aquosa de maneira farmacológica, embora inicialmente promissoras, em longo prazo têm sido geralmente decepcionantes.[34] Algum benefício pode ser obtido pela injeção de viscoelásticos intravítreos.[35] Hipotonia crônica pode resultar em *phthisis bulbi* (ou subatrofia do globo ocular). Esta e outras terríveis consequências da uveíte são o resultado do controle inadequado de inflamação. Desse modo, a eliminação da inflamação o mais breve possível na evolução da uveíte é vital para a preservação da função visual.

BIBLIOGRAFIA

Doan T, Wilson MR, Crawford ED, et al. Illuminating uveitis: metagenomic deep sequencing identifies common and rare pathogens. Genome Med 2016;8:90.

Jabs DA, Nussenblatt RB, Rosenbaum JT, et al. Standardization of uveitis nomenclature for reporting clinical data. Results of the First International Workshop. Am J Ophthalmol 2005;140:509–16.

Jabs DA, Rosenbaum JT, Foster CS, et al. Guidelines for the use of immunosuppressive drugs in patients with ocular inflammatory disorders: recommendations of an expert panel. Am J Ophthalmol 2000;130:492–513.

Mackensen F, David F, Schwenger V, et al. HLA-DRB1*0102 is associated with TINU syndrome and bilateral, sudden-onset anterior uveitis but not with interstitial nephritis alone. Br J Ophthalmol 2011;95:971–5.

As referências completas estão disponíveis no **GEN-io**.

PARTE 7 UVEÍTE E OUTRAS INFLAMAÇÕES INTRAOCULARES
SEÇÃO 2 Causas Infecciosas de Uveíte – Viral

Uveíte Viral Herpética
Yevgeniy V. Sychev e P. Kumar Rao

7.4

HERPES SIMPLES E VARICELA-ZÓSTER

UVEÍTE ANTERIOR HERPÉTICA

Definição: Uveíte anterior unilateral recorrente crônica causada pelo herpes-vírus simples (HSV, de *herpes simplex virus*) ou pelo vírus varicela-zóster (VZV, do inglês *varicella zoster virus*).

Características principais
- Hipertensão ocular
- Atrofia da íris
- Mínima ou nenhuma vasculite e vitreíte.

Características associadas
- Ceratite
- Precipitados ceráticos (PKs) pigmentados.

NECROSE RETINIANA AGUDA CAUSADA PELOS VÍRUS VARICELA-ZÓSTER E HSV

Definição: Retinite necrosante causada por infecção com VZV ou HSV (raramente citomegalovírus) em um hospedeiro imunocomprometido.

Características principais
- Uveíte grave ou vitreíte
- Vasculite retiniana
- Necrose retiniana.

Características associadas
- PK
- Neurite óptica
- Descolamento da retina.

NECROSE PROGRESSIVA DA RETINA EXTERNA

Definição: Retinite necrosante causada pela infecção com VZV ou HSV em um hospedeiro imunocomprometido.

Características principais
- Lesões multifocais
- Necrose retiniana
- Mínima ou nenhuma vasculite e vitreíte.

Características associadas
- Progressão rápida
- Prognóstico ruim.

HERPES-VÍRUS SIMPLES E VÍRUS VARICELA-ZÓSTER

INTRODUÇÃO

HSV (representado pelos sorotipos HSV-1 e HSV-2) e VZV são membros de *Herpesviridae*, uma família de vírus de DNA de cadeia dupla.

EPIDEMIOLOGIA E PATOGÊNESE

HSV dos tipos 1 e 2 são onipresentes (ou ubíquos), infectando a maioria da população mundial. HSV é a principal causa de uveíte anterior herpética. O HSV é a segunda causa principal (após VZV) de necrose retiniana aguda (NRA), sendo mais frequente, no entanto, em adultos mais jovens e crianças.[1] Após infecção primária, o vírus entra em um estágio dormente no gânglio trigeminal. Episódios de reativação levam a danos dos tecidos adjacentes inervados pelo nervo trigêmeo.

Varicela (catapora) é uma síndrome que ocorre na evolução da infecção primária com VZV. Após a infecção primária, o vírus fica latente ao longo da vida nos gânglios sensoriais. Antes da introdução da vacina contra varicela em 1995, a infecção pelo VZV foi quase universal nos EUA. Herpes-zóster (HZ) ou "cobreiro" é uma infecção secundariamente reativada.[2] HZ oftálmico (HZO) é um surto de HZ ocorrendo ao longo do ramo oftálmico do nervo trigêmeo. A uveíte do VZV pode estar associada ao HZO, mas frequentemente é observada de forma isolada. A necrose progressiva da retina externa (PORN, do inglês *progressive outer retinal necrosis*) é uma retinite grave rapidamente progressiva causada pelo VZV.

APRESENTAÇÃO OCULAR

Apesar do esforço considerável na tentativa de delinear a diferenciação das características clínicas de uveítes por HSV e VZV, não existem regras definidas distinguindo síndromes associadas a HSV e VZV.[1,3] Nesta seção, é discutida a doença associada a HSV e VZV no contexto de suas síndromes compartilhadas.

A uveíte anterior herpética é tipicamente uma condição unilateral. Esse processo pode demonstrar células robustas da câmara anterior e *flare* (presença de proteínas no humor aquoso). Frequentemente há evidências de ceratite simultânea ou previamente cicatrizada. A pressão ocular pode estar elevada, algumas vezes de maneira grave, mesmo com um ângulo de câmara anterior gonioscopicamente aberto. Precipitados ceráticos (PKs) pigmentados são comuns. Em alguns casos, a íris é severamente afetada, exibindo atrofia setorial.[4,5]

A síndrome da NRA se apresenta como uma pan-uveíte com o vítreo revelando com frequência células inflamatórias e opacidades. A retina exibe áreas esbranquiçadas, tipicamente localizadas longe da média periferia, que representam a necrose retiniana, marca característica dessa infecção. A retinite se espalha rapidamente de um modo circunferencial na ausência de tratamento. A vasculite retiniana oclusiva associada envolvendo as artérias leva a áreas de não perfusão e isquemia.[6] O envolvimento do nervo óptico é comum (Figura 7.4.1, Tabela 7.4.1).

O descolamento regmatogênico da retina que se origina nas áreas de necrose retiniana é muito comum, ocorrendo em aproximadamente 75% dos olhos afetados.[1,7] Membranas epirretinianas e vitreorretinopatia proliferativa são outras complicações. Pode ocorrer o desenvolvimento de meningoencefalite viral. Existe um alto risco de envolvimento do outro olho, especialmente nos três primeiros meses. É importante reconhecer que a retinite por HSV/VZV são doenças semelhantes, mas com espectros de gravidade diferentes. A NRA é a apresentação clássica, mas a doença não necrosante tem sido descrita.[8,9]

A PORN é uma forma agressiva de retinite herpética. A maioria dos casos é secundária a VZV em pacientes com síndrome da imunodeficiência adquirida (AIDS) avançada com contagem de linfócitos T CD4+ inferior a 50. A PORN é caracterizada por lesões retinianas profundas multifocais que podem estar em todas as três zonas da retina. Essas lesões progridem rapidamente para necrose retiniana de espessura total e tornam-se confluentes levando à perda profunda da visão. A retina na proximidade imediata aos vasos sanguíneos parece clinicamente livre de retinite, produzindo um processo denominado "lama rachada". O envolvimento do nervo óptico, incluindo dano do nervo óptico bulbar, é comum. Caracteristicamente, há uma relativa escassez de resposta inflamatória. Ao contrário do que ocorre na NRA, a vasculite retiniana é observada de maneira pouco frequente e tende a ser leve. Descolamento da retina é comum[10,11] (ver Tabela 7.4.1).

Os aspectos característicos podem auxiliar no diagnóstico clínico de uveíte herpética, mas o diagnóstico laboratorial deve ser utilizado em casos ambíguos. Atualmente, as técnicas de reação em cadeia da polimerase (PCR, do inglês *polymerase chain reaction*) têm suplantado outras modalidades considerando as evidências de uma superioridade acentuada em termos de sensibilidade e especificidade.[12] Nos casos de NRA, as amostras aquosas fornecem taxas de detecção semelhantes às amostras vítreas.[13,14] A PCR oferece uma utilidade diagnóstica adicional pela confiabilidade de detecção mesmo em uma carga viral baixa, permitindo a resposta ao tratamento de monitoramento ao longo do tempo. O coeficiente de Goldmann-Witmer (GWC) é uma medida de produção local de anticorpos oculares em resposta ao patógeno. Esse teste pode ser mais benéfico posteriormente na evolução da doença, uma vez que a resposta suficiente de anticorpos ao patógeno tenha sido estabelecida.

DIAGNÓSTICO DIFERENCIAL

No caso de uveíte anterior isolada, o diagnóstico diferencial inclui uveíte anterior relacionada ao HLA-B 27, sarcoidose, tuberculose, sífilis, síndrome de Posner-Schlossman e iridociclite heterocrômica de Fuchs. Os diagnósticos diferenciais de NRA e PORN são semelhantes, incluindo retinite sifilítica, toxoplasmose ocular, retinite por citomegalovírus (CMVR), doença de Behçet, linfoma ocular, sarcoidose, colagenoses e endoftalmite.

PATOLOGIA

A histopatologia da NRA demonstra infiltrados inflamatórios envolvendo todos os tecidos oculares. Vasculite retiniana oclusiva é observada. Necrose acentuada está presente na retina, bem como no nervo óptico. Corpos de inclusão intranuclear estão presentes na retina e no epitélio pigmentar da retina (EPR). A microscopia eletrônica demonstra partículas do herpes-vírus.[15,16]

A PORN demonstra áreas de necrose retiniana grave com infiltração de células inflamatórias leve a moderada. O nervo óptico é afetado pela necrose e inflamação. Corpos de inclusão intranuclear podem ser observados, mas são variáveis, e a microscopia eletrônica pode demonstrar partículas do herpes-vírus nas células da retina.[10,17]

TRATAMENTO

A uveíte anterior herpética é controlada tipicamente com antivirais sistêmicos, aciclovir oral (800 mg, 5 vezes/dia) ou valaciclovir (1 g, 3 vezes/dia), em combinação com corticosteroides tópicos. Este último medicamento não deve ser usado com cobertura antiviral durante a fase aguda. A terapia de manutenção crônica com corticosteroides em baixas doses com frequência é necessária.

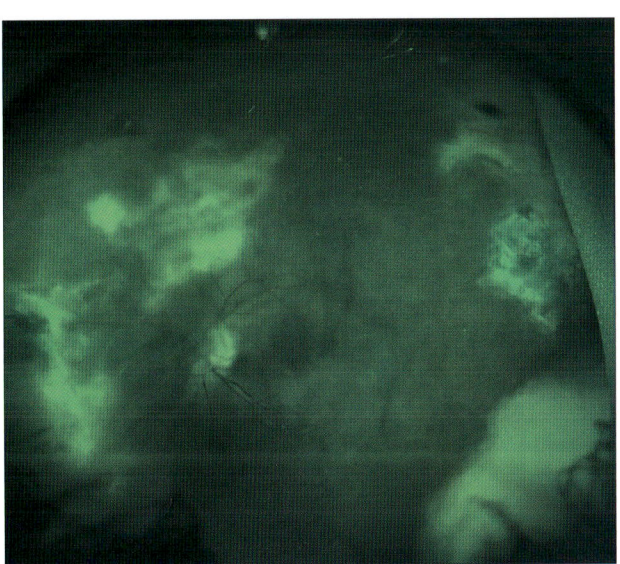

Figura 7.4.1 Necrose retiniana aguda – estágio subagudo.

TABELA 7.4.1 Achados no segmento anterior na NRA, PORN, CMVR e coroidite por EBV.

	Alterações vasculares	Alterações retinianas	Vítreo	Alterações do epitélio pigmentar da retina	Alterações do nervo óptico
NRA	Vasculite oclusiva, revestimento proeminente	Áreas confluentes de branqueamento/necrose, hemorragias	Vitreíte acentuada	Mosqueamento e agrupamento e pigmentar (achado tardio)	Neuropatia óptica, atrofia óptica (tardia)
PORN	Vasculite esparsa, preservação perivascular da retina	Branqueamento retiniano multifocal/necrose que parece envolver a retina externa	Inflamação leve	Mosqueamento e agrupamento pigmentar (achado tardio)	Neuropatia óptica, atrofia óptica (tardia)
CMVR	Vasculite retiniana oclusiva, revestimento proeminente, angiíte com aspecto de "ramos congelados"	Edema macular, áreas de necrose retiniana branca ou retinite granular, hemorragias intrarretinianas abundantes	Variável, geralmente inflamação leve	Atrofia granular do EPR	Neurite óptica
EBV			Existe vitreíte	Coroidite multifocal, áreas em saca-bocado	

NRA, necrose retiniana aguda; *CMVR*, retinite por citomegalovírus; *EBV*, vírus Epstein-Barr; *PORN*, necrose progressiva da retina externa; *EPR*, epitélio pigmentar da retina.

Historicamente, o tratamento de escolha para a NRA foi aciclovir intravenoso (terapia de indução de 10 mg/kg, 3 vezes/dia, durante 1 semana) seguido por aciclovir oral (800 mg, 5 vezes/dia, durante pelo menos 6 semanas) como manutenção. Aciclovir oral é insuficiente para indução, mas frequentemente é utilizado para a profilaxia durante 1 a 3 meses e indefinidamente em alguns pacientes. Valaciclovir (usado como 1 a 2 g VO, 3 vezes/dia), fanciclovir (500 mg VO, 3 vezes/dia) e valganciclovir (900 mg VO, 2 vezes/dia) são alternativas ambulatoriais VO mais recentes para o aciclovir intravenoso. Corticosteroides sistêmicos podem ser usados para minimizar a inflamação intraocular. O ácido acetilsalicílico como agente antiplaquetário oral é usado ocasionalmente para limitar as complicações vasculares da retina. Injeção intravítrea de foscarnet (2,4 mg/0,1 mℓ) ou de ganciclovir (2 mg/0,1 mℓ) pode ser usada em adição à terapia sistêmica.[18] A utilidade de vitrectomia profilática com ou sem lavagem de aciclovir no intraoperatório para a prevenção de descolamento da retina foi demonstrada, mas não é aceita universalmente.[7] Da mesma maneira, o bloqueio profilático com fotocoagulação a *laser* da retina não acometida é usado por alguns profissionais.[14,18]

A PORN com frequência é refratária à terapia. O tratamento sistêmico com agente antiviral isolado quase sempre é malsucedido. Combinações de aciclovir e/ou foscarnet e/ou ganciclovir administradas por via intravenosa foram relatadas como eficazes no impedimento da progressão da doença.[19] A injeção intravítrea de antivirais parece oferecer mais vantagem.[20] O uso de bloqueio profilático com *laser* próximo das áreas afetadas da retina pode reduzir a incidência de descolamento retiniano. O descolamento da retina geralmente requer vitrectomia e o uso de óleo de silicone ou, em alguns casos, tamponamento com gás.

EVOLUÇÃO E DESFECHO

De um modo geral, a uveíte anterior herpética apresenta um prognóstico favorável. Glaucoma secundário, catarata, ceratite e edema macular cistoide são complicações comuns. A doença tende a ter uma evolução recidivante.

Considerando sua evolução agressiva, rapidamente progressiva e a ocorrência frequente de envolvimento do nervo óptico e descolamento da retina, a NRA apresenta um prognóstico visual reservado. O descolamento da retina ocorre em 70% de casos não tratados e em 50% com tratamento antiviral. Menos da metade dos pacientes mantém visão ambulatorial nos olhos afetados.

Descrições originais de PORN relatam um prognóstico insatisfatório com perda de visão sem percepção de luz. Contudo, a abordagem moderna com o uso de antivirais sistêmicos de última geração, antivirais intravítreos e terapia antirretroviral parece ter melhorado o prognóstico, com até metade dos pacientes mantendo a visão ambulatorial. O descolamento da retina se desenvolve em 70% dos olhos afetados. A sobrevida de pacientes é influenciada pela condição da doença sistêmica subjacente, mais comumente a AIDS.

CITOMEGALOVÍRUS

RETINITE POR CITOMEGALOVÍRUS

Definição: Retinite necrosante causada por infecção por citomegalovírus (CMV) em um hospedeiro imunocomprometido.

Características principais
- Vasculite retiniana
- Necrose da retina
- Progressão para doença bilateral se não for tratada.

Características associadas
- Neuropatia óptica
- Vitreíte leve
- Atrofia de retina.

UVEÍTE ANTERIOR ASSOCIADA A CITOMEGALOVÍRUS

Definição: Uveíte anterior unilateral recorrente crônica causada por CMV.

Características principais
- Hipertensão ocular
- PKs nodulares
- Inflamação da câmara anterior de baixo grau.

Características associadas
- Endotelite corneana
- Atrofia da íris
- Escassez de sinéquias posteriores.

INTRODUÇÃO

O CMV é um membro da família *Herpesviridae*. Infecção primária é muito comum na população em geral e frequentemente assintomática. No entanto, CMV causa infecções graves em pacientes imunocomprometidos.

EPIDEMIOLOGIA E PATOGÊNESE

A infecção primária por CMV ocorre tipicamente após contato das mucosas com fluidos corporais contaminados. Um período de latência é estabelecido após a infecção original. A infecção afeta igualmente ambos os gêneros e é muito comum em crianças e adultos. Por fim, a maioria da população adulta demonstra evidências de exposição. O CMV pode se reativar em indivíduos imunossuprimidos (particularmente na disfunção de linfócitos T), levando ao envolvimento de uma variedade de sistemas e órgãos. A CMVR está estreitamente ligada à epidemia de AIDS, com a maioria dos pacientes apresentando contagem de linfócitos CD4+ inferior a 50.

O CMV também foi estabelecido como um agente etiológico da uveíte anterior. Esse vírus parece ser a causa de pelo menos alguns casos da síndrome de Posner-Schlossman, ou crise glaucomatocíclica, e ocasionalmente pode produzir achados oculares de iridociclite heterocrômica de Fuchs, ou síndrome de Fuchs, pelo menos em alguns casos de iridociclite.[21] A uveíte anterior associada ao CMV afeta tipicamente adultos saudáveis.

MANIFESTAÇÕES OCULARES

Os sintomas de CMVR incluem fotopsia, perda de visão e "moscas volantes". A dor ocular é incomum e a doença pode ser assintomática. A CMVR se inicia tipicamente como uma lesão isolada de retinite branca com uma borda granular (Figuras 7.4.2 e 7.4.3). A vasculite em geral se apresenta de forma proeminente resultando em isquemia e hemorragias (ver Tabela 7.4.1). Se houver envolvimento do nervo óptico, uma infecção simultânea do sistema nervoso central é comum. A inflamação associada geralmente é leve.[22] PKs estrelados podem ser observados. Quando se apresenta pela primeira vez em um olho, a CMVR posteriormente envolve o outro olho.[23]

A uveíte anterior associada ao CMV apresenta uma evolução recorrente crônica caracterizada por episódios de pressão ocular elevada simultânea à inflamação ativa marcada por células moderadas da câmara anterior e *flare* (reflexo da luz na câmara anterior causado pelo excesso de proteína). Edema corneano frequentemente é observado.[24] Áreas numulares de endotelite corneana associadas a PKs característicos do meio nodular podem estar presentes.[25] Atrofia da íris com frequência está presente. Entre as recorrências episódicas, a câmara anterior pode evidenciar quietude, e a pressão intraocular (PIO) tende a se normalizar.

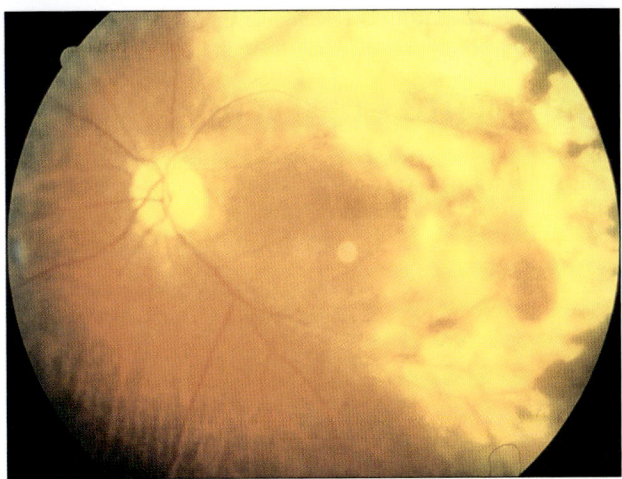

Figura 7.4.2 Retinite por citomegalovírus envolvendo o polo posterior, ameaçando a fóvea.

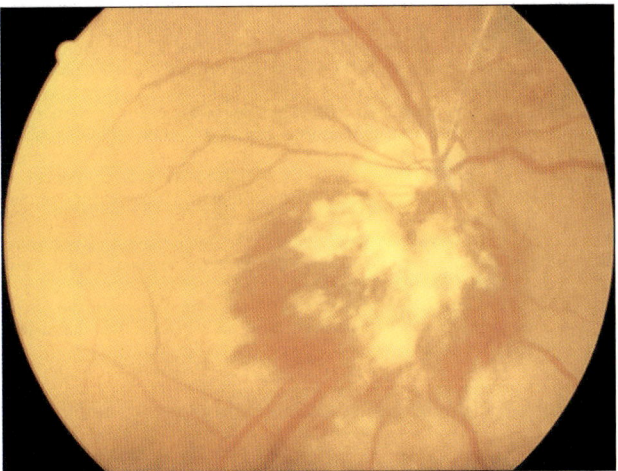

Figura 7.4.3 Citomegalovírus afetando o nervo óptico e a retina peripapilar.

DIAGNÓSTICO

A CMVR pode ser diagnosticada clinicamente, de maneira particular em pacientes com alto risco para a doença, como aqueles com AIDS. A PCR de fluido ocular oferece a mais alta utilidade quando a confirmação laboratorial é necessária. Ambas as amostras vítreas e aquosas são substratos adequados para PCR.[26,27]

O diagnóstico de uveíte anterior associada ao CMV é realizado clinicamente e pode ser confirmado pela PCR de fluido aquoso, porém sua sensibilidade é limitada. As técnicas por PCR apresentam a vantagem de contornar os resultados falso-positivos decorrentes da detecção do CMV infectando de modo latente os leucócitos.

DIAGNÓSTICO DIFERENCIAL

A CMVR pode ser mimetizada pela NRA, retinite por toxoplasmose, retinite sifilítica, tuberculose, doença de Behçet, e raramente por linfoma ocular ou leucemia, endoftalmite endógena fúngica ou bacteriana e sarcoidose. Uveíte anterior por HSV e VZV, doença associada ao HLA-B27 e iridociclite heterocrômica de Fuchs podem ser consideradas no diagnóstico diferencial de uveíte anterior associada ao CMV.

PATOLOGIA

Histologicamente, a CMVR é caracterizada pela necrose coagulativa extensa com exibição de células citomegálicas em todas as camadas da retina e EPR. A inclusão de corpos pode ser observada dentro dos núcleos e do citoplasma de células afetadas. Partículas virais herpéticas podem ser demonstradas pela microscopia eletrônica.[28,29]

Estudos de microscopia confocal *in vivo* de lesões de endotelite associadas à uveíte anterior por CMV demonstram células endoteliais aumentadas com um material intranuclear altamente refletivo circundado por um halo hiporrefletivo. Essas células com aparência de "olhos de coruja" são consideradas representantes das células citomegálicas por CMV.[30]

TRATAMENTO

A CMVR é tratada com administração intravítrea ou sistêmica de agentes antivirais. A terapia sistêmica pode controlar a doença em locais extraoculares e evitar o envolvimento do outro olho, mas apresenta os efeitos adversos da medicação. Ganciclovir oral tende a ser menos eficaz. Valganciclovir oferece melhor biodisponibilidade e pode ser usado para indução e terapia de manutenção. O tratamento é iniciado tipicamente com 900 mg 2 vezes/dia. A supressão da medula óssea com neutropenia é um efeito colateral grave.[31] Injeções intravítreas de ganciclovir de 2 mg semanalmente são uma alternativa terapêutica.[32] Vitrasert®, um dispositivo intraocular de liberação lenta de ganciclovir implantado cirurgicamente, não mais fabricado, oferecia uma ação antiviral local durante até 8 meses. Foscarnet e cidofovir são outras opções terapêuticas. A toxicidade renal é um efeito colateral comum e grave de ambos os agentes. Quando injetado por via intravítrea, o foscarnet é administrado como 2,4 mg 1 ou 2 vezes/semana.[33] Cidofovir intravítreo é administrado como uma dose de 20 μg a cada 5 semanas. O uso local e sistêmico de cidofovir está associado à toxicidade ocular, incluindo irite e hipotonia.

A terapia com ganciclovir sistêmico e tópico, valganciclovir oral, ganciclovir intravítreo e implante de ganciclovir por uveíte anterior por CMV foi relatada. Essas medicações podem ser úteis no tratamento de episódios agudos de uveíte e podem estender os intervalos de tempo entre as recidivas.[34,35] Medicamentos e corticosteroides tópicos para glaucoma são utilizados para o controle da PIO e inflamação.

EVOLUÇÃO E DESFECHO

Os medicamentos para tratar o CMV são virostáticos e não viricidas, e desse modo o tratamento da CMVR deve ser indefinido em um paciente imunodeficiente. Além disso, a resistência a medicamentos se desenvolve ao longo da terapia de manutenção, levando à reativação da doença clínica que exige reindução com doses crescentes de medicação ou mudança para um novo agente antiviral. O desenvolvimento de CMVR é um fator de risco independente para morte em pacientes com AIDS. O uso de terapia antirretroviral altamente ativa (HAART, do inglês *highly active antiretroviral therapy*) alterou drasticamente a evolução da doença. A incidência de descolamento da retina foi significativamente reduzida, e a própria retinite parece apresentar uma evolução mais branda em pacientes sob a administração de HAART.[36,37] A reconstituição do repertório imunológico permite a eventual interrupção da terapia de manutenção para CMV em muitos pacientes. A uveíte anterior e intermediária crônica, denominada uveíte de recuperação imune (IRU), pode se desenvolver como uma resposta aos antígenos virais.[38]

A uveíte anterior por CMV tende a apresentar uma evolução crônica com crises episódicas. O intervalo quiescente é variável, de semanas a muitos meses. A formação de catarata e a persistência da elevação da PIO fora dos episódios de crise são evidenciadas frequentemente e podem exigir cirurgia. Nos casos associados à endotelite corneana, edema de córnea e perda de células podem afetar a função visual. O prognóstico visual geral é favorável.[34,39]

VÍRUS EPSTEIN-BARR

INTRODUÇÃO

O vírus Epstein-Barr (EBV, do inglês *Epstein-Barr virus*) é um vírus de DNA de cadeia dupla da família *Herpesviridae*. Acredita-se ser uma causa incomum de uveíte.

EPIDEMIOLOGIA E PATOGÊNESE

É transmitido pela troca de saliva ou por transfusões de sangue. Na idade adulta, a maioria das pessoas adquire uma infecção com o vírus. O EBV é o agente causador de mononucleose, e também está associado ao linfoma de Burkitt e outras malignidades de linfócitos B em pacientes imunossuprimidos.

MANIFESTAÇÕES OCULARES

A uveíte por EBV pode se manifestar como irite, enquanto o envolvimento do segmento posterior pode incluir coroidite multifocal caracterizada por áreas perfuradas de alterações epiteliais pigmentares e vitreíte (ver Tabela 7.4.1).[40]

DIAGNÓSTICO E EXAMES COMPLEMENTARES

Anticorpos imunoglobulina M (IgM) e IgG no soro podem ser detectados e seguidos. Além disso, o antígeno EBV pode ser quantificado no soro. As técnicas de PCR foram bem-sucedidas na detecção de DNA viral nos fluidos oculares.[41]

DIAGNÓSTICO DIFERENCIAL

As entidades diagnósticas que podem mimetizar a coriorretinite por EBV incluem a síndrome da histoplasmose ocular presumida (SHOP), coroidite multifocal recorrente, síndrome dos múltiplos pontos brancos evanescentes (MEWDS, do inglês *multiple evanescent white dot syndrome*), epitelite pigmentar retiniana aguda e coroidopatia de Birdshot.

TRATAMENTO E DESFECHO

Em geral, a coriorretinite relacionada ao EBV parece ser bastante autolimitada. Para a doença sistêmica grave, a terapia com valaciclovir pode ser de algum valor.[42]

BIBLIOGRAFIA

Chee SP, Bacsal K, Jap A, et al. Clinical features of cytomegalovirus anterior uveitis in immunocompetent patients. Am J Ophthalmol 2008;145(5):834–40.

Engstrom RE, Holland GN, Margolis TP, et al. The progressive outer retinal necrosis syndrome. A variant of necrotizing herpetic retinopathy in patients with AIDS. Ophthalmology 1994;101(9):1488–502.

Fox GM, Crouse CA, Chuang EL, et al. Detection of herpesvirus DNA in vitreous and aqueous specimens by the polymerase chain reaction. Arch Ophthalmol 1991;109(2):266–71.

Henderly DE, Freeman WR, Causey DM, et al. Cytomegalovirus retinitis and response to therapy with ganciclovir. Ophthalmology 1987;94(4):425–34.

Holland GN, Vaudaux JD, Jeng SM, et al. Characteristics of untreated AIDS-related cytomegalovirus retinitis. I. Findings before the era of highly active antiretroviral therapy (1988 to 1994). Am J Ophthalmol 2008;145(1):5–11.

Spaide RF, Martin DF, Teich SA, et al. Successful treatment of progressive outer retinal necrosis syndrome. Retina 1996;16(6):479–87.

Tognon MS, Turrini B, Masiero G, et al. Intravitreal and systemic foscarnet in the treatment of AIDS-related CMV retinitis. Eur J Ophthalmol 1996;6(2):179–82.

Tran THC, Rozenberg F, Cassoux N, et al. Polymerase chain reaction analysis of aqueous humour samples in necrotising retinitis. Br J Ophthalmol 2003;87(1):79–83.

Tugal-Tutkun I, Otük-Yasar B, Altinkurt E. Clinical features and prognosis of herpetic anterior uveitis: a retrospective study of 111 cases. Int Ophthalmol 2010;30(5):559–65.

Wensing B, de Groot-Mijnes JDF, Rothova A. Necrotizing and nonnecrotizing variants of herpetic uveitis with posterior segment involvement. Arch Ophthalmol 2011;129(4):403–8.

Wong R, Pavesio CE, Laidlaw DAH, et al. Acute retinal necrosis: the effects of intravitreal foscarnet and virus type on outcome. Ophthalmology 2010;117(3):556–60.

As referências completas estão disponíveis no **GEN-io**.

PARTE 7 UVEÍTE E OUTRAS INFLAMAÇÕES INTRAOCULARES

SEÇÃO 2 Causas Infecciosas de Uveíte – Viral

7.5 Infecções Virais Não Herpéticas: Nilo Ocidental, Chikungunya, Zika, Ebola, HTLV-1, Sarampo, Rubéola

Angela P. Bessette e Sunil K. Srivastava

Definição: Inflamações intraoculares virais não herpéticas incluem um grupo diverso de infecções virais – aquelas transmitidas por mosquitos ou fluidos corporais ou secreções nasofaríngeas. Algumas dessas infecções evoluem com o aparecimento de uveítes, como as inflamações oculares induzidas pelos vírus Ebola, Chikungunya e Zika. Entidades de uveítes bem estabelecidas são causadas pelo vírus do Nilo Ocidental (VNO), vírus linfotrópico de linfócitos T humanos do tipo 1 (HTLV-1, do inglês *human T-cell lymphotropic virus type 1*), sarampo e rubéola.

Características principais
- VNO é um vírus de RNA de cadeia simples da família *Flaviviridae*. Suas apresentações oftálmicas são uveíte e lesões coriorretinianas redondas e com coloração branco-amareladas multifocais
- Chikungunya é um vírus de RNA de cadeia simples da família *Togaviridae*, e suas manifestações são retinite, uveíte, neurite óptica, conjuntivite, esclerite e ceratite epitelial
- O vírus Zika é um flavivírus neurotrópico; suas apresentações clínicas são microcefalia, anomalias do disco óptico, uveíte e alterações coriorretinianas
- O Ebola vírus é um membro de *Filovirida*, conhecido por causar febre hemorrágica grave. Suas manifestações oftálmicas são hemorragia subconjuntival, uveíte e retinite
- HTLV-1 é um retrovírus endêmico no sudoeste do Japão, Caribe e Américas Central e do Sul. Oftalmologicamente, esse vírus se apresenta com uveíte intermediária, flebite retiniana e linfoma ou leucemia dos linfócitos T
- O vírus do sarampo é um paramixovírus. Sua infecção congênita se manifesta como catarata e retinopatia pigmentar. A infecção adquirida se apresenta com retinopatia, pequenas hemorragias, lesões maculares estreladas e inchaço do disco óptico
- O vírus da rubéola é do gênero *Rubivírus* e pertence à família *Togaviridae*. A infecção congênita apresenta uma aparência de fundo de sal e pimenta. As infecções adquiridas se manifestam com conjuntivite, ceratite, irite e, em alguns casos, com características de ciclite de Fuchs.

VÍRUS DO NILO OCIDENTAL

INTRODUÇÃO

O VNO é um vírus RNA encapsulado de cadeia simples da família *Flaviviridae*.[1] Aves selvagens são os principais hospedeiros naturais, e o vírus é transmitido mais comumente aos seres humanos pela picada do mosquito Culex. Somente uma minoria de indivíduos infectados manifestam sintomas, os quais incluem com maior frequência febre, mal-estar, erupção cutânea e linfadenopatia. Menos de 1% dos indivíduos infectados manifesta doença neuroinvasiva, incluindo déficits neurológicos, meningite asséptica e raramente morte.[2]

EPIDEMIOLOGIA

O VNO tem sido uma causa conhecida de doença febril e encefalite esporádica desde sua descoberta em 1937 em Uganda, mas não foi detectado no hemisfério ocidental até um surto de encefalite em Nova York em 1999.[3,4] Posteriormente, esse vírus se propagou rapidamente em todo o território continental dos EUA e permanece como a causa mais comum de doença neuroinvasiva por arbovírus nesse país.[3,5] Em 2015, 2.175 casos de VNO foram relatados aos Centers for Disease Control and Prevention (CDC) dos EUA.[5]

MANIFESTAÇÕES OCULARES

As manifestações oculares incluem coriorretinites com lesões dispersas ou em padrão lineares, uveíte sem lesões coriorretinianas focais, vasculite retiniana oclusiva, cicatriz coriorretiniana congênita e neurite óptica.[1] As lesões coriorretinianas clássicas de VNO são redondas, multifocais e de coloração branco-amarelada. As imagens multimodais das lesões ativas apresentarão hipofluorescência central com coloração circundante no angiografia com fluoresceína (AF), hipocianescência densa correspondente ao centro da lesão com angiografia com indocianina verde (ICGA), hiperautofluorescência na imagem de autofluorescência do fundo de olho (FAF, do inglês *fundus autofluorescence*) e lesões retinianas hiper-refletivas profundas se estendendo a partir da camada nuclear externa para o epitélio pigmentar da retina (EPR) na tomografia de coerência óptica (OCT, do inglês *optical coherence tomography*).[4] Os pacientes geralmente apresentam uma vitreíte moderada e inflamação variável da câmara anterior. As lesões em geral se tornam mais pigmentadas ao longo do tempo (Figura 7.5.1) e apresentam uma evolução autolimitada e benigna, embora existam relatos de déficits visuais permanentes em pacientes com lesões subfoveais ou naqueles que desenvolvem posteriormente membranas neovasculares coroidais.[1,2] Pacientes com neurite óptica e vasculite retiniana oclusiva apresentam maior probabilidade de manifestar déficits visuais permanentes.[2]

DIAGNÓSTICO

O VNO é diagnosticado pela detecção IgM específico para VNO no soro ou líquido cefalorraquidiano (LCR). É importante lembrar que existe reatividade cruzada entre flavivírus e pacientes que foram vacinados recentemente contra febre amarela que pode apresentar um resultado falso-positivo.[1]

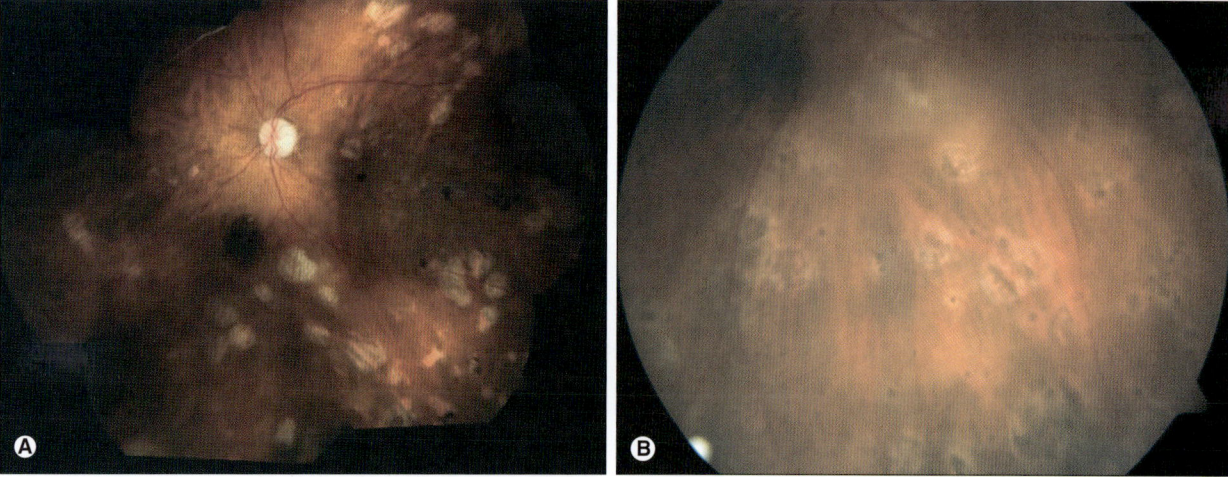

Figura 7.5.1 Uma mulher de 87 anos apresentou-se com encefalite e teste positivo para o vírus do Nilo Ocidental. **A.** As lesões cicatrizadas são observadas vários meses após a infecção. **B.** As lesões apresentam uma pigmentação variável e atrofia, muitas com hiperpigmentação central circundada por atrofia. (Cortesia de Sunil Srivastava, MD.)

TRATAMENTO

Atualmente, não há tratamento para o VNO além das medidas de apoio (ou suporte). A inflamação do segmento anterior tem sido tratada com êxito com corticosteroides tópicos e agentes cicloplégicos. Relatos de casos têm demonstrado boa resposta anatômica ao bevacizumabe intravítreo para o tratamento de edema macular e neovascularização coroidea tardia.[6,7]

CHIKUNGUNYA

INTRODUÇÃO

Chikungunya é um vírus RNA de cadeia simples da família *Togaviridae* que é transmitido pelo mosquito *Aedes aegypti*.[8,9] A febre Chikungunya é caracterizada por febre, artralgia grave e erupção cutânea.[8] A doença geralmente é autolimitada, porém podem ocorrer complicações graves, especialmente em idosos e indivíduos com doenças crônicas.[10]

EPIDEMIOLOGIA

O vírus Chikungunya tem sido endêmico na África, no Sudeste Asiático e em partes do subcontinente indiano.[9] O primeiro relato de transmissão local de Chikungunya no hemisfério ocidental foi somente em dezembro de 2013.[10] Agora esse vírus é endêmico em áreas tropicais das Américas, incluindo a América Central e o Caribe.[9]

MANIFESTAÇÕES OCULARES

Uma ampla gama de manifestações oculares tem sido associada ao vírus Chikungunya, incluindo a uveíte anterior não granulomatosa, neurite óptica, retinite, pan-uveíte, coroidite, conjuntivite, episclerite, esclerite e ceratite epitelial.[9] As manifestações oculares podem se apresentar durante a doença febril ou ocorrer várias semanas após esse episódio, e iridociclite e retinite são as manifestações oculares mais comuns associadas ao vírus Chikungunya.[11] A retinite por Chikungunya é caracterizada pela vitreíte mínima, hemorragia retiniana, áreas de palidez da retina e edema, mais comumente no polo posterior (Figura 7.5.2).[11]

DIAGNÓSTICO

Durante os primeiros 7 dias de infecção, a reação em cadeia da polimerase sérica é o método preferido de diagnóstico. Após os primeiros 7 dias de infecção, anticorpos IgM específicos para o vírus podem ser detectados no soro.[12]

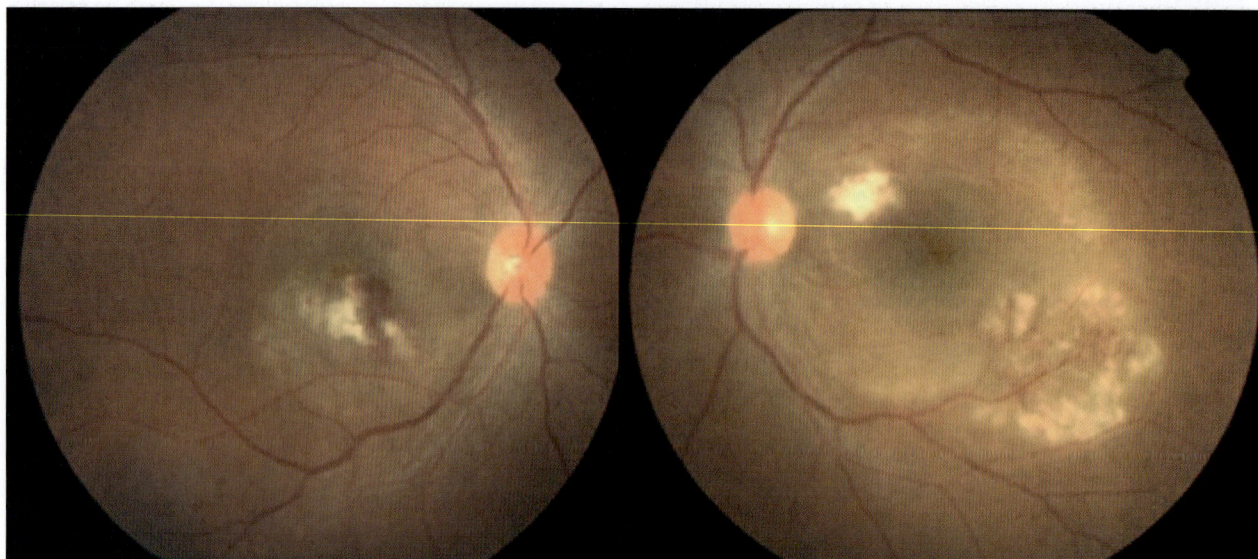

Figura 7.5.2 Um homem de 43 anos com retinite bilateral por Chikungunya caracterizada pelo branqueamento retiniano bilateral e hemorragias no polo posterior. (Cortesia de Padmamalini Mahendradas, DO, DNB.)

TRATAMENTO

Atualmente, não há um agente antiviral aprovado com atividade contra Chikungunya, de modo que o tratamento permanece em grande parte como apoio.[9,11] A uveíte anterior pode ser tratada com corticosteroides tópicos.[9] Alguns relatos sugerem que os corticosteroides sistêmicos são benéficos no tratamento de neurite óptica, uveíte posterior e ceratouveíte, enquanto outros descrevem a resolução da retinite com aciclovir sistêmico e corticosteroides.[9,11] Mais estudos são necessários para determinar se tais tratamentos são eficazes na melhoria do resultado visual.

ZIKA

INTRODUÇÃO

O vírus Zika é um flavivírus neurotrópico transmitido com maior frequência pelo mosquito *Aedes aegypti*.[13,14] Mães infectadas podem transmitir o vírus aos fetos, e a transmissão sexual também tem sido confirmada. O RNA viral tem sido identificado no esperma de homens infectados, embora a duração do risco de transmissão sexual após a infecção é desconhecida.[15] A infecção é caracterizada por febre, artralgia e erupção cutânea.[13]

EPIDEMIOLOGIA

O vírus Zika foi identificado pela primeira vez em seres humanos na Nigéria em 1953.[15] O primeiro surto relatado fora da África foi somente em 2007 na Ilha de Yap nos Estados Federados da Micronésia.[14,15] Em 2015, um surto no Brasil alcançou proporções epidêmicas, e 6 meses posteriormente um aumento no número de crianças nascidas com microcefalia alertou os profissionais da saúde para a associação entre a infecção por Zika durante a gestação e malformações congênitas do sistema nervoso central.[14,15]

MANIFESTAÇÕES OCULARES

Muitas anormalidades oculares têm sido documentadas em crianças com microcefalia secundária à suposta infecção congênita por Zika. Manifestações têm sido descritas como as alterações na vasculatura, incluindo tortuosidade e retinopatia hemorrágica; anomalias do disco óptico, incluindo hipoplasia, escavação grave e palidez; e alterações maculares, incluindo manchas pigmentadas, maculopatia e áreas circulares acentuadamente demarcadas de atrofia coriorretiniana.[14,16,17] Crianças com diâmetros cefálicos menores e aquelas cujas mães foram sintomáticas no primeiro trimestre da gestação apresentam maior probabilidade de manifestar anormalidades oculares.[14]

Adultos infectados também podem apresentar envolvimento ocular. Mais de 50% das infecções estão associadas à conjuntivite não purulenta.[15] Relatos de casos também descreveram uveítes anterior e posterior associadas à infecção por Zika. Merle *et al.* descreveram dois pacientes com infecção confirmada por Zika que se apresentaram com uveíte anterior aguda hipertensiva bilateral. O RNA do vírus Zika foi detectado no humor aquoso de um dos quatro olhos afetados.[18] Furtado *et al.* relataram um caso de uveíte anterior normotensa bilateral associada à infecção por Zika. O RNA viral foi detectado no humor aquoso de um dos olhos afetados.[19] O envolvimento posterior também tem sido relatado na forma de uma vitreíte com lesões coriorretinianas branco-amareladas médio-periféricas em um paciente e maculopatia idiopática aguda unilateral em dois outros pacientes.[13,20,21]

DIAGNÓSTICO

Nos 7 primeiros dias de infecção, o ácido nucleico viral pode ser detectado no soro por transcriptase reversa seguida de reação em cadeia da polimerase (RT-PCR, do inglês *reverse transcriptase polymerase chain reaction*). Após a primeira semana, os anticorpos IgM podem ser detectados pelo ensaio de imunoabsorção enzimática (ELISA, do inglês *enzyme-linked immunosorbent assay*).[15]

TRATAMENTO

O tratamento é de suporte e direcionado aos sintomas. A uveíte anterior evidenciou resposta aos corticosteroides tópicos, e a pressão intraocular elevada pode ser tratada com supressores aquosos.[18,19] Pacientes com maculopatia idiopática aguda demonstraram recuperação completa sem tratamento.[13,21]

EBOLA

INTRODUÇÃO

O Ebola vírus pertence à família *Filoviridae*.[22] Esse vírus causa febre hemorrágica grave, caracterizada por uma erupção maculopapular, vômitos, diarreia, mialgias, sintomas respiratórios e dor abdominal. O Ebola vírus causa também anormalidades laboratoriais, incluindo transaminite, tempos de coagulação prolongados, leucopenia e trombocitopenia. É fatal cerca de 50% do tempo em razão de complicações hemorrágicas e falência múltipla de órgãos.[22,23] Animais silvestres, particularmente morcegos frugívoros, são os hospedeiros naturais do vírus, e a infecção humana ocorre por meio do contato próximo com o sangue ou os fluidos corporais de animais infectados. O Ebola é altamente contagioso, e a transmissão entre seres humanos ocorre pelo contato direto com o sangue ou os fluidos corporais de indivíduos infectados.[23]

EPIDEMIOLOGIA

O Ebola vírus apareceu pela primeira vez em 1976 em dois surtos simultâneos no Sudão do Sul e na República Democrática do Congo.[23] Um surto na África Ocidental em 2014 foi o maior até essa data e afetou a Guiné, a Libéria e a Serra Leoa mais gravemente.[23]

MANIFESTAÇÕES OCULARES

Durante a infecção aguda, injeção conjuntival e hemorragias subconjuntivais podem ocorrer.[22] Uveíte é a complicação ocular mais comum durante a convalescença e pode incluir na forma anterior, intermediária, posterior e pan-uveíte.[22,24,25] O Ebola vírus foi detectado no humor aquoso de um paciente 14 semanas após o início da infecção e 9 semanas após a depuração da viremia.[26] Esse paciente desenvolveu uma uveíte anterior hipertensiva unilateral que progrediu rapidamente para esclerite e pan-uveíte, que foram tratadas com êxito com corticosteroides tópicos, perioculares e orais.[26] As recidivas da uveíte foram documentadas até 13 meses após os testes sanguíneos negativos para o Ebola vírus, sugerindo a necessidade de monitoramento em longo prazo em sobreviventes de Ebola.[24]

DIAGNÓSTICO

O diagnóstico de Ebola é feito pela detecção de RNA viral, anticorpos IgM ou antígenos virais.[22] Amostras de pacientes infectados apresentam um risco biológico extremo e devem ser manuseadas em laboratórios de Nível de Biossegurança 4.[22,23]

TRATAMENTO

Não há tratamento comprovado para o Ebola vírus. Desse modo, o tratamento é em grande parte de apoio e consiste em hidratação oral e intravenosa, além de controlar as complicações em órgãos terminais.[23] A uveíte tem sido tratada com êxito com corticosteroides tópicos, orais e perioculares e agentes cicloplégicos.[22]

VÍRUS LINFOTRÓPICO DE LINFÓCITOS T HUMANOS DO TIPO I

INTRODUÇÃO

O vírus linfotrópico de linfócitos T humanos do tipo I (HTLV-1) foi o primeiro retrovírus descoberto a causar doenças em seres humanos.[27] Infecção perinatal com HTLV-1 é considerada um fator de risco para leucemia de linfócitos T em adultos e um distúrbio neurológico degenerativo conhecido como paraparesia espástica tropical.[28]

EPIDEMIOLOGIA/PATOGÊNESE

Em certas populações, a infecção com HTLV-1 é considerada endêmica, como em áreas do sudoeste do Japão. Esse tipo de infecção é comum também no Caribe e em partes das Américas Central e do Sul.[27] A infecção com HTLV-1 é transmitida pela amamentação, contato sexual ou exposição ao sangue.[28] Em um estudo, 0,79% dos indivíduos testados foi soropositivo para os antígenos do HTLV.[29] A interação de células desreguladas pelo HTLV-1 com vários tipos de linfócitos normais e células endoteliais vasculares pode determinar o tipo de manifestação da doença associada ao HTLV-1.[30,31]

MANIFESTAÇÕES OCULARES

As manifestações oculares incluem vitreíte e uveíte/vasculite.[32] A maioria dos pacientes se apresenta com uma uveíte intermediária com opacidades vítreas proeminentes.[27] Uma vasculite composta de depósitos granulares cinza-esbranquiçados dispersos nas veias e nas artérias da retina pode ser característica de doença retiniana associada ao HTLV-1. Outras manifestações incluem linfomas conjuntivais e intraoculares dos linfócitos T, ceratite intersticial, síndrome de Sjögren, neurite óptica e degeneração coroidal retiniana.[33] Um episódio simples de uveíte com resolução ao longo de algumas semanas ocorre na maioria dos pacientes. Apenas alguns pacientes sofrem com resultados visuais insatisfatórios de cataratas induzidas por corticosteroides ou uma degeneração coroidal retiniana. Os linfomas associados ao HTLV-1 são agressivos, e a terapia com frequência não é bem-sucedida.

DIAGNÓSTICO

Testes para DNA viral, incluindo as técnicas de reação em cadeia da polimerase (PCR, do inglês *polymerase chain reaction*), comprovaram a presença do vírus HTLV-1. Anticorpos séricos contra as proteínas do HTLV-1 também têm sido usados para realizar o diagnóstico de infecção por HTLV-1.

TRATAMENTO

A inflamação intraocular pode responder à terapia com corticosteroides.[34] A doença sistêmica é difícil de ser tratada, mas responde à quimioterapia com daclizumabe e ao tratamento antirretroviral com 5-azacitidina.[35,36]

VÍRUS DO SARAMPO

INTRODUÇÃO

O vírus do sarampo é outro vírus RNA classificado como um paramixovírus. A infecção com o vírus geralmente é autolimitada, porém pode estar associada à panencefalite esclerosante subaguda (PESS).

EPIDEMIOLOGIA/PATOGÊNESE

O vírus é transferido pelas secreções nasofaríngeas para o trato respiratório ou conjuntiva de pacientes suscetíveis. O vírus é altamente contagioso e é contraído tipicamente na infância. Infecções congênitas podem ocorrer. A transmissão pré-natal no primeiro trimestre da gestação pode causar aborto; a infecção tardia pode resultar no nascimento prematuro ou malformações como cardiomiopatia, catarata, surdez, e retinopatia pigmentar.

MANIFESTAÇÕES OCULARES

As manifestações oculares de infecção congênita incluem catarata e retinopatia pigmentar.[37] As manifestações oculares mais comuns de infecção adquirida são ceratite autolimitada e conjuntivite. A retinopatia pode ocorrer com infecções adquiridas de sarampo. Durante os estágios agudos de envolvimento da retina, pode aparecer atenuação vascular, edema retiniano difuso associado a edema do disco óptico, pequenas hemorragias e lesões maculares estreladas. Áreas irregulares, planas e despigmentadas podem aparecer e estar associadas à piora da visão. À medida que a retinopatia é resolvida, pode ocorrer retinopatia pigmentar secundária com aparência de sal e pimenta. Achados retinianos associados à PESS incluem edema macular, anormalidades epiteliais pigmentares, coroidite, infiltrados retinianos esbranquiçados, descolamentos serosos maculares, áreas de despigmentação retiniana e neurite óptica.[38-41]

A retinite macular pode ocorrer em primeiro lugar e, em seguida, pode ser evidenciado o achado neurológico de PESS. O reconhecimento precoce pode permitir os testes sorológicos mais antecipados para PESS facilitando um diagnóstico mais rápido dessa doença.[42]

DIAGNÓSTICO E EXAMES COMPLEMENTARES

A AF pode demonstrar um vazamento difuso associado ao edema retiniano ou aumento da transmissão de fluorescência coroidal relacionada à doença epitelial pigmentar. Podem haver oclusões vasculares, distúrbios epiteliais pigmentares retinianos e áreas císticas de hiperfluorescência. Testes sorológicos para o vírus do sarampo incluem fixação do complemento, ensaio imunoenzimático, imunofluorescência e o teste de inibição da hemaglutinação.[39] Além disso, as técnicas da PCR podem ser usadas para detectar o RNA viral.[43]

PATOLOGIA

Espécimes histológicos foram documentados em pacientes que foram acometidos pela PESS. Histologicamente, existem áreas de necrose retiniana focal com invasão de macrófagos carregados de pigmentos. O EPR pode revelar áreas irregulares de perda. Inclusões intranucleares podem ser observadas nas camadas nucleares da retina.[39]

TRATAMENTO

A retinopatia do sarampo pode resultar no aparecimento de baixa acuidade visual aguda algumas semanas após a erupção cutânea, e em geral apresenta uma resolução ao longo dos meses seguintes. Não existe terapia para a retinopatia relacionada ao sarampo.

VÍRUS DA RUBÉOLA

As manifestações oftálmicas do vírus da rubéola são semelhantes àquelas reveladas nas infecções do vírus do sarampo, e ambos os casos podem ser observados nas formas congênitas e adquiridas. A retinite da rubéola congênita pode se apresentar com uma aparência de fundo ocular de sal e pimenta. As manifestações oftálmicas incluem conjuntivite, ceratite e irite. Uma retinite pode aparecer e pode estar associada a descolamentos exsudativos da retina e epitélio pigmentar da retina.[44,45]

RESUMO

Vários vírus podem causar inflamação intraocular. Muitos desses vírus podem causar redução da visão e podem apresentar efeitos devastadores a longo prazo. Manifestações oculares de outras infecções virais estão sendo descobertas. Novas técnicas de diagnóstico, como a PCR, podem permitir testes para detectar a presença de uma causa viral para algumas das inflamações intraoculares idiopáticas.

BIBLIOGRAFIA

Garg S, Jampol LM. Systemic and intraocular manifestations of West Nile virus infection. Surv Ophthalmol 2005;50:3–13.

Liu MM, Furusato E, Cao X, et al. Ocular manifestations and pathology of adult T-cell leukemia/lymphoma associated with human T-lymphotropic virus type 1. Rare Tumors 2010;2:e63.

Mahendradas P, Ranganna SK, Shetty R, et al. Ocular manifestations associated with chikungunya. Ophthalmology 2008;115(2):287–91.

Miranda HA 2nd, Costa MC, Frazão MA, et al. Expanded spectrum of congenital ocular findings in microcephaly with presumed Zika infection. Ophthalmology 2016;123(8):1788–94.

Shantha JG, Yeh S, Nguyen QD. Ebola virus disease and the eye. Curr Opin Ophthalmol 2016;27(6):538–44.

Yuksel D, Sonmez PA, Yilmaz D, et al. Ocular findings in subacute sclerosing panencephalitis. Ocul Immunol Inflamm 2011;19:135–8.

As referências completas estão disponíveis no **GEN-io**.

PARTE 7 UVEÍTE E OUTRAS INFLAMAÇÕES INTRAOCULARES

SEÇÃO 3 Causas Infecciosas de Uveíte – Bacteriana

Uveíte Sifilítica e outros Espiroquetas

7.6

Julie H. Tsai

UVEÍTE SIFILÍTICA

Definição: Inflamação intraocular como resultado de respostas infecciosas e/ou imunologicamente mediadas a *Treponema pallidum*.

Características principais
- Inflamação intraocular tipicamente associada a manifestações sistêmicas
- Doença latente associada a achados intraoculares/sistêmicos.

Características associadas
- Nódulos (*gummas*) e cancros conjuntivais
- Episclerite ou esclerite
- Catarata (congênita ou adquirida)
- Glaucoma secundário
- Ceratite intersticial
- Dissociação do reflexo pupilar de perto (pupila de Argyll-Robertson)
- Retinite, tipicamente placoide.

INTRODUÇÃO

A infecção com o espiroqueta *T. pallidum* resulta em várias manifestações sistêmicas e oculares. Esse processo ocorre primariamente por meio do contato sexual, com vias secundárias de infecção incluindo o contato com uma lesão infecciosa, transmissão materno-fetal e transfusões. Historicamente, a sífilis carregava um estigma social significativo e foi associada à alta morbidade e mortalidade. Após a penicilina se tornar amplamente disponível, foi observado um declínio acentuado na incidência de infecção, mas a resistência bacteriana, a infecção com o vírus da imunodeficiência humana (HIV) e a mudança de fatores socioeconômicos contribuíram para um recente ressurgimento da doença em todo o mundo.[1,2]

Manifestações oculares, enquanto incomuns, são associadas tipicamente à neurossífilis, e podem ocorrer no início ou posteriormente no decorrer da infecção.[3] Uveíte é o sinal mais comum, variando de 0,7 a 16,4% dos pacientes com sífilis secundária ou terciária.[4] A apresentação clínica é diversificada, com várias manifestações inflamatórias como irite, coriorretinite, vitreíte e pan-uveíte.[1,5]

EPIDEMIOLOGIA E PATOGÊNESE

A Organização Mundial da Saúde (OMS) relatou uma incidência estimada de 5,6 milhões de novos casos de sífilis venérea e uma prevalência de 18 milhões de casos em todo o mundo em 2012.[6] Surtos recentes na Europa e América do Norte foram observados em áreas onde os indivíduos têm com frequência vários parceiros sexuais e em populações de homens que têm relações sexuais com outros homens (MSM). Entre 2015 e 2016, especificamente, o número de casos novos de sífilis aumentou 17,6% nos EUA e 12% no Reino Unido.[2,7] A partir de 2018, o total de casos relatados nos EUA é o mais alto até hoje desde 1994, e houve um aumento 17,6% apenas entre 2015 e 2016, com 58,1% de casos atribuídos à subpopulação de MSM.[2]

A patogênese da doença sifilítica é complexa e é iniciada quando as bactérias entram no corpo pela mucosa intacta ou por áreas de pele escoriada (ou desgastada). A invasão local dos tecidos ocorre com a disseminação pelo sangue e pelo sistema linfático. A infiltração linfocítica é observada microscopicamente de forma difusa ou focal, circundando os vasos sanguíneos dos órgãos afetados ao longo da inflamação granulomatosa crônica, incluindo histiócitos epitelioides e células gigantes multinucleadas. Células mononucleares, linfócitos T sensibilizados, macrófagos e células plasmáticas também podem ser observados. É provável que essa inflamação e a resposta imune adquirida resultante causem a destruição tecidual característica da sífilis, considerando que as bactérias não produzem uma toxina intrínseca.

Os anticorpos locais também são produzidos contra os componentes lipídicos, proteicos e lipoproteínas de *T. pallidum*. A maioria das bactérias é erradicada por opsonização e fagocitada pelos macrófagos. Aqueles organismos resistentes à fagocitose podem persistir localmente no local de inoculação. A disseminação pode ocorrer apesar do desenvolvimento da resposta humoral e celular, e, sem tratamento, as bactérias podem persistir no hospedeiro humano durante décadas, resultando em transmissão contínua e dano orgânico tardio.

MANIFESTAÇÕES OCULARES

Os achados oculares desempenham um papel diagnóstico crítico na avaliação e no tratamento de infecção. Precipitados ceráticos, irite, vitreíte, retinite focal, papilite, periflebite, retinite externa e descolamentos retinianos exsudativos foram descritos entre pacientes HIV-positivos e HIV-negativos.[8] As formas mais comuns de uveíte na infecção sifilítica são irites e iridociclites não específicas, e esses processos podem se manifestar como inflamação granulomatosa ou não granulomatosa. Capilares dilatados da íris (roséola) foram descritos como uma característica diferenciada e podem resultar de endarterite obliterante.

A coriorretinite também é comum e se apresenta de várias formas. Foram descritos vitreíte, vasculite, edema macular, descolamento retiniano exsudativo, efusão uveal, oclusão da veia retiniana central, neovascularização coroidal, necrose retiniana e neurorretinite (Figura 7.6.1).[9-11] Em pacientes com HIV, lesões placoides com variações na cor amarelo a cinza foram descritas nos locais justapapilares, bem como adjacentes à macula. Essa condição é denominada também coriorretinite placoide posterior sifilítica aguda.[5,12] Essas lesões com frequência são atróficas no centro e planas. A angiografia com fluoresceína revela hipofluorescência precoce e manchas tardias das lesões denominadas hipofluorescência em "manchas de leopardo" (Figura 7.6.2). Esse achado é denominado também coriorretinite placoide posterior sifilítica aguda. No entanto, essa doença não é patognomônica da retinite sifilítica relacionada ao HIV, e pode ser observada em indivíduos infectados com imunidade normal. Vitreíte densa também pode ser o único sinal presente de infecção em pacientes HIV-positivos.[13,14]

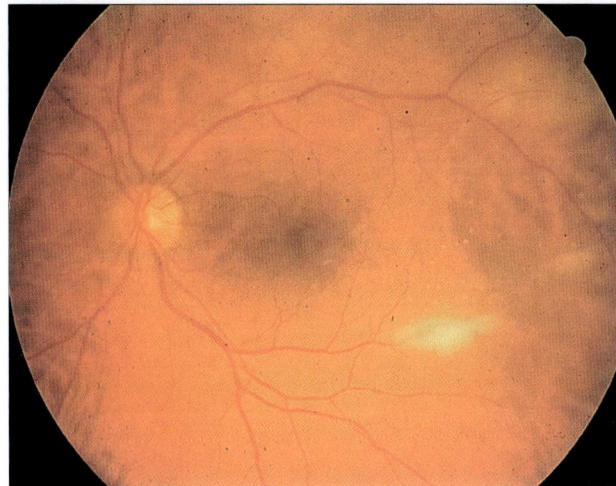

Figura 7.6.1 Retinite em um paciente com sorologia positiva para sífilis.

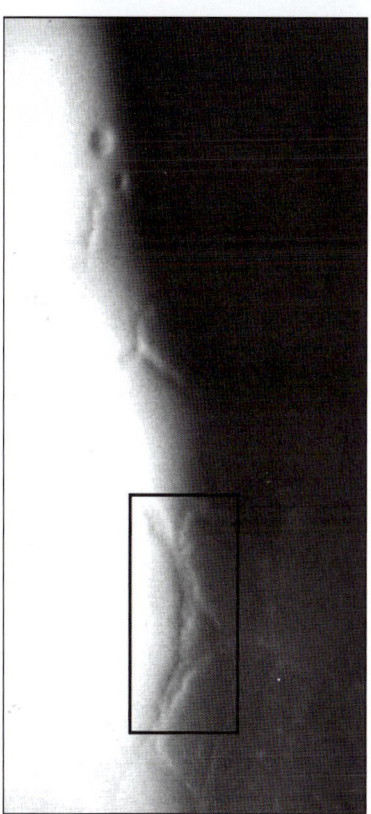

Figura 7.6.3 Cristas e bandas da membrana de Descemet observadas na ceratite intersticial antes do tratamento com corticosteroides. (Cortesia de Krachmer JH, Palay DA. Cornea atlas. 2nd ed. Elsevier; 2006.)

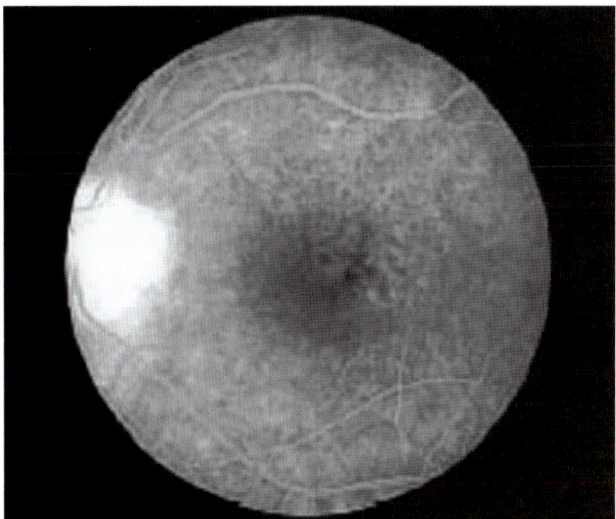

Figura 7.6.2 Hipofluorescência das "manchas de leopardo" na mácula de um paciente com neurossífilis. (Cortesia de Chao et al. Sífilis: reemergência de um velho adversário. Ophthalmology 2006;113:2074-9.)

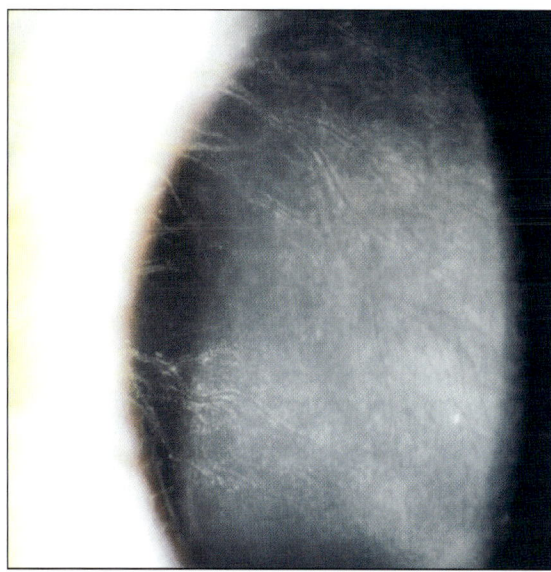

Figura 7.6.4 Vasos "fantasmas" na ceratite intersticial sifilítica. (Cortesia de Krachmer JH, Palay DA. Cornea atlas. 2nd ed. Elsevier; 2006.)

Outras estruturas oculares também podem ser afetadas, incluindo a córnea, a conjuntiva, a esclera e o nervo óptico. A ceratite intersticial sifilítica no estroma corneano é provavelmente a apresentação mais conhecida e com frequência resulta de doença congênita. Na infecção adquirida, a inflamação estromal é evidenciada na córnea periférica, com infiltrados marginais observados no estroma corneano anterior. A uveíte anterior também pode estar presente. A vascularização estromal profunda anterior à membrana de Descemet é a característica mais distintiva de ceratite intersticial. Cristas ou bandas da membrana de Descemet também podem ser observadas (Figura 7.6.3). Uma vez que a infecção é tratada e a inflamação resolvida, a cicatriz e o afinamento corneano ocorrem muitas vezes na fase final; pode haver formação de neovasos corneanos (vasos "fantasmas"), que podem ser dificilmente identificados em razão de cicatrizes estromais circundantes (Figura 7.6.4).

O envolvimento conjuntival pode ocorrer em qualquer estágio. O cancro pode se desenvolver, semelhante às lesões observadas em outras partes do corpo. A lesão ulcerativa apresenta com frequência uma borda arredondada e é circundada pela injeção conjuntival. Secreção ocular é rara, e a irritação local causada pela lesão é a queixa mais comum. Uma reação papilar leve, não específica, associada à sífilis secundária, pode passar facilmente despercebida. O envolvimento da esclera e episclera geralmente está associado com a doença conjuntival, com casos comuns isolados em qualquer estágio da infecção. Conjuntivite necrosante com dor acentuada e injeção pode ser observada na doença terciária.

Outras manifestações oculares incluem catarata, glaucoma e anormalidades pupilares. A catarata pode ser detectada na doença congênita ou adquirida, mas a descoberta em si não é uma característica distintiva. Em relação ao glaucoma na sífilis, com frequência é secundário à uveíte e pode ocorrer em infecção congênita ou adquirida. Considera-se que a incapacidade em desenvolver uma anatomia de câmara anterior normal em crianças com doença congênita ou adquirida possa resultar em glaucoma de ângulo estreito ao longo da vida. A anormalidade de Argyll-Robertson, observada na neurossífilis, é uma descoberta clássica. O paciente exibe anisocoria, muitas vezes com pupilas de forma irregular, e os testes clínicos podem revelar dissociação do reflexo pupilar de perto. A síndrome de Horner e a oftalmoplegia internuclear também podem ser observadas. A neurossífilis tardia pode causar paresia geral e *tabes dorsalis*.

DIAGNÓSTICO

A apresentação clínica de uveíte sifilítica é extremamente variável e, portanto, a doença adquiriu o apelido de "a grande imitadora". Um alto nível de suspeita clínica é exigido, e estudos laboratoriais adequados são necessários para confirmar o diagnóstico e descartar outras entidades patológicas. O padrão mais utilizado permanece sendo o uso de microscopia de campo escuro ou coloração imunofluorescente de lesões mucocutâneas para demonstrar a presença de organismos vivos. O diagnóstico pode ser confirmado de 10 a 20 dias após o contato, mesmo antes da soroconversão. Os testes são altamente específicos, mas não muito sensíveis para o uso generalizado.

Dois tipos diferentes de testes de anticorpos são utilizados nos testes sorológicos: testes não treponêmicos, que detectam anticorpos ao antígeno do colesterol cardiolipina, e testes treponêmicos, que detectam anticorpos contra os antígenos treponêmicos. Nos últimos anos, dois testes não treponêmicos usados comumente são os testes do *Venereal Disease Research Laboratory* (VDRL) e os testes de reagina plasmática rápida (RPR). Esses testes foram os mais adequados para a triagem geral em uma população com baixa prevalência de sífilis. Os testes não treponêmicos medem quantitativamente a produção de anticorpos e podem determinar casos de infecção ativa. Esses testes também podem ser usados para monitorar a eficácia do tratamento à medida que as titulações diminuem com a terapia adequada.

Resultados positivos dos testes não treponêmicos foram então verificados usando os testes treponêmicos. Esses testes incluem os testes de absorção de anticorpos treponêmicos fluorescentes (FTA-ABS, do inglês *fluorescent treponemal antibody absorption tests*) e o ensaio de micro-hemaglutina para *T. pallidum* (MHA-TP, do inglês *microhemagglutinin assay for T. pallidum*). Podem ser usados inicialmente em indivíduos com alta probabilidade da doença. Os testes treponêmicos documentam casos de sífilis terciária ou latente e mostram evidências de exposição anterior mesmo se os testes de triagem forem negativos. Uma vez que o teste treponêmico seja positivo, o paciente geralmente permanece positivo ao longo da vida. Esses testes são mais específicos do que os testes não treponêmicos e podem ser igualmente sensíveis, mas seus custos e o aumento proporcional em falso-positivos reduz sua utilidade como um teste de triagem, especialmente em uma população de baixo risco.

Atualmente, nos casos de suspeita de uveíte sifilítica, os testes treponêmicos mais novos, como os imunoensaios enzimáticos (IEE) e imunoensaios por quimioluminescência (CIA, do inglês *chemiluminescence assays*), utilizando antígenos treponêmicos específicos foram aprovados pela Food and Drug Administration (FDA) dos EUA e são recomendados pelo Centers for Disease Control and Prevention (CDC) como testes iniciais de triagem para a sífilis. Esses novos testes têm anticorpos antitreponêmicos IgM e IgG específicos para a detecção de sífilis precoce e tardia, respectivamente, e permanecem positivos ao longo da vida. Esses testes apresentam alta sensibilidade e baixa especificidade para diagnóstico, e os resultados falso-positivos podem ser associados a certas infecções (p. ex., doença de Lyme, leptospirose, malária) e condições médicas (p. ex., distúrbios autoimunes, uso de fármacos intravenosos, gravidez). Considerando essas limitações diagnósticas, um teste confirmatório de aglutinação de partículas para treponema deveria ser realizado (Figura 7.6.5). Esse novo algoritmo de "sequenciamento inverso" capturaria esses indivíduos com doença muito precoce ou achados tardios (p. ex., neurossífilis com complicações oculares) que poderiam ser positivos pelo teste treponêmico específico, mas negativos pelos RPRs.

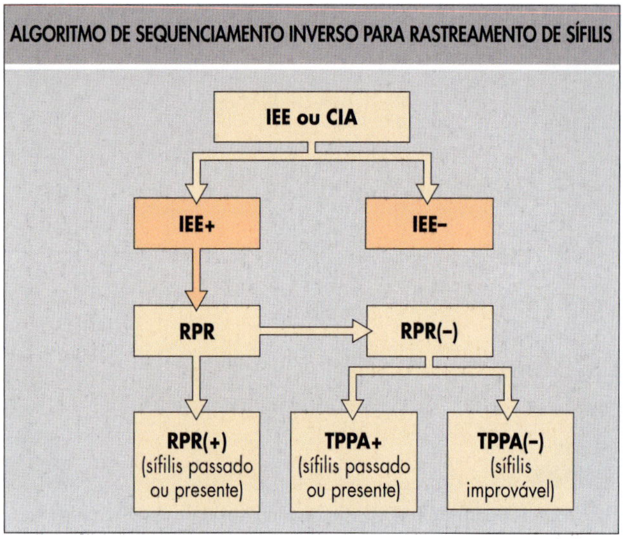

Figura 7.6.5 Algoritmo de sequenciamento inverso para rastreamento de sífilis. Um imunoensaio para anticorpos treponêmicos é usado para iniciar o protocolo de testes. Resultados negativos excluem a sífilis, mas um resultado positivo é seguido por um teste quantitativo não treponêmico. Um teste não treponêmico positivo é considerado diagnóstico de infecção por sífilis, no passado ou presente. A confirmação adicional pode ser realizada com um teste de aglutinação treponêmica específico e sensível. *CIA*, imunoensaio por quimioluminescência; *IEE*, imunoensaio enzimático; *RPR*, reabsorção rápida de plasma; *TPPA*, aglutinação de partículas para *Treponema pallidum*. (Adaptada de Centers for Disease Control and Prevention. Reverse sequence syphilis screening webinar [Internet] [cited 6 Jan 2017]. Available from: http://www.cdc.gov/std/syphilis/Syphilis-Webinar.htm.)

Em indivíduos infectados com HIV, falso-positivos e altos títulos persistentes podem ocorrer nos testes não treponêmicos em razão de ativação de linfócitos B policlonais, dificultando, desse modo, a avaliação da eficácia do tratamento. O teste treponêmico também é suspeito no cenário de resposta sorológica anormal para a infecção.[15] Testes falso-negativos podem ocorrer em razão de produção insuficiente de anticorpos para proteínas bacterianas ou de uma falta geral de imunorreatividade. Com tais apresentações atípicas de uveíte sifilítica nesses casos, um nível elevado de suspeita para infecção é necessário.

Nos casos de neurossífilis, o CDC recomenda o uso do teste do VDRL de líquido cefalorraquidiano (LCR) para estabelecer o diagnóstico se os testes não treponêmicos e treponêmicos forem negativos. O uso de LCR-FTA-ABS ainda é controverso, considerando que o teste com frequência é muito sensível. LCR-VDRL apresenta uma vantagem sobre LCR-FTA-ABS nos casos que exigem diferenciação da infecção ativa atual da infecção anterior, embora nenhum dos testes sejam absolutos para o diagnóstico de neurossífilis. Leucocitose e concentrações elevadas de proteína muitas vezes estão presentes durante mais de 1 ano naqueles indivíduos com sintomas neurológicos. O tratamento para a suposta neurossífilis é então justificável, mesmo se os resultados dos testes forem negativos.

DIAGNÓSTICO DIFERENCIAL

Os possíveis diagnósticos diferenciais para a uveíte sifilítica são inúmeros (Boxe 7.6.1). Um alto grau de suspeita clínica é necessário para realizar o diagnóstico, e a confirmação sorológica é necessária. O diagnóstico mais crítico de ser realizado é a coriorretinite posterior sifilítica aguda; e a diferenciar da epiteliopatia pigmentar placoide multifocal posterior (EPPMP) e da coroidopatia serpiginosa atípica é de extrema importância, em razão do possível uso de terapia imunossupressora sistêmica para o tratamento dessas condições.

BOXE 7.6.1 Diagnóstico diferencial na uveíte sifilítica.

Toxoplasmose
Rubéola
Citomegalovírus (CMV)
Vírus da imunodeficiência humana (HIV)
Herpes-vírus simples (HSV)
Vírus varicela-zóster (VZV)
Uveíte relacionada ao HLA-B27
Linfoma intraocular primário
Sarcoidose
Tuberculose
Uveíte idiopática

TABELA 7.6.1 Tratamento recomendado para sífilis.

Estágio da doença	Tratamento preferido	Tratamento alternativo
Primário, secundário ou latente precoce	Penicilina G benzatina 2,4 milhões de unidades IM, dose única	Doxiciclina 100 mg VO, 2 vezes/dia durante 2 semanas ou tetraciclina 500 mg VO, 4 vezes/dia durante 2 semanas
Latente tardio, sífilis latente de duração desconhecida, estágio terciário, ou aqueles que falham na terapia primária	Penicilina G benzatina 2,4 milhões de unidades IM, administrada semanalmente por 3 semanas	Doxiciclina 100 mg VO, 2 vezes/dia durante 4 semanas ou tetraciclina 500 mg VO, 4 vezes/dia durante 4 semanas
Neurossífilis	Penicilina G aquosa 3 a 4 milhões de unidades IV, a cada 4 h por 10 a 14 dias	Penicilina procaína 2,4 milhões de unidades IM diariamente por 10 a 14 dias e probenecida (ou probenecid) 500 mg VO, 4 vezes/dia durante 10 a 14 dias

Nota: Pacientes HIV-positivos devem ser tratados com penicilina em todos os estágios da infecção, e aqueles alérgicos à penicilina devem ser dessensibilizados e depois tratados com o regime completo. Todos os pacientes com sífilis terciária devem fazer análise do líquido cefalorraquidiano e ser avaliados para neurossífilis. (Adaptada de Workowski KA, Bolan GA, CDC. Sexually transmitted diseases treatment guidelines, 2015. MMWR Recomm Rep 2015;64:1-137. Errata em MMWR Recomm Rep 2015;6:924.)

ASSOCIAÇÕES SISTÊMICAS

Os três estágios clínicos são acompanhados por achados clínicos característicos. O cancro, uma lesão ulcerativa que ocorre no local da inoculação, é patognomônico durante o estágio primário da infecção. Pode estar associado a uma síndrome semelhante à gripe e é secundário à bacteriemia inicial, embora seja rara. O cancro cicatriza espontaneamente em 2 semanas, durante o período de incubação do organismo, que varia de 3 dias a 3 meses, com uma média de 3 semanas.

Várias semanas após o contato, manifestações de febre, mal-estar, linfadenopatia e erupções mucocutâneas podem ser observadas. Esse processo indica o segundo estágio da infecção e ocorre em 60 a 90% dos pacientes. Um terço desses indivíduos pode apresentar lesões primárias. Até 25% dos pacientes com sífilis precoce, definida como primária, secundária ou estágios latentes precoces da doença inferior a 1 ano de duração, desenvolvem sintomas neurológicos.

O estágio terciário muitas vezes está associado a complicações tardias. As lesões inflamatórias focais (*gummas* – tecido granulomatoso sifilítico) podem afetar qualquer órgão; quando afetam o sistema nervoso central (SNC), podem causar déficits no campo visual. Um terço dos pacientes não tratados desenvolve sífilis terciária, e a neurossífilis se desenvolve em menos de 1%. Nos pacientes HIV-positivos, pode ocorrer a encefalite necrosante, que é em geral mais agressiva do que os achados observados na sífilis terciária (p. ex., *tabes dorsalis* e paresia geral).

PATOLOGIA

A infiltração linfocítica, difusa ou focal, circunda os vasos sanguíneos dos órgãos afetados na uveíte sifilítica. A íris, o corpo ciliar e a coroide exibem esses achados junto com os sinais de inflamação granulomatosa crônica. Vasculite obliterativa com predominância de células mononucleares e plasmáticas também pode ser observada.

TRATAMENTO

A penicilina G é a base do tratamento para todas as fases da sífilis (Tabela 7.6.1). O tratamento é determinado pelos estágios e achados clínicos. Parceiros sexuais do paciente infectado também necessitam ser avaliados e tratados adequadamente.[16] Para os indivíduos com alergia à penicilina, podem ser usados antibióticos alternativos, embora não sejam tão eficazes. Testes cutâneos e a dessensibilização podem ser recomendados ou exigidos, particularmente nos casos em que o paciente é infectado simultaneamente com HIV. Para pacientes diagnosticados com sífilis congênita, o tratamento com penicilina G aquosa ou penicilina G procaína por administração intravenosa é considerado o tratamento-padrão. Outros antibióticos (p. ex., ceftriaxona e ampicilina) têm sido usados, mas atualmente não existe uma terapia ideal para a infecção congênita. A neurossífilis necessita de tratamento com penicilina, uma vez que não existe uma alternativa eficaz.[3]

A falha da terapia primária com evidência de doença terciária leva a uma avaliação adicional do LCR. Nos indivíduos HIV-positivos, a infecção é mais agressiva e as anormalidades na resposta sorológica e achados no LCR tornam essas situações mais desafiantes. A dose e a duração do tratamento devem ser suficientes para curar a neurossífilis, independentemente dos achados no LCR.[16-18]

O sucesso com a terapia em qualquer estágio pode ser avaliado pela melhoria nos resultados clínicos e soroconversão ou titulações baixas nos testes não treponêmicos. Critérios publicados descrevem uma redução de quatro a oito vezes nos títulos não treponêmicos que devem ocorrer em 3 e 6 meses, respectivamente. Entretanto, esses critérios não devem ser usados no monitoramento da eficácia do tratamento na população HIV-positiva, considerando que os testes sorológicos com frequência são imprecisos. Esse fato muitas vezes justifica o regime de tratamento agressivo nesses pacientes.

A terapia adjuvante com corticosteroides pode ser iniciada assim que a infecção tenha sido adequadamente tratada. A inflamação ocular residual pode ser tratada com aplicações tópicas em casos de uveíte anterior ou ceratite intersticial. As medicações sistêmicas com frequência são necessárias naqueles indivíduos com esclerite residual, uveíte posterior ou neurite óptica. A terapia antibiótica deve ser administrada sempre simultaneamente com regimes de corticosteroides.

EVOLUÇÃO E DESFECHO

O diagnóstico precoce e a terapia apropriada com agentes antimicrobianos muitas vezes determinam os resultados da uveíte sifilítica. Com tratamento, a recuperação visual completa é comum, com melhoria em outros achados sistêmicos. Se não houver tratamento, a piora da inflamação intraocular e o desenvolvimento de glaucoma secundário, necrose retiniana, vitreíte crônica e atrofia óptica causam limitação do potencial da visão. O tratamento em indivíduos HIV-positivos deve ser conduzido agressivamente e iniciado de maneira precoce, independentemente dos achados no LCR.

DOENÇA DE LYME

Definição: Manifestações multissistêmicas resultantes da transmissão por carrapatos da bactéria *Borrelia burgdorferi*, incluindo achados oftalmológicos, dermatológicos, neurológicos, reumatológicos e cardíacos.

Características principais
- Fase primária ou inicial com erupção cutânea no local do inóculo (eritema crônico migratório); sintomas semelhantes aos da gripe podem ser observados
- Fase secundária ou de disseminação com sinais sistêmicos e sintomas incluindo manifestações dermatológicas, neurológicas e cardíacas
- Fase terciária ou tardia com artrite associada, meningoencefalite, polineuropatias envolvendo os nervos cranianos e periféricos e cardite.

Características associadas
- Estágio 1: Conjuntivite
- Estágio 2: Paralisias dos nervos cranianos
- Estágio 3: Inflamação envolvendo córnea, úvea ou retina.

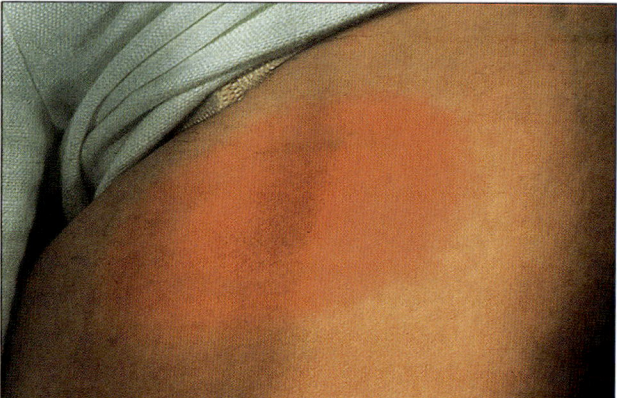

Figura 7.6.6 Eritema crônico migratório.

INTRODUÇÃO

A doença de Lyme é um distúrbio multissistêmico encontrado na América do Norte, Europa e Ásia. Nos EUA, as manifestações são causadas pela infecção com *Borrelia burgdorferi* (*B. burgdorferi*), um espiroqueta transmitido por espécies do carrapato *Ixodes*. A doença pode ser dividida em estágios:

- O estágio 1 começa dias ou semanas após a picada do carrapato e é evidenciado pelo achado patognomônico de eritema migratório junto com febre, mal-estar e artralgias
- O estágio 2 é a fase de disseminação do espiroqueta para vários órgãos nos dias, semanas ou meses após a infecção
- O estágio 3 ocorre com frequência após um período livre da doença com duração de meses a anos.

Os achados oculares podem se manifestar em qualquer estágio da infecção.

EPIDEMIOLOGIA E PATOGÊNESE

A doença recebeu essa denominação após um surto da doença na cidade de Lyme, Connecticut, onde, em 1975, ocorreram vários casos de artrite crônica em crianças. Esse agrupamento geográfico de casos de oligoartrite com um início sazonal foi associado ao eritema crônico migratório, dores de cabeça graves e sintomas neurológicos. Outras áreas endêmicas incluem o nordeste até o sul da Virgínia; Minnesota, Michigan e Wisconsin no centro-oeste; e Norte da Califórnia no oeste. A patogênese da doença é semelhante àquela induzida por *T. pallidum*. O primeiro estágio, ou a infecção precoce, acredita-se que seja causado por espiroquetemia. A incubação pode ocorrer entre 3 e 32 dias, e uma resposta pró-inflamatória ocorre em ambos os sistemas imunes adquirido e inato.[19] Esse processo é observado clinicamente como eritema crônico migratório, que representa a erupção cutânea clássica no local da mordida do carrapato (Figura 7.6.6).

Os dois estágios remanescentes resultam provavelmente da resposta imunológica do hospedeiro à invasão parasitária.[20] A resposta IgM específica fornece a ativação de linfócitos B policlonais e o aumento dos níveis de imunocomplexos circulantes, enquanto a resposta IgG específica se desenvolve ao longo de semanas em resposta aos polipeptídeos espiroquetais e antígenos não proteicos. Se não houver tratamento, a bactéria *B. burgdorferi* pode sobreviver durante vários anos nas articulações, pele e sistema nervoso.[21] Relatos recentes parecem dar suporte a essa observação, conforme os estudos *in vitro* indicam que essas cepas infecciosas são capazes de formar corpos císticos e agregados de biofilme, e os antibióticos atuais têm efeitos variados nessas diferentes formas morfológicas.[22,23]

ASSOCIAÇÕES SISTÊMICAS

Achados sistêmicos no estágio 1 da doença começam dias a semanas após a picada do carrapato e incluem eritema migratório, febre, mal-estar e artralgias. Um histórico de picada de carrapato pode estar ausente em 50% dos indivíduos.[24] A disseminação do espiroqueta no segundo estágio ocorre em dias, semanas ou meses após a infecção. O organismo se propaga para vários sistemas de órgãos, particularmente a pele, coração, articulações e sistema nervoso. Manifestações neurológicas observadas nesse estágio incluem neuropatias cranianas e periféricas e meningoencefalite.[25] Artrite crônica e defeitos de condução também podem ocorrer.[21] O linfocitoma, outra lesão de pele, pode se desenvolver, especialmente no lóbulo da orelha ou peito, e o eritema migratório inicial desaparece e reaparece.[25]

Manifestações recorrentes são a marca do terceiro estágio e incluem artrite recidivante crônica, afetando geralmente o joelho; acrodermatite crônica atrofiante, uma erupção cutânea que eventualmente se resolve e deixa atrofia da pele e estruturas subjacentes; e manifestações neurológicas tardias, como encefalopatia, desmielinização e demência.[21,25-27] Esses achados podem ocorrer apesar do tratamento precoce.

MANIFESTAÇÕES OCULARES

Os achados oculares na doença de Lyme são menos proeminentes comparados às manifestações sistêmicas e podem aparecer em qualquer estágio da doença. A conjuntivite está presente em 11% dos pacientes com o estágio precoce da infecção, e é considerada o achado mais comum.[28] Inflamações conjuntivais e periorbitais não específicas são de natureza leve e autolimitadas. Complicações neuro-oftalmológicas estão associadas ao estágio 2 da doença e se manifestam comumente como problemas de motilidade ocular em razão de paralisias dos nervos cranianos, neurite óptica, papiledema e pseudotumor cerebral no cenário de meningoencefalite.[26,29,30] Ceratite estromal, episclerite e formação de simbléfaro foram relatados no estágio 3 da doença.[31] A inflamação ocular com frequência se apresenta como coriorretinite e inflamação vítrea (Figuras 7.6.7 e 7.6.8).

DIAGNÓSTICO

O diagnóstico clínico é dependente dos seguintes achados: aparência da erupção cutânea patognomônica (eritema migratório) em um paciente com um histórico de picada de carrapato e/ou residência em uma região endêmica; ou uma lesão de

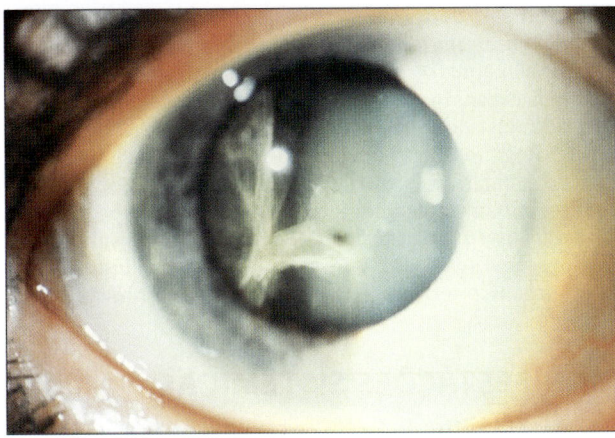

Figura 7.6.7 Resíduos vítreos densos na doença de Lyme.

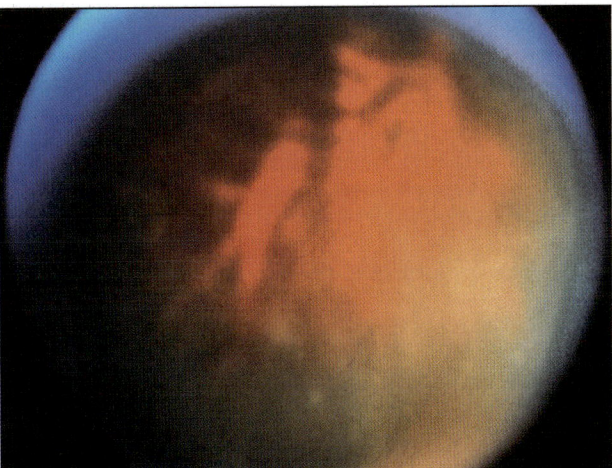

Figura 7.6.8 Vitreíte moderada na doença de Lyme simulando a uveíte intermediária.

pele com envolvimento de dois órgãos em pacientes sem histórico de picada de carrapato ou residência em uma região não endêmica (Boxe 7.6.2). Os testes sorológicos se tornam auxiliares úteis, e as recomendações CDC dos EUA incluem um processo de duas etapas envolvendo um ensaio de imunoabsorção enzimática (ELISA, do inglês *enzyme-linked immunosorbent assay*) para detectar imunoglobulinas G e M (IgG, IgM) específicas para *B. burgdorferi*. Resultados duvidosos são então testados usando a análise de *Western blot*. Esses resultados, junto com um histórico clínico indicativo de infecção, fornecem a base para o diagnóstico.

BOXE 7.6.2 Critérios para o diagnóstico da doença de Lyme.

A presença de qualquer um dos seguintes critérios atende aos requisitos para o diagnóstico da doença de Lyme.

1. Desenvolvimento do eritema migratório (EM) dentro de 30 dias de exposição em área endêmica; o tamanho da lesão deve ser pelo menos de 5 cm.
2. Na ausência de EM, um histórico de exposição em área endêmica, com sinais envolvendo um sistema de órgãos e teste laboratorial positivo.
3. Nenhum histórico de exposição em área endêmica, mas com EM e o envolvimento de dois sistemas de órgãos.
4. Nenhum histórico de exposição em área endêmica, mas com EM e uma sorologia positiva.

Adaptado de Case definitions for public health surveillance. MMWR Recomm Rep 1997;46(RR-10):1-55. Recommendations for public health surveillance. MMWR Morb Mortal Wkly Rep 1995;44:590-1.

DIAGNÓSTICO DIFERENCIAL

O médico precisa descartar etiologias infecciosas e não infecciosas com apresentações clínicas semelhantes, considerando as variadas manifestações da doença de Lyme. O diagnóstico diferencial está resumido na Tabela 7.6.2.[32]

PATOLOGIA

A invasão direta dos tecidos pelo espiroqueta *Borrelia* pode ser observada no estágio 1. Nos estágios posteriores, observou-se a infiltração perivascular de células plasmáticas, levando à obliteração de pequenos vasos e vasculite.

TRATAMENTO

Medidas preventivas em áreas endêmicas incluem roupas protetoras, repelentes e acaricidas. As buscas por carrapatos em áreas de risco podem reduzir a exposição. A vacinação não está mais disponível, e uma dose única de doxiciclina (200 mg) não é mais recomendada para a profilaxia após uma picada de carrapato documentada. Uma terapia adequada com antibióticos durante um período mínimo de 10 a 20 dias de duração é preferida.[33-35]

A estratégia de tratamento mais eficaz para doença ocular é indefinida. Geralmente, os pacientes se beneficiam do tratamento sistêmico (Tabela 7.6.3). Corticosteroides têm sido benéficos no tratamento de manifestações do segmento anterior como ceratite e esclerite. Corticosteroides sistêmicos têm sido utilizados nos casos graves de inflamação ocular, como uveíte com risco

TABELA 7.6.2 Diagnóstico diferencial para a doença de Lyme.

Distúrbios infecciosos	Distúrbios não infecciosos
Sífilis	Sarcoidose
Tuberculose	Colagenoses
Ceratite viral	Vasculite
Artrite infecciosa	Esclerose múltipla
Mononucleose infecciosa	Doença de Vogt-Koyanagi-Harada
Encefalopatia viral/meningite	
Caxumba	

TABELA 7.6.3 Tratamento da doença de Lyme.

Infecção precoce – local ou disseminada		
Adultos	Doxiciclina 100 mg VO, 2 vezes/dia durante 14 a 21 dias	
	Amoxicilina 500 mg VO, 3 vezes/dia durante 14 a 21 dias	
No caso de alergia à doxiciclina/amoxicilina:		
	Cefuroxima 500 mg VO 2 vezes/dia durante 14 a 21 dias	
	Eritromicina 250 mg VO, 4 vezes/dia durante 14 a 21 dias	
Crianças	Amoxicilina 50 mg por kg de peso corporal por dia, dividido em três doses, durante 14 a 21 dias	
No caso de alergia à penicilina:		
	Cefuroxima 30 mg por kg/dia, dividido em duas doses, durante 14 a 21 dias	
Anormalidades neurológicas e/ou oculares (precoces ou tardias)		
Adultos	Ceftriaxona 2 g IV, 1 vez/dia durante 14 a 28 dias	
	Cefotaxima 2 g IV, a cada 8 h durante 14 a 28 dias	
No caso de alergia à ceftriaxona ou penicilina:		
	Doxiciclina 100 mg, 3 vezes/dia durante 30 dias	
Crianças	Ceftriaxona 75 a 100 mg por kg/dia (máximo de 2 g) IV, 1 vez/dia durante 14 a 28 dias	
	Cefotaxima 150 mg por kg/dia, dividido em 3 a 4 doses (máximo de 6 g) durante 14 a 28 dias	

Evitar doxiciclina em mulheres grávidas. (Adaptada de Steere AC. Lyme disease. N Engl J Med 2001;345:115-25.)

de perda da visão, esclerite ou neurite óptica, mas o uso pode ser controverso, considerando que tem sido observada uma incidência mais elevada de recidivas.[26] A resposta clínica pode demorar até 1 ano. O tratamento inadequado nos estágios iniciais pode levar a recidivas e ao desenvolvimento de manifestações de fase tardia.[26] Infecções simultâneas devem ser tratadas também se os achados clínicos persistirem apesar da terapia antibiótica prolongada.

EVOLUÇÃO E DESFECHO

A maioria dos pacientes responde bem à terapia sistêmica, embora a uveíte posterior, a ceratite estromal e a ceratite neurotrófica sejam lentas para responder ao tratamento. A doença não tratada pode ter uma evolução de recidivas durante vários anos, com sequelas neurológicas tardias semelhantes àquelas observadas na sífilis.

LEPTOSPIROSE

Definição: Infecção zoonótica causada por espécies de *Leptospira*, com efeitos observados na distribuição mundial.

Características principais
- Duas fases principais:
  - Leptospirêmica: associada à mialgia grave, febre e dor de cabeça
  - Imune: associada ao meningismo, febre alta e manifestações neurológicas centrais e periféricas
- Manifestações oculares são detectadas na maioria dos pacientes e podem incluir hemorragias subconjuntivais, conjuntivites e uveítes.

Características associadas
- Hemorragias, insuficiência renal e icterícia (doença de Weil).

INTRODUÇÃO

Uma condição grave caracterizada por febre aguda, mal-estar e uveíte foi descrita inicialmente por Adolf Weil, em 1886. Os espiroquetas do gênero *Leptospira* foram descobertos como os agentes etiológicos em 1915. Essa infecção zoonótica apresenta uma distribuição mundial, com incidência mais elevada nos climas tropicais e subtropicais. A maioria das infecções humanas pode ser assintomática, e existe um amplo espectro da apresentação da doença que varia de doença febril inespecífica ao envolvimento de múltiplos órgãos. Existem duas cepas de *Leptospira*: *Leptospira. biflexia*, uma cepa saprofítica, e *Leptospira interrogans*, um organismo patológico responsável pela infecção em seres humanos.

EPIDEMIOLOGIA E PATOGÊNESE

O reservatório natural para a *Leptospira* patogênica são os animais selvagens, especialmente os roedores, mas animais domésticos e cães também podem ser afetados. Essa bactéria é excretada por hospedeiros animais com infecção renal crônica, que contamina o solo e a água, e os seres humanos se tornam hospedeiros acidentais no contato com a urina, tecidos ou água infectados. Os indivíduos com alto risco de infecção incluem fazendeiros, veterinários, trabalhadores de matadouros, mineiros e trabalhadores do esgoto que contraem a doença pelo contato direto. O contato indireto é mais comum após a exposição ao solo úmido ou água por meio da exposição ocupacional (p. ex., agricultura de arroz ou de taro) ou exposições recreacionais (p. ex., turismo de aventura em regiões endêmicas). A infecção pode ser observada também nos centros urbanos de regiões em desenvolvimento, secundária à falta de saneamento em áreas de rápida expansão e crescimento. Surtos esporádicos também têm sido relatados em países desenvolvidos.[36,37]

O patógeno entra no corpo pelas membranas mucosas intactas, epiderme escoriada ou por inalação. Os organismos se disseminam rapidamente por todo o corpo, e ocorre uma vasculite sistêmica que facilita a migração dos espiroquetas nos órgãos e tecidos. Lesão vascular grave pode ocorrer, e dano orgânico terminal pode ser observado nos pulmões, fígado e rins.

MANIFESTAÇÕES SISTÊMICAS

Esse amplo espectro da doença pode se apresentar como doença subclínica, doença sistêmica autolimitada (anictérica, observada em 90% dos indivíduos afetados), ou infecção grave associada ao envolvimento de múltiplos órgãos (ictérico). Essa doença é bifásica, com uma fase inicial septicêmica seguida de defervescência e a fase imune da doença (Tabela 7.6.4). A apresentação mais grave que pode se desenvolver após a fase inicial é a doença de Weil, que é caracterizada pelas funções prejudicadas do fígado e dos rins. Os sintomas podem progredir diretamente da fase aguda sem qualquer melhoria antes do desenvolvimento de sintomas mais graves. As taxas de mortalidade nesses pacientes variam de 5 a 40%.

MANIFESTAÇÕES OCULARES

Complicações oculares podem ocorrer nas fases aguda e imune da doença e podem levar à redução da visão e cegueira. Hiperemia conjuntival, quemose e hemorragia subconjuntival são observadas mais comumente nesses casos. Alterações na vasculatura retiniana e a presença de hemorragias da retina foram relatadas, junto com hiperemia do disco e vasculite retiniana.[34] A Tabela 7.6.5 resume os achados oculares associados à leptospirose.

TABELA 7.6.4 Manifestações sistêmicas da leptospirose.

Estágio	Leptospirêmica	Imune
Início	Primeira semana da doença, início abrupto	Segunda semana
Duração	4 a 9 dias	Indeterminado
Manifestações comuns	Dores de cabeça graves, febre com picos, calafrios, mialgia, dor abdominal, erupção cutânea, artralgias	Febre alta, meningismo, encefalite, paralisias dos nervos cranianos sexto, sétimo e oitavo, e neuropatia periférica
Manifestações raras	Icterícia, consciência alterada, cardíaca	Aborto espontâneo durante a gravidez

TABELA 7.6.5 Manifestações oculares da leptospirose.

Anterior	Posterior	Diversos
Conjuntivite	Uveíte intermediária	Dor periorbital
Hemorragia subconjuntival	Vitreíte	Paralisia facial
Icterícia escleral	Periflebite	Herpes palpebral
Ceratite	Exsudatos retinianos	
Iridociclite	Coroidite	
	Papilite	
	Neurite óptica	
	Edema macular	
	Hemorragia retiniana	
	Arterite retiniana	

DIAGNÓSTICO

O diagnóstico clínico de leptospirose sistêmica é difícil, considerando os sintomas inespecíficos e as apresentações variáveis. O dilema do diagnóstico se estende às manifestações oculares, nas quais o diagnóstico diferencial para a uveíte por leptospirose inclui etiologias infecciosas e não infecciosas. O exame isoladamente não é confiável; em vez desse procedimento, é necessário um alto índice de suspeita em uma região endêmica, ou em indivíduos que podem ter exposição em razão de fatores socioeconômicos ou recreativos. Os casos suspeitos de leptospirose exigirão testes laboratoriais para confirmação.

Métodos indiretos como o teste de aglutinação microscópica (MAT) são amplamente utilizados e considerados o ensaio-padrão de referência para a confirmação sorológica de infecção.[38,39] Entretanto, a sensibilidade desses testes é baixa, particularmente nas amostras séricas das fases agudas, e a interpretação dos resultados dos testes muitas vezes é complicada. A reação cruzada com IgM circulante pode confundir os resultados nas amostras das fases agudas. Os resultados em amostras agudas e convalescentes são ligeiramente mais sensíveis, e de um modo geral, esses testes adjuvantes são úteis para a confirmação da leptospirose. Outros procedimentos diagnósticos, incluindo um teste *dipstick* para *Leptospira*, ELISA e o teste de aglutinação de lâminas microscópicas, têm substituído o teste MAT para uso mais rotineiro. A reação em cadeia da polimerase (PCR, do inglês *polymerase chain reaction*) para a detecção de DNA da *Leptospira* pode ser mais sensível para a identificação inicial de surtos de leptospirose.[40]

DIAGNÓSTICO DIFERENCIAL

O diagnóstico diferencial para a leptospirose está resumido no Boxe 7.6.3. É importante observar que as manifestações são variadas e com frequência se assemelham a doenças como a gripe, e o diagnóstico pode ser difícil, com exceção da doença de Weil.

TRATAMENTO

A doença sistêmica é tratada efetivamente com a terapia antibiótica. A infecção grave pode ser tratada com penicilina intravenosa (1,5 milhão de unidades a cada 6 h) ou ampicilina (0,5 a 1,0 g a cada 6 h); e a doença mais branda, com doxiciclina oral (100 mg VO 2 vezes/dia), ampicilina (500 a 750 mg VO a cada 6 h) ou amoxicilina (500 mg VO a cada 6 h).[41] A doxiciclina (200 mg administrada semanalmente VO) pode ser usada também para a profilaxia. A administração diária de ceftriaxona (1 g por injeção intravenosa) demonstrou ser tão eficaz quanto a penicilina. Cuidados de suporte para indivíduos que sofrem do envolvimento de múltiplos órgãos também devem ser indicados.

O tratamento de doença ocular pode ser realizado usando amoxicilina e ácido clavulânico (1,5 g VO dividido em doses diárias) e pefloxacino (800 mg/dia) durante 3 semanas. Corticosteroides tópicos e sistêmicos podem ser necessários para o controle da inflamação intraocular.

EVOLUÇÃO E DESFECHO

O prognóstico para pacientes com doença ocular geralmente é bom, com uma ampla série de relatos nos quais mais de 50% dos pacientes recuperaram a visão de 20/20.[42] A leptospirose anictérica, especificamente, está associada a um resultado melhor, porém a doença de Weil está associada a um resultado fatal em 5 a 30% de pacientes não tratados.[36,43]

BOXE 7.6.3 Diagnóstico diferencial de leptospirose.

Uveíte relacionada ao HLA-B27	Sarcoidose
Doença de Behçet	Sífilis
Doença de Eales	Toxoplasmose
Endoftalmite	Hanseníase
Tuberculose	

BIBLIOGRAFIA

Cameron DJ, Johnson LB, Maloney DL. Evidence assessments and guideline recommendations in Lyme disease: the clinical management of known tick bites, erythema migrans rashes, and persistent disease. Expert Rev Anti Infect Ther 2014;12(9):1103–35.

Davis JL. Ocular syphilis. Curr Opin Ophthalmol 2014;25(6):513–18.

Duray PH, Steere AC. Clinical pathologic correlations of Lyme disease by stage. Ann N Y Acad Sci 1988;539:65–79.

Durnian JM, Naylor G, Saeed AM. Ocular syphilis: the return of an old acquaintance. Eye (Lond) 2004;18:440–2.

Lesser RL, Kornmehl EW, Pachner AR, et al. Neuro-ophthalmologic manifestations of Lyme disease. Ophthalmology 1990;97:699–706.

Marra CM. Update on neurosyphilis. Curr Infect Dis Rep 2009;11:127–34.

Passo MS, Rosenbaum JT. Ocular syphilis in patients with human immunodeficiency virus infection. Am J Ophthalmol 1988;106:1–6.

Peeling RW, Hook EW 3rd. The pathogenesis of syphilis: the Great Mimicker, revisited. J Pathol 2006;208:224–32.

Rathinam SR. Ocular manifestations of leptospirosis. J Postgrad Med 2005; 51:189–94.

Rathinam SR, Rathnam S, Selvaraj S, et al. Uveitis associated with an epidemic outbreak of leptospirosis. Am J Ophthalmol 1997;124:71–9.

Steere AC. Lyme disease. N Engl J Med 2001;345:115–25.

Vinetz JM. Leptospirosis. Curr Opin Infect Dis 2001;14:527–38.

Winterkorn JM. Lyme disease: neurologic and ophthalmic manifestations. Surv Ophthalmol 1990;35:191–204.

Zaidman GW. The ocular manifestations of Lyme disease. Int Ophthalmol Clin 1997;37(137):13–28.

As referências completas estão disponíveis no **GEN-io**.

PARTE 7 UVEÍTE E OUTRAS INFLAMAÇÕES INTRAOCULARES

SEÇÃO 3 Causas Infecciosas de Uveíte – Bacteriana

Tuberculose, Hanseníase e Brucelose 7.7

Soumyava Basu e Narsing A. Rao

Definições:
- Tuberculose (TB) é uma infecção crônica causada pelo *Mycobacterium tuberculosis*. Pode envolver qualquer parte do olho, embora a uveíte pareça ser mais comum
- A hanseníase é uma inflamação granulomatosa crônica da pele e nervos periféricos, causada pelo *Mycobacterium leprae*, que afeta os anexos oculares e o segmento anterior dos olhos
- Brucelose é uma doença zoonótica causada pela *Brucella* spp. com uma ampla variedade de manifestações oculares.

Principais características oculares

Uveíte por tuberculose
- Trata-se principalmente de uveíte posterior ou panuveíte, coroidite multifocal ou coroidite semelhante à serpiginosa multifocal (coroidite serpiginoide multifocal), envolvendo tipicamente o polo posterior e a média-periferia
- Vasculite retiniana com ou sem lesões de coriorretinite cicatrizadas/ativas
- Tubérculos coroidais, únicos ou múltiplos, no polo posterior
- Uveíte anterior, principalmente granulomatosa.

Uveíte por hanseníase
- Uveíte anterior granulomatosa crônica com atrofia difusa da íris e pupila miótica
- Lagoftalmia, hipoestesia da córnea, ceratite por exposição
- Catarata complicada.

Uveíte por brucelose
- Uveíte anterior (de baixo grau), coroidite
- Neurite óptica, raramente endoftalmite.

Características sistêmicas associadas

Tuberculose – TB pulmonar ou extrapulmonar, TB miliar, teste cutâneo de tuberculina (TST) positivo ou o teste QuantiFERON-TB Gold.
Hanseníase – Manchas de pele bem definidas (tuberculoides, TT) ou disseminadas, ou insatisfatoriamente definidas (lepromatosas, LL); neuropatia periférica, perda de cílios ou sobrancelhas.
Brucelose – História de contato com animais domésticos ou consumo de produtos lácteos não pasteurizados, sintomas constitucionais, aumento das titulações de anticorpos de *Brucella*.

TUBERCULOSE

INTRODUÇÃO

TB é uma infecção crônica causada pelo *Mycobacterium tuberculosis* (*Mtb*), caracterizada pela formação de granulomas necrosantes.[1] A bactéria infecta principalmente os macrófagos alveolares no pulmão, de onde elas são transportadas para linfonodos regionais e outras partes do corpo, incluindo os olhos. Na região ocular, a TB se apresenta com maior frequência como uveíte. O diagnóstico de TB ocular permanece amplamente presumível e depende principalmente da presença de sinais clínicos sugestivos, evidências de infecção passada por *Mtb* e exclusão de entidades não tuberculósicas.[2]

EPIDEMIOLOGIA E PATOGÊNESE

A verdadeira prevalência da uveíte tuberculosa é difícil de determinar, principalmente em razão dos desafios para a realização de um diagnóstico acurado da doença. A maioria dos pacientes com uveíte não apresenta evidências de TB sistêmica (ativa ou cicatrizada). As evidências microbiológicas de *Mtb* raramente são detectadas em amostras oculares, e os sinais clínicos de TB ocular são inespecíficos e assemelham-se a várias outras uveítes infecciosas ou não infecciosas. Não surpreende que a prevalência publicada de uveíte tuberculosa apresente amplas variações não apenas entre países endêmicos e não endêmicos de TB, mas também entre diferentes centros no mesmo país.[3-4]

O papel de *Mtb* na patogênese da TB ocular não está claramente definido.[5] Estudos histopatológicos demonstraram que a TB ocular é uma infecção paucibacilar.[6] Um modelo animal clinicamente relevante de cobaia (porquinho-da-índia) para a TB intraocular foi desenvolvido pela liberação de aerossol de *Mtb*. Esse modelo demonstrou lesões oculares semelhantes à infecção humana, principalmente a coroidite granulomatosa.[7]

MANIFESTAÇÕES OCULARES

A TB ocular se manifesta com características clínicas variáveis. Esse processo pode envolver qualquer parte do olho; no entanto, a uveíte parece ser uma apresentação comum. A apresentação clínica varia entre áreas endêmicas e não endêmicas. Nas áreas endêmicas, a doença é mais grave e afeta todos os grupos etários, enquanto nas áreas não endêmicas a patologia é observada principalmente nos indivíduos migrados de países de TB endêmica e parece ser menos grave. Além disso, nos países não endêmicos, essa doença é observada em indivíduos idosos e imunocomprometidos.[8] Em um paciente com uveíte granulomatosa, em geral, o objetivo nas regiões não endêmicas para TB é excluir a TB ocular, enquanto nas regiões endêmicas para TB é excluir as entidades não TB.

Uveíte anterior

A uveíte anterior TB se manifesta comumente com inflamação granulomatosa com precipitados ceráticos semelhantes a gordura de carneiro, sinéquias posteriores, nódulos de Koeppe na íris na margem pupilar e granulomas da íris ou do ângulo.[9] A uveíte não granulomatosa anterior é rara.

Uveíte intermediária

A uveíte intermediária se apresenta comumente com vitreíte crônica leve com opacidades flutuantes ("*snowballs*"), vasculite com embainhamento vascular periférico, lesões de coriorretinite periférica cicatrizadas ou ativas e edema macular cistoide.

Uveíte posterior e pan-uveíte

Essas patologias incluem uma ampla gama de manifestações, como vasculite retiniana, coroidite serpiginosa multifocal em países endêmicos para TB, como a Índia, coroidite multifocal, tubérculos coroidais, tuberculomas coroidais ou da cabeça do nervo óptico e abscessos sub-retinianos.[10-11]

Os tubérculos coroidais são as manifestações mais reconhecidas de TB intraocular e resultam da disseminação hematogênica da micobactéria quando uma lesão pulmonar caseosa provoca erosão de vasos sanguíneos e linfáticos. Esses tubérculos geralmente são em número inferior a cinco, unilaterais ou bilaterais, de coloração branco-acinzentada a amarelo com bordas indistintas, e localizados principalmente no polo posterior (Figura 7.7.1A). Na angiografia com fluoresceína, esses tubérculos são hipofluorescentes durante o trânsito do corante e hiperfluorescentes na fase tardia. Na cura, os tubérculos resultam em cicatrizes pigmentadas e atróficas. O tuberculoma coroidal geralmente se apresenta como uma massa isolada sub-retiniana que começa como uma lesão pequena, redonda e esbranquiçada tornando-se amarelada, semelhante a um tumor coroidal. A vasculite retiniana é uma manifestação comum de TB ocular, especialmente em países de TB endêmica.[12] Esse processo se apresenta como periflebite retiniana ou vasculite oclusiva, com frequência associada a lesões coriorretinianas focais cicatrizadas ou ativas (Figura 7.7.1B).[13] A vasculite oclusiva pode levar à neovascularização da retina ou disco, hemorragia vítrea e descolamento da retina tracional.

A coroidite serpiginosa multifocal (MSC) é uma manifestação recentemente reconhecida de uveíte associada à TB em países endêmicos para a TB.[11,13-15] As lesões multifocais mostram cicatrização central e margens ameboides ativas; algumas aparecem cicatrizadas e outras mostram características de coroidite ativa (Figura 7.7.2). A autofluorescência do fundo de olho (FAF) é uma ferramenta de imagem rápida para monitorar a evolução clínica dessas lesões. Esse procedimento pode exibir nitidamente lesões ativas *versus* cicatrizadas (ver Figura 7.7.2B e E).[16] Mais recentemente, a imagem multimodal com registro simultâneo de imagens topográficas e imagens tomográficas tem auxiliado na combinação de FAF com tomografia de coerência óptica (OCT) e angiografia por OCT (OCTA).[17] Em lesões ativas, a OCT mostra hiper-refletividade na retina externa e no EPR (epitélio pigmentar da retina), enquanto a OCTA revela áreas vazias de fluxo na camada coriocapilar que aparecem como uma malha emaranhada após a resolução (ver Figura 7.7.2C e F). A resposta inflamatória intensa na TB intraocular raramente pode resultar na destruição de tecidos oculares com um quadro clínico resultante de endoftalmite ou raramente pan-oftalmite.

DIAGNÓSTICO

A TB ocular geralmente é diagnosticada como confirmada (ou definitiva) ou presumida com base no nível de evidências que fundamentam a etiologia tuberculosa.[2] Qualquer paciente apresentando uveíte granulomatosa requer um histórico de exposição prévia à TB e outras causas de inflamação granulomatosa devem ser excluídas. Esses pacientes necessitam de investigações para dar suporte ao diagnóstico clínico de uveíte tuberculosa. Essas investigações incluem:

- Testes imunológicos; TST ou teste de liberação da interferona-gama (IGRA, do inglês *interferon-gamma release assay*)
- Radiografia torácica (preferivelmente de tomografia computadorizada de alta resolução)
- Exame do líquido intraocular para detectar o DNA do *Mtb* por várias reações em cadeia da polimerase (PCRs, do inglês *polymerase chain reactions*).

Em geral, pacientes com uveíte granulomatosa e TST positivo ou IGRA com os achados de imagens torácicas sugestivas de TB pulmonar (lesões ativas ou cicatrizadas) são diagnosticados como TB intraocular presumida exigindo tratamento anti-TB. Entretanto, a imagem torácica pode ser negativa nos casos presumidos em razão da natureza extrapulmonar de TB intraocular. Em casos raros, em que as evidências microbiológicas ou da biopsia de tecidos oculares de *Mtb* estiverem disponíveis, esses casos são denominados TB ocular confirmada. Vários especialistas em uveítes consideram os casos positivos para PCR como confirmados, embora ocasionalmente os resultados possam ser falso-positivos. No entanto, todos os casos positivos para PCR são tratados com agentes anti-TB na prática clínica, quando outras causas de uveíte foram excluídas.

PATOLOGIA

Os granulomas tuberculosos característicos mostram necrose caseosa central circundada por células epitelioides, células gigantes de Langerhans, linfócitos e células plasmáticas.[6,7,18] A formação de granuloma é incomum em indivíduos imunocomprometidos que mostram, principalmente, uma infecção purulenta que revela neutrófilos necróticos e viáveis misturados com macrófagos. Essas lesões contêm numerosas bactérias.

TRATAMENTO

O tratamento de TB é complexo, e o direcionamento inadequado pode resultar na perda da visão, complicações clínicas com risco de vida e desenvolvimento de organismos resistentes aos fármacos. É aconselhável consultar um pneumologista, infectologista ou

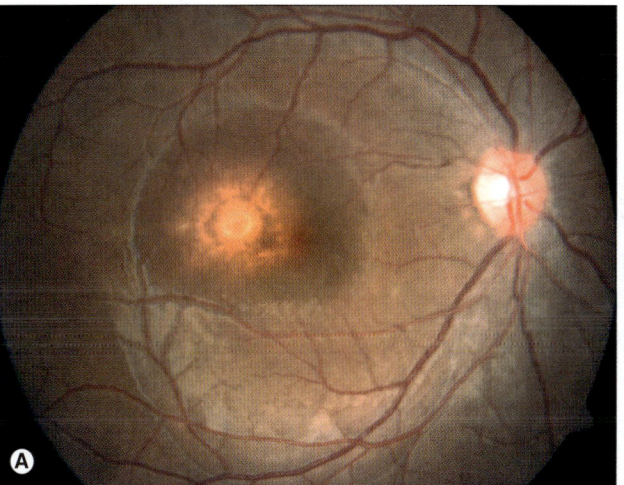 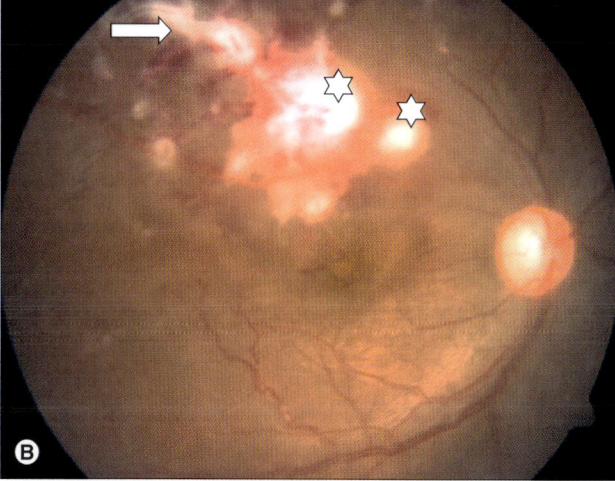

Figura 7.7.1 A. Fotografia do fundo do olho direito mostrando tuberculoma coroidal em um paciente no tratamento para a tuberculose pulmonar. **B.** Fotografia do fundo do olho direito mostrando periflebite retiniana *(seta)*, associada à coriorretinite ativa *(estrelas)* nos vasos sanguíneos sobrejacentes.

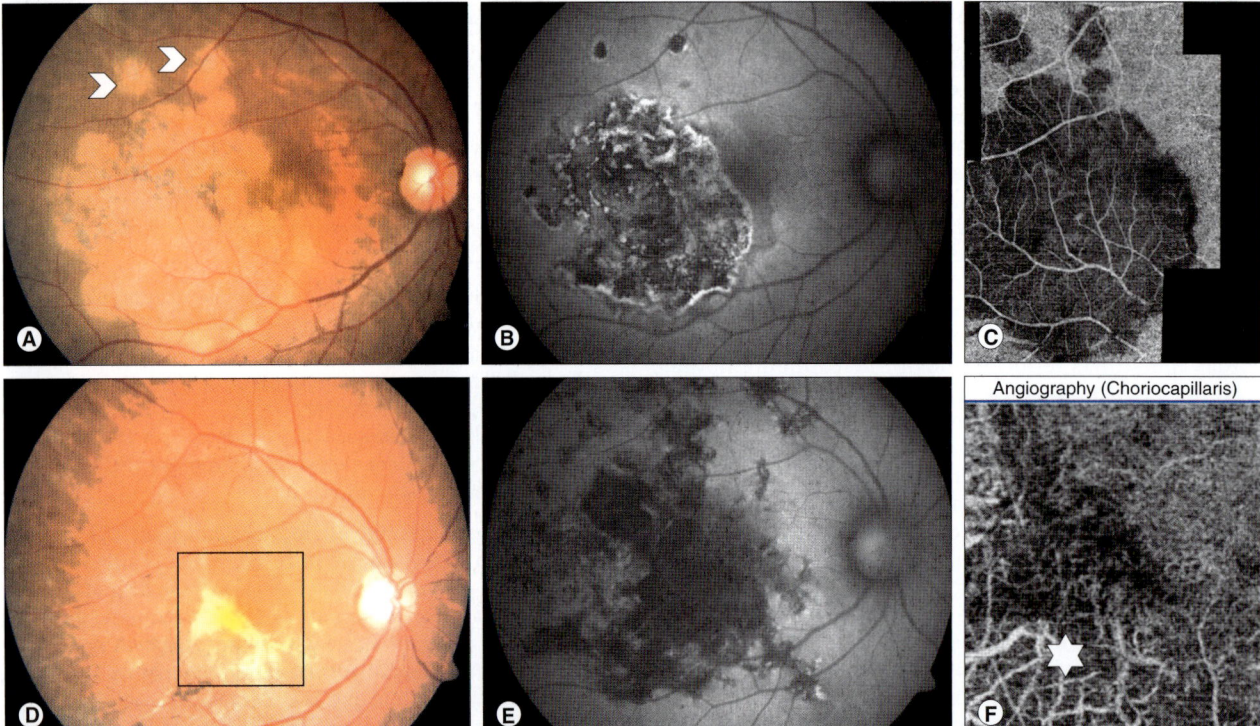

Figura 7.7.2 Coroidite serpiginosa multifocal no olho direito antes e após o tratamento. A a **C.** Na apresentação, fotografia clínica mostrando cicatrizes centrais, bordas ativas e lesões salteadas ou irregulares *(pontas de setas)*. A coroidite ativa é representada por hiperautofluorescência (**B**) e áreas de vácuos de fluxo na camada coriocapilar (**C**) na angiografia por OCT. **D** a **F.** Lesões cicatrizadas evidenciadas por hipoautofluorescência (**E**) e "malha emaranhada" de vasos sanguíneos (**F**, *estrela*) na angiografia por OCT *(inserção na fotografia colorida)*.

internista experiente no controle da TB sistêmica. O esquema de medicamentos anti-TB mais comumente utilizado consiste em isoniazida, rifampicina, pirazinamida e etambutol para os dois primeiros meses, seguidos por isoniazida e rifampicina durante 4 a 7 meses.[19-20] Os corticosteroides sistêmicos junto com o tratamento com múltiplos fármacos anti-TB podem limitar os danos aos tecidos oculares. Um dos desafios no tratamento da TB ocular é a alta incidência de agravamento paradoxal após o início da terapia anti-TB.[21] Esse evento ocorre geralmente nos estágios iniciais do tratamento e necessita ser diferenciado dos outros diagnósticos diferenciais, da TB resistente a fármacos e da reinfecção. Uma vez confirmada, a reação paradoxal é controlada com o uso de corticosteroide sistêmico associado à terapia anti-TB.

HANSENÍASE

INTRODUÇÃO

A hanseníase apresenta a incidência mais elevada de complicações oculares entre todas as infecções bacterianas sistêmicas.[22] As complicações oculares da hanseníase são amplamente evitáveis com tratamento no estágio inicial. A doença é causada pelo *Mycobacterium leprae* e geralmente se propaga pelas secreções nasais. A doença ocorre tipicamente em dois estágios: o primeiro estágio surge de uma infecção bacteriana e afeta principalmente a pele e o trato respiratório superior, e o segundo estágio resulta das respostas imunes celulares aos organismos da hanseníase que levam à neuropatia periférica e, potencialmente, às consequências em longo prazo.

EPIDEMIOLOGIA

De acordo com a Organização Mundial da Saúde (OMS), a hanseníase foi eliminada de todos os 122 países onde era considerada como endêmica.[23] Esse critério foi definido por uma taxa de prevalência inferior a 1 caso por 10 mil habitantes. No entanto, bolsões de endemicidade ainda persistem em países em desenvolvimento, especialmente na África e na Ásia. As estimativas atuais sugerem que as complicações oculares ocorrem em 70 a 75% dos pacientes com hanseníase, com cegueira em cerca de 5% desses pacientes.[24]

MANIFESTAÇÕES SISTÊMICAS E PATOGÊNESE DA DOENÇA OCULAR

A hanseníase foi classificada (usando a classificação de Ridley-Joplin) em TT, LL e limítrofe (BT, BB e BL). A doença TT é caracterizada por uma ou algumas lesões cutâneas – máculas bem definidas ou placas que são escamosas, secas, sem pelos e hipoestésicas ou anestésicas. A doença LL se apresenta amplamente disseminada com pouca definição e evidenciando máculas eritematosas, pápulas ou nódulos. Posteriormente, a neuropatia periférica envolvendo as funções sensoriais, motoras e autonômicas se direciona aos nervos com projeções arredondadas, palpáveis (mais comumente tibial posterior e ulnar) e estabelece várias formas de deficiência e deformidade.

APRESENTAÇÃO CLÍNICA

O cenário mais comum para as manifestações oculares ocorre nos pacientes com hanseníase LL em terapia com múltiplos fármacos, em andamento ou concluída. Em linhas gerais, essas manifestações podem ser subdivididas em envolvimento dos anexos, superfície ocular e estruturas intraoculares. O *envolvimento dos anexos* inclui a madarose ou perda das sobrancelhas e cílios por causa da infecção direta de folículos, triquíase, entrópio, ectrópio, diminuição da taxa de piscamento (piscamento hipometrópico) e lagoftalmo paralítico (em razão da paralisia do nervo facial na reação do tipo 1). O envolvimento da superfície ocular se manifesta como hipoestesia corneana, projeções arredondadas dos nervos da córnea, olhos secos, ceratite de exposição em razão do lagoftalmos, ceratite infecciosa secundária e cicatrizes corneanas. Além dessas manifestações, podem ocorrer também episclerite (mais comum) e esclerite (na reação do tipo 2). A manifestação intraocular mais comum é a iridociclite granulomatosa crônica, associada à atrofia difusa da íris, pérolas da íris (lesão de hanseníase miliar da íris), pupilas mióticas e catarata complicada (Figura 7.7.3). O envolvimento retiniano e coroidal posterior é extremamente raro.

DIAGNÓSTICO

O diagnóstico de hanseníase ocular é baseado na presença de doença sistêmica característica em populações de alta endemia, e pode ser confirmado pela histopatologia da córnea, conjuntiva e de raspagens da pele subcutânea.

TRATAMENTO

O tratamento da hanseníase envolve a rifampicina, dapsona e clofazimina durante um período de 6 a 12 meses. A uveíte exige um tratamento intensivo com corticosteroides tópicos, enquanto os corticosteroides podem ser necessários nos casos mais graves em conjunto com agentes hansenostáticos ou antilepróticos. A fenilefrina é preferida para o tratamento da miose.

BRUCELOSE

INTRODUÇÃO

A brucelose é uma doença zoonótica que é disseminada principalmente pela ingestão de leite cru infectado, laticínios ou carne crua. É causada por espécies de *Brucella* que são bactérias gram-negativas intracelulares facultativas. Embora a doença tenha sido erradicada na maioria dos países em razão das melhorias nos processamentos de produtos lácteos, essa patologia permanece endêmica em partes do Mediterrâneo, Oriente Médio, América Latina e Ásia.[25]

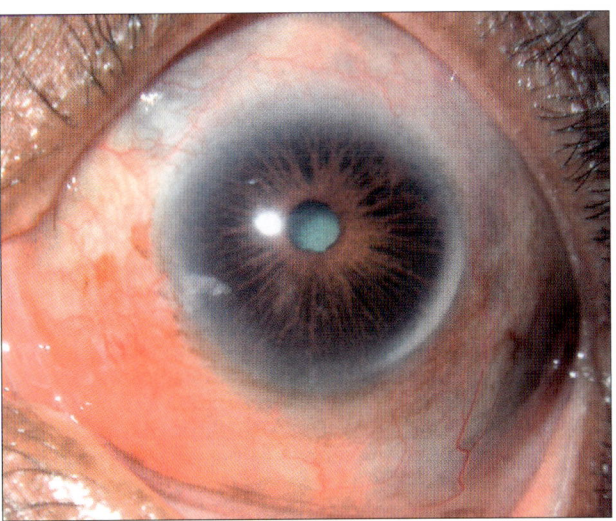

Figura 7.7.3 Paciente apresentando hanseníase lepromatosa com esclerouveíte recorrente e atrofia da íris em razão da perda de fibras do nervo autonômico. (Cortesia de Sivakumar Rathinam, Aravind Eye Hospital, Madurai, Índia.)

MANIFESTAÇÕES SISTÊMICAS

A brucelose é uma doença multissistêmica com manifestações agudas (inferior a 8 semanas) e crônicas (superior a 8 semanas). O período de incubação é de cerca de 3 semanas. Os sintomas comuns da apresentação são febre, calafrios, sudorese, mialgia, anorexia e linfadenopatia difusa. Os sistemas específicos de órgãos como o sistema nervoso central, coração e olhos podem ser envolvidos em 10 a 15% dos casos.[26]

MANIFESTAÇÕES OCULARES

Como no envolvimento sistêmico, a brucelose pode ter ampla gama de manifestações oculares. Esse processo pode ser observado em até um quarto dos pacientes com doença sistêmica, principalmente na fase crônica da doença. As manifestações oculares mais comuns são conjuntivite, uveíte anterior, coroidite/uveíte posterior, dacrioadenite, endoftalmite e neurite óptica.[27]

DIAGNÓSTICO

O diagnóstico é baseado no histórico adequado, presença de doença sistêmica sustentada pelo teste sorológico positivo (teste de aglutinação sérica de *Brucella*), e/ou hemocultura positiva (em meios altamente enriquecidos).

TRATAMENTO

O tratamento de brucelose aguda requer a associação de múltiplos fármacos com doxiciclina oral 100 mg, 2 vezes/dia durante 6 semanas, junto com rifampicina durante 6 semanas ou estreptomicina intramuscular durante 2 a 3 semanas (preferível). A brucelose crônica necessita de terapia antimicrobiana com todos os três fármacos.

AGRADECIMENTOS

Gostaríamos de agradecer aos autores anteriores deste capítulo, Amod Gupta, Reema Bansal e Vishali Gupta, pela estrutura básica deste capítulo.

BIBLIOGRAFIA

Bansal R, Gupta A, Gupta V, et al. Role of anti-tubercular therapy in uveitis with latent/manifest tuberculosis. Am J Ophthalmol 2008;146(5):772–9.
Basu S, Wakefield D, Biswas J, et al. Pathogenesis and pathology of intraocular tuberculosis. Ocul Immunol Inflamm 2015;4:353–7.
Corbel MJ. Brucellosis: an overview. Emerg Infect Dis 1997;3:213–21.
Grzybowski A, Nita M, Virmond M. Ocular leprosy. Clin Dermatol 2015;33(1):79–89.
Gupta A, Bansal R, Gupta V, et al. Ocular signs predictive of tubercular uveitis. Am J Ophthalmol 2010;149(4):562–70.
Gupta V, Gupta A, Rao NA. Intraocular tuberculosis – an update. Surv Ophthalmol 2007;52(6):561–87.
Hong BK, Khanamiri HN, Bababeygy SR, et al. The utility of routine tuberculosis screening in county hospital patients with uveitis. Br J Ophthalmol 2014;98(8):1091–5.
Khanamiri HN, Rao NA. Serpiginous choroiditis and infectious multifocal serpiginoid choroiditis. Surv Ophthalmol 2013;58(3):203–32.
Rao NA, Albini TA, Kumaradas M, et al. Experimental ocular tuberculosis in guinea pigs. Arch Ophthalmol 2009;127:1162–6.
Wroblewski KJ, Hidayat AA, Neafie RC, et al. Ocular tuberculosis: A clinicopathologic and molecular study. Ophthalmology 2011;118:772–7.

As referências completas estão disponíveis no **GEN-io**.

PARTE 7 UVEÍTE E OUTRAS INFLAMAÇÕES INTRAOCULARES

SEÇÃO 3 Causas Infecciosas de Uveíte – Bacteriana

Uveíte Infecciosa Relacionada à *Bartonella* (Doença da Arranhadura do Gato) e Doença de Whipple

7.8

Robert C. Wang

Definição: A doença da arranhadura do gato (DAG) e a doença de Whipple são síndromes clínicas caracterizadas pela inflamação ocular em razão de infecção sistêmica.

Características principais

Doença da arranhadura do gato
- A apresentação mais comum é a conjuntivite granulomatosa com linfadenopatia regional
- A apresentação intraocular típica inclui lesões retinianas brancas discretas ou coroidais e a neurorretinite mais facilmente reconhecível com a formação de estrela macular
- As apresentações com maior risco para a visão incluem a vasculite retiniana e as oclusões vasculares
- Doença tipicamente autolimitada, mas com apresentação mais grave pode necessitar de tratamento.

Doença de Whipple
- Síndrome clínica com sintomas gastrintestinais, incluindo diarreia e perda de peso
- Manifestações oculares raras se apresentando como vasculite retiniana e pan-uveíte, com ou sem sintomas sistêmicos
- Podem ser observadas coroidite multifocal e retinite, bem como oclusões vasculares retinianas
- Exige especificamente terapia antibiótica durante aproximadamente o período de 1 ano, considerando que, em geral, ocorrem recidivas.

INTRODUÇÃO

A DAG se tornou uma causa cada vez mais reconhecida de uveíte que apresenta um espectro clínico variando de uma doença autolimitada leve com neurorretinite e formação de estrela macular à perda grave da visão em razão de vasculite retiniana. A doença de Whipple é uma causa menos frequente de inflamação ocular que está associada principalmente a sintomas gastrintestinais, incluindo diarreia. A apresentação ocular típica inclui pan-uveíte e vasculite.

DOENÇA DA ARRANHADURA DO GATO: *BARTONELLA HENSELAE* ASSOCIADA À UVEÍTE

EPIDEMIOLOGIA E PATOGÊNESE

Espécies de *Bartonella* são bacilos *gram*-negativos que têm sido associados a uma síndrome clínica de uma linfadenopatia autolimitada relacionada a uma arranhadura ou mordida do gato, ou transmissão por meio de vetores como pulgas ou moscas. O organismo causador da DAG foi identificado como *Bartonella henselae*. A doença foi relatada por afetar 22 mil pacientes nos EUA, mas apresenta uma distribuição mundial, afetando comumente crianças e adultos jovens.[1] Existe uma prevalência mais elevada no outono e inverno durante a reprodução sazonal do gato doméstico.

Em seres humanos, a infecção pode ser relativamente assintomática ou produzir sintomas como febre, mal-estar, fadiga e linfadenopatia. Em 25 a 60% dos casos, ocorre uma pápula eritematosa no local da inoculação com sintomas sistêmicos se manifestando nos dias ou semanas seguintes. Tipicamente, os sintomas são autolimitados. No entanto, complicações mais sérias podem ocorrer, como esplenomegalia, abscesso esplênico, encefalopatia, hepatite granulomatosa, pneumonia, angiomatose bacilar e osteomielite.[2] Manifestações oculares ocorrem tipicamente após os sintomas sistêmicos.

As pulgas do gato foram identificadas como um vetor para DAG. Outros vetores como carrapatos e mosquitos foram identificados recentemente como novas fontes potenciais de transmissão. Embora os gatos sejam o principal reservatório para a *Bartonella henselae*, os cães podem ser infectados e podem tornar-se hospedeiros acidentais. As infecções dos seres humanos ocorrem por inoculação direta de feridas abertas ou membranas mucosas por arranhaduras ou lambeduras.

MANIFESTAÇÕES OCULARES

A síndrome oculoglandular de Parinaud é a apresentação mais comum de infecção por *Bartonella*.[3] Os pacientes se apresentam tipicamente com uma conjuntivite granulomatosa unilateral e linfadenopatia regional. Os pacientes demonstram sintomas de injeção conjuntival unilateral, sensação de corpo estranho e epífora. Linfonodos pré-auriculares, submandibulares ou cervicais são tipicamente afetados. Ulcerações do epitélio conjuntival e necrose são comumente observadas, produzindo uma secreção purulenta.[4]

As apresentações de DAG que são de maior risco para a visão incluem o edema do nervo óptico com formação de estrela macular completa ou parcial (Figura 7.8.1). Em 1984, Gass denominou essa aparência de *neurorretinite* para distinguir essa entidade da inflamação primária da cabeça do nervo óptico.[4] O vazamento vascular do nervo óptico resulta na formação de estrela macular, que pode persistir durante meses apesar da resolução da neurorretinite. Além disso, um defeito pupilar aferente está tipicamente presente em casos unilaterais, e um escotoma cecocentral está presente nos testes de campo visual.

Os pacientes apresentam tipicamente uma redução unilateral na visão (20/80) com sintomas sistêmicos em 67% dos casos.[5] O exame ocular demonstra vitreíte leve, e retinite multifocal e coroidite são os achados mais comuns do segmento posterior (Figura 7.8.2).[3,5] A neurorretinite é o achado mais clássico, mas se apresenta com menor frequência do que as lesões retinianas e coroidais. Esse processo pode ocorrer associado a borramento leve das margens do disco óptico. A formação da estrela macular é observada em aproximadamente 43% dos casos.[5] Embora a formação de estrela macular possa ser observada no momento do diagnóstico, essa formação pode ocorrer 2 a 4 semanas após o sintoma inicial da neurorretinite.

Os achados menos comuns do segmento posterior incluem a oclusão dos ramos de artérias e veias retinianas e os descolamentos da retina serosos locais que se assemelham à doença de Vogt-Koyanagi-Harada (Figura 7.8.3).[6] Além disso, as lesões focais estão associadas ocasionalmente à proliferação angiomatosa de capilares.[7] Pacientes HIV-positivos podem apresentar massa sub-retiniana associada à neovascularização.[8]

DIAGNÓSTICO

O diagnóstico de DAG é facilmente reconhecível na presença de neurorretinite e formação de estrela macular. Além disso, o reconhecimento de lesões coriorretinianas e retinianas brancas, discretas e isoladas pode conduzir a um diagnóstico rápido na ausência de uma neurorretinite ou estrela macular.

O histórico típico de sintomas prodrômicos, a linfadenopatia e a exposição ao gato ajudam a fortalecer o diagnóstico, especialmente quando se manifestam em adultos jovens ou crianças.[7] A avaliação sorológica para anticorpos anti-*Bartonella henselae* pode auxiliar no diagnóstico com sensibilidade e especificidade de 62 e 100%, respectivamente.[9] Ocasionalmente, bacilos de *Bartonella* podem ser isolados da biopsia de linfonodos em áreas de linfadenopatia.[10]

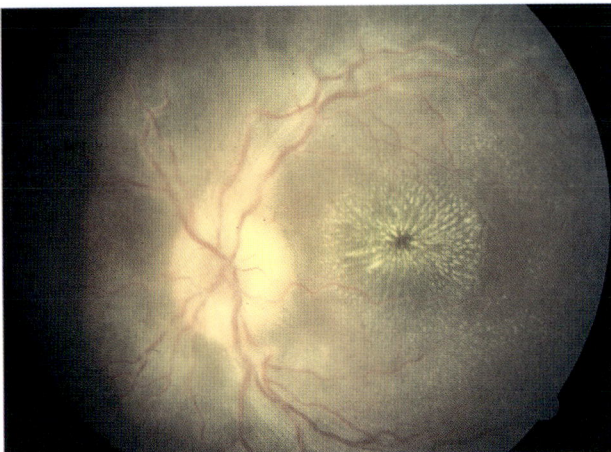

Figura 7.8.1 Neurorretinite com formação completa de estrela macular. (Cortesia de Ehud Zamir MD, the Royal Victorian Eye and Ear Hospital, Melbourne, Austrália.)

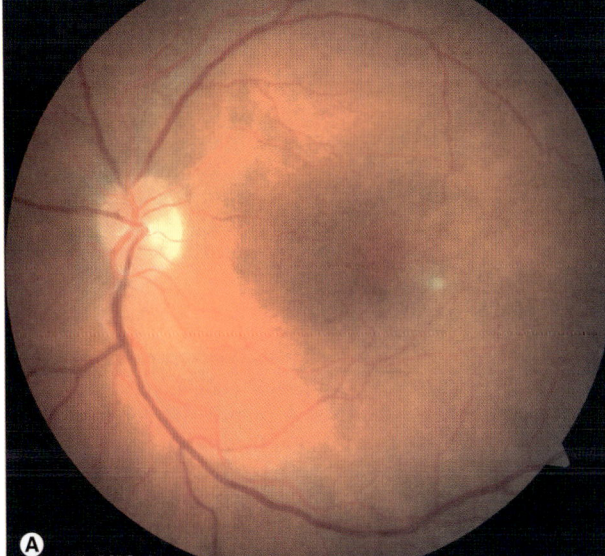

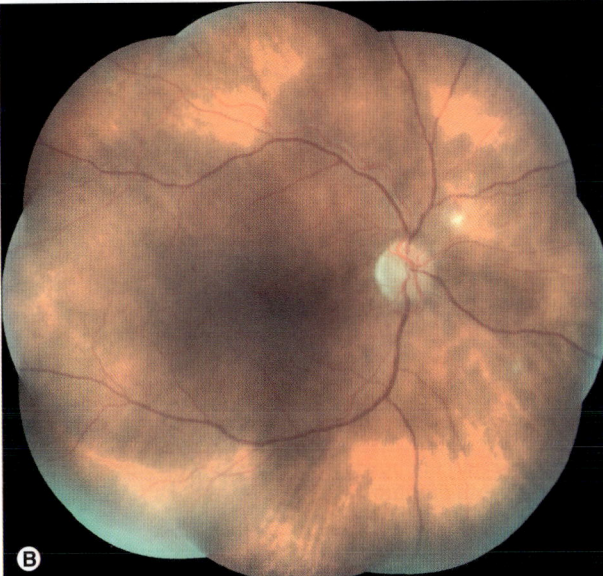

Figura 7.8.2 Lesões retinianas "brancas" discretas na doença da arranhadura do gato. (Cortesia de Chris Fuller MD, Sam Leiji, COA Berkeley Eye, Houston, Texas.)

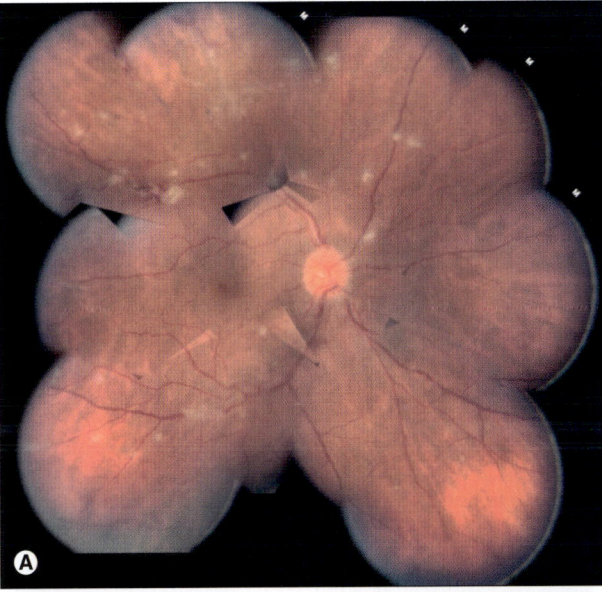

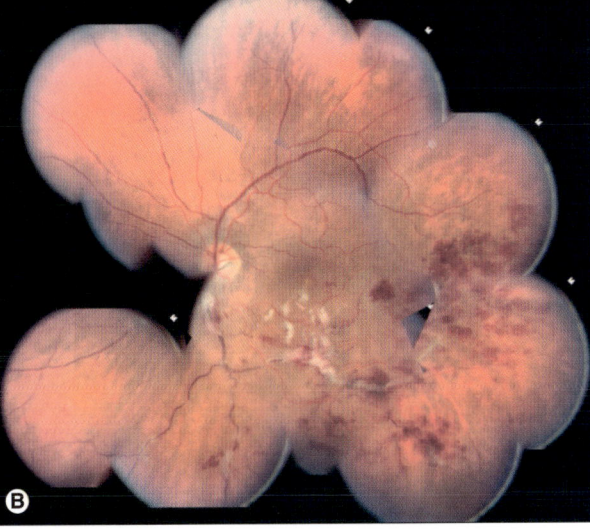

Figura 7.8.3 A vasculite retiniana grave e a oclusão vascular na doença da arranhadura do gato, observadas com menor frequência. Foto composta. **A.** Olho direito. **B.** Olho esquerdo.

IMAGENS

As imagens por tomografia de coerência óptica (OCT) podem demonstrar camadas internas da retina hiper-refletivas nas áreas de lesões retinianas brancas com sombreamento das camadas posteriores e coroide. Líquido intrarretiniano e sub-retiniano pode ser observado junto com exsudatos na área de formação de estrela macular. A angiografia com fluoresceína pode demonstrar hiperfluorescência e vazamento do nervo óptico e presença de lesões retinianas.[11]

DIAGNÓSTICO DIFERENCIAL

As etiologias que devem ser diferenciadas incluem outras causas de edema de nervo óptico, como a neurite óptica e a papilite associada à sarcoidose. Além disso, as etiologias infecciosas, como a perineurite sifilítica e, raramente, a toxoplasmose, podem produzir uma aparência clínica semelhante. O pseudotumor cerebral pode se assemelhar à aparência menos frequente de DAG bilateral. No entanto, os vasos do nervo óptico geralmente demonstram o obscurecimento dos vasos na margem do disco no pseudotumor, e não na neurorretinite. Finalmente, a retinopatia diabética com formação de estrela macular pode parecer semelhante.

PATOLOGIA

Em modelos animais, os organismos de *Bartonella* geralmente invadem e colonizam eritrócitos maduros. No entanto, as células endoteliais também são um alvo para os organismos de *Bartonella* e parecem ser as células hospedeiras-alvo em seres humanos. A invasão endotelial conduz a uma resposta pró-inflamatória e formação de tumores vasoproliferativos.[12]

Em modelos animais, macrófagos ativados com interferona-gama foram documentados para auxiliar na liberação de *Bartonella henselae* e podem explicar a natureza autolimitada da infecção.[13]

TRATAMENTO

A DAG tende a ser uma doença autolimitada. Em geral, nenhum tratamento é recomendado, mas o tratamento com antibióticos levou a respostas clínicas superiores em pacientes imunocomprometidos.[3] No entanto, um ciclo de antibióticos deve ser iniciado em pacientes com complicações oculares ou sistêmicas graves. A doxiciclina (100 mg, 2 vezes/dia) tende a ser a base fundamental da terapia. Esse fármaco apresenta uma boa penetração intraocular e no sistema nervoso central (SNC). Em pacientes com 8 a 12 anos, a eritromicina (30 a 50 mg/kg/dia, dividida em 4 vezes/dia) é recomendada em razão do risco de descoloração dentária. Gentamicina, azitromicina e rifampicina têm sido administradas também para a DAG sistêmica.[1] A azitromicina tem evidenciado causar uma rápida resolução da linfadenopatia.[14] No entanto, a distribuição de azitromicina nos olhos parece maior no tecido conjuntivo e menor nos fluidos intraoculares.

DOENÇA DE WHIPPLE: *TROPHERYMA WHIPPLEI* ASSOCIADA À UVEÍTE

EPIDEMIOLOGIA E PATOGÊNESE

A doença de Whipple é uma doença multissistêmica rara causada pela *Tropheryma whipplei*, uma *actinobactéria* gram-positiva. As actinobactérias são encontradas no solo e na água. Similares aos fungos, essas bactérias são importantes para a decomposição de materiais orgânicos absorvidos por plantas e outros materiais vivos. A síndrome clínica clássica de artrite migratória, diarreia e perda de peso pode ser observada, mas os sintomas variam amplamente. A doença afeta mais comumente os homens brancos na quarta a sexta décadas com uma exposição ocupacional ao solo ou animais, embora tenha sido relatada a ocorrência dessa doença em qualquer idade.[15]

A artrite em geral é o primeiro sintoma que se manifesta. A artrite é migratória, ocorrendo em 80% dos pacientes. Sintomas gastrintestinais ocorrem em aproximadamente 75% dos casos, produzindo dor abdominal com diarreia, esteatorreia e má absorção intestinal. A perda de peso também é comum, com edema depressível em razão de enteropatia perdedora de proteínas. No entanto, quando não há a presença de sintomas gastrintestinais, o diagnóstico pode ser difícil e adiado por vários anos. O envolvimento cardíaco pode resultar em insuficiência cardíaca secundária ou regurgitação valvular (ou valvar). A progressão leva ao envolvimento mais sério do SNC, causando demência, coma e convulsões. Os nervos cranianos também podem estar envolvidos produzindo oftalmoplegia e nistagmo.[15] Febre baixa está presente em 50% dos casos. Se não for tratada, a doença de Whipple pode ser fatal.

MANIFESTAÇÕES OCULARES

O envolvimento ocular é estimado em uma ocorrência inferior a 5% dos pacientes com a doença de Whipple.[16] Na maioria dos casos relatados da doença de Whipple, o envolvimento ocular em geral é secundário ao envolvimento do SNC. Essas manifestações incluem nistagmo, miorritmia oculomastigatória e uma paralisia supranuclear progressiva.

A inflamação pode ser bilateral com pan-uveíte e vasculite retiniana. De um modo geral, a uveíte anterior e a vitreíte moderada estão presentes. Raramente, depósitos cristalinos granulares brancos específicos podem ser observados na margem pupilar e na córnea.[17] Inflamação coriorretiniana difusa também tem sido observada. Em geral, as vasculites difusas nas áreas perifoveais e na média periferia são acompanhadas por hemorragias e oclusões vasculares retinianas.[18] O envolvimento do nervo óptico pode ocorrer com o envolvimento prolongado, levando à atrofia óptica. Uma inflamação de padrão "birdshot" também pode ser observada.

DIAGNÓSTICO

O diagnóstico da doença de Whipple pode se tornar difícil na ausência de sinais sistêmicos. A biopsia duodenal continua sendo o exame-padrão para o diagnóstico da doença de Whipple. A presença do bacilo fortemente positivo pela coloração de ácido periódico de Schiff (PAS, do inglês *periodic acid-Schiff*) nos macrófagos é patognomônica para a doença.[16] No entanto, a análise da reação em cadeia da polimerase (PCR, do inglês *polymerase chain reaction*) de sangue periférico ou amostras vítreas se tornou cada vez mais uma forma acurada e rápida de identificação.[19] O diagnóstico precoce por meio da análise da PCR de uma biopsia vítrea pode impedir a progressão para o envolvimento mais sério do SNC.

DIAGNÓSTICO DIFERENCIAL

O diagnóstico diferencial inclui entidades que apresentam envolvimento multissistêmico e vasculite retiniana. Essas entidades incluem lúpus eritematoso sistêmico (LES), poliarterite nodosa (PAN) e doença de Behçet. Ao contrário da doença de Whipple, o LES raramente produz má absorção intestinal. De modo semelhante, o LES e a PAN tendem a se apresentar com mais sinais vasculíticos, com hemorragias gastrintestinais ou isquemia. Úlceras orais e genitais observadas em pacientes com a doença de Behçet diferenciam os pacientes da doença de Whipple. A sarcoidose pode se apresentar com vasculite retiniana e inflamação ocular, mas os achados gastrintestinais graves são observados com menor frequência. Em pacientes imunocomprometidos, *Mycobacterium avium intracellulare* (MAI) pode produzir sintomas sistêmicos similares e um quadro histológico (PAS-positiva). No entanto, MAI tende a produzir uma coroidite multifocal em vez de uma vasculite primária.

PATOLOGIA

A bactéria *Tropheryma whipplei* apresenta dificuldades para a cultura, e atualmente não existem modelos animais da infecção. No entanto, bacilos em forma de bastonetes PAS-positivos foram identificados dentro de macrófagos e fora das células em espécimes de vilosidades intestinais.

TRATAMENTO

A doença de Whipple é uma doença recrudescente crônica que pode ser fatal. Os sintomas intestinais se resolvem dentro de 1 a 3 meses com tratamento. No entanto, as recidivas ocorrem em até um terço dos pacientes, exigindo tratamento prolongado durante até 1 ano.[20] Com o envolvimento ocular, os fármacos que cruzam a barreira hematencefálica são os preferidos. Sulfametoxazol e trimetoprima em dose dobrada e ação sinérgica ou doxiciclina (100 mg, 2 vezes/dia) são a terapia de primeira linha preferida. Em pacientes alérgicos às sulfonamidas, ceftriaxona ou cloranfenicol podem ser utilizados como alternativas. A vasculite retiniana geralmente responde ao tratamento antibiótico.[18] No entanto, o tratamento antibiótico raramente resolve os sinais neurológicos, considerando que frequentemente esses sinais se tornam permanentes. Doxiciclina geralmente é associada à hidroxicloroquina (600 mg, por dia durante 12 meses) em pacientes com sintomas neurológicos graves, prosseguindo a administração da doxiciclina ao longo da vida.

BIBLIOGRAFIA

Chan RY, Yannuzzi LA, Foster CS. Ocular Whipple's disease: earlier definitive diagnosis. Ophthalmology 2001;108(12):2225–31.

Cunningham ET, Koehler JE. Ocular bartonellosis. Am J Ophthalmol 2000; 130(3):340–9.

Fish RH, Hogan RN, Nightingale SD, et al. Peripapillary angiomatosis associated with cat-scratch neuroretinitis. Arch Ophthalmol 1992;110(3):323.

Freitas-Neto CA, Oréfice F, Costa RA, et al. Multimodal imaging assisting the early diagnosis of cat-scratch neuroretinitis. Semin Ophthalmol 2016;31(5):495–8.

Khurana RN, Albini T, Green RL, et al. Bartonella henselae infection presenting as a unilateral panuveitis simulating Vogt-Koyanagi-Harada syndrome. Am J Ophthalmol 2004;138(6):1063–5.

Massei F, Messina F, Talini I, et al. Widening of the clinical spectrum of Bartonella henselae infection as recognized through serodiagnostics. Eur J Pediatr 2000;159(6):416–19.

Nishimura JK, Cook BE, Pach JM. Whipple disease presenting as posterior uveitis without prominent gastrointestinal symptoms. Am J Ophthalmol 1998;126(1):130–2.

Schoenberger SD, Thinda S, Kim SJ. Tropheryma whipplei crystalline keratopathy: report of a case and updated review of the literature. Case Rep Ophthalmol Med 2012;2012:707898.

Solley WA, Martin DF, Newman NJ, et al. Cat scratch disease: posterior segment manifestations. Ophthalmology 1999;106(8):1546–53.

Suhler EB, Lauer AK, Rosenbaum JT. Prevalence of serologic evidence of cat scratch disease in patients with neuroretinitis. Ophthalmology 2000;107(5):871–6.

Windsor JJ. Cat-scratch disease: epidemiology, aetiology and treatment. Br J Biomed Sci 2001;58(2):101–10.

As referências completas estão disponíveis no **GEN-io**.

PARTE 7 UVEÍTE E OUTRAS INFLAMAÇÕES INTRAOCULARES

SEÇÃO 3 Causas Infecciosas de Uveíte – Bacteriana

Endoftalmite Infecciosa

Damien C. Rodger, Yevgeniy (Eugene) Shildkrot e Dean Eliott

7.9

Definição: A endoftalmite é causada pela infiltração de estruturas intraoculares por um agente infeccioso, com reação inflamatória associada envolvendo os segmentos anterior e/ou posterior do olho.

Características principais
- Visão reduzida
- Dor
- Hiperemia conjuntival
- Inflamação intraocular, geralmente com hipópio.

Características associadas
- Cirurgia recente
- Traumatismo
- Imunossupressão
- Diabetes
- Infecção sistêmica
- Cateteres de longa permanência
- Uso de drogas intravenosas.

INTRODUÇÃO

A endoftalmite infecciosa é uma condição potencialmente devastadora envolvendo as estruturas internas do olho. Essa patologia é uma das complicações mais temidas na cirurgia de catarata e outras cirurgias intraoculares. Raramente, pode ocorrer endogenamente a partir de um local de infecção sistêmica.

EPIDEMIOLOGIA E FATORES DE RISCO

Os agentes patogênicos envolvidos na endoftalmite, bem como as fontes de infecção, são inumeráveis. A seção a seguir e a Tabela 7.9.1 resumem as associações etiológicas comuns e as condições semelhantes.

A endoftalmite é classificada com base na fonte da infecção, como *exógena*, que é o subtipo mais comum, ou *endógena*. A matriz colagenosa avascular densamente acondicionada da córnea e esclera serve como uma potente barreira contra a infiltração infecciosa em olhos normais. A violação dessas estruturas, em geral por cirurgia ou trauma, torna o olho suscetível à entrada de organismos patogênicos e pode levar à endoftalmite exógena. As bactérias são com frequência os agentes causadores nesses casos. Achados sistêmicos associados, como febre e leucocitose periférica, são mínimos ou ausentes.[1]

A endoftalmite endógena ocorre de outro modo em olhos estáveis em associação com bacteriemia ou fungemia transitória ou persistente. Essa patologia é observada com maior frequência em pacientes imunossuprimidos e usuários de drogas intravenosas, e de modo menos comum em pacientes com doença valvular cardíaca e com infecção persistente em outras partes do corpo, e naqueles submetidos a tratamentos dentários.

As infecções fúngicas são mais comuns, mas um terço dos pacientes poderá apresentar a endoftalmite bacteriana, muitas vezes causada por espécies *gram*-negativas.[2,3]

Diabetes é a comorbidade mais frequente em pacientes que apresentam endoftalmite de várias causas, e pode estar associada a um aumento na incidência de organismos coagulase-negativos[5] *gram*-positivos e *gram*-negativos.[4] O diabetes parece aumentar o risco e possivelmente até mesmo a gravidade da endoftalmite em pacientes submetidos a cirurgias filtrantes de glaucoma, vitrectomia e cirurgia de catarata e em pacientes com infecção sistêmica por *Klebsiella*.[4,6-8]

Endoftalmite exógena

Trauma

O risco de endoftalmite após lesões do globo ocular (definido como um defeito de espessura total da córnea e/ou esclera) no Ocidente varia de 4,2 a 7%.[9-12] Por outro lado, a endoftalmite é extremamente rara após trauma ocular contuso. Espécies de estafilococos são os agentes causadores mais comuns na endoftalmite relacionada a trauma, e algumas espécies, como *Bacillus cereus*, são observadas quase exclusivamente associadas a trauma.[13] A fonte da infecção vem do material penetrante, embora a infecção raramente possa se estender a partir de seios da face contíguos em casos com fratura da parede da órbita. O índice de infecção aumenta drasticamente entre 10 e 15% quando um corpo estranho intraocular está presente e o reparo é feito após 24 h da lesão.[9,11,12,14,15] Mesmo sem infecção evidente, antibióticos intravítreos profiláticos devem ser considerados no momento da remoção do corpo estranho, considerando que aproximadamente em um quarto dos pacientes as culturas do material intraocular serão positivas para bactérias, e o risco

TABELA 7.9.1 Categorias de endoftalmite com condições semelhantes correspondentes.

Tipo de endoftalmite	Associação	Condições semelhantes
• Exógena	• Cirurgia penetrante (extração de catarata, ceratoplastia penetrante, cirurgia filtrante de glaucoma, procedimentos vitreorretinianos)	• Síndrome tóxica do segmento anterior • Inflamação pós-operatória • Retenção de material da lente
	• Injeções intravítreas	• Inflamação transitória
	• Trauma ocular	• Chalcose (corpo estranho intraocular oculto)
• Endógena	• Bacteriemia (uso de droga intravenosa, septicemia, endocardite, abscesso do fígado, cateteres de longa permanência) • Fungemia • Parasitas	• Linfoma intraocular • Retinoblastoma difuso (crianças) • Uveíte (pan-uveíte, uveíte posterior ou intermediária) • Inflamação induzida por medicamento (p. ex., rifabutina)

associado ao uso dos antibióticos intravítreos geralmente é baixo. Em ambientes rurais, onde a contaminação de material orgânico é comum, a endoftalmite após trauma ocular penetrante atinge índices elevados, equivalentes a 30%, com espécies de *Bacillus* isoladas em 46% dos casos (Figura 7.9.1) e múltipla flora em 42% dos casos.[16] No entanto, é importante salientar que, em um estudo entre pacientes nas zonas militares de combate, não houve casos de endoftalmite após lesão por projétil de alta velocidade com corpo estranho intraocular, apesar da demora na remoção do corpo estranho,[17] possivelmente um resultado de autoesterilização pelo aquecimento térmico do local.[18]

Cirurgia de catarata

A endoftalmite pós-cirurgia de catarata é classificada com base no tempo de aparecimento após a cirurgia, como aguda (dentro de 6 semanas) ou tardia. A incidência de endoftalmite após a extração de catarata é relatada em 0,04 a 0,15%.[19-23] Alguns autores indicam um aumento na incidência de endoftalmite começando no fim da década de 1990/2000, em paralelo com o aumento do uso de incisões cirúrgicas de catarata em córnea clara.[23,24] No entanto, as análises das grandes bases de dados do Medicare não mostram um aumento significativo no índice de endoftalmite durante os anos 1994 a 2001 (0,2%) e 2003 a 2004 (0,1%).[19,24]

A endoftalmite pós-cirurgia de catarata está associada a defeitos na incisão cirúrgica e à ruptura da cápsula posterior do cristalino, considerados a porta de entrada para a penetração dos agentes infecciosos.[25] A flora periocular do próprio paciente é a fonte de infecção na maioria dos casos de endoftalmite. Em 68 a 82% dos casos de endoftalmite pós-cirurgia de catarata, estão presentes nos isolados vítreos bactérias comensais que ocupam a conjuntiva, as pálpebras ou o nariz do paciente.[26,27] O *Endophthalmitis Vitrectomy Study* (EVS) foi um grande ensaio clínico prospectivo randomizado que analisou o tratamento da endoftalmite aguda no pós-operatório, e identificou *Staphylococcus* coagulase-negativa em 70% dos casos;[28] menos comuns foram *Staphylococcus aureus* em aproximadamente 10%, espécies de *Streptococcus* em 9%, *Enterococcus* em 2% e organismos gram-negativos em 6%.[28]

Na endoftalmite tardia, *Propionibacterium acnes* é o patógeno mais comumente implicado, sendo responsável por aproximadamente 40% de isolados.[29,30] Esse patógeno é o responsável por uma inflamação leve de evolução indolente.

Em pacientes submetidos à cirurgia intraocular, o risco de endoftalmite é estimado em 0,07 a 0,16%, com 82% dos casos se apresentando no terceiro dia pós-operatório.[31,32] A endoftalmite pediátrica geralmente é causada por bactérias gram-positivas; 47% dos casos estão associados à obstrução do ducto nasolacrimal ou infecção das vias respiratórias superiores.[31]

Entre os vários antissépticos estudados, a solução de iodopovidona a 5% foi a única intervenção perioperatória que foi capaz de reduzir a incidência de endoftalmite.[33] Um grande ensaio clínico prospectivo randomizado conduzido pela *European Society of Cataract and Refractive Surgeons* (ESCRS) sugeriu benefício no uso de cefuroxima intracameral na redução de endoftalmite após cirurgia de catarata.[34] No entanto, os resultados são controversos, visto que a incidência de endoftalmite observada, de 0,35%, foi significativamente mais elevada do que os casos descritos anteriormente.[34] Além disso, muitos cirurgiões usam rotineiramente a vancomicina intracameral no final da cirurgia de catarata; todavia, esse procedimento recentemente foi associado à vasculite retiniana oclusiva hemorrágica, uma doença rara, mas devastadora.[35] O uso em curto prazo de antibióticos no pré-operatório pode ser benéfico, especialmente em pacientes com blefarite significativa e doença da superfície ocular.

Cirurgia penetrante da córnea

O transplante da córnea com ceratoplastia penetrante parece ter um risco relativamente elevado de infecção em comparação com a maioria dos outros procedimentos intraoculares. Essa condição resulta provavelmente da grande incisão circunferencial e do uso de tecido de doadores. A endoftalmite ocorre em 0,2 a 0,4% dos casos com uma redução na incidência na última década.[36] A incidência de endoftalmite após o implante de uma ceratoprótese é mais elevada, variando de 5,4 a 7%, a menos que colírio de vancomicina seja usado no pós-operatório.[37,38] Os agentes causadores após as cirurgias de ceratoplastia penetrante e ceratoprótese são predominantemente cocos gram-positivos, incluindo *Streptococcus* e *Staphylococcus*, mas os organismos gram-negativos são responsáveis por aproximadamente 20% dos casos.[38,39]

A frequência geral de endoftalmite na cirurgia corneana apresenta uma expectativa de redução acentuada com a expansão dos transplantes parciais de córnea por meio de incisões menores, incluindo a ceratoplastia endotelial.

Cirurgias filtrantes de glaucoma

A cirurgia filtrante de glaucoma está associada à endoftalmite em 2,1 a 2,6% dos casos.[40,41] A endoftalmite após esses procedimentos, ao contrário das infecções pós-catarata, tende a ser tardia e com frequência está associada a episódios anteriores de blebite (Figura 7.9.2).[7] Diabetes, uso de antimetabólitos, como 5-fluoruracila e mitomicina, e localização da bolha inferior são elementos que aumentam o risco e aceleram o início da endoftalmite.[7,40-42] O risco de endoftalmite parece ser menor com retalhos base-fórnice. A endoftalmite relacionada à bolha de início tardio está associada mais comumente a espécies de *Streptococcus* (25%) e organismos gram-negativos, particularmente *Haemophilus influenzae* (18%).[41,43]

Vitrectomia

Com a crescente mudança para as vitrectomias com pequenas incisões e sem sutura, houve inicialmente uma preocupação relacionada ao aumento da incidência de endoftalmite pós-vitrectomia. Embora os relatos iniciais tenham demonstrado um aumento de risco nos pacientes submetidos às cirurgias de calibre 25,[44,45] estudos subsequentes não confirmaram esses achados, provavelmente em razão do aumento de uso do descolamento conjuntival, incisões arqueadas biplanares para a colocação de cânulas e o uso criterioso de suturas quando necessário. Estudos recentes estimam a incidência de endoftalmite como 0,02 a 0,04% no calibre 20, 0,03% no calibre 23 e 0,01 a 0,02% nas vitrectomias de calibre 25.[44,46,47] Além disso, o uso de agentes tamponantes, como gás ou óleo, pode diminuir ainda mais o risco.[48] Espécies de *Staphylococcus* representam mais de 50% dos casos.[49]

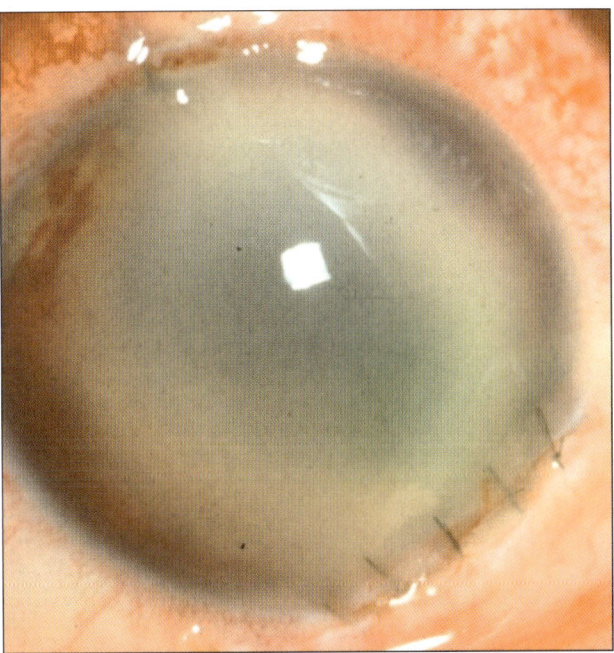

Figura 7.9.1 Endoftalmite com abscesso do anel corneano causado por *Bacillus cereus* após trauma penetrante com um objeto de metal.

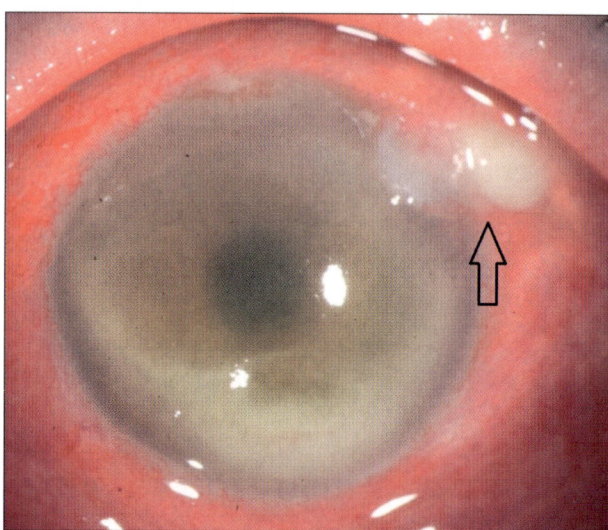

Figura 7.9.2 Endoftalmite após cirurgia filtrante de glaucoma. Observar a bolha branca preenchida com material purulento (*seta*), injeção conjuntival, edema corneano e hipópio.

Injeções intravítreas

As injeções intravítreas de triancinolona para vários casos, embora possam causar uma resposta inflamatória estéril facilmente confundida com endoftalmite infecciosa, apresentam também uma incidência de 0,87% de endoftalmite infecciosa,[50] possivelmente como resultado de inibição da função imunológica contra agentes patogênicos introduzidos inadvertidamente.[51] As injeções intravítreas de medicamentos antifator de crescimento endotelial vascular, incluindo ranibizumabe, estão associadas a índices significativamente mais baixos de endoftalmite, variando de 0,02 a 0,08%.[52,54] No entanto, pacientes com diabetes podem apresentar maior risco. A maioria dos casos é causada por espécies de *Streptococcus* ou *Staphylococcus*, representando a flora comensal dos anexos oculares e da orofaringe.[53,54] O risco de infecção pode ser reduzido diminuindo a transmissão por meio de perdigotos da orofaringe no momento da injeção.[55]

O fracionamento, em farmácias de manipulação, de medicamentos de uso único, como o bevacizumabe, em injeções intravítreas múltiplas teoricamente pode aumentar a incidência de infecção, e tem sido associada a surtos locais de endoftalmite.[56] No entanto, dados recentes demonstraram que os índices de endoftalmite com as injeções intravítreas de bevacizumabe, ranibizumabe e aflibercepte não são estatisticamente diferentes.[57] O uso de antibióticos pós-injeções não parece reduzir a frequência de endoftalmite subsequente, mas, na verdade, pode levar à seleção de bactérias resistentes aos fármacos na nasofaringe e na superfície ocular.[58]

Endoftalmite endógena

A disseminação hematogênica de uma infecção bacteriana é observada com frequência em pacientes com bacteriemia transitória ou persistente em decorrência de várias causas. A endoftalmite endógena é causada mais comumente por organismos *gram*-positivos no Ocidente, enquanto os organismos *gram*-negativos são responsáveis por 70% dos isolados de olhos com endoftalmite endógena em países asiáticos.[59,60] Um patógeno *gram*-negativo comum é o subtipo de *Klebsiella pneumoniae*, que está associado com infecções hepatobiliares concomitantes em 48 a 77% dos casos.[8,59,61,62] A disseminação fúngica de *Candida albicans*, espécies de *Aspergillus* e outros fungos também pode levar à endoftalmite endógena, geralmente em pacientes com fungemia concomitante, salientando a importância de exames de fundoscopia com dilatação das pupilas em pacientes com resultados positivos de cultura sanguínea fúngica.

PATOLOGIA E PATOGÊNESE

A evolução clínica da endoftalmite está associada à produção intravítrea de citocinas inflamatórias, incluindo o fator de necrose tumoral alfa, interleucina-1β e interferona-γ.[63] Esse processo resulta em agregação de neutrófilos levando à inflamação supurativa e não supurativa e a um grau variável de necrose tecidual (Figura 7.9.3). O ligante Fas, que funciona nas vias apoptóticas da retina, parece crítico na prevenção de endoftalmite por *S. aureus* após a inoculação experimental, e a via do complemento não parece ter um papel importante.[64]

APRESENTAÇÃO CLÍNICA E AVALIAÇÃO

A endoftalmite aguda é uma emergência oftalmológica que exige um grau elevado de suspeita levando ao reconhecimento, diagnóstico e terapia imediatos. Um histórico detalhado deve ser obtido, com especial ênfase na identificação de possíveis causas de imunossupressão, uma história de trauma e condições de alergia à medicação. Uma evolução indolente e o comprometimento da função imunológica podem levar a infecções graves que podem ser diagnosticadas erroneamente como uveíte. O exame do segmento anterior deve incluir o teste de Seidel para vazamento oculto de uma incisão cirúrgica (Figura 7.9.4A a C), uma avaliação para a presença de trave vítrea na incisão (Figura 7.9.5) ou a presença de placas brancas na lente intraocular ou na cápsula.

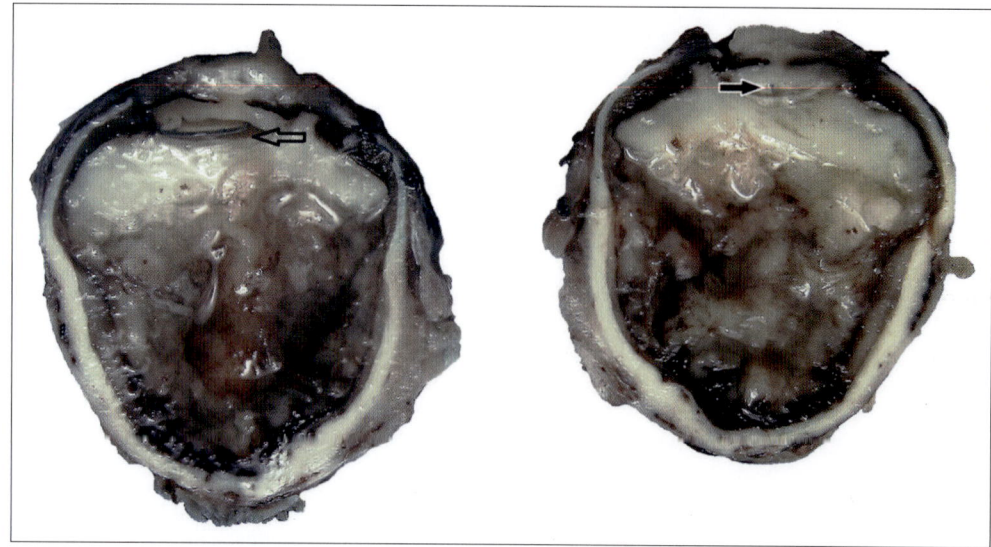

Figura 7.9.3 Amostra grosseira de necrose de coagulação com extensa destruição tecidual. Observar a óptica (*seta translúcida*) e o háptico (*seta preta*) de uma lente intraocular.

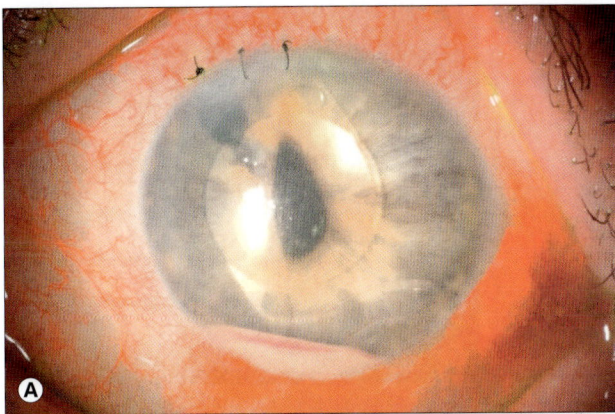

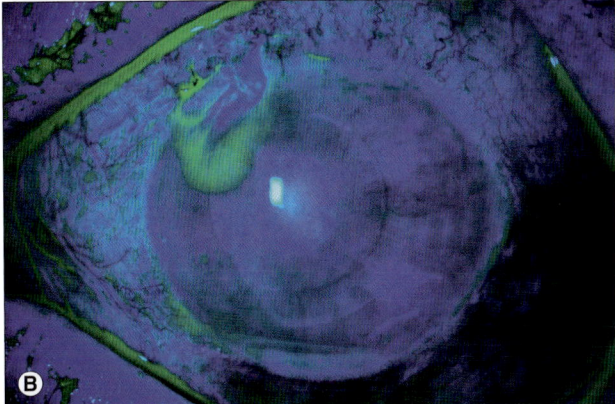

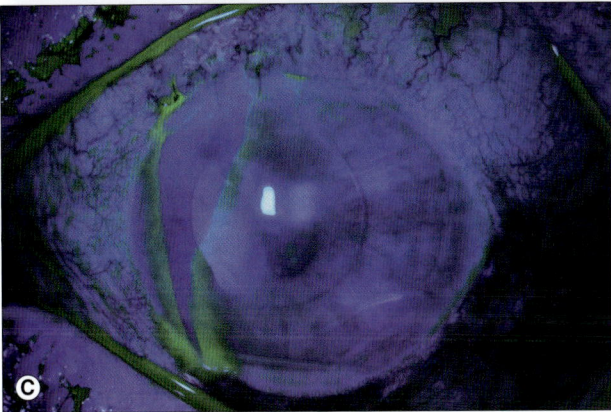

Figura 7.9.4 Endoftalmite após cirurgia de catarata com fechamento incompleto da incisão cirúrgica (**A**) e vazamento da ferida no teste de Seidel (**B** e **C**).

A visão do segmento posterior com frequência é limitada, e a avaliação ultrassonográfica pode ser necessária para documentar a presença de membranas tracionais ou descolamento da retina. As características morfológicas de qualquer foco ou abscesso infeccioso também podem auxiliar no diagnóstico, considerando que as lesões fúngicas muitas vezes se projetam da retina na cavidade vítrea em uma configuração de cogumelo (Figura 7.9.6A e B), enquanto os abscessos bacterianos, como aqueles causados por *Klebsiella*, podem aparecer de forma sub-retiniana (Figura 7.9.6C). A menos que uma etiologia definida esteja presente, uma avaliação sistêmica para as fontes de infecção pode ser prudente, incluindo culturas sanguíneas, radiografia torácica, ultrassonografia do fígado e ultrassonografia cardíaca para detectar vegetações valvares ou um forame oval patente.

A apresentação dos sintomas e sinais de endoftalmite é variável. No EVS, 98% dos pacientes com endoftalmite aguda apresentaram ≥ 1 de quatro sintomas clássicos, incluindo a redução da visão (93%), injeção conjuntival (81%), dor (75%) e inchaço da pálpebra (33%) (Figura 7.9.7A).[65] No entanto, esses achados não são universais, considerando que a dor e o hipópio estão ausentes em um quarto dos pacientes com endoftalmite aguda.[65] Algumas

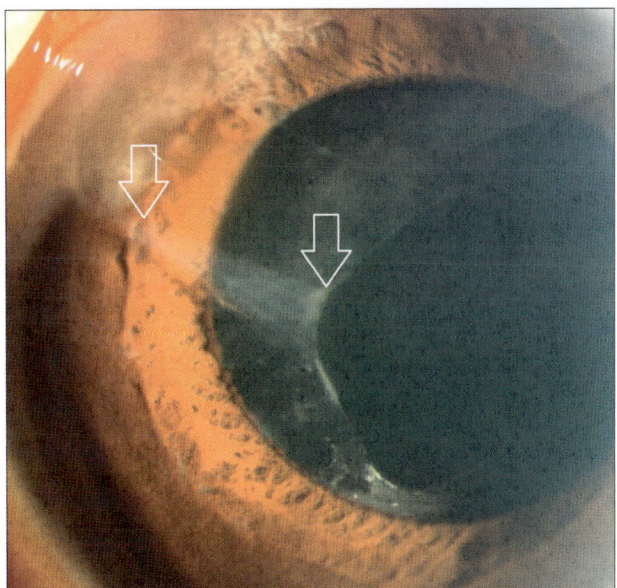

Figura 7.9.5 Trave vítrea (*seta*) se estendendo para a paracentese corneana.

vezes, o hipópio pode ser muito pequeno (Figura 7.9.7B). Em pacientes com endoftalmite tardia, as características apresentadas são ainda mais variáveis e geralmente sutis. A endoftalmite por *P. acnes* pode apresentar irite leve, precipitados ceráticos pigmentados na ausência de dor grave, ou redução visual.[66] O hipópio é observado em menos da metade dos casos de endoftalmite tardia.[30] Os sintomas podem ser precipitados ou exacerbados pela capsulotomia por *laser*. No exame, os achados mais comuns são vitreíte, placa branca na cápsula posterior ou na lente intraocular (Figura 7.9.8), pérolas de fibrina, hipópio, precipitados ceráticos de aparência granulomatosa e edema macular cistoide.[30,36]

TESTES MICROBIOLÓGICOS

A coloração de *Gram* e a cultura são fundamentais para determinar o diagnóstico definitivo e representam uma etapa crítica no controle; no entanto, esses procedimentos raramente influenciam a escolha de antibióticos e devem ser obtidos de maneira específica simultaneamente com o tratamento inicial presumível. As culturas devem incluir meios aeróbicos, anaeróbicos e fúngicos. O material diagnóstico geralmente é obtido no consultório por paracentese aquosa e aspirado vítreo ou na sala de cirurgias por meio da vitrectomia *pars plana*. As máquinas portáteis de vitrectomia permitem a realização da vitrectomia emergente no consultório, embora esse procedimento raramente seja realizado. O EVS não demonstrou qualquer diferença no campo microbiológico entre a aspiração vítrea por agulha e a biopsia vítrea mecanizada com a identificação bem-sucedida do organismo causador em 41 a 42% na coloração de *Gram* inicial e 66 a 69% na cultura.[67,68] A cultura de biopsia vítrea não diluída e o cassete contendo vítreo podem aumentar ainda mais a sensibilidade após a vitrectomia.[68,69]

Quando há suspeita de que *P. acnes* é o agente causador, o laboratório microbiológico deve ser instruído a incubar a cultura durante pelo menos 14 dias por causa da lenta taxa de crescimento.[66]

As técnicas mais recentes, como a microanálise do DNA e o teste da reação em cadeia da polimerase, podem aumentar a sensibilidade do diagnóstico em 20% e fornecer resultados rápidos, com frequência em 24 horas, sendo necessário apenas pequenas quantidades de vítreo.[70,71] Esse procedimento apresenta um benefício significativo nas suspeitas de infecções fúngicas, quando são necessários muitos dias para obter os resultados positivos referentes às culturas fúngicas.

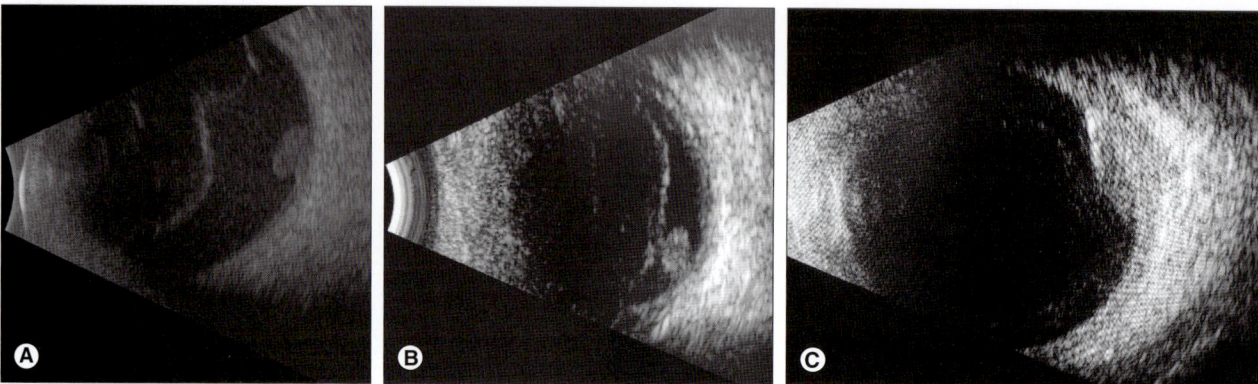

Figura 7.9.6 Imagens por ultrassonografia de *Scan*-B revelando uma configuração semelhante a cogumelo de lesões endógenas por *Candida* (**A**) e por *Aspergillus* (**B**) em comparação com abscesso sub-retiniano de *Klebsiella* (**C**).

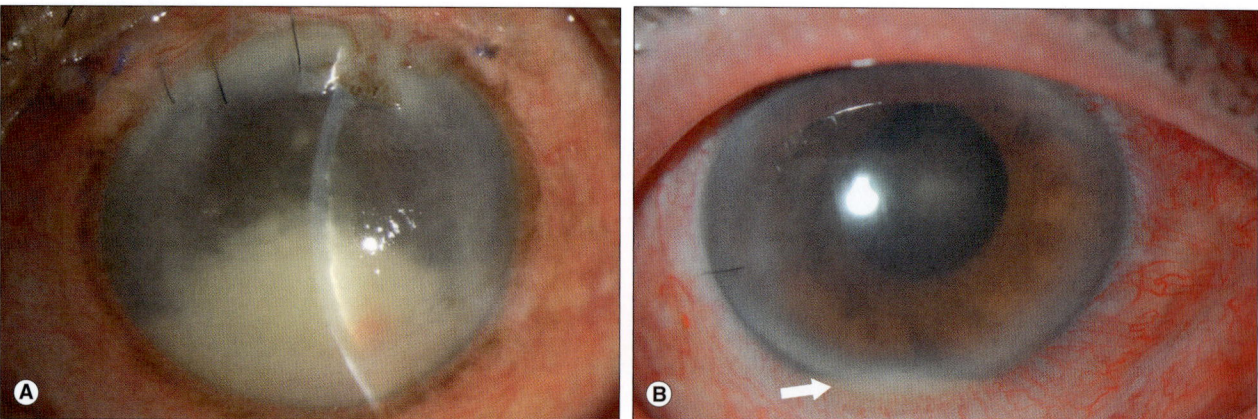

Figura 7.9.7 A endoftalmite aguda pós-catarata pode variar na apresentação dependendo do agente causador de um quadro fulminante com edema corneano e um grande hipópio (**A**) para uma forma mais moderada com um hipópio sutil (*seta*) (**B**).

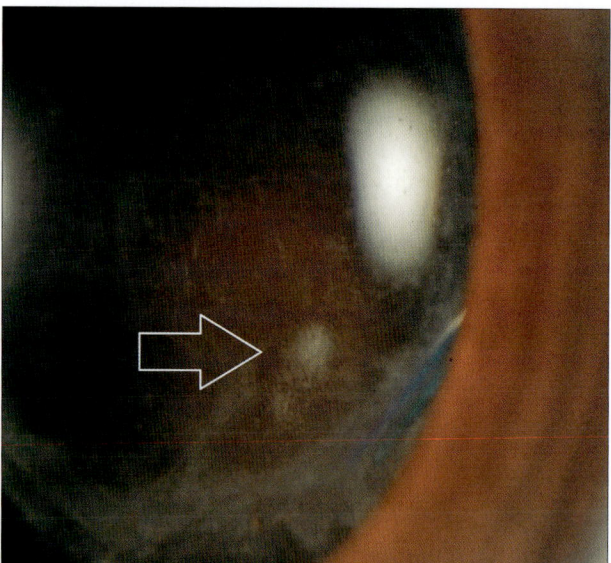

Figura 7.9.8 Placa capsular posterior focal aguda (*seta*) observada em um paciente com endoftalmite por *Propionibacterium acnes*.

DIAGNÓSTICO DIFERENCIAL

Consultar a Tabela 7.9.1 para as condições semelhantes que devem ser consideradas na investigação de endoftalmite em vários cenários clínicos.

TRATAMENTO

O tratamento de endoftalmite é dependente da etiologia. O tratamento pode incluir antibióticos intravítreos, cirurgia e/ou terapia sistêmica. O algoritmo para o controle da endoftalmite aguda pós-catarata é determinado de certo modo pelos resultados do EVS.

Medicamentos

Vários agentes podem ser considerados para a injeção intravítrea (Boxe 7.9.1). Os medicamentos mais comumente usados na suspeita de endoftalmite bacteriana incluem a vancomicina e a ceftazidima. A vancomicina intravítrea fornece uma ampla cobertura para mais de 99% dos organismos *gram*-positivos, e a ceftazidima é eficaz contra 100% de bactérias *gram*-negativas observadas na endoftalmite pós-operartória.[72] Agentes de segunda linha podem ser considerados em pacientes com alergias à medicação devidamente documentadas, embora sua eficácia e potencial para complicações devam ser ponderados contra a gravidade da alergia declarada para a medicação de primeira linha. A gentamicina intravítrea deve ser evitada por causa da associação conhecida com o infarto macular. Outros aminoglicosídeos, incluindo a amicacina e a tobramicina, também apresentam um potencial bem documentado para toxicidade macular.[73] Além disso, nos últimos anos, houve um aumento na frequência da resistência aos medicamentos usados para a profilaxia da endoftalmite, levando a uma redução na eficácia para o tratamento da infecção. A resistência ao ciprofloxacino e à cefazolina foi observada em aproximadamente 40% dos isolados bacterianos dos olhos com endoftalmite pós-catarata.[72] As bactérias *gram* negativas, especialmente *Pseudomonas*, embora felizmente raras como causa de endoftalmite, podem demonstrar resistência a múltiplos fármacos em até 78,6% dos isolados em alguns casos.[74] Antibióticos perioculares e subconjuntivais não parecem ter penetração vítrea suficiente nem benefício clínico significativo para garantir o uso rotineiro.[75,76]

BOXE 7.9.1 Agentes intravítreos usados no tratamento de endoftalmite.	
Terapia de primeira linha	Vancomicina
	Ceftazidima
	Voriconazol
	Dexametasona
Alternativas	Amicacina
	Cefazolina
	Cefuroxima
	Clindamicina
	Anfotericina B

Corticosteroides intravítreos, coadministrados com antibióticos, podem amenizar a destruição dos tecidos oculares causada pelo sistema imunológico e melhorar os resultados nos olhos com endoftalmite causada por S. aureus, Staphylococcus epidermidis e B. cereus.[77-79] A dexametasona intravítrea também pode ser benéfica nos casos de endoftalmite tardia associada à bolha filtrante.[80] No entanto, o tratamento de endoftalmite com corticosteroides permanece controverso.

O EVS não demonstrou benefício de medicamentos adjuvantes administrados sistemicamente, otimizados para cobertura gram-negativa.[81] No entanto, considerando que os organismos gram-positivos estão implicados na maioria dos casos de endoftalmite pós-operatória, o tratamento sistêmico com medicamentos adequados pode ser necessário, particularmente em casos graves. As fluoroquinolonas, incluindo a levofloxacina e gatifloxacina, mesmo quando administradas por via oral, são capazes de atingir níveis terapêuticos intravítreos para os agentes patogênicos mais importantes, embora não sejam incluídas Pseudomonas aeruginosa ou Enterococcus.[82,83] A endoftalmite micótica geralmente é tratada com agentes antifúngicos sistêmicos com boa penetração vítrea, como fluconazol, voriconazol, cetoconazol ou anfotericina B.[84]

Intervenção cirúrgica

Os resultados do EVS ainda são aplicáveis atualmente aos casos de endoftalmite pós-catarata, com algumas modificações. Em pacientes apresentando inflamação intraocular após cirurgia de catarata e acuidade visual no nível de percepção luminosa, em comparação com a administração isolada de antibióticos intravítreos, a vitrectomia pars plana com injeção de antibióticos intravítreos demonstrou melhorar os resultados visuais. Para pacientes com acuidade visual de movimento da mão ou melhor, a vitrectomia com antibióticos intravítreos evidenciou não fornecer qualquer benefício visual adicional em comparação com antibióticos intravítreos administrados de maneira isolada. No entanto, outros estudos sugerem que, entre os pacientes com diabetes, o índice de acuidade visual final de 20/40 ou melhor ocorre se for realizada a vitrectomia.[6]

Os principais objetivos da vitrectomia pars plana na endoftalmite são obter material suficiente para diagnóstico e remover os resíduos pró-inflamatórios. Na prática, um resultado de cultura do material removido altera o controle clínico em < 5% dos casos. Embora o EVS tenha incluído a vitrectomia limitada, uma vitrectomia mais ampla pode proporcionar melhores resultados. Além disso, a intervenção cirúrgica precoce pode ser particularmente benéfica na endoftalmite fúngica, em que as taxas de descolamento da retina nas infecções por Candida foram muito menores quando a vitrectomia foi realizada dentro de uma semana da apresentação da doença, em comparação com a vitrectomia tardia. A remoção da lente intraocular geralmente não é necessária, exceto nos casos de endoftalmite crônica de baixo grau associada com P. acnes resistente ao tratamento clínico.[30,85]

RESULTADOS

Em geral, os resultados para a endoftalmite são insatisfatórios apesar da terapia agressiva e a frequente necessidade para procedimentos cirúrgicos subsequentes. A virulência do agente infeccioso determina a evolução e o resultado da infecção. Organismos menos agressivos provocam uma inflamação intraocular mais leve, e estão associados a maior demora nas manifestações clínicas. Consequentemente, a opacidade do meio, leve o suficiente para permitir a visualização dos vasos retinianos no momento do diagnóstico, proporciona melhores resultados.[5,59] Os resultados visuais são piores quando a endoftalmite ocorre dentro de dois dias após a cirurgia, em casos de visão de percepção de luz ou pior, na presença de um defeito pupilar aferente, e em pacientes com diabetes.[4-8] Os resultados nas crianças com endoftalmite exógena são especialmente insatisfatórios, com > 60% apresentando uma visão pior do que 20/400, mesmo com terapia agressiva envolvendo vitrectomia e antibióticos intravítreos.[31,86]

Melhores resultados visuais são observados em pacientes com espécies de P. acnes, em que 91% dos pacientes atingem pelo menos 20/100 de visão.[30] No EVS, esse nível de visão foi alcançado em 84% dos olhos com infecções por bactérias gram-positivas coagulase-negativas, mas em apenas 50% por infecções por S. aureus e 56% por infecções gram-negativas.[87] Espécies de Pseudomonas, Klebsiella, S. pneumoniae e Bacillus estão associadas com uma evolução particularmente agressiva e perda grave da visão. A endoftalmite por P. aeruginosa está associada à perda da visão quase universal além de 20/400 e a necessidade final para a enucleação em 64%.[88] A endoftalmite por Klebsiella leva à ausência total da visão de percepção de luz em 58 a 89% e à enucleação em 21 a 41%.[8,89] A endoftalmite por S. pneumoniae apresenta um resultado ligeiramente melhor, embora ainda insatisfatório, com 30% dos pacientes alcançando uma visão de 20/100 ou melhor, e 37% sem nenhuma percepção de luz.[86,90] A endoftalmite envolvendo espécies de Bacillus está associada a uma visão de 20/400 ou melhor em 36%, com aproximadamente metade desses olhos atingindo uma visão de 20/60 ou melhor, enquanto a enucleação é necessária em somente 5%.[13] As infecções micóticas endógenas apresentam geralmente um prognóstico insatisfatório, e desses processos, as infecções por espécies de Aspergillus apresentam resultados significativamente piores do que as infecções por Candida.[91]

A endoftalmite após lesões penetrantes do globo ocular está associada a resultados visuais muito insatisfatórios, incluindo a ausência total da visão de percepção de luz ou enucleação em 82,3%.[9]

A intervenção cirúrgica adicional pode ser necessária em mais de um terço dos pacientes com endoftalmite pós-operatória, com frequência com resultado final insatisfatório.[92] No EVS, o descolamento da retina foi observado em 8,3% dos pacientes após injeção/punção vítrea ou vitrectomia.[93]

CONCLUSÕES

A endoftalmite bacteriana infecciosa pode ser devastadora e representa um grande risco e ameaça para a visão. Pacientes com histórico de diabetes, trauma ou cirurgia apresentam um risco particularmente alto para o desenvolvimento da endoftalmite. Os sinais específicos, incluindo dor e hipópio, não estão presentes universalmente, de modo que um alto índice de suspeita é necessário para evitar atrasos no diagnóstico.

BIBLIOGRAFIA

Connell PP, O'Neill EC, Fabinyi D, et al. Endogenous endophthalmitis: 10-year experience at a tertiary referral center. Eye (Lond) 2011;25:66–72.

Doft BH, Wisniewski SR, Kelsey SF, et al. Diabetes and postoperative endophthalmitis in the Endophthalmitis Vitrectomy Study. Arch Ophthalmol 2001;119:650–6.

ESCRS Endophthalmitis Study Group. Prophylaxis of postoperative endophthalmitis following cataract surgery: results of the ESCRS multicenter study and identification of risk factors. J Cataract Refract Surg 2007;33:978–88.

Keay L, Gower EW, Cassard SD, et al. Postcataract surgery endophthalmitis in the United States. Analysis of the complete 2003 to 2004 Medicare database of cataract surgeries. Ophthalmology 2012;119:914–22.

Lehmann OJ, Bunce C, Matheson MM, et al. Risk factors for development of post-trabeculectomy endophthalmitis. Br J Ophthalmol 2000;84:1349–53.

McCannel CA. Meta-analysis of endophthalmitis after intravitreal injection of anti-vascular endothelial growth factor agents: causative organisms and possible prevention strategies. Retina 2011;31:654–61.

Rajpal, Srinivas A, Azad RV, et al. Evaluation of vitreous levels of gatifloxacin after systemic administration in inflamed and non-inflamed eyes. Acta Ophthalmol 2009;87:648–52.

Ramakrishnan R, Bharathi MJ, Shivkumar C, et al. Microbiological profile of culture-proven cases of exogenous and endogenous endophthalmitis: a 10-year retrospective study. Eye (Lond) 2009;23:945–56.

Results of the Endophthalmitis Vitrectomy Study. A randomized trial of immediate vitrectomy and of intravenous antibiotics for the treatment of postoperative bacterial endophthalmitis. Endophthalmitis Vitrectomy Study Group. Arch Ophthalmol 1995;113:1479–96.

Scott IU, Flynn HW Jr, Acar N, et al. Incidence of endophthalmitis after 20-gauge vs 23-gauge vs 25-gauge pars plana vitrectomy. Graefes Arch Clin Exp Ophthalmol 2011;249:377–80.

Sheu SJ, Kung YH, Wu TT, et al. Risk factors for endogenous endophthalmitis secondary to klebsiella pneumoniae liver abscess: 20-year experience in Southern Taiwan. Retina 2011;31:2026–31.

Shirodkar AR, Pathengay A, Flynn HW Jr, et al. Delayed- versus acute-onset endophthalmitis after cataract surgery. Am J Ophthalmol 2012;153:391–398.e2.

Speaker MG, Menikoff JA. Prophylaxis of endophthalmitis with topical povidone-iodine. Ophthalmology 1991;98:1769–75.

Thordsen JE, Harris L, Hubbard GB 3rd. Pediatric endophthalmitis. A 10-year consecutive series. Retina 2008;28:S3–7.

As referências completas estão disponíveis no **GEN-io**.

PARTE 7 UVEÍTE E OUTRAS INFLAMAÇÕES INTRAOCULARES

SEÇÃO 4 Causas Infecciosas de Uveíte – Fúngica

Histoplasmose 7.10

Mark M. Kaehr e Ramana S. Moorthy

Definição: Histoplasmose ocular é uma inflamação intraocular induzida pelo *Histoplasma capsulatum*, um fungo difásico.

Características principais
Três apresentações características:
- Endoftalmite
- Granuloma solitário
- Síndrome caracterizada por cicatrizes coriorretinianas periféricas do tipo "saca-bocado", ausência de células inflamatórias na câmara anterior ou vítreo, e resultados positivos do teste cutâneo com histoplasmina (mais comum).

Características associadas
- Atrofia coriorretiniana peripapilar
- Neovascularização coroidal (NVC)
- Lesões periféricas do tipo "saca-bocado"
- Cicatrizes coriorretinianas lineares ("filamentos lineares")
- Endêmica nos vales dos rios Ohio e Mississippi, nos EUA.

INTRODUÇÃO

Histoplasma capsulatum é um fungo difásico transmitido pelo solo. Seres humanos e outros mamíferos inalam o fungo do solo e de excrementos de aves em aerossóis do vento e, desse modo, ficam infectados. Esses organismos infectam os pulmões e podem ser disseminados pela circulação sistêmica para outros órgãos, como fígado, rins, baço e olhos. *H. capsulatum* é responsável por três formas diferentes de envolvimento em seres humanos:[1]

- Endoftalmite com envolvimento difuso da úvea e da retina pela histoplasmose disseminada
- Granuloma coriorretiniano solitário
- Síndrome da histoplasmose ocular (SHO).

Os organismos de histoplasma foram identificados em tecidos oculares nessas três formas.[1]

A endoftalmite por histoplasma ocorre principalmente nos pacientes imunocomprometidos, particularmente aqueles que apresentam a síndrome da imunodeficiência adquirida (AIDS). Os sintomas podem incluir moscas volantes, redução da visão e dor no olho afetado. O exame oftalmológico revela injeção conjuntival, material proteico (*flare*) e células na câmara anterior, infiltrados amarelos da íris, sinéquias posteriores, células vítreas e vários focos branco-amarelados de retinocoroidite.[1,2] O diagnóstico é baseado na presença de histoplasmose pulmonar ou disseminada ativa e culturas positivas de escarro, lavagens brônquicas e amostras de biopsia da câmara anterior ou da cavidade vítrea. As titulações de fixação do complemento são elevadas (> 1:32) na doença disseminada. A avaliação histopatológica dos olhos com endoftalmite histoplasmática demonstra inflamação granulomatosa difusa que envolve todo o trato uveal, inflamação retiniana focal e *H. capsulatum* intracelular e extracelular que são detectados com as colorações de ácido periódico de Schiff (PAS, do inglês *periodic acid-Schiff*) e de metenamina de prata de Gomori (GMS, do inglês *Gomori's methenamine-silver*).[1,2] O tratamento imediato com anfotericina B ou itraconazol é recomendado nos pacientes afetados.

O granuloma histoplasmático solitário é uma condição extremamente rara detectada em pacientes imunocomprometidos,[1] muitas vezes na ausência de infecção de fonte primária identificável, caracterizada por uma lesão coroidal unilateral mal definida.[1] A vitreíte é variável. A avaliação histopatológica mostra uma massa densa granulomatosa contendo linfócitos, células epitelioides e gigantes e alguns organismos de *Histoplasma capsulatum*.[1] O tratamento com anfotericina B sistêmica deve ser considerado se um granuloma evidenciar crescimento ou uma associação com vitreíte grave.

A SHO é sem dúvida a forma mais comum de doença ocular causada pelo *H. capsulatum*. Essa doença continua a ser uma causa importante de perda da visão central durante os anos produtivos da vida humana. A síndrome consiste em:

- Atrofia e cicatrização coriorretiniana peripapilar
- Cicatrizes coriorretinianas do tipo "saca-bocado" periféricas
- Lesões maculares hemorrágicas secundárias à NVC
- Ausência de inflamação no segmento anterior e no vítreo
- Resultado positivo do teste cutâneo de histoplasmina.[3]

EPIDEMIOLOGIA E PATOGÊNESE

A SHO é endêmica nos vales dos rios Ohio e Mississippi, metade leste dos EUA. Até 80 milhões de pessoas estão em risco de desenvolver a SHO nessa parte dos EUA.[4] O *H. capsulatum* pode causar infecção sistêmica subclínica em pacientes nas áreas endêmicas antes do desenvolvimento das manifestações oculares específicas da SHO. Esse processo pode ser uma doença autolimitada do trato respiratório superior. Estudos radiológicos da rotina subsequentes de pacientes nas áreas endêmicas podem revelar granulomas pulmonares, hepáticos, esplênicos e renais assintomáticos. Nas áreas endêmicas, 60% ou mais da população podem apresentar testes cutâneos positivos de histoplasmina, e 5% dessas pessoas apresentam cicatrizes atróficas periféricas e atrofia peripapilar (APP). Além disso, 95% ou mais dos pacientes que apresentam sinais típicos de SHO têm resultados positivos do teste cutâneo de histoplasmina.[5] Embora o *H. capsulatum* não tenha sido cultivado de cicatrizes coriorretinianas ou disciformes, organismos foram demonstrados histopatologicamente em ambos os casos,[6] e fragmentos do DNA de *H. capsulatum* foram detectados pela reação em cadeia da polimerase (PCR, do inglês *polymerase chain reaction*) em cicatrizes atróficas.[7] Essas observações sugerem que o *H. capsulatum* causa a SHO.

Fatores genéticos podem ser importantes na patogênese da SHO, considerando que os pacientes com lesões maculares ou hemorrágicas peripapilares apresentam uma prevalência mais elevada de antígeno linfocitário humano B-7 (HLA-B7) do que a população em geral ou aqueles que têm apenas pontos atróficos periféricos associados à SHO.[8] O tabagismo aumenta três vezes o risco do desenvolvimento de NVC em pacientes com a síndrome da histoplasmose ocular.[9] Por outro lado, há evidências de que muitos dos genes que conferem aumento de risco de NVC para a degeneração macular relacionada à idade (DMRI) não aumentam o risco de NVC na SHO.[10]

MANIFESTAÇÕES OCULARES

As manifestações oculares de histoplasmose classicamente estão confinadas à patologia coriorretiniana. No entanto, foram descritos relatos de casos de esclerite e envolvimento de estruturas anexais oculares.[11,12]

Na doença intraocular, o segmento anterior e a inflamação vítrea estão particularmente ausentes. Os achados característicos do fundo de olho na SHO incluem:

- Pequenas cicatrizes coriorretinianas ovais a redondas, do tipo "saca-bocado", na média periferia ou no polo posterior (Figura 7.10.1A)
- Lesão macular que varia de cicatriz atrófica a NVC ativa (ver Figura 7.10.1A) a cicatriz disciforme
- APP ou cicatrização (ver Figura 7.10.1A).

As lesões coriorretinianas periféricas são cicatrizes atróficas, do tipo "saca-bocado", e bem definidas, que apresentam de 0,2 a 0,6 diâmetro de disco em tamanho. Essas lesões apresentam com frequência bordas pigmentadas e podem ser localizadas na média periferia ou no polo posterior. As lesões maculares podem começar como cicatrizes atróficas. A NVC pode surgir da cicatriz e estar associada a um anel pigmentado, fluido sub-retiniano sobrejacente e/ou hemorragia. Se não forem tratadas, essas lesões podem evoluir para cicatrizes disciformes. A lesão disciforme pode parecer amarelada a esbranquiçada, fibrótica e associada a quantidades variáveis de pigmentação. O tamanho da cicatriz macular disciforme pode variar dependendo da quantidade de líquido e de sangue no espaço sub-retiniano antes do seu desenvolvimento.[7] A cicatrização peripapilar está associada a uma área fina de atrofia coriorretiniana adjacente ao nervo óptico e uma zona periférica de hiperpigmentação na borda mais distante do nervo óptico (ver Figura 7.10.1A). A NVC também pode se desenvolver na área peripapilar e resultar em hemorragia sub-retiniana peripapilar e descolamento seroso da retina, que pode ocasionalmente envolver a mácula. Além dessas três lesões retinocoroidais características, lesões filamentosas lineares no equador foram encontradas em alguns pacientes com SHO. No entanto, as lesões filamentosas lineares equatoriais também podem ser observadas na coroidite multifocal idiopática.[13] Os pacientes também podem desenvolver novas lesões ao longo do tempo que são demonstrativas de um componente inflamatório subclínico em evolução para a doença (Figura 7.10.1B).

Pacientes que apresentam a SHO geralmente são assintomáticos, a menos que a NVC cause metamorfopsia.[14] Essa manifestação normalmente é seguida por perda da visão e desenvolvimento de um pequeno escotoma no campo visual central ou paracentral. Pacientes que apresentam a SHO geralmente procuram tratamento para esses sintomas entre a terceira e a sexta década de vida.[14]

DIAGNÓSTICO

O diagnóstico de SHO é realizado apenas pelo exame fundoscópico. O teste cutâneo com o antígeno *H. capsulatum* não é recomendado em razão da prevalência elevada de resultados positivos em áreas endêmicas, e da controvérsia sobre se o teste cutâneo pode realmente causar ativação de cicatrizes coriorretinianas atróficas, que de outra maneira seriam silenciosas.[15]

Pacientes com SHO assintomática e conhecida devem ser orientados para realizar o autoexame frequentemente por meio da tabela de Amsler para a detecção precoce da NVC.[14] A autofluorescência de fundo de olho também pode demonstrar pequenas cicatrizes maculares clinicamente não evidentes que podem sugerir a necessidade de um monitoramento mais próximo por meio da tabela de Amsler[16] (Figura 7.10.1C). Pacientes com SHO e que apresentam sintomas de metamorfopsia ou escotoma devem ser submetidos à angiografia com fluoresceína (Figura 7.10.2A). Em pacientes assintomáticos, os achados angiográficos com fluoresceína consistem em coloração tardia da cicatriz peripapilar, pontos atróficos da média periferia e cicatrizes maculares atróficas. Se o exame clínico indicar a presença de fluido sub-retiniano ou uma hemorragia sub-retiniana, a angiografia com fluoresceína pode demonstrar a hiperfluorescência precoce e vazamento tardio de um complexo rendilhado, pequenos vasos sanguíneos no espaço sub-retiniano ou espaço epitelial do pigmento sub-retiniano (Figura 7.10.2B). Esses aspectos clínicos são consistentes com o diagnóstico de NVC. Resultados semelhantes são observados na angiografia com indocianina verde, os quais podem ser úteis para delinear a NVC quando está obscurecida pela hemorragia sub-retiniana. A tomografia de coerência óptica de domínio espectral (SD-OCT) também pode ser usada para visualizar e quantificar o fluido sub-retiniano em razão de NVC e a resposta ao tratamento (Figura 7.10.2C). A SD-OCT de pequenas lesões (*histo spots*) e de APP demonstra a perda retiniana externa e atrofia do epitélio pigmentar da retina (EPR), e a imagem por infravermelho de APP revela o halo hiper-refletivo.[16]

DIAGNÓSTICO DIFERENCIAL

Todas as síndromes listadas no Boxe 7.10.1, exceto a degeneração miópica e a coroidite interna puntiforme (PIC, do inglês *punctate inner choroiditis*), apresentam inflamação vítrea e do segmento anterior em associação a achados coriorretinianos. As cicatrizes periféricas do tipo "saca-bocado", a cicatrização macular atrófica e disciforme, a APP cicatricial e a NVC também podem ocorrer em todas essas síndromes. Diferenciar a PIC e a coroidite multifocal idiopática da SHO é de particular importância em áreas endêmicas, considerando que o controle do componente inflamatório crônico pode ser necessário, e que a incidência de NVC é mais elevada em PIC em comparação à SHO (ver Capítulo 7.22).

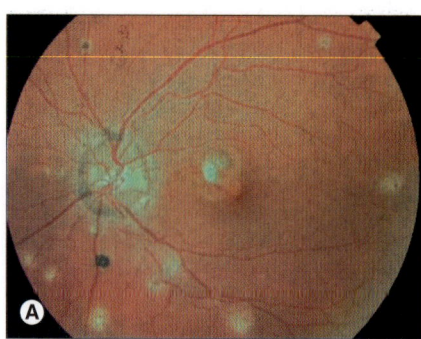
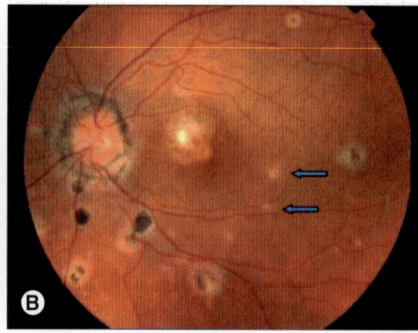
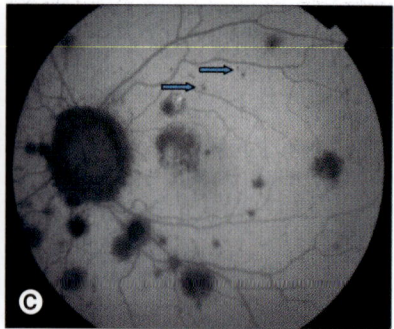

Figura 7.10.1 **A.** Cicatrizes periféricas do tipo "saca-bocado", lesão macular e atrofia peripapilar com anel pigmentado no olho esquerdo de um paciente com síndrome da histoplasmose ocular. **B.** Novas lesões demonstrando um componente inflamatório subclínico. O mesmo paciente da Figura 7.10.1A 10 anos depois com novas lesões no exame clínico. **C.** Autofluorescência de fundo de olho mostrando mais lesões do que clinicamente evidentes. Setas mostram focos de ruptura do epitélio pigmentar da retina e de cicatrização que não podem ser vistos na biomicroscopia.

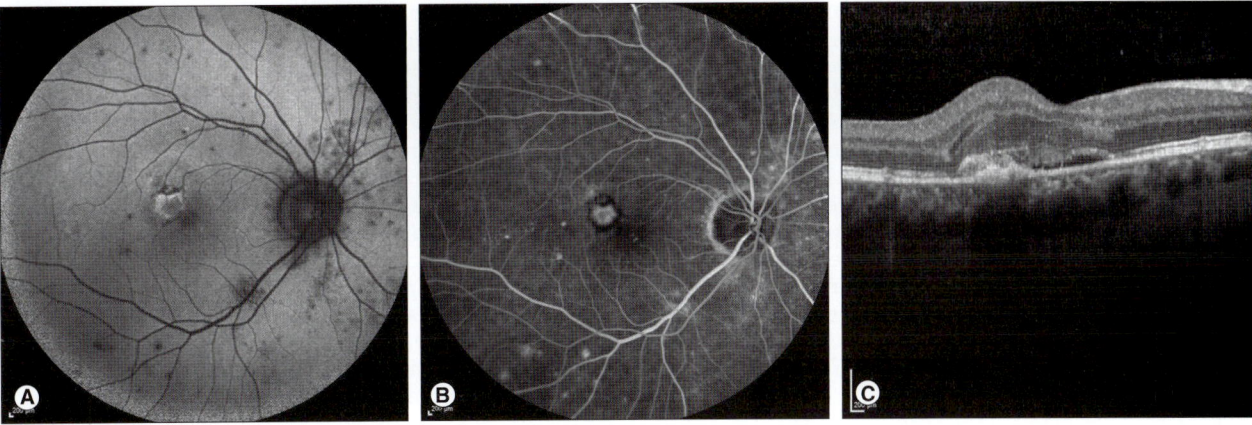

Figura 7.10.2 Neovascularização coroidal na SHO. A. Imagem de autofluorescência do olho direito de um paciente com nova metamorfopsia mostra uma membrana neovascular coroidal (MNVC) justafoveal hiperautofluorescente. **B.** Angiografia com fluoresceína mostra hiperfluorescência consistente com MNVC clássica. **C.** Tomografia de coerência óptica de domínio espectral mostra lesão neovascular e fluido sub-retiniano adjacente.

> **BOXE 7.10.1 Diagnóstico diferencial de síndrome da histoplasmose ocular.**
>
> Coroidite interna puntiforme
> Pan-uveíte sarcoide
> Síndrome de Vogt-Koyanagi-Harada
> Oftalmia simpática
> Coroidite multifocal idiopática
> Degeneração miópica

PATOLOGIA

A histopatologia de lesões periféricas demonstra a infiltração de linfócitos.[17] Focos granulomatosos caseosos com cicatrização fibro-hialina podem estar presentes.[17] Os granulomas podem conter *H. capsulatum*.[6,7]

As lesões maculares da SHO mostram a ruptura da membrana de Bruch com crescimento interno de um complexo neovascular no espaço sub-retiniano (Figura 7.10.3).[18] Pode haver um descolamento seroso da retina sobrejacente e hemorragia sub-retiniana. Uma quantidade variável de infiltração linfocítica pode estar presente. A NVC pode parecer pouco aderente aos fotorreceptores sobrejacentes e ao EPR nativo subjacente.[18] Se não forem tratados, a hemorragia sub-retiniana e o líquido no espaço sub-retiniano podem levar à proliferação e metaplasia do EPR com formação de tecido fibrovascular que se organiza em uma placa disciforme inativa.[17] Os linfócitos podem às vezes se tornar uma característica proeminente da coroide adjacente à cicatriz sub-retiniana.[17] A cicatriz peripapilar também demonstra proliferação do EPR e substituição de grande parte da coroide por tecido fibrovascular.[17] A ruptura da membrana de Bruch e a extensa destruição dos fotorreceptores sobrejacentes também podem ocorrer nessa área.[19]

As neovascularizações coroidais removidas cirurgicamente demonstram a expressão de vários fatores de crescimento – fator de crescimento básico de fibroblastos, fator de crescimento transformador β-1 e pró-colágeno.[20] Esses fatores de crescimento desempenham um papel no desenvolvimento da NVC.

TRATAMENTO

A maioria dos pacientes com SHO é assintomática, a menos que desenvolva NVC nas regiões peripapilar ou macular. A NVC macular foi subdividida tradicionalmente da seguinte maneira:[20]

- Lesões extrafoveais, quando a borda foveal estiver a mais de 200 mm do centro da fóvea
- Lesões justafoveais, quando a borda foveal estiver a 1 a 199 mm do centro da fóvea
- Lesões subfoveais, quando qualquer parte da membrana evidenciar claramente um crescimento sob o centro da fóvea.

Esse sistema de classificação de localização foi importante quando a fotocoagulação a *laser* com argônio verde[21] ou criptônio vermelho[22] foi o tratamento de escolha. Olhos com NVC e histoplasmose ocular quando não tratados apresentam 3 a 6 vezes maior risco de perda de seis ou mais linhas de acuidade visual do que os olhos tratados. No entanto, o tratamento a *laser* deixa um escotoma na área tratada e apresenta taxas de recidiva de 26%.[21,22] Desse modo, com o advento da terapia antifator de crescimento endotelial vascular (anti-VEGF), o *laser* é raramente usado. O monitoramento contínuo com a tabela de Amsler para o aparecimento de metamorfopsia é importante.

Atualmente, o tratamento com *laser* é um procedimento raro ou nunca usado para NVCs justafoveais e subfoveais. A inibição de VEGF, uma importante citocina vasoproliferativa, usando anticorpos monoclonais (bevacizumabe, ranibizumabe e aflibercepte) direcionados contra os fatores de crescimento vascular e seus receptores, demonstrou ser um método altamente eficaz de controlar muitas formas de neovascularização ocular. Atualmente, o bevacizumabe intravítreo (BIV) é o tratamento preferido para as membranas neovasculares coroidais justafoveais e subfoveais na SHO.

Ao contrário da fotocoagulação a *laser* para a NVC, a terapia com BIV não produz um escotoma.[23] O maior estudo retrospectivo até hoje, de 117 olhos com SHO e NVC,[23] demonstrou que 30% dos pacientes obtiveram três ou mais linhas de visão, 80% se

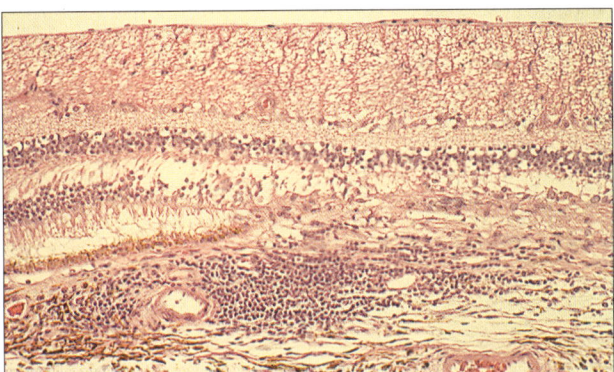

Figura 7.10.3 Histopatologia de uma cicatriz coriorretiniana atrófica "ativa" na síndrome da histoplasmose ocular. Observar o infiltrado linfocítico da coroide, a ruptura da membrana de Bruch e do epitélio pigmentar da retina, e a extensão da inflamação de coriocapilares para o espaço sub-retiniano. Organismos típicos de histoplasma não são demonstrados nesta figura, mas foram isolados de outras lesões. (Cortesia de Yanoff M, Fine BS. Ocular pathology: a text and atlas. 4th ed. St Louis:Mosby; 1994. p. 395.)

mantiveram estáveis ou melhores após 3 anos de acompanhamento e após receber uma média de três injeções de BIV por ano. Além disso, após 3 anos de acompanhamento, menos de 10%[23] dos olhos apresentavam uma acuidade visual inferior ou igual a 20/200, em comparação a 75% de olhos com histórico natural.[24] Complicações oculares como endoftalmite, hemorragia vítrea ou descolamento da retina necessitam ser discutidas com o paciente antes de iniciar a terapia com BIV. Apesar do seu uso ocular generalizado em todo o mundo por 12 anos, o bevacizumabe ainda não está aprovado pela Food and Drug Administration (FDA) dos EUA para uso nos olhos. Existem relatos do uso de ranibizumabe e aflibercepte na SHO, mas esses medicamentos podem permanecer com custo proibitivo na ausência de uma indicação da FDA para a NVC secundária à SHO.[25,26]

A terapia fotodinâmica (TFD) ocular usando a verteporfina também pode ser utilizada para as NVCs subfoveal[27] e justafoveal.[28] O estudo da verteporfina na histoplasmose ocular (VOH), um ensaio clínico prospectivo, multicêntrico, não controlado para a NVC subfoveal,[27] concluiu que após 24 meses e uma média de 2,9 tratamentos, 45% (14/22 olhos) melhoraram em sete ou mais letras de acuidade visual da base de referência no estudo do tratamento precoce da retinopatia diabética (ETDRS). Não foram relatados eventos adversos sistêmicos ou oculares.[27]

A cirurgia subfoveal para remover as NVCs na histoplasmose ocular exige vitrectomia via *pars plana*, desinserção e remoção da membrana hialoide posterior, uma pequena retinotomia, uma delaminação cuidadosa, dissecção e remoção da NVC a partir do espaço sub-retiniano.[29,31] Os ensaios de cirurgia submacular (SST) foram ensaios clínicos multicêntricos e randomizados designados para determinar se houve benefício clínico e qualidade de vida significativos na remoção cirúrgica da NVC subfoveal em vários distúrbios, incluindo a SHO em comparação com a observação isolada. Os dados de 24 meses de 225 pacientes inscritos nesse ensaio não demonstraram benefícios idiopáticos ou para a NVC subfoveal associada à SHO.[32] Os riscos da cirurgia, incluindo o descolamento da retina, a catarata e a recidiva de NVC subfoveal (em mais de 50% dentro de 1 ano),[31] excluem a necessidade de cirurgia subfoveal desde o advento da terapia anti-VEGF altamente eficaz.

EVOLUÇÃO E DESFECHOS

Pacientes com SHO que não apresentam complicações maculares da doença desfrutam de excelente acuidade visual e bons prognósticos para a visão. O tratamento de NVC extrafoveal com fotocoagulação a *laser* com argônio ou criptônio reduz o risco de perda visual grave em pelo menos 50%.[21] A NVC extrafoveal apresenta um excelente prognóstico visual após o tratamento.[21] O prognóstico visual para a NVC justafoveal e subfoveal melhorou substancialmente com a TFD[27] e BIV.[23] Em estudos anteriores, mais de 75% dos pacientes com NVC subfoveal apresentavam acuidade visual de 20/100 (6/30) ou pior após 3 anos.[24] Hoje, apenas cerca de 10% dos pacientes desenvolveram perda visual grave (≤ 20/200) após 3 anos de terapia com BIV.[23] No entanto, os dados históricos nativos demonstram que até 14% dos olhos com NVC subfoveal podem reter a acuidade visual de 20/40 (6/12) ou melhorar se o paciente tiver uma idade inferior a 30 anos com pequenas neovascularizações coroidais (NVCs) envolvendo menos de 50% da zona avascular foveal e não apresentar perda visual secundária à SHO no outro olho.[33] A recuperação espontânea da acuidade visual também foi relatada em pacientes mais jovens com cicatrizes disciformes centrais menores e intervalos mais curtos de perda visual sequencial, particularmente quando a acuidade visual cai para 20/80 (6/24) ou piora no outro olho.[33] Essa recuperação de acuidade visual pode ocorrer também pela involução espontânea da NVC subfoveal em alguns casos raros.

Pacientes com cicatriz disciforme ou NVC em um olho e evidências de cicatrizes atróficas maculares na região de alto risco (definida verticalmente entre as arcadas temporais, nasalmente pela margem temporal do disco, e de forma temporal pela distância do disco à fóvea a partir do centro foveal) no outro olho apresentam aproximadamente um risco de 20% sobre um período de 2 a 3 anos de desenvolvimento de NVC na mácula do outro olho.[24] Pacientes que não apresentam lesões maculares estão sob risco significativamente mais baixo de desenvolver NVC. No entanto, recidivas de NVC foram relatadas em pacientes com SHO que não pareciam ter cicatrizes maculares.

A reativação de lesões inflamatórias também pode ocorrer em pacientes com SHO.[34] Esse fenômeno dissipa a noção da SHO ser uma doença estática e pode explicar o desenvolvimento de novas lesões e o aumento de cicatrizes coriorretinianas antigas em pacientes com SHO. Pacientes com essa reativação inflamatória podem se queixar de redução da visão e metamorfopsia. Esse processo de reativação em geral não é acompanhado por vitreíte. O exame clínico pode demonstrar uma leve cor acinzentada da coroide e/ou EPR e espessamento da retina. A angiografia com fluoresceína de lesões reativadas demonstra vazamento progressivo com bordas irregulares sem evidências de NVC.[34] Os pacientes podem ser tratados com itraconazol combinado com corticosteroides orais, que também podem ser usados de maneira isolada.[34] A maioria das lesões melhora em 4 a 12 semanas. A NVC ocorre apenas raramente após vários meses no mesmo local dessas lesões reativadas.[34]

BIBLIOGRAFIA

Anonymous. Argon laser photocoagulation for neovascular maculopathy. Five-year results from randomized clinical trials. Macular Photocoagulation Study Group. Arch Ophthalmol 1991;109:1109–14. [erratum in Arch Ophthalmol 1992;110:761].

Burgess DB. Ocular histoplasmosis syndrome. Ophthalmology 1986;93:967–8.

Callanan D, Fish GE, Anand R. Reactivation of inflammatory lesions in ocular histoplasmosis. Arch Ophthalmol 1998;116:470–4.

Chheda LV, Ferketich AK, Carroll CP, et al. Smoking as a risk factor for choroidal neovascularization secondary to presumed ocular histoplasmosis syndrome. Ophthalmology 2012;119:333–8.

Cionni DA, Lewis SA, Petersen MR, et al. Analysis of outcomes for intravitreal bevacizumab in the treatment of choroidal neovascularization secondary to ocular histoplasmosis. Ophthalmology 2012;119:327–32.

Ganley JP. Epidemiology of presumed ocular histoplasmosis [editorial]. Arch Ophthalmol 1984;102:1754–6.

Gass JD. Biomicroscopic and histopathologic considerations regarding the feasibility of surgical excision of subfoveal neovascular membranes. Am J Ophthalmol 1994;118:285–98.

Hawkins BS, Bressler NM, Bressler SB, et al. Submacular Surgery Trials Research Group. Surgical removal vs. observation for subfoveal choroidal neovascularization, either associated with the ocular histoplasmosis syndrome or idiopathic: I. Ophthalmic findings from a randomized clinical trial: submacular Surgery Trials (SST) Group H Trial: SST Report No. 9. Arch Ophthalmol 2004;122:1597–611.

Holekamp NM, Thomas MA, Dickinson JD, et al. Surgical removal of subfoveal choroidal neovascularization in presumed ocular histoplasmosis: stability of early visual results. Ophthalmology 1997;104:22–6.

Jost BF, Olk RJ, Burgess DB. Factors related to spontaneous visual recovery in the ocular histoplasmosis syndrome. Retina 1987;7:1–8.

Makley TA, Craig EL, Werling K. Histopathology of ocular histoplasmosis. Int Ophthalmol Clin 1983;23:1–18.

Rosenfeld PJ, Saperstein DA, Bressler NM, et al. Verteporfin in Ocular Histoplasmosis (VOH) study group. Photodynamic therapy of subfoveal choroidal neovascularization with verteporfin in the ocular histoplasmosis syndrome: uncontrolled, open-label 2 year study. Ophthalmology 2004;111:1725–33.

Smith RE, Ganley JP. Presumed ocular histoplasmosis. I. Histoplasmin skin test sensitivity in cases identified during a community survey. Arch Ophthalmol 1972;87:245–50.

Spencer WH, Chan CC, Chen DF, et al. Detection of Histoplasma capsulatum DNA in lesions of chronic ocular histoplasmosis syndrome. Arch Ophthalmol 2003;121:1551–5.

Yanoff M, Fine BS. Ocular pathology: a text and atlas. 4th ed. St Louis: CV Mosby; 1994. p. 395.

As referências completas estão disponíveis no **GEN-io**.

PARTE 7 UVEÍTE E OUTRAS INFLAMAÇÕES INTRAOCULARES

SEÇÃO 4 Causas Infecciosas de Uveíte – Fúngica

Endoftalmite Fúngica

Dimitra Skondra e Dean Eliott

7.11

Definição: A endoftalmite fúngica é uma inflamação intraocular que leva a vários graus de inflamação, aguda ou crônica, induzida por fungos como *Candida albicans*, espécies de *Fusarium*, *Coccidioides immitis* e *Aspergillus spp*.

Características principais
- A infecção intraocular por *Candida* se manifesta tipicamente como uma lesão retiniana ou coroidal esbranquiçada e algodoada com opacidades vítreas brancas flutuantes ("*snowballs*")
- O *Aspergillus* causa endoftalmite ou coriorretinite necrosante por meio da disseminação hematogênica, geralmente do pulmão
- A inflamação intraocular por *Coccidioides* pode aparecer como iridociclite crônica, granuloma da íris, coroidite ou coriorretinite.

Características associadas
Infecção intraocular por *Candida*
- Observada geralmente em indivíduos imunocomprometidos ou diabéticos, aqueles com cateteres de longa permanência, usuários de drogas intravenosas e presença de candidemia.

Endoftalmite endógena por *Aspergillus*
- Observada geralmente em indivíduos imunocomprometidos, mas raramente em pacientes saudáveis.

Inflamação intraocular por *Coccidioides*
- Infecção por *Coccidioides* sistêmica, endêmica no sudoeste do continente americano, incluindo o Vale de San Joaquin na Califórnia, norte do México e Argentina.

A endoftalmite fúngica é uma condição de ameaça à visão que apresenta desafios para o diagnóstico e o tratamento. Os fungos podem afetar os olhos por meio da via hematogênica ou exógena, como uma complicação de trauma ou cirurgia ou como uma extensão de locais perioculares e orbitais.

CANDIDA

INTRODUÇÃO

Candidemia é a causa mais comum de endoftalmite fúngica endógena. *Candida albicans*, um importante patógeno nosocomial, é a espécie mais comum de *Candida*.[1]

EPIDEMIOLOGIA E PATOGÊNESE

Leveduras de *Candida* afetam os olhos mais comumente pela disseminação hematogênica para coroide ou raramente pela inoculação direta após trauma ocular ou cirurgia.[1,2] Com a candidemia, os organismos causam tipicamente um ou mais focos de coriorretinite, que podem progredir para o vítreo, recebendo a denominação de endoftalmite. As condições predisponentes incluem diabetes, uso de drogas intravenosas, hospitalização prolongada, histórico de grande cirurgia, sepse bacteriana exigindo antibióticos sistêmicos de amplo espectro, hiperalimentação, cateteres de longa permanência e imunossupressão secundária ao transplante de órgãos, à quimioterapia ou à AIDS.[1,3]

MANIFESTAÇÕES OCULARES

As características clínicas típicas são lesões coriorretinianas esbranquiçadas e algodoadas com vitreíte sobrejacente. Pode haver comprometimento vítreo focal, que aparece como pequenas opacidades brancas flutuantes ("*snowballs*"), ou envolvimento difuso manifestando-se como densa névoa vítrea (Figura 7.11.1). Pelo menos metade dos pacientes manifesta lesões múltiplas, e dois terços apresentam envolvimento bilateral. Podem ocorrer lesões satélites e revestimento vascular retiniano. Iridociclite de gravidade variável é um achado frequente, e pode haver a presença de hipópio.[1]

HISTOPATOLOGIA

Olhos com endoftalmite por *Candida* apresentam inflamação aguda e progressiva na cavidade vítrea (Figura 7.11.2). O envolvimento da retina e da úvea geralmente é leve, embora possam ser vistos focos de danos na retina causados pela invasão dos organismos. No que diz respeito à distribuição de fungos, as leveduras estão localizadas principalmente no abscesso vítreo, com a presença de alguns organismos na retina. A invasão da parede dos vasos retinianos não é observada na endoftalmite por *Candida*.[4]

ASPERGILLUS

EPIDEMIOLOGIA E PATOGÊNESE

A endoftalmite por *Aspergillus* é uma infecção ocular devastadora. O *Aspergillus fumigatus* é o patógeno mais comum. As espécies de *Aspergillus* são os mofos saprofíticos que crescem no solo e na vegetação em decomposição com esporos em suspensão no ar. A exposição é relativamente comum, mas a infecção é rara. Os fatores de risco são a doença pulmonar crônica, o uso de drogas intravenosas e o imunocomprometimento grave, especialmente após o transplante de fígado, embora essa patologia tenha sido relatada em pacientes imunocompetentes sem condições predisponentes.[5] Os fungos de *Aspergillus* atingem os olhos por meio da disseminação hematogênica para a coroide, e o *Aspergillus* é a espécie fúngica mais comum isolada nos casos de endoftalmite fúngica no pós-operatório.[2,5]

MANIFESTAÇÕES OCULARES

Os pacientes geralmente apresentam dor intensa de início rápido e acuidade visual reduzida. Muitas vezes, a mácula central é envolvida. Um infiltrado macular amarelado confluente começa

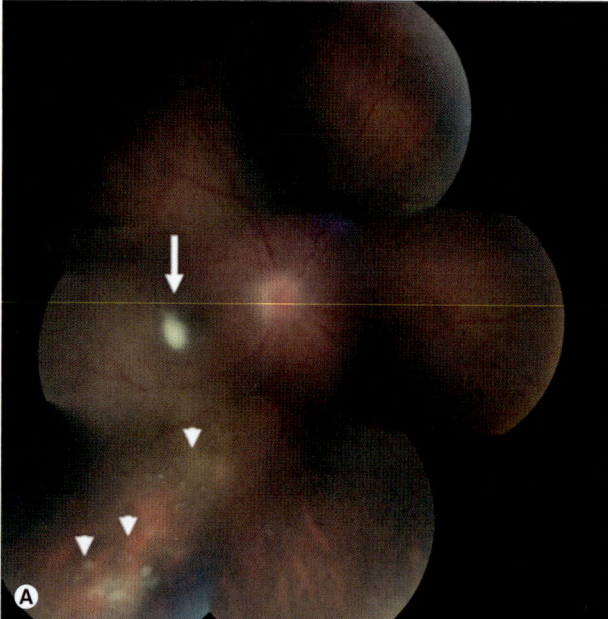

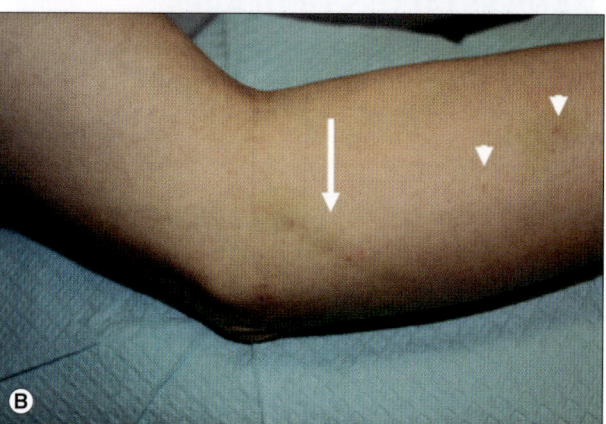

Figura 7.11.1 Mulher de 25 anos com histórico de abuso de drogas intravenosas com endoftalmite endógena por *Candida*. **A.** Foto colorida da montagem do fundo de olho. Observar a névoa vítrea da vitreíte, a lesão do vítreo branca e algodoada sobrejacente à fóvea (*seta*), e múltiplas lesões brancas e arredondadas na parte inferior no nível da hialoide posterior (*pontas de setas*), disco hiperêmico e edematoso. **B.** Foto colorida externa. Observar as marcas de agulha ao longo das veias (*seta*) e locais de injeção no antebraço.

na coroide e no espaço sub-retiniano (Figura 7.11.3A). Uma estratificação de exsudato inflamatório pode ocorrer no espaço sub-hialoide.[5]

O grau de envolvimento da retina é variável a partir do infiltrado sub-retiniano ou sub-hialoide até a oclusão vascular e a necrose retiniana de espessura total com hemorragias intrarretinianas. O envolvimento vítreo é observado posteriormente no processo da doença, e consequentemente o segmento anterior pode estar envolvido.

HISTOPATOLOGIA

Olhos com infecção por *Aspergillus* apresentam células inflamatórias agudas na retina, no espaço sub-retiniano e na coroide. Embora os fungos possam ser observados no vítreo (Figura 7.11.3B), o envolvimento da retina e da coroide é comum, e as hifas com frequência estão presentes no espaço sub-retiniano, sob o epitélio pigmentar da retina e em outros locais (Figura 7.11.4). A invasão da parede dos vasos retinianos e coroidais por elementos fúngicos é observada também, e a hemorragia está presente em todas as camadas da retina e ocasionalmente até na coroide.[4]

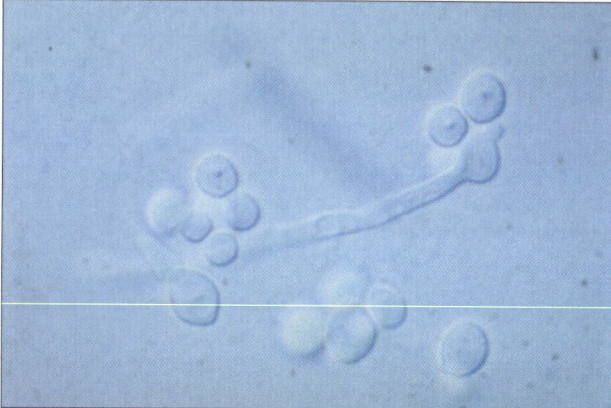

Figura 7.11.2 Amostra de biópsia vítrea de um paciente com endoftalmite por *Candida*. Observar as leveduras de *Candida* e hifas na preparação de montagem úmida (KOH – hidróxido de potássio).

FUSARIUM

EPIDEMIOLOGIA E PATOGÊNESE

Espécies de *Fusarium* são mofos filamentosos onipresentes encontrados comumente no solo e nas plantas. *Fusarium* é o patógeno fúngico mais comum na endoftalmite resultante da ceratite com disseminação contígua, e a causa mais comum de ceratomicose no sudeste dos EUA. Casos raros de endoftalmite por *Fusarium* foram relatados após cirurgia de catarata. A endoftalmite endógena por *Fusarium* é rara e quase todos os casos envolvem infecção disseminada em pacientes imunocomprometidos, secundária à leucemia ou outras condições sistêmicas graves.

MANIFESTAÇÕES OCULARES

A endoftalmite exógena por *Fusarium* tende a ser mais localizada, com inflamação e massa fúngica confinadas para a câmara anterior, espaço pupilar e vítreo anterior, mas essa patologia pode se estender à vitreíte difusa e ao envolvimento do segmento posterior (Figura 7.11.5). A endoftalmite endógena por *Fusarium* é caracterizada por uma reação fibrinosa na câmara anterior, vitreíte e grau variável de isquemia retiniana e necrose.[6]

COCCIDIOIDES IMMITIS – COCCIDIOIDOMICOSE OCULAR

Coccidioides immitis é um fungo dimórfico encontrado no solo e é endêmico no Vale de San Joaquin na região central da Califórnia, Arizona e partes das Américas Central e do Sul. A incidência de coccidioidomicose (ou febre do Vale) está aumentando nos EUA. A infecção ocorre após a inalação de esporos altamente infecciosos e contaminados por poeira, e geralmente resulta em doença pulmonar, mas a endoftalmite por *Coccidioides* pode se apresentar sem envolvimento sistêmico concomitante.

A infecção posterior típica é uma coroidite multifocal com numerosas lesões dispersas, bem definidas, amarelo-esbranquiçadas com menos de um diâmetro de disco em tamanho (Figuras 7.11.6 e 7.11.7). Revestimento vascular, hemorragia retiniana, descolamento seroso da retina e névoa vítrea podem ocorrer na fase aguda da infecção.[7]

ENDOFTALMITE CRIPTOCÓCICA

Cryptococcus neoformans é uma levedura com distribuição mundial encontrada frequentemente em fezes de pombos. A infecção é adquirida por meio do trato respiratório. Essa levedura causa

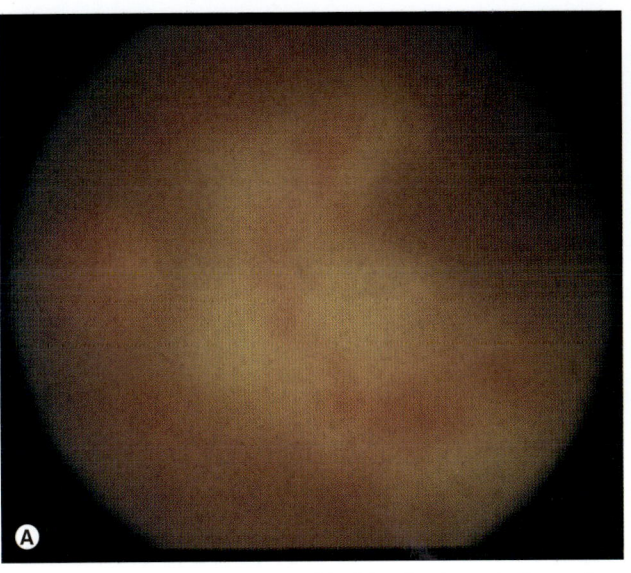 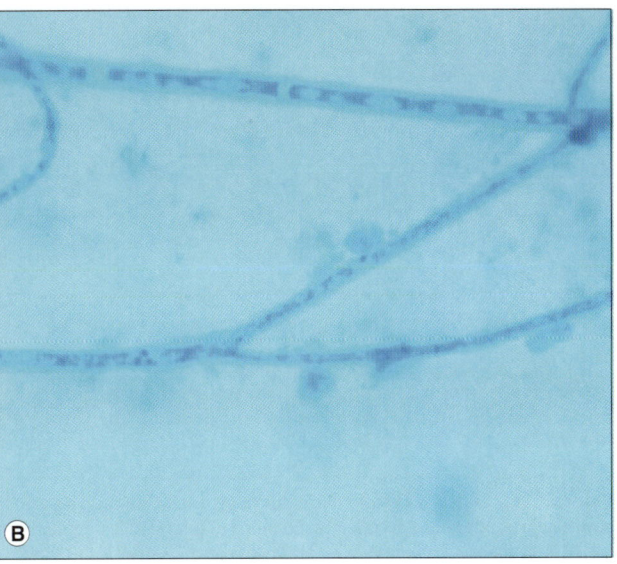

Figura 7.11.3 Homem jovem com histórico de abuso de drogas intravenosas com endoftalmite endógena por *Aspergillus*. **A.** Foto colorida do fundo de olho. Observar a névoa vítrea com vitreíte e lesão macular com hemorragias retinianas. **B.** Amostra de biopsia do vítreo. Observar os múltiplos filamentos de *Aspergillus* na coloração de amostras vítreas não diluídas com azul de alcian (ou azul alciano).

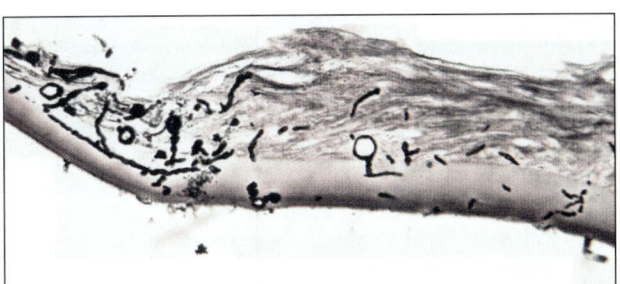

Figura 7.11.4 Amostra da cápsula da lente de um paciente com endoftalmite crônica por *Aspergillus*. Observar os múltiplos filamentos de *Aspergillus*, que receberam a coloração de metenamina de prata de Gomori. (Cortesia de Narsing A. Rao, MD, e Daniel V. Vasconcelos-Santos, MD.)

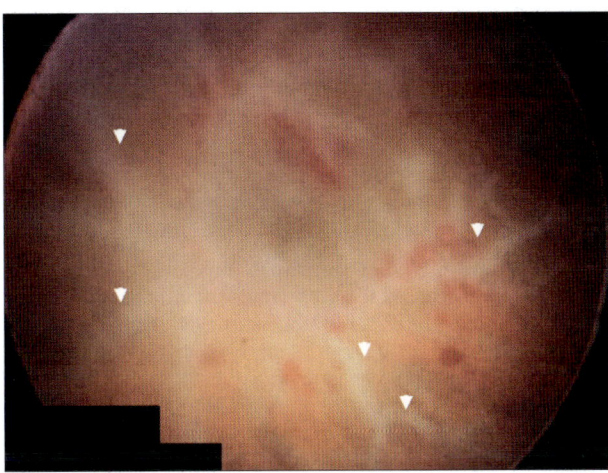

Figura 7.11.5 Mulher de 70 anos com endoftalmite por *Fusarium*. Observar a névoa vítrea da vitreíte e a vasculite grave (*pontas de setas*). (Cortesia de Lucia Sobrin, MD.)

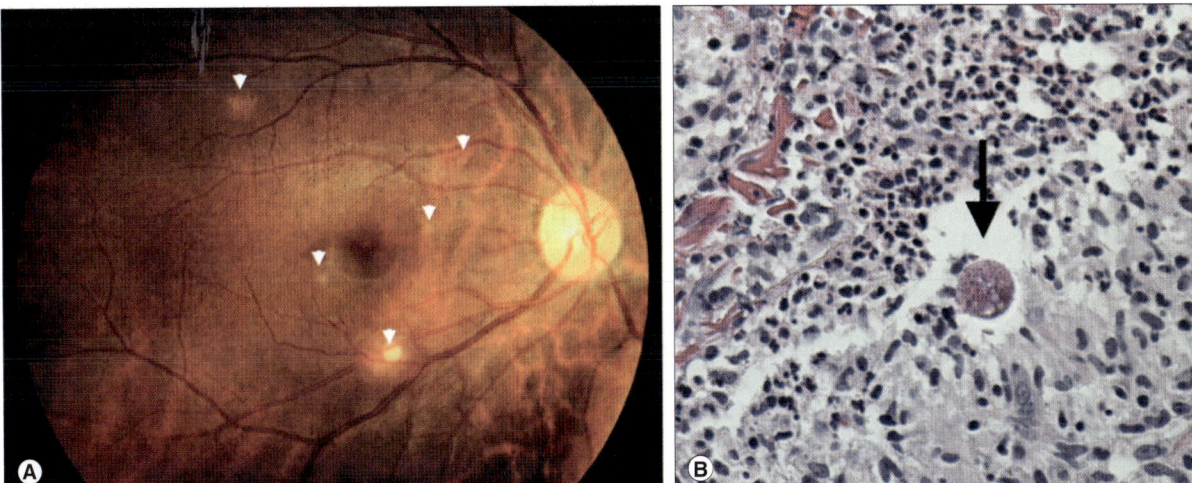

Figura 7.11.6 Homem de 36 anos com coroidite e pneumonite por *Coccidioides*. **A.** Foto colorida do fundo de olho. Observar as múltiplas lesões coroidais amarelas (*pontas de setas*). **B.** Lavagem broncoalveolar, amostra histopatológica. Observar as esférulas de *Coccidioides* (*seta*). (Cortesia de J. Michael Jumper, MD.)

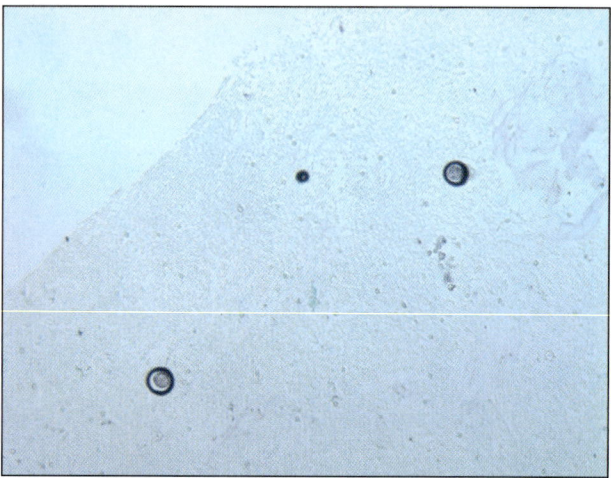

Figura 7.11.7 Amostra vítrea não diluída de um homem de 64 anos com endoftalmite por *Coccidioides*. Observar as esférulas de *Coccidioides* com a coloração de metenamina de prata de Gomori. (Cortesia de Narsing A. Rao, MD, e Daniel V. Vasconcelos-Santos, MD.)

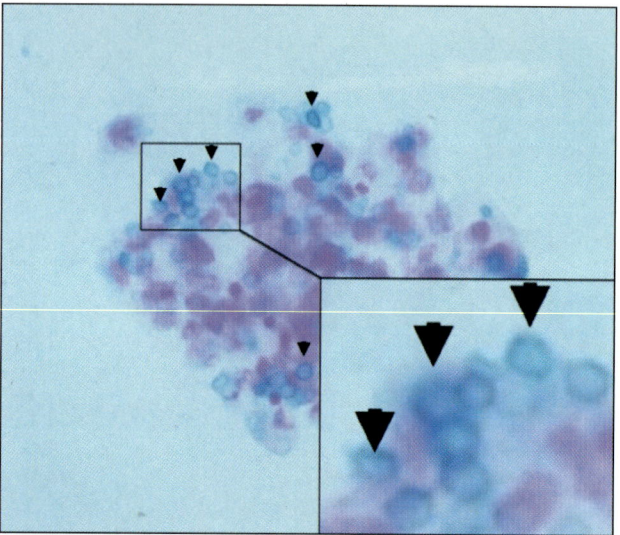

Figura 7.11.8. Amostras vítreas de um homem de 69 anos com endoftalmite endógena criptocócica. Observar os *Cryptococcus* com coloração azul de alcian (ou azul alciano) (*pontas de setas*).

uma infecção oportunista, especialmente do sistema nervoso central em pacientes com AIDS ou debilitados. A apresentação mais frequente de criptococose ocular é a coroidite multifocal com lesões bem definidas amarelo-esbranquiçadas de tamanho variável. Outros achados podem incluir o envolvimento do nervo óptico, revestimento vascular e o descolamento exsudativo da retina. A infecção criptocócica raramente progride para a endoftalmite (Figura 7.11.8).[8]

ENDOFTALMITE POR HISTOPLASMA

Histoplasma capsulatum é um fungo dimórfico endêmico no sudeste e no centro dos EUA. Nos indivíduos imunocompetentes, a infecção aguda geralmente é autolimitada com uma reação granulomatosa localizada. A histoplasmose disseminada no indivíduo imunocomprometido pode levar à doença sistêmica generalizada com o envolvimento de múltiplos órgãos. Casos raros de endoftalmite por histoplasma foram relatados em pacientes imunocomprometidos, especialmente aqueles com AIDS, mas essa patologia foi descrita também em pacientes imunocompetentes. As manifestações oculares incluem coriorretinite granulomatosa com graus variáveis de envolvimento da câmara anterior e do vítreo. Os pacientes podem desenvolver exsudação intrarretiniana ou sub-retiniana e hemorragia com granulomas sub-retinianos, bem como descolamento da retina tracional e regmatogênico.[9]

DIAGNÓSTICO DE ENDOFTALMITE FÚNGICA

Um alto índice de suspeita é crítico, considerando que o diagnóstico de endoftalmite fúngica geralmente é baseado na aparência oftalmológica em combinação com a presença de fungemia ou fatores predisponentes. Na ausência de fungemia conhecida, devem ser obtidas culturas de sangue, de pontas de cateteres, de feridas e/ou de fluidos corporais. Estudos de imagens cardíacas podem ser necessários para descartar a presença de embolia séptica. Um aspirado vítreo para diagnóstico com colorações especiais e cultura (ver Figuras 7.11.2, 7.11.3B, 7.11.4, 7.11.7 e 7.11.8) é o exame-padrão para diagnóstico, mas a sensibilidade é apenas de aproximadamente 44%.[10]

Mais recentemente, a detecção da reação em cadeia da polimerase (PCR, sigla do inglês *polymerase chain reaction*) de espécies fúngicas em amostras vítreas revelou alta sensibilidade e especificidade, possibilitando o diagnóstico rápido de endoftalmite fúngica.[11] A vitrectomia apresenta maior probabilidade de produzir resultados positivos de cultura como método de diagnóstico primário em vez da punção de câmara anterior ou punção vítrea, especialmente nos casos de endoftalmite por *Aspergillus*.[10] Nos casos de endoftalmite que resultam de ceratite, a biopsia corneana com coloração de calcoflúor branco e as culturas são úteis na determinação do diagnóstico. O exame histopatológico do vítreo e quaisquer membranas epirretinianas associadas com a coloração de ácido periódico Schiff (PAS, do inglês *periodic acid-Schiff*) e coloração de metenamina de prata de Gomori são úteis no diagnóstico de coccidioidomicose intraocular, considerando que os testes sorológicos e as culturas são frequentemente negativos. Um alto índice de suspeita é importante, especialmente em áreas endêmicas.[7] Nos casos criptocócicos, a tinta da Índia e a coloração de mucicarmim das amostras de vítreo, das membranas epirretinianas e das amostras de biopsia da retina são essenciais para revelar a cápsula característica.[8]

DIAGNÓSTICO DIFERENCIAL

O diagnóstico diferencial de endoftalmite fúngica é apresentado no Boxe 7.11.1.

TRATAMENTO DA ENDOFTALMITE FÚNGICA

A terapia antifúngica sistêmica deve ser administrada a todos os indivíduos com infecções fúngicas endógenas dos olhos. A terapia com corticosteroides deve ser evitada. O tratamento com anfotericina B foi limitado em razão de nefrotoxicidade significativa e de penetração intraocular relativamente fraca. Os fármacos antifúngicos mais novos como fluconazol e voriconazol apresentam uma atividade antifúngica de amplo espectro, mais de 90% de biodisponibilidade por via oral, e boa penetração ocular.[12] Voriconazol é um composto azol mais novo que demonstrou ser o mais promissor, considerando que as concentrações terapêuticas para a maioria das espécies de *Candida* e *Aspergillus* são obtidas no vítreo, e esse fármaco pode ser usado em infecções que são resistentes ao fluconazol e outros agentes.[13]

BOXE 7.11.1 Diagnóstico diferencial da endoftalmite fúngica.

Endoftalmite bacteriana endógena
Retinocoroidite toxoplasma
Linfoma intraocular primário
Retinite por citomegalovírus
Uveíte posterior

O tratamento sistêmico com o fluconazol (dose de ataque de 12 mg/kg, em seguida 6 a 12 mg/kg/dia) ou voriconazol (6 mg/kg para duas doses, em seguida 4 mg/kg 2 vezes/dia), geralmente é usado durante pelo menos 4 a 6 semanas, com a duração final dependente da resposta observada usando repetidos exames oftalmológicos.[12] Apesar de sua considerável toxicidade sistêmica, a anfotericina B pode ser usada para a maioria das infecções graves quando os tratamentos com outros agentes fracassam.

Embora não exista um protocolo de tratamento-padrão, nos casos de comprometimento macular e nos casos de endoftalmite por *Aspergillus*, a injeção intravítrea de um fármaco antifúngico deve ser realizada junto com o início da terapia sistêmica. Voriconazol (100 µg/0,1 ml) ou anfotericina B (5 µg/0,1 ml) é administrado por via intravítrea. O voriconazol é considerado mais seguro do que a anfotericina B, mas há mais experiência com anfotericina B, que apresenta também a vantagem de ter uma meia-vida mais longa após a injeção intravítrea. A necessidade para injeções repetidas depende da resposta à terapia.[5,12,13]

Intervenção cirúrgica precoce com vitrectomia via *pars plana* é recomendada para os casos de endoftalmite fúngica com envolvimento vítreo significativo, nos casos de suspeita de aspergilose ou se não houver melhora expressiva com o tratamento intravítreo.[10,14] Amostragem do vítreo no momento da vitrectomia pode fornecer cultura importante e dados de PCR para identificar o patógeno e orientar o tratamento.[10] A vitrectomia é combinada com a administração de agentes intravítreos. Os resultados da vitrectomia precoce, além de antifúngicos sistêmicos, têm sido favoráveis para os casos de *Candida* e endoftalmite por *Aspergillus*.[14] A meia-vida de agentes antifúngicos administrados diretamente no vítreo no momento da vitrectomia é reduzida, e a administração repetida pode ser necessária se houver evidências de infecção persistente.

Uma abordagem de equipe envolvendo tanto um especialista em retina quanto um especialista em doenças infecciosas é essencial para garantir um tratamento mais eficaz e seguro, considerando que o monitoramento rigoroso das manifestações sistêmicas e dos efeitos colaterais é fundamental.

EVOLUÇÃO E DESFECHOS

O diagnóstico precoce e o início do tratamento sistêmico e intravítreo é importante para a redução da mortalidade e da morbidade ocular.

O acompanhamento cuidadoso é necessário com exames pelo menos 2 vezes/semana inicialmente para avaliar a resposta ao tratamento. A endoftalmite por *Candida* está associada à perda visual grave (20/200 ou menos) em 33 a 60% dos pacientes e acuidade visual final de 20/50 ou melhor em 42%.[10] O prognóstico visual de endoftalmite por *Aspergillus* é pior, apesar do tratamento agressivo, em razão do envolvimento macular precoce, com acuidade visual de 20/200 ou pior na maioria dos olhos e 20/50 ou melhor em apenas 7%.[5]

Os fatores associados com a perda visual grave são a acuidade visual reduzida na apresentação, as lesões localizadas no polo posterior e o desenvolvimento de descolamento da retina, com ocorrências relatadas em até 29% dos pacientes. A vitrectomia precoce dentro de 1 semana da apresentação tem sido associada a uma menor incidência de descolamento da retina e melhores resultados visuais.[10,14,15]

BIBLIOGRAFIA

Chee YE, Eliott D. The role of vitrectomy in the management of fungal endophthalmitis. Semin Ophthalmol 2017;32(1):29–35.

Donahue SP, Greven CM, Zuravleff JJ, et al. Intraocular candidiasis in patients with candidemia. Clinical implications derived from a prospective multicenter study. Ophthalmology 1994;101:1302–9.

Flynn HW Jr, Miller D, Scott IU, et al. Exogenous fungal endophthalmitis: microbiology and clinical outcomes. Ophthalmology 2008;115:1501–7, 1507.e1–2.

Gonzales CA, Scott IU, Chaudhry NA, et al. Endogenous endophthalmitis caused by Histoplasma capsulatum var. capsulatum: a case report and literature review. Ophthalmology 2000;107:725–9.

Hariprasad SM, Mieler WF, Lin TK, et al. Voriconazole in the treatment of fungal eye infections: a review of current literature. Br J Ophthalmol 2008;92:871–8.

Henderly DE, Liggett PE, Rao NA. Cryptococcal chorioretinitis and endophthalmitis. Retina 1987;7:75–9.

Hidalgo JA, Alangaden GJ, Eliott D, et al. Fungal endophthalmitis diagnosis by detection of Candida albicans DNA in intraocular fluid by use of a species-specific polymerase chain reaction assay. J Infect Dis 2000;181:1198–201.

Lingappan A, Wykoff CC, Albini TA, et al. Endogenous fungal endophthalmitis: causative organisms, management strategies, and visual acuity outcomes. Am J Ophthalmol 2012;153:162–6.e1.

Modjtahedi BS, Finn AV, Papakostas TD, et al. Intravenous drug use–associated endophthalmitis. Ophthalmology Retina 2017;1:192–9.

Rao NA, Hidayat AA. Endogenous mycotic endophthalmitis: variations in clinical and histopathologic changes in candidiasis compared with aspergillosis. Am J Ophthalmol 2001;132:244–51.

Rezai KA, Eliott D, Vasquez JA, et al. Fusarium infection presenting as bilateral endogenous endophthalmitis in a patient with acute myeloid leukemia. Arch Ophthalmol 2005;123:702–3.

Riddell J IV, Comer GM, Kauffman CA. Clinical treatment of endogenous fungal endophthalmitis: focus on new antifungal agents. Infect Dis 2011;52:648–53.

Sallam A, Taylor SR, Khan A, et al. Factors determining visual outcome in endogenous Candida. Retina 2012;32:1129–34.

Vasconcelos-Santos DV, Lim JI, Rao NA. Chronic coccidioidomycosis endophthalmitis without concomitant systemic involvement: a clinicopathological case report. Ophthalmology 2010;117:1839–42.

Weishaar PD, Flynn HW Jr, Murray TG, et al. Endogenous Aspergillus endophthalmitis. Clinical features and treatment outcomes. Ophthalmology 1998;105:57–65.

As referências completas estão disponíveis no **GEN-io**.

Toxoplasmose Ocular

Daniel Vitor Vasconcelos-Santos

7.12

Definição: A toxoplasmose ocular é uma retinocoroidite causada por *Toxoplasma gondii* e representa a causa mais comum de uveíte infecciosa posterior no mundo.

Características principais
- Retinocoroidite focal unilateral
- Pode se manifestar ou precocemente (após infecção sistêmica primária) ou mais tarde (após reativação de cistos intrarretinianos de *Toxoplasma gondii*)
- Diagnóstico feito primariamente com base clínica e apoiado por investigações de laboratório.

Características associadas
- Em geral, um quadro de retinocoroidite focal unilateral
- Lesões ativas múltiplas e mesmo bilaterais podem ocorrer em indivíduos imunocomprometidos e em caso de infecção recentemente adquirida
- Envolvimento inflamatório significativo do vítreo
- Vasculite retiniana
- Edema do disco óptico
- Uveíte anterior
- Tratamento – terapia de combinação com medicamentos antiparasitários e corticosteroides.

INTRODUÇÃO

A toxoplasmose é causada pelo *Toxoplasma gondii*, um parasita apicomplexo que infecta um terço da população humana.[1,2] Essa doença representa a causa principal da uveíte infecciosa posterior no mundo e pode levar a complicações que ameaçam a visão, incluindo cicatrização retinocoroidiana intensa, opacidades vítreas, catarata, glaucoma e neovascularização coroidal.[3-5]

ORGANISMO E CICLO DE VIDA

O *Toxoplasma gondii* é um dos parasitas intracelulares compulsórios mais bem-sucedidos, capaz de infectar qualquer animal de sangue quente e de estabelecer infecção crônica por toda a vida.[2,6] A reprodução sexual do parasita só ocorre no intestino de membros da família Felidae, entre os quais o gato doméstico representa o hospedeiro arquetípico definitivo para o *T. gondii*.[1,7]

O organismo tem várias formas evolutivas. O taquizoíto é a forma ativa de proliferação, presente em hospedeiros intermediários e definitivos durante a infecção aguda. Ele é capaz de penetrar qualquer célula nucleada e circular por todo o corpo, levando à lise celular, dano direto ao tecido e, subsequentemente, a uma resposta imune forte e potencialmente destruidora. Durante o seu ciclo evolutivo, os taquizoítos se diferenciam em bradizoítos, formando cistos teciduais.[8,9] Estes são formas latentes e podem persistir indefinidamente em tecidos hospedeiros (como músculos estriados e o sistema nervoso central – especialmente a retina neurossensorial), sem induzir resposta inflamatória significativa. Esses cistos de tecido também são refratários aos fármacos antiparasitários atualmente disponíveis, razão pela qual a infecção crônica por *T. gondii* não pode ser curada. Os cistos de tecido podem se romper mais tarde e liberar bradizoítos, que se convertem em taquizoítos, levando à reativação da doença, especialmente na retina.[2,8]

O hospedeiro definitivo se torna infectado ou pela ingestão de carne de hospedeiros intermediários contendo cistos/taquizoítos ou pela ingestão de oocistos esporulados presentes no solo e abrigados nas fezes de hospedeiros felinos.[7] Uma vez no intestino, o parasita invade os enterócitos e se reproduz assexuada e sexualmente.[9] A reprodução sexual permite a recombinação genética prolífica, facilitando potencialmente a emergência de cepas mais virulentas do parasita.[10] Os felinos abrigam oocistos de 3 a 18 dias após a infecção oral e cada um desses animais contamina o meio ambiente com milhões de oocistos por dia. Eles amadurecem no solo em oocistos esporulados, tornando-se infecciosos após 1 a 21 dias e persistindo no meio ambiente por até 18 meses.[7,9]

Quanto aos hospedeiros definitivos, o *T. gondii* também infecta hospedeiros intermediários (incluindo os seres humanos) por meio de oocistos que contaminam o solo, a água ou os vegetais, ou por cistos contendo bradizoítos presentes nos tecidos de outros hospedeiros. A transmissão transplacentária em hospedeiros recentemente infectados, e mais raramente por acidentes de laboratório e transplante de órgãos, são outros modos possíveis de infecção.[2,7]

EPIDEMIOLOGIA

T. gondii é um parasita onipresente que existe em todos os continentes, com índices mais altos de infecção humana em áreas úmidas e tropicais e naquelas com populações maiores de gatos domésticos.[1,7] Nos EUA, anticorpos ao *T. gondii* são encontrados em quase 20% da população humana. Na França e na América do Sul, esse índice chega a até 80%.[1-3] A soroconversão aumenta com a idade, sendo particularmente problemática em gestantes por causa do risco da transmissão vertical no quadro de toxoplasmose aguda recentemente adquirida. No primeiro trimestre da gestação, os índices de infecção transplacentária estão em torno de 10 a 25% e aumentam progressivamente até atingirem 60 a 80% no terceiro trimestre.[11] Por outro lado, a intensidade potencial de sequelas fetais diminui tipicamente durante a gravidez.[12]

Classicamente, a infecção humana está associada à ingestão/manuseio de carne crua ou malcozida contendo cistos de tecido de *T. gondii*.[7] Evidência recente, porém, destaca a importância da água contaminada com oocistos como uma fonte emergente de infecção.[1,13-15] Os vegetais e as frutas podem também estar contaminados por oocistos e levar à infecção humana.[7]

A toxoplasmose congênita costumava ser considerada responsável pela maioria dos casos de toxoplasmose ocular,[1,16,17] o que se alinha com a grande proporção (cerca de 80%) de bebês infectados exibindo lesões retinocoroidais.[18-20] Entretanto, dados mais confiáveis sobre a incidência relativamente baixa de toxoplasmose congênita, além da documentação aumentada de doença adquirida após o nascimento (geralmente assintomática), apoiam a hipótese de que esta última pode ser de longe muito mais importante que anteriormente se suspeitava.[13,21-23] E mais, índices de envolvimento ocular seguido de toxoplasmose adquirida após o nascimento ficam entre 2 e 3%,[17,24,25] mas podem chegar a mais de 20% em algumas áreas.[1,22]

PATOLOGIA E PATOGÊNESE

Em termos histopatológicos, a toxoplasmose ocular ativa se manifesta como uma retinocoroidite focal, com inflamação granulomatosa necrosante da retina associada ao envolvimento granulomatoso reativo da coroide, do vítreo e até do trato uveal anterior. Os parasitas podem ser vistos como taquizoítos livres ou cistos de tecido dentro do foco necrótico (Figura 7.12.1), mas também na retina adjacente.[26,27] Infiltrados inflamatórios mononucleares cercando vasos sanguíneos da retina também são visualizados com frequência. A ruptura/migração do epitélio pigmentar da retina (EPR) é comum.[26,28] O processo inflamatório pode se estender para a esclera subjacente. Uma cicatriz retinocoroidiana é deixada (aderência coriorretiniana) após a resolução da inflamação, com proliferação variável de EPR. Cistos intactos de T. gondii sem inflamação reativa podem ser encontrados em uma retina histologicamente normal.[29,30]

A patogênese depende de um equilíbrio delicado entre imunidade do hospedeiro e virulência do parasita.[2,30] A imunoimaturidade associada à toxoplasmose congênita está claramente associada a lesões sistêmicas/oculares mais extensas, algumas das quais estão relacionadas à ruptura da embriogênese e da fetogênese.[12] Adultos com imunossupressão também são mais suscetíveis de adquirirem a doença sistêmica e ocular mais graves.[2,4]

Entretanto, em indivíduos imunocompetentes com infecção pós-natal, a proliferação do parasita pode ser contida mais cedo pelo sistema imune, limitando a extensão do dano tecidual. Um pequeno número desses indivíduos desenvolve doença ocular logo após a soroconversão, mas uma proporção maior deles apresenta recorrências locais mais tarde na vida, associadas a cistos que foram previamente semeados mesmo em uma retina de aparência normal.[1,30] A ruptura desses cistos libera bradizoítos que se convertem em taquizoítos, estabelecendo proliferação local de parasitas ativos, com a lise celular subsequente e liberação de mediadores citotóxicos, e trazendo à tona uma resposta granulomatosa necrosante vigorosa que também pode levar a mais dano tecidual.[30,31] A hipersensibilidade a antígenos retinais também pode desempenhar um papel na manutenção de inflamação intraocular durante as recorrências.[32]

A primeira linha de defesa imune contra o T. gondii após a infecção oral está no trato gastrintestinal. Além do efeito de barreira dos enterócitos, a resposta local imune inata orientada por várias células, incluindo leucócitos polimorfonucleares, macrófagos, linfócitos B/T e células exterminadoras naturais (NK), podem pelo menos conter parcialmente a proliferação parasitária direta e indiretamente.[33] Essas células, além de outras como as células dendríticas, também ajudam a desencadear a resposta imune adquirida, a principal responsável pelo controle bem-sucedido da infecção por T. gondii.[6,34,35]

Essa resposta imune adquirida é coordenada por linfócitos T CD4+ e macrófagos. Essa reação Th1 (T-helper-1) leva à síntese de várias citocinas pró-inflamatórias, particularmente a interleucina-12, interferona-γ e o fator de necrose tumoral alfa, que atuam em sinergismo para conter a replicação parasitária. Os linfócitos T CD8+ também são citotóxicos para células infectadas. Uma resposta Th2 contrabalança a via de Th1 pró-inflamatória, regulando para baixo a imunidade protetora contra T. gondii.[6,34,35]

A virulência do parasita é também um determinante importante da patogênese.[2] A esse respeito, T. gondii tem três linhagens genéticas principais com distribuição geográfica e virulência diferentes.[36,37] Os parasitas do tipo I são altamente virulentos, provocando forte resposta pró-inflamatória, que está potencialmente associada a dano grave aos tecidos. Os parasitas do tipo II são os menos virulentos e, mediante pressão imune, prontamente se encistam em tecidos e estabelecem infecção crônica em hospedeiros suscetíveis. Os parasitas do tipo III também são menos virulentos.[38] Além desses três genótipos canônicos, genótipos recombinantes atípicos surgindo de recombinação sexual no hospedeiro definitivo têm sido cada vez mais observados em áreas altamente endêmicas, como América do Sul, e associados a surtos de doença sistêmica/ocular grave no mundo todo.[39-42]

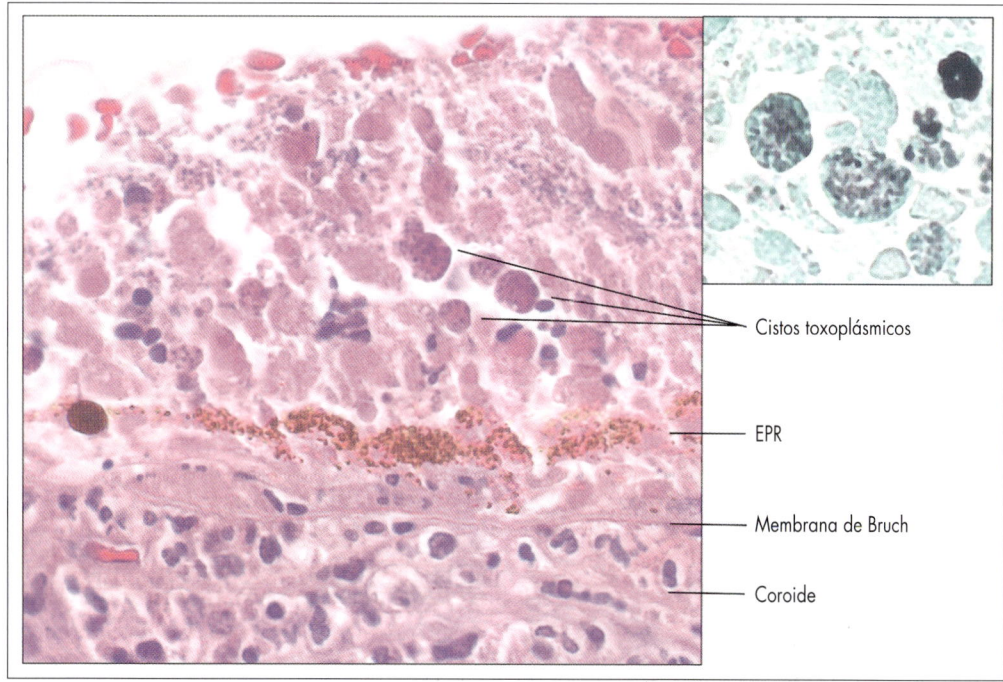

Figura 7.12.1 Histopatologia de retinocoroidite por toxoplasmose mostrando necrose extensa da retina neurossensorial e do epitélio pigmentar da retina (EPR). A coroide mostra inflamação granulomatosa difusa reativa (corante de hematoxilina-eosina, ampliação original 400x). Cistos toxoplásmicos são vistos na retina necrótica, corados com metenamina de prata de Gomori (GMS, *destaque na lateral*). (Cortesia de N. Rao, University of Southern California.)

MANIFESTAÇÕES CLÍNICAS

Doença sistêmica

Os indivíduos imunocompetentes com toxoplasmose adquirida após o nascimento são, com frequência, assintomáticos. Alguns desenvolvem uma síndrome semelhante à mononucleose, manifestada com febre, mal-estar e linfadenopatia variável. Apenas um pequeno número evolui para a doença sistêmica grave, incluindo pneumonite, hepatite, miocardite e até encefalite. Os indivíduos imunocomprometidos, especialmente aqueles com a síndrome da imunodeficiência adquirida (AIDS), são suscetíveis à doença potencialmente fatal tanto na infecção primária quanto durante a reativação, particularmente na forma de neurotoxoplasmose (encefalite toxoplasmática).[2,4]

A toxoplasmose congênita está associada a um grande espectro de manifestações sistêmicas que variam desde o óbito uterino ou malformações graves até a síndrome infecciosa neonatal, incluindo anemia, trombocitopenia, erupção cutânea, hepatite, pneumonite, miocardite e até encefalite.[2,12] Hidrocefalia ou microcefalia, calcificações intracranianas, retardo mental e retinocoroidite representam a tétrade de Sabin e ocorrem em menos de 10% dos recém-nascidos com toxoplasmose congênita.[12,19] A principal manifestação clínica, porém, é a retinocoroidite, presente em até 80% dos recém-nascidos no parto.[5,18,19]

Doença ocular

A toxoplasmose pós-natal está raramente associada à doença ocular em indivíduos imunocompetentes logo após a soroconversão,[1,16] mas a reativação de cistos intrarretinianos pode levar à retinocoroidite a qualquer momento mais tarde na vida. A lesão retinocoroidal ativa se apresenta clinicamente como um exsudato esbranquiçado ou amarelado envolvendo a retina interna com edema da retina adjacente. A lesão surge, tipicamente, nas margens (ou próxima às) de uma cicatriz retinocoroidiana preexistente (lesão satélite, Figuras 7.12.2 e 7.12.3), mas também pode se apresentar como uma lesão focal isolada (Figura 7.12.4).[3,43,44] A lesão progride para envolver a espessura total da retina com espessamento inflamatório reativo da coroide subjacente (ver Figura 7.12.3).

A infiltração celular inflamatória de vítreo sobrejacente está invariavelmente presente e pode levar a precipitados granulomatosos na membrana hialoide posterior e mesmo a opacidades ou faixas vítreas mais densas. Lesões ativas associadas à névoa vítrea intensa podem exibir, tipicamente, um aspecto de "farol no nevoeiro" no exame de fundo de olho. A visualização da bainha perivascular e vasculite, especialmente das vênulas, também é comum, mesmo que distante do foco inflamatório primário. Exsudatos lipídicos periarteriais adjacentes (*Kyrieleis arteriolitis*) também podem ser encontrados (ver Figura 7.12.4). Lesões exsudativas perivasculares podem se complicar com oclusões vasculares (especialmente venulares), levando a mais edema da retina ou hemorragias. Lesões ativas maiores estão sempre associadas a edema macular ou da cabeça do nervo óptico. O envolvimento reativo do trato uveal anterior também pode ser visualizado como um quadro de iridociclite granulomatosa ou não granulomatosa. A pressão ocular se mostra elevada em 10 a 30% desses casos. Cicatrizes retinocoroidianas toxoplasmáticas são clinicamente polimórficas, mas frequentemente apresentam algum grau de pigmentação, indicando hiperplasia ou hipertrofia de EPR. Algumas chegam a ser tão atróficas que mostram a esclera subjacente.[3,22]

A toxoplasmose congênita está associada a lesões retinocoroidais em até 80% dos recém-nascidos infectados, a maioria na área macular e até mesmo bilateralmente. A cicatriz típica em forma de "roda de carroça" na mácula (Figura 7.12.5) sugere fortemente um quadro de toxoplasmose congênita, mas outras lesões variavelmente pigmentadas podem estar presentes em qualquer lugar. Lesões focais satélite ou isoladas e ativas também podem ser visualizadas, ou logo após o nascimento ou a qualquer momento mais tarde na vida, com aspectos virtualmente indistinguíveis daqueles das reativações associadas à doença adquirida após o nascimento. Grandes lesões necrosantes também podem raramente se desenvolver.[5,18,19]

Além das lesões focais satélites ou isoladas, a toxoplasmose ocular pode ter formas atípicas de apresentação.[44] A toxoplasmose retiniana externa se caracteriza por envolvimento mínimo do vítreo e infiltrados pontilhados principalmente na retina externa, geralmente levando ao descolamento da retina seroso. A neurorretinite ocorre no caso de lesões exsudativas justadiscais, culminando em edema da cabeça do nervo óptico e até em uma estrela macular.[43,44] Lesões ativas extensas, multifocais e

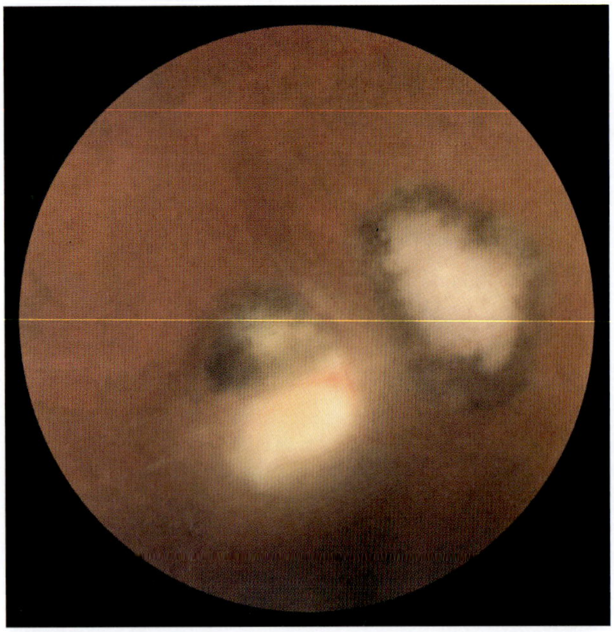

Figura 7.12.2 Aparência do fundo de olho da retinocoroidite por toxoplasmose com lesão satélite ativa típica adjacente a cicatrizes retinocoroidianas pigmentadas.

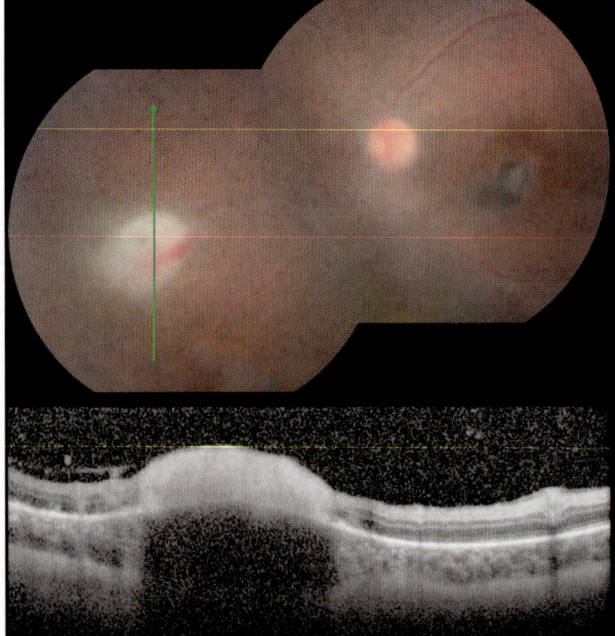

Figura 7.12.3 Aparência do fundo de olho e aparência tomográfica de retinocoroidite por toxoplasmose. Uma lesão por toxoplasmose exsudativa é visualizada nasalmente ao disco óptico em associação à opacidade vítrea e ao embainhamento perivenular (*topo*). Corte de tomografia de coerência óptica da lesão (*linha verde*) revelando foco retiniano nodular hiper-refletivo e sombreamento posterior. O espessamento fusiforme da coroide subjacente também pode ser observado (*parte inferior*).

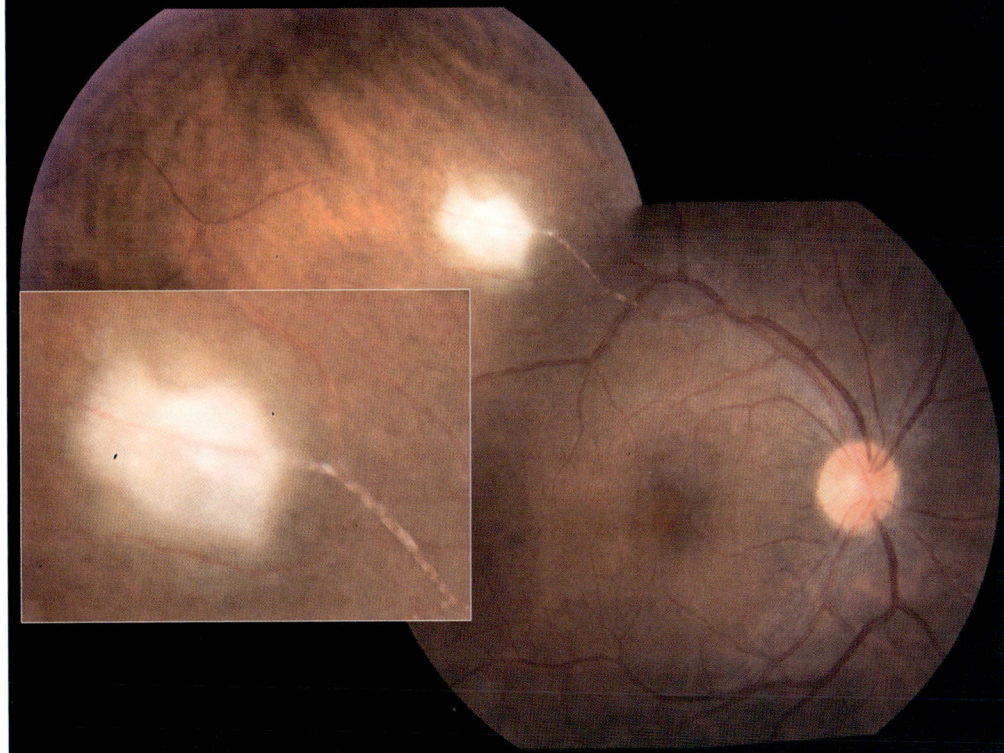

Figura 7.12.4 Aparência do fundo de olho de retinocoroidite por toxoplasmose com lesão exsudativa ativa na ausência de cicatrizes retinocoroidianas (lesão focal isolada). O destaque mostra edema da retina ao redor e exsudatos periarteriolares (*Kyrieleis arteriolitis*).

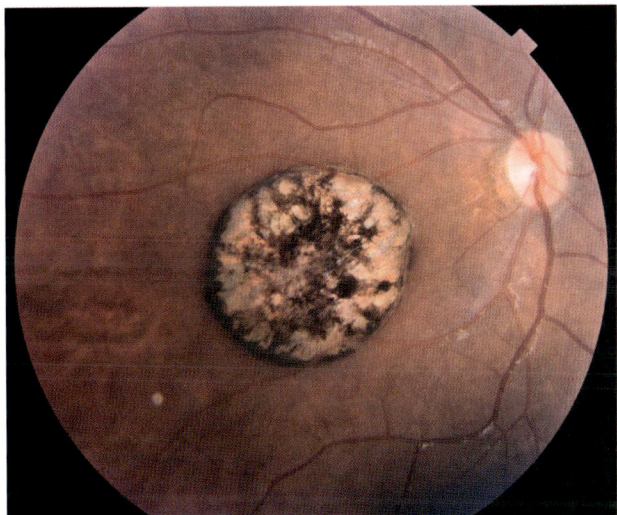

Figura 7.12.5 Aparência do fundo de olho da toxoplasmose congênita. Uma cicatriz típica em formato de "roda de carroça" é observada na mácula direita.

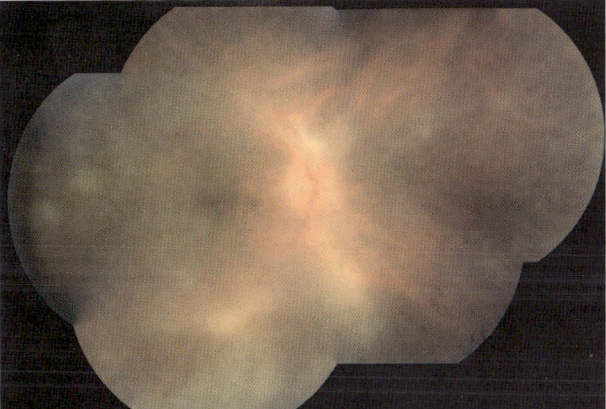

Figura 7.12.6 Aspectos do fundo de olho da retinocoroidite por toxoplasmose atípica. Lesões exsudativas múltiplas e extensas simulando quadro de retinite herpética são observadas em um paciente com AIDS.

até bilaterais podem se apresentar similarmente a um quadro de retinite viral (Figura 7.12.6) e são mais frequentes em indivíduos imunocomprometidos e idosos e naqueles com infecção recentemente adquirida, seja congênita ou pós-natal.[3,4,23,43,45] A inflamação intraocular sem retinocoroidite necrosante concomitante é relativamente rara e pode se manifestar como uveíte anterior isolada, vasculite retiniana e neurite óptica. Essas formas atípicas de apresentação têm sido cada vez mais observadas nos casos de doença adquirida recente.[4,46]

DIAGNÓSTICO

O diagnóstico de toxoplasmose ocular é essencialmente clínico, com base na presença de retinocoroidite necrosante focal (ver Figuras 7.12.2, 7.12.3 e 7.12.4), associada com frequência a uma cicatriz retinocoroidiana adjacente ou distante. Inflamação variável do vítreo, vasos sanguíneos da retina, nervo óptico e segmento anterior também estão presentes com frequência.[3,43,44]

Os testes sorológicos são de suporte, revelando na maioria dos casos somente a presença de anticorpos IgG para *T. gondii* e denotando infecção crônica. A ausência de IgG e IgM específicos exclui a possibilidade de toxoplasmose, e a presença dessas imunoglobulinas, especialmente em titulagens significativas, indica doença recentemente adquirida, o que também pode ser sugerido por baixa avidez de anticorpos de IgG específicos contra *T. gondii*. Para a toxoplasmose congênita, o diagnóstico é fechado por IgM e/ou IgA e/ou níveis persistentemente altos de anticorpos de IgG contra *T. gondii* após 12 meses de vida.[2,3,12,43]

Nos casos de apresentação menos típica, investigações invasivas podem ser empregadas, incluindo avaliação de síntese de anticorpos intraoculares e reação em cadeia da polimerase (PCR) de fluidos oculares.[43,47-49] A primeira é possível por meio do cálculo do coeficiente de Goldmann-Witmer ou Witmer-Desmonts com base na correlação entre titulagens de anticorpos específicos contra *T. gondii* em humor aquoso ou soro *versus* as titulagens de globulina nos mesmos fluidos.[49] Um coeficiente alto indica síntese intraocular de anticorpos anti-*T. gondii*, e um coeficiente baixo tem a interpretação oposta, embora isso também possa ocorrer no caso de ruptura extensa da barreira hemato-ocular.

Em casos ainda incertos, o teste de PCR do humor aquoso ou do vítreo pode ser uma ferramenta valiosa para o diagnóstico definitivo de toxoplasmose e de outros fatores etiológicos infecciosos. Especialmente para a toxoplasmose, a positividade de amostras vítreas geralmente excede aquela das amostras de humor aquoso, mas é menor que aquela para vírus da família do herpes.[47-49]

As modalidades de investigação por imagens, incluindo ecografia, angiografia com fluoresceína verde ou indocianina e a tomografia de coerência óptica, são raramente decisivas para o diagnóstico, mas podem por outro lado ajudar a mais bem delinear as alterações vítreas e retinocoroidais (ver Figura 7.12.3) e documentar ou avaliar complicações locais, como oclusões vasculares, edema macular e neovascularização coroidal.[3,43,50]

DIAGNÓSTICO DIFERENCIAL

Entidades infecciosas, não infecciosas e mesmo neoplásticas são consideradas no diagnóstico diferencial de toxoplasmose ocular (Tabela 7.12.1).[43]

Em recém-nascidos com suspeita de doença congênita, é obrigatória a exclusão de infecções por agentes do acrônimo TORCHS (*t*oxoplasmose, *r*ubéola, *c*itomegalovírus, *h*erpes, *s*ífilis). Outras infecções congênitas menos comuns simulando toxoplasmose incluem: febre pelo vírus do Nilo Ocidental, coriomeningite linfocítica aguda e, mais recentemente, o vírus Zika – este último especialmente no caso da microcefalia.[51] Tumores, como retinoblastoma e retinocitoma, e entidades não inflamatórias, como coloboma retinocoroidal e vítreo hiperplásico persistente, também devem ser considerados no diagnóstico diferencial de recém-nascidos.[3,43]

A retinocoroidite por toxoplasmose primária ou recorrente em crianças maiores ou em adultos pode ser ou congênita ou pós-natal e deverá ser igualmente diferenciada de entidades infecciosas (bacterianas, virais, fúngicas, parasitárias), não infecciosas (associadas ou não a uma doença sistêmica) e neoplásticas (ver Tabela 7.12.1).[3,43]

TRATAMENTO

A retinocoroidite por toxoplasmose pode ser autolimitada em alguns pacientes. A decisão de tratar deverá, portanto, se basear em vários fatores, incluindo o *status* imunológico e a localização, o tamanho e a repercussão local da lesão ativa (Boxe 7.12.1).[3,4,52]

Em pacientes imunocompetentes, lesões ativas pequenas e localizadas perifericamente e aquelas com exsudação não significativa podem ser observadas inicialmente. A piora da inflamação intraocular e o desenvolvimento de complicações que ameacem a visão indicam a necessidade do tratamento.[3,4,52]

O tratamento é feito com uma combinação de fármacos antiparasitários/corticosteroides sistêmicos. Corticosteroides tópicos, agentes midriáticos e hipotensores também são indicados, caso necessário. O regime mais amplamente usado (e ainda considerado como padrão, a chamada terapia clássica) é a associação de sulfadiazina e pirimetamina.[2,52,53] Todos os pacientes em tratamento com pirimetamina deverão ser monitorados com hemogramas completos periódicos e deverão receber também suplementação com ácido folínico (não *ácido fólico*) para prevenir a supressão da medula óssea.[2,53] Nos casos de alergia ou intolerância às sulfonamidas, a clindamicina ou a azitromicina poderão ser usadas. Detalhes relevantes sobre medicamentos antiparasitários para o tratamento de toxoplasmose estão resumidos na Tabela 7.12.2.

Um corticosteroide oral (0,5 a 1 mg/kg/dia de prednisona ou equivalente) é também tipicamente usado em regime de retirada lenta, com efeito favorável na inflamação do vítreo, da retina e do nervo óptico.[3,4,52] O regime deverá ser iniciado pelo menos 24 horas após o início dos medicamentos antiparasitários e o desmame iniciado antes da suspensão desses fármacos. Todo cuidado deverá ser tomado para se evitar corticosteroides sem a cobertura antiparasitária concomitante por causa do risco de inflamação intraocular devastadora/progressiva. O uso de corticosteroides de depósito perioculares ou intravítreos é relativamente contraindicado pelas mesmas razões. O tratamento dura geralmente 5 a 6 semanas, mas pode se prolongar para lesões ativas maiores e inflamação intraocular persistente.[4] A resolução da lesão ativa é tipicamente centrípeta, com aplanamento progressivo das margens e redução da exsudação.[3] A pigmentação da lesão pode ser tardia e é um aspecto variável, não sendo parâmetro de avaliação na cicatrização.

Fármacos antiparasitários alternativos em diferentes regimes também já foram propostos (ver Tabela 7.12.2).[3,52] A terapia intravítrea com clindamicina também já foi descrita, com injeções únicas ou repetidas através da *pars plana* de 1 mg de clindamicina e 0,4 mg de dexametasona.[54] Alguns desses regimes alternativos

TABELA 7.12.1 Diagnóstico diferencial de retinocoroidite por toxoplasmose primária ou recorrente.

Infecciosas
Bacteriana
Sífilis
Tuberculose
Bartonelose (neurorretinite, retinite focal e lesões angiomatosas)
Doença de Lyme
Endoftalmite endógena
Outras
Viral
Necrose retiniana aguda/retinopatia herpética necrosante
Retinite por CMV
Necrose retiniana externa progressiva
Outras
Fúngica
Candidíase (particularmente endoftalmite endógena)
Aspergilose
Outras
Parasitária
DUSN
Toxocaríase
Outras
Não infecciosas
Associadas à doença sistêmica
Doença de Behçet
Sarcoidose
Outras
Primariamente não associadas à doença sistêmica
Coroidite serpiginosa/ampiginosa e outras
Coroidite multifocal e pan-uveíte
Coroidopatia interna pontilhada
Síndrome de pontos brancos evanescentes múltiplos
Maculopatia idiopática aguda unilateral
Outras
Neoplásticas
Linfoma vitreorretinal primário
Outras

CVM, Citomegalovírus; DUSN, neurorretinite subaguda unilateral difusa.

BOXE 7.12.1 Principais fatores que influenciam a decisão de tratamento da retinocoroidite por toxoplasmose ativa.

- *Status* imunológico do indivíduo
- Localização e tamanho da lesão ativa
- Presença de edema macular e/ou do disco óptico
- Grau de vitreíte e de visão reduzida
- Curso clínico
- Situações especiais (recém-nascidos, gestantes, alergia medicamentosa)
- Reações adversas de medicamentos antiparasitários e corticosteroides

TABELA 7.12.2 Principais medicamentos antiparasitários para tratamento de toxoplasmose.

Medicamento e dosagem	Precauções e observações
Sulfadiazina 1 g 4 vezes/dia em adultos 50 a 100 mg/kg/dia em crianças	Cuidado e correção da dose para insuficiência hepática/renal Contraindicada em deficiência de G6PDH Hidratação e alcalinização da urina pode prevenir cristalúria Evitar no final da gestação (risco de icterícia nuclear) Hipersensibilidade e alergias demandam suspensão Síndrome de Stevens-Johnson possível, mas rara Supressão de medula óssea em < 0,1%
Pirimetamina Dose de ataque de 100 mg, seguida de 25 a 50 mg/dia 1 mg/kg/dia em crianças	Cuidado em caso de insuficiência hepática ou renal Contraindicada no primeiro trimestre (teratogênica) Transtornos gastrintestinais comuns Risco de depressão de medula óssea demanda uso concomitante de ácido folínico (5 a 7,5 mg/dia ou 15 mg 3 vezes/semana) e monitoramento periódico de CBC
Clindamicina 300 mg 4 vezes/dia 10 a 25 mg/kg/dia em crianças	Cuidado em insuficiência hepática ou renal Transtornos gastrintestinais comuns Risco de colite pseudomembranosa (suspender em caso de diarreia com sangue)
Azitromicina 250 a 500 mg 4 vezes/dia 5 mg/kg/dia em crianças	O alimento reduz a absorção oral Transtornos gastrintestinais em menos de 10% Pode ser usada na gravidez
Sulfametoxazol/trimetoprima 800 mg/160 mg 2 vezes/dia 40 a 50 mg/8 a 10 mg/kg/dia em crianças	Mais bem tolerado que a terapia clássica, mas provavelmente menos eficaz Cuidado e correção da dose em caso de insuficiência hepática/renal Contraindicado em deficiência de G6PDH Evitar durante gestação (risco de teratogenia e icterícia) Risco de hipersensibilidade à sulfa Supressão de medula óssea incomum
Espiramicina 1,5 milhão UI (500 mg) 4 vezes/dia	Níveis elevados na placenta É o medicamento antiparasitário mais seguro na gravidez Penetração intraocular limitada Transtornos gastrintestinais e hipersensibilidade
Atovaquona 750 mg 4 vezes/dia 30 mg/kg/dia em crianças	Cuidado em insuficiência hepática Alimento aumenta a absorção do medicamento Erupção maculopapular em até 20% Não há estudos de segurança em gestação/lactação

CBC, hemograma completo; G6PDH, glicose-6-fosfato desidrogenase; UI, unidades internacionais.
(Adaptada de Orefice F, Vasconcelos-Santos DV, Cordeiro CA et al. Toxoplasmosis. In: Foster CS, Vitale AT, editors. Diagnosis and treatment of uveitis. 2nd ed. New Delhi: Jaypee-Hifghlights: 2013, p. 671-7; Kim SJ, Scott IU, Brown GC et al. Interventions for Toxoplasma retinochoroiditis: a report by the American Academy of Ophthalmology. Ophthalmology 2013;120:371-8.)

são considerados como comparáveis à terapia antiparasitária clássica em estudos clínicos randomizados de pequeno porte.[55,56] Entretanto, estudos experimentais in vivo e in vitro e aqueles envolvendo pacientes imunocomprometidos e neonatos com toxoplasmose congênita ainda são amplamente favoráveis ao uso da terapia clássica, em oposição a regimes antiparasitários alternativos.[2,53] Esses regimes podem ser particularmente úteis no caso de alergia medicamentosa (sulfadiazina é a principal responsável) e outras reações adversas, e em algumas situações específicas, como na presença de lesões menores e menos exsudativas.

Indivíduos imunocomprometidos com retinocoroidite por toxoplasmose ativa deverão sempre ser tratados, por causa da natureza progressiva da doença, com alto risco de complicações e até mesmo de perda de visão nessa população. Neonatos com toxoplasmose congênita também são invariavelmente tratados durante o primeiro ano de vida, recebendo medicamentos antiparasitários independentemente da presença de lesões retinocoroidais. Gestantes com soroconversão recente documentada também precisam de tratamento com espiramicina (mesmo na ausência de retinocoroidite) para reduzir o risco de transmissão vertical. Uma vez que a espiramicina não cruza a placenta, quando a infecção fetal é confirmada ou por PCR do fluido amniótico ou por ultrassom, outros fármacos antiparasitários devem ser aplicados.[2,53] As reativações durante a gestação podem ser inicialmente seguidas se a prole posterior não estiver ameaçada, em razão do risco muito baixo de infecção fetal.

A fotocoagulação a *laser* e até mesmo a crioterapia foram sugeridas para lesões exsudativas crônicas extramaculares em indivíduos que não respondem ou não toleram a terapia sistêmica.[3,52] A eficácia desses tratamentos, porém, é incerta e recorrências podem ainda ocorrer fora da área tratada. Outras modalidades cirúrgicas, como a vitrectomia via *pars plana* e a facoemulsificação, são empregadas na maioria das vezes para tratamento de complicações, incluindo opacidades persistentes do vítreo, membranas epirretinianas, descolamento da retina e catarata.[3,52]

A profilaxia secundária com sulfametoxazol/trimetoprima (800/160 mg 3 vezes/semana ou dia sim, dia não) demonstrou reduzir o risco de recorrências em adultos imunocompetentes.[57] Isso pode ser útil em indivíduos com recorrências múltiplas ameaçando a mácula central e naqueles imunocomprometidos. Mesmo que a duração ideal não esteja estabelecida definitivamente, evidência recente sugere que a profilaxia durante 12 meses pode prevenir recorrências por até 2 anos.[57]

As medidas profiláticas primárias são essenciais em mulheres soronegativas logo antes e durante a gestação e em pacientes imunocomprometidas e incluem:

- Evitar ingestão de carne crua/malcozida (o congelamento a −20°C/−4°F durante a noite também destrói cistos de tecido)
- Ingerir somente água bem filtrada ou fervida
- Lavar cuidadosamente vegetais/frutas antes do consumo
- Usar luvas e lavar as mãos/utensílios de cozinha após manipular carne/resíduos
- Evitar contato com felinos e suas fezes (mesmo no solo ou em caixas de areia).

A triagem sorológica mensal de mulheres suscetíveis durante a gravidez é também significativamente recomendada.[2,53,58]

EVOLUÇÃO E PROGNÓSTICO

A retinocoroidite por toxoplasmose é uma doença recorrente, com até dois terços dos pacientes desenvolvendo reativações mais tarde na vida.[1,3,59] Os casos são mais comuns em toxoplasmose congênita do que naquela adquirida após o nascimento e ocorrem especialmente no primeiro ano após o episódio prévio. Alguns pacientes, porém, sustentam remissão da doença permanente.[59]

O prognóstico depende do *status* imunológico e da idade do paciente, além do tamanho e da localização da lesão/lesões. Complicações locais, como opacidades vítreas persistentes, edema macular, membranas epirretinianas, cicatrização retinocoroidiana extensa, neovascularização coroidal, atrofia óptica e até descolamento da retina, podem estar associados à redução significativa da visão.[3,4,23,45]

BIBLIOGRAFIA

Balasundaram MB, Andavar R, Palaniswamy M, et al. Outbreak of acquired ocular toxoplasmosis involving 248 patients. Arch Ophthalmol 2010;128:28–32.

Dubey JP. The history and life cycle of *Toxoplasma gondii*. In: Weiss LM, Kim K, editors. *Toxoplasma gondii* – the model apicomplexan: perspectives and methods. 1st ed. Amsterdam: Elsevier Academic Press; 2007. p. 1–17.

Garweg JG, de Groot-Mijnes JD, Montoya JG. Diagnostic approach to ocular toxoplasmosis. Ocul Immunol Inflamm 2011;19:255–61.

Kim SJ, Scott IU, Brown GC, et al. Interventions for toxoplasma retinochoroiditis: a report by the American Academy of Ophthalmology. Ophthalmology 2013;120:371–8.

Holland GN. Ocular toxoplasmosis: a global reassessment. Part I: epidemiology and course of disease. Am J Ophthalmol 2003;136:973–88.

Holland GN. Ocular toxoplasmosis: a global reassessment. Part II: disease manifestations and management. Am J Ophthalmol 2004;137:1–17.

Montoya JG, Liesenfeld O. Toxoplasmosis. Lancet 2004;363:1965–76.

Orefice F, Vasconcelos-Santos DV, Cordeiro CA, et al. Toxoplasmosis. In: Foster CS, Vitale AT, editors. Diagnosis and treatment of uveitis. 2nd ed. New Delhi: Jaypee-Highlights; 2013. p. 671–7.

Pavesio CE, Lightman S. *Toxoplasma gondii* and ocular toxoplasmosis: pathogenesis. Br J Ophthalmol 1996;80:1099–107.

Peyron F, Wallon M, Kieffer F, et al. Toxoplasmosis. In: Wilson CB, Nizet V, Maldonado YA, et al, editors. Remington and Klein's infectious diseases of the fetus and newborn infant. 8th ed. Philadelphia: Saunders; 2016. p. 949–1042.

Saeij JP, Boyle JP, Boothroyd JC. Differences among the three major strains of *Toxoplasma gondii* and their specific interactions with the infected host. Trends Parasitol 2005;21:476–81.

Silveira C, Belfort R Jr, Muccioli C, et al. A follow-up study of *Toxoplasma gondii* infection in southern Brazil. Am J Ophthalmol 2001;131:351–4.

Vasconcelos-Santos DV, Dodds EM, Orefice F. Review for disease of the year: differential diagnosis of ocular toxoplasmosis. Ocul Immunol Inflamm 2011;19:171–9.

Vasconcelos-Santos DV, Machado Azevedo DO, Campos WR, et al. Congenital toxoplasmosis in southeastern Brazil: results of early ophthalmologic examination of a large cohort of neonates. Ophthalmology 2009;116:2199–2205.e1.

Zimmerman L. Ocular pathology of toxoplasmosis. Surv Ophthalmol 1961;6:832–56.

As referências completas estão disponíveis no **GEN-io**.

PARTE 7 UVEÍTE E OUTRAS INFLAMAÇÕES INTRAOCULARES

SEÇÃO 5 Causas Infecciosas de Uveíte – Protozoárias e Parasitárias

Uveíte Parasitária Posterior

7.13

Dipankar Das e Jyotirmay Biswas

Definição: As uveítes parasitárias posteriores englobam várias infestações parasitárias causadas por parasitas diferentes. Vários vetores disseminam essas doenças e as áreas endêmicas variam de região para região no mundo. As manifestações clínicas incluem lesões oculares características, envolvimento dermatológico e afecção de outros locais extraoculares. Aqui são descritas as doenças parasitárias diferentes da toxoplasmose.

Características principais

- O exame oftalmológico e sistêmico é essencial ao diagnóstico de doenças parasitárias posteriores
- O diagnóstico precoce desses quadros é necessário para prevenir morbidade ocular
- A higiene alimentar e o controle de vetores são importantes na prevenção da disseminação das doenças
- Doenças parasitárias como toxocaríase são encontradas em crianças.

INTRODUÇÃO

As infecções parasitárias podem produzir sérios danos a vários tecidos oculares, especialmente a úvea, causando assim morbidade visual significativa. Para os oftalmologistas, é importante estar ciente da apresentação clínica das infestações parasitárias para diagnóstico imediato e tratamento. O diagnóstico apropriado de parasitas oftálmicos pode ajudar a salvar a visão e, às vezes, a vida. Portanto, é importante ter a coordenação apropriada entre clínicos gerais, patologistas e parasitologistas para o tratamento efetivo de parasitas oculares.

CISTICERCOSE OCULAR

A cisticercose ocular é mais comumente causada por *Cysticercus cellulosae*, que é a larva da tênia do porco, *Taenia solium*.[1-3] Às vezes, ela pode ser causada por tênia de carne. O consumo pelo ser humano de carne de porco malcozida e o uso de vegetais ou água contaminados pode causar essa infecção.[1,2] A cisticercose afeta principalmente o sistema nervoso central (SNC), tecido subcutâneo, estruturas externas do olho, músculos e estruturas intraoculares, como o vítreo e a retina.[1,2] A cisticercose é encontrada mundialmente, com cerca de 50 milhões de pessoas afetadas por essa doença parasitária.[1-3] Ela é predominante nas Américas do Sul e Central, Europa Oriental, México, o subcontinente indiano, Rússia e Filipinas, sendo rara na Grã-Bretanha e nos EUA.[1-3]

APRESENTAÇÃO CLÍNICA

A cisticercose intraocular pode ser assintomática nos estágios iniciais, quando o parasita é pequeno, mas pode causar alterações como perda da visão, dor periorbital, escotoma e fotopsia.

A doença pode se apresentar como neurocisticercose ou cisticercose subcutânea ou muscular. O cisto pode estar localizado no espaço subconjuntival ou na órbita, ou pode invadir o globo e se apresentar em segmento anterior ou posterior.[3]

A cisticercose intravítrea aparece como um cisto branco translúcido com um ponto denso formado pelo escólex invaginado. A forma e os movimentos ondulantes são típicos. O cisto pode permanecer assintomático quando pequeno e vivo. A cisticercose sub-retiniana pode se apresentar como retinite central aguda com edema da retina e exsudatos sub-retinianos. O organismo sub-retiniano finalmente se desenvolve em um cisto (Figura 7.13.1). A área macular é o local mais comum onde o cisticerco se aloja, por causa da vascularização da área. O ultrassom B-*scan* com a identificação de um escólex intralesional é diagnóstico em casos de cisticercose intraocular (Figura 7.13.2). Os movimentos do cisticerco são facilmente visualizados através dos tecidos maculares. Com frequência, o cisto migra para o vítreo deixando atrás de si uma cicatriz coriorretiniana nessa área. Uma das formas de apresentação é como uma uveíte anterior fibrinosa com glaucoma secundário; a uveíte se resolve com a remoção do cisto. A manifestação de segmento posterior de cisticercose ocular pode ser variável, de vitreíte moderada a intensa com evidência de larvas císticas. Podem ser visualizados rupturas da retina, descolamento regmatogênico, descolamento exsudativo de retina, cicatriz coriorretiniana ou atrofia com formação de membrana epirretiniana. Atrofia óptica, edema do disco óptico e, às vezes, neurite óptica atípica podem ser a apresentação inicial. Por causa do envolvimento do SNC, o paciente pode manifestar convulsões epileptiformes e febre moderada.[3,4]

O diagnóstico se torna difícil quando o parasita morre, porque ele produz resposta inflamatória acentuada que se apresenta como uveíte generalizada com opacificação densa do vítreo. Em casos mais graves, o paciente pode apresentar um olho cego dolorido. Nesses casos, o ultrassom B-*scan* é útil em confirmar o diagnóstico. Geralmente, o B-*scan* demonstra o cisto completo com uma opacidade excêntrica refletiva alta (escólex). Outras modalidades diagnósticas incluem neuroimagem como investigação por tomografia computadorizada (TC) ou investigação por imagem de ressonância magnética (IRM) do cérebro e da órbita. Lesões em forma de moedas com edema perilesional podem ser descobertas em uma varredura por IRM do cérebro.[1-4] Sorologicamente, a cisticercose pode ser diagnosticada por reação de precipitina, fixação de complemento ou ensaio indireto de hemaglutinação.[5] Anticorpos contra cisticercos podem ser detectados por meio do ensaio de imunoabsorção enzimática (ELISA, do inglês *enzyme-linked immunosorbent assay*) em cerca de 80% dos casos de neurocisticercose, em 57% de cisticercose ocular e em 50% com miocisticercose.[5]

TRATAMENTO

A remoção cirúrgica do cisto é recomendada. Cisticercos intraoculares são removidos ou por esclerotomia externa com incisão coroidal ou por vitrectomia via *pars plana*.[4,5] A abordagem por meio da esclera é usada para cistos sub-retinais posicionados anteriores ao equador. A vitrectomia via *pars plana* ou a abordagem transvitreal é usada para cistos intravítreos e sub-retinais localizados posteriores ao equador.[4] Na presença

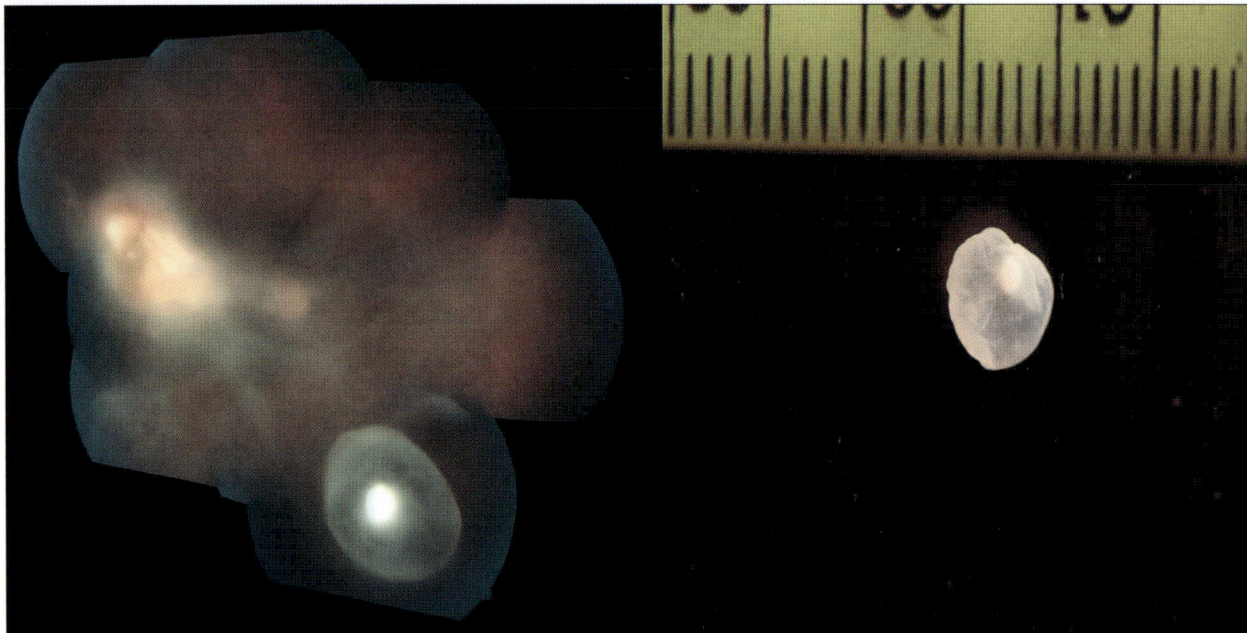

Figura 7.13.1 Cisticerco intravítreo com cisto isolado em patologia.

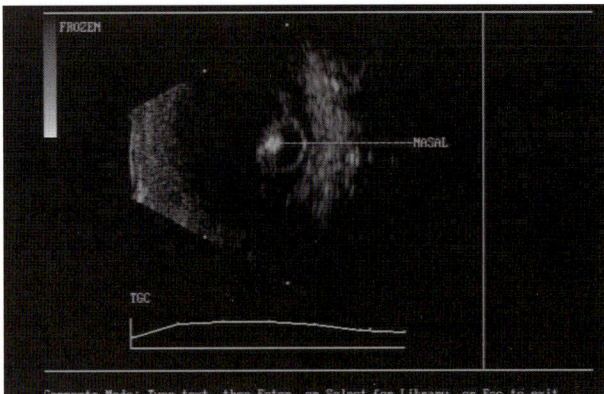

Figura 7.13.2 Ultrassom B-*scan* mostrando escólex em um caso de cisticercose intraocular.

de cistos de cisticercos tanto intraoculares quanto no SNC, o cisto intraocular completo deve ser removido cirurgicamente, seguido primeiro por medicamentos antiparasitários e corticosteroides.[4,5] Usar somente medicamentos anti-helmínticos em cisticercose intraocular na primeira tentativa sem remoção cirúrgica pode matar o parasita intraocular e, desse modo, induzir uma reação intraocular intensa causando, por fim, a cegueira.[4] Albendazol e praziquantel são os principais fármacos antiparasitários usados no tratamento de neurocisticercose e doença ocular externa primária.[4-10]

TOXOCARÍASE OCULAR

A toxocaríase ocular é causada pelo parasita do cão *Toxocara canis*, e geralmente afeta pacientes jovens. As várias apresentações clínicas da doença são apresentadas a seguir.

Endoftalmite crônica

Esse quadro pode se apresentar como abscesso vítreo ou massa inflamatória branca e densa, geralmente associada a um descolamento de retina. A doença pode estar associada a uma resposta granulomatosa na câmara anterior e a hipópio. A fase inflamatória aguda é seguida por um estágio cicatricial.

Granuloma de polo posterior

O quadro se apresenta inicialmente com um vítreo opacificado associado a sinais de inflamação aguda e presença de granuloma de polo posterior, observado como uma massa nebulosa mal definida acompanhada de inflamação vítrea adjacente. A opacidade de meios melhora à medida que a inflamação diminui. A massa granulomatosa esférica é branca ou cinza, e faixas de tração são vistas entre a massa e a retina circundante.

Granuloma periférico

Visualizado como massa inflamatória branca, densa e localizada na periferia da retina. A tração localizada na retina resulta em uma prega ou descolamento tracional, estendendo-se da massa para o polo posterior, o que pode causar um deslocamento da mácula em direção ao granuloma (Figura 7.13.3).

Apresentações atípicas

Essas apresentações incluem inflamação da cabeça do nervo óptico, nematódeo sub-retinal móvel e coriorretinite difusa.

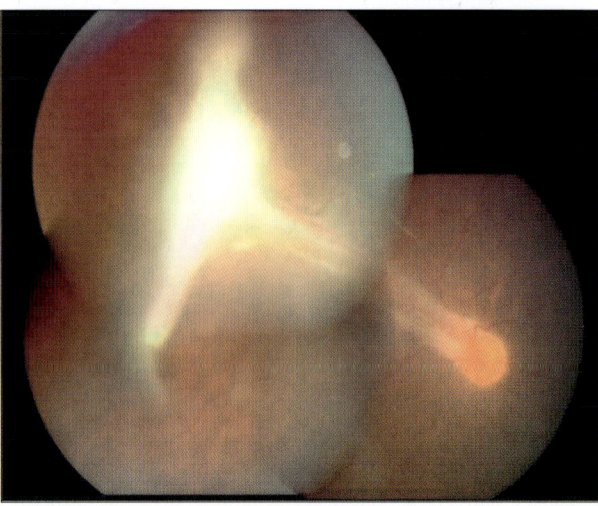

Figura 7.13.3 Lesão periférica por *Toxocara*.

DIAGNÓSTICO DIFERENCIAL

- Retinoblastoma
- Retinopatia da prematuridade
- Vitreorretinopatia exsudativa familiar
- Doença de Coats
- Vítreo primário hiperplásico persistente
- Endoftalmite endógena.

EXAMES COMPLEMENTARES

Um título sérico de 1:8 no ELISA é suficiente para apoiar o diagnóstico de toxocaríase ocular se o paciente também apresentar aspectos clínicos compatíveis.

TRATAMENTO

Os anti-helmínticos, como tiabendazol e dietilcarbamazina, têm papel limitado. Em casos de inflamação intensa, corticosteroides tópicos, ciclopégicos e corticosteroides sistêmicos podem ser necessários. A vitrectomia é indicada em casos de descolamento de retina por tração.

ONCOCERCOSE

Esta infecção é causada pelo verme filaria *Onchocerca volvulus* ou *Onchocerca caecutiens*. A doença é amplamente endêmica na África tropical e nas áreas tropicais das Américas e é disseminada pela picada da mosca negra (*Simulium*) que procria livremente nos rios. A cegueira causada pela oncocercose é conhecida como cegueira do rio. Cerca de meio milhão de pessoas no mundo é cego ou parcialmente cego por causa dessa doença. Manifestações sistêmicas consistem em nódulos na pele (linfadenopatia). As manifestações oculares são muito comuns e incluem inchaço das pálpebras, proptose, espessamento da conjuntiva e ceratite numular. Não é raro observar microfilária vagando na câmara anterior e na cavidade vítrea.

A inflamação uveorretiniana é a manifestação ocular mais importante em termos de perda visual. As toxinas liberadas pelos vermes mortos induzem à doença uveal. A irite plástica associada a edema do estroma da íris produz a aparência esponjosa de "pedra-pomes" da íris. Depósitos exsudativos de coloração marrom-claro na parte inferior da câmara anterior produzem uma aparência em forma de pera invertida da pupila que é considerada um sinal ocular característico da doença. A inflamação coriorretiniana que leva à atrofia do tecido neural e à atrofia óptica secundária é a causa final da cegueira. O exame de fundo de olho mostra aglomeração de pigmento retiniano, atrofia de coriocapilares e fibrose sub-retiniana. Glaucoma e catarata podem ser complicações da inflamação uveorretiniana. O tratamento efetivo da oncocercose é feito com ivermectina, dietilcarbamazina e suramina.

GNATOSTOMÍASE

Doença causada pela ingestão de peixe malcozido contaminado pelo parasita conhecido como *Gnathostome*, geralmente encontrado em drenos rasos e sujos. Casos de gnatostomíase foram informados da região oriental da Índia (antes da Partição da Índia), incluindo a atual Bangladesh.[2] Os aspectos clínicos da doença podem ser cutâneos e viscerais, incluindo o envolvimento ocular. As manifestações oculares da doença ocorrem em razão da migração das larvas, assim como a resposta do hospedeiro às toxinas. O aspecto mais comum de apresentação é a uveíte anterior.[3,5,9-13] Outros aspectos incluem inchaço da pálpebra, irite, atrofia da íris, orifícios na íris (Figura 7.13.4) e, raramente, glaucoma. A gnatostomíase intravítrea é uma entidade muito rara. A cicatrização macular ou a laceração da retina com hemorragia coroidal próxima ao disco óptico aponta para a retina posterior como uma possível rota de entrada para o olho. O verme vaga no

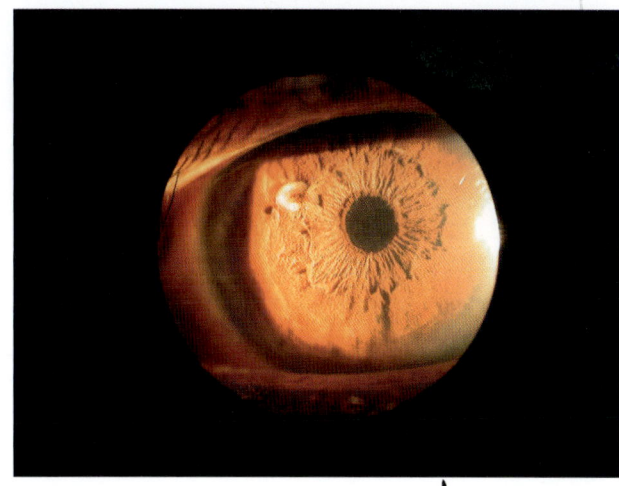

Figura 7.13.4 Verme *Gnathostoma* migrando através da íris e criando um orifício na íris.

olho causando hemorragia retinal e coriorretinite subsequente (Figura 7.13.5). A remoção cirúrgica do verme vivo pode ser feita enquanto ele for visível na câmara anterior.

NEURORRETINITE UNILATERAL SUBAGUDA DIFUSA

A neurorretinite subaguda unilateral difusa (DUSN, do inglês *diffuse unilateral subacute neuroretinitis*) é chamada também síndrome de varredura unilateral e pode ser causada por várias larvas móveis de nematódeos, incluindo *T. canis*, *Gnathostoma*, *Brugia malayi*, *Ancylostoma caninum* e o trematódeo *Altaria*.[1-3,11,14-16] Os homens são afetados mais frequentemente que as mulheres. Na DUSN, os nematódeos podem invadir a pele e migrar pelo sangue para o complexo retinocoroidal.[2,3] Acredita-se que esses pequenos vermes induzam reação tóxica, inflamatória e autoimune contra a coroide e a retina sobrejacente. A DUSN pode se apresentar com manifestações precoces ou em estágio tardio.[4,5,17] Os pacientes podem apresentar escotomas centrais e paracentrais, flutuadores e defeito de campo visual sem qualquer dor ocular significativa. No estágio inicial, o edema do disco óptico, vitreíte leve a moderada, lesões branco-acinzentadas, amarelas multifocais e sub-retinianas são vistas no fundo de olho com papilite.

Os estágios tardios incluem atrofia do nervo óptico, estreitamento arteriolar da retina, aumento do reflexo da membrana limitante interna da retina (sinal de Oréfice) e túneis sub-retinais (sinal de Garcia) com degeneração do epitélio pigmentar da retina (EPR).[1,17] Um defeito pupilar aferente relativo (DPAR) pode estar presente no olho afetado. Hoje, acredita-se que a DUSN seja causada também por um pequeno número de larvas de nematódeos diferentes.[15] A primeira alteração patológica secundária à infestação pela larva do nematódeo se apresenta como granulomas em todo o globo ocular.[1]

Vermes de tamanhos variáveis têm sido detectados e descritos, com aqueles maiores deixando um trajeto de aglomeração grosseira de acúmulo de pigmento do epitélio pigmentar.[1,16] Os vermes menores predispõem a formar cicatrizes atróficas coriorretinianas focalizadas. Os pontos brancos coriorretinianos focais são uma resposta imune à secreção ou excreção do verme. Os vermes, independentemente da espécie, têm sido observados no olho por até 3 anos. O diagnóstico é predominantemente clínico. O verme vivo pode não ser visível em várias ocasiões. A angiografia com fluoresceína (AF) pode mostrar aumento na fluorescência coroidal de fundo, alterações difusas em EPR e vazamento de corante capilar próximo ao nervo óptico.

A angiografia com indocianina verde (ICGA, do inglês *indocyanine green angiography*) às vezes é útil para localizar lesões como manchas hipofluorescentes e a infiltração e inflamação coroidais correspondentes. Testes eletrofisiológicos como

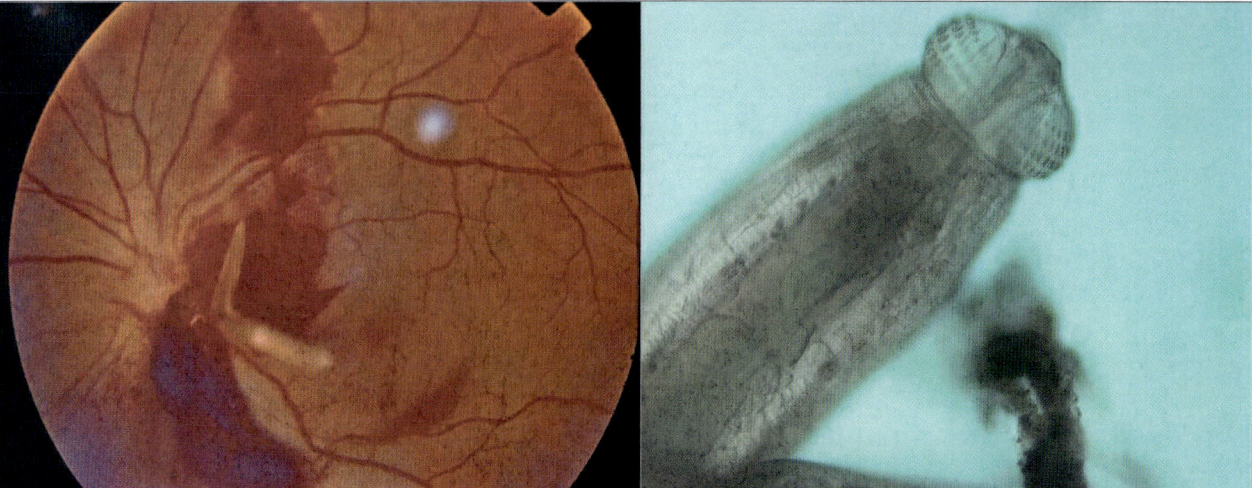

Figura 7.13.5 *Gnathostoma* retinal e vítreo com preparação de montagem molhada do parasita.

eletrorretinograma (ERG) e eletro-oculograma (EOG) são úteis para suporte auxiliar para o diagnóstico. No ERG, a proporção A:B pode ser normal em estágios precoces da doença, mas a onda b pode se mostrar anormal quando o envolvimento da retina for significativo. A retina interna está mais envolvida que a externa.[4,17] O EOG pode mostrar resposta reduzida em envolvimento moderado a tardio.

A tomografia de coerência óptica (OCT) é uma ferramenta importante para demonstrar degeneração da camada de fibras do nervo retinal (RFNL, do inglês *retinal nerve fiber layer*) e afinamento da mácula. Aqui também o volume retiniano interno é mais afetado que o externo. Em alguns casos, pode haver perda de depressão da fóvea. O diagnóstico de laboratório deverá incluir contagem de eosinófilos para infecções por nematódeos.

Outras doenças que deverão ser descartadas incluem sífilis, sarcoidose e toxoplasmose. Neurite óptica, *pars planitis* e algumas síndromes de pontos brancos precisam ser excluídas para a elaboração do diagnóstico. Um cisto macular também foi um achado associado na DUSN.[1,3,16] O tratamento da DUSN depende de o verme estar ou não visível. Nematódeos vivos visíveis são tratados com fotocoagulação retinal. O tratamento sistêmico envolve albendazol, 400 mg/dia, durante 1 mês com corticosteroide oral, 1 mg/kg/dia em dose decrescente durante 1 mês. A evolução da doença depende do estágio em que se encontra. A detecção precoce suspende efetivamente a perda da visão.[1-3,6-9,16,18,19]

AMEBÍASE

Infecção por *Entamoeba histolytica* muito comum em países tropicais. Estima-se que cerca de 20% das populações rurais sejam vítimas dessa doença intestinal parasitária que causa disenteria, hepatite e abscesso no fígado.

O envolvimento ocular da amebíase abrange:

- Uveíte anterior e posterior
- Hemorragia vítrea recorrente
- Periflebite retinal.

Entretanto, em nenhum dos casos afetados, *E. histolytica* foi isolado do olho. O diagnóstico presumível se baseou no processo de doença coexistente e melhora definitiva das condições do olho após o tratamento para amebíase.

GIARDÍASE

Infecção intestinal causada por *Giardia lamblia* e comum no subcontinente indiano. Em pacientes com giardíase, foram informados quadros de ceratite, uveíte, coriorretinite extensiva e hemorragias retinais. Algumas das apresentações comuns da *Giardia* são: uveíte anterior, coroidite e alterações de pigmentos retinais. Todos os casos informados responderam satisfatoriamente ao tratamento de giardíase.

MALÁRIA

Existem cerca de 300 milhões de casos de malária no mundo anualmente e 30 milhões de pessoas de países não endêmicos visitam países endêmicos da doença. Por isso, é grande a possibilidade da malária do viajante. O parasita responsável pela malária em seres humanos pertence à família *Plasmodium*: *Plasmodium vivax* (malária terçã), *Plasmodium malariae* (malária quartã), *Plasmodium falciparum* (malária subterçã) e *Plasmodium ovale*. As complicações oculares são mais comuns na infecção por *Plasmodium falciparum*. Quase todas as estruturas do olho podem estar envolvidas na malária.

São descritos quadros de hiperemia da conjuntiva, hemorragia subconjuntival, pigmentação conjuntival, úlcera dendrítica, ceratite intersticial, uveíte, hemorragia vítrea, hemorragia retiniana, descolamento de retina, neurite óptica, paralisia de músculos extraoculares e celulite orbitária.[4,5,10,17] Considera-se que a hemorragia retiniana seja causada por complicações reológicas – os eritrócitos infectados pelo parasita tendem a se aglomerar ao longo da parede dos vasos levando à oclusão.[7] Outras lesões oculares incluem hemorragias retinais, paralisias temporárias do nervo ocular, edema orbitário, coroidite, embolia da retina, papiledema, paralisia do reflexo de luz da pupila e acomodação. A presença de lesões oculares na malária indica prognóstico ruim, especialmente em pacientes com malária cerebral.[7,11] Assim, um paciente com grandes hemorragias retinais não explicadas deverá sempre ser investigado completamente para malária, especialmente em um país endêmico como a Índia.

LEISHMANIOSE

A leishmaniose está amplamente disseminada nas partes central e leste da Ásia, África e em alguns países da Europa, sendo causada pelo protozoário *Leishmania*, que é transmitido aos seres humanos pela mosca da areia (*Phlebotomus*). Três tipos distintos já foram reconhecidos:

- Leishmaniose visceral, causada por *Leishmania donovani* e responsável pelo calazar
- Leishmaniose cutânea, causada por *Leishmania tropica* e manifestada por feridas granulomatosas nas partes expostas do corpo, conhecidas com úlcera oriental
- Leishmaniose nasofaríngea (espúndia), causada por *Leishmania braziliensis* e predominante, principalmente, na América do Sul.

Os aspectos característicos do calazar são febre irregular persistente por um longo período, dilatação enorme do baço, aumento moderado do fígado e grau de anemia acentuado. O diagnóstico é feito pela identificação de *L. donovani* em esfregaços do baço e punção da medula óssea.

MANIFESTAÇÃO OCULAR

As hemorragias retinianas ocorrem talvez por causa da anemia intensa.[6] A trombose da veia central da retina também pode ocorrer. Envolvimentos oculares da leishmaniose dérmica após o calazar incluem: nódulos episclerais que podem levar à vascularização profunda da córnea. A uveíte pós-calazar também já foi descrita.[7,8,12,13,20] Na úlcera oriental, pápulas finas e ulcerativas podem ser encontradas nas pálpebras, no local da picada da mosca da areia. Pode estar associada à conjuntivite. Na espúndia, a úlcera se limita à face e à mucosa do terço anterior do septo nasal. Em casos graves, a úlcera pode destruir o nariz e as pálpebras.

INFECÇÃO PEDIÁTRICA PRESUMIDA POR TREMATÓDEOS

Este quadro foi informado em pacientes da Índia do Sul expostos à água de lagoas. O parasita causador foi identificado como *Philophthalmus*. A superfície externa do corpo, conhecida como tegumento, é composta por uma membrana externa de plasma e uma membrana interna de plasma trilaminada.[9,14] A dermatite pode ser um aspecto extraocular associado. As manifestações oculares são: nódulos subconjuntivais, nódulos na câmara anterior e uveíte granulomatosa (mas raramente uveíte generalizada ou posterior). Histologicamente, os nódulos mostram infiltração eosinofílica junto com células inflamatórias crônicas e uma reação inflamatória específica conhecida como fenômeno de Splendore-Hoeppli. Esse fenômeno se caracteriza por um depósito central de material eosinofílico acelular granular cercado por leucócitos eosinofílicos, células epitelioides, histiócitos e linfócitos. Às vezes, tegumentos do parasita também podem ser visualizados.

OFTALMOMIÍASE

Este é um quadro no qual o olho ou os anexos são invadidos por larvas. Gado, carneiros, cavalos, gamos e seres humanos são os hospedeiros conhecidos. Os ovos são depositados pelas moscas nas margens da pálpebra ou na conjuntiva, produzindo alterações inflamatórias locais (oftalmomiíase externa). Nessa oftalmomiíase externa, as larvas passam por seu segundo estágio e podem penetrar no olho e na órbita, causando dano ao tecido (Figura 7.13.6). Hemorragias pequenas da conjuntiva podem ocorrer por causa do dano ao tecido resultante de ganchos orais. Os tratos sub-retinais são representativos de lesão mecânica ao EPR.[5] A morte da larva pode causar uveíte.

AGRADECIMENTOS

Doutora Akanksha Koul, professor Saidul Islam, doutor Harsha Bhattacharjee, doutora Panna Deka e senhor Apurba Deka.

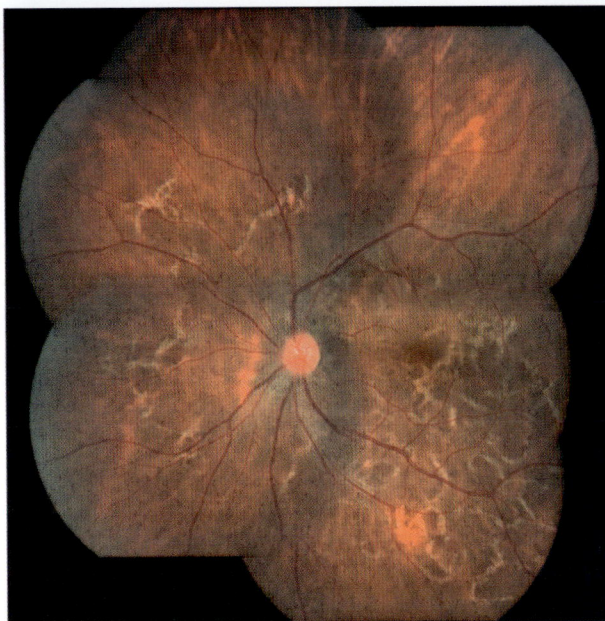

Figura 7.13.6 Montagem de imagem do fundo de olho de oftalmomiíase interna suspeita (trato retinal).

BIBLIOGRAFIA

Barney NP. Diffuse unilateral subacute neuroretinitis. In: Lampert R, DiBerardino C, editors. Diagnosis and treatment of uveitis. Philadelphia: W.B. Saunders Company; 2002. p. 475–9.

Bhattacharjee H, Das D, Medhi J. Intravitreal gnathostomiasis and review of literature. Retina 2007;27:67–73.

Biswas J, Fogla R, Srinivason P, et al. Ocular malaria. Ophthalmology 1996;103:1471.

Das D, Deka S, Islam S, et al. Neuro and intraocular cysticercosis: A clinicopathological case report. Eye Brain 2010;2:39–42.

Das D, Ramachandra V, Islam S, et al. Update on pathology of ocular parasitic disease. Indian J Ophthalmol 2016;64:794–802.

Duke-Elder S, Perkins ES. Diseases of the uveal tract. In: Duke-Elder S, editor. System of ophthalmology, vol. 9. St Louis: CV Mosby; 1966. p. 478.

Gass JD, Braunstein RA. Further observations concerning the diffuse unilateral subacute neuroretinitis syndrome. Arch Ophthalmol 1983;101(11):1689–97.

Goldberg MA, Kazacos KR, Boyce WM, et al. Diffuse unilateral subacute neuroretinitis. Morphometric, serologic and epidemiologic support for *Baylisascaris* as a causative agent. Ophthalmology 1993;100(11):1695–701.

Gomes AH, Garcia CA, Segundo Pde S, et al. Optic coherence tomography in a patient with diffuse unilateral subacute neuroretinitis. Arq Bras Oftalmol 2009;72(2):185–8.

Malla OK. Endophthalmitis probably caused by tussock moth. In: Report of the Proceedings of the First National Seminar of Prevention of Blindness; 1978. p. 44.

Mulla MA, Banker AS, Rishi E, et al. Degenerated intravitreal cysticercus cyst masquerading as endogenous endophthalmitis. Ocul Immunol Inflamm 2012;20(5):378–80.

Rathinam SR, Usha KR, Rao NA. Presumed trematode–induced granulomatous anterior uveitis: a newly recognized cause of intraocular inflammation in children from South India. Am J Ophthalmol 2002;133:773–9.

Sen K, Ghosh N. Ocular gnathostomiasis. Br J Ophthalmol 1945;29:618.

Vedantham V, Vats MM, Kakade SJ, et al. Diffuse unilateral subacute neuroretinitis with unusual findings. Am J Ophthalmol 2006;142(5):880–3.

Vezzola D, Kisma N, Robson AG, et al. Structural and functional retinal changes in eyes with DUSN. Retina 2014;34(8):1675–82.

As referências completas estão disponíveis no **GEN-io**.

PARTE 7 UVEÍTE E OUTRAS INFLAMAÇÕES INTRAOCULARES

SEÇÃO 6 Uveíte Associada à Doença Sistêmica

Uveíte Relacionada ao HLA-B27 e Uveíte Associada à Artrite Idiopática Juvenil

Carlos E. Pavesio

7.14

UVEÍTE RELACIONADA AO HLA-B27

Definição: Inflamação ocular associada ao antígeno HLA-B27.

Características principais
- Uveíte anterior não granulomatosa unilateral aguda e recorrente
- Dor ocular e fotofobia
- Injeção ciliar
- Frequentemente, uveíte anterior grave com deposição de fibrina ou hipópio
- Sinéquias posteriores frequentes.

Características associadas
- Espondilite anquilosante (EA) frequente
- Às vezes, artrite reativa.

UVEÍTE ASSOCIADA À ARTRITE IDIOPÁTICA JUVENIL

Definição: Uveíte associada à artrite crônica de pelo menos 6 semanas de duração em uma criança com menos de 16 anos quando outras causas foram excluídas.

Características principais
- Uveíte anterior não granulomatosa, bilateral e assintomática
- Sintomática em algumas formas agudas e na presença de complicações
- Sinéquia posterior, catarata, glaucoma e, menos frequentemente, edema macular cistoide são complicações
- A triagem é muito importante para a detecção precoce e tratamento.

Características associadas
- Oligoartrite
- Anticorpos antinucleares.

UVEÍTE RELACIONADA AO HLA B27

INTRODUÇÃO

A forma mais comum de uveíte é a aguda, unilateral e não granulomatosa envolvendo somente o segmento anterior (uveíte anterior aguda [UAA] ou iridociclite). A maioria dos pacientes afetados se mostra sistemicamente bem, mas estudos sugerem que entre 40 e 50% – e talvez até 80%[1] – sejam positivos para HLA-B27. Aqueles que manifestam inflamação sistêmica associada geralmente têm EA; e um grupo menor tem doença inflamatória do intestino, artrite reativa ou artropatia psoriásica.

O *locus* para antígenos leucocitários humanos (HLA, do inglês *human leukocyte antigens*) está no cromossomo 6p. Os tipos de HLA são hereditários por via autossômica, explicando parcialmente o risco familiar aumentado de UAA e de EA naqueles indivíduos com HLA-B27. O antígeno é polimórfico, com mais de 31 subtipos.[2] Nos europeus do norte, 90% daqueles positivos para HLA-B27 expressam HLA-B*2705 (que pode ser o subtipo HLA-B27 ancestral primário);[3] esse subtipo é mais comum nos homens. Todos os subtipos comuns estão associados tanto a UAA quanto a AS, exceto B*2706 ou B*2709.[4]

A prevalência de HLA-B27 difere acentuadamente entre populações (mais comum nas etnias caucasianas), e esse fato se reflete na ampla disparidade de incidência de doença inflamatória relacionada.[5] No grupo Bantu, no Zaire, a prevalência de HLA-B27 é muito baixa, em 0,7%;[6] no Reino Unido e nos EUA, a prevalência é de 6 a 8%, aumentando para 14% na Finlândia,[7] e para o máximo de 50% nos indígenas da tribo Haida do Canadá, onde um em cada dez homens tem EA.[8]

MECANISMOS PATOGÊNICOS

A presença de HLA-B27 predispõe UAA, EA e artrite reativa, mas o risco vitalício de UAA para aqueles HLA-B27 positivos é de apenas 1%.[9] Portanto, fica claro que são necessários mais gatilhos para desencadear UAA nessa população suscetível. Existem associações bem conhecidas entre infecção com algumas bactérias gram-negativas e *Chlamydia* e UAA. As teorias originais de mimetismo molecular por regiões homólogas em HLA-B27 e receptores bacterianos[10] ainda não foram totalmente elucidadas. Está se tornando cada vez mais nítido que UAA é uma doença poligênica; é sabido que alguns polimorfismos da região promotora do fator de necrose tumoral alfa são protetores contra UAA em pacientes HLA-B27 positivos, enquanto outros são pró-inflamatórios,[11] e o conhecimento de outros polimorfismos de citocinas importantes para a indução de ataques de inflamação vem avançando.[3]

A evidência de vários estudos sugere um forte componente genético na patogênese da UAA,[3,12,13] com evidência crescente de que genes diferentes do HLA-B27 influenciam o risco de desenvolvimento de UAA. Estudos recentes de associação genômica ampla de grandes coortes de pacientes detectaram três *loci* não MHC (complexo principal de histocompatibilidade; do inglês, *major histocompatibility complex*): IL23R, a região intergênica 2p15 e ERAP1, que foram associados à UAA e EA ($p < 5 \times 10$ a 8).[3,14] Além disso, cinco *loci* abrigando os genes relacionados à imunidade IL-10-IL19, IL18R1-IL1R1, IL6R, o *locus* do cromossomo 1q32 abrigando KIF21B e EYS também foram associados a "nível sugestivo de significância".

ASPECTOS CLÍNICOS E INVESTIGAÇÕES DE LABORATÓRIO

O paradigma para UAA associada ao HLA-B27 é um homem jovem com dor ocular unilateral de início agudo e fotofobia com hiperemia e borrão visual. A acuidade visual no olho afetado é, geralmente, um pouco (não acentuadamente) reduzida. O exame ocular é caracteristicamente difícil por causa da fotofobia. Existe injeção ciliar acentuada e UAA grave com pequenos precipitados ceráticos inferiormente, células 2 a 4+ da câmara anterior (AC), frequentemente com coágulo fibrinoso inferiormente e, às vezes, com hipópio. A fibrina pode formar uma teia dentro da AC, o humor aquoso pode estar plasmoide (cheio de proteínas vazadas do plasma, de modo que o fluxo térmico normal é lento) e sinéquias posteriores incipientes são comuns (Figura 7.14.1). A pressão intraocular é reduzida, geralmente inferior a 10 mmHg. As células no vítreo anterior são comuns. O edema macular não é incomum e o edema da cabeça do nervo óptico pode, às vezes, ser visualizado.

O HLA-B27 é positivo em muitos pacientes com UAA. Notadamente, nos pacientes com menos de 40 anos com UAA recorrente unilateral aguda sem precipitados ceráticos de gordura de carneiro, a concordância com HLA-B27 é tão alta[15] que a confirmação de positividade pelo laboratório pode ser desnecessária. Um relatório recente descreveu uma pequena série de pacientes com mais de 70 anos com um cenário muito agressivo de UAA na apresentação.[16]

A UAA recorrente é comum, geralmente no mesmo olho. Com frequência, os pacientes mostram várias recorrências de UAA ipsilateral seguida de várias no outro olho. Alguns pacientes desenvolvem uveíte bilateral e uma minoria desenvolve inflamação crônica constante. A inflamação mal controlada e a cronicidade estão associadas a resultados piores.[17] O bloqueio pupilar exigirá iridectomia a *laser* ou (porque esses tendem a bloquear) iridectomia cirúrgica. O glaucoma induzido por sinéquias anteriores periféricas (SAP) exige tratamento médico ou cirúrgico. A pressão intraocular aumentada, embora identificada em cerca de um quarto de todas as apresentações,[18] é mais comum na doença em fase crônica. A UAA associada ao HLA-B27 carrega um prognóstico pior que aquele da uveíte HLA-B27 negativa.[19] Entretanto, apesar das recorrências múltiplas e/ou da doença crônica, a perda visual bilateral é, felizmente, muito rara.[20]

O envolvimento do segmento posterior em uveíte associada ao HLA-B27 é muito raro, mas pode ser grave a ponto de imitar um quadro de endoftalmite infecciosa.[21] Em casos raros, a uveíte grave com descolamento seroso de retina pode se desenvolver em pacientes positivos para HLA-B27 e pode ser complicada por hipotonia prolongada, edema macular e resultado visual ruim.[22] Vasculite da retina, papilite, edema macular cistoide e formação de membrana epirretiniana são todas entidades ocasionalmente observadas.[23] A doença sistêmica associada é mais comum neste grupo.[24]

DOENÇA SISTÊMICA ASSOCIADA

A inflamação sistêmica associada pode ser identificada em até 78% dos pacientes.[25] A UAA geralmente precede o diagnóstico de uma artropatia, e o oftalmologista deve identificar a doença relevante e encaminhá-la, se necessário. Alguns pacientes apresentando UAA já tiveram EA diagnosticada; outros deverão ser especificamente questionados sobre dor crônica na parte inferior das costas com rigidez matinal e encaminhados para investigação e tratamento (Figura 7.14.2).

A artrite reativa (síndrome de Reiter) pode, não em geral, se apresentar com conjuntivite. O cenário clínico clássico é o de um homem com artropatia não axial de membro inferior e/ou entesite com balanite circinada e uma erupção vesiculopustular às vezes ceratinizada nas palmas e solados, conhecida como ceratoderma blenorrágico. Podem também ocorrer úlceras orais.

A psoríase é extremamente comum e, portanto, será aleatoriamente associada à uveíte em alguns pacientes. Entretanto, a minoria com artropatia associada tem risco específico de UAA ou crônica. Caracteristicamente, a poliartrite distal de pequenas articulações é destrutiva (Figura 7.14.3), às vezes levando a dano digital muito grave com deformidades características em pescoço de cisne. Uma associação genuína entre psoríase não artrítica e uveíte não está provada, mas, na ausência da artropatia, qualquer uveíte tende a ser mais crônica, podendo ser possível observar envolvimento do segmento posterior com ou sem vasculite retinal. Isso contrasta com os pacientes psoriáticos positivos para HLA-B27[26] ou com aqueles com espondiloartropatia,[27] na qual se pode observar um quadro mais característico de UAA.

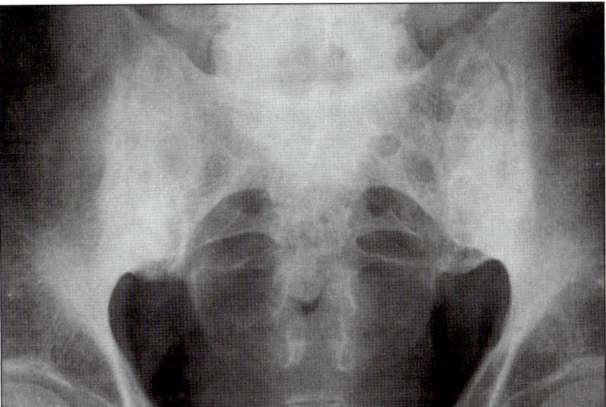

Figura 7.14.2 Fusão do espaço da articulação sacroilíaca com alteração esclerótica em espondilite anquilosante.

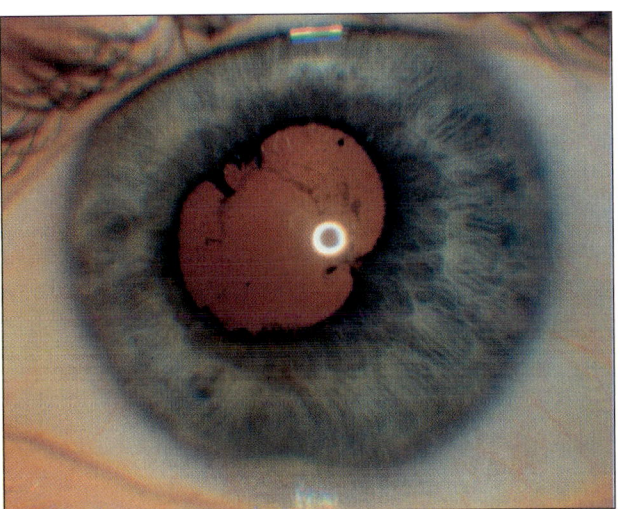

Figura 7.14.1 Uveíte anterior aguda após midríase parcial. Observar as sinéquias residuais, a impressão de um pigmento pupilar na cápsula do cristalino anterior e um coágulo fibrinoso inferior.

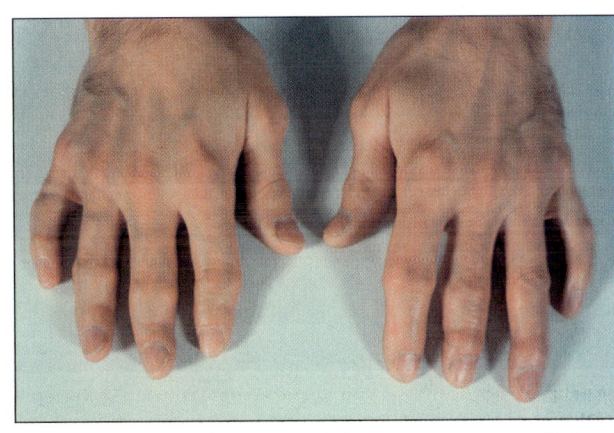

Figura 7.14.3 Dactilite característica em artropatia psoriásica.

A doença inflamatória intestinal (DII), mais em geral a doença de Crohn, está associada à uveíte, mas assim como para a psoríase, naqueles negativos para HLA-B27 isso é geralmente bilateral e crônico e pode envolver o segmento posterior.[28] A doença de Crohn pode estar associada à EA na ausência de HLA-B27,[29] mas a uveíte anterior não granulomatosa não parece estar. Curiosamente, os pacientes com psoríase e com artropatia relacionada à DII têm mais probabilidade de contrair artropatia axial em vez de periférica quando positivos para HLA-B27.[27] Esse antígeno parece ser capaz de modificar o padrão da doença naqueles com artropatia subjacente preexistente e é tentador sugerir o mesmo para uveíte associada.

TRATAMENTO E PREVENÇÃO

A UAA não tratada tende a ser autolimitante em algumas semanas, deixando sinéquias posteriores substanciais e com frequência SAP. Os ataques subsequentes resultam, com frequência, em seclusão pupilar (*seclusio pupillae*), glaucoma de bloqueio de pupila e cegueira dolorida. Por outro lado, o tratamento precoce e efetivo elimina a dor, resolve a inflamação mais rapidamente e minimiza as complicações.

A midríase e a ciclopegia imediatas e diligentes são obrigatórias; o resultado é a analgesia rápida e a ruptura usual de sinéquias incipientes. Procaína, atropina e epinefrina subconjuntivais podem quebrar sinéquias recalcitrantes, especialmente com compressas mornas. Corticosteroides tópicos, fortes e frequentes são altamente efetivos. Embora o nível de evidência para a potência de corticosteroides tópicos seja insatisfatório,[30] a impressão clínica é a de que acetato de prednisolona a 1%, que tem penetração muito alta na câmara anterior,[31] é mais útil; sua introdução reduziu acentuadamente a necessidade de injeção de corticosteroide na conjuntiva. Os medicamentos anti-inflamatórios não esteroides (AINE) são inadequados para tratar qualquer uveíte substancial. Entretanto, os AINE orais foram considerados úteis em alguns casos.[32] Em casos graves, o corticosteroide subconjuntival diário e o de depósito periocular de dose única podem ser úteis e, raramente, o corticosteroide oral de alta dose consegue o controle. Se a deposição de fibrina for extrema com provável bloqueio de pupila, o ativador intracameral de plasminogênio de tecido tem sido usado com sucesso,[33] mas não amplamente, pois existe risco substancial de hifema. O tratamento com corticosteroides tópicos é afunilado de acordo com a resposta, mas a redução excessivamente agressiva da dose pode levar à exacerbação da inflamação. A maioria dos ataques requer 6 a 10 semanas de corticosteroides tópicos. O edema macular associado geralmente diminui só com o corticosteroide tópico.

Alguns progridem e desenvolvem inflamação crônica, ou anterior ou uveíte generalizada. O corticosteroide tópico inadequado levará, inevitavelmente, a complicações destrutivas. Em alguns, a imunossupressão oral é necessária. O tratamento precoce foi recomendado.[34] Alguns pacientes ficam frustrados por múltiplas recorrências e perguntam sobre profilaxia. A base de evidência é ruim, mas em pequenos grupos, tanto a sulfassalazina[35] e o metotrexato (MTX)[36] foram considerados úteis. Além disso, estudos muito maiores são necessários.

Um grande estudo retrospectivo sugeriu que infliximabe e adalimumabe reduziam o índice de uveíte, enquanto a frequência dessa doença em pacientes com espondiloartrite tratada com etanercepte continuou inalterada.[37] Uma metanálise de grande porte envolvendo os dados de quatro estudos controlados por placebo com agentes do antifator de necrose tumoral (anti-TNF) em EA (dois com etanercepte e dois com infliximabe) e três estudos abertos mostraram que infliximabe e etanercepte parecem reduzir a incidência de uveíte *versus* placebo, e mais, infliximabe pareceu ser mais efetivo que etanercepte, mesmo que a diferença entre eles não tenha atingido significância estatística.[38]

Adalimumabe também foi avaliado dos dados de 1.250 pacientes com EA ativa em um estudo prospectivo aberto. Esse fármaco atingiu redução de aproximadamente 50% nas exacerbações de uveíte.[39]

Embora não haja estudos randomizados prospectivos comparando a eficácia de agentes anti-TNF-α no tratamento de uveíte com HLA-B27, infliximabe e adalimumabe são geralmente aceitos como mais efetivos que etanercepte.[40]

Relatórios sobre a eficácia de golimumabe surgiram recentemente, mas os dados conclusivos ainda não estão disponíveis.[41]

ARTRITE IDIOPÁTICA JUVENIL

INTRODUÇÃO

A artrite idiopática juvenil (AIJ) é definida como uma artrite crônica com duração de pelo menos 6 semanas em uma criança com menos de 16 anos, quando outras causas de artrite tenham sido excluídas.[42] Ela é a causa mais comum de uveíte da infância na Europa e na América do Norte,[43,44] com prevalência estimada de 113 por 100 mil crianças nos EUA[45] e incidência anual de 10 a 20 por 100 mil,[46] semelhante àquela observada no Reino Unido. Os índices mais altos ocorrem na Escandinávia, mas são mais baixos no Sul da Europa.

Os critérios publicados pela *International League of Associations of Rheumatology* (ILAR) cobrem todos os casos de artrite infantil sob o nome de AIJ.[42] Além da unificação do nome, a ILAR estabeleceu que a duração da doença para o diagnóstico deverá ser de 6 semanas e inclui: espondilite anquilosante juvenil (EAJ), artrite psoriásica juvenil (APJ) e artropatia associada à DII sob esta definição ampla.

A nova classificação de AIJ dividiu a doença em sete subtipos, definidos após os primeiros 6 meses de doença.

A oligoartrite é o subtipo mais comum (50 a 70%), seguida da poliartrite (30%), com a grande maioria sendo negativa para o fator reumatoide (FR). A artrite de início sistêmico e a relacionada à entesite ocorrem, cada uma, em cerca de 5% dos pacientes. Esses números são válidos para populações da ascendência europeia, e diferenças étnicas foram informadas, com a forma poliarticular sendo mais comum em populações não caucasianas.[47]

MECANISMOS PATOGÊNICOS

A patogênese da JIS ainda não está bem compreendida e a evidência indica que AIJ é uma doença multifatorial e poligenética, mas parece que a contribuição genética é modesta, o que é evidenciado pelo aumento modesto no risco a membros da família de casos de AIJ e de associações genéticas múltiplas envolvendo principalmente o *locus* de MHC.[48]

A evolução crônica e de diminuição de intensidade levou à suposição de que problemas com o controle dos processos regulatórios sobre células efetoras podem levar à perda da homeostasia imune, e o papel dos linfócitos T reguladores também foi considerado como determinante potencial da evolução da doença.[48,49]

CENÁRIO CLÍNICO

A *oligoartrite* ocorre predominantemente em meninas mais novas e afeta quatro ou menos (geralmente grandes) articulações, com o joelho sendo, em geral, o mais envolvido durante os primeiros 6 meses de doença.[50]

A *poliartrite negativa para o FR* tem evolução crônica, afetando articulações pequenas e grandes, com mais de quatro articulações envolvidas nos primeiros 6 meses de doença. É mais comum em meninas com mais idade na manifestação.

A *artrite psoriásica* pode ter características de ambas as doenças oligo e poliarticular, mas a ocorrência de psoríase e de artrite ajuda a estabelecer o diagnóstico.[42] Esses pacientes não mostram frequência aumentada de HLA-B27 e raramente manifestarão sacroileíte ou artrite lombossacral.[50]

A *artrite relacionada à entesite* é uma inflamação crônica de enteses e envolve, particularmente, pé, joelho e pelve. É comum em meninos, com a uveíte sendo sintomática e ocorrendo em adolescentes mais velhos e em adultos. A maioria desses pacientes terá HLA-B27 e desenvolverá, por fim, sacroileíte e doença lombossacral.

UVEÍTE EM ARTRITE IDIOPÁTICA JUVENIL

Na população pediátrica, cerca de até 80% de casos de uveíte anterior estão associados à AIJ.[51] Metanálise recente revelou que a incidência acumulada de uveíte associada à AIJ é de 8,3%; no grupo oligoarticular é de 12,4%; no grupo poliarticular é de 4,3%; e em pacientes com início sistêmico é de 1,8%.[52]

FATORES DE RISCO

Os fatores de risco para o desenvolvimento de uveíte incluem: artrite do tipo oligoarticular, idade precoce na manifestação da artrite, anticorpos antinucleares (ANAs, do inglês *antinuclear antibodies*) positivos, FR negativo e sexo feminino.[53,54] Uma metanálise mostrou que o início do tipo oligoarticular triplicou o risco quando comparado com o início da poliarticular, um ANA positivo quase triplicou o risco de pacientes com manifestação oligoarticular e, embora não esperado, o sexo feminino isolado foi um fator de risco fraco.[52] Mesmo que ANAs sejam um fator de risco para desenvolvimento de uveíte, seus níveis não são prognósticos de recorrências de uveíte.[55]

Os fatores associados a complicações em longo prazo incluem doença intensa na apresentação,[55] intervalo curto entre o início da artrite e o diagnóstico de uveíte,[56] sexo masculino,[57] presença de complicações na apresentação inicial,[58] e idade precoce no início da uveíte.[53] O sexo masculino e o intervalo mais curto entre o início dos sintomas da artrite e o diagnóstico de uveíte foram considerados como os únicos fatores de risco significativos para uveíte grave no diagnóstico,[59] embora o resultado ruim esteja fortemente ligado à gravidade da doença na apresentação[55] e também ao sexo masculino.[57]

CENÁRIO CLÍNICO

Em 80% dos pacientes, a uveíte é insidiosa, assintomática e pode resultar em cegueira se não tratada.[56] Durante as exacerbações, os pacientes podem manifestar desconforto e hiperemia. Esse cenário é, mais frequentemente, bilateral ou com apresentação simultânea ou com envolvimento do segundo olho ocorrendo geralmente após alguns meses e raramente depois de 1 ano.[60]

A apresentação típica é um quadro de iridociclite bilateral não granulomatosa, com pequenos precipitados ceráticos na metade inferior da córnea e células *flare* moderado a intenso na câmara anterior, além de células no vítreo anterior. A apresentação granulomatosa tem sido informada, mas aqui é importante excluir outras doenças, especialmente a sarcoidose.[61]

Um quadro de UAA pode ser visualizado em artrite relacionada à entesite e tende a ocorrer em meninos mais velhos positivos para HLA-B27, com dor, hiperemia e fotofobia. Esses pacientes podem desenvolver espondiloartropatia na vida adulta com UAA recorrente.[46]

A maioria dos casos de uveíte é diagnosticada dentro de 4 anos do início da artrite,[60,62] mas pode ocorrer mais cedo, especialmente naqueles com oligoartrite estendida, que tendem a ficar doentes muito cedo.[63] Alguns indivíduos podem desenvolver uveíte após os 16 anos, e isso poderá ser ou assintomático ou sintomático. Um estudo descobriu que muitos pacientes com uveíte continuam a mostrar atividade da doença na vida adulta e que isso foi geralmente associado à atividade da doença articular.[63] O mesmo estudo descobriu que pacientes com uveíte sintomática aguda tiveram seu primeiro ataque da doença mais tarde na vida e que eles eram todos positivos para HLA-B27 e negativos para ANA.

Um estudo com 358 crianças com oligoartrite e poliartrite negativa para o FR mostrou que velocidade de hemossedimentação (VHS) elevada pareceu ser preditiva da ocorrência de uveíte em pacientes com AIJ, e os autores propõem o uso de biomarcador na prática diária.[64]

COMPLICAÇÕES E PROGNÓSTICO

A natureza crônica da doença, com períodos de exacerbação, determinará as complicações associadas a esse quadro. A maior parte do dano envolve o segmento anterior do olho, mas alterações permanentes também podem afetar o segmento posterior.[65] As complicações mais comuns incluem: ceratopatia em faixa, sinéquias posteriores, catarata, glaucoma, edema macular cistoide e membrana ciclítica com hipotonia.[46]

Outro fator associado a complicações é uma exacerbação elevada, com leitura de menos de 20 unidades de fótons por segundo (pms) no momento da avaliação inicial estando associada à prevalência significativamente menor de complicações.[66]

A catarata, geralmente subcapsular posterior, é comum, com incidência cumulativa de 20,5%[52] e resulta de inflamação crônica e uso crônico de terapia com corticosteroides. Opacidades subcapsulares anteriores também aparecerão em locais de desenvolvimento de sinéquias posteriores. A prevalência é variável, mas se aproxima de 50%.[67,68]

O glaucoma secundário pode ser ameaçador à visão. Na maioria dos olhos afetados, a pressão intraocular aumenta logo depois que a inflamação é controlada, sugerindo recuperação da função do corpo ciliar e dano crônico à malha trabecular decorrente da inflamação crônica, SAP e corticosteroides.[69] A incidência cumulativa de glaucoma chegou a 18,8% com um intervalo informado de 14 a 42%.[67,70,71]

A ceratopatia em faixa ocorre em inflamações de longa duração e tende a afetar a área interpalpebral, com incidência cumulativa de 15,7%.[52] Outras complicações menos frequentes são: vitreíte, edema macular cistoide, edema de disco e neovascularização de disco.[72] Em casos graves, descolamento de retina, hipotonia e *phthisis bulbi* (atrofia do bulbo) podem ocorrer, indicando prognóstico ruim.[46]

A hipotonia é rara e geralmente reflete uveíte intensa e mal controlada na maioria dos casos, o que pode ser reduzido por imunossupressão mais agressiva e melhor controle da inflamação.[73]

Uma frequência mais alta de complicações está associada à doença grave, início da uveíte antes da artrite em tenra idade e encaminhamento tardio a um especialista, com consequente atraso na terapia.

Uma pesquisa recente de avaliação de qualidade de vida em pacientes adultos com AIJ demonstrou que ter história de uveíte exerce efeito negativo nos escores de qualidade de vida relacionados à visão na vida adulta, mesmo na presença de acuidade visual satisfatória. A mesma pesquisa mostrou que os escores gerais de qualidade de vida não foram diferentes em relação à presença ou à ausência de uveíte, mas foram afetados pelo uso de tratamento imunomodulador sistêmico.[74]

TRATAMENTO

A identificação precoce com terapia imediata e agressiva é a pedra fundamental de prevenção de complicações e de perda de visão. O benefício dessa intervenção agressiva precoce pode ser demonstrado pela redução das leituras de exacerbação da câmara anterior associadas ao risco de complicações em pacientes com uveíte ativa e uveíte com duração de menos de 1 ano.[66] O tratamento deverá ser conduzido por um oftalmologista experiente, frequentemente com a ajuda de um reumatologista pediátrico. Mesmo com a terapia agressiva e precoce, a perda da visão em longo prazo pode ocorrer.

A terapia local envolve o uso de colírios corticosteroides de alta potência, inicialmente com alta frequência, associados a gotas midriáticas de curta ação como tropicamida ou ciclopentolato, com o objetivo principal de prevenir a formação de sinéquias posteriores. Midriáticos de ação prolongada, como atropina, deverão ser evitados, pois seu uso pode resultar em sinéquias em posição dilatada e a cicloplegia pode induzir ambliopia.[75] Outras formas de terapia local incluem AINE tópicos e injeções perioculares de corticosteroides, principalmente em casos refratários. É importante lembrar que a absorção sistêmica de ambos os corticosteroides tópicos fortes e frequentes e a injeção periocular de corticosteroides pode ser substancial; reações adversas sistêmicas, incluindo a síndrome de Cushing, podem ser observadas em crianças.[77,78]

Um estudo com 16 olhos com uveíte recalcitrante relacionada à AIJ mostrou que o uso do dispositivo de liberação sustentada de dexametasona pode resultar em melhor controle da inflamação anterior e resolução de edema macular. O desenvolvimento de catarata e o aumento na pressão intraocular permanecem como as complicações mais comuns dessa abordagem.[79]

Alguns pacientes precisarão de terapia sistêmica. Os corticosteroides orais de ação prolongada são uma escolha ruim e a introdução precoce de agentes imunossupressores resultará em melhor controle da doença e serão poupadores de corticosteroides. MTX pode ser administrado por via oral ou subcutânea – especialmente se os pacientes desenvolverem efeitos colaterais gástricos durante a terapia oral – na dose de 10 a 15 mg/m^2 por semana (dose típica: 7,5 a 25 mg/semana) e parece ser muito eficaz em 70 a 80% dos pacientes.[80] Relapsos podem ocorrer logo após a retirada do MTX, e um período de inatividade superior a 2 anos é necessário para reduzir o risco desses episódios.[81]

Azatioprina tem sido usada com sucesso,[82] e outros, incluindo ciclosporina (não muito efetiva como monoterapia) e agentes alquilantes para os casos mais intensos, têm sido usados.[82,83]

Micofenolato de mofetila também demonstrou eficácia em uveíte infantil, com sucesso em poupar corticosteroides em 88 a 92% dos pacientes.[80]

Os agentes biológicos oferecem uma nova modalidade de tratamento para doenças autoimunes. Um estudo retrospectivo recente de infliximabe em alta dose em 17 crianças com uveíte crônica (10 com uveíte AIJ) demonstrou ser eficaz e bem tolerado em casos refratários.[84] Adalimumabe é atualmente o preferido, após um estudo que demonstrou sua eficácia em AIJ grave/poliartrite.[85] Ele é considerado o bloqueador de TNF-α mais eficaz para uveíte infantil e o fármaco biológico preferido para o tratamento de uveíte associada à AIJ (23 de 13). Outro estudo prospectivo aberto, não comparativo e multicêntrico avaliou a segurança e a eficácia de adalimumabe em 39 pacientes com uveíte refratária associada à AIJ. Foi descoberta diferença significativa na linha de base de carga média de imunossupressão e final do seguimento e na redução na dose média de corticosteroides durante o mesmo período.[86]

Uma revisão sistemática de 128 artigos publicados sobre o uso de agentes anti-TNF em crianças com uveíte crônica autoimune mostrou que, apesar do fato de não haver estudos clínicos controlados e randomizados, existe alguma evidência de que a troca para um segundo agente anti-TNF resulta em melhoria da atividade ocular para 75% das crianças tratadas.[87] Tocilizumabe (TCZ), um anticorpo receptor da anti-interleucina 6, parece representar uma opção para casos graves que têm se mostrado refratários ao MTX e à inibição do TNF-α.[88]

Rituximabe tem sido sugerido para uso em casos graves que falham na resposta a todas as outras opções.[89,90] Essa resposta é compatível com achados histopatológicos informando infiltração pesada de células CD20+.[91] As alternativas incluem abatacepte, que mostrou benefícios em casos refratários à terapia anti-TNF,[92] e daclizumabe, que também mostrou resposta satisfatória com o uso de doses mais altas.[93]

TRATAMENTO DE COMPLICAÇÕES

O tratamento de catarata representa um desafio especial, principalmente em crianças mais novas. O controle do processo inflamatório é essencial para um resultado favorável, mas pacientes jovens precisam de intervenção rápida para evitar o desenvolvimento de ambliopia. Com controle satisfatório da inflamação e uso de terapia imunossupressora, resultados favoráveis podem ser obtidos com o uso de lentes intraoculares (LIO).[94] Nenhuma diferença no índice de complicações foi encontrada entre crianças afácicas e pseudoafácicas que tiveram controle máximo da inflamação durante 3 meses antes da cirurgia, mas observou-se superioridade significativa da acuidade visual no grupo pseudoafácico.[95,96] Entretanto, observou-se alguma evidência de que uma cápsula posterior intacta e o vítreo anterior estão associados a uma incidência maior de formação de membrana ciclística e de progressão para hipotonia e atrofia.[97] Por essa razão, muitos autores sugerem a remoção total do cristalino ou por vítreo-lensectomia ou por facoemulsificação (faco) combinada com vitrectomia e sem implante de LIO. Essa abordagem demonstrou bons resultados, com acuidade visual de 20/40 ou melhor em 75% dos olhos.[98]

O glaucoma secundário é, com frequência, refratário à terapia clínica, com resposta insatisfatória a betabloqueadores tópicos, simpatomiméticos e inibidores da anidrase carbônica. Análogos de prostaglandina podem ser usados quando essas opções falharem. A cirurgia filtrante convencional pode ser realizada, mas exigirá antimetabólitos. Dispositivos de implante para glaucoma, como o implante Molteno, parecem ser bem tolerados e produzem bom controle de pressão intraocular.[99]

O edema macular cistoide pode ser tratado inicialmente com combinação tópica de fármacos corticosteroides e não esteroidais, com a opção de corticosteroides perioculares em caso de falha. A terapia sistêmica incluindo imunossupressão pode ser usada em casos resistentes, especialmente se a visão estiver ameaçada.[75] A vitrectomia pode ser útil em alguns casos. A ceratopatia em faixa sintomática pode ser tratada com agentes quelantes ou com Excimer *laser*.

Em casos de descolamento de retina e hipotonia, a intervenção é, com frequência, malsucedida.

RESULTADOS

Estudos mais antigos descobriram que um terço dos olhos afetados desenvolve prejuízo visual e um décimo se torna cego.[100] Mesmo hoje, a acuidade visual ruim é encontrada em até 20% das crianças, e até 10% dos olhos estão cegos.[101]

Em metanálise recente, a incidência cumulativa de resultado visual adverso foi estimada em 9,2%, o que se mostra mais baixa que em alguns relatórios.[52] O resultado visual ruim é mais comum naqueles que desenvolveram uveíte antes da ou simultaneamente à artrite.[44] O prognóstico ruim não foi associado à presença de ANA positivo.[101]

Olhos com hipertensão ocular ou glaucoma secundário apresentam perto de três vezes incidência maior de cegueira legal, e esse risco pode ser reduzido pela introdução precoce de terapia de imunossupressão.[102]

O estudo *Systemic Immunosuppressive Therapy for Eye Diseases* (SITE) avaliou a incidência de – e os fatores de risco para – perda de acuidade visual e de complicações oculares em pacientes com uveíte associada à AIJ. O estudo incluiu 327 pacientes de cinco clínicas de uveíte terciária nos EUA e descobriu que 60% dos pacientes tinham pelo menos uma complicação ocular. O aumento de atividade da uveíte foi associado ao risco aumentado de perda da visão, e o risco foi reduzido com o uso de medicamentos imunossupressores.[103]

TRIAGEM

O objetivo dos programas de triagem é identificar e monitorar de perto os pacientes considerados em alto risco de desenvolvimento de uveíte e suas complicações após o diagnóstico de artrite. Várias estratégias têm sido aplicadas e geralmente são baseadas no subtipo de artrite, gênero, idade no início da artrite e *status* de ANA (Tabela 7.14.1).[104,105] Uma análise recente dos fatores de risco usou a intensidade da doença no diagnóstico como medida substituta da eficácia dos programas atuais de triagem. Por causa da falta de aperfeiçoamento nesse marcador nos últimos anos, foi sugerido que estratégias atuais de triagem devem ser melhoradas e foi proposto que pacientes do sexo

TABELA 7.14.1 Frequência de consultas oftalmológicas para crianças com artrite idiopática juvenil e sem iridociclite conhecida.*

Subtipo de artrite idiopática juvenil no início	Idade no início da artrite	
	< 7 anos[†]	> 7 anos[‡]
Pauciarticular (ANA positivo)	H[§]	M
Pauciarticular (ANA negativo)	M	M
Poliarticular (ANA positivo)	H[§]	M
Poliarticular (ANA negativo)	M	M
Sistêmico	L	L

*Pacientes de alto risco (H) deverão se submeter a exames oftalmológicos cada 3 a 4 meses. Pacientes em risco médio (M) deverão se submeter a exames oftalmológicos cada 6 meses. Pacientes em risco baixo (ℓ) deverão se submeter a exames oftalmológicos cada 12 meses. ANA indica teste de anticorpo antinuclear.
[†]Todos os pacientes são considerados em baixo risco 7 anos após o início de sua artrite e deverão ter exames oftalmológicos anuais indefinidamente.
[‡]Todos os pacientes são considerados em baixo risco 4 anos após o início de sua artrite e deverão ter exames oftalmológicos anuais indefinidamente.
[§]Todos os pacientes em alto risco são considerados em risco médio entre 4 e 7 anos após o início de sua artrite.
(Adaptada de American Academy of Pediatrics Section on Rheumatology and Section on Ophthalmology. Guidelines for ophthalmologic examinations in children with juvenile rheumatoid arthritis. Pediatrics 1993;92:295-6.)

feminino com AIJ devem ser submetidas ao exame ocular a cada 2 meses durante os primeiros 6 meses após o desenvolvimento da artrite, e que pacientes do sexo masculino tenham a mesma frequência de exames, mas para um período de 12 meses.[59]

Outro relatório sugere que exames oculares de rotina devem continuar durante o início da vida adulta, já que alguns pacientes desenvolvem primeiro a uveíte assintomática nessa idade.[63]

Uma avaliação do resultado de uma triagem oftalmológica para uveíte em uma coorte de crianças suecas com AIJ concluiu que quase todas as crianças desenvolveram uveíte dentro de 4 anos após o início da artrite, o que reforçou a necessidade de seguimentos frequentes durante esse período. Nesse estudo, o preditivo mais importante para o desenvolvimento de uveíte foi a positividade para ANA.[106]

BIBLIOGRAFIA

American Academy of Pediatrics Section on Rheumatology and Section on Ophthalmology. Guidelines for ophthalmologic examination in children with juvenile rheumatoid arthritis. Pediatrics 1993;92:295–6.

Braakenburg AM, de Valk HW, de Boer J, et al. Human leukocyte antigen-B27-associated uveitis: long-term follow-up and gender differences. Am J Ophthalmol 2008;145:472–9.

Edelsten C, Lee V, Bentley CR, et al. An evaluation of baseline risk factors predicting severity in juvenile idiopathic arthritis associated uveitis and other chronic anterior uveitis in early childhood. Br J Ophthalmol 2002;86:51–6.

El-Shabrawi Y, Wegscheider BJ, Weger M, et al. Polymorphisms within the tumor necrosis factor-alpha promoter region in patients with HLA-B27-associated uveitis: association with susceptibility and clinical manifestations. Ophthalmology 2006;113:695–700.

Khan MA, Mathieu A, Sorrentino R, et al. The pathogenetic role of HLA-B27 and its subtypes. Autoimmun Rev 2007;6:183–9.

Loh AR, Acharya NR. Incidence rates and risk factors for ocular complications and vision loss in HLA-B27-associated uveitis. Am J Ophthalmol 2010;150:534–42.

Martin TM, Rosenbaum JT. An update on the genetics of HLA B27-associated acute anterior uveitis. Ocul Immunol Inflamm 2011;19:108–14.

Monnet D, Breban M, Hudry C, et al. Ophthalmic findings and frequency of extraocular manifestations in patients with HLA-B27 uveitis: a study of 175 cases. Ophthalmology 2004;111:802–9.

O'Brien JM, Albert DM, Foster CS. Juvenile rheumatoid arthritis. In: Albert DM, Jakobiec FA, editors. Principles and practice of ophthalmology: clinical practice, vol. 5. Philadelphia: WB Saunders Co.; 1994. p. 2873–86.

Petty RE, Smith JR. Rosenmaum JT. Arthritis and uveitis in children: a pediatric rheumatology perspective. Am J Ophthalmol 2003;135:879–84.

Phatak S, Lowder C, Pavesio C. Controversies in intraocular lens implantation in pediatric uveitis. J Ophthalmic Inflamm Infect 2016;6:12.

Rosemberg AM. Uveitis associated with juvenile idiopathic arthritis: envisioning the future. J Rheumatol 2002;29:2253–5.

Tugal-Tutkun I, Havrlikova K, Power WJ, et al. Changing pattern of uveitis in childhood. Ophthalmology 1996;103:375–83.

Zannin ME, Buscain I, Vittadello F, et al. Timing of uveitis onset in oligoarticular juvenile idiopathic arthritis (JIA) is the main predictor of severe course uveitis. Acta Ophthalmol 2012;90:91–5.

Zierhut M, Heiligenhaus A, deBoer J, et al. Controversies in juvenile idiopathic arthritis–associated Uveitis. Ocul Immunol Inflammam 2013;21(3):167–79.

As referências completas estão disponíveis no **GEN-io**.

PARTE 7 UVEÍTE E OUTRAS INFLAMAÇÕES INTRAOCULARES
SEÇÃO 6 Uveíte Associada à Doença Sistêmica

Sarcoidose
Claude L. Cowan Jr.

7.15

Definição: Transtorno inflamatório multissistêmico caracterizado histologicamente pela presença de granulomas não caseosos nos tecidos envolvidos.

Características principais
- Uveíte anterior e posterior
- Linfadenopatia hilar bilateral e/ou doença pulmonar parenquimatosa.

Características associadas
- Lesões cutâneas
- Anormalidades neurológicas, incluindo neuropatia óptica
- Cardiomiopatia
- Infiltração orbitária e conjuntival
- Artropatia.

INTRODUÇÃO

A sarcoidose é um transtorno crônico multissistêmico caracterizado histologicamente pelo acúmulo de granulomas epitelioides não caseosos nos tecidos afetados. A ampla variedade nos aspectos clínicos e a prevalência são considerados como refletores dos efeitos de influências genéticas e ambientais que moldam as características da doença. Sua evolução mostra variabilidade similar, indo de um processo assintomático autolimitante até um transtorno crônico progressivo que resulta em prejuízo funcional grave ou óbito. O envolvimento ocular é comum e pode preceder as manifestações clínicas de sarcoide sistêmico. Os corticosteroides permanecem como esteio do tratamento para sarcoidose tanto ocular quanto sistêmica, mas a terapia adjuvante com outros agentes imunomoduladores pode ser necessária diante dos efeitos colaterais intoleráveis desses fármacos ou da doença progressiva.

EPIDEMIOLOGIA E PATOGÊNESE

A sarcoidose está distribuída no mundo todo, mas sua prevalência e manifestações clínicas variam significativamente de uma região para outra. Essa variabilidade pode refletir diferenças no formato do estudo, definição de caso, demografia populacional, uso limitado de triagem com base na população e variações sazonais em atividade. Além disso, a natureza assintomática e não específica de muitos achados pode levar a oportunidades perdidas para o diagnóstico. Apesar disso, diferenças regionais e étnicas verdadeiras parecem existir.[16] A incidência tem sido altamente correlacionada com a raça nos EUA, onde, quando ajustada pela idade, mostra-se três vezes mais alta entre os afro-americanos que entre os americanos europeus, com a incidência mais alta sendo informada entre as mulheres afro-americanas.[3,6] A predileção similar por pessoas de descendência africana não foi confirmada em todo o continente africano, mas foi notada na África do Sul.[7] A sarcoidose tende a ser um transtorno de adultos jovens e de meia-idade, mas também está bem descrita em crianças e nos idosos.

A etiologia da sarcoidose permanece indescritível, mas a evidência sugere que ela é uma resposta imune determinada geneticamente para algum desencadeador ambiental. Bactérias e fragmentos de DNA bacterianos foram descobertos em granulomas sarcoides e no fluido de lavado broncoalveolar (LBA), e respostas granulomatosas localizadas e regionais foram produzidas após a inoculação de material sarcoide em cobaias animais de laboratório.[8-11] Entretanto, exposições experimentais não foram acompanhadas do desenvolvimento de uma doença sistêmica comparável àquela observada nos seres humanos. Apesar disso, relatórios de "transmissão" de sarcoidose por meio de transplante de órgão e aglomeração da doença em famílias e colaboradores sugerem que agentes transmissíveis possam representar fatores contribuintes.[12-14]

A similaridade entre sarcoidose e doença crônica do berílio, junto com outras associações ambientais, estimulou o interesse na relação entre exposições ocupacionais e o sarcoide.[15-19] Entretanto, o viés de memória, a incapacidade de estabelecer limiares de exposição e associação com categorias ocupacionais desiguais torna difícil a ligação de exposições específicas à doença.

O papel dos fatores genéticos tem o suporte da associação de vários haplótipos do antígeno leucocitário humano (HLA, do inglês *human leukocyte antigen*) e da etnia com o risco e a evolução clínica da doença.[20-24] Além disso, embora a aglomeração familiar seja coerente com um agente ambiental, a maior prevalência entre certos pares de irmãos e da prole dos pais sugere que influências genéticas são, no mínimo, tão importantes quanto as ambientais.[25] É provável que existam genótipos que, na presença de um ou mais desencadeadores ambientais, predisponham a uma resposta imunológica que é reconhecida fenotipicamente como sarcoidose.

MANIFESTAÇÕES OCULARES

O envolvimento ocular é comum, tendo sido informado em até 83% dos pacientes. Essa manifestação só é suplantada pela doença pulmonar como manifestação inicial de sarcoidose.[26-31]

A uveíte anterior é causa importante da morbidade ocular relacionada ao sarcoide. Com frequência, ela se apresenta precocemente na evolução da doença e pode aparecer 1 ano ou mais antes do diagnóstico de sarcoide sistêmico. Tem em geral caráter granulomatoso (Figura 7.15.1) e pode vir acompanhada de íris e nódulos trabeculares (Figura 7.15.2), estes últimos sendo frequentemente associados à hipertensão ocular. Embora a doença unilateral ocorra, a bilateralidade é típica. Um início insidioso é comum e os pacientes podem apresentar sinéquias anteriores ou posteriores no momento da apresentação inicial. A uveíte anterior aguda não é característica, mas é uma característica de sarcoidose aguda ou síndrome de Löfgren, que caracteriza adenopatia hilar, poliartrite, febre e eritema nodoso. A evolução da uveíte anterior pode ser monofásica, relapsa ou crônica e pode não ser paralela à gravidade ou à atividade da doença sistêmica.

Outras manifestações externas e do segmento anterior incluem granulomas conjuntivais, nódulos na esclera, conjuntivite não específica, episclerite, ceratite intersticial e ceratopatia em faixa.

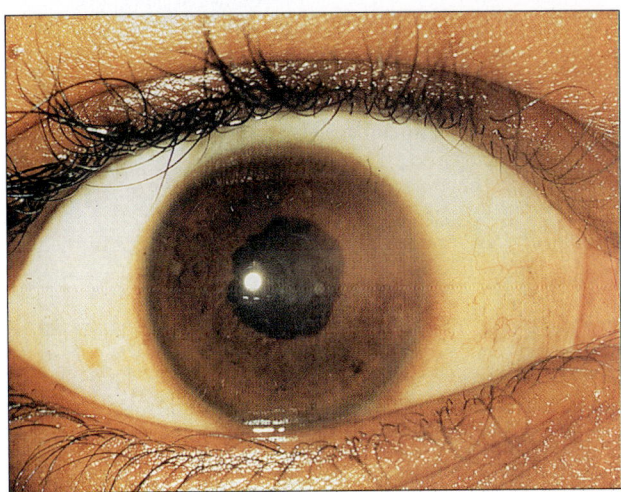

Figura 7.15.1 Uveíte sarcoide crônica. Múltiplos nódulos na íris e sinéquias posteriores.

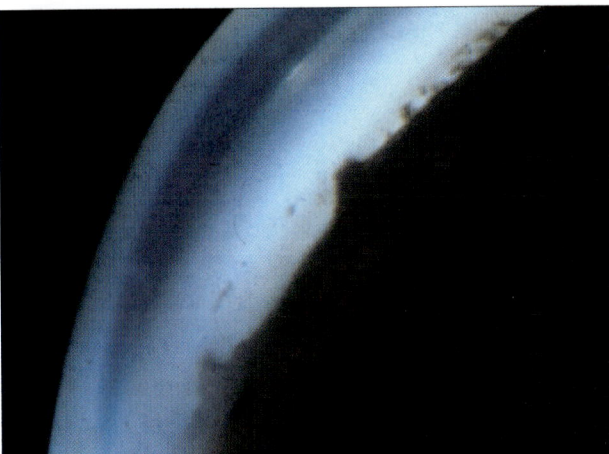

Figura 7.15.2 Uveíte sarcoide crônica. Sinéquias anteriores periféricas em forma de tendas. (Cortesia de Manabu Mochizuki, MD, Tóquio, Japão.)

Os granulomas conjuntivais estão, com frequência, localizados no fórnice inferior e se mostram geralmente assintomáticos. Quando extensos, eles podem se resolver com a formação de simbléfaro. Nódulos anteriores e posteriores na esclera podem ser visualizados e respondem variavelmente aos corticoides, mas não estão tipicamente associados à dor intensa ou necrose. Infiltrados cinzentos difusos ou multifocais são visualizados com ceratite sarcóidea e podem deixar opacidades superficiais falhas com a resolução.

Periflebite e vitreíte são as manifestações mais comuns de sarcoide do segmento posterior e geralmente ocorrem juntas. Com frequência, a periflebite envolve a meia periferia ou periferia da retina, mas qualquer segmento venoso pode ser envolvido. Na forma grave, os segmentos venosos comprometidos apresentam substancial exsudação perivascular extensa que foi comparada a gotas de cera de vela. Esses focos periflebíticos podem assumir textura lisa e grosseira à medida que se resolvem (Figura 7.15.3). A periflebite pode ser complicada por oclusão venosa levando à neovascularização, que pode simular alterações em formato característico em leque (*sea fans*) da retinopatia falciforme na retina periférica. A arterite retiniana é, em geral, menos informada e foi associada a ectasias arteriais multifocais.[32,33]

A vitreíte pode ser generalizada com perda difusa da transparência de meios ou caracterizada por opacidades cinza-esbranquiçadas discretas, que podem ser espalhadas por todo o vítreo ou envolver primariamente o vítreo inferior. Essas opacidades flutuantes (*snowballs*) podem ocorrer isoladamente, em cachos ou em uma matriz ou filamento lineares, como um "colar de pérolas". Condensações semelhantes a véus geralmente causam sintomas desconfortáveis, se não houver opacificação intensa do meio ou edema macular, a visão geralmente permanece boa. A retinite sarcoide é relativamente rara e pode ser difícil de ser distinguida de outras causas de inflamação da retina, como a retinite ou a toxoplasmose virais.

As lesões coroidais variam consideravelmente em sua aparência, indo de tumefações isoladas a granulomas multifocais simulando coroidite multifocal (Figura 7.15.4). Nódulos semelhantes aos de Dalen-Fuchs podem crescer lentamente em número com o tempo e evoluir para pontos atróficos focalizados. Na angiografia com fluoresceína, as lesões podem aparecer não fluorescentes, hipofluorescentes, mostrar bloqueio precoce com coloração tardia ou completamente hiperfluorescentes. Se, por outro lado, o olho não estiver envolvido, os pacientes poderão estar totalmente assintomáticos. A perda de visão pode estar associada ao descolamento seroso da mácula, queda epitelial do pigmento ou neovascularização sub-retiniana.

Não é frequente o envolvimento do nervo óptico pelo sarcoide, mas esse pode ser o aspecto de apresentação da doença.[34] As manifestações clínicas incluem infiltração nodular, edema associado à retinite adjacente, papilite, granulomas justapapilares ou papiledema associado à pressão intracraniana aumentada (Figura 7.15.5). Lesões retrobulbares ou do quiasma podem se apresentar com perda progressiva da visão diante de um nervo de aparência normal até que a doença avançada leve à atrofia óptica. A combinação de neuropatia óptica e uveíte intermediária pode causar confusão com esclerose múltipla.

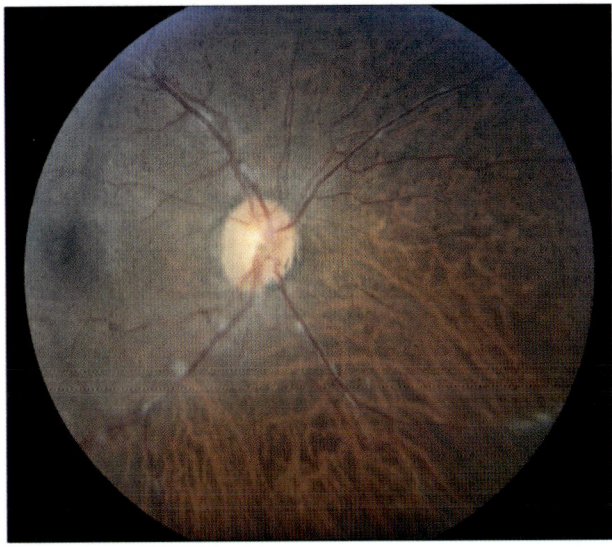

Figura 7.15.3 Exsudatos periflebíticos de aparência serosa. Paciente com periflebite em resolução; lesões se tornando mais bem definidas na aparência.

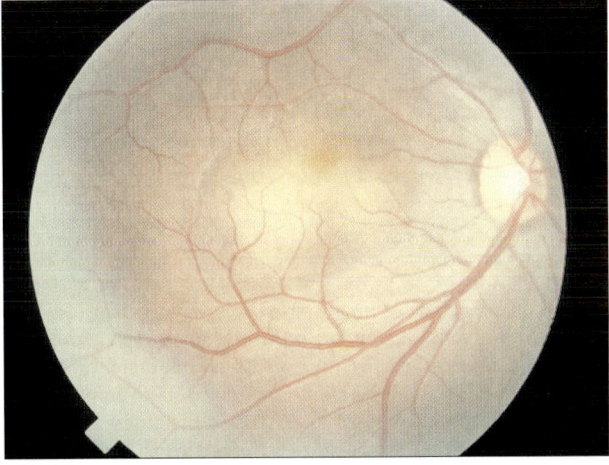

Figura 7.15.4 Infiltrado coroidal. Observar o descolamento seroso da retina sobreposto. A lesão respondeu aos corticosteroides.

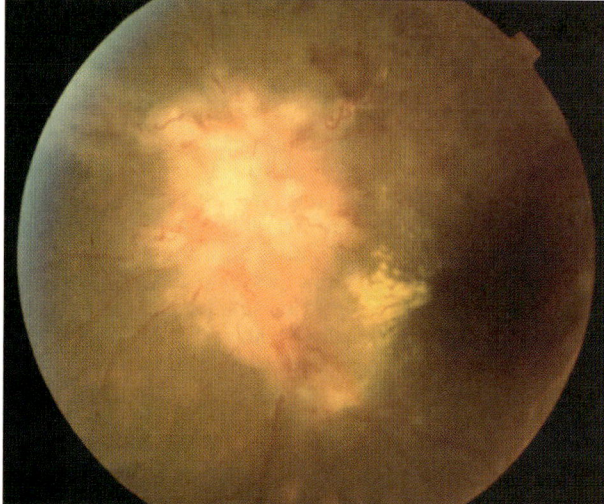

Figura 7.15.5 Granuloma do disco óptico. Infiltração de nervo óptico em sarcoidose. (Cortesia de Hiroshi Takase, MD, PhD, Tóquio, Japão.)

A dacrioadenopatia faz parte do espectro de sarcoide orbitário e é sua expressão mais comum.[35] Os pacientes geralmente se apresentam com inchaço assintomático mais pronunciado sobre o aspecto lateral da pálpebra superior ou com massa palpável na órbita anterior. Um ou ambos os olhos podem estar envolvidos e a adenopatia pode ocorrer na ausência de outra evidência de sarcoide. A infiltração intensa pode levar à proptose e pode estar associada à ceratoconjuntivite viral. Outras manifestações orbitárias incluem granulomas orbitários isolados, lesões de músculo extraocular e infiltração da bainha do nervo óptico.

Embora qualquer estrutura ocular possa estar envolvida, os sinais individuais de sarcoide ocular não são específicos e a evidência de sarcoide em outros órgãos e/ou a biópsia é exigida com frequência para se estabelecer o diagnóstico. Entretanto, em 1976, Iwata et al. identificaram seis achados clínicos considerados como os mais sugestivos de sarcoidose.[27] São eles:

- Infiltração nodular do ângulo
- Iridociclite nodular e grandes precipitados ceráticos com gordura do tipo "mutton-fat" (gordura de carneiro)
- Granulomas coriorretinais e lesões placoides
- Colar de pérolas vítreo e opacidades flutuantes ("snowballs")
- Perivasculite retiniana
- Exsudatos semelhantes a cera de vela.

O valor preditivo desses achados aumentava quando lesões múltiplas estavam presentes e variava de 75 a 100% quando três ou mais sinais estavam presentes. A trabeculite nodular foi o achado isolado mais sugestivo. Relatórios subsequentes identificaram sinais sugestivos semelhantes, e Herbot et al. acrescentaram sinéquias anteriores periféricas semelhantes a tendas, granulomas do disco óptico, macroaneurismas retinais e bilateralidade como sinais compatíveis com o diagnóstico de sarcoidose.[36-40]

Por outro lado, achados como hifema, neovascularização do ângulo, ceratite epitelial, hipópio, ceratite ulcerativa periférica, inflamação orbitária aguda e atrofia da íris são incomuns no sarcoide e deverão sugerir outros diagnósticos.

DIAGNÓSTICO

Não há teste diagnóstico específico para sarcoide. O diagnóstico se baseia na presença de um cenário clínico compatível, achados laboratoriais e radiológicos de suporte, biopsia de confirmação e a exclusão de outras causas prováveis de inflamação granulomatosa. A adenopatia hilar bilateral (Figura 7.15.6) com ou sem infiltrados parenquimatosos é a marca registrada radiológica de sarcoide; na ausência de sintomas, achados anormais no exame físico ou anemia, outros diagnósticos são improváveis.[41] A maior sensibilidade da tomografia computadorizada (TC) do

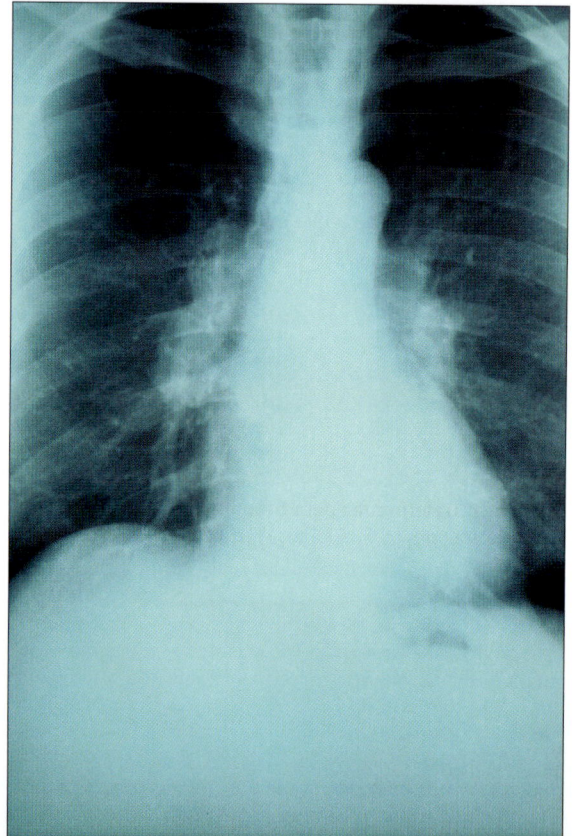

Figura 7.15.6 Adenopatia hilar bilateral em um paciente sem sintomas pulmonares. Observar a simetria da dilatação do nodo hilar.

tórax permite a detecção de anormalidades parenquimatosas que são visíveis na radiografia do tórax e permite a visualização da doença ao longo dos feixes broncovasculares, assim como a doença subpleural, localizações que são sugestivas de sarcoide.[42] Embora a efusão pleural tenha sido descrita de maneiras variáveis, ela e a adenopatia assimétrica ou unilateral deverão receber consideração imediata de outros transtornos. Uma ou mais lesões de pele ocorrem em aproximadamente 25% dos pacientes, mas frequentemente imitam outras lesões dermatológicas.[26,43] Entretanto, quando associadas à adenopatia hilar bilateral, lúpus pérnio e eritema nodoso são suficientemente característicos de que um diagnóstico suposto de sarcoide deverá ser considerado. Lesões de pele típicas não são nem dolorosas nem pruríticas, e lesões genitais deverão receber outras considerações. Outras manifestações extrapulmonares não oculares são preditivos menos confiáveis de sarcoide, mas, no ambiente clínico apropriado, a adenopatia de linfonodos periféricos não sensíveis, a paralisia de Bell e a artrite infantil precoce deverão elevar o índice de suspeita para sarcoide.

A enzima conversora da angiotensina (ECA) é elevada em cerca de 60% dos pacientes e se correlaciona com o grau de doença pulmonar ativa.[44] Entretanto, diabetes, doença hepática alcoólica, hipertiroidismo, hanseníase, doença renal crônica e tuberculose também podem elevar a ECA, e os níveis são normalmente mais altos nas crianças.[45] Por outro lado, uma ECA normal não descarta o sarcoide, pois os níveis podem estar mais baixos em pacientes recebendo inibidores de ECA.[46] Além disso, o polimorfismo genético pode modificar a expressão de ECA, afetando assim a interpretação dos níveis da enzima.[47] Embora níveis de ECA elevados tenham sensibilidade moderada e boa especificidade, isoladamente eles não são nem específicos nem sensíveis para o diagnóstico de sarcoidose.[48] O receptor da interleucina-2 demonstrou ser um marcador para sarcoide pulmonar e ocular e pode ser mais sensível que a ECA.[49,50] Entretanto, ele não é específico para sarcoide e pode estar elevado em outros transtornos.[51] A lisoenzima sérica pode também se mostrar elevada na sarcoidose e em outros quadros inflamatórios e pode ser particularmente útil em pacientes jovens nos quais os níveis de ECA são normalmente elevados. Outros testes como cálcio do soro e da urina, eletroforese de imunoglobulina e testes de função hepática são menos úteis como investigações isoladas, mas quando usados seletivamente podem dar suporte ao diagnóstico. Mesmo assim, com 90% ou mais de pacientes manifestando doença torácica, a investigação do tórax por imagens pode ser a única investigação mais útil.

O recrutamento prejudicado de células auxiliares na pele leva à anergia relativa para reconvocar antígenos na sarcoidose, e painéis de anergia podem fornecer informações úteis quando se sabe que os pacientes tiveram resultados positivos para o antígeno de teste. A associação de anergia com sarcoidose é tão forte que um teste de pele negativo para tuberculina em um indivíduo previamente exposto a/ou vivendo em áreas endêmicas para tuberculose sugere anergia associada à sarcoidose. Por outro lado, um teste de pele positivo para tuberculina em paciente com suspeita de ter sarcoide deverá demandar exame minucioso complementar para tuberculose.[52]

A varredura com gálio-67 é usada muito pouco para diagnosticar sarcoide, mas combinada com ensaios de ECA sérica pode fornecer sensibilidade e especificidade satisfatórias.[53] A captação bilateral paratraqueal hilar e direita (sinal lambda) combinada com captação aumentada nas parótidas e nas órbitas (sinal panda) é altamente sugestiva de sarcoide, mesmo na ausência de biopsia de confirmação.[54,55]

Geralmente se busca amostragem de tecido ou de fluido para fornecer confirmação histológica de sarcoide. A broncoscopia fornece acesso imediato ao tecido pulmonar e amostras podem ser obtidas por biopsia endo ou transbrônquica (TBB). A TBB tem mais probabilidade de se mostrar positiva em pacientes com doença pulmonar ativa visível na radiografia, e o rendimento aumenta quando combinada com amostragem endobrônquica, especialmente se realizada com aspiração endobrônquica com agulha orientada por ultrassom.[56] A análise de fluido de LBA pode fornecer evidência de suporte de doença, pois uma linfocitose associada a um aumento na proporção de linfócitos T CD4/CD8 é coerente com a alveolite da sarcoidose.[57] A biopsia aberta do pulmão e a mediastinoscopia são alternativas de risco mais alto quando a broncoscopia falhar em produzir amostras adequadas. Conjuntiva, glândula lacrimal, linfonodos periféricos, pele, mucosa nasal e glândulas salivares menores são locais atraentes para biopsia alternativa, pois são facilmente acessíveis. As biopsias da conjuntiva têm mais probabilidade de serem positivas quando os granulomas são visíveis e múltiplas amostras são obtidas de ambos os olhos. A amostragem do fluido intraocular também pode demonstrar aspectos citológicos coerentes com sarcoide em pacientes com doença intraocular.[58,59]

DIAGNÓSTICO DIFERENCIAL

As apresentações clínicas variadas de sarcoide ocular e os aspectos que ele compartilha com outras doenças oferecem muitas oportunidades para diagnósticos errados.

Nódulos da íris são aspectos de uveíte granulomatosa e podem ser observados com tuberculose, sífilis, hanseníase, uveíte herpética, toxoplasmose e síndrome de Vogt-Koyanagi-Harada. Lesões nodulares isoladas ou multifocais da íris são também visualizadas com neoplasmas primários da íris, carcinoma metastático, infiltrados leucêmicos e sedimentação de retinoblastoma. A uveíte intermediária pode ser associada à doença de Lyme, doença inflamatória do intestino, tuberculose e esclerose múltipla, ou pode ocorrer em base idiopática conhecida como *pars planitis*. A coriorretinite e os infiltrados coroidais são manifestações de transtornos múltiplos que podem compartilhar alguns aspectos com o sarcoide. Elas incluem as doenças infecciosas como histoplasmose, tuberculose, sífilis, toxoplasmose e coroidopatia por *Pneumocystis* e vários transtornos não infecciosos como epiteliopatia pigmentar placoide multifocal posterior, coroidopatia de Birdshot, coroidite multifocal com uveíte generalizada, doença de Vogt-Koyanagi-Harada, oftalmia simpática e linfoma. Além disso, lesões solitárias podem sugerir coroidopatia serosa central, melanoma amelanótico ou metástase coroidal. A diferenciação dessas entidades do sarcoide pode ser difícil com base apenas no cenário do fundo do olho; a história e a evolução clínica ou sinais sistêmicos associados podem fornecer dicas cruciais para o diagnóstico correto.

A dacrioadenopatia e a parotidite associadas ao sarcoide podem imitar tuberculose, doença de Hodgkin, linfoma e brucelose. Além disso, a dilatação isolada da glândula lacrimal pode ser um aspecto de doença da tireoide, pseudotumor orbitário, tumores primários da glândula lacrimal e síndrome de Sjögren. A neovascularização retinal periférica é relativamente rara em sarcoide, e causas mais comuns como retinopatia diabética e doença veno-oclusiva deverão ser descartadas. A retinopatia proliferativa falciforme também deverá ser considerada em pacientes geneticamente predispostos a transtornos falciformes.

Doença infiltrativa do nervo óptico, outras neuropatias inflamatórias ópticas, neuropatia óptica isquêmica, meningioma da bainha do nervo óptico e edema de disco de qualquer causa – todos possuem aspectos que podem ser imitados por sarcoidose. Pode ser difícil evitar o diagnóstico incorreto quando outros sinais de sarcoide estão ausentes e os atrasos no diagnóstico são comuns.

ASSOCIAÇÕES SISTÊMICAS

A sarcoidose é um transtorno multissistêmico que envolve virtualmente qualquer órgão. Ela vem acompanhada de anormalidades na imunidade mediada pelas células e humoral que levam ao prejuízo na resposta a antígenos de reconvocação, níveis diminuídos de linfócitos T circulantes, níveis de globulina elevados e elevação não específica de títulos de anticorpo.

A doença envolve os pulmões e/ou os nodos torácicos em 90% dos pacientes e é estadiada com base em achados radiográficos (escala de Scadding).[60] Esse estadiamento não representa a história natural da doença, mas pode ser útil no prognóstico de doença pulmonar.

- Estágio 0 – sem anormalidades na radiografia do tórax; as anormalidades parenquimatosas podem ser detectadas na TC
- Estágio I – adenopatia hilar e mediastinal bilateral; o estágio mais comum na apresentação
- Estágio II – adenopatia hilar mais envolvimento parenquimatoso (opacidades nodulares e reticulares)
- Estágio III – doença parenquimatosa isolada
- Estágio IV – doença avançada com fibrose.

Em geral, o sarcoide é insidioso na apresentação e muitos pacientes se mostram inicialmente assintomáticos. Dispneia, tosse e dor no tórax são queixas comuns de apresentação e podem progredir lentamente. A obstrução da via respiratória é a anormalidade funcional mais comum, coerente com a alta prevalência de doença endobrônquica encontrada na broncoscopia, e pode estar associada a quadros intratáveis de tosse ou chiado.[61] A doença restritiva do pulmão, capacidade prejudicada de difusão e hipertensão arterial pulmonar estão variavelmente presentes, e o espessamento da pleura pode ser demonstrado na TC.

O envolvimento otorrinolaringológico ocorre em 10 a 15% dos pacientes e pode passar despercebido, pois os sintomas podem sugerir um quadro de rinite não expressivo.[62] A doença da mucosa nasal está associada à friabilidade da mucosa causando crostas e sangramento, assim como nódulos submucosos. Xerostomia em razão do envolvimento das glândulas salivares, sintomas vestibulares e perda de audição também podem ocorrer. Raramente, a obstrução do fluxo lacrimal para fora leva à epífora. Queixas de congestão nasal, gotejamento pós-nasal ou sinusite recorrente deverão demandar exame da mucosa nasal quanto a lesões nos cornetos inferiores ou septo.

As manifestações cutâneas são comuns e incluem nódulos, placas, lesões psoriasiformes, pápulas, ulcerações e eritema nodoso.[26,43] O sarcoide pode ter predileção por locais de trauma recorrente ou de cicatrizes antigas, mas as lesões podem ocorrer em qualquer lugar. Nódulos subcutâneos são incomuns, mas notáveis por sua associação com transtornos autoimunes coexistentes. O lúpus pérnio, lesões semelhantes a placas que envolvem a face, pode ser desfigurante e ter valor prognóstico por causa de sua associação com doença crônica. Lesões da pálpebra espelham aquelas visualizadas em qualquer outro lugar e deverão ser consideradas como parte da doença cutânea (Figura 7.15.7).

A linfadenopatia periférica ocorre em até 30% dos pacientes e envolve, com mais frequência, os nodos cervical, axilar, epitroclear e inguinal.[26] Trata-se de um achado não específico, mas os nodos fornecem locais de biopsia úteis. A adenopatia sensível é atípica para sarcoide e deverá sugerir um diagnóstico alternativo.

O envolvimento cardíaco é clinicamente aparente em cerca de 5% dos pacientes, mas já foi informado em até 76% em séries de necropsia.[63] Defeitos de condução, assim como arritmias ventriculares e supraventriculares, podem ocorrer, mas não há achados clínicos ou eletrocardiográficos específicos. A associação de bloqueio cardíaco com sarcoide miocárdico requer cuidados quando se usam betabloqueadores em pacientes com glaucoma, e uma história de palpitações ou de outros sintomas cardíacos deverá demandar encaminhamento a um cardiologista.

O neurossarcoide é clinicamente evidente em 5 a 10% dos pacientes e pode preceder outras manifestações da doença.[64,65] Qualquer parte do sistema nervoso pode estar envolvida e, quando isolada, a não especificidade dos sintomas poderá retardar o diagnóstico. Ele tem predileção pelas leptomeninges basais e o envolvimento do nervo craniano é uma característica comum, especialmente no segundo, sétimo e oitavo nervos. O envolvimento do hipotálamo e da pituitária pode causar anormalidades endócrinas significativas e a doença hemisférica difusa pode levar a convulsões. A infiltração localizada do sistema nervoso central (SNC) pode simular tumores intracranianos e causar defeitos de campo hemianópicos ou quadrantanópicos. Lesões do trato espinal são raras, mas podem causar paralisia. A neuropatia e a miopatia periféricas ocorrem com menos frequência que a doença do SNC e podem levar à fraqueza muscular, parestesias e reflexos anormais de tendão profundo. Sintomas psiquiátricos são raros e, quando presentes em pacientes sendo tratados com corticosteroides sistêmicos, uma reação adversa do medicamento deverá ser considerada. Notadamente, o sarcoide ocular é informado como ocorrendo mais frequentemente com neurossarcoide que com outras manifestações sistêmicas.[66]

O envolvimento hepático e esplênico causa doença sintomática em uma minoria de pacientes, mas testes de função hepática anormal são comuns e lesões hipodensas podem ser visualizadas em TC e em investigações por imagens de ressonância magnética (IRM). A hipercalcemia e/ou hipercalciúria ocorrem secundariamente à produção aumentada de 1,25 di-hidroxivitamina D por macrófagos ativados e aumenta o risco de nefrocalcinose e de nefrolitíase. Artralgias foram informadas em 25 a 38% dos pacientes, alguns dos quais demonstram cistos ósseos falângicos na investigação por imagens.

O sarcoide pediátrico tem duas apresentações clínicas distintas.[67] O sarcoide de início rápido ocorre em crianças até 4 anos de idade e se caracteriza pela tríade de dermatite granulomatosa, poliartrite e uveíte. Acredita-se que seja a forma esporádica do transtorno conhecido como síndrome de Blau.[68] Crianças maiores e adolescentes se apresentam, tipicamente, com características similares àquelas dos adultos e demonstram, com frequência, envolvimento pulmonar e linfadenopatia. A uveíte anterior, quando presente, tem mais probabilidade de ser não granulomatosa.[69]

PATOLOGIA

Lesões sarcoides demonstram granulomas com nódulos centrais de células epitelioides cercadas por um manto de linfócitos e outras células mononucleares. Embora seja possível observar quadro de necrose central leve, a caseação não é uma característica de sarcoidose. A fibrose pode ser associada à maturação de granulomas sarcoides.

TRATAMENTO

Não existe cura conhecida para sarcoidose, e as recorrências são comuns, mesmo após períodos prolongados de quiescência. O tratamento visa primariamente reduzir os sintomas, diminuir a incapacidade durante os períodos de atividade e minimizar as sequelas da inflamação. Os corticosteroides continuam como a base principal de tratamento para sarcoide ocular e extraocular.

A uveíte anterior crônica ou recorrente pode requerer terapia mais agressiva do que aquela sugerida pelo nível de inflamação clínica, e sinéquias anteriores e posteriores progressivas podem ocorrer em pacientes com episódios frequentes de reativação "silenciosa". Esse último grupo de pacientes pode ser mais bem servido por terapia de manutenção com dose baixa em longo prazo, mesmo na ausência de doença clinicamente ativa. Folículos da conjuntiva geralmente se resolvem espontaneamente, mas o tratamento pode ser indicado para a formação extensa de folículos, pois isso pode se resolver com a formação de simbléfaro. A dacrioadenopatia associada ao olho seco ou cosmeticamente incômoda pode responder bem aos corticosteroides sistêmicos.

A uveíte posterior é tratada primariamente com corticosteroides perioculares ou sistêmicos. A administração intravítrea é uma alternativa útil para pacientes com intolerância ao tratamento sistêmico, inflamação recalcitrante ou edema macular cistoide. Na falta de complicações, pequenos focos de periflebite periférica ou de vitreíte leve podem não requerer tratamento, pois podem aumentar e diminuir sem progressão. O tratamento é variavelmente efetivo em eliminar infiltrados coroidais, mas pode ser muito eficaz para acompanhar descolamentos de soros da retina. A associação de neovascularização sub-retiniana com inflamação coroidal sugere que um experimento de terapia empírica deverá ser considerado para lesões maculares, mesmo na ausência de sintomas ou de elevação serosa da retina. O envolvimento do nervo óptico pode ser resistente mesmo a altas doses de corticosteroides orais e a metilprednisolona intravenosa "pulsada" poderá ser necessária para se obter a resposta. Às vezes, a injeção retrobulbar é útil para pacientes com doença do nervo óptico e intolerantes aos corticosteroides sistêmicos. Agentes citotóxicos e outros imunomoduladores são adjuntos úteis à terapia corticoide para doença de segmento anterior ou posterior refratária e como parte de uma estratégia para poupar corticosteroides.

As indicações para tratamento de sarcoide sistêmico incluem sintomas intoleráveis, disfunção de órgãos e deterioração bioquímica ou radiológica. O tratamento de pacientes assintomáticos não é em geral indicado, pois pode oferecer pouco benefício em longo prazo e expor o paciente a efeitos colaterais desnecessários. Apesar da escassez de estudos clínicos controlados sobre seu uso, os corticosteroides orais são a terapia de primeira linha para a maioria dos pacientes, em razão de seu início rápido de

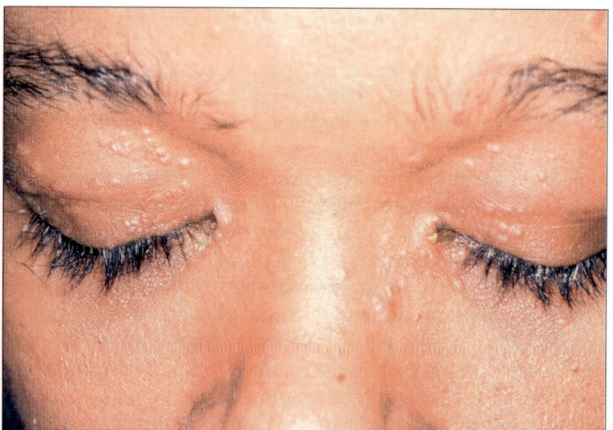

Figura 7.15.7 Múltiplas lesões cutâneas envolvendo as pálpebras. Pápulas, algumas lesões umbilicadas e pequenas placas são evidentes neste paciente.

ação e eficácia, pelo menos no curto prazo.[70-72] Os corticosteroides inalados têm papel limitado no tratamento de sarcoide pulmonar e evidência corrente sugere que eles não fornecem benefícios consistentes para a função pulmonar, embora possam fornecer alívio sintomático para pacientes com tosse ou chiado persistentes. Outros agentes imunomoduladores, incluindo metotrexato, azatioprina, micofenolato de mofetila, pentoxifilina, ciclofosfamida e clorambucila, foram aplicados para doença refratária ou para prevenir complicações inaceitáveis relacionadas aos corticosteroides.[73,74] Além disso, a cloroquina e a hidroxicloroquina têm sido usadas com sucesso para sarcoide cutâneo e hipercalcemia, e a talidomida pode melhorar os sintomas na sarcoidose infantil de início precoce.[75,76]

Infliximabe e etanercepte foram usados com sucesso variável em doença ocular e sistêmica, mas etanercepte parece ser menos coerentemente efetivo e não é recomendado para doença ocular.[77-79] Adalimumabe pode ser uma alternativa útil ao infliximabe para pacientes intolerantes a este medicamento.[80]

EVOLUÇÃO E DESFECHO

O prognóstico geral para sarcoide sistêmico e ocular é bom, e a maioria dos pacientes se recupera sem prejuízo funcional significativo.[81-83] A cronicidade aumenta o risco de complicações, assim como a demora em receber a terapia apropriada. Características sistêmicas associadas à cronicidade ou aos resultados piores incluem doença difusa do sistema nervoso central, lúpus pérnio, nefrocalcinose, doença pulmonar em estágio tardio, anormalidades ósseas, hepatoesplenomegalia e envolvimento cardíaco. A depressão clínica pode ocorrer em mais de 50% dos pacientes e até pacientes estáveis podem apresentar reduções significativas em medidas de qualidade de vida relacionadas à saúde.[84] Pacientes negros foram informados com maior probabilidade de contraírem a doença sintomática e o envolvimento ocular, assim como índices mais altos de complicações graves. Entretanto, uma revisão sistemática da literatura falhou em demonstrar relação entre etnia e mortalidade por sarcoide.[85] Uveíte posterior, edema macular cistoide, glaucoma secundário e envolvimento do nervo óptico estão associados a resultados visuais piores e representam desafios terapêuticos difíceis.[86-88]

BIBLIOGRAFIA

Baughman RP, Lower EE. Steroid sparing alternative treatments for sarcoidosis. Clin Chest Med 1997;18:53–64.

Choi DE, Birnbaum AD, Oh F, et al. Pediatric uveitis secondary to probable, presumed, and biopsy-proven sarcoidosis. J Pediatr Ophthalmol Strabismus 2011;48:157–62.

Evans M, Sharma O, LaBree L, et al. Differences in clinical findings between Caucasians and African Americans with biopsy-proven sarcoidosis. Ophthalmology 2007;114:325–33.

Herbot CP, Mochizuki M, Rao NA. for the Scientific Committee of the First International Workshop on Ocular Sarcoidosis. International criteria for the diagnosis of ocular sarcoidosis: results of the First International Workshop on Ocular Sarcoidosis (IWOS). Ocul Immunol Inflamm 2009;17:160–9.

Iwata K, Nanka K, Sobu K, et al. Ocular sarcoidosis: evaluation of intra-ocular findings. NY Acad Sci 1976;278:445–54.

Karma A, Huhti E, Poukkula A. Course and outcome of ocular sarcoidosis. Am J Ophthalmol 1988;106:467–72.

Kinoshita Y, Takasu K, Adachi Y. Diagnostic utility of vitreous humor fluid cytology for intraocular sarcoidosis: a clinicopathologic study of 7 cases. Diagn Cytopathol 2012;40:210–13.

Kreider ME, Christie JD, Thompson B, et al. Relationship of environmental exposures to the clinical phenotype of sarcoidosis. Chest 2005;128:207–15.

Miserocchi E, Modorati G, Di Matteo F, et al. Visual outcome in ocular sarcoidosis: retrospective evaluation of risk factors. Eur J Ophthalmol 2011;21:802–10.

Nosal A, Schleissner LA, Mishkin FS, et al. Angiotensin-1-converting enzyme and gallium scan in non-invasive evaluation of sarcoidosis. Ann Intern Med 1979;90:328–31.

Paramothayan S, Jones PW. Corticosteroid therapy in pulmonary sarcoidosis: a systematic review. JAMA 2002;287:1301–7.

Rossman MD, Thompson B, Frederick M, et al. HLA-DRB1*1101: a significant risk factor for sarcoidosis in blacks and whites. Am J Hum Genet 2003;73:720–35.

Sharma OP. Sarcoidosis around the world. Clin Chest Med 2008;29:357–63.

Statement on Sarcoidosis. Joint statement of the American Thoracic Society (ATS), the European Respiratory Society (ERS), and the World Association of Sarcoidosis and Other Granulomatous Disorders (WASOG), adopted by the ATS Board of Directors and by the ERS Executive Committee, February 1999. Am J Respir Crit Care Med 1999;160:736–55.

Winterbauer RH, Belic N, Moores RD. Clinical interpretation of bilateral hilar adenopathy. Ann Intern Med 1973;78:65–71.

As referências completas estão disponíveis no **GEN-io**.

PARTE 7 UVEÍTE E OUTRAS INFLAMAÇÕES INTRAOCULARES
SEÇÃO 6 Uveíte Associada à Doença Sistêmica

Doença de Behçet
Annabelle A. Okada

7.16

Definição: Vasculite multissistêmica de causa desconhecida que envolve principalmente os olhos, as superfícies mucosas e a pele.

Características principais
- Uveíte recorrente anterior e posterior
- Úlceras orais recorrentes (aftas)
- Úlceras genitais
- Lesões de pele como eritema nodoso.

Características associadas
- Artrite de grandes articulações
- Epididimite
- Úlceras intestinais
- Lesões vasculares como tromboflebite, oclusões arteriais e aneurismas
- Envolvimento do sistema nervoso central ou de nervo craniano.

INTRODUÇÃO

A doença de Behçet recebeu essa denominação depois que o dermatologista turco Hulusi Behçet descreveu, em 1937, a constelação de úlceras orais recorrentes, úlceras genitais e uveíte em três pacientes.[1] Casos similares tinham sido informados antes por Shigeta em 1924, Adamantiades em 1931, e Whitwell em 1934.[2] As manifestações inflamatórias também podem ocorrer em outros sistemas orgânicos, incluindo a pele, as articulações, o trato gastrintestinal e o sistema nervoso central.

EPIDEMIOLOGIA E PATOGÊNESE

Embora a doença de Behçet ocorra mundialmente, ela é particularmente a causa de uveíte em países da antiga Rota da Seda, que inclui Itália, Turquia, Grécia, Israel, Arábia Saudita, Irã, China, Coreia e Japão. A doença aparece geralmente na terceira a quarta décadas de vida, afetando mais os homens do que as mulheres.[3,4] Acredita-se que a uveíte da doença de Behçet seja mais grave em homens jovens adultos entre 15 e 25 anos.[3]

A patogênese dessa doença continua obscura. Ela tem sido há muito tempo associada ao alelo HLA-B51; no Japão, 55% dos pacientes com doença de Behçet são positivos para HLA-B51, em oposição a somente 10 a 15% da população geral.[5] Já foi sugerido que a exposição a vários antígenos microbianos pode desencadear respostas autoimunes de reação cruzada em indivíduos geneticamente suscetíveis, levando ao ataque da doença.

MANIFESTAÇÕES OCULARES

O envolvimento ocular é observado em cerca de 70% dos pacientes com doença de Behçet.[6] Na maioria dos casos, o ataque da uveíte acompanha o início de úlceras orais recorrentes após 3 a 4 anos, embora a doença ocular seja a manifestação inicial em cerca de 20% dos casos. O envolvimento ocular inicial pode ser unilateral, mas progride para doença bilateral em pelo menos dois terços dos casos.

Pacientes com doença de Behçet se apresentam com frequência ao oftalmologista com visão reduzida em razão de inflamação da câmara anterior, com ou sem hipópio (Figura 7.16.1). Dor, hiperemia e/ou fotofobia podem estar presentes. Tipicamente, o hipópio se desvia com mudança na posição da cabeça e um hipópio muito pequeno poderá ser descoberto somente no exame gonioscópico. Em geral, inicialmente a formação de sinéquias na íris é pequena, embora isso possa se desenvolver posteriormente, após surtos repetidos de inflamação do segmento anterior. A pressão intraocular geralmente está normal ou baixa. Em geral ocorrem células vítreas leves ou opacificação leve a moderada. O exame do fundo de olho pode revelar infiltrados retinais amarelo-esbranquiçados dispersos, hemorragias retinais, ingurgitamento vascular e/ou hiperemia de disco. Entretanto, o fundo também pode se mostrar totalmente normal durante um episódio de inflamação de segmento anterior. Surtos de inflamação de segmento posterior também podem ocorrer na ausência de quaisquer células de câmara anterior.

Tipicamente, a evolução clínica é uma das exacerbações ("ataques") e remissões em um histórico de inflamação crônica. As complicações em longo prazo no segmento anterior incluem neovascularização da íris, glaucoma e catarata. No segmento posterior, provisão de uma bainha ou oclusão, neovascularização retinal ou do disco (Figura 7.16.2), hemorragia do vítreo, opacificação progressiva do vítreo e atrofia óptica (Figura 7.16.3) podem ocorrer.

DIAGNÓSTICO

O diagnóstico da doença de Behçet se baseia na constelação de achados clínicos sistêmicos e oculares, em vez de em resultados específicos de laboratório. Entretanto, alguns testes são adjuntos úteis na avaliação dos pacientes. A angiografia com fluoresceína do fundo de olho pode mostrar vazamento vascular

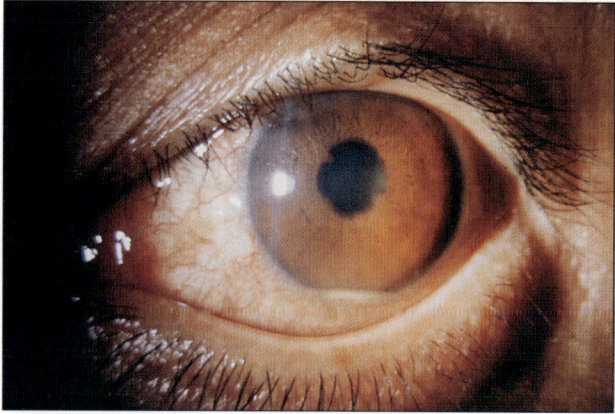

Figura 7.16.1 Injeção conjuntival, hipópio e sinéquia posterior. O paciente, com a doença de Behçet, está sofrendo um ataque inflamatório agudo.

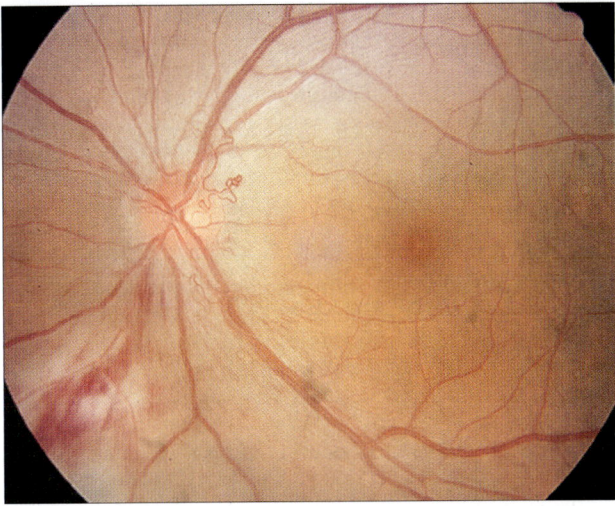

Figura 7.16.2 Vasculite retinal aguda com hemorragias retinais e manchas de algodão. A neovascularização no disco óptico também está presente.

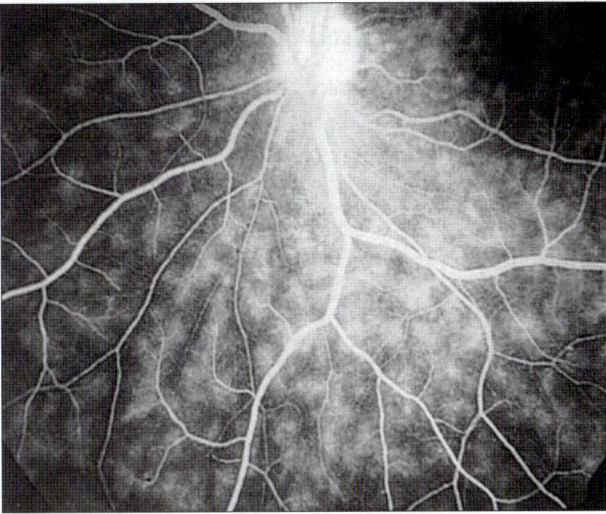

Figura 7.16.4 Angiografia com fluoresceína de paciente com a doença de Behçet. Os achados típicos incluem vazamento disperso ("como samambaia") da árvore capilar e vasos secundários.

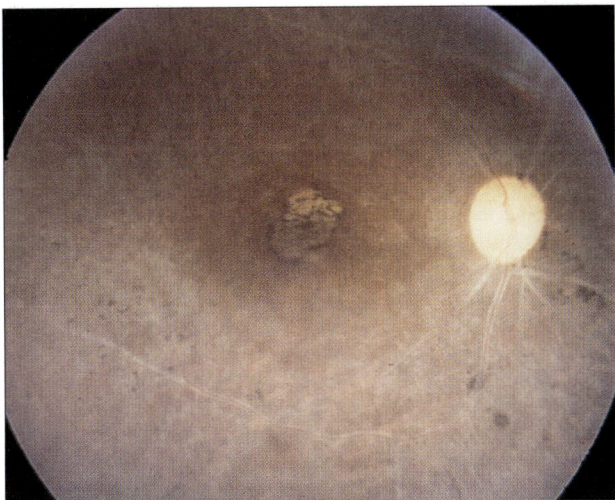

Figura 7.16.3 Fundo do olho de um paciente com a doença de Behçet em estágio final. Observar a atrofia grave da retina, atenuação com formação de bainha e atrofia óptica.

TABELA 7.16.1 Critérios do International Study Group para o diagnóstico da doença de Behçet.[a]

Achado	Definição
Ulceração oral recorrente	Úlceras aftosas menores, úlceras aftosas maiores ou úlceras herpetiformes observadas pelo médico ou paciente e que ocorreram pelo menos três vezes em um período de 12 meses
Mais pelo menos dois dos seguintes critérios:	
Ulceração genital recorrente	Ulceração aftosa ou cicatrização observada pelo médico ou paciente
Lesões do olho	Uveíte anterior, uveíte posterior ou células no vítreo em exame com lâmpada de fenda ou vasculite retinal detectada por um oftalmologista
Lesões da pele	Eritema nodoso observado pelo médico ou paciente, pseudofoliculite ou lesões papulopustulares, ou nódulos acneiformes observados pelo médico em pacientes após a adolescência e não em tratamento com corticosteroides
Teste da Patergia positivo	Interpretado pelo médico no período de 24 a 48 horas

[a]Achados aplicáveis somente na ausência de outras explicações clínicas.

retinal focal ou difuso acentuado, oclusão de vasos da retina e/ou hiperfluorescência do disco óptico. Durante presumivelmente os períodos quiescentes, na ausência de inflamação óbvia no fundo, a dilatação dos capilares da retina com vazamento de corante é comum (Figura 7.16.4). A angiografia com fluoresceína também pode confirmar edema macular cistoide e/ou isquemia macular.

Durante episódios de inflamação aguda, os pacientes podem ter índice elevado de sedimentação de eritrócitos, proteína-C reativa elevada ou aumento dos leucócitos periféricos. O tipo de HLA pode ser útil, dependendo da população de pacientes.

Existem dois critérios diagnósticos amplamente usados para a doença de Behçet. O primeiro foi proposto inicialmente em 1972 pelo *Behçet's Disease Research Committee* do Ministério da Saúde e Bem-Estar do Japão,[7] e um segundo critério diagnóstico foi criado em 1990 pelo *International Study Group for Behçet's Disease*) (Tabela 7.16.1).[8] Usando critérios internacionais, o diagnóstico dessa doença exige a presença de ulceração oral recorrente além de, pelo menos, dois outros achados entre ulceração genital recorrente, uveíte, lesões da pele e resultado positivo para o teste da Patergia (picada da pele).

DIAGNÓSTICO DIFERENCIAL

As doenças mais comuns confundidas com a doença de Behçet com formação de hipópio são a uveíte anterior aguda associada ao HLA-B27 e a endoftalmite infecciosa. As doenças frequentemente confundidas com a doença de Behçet com inflamação do segmento posterior incluem sarcoidose, tuberculose, toxoplasmose e sífilis. A doença de Behçet com uveíte generalizada pode se mostrar como necrose retinal aguda nos estágios iniciais. Vários outros transtornos infecciosos e não infecciosos podem imitar os achados oculares da doença de Behçet. Por isso, o questionamento cuidadoso do paciente quanto a sinais e sintomas é crucial para a elaboração do diagnóstico.

ASSOCIAÇÕES SISTÊMICAS

As principais associações sistêmicas estão delineadas na Tabela 7.16.1. Úlceras recorrentes da mucosa oral são o achado mais comum, ocorrendo em até 97,7% dos pacientes,[6] e constituem, geralmente, o sintoma inicial na doença de Behçet. Essas lesões podem aparecer em qualquer local na boca, incluindo lábios, mucosa bucal, gengiva, língua, palato duro, úvula e faringe oral. Elas tendem a ser doloridas, mas cicatrizam em 10 dias, geralmente sem cicatrizes, a menos que a lesão seja particularmente grande. Manifestações cutâneas e genitais têm sido informadas em 90,4 e 79,8% dos pacientes, respectivamente.[6] As manifestações cutâneas incluem eritema nodoso, tromboflebite subcutânea, lesões acneiformes e erupção folicular. Dessas, o eritema nodoso ocorre com mais frequência e se caracteriza por um nódulo vermelho levemente elevado, com induração subcutânea e sensibilidade. Essas lesões são geralmente encontradas nas superfícies anteriores das pernas, mas também podem aparecer na face, braços e nádegas. Elas tendem a involuir em 10 a 14 dias sem cicatriz, embora alguma superpigmentação possa permanecer.[2] História de inflamação pustular após lesão cutânea acidental geralmente é incluída como envolvimento da pele na doença de Behçet, e tais formas de hipersensibilidade cutânea formam a base do teste da Patergia. Úlceras genitais podem ter envolvimento mais profundo de tecidos em comparação com as úlceras orais, geralmente são doloridas e, com frequência, deixam cicatrizes após a cicatrização. Em geral, as lesões ocorrem no escroto ou na vulva, mas também podem ser encontradas no pênis e na mucosa perianal e vaginal.

Outras manifestações incluem artrite, úlceras intestinais, doença do sistema nervoso central e epididimite. Embora rara, a miocardite, várias lesões vasculares cardíacas, hipertensão pulmonar e envolvimento renal também já foram informadas em associação à doença de Behçet. De longe, a manifestação mais debilitante é o envolvimento do sistema nervoso central, que pode incluir ambos os sistemas motor e sensorial e afetar até 10% dos pacientes.[2] Os sinais e os sintomas incluem cefaleia, meningismo, nistagmo, tremor, ataxia, transtornos da fala, prejuízo da memória, mudanças de comportamento e demência.

PATOLOGIA

Um aspecto característico é a vasculite necrosante, leucocitoclástica e obliterativa que afeta artérias e veias de todos os tamanhos. As alterações vasculíticas observadas nos olhos são similares àquelas observadas em outros órgãos.

Durante a inflamação aguda, a íris, o corpo ciliar e a coroide mostram infiltração difusa com neutrófilos. Na retina, observa-se vasculite intensa com infiltração acentuada de leucócitos dentro e ao redor dos vasos sanguíneos (Figura 7.16.5). Durante a fase crônica, ocorre infiltração linfocitária e de células do plasma. Os vasos da retina desenvolvem membranas de base espessadas com células endoteliais inchadas que podem levar à formação de trombo e obliteração vascular. Em estágios mais tardios, ocorrem a neovascularização da íris e da retina, formação de membranas ciclísticas e, às vezes, hipotonia e atrofia do globo ocular (*phthisis bulbi*). O globo ocular atrofiado pode revelar uma cápsula de cristalino rompida com aspectos histológicos de facoanafilaxia.[9]

TRATAMENTO

O objetivo da terapia em curto prazo para envolvimento ocular na doença de Behçet é o de suprimir a inflamação ativa. Os objetivos em longo prazo são reduzir a frequência e a intensidade das recorrências, minimizar o envolvimento da retina e do nervo óptico e evitar complicações, como catarata, formação de sinéquias e glaucoma. O tratamento deve ser iniciado logo para ser efetivo. A seleção de medicamentos deverá ser determinada com base na história clínica, local da inflamação intraocular e intensidade da inflamação. Como essa doença envolve outros sistemas orgânicos, é necessária a abordagem multidisciplinar.[10]

Corticosteroides

Os corticosteroides são efetivos no tratamento de inflamação aguda na doença de Behçet por meio de seus efeitos supressivos potentes sobre o sistema imune, incluindo a migração de neutrófilos e macrófagos e a atividade linfocitária. Entretanto, eles podem ter eficácia limitada em reduzir a frequência das recorrências e preservar a função visual.[10-12] Os corticosteroides tópicos são usados para inflamação do segmento anterior, enquanto as injeções perioculares (p. ex., 20 a 40 mg de triancinolona acetonida) e/ou corticosteroides sistêmicos (p. ex., dose inicial de 30 a 80 mg/dia de prednisolona) são usados para inflamação do segmento posterior. Com a administração sistêmica, a dose de corticosteroide precisa ser afunilada lentamente, com frequência durante anos e em combinação com um segundo agente poupador de corticosteroides, como a ciclosporina, para evitar o efeito de rebote. Os principais efeitos colaterais são hipertensão, diabetes melito, anormalidades de eletrólitos, osteoporose e resistência reduzida a infecções. Por causa da frequência e da intensidade desses efeitos do tratamento sistêmico com corticosteroides, não é provável que os pacientes possam permanecer nessa terapia por um período prolongado. Outros agentes, sejam ou não administrados em combinação com corticosteroides em dose baixa, deverão ser considerados para o tratamento em longo prazo em casos graves de uveíte.

Ligantes de imunofilina

Ciclosporina e tacrolimo (FK506) se ligam a receptores citoplasmáticos denominados imunofilinas em linfócitos T, daí seletivamente inibindo a atividade dos linfócitos T. Um estudo japonês mostrou que a ciclosporina, na dose de 5 mg/kg/dia, foi efetiva em reduzir a frequência de ataques inflamatórios oculares em 70% dos pacientes com doença de Behçet que tinham a doença refratária.[13] Doses iniciais de 3 a 5 mg/kg/dia para ciclosporina e de 0,05 a 0,20 mg/kg/dia para tacrolimo são usadas com frequência, dependendo da intensidade da doença e de se outros agentes estão sendo usados em combinação.[10] Os efeitos colaterais de grande porte dos ligantes de imunofilina são disfunção renal, anormalidades neurológicas, mal-estar gastrintestinal e hirsutismo para ciclosporina.

Agentes citotóxicos

Tanto os agentes antimetabólitos (p. ex., azatioprina, metotrexato) quanto os alquilantes (p. ex., ciclofosfamida, clorambucila) foram usados em casos refratários de doença de Behçet ocular, particularmente antes do uso disseminado da ciclosporina. Um experimento mascarado mostrou que a azatioprina, com ou sem corticosteroides concomitantes, foi melhor que o placebo no controle da doença.[14] A terapia de dose tripla usando corticosteroides, ciclosporina e azatioprina também já foi informada como induzindo com sucesso a remissão em alguns pacientes.[15] Os efeitos colaterais de medicamentos citotóxicos podem ser graves e incluem supressão da medula óssea, hepatotoxicidade, malignidades secundárias e fertilidade reduzida.

Agentes biológicos

Interferona alfa (IFN-α), infliximabe e adalimumabe demonstraram eficácia para a doença de Behçet ocular.[16-25] O IFN-α chegou à remissão livre do medicamento em mais ou menos a metade dos pacientes após a suspensão do IFN-α, embora a

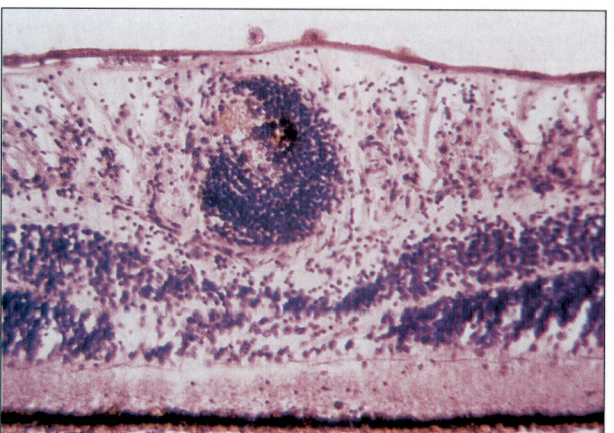

Figura 7.16.5 Doença de Behçet. Infiltração celular inflamatória significativa ao redor de um vaso da retina (hematoxilina-eosina).

reação adversa de sintomas semelhantes à gripe tenha ocorrido em 100% dos pacientes durante as primeiras semanas da terapia.[17] Outras reações adversas do IFN-α, embora raramente, incluem risco de depressão/suicídio, neutropenia, alopecia e disfunção hepática.[17,18] Infliximabe, o anticorpo monoclonal quimérico contra o fator de necrose tumoral alfa (TNF-α) foi informado em um estudo multicêntrico como tendo eliminado os ataques inflamatórios em 44% e reduzido a intensidade geral de uveorretinite em 92% dos 48 pacientes durante 1 ano de tratamento,[22] mas ainda faltam dados sobre a remissão livre do medicamento. Adalimumabe, um anticorpo monoclonal anti-TNF-α humanizado, também foi informado como efetivo em pacientes selecionados.[25] As reações adversas dos agentes de bloqueio do TNF incluem risco de infecções oportunistas, ataque ou piora de transtornos autoimunes, disfunção do sistema nervoso central e eventos tromboembólicos.[16-26] Um painel de especialistas recomendou que infliximabe (evidência de boa qualidade) ou adalimumabe (evidência de qualidade moderada) podem ser considerados como terapia de primeira linha para preservar corticosteroides na doença de Behçet ocular.[27] Existem relatórios de caso do uso bem-sucedido de infliximabe administrado como injeção intravítrea nessa doença,[28,29] e o uso sistêmico de outros agentes biológicos também já foi informado em um pequeno número de pacientes.[30]

EVOLUÇÃO E DESFECHO

A história natural de uveíte na doença de Behçet é aquela de ataques e remissões em um histórico de inflamação leve. Um resultado visual ruim pode ser evitado principalmente se a frequência dos ataques ficar limitada e complicações irreversíveis forem prevenidas. Há décadas, o resultado visual da doença de Behçet era dramático, mas os avanços na terapêutica desde então melhoraram significativamente os resultados visuais, levando a melhorias na saúde e na qualidade de vida relacionada à visão.[31]

BIBLIOGRAFIA

Deuter CME, Zierhut M, Mohle A, et al. Long-term remission after cessation of interferon-α treatment in patients with severe uveitis due to Behçet's disease. Arthritis Rheum 2010;62:2796–805.

Interlandi E, Leccese P, Olivieri I, et al. Adalimumab for treatment of severe Behçet's uveitis: a retrospective long-term follow-up study. Clin Exp Rheumatol 2014;32:S58–62.

International Study Group for Behçet's Disease. Criteria for diagnosis of Behçet's disease. Lancet 1990;335:1078–80.

Kotake S, Ichiishi A, Kosaka S, et al. Low dose cyclosporin treatment for ocular lesions of Behçet's disease. Nippon Ganka Gakkai Zasshi 1992;96:1290–4.

Kotter I, Zierhut M, Eckstein AK, et al. Human recombinant interferon alfa-2a for the treatment of Behçet's disease with sight threatening posterior or panuveitis. Br J Ophthalmol 2003;87:423–31.

Levy-Clarke G, Jabs DA, Read RW, et al. Expert panel recommendations for the use of anti-tumor necrosis factor biologic agents in patients with ocular inflammatory disorders. Ophthalmology 2014;121:785–96.

Ohno S, Nakamura S, Hori S, et al. Efficacy, safety and pharmacokinetics of multiple administration of infliximab in Behçet's disease with refractory uveoretinitis. J Rheumatol 2004;31:1362–8.

Okada AA, Goto H, Ohno S, et al. Ocular Behçet's Disease Research Group of Japan. Multicenter study of infliximab for refractory uveoretinitis in Behçet's disease. Arch Ophthalmol 2012;130:592–8.

Research Committee of Behçet's Disease. Editorial: Behçet's disease – guide to diagnosis of Behçet's disease. Jpn J Ophthalmol 1974;18:291–4.

Sakai T, Watanabe H, Kuroyanagi K, et al. Health- and vision-related quality of life in patients receiving infliximab therapy for Behcet uveitis. Br J Ophthalmol 2013;97:338–42.

Sakane T, Takeno M, Suzuki N, et al. Behçet's disease. N Engl J Med 1999;341:1284–91.

Tabbara KF, Al-Hemidan AI. Infliximab effects compared to conventional therapy in the management of retinal vasculitis in Behçet's disease. Am J Ophthalmol 2008;146:845–50.

Takeuchi M, Kezuka T, Sugita S, et al. Evaluation of the long-term efficacy and safety of infliximab treatment for uveitis in Behçet's disease: a multicenter study. Ophthalmology 2014;121:1877–84.

Yazici H, Pazarli H, Barnes CG, et al. A controlled trial of azathioprine in Behçet's syndrome. N Engl J Med 1990;322:821–5.

Yazici H, Tüzün Y, Pazarli H, et al. Influence of age of onset and patient's sex on the prevalence and severity of Behçet's syndrome. Ann Rheum Dis 1984;43:783–9.

As referências completas estão disponíveis no **GEN-io**.

PARTE 7 UVEÍTE E OUTRAS INFLAMAÇÕES INTRAOCULARES

SEÇÃO 6 Uveíte Associada à Doença Sistêmica

Doença de Vogt-Koyanagi-Harada

7.17

Narsing A. Rao

Definição: Uveíte bilateral exibindo descolamento exsudativo da retina, geralmente associada ao meningismo com ou sem outras manifestações extraoculares.

Características principais
- Bilateral granulomatosa posterior ou pan-uveíte
- Descolamento exsudativo da retina
- Pleocitose do fluido cefalorraquidiano
- Despigmentação da úvea (fundo como "pôr do sol") nas fases crônica e recorrente
- Múltiplas lesões retinocoroidais atróficas, focais e periféricas na fase crônica.

Características associadas
- Manifestações de meningite: cefaleia e rigidez da nuca
- Características auditivas: zumbido e perda de audição sensorineural
- Alterações cutâneas: vitiligo, alopecia e poliose.

INTRODUÇÃO

A doença de Vogt-Koyanagi-Harada (VKH) é uma uveíte bilateral frequentemente associada a meningismo e disacusia durante a fase aguda e à alopecia, à poliose e ao vitiligo durante a fase crônica. Um estudo recente revelou que a apresentação mais comum da doença de VKH durante a fase aguda é a bilateral posterior ou pan-uveíte associada a descolamento grave da retina, enquanto durante a fase crônica ela se apresenta com alterações do fundo do tipo "pôr do sol" (*sunset glow*).[1]

EPIDEMIOLOGIA E PATOGÊNESE

A doença de VKH ocorre mais frequentemente naqueles indivíduos de compleição mais escura, como os povos da Ásia, hispânicos ou descendentes de nativos americanos.[2] A doença parece afetar com mais frequência as mulheres do que os homens e ocorre predominantemente entre a segunda e a quinta décadas de vida.

A evidência de risco aumentado entre aqueles com certos genótipos de HLA (DRB1*0405) indica que existe suscetibilidade geneticamente determinada para a doença de VKH.[3]

Foi sugerido que uma reação autoimune aos melanócitos ou a seus peptídeos relacionados à tirosinase tem papel importante na patogênese.[4]

MANIFESTAÇÕES OCULARES

Os critérios diagnósticos para doença de VKH foram sugeridos pelo *International Committee on Nomenclature*.[5] As características de distinção dessa doença são a inflamação intraocular bilateral associada ao descolamento da retina ou as alterações do fundo do tipo "pôr do sol".[1] Clinicamente, a doença é categorizada em quatro fases: prodrômica, uveítica, crônica e recorrente.[6]

Fase prodrômica

Pacientes com a doença de VKH podem inicialmente consultar seu clínico geral por causa de sintomas como os da gripe, que incluem febre, cefaleia e, às vezes, náuseas. Dentro de 1 a 2 dias do início dessa fase, o paciente começa, tipicamente, a se queixar de visão turva, fotofobia, hiperemia da conjuntiva e dor ocular. Ele também se queixa de sensibilidade do couro cabeludo e do toque aos cabelos nessa fase.

Fase uveítica

No início dessa fase, as células estão presentes na câmara anterior e/ou no vítreo. Em casos típicos, a presença de descolamentos exsudativos bilaterais da retina resulta em turvamento da visão (Figura 7.17.1). Esse descolamento mostra elevação rasa e discreta da retina neural, com pequenas dobras que se irradiam da mácula. Um padrão de descolamento em trevo é visualizado com frequência no fundo posterior. Em casos graves, o descolamento pode se tornar bolhoso. O disco óptico se torna hiperêmico e edematoso.

Fases crônica e recorrente

Após o tratamento com corticosteroides sistêmicos, a elevação da retina neural desaparece gradualmente à medida que o fluido sub-retinal é absorvido. As células na câmara anterior e no vítreo diminuem ou desaparecem. À medida que a inflamação diminui, ocorre despigmentação no fundo, dando a aparência de "pôr do sol" (*sunset glow*). Lesões despigmentadas pequenas, discretas e dispersas são vistas dentro do fundo com a aparência

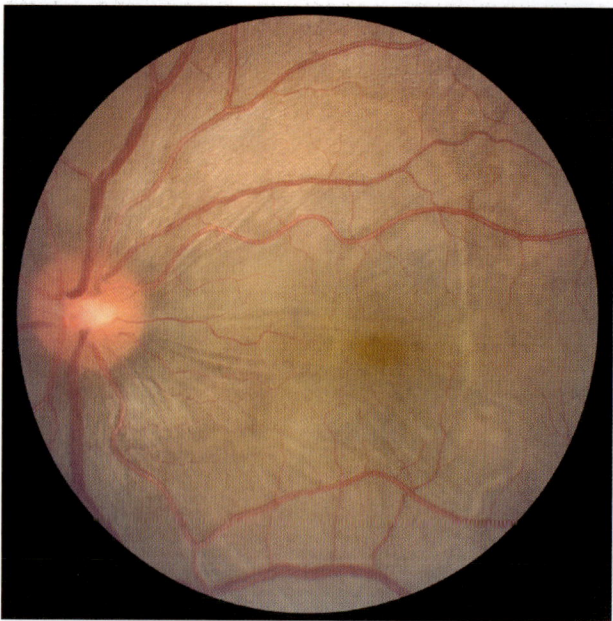

Figura 7.17.1 Fundo de olho na fase uveítica da doença de Vogt-Koyanagi-Harada. Observar o descolamento exsudativo da retina, dobras coroidais e disco óptico hiperêmico.

de "pôr do sol" (Figura 7.17.2). A maioria dessas lesões representa epitélio pigmentar da retina (EPR) degenerado ou perdido.[7] A despigmentação no limbo da córnea é, às vezes, notada cerca de 1 mês após o ataque. Essa despigmentação no limbo é conhecida como sinal de Sugiura.[6] A uveíte da doença de VKH crônica pode recorrer. Em casos recorrentes, a uveíte anterior é mais predominante que a uveíte posterior. A neovascularização coroidal (CNV) pode ocorrer na região peripapilar e na mácula. A proliferação do EPR pode resultar em fibrose sub-retinal.

DIAGNÓSTICO E EXAMES COMPLEMENTARES

Na fase inicial da doença de VKH, a angiografia com fluoresceína do fundo revela numerosos pontos hiperfluorescentes no nível do EPR.[8] Esses pontos têm tendência a dilatar gradualmente. O corante vaza através do EPR e se acumula no espaço sub-retinal (Figura 7.17.3). A angiografia com indocianina verde mostra alterações vasculares coroidais com pontos escuros hipofluorescentes. Na fase crônica, a autofluorescência do fundo revela alterações de hipo e hiperautofluorescência resultantes do dano ao EPR.

As manifestações ecográficas incluem espessamento difuso da coroide posterior, descolamento seroso da retina, opacidades do vítreo e espessamento posterior da esclera ou da episclera. A tomografia de coerência óptica (OCT) geralmente mostra focos de descolamentos da retina (Figura 7.17.4). Na fase aguda, a OCT revelará espessamento coroidal significativo junto com o fluido sub-retinal. Nesse fluido, a fibrina é comum.

A pleocitose é vista no líquido cefalorraquidiano em cerca de 80% dos pacientes dentro de 1 semana e em 97% dos pacientes dentro de 3 semanas após o início da doença.[4] A maioria das células encontradas nesse líquido são linfócitos pequenos e macrófagos contendo pouca melanina.[9]

DIAGNÓSTICO DIFERENCIAL

A uveíte simpática deverá ser diferenciada da doença de VKH. A única diferença entre uveíte simpática e a doença de VKH é a história de lesão penetrante ocular ou cirurgia intraocular em pacientes com uveíte simpática e a ausência dessa história em pacientes com a doença de VKH.

A coriorretinopatia serosa central deve ser diferenciada da fase uveítica da doença de VKH. A esclerite posterior sempre mostra descolamento exsudativo da retina. Varreduras de tomografia computadorizada e a ultrassonografia ajudam a elaborar o diagnóstico correto, pois revelam espessamento da esclera posterior.

A epiteliopatia pigmentar placoide multifocal posterior aguda pode ser confundida com a doença de VKH por causa da presença de múltiplas lesões branco-amareladas, planas a placoides no nível do EPR.[10] Entretanto, nesse quadro de epiteliopatia pigmentar placoide multifocal posterior aguda, geralmente não há células na câmara anterior ou no vítreo.

ASSOCIAÇÕES SISTÊMICAS

Sinais auditivos

Na doença de VKH, o transtorno auditivo consiste em perda auditiva causada por disfunção da orelha interna. Alguns pacientes se queixam de zumbido e vertigem no início. A audição geralmente volta ao normal dentro de algumas semanas.

Sinais neurológicos

As manifestações meníngeas no início da doença podem incluir cefaleia, náuseas e vômitos, mas em muitos casos nenhum desses sinais ocorre. Deve-se notar que a doença de VKH pode ocorrer sem pleocitose do líquido cefalorraquidiano.

Sinais cutâneos

Cerca de 2 a 3 meses após o início da doença de VKH, surge o vitiligo na face, mãos, ombros e costas.

Outros sinais

Poliose (pelos das sobrancelhas esbranquiçados) e alopecia do escalpo (perda de cabelo) podem ocorrer.

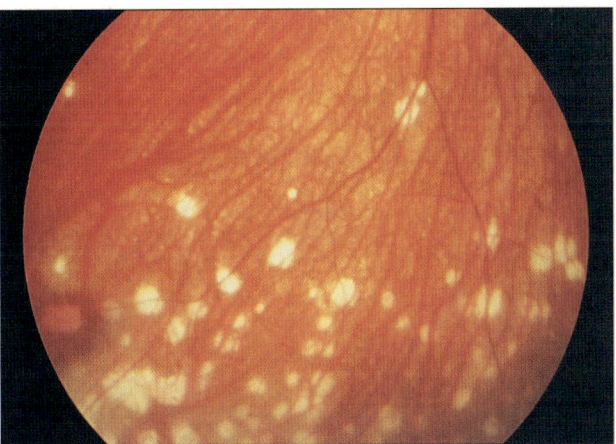

Figura 7.17.2 Fundo de olho com aparência de "pôr do sol" da doença de Vogt-Koyanagi-Harada. O fundo tem aparência levemente avermelhada, principalmente por causa do desaparecimento de melanócitos na coroide. Observar as numerosas lesões pequenas e despigmentadas do epitélio pigmentar da retina degenerado.

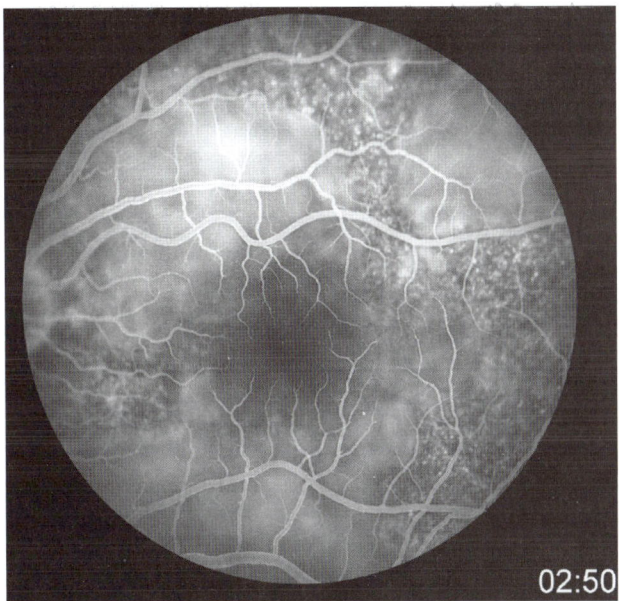

Figura 7.17.3 Angiografia com fluoresceína do fundo na fase uveítica da doença de Vogt-Koyanagi-Harada. Observar as múltiplas alterações hiperfluorescentes placoides pontuais e grandes.

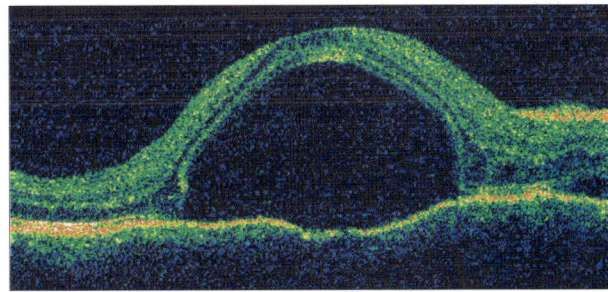

Figura 7.17.4 Doença de Vogt-Koyanagi-Harada aguda. A tomografia de coerência óptica mostra descolamento da retina.

PATOLOGIA

Fase uveítica

A patologia da doença de VKH é basicamente a mesma que a da uveíte simpática, com a inflamação granulomatosa sendo visualizada por todo o tecido da úvea. Esses tecidos são espessados por infiltração difusa de linfócitos, macrófagos e células epitelioides, e pelo descolamento exsudativo da retina (Figura 7.17.5). As células epitelioides e gigantes contêm grânulos de pigmento. Técnicas imuno-histoquímicas revelam que o infiltrado coroidal na doença de VKH é composto predominantemente de linfócitos T. Antígenos do complexo de histocompatibilidade maior de classe II são expressos nos melanócitos coroidais e no endotélio dos coriocapilares.[11] Nódulos de Dalen-Fuchs, representando granulomas focais entre EPR e membranas de Bruch, podem ser observados.

Fases crônica e recorrente

A úvea mostra melanócitos reduzidos resultando na aparência de "pôr do sol" do fundo. Lesões atróficas despigmentadas e pequenas, visualizadas predominantemente nos fundos periféricos da fase crônica, mostram degeneração ou desaparecimento da célula do EPR, envolvimento de coriocapilares e formação de escaras coriorretinais.[7]

TRATAMENTO

A doença de VKH é tratada efetivamente pela administração sistêmica de corticosteroides e, na maioria dos casos, quando o diagnóstico é feito precocemente na evolução da doença, o prognóstico para a recuperação visual é favorável. O tratamento inadequado, porém, pode resultar em uveíte recorrente e de longa duração, o que pode, por fim, se tornar intratável. Na fase precoce, altas doses de corticosteroides deverão ser administradas por via intravenosa ou oral. Prednisona 1,5 a 2 mg/kg é administrada por via oral durante várias semanas, com afunilamento gradual da dose assim que a angiografia revelar o desaparecimento do vazamento do corante pelo EPR. Corticosteroides tópicos e cicloplégicos são administrados até o desaparecimento das células na câmara anterior.

Quando a inflamação intraocular não puder ser controlada com corticosteroides sistêmicos em 2 a 3 semanas, ou quando o paciente não puder tolerar as reações adversas dos corticosteroides, agentes imunomoduladores podem ser usados; estes incluem azatioprina, micofenolato de mofetila, ciclofosfamida e ciclosporina.[2] Os pacientes que se apresentam com a fase crônica ou com doença recorrente crônica geralmente exigem o uso simultâneo de imunomoduladores e de corticosteroides para suprimir a inflamação.[8,12]

EVOLUÇÃO E DESFECHO

Em geral, a uveíte em razão de doença de VKH é tratada efetivamente com a administração sistêmica de corticosteroides. Entretanto, podem se desenvolver catarata subcapsular posterior, glaucoma secundário com fechamento de ângulo, neovascularização sub-retinal e fibrose sub-retinal.

BIBLIOGRAFIA

Inomata H, Rao NA. Depigmented atrophic lesions in sunset glow fundi of Vogt-Koyanagi-Harada disease. Am J Ophthalmol 2001;131:607–14.

Kim LA, Khurana R, Parikh JG, et al. Melanin-laden macrophages in CSF to diagnose Vogt-Koyanagi-Harada disease simulating ocular syphilis. Ocular Immunol Inflamm 2008;16:59–61.

Lee GE, Rao NA, Fawzi A. Spectral domain optical coherence tomography and auto fluorescence in a case of acute posterior multifocal placoid pigment epitheliopathy mimicking Vogt-Koyanagi-Harada disease. Ocular Immunol Inflamm 2011;19:42–7.

Moorthy RS, Inomata H, Rao NA. Vogt-Koyanagi-Harada syndrome. Surv Ophthalmol 1995;39:265–92.

O'Keefe GA, Rao NA. Vogt-Koyanagi-Harada disease. Surv Ophthalmol 2017;62:1–25.

Rao NA. Treatment of Vogt-Koyanagi-Harada disease by corticosteroids and immunosuppressive agents. Ocul Immunol Inflamm 2006;12:71–2.

Rao NA, Gupta A, Dustin I, et al. Frequency of distinguishing clinical features in Vogt-Koyanagi-Harada disease. Ophthalmology 2010;117:591–9.

Read RW, Holland GN, Rao NA, et al. Revised diagnostic criteria for Vogt-Koyanagi-Harada disease: report of an international committee on nomenclature. Am J Ophthalmol 2001;131:647–52.

Sakamoto T, Murata T, Inomata H. Class II major histocompatibility complex on melanocytes of Vogt-Koyanagi-Harada disease. Arch Ophthalmol 1991;109:1270–4.

Shindo Y, Ohno S, Nakamura S, et al. A significant association of HLA-DRB1*0501 with Vogt-Koyanagi-Harada's disease results from a linkage disequilibrium with the primarily associated allele, DRB1*0405. Tissue Antigens 1996;47:344–5.

Sigiura S. Vogt-Koyanagi-Harada disease. Jpn J Ophthalmol 1978;22:229–42.

Yamaki K, Kondo I, Nakamura H, et al. Ocular and extraocular inflammation induced by immunization of tyrosinase related protein 1 and 2 in Lewis rats. Exp Eye Res 2000;71:361–9.

As referências completas estão disponíveis no **GEN-io**.

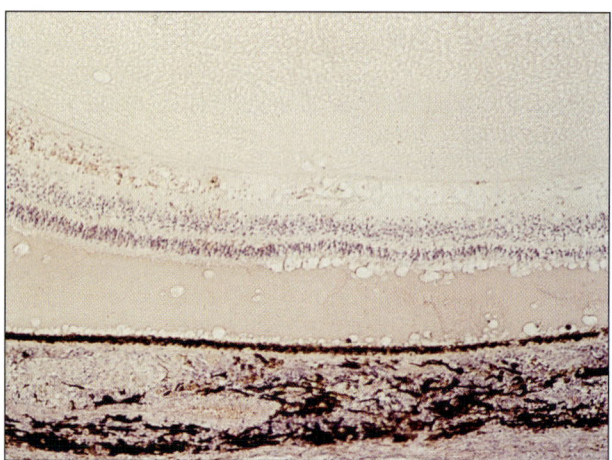

Figura 7.17.5 Fase uveítica da doença de Vogt-Koyanagi-Harada. A coroide está espessada com infiltração de células inflamatórias. Observar acúmulo de fluido no espaço sub-retinal. (Cortesia do Professor Hajime Inomata.)

PARTE 7 UVEÍTE E OUTRAS INFLAMAÇÕES INTRAOCULARES

SEÇÃO 7 Uveíte Traumática

Uveíte Facogênica

Julie Gueudry e Bahram Bodaghi

7.18

Definição: Inflamação aguda ou crônica do segmento anterior e/ou do vítreo direcionada contra proteína do cristalino liberada ou residual.

Característica principal
- Uveíte anterior que ocorre dias a semanas após ruptura capsular cirúrgica ou traumática do cristalino ou espontaneamente por causa de catarata hipermadura.

Características associadas
- Hipópio
- Uveíte grave lembrando endoftalmite infecciosa
- Pressão intraocular (PIO) elevada.

INTRODUÇÃO

As uveítes facoanafilática, facotóxica e facolítica representam manifestações variáveis de processos inflamatórios induzidos por material do cristalino e são conhecidas por "uveíte induzida pelo cristalino" ou "uveíte facogênica". A uveíte facotóxica e a facoanafilática são o resultado de uma resposta imunológica de material do cristalino retido após extração de catarata ou de ruptura cirúrgica ou traumática da cápsula do cristalino com liberação subsequente de proteínas do cristalino. O termo "facolítico" se refere à inflamação não granulomatosa resultante dessas proteínas que vazam através de uma cápsula de cristalino intacta em um olho com catarata hipermadura. O glaucoma facolítico é considerado nessa apresentação como uveíte induzida pelo cristalino, embora haja controvérsias. Um alto grau de suspeita clínica é importante para reconhecer essas entidades visando iniciar o tratamento correto. Além disso, a uveíte induzida pelo cristalino pode ser difícil de distinguir clinicamente de um quadro de endoftalmite infecciosa pós-operatória.

EPIDEMIOLOGIA E PATOGÊNESE

A uveíte induzida pelo cristalino é um transtorno relativamente raro, respondendo por menos de 1% dos casos na maioria das séries da doença.[1-3] Ela já era excessivamente rara quando se realizava a extração da catarata intracapsular, e agora é mais comum como resultado da técnica de extração extracapsular de catarata. Portanto, a idade de pico de incidência de uveíte facogênica está entre a quinta e a sétima décadas,[4,5] embora a uveíte induzida pelo cristalino possa ocorrer em qualquer idade, essencialmente após um trauma ocular. A patogênese dessa uveíte induzida pelo cristalino ainda não está precisamente compreendida. De fato, os termos uveíte "facoanafilática" e "facotóxica", anteriormente usados, parecem enganosos. Assim, essa reação não parece ser uma reação de hipersensibilidade do tipo 1 ou uma reação anafilactoide. Além disso, não há evidência de que as proteínas do cristalino possam ser "tóxicas" aos tecidos oculares. Alguns investigadores acreditavam que esse tipo de uveíte fosse causado por rejeição imune de proteínas do cristalino "sequestradas" anteriormente em uma cápsula de cristalino "intacta". Entretanto, estudos sugeriram que essa entidade pode ser explicada, em parte, pela perda de tolerância imunológica do cristalino.[5-7]

MANIFESTAÇÕES OCULARES

Na maioria das vezes, a uveíte facogênica ocorre como resultado de extração ou facoemulsificação de catarata extracapsular ou após ruptura espontânea, traumática ou cirúrgica da cápsula do cristalino (Figura 7.18.1). Tipicamente, o ataque ocorre nos dias que se seguem à cirurgia ou ao trauma, apresentando-se como dor unilateral, vermelhidão, fotofobia e perda de visão. Os casos agudos podem ocorrer dentro de 24 horas da cirurgia de catarata. É possível se obter uma história de fragmentos de cristalino retidos. Nesses casos, a inflamação ocular é intensa, com grande número de células na câmara anterior e na cavidade vítrea. Precipitados ceráticos do tipo gordura de carneiro (*mutton fat*) geralmente estão presentes e a formação de sinéquias posteriores é frequente. Hipópio também pode estar presente. Fragmentos do córtex do cristalino podem ser observados na câmara anterior ou na cavidade do vítreo (Figura 7.18.2). O segmento posterior geralmente não é visível por causa da vitreíte intensa. A PIO pode estar elevada por causa de trabeculite, resíduos do cristalino no ângulo ou sinéquias. Os achados clínicos associados à uveíte facogênica grave podem ser difíceis de serem diferenciados confiavelmente de um quadro de endoftalmite infecciosa. Entretanto, a acuidade visual geralmente está reduzida, mas em geral a dor é menos intensa do que a da endoftalmite infecciosa.

Casos subagudos ou crônicos são geralmente menos intensos, desenvolvendo-se tipicamente dentro de 2 a 3 semanas após a cirurgia ou trauma. Os sinais clínicos incluem células e *flare* na câmara anterior, precipitados ceráticos e sinéquias. A PIO pode aumentar. Pode ocorrer desenvolvimento de membrana epirretiniana e edema macular.

Classicamente, o glaucoma facolítico é visto em pacientes com cristalino hipermaduro e cápsula de cristalino intacta, sem evidência de ruptura traumática ou cirúrgica dessa cápsula. Células grandes e translúcidas com *flare* acentuado são visualizadas na câmara anterior, mas precipitados ceráticos e sinéquias posteriores geralmente estão ausentes (Figura 7.18.3). Isso também pode ocorrer após cirurgia complicada de catarata com perda de fragmentos do cristalino na cavidade vítrea. A PIO se mostra acentuadamente elevada podendo, quase sempre, resultar em edema da córnea.[8]

DIAGNÓSTICO

O diagnóstico da uveíte facogênica é feito em bases clínicas e se baseia na história do paciente e no exame clínico. Entretanto, um exame complementar pode ser útil para descartar outras entidades (Tabela 7.18.1) e complicações secundárias.

A punção vítrea ou aquosa associada à instilação de injeções intravítreas de antibióticos deverá ser realizada quando houver suspeita de endoftalmite infecciosa. A gonioscopia pode ajudar a

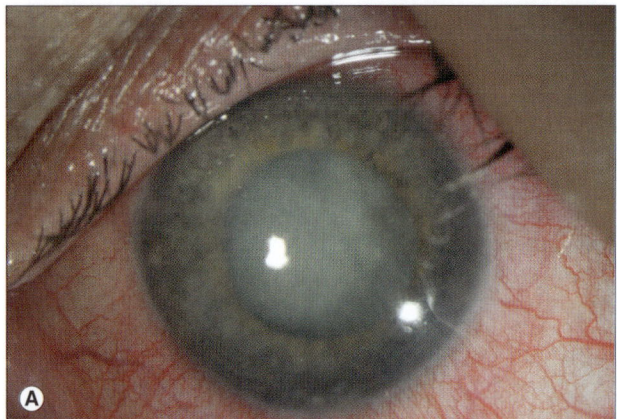

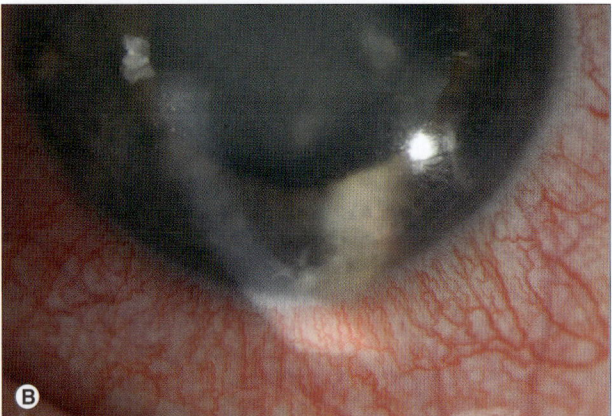

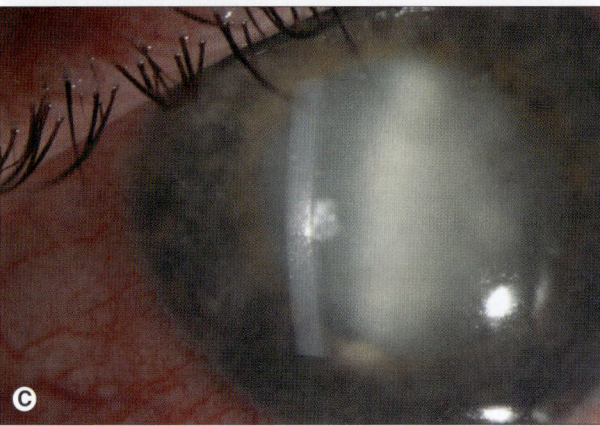

Figura 7.18.1 Uveíte facogênica após trauma. A. História de lesão perfurante da córnea com ruptura da cápsula do cristalino associada à catarata traumática. **B.** Fotografia de lâmpada de fenda mostrando inflamação anterior grave e resíduos de cristalino na câmara anterior. **C.** Observar o edema de córnea causado por pressão intraocular aumentada.

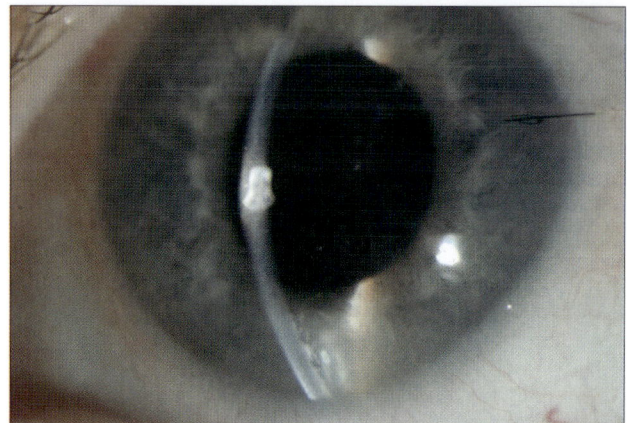

Figura 7.18.2 Uveíte facogênica após cirurgia de catarata. Fragmentos do córtex do cristalino podem ser observados na câmara anterior e no ângulo após cirurgia complicada de catarata.

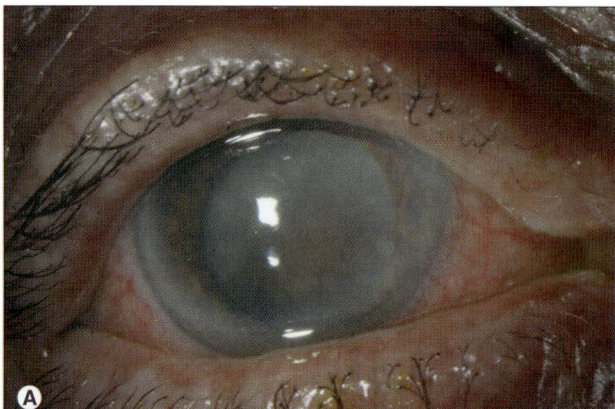

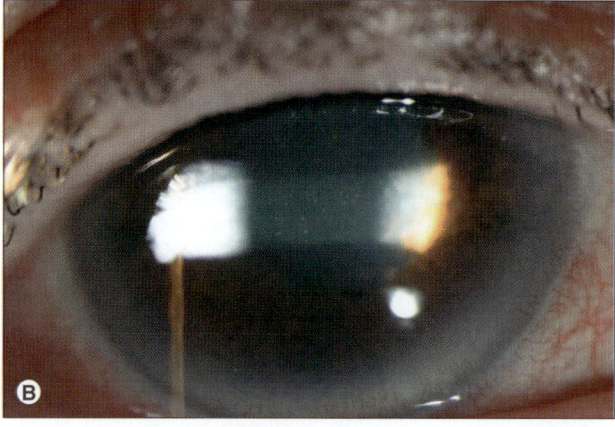

Figura 7.18.3 Glaucoma facolítico. A. Fotografia de lâmpada de fenda mostrando catarata com núcleo denso colocando-se inferiormente no córtex branco liquefeito. **B.** História de catarata hipermadura associada à pressão intraocular elevada. Observar as grandes células na câmara anterior.

identificar material do cristalino retido no ângulo, assim como a má posição final de uma lente intraocular (LIO). Da mesma maneira, a ultrassonografia B-*scan* de alta resolução e/ou a tomografia de coerência óptica do segmento anterior podem detectar a posição tátil do cristalino, se houver suspeita de uveíte relacionada à LIO. A ultrassonografia B-*scan* do segmento posterior pode detectar complicações desse segmento, como vitreíte, descolamento de retina e descolamento coroidal, material de cristalino retido ou corpo estranho intraocular após trauma ocular. A tomografia computadorizada também pode ajudar a detectar corpos estranhos intraoculares. A verificação laboratorial deverá ser solicitada se a inflamação associada à uveíte anterior for suspeita.

DIAGNÓSTICO DIFERENCIAL

Endoftalmite bacteriana/fúngica, endoftalmite de baixo grau (p. ex., *Propionibacterium acnes*), síndrome tóxica do segmento anterior (STSA) e uveíte relacionada à LIO, corpo estranho intraocular, exacerbação de uveíte preexistente e oftalmia simpática deverão ser diferenciados da uveíte induzida pelo cristalino. Como mencionado anteriormente neste capítulo, o glaucoma facolítico é considerado como uma uveíte induzida pelo cristalino.

A endoftalmite infecciosa aguda após trauma penetrante ou cirurgia geralmente se apresenta com sinais de inflamação intraocular intensa e hipópio. Entretanto, diferentemente da uveíte induzida pelo cristalino, é incomum a observação de grandes precipitados ceráticos. A endoftalmite bacteriana ou fúngica pode ser extremamente difícil de ser diferenciada da uveíte facogênica. Nesses casos, o diagnóstico definitivo pode ser estabelecido por exame citológico e/ou culturas aquosas e vítreas. STSA é uma resposta pós-operatória estéril aos agentes

TABELA 7.18.1 Diagnóstico diferencial de uveíte facogênica.	
Aguda (dias após cirurgia ou trauma)	
Quadro	Características de diferenciação
Endoftalmite infecciosa aguda	Progresso rápido Corante gram-positivo e cultura
STSA	No primeiro dia após a cirurgia Edema acentuado da córnea Pequena ou nenhuma inflamação do segmento posterior
Exacerbação de uveíte preexistente	História anterior de uveíte sistêmica ou sinais oculares de uveíte
Subaguda ou crônica (várias semanas após cirurgia ou trauma)	
Quadro	Características de diferenciação
Endoftalmite de baixo grau Endoftalmite fúngica	Cultura positiva Placas brancas intracapsulares (*Propionibacterium acnes*)
Uveíte relacionada à LIO	LIO mal colocada em tecido da úvea Defeitos de transiluminação da íris
Corpo estranho intraocular retido	Visualização clínica Ultrassonografia B-*scan* de alta resolução e do segmento posterior TC
Oftalmia simpática	Doença bilateral Cirurgia ou trauma anterior no outro olho

TC, tomografia computadorizada; *LIO*, lente intraocular; *STSA*, síndrome tóxica do segmento anterior.

não infecciosos, como impurezas em soluções de irrigação usadas durante cirurgia intraocular, anestésicos e antibióticos penetrando a câmara anterior, ou à limpeza ou esterilização de instrumentos não apropriada.[9] Essa síndrome geralmente ocorre precocemente após a cirurgia (dentro de 1 ou 2 dias) e pode estar associada a pouca ou nenhuma dor, assim como a pouca ou nenhuma inflamação do segmento posterior. Ela se caracteriza também por edema acentuado da córnea. A STSA geralmente responde à terapia intensiva com corticosteroides tópicos. A uveíte relacionada à LIO é causada por atrito da íris ou de corpo ciliar resultante de um implante de cristalino mal posicionado ou de uma LIO de peça única no sulco ciliar. Caracteriza-se por defeitos de transiluminação da íris causados por atrito da íris. A uveíte relacionada à LIO deverá ser tratada por reposição ou retirada da LIO (Figura 7.18.4). Por fim, a oftalmia simpática é sempre bilateral, com infiltrados amarelo-esbranquiçados característicos (granulomas coroidais). Entretanto, a uveíte facogênica tem sido vista em associação à oftalmia simpática.[10]

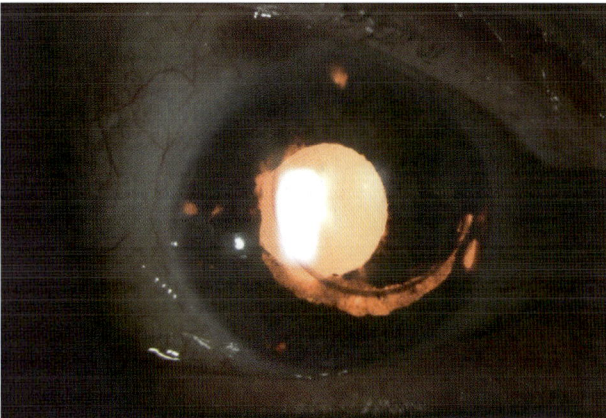

Figura 7.18.4 Uveíte relacionada à lente intraocular (LIO). A uveíte causada por atrito da íris de uma LIO da íris suturada. Um dos correlatos táteis é visível por meio do defeito de transiluminação da íris.

PATOLOGIA

Na uveíte facogênica, o exame citopatológico do humor aquoso pode revelar uma reação inflamatória granulomatosa zonal com leucócitos polimorfonucleares cercando um ninho de material cristalino danificado ou retido.[11] Isso é circulado por sucessivas zonas de inflamação granulomatosa contendo células gigantes multinucleadas e, finalmente, uma camada não específica de células mononucleares, frequentemente eosinófilos, células do plasma e histiócitos. No glaucoma facolítico, o diagnóstico pode ser estabelecido por paracentese de fluido da câmara anterior e exame do material para macrófagos carregados de material do cristalino.

TRATAMENTO

O tratamento definitivo envolve a remoção do agente provocador (ou seja, o cristalino ou a matéria de cristalino residual). Entretanto, em casos de inflamação leve causada por material cortical retido de cristalino pequeno, corticosteroides tópicos, perioculares ou orais intensivos podem ajudar a tratar a inflamação intraocular. Em casos de material de cristalino retido mais significativo, inflamação persistente apesar do tratamento com corticosteroides e/ou PIO aumentada, é necessária a remoção do material, junto com a vitrectomia, se necessário. Em casos de ruptura traumática do cristalino capsular ou em casos de glaucoma facolítico, é indicada a extração da catarata. A punção vítrea e a injeção intravítrea de antibióticos deverá ser realizada se houver qualquer suspeita de endoftalmite infecciosa. A endoftalmite crônica de baixo grau pode requerer capsulectomia cirúrgica com irrigação da bolsa capsular, ou retirada da LIO ou mesmo a remoção do complexo cristalino-bolsa. O tratamento de glaucoma que persiste mesmo após o controle completo da inflamação inclui ou tratamento clínico em longo prazo ou tratamento cirúrgico como trabeculectomia ou implante de válvula.[12]

EVOLUÇÃO E DESFECHO

Com frequência, o resultado é bom com o tratamento imediato e agressivo. Se o cristalino não for imediatamente removido, ou em casos de inflamação prolongada e/ou PIO aumentada, perda de células endoteliais da córnea, glaucoma, hipotonia, edema macular, cicatrização macular ou descolamento de retina podem levar à morbidade visual significativa.

BIBLIOGRAFIA

Apple DJ, Mamalis N, Steinmetz RL, et al. Phacoanaphylactic endophthalmitis associated with extracapsular cataract extraction and posterior chamber intraocular lens. Arch Ophthalmol 1984;102:1528–32.

Chan CC. Relationship between sympathetic ophthalmia, phacoanaphylatic endophthalmitis, and Vogt-Koyanagi-Harada disease. Ophthalmology 1988;95:619–24.

Cutler Peck CM, Brubaker J, Clouser S, et al. Toxic anterior segment syndrome: common causes. J Cataract Refract Surg 2010;36:1073–80.

Durcan F. Lens-induced glaucoma. In: Morrison JC, Pollack IP, editors. Glaucoma: science and practise. New York: Thieme; 2003.

Flocks M, Littwin CS, Zimmerman LE. Phacolytic glaucoma; a clinicopathologic study of one hundred thirty-eight cases of glaucoma associated with hypermature cataract. AMA Arch Ophthalmol 1955;54:37–45.

Henderly DE, Genstler AJ, Smith RE, et al. Changing patterns of uveitis. Am J Ophthalmol 1987;103:131–6.

Marak GE Jr. Phacoanaphylactic endophthalmitis. Surv Ophthalmol 1992; 36:325–39.

Marak GE Jr, Lim LY, Rao NA. Abrogation of tolerance to lens proteins. II. Allogeneic effect. Ophthalmic Res 1982;14:176–81.

Marak GE, Rao NA. Lens protein binding lymphocytes. Ophthalmic Res 1983;15:6–10.

McCannel CA, Holland GN, Helm CJ, et al. Causes of uveitis in the general practice of ophthalmology. UCLA Community-Based Uveitis Study Group. Am J Ophthalmol 1996;121:35–46.

Rodriguez A, Calonge M, Pedroza-Seres M, et al. Referral patterns of uveitis in a tertiary eye care center. Arch Ophthalmol 1996;114:593–9.

Thach AB, Marak GE Jr, McLean IW, et al. Phacoanaphylactic endophthalmitis: a clinicopathologic review. Int Ophthalmol 1991;15:271–9.

As referências completas estão disponíveis no **GEN-io**.

PARTE 7 UVEÍTE E OUTRAS INFLAMAÇÕES INTRAOCULARES

SEÇÃO 7 Uveíte Traumática

Uveíte Simpática

Sivakumar Rathinam e Narsing A. Rao

7.19

Definição: Uveíte autoimune bilateral mediada por linfócitos T após lesão penetrante no olho.

Características principais
- Uveíte ou pan-uveíte posterior granulomatosa bilateral
- Lesão ocular penetrante do olho excitante.

Características associadas
- Precipitados ceráticos granulomatosos
- Papilite
- Descolamento exsudativo da retina
- Nódulos de Dalen-Fuchs
- Coroidite difusa.

INTRODUÇÃO

A uveíte simpática (oftalmia simpática [SO, do inglês *sympathetic ophthalmia*]) foi descrita pela primeira vez clinicamente por MacKenzie em 1833, embora Hipócrates já tenha sugerido sua existência muito antes (460 a 370 a.C.). Fuchs estabeleceu a definição patológica da SO em 1905, e isso resultou na redução de sua incidência por meio do refinamento da técnica cirúrgica e reconhecimento imediato da doença.[1,2] A SO é uma doença ameaçadora à visão, com elevada morbidade visual. O trauma acidental é considerado um fator de risco importante; entretanto, o trauma cirúrgico também pode resultar em SO. Acredita-se que seja uma resposta autoimune mediada pela célula a antígenos uveais.[3] O objetivo do tratamento é imediata e completamente suprimir essa inflamação. Os corticosteroides são a base principal do tratamento para supressão inicial, que é mantida com adição de agentes imunossupressores.

EPIDEMIOLOGIA E PATOGÊNESE

SO é uma doença relativamente rara, com incidência mínima estimada em 0,03 por 100 mil.[4] Estudos anteriores informam incidência de 0,2 a 0,5% após trauma e de 0,01% após cirurgia intraocular.[5,6] Recentemente, porém, mais casos têm sido informados após cirurgia intraocular, incluindo a vitrectomia de pequeno calibre sem sutura.[7,8] Um alto índice de suspeita é necessário para diagnosticar SO em um estágio inicial.

A causa exata da SO é desconhecida; entretanto, o denominador comum na maioria esmagadora de casos é a presença de lesão penetrante na qual a cicatrização do ferimento é complicada por encarceramento de tecido da úvea.[3] Existe evidência experimental para uma reação tardia de hipersensibilidade ao antígeno de peptídeo tirosinase ou melanócitos, resultando em inflamação granulomatosa não necrosante bilateral.[3] Na SO, a retina parece ser poupada; entretanto, o estresse oxidativo mitocondrial poderá resultar em apoptose de fotorreceptores.[9] No passado, acreditava-se que uma infecção purulenta do olho destruiria o tecido da úvea até um ponto em que esses olhos não incitariam a SO.[10] Entretanto, há vários relatórios sobre a ocorrência de SO mesmo após a endoftalmite purulenta.[11]

MANIFESTAÇÕES OCULARES

Clinicamente, a apresentação de SO é muito variável e pode se manifestar mais cedo como uveíte posterior bilateral ou pan-uveíte. De modo agudo, a SO se apresenta, classicamente, com inchaço do nervo óptico e descolamento exsudativo bilateral da retina, enquanto precipitados ceráticos do tipo gordura de carneiro (*mutton fat*) e granulomatosos são, em geral, vistos em casos graves e/ou recorrentes crônicos (Figuras 7.19.1 e 7.19.2).

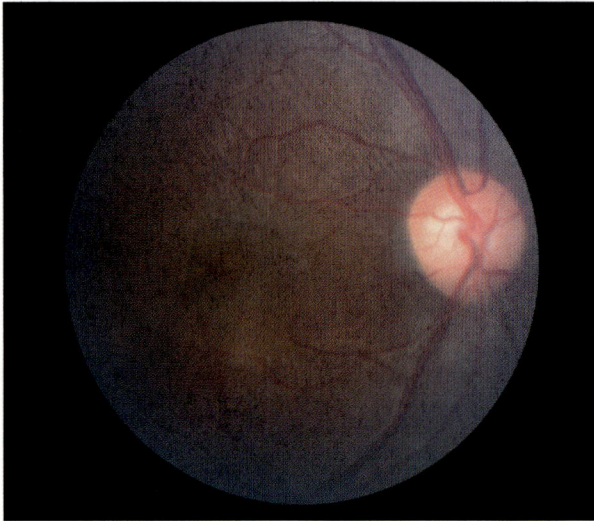

Figura 7.19.1 Foto do fundo de olho de um paciente com oftalmia simpática com estrias e fluido sub-retinal.

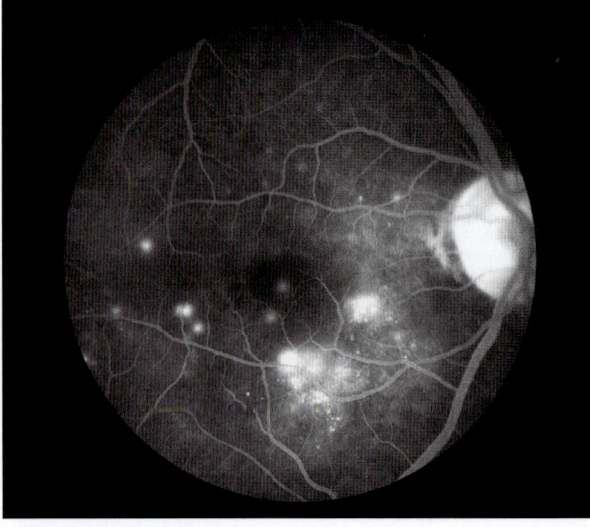

Figura 7.19.2 Angiografia com fluoresceína em oftalmia simpática com múltiplos focos hiperfluorescentes de vazamento.

Os infiltrados focais elevados no nível do epitélio pigmentar da retina (EPR) se correlacionam com nódulos de Dalen-Fuchs vistos na análise histopatológica. A inflamação do nervo óptico (papilite) fornece um meio útil para monitorar o progresso da doença. A cicatrização coriorretiniana pode se desenvolver uma vez diminuída a inflamação, e a cicatrização macular pode levar à perda de visão considerável.[12]

DIAGNÓSTICO

O diagnóstico de SO exige alto índice de suspeita clínica, especialmente em uma época em que atenção significativa está sendo dada ao olho excitante lesionado ou tratado cirurgicamente. Cerca de 80% dos casos ocorrem nos primeiros 3 meses após a lesão; entretanto, esse período pode variar de 5 dias a 66 anos.[13] Os achados característicos por fluoresceína consistem em múltiplos focos de vazamento no nível do EPR (Figura 7.19.3). Focos hipofluorescentes (que coram mais tarde) são ocasionalmente visualizados precocemente na angiografia. A ultrassonografia pode demonstrar espessamento coroidal e é particularmente útil na diferenciação da endoftalmite facoanafilática bilateral que se apresenta como um quadro de uveíte anterior bilateral. A tomografia de coerência óptica de domínio espectral (SD-OCT) (Figura 7.19.4A e B) pode revelar descolamento neurossensorial com acúmulo de fluido no espaço sub-retinal, alongamento de fotorreceptores, perda da faixa hiper-refletiva do segmento interno/segmento externo e nódulos de Dalen-Fuchs.[14,15]

DIAGNÓSTICO DIFERENCIAL

O diagnóstico diferencial inclui doença de Vogt-Koyanagi-Harada (VKH), endoftalmite facoanafilática e esclerite bilateral posterior com descolamento exsudativo da retina. Se um paciente com trauma ocular for tratado com corticosteroides para controle da inflamação e desenvolver perda de visão no olho contralateral, será importante descartar a coriorretinopatia sérica central, pois a continuação dos corticosteroides poderá piorar a visão nos dois olhos. Além disso, qualquer uveíte preexistente reativada após um trauma também deverá ser considerada.

ASSOCIAÇÕES SISTÊMICAS

Os achados sistêmicos acompanhantes são raros em SO; entretanto, quando estão presentes, são semelhantes àqueles vistos na doença de VKH e incluem sinais meníngeos, cefaleia, disacusia, zumbido, alopecia, poliose e vitiligo. A única característica conhecida e que diferencia confiavelmente a SO da doença de VKH é uma história de lesão ocular penetrante.[12,13]

PATOLOGIA

O olho excitante e o olho simpatizante demonstram patologia similar, sugerindo envolvimento de uma resposta autoimune. O cenário histológico típico é uma infiltração bilateral, granulomatosa, não necrosante e difusa da coroide com células mononucleares epitelioides contendo pigmento, linfócitos e células gigantes. Os nódulos de Dalen-Fuchs se projetam do complexo EPR/membrana de Bruch e correspondem às manchas amarelo-esbranquiçadas observadas na oftalmoscopia. Outras alterações patológicas incluem infiltrados inflamatórios ao redor dos melanócitos da esclera e bainhas meníngeas do nervo óptico.[12] Características atípicas, como coroidite não granulomatosa ou aderências coriorretinianas com

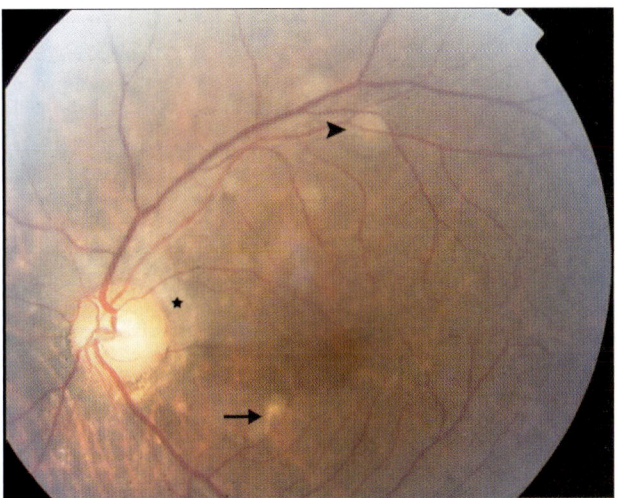

Figura 7.19.3 Nódulo ativo de epitélio pigmentar da retina (EPR) focal amarelo-esbranquiçado (*ponta de flecha*) correspondendo a um nódulo histopatológico de Dalen-Fuchs em paciente com oftalmia simpática recorrente crônica. Nódulo antigo resolvido de Dalen-Fuchs (*seta*) e descolamento exsudativo peripapilar resolvido (*estrela*).

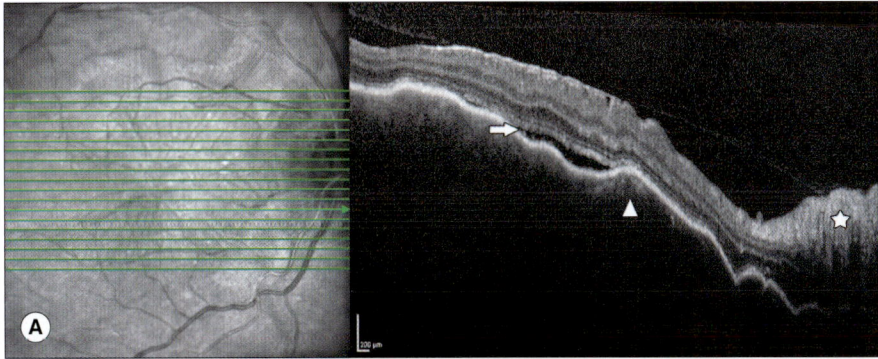

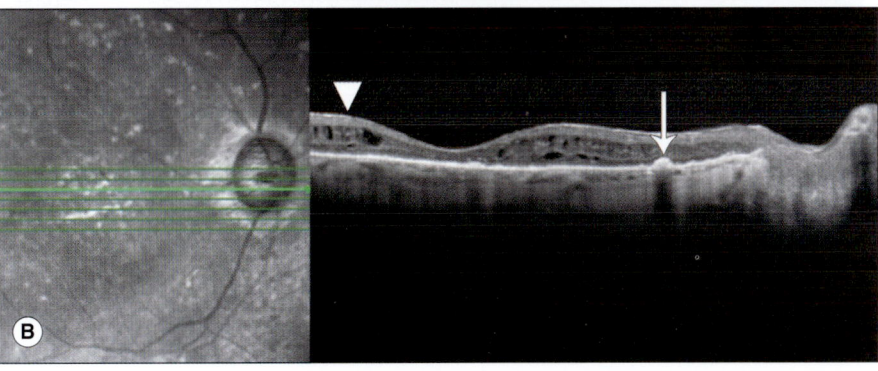

Figura 7.19.4 Tomografia de coerência óptica de domínio espectral (SD-OCT) em oftalmia simpática. **A.** Varredura de SD-OCT de oftalmia simpática aguda mostra edema intrarretinal, descolamento sérico da retina (*seta*), edema peripapilar (*estrela*) e dobras coroidais (*ponta de seta*). **B.** Varredura de SD-OCT após o tratamento mostra alongamento de fotorreceptores (*ponta de seta*) e perda da faixa hiper-refletiva do segmento interno/segmento externo (SI/SE). Uma lesão hiper-refletiva é vista no nível do epitélio pigmentar da retina (*seta*) com ruptura da junção SI/SE, sugestiva de um nódulo de Dalen-Fuchs.

a inflamação da coriocapilar, são visualizadas ocasionalmente, como na doença de VKH crônica.[16] Além da SO, a endoftalmite facoanafilática pode coexistir secundária à ruptura da cápsula do cristalino no olho excitante.[11]

PREVENÇÃO

O fechamento microcirúrgico meticuloso e imediato da ferida de lesões oculares penetrantes pode prevenir a SO. O princípio básico é salvar o olho lesionado com visão útil ou potencialmente aproveitável e enuclear olhos seriamente danificados com falta de função visual. Uma vez iniciado o processo da doença, o benefício da enucleação do olho traumatizado é um tópico de controvérsia. O tratamento profilático com corticosteroides não tem papel na prevenção.

TRATAMENTO

SO é uma doença ameaçadora da visão com alta morbidade visual. O objetivo do tratamento é suprimir completa e imediatamente a inflamação e manter o controle por um período estendido. Corticosteroides tópicos, perioculares e sistêmicos são iniciados em caso de quadro de inflamação grave e generalizada da úvea. Metilprednisolona intravenosa pulsada (até 1 g por dia durante 3 dias) seguida por prednisona oral (1,5 a 2,0 mg/kg) pode ser necessária para suprimir a inflamação. A terapia imunossupressora é acrescentada para reduzir a terapia com corticoides a níveis não tóxicos (< 7,5 mg/dia) e visando à remissão da doença. Os agentes comuns incluem azatioprina (2 a 4 mg/kg/dia), micofenolato de mofetila (1 a 1,5 g 2 vezes/dia) e metotrexato (15 a 25 mg/semana). Os agentes alquilantes, como a ciclofosfamida (2 mg/kg/dia) e a clorambucila (0,1 a 0,2 mg/kg/dia) são muito úteis em casos refratários.[17,18] Atualmente, ciclofosfamida e clorambucila são raramente usadas desde a introdução dos agentes biológicos. Esses agentes, especialmente o antifator de necrose tumoral, são usados em pacientes que não respondem ao tratamento convencional anteriormente mencionado.[19]

EVOLUÇÃO E DESFECHO

Embora rara, a SO é uma doença grave que pode por fim resultar em cegueira. A importância de um tratamento precoce e agressivo e o seguimento regular não podem ser superenfatizados. As complicações comuns incluem catarata, glaucoma, edema macular, fibrose sub-retinal, descolamento da retina, hipotonia e *phthisis bulbi*. A cirurgia de catarata não envolve riscos incomuns quando realizada durante a remissão, e seus resultados dependem de complicações do segmento posterior da doença.[20] Atualmente, não há dados confiáveis sobre as complicações da cirurgia de glaucoma e da cirurgia da retina.

BIBLIOGRAFIA

Chang GC, Young LH. Sympathetic ophthalmia. Semin Ophthalmol 2011; 26(4–5):316–20.

Chu XK, Chan C-C. Sympathetic ophthalmia: to the twenty-first century and beyond. J Ophthalmic Inflamm Infect 2013;3(1):49.

Gupta SR, Phan IT, Suhler EB. Successful treatment of refractory sympatheticophthalmia in a child with infliximab. Arch Ophthalmol 2011;129:250–2.

Gupta V, Gupta A, Dogra MR, et al. Reversible retinal changes in the acute stage of sympathetic ophthalmia seen on spectral domain optical coherence tomography. Int Ophthalmol 2011;31:105–10.

Haruta M, Mukuno H, Nishijima K, et al. Sympathetic ophthalmia after 23-gauge transconjunctival sutureless vitrectomy. Clin Ophthalmol 2010; 4:1347–9.

Jabs DA, Rosenbaum JT, Foster CS, et al. Guidelines for the use of immunosuppressive drugs in patients with ocular inflammatory disorders: recommendations of an expert panel. Am J Ophthalmol 2000; 130:492–513.

Kilmartin DJ, Dick AD, Forrester JV. Prospective surveillance of sympathetic ophthalmia in the UK and Republic of Ireland. Br J Ophthalmol 2000;84:259–63.

Lupin JR, Albert DM, Weinstein M. Sixty-five years of sympathetic ophthalmia. A clinicopathologic review of 105 cases (1913–1978). Ophthalmology 1980;87:109–21.

Mahajan S, Invernizzi A, Agrawal R, et al. Multimodal imaging in sympathetic ophthalmia. Ocul Immunol Inflamm 2016;14:1–8.

Parikh JG, Saraswathy S, Rao NA. Photoreceptor oxidative damage in sympathetic ophthalmia. Am J Ophthalmol 2008;146:866–75.

Patel SS, Dodds EM, Echandi LV, et al. Long-term, drug-free remission of sympathetic ophthalmia with high-dose, short-term chlorambucil therapy. Ophthalmology 2014;121(2):596–602.

Rathinam SR, Rao NA. Sympathetic ophthalmia following postoperative bacterial endophthalmitis: clinicopathologic study. Am J Ophthalmol 2006;141:498–507.

Vasconcelos-Santos DV, Rao NA. Sympathetic ophthalmia. In: Ryan SJ, editor. Retina. 5th ed. Philadelphia: Elsevier/Mosby; 2013. p. 1318–25.

As referências completas estão disponíveis no **GEN-io**.

PARTE 7 UVEÍTE E OUTRAS INFLAMAÇÕES INTRAOCULARES

SEÇÃO 8 Uveíte de Causas Desconhecidas

Síndromes de Uveíte Idiopática e de outras Uveítes Anteriores

7.20

Olivia L. Lee

Definições:
- Inflamação intraocular caracterizando a câmara anterior como o local predominante de inflamação
- Também conhecida como *irite, iridociclite* ou *ciclite anterior*.

Características principais
- Célula e *flare* inflamatórios visíveis na câmara anterior por biomicroscopia com lâmpada de fenda
- Precipitados ceráticos, granulomatosos ou não, podem estar presentes.

Características associadas
- Dor e fotofobia
- Hipópio
- Sinéquias posteriores
- Formação de catarata.

INTRODUÇÃO

A uveíte anterior é a forma mais comum de inflamação intraocular. O diagnóstico dessa doença se baseia em achados clínicos coerentes com inflamação localizada primariamente na câmara anterior.[1] Na biomicroscopia com lâmpada de fenda, células e *flare* podem ser vistos como o principal indicador de inflamação afetando a íris e o corpo ciliar. Tipicamente, o diagnóstico é direto, embora outras condições, como pan-uveíte, endoftalmite e tumores oculares possam aparecer com uma apresentação que imita a uveíte anterior. Embora ocasionalmente autolimitante, na maioria dos casos a uveíte anterior pode ser tratada simplesmente com corticosteroides tópicos e agentes cicloplégicos. Entretanto, esses casos de inflamação crônica ou de múltiplos episódios recorrentes podem ser mais difíceis de tratar.

EPIDEMIOLOGIA E PATOGÊNESE

A uveíte anterior responde pela maioria dos casos de uveíte com incidência anual de 12 casos por 100 mil.[2] A associação mais comum é com o haplótipo antígeno leucocitário humano (HLA, do inglês *human leukocyte antigen*) B27 (ver Capítulo 7.14). Dependendo da população, em algumas séries, o HLA-B27 está associado com até 50% dos casos de uveíte anterior,[3] com aproximadamente 45% destes sendo associados à espondiloartropatia.[4,5] Entretanto, quando nenhuma etiologia identificável é atribuída, a classificação é feita como uveíte anterior idiopática. A incidência acumulada de uveíte anterior aguda idiopática por toda a vida é de 0,15%.[6] Homens e mulheres são afetados igualmente.

Uma associação de doença sistêmica, incluindo artrite idiopática juvenil (AIJ), sarcoidose, síndrome nefrite tubulointersticial e uveíte (TINU, do inglês *tubulointerstitial nephritis and uveitis syndrome*) ou doença de Behçet e condições associadas ao HLA-B27, deverá ser considerada. O oftalmologista pode desempenhar um papel na elaboração do diagnóstico dessas condições sistêmicas quando a uveíte anterior se apresenta em um paciente sem diagnóstico anterior conhecido. Outros quadros oculares, como síndrome isquêmica ocular, glaucoma neovascular e síndrome de dispersão de pigmento, podem ou imitar ou produzir inflamação da câmara anterior. O trauma também pode produzir irite e, quando a história é indicativa, o exame cuidadoso para corpo estranho intraocular e ruptura da cápsula do cristalino deverá ser realizado.

Mesmo assim, a maioria dos casos de uveíte anterior não possui etiologia específica e é classificada como idiopática. Se um paciente tiver resultado positivo para HLA-B27, mas não apresentar manifestação extraocular, o termo *uveíte anterior idiopática* não deverá ser usado. A patogênese de uveíte anterior em casos idiopáticos é presumida como autoimune. A ruptura da barreira hematoaquosa em uveíte anterior aguda foi demonstrada por fotometria de células e *flare* a laser.[7] Em comparação com controles sadios, pacientes com história de uveíte anterior idiopática apresentam inflamação sistêmica de baixo grau, mesmo quando a uveíte é quiescente. Além disso, seus monócitos geram níveis mais altos de capacidade de resposta imune inata quando estimulados *ex vivo*, sugerindo que esses pacientes com uveíte, mas sem condição autoimune sistêmica identificável, possuem imunidade inata que contribui para o desenvolvimento da uveíte anterior.[8]

A uveíte anterior é presumida como não infecciosa, mas pode ser precedida por um quadro infeccioso não ocular. Vários patógenos que afetam os tratos gastrintestinal, urinário e respiratório têm sido implicados no desencadeamento de um ataque de inflamação intraocular. A prevalência de anticorpos a esses patógenos é mais alta em pacientes com história de múltiplas recorrências de uveíte anterior, comparados com aqueles com menos recorrências e com controles normais.[9]

Evidência recente de agentes infecciosos virais no fluido intraocular dos olhos com uveíte anterior levou a teorias sobre infecção da patogênese de quadros considerados anteriormente como não infecciosos, como a síndrome de Posner-Schlossman (SPS) e a iridociclite heterocrômica de Fuchs (IHF).[10] O citomegalovírus (CMV) foi reconhecido como tendo associação com a uveíte anterior em pacientes imunocompetentes sem coriorretinite, especialmente na Ásia.[11] A identificação de outros organismos virais no fluido aquoso obtido de olhos com uveíte anterior, incluindo o vírus Epstein-Barr, o herpes-vírus humano e o parecovírus humano, foi demonstrada por reação em cadeia da polimerase (PCR, do inglês *polymerase chain reaction*), mas a implicação clínica desses achados ainda é desconhecida.[12,13]

MANIFESTAÇÕES OCULARES

Os sintomas de apresentação na uveíte anterior aguda incluem dor, vermelhidão, fotofobia e, às vezes, visão turva. Alguns pacientes, especialmente aqueles com AIJ, podem ser assintomáticos. O ataque é tipicamente agudo, mas também pode ser insidioso, com intensidade exacerbante durante o período de ≥ 1 semana. O paciente pode se queixar de sintomas unilaterais, mas pode ter inflamação assimétrica bilateral no exame.

A biomicroscopia com lâmpada de fenda revelará células e hiperemia na câmara anterior. Com frequência, é observado um rubor ciliar na forma de injeção vascular no limbo. Precipitados ceráticos no endotélio da córnea são um achado comum (Figura 7.20.1). Esses depósitos celulares são mais frequentemente localizados no triângulo de Arlt, como resultado de correntes aquosas na câmara anterior. Entretanto, a uveíte anterior viral está associada a precipitados ceráticos em padrão difuso. Precipitados ceráticos grandes e gordurosos são granulomatosos e sugestivos de etiologias, como sarcoidose, tuberculose, síndrome de Vogt-Koyanagi-Harada, toxoplasmose e oftalmia simpática. Precipitados ceráticos estrelados, nodulares e dendríticos são vistos na uveíte infecciosa.[14,15]

Hipópio é uma coleção de células inflamatórias vista ocupando o aspecto inferior da câmara anterior quando o exsudato se acomoda dependentemente, como resultado do efeito da gravidade. A presença de um hipópio sugere infecção ativa, mas pode ocorrer com ambas as uveítes aguda e anterior recorrente. A uveíte de hipópio é vista na doença de Behçet e na uveíte associada ao HLA-B27, assim como na uveíte anterior induzida por rifabutina e em quadros infecciosos, como a ceratite microbiana e a endoftalmite.[16] A fibrina também pode se acumular na câmara anterior, fazendo com que células inflamatórias anteriormente móveis na câmara anterior se movimentem lentamente no humor aquoso. A fibrina pode se organizar em uma membrana, ocluindo parcial ou completamente a pupila.

Qualquer nível de pressão intraocular (PIO) pode ser observado durante episódios de uveíte anterior ativa. A pressão pode ser baixa por causa do fechamento do corpo ciliar e da produção aquosa reduzida e voltar ao normal após a resolução. Em casos crônicos de longa duração, a hipotonia intratável pode ocorrer em olhos nos quais o corpo ciliar não se recupere. Entretanto, a pressão elevada pode ser vista durante a fase aguda da doença, particularmente com a uveíte anterior viral, SPS e glaucoma uveítico. Um ângulo aberto pode ser bloqueado por células inflamatórias e fibrina, reduzindo o fluxo de drenagem do humor aquoso. Com o tempo, a formação de sinéquias anteriores periféricas pode levar ao fechamento completo do ângulo e da íris em bombé. Isso é mais complicado ainda pela possibilidade de glaucoma como resposta aos corticosteroides em um paciente sendo tratado com esses fármacos. Portanto, a patogênese de PIO elevada nos olhos com uveíte anterior pode ser multifatorial.

Episódios anteriores de uveíte anterior levarão a sequelas de inflamação da câmara anterior que podem ser vistas no exame (Figura 7.20.2). Esses achados incluem precipitados ceráticos

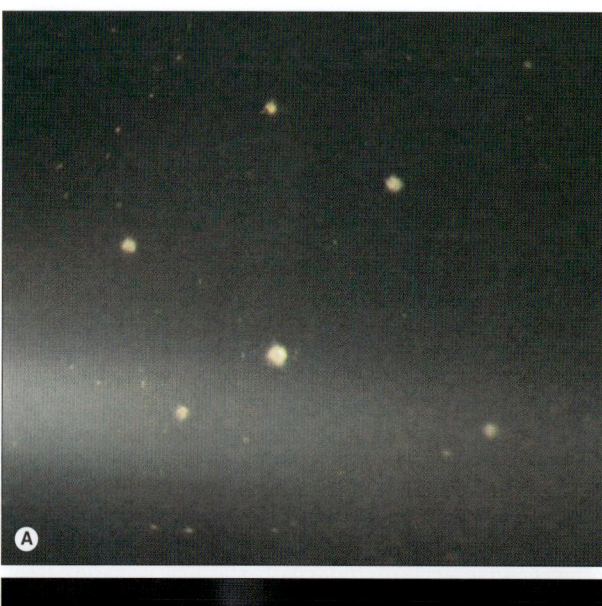

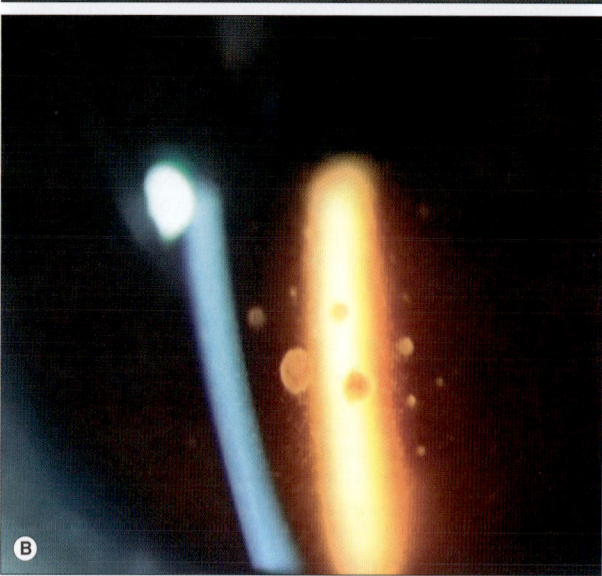

Figura 7.20.1 Precipitados ceráticos. Coleções de células inflamatórias podem ser visualizadas no endotélio da córnea. Sua aparência, por exemplo, como estreladas em uveíte viral (**A**) ou do tipo gordura de carneiro (*mutton fat*) em inflamação granulomatosa (**B**), pode ser sugestiva da etiologia de uveíte anterior.

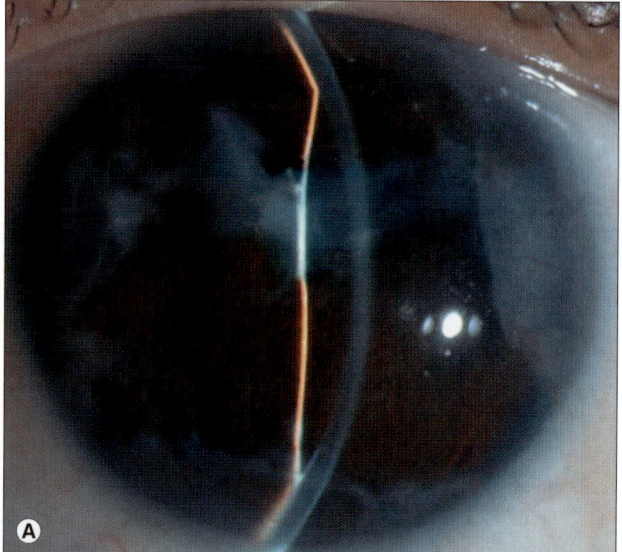

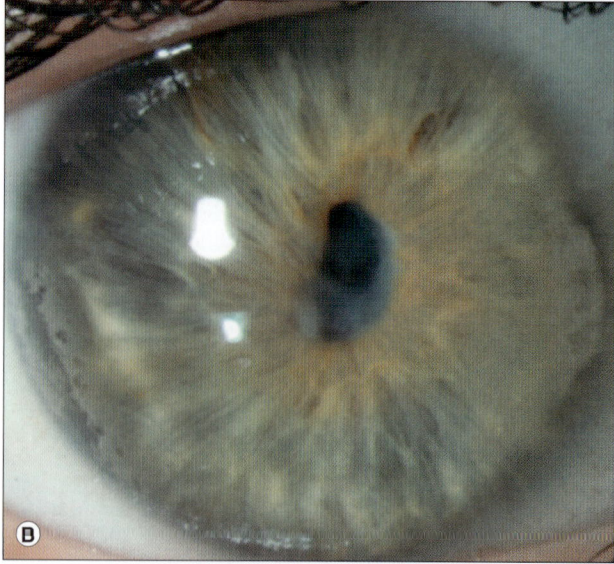

Figura 7.20.2 Sequelas de uveíte anterior crônica. Como resultado de inflamação crônica da câmara anterior, observa-se a formação de membranas pupilares. **A.** Sinéquias estão presentes como aderências iridocorneais nesse paciente com uveíte anterior crônica associada ao HLA-B27. **B.** Ceratopatia em faixa é um achado comum na córnea em pacientes com uveíte anterior crônica associada à artrite idiopática juvenil.

velhos, pigmentados ou crenados; sinéquias anteriores periféricas; sinéquia posterior ou resíduos de sinéquias posteriores fragmentadas na cápsula anterior do cristalino; membranas pupilares ou pupilas de oclusão. A ceratopatia em faixa pode ser vista como depósito de cálcio na córnea na zona interpalpebral e é indicativa de uma evolução longa de inflamação crônica.

DIAGNÓSTICO E EXAMES COMPLEMENTARES

O diagnóstico de uveíte anterior pode ser feito com base no exame clínico coerente com inflamação que afeta principalmente a câmara anterior, mas não exclui a possibilidade de achados inflamatórios associados, como transbordamento de células vítreas anteriores ou edema macular cistoide. A presença de reação da câmara anterior na forma de células e hiperemia pode ser visualizada por biomicroscopia com lâmpada de fenda. Combinada com história clínica e sintomas usuais de dor, hiperemia e fotofobia, o diagnóstico é tipicamente direto.

Embora desnecessárias para fazer o diagnóstico, as medições de *flare* aquoso por meio da fotometria de *flare* a laser podem fornecer a habilidade de monitorar a reação da câmara anterior de modo quantitativo durante e entre os episódios.[7,17-19] A paracentese da câmara anterior é um procedimento ambulatorial seguro e útil,[20] que pode ajudar no diagnóstico de uveíte anterior idiopática por ser um diagnóstico de exclusão. A amostra aquosa pode ser usada para cultura quando há suspeita de etiologia infecciosa. Entretanto, técnicas mais novas para análise de humor aquoso são mais sensíveis que a cultura. A PCR pode ser executada em amostras aquosas para identificar uma faixa de organismos infecciosos, como CMV, herpes-vírus simples (HSV, do inglês *herpes simplex virus*), vírus varicela-zóster (VVZ), rubéola e *Mycobacterium tuberculosis*. Além disso, a histopatologia pode ser útil em identificar síndromes mascaradas, como leucemia, retinoblastoma e uveíte facoantigênica.[21]

DIAGNÓSTICO DIFERENCIAL

A uveíte anterior idiopática é um diagnóstico de exclusão. Em alguns casos, a história do paciente (p. ex., cirurgia recente de catarata ou trauma ocular anterior não penetrante) torna óbvio o diagnóstico. Às vezes, a revisão de sistemas ou achados do exame pode ser sugestiva de uma etiologia em particular, exemplificando a importância de uma história médica completa e de um exame cuidadoso. Por exemplo, história de episódios alternados e recorrentes de uveíte anterior aguda em paciente com dores articulares e blenorragia por ceratoderma é sugestiva de uveíte anterior associada ao HLA-B27. Um diagnóstico clínico de irite herpética pode ser feito com uma constelação de achados tipicamente associados ao exame, como defeitos de transiluminação da íris, precipitados ceráticos estrelados e PIO elevada. Nesse caso, a paracentese para PCR viral poderá ser conduzida para confirmar o diagnóstico. Caso contrário, não há consenso sobre se um episódio isolado e único de uveíte anterior necessita ou não de um exame minucioso sistêmico. Se coerente com o cenário clínico, incluindo demografia e local geográfico, esse exame minucioso deverá visar ao descarte de etiologias infecciosas tratáveis, como sífilis, doença de Lyme, hanseníase e tuberculose, assim como quadros com ramificações sistêmicas, como haplótipo HLA-B27, sarcoidose, AIJ, doença de Behçet e TINU. Alguns casos de uveíte anterior idiopática presumida são confirmados mais tarde como associados a uma entidade de doença específica, particularmente se os sintomas extraoculares se apresentarem mais tarde.

PATOLOGIA

O exame histológico da úvea anterior em uveíte experimental induzida por melanina (EMIU, do inglês *experimental melanin-induced uveitis*), um modelo animal de uveíte anterior, revela células mononucleares, neutrófilos e linfócitos T.[22] Os monócitos podem ser vistos marginando nos vasos da íris. A evidência sugere que as citocinas produzidas por macrófagos da úvea podem ter um papel no desenvolvimento de uveíte.[23,24] Amostras aquosas obtidas de pacientes com uveíte anterior idiopática demonstram linfócitos T CD4+ com expressão aumentada de receptores da interleucina-2[25,26] coerente com os achados de infiltração de linfócitos T CD4+ da úvea anterior em EMIU, que responde ao tratamento com anticorpos anti-CD4+.[27]

TRATAMENTO

Os corticosteroides são a base principal da terapia para o tratamento de uveíte anterior não infecciosa e possuem propriedades anti-inflamatórias e imunossupressoras, independentemente da etiologia da resposta inflamatória (traumática, infecciosa, autoimune, pós-operatória etc.). Essas alterações ao sistema imune são temporárias e terminam dentro de alguns dias após a suspensão do uso desses fármacos. Vários corticosteroides tópicos estão disponíveis para uso oftálmico; as preparações mais potentes contêm acetato e penetram na córnea intacta. A administração frequente é geralmente recomendada, e os pacientes são em geral instruídos para aplicar esses medicamentos a cada 1 a 2 horas enquanto acordados durante um episódio agudo de uveíte anterior intensa. Uma vez observada a melhora nas células e hiperemia, o afunilamento lento do medicamento corticosteroide pode ser iniciado. Em casos refratários, o corticosteroide periocular ou sistêmico poderá ser requerido para atingir a aquiescência. Felizmente, os corticosteroides tópicos para uso oftálmico não foram informados como associados à teratogenia, mas corticosteroides sistêmicos foram associados à formação de fendas orofaciais.[28] Portanto, no cenário de gravidez, a injeção regional de corticosteroides minimizaria o potencial para absorção sistêmica afetando o feto.

Agentes ciclopégicos/midriáticos são administrados para prevenir a formação de, e possivelmente quebrar, sinéquias posteriores. Além disso, esses agentes reduzem a dor e a fotofobia causadas pela inflamação do músculo ciliar. Se a PIO estiver elevada, medicamentos para glaucoma deverão ser aplicados. Entretanto, se possível, análogos de prostaglandina e pilocarpina deverão ser evitados, embora não contraindicados, por causa do efeito teórico na barreira hematoaquosa.[29,30] Medicamentos anti-inflamatórios não esteroides (AINE) tópicos podem ser administrados para edema macular cistoide uveítico associado à uveíte anterior crônica; como alternativa, ou em casos refratários, a injeção de corticosteroide periocular pode ser dada para essa indicação também.[31]

É importante considerar que o uso prolongado e frequente de corticosteroides tópicos não é prudente em certas situações. O risco de formação de catarata e glaucoma deverá ser considerado em pacientes com afasia e naqueles que reagem aos corticosteroides, respectivamente. Por causa do risco de ambliopia secundária à formação de catarata, é preferível evitar dosagem diária ≥ 3 vezes de corticosteroides tópicos em pacientes pediátricos.[32] Portanto, em crianças com inflamação anterior crônica, como uveíte associada à AIJ, o tratamento sistêmico com agente poupador de corticosteroides é geralmente necessário. Em pacientes com uveíte anterior crônica e sem condições de atingir ou sustentar a remissão após o afunilamento dos corticosteroides, assim como naqueles que não podem tolerar a dosagem ou a frequência necessária exigida pelo fármaco, a imunossupressão sistêmica deverá ser considerada.

A intervenção cirúrgica é raramente recomendada como tratamento para uveíte anterior porque o trauma cirúrgico por si mesmo incitará mais inflamação ocular. Tipicamente, a cirurgia para tratar complicações de uveíte crônica é adiada até que se chegue a um período de aquiescência. Entretanto, a remoção cirúrgica do cristalino é o tratamento preferido para uveíte ativa induzida pelo cristalino e para a síndrome de uveíte-glaucoma-hifema (UGH, do inglês *uveitis glaucoma hyphema*). Nessas condições, a remoção do cristalino inflamado ou pseudoinflamado é o tratamento definitivo para tratar a causa incitante da inflamação ocular.

IRIDOCICLITE HETEROCRÔMICA DE FUCHS

A IHF é uma síndrome de uveíte anterior que pode se apresentar com sinais e sintomas variáveis, geralmente começando insidiosamente. Adultos jovens são afetados e a doença é geralmente unilateral, embora 15% dos casos são informados como bilaterais.[33] Tipicamente, os pacientes não apresentam os sintomas usuais de dor, hiperemia e fotofobia. As manifestações típicas incluem reação crônica leve da câmara anterior, heterocromia da íris, precipitados ceráticos estrelados e neovascularização de íris. A vitreíte anterior de baixo grau está presente e pode causar *moscas volantes*. Por causa das sutilezas da sua apresentação clínica, o diagnóstico de IHF pode ser tardio,[34] e o paciente pode não se tornar sintomático até que a formação de catarata se torne visualmente significativa.

A heterocromia da íris, a marca registrada dessa síndrome, foi inicialmente descrita por Fuchs em 1906[35] e pode ser notada pelo paciente ou pelos membros da família. A atrofia do estroma da íris leva à alteração de cor da íris no olho afetado. Em um paciente com íris escuras, o olho envolvido assume uma coloração mais clara. Em paciente com olhos coloridos pálidos, a heterocromia reversa ocorre quando a íris posterior com pigmentação mais escura se torna exposta como resultado da atrofia do estroma da íris anterior. Em paciente com IHF bilateral, a heterocromia não será evidente e as características da íris, incluindo uma aparência carcomida com áreas manchadas de defeitos de transiluminação, poderão ser os únicos achados coerentes.

Precipitados ceráticos finos e estrelados são em geral vistos em distribuição difusa. Entretanto, todos os tipos de precipitados ceráticos, incluindo as variedades globulares, infiltrativas, dendritiformes, pontilhadas, cruciformes e do tipo gordura de carneiro (*mutton fat*) já foram informados.[36,37] A neovascularização com neovasos no ângulo é visualizada na gonioscopia. Esses vasos tendem à hemorragia durante a paracentese da câmara anterior, um fenômeno denominado "sinal de Amsler".[38] Da mesma maneira, espera-se a ocorrência de hifema intraoperatório durante a cirurgia de catarata, mas sem complicar tipicamente o procedimento.

A catarata é vista em mais de 80% dos olhos com IHF e PIO elevada em 25 a 60% dos pacientes, surgindo ou da inflamação ou da terapia com corticosteroides.[33,39] Cataratas subcapsulares posteriores são as mais comuns e os pacientes tendem a tolerar a extração da catarata sem complicações. O glaucoma se desenvolve em 6,3 a 59% dos pacientes e 25 a 60% desses indivíduos requerem um procedimento de filtragem durante a evolução do tratamento. E o mais importante, as complicações da inflamação crônica em IHF geralmente não incluem sinéquias posteriores ou edema macular cistoide, diferentemente de outras entidades de uveíte anterior.

O uso de AINE não é útil no tratamento de IHF, em razão do pouco efeito sobre a gravidade ou a evolução da inflamação intraocular. O tratamento é direcionado às complicações do quadro incluindo catarata, glaucoma e, às vezes, opacidades vítreas visualmente significativas. O prognóstico para os olhos com IHF é bom, com quase todos os olhos atingindo acuidade de 20/40 ou melhor.[40-42]

Uma vez considerada como idiopática, não há evidência que apoie que IHF seja vinculada ao vírus da rubéola. O isolamento do organismo de fluidos intraoculares usando PCR e PCR de transcrição reversa é difícil.[43] A produção local de anticorpos é indicada por um coeficiente de Goldmann-Witmer (GWC, do inglês *Goldmann-Witmer coefficient*) de > 3. A presença da infecção de rubéola em olhos com IHF foi confirmada por GWC em vários estudos.[44-47] Além disso, dados epidemiológicos sugerem que IHF se tornou menos comum entre pacientes nascidos após a introdução do programa de vacinação contra rubéola nos EUA, comparado com populações americanas nascidas fora do país e idosas para as quais a vacinação contra rubéola não estava disponível.[48]

SÍNDROME DE POSNER-SCHLOSSMAN

Ataques unilaterais de uveíte anterior não granulomatosa leve com elevações da PIO são a marca registrada da SPS. Ataques agudos de crise glaucomatocíclica duram de algumas horas a várias semanas e podem ser recorrentes. Entre os episódios, PIO e facilidade de fluxo de drenagem do humor aquoso voltam ao normal. Os pacientes afetados tendem a ser mais jovens (20 a 50 anos) com predileção masculina.

Os sintomas de um ataque agudo de SPS podem incluir visão turva unilateral e dor. O exame clínico revela reação leve da câmara anterior e precipitados ceráticos não granulomatosos de tamanho pequeno a médio. Pode também haver edema de córnea associado, o qual se resolve com a redução da PIO. A elevação da PIO chega a 40 a 60 mmHg, o que resulta do bloqueio da malha trabecular com células mononucleares.[49]

Acredita-se que os ataques de SPS sejam benignos. As reduções da resposta transitória de cone-S na eletrorretinografia[50] e alterações no fluxo sanguíneo da cabeça do nervo óptico[51] já foram descritas. A perda leve de densidade das células endoteliais, particularmente com ataques recorrentes, foi observada em microscopia especular.[52] Ambas a escavação do nervo óptico glaucomatoso leve e avançada e a perda de campo visual foram informadas.[53,54]

A etiologia exata da SPS é desconhecida. Desde quando descrita pela primeira vez, uma variedade de teorias etiológicas não infecciosas foi proposta, incluindo a desregulação autônoma,[55] alergia[55-58] e anormalidade da vasculatura ciliar.[59,60] As etiologias infecciosas não foram cogitadas inicialmente por causa da natureza episódica dos ataques agudos. Na literatura moderna, a evidência surgiu para suportar várias teorias infecciosas associadas a vários organismos distintos: CMV,[11,15,61-63] *Helicobacter pylori*,[64] VVZ,[65] HSV,[66] e *Borrelia burghdorferi*.[67] O ensaio imunossorvente ligado à enzima do soro teve resultado positivo para *H. pylori* em 80% dos pacientes com SPS, comparado com 56% nos controles.[64] A PCR do fluido aquoso foi usada para confirmar a presença de CMV.[11,61-64] A falta de positividade da PCR durante tempos de aquiescência e um coeficiente positivo de Goldmann-Witmer, assim como a resposta terapêutica a anti-infecciosos sugere uma relação causal, com o maior corpo de evidência suportando o CMV como um agente etiológico.[64] A SPS também foi descrita em associação com a doença de úlcera péptica[58,69] e com o marcador genético HLA-Bw54.[68]

O objetivo da terapia é tratar a inflamação do segmento anterior e baixar a PIO. Corticosteroides tópicos e medicamentos hipotensores oculares são suficientes para controlar esses ataques, mas não previnem recorrências. Sem intervenção, esses ataques geralmente se resolvem. Entretanto, já foram informados casos de neuropatia óptica isquêmica, anterior e não arterítica secundários a glaucoma agudo associado à SPS,[69,70] sugerindo a necessidade de tratar a PIO mesmo que ela seja autolimitante. Na SPS, a PIO responde a hipotensores tópicos mais prontamente, comparado com o que ocorre em casos de glaucoma primário de ângulo aberto; a apraclonidina isolada reduz a PIO em 50% em um período de quatro horas.[71] Ocasionalmente, a intervenção cirúrgica é necessária para controlar a PIO elevada.[72]

UVEÍTE ANTERIOR INDUZIDA POR MEDICAMENTO

A uveíte anterior pode surgir como resultado de inflamação ocular induzida por medicamento, mas essa incidência é inferior a 1%.[73] O agente causador pode ter sido administrado por meio sistêmico, tópico ou intracâmera. O diagnóstico de uveíte anterior induzida por medicamento se baseia na suspeita da parte do médico, com sequência de tempo coerente entre a administração do fármaco e o evento clínico, assim como a resolução do quadro após a retirada do medicamento. Em geral, os agentes mais implicados são cidofovir intravenoso ou intravítreo, rifabutina sistêmica, sulfonamidas sistêmicas, bifosfonatos orais, metipranolol tópico, corticosteroides tópicos ou intravítreos e, mais recentemente, moxifloxacina oral.[74-77] O cidofovir causa reação leve da câmara anterior com resposta fibrinosa; o vítreo anterior está envolvido em metade dos casos.[78] A uveíte induzida por rifabutina ocorre na faixa de dosagem de 200 a 1.800 mg e é mais comum em indivíduos imunocomprometidos, mas já foi informada também em pacientes imunocompetentes.[79] A reação da câmara anterior é intensa e fibrinosa, acompanhada de hipópio que se resolve com terapia corticosteroide tópica intensiva.[80] Moxifloxacino oral foi informado como associado à uveíte anterior bilateral, dispersão de pigmento, defeitos de transiluminação e pupilas atônicas.[74-77] Menos frequentemente, outras fluoroquinolonas também já foram implicadas como causa dessa reação.[77] O mecanismo por trás da inflamação ocular secundária ao medicamento é desconhecido, mas pode representar uma reação de hipersensibilidade.

SÍNDROME DE SCHWARTZ-MATSUO

A inflamação do segmento anterior com PIO elevada e ângulo aberto da câmara anterior é causada pelo descolamento regmatogênico da retina na síndrome de Schwartz-Matsuo.[81,82] Essa não é uma uveíte anterior verdadeira, pois a câmara anterior é preenchida com células de pigmento representando segmentos externos fotorreceptores.[83] Lacerações da retina ou diálise anterior à base vítrea anterior permitem que segmentos externos de hastes migrem do espaço sub-retinal pelo intervalo periférico da retina e para dentro do humor aquoso, obstruindo, assim, o fluxo de drenagem do humor aquoso.[82] O quadro não responde à terapia corticosteroide. A PIO pode chegar a 60 a 70 mmHg e responde aos supressores aquosos. Mediante reparo do descolamento de retina, o quadro se resolve e a PIO se normaliza.

SÍNDROME DE ELLINGSON

A síndrome de UGH, também conhecida como *síndrome de Ellingson*, foi descrita pela primeira vez por Ellingson em 1978.[84] Essa forma de uveíte anterior é secundária ao atrito da úvea por uma lente intraocular (LIO) e está associada à PIO elevada e ao sangramento de vasos da úvea. A síndrome foi originalmente descrita com LIO de câmara anterior de primeira geração que levaram ao contato háptico ou óptico com a íris e estruturas do ângulo. O tamanho, a rigidez, a forma e o desenho das primeiras LIO causavam o movimento da lente e o atrito mecânico na íris e nas estruturas angulares.[85] Entretanto, a síndrome UGH também pode ocorrer com LIO de sulco e lentes de câmara posterior parcial ou completamente implantadas na bolsa capsular,[86] assim como dispositivos cosméticos de prótese de íris[87,88] e anel de Soemmering.[89] A irritação do tecido uveal cria dispersão do pigmento, assim como a quebra da barreira hematoaquosa.

O atrito com a íris leva a defeitos localizados de transiluminação na área de contato mecânico com o estroma da íris. A liberação de eritrócitos, linfócitos e pigmento na câmara anterior resultam em PIO elevada como resultado de entupimento da malha trabecular. Pode ocorrer neovascularização da íris e o sangramento desses vasos resulta em micro-hifema recorrente, hifema ou, às vezes, hemorragia vítrea.[90] Embora o diagnóstico de UGH seja feito clinicamente, a biomicroscopia do ultrassom[91] pode ajudar na visualização da má posição da LIO e o contato entre a LIO óptica e/ou háptica com as estruturas da úvea. O tratamento clínico com corticosteroides tópicos e agentes cicloplégicos é usado no tratamento agudo da síndrome UGH. Entretanto, essa síndrome é uma indicação para a retirada da LIO,[92] que é um tratamento definitivo para resolver a inflamação recorrente causada pela irritação da úvea.

BIBLIOGRAFIA

Birnbaum AD, Tessler HH, Schultz KL, et al. Epidemiologic relationship between Fuchs heterochromic iridocyclitis and the United States rubella vaccination program. Am J Ophthalmol 2007;144:424–8.

Chee SP, Bacsal K, Jap A, et al. Clinical features of cytomegalovirus anterior uveitis in immunocompetent patients. Am J Ophthalmol 2008; 145:834–40.

Chee SP, Jap A. Presumed Fuchs heterochromic iridocyclitis and Posner-Schlossman syndrome: comparison of cytomegalovirus-positive and negative eyes. Am J Ophthalmol 2008;146:883–9.e1.

de Groot-Mijnes JD, de Visser L, Rothova A, et al. Rubella virus is associated with Fuchs heterochromic iridocyclitis. Am J Ophthalmol 2006; 141:212–14.

Fuchs E. Umber komplikationen der Heterochromie. Z Augenheilkd 1906; 15:191–212.

Hinkle DM, Dacey MS, Mandelcorn E, et al. Bilateral uveitis associated with fluoroquinolone therapy. Cutan Ocul Toxicol 2012;31:111–16.

Jabs DA, Nussenblatt RB, Rosenbaum JT, Standardization of Uveitis Nomenclature (SUN) Working Group. Standardization of uveitis nomenclature for reporting clinical data. Results of the First International Workshop. Am J Ophthalmol 2005;140:509–16.

Matsuo N, Takabatake M, Ueno H, et al. Photoreceptor outer segments in the aqueous humor in rhegmatogenous retinal detachment. Am J Ophthalmol 1986;101:673–9.

McMenamin PG, Crewe J, Kijlstra A. Resident and infiltrating cells in the rat iris during the early stages of experimental melanin protein-induced uveitis (EMIU). Ocul Immunol Inflamm 1997;5:223–33.

Posner A, Schlossman A. A syndrome of unilateral recurrent attacks of glaucoma with cyclcitic symptoms. Arch Ophthalmol 1948;39:517–35.

Ruokonen PC, Metzner S, Ucer A, et al. Intraocular antibody synthesis against rubella virus and other microorganisms in Fuchs' heterochromic cyclitis. Graefes Arch Clin Exp Ophthalmol 2010;248:565–71.

Thorne JE, Woreta FA, Dunn JP, et al. Risk of cataract development among children with juvenile idiopathic arthritis-related uveitis treated with topical corticosteroids. Ophthalmology 2010;117:1436–41.

As referências completas estão disponíveis no **GEN-io**.

PARTE 7 UVEÍTE E OUTRAS INFLAMAÇÕES INTRAOCULARES

SEÇÃO 8 Uveíte de Causas Desconhecidas

Pars Planitis e outras Uveítes Intermediárias

7.21

John A. Gonzales, Aliza Jap e Soon-Phaik Chee

Definição: Inflamação intraocular envolvendo primariamente o vítreo anterior, a *pars plana* ciliar e a retina periférica.

Características principais
- Tipicamente bilateral
- Células inflamatórias no vítreo anterior
- Agregados de células inflamatórias ("*snowballs*") no vítreo
- Exsudato branco ("*snowbanks*") na *pars plana* inferior
- Bainha vascular periférica da retina adjacente aos exsudatos
- Edema macular cistoide (EMC)
- Opacidade do vítreo
- Células e hiperemia leves ou ausentes na câmara anterior.

Características associadas
- Os pacientes são geralmente jovens, com idade média na apresentação de 23 a 31 anos, e é incomum em adultos idosos
- Moscas volantes e visão turva são os sintomas mais comuns
- Dor leve, fotofobia e olhos vermelhos são menos comuns
- As possíveis complicações incluem tração do vítreo, descolamentos regmatogênicos da retina, neovascularização da retina ou do disco óptico, hemorragia vítrea, catarata subcapsular posterior, glaucoma, endotelite inferior, sinéquias posteriores, neovascularização do segmento posterior ou anterior e tumores vasoproliferativos secundários.[1]

INTRODUÇÃO

Uveíte intermediária (UI) é o termo recomendado pelo grupo de trabalho denominado *Standardization of Uveitis Nomenclature* para inflamação intraocular quando o local primário de envolvimento é o vítreo.[2] Ele inclui inflamação ocorrendo na *pars plana* e na retina periférica. *Pars planitis* é um subconjunto de UI no qual "*snowbanks*" (banco de neve) ou "*snowballs*" (bolas de neve) são as características proeminentes e não há doença sistêmica ou infecciosa associada.[2]

EPIDEMIOLOGIA E PATOGÊNESE

UI é relativamente comum, respondendo por 1 a 26% de todos os casos de uveíte,[3,4] com incidência anual de 1,5 a 2,1 por 100 mil pessoas/ano na população geral.[5-8] A doença ocorre principalmente em crianças e adultos jovens com idade média na apresentação de 23 a 31 anos, sendo incomum em adultos idosos.[4]

Acredita-se que se trate de um processo autoimune e existe evidência considerável mostrando associação entre esclerose múltipla (EM) e UI. A prevalência de EM em pacientes com UI varia de 7 a 16%.[5,9-11] Por outro lado, a prevalência de uveíte em pacientes com EM é de aproximadamente 1%, e nesses pacientes a UI é a forma mais comum de envolvimento.[4,6] A uveíte pode ser o sintoma de apresentação em 25% dos casos e pode preceder o diagnóstico de EM por 3 a 9 anos.[10] Além disso, vários estudos também descobriram uma associação entre antígenos leucocitários humanos (HLAs, do inglês *human leukocyte antigens*) – especialmente HLA-DR15 – com UI e EM.[7] Da mesma maneira, a associação com sarcoidose,[9,12] assim como o envolvimento de membros da família com tipagem de HLA similar também sugerem um mecanismo autoimune.[13]

Em alguns casos, uma infecção, como tuberculose (TB), sífilis, doença de Lyme, doença da arranhadura do gato ou infecção pelo vírus linfotrópico-T humano do tipo 1, pode ser a causa incitante da resposta imune.[14-18]

Estudos histopatológicos dos "*snowbanks*" mostram proliferação glial e vascular, assim como infiltração linfocítica das veias periféricas da retina. O componente glial compreende colágeno vítreo e astrócitos fibrosos, enquanto infiltrados linfocíticos são compostos principalmente de linfócitos T auxiliares. Esses últimos sugerem ainda mais que UI é um processo autoimune. A coroide é relativamente poupada.[13,19]

ACHADOS OCULARES E COMPLICAÇÕES

A UI é tipicamente uma doença bilateral (Tabela 7.21.1)[8,20,21] com evolução lentamente progressiva e crônica e episódios de relapso em alguns pacientes.[5,20] Como o local primário de envolvimento é o vítreo, os sintomas mais comuns são visão turva e moscas volantes.[5] Dor, fotofobia e olhos vermelhos são sintomas menos comuns (4 a 7%),[5] e o quadro pode ser assintomático, especialmente em crianças (7 a 25%).[5,21]

Embora a inflamação da câmara anterior possa estar presente em até 57% dos casos,[5,21,22] ela é geralmente leve,[5,21] e sinéquias posteriores são raras (6 a 14%).[5,8,21,22] Uma configuração linear de precipitados ceráticos, similar àquela visualizada na endoteliopatia autoimune, também já foi descrita em um pequeno número de casos (Figura 7.21.1). Pode haver também edema concomitante da córnea.[20]

O achado predominante é a vitreíte, e células vítreas podem coalescer para formar "*snowballs*". Outro achado visto com frequência é o dos "*snowbanks*", que consistem em um conglomerado de exsudatos inflamatórios na *pars plana*. Esses "*snowbanks*" são encontrados em geral inferiormente, mas podem se estender por toda a *pars plana*.[5,22] Essas alterações inflamatórias podem estar associadas à formação de bainha vascular periférica[5,9,21,22] e, como resultado, pode ocorrer a neovascularização da *pars plana* (Figura 7.21.2), da retina ou do disco óptico. Isso pode levar à hemorragia vítrea, que é vista mais em geral em crianças,[12] e/ou descolamento da retina. Entretanto, o glaucoma neovascular é raro. Elevações periféricas inferiores são encontradas em cerca de 13% dos casos[21,23] e podem ser causadas por retinosquise e/ou descolamento de retina por tração ou exsudação.

TABELA 7.21.1 Principais características clínicas e complicações de uveíte intermediária.

Características clínicas	Porcentagem[5,8,19–21]
Bilateralidade	> 80%
Turvamento da visão	74%
Moscas volantes	61%
Vitreíte/"*snowballs*"/"*snowbanks*"	63 a 90%
Revestimento vascularizado periférico	23 a 90%
Complicações	
Edema macular cistoide	20 a 63%
Catarata	25 a 83%
Membrana epirretiniana	6 a 36%
Neovascularização	4 a 23%
Hemorragia vítrea	17 a 24%
Edema do disco óptico	12 a 75%
Glaucoma	11 a 14%
Ceratopatia em faixa	3 a 17%

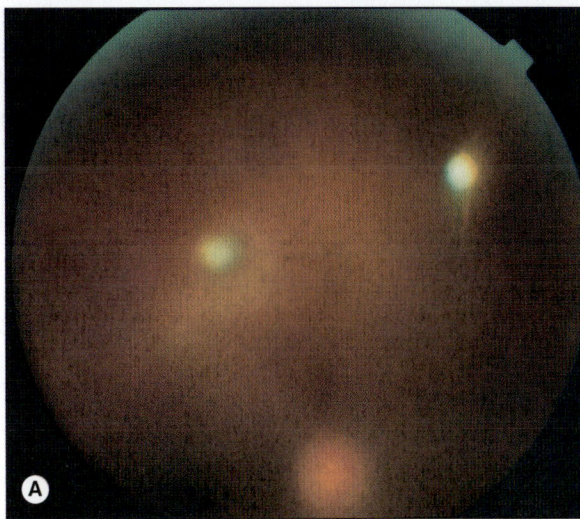

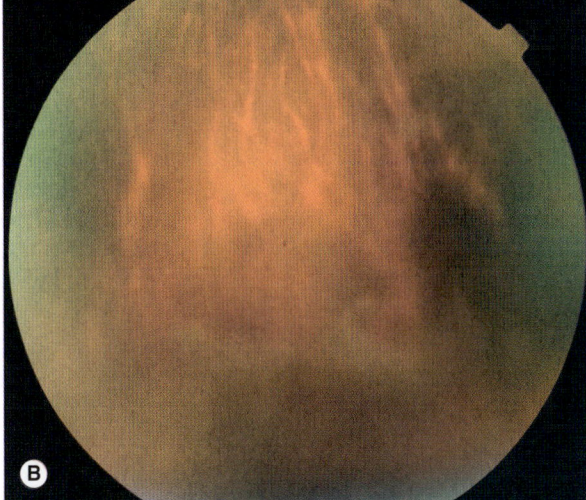

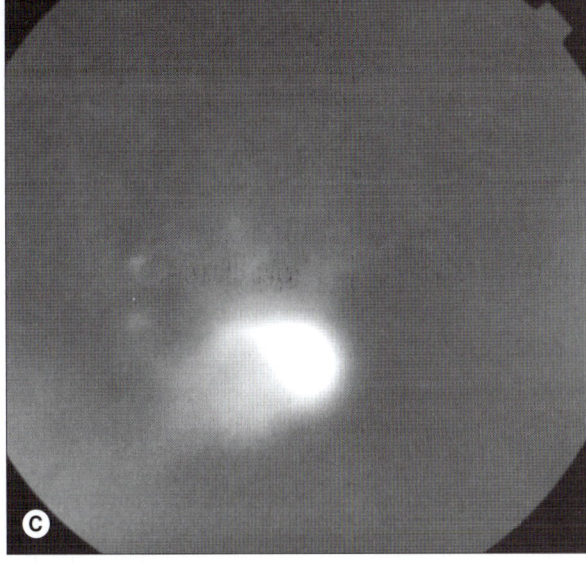

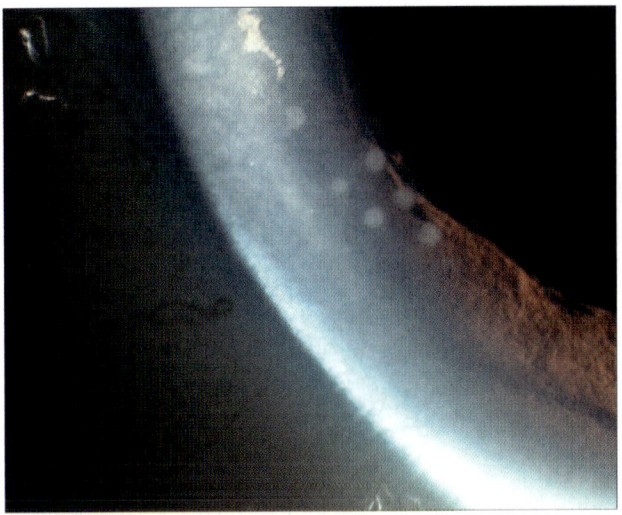

Figura 7.21.1 Fotografia com lâmpada de fenda de arranjo linear de precipitados ceráticos em olho com uveíte intermediária.

As causas principais da perda visual em UI são EMC (Figura 7.21.3),[5,8,20-22] membranas epirretinianas (ERM)[5,20,22] e formação de catarata.[5,8,19,20] O glaucoma também é visto em 11 a 14% dos casos[8,20,22] e pode ser o resultado direto de inflamação crônica ou secundária à terapia corticosteroide. Outras complicações incluem edema do disco óptico[5,20,22] e ceratopatia em faixa.[20,22]

DIAGNÓSTICO

O diagnóstico de *pars planitis* se baseia em história e exame meticulosos e testes auxiliares para excluir causas infecciosas e doenças sistêmicas associadas. Especificamente, a história e o exame deverão incluir a presença de lesões da pele, que podem indicar sarcoidose, sífilis, TB ou doença de Lyme. Uma história de febre, tosse ou suores noturnos pode sugerir TB ou sarcoidose. A artralgia pode ser sintoma da doença de Lyme ou de Whipple. Se houver suspeita de causa infecciosa, a história deverá incluir viagem a áreas onde a doença é endêmica, caminhadas ou contato com gatos, conforme apropriado. Pacientes com EM podem ter tido episódios anteriores de envolvimento neurológico, como neurite óptica.

Adicionalmente ao diagnóstico, testes auxiliares também são úteis em avaliar a gravidade da doença. A fotografia do fundo de olho e a angiografia com fluoresceína permitem registros objetivos

Figura 7.21.2 A. Fotografia do fundo de um olho com sarcoidose mostrando "*snowballs*" (**B**) e "*snowbanks*". **C.** Imagem de angiografia com fluoresceína do mesmo olho mostrando área de neovascularização no "*snowbank*" visto anteriormente.

de extensão de vitreíte e/ou bainha vascular, respectivamente. A ultrassonografia é especialmente útil em avaliar e monitorar a progressão em olhos nos quais o exame do segmento posterior é limitado pela opacidade da média ou por uma pupila pequena. A tomografia de coerência óptica é uma ferramenta valiosa na avaliação de alterações maculares, como o EMC, durante a evolução da doença, assim como durante o tratamento.

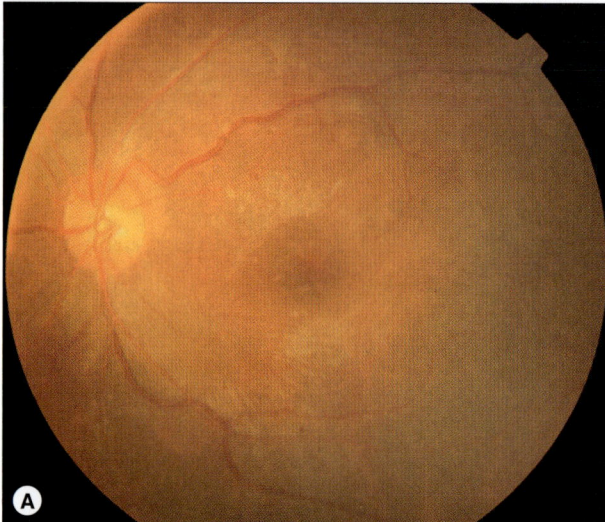

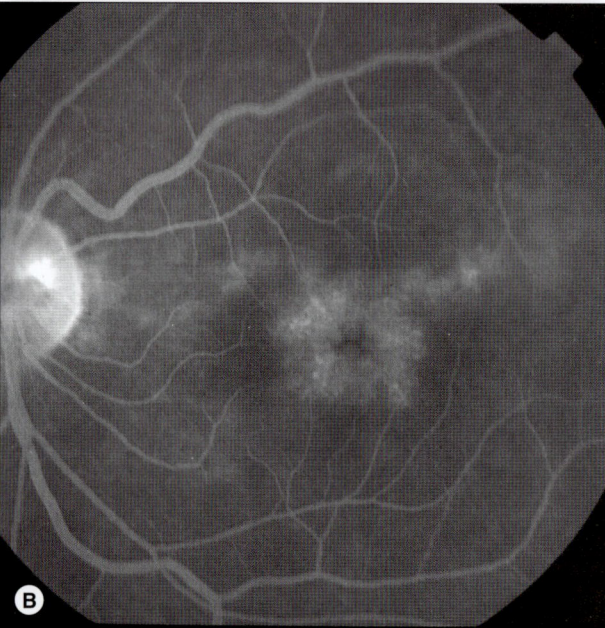

Figura 7.21.3 A. Fotografia do fundo de olho e (**B**) imagem de angiografia com fluoresceína de um olho com uveíte intermediária mostrando edema macular cistoide.

Testagens diagnósticas deverão incluir hemograma completo; teste de sensibilidade à tuberculina; enzima conversora da angiotensina e níveis de lisozima; sorologia para sífilis, doença de Lyme, TB e outras doenças infecciosas, conforme indicado e radiografia do tórax para TB e/ou sarcoidose. A investigação por imagens de ressonância magnética do cérebro para lesões da substância branca pode ser recomendável em populações com alta prevalência de EM.

Em pacientes idosos, a possibilidade de linfoma também deverá ser considerada. O envolvimento ocular, incluindo UI, pode ser a primeira apresentação de linfoma primário do sistema nervoso central, e a idade média de ataque nesses pacientes é por volta dos 60 anos.[24,25] Um diagnóstico definitivo de linfoma ocular geralmente requer biópsia do vítreo e, se a qualidade celular da amostra for inadequada para a citologia, a análise molecular da cadeia pesada de imunoglobulina (*IgH*) e o arranjo do gene receptor de linfócitos T (*TCR*), citometria de fluxo ou análise de citocina da proporção entre interleucina-10 (IL-10) do vítreo e IL-6 são biomarcadores úteis com alta sensibilidade e especificidade.[26,27]

TRATAMENTO

Até um terço dos pacientes tem inflamação leve e boa visão e não precisam de tratamento.[4] Entretanto, se a perda visual resultar do EMC, da vitreíte ou da neovascularização, o tratamento deverá ser iniciado precocemente, e sua duração nesses olhos geralmente é prolongada.

Tratamento clínico

Os corticosteroides são a primeira linha de tratamento e podem ser administrados por via tópica, periocular, intravítrea ou sistêmica. A administração local evita as complicações proteicas dos corticosteroides sistêmicos. Entretanto, a penetração ocular após aplicações tópicas de corticosteroides é ruim, e, em vista da natureza crônica da UI e da duração limitada de eficácia dos medicamentos perioculares e intravítreos, as injeções quase sempre precisam ser repetidas. A progressão da catarata e as pressões intraoculares elevadas são complicações comuns de corticosteroides intravítreos. Além disso, as injeções perioculares carregam riscos de perfurações oculares e as injeções intravítreas de triancinolona ou implantes de liberação sustentada de formulações de corticosteroides, como fluocinolona ou dexametasona, impõem riscos de endoftalmite, hemorragia vítrea e/ou descolamento da retina. Se a inflamação for refratária ou se o paciente não conseguir tolerar os corticosteroides, vários agentes imunossupressores/imunomoduladores sistêmicos, como azatioprina, metotrexato, tacrolimo, micofenolato de mofetila, ciclosporina ou interferon-α2a,[28-33] poderão ser usados. Com o advento dos biológicos, inibidores do fator de necrose tumoral (TNF) têm sido usados para o tratamento de uveíte intermediária, particularmente quando ela se mostra recalcitrante a antimetabólitos ou inibidores de calcineurina.[34] Além disso, a *Food and Drug Administration* (FDA) aprovou o uso de adalimumabe para uveíte posterior intermediária não infecciosa e pan-uveíte. Embora os inibidores do TNF (particularmente adalimumabe e infliximabe) possam ser efetivos no tratamento de inflamação em uveíte intermediária, dada a incidência de EM em uveíte intermediária, recomenda-se o encaminhamento a um neurologista para consideração de neuroimagens para descartar características de um processo de desmielinização. Agentes anti-TNF podem acelerar o desenvolvimento de EM naqueles predispostos a desenvolverem a doença neurológica ou tornar o quadro pior se já estiver presente.[35,36]

Em olhos com EMC persistente apesar de se ter conseguido controle da inflamação, além da terapia local suplementar com corticosteroides perioculares ou intravítreos, a administração intravítrea de outros fármacos anti-inflamatórios, como metotrexato e agentes dos fatores de crescimento endotelial antivascular (anti-VEGF), também já demonstrou, em uma pequena série de casos, ser um tratamento alternativo em potencial para EMC uveítico refratário.[37,38] Entretanto, embora esses agentes exerçam efeito rápido em reduzir o edema macular e em melhorar a acuidade visual, sua ação é também de curta duração e injeções repetidas podem ser necessárias. Seus efeitos em longo prazo também são desconhecidos e existe a preocupação de que injeções repetidas de agentes anti-VEGF possam estar associadas à ocorrência de uveíte.[39] Análogos da somatostatina, como octreotide, medicamentos IFN-α e acetazolamida em baixa dose e prolongada são outras modalidades em potencial para tratamento de EMC secundário à UI.[40-42] Infliximabe foi informado como melhorando o EMC em pacientes com uveíte, mas sem outras características demonstráveis de inflamação.[43]

Tratamento cirúrgico

A vitrectomia da *pars plana*, além de seu papel no tratamento das complicações de UI, como EMC, ERM, descolamento da retina ou hemorragia vítrea, também foi defendida como alternativa aos imunossupressores para o controle da inflamação ativa. Ao remover as células e membranas inflamatórias, foi descoberta sua utilidade em reduzir a perda visual do EMC e das ERM, assim como a necessidade da terapia de imunossupressão.[44-46]

A cirurgia de catarata deverá ser realizada quando o olho tiver permanecido sem alterações por pelo menos 3 meses; com a cirurgia meticulosa, assim como com os imunossupressores perioperatórios ou corticosteroides intravítreos, conforme indicado, pelo menos uma maioria de 79% dos pacientes melhora em ≥ 2 linhas de Snellen. As principais causas da baixa visão são opacidade da cápsula posterior, EMC, ERM e fibrose submacular.[47]

PROGNÓSTICO

O prognóstico para a maioria dos pacientes com UI geralmente é bom. A acuidade visual média após 10 anos de seguimento foi de 20/30, com 75% dos pacientes atingindo 20/40 ou acuidade visual melhor,[5,20] e remissão observada em 30 a 50% dos pacientes, com a idade mais jovem associada a um resultado melhor.[8,9,21] Entretanto, crianças menores de 7 anos apresentaram resultado menos favorável, com visão piorada demandando tratamento mais longo, menor probabilidade de remissão e maior probabilidade de glaucoma secundário, hemorragia vítrea e necessidade de cirurgia de catarata.[21]

BIBLIOGRAFIA

Cervantes-Castaneda RA, Giuliari GP, Gallagher MJ, et al. Intravitreal bevacizumab in refractory uveitic macular edema: one-year follow-up. Eur J Ophthalmol 2009;19:622–9.

de Boer J, Berendschot TT, van der Does P, et al. Long-term follow-up of intermediate uveitis in children. Am J Ophthalmol 2006;141:616–21.

Donaldson MJ, Pulido JS, Herman DC, et al. Pars planitis: a 20-year study of incidence, clinical features, and outcomes. Am J Ophthalmol 2007;144:812–17.

Giuliari GP, Chang PY, Thakuria P, et al. Pars plana vitrectomy in the management of paediatric uveitis: the Massachusetts Eye Research and Surgery Institution experience. Eye (Lond) 2010;24:7–13.

Kalinina Ayuso V, ten Cate HA, van den Does P, et al. Young age as a risk factor for complicated course and visual outcome in intermediate uveitis in children. Br J Ophthalmol 2011;95:646–51.

Romero R, Peralta J, Sendagorta E, et al. Pars planitis in children: epidemiologic, clinical, and therapeutic characteristics. J Pediatr Ophthalmol Strabismus 2007;44:288–93.

Stavrou P, Baltatzis S, Letko E, et al. Pars plana vitrectomy in patients with intermediate uveitis. Ocul Immunol Inflamm 2001;9:141–51.

Tranos P, Scott R, Zambarakji H, et al. The effect of pars plana vitrectomy on cystoid macular oedema associated with chronic uveitis: a randomised, controlled pilot study. Br J Ophthalmol 2006;90:1107–10.

Vidovic-Valentincic N, Kraut A, Hawlina M, et al. Intermediate uveitis: long-term course and visual outcome. Br J Ophthalmol 2009;93:477–80.

Zein G, Berta A, Foster CS. Multiple sclerosis-associated uveitis. Ocul Immunol Inflamm 2004;12:137–42.

As referências completas estão disponíveis no **GEN-io**.

PARTE 7 UVEÍTE E OUTRAS INFLAMAÇÕES INTRAOCULARES

SEÇÃO 8 Uveíte de Causas Desconhecidas

Uveíte Posterior de Causa Desconhecida – Síndromes dos Pontos Brancos

7.22

Rukhsana G. Mirza, Ramana S. Moorthy e Lee M. Jampol

Definição: Grupo heterogêneo de transtornos inflamatórios do segmento posterior de causa desconhecida envolvendo a retina externa, o epitélio pigmentar da retina, a coroide ou uma combinação deles em um ou ambos os olhos de pacientes em sua segunda a sexta décadas de vida.

Característica principal
- Lesões inflamatórias múltiplas, unilaterais ou bilaterais e bem definidas da retina externa ou da coroide, de aparência branca ou placoide.

Características associadas
- Unilaterais ou bilaterais, dependendo da doença
- Segunda a sexta décadas de vida
- Predileção geralmente pelo sexo feminino
- Células inflamatórias variáveis na câmara anterior e no humor vítreo, dependendo da doença
- Evolução geralmente autolimitante, mas prognóstico variável, dependendo da doença
- Causa desconhecida, com avaliação sorológica negativa.

INTRODUÇÃO

As síndromes dos pontos brancos (WSS, do inglês *white spot syndromes*) são um grupo de doenças que afeta a retina externa, o epitélio pigmentar da retina (EPR), a coroide ou uma combinação disso. A natureza das lesões é tipicamente multifocal. Elas podem se apresentar em um ou ambos os olhos. Quando bilaterais, elas podem ser assimétricas. Os pontos brancos, por si só, podem ser um achado variável. Por essa razão, o termo *coriorretinopatias multifocais inflamatórias* pode ser mais apropriado.

Pacientes entre a segunda a sexta décadas de vida são afetados tipicamente por essas doenças. As entidades cobertas neste capítulo incluem coriorretinopatia do tipo Birdshot (BCR, do inglês *birdshot chorioretinopathy*), epiteliopatia pigmentar placoide multifocal posterior aguda (EPPMPA), coroidite serpiginosa (CS), coriorretinite placoide resistente (RPC), maculopatia placoide persistente (MPP), coroidite multifocal (CMF) idiopática/coroidopatia interna puntiforme (PIC, do inglês *punctate inner choroidopathy*), síndrome dos múltiplos pontos brancos evanescentes (MEWDS, do inglês *multiple evanescent white dot syndrome*), retinopatia externa oculta focal aguda (AZOOR, do inglês *acute zonal occult outer retinopathy*) e neurorretinopatia macular aguda (AMN, do inglês *acute macular neuroretinopathy*). Essas doenças se apresentam de modo variado; entretanto, existem algumas similaridades. Muitas têm predileção pelo sexo feminino.

Algumas apresentações comuns incluem visão turva, fotopsias, alterações do campo visual, incluindo uma mancha cega dilatada e moscas volantes. Acredita-se que essas doenças sejam de natureza inflamatória, mas irite e vitreíte não são achados essenciais no diagnóstico da maioria dessas entidades. Essas síndromes são de causas desconhecidas. Já surgiu a hipótese de uma etiologia autoimune[1] e parece que esse grupo de doenças ocorre em famílias com desregulação imune hereditária que predispõe a doenças autoimunes.[2] Embora alguns desses transtornos sejam autolimitados e tenham resultados visuais satisfatórios, outros estão associados a sequelas retinianas e coroidais graves e podem resultar em perda da visão. Modalidades mais recentes de investigação por imagens, como a tomografia de coerência óptica de domínio espectral (SD-OCT, do inglês *spectral-domain optical coherence tomography*) e tomografia de coerência óptica com imagem profunda realçada (EDI-OCT, do inglês *enhanced depth imaging optical coherence tomography*), autofluorescência de fundo de olho (AFF) e angiografia por tomografia de coerência óptica (OCTA, do inglês *optical coherence tomography angiography*) estão elucidando a patogênese e o prognóstico dessas síndromes. A investigação multimodal por imagens pode hoje distinguir o que era antigamente considerado como doenças sobrepostas. O aumento idiopático agudo da mancha cega (AIBSE, do inglês *acute idiopathic blind spot enlargement*), inicialmente descrito por Fletcher *et al.* em 1988,[3] foi, no passado, apresentado como uma entidade distinta dentro das WSS. Muitos dos casos já descritos na literatura podem hoje ser identificados como "outra WSS", e acreditamos que uma mancha cega alargada pode ser uma característica dessas "outras" doenças, em vez de serem elas mesmas uma entidade clínica.

CORIORRETINOPATIA DO TIPO BIRDSHOT

Epidemiologia e patogênese

A BCR é também chamada *retinocoroidopatia do tipo Birdshot* e *coriorretinite vitiliginosa*.[5] O termo preferido BCR é usado aqui por causa da evidência histopatológica de que as lesões primárias da doença estão localizadas na coroide.[5] Essa síndrome afeta pacientes sadios, geralmente mulheres entre a terceira e a sexta décadas de vida.[4,6] Pelo menos 90% dos pacientes com BCR possuem o alelo A*29 do antígeno leucocitário humano (HLA-A*29), em comparação com os 7% da população caucasiana geral. O subtipo HLA-A29*2 ocorre mais em geral em caucasianos com BCR.[7] Esta é a mais alta associação de qualquer antígeno HLA com uma doença humana.

Manifestações oculares

Os pacientes se queixam de visão turva, moscas volantes, fotopsias centrais e periféricas e, mais tarde, nictalopia e cegueira para cores.[4,6] As lesões da BCR são dispersas ao redor do disco óptico e se irradiam para o equador em padrão de "tiro de espingarda"; às vezes, elas parecem acompanhar os vasos coroidais (Figura 7.22.1). As lesões branco-amareladas são pequenas e menores que o diâmetro de um disco. Elas podem ter formato oval ou redondo e estão localizadas profundamente na retina. Tendem a se aglomerar próximo ao nervo, especialmente nasal e inferiormente a ele.[8] A inflamação vítrea está presente. Edema de disco, vasos da retina estreitados e edema macular cistoide (EMC) também são visualizados.

Diagnóstico

O diagnóstico de BCR pode ser feito com base na história e achados físicos. Entretanto, a investigação por imagens é útil para delinear a doença e monitorar a terapia. A angiografia com fluoresceína (AF) revela coloração do disco, vazamento vascular e, com frequência, EMC tardio.[5,6] As lesões do tipo Birdshot têm aparência variável com esse modo de investigação por imagens e geralmente são mais bem visualizadas clinicamente. Nas fases tardias da angiografia, essas lesões hipopigmentadas podem aparecer moderadamente hiperfluorescentes. Na doença aguda, a angiografia com indocianina verde (ICGA) demonstra lesões hipofluorescentes na fase intermediária da investigação, e as lesões são limitadas por vasos médios a grandes mesmo antes das lesões clínicas aparentes.[9] A SD-OCT demonstra trechos circulares de atrofia coriorretiniana, ruptura de zona elipsoide, atrofia retiniana externa[10] e afinamento crônico da retina.[11] A EDI-OCT mostra redução em espessamento coroidal e volume com duração aumentada da doença.[12] A SD-OCT é útil também em monitorar EMC, uma causa comum de perda de visão em BCR.[11] A OCTA demonstra redução da densidade capilar retinal no nível do plexo capilar retinal profundo e pode explicar o desenvolvimento de neovascularização (NV), afinamento retiniano e redução da função visual.[13] A AFF[14,15] revela lesões hipoautofluorescentes mais extensas que as visualizadas clinicamente. Além disso, padrões hipoautofluorescentes maculares, perivasculares, lineares e tardios são notados na AFF.[16] A eletrorretinografia (ERG) é importante no diagnóstico e tratamento de BCR. Ela pode mostrar função de cilindro e cone moderada ou seriamente deprimida. Vários casos demonstram com frequência uma imagem apagada na ERG. Resultados de eletro-oculografia (EOG) geralmente são normais, mas podem ser variavelmente subnormais em alguns pacientes.[5,17,18] Anormalidades do campo visual são comuns em BCR e podem incluir constrição periférica, mancha cega aumentada, escotomas centrais ou paracentrais e sensibilidade generalizada reduzida.[5,8] O teste do campo visual é importante no monitoramento da BCR.

Diagnóstico diferencial

O diagnóstico diferencial de BCR é dado no Boxe 7.22.1. Vários transtornos produzem múltiplas lesões coroidais branco-amareladas. Não muitas estão comumente associadas

BOXE 7.22.1 Diagnóstico diferencial em coriorretinopatia do tipo Birdshot.

Pars planitis
Sarcoidose
Iridociclite crônica, idiopática
Papiledema
Linfoma intraocular
Síndrome de Vogt-Koyanagi-Harada
Coroidite multifocal
Síndrome da histoplasmose ocular
Sífilis
Uveíte simpática
Lesões coroidais multifocais não progressivas e indolentes
Metástase

ao EMC como a BCR. *Pars planitis* e iridociclite crônica podem produzir EMC, mas não estão associadas a lesões coroidais. O ataque de vitreíte e de EMC na quinta e sexta décadas é característico de BCR. Sarcoidose e BCR podem ser mais difíceis de distinguir uma da outra.[6] Lesões unilaterais do tipo Birdshot com ou sem vitreíte podem ser visualizadas em doenças recentemente descritas, como hiperplasia linfoide reativa benigna, lesões multifocais não progressivas indolentes[19] e tumores linfoides francos.

Tratamento

A perda de fotorreceptores é um componente importante da perda de visão. O edema macular causado por inflamação é outra razão para essa perda. O edema do disco óptico levando à atrofia também pode ser ameaçador à visão. Os corticosteroides têm sido a base da terapia em curto prazo para pacientes com BCR. As administrações de fluocinolona acetonida[20] por via oral, sub-Tenon, intraocular e a mais recentemente descrita por liberação sustentada têm sido usadas. Os corticosteroides carregam seus próprios riscos sistêmicos e locais (glaucoma e catarata). Portanto, agentes imunomoduladores que poupam corticosteroides têm sido usados no tratamento em longo prazo de casos refratários. Ciclosporina, azatioprina e micofenolato de mofetila sistêmicos ou metotrexato em dose baixa podem ser administrados (às vezes, em combinação) criteriosamente, se necessário com a ajuda de um oncologista, reumatologista ou especialista em clínica médica. Com a aprovação do adalimumabe pela Food and Drug Administration (FDA – Administração de Alimentos e Medicamentos dos EUA) para uveíte posterior não infecciosa, a terapia imunomoduladora de segunda linha com esse inibidor do fator de necrose tumoral alfa (TNF-α) também pode ser usada quando os agentes de primeira linha falharem. A neovascularização coroidal (NVC) é rara em BCR, mas a terapia com o fator de crescimento endotelial antivascular (anti-VEGF) demonstrou ser útil no tratamento de NVC associada a transtornos inflamatórios coriorretinais.[21] No tratamento de BCR, o monitoramento de perto da acuidade visual, dos campos visuais de Goldmann pelo menos anualmente, ERG anualmente e OCT para avaliar a integridade de fotorreceptores, membranas epirretinianas (ERM, do inglês *epiretinal membranes*) e EMC são recomendados.

Evolução e desfecho

O prognóstico visual em longo prazo para pacientes com BCR é cauteloso. A doença é crônica e não parece submeter-se à regressão. A atenuação vascular retinal e a atrofia coriorretiniana podem por fim ocorrer. A evidência sugere que pacientes tratados com agentes imunomoduladores que poupam corticosteroides sofrem estabilização ou, pelo menos, desaceleração da progressão clínica e eletrofisiológica da doença.[17,18] O EMC crônico pode causar perda visual permanente.[6]

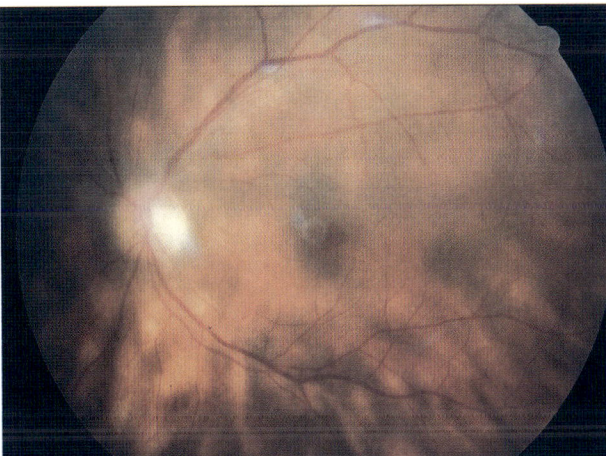

Figura 7.22.1 Coriorretinopatia do tipo Birdshot. Observar o edema do disco óptico, vitreíte e múltiplas lesões coroidais branco-amareladas na periferia média do olho esquerdo.

EPITELIOPATIA PIGMENTAR PLACOIDE MULTIFOCAL POSTERIOR AGUDA

Epidemiologia e patogênese

A EPPMPA é uma doença inflamatória bilateral que afeta a coriocapilar, EPR e retina externa de adultos jovens antes sadios, com frequência na segunda e terceira décadas de vida. Homens e mulheres são igualmente afetados e a doença pode ser precedida por um pródromo viral.[22]

Manifestações oculares

Os pacientes desenvolvem perda de visão súbita e indolor em um dos olhos ou, mais tipicamente, em ambos os olhos.[22] Sintomas de meningismo leve, cefaleias e perda auditiva temporária já foram informados.[23-25] Pode ocorrer celulite cerebral. Geralmente, o exame ocular não mostra evidência de uveíte anterior. A ocorrência de células vítreas é pouca ou nenhuma.[22,26] Lesões múltiplas, amareladas, cor de creme e planas a placoides (como pratos) de vários tamanhos são vistas e envolvem o polo posterior (Figura 7.22.2).[22,26] Em geral, essas lesões não acontecem anteriores ao equador. Lesões recentes podem se apresentar no curso de algumas semanas, de modo que podem ser visualizadas lesões de idades diferentes, que podem estar associadas a descolamentos exsudativos.[24,27-32] À medida que as lesões se resolvem, elas tendem a clarear no centro e se tornam hipopigmentadas. Observa-se aglomerado de pigmento. Já foi informada a associação com vasculite retiniana e oclusões de veias da retina.[33,34] A NVC é rara.[35] O edema do disco óptico também já foi observado em EPPMPA.[36]

Diagnóstico

A EPPMPA é diagnosticada com base nos achados do exame clínico, evolução temporal e características da investigação por imagens. A ausência de inflamação substancial da câmara anterior ou do vítreo em paciente jovem e sadio e com pródromo viral com lesões placoides no fundo é altamente sugestiva de EPPMPA. A AF mostra hipofluorescência precoce dessas lesões brancas e placoides com coloração tardia delas (Figuras 7.22.3 e 7.22.4).[22] ICGA mostra lesões hipofluorescentes na fase aguda da doença. Essas áreas são mais numerosas que as placas visualizadas clinicamente. OCTA demonstra definitivamente áreas manchadas de isquemia coriocapilar correspondendo às lesões clínicas que melhoram para vários graus com a regressão da doença.[37-39] Esses achados confirmam que a patogênese da EPPMPA pode, pelo menos parcialmente, ser atribuída à

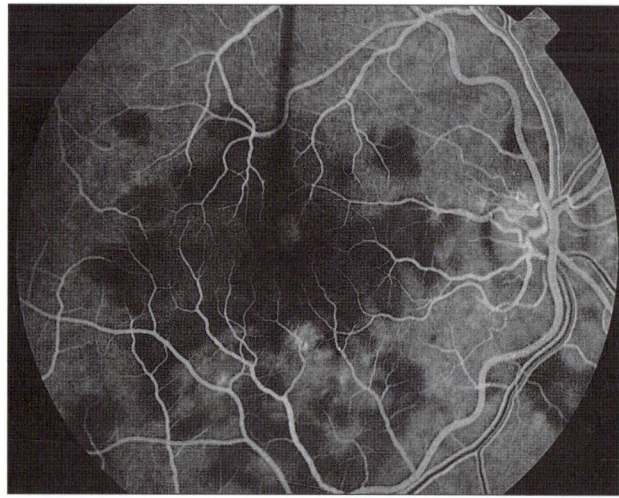

Figura 7.22.3 Hipofluorescência de lesões agudas e hiperfluorescência precoce de lesões em cicatrização. Imagem laminar de angiografia com fluoresceína em fase venosa do olho direito do paciente mostrado na Figura 7.22.2.

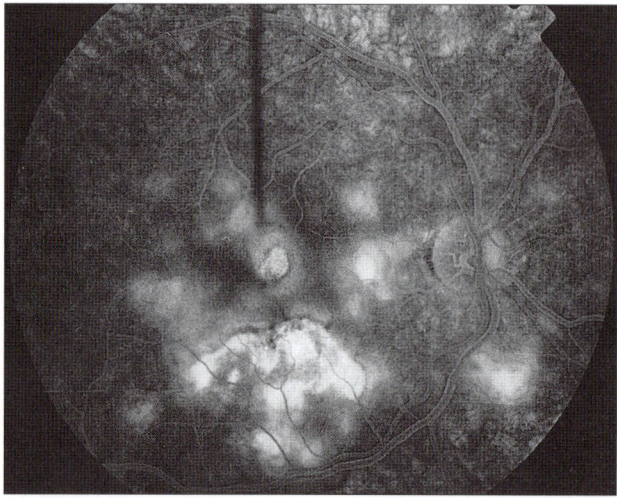

Figura 7.22.4 Hiperfluorescência tardia de ambas as lesões agudas e em cicatrização. Imagem de angiografia com fluoresceína da fase arteriovenosa tardia do mesmo olho mostrado nas Figuras 7.22.2 e 7.22.3.

isquemia da coriocapilar.[37] A OCT mostra ruptura da membrana limitante externa (MLE), junções de segmento interno/segmento externo (SI/SE) e a zona elipsoide na retina externa, com áreas de hiper-refletividade na camada fotorreceptora correspondente às lesões placoides.[40,41] A ruptura do EPR, restauração da MLE e aumento dos fotorreceptores ocorrem à medida que as lesões começam a cicatrizar.[40] Em nossa experiência, os elementos externos da retina podem se regenerar nessa doença, provavelmente significando bom prognóstico nesses pacientes.[40] A AFF é útil em delimitar o envolvimento do EPR nessa doença.[42] A avaliação laboratorial desses pacientes em geral não mostra alterações (exceto para os achados de proteína e de células no líquido cefalorraquidiano [LCR] e hematúria rara) e não é necessária. O envolvimento cerebral deverá ditar a consulta neurológica, pois já foram informados casos de óbito resultando disso.

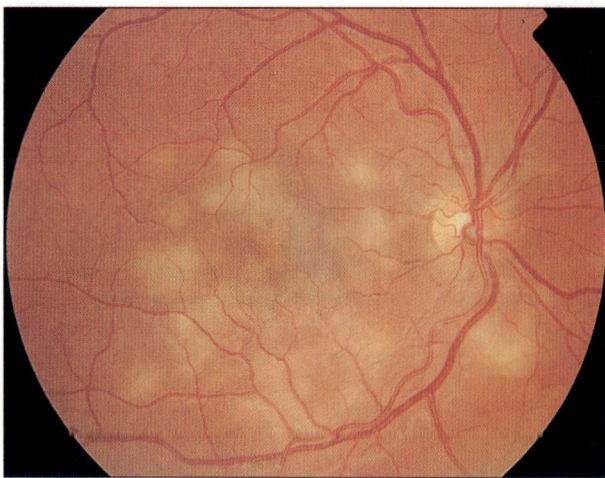

Figura 7.22.2 Visualização do fundo do olho direito de um jovem de 17 anos com epiteliopatia pigmentar placoide multifocal posterior aguda. Numerosas lesões placoides branco-amareladas são visualizadas no polo posterior. Observar a lesão em pigmentação na mácula inferior que começou a cicatrizar.

Diagnóstico diferencial

Os diagnósticos diferenciais de EPPMPA estão relacionados no Boxe 7.22.2. Primariamente, outras doenças com pontos brancos deverão ser consideradas. Especificamente, CS deverá ser considerada em casos recorrentes/crônicos e RPC também em casos graves, persistentes e recorrentes. As lesões branco-amareladas da EPPMPA são peculiares, mas às vezes podem ser confundidas

> **BOXE 7.22.2** Diagnósticos diferenciais em epiteliopatia pigmentar placoide multifocal posterior aguda.
>
> Coroidopatia serpiginosa
> Coriorretinite placoide resistente
> Maculopatia placoide persistente
> Vasculite coroidal (lúpus, poliarterite nodosa)
> Retinite sifilítica
> Doença de Harada
> Tuberculose, sarcoide, doença fúngica
> Toxoplasmose retiniana externa
> Retinite viral ou bacteriana
> Metástase coroidal
> Linfoma

com a doença de Harada, tumores metastáticos, retinite viral, sífilis e retinocoroidite por toxoplasmose. Na EPPMPA, porém, as lesões branco-amareladas são planas e não associadas à vitreíte significativa. Lesões de EPPMPA cicatrizadas geralmente deixam alterações variáveis de pigmentação no polo posterior. Pode ser difícil diferenciar as cicatrizes de outros quadros inflamatórios inativos. A falha na cicatrização com alterações do EPR concomitantes é sugestiva de um diagnóstico alternativo, como RPC ou linfoma.

Associações sistêmicas

Vasculite cerebral e pleocitose do LCR já foram informadas em pacientes com EPPMPA.[23-26] Raramente, isso pode ser fatal. A nefrite aguda já ocorreu concomitantemente com EPPMPA em um paciente.[43] A evidência sorológica de caxumba[44] e de infecção por adenovírus do tipo 5 também já foi documentada.[45]

Patologia

A etiologia e a histopatologia são desconhecidas. Há várias teorias. Alguns autores acreditam que um insulto vascular envolvendo a coroide possivelmente leve a algum tipo de isquemia coroidal causando dano ao EPR e afetando, assim, os fotorreceptores. Entretanto, também é possível que o local primário de infecção esteja na retina externa e que isso afete a coroide. É provável que algum desencadeador, seja inflamatório ou infeccioso, incite esse processo. Além disso, alguns indivíduos podem estar mais propensos a esse resultado.[46] A hipersensibilidade do tipo tardia[47] e um processo trombótico da coroide também foram postulados.[48]

Tratamento

Geralmente, nenhum tratamento é necessário; a doença é autolimitada. Alguns oftalmologistas usam corticosteroides sistêmicos, embora não haja evidência definitiva de que esses fármacos acelerem a recuperação visual ou melhorem o resultado visual.[49] Raramente pode haver desenvolvimento de NVC. Agentes anti-VEGF foram considerados úteis.[21]

Evolução e desfechos

Na maioria dos pacientes, a EPPMPA tem evolução autolimitada de 2 a 6 semanas. A acuidade visual geralmente diminui durante a parte inicial da doença e pode variar de 20/20 (6/6) a 20/400 (6/120), dependendo da localização das lesões placoides. Na maioria dos pacientes, a visão melhora para níveis quase normais durante as primeiras 2 a 3 semanas após o início dos sintomas. Os pacientes, porém, podem continuar a se queixar de dificuldades para ler ou de escotomas no campo visual central. As lesões placoides se resolvem em um período de 2 a 6 semanas. Manchas e alterações do EPR macular significativas permanecem após a resolução dessas lesões placoides.[22] Há casos informados de EPPMPA persistente, crônica ou recorrente, nos quais alterações graves no EPR podem ocorrer.[50] Isso pode resultar em perda de visão intensa. Casos recorrentes devem ser diferenciados de CS. Casos crônicos provavelmente representam RPC. A NVC é uma complicação incomum de EPPMPA, mas já foi informada.[51] A ruptura permanente da membrana de Bruch e da coriocapilar é menos frequente na EPPMPA que na CS.

COROIDITE SERPIGINOSA

Epidemiologia

A CS também foi chamada *degeneração coriorretiniana peripapilar helicoidal*, *coroidopatia peripapilar helicoidal geográfica* e *coroidopatia geográfica*. Nosso entendimento atual dessa doença rara é limitado. O quadro afeta pacientes sadios da segunda a sétima décadas de vida. Homens e mulheres são afetados igualmente.[52] A doença é em geral bilateral, recorrente e progressiva. Ela afeta a retina externa e o EPR, talvez associada à circulação prejudicada em coriocapilares e coroide interna.[53-55]

Manifestações oculares

Embora seja uma doença bilateral, o paciente se apresenta, em geral, com sintomas unilaterais quando a lesão afeta a fóvea. Os pacientes podem experimentar escotoma paracentral ou central com perda de visão. O exame ocular pode revelar alguma resposta inflamatória na câmara anterior ou no humor vítreo.[56] Lesões serpiginosas são áreas geográficas cinza ou cinza-amareladas que começam ou na região peripapilar ou na mácula e, por fim, afetam ambos os olhos. Diferentemente do que ocorre na EPPMPA, geralmente um olho está ativo por vez, com um ou poucos focos. Novas lesões geralmente aparecem nas bordas das escaras cicatrizadas. A doença tem evolução progressiva e gradativa. Com frequência, essas lesões progridem de modo centrípeto, helicoidal ou semelhante a uma serpentina da área peripapilar ou mácula para o remanescente do polo posterior (Figura 7.22.5).[52,57] Com o tempo, essas lesões se tornam atróficas, com o desaparecimento do EPR, coriocapilar e coroide.[53] Em pacientes com CS macular, as lesões iniciais são visualizadas na mácula.[58] A hemorragia sub-retinal e o descolamento seroso da retina como resultado da NVC pode ocorrer em olhos com CS.[59]

Diagnóstico

O diagnóstico é estabelecido com base na aparência clínica típica. A AF demonstra hipofluorescência precoce e hiperfluorescência tardia de lesões ativas. A ICGA também mostra lesões hipofluorescentes ativas e cicatrizadas. As lesões atróficas mostram perda difusa de pigmento, vasos coroidais e coloração tardia em AF. A coloração vascular da retina pode ocorrer adjacente

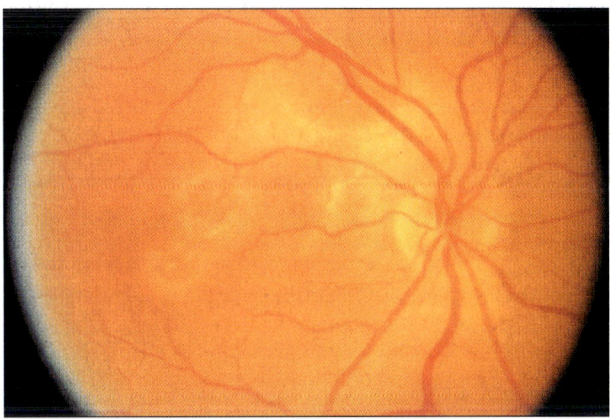

Figura 7.22.5 Visualização do fundo do olho direito de uma senhora de 57 anos com coroidite serpiginosa precoce. Uma lesão peripapilar em serpentina se estende para dentro da fóvea. A acuidade visual é de 20/60 (6/18).

a lesões ativas. A NVC associada mostra vazamento tardio e, com frequência, surge das bordas de escaras antigas.[59] As lesões individuais podem lembrar EPPMPA e RPC, mas o cenário clínico e a evolução distinguem essas doenças na maioria dos pacientes. A SD-OCT mostrou retina externa hiper-refletiva, com ruptura de zona elipsoide em lesões agudas e afinamento ocasional da retina, além de atrofia do EPR com a resolução.[60,61] A OCTA demonstra múltiplas áreas geográficas pequenas de não perfusão coroidal interna/coriocapilar em lesões ativas que melhoram com o tratamento.[62] Lesões atróficas mais antigas são marcadas por vasos coroidais internos reduzidos ou ausentes.[54] AFF tem sido efetiva em ilustrar novas lesões como hiperautofluorescentes, aparecendo na borda de lesões antigas, que são hipoautofluorescentes. Além disso, AFF parece ser útil em distinguir a doença relacionada à tuberculose (TB) da CS. As lesões de TB que imitam CS aparecem mais pontilhadas, comparadas com as lesões mais homogêneas da CS.[63]

A avaliação de laboratório desses pacientes não mostra alterações. Já foi sugerida uma associação de CS com TB. Entretanto, o tratamento de pacientes sem TB com agentes antimicrobianos não fez diferença na evolução da doença nesses pacientes.[53]

Diagnóstico diferencial

Os diagnósticos diferenciais para CS estão relacionados no Boxe 7.22.3. Outras síndromes de pontos brancos, especialmente EPPMPA, RPC e MPP deverão ser consideradas. A cicatrização peripapilar vista na CS pode ser difícil de diferenciar da CMF inativa e da síndrome de histoplasmose ocular. Entretanto, a progressão centrípeta em serpentina e a evolução crônica do tempo de relapso são características da CS. A CS tuberculosa também pode lembrar a CS; porém, ela está associada a mais vitreíte e mais lesões multifocais envolvendo a periferia. A CS tem lesões maiores e tem mais probabilidade de estar associada ao nervo óptico.[64]

Patologia

Os poucos olhos com CS estudados histopatologicamente mostraram perda extensa de EPR, com destruição da retina de cobertura e infiltração linfocítica da coriocapilar e outras áreas da coroide.[53] A patogênese permanece desconhecida. Etiologias autoimune, infecciosa, vascular e degenerativa já foram reivindicadas.

Tratamento

Por causa da natureza recidivante e progressiva dessa doença, a terapia visa tratar de episódios agudos, assim como prevenir recorrências que possam levar ao envolvimento da fóvea.

BOXE 7.22.3 Diagnóstico diferencial em coroidite serpiginosa.

Epiteliopatia pigmentar placoide multifocal aguda
Coriorretinite placoide resistente
Maculopatia placoide persistente
Coroidopatia do tipo Birdshot
Coroidite multifocal
Histoplasmose ocular presumida
Coroidite tuberculosa (serpiginosa)
Sarcoidose
Síndrome de anticorpos antifosfolipídeos
Toxoplasmose
Sífilis
Esclerite posterior
Isquemia coroidal (doenças vasculares, como lúpus eritematoso sistêmico, poliarterite nodosa, toxemia da gravidez, coagulopatia intravascular disseminada, púrpura trombocitopênica trombótica e hipertensão maligna)

Os corticosteroides são a base do tratamento e têm sido administrados por várias vias (oral, sub-Tenon, injeções intravítreas e via implante). O tratamento agressivo com corticosteroides é útil para tratar ataques agudos, mas não evita a recorrência. O tratamento com outra terapia imunossupressora pode ser necessário para tratar CS em longo prazo. Ciclosporina, azatioprina e outros agentes citotóxicos têm sido usados para tratar CS.[53] Uma vez que esses medicamentos possuem efeitos colaterais sistêmicos potenciais associados, eles deverão ser usados mediante consulta com reumatologista, especialista em medicina interna ou oncologista. Além disso, inibidores sistêmicos de TNF-α, como adalimumabe, podem ser usados em casos implacáveis ou recalcitrantes em conjunto com os agentes imunomoduladores que poupam corticosteroides anteriormente mencionados. Entretanto, esses agentes deverão ser usados somente após a CS tuberculosa ter sido definitivamente descartada, pois esses agentes são contraindicados em TB latente ou ativa. A NVC é comum nessa doença e há relatórios de resposta à injeção anti-VEGF.[21] O EMC pode se desenvolver em CS e o sucesso do tratamento tem sido informado com o uso de acetazolamida oral.[65]

Evolução e desfechos

Muitos casos são progressivos e pode ocorrer destruição foveal. A acuidade visual central é perdida em 20% ou mais dos casos.[53] A perda da visão central também pode ocorrer como resultado de neovascularização coroidal. A terapia imunossupressora prolongada pode evitar a perda visual.[66]

CORIORRETINITE PLACOIDE RESISTENTE

Epidemiologia

A RPC é uma doença inflamatória ocular rara, geralmente bilateral, de etiologia desconhecida e que afeta pacientes entre a segunda e a sexta décadas de vida.[67] Essa doença lembra tanto a EPPMPA quanto a CS, mas é diferenciada por seu tempo de evolução e distribuição retinal. O termo *ampiginosa* tem sido usado para descrever casos similares. Homens e mulheres são igualmente afetados na RPC. Quando buscam tratamento, os pacientes se queixam de visão reduzida, escotomas pericentrais, fotopsias, moscas volantes e, raramente, dor.

Manifestações oculares

Quantidades variáveis de células vítreas e na câmara anterior podem ser visualizadas. As lesões retinais ativas têm aspecto cremoso, são brancas e estão localizadas no nível da retina externa. Elas podem ser menores do que aquelas da EPPMPA (área de ½ disco), bilateralmente ativas e podem afetar a periferia média e distante antes de envolver o polo posterior, diferentemente da EPPMPA ou da CS.[67] Muitas dessas lesões cicatrizam em semanas, resultando em atrofia coriorretiniana. Entretanto, o aumento progressivo no tamanho das lesões subagudas e o desenvolvimento de novas lesões ocorrem em todos os pacientes. A marca registrada da doença é a presença final de ≥ 50 lesões que podem ocorrer em todo o fundo. Por fim, elas podem envolver a região macular e resultar em perda de visão aguda, metamorfopsia ou escotoma. É possível observar fluido sub-retiniano em associação a lesões agudas, e quando cicatrizam, a acuidade visual geralmente é preservada, mesmo quando a mácula estiver envolvida.[67]

Diagnóstico

O diagnóstico se baseia na aparência clínica de lesões retinais e evolução clínica prolongada; a menos que encurtada por imunossupressão, EPPMPA e CS são as principais considerações. AF mostra hipofluorescência precoce e coloração tardia de lesões, como ocorre na EPPMPA e na CS. Do mesmo modo, a ICGA mostra hipofluorescência nas áreas que correspondem às lesões clínicas. A SD-OCT demonstra ruptura do fotorreceptor retinal na zona elipsoide que cerca as áreas de fluido sub-retiniano central em lesões precoces e atrofia do EPR com hiperplasia e rarefação da zona elipsoide à medida que as lesões cicatrizam.[68] A OCTA demonstra áreas multifocais de isquemia coroidal interna, que melhora com o tratamento, mas recorre em áreas adjacentes e não contíguas.[37] A AFF de lesões precoces demonstra três zonas concêntricas com uma área central redonda de hipoautofluorescência densa, cercada por um anel estreito de hiperautofluorescência, o qual, por sua vez, é cercado por um anel mais amplo e enfraquecido de hipoautofluorescência.[68] Com o tempo, essas lesões se contraem na AFF e se tornam mais hiperautofluorescentes com hiperplasia de EPR hipoautofluorescente central. A avaliação de laboratório não ajuda e não se encontrou nenhuma coerência sistêmica.

Diagnóstico diferencial

Ver Boxe 7.22.4.

Tratamento

No protocolo original sobre RPC, glicocorticoides, agentes antivirais e ciclosporina foram tentados para tratar os pacientes. A imunossupressão realmente pareceu suspender a atividade da doença.[67] Com o tratamento com glicocorticoides, foi observada a cicatrização e a melhoria na acuidade visual; entretanto, a doença pode recorrer apesar do uso desses fármacos. Foram usados também corticosteroides em combinação com azatioprina ou ciclofosfamida.[69] O melhor tratamento para essa doença ainda é desconhecido.

Evolução e prognóstico

O crescimento de lesões subagudas e o aparecimento de novas lesões ocorrem em 5 a 24 meses após o diagnóstico inicial. As recidivas são comuns. Por fim, a maioria dos pacientes desenvolve 50 ou mais (às vezes, centenas) de lesões cicatrizadas na periferia e no polo posterior. O prognóstico visual em longo prazo parece ser bom.[67] A visão central geralmente é preservada. A imunossupressão intensiva pode encurtar a evolução da doença, mas recidivas ocorrem no afunilamento do medicamento.

MACULOPATIA PLACOIDE PERSISTENTE

Epidemiologia e patogênese

A MPP é uma entidade recentemente reconhecida, bilateral e simétrica que afeta primariamente pacientes na sexta e sétima décadas de vida.[70,71] A etiologia é desconhecida e não foram encontradas associações sistêmicas coerentes.

Manifestações oculares

Os pacientes informam visão reduzida e fotopsias em ambos os olhos. Todos os pacientes demonstram uma lesão bem delineada, em padrão de quebra-cabeça, esbranquiçada e semelhante a uma placa envolvendo a fóvea e não contígua ao disco. Lesões-satélite podem ser observadas. A MPP lembra a CS macular. Embora a fóvea esteja envolvida na MPP, a visão pode ser acentuadamente boa (20/25 a 20/50). A lesão esbranquiçada persiste na mácula durante meses e pode ser substituída por mosqueamento ou atrofia pigmentar. Muitos pacientes desenvolvem NVC dentro de meses a anos que pode ser multifocal, com intensa perda de visão resultante da cicatrização disciforme.[70]

A AF demonstra hipofluorescência precoce das lesões maculares com preenchimento parcial nas fases tardias. Não há vazamento a menos na presença de NVC. A ICGA demonstra hipofluorescência persistente de lesões maculares durante toda a investigação, com vasos coroidais grandes e visíveis observados nas lesões.[70] A SD-OCT mostra hiporrefletividade da retina externa e ruptura precoce da zona elipsoide,[72,73] com perda variável da retina externa em doença de longa duração.[73] A OCTA demonstra hipoperfusão da coriocapilar que persiste, embora com alguma melhora, apesar do tratamento.[37,72] A AFF pode mostrar hiperautofluorescência pontilhada precocemente e hipoautofluorescência correlacionada com dano ao EPR nos estágios mais tardios.[71]

Diagnóstico diferencial

O diagnóstico diferencial inclui CS macular, EPPMPA, RPC, coriorretinite placoide sifilítica e doenças que causam isquemia da coroide (p. ex., lúpus eritematoso sistêmico, poliarterite nodosa, coagulopatia vascular disseminada, púrpura trombocitopênica trombótica e hipertensão maligna). A NVC é menos frequente em CS macular que na MPP. A coriorretinite placoide sifilítica está geralmente associada a sinais clínicos de inflamação, como resultado da etiologia infecciosa (Boxe 7.22.5).

Tratamento

Corticosteroides orais podem ser relativamente benéficos na fase aguda da doença para melhorar a perda de visão inicial, mas não previnem o desenvolvimento final de NVC e a cicatrização disciforme. A NVC tem sido tratada com agentes anti-VEGF com bons resultados, como descrito em um relatório.[74] Relatórios também sugeriram que a terapia fotodinâmica (TFD) não foi benéfica.

Evolução e desfecho

Os pacientes podem manter boa visão apesar de toda a mácula estar envolvida com uma lesão branca por meses a anos. O prognóstico em longo prazo, porém, é às vezes ruim, pois muitos pacientes desenvolvem no final NVC por baixo da fóvea e perdem a visão central. Alguns olhos perdem a visão por causa de degeneração pigmentar, atrofia e mosqueamento.

COROIDITE MULTIFOCAL/ COROIDOPATIA INTERNA PUNTIFORME

CMF e PIC são consideradas a mesma entidade por muitos especialistas em retina e foram classificadas como o mesmo processo mórbido por Jampol *et al.*[75,76] A investigação multimodal

---

BOXE 7.22.4 Diagnósticos diferenciais em coriorretinite placoide resistente.

- Epiteliopatia pigmentar placoide multifocal posterior aguda
- Coroidite serpiginosa
- Maculopatia placoide persistente
- Coroidite multifocal
- Retinite viral
- Vasculite coroidal (p. ex., lúpus eritematoso sistêmico, poliarterite nodosa)
- Infiltração neoplásica da coroide
- Sífilis
- Sarcoide
- Tuberculose

BOXE 7.22.5 Diagnósticos diferenciais em maculopatia placoide persistente.

- Coroidite serpiginosa macular
- Epiteliopatia pigmentar placoide multifocal posterior aguda
- Coriorretinite placoide resistente
- Sífilis
- Doenças que causam isquemia coroidal:
  - Lúpus eritematoso sistêmico
  - Poliarterite nodosa
  - Coagulopatia intravascular disseminada
  - Púrpura trombocitopênica trombótica
  - Hipertensão maligna

por imagens deu suporte a essa classificação.[75,77,78] Historicamente, o termo *PIC* era usado quando as lesões eram limitadas ao polo posterior, e *CMF* era usado quando as lesões se estendiam também para a periferia. Algumas lesões também mostram fibrose significativa associada a elas. A expressão *síndrome de fibrose sub-retiniana e uveíte* foi usada no passado[79] quando havia presença de fibrose significativa. Consideramos fibrose como um aspecto da mesma doença, e não como entidade separada. Neste capítulo, serão usados os termos CMF/PIC ou CMF. Além disso, é preciso esclarecer que a CMF discutida aqui é a do tipo idiopático. A CMF pode ser secundária a outros processos, incluindo infecções (TB, sífilis, síndrome da histoplasmose ocular fúngica/presumida [POHS], infecções virais) e etiologias não infecciosas (sarcoidose).

Epidemiologia

A CMF junto da PIC é uma doença inflamatória comum que ocorre predominantemente em mulheres com miopia entre sua segunda a sexta décadas de vida. A maioria dos casos é bilateral quando diagnosticada ou se torna bilateral.[80,82] Essas duas entidades são caracterizadas por inflamação no nível do EPR e da retina externa, de modo que "coroidite" pode ser um termo impróprio.

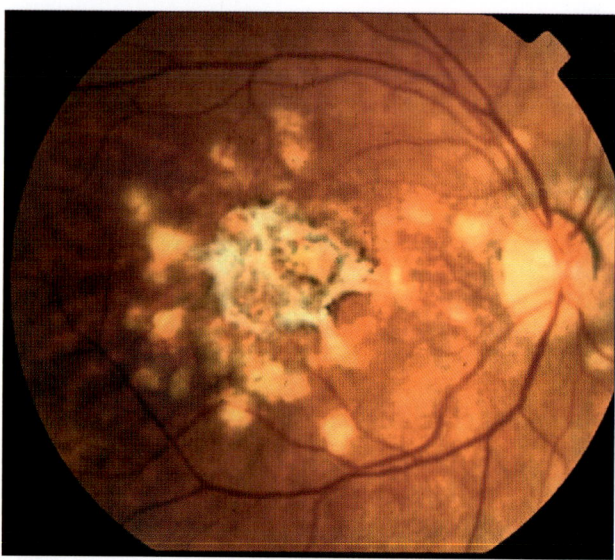

Figura 7.22.6 Coroidopatia interna puntiforme. Lesões coriorretinianas brancas e puntiformes na mácula com sobreposição de descolamento da retina seroso da fóvea no olho direito de uma jovem de 20 anos com miopia. (Cortesia de Richard R. Ober.)

Manifestações oculares

Os pacientes se apresentam com acuidade visual reduzida em um ou ambos os olhos. Fotopsias podem estar presentes (geralmente temporais) e os pacientes podem ser sintomáticos com aumento da mancha cega. A extensão de inflamação do segmento anterior e de vitreíte é variável; entretanto, isso não é essencial ao diagnóstico. Quando a extensão da vitreíte é significativa, a expressão *coroidite multifocal e pan-uveíte* tem sido usada. Esses pacientes são em geral examinados por especialistas em uveíte, mas nós consideramos isso como parte do espectro da mesma doença. Geralmente, os discos ópticos se mostram normais, mas o EPR peripapilar quase sempre está rompido. Uma área de fibrose na forma de "anel de guardanapo" pode cercar o disco. Lesões agudas são de amareladas a cinza e localizadas no nível do EPR e da retina externa; elas variam de 50 a 1.000 micra em tamanho. O descolamento seroso da retina pode acompanhar lesões ativas e as lesões podem variar de várias a centenas, ocorrendo no polo posterior, região peripapilar e periferia média com quase sempre um aglomerado na retina nasal. Elas podem aparecer em cachos lineares ou como lesões riscadas.[83] Lesões mais antigas aparecem atróficas e "perfuradas", com quantidades variáveis de pigmento. A metaplasia de EPR com fibrose associada pode ser visualizada, e essa fibrose pode ligar o espaço entre as cicatrizes (Figura 7.22.6).[80] Alguns casos mostram lesões brancas evanescentes lembrando MEWDS. Elas podem se resolver sem cicatrização. A NVC peripapilar e macular ocorre em mais de um terço dos olhos.[81] Esse quadro pode ocorrer em até 70% dos olhos por causa das escaras cicatrizadas. Se a NVC ocorrer na mácula ou próximo à fóvea, a perda de visão resultante será grave.[84,85] A NVC pode ser o sinal de apresentação da doença. A CMF também pode se apresentar com mais perda difusa de fotorreceptores distintas das lesões focais,[86] que descrevemos como CMF com atrofia coriorretiniana.[87] Essa atrofia coriorretiniana pode ser difusa, multizonal ou zonal.[86] Anteriormente, esses casos podem ter sido classificados como parte do complexo AZOOR de Gass,[88] mas hoje podem ser distinguidos por meio da investigação multimodal por imagens.

Diagnóstico

O diagnóstico é feito com base nos achados do exame clínico, embora a investigação por imagens possa ser útil. No estágio agudo, as lesões aparecem hipofluorescentes em AF. Mais tarde, elas colorem. Na fase cicatrizada, elas atrofiam e mostram um defeito de janela. A NVC peripapilar ou sob a fóvea pode ser visualizada. Em alguns pacientes, o EMC pode ser visualizado nas fases tardias da angiografia.[80] A ICGA mostra lesões hipofluorescentes que podem se aglomerar ao redor do disco óptico; essas lesões em geral são muito mais numerosas que aquelas visualizadas na AF ou no exame clínico. A SD-OCT mostra elevação do EPR correspondendo à lesão ativa com perda da camada elipsoide, dano ao fotorreceptor externo, espessamento da coroide e material sub-retinal que pode extravasar pelo EPR com a membrana de Bruch intacta.[89] Isso pode potencialmente se normalizar com o tratamento, ou pode haver atrofia persistente da retina externa. A OCTA tem sido relativamente útil em distinguir lesões inflamatórias de NVC.[90-92] A AFF pode mostrar zona difusa de lesões agudas hiperautofluorescentes peripapilares e/ou de polo posterior múltiplas, mesmo em áreas que parecem clinicamente não envolvidas e que podem se resolver com o tratamento.[89,93] Na experiência dos autores, numerosas lesões hipoautofluorescentes não associadas com lesões clínicas foram visualizadas e essas também se resolveram na fase de cicatrização.[94] Lesões puntiformes aparecem persistentemente hipoautofluorescentes e podem aumentar com o tempo. Os resultados da ERG geralmente são normais ou é possível observar atenuação moderada; porém, em casos mais graves, ela pode se extinguir. O resultado da EOG é normal.[80] A verificação do campo visual pode revelar mancha cega dilatada e, raramente, outras anormalidades. É possível visualizar pontos brancos evanescentes, mas eles podem se resolver com ou sem tratamento e com ou sem cicatrização e lembram MEWDS.

Associações sistêmicas

Uma associação entre CMF e a infecção sistêmica pelo vírus Epstein-Barr já foi sugerida,[95] mas uma segunda investigação não pode confirmar isso. Alguns pacientes com CMF também têm sarcoidose conhecida ou são diagnosticados mais tarde com sarcoidose. Esses casos podem não ser distinguíveis do grupo com etiologia idiopática. Com frequência, as lesões sarcoides predominam na retina inferior.

Evolução e desfecho

A CMF vai e vem, mas a perda progressiva da visão pode ocorrer. Os episódios podem se resolver espontaneamente ou com a ajuda de imunossupressores. Em cerca de 25% dos casos, a doença assume um curso mais agressivo, com mais inflamação e NVC. A NVC é a causa mais comum de perda de visão.[85,96] A cicatrização macular disciforme pode se desenvolver. Casos graves de fibrose sub-retinal podem se desenvolver (Figura 7.22.7).[80,81]

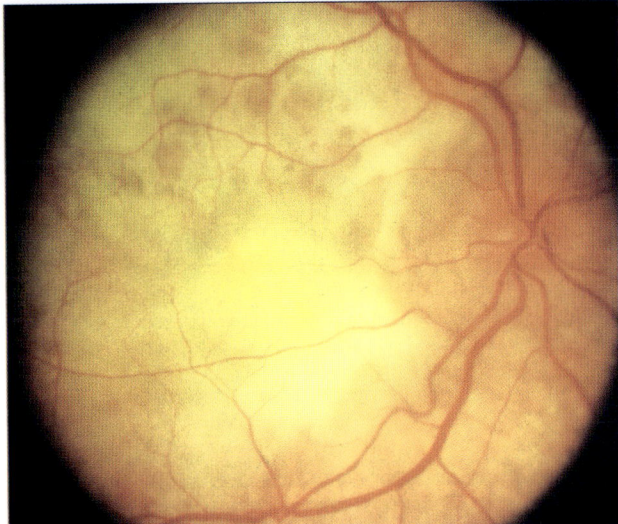

Figura 7.22.7 Visualização do fundo do olho direito de um paciente com fibrose sub-retiniana progressiva e uveíte. Observar a fibrose submacular extensa.

A perda de fotorreceptores com mais atrofia coriorretiniana disseminada pode ser visualizada. Membrana epirretiniana e edema de mácula são outras causas da perda de visão.[96]

Diagnóstico diferencial

Os diagnósticos diferenciais para CMF/PIC estão listados no Boxe 7.22.6. Lesões evanescentes podem lembrar MEWDS. CMF e POHS possuem muitas similaridades em suas lesões puntiformes envolvendo o polo posterior, assim como a periferia. Adicionalmente, alterações peripapilares e NVC podem ser visualizadas em ambas essas entidades. Classicamente, CMF tem algum grau de inflamação intraocular, mas isso não é necessário. Características clinicamente distintas de CMF incluem múltiplas lesões brancas e pequenas que se aglomeram na mácula, retina nasal ou equador. Além disso, a presença de lesões agudas e inativas, crescimento de lesões, metaplasia sub-retiniana fibrosa e tecido de conexão são mais característicos de CMF.[97]

Tratamento

O objetivo do tratamento é tratar a inflamação e suas complicações (EMC e NVC). A CMF pode se apresentar com inflamação

> **BOXE 7.22.6 Diagnósticos diferenciais em coroidite multifocal/coroidopatia interna puntiforme.**
>
> - Síndrome dos múltiplos pontos brancos evanescentes
> - Síndrome da histoplasmose ocular presumida
> - Sarcoidose
> - Síndrome de Vogt-Koyanagi-Harada
> - Oftalmia simpática
> - Maculopatia de degeneração miópica
> - Coroidite serpiginosa
> - Etiologias infecciosas:
>   - Virais (herpes-vírus simples, herpes-vírus-zóster, vírus Epstein-Barr, citomegalovírus, vírus Coxsackie)
>   - Bacterianas (sífilis, tuberculose, infecção por *Borrelia burgdorferi*, coroidite séptica, endoftalmite metastática)
>   - Fúngicas (histoplasmose, criptococose, coccidioidomicose, candidíase)
>   - Protozoárias (toxoplasmose, infecção por *Pneumocystis carinii*)
>   - Helmínticas (neurorretinite subaguda unilateral difusa)
> - Neoplásica: linfoma intraocular

anterior e posterior significativas. São usados corticosteroides (tópico, periocular, intraocular e sistêmico). Os agentes imunomoduladores que poupam corticosteroides se tornaram necessários quando os corticosteroides não são tolerados ou a recorrência é frequente. Os inibidores do TNF-α, como adalimumabe, também podem ser usados em conjunto com esses agentes em casos particularmente recalcitrantes. A NVC é primariamente tratada com injeções anti-VEGF. Outras estratégias de tratamento para NVC incluem *laser* térmico, se extrafóvea, e muito raramente TFD. Em geral, isso é feito em conjunto com o tratamento da inflamação. Agentes imunossupressores podem ser mais eficazes nos estágios iniciais do desenvolvimento da NVC.[98] A involução espontânea da NVC pode ocorrer e nenhum tratamento pode ser necessário se as lesões não ameaçarem a visão. A terapia do dano difuso aos fotorreceptores, visualizado ocasionalmente, é incerta.

SÍNDROME DOS MÚLTIPLOS PONTOS BRANCOS EVANESCENTES

Epidemiologia e patogênese

A MEWDS é uma coriorretinopatia inflamatória que afeta predominantemente mulheres jovens e sadias na segunda a quarta décadas de vida. Uma moléstia semelhante à gripe precede os sintomas oculares em cerca da metade dos pacientes.[99]

Manifestações oculares

Pacientes com MEWDS sofrem perda visual aguda, unilateral e indolor.[99] MEWDS bilateral mais rara e assimétrica também já foi informada.[100] Os pacientes se queixam, com frequência, de um escotoma e fotopsias cintilantes associadas, com frequência no campo visual temporal. Os achados oculares incluem um número variável de pontos brancos e pequenos no nível da retina profunda, concentrados na área paramacular e menos proeminente além das arcadas vasculares (Figura 7.22.8). Observa-se presença aguda de uma aparência granular característica para a fóvea, e esta geralmente não volta à aparência normal (ver Figura 7.22.8).[99] Em casos atípicos, essa pode ser a única característica de apresentação.[101] Volumes variáveis de vitreíte e edema de disco óptico estão presentes. Pode-se observar embainhamento vascular retiniano. Raramente, uma descoloração circumpapilar geográfica progressiva ou lesão branca pode ser o sinal de apresentação.[102] Alterações pigmentares leves podem se desenvolver com a resolução dos pontos brancos. A cicatrização coroidal lembrando CMF é possível em alguns pacientes. Raramente, a NVC pode se desenvolver e pode ser o sinal de apresentação.[103] Cerca de 10% dos casos podem mostrar recorrências.[100]

Diagnóstico

O diagnóstico é clínico. O teste do campo visual pode revelar dilatação da mancha cega.[99,104] AF pode revelar vazamento dos capilares do disco e coloração tardia pontilhada da retina, caracteristicamente na forma de uma grinalda (Figura 7.22.9).[99,104] Pode ser visualizado um vazamento na mácula em padrão não cistoide. ICGA demonstra múltiplas áreas hipofluorescentes (mais do que é visualizado clinicamente ou detectado na fluoresceína) no polo posterior.[105] Pontos são vistos nas manchas (ver a seguir), e a OCTA não mostra anormalidades na circulação coroidal superficial ou profunda ou na retina.[106] SD-OCT mostra resíduos multifocais hiper-refletivos na camada elipsoide, com protrusões em forma de abóbada do material hiper-refletivo da camada elipsoide em direção à camada nuclear externa, correspondendo à localização de pontos na periferia da fóvea, observados com fotografia.[107,108] As "manchas" confluentes maiores são hiporrefletivas e localizadas no nível da zona elipsoide, com ruptura da junção SI/SE.[106] Todas essas

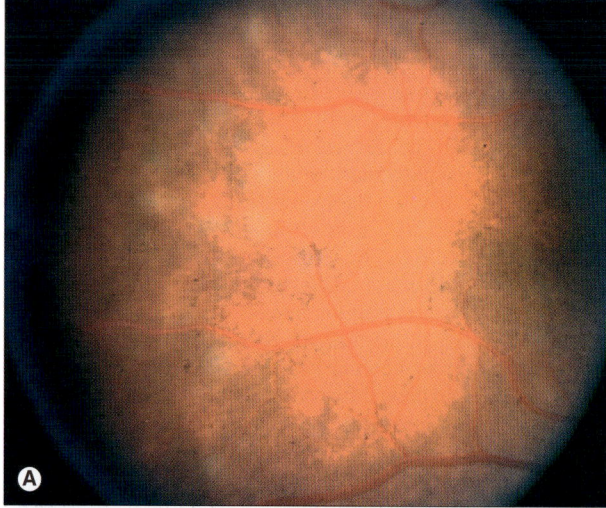

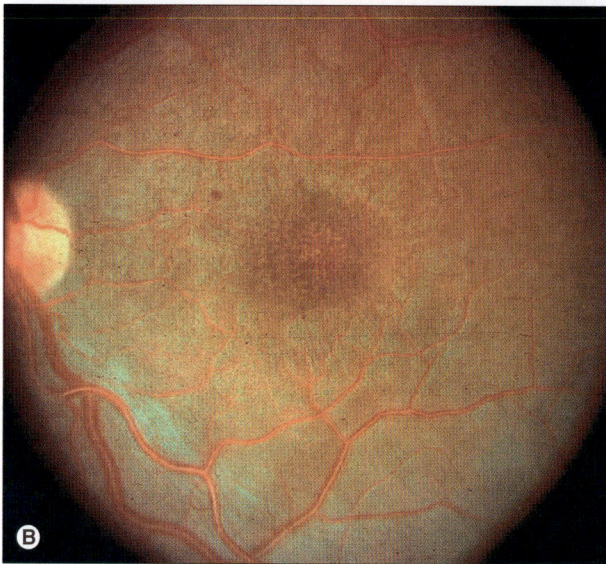

Figura 7.22.8 A. Olho direito de uma paciente com síndrome dos múltiplos pontos brancos evanescentes. Observar as múltiplas manchas brancas por todo o polo posterior e (B) a aparência granular da fóvea.

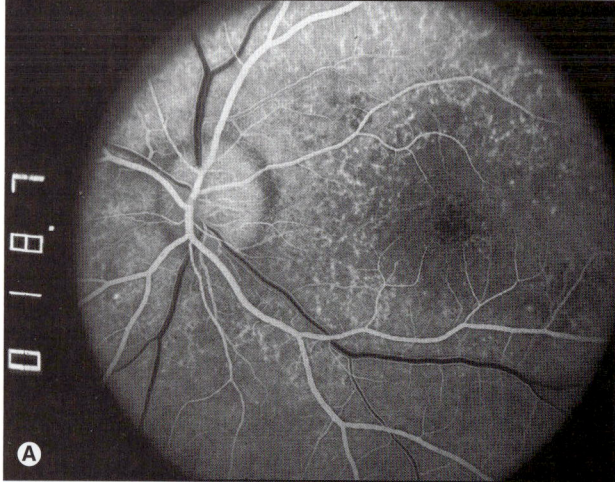

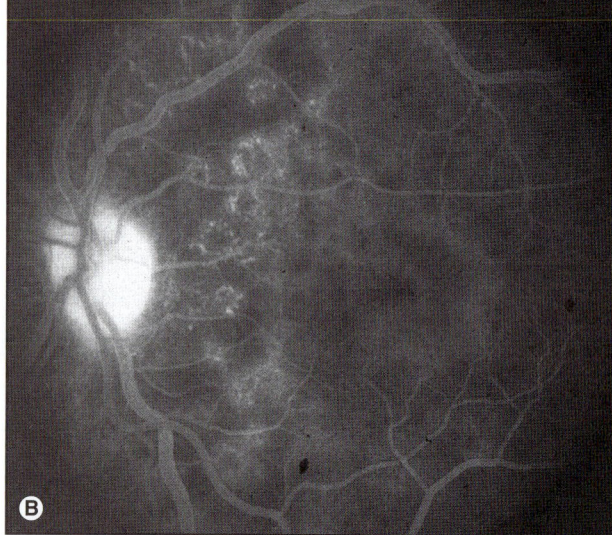

Figura 7.22.9 Vazamento hiperfluorescente tardio de capilares do disco e coloração pontilhada tardia, caracteristicamente na forma de grinalda, com vazamento tardio difuso em modelo não petaloide em imagem de angiografia com fluoresceína em (A) precoce e (B) fase tardia do olho esquerdo de um paciente com síndrome dos múltiplos pontos brancos evanescentes.

alterações se resolvem espontaneamente. Além disso, embora seja típica a ocorrência unilateral das lesões, os fotorreceptores raramente mostram anormalidades bilateralmente.[109] AFF mostra manchas e pontos hipofluorescentes em números maiores que os clinicamente visualizados.[110,111] A ERG pode revelar uma amplitude de onda a profundamente reduzida e amplitudes potenciais precoces de receptores na fase aguda da doença, sugerindo disfunção disseminada de fotorreceptores.[112] Durante a recuperação, essas amplitudes voltam ao normal. Além disso, a cinética de regeneração prolongada do EPR também está presente nas fases agudas do transtorno.[112] Os mecanismos exatos de perda visual em MEWDS ainda não estão bem compreendidos, mas, provavelmente, representam disfunção de fotorreceptores.

Diagnóstico diferencial

Diagnosticar MEWDS pode ser desafiador por causa da natureza transitória dos achados clínicos. A CMF pode ter pontos brancos evanescentes. Linfoma pode produzir lesões brancas. Sarcoidose e neurorretinite subaguda unilateral difusa também deverão ser consideradas. Em pacientes jovens e sadios que se apresentam com perda visual unilateral (quase sempre com uma fóvea anormal), MEWDS precisa ser considerada porque pode estar presente depois que os pontos brancos diminuírem[113,114] (Boxe 7.22.7).

BOXE 7.22.7 Diagnósticos diferenciais em síndrome dos múltiplos pontos brancos evanescentes.

Coroidite multifocal/coroidopatia interna puntiforme
Linfoma
Sarcoidose
Neurorretinite subaguda unilateral difusa
Retinite infecciosa

Evolução e desfechos

MEWDS tem evolução autolimitada e, por isso, nenhum tratamento específico é indicado.[99] Os pontos brancos esvanecem e o edema de disco se resolve gradualmente, em geral dentro de 2 a 6 semanas do início dos sintomas e achados oculares. A acuidade visual volta gradualmente aos níveis basais. O escotoma e fotopsias temporais podem levar consideravelmente mais tempo para melhorar (vários meses).[99] Recorrências já foram informadas.[100] O prognóstico visual é bom, mesmo entre pacientes que sofrem recorrências. Uma associação muito rara com AZOOR também foi informada.[115] A OCT pode ser útil para monitorar a evolução da doença. A recuperação de fotorreceptores é um bom preditivo. A NVC, embora rara, pode afetar negativamente o prognóstico.

RETINOPATIA EXTERNA OCULTA FOCAL AGUDA

Epidemiologia

Embora AZOOR esteja frequentemente incluída na WSS, pontos brancos clínicos não são observados nesse quadro. AZOOR é um transtorno que afeta, predominantemente, mulheres jovens e sadias na segunda a quarta décadas de vida.[116] Os pacientes desenvolvem fotopsia e se queixam de escotoma denso relacionado à disfunção da retina externa. O quadro pode ser uni ou bilateral. Doenças autoimunes sistêmicas já foram notadas em alguns pacientes com AZOOR.[2,117]

Manifestações oculares e diagnóstico

No exame inicial, o fundo aparece normal. Vasos retinais estreitos e despigmentação do EPR são encontrados dentro de alguns meses do início dos sintomas e correspondem a zonas de perda de campo visual. Com frequência, existe demarcação nítida entre retina normal e anormal, com aparência curvilínea. O escotoma é quase sempre contíguo ao disco. Os olhos geralmente são quietos, mas alguma célula vítrea pode estar presente. Em uma possível variante da AZOOR clássica, chamada de *retinopatia externa anular aguda,* uma linha branca-acinzentada é visível entre a retina normal e a anormal.[118] A retina anormal se torna atrofiada, como visualizado na AZOOR clássica.

Os achados de AF são tipicamente normais durante as fases iniciais do transtorno. Uma vez ocorridas as alterações no EPR, o mosqueamento do pigmento e os defeitos de janela se desenvolvem nas áreas envolvidas. ICGA demonstra padrão trizonal na AZOOR em estágio avançado com aparência normal fora da linha da AZOOR (zona 1), extravasamento tardio mínimo na área subaguda (zona 2) e hipofluorescência com atrofia coriocapilar (zona 3).[119] SD-OCT mostra disrupção da zona elipsóidea e da linha de interdigitação (extremidades do segmento externo dos cones) com espessamento da camada plexiforme externa (CPE) e perda da camada nuclear externa (CNE). Durante o processo de cura são observadas atrofia do epitélio pigmentado da retina e perda persistente da CNE e da zona elipsóidea. Nas lesões AZOOR subagudas ou crônicas, é observado um aspecto trizonal com aspecto normal fora da linha da AZOOR (zona 1) depósitos sub-retinais multifocais semelhantes a saliências (*drusen*) (zona 2) e fotorreceptor, EPR e atrofia coroidal (zona 3).[119,120] A investigação AFF por imagens revela hipoautofluorescência nas margens dessas áreas.[121] De novo, um padrão trizonal está presente em lesões mais antigas com autofluorescência normal na zona 1, hiperautofluorescência salpicada na lesão AZOOR (zona 2) e hipoautofluorescência com atrofia coroidal (zona 3).[119] A disfunção retiniana externa pode ser documentada usando o teste de campo visual, o qual mostra zonas de perda de campo visual grandes, superiores, temporais e, às vezes, centrais. Com frequência, os escotomas aumentam de tamanho dentro de dias a meses e podem se estabilizar ou progredir. A perda de campo visual geralmente ocorre em ambos os olhos, mas pode ser assimétrica. Alguma melhora tem sido informada. A ERG focalizada revela anormalidades na área do escotoma. A ERG de campo total mostra redução de moderada a intensa na amplitude da onda a.[122] O teste de EOG geralmente é anormal. A avaliação de laboratório, incluindo teste para anticorpos antirretinianos, não ajuda.

Diagnóstico diferencial

Os diagnósticos diferenciais para AZOOR estão listados no Boxe 7.22.8.

Evolução e desfecho

Os pacientes podem mostrar progressão ou recorrências com novas áreas de envolvimento. Nenhum tratamento específico para AZOOR foi estabelecido. Glicocorticoides, imunossupressão

---

BOXE 7.22.8 Diagnósticos diferenciais em retinopatia externa oculta focal aguda.

Doenças hereditárias da retina (retinite pigmentosa)
Retinopatia associada a câncer/retinopatia associada a melanoma
Retinopatias autoimunes (sem câncer)
Neurorretinite subaguda unilateral difusa
Neuropatias ópticas (neuropatia óptica de Leber)

---

e agentes antivirais foram testados, mas não foi comprovada a eficácia. Embora a maioria dos pacientes retenha acuidade visual melhor que 20/40 (6/12), pode ocorrer permanente e, às vezes, séria perda de campo visual.

Gass usou a expressão *complexo AZOOR*[88] para incluir MEWDS, AIBSE, AMN, PIC e CMF. Ele notou a existência de similaridades na demografia dessas entidades, assim como em seus efeitos sobre a retina externa. A investigação multimodal por imagens pode hoje, em geral, distinguir uma doença da outra.

NEURORRETINOPATIA MACULAR AGUDA

Epidemiologia e patogênese

A AMN ocorre entre a segunda e a quarta décadas de vida.[123] O processo mórbido pode ser uni ou bilateral. Raramente, pode haver recorrências em um ou ambos os olhos. Já foi observada história de pródromo viral, trauma ou abuso de drogas (simpatomimética).[124] Muitas causas vasculares têm sido descritas atualmente.[125] Os pacientes se queixam de visão reduzida, escotomas paracentrais ou ambos. A causa exata da AMN continua desconhecida. Modalidades mais recentes de investigação por imagens demonstraram que a retina média e a retina externa estão envolvidas.[126-131] Fawzi *et al.* descobriram que a doença começa ao nível da camada plexiforme externa, e então envolve rapidamente a retina externa.[132] A investigação multimodal por imagens indicou que um insulto vascular retinal profundo pode causar essa doença. É importante discutir a anatomia vascular da retina para compreender melhor a AMN. A OCTA confirmou a existência de três camadas capilares da retina no polo posterior (uma quarta é encontrada junto das arcadas temporais).[133] A camada mais interna é o plexo capilar superficial (SCP, do inglês *superficial plexus*), seguida pela intermediária (ICP, do inglês *intermediate plexus*) e, depois, a camada mais externa, chamada *plexo capilar profundo* (DCP, do inglês *deep capillary plexus*). Um insulto vascular ao SCP cria uma mancha de algodão, enquanto um insulto ao ICP resultará em um defeito mais profundo chamado maculopatia média aguda paracentral (MMAO). Por fim, o comprometimento vascular ao DCP causa AMN.

Diagnóstico

A oftalmoscopia revela uma de várias lesões escuras pequenas, circulares, ovais ou petaloides que cercam a fóvea. Essas lesões podem aparecer em vermelho mais escuro ou marrom do que a mácula normal ao redor. Em geral, o diagnóstico é feito com base na evolução clínica e na aparência da lesão. As lesões são mais bem visualizadas em fotografias sem infravermelho, imagens de refletância infravermelha (IR) ou em imagens de OCT. Os resultados de AF e ICGA são normais. Entretanto, a OCTA pode demonstrar áreas de déficits de fluxo no plexo vascular retinal profundo correspondendo à lesão (ou lesões) macular no *enface* e em imagens B-*scan*. A SD-OCT inicial mostra faixa hiper-refletiva envolvendo a camada plexiforme exterior (OPL, do inglês *outer plexiform layer*) e a camada nuclear externa (CSE) com ruptura associada das zonas elipsoide e de interdigitação. Durante várias semanas, observa-se melhora na hiper-refletividade, mas áreas hiper-refletivas pontilhadas persistem em OPL e CSE. Ocorre afinamento da CSE.[132] As zonas elipsoide e de interdigitação ficam parcialmente restauradas (Figura 7.22.10).[134] As imagens de SLO infravermelho e de AFF quase infravermelha destacam muito bem as lesões.[132,134] Essas, junto das imagens de OCT, mostram alterações rápidas durante as primeiras poucas semanas da doença. Alterações pigmentares muito sutis envolvendo o EPR foram sugeridas como causadoras das lesões avermelhadas da AMN.[132] O teste de campo visual frequentemente revela escotomas paracentrais que correspondem à forma e ao local das lesões maculares. Os resultados do teste eletrofisiológico, exceto aqueles da ERG multifocal, são normais.

Diagnóstico diferencial

Os diagnósticos diferenciais para AMN estão listados no Boxe 7.22.9.

> **BOXE 7.22.9** Diagnósticos diferenciais em neurorretinopatia macular aguda.
>
> Síndrome dos múltiplos pontos brancos evanescentes
> Maculopatia média paracentral aguda
> Infartos antigos da retina interna
> Afinamento retinal de lesão ocular pós-cegueira

A AMN deverá ser ainda diferenciada da MMAO. Sarraf *et al.* estabeleceram o termo *MMAO* em 2013.[127] Esses pacientes também se apresentam com escotomas agudos, e lesões cinzentas ou avermelhadas podem ser visualizadas clinicamente. Entretanto, a investigação multimodal por imagens mostra um insulto ao ICP, em vez de ao DCP. A MMAO já foi encontrada em outros transtornos vasculares, como diabetes e oclusões venosas.[131]

Evolução e desfechos

Não há tratamento conhecido para AMN, mas as lesões ativas são geralmente autolimitantes. A acuidade visual pode melhorar, e os escotomas paracentrais podem diminuir de tamanho; entretanto, a resolução de sintomas pode levar meses. As lesões retinais agudas desvanecem, mas não se resolvem completamente, observando-se perda da CSE. MMAO e AMN podem ser diferenciadas usando a investigação multimodal por imagens, e essas entidades estão sendo cada vez mais reconhecidas.

AGRADECIMENTOS

Os autores agradecem a Tho Le Phuong Tran pela assistência dela em pesquisa na preparação deste manuscrito.

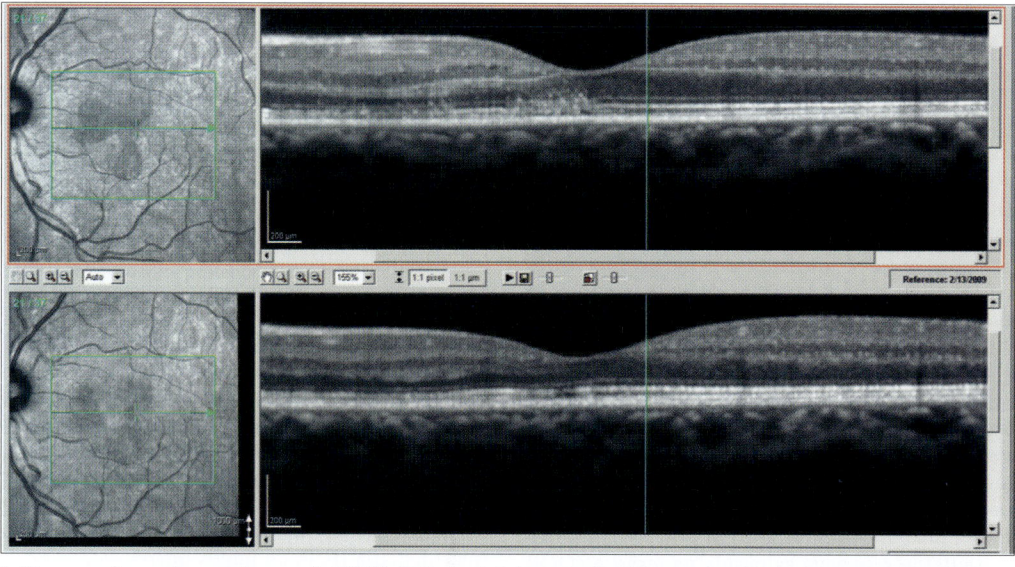

Figura 7.22.10 Neurorretinopatia macular aguda (AMN). Refletância infravermelha (IR) e tomografia de coerência óptica (OCT) na linha de base (*topo*) mostram lesões escuras em forma de cunha em IR. A OCT mostra hiper-refletividade da camada nuclear externa (CSE) e ruptura do segmento interno/segmento externo (SI/SE), e linhas de SE/EPR. O acompanhamento de 14 meses (*embaixo*) mostra esvanecimento da lesão em IR. A OCT mostra refletividade normal da CSE, com afinamento focal nas áreas anteriormente envolvidas. As linhas SI/SE se normalizaram completamente, mas as linhas SE/EPR permanecem ausentes nas regiões da lesão de AMN original. A evidência da OCT de ruptura de SE/EPR e afinamento de CSE, assim como o enfraquecimento da lesão de IR, podem ser marcadores duradouros. (Cortesia de Amani Fawzi, MD, Northwestern University.)

BIBLIOGRAFIA

Heiferman MJ, Rahmani S, Jampol LM, et al. Acute posterior multifocal placoid pigment epitheliopathy on optical coherence tomography angiography. Retina 2017;37(11):2084–94.

Jampol LM, Becker KG. White spot syndromes of the retina: a hypothesis based on the common genetic hypothesis of autoimmune/inflammatory disease. Am J Ophthalmol 2003;135(3):376–9.

Jampol LM, Sieving PA, Pugh D, et al. Multiple evanescent white dot syndrome. I. Clinical findings. Arch Ophthalmol 1984;102(5):671–4.

Jones BE, Jampol LM, Yannuzzi LA, et al. Relentless placoid chorioretinitis: a new entity or an unusual variant of serpiginous chorioretinitis? Arch Ophthalmol 2000;118(7):931–8.

Lim WK, Buggage RR, Nussenblatt RB. Serpiginous choroiditis. Surv Ophthalmol 2005;50(3):231–44.

Mrejen S, Khan S, Gallego-Pinazo R, et al. Acute zonal occult outer retinopathy: a classification based on multimodal imaging. JAMA Ophthalmol 2014;132(9):1089–98.

Piffer AL, Boissonnot M, Gobert F, et al. Relevance of wide-field autofluorescence imaging in birdshot retinochoroidopathy: descriptive analysis of 76 eyes. Acta Ophthalmol 2014;92(6):e463–9.

Priem HA, Oosterhuis JA. Birdshot chorioretinopathy: clinical characteristics and evolution. Br J Ophthalmol 1988;72(9):646–59.

Ryan SJ, Maumenee AE. Acute posterior multifocal placoid pigment epitheliopathy. Am J Ophthalmol 1972;74(6):1066–74.

Ryan SJ, Maumenee AE. Birdshot retinochoroidopathy. Am J Ophthalmol 1980;89(1):31–45.

Spaide RF. Autofluorescence imaging of acute posterior multifocal placoid pigment epitheliopathy. Retina 2006;26(4):479–82.

Teussink MM, Huis In Het Veld PI, de Vries LA, et al. Multimodal imaging of the disease progression of birdshot chorioretinopathy. Acta Ophthalmol 2016;94(8):815–23.

Thorne JE, Wittenberg S, Jabs DA, et al. Multifocal choroiditis with panuveitis incidence of ocular complications and of loss of visual acuity. Ophthalmology 2006;113(12):2310–16.

Vasconcelos-Santos DV, Rao PK, Davies JB, et al. Clinical features of tuberculous serpiginouslike choroiditis in contrast to classic serpiginous choroiditis. Arch Ophthalmol 2010;128(7):853–8.

Yeh S, Forooghian F, Wong WT, et al. Fundus autofluorescence imaging of the white dot syndromes. Arch Ophthalmol 2010;128(1):46–56.

As referências completas estão disponíveis no **GEN-io**.

PARTE 7 UVEÍTE E OUTRAS INFLAMAÇÕES INTRAOCULARES

SEÇÃO 9 Síndromes Mascaradas

Síndromes Mascaradas: Neoplasmas

7.23

Nirali Bhatt, Chi-Chao Chan e H. Nida Sen

Definição: Simulação de um quadro inflamatório por um processo neoplásico.

Características principais
- Geralmente bilateral, mas pode ter envolvimento assimétrico
- Células no humor aquoso ou vítreo ou em ambos
- Com linfoma primário do sistema nervoso central (LPSNC): lesões do epitélio pigmentar sub-retiniano, envolvimento do sistema nervoso central (SNC), pacientes tipicamente com mais de 50 anos.

Características associadas
- Pode responder inicialmente aos corticosteroides, mas no curso se torna "corticorresistente"
- Idoso ou com história conhecida de malignidade em qualquer local
- Geralmente falta de características inflamatórias, como precipitados ceráticos e sinéquias, mas não universalmente.

INTRODUÇÃO

Síndromes mascaradas são um grupo raro de transtornos que imitam uma doença inflamatória ocular. Elas podem ser infecciosas ou neoplásicas, mas geralmente se referem a um processo neoplásico. O termo "síndrome mascarada" foi usado pela primeira vez na oftalmologia por Theodore em 1967 para descrever um carcinoma conjuntival que se apresentou como conjuntivite crônica.[1] Síndromes mascaradas neoplásicas constituem uma minoria de casos (2,3%) em clínicas de uveíte.[2] O reconhecimento precoce de síndromes mascaradas é crítico, pois as infecciosas são potencialmente curáveis, e o reconhecimento de síndromes mascaradas associadas a neoplasias pode salvar vidas.

NEOPLASIAS PRIMÁRIAS

Linfoma intraocular (vitreorretiniano) primário

O linfoma intraocular primário (LIP), renomeado como linfoma vitreorretiniano primário (PVRL, do inglês *primary vitreoretinal lymphoma*), é um subconjunto de LPSNC. Ele é tipicamente um linfoma difuso de grandes linfócitos B não Hodgkin extranodal (DLBCL, do inglês *diffuse large B-cell lymphoma*), que se apresenta no olho com ou sem envolvimento simultâneo do SNC.[3,4] Vários estudos informaram que 56 a 90% dos pacientes com PVRL têm ou desenvolverão doença do SNC, enquanto 15 a 25% dos pacientes com LPSNC se apresentam com ou por fim desenvolverão PVRL.[3] Em contraste com o DLBCL sistêmico e similar ao LPSNC, a disseminação extracerebral é muito rara. O PVRL é uma malignidade desafiadora com altos índices de morbidade e de mortalidade. Ele afeta pacientes na sexta a sétima décadas de vida. A incidência é maior em homens e não há predileção de etnia. O PVRL é bilateral em aproximadamente 80 a 90% dos pacientes, mas pode ser unilateral na apresentação. A incidência de PVRL é de aproximadamente 380 pessoas/ano nos EUA.[5,6]

Tipicamente, o PVRL se mascara como uveíte intermediária crônica não respondedora ou má respondedora aos corticosteroides. Os pacientes se apresentam com visão turva e moscas volantes; células vítreas (geralmente em folhas); opacidade vítrea; infiltrados sub-retinianos de cor branco-amarelada, elevados e multifocais; e, menos em geral, inflamação da câmara anterior, precipitados ceráticos, descolamento exsudativo da retina ou descolamentos de epitélio pigmentar da retina (EPR) (Figura 7.23.1). Clinicamente, o PVRL pode imitar uveítes autoimunes ou infecciosas, como sarcoidose, tuberculose, retinite viral, doença de Behçet, doença de Vogt-Koyanagi-Harada e toxoplasmose, levando, com frequência, ao diagnóstico tardio.[7,8] O LPSNC associado ao vírus da imunodeficiência humana (HIV), que afeta pacientes mais jovens, também deverá ser considerado no diagnóstico diferencial. A incidência de LPSNC em HIV é de 2 a 6%, pelo menos 1.000 vezes mais que o índice para a média da população. Ele ocorre com contagens baixas de CD4 (< 50 a 100) e está intimamente relacionado ao vírus Epstein-Barr (VEB).[3,6]

Diagnóstico

O diagnóstico definitivo de PVRL exige identificação de células malignas de linfoma em amostras oculares. Amostras para diagnóstico incluem biopsia vítrea, aquosa ou coriorretiniana. É essencial colaborar com o patologista ocular para aperfeiçoar o manuseio de amostras.[9] O envolvimento do SNC pode levar a défices neurológicos incluindo hemiparesia, ataxia, sintomas neuropsiquiátricos e alterações de comportamento.[10] Portanto, a investigação por imagens de ressonância magnética e a punção lombar com citologia do fluido cefalorraquidiano são cruciais, mesmo em pacientes assintomáticos (Figura 7.23.2). A biopsia do cérebro pode ser necessária em casos selecionados.

A biopsia coriorretiniana e a enucleação diagnóstica demonstram que células de linfoma estão localizadas entre o EPR e a membrana de Bruch, mas essas células podem invadir o vítreo e a retina. Recomenda-se a vitrectomia diagnóstica completa no olho com mais "vitreíte" e visão pior. O vítreo fresco não diluído (1 a 2 mℓ) deverá ser colocado em meio de cultura celular e transportado imediatamente para processamento. A citologia revela células linfoides atípicas com citoplasma basofílico escasso e núcleos grandes e irregulares com nucléolos proeminentes (ou múltiplos) (Figura 7.23.3). Linfócitos T reativos, células necróticas, fibrina e resíduos estão frequentemente presentes.[3,9]

A imuno-histoquímica ou citometria de fluxo ajuda na determinação da monoclonalidade. A maioria das amostras de PVRL colore positivamente para marcadores de linfócitos B e mostra expressão restrita de cadeia κ ou λ. Os marcadores de linfócitos T

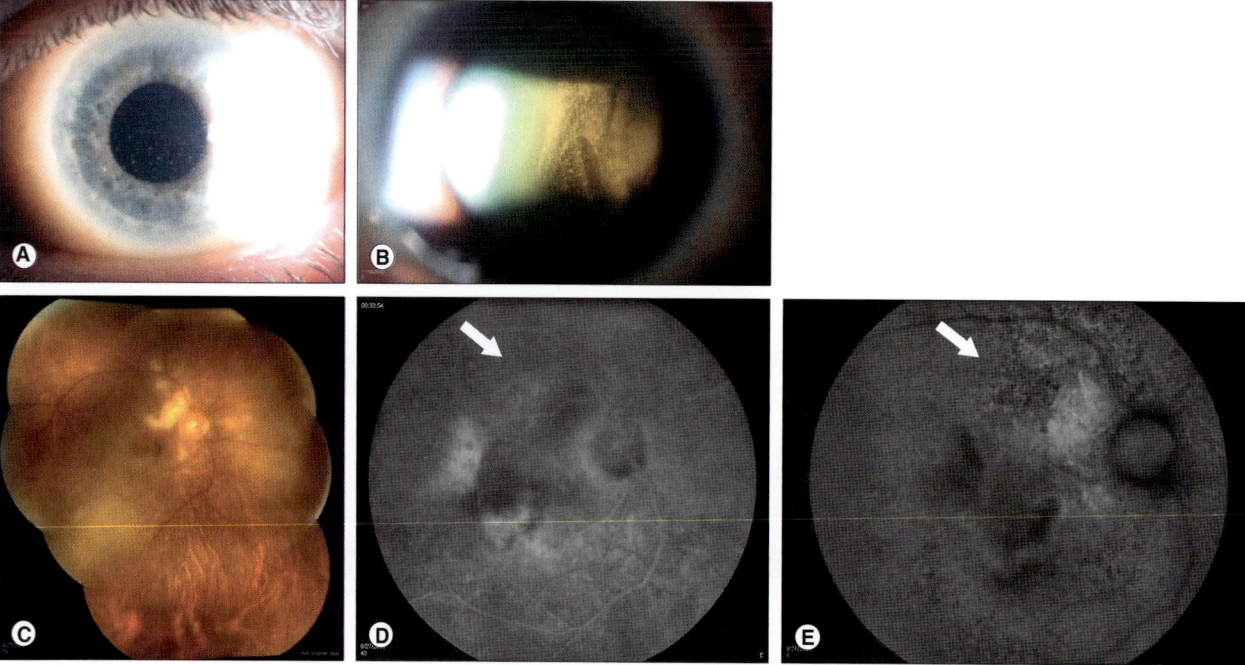

Figura 7.23.1 Precipitados ceráticos difusos em forma de estrelas (**A**) e células vítreas em "folhas" em paciente com linfoma vitreorretiniano primário (PVRL) (**B**). Múltiplas lesões sub-retinianas de cor branco-amarelada e elevadas ao longo da arcada superior e do nervo óptico na fotografia de fundo (**C**) correspondem ao bloqueio precoce delineado por setas na angiografia com fluoresceína (**D**). Existe também hiper e hipofluorescência pontilhada cercando as lesões reminiscentes de um padrão em "mancha de leopardo" delineado por setas tanto na angiografia com fluoresceína quanto na autofluorescência (**E**).

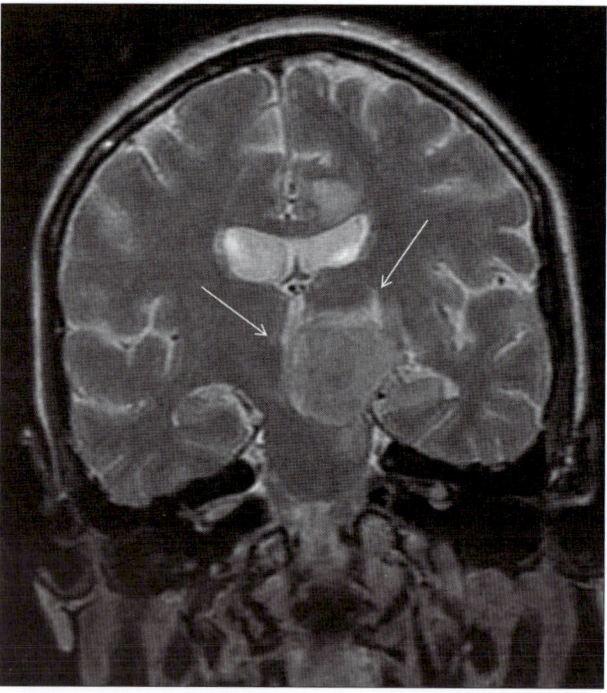

Figura 7.23.2 Envolvimento do sistema nervoso central (SNC) em paciente com linfoma vitreorretiniano primário/linfoma primário do sistema nervoso central (PVRL/LPSNC) com múltiplas lesões se realçando e com a lesão esférica e homogênea de ≈2,5 cm (*setas*) centralizada no hipotálamo esquerdo.

ajudam a identificar casos raros de linfomas dessas células.[3] A demonstração de rearranjo da cadeia pesada de imunoglobulina (*IgH*) ou gene *TCR* com o uso de microdissecção e reação em cadeia da polimerase também indica monoclonalidade. Uma proporção elevada de interleucina-10 (IL-10) (citocina secretada por linfócitos B) para IL-6 (citocina pró-inflamatória) é sugestiva de PVRL e uma proporção superior a 1 tem sensibilidade e especificidade razoavelmente altas, mas não é diagnóstica.[3,9]

Resultados falso-negativos podem ocorrer como resultado de manuseio impróprio e processamento de amostras, uso de corticosteroides ou, simplesmente, por causa da escassez de células neoplásicas na amostra. Um desmame rápido de corticosteroides antes da operação deverá ser considerado. Vitrectomias diagnósticas repetidas podem ser necessárias em alguns casos, quando mais células neoplásicas rompem pela retina.

A investigação multimodal por imagens com retinografia, autofluorescência do fundo de olho (AFF), angiografia com fluoresceína (AF) e tomografia de coerência óptica (OCT) podem ajudar no diagnóstico e no seguimento.[11,12] O achado mais frequente da AF no PVRL é um padrão em "mancha de leopardo" de hipofluorescência granular, informado em 43 a 61% de olhos em uma série publicada, que se correlaciona caracteristicamente com os infiltrados amarelos aparentes no exame. A AFF também está associada a uma aparência granular no PVRL. Áreas visualizadas como hipofluorescentes na AF correspondem a manchas hiperautofluorescentes na AFF. Após o tratamento de PVRL, a hipoautofluorescência manchada causada por atrofia do EPR pode ocorrer em áreas de atividade anterior. As anormalidades visualizadas no nível sub-retiniano ou de EPR são os achados mais comuns informados pela OCT de PVRL e têm variado em frequência de 41,7 a 75% dos olhos. Esses achados podem incluir nódulos sub-retinianos hiper-refletivos, irregularidades de EPR, fluido sub-retiniano e separação do EPR da membrana de Bruch. Menos usualmente, infiltrações hiper-refletivas intrarretinais e ruptura da zona elipsoide também já foram informadas.

Tratamento

O diagnóstico e o tratamento de LPSNC/PVRL demandam abordagem multidisciplinar e é mais bem conduzida em grandes centros que tenham experiência. A sobrevida média sem terapia específica é de 1,9 a 3,3 meses.[13] O LPSNC é sensível à quimioterapia e à radioterapia (RT), mas os resultados ainda são insatisfatórios comparados com os de outros linfomas. A maioria das terapias usadas para linfoma sistêmico tem sido ineficaz para LPSNC. Com exceção da biopsia estereotáxica, a ressecção cirúrgica do tumor não é feita no tratamento de LPSNC. A RT tinha sido o padrão de cuidados até a década de 1990.

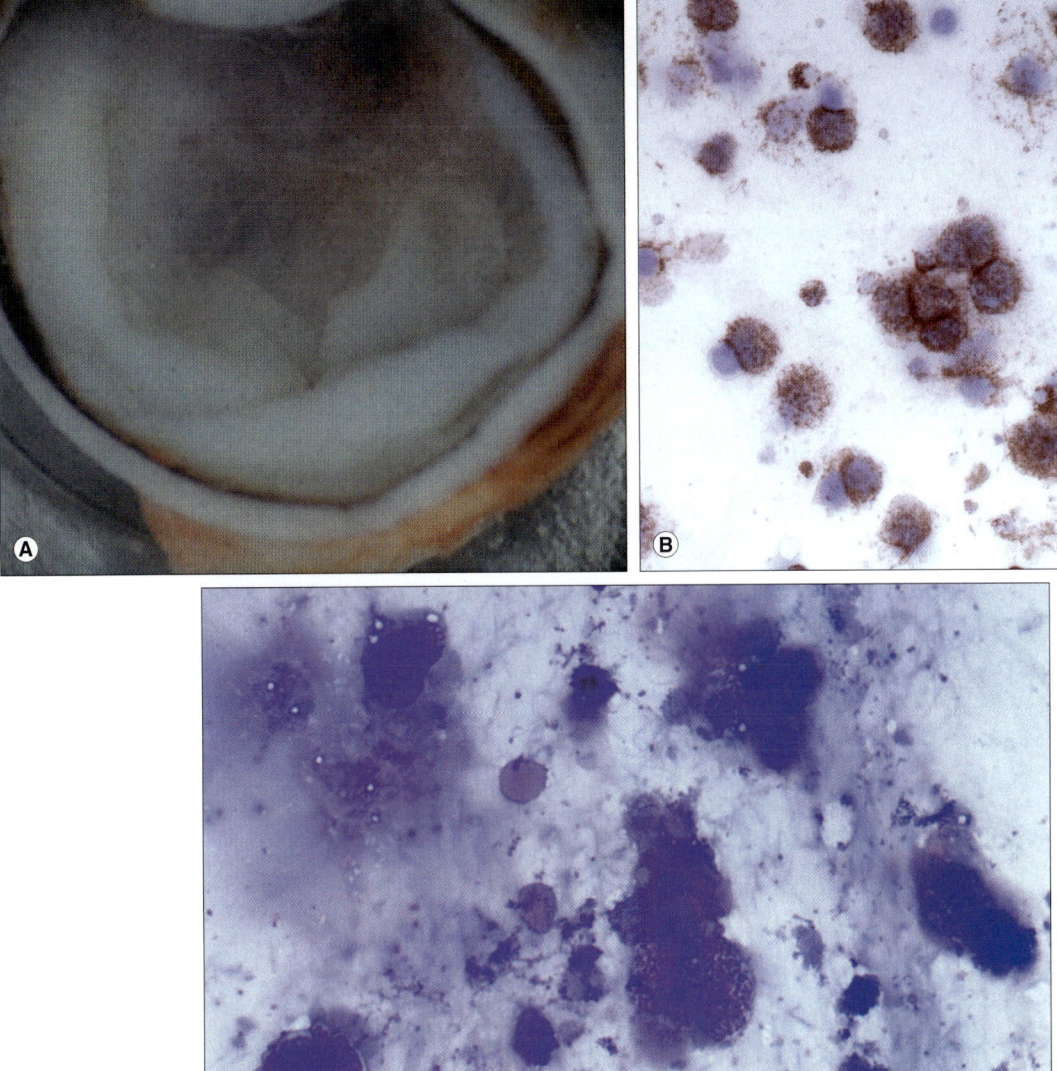

Figura 7.23.3 Fotografia de um olho enucleado com linfoma vitreorretiniano primário (PVRL) com espessamento retiniano e infiltração subretiniana do tumor (**A**). Fotomicrografia mostrando coloração imuno-histoquímica de células de linfoma do vítreo com coloração positiva para CD-20, um marcador de linfócitos B (**B**), e grandes células de linfoma com citoplasma basofílico escasso e grandes núcleos hiperpigmentados e nucléolos proeminentes (coloração de Giemsa) (**C**).

Desde então, metotrexato (MTX) em dose alta com ou sem RT tem sido a base da terapia, com sobrevida geral de 24 a 40 meses. Além do MTX, citarabina, Ara-C, glicocorticoides e temozolomida também são usados. Rituximabe, um anticorpo monoclonal anti-CD20, é hoje usado em combinação com quimioterapia, embora seu papel no LPSNC seja ainda incerto, apesar da eficácia em outros linfomas.[14] Os papéis da quimioterapia intratecal e do transplante de células-tronco permanecem obscuros. MTX intravítreo (400 μg em 0,1 mℓ) ou rituximabe (1 mg em 0,1 mℓ), isolados ou em combinação, ou RT ocular, podem ser administrados para recorrências oculares isoladas ou para suplementar a terapia sistêmica em PVRL.[3] A sobrevida geral em pacientes com PVRL é de 58 meses, com a maioria das recorrências acontecendo no SNC. A terapia ocular local não preverirá as recorrências no SNC, e os pacientes deverão ser monitorados de perto com IRMs regulares e exames neurológico e ocular. O prognóstico em longo prazo para pacientes com LPSNC ainda é insatisfatório. Fatores múltiplos, incluindo idade, situação de desempenho, função neurológica e número e local das lesões, tudo pode influenciar a sobrevida em pacientes com LPSNC.[7,14]

Linfomas coroidais primários e hiperplasia linfoide

Descritos pela primeira vez em 1920, os linfomas coroidais primários são tipicamente linfomas de tecido linfoide associados à mucosa (MALT, do inglês *mucosa-associated lymphoid tissue*) da zona marginal extranodal.[3] Eles são raros e não estão associados a doença do SNC. Por serem, tipicamente, linfomas de linfócitos B de baixo grau com evolução clínica indolente, eles foram anteriormente denominados "pseudotumor uveal ou intraocular" e "hiperplasia linfoide reativa". Estudos recentes confirmaram que a hiperplasia linfoide é, na verdade, um linfoma.[15] O diagnóstico precoce é geralmente baseado em infiltrados coroidais de cor branco-amarelada e multifocais, espessamento da coroide na ultrassonografia e extensão extraocular levando à massa orbitária ou massa da conjuntiva cor de salmão. Ele tem prognóstico favorável, com índices muito baixos de metástase sistêmica e, com frequência, responde aos corticosteroides ou à RT de baixa dose.[15]

Os transtornos linfoproliferativos pós-transplante, complicações potencialmente fatais de imunossupressão crônica, são linfoma não Hodgkin (LNH) extranodal do tipo de grandes linfócitos B. A patogênese dessa entidade está intimamente relacionada ao VEB e ao grau de imunossupressão.

Melanoma

O melanoma ocular é o neoplasma mais frequente do olho, com incidência anual de 5,1 por 1 milhão de casos nos EUA, surgindo do trato uveal em 97% dos casos.[16] Ele afeta principalmente pacientes caucasianos em seus 60 anos, e cerca de 5% dos melanomas da úvea se apresentam com inflamação ocular com iridociclite ou com vasos dilatados da episclera ("vasos sentinelas") que podem ser diagnosticados erroneamente como esclerite. A massa coroidal focal pode imitar um granuloma coroidal, catarata setorial, esclerite posterior, glaucoma secundário ou descolamento da retina. A ultrassonografia mostra refletividade interna caracteristicamente baixa. Os locais mais comuns para metástases são o fígado, os pulmões e a pele. Todos os pacientes exigem avaliação metastática antes da terapia. O tratamento inclui radiação (braquiterapia, RT com feixe externo e termoterapia transpupilar) ou cirurgia (coroidectomia parcial transescleral, endorressecção transretinal e enucleação). A terapia adjuvante pode consistir em RT ou terapia sistêmica, como a quimioterapia, terapia imune, terapia hormonal, terapia biológica ou terapia-alvo. O prognóstico é bom, com sobrevida de 5 anos de aproximadamente 50 a 80%, mas isso depende substancialmente da natureza do melanoma.[16,17]

Outros neoplasmas primários

Uma pequena porcentagem de retinoblastomas (RBs) (1 a 3%) pode se apresentar como inflamação ocular com um pseudo-hipópio inconstante e vitreíte. Os pacientes são, tipicamente, crianças novas com RB infiltrativo difuso. A tomografia computadorizada (TC) pode não ser útil por causa da falta de calcificação. A aspiração aquosa deverá ser evitada se houver suspeita de RB, por causa do risco de disseminação do tumor.[18]

O xantogranuloma juvenil (XGJ), uma fibro-histiocitose cutânea benigna da infância, se caracteriza por nódulos amarelo-avermelhados da pele, olho e, raramente, vísceras. Nódulos amarelados da íris podem mascarar como granuloma inflamatório. Células da câmara anterior, heterocromia, espessamento da íris e hifema espontâneo podem mascarar como uveíte pediátrica anterior. A histopatologia ilustra grandes histiócitos espumosos e células gigantes de Touton. O prognóstico é quase sempre favorável, com boa resposta a corticosteroides tópicos, locais ou sistêmicos.[19]

NEOPLASMAS SECUNDÁRIOS E METÁSTASES

Linfoma e leucemia

Os linfomas secundários representam linfoma sistêmico metastático e ficam, em geral, confinados à coroide. Linfomas metastáticos não chegam a ser um desafio diagnóstico porque a maioria dos pacientes tem história conhecida na apresentação. Geralmente eles exibem infiltrados de cor branco-amarelada coroidais/sub-retinianos (Figura 7.23.4). A coroidite difusa, vasculite retiniana ou retinite necrosante podem estar presentes. Anexos oculares e o segmento anterior também podem ser afetados causando hipópio e uveíte anterior. O linfoma metastático mais comum envolvendo a coroide é o DLBCL. A sobrevida média nesses pacientes é inferior a 3 anos após o diagnóstico ocular. A maioria dos linfomas orbitários/de anexos são linfomas MALT com prognóstico bom (sobrevida de 10 anos ≈80%).[3,20]

Menos frequentemente, mieloma múltiplo, plasmocitoma extramedular, linfoma linfoplasmocítico/imunocitoma (incluindo macroglobulinemia de Waldenström), leucemia linfocítica crônica de linfócitos B e, muito raramente, linfoma intravascular também podem levar a achados similares.[3,21]

Linfomas periféricos de linfócitos T, um grupo raro de transtornos com prognóstico geralmente ruim, e micose fungoide (linfoma cutâneo de linfócitos T) são raramente responsáveis por envolvimento ocular, e não só se apresentam tipicamente com segmento anterior ou envolvimento externo, mas também podem causar vitreíte, RD exsudativa, papiledema e até PVRL. Leucemia/linfoma de linfócitos T adultos é causado pelo vírus-1T-linfotrópico humano, um retrovírus endêmico no Japão, Caribe e África central. Ele pode se apresentar com vasculite retiniana, infiltrados sub-retinianos, edema macular, vitreíte, uveíte anterior, ceratopatia ou episclerite.[22] Pacientes com leucemia podem se apresentar com hemorragias da retina, manchas de algodão, manchas de Roth, microaneurismas retinianos ou neovascularização. Esse vírus também pode causar vitreíte, RD exsudativa, pseudo-hipópio, hifema e heterocromia da íris. A diferenciação entre PVRL e linfoma/leucemia metastáticos é crítica do ponto de vista terapêutico, pois o primeiro demanda quimioterapia que cruza a barreira hematencefálica.

Carcinoma metastático

Metástases uveais, particularmente para a coroide, são as malignidades intraoculares mais comuns em adultos. As primárias mais comuns são os cânceres de pulmão e de mama. No caso do carcinoma de mama, mais de 90% têm história primária conhecida, embora este não seja o caso com relação ao câncer de pulmão. Os achados mais comuns são envolvimento bilateral da coroide; lesões relativamente planas, cinza-amareladas multifocais que podem ser associadas à vitreíte; RD exsudativa ou padrão em "manchas de leopardo"; e papiledema. A maioria dos pacientes também apresenta metástases do SNC e tem prognóstico ruim, com sobrevida média de menos de 1 ano.[23]

Melanoma metastático

O melanoma metastático para o olho é extremamente raro e pode envolver a úvea ou a órbita. Ele pode se manifestar como RD exsudativa ou descolamentos do EPR, aglomerados de células vítreas pigmentadas ou não pigmentadas, hifema, glaucoma neovascular ou retinopatia viteliforme. O prognóstico é muito ruim.[24]

Síndromes paraneoplásicas

A retinopatia autoimune paraneoplásica pode se mascarar como uveíte. Os pacientes podem se apresentar com fotopsia, nictalopia, fotoaversão ou discromatopsia, perda de visão, vitreíte leve e, menos frequentemente, edema macular, mas o fundo de olho pode parecer normal no estágio precoce. Mais tarde, a atenuação vascular, a palidez do nervo óptico e os transtornos do EPR podem se suceder. A eletrorretinografia (ERG) e a verificação do campo visual mostram escotomas e respostas reduzidas de cones e bastonetes. A retinopatia associada ao câncer (RAC) é mais em geral associada ao carcinoma de células pequenas do pulmão. O anticorpo antirrecoverina é o autoanticorpo característico, mas ele não é único para RAC. A retinopatia associada ao melanoma (RAM) é uma complicação do melanoma cutâneo metastático. Os achados da ERG são característicos com onda b negativa e respostas fotópicas relativamente preservadas. Tipicamente, a retinopatia precede o câncer em RAC, enquanto acompanha o diagnóstico de melanoma por meses a anos em RAM. A terapia visa tratar da malignidade subjacente. Corticosteroides locais ou sistêmicos, imunoglobulina intravenosa e plamaférese já foram testados.[25,26]

A proliferação melanocítica uveal difusa bilateral, uma síndrome paraneoplásica muito rara que ocorre em pacientes com carcinoma oculto, é caracterizada por múltiplas lesões marrom-avermelhadas sub-retinianas sutis que mostram hiperfluorescência na angiografia, RD exsudativa, espessamento da úvea, uveíte leve e cataratas de progresso rápido. A histopatologia mostra hiperplasia melanocítica.[27]

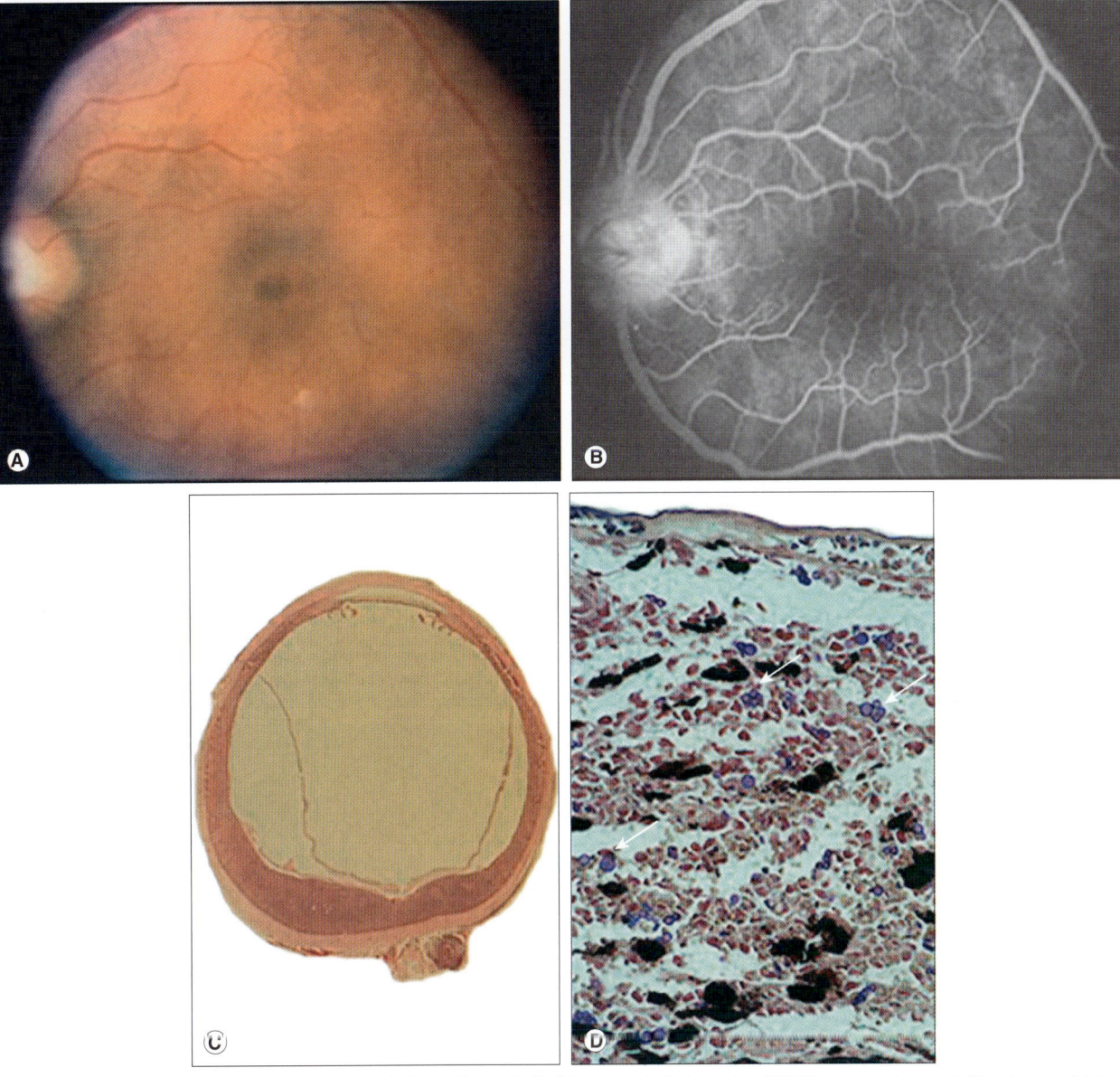

Figura 7.23.4 Retinografia de um paciente com linfoma de tecido linfoide associado à mucosa (MALT) na coroide com infiltrados coroidais de cor branco-amarelada, multifocais e profundos no polo posterior (**A**), mostrando coloração leve nas áreas correspondentes na angiografia com fluoresceína (**B**). A fotografia macroscópica de outro linfoma MALT coroidal típico mostra infiltração coroidal difusa (**C**). A fotomicrografia do linfoma coroidal no paciente (**A** e **B**) mostra corpos de Dutcher (*setas*) misturados com numerosos linfócitos atípicos na coroide (**D**).

CONCLUSÕES

O passo mais importante no diagnóstico de síndromes mascaradas neoplásicas é a suspeita clínica. São necessários história completa, revisão sistêmica e exame oftálmico cuidadoso com propedêutica auxiliar apropriada. O reconhecimento precoce da malignidade é crucial para resultados que salvem a visão e a vida, que podem ser conquistados por meio de uma abordagem multidisciplinar.

BIBLIOGRAFIA

Chan CC, Gonzalez JA. Primary intraocular lymphoma. Hackensack: World Scientific Publishing Co. Pte. Ltd.; 2007.
Chan CC, Rubenstein JL, Coupland SE, et al. Primary vitreoretinal lymphoma: a report from an International Primary Central Nervous System Lymphoma Collaborative Group symposium. Oncologist 2011;16:1589–99.
Chan JW. Paraneoplastic retinopathies and optic neuropathies. Surv Ophthalmol 2003;48:12–38. Review.
Deckert M, Engert A, Brück W, et al. Modern concepts in the biology, diagnosis, differential diagnosis and treatment of primary central nervous system lymphoma. Leukemia 2011;25:1797–807.
Demirci H, Shields CL, Karatza EC, et al. Orbital lymphoproliferative tumors: analysis of clinical features and systemic involvement in 160 cases. Ophthalmology 2008;115:1626–31.
Read RW, Zamir E, Rao NA. Neoplastic masquerade syndromes. Surv Ophthalmol 2002;47:81–124. Review.
Rothova A, Ooijman F, Kerkhoff F, et al. Uveitis masquerade syndromes. Ophthalmology 2001;108:386–99.
Sen HN, Bodaghi B, Hoang PL, et al. Primary intraocular lymphoma: diagnosis and differential diagnosis. Ocul Immunol Inflamm 2009;17:133–41. Review.
Shields CL, Shields JA, Gross NE, et al. Survey of 520 eyes with uveal metastases. Ophthalmology 1997;1265–76.
Singh AD, Turell ME, Topham AK. Uveal melanoma: trends in incidence, treatment, and survival. Ophthalmology 2011;118:1881–5.

As referências completas estão disponíveis no **GEN-io**.

PARTE 8 TUMORES INTRAOCULARES

Neoplasias Intraoculares Malignas

8.1

James J. Augsburger, Zélia M. Corrêa e Jesse L. Berry

Definição: A neoplasia intraocular maligna é o espectro de tumores intraoculares composto de células neoplásicas malignas capazes de destruir tecidos intraoculares normais por meio de crescimento e invasão, estender-se para fora do olho e/ou gerar tumores metastáticos extraoftálmicos.

Características principais

- Forma:
  - A maioria das neoplasias surge como tumores nodulares bem definidos (p. ex., melanoma uveal primário, meduloepitelioma, metástases intraoculares, retinoblastomas e, ocasionalmente, linfoma intraocular primário)
  - A forma pode variar substancialmente entre os diferentes tipos de tumores malignos (p. ex., muitos melanomas uveais posteriores [cerca de 20%] exibem uma forma tridimensional que se assemelha a um cogumelo; a maioria dos infiltrados sub-retinianos do epitélio pigmentado em linfomas vitreorretinianos primários exibe uma configuração basal geográfica; a maioria dos tumores coroidianos metastáticos exibe uma base ampla, mas de espessura limitada e tem maior probabilidade de ser multinodular do que os outros tumores)
  - Algumas neoplasias aparecem como infiltrados mal definidos no vítreo (p. ex., linfoma vitreorretiniano primário, leucemia intraocular, retinoblastoma com semeadura vítrea), alguns dos quais não têm associação com tumor(es) intraocular(es)
  - Algumas neoplasias (p. ex., melanoma uveal posterior difuso, linfoma uveal posterior difuso, alguns casos de retinoblastoma intraocular difuso) aparecem como tumores de base ampla (*i. e.*, maior diâmetro basal > 15 mm), mas relativamente finos (*i. e.*, com uma espessura máxima < 20% do maior diâmetro basal do tumor)
  - Melanomas uveais no corpo ciliar podem assumir a forma de anel
- Cor:
  - A maioria dos melanomas uveais primários é marrom a cinza (embora até 15% sejam clinicamente amelanóticos)
  - A maioria dos retinoblastomas é branco (embora alguns se apresentam de rosa a laranja, dependendo da densidade dos capilares retinianos superficiais no tumor)
  - A maioria dos carcinomas metastáticos da coroide tem apresentação amarelo-clara a quase branca (embora alguns deles, como carcinoma da tireoide, carcinoma de célula renal, tumores carcinoides e coriocarcinoma tendam a ser de vermelho para rosa e laranja, enquanto a maioria dos melanomas cutâneos varia de marrom-dourado a marrom-escuro)
  - A maioria dos tumuloepiteliomas é esbranquiçada
  - A maioria dos infiltrados sub-retinianos do epitélio pigmentado do linfoma vitreorretiniano primário varia de amarelo-claro a dourado

- Lateralidade/focalidade:
  - Os melanomas uveais primários e meduloepiteliomas são quase que exclusivamente unilaterais e unifocais
  - Os retinoblastomas, as metástases uveais e os linfomas vitreorretinianos primários podem ser unilaterais e unifocais, mas também podem ocorrer bilateralmente e/ou multifocalmente
- Crescimento:
  - A maioria dos tumores intraoculares malignos não tratados cresce progressivamente
  - A estabilização do tamanho pode ocorrer no melanoma uveal posterior dormente, retinomas e carcinomas uveais metastáticos em pacientes tratados por quimioterapia ou imunoterapias sistêmicas efetivas
  - Alguns tumores intraoculares malignos (melanomas uveais primários, retinoblastomas, meduloepiteliomas) podem se estender para fora do olho.

INTRODUÇÃO

Uma neoplasia intraocular maligna é um tumor (massa tridimensional) presente dentro do olho, constituída por células anormais, exibindo características como atipia nuclear, pleomorfismo, nucléolos proeminentes e razão núcleo-citoplasma anormal o suficiente para garantir sua classificação como maligna (câncer) por patologistas. Essas células cancerígenas podem surgir de células previamente normais (*neoplasias intraoculares malignas primárias*), pela invasão intraocular de células cancerígenas que surgiram de tecidos extraoculares adjacentes ao olho (p. ex., órbita e conjuntiva) (*neoplasias intraoculares malignas secundárias*), ou ocorrerem por metástase hematogênica de uma neoplasia maligna primária não oftálmica (*neoplasias intraoculares malignas metastáticas*). Notar que muitos autores (e o sistema de codificação ICDM) unem tumores secundários e neoplasias intraoculares malignas metastáticas sob o termo "secundário" e falham em abordar a distinção entre esses subtipos.

Alguns neoplasmas e neoplasias malignas (acumulações não tumorais de células malignas dentro de um tecido) que metastizam para o olho, mais notadamente as neoplasias hematológicas (leucemia e suas variantes) e algumas neoplasias oculares malignas primárias (linfoma vitreorretiniano primário e retinoblastoma de infiltração difusa), frequentemente produzem infiltrados mal definidos de tecidos intraoculares (p. ex., vítreo, retina, disco óptico) em vez de tumores sólidos.

NEOPLASIAS INTRAOCULARES MALIGNAS PRIMÁRIAS

RETINOBLASTOMA

O retinoblastoma é uma neoplasia intraocular maligna primária que surge de células imaturas da retina (retinoblastos) em desenvolvimento. Conforme os retinoblastos amadurecem e se diferenciam em células adultas, eles perdem o seu potencial de gerar retinoblastomas. Por causa disso, a maioria dos casos de retinoblastoma ativo é identificada em crianças com menos de 6 anos. O retinoblastoma é a neoplasia intraocular maligna primária mais comum em crianças no mundo todo.[1]

Quase todos os retinoblastomas que foram estudados citogeneticamente exibem mutações com inativação ou exclusão de ambas as cópias do gene supressor de tumor *RB1*, o qual está localizado no braço curto do cromossomo 13 (região q14) dentro de todas as células tumorais.[2] Essas alterações citogenéticas podem se desenvolver ao acaso em ambas as cópias do cromossomo 13 em retinoblastos previamente normais. Tal ocorrência é extremamente incomum apesar do grande número de retinoblastos que estão presentes no desenvolvimento do olho. Tais alterações genéticas geralmente dão origem a retinoblastomas unifocais unilaterais.

Em contraste, essas alterações citogenéticas podem ocorrer em retinoblastos que têm a mutação congênita ou exclusão de segmento pertinente de um ou dos dois cromossomos 13 em algumas ou em todas as células da retina em desenvolvimento. Todas as células serão afetadas quando o gene supressor de tumor *RB1* defeituoso for hereditário de um progenitor afetado (retinoblastoma familial) ou quando uma mutação ocorreu no início da embriogênese, antes da diferenciação celular em precursores neuroepiteliais da retina.[2] Essas células podem dar origem ao retinoblastoma se o gene supressor de tumor *RB1* normal também sofrer uma mutação casual do cromossomo 13q14 ou ocorrer uma exclusão dessa porção ou de todo o cromossomo 13. Algumas células terão uma mutação cromossômica congênita ou deleção do cromossomo 13q em razão de um evento em uma célula precursora de alguns, mas não de todos, retinoblastos em um ou ambos os olhos. Nesses casos, a mutação ou a deleção do cromossomo 13q não estará presente nas células precursoras dos espermatócitos ou oócitos; consequentemente, tais casos não serão hereditários apesar da criança afetada poder ter retinoblastoma multifocal em um ou ambos os olhos. Essas variações na hereditariedade levam a duas formas de retinoblastoma: a forma *hereditária* vista em 40% dos pacientes, com uma mutação em todas as células do corpo e, mais frequentemente, uma apresentação com tumores bilaterais, multifocais ou ambos; e a forma *somática*, em que ambas as mutações estão presentes apenas no tecido tumoral e a criança geralmente manifesta doença unifocal unilateral. Contudo, 10 a 15% dos pacientes com retinoblastoma unilateral podem apresentar mutação na célula germinativa. Por conseguinte, é aconselhável um teste genético (ou mosaicismo) para todas as crianças com retinoblastoma.[2]

Estima-se que a incidência de retinoblastoma ao longo da vida na maioria dos grupos étnicos e raciais seja de aproximadamente 1 caso em 15 mil a 20 mil indivíduos.[3] Como mencionado anteriormente, quase todos os casos ativos de retinoblastoma ocorrem em crianças com menos de 6 anos. Os sobreviventes do retinoblastoma familial ou bilateral que subsequentemente têm filhos estão sujeitos a 50% de chance de que qualquer criança gerada por eles desenvolva retinoblastoma.[2] Em decorrência do maior número de crianças com retinoblastoma familial e bilateral curadas atualmente em relação as gerações anteriores, a frequência do retinoblastoma hereditário pode estar aumentando na população em geral.

As características clínicas do retinoblastoma diferem substancialmente na dependência da extensão do envolvimento ocular no momento da detecção inicial. A característica mais comum apresentada relatada pelos pais de uma criança afetada é o brilho branco na pupila em um ou ambos os olhos (leucocoria) (Figura 8.1.1). A segunda característica mais comum é um desalinhamento ocular (estrabismo) (Figura 8.1.2). Sinais oculares congestivos (Figura 8.1.3) são muito incomuns, exceto em casos muito avançados. Contudo, algumas crianças (principalmente as de países subdesenvolvidos com pouco acesso a profissionais de saúde) não têm o seu retinoblastoma identificado até o olho estar extremamente hiperêmico com intensa quemose ou mesmo proptose (em razão da extensão extraocular posterior do tumor para a órbita (Figura 8.1.4).[4,5]

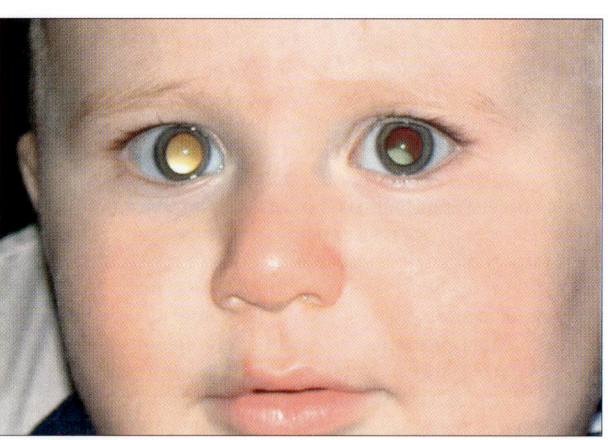

Figura 8.1.1 Pupila branca assimétrica (leucocoria) de ambos os olhos em razão de retinoblastoma intraocular.

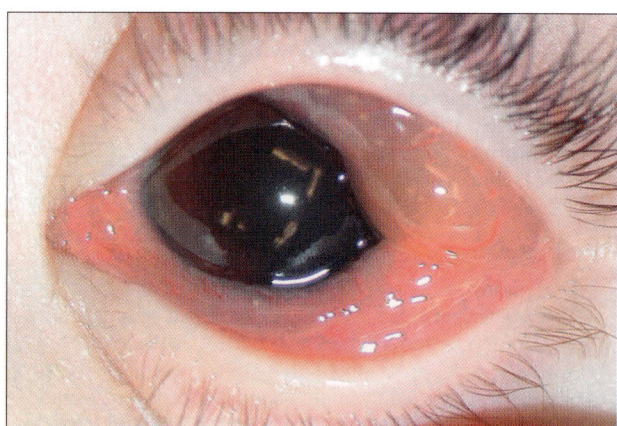

Figura 8.1.3 Quemose conjuntiva maciça apresentando características de retinoblastoma intraocular avançado associado à necrose tumoral maciça.

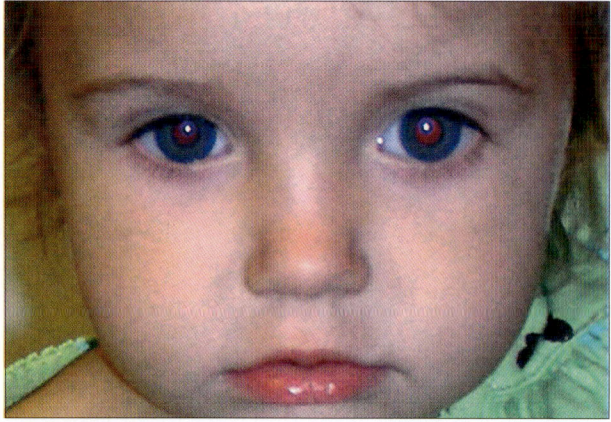

Figura 8.1.2 Exotropia de pequeno ângulo apresentando características do retinoblastoma no olho esquerdo.

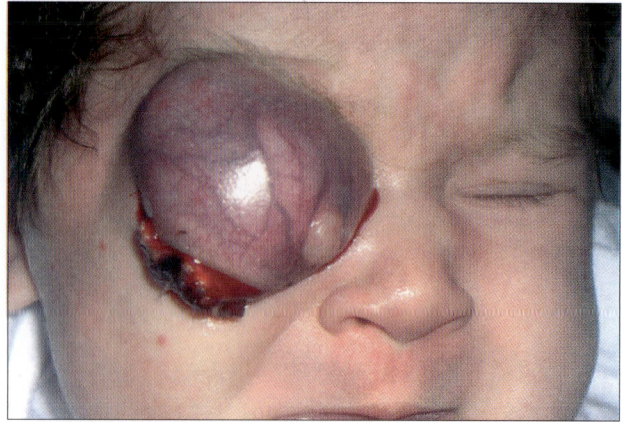

Figura 8.1.4 Proptose maciça do olho direito em razão de extensão orbital de retinoblastoma.

Crianças com suspeita de ter ou desenvolver retinoblastoma por história familiar positiva da doença devem ser monitoradas logo após o nascimento e (se esse exame básico não revelar nenhum retinoblastoma) periodicamente durante pelo menos os 2 primeiros anos de vida. Nessas crianças, os tumores detectados geralmente são relativamente pequenos e predominantemente intrarretinianos. Em contraste, crianças que desenvolveram retinoblastomas não familial frequentemente não são diagnosticadas até os seus tumores estarem muito grandes, e o olho apresentar leucocoria, estrabismo ou ambos. Tumores intrarretinianos muito pequenos (i. e., aqueles que têm um diâmetro ≤ 1 mm) se apresentam como lesões intrarretinianas borradas translúcidas ou esbranquiçadas (Figura 8.1.5). Tumores um pouco maiores se apresentam com uma cor branca opaca, mas exibem vasos sanguíneos retinianos tortuosos e proeminentemente dilatados, com uma fina rede de capilares superficiais que frequentemente dá ao tumor uma aparência levemente rosada (Figura 8.1.6). Em tumores intrarretinianos ainda maiores é provável o aparecimento de fluido seroso sub-retiniano adjacente à lesão e limitada semeadura tumoral no vítreo sobrejacente ou fluido sub-retiniano (Figura 8.1.7). Tumores intraoculares maciços (geralmente definidos como aqueles com mais de 15 mm de diâmetro) frequentemente crescem externamente em direção à coroide e se associam a um descolamento não regmatogênico bolhoso da retina (padrão de crescimento *exofítico*), crescem internamente em direção ao vítreo parecendo uma massa branca difusa associada à semeadura vítrea proeminente (padrão de crescimento *endofítico*), ou ambos (padrão de crescimento misto). Em alguns casos avançados, a semeadura do tumor pelo retinoblastoma é tão extensa que o vítreo nebuloso obscurece muitas das características do tumor subjacente (Figura 8.1.8) ou o líquido sub-retiniano associado é tão turvo que fica difícil visualizar o tumor subjacente da retina. Em alguns casos, a retina é infiltrada difusamente por um aglomerado branco de células tumorais sem formação de quaisquer tumor ou tumores (padrão de crescimento infiltrativo difuso)[6] (Figura 8.1.9). Em raros casos, as sementes de tumor se estendem do vítreo para o aquoso e entram na câmara anterior (Figura 8.1.10). Casos intraoculares avançados frequentemente também desenvolvem neovascularização da íris, a qual pode causar uma mudança abrupta na cor da íris notada pelos pais da criança, glaucoma secundário e buftalmia.

Ocasionalmente, um retinoblastoma sofre uma parada espontânea no crescimento para formar uma lesão conhecida clinicamente como *retinoma*.[7] O retinoma típico é parcialmente calcificado com um componente de tecido cinza-claro a rosa opaco (Figura 8.1.11). A lesão não possui os proeminentes vasos sanguíneos nutridores e de drenagem que são característicos de tumores ativos. Evidencia-se uma limitada área de atrofia

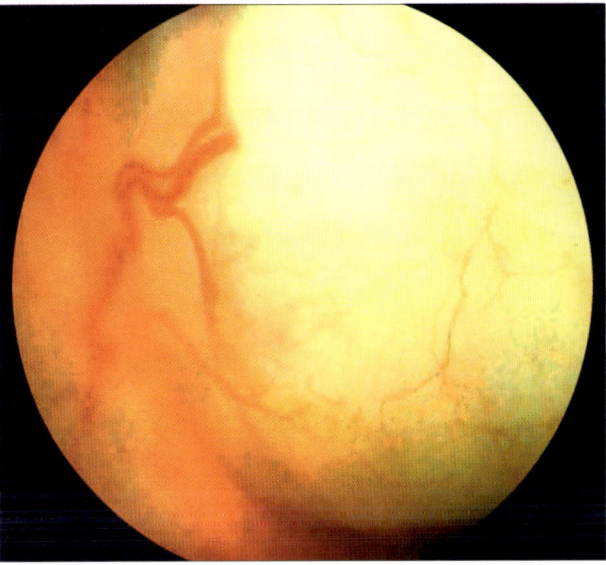

Figura 8.1.7 Tumor retinoblastoma intrarretiniano relativamente grande associado a vasos sanguíneos retinianos nutridores e de drenagem proeminentes. Vasos sanguíneos intralesionais menores também podem ser identificados.

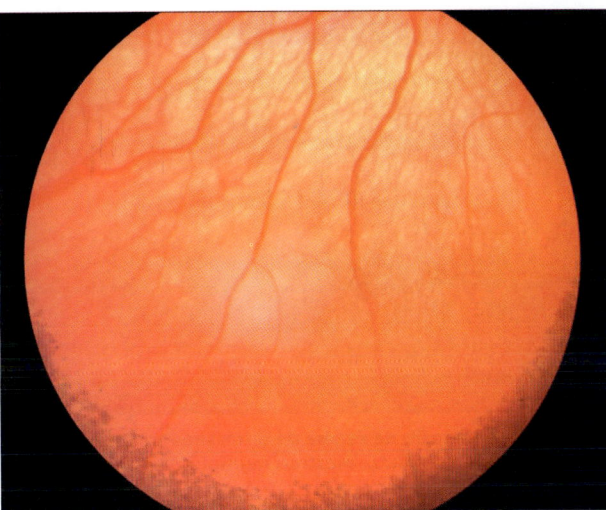

Figura 8.1.5 Pequeno retinoblastoma intrarretiniano aparece como uma lesão retiniana translúcida com definição ruim.

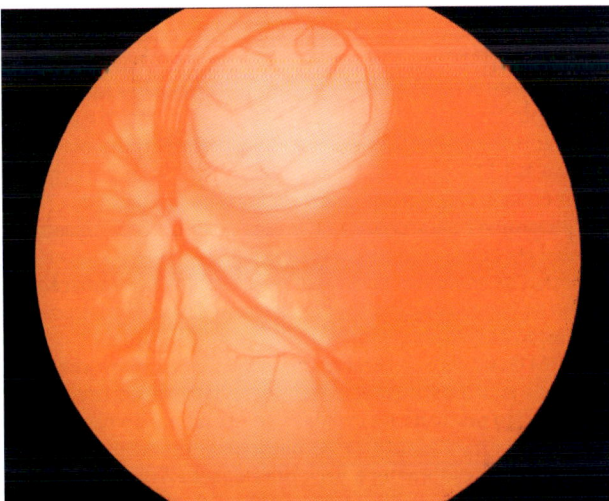

Figura 8.1.6 Dois tumores retinoblastomas intrarretinianos bem definidos supridos pela vasculatura retiniana.

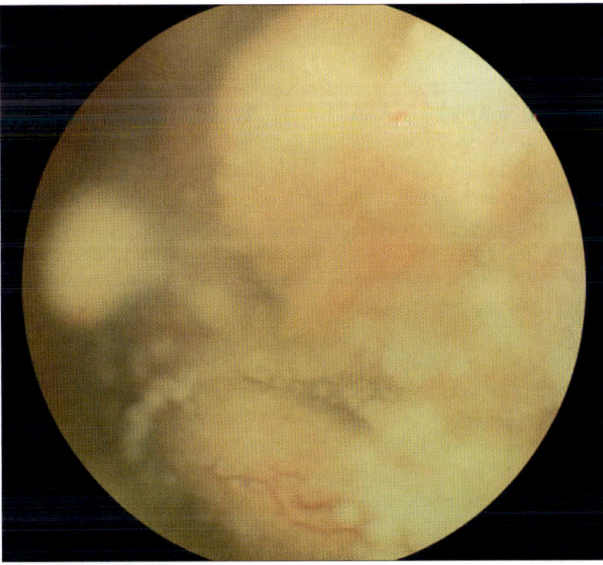

Figura 8.1.8 Sementes vítreas proeminentes de retinoblastoma obscurecendo parcialmente um tumor retiniano subjacente.

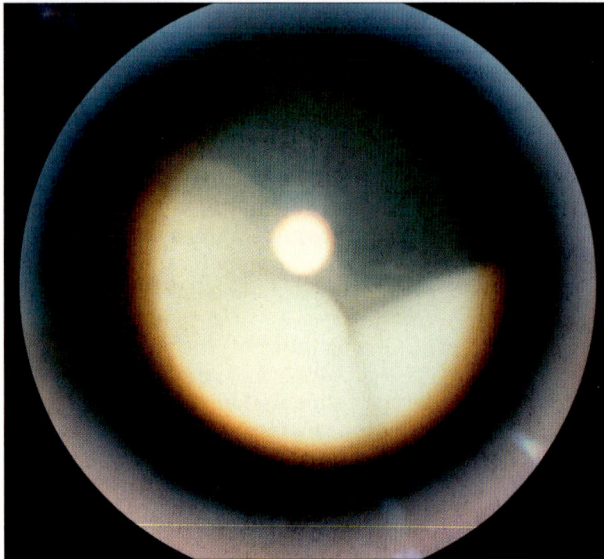

Figura 8.1.9 Infiltração retiniana difusa por retinoblastoma (padrão de crescimento infiltrativo difuso). Não foi identificado nenhuma massa ou foco de calcificação intralesional no exame de ultrassonografia no modo B (não visível).

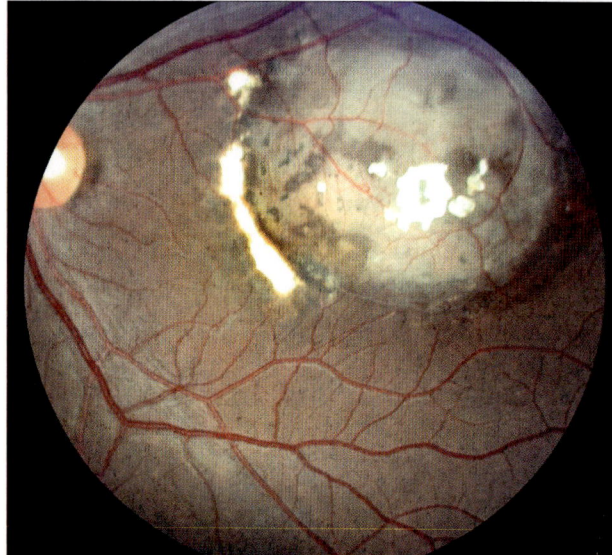

Figura 8.1.11 Retinoblastoma espontaneamente retido (retinoma) em um adulto que é pai de uma criança com retinoblastoma bilateral ativo.

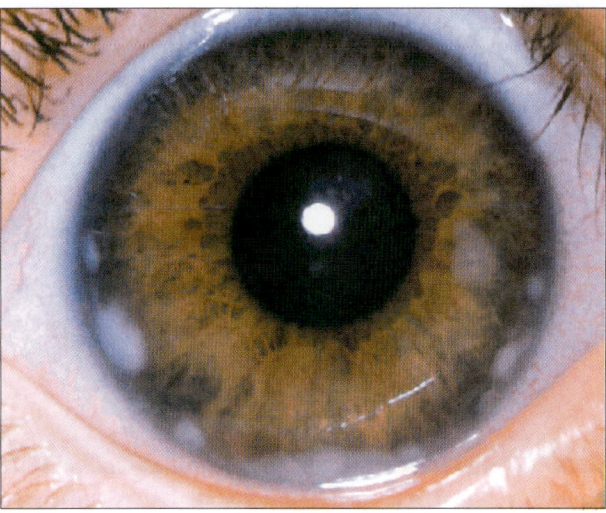

Figura 8.1.10 Tumores de implantação brancos multifocais na íris em retinoblastoma.

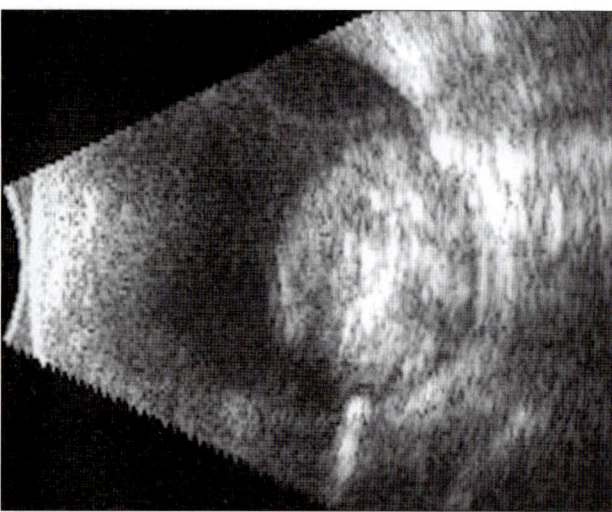

Figura 8.1.12 Imagem de exame de ultrassonografia em modo B de retinoblastoma nodular mostrou múltiplos ecos intralesionais densos consistentes com focos de calcificação.

coriorretiniana subjacente ou ao redor dessas lesões. Algumas lesões desse tipo se transformam em retinoblastoma ativo mais tarde na vida, e é possível que tais transformações expliquem muitos, se não a maioria, dos casos relatados de retinoblastoma em adultos.

Raramente, um caso avançado de retinoblastoma intraocular sofre necrose espontânea seguida de atrofia do olho afetado (*phthisis bulbi*).[7] Enquanto alguns desses casos resultam em destruição total de qualquer lesão viável de retinoblastomas, outros têm tumores ativos persistentes que envolvem o nervo óptico retrobulbar ou a órbita e leva, por fim, a um tumor orbital progressivo, extensão intracraniana e metástase.

A ultrassonografia ocular no modo B (B-*scan*) permite a confirmação da maioria dos retinoblastomas bem definidos e geralmente revela pontos intralesionais hiper-refletivos (focos de calcificação intratumoral) que são quase patognomônicos de retinoblastoma (Figura 8.1.12). Contudo, os olhos com retinoblastoma difuso frequentemente não mostram nódulos tumorais ou focos de calcificação intralesional.[6] Nos casos com semeadura vítrea avançada ou descolamento bolhoso da retina, o exame no modo B pode identificar o tumor ou os tumores retinianos subjacentes e permitir uma medição aproximada dos tumores individualmente. Nos olhos com envolvimento maciço por retinoblastoma, a ultrassonografia ocular tem valor limitado na avaliação do nervo óptico em sua porção retrobulbar e tecido orbital por envolvimento do tumor (porque a calcificação intralesional geralmente reduz a qualidade das imagens da órbita).

O exame de tomografia computadorizada (TC) das órbitas e do cérebro pode ser realizado para identificar discretos tumores da retina com focos de calcificação, avaliar o nervo óptico e a órbita, e avaliar o cérebro em crianças com suspeita de retinoblastoma (Figura 8.1.13). Esse método de avaliação não é geralmente recomendado em centros onde a ressonância magnética (RM) está disponível para crianças com suspeita de retinoblastoma familial ou bilateral (que são conhecidas por serem suscetíveis a neoplasias malignas secundárias induzidas por radiação no campo da terapia de radiação) por causa do alto nível de exposição à radiação associada a esse teste.

A RM da órbita e do cérebro (Figura 8.1.14) também identifica discretos tumores intraoculares, detecta invasão maciça do nervo óptico por tumor e extensão transescleral do tumor para órbita. Permite a identificação de quaisquer lesões cerebrais associadas sem submeter o paciente a doses relativamente altas de radiação ionizante.[8]

Algumas crianças que têm retinoblastoma bilateral ou familial desenvolvem uma neoplasia do tipo retinoblastoma

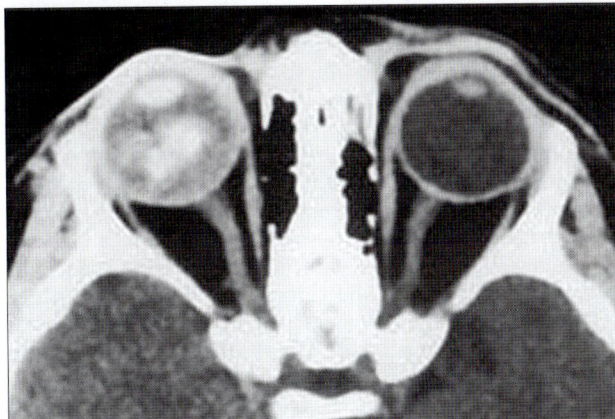

Figura 8.1.13 Exame de tomografia computadorizada de retinoblastoma unilateral do olho direito mostrando tumor intraocular de tamanho considerável que é quase branco como osso em razão da calcificação intralesional.

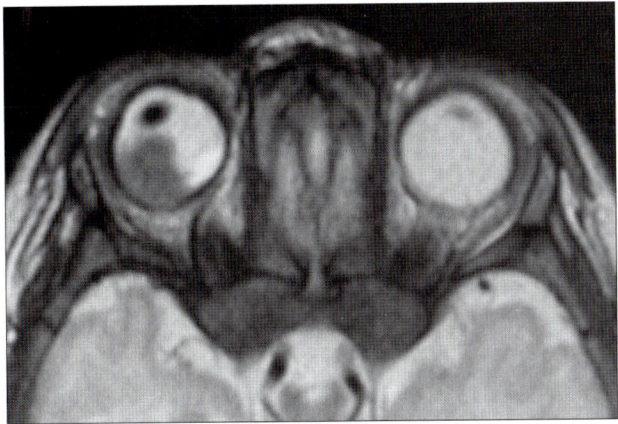

Figura 8.1.14 Imagem de ressonância magnética ponderada em T2 dos olhos e das órbitas em uma criança com retinoblastoma unilateral do olho direito demonstrando uma lesão que é hipointensa ao vítreo na aquisição de imagem em T2.

na região pineal do cérebro (pineoblastoma).[9] A associação de retinoblastoma bilateral e pineoblastoma (por vezes referido como retinoblastoma intracraniano ectópico) é conhecida como *retinoblastoma trilateral*. Quando presente, a RM é eficaz para identificar esse tipo de tumor cerebral.[10]

Crianças com diagnóstico clínico ou suspeita de retinoblastoma geralmente são avaliadas por exame oftalmológico sob anestesia para determinar o número, o tamanho e a localização dos tumores de retina em cada olho, assim como presença e extensão de descolamento seroso da retina, sementes vítreas e sub-retinianas. O mapeamento da retina e a documentação fotográfica (se disponível) são realizados para documentação, classificação e comparação com achados subsequentes, se for realizado um tratamento destinado a preservar os olhos. A classificação do retinoblastoma intraocular usada hoje na maioria dos centros de oncologia é a *International Classification of Intraocular Retinoblastoma* (ICIR).[11]

As opções iniciais de tratamento para os retinoblastomas variam desde a enucleação primária de um ou de ambos os olhos até nenhum tratamento (no caso do retinoma).[12] Os fatores que influenciam a escolha do tratamento incluem idade do paciente, atividade clinicamente avaliada *versus* inatividade (retinoma) dos tumores, extensão das anormalidades atribuídas ao retinoblastoma intraocular ativo (grupo ICIR) em cada olho afetado, unilateralidade *versus* bilateralidade, e ausência *versus* presença de retinoblastoma trilateral. A enucleação é geralmente recomendada para retinoblastoma unilateral não familial avançado (ICIR grupo D ou E),[13] enquanto a quimioterapia intravenosa de múltiplas drogas com um regime à base de carboplatina é comumente recomendada para retinoblastoma intraocular bilateral avançado ou retinoblastoma bilateral com envolvimento macular em cada olho.[14] Com frequência crescente nos últimos anos, casos unilaterais de retinoblastoma e casos bilaterais selecionados são tratados por quimioterapia seletiva com infusão na artéria oftálmica,[15] sendo mais comum o uso do melfalana. Pacientes com retinoblastoma ICIR grupo A ou B são tratados apenas com terapias locais (crioterapia transescleral,[16] terapia com *laser* focal,[17,18] radioterapia com placa episcleral)[19] sem quimioterapia. Muitos casos são tratados por mais de um método (terapias combinadas; por exemplo, infusão de quimioterápico na artéria oftálmica e consolidação local usando crioterapia, *laser* ou ambos). Desde 2012, as sementes vítreas são tratadas em alguns centros por injeção intravítrea de um ou mais fármacos quimioterápicos,[20] mais comumente melfalana, topotecana ou ambos. A injeção intravítrea de drogas quimioterápicas não é recomendada como tratamento inicial ou único para nenhuma classificação de retinoblastoma, e deve-se tomar extremo cuidado com esse procedimento para evitar qualquer exteriorização do retinoblastoma intraocular.[21] A radioterapia por feixe externo de ambos os olhos para crianças com retinoblastoma bilateral, ou do melhor olho após a enucleação do pior, não é mais preconizada como terapia inicial na maioria dos centros de tratamento de retinoblastoma, pelo reconhecido potencial da radiação ionizante estimular o desenvolvimento subsequente de "segunda neoplasia maligna", não retinoblastoma, em tecidos da cabeça e do pescoço que estavam no campo da radiação.[22] No entanto, ainda é usado ocasionalmente na tentativa de salvar olhos com retinoblastoma ativo, apesar das intensas terapias sistêmicas e locais anteriores.[12,22]

As crianças que têm pineoblastoma em associação com o retinoblastoma (retinoblastoma trilateral) são tratadas com um regime agressivo de quimioterapia intravenosa, excisão ou radioterapia focal para o tumor residual do sistema nervoso central (SNC) e, frequentemente, por transplante subsequente de medula óssea.[23]

Crianças que têm invasão do nervo óptico por retinoblastoma ou envolvimento orbital por tumor também são tratadas por quimioterapia intravenosa associada à enucleação com remoção do tumor orbital ou radioterapia por feixe externo da órbita afetada.[24]

Crianças que têm extensão intracraniana de retinoblastoma ou metástase de retinoblastoma também são tratadas com quimioterapia intravenosa intensiva, quimioterapia intratecal e subsequente transplante de medula óssea (se o tumor ativo puder ser erradicado).[25] Infelizmente, uma proporção substancial de crianças que desenvolvem extensão intracraniana ou metástase de retinoblastoma ou pineoblastoma intracraniano em última análise morre desse câncer, apesar das intervenções agressivas para erradicá-lo. Em contraste, a maioria (aproximadamente 90 a 95%) das crianças com retinoblastoma intraocular no momento do diagnóstico é curada do câncer com tratamento apropriado.[4]

MELANOMA UVEAL PRIMÁRIO

O melanoma uveal primário é uma neoplasia maligna que surge de melanócitos previamente normais ou células névicas (melanócitos uveais levemente atípicos, mas não malignos) dentro do trato uveal. Embora o melanoma uveal primário tenha o potencial de se estender transescleralmente para a órbita, o principal risco é seu potencial de metastizar hematologicamente para outros órgãos, mais frequentemente o fígado.[26] A maioria das mortes atribuíveis ao melanoma uveal primário ocorre como resultado de insuficiência hepática induzida por tumores metastáticos nesse órgão.[27]

Os principais fatores de risco reconhecidos da ocorrência do melanoma uveal posterior primário são idade avançada do paciente, raça branca e presença de melanocitose ocular congênita.[26,28] O melanoma uveal primário afeta aproximadamente 1 em 2.000 a 2.500 pessoas durante suas vidas. A incidência anual de melanoma uveal primário em pessoas com menos de 20 anos é inferior a 1 novo caso por milhão de pessoas por ano; para pessoas na faixa etária entre 55 e 65 anos, a incidência é de aproximadamente 7 a 8 novos casos por milhão de pessoas por ano; e para pessoas na faixa etária de 75 a 85 anos, a incidência é de aproximadamente 30 a 50 novos casos por milhão de pessoas por ano. As pessoas de pele clara, particularmente as de origem do norte da Europa, têm maior risco de desenvolvimento de melanoma uveal primário, enquanto as pessoas de pele escura têm um risco muito baixo. Indivíduos com melanocitose ocular congênita têm uma probabilidade substancialmente maior de desenvolver melanoma uveal primário no olho envolvido.

Ao contrário do retinoblastoma, o melanoma uveal primário é quase que exclusivamente uma neoplasia unifocal unilateral. Também diferentemente do retinoblastoma, o melanoma uveal primário raramente afeta mais de um indivíduo em uma família. Contudo, os indivíduos que são membros de famílias que têm uma mutação hereditária no gene BAP1 demonstraram ter risco maior de desenvolver melanoma uveal familiar, bem como melanoma cutâneo familiar, carcinoma de células renais e outras neoplasias malignas.[29]

Na maioria das células de melanoma uveal primário estudadas citogeneticamente, foram identificadas mutações ou eliminações de vários cromossomos diferentes (principalmente cromossomos 3, 8, 6 e 1) e dos genes GNAQ e GNA11.[30,31] As mutações nos genes GNAQ e GNA11 parecem ser etapas preliminares necessárias no processo que leva ao desenvolvimento do melanoma uveal, mas essas mutações gênicas não parecem ter nenhuma importância prognóstica em relação ao surgimento de metástases.[32] Em contraste, a eliminação parcial ou completa de um cromossomo 3 (monossomia 3) mostrou ser de grande importância prognóstica. Pacientes com melanoma uveal primário composto de células tumorais com monossomia 3 têm uma probabilidade muito maior de desenvolver metástases distantes do que aqueles que contêm dissomia 3 nas células tumorais.

Embora esses indicadores de prognósticos não auxiliem no diagnóstico ou no tratamento terapêutico, muitos clínicos usam essas informações para orientar os protocolos de triagem do fígado para a detecção de doença metastática, como será discutido mais adiante neste capítulo.

Melanomas uveais primários são divididos convencionalmente em subgrupos anterior e posterior. Os melanomas uveais anteriores são tumores que envolvem a íris, o corpo ciliar ou ambos. Os melanomas uveais posteriores são aqueles que envolvem a coroide e o corpo ciliar conjuntamente ou apenas a coroide isoladamente. Ocasionalmente, melanomas uveais primários envolvem todas as três porções da úvea (coroide, corpo ciliar e íris) de maneira simultânea. Tumores desse tipo são geralmente inclusos com os melanomas uveais posteriores. Essa subdivisão é muito prática e reflete diferenças relevantes na apresentação clínica, no tratamento e nos resultados.

Melanoma uveal anterior primário

Os melanomas uveais anteriores primários que envolvem a íris são frequentemente percebidos pelo paciente ou membro da família como um ponto novo evidente na íris de um olho.[33] Por serem visíveis ao paciente, tais tumores tendem a ser detectados em pacientes particularmente mais jovens e com um tamanho substancialmente menor em média do que os tumores que envolvem o corpo ciliar ou a coroide. Tumores que envolvem o corpo ciliar frequentemente interferem com a zônula e deslocam as lentes do cristalino, causando visão embaçada no olho afetado. Alguns pacientes com melanoma uveal anterior relatarão dor ocular em razão da disseminação de células melanocíticas do tumor que obstrui o trabéculo, causando assim um aumento abrupto da pressão intraocular.

O melanoma da íris tem a aparência de um tumor melanótico na maioria dos casos (Figura 8.1.15). O tumor geralmente é focalmente nodular, mas pode ser difuso. A maioria dos melanomas de íris que já geraram metástases tinha diâmetro maior que 5 mm e mais de 1,5 mm de espessura[34] (determinável por biomicroscopia ultrassônica). Existe considerável sobreposição de tamanho entre os nevos maiores e melanomas menores da íris, entretanto, diferenciar os dois clinicamente é frequentemente impossível. O tumor substitui o estroma normal da íris e frequentemente cria uma irregularidade da pupila que aponta para a lesão (mais evidente antes da dilatação da pupila) (Figura 8.1.16), uma rigidez (impedindo a dilatação no setor de envolvimento) após administração de gotas midriáticas (Figura 8.1.17), ou ambos. O ectrópio de íris também é comumente associado a esses tumores (Figura 8.1.18). Vasos sanguíneos proeminentes são comumente visíveis dentro do tumor, especialmente quando hipomelanótico ou amelanótico (Figura 8.1.19), e hifema espontâneo desses vasos sanguíneos está presente ocasionalmente nessas lesões. Enquanto alguns melanomas de íris permanecem coesos, muitos não são coesos e lançam células tumorais para o humor aquoso. Essas células tumorais podem formar lesões satélites por implantação no estroma da íris, se depositar no trabéculo (causando pressão intraocular elevada) ou ambas (Figura 8.1.20).

Um melanoma uveal anterior limitado ao corpo ciliar (melanoma do corpo ciliar) geralmente não é evidente na biomicroscopia com lâmpada de fenda do segmento anterior antes

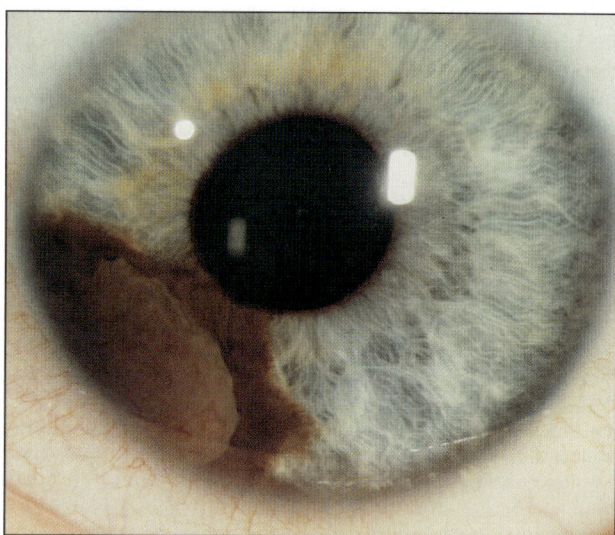

Figura 8.1.15 Melanoma uveal primário escurecido melanótico da íris e do ângulo de visão.

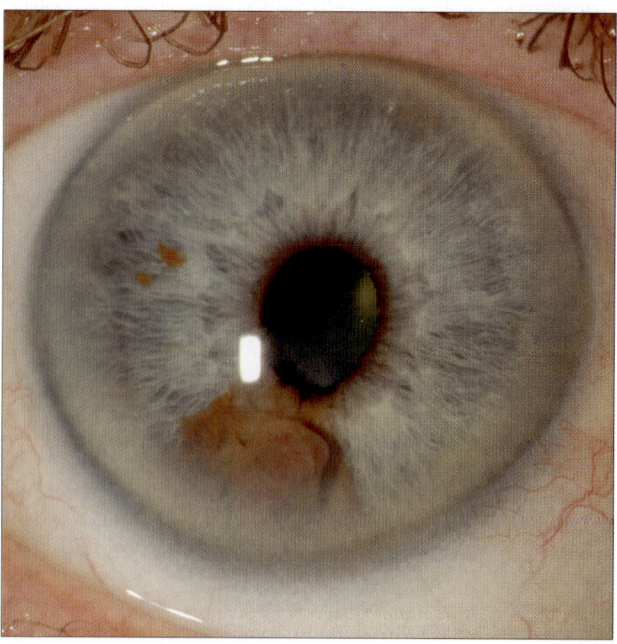

Figura 8.1.16 Melanoma uveal pálido vascularizado da íris causando leve enfraquecimento da pupila e ectrópio de íris limitado.

da dilatação da pupila, mas frequentemente aparece como uma massa retrolenticular sólida visível no "reflexo vermelho" do fundo de olho após a dilatação da pupila (Figura 8.1.21). O melanoma de corpo ciliar típico tem pelo menos 3 mm de espessura quando detectado pela primeira vez, por causa da sua localização oculta atrás da íris. O tumor é frequentemente

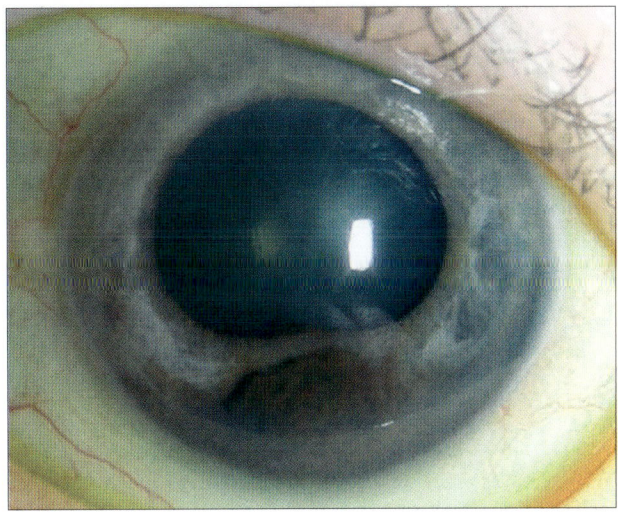

Figura 8.1.20 Melanoma escurecido mal definido da íris mostrando derramamento descoeso de células tumorais que se tornaram opacas na íris e no ângulo periférico.

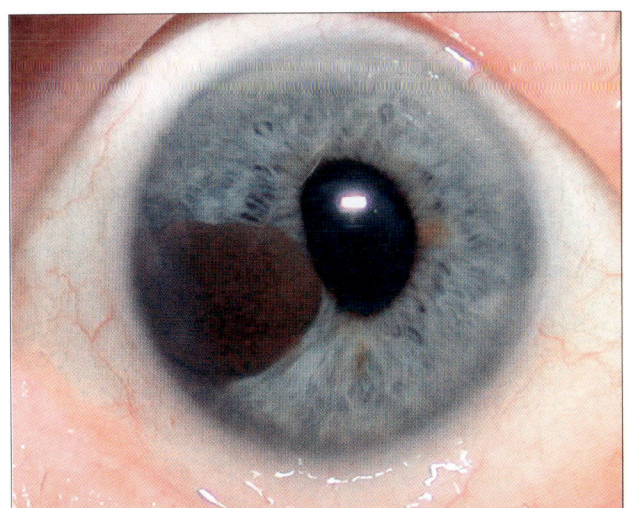

Figura 8.1.17 Melanoma melanótico nodular escurecido da íris impedindo a dilatação da pupila em razão de substituição da íris.

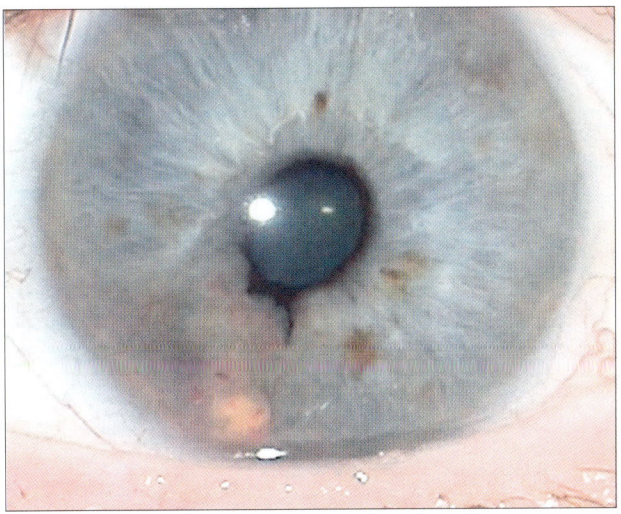

Figura 8.1.18 Melanoma da íris causando enfraquecimento da pupila e ectrópio de íris.

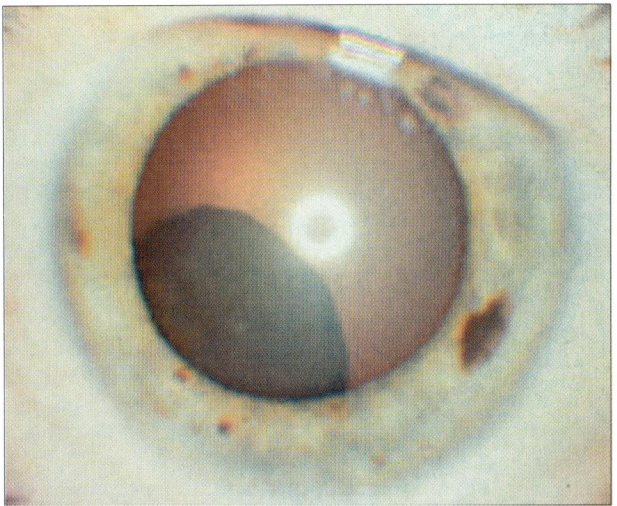

Figura 8.1.21 Melanoma de corpo ciliar visível como um tumor retrolenticular escuro contra um reflexo vermelho após dilatação da pupila.

sobreposto ao cristalino em sua porção equatorial, e as lentes, adjacentes a essa sobreposição, encontram-se frequentemente focalmente opacificadas. Vasos sanguíneos epibulbares proeminentes são frequentemente evidentes na esclera que sobrepõe o tumor de corpo ciliar. A transiluminação do olho geralmente mostra uma sombra bem definida correspondente ao tumor de corpo ciliar (Figura 8.1.22). A biomicroscopia ultrassônica confirma a natureza sólida do tecido tumoral (Figura 8.1.23).

Um melanoma uveal anterior envolvendo tanto a íris quanto o corpo ciliar (melanoma iridociliar) terá sua porção anterior evidente na biomicroscopia com lâmpada de fenda e na gonioscopia. Uma característica desses tumores é a presença de um sulco na íris ao redor da porção anterior do tumor (Figura 8.1.24). Os melanomas iridociliares ocasionalmente se estendem circunferencialmente no segmento ocular anterior, formando o que foi denominado "melanoma em anel". O melanoma do corpo ciliar ou iridociliar ocasionalmente se estenderá por meio de forames vasculares ou neurais na esclera anterior, formando manchas episclerais escuras ou nódulos de extensão extraescleral do tumor (Figura 8.1.25).

Se não houver dúvidas acerca do diagnóstico, o tratamento pode ser realizado sem uma biopsia confirmatória do tumor, mas para lesões limítrofes classificadas clinicamente como grande nevo uveal anterior *versus* pequeno melanoma de íris ou um tipo alternativo de tumor, uma biopsia da lesão pode ser

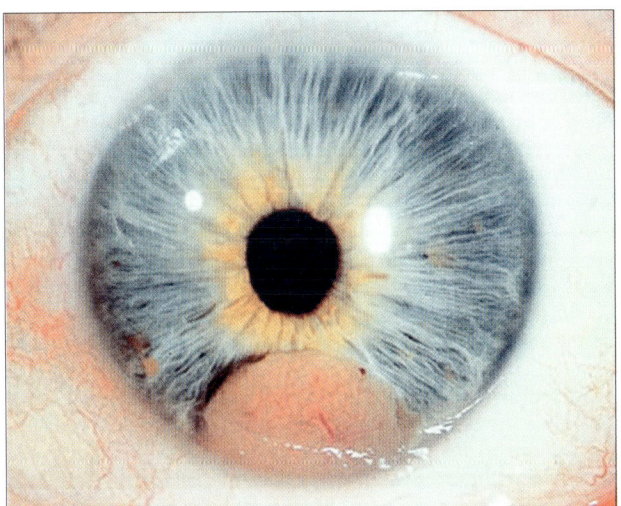

Figura 8.1.19 Melanoma pálido nodular da íris com vasos sanguíneos intralesionais proeminentes.

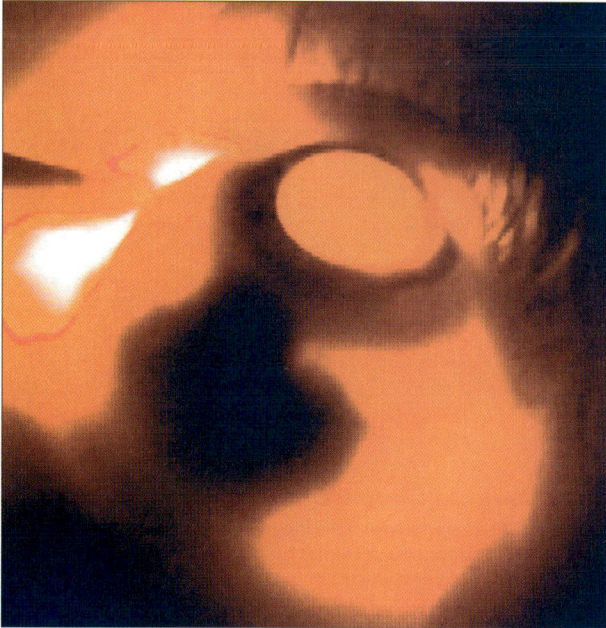

Figura 8.1.22 Imagem de transiluminação ocular mostrando sombra escura de um melanoma de corpo ciliar subjacente.

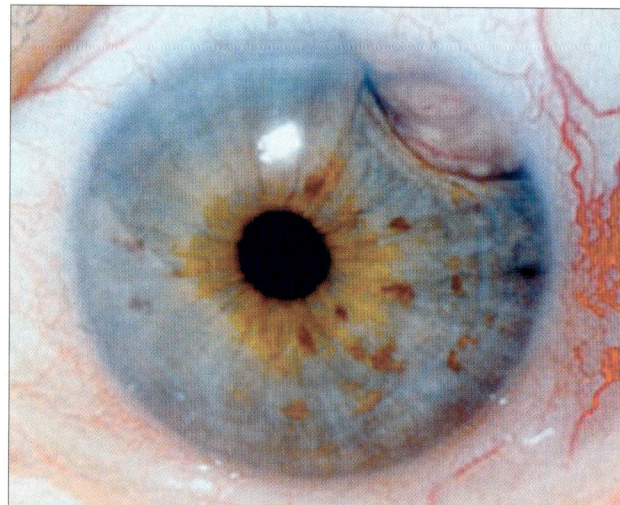

Figura 8.1.24 Melanoma iridociliar mostrando sulco de retração na íris ao longo da sua margem anterior.

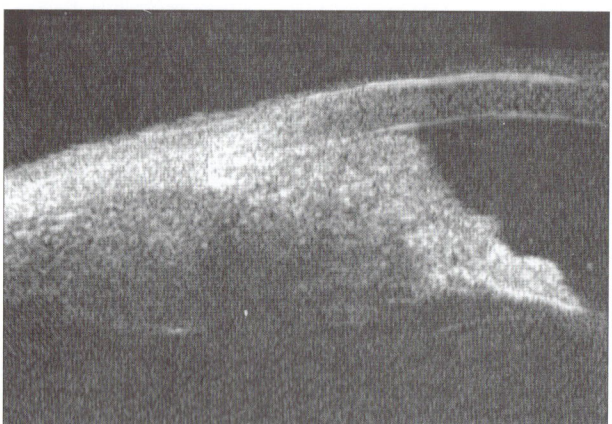

Figura 8.1.23 Imagem de ultrassonografia biomicroscópica de segmento ocular anterior mostrando melanoma iridociliar nodular.

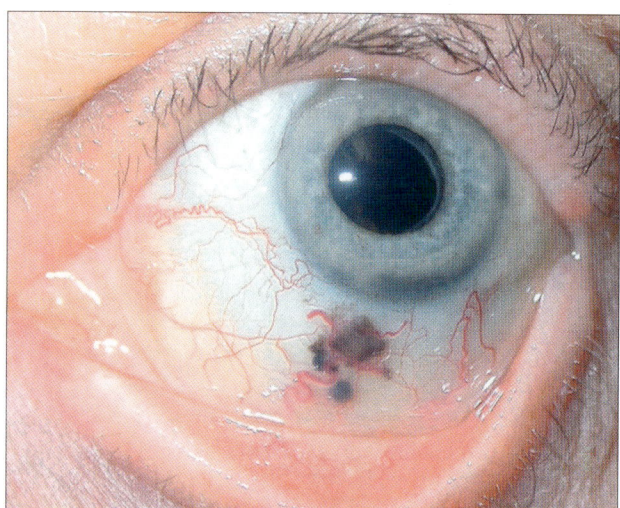

Figura 8.1.25 Extensão transescleral anterior limitada de melanoma iridociliar.

realizada por métodos como aspiração com agulha fina, corte por sucção de uma porção do tumor usando vitrectomia ou técnicas convencionais de incisão, para confirmar patologicamente o diagnóstico antes de se iniciar o tratamento.[35]

Opções de tratamento para melanomas uveais anteriores incluem excisão cirúrgica[36] (iridectomia, iridociclectomia ou ciclectomia – geralmente reservada para tumores com aparência coesiva), placa radioativa[37] e enucleação[33] (geralmente reservada para olhos cegos e com dor, que têm extensa semeadura da malha trabecular com glaucoma secundário ou quando o tumor ocupa mais de um quadrante do segmento anterior).

Melanoma uveal posterior primário

Os melanomas uveais posteriores que envolvem a coroide (melanomas coroidais) geralmente têm a aparência de tumores marrom-escuro a marrom-dourado. Vários padrões de crescimento clínico são reconhecidos. O padrão de crescimento mais comum é o tumor oval em forma de cúpula (Figura 8.1.26). O tumor geralmente tem uma base maior de 5 mm no seu maior diâmetro e uma espessura maior de 2,5 mm. Muitos tumores substancialmente maiores apresentam esse mesmo padrão de crescimento. Em geral, a espessura desses tumores tende a ser aproximadamente metade do diâmetro basal do tumor. O padrão de crescimento mais característico, embora não o mais frequente, é o *tumor em forma de cogumelo* (Figura 8.1.27). Essa forma tridimensional acontece por causa da evasão do tumor através da membrana de Bruch, formando um nódulo sub-retiniano que se projeta a partir da base do tumor em forma de cúpula. A evasão é frequentemente excêntrica da base do tumor e é ocasionalmente multifocal. A evasão apical pode ser relativamente pequena em comparação com a base do tumor, aproximadamente do mesmo tamanho que a base, ou substancialmente maior do que a base quando o tumor é detectado (Figura 8.1.28). Neste último caso, a ultrassonografia diagnóstica (modo B) pode ser realizada para confirmar a forma transversal do tumor. Alguns melanomas coroidais exibem uma base geográfica irregular e um ou mais nódulos tumorais acentuados (*padrão de crescimento irregular*) (Figura 8.1.29), e outros melanomas exibem uma ampla base associada a uma espessura máxima menor ou igual a 20% do seu maior diâmetro basal (*padrão de crescimento difuso*) (Figura 8.1.30).

A maioria dos melanomas coroidais que não recebem tratamento por qualquer motivo (incluindo a incerteza acerca do seu diagnóstico clínico) exibe um aumento progressivo, que geralmente fica evidente dentro de 1 a 3 meses. Os melanomas coroidais menores em crescimento frequentemente apresentam aglomerados de pigmento laranja (lipofuscina) em sua superfície (Figura 8.1.31) como um indicador de aumento ativo,[38,39] e a maioria dos melanomas da coroide desenvolve um descolamento seroso da retina sobre e ao redor do tumor (Figura 8.1.32) que aumenta em extensão à medida que o tumor se

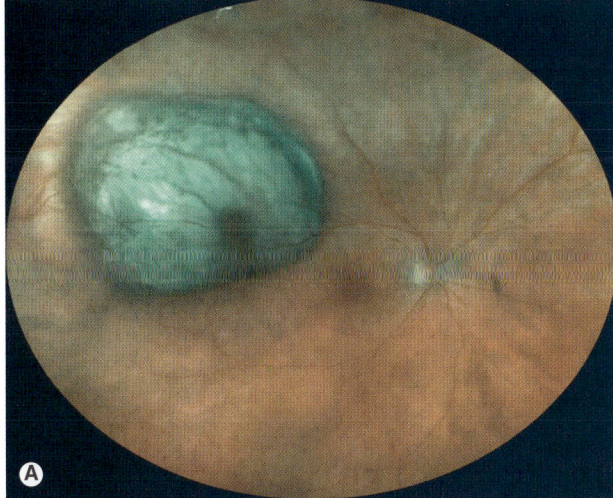

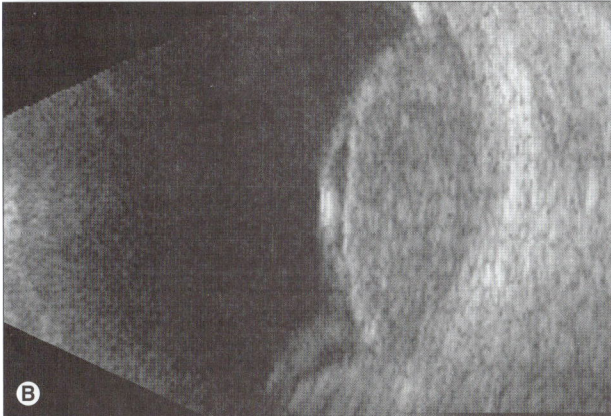

Figura 8.1.26 Melanoma coroidal exibindo forma típica de domo suavemente nodular. **A.** Aparência clínica do tumor. **B.** Imagem ultrassonográfica de exame em modo B correspondente mostrando forma transversal abruptamente biconvexa e relativamente baixa reflexividade sonora do tumor.

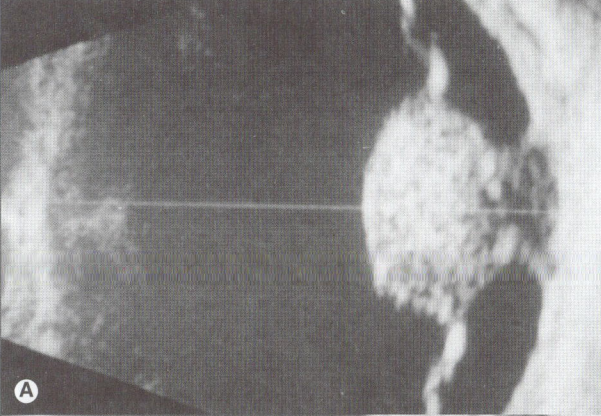

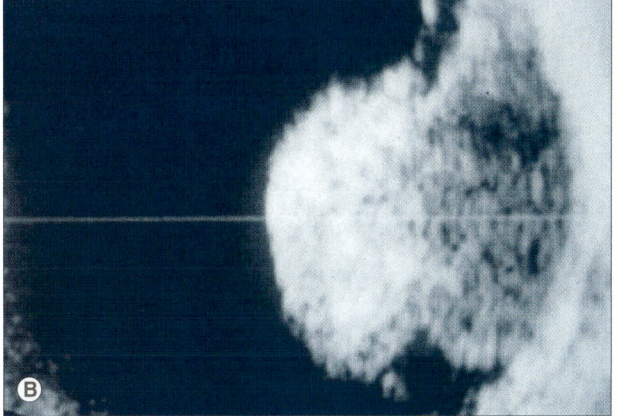

Figura 8.1.28 Imagens de exame de ultrassonografia (modo B) de melanoma coroidal que irrompeu a membrana de Bruch. **A.** Tumor com pequena base e tampa apical relativamente grande. **B.** Tumor com uma base transversal biconvexa e uma tampa apical relativamente grande. Observar que a base de cada tumor é relativamente hiporrefletiva enquanto a tampa apical é mais brilhantemente sonorrefletiva.

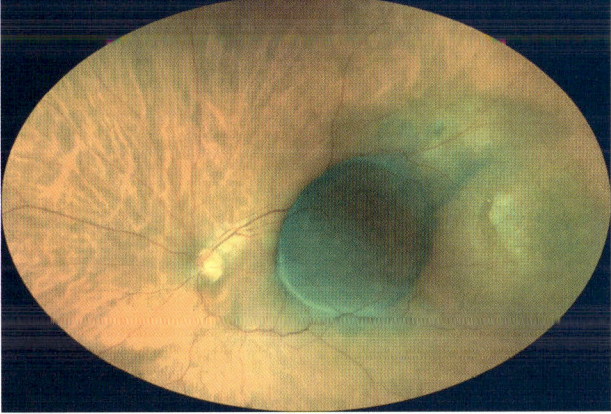

Figura 8.1.27 Melanoma coroidal exibindo erupção melanótica escurecida excêntrica através da membrana de Bruch.

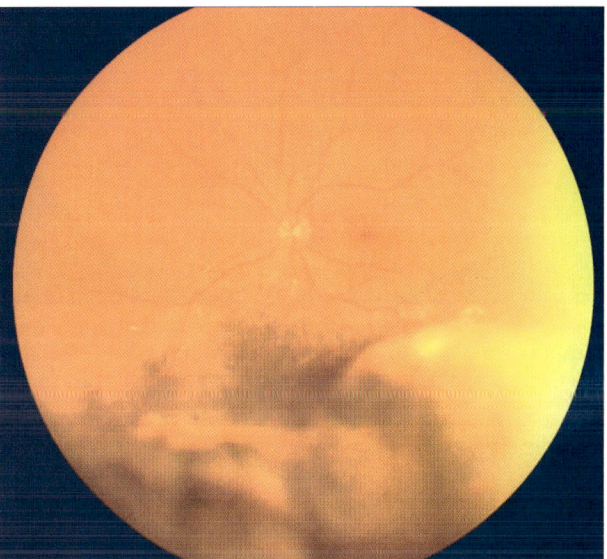

Figura 8.1.29 Melanoma coroidal exibindo base melanótica escura geográfica fina com focos sobrepostos múltiplos de acentuação nodular.

torna maior.[39] Esse descolamento de retina não regmatogênico pode se tornar total e bolhoso em associação a tumores coroidais maiores. Por motivos não claros, alguns melanomas nodulares de coroide entram em uma fase a qual o tumor exibe características clínicas evidentes de cronicidade (numerosas drusas, rompimento do epitélio pigmentar da retina [EPR] com agrupamento e invasão intrarretiniana pelo pigmento do EPR, metaplasia fibrosa do EPR sobrejacente ao tumor, ausência ou quantidade mínima de pigmento laranja na superfície do tumor, e ausência ou quantidade limitada de líquido sub-retiniano seroso sobre a lesão e perilesional)[40] (Figura 8.1.33), permanecendo dormentes por meses a anos ou crescendo até certo ponto durante esse intervalo de tempo.[40] Estudos de acompanhamento clínico de tais tumores mostraram que eles estão associados a um risco muito menor de metástase e morte metastática do que melanomas coroidais com crescimento ativo de tamanho similar.[40] Os melanomas coroidais que surgem adjacentes ao disco óptico ou que se estendem até ou ao redor dele frequentemente mostram sinais de invasão ou compressão do disco óptico (Figura 8.1.34), e aqueles que irrompem por meio da membrana de Bruch frequentemente mostram invasão apical da retina (Figura 8.1.35) que pode ser focal ou extensa. Melanomas coroidais hipomelanóticos regularmente exibem vasos sanguíneos coroidais intralesionais evidentes, que podem ser bem demonstrados pela angiografia de fluoresceína ou pela angiografia com indocianina verde.

Hemorragias sub-retiniana e intravítrea espontâneas são frequentemente associadas a tumores que irromperam através da membrana de Bruch (Figura 8.1.36) ou invadiram o disco óptico e a retina, mas essas hemorragias são extremamente incomuns em melanomas coroidais que exibem o padrão de crescimento em forma de domo, difuso ou irregular.

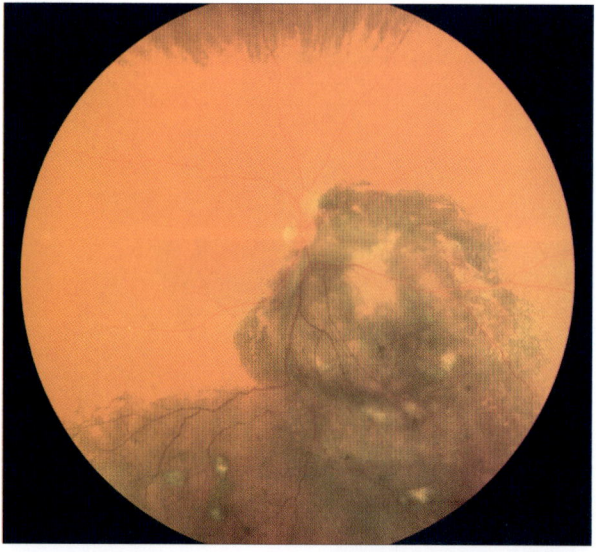

Figura 8.1.30 Melanoma coroidal exibindo padrão de crescimento difuso. A espessura máxima deste tumor coroidal de base ampla foi de apenas 2 mm.

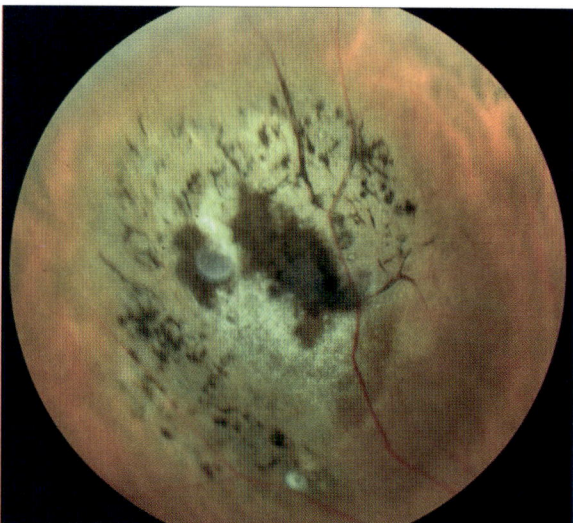

Figura 8.1.33 Melanoma coroidal dormente. Observar o rompimento proeminente do epitélio pigmentar da retina sobrejacente com aglomeração e invasão intrarretiniana por pigmentos epiteliais retinianos pretos.

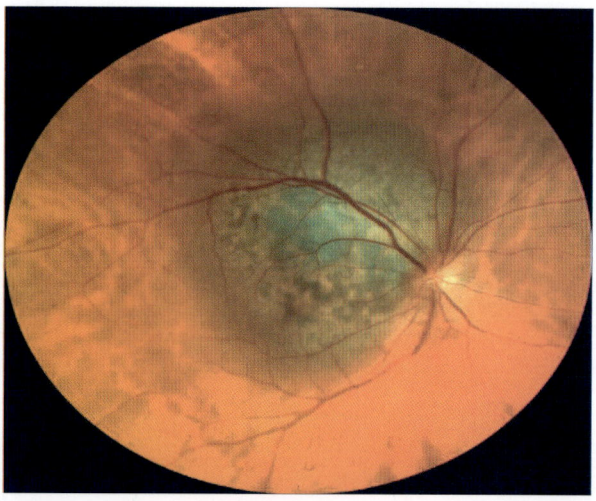

Figura 8.1.31 Melanoma coroidal justapapilar-macular melanótico escurecido pequeno exibindo falhas proeminentes de pigmento laranja (lipofuscina) na sua superfície.

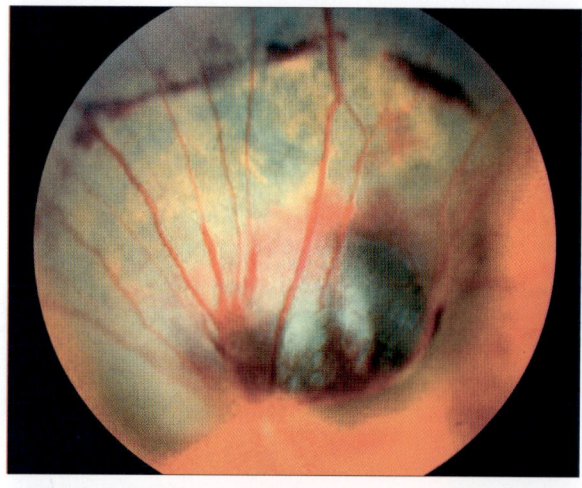

Figura 8.1.34 Melanoma coroidal justapapilar invadindo o disco óptico.

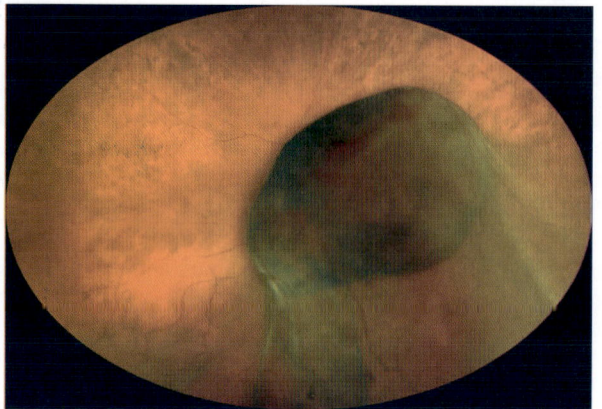

Figura 8.1.32 Melanoma coroidal em forma de cogumelo nodular associado a descolamento seroso de retina parcial.

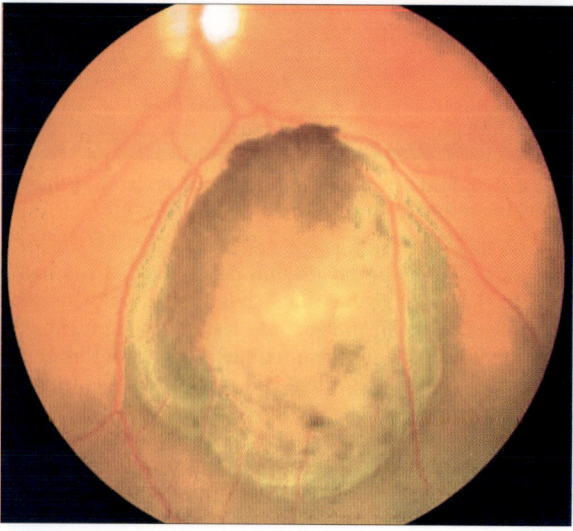

Figura 8.1.35 Melanoma coroidal com invasão retiniana apical proeminente por células tumorais marrons.

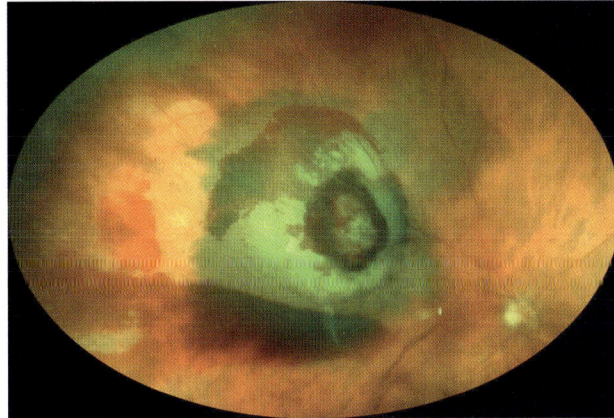

Figura 8.1.36 Melanoma coroidal que irrompeu por meio da membrana de Bruch exibindo hemorragia intrarretiniana, sub-retiniana e intravítrea.

invasivas) são determináveis por biomicroscopia de fundo e oftalmoscopia indireta do olho.[39] A documentação fotográfica é útil para a informação ao paciente a respeito do melanoma uveal e pode revelar algumas características do tumor intraocular não identificadas durante o exame de fundo de olho. Contudo, o exame de ultrassonografia ocular (modo B) é geralmente considerado como o estudo diagnóstico auxiliar mais importante em pacientes

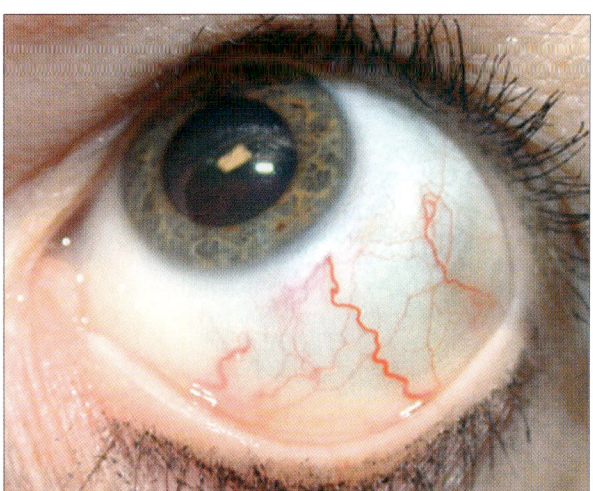

Figura 8.1.38 Vasos sanguíneos "sentinelas" epibulbares proeminentes sobrejacentes à porção anterior de um melanoma ciliocoroidal.

Os melanomas coroidais pequenos (geralmente considerados como tumores ≤ 10 mm de diâmetro e ≤ 5 mm de espessura máxima) podem ser assintomáticos se forem extramaculares, mas geralmente estão associados a borrões e flashes de luz se localizados na mácula. Melanomas coroidais maiores geralmente são associados a borrões, a flashes de luz e a defeito do campo visual que corresponde à localização do tumor e à extensão do descolamento de retina associado. A hemorragia vítrea de um melanoma coroidal geralmente causa o sintoma de manchas escuras móveis.

Os melanomas uveais posteriores que envolvem tanto a coroide quanto o corpo ciliar (melanomas ciliocoroidais) tendem a ser muito maiores quando são detectados pela primeira vez do que os melanomas restritos apenas à coroide. Melanomas ciliocoroidais sintomáticos são frequentemente maiores que 15 mm no maior diâmetro basal e maiores que 8 mm na espessura máxima quando identificados pela primeira vez, enquanto melanomas ciliocoroidais periféricos assintomáticos detectados no exame de fundo de olho de rotina tendem a ser substancialmente menores. A *ora serrata* é empurrada centralmente sobre o ápice do tumor uveal posterior e, por esse motivo, fica evidente sem depressão escleral na oftalmoscopia indireta (Figura 8.1.37). Vasos sanguíneos epibulbares dilatados (vaso sanguíneo sentinela) reiteradamente são observados sobre a porção do corpo ciliar do tumor (Figura 8.1.38), e, em alguns casos, ocorre a extensão transescleral da porção anterior do tumor (Figura 8.1.39). A transiluminação mostra uma sombra escura correspondente à porção tumoral no corpo ciliar (Figura 8.1.40).

As informações diagnósticas mais relevantes sobre o tumor intraocular (tamanho, cor, localização, atividade de crescimento e ausência *versus* presença de extensão extraocular e características

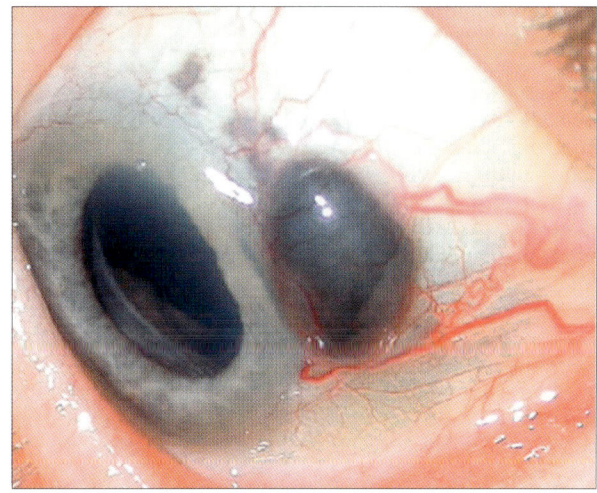

Figura 8.1.39 Extensão extraocular melanótica nodular escurecida de um melanoma iridociliar primário.

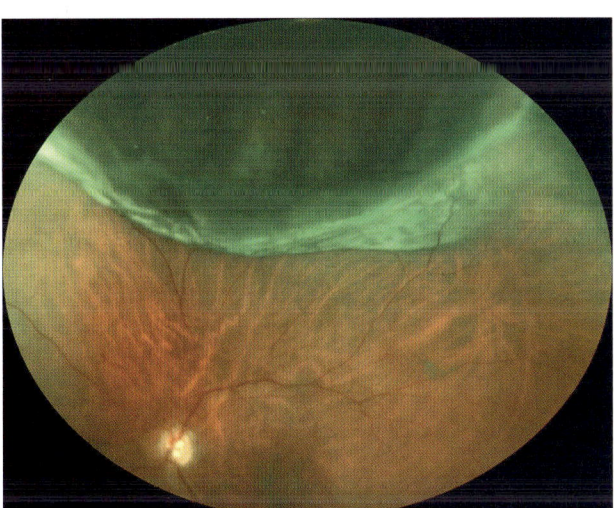

Figura 8.1.37 Melanoma ciliocoroidal deslocando a *ora serrata* centralmente na sua crista.

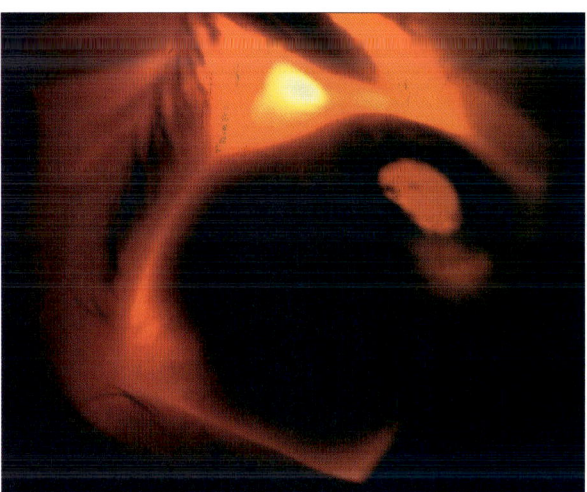

Figura 8.1.40 Imagem de transiluminação ocular mostrando sombra lançada por melanoma ciliocoroidal.

com um tumor intraocular sólido do segmento posterior. Esse método de aquisição de imagem confirma a natureza de tecido mole do tumor, revela sua forma transversal e fornece estimativas das dimensões do tumor que complementam os achados de oftalmoscopia indireta e transiluminação. Esse método também identifica a invasão escleral posterior e a extensão transescleral do tumor (Figura 8.1.41) quando presentes e permite a avaliação do fluxo vascular espontâneo dentro do tumor durante a análise dinâmica.

Quando um tumor coroidal ou ciliocoroidal melanótico tem mais de 10 mm de diâmetro e 5 mm de espessura e exibe aspectos clínicos característicos, ou quando um tumor coroidal ou ciliocoroidal melanótico menor apresenta características clínicas invasivas evidentes, geralmente há pouca ou nenhuma dúvida acerca do diagnóstico clínico (a menos que o meio óptico esteja turvo ou opaco) e também não há virtualmente nenhuma necessidade de uma biopsia confirmatória do tumor para estabelecer um diagnóstico patológico antes do tratamento. No entanto, para tumores com menos de 5 mm de diâmetro e 2,5 mm de espessura, pode haver considerável incerteza acerca do diagnóstico clínico. Essa dúvida decorre em grande parte da substancial confluência existente entre nevos benignos maiores e pequenos melanomas coroidais, e a frequência substancialmente maior de casos de nevos do que de melanomas coroidais na população em geral.[41] Nesses casos, o médico que está tratando o paciente precisa informá-lo sobre os potenciais benefícios reconhecidos *versus* os riscos e as limitações de (1) assumir que o tumor é um melanoma maligno e tratá-lo sem confirmação patológica do diagnóstico, de (2) assumir que o tumor é um grande nevo coroidal benigno e deixá-lo sem tratamento, mas organizar um acompanhamento periódico regular para monitorar o aumento ativo do tumor, e de (3) realizar uma biopsia diagnóstica de aspiração com agulha fina do tumor coroidal para estabelecer um diagnóstico citopatológico que pode então ser usado para direcionar o tratamento subsequente do tumor e providenciar a intervenção de acordo com a decisão informada do paciente.

Em alguns pacientes com suspeita de melanoma uveal posterior primário, a presença de hemorragia vítrea, catarata madura ou descolamento de retina hemorrágico podem prejudicar uma avaliação clínica satisfatória da lesão no fundo de olho. Em tais casos, um estudo de imagem complementar do olho afetado (p. ex., RM de alta resolução sem e com contraste) pode ser capaz de identificar o tumor e caracterizá-lo como consistente ou inconsistente com o melanoma uveal (Figura 8.1.42). No entanto, em pacientes com meios ópticos limpos, avaliação oftalmoscópica satisfatória do fundo de olho e avaliação ultrassonográfica completa do olho, tal estudo suplementar acrescenta muito pouco à precisão do diagnóstico.

Os pacientes com melanoma uveal posterior primário são rotineiramente orientados a se submeterem a uma avaliação sistêmica com o objetivo de identificar ou descartar tumores metastáticos nos locais onde eles são mais prováveis de ocorrer

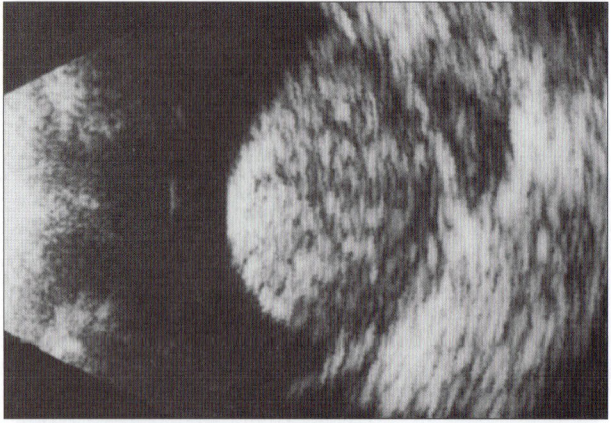

Figura 8.1.41 Imagem de exame de ultrassonografia em modo B de melanoma ciliocoroidal mostrando extensão extraocular posterior nodular do tumor.

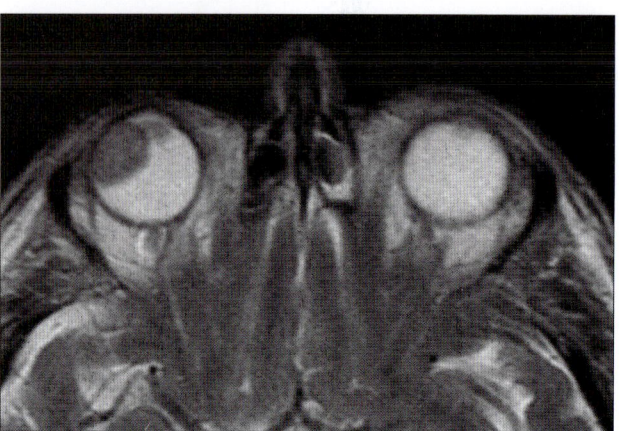

Figura 8.1.42 Imagem de ressonância magnética ponderada em T2 de melanoma coroidal mostrando hipointensidade de tumor intraocular comparado com o vítreo brilhante (hiperintenso).

(fígado, pulmões, ossos do tórax e abdome, e pele).[42] A avaliação atualmente recomendada consiste em um exame físico geral (principalmente para detectar metástases cutâneas, icterícia e hepatomegalia, se presentes), exames de sangue para avaliação de enzimas hepáticas (provavelmente elevadas se o fígado estiver extensivamente envolvido) e TC de tórax e abdome com contraste. Em muitos centros europeus, ultrassonografia do fígado é realizada em substituição de TC. Em alguns centros, a RM do tórax e abdome e até a TC por emissão de pósitrons (PET)/TC são usadas como alternativas à TC. A menos que o paciente tenha sintomas neurológicos ou psiquiátricos de início recente, o exame de avaliação do cérebro não é recomendado.

Desde que a avaliação sistêmica não apresente lesões preocupantes que sugiram metástase, o tratamento é direcionado para a eliminação ou destruição do tumor intraocular primário. Atualmente, as principais opções de tratamento para o melanoma uveal posterior[26] são enucleação – indicada para olhos cegos, severamente dolorosos secundários ao tumor intraocular, olhos com um tumor intraocular extremamente grande (considerado geralmente um tumor > 16 mm de diâmetro, > 10 mm de espessura ou ambos), e olhos com um tumor coroidal circumpapilar ou invasão do disco óptico – e terapia de radiação focal (sendo os métodos mais comumente empregados a radioterapia com placa I-125,[43] gamma knife e irradiação com feixe de prótons)[44] para melanomas uveais posteriores menores do que os com indicação de enucleação e que não envolvem o nervo óptico. Esses métodos de terapia focal demonstraram ter a mesma taxa de cura do que a enucleação quando aplicados a casos comparáveis, apropriadamente selecionados (principalmente melanomas uveais posteriores ≤ 16 mm de diâmetro e ≤ 10 mm de espessura não envolvendo a mácula ou o disco óptico e não associado à extensão extraescleral do tumor).[45-47] Embora esses métodos de radioterapia geralmente destruam o tumor intraocular e preservem o olho tratado, a visão geralmente é prejudicada e pode ser perdida em sua totalidade (geralmente após um período de meses a anos) por causa dos efeitos colaterais induzidos pela radiação no disco óptico e na retina, do glaucoma secundário (geralmente neovascular), ou ambos. Opções alternativas de tratamento empregadas em determinados centros incluem ressecção transescleral do tumor em bloco[48] (principalmente reservada para pacientes relativamente jovens e saudáveis, sem invasão da retina, invasão do disco óptico ou envolvimento macular) e ressecção do tumor intraocular por vitrectomia[49] (geralmente realizado após irradiação focal do tumor para minimizar o risco de disseminação intraocular ou implantação extraocular de células tumorais viáveis durante o procedimento).[48,50] A terapia a *laser* infravermelho transpupilar com mira grande, exposição de longa duração e relativa baixa potência (frequentemente referida como termoterapia transpupilar, TTT) foi amplamente empregada em vários centros para tratar pequenos tumores coroidais melanocíticos na categoria grande nevo *versus* pequeno melanoma nas últimas três décadas,[51] mas ambos os estudos em longo prazo mostraram que esse tratamento como modalidade única de terapia estaria associado a uma alta probabilidade de reincidência local e casos esporádicos de extensão transescleral do tumor à órbita.[52] Por esse motivo, TTT geralmente não é recomendada hoje, exceto como complemento à radioterapia focal.[53]

Hoje, na maioria dos centros, é realizado praticamente em todos os pacientes teste prognóstico nas células tumorais em conjunto com o tratamento do tumor intraocular (a menos que o paciente tenha feito uma biopsia do tumor antes do tratamento por motivos diagnósticos ou confirmatórios e tenha sido realizado teste prognóstico nas células tumorais na ocasião).[54] Em pacientes submetidos à radioterapia focal, a biopsia por aspiração com agulha fina transescleral direta ou transvítrea indireta do tumor coroidal ou ciliocoroidal, para elaboração do perfil de expressão genética ou análise cromossômica, é realizada imediatamente antes da irradiação do tumor.[55] Em pacientes tratados por enucleação ou ressecção tumoral, as células tumorais são coletadas imediatamente após a remoção do globo ou do tumor para o teste prognóstico de perfil da expressão genética (teste DecisionDx-UM)[56,57] e classificação (GEP classe 1 [favorável], GEP classe 2 [desfavorável]) ou estudos de mutação cromossômica (p. ex., *multiplex ligation-dependent probe amplification*,[30] [MLPA] ou análise de microssatélites[58] [teste de perda da heterozigosidade]) e classificação (dissomia 3 [favorável], monossomia 3 [desfavorável]). Evidências atuais mostram que esse teste prognóstico é superior a qualquer fator clínico ou histopatológico individual ou combinado para subdividir os pacientes em risco relativamente alto *versus* risco relativamente baixo de que no futuro desenvolvam metástases distantes.

Independentemente de como o tumor intraocular primário foi tratado, o paciente com um melanoma uveal posterior deve ser considerado em risco de surgirem tumores metastáticos no futuro. O teste prognóstico das células tumorais, conforme descrito no parágrafo anterior, ajuda o clínico a subdividir os pacientes naqueles com risco maior *versus* menor de desenvolvimento de metástases, e essa informação atualmente está sendo utilizada em muitos centros para influir com que frequência e intensidade (ou seja, quais componentes de um regime de vigilância são empregados) determinado paciente deve ser reavaliado sistemicamente após o tratamento de um tumor ocular. Atualmente, nenhuma terapia auxiliar em ensaios clínicos randomizados provou prevenir ou retardar o surgimento de tumores metastáticos em comparação com ausência total de tratamento.[59] Se em um paciente com melanoma uveal primário for identificado o melanoma metastático durante o acompanhamento (seja por teste de vigilância periódica ou por teste orientado por sintoma), o prognóstico desse paciente para sobrevida em longo prazo atualmente será ruim. Embora exista grande interesse atual na terapia direcionada para pacientes individuais com base na constatação particular de anormalidades genéticas das células tumorais,[60,61] nenhum método de quimioterapia, imunoterapia ou terapia-alvo molecular demonstrou até a presente data melhorar significativamente a sobrevida de pacientes que sofrem de melanoma uveal metastático em comparação com ausência total de tratamento.[62]

Linfoma intraocular primário

O linfoma intraocular primário é uma forma incomum de linfoma maligno não Hodgkin que parece surgir aleatoriamente em um ou ambos os olhos. Como as células linfoides não estão presentes normalmente no olho (exceto no sangue), a origem dessas células linfoides malignas é desconhecida.[63,64] Atualmente, dois tipos clínicos principais de linfoma intraocular primário são reconhecidos. O *linfoma vitreorretiniano primário* é caracterizado por infiltrados de células linfoides malignas, geralmente de linhagem de linfócitos B, envolvendo vítreo, retina e espaço subepitélio pigmentado da retina de um ou ambos os olhos, e, caso haja envolvimento da úvea, será limitado.[65,66] Essa forma de linfoma intraocular primário está associada ao linfoma do SNC primário prévio, concomitante ou subsequente em aproximadamente 80% dos casos. O *linfoma uveal primário* é caracterizado por infiltração uveal focal ou difusa por células linfoides malignas com envolvimento limitado da retina e do vítreo na maioria dos casos.[67,68] Essa forma de linfoma intraocular primário é quase sempre unilateral. Aproximadamente 30% dos pacientes com linfoma intraocular primário desenvolvem linfoma não Hodgkin sistêmico.

Linfoma vitreorretiniano primário

As características clínicas típicas do linfoma vitreorretiniano primário são infiltrações celulares evidentes no vítreo (Figura 8.1.43), acúmulos geográficos esbranquiçados a amarelo-pálidos de células linfoides sob o EPR (Figura 8.1.44) e infiltrados retinianos irregulares e mal definidos (Figura 8.1.45). O paciente típico tem mais de 60 anos com uma ligeira predominância de pacientes do sexo feminino. As características intraoculares anormais são geralmente bilaterais, embora não necessariamente presentes simultaneamente, e podem ser substancialmente assimétricas. Os pacientes afetados frequentemente relatam borrões e moscas volantes se as células vítreas forem dominantes, bem como embaçamento e perda de campo visual se os infiltrados retinianos e sub-retinianos predominarem. Alguns pacientes têm predomínio de células vítreas sem infiltrados retinianos ou sub-retinianos, e uns poucos pacientes têm tumores ou infiltrados sub-retinianos predominantes com pouca ou nenhuma célula vítrea. Os pacientes podem relatar uma história prévia

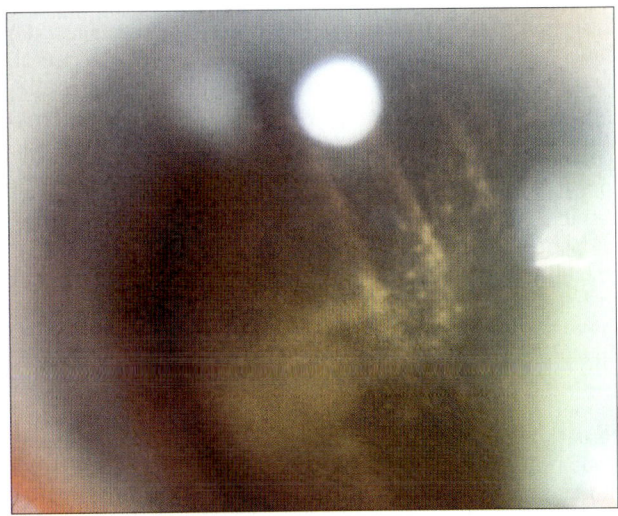

Figura 8.1.43 Imagem biomicroscópica com lâmpada de fenda mostrando células proeminentes no vítreo anterior em um olho com linfoma vitreorretiniano primário.

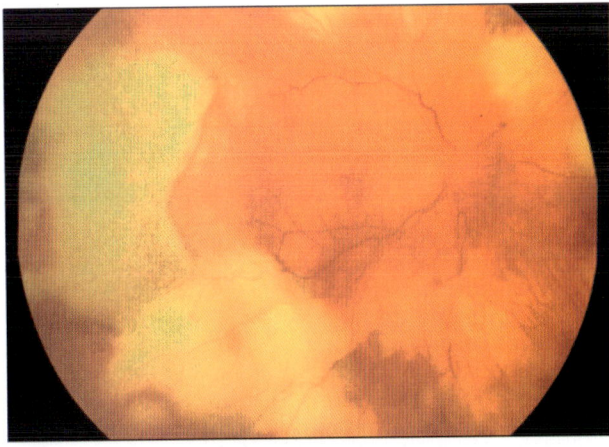

Figura 8.1.44 Imagem de fundo de olho de campo amplo de um linfoma vitreorretiniano primário mostrando múltiplos infiltrados geográficos subepiteliais pigmentados da retina característicos.

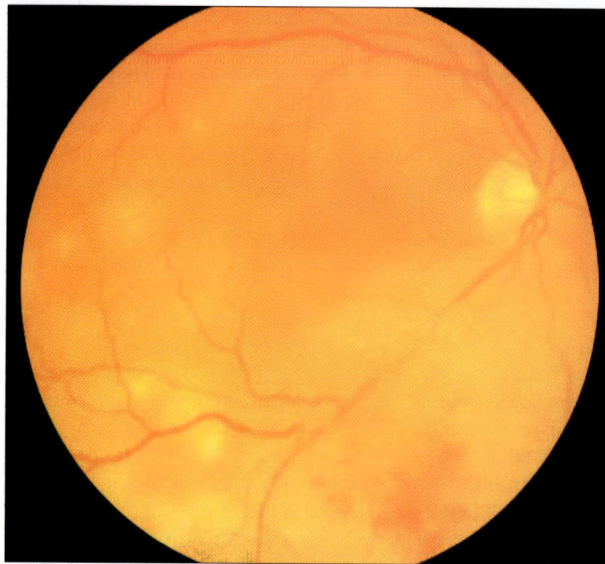

Figura 8.1.45 Infiltrados intrarretinianos e sub-retinianos combinados em um olho com linfoma vitreorretiniano primário.

de linfoma do SNC. Deve-se perguntar a pacientes sem história prévia e a seus cônjuges ou familiares se houve mudanças recentes na afetividade, presença de fala arrastada ou outros sintomas neurológicos ou psicológicos que possam indicar envolvimento do SNC não diagnosticado. Todos os pacientes com suspeita clínica de linfoma vitreorretiniano devem realizar exames de imagem do SNC (RM ou TC com contraste) para detectar quaisquer lesões do SNC, e a citologia de punção lombar deve ser realizada antes de qualquer intervenção ocular em pacientes com áreas suspeitas no cérebro em exames de imagem do SNC ou em pacientes exibindo novos sintomas neurológicos ou psicológicos, mesmo nos casos em que o resultado do exame de imagem do SNC for negativo. Uma vez que os resultados sejam negativos, a vitrectomia posterior com análise citopatológica e imunocitoquímica das células intravítreas[69,70] (e citometria de fluxo celular linfoide, se possível) deve ser realizada em pacientes com predomínio de infiltração celular do vítreo, para estabelecer um diagnóstico patológico que irá direcionar o diagnóstico e subsequente tratamento do paciente. Ocasionalmente, as células obtidas serão predominantemente monoclonais pela análise imunocitoquímica e citologicamente consistentes com células linfoides malignas. Em tais casos, a maioria dos patologistas oftálmicos se sentirá confortável em classificar essas células como linfoma vitreorretiniano. No entanto, frequentemente a maioria das células intactas obtidas do fluido da vitrectomia parece ser de linfócitos maduros, em vez de células linfoides claramente malignas, e exibe alguma policlonalidade na imunocoloração. A chave para o diagnóstico nesses casos é a presença de numerosas células tumorais necróticas em segundo plano. As células necróticas não são uma característica das infiltrações celulares inflamatórias do vítreo, mas são uma característica forte nos casos de linfoma. Em pacientes com predomínio de infiltrado geográfico subepitelial pigmentado da retina, mas com poucas ou nenhuma célula vítrea, a biopsia por aspiração com agulha fina transvítrea pode ser realizada para obter células tumorais e, assim, estabelecer um diagnóstico patológico.[71]

Nos casos com diagnóstico estabelecido de linfoma vitreorretiniano primário, mas sem linfoma ativo de SNC, um ciclo de injeções intravítreas de metotrexato (dose típica por injeção 400 mcg/0,1 mℓ) pode ser usado para eliminar o linfoma intraocular.[72] Em pacientes que não desejam realizar tais injeções ou que não podem retornar para as injeções necessárias no curso do tratamento, a radioterapia por feixe externo fracionado de baixa dose pode ser realizada no olho ou olhos afetados para erradicar o linfoma intraocular.[73] Felizmente, a maioria dos linfomas intraoculares responde favoravelmente a esses métodos de tratamento.

Pacientes com linfoma vitreorretiniano primário devem ser monitorados para possível desenvolvimento de linfoma no olho previamente não afetado, reincidência local do linfoma vitreorretiniano no olho tratado ou desenvolvimento de novos sintomas neurológicos que sugiram o aparecimento de linfoma do SNC. Na maioria dos centros de oncologia, os pacientes com linfoma primário do SNC confirmado são atualmente tratados com múltiplas drogas intravenosas baseadas em metotrexato, quimioimunoterapia e metotrexato intratecal.[74] Embora o tempo médio de sobrevida de pacientes com linfoma vitreorretiniano primário com envolvimento do SNC pareça ter melhorado um pouco nos últimos anos usando esse regime, a maioria dos pacientes ainda morre por consequência do seu linfoma.

Linfoma uveal primário

O linfoma uveal primário é caracterizado principalmente por infiltrados localizados ou difusos de células malignas de linfoma, geralmente de linhagem de linfócitos B. Quando a coroide está difusamente envolvida, ela exibe um espessamento creme difuso com áreas focais mais densas (Figura 8.1.46). Frequentemente poucas células linfoides estão presentes no vítreo, células linfoides no aquoso e depósitos celulares no endotélio corneano também estão presentes em alguns casos. O exame de ultrassonografia em modo B de olhos com envolvimento uveal posterior difuso mostra espessamento difuso da coroide (Figura 8.1.47), algumas vezes

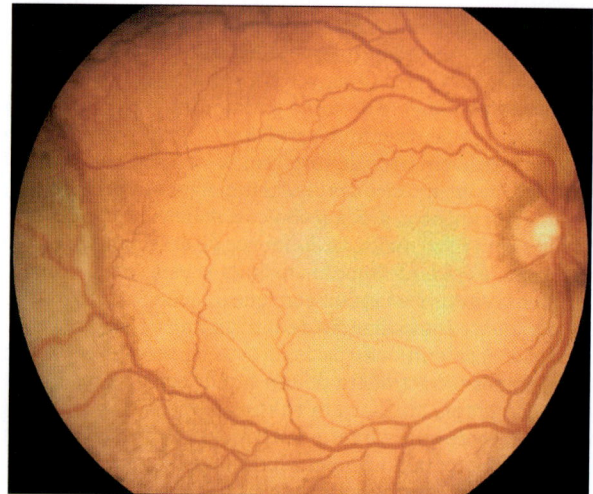

Figura 8.1.46 Espessamento creme difuso da úvea posterior com acentuação nodular imediatamente temporal à macula em um olho com linfoma uveal primário.

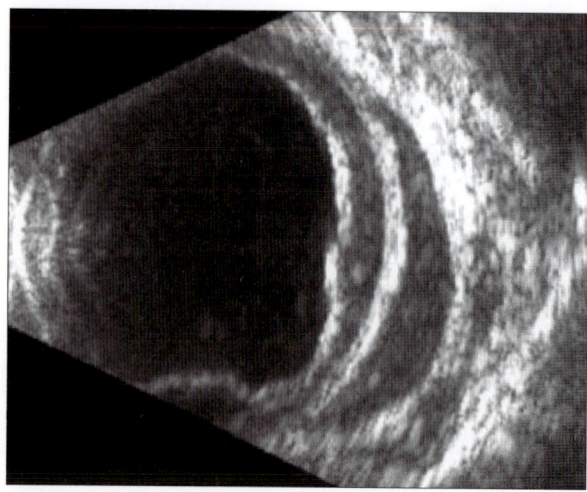

Figura 8.1.47 Imagem de exame de ultrassonografia em modo B de um olho com linfoma uveal difuso mostrando espessamento coroidal generalizado e um acúmulo hipoecoico, crescente, retroescleral de células tumorais.

associado a um descolamento seroso limitado da retina e lesões extraesclerais hipoecoicas de proliferação linfomatosa. Embora seja improvável que tais pacientes relatem uma história prévia de linfoma do SNC ou novos sintomas neurológicos sugestivos de possível envolvimento do SNC, eles provavelmente relatarão uma história anterior ou simultânea de linfoma sistêmico. Se houver suspeita de linfoma uveal difuso, o paciente deve ser submetido a exames de imagem do tórax e do abdome, bem como do SNC. Em tais pacientes, o diagnóstico intraocular pode ser confirmado por biopsia aspirativa com agulha fina[71] ou biopsia incisional da úvea espessada.[73] Desde que não exista linfoma sistêmico ou do SNC, geralmente o olho afetado deve ser tratado com radioterapia de feixe externo fracionada de baixa dose a moderada. Os pacientes tratados devem ser monitorados para sinais de recaída local do tumor ou de surgimento de linfoma sistêmico.

MEDULOEPITELIOMA

O meduloepitelioma é uma neoplasia maligna intraocular primária incomum que surge das células neuroectodérmicas que dão origem ao epitélio do corpo ciliar. As células que compõem a maioria dos meduloepiteliomas frequentemente aparecem sem pleomorfismo nuclear pronunciado ou nucléolos proeminentes. Os tumores que compõem o meduloepitelioma são classificados como benignos ou malignos com base no fato de o tumor ter ou não invadido e substituído tecidos adjacentes.[76]

Os aspectos histopatológicos característicos dos meduloepiteliomas clássicos são a formação de pseudorrosetas compostas de células neuroepiteliais atípicas e a presença de cistos neuroepiteliais contendo vítreo.[76,77] Na maioria dos casos, as células tumorais mantêm características do neuroepitélio do qual elas surgiram. Em alguns casos, no entanto, algumas das células tumorais exibem diferenciação em tecidos não presentes normalmente no olho (p. ex., cartilagem).[78] Em casos como esses, o tumor é frequentemente classificado patologicamente como um meduloepitelioma "teratoide". Os tumores variam muito em termos de quão atípicas são as células componentes. Os meduloepiteliomas que exibem invasão substancial e substituição de tecidos adjacentes são geralmente classificados como malignos, enquanto aqueles que não exibem tais características são comumente classificados como benignos.[76] Apesar de como o tumor é classificado patologicamente, os meduloepiteliomas estão associados a um potencial extremamente baixo para gerar metástases ou causar morte metastática.

O meduloepitelioma intraocular clássico se desenvolve no corpo ciliar e se apresenta como uma massa esbranquiçada a rosada associada a cistos neuroepiteliais pequenos a relativamente grandes em sua superfície (Figura 8.1.48). Ocasionalmente, tumores desse tipo surgem na íris (Figura 8.1.49), na retina ou mesmo no disco óptico (Figura 8.1.50).[79]

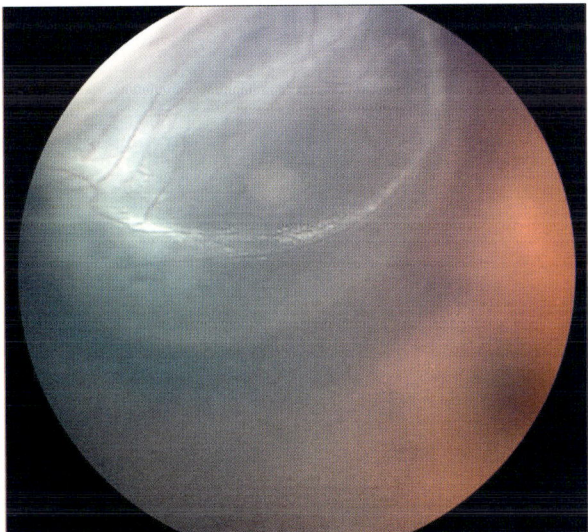

Figura 8.1.48 Meduloepitelioma de corpo ciliar branco com um componente cístico proeminente.

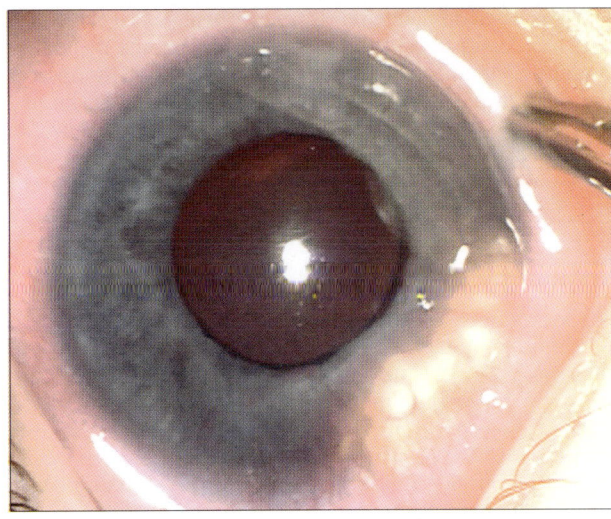

Figura 8.1.49 Meduloepitelioma da íris surge como um tumor íris-ângulo vascularizado pálido.

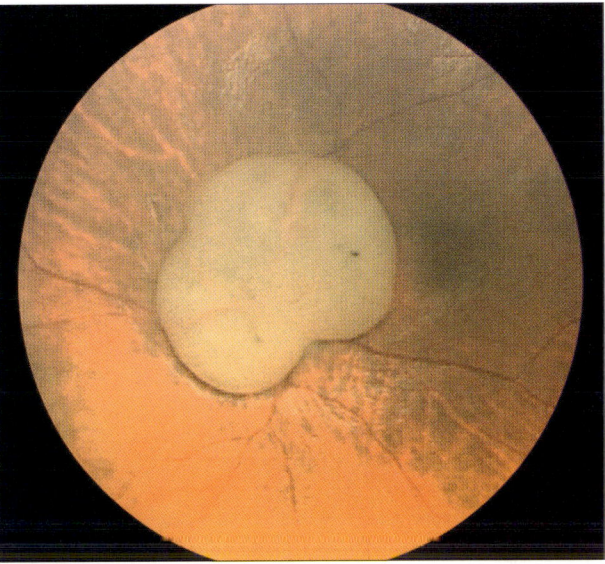

Figura 8.1.50 Meduloepitelioma nodular esbranquiçado surgindo do disco óptico.

A maioria dos meduloepiteliomas intraoculares ocorre esporadicamente sem outras anormalidades conhecidas, mas eventualmente indivíduos com meduloepitelioma podem apresentar mutações constitucionais no gene *DICER1*.[80] Esses indivíduos têm risco de desenvolvimento de uma outra neoplasia pulmonar rara conhecida como blastoma pleuropulmonar e outras neoplasias sistêmicas, frequentemente em uma idade relativamente jovem.

Se houver suspeita de meduloepitelioma da íris, corpo ciliar ou ambos, o tumor, quando bastante pequeno, pode ser extirpado com sucesso pela ressecção transescleral em bloco,[81] mas a maioria dos meduloepiteliomas de corpo ciliar maiores e aqueles envolvendo a retina e o disco óptico por fim (se não inicialmente) chegam à enucleação.

ADENOCARCINOMAS INTRAOCULARES DE CAMADAS EPITELIAIS NEUROECTODÉRMICAS

Adenocarcinomas intraoculares primários (neoplasias malignas adquiridas que se originam de tecidos neuroectodérmicos que exibem características histopatologicamente pseudoglandulares) podem surgir a partir das camadas do epitélio pigmentado da íris, das camadas neuroepiteliais do corpo ciliar e do EPR. Esses tumores não podem ser distinguidos clinicamente dos adenomas epiteliais primários (adquiridos, tumores benignos). Felizmente, cada um desses tipos de tumores é extremamente incomum. O adenocarcinoma típico do epitélio pigmentado da íris aparece como um tumor negro de aumento progressivo, invadindo e substituindo o estroma da íris. O adenocarcinoma típico do epitélio ciliar não pigmentado aparece como um tumor branco a rosa substituindo o corpo ciliar, e o adenocarcinoma típico do epitélio ciliar pigmentado aparece como um tumor negro envolvendo o corpo ciliar. O adenocarcinoma do EPR pode surgir de novo a partir de EPR com aparência previamente normal, ou eventualmente de células hipertrofiadas do EPR que se referem à hipertrofia congênita do EPR (HCEPR). O adenocarcinoma típico isolado do EPR[82] aparece como um tumor castanho-escuro a preto, focalmente invasivo, associado a um fluido sub-retiniano hemorrágico e exsudativo circundante (Figura 8.1.51). O adenocarcinoma do EPR que surge de HCEPR[83] é semelhante ao tumor isolado, mas exibe as características clássicas do HCEPR em adição ao nódulo tumoral (Figura 8.1.52).

Se houver suspeita clínica de adenocarcinoma de uma dessas camadas neuroectodérmicas, às vezes ele pode ser extirpado com sucesso pela ressecção transescleral em bloco.[83] Contudo, a maioria dos casos confirmados foi tratada pela enucleação.[82] Felizmente, essas neoplasias parecem representar risco mínimo para extensão extraocular e praticamente nenhum risco de metástase.

NEOPLASIAS MALIGNAS NÃO OFTÁLMICAS PRIMÁRIAS METASTÁTICAS NO OLHO

Uma ampla variedade de neoplasias malignas primárias não oftalmológicas pode originar tumores metastáticos intraoculares via disseminação hematogênica. A maioria das neoplasias malignas não oftalmológicas que dão origem a tais tumores intraoculares são carcinomas, e a maioria desses são adenocarcinomas.[84] Os locais anatômicos mais frequentes de origem da neoplasia maligna primária subjacente, em ordem decrescente de frequência, são mama, pulmão, cólon, outros locais gastrintestinais e rins.[84] O melanoma cutâneo ocasionalmente origina tumores intraoculares metastáticos,[85] e esses aparecem geralmente em cor mais escura em relação aos que surgiram de outros tipos de câncer. Alguns linfomas malignos sistêmicos também desenvolvem metástases no olho,[86,87] com aparência semelhante aos carcinomas metastáticos.

O local mais comum de envolvimento intraocular por tumores metastáticos é a coroide,[84] mas outros tecidos intraoculares podem ser afetados, incluindo (em ordem decrescente de frequência) a íris, o corpo ciliar, o disco óptico, a retina e o vítreo.[84] O tumor coroidal metastático clássico aparece como um tumor discoide arredondado a oval, esbranquiçado a dourado, tendo uma coloração homogênea e vasos sanguíneos intralesionais invisíveis (Figura 8.1.53). O tumor está frequentemente associado a um líquido sub-retiniano seroso suprajacente e circundante, desproporcional ao tamanho da lesão de coroide. Hemorragias intratumorais, intravítreas e sub-retinianas proeminentes são extremamente incomuns na maioria dos tipos de câncer metastático do olho. Enquanto alguns pacientes com tumor metastático intraocular (aproximadamente 20% de todos os casos na maioria das grandes séries de casos relatados) exibem múltiplos tumores de tamanhos diferentes em um ou ambos os olhos (Figura 8.1.54), a maioria dos pacientes (aproximadamente 80%) exibe um único tumor em um olho (Figura 8.1.55). O tumor coroidal de pacientes que tinham conhecimento do

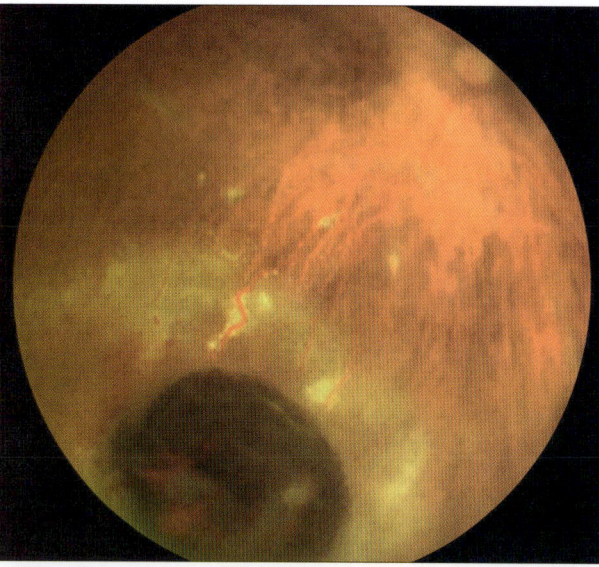

Figura 8.1.51 Adenocarcinoma isolado do epitélio pigmentar da retina surge como um tumor nodular negro se projetando através da retina sensorial associado a retinopatia exsudativa e sangue intrarretiniano.

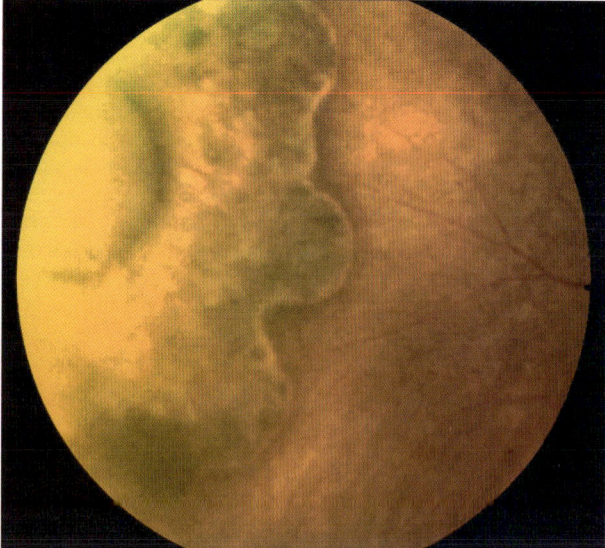

Figura 8.1.52 Adenocarcinoma de epitélio pigmentar da retina surgindo de hipertrofia congênita do epitélio pigmentar da retina (HCEPR). Observar a margem plana suavemente curvada e bem definida de lesão HCEPR subjacente.

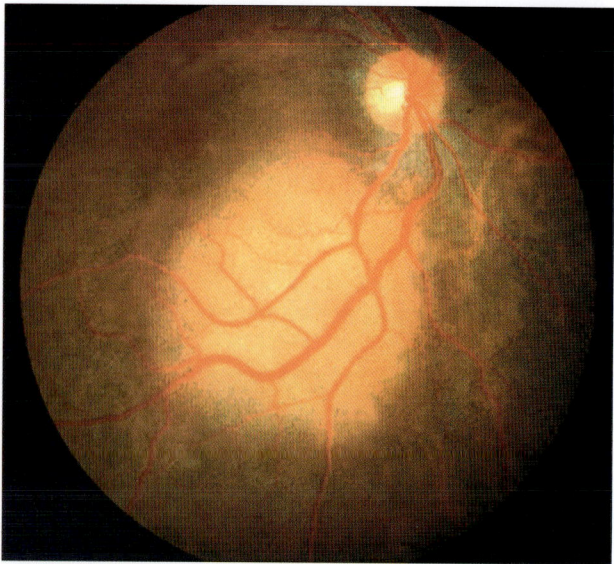

Figura 8.1.53 Aparência clássica de carcinoma metastático individual na coroide.

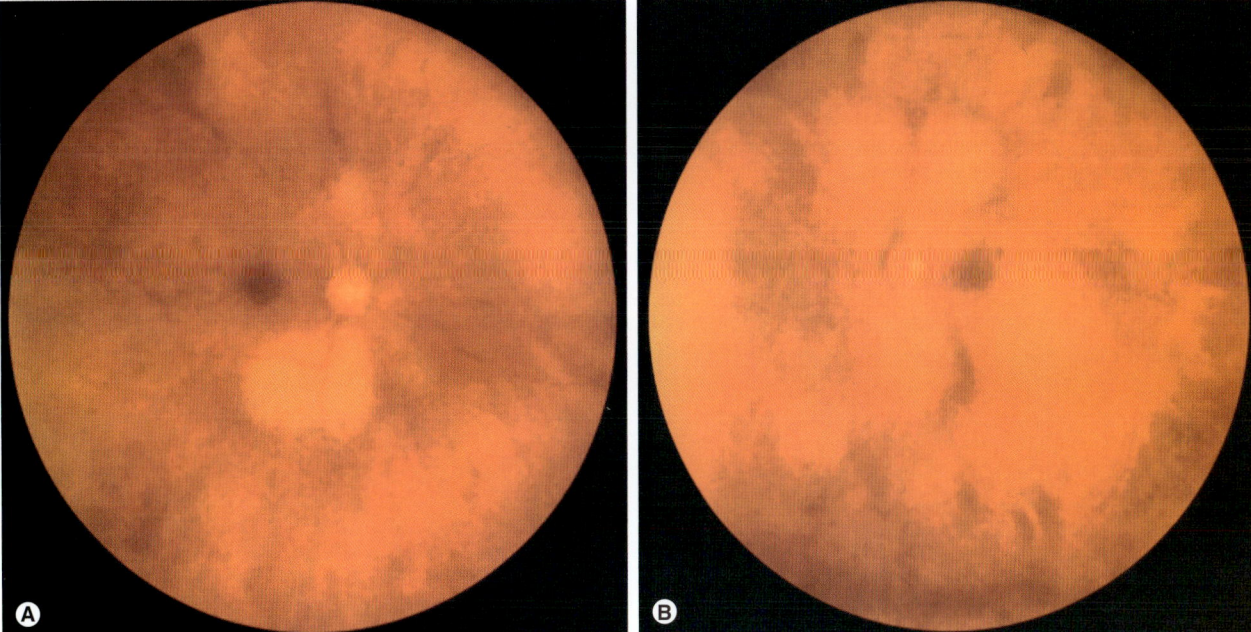

Figura 8.1.54 Fotos de fundo de olho de ângulo amplo *plus* equador mostrando múltiplos tumores coroidais metastáticos pálidos no olho direito (A) e no olho esquerdo (B) de um paciente.

seu câncer antes da detecção da metástase, e que foram tratados com quimioterapia sistêmica antes do diagnóstico oftalmológico, frequentemente mostra regressão parcial com mobilização do EPR na superfície do tumor, dando à lesão uma aparência de "mancha de leopardo" (Figura 8.1.56).

A ultrassonografia é frequentemente útil no diagnóstico diferencial de tumores coroidais metastáticos (Figura 8.1.57). Em contraste com os melanomas coroidais, a maioria dos carcinomas metastáticos é substancialmente mais sonorrefletiva (brilhante) internamente, mais provável de ter base ampla (ver Figura 8.1.57A) em comparação com sua espessura, e mais provável de ser multinodular (ver Figura 8.1.57B).

Os carcinomas metastáticos da íris[88] aparecem como tumores não coesivos, branco a rosa, frequentemente irregulares, que tendem a sangrar espontaneamente, a liberar células tumorais para o humor aquoso, ou a ambos (Figura 8.1.58). Tais tumores frequentemente causam um aumento abrupto doloroso da pressão intraocular no olho afetado.

Os tumores metastáticos do disco óptico[84] geralmente aparecem como infiltrações não coesivas, branco a amarelo pálido (Figura 8.1.59) associadas a um início abrupto e piora progressiva da visão no olho afetado.

Os tumores metastáticos da retina[89] geralmente aparecem como infiltrados não coesos borrados, frequentemente associados a extravasamento de sangue intrarretiniano e exsudatos (Figura 8.1.60). Quando o câncer primário é o melanoma maligno cutâneo, o tumor intraocular metastático tem maior probabilidade de ser de cor escura e de envolver a retina do que o típico carcinoma metastático para o olho (Figura 8.1.61).

Se o paciente afetado tiver outros tumores metastáticos concomitantes mais suscetíveis à biopsia do que o tumor ocular, podem ser coletadas amostras desses tumores extraoculares para confirmar patologicamente o diagnóstico. No entanto, se o olho é o único local suspeito de envolvimento, pode ser realizada uma biopsia aspirativa com agulha fina do tumor intraocular para confirmar o diagnóstico suspeito.[90,91]

O tratamento do paciente depende se o olho é o único local de metástase e se um ou ambos os olhos estão afetados. Em pacientes com múltiplas metástases sistêmicas, incluindo um ou ambos os olhos, uma quimioterapia ou imunoterapia apropriada para o tipo de câncer primário[92] é iniciada. Se a acuidade visual está prejudicada como resultado da doença ocular metastática, é comumente realizada a radioterapia paliativa de feixe externo para o(s) olho(s)[93] afetado(s). Se um tumor metastático solitário

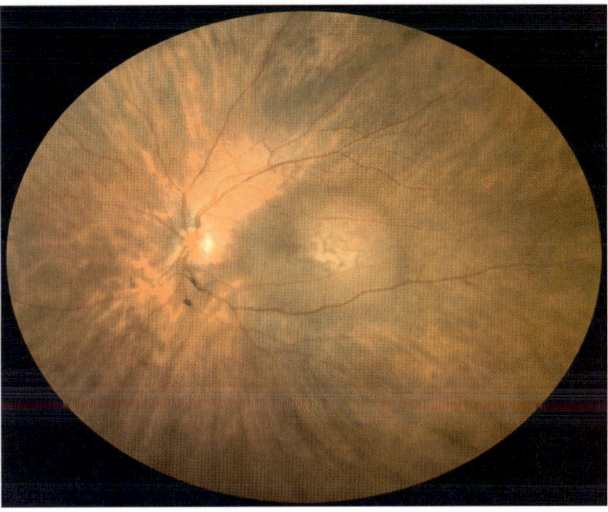

Figura 8.1.55 Foto de fundo de olho de ângulo amplo mostrando tumor metastático coroidal solitário.

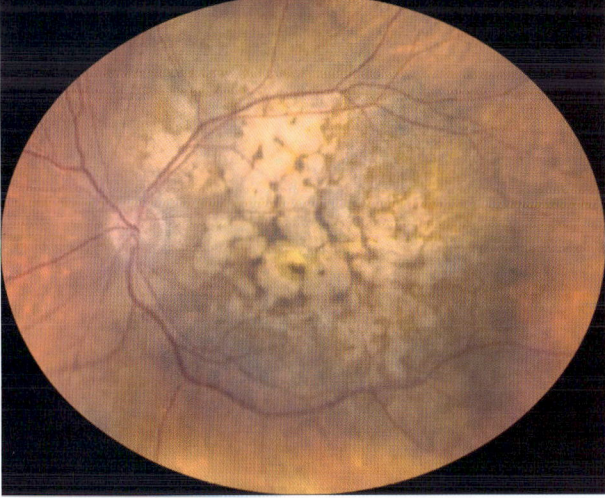

Figura 8.1.56 Tumor coroidal metastático parcialmente regredido mostrando "manchas de leopardo" de aglomeração epitelial de pigmento retiniano na sua superfície.

estiver presente em apenas um olho, um tratamento focal, como a radioterapia com placa I-125,[94] pode ser usada para erradicar o tumor. Nos últimos anos, alguns tumores metastáticos intraoculares foram tratados com sucesso por injeções intraoculares de drogas anti-VEGF.[95] Infelizmente, os pacientes que apresentam câncer metastático no olho geralmente apresentam prognóstico ruim com mais alguns meses de sobrevida.[96]

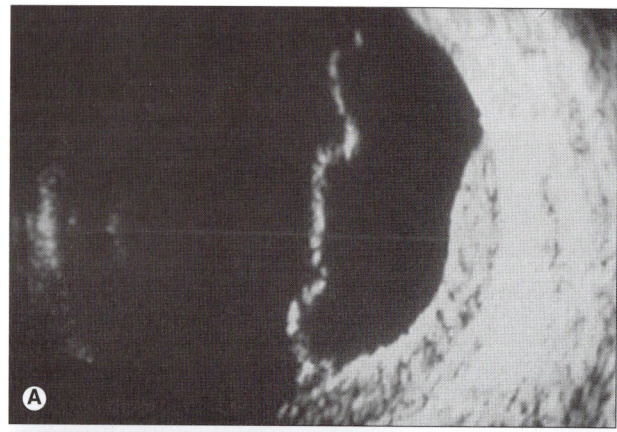
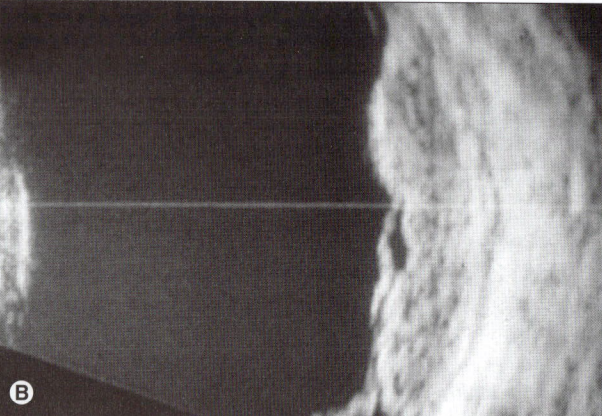

Figura 8.1.57 Imagens de exame (modo B) de tumores coroidais metastáticos. **A.** Tumor coroidal fino, mas de base ampla, acomodando-se na curvatura da esclera associado com descolamento seroso bolhoso da retina. **B.** Tumor coroidal metastático nodular associado a descolamento seroso da retina.

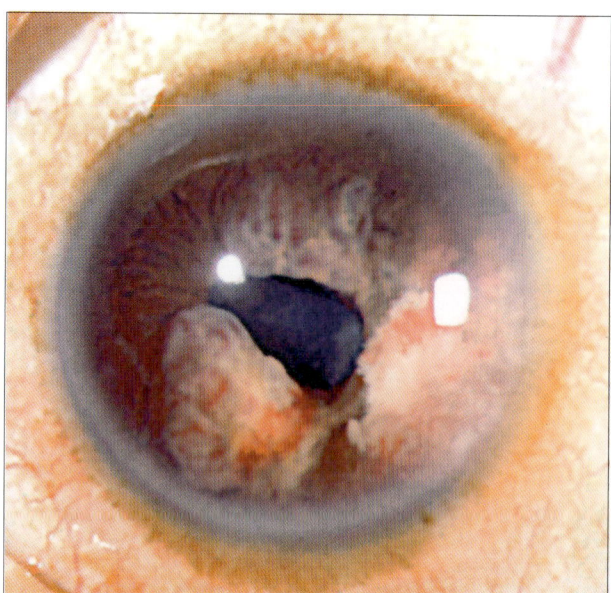

Figura 8.1.58 Carcinoma metastático da íris proveniente de local primário de câncer do pulmão. Dois tumores bem definidos estão evidentes neste olho.

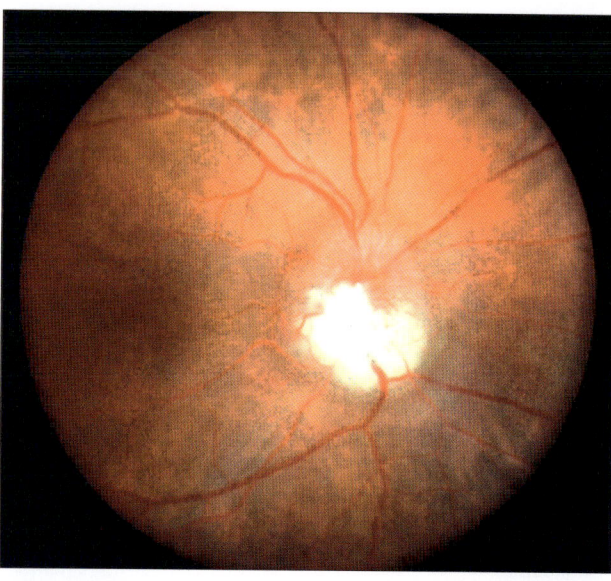

Figura 8.1.59 Carcinoma metastático infiltrativo do disco óptico.

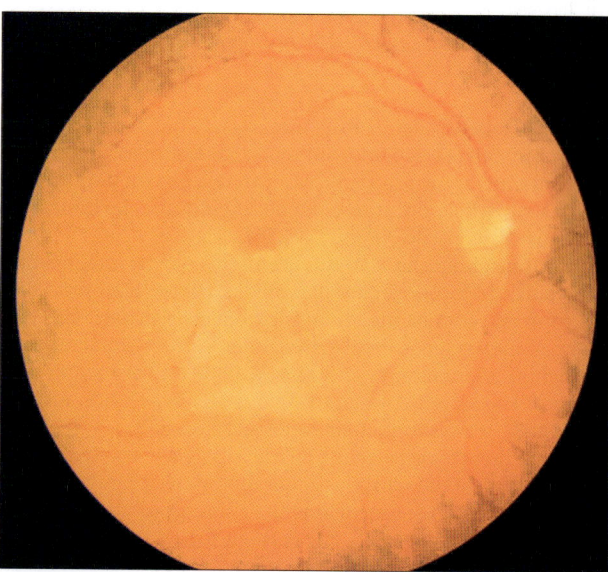

Figura 8.1.60 Carcinoma metastático mal definido envolvendo a retina posterior.

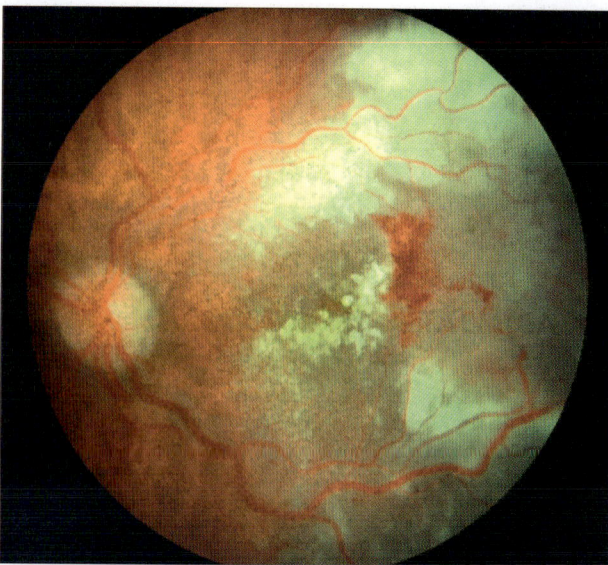

Figura 8.1.61 Melanoma cutâneo primário metastático da retina causando retinopatia exsudativa hemorrágica localizada.

NEOPLASIAS INTRAOCULARES MALIGNAS SECUNDÁRIAS

Ocasionalmente, pacientes que apresentam neoplasia maligna primária da pálpebra, conjuntiva, órbita ou seio paranasal desenvolvem um tumor maligno intraocular secundário por invasão. Os tumores intraoculares desse tipo são muito menos comuns do que os tumores metastáticos no olho, mas devem ser reconhecidos como uma categoria distinta de neoplasias malignas intraoculares. Os tumores conjuntivais mais propensos a invadir o olho secundariamente são os carcinomas de células escamosas[97] e carcinomas mucoepidermoides[98] (Figura 8.1.62). A porção tumoral intraocular é frequentemente obscurecida pela massa conjuntival sobrejacente, mas geralmente pode ser demonstrada por biomicroscopia ultrassônica em caso de suspeita clínica. O tumor orbital com maior probabilidade de invadir o olho é o linfoma maligno de órbita ou dos seios paranasais (Figura 8.1.63).[99] Os tumores intraoculares desses tipos podem ser tratados por ressecção transescleral ou radioterapia focal, mas a enucleação secundária do olho afetado é realizada em muitos desses pacientes.

NEOPLASIAS HEMATOLÓGICAS ENVOLVENDO OS OLHOS

Leucemias de diferentes variedades clínicas, patológicas e citogenéticas têm como característica comum a presença de células neoplásicas malignas no sangue circulante. Algumas dessas células neoplásicas podem sair da corrente sanguínea no olho e formar tumores infiltrativos em vários tecidos intraoculares, incluindo íris (Figura 8.1.64), coroide (Figura 8.1.65), retina (Figura 8.1.66), disco óptico (Figura 8.1.67) e vítreo (Figura 8.1.68).[100-104] Pacientes com leucemia também são suscetíveis a infecções microbianas secundárias, atribuíveis à imunidade prejudicada causada pela doença ou pelo tratamento. Esses pacientes podem apresentar abscessos retinianos ou sub-retinianos endógenos e endoftalmite microbiana (Figura 8.1.69).[105] Os pacientes leucêmicos também tendem a ter coagulação prejudicada atribuível a características de sua doença, incluindo hipofibrinogenemia e ausência de plaquetas circulantes suficientes.

As lesões intraoculares mais comuns associadas à leucemia são as hemorragias retinianas, que tendem a ser multifocais e por vezes extensas (Figura 8.1.70). Pacientes com formas de leucemia associadas a contagens muito altas de leucócitos frequentemente desenvolvem dilatação e tortuosidade das veias retinianas e edema macular secundário (Figura 8.1.71). Alguns desses pacientes leucêmicos desenvolvem oclusões periféricas do leito capilar retiniano e subsequente neovascularização retiniana periférica com sangramento intravítreo pré-retiniano.[106] Oclusões venosas da retina, às vezes bilaterais, também podem ocorrer. Ocasionalmente, como característica clínica de apresentação, pacientes com leucemia desenvolvem um descolamento seroso da mácula em cada olho

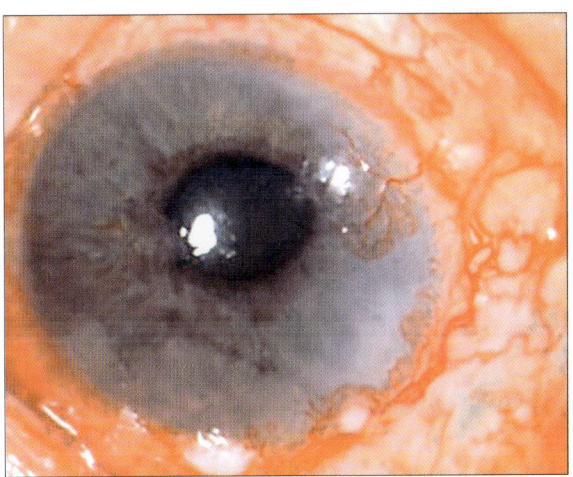

Figura 8.1.62 Carcinoma de célula escamosa primária de conjuntiva invadindo o olho. Observar as células tumorais esbranquiçadas borradas na câmara anterior.

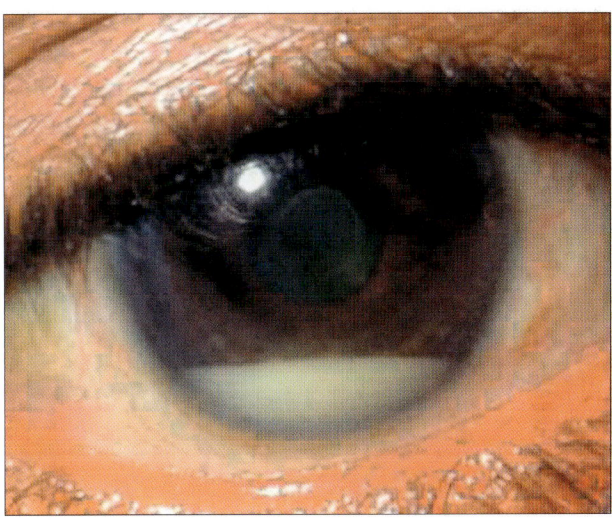

Figura 8.1.64 Leucemia mielógena crônica causando pseudo-hipópio neoplásico como manifestação inicial de recaída da doença.

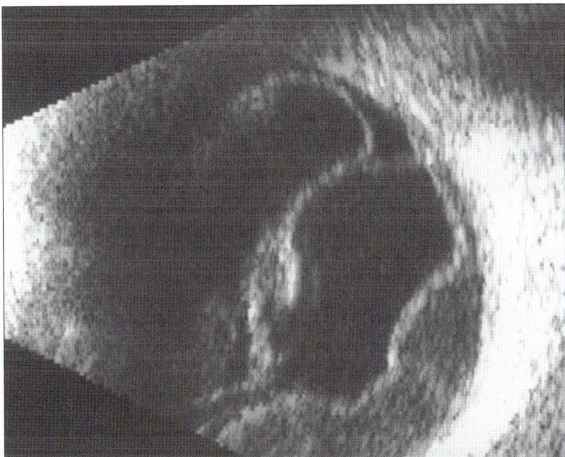

Figura 8.1.63 Imagem de exame de ultrassonografia em modo B mostrando envolvimento coroidal difuso por linfoma primário de seio paranasal que invadiu a órbita e o olho secundariamente.

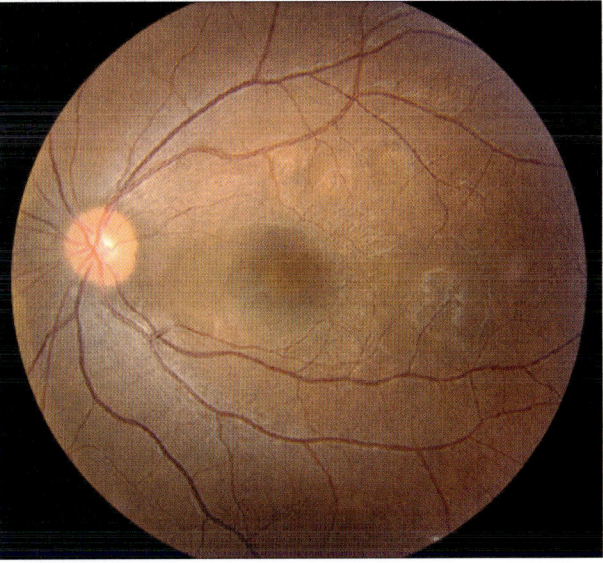

Figura 8.1.65 Infiltração leucêmica difusa da coroide dando origem ao descolamento de retina seroso da mácula. Achados similares estavam evidentes no outro olho deste paciente.

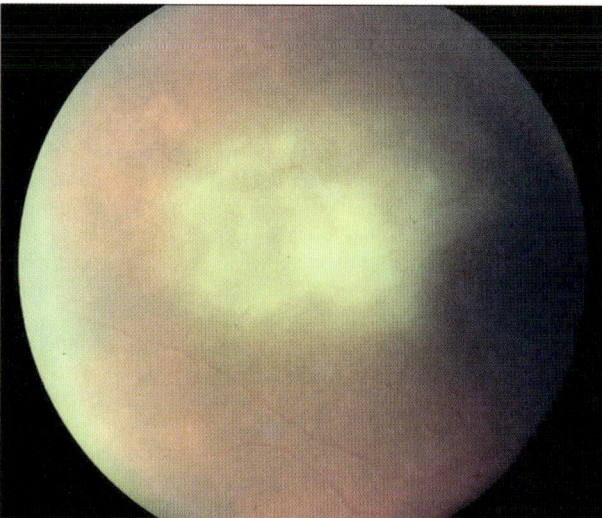

Figura 8.1.66 Infiltração leucêmica da retina.

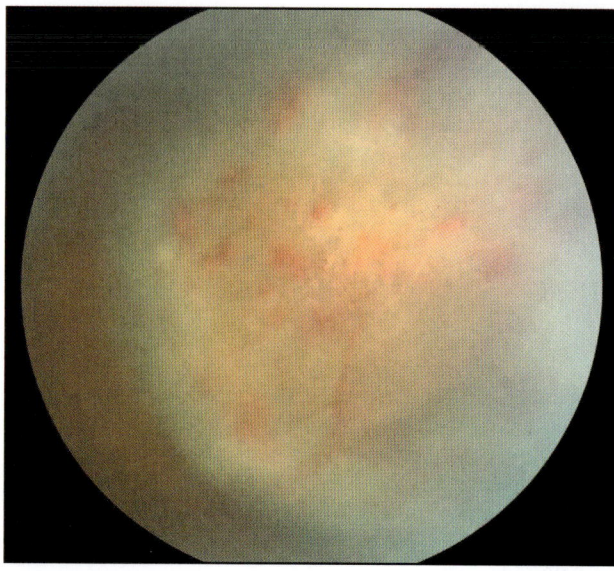

Figura 8.1.69 Abscesso da retina por causa de nocardiose em um paciente com leucemia de célula pilosa.

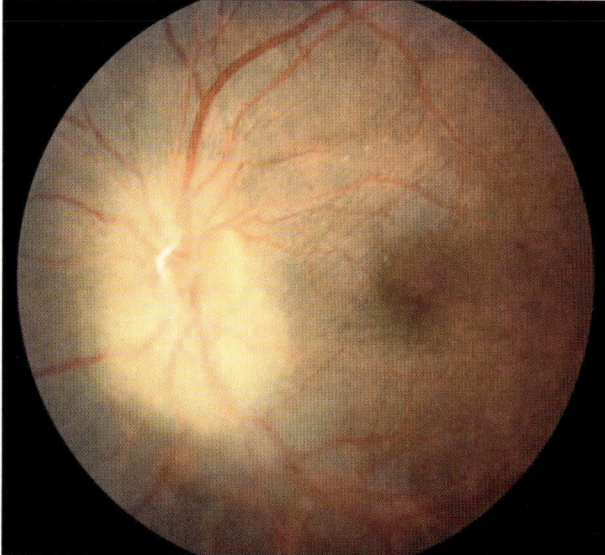

Figura 8.1.67 Infiltração do disco óptico por células leucêmicas.

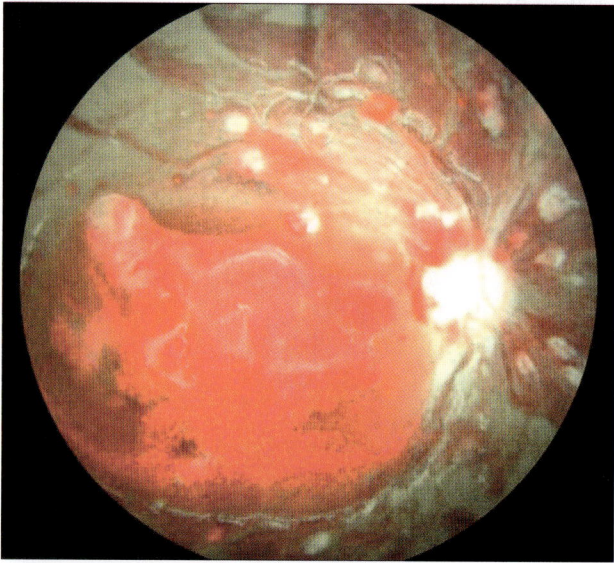

Figura 8.1.70 Múltiplas hemorragias intrarretinianas, muitas tendo um centro branco e hemorragia pré-retiniana globular em paciente leucêmico. Características similares foram observadas no outro olho deste paciente.

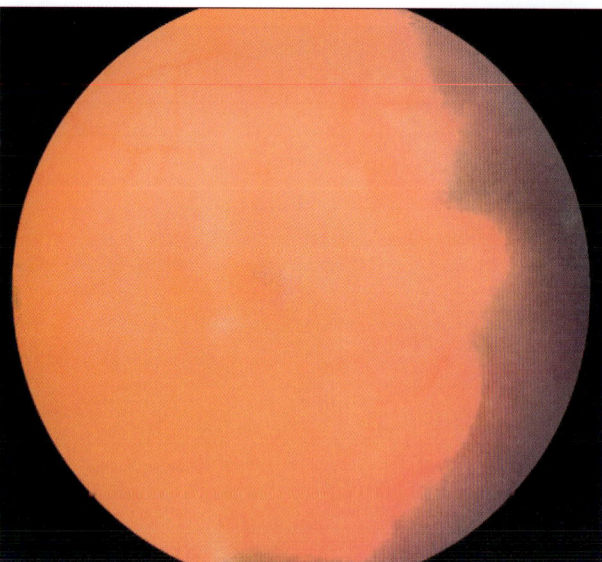

Figura 8.1.68 Obscurecimento celular leucêmico difuso do vítreo como o primeiro sinal de recaída de leucemia mielocítica aguda em um adolescente.

(ver Figura 8.1.65).[107,108] Relativamente poucos pacientes com leucemia, na maioria das séries, desenvolvem tumores intraoculares infiltrativos compostos por células leucêmicas.[102]

Quando se depara com um paciente com história de leucemia ou leucemia ativa concomitante que parece ter lesões leucêmicas *versus* microbianas infiltrativas em um ou ambos os olhos, o oftalmologista responsável deve avisar o paciente sobre o diagnóstico diferencial e os potenciais benefícios *versus* os riscos e limitações de (1) admitir que as lesões sejam leucêmicas e aconselhar o tratamento da suposta leucemia, (2) admitir que as lesões intraoculares sejam infiltrações microbianas e aconselhar o tratamento sistêmico para o tipo presumido de infecção, ou (3) admitir a incerteza do diagnóstico ocular e a obtenção de biopsia aspirativa com agulha fina ou vitrectomia com testes citopatológicos e microbiológicos da amostra obtida para estabelecer um diagnóstico definitivo, podendo então ser usado para direcionar o manejo subsequente do paciente.[105] O tratamento para infiltrados leucêmicos no olho consiste em quimioterapia sistêmica apropriada para o tipo de leucemia, seguido de transplante de medula óssea em pacientes cuja leucemia pode ser erradicada.

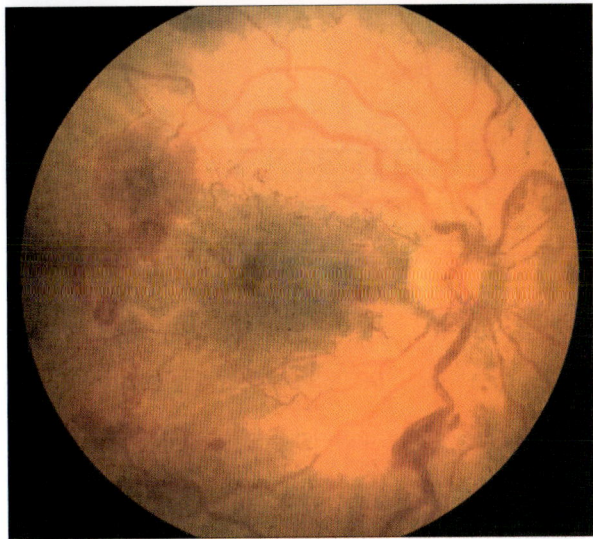

Figura 8.1.71 Veias retinianas tortuosas proeminentemente dilatadas e hemorragias retinianas múltiplas em um paciente com leucemia mielógena crônica e contagem de células brancas do sangue acima de 100.000 células/mm³.

BIBLIOGRAFIA

Aerts I, Lumbroso-Le Rouic L, Gauthier-Villars M, et al. Retinoblastoma update. Arch Pediatr 2016;23:112–16.

Augsburger JJ, Gamel JW. Clinical prognostic factors in patients with posterior uveal malignant melanoma. Cancer 1990;66:1596–600.

Diener-West M, Earle JD, Fine SL, et al. The COMS randomized trial of iodine 125 brachytherapy for choroidal melanoma III: initial mortality findings. COMS Report No. 18. Arch Ophthalmol 2001;119:969–82.

Ghassemi F, Khodabande A. Risk definition and management strategies in retinoblastoma: current perspectives. Clin Ophthalmol 2015;9:985–94.

Helgadottir H, Hoiom V. The genetics of uveal melanoma: current insights. Appl Clin Genet 2016;9:147–55.

Krantz BA, Dave N, Komatsubara KM, et al. Uveal melanoma: epidemiology, etiology, and treatment of primary disease. Clin Ophthalmol 2017;11:279–89.

Mohney BG, Robertson DM, Schomberg PJ, et al. Second nonocular tumors in survivors of heritable retinoblastoma and prior radiation therapy. Am J Ophthalmol 1998;126:269–77.

Munier FL, Gaillard MC, Balmer A, et al. Intravitreal chemotherapy for vitreous disease in retinoblastoma revisited: from prohibition to condition indications. Br J Ophthalmol 2012;96:1078–83.

Reichstein D. Primary vitreoretinal lymphoma: an update on pathogenesis, diagnosis and treatment. Curr Opin Ophthalmol 2016;27:177–84.

Saunders T, Margo CE. Intraocular medulloepithelioma. Arch Pathol Lab Med 2012;136:212–16.

Shakin EP, Shields JA, Augsburger JJ. Metastatic cancer to the uvea and optic disk: analysis of 200 patients. In: Bornfeld N, Gragoudas ES, Höpping W, et al, editors. Tumors of the eye. Amsterdam: Kugler; 1991. p. 623–31.

Shields JA, Shields CL, Gunduz K, et al. Intraocular invasion of conjunctival squamous cell carcinoma in five patients. Ophthal Plast Reconstr Surg 1999;15:153–60.

Suzuki S, Yamane T, Mohri M, et al. Selective ophthalmic arterial injection therapy for intraocular retinoblastoma: the long-term prognosis. Ophthalmology 2011;118:2081–7.

Talcott KE, Garg RJ, Garg SJ. Ophthalmic manifestations of leukemia. Curr Opin Ophthalmol 2016;27:545–51.

As referências completas estão disponíveis no **GEN-io**.

Neoplasias Intraoculares Benignas, Hamartomas e Coristomas

8.2

James J. Augsburger, Zélia M. Corrêa e Amy C. Scheffler

Definição: Espectro de tumores intraoculares composto de células neoplásicas mínima a moderadamente atípicas, mas não malignas, capazes de expandir até um tamanho limitado, prejudicando a visão do olho afetado por vários mecanismos e, dependendo do tipo de célula, eventualmente, pode gerar neoplasias intraoculares malignas.

Características principais
- Amplo espectro de tamanho do tumor, cor, lateralidade, focalidade e forma
- Células de origem:
  - Derivado de células que já foram pluripotentes
  - Alguns são lesões adquiridas (p. ex., nevo uveal, astrocitomas da retina, hemangiomas capilares da retina, hemangiomas coroidais circunscritos, osteomas da coroide)
  - Alguns são congênitos (p. ex., coristomas da íris, hamartoma combinado da retina)
  - O mecanismo pelo qual células uveais de origem mesodérmica geram ossos, que formam os osteomas da coroide, ainda é desconhecido
- Padrão de crescimento:
  - A maioria das neoplasias benignas, hamartomas e coristomas intraoculares não exibe crescimento após o diagnóstico inicial
  - Muitas lesões (nevos coroidais maiores, hemangiomas coroidais circunscritos, osteomas da coroide) crescem até um tamanho limitado em longo prazo
  - Algumas lesões (p. ex., hemangiomas capilares da retina) crescem progressivamente e alcançam um tamanho substancial
- Podem acarretar perda visual por uma variedade de mecanismos, incluindo os apresentados a seguir:
  - Neovascularização coroidal
  - Edema macular
  - Fluidos sub-retinianos
  - Descolamento de retina tracional
  - Membrana epirretiniana
  - Hemorragia vítrea
  - Substituição do tecido normal da retina.

INTRODUÇÃO

Uma *neoplasia intraocular benigna* é um tumor (massa tridimensional) adquirido (não congênito), composto por células que existem normalmente no olho, levemente atípicas, mas não malignas. Um tumor desse tipo pode crescer, geralmente até um tamanho limitado por um período prolongado, mas tem potencial limitado, se tiver algum, para transformação maligna.

Um *hamartoma intraocular* é um tumor congênito composto de células normais e tecido não maligno, que existem normalmente no olho, mas presente em uma quantidade aumentada. Esse tipo de tumor é comumente referido como um supercrescimento de tecido normal. Pode crescer, geralmente, até um tamanho limitado durante um período prolongado, mas com potencial extremamente restrito de transformação maligna.

Um *coristoma intraocular* é um tumor congênito composto de células normais, que não existem normalmente no olho, e tecido não maligno. Um tumor desse tipo pode crescer, geralmente até um tamanho limitado durante um período restrito, mas quase sem potencial de transformação maligna reconhecida.

Alguns tumores intraoculares não inflamatórios (p. ex., osteoma da coroide) não se encaixam perfeitamente em qualquer uma dessas categorias, mas também serão discutidos neste capítulo.

NEOPLASIAS INTRAOCULARES BENIGNAS

NEVO UVEAL

O nevo uveal é uma neoplasia benigna composta de melanócitos uveais ligeiramente atípicos, mas não malignos. Esse tumor é extremamente incomum em lactentes e crianças jovens, mas torna-se progressivamente mais comum em grupos etários mais velhos.[1,2] Mais de 10% dos indivíduos brancos com mais de 50 anos têm pelo menos um nevo uveal em um olho. Dada essa frequência, o nevo uveal é inquestionavelmente a neoplasia intraocular primária mais comum encontrada em seres humanos. Uma vez detectado, o nevo uveal pode aumentar de maneira limitada, geralmente por um longo período.[3] A maioria desses tumores tem 1 mm ou menos de espessura, mas alguns atingem uma espessura que pode ser maior que 3 mm.[4] Acredita-se que o nevo uveal tenha um potencial limitado de transformação maligna em melanoma uveal.[5,6] Citogeneticamente, todos os nevos uveais podem exibir mutações nos genes *GNAQ* ou *GNA11*,[2] e presume-se que essas mutações sejam necessárias para a transformação maligna.[7]

Os nevos uveais convencionalmente são divididos em subgrupos anterior e posterior. Os *nevos uveais anteriores* envolvem somente a íris ou a íris e o corpo ciliar, e os *nevos uveais posteriores* envolvem a coroide, o corpo ciliar ou ambos.

Nevo uveal anterior

Os nevos uveais da íris ou íris e corpo ciliar são frequentemente notados pelo paciente como uma lesão melanótica da íris recentemente desenvolvida. Eles raramente causam quaisquer sintomas visuais ou problemas oculares secundários. O típico nevo uveal anterior é uma lesão fina e melanótica do estroma da íris, que não exibe nenhum vaso sanguíneo interno proeminente ou produz quaisquer lesões satélites, assim como dispersão de pigmentos (Figura 8.2.1).[8,9] O nevo clássico da íris tem 3 mm ou menos no maior diâmetro basal e 0,5 mm ou menos de espessura máxima. Nevos com mais de 1 mm de espessura podem causar corectopia pupilar apontando em direção

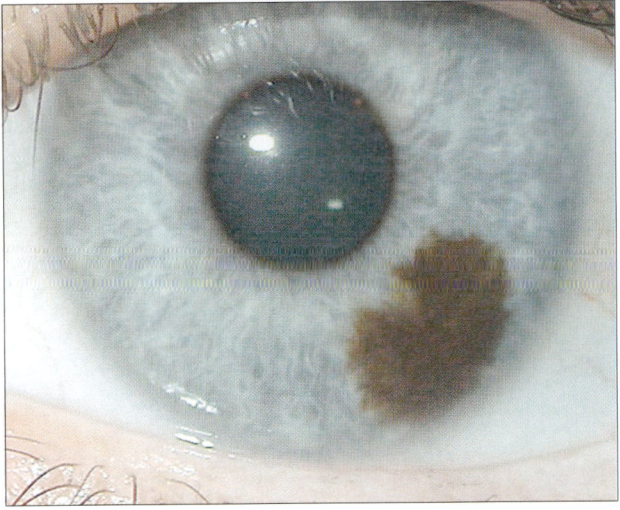

Figura 8.2.1 Nevo típico da íris se apresentando como uma lesão melanótica fina limitada à superfície interna do estroma da íris.

à lesão e limitado ectrópio de íris. A gonioscopia típica mostra uma superfície levemente irregular, mas evidencia também a espessura limitada da lesão. A biomicroscopia ultrassônica pode ser usada para medir a espessura do tumor e determinar sua reflexividade sonora, e a transiluminação ocular pode ser usada para detectar o envolvimento do corpo ciliar anterior.

Nevo uveal posterior

A maioria dos nevos apenas da coroide ou da coroide e do corpo ciliar é assintomática e detectada no exame oftalmológico de rotina em um indivíduo adulto.[2]

Se o nevo se desenvolve na região macular, pode causar algum embaçamento e distorção visual relacionada à degeneração da camada de fotorreceptores, acúmulo de fluido seroso sub-retiniano ou (raramente) neovascularização coroidal secundária.[10] O nevo coroidal típico aparece como um tumor coroidal marrom-acinzentado, com coloração homogênea e margens planas que se fundem imperceptivelmente na coroide normal adjacente (Figura 8.2.2). O nevo coroidal clássico tem 5 mm ou menos no maior diametro basal e 1 mm ou menos de espessura máxima. Alguns nevos coroidais atingem dimensões substancialmente maiores e podem ser impossíveis de distinguir clinicamente de pequenos melanomas coroidais. O nevo coroidal benigno pode exibir pequenos aglomerados de pigmento alaranjado (lipofuscina) na sua superfície interna,[3] mas aglomerados proeminentes de pigmento alaranjado visíveis na oftalmoscopia indireta são raros. Como mencionado anteriormente, nevos coroidais maiores frequentemente exibem uma quantidade limitada de fluido seroso sub-retiniano sobre ou perilesional, que pode ser evidente somente com testes como a tomografia de coerência óptica (OCT) ou aquisição de imagem por autofluorescência do fundo de olho. Entretanto, é incomum um acúmulo proeminente de fluido seroso sub-retiniano sobre e ao redor do tumor evidente na oftalmoscopia indireta. Um nevo coroidal com mais de 5 mm de diâmetro e mais de 1 mm de espessura frequentemente exibe drusas proeminentes em sua superfície interna (Figura 8.2.3), e alguns nevos exibem degeneração da camada de epitélio pigmentar da retina com migração e agrupamento intrarretiniano por pigmento preto, área sobrejacente esbranquiçada de metaplasia fibrosa do epitélio pigmentar da retina, ou ambos (Figura 8.2.4).[3] Ocasionalmente, os nevos coroidais exibem uma descoloração laranja-dourada da porção marginal do tumor, conferindo uma aparência semelhante à aréola (Figura 8.2.5). Tais nevos de coroide com aparência de aréola, nevos associados a drusas proeminentes e anormalidades do epitélio pigmentar da retina geralmente têm um prognóstico favorável em longo prazo.

A ultrassonografia (em modo B) dos olhos contendo um típico nevo coroidal mostra uma massa coroidal relativamente fina, com refletividade interna média, que tem uma forma transversal fusiforme suave com margens afuniladas que se fundem imperceptivelmente na coroide normal circundante (Figura 8.2.6).

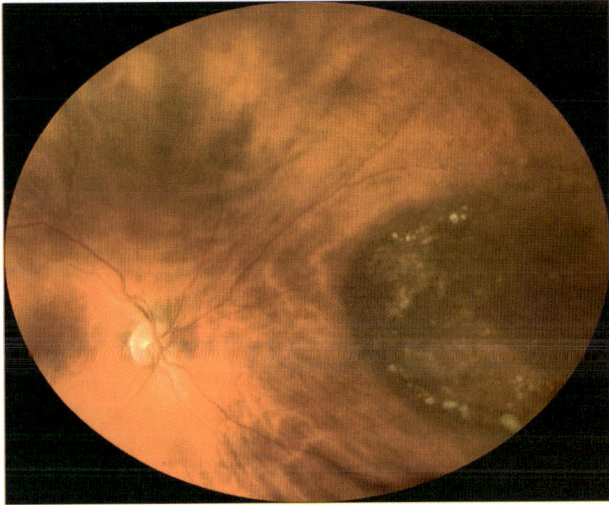

Figura 8.2.3 Nevo coroidal apresentando numerosas superfícies de drusas indicativas de cronicidade e provável dormência.

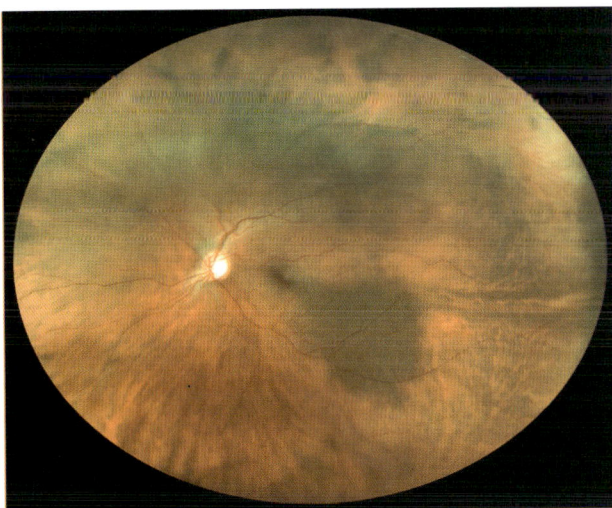

Figura 8.2.2 Nevo coroidal típico se apresentando como uma lesão melanótica branda escurecida localizada com espessura máxima ≤ 1 mm.

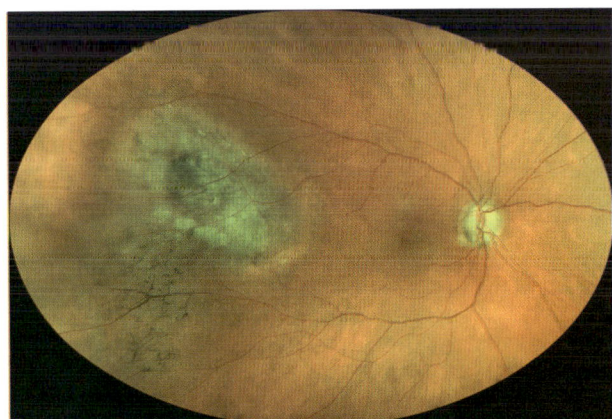

Figura 8.2.4 Nevo coroidal apresentando extensa ruptura e aglomeração de epitélio pigmentar da retina sobrejacente. Esta lesão tinha 1,75 mm de espessura, mas não mostra nenhuma aglomeração de pigmento laranja ou fluido sub-retiniano associado.

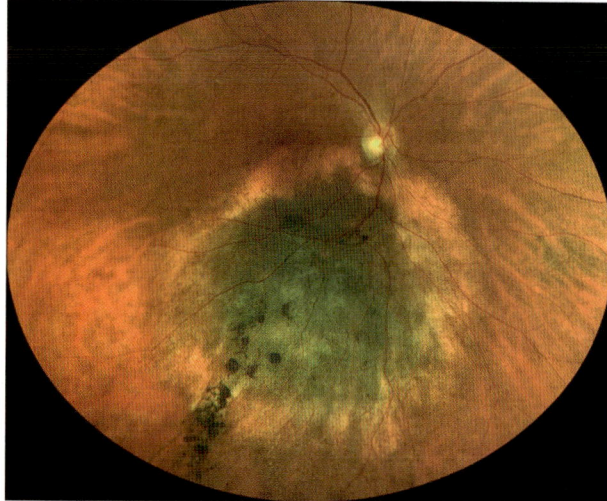

Figura 8.2.5 Nevo coroidal tipo aréola apresentando descoloração laranja-dourada do aspecto periférico da lesão centralmente melanótica.

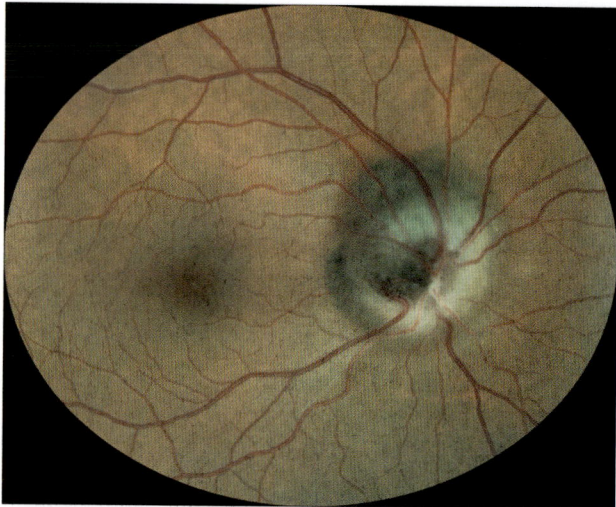

Figura 8.2.7 Melanocitoma clássico do disco óptico em um adolescente assintomático.

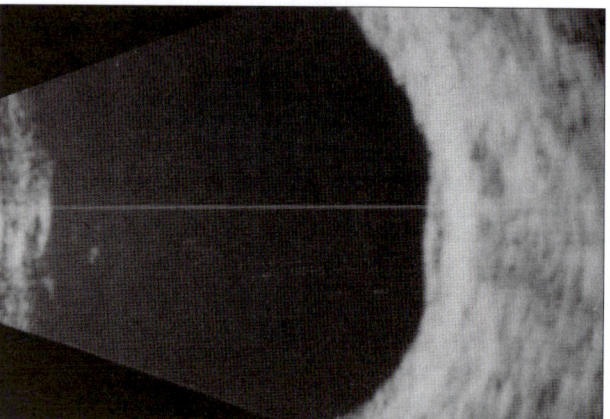

Figura 8.2.6 Imagem de ultrassonografia (em modo B) de nevo coroidal levemente elevado. O tumor parece fusiforme na forma transversal e exibe reflexividade sonora interna moderadamente alta.

Um subtipo especial de nevo coroidal é o melanocitoma do disco óptico.[11] Um melanocitoma é uma forma de nevo uveal composto de células benignas de nevo magnocelular que contém grânulos de melanina intracitoplasmáticos densamente acondicionados. Tais nevos ocorrem em todo o fundo do olho, mas não podem ser distinguidos clinicamente dos nevos de células fusiformes.[12] Por alguma razão, tais tumores tendem a se desenvolver na coroide adjacente ao disco óptico ou dentro do disco óptico e crescem na substância do disco formando uma lesão clínica característica. O melanocitoma típico do disco óptico é um tumor marrom-escuro elevado que invade, circunda ou cobre o tecido neural e os vasos sanguíneos, causando edema generalizado do disco óptico (Figura 8.2.7). Tais tumores são mais comumente encontrados em pessoas mais jovens do que os nevos coroidais extrapapilares e têm maior probabilidade de serem detectados em pessoas não brancas. Esses tumores podem causar um aumento no ponto cego e defeitos de campo visual periférico, mas raramente causam diminuição acentuada da acuidade visual. Eles podem aumentar lentamente e de maneira limitada, geralmente ao longo de muitos anos, mas parecem ter um potencial maligno extremamente limitado.

A frequência de transformação maligna de nevos uveais em melanomas uveais é um assunto de considerável controvérsia.[5] Muitos, senão a maioria dos oftalmologistas, comparam o aumento documentado de um nevo uveal diagnosticado clinicamente com a transformação maligna dessa lesão.[6,13] No entanto, como mencionado anteriormente, praticamente todos os nevos uveais verdadeiros são tumores adquiridos, e não congênitos.

Para se tornar clinicamente evidente, um nevo uveal deve crescer. Assim, o crescimento de um pequeno nevo melanocítico da úvea (pelo menos o que é limitado em extensão e não está associado ao desenvolvimento de quaisquer características invasivas clinicamente aparentes) não deve ser igualado à transformação maligna. Até onde sabemos, nenhum caso de nevo uveal com evidências inequívocas de características benignas, determinadas pelo exame citopatológico ou histológico de um espécime de biopsia desse tumor, demonstrou ser um melanoma uveal após um aumento limitado. Ao mesmo tempo, evidências circunstanciais de transformação maligna aparecem em duas séries histopatológicas de melanomas uveais posteriores, nos quais "células névicas" foram identificadas na base do tumor em mais de 70% dos casos.[13] Se um tumor diagnosticado como nevo uveal aumenta o suficiente para ser reclassificado como um possível melanoma uveal, a biopsia do tumor por método como biopsia aspirativa com agulha fina, análise citopatológica e classificação de células tumorais pode ser realizada para estabelecer um diagnóstico patológico, que pode ser usado para justificar o tratamento subsequente do paciente.[14]

ASTROCITOMA RETINIANO

O astrocitoma retiniano é uma neoplasia intraocular benigna adquirida que surge de astrócitos previamente normais da retina.[15] Esse tumor é comumente referido por muitos autores como hamartoma astrocítico da retina, mas há poucas evidências de que alguns desses tumores sejam de natureza congênita. Existem dois subtipos clínicos e patológicos de astrocitoma da retina: o astrocitoma retiniano típico, característico da esclerose tuberosa[16] e o astrocitoma de células gigantes isoladas.[17]

O *astrocitoma retiniano típico* associado à esclerose tuberosa é um tumor retiniano esbranquiçado e localizado que surge da camada de fibras nervosas da retina (Figura 8.2.8). Tumores pequenos desse tipo aparecem como manchas translúcidas ou opalescentes, cobrindo e obscurecendo os maiores vasos sanguíneos da retina que passam por baixo deles. Tumores maiores aparecem como nódulos brancos opacos, podem apresentar superfície irregular assemelhando-se ao doce "*rock candy*" ou a uma amora-branca (Figura 8.2.9). Embora tais tumores possam exibir um suprimento sanguíneo vascular retiniano limitado, eles não tendem a atrair vasos retinianos nutridores e de drenagem calibrosos e tortuosos como os encontrados no retinoblastoma. Em indivíduos com esclerose tuberosa, essas lesões começam a aparecer por volta do final da primeira década de vida e são frequentemente multifocais em cada olho (Figura 8.2.10).[16] Tumores idênticos unilaterais e unifocais se desenvolvem eventualmente em indivíduos que não apresentam

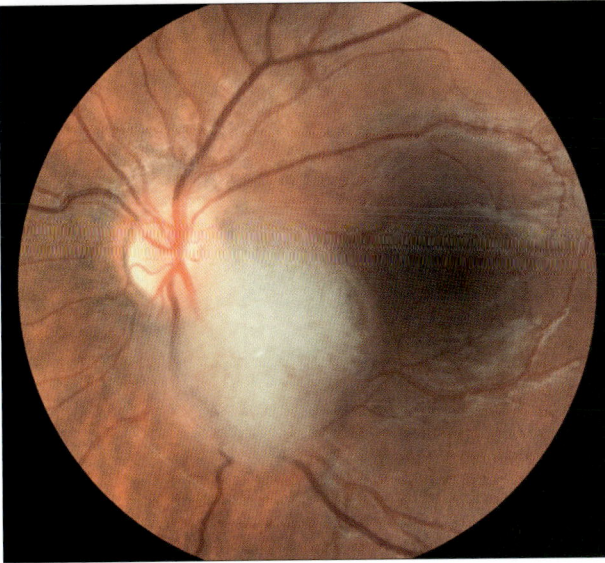

Figura 8.2.8 Astrocitoma retiniano se apresentando como um tumor retiniano interno esbranquiçado sobrejacente aos vasos sanguíneos retinianos.

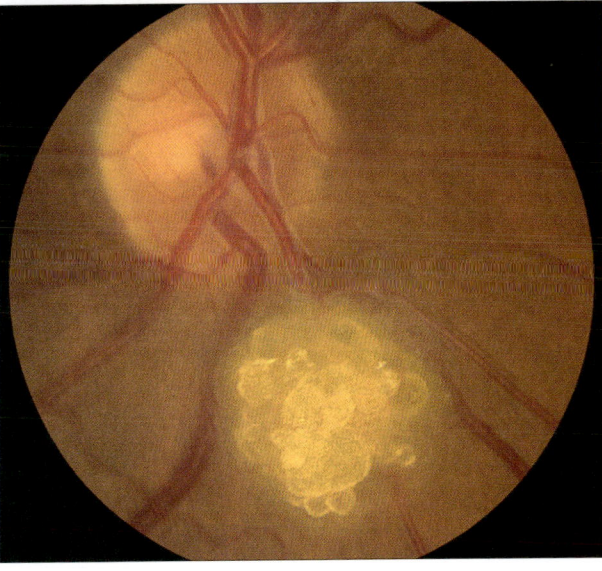

Figura 8.2.9 Astrocitoma retiniano apresentando características de "*rock candy*" ou "amora-branca".

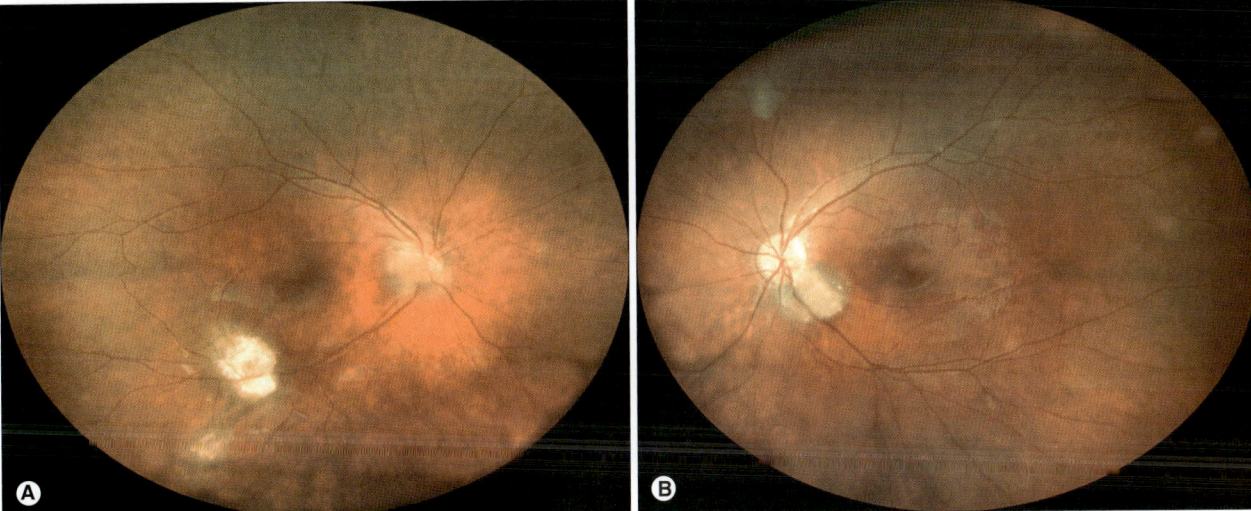

Figura 8.2.10 Astrocitomas retinianos bilaterais multifocais de diferentes tamanhos em um indivíduo com esclerose tuberosa. **A.** Fundo do olho direito. **B.** Fundo do olho esquerdo.

outras evidências clínicas de esclerose tuberosa. Lesões desse tipo tendem a aumentar de maneira restrita, geralmente por um período prolongado, mas têm um potencial maligno limitado, se tiver algum. O tratamento sistêmico da esclerose tuberosa por inibidores de mTOR parece reduzir a probabilidade e a extensão do crescimento de tais tumores da retina.

O *astrocitoma de células gigantes* é um tumor unifocal unilateral que se desenvolve a partir da retina em adultos jovens, a maioria dos quais não tem esclerose tuberosa.[17] O tumor substitui a retina e pode atingir um tamanho relativamente grande, frequentemente associado a um descolamento da retina não regmatogênico progressivo (Figura 8.2.11). Tumores desse tipo são frequentemente diagnosticados erroneamente como melanomas uveais amelanóticos, e o diagnóstico muitas vezes não é reconhecido até que o olho tenha sido removido e o tumor estudado histopatologicamente.

HEMANGIOMA CAPILAR RETINIANO

O hemangioma capilar retiniano (por vezes referido como hemangioblastoma da retina ou tumor de von Hippel) é um tumor retiniano benigno adquirido, composto de células retinianas

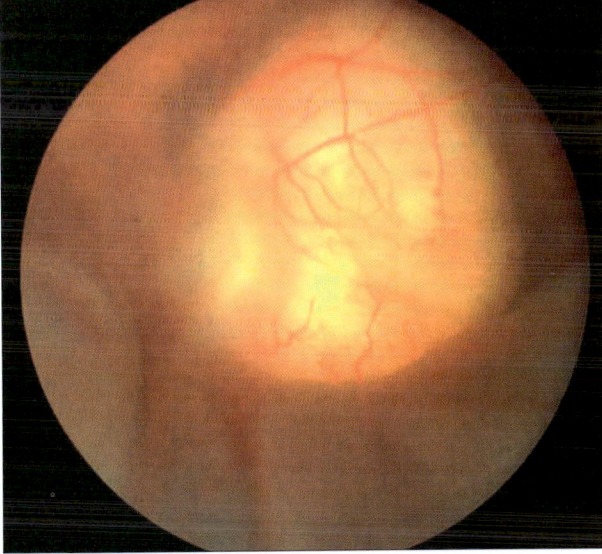

Figura 8.2.11 Astrocitoma de células gigantes isolado da retina associado a descolamento da retina secundário seroso bolhoso.

intersticiais e uma densa matriz de vasos sanguíneos retinianos anormais. Esse tumor é a lesão característica do fundo de olho na doença de von Hippel-Lindau.[18] O hemangioma capilar retiniano típico aparece como um tumor esférico vermelho brilhante, associado a um protuberante tortuoso e dilatado vaso retiniano nutridor e vasos sanguíneos de drenagem (Figura 8.2.12). Caracteristicamente, o tumor apresenta um fluido sub-retiniano exsudativo, que aumenta gradualmente à medida que a lesão cresce (Figura 8.2.13). Em pacientes com doença de von Hippel-Lindau, essas lesões geralmente se apresentam multifocalmente em cada olho. A situação é comumente referida como *hemangiomatose capilar retiniano*.[18] Esses tumores não apenas causam descolamento da retina exsudativo progressivo, mas de alguma maneira também estimulam o desenvolvimento de traves vitreorretinianas que levam ao descolamento da retina tracional progressivo (Figura 8.2.14). Tumores idênticos, geralmente unifocais e unilaterais, também ocorrem esporadicamente em indivíduos sem a doença de von Hippel-Lindau. Em alguns pacientes, hemangiomas capilares retinianos surgem no disco óptico (Figura 8.2.15).[19] Nesses casos, proeminentes vasos sanguíneos retinianos nutridores e de drenagem podem não ser evidentes.

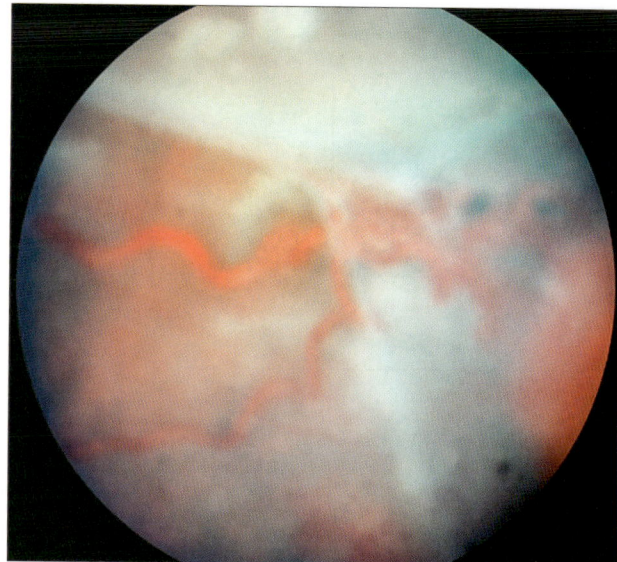

Figura 8.2.14 Hemangioma capilar retiniano associado a membranas vitreorretinianas proeminentes e descolamento da retina tracional.

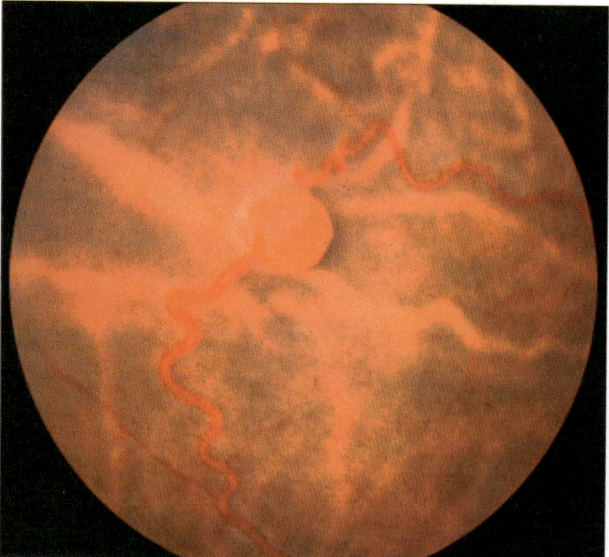

Figura 8.2.12 Hemangioma capilar intrarretiniano pequeno típico com vasos sanguíneos nutridores e de drenagem dilatados tortuosos.

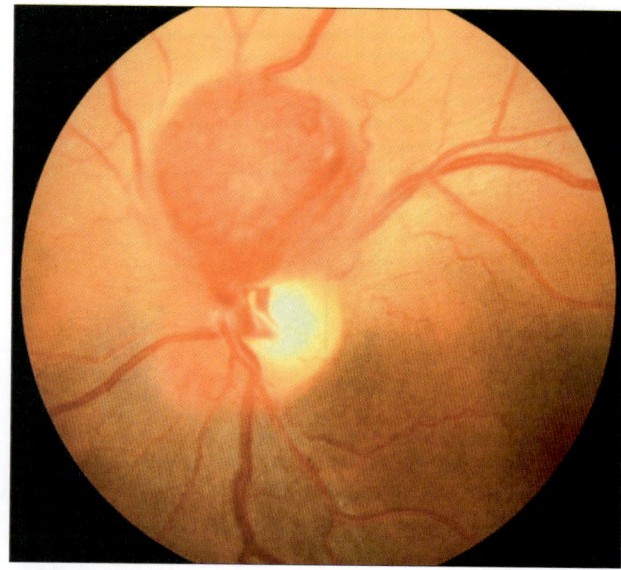

Figura 8.2.15 Hemangioma capilar retiniano bem definido no disco óptico.

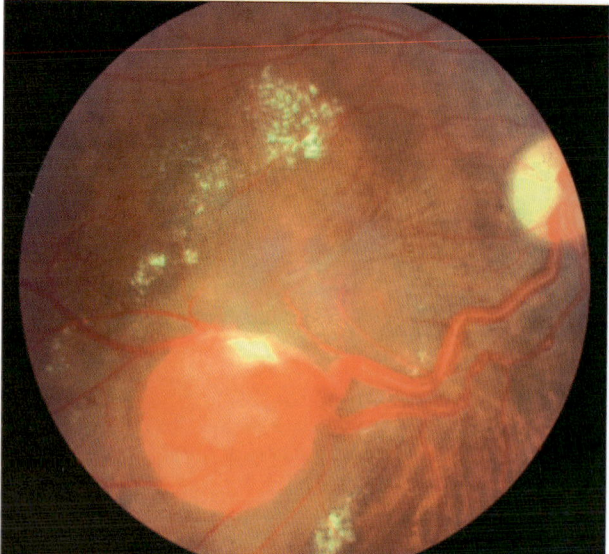

Figura 8.2.13 Hemangioma capilar retiniano de tamanho médio causando retinopatia exsudativa adjacente à lesão.

A angiografia com fluoresceína mostra o preenchimento rápido da arteríola retiniana nutridora, hiperfluorescência quase instantânea de todo o hemangioma e enchimento rápido da veia da retina (Figura 8.2.16). Tipicamente, o tumor mostra hiperfluorescência tardia intensa em razão do vazamento de corante pelas suas paredes.

Se um hemangioma capilar retiniano for identificado quando ainda pequeno (i. e., < 3 mm de diâmetro) e não estiver associado a descolamento bolhoso exsudativo ou tracional da retina, pode ser destruído por fotocoagulação a *laser* transpupilar ou crioterapia transescleral. Se um hemangioma capilar retiniano estiver associado a descolamento de retina exsudativo, mas não tracional, a terapia medicamentosa com drogas intravítreas inibidoras de fator de crescimento endotelial vascular (VEGF) pode ser capaz de diminuir o descolamento e possibilitar a obliteração subsequente do tumor por fotocoagulação a *laser* ou crioterapia. Se o tumor estiver associado a descolamento da retina tracional, a terapia mais apropriada parece ser a endorressecção do tumor ou tumores, associado a vitrectomia via *pars plana* e injeção de óleo de silicone. Se um hemangioma capilar retiniano se desenvolve sobre ou adjacente ao disco óptico, a vitrectomia posterior com endofotocoagulação ou endorressecção do tumor é frequentemente o melhor método para prevenir descolamento da retina exsudativo-tracional progressivo e perda do olho.

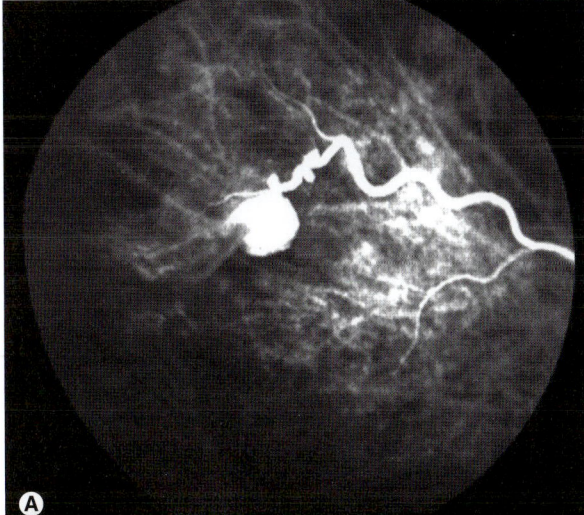
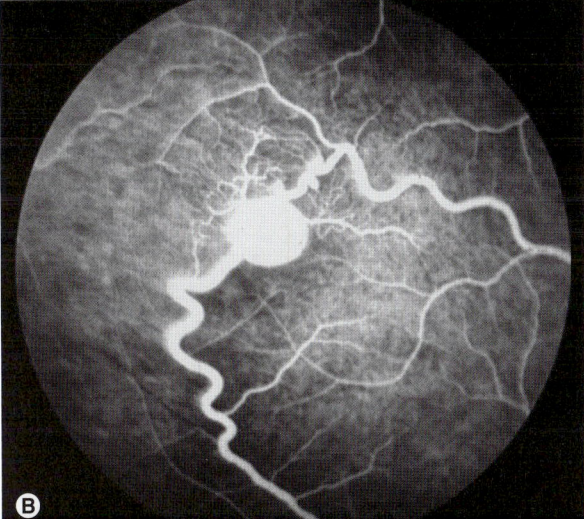
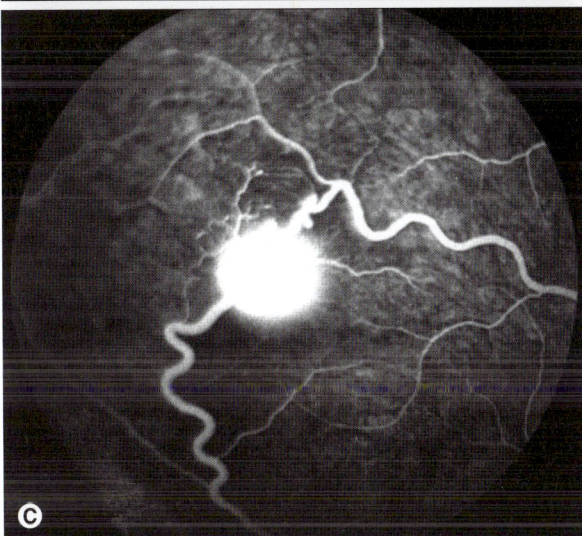

Figura 8.2.16 Angiograma fluorescente de um hemangioma capilar retiniano mostrado na Figura 8.2.12. **A.** Quadro de fase de preenchimento arterial retiniano. **B.** Quadro de fase de preenchimento venoso retiniano completo. **C.** Quadro de fase de recirculação.

LEIOMIOMA UVEAL

O leiomioma uveal é uma neoplasia benigna adquirida que se desenvolve a partir de células com diferenciação de músculo liso que existem dentro do trato uveal, mais comumente no corpo ciliar ou na íris.[20,21] O tumor típico da íris aparece como uma massa estromal acastanhada de crescimento lento, que não pode ser distinguida clinicamente do melanoma hipomelanótico da íris. O tumor típico do corpo ciliar aparece como uma massa retroiriana esbranquiçada a mesclada por pigmentos, evidente na oftalmoscopia indireta ou biomicroscopia de fundo de olho (Figura 8.2.17). Esses tumores não tendem a atrair vasos sanguíneos epibulbares proeminentes, mas parecem similares aos melanomas do corpo ciliar. Os tumores desse tipo se desenvolvem mais frequentemente em mulheres do que em homens e geralmente são detectados em indivíduos na faixa etária dos 40 aos 60 anos.

NEURILEMOMA UVEAL

O neurilemoma uveal é uma neoplasia adquirida benigna que se desenvolve a partir das células de Schwann que lançam fibras sensoriais do nervo trigêmeo no trato uveal.[22] A maioria dos tumores desse tipo se desenvolve na coroide.[23] O neurilemoma da coroide típico aparece como um tumor discoide amelanótico (Figura 8.2.18). A retina tipicamente se apresenta colada sobre e ao redor desses tumores, mesmo aqueles que atingiram um tamanho razoavelmente grande. Alguns vasos sanguíneos da coroide geralmente podem ser visualizados em tais tumores, mas esses vasos sanguíneos não apresentam calibre e curso irregulares ou vazamento grosseiro como aqueles do melanoma uveal primário. A maioria desses tumores encontrados recebeu um diagnóstico errado de melanoma coroidal e foi tratado como tal.

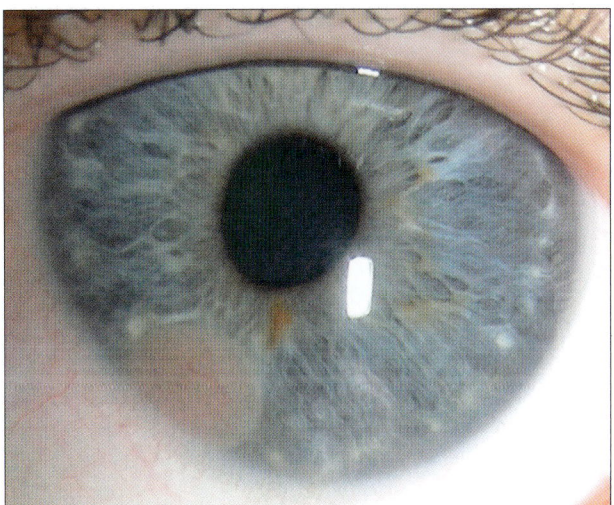

Figura 8.2.17 Leiomioma da íris (confirmado por histopatologia pós-excisão).

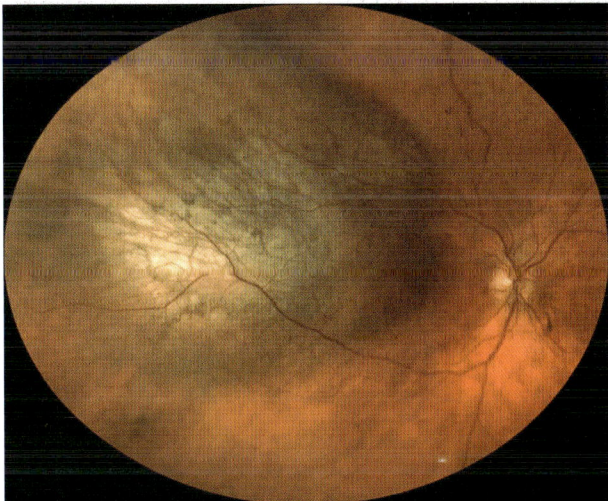

Figura 8.2.18 Neurilemoma coroidal (confirmado por biopsia incisional transescleral).

ADENOMAS DOS TECIDOS EPITELIAIS NEUROECTODÉRMICOS INTRAOCULARES

Adenomas benignos podem se desenvolver a partir do epitélio pigmentar da íris, das camadas epiteliais do corpo ciliar e do epitélio pigmentar da retina.[24-26] Cada uma dessas neoplasias benignas adquiridas é extremamente rara. Os adenomas do epitélio pigmentar da íris geralmente aparecem como tumores nodulares negros que substituem gradualmente o estroma da íris subjacente (Figura 8.2.19). Adenomas do epitélio pigmentar da retina aparecem como tumores nodulares negros bem definidos subjacentes à retina sensorial (Figura 8.2.20). Adenomas das camadas epiteliais do corpo ciliar se apresentam brancos quando surgem do epitélio ciliar não pigmentado e negros quando surgem do epitélio ciliar pigmentado. O mais comum desses tumores é o adenoma do epitélio ciliar não pigmentado (adenoma de Fuchs), que é frequentemente observado em olhos de necropsia como um achado incidental. A maioria desses tumores é pequena e não demanda nenhum tratamento, a menos que tenha crescimento progressivo.

HAMARTOMAS INTRAOCULARES

HEMANGIOMA COROIDAL CIRCUNSCRITO

O hemangioma coroidal circunscrito geralmente é categorizado como um hamartoma de vaso sanguíneo da coroide, apesar do fato de que muito poucas dessas lesões já foram identificadas congenitamente.[27] O tumor é totalmente composto por um supercrescimento localizado de vasos sanguíneos coroidais de vários calibres, associado a um estroma de tecido conjuntivo frouxo. O tumor típico aparece como uma massa coroidal laranja-avermelhada, oval a discoide arredondada, com localização posterior ao equador (Figura 8.2.21). A margem posterior de praticamente todos os hemangiomas coroidais circunscritos está localizada a 3 mm da margem mais próxima do disco óptico, fovéola ou ambos.[28] O hemangioma coroidal circunscrito clássico é detectado em indivíduos com idades entre 35 e 45 anos, embora tumores maiores sejam mais propensos a serem identificados em uma idade substancialmente mais jovem. O tumor é frequentemente associado a um descolamento seroso da retina lentamente progressivo, que pode se tornar bolhoso e total em alguns olhos com tumores maiores (Figura 8.2.22).

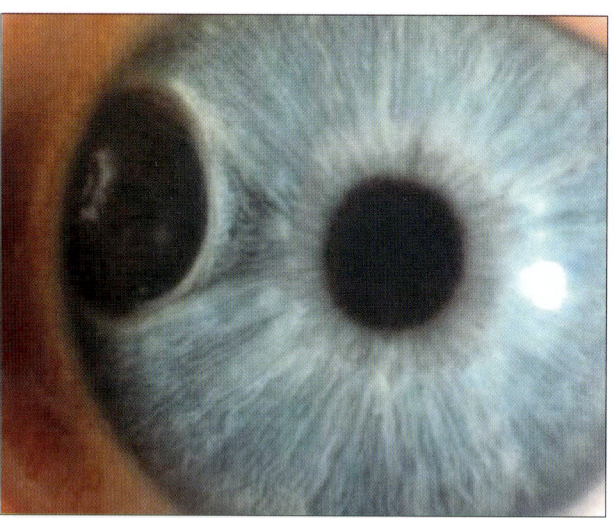

Figura 8.2.19 Adenoma do epitélio pigmentar da íris antes de excisão por microcirurgia. Observar a cor preta e o caráter coesivo do tumor.

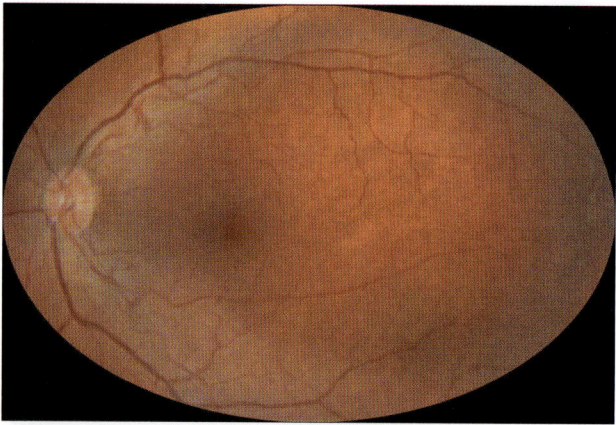

Figura 8.2.21 Hemangioma coroidal circunscrito clássico se apresenta como um tumor coroidal avermelhado mal definido. Em praticamente todos os casos, a margem posterior do tumor está localizada dentro de 2 diâmetros de disco da fóvea, na margem mais próxima do disco óptico, ou ambos.

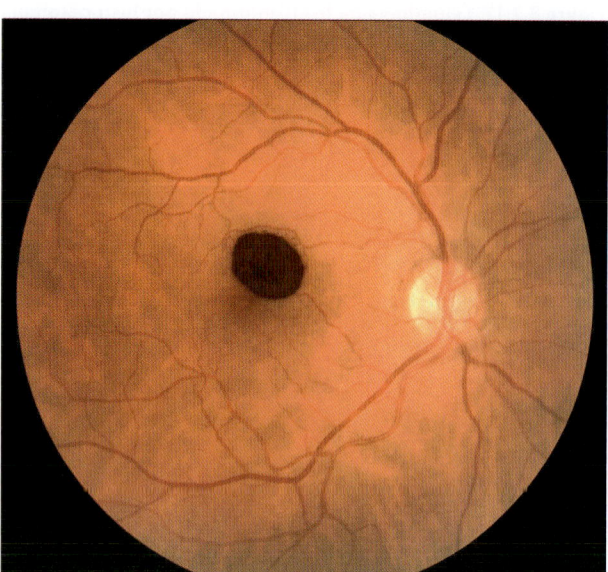

Figura 8.2.20 Adenoma focal do epitélio pigmentar da retina na mácula. A tomografia de coerência óptica confirmou a localização do tumor fora da retina.

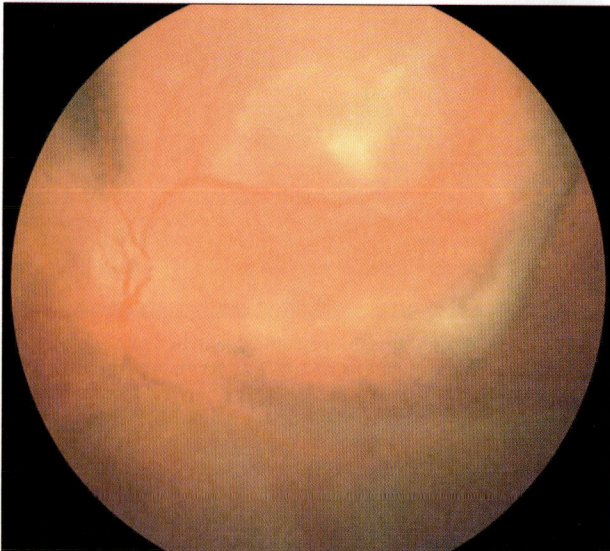

Figura 8.2.22 Hemangioma coroidal circunscrito relativamente grande associado a descolamento de retina secundário bolhoso. Observar a metaplasia fibrosa branca do epitélio pigmentar da retina na superfície do tumor.

O hemangioma coroidal circunscrito é geralmente confirmado por uma combinação de angiografia com fluoresceína ou indocianina verde e ultrassonografia ocular (em modo B). A angiografia com fluoresceína geralmente mostra preenchimento relativamente rápido e coloração tardia do hemangioma (Figura 8.2.23). A angiografia com indocianina verde geralmente mostra melhor definição da extensão total do hemangioma nas fases precoces a intermediárias do que a angiografia com fluoresceína, e também revela uma característica desse tipo de tumor que é a lavagem central tardia do corante, característica esta encontrada raramente, senão nunca, em outros tipos de tumores (Figura 8.2.24). A ultrassonografia ocular (em modo B) do hemangioma coroidal circunscrito mostra uma forma transversal fusiforme a biconvexa do tumor e reflexividade sonora interna moderada (Figura 8.2.25).

A terapia fotodinâmica é geralmente considerada como o tratamento de escolha para hemangiomas coroidais pequenos circunscritos sintomáticos.[29] Esse tratamento geralmente faz um aplanamento parcial do tumor e elimina o fluido sub-retiniano seroso associado. Hemangiomas coroidais circunscritos maiores associados a descolamento de retina bolhoso podem ser tratados por radioterapia de baixa dosagem com placa episcleral, irradiação por feixe de prótons ou radioterapia convencional de feixe externo fracionada.[27] Esse tratamento induz o aplanamento parcial do tumor de coroide e a reabsorção gradual do fluido sub-retiniano. Felizmente, o hemangioma coroidal circunscrito não tem potencial maligno reconhecido.

HAMARTOMA COMBINADO DA RETINA

O hamartoma combinado da retina é um hamartoma congênito raro que consiste em supercrescimento focal anormal de tecido retiniano desorganizado.[30,31] A lesão clássica aparece como um tumor irregular, com pigmentos cinza a preto do epitélio pigmentar da retina em sua base, gliose superficial esbranquiçada e vasos sanguíneos retinianos angulados dentro da lesão (Figura 8.2.26). A maioria dessas lesões se desenvolve no disco óptico ou adjacente a ele, mas lesões com características idênticas foram documentadas em áreas periféricas (Figura 8.2.27). A lesão exibe remodelamento da sua forma ao longo do tempo, mas raramente apresenta aumento clinicamente significativo em sua extensão. Essa lesão é mais frequente em indivíduos com neurofibromatose (NF) do tipo 2, mas também ocorre em algumas pessoas com NF-1 e naquelas sem NF. Essa lesão compartilha muitas das mesmas características clínicas da fibrose vitreorretiniana adquirida em razão de algum fator estimulante. A vitrectomia posterior com remoção das membranas vitreorretinianas, responsáveis por descolamento da retina tracional, tem sido relatada em alguns indivíduos que se acredita terem hamartoma combinado da retina,[32] mas geralmente não é benéfico. Os principais riscos são a deficiência visual acentuada quando a lesão envolve a mácula, além de seu potencial diagnóstico clínico incorreto como melanoma de coroide ou retinoblastoma, levando à enucleação. Essa lesão não possui potencial maligno reconhecido.

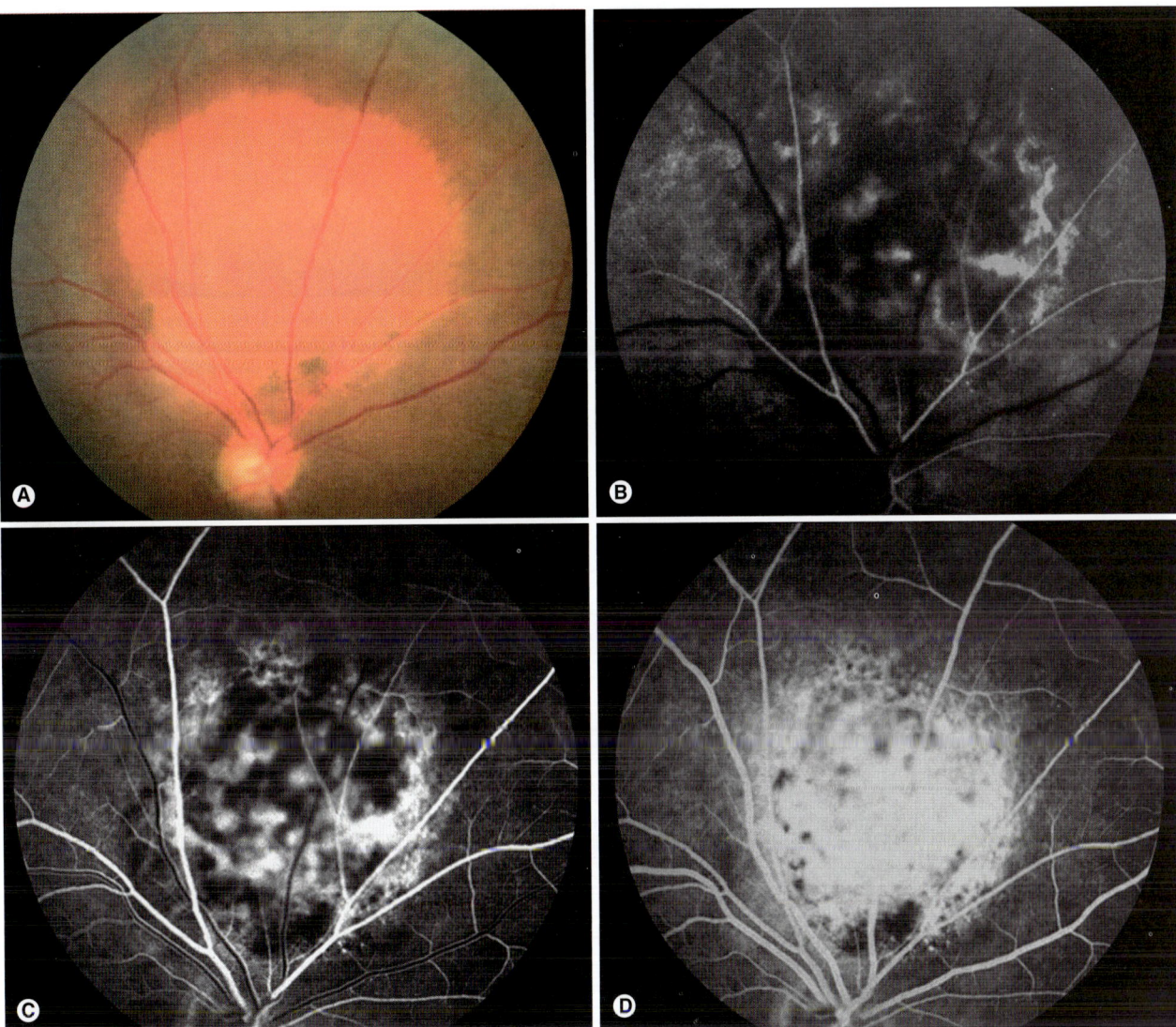

Figura 8.2.23 Angiografia com fluoresceína de hemangioma coroidal circunscrito. **A.** Imagem colorida do tumor. **B.** Quadro de fase de preenchimento arterial retiniano. **C.** Quadro de fase de preenchimento venoso laminar retiniano. **D.** Quadro de fase de preenchimento venoso completo.

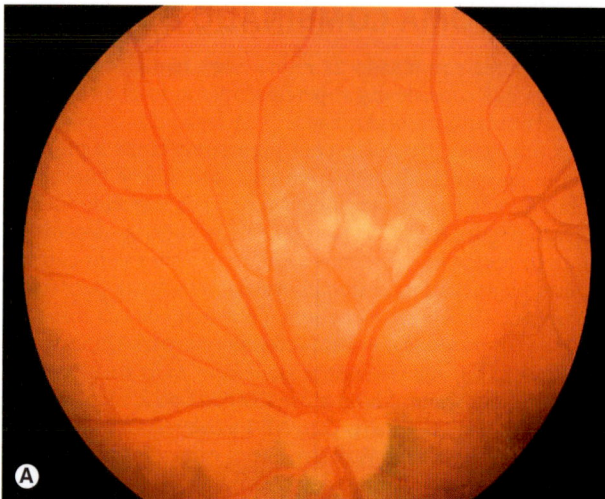

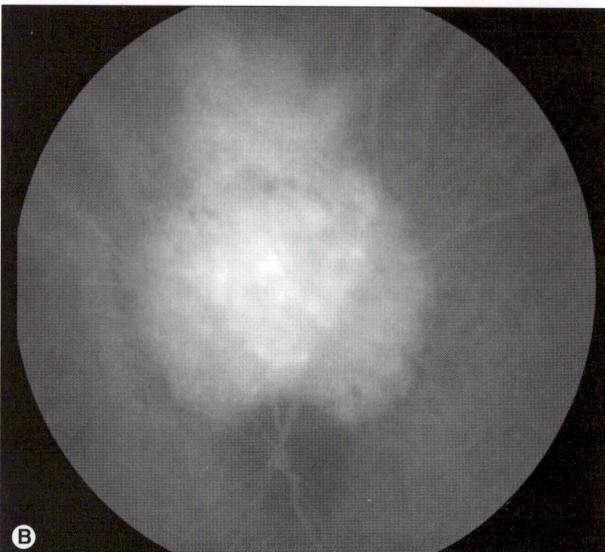

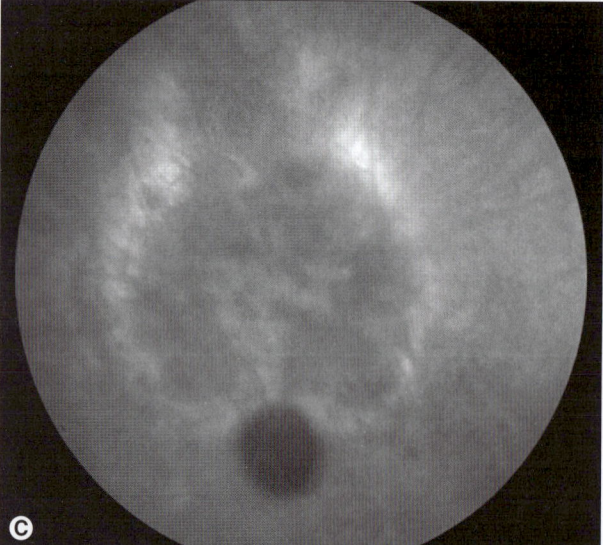

Figura 8.2.24 Angiografia com indocianina verde de hemangioma coroidal circunscrito. **A.** Imagem colorida do tumor. **B.** Hiperfluorescência generalizada do tumor 1 minuto após a injeção de corante. **C.** Hipofluorescência central com hiperfluorescência marginal persistente aproximadamente 30 minutos após a injeção de corante.

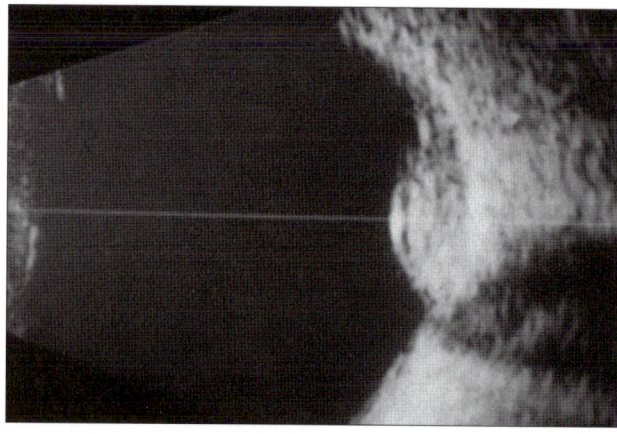

Figura 8.2.25 Ultrassonografia (em modo B) de hemangioma coroidal circunscrito mostra forma transversa biconvexa do tumor, reflexividade sonora interna moderadamente alta do tumor e presença de descolamento seroso de retina sobrejacente associado.

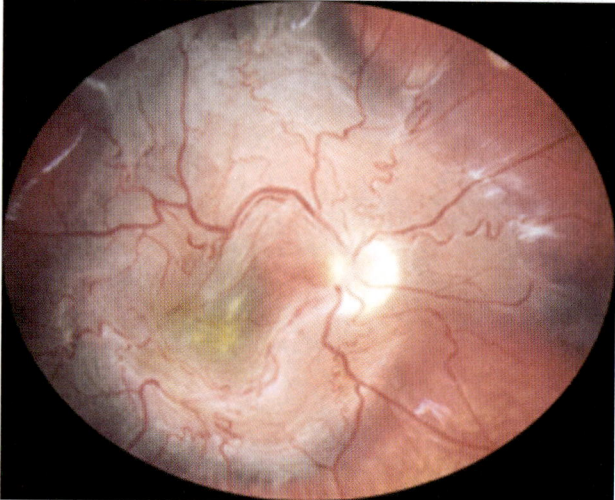

Figura 8.2.26 Hamartoma combinado clássico da retina se apresenta como uma lesão retiniana circumpapilar tendo um componente marginal periférico cinza-escuro e uma porção retiniana interna gliótica esbranquiçada proeminente.

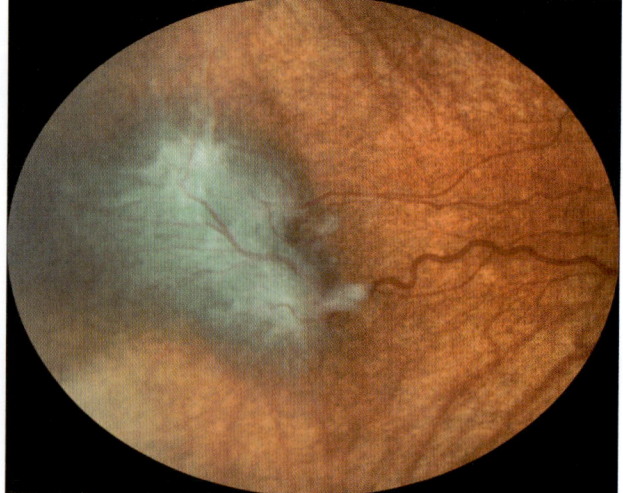

Figura 8.2.27 Hamartoma combinado periférico da retina.

CORISTOMAS INTRAOCULARES

Vários tipos de coristomas intraoculares foram relatados, inclusive aqueles que consistiam em tecido de glândulas lacrimais,[33] tecido da glândula tireoide[34] e tecido cerebral (glioneuroma).[35] O coristoma intraocular clássico envolve a íris e aparece como uma massa rosada a esbranquiçada substituindo parte da íris (Figura 8.2.28). Se houver suspeita de coristoma da íris, ele pode ser submetido à biópsia ou extirpado para confirmar o diagnóstico. Contudo, a maioria dos casos leva à enucleação.

TUMORES CELULARES BENIGNOS DE CATEGORIA INCERTA

OSTEOMA DA COROIDE

O osteoma da coroide é um tumor benigno adquirido, consistindo em osso maduro que se desenvolve dentro da coroide posterior.[36] Embora a presença de tecido benigno de um tipo que não existe normalmente dentro da coroide sugira que esse tumor é um coristoma, nenhum tumor congênito desse tipo foi documentado. A maioria das lesões desse tipo não é diagnosticada até o final da primeira década de vida e muitas delas não são detectadas até a segunda ou terceira década de vida. A maioria (aproximadamente 90%) desses tumores ocorre em mulheres e com apresentação bilateral em cerca de 20% dos casos. O osteoma de coroide típico aparece como uma lesão coroidal em forma de placa quase branca a dourada, com margens bem definidas e suavemente curvadas (Figura 8.2.29). Quase todos os tumores desse tipo que foram documentados envolvem a coroide justapapilar, e muitos se estendem parcial ou completamente ao redor do disco óptico e pela fóvea. O epitélio pigmentar da retina é frequentemente rompido, com agrupamento de pigmento preto e metaplasia fibrosa branca irregular do epitélio pigmentar da retina na superfície da lesão (Figura 8.2.30). A neovascularização coroidal secundária se desenvolve sobre muitos tumores desse tipo, provocando descolamento de retina localizado, hemorrágico ou exsudativo.[37] O caráter ósseo do tumor pode ser documentado pela ultrassonografia ocular, mostrando um tecido de alta refletividade em forma de placa que sombreia a parede do olho e os tecidos orbitais por trás dele (Figura 8.2.31), ou por tomografia computadorizada, mostrando uma placa de tecido denso dentro da coroide posterior (Figura 8.2.32).

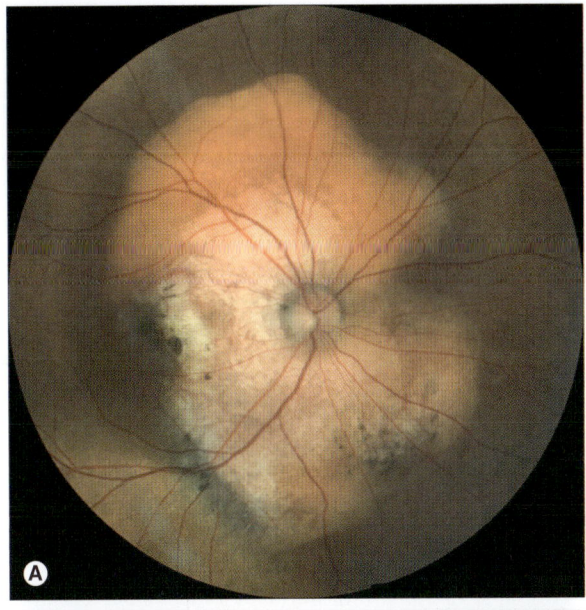
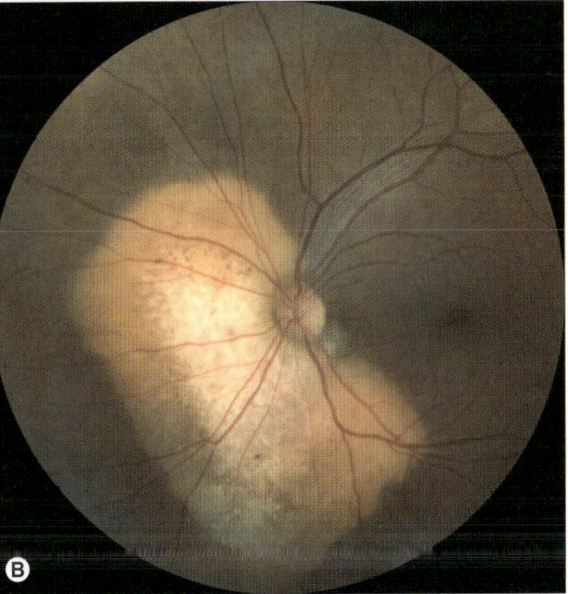

Figura 8.2.29 Osteoma da coroide clássico afetando ambos os olhos de uma adulta jovem. Observar as margens bem definidas suavemente curvadas e a cor laranja-dourada de cada lesão. **A.** Fundo do olho direito. **B.** Fundo do olho esquerdo.

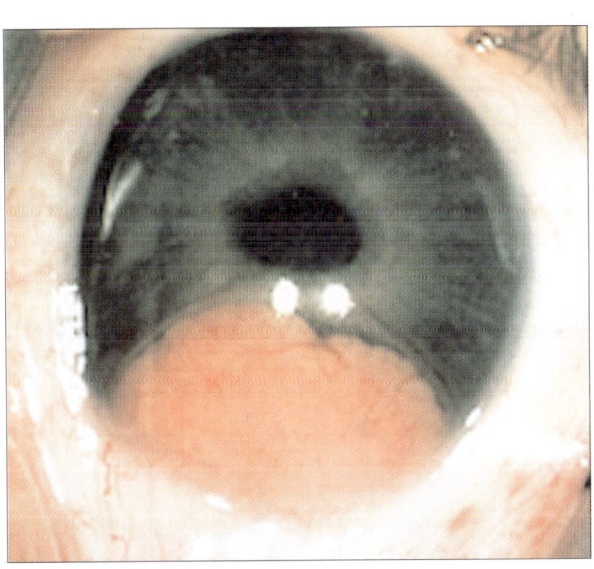

Figura 8.2.28 Tumor congênito nodular rosa da íris e ângulo antes da ressecção microcirúrgica.

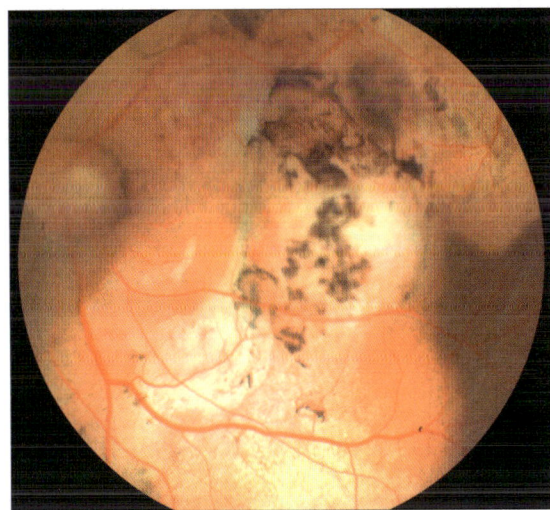

Figura 8.2.30 Osteoma da coroide macular de longa data causando ruptura do epitélio pigmentar da retina sobrejacente e retina sensorial na mácula.

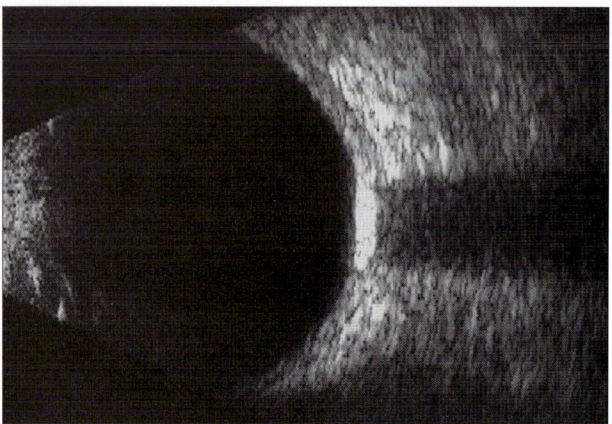

Figura 8.2.31 Ultrassonografia (em modo B) de osteoma da coroide mostrando lesão densa em forma de prato que obscurece a esclera e os tecidos moles orbitais atrás dele.

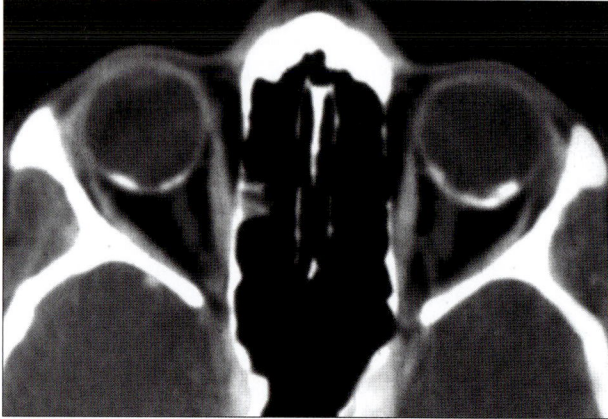

Figura 8.2.32 Exame de tomografia computadorizada de um paciente com osteoma da coroide extensivo bilateral mostrando lesão posterior, bilateralmente.

A terapia fotodinâmica tem sido relatada por ocasionar "descalcificação" da porção tratada de alguns osteomas de coroide, mas não elimina ou previne a progressão da lesão.[38] A terapia medicamentosa anti-VEGF intravítreo pode ser usada para tratar a neovascularização secundária da coroide, com descolamento de retina exsudativo-hemorrágico que se desenvolve sobre algumas lesões. Geralmente, o prognóstico visual do olho afetado é ruim. O aumento limitado e lentamente progressivo dos osteomas de coroide foi documentado por múltiplos examinadores. Felizmente, esse tumor não tem potencial maligno reconhecido.

BIBLIOGRAFIA

Alameddine RM, Mansour AM, Kahtani E. Review of choroidal osteomas. Middle East Afr J Ophthalmol 2014;21:244–50.
Aronow ME, Nagagawa JA, Gupta A, et al. Tuberous sclerosis complex: genotype/phenotype correlation of retinal findings. Ophthalmology 2012;119:1917–23.
Chang Y, Wei WB, Shi JT, et al. Clinical and histopathological features of adenomas of the ciliary pigment epithelium. Acta Ophthalmol 2016;94:e637–43.
Karimi S, Nourinia R, Mashayekhi A. Circumscribed choroidal hemangioma. J Ophthalmic Vis Res 2015;10:320–8.
Munteanu M, Munteanu G, Giuri S. Combined hamartoma of the retina and retinal pigment epithelium. J Fr Ophtalmol 2004;27:48–52.
Pusateri A, Margo CE. Intraocular astrocytoma and its differential diagnosis. Arch Pathol Lab Med 2014;138:1250–4.
Reidy JJ, Apple DJ, Steinmetz RL, et al. Melanocytoma: nomenclature, pathogenesis, natural history and treatment. Surv Ophthalmol 1985;29:319–27.
Schmidt D, Agostini HT. Retinal angiomatosis – an ophthalmological challenge. Klin Monbl Augenheilkd 2007;224:905–21.
Shields CL, Kancherla S, Patel J, et al. Clinical survey of 3680 iris tumors based on patient age at presentation. Ophthalmology 2012;119:407–14.
Shields JA, Shields CL, Eagle RC, et al. Observations on seven cases of intraocular leiomyoma. Arch Ophthalmol 1994;112:521–8.
Shields JA, Shields CL, Gunduz K, et al. Neoplasms of the retinal pigment epithelium. Arch Ophthalmol 1999;117:601–8.
Shields JA, Shields CL, Mercado G, et al. Adenoma of the iris pigment epithelium: a report of 20 cases. Arch Ophthalmol 1999;117:736–41.
You JY, Finger PT, Iacob C, et al. Intraocular schwannoma. Surv Ophthalmol 2013;58:77–85.

As referências completas estão disponíveis no **GEN-io**.

PARTE 8 TUMORES INTRAOCULARES

Lesões Intraoculares Não Neoplásicas e Distúrbios que Simulam Neoplasias Intraoculares Malignas

8.3

James J. Augsburger, Zélia M. Corrêa e Cassandra C. Brooks

Definição: É o espectro de lesões não neoplásicas e distúrbios que são frequentemente confundidos com neoplasias intraoculares malignas.

Características principais
Características clínicas que se assemelham às de uma ou mais das seguintes neoplasias intraoculares malignas:
- Melanoma uveal primário
- Câncer extraoftálmico metastático do olho
- Linfoma intraocular primário
- Retinoblastoma.

INTRODUÇÃO

As lesões e os distúrbios discutidos neste capítulo são alterações não neoplásicas que (em certas apresentações clínicas) podem ser confundidas com uma ou mais de uma das quatro neoplasias malignas intraoculares listadas nas Características principais. Este capítulo está subdivido em (1) lesões e distúrbios que simulam neoplasias intraoculares malignas do segmento ocular anterior, (2) lesões e distúrbios que simulam neoplasias intraoculares malignas do segmento ocular posterior sem ser retinoblastoma (*i. e.*, melanoma uveal posterior, câncer metastático do segmento posterior e linfoma intraocular) e (3) lesões e distúrbios que simulam as diferentes formas clínicas do retinoblastoma.

LESÕES E DISTÚRBIOS NÃO NEOPLÁSICOS QUE SIMULAM NEOPLASIAS INTRAOCULARES MALIGNAS DO SEGMENTO OCULAR ANTERIOR

CISTOS NEUROEPITELIAIS DA ÍRIS E DO CORPO CILIAR

Os cistos neuroepiteliais da íris e do corpo ciliar são lesões esféricas, de paredes finas e cheias de líquido seroso claro.[1] A parede pode ser formada pelo epitélio pigmentar da íris (EPI), resultando em uma cor marrom-escura, ou por neuroepitélio do corpo ciliar anterior (NECC), resultando em uma aparência translúcida. A motivação para formação de tais cistos é desconhecida na maioria dos casos. Os cistos neuroepiteliais, que ocorrem como lesões isoladas sem uma causa subjacente associada, são denominados cistos idiopáticos. Três variedades principais são encontradas clinicamente com base no local da lesão.

Cistos da zona pupilar do EPI são evidentes na margem pupilar antes da dilatação pupilar. Eles podem ser solitários (Figura 8.3.1) ou multifocais (Figura 8.3.2), em cujo caso a expressão *iris flocculi* é comumente usada. Eles não distorcem a pupila nem interferem na midríase. A biomicroscopia ultrassônica (UBM, do inglês *ultrasound biomicroscopy*) ou tomografia de coerência óptica do segmento anterior (OCT-AS, do inglês *anterior segment optical coherence tomography*) pode ser usada para confirmar a natureza cística dessas lesões. *Cistos neuroepiteliais periféricos da íris* aparecem como protuberâncias anteriores lisas na íris periférica, evidentes na biomicroscopia com lâmpada de fenda e na gonioscopia (Figura 8.3.3). O estroma da íris deslocado anteriormente parece normal.

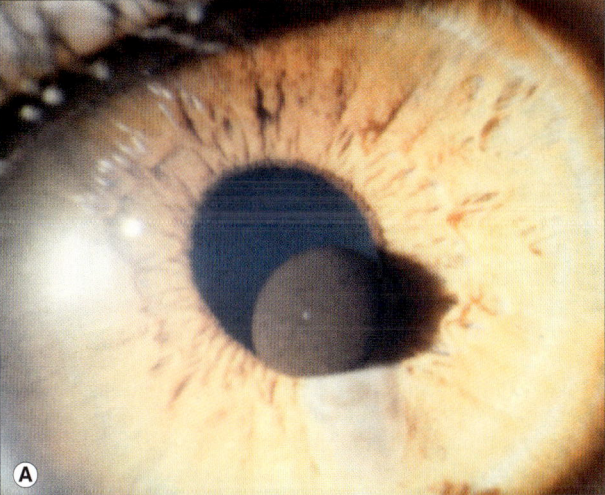

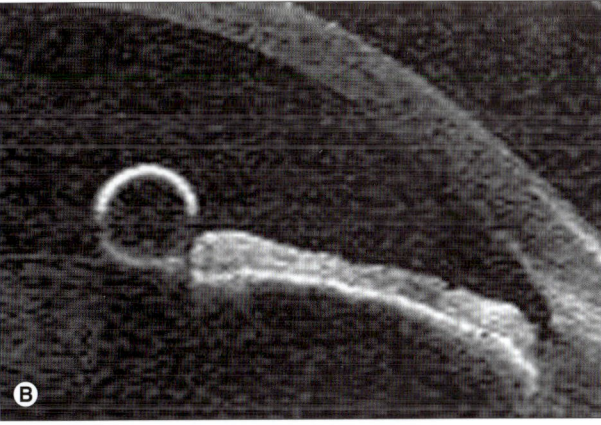

Figura 8.3.1 Cisto de zona pupilar de epitélio pigmentar da íris. **A.** Imagem colorida do cisto. **B.** Imagem biomicroscópica por ultrassom do cisto mostrado em A.

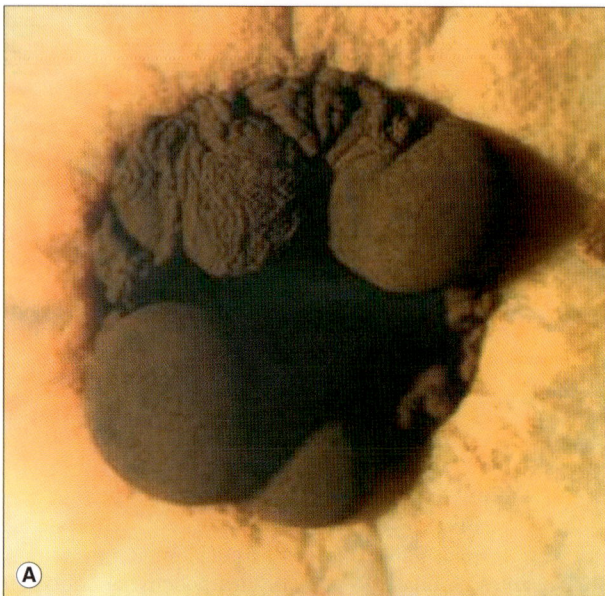
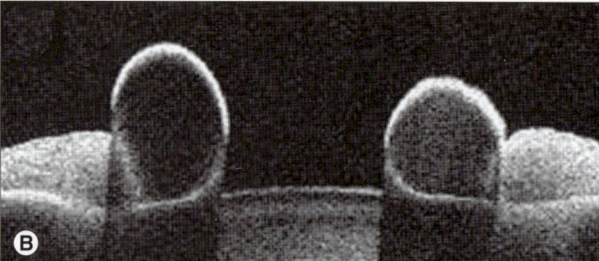

Figura 8.3.2 Cistos multifocais de zona pupilar de epitélio pigmentar da íris (*iris flocculi*). **A.** Imagem colorida do *iris flocculi*. **B.** Imagem biomicroscópica por ultrassom de cistos da íris mostrados em A.

Aposição iridocorneana focal correspondente à localização do cisto está frequentemente presente. Ocasionalmente, a retroiluminação transpupilar da íris na lâmpada de fenda revelará um fraco defeito de transiluminação focal correspondente ao cisto. A gonioscopia após ampla dilatação pupilar pode, às vezes, mostrar a parede lisa do cisto. No entanto, UBM e OCT-SA são os métodos atualmente preferidos para confirmar a lesão cística, em oposição a um tumor sólido, como causa primária da protuberância da íris (ver Figura 8.3.3B). Frequentemente os estudos revelam múltiplos cistos quando no exame físico oftalmológico houve suspeita de apenas um. *Cistos da zona média do epitélio pigmentar da íris* não são evidentes no exame de lâmpada de fenda antes da dilatação pupilar, mas aparecem como uma massa retroiriana marrom-escura em forma de cume projetando-se na frente da lente quando a pupila está amplamente dilatada (Figura 8.3.4A). O estroma da íris sobreposto parece normal. O cisto pode aparecer bilobulado (Figura 8.3.4B) ou multilobulado. Cistos desse tipo são comumente confundidos com melanomas do corpo ciliar. OCT-SA ou UBM confirmam a natureza cística da lesão em tais casos (Figura 8.3.4C) e descartam um melanoma sólido de corpo ciliar ou de íris.

CISTO DE INCLUSÃO EPITELIAL DA ÍRIS

Um cisto de inclusão epitelial da íris é uma estrutura de paredes espessas e esférica ou de formato irregular contendo um líquido relativamente turvo no qual partículas discretas são suspensas.[2] A parede do cisto é composta por células epiteliais conjuntivas, e as partículas intracavitárias são células epiteliais escamosas descamadas da superfície ocular. O epitélio da superfície ocular está encravado na íris como uma malformação congênita do olho ou como resultado de perfuração da parede do olho (que pode ser

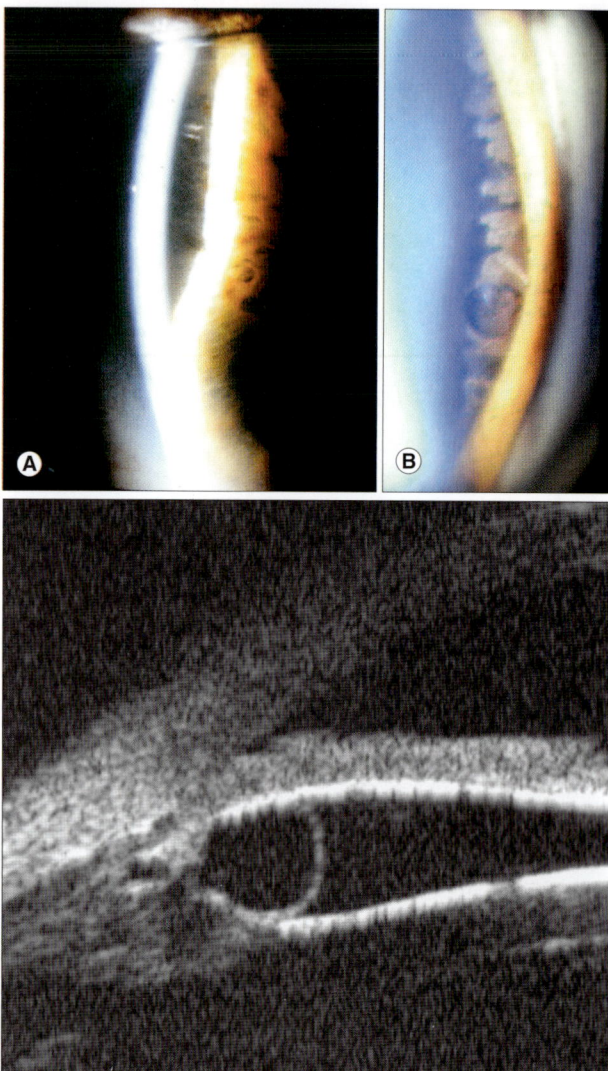

Figura 8.3.3 Cisto da zona periférica do epitélio pigmentar da íris. **A.** Imagem biomicroscópica com lâmpada de fenda mostrando protuberância anterior macia na íris periférica correspondendo à localização do cisto. **B.** Imagem biomicroscópica por ultrassom mostrando cisto de paredes finas contendo líquido claro. **C.** Imagem biomicroscópica por ultrassom de cisto de zona periférica típica de epitélio pigmentar da íris.

um trauma cirúrgico ou não cirúrgico). Esse tipo de cisto é uma massa esbranquiçada a cinza-azulada que substitui o estroma da íris, distorcendo sua arquitetura e a forma da pupila (Figura 8.3.5A). Tais lesões podem ser confundidas com melanoma uveal anterior amelanótico ou neoplasia maligna primária não oftalmológica metastática da íris. A UBM mostra a parede espessa do cisto e as células epiteliais escamosas intracavitárias suspensas (Figura 8.3.5B).

ESTAFILOMA ESCLERAL ANTERIOR

Em alguns pacientes com doença ocular focal prévia, inflamação escleral ou isquemia, uma área focal marrom-azulada de afinamento escleral (Figura 8.3.6) se desenvolverá.[3] A pressão intraocular pode fazer com que a porção afinada da parede ocular se inche externamente. Os estafilomas anteriores frequentemente são confundidos com melanomas do corpo ciliar com extensão extraocular. A transiluminação ocular geralmente revela uma área brilhante em vez de uma sombra escura correspondente à protuberância. A UBM confirma o afinamento da parede ocular e a ausência de qualquer massa uveal ou neuroectodérmica subjacente.

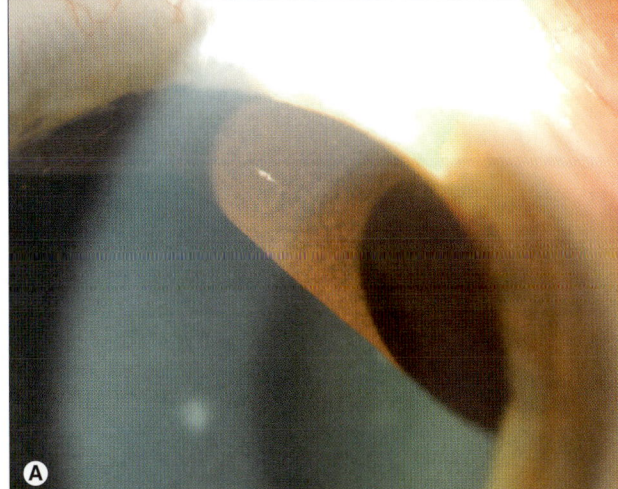

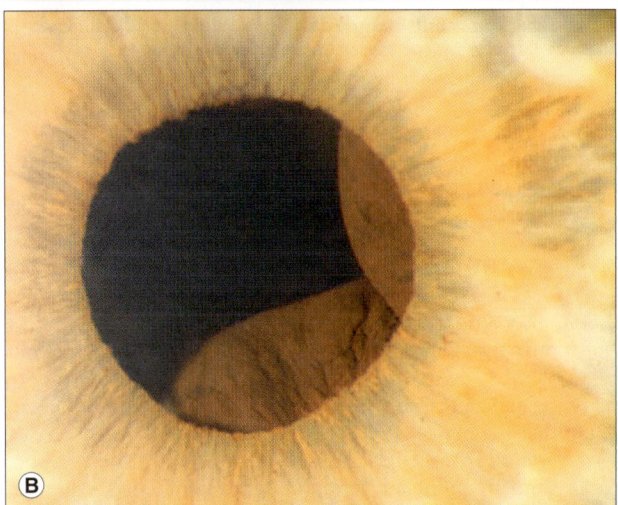

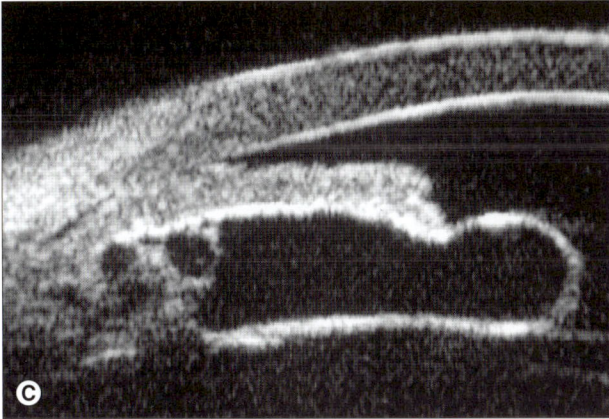

Figura 8.3.4 Cisto de zona intermediária do epitélio pigmentar da íris. A. Cisto solitário aparecendo como uma massa em forma de cume escura entre a superfície posterior da íris e a cápsula do cristalino anterior após ampla dilatação da pupila. **B.** Cisto bilobulado de zona intermediária do epitélio pigmentar da íris evidente após dilatação da pupila. **C.** Imagem biomicroscópica por ultrassom mostrando cisto retroiriano se projetando na pupila após dilatação pupilar.

SÍNDROME ENDOTELIAL IRIDOCORNEANA

A síndrome endotelial iridocorneana (ICE, do inglês *iridocorneal endothelial*) é um distúrbio do desenvolvimento do olho caracterizado por edema não traumático adquirido da córnea, anormalidades progressivas da íris e pressão intraocular elevada.[4,5] Três subcategorias da síndrome ICE são comumente reconhecidas: atrofia essencial da íris, síndrome do nevo da íris (síndrome de Cogan-Reese) e síndrome de Chandler. Apenas as duas primeiras

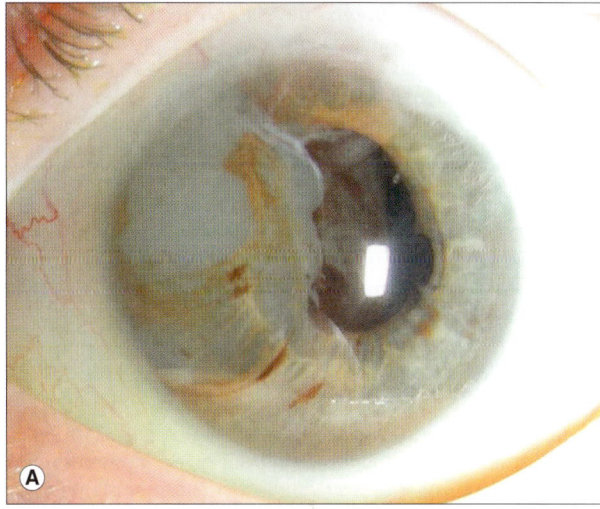

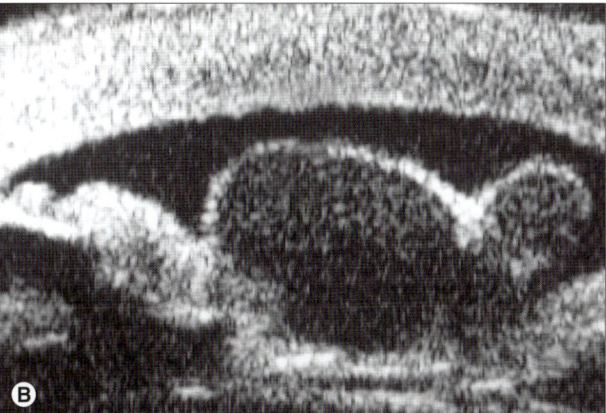

Figura 8.3.5 Cisto de inclusão epitelial da íris (cisto estomal). A. Cisto opalescente substituindo porção do estroma da íris. **B.** Imagem biomicroscópica por ultrassom mostrando cisto bilobulado de parede espessa com numerosas partículas (células epiteliais descamadas) no líquido intracavitário.

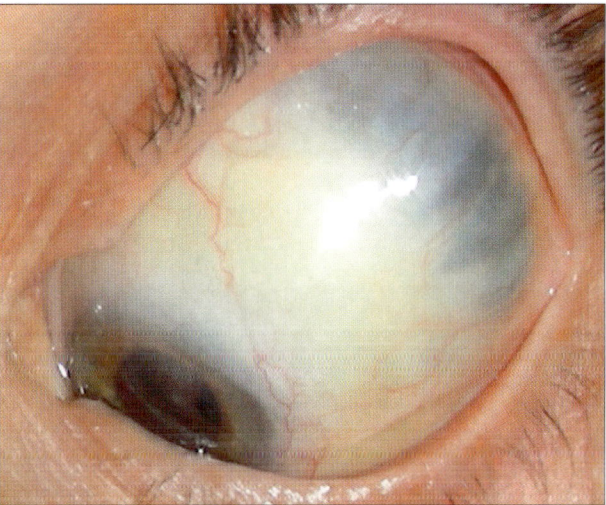

Figura 8.3.6 Estafiloma escleral anterior aparece como uma protusão em forma de cume cinza-azulado subconjuntivo da esclera.

dessas entidades são relevantes para essa discussão. Na *atrofia essencial da íris*, ocorre o desenvolvimento espontâneo de sinéquias anteriores na extrema periferia (SAP), levando ao enfraquecimento progressivo com eventual formação de orifícios da íris 180° oposta às aderências originais (Figura 8.3.7).[5] A pupila é gradualmente deslocada em direção a SAP. Essa condição geralmente é unilateral e afeta mais comumente mulheres da meia-idade para idosas. OCT-SA ou UBM podem ser usadas para descartar um melanoma de íris ou corpo ciliar. Na *síndrome do nevo da íris*, desenvolvem-se múltiplas protuberâncias focais castanho-escuras a quase negras do EPI na sua superfície anterior. Essas saliências ocorrem por causa do tecido melanocítico que se projeta por pequenos defeitos em uma membrana basal anormal (Figura 8.3.8).[4] Na maioria dos casos, a presença de tecido brilhante da membrana basal na superfície anterior da íris e a natureza multifocal das lesões permitem distinguir essa condição do melanoma difuso da íris. OCT-SA ou UBM mostrarão ausência de qualquer lesão sólida em anel na íris periférica ou no corpo ciliar anterior.

TUMOR INFLAMATÓRIO DA ÍRIS OU DO CORPO CILIAR

Ocasionalmente, indivíduos desenvolverão um tumor inflamatório microbiano da íris ou do corpo ciliar (p. ex., tuberculoma,[6] granuloma fúngico)[7] em razão da disseminação hematogênica de microrganismos para essa porção da úvea. Outros indivíduos desenvolverão vários tumores inflamatórios não microbianos (mais comumente granulomas sarcoides[8] e lesões de xantogranuloma juvenil)[9,10] na íris ou no corpo ciliar (Figura 8.3.9). Lesões desses tipos geralmente são unilaterais, mas podem ser bilaterais. Elas são caracterizadas por células inflamatórias proeminentes na câmara anterior, precipitados ceráticos, sinéquias posteriores

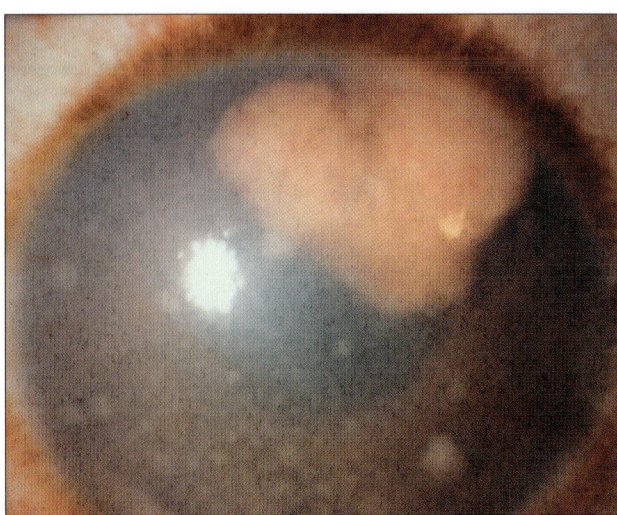

Figura 8.3.9 Tumor inflamatório da íris (granuloma sarcoide). Observar os precipitados ceráticos associados múltiplos neste olho.

com resultante distorção pupilar e, ocasionalmente, hipópio. Tais tumores inflamatórios podem ser facilmente confundidos com cânceres primários não oftalmológicos metastáticos da úvea anterior.

CORPO ESTRANHO NA ÍRIS

Frequentemente, corpos estranhos intraoculares simulam um melanoma uveal anterior (Figura 8.3.10).[11,12] O paciente geralmente lembra de uma lesão ocular prévia, mas regularmente não sabe que algum corpo estranho perfurou a parede do olho. A biomicroscopia com lâmpada de fenda mostra uma massa localizada da íris periférica associada à adesão iridocorneana focal. Com frequência a ferida de entrada não está evidente. A UBM pode mostrar a presença de um corpo de alta refletividade e denso dentro da massa.[13]

CATARATA AVANÇADA SIMULANDO MELANOMA DO CORPO CILIAR NA ULTRASSONOGRAFIA EM MODO B

Quando a ultrassonografia (US) em modo B é realizada em alguns olhos com uma opacidade avançada do cristalino, o feixe de US pode passar pelo aspecto posterior da lente com catarata e, assim, formar uma imagem transversal que parece uma massa de corpo ciliar (Figura 8.3.11).[14] Na maioria dos casos, a mesma

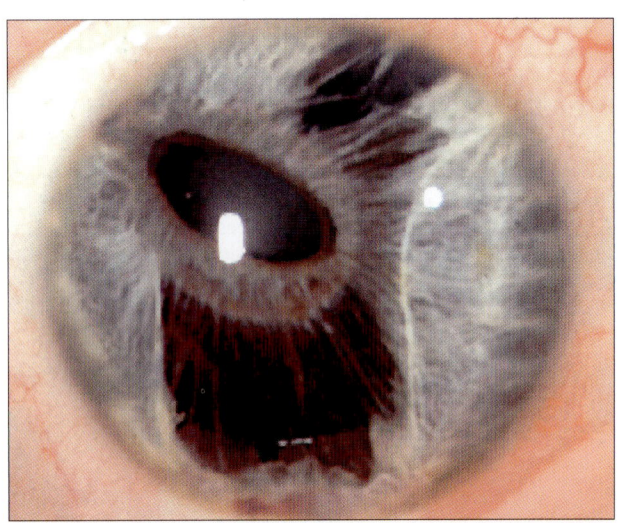

Figura 8.3.7 Atrofia essencial da íris. A pupila tem forma ovoide e é puxada em direção ao limbo superonasalmente, com buracos proeminentes evidentes no estroma da íris.

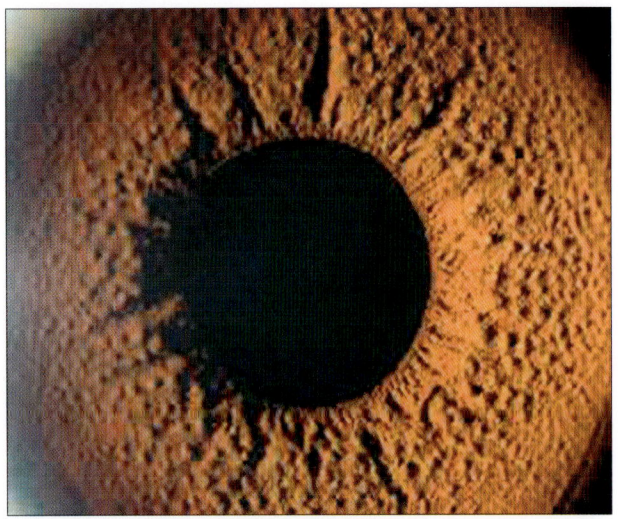

Figura 8.3.8 Síndrome de nevo da íris. A superfície interna da íris parece ter múltiplas protusões melanocíticas nodulares minúsculas ou tufos.

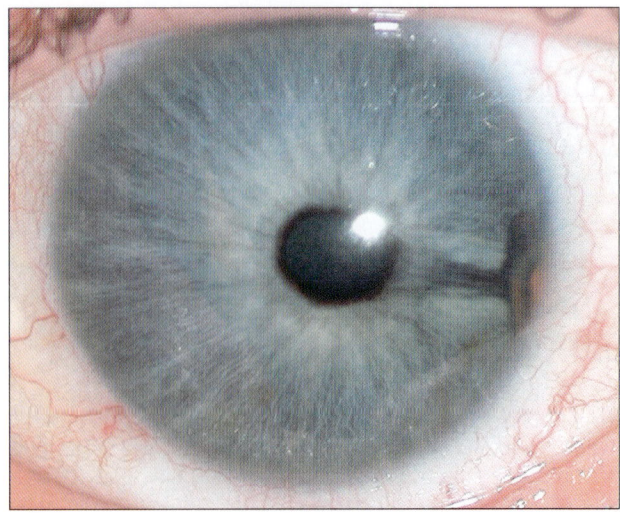

Figura 8.3.10 Corpo estranho na íris encapsulada após lesão ocular prévia.

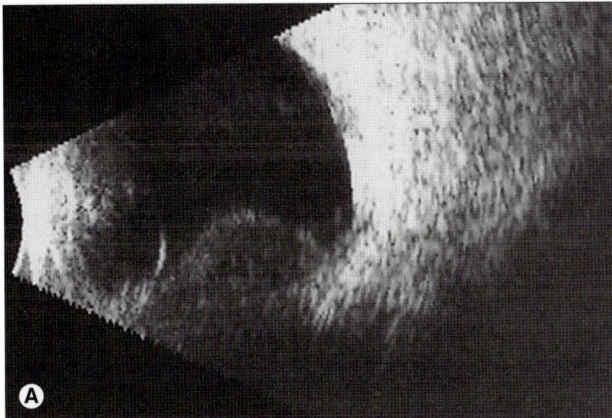
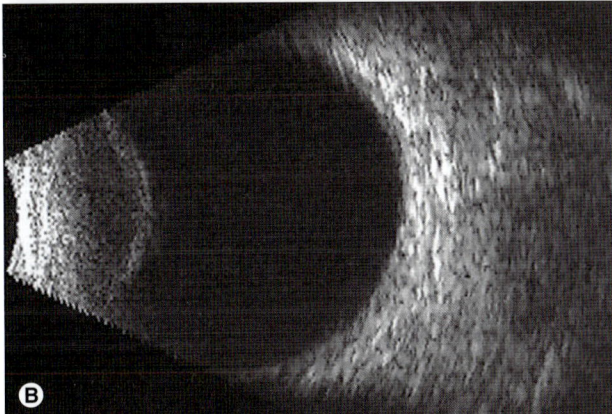

Figura 8.3.11 Imagens de ultrassonografia (em modo B) de catarata avançada sugerindo a presença de uma neoplasia de corpo ciliar. **A.** Porção anteroposterior através da catarata. **B.** Porção transversa através da catarata.

imagem pode ser demonstrada em todos os quadrantes do olho. Ao mesmo tempo, a transiluminação ocular não demonstra sombra no corpo ciliar e a UBM revela a lente intumescida.

LESÕES E DISTÚRBIOS NÃO NEOPLÁSICOS SIMULANDO NEOPLASIAS INTRAOCULARES MALIGNAS DO SEGMENTO OCULAR POSTERIOR SEM SER RETINOBLASTOMA

HIPERTROFIA CONGÊNITA DO EPITÉLIO PIGMENTAR DA RETINA

A hipertrofia congênita do epitélio pigmentar da retina (HCEPR) é uma lesão não neoplásica do fundo do olho, de nascença, localizada no epitélio pigmentar da retina (EPR).[15] As células do EPR que compreendem essa lesão são geralmente maiores que o normal e densamente preenchidas com grânulos de melanina intracitoplasmática. A lesão tem uma margem bem definida e a cor preta a cinza-escura. Embora a lesão típica da HCEPR unifocal tenha 3 mm ou menos de diâmetro, algumas são substancialmente maiores (Figura 8.3.12). Em razão de sua cor escura, suspeita-se frequentemente que as lesões maiores sejam melanomas de coroide, particularmente se houver uma catarata diminuindo a clareza da visão do fundo do olho. A US ocular em modo B demonstra uma lesão plana ou insignificantemente elevada. Raramente, uma dessas lesões gera um adenocarcinoma do EPR.[16,17] Por isso, essas lesões devem ser monitoradas periodicamente.

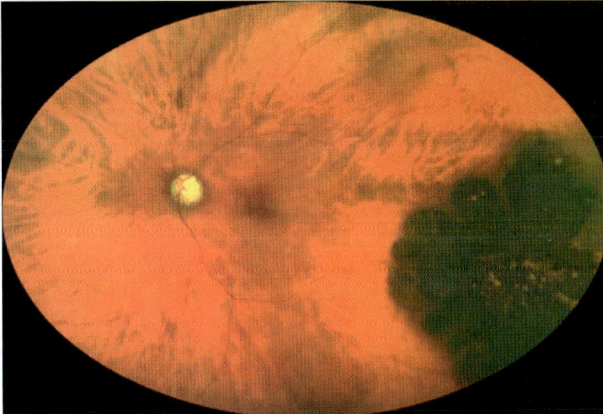

Figura 8.3.12 Grande hipertrofia congênita do epitélio pigmentar da retina (HCEPR) unifocal periférica.

HIPERPLASIA EPITELIAL PIGMENTAR FOCAL DA RETINA

Pacientes que sofrem um trauma contundente ou uma inflamação intraocular localizada desenvolvem algumas vezes uma área circunscrita de hiperplasia do EPR, que pode de alguma maneira ser espessada (Figura 8.3.13).[18,19] A lesão geralmente surge como uma massa irregular e mal definida, consistindo em acúmulo localizado de pigmento negro do EPR com atrofia coriorretiniana adjacente. Em razão de sua cor escura, tal lesão é ocasionalmente confundida com melanoma de coroide. Geralmente não há líquido sub-retiniano associado à lesão. A US ocular (em modo B) confirma a presença de tecido mole de média refletividade.

HEMATOMAS SUB-RETINIANOS ESPONTÂNEOS

Os hematomas sub-retinianos são massas compostas de sangue extravasado acumulado entre a retina sensorial e o EPR ou entre o EPR e a coroide.[20] O hematoma surge como uma massa sub-retiniana vermelho-escura a quase negra que é normalmente delimitada por uma fina zona marginal de sangue sub-retiniano vermelho vivo. Em razão de sua cor escura e sua espessura, esse hematoma é frequentemente confundido com um melanoma de coroide. A fonte mais comum do sangue é

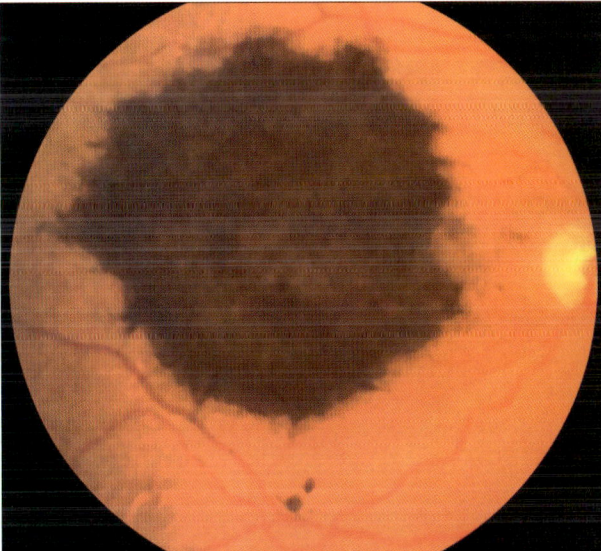

Figura 8.3.13 Hiperplasia epitelial pigmentar focal da retina na região macular. Observar a cor preta e as margens irregulares da lesão.

uma membrana neovascular da coroide associada à degeneração macular[21] relacionada à idade (Figura 8.3.14) ou coriorretinopatia hemorrágica exsudativa periférica (Figura 8.3.15).[22,23] É particularmente provável que a neovascularização coroidal de caráter polipoidal origine hematomas sub-retinianos.[22] Frequentemente, é evidente uma atrofia coriorretiniana adjacente ao hematoma, e a organização fibrosa do sangue sub-retiniano também está comumente presente. Na maioria dos pacientes, o distúrbio é bilateral, mas suas manifestações clínicas podem ser marcadamente assimétricas. Uma fonte alternativa de sangue, que simula de perto o melanoma de coroide, é um macroaneurisma arterial da retina que se rompeu (Figura 8.3.16).[24,25] O sangue dessa lesão vascular geralmente se estende não apenas ao espaço sub-retiniano sob o macroaneurisma, mas também à retina e ao vítreo sobrejacente. O sangue pré-retiniano frequentemente obscurece o macroaneurisma. Quando o macroaneurisma é visível, é repetidamente interpretado de maneira errônea como uma ruptura focal de um melanoma de coroide através da membrana de Bruch. A angiografia com fluoresceína regularmente revela hiperfluorescência focal correspondendo ao macroaneurisma que ajuda a identificar a origem do sangramento.

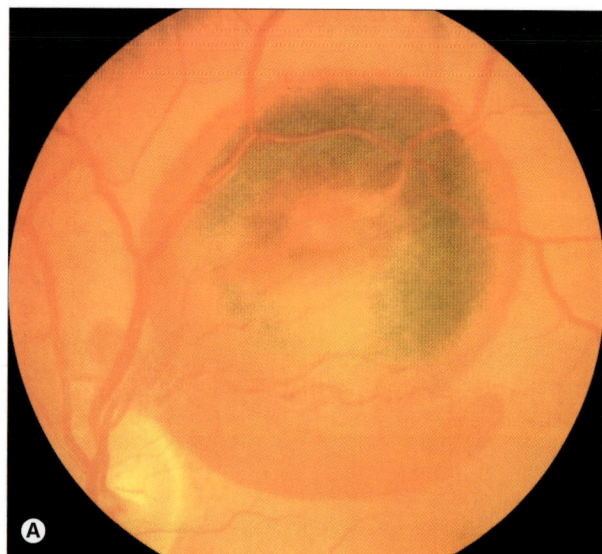

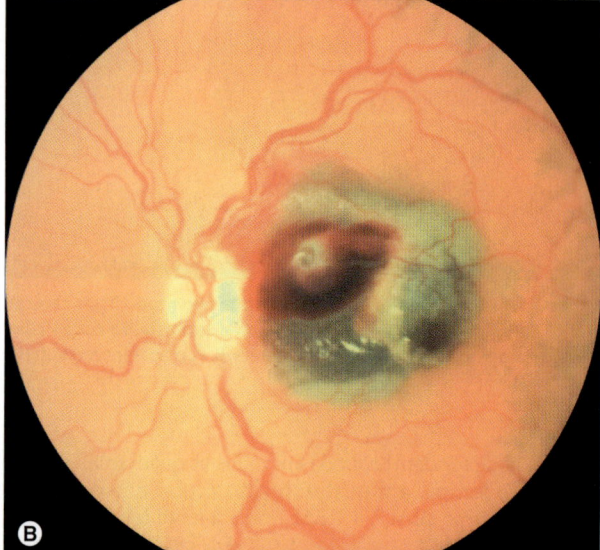

Figura 8.3.16 Hematoma sub-retiniano e sangramento intrarretiniano de um macroaneurisma rompido da artéria retiniana. **A.** Lesão relativamente recente com sangue brilhante exceto no hematoma sub-retiniano sob o macroaneurisma. **B.** Lesão mais antiga com sangue sub-retiniano cinza-escuro a quase branco profundo em relação ao macroaneurisma e sangue intrarretiniano vermelho-escuro ao redor do macroaneurisma.

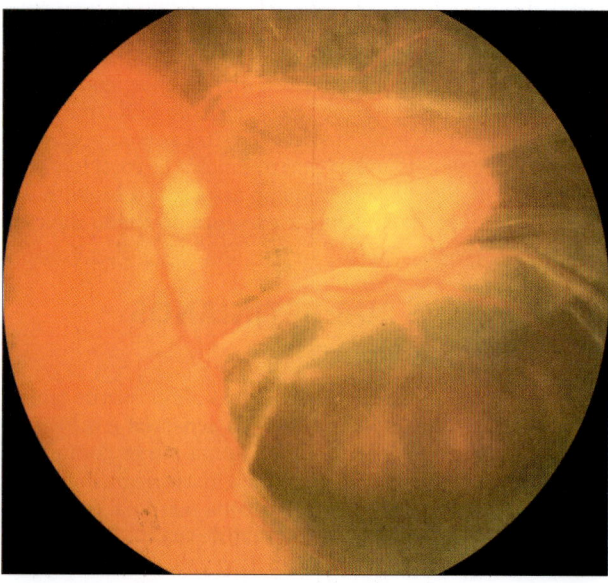

Figura 8.3.14 Hematoma sub-retiniano imenso associado à degeneração macular relacionada à idade.

HEMATOMA SUPRACOROIDAL LOCALIZADO

Os hematomas supracoroidais localizados (às vezes chamados descolamentos hemorrágicos limitados da coroide) são um acúmulo de sangue entre as camadas externas da coroide e a esclera sobrejacente.[26] Esse tipo de hematoma geralmente surge como uma massa sub-retiniana marrom-dourada (Figura 8.3.17), que é comumente identificada de maneira errônea como um melanoma de coroide. Ao contrário do hematoma sub-retiniano, o hematoma supracoroidal localizado não mostra uma zona marginal de sangue sub-retiniano vermelho vivo. A superfície da massa é geralmente lisa e sua cor é regularmente uniforme. Se o hematoma já está presente há vários dias, uma série de dobras da coroide é frequentemente revelada sobre a massa. Essas dobras não são evidentes sobre os melanomas de coroide. Na angiografia com fluoresceína, a massa mostra hipofluorescência moderada da coroide em sua zona marginal, mas exibe isofluorescência central com coroide normal circundante. Na maioria dos casos, os hematomas desse tipo desaparecem completamente sem cicatrização coriorretiniana em aproximadamente 6 a 8 semanas.

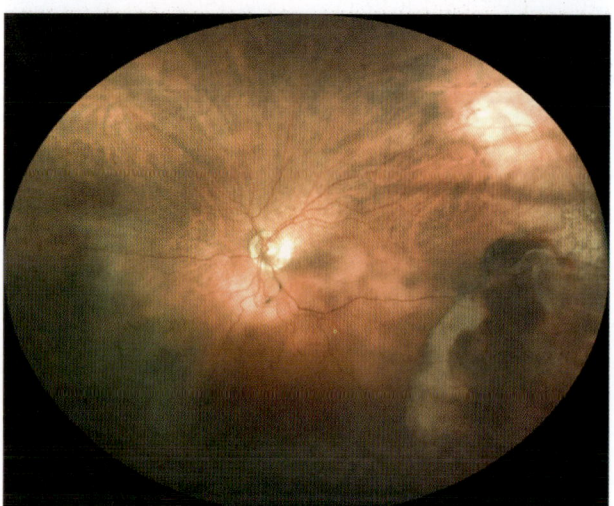

Figura 8.3.15 Hematoma sub-retiniano periférico imenso associado à coriorretinopatia hemorrágica exsudativa periférica.

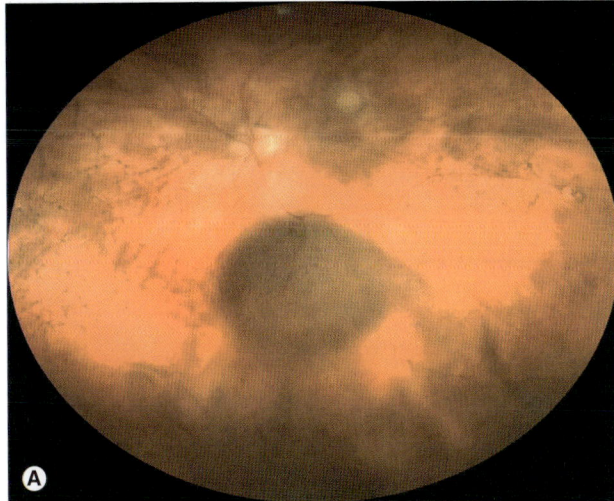

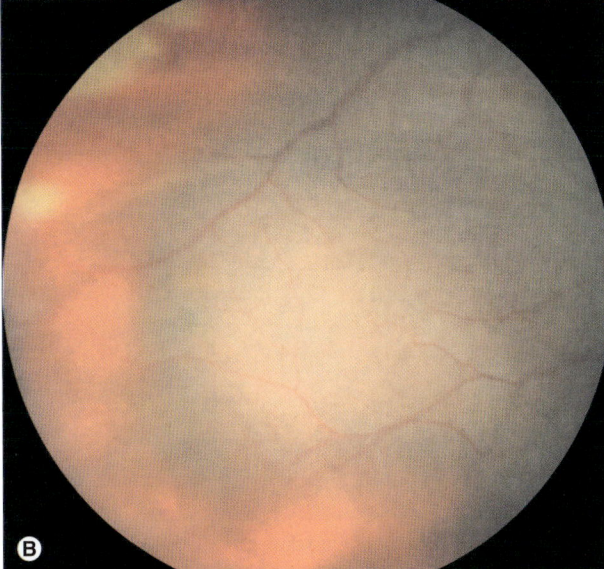

Figura 8.3.17 Hematoma supracoroidal localizado. A. Imagem de área ampla mostrando cor escura do hematoma. **B.** Hematoma supracoroidal exibindo dobras coroidais na sua superfície.

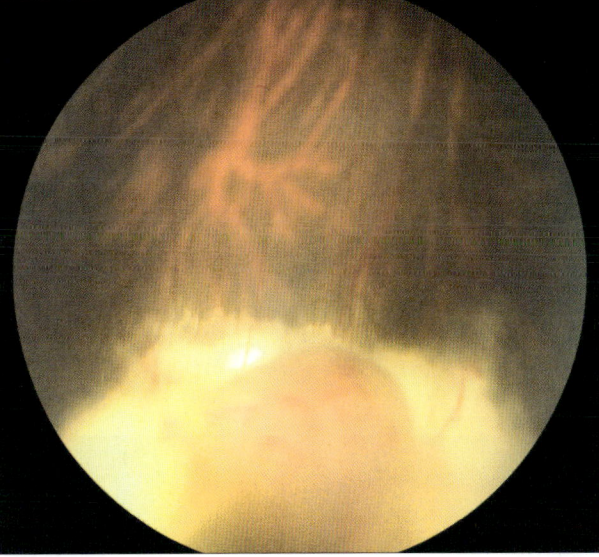

Figura 8.3.18 Lesão hemangiomatosa retiniana não familiar adquirida periférica idiopática típica (tumor vasoproliferativo). Observar a cor quase branca do tumor, presença de vasos sanguíneos retinianos anormais na superfície da lesão e exsudatos sub-retinianos associados.

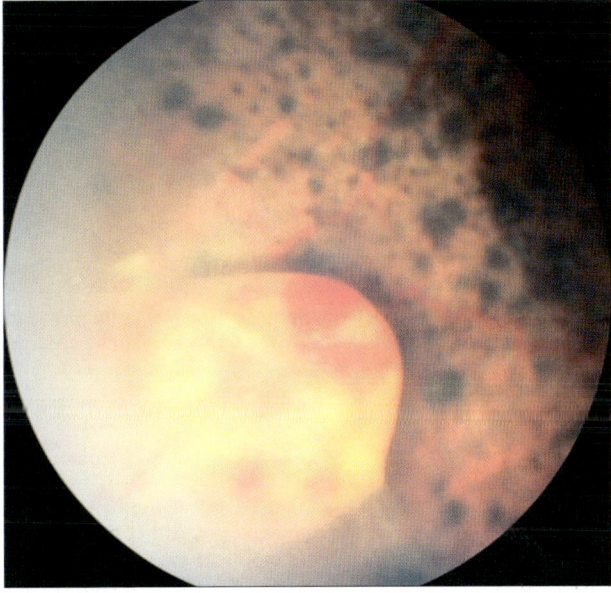

Figura 8.3.19 Lesão hemangiomatosa retiniana não familiar adquirida secundária associada à retinite pigmentosa.

LESÃO HEMANGIOMATOSA RETINIANA NÃO FAMILIAR ADQUIRIDA

A proliferação de células da glia e vasos sanguíneos da retina que se desenvolve na periferia do fundo do olho em resposta à isquemia coriorretiniana ou inflamação é conhecida por uma variedade de nomes, incluindo lesão hemangiomatosa retiniana não familiar adquirida, tumor vasoproliferativo retiniano e tumor gliovascular coriorretiniano hemangiomatoso periférico exsudativo.[27,28] Essa lesão surge como um tumor coriorretiniano periférico quase branco, com uma rede irregular de vasos sanguíneos da retina em sua superfície interna (Figura 8.3.18). Ao contrário de um hemangioma retiniano capilar, esse tumor não apresenta vasos sanguíneos retinianos dilatados tortuosos aferentes ou eferentes. No entanto, uma resposta sub-retiniana e intrarretiniana exsudativa é frequentemente associada ao tumor. A maioria das lesões desse tipo se desenvolve na área inferotemporal do corpo ciliar, em indivíduos variando entre meia-idade e mais idosos. No entanto, uma porcentagem substancial dessas lesões é mais posterior no fundo do olho e está associada a um distúrbio subjacente, como *pars planitis* ou retinite pigmentosa (Figura 8.3.19).[27] Embora os tumores desse tipo não tenham uma pigmentação escura, eles são frequentemente diagnosticados erroneamente como melanomas de coroide que romperam a membrana de Bruch na periferia do fundo do olho.

ESCLERITE POSTERIOR NODULAR

A esclerite posterior nodular é um distúrbio inflamatório não microbiano que afeta uma porção localizada da esclera posterior.[29-31] O olho geralmente apresenta desconforto (dor e sensibilidade) e também se apresenta intensamente eritematoso (Figura 8.3.20A). A lesão surge como uma massa sub-retiniana posterior nodular ou em forma de cume, que geralmente tem uma coloração marrom-dourada a pálida (Figura 8.3.20B e C). Essas massas são frequentemente diagnosticadas como melanomas amelanóticos de coroide ou ciliocoroidais. Dobras coroidais marginais concêntricas à massa são evidentes em muitos casos. Um descolamento seroso secundário da retina é frequentemente associado à lesão. A condição geralmente pode ser diferenciada do melanoma de coroide pela US ocular (em modo B), que confirma o espessamento fusiforme da esclera envolvida com refletividade interna moderada e a presença de fenda sonora retrobulbar do líquido inflamatório (Figura 8.3.20D) em vez da baixa refletividade interna típica do melanoma de

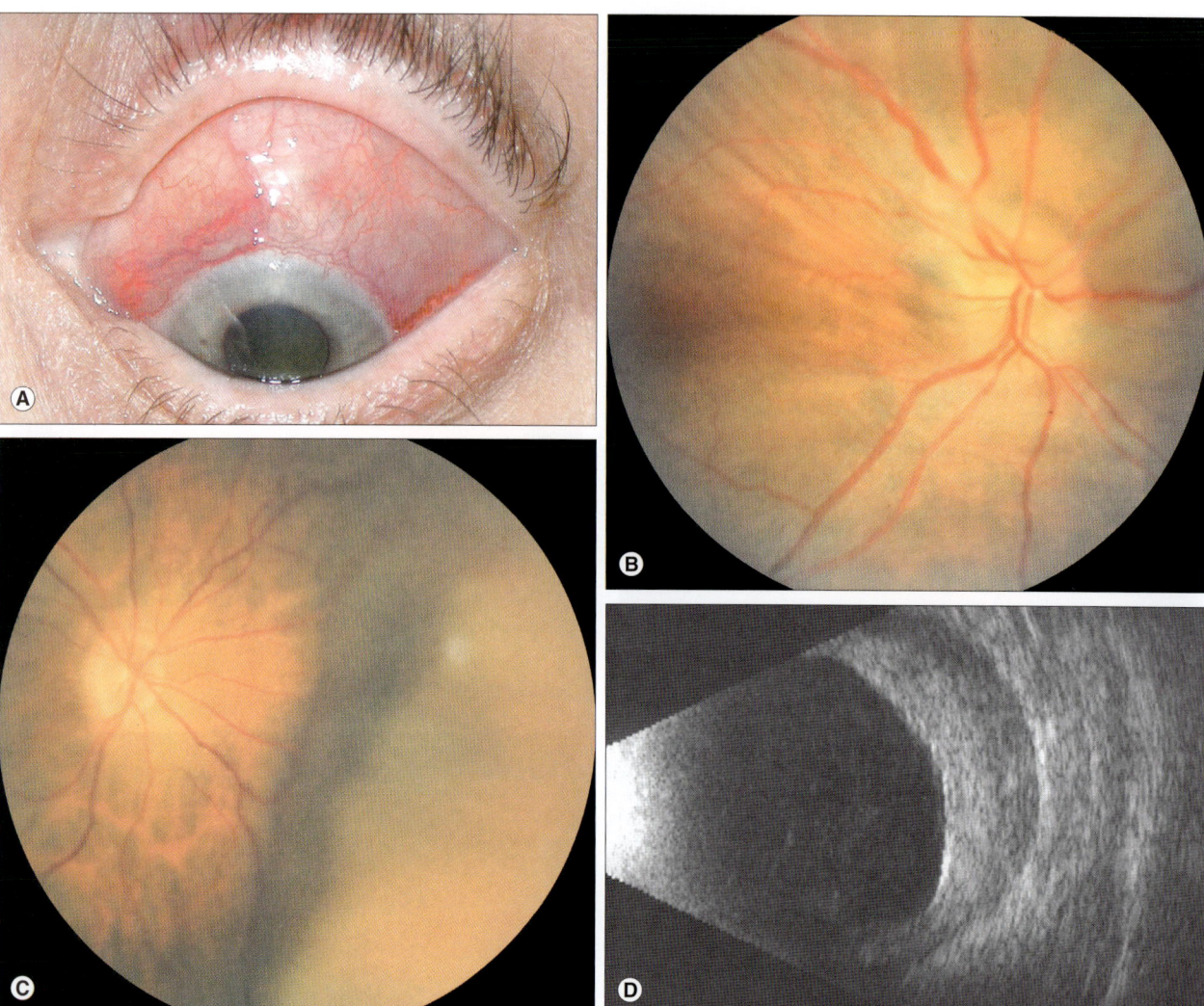

Figura 8.3.20 Esclerite posterior nodular. A. Imagem externa mostrando descoloração avermelhada intensa da esclera. **B.** Imagem do fundo do olho mostrando dobras coriorretinianas e inclinação interna parcial do disco óptico por uma massa sub-retiniana mal definida superonasalmente. **C.** Massa do fundo do olho em forma de cume atribuída à esclerite posterior nodular. **D.** Imagem ultrassonográfica em modo B mostrando espessamento escleral posterior difuso.

coroide. Se reconhecida e tratada prontamente por corticosteroides sistêmicos, a massa geralmente regride de maneira abrupta e ocasionalmente se resolve completamente. Em contraste, se a inflamação se torna crônica antes que a condição seja reconhecida ou não seja tratada de modo suficientemente agressivo, a esclera espessada, muitas vezes, torna-se densamente fibrótica, e nenhuma terapia consegue regredi-la.

PROLIFERAÇÃO MELANOCÍTICA UVEAL DIFUSA BILATERAL ASSOCIADA AO CARCINOMA SISTÊMICO

A proliferação melanocítica uveal bilateral associada ao carcinoma sistêmico (PMUDBACS, mais frequentemente referida por BDUMP) é uma proliferação paraneoplásica de melanócitos uveais estimulada de algum modo por um carcinoma sistêmico subjacente (que pode ser evidente ou oculto).[32-34] Essa proliferação melanocítica uveal geralmente ocorre associada à aglomeração geográfica ou reticular de pigmento laranja no fundo do olho e associada ao rápido desenvolvimento de uma catarata opalescente bilateralmente em olhos fácicos. A estimulação melanocítica uveal às vezes resulta no desenvolvimento de múltiplos tumores melanóticos bem definidos da úvea em ambos os olhos, que podem ser confundidos com melanomas uveais primários ou metastáticos (Figura 8.3.21A e B). Em outros casos, a coroide se torna difusamente espessa sem qualquer pigmentação melanótica multifocal ou difusa proeminente.

É mais provável que esses casos sejam confundidos com linfoma uveal difuso do que com melanoma uveal posterior primário. Um descolamento seroso secundário da retina pode se desenvolver em alguns casos (Figura 8.3.22). Ainda se faz necessário descobrir a substância estimulante e a razão pela qual certos indivíduos com carcinoma sistêmico desenvolvem esse distúrbio. A identificação e o tratamento efetivo do carcinoma subjacente podem retardar o progresso do distúrbio em alguns pacientes, enquanto a plasmaférese parece estabilizar as lesões oculares em alguns pacientes.[35] No entanto, a terapia sistêmica com corticosteroides e a radioterapia com feixe externo parecem ter valor limitado, se houver algum.

VARICOSIDADE DA VEIA DO VÓRTICE

Uma variz (varicosidade) de uma ampola da veia do vórtice coroidal é um ramo vascular coroidal que se expande quando o paciente foca em certas direções do olhar.[36,37] Presumivelmente, isso se deve à compressão da veia oftálmica que sai da esclera pelo ventre ou tendão de um dos músculos extraoculares verticais no quadrante correspondente. A massa localizada do fundo do olho atribuída a essa distensão venosa surge como um tumor liso vermelho-escuro imediatamente posterior ao equador em um dos quadrantes oblíquos (geralmente superonasal ou inferonasal), quando o paciente foca o olhar na direção que resulta em compressão oftálmica da veia (Figura 8.3.23A e B). A cor escura da "massa" frequentemente leva ao diagnóstico equivocado de melanoma de coroide. No entanto, ao contrário de um melanoma

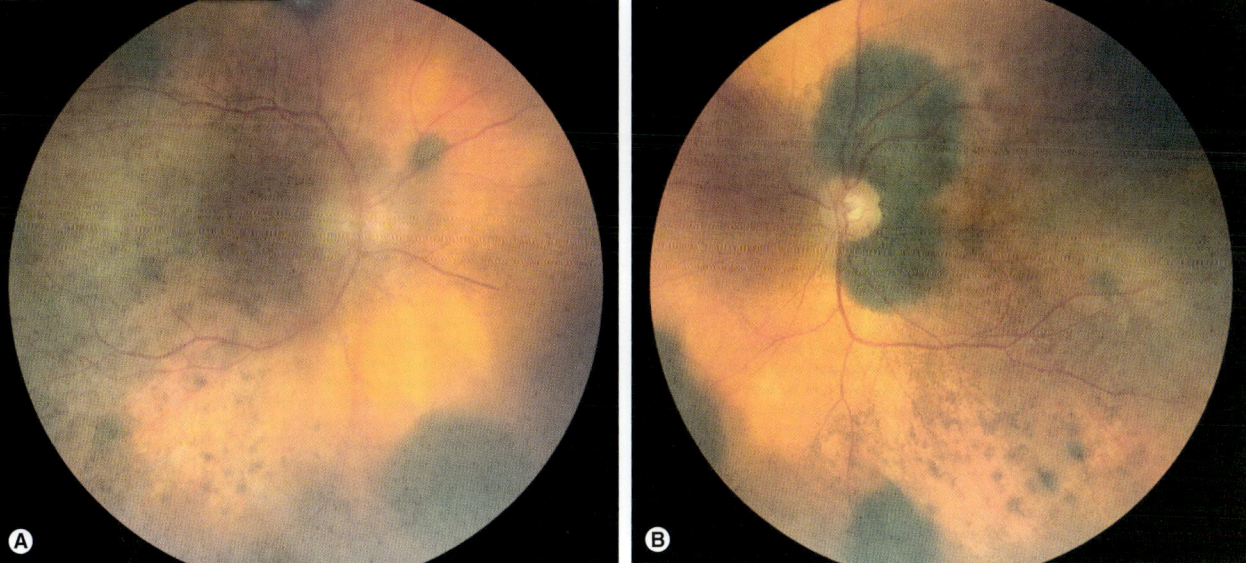

Figura 8.3.21 Proliferação melanocítica uveal difusa bilateral paraneoplásica (BDUMP) associada ao câncer sistêmico. **A.** Fundo do olho direito. **B.** Fundo do olho esquerdo.

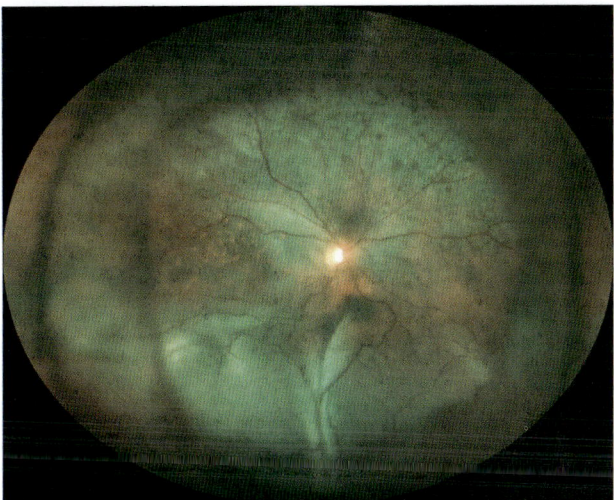

Figura 8.3.22 Proliferação melanocítica uveal difusa paraneoplásica associada ao descolamento seroso parcial da retina.

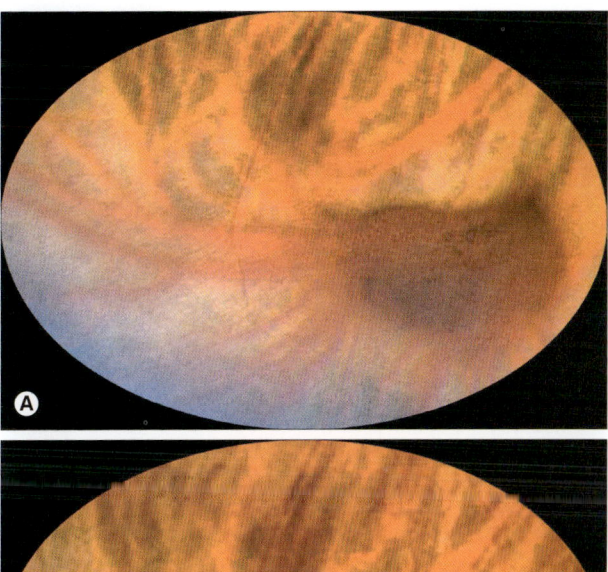

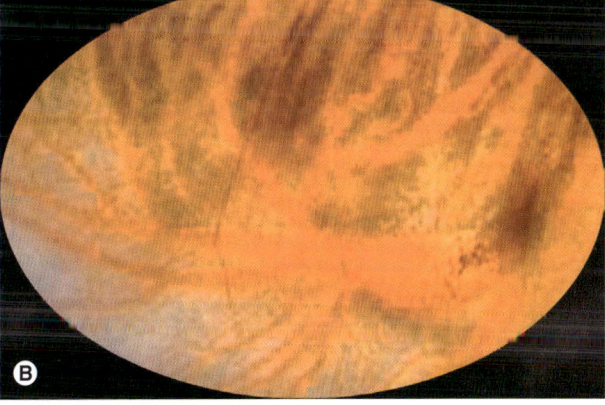

Figura 8.3.23 Varicosidade da ampola da veia do vórtice. **A.** Imagem do fundo do olho mostrando a ampola da veia do vórtice quando está distendida. **B.** Imagem do fundo do olho mostrando a mesma ampola da veia do vórtice quando sucumbiu.

de coroide, a lesão aplana instantaneamente quando o paciente muda a direção do olhar e a compressão venosa extraocular não está mais presente. A massa pode ser demonstrada por US (em modo B) quando o paciente olha na direção apropriada.

TUMOR ORBITAL FAZENDO COM QUE A PAREDE OCULAR RECUE

Um tumor orbital não aderente ao globo ocasionalmente comprime a parede ocular focalmente de tal modo que um examinador perceba uma massa localizada no fundo do olho, que pode ser interpretada como um melanoma de coroide ou tumor metastático da coroide.[38] Diferente de uma verdadeira neoplasia maligna da coroide, contudo, a posição da massa em relação ao disco óptico e a fóvea parece mudar à medida que o paciente muda a direção do seu olhar (Figura 8.3.24A e B). A US ocular, tomografia computadorizada (TC) ou ressonância magnética (RM) revela a presença e o tamanho do tumor orbital subjacente.

CALCIFICAÇÃO ESCLEROCOROIDAL

A calcificação esclerocoroidal é uma lesão degenerativa que se desenvolve na esclera posterior e na coroide subjacente de ambos os olhos (às vezes, de forma muito assimétrica) em alguns idosos que parecem ser sistemicamente saudáveis e em indivíduos mais jovens que apresentam anormalidades no metabolismo de cálcio e fosfato (p. ex., hiperparatireoidismo).[39] A lesão típica surge como uma lesão pálida elevada de aspecto mal definido a numular do fundo do olho (Figura 8.3.25). Uma única lesão pode estar evidente, mas várias lesões podem estar localizadas ao longo de arcos que se estendem acima e abaixo do disco óptico em direção à linha média do fundo do olho, fora das arcadas vasculares retinianas superotemporais e inferotemporais (Figura 8.3.26A e B). Especialmente nesta última situação

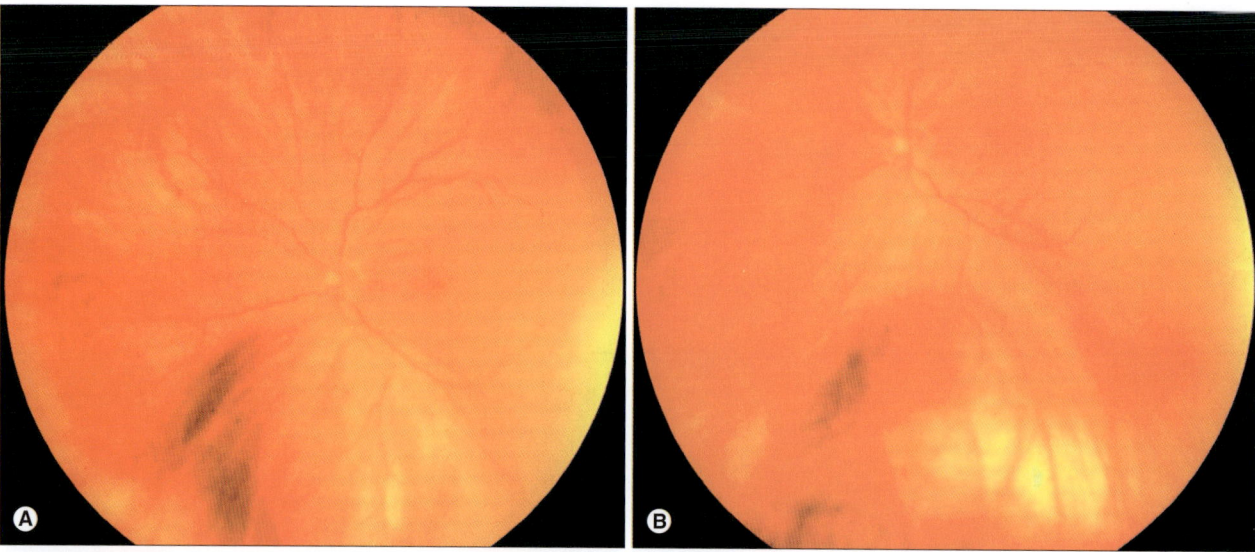

Figura 8.3.24 Tumor orbital fazendo com que a parede do olho recue. **A.** Imagem do fundo do olho com paciente olhando para cima. **B.** Imagem do fundo do olho com paciente olhando para baixo.

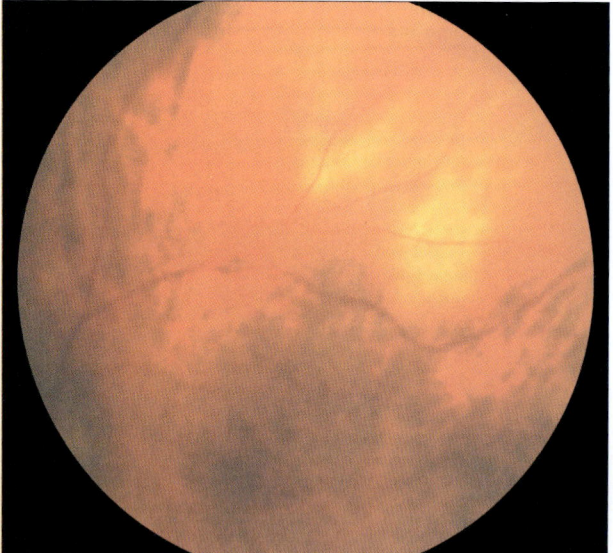

Figura 8.3.25 Lesão do fundo do olho borrada individual de calcificação esclerocoroidal idiopática.

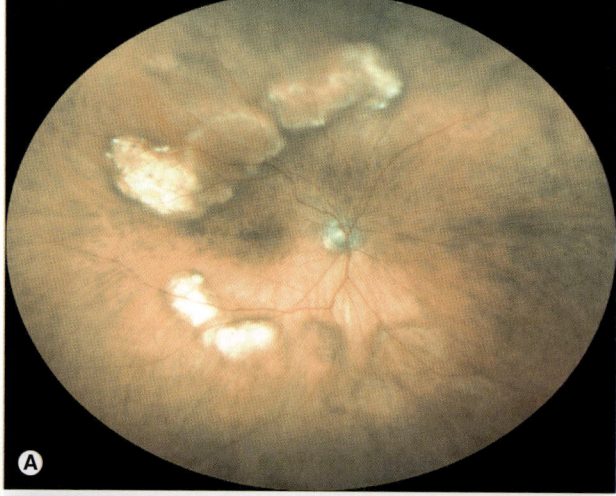

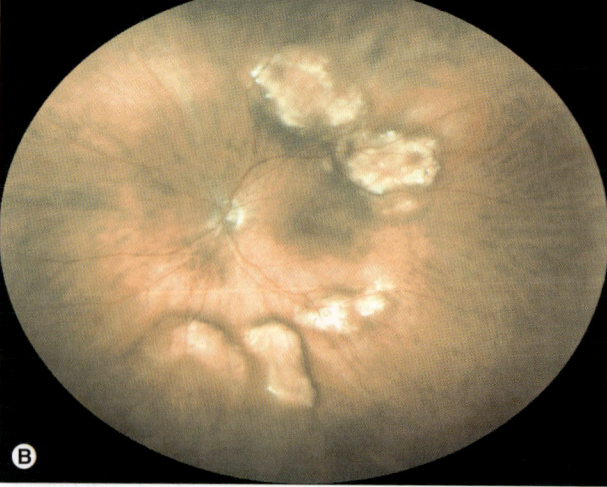

Figura 8.3.26 Lesões do fundo do olho multifocais bilaterais bem definidas de calcificação esclerocoroidal. **A.** Olho direito. **B.** Olho esquerdo.

de múltiplas lesões bilaterais pálidas do fundo do olho, essa condição é muitas vezes diagnosticada oftalmoscopicamente de maneira errônea como câncer metastático da coroide. A retina é colada sobre e em torno das lesões. A US ocular (em modo B) mostra densa hiper-refletividade das lesões com obscurecimento dos tecidos orbitais por trás delas. O exame de TC da órbita mostra que as lesões individuais têm densidade de osso. Se houver alguma dúvida sobre o metabolismo cálcio-fósforo do paciente, os níveis séricos de cálcio e fósforo devem ser verificados como um estudo de base.

ABSCESSO SUB-RETINIANO MICROBIANO ENDÓGENO

Alguns pacientes com sepse microbiana desenvolvem abscessos sub-retinianos microbianos endógenos.[40-45] Essas lesões são massas sub-retinianas brancas a amarelas, comumente associadas a células vítreas proeminentes (Figura 8.3.27), e podem ser confundidas com linfoma vitreorretiniano primário. Tais lesões são mais comuns em indivíduos imunossuprimidos do que em indivíduos totalmente imunocompetentes; com frequência, elas se desenvolvem em indivíduos com doenças crônicas subjacentes, como AIDS, fibrose cística ou leucemia de células pilosas.

A massa sub-retiniana pode expandir implacavelmente e destruir o olho ou permanecer relativamente localizada, dependendo do estado imunológico do paciente. A biopsia por aspiração com agulha fina transvítrea ou biopsia por vitrectomia pode ser necessária para estabelecer o diagnóstico microbiológico e direcionar a terapia com antibióticos.

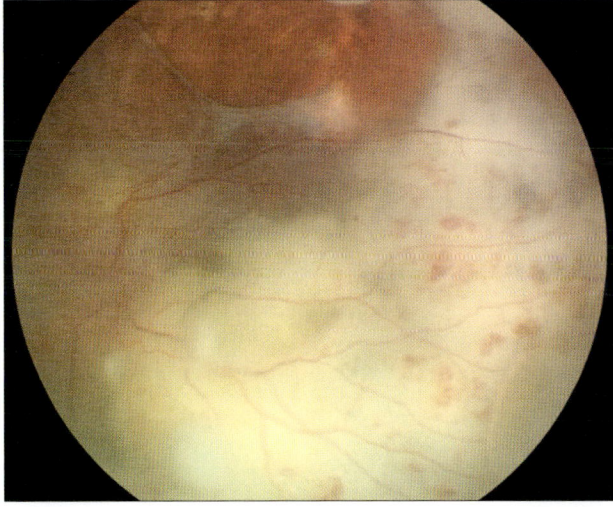

Figura 8.3.27 Abscesso sub-retiniano microbiano em razão de pseudomonas aeruginosa em um paciente com fibrose cística.

DESCOLAMENTO ATÍPICO DE EPITÉLIO PIGMENTAR DA RETINA

O descolamento típico do EPR é uma acumulação localizada em forma de bolha de líquido seroso ou exsudativo entre o EPR e a membrana de Bruch. A lesão geralmente mede entre 1 e 3 diâmetros de disco no tamanho basal, mas geralmente não ultrapassa 1 a 1,5 mm na altura máxima. A lesão tem uma forma transversal suavemente biconvexa e margens bem definidas. Sua localização mais comum é na mácula. Geralmente ocorre secundariamente à neovascularização da coroide na degeneração[46] macular relacionada à idade ou como manifestação de inflamação da coroide, como na doença de Harada.[47] Na angiografia com fluoresceína, a bolha se enche lentamente, mas exibe margens bem definidas pela fase de recirculação do estudo. Os descolamentos de EPR atípicos diferem dos típicos por serem substancialmente maiores que a lesão[46] típica (Figura 8.3.28) [casos em que podem frequentemente simular tanto melanoma de coroide amelanótico quanto tumor metastático da coroide], hemorrágicos e, portanto, de cor escura[48] (Figura 8.3.29) [caso em que podem simular um melanoma de coroide melanótico], ou multifocal[49] (Figura 8.3.30) [caso em que podem simular tumores metastáticos de coroide ou linfoma intraocular primário]. Apesar de suas características

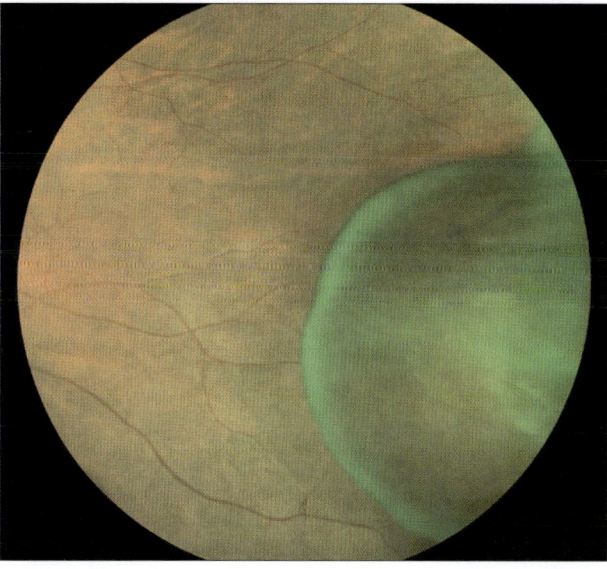

Figura 8.3.29 Descolamento hemorrágico do epitélio pigmentar da retina. Observar a cor escura desta lesão em comparação com a Figura 8.3.28.

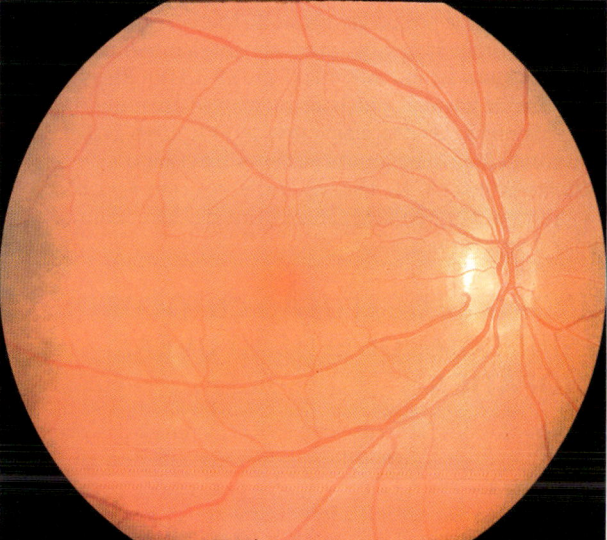

Figura 8.3.30 Descolamentos multifocais do epitélio pigmentar da retina.

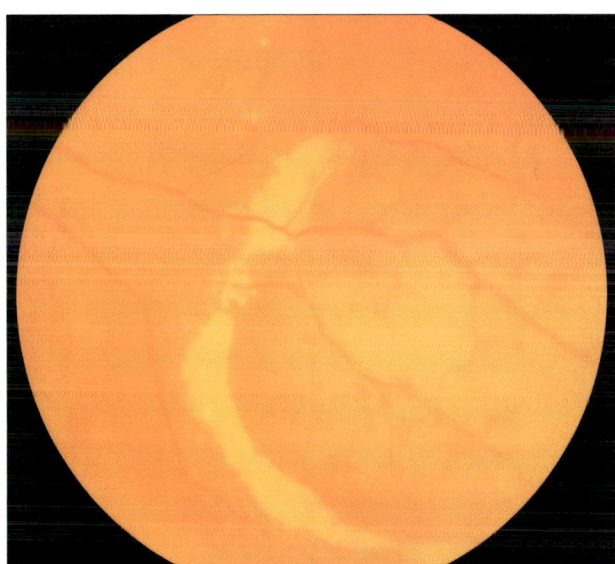

Figura 8.3.28 Grande descolamento do epitélio pigmentar da retina com líquido turvo e margens bem definidas.

atípicas, esses descolamentos de EPR retêm características de suas contrapartes típicas e, portanto, podem geralmente ser distinguidos de lesões neoplásicas malignas.

CORIORRETINOPATIA SEROSA CENTRAL BOLHOSA

A coriorretinopatia serosa central (CSC) típica é uma doença do fundo do olho, caracterizada por uma bolha central de líquido sub-retiniano seroso que ocorre unilateral ou bilateralmente em homens jovens até homens de meia-idade. Na angiografia com fluoresceína, a bolha caracteristicamente se enche lentamente a partir de um foco local hiperfluorescente no nível do EPR, com a fluoresceína subindo dentro do líquido sub-retiniano e surgindo um padrão de guarda-chuva. As margens da bolha geralmente são um tanto imprecisas na biomicroscopia do fundo do olho, mas parecem mais acuradas nas imagens de angiografia posterior. A RM bolhosa é um subtipo incomum de CSC que está associada a múltiplos descolamentos turvos do EPR, dando origem ao acúmulo de líquido seroso sub-retiniano sobrejacente e ao redor, que pode se tornar bolhoso (Figura 8.3.31A).[50-53] Na angiografia com fluoresceína, os descolamentos de EPR turvo exibem uma

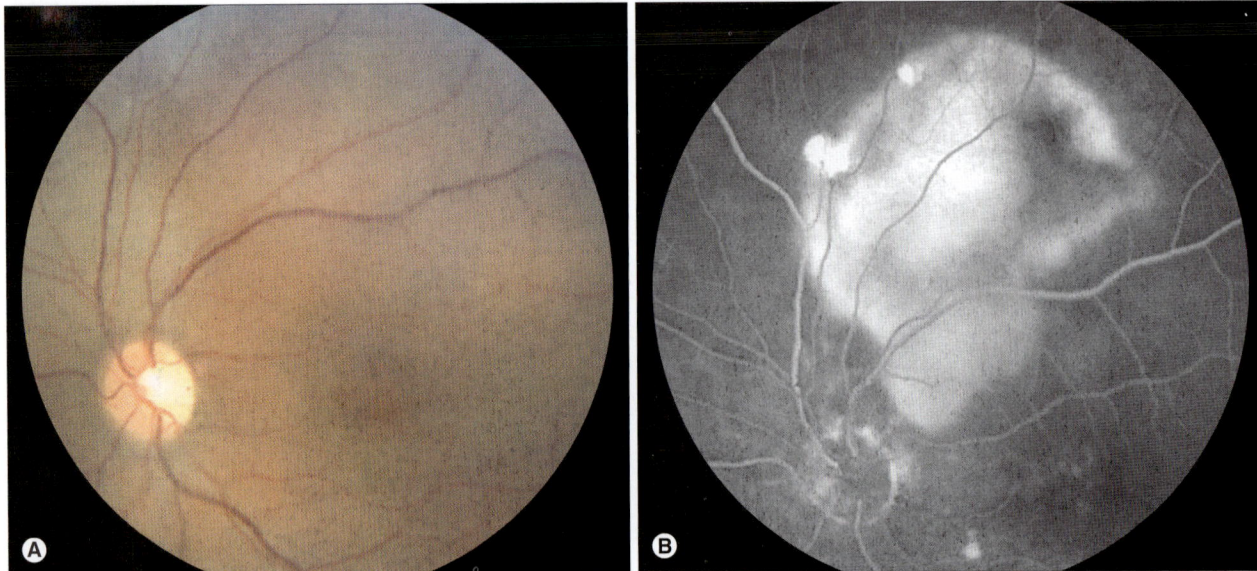

Figura 8.3.31 Coriorretinopatia serosa central bolhosa. A. Imagem colorida mostrando lesão sub-retiniana borrada superior ao disco óptico e descolamento de retina seroso secundário. **B.** Quadro de angiografia com fluoresceína destacando o líquido sub-retiniano neste caso.

não fluorescência precoce (em razão do bloqueio da fluorescência da coroide), mas aumentam gradualmente a hiperfluorescência à medida que o estudo continua (Figura 8.3.31B). Essa condição é geralmente bilateral, mas pode ser marcadamente assimétrica nos dois olhos. Os descolamentos de EPR turvo associados a essa condição podem simular tumores metastáticos de coroide bastante próximos. No entanto, pacientes com essa condição não apresentam nenhum câncer primário não oftalmológico capaz de gerar metástases.

SÍNDROME DE EFUSÃO CILIOCOROIDAL E SÍNDROME DE EFUSÃO UVEAL IDIOPÁTICA

A efusão ciliocoroidal (frequentemente denominada descolamento da coroide) é um acúmulo de líquido seroso sub-retiniano entre a úvea e a esclera no corpo ciliar e nas regiões periféricas.[54] O líquido seroso acumulado geralmente se estende circunferencialmente ao redor do olho, mas pode estar evidente oftalmoscopicamente apenas em regiões onde é acentuado (Figura 8.3.32). Massas desse tipo são comumente diagnosticadas de maneira errônea como melanoma ciliocoroidal amelanótico ou carcinoma metastático na úvea periférica. O ângulo da câmara anterior é geralmente estreitado em razão da rotação anterior do corpo ciliar descolado, e a pressão intraocular pode estar elevada (por causa do fechamento secundário do ângulo) ou baixa (pela redução de produção de aquoso do corpo ciliar). O processo é frequentemente unilateral, mas pode ser bilateral. Se o líquido suprauveal é bolhoso, vários lóbulos proeminentes limitados pelas ampolas da veia do vórtice podem estar evidentes na oftalmoscopia (Figura 8.3.33). O descolamento seroso secundário da retina com fluido sub-retiniano é frequentemente associado a casos mais proeminentes. A US ocular em modo B mostra um líquido supraauveal anecoico dentro de lóbulos de efusão ciliocoroidal bolhoso, e a UBM confirma o descolamento do corpo ciliar por um líquido seroso supraciliar. A transiluminação ocular não revela nenhuma sombra do corpo ciliar.

Um subtipo particular de efusão ciliocoroidal serosa ocorre em alguns homens entre a meia-idade e uma idade mais avançada, a maioria dos quais sofre de hipermetropia e tem globos oculares de tamanho ligeiramente menor que a média. Esse distúrbio, conhecido como síndrome idiopática da efusão uveal,[55-57] parece ser em razão do fato de a esclera anterior ser ligeiramente mais espessa e mais densa do que o normal.

A condição tende a afetar ambos os olhos, mas frequentemente é muito assimétrica na apresentação inicial. A efusão ciliocoroidal neste distúrbio tende a ser crônica e associada a líquido sub-retiniano seroso bolhoso (Figura 8.3.34A e B). O líquido sub-retiniano geralmente se desloca vigorosamente com mudanças na posição olho-cabeça do paciente. Por causa do deslocamento do líquido sub-retiniano, que é frequentemente bastante turvo, pode-se suspeitar de um carcinoma metastático subjacente a úvea posterior ou um melanoma uveal posterior difuso. Como consequência do descolamento seroso da retina, o olho afetado tende a desenvolver extensa área de rompimento do EPR com pontos de aglomeração do EPR (Figura 8.3.34C), especialmente no hemisfério inferior do fundo do olho. A medida do comprimento axial ocular tipicamente confirma um tamanho de globo ocular um pouco menor que a média e a biometria ultrassônica frequentemente mostra uma área ligeiramente mais espessa da esclera do que a média na região do corpo ciliar. Essa condição geralmente responde favoravelmente à excisão de retângulos lamelares esclerais, relativamente espessos, atrás das inserções dos músculos retos na região equatorial do olho em cada quadrante.[56]

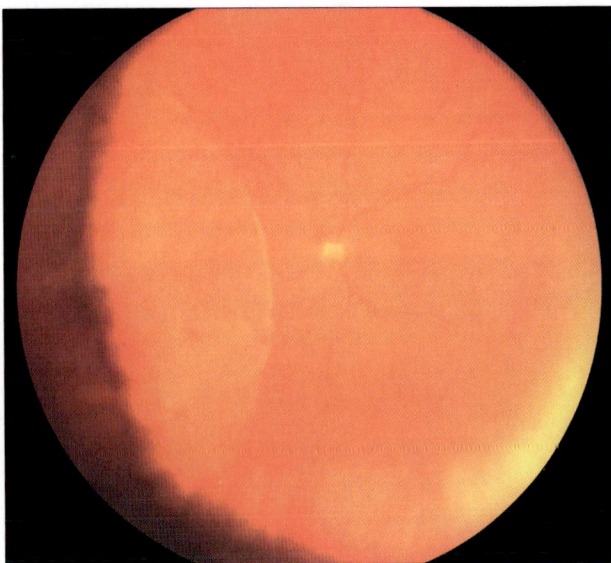

Figura 8.3.32 Descolamento coroidal (efusão ciliocoroidal) tendo um lóbulo acentuado solitário.

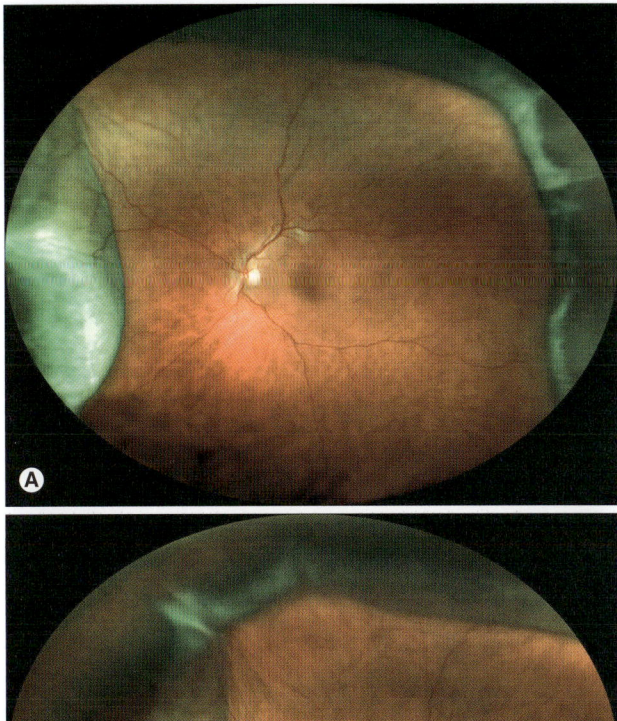
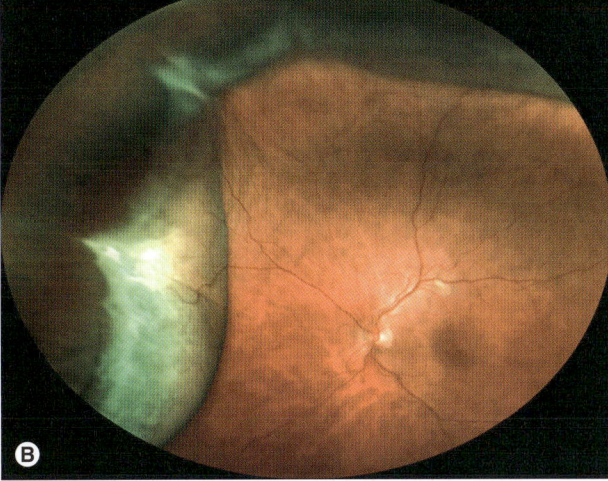
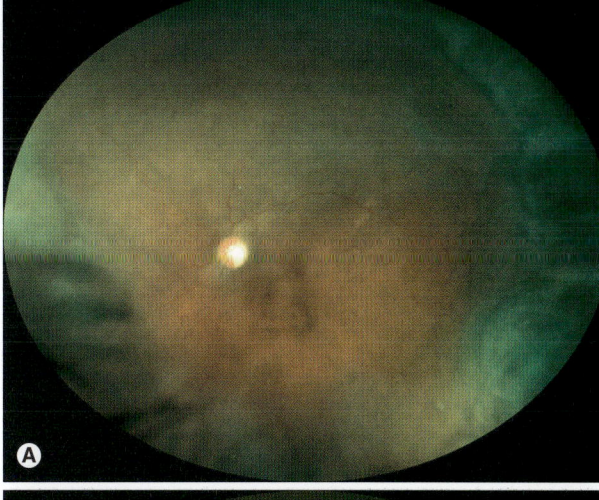
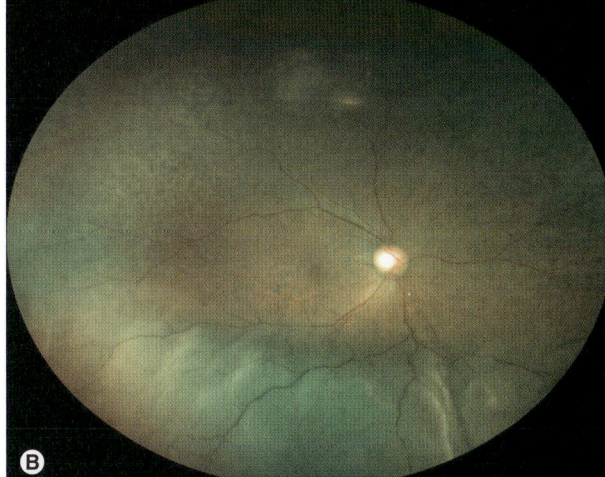

Figura 8.3.33 Descolamento (efusão ciliocoroidal) coroidal anular (circunferencial). **A.** Imagem de fundo de olho centrada na mácula do olho esquerdo mostrando uma elevação do fundo de olho em forma de cume periférico nasal, temporal e superiormente. **B.** Imagem de fundo do olho centrada imediatamente supranasal ao disco óptico mostrando a *ora serrata* na crista do cume ciliocoroidal nasal, superonasal e superiormente.

DISTROFIA RETINIANA VITELIFORME MULTIFOCAL DE BEST E RETINOPATIA PARANEOPLÁSICA VITELIFORME

A distrofia retiniana viteliforme de Best é um distúrbio autossômico dominante caracterizado em sua forma típica pelo desenvolvimento de uma lesão macular central semelhante a uma gema de ovo.[58] A lesão macular parece ser um acúmulo de lipofuscina na membrana de Bruch que se eleva e causa degeneração secundária do EPR e segmentos externos da retina sensorial. As lesões maculares geralmente se tornam aparentes na segunda metade da primeira década de vida. O distúrbio foi ligado a mutações no gene *VMD2* (hBEST1). Formas atípicas incluem casos com início tardio da lesão macular[59] e com múltiplas lesões viteliformes extramaculares[60] (Figura 8.3.35). Nessa situação tardia, a cor pálida das lesões individuais, a multiplicidade de lesões e a bilateralidade do processo frequentemente levam ao diagnóstico inicial errado de carcinoma metastático da coroide.

A retinopatia paraneoplásica viteliforme é um distúrbio do fundo do olho extremamente incomum, caracterizado pelo desenvolvimento abrupto de múltiplas discretas lesões alaranjadas sub-retinianas espalhadas pelo fundo do olho posterior em um paciente com câncer sistêmico subjacente.[61] As lesões individuais assemelham-se às lesões da doença multifocal de

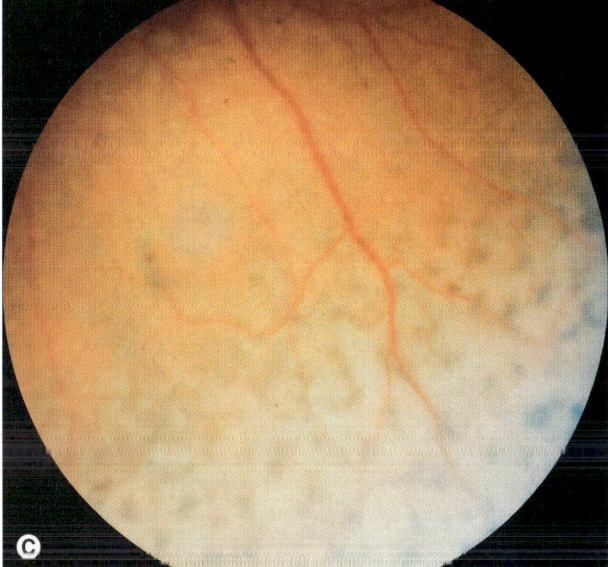

Figura 8.3.34 Síndrome de efusão uveal. **A.** Imagem de ângulo amplo mostrando descolamento coroidal periférico. **B.** Imagem de ângulo amplo mostrando descolamento de retina seroso secundário inferiormente. **C.** Imagem localizada de fundo de olho mostrando aglomeração característica de epitélio pigmentar da retina neste distúrbio.

Best, mas tendem a ser de tamanho variável e de forma ligeiramente mais irregular do que as da doença de Best clássica (Figura 8.3.36). Os pacientes geralmente relatam luzes intermitentes e embaçamento ou escurecimento progressivos da visão em ambos os olhos. As lesões do fundo de olho desse distúrbio provavelmente serão diagnosticadas erroneamente como tumores metastáticos da coroide, pelo menos inicialmente.

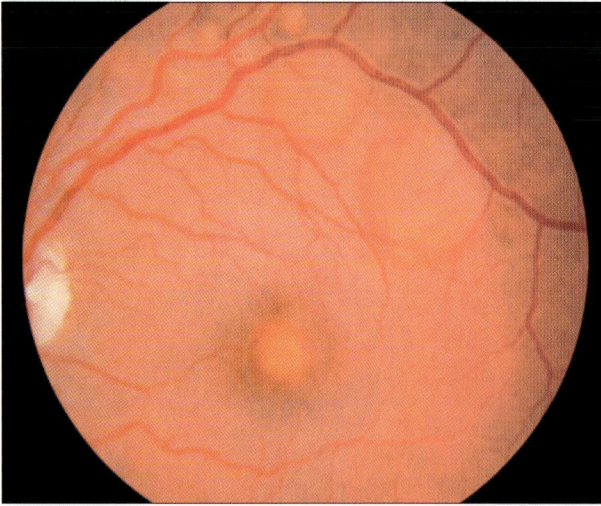

Figura 8.3.35 Distrofia retiniana viteliforme multifocal de Best no olho esquerdo. A imagem mostra uma pequena lesão viteliforme macular central e duas lesões viteliformes um pouco maiores superiores e superotemporais à fóvea.

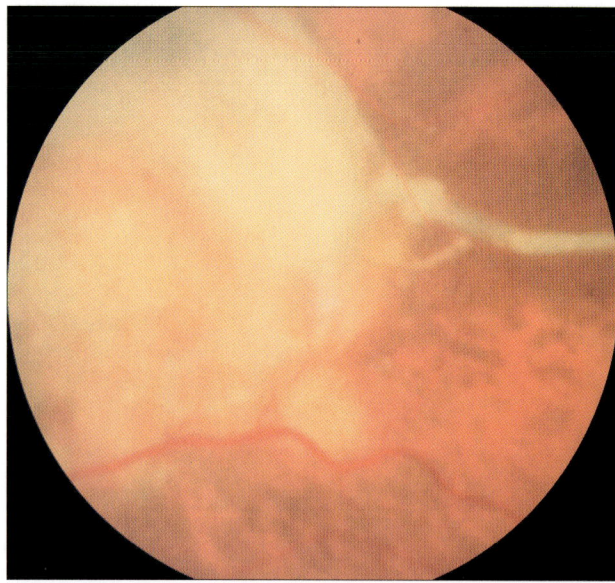

Figura 8.3.37 Enorme gliose da retina.

Lesões desses tipos podem ser diagnosticadas erroneamente como retinoblastoma se forem identificadas em crianças e como melanomas coroidais amelanóticos se detectadas em adultos.[64]

GRANULOMA CORIORRETINIANO INFLAMATÓRIO

Os granulomas coriorretinianos inflamatórios surgem como nódulos amarelos a dourados da coroide ou da retina, com células vítreas sobrejacentes na fase aguda e acúmulo de pigmentos de EPR em sua superfície ou em torno de sua margem na fase crônica (Figura 8.3.38).[65-69] Essas lesões podem se desenvolver em indivíduos de qualquer idade. Na maioria dos casos, elas são unilaterais e unifocais, mas lesões multifocais bilaterais ocorrem em alguns pacientes. Essa lesão pode simular uma metástase da coroide por um câncer primário não oftalmológico ou infiltrado de linfoma intraocular primário. A biopsia da lesão por um método como biopsia aspirativa com agulha fina pode ser necessária para descartar essas neoplasias malignas.

DOENÇA DE HARADA

A doença de Harada é um distúrbio coriorretiniano inflamatório que geralmente se acredita ser uma condição autoimune.[70,71] É caracterizada em sua fase aguda por células vítreas e frequentemente pelo desenvolvimento de múltiplos focos de

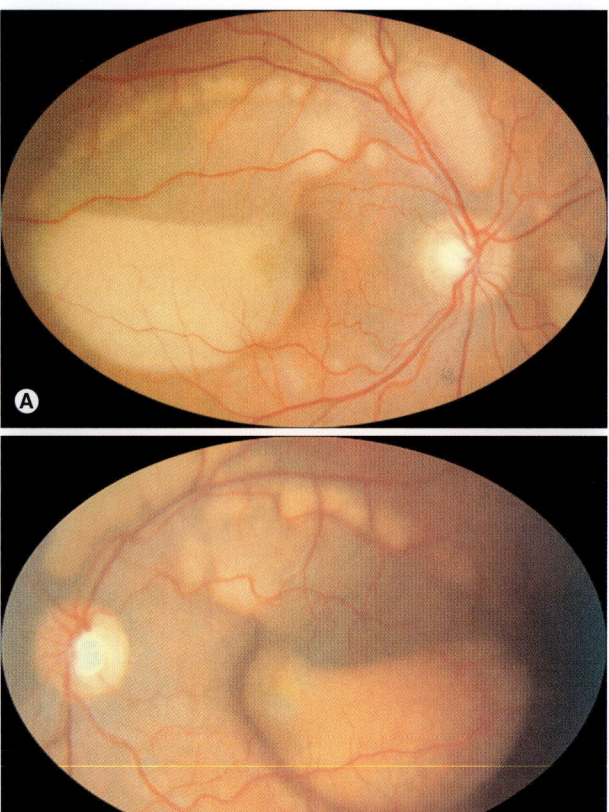

Figura 8.3.36 Coriorretinopatia paraneoplásica viteliforme. A. Fundo do olho direito. **B.** Fundo do olho esquerdo.

GLIOSE MACIÇA DA RETINA

Um tumor não neoplásico benigno, composto principalmente de proliferação de células gliais da retina, ocorre em alguns olhos em resposta à inflamação ou lesão retiniana prévia. Esses tumores são geralmente de cor esbranquiçada e irregulares em seu contorno. Quando essa proliferação dá origem a um tumor tridimensional, é referida como *gliose maciça da retina*[62] (Figura 8.3.37). Se a lesão é relativamente pequena (p. ex., ≤ 5 mm no maior diâmetro), é comumente referida como *gliose focal da retina*.[63] Em contraste, se a lesão envolve uma extensa porção do fundo, é comumente referida como *gliose difusa da retina*.[63]

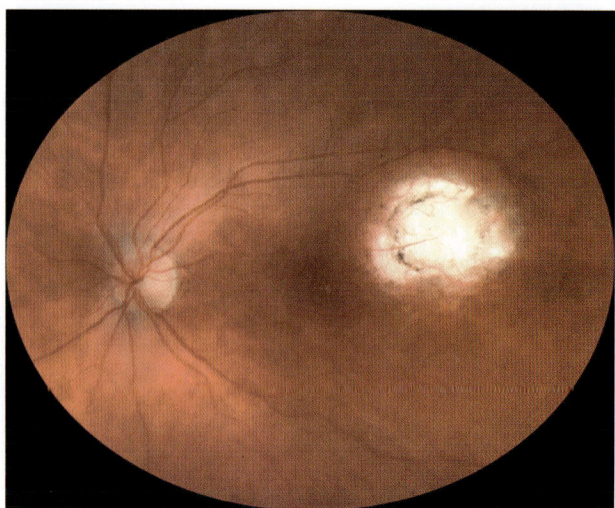

Figura 8.3.38 Granuloma coroidal inflamatório.

descolamento seroso de retina por um fluido sub-retiniano turvo (Figura 8.3.39A e B). O distúrbio é comumente associado a uma variedade de anormalidades cutâneas adquiridas (p. ex., vitiligo, poliose) e várias anormalidades neurológicas (p. ex., doença de Vogt-Koyanagi-Harada). A maioria dos casos é bilateral e é observada em indivíduos com idades entre 20 e 50 anos. A doença de Harada é muito mais comum em mulheres e pessoas descendentes de asiáticos, do oriente médio e nativos americanos. Quando o descolamento multifocal seroso da retina e as células vítreas são características exuberantes, a doença de Harada pode ser diagnosticada erroneamente como linfoma vitreorretiniano primário.[72] Quando o descolamento seroso multifocal da retina é evidente, mas as células vítreas não, a condição pode ser confundida com uma neoplasia maligna primária não oftalmológica metastática da coroide.

UVEÍTE IDIOPÁTICA NOS IDOSOS

A uveíte posterior idiopática é caracterizada por um acúmulo difuso de células intravítreas como uma resposta inflamatória a antígenos desconhecidos. A maioria dos casos responde à terapia sistêmica com corticosteroides ou a vários medicamentos imunomoduladores. Quando a uveíte posterior idiopática se desenvolve em um paciente com idade acima de 50 anos, frequentemente se suspeita de que essa condição possa ser linfoma vitreorretiniano primário.

COROIDITE VITILIGINOSA OU COROIDITE DO TIPO BIRDSHOT

A coroidite vitiliginosa, por vezes referida como coriorretinopatia Birdshot, é um distúrbio coriorretiniano inflamatório de causa desconhecida que tende a afetar preferencialmente indivíduos com mais idade (a mesma faixa etária comumente afetada por linfoma vitreorretiniano primário).[73,74] Essa doença é caracterizada pelo desenvolvimento de múltiplos focos coriorretinianos redondos e despigmentados, mais comumente na metade inferior do fundo do olho em ambos os olhos, em associação ao acúmulo de células vítreas pálidas (Figura 8.3.40A e B). Esse distúrbio está fortemente associado à positividade do HLA-A29 e suspeita-se frequentemente de ser linfoma vitreorretiniano primário.

ENDOFTALMITE ENDÓGENA

Vários micróbios (p. ex., bactérias, fungos, parasitas) que entram na corrente sanguínea a partir de um local não oftalmológico de infecção podem dar origem à endoftalmite endógena (disseminada hematologicamente) em um ou ambos os olhos.[44,75] O início da doença tende a ser de forma abrupta e implacavelmente progressiva em um curto período de tempo. A condição é mais frequentemente encontrada em pessoas mais velhas e debilitadas e naquelas cuja imunidade sistêmica está prejudicada (p. ex., pacientes com

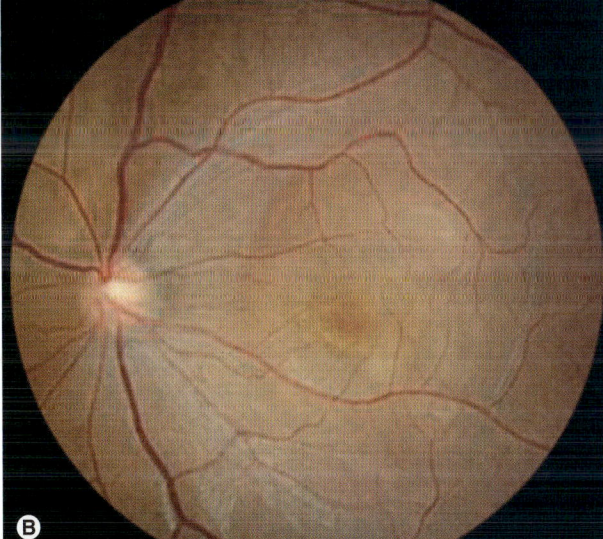

Figura 8.3.39 Doença de Harada com descolamento de retina seroso turvo bilateral posteriormente. **A.** Fundo do olho direito. **B.** Fundo do olho esquerdo.

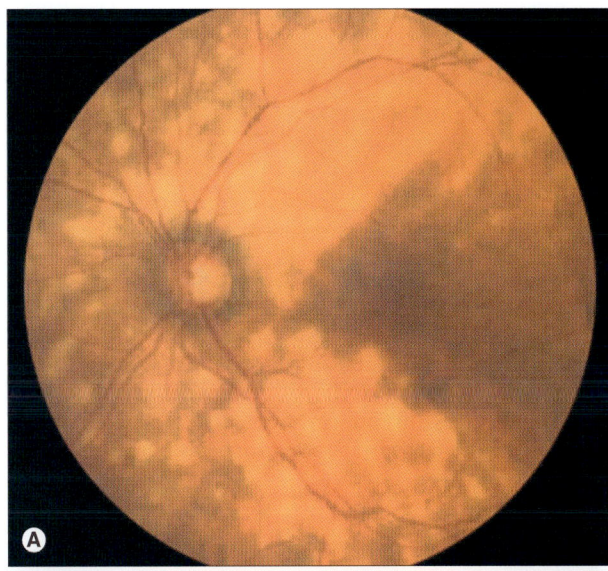

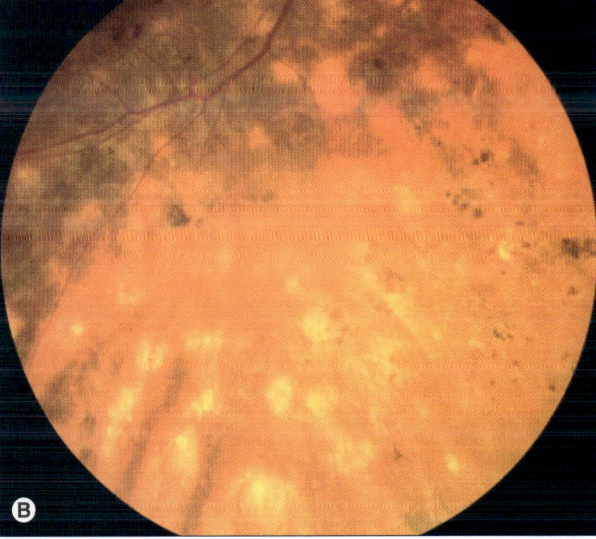

Figura 8.3.40 Coriorretinopatia vitiliginosa. **A.** Aparência do fundo de olho posterior. **B.** Aparência do fundo de olho inferior.

infecção pelo HIV). Quando os infiltrados multifocais da coroide ou sub-retinianos são características proeminentes, a condição pode ser confundida com uma neoplasia maligna primária não oftalmológica metastática da coroide. Quando as células vítreas e os infiltrados retinianos são características exuberantes, essa condição pode simular o linfoma vitreorretiniano primário.

LESÕES E DISTÚRBIOS INTRAOCULARES NÃO NEOPLÁSICOS SIMULANDO RETINOBLASTOMA INTRAOCULAR

O diagnóstico diferencial do retinoblastoma inclui um número grande de lesões e distúrbios não neoplásicos que não são geralmente representados em listas de neoplasias pseudomalignas da úvea. Essas lesões e distúrbios afetam bebês e crianças jovens na faixa etária típica para o diagnóstico inicial de retinoblastoma. A maioria dos casos de retinoblastoma é diagnosticada corretamente por especialistas experientes em tumores oculares, mas certas formas de retinoblastoma (p. ex., retinoblastoma infiltrante difuso, retinoblastoma anterior, retinoblastoma endofítico avançado com disseminação vítrea proeminente ou retinoblastoma exofítico avançado associado a descolamento total de retina em bolsões) podem representar desafios diagnósticos até mesmo para examinadores experientes. Nos próximos parágrafos, serão discutidas várias lesões e distúrbios não neoplásicos que podem simular diferentes apresentações clínicas do retinoblastoma.

LESÕES E DISTÚRBIOS NÃO NEOPLÁSICOS SIMULANDO RETINOBLASTOMA INTRARRETINIANO

O típico retinoblastoma intrarretiniano surge como um nódulo retiniano branco translúcido a opaco, nutrido e drenado por vasos sanguíneos da retina proeminentemente dilatados e tortuosos. Tumores com mais de 3 mm de diâmetro frequentemente exibem focos de calcificação intralesional. O astrocitoma retiniano (isolado ou associado à esclerose tuberosa) é a lesão neoplásica mais frequentemente confundida com retinoblastoma intrarretiniano. As seguintes lesões e distúrbios não neoplásicos também podem simular discretos tumores intrarretinianos de retinoblastoma.

GRANULOMA VITREORRETINIANO POR *TOXOCARA*

Ocasionalmente, alguns indivíduos desenvolvem um granuloma vitreorretiniano inflamatório como manifestação de toxocaríase ocular endógena.[76,77] A lesão vitreorretiniana branca, tipicamente encontrada em crianças pequenas, localiza-se caracteristicamente no disco óptico ou na periferia do fundo do olho (Figura 8.3.41A e B). A lesão geralmente está associada a membranas vitreorretinianas proeminentes e células inflamatórias no vítreo. A massa não exibe calcificação intralesional ou quaisquer vasos sanguíneos retinianos associados dilatados e tortuosos.

MIELINIZAÇÃO EXTENSA DE CAMADA DE FIBRAS NERVOSAS RETINIANAS

No desenvolvimento ocular normal, as fibras nervosas da camada de fibras nervosas da retina não são mielinizadas. Entretanto, ocasionalmente olhos normais desenvolvem mielinização focal ou irregular dessas fibras como uma anomalia de desenvolvimento.[78,79] Em casos raros, a mielinização torna-se tão extensa que envolve uma parte substancial da retina posterior (Figura 8.3.42).

COLOBOMA CORIORRETINIANO

O coloboma coriorretiniano é uma anomalia congênita da coroide e da retina, na qual a cúpula óptica em desenvolvimento não se funde completamente e um defeito torna-se evidente.[80,81] A lesão típica surge como uma ausência bem definida da coroide e EPR associada a mau desenvolvimento da retina sensorial no quadrante inferior e inferonasal do fundo de olho (Figura 8.3.43). O espectro do coloboma coriorretiniano é amplo, variando desde áreas limitadas de envolvimento do fundo do olho entre o disco óptico e periferia, envolvimento do disco óptico e fundo de olho justapapilar inferior somente, até o extenso envolvimento do fundo de olho inferior que também engloba o disco óptico. Casos unilaterais e bilaterais foram identificados.[82]

RETINITE POR TOXOPLASMA

A toxoplasmose ocular congênita frequentemente dá origem a uma lesão do fundo do olho semelhante a um coloboma coriorretiniano congênito.[83,84] Ao contrário do coloboma de fundo de olho clássico, essa lesão geralmente está localizada na

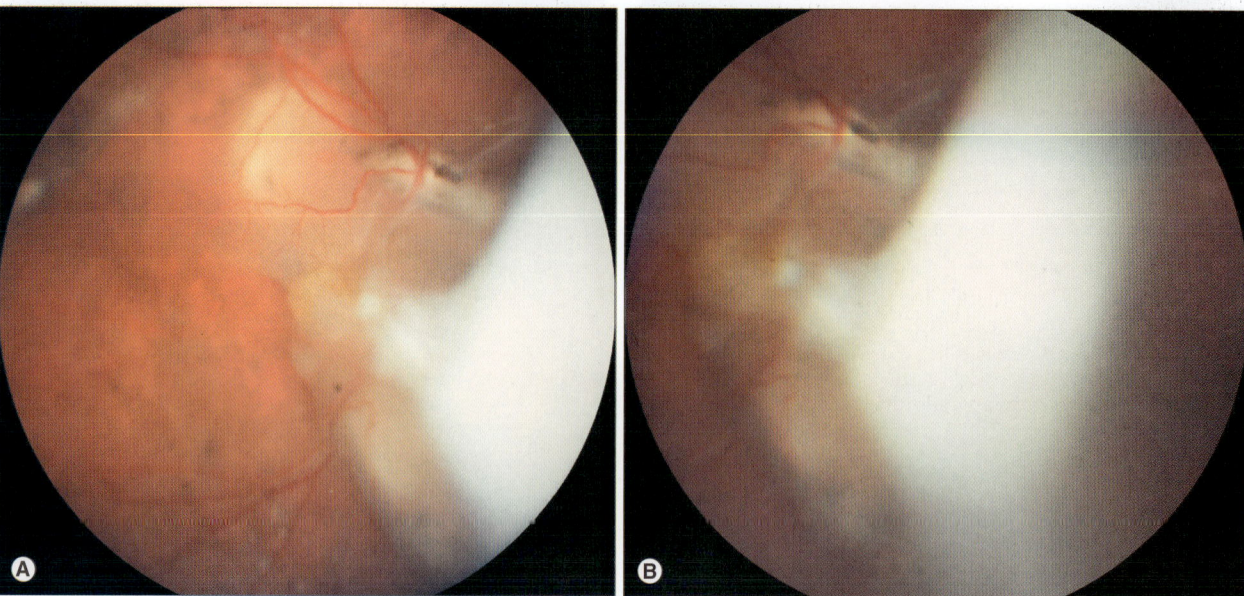

Figura 8.3.41 Granuloma vitreorretiniano por *Toxocara* no olho direito. **A.** Foto colorida de fundo do olho centrada imediatamente temporal ao disco óptico (escondida por fibrose vitreorretiniana e sub-retiniana) mostrando massa branca imediatamente nasal ao disco. **B.** Imagem colorida da mesma lesão centrada na massa pré-retiniana branca elevada.

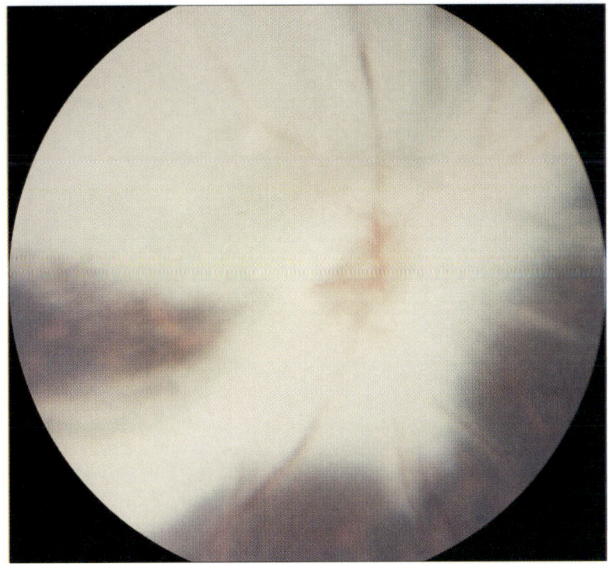

Figura 8.3.42 Mielinização extensa de camada de fibras nervosas da retina.

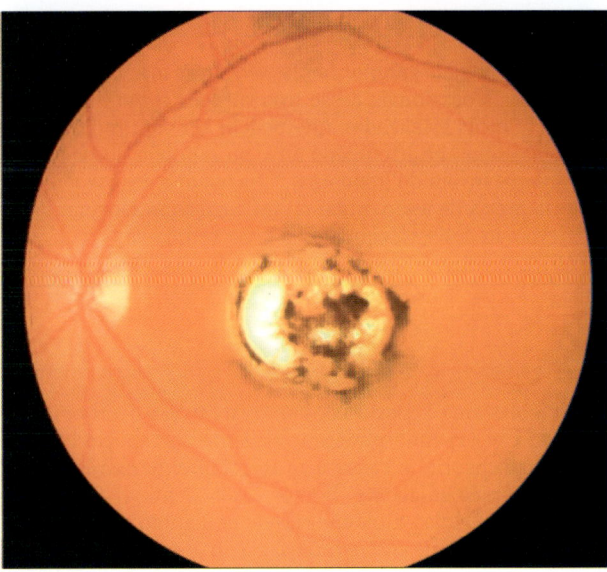

Figura 8.3.44 Lesão macular de toxoplasmose ocular congênita.

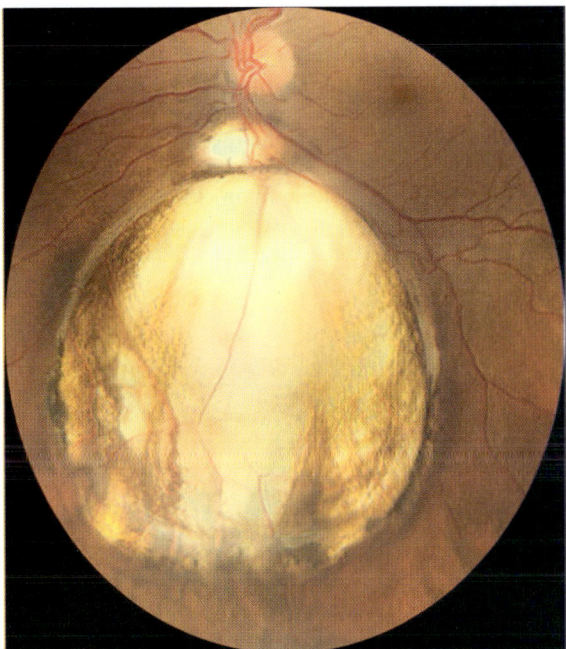

Figura 8.3.43 Coloboma coriorretiniano.

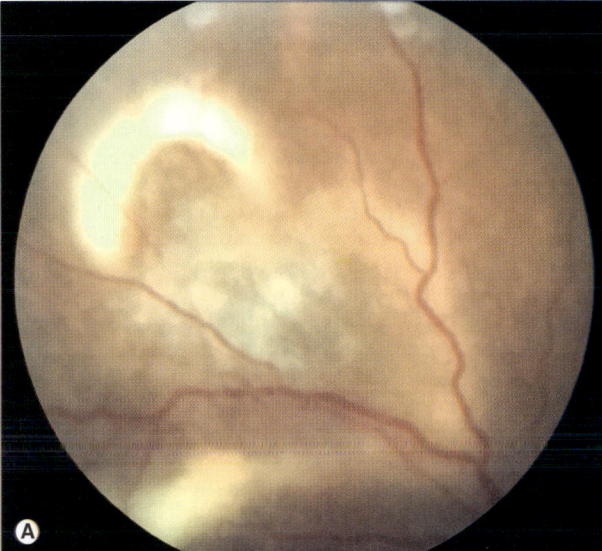

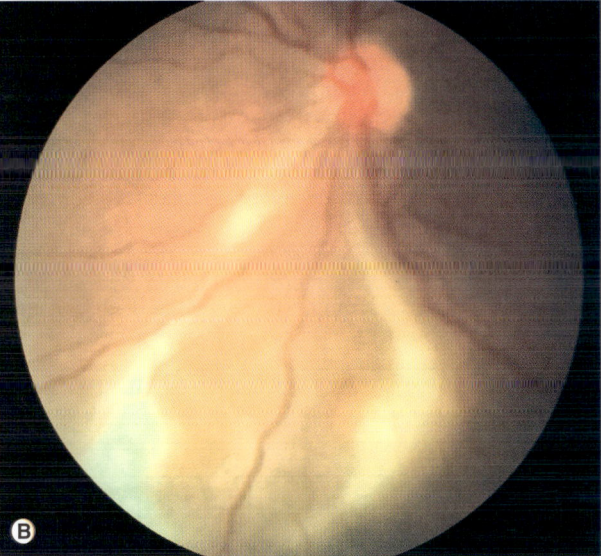

Figura 8.3.45 Retinite por toxoplasma multifocal adquirida em um paciente com leucemia prévia em remissão após quimioterapia e transplante de medula óssea. **A.** Fundo do olho direito. **B.** Fundo do olho esquerdo.

mácula, associada à mobilização de pigmento do EPR ao longo de suas margens e é frequentemente bilateral (Figura 8.3.44). Em razão da aparência branca da porção central da lesão e sua detecção em lactentes e crianças pequenas, ela pode ser confundida com retinoblastoma. Entretanto, a natureza plana da lesão e a ausência de vasos sanguíneos retinianos nutridores e de drenagem associados geralmente permitem o diagnóstico apropriado dessa lesão.

A toxoplasmose retiniana adquirida em sua forma típica surge como um foco branco difuso de retinite ativa com células inflamatórias vítreas sobrepostas.[83,84] Se a lesão é uma reativação de uma lesão prévia, a hiperplasia do EPR adjacente à lesão é tipicamente evidente. Lesões retinianas por toxoplasma multifocais atípicas são encontradas ocasionalmente como focos adquiridos de retinite em indivíduos imunossuprimidos (Figura 8.3.45A e B).[45] Se a condição subjacente responsável pela imunossupressão for a leucemia, as lesões retinianas multifocais da retinite por toxoplasma adquirida podem ser confundidas com infiltrados leucêmicos da retina.

GLIOSE RETINIANA FOCAL

Como mencionado anteriormente (ver Gliose maciça da retina), lesões focais ocasionais desse tipo surgem como lesões retinianas brancas localizadas, que podem ser confundidas com retinoblastoma intrarretiniano ativo ou retinoblastoma espontaneamente involuído (retinoma).[63] Na maioria dos casos, existe história prévia de lesão ocular ou inflamação intraocular grave que levou ao desenvolvimento da lesão retiniana.

LESÕES E DISTÚRBIOS SIMULANDO RETINOBLASTOMA EXOFÍTICO

O retinoblastoma é classificado como exofítico se o tumor intrarretiniano se expande preferencialmente do aspecto externo da retina sensorial e causa um descolamento da retina não regmatogênico adjacente. Nesses casos, o tumor frequentemente lança células tumorais viáveis no líquido sub-retiniano (sementes tumorais sub-retinianas). Se o descolamento seroso da retina se tornar bolhoso e o fluido sub-retiniano se tornar turvo, o tumor responsável pelo descolamento da retina pode não ser evidente na oftalmoscopia. Na maioria dos casos, o tumor exofítico pode ser detectado inequivocamente pela US ocular, TC ou RM. No entanto, essas lesões e distúrbios são frequentemente confundidos com retinoblastoma intraocular avançado associado a descolamento de retina bolhoso.

DOENÇA AVANÇADA DE COATS

A doença de Coats é um epônimo aplicado a casos avançados de telangiectasia retiniana idiopática.[85] Nesse distúrbio, os vasos sanguíneos periféricos da retina e em algum momento da zona média (que podem ser predominantemente capilares, vênulas, arteríolas ou uma combinação) desenvolvem múltiplas expansões focais fusiformes ou saculares, como um distúrbio do desenvolvimento, quase sempre limitado a um olho. A causa desse distúrbio é desconhecida, mas é muito mais comum em homens do que em mulheres. Os vasos sanguíneos retinianos anormalmente dilatados (ectáticos) não têm as junções intercelulares firmes e perícitos de suporte e, portanto, não possuem a capacidade normal de barreira hematorretina. Desses vasos, pode extravasar um líquido exsudativo contendo proteínas e lipídeos que se acumula na retina adjacente e subjacente. Se os vasos sanguíneos anormais são limitados em extensão no fundo de olho, a quantidade de líquido exsudativo acumulado tende a permanecer localizada. Esses casos tendem a ser assintomáticos e são detectados mais tarde na vida do indivíduo (geralmente durante a adolescência). Em contraste, se os vasos sanguíneos anormais envolvem mais de 1 hora do relógio do fundo de olho, eles frequentemente levam a um descolamento exsudativo da porção da retina contendo os vasos sanguíneos ectáticos e acúmulo de exsudatos intrarretinianos e sub-retinianos na mácula (resposta exsudativa macular exagerada) (Figura 8.3.46). Quando os vasos sanguíneos anormais da retina envolvem mais de 6 horas de relógio do fundo de olho, o descolamento exsudativo de retina frequentemente se torna total e bolhoso (Figura 8.3.47A e B). É provável que esses casos se tornem aparentes nos primeiros 2 a 3 anos de vida. Embora formas limitadas de telangiectasia retiniana idiopática sejam geralmente fáceis de diagnosticar, telangiectasias retinianas idiopáticas avançadas (doença de Coats) simulam retinoblastoma exofítico bem de perto.[86,87] A US ocular, a TC e a RM confirmam o descolamento total da retina em tais casos, mas não mostram nenhum tumor sólido da retina subjacente presente no retinoblastoma.

PERSISTÊNCIA DO VÍTREO PRIMÁRIO HIPERPLÁSICO (VASCULATURA FETAL PERSISTENTE)

A persistência do vítreo primário hiperplásico (PVPH), também referido nos últimos anos como vasculatura fetal persistente

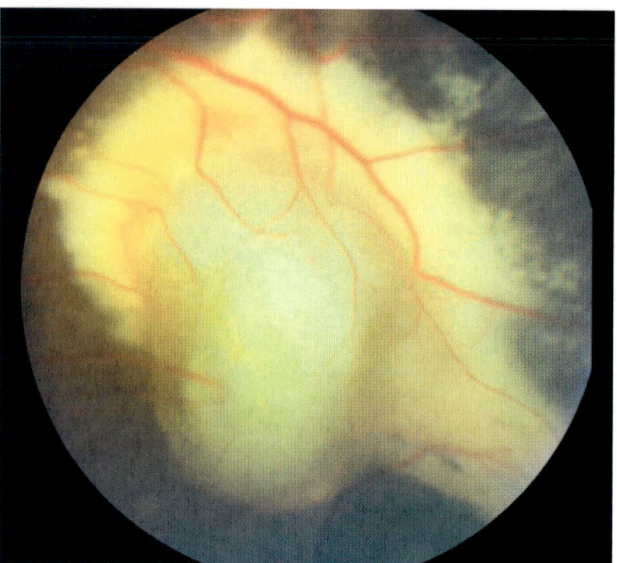

Figura 8.3.46 Lesão exsudativa macular exagerada de doença de Coats simulando retinoblastoma intrarretiniano.

(VFP), é um distúrbio do desenvolvimento caracterizado por falha na regressão da vasculatura embriológica intravítrea e perilental, proliferação de fibroblastos associados a essa vasculatura e, finalmente, comprometimento do crescimento ocular normal.[88,89] A condição geralmente é monocular. Na sua forma completa, é caracterizada clinicamente por um olho menor no lado afetado (Figura 8.3.48A), uma massa fibrovascular retrolenticular densa que puxa os processos ciliares centripetamente (Figura 8.3.48B) e um pedículo fibrovascular que se estende a partir da massa fibrovascular retrolenticular para o disco óptico, que é geralmente evidente na US ocular em modo B. A retina é frequentemente malformada, a câmara anterior é mais rasa que o normal, e os vasos sanguíneos da íris são frequentemente observados se estendendo pela margem pupilar até a massa fibrovascular perilenticular (Figura 8.3.48B). Geralmente se desenvolve uma catarata secundária e progressiva. Essa condição é frequentemente diagnosticada de maneira errônea inicialmente como retinoblastoma exofítico avançado.[90]

DISPLASIA RETINIANA CONGÊNITA

A displasia retiniana congênita se refere a um mau desenvolvimento anômalo em que a retina se desprende totalmente e é enrolada atrás do cristalino em desenvolvimento.[91] A condição aparece como uma massa retrolenticular branca e densa que impede qualquer visão do fundo de olho em um recém-nascido (Figura 8.3.49). A situação é frequentemente unilateral, mas pode ser bilateral em indivíduos com doença de Norrie. A localização da massa atrás do cristalino, e não mais posteriormente no olho, e a falta de calcificação ajudam a fazer o diagnóstico. Em alguns casos, a biopsia da massa retrolenticular é realizada para descartar retinoblastoma.

RETINOPATIA AVANÇADA DA PREMATURIDADE (FIBROPLASIA RETROLENTAL)

Retinopatia da prematuridade (ROP) é um distúrbio do desenvolvimento da vasculatura da retina que ocorre em bebês prematuros, antes do desenvolvimento vascular completo da retina.[92] A condição é praticamente sempre bilateral, mas pode ser substancialmente assimétrica. O espectro desse distúrbio é extremamente amplo, variando da avascularidade congênita da retina periférica com uma interface vascular-avascular bem definida ao descolamento total da retina com fibrose, que simula o retinoblastoma intraocular avançado (Figura 8.3.50).[93] Essa forma avançada de ROP é comumente conhecida como

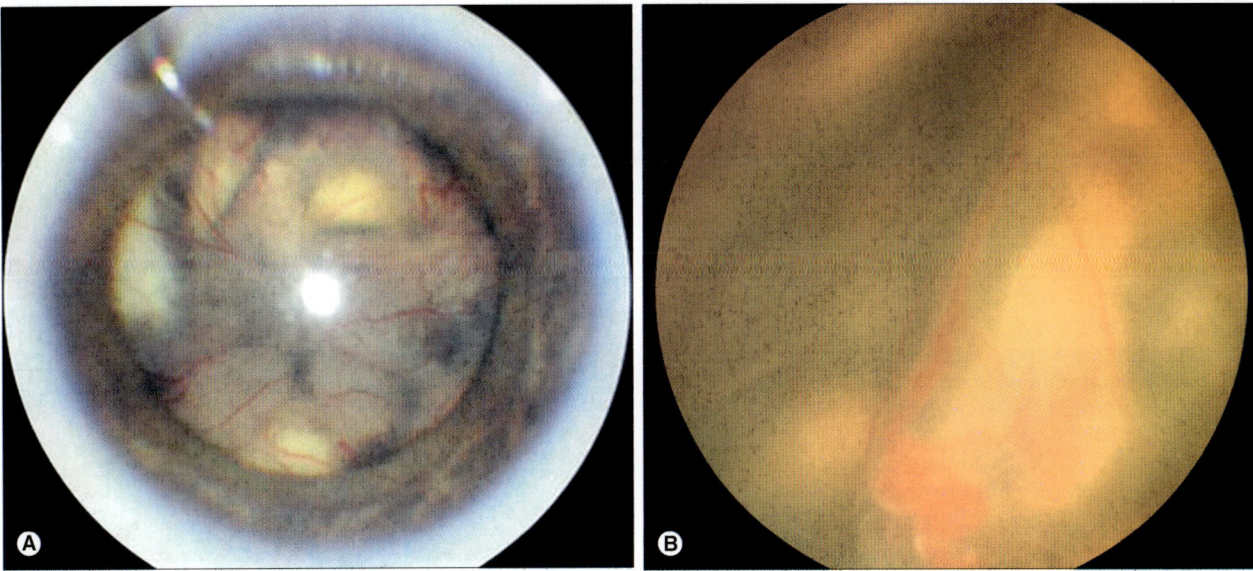

Figura 8.3.47 Doença de Coats avançada. A. Descolamento de retina bolhoso total atrás das lentes. **B.** Vasos sanguíneos retinianos telangiectáticos visíveis dentro da retina descolada.

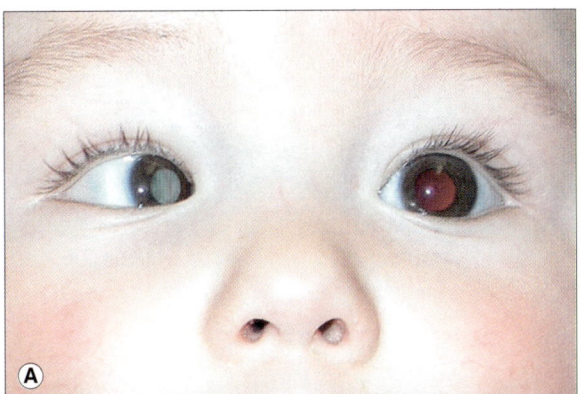

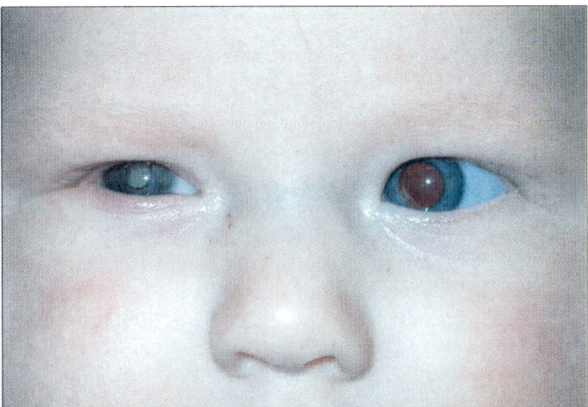

Figura 8.3.49 Displasia retiniana congênita.

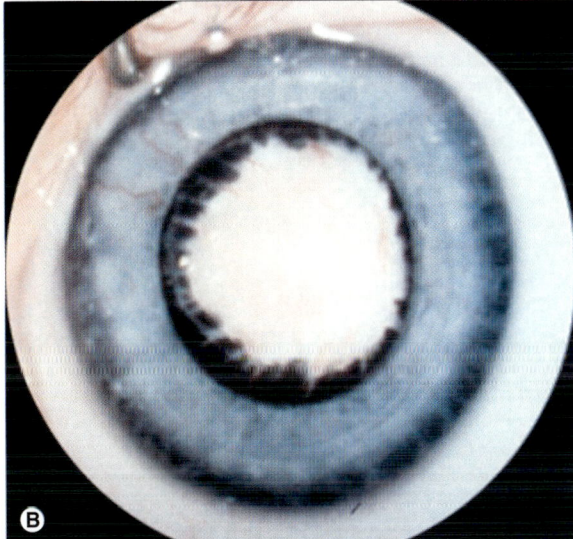

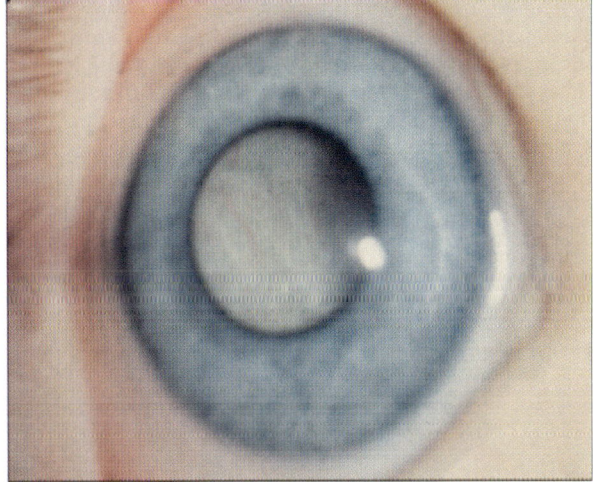

Figura 8.3.48 Persistência do vítreo primário hiperplásico (vasculatura fetal persistente). A. Vista externa mostrando córnea pequena e leucocoria do olho direito esotrópico afetado. **B.** Imagem do segmento anterior do olho afetado mostrando membrana retrolenticular densa, processos ciliares puxados centralmente para a massa fibrovascular e vasos sanguíneos da íris se estendendo através da pupila para a massa retrolenticular.

Figura 8.3.50 Retinopatia avançada da prematuridade (fibroplasia retrolental).

fibroplasia retrolental (FRL). Embora essa condição já tenha sido bastante comum, hoje é relativamente pouco frequente, exceto em regiões do mundo com acesso limitado a exames e tratamentos regulares.

VITREORRETINOPATIA EXSUDATIVA FAMILIAR AVANÇADA

A vitreorretinopatia exsudativa familiar é um distúrbio vitreorretiniano hereditário que se assemelha à ROP, mas ocorre bilateralmente em lactentes e crianças nascidas a termo.[94] Geralmente é transmitida como uma condição autossômica dominante. Mutações de vários genes, principalmente no cromossomo 11, foram associadas a esse distúrbio. Em sua forma avançada, um ou ambos os olhos desenvolvem um descolamento total da retina que se assemelha à FRL e pode ser diagnosticado erroneamente como retinoblastoma exofítico.

INCONTINENTIA PIGMENTI RETINOPATIA AVANÇADA

A *incontinentia pigmenti* é um distúrbio do desenvolvimento retiniano, dominante ligado ao X, que também se assemelha à ROP.[95] O distúrbio é atribuído a uma mutação do gene *NEMO IKBKG* (*locus* cromossômico Xq28). A condição é quase sempre fatal para os homens afetados, de modo que quase todos os bebês clinicamente comprometidos são do sexo feminino. Além das anormalidades oculares, os indivíduos envolvidos desenvolvem a formação de bolhas características na pele (evidente desde o nascimento até cerca de 3 a 4 meses de idade) que se resolve, seguida do desenvolvimento de pigmentação melanótica dérmica generalizada (geralmente evidente após cerca de 6 meses de idade) que dá o nome à condição (Figura 8.3.51). Na sua forma avançada, um ou ambos os olhos desenvolvem um descolamento total da retina que se assemelha à fibroplasia retrolental.

LESÕES E DISTÚRBIOS SIMULANDO RETINOBLASTOMA ENDOFÍTICO

O retinoblastoma é classificado como endofítico se o tumor intrarretiniano se expande preferencialmente do aspecto interno da retina sensorial, se torna opaco na superfície interna da retina e lança células tumorais viáveis no vítreo (sementes vítreas). Se as sementes vítreas são particularmente densas, o tumor retiniano subjacente pode não ser evidente na oftalmoscopia. Na maioria dos casos, o tumor endofítico pode ser detectado inequivocamente pela US ocular, TC ou RM. No entanto, lesões e distúrbios citados a seguir podem ser confundidos com retinoblastoma endofítico avançado.

PARS PLANITIS (UVEÍTE INTERMEDIÁRIA)

Pars planitis (uveíte intermediária) é um distúrbio inflamatório intraocular de causa desconhecida, caracterizado por células vítreas difusas, mais proeminentes no vítreo periférico (Figura 8.3.52A), e infiltrados "*snowbank*" que se desenvolvem na *pars plana* e periferia da retina na *ora serrata*. Ocorrem mais comumente inferiormente em ambos os olhos (Figura 8.3.52B).[96] A maioria dos olhos afetados desenvolve edema macular cistoide crônico. Casos avançados podem simular o retinoblastoma endofítico com ampla disseminação vítrea ou retinoblastoma difuso infiltrativo.[97]

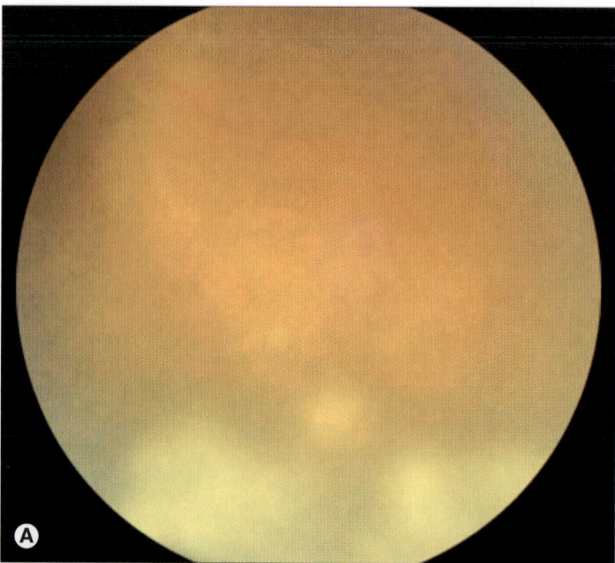
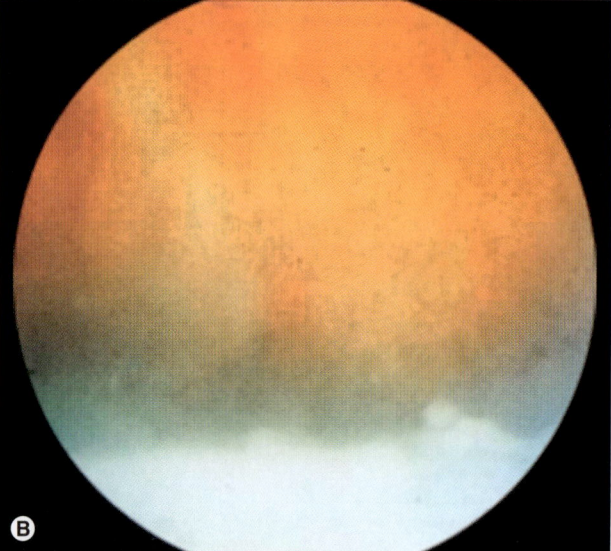

Figura 8.3.52 *Pars planitis* (uveíte intermediária). **A.** Opacidades flutuantes (*snowballs*) no vítreo. **B.** "*Snowbank*" periférico inferior da *pars planitis*.

ENDOFTALMITE ENDÓGENA SIMULANDO RETINOBLASTOMA ENDOFÍTICO

A infecção sistêmica adquirida de crianças jovens imunocompetentes por parasitas como *Toxocara canis*,[76,77] *Toxoplasma gondii*,[45,83] e outros organismos[98] ocasionalmente leva à infecção intraocular via hematogênica (endógena) que estimula uma resposta inflamatória intraocular acentuada. O distúrbio pode ser unilateral ou bilateral. O distúrbio é caracterizado por um acúmulo denso de células inflamatórias intravítreas e, frequentemente, leva à deterioração generalizada da retina. Em crianças com imunodeficiência congênita ou adquirida, vários micróbios que geralmente são de virulência limitada podem dar origem a um quadro clínico semelhante que também pode se assemelhar ao retinoblastoma endofítico.

BIBLIOGRAFIA

Agrawal R, Lavric A, Restori M, et al. Nodular posterior scleritis: clinic-sonographic characteristics and proposed diagnostic criteria. Retina 2016;36:392–401.

Augsburger JJ, Coats TD, Lauritzen K. Localized suprachoroidal hematomas. Ophthalmoscopi features, fluorescein angiography, and clinical course. Arch Ophthalmol 1990;108:968–72.

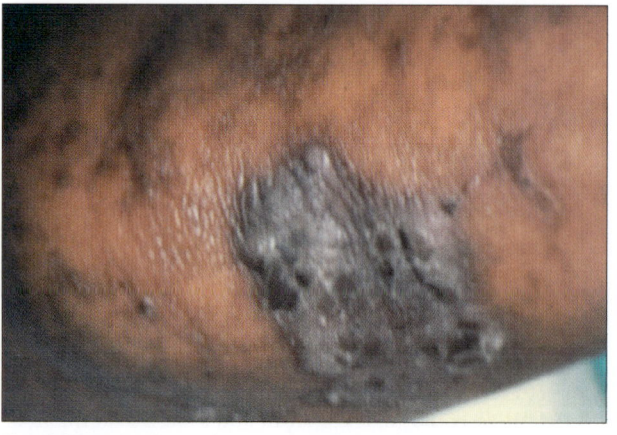

Figura 8.3.51 Lesões cutâneas características de *incontinentia pigmenti*.

Barr CC, Zimmerman LE, Curtin VT, et al. Bilateral diffuse melanocytic uveal tumors associated with systemic malignant neoplasms. A recently recognized syndrome. Arch Ophthalmol 1982;100:249–55.

Elagouz M, Stanescu-Segall D, Jackson TL. Uveal effusion syndrome. Surv Ophthalmol 2010;55:134–45.

Gass JDM, Little H. Bilateral bullous exudative retinal detachment complicating idiopathic central serous chorioretinopathy during systemic corticosteroid therapy. Ophthalmology 1995;102:737–47.

Mirshahi A, Hohn F, Baatz H, et al. Peripheral exudative hemorrhagic chorioretinopathy: clinical and angiographic findings. Klin Monbl Augenheilkd 2009;226:659–63.

Perry HD, Zimmerman LE, Benson WE. Hemorrhage from isolated aneurysm of a retinal artery: report of two cases simulating malignant melanoma. Arch Ophthalmol 1977;95:281–3.

Poole Perry LJ, Jakobiec FA, Zakka FR, et al. Reactive retinal astrocytic tumors (so-called vasoproliferative tumors): histopathologic, immunohistochemical, and genetic studies of four cases. Am J Ophthalmol 2013;155:593–608.

Ruppenstein M, Straub BK, Ach T, et al. Primary intrastromal iris cysts. Klin MOnbl Augenheilkd 2010;227:425–9.

Samara WA, Khoo CT, Say EA, et al. Juvenile xanthogranuloma involving the eye and ocular adnexa: tumor control, visual outcomes, and globe salvage in 30 patients. Ophthalmology 2015;122:2130–8.

Shields CL, Mashayekhi A, Ho T, et al. Solitary congenital hypertrophy of the retinal pigment epithelium: clinical features and frequency of enlargement in 330 patients. Ophthalmology 2003;110:1968–76.

Shields CL, Shields MV, Viloria V, et al. Iridocorneal endothelial syndrome masquerading as iris melanoma in 71 cases. Arch Ophthalmol 2011;129:1023–9.

Shields JA, Shields CL. Cysts of the iris pigment epithelium. Asia Pac J Ophthalmol 2017;6:64–9.

Shields JA, Shields CL. Sclerochoroidal calcification. Retina 2002;22:251–61.

Shu PY, Liu DT, Young AL. Nodular posterior scleritis mimicking choroidal tumor in a patient with systemic lupus erythematosus: a case report and literature review. Asia Pac J Ophthalmol 2016;5:324–9.

As referências completas estão disponíveis no **GEN-io**.

PARTE 8 TUMORES INTRAOCULARES

Facomatoses

James J. Augsburger e Zélia M. Corrêa

8.4

Definição: Grupo de síndromes multissistêmicas que tem manifestações oftálmicas características:
- Neurofibromatose do tipo 1 (doença de von Recklinghausen) e do tipo 2 (neurofibromatose central)
- Esclerose tuberosa
- Síndrome de von Hippel-Lindau
- Síndrome de Sturge-Weber
- Síndrome de Wyburn-Mason.

Características principais
- Hereditária por herança autossômica dominante (neurofibromatose, esclerose tuberosa e von Hippel-Lindau) ou esporádica e não hereditária (síndrome de Sturge-Weber e síndrome de Wyburn-Mason)
- Transtornos multissistêmicos associados a lesões intraoculares características (uveais e retinianas) e lesões do sistema nervoso central que, em alguns casos, podem ameaçar a vida
- Defeitos genéticos subjacentes, quando presentes, não são tratáveis, mas são tratáveis no caso de doenças oculares ou complicações.

INTRODUÇÃO

As facomatoses são um grupo de transtornos multissistêmicos complexos ligados, pelo menos em um sentido histórico, por vários atributos de lesões componentes pelos órgãos envolvidos e pelo padrão de herança clínica observado em alguns casos. Embora o termo facomatose tenha sido cunhado por van der Hoeve em 1923 em um artigo relacionado às semelhanças entre a neurofibromatose (NF) de von Recklinghausen e a esclerose tuberosa (ET) de Bourneville, esse termo nunca foi definido satisfatoriamente. Critérios absolutos de inclusão não foram apresentados por van der Hoeve,[1] e um consenso sobre tais critérios não foi alcançado nos anos seguintes. Alguns autores definem as facomatoses como síndromes neurocutâneas caracterizadas por herança autossômica dominante.[2] Outros as definem como síndromes neurocutâneas associadas a lesões oculares, independentemente de seu padrão de herança.[2,3] Há ainda quem as defina como síndromes caracterizadas pela presença ou desenvolvimento de hamartomas de múltiplos órgãos.[4] Os oftalmologistas geralmente consideram as facomatoses como síndromes neuro-oculocutâneas que apresentam manifestações oculares proeminentes ou características.

Para os fins deste capítulo, os autores definem as facomatoses como um grupo de síndromes clínicas independentes, caracterizadas por múltiplos tumores ou lesões semelhantes a tumores, algumas das quais são ou podem se tornar malignas e surgir em diferentes órgãos do corpo, incluindo o olho em uma proporção substancial de pacientes. Três síndromes são consistentemente classificadas como facomatoses pela maioria dos autores e atendem aos critérios definitivos: NF, ET e síndrome de von Hippel-Lindau (VHL). Duas outras síndromes são classificadas como facomatoses por muitos autores, mas não se ajustam precisamente à nossa definição: síndrome de Sturge-Weber (SSW) e síndrome de Wyburn-Mason (SWM). Essas cinco síndromes são analisadas brevemente neste capítulo. Outras síndromes ocasionalmente agrupadas com facomatose por alguns autores (p. ex., síndrome de Louis-Bar [ataxia telangiectasia], síndrome de Weskamp-Cotlier [síndrome do hemangioma cavernoso cutâneo-neurorretiniano], PTEN [gene homólogo da fosfatase e da tensina] síndrome de tumor hamartoma e síndrome PHACE [malformações da fossa posterior, hemangioma, anomalias arteriais, defeitos cardíacos e anomalias oculares]) não são revisados neste capítulo.

NEUROFIBROMATOSE

A síndrome da NF consiste em três doenças genéticas distintas com considerável sobreposição fenotípica.[5] Todas são caracterizadas por tumores neuroectodérmicos que surgem em múltiplos órgãos e herança autossômica dominante. As três formas de NF são denominadas NF-1, NF-2 e schwannomatose.

EPIDEMIOLOGIA E PATOGÊNESE

A NF é a facomatose mais comum, com uma frequência de aproximadamente um caso por 2.000 a 3.000 indivíduos na população geral.[5] A NF-1 é de longe a mais comum dos dois tipos, afetando aproximadamente uma pessoa por 2.500 a 3.000 na população geral. Em contraste, a NF-2 não afeta mais do que uma pessoa por 40.000 a 50.000 indivíduos. A schwannomatose é a menos comum desses transtornos, afetando não mais do que 1 a cada 60 mil a 70 mil pessoas. Homens e mulheres parecem ser afetados com igual frequência, e não há predileção racial por nenhum dos tipos da doença. Muitas características dessas síndromes não aparecem até o fim da infância ou início da idade adulta. A gravidade da síndrome varia acentuadamente de paciente para paciente. Muitos pacientes que têm formas limitadas de NF provavelmente não são identificados.

O gene para NF-1 foi localizado no cromossomo 17q11.2,[6] para o NF-2 foi localizado no cromossomo 22q12.2,[7] e para a schwannomatose foi associada a uma região alternativa do cromossomo 22 que engloba o *SMARCB1* e genes *LZTR1* (cromossomo 22q11.21 a 11.23).[8]

MANIFESTAÇÕES EXTRAOFTÁLMICAS

A NF do tipo 1 (NF periférica, doença de von Recklinghausen) é caracterizada por manchas café com leite cutâneas (Figura 8.4.1), sardas axilares e inguinais, nódulos de Lisch da íris (Figura 8.4.2), vários tipos de neurofibromas cutâneos, gliomas do nervo óptico (Figura 8.4.3) e neurofibromas ou outras neoplasias sólidas do sistema nervoso central (SNC).[5,9,10] As manchas café com leite (ver Figura 8.4.1) nessa síndrome tendem a ser múltiplas. Muitas são maiores que 0,5 cm de diâmetro na infância e aumentam para 1,5 cm de diâmetro nos anos pós-puberdade. Seis ou mais manchas café com leite com 1,5 cm de diâmetro em indivíduos pós-púberes são geralmente consideradas diagnósticos de NF-1. Sardas axilares e sardas inguinais estão presentes em 90 a 95%

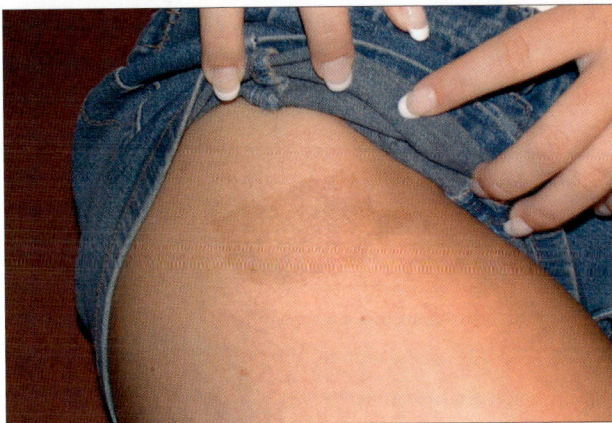

Figura 8.4.1 Mancha café com leite proeminente da pele em uma paciente com neurofibromatose do tipo 1.

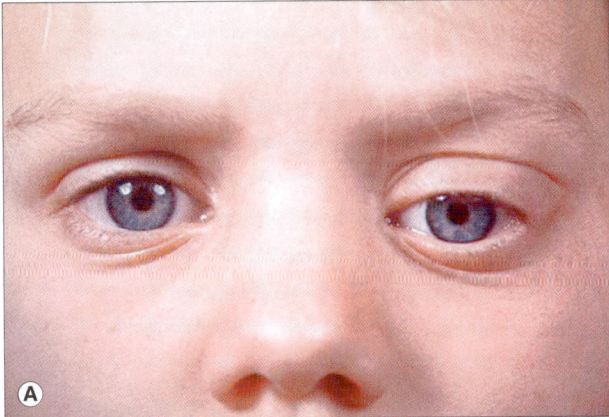

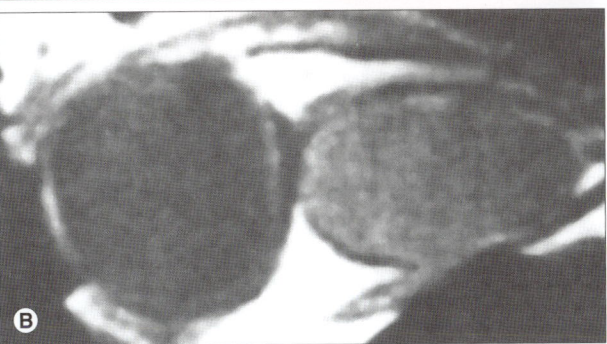

Figura 8.4.3 Glioma do nervo óptico causando proptose em uma menina com neurofibromatose do tipo 1. **A.** Foto clínica mostrando proptose e descolamento de retina levemente descendente do olho esquerdo. **B.** Aquisição de imagem por ressonância magnética sagital reconstruída da órbita esquerda mostrando tumor do nervo óptico causando proptose.

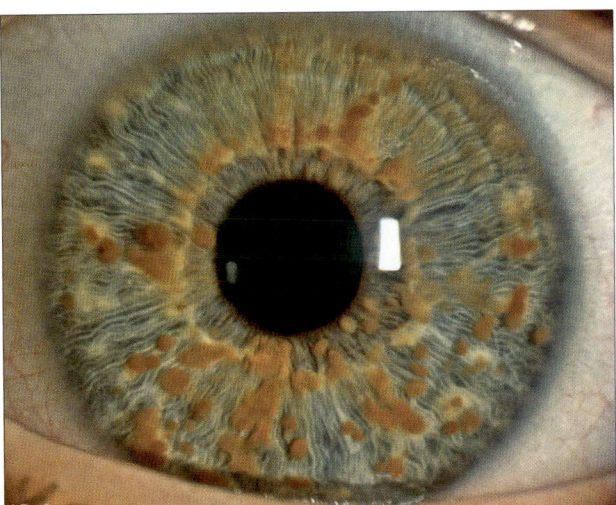

Figura 8.4.2 Nódulos de Lisch na neurofibromatose do tipo 1. Nódulos múltiplos da íris similares estavam evidentes no outro olho.

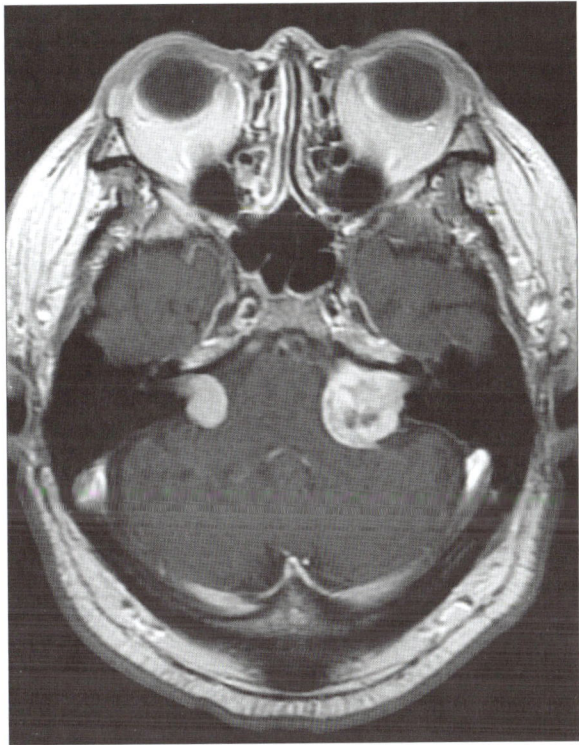

dos indivíduos afetados. Os neurofibromas subcutâneos na NF-1 tendem a surgir de forma multifocal e podem ser nódulos pedunculados ou lesões plexiformes difusas. Os neurofibromas do SNC podem causar hemiparesia, hemiatrofia e convulsões em alguns indivíduos afetados. Por causa das anormalidades ósseas relacionadas à síndrome, alguns indivíduos desenvolvem escoliose grave. Cerca de metade de todos os pacientes comprometidos pela NF-1 tem algum tipo de dificuldade de aprendizagem, mas a maioria apresenta inteligência normal. Em pacientes mais velhos, a hipertensão sistêmica parece ser mais frequente do que na população geral. Critérios clínicos abrangentes para o diagnóstico de NF-1[10] e recomendações para o teste genético de indivíduos com suspeita desse transtorno[5] foram publicados e devem ser consultados por clínicos que desejem tal informação.

A NF do tipo 2 (NF central) é caracterizada por schwannomas vestibulares bilaterais (neuromas acústicos) (Figura 8.4.4) e neurofibromas, meningiomas, gliomas e schwannomas amplamente dispersos.[5,11,12] O problema extraoftálmico mais consistente sofrido pelos pacientes afetados pelo NF-2 é a surdez neurossensorial causada pelos schwannomas vestibulares. Critérios clínicos abrangentes para o diagnóstico de NF-2[11,12] e recomendações para o teste genético de indivíduos com suspeita desse transtorno[5] foram publicados e devem ser consultados por clínicos que desejem tal informação.

A schwannomatose é também caracterizada por schwannomas esparsos, mas não por envolvimento do nervo vestibular.[5,13] Critérios clínicos abrangentes para diagnóstico de schwannomatose[13] e recomendações para o teste genético de indivíduos suspeitos de ter esse distúrbio[5] foram publicados e devem ser consultados por clínicos que desejem tal informação.

Figura 8.4.4 Imagem de ressonância magnética mostrando neuromas acústicos bilaterais em um paciente com neurofibromatose do tipo 2.

MANIFESTAÇÕES OCULARES

Os achados oftalmológicos na NF-1 incluem nódulos de Lisch na íris (ver Figura 8.4.2), neurofibromas pediculados e plexiformes subcutâneos das pálpebras, gliomas do nervo óptico (ver Figura 8.4.3), sardas multifocais coroidais ou nevos (Figura 8.4.5)

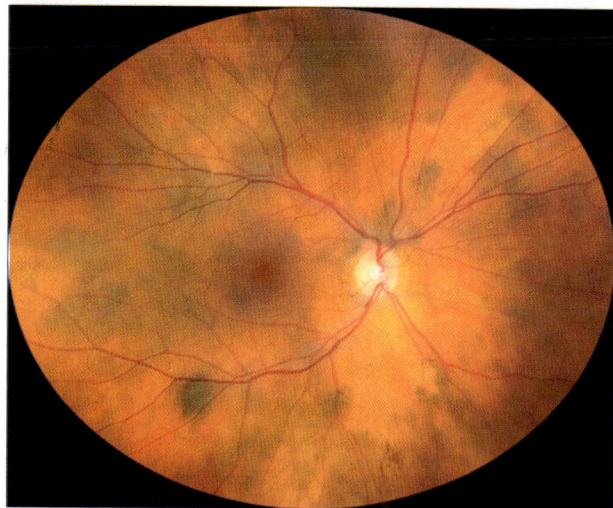

Figura 8.4.5 Sardas melanocíticas de coroide múltiplas no fundo de olho de um paciente com neurofibromatose do tipo 1. O outro olho continha um número similar de sardas coroidais discretas.

e, ocasionalmente, tumores da retina indistinguíveis dos astrocitomas encontrados na ET.[14,15] Os nódulos de Lisch foram descritos como hamartomas melanocíticos do estroma da íris. Essas lesões aparecem como nódulos castanhos a castanho-claros que envolvem a superfície da íris (ver Figura 8.4.2). Raramente estão presentes ao nascimento, mas tendem a se desenvolver da segunda à terceira década de vida em mais de 95% das pessoas que têm NF-1.[16] Histopatologicamente, os nódulos de Lisch consistem em melanócitos dendríticos ou fusiformes compactos nas camadas anteriores do estroma da íris. Como essas células são melanócitos uveais normais, e não células névicas, essas lesões não são verdadeiros nevos. Os neurofibromas das pálpebras podem ser de natureza nodular ou plexiforme. Eles tendem a se desenvolver cedo na vida e podem aumentar progressivamente. Gliomas do nervo óptico se desenvolvem em 10 a 15% dos pacientes afetados.[17] Podem ocorrer unilateral ou bilateralmente e, muitas vezes, envolvem o quiasma óptico. Os gliomas do nervo óptico na órbita (ver Figura 8.4.3) podem causar proptose progressiva e atrofia óptica, resultando frequentemente em cegueira unilateral ou bilateral. Aqueles que surgem dentro do cérebro e envolvem o quiasma podem causar perda visual bilateral, bem como efeitos de massa intracraniana. Alguns pacientes afetados pela NF-1 apresentam exoftalmia pulsátil causada pelo desenvolvimento anômalo do osso esfenoide. Os glaucomas congênitos e infantis parecem ser comuns em pacientes com essa síndrome. Alguns pacientes desenvolvem sardas melanocíticas de coroide multifocais ou nevo bilateralmente (ver Figura 8.4.5). Indivíduos com NF-1 parecem ter um risco cumulativo aumentado ao longo da vida para o desenvolvimento de um melanoma uveal.[18]

Os achados oftalmológicos no NF-2 são relativamente incomuns.[3,9,10,14] Nódulos de Lisch da íris, neurofibromas das pálpebras e gliomas do nervo óptico ocorrem ocasionalmente, mas em geral não estão presentes. Os achados oculares mais consistentes em pacientes com NF-2 são hamartomas combinados da retina[19] (descrito e ilustrado no Capítulo 8.2) e opacidade subcapsular ou cortical posterior do cristalino juvenil. Até o momento, nenhuma anormalidade ocular recorrente foi associada à schwannomatose.

MANIFESTAÇÕES SISTÊMICAS

Recomendações detalhadas para avaliação sistêmica de pacientes com suspeita de NF-1 ou NF-2 foram publicadas.[5,9-12] Para pacientes com suspeita de NF-1, a avaliação diagnóstica básica deve consistir em uma anamnese completa e exame físico completo, incluindo exame oftalmológico. Estudos auxiliares como tomografia computadorizada (TC) e ressonância magnética (RM) devem ser realizados em NF-1 se a história ou os achados revelados pelo exame físico sugerirem que podem ser úteis. Para pacientes sob suspeita de NF-2, a avaliação diagnóstica básica deve consistir em uma história completa e exame físico, incluindo exame oftalmológico e RM de alta resolução ou TC do cérebro e da medula espinal. Os exames de imagem devem abordar a presença ou a ausência de schwannomas vestibulares. Outros estudos em suspeita de NF-2 são obtidos como indicado pelos achados detectados durante a avaliação básica.

TRATAMENTO

O tratamento dos gliomas do nervo óptico na NF é abordado no Capítulo 12.10, e o tratamento dos neurofibromas das pálpebras é abordado no Capítulo 12.7. O tratamento das lesões intracranianas de NF-1 e NF-2 está além do escopo deste livro.

EVOLUÇÃO E DESFECHOS

A expectativa de vida é reduzida substancialmente em pacientes que têm NF-1 ou NF-2.[5,9-11] As principais causas de morte precoce em pessoas que apresentam NF-1 são complicações da hipertensão arterial sistêmica, do câncer e do crescimento expansivo de neoplasias intracranianas benignas. Vários tipos de câncer, incluindo o neurofibrossarcoma, outros sarcomas, leucemias e linfomas, ocorrem com maior frequência em pacientes com NF-1. Em pacientes com NF-2, a principal causa de morte precoce é a expansão de uma neoplasia do SNC. Cegueira unilateral ou bilateral ocorre em alguns indivíduos afetados por NF-1 ou NF-2, geralmente por causa de glioma dos nervos ópticos ou quiasma (especialmente em NF-1), mas ocasionalmente em razão do crescimento intracraniano expansivo de um schwannoma vestibular ou um episódio apoplético (NF-2).

ESCLEROSE TUBEROSA

A ET é uma síndrome de tumor de múltiplos órgãos que é caracterizada por hamartomas astrocíticos retinianos bilaterais multifocais, tumores astrocíticos do SNC, várias lesões cutâneas incomuns, retardo mental, convulsões e uma variedade de cistos e tumores de outros órgãos.[20] O espectro clínico é extremamente amplo e varia de mínimo a acentuado em indivíduos afetados. Muitas pessoas que têm formas limitadas da doença provavelmente não são reconhecidas com ET.

EPIDEMIOLOGIA E PATOGÊNESE

Estima-se que a prevalência de ET na população geral seja de aproximadamente um caso por 10 mil pessoas.[20] Cerca de um terço dos casos é familiar, e dois terços são esporádicos. Nenhuma predileção racial reconhecida existe, e os sexos são afetados igualmente. Os sinais e os sintomas começam geralmente quando o paciente tem 6 anos.

Os genes da ET foram identificados no braço longo do cromossomo 9 (9q32-34), no braço longo do cromossomo 11, no braço curto do cromossomo 16 (16p13) e no braço longo do cromossomo 12 (12q22-24).[21] Desses locais, o *locus* 9q32-34 tem sido o mais consistente, estando associado a um terço a metade de todos os casos familiares.

MANIFESTAÇÕES EXTRAOFTÁLMICAS

As características clínicas extraoftálmicas da ET são lesões cutâneas congênitas e adquiridas, astrocitomas benignos do SNC e uma variedade de cistos e tumores que ocorrem em órgãos como rins, coração e pulmões.[20,22] As lesões cutâneas caracteristicamente associadas à ET incluem manchas *"ash leaf"*, adenoma sebáceo, placas de *shagreen* e fibromas subungueal e periungueal. Essas lesões cutâneas (Figura 8.4.6) são manchas cutâneas congênitas brancas ou hipomelanóticas, variando em tamanho de cerca de 1 mm a vários centímetros de diâmetro e tendo uma configuração que se assemelha a folha de freixo (*ash leaf*).

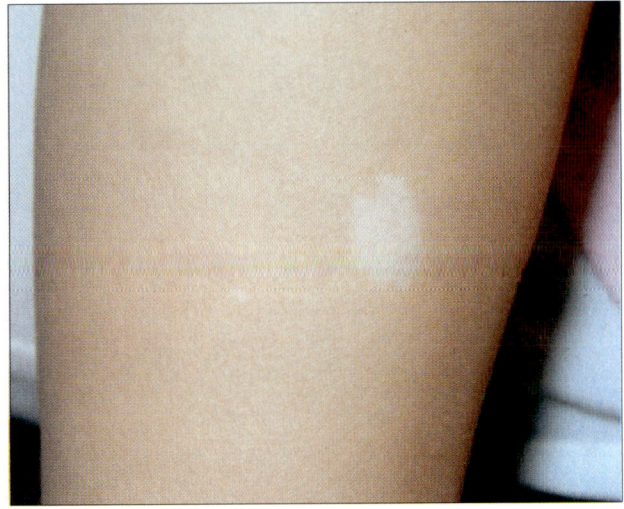

Figura 8.4.6 Manchas *ash leaf* da pele em um paciente com esclerose tuberosa.

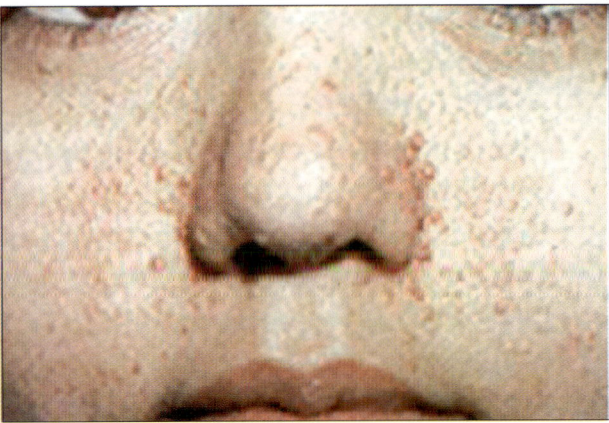

Figura 8.4.7 Adenoma sebáceo da face em um paciente com esclerose tuberosa.

Habitualmente aparecem em destaque quando a pele é vista sob luz ultravioleta. Adenoma sebáceo (Figura 8.4.7) é uma erupção dermatológica facial incomum, pápulas com tamanho entre cabeça de alfinete a ervilha amareladas a marrom-avermelhadas, distribuídas em forma de borboleta sobre o nariz, bochechas e sulcos nasolabiais em adolescentes a adultos jovens. Histopatologicamente, as lesões cutâneas individuais são angiofibromas. A placa de *shagreen* é uma lesão cutânea espessa com a textura de pele de porco ou pele de tubarão que geralmente está localizada na parte inferior das costas. Os fibromas subungueais e periungueais são tumores fibrosos benignos que se desenvolvem sob e ao lado dos leitos ungueais em alguns pacientes. Os tumores do SNC são geralmente astrocitomas de baixo grau. Essas lesões do SNC podem se tornar calcificadas e detectáveis nas radiografias do crânio, mas elas são reveladas muito mais efetivamente pela TC ou pela RM (Figura 8.4.8).[20] As complicações associadas a essas lesões incluem deficiência mental e convulsões, que podem variar de leves a graves. Muitos indivíduos que possuem ET têm habilidades intelectuais normais. O tumor visceral mais comum parece ser o angiomiolipoma do rim. Provavelmente, o tumor visceral mais particular na ET é o rabdomioma cardíaco benigno. Em alguns pacientes, uma doença pulmonar incomum (linfangioleiomiomatose pulmonar) se desenvolve. Além disso, cistos benignos se desenvolvem multifocalmente em vários órgãos viscerais, incluindo rins, fígado e pulmões, em muitos pacientes com ET.

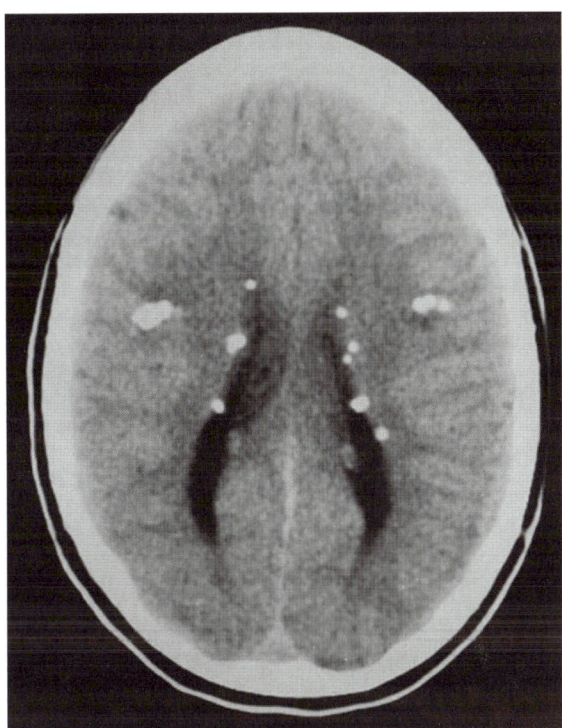

Figura 8.4.8 Tomografia computadorizada do cérebro mostrando astrocitomas paraventriculares e intracerebrais em um paciente com esclerose tuberosa.

MANIFESTAÇÕES OCULARES

A característica oftalmológica típica da ET é o astrocitoma da retina (hamartoma astrocítico).[23] Lesões desse tipo são descritas em detalhes e ilustradas no Capítulo 8.2. Aproximadamente metade de todos os pacientes afetados desenvolvem pelo menos um astrocitoma retiniano em um olho. Em indivíduos que têm ET e desenvolvem astrocitomas da retina, múltiplas lesões em ambos os olhos ocorrem em 40 a 50% dos casos. A transformação maligna de astrocitomas da retina ocorre na ET, mas é rara.

AVALIAÇÃO SISTÊMICA

A avaliação sistêmica de indivíduos suspeitos de ET deve incluir exame de fundo de olho, avaliação dermatológica para identificar lesões cutâneas características, TC ou RM do SNC e TC ou RM das vísceras abdominais.[20,22] O exame dos familiares para procurar um padrão familiar também é apropriado. O teste genético geralmente é realizado em casos suspeitos para confirmar a presença de uma ou mais mutações gênicas associadas a esse distúrbio.[21]

TRATAMENTO

O tratamento de indivíduos afetados com ET mudou de manejo sintomático das várias lesões associadas ao transtorno para terapia medicamentosa, utilizando uma variedade de inibidores de mTOR para suprimir o desenvolvimento de tumores sistêmicos e do SNC ou prevenir sua progressão.[24] Exames físicos periódicos e exames de imagem do SNC e vísceras abdominais/torácicas por TC ou RM são apropriados para identificar e monitorar problemas potencialmente tratáveis, como rabdomiomas cardíacos, cistos e tumores renais e aumento dos astrocitomas do SNC.

EVOLUÇÃO E DESFECHO

Historicamente, a expectativa de vida de indivíduos com ET é reduzida substancialmente em comparação com a esperada na população normal.[20] A causa mais comum de morte precoce nessa síndrome é a insuficiência renal secundária a angiomiolipomas, cistos ou ambos.[25] A segunda causa mais comum de morte é a hidrocefalia obstrutiva ou outros problemas do SNC causados pelo aumento de um ou mais dos astrocitomas do SNC.

Outras causas de morte importantes, porém menos frequentes, são os defeitos na condução cardíaca e insuficiência cardíaca em razão de rabdomiomas cardíacos e insuficiência pulmonar crônica associada à linfangioleiomiomatose pulmonar. Em pacientes com retardo mental profundo e convulsões graves, a morte ocorre ocasionalmente como resultado de estado de mal epiléptico ou pneumonia.

SÍNDROME DE VON HIPPEL-LINDAU

A síndrome de VHL é um transtorno de múltiplos órgãos caracterizado por hemangiomas capilares retinianos, hemangioblastomas do SNC, vários hamartomas e hamartias viscerais sólidos e císticos e neoplasmas malignos, incluindo carcinomas de células renais e feocromocitomas.[26-29] A síndrome completa comumente ocorre em famílias que têm um padrão de herança autossômico dominante. Os indivíduos afetados apresentam risco substancial de morte precoce, geralmente decorrente de sua lesão hemangiomatosa intracraniana ou carcinoma de células renais.

EPIDEMIOLOGIA E PATOGÊNESE

A VHL é uma doença rara, com uma incidência cumulativa de aproximadamente 1 em 30 mil a 40 mil pessoas.[30] Em pacientes com VHL completa, uma ou mais manifestações clinicamente identificáveis da doença geralmente estão presentes até a terceira década de vida. A idade mediana na detecção das primeiras características clínicas da VHL é de 20 a 25 anos. Os hemangiomas capilares retinianos (descritos e ilustrados no Capítulo 8.2) são geralmente a manifestação mais precocemente identificadas (provavelmente porque são mais fáceis de detectar em um tamanho pequeno), enquanto os hemangioblastomas do SNC aparecem um pouco mais tarde e os carcinomas de células renais substancialmente ainda mais tarde na vida. No entanto, o tempo de surgimento clínico das várias lesões em pacientes com VHL varia muito. A probabilidade cumulativa de desenvolvimento de hemangiomas capilares retinianos e hemangioblastomas do SNC em um paciente com VHL é superior a 80%, e a probabilidade de desenvolver carcinoma de células renais é superior a 60%. A VHL afeta ambos os sexos igualmente e ocorre em todos os grupos raciais.

Como mencionado anteriormente, em famílias afetadas, a VHL é hereditária com padrão autossômico dominante. Estudos biológicos moleculares localizaram o gene VHL no cromossomo 3p25-26.[29,31]

MANIFESTAÇÕES EXTRAOFTÁLMICAS

Importantes características extraoculares da VHL incluem hemangioblastomas (hemangiomas capilares) do encéfalo (Figura 8.4.9) e medula espinal, carcinoma de células renais (Figura 8.4.10), feocromocitoma, várias outras neoplasias sólidas menos comuns e lesões relacionadas, e lesões císticas de vários órgãos viscerais.[26,29] As lesões típicas do SNC da VHL são hemangioblastomas sólidos e císticos do cerebelo (ver Figura 8.4.9), que ocorrem em cerca de 40% dos indivíduos afetados até os 30 anos de idade e em cerca de 70% dos pacientes aos 60 anos. As células componentes desses tumores parecem benignas por critérios histopatológicos. Lesões vasculares semelhantes também ocorrem na medula e na medula espinal em 10 a 15% dos pacientes com VHL.

O carcinoma de células renais é uma neoplasia maligna adquirida do rim que ocorre em aproximadamente 5% dos indivíduos com VHL aos 30 anos, mas em mais de 40% aos 60 anos. Os carcinomas de células renais que ocorrem na VHL (ver Figura 8.4.10) são bilaterais em aproximadamente 75% dos casos. Esse tumor pode metastizar, por isso deve ser reconhecido cedo e tratado de maneira agressiva, se pretender evitar um resultado fatal. Outras neoplasias viscerais que se desenvolvem em alguns pacientes incluem feocromocitoma, carcinoma de células das ilhotas do pâncreas e cistoadenomas do pâncreas

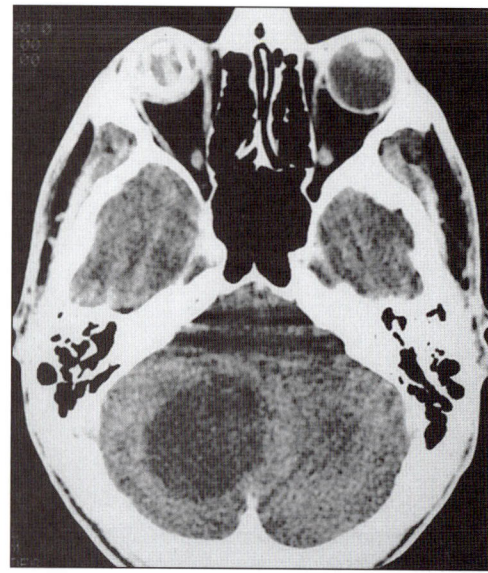

Figura 8.4.9 tomografia computadorizada da cabeça mostrando hemangioblastoma cerebelar cístico na síndrome de von Hippel-Lindau. Observar o tumor cerebelar e o aumento na densidade intraocular ipsilateralmente (relacionado a hemangiomatose capilar retiniana avançada causando *phthisis bulbi* [atrofia do bulbo do olho]).

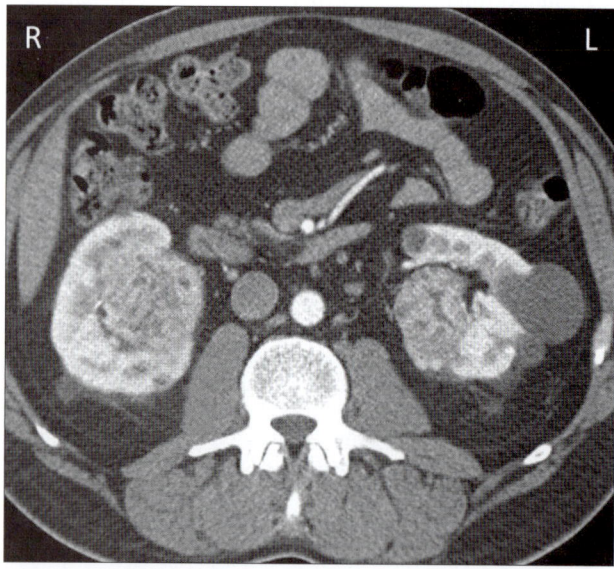

Figura 8.4.10 Tomografia computadorizada do abdome de um paciente com síndrome de von Hippel-Lindau mostrando carcinoma bilateral de células renais.

e do epidídimo. Além disso, aqueles afetados pela VHL têm uma forte tendência a desenvolver cistos multifocais nos rins, pâncreas e ovários. Diferentemente da NF e da ET, a VHL não apresenta lesões dermatológicas como parte da síndrome.

MANIFESTAÇÕES OCULARES

A lesão ocular característica da VHL é o hemangioma capilar retiniano,[26,29] descrito em detalhes e ilustrado no Capítulo 8.2. Aproximadamente 50 a 60% dos pacientes que desenvolvem hemangiomatose capilar retiniana durante suas vidas e cerca de metade desses indivíduos apresentam múltiplos hemangiomas capilares retinianos em ambos os olhos.

AVALIAÇÃO SISTÊMICA

Como resultado da frequência e gravidade das várias lesões de múltiplos órgãos na VHL, uma avaliação básica abrangente, reexame periódico e testes auxiliares de pacientes com suspeita da doença são apropriados.²⁶,²⁹ A avaliação inicial deve incluir o teste genético de uma amostra de sangue periférico para identificar ou descartar a presença de uma deleção ou mutação do gene VHL (localizado no cromossomo 3p25-26). A avaliação sistêmica basal deve incluir RM do SNC e do abdome para identificar ou descartar tumores não detectados e exame de fundo de olho para identificar ou descartar hemangiomas capilares retinianos. A frequência e a intensidade das avaliações de acompanhamento dependem da ausência *versus* presença e extensão das anormalidades evidentes na avaliação inicial e da idade do indivíduo.³⁰ O tratamento da VHL deve ser multidisciplinar e abordar as lesões específicas que ocorrem em cada paciente individualmente.

TRATAMENTO

Os sinais e os sintomas da VHL e a necessidade de tratamento dependem da natureza, localização e tamanho das lesões, assim como dos sintomas decorrentes delas.³⁰ O tratamento dos hemangiomas capilares retinianos é abordado no Capítulo 8.2. O tratamento do SNC e das lesões viscerais dessa doença é geralmente cirúrgico e está além do escopo deste livro.

EVOLUÇÃO E DESFECHOS

A progressão dos hemangiomas capilares retinianos na VHL é altamente variável, mas o aumento do tumor, o sangramento intrarretiniano e intravítreo, a exsudação, a gliose e o descolamento da retina podem se desenvolver. Essas complicações podem resultar em diminuição importante da acuidade visual ou até mesmo *phthisis bulbi* uni ou bilateral. Felizmente, o tratamento oftálmico é geralmente capaz de preservar uma boa visão em pelo menos um olho. Se os tumores renais e os tumores vasculares intracranianos associados não forem detectados precocemente ou não forem controlados por intervenção agressiva, eles geralmente são fatais.²⁶⁻²⁹ Consequentemente, a expectativa de vida dos pacientes com VHL é reduzida consideravelmente em comparação com a de pessoas não afetadas na população geral. A idade mediana da morte em pacientes com VHL é de 45 a 50 anos na maioria das séries.

SÍNDROME DE STURGE-WEBER

A SSW é uma síndrome dermato-oculoneural caracterizada por nevo flâmeo facial na distribuição dos ramos do nervo trigêmeo, hemangioma cavernoso da coroide ipsilateral e hemangiomatose meníngea ipsilateral.³² As lesões no olho, pele e cérebro estão sempre presentes ao nascimento (i. e., são sinais de nascença ou anomalias congênitas, em vez de neoplasias adquiridas, como as que ocorrem nas outras três síndromes já abordadas neste capítulo).

EPIDEMIOLOGIA E PATOGÊNESE

A frequência do SSW completa e da forma frusta é de aproximadamente um caso por 50 mil pessoas.³² Homens e mulheres parecem ser afetados igualmente. Não há predileção racial reconhecida. A maioria dos pacientes acometidos pela SSW tem doença esporádica não familial. Apenas alguns agrupamentos familiais da síndrome foram relatados, e a maioria deles não exibiu o padrão de herança autossômico dominante nítido que tipifica NF, ET e VHL.

MANIFESTAÇÕES EXTRAOFTÁLMICAS

A característica cutânea clássica da SSW é o nevo flâmeo facial (Figura 8.4.11), uma zona plana a moderadamente espessa de capilares cutâneos telangiectásicos dilatados revestidos por uma única camada de células endoteliais na derme. A lesão geralmente é unilateral e envolve mais frequentemente as regiões da face inervadas pelo primeiro, ocasionalmente pelo primeiro e segundo

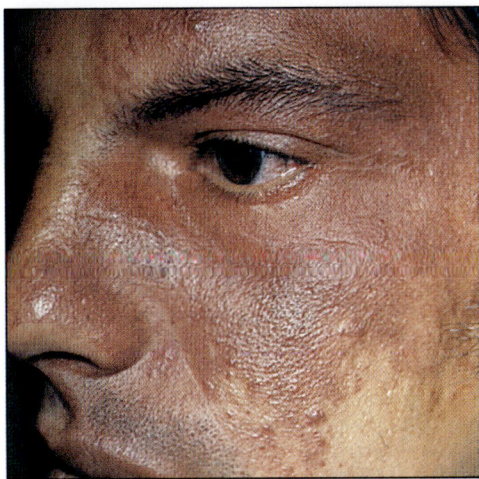

Figura 8.4.11 Nevo flâmeo facial em um paciente com síndrome de Sturge-Weber.

e raramente pelos três ramos do nervo trigêmeo. As mucosas nasal e bucal ipsilaterais estão envolvidas em alguns pacientes, e pode existir hipertrofia localizada dos tecidos comprometidos. A manifestação característica no SNC é a hemangiomatose leptomeníngea ipsilateral, que causa atrofia do parênquima cortical do cérebro, convulsões e, com frequência, retardo mental. As lesões do SNC estão presentes ao nascimento e são detectáveis por RM ou tomografia computadorizada (Figura 8.4.12).³³ Essas lesões tendem a ser progressivas ao longo da vida.³⁴ Em muitos pacientes, as meninges afetadas tornam-se irregularmente calcificadas durante a vida, caso em que a lesão vascular do SNC pode ser detectada nas radiografias de crânio de rotina.

MANIFESTAÇÕES OCULARES

A manifestação ocular clássica da SSW é o hemangioma de coroide difuso.³²,³⁵ Essa lesão é um espessamento generalizado da coroide por vasos sanguíneos maduros de vários tamanhos. Está quase sempre presente no nascimento, mas frequentemente se acentua durante as duas primeiras décadas de vida. Como o hemangioma de coroide difuso confere a toda coroide posterior

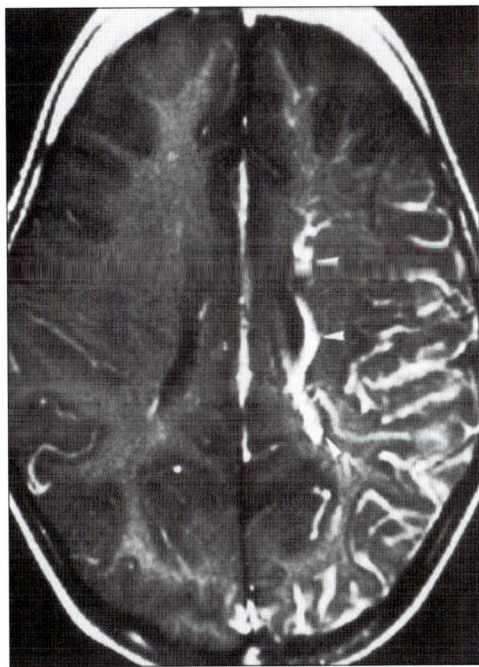

Figura 8.4.12 Tomografia computadorizada do cérebro de um paciente com nevo flâmeo facial do lado esquerdo e hemangioma de coroide difuso ipsilateral. Observar o extenso hemangioma leptomeníngeo envolvendo o lado esquerdo do cérebro.

uma cor vermelha saturada (Figura 8.4.13A), frequentemente não é evidente na oftalmoscopia de rotina, mas comparando o olho afetado com o fundo de olho contralateral (Figura 8.4.13B) geralmente revela um vermelho muito mais saturado no lado comprometido, ausência de vasos sanguíneos coroidais de grande calibre claramente visíveis no lado do hemangioma e escavação fisiológica profunda (frequentemente por causa da espessura anormal da coroide circumpapilar, mas também pode ser pela escavação glaucomatosa secundária). O espessamento coroidal generalizado causado por um hemangioma de coroide difuso é mais bem avaliado pela ultrassonografia ocular em modo B (Figura 8.4.14) do que pela oftalmoscopia. Outras anormalidades oculares que são encontradas em alguns pacientes que têm SSW incluem telangiectasia da conjuntiva e da episclera (Figura 8.4.15) e glaucoma congênito, infantil ou juvenil ipsilateral. Muitos olhos afetados pelo hemangioma de coroide difuso desenvolvem descolamento de retina seroso secundário, que pode causar perda visual importante se não for reconhecido e tratado adequadamente.

AVALIAÇÃO SISTÊMICA

Como os pacientes afetados pela SSW não têm qualquer propensão reconhecida para desenvolver neoplasias benignas ou malignas, eles não exigem testes periódicos sistêmicos ou de rastreamento do SNC para tais lesões. No entanto, os pacientes que desenvolvem convulsões ou deterioração mental progressiva provavelmente precisam de avaliação neurológica periódica e

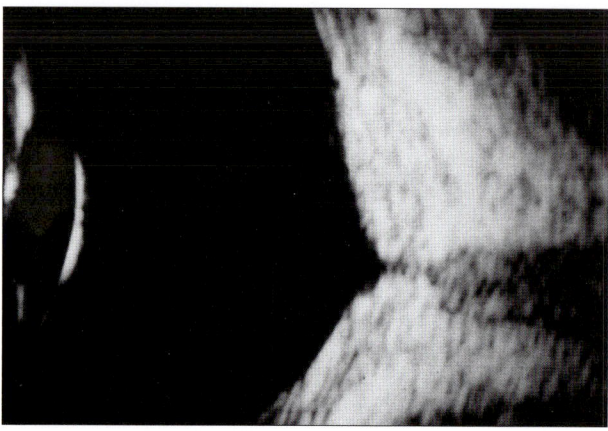

Figura 8.4.14 Imagem de ultrassonografia axial em modo B de um olho com hemangioma de coroide difuso mostrando espessamento de refletividade sonora moderadamente generalizado da fosseta posterior focal profunda e da coroide posterior correspondendo ao disco óptico.

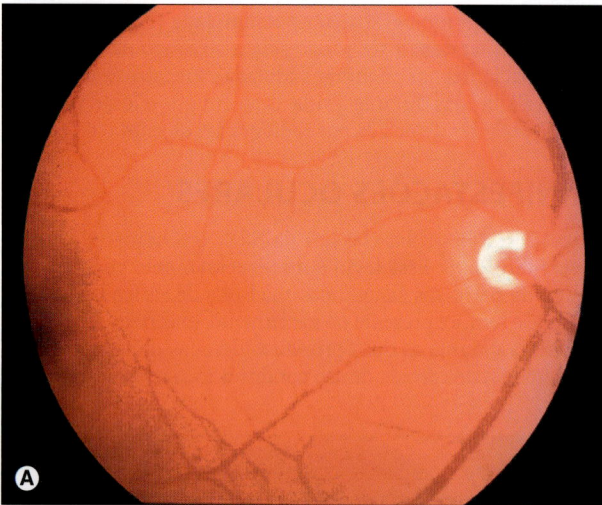

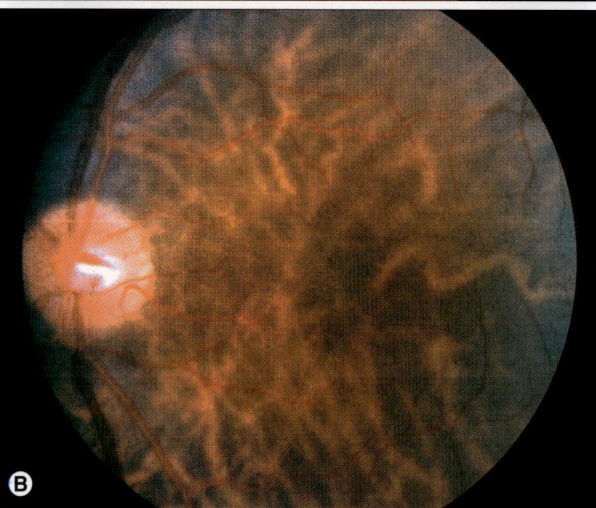

Figura 8.4.13 Aparência comparativa de fundo do olho nos dois olhos de um paciente com hemangioma de coroide difuso no olho direito. **A.** Fundo do olho direito afetado mostrando coroide avermelhada e saturada difusamente e escavação fisiológica profunda secundária a espessamento coroidal circumpapilar. **B.** Fundo do olho esquerdo não afetado mostrando vasos sanguíneos coroidais de grande calibre e escavação fisiológica.

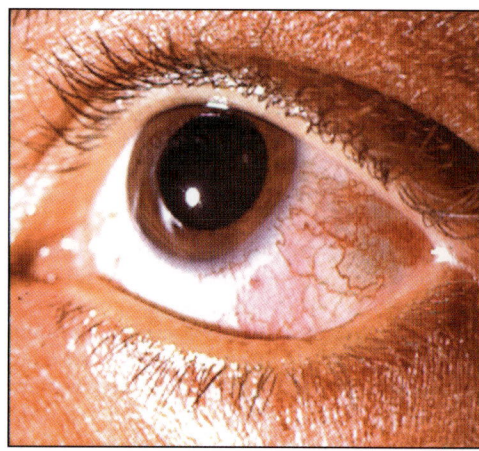

Figura 8.4.15 Telangiectasia episcleral ipsilateral ao nevo flâmeo facial e ao hemangioma de coroide difuso em um paciente com síndrome de Sturge-Weber. Este é o mesmo paciente mostrado na Figura 8.4.11.

intermitente por TC ou RM do cérebro para descartar lesões ou distúrbios tratáveis.[32,33] Avaliações oftalmológicas regulares são apropriadas em todos os pacientes que suspeitaram ou confirmaram SSW para triagem de complicações oculares tratáveis, como glaucoma e descolamento de retina seroso não regmatogênico.[35]

TRATAMENTO

O tratamento de pacientes que têm SSW é geralmente sintomático e dirigido para complicações causadas pelas lesões vasculares do cérebro e dos olhos.[32] As convulsões são tratadas clinicamente, a menos que a terapia seja malsucedida. Crises intratáveis e deterioração mental progressiva são às vezes tratadas cirurgicamente por técnicas como a hemisferectomia subtotal.[36] O nevo flâmeo facial pode ser tratado com *laser* dermatológico. Esse tratamento frequentemente resulta em uma regressão acentuada da marca de nascença vascular e substancial melhora cosmética. Os recursos terapêuticos das lesões oftálmicas e complicações incluem tratamentos clínico e cirúrgico para glaucoma e terapia fotodinâmica ou radioterapia de baixa dose por feixe externo ou placas para descolamento de retina não regmatogênico secundário ao hemangioma.[35] Infelizmente, o prognóstico visual dos olhos acometidos é geralmente muito ruim.[37]

EVOLUÇÃO E DESFECHO

A expectativa de vida dos pacientes que têm SSW parece ser reduzida substancialmente em comparação com a população geral.[32,34] No entanto, a maioria das mortes precoces ocorre em indivíduos com retardo mental profundo e convulsões intratáveis, e não naqueles com uma forma limitada da doença, capacidade intelectual normal e sem convulsões. O resultado visual dos olhos afetados pelo hemangioma de coroide depende da espessura do hemangioma (principalmente na mácula), da presença, extensão e duração do descolamento secundário da retina não regmatogênico antes de sua detecção, da resposta do hemangioma e do descolamento da retina para terapia fotodinâmica ou radioterapia, e a presença e gravidade do glaucoma secundário no olho afetado.[37]

SÍNDROME DE WYBURN-MASON

A SWM é caracterizada por malformações arteriovenosas (MAV) da retina (Figuras 8.4.16 e 8.4.17) e SNC ipsilateral (Figura 8.4.18).[38,39] Como as lesões anormais não são tumores distintos, mas sim comunicações arteriovenosas anômalas, e como esse distúrbio não está associado a nenhuma lesão cutânea característica, essa síndrome não é uma verdadeira facomatose pela definição aqui utilizada. A maioria dos pacientes com SWM tem doença unilateral não familiar.

EPIDEMIOLOGIA E PATOGÊNESE

Essa síndrome é muito incomum. As MAV retinianas e intracranianas são congênitas. No entanto, elas geralmente são incompletas ao nascimento, mas progridem durante o crescimento e o envelhecimento.[40] Consequentemente, as malformações vasculares na retina e no SNC frequentemente não são detectadas até a segunda à quarta décadas de vida. Quanto mais extensas as lesões vasculares congênitas, mais precoce a apresentação na maioria dos pacientes.[38,39] Homens e mulheres parecem ser afetados igualmente. Nenhuma predileção racial ocorre. Nenhum padrão hereditário foi identificado.

MANIFESTAÇÕES EXTRAOFTÁLMICAS

Em pacientes com SWM, as MAV complexas ocorrem na órbita, nos tecidos moles e ossos periorbitários e no mesencéfalo ipsilateral à MAV retiniana.[33,34] Quando proeminentes, podem ser frequentemente demonstradas por TC ou RM (ver Figura 8.4.18), mas quando são pequenas, a arteriografia pode ser necessária para visualizá-las. Nem todos os pacientes com MAV retiniana têm ou desenvolvem MAV extrarretiniana, e somente aqueles que possuem MAV tanto retiniana quanto do SNC devem ser

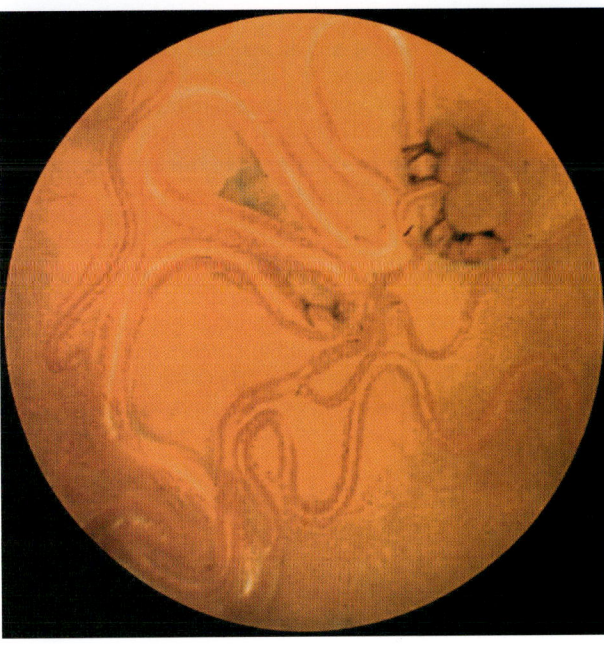

Figura 8.4.17 Malformação arteriovenosa complexa da retina em um paciente com síndrome de Wyburn-Mason.

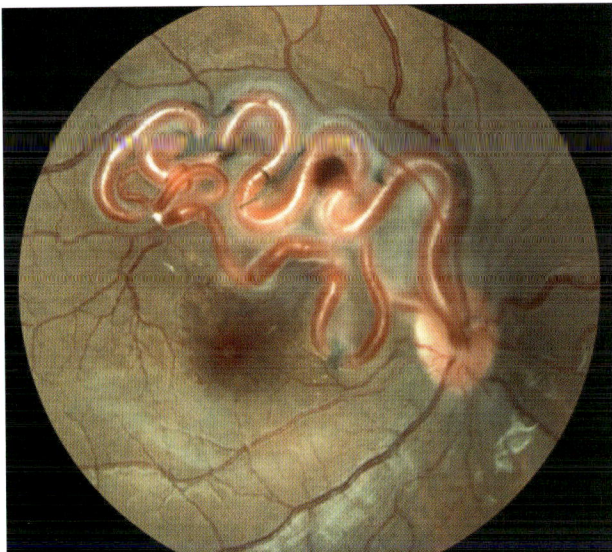

Figura 8.4.16 Malformação arteriovenosa moderadamente complexa da retina posterior superotemporalmente em um paciente com síndrome de Wyburn-Mason.

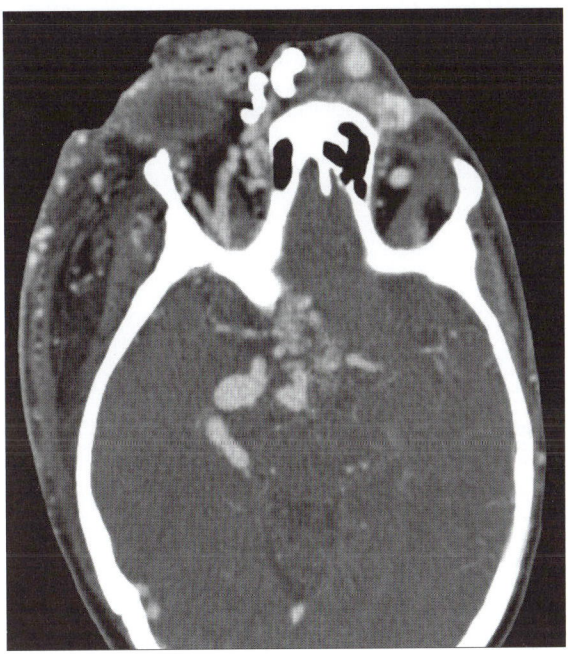

Figura 8.4.18 Tomografia computadorizada da cabeça mostrando malformações arteriovenosas proeminentes de tecidos moles do cérebro, órbita e faciais no lado direito de um paciente com síndrome de Wyburn-Mason.

considerados com SWM. Em geral, quanto mais complexas forem as anomalias vasculares da retina, maior a probabilidade de MAV do SNC associadas.[38]

MANIFESTAÇÕES OCULARES

A anormalidade oftálmica clássica da SWM é a MAV da retina (ver Figuras 8.4.16 e 8.4.17).[38,39] O achado característico é a presença de uma ou mais arteríolas da retina que entram na retina pelo disco óptico, se estendem a uma distância variável do disco e se conectam a uma veia de drenagem sem qualquer leito capilar interposto. Os ramos de malformação eferentes e aferentes tendem a ser dilatados e tortuosos, e a gravidade da dilatação e tortuosidade desses vasos é proporcional aos seus respectivos calibres. O trânsito de sangue pelas alças arteriovenosas é muito rápido, uma característica que pode ser demonstrada com clareza pela angiografia com fluoresceína. Em alguns olhos com MAV complexas da retina, uma ou mais das alças podem ocluir espontaneamente em razão de dobras dos vasos sanguíneos envolvidos.[41] Tal oclusão pode resultar em retinopatia isquêmica ou hemorrágica e profunda perda de visão no olho afetado.

AVALIAÇÃO SISTÊMICA

A avaliação inicial dos pacientes que têm uma MAV retiniana complexa provavelmente deve incluir a RM e, possivelmente, a angiografia por RM da órbita e do cérebro ipsilaterais.[42] Essa investigação provavelmente não é indicada em pacientes com pequenas e limitadas MAV da retina, a menos que apresentem sintomas neurológicos. Atualmente, não existe consenso sobre o que constitui o seguimento adequado de pacientes afetados.

TRATAMENTO

Atualmente, nenhum tratamento efetivo está disponível para as MAV da retina. As MAV intracranianas sintomáticas e complexas podem, às vezes, ser controladas efetivamente por ressecção intracraniana, ligadura arterial, embolização arterial, radiocirurgia estereotáxica ou irradiação por feixe de partículas carregadas.[43,44]

EVOLUÇÃO E DESFECHOS

A expectativa de vida é reduzida em pacientes com SWM em razão de mortes precoces atribuíveis a sangramento espontâneo das MAV intracranianas[38,39] e acidentes vasculares cerebrais relacionados ao tratamento.[43] Além disso, o olho afetado é às vezes cego como resultado da oclusão espontânea da MAV retiniana.[41]

BIBLIOGRAFIA

Abdolrahimzadeh S, Plateroti AM, Recupero SM, et al. An update on the ophthalmologic features in the phakomatoses. J Ophthalmol 2016; 2016:3043026.

Crino PB, Nathanson KL, Kenske EP. The tuberous sclerosis complex. N Engl J Med 2006;355:1345–56.

Ferner RE, Huson SM, Thomas N, et al. Guidelines for the diagnosis and management of individuals with neurofibromatosis 1. J Med Genet 2007;44:81–8.

Hodgson N, Kinori M, Goldbaum MH, et al. Ophthalmic manifestations of tuberous sclerosis: a review. Clin Exp Ophthalmol 2017;45:81–6.

Huson S, Jones D, Beck L. Ophthalmic manifestations of neurofibromatosis. Br J Ophthalmol 1987;71:235–8.

Kresak JL, Walsh M. Neurofibromatosis: a review of NF1, NF2, and schwannomatosis. J Pediatr Genet 2016;5:98–104.

Maher ER, Neumann HP, Richard S. von Hippel–Lindau disease: a clinical and scientific review. Eur J Hum Genet 2011;19:617–23.

Mantelli F, Bruscolini A, La Cava M, et al. Ocular manifestations of Sturge–Weber syndrome: pathogenesis, diagnosis, and management. Clin Ophthalmol 2016;10:871–8.

Ruggeri M, Pratico AD, Evans DG. Diagnosis, management, and new therapeutic options in childhood neurofibromatosis type 2 and related forms. Semin Pediatr Neurol 2015;22:240–58.

Schmid S, Gillessen S, Binet I, et al. Management of von Hippel–Lindau disease: an interdisciplinary review. Oncol Res Treat 2014;37:761–71.

Schmidt D, Pache M, Schumacher M. The congenital unilateral retinocephalic vascular malformation syndrome (Bonnet–Dechaume–Blanc syndrome or Wyburn–Mason syndrome): review of the literature. Surv Ophthalmol 2008;53:227–49.

Thomas-Sohl KA, Vaslow DF, Maria BL. Sturge–Weber syndrome: a review. Pediatr Neurol 2004;30:303–10.

As referências completas estão disponíveis no **GEN-io**.

PARTE 9 NEURO-OFTALMOLOGIA

SEÇÃO 1 Exame de Imagem em Neuro-Oftalmologia

9.1 Princípios dos Exames de Imagem em Neuro-Oftalmologia

Swaraj Bose

Definição: A tomografia computadorizada (TC), a ressonância magnética (RM), a angiografia por RM e TC (ARM, ATC), a angiografia por cateterismo convencional e os exames de imagem funcionais, como a tomografia computadorizada por emissão de pósitrons (PET-TC), a ressonância magnética funcional (RMf) e a ultrassonografia (US), são importantes na avaliação neuro-oftalmológica dos estados anatômico, patológico, vascular e funcional dos olhos, da órbita, das vias visuais, do cérebro e do sistema oculomotor.

Características principais

- Avanços recentes em neuroimagem têm revolucionado o manejo de pacientes com distúrbios neuro-oftalmológicos
- Os exames de TC utilizam radiação ionizante, mas são vantajosos na detecção de hemorragias intracranianas agudas e lesões ósseas
- A RM utiliza diferentes sequências de pulso para identificar a anatomia do sistema visual e seus distúrbios
- As doenças vasculares do sistema nervoso central podem ser definidas e diferenciadas por meio de ARM, venograma por RM, ATC, venograma por TC e angiografia por cateterismo
- Exames funcionais, incluindo PET-TC, tomografia computadorizada por emissão de fóton único (SPECT) e RMf identificam alterações nos estados metabólicos e de perfusão do cérebro
- Os resultados dos exames de neuroimagem devem ser interpretados em associação com a história e os achados clínicos.

INTRODUÇÃO

O papel do oftalmologista na neuroimagem

Embora a neuroimagem seja parte integrante dos critérios diagnósticos e/ou dos dados prognósticos em doenças neuro-oftalmológicas, os testes auxiliares devem ser usados em conjunto, e não como substitutos da avaliação clínica. Por exemplo, o achado de uma lesão em placa à RM serve tanto para o diagnóstico quanto para o prognóstico em pacientes com neurite óptica desmielinizante,[1,2] enquanto a presença de uma única placa sem sinais clínicos não necessariamente provaria ser de origem desmielinizante. O *Optic Neuritis Treatment Trial* (ONTT) concluiu que o risco em 10 anos de desenvolver esclerose múltipla após um episódio inicial de neurite óptica aguda foi significativamente maior quando havia uma única lesão cerebral na RM. Uma neuroimagem negativa também é um dos critérios para se fazer um diagnóstico de pseudotumor cerebral ou hipertensão intracraniana idiopática.[3]

Além disso, a localização tridimensional *in vivo* de tumores orbitais e intracranianos melhorou os resultados cirúrgicos, enquanto a PET-TC e a RMf melhoraram a nossa compreensão sobre a base funcional das doenças.

TOMOGRAFIA COMPUTADORIZADA

Princípios

O equipamento para obtenção da TC consiste em um detector de raios X em um lado do paciente, rigidamente conectado a uma fonte colimada de raios X do outro lado. O tubo de raios X e o detector se movem em volta do paciente como uma única unidade, e imagens transversais podem ser obtidas em diferentes níveis teciduais, como próximo do topo do crânio ou na base do crânio. O computador, então, reconstrói a imagem a partir de pontos de dados que são atribuídos a um valor numérico baseado na atenuação dos raios X e representados como pixels. Esse coeficiente de atenuação (em unidades Hounsfield[H], varia de –1.000 H para o ar a +1.000 H para o osso denso) fornece uma matriz numérica que ajuda o computador a reconstruir a imagem. Para exibir os valores de cada ponto de dados de maneira elucidativa no filme fotográfico, são escolhidas escalas de cinza nas quais cada mudança de contraste representa uma gama de coeficientes de atenuação.

Aplicações clínicas

A TC é particularmente útil na detecção de distúrbios orbitários (orbitopatia tireoidiana, trauma, infecções e doenças tumorais, lacrimais e das cavidades paranasais), hemorragias intracranianas agudas, anormalidades ósseas e fraturas da órbita e do crânio.[4] Entre as suas vantagens, estão a aquisição rápida de imagens, o custo relativamente baixo, a ampla disponibilidade e a excelente resolução espacial. Gerações mais novas de *scanners* de TC helicoidal e espiral empregam cortes mais finos, menor média de volume, tempos de escaneamento mais rápidos, menor artefato de movimento, exposição reduzida à radiação e novos algoritmos de reconstrução que permitem reconstruções multiplanares. As desvantagens da TC são exposição do paciente à radiação, falta de imagens sagitais, reações adversas potenciais ao contraste intravenoso e artefatos dentários e ósseos (Tabela 9.1.1).

Segurança

A TC produz radiação ionizante; as dosagens recomendadas nos EUA ficam abaixo de 150 milliGray (mGy) por exame. A injeção intravenosa adjuvante de contraste iodado propicia realce na TC craniana em áreas de maior vascularização e em áreas de ruptura da barreira hematencefálica, onde ocorre difusão de contraste iodado. Apesar de o contraste ser usado para detectar a extensão intracraniana de tumores orbitais e para a avaliação de lesões quiasmáticas e paraquiasmáticas, o uso desses agentes deve ser avaliado considerando os seus riscos, incluindo reações alérgicas, nefrotoxicidade e choque anafilático, que podem levar a risco de vida.

TABELA 9.1.1 TC *versus* RM da órbita.

TC	RM
Vistas coronal e axial	Imagens multiplanares, incluindo vistas sagitais
Excelente para ossos e lesões ósseas, seios paranasais	Excelente delimitação de tecidos moles
Útil na avaliação de massa retro-orbital em proptose	Supressão de gordura com contraste essencial para avaliação
Calcificação é bem visualizada	A gordura retro-orbital é brilhante e contrasta com o sinal baixo do osso circundante
Indicações: inflamação orbital, traumatismo, tumor, oftalmopatia tireoidiana, drusas do disco óptico, corpo estranho	Tumor orbital, glioma de nervo óptico, ápice orbital e lesões parasselares

TC, tomografia computadorizada; RM, ressonância magnética.

RESSONÂNCIA MAGNÉTICA

Princípios

A RM se baseia no princípio da ressonância nuclear magnética, em que os núcleos de certos átomos se tornam alinhados ou polarizados quando colocados em um campo magnético forte, e as informações subsequentes dos gradientes do campo magnético podem ser traduzidas em mapas de imagem dependentes da posição. Quando o tecido corporal é colocado em um campo magnético forte, os eixos magnéticos de uma pequena porcentagem de átomos de hidrogênio móveis orientados aleatoriamente (prótons distribuídos no líquido corporal) alinham-se paralelamente (alguns antiparalelamente) ao campo magnético (Figura 9.1.1). A frequência de precessão depende da força do campo magnético externo. Assim, quanto mais forte for o campo magnético (mais alto valor de Tesla), maior será a frequência de precessão. Durante esse estado, há mais prótons alinhados paralelamente ao campo externo, resultando em um momento magnético líquido alinhado ao campo magnético externo ou longitudinal a ele (ver Figura 9.1.1, segundo a partir do topo). Uma exposição a um breve pulso de radiofrequência (RF) na mesma frequência àquela da precessão dos prótons causa ressonância ou transferência de energia para os prótons. Isso resulta em mais prótons se tornando antiparalelos e, portanto, em neutralização de mais prótons na direção oposta. A consequência é uma diminuição na magnetização longitudinal. O pulso de RF também pode levar os prótons a ter precessão em fase ou síncronos, resultando em um novo vetor magnético chamado *magnetização transversal*. A análise computadorizada é usada para codificar uma localização espacial e uma imagem é criada.[5]

Parâmetros de imagem

T1 e T2

Quando o pulso de RF é desligado, a magnetização longitudinal aumenta e a magnetização transversal se dissipa. O relaxamento longitudinal é descrito pela constante de tempo T1, o tempo de relaxamento longitudinal ou tempo de relaxamento spin-rede. O relaxamento transversal é descrito pela constante de tempo T2, o tempo de relaxamento transversal ou spin-spin. O T1 depende da composição, da estrutura e do entorno do tecido, e é uma expressão do tempo que a energia transmitida pelo pulso de RF leva para ser transferida para a rede de átomos que cercam os núcleos. As imagens ponderadas em T1 são boas para delinear a anatomia, pois o líquido aparece escuro (vítreo "preto", parece com uma TC de alta definição) e a gordura aparece clara. As imagens realçadas com contraste são feitas com ponderação em T1. As imagens ponderadas em T2 são melhores para discernir doenças; o líquido é claro (vítreo "brilhante"). As características de sinal T1 e T2 estão resumidas na Tabela 9.1.2.

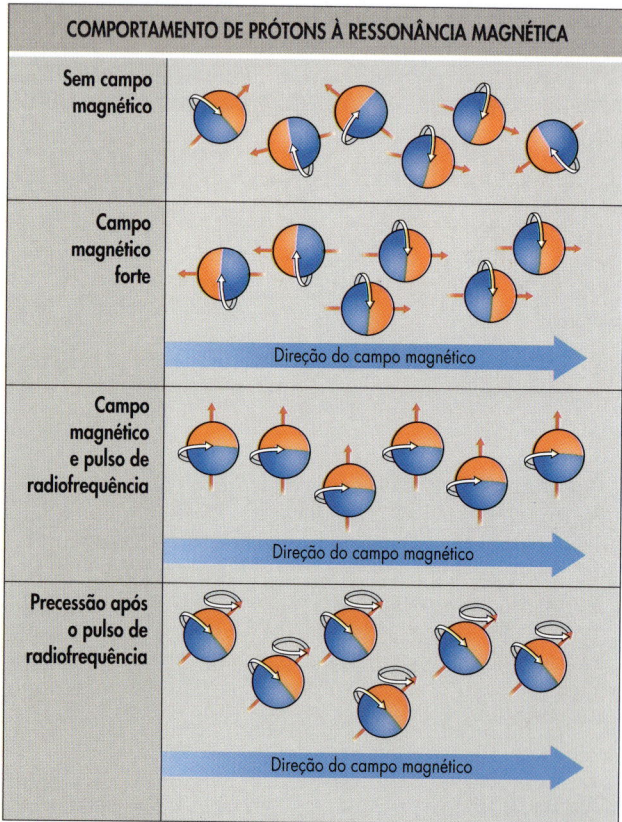

Figura 9.1.1 Comportamento de prótons à ressonância magnética. Na ausência de um campo magnético externo, a orientação de rotação dos prótons livres é aleatória. Em um campo magnético forte, os prótons livres se alinham com seu eixo magnético paralelo (ou menos frequentemente, antiparalelo) ao campo magnético. A exposição a um breve pulso de radiofrequência na frequência de Larmor altera o alinhamento dos eixos de rotação dos prótons livres. Depois do pulso de radiofrequência, os prótons livres giram como topos ao redor das linhas de força do campo magnético com um movimento chamado precessão.

TABELA 9.1.2 Características dos sinais de T1 e T2 de tecidos e materiais comuns.

	Sinal de T1	Sinal de T2
Ar Osso Calcificação densa	Escuro	Escuro
Proteína alta Substâncias paramagnéticas (p. ex., gadolínio, melanina)	Brilhante	Escuro
Gordura	Brilhante	Escuro (brilhante no spin-eco rápido)
Água Edema Vítreo Líquido cefalorraquidiano	Escuro	Brilhante
Proteína muito viscosa Fibrose Dura-máter Ligamentos	Escuro	Escuro
Músculo Nervo	Cinza-claro	Cinza-escuro
Substância cinzenta	Cinza-escuro	Cinza-claro
Substância branca	Cinza-claro	Cinza

Tempo de repetição e tempo de eco

Parâmetros extrínsecos podem ser alterados para explorar ao máximo vários parâmetros teciduais intrínsecos; estes incluem o tempo entre pulsos de RF ou tempo de repetição (TR), e o tempo entre o pulso de RF e a medição do sinal, ou tempo de eco (TE).

As alterações de TR e TE criam imagens que dependem mais das características de T1 ou de T2 dos tecidos (Tabela 9.1.3). Imagens ponderadas em T1 são criadas usando TE e TR relativamente curtos, enquanto as imagens ponderadas em T2 requerem TE e TR relativamente longos. Imagens que têm uma mistura das características do tecido T1 e T2 também podem ser criadas usando um TR longo e um TE curto (imagem de densidade de prótons, Figura 9.1.2).

Sequências e técnicas especiais na obtenção de imagens

Spin-eco, gradiente-eco, inversão-recuperação atenuada por fluido e supressão de gordura

As técnicas de spin-eco (SE) rápido reduzem o artefato de movimento, mas são inferiores às SE na detecção de hemorragia ou pequenas lesões que têm sinal fraco. Os protocolos gradiente-eco (GRE) têm um TR mais curto (o que possibilita imagem mais rápida), uma alta relação sinal-ruído (o que possibilita cortes mais finos) e fornece realce relacionado ao fluxo (que pode ser usado para formar imagens para ARM). As técnicas de recuperação de inversão atenuada por fluido (FLAIR) diminuem o sinal a partir de prótons de substâncias específicas que são relaxadas apenas parcialmente a uma orientação perpendicular ao campo magnético principal, como ocorre com a gordura na recuperação de inversão de intervalo de tempo curto e em sequências de recuperação de inversão de pré-saturação espectral ou líquido cefalorraquidiano (LCR). Elas também ajudam a revelar placas de desmielinização no sistema nervoso central, que, muitas vezes, não são visíveis na RM de rotina (Figura 9.1.3).[6]

A supressão de gordura é uma técnica que elimina a gordura e utiliza duas técnicas: (1) STIR – recuperação de inversão de tempo curto; e (2) CHESS – supressão de gordura por desvio químico seletivo, também chamada *fat-sat*, que é muito útil quando combinada com contraste intravenoso. Isso possibilita que pequenas lesões orbitais, a hipófise e o entorno da base do crânio (que tem gordura na medula óssea) sejam visualizadas, mas também pode introduzir artefatos, especialmente nas regiões inferiores da órbita.[7]

Imagem ponderada em difusão

Medindo o fenômeno da difusão lenta da água nos tecidos (que geralmente aumenta em estados patológicos), as imagens ponderadas em difusão (DWI) auxiliam na avaliação de edema citotóxico, placas desmielinizantes, inflamação, tumores e infarto cerebral inicial, e na definição da arquitetura tecidual interna.[8]

Realce por contraste

O gadolínio é o material de contraste de RM mais usado. É, por natureza, um íon metálico tóxico, mas, quando quelado com ácido dietileno triaminopentacético (DTPA), a sua toxicidade é reduzida, suas propriedades paramagnéticas são retidas e suas características de biodistribuição imitam as do meio de

TABELA 9.1.3 Contraste da imagem como função dos tempos de repetição e de eco.

	Repetição de tempo curto, 300 a 800 ms	Repetição de tempo longo, 2.000 a 3.000 ms
Tempo de eco curto, 10 a 40 ms	Exame ponderado em T1	Exame intermediário (exame de densidade de prótons)
Tempo de eco longo, 60 a 120 ms	Baixa relação sinal-ruído	Exame ponderado em T2

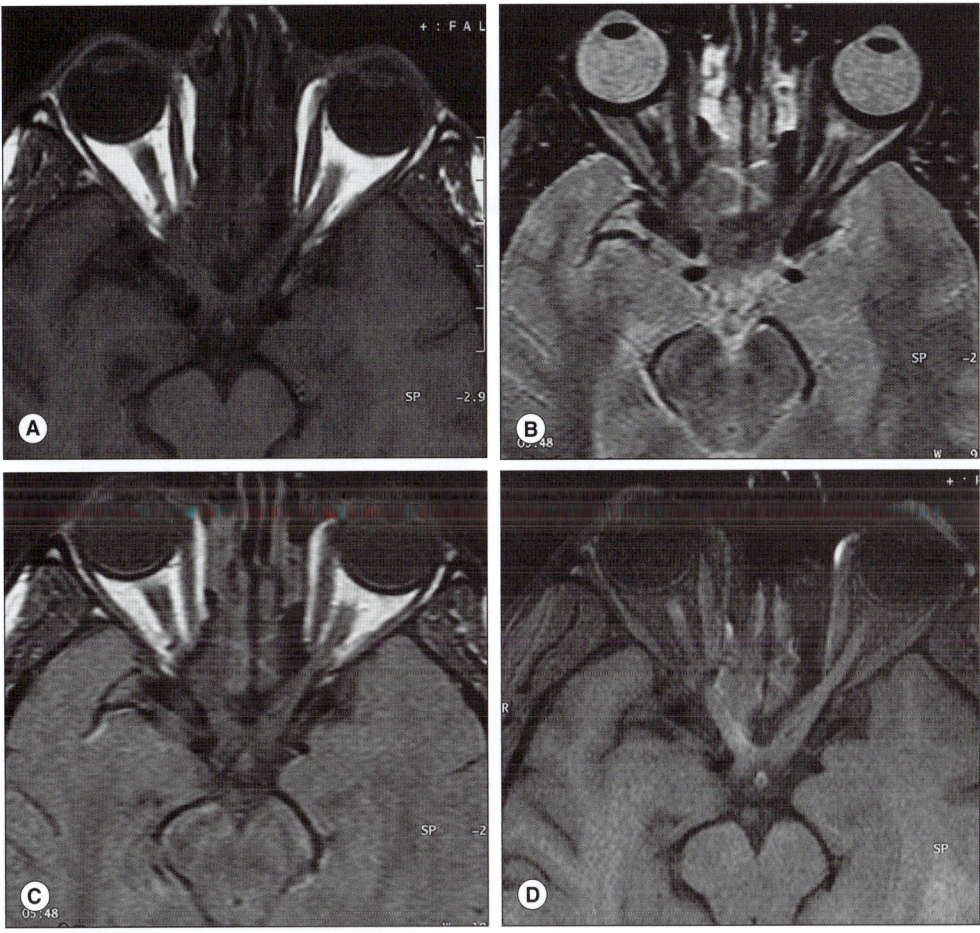

Figura 9.1.2 Comparação do contraste das imagens. A. Imagem ponderada em T1. **B.** Imagem ponderada em T2. **C.** Imagem de densidade de próton. **D.** A supressão de gordura reduz o sinal brilhante normal da gordura orbitária em imagens ponderadas em T1 e melhora o contraste entre gordura, nervo óptico e músculos extraoculares. (Cortesia do Dr. Ramon Figueroa.)

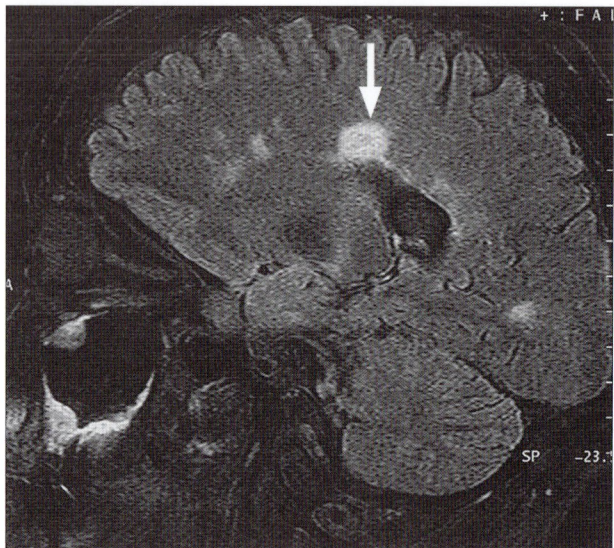

Figura 9.1.3 Recuperação de inversão atenuada por fluido (FLAIR). Sequências FLAIR ajudam a revelar desmielinização no sistema nervoso central que, muitas vezes, não é visível na ressonância magnética de rotina (*seta*). (Cortesia do Dr. Ramon Figueroa.)

contraste iodado usado no exame de TC. O quelato permanece no meio extracelular, não atravessa a barreira hematencefálica intacta e é excretado por via renal. Em estados patológicos, o quelato tende a se mover do espaço intravascular para o espaço extracelular e, portanto, realça processos patológicos.

Como o gadolínio encurta o tempo de relaxamento T1, ele é tipicamente usado para a obtenção de imagem ponderada em T1, na qual fornece um sinal brilhante. Para exames orbitais, as técnicas de ponderação em T1 são combinadas com uma técnica de supressão de gordura para realçar as lesões, de modo que elas possam ser diferenciadas do sinal brilhante da gordura orbital (ver Figura 9.1.3).[9,10] O gadolínio-DTPA é geralmente usado na forma de seu sal de dimeglumina na dose de 0,1 mmol/kg. O gadolínio tem um excelente histórico de segurança, a contraindicação relativa é a anemia hemolítica ou falciforme, e reações graves raras são urticária, broncospasmo e ataque asmático. Outros efeitos colaterais incluem cefaleia, hipotensão ou aumento transitório dos níveis de ferro sérico ou de bilirrubina. Entretanto, o desenvolvimento de fibrose sistêmica nefrogênica em pacientes com insuficiência renal grave submetidos à exposição ao gadolínio é de aproximadamente 4%, e a mortalidade pode chegar a 31%. O mecanismo não está claro, mas essa técnica não deve ser usada em pacientes com insuficiência renal ou se a taxa de filtração glomerular calculada for inferior a 60 mℓ/minuto/1,73 m^2.[11]

Bobinas de superfície e de cabeça
A colocação de antenas com bobinas receptoras próxima dos tecidos que serão examinados pode proporcionar uma aquisição de sinal muito mais forte e, portanto, possibilitar cortes mais finos, melhor resolução e tempos de exame mais curtos, com a visualização de alta resolução do globo ocular, ápice orbital, nervo óptico e quiasma.

Imagem de transferência de magnetização
Os exames de imagem de transferência de magnetização exploram ao máximo o efeito que as grandes proteínas têm sobre a transferência de energia entre prótons de água ligados e não ligados. Os benefícios da transferência de magnetização são maiores nos tecidos que têm altas concentrações macromoleculares (p. ex., cérebro, músculo), e não naqueles com baixas concentrações macromoleculares (p. ex., gordura). As sequências contrastadas de transferência de magnetização melhoram a detecção de lesões cerebrais, como metástases, e a melhor diferenciação das placas desmielinizantes de lesões edematosas é obtida com técnicas de transferência de magnetização combinadas com realce de gadolínio.[12]

Segurança
Pode ocorrer lesão física na presença de corpos ferromagnéticos implantados porque esses podem ser transformados em projéteis em virtude dos fortes campos magnéticos usados na RM. Corpos estranhos ferromagnéticos, metálicos, intraoculares, intraorbitais ou intracranianos; implantes cocleares; clipes para aneurisma intracraniano; marca-passos cardíacos; e desfibriladores são contraindicações da RM.[13] A maioria dos clipes neurocirúrgicos não é ferromagnética, e aqueles colocados em outros locais (p. ex., clipes de tântalo episclerais usados em cirurgia de descolamento da retina e para irradiação de feixe de prótons) não são contraindicações. Em caso de dúvida, pode-se realizar uma TC para detectar esses objetos.

ANGIOGRAFIA

Angiografia por ressonância magnética

Princípios
A ARM utiliza três técnicas básicas: ARM com *time of flight* (TOF, tempo de voo), angiografia por contraste de fase (ACF) e ARM realçada com gadolínio (ARM-GD). Essas abordagens compartilham duas etapas básicas: aquisição de imagem sensível a líquidos de vasos com supressão de fundo estacionário para realçar a anatomia vascular, e produção de imagens bidimensionais com base em dados de imagem de volume tridimensional. O TOF utiliza uma técnica GRE que depende da melhora do sinal dos vasos relacionada com o influxo, enquanto a ACF utiliza uma técnica similar para detectar mudanças de fase induzidas pela velocidade que distinguem o fluxo de sangue dos tecidos estacionários. Uma técnica híbrida mais nova, com múltiplas aquisições de placas finas sobrepostas, combina as vantagens dos modos bidimensional e tridimensional para aquisições de TOF, porque limita a queda de sinal mantendo a alta resolução.[14] A ARM não é uma simples exibição da anatomia vascular. Em vez disso, ela extrapola dados fisiológicos obtidos de características de fluxo de prótons para demonstrar a anatomia. Portanto, o diâmetro dos vasos sanguíneos às vezes pode aparecer menor quando se aplica a ARM do que com a angiografia convencional ou a ATC.

Aplicações clínicas da angiografia por ressonância magnética
As aplicações clínicas incluem a avaliação da circulação extracraniana (estenose, placas e dissecções da carótida, na investigação de perda visual transitória) e da circulação intracraniana (aneurismas, malformações arteriovenosas, doença oclusiva e fístulas carotídeas). A ARM é uma excelente técnica não invasiva para detectar aneurismas assintomáticos que medem mais de 5 mm (Figura 9.1.4). Entre as limitações da ARM, estão a má detecção de aneurismas com menos de 5 mm em diâmetro, resultados falso-positivos em alças vasculares enroladas e a tendência a superestimar estenose vascular.

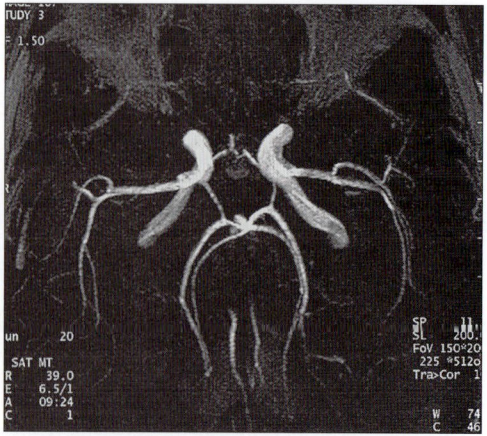

Figura 9.1.4 Angiografia por ressonância magnética do círculo de Willis. (Cortesia do Dr. Ramon Figueroa.)

Angiografia por tomografia computadorizada

Princípios
A ATC utiliza injeção intravenosa em *bolus* de contraste iodado seguida por TC espiral de alta velocidade com imagens tridimensionais geradas por computador de artérias de tamanhos médio e grande. As vantagens da ATC sobre a ARM-padrão são a rapidez do exame e a obtenção de imagens do tamanho real do lúmen (em vez do fluxo dentro de um vaso) e a capacidade de ser realizada em pacientes com claustrofobia, marca-passos e clipes de aneurisma mais antigos[15] (Figura 9.1.5).

Aplicações clínicas
As principais aplicações clínicas são a detecção de aneurismas tão pequenos quanto 1,7 mm, obtenção de imagem de qualidade superior do colo do aneurisma, melhor delineamento da anatomia cirúrgica, caracterização de trombos murais, detecção de vasospasmo, estenose arterial e fístulas carotideocavernosas e fornecimento de imagens tridimensionais que podem ser rotativas.[16] As limitações incluem a difícil detecção e delineamento de aneurismas do seio cavernoso e da artéria cerebelar inferior posterior, vasos nutridores de fístulas carotideocavernosas durais e riscos decorrentes da exposição à radiação e contraste.

Angiografia por tomografia computadorizada *versus* angiografia por ressonância magnética

No tratamento de pacientes com aneurismas intracranianos – e especialmente para a avaliação de pacientes com paralisia parcial do terceiro nervo doloroso para descartar aneurismas da artéria comunicante posterior (ACP) – a pergunta mais comum é: Qual é o melhor exame de imagem, ATC ou ARM? Às vezes, a resposta mais fácil é que depende da experiência institucional local e o do neurorradiologista que lê os filmes, mas os dados clínicos têm mostrado que a ARM 3Tesla com contraste é, em termos de qualidade de imagem, comparável à ARM-TOF e à ATC.[17] No entanto, outros relatos mostraram que um aneurisma de ACP de 7 mm não foi detectado por RM e ARM cerebrais, mas foi detectado pela ATC.[18] Além disso, a ATC foi considerada um procedimento melhor para detecção de aneurismas traumáticos com fratura da base do crânio.[19]

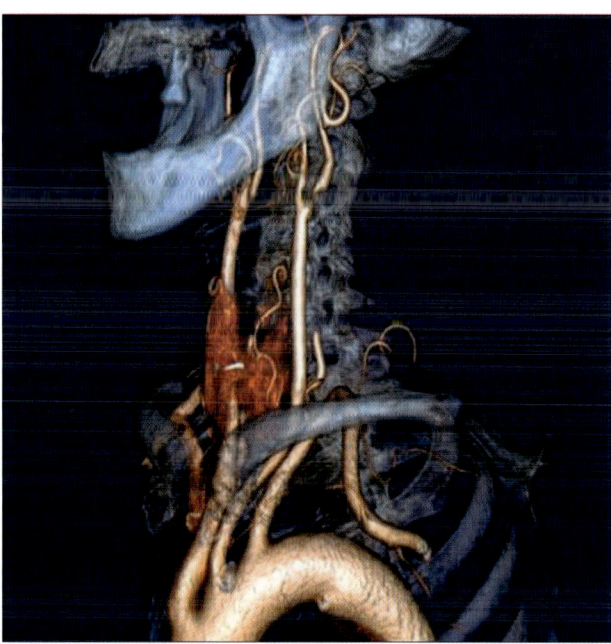

Figura 9.1.5 Angiografia por TC das carótidas. Observar a demonstração simultânea dos marcos ósseos adjacentes.

Angiografia convencional

Princípios
A angiografia cerebral percutânea convencional (geralmente via artéria femoral) continua sendo o padrão para detecção e localização acuradas de pequenos aneurismas intracranianos com ou sem hemorragia subaracnóidea. A neuroimagem intervencionista envolve a introdução de sistemas coaxiais de microcateteres extremamente flexíveis, balões, bobinas e outros dispositivos no sistema vascular cerebral para fins terapêuticos; é usada comumente para aneurismas, malformações arteriovenosas e fístulas durais e carótido-cavernosas usando GDCs (bobinas destacáveis Guglielmi, Target Therapeutics, Fremont, CA)[20] (Figura 9.1.6). A angiografia com subtração digital (ASD) é uma técnica que reduz artefatos pela subtração de densidades criadas pela sobreposição do osso do crânio e usa quantidades menores de corante. O corante de contraste realça a coluna de sangue fluindo dentro do vaso injetado e demonstra estenose, aneurismas, malformações vasculares, dinâmica de fluxo e irregularidades da parede do vaso, como dissecções ou vasculite. A morbidade do procedimento (cerca de 2,5%) é principalmente relacionada à isquemia por êmbolos ou por vasospasmo, reações relacionadas ao contraste, ou complicações no local da punção arterial (p. ex., hematoma).

Ultrassonografia

Princípios
A tecnologia ultrassonográfica se baseia no reflexo das ondas de ultrassom (5 a 20 MHz) em interfaces acústicas e é usada em neuro-oftalmologia para a avaliação de patologias orbitais, como processos expansivos, processos inflamatório-congestivos (Capítulo 9.23) e corpos estranhos. A ultrassonografia em modo B fornece um método útil, barato, rápido e facilmente tolerável para distinguir lesões sólidas de lesões orbitais císticas, para mostrar aumento da veia oftálmica superior e dos músculos extraoculares e para demonstrar uma drusa da cabeça do nervo óptico e fazer distinção de dilatação da bainha do nervo óptico em casos de papiledema.[21] Além disso, o exame de imagem com Doppler transcraniano pode ser empregado para avaliar a permeabilidade e a localização da artéria temporal para pacientes que estão sendo avaliados quanto a arterite temporal.[22]

IMAGEM FUNCIONAL

Tecnologia de emissão de pósitrons e tomografia computadorizada de emissão de fóton único

Princípios
A PET-TC e a SPECT são realizadas com isótopos administrados sistemicamente (como 18F-fluoro-2-desoxiglicose [FDG], amônia 13N [13NH3], flúor 18 [18F]) que emitem prótons,

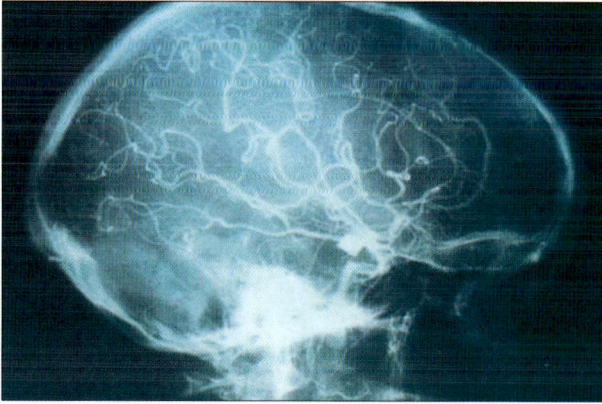

Figura 9.1.6 Angiografia por cateterismo convencional demonstrando um aneurisma da artéria comunicante posterior.

Elas são usadas para a observação de processos biológicos que medem o fluxo sanguíneo cerebral regional e o consumo de glicose e, assim, indiretamente, o metabolismo tecidual.[23] Essas técnicas rastreiam o transporte e a fosforilação da glicose, e os pósitrons ligados à glicose emitem dois fótons que atingem detectores colocados ao redor da cabeça. Quanto maior for a taxa do metabolismo da glicose do tecido, mais fótons são emitidos. O metabolismo da glicose fornece cerca de 95% do trifosfato de adenosina necessário para a função cerebral. A FDG é levada rapidamente para o compartimento intracelular, mas não pode ser difundida a partir do cérebro, porque o seu metabolismo é interrompido após a sua fosforilação para desoxiglicose-6-fosfato. Assim, a FDG permanece presa intracelularmente e, portanto, é um excelente agente para ser usado na obtenção de imagem correspondente ao metabolismo cerebral. As imagens tomográficas são obtidas de maneira similar àquelas para RM ou TC. O fluxo sanguíneo cerebral, a utilização de oxigênio e a utilização de glicose podem ser medidos. A PET-TC é usada principalmente para avaliação de isquemia/acidente vascular encefálico, tumores, migrânea, blefarospasmo, perda visual cortical e mapeamento do córtex, entre outros.[24] A limitação da PET-TC é a sua resolução relativamente fraca de 57 mm, o seu custo e a sua disponibilidade limitada por causa da exigência de grande proximidade a um ciclotron para produzir os radioisótopos.

Em SPECT, isótopos como iodo-123 iodoanfetamina ou tecnécio-99 são incorporados em compostos biologicamente ativos e a TC marca a sua distribuição. As informações fornecidas pela SPECT são semelhantes às da PET-TC, mas a SPECT não requer o uso de isótopos produzidos em um ciclotron. No entanto, a resolução é ainda pior com a SPECT. O futuro dessas tecnologias é muito promissor, e com o recente advento da micro-PET-TC, do receptor de alta resolução e de imagens genéticas, possibilitarão a maior compreensão do funcionamento e das anormalidades do cérebro humano (Figura 9.1.7).

Aplicações clínicas

As aplicações atuais do exame de imagem funcional incluem a detecção de estados hipermetabólicos associados a tumor, diferenciação de tumor das áreas de necrose de radiação, localização de focos de convulsão, detecção de regiões de isquemia, avaliação de alterações bioquímicas associadas a anormalidades cognitivas e psiquiátricas e sua resposta à intervenção farmacêutica, e localização de fármacos no cérebro.[25]

Espectroscopia por ressonância magnética

Princípios

A espectroscopia por ressonância magnética (ERM) é utilizada para bioquímica diagnóstica *in vivo* e baseia-se no mesmo princípio usado anteriormente em química analítica para obter espectros de RM. Estudos de ERM de isquemia cerebral são confinados unicamente ao próton (H1) e ao fósforo-31 (P31) em razão de sua sensibilidade intrinsecamente maior em comparação com outros elementos. A neuroespectroscopia (ERM de próton, que tem maior sensibilidade do que a ERM de P31) usa um voxel de pequeno tamanho (1 cm^3) e permite a detecção de compostos como N-acetilaspartato, creatina, colina, lactato e inositóis (Figura 9.1.8). Cada metabólito tem uma "assinatura" que, quando adicionada aos outros metabólitos principais, resulta em um espectro complexo de picos sobrepostos.[26] As patologias que podem ser documentadas pela ERM incluem tumor cerebral, acidente vascular encefálico, lesões cerebrais

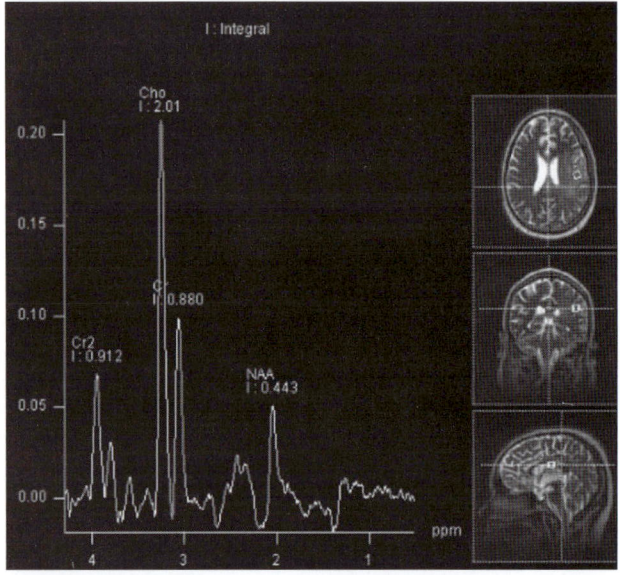

Figura 9.1.8 Espectroscopia por RM em paciente com lesão maligna no cérebro com alteração química correspondente. (Cortesia do Dr. Anton Hasso.)

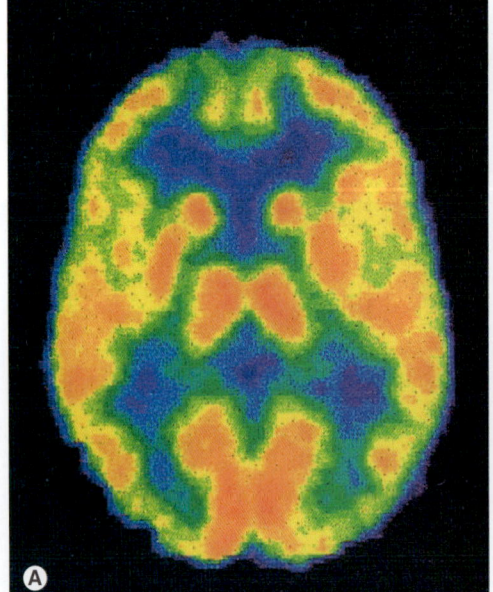
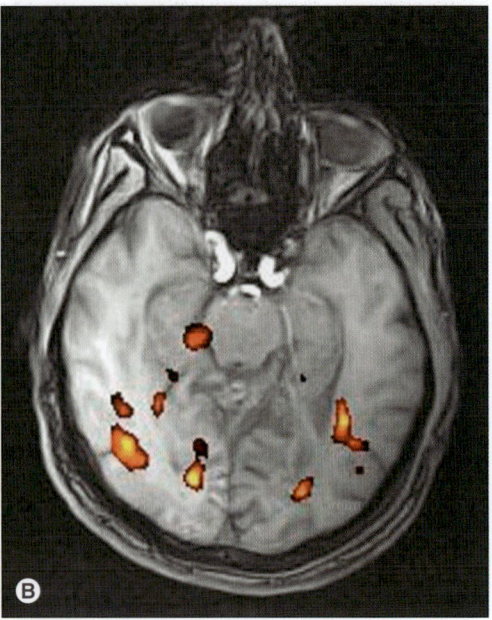

Figura 9.1.7 A. Imagens PET-TC de um paciente demonstrou aumentos (*vermelho*) e diminuições (*azul*) de metabólitos no cérebro. **B.** Ressonância magnética funcional (RMf) obtida com um magneto de 3Tesla demonstrando imagens geradas após uma tarefa visual.

focais, esclerose múltipla e hemorragia intracraniana. Um cérebro agudamente isquêmico produz lactato pelo metabolismo anaeróbico durante os primeiros 23 dias após a lesão, que pode ser detectado pela ERM. Com o advento da ERM e com o emprego de modalidades multi-RM (RM, ARM, RM por perfusão), agora é possível avaliar extensivamente não apenas regiões de lesão cerebral, mas também regiões com risco de infarto.[27]

Ressonância magnética funcional

Princípios

A RMf é uma técnica menos invasiva para mapear a ativação cortical cerebral em resposta à execução de tarefas cognitivas, sensoriais ou motoras específicas. A base para a maioria das RMf é a medição de aumentos no nível de oxigenação sanguínea durante o desempenho de tarefas específicas (DNOS, dependente do nível de oxigênio sanguíneo).[28] Esse método utiliza a alteração na suscetibilidade magnética da hemoglobina à medida que ela muda de oxi-hemoglobina (diamagnética, reduz o campo magnético no qual é colocada) para desoxi-hemoglobina (paramagnética, aumenta o campo magnético), o que resulta em encurtamento de T2. A vantagem dessa técnica é que nenhuma injeção é necessária. A RMf está evoluindo rapidamente em uma ferramenta experimental e clínica útil para o mapeamento cortical funcional, para testes psicofísicos, para o mapeamento de tumor cerebral e para a compreensão das bases das funções visuais superiores.[29]

ESTRATÉGIAS DOS EXAMES DE IMAGEM EM NEURO-OFTALMOLOGIA

A escolha da modalidade de imagem adequada deve ser baseada no diagnóstico diferencial, na natureza da lesão suspeita, nas características do paciente e nas modalidades disponíveis. Para obter os resultados de neuroimagem mais significativos, a comunicação com o neurorradiologista é essencial e deve incluir o fornecimento de histórico adequado, o tipo de exame, a sequência, o material de contraste, a espessura do escaneamento e a área de interesse. Os médicos que fazem o pedido devem explicar o procedimento, os riscos e as contraindicações para o paciente diretamente.

A RM é geralmente mais valiosa do que a TC na detecção da anatomia e da patologia da lesão e para estreitar o diagnóstico diferencial. No entanto, a TC é útil para a avaliação da patologia orbital (tumor, trauma e doença orbitária tireoidiana) e em pacientes com hemorragia intracraniana aguda. A gordura orbital fornece um excelente contraste com outros tecidos da órbita na TC e na RM, favorecendo uma localização anatômica mais acurada. Os exames orbitais requerem angulações negativas que são paralelas à base orbital, enquanto os exames da cabeça requerem angulações positivas. A RM com supressão de gordura realçada com gadolínio geralmente demonstra melhor a patologia do nervo óptico, que inclui tumores (como glioma, meningioma e hemangioma), dano por radiação, doença desmielinizante e dano inflamatório (como na sarcoidose). Devemos considerar a ARM, a ATC e a ASD se suspeitarmos de uma doença de grandes vasos. Estudos de neurite óptica mostraram que as alterações da RM são de valor diagnóstico e preditivo[30] (Tabela 9.1.4). Pode-se avaliar papiledema com US modo B investigando se a bainha do nervo óptico está dilatada e se ocorre diminuição no diâmetro da bainha na abdução (ou adução) do olho, em 30°. A RM cerebral em casos de papiledema pode mostrar ventrículos em fenda, um venograma por RM (VRM, uma sequência diferente para veias) pode revelar uma trombose venosa. As drusas do nervo óptico, muitas vezes calcificadas, podem ser vistas na US modo B, na TC, na RM ou pela presença de autofluorescência (para orientações, consulte a Tabela 9.1.5).

TABELA 9.1.4 Características de TC e RM.

TC	RM
Melhor para lesões ósseas	Melhor para delimitação de tecidos moles
Sensível a hemorragia aguda	Não sensível
Hemorragia crônica pode ser sutil	Bem visualizada
60% de acidentes vasculares agudos visualizados	80% acidentes vasculares agudos visualizados
Fossa posterior degradada pelo artefato	Bem visualizada
Baixa resolução de lesões desmielinizantes	Lesões desmielinizantes bem visualizadas em todas as fases
Artefatos de metal (placas cranianas, clipes)	Artefatos ferromagnéticos
Imagens axiais e coronais	Imagens axiais, coronais, sagitais e angulares
Agente de contraste iodado	Agente de contraste paramagnético
Risco: radiação ionizante	Risco: campo magnético

CT, tomografia computadorizada; *RM*, ressonância magnética.

TABELA 9.1.5 Diretrizes gerais para a escolha das técnicas de neuroimagem em neuro-oftalmologia.

Localização anatômica	Condição clínica	Técnica(s) de imagem
Órbita	Tumores Oftalmopatia tireoidiana, traumatismo, hemorragia corpo estranho Tumor do nervo óptico, tumor do ápice orbital	US (sólida vs. cística), TC (sem contraste) RM (tecidos moles, supressão de gordura) TC sem contraste (preferida) RM com gadolínio, com supressão de gordura
Seio cavernoso, quiasma, região parasselar	Tumor Aneurisma (p. ex., paralisia do terceiro nervo) Aneurisma com hemorragia	TC com contraste de alta resolução (cortes finos), RM RM com gadolínio, ARM, angiografia por cateterismo TC sem contraste
Área de retroquiasmática e fossa posterior	Aneurisma ou malformação AV com hemorragia	TC sem contraste
Cérebro	Hemorragia intracerebral 1. aguda (Fe2+/metHb intracelular) 2. subaguda (Fe3+/metHb extracelular) 3. crônica (metHb/hemossiderina) Papiledema Esclerose múltipla	Densidade de TC / RM-T1 / RM-T2 Brilhante / Isodensa / Hipodensa Isodensa / Hiperdensa / Hiperdensa Escura / Hiperdensa / Hiperdensa US modo B (dilatação da bainha óptica) RM com gadolínio, venografia por RM RM com gadolínio, T2, sequência FLAIR
Carótidas e vertebrais	Estenose, dissecção, placas, avaliação de amaurose	Doppler da carótida (US), ARM, ATC, angiografia por cateterismo
Globo ocular	Drusas do disco óptico Tumor, traumatismo, calcificação	US modo B, TC sem contraste TC sem contraste

AV, arteriovenosa; *TC*, tomografia computadorizada; *Fe2+*, ferro ferroso; *Fe2+/metHb*, ferro-meta-hemoglobina; *Fe3+*, ferro férrico; *FLAIR*, recuperação de inversão atenuada por líquido; *RM*, ressonância magnética; *ARM*, angiografia por ressonância magnética; *US*, ultrassonografia.

A combinação do conhecimento da anatomia neuro-oftalmológica com técnicas de imagem adequadas proporciona método poderoso para detectar lesões envolvendo as vias visuais aferentes e eferentes e para o monitoramento do efeito dos tratamentos neurológicos.[31] Por outro lado, a utilidade diagnóstica de se obter exames de neuroimagem de pacientes com exame clínico normal e dor facial/ocular unilateral isolada encaminhados para um neuro-oftalmologista é baixa.[32] Os novos avanços na velocidade e na resolução continuarão a impressionar, como pode ser visto na imagem de RM 12T do nervo óptico humano *post mortem* que se assemelha a uma secção histopatológica (Figura 9.1.9).[33]

BIBLIOGRAFIA

Beck RW, Arrington J, Murtagh FR, et al. Brain magnetic resonance imaging in acute optic neuritis. Experience of the Optic Neuritis Study Group. Arch Neurol 1993;50:841–6.

Beck RW, Trobe JD, Moke PS, et al. High- and low-risk profiles for the development of multiple sclerosis within 10 years after optic neuritis: experience of the optic neuritis treatment trial. Arch Ophthalmol 2003;121:944–9.

Bose S. Neuroimaging in neuro-ophthalmology. Neurosurg Focus 2007; 23(5):E9.

Jacobs DA, Galetta SL. Neuro-ophthalmology for neuroradiologists. AJNR Am J Neuroradiol 2007;28:3–8.

Vaphiades MS, Horton JA. MRA or CTA, that's the question. Surv Ophthalmol 2005;50:406–10.

Yang YJ, Chen WJ, Zhang Y, et al. Diagnostic value of CTA and MRA in intracranial traumatic aneurysms. Chin J Traumatol 2007;10:29–33.

As referências completas estão disponíveis no **GEN-io**.

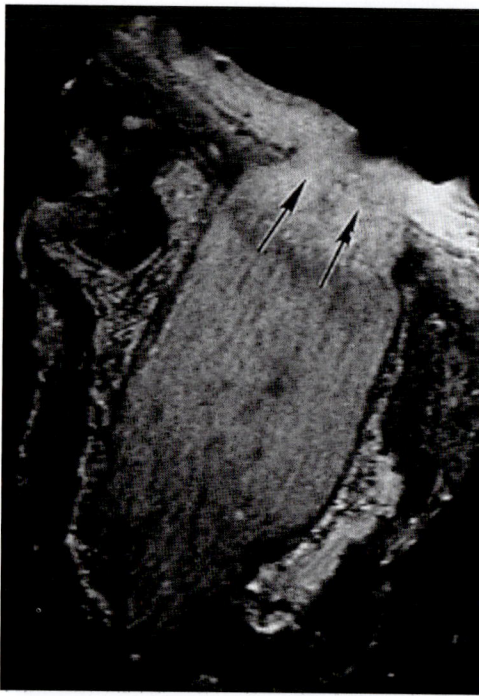

Figura 9.1.9 "Secção" da RM do nervo óptico com um mapeamento de RM 12Tesla de ultra-alta resolução. As setas apontam para a localização da lâmina cribrosa.'

PARTE 9 NEURO-OFTALMOLOGIA
SEÇÃO 1 Exame de Imagem em Neuro-Oftalmologia

9.2 Tomografia de Coerência Óptica em Neuro-Oftalmologia

Piero Barboni, Nicole Balducci, Giacomo Savini e Michelle Y. Wang

Definição: A tomografia de coerência óptica (OCT, do inglês *optical coherence tomography*) é um exame complementar que documenta a morfologia do disco óptico e quantifica a camada de fibras nervosas, as células ganglionares maculares e outras camadas da retina.

Características principais
- É um exame não invasivo, sem contato, reprodutível e quantitativo
- Define e diferencia formas específicas de neuropatia óptica
- Documenta alterações na camada de fibras nervosas da retina (CFNR) e a espessura da camada de células ganglionares (CCG) da região macular ao longo do tempo
- Ajuda a correlacionar as alterações estruturais da CFNR e da CCG macular com a função visual
- A angiotomografia de coerência óptica (OCTA, do inglês *optical coherence tomography angiography*) é uma nova ferramenta que visualiza a rede microvascular da cabeça do nervo óptico (CNO), peripapilar e da retina.

INTRODUÇÃO

A OCT é um exame de imagem não invasivo, sem contato, que fornece resolução *in vivo* de alta qualidade da retina e da CNO. Tem sido amplamente utilizada em neuro-oftalmologia para todos os fins, incluindo a definição e a diferenciação de formas específicas de neuropatia óptica, quantificando as alterações na espessura da CFNR e da CCG macular ao longo do tempo, e correlacionando mudanças estruturais com a função visual. A análise de OCT da espessura da CFNR e da CCG é um biomarcador útil para o diagnóstico e o tratamento de doenças.[1] Para uma explicação mais abrangente do uso da OCT nas doenças do sistema nervoso central, consulte uma publicação recente.[2]

INTERPRETAÇÃO DA TOMOGRAFIA DE COERÊNCIA ÓPTICA

Em neuro-oftalmologia, duas principais medidas estruturais da função do nervo óptico são fornecidas pela OCT: a CFNR peripapilar e a espessura da CCG macular. Os resultados combinados da espessura da CFNR e da CCG ajudam tanto no diagnóstico quanto no monitoramento das doenças do nervo óptico.

Camada de fibras nervosas da retina peripapilar

A espessura CFNR é geralmente medida por meio de uma varredura circular de 3,4 mm a partir do centro do disco óptico, pois essa distância reduz a variabilidade interindividual relacionada com a localização dos vasos e a forma do disco óptico.[3,4] O *software* da OCT fornece dados sobre a espessura da CFNR média e setorial em micrômetros, analisados por quadrantes, horas do relógio ou setores menores. As alterações precoces, e mesmo sutis, da CFNR são frequentemente detectáveis pelo mapa de desvio da normalidade (onde a espessura da CFNR é comparada com a da população normal da mesma faixa etária)[5] e pelo mapa de espessura (que registra valores absolutos de espessura não baseados na comparação de banco de dados normativo).[6] Alguns equipamentos de OCT também fornecem informações sobre o tamanho, a borda neurorretiniana e a escavação do disco óptico.

Camada de células ganglionares maculares

A CCG macular é mais espessa na mácula,[7] representando 30% de toda a espessura macular. A sua espessura não é influenciada pela variabilidade interindividual da forma do disco óptico ou pela presença de grandes vasos retinianos e elementos gliais. Em alguns casos, a espessura da CCG é reduzida antes do afilamento da CFNR, e a sua medição é particularmente útil para detectar a perda axonal em casos em que existe edema do disco óptico, no qual o inchaço da CFNR pode mascarar a perda de fibra nervosa da retina.[8-10]

A maioria dos dispositivos de OCT fornece análises da CCG macular, fornecendo dados sobre a espessura da CCG macular média, mínima, máxima e setorial. Mapas de desvio da normalidade e de espessura também estão disponíveis em alguns dispositivos.

Anormalidades microcísticas da camada nuclear interna

O edema macular microcístico (EMM) está presente em 5 a 25% dos pacientes com neuropatia óptica. Caracteriza-se pela presença de alterações microcísticas na camada nuclear interna, que pode causar redução na acuidade visual. O EMM é facilmente identificado na região perifoveal com a OCT de domínio espectral (SD-OCT, do inglês *optical coherence tomography spectral-domain*) (Figura 9.2.1).[11] Normalmente, o EMM não é identificável no exame de fundo de olho. Esse achado é inespecífico na medida em que tem sido associado a várias neuropatias ópticas, como esclerose múltipla (EM),[12] neuromielite óptica,[13-14] neuropatia óptica isquêmica posterior,[15] neuropatia óptica hereditária de Leber (NOHL)[16] e atrofia óptica dominante (AOD).[17]

Várias hipóteses foram postuladas, incluindo degeneração transináptica retrógrada nas vias visuais,[18,19] tração vitreomacular,[20,21] disfunção das células de Muller,[11] e inflamação.[12]

PAPILEDEMA

O papiledema ocorre quando a pressão perineural aumentada provoca estase de fluxo axoplasmático, causando inchaço das fibras do nervo óptico no nível do disco óptico. Vários estudos avaliaram o edema do disco óptico usando a OCT. O inchaço

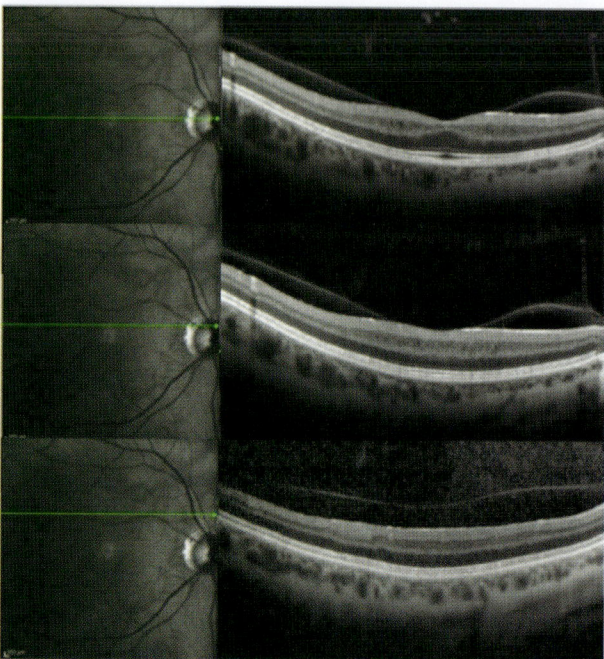

Figura 9.2.1 Anormalidades microcísticas da camada nuclear interna. Caso de um homem de 45 anos com atrofia óptica dominante, na qual os microcistos na camada nuclear são bem detectáveis no nível da adesão vitreorretiniana (*figuras superior e média*). Observar que os microcistos desaparecem onde a adesão vitreorretiniana não é vista (*figura inferior*).

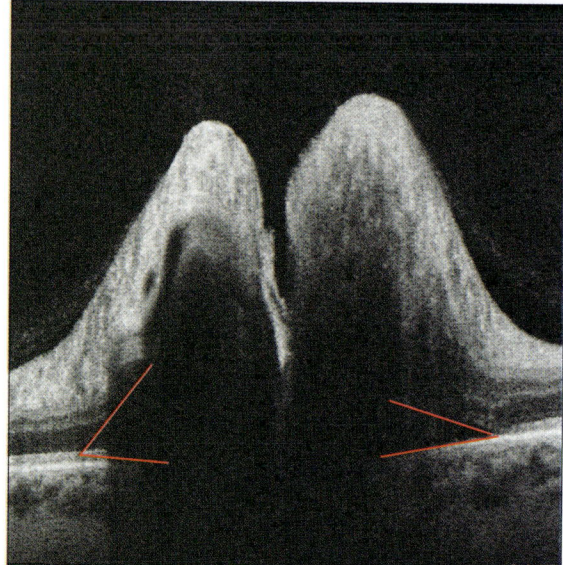

Figura 9.2.2 No mesmo paciente mostrado na Figura 9.2.1, uma varredura vertical através do nervo óptico mostra um padrão em V deitado no espaço sub-retiniano inferior ao nervo óptico.

da CFNR peripapilar é o achado mais relevante.[22] Uma vez que erros na definição da borda externa da CFNR podem ocorrer nos casos mais avançados, em razão de uma diminuição da relação sinal-ruído, a análise de toda a espessura da retina peripapilar foi proposta como um potencial método alternativo para quantificar o edema do nervo óptico.[23] Um espaço hiporrefletivo sub-retiniano também pode ser visualizado ao redor da CNO em casos de edema discal. Imagens transversais da CNO revelam que tal espaço tem um padrão em V deitado ("lazy V", aberto próximo da CNO e afunilado distante da CNO, Figura 9.2.2). Esse padrão característico ajuda a diferenciar edema de disco de drusas do disco óptico, em que é observado um contorno interno tortuoso e irregular.[24] Análises recentes da arquitetura profunda da CNO descobriram que, no caso de alta pressão intracraniana, o epitélio pigmentar da retina peripapilar é deslocado em direção ao vítreo como resultado do aumento da pressão intracraniana, que influencia na arquitetura da abertura do canal neural.[25] A OCT é, portanto, útil para detectar e caracterizar o edema de disco, mas por si só não consegue diferenciar edema de disco generalizado de papiledema mais específico.

Um estudo realizado em crianças com craniossinostose e hidrocefalia mostrou que medidas quantitativas da estrutura retiniana peripapilar por OCT se correlacionou com a pressão intracraniana.[26] A análise da espessura da CCG macular pode detectar perda de fibra quando o disco óptico ainda está inchado, o que pode ajudar a diferenciar a perda axonal da resolução do inchaço da CFNR em casos de melhora do papiledema.[8]

Neuropatia óptica isquêmica não arterítica

A OCT é útil tanto nos estágios edematosos quanto atróficos da neuropatia óptica isquêmica não arterítica (NOIA-NA). Nos estágios iniciais, o edema do disco óptico – causado principalmente pelo aumento do teor de água nos axônios e no tecido intersticial – é o principal sinal clínico. Estudos com OCT mostram que a CFNR peripapilar se mostra espessada e pode ser detectado um espaço sub-retiniano hiporrefletivo ao redor da CNO (ver Figura 9.2.2).[22] Mais tarde, quando o disco óptico atrofia, a CFNR torna-se mais fina, mesmo nos setores correspondentes ao hemicampo relativamente não afetado do campo visual (CV).[27]

Diferentes padrões de envolvimento da CFNR podem ser observados, dependendo das características clínicas da NOIA-NA. Em pacientes com defeitos de CV confinados ao hemicampo inferior, a OCT mostra afilamento nos quadrantes superior, nasal e temporal da CFNR. Em pacientes com perda de CV difuso, o afilamento da CFNR é observado em todos os quadrantes. Em pacientes com um defeito de CV central, o afilamento da CFNR é limitado aos quadrantes superior e temporal.[28] A OCT também tem sido usada para avaliar as características da CNO em pacientes com NOIA-NA. Achados oftalmoscópicos de disco congenitamente cheio (p. ex., com menor relação escavação-disco) foram confirmados pela OCT.[29] O epitélio pigmentar da retina peripapilar não é deslocado em direção ao vítreo, como em geral se observa nos casos de papiledema.[4]

A análise da espessura da CCG macular pode detectar perda de fibra quando o disco óptico ainda está edemaciado.[9] Foi observada uma diferença hemisférica vertical significativamente maior na espessura da CCG na NOIA-NA, mas não na neurite óptica. Reconhecer o padrão de perda de células ganglionares com características altitudinais pode ajudar a distinguir as duas doenças.[30] Existe uma forte correlação entre o padrão de perda de CCG e a localização do defeito de CV.

NEUROPATIA ÓPTICA COMPRESSIVA

A compressão posterior do nervo óptico pode causar edema do disco óptico indistinguível do papiledema tanto em exames clínicos quanto no exame de OCT. Portanto, a confirmação de que se trata de um papiledema verdadeiro causado pelo aumento da pressão intracraniana só pode ser feito pela punção lombar.

Nos casos de tumores do nervo óptico ou compressão orbital, como na orbitopatia de Graves, a OCT pode ser importante no reconhecimento precoce dos danos ao nervo óptico e na estimativa do prognóstico visual após o tratamento. Um estudo realizado em pacientes com neuropatia óptica compressiva em razão de meningioma da via anterior mostrou que pacientes com CFNR normal pré-tratamento e menor duração dos sintomas têm maior probabilidade de melhora no pós-tratamento.[31] Um afilamento significativo da CFNR temporal foi detectado em pacientes com neuropatia óptica distireóidea crônica em comparação com pacientes com neuropatia óptica distireóidea aguda e controles saudáveis. Além disso, a maior espessura da CFNR peripapilar inferior foi associada a um melhor prognóstico visual.[32] A OCT pode ajudar a diferenciar a neuropatia óptica compressiva da neuropatia óptica glaucomatosa. Recentemente, um grande estudo mostrou que a neuropatia óptica compressiva está associada a setores nasais e temporais significativamente mais finos e volume mais fino da escavação em comparação com a neuropatia óptica glaucomatosa.[33]

A OCT pode avaliar o padrão de perda de células ganglionares da retina em pacientes com compressão quiasmática. Esse padrão único, mas geralmente sutil de perda de fibra nervosa, é caracterizado por atrofia predominante das fibras nasais e temporais do nervo óptico, denominada atrofia em banda (Figura 9.2.3). Numerosos estudos demonstram que a OCT pode identificar atrofia em banda causada por compressão quiasmática.[34,35] A análise por OCT mostra uma redução difusa da espessura das fibras com envolvimento preferencial dos setores temporal e nasal (fibras do nervo óptico que cruzam no quiasma óptico), sugerindo que a lesão compressiva pode também afetar as fibras não cruzadas.[36] Estudos avaliando correlações estrutura-função em casos de compressão quiasmática revelam uma boa correlação entre as espessuras da CFNR e macular e a sensibilidade do CV, mas não entre a espessura da CFNR e o eletrorretinograma-padrão.[36-38] Outros estudos sugerem uma forte correlação entre a espessura da CFNR e da CCG e o resultado visual após a descompressão quiasmática, confirmando o valor prognóstico da OCT.[39,40] As análises de OCT pré e pós-descompressão quiasmática mostraram uma redução na espessura da CFNR e da CCG macular nos primeiros 3 meses após a cirurgia e um aumento de espessura para ambas as medições nos 6 meses seguintes. Esses resultados sugerem que, após a descompressão quiasmática cirúrgica, espera-se a progressão da degeneração retrógrada nos 3 primeiros meses, seguida por alterações compensatórias após 6 meses.[41]

Degeneração transináptica retrógrada em hemianopsia homônima

Em um estudo de pacientes afetados por infarto occipital, a redução da espessura da CFNR foi detectada logo em 3,6 meses após o evento inicial.[42] O afinamento da CFNR foi observado nos quadrantes superior, inferior e nasal nos olhos contralaterais e nos quadrantes superior, inferior e temporal nos olhos ipsilaterais.

Nas lesões retrogeniculadas, o afinamento da CCG foi detectado, e a correlação foi mais forte entre o defeito de CV e a espessura da CCG do que com a espessura da CFNR peripapilar.[43] Essa correlação é evidente também em pequenos defeitos, como a quadrantanopia.[44] Na mácula, a distribuição topográfica dos corpos das células ganglionares da retina é organizada de modo a corresponder ao CV.

ESCLEROSE MÚLTIPLA

Desde que o primeiro estudo de OCT quantitativo da espessura da CFNR na EM foi publicado em 1999,[45] tem havido um crescente interesse em várias aplicações da OCT no diagnóstico e no tratamento de pacientes com EM associada à neurite óptica (EMNO) e na EM sem neurite óptica (EM não NO). A OCT emergiu como um método potencial de medição da perda axonal em pacientes com EM.

Na fase aguda da neurite óptica, a CFNR peripapilar se espessa como resultado de edema, e um espaço hiporreflectivo se desenvolve na região sub-retiniana.[22,46] O aumento na espessura da CFNR desaparece em cerca de 1,5 mês.[47]

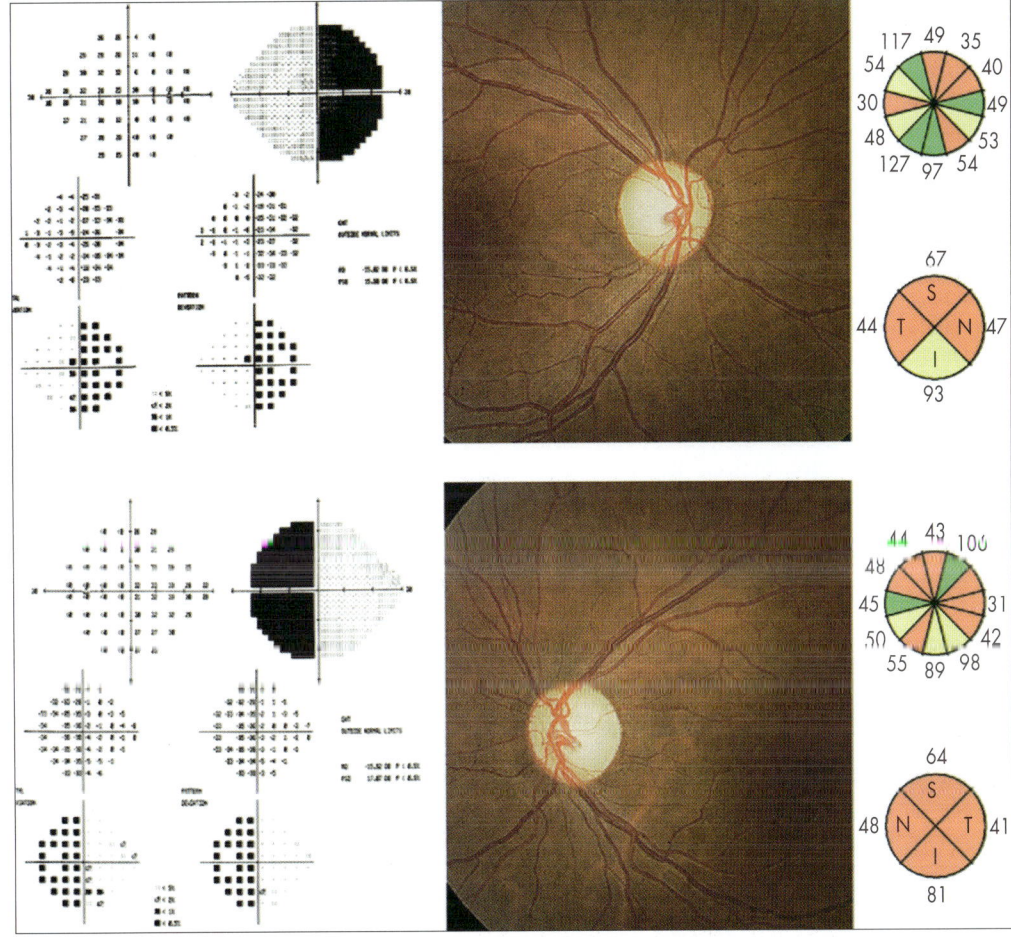

Figura 9.2.3 Campo visual (*à esquerda*), fotografia do nervo óptico (*ao meio*) e resultados da OCT Stratus (*à direita*) de um paciente com atrofia em banda do nervo óptico. O campo visual mostra hemianopsia temporal completa com perda de CFNR correspondente, observada nas porções temporal e nasal do nervo óptico com relativa preservação dos quadrantes superior e inferior. (De Monteiro ML, Moura FC, Medeiros FA. Diagnostic ability of optical coherence tomography with a normative database to detect band atrophy of the optic nerve. Am J Ophthalmol. 2007;143:896-9.)

Após a resolução da fase aguda, os valores de CFNR medidos pela OCT se tornam reduzidos em comparação com valores normais (Figura 9.2.4).[45-50] As primeiras evidências de afilamento da CFNR que podem ser observadas na OCT ocorrem 2 meses após a neurite óptica no setor temporal, com a maioria da perda da CFNR ocorrendo dentro de 3 a 6 meses após o evento da neurite óptica. A espessura se estabiliza 7 a 12 meses após o início da neurite óptica.[48,49] O afilamento da CFNR peripapilar também foi relatado em pacientes assintomáticos, sugerindo dano axonal subclínico na via visual anterior em pacientes com EM não NO.[45,51]

Um estudo recente realizado com 879 pacientes com EM mostrou que pacientes com CFNR peripapilar inferior ou igual a 87/88 µm tinha o dobro de risco de piora da incapacidade no período entre o primeiro e o terceiro ano de seguimento (taxa de risco de 2,06). A taxa de risco aumentou para 3,81 3 a 5 anos depois.[52]

Estudos longitudinais revelam que, em alguns casos, o afilamento progressivo da CFNR peripapilar ocorre em função do tempo e, eventualmente, está associado à perda visual clinicamente significativa – com ou sem história anterior de NO, até mesmo em pacientes com EM clinicamente benigna.[53]

Estudos iniciais, usando a OCT de domínio do tempo, mostraram que a perda de células ganglionares leva à redução do volume macular em olhos de pacientes com EMNO prévia e que a redução do volume macular está associada a afilamento da CFNR peripapilar.[47] Posteriormente, os estudos de SD-OCT confirmaram que os olhos de pacientes com EMNO têm uma mácula mais fina por causa da espessura reduzida da CFNR macular, da CCG e da camada plexiforme interna (CPI).

Recentemente, um afilamento de todas as camadas da retina (exceto para as membranas limitantes internas) foi relatado em pacientes com EM. Alterações maiores foram observadas nas camadas internas da retina (camada de fibras nervosas, células ganglionares, CPI e camada nuclear interna) de olhos com neurite óptica prévia (P < 0,05).[54] O afilamento da CFNR macular (mas não da CCG e da CPI) pode também ser detectado em pacientes com EM não NO.[50] A associação espacial e temporal entre a lesão axonal e a perda de células ganglionares ainda precisa ser definida, embora a degeneração retrógrada da CFNR tenha sido implicada como o mecanismo mais importante que leva ao dano macular. Em um subgrupo de pacientes com EM, no entanto, o afilamento desproporcional primário das camadas nucleares externa e interna da mácula foi observada em olhos com espessura normal da CFNR peripapilar. Esses pacientes podem apresentar patologia macular relacionada à EM como um processo primário independente da patologia do nervo óptico.[55] Recentemente, alguns estudos demonstraram que a espessura da CCG tem melhor sensibilidade do que a espessura da CFNR peripapilar para detectar alterações em pacientes com EM.[56,57] Análises de regressão logística demonstraram que a espessura da CCG é um preditor potencial de dano axonal na EM.[54]

A redução da espessura da CPI, da CCG e da CFNR peripapilar e macular está associada a (1) perda da função visual, (2) incapacidade funcional medida pela escala expandida do estado de incapacidade (Expanded Disability Status Scale, EDSS), e (3) qualidade de vida específica para a visão em pacientes com EM.[50,54,58]

Tomografia de coerência óptica e atrofia cerebral

A OCT tem sido considerada um potencial marcador substituto para atrofia cerebral. Uma boa correlação entre a espessura média da CFNR e o volume das lesões no cérebro foi encontrada em pacientes com EM não NO, nos quais o afilamento da CFNR pode refletir o processo degenerativo no cérebro. A mesma correlação não foi detectada em pacientes com EMNO, nos quais a perda axonal após a NO ocorre independentemente da atrofia cerebral.[59]

Neuromielite óptica

Neuromielite óptica (NMO) é uma entidade distinta da EM, com incidência mais alta na Ásia.[60] A OCT demonstra uma redução significativa da espessura da CFNR em pacientes com NMO em comparação com controles saudáveis.[61] A redução da espessura da CFNR se correlaciona bem com o defeito no CV e a pontuação da EDSS. Existe também uma fraca correlação entre os achados da OCT e a acuidade visual e as latências do potencial visual.[61] Após um único episódio de neurite óptica, verificou-se que a espessura média da CFNR é inferior em pacientes com NMO do que naqueles com EM, mesmo após o ajuste para resultado da acuidade visual (56,7 vs. 66,6 µm, P = 0,01).[62] Quando os quadrantes peripapilares são comparados, os quadrantes superior e inferior são mais finos em pacientes com NMO. Além disso, alguns autores relataram que após um único episódio de neurite óptica, o afilamento da CFNR foi de 31 µm em NMO, mas apenas de 10 µm em EM.[63]

Um único episódio subsequente de neurite óptica pode causar redução média da CFNR de 10 µm na NMO, e nenhuma redução significativa na EM. Além disso, a análise do volume macular mostrou valores mais baixos em NMO em comparação com EM (5,83 vs. 6,38 mm³, P = 0,001). Em casos unilaterais, a diferença entre olhos acometidos e não acometidos foi relatada como sendo maior do que 15 µm em 75% dos pacientes com NMO e em 25% dos pacientes com EM. Portanto, o afilamento da CFNR pode ser considerado um marcador da doença.

A presença de EMM no nível da camada nuclear interna é identificada em 20 a 26% dos pacientes com NMO e é correlacionada com doença grave.[13,64]

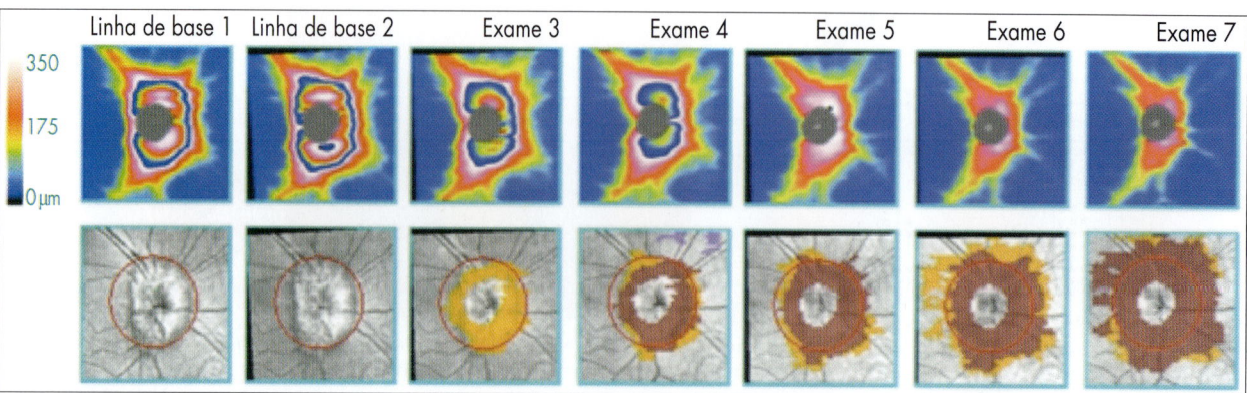

Figura 9.2.4 Análise da cabeça do nervo óptico na esclerose múltipla mostra o afilamento progressivo das fibras edemaciadas com atrofia difusa ao final.

DOENÇAS NEURODEGENERATIVAS

DOENÇA DE PARKINSON

A doença de Parkinson (DP) é uma doença neurodegenerativa comum, dependente da idade, caracterizada pela perda de neurônios dopaminérgicos na substância nigra. O quadro clínico típico da DP inclui sintomas de disfunção motora, como bradicinesia, tremor e rigidez. Manifestações não motoras, incluindo o comprometimento do sistema visual, são cada vez mais reconhecidos na DP.[65] A retina humana contém células amácrinas dopaminérgicas, e o conteúdo de dopamina e metabólitos na retina são substancialmente reduzidos em pacientes com DP,[66] e, por isso, não é surpreendente observar o comprometimento da retina em pacientes com DP.

Entretanto, muitos estudos publicados que utilizaram a OCT para investigar a mácula na DP mostraram resultados contraditórios, provavelmente em razão de diferentes áreas de retina examinadas ou diferentes algoritmos usados para quantificar o afilamento.[1] A maioria dos estudos, no entanto, tem pelo menos confirmado um dos primeiros achados publicados – que a camada interna da retina (incluindo a CFNR, a CCG e a CPI) é mais fina na região macular de pacientes com DP em comparação com indivíduos saudáveis, resultando em mudanças na inclinação da depressão foveal.[67,68]

Um estudo recente com segmentação da mácula, revelou que a camada nuclear interna da região macular é mais afetada pela duração da doença.[69] A espessura da CCG é inversamente correlacionada com a duração e a gravidade da doença.

A análise da espessura da CFNR peripapilar mostrou uma redução da espessura média da CFNR e um afilamento significativo das fibras nervosas no quadrante temporal do disco óptico.[70,71]

O olho contralateral ao lado do corpo mais afetado é mais acometido do que o olho ipsilateral, sugerindo uma assimetria do processo neurodegenerativo que envolve tanto a substância nigra quanto o olho ipsilateral.

O padrão de perda axonal é semelhante ao tipicamente observado na NOHL e na AOD, nas quais as fibras temporais pertencentes ao feixe papilomacular são caracteristicamente suscetíveis (Figura 9.2.5).[72] Ambas as doenças estão associadas a um defeito do complexo I da cadeia respiratória mitocondrial, que também é reconhecido como uma característica-chave na patogênese das formas esporádica e genética da DP. Esse mecanismo subjacente comum explica o padrão similar visto em pacientes com DP e aqueles com NOHL e AOD.

Uma recente metanálise contendo um total de 644 olhos de pacientes com DP e 604 olhos de controles saudáveis mostrou afilamento significativo da CFNR peripapilar em todos os quadrantes em pacientes com DP.[73]

O papel de uma neuropatologia específica da DP na retina é controverso, e ainda não há uma evidência clara de deposição de alfassinucleína. A ligação mais consistentemente especulada entre o envolvimento subclínico do nervo óptico na DP e as principais neuropatias ópticas mitocondriais, a NOHL e a AOD, baseia-se na disfunção do complexo I e na dinâmica mitocondrial alterada.[72]

DOENÇA DE ALZHEIMER

No fim dos anos 1980, observou-se, pela primeira vez, que a doença de Alzheimer (DA) causa neuropatia óptica.[74-76] Estudos posteriores com a OCT de domínio de tempo demonstraram um afilamento significativo da CFNR peripapilar em pacientes com DA e disfunção cognitiva leve (DCL), confirmando, assim, as investigações histopatológicas anteriores (Figura 9.2.6).[77-79] Uma metanálise recente[80] incluindo 380 pacientes com DA – 68 com DCL e 293 controles saudáveis – mostrou um afilamento médio da CFNR significativo em indivíduos com DCL (diferenças médias ponderadas em μm, DMP = −13,39) e em indivíduos com DA (DMP = −15,95) em comparação com controles saudáveis. A metanálise mostrou que o afilamento significativo da CFNR é detectável em todos os quadrantes ($P < 0,0001$) em pacientes com DA, e a redução é mais pronunciada no quadrante superior (DMP = −24,0) seguido pelo inferior (DMP = −20,8), pelo nasal (DMP = −14,7) e pelos quadrantes temporais (DMP = −10,7). Em sujeitos com DCL, uma redução significativa da CFNR foi observada nos quadrantes inferior (DMP = −20,22, $P = 0,0001$), nasal (DMP = −7,4, $P = 0,0001$) e temporal (DMP = −6,88, $P = 0,01$), com exceção do quadrante superior (DMP = −19,45, $P = 0,06$).

O volume macular, medido pela OCT, também parece ser reduzido em comparação com indivíduos saudáveis, sendo a redução associada à gravidade da incapacidade cognitiva.[79] Entretanto, em uma função discriminante linear calculada, a combinação dos parâmetros de CFNR peripapilar parece mostrar a maior precisão diagnóstica na DA em comparação com as medidas de espessura macular.[81]

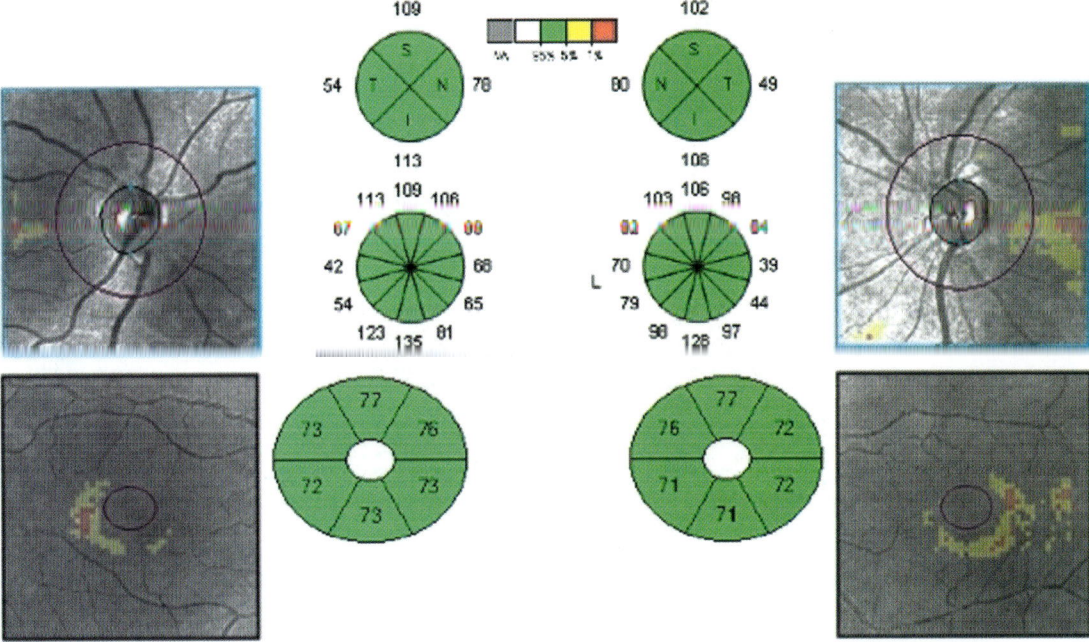

Figura 9.2.5 Tomografia de coerência óptica na doença de Parkinson. Caso de uma mulher de 74 anos com doença de Parkinson leve. Observar a perda seletiva de fibras nervosas peripapilares da retina e das células ganglionares maculares no nível do feixe papilomacular, detectável apenas com os mapas de desvio da normalidade, e não com os mapas setoriais.

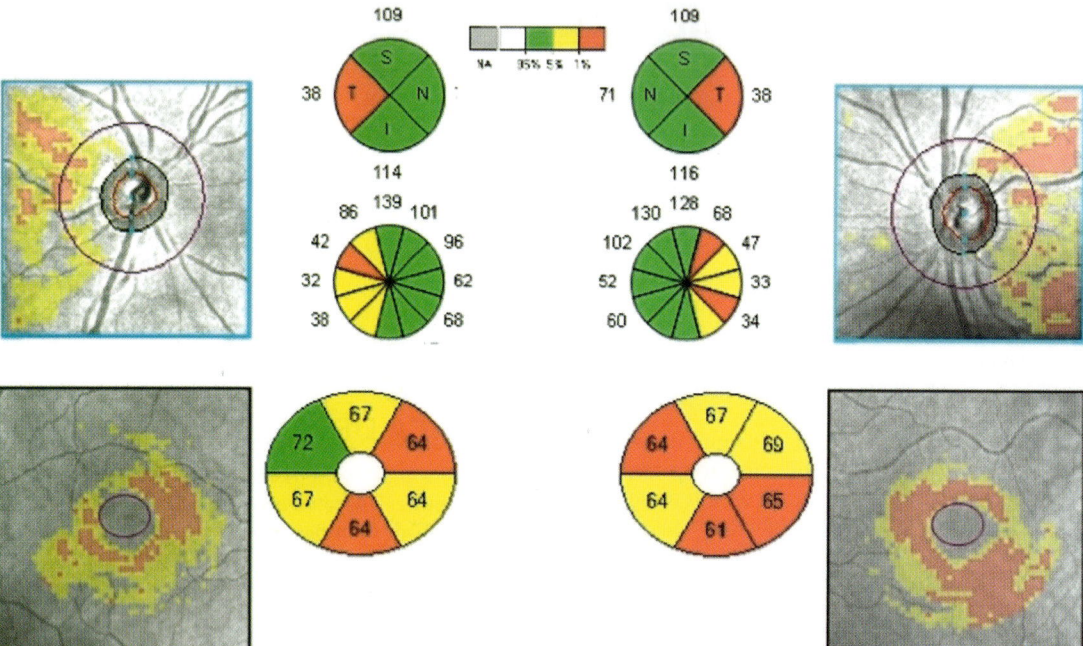

Figura 9.2.6 Tomografia de coerência óptica na doença de Alzheimer. Redução difusa das células ganglionares maculares e da camada de fibras nervosas peripapilares nos setores temporal, superotemporal e inferotemporal da retina em um homem de 73 anos com doença de Alzheimer.

Um modelo de camundongo com DA mostrou acúmulo de beta-amiloide nas camadas retinianas internas e atrofia dendrítica das células ganglionares da retina.[82] O afilamento da CCG e da CPI foi detectado em pacientes com DA e descobriu-se ser mais sensível que o afilamento da CFNR para distinguir pacientes com DA de controles (Figura 9.2.6).[83] O afilamento da CCG e da CPI foi associado à duração e à gravidade da DA.[84]

ATAXIA DE FRIEDREICH E OUTRAS SÍNDROMES NEUROLÓGICAS RARAS

A ataxia de Friedreich é há muito tempo considerada uma ataxia mitocondrial hereditária com distúrbios cerebelares e motores. No entanto, os pacientes com ataxia de Friedreich também podem desenvolver neuropatia óptica caracterizada por redução da espessura da CFNR. A perda progressiva e difusa de fibras não resulta inicialmente em qualquer alteração perimétrica, que ocorre apenas em fases posteriores.[42] A perda de células ganglionares é uniformemente dispersa por todo o agrupamento de células ganglionares sem a seletividade típica observada em outras neuropatias ópticas mitocondriais, em que o feixe papilomacular é preferencialmente afetado. Além da perda na via visual anterior, observa-se degeneração também nas radiações ópticas.[85]

Os estudos de OCT também foram publicados em outras síndromes neurológicas raras, como ataxia espinocerebelar, síndrome de Wolfram, ataxia espástica autossômica recessiva de Charlevoix-Saguenay, arteriopatia cerebral autossômica dominante com infartos subcorticais e leucoencefalopatia (CADASIL, do inglês *cerebral autosomal dominant arteriopathy with subcortical infarcts and leukoencephalopathy*), paraplegia espástica hereditária em razão de mutações de SPG7, DNA (citosina-5)-metiltransferase 1 (DNMT1), e doença de Jansky-Bielschowsky. Para uma revisão mais abrangente, consulte uma monografia recente.[2]

NEUROPATIAS ÓPTICAS HEREDITÁRIAS

NEUROPATIA ÓPTICA HEREDITÁRIA DE LEBER

A NOHL é uma causa de cegueira hereditária pela mãe, geralmente manifestada em adultos jovens, provocada por uma das várias mutações no genoma mitocondrial.[86] A OCT tem sido usada para estudar mudanças na espessura da CFNR em pacientes não afetados e afetados com NOHL. Em pacientes não afetados, comparados com o grupo-controle, um aumento significativo na espessura foi observado no quadrante temporal junto com um menor aumento no quadrante inferior.[87] Na fase aguda, e mais precisamente dentro 6 meses após o início da perda visual, a análise da CFNR mostra espessamento nos quadrantes superior e inferior, enquanto o quadrante temporal não apresenta diferenças significativas em comparação com os controles (Figura 9.2.7).[88]

No final, quando a atrofia óptica se estabelece, todos os quadrantes do disco óptico mostram um afilamento das fibras (ver Figura 9.2.7).[88] A falta de qualquer espessamento do feixe papilomacular na fase aguda tem sido interpretada como uma atrofia inicial das fibras nesse setor após a fase edematosa. Um estudo realizado em pacientes antes, durante e após a fase aguda identificou a sequência evolutiva da CFNR durante o início da fase aguda (Figura 9.2.8).[89] Na transição da fase pré-sintomática para a fase aguda, as fibras temporais começam a espessar e depois começam a afilar no começo da fase sintomática. Esse achado confirma o envolvimento preferencial das fibras pequenas do feixe papilomacular. Um espessamento simultâneo ocorre nos setores inferiores nos primeiros 3 meses, após os quais as fibras começam a afilar (Figura 9.2.9). Esse achado está de acordo com o maior espessamento temporal e inferior observado em pacientes assintomáticos. Os setores superior e nasal são envolvidos em uma fase subsequente e mostram espessamento após 3 meses, quando os outros setores já estão na fase atrófica. A fase aguda da NOHL tem mostrado ser uma fase mais dinâmica e progressiva do que anteriormente prevista, caracterizando-se por uma série de eventos com a duração mínima de 3 meses.[89]

A análise de achados à OCT da CFNR em casos de NOHL na infância mostra que nas formas agudas há atrofia difusa das fibras afetando todos os quadrantes.[90] Esse achado é observado em todos os olhos afetados de forma aguda, tanto nas formas bilaterais quanto unilaterais. Nesses casos, as formas da infância não diferem das formas de início na idade adulta. Já as formas lentamente progressivas mostram uma redução significativa das fibras no quadrante temporal, que se estende, embora não de maneira muito significativa ao quadrante inferior, com relativa preservação de fibras nos demais setores. Por fim, em olhos com um curso subclínico da doença, a situação em termos de perda de fibras é comparável àquela de formas lentamente

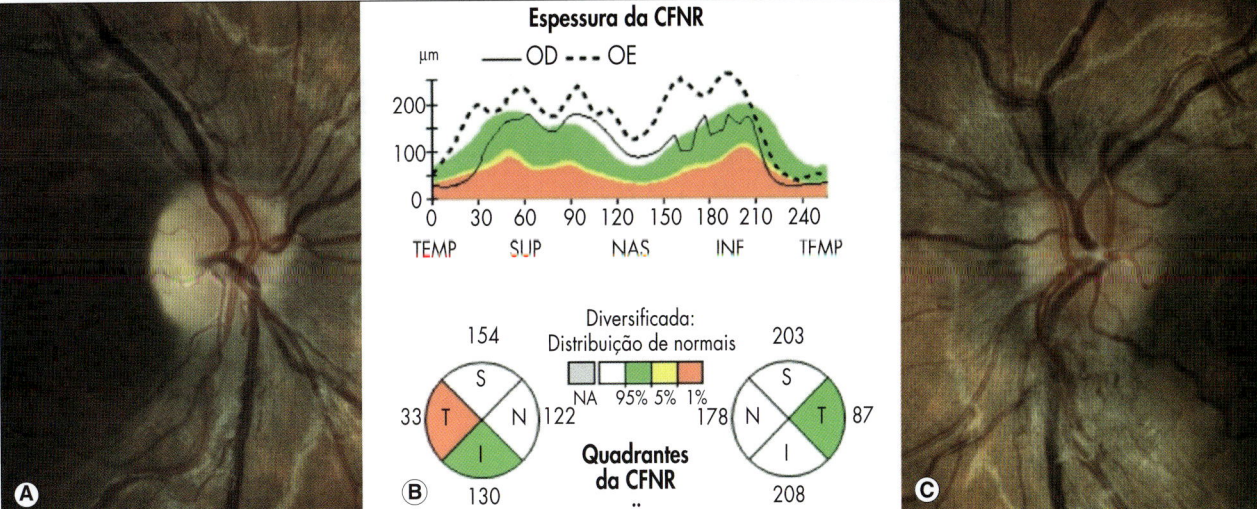

Figura 9.2.7 Aspecto do fundo de olho e análise da camada de fibras nervosas da retina em um paciente com neuropatia óptica hereditária de Leber aguda e assimétrica. Olho direito (**A** e **B**) mostra afilamento inferotemporal das fibras e edema dos quadrantes superonasais. Olho esquerdo (**B** e **C**) mostra um afilamento inicial das fibras temporais com edema nos outros quadrantes.

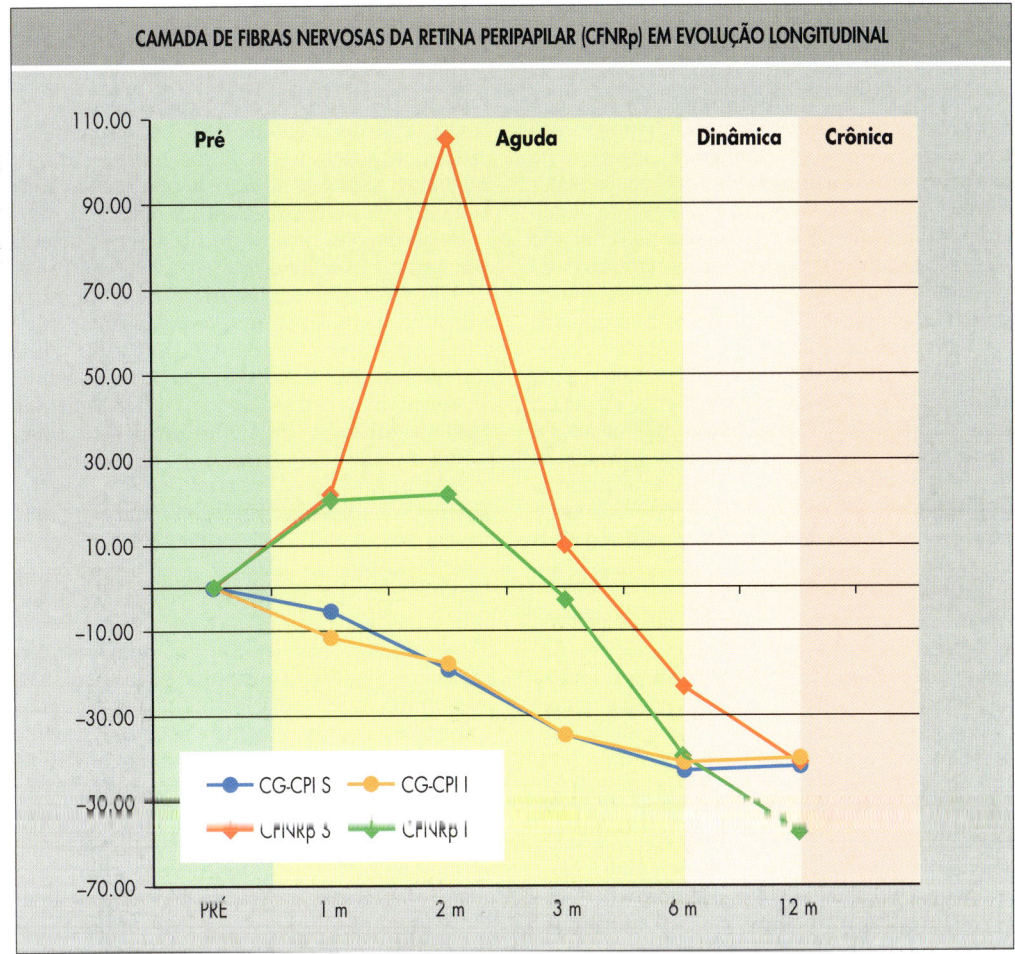

Figura 9.2.8 Alterações longitudinais das camadas de fibras nervosas da retina peripapilar (CFNRp) e do complexo de células ganglionares maculares-camada plexiforme interna (CG-CPI) na neuropatia óptica hereditária de Leber aguda. A variação de espessura é expressa em porcentagem de redução em relação ao exame pré-sintomático. Observar a história natural diferente de CFNRp, que mostra espessamento inicial e afilamento final em comparação com o afilamento inicial da CG-CPI. (Modificada de Balducci N, Savini G, Cascavilla ML et al. Macular nerve fibre and ganglion cell layer changes in acute Leber's hereditary optic neuropathy. Br J Ophthalmol. 2016;100:1232-7.)

progressivas, com envolvimento preferencial do quadrante temporal e, em menor grau, do quadrante inferior.[90] Nessas duas formas atípicas, o quadro oftalmoscópico e o padrão da perda de fibras, embora clinicamente se assemelhando à AOD, são mais típicos de NOHL, uma vez que o dano permanece limitado ao feixe papilomacular sem se estender a outras fibras, como ocorre na AOD tardia.

A análise do disco óptico revela que o tamanho do nervo óptico varia significativamente de acordo com a forma clínica. Pacientes com início agudo apresentam um disco significativamente menor do que indivíduos saudáveis ou indivíduos com curso lentamente progressivo.[90]

Um disco óptico pequeno, com uma relação escavação-disco pequena, definido como "disco de risco", é historicamente visto

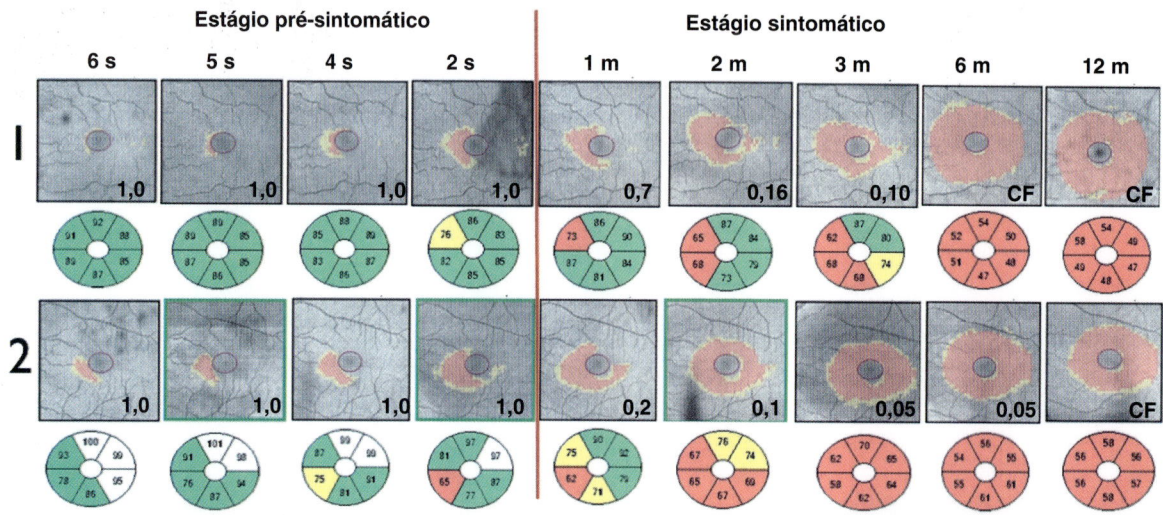

Figura 9.2.9 Desvio da normalidade e alterações no mapa setorial de dois pacientes com neuropatia óptica hereditária de Leber, avaliados longitudinalmente, da fase pré-sintomática até a fase crônica. Observar o afilamento nasal inicial semelhante detectado no mapa de desvio da normalidade durante o estágio pré-sintomático e a sua progressão em um padrão centrífugo e em espiral, assemelhando-se à distribuição anatômica das fibras do feixe papilomacular (m: meses após o início da perda visual; s: semanas antes do início da perda visual). (De Balducci N, Savini G, Cascavilla ML et al. Macular nerve fibre and ganglion cell layer changes in acute Leber's hereditary optic neuropathy. Br J Ophthalmol. 2016;100:1232-7.)

como um fator predisponente para NOIA-NA. Com relação à NOHL, um disco óptico grande representa um fator prognóstico favorável em termos tanto de proteção contra o desenvolvimento da doença quanto para melhorar o prognóstico visual em pacientes afetados. Em ambas as doenças, o início é um evento agudo que pode estar ligado ao fenômeno mecânico de aglomeração das fibras na CNO.[91] Em formas lentamente progressivas de NOHL e AOD, como discutido mais adiante, o curso clínico está associado a um lento processo de degeneração axonal, que não implica um fenômeno de aglomeração mecânica.

A espessura macular na NOHL é reduzida antes do afilamento da CFNR, e essa redução segue uma sequência particular: dentro de 3 meses após o início da NOHL, a espessura macular é reduzida, em comparação com controles saudáveis, nos quadrantes superior, nasal, inferior e temporal do anel interno e no quadrante nasal do anel externo. Posteriormente, dentro de 3 a 6 meses, o quadrante temporal do anel externo também se torna mais fino. Finalmente, 6 meses após a perda visual, a espessura macular é reduzida em todos os quadrantes.[92]

A redução da espessura macular se dá em razão de redução da CCG, que é detectável antes do afilamento da CFNR.[93] Especificamente, a análise da CCG 6 semanas antes do início da perda visual mostra afilamento do anel interno dos setores nasais, detectável com o mapa de desvio da normalidade. Esse defeito estende-se progressivamente ao anel interno do setor inferior e se amplia para o anel externo dos setores nasais em um período de 1 mês.[10] É notável que a perda de CCG pode representar o primeiro sinal de conversão de NOHL do estágio de paciente não afetado para o estágio agudo. Mais tarde, o defeito aumenta, refletindo o curso anatômico das fibras papilomaculares, e um afilamento difuso da CCG é detectável 6 meses após a perda visual (ver Figura 9.2.9).

ATROFIA ÓPTICA DOMINANTE

Uma neuropatia óptica degenerativa hereditária semelhante à NOHL é a AOD. Essa atrofia se deve a uma mutação no genoma nuclear e tem um quadro clínico mais insidioso do que o da NOHL.[86] A análise pela OCT da camada de fibras nervosas peripapilares da retina revela atrofia difusa das fibras afetando todos os quadrantes (Figura 9.2.10).[94,95] Em pacientes com AOD, o afilamento da CFNR é mais evidente nos quadrantes temporal e inferior, com a redução (comparada ao grupo controle) de 49,7% (olho com melhor visão) e 52,4% (olho com pior visão). A redução de espessura, embora presente, é menor no quadrante superior (28,4 a 31,4%) e no quadrante nasal (26,3 a 28,3%).[95] Esse padrão de atrofia da CFNR é geralmente comparável ao padrão observado na NOHL, confirmando a vulnerabilidade das fibras pequenas do feixe papilomacular como sinal patognomônico de neuropatias ópticas mitocondriais (Figura 9.2.11).

A perda progressiva de fibras em pacientes afetados é semelhante àquela que ocorre normalmente com o envelhecimento. De fato, em pacientes com AOD, a diminuição média de fibras é de 0,19 mícrons por ano, comparável à perda observada em diferentes grupos-controle: 0,16; 0,25; 0,22.[94,95] Esse resultado se correlaciona com a conformação anatômica do nervo óptico.[95]

O tamanho do disco óptico é um parâmetro importante na AOD. Em pacientes com AOD, a área do disco é significativamente menor quando comparada com a de controles.[96] Em pacientes com a mutação OPA1, a área do disco e os diâmetros de disco verticais e horizontais são significativamente menores do que aqueles de controles saudáveis (Figura 9.2.12). Quando se estratifica esses resultados de acordo com a presença ou não de mutação OPA1, é possível identificar diferentes graus de tamanho do disco óptico, nos quais as mutações variam desde aquelas associadas a um tamanho normal do disco óptico até aquelas associadas a tamanhos muito menores e características clínicas de AOD mais graves (ver Figura 9.2.12). A hipótese proposta é de que a expressão de OPA1 regula a apoptose, desempenhando um papel importante no desenvolvimento embrionário do olho e contribuindo para a determinação do tamanho e da conformação do disco óptico. Por fim, o tamanho do nervo óptico pode ser importante na expressão fenotípica da doença, na quantidade de fibras presentes ao nascimento e na determinação da idade de início, progressão, gravidade e penetrância da AOD.[96]

O tamanho do disco óptico é, portanto, um parâmetro importante na AOD, que requer um diagnóstico diferencial cuidadoso para distinguir AOD de hipoplasia do nervo óptico. A AOD na forma isolada não está associada a anormalidades do desenvolvimento do sistema nervoso central.

A espessura da retina é reduzida na AOD quando comparada com a de controles saudáveis.[97] O afilamento da retina deve-se à redução da CFNR e da CCG, enquanto as outras camadas retinianas não diferem dos controles.

Na AOD, o afilamento da CCG é o primeiro evento patológico e ocorre de forma difusa, em todos os setores maculares.[97,98] Demonstrou-se uma correlação genótipo/fenótipo – com base na mutação específica OPA1, diferentes graus de afilamento da CCG se correlacionaram com a perda visual.[98] Diferentes espessuras da CCG também diminuíram com a idade.[99]

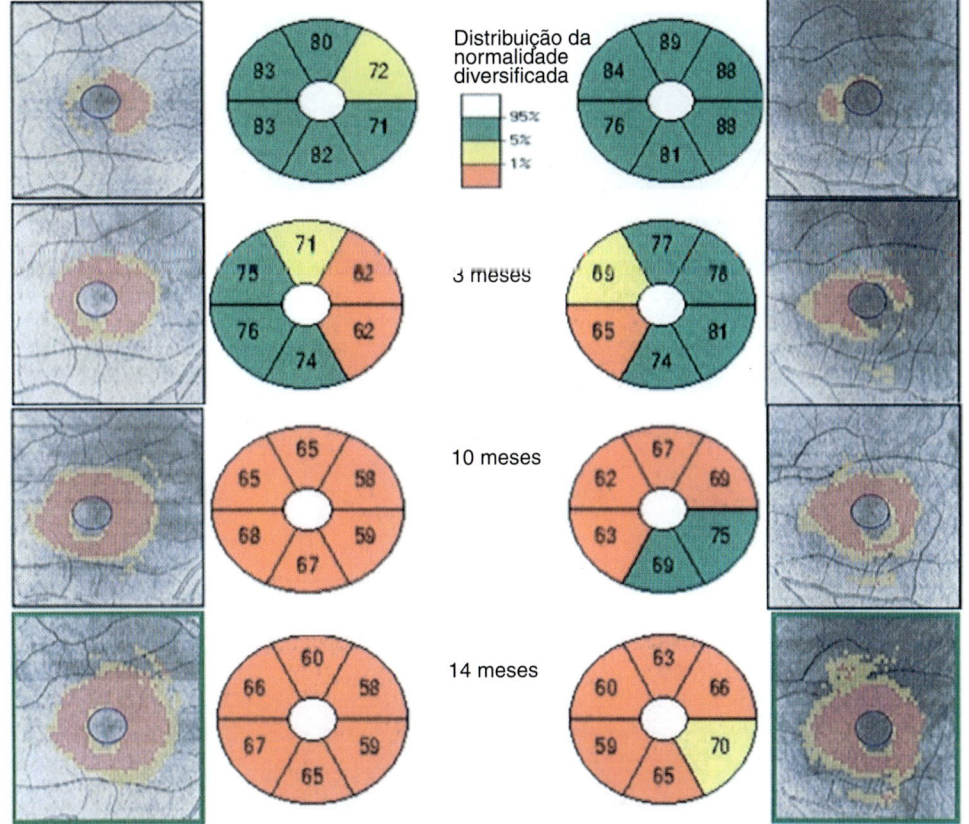

Figura 9.2.10 Afilamento progressivo da camada de células ganglionares (CCG) na neuropatia óptica tóxica. Um homem de 40 anos com história de consumo de tabaco e álcool foi colocado em tratamento com fármacos antirretrovirais para HIV e tetraciclina para sífilis. O afilamento inicial da CCG ocorreu no nível do feixe papilomacular, que se agravou ao longo do tempo. O paciente recuperou a visão após interromper as toxinas e receber terapia antioxidante.

Análise da CNO e CFNR: cubo do disco óptico 200×200

	OD	OE
Espessura média da CFNR	71 μm	76 mμ
Simetria da CFNR	93%	
Área da rima	1,78 mm²	1,70 mm²
Área do disco	1,93 mm²	1,85 mm²
Razão escavação/disco médio	0,27	1,85 mm²
Razão escavação/disco vertical	0,28	0,42
Volume da escavação	0,001 mm³	0,008 mm³

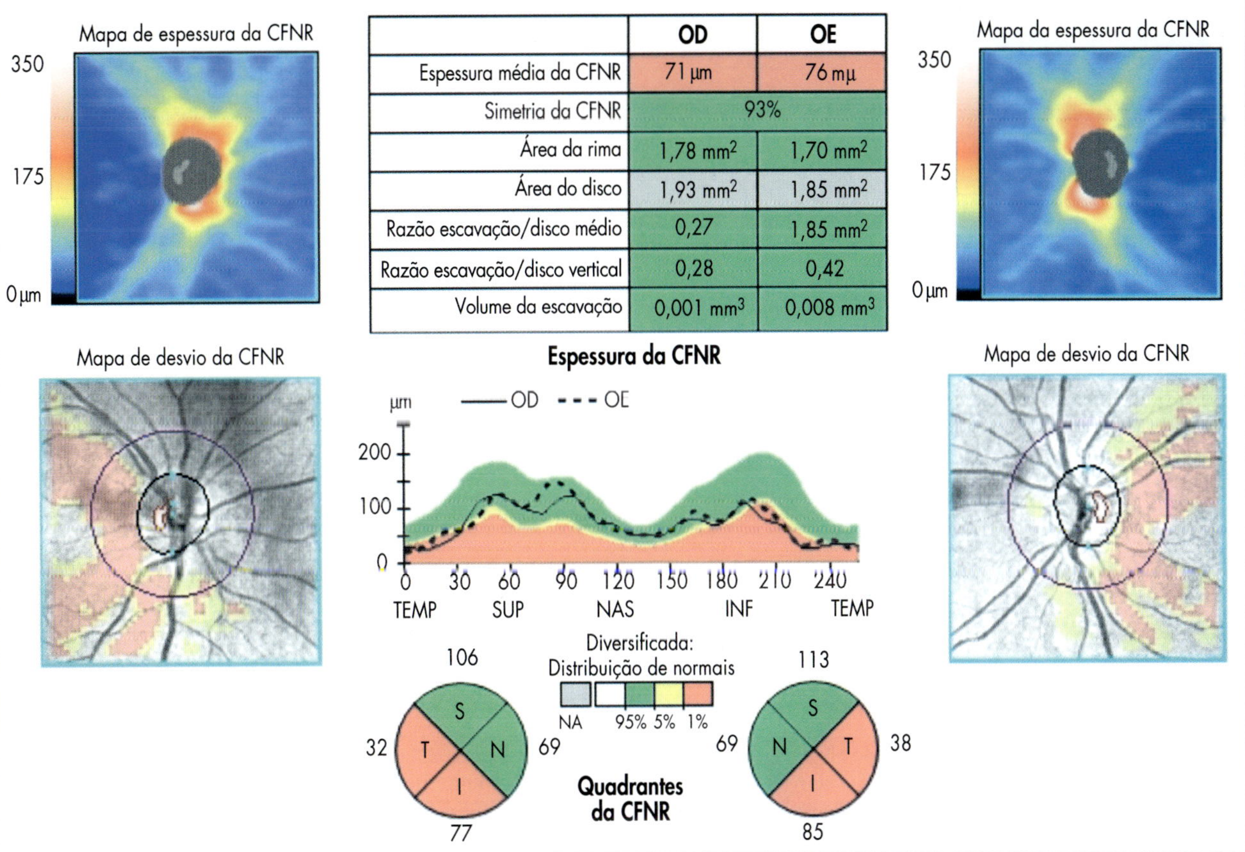

Figura 9.2.11 Análise de tomografia de coerência óptica (OCT) em paciente com atrofia óptica dominante (AOD). Ambos os olhos mostram afilamento inferotemporal das fibras.

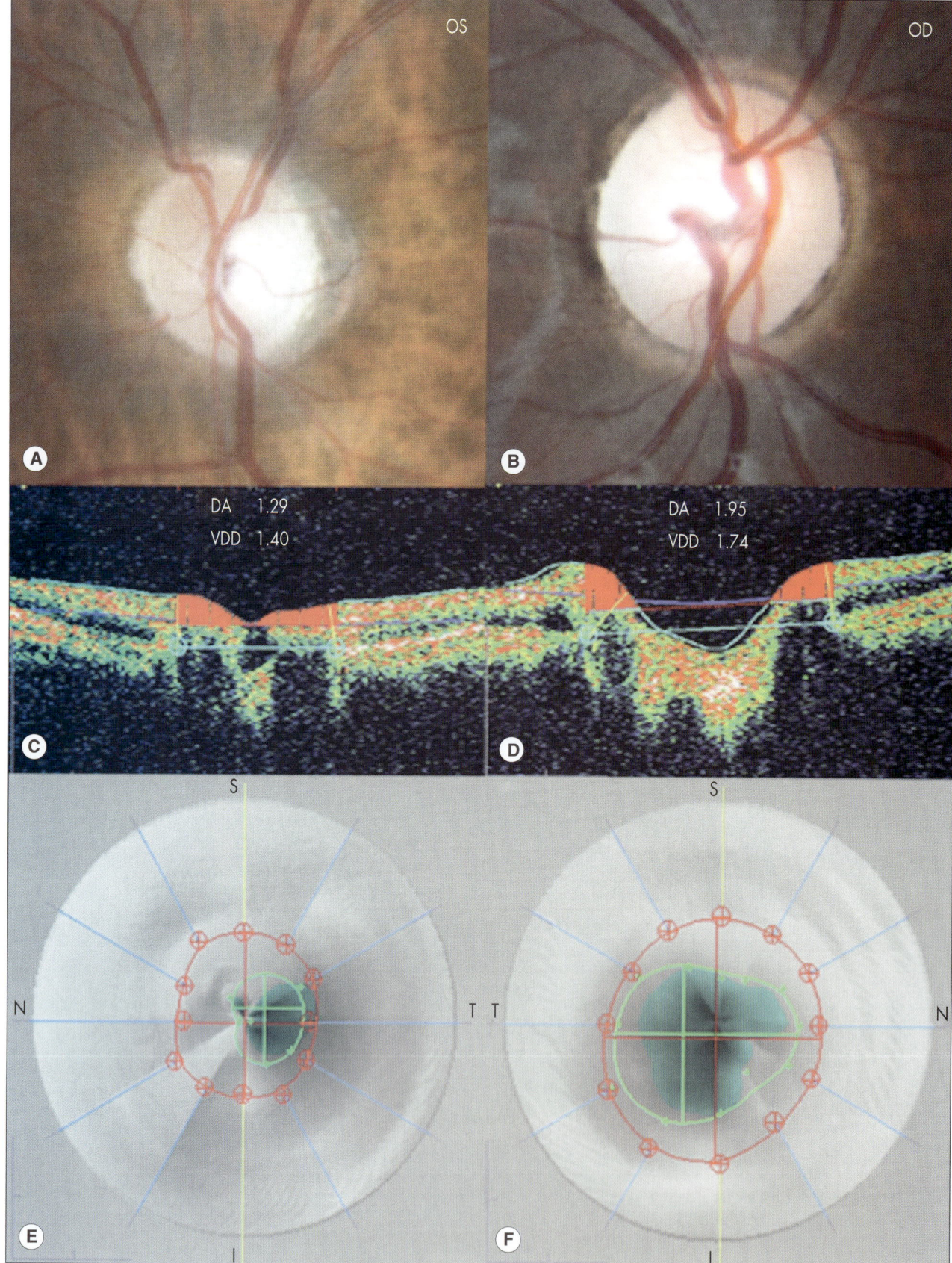

Figura 9.2.12 Análise de fotos de fundo de olho e de tomografia de coerência óptica (OCT) de pacientes com atrofia óptica dominante (AOD) com um disco óptico pequeno (A, C e E) e de pacientes com AOD com tamanho de disco óptico normal (B, D e F). (De Barboni P, Carbonelli M, Savini G et al. OPA1 mutations associated with dominant optic atrophy influence optic nerve head size. Ophthalmology 2010;117:1547-53.)

Neuropatias ópticas tóxicas e nutricionais

As neuropatias ópticas tóxicas e nutricionais são caracterizadas por discromatopsia e por perda visual indolor, progressiva, simétrica e bilateral, em razão principalmente de danos seletivos no feixe papilomacular. Desnutrição, associada a abuso de álcool, pode ser a causa mais comum de neuropatia óptica nutricional. Fármacos comuns causadores de neuropatias tóxicas são etambutol, cloranfenicol, linezolida, eritromicina, estreptomicina, antirretrovirais, amiodarona, infliximabe, quinina, dapsona, feniprazina, suramina e isoniazida.[100]

Nos estágios iniciais, as mitocôndrias se acumulam dentro das células ganglionares da retina, o que leva ao espessamento da CFNR detectável pela OCT.[101] Se os fármacos tóxicos não forem descontinuados, pode ocorrer afilamento da CFNR peripapilar no setor inferotemporal e afilamento da CCG nos setores nasais (correspondendo ao feixe papilomacular) (ver Figura 9.2.10). Por fim, o afilamento difuso da CFNR e da CCG ocorre nos estágios finais. A OCT é muito útil para estabelecer um diagnóstico precoce, de tal modo a remover os fármacos tóxicos ou tratar a desnutrição.

Angiotomografia de coerência óptica

Nos últimos anos, um novo e promissor sistema de detecção de OCT foi introduzido – a OCTA. A OCTA é uma extensão funcional da OCT que cria imagens dos vasos oculares detectando o contraste de movimento entre varreduras consecutivas. Diferentes dispositivos estão disponíveis para esse propósito usando diferentes métodos para detectar a imagem (de correlação de speckle ou de intensidade, variação de fase etc.). A OCTA pode mostrar separadamente a microvasculatura em várias redes vasculares, incluindo a CNO, os capilares superficiais da retina, os capilares profundos da retina e os coriocapilares (Figura 9.2.13). Além disso, alguns dispositivos de OCTA podem quantificar

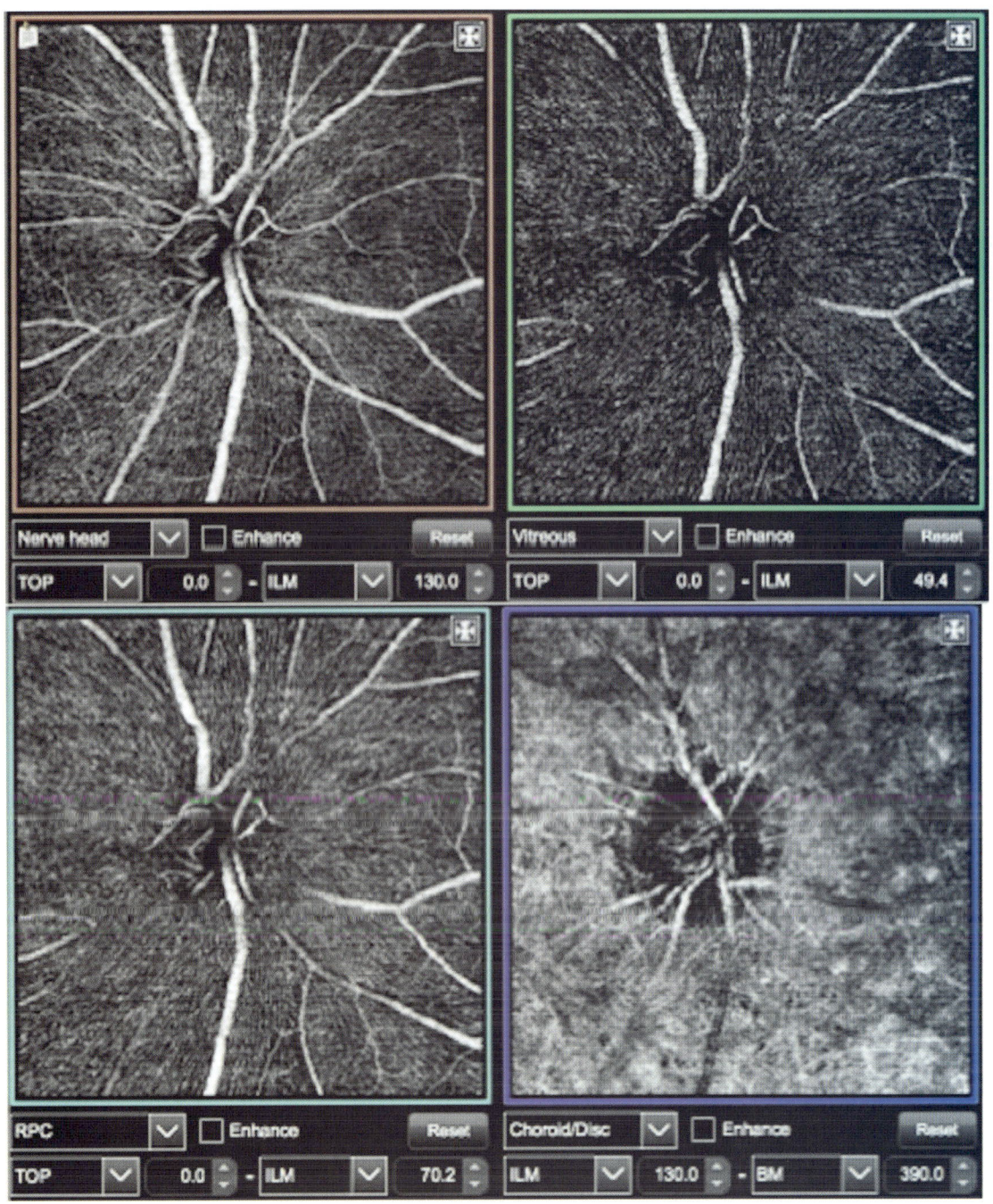

Figura 9.2.13 Visualização da cabeça do nervo óptico e da retina peripapilar por angiotomografia de coerência óptica (OCTA) em um homem de 40 anos normal. Observar a segmentação diferente e a visualização vascular diferente das quatro camadas: cabeça do nervo, vítreo, capilares peripapilares radiais (CPR) e coriocapilares.

a perfusão peripapilar e da CNO.[102] A atualização contínua do *software* torna as medições mais acuradas e confiáveis.

Com o uso de OCTA, a redução da perfusão da CNO foi detectada em pacientes com AOD[104] e em pacientes afetados por EM com história de neurite óptica, mas não em pacientes afetados por EM sem história de neurite óptica.[103]

Um estudo realizado de NOIA-NA na fase crônica mostra redução da densidade vascular na retina peripapilar e no disco óptico.[105] Além disso, a gravidade do defeito de CV e o afilamento peripapilar da CFNR estavam significativamente associados à redução da densidade do vaso peripapilar, mas não à densidade do vaso dentro do disco óptico. Espera-se que, nos próximos anos, estudos de OCTA levem a novos entendimentos da fisiopatologia de diferentes doenças do nervo óptico.

BIBLIOGRAFIA

Barboni P, Carbonelli M, Savini G, et al. Natural history of Leber's hereditary optic neuropathy: longitudinal analysis of the retinal nerve fiber layer by optical coherence tomography. Ophthalmology 2010;117:623–7.

Coppola G, Di Renzo A, Ziccardi L, et al. Optical coherence tomography in Alzheimer's disease: a meta-analysis. PLoS ONE 2015;10:e0134750.

Grzybowski A, Barboni P. OCT in central nervous system diseases. E Springer; 2016.

Jia Y, Morrison JC, Tokayer J, et al. Quantitative OCT angiography of optic nerve head blood flow. Biomed Opt Express 2012;3:3127–37.

Kardon R. The role of the macula OCT scan in neuro-ophthalmology. J Neuroophthalmol 2011;31:353–61.

Martinez-Lapiscina EH, Arnow S, Wilson JA, et al. Retinal thickness measured with optical coherence tomography and risk of disability worsening in multiple sclerosis: a cohort study. Lancet Neurol 2016;15:574–84.

Moon CH, Hwang SC, Ohn YH, et al. The time course of visual field recovery and changes of retinal ganglion cells after optic chiasmal decompression. Invest Ophthalmol Vis Sci 2011;52:7966–73.

Saidha S, Syc SB, Ibrahim MA, et al. Primary retinal pathology in multiple sclerosis as detected by optical coherence tomography. Brain 2011;134:518–33.

Satue M, Obis J, Rodrigo MJ, et al. Optical coherence tomography as a biomarker for diagnosis, progression, and prognosis of neurodegenerative diseases. J Ophthalmol 2016;2016:8503859.

Yu JG, Feng YF, Xiang Y, et al. Retinal nerve fiber layer thickness changes in Parkinson disease: a meta-analysis. PLoS ONE 2014;9:e85718.

As referências completas estão disponíveis no **GEN-io**.

PARTE 9 NEURO-OFTALMOLOGIA
SEÇÃO 2 Sistema Visual Aferente

Anatomia e Fisiologia

Alfredo A. Sadun

9.3

Definição: Como uma parte do sistema nervoso central, o nervo óptico é, na verdade, um trato, e não um nervo (periférico). O 1,2 milhão de axônios que se originam das células ganglionares da retina são denominados nervo óptico até que eles decussem parcialmente no quiasma óptico.

Características principais

- O nervo óptico é dividido em quatro partes: intraocular (disco óptico), intraorbitária, intracanalicular e intracraniana
- A mielinização se inicia posteriormente à lâmina cribriforme
- O nervo óptico intraorbital tem comprimento redundante de pelo menos 8 mm para sua proteção durante o movimento dos olhos
- Os nervos ópticos intracranianos se unem ao quiasma óptico, que também os torna suscetíveis à compressão por lesões nos seios cavernosos
- O suprimento sanguíneo para a cabeça do nervo óptico é derivado do círculo de Zinn-Haller, que recebe sangue de vasos coroides, das artérias ciliares posteriores curtas e da rede arterial pial.

REVISÃO HISTÓRICA

Aristóteles descreveu que os nervos ópticos se unem no quiasma óptico, que foi assim denominado porque se assemelha à letra grega χ (Qui). Por volta de 150 d.C., Galeno de Pérgamo descreveu mais detalhadamente os nervos ópticos como de natureza sensorial, mas incorretamente como ocos e contínuos com o sistema ventricular. Pouco progresso na compreensão das vias visuais ocorreu entre Galeno e Gratiolet, 1.700 anos depois. Usando bastões de madeira de laranjeira macios para dissecção romba, Gratiolet foi capaz de seguir a projeção retinofugal até a área pré-tectal, bem como confirmar as principais vias para o núcleo geniculado lateral.[1]

ANATOMIA GERAL

O nervo óptico transporta cerca de 1,2 milhão de axônios que se originam das células ganglionares da retina e se projetam para os oito núcleos visuais primários (Figura 9.3.1).[2-4] No entanto, apenas a parte anterior desse trato altamente mielinizado é denominada nervo óptico. O quiasma óptico consiste na decussação parcial; o trato óptico é a continuação posterior do mesmo trato fibroso até o seu término.

O nervo óptico tem cerca de 50 mm de comprimento e se estende do olho até o quiasma óptico. Geralmente, ele é descrito como consistindo em quatro partes (Figura 9.3.2):

- Parte intraocular (o disco óptico, 1 mm em comprimento anteroposterior).
- Parte intraorbitária (cerca de 25 mm de comprimento).
- Parte intracanalicular no interior do canal óptico (cerca de 9 mm de comprimento).
- Parte intracraniana (cerca de 16 mm de comprimento).

Existem três zonas anatômicas dentro do nervo óptico intraocular que medem 1 mm de comprimento (disco óptico): anteriormente, a zona retiniana, ou pré-laminar; centralmente, a zona coroidal ou laminar; e, posteriormente, a zona escleral ou retrolaminar.

Cada zona contém diferentes estruturas e elementos do neuroectoderma e do mesoderma.[5,6]

ELEMENTOS CONSTITUINTES

Axônios

Os axônios das células ganglionares da retina seguem em direção à cabeça do nervo óptico como fibras nervosas retinianas não mielinizadas, e, posteriormente, como fibras mielinizadas do nervo óptico. A separação topográfica das fibras começa na retina, continua no nervo óptico e, então, torna-se menos acurada próximo do quiasma óptico.

Os axônios representam o substrato anatômico da conexão neural. As suas propriedades de membrana permitem que um sinal regenerativo seja transferido da retina para os núcleos visuais primários. Esse sinal segue mais rápido nos axônios de maior calibre e naqueles com mais mielina. A condução em fibras mielinizadas grandes (cerca de 20 m/s) é muito mais rápida do que em fibras pequenas e não mielinizadas (cerca de 1 m/s) na retina.[7]

Esse sinal mediado pelo nervo óptico é codificado espacialmente (os axônios são distribuídos de maneira retinotópica no cérebro) e, provavelmente, temporalmente (a frequência de disparo axonal gera informação).

Além dos sinais neurais, os axônios permitem a transferência intracelular de substâncias químicas e organelas, como as mitocôndrias do corpo neuronal até a porção terminal distal, e vice-versa. O transporte axoplasmático ortógrado (do olho para o cérebro) tem um componente lento que progride 0,5 a 3,0 mm/dia e um componente rápido que se movimenta a 200 a 1.000 mm/dia.[8,9] O transporte axonal retrógrado (do cérebro para o olho) também ocorre e tem uma velocidade intermediária.

A maioria das células ganglionares da retina é relativamente pequena, concentrada na mácula, e emite axônios de pequeno calibre que se projetam para as camadas parvocelulares do núcleo geniculado lateral dorsal (o chamado sistema celular P). As células P têm fisiologia de oponência à cor, e acredita-se que sejam responsáveis pela resolução de alto contraste e alta frequência espacial. Ao contrário, as células M são células maiores que contêm axônios grandes e de rápida condução que constituem cerca de 5 a 10% das células ganglionares da retina. As células M podem estar envolvidas, principalmente, com informações não associadas a cor, de alta frequência temporal e baixa frequência espacial.[10]

As células ganglionares de melanopsina da retina (mRGC) pertencem a uma classe recém-descoberta de fotorreceptores das RGC que servem de suporte às funções autônomas, incluindo os ritmos circadianos e da pupila.[11,12] As mRGC são intrinsecamente fotorreceptoras, mas também fazem parte dos circuitos da retina para funções que não formam imagens.[11] Elas podem ser seletivamente sensíveis ou robustas para diferenciar as doenças do nervo óptico.[12]

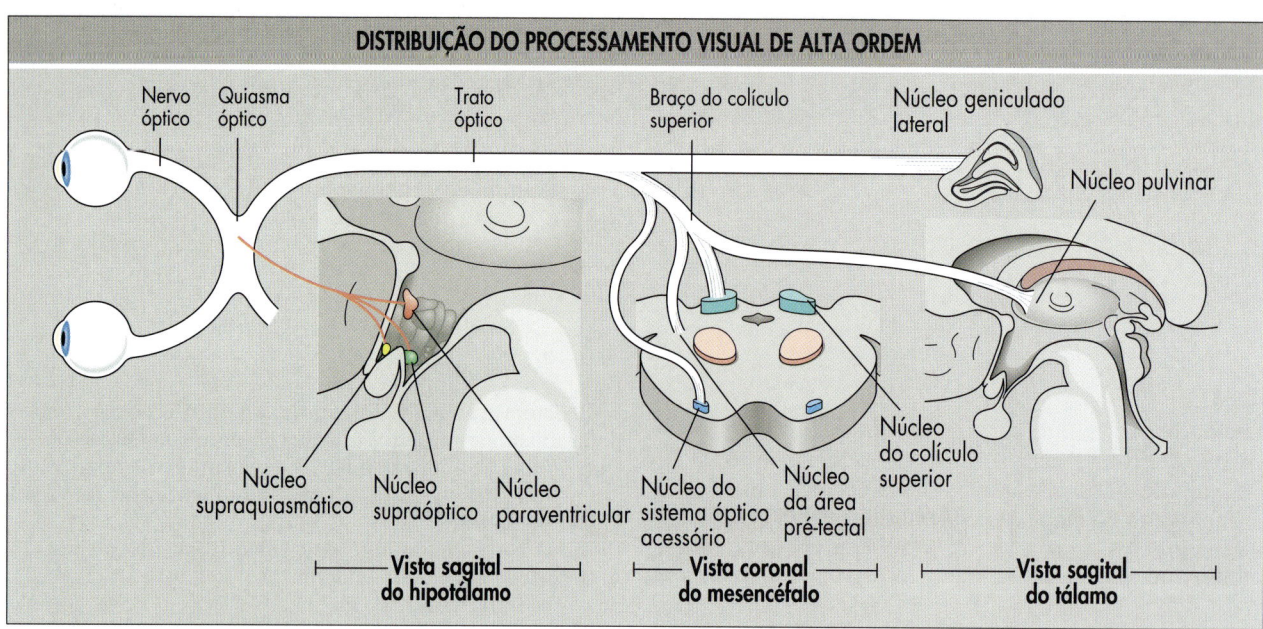

Figura 9.3.1 Projeções retinianas para os oito núcleos primários, mostrando a distribuição do processamento visual de alta ordem.

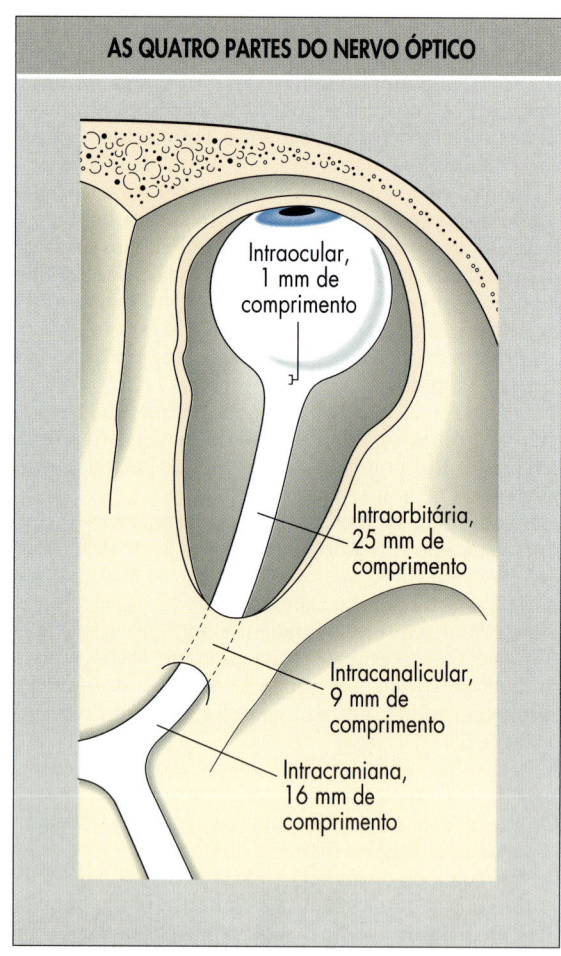

Figura 9.3.2 As quatro partes do nervo óptico. Os comprimentos são informados.

Células da glia

Os oligodendrócitos são células gliais especializadas que fornecem membranas para a mielinização dos axônios. A mielinização começa centralmente durante o desenvolvimento e para na lâmina cribriforme do disco óptico ao nascimento. No entanto, os oligodendrócitos podem se estender anormal e anteriormente à lâmina para mielinizar a camada peripapilar de fibras nervosas da retina (mielinização do disco óptico) em cerca de 1% da população geral. A micróglia e os macrófagos são células que derivam do sistema imunológico e podem se mover prontamente para o sistema nervoso central a partir dos leitos vasculares. A apoptose das células ganglionares da retina, que ocorre durante o desenvolvimento e em várias doenças, é provavelmente modulada por essas células gliais. Os astrócitos têm processos neurofibrilares extensos que se espalham entre as fibras nervosas. Essas células gliais especializadas recobrem as barreiras entre os axônios e outros tecidos e fazem parte da barreira hematencefálica. Quando os axônios são perdidos em virtude de atrofia óptica, os astrócitos se movem e se proliferam para preencher os espaços vazios.

AS QUATRO PARTES DO NERVO ÓPTICO

Disco óptico

A cabeça do nervo óptico tem 1 mm de profundidade na direção anteroposterior e 1,5 mm (horizontalmente) por 1,8 mm (verticalmente) de diâmetro no nível da retina.[13] Os axônios das células ganglionares da retina fazem um giro ortogonal a partir da camada de fibra nervosa e passam por um dos 200 a 300 orifícios que perfuram a lâmina cribriforme, o suporte colagenoso do disco óptico.[6] Esses axônios têm que passar de uma área de maior pressão tecidual (compartimento intraocular) para uma zona de menor pressão (espaço retrobulbar). O suprimento arterial se desloca da artéria central da retina para ramos da artéria oftálmica. Os axônios se tornam mielinizados imediatamente posterior à lâmina cribriforme.

Nervo óptico intraorbital

Esta parte do nervo (25 mm) excede a distância anteroposterior do globo ao forame óptico em pelo menos 8 mm. Essa redundância do nervo óptico sinuoso protege este nervo e o olho durante os movimentos oculares.

O diâmetro do nervo óptico aumenta de 3 mm logo atrás do globo até atingir cerca de 4 mm no ápice orbital.[14] A maior parte de seu calibre aumentado é em razão do tecido conectivo. Ao longo de seu curso orbital, o nervo é cercado pela dura-máter, aracnoide e pia-máter (Figura 9.3.3). O espaço subaracnóideo é contínuo com o espaço subaracnóideo intracraniano e tem no seu interior líquido cefalorraquidiano.

A estrutura do nervo óptico consiste em 400 a 600 fascículos, cada um dos quais contém cerca de 2.000 fibras. Os fascículos

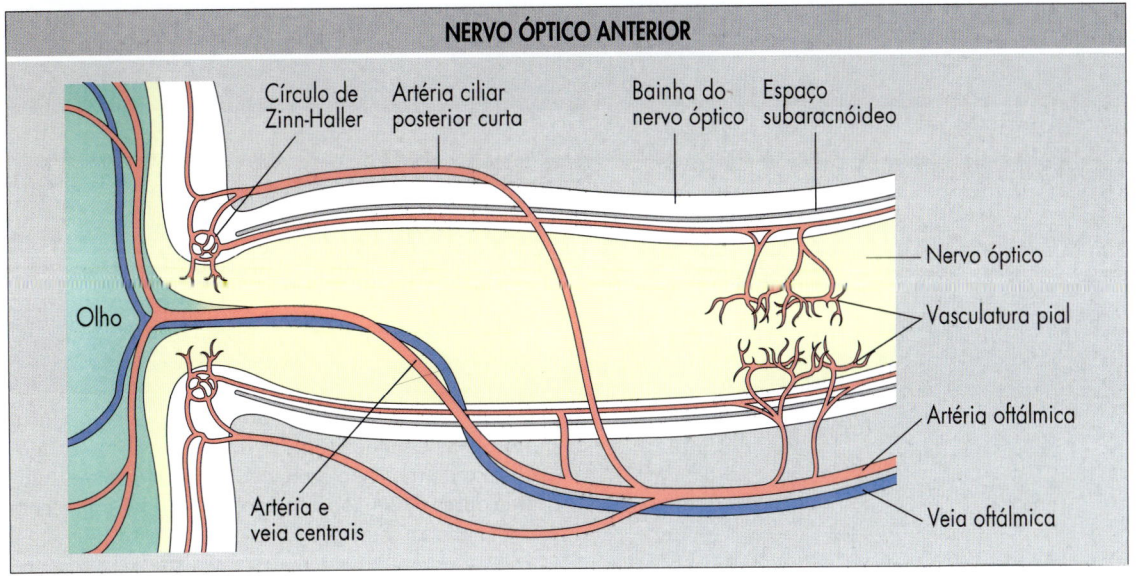

Figura 9.3.3 Nervo óptico anterior. São mostrados a bainha e o suprimento vascular das partes intraocular e intraorbitária.

são separados por septos de tecido conectivo por meio dos quais seguem os vasos sanguíneos menores. Os axônios são fortemente mielinizados (Figura 9.3.4) por oligodendrócitos.

Nervo óptico intracanalicular

A parte intracanalicular do nervo óptico começa quando entra no canal óptico por uma abertura na asa menor do osso esfenoide no ápice da órbita conhecida como forame óptico (ver Figura 9.3.2). A abertura do canal orbital é elíptica, com seu diâmetro mais amplo orientado verticalmente. A abertura intracraniana do canal óptico é também elíptica, mas com a largura horizontal maior que a altura.[15] A parede do canal medial é a mais fina e mais provável de fraturar. Pequenas lesões que surgem dentro do canal óptico podem comprimir e danificar significativamente o nervo óptico.

Nervo óptico intracraniano

Depois de passar pela dobra rígida da dura-máter acima da abertura intracraniana do canal, o nervo óptico intracraniano segue por 12 a 16 mm para chegar ao quiasma óptico. O nervo óptico intracraniano tem cerca de 4,5 mm de diâmetro médio.

Acima de cada nervo, estão localizados os giros retos dos lobos frontais do cérebro. Lateralmente ao nervo óptico, pode se situar a artéria carótida interna. A artéria oftálmica emerge da carótida e está localizada na porção lateral e inferior do nervo dentro de sua bainha dural. A proximidade do seio cavernoso possibilita que os tumores causem paralisias do nervo craniano em combinação com uma neuropatia óptica.

CIRCULAÇÃO DO NERVO ÓPTICO

A artéria oftálmica se origina no ápice do sifão da artéria carótida interna onde se conecta, ocupando uma posição inferior ao nervo no canal óptico. No canal e na órbita, a artéria emite vários ramos que alimentam a circulação pial. A 8 a 12 mm atrás do globo, a artéria oftálmica passa através da bainha do nervo e para o nervo, onde segue até o disco óptico; neste ponto recebe outro nome, artéria central da retina (ver Figura 9.3.3); essa artéria não contribui diretamente para a circulação da cabeça do nervo óptico. Em vez disso, o fluxo sanguíneo para a cabeça do nervo óptico deriva do círculo de Zinn-Haller, que recebe três fontes principais de sangue:[16,17]

- Vasos da coroide
- Quatro ou cinco artérias ciliares posteriores curtas
- Pequena contribuição da rede arterial pial.

BIBLIOGRAFIA

Anderson DR. Ultrastructure of the human and monkey lamina cribrosa and optic nerve head. Arch Ophthalmol 1969;82:800–14.
Hayreh SS. Anatomy and physiology of the optic nerve head. Trans Am Acad Ophthalmol Otolaryngol 1974;78:240–54.
La Morgia C, Ross-Cisneros FN, Hannibal J, et al. Melanopsin-expressing retinal ganglion cells: implications for human diseases. Vision Res 2011;51(2):296–302.
La Morgia C, Ross-Cisneros FN, Sadun AA, et al. Melanopsin retinal ganglion cells are resistant to neurodegeneration in mitochondrial optic neuropathies. Brain 2010;133(Pt 8):2426–38.
Minckler DS, Bunt AH. Axoplasmic transport in ocular hypotony and papilledema in the monkey. Arch Ophthalmol 1977;95:1430–6.
Ogden TE, Miller RF. Studies of the optic nerve of the rhesus monkey: nerve fiber spectrum and physiological properties. Vision Res 1966;6:485–506.
Polyak S. The vertebrate visual system. Chicago: University of Chicago Press; 1957. p. 132–41.
Sadun AA. Dyslexia at the New York Times. (Mis)understanding of parallel visual processing. Arch Ophthalmol 1992;110:933–4.
Sadun AA. Neuroanatomy of the human visual system: Part I. Retinal projections to the LGN and pretectum as demonstrated with a new stain. Neuro-ophthalmology 1986;6:353–61.
Sadun AA, Johnson BM, Schaecter J. Neuroanatomy of the human visual system: Part III. Three retinal projections to the hypothalamus. Neuro-ophthalmology 1986;6:371–9.
Sadun AA, Johnson BM, Smith LEH. Neuroanatomy of the human visual system: Part II. Retinal projections to the superior colliculus and pulvinar. Neuro-Ophthalmology 1986;6:363–70.

As referências completas estão disponíveis no **GEN-io**.

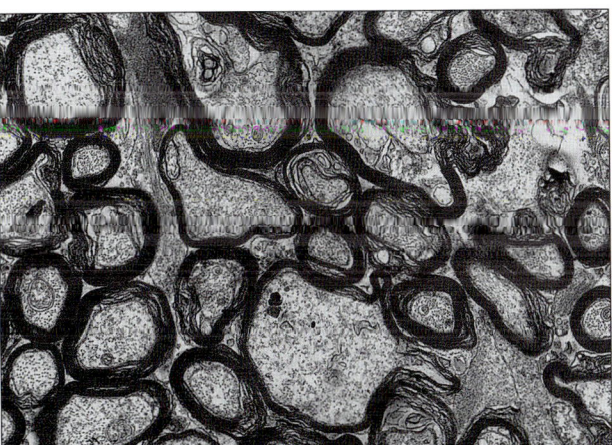

Figura 9.3.4 Axônios no nervo óptico retrobulbar. Esta é uma imagem ultraestrutural com grande magnificação, aproximadamente 5 mm atrás do globo. Observar os axônios fortemente mielinizados de vários tamanhos. Os axônios menores têm 0,6 a 0,9 μm de diâmetro e são provavelmente de células ganglionares da retina, do sistema de células P. Os axônios maiores têm 1 a 2 μm de diâmetro e devem fazer parte do sistema de células M.

PARTE 9 NEURO-OFTALMOLOGIA

SEÇÃO 2 Sistema Visual Aferente

Diferenciação entre Doenças do Nervo Óptico e Doenças Maculares da Retina

9.4

Alfredo A. Sadun e Vivek R. Patel

> **Definição:** Doenças do nervo óptico causam lesão das células ganglionares da retina e dos seus axônios que constituem o nervo óptico, enquanto doenças maculares envolvem lesão da retina nas áreas foveal e parafoveal.

Características principais
- As lesões do nervo óptico geralmente provocam um defeito pupilar aferente e discromatopsia grave
- As lesões maculares causam perda variável da acuidade central e metamorfopsia
- A percepção da luminosidade é reduzida na doença do nervo óptico e aumentada na doença macular.

Características diagnósticas
- A tomografia de coerência óptica (OCT, do inglês *optical coherence tomography*) e o teste de eletrorretinografia multifocal podem revelar doença macular
- A sensibilidade ao contraste e o teste de resposta visual evocada podem revelar doença do nervo óptico.

INTRODUÇÃO

As neuropatias ópticas e as maculopatias geralmente têm apresentações sobrepostas. Por exemplo, a neurite óptica e a retinopatia serosa central podem se apresentar em um adulto jovem como perda visual monocular aguda e indolor. A ausência relativa de achados de fundo de olho em pacientes com perda visual aguda pode dificultar o diagnóstico adequado. O comprometimento da visão decorrente da disfunção do nervo óptico pode ser uma indicação de patologia intracraniana, que muitas vezes requer intervenção neurocirúrgica. Por outro lado, as maculopatias podem responder a tratamentos locais,[1] como fotocoagulação a *laser*, terapia fotodinâmica, corticosteroides ou agentes antifator de crescimento endotelial vascular (anti-VEGF), ou cirurgia. Essas diferenças nas estratégias de tratamento enfatizam a necessidade de se fazer uma distinção precoce e acurada entre neuropatia óptica e maculopatia.

A neurite óptica e a neuropatia óptica isquêmica anterior não arterítica são as formas mais comuns de neuropatias ópticas em jovens e idosos, respectivamente. A doença macular pode se localizar na retina interna ou externa, e a forma mais comum de doença macular é a degeneração macular relacionada à idade.

CARACTERÍSTICAS OCULARES

A perda da acuidade visual em razão da doença do nervo óptico é geralmente percebida como sensação de escurecimento generalizado, pontos escuros irregulares ou cortinas pretas pelo campo visual.[2]

As neuropatias ópticas também podem causar escurecimento ou dessaturação de cores e objetos, que também podem parecer tendo contraste reduzido ao ponto de se tornarem indistinguíveis. A dor pode estar associada a certas neuropatias ópticas, mas é um achado caracteristicamente incomum nas maculopatias.

Pacientes que apresentam maculopatias se queixam de metamorfopsia no campo visual central.[3] A micropsia é mais comum que a macropsia. Os pacientes também podem apresentar leve fotofobia (sentido de luminosidade aumentado) ou *glare* (espalhamento da luz), em contraposição ao escurecimento percebido pelos pacientes com neuropatia óptica.

DIAGNÓSTICO E EXAMES COMPLEMENTARES

História

A determinação da evolução temporal da doença é fundamental para se obter um diagnóstico acurado. A neurite óptica geralmente se desenvolve de horas a dias, estabiliza-se e depois mostra melhora nas semanas seguintes. A neuropatia óptica isquêmica anterior provoca perda repentina da visão, geralmente com progressão ou resolução posterior mínimas.[2] As maculopatias, por outro lado, podem ser de início agudo ou insidioso.

Exame físico

Embora bastante variável, a acuidade visual é geralmente mais gravemente afetada em doenças maculares do que em doenças do nervo óptico. A avaliação da resposta pupilar aferente,[4] da visão de cores e o teste de sentido de luminosidade[5] são três testes particularmente sensíveis a deficiências do nervo óptico e podem ser afetados em um grau desproporcional à redução observada na acuidade visual. O sentido de luminosidade pode ser estimado subjetivamente quando se pergunta ao paciente qual olho vê uma luz mais brilhante ou pode ser quantificado usando filtros de densidade neutra ou óculos compostos de dois pares de filtros de polarização cruzada.[5]

O exame de fundo de olho pode revelar edema do disco óptico, mas a elevação do disco óptico em si não causa uma deficiência significativa da função visual.[6] Geralmente, a atrofia óptica é visualizada pela primeira vez cerca de 1 mês após a lesão do nervo. As neuropatias ópticas podem causar uma redução difusa ou perdas segmentares na camada de fibras nervosas (CFN). Edema discal setorial com hemorragias em chama de vela (neuropatia óptica isquêmica anterior), elevações (drusas do disco óptico), escavação patológica (glaucoma), atrofia óptica setorial e atrofia óptica secundária são padrões de alterações do disco óptico que indicam diferentes tipos de danos ao nervo óptico.

Deslocamento seroso da retina neurossensorial ou do epitélio pigmentar da retina (EPR), anormalidades vasculares da retina e exsudatos podem ser vistos por oftalmoscopia direta ou indireta ou por biomicroscopia estereoscópica. As indicações e a utilidade clínica da OCT (Capítulo 9.2) estão aumentando rapidamente, possibilitando a localização anatômica acurada e a caracterização de patologias do polo posterior. Além disso, a imagem da CFN da retina pode ajudar a determinar a presença ou a ausência de atrofia associada a fibras do nervo óptico.

Exames complementares

As neuropatias ópticas podem causar uma variedade de defeitos do campo visual, alguns dos quais razoavelmente específicos para a doença subjacente. Por exemplo, as neuropatias ópticas por deficiência nutricional ou tóxicas geralmente causam defeitos do campo centrocecal, enquanto as doenças da cabeça do nervo óptico frequentemente provocam defeitos do campo altitudinal ou arqueado. O defeito de campo visual de uma maculopatia é quase invariavelmente um escotoma central com uma zona de metamorfopsia em torno. O teste de campo visual tangente continua sendo uma forma muito eficaz de avaliar os 20° centrais do campo visual e identificar facilmente um pequeno escotoma central. O teste da tela de Amsler fornece uma avaliação muito sensível dos 10° centrais do campo visual[7] e documenta a presença ou a ausência de metamorfopsia, um forte indicador de doença macular. O teste de limiares com a tela de Amsler é um método em que a tela de Amsler se torna muito sensível.[8] Nessa abordagem, o paciente usa óculos especiais com polarizadores cruzados na frente das oculares, que são giradas para reduzir a percepção do paciente, de modo que a tela de Amsler seja mal discernida, ou então a imagem da tela é visualizada em uma tela de computador com contraste variável.[9]

Na doença macular, geralmente ocorre um atraso na recuperação de pigmentos visuais que são despolarizados por uma luz brilhante. Por outro lado, a luz brilhante não tem nenhum efeito na condução do nervo óptico. A angiografia com fluoresceína do fundo de olho e a autofluorescência são muito úteis para a caracterização de doenças da retina.

A resposta visual evocada não é muito útil para distinguir a disfunção do nervo óptico de uma variedade de outras doenças, que incluem erro de refração, maculopatia ou mesmo perda visual simulada.[10] No entanto, o teste pode ser útil quando há uma doença bilateral dos nervos ópticos ou quando se deseja a documentação para fins médico-legais.

Outro teste usado para discriminar as duas doenças é o teste de sensibilidade ao contraste, que pode ser feito em diferentes frequências espaciais.[11] Os pacientes que têm neuropatias ópticas podem ter deficiências nas frequências espaciais médias a altas, enquanto os pacientes com maculopatias geralmente apresentam deficiências apenas nas frequências espaciais mais altas.

BIBLIOGRAFIA

Amsler M. Earliest symptoms of diseases of the macula. Br J Ophthalmol 1953;37:521–37.

Arden GB, Jacobson JJ. A simple grating test for contrast sensitivity: preliminary results indicate value in screening for glaucoma. Invest Ophthalmol Vis Sci 1978;17:23–32.

Early Treatment Diabetic Retinopathy Study Research Group. Photocoagulation for diabetic macular edema: Early Treatment Diabetic Retinopathy Study Report Number 1. Arch Ophthalmol 1985;103:1796–806.

Fine AM, Elman MJ, Ebert JE, et al. Earliest symptoms caused by neovascular membranes in the macula. Arch Ophthalmol 1986;104:513–14.

Fineberg E, Thompson HS. Quantitation of the afferent pupillary defect. In: Smith JL, editor. Neuro-ophthalmology focus. New York: Masson; 1979. p. 25–9.

Fink W, Sadun AA. Three-dimensional computer-automated threshold Amsler grid test. J Biomed Opt 2004;9:149–53.

Glaser JS. Neuro-ophthalmology. 2nd ed. Philadelphia: JB Lippincott; 1990. p. 115–17.

Hayreh SS. Optic disc edema in raised intracranial pressure. VI. Associated visual disturbances and their pathogenesis. Arch Ophthalmol 1977;95:1566–79.

Sadun AA, Lessell S. Brightness-sense and optic nerve disease. Arch Ophthalmol 1985;103:39–43.

Towle VL, Sutcliffe E, Sokol S. Diagnosing functional visual deficits with the P300 component of the visual evoked potential. Arch Ophthalmol 1985;103:47–50.

Wall M, Sadun AA. Threshold Amsler grid testing: cross-polarizing lenses enhance yield. Arch Ophthalmol 1986;104:520–3.

As referências completas estão disponíveis no **GEN-io.**

PARTE 9 NEURO-OFTALMOLOGIA

SEÇÃO 2 Sistema Visual Aferente

Anomalias Congênitas do Disco Óptico

9.5

Michael C. Brodsky

Definição: Configurações incomuns do(s) disco(s) óptico(s) presentes desde o nascimento.

Característica principal
- Discos ópticos pequenos, pálidos ou de formas pouco comuns podem significar apenas curiosidades ou condições mais significativas associadas a defeitos visuais.

Característica associada
- Anormalidades na retina circundante (p. ex., síndrome de Morning Glory), no segmento anterior (p. ex., coloboma da íris), na face ou no cérebro ocasionalmente podem ser observadas.

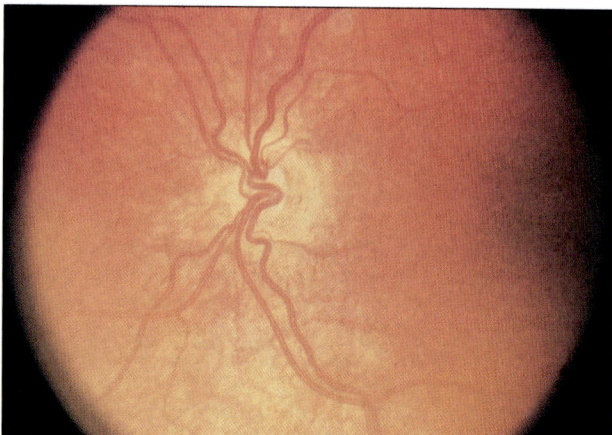

Figura 9.5.1 Hipoplasia do nervo óptico (observar o sinal de duplo anel).

INTRODUÇÃO

Os princípios aqui descritos se aplicam à avaliação e ao tratamento de crianças com anomalias congênitas do disco óptico.[1]

Associação com a idade

Crianças com anomalias do disco óptico bilaterais geralmente apresentam visão deficiente e nistagmo na infância; aquelas que têm anomalias do disco óptico unilaterais geralmente apresentam esotropia sensorial durante os anos pré-escolares.

Malformações do sistema nervoso central

Malformações do sistema nervoso central são comuns em pacientes com discos ópticos malformados. Discos pequenos estão associados a uma variedade de malformações que envolvem os hemisférios cerebrais, o infundíbulo hipofisário e estruturas intracranianas da linha média (p. ex., septo pelúcido, corpo caloso).

Os discos ópticos com a configuração Morning Glory estão associados à encefalocele basal na forma transesfenoidal, enquanto os discos ópticos com uma configuração colobomatosa estão associados a anomalias sistêmicas em uma variedade de síndromes de coloboma.

HIPOPLASIA DO NERVO ÓPTICO

A hipoplasia do nervo óptico é uma anomalia congênita que representa uma causa importante de deficiência visual em crianças.[1] Histologicamente, é caracterizada por um número subnormal de axônios do nervo óptico com elementos mesodérmicos e tecido de suporte glial normais.[2] A aparência oftalmoscópica é a de um disco óptico pequeno, cinzento ou pálido, muitas vezes cercado por um halo peripapilar de cor amarelada, ladeado por um anel de pigmento (sinal de duplo anel)[2] (Figura 9.5.1).

A acuidade visual pode variar de 20/20 a ausência de percepção de luz.[2] Como a acuidade visual depende apenas do grau de hipoplasia do feixe de fibras nervosas papilomaculares, não se correlaciona necessariamente com o tamanho total do disco.[1]

O termo displasia septo-óptica (síndrome de Morsier) descreve a constelação de hipoplasia do nervo óptico, ausência do septo pelúcido e agenesia parcial ou completa do corpo caloso.[2] A ressonância magnética (RM) do cérebro na hipoplasia do nervo óptico frequentemente mostra anormalidades associadas dos hemisférios cerebrais (mais frequentemente esquizencefalia) e ausência do infundíbulo hipofisário com ou sem ectopia hipofisária posterior.[3]

A associação da displasia septo-óptica com deficiências do hormônio hipofisário justifica a avaliação endocrinológica em crianças que apresentam tanto hipoplasia do nervo óptico quanto ausência do infundíbulo hipofisário na RM. A deficiência de hormônio do crescimento é mais comum, seguida pela deficiência do hormônio estimulante da tireoide, hormônio corticotrófico e vasopressina. Em crianças com displasia septo-óptica, uma história de icterícia neonatal sugere hipotireoidismo, e hipoglicemia neonatal indica deficiência de corticotropina. Crianças com deficiência de corticotropina têm risco de morte súbita por hipoglicemia e choque quando com doenças intercorrentes; os pais devem receber instruções sobre a administração de corticosteroides parenterais injetáveis no início de doença febril.[4]

ANOMALIA DO DISCO DE MORNING GLORY

A anomalia do disco de Morning Glory é uma escavação congênita da parte posterior globo ocular que envolve o disco óptico.[5] Na anomalia de Morning Glory, o disco óptico é aumentado, tem cor laranja ou rosa, e é escavado ou situado dentro de uma área de escavação em forma de funil (Figura 9.5.2).[5] Uma zona anular variavelmente elevada circunda o disco com áreas

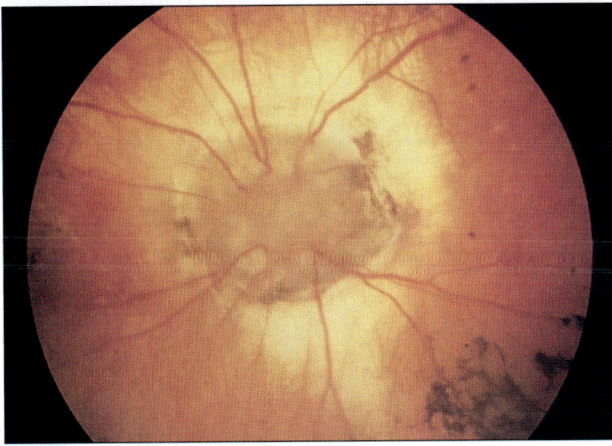

Figura 9.5.2 Anomalia de Morning Glory do disco óptico.

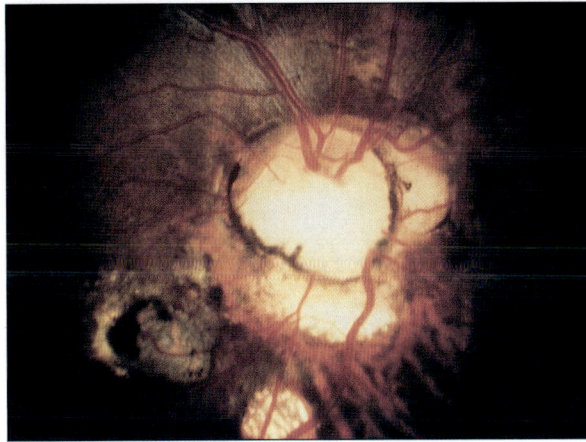

Figura 9.5.3 Coloboma do disco óptico.

irregulares de pigmentação e despigmentação. Um tufo branco de tecido glial cobre o centro do disco. Os vasos sanguíneos da retina parecem ter maior número, surgem da periferia do disco, seguem um curso anormalmente reto sobre a retina peripapilar e tendem a se ramificar em ângulos agudos. Muitas vezes, é difícil distinguir as artérias das veias. A mácula pode ser incorporada no defeito escavado (captura macular).[5] Embora erroneamente referida como uma variante do coloboma do disco óptico, a anomalia discal de Morning Glory é, na verdade, uma anomalia distinta, como evidenciado por sua ocorrência esporádica, sua falta de associação com colobomas da íris ou da retina e suas associações sistêmicas.[5]

A anomalia de Morning Glory está associada à encefalocele transesfenoidal[1] e à hipoplasia da vasculatura intracraniana ipsilateral (que pode ser visualizada na angiografia por ressonância magnética).[5,6] Crianças com esse tipo de encefalocele basal oculta apresentam fácies características, que consiste em hipertelorismo leve com depressão da ponte nasal, um entalhe da linha média no lábio superior e, às vezes, uma fenda da linha média no palato mole. Os sintomas respiratórios da encefalocele transesfenoidal na infância podem incluir rinorreia, obstrução nasal, respiração pela boca ou ronco. A maioria das crianças afetadas não tem nenhum déficit intelectual ou neurológico, mas pan-hipopituitarismo é comum. Pacientes que têm anomalia de Morning Glory também estão em risco de sofrer perda visual adquirida. Descolamentos de retina não regmatogênicos se desenvolvem em aproximadamente um terço dos olhos com anomalia de Morning Glory e geralmente envolvem a retina peripapilar.[5]

COLOBOMA DO DISCO ÓPTICO

No coloboma do disco óptico, o disco aparece aumentado e possui uma escavação bem demarcada, branca brilhante, em forma de taça (Figura 9.5.3).[7] A borda inferior do disco é mais fina que a borda superior, refletindo a posição da fissura embrionária em relação à papila epitelial primitiva. A escavação pode se estender inferiormente para envolver a coroide e a retina adjacentes; nesse caso, a microftalmia frequentemente está presente. Em alguns casos, todo o disco é escavado, mas a característica colobomatosa do defeito ainda pode ser observada oftalmoscopicamente, porque a escavação é mais profunda inferiormente. A escavação está contida no disco óptico colobomatoso, em oposição à anomalia de Morning Glory, na qual o disco está dentro da escavação.[7] A acuidade visual pode ser minimamente ou gravemente afetada, dependendo da extensão da lesão. Apesar de a área do disco óptico parecer aumentada, o coloboma do disco óptico é, na verdade, uma forma segmentar inferior de hipoplasia do nervo óptico, porque o único tecido neural remanescente está localizado superiormente em um crescente em forma de C ou em forma de lua (ver Figura 9.5.3).

O coloboma do disco óptico pode ocorrer esporadicamente ou ser hereditário de forma autossômica dominante e pode ser acompanhado de colobomas da íris ou retinocoroidais no mesmo olho ou no olho contralateral. Frequentemente está associado a anomalias em várias síndromes genéticas (p. ex., síndrome de CHARGE [coloboma do olho, anomalia cardíaca, atresia de coanas, deficiência mental e anomalias dos órgãos sexuais e da orelha], síndrome de Walker-Warburg, hipoplasia dérmica focal de Goltz, síndrome de Goldenhar, síndrome do nevo sebáceo linear), mas raramente é associado à encefalocele transesfenoidal.[1]

FOSSETA ÓPTICA

Uma fosseta óptica se parece com uma depressão semelhante à cratera, redonda ou oval, cinza, branca ou amarelada, no disco óptico (Figura 9.5.4).[7] As fossetas ópticas geralmente envolvem o disco óptico temporal, mas podem estar situadas em qualquer setor.[8] As fossetas ópticas temporais estão frequentemente associadas a alterações no epitélio pigmentar da retina peripapilar adjacente.[8] Nos casos unilaterais, o disco acometido é ligeiramente maior do que o disco normal.[8]

Os defeitos de campo visual são variáveis e geralmente se correlacionam mal com a localização da fosseta; o defeito mais comum parece ser um escotoma arqueado paracentral conectado a um ponto cego aumentado. Depressões adquiridas no disco óptico que são indistinguíveis de fossetas ópticas foram documentadas em olhos com glaucoma de tensão normal.[1] Histologicamente, uma fosseta óptica é uma herniação de tecido neuroectodérmico rudimentar em uma depressão semelhante a uma bolsa dentro da substância nervosa[8] (Figura 9.5.5). Sua patogênese é desconhecida.

As fossetas ópticas não estão associadas a malformações cerebrais, e sua descoberta não justifica a neuroimagem. Aproximadamente 45% dos olhos com fossetas ópticas desenvolvem retinosquise macular e/ou descolamentos serosos da retina.[6] Alguns descolamentos serosos da retina associados a fossetas

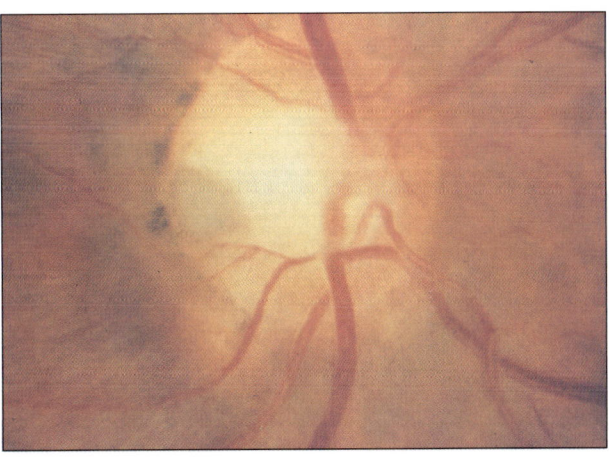

Figura 9.5.4 Fosseta óptica.

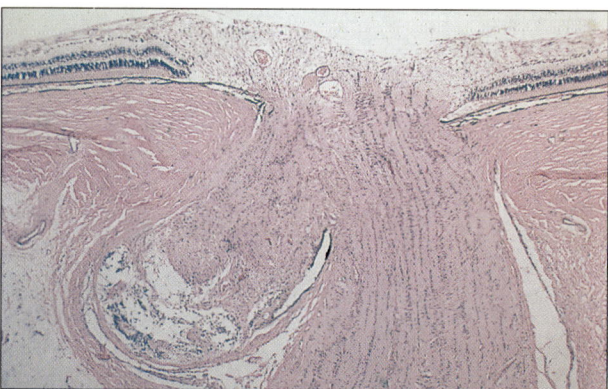

Figura 9.5.5 Fosseta óptica. Herniação do tecido da retina através de uma abertura escleral aumentada ao longo de um lado do nervo óptico. (Cortesia do Dr. JB Crawford, de Irvine AR, Crawford JB, Sullivan JH. The pathogenesis of retinal detachment with morning glory disc and optic pit. Retina. 1986;6:146-50.)

ópticas resolvem espontaneamente, mas o prognóstico visual é desfavorável.[8] O líquido sub-retiniano provavelmente se origina da cavidade vítrea e/ou do espaço subaracnóideo que circunda o nervo óptico. Lincoff et al.[9] demonstraram que o líquido a partir da fosseta óptica provoca inicialmente uma separação retiniana da camada interna (retinosquise) que cobre o polo posterior. Subsequentemente se desenvolve um orifício macular da camada externa, por meio do qual esse líquido intrarretiniano se comunica com o espaço sub-retiniano para formar um descolamento macular sensorial que aumenta gradualmente.[9] A descoberta recente de que a vitrectomia com indução de um descolamento vítreo posterior, sem realizar tamponamento a gás ou fotocoagulação a *laser*, leva à resolução da maculopatia da fosseta do disco óptico sugere que a tração vítrea seja o desencadeante primário para causar a cavidade da retinosquise, e que o espaço perivascular ao redor da fosseta permite a passagem do líquido para a retina.[10]

MEGALOPAPILA

Megalopapila é um termo genérico que denota um disco óptico anormalmente grande que não tem a escavação inferior do coloboma do disco óptico ou as numerosas características anômalas da anomalia discal de Morning Glory.[1] Essa condição é geralmente bilateral e frequentemente está associada a uma relação escavação-disco grande. Os pacientes com megalopapila são frequentemente suspeitos de ter glaucoma. Ao contrário da situação no glaucoma, no entanto, a escavação óptica é geralmente redonda ou horizontalmente oval sem *notch* ou afilamento vertical (Figura 9.5.6). A acuidade visual é geralmente normal na megalopapila, mas pode estar levemente diminuída em alguns casos. Os campos visuais estão geralmente normais, exceto por uma mancha cega aumentada, que permite ao examinador descartar glaucoma de baixa tensão ou lesão compressiva.

A megalopapila é raramente associada a anomalias cerebrais, e não se justifica a realização de exames de neuroimagem, a menos que haja anomalias faciais da linha média.

SÍNDROME DO DISCO INCLINADO CONGÊNITO

A síndrome do disco inclinado é uma condição bilateral não hereditária em que a parte superotemporal do disco é elevada e a parte inferonasal do disco é deslocada posteriormente, o que resulta em um disco óptico de aspecto oval com seu longo eixo orientado obliquamente (Figura 9.5.7).[11] Essa configuração é acompanhada por *situs inversus* dos vasos da retina, cone congênito inferonasal, afilamento do epitélio pigmentar da retina inferonasal e da coroide e astigmatismo miópico. Essas características presumivelmente resultam de um ectasia do fundo de olho inferonasal que envolve o setor correspondente do disco óptico.

A familiaridade com essa condição é importante, pois pacientes afetados podem se apresentar com achados que sugerem hemianopsias bitemporais, envolvendo principalmente os quadrantes superotemporais. No entanto, quando observados cuidadosamente, esses defeitos de campo não respeitam o meridiano vertical (como ocorre com lesões quiasmáticas). Além disso, as isópteras grandes e pequenas são relativamente normais, enquanto isópteras de tamanho médio são constritas seletivamente por causa da ectasia do fundo de olho na região da média periferia. Repetir exames de campo visual após a correção do erro de refração miópica geralmente leva à eliminação do defeito de campo, o que confirma a sua natureza refrativa. Em alguns casos, a sensibilidade retiniana é diminuída na área da ectasia, o que faz com que o defeito persista apesar da correção refracional. Casos raros da síndrome do disco inclinado foram documentados em pacientes com tumores suprasselares congênitos; neuroimagem é necessária, portanto, quando a hemianopsia bitemporal associada respeita o meridiano vertical.[11]

PIGMENTAÇÃO CONGÊNITA DO DISCO ÓPTICO

A pigmentação congênita do disco óptico é uma condição em que a melanina anterior à lâmina cribriforme, ou dentro dela, confere uma aparência cinza ao disco (Figura 9.5.8). A pigmentação congênita do disco óptico verdadeira é extremamente rara. A pigmentação congênita do disco óptico é compatível com boa acuidade visual, mas pode estar associada a anomalias coexistentes do disco óptico que diminuem a visão.[12]

A maioria dos casos de discos ópticos cinzentos não é causada por pigmentação congênita do disco óptico.[12] Por motivos mal compreendidos, os discos ópticos de lactentes que tiveram

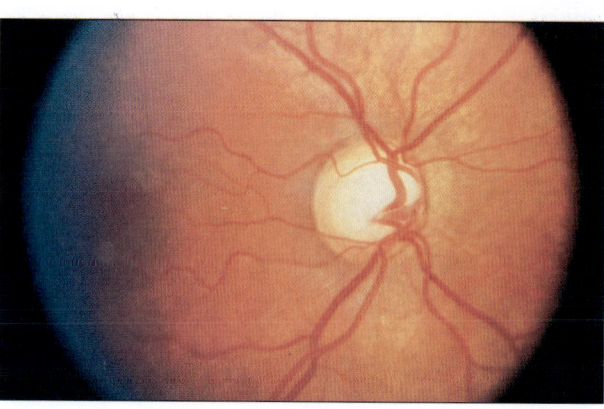

Figura 9.5.6 Megalopapila.

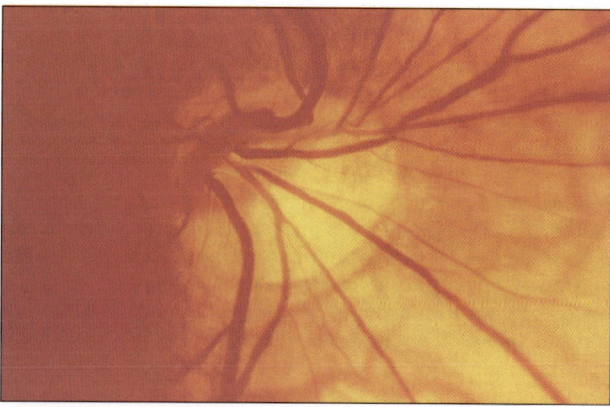

Figura 9.5.7 Disco óptico direito inclinado congênito. Observar a despigmentação retinocoroidal inferonasal. (O disco óptico esquerdo é a imagem espelhada.)

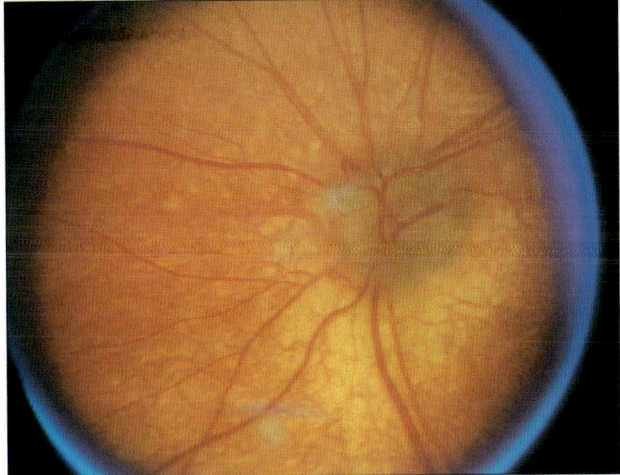

Figura 9.5.8 Pigmentação congênita do disco óptico.

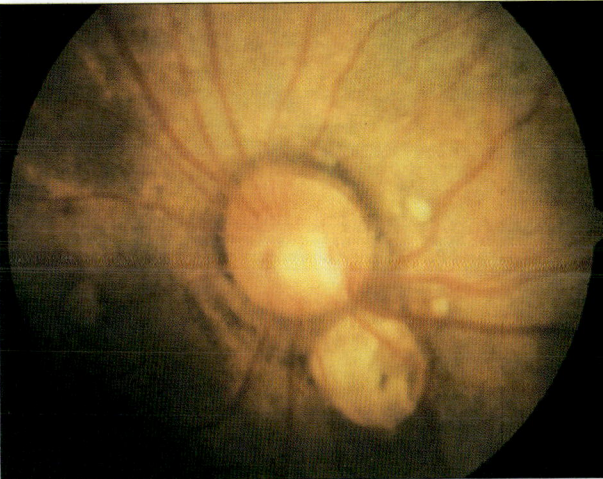

Figura 9.5.9 Síndrome de Aicardi.

atraso da maturação visual ou albinismo – e alguns neonatos normais – apresentam tonalidade difusamente cinzenta quando observados por oftalmoscopia. Nesses distúrbios, a tonalidade cinzenta desaparece no primeiro ano de vida sem que se observe migração pigmentar visível.

SÍNDROME DE AICARDI

As principais características da síndrome de Aicardi são espasmos infantis, agenesia do corpo caloso, hipsarritmia modificada na eletroencefalografia, e uma aparência característica do disco óptico que consiste em múltiplas lacunas coriorretinianas despigmentadas agrupadas em torno do disco (Figura 9.5.9).[13] Anomalias sistêmicas associadas incluem malformações vertebrais (p. ex., fusão de vértebras, escoliose, espinha bífida) e malformações costais (p. ex., costelas ausentes, costelas fundidas ou bifurcadas).[13] Retardo mental grave é quase invariavelmente presente. Associação intrigante entre o papiloma do plexo coroide e a síndrome de Aicardi foi documentada em muitos pacientes.[1] Além da agenesia do corpo caloso, anormalidades na neuroimagem na síndrome de Aicardi incluem anomalias de migração cortical (paquigiria, polimicrogiria, heterotopia cortical) e malformações do sistema nervoso central (assimetria cerebral hemisférica, síndrome de Dandy-Walker, colpocefalia, cistos aracnoides da linha média).[1] O padrão de herança da síndrome de Aicardi é atribuído a um evento mutacional ligado ao X que é letal no sexo masculino.[1]

BIBLIOGRAFIA

Brodsky MC. Congenital optic disc anomalies. Surv Ophthalmol 1994; 39:89–112.
Brodsky MC. Magnetic resonance imaging of colobomatous optic hypoplasia. Br J Ophthalmol 1999;83:755–6.
Brodsky MC, Buckley EG, McConkie-Rosell A. The case of the gray optic disc. Surv Ophthalmol 1989;33:367–72.
Brodsky MC, Conte FA, Hoyt CS, et al. Sudden death in septo-optic dysplasia: report of five cases. Arch Ophthalmol 1997;115:66–70.
Brodsky MC, Glasier CM. Optic nerve hypoplasia: clinical significance of associated central nervous system abnormalities on magnetic resonance imaging. Arch Ophthalmol 1993;111:66–74.
Brown G, Tasman W. Congenital anomalies of the optic disc. New York: Grune & Stratton; 1983. p. 91–126.
Carney SH, Brodsky MC, Good WV, et al. Aicardi syndrome: more than meets the eye. Surv Ophthalmol 1993;37:419–24.
Hirakata A, Inoue M, Hiraoka T, et al. Vitrectomy without laser treatment or gas tamponade for macular detachment associated with an optic pit. Ophthalmology 2012;119:810–12.
Lambert SR, Hoyt CS, Narahara MH. Optic nerve hypoplasia. Surv Ophthalmol 1987;32:1–9.
Lincoff H, Lopez R, Kreissig I, et al. Retinoschisis associated with optic nerve pits. Arch Ophthalmol 1988;106:61–7.
Massaro M, Thorarensen O, Liu GT, et al. Morning glory disc anomaly and moyamoya vessels. Arch Ophthalmol 1998;116:253–4.
Pollock S. The morning glory disc anomaly: contractile movement, classification, and embryogenesis. Doc Ophthalmol 1987;65:442–53.
Young SE, Walsh FB, Knox DL. The tilted disc syndrome. Am J Ophthalmol 1976;82:16–23.

As referências completas estão disponíveis no **GEN-io**.

PARTE 9 NEURO-OFTALMOLOGIA

SEÇÃO 2 Sistema Visual Aferente

Papiledema e Aumento da Pressão Intracraniana

9.6

Alfredo A. Sadun e Michelle Y. Wang

Definição: Edema do disco óptico, geralmente bilateral, que resulta do aumento da pressão intracraniana.

Características principais
- Borramento das margens do disco óptico
- Extensão anterior da cabeça do nervo
- Congestão venosa de vasos arqueados e peripapilares
- Hiperemia da cabeça do nervo óptico.

Características associadas
- Elevação acentuada da cabeça do nervo óptico
- Veias ingurgitadas e escuras
- Hemorragias peripapilares filamentares
- Ocasionalmente, dobras da coroide e estrias retinianas.

INTRODUÇÃO

Cerca de 1,2 milhão de axônios convergem no disco óptico para formar o nervo óptico. O nervo óptico segue um curso de 50 mm à medida que se estende desde a parte posterior do olho, segue através da órbita, passa pelo canal óptico, corre intracranialmente e sofre uma decussação parcial para formar o quiasma óptico. Cada axônio deve manter o transporte axonal ativo tanto em direção ortógrada (do olho para o cérebro) quanto retrógrada. O espaço subaracnóideo do cérebro é contínuo com a bainha do nervo óptico. Uma grande variedade de lesões pode levar à disfunção ou compressão do nervo óptico, potencialmente resultando em uma interrupção parcial do transporte axoplasmático, que se manifesta como edema do disco óptico. Se a compressão for causada por pressão intracraniana elevada, a condição é denominada papiledema, apresentando, assim, implicações neurológicas e neurocirúrgicas. Se a causa do edema do disco não for o aumento da pressão intracraniana, o termo edema de disco óptico deve ser usado. Papiledema de longa duração ou grave, além de refletir patologia intracraniana, também pode resultar em disfunção do nervo óptico bilateral.

EPIDEMIOLOGIA E PATOGÊNESE

Os pacientes podem ter muitas das características dos tumores intracranianos na ausência de qualquer lesão de massa. Tumores da fossa posterior podem causar obstrução do fluxo do líquido cefalorraquidiano (LCR) entre os ventrículos, mas a maioria dos casos de aumento da pressão intracraniana em adultos provém de grandes massas tumorais hemisféricas que produzem um efeito de massa.

O pseudotumor cerebral (PTC), também denominado hipertensão intracraniana idiopática (HII), requer que a neuroimagem seja negativa para lesões de massa e para obstruções do sistema ventricular e que uma punção lombar revele alta pressão de abertura com composição normal do liquor.

Entre adultos jovens, o papiledema é mais provavelmente causado por HII do que por tumor real. A HII pode inicialmente se apresentar apenas com cefaleia, que tende a piorar em posição reclinada. Geralmente, observa-se ausência de outro sinal neurológico além da perda visual. A maioria dos pacientes são mulheres jovens obesas em idade fértil, o que leva à sugestão de que os hormônios sexuais femininos e anormalidades endócrinas desempenham um papel importante nesse distúrbio. A HII pode ser observada em associação com certos fármacos, como a tetraciclina, pílulas contraceptivas orais, hormônio do crescimento, vitamina A ou corticosteroides (ou mais comumente, a retirada de corticosteroides).

Uma associação bem conhecida é com a trombose venosa intracraniana, que pode ser em razão de trauma, otite média com mastoidite, doença do tecido conectivo, ou estados de hipercoagulabilidade. Insuficiência respiratória crônica, síndromes renais, anemia por deficiência de ferro e apneia obstrutiva do sono também foram associadas à HII.[1] Quando há uma etiologia definida, a condição é considerada hipertensão intracraniana secundária. Como o glaucoma, o aumento da pressão intracraniana pode ser decorrente de um aumento da produção do líquido ou diminuição do sistema de drenagem. Muitos investigadores acreditam que a maioria das causas de HII envolva a maior resistência à drenagem do LCR. Obstrução do sistema ventricular ou falhas em *shunts* de derivação podem levar a um aumento muito rápido da pressão intracraniana e à papiledema fulminante.[2]

A fisiopatologia principal do edema do disco óptico é o bloqueio do transporte axoplasmático. Causas mecânicas e vasculares podem se combinar para produzir um bloqueio do fluxo axoplasmático do nervo óptico. Tal bloqueio no nível da lâmina *choroidalis* e da lâmina *scleralis* ocorre quando o edema do disco óptico é produzido experimentalmente por meio de aumento da pressão intracraniana, hipotonia ocular ou aumento da pressão intraocular. O edema do disco óptico também pode ser causado por um evento que aumenta a pressão venosa na lâmina cribriforme ou próximo a ela,[3-5] tal como ocorre após tumores intrínsecos ou massas orbitais extrínsecas ou por anormalidades no fluxo sanguíneo, como na oclusão da veia central da retina (OVCR).

MANIFESTAÇÕES OCULARES

É útil caracterizar as alterações na cabeça do nervo óptico que ocorrem no papiledema como de natureza mecânica ou vascular.

Os cinco sinais clínicos mecânicos do edema do disco óptico são:

- Borramento das margens do disco óptico
- Preenchimento da escavação do disco óptico
- Extensão anterior da cabeça do nervo (3 dioptrias = 1 mm de elevação)
- Edema da camada de fibras nervosas
- Dobras retinianas ou da coroide, ou ambas.

Os cinco sinais clínicos vasculares do edema do disco óptico são:

- Congestão venosa de vasos arqueados e peripapilares
- Hemorragias papilares e peripapilares retinianas
- Infartos na camada de fibras nervosas (manchas algodonosas)
- Hiperemia da cabeça do nervo óptico
- Exsudados duros no disco óptico.

Além disso, elementos do edema do disco óptico podem ser usados para ajudar a caracterizar o papiledema como inicial, completamente desenvolvido, crônico ou tardio. Hiperemia do disco, edema do disco, borramento das margens do disco e velamento da camada de fibras nervosas são observados no papiledema inicial (Figura 9.6.1). No papiledema completamente desenvolvido, aparecem elevação macroscópica da cabeça do nervo óptico e veias ingurgitadas e escuras, ocorrem hemorragias filamentares peripapilares e, às vezes, dobras da coroide, e são ainda observadas estrias retinianas (Figura 9.6.2). No papiledema crônico, ocorrem menos hemorragias, a escavação do disco óptico é obliterada completamente, observa-se menos hiperemia discal, e exsudatos duros ocorrem dentro da cabeça do nervo (Figura 9.6.3). No edema de disco tardio, ocorre atrofia óptica secundária, o edema do disco diminui, as arteríolas da retina são estreitadas, e o disco óptico parece cinza-escuro e borrado, secundário à gliose (Figura 9.6.4).

A escala de Frisén modificada foi concebida para ajudar ainda mais a quantificar papiledema:[6]

- O papiledema de grau 1 é caracterizado por um halo em forma de C com uma abertura temporal

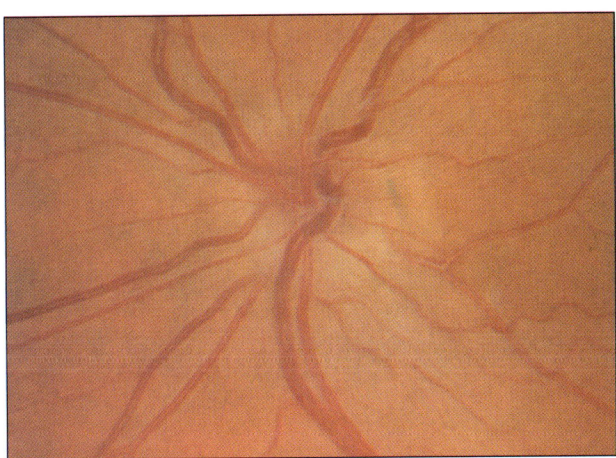

Figura 9.6.1 Papiledema inicial. O disco óptico de um homem de 18 anos, 2 semanas após ter se queixado de diplopia decorrente de paralisia do sexto nervo craniano causada por aumento da pressão intracraniana. Observar a evidência apenas de edema leve.

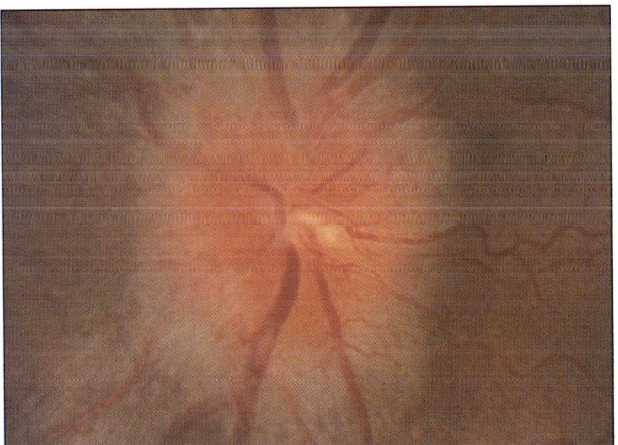

Figura 9.6.2 Papiledema desenvolvido. O disco óptico de uma mulher de 36 anos que sofria de cefaleia e visão turva por 2 meses. Edema de disco completamente desenvolvido – observar as veias ingurgitadas e a hemorragia peripapilar.

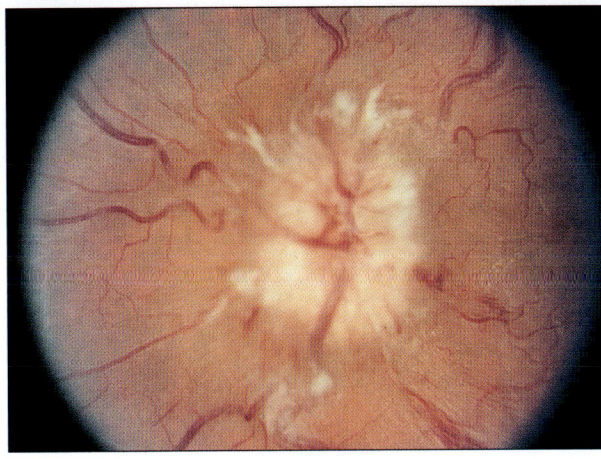

Figura 9.6.3 Papiledema crônico. Edema de disco grave e crônico em uma mulher de 27 anos muito obesa com pseudotumor cerebral. Observar que a escavação do disco está obliterada e exsudatos duros estão presentes.

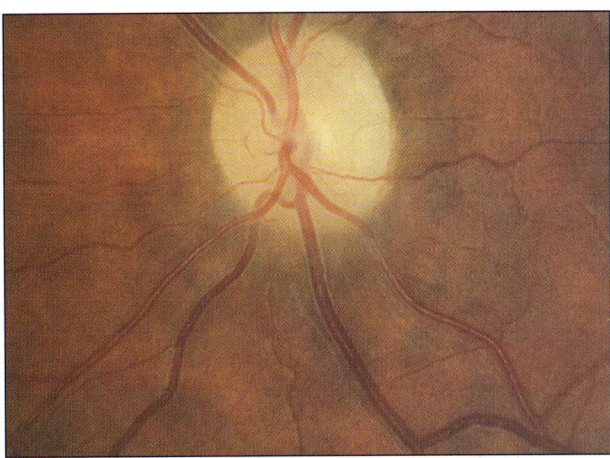

Figura 9.6.4 Atrofia óptica após papiledema crônico. A mesma paciente do sexo feminino, de 27 anos, obesa, 5 meses depois. Observar que a atrofia óptica secundária se desenvolveu completamente. As margens do disco aparecem nebulosas ou "sujas".

- O papiledema de grau 2 é caracterizado por um halo circunferencial
- O papiledema de grau 3 é caracterizado pelo obscurecimento de um ou mais vasos sanguíneos principais na saída do disco
- O papiledema de grau 4 é caracterizado pelo obscurecimento dos vasos principais do disco
- O papiledema de grau 5 é caracterizado pelo obscurecimento de todos os vasos na saída do disco.

Os sintomas mais comuns, conforme relatado pelo Idiopathic Intracranial Hypertension Study Group, são cefaleia, seguida, em frequência decrescente, por obscurecimento visual transitório, dor nas costas, zumbido pulsátil e perda visual.[7]

A cefaleia da elevação da pressão intracraniana normalmente é bastante característica. Quando a pressão intracraniana elevada é acentuada, a cefaleia é particularmente grave ou associada a náuseas e vômitos ou sensação de pressão ao redor das orelhas. Outros sintomas de pressão intracraniana elevada mais acentuada incluem piora da cefaleia no paciente em posição reclinada e no início da manhã, com melhora durante o dia. Queixas mais específicas são os obscurecimentos transitórios da visão, geralmente descritos como blecautes monoculares ou binoculares, que duram 3 a 4 segundos e, na maioria das vezes, ocorrem quando o paciente muda da posição de reclinada para sentada ou de pé.[8] O papiledema pode causar embaçamento visual em virtude do aumento da mancha cega ou de edema retiniano;

esse embaçamento geralmente é reversível. No entanto, outras lesões no nervo óptico podem estar associadas à atrofia óptica secundária e podem ser permanentes, o que resulta em sintomas como campos visuais constritos e, posteriormente, redução na visão de cores e baixa acuidade visual. Diplopia geralmente decorre de paralisias do sexto nervo craniano não localizatória, e geralmente se resolvem após o controle da pressão intracraniana elevada. A cefaleia da pressão intracraniana elevada deve ser cuidadosamente distinguida das cefaleias secundárias na HII. Friedman e Rausch relataram que a maioria dos pacientes com HII pode sofrer de cefaleia tensional crônica, enxaqueca ou cefaleia em salvas muito depois de a pressão intracraniana ser normalizada.[9]

DIAGNÓSTICO E EXAMES

A suspeita de papiledema é feita pela história. O exame do fundo de olho cuidadoso é essencial. A cabeça do nervo óptico é avaliada para cada um dos 10 sinais de edema de disco descritos anteriormente, e o papiledema também é caracterizado como inicial, desenvolvido, tardio ou crônico. Para determinar se o edema do disco é, na verdade, papiledema, o exame de neuroimagem é seguido por uma punção lombar com manometria. Campos visuais automatizados, como de Humphrey (CVH), são mais importantes na avaliação do estado visual. Ele é fundamental para quantificar alterações e monitorar a resposta ao tratamento. O CVH é tão importante no tratamento da HII quanto no tratamento do glaucoma.

Na HII, a perda de campo visual mais comum é um defeito arqueado com ponto cego aumentado. A tomografia de coerência óptica (OCT, do inglês *optical coherence tomography*) pode ser uma ferramenta útil para quantificar a extensão do papiledema, especialmente para graus menores (ver Capítulo 9.2). Os critérios diagnósticos foram introduzidos pela primeira vez por Dandy, em 1937, e foram posteriormente modificados em 1985:[10] pacientes com HII devem apresentar sinais e sintomas de pressão intracraniana elevada (confirmada pela medida da pressão da abertura) sem sinais neurológicos localizados, composição anormal do LCR ou anormalidades estruturais no exame de neuroimagem.

DIAGNÓSTICO DIFERENCIAL

O diagnóstico diferencial de papiledema é o edema do disco sem aumento da pressão intracraniana e o pseudopapiledema. Este último inclui todas as anormalidades do disco óptico que podem imitar o edema do disco óptico. As mais comuns dessas anomalias discais são as drusas do disco óptico, que, quando profundamente incrustadas, podem dar ao disco uma aparência irregular e elevada. Outras causas de edema do disco óptico sem aumento da pressão intracraniana precisam ser consideradas – neuropatias ópticas compressivas, papilite, neuropatia óptica isquêmica, OVCR, papilopatia diabética juvenil e vasculite do disco óptico.

Neuropatias ópticas compressivas

As neuropatias ópticas compressivas que podem causar edema de disco geralmente ocorrem em razão de lesões localizadas na órbita anterior. Neoplasias do próprio nervo óptico (gliomas) ou de suas bainhas (meningiomas) ou massas de tecidos orbitários ou seios paranasais podem comprimir o nervo óptico anterior e resultar em edema do disco. As lesões inflamatórias e infiltrativas também podem se manifestar como massas. Neoplasias distais podem envolver o nervo óptico e suas bainhas por metástase.

Papilite

A papilite geralmente tem um componente de edema do disco e pode seguir uma doença viral prodrômica. A inflamação pode se estender além dos limites do disco óptico como neurorretinite. Células são encontradas no humor vítreo; exsudatos retinianos podem formar uma estrela macular ou uma figura de meia estrela. Tanto a papilite quanto as neurorretinites são frequentemente observadas em adultos jovens e saudáveis.

Neuropatia óptica isquêmica anterior

A neuropatia óptica isquêmica anterior geralmente se apresenta como edema do disco com hemorragias peripapilares. Observa-se perda aguda da visão, e o déficit do campo visual pode assumir uma forma altitudinal. A neuropatia óptica isquêmica anterior é mais frequentemente observada em pacientes com idades entre 50 e 75 anos que têm hipertensão, diabetes, hiperlipidemia ou apneia obstrutiva do sono.[11]

Oclusão da veia central da retina

A OVCR pode resultar em congestão na cabeça do nervo óptico. No entanto, as hemorragias retinianas e a tortuosidade venosa em todos os quatro quadrantes encontrados na OVCR geralmente facilitam a diferenciação. Geralmente, a OVCR ocorre em indivíduos de meia-idade ou mais velhos que têm hipertensão ou, menos frequentemente, síndrome de hiperviscosidade. A OVCR é tipicamente unilateral.

Papilopatia diabética

A papilopatia diabética pode se apresentar com edema de disco unilateral ou bilateral. A perda visual é geralmente mínima. O exame de fundo de olho frequentemente revela vasos telangiectásicos dilatados sobre os discos, que desaparecem quando o edema do disco se resolve espontaneamente 4 a 8 semanas depois.

Vasculite do disco óptico

A vasculite do disco óptico (papiloflebite), ou uveíte do segmento posterior, também pode resultar em edema do disco óptico. Papiloflebite, vasculite do disco óptico, vasculite retiniana benigna e "síndrome da mancha cega aumentada" podem ser consideradas variações dessa condição. Elas geralmente se desenvolvem em adultos jovens saudáveis que têm deficiência visual apenas mínima. O edema do disco óptico geralmente ocorre em associação com veias retinianas ingurgitadas. Se uma artéria ciliorretiniana estiver presente, ela pode ser obstruída. Essa condição é raramente bilateral.

Outras causas

Outras causas de edema do disco incluem doença de Graves avançada, hipertensão maligna e hipotonia. Processos malignos, como carcinoma, linfoma ou leucemia, bem como uremia,[12] e granuloma da sarcoide, também podem causar edema do disco óptico. Neuropatias ópticas nutricionais, como em neuropatias ópticas epidêmicas tropicais e tóxicas, geralmente causadas por fármacos como o etambutol, raramente podem resultar em edema leve do disco.[13] Traumatismo craniano ou orbital, radiação e queimaduras também podem causar edema do disco óptico.

ASSOCIAÇÕES SISTÊMICAS

Além do papiledema e do potencial de perda visual, a pressão intracraniana elevada pode causar outros sinais e sintomas. No entanto, os problemas mais graves e irreversíveis associados ao aumento da pressão intracraniana em si são visuais, portanto, o oftalmologista é um membro importante da equipe clínica para esses pacientes. Paralisia do sexto nervo craniano, perda auditiva e paralisia do nervo facial também são observadas, em ordem decrescente de frequência, em pacientes com pressão intracraniana elevada. Contudo, essas paralisias de nervos cranianos tendem a ser autolimitadas após a redução da pressão.

PATOLOGIA

A histopatologia do edema agudo do disco óptico revela estase axoplasmática, edema e congestão vascular (Figura 9.6.5). Hemorragias peripapilares são vistas principalmente na camada de fibras nervosas da retina, mas podem cobrir o disco óptico. O aumento tissular preenche a escavação fisiológica e faz com que a cabeça do nervo óptico se projete anteriormente. Os pequenos vasos sanguíneos são ingurgitados e tortuosos. Vacúolos do líquido extracelular se acumulam no interior e anterior à lâmina cribriforme da retina, e o espaço subaracnóideo é ampliado com o estiramento das fitas subaracnóideas.

A retina neural é deslocada para longe do disco óptico, e a camada externa da retina pode se mostrar presa (dobras retinianas). Os bastonetes e os cones são deslocados obliquamente para longe do seu ponto de ancoragem próximo da membrana de Bruch. Um descolamento da retina superficial na área peripapilar provavelmente é responsável pela maior parte da mancha cega aumentada.

O ingurgitamento dos axônios na porção laminar do nervo óptico é demonstrado por microscopia eletrônica. Os axônios inchados são preenchidos por mitocôndrias primariamente anterior à lâmina cribriforme coroidal. As mitocôndrias e os fascículos dos microtúbulos ficam desarranjados. É importante observar que o acúmulo extracelular é mínimo em comparação com o acúmulo intracelular e intra-axonal.[14]

TRATAMENTO

O tratamento do papiledema associado à perda visual depende em grande parte da causa, dos sintomas, dos sinais e da progressão do problema. Devem ser feitas tentativas de abordagem à fisiopatologia, mas podem ser feitos alguns comentários sobre os conceitos gerais. O tratamento da causa da pressão intracraniana elevada e a redução da pressão devem ocorrer em paralelo.

O tratamento médico geralmente consiste em diuréticos, especialmente inibidores da anidrase carbônica, como acetazolamida e, nos casos de HII, a redução de peso.[15] Com as punções lombares em série, pode-se, pelo menos, ganhar tempo. Se o tratamento médico não for suficiente, podem ser necessárias abordagens cirúrgicas, como a descompressão da bainha do nervo óptico[16,17] ou uma derivação ventrículo ou lomboperitoneal.[18] É muito importante entender que a decisão de tratar ou alterar a modalidade de tratamento geralmente é baseada nas descrições do oftalmologista da extensão tanto dos sinais quanto dos sintomas e, mais especificamente, da perda visual medida por campos visuais. Portanto, o oftalmologista é um membro essencial da equipe clínica que toma as decisões de tratamento.

EVOLUÇÃO E DESFECHOS

O prognóstico do papiledema é amplamente dependente da causa. A maioria dos pacientes com tumores cerebrais metastáticos tem prognóstico muito ruim; aqueles que têm doença obstrutiva

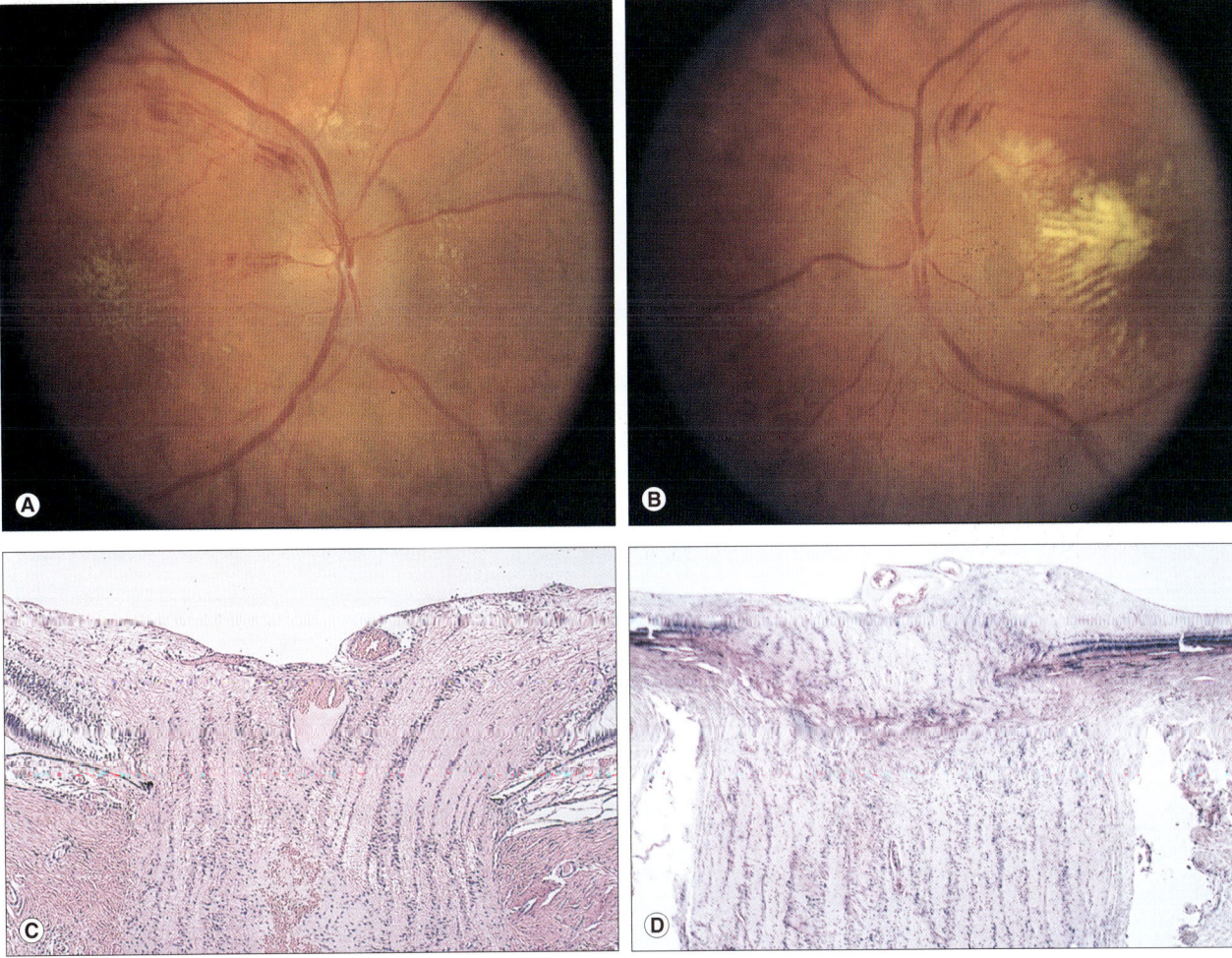

Figura 9.6.5 Edema do disco óptico. A e **B.** O paciente apresenta edema do disco óptico bilateral secundário à hipertensão arterial maligna, grau IV. Observar os exsudados na mácula nasal (**B**). **C.** O corte histológico mostra edema do disco óptico secundário à hipertensão ocular causada por glaucoma facolítico. **D.** Edema do disco óptico secundário à hipotonia ocular causada por ruptura do globo. O edema do disco óptico pode ser causado por aumento da pressão intracraniana ou aumento ou diminuição da pressão intraocular. O achado principal em **C** e **D** consiste no aumento do tecido do nervo óptico anterior causado por edema axonal, edema do tecido da cabeça do nervo óptico e congestão vascular, e deslocamento lateral de fotorreceptores do final da membrana de Bruch, que termina em um anel no nervo óptico.

ventricular podem se submeter à derivação bem-sucedida; o tratamento dos pacientes com HII geralmente é bem-sucedido.

Dois pontos gerais devem ser enfatizados. O diagnóstico de papiledema requer uma investigação imediata até que as patologias mais graves sejam descartadas. Nesse caso, consultas neurológicas, neurocirúrgicas ou neurorradiológicas podem ser necessárias. No entanto, uma vez que o problema tenha sido reduzido para apenas a presença de papiledema, o oftalmologista pode determinar melhor o quão agressivo o curso de tratamento deve ser. Com muita frequência, a perda visual permanente ocorre em doenças como a HII pela falta do envolvimento oftalmológico apropriado e oportuno.

BIBLIOGRAFIA

Glaser J. Neuro-ophthalmology. 2nd ed. Philadelphia: JB Lippincott; 1990. p. 64–8, 95–7, 107–8, 135–40.

Hayreh MS, Hayreh SS. Optic disc edema in raised intracranial pressure. I. Evolution and resolution. Arch Ophthalmol 1977;95:1237–44.

Hayreh SS. Optic disc edema in raised intracranial pressure. V. Pathogenesis. Arch Ophthalmol 1977;95:1553–65.

Minckler DS, Bunt AH. Axoplasmic transport in ocular hypotony and papilledema in the monkey. Arch Ophthalmol 1977;95:1430–6.

Minckler DS, Tso MOM. A light microscopic autoradiographic study of axoplasmic transport in the normal rhesus optic nerve head. Am J Ophthalmol 1976;82:1–15.

Sadun AA. Optic atrophy and papilledema. In: Jakobiec F, Albert D, editors. Principles of ophthalmology. Philadelphia: WB Saunders; 1993. p. 2529–38.

Sadun AA, Currie JN, Lessell S. Transient visual obscurations with elevated optic discs. Ann Neurol 1984;16:489–94.

Wall M, Kupersmith MJ, Thurtell MJ, et al. NORDIC Idiopathic Intracranial Hypertension Study Group. The Longitudinal Idiopathic Intracranial Hypertension Trial: Outcomes from Months 6–12. Am J Ophthalmol 2017;176:102–7.

As referências completas estão disponíveis no **GEN-io**.

PARTE 9 NEURO-OFTALMOLOGIA
SEÇÃO 2 Sistema Visual Aferente

Neuropatias Ópticas Inflamatórias e Neurorretinite

9.7

Heather E. Moss, Jason R. Guercio e Laura J. Balcer

Definição: A inflamação do nervo óptico pode poupar o disco óptico (neurite óptica retrobulbar) ou pode causar edema do disco óptico (papilite). O termo neurite óptica é tipicamente reservado para a inflamação do nervo óptico que pode estar associada à doença desmielinizante. A inflamação do disco óptico com exsudação retiniana adjacente é denominada neurorretinite.

Características principais
- Perda de visão abrupta e progressiva
- Discromatopsia
- Defeito pupilar aferente em casos unilaterais.

Característica associada
- Dor, especialmente com o movimento dos olhos.

INTRODUÇÃO

A inflamação primária do nervo óptico é referida como papilite quando o disco óptico está inchado, e como neurite retrobulbar quando o disco parece normal. A forma mais comum de inflamação do nervo óptico é a neurite óptica desmielinizante aguda. Muito do nosso conhecimento atual sobre a neurite óptica desmielinizante aguda vem do ensaio *Optic Neuritis Treatment Trial* (ONTT). O ONTT foi um estudo multicêntrico, apoiado pelo *National Eye Institute*, que avaliou o benefício do tratamento com corticosteroide para neurite óptica e investigou a relação entre a neurite óptica e a esclerose múltipla (EM).[1-16] Apesar de inúmeras inflamações sistêmicas e doenças autoimunes estarem associadas à inflamação aguda ou crônica do nervo óptico, este capítulo se concentra na neurite óptica desmielinizante aguda.

EPIDEMIOLOGIA E PATOGÊNESE

A incidência anual de neurite óptica, estimada em estudos de grupos populacionais, é de 3 a 5 por 100 mil ao ano,[17] enquanto a prevalência é de 115 por 100 mil.[18] A maioria dos pacientes que desenvolvem neurite tem idades entre 20 e 50 anos. As mulheres são afetadas mais comumente do que os homens. No ONTT, 77% dos pacientes eram mulheres, 85% eram brancos, e a média de idade foi de 32 ± 7 anos. Na maioria dos casos, a patogênese da neurite óptica é desmielinização inflamatória, independentemente de a EM ser diagnosticada clinicamente.[19,20] É provável que muitos casos de neurite óptica monossintomática ocorra como manifestação inicial da EM.[21] Em uma minoria dos casos, é a manifestação inicial da neuromielite óptica (NMO), uma doença desmielinizante hoje reconhecida como distinta da EM, particularmente em relação à história natural e ao tratamento.

MANIFESTAÇÕES OCULARES

A perda de visão em pacientes com neurite óptica desmielinizante é geralmente abrupta e progressiva, ocorrendo durante várias horas a dias. A progressão por mais de 1 semana ou a falta de recuperação dentro de 4 semanas é possível, mas deve sugerir uma busca por uma causa alternativa subjacente.[22-27] A perda de visão geralmente é monocular, embora ocasionalmente ambos os olhos sejam afetados simultaneamente, especialmente em crianças e em associação com NMO.

Dor leve no olho ou ao seu redor ocorre em mais de 90% dos pacientes. Tal dor pode preceder ou ocorrer concomitantemente à perda visual, é geralmente exacerbada pelo movimento dos olhos e, em geral, dura não mais do que alguns dias. A presença de dor, em especial no movimento dos olhos, é uma característica clínica útil (embora não definitiva) que diferencia a neurite óptica desmielinizante aguda da neuropatia óptica isquêmica anterior não arterítica (NOIA-NA).[28]

No exame, a disfunção do nervo óptico é evidente. A gravidade da perda visual varia de um defeito de campo visual leve a uma perda grave de acuidade central (3% dos participantes do ONTT não tinham percepção de luz, e em 90% havia pelo menos alguma perda de acuidade central).[3] Perda grave de acuidade visual é mais comum em crianças.[29] A visão de cores e a sensibilidade ao contraste estão prejudicadas em quase todos os casos, muitas vezes desproporcionais à acuidade visual. A perda de campo visual, que pode ser difusa (48%) ou focal (ou seja, defeitos do feixe de fibras nervosas, ou escotomas cecocentrais ou centrais, defeitos hemianópicos), é, portanto, comum na neurite óptica aguda.[4] Defeitos altitudinais (perda de campo visual focal acima ou abaixo do meridiano horizontal) são comuns e devem indicar a consideração de um diagnóstico de NOIA.[29] Acuidade com letras de baixo contraste emergiu recentemente como um teste muito sensível para a neuropatia óptica.[30] Um defeito pupilar aferente relativo (DPAr) é detectado em quase todos os casos unilaterais de neurite óptica. Se o DPAr não estiver presente, uma neuropatia óptica preexistente ou coexistente no olho contralateral deve ser suspeita. De fato, a disfunção visual assintomática é bastante comum no olho contralateral de pacientes que têm aparentemente neurite óptica unilateral.[7]

O disco óptico tem aspecto normal em cerca de dois terços dos adultos com neurite óptica desmielinizante aguda (neurite óptica retrobulbar), enquanto edema do disco está presente em cerca de um terço dos casos adultos (papilite) (Figura 9.7.1). Crianças com neurite óptica apresentam edema do disco óptico mais frequentemente do que adultos.[29] Características fundoscópicas do edema do disco óptico incluem elevação da cabeça do nervo óptico, hiperemia do disco, ofuscamento das margens do disco e edema da camada de fibras nervosas.[31] Hemorragias no disco óptico foram incomuns no ONTT (6%), e a sua ocorrência deveria sugerir um diagnóstico alternativo.

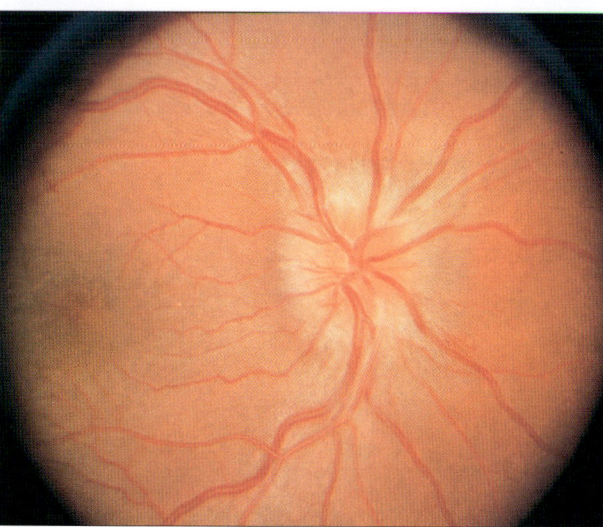

Figura 9.7.1 Edema do disco óptico (papilite) associado a neurite óptica aguda.

DIAGNÓSTICO E EXAMES COMPLEMENTARES

O diagnóstico de neurite óptica desmielinizante aguda é baseado em uma história apropriada (curso típico *versus* atípico) e sinais e sintomas clínicos, como descrito anteriormente. Exames diagnósticos, incluindo a ressonância magnética (RM), a análise do líquido cefalorraquidiano (LCR) e exames sorológicos normalmente são realizados pelos seguintes motivos:[10,11,16]

- Em casos atípicos, para determinar se a causa é não inflamatória (como uma lesão de compressão) ou um processo infeccioso ou inflamatório
- Em casos monossintomáticos típicos, para determinar o prognóstico ou o risco do desenvolvimento subsequente de EM

Em pacientes com suspeita de neurite óptica, a RM do cérebro e órbitas com supressão de gordura e gadolínio deve ser realizada, mesmo em casos típicos, para confirmar o diagnóstico e avaliar a presença de outras lesões da substância branca, que podem ser diagnósticas de EM ou colocar o paciente em uma categoria de alto risco para o desenvolvimento da EM.[10,11,16] A tomografia de coerência óptica (OCT, do inglês *optical coherence tomography*) não é alterada na fase aguda a não ser pela distorção causada por papilite, embora anormalidades que se desenvolvem meses após o início podem ser úteis para prever o subconjunto de pacientes com neurite óptica que sofrerão disfunção visual persistente. Um estudo de 2006 com 54 pacientes documentou um resultado visual pobre em pacientes com a espessura da camada de fibras nervosas da retina (CFNR) inferior a 75 μm medida com OCT dentro de 3 a 6 meses de um evento inicial de neurite óptica.[32]

DIAGNÓSTICO DIFERENCIAL

O diagnóstico de perda visual aguda começa com a localização de qual parte do sistema visual está envolvida. Se presume que há uma neuropatia óptica unilateral quando não há causa ocular aparente para a perda visual e existe um DPAr com ou sem aspecto anormal da cabeça do nervo óptico. O diagnóstico diferencial da neuropatia óptica aguda é delineado no Boxe 9.7.1. Como a maioria dos casos de neurite óptica causa perda visual unilateral, a discussão aqui é limitada a neuropatias ópticas unilaterais. Quando há perda visual aguda e edema unilateral do disco óptico, neurite óptica e NOIA devem ser consideradas. Embora haja sobreposição dos perfis clínicos desses distúrbios, a NOIA é tipicamente indolor, ocorre em pacientes com mais de 50 anos e pode estar associada a hemorragias no disco óptico. Quando o disco óptico é normal em pacientes com neuropatia óptica unilateral, deve-se excluir lesão compressiva; esta geralmente é diferenciada da neurite óptica aguda pela história de perda visual progressiva além do período típico de 1 a 2 semanas.

Outros distúrbios inflamatórios, infecciosos e neoplásicos podem causar infiltração ou desmielinização – ou ambas – do nervo óptico. Essas condições podem aparecer como perda visual aguda ou progressiva e incluir sarcoidose, lúpus eritematoso sistêmico (LES), sífilis, síndromes pós-virais, linfoma e leucemia. O tratamento da neurite óptica no cenário de tais distúrbios sistêmicos é ditado pelas diretrizes para o tratamento apropriado dos distúrbios infeccioso, inflamatório ou autoimune subjacentes.[31]

Neurorretinite, caracterizada por edema do disco óptico com exsudatos maculares duros ("estrela" macular), deve ser diferenciada da neurite óptica desmielinizante aguda (Figura 9.7.2). O edema macular é inicialmente difuso; exsudatos duros são formados dentro de dias, muitas vezes em um padrão em forma de estrela. Lesões esbranquiçadas profundas podem ser observadas no nível do epitélio pigmentar da retina disperso em todo o fundo do olho. A maioria dos casos de neurorretinite é idiopática, mas o diagnóstico requer a exclusão de causas infecciosas, como *Bartonella henselae* (doença da arranhadura do gato – DAG), *Toxoplasma gondii* (toxoplasmose), *Treponema pallidum* (sífilis), *Toxocara canis* (toxocaríase), *Borrelia burgdorferi* (doença de Lyme), *leptospira spp.* (leptospirose), *Mycobacterium tuberculosis* (tuberculose), *Histoplasma capsulatum* (histoplasmose),

---

BOXE 9.7.1 Diagnóstico diferencial da neuropatia óptica unilateral aguda.

Neuropatia óptica isquêmica anterior
Tumor
Aneurisma
Vasculite
Neurorretinite
Carcinoma metastático
Distúrbio linforreticular
Sinusite
Inflamação granulomatosa
Neuropatia óptica hereditária de Leber (embora sempre bilateral, frequentemente se apresenta inicialmente como perda visual em um olho)

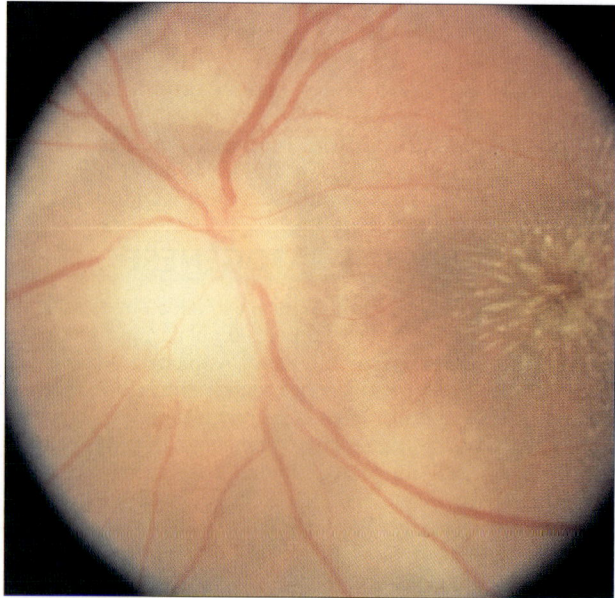

Figura 9.7.2 Edema do disco óptico e formação de estrela macular. A fotografia colorida do fundo de olho de uma menina de 13 anos que veio ao atendimento médico com uma acuidade de conta dedos secundária à neurorretinite.

Rickettsia typhi (tifo murino) e *brucella spp.* (brucelose). Síndromes virais não específicas e etiologias virais envolvendo o vírus Epstein-Barr (EBV), herpes-vírus simples (VHS), vírus da imunodeficiência humana (HIV), caxumba ou hepatite B ou C também foram implicadas.[33]

Síndromes virais e pós-virais

A inflamação parainfecciosa do nervo óptico geralmente segue o início de uma infecção viral após 1 a 3 semanas, mas pode ocorrer como um fenômeno pós-vacinação. É mais comum em crianças do que em adultos e é mais provável que ocorra por um processo imunológico que produz desmielinização do nervo óptico. Neurite óptica pós-viral (ou parainfecciosa) pode ser unilateral, mas é frequentemente bilateral. Os discos ópticos podem parecer normais ou inchados; o envolvimento retiniano (neurorretinite) é comum quando há edema do disco óptico. Meningoencefalite associada, com alterações na RM e pleocitose no LCR, não é incomum. A recuperação visual após a neuropatia óptica parainfecciosa geralmente é excelente, mesmo sem tratamento. Os corticosteroides podem ou não acelerar a recuperação, mas é razoável considerar esse tratamento, especialmente em casos de perda visual bilateral grave.

Sarcoidose

A inflamação granulomatosa do nervo óptico é uma manifestação ocular frequente da sarcoidose e pode ser um sinal inicial desse distúrbio. Os achados clínicos podem ser semelhantes aos da neurite óptica desmielinizante aguda. No entanto, o disco óptico pode ter uma aparência branca e irregular sugestiva de infiltração granulomatosa. A recuperação da visão é rápida na maioria dos casos após o tratamento com corticosteroides. De fato, a recuperação rápida da visão com o tratamento com corticosteroides e a subsequente deterioração após a redução gradual é atípica para a neurite óptica desmielinizante aguda e deve sugerir um processo infiltrativo, como a sarcoidose. A neurorretinite é um achado intraocular incomum na sarcoidose.[34]

Sífilis

A neurite óptica sifilítica se tornou mais comum desde o aumento da prevalência da infecção pelo HIV humano (ver adiante). O envolvimento do nervo óptico pode ser unilateral ou bilateral. A reação celular vítrea é uma característica da sífilis não observada na neurite óptica desmielinizante aguda. O diagnóstico é estabelecido com a identificação de sorologia positiva para sífilis e resultados do teste VDRL (Venereal Disease Research Laboratories) do LCR. O tratamento com penicilina G cristalina aquosa, 18 a 24 milhões de unidades por dia, administrada como 3 a 4 milhões de unidades IV a cada 4 horas (ou infusão contínua) por 14 dias leva à recuperação visual na maioria dos casos, mas recorrências são possíveis.[35] A sífilis secundária pode se manifestar como neurorretinite com perda visual de gravidade variável.

Doença de Lyme

Embora neurite óptica tenha sido relatada em pacientes com resultados de teste sorológico de Lyme positivos (ensaio de imunoabsorção enzimática [ELISA] e *Western blot*) ou outros achados neurológicos sugestivos de doença de Lyme, a evidência definitiva de uma relação causal com infecção por *B. burgdorferi* não foi estabelecida na maioria dos casos.[36,37] Entretanto, pacientes com manifestações neurológicas ou oculares devem, na maioria dos casos, receber um curso de 2 a 4 semanas de ceftriaxona intravenosa ou agente alternativo, com resolução dos sintomas relacionados dentro de semanas.[37,38] A infecção da sífilis pode causar resultados de exames sorológicos de doença de Lyme falso-positivos e, portanto, deve ser considerada em pacientes com neuropatia óptica ou outras manifestações.

Doença da arranhadura do gato

Bartonella henselae está implicado em numerosos estados de doença oftálmica, incluindo neurorretinite. A prevalência de neurorretinite na DAG está documentada entre 1 e 2%. No entanto, como mostrado em um estudo retrospectivo de 2000 de pacientes que desenvolvem neurorretinite, cerca de dois terços têm evidência sorológica de infecção por DAG passada ou presente (nove de 14 pacientes testados, ou 64%), sugerindo que a DAG pode ser a causa mais comum de neurorretinite.[39] Pacientes com oftalmopatia por DAG apresentam sinais oftalmoscópicos clássicos de neurorretinite, incluindo edema de disco difuso, hemorragias da camada de fibras nervosas, manchas algodonosas, múltiplas lesões discretas na retina profunda e exsudatos maculares estrelados (ver Figura 9.7.2). Esses pacientes têm acuidades visuais diminuídas variando de 20/25 a conta dedos. DPA, discromatopsia e anormalidades do campo visual são comuns. Neurorretinite por DAG pode ser unilateral ou bilateral, assim como assintomática, e geralmente tem um curso benigno com um excelente prognóstico para recuperação visual até 20/40 ou melhor. Um pequeno subconjunto de pacientes pode apresentar uma doença febril prolongada e permanecer com deficiência mais grave, sem recuperar a acuidade visual que tinha anteriormente.

O tratamento inicial com doxiciclina oral (para pacientes com mais de 8 anos) ou eritromicina (para pacientes mais jovens) e rifampicina por 4 a 6 semanas promove resolução da neurorretinite por DAG e corta a infecção sistêmica, tipicamente resultando na regressão dos resultados dos polos posteriores e no retorno da acuidade visual de 20/20 após 1 a 4 semanas de tratamento. O uso em longo prazo de doxiciclina ou um macrolídeo também pode ser útil para prevenir recorrências em pacientes HIV-positivos.[40,41]

Toxoplasmose

As neuropatias ópticas são comuns em pacientes com infecção por *T. gondii*, o agente protozoário mais importante da inflamação intraocular no mundo, e incluem retinocoroidite, papilite e neurorretinite.[42,43] As lesões oculares afetam primariamente a retina e a marca da doença é a retinite necrosante focal, resultando em cicatrizes atróficas características. As lesões retinianas ativas são ovais ou circulares, com retina cor de creme e espessamento retiniano circundante em razão de necrose e edema. Os sintomas comuns incluem manchas negras flutuantes, visão turva, dor ocular e vermelhidão, e, se o eixo visual ou a mácula estiverem envolvidos, visão gravemente reduzida. A doença é bilateral em 40% dos casos, quase exclusivamente nos imunocomprometidos. Geralmente é uma doença autolimitada em pacientes que não têm AIDS, e, sem tratamento, a inflamação diminui gradualmente e as lesões cicatrizam em 6 a 8 semanas.

Neuropatia óptica na doença pelo HIV

Em pacientes imunocomprometidos, especialmente aqueles com infecção pelo HIV, muitas doenças infecciosas podem causar neuropatia óptica, incluindo tuberculose, toxoplasmose, toxocaríase, citomegalovírus, herpes-zóster, criptococo e outros fungos. O linfoma primário do sistema nervoso central, que se infiltra nos nervos ópticos e no quiasma, foi relatado recentemente em pacientes com HIV.[44a] A neuropatia óptica também pode ser decorrente do HIV diretamente ou de antivirais utilizados para tratar o HIV.[44b,c]

Lúpus eritematoso sistêmico e outras vasculites

A neuropatia óptica pode ocorrer em pacientes com LES, poliarterite nodosa e outras vasculites sistêmicas. O acometimento do nervo óptico ocorre em cerca de 1% dos pacientes com LES. Raramente, a doença se manifesta com neuropatia óptica.

A patogênese está relacionada à isquemia, que pode causar desmielinização isoladamente ou em combinação com necrose axonal. As manifestações clínicas podem incluir aquelas similares à neurite óptica aguda (papilite e neurite retrobulbar), neuropatia óptica isquêmica aguda ou perda visual progressiva crônica. O diagnóstico de LES como causa de neuropatia óptica é estabelecido pela identificação de sintomas sistêmicos e sinais da doença e por testes sorológicos. O tratamento com alta dose de corticosteroides é indicado, e foi demonstrado que reverte a perda visual grave.[45]

O termo neurite óptica autoimune foi sugerido para casos de neuropatia óptica responsiva a corticosteroides com evidência sorológica de vasculite (como anticorpos antinucleares [ANA]), mas sem sinais de envolvimento sistêmico.[46] Entretanto, a existência de "neurite óptica autoimune" distinta de LES ou EM não é comprovada. Pacientes com neurite óptica desmielinizante aguda ou EM também podem ter resultados positivos no teste sorológico para ANA. Entre os participantes do ONTT, o achado de ANA foi positivo em uma titulação menor que 1:320 em 13% e maior que 1:320 em 3%. Apenas um paciente desenvolveu uma doença diagnosticável do tecido conectivo durante os primeiros 2 anos de acompanhamento. Os resultados visuais para esses pacientes foram semelhantes entre os grupos que receberam placebo ou metilprednisolona intravenosa.

Neuromielite óptica

A NMO, também conhecida como doença de Devic, é a associação de neurite óptica unilateral ou bilateral com lesões de mielite transversa longitudinalmente extensa e outras síndromes clínicas típicas. Atualmente, acredita-se que seja uma entidade distinta da EM.[47] Um trabalho recente identificou o anticorpo aquaporina-4 (AQP4-IgG) como um teste sorológico que ajuda a diferenciar casos de NMO da EM típica e que pode ajudar a identificar pacientes monossintomáticos que estão em risco de desenvolver NMO.[48] A aquaporina-4 é uma proteína localizada em torno dos processos dos pés dos astrócitos na barreira hematencefálica.[48] A patologia consiste em inflamação vasculocêntrica com deposição de complemento que resulta em lesões necróticas dentro do nervo óptico e medula espinal. Os critérios diagnósticos para distúrbios do espectro NMO revisados foram publicados em 2015 e incluem critérios para pacientes com e sem níveis detectáveis de AQP4-IgG.[49] Pacientes monossintomáticos com AQP4-IgG em seu soro podem ser diagnosticados com distúrbio do espectro NMO com base neste critério. O prognóstico para a recuperação funcional é pior do que na EM dada a natureza destrutiva das lesões. Pode ser monofásica ou recorrente. A doença recorrente tem um prognóstico muito pior e maior taxa de mortalidade.[50] O principal tratamento é corticosteroides em altas doses e plasmaférese para recorrências agudas, incluindo neurite óptica. Vários tratamentos com imunossupressores têm sido usados em casos de NMO, incluindo azatioprina (2 a 3 mg/kg/dia), prednisona oral e micofenolato de mofetila (1 g 2 vezes/dia).[47] Mais recentemente, o rituximabe, um fármaco de anticorpo monoclonal que tem como alvo as células CD20+, mostrou-se eficaz em casos de NMO.[51]

Associação com esclerose múltipla

Embora a inflamação do nervo óptico ocorra em numerosos distúrbios sistêmicos, como descrito antes, a neurite óptica desmielinizante aguda ocorre mais na EM (entre 50% dos pacientes com EM) e, frequentemente, representa a manifestação mais bem documentada da EM (em 20% dos pacientes com EM).[9,10,21,47] O acompanhamento da coorte do ONTT por 15 anos demonstrou que a RM cerebral é o preditor mais potente do risco subsequente de EM em pacientes monossintomáticos.[9,10,16] A presença de uma ou mais lesões de substância branca foi associada a um risco de 72% de EM após 15 anos, enquanto o risco foi de apenas 25% se os resultados da RM fossem normais (excluindo realce do nervo óptico).[9,16,52] No geral, após 15 anos de acompanhamento, o risco cumulativo de desenvolvimento de EM após neurite óptica foi de 50%.[53] O risco com lesões múltiplas não foi significativamente maior do que com uma leitura única (58% versus 51%; $P = 0,22$, teste de log-rank).[16] Pacientes monossintomáticos com uma ou mais lesões na substância branca do cérebro observadas na RM são, portanto, considerados em alto risco de desenvolver EM após episódio de neurite óptica desmielinizante aguda.

Critérios de diagnóstico da EM publicados em 2010 possibilitam o diagnóstico de EM em pacientes monossintomáticos com lesões realçadas e não realçadas na RM cerebral.[53] Entre os pacientes com achados normais na RM cerebral (sem lesões de substância branca) no ONTT, a presença de edema do disco óptico, perda de acuidade visual leve e sexo masculino foram características associadas a risco reduzido de EM.[10,16] Perda visual indolor, perda visual total (sem percepção de luz) e achados oftalmoscópicos de edema do disco grave, hemorragia do disco óptico ou retina circundante, ou exsudados retinianos, foram características associadas a um risco de 0% de EM nesses pacientes.[16] Em pacientes com achados normais do cérebro no início do quadro, certas características (edema grave do disco óptico, hemorragias e exsudados) sugerem baixo risco de desenvolvimento de EM.[16]

Tal como nos adultos, a neurite óptica é preditiva do risco subsequente de EM em crianças; um estudo longitudinal descobriu que a EM se desenvolveu em 13% das crianças dentro de 10 anos do primeiro episódio de neurite óptica, e em 19% em 20 anos desde o primeiro episódio.[48] Uma recente metanálise de Waldman e colaboradores demonstrou que a idade avançada e a presença de lesões cerebrais são os principais fatores na determinação do risco de EM. Para cada 1 ano de aumento de idade, as chances de desenvolver EM após um episódio unilateral de neurite óptica aumenta em 25% em crianças. Nesta análise, 29% das crianças desenvolveram EM durante o período de acompanhamento desses estudos (intervalo de 0,1 a 31 anos).[54] O risco de EM foi maior em crianças com RM anormal na apresentação com uma razão de chances de 28.[54]

PATOLOGIA

Embora a causa subjacente exata seja desconhecida, a fisiopatologia da neurite óptica aguda e da EM é de desmielinização inflamatória primária.[19,20] São escassas as publicações sobre a patologia da neurite óptica "isolada", e nenhum dado de necropsia foi relatado. A resposta inflamatória nas placas de EM é caracterizada por infiltrado perivascular, linfócitos T e células plasmáticas. Embora já se tenha pensado que a própria EM era uma doença exclusivamente da mielina com a preservação de axônios nervosos, se observou patologicamente que ocorre perda neuronal e axonal.[19]

TRATAMENTO

Um objetivo do tratamento agudo para neurite óptica é melhorar o resultado visual. Estes são os dois principais achados do ONTT em relação a esse objetivo de tratamento:

- O tratamento com metilprednisolona intravenosa acelera a recuperação da função, mas não afeta o resultado visual em longo prazo; esse benefício foi maior nos primeiros 15 dias
- Os pacientes tratados apenas com prednisona oral (sem metilprednisolona intravenosa) demonstraram um risco aumentado de neurite óptica recorrente (30% após 2 anos versus 16% para o grupo placebo e 13% para aqueles que recebiam corticosteroides intravenosos) durante todo o período de acompanhamento de 10+ anos (44% após 10 anos versus 31% para o grupo placebo e 29% para aqueles que recebiam corticosteroides intravenosos).[8,10,15]

Na fase aguda, é importante reconhecer pacientes com possível distúrbio do espectro NMO com base no estado de AQP4-IgG ou na história.[49] Isso porque os estudos sugerem que esses pacientes se beneficiam em longo prazo da terapia aguda com altas doses de corticosteroides e tratamento com plasmaférese.[51]

Outro objetivo do tratamento da neurite óptica é retardar o desenvolvimento de doença desmielinizante clinicamente definida. O ONTT demonstrou que os pacientes monossintomáticos do grupo da metilprednisolona intravenosa tiveram taxa de desenvolvimento de EM reduzida durante os dois primeiros anos de acompanhamento, mas esse benefício não continuou depois de 2 anos e foi observado apenas em pacientes com exames de RM cerebral que indicaram alto risco de EM subsequente (originalmente descrito como RM com duas ou mais lesões da substância branca, os dados do acompanhamento de 10 anos confirmaram uma ou mais lesões na substância branca como um risco equivalente).[9,10,16]

Vários tratamentos para EM têm sido estudados no que diz respeito à sua capacidade de reduzir a probabilidade cumulativa de desenvolvimento de EM clinicamente definida em pacientes monossintomáticos com lesões cerebrais na RM inicial. O estudo CHAMPS (Controlled High-Risk Avonex MS Prevention Study) demonstrou que o tratamento com interferona β-1a (Avonex®) após neurite óptica desmielinizante monossintomática aguda ou outro primeiro evento desmielinizante (incluindo síndrome do tronco cerebral ou mielopatia transversal incompleta) reduz significativamente a probabilidade cumulativa de 3 anos de EM e reduziu as taxas de acúmulo de lesões clinicamente silenciosas na RM do cérebro.[55] Os resultados foram semelhantes em subgrupos de pacientes do estudo CHAMPS que apresentaram neurite óptica como seu primeiro evento desmielinizante (192 pacientes), apoiando o início da interferona β-1a em pacientes com neurite óptica em alto risco de EM por critérios da RM.[57] Todos os pacientes em CHAMPS (grupos interferona β-1a e placebo) também receberam um curso de 3 dias de metilprednisolona intravenosa seguida por prednisona oral de acordo com o protocolo ONTT. Uma extensão do estudo, conhecida como CHAMPIONS (Controlled High-Risk Avonex Multiple Sclerosis Prevention Study in Ongoing Neurological Surveillance), confirmou o potencial de benefício em longo prazo da interferona β-1a em pacientes com neuropatia óptica desmielinizante monossintomática aguda (ou outro primeiro evento desmielinizante) e os achados de alto risco da RM cerebral.[5] O tratamento inicial com interferona após um evento desmielinizante também é apoiado por resultados de um estudo randomizado de interferona β-1a (Rebif®) realizado na Europa (Early Treatment of Multiple Sclerosis Study, ETOMS).[58]

Os resultados do ensaio BENEFIT (Betaferon/Betaseron in Newly Emerging Multiple Sclerosis for Initial Treatment), envolvendo 487 pacientes com um primeiro evento clínico desmielinizante (80 pacientes com neurite óptica), sugerem que 250 μg de interferona β-1b (Betaseron®) SC em dias alternados atrasa o desenvolvimento da EM.[59] Em comparação com indivíduos que receberam placebo, os participantes do grupo interferona foram menos propensos a serem diagnosticados com EM (28% versus 45%) e tiveram significativamente menos lesões em RM cerebral do que os pacientes no grupo placebo.[60] Esse efeito persistiu no estudo de extensão de 5 anos; o tratamento precoce reduziu o risco de EM clinicamente definida em 37%.[61]

Acetato de glatirâmer (Copaxone®) também foi demonstrado como um tratamento efetivo na síndrome clinicamente isolada. O estudo PreCISe, um ensaio randomizado, duplo-cego, controlado por placebo de 481, demonstrou que o Copaxone® diminuiu o risco de conversão para EM clinicamente definida em 45% em comparação com o placebo.[62] É importante observar que esses ensaios foram concluídos antes de uma revisão de 2010 nos critérios diagnósticos de EM, que permite o diagnóstico de EM com base em uma única RM. É provável que alguns dos participantes nestes ensaios já tivessem satisfeito esses novos critérios diagnósticos para EM na entrada do estudo.[53]

A teriflunomida, um medicamento oral para a EM, demonstrou eficácia na redução do início de EM clinicamente definida por mais de 2 anos em pacientes com síndrome clinicamente isolada, incluindo neurite óptica, com duas ou mais lesões em T2 na RM.[63]

Outros tratamentos

Em modelos experimentais de EM, a imunoglobulina G intravenosa (IgIV) mostrou promover a remielinização do sistema nervoso central.[64] Um pequeno estudo piloto, em 1992, sugeriu que o tratamento com IgIV pode ter algum benefício em pacientes com neurite óptica em resolução que têm déficits visuais significativos.[65] No entanto, dois ensaios randomizados recentes de IgIV versus placebo não conseguiram demonstrar nenhum benefício clínico.[64-66]

Recomendações de tratamento

Em pacientes com um curso clínico típico e achados de exames para neurite óptica desmielinizante monossintomática aguda (primeiro evento de desmielinização), a RM cerebral (imagens ponderadas em T2 e realçadas com gadolínio) deve ser realizada para determinar se estão em alto risco para o desenvolvimento de EM. Lesões desmielinizantes características em pacientes em risco de EM têm 3 mm ou mais de diâmetro, são ovoides, estão localizadas nas áreas periventriculares da substância branca e irradiam para os espaços ventriculares.[47,49-51] Bandas oligoclonais de proteínas no LCR é um bom preditor de risco de EM entre pacientes com RM cerebral normal ou com achados anormais que não típicos para desmielinização (p. ex., pequenas lesões puntiformes que não são periventriculares ou ovoides).[56] A presença de duas ou mais lesões na substância branca na RM (3 mm de diâmetro ou maior, pelo menos uma lesão periventricular ou ovoide) deve levar à consideração imediata de um desses tratamentos:[1-16,47,55-62,67]

- Interferona β-1a (Avonex® 30 μg IM 1 vez/semana)
- Interferona β-1a (Rebif® 22 μg SC 1 vez/semana)
- Betaseron® (250 μg SC em dias alternados)
- Acetato de glatirâmer (Copaxone® 20 mg SC diariamente)
- Teriflunomida.

Em pacientes monossintomáticos sem lesões da substância branca, com lesões da substância branca que aumentam e não se fortalecem, que satisfazem os critérios de diagnóstico de EM e em pacientes para os quais um diagnóstico de EM foi previamente estabelecido, pode-se considerar o tratamento com metilprednisolona intravenosa (1 g por dia, doses únicas ou divididas, por 3 dias) seguidas por prednisona oral (1 mg/kg/dia durante 11 dias, depois 4 dias de redução) em um indivíduo com base na aceleração da recuperação visual, mas não foi provado que isso melhora o resultado visual em longo prazo. Os efeitos do tratamento com corticosteroides e outras terapias sobre a recuperação da função visual e sobre o risco de EM em crianças não foram estabelecidos por ensaios randomizados, mas o tratamento com metilprednisolona intravenosa é geralmente recomendado se a perda visual é unilateral e grave ou bilateral.[58]

Em pacientes monossintomáticos com AQP4-IgG no soro que preenchem critérios para distúrbio do espectro NMO ou que são considerados de alto risco para transtorno do espectro NMO, pode-se considerar metilprednisolona intravenosa (1 g por dia durante 5 dias) seguida de redução gradual de corticosteroide oral. Um segundo curso de altas doses de corticosteroides ou um curso de tratamento com plasmaférese pode ser considerado em pacientes com progressão ou baixa recuperação.[51]

Com base nos resultados do ONTT, a prednisona oral (sem tratamento anterior com metilprednisolona intravenosa) pode aumentar o risco de neurite óptica recorrente e deve ser evitada.

Um breve curso de agentes anti-inflamatórios não corticosteroides pode ser útil no caso ocasional de dor incapacitante associada à neurite óptica.[31]

EVOLUÇÃO E DESFECHOS

Pelo menos alguma melhora visual é esperada em todos os pacientes com neurite óptica desmielinizante aguda. A melhora visual geralmente começa rapidamente em pacientes tratados com metilprednisolona intravenosa. Mesmo sem nenhum tratamento, no entanto, a maioria dos pacientes começa a recuperar a visão dentro de 2 a 3 semanas de início dos sintomas. Quando a recuperação começa, a maioria dos pacientes chegam próximo da melhora máxima dentro de 1 a 2 meses, embora a recuperação até 1 ano seja possível. A gravidade da perda visual inicial parece ser o único preditor de resultado visual.[2,15]

Apesar da recuperação favorável da visão, frequentemente até 20/20 ou melhor (como observado em 74% dos pacientes no seguimento de 10 anos do ONTT),[15] muitos pacientes com neurite óptica desmielinizante aguda continuam a ter anormalidades visuais sutis que afetam a sua função diária e a qualidade de vida. Eles podem relatar que a sua visão parece turva, lavada ou "não está correta".[12,13] Anormalidades persistentes de acuidade visual (15 a 30%), sensibilidade ao contraste (63 a 100%), visão de cores (33 a 100%), campo visual (62 a 100%), visão estereoscópica (89%), o sentido de intensidade de luz (89% a 100%), reação pupilar aferente (55 a 92%), aparência do disco óptico (60 a 80%) e o potencial evocado visual (63 a 100%) foram demonstradas em tais pacientes. Episódios recorrentes de neurite óptica no olho contralateral ou naquele inicialmente afetado também podem ocorrer. Aproximadamente 35% dos participantes do ONTT do grupo placebo tiveram um segundo episódio em ambos os olhos no período de acompanhamento de 10 anos, e o risco de recorrência é duas vezes maior em pacientes com diagnóstico de EM em qualquer momento durante os 10 anos de acompanhamento do que em pacientes que não desenvolvem EM (48% versus 24%, $P < 0,001$).[9,15]

Durante e até mesmo depois da recuperação da visão após a neurite óptica desmielinizante aguda, os pacientes frequentemente experimentam uma piora transitória dos sintomas com exposição ao calor (sintoma de Uhthoff).[59] Fenômenos visuais positivos e fotopsias são comuns e foram relatados por 30% dos participantes do ONTT.[1,3]

BIBLIOGRAFIA

Balcer LJ. Optic neuritis. N Engl J Med 2006;354:1273–80.

Beck RW, Cleary PA, Anderson MA, et al. A randomized, controlled trial of corticosteroids in the treatment of acute optic neuritis. N Engl J Med 1992;326:581–8.

Beck RW, Cleary PA, Backlund JC, et al. The course of visual recovery after optic neuritis: experience of the Optic Neuritis Treatment Trial. Ophthalmology 1994;101:1771–8.

Costello F, Coupland S, Hodge W, et al. Quantifying axonal loss after optic neuritis with optical coherence tomography. Ann Neurol 2006;59:963–9.

Jacobs LD, Beck RW, Simon JH, et al. Intramuscular interferon β-1a therapy initiated during a first demyelinating event in multiple sclerosis. N Engl J Med 2000;343:898–904.

Newman NJ, Biousse V. Hereditary optic neuropathies. Eye (Lond) 2004;18:1144–60.

Optic Neuritis Study Group. Multiple sclerosis risk after optic neuritis: final optic neuritis treatment trial follow-up. Arch Neurol 2008;65:727–32.

Optic Neuritis Study Group. The clinical profile of acute optic neuritis: experience of the Optic Neuritis Treatment Trial. Arch Ophthalmol 1991;109:1673–8.

Polman CH, Reingold SC, Banwell B, et al. Diagnostic criteria for multiple sclerosis: 2010 revisions to the McDonald criteria. Ann Neurol 2011;69:292–302.

Trapp BD, Peterson J, Ransohoff RM, et al. Axonal transection in the lesions of multiple sclerosis. N Engl J Med 1998;338:278–85.

Trebst C, Jarius S, Berthele A, et al. Update on the diagnosis and treatment of neuromyelitis optica: recommendations of the Neuromyelitis Optica Study Group (NEMOS). J Neurol 2014;261:1–16.

Wingerchuk DM, Banwell B, Bennett JL, et al. International consensus diagnostic criteria for neuromyelitis optica spectrum disorders. Neurology 2015;85:177–89.

As referências completas estão disponíveis no **GEN-io**.

PARTE 9 NEURO-OFTALMOLOGIA
SEÇÃO 2 Sistema Visual Aferente

Neuropatia Óptica Isquêmica

Anthony C. Arnold e Michelle Y. Wang

9.8

Definição: Neuropatia óptica aguda indolor que ocorre predominantemente em pacientes com mais de 50 anos.

Características principais
- Edema do disco óptico
- Escurecimento da visão, discromatopsia, defeito pupilar aferente e defeito de campo visual altitudinal ou de outro tipo relacionado ao disco óptico (na neuropatia óptica isquêmica anterior [NOIA])
- Nenhuma evidência de desmielinização
- Aparência normal do disco óptico (na neuropatia óptica isquêmica posterior [NOIP])
- Palidez (na NOIA arterítica [NOIA-A]).

Características associadas
- Hemorragias peripapilares em chama de vela
- Estreitamento arteriolar peripapilar.

TABELA 9.8.1 Comparação das principais características de neuropatia óptica isquêmica anterior (NOIA) arterítica e não arterítica.

Característica	NOIA arterítica	NOIA não arterítica
Idade (média de anos)	70	60
Proporção sexual	Feminino > masculino	Masculino = feminino
Sintomas associados	Cefaleia, sensibilidade do couro cabeludo, claudicação da mandíbula	Ocasionalmente se observa dor leve
Acuidade visual	Até 76% < 20/200 (6/60)	Até 61% > 20/200 (6/60)
Disco	Edema pálido > hiperêmico Escavação normal	Edema hiperêmico > pálido Escavação pequena
Velocidade de hemossedimentação média (mm/h)	70	20 a 40
Angiografia com fluoresceína	Atraso de enchimento do disco e da coroide	Atraso de enchimento do disco
História natural	Melhora rara Olho contralateral em até 95%	Melhora em até 43% Olho contralateral em < 30%
Tratamento	Corticosteroides	Nenhum provado

NEUROPATIA ÓPTICA ISQUÊMICA

INTRODUÇÃO

A isquemia do nervo óptico ocorre mais frequentemente na cabeça do nervo óptico, onde, em indivíduos suscetíveis, a aglomeração (*crowding*) estrutural de fibras nervosas e a redução relativa do suprimento vascular se combinam para prejudicar a perfusão até um grau crítico e produzir edema de disco óptico. A síndrome mais comum desse tipo é denominada neuropatia óptica isquêmica anterior (NOIA).[1] Geralmente, a NOIA é categorizada ou como arterítica (associada a arterite temporal) ou como não arterítica (Tabela 9.8.1). A isquemia do nervo óptico afeta a parte intraorbital do nervo com menor frequência, sem edema visível do disco, e esta é denominada neuropatia óptica isquêmica posterior.

NEUROPATIA ÓPTICA ISQUÊMICA ANTERIOR

Epidemiologia e patogênese

A NOIA não arterítica (NOIA-NA) é a neuropatia óptica aguda mais comum em pacientes com mais de 50 anos, com incidência anual estimada nos EUA de 2,3 a 10,2 por população de 100 mil,[2,3] e 6 mil a 8 mil novos casos a cada ano. Estudos posteriores demonstraram que a NOIA não é tão incomum antes dos 50 anos.[4] Não há predisposição ao sexo, mas a doença ocorre com frequência significativamente maior em populações brancas do que em populações negras ou hispânicas.[2,5] A incidência de NOIA-A é menor.[2]

Neuropatia óptica isquêmica anterior arterítica

Existem amplas evidências de que a NOIA-A é decorrente de vasculite das artérias ciliares posteriores curtas (ACPCs) e do resultante infarto da cabeça do nervo óptico. Estudos de necropsia humana de NOIA-A aguda demonstram edema do disco óptico com necrose isquêmica das partes pré-laminar, laminar e retrolaminar do nervo e infiltração das ACPCs por células inflamatórias crônicas. Em alguns casos, segmentos desses vasos foram ocluídos por espessamento inflamatório e trombos.[6]

Dados angiográficos de fluoresceína apoiam a evidência histopatológica de envolvimento das ACPCs na NOIA-A.[7] O enchimento retardado do disco óptico e da coroide é uma característica consistente; o preenchimento extremamente baixo ou ausente da coroide tem sido descrito como uma característica da NOIA-A e tem sido sugerido como um fator útil para diferenciar NOIA-A de NOIA-NA. Foi relatado o atraso no término do enchimento coroidal da fluoresceína, com média de 30 a 69 segundos na NOIA-A, comparado com uma média de 5 a 13 segundos na NOIA-NA.[8]

Neuropatia óptica isquêmica anterior não arterítica

O início rápido, o curso estável com recuperação geralmente pequena, a associação com fatores de risco vasculopáticos e a similaridade com NOIA-A implica uma causa vascular para NOIA-NA também, mas a evidência direta desse mecanismo ainda permanece limitada.[9] Vários estudos histopatológicos documentam infarto laminar e retrolaminar, mas tais estudos em casos de NOIA-NA simples são raros, e nenhum deles confirmou vasculopatia dentro das ACPCs ou seus ramos distais. A teoria patogênica mais comumente proposta afirma que a insuficiência da circulação do disco óptico é exacerbada pela aglomeração estrutural das fibras nervosas e das estruturas de suporte na cabeça do nervo e, eventualmente, atinge um ponto em que a oxigenação inadequada produz isquemia e edema do disco. Essas características podem ser leves e subclínicas (sem perda visual), reversíveis em algum grau, ou irreversíveis (infarto). Em alguns casos, um ciclo de isquemia, edema axonal, compressão microvascular e mais isquemia podem levar a dano neural progressivo. A hipotensão sistêmica noturna periódica e o fato de que o disco óptico está em uma zona de transição entre as distribuições das ACPCs laterais e mediais podem ser fatores contribuintes.[10]

Estudos angiográficos com fluoresceína da NOIA-NA também sugerem comprometimento da perfusão do disco óptico. A análise quantitativa detalhada do disco óptico pré-laminar e o preenchimento coroidal peripapilar na NOIA-NA confirma o atraso do preenchimento do disco quando em comparação com controles pareados por idade.[11] O atraso em um segmento do disco (Figura 9.8.1) por pelo menos 5 segundos ocorreu em 75,6% dos casos.[12] Em contraste, o preenchimento coroidal peripapilar não foi atrasado consistentemente em comparação com indivíduos normais. O preenchimento do disco óptico significativamente atrasado é característico de isquemia, o que não é observado no edema de disco por causas não isquêmicas como papiledema.[13] A angiografia por tomografia de coerência óptica, um novo dispositivo de diagnóstico por imagem, pode fornecer informações adicionais sobre a microvasculatura peripapilar e a extensão da isquemia na NOIA-NA.[14]

Manifestações oculares

A NOIA-A se apresenta com início rápido de perda visual unilateral indolor manifestada por diminuição da acuidade visual, campo visual, ou ambos. O nível de comprometimento da acuidade visual varia amplamente, desde perda mínima até ausência de percepção luminosa, e a perda do campo visual pode variar, podendo ser qualquer padrão de déficit relacionado ao disco óptico. Um defeito de campo altitudinal é o mais comum, mas depressão generalizada, escotomas arqueados amplos e defeitos cecocentrais também são observados. Um defeito pupilar aferente relativo ocorre com a neuropatia óptica monocular. O disco óptico é edematoso no início, e o edema ocasionalmente precede a perda visual em semanas a meses.[15] Embora o edema pálido tenha sido descrito como marca da NOIA-A (Figura 9.8.2), é comum se observar edema hiperêmico (Figura 9.8.3), especialmente na forma não arterítica. O disco geralmente está inchado de forma difusa, mas pode haver um segmento de envolvimento mais proeminente (ver Figura 9.8.3), e telangiectasia superficial focal ou difusa não

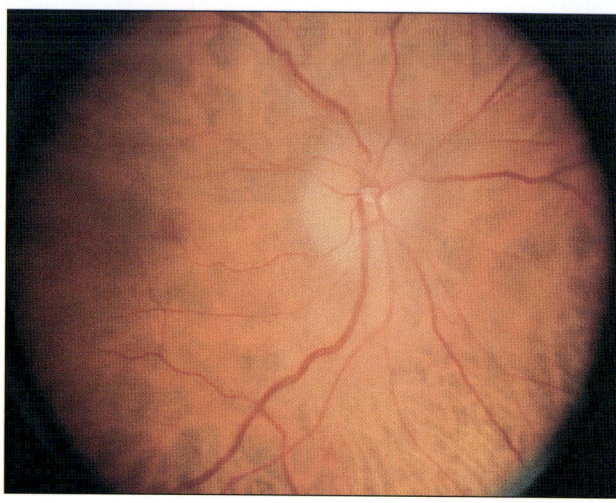

Figura 9.8.2 Vista do fundo de olho, neuropatia óptica isquêmica anterior. O disco óptico demonstra edema difuso pálido.

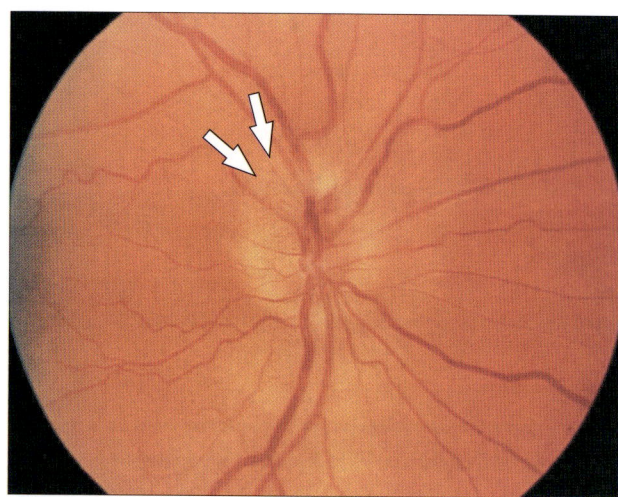

Figura 9.8.3 Vista do fundo de olho, neuropatia óptica isquêmica anterior não arterítica. O edema de disco hiperêmico é mais proeminente superiormente. Telangiectasia de superfície focal de vasos do disco é observada superotemporalmente (*setas*).

é incomum e pode ser bastante pronunciada. Comumente, hemorragias em chama de vela estão localizadas adjacentes ao disco, e arteríolas peripapilares da retina geralmente são estreitadas.

Neuropatia óptica isquêmica anterior arterítica

Em 5 a 10% dos casos, a NOIA pode ocorrer como uma manifestação da vasculite associada à arterite temporal. Pacientes com a forma arterítica observam outros sintomas da doença – cefaleia, claudicação da mandíbula e sensibilidade dolorosa da artéria temporal ou do couro cabeludo são aqueles mais frequentemente relacionados com um diagnóstico final de arterite temporal. Mal-estar, anorexia, perda de peso, febre, artralgia articular proximal e mialgia também são comumente observados, mas a doença raramente se manifesta com perda visual na ausência de sintomas sistêmicos evidentes, a chamada arterite temporal oculta.

Normalmente, a NOIA-A se desenvolve em pacientes com mais de 50 anos – com média de idade de 70 anos – com perda visual grave (acuidade visual < 20/200 [6/60] na maioria dos casos). No entanto, essa média de idade é enganosa, refletindo o viés de determinação de que menos indivíduos sobrevivem até idades mais avançadas. Na verdade, a frequência de NOIA-A provavelmente aumenta a cada década. Um estudo recente mostrou que a NOIA-A é a causa mais comum de perda de visão em pacientes com arterite celular.[16] Entre aqueles com

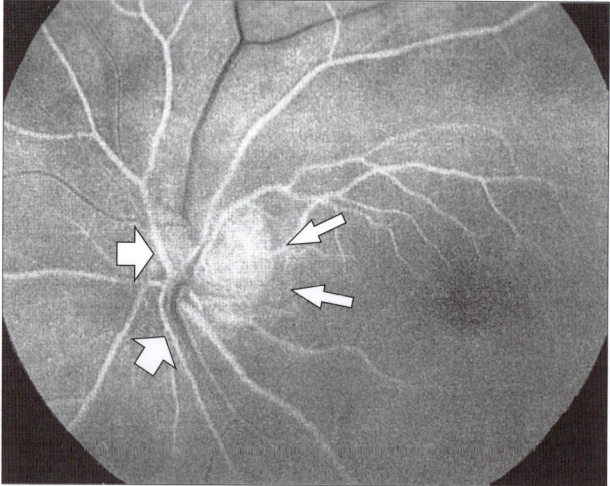

Figura 9.8.1 Angiografia com fluoresceína, fase arteriovenosa inicial, em neuropatia óptica isquêmica anterior não arterítica. A porção temporal do disco óptico preenche normalmente (*pequenas setas*), mas os setores restantes demonstram atraso acentuado do preenchimento (*setas grandes*) cerca de 10 segundos mais tarde.

perda permanente da visão, a idade média foi de 82 anos em comparação com 76 anos no grupo restante. A NOIA-A pode ser precedida por perda visual transitória semelhante àquela da doença da artéria carótida; esse achado é extremamente incomum na forma não arterítica e, quando presente, é altamente sugestivo de arterite.[17] A palidez do disco óptico, que pode ser grave e branca como giz, está associada a NOIA-A. Isquemia coroidal pode estar associada à neuropatia óptica e causa palidez peripapilar e edema profundo na retina. O disco do olho contralateral tem diâmetro normal na NOIA-A.[18]

Neuropatia óptica isquêmica anterior não arterítica

Em 90 a 95% dos casos, a NOIA não está relacionada com arterite temporal. A forma não arterítica da doença ocorre em um grupo etário um pouco mais jovem (média de idade de 60 anos) e geralmente está associada à perda visual menos grave. Frequentemente, os pacientes relatam perda visual ao despertar, possivelmente relacionada a hipotensão sistêmica noturna. O curso inicial da perda visual geralmente é estático (com pouca ou nenhuma flutuação do nível visual após a perda inicial), mas pode ser progressivo (com piora que pode ser em episódios ou ser progressiva ao longo de semanas). A forma progressiva foi relatada em até 37% dos casos de NOIA-NA.[19] Geralmente, não ocorre nenhum sintoma sistêmico associado, embora dor periorbital seja ocasionalmente descrita. Estima-se que ocorra o envolvimento do olho contralateral em 12 a 19% em 5 anos após o início.[20] Episódios recorrentes de perda visual que resultam de NOIA-NA no mesmo olho são muito incomuns.

O edema do disco óptico no NOIA-NA pode ser difuso ou segmentar, hiperêmico ou pálido, mas a palidez ocorre com menos frequência do que na NOIA-A. Uma região focal de edema mais grave no disco óptico é geralmente observada e normalmente exibe uma distribuição altitudinal, mas não se correlaciona consistentemente com o setor de perda de campo visual.[11] Telangiectasia difusa ou focal (ver Figura 9.8.3) do disco edematoso pode estar presente, ocasionalmente proeminente o suficiente para se assemelhar a um tumor vascular ou à neovascularização. Esse achado pode representar o *shunt* da microvasculatura de regiões isquêmicas para não isquêmicas da cabeça do nervo óptico, a chamada "perfusão de luxo". O disco óptico no olho contralateral normalmente é pequeno em diâmetro e demonstra uma escavação fisiológica pequena ou ausente.[18] A aparência do disco nesses olhos contralaterais (Figura 9.8.4) foi descrita como "disco em risco", com a aglomeração estrutural proposta dos axônios no nível da lâmina cribriforme, associada à elevação leve do disco e velamento da margem do disco sem edema evidente.

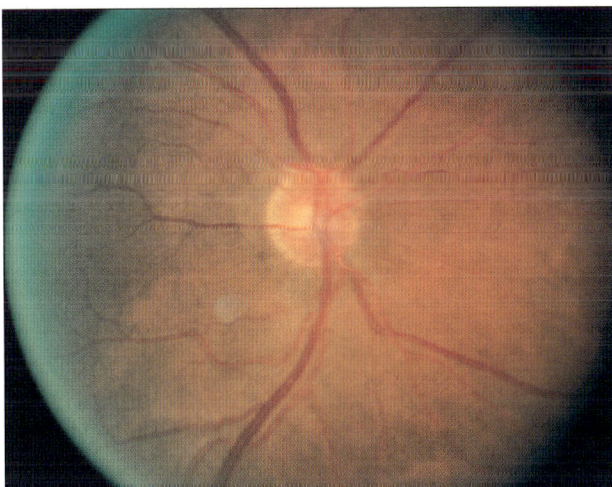

Figura 9.8.4 Olho contralateral na neuropatia óptica isquêmica anterior não arterítica. O disco óptico é pequeno em diâmetro, com escavação fisiológica ausente e leve velamento da margem nasal.

Diagnóstico e exames complementares

A etapa inicial mais importante no tratamento da NOIA é a diferenciação da forma arterítica da forma não arterítica da doença. A dosagem dos marcadores inflamatórios continua sendo o padrão do cuidado. Arterite temporal ativa geralmente está associada a uma elevação da velocidade de hemossedimentação (VHS) a 70 a 120 mm/hora, e este achado sugere a forma arterítica; na maioria dos casos, isso deve justificar o tratamento imediato com corticosteroides e a biopsia da artéria temporal confirmatória (ver adiante). No entanto, o teste tem uma taxa significativa de falsos positivos e falsos negativos, e estima-se que tem valores normais em 16% de arterite confirmados com biopsia.[21] Por outro lado, valores anormalmente altos ocorrem em geral com o aumento da idade e com outras doenças, mais comumente doenças malignas ocultas, outras doenças inflamatórias e diabetes. A medida da proteína C reativa (PCR) sérica, outra proteína plasmática de fase aguda, pode auxiliar no diagnóstico. Hayreh *et al.*[22] relataram 97% de especificidade para arterite temporal em casos NOIA em que tanto a VHS maior que 47 mm/hora quanto a PCR maior que 2,45 mg/dℓ foram observadas. No entanto, a contagem elevada de plaquetas pode ter a associação mais forte com biopsia da artéria temporal positiva quando comparada com a PCR e a VHS.[23] Quando dois ou mais marcadores inflamatórios eram elevados, a associação era mais alta. Várias citocinas pró-inflamatórias foram identificadas na NOIA-A. Dessas, a interleucina 6 (IL-6) ganhou muito mais interesse, pois também desempenha um papel importante na indução de resposta de fase aguda. A IL-6 no plasma também tem sido sugerida como marcador biológico da atividade da doença NOIA-A.[24]

A confirmação do diagnóstico de arterite temporal por biopsia da artéria temporal superficial é geralmente recomendada em casos de NOIA em que há a suspeita clínica de arterite com base na idade, sintomas sistêmicos associados, gravidade da perda visual e níveis elevados de VHS e PCR. Achados de biopsia positiva, como espessamento intimal, fragmentação da lâmina limitante interna e infiltrado inflamatório crônico com células gigantes, fornecem suporte para a terapia sistêmica com corticosteroides em longo prazo (Figura 9.8.5). Um resultado negativo da biopsia, no entanto, não exclui a arterite. Tanto o comprometimento arterial descontínuo ("lesões em salto", lesões segmentares) quanto a inflamação da artéria temporal contralateral isoladamente podem resultar em resultados falso-negativos. Uma taxa de 3 a 5% de resultado errôneo falso-negativo foi relatada.[25]

Como mencionado anteriormente, a angiografia com fluoresceína (AF) pode ser uma ferramenta de diagnóstico muito útil, fornecendo a visualização da perfusão da coroide, da retina e de ambas as superfícies profunda (pré-laminar) e interna do disco óptico. As características de preenchimento da AF podem ajudar a diferenciar o edema do disco óptico secundário à isquemia de outras causas. O preenchimento coroidal acentuadamente retardado é característico da NOIA-A. A tomografia de coerência óptica (OCT, do inglês *optic coherence tomography*) é outra ferramenta útil (ver Capítulo 9.2). Pode-se documentar bem edema do disco setorial, a espessura da camada de fibra nervosa da retina (CFNR) e, em seguida, a resolução para situação normal ou atrofia.[26] A extensão e o padrão da perda da CFNR podem ser correlacionados com a perda de campo visual.[27] Isso pode fornecer uma métrica útil contra a qual um suposto tratamento para NOIA pode ser avaliado.

Diagnóstico diferencial

O diagnóstico diferencial de NOIA inclui neurite óptica idiopática, particularmente em pacientes com menos de 50 anos; outras formas de inflamação do nervo óptico, como aquelas relacionadas a sífilis ou sarcoidose; neuropatias ópticas infiltrativas; lesões orbitárias anteriores que causam compressão do nervo óptico; e papilopatia diabética. A papilopatia diabética (discutida posteriormente) pode representar uma forma frustra de NOIA com sinais e sintomas reversíveis depois de vários meses.

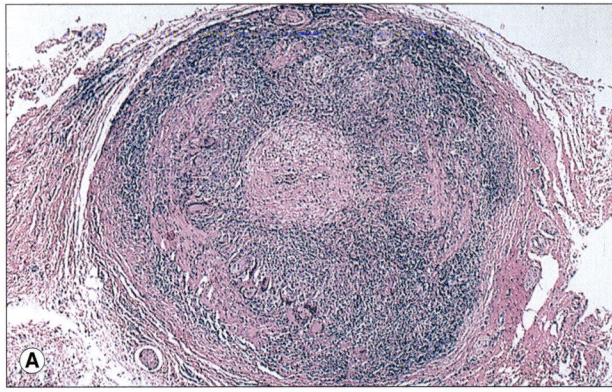
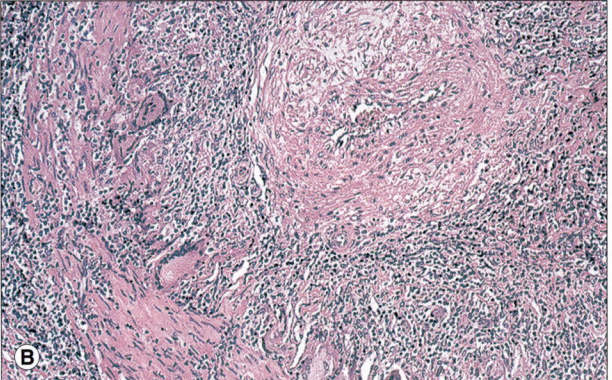

Figura 9.8.5 Arterite temporal típica. A. O corte histológico mostra uma vasculite envolvendo todas as camadas da artéria temporal. **B.** Magnificação aumentada mostra a típica inflamação granulomatosa com células gigantes. (Cortesia do Dr. M. M. Rodrigues.)

A neurite óptica pode se assemelhar à NOIA em relação ao modo de início, ao padrão de perda de campo visual e à aparência do disco óptico. Na maioria dos casos, entretanto, a idade do paciente, a ausência de dor à movimentação ocular e a palidez e a configuração segmentar do edema do disco possibilitam a diferenciação. O atraso precoce do preenchimento do disco na AF pode confirmar a isquemia. A neurite óptica sifilítica ou associada à sarcoidose geralmente está associada a outros sinais inflamatórios intraoculares, o que justifica a realização de mais testes. Lesões orbitais tipicamente causam perda visual gradualmente progressiva. Sinais associados de doença orbital, como exoftalmia leve, anormalidades da pálpebra ou limitação do movimento ocular, podem sugerir a realização de um exame de neuroimagem para detectar inflamação orbital anterior ou tumor.

Associações sistêmicas

A NOIA-A é conhecida como uma manifestação de arterite temporal. A NOIA-NA tem sido relatada em associação com diversas doenças que podem predispor a redução da pressão de perfusão ou o aumento da resistência ao fluxo dentro da cabeça do nervo óptico. Hipertensão sistêmica foi documentada em até 47% dos pacientes que têm NOIA-NA[28] e diabetes em até 40%.[29] A apneia obstrutiva do sono foi relatada em até 89% dos pacientes com NOIA-NA, mas existem muitos fatores de confusão.[30] Hipercolesterolemia, tabagismo, anemia, insuficiência renal crônica e enxaqueca foram todos relatados como fatores de risco potenciais.

Há controvérsias sobre se a cirurgia de catarata tem associação com a NOIA-NA. Lam et al. constataram que, em pacientes com NOIA-NA unilateral, o risco de NOIA-NA no olho contralateral aumentou 3,6 vezes quando foi submetido à cirurgia de catarata.[31] Outro estudo não encontrou relação temporal significativa.[32]

A doença oclusiva carotídea em si não é causadora da NOIA-NA. Contudo, evidências indiretas mostram aumento de doença isquêmica, de pequenos vasos, do sistema nervoso central, em pacientes com NOIA-NA, com base em imagem de ressonância magnética (RM).[33] Estudos indicam que eventos cerebrovasculares ou cardiovasculares são mais comuns do que na população normal, particularmente em pacientes com hipertensão ou diabetes.[34] No entanto, a mortalidade subsequente não é afetada.

Além disso, a NOIA-NA foi relatada em associação com múltiplas formas de vasculite, hipotensão sistêmica aguda e drusas de disco óptico. Outros fatores de risco têm sido propostos, como hipermetropia e a presença de antígeno linfocitário humano A.[35] Associações de hiper-homocisteinemia com NOIA, particularmente em pacientes com menos de 50 anos, são inconclusivas.[36] Fatores de risco protrombóticos, como deficiências de proteínas C e S e antitrombina III, mutação do fator V de Leiden e anticorpos anticardiolipina, são raramente relatados em associação com NOIA.[37] A investigação de tais condições em pacientes com menos de 50 anos pode ser considerada no tratamento e pode reduzir o envolvimento do olho contralateral.

Determinados medicamentos foram associados à NOIA-NA. A associação entre amiodarona e NOIA-NA tem sido controversa, pois os pacientes que tomam amiodarona normalmente apresentam outros fatores de risco vasculares. A associação é mais provável quando o processo é insidioso, bilateral e crônico.[38] Trinta e nove casos de NOIA-NA foram relatados em associação com ingestão de inibidor da fosfodiesterase-5, incluindo o sildenafila (Viagra®), a tadalafila (Cialis®) e o vardenafila (Levitra®).[39] Alguns autores especularam que esses medicamentos induzem hipotensão sistêmica, que é exacerbada pela hipotensão noturna em discos ópticos predispostos. A associação com interferona-alfa também foi proposta, possivelmente secundária à hipotensão sistêmica induzida por medicamento ou deposição de complexos imunes.[40]

Tratamento

Neuropatia óptica isquêmica anterior arterítica

O tratamento precoce da NOIA-A é essencial e deve ser instituído imediatamente em qualquer caso suspeito de arterite temporal. Corticosteroides sistêmicos em alta dose são o tratamento-padrão; o uso de metilprednisolona intravenosa a 1 g/dia pelos primeiros 3 dias foi recomendado para alguns pacientes de NOIA-A na fase aguda com envolvimento grave. Prednisona oral na faixa de 60 a 100 mg/dia pode ser usada inicialmente e para seguimento após pulsoterapia intravenosa; regimes de medicação em dias alternados não suprimem a doença de forma eficaz. O tratamento geralmente reduz os sintomas sistêmicos em alguns dias. Uma resposta positiva é tão típica que, se ela não ocorrer, deve-se considerar um diagnóstico alternativo para a doença. Geralmente, continua-se o tratamento em dose alta por alguns meses antes de começar a reduzir gradualmente. A NOIA-A continua sendo uma condição oftálmica grave que requer diagnóstico e tratamento. Estudos devem ser realizados para compreender a imunopatologia e guiar um tratamento mais direcionado.[41] Para casos de NOIA-A que não respondem ou são incapazes de tolerar corticosteroides, os investigadores tentaram agentes poupadores de corticosteroides, como anticorpos antifator de necrose tumoral alfa (anti-TNF-α) com diferentes resultados.[42] Mais recentemente, um ensaio randomizado, duplo-cego, controlado por placebo (GiACTA), foi conduzido para investigar a eficácia e a segurança do tocilizumabe como um novo tratamento adjuvante para NOIA-A.[43] Tocilizumabe é um anticorpo monoclonal antirreceptor de IL-6 humanizado. No estudo, o tocilizumabe se mostrou eficaz na indução e na manutenção da remissão em pacientes com NOIA-A em redução gradual de prednisona. A sobrevida livre de recorrência até a semana 52 foi alcançada em 85% dos pacientes no grupo do tocilizumabe e em apenas 20% no grupo placebo. A diferença de tempo para interromper os corticosteroides foi de 12 semanas em favor do grupo tocilizumabe, levando a uma dose cumulativa significativamente menor de corticosteroides. A eficácia em longo prazo do tocilizumabe não foi determinada.

Neuropatia óptica isquêmica anterior não arterítica

Não existe tratamento eficaz comprovado para NOIA-NA, e o uso de corticosteroides em NOIA-NA é altamente controverso. Hayreh e Zimmerman estudaram o efeito da prednisona oral na fase aguda da NOIA-NA e encontraram melhora significativa na acuidade visual e nos campos visuais em até 6 meses após o início.[44] A justificativa para a melhora da visão é que os corticosteroides podem alterar a permeabilidade capilar e reduzir o edema do disco óptico, aliviando a síndrome compartimental e melhorando a circulação na cabeça do nervo óptico. No entanto, o resultado desse estudo é controverso, uma vez que não foi randomizado ou cego, e a coorte não tratada com corticosteroide pode ter sido influenciada por um "efeito teto" (a acuidade visual era frequentemente muito boa desde o início). Tentou-se a cirurgia de descompressão da bainha do nervo óptico (DBNO) com base na teoria de que a redução da pressão do líquido cefalorraquidiano subaracnóideo perineural poderia melhorar o fluxo vascular local ou o transporte axoplasmático na cabeça do nervo óptico e, assim, reduzir a lesão tecidual em axônios reversivelmente danificados.

O ensaio *Ischemic Optic Neuropathy Decompression* comparou a cirurgia de DBNO em 119 pacientes com um grupo não tratado de 125 controles.[5] O estudo mostrou que não houve benefício significativo com o tratamento e houve um possível efeito prejudicial; foi então recomendado que a DBNO não seja realizada para NOIA-NA. Oxigênio hiperbárico, pela elevação acentuada do conteúdo de oxigênio dissolvido no sangue, proporciona aumento da oxigenação tecidual que pode reduzir os danos em axônios reversivelmente lesionados. Um estudo-piloto clínico controlado de oxigênio hiperbárico em 22 pacientes que tinham NOIA-NA aguda, no entanto, não demonstrou efeito benéfico.[45] Johnson et al.[46] relataram um efeito benéfico da levodopa oral no resultado visual para NOIA-NA, mas o estudo foi controverso,[35] e o efeito é considerado não provado. Agentes neuroprotetores demonstraram um efeito benéfico em modelos animais de lesão do nervo óptico, mas não se provou que são eficazes em NOIA-NA. O efeito do ácido acetilsalicílico na redução do risco de envolvimento do olho contralateral também não é comprovado.[47]

Evolução e desfechos

Neuropatia óptica isquêmica anterior arterítica

O principal objetivo do tratamento na NOIA-A é prevenir a perda visual no olho contralateral. Se não tratada, tal envolvimento ocorre em 54 a 95% dos casos,[48,49] tipicamente dentro de 4 meses. Com a terapia com corticosteroides, a taxa desse avanço é reduzida para um valor estimado de 13%. O prognóstico para a recuperação visual no olho afetado que recebeu tratamento é geralmente desfavorável, e o agravamento da visão apesar do tratamento foi relatado em 9 a 17% dos casos.[48] Um estudo mostra que um curso de 3 dias de indução de corticosteroides intravenosos (1.000 mg/dia) pode reduzir as doses cumulativas em longo prazo do corticosteroide.[50]

Neuropatia óptica isquêmica anterior não arterítica

A evolução da NOIA-NA não tratada varia consideravelmente. Relatórios indicam que 24 a 43% dos casos demonstram melhora espontânea da acuidade visual por três linhas de Snellen ou mais.[5] Mesmo na forma progressiva, relatou-se melhora em cerca de 30% dos casos. Se a NOIA-NA é estática ou agressiva, a acuidade e o campo visuais estabilizam após alguns meses. Dentro de 6 semanas, o disco óptico se torna visivelmente atrófico, seja em um padrão setorial (Figura 9.8.6), seja difuso. Maior progressão ou episódios de recorrência são extremamente raros após 2 meses e, se presentes, devem justificar avaliação para outra causa de neuropatia óptica.

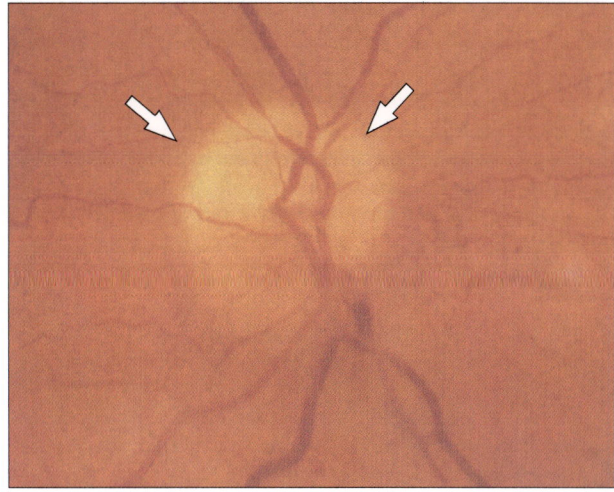

Figura 9.8.6 Disco óptico, neuropatia óptica isquêmica anterior não arterítica. O disco, 2 meses após o início da perda de campo visual inferior, é atrófico no segmento superior (*setas*), com preservação e resolução do edema inferiormente.

NEUROPATIA ÓPTICA ISQUÊMICA POSTERIOR

A isquemia do nervo óptico que não envolve a cabeça do nervo óptico é denominada NOIP. Ela se apresenta com perda visual aguda associada a sinais de neuropatia óptica (defeito pupilar aferente e perda de campo visual) em um ou ambos os olhos, com aparência inicialmente normal do disco óptico, que posteriormente se torna atrófico.

O diagnóstico de NOIP é mais frequentemente feito em uma de duas situações:

- *Vasculite*, mais importante, arterite de células gigantes (ACG); a avaliação para a ACG deve ser a principal consideração em idosos com essa apresentação; ou
- A combinação de *hipotensão sistêmica* e *anemia*, geralmente relacionada com perda de sangue causada por cirurgia (mais comumente revascularização miocárdica e procedimentos da região lombar da coluna vertebral),[51] sangramento gastrintestinal ou traumatismo. Isso foi originalmente referido como neuropatia óptica induzida por choque.

O diagnóstico diferencial inclui neuropatias ópticas compressivas, inflamatórias e infiltrativas, embora o início da NOIP seja tipicamente mais abrupto. Na maioria dos casos, a neuroimagem é indicada para excluir essas possibilidades.

Sadda et al. relataram uma revisão retrospectiva multicêntrica de 72 pacientes com NOIP, adicionando uma terceira classificação em paralelo com a forma não arterítica de NOIA.[52] O grupo NOIP não arterítico respondeu por 38 dos 72 pacientes, exibiu fatores de risco semelhantes e seguiu um curso clínico exatamente como o de NOIA-NA. NOIP perioperatória e arterítica foram caracterizadas por perda visual grave com pouca ou nenhuma recuperação. É importante reconhecer essa forma não arterítica em pacientes com neuropatia óptica aguda, mas sem edema do disco óptico, um cenário que pode ser confundido com neurite óptica retrobulbar. Esses pacientes, particularmente aqueles com lesões isquêmicas da substância branca na RM, podem incorretamente iniciar um tratamento imunomodulador para reduzir o risco de esclerose múltipla. Esse mecanismo que leva à NOIP também pode se apresentar com edema do disco e hemorragias e pode ser uma forma de NOIA-NA, embora difira por geralmente ocorrer após cirurgia ou outras causas de perda sanguínea grave.

PAPILOPATIA DIABÉTICA

PATOGÊNESE E CARACTERÍSTICAS

A patogênese da papilopatia diabética não é clara. A teoria mais comumente proposta sugere que a papilopatia diabética seja uma forma leve de NOIA-NA, com isquemia reversível das camadas pré-laminar e da superfície interna da cabeça do nervo óptico.[53] O edema da cabeça do nervo óptico na ausência de disfunção visual significativa ocorre em vários distúrbios vasculares presumidos, como se segue:

- Edema de disco óptico assintomático, que evolui para NOIA-NA típica, semanas a meses após os sintomas iniciais
- Edema de disco assintomático do olho contralateral em pacientes com NOIA-NA, que pode ou progredir para NOIA-NA ou se resolver espontaneamente
- Edema do disco em associação com hipertensão sistêmica, que se resolve sem sequelas quando a pressão arterial é normalizada.

A papilopatia diabética também se inclui nessa categoria. As telangiectasias superficiais proeminentes podem representar *shunting* vascular de leitos vasculares pré-laminares para os isquêmicos. A ocorrência frequente de um disco óptico pequeno (*crowded*) no olho contralateral (ver adiante),[54] como na NOIA-NA, também sugere um mecanismo isquêmico.

Os critérios atualmente aceitos para o diagnóstico da papilopatia diabética incluem:

- Ocorrência de diabetes (aproximadamente 70% do tipo 1 e 30% do tipo 2)
- Edema do disco óptico (unilateral em cerca de 60%)
- Apenas disfunção leve do nervo óptico.

A ausência de inflamação ocular ou de pressão intracraniana elevada também é essencial para o diagnóstico.

Embora os pacientes mais jovens predominem (aproximadamente 75% dos pacientes relatados têm menos de 50 anos), os pacientes podem ser de qualquer idade e geralmente apresentam queixas visuais leves, como leve embaçamento ou distorção. A acuidade visual geralmente é apenas levemente prejudicada; mais de 75% dos casos relatados apresentaram acuidade de 20/40 (6/12) ou melhor. Edema macular contribui para perda de acuidade visual em muitos casos. A OCT é muito útil na sua detecção. Não há dor, assim como outros sintomas oculares ou neurológicos.

Os discos ópticos acometidos podem demonstrar edema hiperêmico não específico ou telangiectasia marcante da microvasculatura da superfície interna (Figura 9.8.7A e B); edema pálido tem sido um critério típico para exclusão e sugere NOIA. A telangiectasia da superfície é tão proeminente em muitos casos que pode ser confundida com neovascularização (Figura 9.8.7C). O olho contralateral frequentemente demonstra um efeito de *crowding*, com uma relação escavação-disco pequena, semelhante à configuração observada em pacientes com NOIA-NA.

Em geral, há retinopatia diabética (em mais de 80% dos casos) no início da papilopatia, mas ela varia em gravidade. Frequentemente a papilopatia diabética é precipitada por uma queda rápida de uma HbA1C muito alta.[55] Está associada ao edema macular cistoide em cerca de 25% dos casos e à neovascularização em aproximadamente 9%.

EVOLUÇÃO E DESFECHOS

Embora os corticosteroides sistêmicos tenham sido utilizados em casos isolados, não há tratamento comprovado para esse distúrbio. Se não tratado, o edema do disco óptico se resolve

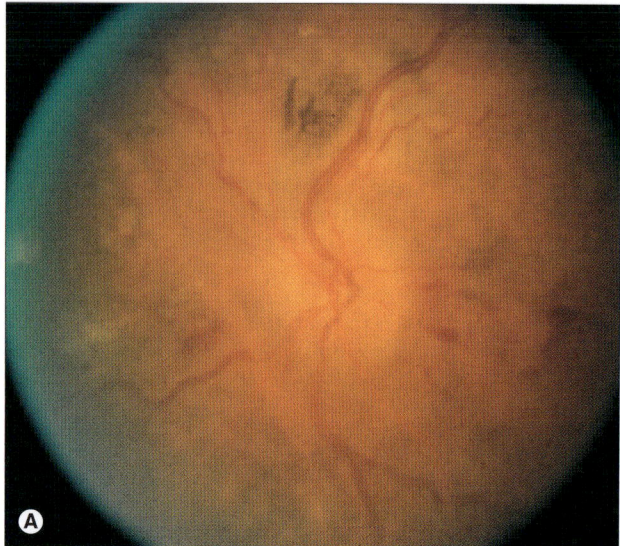

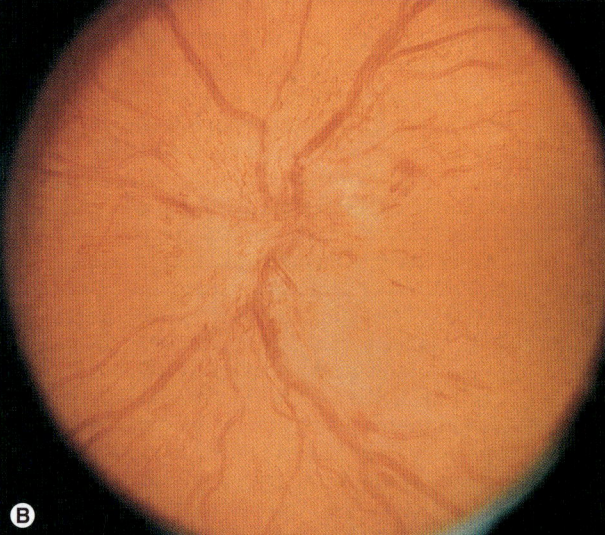

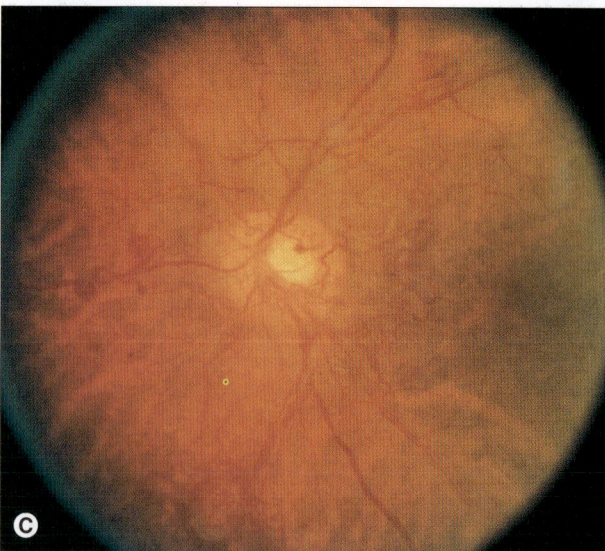

Figura 9.8.7 Disco óptico na papilopatia diabética. A. Edema de disco hiperêmico não específico. **B.** Os vasos superficiais mostram telangiectasias acentuadas, nas quais vasos dilatados geralmente seguem uma distribuição radial. **C.** Em contraste com neovascularização do disco óptico diabético, observar o padrão de ramificação irregular e aleatório dos vasos superficiais.

gradualmente em um período de 2 a 10 meses para deixar mínima atrofia óptica em cerca de 20% dos casos e perda de campo visual sutil, se houver. A acuidade visual no momento da resolução do edema é de 20/40 (6/12) ou melhor em cerca de 80% dos casos; o restante dos pacientes sofre de deficiência visual em virtude da maculopatia. O prognóstico visual em longo prazo para pacientes que têm papilopatia diabética, no entanto, é limitado pela retinopatia diabética associada.

BIBLIOGRAFIA

Arnold AC. Ischemic optic neuropathies. Ophthalmol Clin North Am 2001;14:83–98.

Beck RW, Servais GE, Hayreh SS. Anterior ischemic optic neuropathy. IX. Cup-to-disc ratio and its role in pathogenesis. Ophthalmology 1987;94:1503–8.

Dunker S, Hsu HY, Sebag J, et al. Perioperative risk factors for posterior ischemic optic neuropathy. J Am Coll Surg 2002;194:705–10.

Hayreh SS. Anterior ischemic optic neuropathy. Differentiation of arteritic from non-arteritic type and its management. Eye (Lond) 1990;4:25–41.

Hayreh SS. Anterior ischemic optic neuropathy. V. Optic disc edema an early sign. Arch Ophthalmol 1981;99:1030–40.

Hayreh SS, Podhajksy PA, Raman R, et al. Giant cell arteritis: validity and reliability of various diagnostic criteria. Am J Ophthalmol 1997;123:285–96.

Hayreh SS, Podhajsky PA, Zimmerman P. Ocular manifestations of giant cell arteritis. Am J Ophthalmol 1998;125:509–20.

Hayreh SS, Zimmerman MB. Non-arteritic anterior ischemic optic neuropathy: role of systemic corticosteroid therapy. Graefes Arch Clin Exp Ophthalmol 2008;246(7):1029–46.

Ischemic Optic Neuropathy Decompression Trial Research Group. Characteristics of patients with nonarteritic anterior ischemic optic neuropathy eligible for the Ischemic Optic Neuropathy Decompression Trial. Arch Ophthalmol 1996;114:1366–74.

Ischemic Optic Neuropathy Decompression Trial Research Group. Optic nerve decompression surgery for nonarteritic anterior ischemic optic neuropathy (NAION) is not effective and may be harmful. JAMA 1995;273:625–32.

Johnson LN, Arnold AC. Incidence of nonarteritic and arteritic anterior ischemic optic neuropathy: population-based study in the state of Missouri and Los Angeles County, California. J Neuroophthalmol 1994;14:38–44.

Sadda SR, Nee M, Miller NR, et al. Clinical spectrum of posterior ischemic optic neuropathy. Am J Ophthalmol 2001;132:743–50.

As referências completas estão disponíveis no **GEN-io**.

PARTE 9 NEURO-OFTALMOLOGIA
SEÇÃO 2 Sistema Visual Aferente

Atrofias Ópticas Hereditárias, Nutricionais e Tóxicas

9.9

Rustum Karanjia, Vivek R. Patel e Alfredo A. Sadun

Definição: A neuropatia óptica hereditária de Leber (NOHL) é decorrente de uma mutação pontual hereditária no DNA mitocondrial e se manifesta em adultos jovens como uma neuropatia óptica heredodegenerativa característica.

Os estados por deficiência nutricional, particularmente aqueles que envolvem falta de certas vitaminas (p. ex., B_{12} ou ácido fólico) e aminoácidos utilizados no metabolismo mitocondrial (p. ex., homocisteína ou metionina), podem resultar em uma neuropatia óptica estereotipada.

Toxinas e anticorpos podem causar interferência no metabolismo mitocondrial de forma adquirida (p. ex., etambutol), causando neuropatia óptica.

Características principais
- Deficiências visuais simétricas
- Perda da acuidade visual central
- Discromatopsia
- Defeitos de campo visual centrocecal
- Palidez de disco óptico temporal
- Perda de camada de fibras nervosas no feixe papilomacular (FPM)

Características associadas
- Perda de audição
- Neuropatia periférica

INTRODUÇÃO

Neuropatias ópticas hereditárias, nutricionais e tóxicas afetam seletivamente o FPM do nervo óptico humano, resultando em escotoma central bilateral ou centrocecal característico com preservação de algum grau de visão periférica. Essa suscetibilidade peculiar do FPM parece ter como base uma disfunção mitocondrial genética ou adquirida.[1] As causas hereditárias incluem a doença prototípica da NOHL, neuropatia óptica dominante (doença de Kjer), ataxia de Friedreich e síndrome de Wolfram (caracterizada por diabetes insípido, diabetes melito, atrofia óptica e surdez – DIDMOAD). As doenças adquiridas incluem efeitos tóxicos de fármacos, incluindo cloranfenicol, etambutol e linezolida e deficiências nutricionais de vitaminas B e folato, que são tipificadas pela ambliopia tabaco-álcool (ATA) e a neuropatia óptica cubana epidêmica (NOCE).[1]

A compreensão dessas neuropatias ópticas evoluiu, mas a caracterização e o estudo da doença prototípica da NOHL foi descrita primeiramente em 1871 como uma doença que causava um início subagudo de discromatopsia e perda visual bilateral e sequencial, principalmente em homens jovens.[2] Em 1988, Wallace e colaboradores[3] identificaram o defeito genético como uma mutação pontual no DNA mitocondrial (e, portanto, envolvendo herança materna). Três mutações pontuais de DNA mitocondrial comumente relatadas respondem por mais de 90% dos casos de NOHL. Todas as mutações afetam o complexo I da cadeia respiratória. A consequente diminuição da produção de energia e o aumento crônico de espécies reativas de oxigênio (ROS) são as mutações patogênicas subjacentes que levam à degeneração do nervo óptico.[4,5] A aparência do fundo de olho é incomum, revelando alterações características do disco óptico e perda da camada de fibras nervosas papilomaculares.[2]

Exemplificando o lado das doenças adquiridas, a ATA refere-se a uma deficiência tóxica e nutricional combinada bem descrita. Traquair[6] enfatizou que o uso acentuado de bebidas alcoólicas e de tabaco pode levar a uma perda bilateral lenta e progressiva do campo visual. Acredita-se agora que a ATA resulta do cianeto do tabaco e de baixos níveis de B_{12} causados por má nutrição e má absorção associadas ao consumo de álcool.[7] Sabe-se que deficiências de B_{12}, de outras vitaminas B e, especificamente, de ácido fólico resultam em um quadro clínico semelhante.[8] Além disso, algumas toxinas, como cloranfenicol, etambutol e linezolida, causam danos ao nervo óptico e produzem um quadro clínico praticamente indistinguível.[9–11] De fato, é uma das curiosidades fundamentais desses distúrbios que todos eles, junto com a NOHL, possuam manifestações clínicas semelhantes e características.[12,13] Quando se avalia os agentes tóxicos que são mais bem conhecidos por causar neuropatia óptica, é notável que a maioria seja conhecida por interferir na fosforilação oxidativa mitocondrial.[13]

EPIDEMIOLOGIA E PATOGÊNESE

Cada uma dessas atrofias ópticas tem sua própria incidência, prevalência e patogênese. A prevalência das neuropatias ópticas tóxicas e nutricionais depende de fatores extrínsecos e, portanto, varia entre as populações. Novamente, o nosso conhecimento das neuropatias ópticas hereditárias tornou-se melhor por meio do estudo da NOHL, que é uma das doenças mitocondriais de ocorrência mais frequente.[14] A prevalência de NOHL é cerca de 1 em 30 mil.[15] A penetrância é variável, afetando mais homens do que mulheres, embora a relação dependa do heredograma.[14,16] A gravidade da perda visual é maior para 3460/ND1 e 11778/ND4 e menor para a mutação 14484/ND6.[2]

O FPM é o principal *locus* do problema, eventualmente sofrendo atrofia na maioria dos casos.[2,17,18] A lesão do FPM provavelmente inicia com prejuízos na fosforilação oxidativa mitocondrial. A diminuição resultante na adenosina 5'-trifosfato (ATP) pode comprometer o transporte axonal, que, paradoxalmente, é altamente dependente de energia.[19] Há também um aumento simultâneo em ROS que podem desencadear a apoptose.[14]

As neuropatias ópticas por deficiência nutricional e tóxicas são causas relativamente incomuns de neuropatia óptica nos EUA e na Europa Ocidental. A NOCE, no entanto, é um exemplo de que esses tipos de neuropatias ópticas podem ser muito mais comuns nos países em desenvolvimento.[20] Essa família de doenças ressurge em tempos de escassez de alimentos, nova aplicação de produtos farmacêuticos ou mudanças no local de trabalho, que levam a deficiências nutricionais ou a exposições tóxicas.

As deficiências nas vitaminas do complexo B, incluindo B_1 (tiamina), B_2 (riboflavina) e B_{12} (cobalamina), bem como folato, são as deficiências nutricionais mais comumente implicadas na ocorrência de neuropatia óptica nutricional. Proteínas contendo aminoácidos sulfurados também são essenciais para a fosforilação oxidativa mitocondrial eficiente. As toxinas mais claramente estabelecidas como causadoras de neuropatia óptica incluem arsacetina, monóxido de carbono, clioquinol, cianeto, etambutol, hexaclorofeno, isoniazida, chumbo, linezolida, metanol, plasmocídeo e estanho trietílico. Esses agentes interferem na fosforilação oxidativa mitocondrial.[21-24]

A neuropatia óptica do etambutol é uma causa mitocondrial particularmente bem caracterizada e comum de cegueira.[9,10,13] Há uma estimativa anual de 100 mil novos casos de perda visual evitável e permanente em razão do etambutol.[9] Embora não exista uma dose universalmente segura de etambutol (toxicidade foi observada em doses < 15 mg/kg/dia), a dosagem deve considerar o peso, a idade e a função renal do paciente.[9,10] Além disso, como recomendado pelo *Centers for Disease Control and Prevention* (CDC), o etambutol deve ser descontinuado uma vez que os testes de suscetibilidade a fármacos mostrem que é desnecessário.[10]

Vários outros agentes menos claramente tóxicos ao nervo óptico são o dissulfeto de carbono, o cloranfenicol, a feniprazina, a quinina e o tálio. Além disso, toxinas como tetracloreto de carbono, *cassava*, dapsona e suramina são causas suspeitas, mas não comprovadas, de neuropatia óptica.[22]

As semelhanças nas apresentações clínicas de neuropatias ópticas nutricionais e tóxicas são provavelmente em razão de perturbação da via bioquímica comum responsável pelo metabolismo energético dentro da cabeça do nervo óptico. A fosforilação oxidativa nas mitocôndrias envolve o processo de transferência de elétrons para o oxigênio e a produção de ATP. Vitaminas como B_{12} e ácido fólico são cruciais para esse processo. Da mesma maneira, agentes como cianeto ou formiato (um produto metabólico do metanol) bloqueiam esse transporte de elétrons. O produto comum final dessas deficiências e toxinas é a diminuição da produção de ATP pelas mitocôndrias e o acúmulo de ROS.[2,5] Mecanismos compensatórios podem se aplicar a alguns tipos de células, mas as fibras do nervo óptico – mais particularmente os FPM – são suscetíveis em razão do longo segmento não mielinizado na retina e da consequente ineficiência da condução axonal não mielinizada.[25]

MANIFESTAÇÕES OCULARES

A NOHL inicia-se normalmente com a súbita perda visual monocular indolor que o paciente pode descrever como um embaçamento da visão, mas mais frequentemente como uma nuvem central escura ou cinza. Isso se desenvolve primeiro em um olho e, pouco depois (dias a algumas semanas), acomete o outro olho de maneira semelhante. Em contraste, a maioria dos pacientes que têm neuropatia óptica tóxica ou nutricional experimenta a perda bilateral progressiva da visão central. A seguir são descritas as manifestações oculares que, em geral, são bastante semelhantes para todas as três síndromes (NOHL, neuropatias ópticas nutricionais e tóxicas).

Ao exame, os pacientes geralmente apresentam comprometimento bilateral da acuidade que varia desde perda mínima até visão de movimentos de mão. A gravidade da perda de acuidade visual nos dois olhos é geralmente bastante simétrica. A perda da visão de cores é mais profunda do que a perda da acuidade visual. Casos muito precoces podem apresentar discromatopsia isolada.[26] A característica desses distúrbios é o defeito de campo visual que consiste em um escotoma centrocecal que começa nasal ao ponto cego e estende-se para envolver a fixação em ambos os lados do meridiano vertical (Figura 9.9.1). As reações pupilares costumam ser normais, mesmo nos estágios monoculares iniciais da NOHL. Isso ocorre por causa de uma

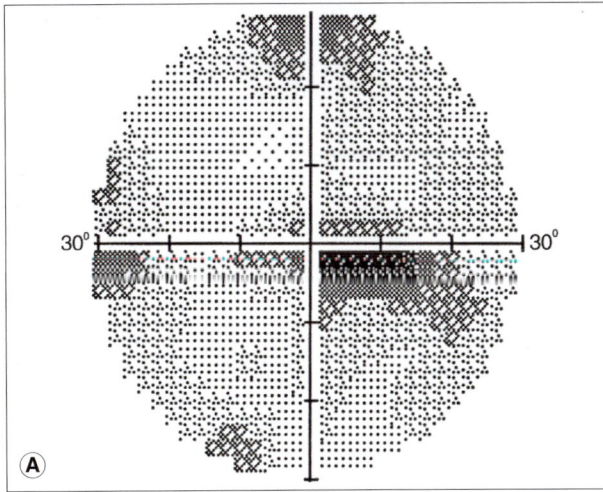

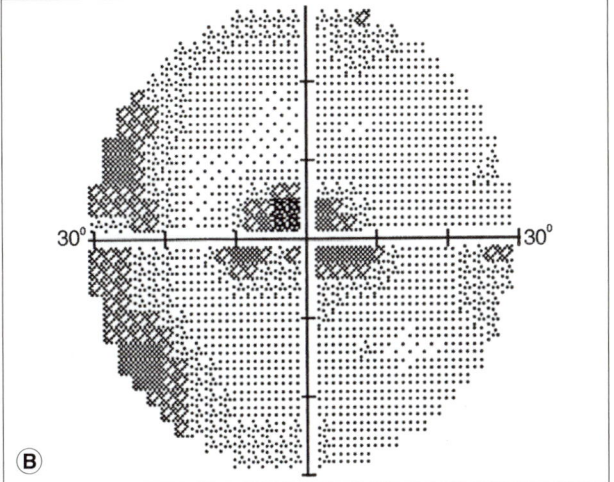

Figura 9.9.1 Estratégias de campo visual de Humphrey 30-2. Um estímulo V grande foi usado. **A.** Observar o escotoma centrocecal que liga a fixação ao ponto cego do olho direito. **B.** No olho esquerdo, o escotoma parece um pouco mais centralizado em torno da fixação. É interessante que esse paciente, com ambliopia tabaco-álcool (neuropatia óptica mista por deficiência nutricional e tóxica), também apresentava escotomas centrais relativamente pequenos, mas acuidade visual de apenas 20/400 (6/120) em cada olho.

preservação relativa das células ganglionares de melanopsina da retina que servem de base para a via retinotectal na NOHL.[27-29]

No início da NOHL, pode ocorrer microangiopatia peripapilar.[30] Vasos sanguíneos tortuosos ou telangiectásicos podem ser vistos ao redor do disco óptico, mas isso ocorre de forma transitória e, muitas vezes, não é percebido até que o envolvimento do olho contralateral se torne aparente. Em neuropatias ópticas tóxicas e por deficiências nutricionais, o fundo do olho pode parecer normal. No entanto, um exame cuidadoso pode revelar perda da camada de fibras nervosas no FPM, às vezes associadas ao edema da camada de fibras nervosas nos feixes arqueados acima e abaixo da área desnuda.[31] Mais tarde, no curso da doença, frequentemente se observa palidez do nervo óptico temporal (Figura 9.9.2). O descompasso entre a palidez relativamente moderada do disco temporal e a depressão grave da acuidade visual, campo visual e visão de cores pode levar ao equívoco de que o paciente está exagerando ou simulando a doença.

DIAGNÓSTICO E EXAMES COMPLEMENTARES

Uma história cuidadosa geralmente fornece informações suficientes para fazer um diagnóstico presumido de NOHL. O paciente descreve a perda subaguda e indolor de visão monocular, possivelmente seguida pelo envolvimento do outro olho. Esse envolvimento sequencial e a história familiar ajudam

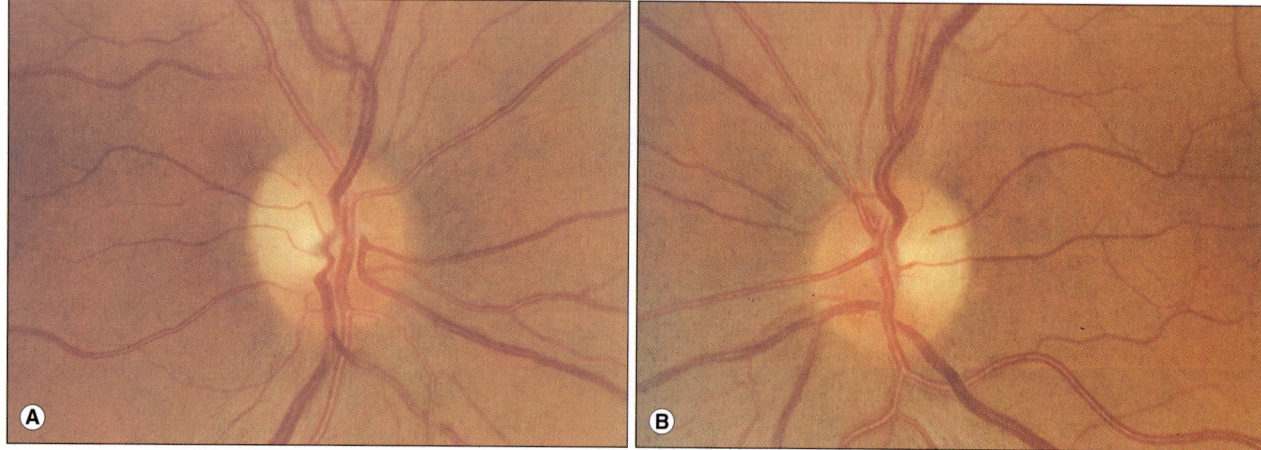

Figura 9.9.2 Imagens do fundo de olho revelam palidez de disco óptico temporal leve. **A.** Disco óptico direito. **B.** Disco óptico esquerdo. O mais interessante, no entanto, é a perda da camada de fibras nervosas no feixe papilomacular. Este paciente, que apresentava ambliopia tabaco-álcool (neuropatia óptica mista por deficiência nutricional e tóxica), também apresentava acuidade visual de 20/400 (6/120) em cada olho, que recuperou apenas até 20/100 (6/30) após alterações nos hábitos e na dieta e tratamento com vitamina. Nesta classe de neuropatias ópticas, acuidades visuais com comprometimento relativamente grave e discromatopsia são frequentemente observadas com atrofia mínima do disco óptico.

a diferenciar NOHL de neuropatias ópticas tóxicas e por deficiências nutricionais. Na maioria das vezes, a NOHL se manifesta em homens no fim da adolescência ou no início da segunda década. Pode ser diferenciada das neuropatias ópticas tóxicas e nutricionais pela história familiar, pela presença de vasos telangiectásicos ao redor da cabeça do nervo óptico durante a fase aguda e pela probabilidade de que um olho é afetado antes do outro (ocorrência não simultânea). A tomografia por coerência óptica (OCT, do inglês *optical coherence tomography*) revelará espessamento da camada de fibras nervosas peripapilares no início do curso da doença, seguido por afinamento à medida que ocorre atrofia, enquanto o complexo de células ganglionares apresentará atrofia progressiva (ver Capítulo 9.2). O diagnóstico é confirmado pelo estudo laboratorial da mutação pontual no DNA mitocondrial.

Deve-se tomar o cuidado de avaliar todas as possibilidades em termos de dieta, medicamentos e exposições, com ênfase nas mudanças recentes no padrão. Suspeitas de toxicidade podem ser confirmadas por meio de análises de soro e urina. Em particular, a coleta de urina de 24 horas para triagem de metais pesados pode ter resultados inesperados. Além dos níveis séricos de vitaminas B_1, B_2 e B_{12} e ácido fólico, é frequentemente útil obter níveis séricos de piruvato.

DIAGNÓSTICO DIFERENCIAL

O diagnóstico diferencial de neuropatias ópticas tóxicas e nutricionais inclui distúrbios que causam perdas simétricas agudas e subagudas na acuidade visual e na visão de cores. As semelhanças entre a NOHL e as neuropatias ópticas tóxicas e por deficiência nutricional já foram abordadas.

A atrofia óptica autossômica dominante (AOD), um distúrbio genético (OPA1) nuclear, pode ser confundida com neuropatias ópticas tóxicas e nutricionais. Há uma história familiar autossômica dominante, e a neuropatia óptica ocorre lenta e progressivamente no fim da infância.

Síndromes quiasmáticas às vezes precisam ser descartadas. Adenomas hipofisários ou outras lesões que comprimem o quiasma óptico geralmente se apresentam com perda do campo visual bitemporal, mas sem qualquer perda significativa da acuidade central ou visão de cores. Nos estágios iniciais, as perdas de campo bitemporais parecem similares aos escotomas centrocecais, particularmente nos quiasmas prefixados. Ocasionalmente, a neurite óptica pode ocorrer bilateralmente e causar quase qualquer tipo de defeito de campo visual. Se o paciente tem esclerose múltipla, um número de placas pode ser visível nas sequências T2-FLAIR nas imagens de ressonância magnética; além disso, a maioria dos pacientes com neurite óptica apresenta recuperação importante da acuidade visual ao longo de algumas semanas.

Há controvérsias quanto à possibilidade de a amiodarona causar neuropatia óptica. A amiodarona é um derivado de benzofurano com propriedades vasodilatadoras e antiarrítmicas utilizado no tratamento de arritmias cardíacas supraventriculares e ventriculares. Entre os muitos efeitos colaterais, variando de leves até aqueles com risco de vida,[32] microdepósitos corneanos são muito comuns e podem até mesmo ser usados para determinar a dosagem terapêutica do tratamento. A ceratopatia geralmente não causa nenhum distúrbio visual grave, mas, ocasionalmente, os pacientes podem notar halos e fotossensibilidade leve.[33] Hipertireoidismo, neuropatia periférica, ataxia, depressão da medula óssea e toxicidade pulmonar são alguns dos efeitos colaterais mais graves atribuídos ao uso de amiodarona.[32,34]

Alguns relatos sugerem que pacientes em tratamento com amiodarona podem também estar em risco de desenvolver neuropatia óptica induzida por amiodarona, que é difícil de distinguir da neuropatia óptica isquêmica anterior (NOIA) não arterítica. A evidência mais convincente da existência de NOIA induzida por amiodarona é o aumento da incidência de NOIA entre pacientes que receberam terapia com amiodarona (1,79%).[35] Isso é maior que a incidência de NOIA na população em geral com 50 anos ou mais (0,3%).[35] No entanto, tal comparação não considera que pacientes em tratamento com amiodarona têm arritmias cardíacas, hipertensão e outros fatores de risco potenciais para NOIA.

Outros estudos sugeriram que a amiodarona causa uma neuropatia óptica que pode ser distinguida da NOIA. A suposta neuropatia óptica induzida por amiodarona pode ser caracterizada por início insidioso de perda visual simétrica e bilateral com progressão lenta, enquanto NOIA é caracterizada por perda visual aguda e unilateral que raramente é progressiva. A neuropatia óptica induzida pela amiodarona causa um edema prolongado no disco que tende a se estabilizar dentro de alguns meses de descontinuação da medicação, enquanto a NOIA é caracterizada pela resolução do edema do disco em algumas semanas. Na neuropatia óptica induzida pela amiodarona, a relação escavação-disco é maior do que a observada na NOIA,[35] e o fundo do olho deve exibir edema bilateral do disco (Figura 9.9.3).

No entanto, pode ser prudente realizar exames oftalmológicos em pacientes que tomam amiodarona. Terapia antiarrítmica alternativa pode ser considerada em casos de edema bilateral do disco. Embora a relação entre a NOHL e a NOIA seja tênue, a disfunção mitocondrial tem potencial de representar um dos fundamentos fisiopatológicos em uma variedade de neuropatias ópticas.[36]

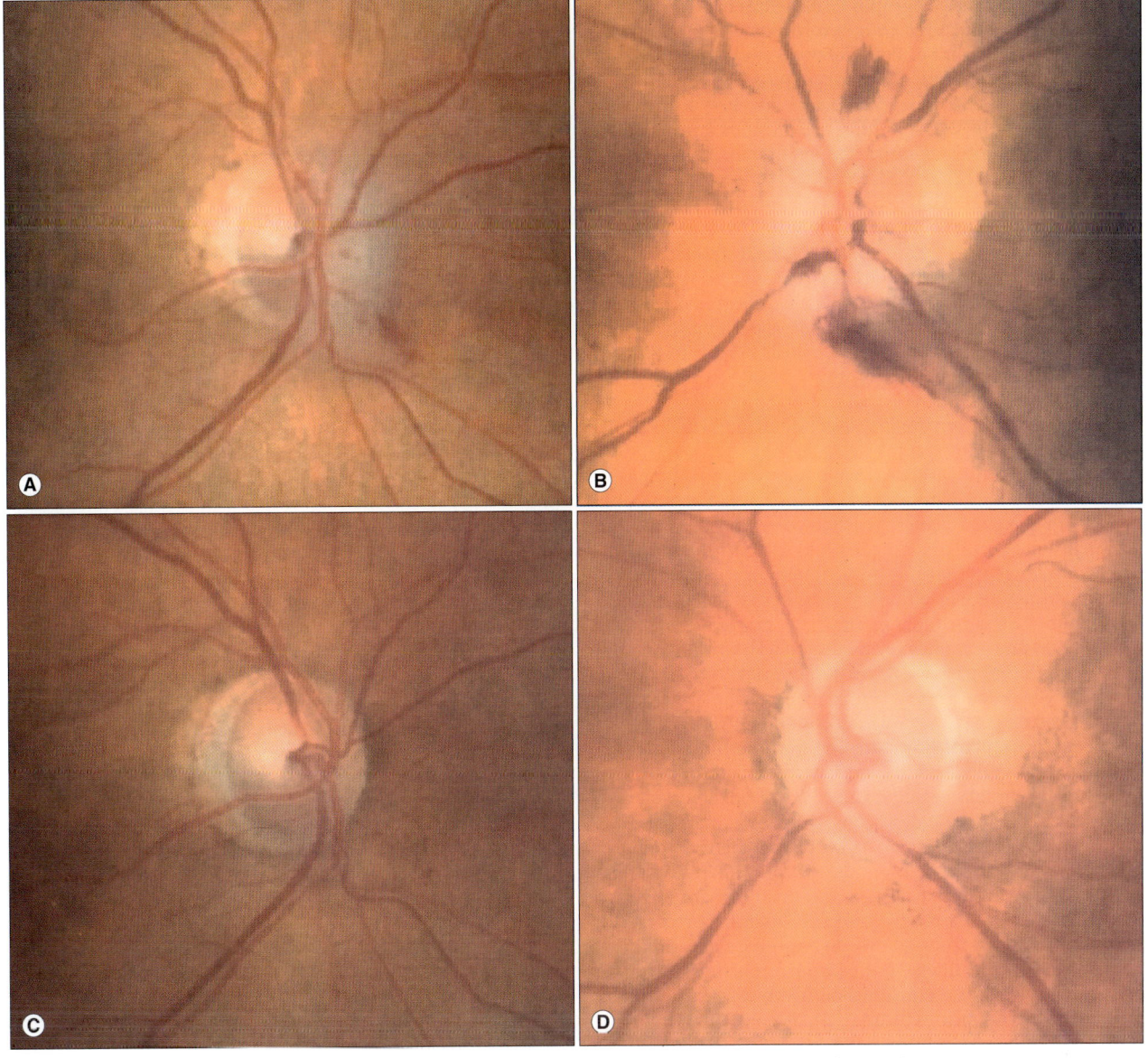

Figura 9.9.3 Imagens do fundo de olho de um paciente com neuropatia óptica associada à amiodarona. O paciente apresentou campos visuais constritos e edema de disco simultâneo bilateral (**A** e **B**), que se resolveu com a descontinuação da amiodarona (**C** e **D**).

Por fim, como as alterações nas camadas nervosas e de fibras nervosas na NOHL e nas neuropatias ópticas nutricionais e tóxicas podem, às vezes, ser muito sutis, a perda visual psicogênica é geralmente considerada no diagnóstico diferencial. Estudos eletrofisiológicos podem ser úteis para distinguir doenças orgânicas de não orgânicas (ver Capítulo 9.27).

ASSOCIAÇÕES SISTÊMICAS

As neuropatias ópticas nutricionais mistas multifatoriais podem estar associadas a sintomas neurológicos, como parestesias, ataxia ou deficiência auditiva, além do envolvimento visual. No entanto, essas são mais características de deficiências nutricionais gerais encontradas às vezes em grupos em países equatoriais e denominadas ambliopias tropicais. Esses exemplos geralmente não são descritos em casos de exposição tóxica ou deficiência de uma única vitamina.[37] Sintomas visuais podem ser observados em associação com parestesias e disestesias – particularmente nas pernas – em associação com ataxia e perda de audição. Isso foi descrito em deficiências de vitamina associadas à dieta fraca, composta pela ingestão de mandioca e pelos elevados níveis de cianeto.[38]

PATOLOGIA

Muito do nosso entendimento da patologia que está na base das neuropatias ópticas hereditárias vem do estudo da NOHL.

A descoberta da mutação do ND4 pelo grupo de Wallace[39] em 1988 abriu as portas para a compreensão da complexa interação entre DNA mitocondrial e nuclear que suporta a produção de energia em células vivas.[39] Sadun et al.,[25] Kerrison et al.[40] e outros pesquisadores têm desde então fornecido caracterizações ultraestruturais das três mutações mitocondriais primárias na NOHL com base em heredogramas caracterizados geneticamente.[41,42] Além de graves perdas das células ganglionares da retina (CGR) na mácula e da depleção da camada de fibras nervosas, esses autores descreveram acúmulos de mitocôndrias em outros tecidos orbitais e observaram inclusões de cálcio elétron-denso[43] ligado à membrana no restante das CGR. Essas mitocôndrias doentes parecem ser incapazes de produzir tanto ATP, mas, talvez mais significativamente, há um aumento na produção de ROS.[44] Em última análise, isso leva à morte da célula.

Clinicamente, existem dois estágios para a NOHL, pacientes que têm a mutação e têm "visão normal", e pacientes que têm a mutação e perda de visão. Essa distinção é talvez um artefato de nossa capacidade para detectar alterações em pacientes assintomáticos. Testes objetivos como medidas de OCT mostram alterações subclínicas no nervo óptico.[43]

Savini et al.[45] forneceram mais evidências objetivas de que, na NOHL subclínica, o FPM é afetado, como mostrado pelo aumento significativo na espessura da camada de fibras nervosas da retina (CFNR) observada pelas medidas da OCT no quadrante temporal. Um espessamento das fibras temporais foi detectado em todos os subgrupos de pacientes não acometidos, com os do sexo masculino com envolvimento mais difuso do que os do sexo feminino. Portadores do sexo masculino não afetados apresentaram CFNR mais espessa nos quadrantes inferior e temporal e na medida média dos 360° ao redor do disco. Pacientes do sexo feminino não afetados apresentaram maior espessura no quadrante temporal quando comparados com o grupo-controle.[45]

Esses dados sugerem que a CFNR edemacia especialmente no FPM no estágio pré-sintomático de NOHL. O espessamento da CFNR dessas fibras sugere que a lesão seletiva com edema da CFNR ocorre antes de as alterações atróficas se estabelecerem. Isso oferece aos médicos a oportunidade de acompanhar mais cuidadosamente o desenvolvimento da NOHL em pacientes no estágio pré-sintomático. A NOHL pode se manifestar com uma fase subclínica com espessamento axonal e função visual próxima do normal, que pode ou não preceder perda de visão clinicamente significativa refletindo a fase aguda da lesão axonal com perda significativa da função visual.

Portanto, estamos vivendo uma mudança de paradigma em relação à NOHL. Não devemos mais considerá-la como uma doença em que os pacientes fenotipicamente normais passam abruptamente ao estado afetado. Pelo contrário, pode haver uma complexa interação entre os fatores compensatórios e descompensatórios que também podem representar uma janela de oportunidade para o tratamento.[46]

Muito do que aprendemos sobre a NOHL tem implicações para outras neuropatias ópticas hereditárias, nutricionais e tóxicas.[47,48] Um dos surtos mais bem compreendidos de neuropatias ópticas ocorreu em Cuba no início dos anos 1990 (NOCE). Os desafios socioeconômicos levaram à desnutrição, que combinada com altos níveis de consumo de tabaco e mandioca aumentou os níveis circulantes de cianeto. A toxicidade do cianeto nas mitocôndrias é bem descrita e, na verdade, a maioria das neuropatias ópticas nutricionais ou tóxicas afeta a produção de energia mitocondrial, levando à morte celular.[48,49] Alguns agentes, como antibióticos, são direcionados para enzimas que levam à morte de microrganismos. As mitocôndrias são, essencialmente, bactérias que vivem em células eucarióticas.[50] Assim, não é surpreendente que os antimicrobianos, incluindo etambutol, linezolida e eritromicina, sejam capazes de causar uma neuropatia óptica mitocondrial por envenenarem a produção de energia das células.[51]

O aspecto mais intrigante da fisiopatologia de todas essas neuropatias ópticas é a sua preferência pelo FPM. Isso pode também ser explicado pela dinâmica de energia das células envolvidas. As CGR são, em parte, mais suscetíveis a lesões do que outros neurônios, pois elas têm um longo segmento não mielinizado e alta demanda de energia. As fibras do FPM, que são a base para a visão central, são as CGR mais suscetíveis, pois elas têm um calibre estreito, o que leva a uma relação relativamente alta entre a área da superfície das fibras e o seu volume.[2,13,14,52] Isso, por sua vez, aumenta as suas necessidades energéticas e, paradoxalmente, limita a sua capacidade de compensar as crescentes demandas de energia de mitocôndrias defeituosas por limitar fisicamente a capacidade de acumular mais mitocôndrias.[51] Esse acúmulo compensatório de mitocôndrias é responsável pelos corpos elétron-densos encontrados na NOHL descritos anteriormente.

TRATAMENTO

A causa de neuropatia óptica tóxica ou por deficiência nutricional deve ser diagnosticada e tratada precocemente (p. ex., pela cessação do tabagismo e administração de vitaminas na ambliopia tabaco-álcool). Na ausência de uma deficiência demonstrável, não há boas evidências de que a administração empírica de vitaminas B tenha qualquer benefício. No entanto, não é incomum prescrever cianocobalamina (vitamina B_{12}) em casos suspeitos de ATA e NOHL. A idebenona, um análogo do quinol, tem sido usada recentemente em alguns casos de NOHL para melhorar a síntese líquida de ATP por fornecer uma via alternativa, bem como eliminar os radicais livres com a vantagem de rápida concentração nas mitocôndrias.[53] Pacientes que já perderam a visão em um olho da NOHL podem ser candidatos à manipulação farmacológica do metabolismo mitocondrial para proteger o outro olho.[13,36]

A coenzima Q10 foi proposta como tratamento para a NOHL já que pode atuar na produção excessiva de ROS. No entanto, não houve série de casos bem-sucedidos com esse tratamento, o que não é surpreendente dada a falta de penetração da barreira hematencefálica por CoQ10.[14] Quinonas de segunda (idebenona) e terceira (EPI-743) gerações com melhor penetração na barreira hematencefálica têm sido usadas com maior sucesso.[54-56] Esses tratamentos não mostram resultados nem expressivos e nem rápidos. No entanto, após 1 ano de tratamento com quinona, a maioria dos pacientes apresenta alguma melhora.[54-56]

Outras abordagens de tratamento sob investigação para NOHL incluem diferentes métodos que favoreçam a estabilização da cadeia de transporte de elétrons e redução de ROS,[57-59] e novas abordagens usando terapia gênica. A primeira envolve o uso de vetores associados ao adenovírus (AAV2) para complementar o produto do gene de DNA mitocondrial defeituoso com a forma não mutada. Dados de estudos com animais e dados preliminares com seres humanos sugerem que essa abordagem de tratamento poderia corrigir o defeito genético subjacente.[60-63] A segunda abordagem genética procura erradicar a NOHL substituindo o mtDNA danificado pelo mtDNA do tipo selvagem antes da concepção. Essa tecnologia, denominada doação mitocondrial, insere um oócito doador com o mtDNA do tipo selvagem (que é anucleado e tem o DNA nuclear de uma mulher com a mutação do mtDNA).[64] Há um grande debate ético sobre o futuro dessa terapia,[65] e a experiência com essa tecnologia é limitada. Uma abordagem adaptada explora a presença de ambos os mtDNA mutantes no oócito antes da concepção e tenta desviar a heteroplasmia a favor do tipo selvagem.[66] Todas essas técnicas ainda são investigativas e têm implicações não só para a NOHL, mas também para outras doenças genéticas.[47]

EVOLUÇÃO E DESFECHOS

Em muitos casos, a administração imediata do nutriente deficiente (p. ex., vitamina) ou a remoção da toxina (como o etambutol) resulta em significativa recuperação ao longo de um período de meses. No entanto, nos casos em que a lesão é de longa data, pode haver pouca ou nenhuma recuperação. Na NOHL, a maioria dos pacientes mostra recuperação mínima, embora tenha havido relatos de melhoras expressivas e tardias em indivíduos com a mutação de 14484.[67] As mutações de 11778 e 3460 têm prognóstico menos favorável, com mais de 75% dos pacientes se tornando legalmente cegos de ambos os olhos.[13] Avanços com a terapia com quinona, como idebenona, alteraram a história natural da NOHL, geralmente contribuindo para a estabilização da visão e, às vezes, para uma modesta recuperação.[54-56] Avanços em terapias gênicas, se bem-sucedidas, têm a promessa tanto de tratar os pacientes afetados quanto interromper a transmissão da linhagem germinativa de mtDNA mutado por NOHL.

BIBLIOGRAFIA

Barboni P, Carbonelli M, Savini G, et al. Natural history of Leber's hereditary optic neuropathy: longitudinal analysis of the retinal nerve fiber layer by optical coherence tomography. Ophthalmology 2010;117:623–7.

Carelli V, Ross-Cisneros F, Sadun AA. Mitochondrial dysfunction as a cause of optic neuropathies. Prog Retin Eye Res 2004;23:53–89.

Fraser JA, Biousse V, Newman NJ. The neuro-ophthalmology of mitochondrial disease. Surv Ophthalmol 2010;55:299–334.

Klopstock T, Yu-Wai-Man P, Dimitriadis K, et al. A randomized placebo controlled trial of idebenone in Leber's hereditary optic neuropathy. Brain 2011;134:2677–86.

La Morgia C, Ross-Cisneros FN, Sadun AA, et al. Melanopsin retinal ganglion cells are resistant to neurodegeneration in mitochondrial optic neuropathies. Brain 2010;133:2426–38.

Miller NR. Retrobulbar toxic and deficiency optic neuropathies. In: Miller NR, editor. Walsh and Hoyt's clinical neuro-ophthalmology, vol. 1. 4th ed. Baltimore: Williams and Wilkins; 1982. p. 289–307.

Newman NJ. Optic neuropathy. Neurology 1996;46:315–22.

Sadun AA. Acquired mitochondrial impairment as a cause of optic nerve disease. Trans Am Ophthalmol Soc 1998;96:881–923.

Sadun AA. Mitochondrial optic neuropathies. J Neurol Neurosurg Psychiatry 2002;72:423–5.

Sadun AA, Carelli V, Salomao SR, et al. Extensive investigation of large Brazilian pedigree of Italian ancestry (SOA-BR) with 11778/haplogroup J Leber's hereditary optic neuropathy (LHON). Am J Ophthalmol 2003;136:231–8.

Sadun AA, Carelli V. Mitochondrial function and dysfunction within the optic nerve. Arch Ophthalmol 2003;121:1342–3.

Sadun AA, La Morgia C, Carelli V. Leber's hereditary optic neuropathy. Curr Treat Options Neurol 2011;13:109–17.

Sadun AA, Martone JF, Muci-Mendoza R, et al. Epidemic optic neuropathy in Cuba: eye findings. Arch Ophthalmol 1994;112:691–9.

Sadun AA, Wang MY. Ethambutol optic neuropathy: how we can prevent 100,000 new cases of blindness each year. J Neuroophthalmol 2008;28:265–8.

Wallace DC, Singh G, Lott MT, et al. Mitochondrial DNA mutations associated with Leber's hereditary optic neuropathy. Science 1988;242:1427.

As referências completas estão disponíveis no **GEN-io**.

PARTE 9 NEURO-OFTALMOLOGIA
SEÇÃO 2 Sistema Visual Aferente

Vias Pré-Quiasmáticas – Compressão por Tumores do Nervo Óptico e da Bainha

9.10

Michelle Y. Wang e Thomas C. Spoor

Definição: Disfunção do nervo óptico resultante de compressão por uma lesão que ocupa espaço, característicamente um tumor ou um aneurisma, em qualquer local ao longo do curso do nervo, do globo até o quiasma.

Características principais
- Deterioração progressiva do campo visual
- Defeito pupilar aferente relativo
- Discromatopsia.

Características associadas
- Proptose
- Edema ou atrofia do disco óptico
- Estrias retinianas e coroidais
- Vasos colaterais optociliares
- Retinopatia de estase venosa ou oclusão da veia central da retina.

INTRODUÇÃO

O nervo óptico se estende da parte posterior do olho, atravessa a órbita, passa através do canal óptico e apresenta um curso intracraniano variável antes de se unir ao nervo óptico contralateral para formar o quiasma (Figura 9.10.1). Uma compressão por um tumor ou um aneurisma pode causar disfunção do nervo óptico em qualquer local ao longo do seu curso desde o globo até o quiasma.

Compressão extrínseca do nervo óptico por tumores orbitais ou compressão orbitária apical por músculos extraoculares distireoidianos aumentados representa uma causa incomum, mas potencialmente tratável, de neuropatia óptica. Esses tumores podem comprimir o nervo óptico no ápice orbitário (Figura 9.10.2).

EPIDEMIOLOGIA E PATOGÊNESE

A compressão do nervo óptico orbitário apical por músculos extraoculares aumentados é uma manifestação incomum de orbitopatia tireoidiana (Figura 9.10.3). A maioria dos pacientes

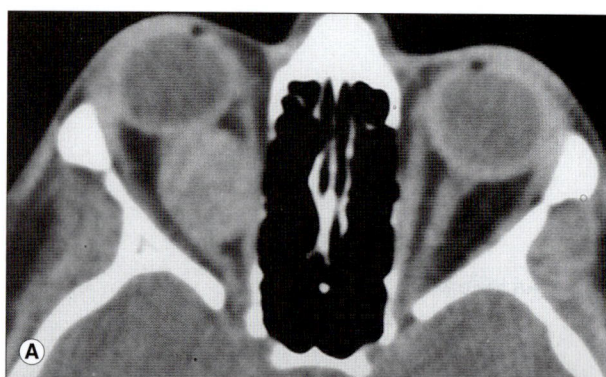
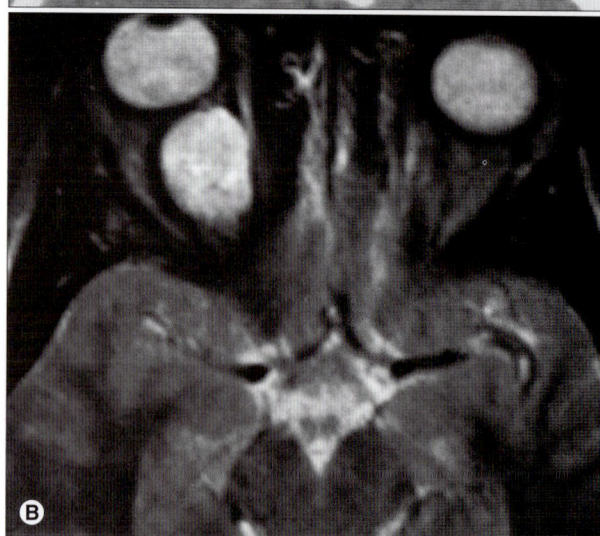

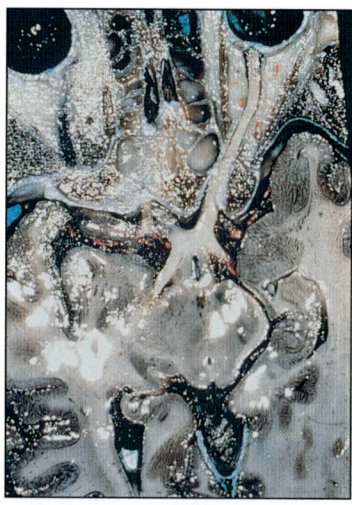

Figura 9.10.1 Corte axial de cadáver que demonstra o curso do nervo óptico do globo ao quiasma óptico. Observar os segmentos intraorbitário, intracanalicular e intracraniano do nervo óptico.

Figura 9.10.2 Imagens de uma grande massa orbitária adjacente ou contígua ao nervo óptico. **A.** Tomografia computadorizada (axial). **B.** A ressonância magnética mostra uma demarcação óbvia entre o tumor e o nervo óptico adjacente.

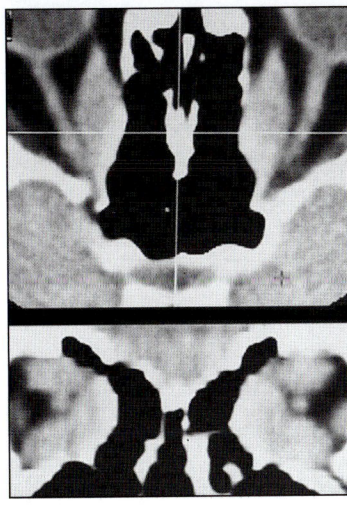

Figura 9.10.3 Cortes de tomografia computadorizada (axial e coronal). Os nervos ópticos são comprimidos no ápice orbitário pelos músculos extraoculares aumentados.

com hipertireoidismo apresenta orbitopatia não infiltrativa leve. Orbitopatia infiltrativa clinicamente significativa ocorre em apenas 3 a 5% da população com hipertireoidismo.

Tumores orbitais encapsulados são bastante incomuns. Desses, hemangiomas cavernosos são os mais comuns, neurilemomas são menos comuns, e hemangiopericitomas são ainda mais raros.

MANIFESTAÇÕES OCULARES

Inicialmente, a compressão extrínseca do nervo óptico dentro da órbita se manifesta com perda lentamente progressiva da acuidade visual, diminuição da sensação de brilho e discromatopsia. A visão pode estar boa na apresentação do quadro, mas deterioração do campo visual e defeito pupilar aferente relativo são observados com a progressão. Pacientes com tumores grandes com compressão do nervo óptico mais anterior podem apresentar um disco óptico edemaciado e estrias coroidais. No entanto, tumores orbitais anteriores ocorrem mais comumente com proptose sem neuropatia óptica compressiva. Em pacientes com orbitopatia tireoidiana, manifestações como retração da pálpebra e restrição da motilidade extraocular podem ser observadas.

DIAGNÓSTICO E EXAMES COMPLEMENTARES

É fundamental realizar exames de imagem apropriados para visualizar o ápice orbitário. A tomografia computadorizada (TC) diferencia a compressão do nervo óptico por tumores orbitários da compressão do nervo óptico orbitário apical pelos músculos extraoculares distireoidianos aumentados (ver Figura 9.10.2). Os exames de ressonância magnética (RM) podem ajudar a delinear a extensão do tumor orbitário e facilitar o tratamento cirúrgico. A tomografia por coerência óptica (OCT, do inglês *optical coherence tomography*) pode ser útil para detectar a perda inicial da camada de fibras nervosas da retina peripapilar (ver Capítulo 9.2).

TRATAMENTO

O tratamento da neuropatia óptica distireoidiana consiste em descomprimir a órbita (os detalhes são discutidos no Capítulo 12.13). A inflamação pode ser reduzida com corticosteroides sistêmicos ou irradiação em baixa dose, e o ápice orbitário pode ser expandido pela remoção cirúrgica das paredes orbitárias. Segundo uma recente pesquisa, a maioria dos cirurgiões prefere uma abordagem combinada de descompressão do assoalho e parede medial ou descompressão da parede lateral e medial.[1] Nós preferimos o uso inicial de corticosteroides sistêmicos, tanto por via intravenosa quanto em dose alta de prednisona oral, 80 mg/dia, seguida de descompressão orbitária. A irradiação orbitária é reservada para casos refratários a corticosteroides e descompressão cirúrgica.

O tratamento da compressão do nervo óptico causada por um tumor orbitário encapsulado implica remoção cirúrgica do tumor. A RM pode ajudar a diferenciar o tumor do nervo óptico e determinar a posição do tumor em referência ao nervo óptico. Esse dado é importante no planejamento de uma abordagem cirúrgica apropriada para a excisão do tumor.

COMPRESSÃO DO NERVO ÓPTICO POR TUMORES DO NERVO ÓPTICO E DA BAINHA

INTRODUÇÃO

O nervo óptico pode ser invadido por tumores intrínsecos (como os gliomas) originados da neuróglia ou dos neurônios, ou comprimido por tumores extrínsecos originados das meninges (como meningiomas). Os gliomas do nervo óptico e os meningiomas da bainha do nervo óptico são os tumores mais comuns que acometem o nervo óptico. Menos comumente, o nervo óptico também pode ser acometido por linfomas, leucemias, gliomas malignos e câncer metastático.

GLIOMAS E GLIOMAS MALIGNOS

Epidemiologia e patogênese

Gliomas das vias visuais anteriores são os tumores mais comuns do sistema nervoso central, representando 2% de todos os gliomas e 5% dos gliomas da infância. Esses tumores ocorrem mais comumente durante as duas primeiras décadas de vida; 65% ocorrem na primeira década, e 90% ocorrem antes dos 20 anos. Raramente, um glioma pode ocorrer em um adulto previamente assintomático como uma massa expansiva orbitária. Os gliomas das vias visuais anteriores são responsáveis por 65% de todos os tumores intrínsecos do nervo óptico.[2] Gliomas malignos do nervo óptico são raros.[3,4] Gliomas que acometem o nervo óptico intraorbitário são mais comuns (47%). Aqueles que envolvem o nervo óptico orbitário e intracraniano são os segundos mais comuns (26%), seguidos pelo envolvimento intracraniano e quiasmático (12%) e gliomas confinados ao quiasma óptico (5%).[4]

Manifestações oculares

Pacientes com gliomas do nervo óptico geralmente apresentam exoftalmia, disfunção da motilidade extraocular, diminuição da função visual e discromatopsia acompanhada por um defeito pupilar aferente relativo. O disco óptico pode estar normal, edemaciado ou atrófico. Pode ocorrer oclusão da veia central da retina.

Pacientes com gliomas malignos do nervo óptico têm perda visual dolorosa rapidamente progressiva acompanhada por sinais de neuropatia óptica.[3,4] A perda visual inicial pode ser unilateral ou bilateral (envolvimento quiasmático), mas a progressão rápida para cegueira bilateral e morte são características constantes.[2]

Diagnóstico

O aumento intrínseco do nervo óptico na RM é evidente em pacientes com gliomas do nervo óptico. A presença e a extensão dos gliomas do nervo óptico são mais bem demonstradas pela RM (Figura 9.10.4).[2] Embora raramente não seja detectado em exames de TC de alta resolução, o aumento do nervo óptico por um glioma intrínseco pode ser confundido com compressão por um tumor orbitário ressecável; a RM pode ajudar a diferenciá-los (ver Figura 9.10.3).

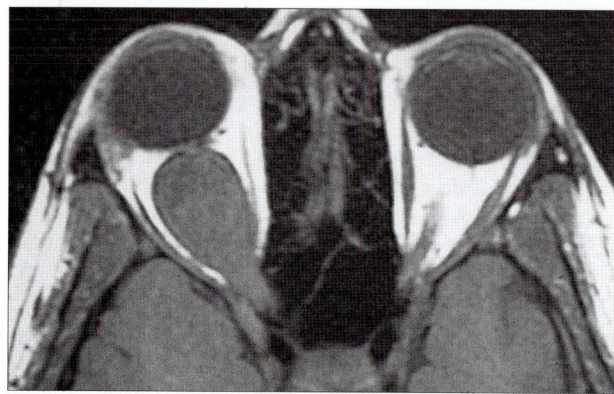

Figura 9.10.4 Imagem por ressonância magnética de um grande glioma do nervo óptico e do canal óptico.

Para pacientes com gliomas do nervo orbitário e neurofibromatose do tipo 1, a RM demonstra um típico espessamento tubular de dupla intensidade causado por gliomatose aracnoide perineural e alongamento e encurvamento para baixo dos nervos ópticos na região mediana da órbita.[5]

Os exames de imagem de um glioma do nervo óptico podem mostrar um aumento do canal óptico que surge de hiperplasia meníngea secundária. Portanto, o aumento do canal óptico não é uma evidência sólida de extensão intracraniana de um glioma de nervo óptico.

Exames de imagem de gliomas malignos do nervo óptico demonstram aumento das regiões envolvidas do nervo óptico e do quiasma, embora inicialmente tenham sido relatados resultados de exames de imagem normais.[3,4] O diagnóstico dessa doença devastadora deve ser confirmado por biopsia da porção acometida do nervo óptico.

Diagnóstico diferencial

O diagnóstico diferencial de perda visual decorrente de glioma do nervo óptico é o diagnóstico diferencial de qualquer neuropatia óptica lentamente progressiva. A diferenciação entre gliomas e outras causas de compressão do nervo óptico em uma criança é mais bem realizada por meio de exames de imagem apropriados (ver anteriormente).

Associações sistêmicas

Frequentemente, os gliomas do nervo óptico são encontrados em associação com neurofibromatose do tipo 1 (raramente com neurofibromatose do tipo 2), que está presente em 25% dos pacientes com gliomas do nervo óptico, enquanto 15% dos pacientes com neurofibromatose têm gliomas do nervo óptico. Aumento da pressão intracraniana e envolvimento do quiasma e do trato óptico são mais comuns em pacientes que não têm neurofibromatose. Puberdade precoce é mais comum em crianças que têm gliomas e neurofibromatose.[6,7]

Patologia

Os gliomas do nervo óptico são tumores intrínsecos que se originam da neuróglia – geralmente astrócitos, mas ocasionalmente oligodendrócitos. Existem três padrões histopatológicos:

- Áreas de transição em que o tumor se funde com o nervo óptico normal e que pode ser difícil de diferenciar de gliose reativa
- Áreas de necrose tumoral, que podem aparecer como espaços císticos que contêm material reticulado, mixomatoso
- Áreas em que os astrócitos podem mostrar a formação de células fusiformes e conter estruturas citoplasmáticas e eosinofílicas chamadas fibras de Rosenthal.

Esses padrões são característicos, mas não são diagnósticos de gliomas de nervo óptico.[6] Hiperplasia aracnoide, secundária à infiltração pelo glioma através da pia, pode simular um meningioma da bainha do nervo óptico.

Amostras de biopsia de gliomas malignos do nervo óptico demonstram astrócitos malignos bizarros e atípicos que separam as bainhas de mielina rompidas.

Tratamento

O tratamento dos gliomas da via visual anterior é controverso. Se a função visual for boa, os gliomas do nervo óptico intraorbitários isolados podem ser observados. A função visual pode ser acompanhada com campos visuais seriados e por RM, que deve ser obtida a cada 6 a 12 meses para detectar a presença de extensão intracraniana. A maioria desses tumores cresce lentamente ao longo do tempo e pode ser autolimitada. Como a maioria dos pacientes observados mantém a visão estável, a cirurgia raramente é necessária.[8] Se a visão é baixa ou a exoftalmia é muito grande e leva a mau aspecto estético, a lesão pode ser removida por meio de craniotomia e uma orbitotomia superior. Se a extensão intracraniana por um glioma inicialmente confinado à órbita é documentada, o tumor pode ser removido completamente por craniotomia na tentativa de evitar o acometimento quiasmático, hipotalâmico ou do terceiro ventrículo. A quimioterapia tem, cada vez mais, se tornado o tratamento inicial para crianças com gliomas da via óptica, pois pode ajudar a adiar a radioterapia até que a criança tenha o seu desenvolvimento concluído.[9] A radioterapia pode ser útil para tumores que envolvam o quiasma ou o trato óptico. Pode também ser considerada como uma terapia adjuvante após a cirurgia ou quimioterapia se houver crescimento progressivo no quiasma. No entanto, a radioterapia é acompanhada de risco significativamente maior de desenvolvimento de tumores secundários do sistema nervoso em pacientes com neurofibromatose do tipo 1, bem como de retardo no crescimento em lactentes.[10]

Não há tratamento bem-sucedido para gliomas malignos das vias visuais.

Evolução e desfechos

Os gliomas do nervo óptico são verdadeiras neoplasias que caracteristicamente demonstram crescimento inicial seguido por longos períodos de estabilidade em muitos casos. Eles têm um mau prognóstico para a visão, mas se o tumor está confinado ao nervo óptico, a sobrevida em longo prazo é excelente. Se o quiasma, o hipotálamo ou o terceiro ventrículo está envolvido, o prognóstico de vida reduz. Quando o hipotálamo está envolvido, a mortalidade aumenta para mais de 50%. Não há nenhum tratamento com benefício comprovado.[3] Pode ocorrer regressão espontânea.[11] Existe uma tendência à deterioração da visão no olho com visão pior e estabilidade da visão no olho com melhor visão, independentemente do tratamento ou da situação da neurofibromatose.[12]

Pacientes com gliomas malignos do nervo óptico apresentam perda visual dolorosa e rápida progressão para cegueira bilateral dentro de 6 a 8 semanas. A morte invariavelmente ocorre dentro de 6 a 9 meses após os sintomas iniciais.[3,4]

MENINGIOMAS DA BAINHA DO NERVO ÓPTICO

INTRODUÇÃO

Os meningiomas são neoplasias benignas que surgem das células meningoteliais das meninges. O nervo óptico pode ser comprimido por meningiomas confinados ao nervo óptico ou pela extensão orbitária de tumores intracranianos. Perda visual persistente lentamente progressiva pode ser acompanhada de proptose e disfunção da motilidade extraocular.

EPIDEMIOLOGIA E PATOGÊNESE

Os meningiomas da bainha do nervo óptico representam 1 a 2% de todos os meningiomas. Depois dos gliomas, representam o segundo tipo mais comum de tumor do nervo óptico e afetam principalmente adultos de meia-idade, geralmente mulheres.

MANIFESTAÇÕES OCULARES

A perda visual lentamente progressiva é a marca de um meningioma da bainha do nervo óptico. Alguns pacientes podem apresentar perda transitória da visão, que pode ser evocada pelo olhar. Um defeito pupilar aferente relativo e discromatopsia estão invariavelmente presentes. O disco óptico pode estar edemaciado ou atrófico. Dobras retinianas e coroidais podem ser evidentes no exame do fundo de olho. Embora vasos colaterais opticociliares nem sempre estejam presentes, a sua presença indica compressão crônica da veia central da retina. A disfunção da motilidade extraocular está presente em alguns casos.

DIAGNÓSTICO

Exames de neuroimagem confirmam o diagnóstico de meningioma da bainha do nervo óptico. A TC demonstra aumento fusiforme, tubular ou irregular do nervo óptico. As margens do nervo óptico aumentado podem se tornar mais intensas após a administração de contraste intravenoso deixando uma área hipodensa central e linear dentro da bainha do nervo óptico (sinal do trilho de trem, ou *tram-track*). Calcificações extensas ou segmentares também podem estar presentes.

A RM com supressão de gordura e com realce com gadolínio-ácido dietilenotriaminopentacético (Gd-DTPA) pode detectar e delimitar precisamente o grau de extensão dos meningiomas da bainha do nervo óptico (Figura 9.10.5). A maioria dos meningiomas intraorbitários e intracranianos são detectáveis por TC, mas a RM com realce com gadolínio pode demonstrar de forma mais confiável achados sutis (ver Figura 9.10.5). Raramente, tumores pequenos intracanaliculares isolados ainda podem ser difíceis de visualizar. Estudos com RM de alta qualidade demonstram que, mesmo com tumores pequenos, a extensão intracraniana é a regra em vez da exceção.[13]

PATOLOGIA

Os meningiomas surgem das células meningoteliais das vilosidades aracnoides. A histopatologia demonstra padrões de células meningoteliais em espirais e em camadas. Há uma quantidade variável de tecido fibroso e vascular em meningiomas de padrão fibroblástico, com corpos psamomatosos presentes em meningiomas psamomatosos e mistos.

TRATAMENTO

O tratamento do meningioma da bainha do nervo óptico é controverso. Tradicionalmente, o tratamento é conservador porque esses tumores tendem a crescer muito lentamente e não são passíveis de ressecção completa sem comprometer o suprimento vascular em razão de sua proximidade com o nervo óptico e vasculatura pial. A maioria dos casos de ressecções do tumor resulta em perda visual completa, com exceção de tumores que são principalmente extradurais.[14] Portanto, observação, campos visuais automatizados e exames de RM seriados são apropriados para os pacientes que têm boa visão e não têm evidência de extensão intracraniana do tumor. Em pacientes que não têm visão útil, a cirurgia é justificada quando há extensão intracraniana ou para aliviar exoftalmia desfigurante grave. Para pacientes que ainda têm visão útil, a cirurgia deve ser limitada à porção intracraniana do tumor.

A radioterapia convencional pode ser bem-sucedida;[15] entretanto, as complicações associadas à radiação limitam o seu uso. A radioterapia fracionada estereotáxica ou conformada, projetada para fornecer radiação mais focada, permite atingir o tumor com alto grau de especificidade espacial. Essa nova técnica é

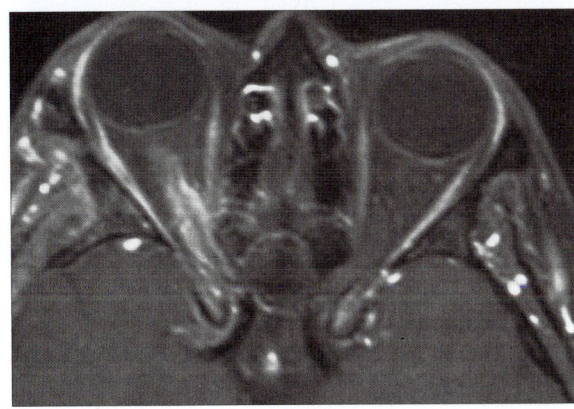

Figura 9.10.5 Ressonância magnética com realce com gadolínio demonstra a extensão intracraniana de um meningioma da bainha do nervo óptico.

promissora para melhorar o resultado visual em longo prazo e minimizar a irradiação do tecido circundante.[16,17] A radioterapia fracionada estereotáxica e a conformada estão se tornando aceitas como tratamentos de escolha quando os pacientes demonstram perda progressiva da visão. É importante manter o seguimento em longo prazo, já que a patologia induzida por radiação, incluindo neoplasia secundária, continua sendo um risco potencial.

EVOLUÇÃO E DESFECHOS

O curso clínico dos meningiomas da bainha do nervo óptico é uma perda visual persistente, lentamente progressiva, no olho afetado. O prognóstico para a vida é excelente, com mortalidade geral relacionada ao tumor próxima a zero.[14]

OUTRAS LESÕES COMPRESSIVAS INTRACANALICULARES E INTRACRANIANAS

Os nervos ópticos podem ser comprimidos dentro do canal óptico ou na região intracraniana por qualquer condição que possa comprimir o quiasma óptico, dependendo do comprimento dos nervos ópticos intracranianos e sua posição em relação às estruturas intracranianas (p. ex., quiasma óptico pré ou pós-fixo; ver Capítulo 9.12). Aneurismas, tumores, infecção, inflamação, mucocele e processos que envolvem o osso esfenoide, como a displasia fibrosa, podem causar uma neuropatia óptica compressiva (Boxe 9.10.1). Os nervos ópticos

---

BOXE 9.10.1 Causas intracranianas das neuropatias ópticas compressivas.

Inflamação
Neurossarcoidose

Infecciosas
Meningite tuberculosa
Meningite sifilítica ou goma

Aneurismas
Supraclinoide
Oftálmico

Tumores
Gliomas
Adenomas da hipófise
Meningiomas
- Crista esfenoidal
- Plano esfenoidal, suprasselar, intrasselar

Craniofaringiomas
Tumores do seio paranasal
Mucoceles
Displasia fibrosa

envolvidos podem parecer normais, atróficos, edemaciados ou escavados. A escavação do disco na ausência de pressão intraocular elevada pode indicar uma neuropatia óptica compressiva, especialmente se acompanhada de palidez da rima neurorretiniana.[14]

BIBLIOGRAFIA

Dutton JJ. Gliomas of the anterior visual pathways. Surv Ophthalmol 1994; 38:427–52.

Jahraus CD, Tarbell NJ. Optic pathway gliomas. Pediatr Blood Cancer 2006; 46:586–96.

Lee AG, Woo SY, Miller NR, et al. Improvement in visual function in an eye with a presumed optic nerve sheath meningioma after treatment with three-dimensional conformal radiation therapy. J Neuroophthalmol 1996;16:247–51.

Lindblom B, Truwit CL, Hoyt WF. Optic nerve sheath meningioma definition of intraorbital, intracanalicular, and intracranial components with magnetic resonance imaging. Ophthalmology 1992;99:560–6.

Miller NR. New concepts in the diagnosis and management of optic nerve sheath meningioma. J Neuroophthalmol 2006;26:200–8.

Passo CF, Hoyt CS, Lesser RL, et al. Spontaneous regression of optic gliomas: 13 cases documented by serial neuroimaging. Arch Ophthalmol 2001;119:516–29.

Spoor TC, Kennerdell JS, Martinez J, et al. Malignant gliomas of the optic pathways. Am J Ophthalmol 1980;89:284–90.

Turbin RE, Thompson CR, Kennerdell JS, et al. A long-term visual outcome comparison in patients with optic nerve sheath meningioma managed with observation, surgery, radiotherapy, or surgery and radiotherapy. Ophthalmology 2002;109:890–9.

Yanoff M, Fine B. Ocular pathology. Philadelphia: Mosby; 1996.

As referências completas estão disponíveis no **GEN-io**.

PARTE 9 NEURO-OFTALMOLOGIA
SEÇÃO 2 Sistema Visual Aferente

Neuropatias Ópticas Traumáticas 9.11

Michelle Y. Wang e Thomas C. Spoor

Definição: Lesão do nervo óptico após trauma crânio-orbital.

Características principais
- Diminuição da acuidade visual
- Defeitos de campo visual
- Defeito pupilar aferente relativo.

Características associadas
- Infarto do nervo óptico
- Hematoma orbital ou da bainha do nervo óptico
- Oclusão da artéria central da retina
- Fraturas orbitais e do canal óptico.

INTRODUÇÃO

A neuropatia óptica pode ocorrer de forma direta ou indireta após traumatismo crânio-orbital. As causas de danos incluem transecção, avulsão, isquemia do nervo óptico ou hemorragia e edema orbital. Lesões diretas do nervo óptico são decorrentes de traumatismos penetrantes, especialmente fraturas orbitais associadas a fraturas médio-faciais, enquanto as lesões indiretas do nervo óptico ocorrem quando a força de impacto é transmitida para o crânio e, então, para o nervo óptico. A hemorragia orbital compromete a circulação para o nervo óptico, resultando em lesão secundária à síndrome compartimental da órbita. A lesão primária das fibras do nervo óptico por transecção ou infarto no momento da lesão resulta em danos permanentes. Entretanto, a disfunção neural secundária à compressão dentro do canal óptico como resultado de edema e hemorragia pode responder a intervenções médicas ou cirúrgicas.

EPIDEMIOLOGIA E PATOGÊNESE

Neuropatia óptica traumática (NOT) ocorre em 0,5 a 2% dos pacientes que sofrem traumatismo craniano fechado.[1] O nervo óptico está circundado firmemente pelo canal óptico ósseo; ele pode ser danificado por corte e avulsão dos seus vasos nutridores ou por pressão transmitida ao longo do osso para a região do canal óptico.

MANIFESTAÇÕES OCULARES

Uma história detalhada é essencial no diagnóstico da NOT, que continua sendo um diagnóstico clínico. A acuidade visual é invariavelmente reduzida, em geral de forma significativa, e isso é invariavelmente acompanhado por um defeito pupilar aferente em casos de lesão unilateral do nervo óptico. Pacientes que têm disfunção bilateral e simétrica do nervo óptico podem demonstrar dissociação luz-perto, caracterizada por respostas fracas da pupila à luz, mas respostas pupilares à acomodação intactas. Lesões anteriores podem causar avulsão da cabeça do nervo óptico, aparecendo como um anel de hemorragia ou uma depressão profunda no local da lesão, assim como circulação retiniana comprometida resultando em infarto, hemorragia ou oclusão da artéria central da retina evidente na oftalmoscopia. Lesões mais posteriores do nervo óptico geralmente levam a um defeito pupilar aferente e perda visual, apesar de o fundo do olho estar normal.

DIAGNÓSTICO E EXAMES COMPLEMENTARES

Campos visuais podem ajudar a localizar o local da lesão do nervo óptico, mas o teste de campos visuais requer um nível de visão suficiente para realizar o teste e não há defeito de campo patognomônico na NOT. A tomografia por coerência óptica (OCT, do inglês *optical coherence tomography*) de alta resolução é o procedimento diagnóstico preferencial, pois pode delinear melhor as fraturas do que a ressonância magnética (RM). Causas tratáveis de compressão do nervo óptico, como hemorragias orbitais e da bainha do nervo óptico, são detectadas por TC,[1] assim como as fraturas orbitais e do canal óptico. A RM é superior à TC para imagem de tecidos moles e avaliação de danos ao quiasma. A hiperintensidade do nervo óptico na imagem ponderada por difusão em razão da restrição da difusão pode ser um marcador de NOT no exame de imagem.[2]

DIAGNÓSTICO DIFERENCIAL

A lesão traumática do nervo óptico pode, às vezes, ocorrer mesmo após um traumatismo craniano pequeno. A detecção da perda visual pode ocorrer junto com o evento traumático. O diagnóstico diferencial deve incluir outras causas de neuropatias ópticas e causas de compressão do nervo óptico obviamente tratáveis (Boxe 9.11.1).

PATOLOGIA

O nervo óptico pode ser lesionado em qualquer parte do trajeto, mais comumente na porção intracanalicular e intracraniana. Forças aplicadas ao osso frontal podem ser transmitidas e concentradas no canal óptico.[3] Forças de aceleração e de desaceleração podem causar avulsão parcial ou total do nervo óptico retrobulbar, necrose por contusão e interrupção do suprimento

---

BOXE 9.11.1 Diagnóstico diferencial de neuropatia óptica traumática.

Hematoma da bainha do nervo óptico
Hematoma orbital
Hematoma subperiosteal
Neuropatias ópticas coincidentes
Compressão por tumor ou aneurisma
Inflamação do nervo óptico
Inflamação orbital
Sinusite com envolvimento orbital
Neuropatia óptica isquêmica
Neurite óptica

vascular pial para o nervo óptico intracanalicular, levando ao infarto isquêmico. O canal ósseo tem espaço muito limitado; a parte média do canal é o segmento mais estreito, tornando-o o local mais provável de lesão. Desse modo, mesmo uma pequena hemorragia ou pequeno edema podem causar compressão do nervo óptico.[4] A hemorragia orbital ou a hemorragia dentro da bainha do nervo óptico também podem causar perda visual progressiva. O nervo óptico intracraniano pode ser lesionado pela dobra dural falciforme causada pela força da movimentação cerebral no momento do impacto. O edema do nervo óptico intracanalicular causa perda visual progressiva e retardada pela exacerbação dos efeitos isquêmicos da lesão original. Qualquer um ou todos esses mecanismos podem ser responsáveis pela lesão do nervo óptico.[1]

As lesões do nervo óptico podem ser causadas por mecanismos primários ou secundários. O mecanismo primário causa estiramento mecânico do nervo óptico e da sua vasculatura, deixando danos permanentes e irreparáveis ao nervo óptico. As modalidades de tratamento são potencialmente efetivas apenas para os mecanismos secundários, que surgem da força do impacto, causando edema do nervo no nível celular e isquemia que compromete ainda mais o nervo óptico lesionado.[1] O tratamento consiste em tentativas de limitar a lesão secundária e salvar os axônios que sobreviveram ao trauma inicial.

TRATAMENTO

As lesões primárias do nervo óptico não são tratáveis. Os efeitos secundários da lesão primária – edema e hemorragia – podem ser tratáveis. Apesar de a hemorragia orbital que compromete o nervo óptico justificar a imediata descompressão por cantotomia lateral e cantólise, não há padronização de cuidados para NOT secundária a outras causas. Os pacientes podem ter melhora espontânea sem tratamento.[5] No entanto, muitos sofrem grave perda permanente da visão. O tratamento para NOT permanece controverso.

O tratamento com megadoses de corticosteroides foi inicialmente sugerido com base, em parte, no sucesso alcançado no tratamento de lesões na medula espinal.[6] O tratamento deve começar dentro de 8 horas após a lesão. Metilprednisolona 30 mg/kg é administrada por via intravenosa durante 30 minutos, seguida de 15 mg/kg 2 horas depois. Esse regime de dosagem compensa a meia-vida sérica rápida de metilprednisolona. O tratamento é continuado com 15 mg/kg a cada 6 horas por 24 a 48 horas. Se a função visual melhorar, os corticosteroides são reduzidos rapidamente. Administrada dentro de 8 horas após a lesão, a megadose de corticosteroides tem um efeito antioxidante e estabilizador de membrana que limita o dano celular secundário e aumenta a perfusão microcirculatória.[7]

Alguns estudos mostram que pacientes tratados com corticosteroides ou uma combinação de corticosteroides e descompressão do canal óptico parecem ter melhor prognóstico visual do que pacientes não tratados.[5,8-10] O tratamento com megadose de corticosteroides parece melhorar a visão mais rapidamente do que o tratamento com corticosteroides intravenosos em altas doses, mas não há diferença significativa no resultado visual final.[11,12] No entanto, o ensaio CRASH (*Corticosteroid Randomization After Significant Head Injury*) mostrou aumento da mortalidade entre pacientes com trauma cranioencefálico agudo que foram tratados com altas doses de corticosteroides.[13] Em virtude da gravidade do potencial efeito adverso e da falta de eficácia clínica comprovada, Steinsapir e Goldberg recomendam que não se administre corticosteroide em NOT.[14]

A cirurgia é recomendada por aqueles que acreditam que a descompressão cirúrgica imediata pode expandir o espaço dos tecidos e aliviar a compressão do nervo óptico.[8] Como em qualquer procedimento cirúrgico, os riscos potenciais devem ser ponderados em relação aos possíveis benefícios.

É importante ter em mente que os benefícios das opções de tratamento médico, cirúrgico, ou combinado, não foram esclarecidos por ensaio controlado randomizado. Portanto, muitos preferem a abordagem mais segura – observação e uso de corticosteroides apenas em casos selecionados.[15] O estudo *International Optic Nerve Trauma Study*, o maior estudo imparcial até o momento, não demonstrou benefícios claros dos corticosteroides ou da descompressão do canal óptico. Por isso, é importante individualizar a terapia e comunicar aos pacientes e aos familiares sobre os benefícios incertos dos procedimentos e os potenciais efeitos colaterais prejudiciais antes de iniciar qualquer tratamento.

BIBLIOGRAFIA

Anderson RL, Panje WR, Gross CE. Optic nerve blindness following blunt forehead trauma. Ophthalmology 1982;89:445–55.

Bracken MB, Shepard MJ, Collins WF, et al. A randomized, controlled trial of methylprednisolone or naloxone in the treatment of acute spinal cord injury. N Engl J Med 1990;322:1405–11.

Braughler JM, Hall ED, Means ED, et al. Evaluation of an intensive methyl-prednisolone sodium succinate dosing regimen in experimental spinal cord injury. J Neurosurg 1987;67:102–5.

Chou PI, Sadun AA, Lee H. Vasculature and morphometry of the optic canal and intracanalicular optic nerve. J Neuroophthalmol 1995;15:186–90.

Joseph MP, Lessell S, Rizzo J, et al. Extracranial optic canal decompression for traumatic optic neuropathy. Arch Ophthalmol 1990;108:1091–3.

Levin LA, Beck RW, Joseph MP, et al. The treatment of traumatic optic neuropathy: the international optic nerve trauma study. Ophthalmology 1999;106:1268–77.

Raginiganth MG, Gupta AK, Gupta A, et al. Traumatic optic neuropathy: visual outcome following combined therapy protocol. Arch Otolarygol 2003;129:1203–6.

Roberts I, Yates D, Sandercock P, et al. Effect of intravenous corticosteroids on death within 14 days in 10 008 adults with clinically significant head injury (MRC CRASH trial): randomized placebo-controlled trial. Lancet 2004;364:1321–8.

Seiff SR. High-dose corticosteroids for treatment of vision loss due to indirect injury to the optic nerve. Ophthalmic Surg 1990;21:389–95.

Spoor TC, Hartell WC, Lensink DB, et al. Management of traumatic optic neuropathy with corticosteroids. Am J Ophthalmol 1990;110:665–9.

Steinsapir KD, Goldberg RA. Traumatic optic neuropathy: an evolving understanding. Am J Ophthalmol 2011;151(6):928–33.e2.

Steinsapir KD, Goldberg RA. Traumatic optic neuropathy. Surv Opthalmol 1994;38:487–518.

Warner JE, Lessell S. Traumatic optic neuropathy. Int Ophthalmol Clin 1995;35:57–62.

As referências completas estão disponíveis no **GEN-io**.

PARTE 9 NEURO-OFTALMOLOGIA
SEÇÃO 2 Sistema Visual Aferente

Lesões do Quiasma Óptico, Região Parasselar e Fossa Pituitária 9.12

Richard M. Rubin, Alfredo A. Sadun e Alfio P. Piva

Definição: Tumores e processos intracranianos que causam perda da visão e do campo visual em virtude do acometimento do quiasma óptico, do seu suprimento sanguíneo, ou do nervo óptico adjacente ou trato óptico.

Característica principal
- Perda de campo temporal binocular típica que respeita a linha do meridiano vertical.

Características associadas
- Sintomas do seio cavernoso, como paralisia do nervo oculomotor, síndrome de Horner, hipoestesia do trigêmeo ou dor
- Disfunção endócrina
- Cefaleia
- Hidrocefalia
- O envolvimento de estruturas adjacentes resulta em disfunção endócrina que surge da interrupção do eixo hipotalâmico-hipofisário ou em anormalidades da motilidade ocular, da função pupilar ou da sensibilidade facial. Esses sinais e sintomas são causados por lesão dos nervos cranianos ou dos nervos simpáticos oculares no seio cavernoso.

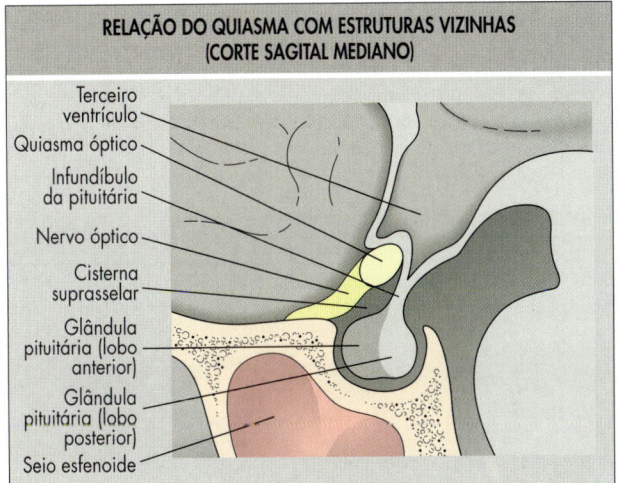

Figura 9.12.1 Corte sagital mediano passando pelo quiasma e relação do quiasma com estruturas vizinhas. O quiasma óptico é suspenso acima da glândula pituitária e repousa na sela turca do osso esfenoide. Está circundado por líquido cefalorraquidiano, exceto posteriormente, onde delimita a parede anteroinferior do terceiro ventrículo. (Adaptada de Sadun AA, Rubin RM. Developments in sensory neuro-ophthalmology. In: Silverstone B, Lang MA, Rosenthal B et al., editors. The Lighthouse handbook on vision impairment and rehabilitation. New York: Oxford University Press; 2000.)

INTRODUÇÃO

A palavra quiasma deriva da letra grega Qui (χ), e no sistema visual refere-se ao aparecimento da junção dos dois nervos ópticos para permitir a hemidecussação de fibras nasais para os tratos ópticos opostos e a passagem direta de fibras temporais para os tratos ópticos ipsilaterais. Assim, toda a informação visual fornecida a ambos os olhos a partir do espaço visual direito é transmitida para o córtex cerebral esquerdo, e aquela fornecida a partir do espaço visual esquerdo é transmitida para o córtex cerebral direito.

A anatomia singular do quiasma e a sua relação com outras estruturas principais explica os padrões característicos de perda visual e disfunção craniana, nervosa, neurológica e endócrina aqui observados (Figura 9.12.1).[1]

Anatomia

O quiasma óptico, uma estrutura achatada, situa-se a cerca de 10 mm acima da glândula pituitária (ou hipófise), que repousa na sela turca do osso esfenoide. Essas estruturas são separadas por um espaço chamado cisterna quiasmática suprasselar ou inferior. O quiasma também é contíguo com o assoalho anteroinferior do terceiro ventrículo na base do cérebro. Os nervos ópticos intracranianos saem do forame óptico e se elevam com uma inclinação de até 45°. Embora o quiasma geralmente fique diretamente sobre a fossa pituitária da sela turca, como resultado de variações nos comprimentos dos nervos ópticos, o quiasma também pode ter uma posição prefixada (15%) ou pós-fixada (5%). Com relação a uma posição normal do quiasma, um quiasma prefixado tem uma localização mais rostral, ou uma posição um pouco mais próxima do tubérculo da sela do que o normal. Um quiasma pós-fixado tem uma posição mais caudal do que um quiasma normal ou uma posição um pouco mais próxima do dorso da sela (Figura 9.12.2).[2-4] O infundíbulo da pituitária, que surge do hipotálamo (diencéfalo ventral) atrás do quiasma, estende-se para baixo, para o lobo posterior da glândula pituitária (neuro-hipófise). O lobo anterior da glândula pituitária (adeno-hipófise) forma-se, embriologicamente, a partir da bolsa de Rathke, uma estrutura embriológica ligada à faringe. O quiasma é cercado lateralmente pelos segmentos supraclinóideos das artérias carótidas e inferolateralmente pelos seios cavernosos (Figura 9.12.3).[5,6] O suprimento arterial do quiasma é derivado superiormente das artérias comunicante anterior e cerebral anterior, inferiormente da comunicante posterior, cerebral posterior e artéria basilar, uma vez que o quiasma está localizado centralmente no círculo de Willis (Figura 9.12.4).[7-9] Embora tenha sido observado por Michel já em 1887, Hermann Wilbrand descreveu em várias publicações, a partir de 1904, um grupo de axônios de células ganglionares extramaculares, do quadrante nasal inferior, que, ao cruzarem no quiasma, formam uma alça anteriormente para a porção posterior do nervo óptico contralateral antes de se voltar posterior e lateralmente para

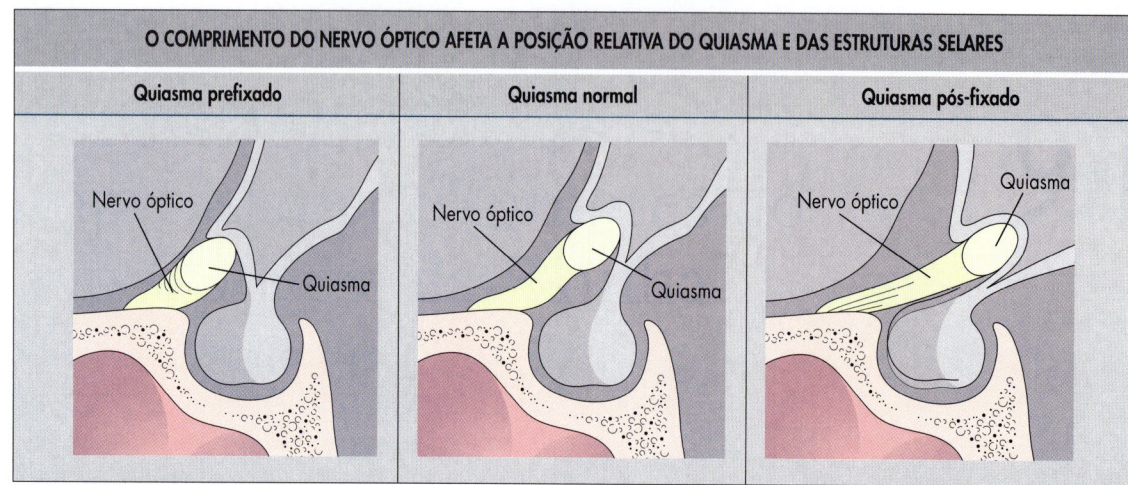

Figura 9.12.2 A variação no comprimento dos nervos ópticos altera a posição relativa do quiasma às estruturas selares. Em relação a uma posição normal do quiasma, um quiasma prefixado teria uma localização mais rostral ou uma localização um pouco mais próxima do tubérculo da sela do que o normal. Um quiasma pós-fixado teria uma posição mais caudal do que o quiasma normal ou um pouco mais próximo do dorso da sela. (Adaptada de Rhoton AL, Harris FS, Renn WH. Microsurgical anatomy of the sellar region and cavernous sinus. In: Glaser JS, editor. Neuro-ophthalmology: symposium of the University of Miami and the Bascom Palmer Eye Institute, vol. 9. St Louis: CV Mosby; 1977. p. 75-105.)

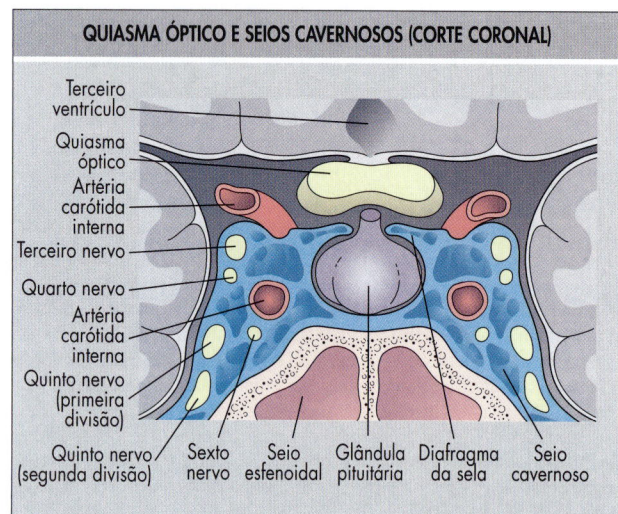

Figura 9.12.3 Corte coronal passando pelo quiasma óptico e seios cavernosos. O quiasma é cercado lateralmente pelos segmentos supraclinóideos das artérias carótidas e inferolateralmente pelos seios cavernosos através dos quais passam os nervos oculomotores e as duas primeiras divisões do nervo trigêmeo. (Adaptada de Warwick R. The orbital vessels. In: Warwick, R, editor. Eugene Wolff's anatomy of the eye and orbit. 7th ed. Philadelphia: WB Saunders; 1976. p. 406-17.)

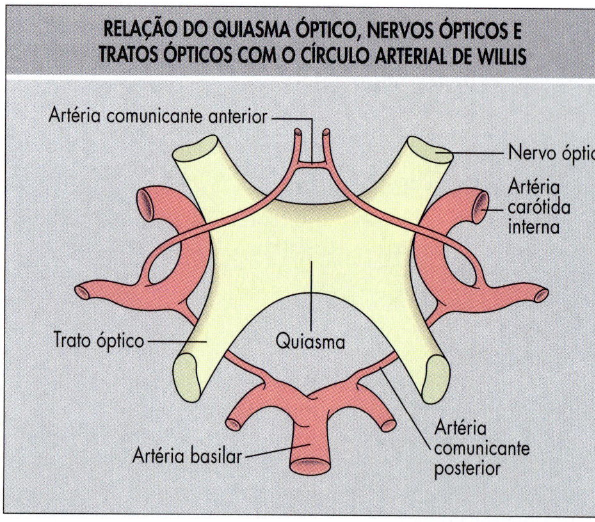

Figura 9.12.4 Relação do quiasma óptico, nervos ópticos e tratos ópticos com o círculo arterial de Willis. O quiasma passa pelo círculo de Willis e recebe o seu suprimento arterial das artérias comunicantes e cerebrais anteriores superiormente e das artérias comunicantes posteriores, cerebrais posteriores e basilares inferiormente. (Adaptada de Reed H, Drance SM. The essentials of perimetry: static and kinetic. 2nd ed. London: Oxford University Press; 1972.)

entrar no trato óptico (joelho de Wilbrand).[10] No início dos anos 1960, Hoyt[11-13] e Luis[11,12] confirmaram no quiasma dos primatas a presença do joelho de Wilbrand e também demonstraram que os axônios dentro do quiasma óptico são arranjados de tal modo que as fibras retinianas do quadrante nasal superior permanecem superiores e atravessam mais posteriormente no quiasma. Eles também mostraram que as fibras maculares cruzam o quiasma em suas porções central e posterior e que as fibras arqueadas mantêm sua posição relativa superior ou inferior enquanto estão atravessando o quiasma (Figura 9.12.5).

No entanto, mais recentemente, Horton[14] sugeriu que o joelho de Wilbrand é um artefato das preparações estudadas.

EPIDEMIOLOGIA E PATOGÊNESE

Adenomas pituitários

A disfunção quiasmática ocorre mais comumente como resultado de adenomas pituitários, que respondem por 12 a 15% das neoplasias intracranianas sintomáticas. Incomum antes dos 20 anos, a sua incidência aumenta após a quarta década de vida. Estudos de necropsia revelam que a prevalência de adenomas pituitários assintomáticos pode chegar a 20 a 27% e que a hiperplasia adenomatosa pode ser encontrada em quase todas as glândulas hipofisárias.[15]

Os tumores pituitários podem ser classificados como *adenomas benignos*, os tumores pituitários mais frequentes (Figura 9.12.6); *adenomas invasivos*, que crescem e invadem estruturas adjacentes da base do crânio e suas coberturas meníngeas; e *carcinomas pituitários*, entidades muito raras.

A apoplexia hipofisária é o aumento súbito de uma glândula pituitária como resultado de hemorragia ou infarto (mais comumente infarto hemorrágico) de um adenoma pituitário.[16] A apoplexia hipofisária é tipicamente associada a cefaleia aguda, perda visual, oftalmoplegia, dor facial ou dormência facial (Figura 9.12.7).

A pituitária normal também pode sofrer infarto hemorrágico ou não hemorrágico, mas tais episódios geralmente não causam perda visual ou disfunção quiasmática e podem não ser reconhecidos até que o hipopituitarismo se desenvolva.

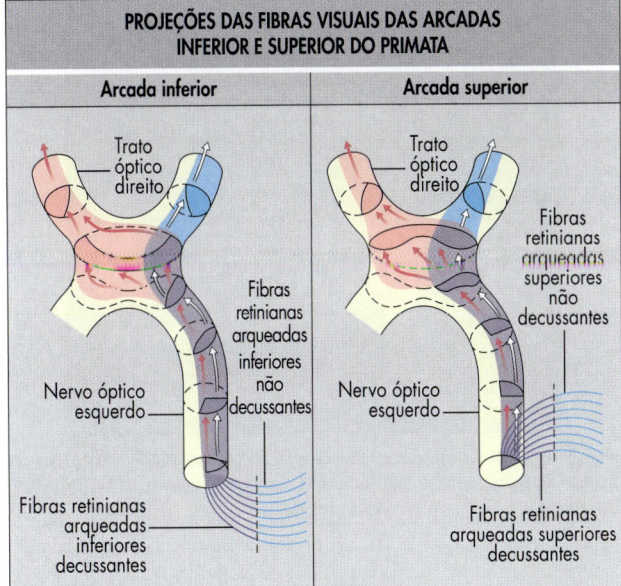

Figura 9.12.5 Projeções das fibras visuais das arcadas inferior e superior do primata. As fibras arqueadas mantêm suas posições relativas superiores ou inferiores à medida que passam pelo quiasma. As fibras arqueadas superiores entram na porção medial de cada trato óptico e as fibras arqueadas inferiores entram na porção lateral de cada trato óptico. Uma linha vertical através do centro foveal divide as fibras nasais decussantes das fibras temporais não decussantes. (Adaptada de Hoyt WF. Anatomic considerations of acute scotomata associated with lesions of the optic nerve and chiasm: a Nauta axon degeneration study in the monkey. Bull Johns Hopkins Hosp 1962;111:57-71.)

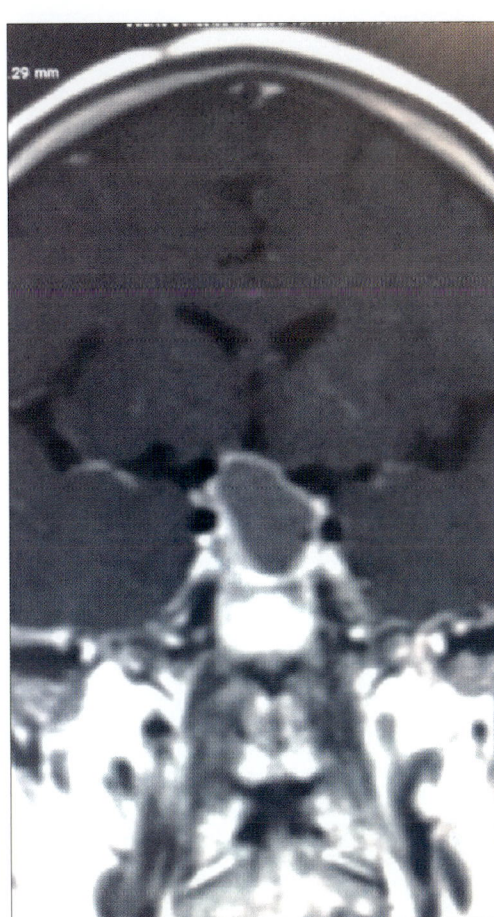

Figura 9.12.7 Apoplexia hipofisária (imagem por ressonância magnética ponderada em T1). Apoplexia hipofisária em uma mulher de 32 anos que apresentou perda visual aguda do olho esquerdo, cefaleia e diplopia. O exame mostrou neuropatia óptica do lado esquerdo, perda de campo visual assimétrica bitemporal, com diminuição do reflexo corneano. Observe a necrose do macroadenoma pituitário. Um grande cisto necrótico causa compressão quiasmática e síndrome do seio cavernoso com paresia oculomotora.

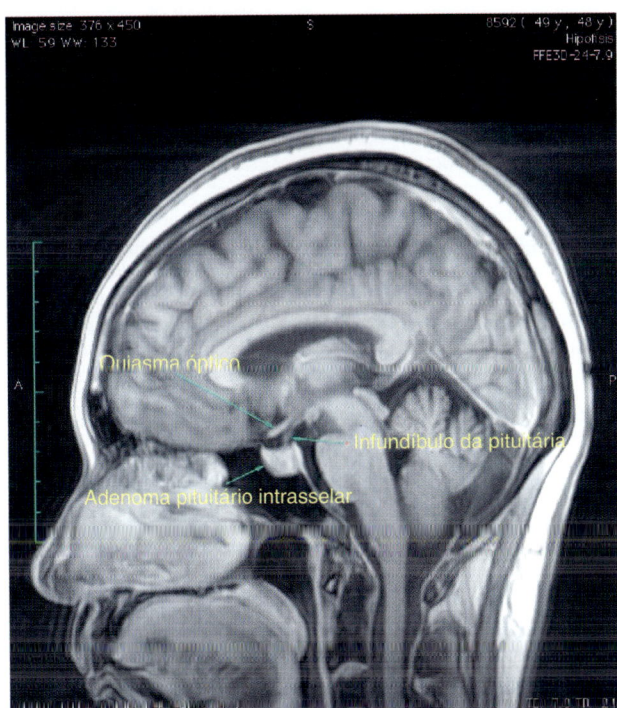

Figura 9.12.6 Tumor pituitário com expansão intrasselar. O quiasma é facilmente visível acima do tumor, que é separado por uma cisterna de líquido cefalorraquidiano. O infundíbulo da pituitária, que surge do hipotálamo (diencéfalo ventral) por trás do quiasma, estende-se para baixo, para o lobo posterior da glândula pituitária (neuro-hipófise).

Fatores predisponentes incluem gravidez, terapia estrogênica, hemorragia obstétrica (síndrome de Sheehan), diabetes melito, distúrbios hemorrágicos, anticoagulação em longo prazo, discrasias sanguíneas, radioterapia, traumatismo, angiografia, êmbolos ateromatosos, cirurgia cardíaca, tosse, ventilação com pressão positiva e agentes vasoativos.

A apresentação de apoplexia hipofisária aguda é variável e seu curso é imprevisível; portanto, deve ser considerada em qualquer paciente com deterioração neuro-oftalmológica abrupta associada à cefaleia. Embora os primeiros investigadores tenham sugerido que a apoplexia hipofisária ocorra principalmente em pacientes com grandes macroadenomas, agora é evidente que tumores de quase qualquer tamanho podem sofrer necrose hemorrágica.[17,18]

Relatou-se que adeno-hipofisite linfocítica, uma infiltração linfocítica difusa imunomediada da hipófise, pode causar síndrome quiasmática por extensão suprasselar.[19] Essa condição incomum foi relatada apenas em mulheres, e observou-se que mais da metade dos casos ocorre durante o período perinatal.

Meningiomas

Em 1929, Cushing e Eisenhardt[20] descreveram que a síndrome de defeitos de campo visual bitemporal e atrofia óptica primária ocorreu em casos com sela turca normal, de acordo com o exame de radiografia. Esses achados estavam mais frequentemente associados a meningiomas suprasselares, aneurismas e, ocasionalmente, craniofaringiomas. Meningiomas suprasselares do plano esfenoidal ou do tubérculo da sela podem comprimir o quiasma de baixo para cima. Ocasionalmente, o quiasma pode ser comprimido posteriormente por meningiomas que surgem do diafragma da sela ou infundíbulo da pituitária, lateralmente por meningiomas do sulco esfenoidal medial ou superiormente por meningiomas subfrontais do sulco olfatório (Figura 9.12.8).

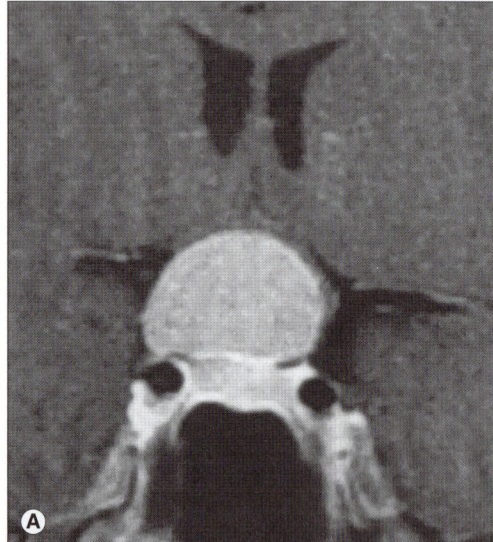

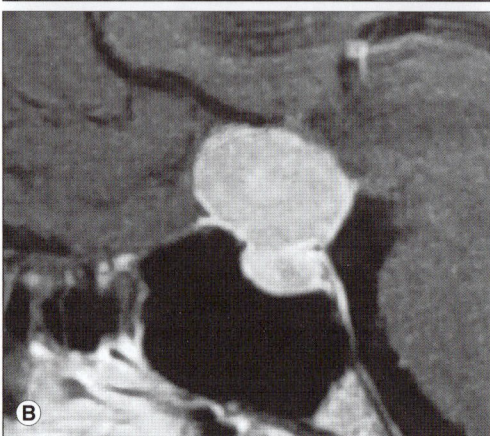

Figura 9.12.8 A. Vista frontal. Meningiomas do tubérculo da sela crescem lentamente em contato posterior com o quiasma óptico. Observar que o quiasma óptico é visível como uma fina camada de tecido disposta na cúpula do tumor. **B.** Vista sagital. Meningiomas infundibulares podem causar compressão quiasmática à medida que o tumor cresce rostralmente. Observar a pituitária normal dentro da sela turca abaixo do tumor.

Os meningiomas representam 13 a 18% de todos os tumores intracranianos primários. A incidência desses tumores aumenta com a idade. Em um estudo de 464 pacientes que tinham meningiomas, 94% tinham mais de 30 anos.[21] Segundo outros relatos, menos de 2% dos meningiomas ocorrem em pacientes com menos de 20 anos, e, nesta faixa etária, apenas 2 a 4% das neoplasias intracranianas primárias são meningiomas.[22] Sabe-se que em adultos os meningiomas são duas a três vezes mais frequentes em mulheres, mas essa predileção não é observada em crianças. Receptores de estrogênio e progesterona desempenham um papel no crescimento de meningiomas.[23-25]

A síndrome de von Recklinghausen (neurofibromatose-1 [NF-1]), uma doença hereditária autossômica dominante, está associada a meningiomas, geralmente mais de um em um único paciente.[26] Meningiomas múltiplos têm uma incidência de 1 a 2% na maioria das séries. Além disso, casos de meningiomas familiares foram relatados. Tanto os meningiomas familiares como os múltiplos podem ou não estar associados à síndrome de von Recklinghausen.

Craniofaringiomas

Em crianças e adultos jovens, remanescentes epiteliais vestigiais embrionários da bolsa de Rathke entre os lobos anterior e posterior da glândula pituitária podem evoluir para um tumor benigno, frequentemente cístico, chamado craniofaringioma (Figura 9.12.9). Esses tumores podem ocorrer em qualquer idade, mas têm incidência bimodal, com o primeiro pico ocorrendo nas duas primeiras décadas de vida, e o segundo, entre 50 e

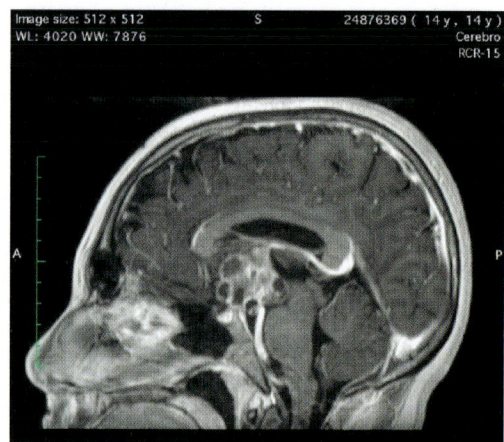

Figura 9.12.9 Craniofaringioma cístico crescendo em direção ao quiasma óptico. Um menino de 12 anos apresentou perda visual progressiva e hemianopsia bitemporal.

70 anos. Eles respondem por 2 a 4% das neoplasias intracranianas, 8 a 13% das neoplasias intracranianas pediátricas, 20% dos processos expansivos suprasselares em adultos e 54% dos processos expansivos suprasselares em crianças.[27] Envolvimento suprasselar, intrasselar e (raramente) intraquiasmático pode ser observado. A extensão para o terceiro ventrículo é comum e pode levar à hidrocefalia. Extensão posterior é rara, mas foi documentada em associação com compressão do tronco encefálico ventral e do cerebelo.[28,29]

Gliomas ópticos

Os gliomas primários da via óptica são astrocitomas pilocíticos que afetam as vias visuais em qualquer local, a partir da lâmina cribriforme, dos nervos ópticos, do quiasma ou de estruturas pós-quiasmáticas (Figura 9.12.10).

Esses tumores costumam ter curso clínico indolente, mas podem estar associados à perda acentuada da visão em razão do acometimento intrínseco do tumor na via óptica.

Ao contrário da maioria dos tumores, não há fatores histopatológicos confiáveis que possam prever a evolução clínica em casos específicos. Técnicas histopatológicas tradicionais não têm se mostrado preditoras confiáveis do curso clínico. São as características imunogênicas de cada tumor (ou grupos de células dentro de cada tumor) que parecem explicar as grandes diferenças no curso clínico.[30]

Embora os pacientes possam ser diagnosticados em qualquer idade, a maioria é diagnosticada durante as primeiras duas décadas de vida. Mulheres e meninas são afetadas com a

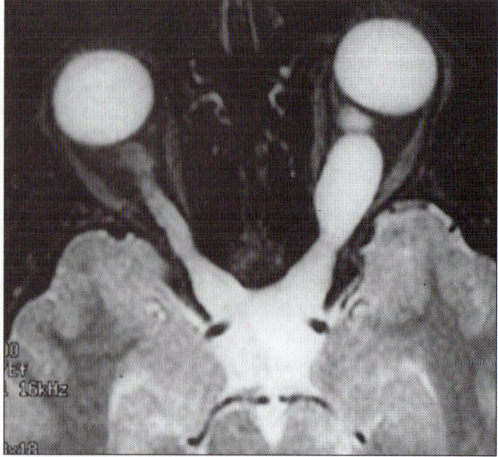

Figura 9.12.10 Glioma do nervo óptico, quiasma e hipotálamo em uma menina de 13 anos. A invasão do hipotálamo ou terceiro ventrículo aumenta drasticamente a taxa de mortalidade do tumor.

mesma frequência de homens e meninos. Muitos gliomas que infiltram o quiasma também acometem o hipotálamo. Embora a maioria seja esporádica, até um terço pode estar associado à neurofibromatose-1.[31-34] Gliomas em adultos tendem a ser mais malignos.[35-36]

Outras causas da síndrome quiasmática

Neoplasias menos comuns que afetam o quiasma incluem o cordoma (um tipo de tumor que surge dos remanescentes de células da notocorda que ficam sequestradas durante o desenvolvimento), germinoma, tumor do seio endodérmico, leucemia, linfoma de Hodgkin e não Hodgkin, carcinoma nasofaríngeo e carcinomas metastáticos. Processos expansivos não neoplásicos que podem comprimir o quiasma incluem a mucocele do seio esfenoidal, o cisto aracnóideo, cisto da fenda de Rathke, cisto epidermoide, displasia fibrosa, histiocitose X, dolicoectasia da artéria carótida interna e aneurismas de grandes vasos do círculo de Willis ou da artéria carótida interna. Hemangiomas cavernosos, malformações arteriovenosas e angiomas venosos podem comprometer o quiasma óptico, espalhar-se para o quiasma e causar uma apoplexia do quiasma. Não raro, o quiasma também pode ser comprimido superiormente quando a hidrocefalia obstrutiva causa aumento do terceiro ventrículo.[37] Cegueira é um sintoma que frequentemente acompanha a hidrocefalia aguda.

O aumento do espaço subaracnóideo normal com prolapso e aplainamento do quiasma em um alargamento da sela turca é conhecido como síndrome de sela vazia. Em razão do suprimento de sangue ricamente anastomótico do quiasma, para ocorrer infarto do quiasma, é necessário o envolvimento de múltiplos vasos, como com vasculite sistêmica, vasculopatia por radiação ou doença oclusiva da carótida bilateral.[38]

Causas inflamatórias e infecciosas incluem sarcoidose, sífilis, outras doenças granulomatosas, aracnoidite, abscesso, doença desmielinizante e hipofisite linfocitária. Traumatismo craniano também pode resultar em síndrome quiasmática. Mecanismos aventados incluem rupturas no quiasma, necrose de contusão, compressão por edema cerebral e hemorragia tardia. Toxinas já foram implicadas como causas de lesão quiasmática. Os mecanismos de lesão incluem toxicidade direta por cloranfenicol, isoniazida, etambutol, hexaclorofeno, vincristina e etclorvinol e hemorragia associada à coagulopatia induzida pelo etanol. Displasia congênita do quiasma pode ser observada em casos raros.

MANIFESTAÇÕES OCULARES

Sinais e sintomas de lesões quiasmáticas

As lesões quiasmáticas causam perda de visão e defeitos de campo visual relacionados com o envolvimento quiasma em si, do seu suprimento sanguíneo, do nervo óptico adjacente ou do trato óptico. Pacientes com envolvimento quiasmático podem não perceber qualquer deficiência, podem se queixar de dificuldades relacionadas com a perda de seu campo periférico que ainda não foi percebida, ou podem se queixar de perda visual central ou periférica unilateral ou bilateral. Se o paciente apresentar hemianopsia bitemporal completa, ele pode apresentar perda de percepção de profundidade na visão de perto, o fenômeno do desaparecimento de um objeto à medida que o ponto de fixação se move para a frente e deixa o objeto em uma área de cegueira (Figura 9.12.11), e "visão dupla", como resultado da sobreposição ou da separação dos hemicampos associados a uma foria preexistente, um "deslizamento de hemicampo" (Figura 9.12.12).

Geralmente, lesões tumorais extrínsecas se manifestam com redução progressiva da visão monocular ou binocular. No entanto, adenomas pituitários, craniofaringiomas ou aneurismas podem causar piora aguda ou oscilações da visão e podem ser confundidos com neurite óptica.[39-41] Oscilação de visão ao longo de semanas e meses também foi descrita em alguns casos de meningiomas, e palidez do disco óptico pode ser um achado tardio com esses tumores. A resposta ao tratamento com corticosteroides sistêmicos pode mimetizar ainda mais o quadro clínico de neurite óptica retrobulbar.

O padrão de perda de campo pode sugerir a presença de uma lesão e ainda ajuda a localizá-la (Figura 9.12.13). Compressão do ângulo anterior do quiasma pode causar um escotoma juncional, que é um escotoma central, ou cegueira em um olho

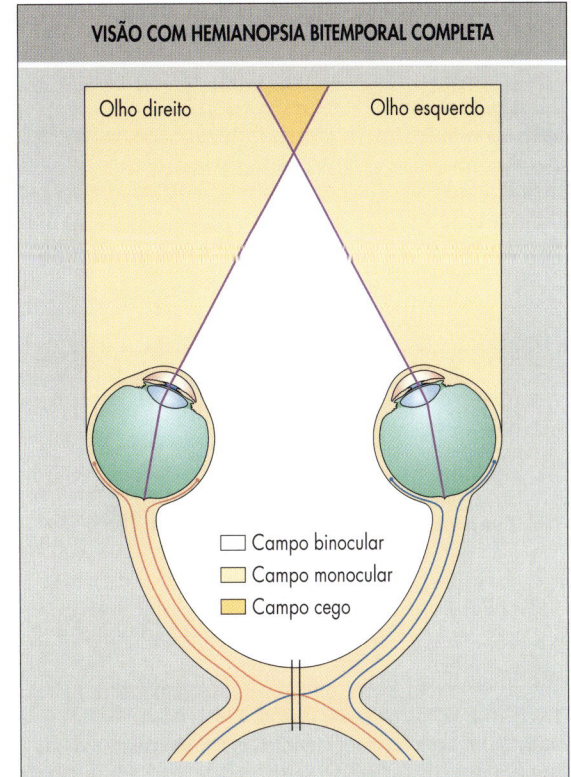

Figura 9.12.11 Visão quando existe hemianopsia bitemporal completa. Em relação ao ponto de fixação, há uma região triangular de cegueira posteriormente, uma região triangular de visão binocular anteriormente e regiões de visão monocular em cada lado. Como resultado, um objeto pode desaparecer quando o ponto de fixação se move para a frente e deixa para trás o objeto em uma área de cegueira. (Adaptada de Kirkham TH. The ocular symptomatology of pituitary tumors. Proc R Soc Med. 1972;65:517-18.)

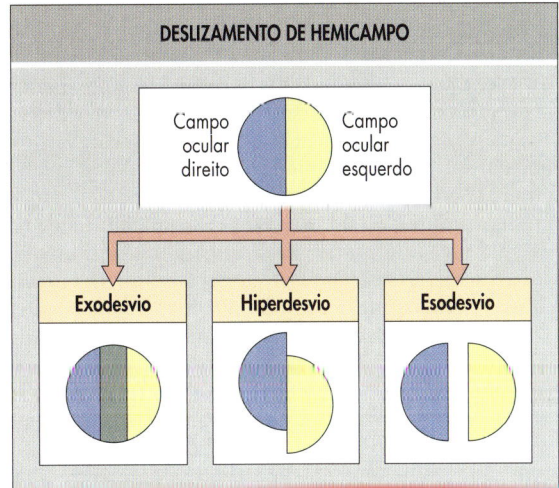

Figura 9.12.12 Fenômeno de "deslizamento de hemicampo". Em pacientes afetados por hemianopsia bitemporal completa, forias preexistentes podem resultar na separação dos hemicampos verticalmente (hiperdesvio) ou horizontalmente (esodesvio), ou em visão dupla se os hemicampos nasais intactos se sobrepuserem (exodesvio). (Adaptada de Kirkham TH. The ocular symptomatology of pituitary tumors. Proc R Soc Med. 1972;65:517-18.)

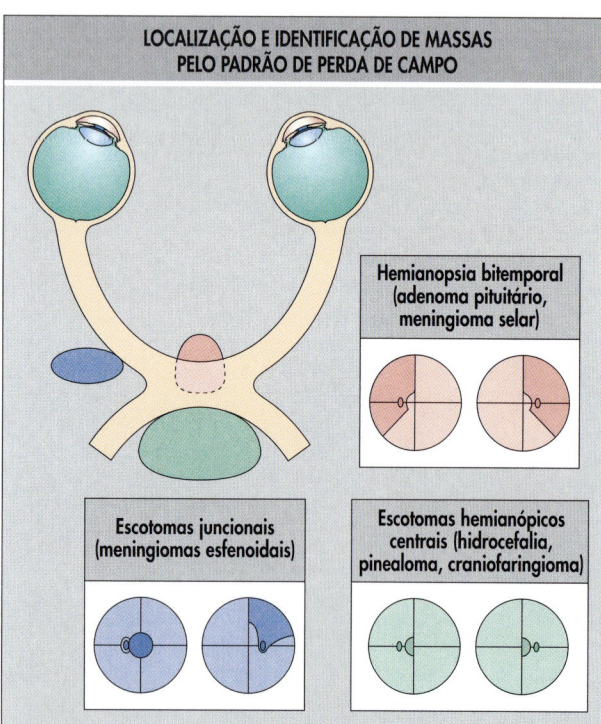

Figura 9.12.13 Localização e identificação provável de massas pelo padrão de perda de campo. Os escotomas juncionais ocorrem com a compressão do ângulo anterior do quiasma (meningioma esfenoidal). A hemianopsia bitemporal resulta da compressão do corpo do quiasma inferiormente (p. ex., em razão de adenoma pituitário, meningioma selar). A compressão do quiasma posterior e de suas fibras nasais decussantes pode causar escotomas hemianópicos bitemporais centrais (p. ex., por hidrocefalia, pinealoma, craniofaringioma).

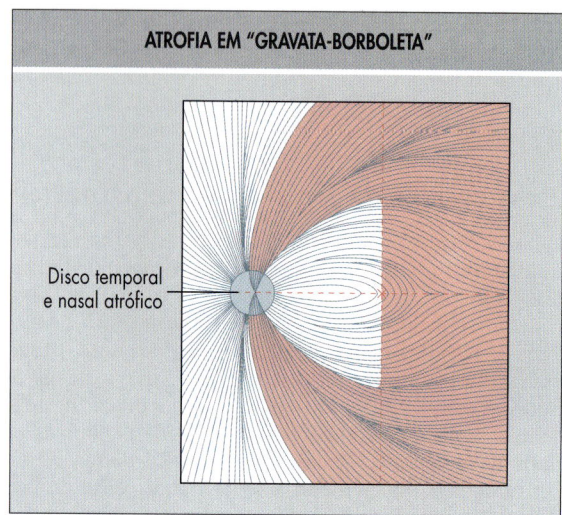

Figura 9.12.14 Atrofia em "gravata-borboleta". A compressão crônica das fibras visuais decussantes do quiasma leva à atrofia das fibras nervosas retinianas nasais correspondentes que entram no disco óptico nasal e temporalmente. No disco, essa atrofia aparece em um padrão de "gravata-borboleta".

Sinais e sintomas de lesões parasselares

O envolvimento parasselar se manifesta com anormalidades da motilidade ocular, na função pupilar ou na sensação facial decorrentes de lesão dos nervos cranianos terceiro, quarto, oftálmico, maxilar e mandibular ou dos nervos simpáticos oculares na região parasselar. Lesões nessas estruturas dentro do seio cavernoso podem estar associadas a queixas de diplopia, ptose, pupilas de tamanho desigual, dificuldade de acomodação, dor ou dormência facial, ou dor ocular. Os sinais incluem paralisias dos nervos motores oculares, diminuição da sensibilidade nas áreas inervadas pelas primeiras e segundas divisões do nervo trigêmeo ou síndrome de Horner. O envolvimento de múltiplos nervos cranianos é mais sugestivo de tumores malignos invasivos.

Lesões que bloqueiam a circulação normal do líquido cefalorraquidiano por obstrução do forame de Monro podem resultar em hidrocefalia. O exame ocular pode revelar anormalidades do olhar vertical, nistagmo convergente retratório, dissociação pupilar luz-perto e papiledema.

Uma forma incomum de nistagmo dissociado, denominado nistagmo em gangorra, ocasionalmente acompanha lesões de massa na região quiasmática e diencéfalo. Além disso, pode ser visto transitoriamente imediatamente após acidente vascular encefálico, ou após traumatismo craniano grave com um atraso de semanas a meses, ou ainda como uma variante do nistagmo congênito. O nistagmo em gangorra se manifesta como movimentos alternantes de intorção e elevação de um olho e extorsão e depressão do outro olho, e pode resultar em queixas de oscilopsia. Isso cessa quando os olhos estão fechados e não ocorre em pacientes cegos, o que sugere um papel da visão em sua patogênese. Postulou-se uma lesão envolvendo o núcleo intersticial de Cajal e suas conexões ou danos ao mecanismo contrarrolamento dos olhos, mediado pelo núcleo olivar inferior.

Foi relatado que gliomas quiasmáticos em crianças pequenas causam nistagmo, que pode ser o sinal inicial de envolvimento quiasmático ou paraquiasmático. O nistagmo, que geralmente é pendular e assimétrico, pode imitar *spasmus nutans* (até mesmo o balanço da cabeça).

DIAGNÓSTICO

Exame de campo visual

O principal papel do clínico no diagnóstico de distúrbios quiasmáticos é avaliar a função visual com precisão, interpretar os

---

associado a um defeito superotemporal contralateral. Escotomas arqueados hemianópicos também podem indicar compressão quiasmática anterior inicial. A compressão do corpo do quiasma inferiormente, em razão de um adenoma pituitário, por exemplo, geralmente causa quadrantanopia superior bitemporal ou uma hemianopia bitemporal. Huber[42] observou que a perda visual associada a meningiomas selares era mais provavelmente monocular ou marcadamente assimétrica quando bilateral. Quadrantanopia inferior bitemporal ou hemianopsia bitemporal ocorre na compressão do corpo do quiasma superiormente (p. ex., em razão de um craniofaringioma). Compressão do quiasma posterior e suas fibras nasais decussantes podem causar escotomas hemianópicos bitemporais, mas Traquair sugeriu que esse padrão de perda de campo também pode significar um tumor de crescimento rápido.[43] Menos comumente, a compressão lateral das margens do quiasma (p. ex., em razão de dolicoectasia do sifão carotídeo ou compressão do quiasma em estruturas laterais) pode causar hemianopsia nasal ou binasal. Independentemente do padrão de defeito de campo, o fato do defeito respeitar a linha do meridiano vertical é uma característica que ajuda a diferenciar padrões de campos verdadeiramente quiasmáticos de outras causas.

Como o quiasma é composto dos axônios das células ganglionares da retina, o envolvimento crônico (> 6 semanas) do quiasma muitas vezes leva a defeitos da camada de fibras nervosas ou atrofia óptica. Quando o corpo do quiasma está envolvido, pode ocorrer um padrão de perda temporal ou em "gravata borboleta" que corresponde a fibras da retina que se originam nasalmente à fóvea (Figura 9.12.14). No entanto, essa aparência geralmente não é aparente, porque as fibras não cruzadas geralmente também estão lesionadas e, especialmente, em lesões compressivas. Atrofia óptica também pode ser um sinal tardio de compressão quiasmática e está associada à pior acuidade visual pós-operatória.

resultados corretamente e, assim, localizar a região anatômica afetada. Testes de campo visual podem fornecer uma forte indicação de envolvimento direto do quiasma, e a incapacidade de realizar e interpretar adequadamente os testes de campo visual é uma causa comum de atraso no diagnóstico de distúrbios quiasmáticos. É importante estabelecer que a linha do meridiano vertical forma o limite da depressão do campo e, adequadamente, descartar perda de campo temporal não quiasmática que não respeita a linha do meridiano vertical. Embora um degrau hemianópico periférico ao longo da linha do meridiano vertical seja característica, uma compressão quiasmática inicial muitas vezes não apresenta um degrau vertical claro. Na maioria das vezes, ocorre uma depressão paracentral temporal porque o quiasma tem projeções maculares na maioria das áreas. Uma boa estratégia para detectar um defeito de campo atribuível à doença quiasmática é ou testar uma isóptera central única ou determinar o limiar de sensibilidade estático nos 15 a 20° centrais a partir da fixação e comparar mudanças na percepção de cores à medida que objetos coloridos passam pela linha do meridiano vertical através do ponto de fixação central.

Neuroimagem

A ressonância magnética (RM) é indicada de imediato para o paciente que tem sintomas ou sinais referentes à região quiasmática ou paraquiasmática (ver Figuras 9.12.7 e 9.12.8; Figura 9.12.15). É o estudo preferencial para a maioria das lesões selares e parasselares, mas a tomografia computadorizada (TC) de alta resolução com cortes finos (1,5 a 3 mm) de vistas axiais e coronais é também um importante auxiliar de imagem no planejamento da ressecção cirúrgica de tais lesões. Ambas as modalidades têm capacidade equivalente para detectar lesões nas regiões paraquiasmáticas. As vantagens da RM são a melhor definição das relações anatômicas com as estruturas vizinhas, a ausência de artefatos do osso e a capacidade de fornecer vistas axial, frontal e sagital sem necessitar de técnicas especiais de reconstrução. No entanto, a TC é superior na habilidade de detecção de calcificações tumorais, de erosão óssea e destruição por meningiomas e craniofaringiomas, e de hiperostose de meningiomas. Contraste intravenoso e agentes para realce (como ácido paramagnético gadolínio-pentético para RM e iodo radiopaco para TC) são usados para demonstrar lesões que podem não ser visualizadas em exames sem contraste.

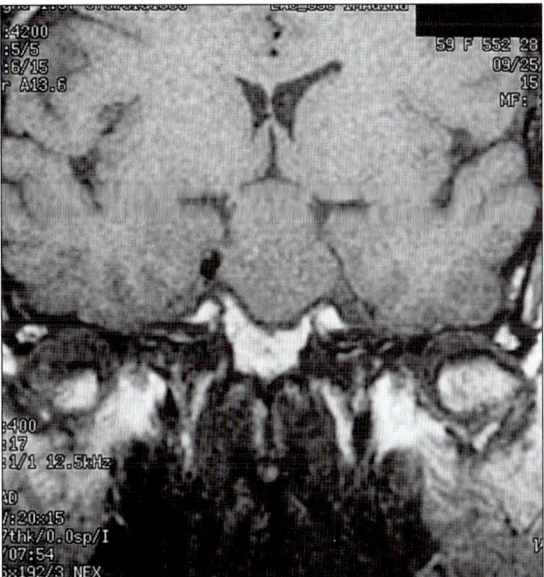

Figura 9.12.15 Adenoma pituitário com compressão quiasmática. A ressonância magnética em corte coronal de uma mulher de 59 anos com hemianopsia bitemporal demonstra um adenoma pituitário que encurva o quiasma para cima em direção ao terceiro ventrículo. O quiasma está afilado e recobre a massa.

Outros testes diagnósticos

A avaliação endocrinológica completa deve ser realizada nos casos de lesões que envolvem o eixo hipofisário-hipotalâmico. A punção lombar também pode ser necessária se houver suspeita de causa inflamatória ou infecciosa. A angiografia com RM ou angiografia cerebral podem ser indicadas quando se suspeita de causas vasculares ou invasão do seio cavernoso, ou para caracterizar ou delinear melhor as lesões de massa e seu suprimento sanguíneo. A sensibilidade atual da RM ou da TC frequentemente elimina a necessidade de angiografia. Alguns clínicos ainda usam arteriografia para descartar totalmente um aneurisma supraselar ou para definir a posição das artérias carótidas antes da cirurgia. No entanto, em razão da alta qualidade de imagens fornecidas pela RM, ressecções de tumores pituitários geralmente são realizadas com segurança sem angiografia prévia.[44]

DIAGNÓSTICO DIFERENCIAL

Várias condições podem imitar os defeitos de campo visual associados a síndromes quiasmáticas. Condições da retina (como retinite pigmentosa do setor nasal), anomalias do disco óptico (como discos ópticos inclinados) e papiledema com mancha cega muito aumentada podem causar perda de campo temporal bilateral. Escotomas centrocecais bilaterais causados por doença do nervo óptico bilateral podem ser difíceis de diferenciar de compressão quiasmática posterior que afeta as projeções maculares, a menos que se dê atenção especial à linha do meridiano vertical. Obstrução visual por excesso e redundância de tecido palpebral, escotomas refrativos, perda visual psicogênica e artefatos do teste também podem simular padrões quiasmáticos.

ASSOCIAÇÕES SISTÊMICAS

Cefaleia, em geral de localização frontal, frequentemente acompanha adenomas pituitários, apoplexia hipofisária e meningiomas e pode ser atribuível a um diafragma da sela distendido. Hidrocefalia causada por bloqueio da circulação do líquido cefalorraquidiano normal pode levar a cefaleia, dificuldades na marcha e, eventualmente, incontinência urinária.

Anormalidades da disfunção endócrina hipofisária causam uma variedade de sintomas e sinais. Muitos deles são muito típicos de um tipo específico de tumor produtor de hormônios. Características típicas, como lábios grossos, sobrancelhas largas, mãos e pés aumentados, língua grande e alterações como diabetes melito e hipertensão são comuns na *acromegalia*. Síndrome de amenorreia-galactorreia em mulheres e impotência nos homens são características típicas dos tumores produtores da prolactina (PRL), e a alteração no hábito corporal, incluindo face de lua cheia e obesidade centrípeta, estão associadas à doença de Cushing.

A disfunção hipotalâmica também pode se manifestar como frequência urinária como o achado do diabetes insípido, intolerância ao calor ou ao frio causada por uma perturbação de regulação de temperatura, alterações comportamentais, letargia, diminuição da libido ou perturbação do apetite. Em crianças, pode ocorrer atraso ou interrupção do desenvolvimento, puberdade precoce ou definhamento infantil.

PATOLOGIA

Adenomas pituitários

Os adenomas são, sem comparação, os tumores mais comuns da hipófise. Os tumores geralmente surgem como um nódulo discreto a partir da parte anterior da glândula, chamada adeno-hipófise; tais microadenomas são moles, e a sua cor varia de branco-acinzentado a rosa ou vermelho, dependendo do grau de vascularização. À medida que o tumor cresce progressivamente, a pituitária normal é empurrada para a periferia, o que afeta a sua função normal. Esta é a razão por que muitos pacientes com grandes adenomas pituitários sofrem de hipopituitarismo (falta ou baixos níveis de hormônios hipofisários normais).

Geralmente, a função hipofisária (ou a falta dela) é o critério clínico mais relevante na classificação desses tipos de tumor. Tumores pituitários funcionais são adenomas pituitários que produzem hormônios e são, portanto, classificados de acordo com o tipo de hormônio que produzem, como:

- PRL, também conhecidos como prolactinomas
- Produtores do hormônio adrenocorticotrófico (ACTH, do inglês *adrenocorticotropic hormone*), que são adenomas associados à doença de Cushing
- Produtores do hormônio do crescimento (GH, do inglês *growth hormone*), que são adenomas associados a acromegalia e/ou gigantismo
- Produtores do hormônio estimulador da tireoide (TSH, do inglês *thyroid stimulating hormone*) que são tumores considerados muito raros.

Como não produzem níveis hormonais anormais, os adenomas não funcionantes são geralmente diagnosticados em virtude da síndrome quiasmática ou, às vezes, como um achado incidental durante um exame de imagem craniano por uma razão não relacionada.

Os adenomas pituitários são classificados de acordo com o tamanho dos microadenomas ou macroadenomas. Os microadenomas têm menos de 10 mm em seu maior diâmetro, enquanto os macroadenomas têm mais de 10 mm em seu maior diâmetro. Além disso, os adenomas pituitários podem ser distinguidos anatômica e radiologicamente como intra-hipofisários, intrasselares ou extrasselares. Os adenomas invasivos, que representam aproximadamente 35% de todas as neoplasias hipofisárias, podem invadir a dura-máter, o osso craniano, o seio cavernoso ou o seio esfenoide.[45] Esse achado é importante; de acordo com a Organização Mundial da Saúde (OMS), a invasão da estrutura adjacente, como o seio cavernoso, o seio etmoidal e/ou esfenoidal, o dorso da sela ou a erosão do clivo são um pouco correlacionados com a recorrência do tumor.

Os adenomas pituitários também podem ser classificados de acordo com as afinidades de coloração histológica do citoplasma celular, tamanho, atividade endócrina, características patológicas, produção e conteúdo hormonal, características ultraestruturais, granularidade do citoplasma celular, composição celular, citogênese e padrão de crescimento.[46,47] As classificações recentes, entretanto, omitem critérios com base em colorações (*i. e.*, acidofílicas, basofílicas e cromofóbicas) em virtude da fraca correlação entre as afinidades de coloração do citoplasma celular e outras características patológicas dos tumores pituitários, como o tipo de hormônio produzido e a derivação celular. Uma classificação de adenoma pituitário unificadora incorpora os estudos histológicos, imunocitoquímicos e de microscopia eletrônica das células tumorais e salienta a importância da produção de hormônios, da composição celular e da citogênese. Assim, os adenomas pituitários são classificados como adenomas lactotróficos (produtores da PRL), adenomas corticotróficos (produtores do ACTH), adenomas somatotróficos (produtores do GH) e adenomas tireotróficos (produtores do TSH). Outros tumores podem ser considerados produtores de mais de um hormônio (adenomas pluri-hormonais), e até um terço pode ser composto de células endocrinologicamente inativas (adenomas de células nulas). Em uma série de mil tumores pituitários ressecados cirurgicamente, Wilson[48] constatou que pouco mais de 77% eram secretórios (41% de prolactina, 19% de GH, 17% de adrenocorticotrofina e 0,2% de tirotrofina). Ocasionalmente, os tumores pituitários estão associados a outros tumores endócrinos no pâncreas e na glândula paratireoide (neoplasia endócrina múltipla do tipo 1).

A análise imuno-histoquímica também é importante como preditor de recorrência tumoral futura; um índice mitótico elevado, um índice de marcação de Ki-67 superior a 3% e grande expressão de p53 são indicadores de comportamento agressivo.

Meningiomas

Os meningiomas provavelmente derivam de *cap cells*, células que revestem a superfície externa da aracnoide (onde funcionam como interface entre a dura-máter e a aracnoide) e dentro do estroma do plexo coroide. Histologicamente, os meningiomas são categorizados em:

- Tumores sinciciais, em que as bordas das células são indistintas porque membranas celulares se entrelaçam extensivamente
- Tumores transitórios compostos por células poligonais dilatadas e células fusiformes concentricamente enroladas que formam espirais
- Meningiomas fibroblásticos compostos de feixes entrelaçados de células alongadas que simulam fibroblastos
- Meningiomas angioblásticos, nos quais capilares proeminentes de paredes finas são encontrados intercalados entre as células tumorais.

Uma característica histopatológica de muitos meningiomas, especialmente daqueles em que as espirais são proeminentes, é a presença de corpos psamomatosos. Essas estruturas contêm camadas concêntricas de sais de cálcio, que parecem estar depositados em células em espiral em degeneração. Corpos espirais e psamomatosos, característicos de meningiomas transicionais, também podem ser encontrados (mas em menor grau) em meningiomas fibroblásticos. Meningiomas malignos são raros e geralmente mostram pleomorfismo celular e mitoses. Tumores que parecem histologicamente benignos e mostram rápido crescimento, invasão local e metástase podem ser determinados com base no comportamento biológico.

Craniofaringiomas

Os craniofaringiomas podem ser sólidos ou císticos; os cistos contêm um líquido oleoso, com fendas de colesterol derivadas de células epiteliais em degeneração e queratina. Histologicamente, as porções sólidas do tumor podem ser compostas de áreas de trabéculas do epitélio escamoso estratificado apoiadas por um estroma de tecido conjuntivo vascularizado e de áreas de células em paliçada basais periféricas, que envolvem camadas de células epiteliais escamosas estratificadas, que podem formar "pérolas córneas" de células queratinizadas. Calcificação e deposição de osso lamelar são frequentemente observadas. Os tumores são cercados por uma cápsula de epitélio escamoso estratificado e por gliose geralmente densa.

Gliomas da via óptica

Em crianças, a maioria dos gliomas são astrocitomas que consistem em células pilocíticas (células fusiformes com filamentos semelhantes a pelos) e células estreladas. Menos frequentemente, os tumores podem englobar oligodendrócitos uniformemente distribuídos com núcleos redondos escuros rodeados por halos claros que podem ser corados com azul de alcian (ou azul alciano). Esses tumores têm aparência histologicamente benigna. A hialinização eosinofílica de células neurogliais aparentemente degeneradas pode formar estruturas alongadas chamadas fibras de Rosenthal. A formação de microcistos, espaços acelulares que contêm material mucoide, é comum. Os tumores benignos que são mais comuns em crianças, são distintos do glioblastoma multiforme maligno agressivo que predomina em adultos.

TRATAMENTO, EVOLUÇÃO E DESFECHO

Adenomas pituitários

A cirurgia é a primeira linha de tratamento para a maioria dos adenomas pituitários sintomáticos.

A cirurgia é indicada para todos os tumores produtores da síndrome quiasmática que não respondem adequadamente ao tratamento medicamentoso, que são todos os tumores pituitários, exceto os adenomas PRL e alguns adenomas produtores do GH.

O tratamento não cirúrgico dos tumores pituitários é, no entanto, de suma importância.

O tratamento médico dos tumores pituitários que são secretores de prolactina consiste em bromocriptina (um agonista dos receptores dopaminérgicos D2) ou cabergolina (um macrolídeo receptor de dopamina)[49] e outros agonistas da dopamina que suprimem o crescimento e reduzem o seu tamanho. Níveis normais de prolactina sistêmica podem ser alcançados por meio de tratamento médico em até 90% dos microadenomas e em mais de 70% dos macroadenomas.[50] Após a instituição do tratamento com bromocriptina, a redução do volume do tumor e da prolactina sérica podem ocorrer dentro de dias, e a diminuição máxima no tamanho do tumor parece ocorrer dentro de 6 semanas. Melhoras na acuidade visual e defeitos de campo podem ser mantidas por meio do tratamento com bromocriptina em 80 a 90% dos pacientes.[51] Infelizmente, cerca de 15% dos prolactinomas não respondem adequadamente ao tratamento com agonistas da dopamina. Pacientes com tumor pituitário sintomático que são intolerantes, com pouca probabilidade de responder (prolactinomas císticos) ou que não respondem ao tratamento medicamentoso são geralmente tratados por ressecção cirúrgica, mais frequentemente pela via transesfenoidal.

As taxas de sucesso do tratamento com prolactinoma dependem do tamanho inicial do tumor e dos níveis de prolactina. Em pacientes com microadenomas intrasselares com níveis de prolactina abaixo de 155 ng/mℓ, 86% tiveram remissão em longo prazo após a remoção cirúrgica transesfenoidal.[50] A falha em obter remissão em longo prazo após a cirurgia se correlaciona com níveis iniciais mais altos de prolactina, especialmente acima de 200 ng/mℓ.[52] No geral, a recorrência de prolactinomas e adenomas pituitários que secretam hormônio de crescimento foi de 15% em 1 ano após cirurgia transesfenoidal. O pré-tratamento com bromocriptina não parece melhorar as taxas de cura cirúrgica. A melhora da visão após a cirurgia pode ser retardada e o resultado visual final não é determinado antes de 10 semanas de pós-operatório. A melhoria geralmente não se estende além de 3 a 4 meses.

Alguns tumores secretores do GH também podem responder à bromocriptina, embora melhores resultados sejam obtidos usando octreotida, um análogo da somatostatina. Taxas de resposta de cerca de 80% foram relatadas.[53]

Os pacientes com tumores pituitários sintomáticos que são intolerantes, improváveis de responder ou que não respondem à terapia médica geralmente são tratados por ressecção cirúrgica, mais frequentemente por via transesfenoidal.

Tratamento cirúrgico

A abordagem transesfenoidal pode ser usada em 95% dos tumores pituitários. As técnicas endoscópicas ganharam muita popularidade entre as equipes de neurocirurgia e otorrinolaringologia bem treinadas. O endoscópio fornece vistas panorâmicas ampliadas da anatomia selar durante a abordagem e a ressecção dos próprios tumores. A opção de usar endoscópios angulados permite que os cirurgiões inspecionem o tumor residual, particularmente ao longo das paredes do seio cavernoso e da região suprasselar. Na última década, as técnicas endoscópicas melhoraram expressivamente e podem se tornar o tratamento cirúrgico preferencial para muitos tumores pituitários. Os sistemas de neuronavegação são uma excelente ferramenta durante essas cirurgias, em particular durante a cirurgia de adenomas recorrentes, em que a anatomia da linha do meridiano foi distorcida por cirurgia transesfenoidal anterior.

A craniotomia é reservada para adenomas pituitários invasivos muito grandes nos quais o controle vascular e a dissecção do tecido neural são mais bem realizados pela observação direta e pela manipulação dos tecidos.

Radioterapia

Tumores ressecados incompletamente e aqueles que não respondem à terapia hormonal são candidatos para radioterapia pós-operatória. As frações de irradiação não devem exceder 200 cGy por dia em razão do aumento da incidência de radionecrose. Extensões extrasselares extensas geralmente são tratadas com descompressão cirúrgica seguida de irradiação do tumor residual, pois uma incidência de 40% de invasão dural microscópica dificulta ou torna impossível a obtenção de ressecções completas apenas com cirurgia.[54] Os pacientes que têm adenomas pituitários que não ameaçam imediatamente a visão podem ser considerados candidatos à radiocirurgia estereotáxica, como com feixe de prótons, *gamaknife* com cobalto-60 ou terapia com acelerador linear.[55] Embora a disfunção endócrina esteja comumente associada a essas modalidades, outras complicações são incomuns e a recorrência do tumor é rara.

A apoplexia hipofisária, que pode ser fatal, é tratada com corticosteroides sistêmicos em altas doses e reposição hormonal e pode requerer tratamento medicamentoso ou de diabetes insípido ou de secreção inapropriada de hormônio antidiurético. A descompressão transesfenoidal da sela é indicada se ocorrer perda visual rápida e diminuição do nível de consciência.

Meningiomas

O manejo preferencial dos meningiomas que envolvem os nervos ópticos intracranianos e o quiasma é a remoção cirúrgica.[56] A remoção parcial (*debulking*) isolada, a radioterapia isolada ou a terapia combinada podem ser realizadas se estruturas vitais estiverem densamente circundadas por tumor. A radioterapia pós-operatória de tumores ressecados incompletamente parece retardar o período para a recorrência do tumor. No entanto, como os tumores crescem lentamente, e esse tratamento acarreta o risco de vasculopatia por radiação, a radioterapia adjuvante é usada apenas nos casos em que a progressão ocorre após a ressecção incompleta. Outra opção em alguns pacientes inclui a terapia hormonal usando a mifepristona, um antagonista da progesterona, que resultou na redução do tamanho do tumor, como mostrado por neuroimagem, ou melhora dos campos visuais em 5 de 14 pacientes.[57]

A localização do tumor e a duração dos sintomas visuais são os preditores mais importantes de recuperação visual após a remoção cirúrgica. Os meningiomas do tubérculo da sela e da asa do esfenoide são geralmente completamente ressecáveis, enquanto a remoção completa de meningiomas da clinoide ou do diafragma da sela é muito improvável que seja completa. A excisão geral completa por si só não exclui a recorrência. Um estudo mostrou uma probabilidade de recorrência ou progressão em 5 anos de meningiomas parasselares de 19%, apesar da "excisão completa".[58] Melhoras visuais após a ressecção do tumor dependem em grande parte do grau de comprometimento visual antes da cirurgia. Sintomas visuais de longa data são geralmente associados a lesões grandes, difíceis de ressecar, e atrofia óptica.

Craniofaringiomas

O tratamento preferencial dos craniofaringiomas permanece controverso e geralmente depende de cada indivíduo.[59]

Embora a ressecção cirúrgica completa de craniofaringiomas geralmente possa ser realizada por meio de craniotomia, os craniofaringiomas subdiafragmáticos e císticos podem ser abordados por via transesfenoidal. A colocação intracavitária de agentes radioativos ou quimioterápicos, incluindo coloide de fósforo-32,[60] coloide de ítrio-90, bleomicina,[61] ou interferona-alfa[62] nos tumores císticos tem sido testada com algum sucesso.[63] Os tumores císticos são particularmente difíceis de conduzir.

A recorrência é frequente nos craniofaringiomas e geralmente ocorre nos dois primeiros anos após a cirurgia. Em razão de ligações estreitas do tumor à região hipotalâmica, ressecções agressivas podem atrasar as recorrências, mas levar a maior mortalidade, bem como a morbidades visuais, endócrinas e neurológicas.[64] Uma revisão de tentativas ambiciosas de remoção cirúrgica completa mostrou mortalidade operatória de 25%, mortalidade de 11 anos de 71% e tumor residual em mais de 75% dos necropsiados.[65] A radioterapia adjuvante melhorou a sobrevida média após ressecção subtotal extensa de cerca de 3 anos para mais de 10 anos, podendo atingir taxas de remissão superiores a 90%.[66,67] No entanto, a irradiação adjuvante é reservada para pacientes com mais de 5 anos, por causa de complicações de comprometimento intelectual grave e de profundo atraso de crescimento que ocorre em crianças.

A recuperação visual ocorre em apenas 50% dos pacientes após a ressecção do tumor, e a recuperação observada no primeiro mês é tudo o que se espera. A reposição endócrina por toda a vida é esperada na maioria dos pacientes após a cirurgia ou radioterapia, ou ambos.[68]

GLIOMAS ÓPTICOS

O tratamento do glioma óptico quiasmático-hipotalâmico permanece controverso.[69,70] Pacientes com gliomas que envolvem apenas o quiasma têm uma mortalidade de 28% em razão do eventual envolvimento do hipotálamo ou do terceiro ventrículo.[69] A invasão do hipotálamo ou do terceiro ventrículo aumenta expressivamente a taxa de mortalidade para mais de 50% em 15 anos (ver Figura 9.12.8).[69] A intervenção cirúrgica não constitui um tratamento definitivo para esses tumores, uma vez que há envolvimento quiasmático ou hipotalâmico e pode estar associada à morbidade visual significativa e à potencial mortalidade. Entretanto, estudos mostram benefícios da ressecção de tumores naqueles que demonstraram rápida expansão da massa suprasselar com deterioração visual ou déficits neurológicos progressivos.[70,71] Os procedimentos de derivação apresentam um benefício claro quando há hidrocefalia, e a reposição hormonal é indicada quando ocorre disfunção endócrina. A quimioterapia para gliomas quiasmáticos progressivos mostrou-se promissora e, em crianças, oferece uma alternativa mais segura à radioterapia.[72] A radioterapia pode ser considerada em crianças com mais de 5 anos se ocorrer progressão e a quimioterapia tiver sido ineficaz.

BIBLIOGRAFIA

Anderson DR, Trobe JD, Taren JA, et al. Visual outcome in cystic craniopharyngiomas treated with intracavitary phosphorus-32. Ophthalmology 1989;96:1786–92.

Avery RA, Fisher MJ, Liu GT. Optic pathway gliomas. J Neuroophthalmol 2011;31(3):269–78.

Burrow GN, Wortzman G, Rewcastle NB, et al. Microadenomas of the pituitary and abnormal sellar tomograms in an unselected autopsy service. N Engl J Med 1981;304:156–8.

Clark AJ, Cage TA, Aranda D, et al. Treatment-related morbidity and the management of pediatric craniopharyngioma: a systematic review. J Neurosurg Pediatr 2012;10(4):293–301.

Dutton JJ. Gliomas of the anterior visual pathway. Surv Ophthalmol 1994;38:427–52.

Grunberg SM, Weiss MH, Spitz IM, et al. Treatment of unresectable meningiomas with the antiprogesterone agent mifepristone. J Neurosurg 1991;74:861–6.

Hanak BW, Zada G, Nayar VV, et al. Cerebral aneurysms with intrasellar extension: a systematic review of clinical, anatomical, and treatment characteristics. J Neurosurg 2012;116(1):164–78.

Horton JC. Wilbrand's knee 1904–95 RIP. Paper presented at Update in Neuro-ophthalmology meeting, December 1995, San Francisco.

Hoyt WF, Luis O. The primate chiasm: details of visual fiber organization studied by silver impregnation techniques. Arch Ophthalmol 1963;70:69–85.

Manaka S, Teramoto A, Takakura K. The efficacy of radiotherapy for craniopharyngioma. J Neurosurg 1985;62:648–56.

Repka MX, Miller NR, Miller M. Visual outcome after surgical removal of craniopharyngiomas. Ophthalmology 1989;96:195–9.

Stephanian E, Lunsford LD, Coffey RJ, et al. Gamma knife surgery for sellar and suprasellar tumors. Neurosurg Clin North Am 1992;3:207–18.

As referências completas estão disponíveis no **GEN-io**.

PARTE 9 NEURO-OFTALMOLOGIA
SEÇÃO 2 Sistema Visual Aferente

Lesões das Vias Retroquiasmáticas, Função Cortical Superior e Perda Visual Não Orgânica

9.13

Andrew W. Lawton e Michelle Y. Wang

Definição: As vias retroquiasmáticas são partições cerebrais anatômicas que transportam fluxos paralelos de informação direcionados para áreas apropriadas do cérebro para identificação, armazenamento e recuperação.

Características principais
- Lesões de numerosas áreas do cérebro causam interrupções características das funções da via e do processamento visual
- Uma análise cuidadosa dos campos e da função visuais pode localizar precisamente lesões corticais e da substância branca
- Uma vez que os pacientes com reações de conversão e simulação de doença têm queixas que imitam as causadas por lesões corticais e da via retroquiasmática, é necessária uma avaliação cuidadosa para evitar testes desnecessários, desconforto do paciente e diagnósticos incorretos.

VIAS RETROQUIASMÁTICAS E FUNÇÃO CORTICAL SUPERIOR

TRATOS ÓPTICOS

Os tratos ópticos conectam o quiasma óptico aos núcleos geniculados laterais. Uma lesão em um trato óptico pode causar um defeito pupilar aferente relativo no olho contralateral. Por causa do crescente temporal, o campo visual temporal é 50% maior do que o campo nasal do olho contralateral. Consequentemente, a retina nasal produz axônios que constituem aproximadamente 55% do trato óptico contralateral.

Os tratos ópticos não mantêm uma arquitetura retinotópica bem definida; as lesões, portanto, resultam em defeitos de campo visual incongruentes (Figura 9.13.1). Fibras das regiões correspondentes das retinas não se pareiam nos tratos ópticos. Axônios de condução mais rápida, com maior diâmetro, predominam superficialmente sob a pia-máter. Essas fibras correspondem às camadas magnocelulares nos núcleos geniculados laterais. Axônios parvocelulares dominam o centro do trato óptico, com as fibras do olho oposto percorrendo as regiões dorsais mais profundas. As fibras parvocelulares ipsilaterais se situam um pouco ventralmente. Os axônios do trato óptico alcançam essa orientação no momento que se formam durante a axonogênese.

CORPOS GENICULADOS LATERAIS

Os corpos geniculados laterais são os primeiros locais em que as informações originárias dos axônios correspondentes provenientes das camadas de células ganglionares da retina se pareiam. Os embriões iniciais não têm essa orientação de fibras.[1] Os axônios se reorganizam em camadas regulares. A retina direciona esse processo de rearranjo por meio da geração de impulsos elétricos antes mesmo do sistema se tornar visualmente ativo. Esses impulsos se originam de células ganglionares e amácrinas antes do aparecimento de fotorreceptores.

As fibras nervosas mielinizadas dividem cada corpo geniculado lateral em seis camadas neuronais.[2] As camadas são numeradas de ventral para dorsal: axônios a partir do olho contralateral fazem sinapse nas camadas 1, 4 e 6; axônios do olho ipsilateral fazem sinapse nas camadas 2, 3 e 5.

As camadas do corpo geniculado lateral podem ser categorizadas pelo tamanho neuronal. Neurônios grandes magnocelulares (células M) predominam nas camadas 1 e 2; neurônios pequenos parvocelulares (células P) constituem as camadas 3-6. Neste local, o processamento visual é dividido em pelo menos duas vias paralelas. A via parvocelular envolve a percepção de cores e a acuidade visual (sensibilidade ao contraste de alta frequência espacial), enquanto a via magnocelular lida com a detecção de movimento e menor contraste, frequência espacial menor.

Vários autores propõem vias paralelas adicionais.[3] A pesquisa em primata mostra que numerosos pequenos neurônios (células koniocelulares ou células K) estão em zonas interlaminares e camadas superficiais do corpo geniculado lateral. Eles recebem impulsos da retina e da região do colículo superior. As vias koniocelulares aparentemente modulam informações derivadas das outras duas vias.

Os núcleos geniculados laterais também são organizados por locais retinotópicos do campo visual. A mácula tende a se projetar para os 75% caudais do núcleo. Essas fibras se situam na linha mediana do núcleo e formam um losango. As regiões não pareadas dos campos visuais parecem projetar perifericamente

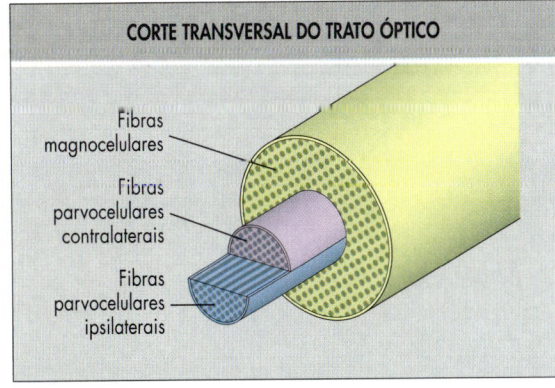

Figura 9.13.1 Corte transversal do trato óptico. Observar que as fibras parvocelulares seguem centralmente, e as fibras magnocelulares, perifericamente.

dentro do núcleo. As fibras da retina superior tendem a migrar medialmente nos núcleos geniculados laterais; aquelas da retina inferior tendem a se mover lateralmente.

RADIAÇÕES ÓPTICAS

Axônios que surgem nos núcleos geniculados laterais formam as radiações ópticas e se projetam para o córtex calcarino. As fibras retinianas superiores cursam inferiormente nas radiações, e as fibras retinianas inferiores migram superiormente (Figura 9.13.2). Os axônios correspondentes à visão central trafegam entre os outros dois feixes.[4]

As fibras da retina inferior trafegam profundamente dentro do lobo parietal, relativamente próximo da cápsula interna e de um trato que transporta a informação de seguimento de cada um dos lobos occipitais para a formação reticular pontina paramediana ipsilateral. As fibras retinianas superiores cursam ventralmente para o lobo temporal em um arco (alça de Meyer) ao redor do corno temporal do ventrículo lateral.[5] Essas relações geográficas ganham considerável importância na localização de uma lesão das vias visuais.

FUNÇÃO CORTICAL SUPERIOR

Informações dos tratos ópticos se projetam por meio de radiações para os córtices calcarinos da porção medial dos lobos occipitais. Este córtex visual executa múltiplas funções de processamento para preparar informações para análise detalhada em outras partes do cérebro.

O córtex visual (área 17 de Brodmann, V1) abrange os sulcos calcarinos. Os neurônios de V1 recebem informações pela faixa mielinizada de Gennari. A informação da visão central se projeta para a metade caudal do córtex visual, enquanto a visão periférica se projeta rostralmente.

O córtex calcarino desempenha um papel menor no processamento visual do que anteriormente teorizado. É um centro de coordenação onde as informações de ambos os hemicampos estão pareadas em colunas de dominância ocular paralelas orientadas verticalmente.[6] Como o campo temporal a partir do olho contralateral é consideravelmente maior do que o campo nasal do olho ipsilateral, cada córtex calcarino recebe informação não pareada do olho contralateral; isso forma o "crescente temporal". Essa informação é processada mais anteriormente e auxilia no diagnóstico e localização de lesões do lobo occipital.

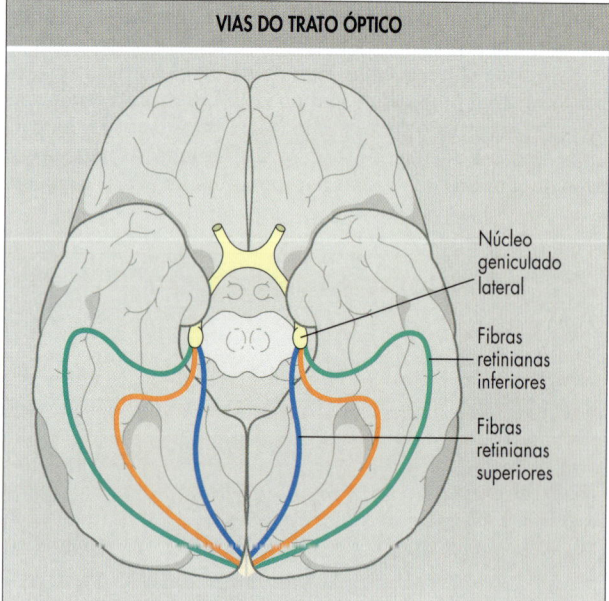

Figura 9.13.2 Vias do trato óptico. As fibras, que correspondem à retina inferior, seguem rostral e lateralmente para os lobos temporais para formar a alça de Meyer através do lobo temporal. As fibras retinianas superiores tomam um curso muito mais direto através dos lobos parietais.

Conexões entre os dois hemisférios por meio do corpo caloso permitem a sincronização e a combinação das informações geradas por ambos os campos.[7]

O córtex visual contém quatro tipos básicos de células que respondem de maneira específica e característica aos estímulos da retina.[8] As células circularmente simétricas reagem a estímulos luminosos fracos independentes do movimento ou da orientação. As células simples respondem à luz em movimento ou a uma linha ou padrão escuros com orientação e direção específicas de movimento que se projetam no centro do seu campo. As células simples podem ter resposta "*on*" ou "*off*" em resposta ao estímulo. As células complexas respondem a estímulos lineares quase em qualquer lugar em seu campo, mas são menos específicas quanto à orientação. Elas também podem ser células "*on*" ou "*off*". As células hipercomplexas são semelhantes às células complexas, mas requerem um estímulo linear de comprimento específico. A informação gerada entre todas essas células é sincronizada por meio da extensa interligação entre as áreas corticais visuais.[9] Como resultado dessa troca de informações, certos estímulos em padrões "se salientam" e chamam a atenção de um indivíduo, enquanto outros detalhes (pequenas lacunas em um padrão grande especialmente fora dos 15° centrais ou defeito associado à mancha cega) podem ser "preenchidos" e desaparecer no fundo.[10]

DIAGNÓSTICO TOPOGRÁFICO DA DOENÇA RETROQUIASMÁTICA

As lesões que envolvem as vias visuais tendem a produzir alguma forma de hemianopsia homônima. Uma hemianopsia homônima completa envolvendo o crescente temporal não é localizatória. Na maioria dos casos, no entanto, um exame cuidadoso do campo visual e achados clínicos associados fornece pistas para a localização de uma lesão.

As lesões isoladas no trato óptico são responsáveis por menos de 5% dos casos de pacientes com hemianopsia homônima. A lesão nos tratos ópticos tende a causar defeitos de campo excessivamente incongruentes. Como os tratos ópticos incluem as fibras da via pupilar aferente, pacientes com lesões do trato óptico tendem a demonstrar um defeito pupilar aferente relativo no olho contralateral e, eventualmente, atrofia óptica em um ou ambos os lados. Os pacientes podem demonstrar uma pupila maior no lado da hemianopsia (pupila de Behr) ou hemiacinesia pupilar (pupila de Wernicke).

As lesões nos núcleos geniculados laterais também tendem a causar hemianopsia homônima incongruente. O suprimento vascular do núcleo geniculado lateral pode incluir o tálamo adjacente e os tratos corticospinais, o que fornece dados neurológicos adicionais para localizar uma lesão clinicamente. Como as fibras pupilares saem do trato óptico rostralmente ao núcleo geniculado lateral, as lesões nesse ponto não causam defeitos pupilares aferentes.

Lesões nas regiões profundas do lobo parietal podem envolver as fibras superiores (retinianas superiores e periféricas) das radiações ópticas. Esse dano resulta em uma hemianopsia homônima contralateral inferior em forma de cunha (Figura 9.13.3). Como as fibras de radiação óptica ainda estão se alinhando em direção ao córtex, a hemianopsia é incongruente. Como as fibras maculares passam entre as fibras parietais e temporais, o defeito geralmente poupa a visão central. A lesão pode envolver o braço posterior da cápsula interna e causar hemiplegia contralateral e hemianestesia. O envolvimento das vias do movimento de seguimento lento, dirigidas para a formação reticular pontina paramediana ipsilateral, tende a resultar em uma alteração de nistagmo optocinético – o paciente não pode obter estímulos em direção ao lado da lesão e não gera nistagmo optocinético nessa direção.

Danos às radiações ópticas temporais interrompem as fibras inferiores (retinianas inferiores e periféricas) da alça de Meyer. O defeito típico do campo visual é uma hemianopsia homônima superior, incongruente, em forma de cunha poupando a visão central (Figura 9.13.4). Lesões nas estruturas adjacentes podem produzir perda de memória, perda auditiva e alucinações auditivas.

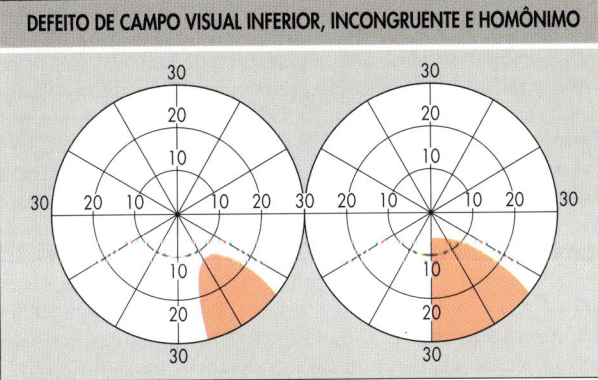

Figura 9.13.3 Defeito de campo visual inferior, incongruente e homônimo. As lesões do lobo parietal tendem a poupar a fixação central, como é característico das lesões do lobo temporal.

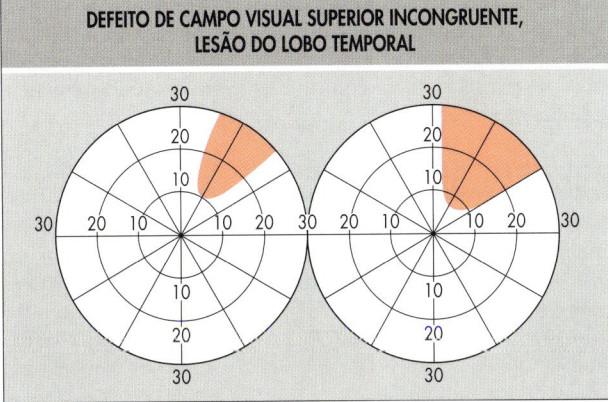

Figura 9.13.4 Defeito de campo visual, lesão do lobo temporal. A interrupção deste segmento das radiações ópticas produz um defeito de campo visual incongruente, superior, homônimo, mais denso acima do que abaixo – o padrão de "torta no céu".

Lesões do córtex calcarino tendem a ser silenciosas, a não ser pelos defeitos de campo visual. Esses defeitos tendem a ser altamente congruentes (Figura 9.13.5). A preservação do crescente temporal do campo visual identifica um defeito como cortical. Pacientes podem mostrar preservação da visão central (preservação macular); esse fenômeno geralmente resulta de suprimento arterial separado entre o polo occipital e o córtex calcarino rostral.

Horton e Hoyt[11] mapearam o córtex visual em profundidade correlacionando os achados da ressonância magnética (RM) e a disfunção visual de pacientes com lesões no lobo occipital. As informações dos 10° centrais da visão envolvem mais de 50% do córtex estriado caudal. Lesões que poupam apenas o crescente temporal são incomuns; o 1° central da visão e todo o crescente temporal envolvem um volume cortical equivalente.

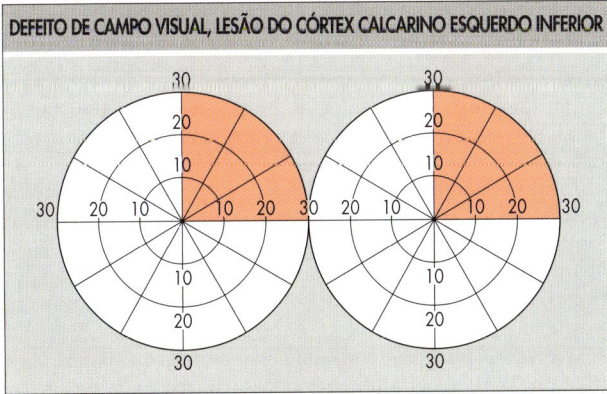

Figura 9.13.5 Defeito de campo visual, lesão do córtex calcarino esquerdo inferior. Observar a alta congruência e o envolvimento da fixação.

Técnicas aprimoradas de neuroimagem agora simplificam a avaliação de pacientes com hemianopsia homônima (ver Capítulo 9.1). A RM é o método preferencial para lesões do tipo *watershed*, doença de pequenos vasos, infarto trombótico, leucodistrofia, neoplasia primária ou secundária, doença da substância branca desmielinizante, lesões por cisalhamento ou contusão. A RM deve incluir imagens multiplanares ponderadas em T1 e T2 com contraste e sem contraste. Lesões com predomínio de sangue (hemorragia aguda subaracnóidea ou intraparenquimatosa, por exemplo) não são bem evidenciadas na RM. Os exames de TC não contrastada são mais produtivos nesses casos. Uma punção lombar pode ser a única ferramenta conclusiva para detectar sangue.

REPRESENTAÇÃO CORTICAL DA VISÃO

INTRODUÇÃO

As áreas de associação visual do cérebro criam uma imagem do mundo por meio de combinações complexas de informações de várias vias paralelas. O cérebro separa informações por posição e categoria e correlaciona essas informações com objetos circundantes e sons associados (Figura 9.13.6). O cérebro deve manter uma biblioteca de referência de imagens vistas anteriormente prontas para a recordação instantânea e que podem ser aplicadas em contextos não familiares. A compreensão das vias de processamento visual cortical permite o reconhecimento de síndromes características pelas suas características clínicas.

IDENTIFICAÇÃO E MEMÓRIA DO OBJETO

A identificação de um objeto requer a capacidade de reter uma imagem na memória e usar essa imagem para comparação futura. Um paciente pode ser capaz de identificar objetos pelo toque,

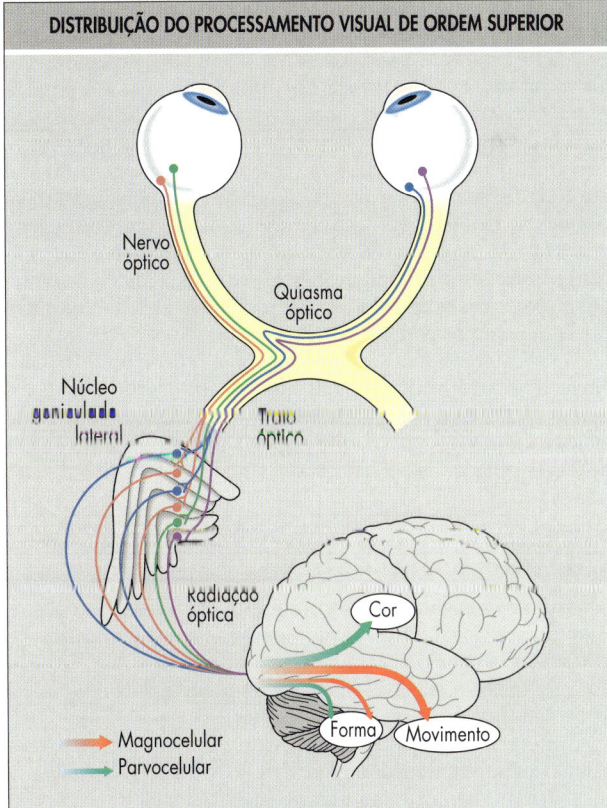

Figura 9.13.6 Distribuição do processamento visual de ordem superior entre diferentes áreas corticais. O sistema magnocelular (fluxo inferior) geralmente se preocupa com a localização e o movimento dos objetos; e o sistema parvocelular (fluxo superior) se preocupa com a resolução fina (acuidade), a forma e a cor dos objetos.

mas não pela visão.[12] Essa síndrome se origina de um dano aos lobos occipitais ventrolaterais. Em contraste, danos ao córtex parietal posterior superior causam dificuldade em realizar os movimentos necessários para manipular objetos, apesar da capacidade preservada para descrever os objetos e sua orientação.[13]

Uma base teórica para essa separação de função se concentra nas áreas de associação visual nos lobos occipitais mediais.[14] A lesão do lobo occipital direito resulta em falha na identificação de objetos complexos em geral (incluindo faces, i. e., prosopagnosia). Aparentemente, em muitos animais, essa área ajuda a ordenar vários tipos de estímulos visuais.[15] Uma lesão no lobo occipital esquerdo causa prejuízo no reconhecimento de objetos com muitas partes, incluindo as palavras.

Uma segunda teoria se concentra nas conexões entre os lobos do cérebro[16] e postula que os cérebros dos primatas separam a informação visual em fluxos dorsal e ventral. O fluxo ventral origina-se no córtex visual primário, projeta-se para a região inferotemporal e transporta informações necessárias para identificar objetos e suas posições no espaço. A via dorsal transmite as informações sobre tamanho, forma e orientação necessárias para o objeto. Um fluxo pode ser danificado sem lesar o outro.

A tomografia computadorizada por emissão de pósitrons (PET) fornece um auxílio na determinação dessas duas teorias. Padrões em grade senoidais produzem atividade restrita aos córtices estriados e extraestriados.[17] Imagens de faces estimulam a região para-hipocampal direita e ambos os córtices temporal anterior e fusiforme. Objetos simples ativam apenas o córtex occipitotemporal esquerdo. Farah[18] fornece uma excelente sinopse das teorias de geração de imagens.

A falta de reconhecimento de imagem, no entanto, não significa que um indivíduo não consegue ver uma imagem claramente.[19] Pacientes com prosopagnosia não conseguem selecionar duas faces iguais em um conjunto de imagens. Se invertermos as faces, no entanto, os pacientes se sairão muito melhor. Inverter a face aparentemente permite que o cérebro trate as faces como objetos simples.

Quando uma imagem é repetida em uma série, exigindo a identificação recorrente do mesmo objeto, o cérebro adiciona outra região ao circuito. O córtex pré-frontal torna-se ativo no exame PET durante esse tipo de tarefa.[20] Embora a memória em longo prazo para a visão seja uma função do lobo temporal, a memória visual em curto prazo é uma função do lobo frontal.

A incapacidade de identificar objetos visualmente, no entanto, não afeta necessariamente a geração de uma imagem mental em uma pessoa. Apesar do déficit em nomear objetos visíveis, os pacientes podem identificar objetos visuais, gerar imagens acuradas da memória de um objeto, ou desenhar uma imagem com base em um exame tátil de um objeto.[21] Ironicamente, tais desenhos são mostrados aos pacientes, eles não os reconhecem como seus próprios.

O estímulo de áreas de armazenamento pode produzir alucinações visuais bem definidas que podem ocorrer como um fenômeno de liberação resultante de perda visual[22] ou estimulação elétrica anormal.[23] Alucinações visuais podem ser o resultado de lesões isoladas do mesencéfalo,[24] embora o mecanismo exato não seja conhecido.

LEITURA E DISLEXIA

A leitura representa uma forma muito especializada de processamento visual. O leitor sem deficiências pode reconhecer até mesmo uma escrita confusa e truncada. Múltiplas regiões do cérebro estão envolvidas, e lesões em qualquer uma dessas áreas causam síndromes reconhecíveis.

O principal centro para linguagem de escrita e leitura parece estar no giro angular dominante no lobo parietal.[25] Alexia (a incapacidade de ler) com agrafia (incapacidade de escrever) resulta da destruição dessa área; existem exceções a essa regra.[26] Alexia sem agrafia resulta da desconexão do giro angular dominante da entrada de informações a partir de ambos os lobos occipitais.[27] Essa síndrome resulta mais comumente de um infarto na distribuição da artéria cerebral posterior esquerda.

A dislexia representa uma forma muito especial de alexia.[28] Por definição, os pacientes com dislexia do desenvolvimento têm uma discrepância entre a aquisição de habilidades de leitura e outras habilidades intelectuais, e essa deficiência não é relacionada a condições ambientais, déficits sensoriais ou distúrbios neurológicos adquiridos.

Investigadores não conseguiram determinar um local específico para a origem da dislexia do desenvolvimento. Há uma proposta que postula que a dislexia do desenvolvimento resulta de deficiências e depleção nas vias magnocelulares[29] com base na diminuição do número de neurônios magnocelulares nos núcleos geniculados laterais a partir de estudos *post mortem* em pacientes dislexos. Esses pacientes também tiveram respostas diminuídas a padrões de baixa frequência espacial. Contudo, essa teoria não é universalmente aceita. Ela tem sido desafiada,[30] e a resposta definitiva a uma causa anatômica da dislexia do desenvolvimento aguarda mais pesquisas clínicas.

A dislexia fonológica representa um distúrbio de associação entre sons (fonemas) e letras (grafemas). Existe agora algumas evidências de que a dislexia fonológica pode resultar do desenvolvimento anormal do lobo frontal inferior dominante em áreas responsáveis pelo controle da língua e de movimentos articuladores labiais.

PERCEPÇÃO DE COR

A via para a interpretação da cor permanece separada daquelas responsáveis para identificação de objetos. Os resultados com PET *scan* indicam que os giros lingual e fusiforme se tornam estimulados quando um indivíduo normal olha para um alvo colorido.[31] Pacientes com lesões que causam agnosia visual podem manter a capacidade de identificar a cor dos objetos.[32]

Pacientes que adquiriram acromatopsia cerebral central (incapacidade de identificar cores) podem ter perda completa ou perder apenas uma cor primária.[33] O isolamento dos *links* de defeitos de cores isoladas veio de pesquisas realizadas em macacos que mostraram que uma área do córtex pré-estriado, identificada como área V4, contém neurônios que respondem a estímulos de cor específicos.[34]

Pacientes com acromatopsia cerebral geralmente descrevem objetos como "desbotados". Os pacientes ainda podem usar referências de contraste para separar a borda de uma cor intensa de outra. Se duas cores ou uma cor e um tom de cinza combinam pseudoisocromaticamente, no entanto, os pacientes demonstram uma clara incapacidade de isolar alvos coloridos. Apesar da acromatopsia, outras partes do sistema parvocelular podem permanecer intactas. Os pacientes podem ter acuidade visual e sensibilidade ao contraste normais. Estudos *post mortem* e estudos radiológicos desses pacientes revelam lesões bilaterais do córtex occipital inferior.

INTEGRAÇÃO DO ESPAÇO AUDITIVO-VISUAL

O cérebro frequentemente recebe informações contraditórias dos sistemas auditivo e visual. Por exemplo, quando um indivíduo assiste a um filme, uma imagem é vista diretamente à frente, mas sons são ouvidos de numerosos alto-falantes em toda a sala. O cérebro integra essa informação para fornecer uma experiência integrada significativa e lógica.

A capacidade de conciliar sinais auditivos e visuais parece ser aprendida.[35] Essa conciliação é uma tarefa complicada, porque a informação visual é recebida pela estimulação direta de uma retina individual, enquanto a localização da sala requer uma triangulação binaural do som. A complexidade aumenta quando o indivíduo ou o alvo se move.

O cérebro prioriza a entrada de informações visuais.[36] Se um som parece originar de um objeto visível, o cérebro transfere a percepção desse som para a fonte visível. O processo de correlação ocorre no teto mesencefálico.

DETECÇÃO DE MOVIMENTO

Após o cérebro identificar um objeto, ele deve localizar esse objeto em relação ao observador e ao ambiente e determinar a taxa relativa de movimento do objeto para o observador. O observador também pode estar se movendo e múltiplos alvos ambientais podem estar se movimentando em direções diferentes. O cérebro desenvolveu mecanismos eficientes para resolver esses fatores. Lesões podem resultar na capacidade de perceber o movimento em um campo cego ou na perda da detecção de movimento enquanto a imagem do objeto é preservada.[37]

O primeiro passo na detecção de movimento envolve neurônios na área V1 do córtex calcarino suprido pela via magnocelular. Neurônios sensíveis ao movimento reagem ao movimento em uma direção específica.[38] As informações desses neurônios individuais então trafegam para uma área (referida como MT ou V5) no lobo temporal medial. Em primatas, a MT está localizada na parte posterior do córtex, nas bordas do sulco temporal superior. Quase 100% dos neurônios em MT demonstram sensibilidade direcional. Evidências sugerem que a MT representa a primeira área em que as informações relacionadas ao movimento se tornam associadas à informação de textura, cor ou padrão.[39]

Infelizmente, para visões simplistas da detecção de movimento, um objeto em movimento no ambiente gera vários bits de informação na região MT. Alguns bits podem parecer contraditórios. O cérebro deve integrar esses sinais para formar uma representação tridimensional coerente de movimento relativo. Aproximadamente 25% dos neurônios em MT não reagem apenas ao movimento linear em uma única direção, mas ao movimento em múltiplos vetores. Essas células podem ser responsáveis pela integração do movimento.

PERDA VISUAL NÃO ORGÂNICA

A perda visual não orgânica (ou funcional) representa um dos mais difíceis desafios enfrentados pelos oftalmologistas. A perda visual não orgânica não pode ser explicada por exame físico ou testes auxiliares e geralmente entra em uma das duas categorias – reação de conversão ou simulação de doença.

Pacientes com uma reação de conversão, anteriormente chamada cegueira histérica, reagem ao estresse ambiental. Os adolescentes parecem particularmente propensos a esse tipo de resposta. Como uma reação de conversão alivia a tensão, os pacientes geralmente mostram emoção relaxada, estável, apesar das queixas visuais graves. Os pacientes com reação de conversão parecem acreditar honestamente que estão deficientes. Eles tendem a cooperar com os testes.

Pacientes que simulam uma doença imitam a perda visual conscientemente para obter um ganho secundário. Suas queixas visuais parecem desproporcionais à lesão inicial subjacente. Os médicos devem ter muito cuidado com esse diagnóstico e não equivale a não encontrar um diagnóstico com simulação de doença; esse diagnóstico requer documentação dos dados para os médicos, bem como para juiz e júri.

Para avaliar pacientes com perda visual não orgânica, o examinador começa com as menores letras possíveis, na maioria dos casos, a linha 20/10 (6/3). O médico deve fazer uma pausa em cada letra e demonstrar preocupação e confusão pelo fato de que o paciente não consegue identificar essas letras. Depois de apontar que as próximas letras são muito maiores, o examinador muda para o 20/15 (6/4,5) e repete o processo. No momento em que o paciente olha para a linha 20/20 (6/6) ou 20/25 (6/7,5), o poder da sugestão foi estabelecido e o paciente geralmente está convencido de que as letras agora são grandes o suficiente para serem lidas. Essa técnica funciona bem com queixa de perda visual binocular ou monocular.

Um prisma de 4 dioptrias é uma ferramenta indispensável na avaliação da acuidade visual de pacientes que apresentam queixas visuais monoculares não orgânicas. O examinador oclui o olho "ruim" do paciente, depois coloca o prisma sobre o olho "bom" do paciente, de tal modo que a base fique para cima e o ápice divida a linha pupilar. Se o prisma estiver posicionado exatamente no ponto certo, o paciente experimenta diplopia vertical monocular. O examinador pergunta ao paciente se ambas as linhas percebidas parecem igualmente claras; a resposta será "sim". Uma vez que o paciente esteja certo de que este teste mede a função do olho "bom", o examinador descobre simultaneamente o olho "ruim" e desliza o prisma para baixo para cobrir completamente o olho "bom". O paciente agora experimenta diplopia binocular, mas intelectualmente continua convencido de um fenômeno monocular. Nesse ponto, o paciente muitas vezes lê bem abaixo na tabela sem hesitação, mesmo quando solicitado a acompanhar a linha superior que corresponde ao olho "ruim".

Os óculos verde-vermelho fornecidos com o teste de quatro pontos de Worth podem ser úteis. O examinador pede ao paciente para colocar os óculos e depois insere o filtro verde-vermelho instalado no projetor da tabela visual. O paciente vê as letras na metade vermelha do diagrama de olho com o olho coberto pela lente vermelha e as letras na metade verde com o olho coberto pela lente verde. O paciente geralmente informa visão de optótipos bem abaixo na tabela de visão antes de perceber que houve uma melhora no seu alcance visual.

Os óculos verde-vermelho também podem ser usados com a série de placas de cores de Ishihara. Se um paciente se queixar de má visão em um olho, o paciente colocou os óculos verde-vermelho com a lente verde sobre o "bom" olho e a lente vermelha sobre o olho "ruim". Sob circunstâncias normais, um indivíduo pode ler os números de Ishihara através da lente vermelha, mas não da lente verde. Se o paciente que tem reclamações não orgânicas conseguir ler os números sob essas circunstâncias, essa discrepância confirma a função ocular melhor do que a declarada.

Os oftalmologistas costumam usar forópteros e armações de prova para confundir pacientes em relação a qual olho eles estão usando e obter uma medida da acuidade visual. Esses métodos podem falhar, no entanto, quando os pacientes são simuladores. Os pacientes podem fechar um olho sub-repticiamente e determinar qual olho eles estão usando. O nistagmo optocinético só ajuda a determinar que a visão está grosseiramente intacta em cada olho. Um teste positivo sugere que a visão está pelo menos 20/400.

A perimetria continua sendo uma excelente ferramenta para a avaliação de queixas não orgânicas. Ambas as técnicas, de tela tangente e de confrontação, produzem a melhor informação, porque permitem distâncias de teste variáveis. No entanto, os pacientes que estão determinados a produzir um defeito de campo visual fictício podem confundir as técnicas de perimetria automatizadas e de Goldmann facilmente.

O defeito mais comum descoberto durante a perimetria é um campo tubular. Se um campo visual é constrito por causa da doença orgânica, o tamanho absoluto de uma isóptera para determinado objeto de teste aumenta à medida que a distância da tela aumenta. Pacientes que têm campos tubulares, no entanto, tendem a ter constrição de campo, mas eles sempre geram o mesmo tamanho absoluto de uma isóptera na tela da tangente, independentemente da distância do teste (Figura 9.13.7). O examinador pode melhorar essa tendência usando pinos grandes e facilmente identificados para marcar a borda de uma isóptera. No entanto, o teste em duas distâncias é necessário porque várias condições médicas (glaucoma de estágio final, papiledema terminal, degeneração tapetorretiniana, compressão quiasmática, infartos do lobo occipital bilaterais) podem produzir constrição generalizada autêntica do campo visual.

A tela tangente pode ser útil de outra maneira para a avaliação de pacientes que apresentam queixas unilaterais. Em uma técnica, o campo visual é testado para o olho "bom" e a localização do ponto cego é determinada. O examinador então testa o olho "ruim" e evoca a demonstração do campo tubular caracteristicamente pequeno, dentro do local correspondente à mancha cega. Finalmente, o médico avalia o paciente com ambos os olhos abertos. Pacientes que têm queixas não orgânicas frequentemente deixam de ter o ponto cego do olho "bom", embora o campo reivindicado para o olho "ruim" fosse menor que 10°. Ocasionalmente, os pacientes testados dessa maneira

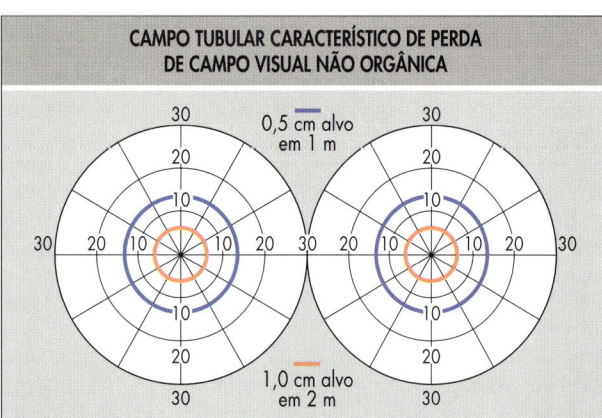

Figura 9.13.7 Campo tubular característico de perda de campo visual não orgânica. Paradoxalmente, o campo visual parece se expandir à medida que o paciente se aproxima da tela. Tal padrão não corresponde a nenhuma lesão ocular ou do sistema nervoso central conhecida.

podem apresentar alterações de campo visual totalmente inexplicáveis e impossíveis sob condições binoculares. Por exemplo, um paciente com campo normal em um olho e campo tubular no outro pode relatar uma perda de hemicampo no lado do olho "ruim" com os dois olhos abertos.

Se um paciente alegar perda grave da visão bilateral e não estar em conformidade em testes de perimetria, o examinador deve aproveitar todas as oportunidades para observar o comportamento do paciente. Se o paciente puder se fixar adequadamente na localização do examinador, um campo periférico muito maior do que o declarado é indicado. Pacientes que têm campos tubulares pequenos e bilaterais podem ser capazes de deambular facilmente sem esbarrar em objetos. Os pacientes podem pegar ou tirar objetos mantidos bem longe para um lado, o que indica que eles podem ver os objetos. Finalmente, pacientes que sentem que ninguém está assistindo podem executar tarefas inconsistentes com o seu nível de incapacidade declarado.

Testes para visão estereoscópica podem auxiliar na avaliação de pacientes com queixas não orgânicas. Os pacientes frequentemente ficam intrigados com o desafio dos testes de estereotipia e os executam em um nível bem além do que o reivindicado sob outras condições. Levy e Glick propuseram uma tabela de estimativa do nível de acuidade visual do pior olho do paciente com base na estereoacuidade de Titmus.[40] A estimativa proposta é útil e foi revisada recentemente.[41]

O examinador pode tirar vantagem do teste de motilidade. Se um paciente se queixa de um campo tubular, o examinador deve avaliar as sacadas inicialmente com dois alvos muito próximos entre si. O examinador aumenta gradualmente a distância entre os dois alvos e pede ao paciente para continuar a realizar as sacadas de um lado para outro. Como uma sacada exige geração voluntária a um alvo visível, os pacientes que têm perda visual orgânica a fazem mal, mas aqueles com queixas não orgânicas podem ter um bom desempenho.

A avaliação apropriada das pupilas constitui uma parte crítica do exame de pacientes com distúrbios não orgânicos. Perda de acuidade ou campo visual assimétricos entre os dois olhos devem ser resultantes de doença intraocular ou lesões dos nervos ópticos. Embora a doença intraocular possa causar um defeito pupilar persistente, o examinador geralmente é capaz de identificar a lesão visualmente. A doença unilateral do nervo óptico deve produzir um defeito pupilar aferente no lado da lesão. Um paciente que se queixa de visão muito baixa em apenas um olho, com resultados de exames oculares normais e uma resposta pupilar à luz normal no olho "ruim", provavelmente tem uma síndrome não orgânica.

Em certas circunstâncias, testes auxiliares podem ser úteis. A eletrorretinograma (ERG) se tornou uma ferramenta útil para a avaliação de perda visual não orgânica (Capítulo 9.27). Dependendo da extensão e do padrão da perda visual, a ERG de campo total ou a ERG multifocal podem ser consideradas. Se um paciente tiver queixas ou achados que sugerem uma lesão retroquiasmática, exames de imagem podem ser usados para identificar ou descartar uma lesão como causa. Caso o examinador precise de documentação adicional, o teste de resposta visual evocada que fornece latência e amplitude normal essencialmente descarta doença orgânica como causa de lesão grave à via visual aferente. Pacientes que simulam doença, no entanto, podem não cooperar e frustrar os esforços do técnico em eletrofisiologia.

Uma vez que o examinador tenha estabelecido as queixas do paciente como não orgânicas, todos os achados apropriados devem ser cuidadosamente documentados no registro do paciente. O médico deve realizar todos os testes importantes na presença de uma testemunha confiável que pode confirmar os resultados em um tribunal.

Na maioria dos casos, os pacientes que têm uma reação de conversão respondem muito favoravelmente a um relatório de um sistema visual saudável. O médico deve lembrar-se de que as queixas desses pacientes são decorrentes da ansiedade, e aliviar essa ansiedade permite que o paciente "se recupere" sem estigmas. O paciente e a família devem entender que uma reação de conversão representa uma adaptação ao estresse; eles devem trabalhar para aliviar a causa desse estresse, para evitar o desenvolvimento de outras queixas somáticas.

Pacientes que simulam doença reagem mal ao confronto. Como eles buscam ganho secundário, desafiam imediatamente as demonstrações de suas habilidades. Uma boa abordagem é afirmar que, como o médico não examinou o paciente anteriormente, uma lesão orgânica pode ter existido em algum momento. O examinador pode então expressar preocupação e alívio pelo fato de o problema do paciente ter se resolvido tão bem e, assim, evitar confrontos.

BIBLIOGRAFIA

Boyer JL, Harrison S, Ro T. Unconscious processing of orientation and color without primary visual cortex. Proc Natl Acad Sci USA 2005; 102:16875–9.

Davis PC, Newman NJ. Advances in neuroimaging of the visual pathways. Am J Ophthalmol 1996;121:690–705.

Horton JC, Hoyt WF. The representation of the visual field in human striate cortex. A revision of the classic Holmes map. Arch Ophthalmol 1991;109:816–24.

Hubel DH, Wiesel TN. Functional architecture of macaque monkey visual cortex. Proc R Soc London Ser B 1977;198:1–59.

Hubel DH, Wiesel TN. Laminar and columnar distribution of geniculocortical fibers in the macaque monkey. J Comp Neurol 1972;146:421–50.

Hubel DH, Wiesel TN. Sequence regularity and geometry of orientation columns in the monkey striate cortex. J Comp Neurol 1974;158:267–94.

Imtiaz KE, Nirodi G, Khaleeli AA. Alexia without agraphia: a century later. Int J Clin Pract 2001;55:225–6.

Peterson SE, Fox PT, Posner MI, et al. Positron emission tomographic studies of the cortical anatomy of single-word processing. Nature 1988; 331:585–9.

Riddoch G. Dissociation of visual perception due to occipital injuries, with especial reference to appreciation of movement. Brain 1917;40:15–57.

Sadun AA. Dyslexia at The New York Times: (mis)understanding of parallel visual processing. Arch Ophthalmol 1992;110:933–4.

Shatz CJ. Emergence of order in visual system development. Proc Natl Acad Sci USA 1996;93:602–8.

von Noorden GK, Middleditch PR. Histological observations in the normal monkey lateral geniculate nucleus. Invest Ophthalmol Vis Sci 1975; 14:55–8.

*As referências completas estão disponíveis no **GEN-io**.*

PARTE 9 NEURO-OFTALMOLOGIA
SEÇÃO 3 Sistema Visual Eferente

Distúrbios do Controle Supranuclear da Motilidade Ocular 9.14

Patrick J. M. Lavin, Sean P. Donahue e Reid A. Longmuir

Definição: Perda de movimentos oculares voluntários sacádicos (rápidos) e de seguimento (lentos) a partir da interrupção de vias neurais que transportam comandos do córtex cerebral aos núcleos motores oculares no tronco encefálico.

Características principais
- Distúrbios de movimento ocular desconjugado e paralisias do olhar causados por lesões que envolvem as vias pré-nucleares entre os centros do olhar e os núcleos motores oculares
- Movimentos oculares voluntários sacádicos, de seguimento ou de vergência anormais
- Preservação dos movimentos oculares reflexos (vestíbulo-ocular, optocinético e fenômeno de Bell).

Características associadas
- Sinais piramidais (p. ex., paralisia pseudobulbar, fraqueza dos membros, espasticidade, hiper-reflexia e respostas plantares extensoras)
- Sinais extrapiramidais (p. ex., bradicinesia, distonia, rigidez e tremor)
- Evidência de distúrbios que causam paralisia supranuclear do olhar (p. ex., doenças traumáticas ou degenerativas, desmielinizantes, neoplásicas ou vasculares).

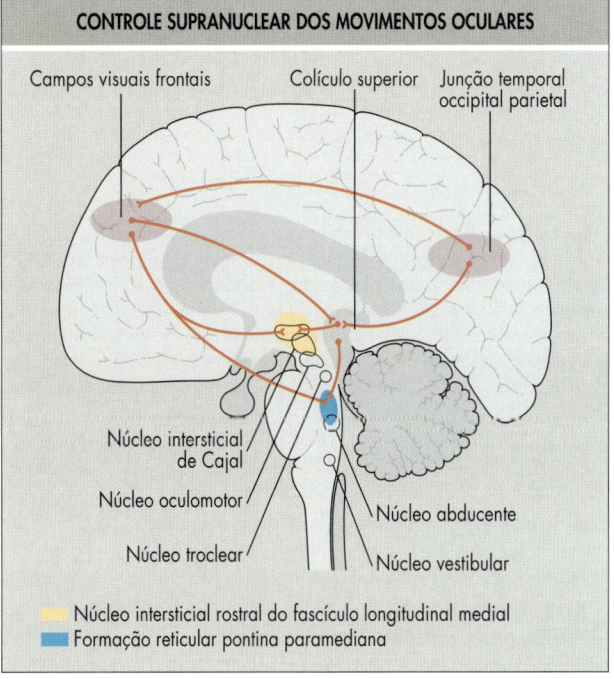

Figura 9.14.1 Controle supranuclear dos movimentos oculares. O centro do olhar horizontal pontino (*azul*) e o centro do olhar vertical no mesencéfalo (*amarelo*) recebem estímulos dos campos oculares frontais para iniciar sacadas e da junção temporal occipital parietal para controlar o seguimento. Esses centros de olhar controlam a motilidade ocular ao inervar os núcleos dos nervos oculomotores (III, IV e VI).

INTRODUÇÃO

Com exceção dos movimentos reflexos do olho (vestíbulo-ocular e optocinético) e das fases rápidas do nistagmo, as estruturas cerebrais determinam quando e onde os olhos se movem, enquanto os centros do tronco encefálico determinam como eles se movem.[1]

As vias finais comuns para os movimentos oculares estão localizadas em "centros do olhar" no tronco encefálico (Figura 9.14.1). A formação reticular pontina paramediana (FRPP) contém o substrato pré-motor para o olhar horizontal ipsilateral; e a formação reticular mesencefálica (FRM) medeia o olhar vertical, movimentos oculares de vergência e contrarrotação ocular (Figura 9.14.2). A FRPP e a FRM recebem informações de vários centros "superiores", incluindo os hemisférios cerebrais, colículo superior, núcleos vestibulares e cerebelo (ver Figura 9.14.1). Eles inervam os três núcleos motores oculares. As paralisias do olhar supranuclear resultam da interrupção das vias neurais que levam comandos para movimentos sacádicos e de seguimento voluntários antes de eles alcançarem os "geradores" dos movimentos oculares do tronco encefálico.

ANATOMIA DO MOVIMENTO OCULAR

Anatomia do controle do movimento ocular supranuclear

Os movimentos oculares são divididos amplamente em dois tipos (Boxe 9.14.1):
- Movimentos oculares rápidos (sacadas) que movem os olhos de um alvo para o outro
- Movimentos oculares lentos que permitem que os olhos sigam um alvo quando o alvo, a cabeça ou ambos estão se movendo.

Os movimentos oculares lentos podem ser conjugados (p. ex., seguimento) ou desconjugados (p. ex., vergência).[2] O início e a geração de sacadas e seguimento são complexos e tratados com mais detalhes em outras publicações.[1,2] As fases rápidas do nistagmo (Capítulo 9.18) também são sacadas (Boxe 9.14.1).

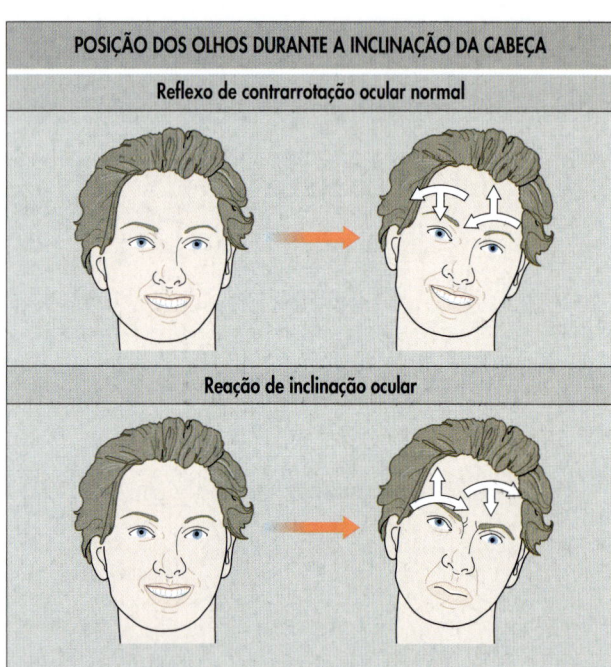

Figura 9.14.2 Posição dos olhos durante a inclinação da cabeça. O reflexo de contrarrotação ocular normal mantém a posição relativa do olho quando a cabeça é inclinada. Quando a cabeça se inclina para a esquerda, o olho direito sofre exciclotorção e se abaixa, enquanto o olho esquerdo sobe e sofre inciclotorção. A reação de inclinação ocular ocorre após a lesão do tronco encefálico e é paradoxal. Os pacientes têm inclinação da cabeça, torção bilateral e sensação de meridiano vertical torcido, tudo para o mesmo lado.

BOXE 9.14.1 Tipos de movimentos oculares.

Sacadas ou movimentos oculares rápidos (velocidade de até 800/segundo)
Voluntária (desencadeadas internamente)
Reflexivas (ativadas externamente – por estímulos visuais ou auditivos)
Espontâneas (procura, movimentos oculares rápidos do sono)
Fases rápidas do nistagmo (fisiológicas ou patológicas)

Movimentos oculares lentos (velocidade de até 70/segundo)
Seguimento lento
- Seguimento foveal
- Seguimento de campo total (fase lenta optocinética)

Fase lenta vestibular (inclui movimentos torcionais)
Vergência

Outras oscilações oculares (p. ex., opsoclono, flutuação)

Movimentos oculares horizontais

O lobo frontal contralateral, particularmente o campo ocular frontal, é responsável por gerar sacadas horizontais. Cada campo ocular frontal se projeta para a FRPP contralateral, que inerva o núcleo abducente. Movimentos oculares de seguimento são desencadeados pelo lobo parietal posterior ipsilateral (ver Figura 9.14.1), que se projeta para a FRPP e depois para o núcleo abducente. Cerca de 60% dos neurônios no núcleo abducente inervam o músculo reto lateral ipsilateral; os 40% restantes se projetam, via fascículo longitudinal medial (FLM), para o subnúcleo do reto medial contralateral no complexo nuclear oculomotor (Figura 9.14.3). Assim, a ativação da FRPP ou do núcleo abducente gera olhar horizontal ipsilateral; por outro lado, danos a qualquer uma dessas estruturas resultam em uma paralisia do olhar ipsilateral.

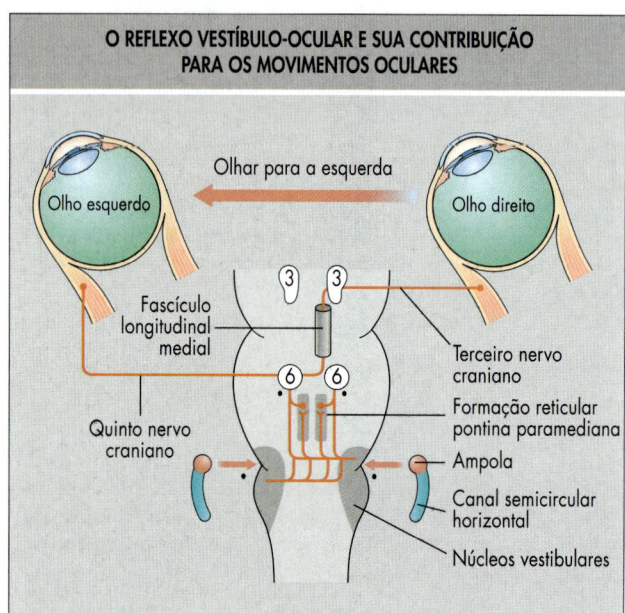

Figura 9.14.3 O reflexo vestíbulo-ocular e sua contribuição para os movimentos oculares horizontais. Os canais semicirculares respondem à aceleração rotacional da cabeça, impulsionando o reflexo vestíbulo-ocular para manter os olhos na mesma direção no espaço durante o movimento da cabeça. As fibras do canal semicircular horizontal trafegam primeiro para os núcleos vestibulares e depois para cada formação reticular pontina paramediana. Projeções excitatórias que seguem para o núcleo do sexto nervo craniano contralateral e pelo fascículo longitudinal medial para o subnúcleo do reto medial ipsilateral geram o olhar para a esquerda. De maneira semelhante, projeções inibitórias são enviadas ao reto lateral ipsilateral antagonista e ao reto medial contralateral.

Movimentos oculares verticais

O substrato pré-motor para o olhar vertical reside principalmente na FRM. O núcleo rostral intersticial do fascículo longitudinal medial (riFLM) contém neurônios para sacadas ascendentes e descendentes. Seus axônios retransmitem para os neurônios no núcleo intersticial de Cajal, que disparam em correspondência com posição vertical dos olhos e desempenham um papel no seguimento vertical e na posição do olho. Os neurônios para sacadas ascendentes inervam os núcleos dos nervos oculomotor ou troclear tanto ipsilateral quanto contralateral (Figura 9.14.4). Os neurônios que mediam sacadas descendentes inervam apenas os núcleos dos nervos troclear e oculomotor ipsilateralmente (ver Figura 9.14.1). O riFLM e o núcleo intersticial de Cajal também estão envolvidos na geração de movimentos oculares torcionais ipsilaterais.

As vias supranucleares para sacadas verticais trafegam de ambos os campos oculares frontais para inervar o riFLM de cada lado na FRM (ver Figura 9.14.4). Sacadas verticais requerem a ativação simultânea de ambos os campos oculares frontais.

Movimentos oculares lentos

Movimentos oculares lentos ajudam a manter a fixação em um alvo para estabilizar a imagem na fóvea quando a pessoa ou o objeto está se movendo. Existem quatro tipos de movimentos oculares lentos: de seguimento, optocinético, vestibular e de vergência.

Movimentos oculares de seguimento

Os movimentos oculares de seguimento permitem que os olhos acompanhem um objeto em movimento a velocidades de até 70°/segundo e tem uma latência de cerca de 125 milissegundos.[2] A geração do movimento ocular de seguimento consiste em três elementos essenciais:[1,3]

- Um componente sensorial estimulado por uma imagem que se move pela fóvea
- Um componente motor gerado próximo da junção parieto-occipitotemporal que se projeta para a FRPP ipsilateral

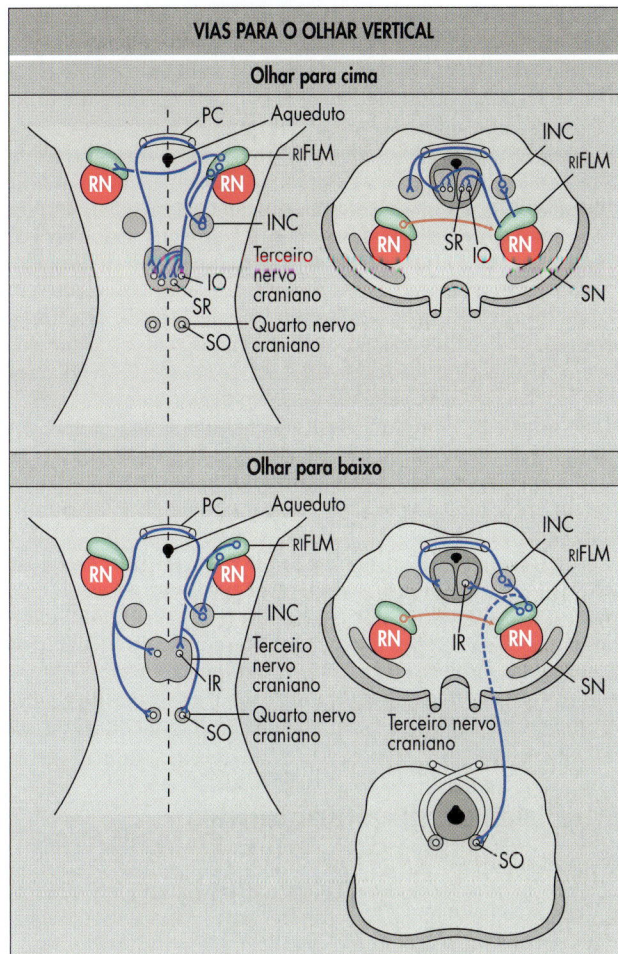

Figura 9.14.4 Vias para o olhar vertical. As vias do olhar para cima se originam no núcleo rostral intersticial do fascículo longitudinal medial e se projetam dorsalmente para inervar os nervos oculomotor e troclear, percorrendo a comissura posterior. Lesões em ambos os feixes de axônios são necessárias para causar paralisia do olhar para cima. A paralisia do olhar para cima é uma característica da síndrome do mesencéfalo dorsal como resultado do efeito de lesão na comissura posterior. As vias do olhar para baixo também se originam no núcleo rostral intersticial do fascículo longitudinal medial, mas provavelmente se situam mais ventralmente. Lesões bilaterais também são necessárias para afetar o olhar para baixo, e geralmente estão localizadas dorsomedialmente ao núcleo rubro. *INC*, núcleo intersticial de Cajal; *IO*, subnúcleo oblíquo inferior; *IR*, subnúcleo do reto inferior; *PC*, comissura posterior; *riFLM*, núcleo intersticial rostral do fascículo longitudinal medial; *RN*, núcleo rubro; *SR*, subnúcleo do reto superior.

- Um componente atencional-espacial para concentração em alvos selecionados e orientação no espaço.

Sistema vestibular

Os movimentos oculares vestibulares mantêm a foveação quando a cabeça se move em qualquer direção ou plano, incluindo os planos horizontal (guinada), vertical-sagital (inclinação) ou vertical-coronal (rolamento). Por exemplo, se a cabeça da pessoa virar 10° para a direita, os olhos giram 10° para a esquerda para manter a fixação de um objeto (ver Figura 9.14.2). A latência para respostas vestibulares é de cerca de 10 milissegundos.

Sistema optocinético

O sistema optocinético complementa o sistema vestíbulo-ocular quando este se torna inadequado, como acontece com a rotação sustentada da cabeça quando os olhos alcançam o limite na órbita. Em seres humanos, o sistema optocinético é testado predominantemente pela fixação e seguimento foveal e, em menor medida, pela mudança de estímulo de campo visual. Este último é testado clinicamente pela rotação de uma imagem do ambiente em torno do paciente ou pelo giro do paciente em um banco giratório para que o ambiente pareça estar se movendo em relação ao paciente.

Sistema de vergência

O sistema de vergência permite que os olhos se movam desconjugadamente no plano horizontal e permite a fixação binocular de um objeto que se move na direção (convergência) ou para longe (divergência) da pessoa. Os principais estímulos para movimentos de vergência são embaçamento da retina (objeto desfocado) e diplopia (disparidade fusional); a convergência está associada à acomodação e miose pupilar (a quase tríade). As vias que geram os movimentos oculares de vergência não são conhecidas com precisão, mas o lobo occipital, o mesencéfalo e o cerebelo desempenham papéis significativos.

TESTE DIAGNÓSTICO

As técnicas utilizadas no exame do sistema oculomotor são dispostas em seis categorias, revisadas em detalhes por Borchert.[3]

Sacadas

O paciente é solicitado a alternar rapidamente a fixação entre dois alvos, como um dedo e o nariz do examinador. As sacadas horizontais e verticais são testadas, e observações são feitas com relação à latência, à velocidade e à precisão.

Anormalidades na precisão sacádica incluem hipermetria ou hipometria do alvo e indicam patologia cerebelar. Anormalidades macroscópicas são clinicamente óbvias, mas a detecção de mudanças sutis requer oculografia quantitativa.

Fixação

O paciente olha para um alvo estacionário e acomodativo projetado a distância enquanto o examinador verifica a fixação tanto monocular quanto binocular. A fixação deve ser constante sem nistagmo ou outras oscilações oculares significativas. Pequenos movimentos oculares, como "oscilações de onda quadrada" (do inglês, *square wave jerks*) de menos de 1 a 2° são normais e não prejudicam a visão.

Seguimento

O paciente é solicitado a fixar um objeto pequeno, como uma caneta, e segui-lo lentamente ao longo das versões horizontal e vertical. Os olhos dos pacientes devem seguir o alvo lentamente. Se o sistema de seguimento estiver com algum problema, ou o alvo se mover muito rapidamente, os olhos ficam para trás e fazem "sacadas corretivas" (seguimento sacádico ou em roda denteada) para refixar o alvo.

Além disso, o seguimento pode ser avaliado durante o teste da capacidade do paciente de suprimir o reflexo vestíbulo-ocular (RVO). Faça com que o paciente se sente em um banco rotatório e fixe um dos seus polegares levantados estando com o braço estendido, depois gire o banco de modo que a cabeça, o braço e o polegar do paciente se movam como um só corpo. Uma pessoa normal pode suprimir o RVO induzido mantendo a fixação no polegar, mesmo na escuridão ou com os olhos fechados — a supressão de RVO provavelmente envolve as mesmas vias que o seguimento lento. Essa técnica ajuda particularmente a diferenciar a perda visual real da psicogênica, porque pacientes cegos também podem suprimir o RVO enquanto pacientes psicogênicos parecem incapazes de seguir um alvo lentamente.

Movimentos oculares de vergência

O paciente é orientado a seguir um alvo à medida que este se move para perto (convergência) e depois para longe (divergência) de sua face.

Alinhamento ocular

O alinhamento ocular é abordado com mais detalhes na seção sobre estrabismo (Capítulo 11.3). O alinhamento ocular é determinado pelo teste de prisma e cobertura simultâneo (para tropias) e pelo teste de cobertura alternado (para forias e para medir o desvio básico) enquanto em refração sob cicloplegia adequada e fixando um alvo acomodativo.

Diferenciação de lesões supranucleares de nucleares e infranucleares

Se o paciente tiver uma paralisia do olhar, o médico determinará se os olhos podem ser movidos reflexamente na direção da "paresia" de duas maneiras.

Reflexo oculocefálico (olhos de boneca)

O reflexo oculocefálico (olhos de boneca) é realizado inclinando-se a cabeça 30° para frente e fixando um alvo distante. A cabeça é então rodada na direção oposta à paralisia do olhar. Essa manobra usa projeções diretas do sistema vestibular aos núcleos motores oculares (ver Figura 9.14.3). Paralisias do olhar causadas por lesões do córtex cerebral geralmente podem ser compensadas pelo teste vestíbulo-ocular. Em lesões pré-nucleares, nucleares ou infranucleares, o reflexo não compensa a paralisia.

Teste de reflexo vestíbulo-ocular

A cabeça do paciente é inclinada para trás 60°, e o meato acústico externo é irrigado com água fria ou morna para estimular o canal semicircular horizontal. Em indivíduos normais e pacientes com paralisias do olhar supranuclear, a estimulação com água fria faz com que os olhos se desviem lentamente para o lado irrigado resultando em nistagmo com a fase rápida (corretiva) para o lado oposto. Quando se usa água morna, a fase rápida ocorre em direção à orelha estimulada. A mnemônica COWS [*cool* (fria), *opposite* (oposta), *warm* (morna), *same* (mesmo)] refere-se à direção da fase rápida do nistagmo. Em pacientes em coma, não ocorre nenhuma fase corretiva (rápida), então com a água fria os olhos se desviam tonicamente em direção à orelha irrigada. O teste calórico bilateral simultâneo pode ser usado para avaliar movimentos oculares verticais, mas é menos confiável do que o teste oculocefálico.[2]

DISTÚRBIOS DA MOTILIDADE OCULAR SUPRANUCLEAR

Os distúrbios da motilidade ocular supranuclear resultam da interrupção das vias neurais antes que elas atinjam os geradores de movimento ocular. Eles podem ser divididos em dois grupos – distúrbios do olhar conjugado e distúrbios dos movimentos oculares de vergência. As paralisias do olhar afetam os movimentos oculares conjugados e caracterizam-se pela perda do olhar voluntário, em uma ou mais direções, embora sejam poupados os movimentos reflexos, como o RVO, o nistagmo optocinético (NOC) e o fenômeno de Bell. Distúrbios de movimentos oculares de vergência são desconjugados. O desvio *skew* e a reação de inclinação ocular (*ocular tilt reaction*), que também poupam a via final comum para movimentos oculares extraoculares e também podem afetar os movimentos reflexos do olho, são referidos neste capítulo como pré-nucleares.[1]

Paralisias do olhar congênitas

A apraxia oculomotora congênita (AOMC) ou, mais corretamente, paralisia sacádica congênita,[1,2] é mais comum em meninos do que em meninas. Essas crianças têm dificuldade em iniciar sacadas e têm comprometimento variável do seguimento. Os movimentos oculares verticais permanecem intactos. Na primeira infância, a cegueira pode ser suspeita por causa da incapacidade de fixar ou seguir objetos. Contudo, depois de alguns meses, o controle da cabeça é alcançado e o paciente move os olhos sacudindo a cabeça na direção do alvo. Como a cabeça ultrapassa o alvo, os olhos seguem o movimento da cabeça até assumir a fixação. As sacudidas da cabeça (*head thrusting*), geralmente acompanhadas de piscadas, tornam-se menos perceptíveis com o tempo. A confirmação da paralisia sacádica é feita girando a criança ao redor do examinador (Figura 9.14.5). Os olhos se movem conjugada e lentamente na direção do giro, mas, por causa da dificuldade das sacadas, nenhuma fase rápida horizontal corretiva é observada. A AOMC pode estar associada a anormalidades da fossa posterior e atraso no desenvolvimento. Distúrbios oculomotores que se assemelham à AOMC podem ser observados em várias condições, incluindo a síndrome de Aicardi, disgenesia do corpo caloso ou cerebelo, ataxia-telangiectasia, síndrome de Cockayne, síndrome de Joubert, doença de Pelizaeus-Merzbacher e deficiência de semialdeído succínico desidrogenase.

A apraxia oculomotora vertical congênita é rara[4] e deve ser diferenciada de distúrbios metabólicos e degenerativos, como lipidose neurovisceral, e de distúrbios estáveis, como lesão ao nascimento, hipoxia perinatal,[4] e, ocasionalmente, amaurose congênita de Leber.

A paralisia do olhar conjugado horizontal com escoliose (POHE) é uma doença autossômica recessiva caracterizada por paralisia do olhar horizontal desde o nascimento, escoliose progressiva, reflexo optocinético prejudicado e RVO, mas movimentos oculares verticais e de vergência intactos. Alguns pacientes podem ter nistagmo horizontal pendular fino, mioquimia facial, contração facial, atrofia hemifacial e *situs inversus* dos discos ópticos.[2,5]

Paralisias do olhar adquiridas

As paralisias do olhar supranuclear horizontal adquiridas podem ocorrer com acidente vascular cerebral (AVC), trauma cefálico, tumores, convulsões e, raramente, com doença metabólica. Esse assunto é revisado em detalhes em outra publicação.[1] Como esses pacientes têm disfunção cognitiva, eles podem ser difíceis de examinar.

O AVC do hemisfério agudo pode causar um desvio do olhar transitório.[1] Geralmente, os olhos são desviados para o lado da lesão por causa da paresia de olhar para o lado hemiplégico. Após cerca de 5 dias, o hemisfério intacto geralmente assume o controle e tanto a paresia do olhar quanto o desvio ocular se resolvem.

O desvio ocular conjugado ictal (atividade convulsiva) ocorre como resultado de lesões irritativas.[6,7] Tais lesões "ativam" o campo ocular frontal envolvido e fazem com que os olhos se afastem do

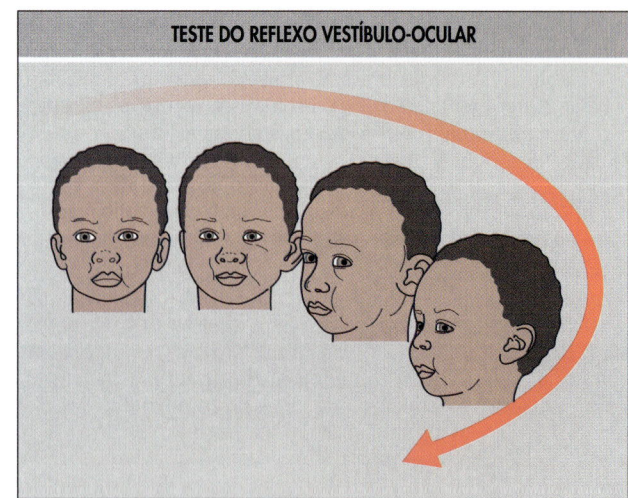

Figura 9.14.5 A criança é girada em torno do examinador para testar o reflexo vestíbulo-ocular. A fase tônica lenta produz o olhar na direção do giro; fases rápidas corretivas das sacadas movem os olhos de volta. Na apraxia oculomotora congênita (paralisia sacádica congênita), as fases rápidas estão ausentes e os olhos são direcionados tonicamente na direção do giro.

hemisfério danificado (desvio adversivo do olhar). Geralmente, esse desvio ocular está associado ou imediatamente seguido por movimentos oculares nistagmoides contrários. Além disso, por causa do desvio do olhar conjugado paralítico pós-ictal, o olhar se desvia transitoriamente na direção do hemisfério envolvido como parte da paralisia de Todd.

A FRPP pode ser danificada por uma variedade de lesões, incluindo isquemia, hemorragia, neoplasia, infecção, desmielinização e distúrbios paraneoplásicos. Uma lesão que afeta o núcleo abducente ipsilateral ou a FRPP causa paralisia do olhar ipsilateral. Uma lesão rostral da FRPP poupa o RVO, mas uma lesão caudal, não. Como resultado da proximidade do núcleo abducente e do fascículo do nervo facial, tipicamente ocorre fraqueza facial ipsilateral com lesões caudais da FRPP. Raramente, fibras simpáticas de primeira ordem (centrais) estão envolvidas, causando uma síndrome de Horner ipsilateral associada.[8]

"Wrong-way eyes" é a expressão dada em inglês para conjugar o desvio do olho ao lado "errado" (hemiplégico), ou seja, para longe da lesão e em direção ao lado hemiplégico (desvio contraversivo do olhar).[9] Pode ocorrer com lesões supratentoriais, particularmente hemorragia talâmica, mas também com acidente vascular encefálico isquêmico. Isso também pode ocorrer com grande hemorragia perisilviana ou lobar, ou lesões irritativas.

Lesões incompletas de FRPP resultam em dificuldade na manutenção do olhar excêntrico e causam nistagmo do olhar parético (evocado pelo olhar). Quando os olhos voltam para a posição primária, o paciente faz sacadas corretivas de volta ao alvo excêntrico, o que resulta em nistagmo evocado pelo olhar.

Lesões bilaterais de FRPP podem causar perda completa do olhar horizontal voluntário. Grandes lesões podem se estender até a porção ventral da ponte, lesionando os tratos corticospinais, e tornam o paciente tetraplégico, causando a síndrome de encarceramento.[10] Tais pacientes parecem inconscientes, mas movimentos verticais voluntários dos olhos e da pálpebra são poupados, diferenciando a síndrome de encarceramento do coma. Bobbing ocular pode ocorrer nessa situação (Capítulo 9.18).

Sacadas lentas ocorrem com doença pontina e em vários outros distúrbios listados no Boxe 9.14.2.[1]

Distúrbios do seguimento

As vias de seguimento horizontal controlam o movimento de rastreio ipsilateral. A via motora comum final estende-se desde a junção parieto-occipitotemporal, através dos núcleos pontinos dorsolaterais, até o centro do olhar ipsilateral na FRPP. Com raras exceções, as lesões das vias de seguimento causam prejuízo ao rastreio ipsilateral; como as vias de seguimento provavelmente decussam duas vezes,[11] uma lesão unilateral do mesencéfalo pode causar prejuízo ao seguimento contralateral.[12] Os campos oculares frontais, os colículos superiores e o cerebelo também contribuem para os impulsos do seguimento.

Os déficits de seguimento variam desde a ausência do rastreio dos movimentos oculares até seguimento sacádico (em roda denteada). O comprometimento global do seguimento lento é um achado comum e inespecífico.

A lesão nas vias de seguimento também afeta a fase lenta do NOC, facilmente demonstrado pela rotação de um tambor optocinético para que as listras se movam em direção ao hemisfério afetado. Por causa da proximidade das vias de seguimento às vias visuais aferentes, as lesões também podem causar hemianopsia homônima contralateral.

A síndrome de Balint é caracterizada por apraxia do olhar (incapacidade de olhar em diferentes partes do campo visual), simultanagnosia (incapacidade de acompanhar simultaneamente diferentes partes do campo visual) e ataxia óptica (localização incorreta quando se alcança ou aponta para objetos). Ocorre com lesão bilateral da região parieto-occipital, geralmente como resultado de um episódio de hipotensão causando infarto do tipo *watershed* (território distal), mas também na síndrome da encefalopatia reversível posterior (PRES, do inglês *posterior reversible encephalopathy syndrome*) e em distúrbios degenerativos, como atrofia cortical posterior.[13,14]

Oftalmoplegia internuclear

Uma lesão do FLM, entre o núcleo abducente e o subnúcleo do reto medial contralateral do nervo oculomotor, interrompe a transmissão de impulsos neurais para o músculo reto medial ipsilateral (ver Figura 9.14.3). Isso prejudica a adução de sacadas do olho ipsilateral, que se tornam ou lentas ou ausentes. Na tentativa de olhar lateral, para o lado contrário ao da lesão, o olho que abduz ultrapassa o alvo (dismetria), dando a aparência de nistagmo dissociado (desconjugado). Se a oftalmoplegia internuclear (OIN) é bilateral, as sacadas de abdução também podem ser lentas por causa da inibição prejudicada do tônus de repouso no músculo reto medial. Nistagmo torsional e de batimento para cima estão frequentemente presentes, particularmente se ambos FLM são afetados. Uma OIN sutil pode ser demonstrada quando o paciente faz sacadas horizontais repetitivas, que mostram a lenta adução do olho ipsilateral. A convergência pode ser preservada. Outras características clínicas associadas à OIN incluem desvio *skew*, seguimento lento vertical defeituoso, comprometimento do RVO vertical, bem como a capacidade prejudicada de suprimir ou cancelar o RVO vertical.

A OIN também pode ocorrer com uma variedade de distúrbios que afetam o tronco encefálico (vascular, desmielinizante e metastático) e deve ser diferenciada do pseudo-OIN da miastenia *gravis*, estrabismo paraneoplásico ou exotropia de longa data.

A síndrome *one-and-a-half* ocorre com danos nas regiões caudais da ponte que envolve o FLM ipsilateral e a FRPP ou o núcleo abducente ipsilaterais. Resulta em uma paralisia do olhar ipsilateral com uma OIN ipsilateral (ver Figura 9.14.3). O único movimento horizontal intacto é a abdução do olho contralateral. Se o núcleo ou o fascículo do nervo facial estiver envolvido, mioclonia oculopalatal (oscilação vertical dos olhos, palato e outros músculos de origem branquial) pode se desenvolver mais tarde.[15] As causas mais comuns da síndrome *one-and-a-half* são esclerose múltipla e acidente vascular do tronco encefálico, seguido por tumores metastáticos e primários do tronco encefálico. A miastenia *gravis* ocular pode causar uma pseudossíndrome *one-and-a-half*.[16]

Distúrbios do olhar vertical

Lesões isoladas do mesencéfalo podem causar distúrbios do olhar vertical (ver Figura 9.14.4) e ocorrem com uma variedade de doenças (Boxe 9.14.3). Os distúrbios do olhar vertical, particularmente o olhar para baixo, passam muitas vezes despercebidos em pacientes com doença vascular do tronco encefálico, porque

---

BOXE 9.14.2 Causas de sacadas lentas.

Complexo de demência da síndrome de imunodeficiência adquirida
Esclerose lateral amiotrófica
Toxicidade de anticonvulsivante (consciência geralmente prejudicada)
Ataxia-telangiectasia
Deficiência da hexosaminidase A
Doença de Huntington
Oftalmoplegia internuclear
Doença de Joseph
Lesões da formação reticular pontina paramediana
Doenças de armazenamento lipídico
Doença de Lytico-Bodig
Miastenia *gravis*
Distrofia miotônica
Cistinose nefropática
Apraxia oculomotora
Fraqueza do nervo ou músculo oculomotor
Paralisia supranuclear progressiva
Degeneração espinocerebelar (p. ex., degeneração olivopontocerebelar)
Encefalopatia de Wernicke
Doença de Whipple
Doença de Wilson

> **BOXE 9.14.3** Distúrbios do mesencéfalo que afetam o olhar vertical.
>
> **Lesões extrínsecas**
> Tumores da região pineal
> Malformações vasculares e aneurismas
> Hidrocefalia (falha da derivação ventricular)
> Cistos parasíticos
>
> **Lesões intrínsecas**
> Tumor do tronco encefálico primário (glioma, ependimoma)
> Tumor do tronco encefálico metastático
> Tumores do terceiro ventrículo
> Adenomas hipofisários
> Acidente vascular encefálico
> - Infarto
> - Hemorragia (talâmica, pré-tectal)
>
> Traumatismo (cirurgia, traumatismo craniano)
> Esclerose múltipla
> Infecção (sífilis, encefalite)
> Doença do armazenamento lipídico
> Herniação transtentorial
> Kernicterus (icterícia neonatal)
> Síndrome de Wernicke
> Síndrome de Bassen-Kornzweig
> Deficiência de vitamina B_{12}
> *Bypass* jejunoileal

os danos ao sistema de ativação reticular em torno prejudicam a consciência.

As paralisias supranucleares do olhar para cima ocorrem com lesões na comissura posterior ou próximas a ela e com lesões bilaterais na região pré-tectal (ver Figura 9.14.4). Compressão extrínseca da comissura posterior ou região pré-tectal provoca perda do reflexo de luz pupilar, mas poupa a acomodação e a convergência (dissociação luz-perto). Paralisia do olhar para cima, dissociação luz-perto das pupilas, convergência prejudicada, retração da pálpebra e nistagmo convergente-retratório são características da síndrome do mesencéfalo dorsal (de Parinaud). Essa condição é mais comumente observada em casos de tumores da região pineal, tumores primários do tronco encefálico e acidente vascular do mesencéfalo.[17]

O nistagmo convergente-retratório é um sinal singular de localização da lesão na região do mesencéfalo dorsal. Não é um nistagmo verdadeiro, mas um distúrbio sacádico,[2] que é mais bem evocado girando-se um tambor optocinético com as listras se movendo para baixo. Quando o paciente tenta fazer movimentos sacádicos corretivos ascendentes para refixar, os olhos convergem e se retraem nas órbitas por causa da cocontração síncrona dos músculos extraoculares.

A paralisia do olhar para baixo ocorre com lesões bilaterais do núcleo rostral intersticial do FLM ou suas projeções (ver Figura 9.14.4). Com a exceção da oclusão do ramo tálamo-subtalâmico posterior da artéria cerebral posterior (artéria de Percheron), tais lesões discretas são raras; o envolvimento do mesencéfalo em vez do tálamo é responsável pela paralisia.[18] Mais comumente, o envolvimento bilateral das vias para o olhar descendente e para o olhar ascendente ocorre como parte dos distúrbios neurológicos difusos. Raramente, uma lesão unilateral do tegmento mesencefálico pode resultar em comprometimento das sacadas para baixo, bem como para cima.[2]

A paralisia supranuclear progressiva (síndrome de Steele-Richardson-Olszewski), um distúrbio neurodegenerativo, ocorre em torno da sexta década. Ela é caracterizada por paralisia do olhar vertical supranuclear, particularmente olhar para baixo, instabilidade postural e quedas inexplicáveis. Além disso, rigidez da nuca, parkinsonismo, paralisia pseudobulbar e demência podem estar presentes. Os primeiros sintomas visuais incluem visão turva (dificultando a visualização da comida em um prato e a leitura), diplopia, ardor nos olhos e fotofobia. Como progressão da doença, os movimentos oculares horizontais tornam-se deficientes; e eventualmente uma paresia global do olhar se desenvolve.[2]

A doença de Wilson (degeneração hepatolenticular) está associada a um anel de Kayser-Fleischer, causado pelo acúmulo de cobre na membrana de Descemet. Anormalidades do movimento ocular são incomuns, mas sacadas lentas e paralisias supranucleares de olhar para cima podem ocorrer.

Kernicterus (icterícia neonatal) pode causar paresia do olhar para cima, que geralmente é supranuclear.[19] Sacadas horizontais podem ser lentas na doença de Huntington. Os pacientes acham difícil iniciar sacadas e, frequentemente, piscam e empurram a cabeça para facilitar os movimentos dos olhos. Sacadas verticais são mais afetadas do que sacadas horizontais. A instabilidade de fixação é proeminente.

Desvio tônico para cima do olhar (olhar para cima forçado) é raro, mas pode ser observado em pacientes inconscientes.[1] Também pode ser observado na crise oculogírica, que é frequentemente desencadeada por medicamentos neurolépticos. Raramente, o desvio do olhar para cima tônico pode ser psicogênico, mas pode ser superado pela estimulação calórica fria dos canais semicirculares.

O olhar para cima tônico paroxístico benigno geralmente começa durante o primeiro ano de vida, dura cerca de 2 anos e não tem causa conhecida. Esse fenômeno pode ocorrer com fibrose cística.[20] O olhar para cima tônico pode ser observado em bebês em condições normais durante os primeiros meses de vida.[21]

O desvio tônico para baixo do olhar (forçado para baixo) é associado a hemorragia talâmica medial, hidrocefalia obstrutiva aguda, distúrbios metabólicos, encefalopatia hipóxica ou hemorragia subaracnoidea maciça. Quando associado à retração da pálpebra, as pupilas podem estar escondidas abaixo das pálpebras inferiores (fenômeno do sol poente). Nesse cenário, a pressão intracraniana elevada é uma grande preocupação. Os olhos podem convergir, como se olhassem o nariz.[22] Os prematuros com hemorragias intraventriculares também podem ter desvio descendente tônico com desvio *skew* e esotropia.[23] O desvio tônico para baixo dos olhos pode ocorrer como um fenômeno transitório em neonatos saudáveis. Também pode ser induzido na infância por súbita exposição à luz brilhante.

O desvio *skew* é uma divergência vertical dos eixos oculares causada por uma lesão "pré-nuclear" das vias vestíbulo-oculares verticais no tronco encefálico ou no cerebelo. O desvio *skew* geralmente é comitante e frequentemente associado à ciclotorção de um ou ambos os olhos. Quando o desvio *skew* é incomitante, pode imitar paralisia de um terceiro ou quarto nervo craniano. Exotropia está frequentemente presente em combinação com desvio *skew* e oftalmoplegia internuclear. O desvio *skew* ocorre mais comumente com lesões vasculares da ponte ou medula lateral (síndrome de Wallenberg). Em lesões do mesencéfalo ou da parte superior da ponte, o olho contralateral é mais baixo (*skew* contraversiva), mas com lesões da ponte baixa ou medula o olho ipsilateral é mais baixo (*skew* ipsiversiva).[24]

Com o desvio *skew* alternado, a hipertropia muda com a direção do olhar. O olho adutor geralmente é hipotrópico, imitando, assim, a ação exagerada do oblíquo superior. O desvio *skew* alternado ocorre com lesões ou da região mesencefálica superior envolvendo o núcleo intersticial de Cajal ou da junção cervicomedular ou cerebelo. Na última situação, ataxia e nistagmo batendo para baixo geralmente estão associados.[25] O desvio *skew* alternado periódico ou paroxístico ocorre com lesões do mesencéfalo; a hipertropia muda de forma regular ou irregular ao longo de períodos de segundos a minutos.

A contrarrotação ocular, um reflexo vestibular normal, permite que as pessoas mantenham a orientação horizontal do ambiente, enquanto a cabeça inclina para ambos os lados (ver Figura 9.14.2). Quando a cabeça está inclinada para a esquerda, o olho esquerdo se eleva e sofre inciclotorção à medida que o olho direito se abaixa e sofre exciclotorção.

A reação de inclinação ocular é um tipo especial de desvio *skew* associado à ciclotorção de ambos os olhos e inclinação da cabeça paradoxal todos para o mesmo lado – o do olho inferior (ver Figura 9.14.2). Uma reação de inclinação ocular tônica (sustentada) ocorre com lesões do utrículo ipsilateral, nervo vestibular ou núcleos, ou uma lesão na região do núcleo intersticial de Cajal contralateral e tálamo medial. Reação de inclinação ocular fásica (paroxística) ocorre com lesões do núcleo intersticial de Cajal ipsilateral e pode responder ao baclofeno.

O desvio vertical dissociado é um fenômeno bilateral assimétrico que ocorre com a interrupção precoce da fusão (esotropia congênita, catarata infantil). Geralmente é manifestado durante períodos de desatenção em que o olho desviante se eleva, sofre abdução e exciclotorção. A causa permanece obscura, mas é uma exceção à lei de Hering de inervação igual. Quando manifesto, é mais bem tratado por retrocesso do reto superior unilateral ou bilateral.[26]

A deficiência congênita do elevador monocular, anteriormente conhecida como paralisia dupla do elevador, é caracterizada por limitação congênita de elevação de um olho. A maioria dos pacientes é hipotrófica na posição primária, mas usa posição da cabeça com o queixo elevado para permitir a fusão. Ptose ou pseudoptose, em que a pálpebra superior do olho hipotrófico afetado parece ptótica porque o olho está mais baixo, está quase sempre presente. Acredita-se que a deficiência do elevador monocular resulta de uma lesão mesencefálica unilateral congênita pré-nuclear porque o olho afetado normalmente é elevado pelo reflexo de Bell. Além disso, como os músculos elevadores do olho afetado (oblíquo inferior e reto superior) são inervados por seus respectivos subnúcleos dentro do núcleo do terceiro nervo craniano, mas em lados opostos da linha média, uma única lesão unilateral deve ser pré-nuclear, em vez de nuclear.

Na deficiência do elevador monocular de longa duração, o músculo reto inferior pode tornar-se contraturado, o que pode ser tratado usando retrocesso. Se não houver restrição, recomenda-se uma transposição vertical do tendão total (procedimento de Knapp) dos músculos horizontais.[27] Outros distúrbios que podem causar restrição do reto inferior, como orbitopatia tireoidiana e fraturas do assoalho orbital, devem ser descartados.

A paralisia do elevador monocular supranuclear (pré-nuclear) é uma limitação adquirida de elevação de um olho na tentativa de olhar para cima. Os pacientes permanecem ortotrópicos na posição primária, e o olhar para baixo está intacto. Esse distúrbio ocorre com lesões vasculares ou neoplásicas unilaterais do mesencéfalo.[1] O olho afetado geralmente é elevado pelo reflexo de Bell ou pela estimulação vestibular.

DISTÚRBIOS DA MOTILIDADE OCULAR E CEREBELO

O cerebelo coordena as diferentes entradas sensoriais e motoras para o sistema motor ocular e garante que os olhos se movam suavemente e com precisão. Sinais de motilidade ocular indicativos de doença cerebelar são listados no Boxe 9.14.4. O verme dorsal e os núcleos fastigiais determinam a precisão das sacadas, ajustando a sua amplitude. Lesões do verme dorsal e núcleos fastigiais resultam em dismetria sacádica. O flóculo é responsável pela estabilização de imagens na fóvea, particularmente após uma sacada. As lesões do flóculo resultam em defeitos de fixação do olhar, como nistagmo evocado pelo olhar, de rebote ou *downbeat*, comprometimento do seguimento lento e incapacidade tanto de cancelar o RVO pelo sistema de seguimento quanto de suprimir o nistagmo (e vertigem) por fixação. O nódulo influencia nos movimentos oculares vestibulares e na interação vestíbulo-optocinética. Lesões do nódulo podem causar nistagmo periódico alternante.

Os tumores da fossa posterior podem se manifestar inicialmente com o estrabismo; esotropia comitante aguda pode ser o primeiro sinal.[28] Crianças afetadas geralmente são mais velhas do que aquelas que têm esotropia infantil ou acomodativa e desenvolvem nistagmo ou outros sinais neurológicos.[29]

A incapacidade de recuperar a fusão após o uso de óculos, prisma ou tratamento cirúrgico é comum e indica a necessidade de

BOXE 9.14.4 Sinais de motilidade ocular indicativos de doença cerebelar.

Dismetria sacádica (amplitude sacádica imprecisa; não atinge um alvo visual)
Seguimento sacádico
Fixação instável (abalos de onda quadrada)
Reflexo vestíbulo-ocular prejudicado
Nistagmo evocado pelo olhar
Nistagmo vertical
Aumento do ganho do reflexo vestíbulo-ocular

exames de neuroimagem.[28] Defeitos cerebelares congênitos ou adquiridos podem estar associados a uma variedade de distúrbios da motilidade ocular. Pacientes com AOMC podem apresentar defeitos cerebelares na linha média.[30] As malformações de Chiari podem estar associadas a nistagmo *downbeat*, nistagmo evocado pelo olhar, desvio *skew*, ou esotropia por insuficiência de divergência. A degeneração cerebelar familiar pode estar associada a distúrbios de vergência.[31,32]

DISTÚRBIOS DA MOTILIDADE OCULAR E SISTEMA VESTIBULAR

O sistema vestibular estabiliza imagens na retina durante os movimentos da cabeça; os canais semicirculares respondem à aceleração rotacional da cabeça estimulando o RVO para manter a direção do olhar no espaço (no alvo) durante os movimentos da cabeça: o otólito (utrículo ou sáculo) responde à aceleração linear, e a inclinação da cabeça estática responde à gravidade. Essa rede neural é discutida com mais detalhes em outras publicações.[33,34] A ruptura da via vertical do RVO (sistema vestibular periférico, núcleos vestibulares, entradas cerebelares, FLM ou subnúcleos do nervo craniano) causa desvio *skew*.

DISTÚRBIOS DE VERGÊNCIA

A paralisia de convergência ocorre com lesões do mesencéfalo e pode estar associada a outras características da síndrome do mesencéfalo dorsal. A falta de esforço, no entanto, é a causa mais comum da falta de convergência. Distúrbios degenerativos, como degeneração cerebelar, doença de Parkinson e paralisia supranuclear progressiva, também podem estar associados à deficiência de convergência. A ausência de outros sinais mesencefálicos e a falta de constrição pupilar na tentativa de convergência podem diferenciar a convergência psicogênica da doença orgânica.

A insuficiência da convergência é uma condição idiopática que também pode estar relacionada, em parte, ao esforço. É observada em jovens que se queixam de diplopia ou tensão ocular associada com trabalho próximo (astenopia).[31] Essa condição geralmente responde a exercícios de convergência com um lápis (*pencil push-ups*).

A insuficiência de divergência é caracterizada por diplopia horizontal não cruzada à distância na ausência de outros sintomas ou sinais neurológicos. Os pacientes têm esotropia intermitente ou constante que é maior à distância do que de perto. A abdução é completa. A origem da insuficiência de divergência não é clara, mas pode resultar de uma ruptura na fusão mais tarde na vida ou ocorrer em pacientes com degeneração cerebelar.[32] A condição é tratada facilmente com prismas de base temporal (base para fora) para a correção a distância e raramente requer cirurgia nos músculos extraoculares.

A paralisia de divergência é uma entidade controversa que é difícil de diferenciar das paralisias bilaterais do sexto nervo craniano. Esses pacientes geralmente têm diplopia horizontal a distância com as versões completas, mas os movimentos de abdução são lentos. Pacientes com paralisia do sexto nervo craniano bilateral que se recuperam gradualmente passam, muitas vezes, por uma fase em que a esotropia é comitante e as versões estão completas e, assim, imitam a paralisia de divergência.

O espasmo do reflexo de perto é caracterizado por episódios intermitentes de convergência, miose e acomodação. Os sintomas incluem visão dupla ou turva. O paciente é esotrópico, particularmente a distância, e tem miose extrema. O espasmo do reflexo de perto é comumente de origem psicogênica. Os pacientes que apresentam espasmo psicogênico do reflexo de perto frequentemente apresentam queixas somáticas associadas e anormalidades comportamentais, que incluem blefaroclono no olhar lateral prolongado. A hipermetropia alta não corrigida pode imitar espasmo do reflexo de perto, mas uma refração com cicloplegia cuidadosa irá revelar uma esotropia acomodativa. O manejo adequado consiste em prescrever a refração cicloplegiada completa.

A ruptura da fusão de origem central, também chamada deficiência de fusão pós-traumática, ocorre após lesão mesencefálica moderada e causa diplopia intratável, apesar da capacidade do paciente de fusão intermitente e até mesmo de alcançar estereopsia breve.[33] O tratamento cirúrgico ou com prisma é ineficaz. A ruptura central da fusão também pode estar associada a tumores do tronco encefálico, acidente vascular encefálico, procedimentos neurocirúrgicos, remoção de cataratas de longa duração e afacia não corrigida. Deve ser diferenciada dos distúrbios psicogênicos da vergência e das paralisias bilaterais dos oblíquos superiores; essas últimas costumam causar diplopia torsional intolerável.

O fenômeno de hemideslizamento ocorre quando os pacientes que têm grandes defeitos de campo visual, particularmente hemianopsias bitemporais densas, desenvolvem diplopia. Eles têm dificuldade em manter a fusão porque não podem mais suprimir qualquer desvio latente como resultado da perda de áreas de campo sobrepostas.

A neuromiotonia ocular é uma contração miotônica breve, involuntária e intermitente de um ou mais músculos do extraocular. Embora o mecanismo não esteja claro, ele é incluído aqui porque deve ser diferenciado de outros distúrbios de vergência. A neuromiotonia ocular geralmente resulta em esotropia do olho afetado acompanhada de falha de elevação e depressão do globo e pode ser provocada por olhar excêntrico prolongado. Isso pode estar associado a sinais de reinervação aberrante do terceiro nervo craniano. Geralmente, a pupila é fixa tanto à luz quanto a estímulos para perto. As causas incluem radioterapia e, menos comumente, lesões compressivas, como meningiomas do seio cavernoso, adenomas hipofisários e, raramente, vasos dolicoectásicos. Ocasionalmente, nenhuma causa é encontrada. Deve ser diferenciada da mioquimia do oblíquo superior e dos espasmos da paralisia oculomotora cíclica (ver Capítulo 9.18). A neuromiotonia ocular responde a carbamazepina e outros fármacos antiepilépticos.

DESENVOLVIMENTO DO SISTEMA OCULOMOTOR

A maturação do sistema nervoso continua após o nascimento e é particularmente rápida durante os primeiros meses de vida. Ao nascer, o sistema vestibular é o mais desenvolvido dos subsistemas oculomotores e pode ser testado pela rotação do lactente (segurado com os braços estendidos). O RVO está bem desenvolvido por volta do fim da primeira semana pós-natal.[34]

Movimentos de seguimento lentos ocorrem em recém-nascidos, mas apenas com grandes alvos (como um rosto humano) que se movem em baixas velocidades. O sistema de seguimento não amadurece totalmente até o fim da adolescência. O sistema sacádico também é imaturo no neonato. Os movimentos sacádicos verticais amadurecem mais lentamente que os horizontais e podem não ser detectados no primeiro mês após o nascimento. Os movimentos de vergência também demoram a amadurecer, mas são observados após o primeiro mês.

Anormalidades transitórias da motilidade ocular na infância

Vários distúrbios benignos transitórios da motilidade ocular ocorrem na infância. O estrabismo neonatal ocorre em até um terço dos neonatos saudáveis; esotropia que persiste além dos 3 meses ou exotropia que persiste além dos 4 meses pós-natal são anormais.[35] O desvio ocular tônico para baixo ocorre em aproximadamente 2% dos recém-nascidos saudáveis[36,37] e é semelhante ao sinal de "sol poente" observado em bebês com hidrocefalia, mas se resolve espontaneamente. A retração da pálpebra, seja espontânea ou associada à escuridão súbita, pode ser observada. O olhar tônico para cima é menos comum que o olhar tônico para baixo, mas é bem descrito[32,38] e, geralmente, também se resolve. O desvio *skew* ocorre em bebês saudáveis e geralmente se resolve,[37] mas um número substancial deles desenvolve estrabismo.

Os bebês prematuros, especialmente aqueles com hemorragias intraventriculares, podem desenvolver desvios oculares esotrópicos e tônicos para baixo semelhantes aos dos adultos com lesões talâmicas adquiridas. Embora a paralisia do olhar para cima tipicamente se resolva, a esotropia persiste e requer cirurgia.[1]

BIBLIOGRAFIA

Ahn JC, Hoyt WF, Hoyt CS. Tonic upgaze in infancy. A report of three cases. Arch Ophthalmol 1989;107:57–8.

Borchert MS. Principles and techniques of the examination of ocular motility and alignment. In: Miller NR, Newman NJ, editors. Walsh & Hoyt's clinical neuro-ophthalmology, vol. 1. 6th ed. Baltimore: Williams & Wilkins; 2005. p. 887–906.

Brandt T, Dieterich M. Skew deviation with ocular torsion: a vestibular brainstem sign of topographic diagnostic value. Ann Neurol 1993;33:528–34.

Brodsky MC, Baker RS, Hamed LM. Complex ocular motor disorders in children. In: Brodsky MC, Baker RS, Hamed LM, editors. Pediatric neuro-ophthalmology. New York: Springer-Verlag; 1996. p. 251–301.

Davis TL, Lavin PJ. Pseudo one-and-a-half syndrome with ocular myasthenia. Neurology 1989;39:1553.

Gieron MA, Korthals JK. Benign paroxysmal tonic upward gaze. Pediatr Neurol 1993;9:159.

Hamed LM, Maria BL, Quisling RG, et al. Alternating skew on lateral gaze. Neuroanatomic pathway and relationship to superior oblique overaction. Ophthalmology 1993;100:281–6.

Hoyt CS, Mousel DK, Weber AA. Transient supranuclear disturbances of gaze in healthy neonates. Am J Ophthalmol 1980;89:708–13.

Kumral E, Kocaer T, Ertubey NO, et al. Thalamic hemorrhage. A prospective study of 100 patients. Stroke 1995;26:964–70.

Leigh RJ, Zee DS. The neurology of eye movements. 5th ed. Oxford: Oxford University Press; 2015.

Williams AS, Hoyt CS. Acute comitant esotropia in children with brain tumors. Arch Ophthalmol 1989;107:376–8.

Wolin MJ, Trent RG, Lavin PJ, et al. Oculopalatal myoclonus after the one-and-a-half syndrome with facial nerve palsy. Ophthalmology 1996;103:177–80.

As referências completas estão disponíveis no **GEN-io**.

PARTE 9 NEURO-OFTALMOLOGIA
SEÇÃO 3 Sistema Visual Eferente

Distúrbios Nucleares e Fasciculares do Movimento Ocular

9.15

Sean P. Donahue e Reid A. Longmuir

Definição: Distúrbios do movimento ocular causados por lesões dos núcleos dos nervos oculomotores (III, IV ou VI nervos cranianos) ou dos fascículos dos nervos oculomotores dentro do tronco encefálico.

Características principais
- Diplopia
- Desvio ocular incomitante
- Sinais neurológicos de localização concomitantes.

Características associadas
- Paralisias adicionais dos nervos cranianos
- Distúrbios supranucleares da motilidade
- Sinais de tratos longos.

INTRODUÇÃO

Os comandos de movimento ocular são realizados a partir do córtex cerebral e estruturas superiores do tronco encefálico para os núcleos dos nervos oculomotores. Esses comandos são, então, enviados para os músculos extraoculares individuais pelo terceiro, quarto e sexto nervos cranianos. Anormalidades do movimento dos olhos resultantes de danos às estruturas que transportam comandos para os núcleos dos nervos oculomotores são consideradas de origem supranuclear ou pré-nuclear (ver Capítulo 9.14). Anormalidades resultantes de lesões nos núcleos oculomotores e seus respectivos nervos cranianos são consideradas anormalidades infranucleares.

Uma paralisia oculomotora infranuclear pode ser causada por dano em qualquer local do núcleo até o músculo extraocular. As paralisias oculomotoras nucleares ocorrem no nível do núcleo oculomotor; as paralisias nervosas fasciculares são causadas por lesões nas fibras nervosas que partem do núcleo e saem do tronco encefálico para o espaço subaracnóideo.

As paralisias nucleares e fasciculares de nervos oculomotores causam anormalidades oculares características, dependendo da perda da função do músculo extraocular inervado. As paralisias agudas produzem um estrabismo incomitante que é maior no campo de ação do músculo parético. Paralisias do terceiro nervo também estão associadas às funções pupilar e palpebral anormais. As paralisias do quarto nervo estão quase sempre associadas a queixas de torsão ou de inclinação ou rotação da cabeça.

As paralisias de nervo nuclear e fascicular estão frequentemente associadas a outros sinais neurológicos em virtude do grande número de estruturas localizadas nas proximidades (Figura 9.15.1). O conhecimento detalhado da neuroanatomia do mesencéfalo e da ponte permite ao médico localizar essas lesões com grande precisão.

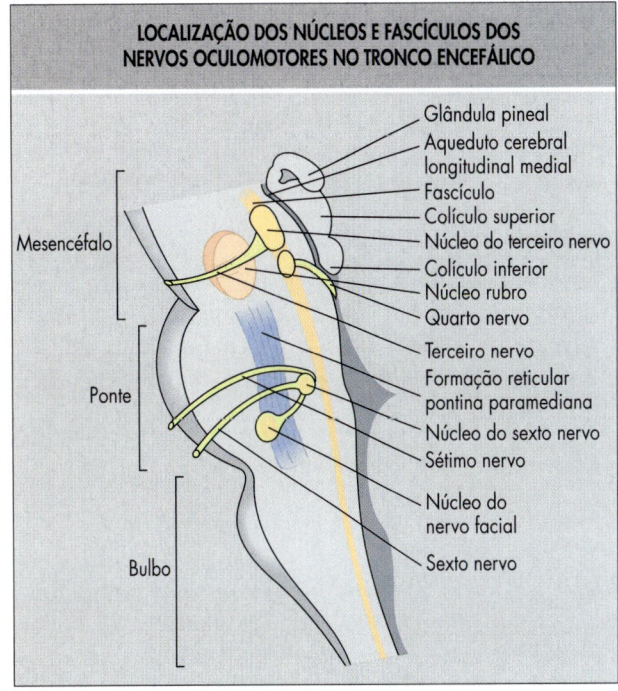

Figura 9.15.1 Localização dos núcleos e fascículos dos nervos oculomotores no tronco encefálico. Observar a relação dos núcleos e fascículos dos nervos cranianos com o fascículo longitudinal medial, o núcleo rubro, a formação reticular pontina paramediana e o núcleo e o fascículo do nervo facial. O quarto nervo sai dorsalmente, enquanto o terceiro e o sexto nervos saem ventralmente.

EPIDEMIOLOGIA E PATOGÊNESE

As paralisias dos nervos oculomotores normalmente se tornam aparentes em uma das seguintes quatro formas.[1]

- Paralisia isolada do nervo sem outros sinais ou sintomas
- Paralisia isolada do nervo com sintomas associados
- Paralisia nervosa associada a paralisias de outros nervos cranianos
- Paralisia nervosa com outros sinais neurológicos que não neuropatias cranianas.

Cada uma dessas quatro apresentações tem um diagnóstico diferencial correspondente diferente. Infelizmente, a maioria dos relatos na literatura que consideram as causas das paralisias dos nervos oculomotores[2-5] não classifica as paralisias dessa maneira.

Como os distúrbios nucleares e fasciculares são altamente localizáveis, é melhor localizar a lesão e, em seguida, considerar as causas com base na idade e na história do paciente (Boxes 9.15.1 a 9.15.3). A maioria dos distúrbios nucleares e fasciculares do movimento ocular é causada por doença vascular (infarto, hemorragia por malformação arteriovenosa), desmielinização e tumor (metastático ou primário). Causas infecciosas, inflamatórias e traumáticas são menos prováveis. A paralisia congênita do nervo oculomotor pode surgir de distúrbios do tronco encefálico em alguns pacientes,[6-8] que frequentemente apresentam outras anomalias cerebrais e síndromes do tronco encefálico.

Embora as doenças da tireoide e miastenia possam mimetizar paralisias isoladas de nervos cranianos, nenhuma delas está associada a déficits neurológicos da função do tronco encefálico.

MANIFESTAÇÕES OCULARES

Paralisias do terceiro nervo craniano

O nervo oculomotor inerva quatro músculos extraoculares (reto medial, reto inferior, reto superior e oblíquo inferior) além do levantador da pálpebra e do esfíncter pupilar.

O grau de envolvimento de cada uma dessas seis estruturas pode ser bastante variável. Quando a paralisia está completa, há ptose completa com dilatação da pupila que não responde à luz nem à visão de perto. O olho é desviado para fora e, frequentemente, mas nem sempre, para baixo. O funcionamento dos outros nervos oculomotores podem ser verificados nesta situação pela avaliação da abdução (sexto nervo craniano) e observando-se a inciclotorsão na tentativa de abaixamento em adução (quarto nervo craniano).

Lesões nucleares do terceiro nervo craniano

O núcleo do terceiro nervo está localizado no mesencéfalo próximo do aqueduto cerebral no nível do colículo superior (Figura 9.15.2). Cada músculo extraocular que recebe inervação do terceiro nervo tem um subnúcleo correspondente (Figura 9.15.3). Um único núcleo central (núcleo caudal central) inerva os dois músculos levantadores da pálpebra. Existem subnúcleos bilaterais distintos para os músculos extraoculares. Um subnúcleo bilateral adicional, o núcleo de Edinger-Westphal, fornece um estímulo parassimpático para o esfíncter da pupila.[9]

As projeções dos subnúcleos para os seus alvos não são cruzadas (cada subnúcleo inerva o músculo extraocular correspondente ipsilateral), com duas exceções – o único núcleo caudal central envia projeções para ambos os músculos levantadores, e a projeção do subnúcleo do reto superior é cruzada. Assim, o subnúcleo do reto superior direito inerva o músculo reto superior esquerdo, e vice-versa.

A evolução das conexões cruzadas pode ter ocorrido para facilitar a inervação vestibular. Como o nervo troclear também sofre decussação, cada músculo ciclovertical e seu músculo

---

BOXE 9.15.1 Etiologia das paralisias do núcleo e do fascículo do nervo oculomotor – paralisias do terceiro nervo.

Crianças
- Congênita
  - Com anormalidades neurológicas
  - Com reinervação aberrante
  - Com espasmo oculomotor cíclico
- Vascular (malformação arteriovenosa)
- Tumor primário
- Tumor metastático

Adultos jovens
- Desmielinizante
- Vascular (hemorragia ou infarto)
- Tumor

Adultos mais velhos
- Vascular (infarto)
- Tumor

BOXE 9.15.2 Etiologia das paralisias do núcleo e do fascículo do nervo oculomotor – paralisias do quarto nervo.

Lesões intrínsecas do mesencéfalo
- Traumatismo (véu medular anterior)
- Tumor
  - Meduloblastoma
  - Ependimoma
  - Metastático
- Desmielinização
- Acidente vascular encefálico
  - Isquêmico
  - Hemorrágico
- Malformação arteriovenosa

Lesões extrínsecas do mesencéfalo
- Tumor
  - Pinealoma
  - Metastático
- Hidrocefalia
- Estenose aquedutal

BOXE 9.15.3 Etiologia das paralisias do núcleo e do fascículo do nervo oculomotor – paralisias do sexto nervo.

- Doença vascular
  - Hemorragia
  - Infarto (artéria cerebelar anteroinferior; artérias perfurantes paramedianas)
- Doença desmielinizante
- Traumatismo
- Tumor
  - Glioma
  - Astrocitoma
  - Ependimoma
  - Meduloblastoma
  - Metastático
  - Infiltrativo
- Outro

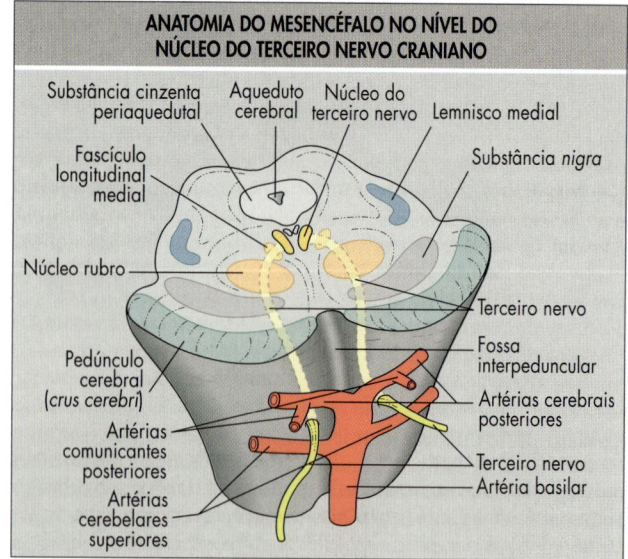

Figura 9.15.2 Anatomia do mesencéfalo no nível do núcleo do terceiro nervo craniano. Os fascículos do terceiro nervo passam através do núcleo rubro, substância *nigra* e *crus cerebri* antes de saírem para a fossa interpeduncular. O lemnisco medial está localizado nas proximidades. Observar a relação íntima dos núcleos do nervo oculomotor com o fascículo longitudinal medial, substância cinzenta periaquedutal e aqueduto cerebral.

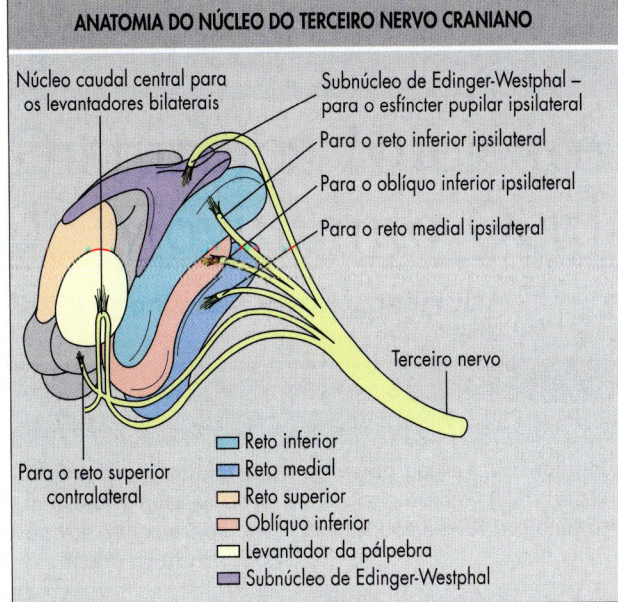

Figura 9.15.3 Anatomia do núcleo do terceiro nervo craniano. O núcleo do terceiro nervo consiste em um núcleo único, central, localizado caudalmente, para o levantador da pálpebra, subnúcleos bilaterais pareados com projeções cruzadas que inervam os músculos retos superiores, e subnúcleos bilaterais pareados com projeções não cruzadas que inervam os músculos retos mediais, retos inferiores e oblíquos inferiores. A inervação parassimpática para o corpo ciliar e esfíncter da íris surge do núcleo de Edinger-Westphal. (De Warwick R. Representation of the extraocular muscles in the oculomotor nuclei of the monkey. J Comp Neurol. 1953;98:449-503.)

BOXE 9.15.4 Regras de Daroff para as paralisias do núcleo do terceiro nervo craniano.

Condições que reforçam o acometimento do núcleo
- Paralisia bilateral do terceiro nervo sem ptose (função do levantador poupada bilateralmente)
- Paralisia unilateral do terceiro nervo com anormalidade do reto superior contralateral e ptose parcial bilateral

Condições que descartam uma lesão do núcleo
- Ptose unilateral
- Oftalmoplegia interna unilateral
- Oftalmoplegia externa unilateral associada à função normal do reto superior contralateral

Condições que não descartam nem reforçam uma lesão do núcleo
- Paralisia bilateral completa do terceiro nervo
- Ptose bilateral
- Oftalmoplegia interna bilateral
- Paralisia bilateral do reto medial
- Acometimento unilateral isolado de um único músculo (exceto levantador e reto superior)

De Daroff RB. Oculomotor manifestation of brainstem and cerebellar dysfunction. In: Smith JL, editor. Neuro-ophthalmology: Symposium of the University of Miami and Bascom-Palmer Eye Institute, vol. 5. Hallandale: Huffman; 1971. p. 104-21.

TABELA 9.15.1 Síndromes do fascículo do terceiro nervo craniano.

Localização	Epônimo	Achados
Núcleo rubro	Síndrome de Benedikt	Tremor de intenção, ataxia, perda de sensação contralateral (se o lemnisco medial for acometido)
Crus cerebri	Síndrome de Weber	Hemiparesia contralateral

conjugado correspondente têm núcleos no mesmo lado do cérebro. O subnúcleo do oblíquo inferior direito e o subnúcleo do reto superior esquerdo estão ambos localizados à direita; o subnúcleo do reto inferior esquerdo e o subnúcleo do oblíquo superior direito estão ambos localizados à esquerda. Isso permite a inervação direta de um par de músculos conjugados a partir do canal semicircular correspondente sem uma decussação, e é importante no reflexo de contrarrotação vestíbulo-ocular.

Embora a anatomia do núcleo do terceiro nervo seja complexa, ela permite a localização acurada. Daroff[10] propôs regras clínicas que indicam ou descartam o acometimento nuclear (Boxe 9.15.4). Como o subnúcleo caudal central envia projeções para ambos os músculos levantadores, uma paralisia bilateral do terceiro nervo que poupa a pálpebra em ambos os lados reforça uma lesão nuclear rostral. A projeção cruzada do subnúcleo do reto superior fundamenta a observação em que as lesões unilaterais do terceiro nervo com envolvimento do reto superior contralateral indicam obrigatoriamente uma lesão nuclear, enquanto uma paralisia do terceiro nervo sem anormalidade do reto superior contralateral não pode ser causada por uma lesão nuclear.

Paralisias fasciculares do terceiro nervo craniano

Depois de deixar o núcleo, os axônios dos neurônios oculomotores trafegam através do mesencéfalo. Dentro do mesencéfalo, eles passam perto ou através de duas estruturas importantes antes de sair para o espaço subaracnóideo da fossa interpeduncular (o núcleo rubro e o *crus cerebri*). Lesões que danificam o fascículo do terceiro nervo dentro do núcleo rubro causam um tremor de intenção contralateral e ataxia. Como o lemnisco medial próximo transporta fibras sensitivas para toque leve e propriocepção no lado contralateral, essas modalidades também podem estar prejudicadas ou ausentes. Lesões do pedúnculo cerebral danificam as fibras do trato corticospinal e causam uma hemiparesia contralateral. Cada uma dessas síndromes tem um epônimo específico (Tabela 9.15.1). Tipicamente, as paralisias fasciculares do terceiro nervo afetam todas as funções do terceiro nervo igualmente, com o grau de envolvimento da pupila sendo proporcional aos defeitos da pálpebra e da motilidade. No entanto, paresias isoladas dos músculos extraoculares podem resultar de lesões fasciculares do terceiro nervo.[11,12] Paresias oculomotoras divisionais também podem ser causadas por lesões do tronco encefálico.[13] A paralisia "isolada" do terceiro nervo poupando a pupila, observada em adultos com doença vascular, também pode resultar de dano fascicular.[14]

A maioria das lesões fasciculares do terceiro nervo tem causas vasculares (hemorragia, infarto). A doença metastática ou infiltrativa é menos comum; a doença desmielinizante é rara, mesmo em pacientes com diagnóstico de esclerose múltipla. Como as paralisias fasciculares do terceiro nervo são tipicamente isquêmicas, podem ter graus variados de recuperação. A regeneração aberrante, no entanto, não ocorre. Em pacientes que apresentam regeneração aberrante após uma paralisia do terceiro nervo adquirida, deve ser considerada uma lesão compressiva do terceiro nervo.

Paralisias congênitas do terceiro nervo craniano

As paralisias congênitas do nervo oculomotor são raras e frequentemente associadas a anormalidades neurológicas.[6,7,15] A regeneração aberrante é comum[16] e, se presente, é fala contra uma lesão nuclear. Loewenfeld e Thompson[16] especularam que o dano perinatal ao terceiro nervo causa degeneração retrógrada do núcleo oculomotor, que é então reinervado aleatoriamente.

Alguns pacientes com paralisias congênitas do nervo oculomotor desenvolvem espasmo oculomotor cíclico.[16] Casos típicos têm uma alternância lenta entre uma fase parética, em que a pálpebra cai, a pupila se dilata e o olho vira para fora, e uma fase espástica, em que a pálpebra se eleva, a pupila contrai, ocorre acomodação e o olho realiza adução. Esses ciclos geralmente persistem ao longo da vida. Espasmo oculomotor cíclico geralmente não está associado a lesões adquiridas do terceiro nervo.

Paralisias do quarto nervo craniano

A paralisia do oblíquo superior é a causa mais comum de diplopia vertical adquirida e pode ser congênita ou adquirida. Pacientes com paralisias do oblíquo superior adquiridas apresentam diplopia, que é geralmente pior no olhar para baixo, e eles frequentemente se queixam de inclinação da visão. A separação subjetiva da imagem aumenta com o olhar na direção oposta ao lado da paralisia e com a inclinação da cabeça para o lado da paralisia. O teste de motilidade na fase aguda geralmente demonstra depressão deficiente em adução. Medidas ortópticas mostram hipertropia do olho afetado, com a hipertropia aumentando com o olhar para o lado oposto da paralisia e com a inclinação da cabeça em direção ao lado da paralisia. A causa mais comum de paralisia do quarto nervo isolada e adquirida é o traumatismo (ver Boxe 9.15.2).[17-19]

As paralisias congênitas do quarto nervo podem se tornar aparentes em qualquer idade. As crianças jovens frequentemente exibem posturas da cabeça anormais, enquanto indivíduos mais velhos tipicamente apresentam diplopia vertical intermitente. Pacientes que têm paralisias congênitas do quarto nervo apresentam grandes amplitudes fusionais verticais, e fotografias antigas demonstram uma inclinação da cabeça consistente. A movimentação ocular geralmente está completa, sem limitações, nesses pacientes. O teste ortóptico mostra resultados semelhantes aos obtidos para paralisias do quarto nervo.

Embora as paralisias congênitas e adquiridas do quarto nervo geralmente sejam isoladas, ocasionalmente há alterações neuro-oftalmológicas adicionais que ajudam a localizar a lesão e a determinar se os exames de imagens são justificados. Como o fascículo do quarto nervo é bem curto, a maioria das paralisias do quarto nervo que se localiza no tronco encefálico geralmente envolve tanto o núcleo como o fascículo.

Lesões fasciculares e nucleares do quarto nervo craniano

O núcleo do quarto nervo está no mesencéfalo no nível do colículo inferior (ver Figura 9.15.1). Encontra-se imediatamente caudal ao núcleo do terceiro nervo e recebe sinais do pré-núcleo a partir do sistema vestibular, do fascículo longitudinal medial e do núcleo intersticial rostral do fascículo longitudinal medial. O fascículo do nervo troclear percorre dorsalmente para sair do mesencéfalo inferior imediatamente caudal ao colículo inferior, próximo do tentório. Uma vez que o nervo sofre decussação no véu medular anterior, as paralisias fasciculares e nucleares do quarto nervo estão geralmente associadas à disfunção do oblíquo superior no lado contralateral (Tabela 9.15.2), mas casos de paralisia fascicular ipsilateral do quarto nervo foram relatados em pacientes com lesões localizadas precisamente após a decussação.[20]

Lesões isoladas que afetam apenas o nervo troclear, nucleares ou fasciculares são raras. A maioria das lesões da área que circunda o núcleo do quarto nervo e o fascículo também afeta as estruturas vizinhas. Tanto as lesões extrínsecas (tumor, hidrocefalia) quanto intrínsecas (tumor, acidente vascular encefálico, desmielinização, malformação arteriovenosa) do tronco encefálico podem danificar os nervos ou núcleo trocleares e geralmente causam uma paralisia do olhar para cima associada ou características da síndrome do mesencéfalo dorsal (ver Boxe 9.15.2). Lesões que danificam o quarto nervo dentro do mesencéfalo dorsolateral também podem danificar as fibras simpáticas de primeira ordem (descendentes) para produzir uma paralisia do quarto nervo contralateral com síndrome de Horner ipsilateral.[21] Danos a ambos os fascículos do nervo troclear na sua decussação dentro do véu medular anterior causa uma paralisia bilateral

TABELA 9.15.2 Síndromes do núcleo e do fascículo do quarto nervo craniano.

Local do dano	Lateralidade da paralisia do oblíquo superior	Manifestações clínicas
Área pré-tectal	Contralateral	Paralisia do olhar vertical Síndrome do mesencéfalo dorsal
Vias simpáticas descendentes	Contralateral	Síndrome de Horner ipsilateral
Pedúnculo cerebelar superior	Contralateral	Dismetria ipsilateral
Fascículo longitudinal medial	Contralateral	Oftalmoplegia internuclear ipsilateral
Braço do colículo superior	Contralateral	Defeito pupilar aferente relativo contralateral Hemianopsia homônima pupilar contralateral Campos visuais normais
Véu medular anterior	Bilateral	Esotropia em padrão "V" Hipertropias alternantes no olhar lateral Exciclotorsão > 10°

do oblíquo superior, que muitas vezes é assimétrica. Esses pacientes podem ter esotropia em padrão "V", com hipertrofias alternantes com o olhar e a inclinação, e com mais de 10° de exciclotorsão subjetiva.[22] Esses pacientes também podem apresentar características da síndrome do mesencéfalo dorsal.[23]

Uma interessante síndrome fascicular do quarto nervo envolve o braço do colículo superior.[24] Fibras pupilomotoras passam por essa estrutura à medida que elas trafegam do trato óptico para o pré-tecto. Essas fibras auxiliam o reflexo pupilar à luz do campo visual contralateral. Como a via retinogeniculada já se separou das vias pupilares, a detecção consciente da luz não é afetada, mas o reflexo pupilar à luz o é. Pacientes que sofrem lesões nessa área têm campos visuais normais, mas um pequeno defeito pupilar aferente relativo (0,6 a 0,9 unidades logarítmicas) no olho contralateral à lesão, condizente com uma lesão do trato óptico. A paralisia do quarto nervo também está no lado contralateral (o fascículo é danificado antes da decussação).

Paralisias do sexto nervo craniano

O sexto nervo inerva o músculo reto lateral ipsilateral e produz abdução. Um dano ao sexto nervo causa esotropia, que piora no campo de ação do sexto nervo envolvido e é maior para longe do que para perto. A maioria dos pacientes consegue realizar fusão com a face rodada em direção ao lado da paralisia (o olhar no sentido contrário da paralisia). A pupila não é afetada. Pacientes que têm paralisias de sexto nervo de longa duração podem sofrer enrijecimento e contratura do músculo reto medial, o que causa um estrabismo restritivo com ducções forçadas positivas. Ocasionalmente, pacientes que têm paralisias do sexto nervo de longa duração podem apresentar diplopia e hipertropia verticais associadas.[25] Lesões nucleares e fasciculares do sexto nervo tipicamente têm achados característicos.

Paralisias nucleares do sexto nervo craniano

O núcleo do sexto nervo está localizado na ponte, imediatamente ventral ao assoalho do quarto ventrículo. O fascículo do nervo facial envolve o núcleo do sexto nervo (Figura 9.15.4). O núcleo do sexto nervo contém corpos de dois tipos de neurônios – a maioria se projeta diretamente para o músculo reto lateral, mas cerca de 40% das células no núcleo abducente são interneurônios, que se projetam, através do fascículo longitudinal medial, ao subnúcleo do reto medial contralateral

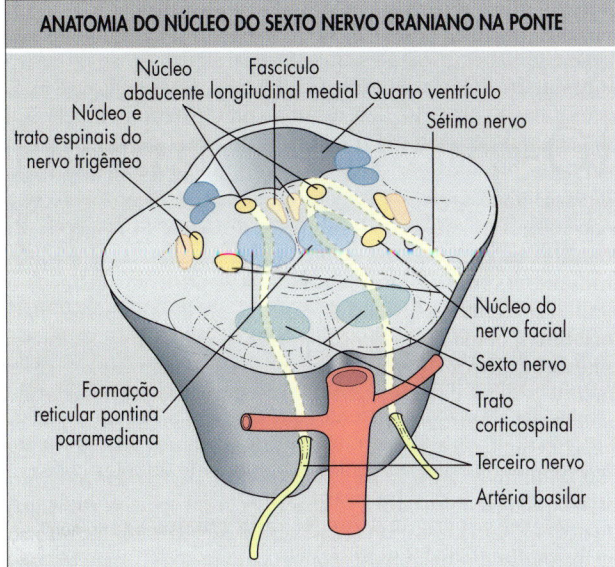

Figura 9.15.4 Anatomia do núcleo do sexto nervo craniano na ponte. O núcleo abducente é cercado pelo fascículo do nervo facial depois que ele se origina de seu núcleo e está intimamente associado ao fascículo longitudinal medial. Os fascículos abducentes atravessam a formação reticular pontina paramediana e o trato corticospinal antes de deixar a ponte ventral inferior. Os núcleos vestibulares e o núcleo e o trato espinais do nervo trigêmeo estão na proximidade na ponte lateral.

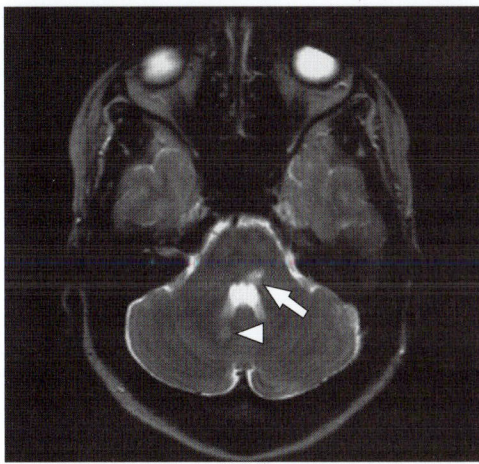

Figura 9.15.5 Ressonância magnética ponderada em T2 de uma mulher de 33 anos com um déficit de abdução à esquerda, nistagmo de olhar parético no olhar para a esquerda e fraqueza facial esquerda. A causa desta lesão nuclear do sexto nervo (*seta longa*) foi mais provavelmente uma doença desmielinizante. Uma segunda lesão pode ser observada no cerebelo direito (*ponta de seta*).

e causam adução do olho contralateral. Assim, o núcleo do sexto nervo, como a formação reticular pontina paramediana, é um centro do olhar. Danos ao núcleo do sexto nervo ou à formação reticular pontina paramediana causa uma paralisia do olhar ipsilateral que não pode ser compensada pelo teste vestibular. Como todas as paralisias nucleares do sexto nervo causam uma paralisia do olhar, um déficit de abdução não associado à fraqueza de adução contralateral não pode ser causado por lesão ao núcleo.

A localização do núcleo do sexto nervo dentro do tronco encefálico causa alguns possíveis defeitos associados quando há uma paralisia nuclear do sexto nervo (Boxe 9.15.5). A relação íntima entre o fascículo do nervo facial e o núcleo do sexto nervo causa uma paralisia do nervo facial periférico ipsilateral em quase todos os casos de lesão nuclear do abducente (Figura 9.15.5).

Quando o dano ao núcleo do sexto nervo ou à formação reticular pontina paramediana envolve também o fascículo longitudinal medial ipsilateral, ocorre um padrão de motilidade característico, que consiste em uma paralisia do olhar ipsilateral com oftalmoplegia internuclear ipsilateral. O olho ipsilateral não pode aduzir ou abduzir, e o olho contralateral só pode abduzir. Essa síndrome é chamada *síndrome one-and-a-half*.[26]

A maioria das paralisias nucleares do abducente é causada por infarto (artéria cerebelar anteroinferior ou artérias perfurantes paramedianas), desmielinização ou compressão (tumores pontinos intrínsecos). Doença infiltrativa, hemorragia e traumatismos são fatores causais menos prováveis (ver Boxe 9.15.3).

> **BOXE 9.15.5 Síndromes do núcleo e do fascículo do sexto nervo craniano.**
>
> **Paralisias do núcleo do sexto nervo**
> - Síndrome *one-and-a-half* (obrigatória)
> - Síndrome de Foville
> - Paralisia do olhar
> - Paralisia facial periférica (provável)
>
> **Paralisias fasciculares do sexto nervo**
> - Com hemiplegia contralateral (síndrome de Raymond)
> - Fraqueza facial (síndrome de Millard-Gubler)

Paralisias fasciculares do sexto nervo craniano

Quase todas as lesões fasciculares do nervo abducente estão associadas a achados neurológicos distintos que resultam de danos às estruturas neurológicas circundantes da ponte (ver Boxe 9.15.5). Essas síndromes epônimas e seus achados estão listados no Boxe 9.15.5. Como a maioria das lesões pode afetar tanto a ponte dorsal quanto a ventral, há uma sobreposição clínica entre essas síndromes.

Causas comuns de lesões fasciculares incluem infarto, compressão (tumor de ângulo pontino cerebelar ou glioma), infiltração e desmielinização, e variam com a idade do paciente.[1,3,27] Hemorragia, traumatismo e infecção são menos prováveis (ver Boxe 9.15.3).

O ensino clássico em oftalmologia pediátrica defende que as paralisias isoladas do sexto nervo na infância devem ser consideradas o resultado de um glioma pontino até prova em contrário.[27] No entanto, a definição de paralisia isolada empregada no estudo de Robertson *et al.* significava que não existia nenhuma outra paralisia de nervo craniano, e não que o restante do exame neurológico era normal. A maioria das crianças com gliomas pontinos desenvolve outros achados neurológicos dentro de algumas semanas e, portanto, um exame neuro-oftalmológico com acompanhamento rigoroso é provavelmente tudo o que é necessário em crianças (com menos de 14 anos) que apresentam paralisias idiopáticas do sexto nervo verdadeiramente isoladas.

DIAGNÓSTICO

A paralisia completa do terceiro nervo é reconhecida pela presença simultânea de ptose, midríase e paralisia da adução, elevação e depressão. O olho é virado "para baixo e para fora" em razão de ações sem oposição dos músculos reto lateral e oblíquo superior. Paralisia do quarto nervo é diagnosticada na presença de hipertropia, que é pior no olhar contralateral e na inclinação da cabeça do mesmo lado (teste de três passos de Parks-Bielschowsky), junto com a exciclotorsão no lado afetado. A paralisia do sexto nervo se manifesta como um déficit de abdução, com diminuição da velocidade sacádica abdutora. O diagnóstico de paralisia isolada de nervo craniano é abordado em mais detalhes no Capítulo 9.16.

Paralisias do terceiro nervo craniano

Atenção deve ser dada às anormalidades do olhar vertical, porque os centros para o olhar vertical estão bem próximos ao núcleo oculomotor e também são frequentemente danificados.

A ressonância magnética (RM) é o melhor método para se avaliar a integridade das estruturas do mesencéfalo em pacientes que têm paralisias agudas. O neurorradiologista deve ser informado da localização clínica para que a atenção possa ser direcionada para essa área.

Paralisias do quarto nervo craniano

Pacientes que adquiriram paralisia do quarto nervo com sinais localizatórios devem ser submetidos a exames de imagem, com atenção às áreas sugeridas pelos achados clínicos. Pacientes que não têm fatores de risco para doença vascular, história de traumatismo e achados sugestivos de uma paralisia do quarto nervo congênita descompensada devem ser submetidos a exames de imagem.

Paralisias do sexto nervo craniano

Pacientes com achados de tronco encefálico precisam de avaliação adicional com RM e orientação adequada.

TRATAMENTO, EVOLUÇÃO E DESFECHO

Paralisias do terceiro nervo craniano

Em muitos pacientes com paralisia microvascular do nervo oculomotor, ocorre melhora ao final. A ptose é vantajosa porque impede a diplopia. Correção de estrabismo e cirurgia de pálpebras são necessárias para restaurar a binocularidade em pacientes cuja condição não melhora espontaneamente; os autores deste capítulo esperam por um período de 6 meses para que ocorram medições estáveis antes de sugerir o alinhamento cirúrgico.

Paralisias do quarto nervo craniano

Paralisia do quarto nervo resultante de doença vascular ou traumatismo frequentemente se resolve espontaneamente ao longo de 3 a 6 meses. Durante esse período, prismas de Fresnel podem ser colocados sobre os óculos para permitir a fusão. No entanto, esse procedimento é muitas vezes repleto de dificuldades, porque o desvio geralmente é bastante incomitante e a torsão não pode ser corrigida. Pacientes que têm paralisias do quarto nervo que surgem de lesões compressivas muitas vezes não experimentam melhora em sua condição e requerem cirurgia.

Opções cirúrgicas para o tratamento da paralisia do oblíquo superior são complexas e estão além do escopo deste capítulo. Paralisias congênitas do oblíquo superior estão frequentemente associadas a anormalidades de inserção do tendão do oblíquo superior.

Paralisias do sexto nervo craniano

Quase todos os pacientes que têm paralisias do sexto nervo apresentam diplopia. Durante a fase aguda, essa condição é mais bem tratada por meio da oclusão do olho parético ou pelo uso de uma das lentes fosca nos óculos. Prismas geralmente não são bem tolerados por causa da magnitude e da incomitância do desvio. A injeção de toxina botulínica provavelmente não diminui a necessidade de intervenção cirúrgica posterior da paralisia unilateral do sexto nervo.[28,29]

A intervenção cirúrgica para paralisia do sexto nervo é indicada quando o desvio permanece estável por um período mínimo de 6 meses. A escolha do procedimento cirúrgico para paralisias crônicas do sexto nervo depende da recuperação da função do músculo reto lateral, que pode ser avaliada pela determinação da velocidade sacádica. Pacientes que apresentam bom retorno da função geralmente se saem muito bem com um procedimento de retrocesso-ressecção ipsilateral, enquanto aqueles com má função do reto lateral precisam de transposição. Pacientes que têm pouca ou nenhuma função do reto lateral precisam de cirurgia de transposição muscular.

BIBLIOGRAFIA

Berlit P. Isolated and combined pareses of cranial nerves III, IV, and VI. A retrospective study of 412 patients. J Neurol Sci 1991;103:10–15.

Hopf HC, Gutmann L. Diabetic 3rd nerve palsy: evidence for a mesencephalic lesion. Neurology 1990;40:1041–5.

Keane JR. Fourth nerve palsy: historical review and study of 215 inpatients. Neurology 1993;43:2439–43.

Kodsi SR, Younge BR. Acquired oculomotor, trochlear, and abducent cranial nerve palsies in pediatric patients. Am J Ophthalmol 1992;114:568–74.

Ksiazek SM, Repka MX, Maguire A, et al. Divisional oculomotor nerve paresis caused by intrinsic brainstem disease. Ann Neurol 1989;26:714–18.

Loewenfeld IE, Thompson HS. Oculomotor paresis with cyclic spasms. A critical review of the literature and a new case. Surv Ophthalmol 1975;20:81–124.

Repka MX, Lam GC, Morrison NA. The efficacy of botulinum neurotoxin A for the treatment of complete and partially recovered chronic sixth nerve palsy. J Pediatr Ophthalmol Strabismus 1994;31:79–83.

Richards BW, Jones FR Jr, Younge BR. Causes and prognosis in 4278 cases of paralysis of the oculomotor, trochlear, and abducens cranial nerves. Am J Ophthalmol 1992;113:489–96.

Robertson DM, Hines JD, Rucker CW. Acquired sixth nerve paresis in children. Arch Ophthalmol 1970;83:574–9.

Rush JA, Younge BR. Paralysis of cranial nerves III, IV, and VI. Cause and prognosis in 1000 cases. Arch Ophthalmol 1981;99:76–9.

Sargent JC. Supranuclear and internuclear ocular motility disorders. In: Miller NR, Newman N, editors. Walsh & Hoyt's clinical neuro-ophthalmology. 6th ed. Baltimore: Williams & Wilkins; 2005. p. 969–1040.

Wall M, Wray SH. The one-and-a-half syndrome – a unilateral disorder of the pontine tegmentum: a study of 20 cases and review of the literature. Neurology 1983;33:971–80.

Warwick R. Representation of the extraocular muscles in the oculomotor nuclei of the monkey. J Comp Neurol 1953;98:449–503.

As referências completas estão disponíveis no **GEN-io**.

PARTE 9 NEURO-OFTALMOLOGIA
SEÇÃO 3 Sistema Visual Eferente

Paresia Isolada e Múltipla de Nervos Cranianos e Oftalmoplegia Dolorosa

9.16

Adam DeBusk e Mark L. Moster

Definição: Disfunção de um ou mais dos três nervos cranianos que movem os olhos.

Características principais
- Diplopia
- Olhar desconjugado.

Características associadas
- Ptose
- Anormalidades pupilares
- Dor
- Proptose
- Quemose
- Arterialização de vasos conjuntivais.

INTRODUÇÃO

Uma das apresentações clínicas comuns na neuro-oftalmologia envolve a disfunção dos nervos oculomotores – terceiro (oculomotor), quarto (troclear) e sexto (abducente) nervos cranianos. Neste capítulo, a anatomia do curso periférico dos nervos oculomotores é revista e várias síndromes clínicas são discutidas. As síndromes incluem o acometimento isolado de cada nervo, o acometimento de múltiplos nervos cranianos simultaneamente, o acometimento do terceiro, quarto e sexto nervos cranianos com outros sintomas e sinais neurológicos ou orbitais, e o acometimento com dor intensa desses nervos cranianos. Também é abordado o diagnóstico diferencial de pacientes que procuram tratamento para o acometimento dos nervos oculomotores, e são dadas orientações para avaliação e tratamento.

ANATOMIA

A localização clínica e o subsequente diagnóstico diferencial das neuropatias cranianas requerem o conhecimento da anatomia do terceiro, quarto e sexto nervos cranianos. A anatomia dentro do tronco encefálico é abordada no Capítulo 9.15; aqui é mostrada a anatomia relevante dos nervos motores da saída do tronco encefálico até o olho (Figura 9.16.1).

O terceiro nervo craniano sai do mesencéfalo ventralmente para entrar no espaço subaracnóideo. Continua para a frente e lateralmente, passa entre a artéria cerebral posterior e a artéria cerebelar superior e, em seguida, ao lado da artéria comunicante posterior. O nervo atravessa a dura-máter para entrar no seio cavernoso, onde segue ao longo da parede lateral, superiormente ao quarto nervo craniano. Ele entra na órbita através da fissura orbital superior. No seio cavernoso anterior, divide-se em superior e inferior. A divisão superior ascende lateralmente ao nervo óptico para suprir os músculos reto superior e levantador da pálpebra superior. A divisão inferior se separa em ramos que suprem os músculos reto inferior, oblíquo inferior, reto medial e esfíncter pupilar. As fibras parassimpáticas pré-ganglionares trafegam pelo ramo do oblíquo inferior e terminam no gânglio ciliar próximo do ápice do cone do músculo extraocular lateral ao nervo óptico. As fibras pós-ganglionares das células do gânglio ciliar seguem pelos nervos ciliares curtos, junto com as fibras simpáticas, para entrar no bulbo ocular na porção posterior próximo do nervo óptico. Elas terminam no corpo ciliar e íris, e controlam a constrição pupilar e a acomodação por meio dos músculos ciliares.

O quarto nervo craniano sai do mesencéfalo dorsalmente e cruza para o lado oposto, no véu medular anterior, logo abaixo dos colículos inferiores. O nervo avança no espaço subaracnóideo ao redor do pedúnculo cerebral e segue entre as artérias cerebral posterior e cerebelar superior, junto com o terceiro nervo. O quarto nervo craniano perfura a dura-máter no ângulo entre as bordas livre e aderida do tentório do cerebelo para entrar no seio cavernoso. Segue dentro da parede lateral do seio cavernoso, logo abaixo do terceiro nervo craniano e acima da primeira divisão do quinto nervo craniano (nervo trigêmeo). Entra na órbita através da fissura orbital superior, mas segue fora do anel tendíneo comum e diagonalmente cruzando o levantador da pálpebra superior e o músculo reto superior para chegar ao músculo oblíquo superior. Ele supre o músculo oblíquo superior, cuja principal ação é a inciclotorsão. Ações secundárias são depressão do olho na posição aduzida e abdução do olho.

O nervo abducente sai do tronco encefálico na junção da ponte e a pirâmide do bulbo, e sobe através do espaço subaracnóideo ao longo da superfície do *clivus*. Ele segue sobre o ápice petroso do osso temporal, abaixo do ligamento petroclinoide, e através do canal de Dorello para entrar no seio cavernoso. No seio cavernoso, corre lateralmente à artéria carótida interna, mas medial ao terceiro e ao quarto nervos cranianos e às primeiras e segundas divisões do quinto nervo craniano, que trafegam na parede lateral. Entra na fissura orbital superior, dentro do anel tendíneo comum, para inervar o músculo reto lateral.

MANIFESTAÇÕES OCULARES

Sintomas gerais

O sintoma comum associado à disfunção dos nervos oculomotores é diplopia binocular. A diplopia ocorre quando um objeto é projetado em pontos da retina que não correspondem em ambos os olhos. A diplopia é pior na direção da ação do(s) músculo(s) fraco(s), mas pode não ocorrer quando há acuidade visual reduzida, ptose ou história de estrabismo congênito.

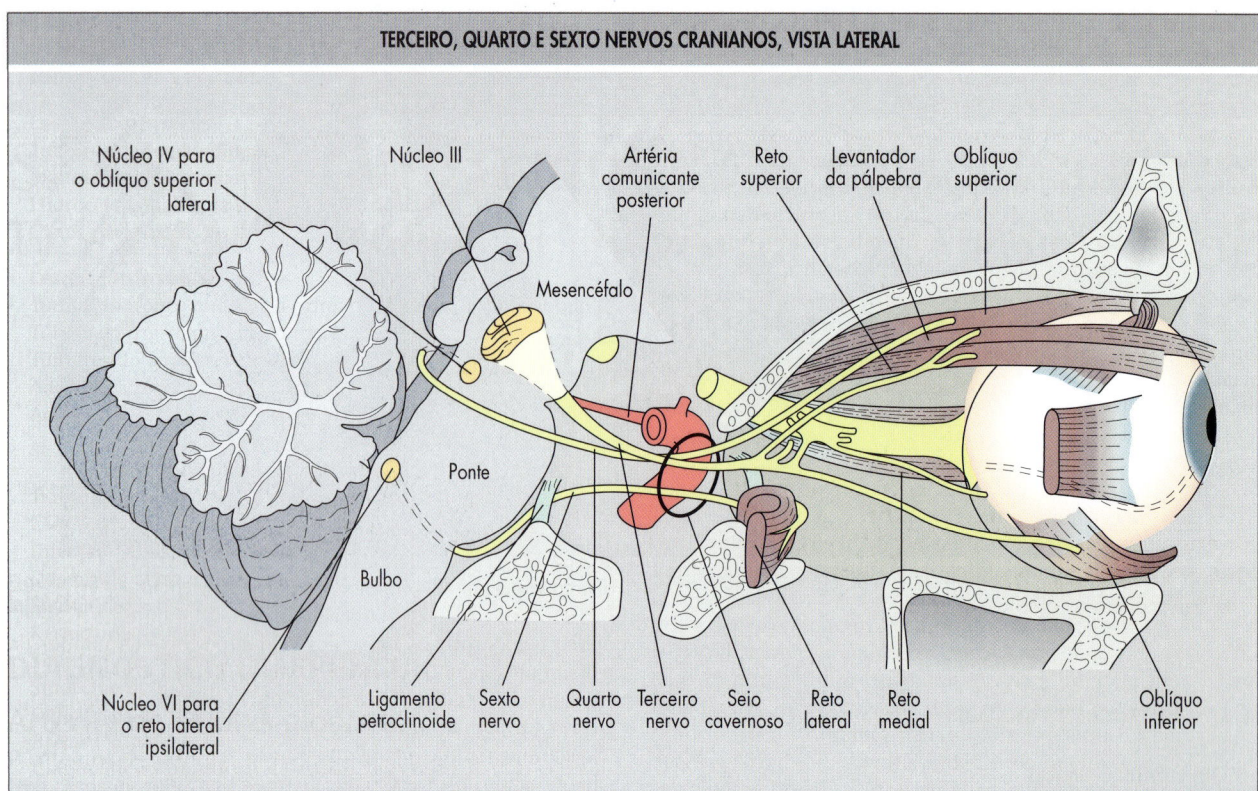

Figura 9.16.1 Vista lateral do terceiro, quarto e sexto nervos cranianos desde os núcleos do tronco encefálico até a órbita. O terceiro nervo sai do mesencéfalo anteriormente, cruza próximo à junção da artéria carótida interna e artéria comunicante posterior no espaço subaracnóideo e entra no seio cavernoso, onde segue na parede lateral. O quarto nervo sai do mesencéfalo posteriormente e cruza para o lado oposto, para avançar no espaço subaracnóideo e entrar no seio cavernoso. O sexto nervo sai da ponte anteriormente, sobe ao longo do osso de *clivus*, cruza o ápice petroso e desce abaixo do ligamento petroclinoide para entrar no seio cavernoso, onde segue entre a parede lateral e a artéria carótida.

Ao exame, um paciente com diplopia binocular demonstra um desvio ocular. Várias técnicas de exame estão disponíveis para medir os desvios oculares, incluindo lentes de prisma com a técnica do *cover-uncover* ou de *cover* alternado, o teste do filtro vermelho, a haste de Maddox, e a tela de Hess ou de Lancaster. É necessário ter proficiência em pelo menos uma dessas técnicas (ver Capítulo 11.3) para avaliar adequadamente os pacientes com diplopia.

Um desvio ocular que está presente de forma variável quando a fusão é interrompida é denominado *foria*, enquanto um desvio intermitente ou constantemente manifesto sob condições binoculares é referido como *tropia*. Quando a medida do desvio é semelhante em todas as direções do olhar, é um desvio *comitante*; quando varia de direção, é *incomitante*. Estrabismo congênito na maioria das vezes apresenta-se com um desvio comitante.

Neuropatias cranianas adquiridas se apresentam com déficit no exame das duções que corresponde à fraqueza do(s) músculo(s) inervado(s) pelo(s) nervo(s) craniano(s) acometido(s). Em um déficit mais sutil, duções podem parecer completas, mas se observa um desvio incomitante maior na direção da ação do músculo parético. Quando uma neuropatia craniana é crônica, pode ocorrer a propagação da comitância, e o desvio imita o do estrabismo congênito.

Neuropatias cranianas isoladas

Será discutida aqui a avaliação de pacientes acometidos por envolvimento isolado do terceiro, quarto ou sexto nervos cranianos, sem outras alterações neurológicas ou sinais oftalmológicos.

Paralisia isolada do sexto nervo craniano

Paresia isolada do sexto nervo se manifesta com déficit unilateral de abdução de grau variável, de uma completa incapacidade de abduzir da linha média até um esodesvio incomum leve maior no olhar lateral. As sacadas em abdução no olho afetado são lentas. A história consiste em diplopia não cruzada binocular, pior na direção da lesão e pior a distância do que para perto. A Figura 9.16.2 demonstra o desvio observado ao usar uma haste de Maddox em um paciente que tem paresia do sexto nervo direito.

A paralisia congênita do sexto nervo é rara e pode estar relacionada a traumatismo ao nascimento. O déficit se resolve no primeiro mês de vida.[1,2] Outras anormalidades congênitas

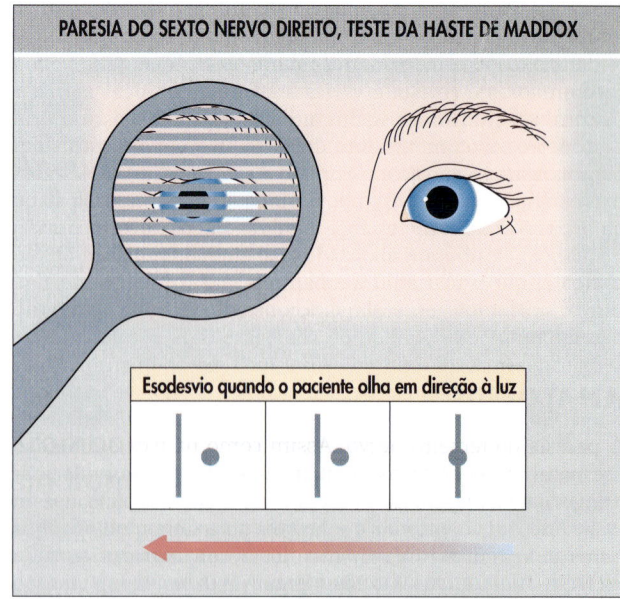

Figura 9.16.2 Paresia do sexto nervo craniano direito avaliada pelo teste da haste de Maddox. Uma haste de Maddox é colocada na frente do olho direito do paciente. O desvio subjetivo entre a luz e a linha é observado pelo paciente em diferentes posições do olhar. Um esodesvio maior quando o paciente olha para a direita é condizente com uma fraqueza do músculo reto lateral direito.

do sexto nervo, como a síndrome de Moebius e síndrome de retração de Duane, mostram achados adicionais e são discutidos na seção de diagnóstico diferencial.

A lesão traumática do sexto nervo é frequentemente associada a fraturas do osso petroso e *clivus*. Outros achados clínicos incluem equimose mastóidea (sinal de Battle) e otorreia do líquido cefalorraquidiano (LCR). Traumatismo cranioencefálico com subsequente pressão intracraniana elevada pode causar paresia unilateral ou bilateral do sexto nervo. As causas da paresia crônica do sexto nervo incluem aquelas da paresia aguda do sexto nervo, mas mais frequentemente são por lesão compressiva.[3-5]

Paresia do sexto nervo recorrente pode ocorrer como uma síndrome benigna em crianças ou como uma apresentação do tumor da base do crânio, e a remissão de uma paresia do sexto nervo pode ocorrer em qualquer um deles.[6-9] Um canal de Dorello hipoplásico também já foi relatado como causa de paresia do sexto nervo recorrente em crianças.[10]

Embora cada série revise pacientes diferentemente, algumas generalizações são aparentes com base em relatos de paresia do sexto nervo isolada e não isolada.[1,2,11-18] Em adultos, uma paresia do sexto nervo isolada é mais propensa a ser isquêmica do que uma paresia não isolada do sexto nervo, que, por sua vez, é mais provavelmente por inflamação, tumor, traumatismo ou aneurisma. Além disso, o tumor é uma causa mais comum de paresia do sexto nervo em adultos jovens e crianças do que em pacientes mais velhos.[19]

Paralisia isolada do quarto nervo craniano

Uma paralisia do quarto nervo, ou troclear, manifesta-se com uma diplopia isolada, vertical, diagonal ou ciclotorsional, que piora quando a pessoa olha para baixo e para o lado oposto à lesão. É a causa mais comum de diplopia vertical. O exame usando o teste de três passos de Parks-Bielschowsky (Figura 9.16.3) mostra um hiperdesvio que piora no olhar contralateral, assim como na inclinação da cabeça ipsilateral. Um quarto passo que demonstra que o desvio é pior no olhar para baixo do que no olhar para cima é confirmatório. Com o tempo, pode ocorrer a propagação da comitância. O teste do duplo Maddox mostra exciclotorsão (Figura 9.16.4) – se a exciclotorsão for > 10°, é provável que a paresia seja bilateral.

Paralisia isolada do terceiro nervo craniano

Pacientes com paralisia do terceiro nervo têm história de diplopia binocular horizontal e/ou vertical, ptose e/ou queixas de pupila aumentada ou dificuldade em focar, com o acometimento da acomodação (Figura 9.16.5), várias combinações desses elementos podem ocorrer.

As principais causas de paralisia isolada do terceiro nervo podem ser categorizadas por infarto vasculopático, infarto vasculítico (como na arterite de células gigantes [ACG]), compressiva (geralmente por aneurisma), traumatismo, inflamação meníngea (p. ex., com infecção ou tumor), enxaqueca oftalmoplégica ou desmielinização. Outras causas raras incluem complicações da dissecção ou oclusão da artéria carótida interna[20,21] ou toxicidade de quimioterapia.[22]

Várias séries analisaram as causas de paresias do terceiro nervo isoladas e não isoladas.[10,13,14,16 18,23 25] Com base nesses estudos, a paresia do terceiro nervo é mais frequentemente associada ao aneurisma do que às paresias do quarto ou sexto nervo. A enxaqueca oftalmoplégica é associada apenas com a paresia do terceiro nervo. Assim como na paresia do sexto nervo, as lesões isoladas são mais frequentemente isquêmicas do que as não isoladas.

Na paralisia vasculopática do terceiro nervo, a dor geralmente precede o início de ptose ou da diplopia, a contração pupilar geralmente é preservada, e a pupila não aumenta. No entanto, em até 53% dos casos, a pupila pode estar envolvida, geralmente com menos de 1 mm de anisocoria.[26-28] Associações clínicas incluem diabetes, hipertensão ou outros fatores de risco de aterosclerose. O curso natural de uma paralisia vasculopática do terceiro nervo isolada é de recuperação ao longo de semanas a meses, geralmente 3 meses. A pupila é poupada porque o

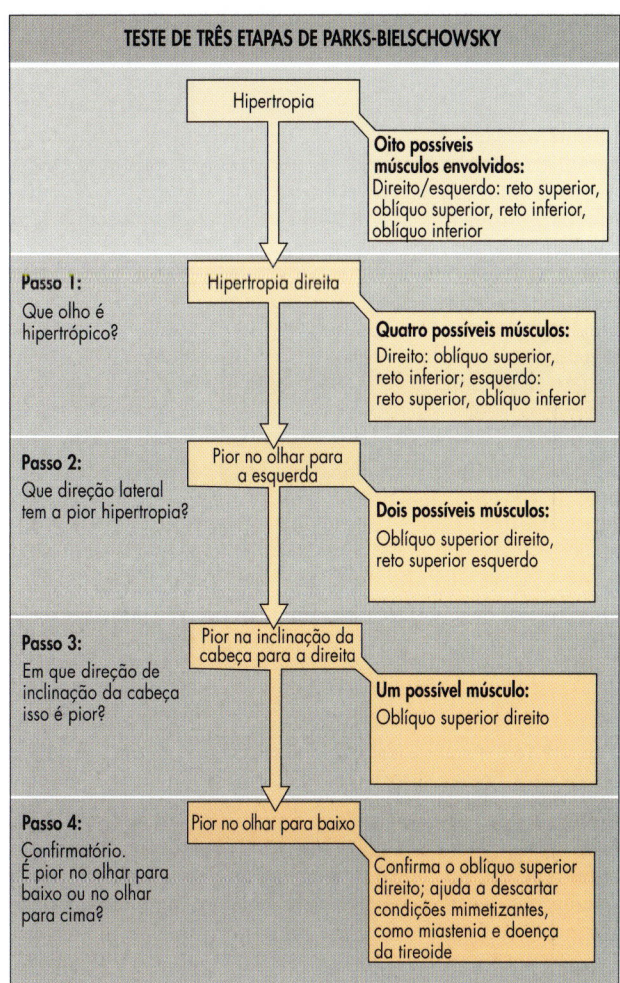

Figura 9.16.3 Teste de três etapas de Parks-Bielschowsky. Em um paciente que tem um desvio vertical em razão de uma fraqueza em um único músculo, esse teste de três etapas determina qual músculo está fraco. O quarto passo confirma que o músculo correto foi identificado e ajuda a descartar outras causas de desvio vertical.

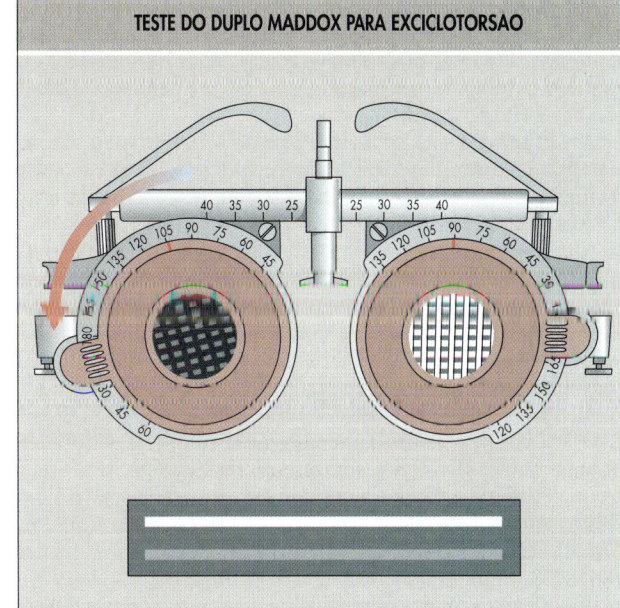

Figura 9.16.4 Teste do duplo Maddox para exciclotorsão. Uma haste de Maddox vermelha é colocada na frente do olho direito e uma haste de Maddox branca, na frente do olho esquerdo em uma armação de prova ou foróptero. Em um paciente com diplopia vertical, uma linha fica acima da outra. Com a exciclotorsão, as duas linhas não ficam paralelas, mas se cruzam. Uma das hastes de Maddox é então rodada até que as duas linhas pareçam paralelas. O grau de rotação necessário (neste caso, cerca de 12°) para fazer as linhas paralelas determina o grau de exciclotorsão.

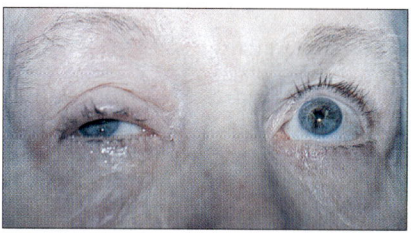
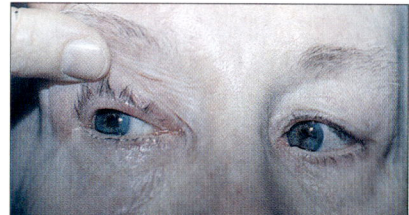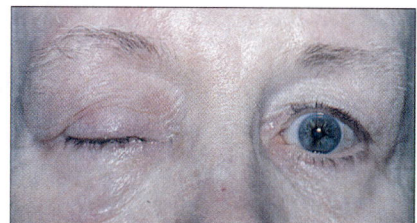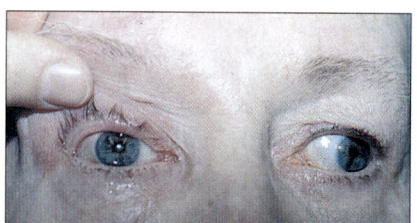
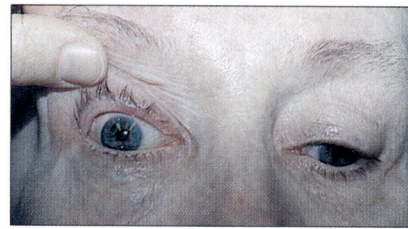

Figura 9.16.5 Paralisia isolada do terceiro nervo no cenário do herpes-zóster oftálmico. No momento da doença aguda. Observar a presença de lesões de herpes-zóster na distribuição da primeira divisão do quinto nervo. A paralisia do terceiro nervo consiste em ptose, adução, elevação e déficit de depressão com abdução preservada.

infarto ocorre no centro do nervo, e as fibras pupilares estão localizadas na periferia do nervo onde há bom suprimento sanguíneo colateral.

A compressão do terceiro nervo de um aneurisma em expansão na junção das artérias carótida interna e comunicante posterior é um verdadeira emergência neuro-oftálmica. Tais compressões são geralmente dolorosas e quase sempre envolvem a pupila. No entanto, numerosos relatos de casos de paralisia do terceiro nervo isolada causada por aneurismas em expansão mostram que a pupila pode ser poupada inicialmente.[29] Frequentemente, esses pacientes têm apenas ptose parcial e comprometimento de músculo extraocular e, com raríssimas exceções, a pupila é acometida dentro de 1 semana após o início dos sintomas. Essa situação é uma das poucas emergências com risco de vida na neuro-oftalmologia, e o diagnóstico e o tratamento adequados são essenciais para salvar vidas.

Em contraste com a paralisia aguda do terceiro nervo, uma paralisia do terceiro nervo lentamente progressiva que envolve a pupila geralmente é um sinal de uma lesão expansiva do seio cavernoso.

O que era chamado "enxaqueca oftalmoplégica" no passado é provavelmente um equívoco. Trata-se de uma síndrome que consiste em cefaleia do tipo enxaqueca e paralisia do terceiro nervo; a pupila geralmente está envolvida. A maioria dos pacientes (82% em uma série) tem uma piora antecedente da gravidade da enxaqueca que precede a paresia oculomotora e é intensa, contínua e localizada na região orbital.[30] Quando a paralisia atinge o seu máximo, a cefaleia começa a retroceder. A apresentação inicial é geralmente na infância, múltiplos ataques podem ocorrer, e geralmente há uma história familiar de enxaqueca. A paralisia do terceiro nervo pode durar de três horas a semanas, e ocorrem déficits permanentes após ataques repetidos.[31] A ressonância magnética (RM) mostra aumento e realce do terceiro nervo à medida que sai do tronco encefálico, que é mais proeminente durante o ataque.[32]

Foi descrito um caso de paresia oculomotora pós-viral recorrente aos 11 e aos 39 meses de idade, com resposta a corticosteroides e realce da porção cisternal do nervo oculomotor durante os episódios.[33] Outras causas de paralisia do terceiro nervo isolada no espaço subaracnóideo incluem traumatismo, meningite infecciosa e neoplásica.

A regeneração aberrante pode ocorrer com a recuperação do terceiro nervo em razão de uma lesão estrutural, mas não uma lesão isquêmica. A ativação anormal de uma parte do terceiro nervo é observada quando outra parte está em ação. Por exemplo, se as fibras originalmente destinadas ao reto medial suprem agora o levantador da pálpebra superior ou inervam a pupila, em adução do olho, a pálpebra se eleva (a chamada discinesia do olhar palpebral) ou a pupila contrai, respectivamente. Isso pode dar origem à dissociação pupilar luz-perto. Outro padrão comum de regeneração aberrante é a elevação da pálpebra no olhar para baixo, conhecido como pseudofenômeno de Von Graefe, porque as fibras destinadas ao reto inferior seguem agora para o levantador da pálpebra superior. A cocontração dos músculos de ação vertical pode limitar a excursão vertical do olho e estar associada à retração do globo.

Regeneração aberrante primária refere-se aos achados mencionados anteriormente, mas sem paralisia do terceiro nervo antecedente. Esta sugere uma lesão compressiva do terceiro nervo que evolui lentamente, mas junto com a recuperação, de modo a apresentar a regeneração aberrante sem se observar clinicamente uma paralisia prévia do terceiro nervo. Isso ocorre com maior frequência em aneurismas da artéria carótida interna, meningiomas ou neurinomas no seio cavernoso.

Raramente, a regeneração aberrante pode ocorrer entre o sexto e o terceiro nervos. Por exemplo, na tentativa de abdução, a pálpebra se eleva e o olho sofre adução. Isso foi descrito após traumatismo com oftalmoplegia inicialmente completa.

Paralisia divisional do terceiro nervo craniano

O terceiro nervo se divide no seio cavernoso anterior, nas divisões superior e inferior. Qualquer uma das duas divisões pode ser afetada por lesões, geralmente estruturais, no seio cavernoso anterior ou órbita. Uma paralisia da divisão superior do terceiro nervo se manifesta com um déficit isolado de elevação e ptose de um olho. Um exemplo característico é causado por um aneurisma de artéria oftálmica. Uma paralisia da divisão inferior do terceiro nervo pode causar midríase e um déficit de depressão e adução sem ptose ou déficit de elevação. As paralisias divisionais já foram descritas em regiões posteriores do nervo, até mesmo no mesencéfalo anterior, provavelmente porque as fibras já se segregaram em porções diferentes do nervo a partir desse ponto. Além disso, existem casos de paresias benignas, remitentes de qualquer das divisões do terceiro nervo.[34]

Neuropatias cranianas não isoladas

Quando uma paresia de um nervo motor do olho é acompanhada por achados adicionais, a abordagem para avaliação diagnóstica é distinta. Achados associados sugerem a localização e a característica da lesão. Achados referentes a alterações dos tratos longos, alterações na consciência ou outras neuropatias cranianas são resultados de lesões do tronco encefálico, e essas alterações são abordadas no Capítulo 9.15. Quando há envolvimento apenas do nervo craniano, a localização provável inclui o espaço subaracnóideo, o seio cavernoso e a órbita. Proptose, quemose e perda visual ocorrem com lesões orbitárias, e estas são abordadas no Capítulo 12.10.

As neuropatias cranianas não isoladas são revisadas aqui. Elas se subdividem nas categorias de neuropatias cranianas múltiplas, neuropatias cranianas bilaterais e lesões no espaço subaracnóideo que podem causar múltiplas neuropatias cranianas tanto unilaterais como bilaterais.

Neuropatias cranianas múltiplas

Ao contrário das mononeuropatias isoladas, o envolvimento de mais de um nervo motor do olho raramente resulta de lesões vasculopáticas. O envolvimento de múltiplos nervos permite a localização da lesão responsável, geralmente no seio cavernoso, na órbita superior ou no ápice orbitário. Em muitas séries, as causas comuns incluem tumor, inflamação, traumatismo e aneurisma.[14,16,17] Como a primeira divisão do quinto nervo craniano pode também estar envolvida em tais lesões, a dor pode ser uma característica proeminente.

Tipicamente, a paresia do quarto nervo está associada a hiperdesvio, mais perceptível quando o olho é aduzido. Na presença de uma paresia do terceiro nervo, o olho não é aduzido, o que dificulta a determinação de possível paresia do quarto nervo coexistente. Nesta situação, o olho é examinado cuidadosamente quanto a intorsão do globo na tentativa de olhar para baixo para a visualização de um vaso conjuntival, a partir do qual a ação secundária do quarto nervo é avaliada (Figura 9.16.6).

Ocasionalmente, os núcleos do terceiro e quarto nervos cranianos podem estar acometidos em conjunto no tronco encefálico, normalmente com outros deficits neurológicos. Esses nervos cranianos também podem estar acometidos em conjunto no espaço subaracnóideo, discutido a seguir.

Como o sexto nervo atravessa o ápice petroso, pode ocorrer uma síndrome que inclui paralisia do sexto nervo, dor facial, perda auditiva e (às vezes) paralisia facial. Esta é conhecida como síndrome de Gradenigo e pode resultar de mastoidite infecciosa, tumor, traumatismo, aneurisma do segmento petroso da artéria carótida interna, ou trombose do seio petroso inferior. Fraturas de ossos petrosos envolvem combinações do quinto, sexto, sétimo e/ou oitavo nervos cranianos e outros achados como hemotímpano, sinal de Battle (hematoma mastoide) e otorreia de LCR.

O seio cavernoso consiste em um plexo de veias. Dentro do plexo venoso, encontra-se o sexto nervo; e dentro da parede lateral do seio cavernoso, encontra-se o terceiro e o quarto nervos, a primeira divisão do quinto nervo e, na parte posterior, a segunda divisão do quinto nervo. Dentro do seio cavernoso, as fibras simpáticas formam um plexo nervoso ao longo da artéria carótida (Figura 9.16.7).

A fissura orbital superior contém os mesmos nervos que o seio cavernoso anterior. Portanto, os sinais e os sintomas de lesões do seio cavernoso e de fissura orbitária superior podem ser os mesmos. Os achados incluem acometimento de qualquer dos nervos cranianos citados, isolados ou em várias combinações, incluindo a segunda divisão do quinto nervo se a lesão for no seio cavernoso posterior. A pupila pode ser acometida, poupada ou parecer poupada quando há envolvimento concomitante da inervação simpática e parassimpática ocular. Vários graus de dor podem estar envolvidos e, se a dor for grave, a "síndrome da oftalmoplegia dolorosa" é diagnosticada.[35]

Categorias amplas de doenças que envolvem o seio cavernoso incluem neoplasias, inflamação, infecção, lesões vasculares e traumatismo.[36-38] Lesões neoplásicas incluem doença metastática local a partir de câncer da nasofaringe, neuroblastoma olfatório, carcinoma adenoide cístico, cilindroma, ameloblastoma e carcinoma de células escamosas, ou doença que se dissemina a partir de lesões distantes, como carcinoma, sarcoma, mieloma múltiplo e linfoma. Disseminação local de tumores benignos inclui adenoma hipofisário, meningioma, craniofaringioma, neurilemoma e tumor epidermoide. Cordomas, condromas e tumores de células gigantes também podem se disseminar no seio cavernoso. Meningiomas podem originar no próprio seio cavernoso. Neuromas, neurofibromas ou schwannomas podem ocorrer no gânglio do nervo trigêmeo ou em outros nervos cranianos.

A apoplexia hipofisária é uma síndrome clínica causada por aumento súbito de um tumor hipofisário como resultado de hemorragia aguda ou edema. Sintomas prévios podem estar presentes, mas a lesão também pode se apresentar agudamente. As características são variáveis e incluem cefaleia aguda e grave, diplopia com oftalmoplegia causada pelo envolvimento do seio cavernoso, perda visual pelo envolvimento do nervo óptico, quiasma ou trato óptico, meningismo por hemorragia no espaço subaracnóideo e insuficiência endócrina.

Lesões inflamatórias podem ser tanto infecciosas como não infecciosas. Infecções bacterianas podem causar trombose do seio cavernoso, o que causa síndrome do seio cavernoso unilateral ou bilateral, proptose e quemose associada a sinais de febre,

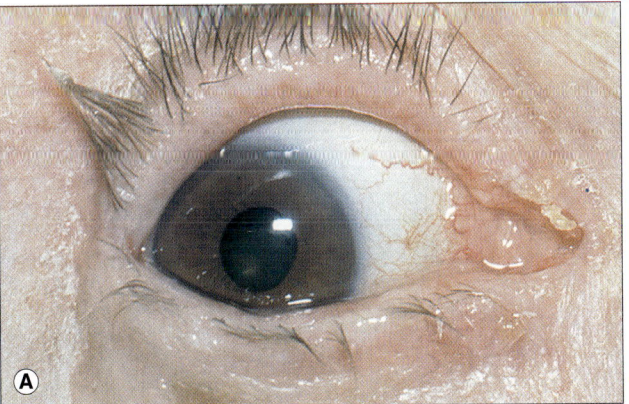
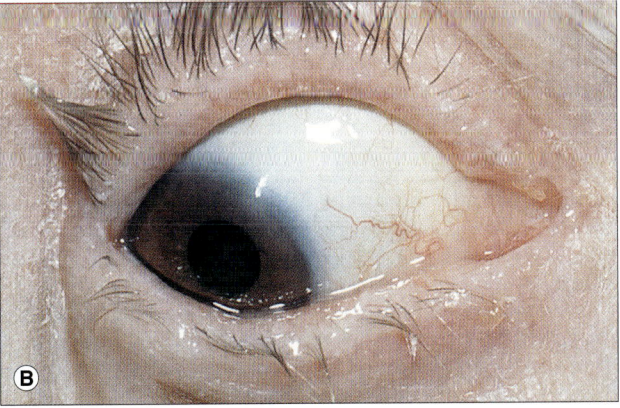

Figura 9.16.6 Demonstração do quarto nervo craniano intacto na presença de uma paresia do terceiro nervo. **A.** O olho direito do paciente está exotrópico por causa de uma paralisia do terceiro nervo completa. **B.** No entanto, um quarto nervo intacto é observado na tentativa do olhar para baixo por causa da inciclotorsão do olho. Isso é mais observado pela comparação dos vasos conjuntivais em (**A**) com a sua posição em (**B**) na tentativa do olhar para baixo.

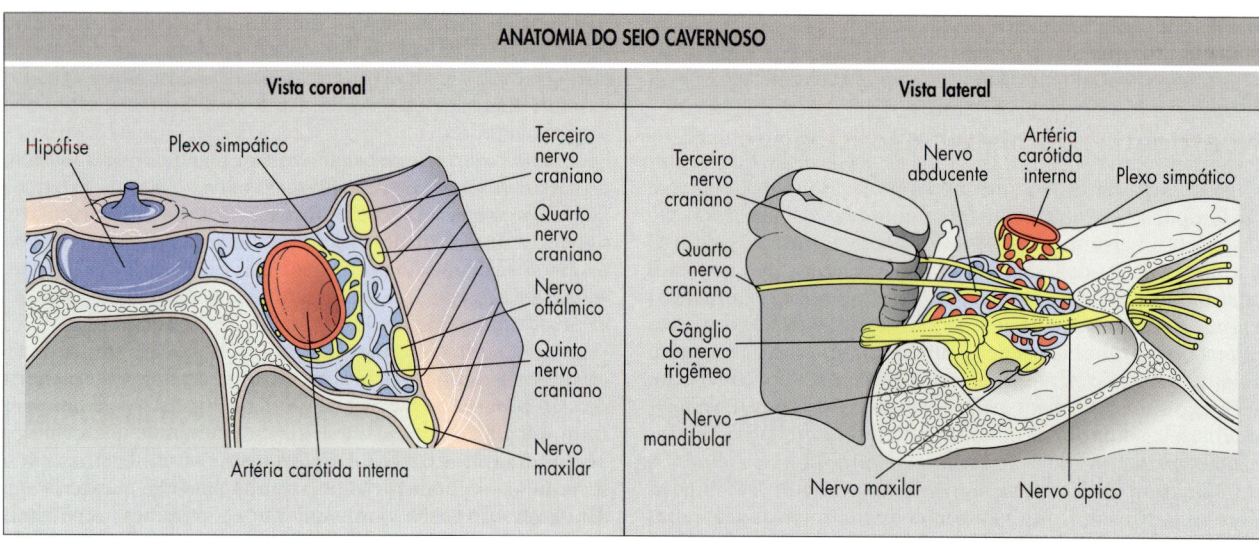

Figura 9.16.7 Anatomia do seio cavernoso. Vistas coronal e lateral. (De Kline LB. The Tolosa-Hunt syndrome. Surv Ophthalmol. 1982;27:79-95.)

depressão do estado mental e sinais de sepse. Extensão direta de infecção ou uma mucocele dos seios paranasais podem causar compressão do seio cavernoso.

A mucormicose é uma infecção potencialmente letal que pode afetar o seio cavernoso, a fissura orbitária superior ou a órbita. Neuropatias cranianas múltiplas podem ocorrer com relativa rapidez em um paciente predisposto que pode ser diabético ou imunossuprimido. Muitas vezes, uma escara indicativa da infecção pode ser vista no nariz. Pode ocorrer vasculite oclusiva, afetando o cérebro ou o olho. Um alto índice de suspeita é necessário para fazer o diagnóstico.

A aspergilose também pode acometer o ápice orbitário ou o seio cavernoso. Raramente, outras infecções, como sífilis ou tuberculose, podem afetar o seio cavernoso. Herpes-zóster, geralmente oftálmico, mas mesmo aqueles com o envolvimento cervical, pode ser seguido por anormalidades do seio cavernoso. Tipicamente, um nervo motor ocular isolado é afetado após o acometimento da primeira divisão do quinto nervo craniano.[39,40] Ocasionalmente, vários nervos cranianos são afetados.

Lesões inflamatórias não infecciosas incluem sarcoidose, granulomatose de Wegener, granuloma eosinofílico e síndrome de Tolosa-Hunt idiopática; esta última causa oftalmoplegia dolorosa com combinações de nervos motores oculares, mais frequentemente o terceiro nervo. A dor é descrita como "remoída" ou "aborrecida", e pode haver oftalmoplegia. Outros achados incluem síndrome de Horner, proptose, envolvimento do nervo óptico, envolvimento do quinto nervo (1 a 3 divisões) ou paresia do sétimo nervo.[35,41,42] Os sintomas duram dias a semanas e ocorrem remissões espontâneas, com ou sem defeitos residuais. Recorrências podem ocorrer em intervalos de meses a anos.

Causas vasculares de uma síndrome do seio cavernoso incluem aneurisma da artéria carótida, trombose do seio cavernoso, fístula direta da artéria carótida para o seio cavernoso, e fístula arteriovenosa dural. Os aneurismas da artéria carótida intracavernosa são aneurismas saculares que se desenvolvem mais comumente por aterosclerose. Eles causam oftalmoplegia lentamente progressiva pelo seu aumento, muitas vezes com regeneração aberrante, e podem causar uma fístula carótido-cavernosa aguda se sangrarem. O traumatismo da artéria carótida interna também pode causar fístula carótido-cavernosa direta.

Fístula carótido-cavernosa direta pode causar síndrome do seio cavernoso, bem como cefaleia, dor facial, proptose acentuada, quemose e injeção vascular do olho, com arterialização dos vasos conjuntivais e episclerais. Frequentemente ocorre zumbido pulsátil e sopro orbital, além de ingurgitamento venoso e hemorragia retiniana, oclusão da veia central da retina, isquemia retiniana, descolamento da retina seroso ou coroidal e neuropatia óptica isquêmica anterior também podem ser observados. A pressão intraocular pode estar elevada e pode ocorrer o glaucoma por fechamento de ângulo ou neovascular.

Um tipo de fístula menos grave é a que resulta de conexão arteriovenosa dural em que múltiplos vasos durais que saem do sistema arterial se conectam diretamente com o seio cavernoso. Isso ocorre mais frequentemente em mulheres mais idosas e tem um curso subagudo ou crônico. Os achados incluem as neuropatias cranianas mencionadas anteriormente, bem como proptose, sopro orbital e injeção conjuntival, nenhuma tão grave quanto aquelas associadas a uma fístula carótido-cavernosa interna direta. O quadro clínico mais sutil explica o porquê desses pacientes serem frequentemente diagnosticados com conjuntivite crônica, episclerite ou oftalmopatia tireoidiana (Figura 9.16.8).

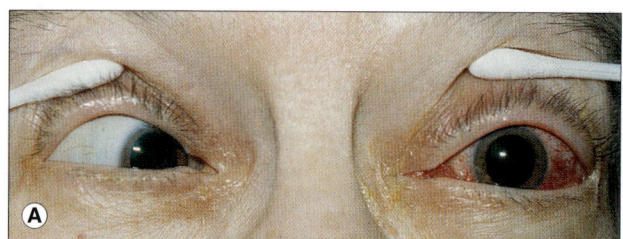

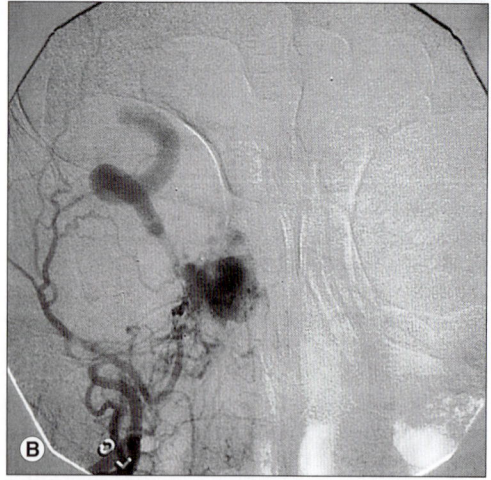

Figura 9.16.8 Fístula arteriovenosa dural. A. Paciente apresentava diplopia resultante de paresia do sexto nervo esquerdo, síndrome de Horner, proptose, quemose e injeção ocular com arterialização dos vasos conjuntivais. (As pupilas estão farmacologicamente dilatadas.) **B.** O arteriograma demonstra enchimento do seio cavernoso e uma enorme veia oftálmica superior dilatada na fase arterial de uma injeção da artéria carótida externa no mesmo paciente.

O envolvimento do sexto nervo com perda de lacrimejamento e, às vezes, perda sensorial na segunda divisão do quinto nervo localiza uma lesão da fossa esfenopalatina, geralmente por tumor metastático ou carcinoma nasofaríngeo. A poliomielite pode envolver um ou mais nervos cranianos, na maioria das vezes, o sexto nervo craniano.

Oftalmoplegia bilateral

Oftalmoplegia bilateral, uma variante singular de síndrome de neuropatia craniana múltipla, refere-se ao envolvimento de mais de um dos nervos cranianos mencionados anteriormente, incluindo pelo menos um de cada lado. Isso implica uma lesão grande o suficiente para causar déficits bilateralmente ou tem uma localização tal que os nervos cranianos bilaterais são envolvidos.

A síndrome de Moebius é uma síndrome congênita associada a paresia do sexto nervo ou do olhar horizontal e paresia do sétimo nervo (nervo facial) e outros defeitos, que podem incluir atrofia da língua, deformidades das mãos e da face e outras malformações. Paresia bilateral do sexto nervo é observada em lesões da fossa posterior ou do *clivus*, incluindo meningioma de *clivus*, cordoma, condroma ou condrossarcoma, bem como disseminação de carcinoma da nasofaringe. Um hematoma epidural nessa área também pode causar paresia do sexto nervo bilateral.[43] Isso pode ocorrer porque os dois sextos nervos seguem adjacentes uns aos outros ao longo do *clivus* ou porque as paralisias do sexto nervo podem não ser localizatórias.

O aumento da pressão intracraniana de qualquer causa pode causar paralisia do sexto nervo unilateral ou bilateral pela pressão para baixo e deslocamento do tronco encefálico. Isso porque o sexto nervo é fixo na saída da ponte e quando perfura a dura-máter para entrar no canal de Dorello, sob o ligamento petroclinoide. O papiledema inevitavelmente está presente. Mielografia, raquianestesia ou mesmo a punção lombar podem causar paresia do sexto nervo bilateral por meio de um mecanismo de deslocamento para baixo do tronco encefálico por um diferencial de pressão. No entanto, há hipotensão intracraniana e aumento difuso do sinal das meninges pode ser observado na RM (Figura 9.16.9). Dolicoectasia ou aneurisma da artéria basilar também pode causar paresia do sexto nervo unilateral ou bilateral. Na paresia do sexto nervo bilateral, as causas isquêmicas são menos frequentes, e trauma é mais comum do que em casos unilaterais.[15] A paralisia bilateral do sexto nervo deve ser distinguida do espasmo de convergência de causa não orgânica.

Paresia bilateral do quarto nervo pode ser observada após traumatismo craniano. O traumatismo provavelmente envolve os nervos na área de decussação no véu medular anterior. Paresia bilateral do quarto nervo também pode ser observada com hidrocefalia, tumor, malformação arteriovenosa ou doença desmielinizante.

Na paresia bilateral do quarto nervo, ocorrem hiperdesvio direito no olhar para a esquerda ou inclinação da cabeça para a direita e hiperdesvio esquerdo no olhar para a direita ou inclinação da cabeça para esquerda. Em posição primária, dependendo da simetria relativa da paresia bilateral do quarto nervo, podem ocorrer ortoforia ou hiperdesvio direito ou esquerdo. Ocorre um efeito aditivo de exciclodesvio, e o resultado é que mais de 10° de exciclotorsão é frequentemente observada. Como uma ação terciária do músculo oblíquo superior é a abdução, a perda da atividade de ambos os oblíquos no olhar para baixo causa um relativo esodesvio no olhar para baixo, que resulta em um desvio horizontal no padrão em "V" característico.

Raramente, a oftalmoplegia bilateral simultânea pode ter uma causa vasculopática.

Acometimento subaracnóideo

No acometimento subaracnóideo, podem ocorrer sinais de comprometimento de múltiplos nervos cranianos em um ou ambos os lados, bem como cefaleia, rigidez do pescoço, fotofobia e febre. As causas incluem hemorragia subaracnóidea, traumatismo, meningite infecciosa ou neoplásica, hipertensão intracraniana idiopática (pseudotumor cerebral), tumores no sexto nervo ou tumores no *clivus* que comprimem o sexto nervo. Na elevação da pressão intracraniana, ocorre papiledema.

A meningite infecciosa pode ser decorrente de bactérias, fungos (principalmente criptococos), causa tuberculosa ou sifilítica, ou da doença de Lyme. Meningite inflamatória ocorre com sarcoidose.

Pacientes com vírus da imunodeficiência humana (HIV) podem desenvolver neuropatias cranianas, associadas principalmente a causas infecciosas secundárias (toxoplasmose e criptococose) e a inúmeros outros sintomas e sinais. Em uma série de pacientes com HIV e envolvimento neurológico, 17% tinham paralisia do sexto nervo, 9% paralisia do terceiro nervo e 1% paralisia do quarto nervo.[44]

Paralisias não isoladas do terceiro nervo craniano

As paralisias não isoladas de terceiro nervo ocorrem no espaço subaracnóideo e são acompanhadas de sinais meníngeos. Os processos são semelhantes aos descritos anteriormente – principalmente infecciosos, neoplásicos ou traumáticos. No entanto, uma síndrome do terceiro nervo não isolada adicional ocorre acompanhando a hérnia uncal através do tentório, em grandes lesões de massa hemisférica (p. ex., tumor, hemorragia ou infarto com edema). O paciente tem um déficit neurológico correspondente e torna-se letárgico. O terceiro nervo é comprimido contra a borda tentorial, a crista petrosa e o *clivus* pelo unco do lobo temporal. Normalmente, as fibras pupilares motoras são envolvidas primeiro. Raramente, uma herniação ascendente causada por um efeito de massa na fossa posterior pode causar paralisia do terceiro nervo.

DIAGNÓSTICO

Embora as técnicas de história e exame anteriormente citadas possam permitir a identificação específica do(s) nervo(s) disfuncional(is), os achados associados ("os acompanhantes") talvez sejam mais importantes. Achados associados, como o acometimento de outros nervos cranianos, outras deficiências neurológicas ou achados sugestivos de um processo orbital, ajudam a localizar a lesão e diferenciar as causas prováveis.

Em alguns casos, a neuropatia craniana é verdadeiramente isolada a apenas o terceiro, o quarto ou o sexto nervo. Esses casos exigem uma abordagem específica.

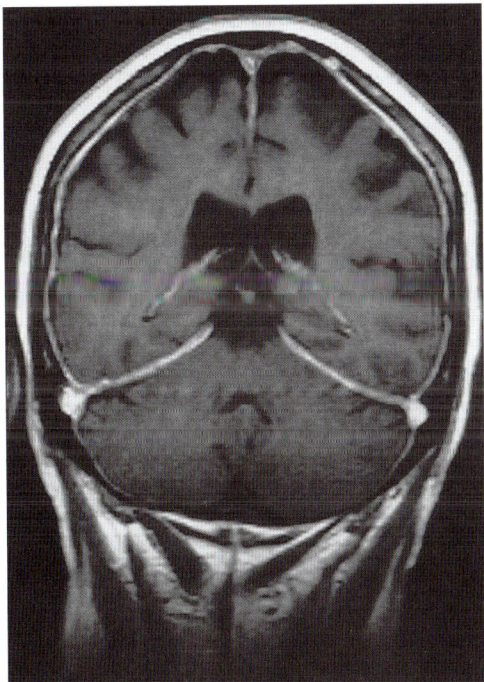

Figura 9.16.9 Imagem por ressonância magnética (com gadolínio) de um paciente com paralisia bilateral do sexto nervo craniano. A paralisia resultou de hipotensão intracraniana após cirurgia de região lombar da coluna vertebral. Observar o realce difuso das meninges.

A avaliação dos pacientes para oftalmoplegia depende da idade do paciente. Em bebês, considera-se um defeito congênito ou traumatismo ao nascimento; em crianças, uma síndrome pós-viral, traumatismo ou tumor de fossa posterior; em jovens adultos, traumatismo, esclerose múltipla, aneurisma ou malformação arteriovenosa; e em adultos mais velhos, diabetes, hipertensão, aterosclerose, tumor ou ACG.

O caráter do início e progressão são indicadores importantes de etiologia. O sintoma agudo ocorre com causas inflamatórias, vasculares ou traumáticas. Os defeitos progressivos são compatíveis com lesões com efeito de massa, como tumor ou aneurisma. Sintomas intermitentes sugerem miastenia *gravis*.

Embora a neuropatia craniana geralmente resulte de traumatismo, tais deficiências raramente ocorrem após um traumatismo leve. Nesses casos, uma lesão estrutural, como aneurisma ou um tumor subjacente, frequentemente está presente.[45]

Neuropatias cranianas isoladas

Neuropatias cranianas isoladas são observadas ocasionalmente com lesões intrínsecas do tronco encefálico. Estas são discutidas no Capítulo 9.15.

Paralisia isolada do sexto nervo craniano

Em uma criança que tem uma paresia isolada do sexto nervo adquirida, a investigação inicial com a RM é adequada por causa da apresentação frequente de tumor com paresia do sexto nervo.

Em uma pessoa idosa, com ou sem história de diabetes ou hipertensão, pode-se indicar velocidade de hemossedimentação (VHS), proteína C reativa (PCR), contagem de plaquetas, registro da pressão arterial, hemoglobina A1c e sorologias. O paciente pode ser acompanhado clinicamente, mas se houver melhora ao longo de alguns meses ou se as características clínicas iniciais se desviarem do curso esperado, a neuroimagem é necessária, de preferência com RM. A imagem deve se concentrar no curso do sexto nervo, incluindo a ponte, o *clivus*, o ápice petroso, o seio cavernoso e a órbita. Alguns especialistas defendem a RM em todos os pacientes com neuropatia craniana isolada, porque até 12% podem ter lesões que podem se beneficiar do tratamento precoce, incluindo entre elas a apoplexia hipofisária.[13,46] O exame da nasofaringe e do LCR é considerado se houver alta suspeita de etiologia não vasculopática e nenhuma outra causa for encontrada.

Em adultos jovens, particularmente sem evidência de hipertensão ou diabetes, realizar os testes sorológicos e exames de neuroimagem anteriormente mencionados, e, se negativos, um exame do LCR representa uma abordagem adequada. Se nenhuma anormalidade for encontrada, o paciente é acompanhado em intervalos regulares e reavaliado em 6 meses se não ocorrer a resolução.

Paralisia isolada do quarto nervo craniano

A avaliação dos pacientes acometidos pela paresia do quarto nervo isolado depende da faixa etária e do contexto clínico. Uma história de traumatismo significativo ou evidência de paresia congênita do quarto nervo com descompensação não requer outros procedimentos diagnósticos.

Em pacientes idosos com fatores de risco vasculares, a VHS, a PCR e a contagem de plaquetas são realizadas para descartar a ACG (ver Capítulo 9.22), e o paciente pode ser acompanhado clinicamente. Sem esse histórico, a pressão arterial, a glicose no sangue, a VHS, a PCR e a contagem de plaquetas são verificadas. Se não houver resolução dentro de 6 meses, deve-se realizar neuroimagem, preferencialmente com RM. O exame do LCR também pode ser considerado, embora, sem outros sintomas ou sinais neurológicos, a possibilidade de encontrar anormalidade seja baixa. Alguns especialistas defendem a neuroimagem precoce.[13]

Em crianças e adultos jovens que não têm histórico de traumatismo ou evidência de uma causa congênita, são indicados o exame de neuroimagem e a pesquisa por vasculite. O exame do LCR é indicado quando não se estabeleceu nenhuma causa evidente ou quando o defeito não evidenciar recuperação.

Paralisia isolada do terceiro nervo craniano

Em adultos com "idade vasculopática", a questão mais importante é se a pupila está envolvida ou não. Se a pupila for poupada com envolvimento *completo* da motilidade ocular e ptose, o paciente tiver mais de 50 anos e apresentar diabetes e/ou hipertensão, pode-se presumir um diagnóstico de paresia vasculopática do terceiro nervo. Como foram descritos aneurismas que não envolvem inicialmente a pupila, o paciente é acompanhado cuidadosamente na primeira semana, e se a pupila for acometida, indica-se avaliação adicional.[47,48] Alguns médicos realizam RM em todas as neuropatias cranianas isoladas na apresentação, e, em particular, para paralisia do terceiro nervo em que há possibilidade de aneurisma, a RM, a angiografia por RM (ARM) ou a tomografia computadorizada (TC) e a angiografia por tomografia computadorizada (ATC) são indicações adequadas.[13] Um estudo demonstrou outras etiologias em 16,5% dos casos de paralisias de nervos motores oculares inicialmente presumidas como vasculopáticas. Quando as paralisias do terceiro nervo e os casos de ACG foram removidos, a taxa caiu para 4,7%. Isso pode sugerir que é importante realizar exames de imagem de paralisias do terceiro nervo mesmo quando se presume serem vasculopáticas.[49]

Se a pupila estiver envolvida, a avaliação apropriada deve ser realizada até que o aneurisma seja descartado adequadamente. A confiabilidade dos exames de imagem não invasivos depende do treinamento e da experiência do radiologista que interpreta o exame.[50] Inicialmente, a RM ou, se não estiver disponível, a TC, com e sem contraste, é realizada para procurar evidência de sangue subaracnóideo e aneurisma. Se negativo, ARM ou ATC podem mostrar um aneurisma. No entanto, em alguns centros, a sensibilidade da ARM e da ATC não é considerada suficiente para excluir um aneurisma. Nessa situação, deve-se realizar a angiografia por cateterismo de urgência. Se um aneurisma é encontrado, é necessário realizar neurocirurgia de emergência ou oclusão intervencionista para evitar hemorragia subaracnóidea.

Há também controvérsias em torno dos testes considerados adequados quando a apresentação inicial é com ptose parcial e oftalmoparesia, com preservação completa da pupila. Muitos pesquisadores avaliam isso de modo similar à paresia do terceiro nervo envolvendo pupilas, enquanto outros pesquisadores monitoram cuidadosamente o paciente quanto ao envolvimento pupilar. A opinião dos autores deste capítulo é que esses pacientes devem ser submetidos a exame de neuroimagem.

Embora a compressão aneurismática deva ser descartada, outras lesões com efeito de massa também causam paralisias do terceiro nervo com preservação relativa da pupila.[51] Portanto, além da ARM ou da ATC, é necessária a RM ou a TC-padrão.

Se uma paresia do terceiro nervo com preservação da pupila não mostrar resolução dentro do período esperado de 3 a 6 meses, ou se demonstrar sinais de regeneração, deve ser indicada investigação diagnóstica adicional, incluindo RM, investigação da vasculite e, se nenhum diagnóstico tiver sido confirmado, exame do LCR.

Em crianças, muitos casos têm uma etiologia congênita, e nenhum outro procedimento de diagnóstico é indicado. Nesses pacientes, a paralisia do terceiro nervo geralmente é incompleta e está associada a sinais de regeneração aberrante. Se houver história de um parto difícil, o trauma é a causa mais provável. Naquelas condições que são adquiridas, a angiografia provavelmente está indicada. Embora a idade mais jovem relatada para uma criança com aneurisma de artéria comunicante posterior seja de 7 anos,[52] até mesmo lactentes podem ter uma malformação arteriovenosa ou um aneurisma da carótida cavernosa, causando paralisia oculomotora.[53]

Se a história sugerir a chamada enxaqueca oftalmoplégica, a RM mostrará o aumento e o realce do terceiro nervo.[37]

Em adultos abaixo da idade vasculopática, todas as paralisias de terceiro nervo adquiridas devem ser investigadas com RM, exames de sangue (VHS, sorologia para doença de Lyme, glicose, anticorpo antinuclear [ANA]) para descartar vasculite ou infecção, e exame do LCR se não for encontrada outra causa.

Neuropatias cranianas não isoladas

Neuropatias cranianas múltiplas

O tratamento de pacientes com lesões do seio cavernoso e da fissura orbitária superior depende da idade do paciente, do fato da apresentação ser aguda, da velocidade de progressão, da presença de dor, da história de doenças sistêmicas ou tumores, e de características acompanhantes. Pacientes que apresentam febre, sonolência ou uma aparência tóxica devem ser avaliados rapidamente quanto a evidências de trombose do seio cavernoso ou mucormicose. Aqueles que buscam tratamento agudo com características vasculares proeminentes, com arterialização de vasos conjuntivais, proptose e sopros, devem ser avaliados quanto a fístula carótido-cavernosa direta.

O procedimento diagnóstico inclui neuroimagem com RM, com e sem gadolínio. Se a RM for contraindicada, a TC, com e sem contraste, usando cortes axiais e coronais muito finos, é indicada. Na maioria das vezes, a lesão estrutural é visualizada por uma dessas técnicas. Para fístula arteriovenosa dural ou fístula direta, ARM, imagem com Doppler colorido da órbita, bem como a angiografia convencional, podem ser realizadas. Em casos raros, o exame do LCR é útil. Quando apropriado, exames de sangue, como nível de enzima conversora de angiotensina e sorologia para Lyme, são considerados.

Quando uma lesão com efeito de massa condizente com o tumor é encontrada, deve-se considerar metástase, e o diagnóstico tem de ser estabelecido por biopsia de lesões em outros lugares. Nos tumores primários, a biopsia da lesão do seio cavernoso frequentemente é necessária.

Quando há início de oftalmoplegia dolorosa consistente com inflamação idiopática, um curso de corticosteroides deve ser considerado. Uma resposta positiva aos corticosteroides pode ser usada como suporte diagnóstico para a síndrome de Tolosa-Hunt. Entretanto, uma vez que respostas semelhantes podem ocorrer em associação a tumores, como cordoma, granuloma de células gigantes, linfoma, epidermoide e outras condições inflamatórias, esse diagnóstico deve ser feito com cautela e como diagnóstico de exclusão. Considerações de diagnóstico diferencial para casos que se apresentam com oftalmoplegia dolorosa estão listadas no Boxe 9.16.1. A avaliação para descartar as causas mencionadas da síndrome do seio cavernoso, bem como inúmeras outras condições, inclui neuroimagem, hemograma completo, VHS, reagina plasmática rápida, anticorpo fluorescente antitreponema, ANA, sorologia para Lyme, eletroforese de proteínas séricas e, ocasionalmente, exames nasofaríngeos e do LCR. Os resultados de neuroimagem podem ser normais ou podem revelar uma lesão condizente com a inflamação. Quando há episódios recorrentes comparáveis com a síndrome de Tolosa-Hunt, a biopsia de lesões eventualmente observadas na neuroimagem é indicada para descartar outras entidades. Nos poucos casos revisados patologicamente, observa-se inflamação granulomatosa crônica idiopática e tecido fibroso esparsado.

Quando um paciente com um adenoma hipofisário conhecido ou oculto tem início agudo de oftalmoparesia dolorosa, a apoplexia hipofisária pode ser encontrada pela demonstração de hemorragia aguda ou edema do adenoma hipofisário na neuroimagem. Esses pacientes são submetidos a hipofisectomia transesfenoidal e tratamento para possível insuficiência hipofisária aguda.

Para diagnosticar fístula carótido-cavernosa direta ou indireta, a arteriografia é o procedimento diagnóstico definitivo. No entanto, a RM e a ARM podem demonstrar aumento da veia oftálmica superior ou a fístula em si. Outros procedimentos úteis incluem ATC, ultrassonografia com Doppler, Doppler colorido orbital e medida da amplitude do pulso ocular. Reversão de fluxo, pulsações arteriais e arterialização podem ser demonstradas na veia oftálmica superior. Os resultados do Doppler colorido orbital podem ter até 96% de sensibilidade para a fístula carótido-cavernosa com manifestações anteriores. No entanto, a especificidade é baixa, de 41%.[54]

BOXE 9.16.1 Diagnóstico diferencial da síndrome de oftalmoplegia dolorosa.

- Traumatismo
- Aneurisma
  - Artéria carótida intracavernosa
  - Artéria cerebral posterior
  - Artéria basilar
- Fístula carótido-cavernosa
- Trombose do seio cavernoso
- Tumores
  - Intracraniano primário
  - Metástase local ou distante
  - Apoplexia hipofisária
  - Carcinomatose meníngea ou linfomatose
- Infecção
  - Mucormicose ou outra infecção fúngica
  - Herpes-zóster
  - Tuberculose
  - Sinusite bacteriana, mucocele, periostite
  - Sífilis
- Inflamação
  - Sarcoide
  - Granulomatose de Wegener
  - Síndrome de Tolosa-Hunt
  - Pseudotumor orbital
  - Arterite de células gigantes
  - Isquêmica
  - Diabetes
  - Hipertensão
- Enxaqueca oftalmoplégica

Oftalmoplegia bilateral

O exame de neuroimagem incluindo o trajeto de cada nervo acometido é realizado naqueles que têm oftalmoplegia simultânea bilateral. Se negativo, é realizado exame do LCR e são realizadas avaliações sorológicas para doença vascular do colágeno, arterite, sífilis e doença de Lyme. A encefalopatia de Wernicke deve ser considerada em casos de oftalmoplegia bilateral.

DIAGNÓSTICO DIFERENCIAL

Numerosos distúrbios que afetam a motilidade ocular podem mimetizar e parecer idênticos a uma neuropatia craniana. Esses processos incluem oftalmopatias restritivas, como doenças da tireoide; doenças neuromusculares, como a miastenia; e polineuropatias, como a variante de Miller-Fisher da síndrome de Guillain-Barré.

A principal técnica de exame usada para descartar um processo restritivo é o exame de dução forçada, em que uma pinça ou um cotonete é usado para tentar superar o déficit de dução no olho. Um sinal positivo de restrição é quanto o déficit não pode ser superado em razão de resistência. Outro sinal de doença restritiva é uma elevação da pressão intraocular quando o olho se move na direção da restrição.

Neuropatias cranianas isoladas

Paralisia isolada do sexto nervo craniano

O diagnóstico diferencial de uma paresia do sexto nervo inclui a síndrome de retração de Duane, oftalmopatia tireoidiana ou outra oftalmopatia restritiva, miastenia *gravis*, espasmo do reflexo para perto ou descompensação de uma esoforia prévia.

A síndrome de Duane é uma anomalia congênita que ocorre em três formas diferentes, que compartilham o estreitamento da fenda palpebral e a retração do globo ocular quando o olho é aduzido. O tipo I consiste em um déficit de abdução que mimetiza uma paresia do sexto nervo, o tipo II consiste em um déficit de adução e o tipo III inclui tanto um déficit de abdução quanto de adução (Figura 9.16.10). A RM revelou a ausência do nervo abducente ipsilateral na síndrome de Duane do tipo I e em alguns com o tipo III. Pacientes com tipo II tinham nervos abducentes preservados. Patologicamente, há desenvolvimento anormal do núcleo abducente e inervação do reto lateral por ramos dos núcleos oculomotores. Durante a adução, a coestimulação dos retos medial e lateral produz retração do globo. A síndrome de Duane é bilateral em 18% dos casos e familiar em 10%.[55,56] Em comparação com paresias do sexto nervo, os pacientes com tipo I tendem a ter maior déficit de abdução, menos esotropia no olhar primário, e menos disparidade longe-perto.[57] No entanto, a distinção mais clara é que a síndrome de Duane, diferentemente da paralisia do sexto nervo, não causa diplopia. O espasmo do reflexo para perto é, na maioria das vezes, um distúrbio funcional, não orgânico, em pacientes que têm doença psicogênica ou em pessoas que simulam uma doença, mas raramente pode ser observado em doenças orgânicas.[58] Apresenta-se com um déficit de abdução que surge da substituição do olhar lateral pela convergência. O diagnóstico é feito observando-se as outras características do reflexo de perto, principalmente a miose, na tentativa de olhar lateral. As duções testadas com o outro olho coberto geralmente são normais.

A oftalmopatia restritiva do reto medial resulta, na maioria das vezes, de doença da tireoide, que está associada a outros sinais orbitários, como proptose, injeção, quemose, retração da pálpebra e *lid-lag*. Outros processos restritivos incluem traumatismo e miosite orbital. O resultado do teste de dução forçada é positivo.

A miastenia pode ser diferenciada na história e no exame pelas características de fatigabilidade e variabilidade. A avaliação com teste no consultório (teste do gelo, teste do sono ou teste de Tensilon), anticorpo antirreceptor de acetilcolina e eletromiografia de fibra única estabelece o diagnóstico.

Pacientes que apresentam piora de esoforia congênita ou de esotropia previamente compensada, muitas vezes em momentos de estresse ou infecção, podem apresentar uma história condizente com paralisia do sexto nervo. No entanto, um desvio relativamente comitante e a presença em fotografias antigas favorecem esse diagnóstico.

Paralisia isolada do quarto nervo craniano

O diagnóstico diferencial da paresia isolada do quarto nervo inclui miastenia *gravis*, oftalmopatia tireoidiana e outros processos restritivos orbitários, síndrome de Brown, desvio de *skew* e hiperatividade do músculo oblíquo inferior associada ao estrabismo congênito. Os sinais associados na oftalmopatia tireoidiana e miastenia *gravis* foram comentados anteriormente para a paresia do sexto nervo.[59] O desvio *skew*, um desvio vertical supranuclear que resulta de doença do tronco encefálico, é frequentemente associado a outros achados neurológicos. Pode haver um padrão de desvio comitante ou incomitante, que não corresponde ao padrão do teste das três etapas observadas em uma paresia do quarto nervo. Uma diminuição na hipertropia vertical maior ou igual a 50% da posição vertical para a posição supina também pode sugerir desvio *skew*.[60] A reação de inclinação ocular, uma forma de desvio inclinado que mais imita a paresia do quarto nervo, aparece com hipotropia, inclinação da cabeça em direção ao olho hipotrópico e torsão conjugada em direção ao olho hipotrópico.[61] Além disso, a exciclotorsão pode não ocorrer com miastenia, desvio *skew* e doença da tireoide, mas invariavelmente ocorre com uma paresia isolada do quarto nervo.

A síndrome de Brown provoca diplopia, por causa do déficit de elevação na adução, em que o olho envolvido é hipotrópico; o teste de dução forçada é positivo. Quando congênita, essa síndrome resulta de um tendão oblíquo superior curto ou preso, mas a síndrome adquirida pode ser resultado de tenossinovite, aderências, metástase ou traumatismo. A síndrome de Brown na verdade imita uma paresia oblíqua inferior; esta última pode ser diferenciada por hiperatividade concomitante do músculo oblíquo superior, um desvio horizontal em padrão "A" e um teste de dução forçada negativo.

Paralisia isolada do terceiro nervo craniano

O diagnóstico diferencial da paralisia isolada do terceiro nervo não é tão longo quanto para as paralisias do quarto e sexto nervos, em razão de muitas estruturas inervadas pelo terceiro nervo e de achados característicos da paralisia. No entanto, na ausência de dor ou envolvimento da pupila, a miastenia *gravis* deve ser considerada. A oftalmopatia restritiva pode imitar partes de uma paresia de terceiro nervo, mas não envolve a pupila. Se causada por oftalmopatia tireoidiana, a retração da pálpebra ocorre mais comumente do que a ptose, e muitas vezes há outros achados orbitais. Uma lesão supranuclear pode envolver ptose e déficit de elevação, mas mostra melhora na movimentação com manobras oculocefálicas.

Neuropatias cranianas não isoladas

No diagnóstico das paralisias simultâneas dos nervos oculomotores, é importante diferenciá-las da oftalmoparesia que surge da doença inflamatória orbital, como a oftalmopatia de Graves ou o pseudotumor orbital, de miopatias oculares (p. ex., oftalmoplegia crônica externa progressiva), de distúrbios de transmissão neuromuscular (p. ex., miastenia *gravis* ou botulismo) e de polineuropatias (p. ex., variante de Miller-Fisher da síndrome de Guillain-Barré). Doença desmielinizante, isquemia da artéria basilar ou aneurisma, tumores da base do crânio, encefalopatia de Wernicke e paralisia supranuclear do olhar também devem ser incluídos no diagnóstico diferencial de neuropatias cranianas não isoladas.

TRATAMENTO

Além do tratamento para a causa específica da neuropatia craniana, o sintoma de diplopia deve ser abordado. Agudamente, a oclusão de qualquer um dos olhos usando um adesivo ou uma fita opaca sobre os óculos é uma boa opção de tratamento, particularmente em pacientes cuja recuperação é esperada. Com diplopia crônica, os prismas podem ser úteis para um subgrupo de pacientes, especialmente quando o desvio é relativamente comitante. Eventualmente, com desvios crônicos e estáveis, a cirurgia de estrabismo (ver Capítulo 11.13) pode ser útil.

Alguns médicos utilizaram injeções de toxina botulínica, particularmente no início da paresia do quarto ou sexto nervo, para promover uma fusão mais rápida durante a recuperação. No entanto, o tratamento com toxina botulínica não acelera a recuperação final.[62] Na paresia crônica do nervo craniano,

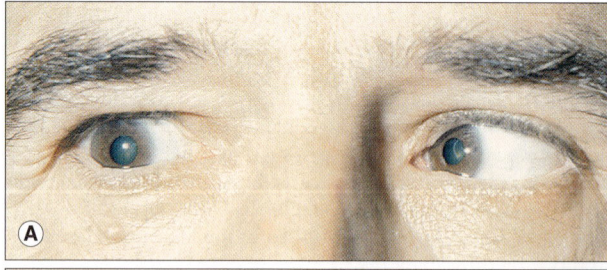
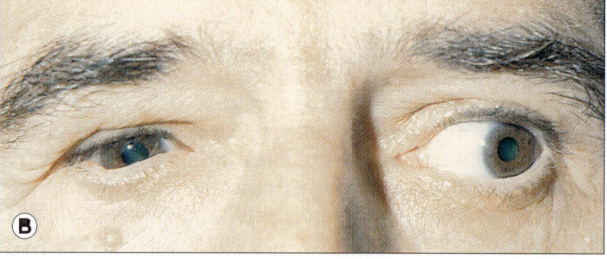

Figura 9.16.10 Síndrome de Duane (Tipo III). A. Déficit de abdução. **B.** Déficit de adução, retração do bulbo ocular e estreitamento da fissura palpebral em adução do olho direito. (Adaptada de Moster ML. Complications of cancer therapies. In: Miller N, Newman NJ, editors. Walsh & Hoyt's Neuro-ophthalmology, 5th ed. Baltimore: Williams & Wilkins; 1997.)

o tratamento com toxina botulínica pode ser usado; por exemplo, na paresia do quarto nervo, ele pode ser injetado no oblíquo inferior ipsilateral ou no reto inferior contralateral.

Neuropatias cranianas não isoladas

A síndrome de Tolosa-Hunt é extremamente sensível aos corticosteroides – a dor desaparece quase imediatamente, e a oftalmoplegia se resolve subagudamente com 60 a 80 mg/dia de prednisona oral seguido de redução gradual. Contudo, as recorrências podem não responder tanto assim.

As fístulas carótido-cavernosas internas diretas são tratadas com oclusão com balão intra-arterial da conexão entre a artéria carótida e o seio cavernoso. Ocasionalmente, a neurocirurgia é necessária, com oclusão da artéria carótida tanto acima quanto abaixo do local da fístula.

Fístulas arteriovenosas durais podem ser acompanhadas clinicamente se não houver ameaça à visão. Em mais de 50% dos pacientes, a fístula espontaneamente sofre trombose e se resolve, principalmente após a angiografia. Além disso, treinar o paciente para realizar a oclusão intermitente da artéria carótida durante o dia com pressão digital (desde que não haja doença cerebrovascular grave) pode permitir a ocorrência de trombose espontânea. Em algumas ocasiões, a trombose espontânea pode estar associada a oclusões venosas da retina e perda visual. Se a visão estiver ameaçada, é realizada uma arteriografia seletiva com oclusão dos vasos nutridores. A angiografia por cateterismo também é importante para avaliar a presença de drenagem venosa cortical, que está associada a risco aumentado de hemorragia intracraniana.

BIBLIOGRAFIA

Chou KL, Galetta SL, Liu GT, et al. Acute ocular motor mononeuropathies: prospective study of the roles of neuroimaging and clinical assessment. J Neurol Sci 2004;219:35–9.

Elmalem VI, Hudgins PA, Bruce BB, et al. Underdiagnosis of posterior communicating artery aneurysm in noninvasive brain vascular studies. J Neuroophthalmol 2011;31:103–9.

Galetta SL, Smith JL. Chronic isolated sixth nerve palsies. Arch Neurol 1989;46:79–82.

Harley RD. Paralytic strabismus in children. Etiologic incidence and management of the third, fourth, and sixth nerve palsies. Ophthalmology 1980;87:24–43.

Holmes JM, Mutyala S, Maus TL, et al. Pediatric third, fourth, and sixth nerve palsies: a population-based study. Am J Ophthalmol 1999;127:388–92.

Jacobson DM. Pupil involvement in patients with diabetes-associated oculomotor nerve palsy. Arch Ophthalmol 1998;116:723–7.

Keane JR. Cavernous sinus syndrome. Analysis of 151 cases. Arch Neurol 1996;53:967–71.

Keane JR. Third nerve palsy: analysis of 1400 personally-examined inpatients. Can J Neurol Sci 2010;37:662–70.

Kline LB. The Tolosa-Hunt syndrome. Surv Ophthalmol 1982;27:79–95.

Kodsi SR, Younge BR. Acquired oculomotor, trochlear, and abducent cranial nerve palsies in pediatric patients. Am J Ophthalmol 1992;114:568–74.

Moster ML, Savino PJ, Sergott RC, et al. Isolated sixth-nerve palsies in younger adults. Arch Ophthalmol 1984;102:1328–30.

Ng YS, Lyons CJ. Oculomotor nerve palsy in childhood. Can J Ophthalmol 2005;40:645–53.

Park UC, Kim SJ, Hwang JM, et al. Clinical features and natural history of acquired third, fourth, and sixth cranial nerve palsy. Eye 2008;22:691–6.

Richards BW, Jones FR Jr, Younge BR. Causes and prognosis in 4278 cases of paralysis of the oculomotor, trochlear, and abducens cranial nerves. Am J Ophthalmol 1992;113:489–96.

As referências completas estão disponíveis no **GEN-io**.

PARTE 9 NEURO-OFTALMOLOGIA
SEÇÃO 3 Sistema Visual Eferente

Distúrbios da Junção Neuromuscular

Lauren T. Phillips e Deborah I. Friedman

Definição: Distúrbio da junção neuromuscular causado por um ataque autoimune mediado por anticorpos nos receptores pós-sinápticos de acetilcolina ou pela alteração da liberação pré-sináptica de acetilcolina.

Característica principal
- Fraqueza muscular ocular ou generalizada.

Características associadas
- Ptose e distúrbios da motilidade ocular
- Fraqueza facial, do tronco e dos membros
- Disfunção da fala e da deglutição
- Comprometimento respiratório
- Disfunção do sistema nervoso autônomo.

MIASTENIA *GRAVIS*

Introdução

De todos os distúrbios da junção neuromuscular (Tabela 9.17.1), a miastenia *gravis* é o mais comum.[1] É um distúrbio causado por um ataque autoimune mediado por anticorpos aos receptores de acetilcolina (ACh) na junção neuromuscular. A marca registrada da miastenia *gravis* é a fraqueza muscular flutuante, que piora com o esforço e melhora com o descanso. Manifestações oculares, como ptose e diplopia, estão frequentemente presentes no início e, eventualmente, na maioria dos pacientes. Um subconjunto de pacientes tem apenas sintomas oculares.

Epidemiologia e patogênese

A prevalência de miastenia *gravis* está aumentando em grande parte como resultado do aumento da expectativa de vida. Estima-se que 8 a 10 casos por 1 milhão de pessoas ocorrem anualmente.[2] As mulheres são afetadas duas vezes mais que os homens. A incidência tem um pico na segunda e na terceira décadas, afetando principalmente mulheres, e outro na sexta e na sétima décadas, acometendo principalmente homens. No entanto, a doença pode ocorrer em qualquer idade. Pacientes com idade superior a 50 anos são mais propensos a necessitar de hospitalização para miastenia *gravis*.[3] Pacientes mais jovens, que são mais propensos a ter hiperplasia tímica, muitas vezes têm padrões específicos de antígeno de linfócitos humanos (HLA-B8 e HLA-DR3). Existe uma associação com HLA-B7 e HLA-DR2 em pacientes com idade superior a 40 anos.[4,5] A junção neuromuscular é composta pelo terminal do axônio motor, pela fenda sináptica e pela superfície pós-sináptica da célula muscular (Figura 9.17.1), em que existem dobras profundas. A ACh é armazenada em vesículas no citoplasma do terminal nervoso e medeia a transmissão neuromuscular. A despolarização do axônio por um potencial de ação leva a liberação de ACh na fenda sináptica por exocitose dependente de cálcio e dependente da voltagem. Normalmente, é liberada mais ACh do que o necessário para produzir a transmissão neuromuscular, e isso cria um fator de segurança. Uma vez liberada, a ACh se difunde por toda a fenda sináptica para as dobras pós-sinápticas.

As dobras pós-sinápticas contêm os receptores da ACh e acetilcolinesterase, a enzima que hidrolisa a ACh. Em geral, os receptores estão localizados nas pontas das dobras, e a acetilcolinesterase se concentra mais profundamente dentro das dobras sinápticas. Quando duas moléculas de ACh se ligam a um receptor, ocorrem mudanças conformacionais, e um canal iônico se abre, resultando em uma despolarização local e contração muscular subsequente. Há um fator de segurança adicional nesse nível, porque o potencial geralmente excede o limiar necessário para a despolarização de um músculo (potencial da placa terminal). Os receptores inervados sofrem renovação contínua, com uma meia-vida de 8 a 11 dias.

Na miastenia *gravis*, as principais alterações patológicas são encontradas na membrana pós-sináptica, com perda e simplificação das dobras pós-juncionais, número reduzido de receptores de ACh e fenda sináptica aumentada. Novos receptores são sintetizados, mas não são incorporados à membrana pós-sináptica danificada, o que resulta em perda de receptores na junção. As sinapses de pacientes com miastenia *gravis* contêm cerca de um terço do número de receptores de ACh encontrados nos controles saudáveis. O número de receptores parece ser paralelo à gravidade da fraqueza. Com um número reduzido de receptores, o potencial da placa terminal é inadequado para gerar contração de algumas fibras musculares; isso produz a característica fraqueza muscular. Normalmente, ocorre um declínio da quantidade de ACh liberada por contrações musculares sucessivas. Nas junções miastênicas, esse declínio causa falha progressiva da transmissão neuromuscular por causa do número reduzido de receptores. Isso explica a fatigabilidade muscular que é a marca da doença.

As anormalidades musculares na miastenia *gravis* resultam de processo mediado por anticorpos que provavelmente se origina no timo. Os anticorpos aceleram a taxa de degradação dos receptores de ACh e bloqueiam os locais de ligação da ACh. Os linfócitos B produzem os autoanticorpos, mas os linfócitos T também são importantes na resposta de autoanticorpos da miastenia *gravis*. Na miastenia *gravis*, os linfócitos T e B produzidos pelo timo são mais responsivos ao receptor ACh em comparação com seus correspondentes no sangue periférico. Dos pacientes com miastenia *gravis*, 75% têm anormalidades do timo; destes, 85% têm hiperplasia tímica e 15% têm timomas. Talvez a evidência mais forte da importância do timo na patogênese da miastenia é a efetividade da timectomia.[6]

As síndromes miastênicas congênitas (SMC) são doenças hereditárias raras causadas por vários defeitos genéticos da junção neuromuscular. Os pacientes podem apresentar fraqueza fatigável dos músculos oculares, extraoculares e dos membros. O teste eletrodiagnóstico geralmente mostra uma resposta decremental

TABELA 9.17.1 Distúrbios da transmissão neuromuscular.

Distúrbio	Causa	Localização	Defeito	Sintomas	Tratamento
Miastenia *gravis*	Autoimune	Pós-sináptica	Anticorpos contra o receptor de ACh	Ptose, diplopia Fraqueza, melhora com o descanso	Piridostigmina (Mestinon®), corticosteroides imunossupressores; timectomia
Botulismo	Infecção por *Clostridium botulinum*	Pré-sináptica	Liberação prejudicada de ACh	Ptose, diplopia, pupilas tônicas, deficiência acomodativa, fraqueza bulbar, bloqueio colinérgico	Apoio respiratório Antitoxina BabyBIG-IV (infantil)
Síndrome miastênica de Lambert-Eaton	Paraneoplásica	Pré-sináptica	Liberação prejudicada de ACh	Raramente, ptose, diplopia, fraqueza muscular proximal Disfunção autônoma	Tratar a doença maligna, 3,4-diaminopiridina, corticosteroides, imunossupressores
Toxicidade de organofosforados	Inseticidas Guerra química	Sináptica	Inibe a acetilcolinesterase	Insuficiência respiratória rápida Espasmos musculares, em seguida, paralisia Alterações do estado mental Miose pupilar	Atropina, pralidoxina
Picada da aranha viúva-negra (*Latrodectus mactans*)	α-Latrotoxina	Pré-sináptica	Liberação aumentada de ACh	Hiperatividade autônoma, vasoconstrição Abdome doloroso, rígido	Cálcio, magnésio, atropina, antissoro de veneno; aquecimento
Paralisia do carrapato	Tóxica	Pré-sináptica	Liberação prejudicada de ACh	Irritabilidade, dor, paralisia Paralisia respiratória Sinais tardios – pupilas não reativas, oftalmoplegia	Remover o carrapato, medidas de apoio
Toxina de escorpião	Tóxica	Pré-sináptica	Liberação aumentada de ACh	Agitação, insuficiência respiratória, visão turva, movimentos oculares anormais, balanço dos membros, disfunção autônoma	Cálcio, atropina, antissoro de veneno, medidas de apoio

ACh, acetilcolina.

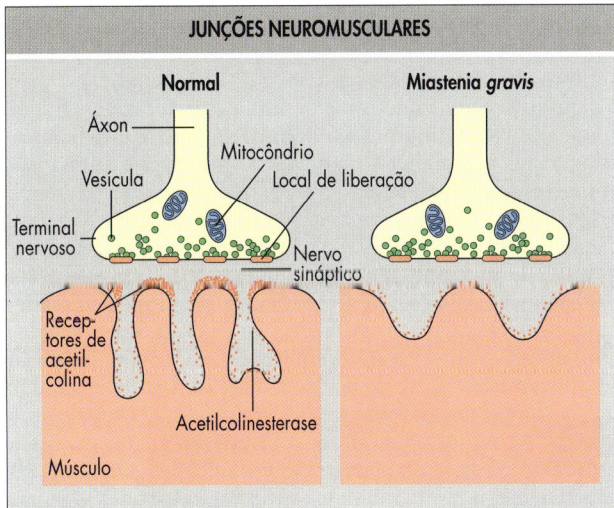

Figura 9.17.1 Junções neuromusculares. Na miastenia *gravis*, a acetilcolina é liberada das vesículas pré-sinápticas e se difunde através da fenda sináptica para os receptores pós-sinápticos. Acetilcolinesterase, localizada profundamente nas dobras sinápticas, hidrolisa a acetilcolina. Existe também uma simplificação do local pós-sináptico com um número reduzido de receptores. (De Drachman DB. Myasthenia gravis. N Engl J Med. 1994;330:1797-810.)

para retardar a estimulação repetitiva do nervo ou o potencial de ação motor composto característico após descargas. As SMC não são mediadas por anticorpos e, portanto, não são tratadas com imunoterapia. Pelo contrário, as opções de tratamento incluem sulfato de quinidina, fluoxetina, salbutamol ou inibidores de acetilcolinesterase, dependendo da região do defeito.[7] A SMC não será discutida com mais detalhes neste capítulo.

Manifestações oculares

Os sintomas oculares, isto é, ptose e diplopia, estão presentes no início em cerca de 70% dos pacientes e, eventualmente, estão presentes em 90%. Ptose, isolada ou associada ao acometimento de músculos extraoculares, frequentemente é o primeiro sintoma. A ptose pode ser unilateral ou bilateral, simétrica ou assimétrica, e muitas vezes é mais pronunciada à medida que o dia avança. Dos pacientes com miastenia *gravis*, 15% têm apenas sintomas e sinais oculares.[1]

O acometimento dos músculos extraoculares varia de paresia de único músculo à oftalmoplegia total. A miastenia *gravis* pode simular paralisia de nervo oculomotor, oftalmoplegia internuclear unilateral ou bilateral, ou paralisia do olhar. Quando o levantador da pálpebra superior também é acometido, a doença pode imitar a paralisia do terceiro nervo que poupa a pupila. Os pacientes experimentam diplopia, que geralmente flutua ao longo do dia; às vezes, a doença causa separação vertical de imagens e, em outros momentos, causa diplopia horizontal. A diplopia pode ser intermitente. Outras anormalidades de motilidade incluem dismetria das sacadas e diminuição da velocidade sacádica final, pequenos movimentos do "tremor" dos olhos e nistagmo evocado pelo olhar.[8] O nistagmo ocorre por causa da fadiga muscular; nistagmo isolado como sinal de miastenia *gravis* é raro. Para fins práticos, as pupilas são normais na miastenia *gravis*. Embora anisocoria, acomodação prejudicada e reação lenta das pupilas tenham sido descritas, as anormalidades são sutis e não são clinicamente significantes.

Diagnóstico

O diagnóstico de miastenia *gravis* é geralmente suspeitado pelos sintomas do paciente e pelos resultados do exame físico. A presença de ptose e fraqueza muscular extraocular ou que oscilem ou que não estejam de acordo com nenhum padrão de paralisia de nervo motor ocular leva à suspeita de miastenia *gravis*. Muitos sinais oculares podem estar presentes no exame. Quando há ptose unilateral, a outra pálpebra pode parecer retraída, demonstrando a lei de Hering de inervação igual. Se a pálpebra ptótica é levantada manualmente, a ptose se agrava no lado contralateral ("ptose em gangorra") (Figura 9.17.2). Esse achado não é exclusivo da miastenia, mas está frequentemente presente em pacientes que têm a condição. O sinal dos puxões palpebrais (*lid-twitch*) de Cogan, e o sinal de Bienfang demonstram a rápida recuperação e a fatigabilidade fácil do levantador.

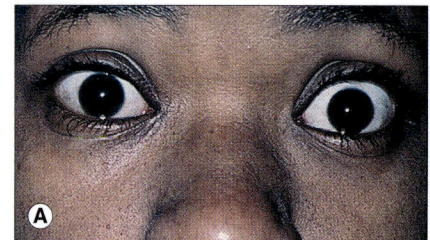 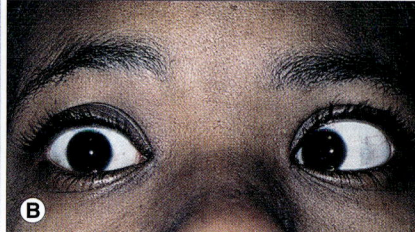 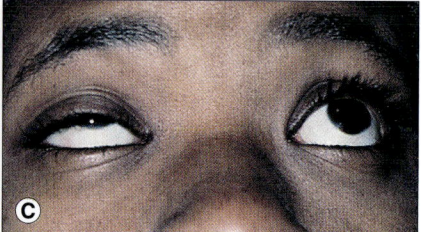

Figura 9.17.2 Miastenia *gravis*. A. Ptose direita e retração da pálpebra superior esquerda compensatória. **B.** No olhar para a direita, observar o déficit de abdução à direita e a retração da pálpebra esquerda para compensar a ptose direita. **C.** No olhar para cima sustentado, a pálpebra superior direita se torna fatigada.

Quando o paciente olha para baixo por 10 a 20 s e depois rapidamente olha para cima para a posição primária, as pálpebras superiores muitas vezes passam do limite (retraem) e, então, recolocam-se em uma posição estável; um desvio para baixo das pálpebras ou vários puxões pequenos para cima podem ser observados (de Cogan) ou após 5 s de fechamento forçado da pálpebra (de Bienfang). O olhar para cima prolongado causa fadiga muscular, com queda da pálpebra ou desvio para baixo dos olhos. À medida que o paciente tenta repetidas sacadas de grande amplitude, pode ocorrer a lentidão dos movimentos oculares com a repetição. O gelo colocado em uma pálpebra ptótica pode prolongar o tempo durante o qual os canais do receptor de ACh abrem e produzem melhora clínica. O teste de gelo é um teste sensível e específico para miastenia *gravis*.[9-11]

Na miastenia *gravis* generalizada, o teste de força muscular revela fraqueza, geralmente mais proeminente proximalmente. Músculos individuais enfraquecem com testes repetitivos; a força melhora após um breve período de descanso.

Uma combinação de exame físico, testes farmacológicos, testes sanguíneos e testes eletrodiagnósticos é frequentemente necessária para confirmar o diagnóstico. Se uma anormalidade mensurável e demonstrável estiver presente no exame, a administração de um inibidor da acetilcolinesterase produz aumento da força dos músculos miastênicos.[12] O agente mais comumente usado é o edrofônio intravenoso (Tensilon®) em razão de seu rápido início de ação (30 segundos) e curta duração de ação (5 minutos). As medidas basais são tomadas para a medição do pulso, pressão arterial e os sinais clínicos a serem medidos (p. ex., medida das fendas palpebrais e da função do levantador ou a quantificação de déficits sutis da motilidade usando uma haste de Maddox ou uma tela de Hess).[13] O paciente deve ser advertido de potenciais efeitos colaterais, incluindo diaforese, cólicas abdominais, náuseas, vômitos, salivação e tontura.

Embora a taxa de complicações seja muito baixa, a complicação mais perigosa da administração intravenosa de edrofônio é o bloqueio cardíaco, e o sulfato de atropina deve ser disponibilizado imediatamente (0,4 a 0,6 mg, dose para adultos).[14] Como alternativa, os pacientes podem ser pré-tratados com atropina intramuscular ou subcutânea. O pulso e a pressão arterial do paciente são monitorados durante o teste. Dez miligramas são colocados em uma seringa de insulina. Depois da administração de uma dose inicial de 2 mg IV, o paciente é observado por 1 min enquanto o pulso é monitorado. A maioria dos pacientes com miastenia ocular melhora com a dose-teste. Se não houver melhora e não ocorrer uma reação adversa, um adicional de 4 mg é administrado. Os 4 mg restantes podem ser usados se nenhum efeito for observado. A presença de fasciculações nas pálpebras indica que uma dose adequada foi injetada. A neostigmina intramuscular (Prostigmine®) é útil em crianças que podem não cooperar com injeções intravenosas. Neostigmina (1,5 mg para adultos ou 0,04 mg/kg para crianças, misturada com 0,6 mg de sulfato de atropina) produz efeitos observáveis dentro de 15 min; a ação máxima ocorre 30 min após a injeção.

Uma alternativa segura para o teste de edrofônio é o teste do sono.[15] Após a documentação do déficit inicial, o paciente descansa em silêncio com os olhos fechados por 30 min. As medidas são repetidas imediatamente após o paciente "acordar" e abrir os olhos. Alternativamente, um bloco de gelo é colocado sobre as pálpebras fechadas por alguns minutos. A melhora após o descanso é característica de miastenia *gravis*.

Um exame sorológico para avaliar anticorpos antirreceptores da ACh deve ser obtido para todos os pacientes com suspeita de miastenia *gravis*. Os títulos de anticorpos não se correlacionam com a gravidade da doença e tipicamente não são medidos de maneira seriada para avaliar a resposta à imunoterapia. O anticorpo ligador é mais comumente obtido, sendo detectado em aproximadamente 90% dos pacientes com miastenia *gravis* generalizada e 70% dos pacientes com miastenia ocular.

Os anticorpos bloqueadores estão presentes em aproximadamente 60% dos pacientes com miastenia generalizada e 50% dos pacientes que têm doença ocular, e raramente estão presentes (1%) sem anticorpos ligadores. Os anticorpos da quinase específica do músculo (MuSK) estão presentes em 40% dos pacientes com miastenia generalizada quando outros anticorpos não são detectados. No entanto, os anticorpos MuSK são raramente detectados em formas puramente oculares da doença.[16] Diversos outros anticorpos foram descritos em associação com a miastenia *gravis*; o significado clínico destes está sendo caracterizado. O teste sorológico para anticorpos antilipoptoreína de baixa densidade relacionada à proteína 4 (anti-LRP4), antititina e anticorpos antirreceptores tirianodina (anti-RyR) já são comercialmente disponíveis. Pacientes soronegativos compreendem 10 a 15% daqueles com miastenia *gravis*.[1] Esses pacientes devem repetir os testes de anticorpos dentro de 12 meses após a apresentação, e o diagnóstico clínico deve ser reavaliado, conforme necessário.

Testes eletrofisiológicos são úteis para o diagnóstico de miastenia *gravis* se outros testes forem inconclusivos. A estimulação repetitiva supramáxima do nervo motor (1 a 3 hertz [Hz]) produz uma resposta decrescente progressiva dos potenciais de ação muscular compostos durante os primeiros quatro ou cinco estímulos. Essa técnica mostra anormalidades em 40 a 90% dos pacientes que têm miastenia *gravis* e os resultados são mais prováveis de serem positivos na doença grave. A eletromiografia de fibra única (SFEMG, do inglês *single-fiber electromyography*) demonstra "jitter", que indica a variabilidade do tempo de propagação para fibras musculares individuais supridas pelo mesmo neurônio motor. O bloqueio intermitente causado pela falha de condução na junção neuromuscular também pode ocorrer. A sensibilidade da SFEMG é de aproximadamente 90%.[17] Em particular, a SFEMG dos músculos reto superior e levantador da pálpebra é extremamente sensível para a detecção de miastenia *gravis* ocular.[18] A conversão de doença ocular generalizada é menos provável com achados normais da SFEMG das extremidades superiores.[19]

Como 10 a 15% dos pacientes com miastenia *gravis* têm tumor tímico, o exame de imagem do tórax (tomografia computadorizada com contraste ou ressonância magnética) é obrigatório, mesmo para pacientes com achados unicamente oculares (Figura 9.17.3). A radiografia simples de tórax isoladamente não é adequada para esse fim. A persistência de um timo em uma paciente com idade superior a 40 anos ou o aumento no tamanho em exames de imagem seriados aumenta a suspeita de timoma.

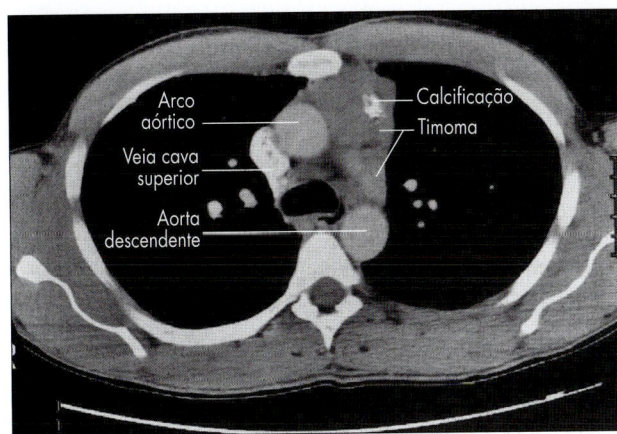

Figura 9.17.3 Tomografia computadorizada do tórax com contraste. Um grande timoma multilobulado em um homem de 32 anos com miastenia *gravis* ocular. A massa está na proximidade do arco aórtico e da aorta ascendente. Uma calcificação focal está presente anteriormente. A ptose e a diplopia do paciente desapareceram após a remoção do timoma.

Outros testes são direcionados às doenças autoimunes sistêmicas associadas e ao tratamento. Como 5% dos pacientes que têm miastenia *gravis* apresentam doença da tireoide coexistente, devem ser obtidos testes da função tireoidiana para todos os pacientes. Hemograma completo, análise de anticorpos antinucleares e velocidade de hemossedimentação são tipicamente testados em pacientes que têm miastenia *gravis* confirmada. Se o tratamento com corticosteroides for planejado, diabetes e tuberculose devem ser descartados. O exame de imagem do cérebro pode ser considerado para casos atípicos que são negativos a anticorpos e refratários ao tratamento (Tabela 9.17.2).

Associações sistêmicas

A miastenia *gravis* generalizada se desenvolve na maioria dos pacientes. Os sintomas não oculares incluem fraqueza facial, disartria por fraqueza da mandíbula, disfagia, fraqueza muscular nucal e fraqueza dos membros. O acometimento do músculo *erector spinae* pode causar incapacidade de manter uma postura ereta. A maioria dos pacientes se sente cansada e com a disposição reduzida. Em casos graves, a fraqueza dos músculos do tórax e do diafragma produzem dispneia e ortopneia. Uma queda acentuada na capacidade vital leva à crise miastênica, que requer ventilação mecânica e tratamento agressivo.

Aproximadamente 12% dos neonatos nascidos de mães com miastenia desenvolvem miastenia *gravis* neonatal transitória como resultado da transmissão de autoanticorpos por meio da placenta; estes desencadeiam a produção independente de anticorpos pela criança. Neonatos afetados apresentam fraqueza generalizada, dificuldade de comer, fraqueza respiratória, choro fraco e fraqueza facial, que são observados logo após o nascimento. Os sintomas duram várias semanas e depois resolvem sem recorrência. O tratamento é de suporte.

Aumento do timo e timoma frequentemente ocorrem em pacientes com miastenia *gravis*. Outros distúrbios autoimunes, como doença tireoidiana, lúpus eritematoso sistêmico, desordens do espectro da neuromielite óptica e anemia perniciosa, são observados com maior frequência em pacientes com miastenia *gravis*.

Tratamento

Os principais tratamentos para miastenia *gravis* são os seguintes:

- Inibidores da acetilcolinesterase
- Imunossupressão
- Tratamento sintomático de anormalidades oculares
- Evitar agentes que pioram a transmissão neuromuscular
- Timectomia, em alguns casos.

Os inibidores da acetilcolinesterase aumentam a margem de segurança para a transmissão neuromuscular evitando a degradação da ACh. Esses agentes proporcionam melhora sintomática da fraqueza muscular. No entanto, em razão de sua rápida eficácia e falta de efeitos colaterais em longo prazo, muitas vezes são os primeiros agentes usados no tratamento da miastenia. Piridostigmina (Mestinon®), o medicamento mais comumente usado, tem duração de ação de 2 a 8 h. É mais útil para o tratamento da fraqueza sistêmica da miastenia *gravis* e pode não melhorar a diplopia. A dose inicial habitual é de 30 a 60 mg a cada 4 h enquanto o paciente está acordado. Doses maiores ou intervalos de dosagem mais frequentes podem ser usados, conforme necessário. Acima de 120 mg a cada 3 h,

TABELA 9.17.2 Diagnóstico diferencial da junção neuromuscular.

Distúrbio	Pupilas	Motilidade ocular	Pálpebras	Outros achados oculares	Outros achados sistêmicos
Miastenia *gravis*	Normal	Oftalmoplegia flutuante	Ptose Sinal dos puxões palpebrais (*lid-twitch*) de Cogan	–	Fraqueza flutuante que melhora com o descanso
Doença ocular da tireoide	Normal	MEO restrito Teste de ducção forçada positivo	Retração da pálpebra Atraso da pálpebra Edema da pálpebra	Infecção da conjuntiva Ceratoconjuntivite seca Lagoftalmia Neuropatia óptica	Sintomas do hipertireoidismo podem estar presentes
Botulismo	Dilatadas, pouco reativas Dissociação proximidade-luz	Oftalmoplegia	Ptose	–	Fraqueza dos membros, sinais bulbares Insuficiência respiratória Retenção urinária Constipação intestinal
Síndrome miastênica de Lambert-Eaton	Geralmente normal	Geralmente normal	Geralmente normal	Ceratoconjuntivite seca	Fraqueza autônoma e dos membros que melhora com testes repetitivos
Síndrome de Guillain-Barré	Normal ou pouco reativa	Normal ou oftalmoplegia	Ptose	–	Diplegia facial Fraqueza do membro +/– sintomas sensoriais Arreflexia Insuficiência respiratória
Oftalmoplegia externa progressiva	Normal	Lentamente progressiva Oftalmoparesia simétrica	Lentamente progressiva Ptose	Pode ter retinografia pigmentar	Diferentes graus de acometimento multissistêmico em razão de distúrbio mitocondrial

MEO, movimento extraocular.

não se espera nenhuma eficácia adicional, e há risco de crises colinérgicas. Uma preparação de liberação prolongada feita na hora de dormir é útil para pacientes que têm uma profunda fraqueza ao acordar de manhã. Os efeitos colaterais mais comuns desses agentes são os efeitos dos distúrbios gastrintestinais (náuseas, diarreia e cólicas) e espasmos musculares. A sobredosagem resulta em sialorreia, visão turva e agravamento da fraqueza (crise colinérgica). Pode ser difícil distinguir entre a crise colinérgica causada pela medicação e o agravamento da doença. A diplopia frequentemente não melhora com piridostigmina e pode ser tratada com agentes imunossupressores.[20]

A timectomia é indicada para todos os pacientes que têm um timoma. Um estudo de pacientes entre 18 e 65 anos com miastenia *gravis* não timomatosa generalizada, com duração da doença menor que 5 anos, mostrou que a timectomia é benéfica para pacientes com miastenia *gravis* positiva para a presença de anticorpos contra o receptor de ACh. A timectomia transesternal estendida melhorou os resultados clínicos em um período de 3 anos.[6] Diretrizes e declarações de consenso recomendam a timectomia para pacientes com miastenia *gravis* generalizada de início precoce, geralmente aqueles com testes de anticorpos musculares detectáveis. A timectomia pode ser considerada em miastenia *gravis* soronegativa ou ocular se a doença for refratária à imunoterapia-padrão.[20,21] O estado dos anticorpos do receptor de ACh parece não influenciar a eficácia da cirurgia, mas a presença de restos ectópicos ativos de tecido tímico leva a um pior prognóstico.[22] Uma abordagem transesternal é preferível, pois permite a visualização adequada da cavidade torácica e a remoção total do timo. Técnicas robóticas encurtam o tempo cirúrgico e tem a perspectiva de serem técnicas menos invasivas para a timectomia estendida; restos ectópicos do tecido tímico podem permanecer desconhecidos com o uso da técnica transcervical menos invasiva.[23] As taxas de morbidade e mortalidade da timectomia são bastante baixas. Como qualquer procedimento cirúrgico pode piorar a miastenia, alguns pacientes se beneficiam de um curto período de plasmaférese no pré-operatório. A radioterapia para o timo não é eficaz.

Imunossupressores, principalmente agentes citotóxicos e corticosteroides, tratam a doença diretamente e são geralmente empregados em pacientes que não melhoram satisfatoriamente com inibidores da acetilcolinesterase. Pode levar de várias semanas a meses antes que esses medicamentos tenham efeito. Corticosteroides, mais comumente prednisona, são usados com mais frequência, e várias estratégias são empregadas. A administração diária de doses elevadas (60 a 100 mg) pode causar piora substancial nas duas primeiras semanas após o início e deve ser feita com cautela, particularmente em pacientes que nunca receberam corticosteroides. Outros esquemas usam doses crescentes, diárias e baixas de prednisona, ou dosagem em dias alternados. A dose em dias alternados tem a vantagem de causar menos efeitos colaterais, e muitos pacientes que apresentam sintomas puramente oculares melhoram com uma dose baixa (20 a 30 mg) de tratamento em dias alternados. A monoterapia com corticosteroides pode reduzir o risco de generalização em pacientes com miastenia *gravis*, embora esta questão permaneça controversa.[20,24,25] Os riscos da administração em longo prazo de prednisona incluem úlcera péptica, osteoporose, fratura do colo do fêmur, diabetes, ruptura da pele, ganho de peso e características cushingoides. Precauções e monitoramentos médicos apropriados são requeridos. Para minimizar a taxa de complicações, deve-se usar a menor dose de prednisona possível, e adicionar outros agentes imunossupressores se necessário.

Azatioprina, ciclosporina e micofenolato de mofetila são utilizados para o tratamento em longo prazo da miastenia *gravis* e podem ser usados em combinação com prednisona e piridostigmina.[1,2] Esses medicamentos têm menos efeitos colaterais em longo prazo em comparação com a prednisona. O rituximabe é reservado para pacientes com doença grave.[2] No entanto, o rituximabe é bem tolerado e eficaz no tratamento da miastenia *gravis*, particularmente em pacientes com anticorpos MuSK.[26] Hemograma, função hepática e função renal devem ser monitorados, com pequena possibilidade de desenvolvimento de neoplasia após muitos anos de tratamento. A plasmaférese reduz eficazmente a circulação de autoanticorpos. É tipicamente reservada para pacientes em crise miastênica ou é usada no pré-operatório para timectomia em pacientes com fraqueza. A melhora é rápida, mas transitória. Assim como a plasmaférese, a imunoglobulina intravenosa pode proporcionar rápida melhora em um período difícil de fraqueza miastênica (400 mg/kg/dia durante 5 dias).[2] Pacientes em crise miastênica precisam de suporte respiratório agressivo, geralmente precisam de entubação e ventilação mecânica, e são mais bem tratados na unidade de cuidados intensivos.

Como regra, a ptose geralmente responde ao tratamento, mas a diplopia pode ser refratária. Os sintomas oculares podem ser tratados sintomaticamente enquanto outros tratamentos são iniciados, ou quando estes são ineficazes. Apoios (*lid crutches*) ou fitas adesivas para pálpebras podem ser benéficas para pacientes com ptose, mas a cirurgia de ptose deve ser reservada para pacientes estáveis por longos períodos e refratários a outros tratamentos. A diplopia é tratada por meio de oclusão ou prismas; a cirurgia de estrabismo é inadequada para pacientes que têm miastenia *gravis*.[20]

Medicamentos que diminuem o fator de segurança de transmissão neuromuscular devem ser evitados em pacientes com miastenia. A penicilamina causa uma síndrome miastênica que pode estar associada à produção de autoanticorpos. Muitos antibióticos diminuem a produção ou a liberação de ACh, incluindo os agentes aminoglicosídeos (estreptomicina, neomicina, canamicina, gentamicina, tobramicina, amicacina, viomicina), bacitracina, polimixinas (polimixina A e B, colistina) e os antibióticos de aminoácidos monobásicos (lincomicina e clindamicina). Raramente, o agravamento da miastenia ocorre com a eritromicina ou após a administração de corante de contraste iodado. Todos os agentes bloqueadores neuromusculares, como a toxina botulínica, curare e agentes despolarizantes, devem ser usados com cautela. Cloroquina, lítio e magnésio afetam a transmissão pré-sináptica e pós-sináptica. Agentes antiarrítmicos, incluindo procainamida e quinidina, podem causar ou agravar a miastenia *gravis*. Fenitoína, betabloqueadores, cisplatina, fenotiazinas, estatinas e tetraciclinas podem ter efeitos semelhantes.

Evolução e desfechos

Apesar de seu nome amedrontador, a miastenia *gravis* raramente é fatal; a maioria dos pacientes tem remissão ou bom controle de seus sintomas com tratamento. Dos pacientes que apresentam apenas sintomas e sinais oculares no início, 10 a 20% sofrem remissão espontânea e 50 a 80% desenvolvem doença generalizada, quase sempre dentro de 2 anos do início do distúrbio.[27] A maioria dos pacientes que continua com sintomas oculares 2 anos após a apresentação nunca desenvolve doença generalizada.[1] Pacientes com miastenia ocular e com 50 anos ou mais são mais propensos a sofrer progressão para miastenia generalizada, enquanto uma idade mais jovem de início apresenta melhor prognóstico.

Nos adultos, a doença é mais variável nos primeiros 10 anos; a maioria das mortes ocorre durante o primeiro ano. O prognóstico em longo prazo é pior quando o paciente tem um timoma. Quando a morte é causada por miastenia *gravis*, geralmente é por insuficiência respiratória com disfunção cardíaca secundária.[28]

BOTULISMO

Introdução

O botulismo é um distúrbio potencialmente fatal, causado pela toxina do *Clostridium botulinum*. Existem três tipos – de origem alimentar, por feridas e infantil. O quadro clínico é caracterizado pelo rápido acometimento do nervo craniano e fraqueza respiratória com disfunção autônoma. Sintomas associados incluem hipossalivação, disfagia, disartria, insuficiência respiratória, fraqueza muscular, constipação intestinal, retenção urinária, náuseas e vômitos.

Epidemiologia e patogênese

O botulismo, causado pela neurotoxina elaborada pelo *Cl. botulinum*, pode demonstrar muitas formas. Seu local de ação é o terminal nervoso pré-sináptico, onde evita a liberação de ACh. A toxina pré-formada pode ser ingerida, no botulismo de origem alimentar, ou ter acesso pela infecção da ferida. Alternativamente, a bactéria ou esporo pode colonizar o trato gastrintestinal, como no botulismo infantil. O botulismo inalado via aerossolização da toxina é uma arma potencial de bioterrorismo.[29]

Pelo menos oito tipos de toxina foram descritos, mas apenas três formas comumente afetam os seres humanos. O botulismo tipo A é geralmente a forma mais grave da doença. Nos EUA, cerca de 145 casos de botulismo são relatados anualmente – 15% de botulismo alimentar, 65% de botulismo infantil e 20% de feridas.[29]

Historicamente, o botulismo clássico ou de origem alimentar era causado por carne ou peixe inadequadamente limpos, defumados, salgados ou secos. Fatores de risco contemporâneos incluem condimentos comerciais ou caseiros, vegetais, alimentos não ácidos e peixes crus preservados.[29] Bolsas e recipientes plásticos para armazenamento de alimentos fornecem um ambiente anaeróbico quase perfeito para o crescimento de *Cl. botulinum*. Os veículos para o botulismo de origem alimentar variam de acordo com a região em todo o mundo.[29]

O botulismo infantil ocorre na faixa etária de 2 a 6 meses em bebês saudáveis. A progressão é subaguda e pode ser difícil de diagnosticar até que a criança fique gravemente doente. A fonte clássica de infecção é o mel. A transmissão de esporos de adultos para crianças é possível a partir da contaminação de roupas no solo. Uma infecção semelhante pode ser observada em adultos que têm acloridria, após operações gastrintestinais, e que têm alças cegas do intestino.

O botulismo de feridas já foi uma forma incomum de botulismo, mas está aumentando em incidência como resultado do abuso intravenoso de heroína e abuso de cocaína associado a vias nasais necróticas.[30]

Manifestações oculares

Manifestações oftálmicas não são passíveis de ocorrer isoladamente, mas sim como parte de uma doença sistêmica. Diplopia e ptose ocorrem com vários graus de oftalmoparesia. A oftalmoplegia interna com paresia de acomodação causa visão turva. As pupilas muitas vezes são anormais, com uma reação fraca à luz. A dissociação pupilar luz perto pode ser observada durante a infecção aguda e, ocasionalmente, persiste após a recuperação.[31] Movimentos de tremor dos olhos foram descritos. A hipolacrimação é frequentemente observada.

Diagnóstico

O diagnóstico é baseado nos sinais e sintomas, nos dados circunstanciais da infecção, nos exames eletrofisiológicos e no isolamento do organismo ou toxina.

Quando se suspeita de botulismo, fezes, aspirado gástrico ou vômito e pelo menos 20 mℓ de soro devem ser coletados para análise. Se a fonte de alimentos contaminados está disponível, pode ser submetida ao departamento de saúde pertinente para avaliação. A identificação da toxina botulínica no soro e fezes é realizada por meio de um bioensaio de camundongo. O resultado do teste de Tensilon é quase sempre negativo. Exames eletrofisiológicos são muito úteis e mostram alterações semelhantes às observadas na síndrome de Lambert-Eaton (discutida adiante).

Diagnóstico diferencial

A síndrome de Guillain-Barré, a síndrome de Miller-Fisher e a poliomielite se assemelham clinicamente ao botulismo. A miastenia *gravis* poupa as pupilas e é mais gradual no início. Paralisia do carrapato, difteria, toxicidade por organofosforados, toxicidade de moluscos, síndrome de encarceramento (*locked-in*) isquêmica e paralisia periódica hipopotassêmica são outras considerações diagnósticas.

Associações sistêmicas

Os sintomas do botulismo de origem alimentar começam 12 h a 8 dias após a ingestão da toxina. Normalmente, o paciente está consciente e afebril. Os sintomas sistêmicos característicos incluem hipossalivação e insuficiência respiratória, retenção urinária, constipação intestinal e vômitos. A fraqueza nos membros pode se assemelhar à da síndrome de Guillain-Barré, com paralisia ascendente ou descendente. Os reflexos são frequentemente normais ou hipoativos. Podem se desenvolver sintomas bulbares proeminentes e paralisias dos nervos cranianos. No pior dos casos, o paciente se torna "encarcerado", incapaz de se mover ou responder, mas totalmente desperto.

No botulismo de feridas, os sintomas começam 4 a 18 dias após a lesão e são idênticos aos do botulismo de origem alimentar.

O botulismo infantil causa constipação intestinal e fraqueza, com paralisia descendente.[32] O lactente tem sucção fraca, choro fraco e se torna hipotônico. Comprometimento do movimento extraocular, fraqueza facial e paralisias do nervo craniano são comuns. Pupilas dilatadas, parada respiratória e morte podem ocorrer. O curso geralmente é insidioso e confundido com atraso no crescimento.

Tratamento

O aspecto mais importante do tratamento é o de suporte, com ventilação, quando necessário. Se o paciente não é alérgico ao soro de cavalo (pré-teste de hipersensibilidade é necessário), a antitoxina botulínica heptavalente é administrada em um único tratamento.[29] A imunoglobulina botulínica de origem humana ("BabyBIG-IV") é eficaz para o tratamento de botulismo. A recuperação ocorre espontaneamente à medida que novas sinapses se desenvolvem. Isso pode levar de 6 a 12 meses.

SÍNDROME MIASTÊNICA DE LAMBERT-EATON

Introdução

Descrita pela primeira vez em 1953 como uma tríade de fraqueza muscular, disfunção autônoma e hiporreflexia, a síndrome miastênica de Lambert-Eaton (LEMS, do inglês *Lambert-Eaton myasthenic syndrome*) compartilha características clínicas com a miastenia *gravis*. Ao contrário da miastenia *gravis*, a LEMS é um distúrbio pré-sináptico da transmissão neuromuscular que afeta os canais de cálcio dependentes de voltagem (CCDV).[33,34] Esse distúrbio raro está associado à malignidade, como o carcinoma pulmonar de pequenas células (CPPC) em pelo menos 50% dos casos.[33] Os sintomas da LEMS normalmente precedem o diagnóstico da neoplasia.

Epidemiologia e patogênese

O início médio da forma paraneoplásica é de cerca de 60 anos.[31] O tumo é um fator de risco em razão da alta associação com carcinoma broncogênico. Cerca de 3% dos pacientes que têm CPPC têm LEMS.[33] A forma não neoplásica está associada a anemia perniciosa, doença da tireoide, síndrome de Sjögren e outros distúrbios autoimunes.[35] A miastenia *gravis* e a LEMS podem ocorrer simultaneamente.

Os sintomas são causados pelo prejuízo à liberação de ACh do terminal nervoso. Os potenciais da placa terminal são muito pequenos para gerar um potencial de ação. O músculo estriado, as glândulas e o músculo liso são afetados. Cálcio e guanidina aumentam a liberação de neurotransmissores, o que resulta em melhora da força.

Manifestações oculares

Em contraste com a miastenia *gravis*, as manifestações oculares não são proeminentes. O lacrimejamento diminuído leva à ceratoconjuntivite seca, que é a queixa ocular predominante.

Ptose e diplopia intermitente podem ocorrer. Reação lenta da pupila e pupilas tônicas não são frequentes.[36] Foram descritas velocidades sacádicas reduzidas que se normalizam após o exercício. Há um relato de um paciente com oftalmoparesia e pseudoblefaroespasmo.[37]

Diagnóstico

Início rápido e progressão dos sintomas durante semanas a meses são comuns na forma paraneoplásica. O tipo não neoplásico tem início insidioso com sintomas leves e estáveis. Os pacientes geralmente têm fraqueza muscular e dor nas pernas. O envolvimento autônomo está presente em 80 a 96% dos casos, o que resulta em boca seca, constipação intestinal, hipoidrose, impotência, hipotensão ortostática e retenção urinária.[38,39] Ao contrário da miastenia *gravis*, a força muscular melhora após contração voluntária ou testes repetitivos. A elevação paradoxal da pálpebra pode ocorrer após o olhar para cima prolongado.[40] Os reflexos tendinosos profundos são hipoativos ou ausentes em repouso e aumentam com a contração muscular voluntária.

Exames eletrofisiológicos confirmam o diagnóstico. Baixas taxas de estimulação nervosa (2 a 3 Hz) produzem uma resposta decremental, mas altas taxas (20 a 50 Hz) causam um aumento incremental de duas a dez vezes no potencial de ação composto. A SFEMG mostra mudanças semelhantes às encontradas na miastenia *gravis*. O resultado do teste de Tensilon é negativo e os anticorpos antirreceptores ACh não estão presentes. Os anticorpos contra o CCDV são encontrados em 85 a 90% dos pacientes com LEMS e em 100% dos pacientes com CPPC e LEMS.[39,41,42] Os anticorpos *box* do grupo de alta mobilidade do tipo Sry ocorrem com frequência no CPPC-LEMS.[33]

Diagnóstico diferencial

Distúrbios que produzem fraqueza muscular proximal podem se assemelhar à síndrome miastênica. A miastenia *gravis* geralmente pode ser descartada clinicamente pelo seu envolvimento ocular e facial proeminente. A síndrome de Guillain-Barré, a polimiosite, plexopatias lombossacrais e polirradiculopatias podem ser descartadas por testes eletrofisiológicos e de neuroimagem.

Associações sistêmicas

Mais de 80% das doenças malignas associadas são CPPC. Outros tumores associados à LEMS incluem o carcinoma de células pequenas do colo do útero ou da próstata, adenocarcinoma e linfoma. A síndrome miastênica pode preceder a detecção da doença maligna em até 7 anos e raramente segue a detecção do tumor.[35] Se não for encontrada malignidade, são necessárias investigações repetidas. Outros exames laboratoriais incluem testes de função tireoidiana, hemograma completo, velocidade de hemossedimentação, anticorpos antinucleares, anti-Ro e anti-La (SS-A, SS-B) para avaliar a associação da forma não neoplásica com anemia perniciosa, doença da tireoide, síndrome de Sjögren e outros distúrbios autoimunes.

Tratamento

A 3,4-diaminopiridina bloqueia os canais de potássio e aumenta a libertação de ACh a partir do terminal nervoso pré-sináptico. Uma resposta definitiva e sustentada às aminopiridinas ocorre na maioria dos pacientes.[33] O tratamento com corticosteroides e azatioprina, micofenolato, ciclosporina, rituximabe, imunoglobulina intravenosa ou plasmaférese geralmente leva à melhora da força se o tratamento sintomático for ineficaz.[33] Pode levar vários meses para que os imunossupressores sejam efetivos. Anticolinesterases podem ser úteis. O magnésio pode piorar a fraqueza. Outros medicamentos que diminuem a transmissão neuromuscular devem ser usados com cuidado. O tratamento do carcinoma subjacente pode proporcionar melhora da força.[33]

Evolução e desfecho

A presença ou a ausência de malignidade determina em grande parte o prognóstico. Os pacientes com câncer de pulmão devem ser examinados regularmente quanto à recorrência nos primeiros 4 anos de diagnóstico e aconselhados a parar de fumar. A maioria dos pacientes pode levar um estilo de vida moderadamente ativo com o tratamento, mas deve evitar exercícios vigorosos.

BIBLIOGRAFIA

Alshekhlee A, Miles JD, Katiriji B, et al. Incidence and mortality rates of myasthenia gravis and myasthenic crisis in US hospitals. Neurology 2009;72:1548–54.

Ambrogi V, Mineo TC. Active ectopic thymus predicts poor outcome after thymectomy in class III myasthenia gravis. J Thorac Cardiovasc Surg 2012;143:601–6.

Freeman RK, Ascioti AJ, Van Woerkom JM, et al. Long-term follow-up after robotic thymectomy for nonthymoma myasthenia gravis. Ann Thoracic Surg 2011;92:1018–123.

Gilhus NE. Lambert-Eaton myasthenic syndrome; Pathogenesis, diagnosis and therapy. Autoimmune Dis 2011;2011:973808.

Gilhus NE. Myasthenia gravis. N Engl J Med 2016;375:2570–81.

Gilhus NE, Owe JF, Hoff JM, et al. Myasthenia gravis: a review of available treatment approaches. Autoimmune Dis 2011;2011:847393.

Haines SR, Thurtell MJ. Treatment of ocular myasthenia gravis. Curr Treatment Options Neurol 2012;14:103–12.

Titulaer MJ, Lang B, Verschuuren JJGM. Lambert-Eaton myasthenic syndrome: from clinical characteristics to therapeutic strategies. Lancet Neurol 2011;10:1098–107.

Yuan J, Inami G, Mohle-Boetani J, et al. Recurrent wound botulism among injection drug users in California. Clin Infect Dis 2011;52P:862–6.

Zhang J-C, Sun L, Qing-He N. Botulism, where are we now? Clin Toxicol 2010;48:867–79.

As referências completas estão disponíveis no **GEN-io**.

PARTE 9 NEURO-OFTALMOLOGIA
SEÇÃO 3 Sistema Visual Eferente

Miopatias Oculares 9.18
Michelle Y. Wang, Richard M. Rubin e Alfredo A. Sadun

Definição: As miopatias oculares envolvem a patologia dos músculos extraoculares que resulta em oftalmoplegia e outros distúrbios da motilidade ocular.

Características principais
- Limitações da motilidade
- Inflamação
- Exoftalmia
- Dor
- Diplopia.

Características associadas
- Algumas são adquiridas e de mecanismo conhecido (orbitopatia tireoidiana)
- Algumas são adquiridas e consequentes a outros processos (certas formas de miosite)
- Algumas são congênitas, mas podem não se manifestar até o fim da idade adulta (mitocondrial).

INTRODUÇÃO

Doenças que envolvem anormalidades metabólicas, atrofia, infiltração ou inflamação dos músculos oculares podem se manifestar como fraqueza ou restrição. Com exceção da orbitopatia tireoidiana, a maioria dessas condições é incomum ou rara. As três divisões deste capítulo abrangem de maneira independente as miopatias mitocondriais, miopatias distróficas, e miopatias inflamatórias e infiltrativas. A orbitopatia tireoidiana será discutida no Capítulo 12.13.

MIOPATIAS MITOCONDRIAIS

Epidemiologia e patogênese

As mitocôndrias são organelas citoplasmáticas que produzem energia para funções celulares, manutenção, reparo e crescimento por meio dos processos enzimáticos de fosforilação oxidativa. Um grupo de síndromes neurodegenerativas e miopáticas resulta de distúrbios do metabolismo mitocondrial que causam defeitos no ciclo de energia de tecidos suscetíveis.[1] Os tecidos mais dependentes na energia mitocondrial são aqueles do sistema nervoso central, coração, músculos, rins e órgãos endócrinos. Portanto, esses tecidos mais provavelmente mostram várias manifestações clínicas de disfunção mitocondrial.

Cada mitocôndria apresenta 2 a 10 genomas de DNA mitocondrial composto por um círculo fechado de 16.569 pares de bases nucleotídicas. O DNA mitocondrial codifica 13 polipeptídeos essenciais para a fosforilação oxidativa e a produção de proteínas mitocondriais. O DNA nuclear codifica um número adicional de 56 subunidades da cadeia de transporte de elétrons e genes necessários para a replicação, a transcrição e a tradução dos genes mitocondriais.

A genética do DNA mitocondrial é única por várias razões, incluindo sua localização citoplasmática e as múltiplas cópias de DNA existentes em cada célula. O DNA mitocondrial é hereditário maternalmente porque é transmitido pelo citoplasma do ovócito. Além disso, novas mutações geralmente resultam em heteroplasmia, uma população intracelular mista de moléculas de DNA normais e mutantes. Além disso, múltiplas divisões mitocondriais aleatórias e assimétricas levam à segregação replicativa e, eventualmente, à homoplasmia, de modo que cada célula possui apenas DNA mitocondrial mutante puro. Assim, a proporção relativa de DNA mitocondrial normal e mutante pode variar entre as células e entre os indivíduos.

As expressões fenotípicas variáveis da disfunção mitocondrial provavelmente surgem da interação entre as características singulares da herança mitocondrial que causam heteroplasmia e homoplasmia, a contribuição modificadora do DNA nuclear sob a influência da genética mendeliana, a deterioração da função mitocondrial com o envelhecimento e os diferentes requisitos de energia de tecidos específicos.

O distúrbio mitocondrial que mais comumente afeta os músculos é a oftalmoplegia externa crônica progressiva (OECP), e o seu subtipo mais conhecido é a síndrome de Kearns-Sayre.[2] As miopatias mitocondriais menos comuns de importância oftalmológica incluem a encefalopatia mitocondrial com acidose láctica e síndrome do tipo acidente vascular encefálico (MELAS, do inglês *mitochondrial encephalopathy with lactic acidosis and stroke-like syndrome*), epilepsia mioclônica com fibras vermelhas irregulares (MERRF, do inglês *myoclonic epilepsy with ragged red fibers*), encefalomiopatia mitocondrial neurogastrintestinal (MNGIE, do inglês *mitochondrial neurogastrointestinal encephalomyopathy*), e as síndromes de neuropatia e ataxia (SNA), incluindo neuropatia, ataxia sensitiva, disartria e oftalmoplegia (NASDO).[3-5]

Distúrbios mitocondriais que afetam outros tecidos do músculo durante a primeira infância incluem a doença de Alpers, a doença de Menkes e a síndrome de Leigh/fraqueza muscular neurogênica, ataxia e retinite pigmentosa (NARP). A neuropatia óptica hereditária de Leber (LHON, do inglês *Leber's hereditary optic neuropathy*), o distúrbio mitocondrial mais frequente, manifesta-se mais tarde na vida.[6] É o primeiro distúrbio de herança materna que foi associado à mutação pontual de DNA mitocondrial. Uma discussão mais aprofundada é apresentada no Capítulo 9.9.

Manifestações oculares

Pacientes com OECP frequentemente apresentam ptose bilateral inicial que é seguida por limitação de ducções em todas as direções e lentidão acentuada das sacadas. O olhar para baixo pode ser poupado até o final do curso. Curiosamente, apesar do desalinhamento ocular, esses pacientes raramente se queixam de diplopia. Comumente se observa fraqueza dos músculos orbiculares e faciais, e retinopatia pigmentar pode estar associada.

A síndrome de Kearns-Sayre, em particular, é caracterizada pela tríade de oftalmoplegia externa, retinopatia pigmentar e bloqueio de condução cardíaca durante a primeira ou segunda década de vida (OECP de início precoce). A atrofia pigmentar peripapilar e alterações epiteliais do pigmento da retina do tipo sal e pimenta são mais marcantes na mácula. A retinopatia pigmentar de espícula óssea verdadeira observada na retinite pigmentosa não é típica da síndrome de Kearns-Sayre.[7]

A MELAS se manifesta com ptose e oftalmoplegia externa, além das perturbações visuais comumente associadas, que podem incluir hemianopsia ou cegueira cortical. Eventualmente, a MERRF se desenvolve em atrofia óptica progressiva. A MNGIE é caracterizada por ptose progressiva, oftalmoplegia externa e neuropatia óptica glaucomatosa.[8] Pacientes com SNA, incluindo NASDO, exibem neuropatia sensitiva axonal afetando a propriocepção, graus variáveis de ataxia cerebelar e oftalmoplegia externa progressiva em cerca de metade dos casos.[5]

Diagnóstico

A possibilidade de doença muscular deve ser considerada sempre que oftalmoplegia não corresponde ao padrão de paralisia do nervo craniano e quando há ptose adquirida. A maioria dos diagnósticos é feita por meio de um processo de exclusão e estudos de imagem.

Os diagnósticos de distúrbios mitocondriais frequentemente são apoiados por estudos histopatológicos e evidência bioquímica de disfunção mitocondrial. A identificação específica de um defeito enzimático pode confirmar o diagnóstico. Geralmente, para mostrar anormalidades em pacientes que têm citopatias mitocondriais, substratos de fosforilação oxidativa a partir de soro e líquido cefalorraquidiano (LCR), que incluem glicose, lactato e piruvato, e o pH do sangue venoso durante o jejum são todos medidos. A elevação dos níveis de proteína no LCR também pode ajudar no diagnóstico da síndrome de OECP e MELAS.

A eletrocardiografia deve ser realizada em todos os pacientes com suspeita de citopatias mitocondriais, para detectar quaisquer anormalidades da condução cardíaca potencialmente fatais. A neuroimagem pode ajudar na avaliação de outras causas de déficits neurológicos. Na OECP, a ressonância magnética (RM) das órbitas demonstra atrofia simétrica significativa do músculo extraocular envolvendo todos os quatro retos.[9] A natureza migratória flutuante (*waxing and waning*) das lesões do tipo acidente vascular encefálico com predileção para o córtex parietal, temporal e occipital é comumente observada na neuroimagem na síndrome MELAS.[10]

A análise genética para mutações no DNA mitocondrial a partir de leucócitos do sangue ou biopsia muscular pode mostrar uma mutação característica na síndrome MELAS. Existe uma fraca relação entre mutações específicas do DNA mitocondrial e OECP porque a OECP pode exibir um quadro clínico relacionado a uma via comum final de produção de energia mitocondrial prejudicada no músculo a partir de uma variedade de mutações. Miastenia e doenças do metabolismo do glicolipídeo, armazenamento lisossômico ou glicogênio, disfunção peroxissômica e miopatias adquiridas virais, tóxicas e endócrinas, e encefalopatias, também devem ser descartadas. A eletromiografia ajuda a diferenciar as causas miopáticas de causas neuropáticas de fraqueza muscular.

Associações sistêmicas

Quando achados oculares de OECP ocorrem em associação com outros déficits neurológicos, é usado o termo "OECP plus". Achados sistêmicos da OECP incluem baixa estatura, neuropatia periférica, ataxia, espasticidade, fraqueza muscular somática, disfunção vestibular e surdez.[11] Frequentemente se observa acidose láctica resultante do metabolismo aeróbico defeituoso. Anormalidades de condução cardíaca e do sistema nervoso central, que incluem disfunção cerebelar e proteína do LCR elevada excedendo 100 mg/dℓ, estão associadas à síndrome de Kearns-Sayre.[12] Distúrbios da condução cardíaca tipicamente têm início 10 anos após o aparecimento da ptose e podem resultar em morte súbita. A disfunção endócrina pode incluir hipoparatireoidismo, diabetes melito, hipogonadismo ou deficiência de hormônio do crescimento. Na OECP e na síndrome de Kearns-Sayre, o cérebro pode, eventualmente, sofrer degeneração espongiforme, com o quadro clínico de demência. Podem ocorrer calcificações do gânglio basal.

Convulsões, vômitos, acidose láctica, episódios de hemiparesia e eventos semelhantes a acidente vascular encefálico durante a infância ou início da idade adulta caracterizam MELAS. Embora a recuperação parcial desses episódios do tipo acidente vascular encefálico seja a regra, eventualmente podem resultar em dano neurológico. Normalmente, a MERRF ocorre durante a segunda década de vida com mioclonia, seguida de ataxia, fraqueza e convulsões. Oftalmoplegia progressiva com neuropatia periférica, leucoencefalopatia e distúrbio da motilidade gastrintestinal foram relatados em MNGIE.[13]

Patologia

A biopsia do músculo esquelético revela "fibras vermelhas irregulares" (*ragged-red fibers*) que se coram de vermelho ou roxo usando um corante tricrômico de Gomori modificado (Figura 9.18.1). As mitocôndrias das fibras musculares envolvidas se concentram perifericamente e podem mostrar maior coloração para a enzima mitocondrial succinato desidrogenase. Anormalidades bioquímicas da fosforilação oxidativa, como a deficiência variável de citocromo-*c* oxidase, também podem ser detectadas pelas biopsias de músculo. O músculo orbicular do olho pode imitar citopatia mitocondrial em pessoas normais com mais de 40 anos e, portanto, o diagnóstico ainda precisaria ser confirmado com exames genéticos e/ou do músculo esquelético.[14]

As aparências ultraestruturais das mitocôndrias do músculo esquelético são variadas, podem ser observadas mitocôndrias aumentadas que contêm inclusões semelhantes a cristais; mudanças no número, forma ou regularidade das cristas; ou vazio, vacuolização ou acúmulo de triglicerídeos nas mitocôndrias (Figura 9.18.2). As mitocôndrias frequentemente estão aumentadas em número e tamanho. Tais alterações morfológicas podem ser encontradas em outros distúrbios musculares, como as distrofias musculares ou polimiosite. Histopatologicamente,

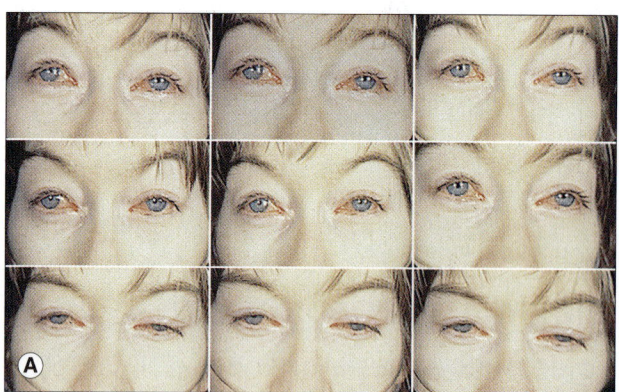

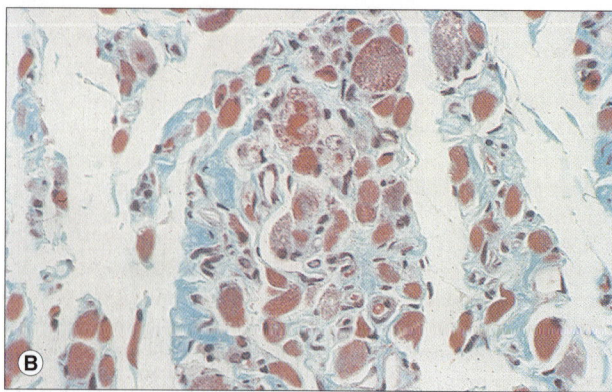

Figura 9.18.1 Síndrome MELAS. A. Oftalmoplegia externa completa em uma mulher de 20 anos. **B.** Corte microscópico de músculos extraoculares degenerados corados com corante tricrômico mostra "fibras vermelhas irregulares".

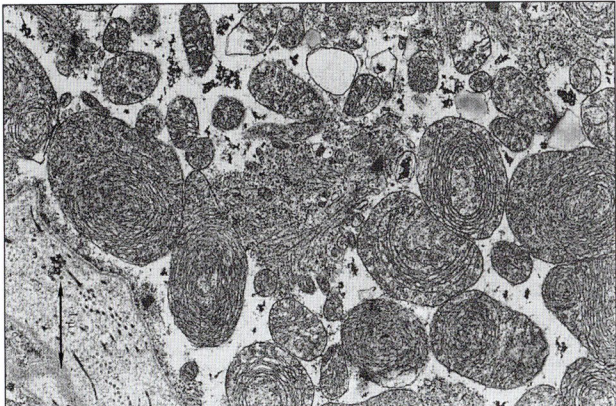

Figura 9.18.2 Observadas em um microscópio eletrônico, as mitocôndrias anormais em um caso de oftalmoplegia externa crônica progressiva aparecem elétron-densas e globulares. A disposição normal das cristas não é vista.

os achados da retina na síndrome de Kearns-Sayre sugerem disfunção do epitélio pigmentar da retina em vez de doença do fotorreceptor.[15]

Tratamento

Não há tratamento efetivo para os distúrbios mitocondriais. No entanto, alguns ensaios mostraram tendências promissoras. A coenzima Q10 (CoQ10), essencial para a função mitocondrial normal e deficiente em uma proporção de pacientes que têm OECP e síndrome de Kearns-Sayre, tem sido associada a melhor tolerância ao exercício, função cardíaca e ataxia em alguns pacientes com a síndrome de Kearns-Sayre.[16] A CoQ10, junto com a creatina e o ácido lipoico, mostraram resultados promissores na melhora dos marcadores substitutos de disfunção energética celular em pacientes com OECP, síndrome de Kearns-Sayre e MELAS.[17] Outros tratamentos, como a tiamina, também visam desviar da ou aumentar a fosforilação oxidativa, mas só ocasionalmente foi demonstrado que melhoram a tolerância ao exercício, a condução cardíaca ou a acidose láctica. A CoQ10 e esses outros tratamentos não melhoram a oftalmoplegia, a retinopatia ou a ptose em pacientes que têm OECP ou síndrome de Kearns-Sayre. No entanto, a CoQ10 modificada levou ao desenvolvimento de quinonas de segunda e de terceira geração, idebenona e EPI-743, que mostraram resultados promissores em alguns casos de LHON, fornecendo uma nova direção para um possível alvo terapêutico de distúrbios mitocondriais.[18-20]

As queixas que surgem de ptose muitas vezes são tratadas por suporte de ptose (*ptosis crutches*) ou uma abordagem cirúrgica cuidadosa, em que a pálpebra é levantada minimamente visando corrigir a obstrução visual, em vez da aparência estética. Tentativas excessivamente agressivas de tratar a ptose podem resultar em ceratopatia por exposição e ulceração da córnea em razão de fraqueza dos músculos orbiculares do olho e um reflexo de Bell fraco. Os desvios oculares sintomáticos podem ser tratados com sucesso com cirurgia de estrabismo.

A avaliação periódica por um cardiologista é indicada na síndrome de Kearns-Sayre. Em alguns casos, a colocação de um marca-passo para a estimulação profilática ou para o tratamento do bloqueio cardíaco sintomático é necessária para prevenir a morte súbita. O uso sistêmico de corticosteroides é contraindicado na síndrome de Kearns-Sayre por causa da possível precipitação de coma e morte por acidose hiperglicêmica.[21] O aconselhamento genético deve ser oferecido a todos os pacientes com citopatias mitocondriais.

Evolução e desfechos

A OECP é uma perda lentamente progressiva da função motora extraocular e da pálpebra. A diplopia pode ou não piorar porque a simetria da oftalmoplegia pode evitar o estrabismo. No entanto, a correção de ptose é necessária. Nos casos graves que apresentam manifestações mais generalizadas, como na síndrome de Kearns-Sayre, podem-se desenvolver retinopatia e problemas cardíacos. Os pacientes que têm MELAS, MERRF ou MNGIE podem desenvolver vários déficits sistêmicos e neurológicos.

MIOPATIAS DISTRÓFICAS

Epidemiologia e patogênese

Existem três formas de distrofia muscular de importância oftalmológica, todas envolvem fraqueza progressiva dos músculos esqueléticos. A distrofia miotônica, como as outras formas, envolve dificuldades com relaxamento dos músculos esqueléticos após a contração. A distrofia miotônica é uma condição autossômica dominante em que os primeiros sintomas costumam aparecer durante a adolescência ou na idade adulta jovem. Várias grandes linhagens foram identificadas.

A distrofia oculofaríngea geralmente se desenvolve mais tarde na vida. O primeiro sintoma costuma ser dificuldade na deglutição, com ptose ocorrendo mais tardiamente. Uma linhagem autossômica dominante franco-canadense significativa foi identificada, em que o ancestral original imigrou para Quebec em 1634.[22] Heranças autossômicas recessivas e esporádicas também foram relatadas.

A distrofia muscular congênita de Fukuyama é uma condição autossômica recessiva mais frequentemente encontrada em pessoas de ascendência japonesa. Ao contrário das outras duas formas anteriores, na distrofia muscular congênita de Fukuyama, manifestações clínicas e morte ocorrem na primeira infância.

Manifestações oculares

Na distrofia miotônica, as anormalidades nos músculos extraoculares são acompanhadas por envolvimento de outros músculos, incluindo o músculo levantador, e resultam em ptose bilateral lentamente progressiva. Outros achados oculares incluem cataratas, descritas como "cataratas em árvore de Natal" (Figura 9.18.3), por suas múltiplas cores refratárias.

Na distrofia oculofaríngea, a disfagia é seguida rapidamente por ptose que, ao longo de um período de anos, é seguida por oftalmoplegia externa e fraqueza do orbicular. O paciente, apesar de uma notável falta de motilidade ocular, pode não se queixar de diplopia, porque muitas vezes as limitações de movimento ocular são tão simétricas que não ocorre nenhum estrabismo.

Na distrofia muscular congênita de Fukuyama, além da fraqueza do orbicular e um estrabismo, nistagmo, cataratas polares anteriores, atrofia do nervo óptico e degeneração coriorretiniana com retinosquise ou descolamento também ocorrem.[23]

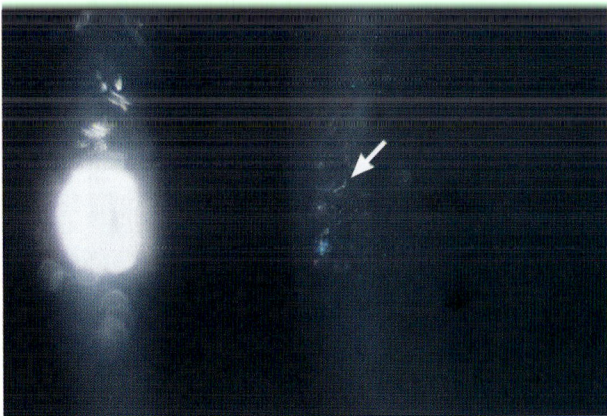

Figura 9.18.3 Vista da lâmpada de fenda de uma "catarata em árvore de Natal" na distrofia miotônica. Observar as manchas refletivas iridescentes ou coloridas.

Diagnóstico

A eletromiografia, que demonstra impulsos característicos espontâneos e de alta frequência, confirma o diagnóstico de todas as formas de miotonias distróficas. Além disso, todas as miotonias distróficas são evidentes clinicamente pelo blefarospasmo, ou pela incapacidade do paciente de abrir os olhos depois de eles terem sido fechados forçadamente por algum tempo. Apenas a distrofia miotônica tem achados intraoculares, como as "cataratas em árvore de Natal". Tanto a distrofia miotônica quanto a distrofia oculofaríngea têm oftalmoplegia externa, mas a distrofia muscular congênita de Fukuyama, não. Em todas as três distrofias, a biopsia revela histopatologia característica.

Associações sistêmicas

Na distrofia miotônica, o envolvimento dos músculos da cabeça e do pescoço fornece a aparência facial de desenho afilado característico, ou "fácies em machadinha" (Figura 9.18.4). O envolvimento dos músculos cardíacos pode resultar em insuficiência cardíaca congestiva. Disfagia, constipação intestinal e incontinência não são incomuns. Em alguns casos, ocorre retardo mental e, nos homens, atrofia testicular e calvície prematura são frequentes. Na distrofia oculofaríngea, a musculatura bulbar é afetada frequentemente e ocorre debilidade do temporal. Os pacientes têm dificuldade em engolir sem aspirar. Outros músculos bulbares e escapulares dos membros são posteriormente acometidos. Na distrofia muscular congênita de Fukuyama, os grupos musculares proximais são mais acometidos. Retardo mental, convulsões, atraso no desenvolvimento motor grave e cegueira cortical são comuns.

Patologia

Fileiras de núcleos percorrem os centros das fibras musculares. Na distrofia miotônica, os miofilamentos e o retículo sarcoplasmático são rompidos, e podem-se observar acúmulos de mitocôndrias danificadas. Na distrofia oculofaríngea, corpos de inclusão intranuclear tubofilamentosos são observados no exame ultraestrutural de biopsias musculares. Na síndrome de Fukuyama, as mesmas alterações são confinadas em grande parte aos grupos musculares proximais.

Tratamento

Para todas as três distrofias musculares, o tratamento consiste em suporte sintomático. As cataratas da distrofia miotônica podem ser removidas. Órteses de pé e outros dispositivos estão disponíveis para fornecer suporte para aqueles com queda do pé ou outra fraqueza musculoesquelética. Todos os pacientes acometidos por miopatias distróficas precisam ser encaminhadas para neurologistas.

Evolução e desfecho

A atrofia progressiva dos músculos esqueléticos leva a uma variedade de dificuldades sistêmicas. Na distrofia miotônica, o paciente desenvolve dificuldades em subir escadas e, eventualmente, até mesmo em caminhar e manter a cabeça erguida. A visão pode ser mantida após a cirurgia de catarata. Na distrofia oculofaríngea, a disfagia é mais problemática. A dificuldade em engolir e muitos outros problemas médicos graves limitam o tempo de vida dos pacientes com distrofia muscular congênita de Fukuyama.

MIOPATIAS INFLAMATÓRIAS E INFILTRATIVAS

Epidemiologia e patogênese

Miosite orbital

A causa mais comum de disfunção muscular primária é a inflamação. Inflamação ou isquemia secundária relacionada a edema (síndrome compartimental tecidual) pode levar à fibrose e à cicatrização em um músculo extraocular. A congestão orbital pode causar um componente restritivo. Pseudotumor orbital, ou inflamação orbital idiopática, é geralmente caracterizado pelo envolvimento de músculos extraoculares, além de outras estruturas orbitais, como a glândula lacrimal e a gordura orbital.

Miosite orbitária idiopática se refere à inflamação orbital inespecífica. Essa inflamação orbital pode se estender anteriormente para acometer a parte posterior do globo ocular (esclerite posterior) ou a glândula lacrimal (dacrioadenite), ou posteriormente, como uma síndrome do ápice orbital, síndrome da fissura orbital superior, ou o seio cavernoso, como na síndrome de Tolosa-Hunt. Quando o pseudotumor orbital envolve primariamente os músculos (miosite), ele tende a ocorrer unilateralmente (apesar do envolvimento bilateral poder ocorrer em até 25% dos casos) em adultos jovens, com as mulheres sendo afetadas com mais frequência do que os homens.

Uma variedade de distúrbios granulomatosos, infecciosos, neoplásicos e vasculíticos pode se mascarar como miosite isolada.

Manifestações oculares

Geralmente, as doenças inflamatórias orbitais estão associadas a envolvimento significativo do músculo extraocular. A miosite pode ser isolada em um único músculo, mas na maioria das vezes afeta vários músculos. A dor muitas vezes é mais grave quando são tentadas ducções para o lado contrário ao músculo mais afetado. Os pacientes também frequentemente experimentam diplopia evocada pelo olhar. Sinais orbitais locais, como exoftalmia e congestão, são comuns. Crianças são mais propensas a ter envolvimento orbital bilateral, podem desenvolver hemorragia orbital e são menos propensas a ter uma doença sistêmica associada.

Diagnóstico

Na miosite orbital, o músculo extraocular envolvido geralmente é aumentado no exame de imagem da órbita. O realce do músculo e, particularmente, a inserção do seu tendão no bulbo ocular podem ajudar a distinguir a miosite de uma orbitopatia tireoidiana. Uma revisão cuidadosa dos sistemas é fundamental para descartar doenças inflamatórias granulomatosas, orbitopatia tireoidiana, infecção e neoplasia. O diagnóstico de pseudotumor orbitário ou miosite orbitária idiopática é de exclusão e só pode ser feito após investigações apropriadas. Em muitos

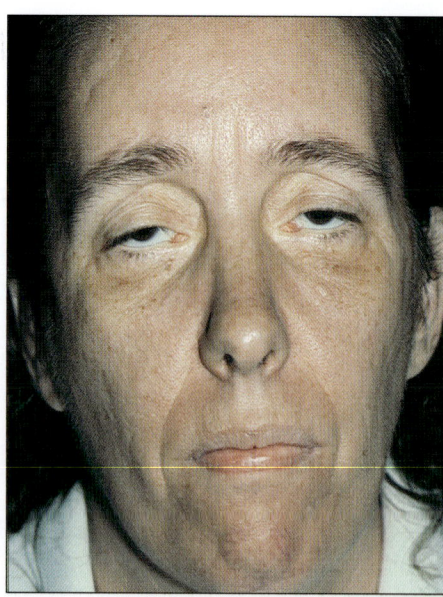

Figura 9.18.4 Vista frontal de paciente com distrofia miotônica. A debilidade do músculo dá a aparência desenhada característica de "fácies em machadinha".

casos, o quadro clínico é suficientemente claro, e um teste terapêutico com glicocorticoides pode ser iniciado. A biopsia orbital é indicada, especialmente se a inflamação orbital for refratária aos glicocorticoides ou retornar após a diminuição gradual dos glicocorticoides.

Associações sistêmicas

A miosite pode estar associada a doença inflamatória sistêmica, como doença de Crohn, lúpus eritematoso sistêmico, artrite reumatoide, sarcoidose, granulomatose com poliangite, síndrome de Churg-Strauss, espondilite anquilosante e arterite de células gigantes.[24]

A miosite infecciosa pode resultar de celulite orbital ou triquinose, mas geralmente a causa nunca é determinada.[25] A celulite orbitária pode ser bacteriana e se originar dos seios paranasais, ou fúngica em associação com acidose metabólica ou diabetes melito.

Outros processos infecciosos, como amiloidose e linfoma, podem limitar o relaxamento dos músculos extraoculares.[26] As neoplasias podem acometer por extensão local ou metastatizar diretamente a um músculo.[27]

Nos últimos anos, a doença sistêmica relacionada à imunoglobulina G4 (IgG4) (IgG4-RD) tem ganhado crescente atenção como uma condição inflamatória imunomediada multissistêmica, que pode afetar múltiplos órgãos, como o pâncreas, as glândulas salivares e as órbitas.

Patologia

Na miosite orbital idiopática, uma infiltração inflamatória crônica polimórfica é o achado mais comum. No pseudotumor idiopático crônico, grandes quantidades de estroma fibrovascular também podem ser observadas. A diferenciação patológica de pseudotumor orbital, hiperplasia linfoide benigna, lesões linfoides monomórficas e linfoma maligno pode ser difícil. Marcadores celulares imunológicos e estudos de rearranjo gênico podem ajudar a distinguir essas condições. No entanto, 15 a 20% dos pacientes que têm marcadores de células policlonais eventualmente podem desenvolver linfoma maligno monoclonal.

Várias causas específicas de miosite têm as suas próprias características histopatológicas. Por exemplo, em casos de corpos estranhos, observa-se inflamação granulomatosa com células gigantes multinucleadas. Os leucócitos polimorfonucleares são observados em associação com várias infecções. A infiltração eosinofílica é vista em triquinose ou em outras infecções parasitárias. Um acúmulo hialino eosinofílico ocorre frequentemente em torno dos vasos sanguíneos ou em glóbulos arredondados dentro dos músculos extraoculares. Na miosite orbitária com infiltração de células plasmáticas ou linfoproliferativas pode ocorrer amiloidose associada.

Alguns casos de inflamação orbitária idiopática foram posteriormente vistos como relacionados com IgG4. As principais características de IgG4-RD são infiltrações linfoplasmocitárias densas com predomínio de células plasmáticas positivas para IgG4, fibrose e flebite obliterativa.[28] Pode-se observar o aumento do número de eosinófilos. Uma relação elevada de células plasmáticas de IgG4+/IgG+ pode ser ainda mais útil do que a contagem absoluta de células plasmáticas de IgG4+ teciduais, o que difere dependendo dos órgãos afetados.

Tratamento

O tratamento deve ser direcionado para abordar a causa subjacente. Infecção e doenças malignas devem ser descartadas antes de se iniciar a terapia com corticosteroides. Glicocorticoides diários em altas doses geralmente revertem o processo e eliminam a dor. O tratamento inadequado pode resultar em recorrência, mas, se ocorrer o efeito desejado, os glicocorticoides devem ser diminuídos lentamente ao longo de várias semanas ou meses, e ser descontinuado. Os anti-inflamatórios não esteroides são menos eficazes que os glicocorticoides, mas têm menos efeitos colaterais. Agentes imunossupressores podem ser usados em casos refratários. Raramente, naqueles pacientes que não respondem ou que se tornam dependentes de glicocorticoides, a radioterapia de baixa dose (2.000 cGy) pode induzir remissão eficaz, mas isso pode levar a neoplasias secundárias décadas mais tarde. Entretanto, muitas miopatias inflamatórias e infiltrativas inicialmente respondem a tal tratamento, mas têm recorrência. Além disso, o tratamento pode não só ofuscar a história natural da doença, como também pode dificultar o diagnóstico por biopsia. Por isso, muitas vezes é prudente completar a investigação diagnóstica, que inclui biopsia orbitária para casos atípicos, antes do tratamento anti-inflamatório.

Evolução e desfecho

A miosite orbitária idiopática geralmente responde muito bem aos glicocorticoides sistêmicos. Na maioria dos casos, a investigação diagnóstica não leva à identificação de um fator causal, e recorrências não são muito comuns. Tais pacientes evoluem bem e não mostram evidências de sequelas oftalmológicas.

BIBLIOGRAFIA

Carelli V, La Morgia C, Valentino ML, et al. Idebenone treatment in Leber's hereditary optic neuropathy. Brain 2011;134:e188.

Deshpande V, Zen Y, Chan JK et al. Consensus statement on the pathology of IgG4-related disease. Mod Pathol 2012;25(9):1181–92.

Goda S, Hamada T, Ishimoto S et al. Clinical improvement after administration of coenzyme Q10 in a patient with mitochondrial encephalopathy. J Neurol 1987;234:62–9.

Gordon LK. Orbital inflammatory disease: a diagnostic and therapeutic challenge. Eye (Lond) 2006;20(10):1196–206.

Hirano M, Silvestri G, Blake DM, et al. Mitochondrial neurogastrointestinal encephalomyopathy (MNGIE): clinical, biochemical, and genetic features of an autosomal recessive mitochondrial disorder. Neurology 1994;44:721–7.

Holt IJ, Harding AE, Cooper JM, et al. Mitochondrial myopathies: clinical and biochemical features of 30 patients with major deletions of muscle mitochondrial DNA. Ann Neurol 1989;26:699–708.

Johnson CC, Kuwabara T. Oculopharyngeal muscular dystrophy. Am J Ophthalmol 1974;77:872–9.

Kearns TP. External ophthalmoplegia, pigmentary degeneration of the retina, and cardiomyopathy: a newly recognized syndrome. Trans Am Ophthalmol Soc 1965;63:559–625.

Klopstock T, Yu-Wai-Man P, Dimitriadis K, et al. A randomized placebo-controlled trial of idebenone in Leber's hereditary optic neuropathy. Brain 2011;134:2677–86.

Moraes CT, DiMauro S, Zeviani M, et al. Mitochondrial DNA deletions in progressive external ophthalmoplegia and Kearns-Sayre syndrome. N Engl J Med 1989;320:1293–9.

Sadun AA, Chicani CF, Ross-Cisneros FN, et al. Effect of EPI-743 on the clinical course of the mitochondrial disease Leber hereditary optic neuropathy. Arch Neurol 2012;69:331–8.

Wallace DC, Singh G, Lott MT, et al. Mitochondrial DNA mutation associated with Leber's hereditary optic neuropathy. Science 1992;242:1427–30.

As referências completas estão disponíveis no **GEN-io**.

PARTE 9 NEURO-OFTALMOLOGIA
SEÇÃO 3 Sistema Visual Eferente

Nistagmo, Intrusões Sacádicas e Oscilações

9.19

Peter A. Quiros e Melinda Y. Chang

Definição: Instabilidades tipicamente involuntárias e rítmicas da fixação; o nistagmo surge da incapacidade de manter a fixação em virtude do desvio lento, enquanto as intrusões sacádicas e as oscilações resultam da instabilidade do movimento espontâneo rápido dos olhos.

Características principais
- Incapacidade de manter ou alcançar uma boa fixação
- Diminuição da acuidade visual
- Oscilopsia.

Características associadas
- Anormalidades do sistema nervoso central
- Estrabismo
- Albinismo.

INTRODUÇÃO

Nistagmo, intrusões sacádicas e oscilações sacádicas são instabilidades de fixação geralmente involuntárias e rítmicas. Eles podem prejudicar a visão, e muitos são sinais de doença neurológica. Ao reconhecer o tipo específico de nistagmo ou instabilidade, o oftalmologista pode localizar lesões do sistema nervoso central (SNC), bem como lesões periféricas, determinar quais testes de acompanhamento são apropriados (p. ex., ressonância magnética [RM]) e, muitas vezes, iniciar o tratamento.

EPIDEMIOLOGIA E PATOGÊNESE

Anormalidades dos sistemas vestíbulo-ocular, otolítico-ocular, seguimento lento, optocinético, de vergência e de manutenção do olhar excêntrico estão implicadas na maioria das formas de nistagmo.[1]

MANIFESTAÇÕES OCULARES

O nistagmo é causado por uma anormalidade em um dos sistemas de movimento lento dos olhos ou no sistema que detém a fixação. Movimentos oculares lentos anormais levam os olhos a se afastar do alvo de fixação pretendido ou da direção do olhar. O movimento mais rápido dos olhos na direção oposta é, então, iniciado para colocar os olhos de volta para a posição pretendida. As formas de onda do nistagmo podem ser sacádicas ou pendulares (Figura 9.19.1). Se os movimentos corretivos forem mais rápidos do que o desvio, a forma de onda é denominada *sacádica*. Os movimentos lentos são a fase lenta, e as sacadas de

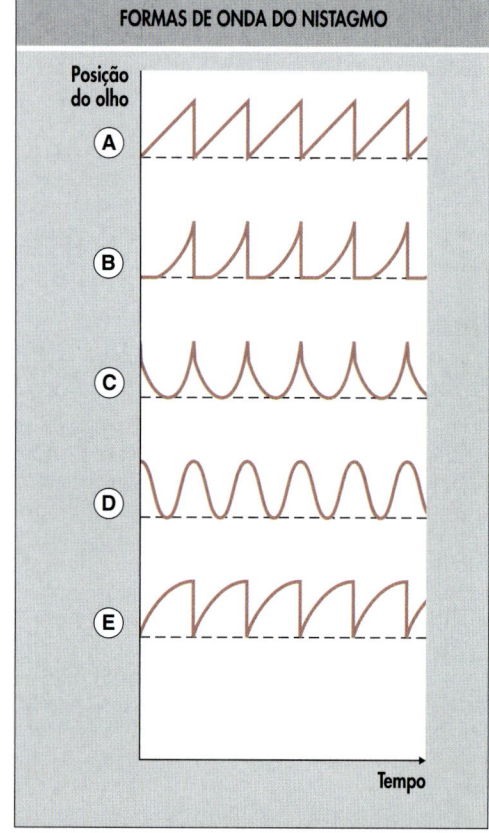

Figura 9.19.1 Formas de onda do nistagmo. As linhas tracejadas horizontais indicam a posição pretendida do olhar. **A.** Nistagmo sacádico com componentes lentos de velocidade constante. **B.** Nistagmo sacádico com componentes lentos de velocidade exponencialmente crescente. As porções de componentes lentos, planas, próximas da posição do olhar pretendido seguem os componentes rápidos e representam períodos de foveação prolongados típicos do nistagmo congênito. **C.** Nistagmo sacádico com componentes lentos de velocidade exponencialmente crescente. Períodos de foveação prolongados seguem movimentos lentos que trazem o olho para a posição de olhar pretendida. **D.** Nistagmo pendular. Observar que os períodos de foveação são breves comparados com aqueles em **B** e **C**. **E.** Nistagmo sacádico com componentes lentos de velocidade exponencialmente decrescente.

refixação são as fases rápidas. A direção do nistagmo sacádico é designada pela direção dos componentes rápidos; por exemplo, os componentes rápidos à direita indicam nistagmo sacádico de "batida à direita". Quando os movimentos corretivos também são movimentos oculares lentos, a forma de onda é pendular. Estes representam os dois principais tipos de nistagmo. O nistagmo, por definição, deve ter uma fase lenta, sendo assim diferenciado das intrusões sacádicas.

Intrusões sacádicas são causadas por anormalidades no sistema de movimento ocular sacádico. Sacadas anormais afastam os olhos da direção pretendida do olhar, e as sacadas corretivas levam os olhos para trás. Nas intrusões sacádicas, como as oscilações de onda quadrada e as macro-oscilações de onda quadrada, breves pausas ou intervalos intersacádicos ocorrem entre as sacadas opostas (Figura 9.19.2). No *flutter* ocular e no opsoclono, não ocorrem intervalos intersacádicos. Estes não são nistagmos verdadeiros porque essas condições não têm fase lenta.

A acuidade visual normal requer uma imagem retiniana fixa na fóvea. Se as instabilidades de fixação causarem movimento da imagem da retina através da fóvea a velocidades de alguns graus por segundo ou mais, a acuidade visual é diminuída. Portanto, muitos tipos de nistagmo e oscilações sacádicas, sem intervalos intersacádicos, causam prejuízo da acuidade visual. Durante sacadas volitivas, as imagens se movem pela retina, mas não há sensação de movimento do ambiente visual. Em contraste, a maioria dos tipos de nistagmo e de oscilações sacádicas sem intervalos intersacádicos causa movimentos ilusórios de ida e volta do ambiente visual, chamado *oscilopsia*.

DIAGNÓSTICO

A maioria dos tipos de nistagmos e de instabilidades sacádicas pode ser detectada e identificada pela atenção cuidadosa às características das oscilações, sem o auxílio de gravações de movimentos oculares ou outros equipamentos especializados. Enquanto o paciente fixa em alvos estacionários vistos a distância e próximo, as seguintes questões devem ser abordadas:

- O desvio do alvo é um movimento ocular lento (nistagmo) ou uma sacada (instabilidades sacádicas)?
- Os movimentos lentos ocorrem em uma direção e os movimentos rápidos na direção oposta (nistagmo sacádico), ou os movimentos opostos são de velocidade igual (nistagmo pendular)?
- Qual é a direção da instabilidade (horizontal, vertical, oblíqua ou torsional)?
- Qual é o efeito de bloqueio (na oscilação) da fixação ao alvo? Aumenta a intensidade do nistagmo (nistagmo vestibular), ou diminui a intensidade (nistagmo congênito)?

Os óculos de Frenzel para bloquear a fixação ou o equipamento eletrônico para registrar os movimentos dos olhos no escuro são úteis, mas geralmente não estão prontamente disponíveis. A visualização do fundo de um olho com um oftalmoscópio direto enquanto o paciente cobre o outro olho bloqueia a fixação e aumenta o movimento do fundo observado causado por movimentos oculares anormais. O fundo se move na direção oposta à do olho. O oftalmoscópio direto é um excelente instrumento que ajuda a detectar oscilações de pequena amplitude, como "nistagmo" voluntário e mioquimia do oblíquo superior.

Outras questões a serem abordadas são as seguintes:

- Qual é o efeito de diferentes posições do olhar? O nistagmo sacádico adquirido geralmente piora ao olhar na direção da fase rápida
- O olhar excêntrico muda a intensidade ou a direção da instabilidade? O nistagmo congênito altera a direção da fase rápida com a posição do olhar (ou seja, bate à direita no olhar direito, bate à esquerda no olhar esquerdo)
- A instabilidade está presente apenas no olhar excêntrico (nistagmo evocado pelo olhar)?
- As oscilações em ambos os olhos são simétricas, ou são assimétricas com diferentes amplitudes ou direções em cada olho (nistagmo desconjugado)?
- Se não há instabilidade na posição vertical sentada, esta ocorre nas outras posições do corpo e da cabeça (nistagmo vestibular da vertigem posicional paroxística benigna [VPPB])?

As respostas a essas perguntas e as informações da história do paciente e outros achados físicos permitirão ao oftalmologista identificar a instabilidade. As Figuras 9.19.3 a 9.19.6 são fluxogramas que podem ser usados para identificar os diferentes tipos de nistagmo.

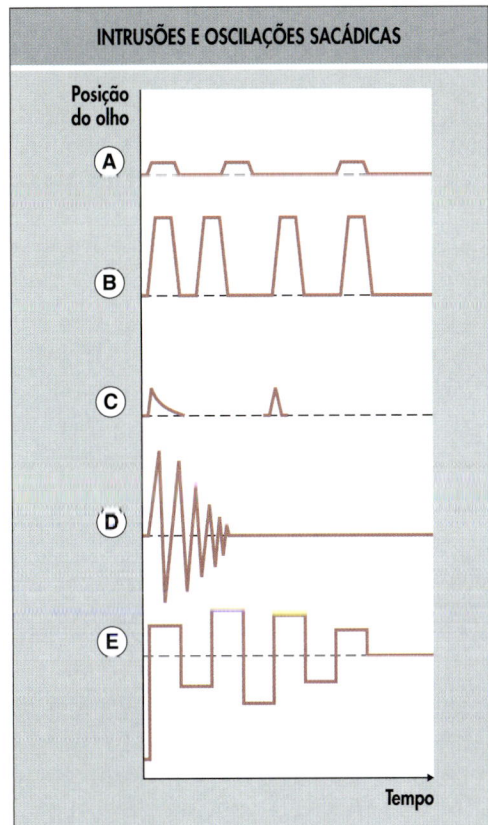

Figura 9.19.2 Intrusões e oscilações sacádicas. Linhas tracejadas indicam a posição do olhar pretendida. **A.** As sacadas de onda quadrada com intervalos intersacádicos. **B.** Sacadas de macro-ondas quadradas com intervalos intersacádicos. **C.** Pulso sacádico único e pulsos sacádicos duplos. **D.** *Flutter* ocular sem intervalos intersacádicos. **E.** Oscilações macrossacádicas seguindo uma sacada de refixação.

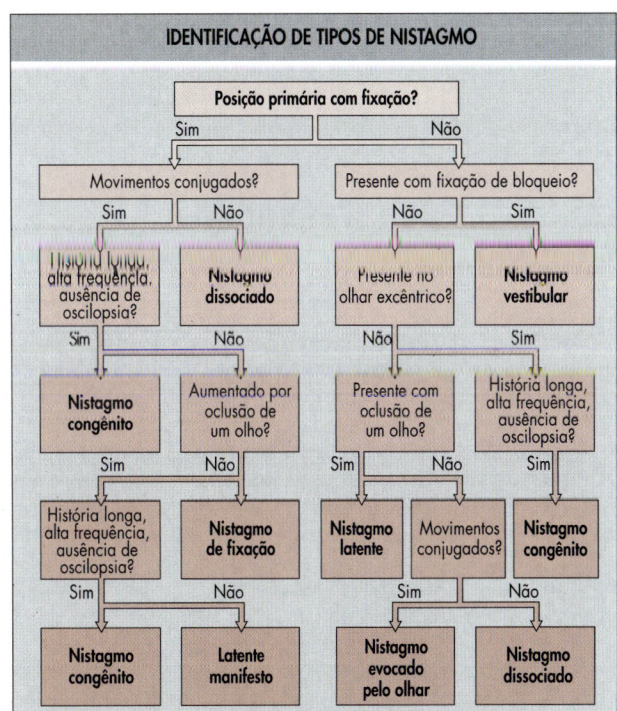

Figura 9.19.3 Identificação de tipos de nistagmo.

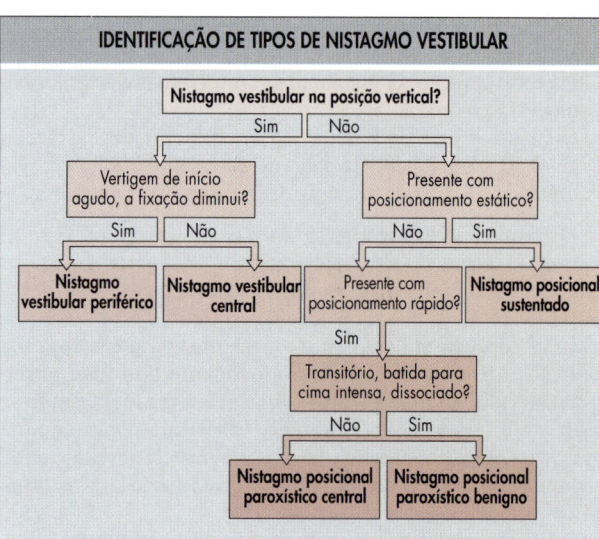

Figura 9.19.4 Identificação de tipos de nistagmo vestibular.

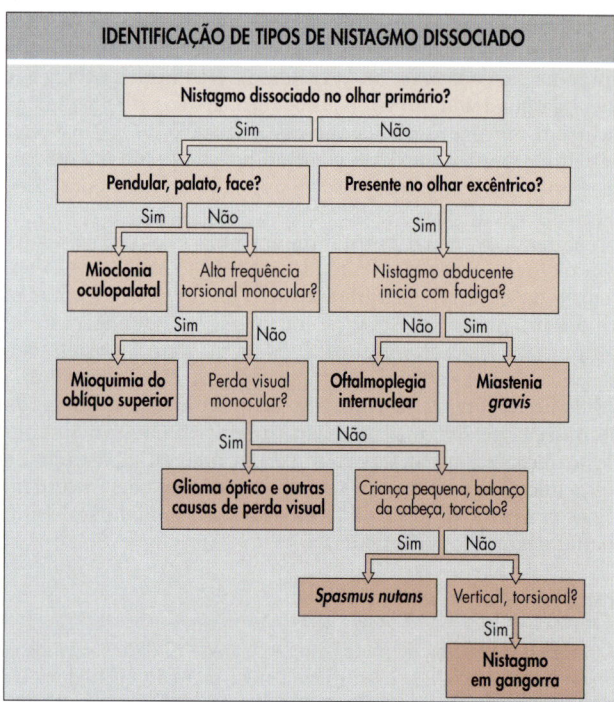

Figura 9.19.6 Identificação de tipos de nistagmo dissociado.

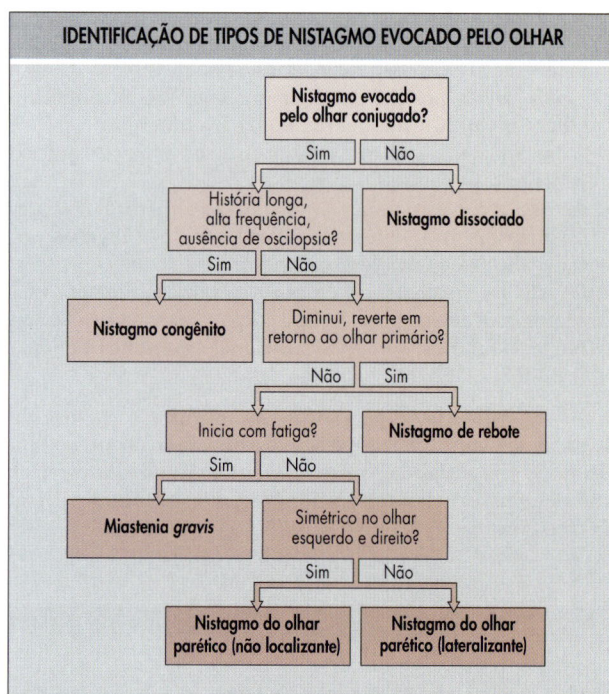

Figura 9.19.5 Identificação de tipos de nistagmo evocado pelo olhar.

TABELA 9.19.1 Características e localizações de nistagmo na infância.		
Nistagmo	**Características**	**Localização**
Congênito idiopático	Formas de onda complexas, sacádico (componentes lentos de velocidade crescente), pendular, horizontal, zona nula (giro da face, balanço da cabeça, sem oscilopsia)	Lesões da via ocular, visual (não patogênico) coexistentes
Latente/latente manifesto	Sacádico (componentes lentos de velocidade decrescente), horizontal, componentes rápidos batem em direção ao olho em fixação	Esotropia infantil coexistente
Spasmus nutans	Pendular, horizontal, vertical pequeno, torsional, dissociado, alta frequência, torcicolo, balanço da cabeça, início no primeiro ano, resolução em 1 a 2 anos	Sem sinais de lesões da via visual
Perda visual monocular	Pendular, vertical, horizontal, monocular, alta frequência, intermitente, balanço da cabeça ocasional	Gliomas do nervo óptico, quiasma ou terceiro ventrículo e outras causas de perda visual

DIAGNÓSTICO DIFERENCIAL

Nistagmo congênito

O nistagmo congênito é a forma mais comum de nistagmo, sendo responsável por cerca de 80% de todos os casos. É também um dos vários tipos comuns de nistagmo que ocorrem em crianças (Tabela 9.19.1); é um nistagmo horizontal de alta frequência que começa nos primeiros meses de vida (Vídeo 9.19.1). O nistagmo congênito não é patogeneticamente associado a outros distúrbios do SNC, embora seja frequentemente encontrado em pacientes que têm certos distúrbios sistêmicos e oculares que prejudicam a visão, como albinismo oculocutâneo e albinismo ocular (Vídeo 9.19.2). Pode ser um transtorno recessivo ligado ao X, autossômico dominante ou autossômico recessivo. A causa genética mais comum do nistagmo congênito ligado ao cromossomo X é uma mutação no gene *FMRD7*.[2]

As formas de onda do nistagmo são a pendular, a sacádica ou uma combinação das duas, e muitas são complexas. Intervalos breves ocorrem frequentemente quando a imagem retiniana está relativamente estacionária na fóvea, chamados *períodos de foveação prolongados*, o que permite melhor acuidade visual. Ao contrário do nistagmo vestibular, a fixação do olhar aumenta a intensidade do nistagmo, enquanto ficar com o olhar parado, bloqueando a fixação, diminui o nistagmo. Ao contrário dos pacientes que têm tipos de nistagmo adquirido, os pacientes com nistagmo congênito raramente se queixam de oscilopsia.

Os pacientes que apresentam nistagmo congênito geralmente apresentam uma rotação da cabeça, que coloca os seus olhos no chamado ponto nulo, no qual a intensidade do nistagmo é minimizada, os períodos de foveação são longos e a acuidade visual é melhor. Comumente se observa balanço da cabeça de alta frequência e baixa amplitude. O balanço da cabeça geralmente não melhora a visão. O nistagmo congênito permanece horizontal no olhar vertical e é geralmente reduzido para perto com a convergência. A redução do nistagmo com a convergência melhora a visão, e isso é uma das razões pelas quais muitas crianças que têm nistagmo congênito não precisam de livros escolares com impressão de tamanho grande. Em uma forma de síndrome do bloqueio do nistagmo, a convergência excessiva causa esotropia, fixação do alvo distante com o olho aduzido, diminuição do nistagmo e melhora da visão.[3] Em outra forma, ocorre mudança do padrão de oscilação do nistagmo congênito para uma forma de nistagmo chamado latente manifesto (NLM) (ver adiante) quando o paciente fixa com o olho aduzido. Em tais pacientes, a visão é melhor com esse último tipo de nistagmo.

Nistagmo latente e latente manifesto

O nistagmo latente está sempre associado a estrabismo, geralmente esotropia infantil. No nistagmo latente verdadeiro, nenhum nistagmo ocorre nos olhos abertos (Vídeo 9.19.3). Quando um dos olhos está ocluído, ocorre um nistagmo com oscilação horizontal, sendo os componentes lentos do nistagmo na direção do olho ocluído, e os componentes rápidos batendo em direção ao olho descoberto, fixos. A mudança da fixação é o estímulo para o nistagmo. Registros eletrônicos de movimento ocular mostraram que o nistagmo latente verdadeiro é raro. Na maioria dos casos, existe um nistagmo de baixa intensidade (NLM) que bate em direção ao olho fixador sem oclusão. A intensidade do nistagmo aumenta com a oclusão do olho não fixador, e o nistagmo sacádico reverte a direção do batimento quando o olho que fixa preferencialmente é ocluído. O olhar na direção do componente rápido aumenta a intensidade do nistagmo e o olhar na direção oposta diminui a intensidade (lei de Alexander). Pacientes quem têm NLM podem ter uma face habitual rodada para a direção do componente rápido, que coloca os olhos na direção oposta e melhora a visão. Pacientes com nistagmo congênito que têm nistagmo sacádico também podem mostrar reversão da direção do nistagmo quando cada olho é ocluído, como resultado de uma mudança na posição do ponto nulo. Raramente, pacientes que têm nistagmo congênito também têm NLM.

Spasmus nutans

Spasmus nutans ocorre no primeiro ano de vida e é uma tríade de nistagmo pendular, balanço da cabeça e torcicolo. O nistagmo é frequentemente dissociado (os olhos não oscilam juntos), e em pacientes individuais pode variar de conjugado para desconjugado e para monocular em alguns minutos. Sua direção é basicamente horizontal, mas pode ter componentes vertical e torsional (Vídeo 9.19.4). Na maioria dos pacientes, a síndrome aparentemente se resolve espontaneamente ao longo de 1 a 2 anos. No entanto, registros eletrônicos do movimento dos olhos mostram que um nistagmo pendular, dissociado, intermitente, de pequena amplitude pode persistir pelo menos até os 5 a 12 anos de idade.[4] Caracteristicamente, a frequência do nistagmo é maior (3 a 11 Hz), e a sua amplitude é mais variável do que no nistagmo congênito.

O balanço da cabeça é observado na maioria dos pacientes com *spasmus nutans*. Isso induz a respostas vestíbulo-oculares que transformam o nistagmo em oscilações de maior amplitude, mais lentas, binocularmente simétricas, pendulares com melhora na visão. *Spasmus nutans* deve ser diferenciado de outros distúrbios que causam balanço da cabeça e nistagmo, como perda de visão em crianças, tumores intracranianos e nistagmo congênito. Crianças com comprometimento da visão bilateral podem ter oscilações rápidas, horizontais e pendulares da cabeça; nistagmo horizontal ou vertical; inclinação intermitente da cabeça durante as tentativas de fixação.[5] O nistagmo pode ser pendular ou sacádico, com componentes lentos de velocidade constante, crescente ou decrescente.[6] O balanço da cabeça parece ser uma adaptação voluntária e aprendida que pode melhorar a visão. Os sinais diagnósticos a partir do exame cuidadoso dos movimentos dos olhos e da cabeça, incluindo registros eletrônicos, podem diferenciar o *spasmus nutans* do nistagmo congênito, mas não separam de maneira confiável o *spasmus nutans* do nistagmo e do balanço da cabeça em razão de lesões do SNC.[7] Perda visual, atrofia óptica, crescimento e desenvolvimento anormais, sinais e sintomas de distúrbios do SNC, ou uma idade mais avançada de início justificam obter estudos de RM.[8] Alguns médicos obtêm exames de neuroimagem para todos os pacientes com *spasmus nutans*. Outros não o fazem, porque a prevalência de tumores do SNC em pacientes sem outros sinais de massas do SNC é baixa.[9]

Nistagmo vestibular

O nistagmo vestibular é o tipo mais comum de nistagmo adquirido. As características e as localizações de vários tipos de nistagmo vestibular são mostrados na Tabela 9.19.2.

Nistagmo vestibular periférico

O nistagmo vestibular periférico é causado por um desequilíbrio agudo da inervação tônica para o tronco encefálico a partir dos labirintos vestibulares e dos oitavos nervos. Distúrbios destrutivos, como labirintite e neurite vestibular, diminuem a inervação do ouvido afetado e produzem nistagmo sacádico com componentes lentos em direção àquele ouvido e componentes rápidos batendo na direção ao lado oposto. Distúrbios irritativos, como a doença de Ménière, aumentam a inervação do ouvido afetado e geram nistagmo sacádico com componentes rápidos em direção àquele ouvido e componentes lentos em direção ao ouvido oposto.

Como o nervo vestibular transmite inervação tônica de um canal semicircular horizontal, um par de canais verticais e dos otólitos (sáculo e utrículo), o nistagmo é principalmente horizontal, mas também tem componentes vertical e torsional (nistagmo rotatório). O componente lento tem uma forma de onda de velocidade constante. O olhar na direção do componente rápido aumenta a intensidade do nistagmo (amplitude × frequência), e o olhar na direção do componente lento diminui a intensidade (lei de Alexander). Náuseas e vertigem com sensação de rotação do ambiente ou de si próprio, na direção do componente rápido do nistagmo geralmente estão presentes. Zumbido, perda auditiva e dor de ouvido também podem ocorrer. A intensidade do nistagmo é alta durante os primeiros dias, mas diminui espontaneamente. Nesse período, a fixação pode inibir o nistagmo. No entanto, quando se bloqueia a fixação, o nistagmo é revelado. O desequilíbrio dos sinais tônicos a partir dos otólitos pode causar um desvio *skew* transitório (olho hipotrópico ipsilateral ao ouvido danificado).

Nistagmo vestibular central

Lesões dos núcleos vestibulares, do cerebelo ou das conexões entre os lóbulos floculonodulares e o tronco encefálico podem causar nistagmo vestibular central. Em contraste com o nistagmo vestibular periférico, a fixação não inibe muito o nistagmo, o que leva à expressão sinônima *nistagmo de fixação*.

TABELA 9.19.2 Características e localizações do nistagmo vestibular.

Nistagmo	Características	Localização
Vestibular periférico espontâneo	Sacádico, horizontal, torsional pequeno, inibido pela fixação	Labirinto, oitavo nervo (agudo)
Nistagmo (fixação) vestibular central	Sacádico, pendular, horizontal, vertical, torsional, não inibido pela fixação	Tronco encefálico, cerebelo
Vestibular posicional sustentado	Sacádico, horizontal, torsional pequeno, direção fixada, direção alternante (posicionamento estático)	Labirinto, oitavo nervo ou tronco encefálico, cerebelo
Posicional paroxístico benigno	Sacádico, batida para cima, dissociado, não inibido pela fixação, fadiga (manobra de Nylen-Barany)	Canal vertical posterior
Posicional paroxístico central	Sacádico, simétrico, batida para cima, batida para baixo	Tronco encefálico, cerebelo

Nistagmo vestibular central pode ser puramente horizontal, torsional, ou vertical, porque as vias vestíbulo-oculares horizontais e verticais começam a se separar nos núcleos vestibulares. O nistagmo sacádico na posição primária do olhar, que é predominantemente torsional, está associado a lesões dos núcleos vestibulares no lado contralateral ao componente rápido.[10]

Nistagmo vestibular posicional

O nistagmo vestibular posicional não ocorre na posição sentada vertical, mas é induzido pelas posições supina e lateral ou por movimentos rápidos da cabeça e do corpo em posições com a cabeça pendente. A fixação suprime o nistagmo quando a causa é uma lesão vestibular periférica, mas não suprime quando há uma lesão vestibular central. A direção do nistagmo pode permanecer a mesma nas posições laterais direita e esquerda (direção fixa), ou pode mudar (mudança de direção). Os componentes rápidos podem bater em direção ao ouvido que está inferior (geotrópico) ou em direção ao ouvido superior (apogeotrópico). As lesões vestibulares periféricas e centrais podem causar nistagmo posicional de direção fixa e de direção alternante.

Nistagmo posicional paroxístico benigno

O posicionamento rápido da cabeça e do corpo para a posição pendente da cabeça para a direita ou esquerda (manobra de Nylen-Barany ou Dix-Hallpike) induz o nistagmo posicional paroxístico benigno (NPPB). Após um atraso de 1 a 2 segundos, desenvolve-se um nistagmo vertical intenso. A fixação não suprime o nistagmo, e o paciente geralmente se queixa de vertigem após a manobra. Existe uma assimetria binocular característica, em que o nistagmo primariamente bate para cima no olho mais alto (ou seja, o olho oposto ao da posição da cabeça pendente) e é oblíquo e torsional no olho inferior. A assimetria é explicada pelas ações primárias e secundárias dos músculos extraoculares verticais estimulados pelos canais semicirculares posteriores (reto inferior contralateral e músculos oblíquos superiores ipsilaterais). O nistagmo diminui ao longo de vários segundos. A repetição da manobra logo após o posicionamento inicial gera um nistagmo menos intenso (fadiga).

A causa do NPPB é a otoconia que se desalojou dos otólitos (mácula utricular) e/ou se ligou à cúpula de um canal semicircular posterior (cupulolitíase) ou se move livremente nesse canal (canalitíase). O fluxo da endolinfa no canal posterior produz deflexão anormalmente prolongada das células ciliadas na crista do canal. Exercícios de posicionamento, como a manobra de Epley, podem mover os grânulos de volta para o utrículo e eliminar o nistagmo posicional e a vertigem.[11] Canalitíase e nistagmo posicional paroxístico dos canais horizontais e anteroposteriores podem ocorrer espontaneamente ou podem ser produzidos por reposicionamento para a forma do canal posterior do NPPB.[12] A manobra de Nylen-Barany pode induzir o nistagmo posicional paroxístico diferente de NPPB, como o nistagmo batendo para baixo e outros tipos de nistagmo vestibular central.[13] Portanto, as características típicas do NPPB devem estar presentes para que o diagnóstico seja confirmado; ele pode resultar de labirintite viral, traumatismo craniano e infarto do orelha interna. Na maioria das vezes, é um distúrbio isolado em adultos mais velhos.

Nistagmo evocado pelo olhar

Vários tipos de nistagmo evocado pelo olhar estão presentes no olhar excêntrico, mas não no olhar primário (Tabela 9.19.3). No nistagmo de olhar parético, não há nistagmo no olhar primário, mas um nistagmo sacádico ocorre em torno de 30° de excentricidade. Os componentes lentos movem os olhos em direção do olhar primário e têm formas de onda com velocidades exponencialmente decrescentes (ver Figura 9.19.1). Os componentes rápidos batem em direção à posição excêntrica pretendida do olhar. O desvio lento para a posição primária do olhar resulta do comprometimento dos mecanismos de fixação do olhar que

TABELA 9.19.3 Características e localizações do nistagmo evocado pelo olhar.

Nistagmo	Características	Localização
Fisiológico, terminal	Sacádico, pequena amplitude, intermitente, extremos de olhar horizontal e para cima	Fisiológico
Olhar-parético (simétrico)	Sacádico (componentes lentos de velocidade decrescente) no olhar excêntrico de 30°	Não localizante (fármacos, fadiga mental)
Olhar-parético (assimétrico)	Sacádico (componentes lentos de velocidade decrescente), horizontal, olhar excêntrico a 30°, maior amplitude para o lado da lesão	Lesões do tronco encefálico, cerebelo, hemisfério cerebral
Rebote	Sacádico, horizontal, diminuições e direção podem reverter no olhar excêntrico, nistagmo sacádico transitório no retorno ao olhar primário, componentes rápidos batem em direção ao olho excêntrico	Cerebelo
Miastenia *gravis*	Sacádico, horizontal ou vertical, início gradual no olhar excêntrico prolongado	Junção mioneural (fadiga – aumentando o bloco de transmissão)

envolvem o núcleo prepósito do hipoglosso e o núcleo vestibular medial (o "integrador neural") e suas conexões com o lóbulo floculonodular do cerebelo. Os estímulos de posicionamento não conseguem manter os olhos excentricamente nas órbitas, então, eles se desviam de volta para o olhar primário.

Nistagmo no extremo olhar excêntrico (*endpoint nystagmus*), normal e fisiológico está presente nos extremos dos olhares horizontais e para cima, a cerca de 45 a 50° de excentricidade. Portanto, o nistagmo a apenas 30° é provavelmente um achado patológico. O nistagmo *endpoint* é irregular e pode ser levemente dissociado (maior amplitude no olho em abdução), o que simula o nistagmo dissociado da oftalmoplegia internuclear. No entanto, as outras anormalidades do movimento ocular associadas a oftalmoplegia internuclear estão ausentes. Geralmente, o nistagmo *endpoint* fisiológico diminui de intensidade em 6 segundos.

Nistagmo parético evocado pelo olhar, em que a intensidade do nistagmo é a mesma no olhar para a direita e no olhar para a esquerda, geralmente não é um sinal de localização. Pode ser causado por fadiga mental; depressão do SNC causada por barbitúricos, tranquilizantes, anticonvulsivantes, álcool e outros fármacos; e distúrbios dos hemisférios cerebrais, tronco encefálico e cerebelo. O nistagmo de olhar parético horizontal assimétrico geralmente indica uma lateralidade da lesão. Uma lesão do tronco encefálico ou do cerebelo geralmente está do lado da maior intensidade do nistagmo.

A miastenia *gravis* pode produzir um nistagmo de olhar parético horizontal ou que bate para cima. Inicialmente, existe pouco ou nenhum nistagmo, mas, com a fadiga dos músculos extraoculares, o nistagmo se desenvolve. No olhar horizontal, a amplitude do componente rápido no olho em abdução é geralmente maior do que no olho em adução como resultado da maior fadiga do músculo reto medial. Pessoas normais podem ter um nistagmo no olhar extremo (*endpoint*) de amplitude muito pequena que aumenta com a fadiga.

Nistagmo de rebote

O nistagmo de rebote é um tipo de nistagmo de olhar parético horizontal em que o nistagmo sacádico diminui gradualmente em amplitude quando os olhos permanecem no olhar excêntrico por muitos segundos. Em alguns casos, a direção do nistagmo na verdade se inverte (nistagmo centrípeto); por exemplo, ele se torna de batida para a esquerda no olhar para a direita.

De volta ao olhar primário, ocorre um nistagmo sacádico que bate na direção oposta à do nistagmo de olhar parético anterior. O nistagmo secundário diminui e desaparece depois de alguns segundos. O nistagmo de rebote geralmente está associado a distúrbios do cerebelo. O nistagmo de rebote vertical ocorre com menos frequência. Indivíduos normais podem experimentar algumas batidas de nistagmo de rebote após olhar excêntrico prolongado se não houver um alvo de fixação quando retornam ao olhar primário (luzes apagadas).

Nistagmo alternado

A direção do nistagmo sacádico muda espontaneamente no nistagmo alternado (Tabela 9.19.4). No nistagmo alternado periódico (NAP), ocorre um ciclo repetitivo de nistagmo com batida à direita e batida à esquerda no olhar primário. A amplitude do nistagmo aumenta gradualmente e diminui ao longo de cerca de 90 segundos, seguido de um curto período de cerca de 10 segundos em que não há nistagmo, nistagmo torsional ou vertical de pequena amplitude, ou sacadas de onda quadrada (período nulo). Segue-se um nistagmo que bate na direção oposta, aumentando e diminuindo ao longo de 90 segundos, e é seguido por um período nulo. O ciclo continua e não é afetado por outros movimentos oculares, exceto por fortes estímulos vestibulares rotacionais, que podem resetar o ciclo. Durante os períodos de nistagmo sacádico, os pacientes têm oscilopsia horizontal e visão turva. Eles podem virar espontaneamente suas cabeças na direção do componente rápido. Isso move os olhos para uma posição de nistagmo mínimo e melhor visão (posição nula). A posição nula se move gradualmente para a direita, de volta para o olhar primário, para a esquerda e de volta para o olhar primário. Esse tipo de nistagmo alternado é quase sempre associado a distúrbios cerebelares. A ablação do nódulo e da úvula produziu nistagmo alternado periódico em macacos.[60]

Nistagmo alternado também pode ocorrer no nistagmo congênito, no NLM, e em associação com perda visual binocular grave de várias causas (p. ex., papiledema crônico, hemorragia vítrea, catarata). No nistagmo congênito e no NLM, a mudança na direção do nistagmo pode ser causada por um deslocamento de fixação de um olho para o outro. No entanto, o nistagmo congênito e o nistagmo alternado periódico podem coexistir, por exemplo, em pacientes com albinismo.[14] Os períodos de nistagmo alternado não são tão simétricos ou regulares como aqueles do nistagmo alternado periódico associado a distúrbios cerebelares, embora o deslocamento das posições nulas também ocorra.

Nistagmo de batida para cima

O nistagmo de batida para cima no olhar primário é causado por lesões que afetam o tronco encefálico, especialmente o tegmento pontino inferior (ver Tabela 9.19.4).[15] Lesões do bulbo, mesencéfalo, tálamo e cerebelo também podem causar nistagmo de batida para cima. As causas comuns dessas lesões são esclerose múltipla, infarto, tumor intra-axial, encefalopatia de Wernicke, encefalite do tronco encefálico e degeneração cerebelar. Raramente, o nistagmo de batida para cima pode ser uma forma de nistagmo congênito e pode ser visto como um achado transitório em lactentes normais. O nistagmo de batida para cima, que está presente apenas no olhar para cima e está associado a nistagmo do olhar parético horizontal e simétrico, geralmente é um tipo de nistagmo do olhar parético que pode não ter uma importância localizatória. Pacientes com nistagmo de batida para cima podem apresentar componentes lentos com formas de onda de velocidade constante, com velocidade decrescente ou com velocidade crescente. A nicotina pode produzir um nistagmo de batida para cima de pequena amplitude, no escuro, em indivíduos normais.

Nistagmo de batida para baixo

O nistagmo de batida para baixo no olhar primário é geralmente causado por uma lesão estrutural na fossa posterior no nível da junção craniocervical (ver Tabela 9.19.4). A intensidade do nistagmo tipicamente aumenta no olhar excêntrico horizontal e pode ser aumentado pela convergência. A convergência também pode converter um nistagmo de batida para cima no olhar primário em um nistagmo de batida para baixo. Lesões do cerebelo e da ponte estão associadas mais frequentemente a nistagmo de batida para baixo, e as causas mais comuns são infarto, degeneração cerebelar, esclerose múltipla e malformações congênitas.[16] O nistagmo de batida para baixo pode ser parte de uma síndrome adquirida na idade adulta que consiste em ataxia cerebelar, disfunção do tronco encefálico inferior ou paralisias dos nervos cranianos causadas por malformações de Arnold-Chiari (tipos 1 e 2). Embora tais malformações não sejam a causa mais comum de nistagmo de batida para baixo, deve-se realizar RM da fossa posterior porque a descompressão cirúrgica pode diminuir o nistagmo e as outras anormalidades na síndrome. Raramente, uma variedade de outros distúrbios pode causar nistagmo para baixo, incluindo toxicidade de lítio, deficiência de magnésio, deficiência de vitamina B_{12}, infarto mesencefálico, encefalite do tronco encefálico, encefalopatia de Wernicke, aumento da pressão intracraniana com hidrocefalia, siringobulbia, tumor cerebelar e medicação anticonvulsivante. O nistagmo de batida para baixo já foi descrito como uma doença congênita hereditária. Os componentes lentos podem ter formas de onda de velocidade constante, velocidade crescente e velocidade decrescente.

Nistagmo dissociado

Em vários tipos de nistagmo dissociado, os movimentos oculares são acentuadamente desconjugados (Tabela 9.19.5). O nistagmo pode estar presente em apenas um olho (*spasmus nutans*, glioma óptico e perda visual unilocular), maior em um olho do que no outro (nistagmo em abdução na oftalmoplegia internuclear), ou apresentar-se em diferentes direções (nistagmo em gangorra). O nistagmo dissociado presente na posição primária é frequentemente pendular e é, geralmente, nistagmo sacádico no olhar excêntrico.

Nistagmo pendular adquirido em adultos

O nistagmo pendular adquirido costuma apresentar componentes horizontais, verticais e torsionais e ser desconjugado. Lesões da ponte, bulbo, mesencéfalo e cerebelo, frequentemente causadas por esclerose múltipla ou infarto, produzem oscilações com uma frequência típica de 3 a 4 Hz. Exames de RM mostram lesões grandes ou múltiplas, o que sugere que mais de uma via deve ser danificada para produzir nistagmo pendular.[17] Tremor da cabeça pode estar presente. A trajetória do nistagmo também pode ser elíptica ou circular. Quando o nistagmo pendular adquirido é associado a movimentos semelhantes do palato

TABELA 9.19.4 Características e localizações de outros tipos de nistagmo de fixação.

Nistagmo	Características	Localização
Alternância periódica	Sacádico, horizontal, na posição primária, fases regulares de batida à direita, nulo, batida à esquerda (mudando a posição nula)	Úvula e nódulo cerebelar
Alternância (irregular)	Sacádico, horizontal, na posição primária, fases variáveis, assimétricas	Nistagmo congênito, perda visual binocular grave
Batida para cima	Sacádico, componentes rápidos batem para cima	Só no olhar para cima – parte do olhar simétrico – nistagmo parético; no olhar primário – ponte inferior
Batida para baixo	Sacádico, componentes rápidos batem para baixo, a intensidade vertical aumenta no olhar horizontal	Cerebelo, tronco encefálico inferior

TABELA 9.19.5 Características e localizações do nistagmo dissociado.

Nistagmo	Características	Localização
Pendular adquirido em adultos	Pendular, horizontal, vertical, torsional desconjugado (mioclonia palatal coexistente)	Tronco encefálico, cerebelo
Mioquimia do oblíquo superior	Pendular, sacádico, torsional, vertical, alta frequência, pequena amplitude, monocular	Núcleo troclear
De gangorra	Pendular, vertical, torsional, desvio para dentro do olho em elevação, desvio para fora do olho que cai; raramente sacádico	Mesencéfalo (núcleo intersticial de Cajal)
"Nistagmo" abducente da oftalmoplegia internuclear	Sacádico, horizontal, componentes lentos de velocidade decrescente, maior no olho abducente no olhar horizontal	Fascículo longitudinal medial na ponte, mesencéfalo
Nistagmo abducente da miastenia *gravis*	Nistagmo do olhar parético no olhar horizontal, maior paresia do músculo reto medial	Junção mioneural – miastenia *gravis*

mole, língua, músculos faciais, faringe e laringe, denomina-se *mioclonia oculopalatal*. A causa geralmente é um infarto que afeta as estruturas do triângulo de Mollaret e suas conexões (núcleo rubro no mesencéfalo, oliva inferior no bulbo e núcleo denteado contralateral do cerebelo). A hipertrofia da oliva inferior e as oscilações pendulares começam alguns meses depois. Hemorragia extensa na ponte pode causar nistagmo pendular vertical de grande amplitude e paralisias de olhar horizontal bilaterais.

Perda visual monocular e perda visual bilateral

Crianças que têm perda visual monocular por outras causas que não o glioma do nervo óptico podem ter nistagmo pendular monocular de alta frequência e pequena amplitude.[18] Elas não têm tumores intracranianos, *spasmus nutans*, ou sinais de dano ao nervo óptico ou quiasma óptico. O nistagmo pode desaparecer após o tratamento bem-sucedido para a perda visual monocular. Adultos que têm perda visual monocular adquirida grave (p. ex., catarata densa) podem ter desvio vertical e nistagmo sacádico irregulares e frequência muito baixa (fenômeno de Heimann-Bielschowsky), que também pode ser suprimido com a recuperação da visão. Cegueira bilateral pode resultar de várias causas e pode causar oscilações de grande amplitude com outras de pequena amplitude sobrepostas. Ambas as oscilações são horizontais e verticais e podem ter formas de onda pendulares e sacádicas. A direção do nistagmo sacádico varia ao longo do tempo (posição nula variável). Respostas vestíbulo-oculares estão comprometidas; sacadas volitivas e os componentes rápidos do nistagmo vestibular podem estar ausentes. O balanço da cabeça normalmente está presente. Crianças que têm cegueira noturna estacionária congênita e monocromatismo de bastonetes podem ter nistagmo pendular desconjugado, de alta frequência e pequena amplitude, semelhante ao observado no *spasmus nutans*.

Nistagmo em gangorra

O nistagmo em gangorra é um nistagmo pendular, vertical e desconjugado. Em uma metade de um ciclo, o olho que se eleva também é desviado para dentro, e o olho que desce se desvia para fora. Os movimentos são invertidos no outro meio ciclo. O nistagmo em gangorra é mais frequentemente causado por grandes tumores paraselares que causam hemianopsia bitemporal (quiasma óptico) e atingem o terceiro ventrículo. Traumatismo craniano e infarto do tronco encefálico superior são causas menos frequentes. Formas congênitas podem ocorrer, incluindo aquelas em crianças que têm albinismo. Na forma congênita, o olho que se eleva se desvia para fora, e o olho que desce, para dentro. O nistagmo em gangorra pode ser causado por danos nas vias otolíticas envolvendo o núcleo intersticial de Cajal, que participam da reação de inclinação ocular. Ablação estereotáxica do núcleo intersticial de Cajal, clonazepam e baclofeno suprimem o nistagmo. Raramente, o nistagmo em gangorra tem uma forma de onda sacádica, caso em que surge de uma lesão mesencefálica unilateral. A lesão hipoteticamente danifica o núcleo intersticial de Cajal (gerador de velocidade ocular torsional) e poupa o núcleo intersticial rostral do fascículo longitudinal medial (FLM; gerador do componente rápido torsional) adjacente.[19]

Nistagmo abducente na oftalmoplegia internuclear

Na oftalmoplegia internuclear, o olhar horizontal na direção oposta à lesão no FLM no mesencéfalo ou na ponte induz um nistagmo sacádico no olho abducente e um nistagmo menor (ou nenhum) no olho parético em adução (Vídeo 9.19.5). Esse nistagmo abducente é o tipo mais comum de nistagmo dissociado. Pode ser simplesmente um nistagmo de olhar parético com paresia sobreposta do músculo reto medial ipsilateral à lesão do FLM. No entanto, em muitos pacientes, a velocidade da onda de velocidade exponencialmente decrescente, do componente lento centrípeto é muito superior ao encontrado no nistagmo de olhar parético. A sacada abducente tem uma forma de onda hipermétrica característica com um desvio rápido e pós-sacádico. A hipermetria pode ser consequência de um aumento adaptativo da inervação em resposta à fraqueza da adução. O pulso sacádico é aumentado, mas a fase não é aumentada proporcionalmente (descompasso pulso-fase) ou está ausente, o que resulta em um rápido desvio centrípeto. Portanto, o nistagmo abdutor pode ser causado por uma sequência de sacadas hipermétricas.[20] O nistagmo fisiológico no extremo do olhar também pode ser dissociado ligeiramente (maior amplitude no olho abducente), mas as outras anormalidades motoras oculares que são características da oftalmoplegia internuclear estão ausentes. Essas anormalidades consistem em limitação de adução, sacadas adutoras lentas, sacadas abdutoras hipermétricas, nistagmo de batida para cima e desvio *skew*.

Bobbing ocular

Estupor e coma estão associados a várias anormalidades oculares, incluindo o *bobbing* ocular. Sacadas intermitentes, irregulares, conjugadas para baixo são seguidas por movimentos ascendentes mais lentos. Pacientes com *bobbing* ocular têm danos extensos à ponte causados por hemorragia ou compressão, ou têm encefalopatias tóxicas ou metabólicas. Há algumas variantes de *bobbing* ocular. No *bobbing* invertido, ou imersão ocular, movimentos lentos para baixo são seguidos por sacadas para cima e depois de volta para a posição primária. No *bobbing* oposto, ou imersão ocular reversa, sacadas para cima, de grande amplitude, são seguidas por desvios para baixo.

Intrusões sacádicas

Sacadas reflexas para objetos que entram no campo visual são mediadas através das vias das áreas de associação visual, dos lobos parietais e temporais e de campos motores oculares nos lobos frontais. Elas se projetam para os colículos superiores e para as áreas relacionadas com sacadas do tronco encefálico. Normalmente, as sacadas reflexas para esses locais podem ser inibidas voluntariamente. A vias a partir dos lobos frontais para os gânglios basais (*pars reticularis* da substância *nigra*) e colículo superior podem ser importantes para a inibição das sacadas reflexas. Pacientes que sofrem de doenças do lobo frontal, incluindo doença de Alzheimer, doença de Huntington, paralisia supranuclear progressiva e esquizofrenia, têm sacadas inapropriadas que interrompem a fixação. Essas intrusões sacádicas são chamadas "reflexo de preensão visual" (ver Figura 9.19.2; Tabela 9.19.6). As intrusões sacádicas não representam nistagmo verdadeiro, pois esses distúrbios não exibem uma fase lenta.

TABELA 9.19.6 Características e localizações de intrusões sacádicas e oscilações.

Tipo	Características	Localização
Sacadas de onda quadrada	Horizontais, 1 a 5°, intervalos intersacádicos de 200 ms	Não localizante
Sacadas de macro-ondas quadradas	Horizontais, 10 a 40°, intervalos intersacádicos de 100 ms	Cerebelo
Oscilações macrossacádicas	Dismetria sacádica horizontal, série de sacadas hipermétricas, intervalos intersacádicos de 200 ms	Cerebelo
"Nistagmo" voluntário	Intervalos horizontais, alta frequência, baixa amplitude, intermitente, sem intervalos intersacádicos	Volitivo
Pulsos sacádicos	Horizontais, sacadas simples ou duplas sem fases	Cerebelo, tronco encefálico inferior
flutter ocular	Horizontais, grande amplitude, trajetórias lineares e curvilíneas, sem intervalos intersacádicos	Cerebelo, tronco encefálico inferior
Opsoclonia	Multidirecional, grande amplitude, trajetórias lineares e curvilíneas, sem intervalos intersacádicos	Cerebelo, tronco encefálico inferior

ms, milissegundos.

Mioquimia do oblíquo superior

A mioquimia do oblíquo superior é uma oscilação de alta frequência, torsional e oblíqua de um olho que causa oscilopsia monocular e, ocasionalmente, diplopia vertical. A observação cuidadosa dos vasos sanguíneos conjuntivais na lâmpada de fenda ou do fundo de olho com um oftalmoscópio revela oscilações pendulares de frequência extremamente altas e baixa amplitude, assim como movimentos nistagmoides sacádicos ocasionais, e intorsão e infradução tônicas que causam diplopia. A eletromiografia do músculo oblíquo superior mostrou descargas anormais na frequência de 35 Hz. A mioquimia do oblíquo superior geralmente ocorre em adultos saudáveis, pode se remitir espontaneamente e pode recidivar. Raramente, está associada a distúrbios do tronco encefálico, como a esclerose múltipla ou um tumor pontino.

Nistagmo convergente-retratório e nistagmo de convergência

Sacadas voluntárias ou reflexas para cima na síndrome de Parinaud (síndrome do mesencéfalo dorsal) são hipométricas e mostram adução e retração simultâneas de ambos os olhos. A contração simultânea dos músculos antagonistas causa a retração. Estímulos optocinéticos que se movem para baixo provocam sacadas reflexas para cima, e o padrão de nistagmo convergente-retratório (Vídeo 9.19.6). O nistagmo de convergência já foi demonstrado como sendo causado por uma malformação de Arnold-Chiari do tipo 1, que se resolveu com a descompressão cirúrgica do forame magno.[21] Também pode ser causada pela doença de Whipple, que produz contrações dos músculos mastigatórios (miorritmia mastigatória ocular) e paralisia do olhar vertical.[22] Antibióticos podem resolver a miorritmia oculofacial-esquelética.

Sacadas de onda quadrada

Os indivíduos normais têm sacadas infrequentes, de baixa amplitude (< 1° a alguns graus), horizontais, que afastam os olhos do alvo de fixação e, em seguida, retornam ao alvo, chamadas *sacadas de onda quadrada* (ver Figura 9.19.2). Ocorre pausa de cerca de 200 milissegundos entre as sacadas de um lado a outro (intervalo intersacádico), e isso permite um tempo de foveação suficiente para a acuidade visual ser normal sem oscilopsia. A frequência de sacadas de onda quadrada aumenta no escuro. As sacadas de onda quadrada maiores (1 a 5°) e mais frequentes (> 2 Hz) são anormais e estão associadas a distúrbios cerebelares, paralisia supranuclear progressiva, doença de Parkinson, doença de Huntington e esquizofrenia. Elas ocorrem esporadicamente ou em surtos.

Sacadas de macro-ondas quadradas

As *sacadas de macro-ondas quadradas* são horizontais e grandes (10 a 40°) e têm intervalos intersacádicos de cerca de 100 milissegundos. Elas são encontradas em distúrbios cerebelares (p. ex., esclerose múltipla e atrofia olivopontocerebelar) e ocorrem esporadicamente ou em surtos.

Oscilações macrossacádicas

As oscilações macrossacádicas são um tipo de dismetria sacádica. Uma sacada hipermétrica ultrapassa o alvo e é seguida por uma série de sacadas corretivas hipermétricas que se situam no alvo e diminuem gradualmente de tamanho até que o alvo seja fixado. Os intervalos intersacádicos são de 200 milissegundos. As oscilações macrossacádicas estão associadas a distúrbios cerebelares.

"Nistagmo" voluntário

Os indivíduos normais podem produzir voluntariamente surtos de oscilações sacádicas de alta frequência (10 a 20 Hz), pequenas amplitudes (alguns graus), horizontais, chamadas "nistagmo" voluntário. Este não é um nistagmo verdadeiro porque consiste em sacadas de um lado para o outro, consecutivas. Como não ocorrem intervalos intersacádicos, a acuidade visual é baixa e há oscilopsia durante as oscilações. O "nistagmo" voluntário não pode ser sustentado por mais de alguns segundos; os indivíduos apresentam sinais de intenso esforço, como estrabismo, contrações musculares faciais e convergência.

Pulsos sacádicos

Os pulsos sacádicos são intrusões sacádicas nas quais as sacadas afastam os olhos do alvo da fixação, seguidas de um rápido desvio de volta ao alvo (deslizamento). Elas representam pulsos sacádicos sem fases; podem ocorrer isoladamente, em série ou sequência (sequência de pulsos sacádicos), que imita o nistagmo (nistagmo em abdução da oftalmoplegia internuclear). Os pulsos sacádicos ocorrem em indivíduos normais, pacientes com mioclonia e pacientes com esclerose múltipla. Pulsos sacádicos duplos são pares de pulsos sacádicos que se movem em direções opostas e ocorrem consecutivamente, sem intervalos intersacádicos. Eles são parte de um *continuum* de outras oscilações sacádicas sem intervalos intersacádicos (*flutter* ocular e opsoclono).

Flutter ocular

O *flutter* ocular consiste em surtos de sacadas de amplitude moderadamente alta, horizontais, consecutivas, sem intervalos intersacádicos. Visão turva e oscilopsia geralmente estão presentes. O *flutter* ocular pode ocorrer na posição primária e após uma sacada de refixação (dismetria *flutter*); está associado aos mesmos distúrbios do tronco encefálico e cerebelo que produzem o opsoclono (ver adiante). As piscadelas das pálpebras induzem surtos de *flutter* de grande amplitude em distúrbios neurodegenerativos e algumas sequências de *flutter* de baixa amplitude em indivíduos normais.

Opsoclonia

Na opsoclonia, uma série de *sacadas* multidirecionais de grande amplitude, consecutivas, interrompe a fixação. As direções das sacadas de um lado ao outro podem ser horizontais, verticais ou oblíquas; suas trajetórias podem ser lineares ou curvilíneas, e a frequência é alta (10 a 15 Hz). A aparência caótica das oscilações levou ao uso do termo "sacadomania". Em sua forma grave, o opsoclono é quase contínuo e persiste mesmo em algumas fases do sono. Com melhora, ou em sua forma mais branda, as oscilações são intermitentes. Durante a fixação, as células da explosão (*burst*) da sacádica na formação reticular pontina paramediana (sacadas horizontais) e no núcleo intersticial rostral do FLM (sacadas verticais) são inibidas pela atividade tônica em células de pausa no núcleo interpósito da rafe no mesencéfalo. A atividade das células de pausa é momentaneamente inibida durante as sacadas, e isso permite que as células *burst* disparem e gerem o sinal de pulso sacádico. Uma diminuição anormal na atividade celular de pausa, como resultado dos danos diretos a essas células, ou sinal anormal para elas a partir de outros neurônios, pode causar opsoclonia e *flutter* ocular.

A opsoclonia geralmente está associada à ataxia cerebelar e mioclonia de membros. Os distúrbios que causam a opsoclonia danificam o tronco encefálico ou o cerebelo; incluem encefalite do tronco encefálico benigna em crianças e adultos após doenças virais, encefalopatia mioclônica de lactentes (olhos dançantes e pés dançantes), tronco encefálico paraneoplásico e síndromes cerebelares em crianças (neuroblastoma) e adultos (carcinoma pulmonar de pequenas células, carcinoma de mama, tumores ovarianos) e esclerose múltipla.[23,24] Opsoclonia e *flutter* ocular foram relatados em associação com toxicidades por fármacos, exposição a produtos químicos tóxicos e coma hiperosmolar, e como achados transitórios em recém-nascidos normais. O hormônio adrenocorticotrófico pode diminuir as oscilações sacádicas da encefalopatia mioclônica infantil e do neuroblastoma, e os corticosteroides podem ser efetivos nas síndromes paraneoplásicas em adultos. Alguns indivíduos normais podem produzir oscilações sacádicas voluntariamente, incluindo muitas das características do opsoclono e do *flutter* ocular.[25]

TRATAMENTO

Tratamento medicamentoso

O objetivo do tratamento do nistagmo vestibular é principalmente diminuir a vertigem associada. O grande número de medicamentos usados é uma indicação de que não existe terapia medicamentosa ideal para a maioria dos pacientes. As classes de fármacos incluem anticolinérgicos (escopolamina [hioscina]), anti-histamínicos (meclizina), monoaminérgicos (efedrina), benzodiazepínicos (diazepam), fenotiazinas (proclorperazina) e butirofenonas (droperidol). Infelizmente, a sonolência causada por muitos desses medicamentos limita sua eficácia para a vertigem crônica e recorrente. Uma exceção é a acetazolamida, que é muito efetiva para o tratamento de ataxia periódica familiar com nistagmo.[26]

O objetivo no tratamento de formas não vestibulares de nistagmo e oscilações sacádicas é melhorar a visão, aliviando o embaçamento associado e a oscilopsia. Como no nistagmo vestibular, muitos medicamentos foram testados, mas poucos são considerados consistentemente eficazes.[27] Apenas alguns estudos duplos-cegos foram realizados: anticolinérgicos para nistagmo pendular adquirido,[28] antagonistas muscarínicos para nistagmo pendular adquirido e nistagmo de batida para baixo,[29] e 4-aminopiridina para nistagmo de batida para baixo.[30]

O baclofeno é um análogo do ácido gama-aminobutírico (GABA) e foi desenvolvido para tratar o espasmo do músculo esquelético. Ele consistentemente diminui os sintomas e os sinais de nistagmo periódico alternante.[31] Para diminuir a sonolência, a dose inicial é baixa, 5 mg VO, 3 vezes/dia, e é aumentada gradualmente. Os pacientes percebem um retorno dos sintomas após algumas horas. O baclofeno diminui a velocidade do componente lento e a oscilopsia em alguns pacientes que apresentam nistagmo para cima e para baixo.[32] O seu efeito terapêutico pode resultar do aumento do efeito inibitório fisiológico do GABA sobre os núcleos vestibulares no vestibulocerebelo e sobre o mecanismo de armazenamento de velocidade.

A 4-aminopiridina é um inibidor dos canais de potássio dependentes de voltagem e melhora a condução nas fibras nervosas desmielinizadas, levando a benefícios na força dos membros inferiores e na velocidade da marcha em pacientes com esclerose múltipla.[33] Um estudo duplo-cego randomizado demonstrou que 57% dos pacientes com nistagmo para baixo (idiopático ou relacionado à degeneração cerebelar) tratados com 4-aminopiridina apresentaram melhora na forma de onda do nistagmo.[30] A acuidade visual de perto e parâmetros locomotores também melhoraram. As dosagens utilizadas foram 5 e 10 mg VO, 4 vezes/dia.

O clonazepam é um agente antiepiléptico que demonstrou diminuir o nistagmo para baixo em alguns pacientes.[34] O efeito colateral mais comum é a sonolência. A dose inicial de 0,5 mg VO, 3 vezes/dia, é aumentada gradualmente. A gabapentina (900 a 1.500 mg/dia) demonstrou diminuir, mas não suprimir, o nistagmo pendular adquirido em poucos pacientes.[35] Observou-se que os inibidores da anidrase carbônica tópica e sistêmica (p. ex., brinzolamida) melhoram a forma de onda do nistagmo e a acuidade visual em pequenos estudos de pacientes com nistagmo congênito.[36-38] O hormônio adrenocorticotrófico pode diminuir o *flutter* ocular e a opsoclonia na encefalopatia mioclônica infantil e no neuroblastoma. Os corticosteroides podem diminuir essas oscilações sacádicas nas síndromes de ataxia cerebelar paraneoplásica em adultos. A carbamazepina, o baclofeno, o clonazepam, a gabapentina, o propranolol e o timolol tópico têm sido usados para tratar a mioquimia do oblíquo superior; a carbamazepina é geralmente considerada a mais eficaz, mas tem mais efeitos colaterais potenciais.[39,40]

Tratamento óptico

No nistagmo congênito, o olhar excêntrico e a convergência geralmente diminuem o nistagmo e melhoram a visão. Para induzir a convergência, 7 dioptrias de prisma (DP) de base externa podem ser colocados em cada lente dos óculos. Se o paciente é jovem, −1,00 D pode ser adicionado à correção esférica. Se a zona nula é em olhar excêntrico horizontal, as potências do prisma dos óculos podem ser modificadas para incorporar um efeito de prisma em que os olhos rotacionam de maneira conjugada em direção à zona nula (ápices do prisma em direção à zona nula). As lentes de contato têm menos aberrações ópticas e geralmente corrigem os erros de refração em pacientes com nistagmo congênito mais efetivamente em comparação aos óculos. Além disso, o *feedback* sensorial tátil das lentes de contato pode diminuir a intensidade do nistagmo. Um paciente com nistagmo congênito relatou oscilopsia transitória quando as lentes de contato foram removidas após um curto ensaio terapêutico.[41]

A combinação de lentes de óculos altamente positivas com lentes de contato altamente negativas para um olho foi idealizada para estabilizar as imagens da retina e melhorar a visão.[42] Essa combinação coloca a imagem no centro de rotação do olho. No entanto, como os movimentos oculares vestíbulo-oculares e os movimentos oculares volitivos não causam movimento da imagem na retina com essas lentes, a marcha se torna difícil.

Em pacientes com NLM, o tratamento com óculos para um componente acomodativo de sua esotropia pode transformar o NLM em nistagmo latente ou diminuir o NLM, cada um levando a uma melhora da acuidade visual binocular.[43]

Tratamento cirúrgico

Uma zona nula excêntrica no nistagmo congênito geralmente produz um giro constante da face. O giro da face, se acentuado, pode causar dificuldades na visão a distância ou na leitura; além disso, pode ser um problema estético e psicossocial. Ressecções e recessões dos quatro músculos retos horizontais podem mover a zona nula em direção à posição primária (procedimento de Anderson-Kestenbaum), o que melhora a visão na posição primária.[44,45] Entretanto, meses após a cirurgia, a zona nula pode se tornar excêntrica novamente. Se a convergência diminui significativamente o nistagmo congênito, a cirurgia para reduzir o efeito de convergência pode ser combinada com o procedimento de Anderson-Kestenbaum.[46] Procedimentos cirúrgicos para diminuir a intensidade do nistagmo em pacientes que não têm posição de cabeça incluem a recessão retroequatorial, miectomia sem reinserção, extirpação anterior e tenotomia com reinserção dos quatro músculos retos horizontais.[47-49] A extirpação e a miectomia podem induzir o estrabismo pós-operatório e a limitação das ducções.[47] O posicionamento da cabeça com o queixo para cima ou para baixo pode ser abordado com ressecção e/ou recessão do músculo reto vertical ou cirurgia do músculo oblíquo.[50] Opções cirúrgicas para a inclinação da cabeça incluem transposição dos músculos retos horizontais ou verticais, ou cirurgia do músculo oblíquo.[51-53]

Em pacientes com estrabismo e NLM, a cirurgia de estrabismo pode alterar o NLM para nistagmo latente e melhorar a acuidade visual binocular.[43] Nas malformações de Arnold-Chiari, a descompressão suboccipital pode diminuir o nistagmo para baixo se não houver dano permanente ao cerebelo na linha média e no tronco encefálico inferior. Procedimentos para enfraquecer os músculos oblíquo superior e oblíquo inferior ipsilateral foram usados para tratar a mioquimia do oblíquo superior.

Outros tratamentos

Uma variedade de outros tratamentos tem sido usada para o nistagmo. Destes, a manobra de Epley para NPPB é, sem comparação, a mais efetiva.[11] Mostrou-se com registros eletrônicos que a estimulação tátil da face e do pescoço,[54] *biofeedback* auditivo e acupuntura diminuem o nistagmo congênito. No entanto, sua eficácia fora do laboratório não foi estabelecida. Injeções retrobulbares ou injeções intramusculares de toxina botulínica A diminuem o nistagmo paralisando os músculos extraoculares. Elas têm sido usadas para tratar nistagmo congênito,[55] nistagmo latente,[56] e nistagmo adquirido.[57] A paralisia é temporária, exigindo a repetição da injeção em poucos meses. Os efeitos colaterais são diplopia, ptose, ceratite filamentar e aumento do nistagmo no olho não injetado causado por alterações adaptativas plásticas em resposta à paresia do olho injetado.[58,59]

BIBLIOGRAFIA

Adler CH, Galetta SL. Oculo-facial-skeletal myorhythmia of Whipple's disease. Ann Intern Med 1990;112:467–9.

Digre K. Opsoclonus in adults. Report of three cases and review of the literature. Arch Neurol 1986;43:1165–75.

Epley JM. The canalith repositioning procedure: for treatment of benign paroxysmal positional nystagmus. Otolaryngol Head Neck Surg 1992;107:399–404.

Gottlob I, Wizov SS, Reinecke RD. Spasmus nutans. A long-term follow-up. Invest Ophthalmol Vis Sci 1995;36:2768–71.

Hirose G, Kawada J, Tsukada K, et al. Upbeat nystagmus: clinicopathological and pathophysiological considerations. J Neurol Sci 1991;105:159–67.

Leigh RJ. Clinical features and pathogenesis of acquired forms of nystagmus. Baillieres Clin Neurol 1992;1:393–416.

Lopez L, Bronstein AM, Gresty MA, et al. Torsional nystagmus. A neuro-otological and MRI study of thirty-five cases. Brain 1992;1115:1107–24.

Mossman SS, Bronstein AM, Gresty MA, et al. Convergence nystagmus associated with Arnold-Chiari malformation. Arch Neurol 1990;47:357–9.

Thomke F, Hopf C. Abduction nystagmus in internuclear ophthalmoplegia. Acta Neurol Scand 1992;86:365–70.

Yee RD. Downbeat nystagmus: characteristics and localization of lesions. Trans Am Ophthalmol Soc 1989;87:984–1032.

As referências completas estão disponíveis no **GEN-io**.

PARTE 9 NEURO-OFTALMOLOGIA
SEÇÃO 3 Sistema Visual Eferente

Sinais Pupilares de Doenças Neuro-Oftálmicas

9.20

John J. Chen e Randy H. Kardon

Definições:
- **Distúrbios pupilares aferentes** resultam da interferência com a entrada de luz para o sistema pupilomotor por opacidade dos meios densos ou déficits graves em qualquer uma das camadas da retina, no nervo óptico, no quiasma, no trato óptico ou na área pré-tectal do mesencéfalo, resultando em diminuição simétrica na contração de ambas as pupilas em resposta à luz transmitida ao olho afetado
- **Distúrbios pupilares eferentes** resultam de danos ao interneurônio pré-tectal ou núcleo de Edinger-Westphal no mesencéfalo, no nervo periférico parassimpático ou simpático que supre os músculos da íris, ou nos próprios músculos da íris, levando à assimetria das pupilas (anisocoria).

Características principais
- Defeitos pupilares aferentes relativos causam menos contração da pupila quando um olho é estimulado pela luz do que quando o olho oposto é estimulado pela luz
- Defeitos pupilares eferentes causam anisocoria, uma diferença no tamanho da pupila entre os olhos direito e esquerdo, cuja extensão depende da condição de iluminação ou esforço de proximidade.

Características associadas
- Defeitos pupilares aferentes relativos estão tipicamente associados a assimetrias de campo visual ou eletrorretinográficas entre os dois olhos. Diferenças assimétricas na aparência da retina, na aparência do nervo óptico ou na espessura das camadas internas ou externas da retina (como observado por tomografia de coerência óptica) podem ocorrer em associação com um defeito pupilar aferente relativo
- Defeitos pupilares eferentes podem estar associados a dano aos nervos parassimpáticos ou simpáticos que suprem a íris ou dano direto ao esfíncter da íris ou aos músculos dilatadores que resulte em imobilidade da pupila.

INTRODUÇÃO

Neste capítulo, a aparência pupilar e a resposta ao estímulo luminoso são discutidas do ponto de vista prático e clínico. A ênfase está nas características do exame da pupila que permitem um diagnóstico acurado e a condução terapêutica das doenças do sistema visual aferente e daquelas que afetam o tamanho da pupila. O capítulo é dividido em duas partes:

- Exame das pupilas para avaliar o estímulo visual aferente
- As implicações do diagnóstico de integração anormal dos sinais eferentes para as pupilas.

A integração anormal pode resultar em pupilas de diâmetros desiguais (anisocoria), pupilas que não se dilatam bem no escuro, ou uma dissociação luz-perto, em que a contração da pupila a um reflexo para perto excede em muito a constrição da pupila a um reflexo à luz.

DEFEITOS PUPILARES AFERENTES RELATIVOS

Em geral, o uso clínico mais importante da pupila está na avaliação do sinal aferente a partir da retina, nervo óptico e, subsequentemente, vias visuais posteriores (vias do quiasma, do trato óptico e do mesencéfalo). Como o reflexo de luz pupilar representa a soma de todo o sinal neuronal (fotorreceptores, células bipolares, células ganglionares e axônios de células ganglionares), o dano em qualquer lugar ao longo dessa parte da via visual reduz a amplitude do movimento da pupila em resposta a um estímulo luminoso.[1,2] Assim, o médico pode estabelecer qualquer dano assimétrico entre os dois olhos por uma simples comparação de quão bem a pupila se contrai a um brilho de luz-padrão em um olho em comparação com o mesmo brilho de luz para o outro olho.[3] A observação do movimento da pupila em resposta à alternância da luz em vai e volta entre os dois olhos é a base para o teste do foco de luz alternado (ou "*swinging-flashlight*" test), usado para avaliar o defeito pupilar

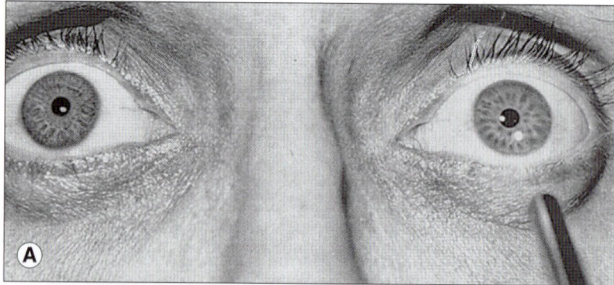
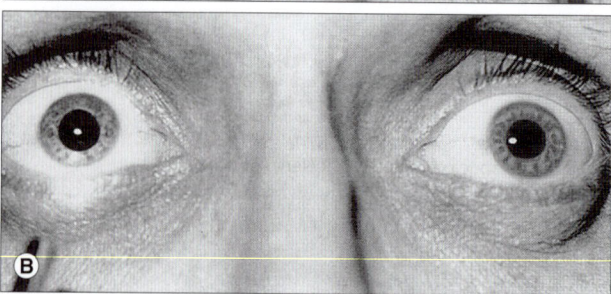

Figura 9.20.1 Demonstração de um grande defeito aferente no olho direito. Isto é mais bem demonstrado quando a luz é alternada de um olho para o outro a uma velocidade constante. O foco de luz é mantido logo abaixo do eixo visual e 3 a 5 cm de cada olho. Cada olho é iluminado por cerca de 2 segundos e, em seguida, o foco de luz muda rapidamente para o outro olho; isso permite a comparação da contração inicial direta da pupila com a luz em cada olho.

aferente relativo (DPAr) (Figura 9.20.1).[4,5] Para o teste do foco de luz alternado, cada olho é iluminado por 2 a 3 segundos, então a iluminação é rapidamente mudada para o outro olho para comparar a contração inicial direta da pupila (velocidade e amplitude) e qualquer dilatação/fuga pupilar.

O reflexo da luz pupilar soma a área total do campo visual, com peso maior atribuído aos 10° centrais.[2] Assim, em termos gerais, o reflexo pupilar à luz é aproximadamente proporcional à quantidade de campo visual em funcionamento. Danos a porções periféricas da retina e defeitos de campo visual fora do campo central também reduzem a amplitude do reflexo pupilar à luz, e, portanto, não é incomum haver um defeito pupilar aferente com acuidade visual normal, como um defeito de campo visual altitudinal inferior a partir de neuropatia óptica isquêmica anterior não arterítica que poupa a visão central. O DPAr é proporcional à perda de campo visual, e não à acuidade visual.

O reflexo pupilar à luz é um dos poucos reflexos objetivos que podem ser usados como teste clínico para a detecção e a quantificação de anormalidades da retina, nervo óptico, quiasma óptico ou trato óptico. Como a quantidade do DPAr está correlacionada, em grande medida, com a quantidade de assimetria do déficit de campo visual entre os dois olhos, pode ser usada para ajudar a confirmar resultados anormais de testes perimétricos,[6-9] isso geralmente ajuda o clínico a determinar se o relato de um paciente sobre defeitos de campo visual é verossímil e confiável. A avaliação de um DPAr é muito útil no cenário de perda de visão funcional, porque é puramente objetiva, embora exista alguma subjetividade à maioria dos outros testes, incluindo a acuidade visual e os campos visuais. A correlação entre assimetria de campo visual e DPAr também é muito útil para monitorar o curso da doença quanto à piora ou à melhora na função. Os DPAr são, por definição, diferenças de sinais de um olho em comparação com os do outro. Dano bilateral simétrico não causa DPAr. Assim, um DPAr definido em um olho na primeira visita, mas a ausência de DPAr no acompanhamento pode representar uma melhora no olho anteriormente danificado ou o desenvolvimento de danos no olho anteriormente melhor. Assim, é sempre importante lembrar que o DPAr é, de fato, relativo ao outro olho.

A estimativa da quantidade de DPAr em unidades logarítmicas (assimetria entre os dois olhos) fornece uma ideia da quantidade de dano de campo visual assimétrico presente e se é compatível com os resultados do teste de campo visual. Além disso, a quantidade de DPAr pode indicar se a causa de dano é condizente com os resultados do resto do exame. Por exemplo, em um paciente com uma pequena quantidade de degeneração macular em um olho, e não no outro olho, espera-se que haja apenas um DPAr 0,3 unidade logarímicas (log), mas se esse paciente tiver DPAr de 1,2 unidade log, então é provável que haja alguma causa adicional de perda visual, como uma oclusão da artéria retiniana do ramo anterior ou neuropatia óptica (Tabela 9.20.1).

A presença de um DPAr significativo indica ou neuropatia óptica ou doença retiniana significativa. Diminuição da visão por catarata, opacidades da córnea e erro refrativo não causam um DPAr significativo. Grande hemorragia intraocular pode causar um pequeno DPAr (ver Tabela 9.20.1). O conhecimento sobre a quantidade esperada de DPAr pode ser útil nessa situação. Por exemplo, se um olho tem percepção de luz com uma hemorragia vítrea densa e tem DPAr de 2,7 log (excedendo a quantidade esperada de DPAr de uma hemorragia vítrea), o examinador deveria saber que há alguma patologia significativa da retina ou do nervo óptico contribuindo para a perda da visão, como um descolamento de retina ou neuropatia óptica traumática, apesar de não haver visão do polo posterior.

TABELA 9.20.1 Doenças comuns que causam defeitos pupilares aferentes relativos.

Condição	Local	Unidade log do defeito pupilar aferente relativo	Fatores que influenciam
Hemorragia intraocular	Câmara anterior ou vítreo	0,0 a 0,9	Densidade de hemorragia
Opacidade média difusa	Catarata ou cicatriz corneana	0,0 a 0,3 no olho oposto	Dispersão da luz produz aumento do sinal luminoso
Erro refrativo	Ocular	0,0	Ambliopia anisometrópica pode causar um DPAr muito pequeno
Perda de campo visual funcional unilateral	Nenhum (não orgânica)	0,0	Sem perda de campo visual real
Retinopatia serosa central ou edema macular cistoide	Retina (fóvea)	0,3	Área de retina envolvida, profundidade do escotoma
Oclusão da veia da retina central ou de ramo	Retina interna	0,3 a 0,6 (não isquêmica) ≥ 0,9 (isquêmica)	Área do defeito de campo visual e grau de isquemia
Oclusão da artéria da retina central ou de ramo	Retina interna	0,3 a 3,0	Área e localização da retina envolvida
Descolamento de retina	Retina externa	0,3 a 2,1	Área e localização do descolamento da retina (p. ex., 0,6 a 0,9 unidade log para mácula +0,3 unidade log para cada quadrante)
Neuropatia óptica isquêmica anterior	Cabeça do nervo óptico	0,6 a 2,7	Extensão e localização do defeito de campo visual
Neurite óptica (aguda)	Nervo óptico	0,6 a 3,0	Extensão e localização do defeito de campo visual
Neurite óptica (recuperada)	Nervo óptico	0,0 a 0,6	Nenhum defeito de campo visual, DPAr residual
Neuropatia óptica compressiva	Nervo óptico	0,3 a 3,0	Extensão e localização do defeito de campo visual, outro envolvimento do olho
Compressão quiasmática	Quiasma óptico	0,0 a 1,2	Assimetria da perda de campo visual, envolvimento do campo central unilateral
Lesão do trato óptico	Trato óptico	0,3 a 1,2 no olho com perda de campo temporal	Incongruência do defeito de campo homônimo, assimetria de sinal pupilomotor do hemicampo
Danos pós-geniculados	Radiações visuais Córtex visual	0,0	Tamanho da luz do estímulo (nenhum DPAr residual, mas defeitos perimétricos pupilares definidos)
Danos tectais do mesencéfalo	Área pré-tectal olivar da região do mesencéfalo de sinal de luz da pupila	0,3 a 1,0	Semelhantes às lesões do trato óptico, mas nenhum defeito de campo visual

A magnitude esperada do defeito também é dada. *DPAr*, defeito pupilar aferente relativo.

Em geral, com perda visual unilateral, a perda dos 5° centrais do campo visual resulta em DPAr de cerca de 0,3 unidade log. A perda de toda a área central do campo (10°) causa um DPAr de 0,6 a 0,9 unidade log. Cada quadrante de campo visual fora da mácula é responsável por cerca de 0,3 unidade log, mas a perda de campo temporal resulta em mais perda de sinal pupilar, em comparação com a perda nos quadrantes de campo nasal porque o campo visual temporal normal estende-se a aproximadamente 100° comparado com 60° para o nasal. A correlação entre o defeito aferente relativo e a área e extensão da perda de campo visual, no entanto, é apenas aproximada. A falta de correlação entre os dois pode ser uma importante pista quanto à causa e à extensão do dano ao sistema visual anterior. Um exemplo é a neurite óptica recuperada, em que pode haver um DPAr de 0,3 a 0,6 unidade log com um teste de campo visual automatizado normal. Outro exemplo é a neuropatia óptica hereditária de Leber (LHON, do inglês *Leber's hereditary optic neuropathy*), em que a perda de campo visual pode exceder o déficit esperado da pupila por causa da preservação relativa do dano às células ganglionares da retina, que servem de base para o reflexo pupilar à luz (células ganglionares da retina contendo melanopsina, intrinsecamente fotossensíveis). Estudos que utilizaram pupilografia computadorizada para quantificar o DPAr mais precisamente mostraram que alguns indivíduos que têm campos visuais e resultados de exames normais podem ter um pequeno DPAr (0,3 unidade log).[10-13]

A quantidade de assimetria do sinal pupilomotor (o DPAr) pode ser estimada aproximadamente por meio do teste do foco de luz alternado e dos graus subjetivos +1, +2, +3 ou +4 (sem filtros de densidade neutra) para assimetria de resposta pupilar. Essa classificação subjetiva também pode ser categorizada de acordo para a quantidade de "fuga da pupila", ou dilatação das pupilas, à medida que a luz é alternada entre os olhos.[14] No entanto, a maioria das classificações subjetivas de DPAr tem limitações, como erros de grande escala, que surgem de variações no tamanho da pupila e mobilidade das pupilas relacionadas à idade. Por exemplo, um paciente com pupilas pequenas e pequenas contrações pupilares à luz pode ter um grande DPAr, mas a assimetria na contração da pupila pode parecer enganosamente pequena, com base em pequenas diferenças na excursão da pupila com a alternância de luz entre os dois olhos. No entanto, a quantidade de filtro de densidade neutra necessária para enfraquecer o olho melhor até que as pequenas contrações sejam iguais representa um substancial dano de sinal. Uma quantificação mais acurada de DPAr é realizada por meio da determinação da diferença de unidade log necessária para "equilibrar" a reação da pupila entre os dois olhos[4,5] por meio de filtros de densidade neutra. O uso de filtros de densidade neutra é mais acurado e reprodutível e pode ser feito para seguir objetivamente as funções da retina e do nervo óptico.

Para quantificar o DPAr em unidades log, a assimetria na resposta pupilar é equilibrada pelo enfraquecimento da luz apresentada para a pupila mais reagente. Um filtro de densidade neutra é mantido sobre o olho bom, e o teste de luz alternada é repetido. Se a assimetria de sinal ainda estiver visível, a densidade do filtro sobre o olho bom é aumentada até que as amplitudes das reações direta à luz dos dois olhos se equilibrem. Para se ter certeza da medição, o ponto de equilíbrio pode ser ultrapassado deliberadamente e depois equilibrado de volta. Quando se usa um filtro denso, pode ser necessário olhar atrás do filtro para ver a pupila. Infelizmente, a resposta pupilar a um estímulo luminoso repetido está longe de ser constante; ela muda a cada momento.[10,11] Um erro comum é julgar a assimetria aparente do reflexo de luz muito rapidamente. É importante alternar a luz para a frente e para trás pelo menos três vezes para obter uma média mental de qualquer assimetria. Desse modo, calcula-se a média das flutuações momentâneas na resposta pupilar. Apesar de tais tentativas, a assimetria aferente ainda pode flutuar levemente com o tempo, mesmo quando cuidadosamente registrada com pupilografia computadorizada.

Neuropatia óptica e doença da retina que causa um DPAr não resultam em anisocoria. Entretanto, a presença de anisocoria pode tornar a avaliação de DPAr mais difícil e, portanto, o examinador precisa primeiro verificar a presença de anisocoria para assegurar que a contração da pupila de cada olho pode ser observada durante o teste de luz alternada. Por exemplo, a presença de um defeito pupilar eferente e a resultante anisocoria podem ser confundidas com um DPAr aparente se a resposta da pupila do olho que está sendo iluminado for observada durante o teste de DPAr. Se um esfíncter da íris é deficiente, o investigador ainda pode verificar se há um defeito aferente apenas observando a pupila que ainda funciona à medida que a luz é alternada entre os dois olhos, comparando as suas reações diretas e consensuais (técnica do DPAr inverso). Enquanto se realiza uma medição, o olho bom fica por trás do filtro, e pode ser difícil ver a pupila. Às vezes, é necessário usar uma luz lateral sobre a íris saudável para ver a sua reação pupilar consensual. Além disso, a anisocoria pode influenciar a estimativa da assimetria do sinal pupilar, especialmente no caso de íris de pigmentação escura. Uma pupila pequena em um olho permitirá que menos luz passe e reduzirá a iluminação da retina em comparação com o outro olho com a pupila maior, produzindo um DPAr no olho com a pupila menor.

Bebês e crianças pequenas são mais facilmente avaliados a cerca de 1 m de distância com um oftalmoscópio direto. Em um quarto escuro, a luz mais brilhante é usada, o foco fica no reflexo de vermelho, e a luz é alternada de um olho para o outro olho. O bebê geralmente é fascinado pela luz, o que ajuda a facilitar o exame da pupila.

DEFEITOS PUPILARES EFERENTES

Anisocoria

Conforme discutido anteriormente, uma desigualdade pupilar geralmente indica que o músculo da íris, ou a sua inervação, está danificado (Figura 9.20.2). Para poder identificar o músculo mais fraco, é bom saber como a anisocoria é influenciada pela luz. A anisocoria sempre aumenta na direção da ação do músculo da íris parético, assim como a esotropia aumenta quando o olhar está na direção de ação de um músculo reto lateral fraco. Portanto, uma das primeiras abordagens diagnósticas importantes para a compreensão da causa de anisocoria é observar se a desigualdade da pupila aumenta no escuro ou na luz (Figura 9.20.3).

Desigualdade pupilar que aumenta no escuro

Em pacientes que têm uma desigualdade pupilar que aumenta em luz fraca (ver Figura 9.20.3), o problema é diferenciar a paresia oculossimpática (síndrome de Horner) de anisocoria fisiológica (ou anisocoria simples) – em que a desigualdade também é maior sob luz fraca. Pacientes com uma pupila pequena por restrição funcional ou mecânica à sua dilatação por sinéquia, "pupila de Adie, pequena e antiga", miose colinérgica ou miose congênita podem ser facilmente identificadas porque a pupila não se dilatará apropriadamente no escuro ou com colírios simpaticomiméticos em comparação com o outro olho.

Anisocoria fisiológica

A anisocoria fisiológica é comum e pode ser observada em cerca de um quinto da população normal e não está associada à doença ou ao erro refrativo. Anisocoria fisiológica pode variar de 1 dia para outro, ou até mesmo de uma hora para outra. Cerca de 10% dos indivíduos normais, examinados com luz ambiente, têm anisocoria de 0,4 mm ou mais. Anisocoria fisiológica também, assim como a síndrome de Horner, diminui levemente à luz, mas não mostra um atraso de dilatação da pupila menor e não é acompanhada de ptose ou anidrose facial. Acredita-se que a anisocoria fisiológica decorre, provavelmente, da inibição assimétrica do núcleo de Edinger-Westphal no mesencéfalo. Normalmente, durante a vigília, alguma inibição pela formação reticular ativadora mantém as pupilas com tamanho médio ou maiores. Durante o sono, essa inibição desaparece e permite que

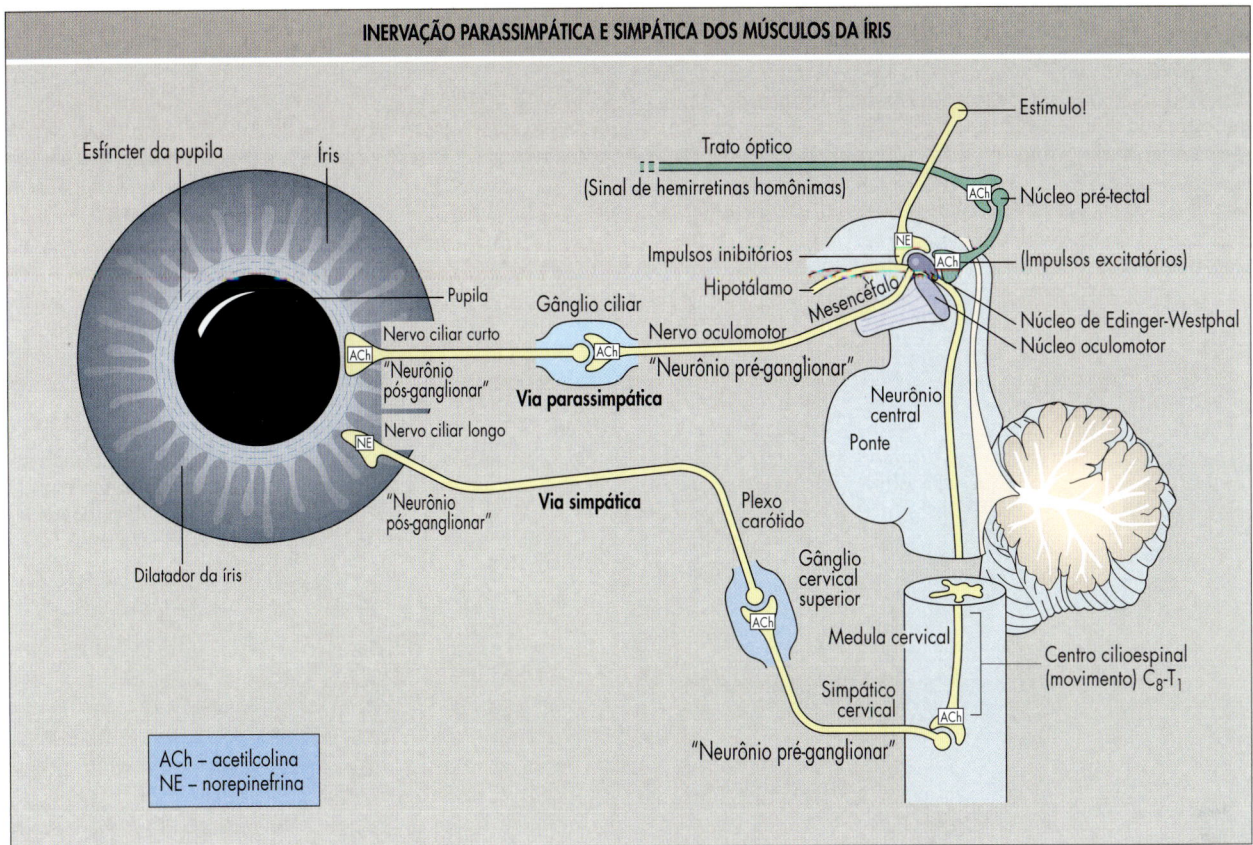

Figura 9.20.2 Inervação parassimpática e simpática dos músculos da íris.

os neurônios do núcleo de Edinger-Westphal descarreguem, o que resulta em pupilas mióticas. Se, durante a vigília, a inibição é maior para o núcleo direito de Edinger-Westphal do que para o esquerdo, a pupila direita é maior, especialmente em luz fraca. Quando se adiciona luz ou um reflexo para perto é gerado, essa inibição é superada, as pupilas se tornam menores e qualquer inibição assimétrica diminui. Ocorre uma redução da anisocoria à medida que as pupilas se tornam menores.

Síndrome de Horner

A síndrome de Horner é causada por danos na via oculossimpática, que clinicamente se manifesta como miose ipsilateral, anidrose facial, ptose, "ptose invertida" da pálpebra inferior e, em casos agudos, injeção da conjuntiva e pressão intraocular reduzida. A ptose resulta da interrupção da inervação simpática do músculo de Müller (ver Figuras 9.20.2 e 9.20.3; Figura 9.20.4). A ptose da síndrome de Horner é leve a moderada e nunca completa. A pupila é miótica na síndrome de Horner porque a inervação simpática para o músculo dilatador da íris é interrompida.

A pupila miótica da síndrome de Horner é mais aparente nas condições de pouca iluminação e tem um "atraso de dilatação" característico, que pode ser observado no consultório usando-se um foco de luz iluminando por baixo. As luzes da sala são desligadas, e a pupila menor é examinada para ver se tem uma aparente relutância em dilatar. A dilatação da pupila é normalmente uma combinação do relaxamento do esfíncter e da contração do dilatador, uma combinação que produz rápida dilatação. O paciente com a síndrome de Horner tem um músculo dilatador fraco na íris como resultado da interrupção da inervação simpática e, por isso, essa pupila se dilata mais lentamente do que a pupila normal. Se a lesão simpática estiver completa, a pupila afetada só se dilata pelo relaxamento do esfíncter. A assimetria resultante da dilatação da pupila produz uma anisocoria que é maior 4 a 5 s após as luzes terem sido apagadas – o processo é muito mais lento do que geralmente se acredita. Aos 10 a 20 s após as luzes serem apagadas, a anisocoria diminui à medida que a pupila simpatectomizada gradualmente se recupera, um processo conhecido como *atraso de dilatação*. O teste é uma maneira rápida e simples de diferenciar a síndrome de Horner de anisocoria fisiológica. Funciona bem na maioria das vezes, particularmente em jovens que têm pupilas móveis. Testes farmacológicos com colírios de cocaína ou apraclonidina tópica são tipicamente usados para confirmar o diagnóstico de síndrome de Horner.

Diagnóstico da síndrome de Horner – Teste farmacológico de cocaína e apraclonidina

A ação da cocaína é bloquear a recaptação de norepinefrina (noradrenalina) normalmente liberada das terminações nervosas. Se a norepinefrina não for liberada por causa de uma interrupção na via simpática, a cocaína não terá efeito adrenérgico. Portanto, a pupila afetada em um paciente com síndrome de Horner se dilata menos com cocaína em comparação à pupila normal, independentemente da localização da lesão. Gotas de cocaína são colocadas nos dois olhos. Se a anisocoria tiver aumentado claramente após 60 minutos, isso confirma a síndrome de Horner porque a pupila normal se dilatou mais em comparação à pupila da síndrome de Horner. Se houver pelo menos 0,8 mm de desigualdade pupilar após a administração de cocaína, a síndrome de Horner é altamente provável.[15] Se ocorrer muito pouca dilatação da pupila, mesmo que se suspeite de defeito oculossimpático, e a pupila não tiver se dilatado bem antes do teste de cocaína, mesmo depois de 30 segundos na escuridão, então deve ser considerado que houve um resultado falso-positivo do teste de cocaína. Um resultado falso-positivo pode ocorrer se a íris é mantida em estado miótico por meio de cicatrização ou reinervação aberrante do esfíncter da íris. Se isso for suspeitado, a adição de um agente simpaticomimético de ação direta para ambos os olhos (p. ex., 2,5% de fenilefrina) na conclusão de um teste de cocaína positivo deve dilatar o olho suspeito facilmente e eliminar a anisocoria induzida por cocaína após 30 minutos na síndrome de Horner, ao passo que uma causa estrutural de miose não causaria a dilatação dos olhos.

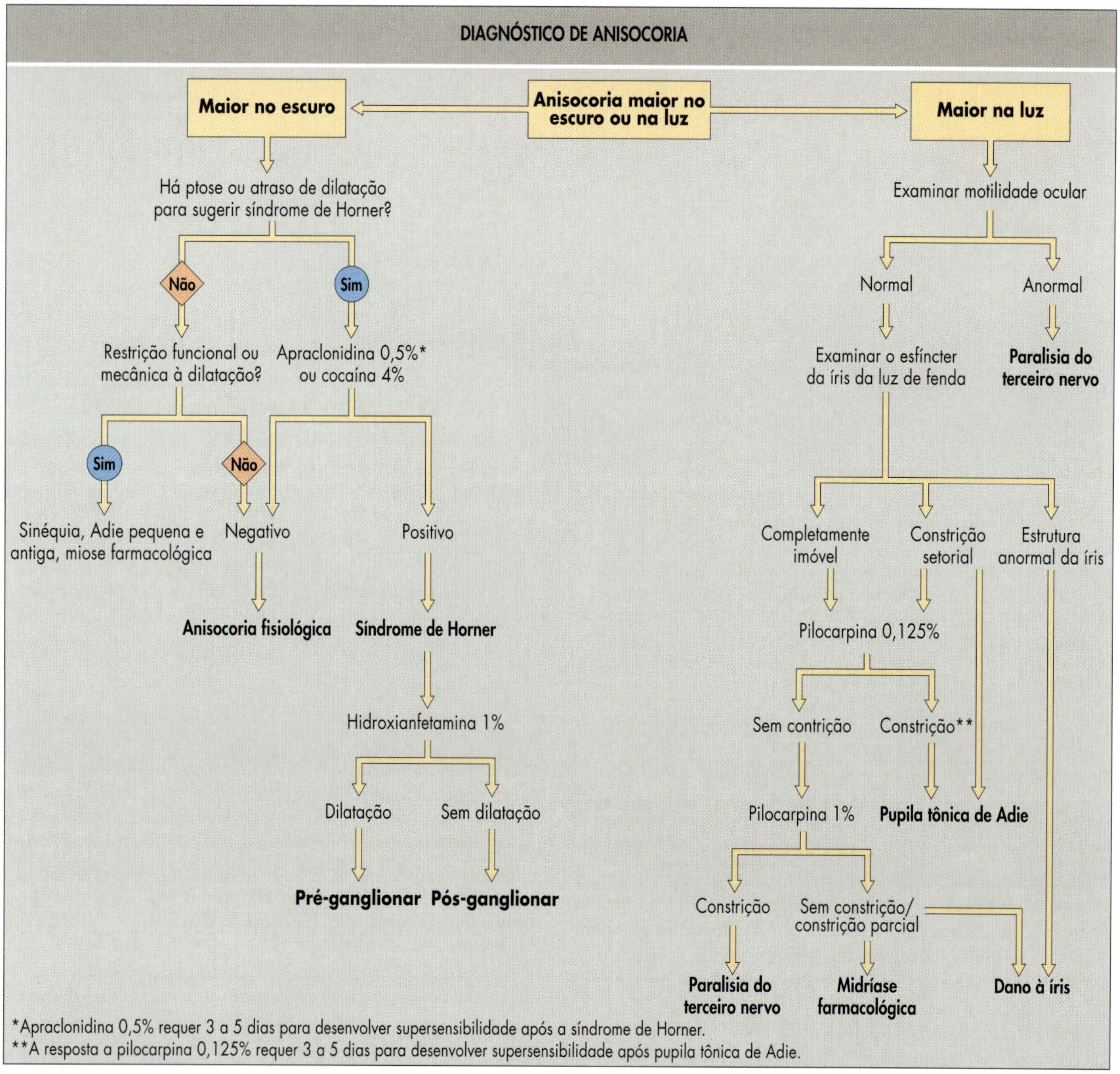

DIAGNÓSTICO DE ANISOCORIA

[Fluxograma de diagnóstico de anisocoria]

- **Anisocoria maior no escuro ou na luz**
  - **Maior no escuro**
    - Há ptose ou atraso de dilatação para sugerir síndrome de Horner?
      - **Não** → Restrição funcional ou mecânica à dilatação?
        - **Sim** → Sinéquia, Adie pequena e antiga, miose farmacológica
        - **Não** → Negativo → **Anisocoria fisiológica**
      - **Sim** → Apraclonidina 0,5%* ou cocaína 4%
        - Positivo → **Síndrome de Horner** → Hidroxianfetamina 1%
          - Dilatação → **Pré-ganglionar**
          - Sem dilatação → **Pós-ganglionar**
  - **Maior na luz** → Examinar motilidade ocular
    - Normal → Examinar o esfíncter da íris da luz de fenda
      - Completamente imóvel → Pilocarpina 0,125%
        - Sem contrição → Pilocarpina 1%
          - Constrição → **Paralisia do terceiro nervo**
          - Sem constrição/constrição parcial → **Midríase farmacológica**
      - Constrição setorial → Constrição** → **Pupila tônica de Adie**
      - Estrutura anormal da íris → **Dano à íris**
    - Anormal → **Paralisia do terceiro nervo**

*Apraclonidina 0,5% requer 3 a 5 dias para desenvolver supersensibilidade após a síndrome de Horner.
**A resposta a pilocarpina 0,125% requer 3 a 5 dias para desenvolver supersensibilidade após pupila tônica de Adie.

Figura 9.20.3 Diagnóstico de anisocoria. Se a anisocoria é maior em luz fraca e diminui em luz intensa, então a desigualdade pupilar é geralmente fisiológica (anisocoria simples) ou surge da perda de inervação simpática para o músculo dilatador (síndrome de Horner). Se a anisocoria é maior na luz intensa do que no escuro, isso indica que o esfíncter da pupila maior está fraco ou que uma lesão parassimpática está presente naquele lado. Algumas outras condições precisam ser consideradas, mas este gráfico trata apenas de dano agudo a um único músculo intraocular ou sua inervação. (Material adaptado e figura criada a partir de Focal points: Clinical Modules for Ophthalmologists: Anisocoria, Vol. XXXI, Number 3. American Academy of Ophthalmology; 2013.)

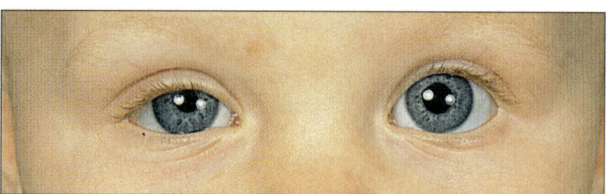

Figura 9.20.4 A síndrome de Horner claramente adquirida na infância deve ser avaliada quanto ao neuroblastoma, um tumor tratável. Este bebê, com uma ptose direita e miose, desenvolveu um rubor durante a cicloplegia que tornou a anormalidade vasomotora muito clara – o lado da síndrome de Horner permaneceu pálido. O bebê não apresentava sinais de síndrome de Horner durante os primeiros 8 meses, mas aos 16 meses a síndrome de Horner é óbvia (ptose, miose e ptose inversa). Como a síndrome é adquirida, foi solicitada a radiografia de tórax, que mostrou uma massa no ápice pulmonar. A ressonância magnética confirmou a lesão. A cirurgia revelou um neuroblastoma.

A apraclonidina tópica ganhou popularidade como uma alternativa ao teste da cocaína para o diagnóstico da síndrome de Horner.[16-21] Ao contrário da cocaína, a apraclonidina não é uma substância controlada, é mais fácil de se obter e usar em um consultório médico, e produz midríase no olho com paresia oculossimpática causada pela síndrome de Horner como resultado de supersensibilidade de desnervação adrenérgica. Normalmente, 45 minutos após a administração tópica de apraclonidina a 0,5% em ambos os olhos, o olho miótico com a síndrome de Horner se dilata e a anisocoria se reverte. Na maioria dos casos, o olho normal não afetado se torna menor em luz fraca. Isso ocorre porque a apraclonidina é primariamente um agonista α_2-adrenérgico, causando inibição da liberação de norepinefrina no terminal pré-sináptico e leve miose no olho normal. Contudo, também é um agonista α_1-adrenérgico fraco, e, na presença de supersensibilidade de desnervação adrenérgica, causa midríase, como é o caso no olho com a síndrome de Horner. Em pacientes com anisocoria de outras causas, como anisocoria fisiológica, a apraclonidina tem muito pouco efeito sobre a anisocoria. A apraclonidina tem uma vantagem sobre a cocaína na medida em que dilata ativamente o olho afetado, e não o olho normal, tornando sua ação positiva (midriática) no olho afetado, ao contrário da cocaína, que causa ação negativa no olho afetado e ação positiva (midriática) no olho não afetado. Assim, um resultado positivo do teste da apraclonidina causa reversão da anisocoria na síndrome de Horner (ou redução significativa da anisocoria em casos mais leves), o que é mais fácil de observar do que um aumento da anisocoria esperado com um resultado positivo do teste de cocaína. Outra vantagem da apraclonidina é que ela também reverte a ptose na síndrome de Horner dentro de minutos, em razão de sua atividade no músculo de Müller, que também é inervado pela via simpática e torna-se supersensível na síndrome de Horner. Após falta de atividade simpática, geralmente ocorre supersensibilidade adrenérgica entre 2 e 5 dias. Portanto, em casos muito agudos, a cocaína é ainda preferida para a confirmação farmacológica de síndrome de Horner. Uma nota de advertência é que houve um pequeno número de relatos de depressão respiratória em lactentes expostos a apraclonidina tópica em razão de sua capacidade de atravessar a barreira hematencefálica, semelhante à brimonidina, e é, portanto, contraindicado em lactentes, a menos que estes possam ser monitorados por 4 a 5 h após o teste. Portanto, o teste em crianças é mais comumente realizado com cocaína por causa desse possível grave efeito colateral da apraclonidina.

Localização dos danos à via simpática

Depois que o diagnóstico da síndrome de Horner é feito, a localização do dano, se ocorreu ao longo da via simpática pré-ganglionar ou pós-ganglionar, ajuda o exame de imagem direto, se indicado. A síndrome de Horner às vezes se manifesta tão caracteristicamente que esforços adicionais para localizar a lesão são desnecessários, como nos pacientes com cefaleias em salvas ou pacientes com história de cirurgia ou trauma ao longo da via simpática. A localização de uma lesão simpática é uma questão de considerável importância clínica, porque muitos defeitos pós-ganglionares são causados por síndromes de cefaleia vascular, patologia do seio cavernoso ou dissecções carotídeas, e as lesões pré-ganglionares às vezes resultam de tumores malignos ou acidentes vasculares encefálicos acometendo a região da via simpática central no cérebro. Esses achados podem ajudar o radiologista na interpretação dos métodos de diagnóstico por imagem. Testes farmacológicos com gotas de hidroxianfetamina também podem ser úteis para localizar a lesão.

A hidroxianfetamina libera norepinefrina das vesículas de armazenamento nas terminações nervosas simpáticas pós-ganglionares no músculo dilatador da íris. Quando a lesão é pós-ganglionar, o nervo de terceira ordem está lesionado e não há armazenamento de norepinefrina disponível para liberação na íris. Quando a lesão é completa, a pupila não se dilata nem um pouco. No entanto, os neurônios que estão morrendo e seus armazenamentos de norepinefrina podem durar quase 1 semana a partir do início do dano. Portanto, um teste de hidroxianfetamina administrado dentro de 1 semana após uma lesão pós-ganglionar pode dar uma localização pré-ganglionar falsa se alguma reserva de norepinefrina permanecer. Quando a síndrome de Horner é causada por lesões pré-ganglionares ou centrais, as pupilas se dilatam normalmente porque o neurônio de terceira ordem pós-ganglionar e suas reservas de norepinefrina, embora desconectados, ainda estão intactos.

Para realizar o teste com hidroxianfetamina, os diâmetros das pupilas são medidos antes e do mm após as gotas de hidroxianfetamina terem sido aplicadas em ambos os olhos. Deve-se observar a mudança na anisocoria em luz ambiente. Se a pupila afetada – a menor – se dilata menos em comparação à pupila normal, ocorre um aumento da anisocoria e a lesão está no neurônio pós-ganglionar. Se a pupila menor agora se dilata tanto que se torna maior que a contralateral, a lesão é pré-ganglionar e o neurônio pós-ganglionar está intacto. O examinador deve esperar pelo menos 48 h após o uso da cocaína antes da administração de hidroxianfetamina; a cocaína inibe a absorção de hidroxianfetamina para o terminal nervoso simpático pré-sináptico e parece bloquear a sua eficácia. Em geral, se a anisocoria aumenta em pelo menos 0,5 mm após a administração de hidroxianfetamina, a lesão é provavelmente pós-ganglionar. Uma diminuição da anisocoria aponta para uma localização pré-ganglionar da lesão. No entanto, a hidroxianfetamina não está mais disponível comercialmente e há relatos raros de falsa localização com hidroxianfetamina. Por essas razões, muitos médicos dispensam a localização adicional com hidroxianfetamina e realizam exames de imagem de toda a via simpática a menos que a história ou os sinais e os sintomas associados localizem claramente a lesão. Por exemplo, síndrome de Horner aguda com dor cervical ou facial ipsilateral associada requer imagens urgentes do pescoço para a avaliação de uma dissecção carotídea.

Síndrome de Horner em crianças e lactentes

Quando se observa uma criança com ptose unilateral e miose, a primeira pergunta é verificar se ela tem a síndrome de Horner e, se sim, se é adquirida ou congênita. Uma criança que tem síndrome de Horner congênita e os cabelos naturalmente crespos têm, no lado afetado da cabeça, cabelo que parece fraco e fino. A forma dos folículos pilosos depende da inervação simpática intacta, assim como o pigmento da íris. Os melanócitos da íris, derivados do neuroectoderma, requerem inervação simpática para produzir melanina, e se a inervação não está presente ao nascimento ou é interrompida durante o primeiro ano de vida, a íris será mais clara, resultando em heterocromia. No entanto, uma criança com síndrome de Horner que tem cabelos lisos e loiros, e olhos azuis muito claros, não terá nenhuma assimetria visível do tipo de cabelo ou heterocromia da íris. Esses sinais são tipicamente observados na síndrome de Horner congênita, mas podem ser observados, raramente, na síndrome de Horner adquirida.

O sintoma mais comum é a palidez hemifacial (branqueamento do lado afetado) que ocorre com a amamentação ou o choro. Geralmente, o lado afetado está pálido. Em um consultório com ar-condicionado, pode ser difícil determinar se a transpiração está diminuída no lado afetado. Uma refração sob cicloplegia às vezes causa um rubor pela atropina difusa, exceto na face afetada e na fronte e, assim, fornece evidências adicionais para o diagnóstico por causa da falta de inervação simpática para a vasculatura da pele. Quando os sinais da pupila, da pálpebra e da pele da síndrome de Horner são equívocos, o teste farmacológico é necessário para fazer o diagnóstico com mais certeza. Por causa da possível depressão do sistema nervoso central que pode ocorrer com a apraclonidina, o teste de cocaína é geralmente empregado (ver seção do teste de cocaína), e a oclusão dos pontos dos ductos lacrimais após as gotas de cocaína reduzirá ainda mais o baixo risco de efeitos colaterais sistêmicos.

Fazer um diagnóstico da síndrome de Horner na criança ou no lactente é importante, porque esses pacientes devem ser avaliados quanto ao neuroblastoma – tumor tratável (ver Figura 9.20.4), a menos que haja uma história conhecida de cirurgia na área da cadeia simpática para explicar a síndrome de Horner.

Desigualdade pupilar que aumenta com a luz

Para um paciente com desigualdade do tamanho pupilar que aumenta com a luz, vários problemas devem ser abordados (ver Figura 9.20.3). A avaliação diagnóstica geralmente se concentra em determinar se o déficit pupilar efetivo é causado por desnervação, dano direto ao músculo esfíncter da íris ou midríase farmacológica.

Exame da íris na lâmpada de fenda

O traumatismo ao bulbo ocular geralmente resulta em dano ao esfíncter e uma transiluminação da borda da íris na lâmpada de fenda, mostrando pequenos orifícios. A pupila geralmente não é redonda e pode mostrar áreas segmentares de imobilidade do esfíncter, semelhante à pupila de Adie (ver a seguir); outra evidência de lesão ocular também pode estar presente. Naturalmente, tal pupila não se contrai bem à luz. Um esfíncter atrófico causado por herpes-zóster prévio também pode mostrar defeitos de transiluminação, observados com a lâmpada de fenda, que surgem de insultos isquêmicos à íris. Uma pupila irregular, com imobilidade setorial, também pode ser um sinal da síndrome endotelial iridocorneana (ICE, do inglês *iridocorneal endothelial syndrome*). Se, no entanto, a íris parecer normal, é necessária mais investigação, conforme descrito a seguir.

Nenhuma ou pouca reação à luz residual

Se não houver reação à luz residual, a possibilidade de midríase farmacológica deve ser investigada.[22] No entanto, o bloqueio completo da reação à luz às vezes pode ocorrer quando o esfíncter é desnervado ou por lesão pré-ganglionar (paralisia do terceiro nervo) ou por lesão pós-ganglionar (pupila tônica completa, aguda), no fechamento de ângulo agudo (isquemia de íris) ou com corpo estranho de ferro intraocular (midríase de ferro). Se a pupila dilatada ainda tiver alguma resposta à luz, a dilatação pode resultar da desnervação parcial do esfíncter, atropinização incompleta ou midríase adrenérgica. Quando a reação à luz é fraca porque o músculo dilatador está em espasmo (como consequência dos midriáticos adrenérgicos, como a fenilefrina, ou em alguns pacientes com enxaqueca aguda), a pupila é muito grande, a conjuntiva é pálida e a pálpebra é retraída. Nesses casos, qualquer diminuição na amplitude de acomodação é secundária.

Paralisia segmentar do esfíncter da íris

Quando existe alguma reação residual à luz, o esfíncter da íris é examinado quanto à existência de paralisia setorial usando a lâmpada de fenda. Quando o dilatador está em espasmo adrenérgico induzido por medicamentos ou quando um fármaco semelhante à atropina bloqueia os receptores colinérgicos no esfíncter da íris, todo o músculo do esfíncter (nos 360°) é afetado. Isso geralmente não acontece quando as fibras nervosas parassimpáticas pós-ganglionares são interrompidas na síndrome de Adie. Em pacientes com síndrome de Adie, geralmente há pelo menos um setor do esfíncter da íris mostrando uma reação residual à luz na lâmpada de fenda, causando o chamado *movimento vermiforme*. Assim, uma pupila que tem uma reação fraca à luz e nenhuma paralisia segmentar geralmente indica uma midríase induzida por fármacos, ou resultante de paresia do terceiro nervo craniano (nervo parassimpático pré-ganglionar), o que pode exigir investigações mais extensas.

Supersensibilidade pupilar a fármacos colinérgicos

Se a pilocarpina diluída (cerca de 0,1%) é aplicada a ambos os olhos (com ambas as córneas saudáveis), e a pupila afetada (midriática) contrai mais do que a pupila normal para se tornar a pupila menor sob fraca iluminação, depois de 30 min, pode-se concluir que o esfíncter da íris está mostrando supersensibilidade colinérgica de desnervação. Supersensibilidade colinérgica pode ocorrer dentro de alguns dias após a desnervação. Parece provável que na desnervação pós-ganglionar (do gânglio ciliar para o olho), o esfíncter mostrará um pouco mais de supersensibilidade do que no caso pré-ganglionar (paralisia do terceiro nervo); contudo, as diferenças não são grandes e, portanto, não podem ser usadas para diferenciar a síndrome de Adie de uma condição de paralisia do terceiro nervo que envolve a pupila. A supersensibilidade colinérgica do esfíncter da íris é agora considerada apenas um fraco sinal da síndrome de Adie. Como o esfíncter da íris é reinervado pelas fibras acomodativas colinérgicas e se torna menor ao longo do tempo, a supersensibilidade pode ser perdida.[23]

É muito raro que um paciente ambulatorial tenha uma paralisia do esfíncter isolada causada por dano ao terceiro nervo intracraniano sem ptose ou diplopia. No entanto, o paciente deve ser advertido de que, se desenvolver ptose ou visão dupla, deve ser realizada uma reavaliação imediata para afastar compressão do nervo oculomotor. Se a pupila normal contrai um pouco a pilocarpina diluída e a pupila dilatada não se contrai, a midríase pode ser o resultado de ação local de um fármaco anticolinérgico, como a atropina. Uma concentração mais forte de pilocarpina mostrando pouca ou nenhuma constrição na pupila confirmaria isso.

Insensibilidade pupilar a uma dose miótica de pilocarpina

Se a pupila afetada reage pouco ou nada e a pupila não afetada contrai normalmente com a aplicação de pilocarpina a 1% em cada olho, então a midríase é provavelmente causada por um problema com o próprio músculo esfíncter, e não por desnervação. As causas não neuronais da midríase são as seguintes:

- Midríase anticolinérgica (p. ex., escopolamina (hioscina), ciclopentolato, atropina)
- Iridoplegia traumática (ruptura esfincteriana, dispersão de pigmento, recessão angular)
- Glaucoma de ângulo fechado (isquemia do esfíncter da íris)
- Pupila fixa após cirurgia do segmento anterior
- Íris aderida (sinéquia) após irite ou como resultado da síndrome ICE.

A causa da perda completa da função dos músculos da íris após a cirurgia do segmento anterior é desconhecida. O aumento excessivo da pressão intraocular durante ou após a cirurgia pode às vezes causar dano isquêmico ao esfíncter da íris.

Pupila tônica da síndrome de Adie

Adultos jovens (mais mulheres do que homens) podem apresentar-se com uma pupila grande ou com a queixa de que não são capazes de focar de perto com um olho em razão da síndrome de Adie, que resulta de uma lesão, geralmente idiopática, ao gânglio ciliar ou aos nervos ciliares curtos. O exame de lâmpada de fenda geralmente mostra desnervação segmentar do esfíncter da íris. Na primeira semana, a supersensibilidade às substâncias colinérgicas pode ser demonstrada. Após cerca de 2 meses, o brotamento do nervo está ativo e as fibras originalmente ligadas ao músculo ciliar (superam às do esfíncter em 30:1) começam a chegar (de forma aberrante) ao esfíncter da íris, e isso produz a característica dissociação luz-perto da síndrome de Adie (Figura 9.20.5). Eventualmente, a pupila afetada se torna a menor das duas pupilas, especialmente sob luz fraca, por causa da reinervação aberrante pelas fibras acomodativas ("pupila de Adie pequena e antiga"). A paralisia segmentar do esfíncter da íris é observada particularmente bem com a gravação em vídeo infravermelho da transiluminação da íris.[23] Pacientes com síndrome de Adie também frequentemente apresentam déficit de reflexo tendinoso profundo.

Paralisia do terceiro nervo

A paralisia do terceiro nervo envolvendo a pupila é considerada uma emergência neurológica, porque uma pequena porcentagem dela é causada por aneurismas com risco de vida (Figura 9.20.6).

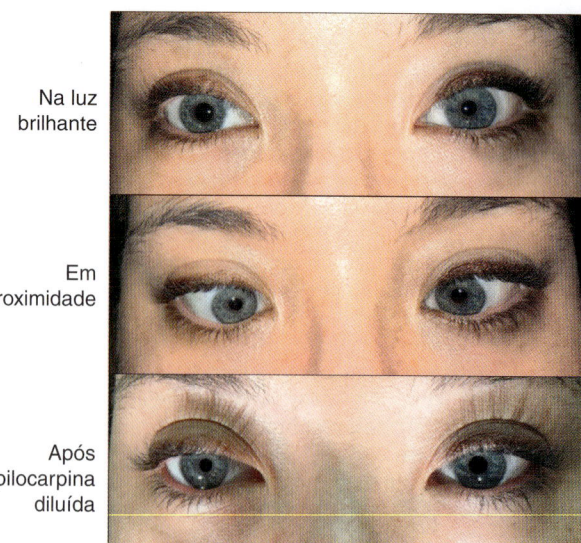

Figura 9.20.5 Síndrome de Adie. Esta paciente tem síndrome de Adie direita há 1 ano. Com o tempo, ocorreu regeneração aberrante das fibras parassimpáticas pós-ganglionares acomodativas ao esfíncter da íris, além da reinervação do músculo ciliar, causando contração tônica da pupila para um esforço para ver perto sem o retorno do reflexo de luz, resultando em uma dissociação luz-perto da pupila. A pilocarpina diluída resulta na reversão da anisocoria por causa da hipersensibilidade.

Uma regra clínica antiga é que, se a reação pupilar à luz for poupada, a paralisia do terceiro nervo provavelmente não resulta de compressão ou lesão, mas mais provavelmente de doença de pequenos vasos, como pode ser observado no diabetes. Seria extremamente raro a compressão, especialmente de um aneurisma da artéria comunicante posterior (ACP), causar disfunção externa completa com a preservação da pupila, porque as fibras pupilares correm ao longo da superfície dorsomedial do nervo. No entanto, há múltiplos relatos de aneurismas que causam inicialmente paralisia parcial do terceiro nervo poupando a pupila, que depois piora e envolve a pupila e tem o risco potencial de ruptura catastrófica. Portanto, os pacientes com paralisia parcial do terceiro nervo, que poupa as pupilas, precisam de uma neuroimagem urgente para descartar um aneurisma.[24] Aproximadamente 16% das paralisias microvasculares do terceiro nervo têm anisocoria visível, de modo que o envolvimento da pupila não significa necessariamente uma lesão compressiva.[25] Por fim, um número muito pequeno de paralisias do terceiro nervo craniano que poupam as pupilas surge dos infartos do mesencéfalo, embora estes sejam tipicamente acompanhados por outros sinais ou sintomas neurológicos, como fraqueza contralateral. É extraordinariamente raro que paralisia aguda do terceiro nervo envolvendo a pupila mostre paralisia segmentar; os casos agudos mostram defeitos pupilares eferentes, parciais a completos, que são simetricamente paralisados ao redor da circunferência do músculo esfíncter. Além disso, quase todos os casos de paralisia do terceiro nervo envolvendo a pupila terão outros elementos de disfunção oculomotora, incluindo ptose ou déficits de mobilidade extraocular. Assim, pacientes com dilatação pupilar isolada não precisam de neuroimagem para aneurismas.[24]

Regeneração aberrante do terceiro nervo craniano

O terceiro nervo craniano transmite instruções a vários músculos diferentes, de modo que, quando o nervo é lesionado e as fibras voltam a crescer, elas podem crescer para o local errado. Isso ocorre mais comumente quando a estrutura glial, que normalmente segrega os feixes nervosos, é interrompida por trauma ou compressão externa por um tumor. Por exemplo, o olho pode mover de maneira inadequada quando o paciente está tentando olhar para baixo ou para cima, ou a pupila pode se contrair inadequadamente na depressão, adução ou supradução do olho. Isso não ocorre com as paralisias microvasculares do terceiro nervo e, portanto, a regeneração aberrante não causada por traumatismo deve ser considerada por compressão até que se prove o contrário.

DILATAÇÃO FRACA DA PUPILA

Quando uma ou ambas as pupilas permanecem pequenas e mióticas, mesmo no escuro, vários fatores podem ser responsáveis (Tabela 9.20.2). Para entender melhor os diferentes mecanismos possíveis, é importante entender o processo normal que permite que a pupila se dilate no escuro. Quando um estímulo

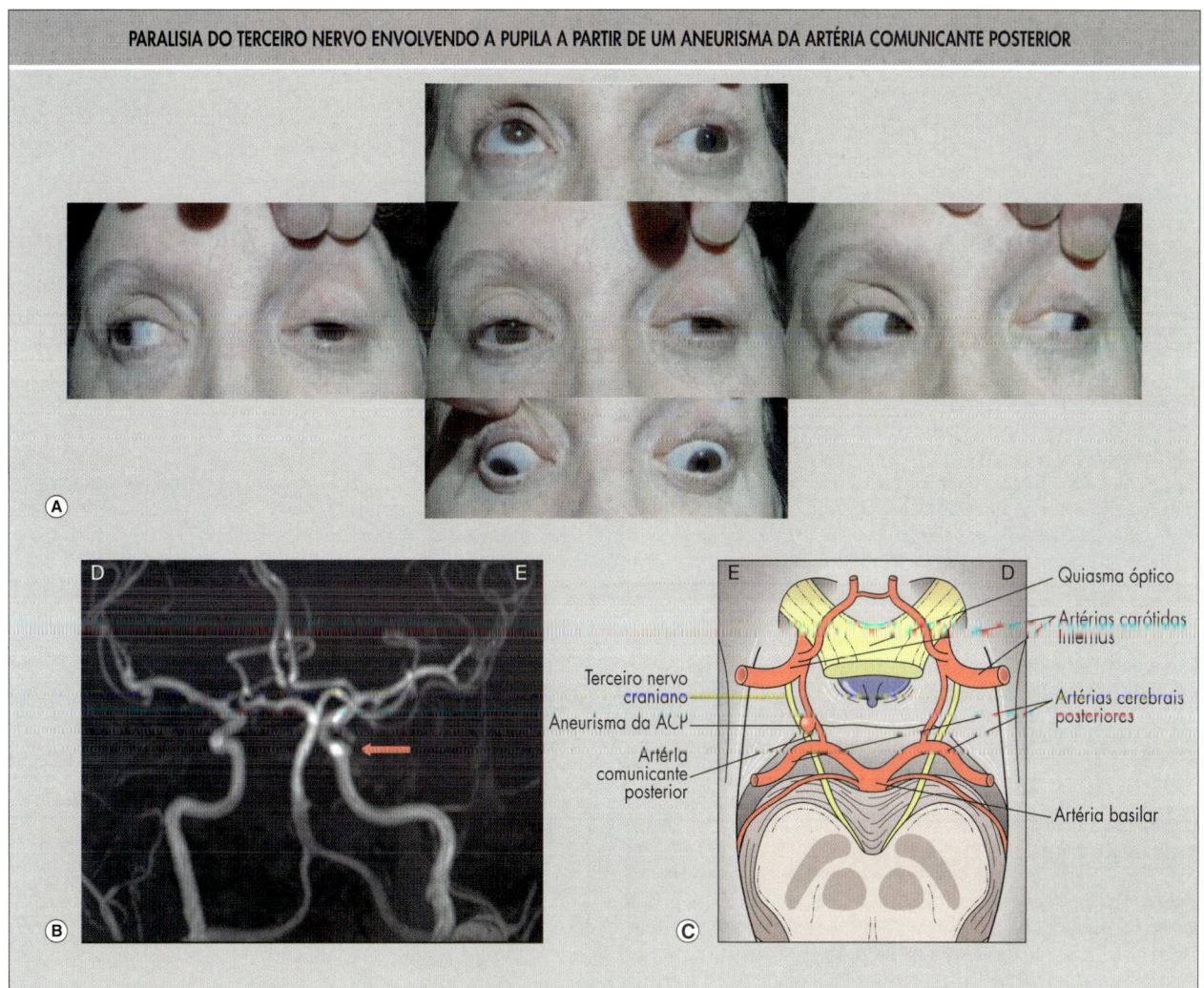

Figura 9.20.6 Paralisia do terceiro nervo envolvendo a pupila a partir de um aneurisma da artéria comunicante posterior. Esta paciente apresentava paralisia do terceiro nervo aguda dolorosa envolvendo a pupila esquerda com dilatação da pupila, ptose e déficits na elevação, adução e depressão causados por um aneurisma da ACP (*seta vermelha*). O diagrama demonstra a estreita relação entre o aneurisma da ACP e o terceiro nervo craniano. Uma paralisia do terceiro nervo envolvendo a pupila é por uma compressão, até que se prove o contrário.

TABELA 9.20.2 Causas de dilatação fraca da pupila no escuro.

Causa	Localização	Mecanismo
Após inflamação ou trauma cirúrgico	Superfície posterior da íris ou esfíncter	Cicatrizes ou sinéquias da íris por causa de irite passada
Traumatismo agudo	Esfíncter	A liberação de prostaglandina provoca espasmo do esfíncter
Pupila tônica da síndrome de Adie. Reinervação aberrante do terceiro nervo craniano	Esfíncter	Regeneração aberrante do esfíncter da íris por neurônios motores acomodativos ou extraoculares que não são inibidos na escuridão
Miose farmacológica	Esfíncter da íris	Influência colinérgica
Espasmo episódico unilateral da miose	Neurônio parassimpático pós-ganglionar	Ativação episódica da desinibição dos neurônios pós-ganglionares
Miose congênita (bilateral)	Esfíncter	Anomalia do desenvolvimento
Fadiga, sonolência	Núcleo de Edinger-Westphal	Perda da inibição no mesencéfalo a partir da formação reticular ativadora
Linfoma, inflamação, infecção	Substância cinzenta periaquedutal	Interrupção das fibras inibitórias para o núcleo de Edinger-Westphal
Fármacos de ação central	Formação reticular ativadora, mesencéfalo	Narcóticos, anestésicos gerais
Idade avançada (miose bilateral)	Formação reticular ativadora, mesencéfalo	Perda da inibição no mesencéfalo a partir da formação reticular ativadora
Defeito oculossimpático	Interrupção do neurônio simpático	Síndrome de Horner

comprimento de onda azul), proporcionando uma constrição da pupila sustentada, e estacionária, à luz. (Figura 9.20.7). Essa via de ativação direta intrínseca das células ganglionares da retina contendo melanopsina faz com que a célula se descarregue de maneira sustentada e é diretamente proporcional ao sinal de luz em estado estacionário, semelhante a um medidor de luz de corrente contínua, que não mostra as propriedades clássicas de adaptação à luz.

Em camundongos geneticamente alterados que carecem completamente de adaptação de bastonetes e cones, descobriu-se que um reflexo pupilar robusto ao estímulo luminoso ainda estava presente. Esse achado inesperado foi seguido por uma série de estudos para identificar como o elemento retiniano poderia contribuir para o reflexo de luz da pupila na ausência de sinais dos bastonetes e cones. Por meio de experimentos inteligentes de identificação, observou-se que uma célula ganglionar específica continha melanopsina, que era fotossensível, com um

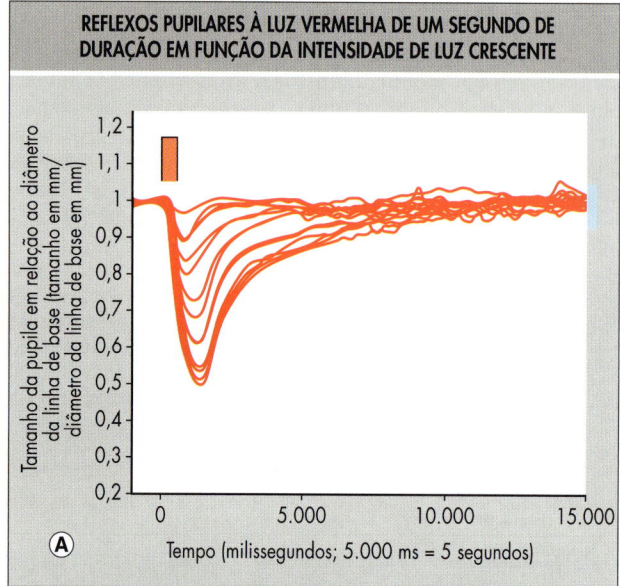

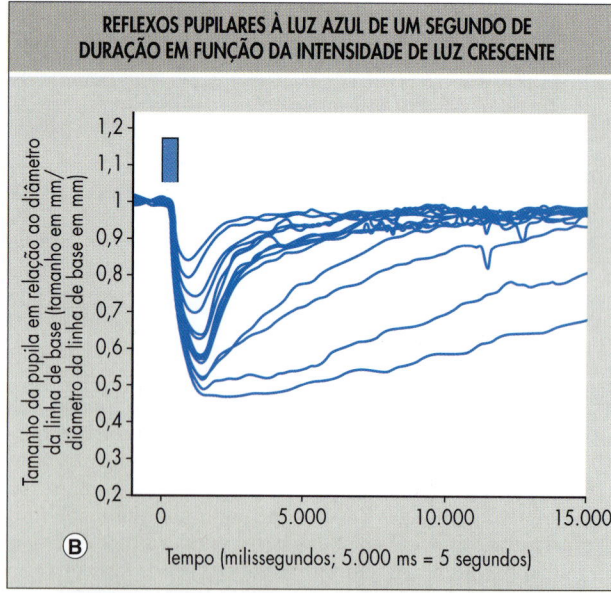

luminoso é interrompido, dois mecanismos fazem com que a pupila se dilate. A maior parte da dilatação da pupila decorre da inibição do núcleo de Edinger-Westphal no mesencéfalo, que reduz os estímulos nervosos dos neurônios parassimpáticos pré-ganglionares no núcleo de Edinger-Westphal e resulta em relaxamento do esfíncter da íris. Dentro de alguns segundos, o disparo do nervo simpático aumenta, o que aumenta a dilatação da pupila pela contração ativa do músculo dilatador. A inibição combinada do esfíncter da íris e a estimulação do dilatador da íris são reflexos neuronais cuidadosamente integrados. Assim, a incapacidade da pupila de se dilatar na escuridão pode ocorrer em razão de paralisia do nervo simpático, limitações mecânicas da pupila (cicatrização), miose farmacológica, reinervação aberrante de neurônios colinérgicos para o esfíncter da íris que normalmente não são inibidos no escuro (neurônios motores acomodativos ou extraoculares) ou estímulo inibitório não recebido pelo núcleo de Edinger-Westphal.

ORIGEM RETINIANA DO REFLEXO PUPILAR À LUZ – A CÉLULA GANGLIONAR DA RETINA QUE CONTÉM MELANOPSINA

Evidências recentes mostraram que quase todos os sinais dos bastonetes e cones para o reflexo pupilar à luz são mediados por uma classe especial de células ganglionares da retina contendo o pigmento visual primitivo melanopsina, encontrado na retina de animais inferiores.[26-47] Além de ser ativada por sinais de cones e bastonetes, causando uma resposta pupilar transitória, a célula ganglionar retiniana de melanopsina também é diretamente sensível à luz (a sensibilidade de pico está na faixa de

Figura 9.20.7 Reflexos pupilares às luzes vermelha e azul como uma função da intensidade da luz – a resposta sustentada mediada pela melanopsina à luz azul. São mostrados os traçados da pupila para reflexos pupilares à luz em resposta a uma luz vermelha (*traçados vermelhos*) ou uma luz azul (*traçados azuis*), de duração de um segundo, que aumenta de intensidade. À medida que a intensidade da luz aumenta, a contração da pupila aumenta em amplitude. Na intensidade de luz mais forte, a contração da pupila se torna muito sustentada com a luz azul, mas não com a luz vermelha, representando um sinal de ativação intrínseca de uma resposta da pupila mediada por melanopsina.

amplo pico espectral centrado em cerca de 490 nm. Registros eletrofisiológicos distintos, junto com o estudo das propriedades de resposta dessas células ganglionares, revelaram que as células ganglionares da retina contendo melanopsina se projetam para o núcleo pré-tectal (o local da primeira sinapse do interneurônio mesencefálico para a via de reflexo pupilar à luz) e também fornecem informação de detecção de luz para as áreas de regulação diurna do hipotálamo (núcleo supraquiasmático) que modulam o ritmo circadiano e outras importantes funções biológicas moduladas pela luz. Mais recentemente, foram identificados vários tipos e subtipos de células ganglionares da retina contendo melanopsina, que parecem ter propriedades ativadoras preferenciais e projeções para o cérebro. Estudos mostraram recentemente que pacientes com doença de Alzheimer têm perda significativa de células ganglionares da retina contendo melanopsina, e esse fator pode ser um grande contribuinte para a disfunção do ritmo circadiano observada na doença de Alzheimer.[38] Além disso, mostrou-se que os pacientes com esclerose múltipla apresentam uma diminuição do reflexo pupilar à luz mediado por melanopsina que se correlaciona com o afinamento da camada de células ganglionares, o que poderia colocar os pacientes em risco de disfunção retino-hipotalâmica.[39] Outras condições, como neuropatias ópticas mitocondriais, têm uma preservação seletiva das células ganglionares de melanopsina, o que pode explicar o reflexo pupilar à luz preservado em alguns pacientes com LHON e atrofia óptica dominante.[40]

Além de receberem o sinal dos bastonetes e cones para o reflexo pupilar à luz, as células ganglionares de melanopsina são capazes de transduzir a luz diretamente, sem o sinal de fotorreceptores, e são provavelmente responsáveis por fornecer mais informações luminosas de estado estacionário para o cérebro. Isso ajuda a explicar por que alguns pacientes cegos em razão de perda de fotorreceptores ainda exibem reação da pupila à luz azul brilhante e mantêm um ritmo circadiano, enquanto pacientes cegos em razão de lesões do nervo óptico (perda de sinal de células ganglionares de melanopsina) geralmente não têm um ritmo circadiano normal. Ajustando-se o estado de adaptação (adaptação ao escuro *versus* adaptação à luz), a intensidade da luz, a duração do estímulo luminoso (ou seja, 1 segundo) e o pico do comprimento de onda do estímulo luminoso (luz vermelha *versus* azul), pode-se registrar contrações da pupila que são mediadas primariamente por bastonete, por cone e por melanopsina, o que pode ser útil na detecção de distúrbios de diferentes classes de fotorreceptores[41-46] ou distúrbios mais distais[47] em um cenário clínico.

BIBLIOGRAFIA

Bell RA, Waggoner PM, Boyd WM, et al. Clinical grading of relative afferent pupillary defects. Arch Ophthalmol 1993;111:938–42.

Freedman KA, Brown SM. Topical apraclonidine in the diagnosis of suspected Horner syndrome. J Neuroophthalmology 2005;25:83–5.

Hannibal J, Hindersson P, Knudson SM, et al. The photopigment melanopsin is exclusively present in pituitary adenylate cyclase-activating polypeptide-containing retinal ganglion cells of the retinohypothalamic tract. J Neurosci 2002;22:RC191.

Hattar S, Liao HW, Takao M, et al. Melanopsin-containing retinal ganglion cells: architecture, projections, and intrinsic photosensitivity. Science 2002;295:1065–70.

Johnson LN, Hill RA, Bartholomew MJ. Correlation of afferent pupillary defect with visual field loss on automated perimetry. Ophthalmology 1988;95:1649–55.

Kardon R, Anderson SC, Damarjian TG, et al. Chromatic pupil responses: preferential activation of the melanopsin-mediated versus outer photoreceptor-mediated pupil light reflex. Ophthalmology 2009;116:1564–73.

Levatin P. Pupillary escape in disease of the retina or optic nerve. Arch Ophthalmol 1959;62:768–79.

Morales J, Brown S, Abdul-Rahim AS, et al. Ocular effects of apraclonidine in Horner's syndrome. Arch Ophthalmol 2000;118:951–4.

Thompson HS, Corbett JJ, Cox TA. How to measure the relative afferent pupillary defect. Surv Ophthalmol 1981;26:39–42.

Thompson HS, Montague P, Cox TA, et al. The relationship between visual acuity, pupillary defect, and visual field loss. Am J Ophthalmol 1982;93:681–8.

As referências completas estão disponíveis no **GEN-io**.

Presbiopia e Perda de Acomodação

Sean P. Donahue e Reid A. Longmuir

PARTE 9 NEURO-OFTALMOLOGIA
SEÇÃO 3 Sistema Visual Eferente

9.21

Definição: A perda de acomodação, a capacidade do olho para aumentar seu poder refrativo, pode ocorrer como resultado da diminuição, associada à idade, da elasticidade da lente natural (presbiopia), ou ter outras causas menos comuns.

Característica principal
- Visão borrada de perto.

Características associadas
- Idade avançada
- Uso de fármacos (colinérgicos, botulismo)
- Outras causas raras.

INTRODUÇÃO

A acomodação é a capacidade de aumentar o poder de refração do sistema óptico. É necessário produzir uma imagem retiniana clara dos objetos que estão próximos. Para que a acomodação ocorra, o corpo ciliar se contrai, as zônulas do cristalino se relaxam, e o cristalino assume uma forma mais esférica, o que aumenta o seu poder de refração.

A presbiopia é, sem comparação, a causa mais comum de perda de acomodação. Embora a perda de elasticidade associada à idade do cristalino e da cápsula do cristalino tenha alguma implicação, a verdadeira patogênese permanece obscura. Outros distúrbios além da presbiopia podem afetar a acomodação, mas são, na maior parte, relativamente raros.[1]

EPIDEMIOLOGIA E PATOGÊNESE

A via neural para acomodação provavelmente começa no mesencéfalo. Tentativas de acomodação estão associadas à convergência e à miose pupilar (a "tríade de perto"), de modo que as áreas responsáveis pela acomodação estão provavelmente intimamente relacionadas com aquelas que produzem a convergência. Essas áreas recebem informações do córtex cerebral e do pré-teto; vias complexas se projetam simetricamente para a porção do núcleo do terceiro nervo craniano responsável pela acomodação, provavelmente no segmento caudal do núcleo parassimpático de Edinger-Westphal.[2,3] Essas fibras então trafegam do núcleo do terceiro nervo craniano até o gânglio ciliar, onde elas fazem sinapse com fibras parassimpáticas pós-ganglionares destinadas para o corpo ciliar e o esfíncter da íris. Elas alcançam os músculos intrínsecos do olho via nervos ciliares curtos. É possível que também exista uma via direta (sem sinapses) do mesencéfalo até o corpo ciliar.

O corpo ciliar também recebe sinal simpático, como evidenciado clinicamente pela amplitude acomodativa aumentada, observada no olho afetado de pacientes com síndrome de Horner. No entanto, o controle parassimpático é de importância clínica muito maior.[3]

Como a acomodação é mediada quase exclusivamente pelas vias parassimpáticas, ela é mais bem antagonizada com bloqueadores muscarínicos. Cinco antagonistas muscarínicos são comumente usados em oftalmologia (Tabela 9.21.1). A tropicamida (Mydriacyl®) tem uma meia-vida muito curta e não deve ser usada para determinar a refração sob cicloplegia. O ciclopentolato é efetivo e tem meia-vida suficiente para ser o padrão em oftalmologia pediátrica. A fenilefrina (adrenalina), um simpatomimético, causa midríase, mas não tem efeito significativo na acomodação.

A capacidade de acomodação diminui com a idade. Embora ocorra grande variabilidade nos níveis normais de acomodação, as crianças têm habilidades acomodativas notáveis, e a presbiopia é rara antes dos 35 anos. Valores normais para amplitudes acomodativas são dados na Tabela 9.21.2.

MANIFESTAÇÕES OCULARES

Como a acomodação é parte do reflexo para perto, ela está intimamente ligada à convergência e à miose pupilar. Clinicamente, é muito difícil separar esses componentes, e a presença de miose pupilar é um bom indicador do efeito acomodativo.

Os distúrbios de acomodação se apresentam com visão turva de perto. Pacientes que têm hipermetropia latente devem usar uma parte da sua reserva de acomodação para focalizar a distância e podem apresentar presbiopia prematura. Miopia leve, em contraste, pode retardar os sintomas da presbiopia.

A maioria dos distúrbios de acomodação é bilateral. Assim, se o paciente teve correção para emetropia, a quantidade de

TABELA 9.21.1 Agentes-padrão cicloplégicos.

Agente	Concentrações disponíveis (%)	Efeito máximo para cicloplegia (minutos)	Duração da cicloplegia (horas)
Tropicamida	1, 2	15	4 a 6
Ciclopentolato	0,5, 1, 5	20 a 45	24
Homatropina	2, 5	45 a 60	72
Escopolamina	0,25	30 a 60	168 (7 dias)
Atropina	0,25, 0,5, 1	120	360 (15 dias)

TABELA 9.21.2 Amplitudes acomodativas em determinadas idades.

Idade (anos)	Amplitude de acomodação (D)	Ponto próximo quando emetrópico (cm)
20	+11,00	9,1
32	+8,00	12,5
40	+6,00	16,7
44	+4,00	25,0
48	+3,00	33,3
56	+2,00	50,0
64	+1,00	100,0

desfoque próximo deve ser semelhante em cada olho. Distúrbios que se apresentam como uma perda unilateral de acomodação localizam a lesão no terceiro nervo craniano infranuclear, o gânglio ciliar (síndrome de Adie) ou o próprio órgão efetor (corpo ciliar) (cicloplegia farmacológica).[3]

DIAGNÓSTICO

A acomodação pode ser medida determinando-se a amplitude acomodativa ou o intervalo acomodativo.[4,5] Em todos os testes, é importante que o erro de refração seja corrigido adequadamente para colocar o ponto mais distante no infinito e tornar o sistema ocular emetrópico a distância.

Três métodos são tipicamente usados para determinar a amplitude acomodativa:

- Um alvo pequeno é trazido para a frente em direção ao olho até que o paciente relate embaçamento. Essa distância é chamada *ponto próximo de acomodação*. O recíproco da distância em que o alvo se torna borrado é a amplitude acomodativa. Por exemplo, se o alvo se desfocar a 25 cm de distância, o paciente tem +4,00 de dioptria (D) de amplitude acomodativa
- A régua de Prince – para determinar a amplitude acomodativa, uma régua com escala combinada com um acréscimo de +3,00 D para perto, que coloca o ponto mais distante de uma pessoa com emetropia a 33 cm. O alvo na régua de Prince é trazido para a frente até o paciente relatar embaçamento; essa distância é então convertida em dioptrias de amplitude acomodativa, levando em conta a adição de +3,00 D
- Um alvo a distância e lentes de dioptrias negativas de valor absoluto progressivamente aumentado para induzir acomodação são usados. Mais lente negativa é adicionada até que o indivíduo não possa mais superar as lentes negativas com acomodação. A quantidade de dioptrias negativas que pode ser superada representa a amplitude acomodativa.

A amplitude acomodativa se refere ao intervalo de distâncias que pode ser visto claramente usando a acomodação. Normalmente, é expresso sem correção para emetropia. Uma pessoa com hipermetropia de +2,00 D com +4,00 D de acomodação teria uma amplitude de acomodação não corrigido de infinito a 50 cm, enquanto outra pessoa com −2,00 D de miopia com uma amplitude acomodativa similar teria um intervalo acomodativo de 50 cm a 17 cm.

DIAGNÓSTICO DIFERENCIAL

A causa mais comum de disfunção acomodativa é a presbiopia. Sintomas de visão turva de perto progressiva e bilateral, com esforço ocular, em um paciente de idade apropriada, geralmente são suficientes para se fazer o diagnóstico. Quando os sintomas de presbiopia ou as amplitudes acomodativas diminuídas são observadas em um indivíduo com menos de 40 anos, o paciente provavelmente tem hipermetropia latente; uma refração cicloplégica confirma o diagnóstico.

Problemas acomodativos também podem ser causados por lesões em qualquer lugar ao longo da via neuroanatômica relacionada à acomodação.[8] Estes, no entanto, são relativamente raros. Traumatismos aos núcleos parassimpáticos no mesencéfalo, às estruturas supranucleares ou ao terceiro nervo craniano podem causar sintomas astenópicos. Concussão em adolescentes está associada à disfunção acomodativa e de convergência em aproximadamente 50% dos casos.[7]

A pupila tônica de Adie é tipicamente associada à diminuição da acomodação, que resolve ao longo do tempo à medida que as fibras acomodativas reinervam a pupila. A cicloplegia farmacológica também causa disfunção acomodativa temporária. Medicamentos sistêmicos, especialmente anticolinérgicos, podem causar reduções na acomodação. Várias doenças sistêmicas podem causar perda temporária ou permanente da acomodação,[6] embora essas doenças geralmente não se apresentem com perda de acomodação como queixa principal.

Se a disfunção acomodativa ocorre ou não em crianças saudáveis é objeto de controvérsia na literatura optométrica e na oftalmologia pediátrica. Algumas autoridades acreditam que as amplitudes acomodativas diminuídas em crianças estão relacionadas ao esforço (como evidenciado pela falta de constrição pupilar a um alvo próximo tentado); outros acreditam que tal entidade é real e pode ser tratada com sucesso com exercícios ortópticos.[8,9]

O aumento de acomodação ocorre raramente. Pacientes com Horner agudo podem notar um aumento na amplitude de acomodação no lado afetado. Um ponto próximo de acomodação anormalmente perto é causado por agentes mióticos, como a pilocarpina. Quando observado isoladamente, o espasmo acomodativo é geralmente um distúrbio funcional associado a esotropia episódica, diplopia, visão turva a distância, miose e um ponto de proximidade anormal de acomodação. Foi relatado como uma condição persistente, mas é raro e pode responder à cicloplegia.[10] O espasmo acomodativo tem sido associado a inúmeras outras condições sistêmicas, incluindo traumatismo craniano.[6]

TRATAMENTO

Uma vez que qualquer hipermetropia latente tenha sido tratada, o tratamento da presbiopia envolve o uso de lentes positivas para trabalho de perto, seja em óculos bifocal ou de leitura. Vários métodos podem ser usados para determinar a adição apropriada. A maioria dos problemas com adições de leitura resulta de correção excessiva para a distância próxima. A correção de emetropia e o uso de armações de prova (em vez do foróptero) para determinar a adição adequada proporcionam melhores resultados. Lentes intraoculares multifocais e a correção da monovisão também são usadas como tratamento para presbiopia. Causas adquiridas de perda de acomodação podem ser tratadas de maneira semelhante.

BIBLIOGRAFIA

Bender MB, Weinstein EA. Functional representation in the oculomotor and trochlear nuclei. Arch Neurol Psychiatry 1983;49:98–106.

Digre KB. Principles and techniques of examination of the pupila, accommodation, and lacrimation. In: Miller NR, Newman NJ, editors. Walsh & Hoyt's clinical neuro-ophthalmology, vol. 1. 6th ed. Baltimore: Williams & Wilkins; 2005. p. 716–37.

Kardon R. Anatomy and physiology of the autonomic nervous system. In: Miller NR, Newman NJ, editors. Walsh & Hoyt's clinical neuro-ophthalmology, vol. 1. 6th ed. Baltimore: Williams & Wilkins; 2005. p. 649–714.

Kawasaki A. Disorders of pupillary function, accommodation, and lacrimation. In: Miller NR, Newman NJ, editors. Walsh & Hoyt's clinical neuro-ophthalmology, vol. 1. 6th ed. Baltimore: Williams & Wilkins; 2005. p. 739–805.

Milder B, Rubin ML. Accommodation. In: The fine art of prescribing glasses without making a spectacle of yourself. Gainesville: Triad Scientific Publishers; 1978. p. 18–41.

Raskind RH. Problems at the reading distance. Am J Orthoptics 1976;26:53–8.

Slamovitz TL, Glaser JS. The pupil and accommodation. In: Tasman W, Jaeger EA, editors. Duane's clinical ophthalmology, vol. 2. Philadelphia: Lippincott-Raven; 1995. p. 1–26.

Weale R. Presbyopia toward the end of the 20th century. Surv Ophthalmol 1989;34:15–30.

As referências completas estão disponíveis no **GEN-io**.

PARTE 9 NEURO-OFTALMOLOGIA
SEÇÃO 4 Cérebro

Cefaleia e Dor Facial
Joel M. Weinstein e Michelle Y. Wang

9.22

Definição: Dor crônica, intermitente ou episódica que envolve a cabeça, o crânio, o couro cabeludo ou a face.

Características principais
- A maioria das cefaleias se enquadra em descrições específicas (p. ex., enxaqueca, cefaleia tensional) que têm padrões de sintomas bastante comuns
- A maioria das cefaleias não reflete doenças orgânicas graves, mas uma história completa é fundamental para identificar determinadas características preocupantes.

Característica associada
- Embora geralmente benignas, as cefaleias podem ser devastadoras e interferir nas atividades rotineiras.

INTRODUÇÃO

Cefaleias e dor facial estão entre as queixas mais comuns observadas na prática médica. Neste capítulo, descreve-se uma abordagem de trabalho que facilita o diagnóstico de pacientes com cefaleia. Isso requer tanto o conhecimento de vários distúrbios não oftalmológicos como a metodologia usada para elucidar a história clínica relevante.

A arte e a ciência de entender o histórico de cefaleia

Para destrinchar os múltiplos fatores que podem contribuir ou causar cefaleias, é essencial obter uma história pregressa relevante, uma revisão básica neurológica dos sistemas e um histórico direcionado das cefaleias (esboçado a seguir e no Boxe 9.22.1).

Esboço básico do histórico de cefaleia

Data de início, idade de início e frequência dos sintomas

O tempo de evolução da manifestação da cefaleia é o primeiro indicador para diferenciar as cefaleias benignas daquelas que significam algum distúrbio neurológico ou sistêmico progressivo.

BOXE 9.22.1 Esboço do histórico de cefaleia.

Data de início/idade de início
Frequência dos sintomas
Localização
Duração
Fatores predisponentes
Sintomas precedentes
Qualidade e gravidade da dor
Sintomas que acompanham

Em um extremo do espectro, o padrão de cefaleias intermitentes e de longa data, com intervalos sem cefaleia recorrentes ao longo de meses a anos, raramente é indicativo de patologia intracraniana ou sistêmica grave. A maioria desses pacientes apresenta cefaleias vasculares ou tensionais. Por outro lado, o aparecimento repentino de cefaleias graves e persistentes em um indivíduo sem história de cefaleia, especialmente quando acompanhado por sinais ou sintomas neurológicos focais, é claramente um motivo de preocupação. No entanto, os pacientes que experimentam a primeira crise de enxaqueca podem causar confusão nesse contexto, pois o episódio inicial pode estar acompanhado por déficits focais (p. ex., hemianopsia), e não por sinais e sintomas típicos que caracterizam a maioria dos episódios recorrentes de cefaleia vascular.

Algumas cefaleias se desenvolvem, e por vez progridem, ao longo de semanas ou meses. Embora a maioria das cefaleias nessa categoria apresente uma causa benigna, esse é o grupo de pacientes no qual uma patologia grave intracraniana ou sistêmica deve ser cuidadosamente descartada. Cefaleias resultantes de processos expansivos intracranianos ou aumento da pressão intracraniana geralmente manifestam início insidioso e ocorrem diariamente, e raramente há intervalos prolongados sem cefaleia.

Localização

Cefaleias do tipo tensional frequentemente apresentam localização occipital e se estendem para a região posterior do pescoço e dos ombros (Figura 9.22.1). No entanto, processos intracranianos, especialmente na fossa posterior, podem desencadear uma distribuição de dor semelhante. A distribuição de dor em forma de banda, que supostamente reflete a tensão occipitofrontal, também é bastante comum em pacientes com cefaleia do tipo tensional. As cefaleias hemicranianas que se tornam holocefálicas geralmente são de natureza vascular (*i. e.*, tipo enxaqueca). Cefaleias de origem dentária ou sinusal frequentemente causam dor frontal, periorbital ou na região malar.

Duração

A dor persistente e implacável que dura dias a fio raramente é resultante de cefaleias vasculares ou tensionais; deve-se levantar suspeita de doença intracraniana, inflamação do seio, arterite craniana ou dissecção da carótida.

Fatores predisponentes

Para uma minoria de pacientes com síndromes de cefaleia vascular, foram identificados alimentos ou alergênios que precipitam as cefaleias.[1] Estes incluem chocolate, vinho tinto, laranjas e alimentos gordurosos. Em outros pacientes com cefaleia vascular, o estresse – ou, mais comumente, o alívio do estresse prolongado – desencadeia um episódio de cefaleia. Outros gatilhos para a cefaleia de natureza vascular incluem luzes brilhantes, exercícios, relações sexuais e álcool.

Sintomas precedentes

Muitos pacientes com cefaleias vasculares apresentam algum tipo de sintoma premonitório que precede sua cefaleia em até 24 h ou mais.[2] Isso pode incluir sonolência, irritabilidade, insônia, depressão ou hipomania. Alucinações visuais não formadas ocorrem em 10 a 15% das pessoas com enxaqueca;

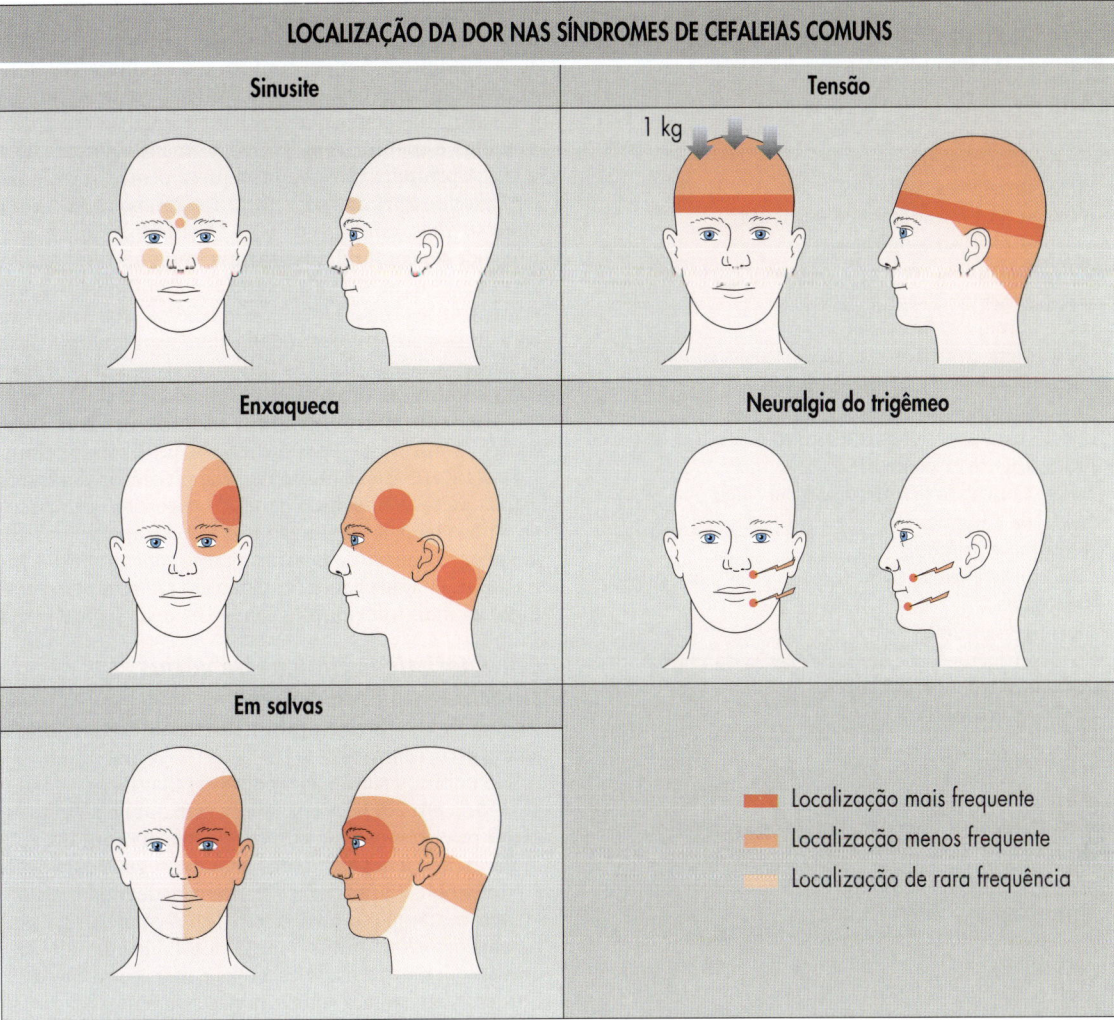

Figura 9.22.1 Localização da dor nas síndromes de cefaleia comuns. Cefaleia tensional muitas vezes é descrita como uma sensação de peso na cabeça ou uma sensação de aperto em faixa ao redor da cabeça. A natureza lancinante da neuralgia do trigêmeo é representada por linhas em zigue-zague.

normalmente, estas últimas duram cerca de 10 a 40 min e são seguidas quase que imediatamente por cefaleia. É importante diferenciar o pródromo visual enxaquecoso das alucinações que podem ocorrer como fenômenos epileptiformes em pacientes que apresentam doença intracraniana mais grave (ver adiante).

Qualidade e intensidade da dor

Tanto as cefaleias de natureza vascular quanto as cefaleias resultantes de processos expansivos intracranianos podem variar amplamente em gravidade, de leves a excruciantes. A dor da cefaleia vascular começa como uma dor incômoda, mas frequentemente se torna pulsátil e, em geral, é descrita como "latejante". Ela pode ser aliviada pela compressão ou massagem da artéria carótida externa; geralmente, é exacerbada pela atividade física. Cefaleias "em salvas", maneira característica, são extremamente graves. Cefaleias do tipo tensional raramente são graves o suficiente para exigir repouso e raramente são descritas como "latejantes". A cefaleia causada por hemorragia intracraniana normalmente é bastante grave e, em geral, é acompanhada por sinais focais ou outros sintomas neurológicos.

Sintomas acompanhantes

Náuseas, fotofobia, fonofobia (p. ex., aversão ao som, especialmente ruídos altos) e sonolência frequentemente ocorrem durante cefaleias enxaquecosas agudas e são úteis na diferenciação entre síndromes de cefaleia paroxística vascular e não vascular. Esses sintomas também podem ocorrer em processos intracranianos agudos, entretanto, devem ser diferenciados com base em outros sinais e sintomas. Uma revisão detalhada dos sintomas neurológicos deve ser obtida de todos os pacientes com cefaleia, e isso ajuda muito na identificação de pacientes com inflamação intracraniana, hemorragia ou lesões que ocupam espaço.

DIAGNÓSTICO DIFERENCIAL DE SÍNDROMES DA CEFALEIA

A International Headache Society (IHS) classificou as cefaleias e os distúrbios de dor facial e forneceu critérios diagnósticos pelos quais várias síndromes podem ser distinguidas (uma listagem parcial é apresentada no Boxe 9.22.2). Por ora, no entanto, não existem testagens diagnósticas específicas para os três distúrbios mais comuns.

- Enxaqueca
- Cefaleia do tipo tensional
- Cefaleia em salvas (*cluster*).

Os critérios diagnósticos, portanto, são altamente dependentes de uma história acurada e confiável.

Enxaqueca

A classificação da IHS separa os pacientes com enxaqueca em pacientes sem sintomas neurológicos focais, ou "aura", precedente ou acompanhante da cefaleia e aqueles com tais sintomas (subtipos 1.1 e 1.2, respectivamente). O subtipo 1.3 descreve a cefaleia frequente e crônica que poderia ser uma cefaleia tensional e/ou um tipo de enxaqueca.

BOXE 9.22.2 Listagem parcial da classificação das cefaleias da IHS (2013).

1. Enxaqueca
   1.1 Enxaqueca sem aura
   1.2 Enxaqueca com aura
      1.2.1 Enxaqueca com aura típica
         1.2.1.1 Aura típica com cefaleia
         1.2.1.2 Aura típica sem cefaleia
      1.2.2 Enxaqueca com aura do tronco encefálico
      1.2.3 Enxaqueca hemiplégica
      1.2.4 Enxaqueca retiniana
   1.3 Enxaqueca crônica
   1.4 Complicações da enxaqueca
      1.4.1 *Status* enxaquecoso
      1.4.2 Aura persistente sem infarto
      1.4.3 Infarto enxaquecoso
      1.4.4 Convulsão desencadeada pela aura da enxaqueca
   1.5 Enxaqueca provável
   1.6 Síndromes episódicas que podem estar associadas à enxaqueca
2. Cefaleia tipo tensional
3. Cefalalgias trigêmeo-autonômicas (TACs, do inglês *trigeminal-autonomic cephalalgias*)
   3.1 Cefaleia em salvas
   3.2 Hemicrania paroxística
4. Outros distúrbios primários de cefaleia
   4.7 Cefaleia primária
6. Cefaleia atribuída a distúrbio vascular craniano ou cervical
         6.4.1 Cefaleia atribuída à arterite de células gigantes (ACG)
11. Cefaleia ou dor facial atribuída a distúrbio do crânio, pescoço, olhos, ouvidos, nariz, seios da face, dentes, boca ou outras lesões faciais ou estruturas cervicais.
      11.5 Cefaleia atribuída a desordem do nariz ou seios paranasais
13. Neuropatias cranianas dolorosas e outras dores faciais
      13.1 Neuralgia do trigêmeo
      13.8 Síndrome paratrigeminal oculossimpática (Raeder)

Para a classificação completa, consulte Headache Classification Committee of the International Headache Society. The International Classification of Headache Disorders, 3rd ed. (beta version). Cephalalgia 2013 Jul;33(9):629-808.

Crises prolongadas ou que resultam em lesão isquêmica permanente ao sistema nervoso central são definidas como complicações da enxaqueca sob o subtipo 1.4. O subtipo 1.5 descreve crises do tipo enxaqueca, mas que exclui uma das características do diagnóstico; e esse tipo, anteriormente chamado *distúrbio de enxaqueca*, agora é denominado *enxaqueca provável*. O subtipo 1.6 inclui várias síndromes clínicas bem reconhecidas, mas incomuns, associadas à enxaqueca com ou sem aura. Esse subtipo foi observado anteriormente como ocorrendo na infância e foi denominado *síndromes periódicas da infância* ou *enxaqueca abdominal*; no entanto, pode também ocorrer na idade adulta.

Epidemiologia da enxaqueca

Enxaqueca tem sido um grande problema de saúde pública, causando incapacidade e gerando despesas médicas significativas. Dados da *National Ambulatory Medical Care Survey/National Hospital Ambulatory Medical Care Survey* mostraram que a cefaleia foi a quinta causa principal de consultas em salas de emergência. Nos EUA, estudos de monitoramento em larga escala, incluindo o *National Health Interview Survey* e o *National Health and Nutrition Examination Survey*, descobriram que as taxas de prevalência de enxaqueca em 3 meses variaram de 16,6 a 22,7%.[3] A *American Migraine Prevalence and Prevention* encontrou taxas de prevalência de 11,7% para enxaqueca e 4,5% para enxaqueca provável.

A enxaqueca é mais comum em mulheres, afetando uma em cada quatro. A prevalência é menor em crianças, mas ainda é substancial,[4] com uma prevalência igual de cerca de 3% para meninos e meninas aos 7 anos, aumentando para 15% aos 15 anos. A primeira crise de enxaqueca ocorre antes dos 10 anos em cerca de 25% dos pacientes; aos 25 anos, em cerca de 65%; e aos 40 anos, em mais de 90%.[4] Contudo, o início tardio ocorre e pode ser confundido com uma isquemia cerebral transitória. Os critérios usados para diferenciar os equivalentes de enxaqueca em pacientes mais idosos de episódios isquêmicos cerebrais transitórios foram discutidos extensivamente por Fisher.[5] De todas as características, os sintomas visuais são a apresentação mais comum na enxaqueca de início tardio.[6]

Não se encontrou nenhuma relação consistente com grupo étnico, *status* socioeconômico ou perfil de personalidade. No entanto, existe claramente uma predisposição familiar para a enxaqueca. Um estudo genético encontrou um risco de 70% se ambos os pais são afetados e 45% se apenas um dos pais é afetado.[7] O padrão da herança parece ser complexo e multifatorial. Mais estudos genéticos estão em andamento, o que poderá fornecer mais informações sobre a fisiopatologia da enxaqueca.[8]

Características clínicas de várias síndromes de enxaqueca

Enxaqueca sem aura (anteriormente denominada *enxaqueca comum*)

A IHS publicou sua terceira edição da *Classificação dos transtornos de cefaleia* em 2013.[9] A enxaqueca sem aura é definida pela IHS como pelo menos cinco crises de cefaleia com duração de 4 a 72 horas, que tem pelo menos duas das seguintes características: (1) unilateral, (2) pulsante, (3) intensidade moderada ou grave e (4) agravamento por atividade física. A cefaleia está associada a (1) náuseas e/ou vômitos; ou (2) fotofobia e fonofobia. A enxaqueca em crianças e adolescentes é mais comumente bilateral. Embora a enxaqueca sem aura não seja precedida por sintomas neurológicos focais (por definição),[10] muitos pacientes descrevem distúrbios autonômicos ou do humor até 24 horas antes de uma crise iminente.[2] Eles incluem irritabilidade, depressão, sonolência e fome (às vezes, com desejo intenso por alimentos específicos). Outros pacientes podem experimentar hipomania ou euforia. Esses sintomas premonitórios provavelmente se originam no hipotálamo. É interessante, nesse sentido, que sintomas semelhantes possam ser induzidos por certos antagonistas da 5-hidroxitriptamina (5-HT).[11]

A fase de cefaleia da enxaqueca sem aura geralmente se inicia unilateralmente, muitas vezes na área periorbital, e pode ou não progredir para se tornar holocefálica. A dor pode começar em qualquer parte da cabeça ou da face. Embora muitas pessoas com enxaqueca relatem uma forte predileção por episódios que ocorrem repetidamente do mesmo lado, a maioria também relata episódios ocasionais no outro lado. Episódios frequentes que envolvem apenas um lado devem despertar suspeita de um processo expansivo. Em geral, a dor é descrita como "latejante", se forma em 1 a 2 horas e comumente dura de 4 a 8 horas; no entanto, as crises que duram até 24 horas não são incomuns. A dor geralmente é exacerbada pela atividade física de rotina, como uma flexão ou esforço leve. Náuseas é uma característica proeminente em 80 a 90% dos pacientes com enxaqueca, mas o vômito é relativamente incomum. A fotofobia e a fonofobia são relativamente comuns, e a maioria dos pacientes se retira para um quarto escuro e silencioso e permanece imóvel durante as crises graves. A sonolência é comum, e muitos pacientes acham que o sono proporciona alívio substancial.

Enxaqueca com aura (anteriormente denominada *enxaqueca clássica*)

A IHS definiu a enxaqueca com aura como a ocorrência de pelo menos duas crises de uma ou mais auras reversíveis com pelo menos duas das seguintes características: (1) pelo menos um sintoma de aura ocorrendo gradualmente por ≥ 5 minutos; (2)

sintoma de aura com duração de 5 a 60 minutos; (3) pelo menos uma aura sendo unilateral; e (4) aura acompanhada ou seguida de cefaleia em 60 minutos. Os sintomas da aura são, na maioria das vezes, sintomas visuais, mas também podem ser sintomas sensoriais, de fala, motores ou do tronco encefálico.

A enxaqueca com aura se caracteriza por um pródromo que consiste em um sintoma neurológico focal completamente reversível, que em geral dura de 15 a 45 minutos.[7,11-13] Esse pródromo é seguido por uma cefaleia com duração e qualidade semelhantes às da enxaqueca sem aura. O pródromo mais comum é, sem dúvida, o escotoma cintilante homônimo. Menos frequentemente, a aura pode consistir em um distúrbio hemissensorial (parestesia ou dormência que envolve um lado do corpo ou da face), hemiparesia ou disfasia.[10,12] Com exceção da aura visual homônima típica (descrita posteriormente), pacientes com defeitos neurológicos focais necessitam de avaliação neurológica para diferenciar a enxaqueca da isquemia cerebral transitória mais grave.

A descrição mais comum da aura visual é a percepção de luzes multicoloridas cintilantes, começando na área paracentral e expandindo-se na forma de uma meia-lua para obscurecer grande porção de um hemicampo homônimo de ambos os olhos (Figura 9.22.2). As bordas do escotoma geralmente apresentam bordas irregulares (teicopsia ou escotoma de fortificação, análoga a uma fortaleza medieval). Embora a borda do escotoma possa ser "positiva" (ou seja, pode apresentar imagens cintilantes que obscurecem ou ocupam o campo visual normal), a borda posterior do escotoma frequentemente é "negativa" (ou seja, exibe uma área relativamente escura que obscurece parcial ou totalmente o entorno visual, conforme ilustrado na Figura 9.22.2). Outras variantes incluem uma neblina cinza, preta ou colorida; a percepção de uma piscina de água; e "interferência de televisão" ou "neve".[13]

É bastante comum que pacientes com perda visual homônima de qualquer causa percebam seu déficit incorretamente como monocular e ipsilateral ao defeito do campo visual. Em pacientes que relatam perda monocular, é imperativo determinar se cada olho foi examinado separadamente. Na maioria dos casos, o relato do paciente de um escotoma negativo com os dois olhos abertos é uma indicação de que o episódio de perda visual foi homônimo em vez de monocular.

Lesões estruturais que parecem enxaqueca com aura

Raramente, doenças estruturais que envolvem a região occipital podem se assemelhar à enxaqueca com aura visual. Em particular, malformações arteriovenosas (MAVs) do lobo occipital são exemplos, que podem causar perda visual homônima transitória

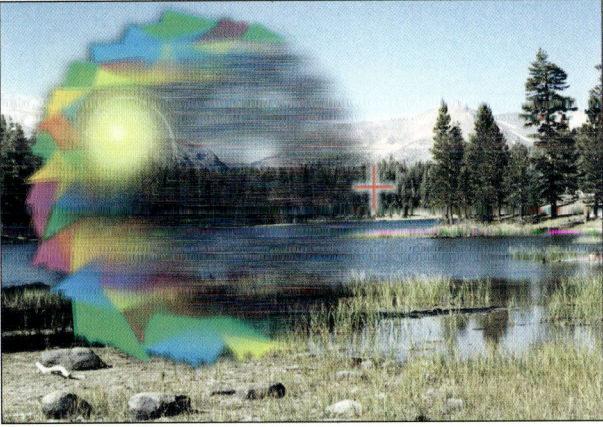

Figura 9.22.2 Escotoma cintilante na enxaqueca com aura. A borda principal do escotoma é "positiva" (i. e., consiste em imagens flutuantes que obscurecem ou substituem o campo visual normal), enquanto a borda posterior do escotoma geralmente é "negativa" (ou seja, exibe uma área relativamente escura que obscurece total ou parcialmente o entorno visual). A ilustração mostra um escotoma típico de fortificação com bordas bem anguladas; muitas outras variantes do escotoma de enxaqueca podem ocorrer (ver texto).

com escotoma cintilante e cefaleia. Na maioria dos casos, no entanto, essas duas síndromes podem ser diferenciadas apenas por exames clínicos. Em dois grandes estudos sobre MAVs occipitais,[14,15] nenhum dos pacientes apresentou episódios visuais de 15 a 20 min característicos da enxaqueca clássica. As cefaleias em pacientes com MAVs foram consistentemente localizadas no mesmo lado. Além disso, os fenômenos visuais frequentemente persistem de maneira intermitente durante toda a cefaleia, ao contrário da enxaqueca clássica, na qual a aura visual em geral se encerra antes do início da cefaleia.

Neuropatia oftalmoplégica dolorosa recorrente (anteriormente denominada *enxaqueca oftalmoplégica*)

A IHS definiu a neuropatia oftalmoplégica dolorosa recorrente como pelo menos duas crises de cefaleia unilateral acompanhada por paresia ipsilateral de pelo menos um nervo motor ocular. A maioria dos pacientes apresentou a primeira crise na primeira infância.[16] A neuropatia oftalmoplégica dolorosa recorrente envolve quase sempre o terceiro nervo craniano. Casos raros de envolvimento do sexto nervo craniano, e até casos mais raros que envolvem o quarto nervo craniano, foram descritos. É importante excluir outras causas plausíveis por meio de estudos clínicos e radiológicos.

Além desses critérios, Daroff[17] apontou que uma anormalidade característica foi demonstrada em todos os casos que envolviam o terceiro nervo nos quais foi realizada a ressonância magnética (RM): espessamento e realce por contraste da raiz nervosa à medida que ela sai do mesencéfalo. Esse e outros achados clínicos levaram Lance e Zagami[18] a postular que a neuropatia oftalmoplégica dolorosa recorrente é uma neuropatia craniana inflamatória desmielinizante recorrente. A cefaleia que ocorre na neuropatia oftalmoplégica dolorosa recorrente nem sempre é grave. Em geral, começa ipsilateralmente, mas pode se tornar bilateral; dura de várias horas a dias. Raramente, a pupila é poupada. A oftalmoplegia muitas vezes se resolve por completo, mas ptose residual e oftalmoplegia podem estar presentes após crises repetidas. A resolução em geral leva várias semanas ou, menos comumente, vários meses.

O diagnóstico diferencial de oftalmoplegia dolorosa é discutido em detalhes no Capítulo 9.16. Na prática, quando se confronta um paciente que está passando por um primeiro episódio de paralisia do terceiro nervo envolvendo a pupila, quase sempre é necessário descartar um aneurisma ou outra lesão compressiva por meio de estudos de neuroimagem.

A etiologia da neuropatia oftalmoplégica dolorosa recorrente é incerta e múltiplos mecanismos podem estar envolvidos. A evidência para esses mecanismos díspares, mas talvez complementares, já foi discutida extensamente por vários autores.[16-18]

Enxaqueca retiniana

A IHS definiu a enxaqueca retiniana como pelo menos duas crises de aura monocular positiva e/ou negativa totalmente reversível com ao menos duas das seguintes características: (1) aura se espalhando gradualmente por ≥ 5 minutos; (2) aura com duração de 5 a 60 minutos; e (3) aura acompanhada ou seguida de cefaleia em 60 minutos. Embora a maioria dos sintomas visuais na enxaqueca seja de origem hemianópica e cortical, a perda visual monocular transitória (raramente permanente) é bem documentada.[19-21] Tanto episódios isquêmicos do nervo óptico[21] quanto da retina[19,20] foram relatados na enxaqueca. Em alguns casos, a amaurose pode ocorrer durante e não antes da fase de cefaleia. O vasospasmo da retina foi observado oftalmoscopicamente durante a crise em vários pacientes.

Parece haver duas categorias de pacientes jovens que experimentam amaurose fugaz secundária ao vasospasmo presumido ou observado. O primeiro grupo inclui indivíduos que têm enxaqueca bem estabelecida, com ou sem aura hemianópica, que desenvolvem enxaquecas associadas a episódios de amaurose fugaz.[19,22,23] O segundo grupo consiste em pacientes jovens, sem história de enxaqueca que vivenciam episódios de amaurose fugaz.[19] O mecanismo de perda visual nesse segundo grupo é menos claro, e sua relação com a dinâmica da enxaqueca é menos certa do que no primeiro grupo. Muitos dos pacientes do segundo grupo apresentam anticorpos antifosfolipídeos ou outras evidências de distúrbio autoimune. No entanto, os pacientes desse grupo, assim como os do primeiro, tendem a responder bem aos bloqueadores dos canais de cálcio ou, às vezes, ao ácido acetilsalicílico.[22,23] Foi sugerido que a instabilidade vasomotora da retina, como resultado de um mecanismo semelhante ao da enxaqueca, possa ser composta pela interferência na liberação de prostaciclina no nível das células endoteliais (em alguns casos, por causa dos anticorpos antifosfolipídeos).[24] Isso explicaria o efeito benéfico tanto do ácido acetilsalicílico quanto dos bloqueadores de canais de cálcio. No entanto, outros diagnósticos, que não a enxaqueca, devem ser excluídos em todos os pacientes (jovens e idosos) que apresentem amaurose fugaz. Esses diagnósticos incluem doença embólica do coração e sistema carotídeo-oftálmico, hipercoagulabilidade e hiperviscosidade de várias causas e vasculites sistêmicas (para uma discussão detalhada do diagnóstico diferencial da amaurose fugaz, ver Capítulo 9.26).

Patogênese da enxaqueca

Embora a patogênese da enxaqueca permaneça incerta, a maioria dos pesquisadores acredita que as alterações vasculares não são primárias, mas resultantes de uma complexa interação entre fatores neuronais, hormonais, hematológicos, bioquímicos e miogênicos. As principais controvérsias giram em torno dos mecanismos pelos quais as fases de pródromo, aura e cefaleia são desencadeadas pelos seguintes fatores:

- Atividade neuronal aberrante primária
- Vários neuropeptídeos e substâncias vasoativas
- Alterações primárias no fluxo sanguíneo extra e intracerebral.

Embora uma discussão exaustiva sobre a patogênese da enxaqueca e a interação desses mecanismos esteja além do escopo deste capítulo, as principais teorias estão resumidas brevemente e ilustradas na Figura 9.22.3. O leitor interessado é encaminhado a uma leitura minuciosa em duas revisões.[25,26]

Com base em evidências epidemiológicas, há um consenso de que os pacientes com enxaqueca apresentam um limiar inferior, determinado geneticamente, para certos gatilhos ambientais (ou internos) que podem iniciar uma cascata peculiar de eventos vasculares e neurogênicos e levar a um episódio de enxaqueca. As pessoas que sofrem de enxaqueca diferem dos controles livres de cefaleia em vários aspectos do controle da dor e da reatividade cerebrovascular, incluindo:

- Respostas hipotalâmicas e do tronco encefálico alteradas a vários estímulos, incluindo agonistas dopaminérgicos
- Alteração da reatividade vascular intra e extracraniana a estímulos de estresse, exercício, dióxido de carbono e estímulos frios (p. ex., cefaleia de curta duração induzida por sorvete é muito mais comum em pacientes com enxaqueca)
- Respostas diminuídas em vários locais do sistema nervoso central a agentes dopaminérgicos
- Função plaquetária alterada, especialmente no que diz respeito à liberação de 5-HT (ou serotonina).

Com base nos dados de estudos em seres humanos e modelo experimental, Lance et al.[11] propuseram um mecanismo de desenvolvimento da enxaqueca delineado aqui e ilustrado na Figura 9.22.3. Um limiar de enxaqueca hereditário torna a pessoa que sofre de enxaqueca excepcionalmente suscetível a flutuações na função cortical ou hipotalâmica (sinalizado por alterações de humor, sede excessiva, fome etc.). Uma vez atingido esse limiar, a seguinte sequência de eventos é ativada (ver Figura 9.22.3).

Os núcleos do tronco encefálico, incluindo o núcleo dorsal da rafe (NDR) e o *locus ceruleus* (LC), são ativados por eventos corticais e hipotalâmicos. Essas vias empregam 5-HT e norepinefrina (NE; noradrenalina), respectivamente, como neurotransmissores. A estimulação do LC provoca constrição dos vasos sanguíneos da microcirculação cortical por meio da liberação

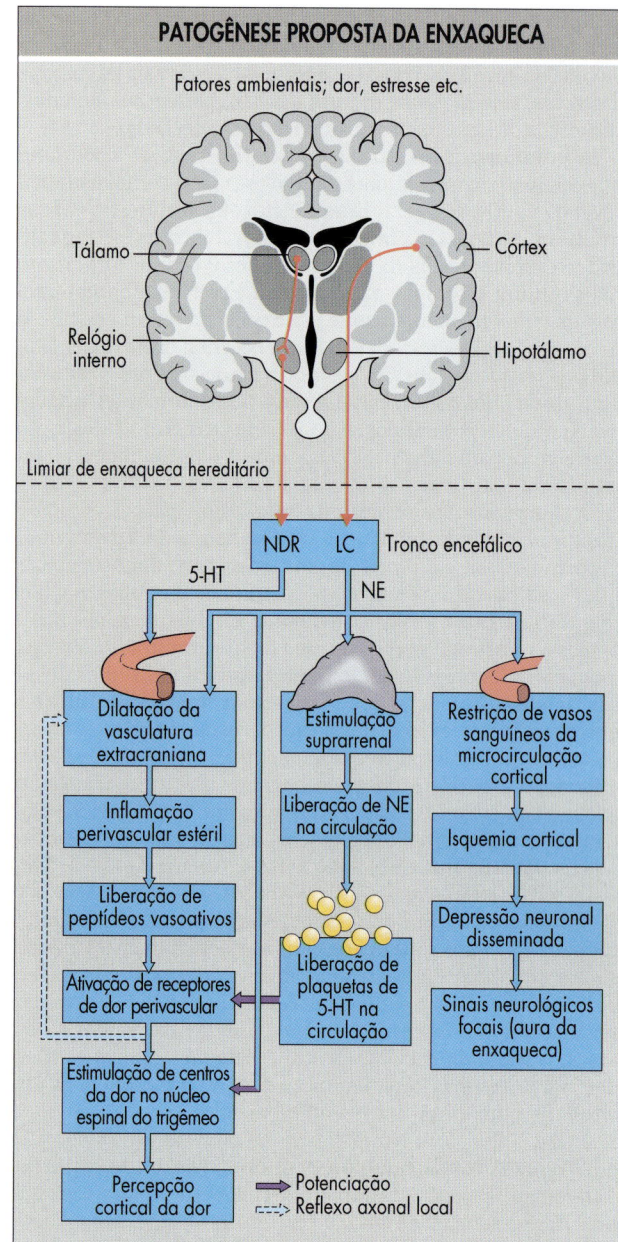

Figura 9.22.3 Patogênese proposta da enxaqueca.

do neurotransmissor NE. A estimulação do LC, NDR ou nervo trigêmeo pode causar dilatação da vasculatura extracraniana.

Isquemia cortical produzida por alterações microvasculares pode ser acompanhada por depressão neuronal alastrante, associada a sintomas neurológicos focais (p. ex., hemianopsia homônima). Isso explica a aura enxaquecosa, que pode ocorrer independentemente da cefaleia.

A liberação de 5-HT e os peptídeos vasoativos nas terminações nervosas dos vasos sanguíneos podem induzir uma resposta inflamatória estéril, que resulta em dor. Essa resposta pode ser perpetuada pelos reflexos axonais locais ou por uma via reflexa central.

A estimulação do LC também desencadeia liberação de NE das glândulas suprarrenais; NE, ou um fator desconhecido de liberação de 5-HT, faz com que as plaquetas liberem a 5-HT na circulação. A 5-HT livre aumenta a sensibilidade dos receptores vasculares, o que potencializa tanto a reatividade vascular anormal quanto a resposta inflamatória dolorosa.

Aferências de dor de estruturas vasculares intra e extracranianas fazem sinapse em neurônios de segunda ordem no núcleo espinal do nervo trigêmeo. A transmissão nesses neurônios é regulada, em parte, pelo LC, bem como por outros núcleos do tronco encefálico. A atividade inadequada do LC pode potencializar a transmissão de impulsos dolorosos nessas sinapses.

Tratamento da enxaqueca com aura e enxaqueca sem aura

O manejo da enxaqueca deve incluir orientação e tranquilização do paciente, prevenção de fatores desencadeantes e terapia não farmacológica e farmacológica.[27] Modificações no estilo de vida, incluindo exercícios regulares, manter um padrão de sono regular e cessação do tabagismo, constituem uma parte importante do tratamento da cefaleia. Outros podem achar útil o treinamento de relaxamento e *biofeedback*. A terapia farmacológica consiste em tratamento agudo (abortivo), para interromper uma crise e aliviar a dor, e o tratamento preventivo (profilático), para reduzir a frequência, a gravidade e a duração da crise. A medicação deve ser selecionada com base em perfis de efeitos colaterais, das comorbidades e considerações pessoais e adaptada a cada paciente.

O tratamento das crises de enxaqueca (tratamento agudo) consiste no uso de agentes específicos e inespecíficos. Medicamentos inespecíficos, como analgésicos, opioides, antieméticos, corticosteroides e antagonistas da dopamina, podem ser capazes de controlar a dor aguda causada pela enxaqueca, assim como outras condições dolorosas. Medicamentos mais específicos, incluindo ergotamina, di-hidroergotamina (DHE) e triptanos podem controlar melhor as crises de enxaqueca, mas não a dor associada a outras causas. Os pacientes devem ser instruídos a tomar medicamentos ao primeiro sinal de uma crise para alcançar os benefícios terapêuticos máximos. É importante evitar a cefaleia por uso excessivo de medicamentos limitando os medicamentos agudos a < 10 dias por mês.

Pacientes com enxaqueca não debilitante leve a moderada podem sentir alívio com o uso de anti-inflamatórios não esteroidais, analgésicos não opioides, combinação ácido acetilsalicílico-paracetamol-cafeína ou mucato de isometepteno-dicloralfenazona-paracetamol.

Para pacientes com enxaquecas mais graves, o uso de medicações específicas, como triptanos ou DHE, é o tratamento preferido.[28] Vários triptanos estão disponíveis para uso oral. Pacientes com náuseas e vômitos podem receber sumatriptana ou zolmitriptana por via intranasal ou sumatriptana subcutâneo. Triptanos não devem ser usados novamente dentro de 24 horas ou dentro de 24 horas após o uso da ergotamina. Em razão da preocupação com os riscos cardiovasculares, os triptanos também não devem ser usados em pacientes com doença cardíaca isquêmica, angina de Prinzmetal, hipertensão não controlada ou enxaqueca vertebrobasilar. A maioria dos triptanos não deve ser usada em combinação com inibidores da monoamina oxidase. Quando os triptanos são usados combinados a um inibidor seletivo da recaptação de serotonina, se aventa a preocupação com o risco adicional de síndrome serotoninérgica, mas esse risco provavelmente é baixo.[29] No entanto, os riscos e os benefícios devem ser considerados individualmente.

Se os triptanos ou DHE falharem, o cetorolaco parenteral pode ser tentado. Uma dose única de dexametasona parenteral adicionada à terapia abortiva para cefaleia enxaquecosa grave se mostrou associada a uma redução de 26% na taxa de recorrência dentro de 72 horas.[30] Os opioides ou o butalbital devem ser usados apenas como último recurso.

Para pacientes que apresentam crises frequentes ou que não respondem ao tratamento agudo, o tratamento diário para a profilaxia da cefaleia está indicado. O tratamento preventivo pode reduzir a frequência e a gravidade das crises de enxaqueca, melhorar a capacidade de resposta às crises agudas e prevenir a progressão para enxaqueca crônica. O tratamento é altamente individualizado e pode ser selecionado com base nas comorbidades. A *American Academy of Neurology* e a *American Headache Society* publicaram uma diretriz para prevenção de enxaqueca episódica em adultos.[31] Betabloqueadores (metoprolol, propranolol ou timolol), drogas antiepilépticas (divalproato de sódio, valproato de sódio, topiramato) e triptanos (frovatriptana) são agentes eficazes e devem ser oferecidos aos pacientes para a prevenção da enxaqueca. Antidepressivos (amitriptilina, venlafaxina), outros betabloqueadores (atenolol, nadolol) e outros triptanos (naratriptana, zolmitriptana) provavelmente são eficazes e devem ser considerados.

Inibidores da enzima conversora da angiotensina e bloqueadores dos receptores da angiotensina podem ser eficazes. Bloqueadores de canais de cálcio são frequentemente usados, mas os dados são conflitantes. Injeção de toxina botulínica tem sido efetivamente usada para enxaqueca crônica.

As controvérsias no tratamento da enxaqueca são amplamente discutidas na revisão de Evans e Lipton.[32] Os tópicos abordados incluem profilaxia para enxaqueca recorrente ou crônica, tratamento da enxaqueca basilar ou complicada e uso de contraceptivos orais na enxaqueca.

Cefaleia do tipo tensional

A cefaleia do tipo tensional episódica é a forma mais comum de cefaleia vista na prática médica.[33] A maioria dos pacientes descreve a cefaleia tensional como sensação leve a moderada de "pressão" ou "compressão", ou pode comparar a dor a uma faixa apertada circundando o couro cabeludo. A dor geralmente não é pulsátil e quase sempre é bilateral. Pode ser bifrontal, bioccipital ou "em forma de banda". A dor que irradia para o pescoço posterior é comum, assim como a rigidez dos músculos da mandíbula. Náuseas, fotofobia e fonofobia estão ausentes ou são mínimas. Ao contrário da enxaqueca, as cefaleias tensionais não são exacerbadas pela atividade física de rotina. Além disso, diferentemente da enxaqueca, as cefaleias tensionais não são precedidas pelos sintomas prodrômicos constitucionais ou neurológicos focais observados anteriormente.[33]

Cefaleias tensionais podem ocorrer com pouca frequência, uma vez por ano e durar apenas 30 minutos, ou podem durar o dia todo e ocorrer diariamente de uma forma implacável. A maioria dos pacientes que procura atendimento médico em razão de cefaleia tensional apresenta episódios que ocorrem várias vezes semanal ou mensalmente, pontuados por intervalos sem cefaleia. A presença de intervalos livres de cefaleia ajuda a diferenciar essas cefaleias de processos patológicos mais sérios, levando em conta também a ausência de outros sintomas sistêmicos ou neurológicos. Esses pacientes geralmente estão cientes de que existem desencadeadores emocionais estressantes que precipitam sua cefaleia tensional; portanto, eles podem prontamente identificar, se não controlar, os fatores exacerbantes. A depressão está presente em até um terço dos pacientes que apresentam cefaleias tensionais persistentes.[33] Muitos pacientes com cefaleia tensional também apresentam enxaquecas, mas geralmente podem diferenciar os dois tipos de cefaleia com base na gravidade, duração e sintomas associados.

Existe alguma controvérsia sobre o papel da musculatura pericraniana na produção de cefaleia tensional.[33] Embora o espasmo e a sensibilidade muscular possam ser o resultado, e não a causa primária, das cefaleias tensionais crônicas em muitos pacientes, parece que pontos-gatilho miofasciais específicos podem ser uma fonte de dor em alguns pacientes. A síndrome dolorosa miofascial é caracterizada por dor reprodutível à palpação dos pontos-gatilho.[33] A dor geralmente é referida em um local ao longo da faixa de músculo tenso que inclui o ponto de disparo, embora possa estar a alguma distância do próprio ponto-gatilho em si. Segundo Jay,[34] as síndromes de cefaleia tensional, síndrome dolorosa miofascial e fibromialgia representam um espectro de gravidade do mesmo distúrbio subjacente.

Cefaleia em salvas

Cefaleias em salvas são, talvez, o tipo mais doloroso de cefaleia "benigna". A dor pode ser tão grave que alguns pacientes com esse transtorno relatam ter pensamentos suicidas. A dor é tipicamente unilateral e de localização periorbital, tendendo a ocorrer do mesmo lado durante cada episódio; raramente o lado oposto é envolvido. Ao contrário das enxaquecas, as cefaleias em salvas são mais comuns em homens do que em mulheres. Além disso, os pacientes com cefaleia em salvas, ao contrário dos que sofrem enxaqueca, geralmente apresentam-se hiperativos durante um episódio; em geral andam de um lado para o outro na sala ou balançam-se irregularmente em uma cadeira. A disfunção simpática ipsilateral à dor é comum.[35] A síndrome de Horner pode estar presente durante a crise, junto com lacrimejamento, injeção conjuntival, congestão nasal, rinorreia e edema palpebral. A síndrome de Horner pode persistir, especialmente após crises repetidas. O teste farmacológico revela uma localização pós-ganglionar. Os episódios geralmente são mais curtos dos que os da enxaqueca e duram de 15 a 180 minutos, com uma média de 45 minutos. Os ataques de salvas aumentam no tempo; caracteristicamente, ocorrem pelo menos 1 vez/dia, geralmente na mesma hora do dia. Ocorrência noturna é comum, e a cefaleia, muitas vezes, acorda o paciente do sono. Alguns pacientes também acham que os episódios podem ser precipitados pela ingestão de álcool, histamina ou nitroglicerina. Com o passar do tempo, a frequência dos episódios pode aumentar para oito por dia. O período de salvas geralmente dura de 4 a 12 semanas. O paciente se torna então assintomático até o próximo período de salvas, que normalmente ocorre 1 ano ou mais depois, geralmente na mesma época do ano.

O tratamento de cefaleias em salvas é altamente individualizado e foi revisto extensamente em outra publicação.[35] Alguns dos mesmos agentes usados para enxaqueca também podem ser usados para cefaleia em salvas e incluem o sumatriptana para episódios agudos e metisergida para uso em curto prazo (< 6 meses). Além disso, a prednisona frequentemente é eficaz na interrupção de crises de cefaleia em salvas. Para casos mais resistentes, o lítio frequentemente é útil.

Hemicrânia paroxística

Classificada normalmente como uma variante da cefaleia em salvas, essa síndrome incomum é caracterizada por múltiplos episódios breves de dor "em pontada", tipicamente na região periorbital.[36] A dor em geral é bastante grave e dura de 2 a 30 minutos. Episódios repetidos tendem a ocorrer ao longo do dia, até 10 a 15 vezes. Os episódios são acompanhados por disfunção autônoma hemicraniana semelhante à observada com cefaleias em salvas. Ao contrário da cefaleia em salvas, homens e mulheres são igualmente afetados. A síndrome muitas vezes responde bem à indometacina 50 mg, 3 vezes/dia.

Arterite temporal

A cefaleia é o sintoma mais comum da arterite temporal,[37,38] e esse diagnóstico deve ser considerado em todos os adultos com idade > 50 anos com cefaleia ou dor facial. A cefaleia da arterite temporal classicamente se localiza sobre um ramo da artéria temporal superficial e é descrita como uma "dor surda" que persiste ao longo do dia. Pode ser acompanhada de sensibilidade da artéria e do couro cabeludo sobrejacente.[37,38] A artéria, se gravemente afetada, pode estar endurecida e não pulsátil. Muitos pacientes, no entanto, apresentam uma cefaleia unilateral ou bilateral inespecífica.

Todos os pacientes nessa faixa etária devem ser questionados especificamente sobre sintomas de vasculite e insuficiência vascular que envolvem a circulação carotídea extracraniana. Eles incluem:

- Presença de dor ou sensibilidade nas artérias temporais
- Sensibilidade no couro cabeludo
- Dor ou fadiga com a mastigação (ou seja, claudicação na mandíbula ou na língua)
- Diplopia, que geralmente se considera ser por isquemia muscular extraocular e não por neuropatia craniana
- Perda visual transitória como resultado de isquemia do nervo óptico ou da retina.

Além disso, muitos, mas nem todos os pacientes, com arterite temporal apresentam sintomas de envolvimento reumatológico mais disseminado (p. ex., polimialgia reumática).[37] Esses sintomas podem ser inespecíficos e incluem mal-estar e fadigabilidade, perda de peso, anorexia, mialgias proximais e febres inexplicadas.

Um exame da velocidade de sedimentação deve ser realizado para descartar a arterite temporal em todos os pacientes com > 60 anos, com queixa de cefaleia ou dor facial, a menos que a dor obviamente seja resultante de outra causa. O teste é simples, não invasivo e identifica cerca de 90% dos pacientes que apresentam essa doença.[37] A menos que seja contraindicada, a terapia com corticosteroides deve ser instituída mesmo enquanto ainda se aguarda o resultado de uma biopsia da artéria temporal. Uma discussão completa das questões que envolvem o diagnóstico e a terapia da arterite temporal pode ser encontrada no Capítulo 9.8.

Cefaleia como resultado de processos intracranianos

Descobrir a patologia intracraniana deve ser um dos principais objetivos do oftalmologista ao avaliar um paciente com cefaleia. Embora uma miríade de processos intracranianos possa causar cefaleia, a maioria das dores intracranianas é causada por inflamação ou estiramento de estruturas sensíveis à dor na dura-máter e nos vasos sanguíneos. Embora o diagnóstico diferencial completo da cefaleia intracraniana esteja além do escopo deste capítulo, vários sinais de alerta devem alertar o oftalmologista para a possibilidade de um problema neurológico grave (Boxe 9.22.3):

- Uma mudança no padrão usual de cefaleia. Um aumento agudo ou subagudo na intensidade e na frequência de um padrão de cefaleia bem estabelecido deve levantar suspeita, assim como o aparecimento de um novo tipo de cefaleia
- Cefaleia descrita como "a pior cefaleia que já tive"
- Cefaleia desencadeada por esforço, tosse ou espirro, ou por alterações posturais, como curvar-se. Essas características frequentemente sinalizam irritação ou estiramento das estruturas intracranianas sensíveis à dor
- Cefaleia acompanhada de sinais de irritação meníngea, como rigidez de nuca, náuseas, vômito ou febre
- Cefaleia acompanhada por sinais neurológicos focais ou não focais (p. ex., enfraquecimento ou dormência focal, afasia, função cognitiva prejudicada, mudança na personalidade).

Respostas negativas a perguntas sobre esses "sinais de alerta" ajudam a descartar uma patologia intracraniana.

DIAGNÓSTICO DIFERENCIAL DA DOR FACIAL

A dor facial pode surgir de uma variedade de estruturas da face e pescoço, incluindo seios nasais, nasofaringe, dentes e gengivas, músculos faciais, órbita, ouvido médio, nervo trigêmeo, músculos da mastigação e artéria carótida e suas tributárias.

Cefaleia atribuída a transtornos do nariz ou seios paranasais (anteriormente denominada *cefaleia sinusal*)

O diagnóstico de dor que resulta da inflamação sinusal aguda raramente é difícil. Uma história prévia de inflamação dos seios nasais ou alergias respiratórias é frequentemente apontada.

BOXE 9.22.3 Sinais de alerta para cefaleias causadas por patologia intracraniana ou sistêmica grave.

Nova cefaleia em um paciente previamente sem cefaleia
Novo padrão ou novo tipo de cefaleia
"A pior cefaleia que eu já tive."
Mudança na personalidade ou estado mental
Déficit neurológico focal
Sinais de irritação meníngea
Febre inexplicada
Traumatismo craniano recente

Em geral, a dor é diária e de intensidade baixa a moderada. A dor geralmente está localizada na área frontal ou maxilar, e há sensibilidade à percussão sobre o seio afetado. A dor é muitas vezes agravada pela inclinação para a frente e pode ser acentuada por assoar o nariz ou espirrar. Os sintomas de "congestão nasal" geralmente estão presentes, e a drenagem mucopurulenta das narinas pode ser observada. Se as vias nasais estiverem bloqueadas, o uso de um descongestionante nasal pode ser útil no diagnóstico e, muitas vezes, resulta em saída de secreção. Em casos duvidosos, uma radiografia simples dos seios ou a opinião de um otorrinolaringologista deve ser solicitada.

As mucoceles esfenoides podem invadir o ápice orbital, resultando em distúrbios da motilidade ocular ou neuropatia óptica. O carcinoma nasofaríngeo tem propensão a invadir a base do crânio expandindo-se ao longo dos forames neurais.[39] Esses tumores podem causar distúrbios da motilidade ocular, mais comumente paralisia do sexto nervo craniano, dormência facial ou dor, ou diminuição da audição como resultado do fechamento da tuba auditiva. Esses tumores podem facilmente não ser vistos em radiografias e requerem tomografia computadorizada (TC) ou RM para detecção precoce.

Inflamação e neoplasia orbital

Embora o exame físico e o diagnóstico diferencial da doença orbital estejam além do escopo deste capítulo, os sinais e os sintomas clássicos devem ser extraídos meticulosamente em todos os pacientes suspeitos (ver Capítulo 12.10). Pequenas massas orbitais posteriores, como os meningiomas da bainha do nervo óptico, podem causar pouca exoftalmia, mas serão detectadas por testes cuidadosos da função visual, incluindo visão de cores e função pupilar e campos visuais. Miosite orbitária e pseudotumor orbital inflamatório geralmente causam dor unilateral persistente de intensidade moderada a grave, e sinais de proptose ou alterações da motilidade geralmente estão presentes.

A esclerite posterior pode ser difícil de diagnosticar.[40] A dor é persistente, muitas vezes moderadamente grave, e pode ser acentuada pelo movimento ocular. TC ou RM geralmente mostram espessamento e realce da esclera posterior afetada.

Neuralgia do trigêmeo clássica

A neuralgia do trigêmeo (anteriormente denominada *tic douloureux*) é caracterizada por pontadas súbitas e intensas de dor que duram desde apenas uma fração de segundo até 2 minutos.[41] A dor geralmente é limitada a uma das três divisões do nervo trigêmeo, com a segunda e a terceira divisões envolvidas com mais frequência. A dor geralmente é descrita como lancinante ou "em apunhalada" no que se refere a sua qualidade; muitas vezes ocorre em uma série de paroxismos que se estendem por vários minutos. A maioria dos pacientes pode identificar uma atividade desencadeadora, como mastigação, deglutição ou toque leve em uma parte do rosto, que inicia um paroxismo. A neuralgia do trigêmeo clássica geralmente é causada pela compressão neurovascular do nervo trigêmeo pela artéria cerebelar superior. A RM é indicada para demonstrar a compressão e descartar outras causas secundárias.

Síndrome oculossimpática paratrigeminal (de Raeder)

Em 1924, Raeder descreveu uma série de pacientes com cefaleia. O primeiro grupo apresentava cefaleias episódicas causadas pelo que hoje é conhecido como *síndrome da cefaleia em salvas*. O segundo grupo tinha dor crônica na distribuição do trigêmeo causada por uma variedade de lesões que ocupavam espaço. A expressão "síndrome paratrigeminal de Raeder" geralmente não deve ser usada para evitar confusão entre, por um lado, a síndrome benigna da cefaleia em salvas e, por outro lado, os tumores ou os aneurismas potencialmente letais na base do crânio.

A síndrome oculossimpática paratrigeminal é caracterizada por dor unilateral constante na distribuição da divisão oftálmica do nervo trigêmeo e da síndrome de Horner ipsilateral. Todos os pacientes com suspeita de paresia oculossimpática devem ser submetidos a um teste de cocaína ou apraclonidina para confirmação e um teste com hidroxianfetamina para localização (ver Capítulo 9.20). Esses testes devem ser seguidos por exame de neuroimagem apropriada da base do crânio e da parte superior do pescoço (para lesões pós-ganglionares) ou do tórax e do pescoço (para lesões pré-ganglionares). A sensibilidade do trigêmeo deve ser verificada nas suas três divisões. Em pacientes que apresentam dor facial e síndrome de Horner pós-ganglionar, o médico deve estar particularmente atento aos sinais e os sintomas de dissecção da artéria carótida interna.[42] Disestesia do couro cabeludo e disgeusia, ou gosto desagradável, são comuns, junto com a disfunção pós-ganglionar com síndrome de Horner. Embora dissecções espontâneas ocorram, a maioria dos pacientes de meia-idade ou idosos apresenta hipertensão, e a maioria dos pacientes mais jovens sofreu um trauma significativo no pescoço. A condição costuma ser diagnosticada prontamente com a RM (Figura 9.22.4).

Cefaleia primária em "facadas" (cefaleias do "picador de gelo", síndrome "jabs" e "jolts")

Essa síndrome consiste em dor intensa que dura apenas alguns segundos e pode ocorrer na região periorbitária, testa ou área frontal,[43] mas o envolvimento extratrigeminal é comum. A dor pode recorrer com frequência irregular e se mover de uma área para outra. Não existe sintoma autônomo associado. Esse tipo de dor é observado em cerca de um terço dos pacientes com enxaqueca e pode acompanhar um episódio de enxaqueca ou ocorrer de maneira independente. Quando esse tipo de cefaleia ocorre independentemente dos episódios de enxaqueca, geralmente é bastante responsivo à indometacina.

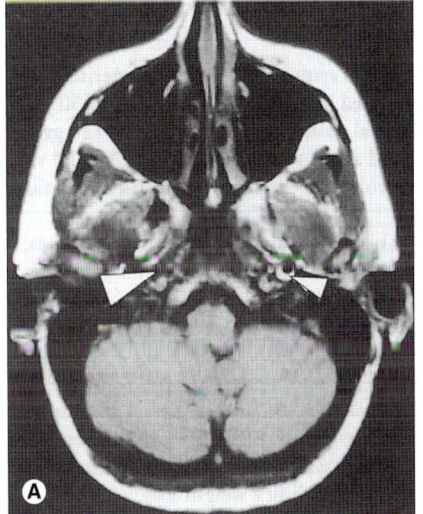

Figura 9.22.4 Imagem por ressonância magnética (RM) de dissecação espontânea da carótida. **A.** RM ponderada em T2 da base do crânio evidencia a ausência de fluxo normal na artéria carótida interna direita (*seta grande*) e sinal curvilíneo de alta intensidade de sinal na artéria carótida interna esquerda (*seta pequena*) causada por dissecação espontânea em um homem de 52 anos com hipertensão. **B.** O angiograma por ressonância magnética na projeção oblíqua anterior demonstra uma área de estreitamento da artéria carótida interna causada por dissecação (*seta*) apenas distalmente à bifurcação.

BIBLIOGRAFIA

Burger SK, Saul RF, Selhorst JB et al. Transient monocular blindness caused by vasospasm. N Engl J Med 1991;325:870-3.

Gonzalez-Gay MA, Barros S, Lopez-Diaz MJ et al. Giant cell arteritis: disease patterns of clinical presentation in a series of 240 patients. Medicine (Baltimore) 2005;84:269-76.

Kupersmith MJ, Vargas ME, Yashar A et al. Occipital arteriovenous malformations: visual disturbances and presentation. Neurology 1996;46:953-7.

Lance JW. Migraine: clinical aspects. In: Mechanism and management of headache. 5th ed. London: Butterworth-Heinemann; 1993. p. 68-90.

Lance JW. Migraine: pathophysiology. In: Mechanism and management of headache. 5th ed. London: Butterworth-Heinemann; 1993. p. 91-116.

Laurence KM. Genetics of migraine. In: Blau JN, editor. Migraine: clinical and research aspects. Baltimore: Johns Hopkins University Press; 1987. p. 479-84.

Ramadan NM, Olesen J. Classification of headache disorders. Semin Neurol 2006;26:157-62.

Silberstein SD. Treatment recommendations for migraine. Nat Clin Pract Neurol 2008;4:482-9.

Silberstein SD, Holland S, Freitag F et al. Evidence-based guideline update: pharmacologic treatment for episodic migraine prevention in adults: report of the Quality Standards Subcommittee of the American Academy of Neurology and the American Headache Society. Neurology 2012;78:1337-45.

The International Classification of Headache Disorders, 3rd edition (beta version). Cephalalgia 2013;33(9):629-808.

Van Stavern GP. Headache and facial pain. In: Miller NR, Newman NJ, Biousse V, et al, editors. Walsh and Hoyt's clinical neuro ophthalmology. 6th ed. Philadelphia: Lippincott Williams & Wilkins; 2005. p. 1284-9.

Van Stavern GP. Headache and facial pain. In: Miller NR, Newman NJ, Biousse V, et al, editors. Walsh and Hoyt's clinical neuro ophthalmology. 6th ed. Philadelphia: Lippincott Williams & Wilkins; 2005. p. 1289-90.

As referências completas estão disponíveis no **GEN-io**.

PARTE 9 NEURO-OFTALMOLOGIA
SEÇÃO 4 Cérebro

Tumores, Infecções, Inflamações e Processos Neurodegenerativos 9.23

Hossein G. Saadati e Alfredo A. Sadun

Definições:
- Tumores podem comprometer a função dos tecidos adjacentes por meio de compressão mecânica
- Infecções danificam os tecidos por meio da invasão direta dos microrganismos (bacterianos, fúngicos ou virais) e da resposta inflamatória imunológica do hospedeiro
- Inflamações refletem respostas intrínsecas por vários tecidos relacionados ao sistema imunológico e podem comprometer a função do tecido
- Neurodegenerações do sistema nervoso central frequentemente envolvem disfunção prematura consequente a fatores genéticos.

Características principais
- Tumores, infecções e inflamações do sistema nervoso central podem envolver as meninges, o parênquima encefálico ou a superfície do encéfalo (extraparenquimatosos)
- Neurodegenerações podem ser específicas para certas regiões do encéfalo (p. ex., coreia de Huntington) ou envolver o encéfalo difusamente (p. ex., doença de Alzheimer).

Características associadas
- Os tumores podem ser benignos ou malignos, primários ou metastáticos
- As respostas inflamatórias e infecciosas podem ser agudas ou crônicas, de acordo com o ritmo do seu desenvolvimento.

TUMORES

Introduçao

Os tumores encefálicos produzem sintomas dependendo do seu tamanho, localização, origem celular ou efeitos mecânicos inespecíficos (p. ex., bloqueio da circulação cerebrospinal). Os tumores podem produzir sinais e sintomas localizatórios ou não localizatórios. Em adultos com convulsões de início recente, até um terço será portador de um tumor intracraniano.[1] Sinais não localizatórios de aumento da pressão intracraniana (papiledema e paralisias do sexto nervo) podem ser causados por um tumor intracraniano.

Vários tumores que simulam infecções ou inflamações na base do encéfalo com sintomas neuro-oftálmicos serão discutidos.

Epidemiologia e patogênese

Os tumores tendem a se desenvolver na fossa posterior em crianças e nos hemisférios cerebrais em adultos. Os meduloblastomas são mais comuns em crianças do sexo masculino com idade entre 4 e 8 anos. Neuroblastomas, ependimomas e papilomas da coroide também são mais comuns nos jovens.

Manifestações oculares

Papiledema e diplopia podem ser desencadeados por tumores intracranianos de qualquer localização. Os tumores do nervo óptico (meningiomas ou gliomas) frequentemente produzem perda visual lenta, progressiva e indolor, perda das funções do nervo óptico, defeitos do campo visual e edema do disco nos estágios iniciais. Eventualmente, há o desenvolvimento de atrofia óptica. Os tumores intraorbitários podem produzir proptose, resistência à retropulsão, congestão orbital e diplopia.

Tumores metastáticos, ou tumores malignos invasivos, podem produzir inflamação e necrose tecidual e até mesmo simular celulite orbital.

O envolvimento do seio cavernoso pode produzir oftalmoplegia com ou sem dor. Os sinais e os sintomas podem ser bastante semelhantes aos da síndrome do ápice da órbita. Dormência ou dor na distribuição da primeira divisão do quinto nervo craniano é comum.

Tumores próximos ao quiasma óptico, incluindo adenoma hipofisário, gliomas, meningiomas, craniofaringiomas, tumores do seio esfenoidal ou *clivus*, podem envolver o quiasma óptico e produzir uma síndrome quiasmática (defeitos de campo visual bitemporal). Os adenomas hipofisários raramente se expandem subitamente quando afetados por necrose e hemorragia (apoplexia hipofisária).

Tumores nos lobos parietal e temporal podem envolver as vias visuais e produzir defeitos de campo visual correspondentes. Os tumores do lobo occipital produzem defeitos de campo visual congruentes, mas poupam a fixação visual.

Patologia

As características histopatológicas dos tumores e as características imuno-histoquímicas são úteis na diferenciação de subgrupos de tipos tumorais. Amostras de biopsia podem ser usadas em cortes de congelação ou cortes histológicos permanentes ou serem preservadas em aldeídos tamponados mistos para possível exame com microscopia eletrônica.

Tratamento

O tratamento deve abordar o tumor cerebral primário, as células malignas no líquido cefalorraquidiano (LCR), a síndrome de base do crânio, a síndrome paraneoplásica ou possíveis respostas imunológicas. Às vezes, a terapia imunossupressora proporciona alívio temporário (p. ex., corticosteroides para retinopatia associada ao câncer ou doença paraneoplásica do LCR). A radioterapia muitas vezes pode ser necessária.

Evolução e desfecho

As respostas à quimioterapia ou à radioterapia são extremamente variáveis e dependem em grande parte do tipo de neoplasia. No entanto, o prognóstico visual em longo prazo é reservado.

INFECÇÕES

Introdução

As infecções do sistema nervoso central (SNC) têm apresentações diversas; no entanto, a maioria compartilha quatro manifestações cardinais:

- Cefaleia
- Estado mental alterado
- Sinais neurológicos focais
- Febre.

Outras características são importantes na avaliação dos pacientes acometidos (evolução temporal e história natural da doença). A *meningite crônica* é definida como uma meningite que não melhora ou progride em um período de 4 semanas de observação.[2] A meningite basilar geralmente evolui de maneira subaguda ou crônica, com taxa de mortalidade moderada a alta. Os achados neurológicos focais são mais comuns do que na meningite aguda. O diagnóstico do agente causal é de extrema importância.

Epidemiologia e patogênese

A meningite pode se apresentar com uma variedade de síndromes clínicas. A expressão clínica depende da condição médica subjacente e do estado imunológico do paciente.[3] A infecção por *meningococos* responde por 20% de todos os casos nos EUA. Curiosamente, o sorogrupo B está presente em 50% dos casos. Nos casos de meningite infecciosa aguda fulminante, ocorre um processo inflamatório grave nas meninges, principalmente nos espaços subaracnóideos acima da convexidade encefálica, ao redor das cisternas e na base do cérebro; a reação raramente invade o parênquima. À medida que a inflamação continua, aderências se formam e interferem no fluxo do LCR e causam fibrose meníngea ao longo das raízes dos nervos cranianos. Toxinas liberadas pelo agente infeccioso também contribuem para o processo inflamatório por meio da liberação de várias citocinas.

Manifestações oculares

Os sintomas sistêmicos de febre, calafrios, náuseas e vômitos são frequentemente acompanhados por cefaleia, rigidez de nuca, convulsões e paralisia de nervos cranianos. Nas infecções virais e bacterianas, os sintomas se manifestam de maneira aguda, mas são mais insidiosos na meningite basilar causada por infecção fúngica, tuberculose, sífilis ou outras causas similares.

A meningite basilar pode causar diplopia pelo envolvimento do terceiro, quarto e sexto nervos cranianos. Mais raramente, uma neurite óptica ou quiasmite pode se desenvolver, levando à perda de visão e do campo visual. Mais frequentemente, o aumento da pressão intracraniana resulta em papiledema e seus sinais e sintomas associados.

Diagnóstico e exames

Os sinais característicos da maioria das formas de meningite são os sinais meníngeos de Kernig e Brudzinski. O principal achado é a análise anormal do LCR que mostra aumento da pressão intracraniana, aumento da contagem de leucócitos, LCR turvo, aumento de proteína, diminuição do nível de açúcar e identificação do microrganismo na coloração de Gram com crescimento nos meios de cultura apropriados. No entanto, sinais e sintomas persistentes de meningite aguda com LCR estéril podem ser observados em pacientes parcialmente tratados. Resultados negativos da coloração de Gram ou da cultura e antibiograma também podem refletir infecções fúngicas, tuberculosas e parameníngeas.

Patologia

Em geral, as infecções são identificadas pela coloração de Gram ou pela cultura e antibiograma. No entanto, ocasionalmente, o exame histopatológico pode ser útil, em particular em casos de infecções bacterianas, fúngicas, protozoárias ou por bactérias atípicas.

Tratamento

A antibioticoterapia adequada é essencial em casos de meningite bacteriana; o atraso na instituição do tratamento pode resultar em consequências com risco de vida. É importante que o antibiótico atravesse a barreira hematencefálica em concentrações suficientes para atingir níveis terapêuticos no LCR. A manutenção de equilíbrio adequado de fluidos e eletrólitos é importante para o controle do edema encefálico. A administração de corticosteroides em conjunto com os antibióticos tem sido recomendada por alguns especialistas porque é benéfica na redução de sequelas neurológicas em crianças.

Evolução e desfecho

O resultado pode ser apenas sequelas neurológicas mínimas se a meningite bacteriana for tratada a tempo e de modo eficaz. Cerca de 20 a 25% dos pacientes podem apresentar sequelas variáveis, variando desde fraqueza facial e perda auditiva mínimas até deficiências físicas ou intelectuais graves, como hemiplegia, paraplegia, convulsões, paralisia de nervos cranianos com diplopia, cegueira, aumento da pressão intracraniana crônica, síndrome do hormônio antidiurético inadequado e derrame subdural. Em associação com a epidemia do vírus da imunodeficiência humana (HIV), a meningite infecciosa pode se tornar mais resistente à terapia, e o processo pode ser crônico e indolente, com pior resposta ao tratamento.[4]

INFLAMAÇÕES

Introdução

Inflamações encefálicas envolvem principalmente os vasos sanguíneos com ou sem necrose da parede vascular. Vasculite sistêmica pode ocorrer com manifestações predominantes no SNC. A vasculite primária do SNC também existe.

Epidemiologia e patogênese

A vasculite é um distúrbio idiopático que envolve os vasos sanguíneos pequenos e médios do cérebro e da medula espinal, e geralmente se apresenta com múltiplos locais corticais e subcorticais bilaterais, causados por isquemia ou diretamente pelos efeitos da inflamação. A vasculite é mais comum em adultos jovens. Granulócitos e macrófagos destroem diretamente oligodendrócitos, neurônios e axônios, seja pela liberação de agentes citotóxicos ou por fagocitose.

A patogênese específica varia conforme o tipo de vasculite sistêmica. A poliarterite nodosa (PAN) é rara, havendo uma relação homem/mulher de 2,5:1. No lúpus eritematoso sistêmico (LES), a maioria dos casos se inicia na faixa etária entre 20 e 40 anos, e 95% dos pacientes são do sexo feminino. A arterite de células gigantes (ACG) é uma forma relativamente comum de vasculite, com incidência de 5 anos até 24 por 100 mil em indivíduos de ascendência norte-europeia com mais de 50 anos. A granulomatose de Wegener é rara, com causa desconhecida e relação homem/mulher de 2:1. A patogênese inclui a evolução de granulomas necrosantes.

A síndrome de Sjögren é uma condição crônica com uma prevalência de 2 a 3% na população geral. É causada predominantemente por infiltração linfocitária das glândulas lacrimais e salivares. Vários casos foram relatados em adultos jovens, adolescentes e até crianças, embora seja tradicionalmente considerada uma doença de mulheres de meia-idade e mulheres idosas. A síndrome de Behçet ocorre com maior frequência em descendentes do Oriente Médio, do Mediterrâneo ou do Japão, e manifesta uma predileção pelo sexo masculino. Sua patogênese permanece indefinida, mas uma associação com o antígeno HLA-B5 ocorre em algumas regiões geográficas.

A síndrome de Miller-Fisher, com idade média de apresentação inicial em torno de 43,6 anos, manifesta-se com uma proporção homem/mulher de 2:1. Os sintomas neurológicos são precedidos por infecção viral em mais de 70% dos casos. A síndrome de Vogt-Koyanagi-Harada (VKH) é uma doença inflamatória granulomatosa que ocorre mais comumente em raças de pigmentação mais escura, como asiáticos, hispânicos, ameríndios e indígenas asiáticos. É responsável por 6,8 a 9,2% de todos os casos de uveíte no Japão. A maioria dos pacientes está entre a segunda e a quinta décadas de vida. A patogênese pode ser o dano seletivo dos melanócitos como parte de um processo autoimune.

Manifestações oculares

Oftalmoplegia ou neuropatia óptica caracterizam o envolvimento de nervos cranianos e/ou vias visuais posteriores com defeitos característicos do campo visual.

As manifestações clínicas variam amplamente como disfunção neurológica difusa ou focal. Os sintomas típicos do envolvimento difuso incluem cefaleia, convulsões, confusão, alucinação e letargia generalizada. O envolvimento focal pode se manifestar como um acidente vascular encefálico.

Vasculites necrosantes sistêmicas

As vasculites necrosantes sistêmicas estão listadas na Tabela 9.23.1. Na PAN, a perda visual raramente é resultante de uma vasculite retiniana ou cegueira cortical. O SNC está envolvido em uma frequência variável, geralmente após o diagnóstico inicial de PAN. A apresentação é variável e pode incluir encefalopatia difusa ou convulsões. Os déficits neurológicos focais parecem ser secundários ao infarto encefálico e à hemorragia. A neuropatia periférica (*mononeuritis multiplex*) frequentemente é a manifestação de apresentação; e menos frequentemente é do tipo sensorimotor difuso. Essas formas de neuropatia são atribuídas à isquemia ou arterite da artéria nutrícia.[5]

No LES, distúrbios sensoriais visuais podem ser resultantes de neurite óptica (inflamatória ou isquêmica) ou papiledema. O envolvimento retroquiasmático pode se apresentar como fenômenos visuais transitórios (que podem ser confundidos com enxaqueca) ou como defeitos permanentes de campo visual homônimos (agudos ou subagudos). O envolvimento do SNC ocorre em 35 a 60% dos pacientes com LES. As manifestações neurológicas podem ser do tipo difuso ou focal.[6] A via motora ocular pode estar envolvida desde o córtex cerebral até os músculos extraoculares; o tipo e o local de acometimento mais frequente é um infarto do tronco encefálico.[7]

A ACG é uma vasculite comum, com as manifestações clínicas mais graves sendo amplamente as oftálmicas. Uma das complicações mais devastadoras é a cegueira irreversível, que ocorre em 36% dos casos. A incidência do envolvimento do segundo olho é de cerca de 65% se a condição não for tratada. A apresentação ocular mais comum é a neuropatia óptica isquêmica anterior. A perda visual também pode ser decorrente de neuropatia óptica posterior, isquemia grave da coroide, oclusão da artéria central da retina ou da artéria oftálmica, isquemia do segmento anterior, quiasma ou córtex visual. A diplopia está relacionada à oftalmoplegia.

Na ACG, a cefaleia e a dor geralmente ocorrem nas têmporas, na região occipital, na orelha ou na língua. A claudicação da mandíbula é um sintoma clássico e altamente específico, mas, infelizmente, não está presente de modo consistente (encontrada em 30% dos pacientes). Outras manifestações neurológicas ocorrem em 30% dos pacientes e incluem episódios isquêmicos transitórios que envolvem a circulação posterior, infartos do sistema vertebrobasilar que produzem ataxia, síndrome medular lateral, hemianopsia, demência, manifestações otológicas, perda do paladar e gangrena da língua.[8]

A granulomatose de Wegener pode simular o aspecto de um pseudotumor ou linfoma orbitário. O envolvimento orbital ocorre em 20% dos pacientes. Esclerite e uveíte necrosantes podem ser as manifestações iniciais. O acometimento do SNC ocorre em 25 a 50% dos casos e geralmente se apresenta como neuropatias cranianas, encefalopatia hipertensiva e vasculite cerebral.[9,10]

Na síndrome de Sjögren, a manifestação ocular cardinal é a de olhos secos, que podem resultar em ulceração de córnea e até perfuração. A neuropatia óptica pode ocorrer isoladamente, mas está mais comumente associada à doença multifocal do SNC. As apresentações incluem neurite óptica retrobulbar aguda, neuropatia óptica isquêmica e perda visual insidiosa com atrofia óptica.

As neuropatias cranianas podem ser periféricas ou centrais. A mais reconhecida é a neuropatia sensorial do trigêmeo. O envolvimento do nervo facial pode comprometer a função secretora autonômica e exacerbar a síndrome sicca. Hemorragias subaracnóideas agudas e crônicas com micro-hemorragias dentro das meninges são muito comuns em indivíduos positivos para anticorpos para o SNC (SS-A). Manifestações do SNC menos comuns são parkinsonismo, síndromes cerebelares e meningite asséptica.[11]

Na síndrome de Behçet, o envolvimento ocular é observado em 83 a 95% dos homens e 67 a 73% das mulheres. A bilateralidade é uma manifestação comum, embora tardia, e o envolvimento assimétrico do olho contralateral é comum. A perda da visão como uma complicação tardia pode ser decorrente de inflamação crônica do segmento anterior, glaucoma neovascular ou vasculite oclusiva.

Neovascularização, descolamento da retina e atrofia óptica são sequelas comuns. Em pacientes com doença ocular, 10 a 30% apresentam meningoencefalite, síndrome do tronco encefálico e síndrome cerebral orgânica.[12]

Na sarcoidose, os órgãos mais comumente afetados são os olhos, as glândulas lacrimais, os pulmões, os linfonodos e as glândulas salivares. As manifestações oculares incluem uveíte

TABELA 9.23.1 Vasculites primárias do sistema nervoso central e vasculites sistêmicas.

Tipo de vasculite	Nome	Idade (anos)	Sinal no sistema nervoso central (mais comum)
Primária do sistema nervoso central	Angiíte granulomatosa do sistema nervoso central	20 a 50	Cefaleia
	Síndrome de Cogan	20 a 30	Encefalite
	Doença de Eales	20 a 40	Flebite retiniana
	Epiteliopatia pigmentar placoide multifocal posterior aguda	15 a 30	Inflamação retiniana
	Microangiopatia encefálica	20 a 40	Acidente vascular encefálico
Sistêmicas	Poliarterite nodosa	40 a 70	Acidente vascular encefálico
	Granulomatose de Wegener	25 a 50	Paralisia craniana
	Arterite de células gigantes	55 a 85	Paralisia craniana
	Lúpus eritematoso sistêmico	20 a 40	Cérebro orgânico
	Síndrome de Sjögren	40 a 50	Encefalite
	Síndrome de Behçet	15 a 30	Paralisia craniana
	Policondrite recidivante		
	Angiíte alérgica		
	Esclerodermia		
	Polimiosite e dermatomiosite		
	Vasculite de hipersensibilidade		
	Púrpura de Henoch-Schönlein		
	Crioglobulinemia mista		
	Granulomatose linfomatoide		
	Arterite de Takayasu		
	Granuloma letal da linha média		

granulomatosa, glaucoma inflamatório, neuropatia óptica (Figura 9.23.1) e glândulas lacrimais aumentadas. Cerca de 5% dos pacientes apresentam doença do SNC ou periférico dentro de 2 anos a partir do início da doença. As meninges na base do cérebro são as mais afetadas; infiltração secundária de nervos cranianos (37 a 73%) e obstrução do fluxo do LCR (7%) também ocorrem. A doença parenquimatosa do SNC é comum (8 a 40%).

A síndrome de Miller-Fisher é uma variante da síndrome de Guillain-Barré. Consiste na tríade de ataxia, oftalmoplegia e arreflexia. A manifestação inicial geralmente é a diplopia (39%). Uma oftalmoplegia externa e interna completa, que pode ser bilateral, é observada em cerca de 50% dos pacientes. Outras manifestações constituem as paresias supranucleares do olhar com oftalmoplegia internuclear, a síndrome de Parinaud, e ocasionalmente, paralisia facial. Na maioria dos casos, a ataxia é cerebelar. A arreflexia esteve presente em 81% de 223 casos revisados.[13]

A síndrome de VKH é uma pan-uveíte granulomatosa difusa bilateral associada a vitiligo, alopecia, poliose e sinais do SNC. Pode clinicamente ser categorizada em quatro fases:

- Prodrômica – caracterizada por cefaleia, náuseas, vertigem, febre, meningismo e dor orbital
- Uveítica – 70% dos pacientes apresentam uveíte posterior unilateral ou bilateral
- Convalescente – ocorre após várias semanas e caracteriza-se por despigmentação da pele e coroide
- Recorrente crônica – caracterizada por pan-uveíte indolente com exacerbações agudas de uveíte anterior granulomatosa.

As manifestações neurológicas são mais comuns durante a fase prodrômica. Sinais neurológicos focais, como neuropatias cranianas, hemiparesia, afasia, mielite transversa e ganglionite ciliar, podem ser encontrados, mas são incomuns. A punção lombar pode revelar pleocitose linfocítica e proteína elevada.

Diagnóstico e exames

A angiografia geralmente não é muito sensível à vasculite do SNC. O padrão de excelência para diagnóstico é a biopsia das leptomeninges.[14]

Na PAN, os achados laboratoriais comuns, mas inespecíficos, incluem diminuição dos níveis séricos de complemento e de imunocomplexos circulantes. O diagnóstico muitas vezes é estabelecido por biopsia do nervo sural ou de um músculo. No LES, um exame laboratorial importante é a titulação de anticorpos antinucleares (dupla-fita). Para lúpus do SNC, os seguintes exames laboratoriais são úteis:

- Índice elevado de imunoglobulina ou banda oligoclonal no LCR
- Anticorpos antineuronais no LCR
- Anticorpos antirribossômicos séricos.

Em conjunto, esses exames apresentam sensibilidade de 100% e especificidade de 86%. Além disso, pacientes que têm manifestações focais apresentam evidências de anticorpos antifosfolipídicos, resultados anormais na ressonância magnética (RM) encefálica com múltiplas lesões e vasculite periférica.

Na ACG, o diagnóstico é basicamente clínico. No entanto, mais de 80% dos pacientes apresentam taxa de velocidade de hemossedimentação muito elevada pelo método de Westergren. Outros exames laboratoriais úteis incluem hemograma completo (para anemia), níveis séricos de fibrinogênio, proteína C reativa e fator de ativação plasmática. A biopsia da artéria temporal é usada para o diagnóstico definitivo.

Para a granulomatose de Wegener, o diagnóstico clínico requer o achado de pelo menos dois dos quatro critérios seguintes, estabelecidos pela American Academy of Rheumatology:

- Úlceras orais ou secreção nasal sanguinolenta e purulenta
- Radiografias torácicas anormais exibindo nódulos, infiltrados fixos ou cavidades
- Micro-hematúria, o que sinaliza envolvimento renal
- Inflamação granulomatosa comprovada por biopsia da parede arterial.

Para o diagnóstico histopatológico, a mucosa nasal é a melhor fonte de biopsia. Outro exame laboratorial útil é o de anticorpos anticitoplasma de neutrófilos do tipo C, um marcador específico encontrado em 90% dos pacientes com envolvimento sistêmico.

Na síndrome de Sjögren, o resultado da eletroencefalografia é anormal em mais de 50% dos pacientes. A angiografia cerebral exibe alterações compatíveis com vasculite de pequenos e médios vasos em 20%. Resultados de RM do cérebro são anormais em cerca de 80% dos pacientes afetados por sintomas neurológicos focais progressivos, mas essas alterações na RM não são distinguíveis daquelas encontradas na esclerose múltipla. Exames do LCR mostram um índice de imunoglobulina G elevado em 50% dos casos com bandas oligoclonais presentes. Outros exames laboratoriais incluem anticorpos anti-Ro (SS-A) e anti-La (SS-B); entretanto, o diagnóstico definitivo pode exigir a biopsia da glândula salivar.

Na síndrome de Behçet, a angiografia com fluoresceína é de grande importância como uma ferramenta diagnóstica precoce, pois o extravasamento dos vasos pode ser encontrado mesmo na ausência de anormalidades fundoscópicas. Na sarcoidose, os níveis séricos da enzima conversora de angiotensina e os exames de gálio-67 na cabeça e no tórax são úteis, mas a biopsia do tecido afetado pode ser diagnóstica.

Patologia

O infiltrado celular é composto por linfócitos, macrófagos e células gigantes em todas as camadas da parede vascular. Na PAN, uma pan-arterite generalizada é encontrada. A necrose da média e das membranas elásticas resulta, em alguns casos, na formação de pequenos aneurismas, que podem sofrer trombose ou ruptura. No LES, depósitos de imunocomplexos se desenvolvem nas paredes de pequenos vasos sanguíneos; a lesão primária ocorre nos tecidos conjuntivos subendoteliais dos capilares, das pequenas artérias, das veias e do endocárdio. Na ACG, a inflamação granulomatosa resulta em obstrução do vaso, embolia ou trombose (Figura 9.23.2). A característica é a proliferação da íntima e a destruição da lâmina elástica interna.

Na granulomatose de Wegener, a formação de granuloma ou vasculite envolve as pequenas artérias e veias e necrose fibrinoide da parede do vaso com infiltração de neutrófilos e histiócitos. Na síndrome de Sjögren, os infiltrados inflamatórios são predominantemente compostos por linfócitos (do tipo T), macrófagos e plasmócitos. Pequenos vasos sanguíneos do sistema venoso, bem como do sistema arterial, estão invariavelmente envolvidos. No SNC, principalmente os vasos sanguíneos do interior da substância branca, em localizações subcorticais e periventriculares, estão envolvidos. Na síndrome de Behçet, uma vasculite e perivasculite oclusiva, necrosante, não granulomatosa

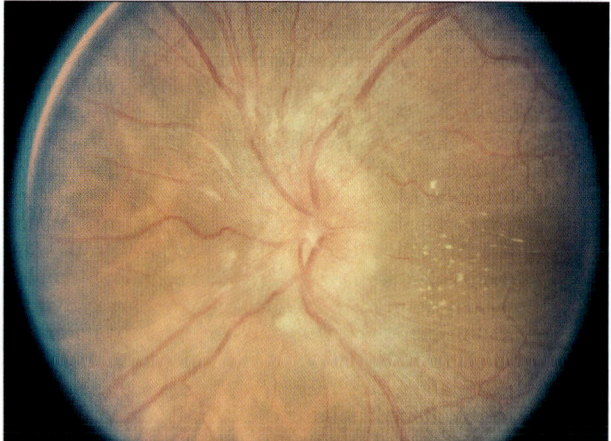

Figura 9.23.1 Visão fundoscópica do disco do nervo óptico na sarcoidose. Observe o embainhamento dos vasos e exsudatos (neurorretinite), bem como o edema pálido do disco óptico.

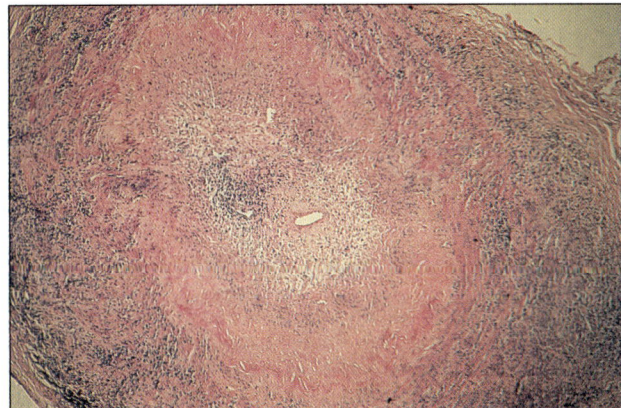

Figura 9.23.2 Artéria temporal quase obliterada por vasculite. Neste caso de arterite de células gigantes, a média está preenchida por uma infiltração granulomatosa (com células gigantes e células epitelioides). Além disso, observe que a camada elástica se apresenta fragmentada (coloração por ácido periódico de Schiff).

é encontrada na úvea e na retina. Na sarcoidose, podem ser observados granulomas não caseosos nas glândulas lacrimais, linfonodos, nódulos da conjuntiva, ou até mesmo no fígado.

Tratamento

O tratamento da vasculite do SNC com prednisona ou ciclofosfamida pode produzir remissão ou cura.[15] Algumas inflamações exigem uma abordagem mais específica. Por exemplo, na granulomatose de Wegener, o tratamento envolve terapia citotóxica com ciclofosfamida e, menos comumente, com metotrexato, azatioprina e clorambucila. A resposta à terapia é medida de acordo com a melhora clínica e a redução dos títulos de anticorpos anticitoplasma de neutrófilos ao longo do tempo. A síndrome de Sjögren requer terapia com pulso de ciclofosfamida em conjunto com corticosteroides por pelo menos 12 meses até a estabilização do curso da doença ou ocorrer melhora.

O tratamento da sarcoidose consiste na administração de corticosteroides sistêmicos durante várias semanas. Se o tratamento falhar, os agentes imunossupressores são, então, usados.

Evolução e desfecho

A evolução crônica da vasculite do SNC geralmente se caracteriza por déficits cognitivos e achados focais. Sem tratamento, os pacientes frequentemente sofrem AVCs recorrentes e vão à óbito em poucos anos.[15] O prognóstico é ruim na PAN; os pacientes morrem em consequência das lesões nos rins, no coração ou em outras vísceras. O LES cerebral pode ser catastrófico e geralmente apresenta mau prognóstico; a morte pode ser decorrente de insuficiência renal, infecção ou envolvimento do SNC. A granulomatose de Wegener já foi considerada fatal, mas as taxas de sobrevida melhoraram com o uso de drogas citotóxicas, predominantemente a ciclofosfamida.

O prognóstico da síndrome de Miller-Fisher é bom, com recuperação completa, em média, dentro de 10 semanas de tratamento. Infecções secundárias, como pneumonia ou sepse, podem causar morbidade e mortalidade. Na síndrome de VKH, o prognóstico é razoável, mas complicações oculares, incluindo catarata, glaucoma e membranas neovasculares sub-retinianas, são comuns. O maior risco para o desenvolvimento de complicações é a recorrência da inflamação intraocular.[16]

PROCESSOS NEURODEGENERATIVOS

Introdução

Apesar da denotação específica e da conotação negativa associada à "degeneração", a expressão *processo neurodegenerativo* continua a ser usada para nomear o declínio para um nível mais baixo de função do SNC. Consideramos a expressão sinônima de *heredodegeneração*. Esta, assim como o termo mais antigo *abiotrofia*, sugere uma causa genética para doença e morte neuronal prematura. A lesão neuronal pode ser decorrente de problemas metabólicos, tóxicos ou nutricionais; no entanto, não surpreendentemente, as manifestações clínicas dessas duas categorias de doença são bastante semelhantes. Avanços recentes na genética e na biologia molecular elucidaram erros inatos no metabolismo.

Epidemiologia e patogênese

Cada uma das doenças neurodegenerativas apresenta epidemiologia e patogênese diferentes. A doença de Alzheimer é a forma mais comum de demência (60 a 70%), com uma prevalência de 11% aos 65 anos e 32% nas pessoas com mais de 80 anos.[17] Suspeita-se fortemente de uma base genética; entretanto, vários fatores de risco ambientais e até mesmo infecções virais foram implicados. A patologia envolve atrofia acentuada do córtex cerebral. O exame histopatológico evidencia placas e emaranhados inespecíficos. A perda seletiva de grandes células ganglionares da retina e seus axônios que fundamentam a via das células M pode contribuir para as anormalidades visuoespaciais.[18,19]

Manifestações oculares

Cada síndrome neurodegenerativa apresenta sua própria constelação de sinais e sintomas. Um esboço dessas degenerações é mostrado no Boxe 9.23.1, e uma breve descrição de alguns dos achados oftálmicos mais característicos é apresentada a seguir.

Os movimentos distônicos são contrações sustentadas ou espasmos que podem ser torcionais ou posturais e tendem a aumentar com a atividade física. Em crianças com distonia, o envolvimento dos braços e das pernas geralmente ocorre. O tremor distônico inclui tremor de ação e postural. A distonia tende a progredir de focal para segmentar até atingir a forma generalizada. Em casos avançados, a parte do corpo afetada permanece em uma postura distônica fixa. Em adultos, a distonia pode começar com os braços (cãibras do escritor), pescoço (torcicolo), face (blefaroespasmo), mandíbula (oromandibular), língua (lingual) ou cordas vocais (espástica).

BOXE 9.23.1 Processos neurodegenerativos.

Distonia
Cerebelar
Ataxia de Friedreich
Síndrome de Marinesco-Sjögren
Síndrome de Ramsay Hunt
Ataxia hereditária ligada ao cromossomo X
Doença de Charcot-Marie-Tooth
Doença de Parkinson
Paralisia supranuclear progressiva
Síndrome de Shy-Drager
Doença de Hallervorden-Spatz
Coreia

Induzida por fármacos/drogas
• Levodopa
• Anticonvulsivantes
• Anticolinérgicos
• Antipsicóticos
Metabólica e endócrina
• Coreia gravídica
• Hipertireoidismo
• Pílulas anticoncepcionais
• Encefalopatia não cetótica hiperglicêmica
Vascular
• Hemicoreia/hemibalismo com lesão do núcleo subtalâmico
• Periarterite nodosa
Demências
• Doença de Alzheimer
• Doença de Pick
• Doença de Creutzfeldt-Jakob
• Doença de Dyke-Davidoff-Masson
• Doença de Charles Bonnet
Doenças relacionadas à mitocôndria
• Encefalopatias mitocondriais – relacionadas ao DNA
• Atrofia óptica hereditária de Leber
• Doença mitocondrial com mutações do DNA nuclear

O blefaroespasmo é uma forma de distonia focal causada pela contração dos músculos orbiculares; começa com um ritmo de piscar de olhos aumentado, seguido pelo fechamento involuntário da pálpebra.[20,21] Na síndrome de Meige, o blefaroespasmo se apresenta combinado à distonia oromandibular. O espasmo hemifacial é considerado uma forma de mioclonia segmentar (branquial).[20]

Doenças neurodegenerativas cerebelares

Quando o cerebelo e suas conexões são afetados em um padrão familiar ou hereditário, a característica clínica cardinal é a ataxia. As ataxias hereditárias podem ter um início precoce; por exemplo, a ataxia de Friedreich, um distúrbio autossômico recessivo, inicia-se antes dos 30 anos e se manifesta como uma ataxia progressiva da marcha, membros, ausência de reflexos tendíneos profundos e respostas extensoras plantares. Os pacientes também apresentam disartria, incoordenação motora e cardiopatia (91%). Características menos comuns da ataxia de Friedreich incluem nistagmo (25%), pé cavo (50%), diabetes (10 a 20%), surdez e atrofia óptica (25%). O distúrbio da coluna posterior é observado em quase todos os pacientes. Perda de apreciação da vibração é um sinal precoce. Os resultados da tomografia computadorizada (TC) e RM encefálicas geralmente são normais, exceto pela atrofia cerebelar. Há presença de atrofia da medula cervical e LCR normal. A evolução é progressiva, embora exista variabilidade e o tratamento seja apenas paliativo.

A síndrome de Ramsay Hunt é uma ataxia mioclônica progressiva de início precoce. A causa mais comum é a encefalomiopatia mitocondrial. A síndrome de Marinesco-Sjögren é outra ataxia recessiva caracterizada por início em idade jovem, catarata congênita, retardo mental e baixa estatura.

Ataxia cerebelar autossômica dominante (ACAD) é uma forma de ataxia espinocerebelar que se inicia durante a idade adulta. As ataxias são categorizadas de acordo com as características clínicas e os *loci* gênicos, designados como SCA1, SCA2, e assim por diante. A forma clínica mais comum da ACAD é SCA1, que geralmente se inicia em pacientes entre 20 e 40 anos, com ataxia de marcha, hiper-reflexia precoce, potencial evocado anormal, neuropatia periférica e disartria pseudobulbar. Nistagmo precoce e oftalmoparesia são comuns. A RM exibe atrofia cerebelar e do tronco encefálico, que afeta particularmente a ponte e o pedúnculo cerebelar médio.

A doença de Azorean (AEC3) se apresenta com ataxia de marcha e membros, espasticidade nas pernas, disartria, sinais piramidais, distonia, rigidez, amiotrofia e fasciculações faciais e linguais. As manifestações oculares são pseudoproptose com retração da pálpebra, diminuição do piscar e oftalmoplegia, em que as sacadas são lentas; também são encontrados nistagmo e dismetria ocular, seguidos por oftalmoplegia supranuclear com o movimento do olhar para baixo poupado. A ataxia SCA2 se caracteriza por ataxia, sácades lentas sem nistagmo e perda precoce dos reflexos tendíneos nos braços. Outros ACADs são definidos por diferentes combinações de ataxia cerebelar e degeneração da retina.

Ataxia telangiectasia, ou síndrome de Louis-Bar, um distúrbio autossômico recessivo ligado a um erro metabólico. A apraxia oculomotora é proeminente (pseudoapraxia oculomotora). Telangiectasias da pele e conjuntiva são frequentemente encontradas.

Parkinsonismo

O complexo de sintomas do parkinsonismo se caracteriza por seis características principais:

- Tremor em repouso
- Rigidez
- Bradicinesia-hipocinesia (movimentos lentos e retardados)
- Postura flexionada
- Perda de reflexos posturais
- Fenômeno de congelamento (ausência de movimento).

Duas dessas características, que devem incluir tremor ou bradicinesia, são necessárias para o diagnóstico definitivo do parkinsonismo. Os tremores em repouso como o "sinal de contar moedas" são comuns. Além disso, os pacientes apresentam diminuição da concentração e comprometimento visuoespacial. A depressão se desenvolve a uma taxa de 2% dos casos por ano. O comprometimento cognitivo pode ocorrer sem problemas de memória.

Paralisia supranuclear progressiva

Essa é uma doença neurodegenerativa caracterizada por paralisia pseudobulbar, paralisia supranuclear do olhar conjugado vertical (principalmente o olhar para baixo), rigidez extrapiramidal, ataxia de marcha e demência. A evolução ocorre para o confinamento ao leito em cerca de 5 anos e óbito alguns anos após.[21]

Coreia

As coreias podem ser hereditárias, secundárias, induzidas por fármacos/drogas, metabólicas, endócrinas, vasculares ou miscelâneas (senis ou essenciais).

A doença de Huntington, um distúrbio hereditário progressivo que se manifesta apenas na idade adulta, caracteriza-se por coreia, transtorno de personalidade e demência. A coreia de Sydenham é observada em crianças e caracteriza-se por movimentos involuntários rápidos, irregulares, sem objetivo, dos músculos dos membros, da face e do tronco. Os pacientes também apresentam instabilidade emocional, hipotonia e fraqueza muscular.

Demências com achados oculares

Doença de Alzheimer

A doença de Alzheimer é um distúrbio neurológico progressivo que pode apresentar distúrbios visuais, como anomalias de visão em cores, distúrbio de sensibilidade espacial ao contraste, instabilidade de fixação, prolongamento da latência sacádica com sacadas hipométricas e intrusões sacádicas durante movimentos oculares de seguimento lento.[18,19] O reflexo vestíbulo-ocular apresenta-se normal na maioria dos pacientes. Alguns pacientes podem apresentar distúrbios de disfunção cortical mais alta, como agnosia visual e ataxia óptica. Outras demências que acompanham a doença metabólica hereditária com achados oculares incluem doença de Wilson, síndrome de Fahr, leucodistrofia metacromática, encefalopatia mitocondrial com acidose láctica e síndrome do tipo acidente vascular encefálico, epilepsia mioclônica com fibras vermelhas rasgadas (MERRF, do inglês *syndrome, myoclonic epilepsy with ragged red fibers*) e doença de Hallervorden-Spatz.

Síndrome de Charles Bonnet

A síndrome é mais do que um tipo de demência. Classicamente, tem sido considerada como tal porque essa condição frequentemente é um marcador precoce de várias demências.[22] Essa síndrome envolve o aparecimento de alucinações visuais complexas e vívidas na ausência de obnubilação da consciência, doença clínica, psicopatologia ou comprometimento intelectual. Classicamente, as alucinações visuais podem ser formadas ou não formadas e provavelmente representam um fenômeno de liberação no contexto de desaferentação. Pode ocorrer após um acidente vascular encefálico ou outras causas de visão diminuída em ambos os olhos.

Doenças cerebrovasculares

Além do déficit focal, um comprometimento intelectual adquirido resulta de múltiplas pequenas lesões encefálicas causadas por acidente vascular encefálico. Perda de memória, comprometimentos cognitivos envolvendo atenção, orientação, habilidades visuoespaciais, cálculo e controle motor estão presentes. A síndrome cortical causada por acidentes vasculares encefálicos aterotrombóticos ou cardioembólicos repetidos é caracterizada por sinais sensorimotores focais, óbvios, com início abrupto de insuficiência cognitiva. Em contraste, uma síndrome subcortical é caracterizada por sinais pseudobulbares, sinais piramidais isolados, depressão, instabilidade emocional, comportamento frontal, comprometimento leve da memória, desorientação, desatenção e perseveração.[23]

Complexo de demência associado ao HIV

Essa sequela inclui vários problemas do SNC, como apatia, lentidão cognitiva, perda de memória e anormalidades neurológicas mais focais. Os achados oculares incluem déficits sutis da visão em cores e da sensibilidade ao contraste, especialmente nas frequências espaciais médias.[24]

Doenças priônicas

As doenças priônicas incluem o kuru, a doença de Creutzfeldt-Jakob, a insônia familiar fatal e a doença de Gerstmann-Sträussler-Scheinker. Essas doenças causam demência rapidamente progressiva que pode incluir agnosias visuais.[25]

Diagnóstico e exames

Na coreia de Huntington, os exames de neuroimagem frequentemente mostram ventrículos aumentados com uma aparência de borboleta em razão de atrofia dos núcleos caudados. Testes pré-natais para aconselhamento genético estão disponíveis. O gene da doença de Huntington está localizado perto da extremidade do braço curto do cromossomo 4.

Na doença de Alzheimer, além da extensa investigação neurológica (testes psicométricos, testes oftalmológicos), um teste de potencial evocado visual pode ser de significância diagnóstica, pois esses pacientes frequentemente apresentam um potencial evocado visual de padrão normal, mas um potencial visual evocado por *flash* anormal. Além disso, os eletrorretinogramas desses pacientes exibem um padrão com menor amplitude comparados aos eletrorretinogramas *flash* normais. A motilidade ocular também pode estar anormal.

Nas doenças priônicas, a eletroencefalografia mostra uma lentidão difusa, com complexos de picos e ondas pseudoperiódicos, bifásicos e trifásicos concomitantes aos reflexos mioclônicos. Níveis elevados de marcador do LCR, uma proteína designada como 14-3-3, detectada por imunoensaio, são encontrados em pacientes com doenças de Creutzfeldt-Jakob. Esse exame apresenta cerca de 96% de sensibilidade e especificidade. No entanto, a biopsia encefálica continua sendo o padrão de excelência de diagnóstico.

Patologia

O problema fisiopatológico da doença de Parkinson está relacionado à diminuição da neurotransmissão dopaminérgica nos gânglios da base com perda de receptores de dopamina. As múltiplas causas incluem indução por fármaco/drogas, pós-infecção, pós-traumática, tumoral, metabólica, hipóxica, pós-encefalítica, tóxica, por múltiplos infartos e idiopática. Os marcadores patológicos na doença de Parkinson são os chamados corpos de Lewy. Na doença de Alzheimer, além das placas amiloides e emaranhados nos hemisférios cerebrais, há degeneração das células ganglionares da retina e seus axônios (Figuras 9.23.3 e 9.23.4). Isso também pode ser detectado pela tomografia de coerência óptica avaliando a espessura da camada de fibras nervosas da retina.[26]

Tratamento

A talamotomia estereotáxica pode ser útil na distonia unilateral, mas as ablações bilaterais estão associadas a um risco de 20% de disartria.

O tratamento médico de espasmo hemifacial já foi tentado, mas a injeção de toxina botulínica tem se mostrado eficaz, embora reinjeções múltiplas sejam necessárias. As doenças neurodegenerativas cerebelares com ataxia cerebelar paroxística (ou periódica) podem ser passíveis de tratamento com acetazolamida em doses de 250 a 1.000 mg/dia, o que reduz ou elimina os episódios.

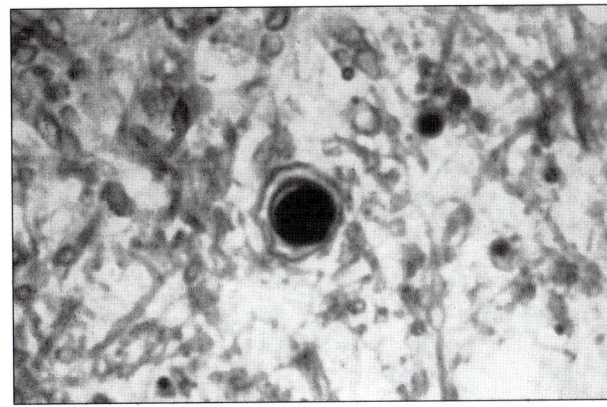

Figura 9.23.3 Axônios em degeneração no nervo óptico humano na doença de Alzheimer. Observar as várias estruturas escuras, a maior delas apresenta uma bainha de mielina extra ao redor (coloração por parafenilenodiamina, corte incluído em Epon).

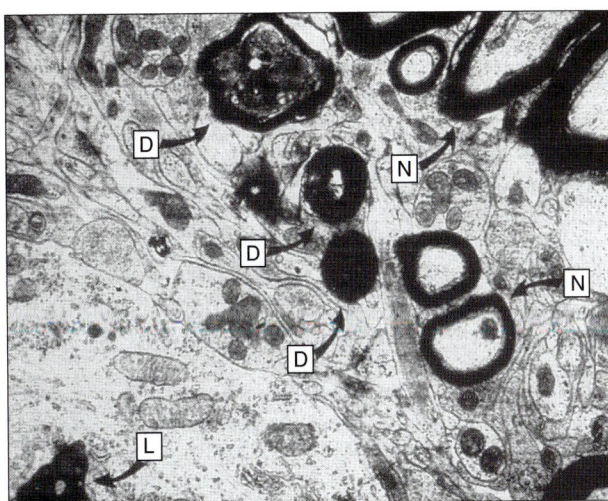

Figura 9.23.4 Microscopia eletrônica do nervo óptico na doença de Alzheimer. São demonstrados axônios em degeneração (D) e células gliais com lipofuscina (L), parte do processo de degeneração. Axônios normais mielinizados (N) também são observados.

Na doença de Parkinson, as opções de tratamento incluem os precursores da dopamina, carbidopa, agonistas da dopamina, liberadores de dopamina, anticolinérgicos, antidepressivos, relaxantes musculares e cirurgia, usando técnicas como talamotomia, palidotomia, estimulação subtalâmica ou implantes de tecidos embrionários. Levodopa é o fármaco mais utilizado, mas a resposta é variável e, após 5 anos de tratamento, até 75% dos pacientes apresentam complicações sérias.[27]

A coreia de Huntington pode ser tratada com antidepressivos tricíclicos e antipsicóticos. Não existe tratamento específico para a coreia de Sydenham, mas sedativos e fármacos antidopaminérgicos podem ser usados.

Os inibidores da colinesterase têm sido utilizados para o tratamento de sintomas cognitivos da doença de Alzheimer com sucesso mínimo. Atualmente, não existe tratamento para doenças priônicas; deve-se ter cuidado para evitar propagação iatrogênica por doação de órgãos ou inoculação acidental.

Evolução e desfecho

A maioria das doenças neurodegenerativas apresenta uma evolução com progressão descendente longa e implacável. No entanto, em muitos casos, o processo pode ocorrer de forma muito lenta. Na doença de Parkinson, a resposta inicial ao tratamento frequentemente é excelente e pode durar de 5 a 10 anos. Para espasmo hemifacial ou blefarospasmo, injeções de toxina botulínica mostram excelente controle do distúrbio.

BIBLIOGRAFIA

Calabrese LH, Duna GF. Evaluation and treatment of central nervous system vasculitis. Curr Opin Rheumatol 1995;7:37–44.

Calabrese LH, Furlan AJ, Gragg LA, et al. Primary angiitis of the central nervous system: diagnostic criteria and clinical approach. Cleve Clin J Med 1992;59:293–306.

Caselli RJ, Hunder GG, Whisnant JP. Neurologic disease in biopsy proven giant cell (temporal) arteritis. Neurology 1988;38:352–9.

Keane JR. Eye movement abnormalities in systemic lupus erythematosus. Arch Neurol 1995;52:1145–9.

Miller NR. Neuro-ophthalmologic topographic diagnosis of tumors and related conditions. In: Walsh & Hoyt's clinical neuro-ophthalmology, vol. 3. 4th ed. Baltimore: Lippincott, Williams & Wilkins; 1980. p. 1138.

Moore PM, Calabrese LH. Neurological manifestations of systemic vasculitides. Semin Neurol 1994;14:300–6.

Nishino H, Rubino FA, DeRemee RA, et al. Neurological involvement in Wegener's granulomatosis: an analysis of 324 consecutive patients at the Mayo Clinic. Ann Neurol 1993;33:4–9.

Quiceno JL, Caparelli E, Sadun AA, et al. Visual dysfunction in AIDS patients without retinitis. Am J Ophthalmol 1992;113:8–13.

Sadun AA, Borchert M, DeVita E, et al. Assessment of visual impairment in patients with Alzheimer's disease. Am J Ophthalmol 1987;104:113–20.

Tunkel AR, Scheld WM. Pathogenesis and pathophysiology of bacterial meningitis. Clin Microbiol Rev 1993;6:118–36.

As referências completas estão disponíveis no **GEN-io**.

PARTE 9 NEURO-OFTALMOLOGIA
SEÇÃO 5 Emergências Neuro-Oftalmológicas

Distúrbios Neuro-Oftalmológicos Urgentes 9.24

Peter A. Quiros

Definição: As emergências neuro-oftálmicas são condições que ameaçam a visão e, às vezes, a vida, que exigem diagnóstico e tratamento de imediato.

Características principais
- A arterite de células gigantes geralmente causa sintomas generalizados, como claudicação da mandíbula, sensibilidade no couro cabeludo, cefaleias, mialgias, fadiga e perda de peso, junto com a perda visual
- A maioria dos aneurismas intracranianos surge na artéria carótida, artéria comunicante posterior, artéria oftálmica e seio cavernoso
- A trombose do seio cavernoso geralmente causa dor ocular, proptose e múltiplas paralisias de nervos cranianos
- A síndrome do ápice orbitário compartilha muitas características da trombose do seio cavernoso, com a adição de sinais de acometimento do nervo óptico
- Oftalmoplegia dolorosa e perda de visão são as principais características da apoplexia hipofisária.

INTRODUÇÃO

Existem poucas verdadeiras emergências oftalmológicas. Embora raras, as consequências de emergências neuro-oftalmológicas[1,2] podem estar associadas à alta morbidade e até à mortalidade. As manifestações oculares das emergências neuro-oftálmicas são também sinais premonitórios de afecções mais perigosas do sistema nervoso central ou sistêmicas. A natureza ameaçadora para a visão e potencialmente para a vida desses distúrbios requer reconhecimento e diagnóstico imediatos por parte do médico. Um atraso de até mesmo algumas horas pode ter um resultado muito desfavorável.

Existem cinco emergências neuro-oftálmicas:

- Arterite de células gigantes (ACG)
- Síndrome do ápice orbitário
- Aneurisma intracraniano
- Trombose do seio cavernoso (TSC)
- Apoplexia hipofisária.

Estes podem ser agrupados por sintomas iniciais em três categorias para facilitar o diagnóstico:

- Entidades que resultam na perda de visão – ACG
- Aqueles que causam oftalmoplegia – TSC e aneurisma intracraniano
- Aqueles que causam tanto a perda da visão quanto a oftalmoplegia – síndrome do ápice orbitário e apoplexia hipofisária.

EPIDEMIOLOGIA E PATOGÊNESE
Arterite de células gigantes

A incidência de ACG é de aproximadamente 1 em 150 mil por ano em pacientes com mais de 60 anos.[3] A incidência aumenta agudamente com a idade e pode chegar a 44 por 100 mil entre os pacientes em seus 90 anos.[3] A doença ocorre três vezes mais nas mulheres do que nos homens.[3] A frequência em pessoas caucasianas é geralmente maior do que em pessoas negras e hispânicas.[2,3,5] A idade média de início é a sétima década.[5]

A ACG é uma doença sistêmica que afeta principalmente as artérias de médio a grande calibre, especialmente as artérias temporal, oftálmica e artérias ciliares posteriores curtas.[6] Segmentos desses últimos vasos são obstruídos, o que leva a isquemia da coroide ou neuropatia óptica isquêmica.[7] A trombose arterial da ACG pode ser demonstrada pelo atraso no enchimento da coroide e discal na angiografia com fluoresceína.[8]

Aneurisma

A incidência de aneurismas saculares intracranianos é de aproximadamente 9 por 100 mil. A incidência de ruptura de aneurismas assintomáticos aumenta com a idade, com pico durante a sexta e a sétima décadas. Eles são um pouco mais frequentes nas mulheres do que nos homens.[9] A maioria dos aneurismas intracranianos se origina do tronco principal da artéria carótida (40%), no nível da artéria comunicante posterior (ACP), da artéria oftálmica e do seio cavernoso.[10,11] A ruptura de aneurismas da ACP foi descrita em até 85%.[12] Além disso, a ACP é, sem dúvida, o local mais frequente para causar paralisia do terceiro nervo antes da ruptura.[13]

Aneurismas da ACP geralmente causam paralisias de nervo craniano com envolvimento da pupila. Estes ocorrem como resultado de hemorragia subaracnóidea ou por compressão externa do terceiro nervo craniano causada por expansão do aneurisma antes da ruptura.[14]

Trombose do seio cavernoso

A incidência de TSC, que é um distúrbio raro, ainda não foi estimada. Pode ser classificada como séptica ou asséptica, esta última é a mais rara das duas formas. A mortalidade da TSC séptica era de quase 100% na era pré antibiótica. Embora agora menor, a taxa de mortalidade permanece em torno de 30%.[4]

A maioria das tromboses sépticas do seio cavernoso é decorrente dos seios esfenoide ou etmoide. Infecções dentárias, celulite facial e otite raramente levam a TSC graças ao advento dos antibióticos.[4] Infecções agudas dos seios geralmente são causadas por bactérias gram-positivas, enquanto as infecções crônicas são mais frequentemente associadas a bactérias gram-negativas e fungos.

TSC asséptica está associada a condições que levam à trombose venosa. Estas podem incluir policitemias, anemia falciforme (vasculite), trauma, neurocirurgia, gravidez e uso de contraceptivos orais.

Síndrome do ápice orbitário

Menos de 1% de todos os casos de celulites orbitais resultam em uma síndrome de ápice orbitário.[15] No entanto, mais de 50% destes ocorrem em pacientes com diabetes melito.[16]

Nesses pacientes, a mucormicose rinocerebral é, sem dúvida, a causa mais frequente da síndrome do ápice orbitário.

Embora a cetoacidose nem sempre esteja presente,[17,18] ela é o fator de risco mais importante.[19] Estudos demonstraram falta de atividade inibitória contra *Rhizopus* no soro de pacientes com cetoacidose. Parece que essa atividade inibitória é restaurada com correção da acidose.

Apoplexia hipofisária

Essa condição com risco de vida é rara e sua incidência é difícil de estabelecer. Acredita-se que ocorra em 0,6 a 9,1% de todos os casos de adenoma hipofisário tratados cirurgicamente.[20]

A faixa etária é ampla, variando da primeira década até a nona.[20] Um estudo estimou o pico de incidência durante a quinta década.[21] Parece não haver prevalência de gênero.

A apoplexia hipofisária ocorre com aumento súbito de uma hipófise com tumor, geralmente um adenoma. O aumento súbito causa danos às estruturas vizinhas, como o quiasma óptico e o hipotálamo. A rápida expansão para o seio cavernoso não é incomum. A expansão pode ser causada por hemorragia ou infarto. Os fatores precipitantes incluem redução do fluxo sanguíneo, como na hipotensão; estimulação da glândula em estados de estrogênio aumentados, como na gravidez; anticoagulação; e aumento do fluxo sanguíneo.[21]

MANIFESTAÇÕES OCULARES

Arterite de células gigantes

A perda visual súbita é, de longe, a manifestação mais comum da ACG, em aproximadamente 50% desses pacientes.[22] A perda de visão ocorre esmagadoramente como resultado de neuropatia óptica isquêmica anterior arterítica. A perda permanente da visão frequentemente é precedida pela perda transitória da visão, como amaurose fugaz.[23]

Outras causas de perda de visão também associadas à ACG, embora ocorram menos frequentemente, incluem oclusão da artéria central da retina, isquemia da coroide e neuropatia óptica isquêmica posterior. A ACG deve ser suspeitada em pacientes mais velhos que apresentam oclusão da artéria central da retina, que não têm história de distúrbios valvares ou êmbolos visíveis.[24]

Embora a perda de visão seja o principal problema oftálmico encontrado na ACG, os pacientes também podem experimentar diplopia. Esse problema pode ocorrer como resultado do infarto dos músculos extraoculares, dos seus nervos cranianos correspondentes ou dos núcleos do tronco encefálico. Na verdade, a ACG pode causar um quadro de acidente vascular encefálico maior.

Aneurisma

As manifestações oftálmicas são determinadas pela posição do aneurisma. Estas podem incluir de perda de visão resultante de aneurismas da artéria oftálmica, cegueira cortical resultante de aneurismas basilares ou oftalmoplegia resultante de aneurismas do círculo de Willis ou do seio cavernoso. A manifestação mais comum, no entanto, é a oftalmoplegia.

Pacientes apresentarão ptose unilateral completa. Ao levantar a pálpebra, o examinador observará que o olho abduzido não pode sofrer adução, infradução ou supradução. Esses pacientes geralmente têm 1 a 2 mm de proptose. Acredita-se que esse fenômeno seja o resultado da frouxidão da musculatura paralisada, e não do deslocamento aneurismático. Anisocoria geralmente está presente como resultado de interrupção das fibras parassimpáticas que seguem do lado de fora do nervo. A anisocoria ficará mais acentuada sob iluminação brilhante. Ou seja, a pupila parecerá dilatada e incapaz de se contrair na luz brilhante.

A suspeita de aneurisma intracraniano deve ser levantada em todos os pacientes sem diabetes, mas que têm paralisias do terceiro nervo craniano, especialmente aquelas com envolvimento pupilar.

Trombose do seio cavernoso

Em pacientes com TSC séptica, uma série de anormalidades oculares deve se manifestar. Aqueles com infecções que entram no seio cavernoso anteriormente em geral terão dor nos olhos, congestão orbital, proptose, edema dos anexos oculares, ptose e oftalmoplegia. A oftalmoplegia pode envolver o terceiro, o quarto e o sexto nervos cranianos. Além disso, pode haver envolvimento do primeiro e segundo ramos do nervo trigêmeo.

Os sintomas são inicialmente unilaterais, mas frequentemente se tornam bilaterais à medida que a infecção e a trombose se espalham para o lado contralateral através do seio circular. Este seio conecta os seios cavernosos direito e esquerdo posteriormente. Além disso, esses pacientes em geral estão febris. Náuseas, vômitos e sonolência não são incomuns.

Síndrome do ápice orbitário

Em pacientes com síndrome do ápice orbitário, se manifestam oftalmoplegia completa, ptose, diminuição da sensação da córnea e perda da visão. Ao contrário da TSC, a perda de visão está presente desde o início. Os pacientes geralmente desenvolvem sinais de acometimento do nervo óptico, como um defeito pupilar aferente relativo. Há pequeno edema dos anexos e congestão orbital, que estão presentes nos estágios iniciais, mas se tornam mais desenvolvidos à medida que a doença progride. A proptose está frequentemente presente, mas os pacientes nem sempre se queixam de dor.

Escaras raramente são observadas no início, mas em geral se desenvolvem em torno da órbita se a doença não é tratada (Figura 9.24.1).

Apoplexia hipofisária

Os pacientes geralmente têm oftalmoplegia dolorosa e perda de visão. O dano às vias visuais ocorre mais frequentemente no nível do quiasma. Portanto, defeitos do campo visual são comuns. No entanto, a perda da visão é variável, e nem sempre causa um defeito pupilar aferente relativo. O grau de oftalmoplegia pode ser variável e assimétrico, dependendo da extensão do envolvimento de cada seio cavernoso.

DIAGNÓSTICO E EXAMES COMPLEMENTARES

Arterite de células gigantes

O diagnóstico de arterite temporal é baseado em sinais e sintomas clínicos. Os achados laboratoriais são úteis, e a biopsia da artéria temporal é o padrão confirmatório.

Os resultados da revisão sistemática de sintomas em diferentes aparelhos de pacientes mais velhos com perda de visão e/ou perda de visão transitória são geralmente positivos. Portanto, uma revisão completa dos sistemas para queixas relativas à ACG deve ser realizada. Um diagnóstico pode ser obtido com grande certeza se vários sistemas apresentam resultados positivos para os sintomas.[25]

A maioria dos pacientes se queixa de cefaleia, geralmente cefaleia unilateral. Além disso, em geral há sensibilidade dolorosa do couro cabeludo, bem como sensibilidade ao longo da artéria afetada. A claudicação da mandíbula está frequentemente presente. Embora a sua ausência não exclua ACG, esse sinal é bastante característico de ACG, já que raramente é observado em outros distúrbios. Por fim, mialgias, fadiga, perda de peso e diminuição do apetite são observadas com frequência. Achados positivos em três ou mais sistemas no paciente idoso devem levantar suspeita forte da doença.

Os exames laboratoriais geralmente consistem na velocidade de hemossedimentação (VHS), nível de proteína C reativa (PCR) e hemograma completo. A VHS e os níveis de PCR são, em geral, acentuadamente altos. A VHS deve ser ajustada para idade e sexo. O limite superior do normal é considerado como a idade dividida por dois em homens e idade mais 20 dividido por dois em mulheres.[26]

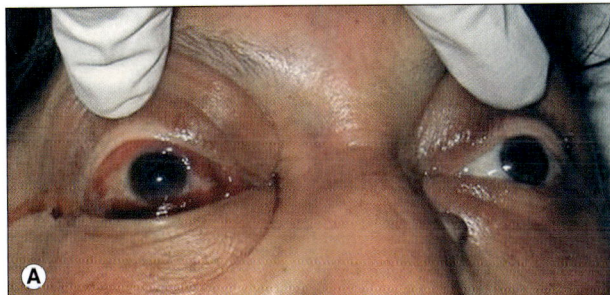
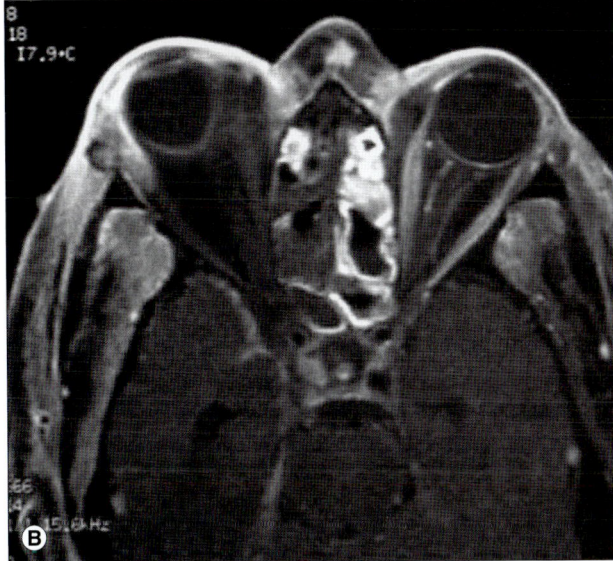

Figura 9.24.1 A. Paciente com mucormicose da órbita direita, resultando em síndrome do ápice orbitário. **B.** Vista axial da ressonância magnética orbital que demonstra mucormicose dos seios etmoidais com extensão para a órbita.

O hemograma completo frequentemente revela anemia normocítica, assim como trombocitose.[27]

A biopsia da artéria temporal é padrão para o diagnóstico. Um segmento de 2 cm da artéria temporal deve ser obtido, assim como são necessários vários cortes histológicos da amostra porque podem ocorrer "lesões saltitantes"; isto é, as seções da artéria afetada podem ser intercaladas com seções não afetadas. Uma única biopsia negativa que preencha os critérios acima é geralmente suficiente para descartar a ACG. No entanto, apesar do baixo rendimento em termos estatísticos,[28] se a suspeita for alta, uma segunda biopsia deve ser realizada, pois a falta de diagnóstico teria consequências terríveis.

Aneurisma

A dor frontal da cabeça geralmente ocorre em aneurismas rompidos e não rompidos. Em um aneurisma não rompido, a dor é referida a partir do tentório adjacente. Como o olho e a fronte, o tentório é suprido pelo primeiro ramo do nervo trigêmeo. Uma paralisia do nervo oculomotor com envolvimento da pupila está quase invariavelmente presente. Se esse for o caso, o aneurisma deve ser detectável por angiografia por ressonância magnética (ARM) ou por angiografia por tomografia computadorizada (ATC).[29] Essas modalidades, no entanto, podem não detectar aneurismas intracranianos de 3 mm ou menos.[30,31] Portanto, a angiografia cerebral com subtração digital continua sendo o padrão. Um aneurisma sacular de 4 mm ou mais geralmente é observado na junção da carótida interna e artérias comunicantes posteriores (Figura 9.24.2).

Trombose do seio cavernoso e síndrome do ápice orbitário

Além dos sinais oculares que distinguem as duas entidades, a neuroimagem é necessária para fazer o diagnóstico. A TC

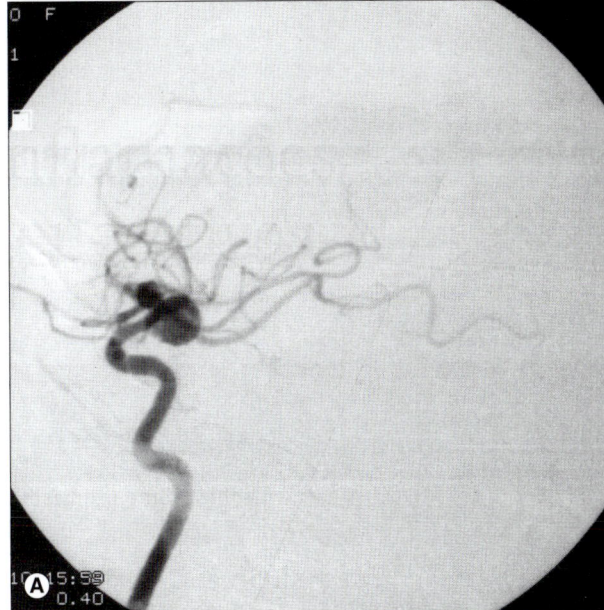
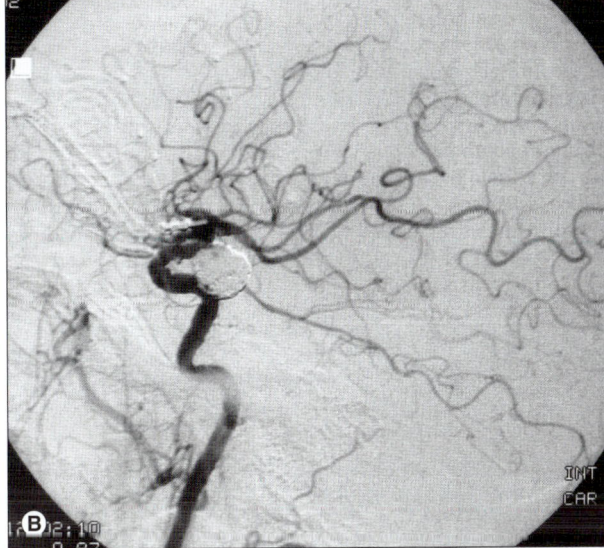

Figura 9.24.2 A. Angiografia com subtração digital (ASD) de aneurisma de ACP, resultando em paralisia do terceiro nervo. **B.** ASD do mesmo aneurisma após tratamento endovascular com colocação de bobina.

de órbita sem contraste e a ressonância magnética (RM) com supressão de gordura localizam o local de envolvimento. No caso de RM orbitária, a supressão de gordura é necessária para visualizar as estruturas orbitais envolvidas. O "ruído" criado pela gordura pode mascarar a inflamação. Doença sinusal está quase sempre presente.[32] Na verdade, a síndrome do ápice orbitário raramente ocorre sem sinusite etmoidal adjacente. Doença do seio esfenoidal e maxilar também é comum. Em ambos os casos, imagens com contraste devem ser solicitadas com vistas coronal e axial que se estendem posteriormente até o seio cavernoso posterior e inferior.

Apoplexia hipofisária

Além das manifestações oculares, a maioria dos pacientes apresenta irritação meníngea. Após a apoplexia, a hipofunção da glândula é comum.[33] Portanto, os pacientes podem apresentar menstruação irregular, diminuição da libido, hiponatremia, hipotireoidismo ou hipercortisolismo.

A RM é o exame-padrão para a neuroimagem porque delineia tanto o tumor quanto qualquer hemorragia (Figura 9.24.3). É muito mais sensível do que a TC.[34]

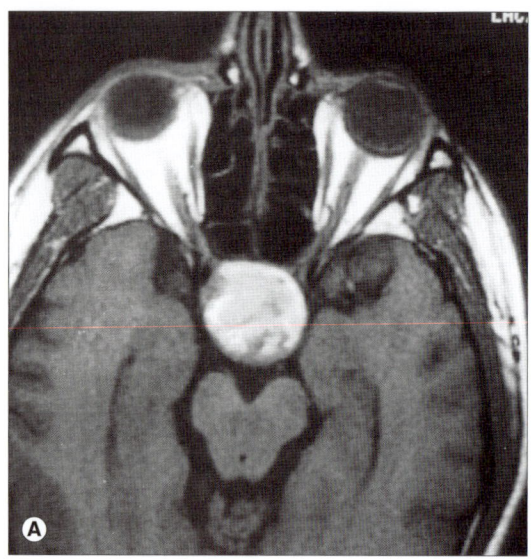
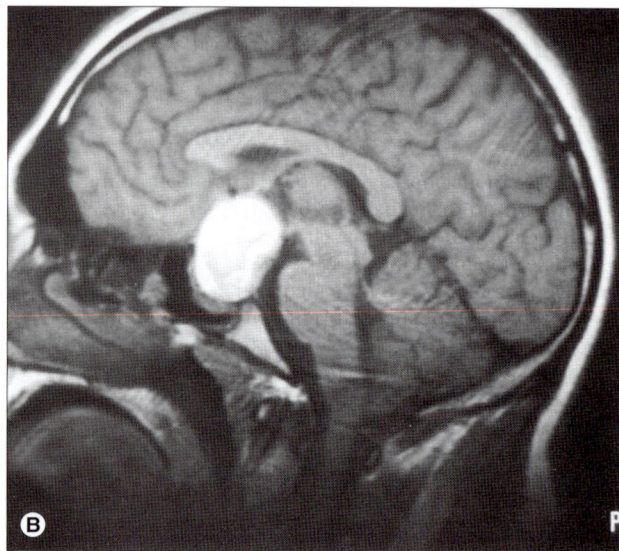

Figura 9.24.3 A. Ressonância magnética (RM) em corte axial de uma hipófise apoplética aumentada envolvendo o quiasma. **B.** RM sagital do mesmo paciente.

DIAGNÓSTICO DIFERENCIAL

Arterite de células gigantes

O diagnóstico diferencial da ACG é extenso. A ACG é geralmente confundida com neuropatia óptica isquêmica anterior não arterítica. Pacientes com neuropatia óptica isquêmica não arterítica tendem a ser mais jovens, têm perda de visão menos grave e não têm sintomas sistêmicos (revisão negativa dos sistemas), bem como resultados normais dos testes laboratoriais.

O diferencial também pode incluir o seguinte:

- Neurite óptica inflamatória – os pacientes, geralmente em torno de 20 a 30 anos, têm dor com movimentos oculares, edema do nervo óptico e revisão negativa dos sistemas
- Compressão por tumor – perda de visão muito lentamente progressiva, revisão negativa dos sistemas
- Papiloflebite diabética – pacientes mais jovens com diabetes, edema do nervo óptico com hemorragias, revisão negativa dos sistemas, VHS levemente elevada
- Oclusão da veia ou artéria central da retina.

Aneurisma

Se os achados da angiografia forem negativos, as seguintes entidades podem causar quadro clínico semelhante:

- Lesões microvasculares ou isquêmicas – os pacientes normalmente têm diabetes; a pupila é quase sempre poupada
- Hematoma epidural ou subdural – história de traumatismo na maioria dos casos, a alteração do estado mental é comum
- Meningite ou encefalite – febre e rigidez da nuca, frequentemente acompanhada por alterações de estado mental e convulsões
- Crise hipertensiva – hemorragias retinianas em chama de vela estão geralmente presentes, bem como edema do nervo óptico
- Enxaqueca – curso recorrente e remitente, muitas vezes acompanhado de náuseas, fotofobia, auras visuais e hemiplegia transitória, oftalmoplegia ou ataxia.

Trombose do seio cavernoso e síndrome do ápice orbitário

Essas entidades têm diagnósticos diferenciais semelhantes, porque a maioria dos problemas surge de estruturas adjacentes.

- Síndrome de Tolosa-Hunt – pacientes saudáveis, dor intensa, perda de visão é rara, "pseudotumor" inflamatório observado na neuroimagem
- Fístula arteriovenosa – frequentemente com traumatismo antecedente, sopro pode ser auscultado, vasos conjuntivais arterializados
- Doença ocular tireoidiana – raramente observada sem retração palpebral e lid-lag, ducções forçadas positivas, músculos extraoculares espessados na TC com pouca ou nenhuma doença sinusal.

Apoplexia hipofisária

Aneurisma intracraniano, tanto em expansão quanto em ruptura, deve ser considerado se a RM não revelar hemorragia hipofisária. A ARM deve então ser realizada.

PATOLOGIA

Arterite de células gigantes

As amostras de biopsia revelam imenso infiltrado celular mononuclear inflamatório. Há destruição da lâmina elástica interna, e a necrose da média é observada com frequência. Os lumens dos vasos estão, geralmente, completamente ocluídos. Células gigantes multinucleadas podem estar presentes (Figura 9.24.4), mas desaparecem dentro de dias após o início da terapia com corticosteroides.

Aneurisma

Histologicamente, os vasos aneurismáticos exibem camadas média e adventícia marcadamente finas. Existe uma ruptura generalizada da lâmina elástica interna, com áreas de afinamento, fragmentação e até ausência. Alguns pesquisadores encontraram deficiência ou defeito na formação de colágeno do tipo III, assim como diminuição na proporção de colágeno dos tipos III e I.[35]

Trombose do seio cavernoso e síndrome do ápice orbitário

Espécimes de seios paranasais frequentemente revelam organismos infecciosos. A coloração de Gram para bactérias deve ser realizada para determinar a presença de bactérias gram-negativas ou gram-positivas, ou ambas. Além disso, a coloração com tinta da Índia e corantes especiais para fungos deve ser realizada para avaliar a mucormicose. Hifas não septadas, grandes e ramificadas que coram facilmente com hematoxilina e eosina são indicativas das espécies *Mucor* e *Rhizopus*.

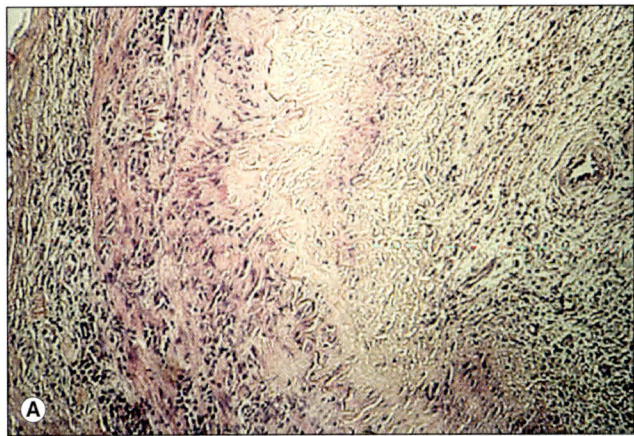 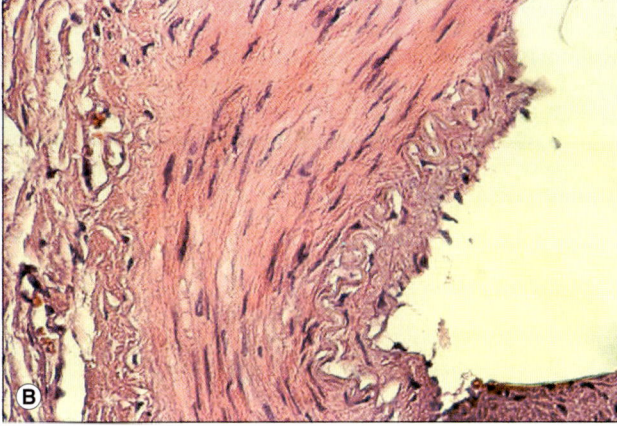

Figura 9.24.4 **A.** Biopsia de artéria temporal positiva para arterite de células gigantes. Observar a destruição da lâmina elástica e a quase completa oclusão luminal. **B.** Amostra de artéria temporal normal.

Apoplexia hipofisária

Esta condição é caracterizada por hemorragia hipofisária, geralmente acompanhada por necrose e trombose. A maioria das amostras tem alto grau de necrose, dificultando a identificação do tipo celular. Um estudo, no entanto, encontrou que as células nulas são as mais frequentes (61%), seguidas pelas somatotróficas (17%), corticotróficas (11%), lactotróficas (5,5%) e gonadotróficas (5,5%).[36]

TRATAMENTO

Arterite de células gigantes

O tratamento bem-aceito da ACG é o uso de corticosteroides sistêmicos. Geralmente, a literatura oftalmológica apoia doses mais elevadas do que a literatura reumatológica. Não há acordo claro sobre o início da dosagem.[37] Os neuro-oftalmologistas geralmente começam com doses de 80 a 100 mg de metilprednisolona oral diariamente. Os reumatologistas podem defender dosagens menores de 40 a 60 mg/dia. Alguns médicos aplicam o tratamento inicial com corticosteroides intravenosos. Séries retrospectivas indicaram maior probabilidade de melhora da visão naqueles que foram inicialmente tratados com corticosteroides intravenosos.[38]

A VHS como um parâmetro terapêutico deve ser testada a cada 4 a 6 semanas, e a terapia, titulada em conformidade com os resultados. Existe um consenso de que a duração do tratamento deve se estender por muitos meses, frequentemente até 1 a 2 anos, e que o uso de inibidores da interleucina-6 pode ajudar a diminuir a extensão do tratamento com corticosteroides.

Aneurisma

O tratamento de aneurismas intracranianos não rompidos depende, em parte, do seu tamanho e posição, bem como da idade e da saúde do paciente. Aneurismas não rompidos podem ser tratados por meio de uma abordagem cirúrgica direta ou "aberta" ou com uma abordagem endovascular.

O objetivo da abordagem cirúrgica direta é aplicar clipes de metal na base do aneurisma para fechá-lo. Essa abordagem é muito bem-sucedida, mas tem os mesmos riscos associados à craniotomia aberta. Danos a estruturas adjacentes (nervo oculomotor) podem ocorrer.

A abordagem endovascular utiliza cateteres para introduzir balões ou bobinas tromboembólicas no aneurisma, ocluindo-o mecanicamente ou trombosando-o. Essa abordagem acarreta um menor risco de mortalidade e morbidade, mas pode ser complicada pelo fechamento incompleto do aneurisma ou deslocamento do balão endovascular, bem como pela ruptura causada pela penetração do cateter na parede fina do aneurisma.

Trombose do seio cavernoso e síndrome do ápice orbitário

A TSC séptica é geralmente tratada com uma combinação de antibióticos e anticoagulação. Os corticosteroides podem desempenhar um papel na redução da inflamação. Se a doença sinusal estiver presente, o desbridamento dos seios também deve ocorrer. Se houver evidência clínica ou suspeita de *Mucor*, o tratamento com anfotericina B deve ser iniciado. A correção de acidose metabólica subjacente aumenta muito as chances de sobrevivência.[15]

A síndrome do ápice orbitário é controlada da mesma maneira, exceto que, em casos de *Mucor*, podem ser necessárias exenteração sinusal, bem como exenteração orbital para melhorar a sobrevivência.

Na TSC asséptica, o tratamento é primariamente o da condição subjacente. Anticoagulação adjuvante pode interromper a propagação da trombose.[39]

Apoplexia hipofisária

A maioria dos pacientes é tratada com descompressão da sela por via transesfenoidal. Em geral, esses pacientes apresentam anormalidades neuro-oftálmicas, que requer cirurgia. Alguns grupos defendem o uso de bromocriptina em casos com déficit neuro-oftálmico pequeno ou ausente.

A suplementação de hormônios hipofisários é frequentemente necessária por períodos prolongados após o evento apoplético.

EVOLUÇÃO E DESFECHOS

Arterite de células gigantes

O principal objetivo da terapia é evitar a perda da visão no outro olho. A restauração da visão no olho afetado é rara. No entanto, se não for tratada, quase 90% dos pacientes sofrem perda de visão no outro olho.[40]

Aneurisma

Os resultados da cirurgia em aneurismas não rompidos são excelentes. As taxas de mortalidade com esses procedimentos são tão baixas quanto 1 a 5%.[41] A morbidade é um pouco maior, 10 a 15%, o que geralmente se manifesta na forma de recuperação incompleta da função do nervo oculomotor ou regeneração aberrante.

Trombose do seio cavernoso

A taxa de mortalidade para pacientes com TSC é de cerca de 30%. A morbidade é muito alta. Quase todos os sobreviventes têm algum tipo de déficit neurológico. Estes geralmente resultam de danos nos nervos cranianos do seio cavernoso. Portanto, oftalmoplegias, neuropatias sensoriais e até mesmo oclusões da veia ou da artéria da retina podem ser observadas.

A trombose asséptica tem mortalidade muito menor em comparação à trombose séptica. A morbidade, no entanto, permanece alta, com danos aos nervos cranianos intracavernosos sendo comuns.

Síndrome do ápice orbitário

A mortalidade da síndrome do ápice orbitário induzida por *Mucor* é relatada entre 46 e 52%[42] apesar da terapia com anfotericina B. A morbidade permanece alta porque muitos pacientes precisam de exenteração dos seios paranasais e órbita. Déficits neurológicos permanentes são comuns.

Apoplexia hipofisária

A descompressão cirúrgica da sela parece ter bons resultados neuro-oftálmicos. Melhoras na acuidade visual, déficits de campo e oftalmoplegia foram relatadas em até 76 a 91%.[36] As anormalidades endócrinas, no entanto, permaneceram altas, com 43 a 58% precisando de alguma forma de suplementação hormonal. A mortalidade com o tratamento cirúrgico permaneceu baixa.

BIBLIOGRAFIA

Arnold AC. Ischemic optic neuropathy, diabetic papillopathy, and papillophlebitis. In: Yanoff M, Duker JS, editors. Ophthalmology. London: Mosby; 1999. p. 11–17.1–6.

Biousse V, Newman NJ, Oyesiku NM. Precipitating factors in pituitary apoplexy. J Neurol 2001;71:542–5.

Chan CCK, Paine M, O'Day J. Steroid management in giant cell arteritis. Br J Ophthalmol 2001;85:1061–4.

Danesh-Mayer HV, Savino PJ, Eagle RC Jr, et al. Low diagnostic yield with second biopsies in suspected giant cell arteritis. J Neuroophthalmol 2000;20:213–15.

Ferry AP, Abedi S. Diagnosis and management of rhino-orbitocerebral mucormycosis. A report of 16 personally observed cases. Ophthalmology 1983;90:1096–104.

Hunder GG, Bloch DA, Michel BA, et al. The American College of Rheumatology criteria for classification of giant cell arteritis. Arthritis Rheum 1990;33:1122–8.

Jover JA, Hernandez-Garcia C, Morado IC, et al. Combined treatment of giant cell arteritis with methotrexate and prednisone: a randomized, double-blinded, placebo controlled trial. Ann Intern Med 2001;134:106–14.

King JT Jr, Berlin JA, Flamm ES. Morbidity and mortality from elective surgery for asymptomatic, unruptured, intracranial aneurysms: a meta-analysis. J Neurosurg 1994;81:837–42.

Siatkowski RM, Gass JDM, Glaser JS, et al. Fluorescein angiography in the diagnosis of giant cell arteritis. Am J Ophthalmol 1993;115:57–9.

Wardlaw JM, White PM. The detection and management of unruptured intracranial aneurysms. Brain 2000;123:205–21.

White PM, Teasdale EM, Wardlaw JM, et al. Intracranial aneurysms: CT angiography and MR angiography for detection, prospective blinded comparison in a large patient cohort. Radiology 2001;219:739–49.

As referências completas estão disponíveis no **GEN-io**.

PARTE 9 NEURO-OFTALMOLOGIA

SEÇÃO 5 Emergências Neuro-Oftalmológicas

Trauma, Fármacos/Drogas e Toxinas

9.25

Deborah I. Friedman e Luis J. Mejico

Definição: Anormalidades visuais causadas por disfunção cerebral e lesão resultante de dano extrínseco em razão de traumatismo craniano ou exposição a medicamentos, alucinógenos ou toxinas.

Características principais
- Distúrbios da motilidade, anormalidades sacádicas, nistagmo, insuficiência de convergência
- Disfunção visual perceptivo-motora
- Fenômenos visuais positivos
- Alucinações visuais formadas e não formadas
- Discromatopsia
- Defeitos de campo visual
- Visão turva ou perda visual
- Cegueira cerebral (cortical).

Características associadas
- Cefaleias
- Perda de memória em curto prazo
- Comprometimento da concentração
- Alterações comportamentais
- Outros déficits neurológicos físicos.

TRAUMA E ENCÉFALO

Introdução

Anormalidades visuais subsequentes ao traumatismo craniano fechado ocorrem com frequência e podem envolver qualquer parte da via visual. O reconhecimento imediato e o tratamento dessas condições aumentam o potencial para a reabilitação do paciente.

Epidemiologia e patogênese

O traumatismo cranioencefálico é um importante problema de saúde pública. Aproximadamente 900 mil pacientes são hospitalizados anualmente nos EUA por consequências de traumatismo craniano fechado. A causa mais comum de traumatismo craniano nos EUA é o acidente automobilístico, e a gravidade do traumatismo craniano se correlaciona diretamente à falta de uso adequado do cinto de segurança e do capacete.[1] De todas as pessoas feridas em acidentes automobilísticos, 70% sofrem ferimentos cranianos. Os homens se ferem duas vezes mais do que as mulheres, e o álcool é um fator importante que contribui para os acidentes masculinos. Cerca de metade de todos os pacientes têm idade entre 15 e 34 anos. A agressão, incluindo abuso de crianças e cônjuges, acidentes domiciliares ou no local de trabalho e lesões esportivas contribuem para a lesão cerebral traumática (LCT).

Infelizmente, poucos estudos caracterizam a incidência das sequelas visuais do trauma craniano. Após uma lesão encefálica, o sistema visual geralmente não é avaliado de maneira abrangente. Isso pode ser reflexo da falta de queixas articuladas dos pacientes com traumatismo craniano, seja por falta de experiência subjetiva, seja por causa da cognição reduzida. Os membros da família ou a equipe de reabilitação geralmente identificam os déficits e relatam os problemas visuais dos pacientes ao atendimento médico. Em um estudo, 50 a 65% dos pacientes que compareceram a um centro de reabilitação apresentaram distúrbios visuais após LCT.[2] Nenhuma correlação aparente existe entre a gravidade do trauma e a presença de distúrbios visuais. De fato, um estudo de LCT leve e aguda em um departamento de emergência do centro de trauma pediátrico encontrou fotofobia e visão turva ou dupla em 15 a 39% das crianças.[3]

Manifestações oculares

Déficits visuais após traumatismo craniano podem ser monoculares ou binoculares (Boxe 9.25.1). A lesão cortical provoca alterações na refração, sácades e outras relações sensorimotoras. A queixa visual mais comum após o traumatismo craniano é a visão embaçada decorrente da insuficiência de convergência. Os pacientes com insuficiência de convergência também podem apresentar dificuldade de leitura, diplopia de perto, astenopia, lacrimejamento, fotossensibilidade e cefaleia. O controle dos movimentos oculares sacádicos pode ser interrompido após lesão a qualquer um dos hemisférios cerebrais. Esoforia e exotropia são sequelas comuns de trauma cranioencefálico. A visão binocular simples pode ser perdida após uma lesão cefálica, com a descompensação de uma foria latente ou a perda da fusão fisiológica normal da imagem apresentada em cada olho. Defeitos no campo visual após trauma cranioencefálico fechado não são

---

BOXE 9.25.1 Sintomas visuais e sinais associados ao traumatismo cranioencefálico.

Sintomas	Sinais
Visão turva ou diminuída	Insuficiência de convergência
Diplopia	
Dificuldade de leitura	Sacadas anormais
Fotofobia	Disfunção oculomotora
Alucinações visuais	Distúrbios acomodativos
Oscilopsia	Instabilidade de fixação
Fosfenas	Nistagmo
Defeitos do campo visual	Lagoftalmo
Disfunção visual perceptivo-motora	
• Relações espaciais prejudicadas	
• Problemas de discriminação direita-esquerda	
Déficits de cognição visual	
Desatenção visual	

incomuns. Em um relato, os campos tubulares que sugeriram perda visual funcional foram encontrados com mais frequência e foram associados à enxaqueca pós-traumática em cerca de metade dos casos.[1] Outros defeitos do campo visual incluem escotoma relacionado ao nervo óptico, quadrantanopia, hemianopsia homônima, hemianopsia bitemporal e cegueira cortical.

Os pacientes que apresentam lesões nas áreas parietais, temporais e occipitais não dominantes podem manifestar problemas de atenção visual, bem como dificuldade de orientação espacial e reconhecimento visual. A cognição visual pode ser interrompida após o traumatismo craniano, o que resulta em dificuldade de julgar as propriedades espaciais dos objetos e em manipulação mental prejudicada das imagens tridimensionais. Quando a organização espacial e as habilidades construtivas são prejudicadas, o lobo frontal recebe *feedback* inadequado para a execução dos movimentos motores. Lesão no hemisfério não dominante frequentemente causa prejuízo na compreensão das imagens visuais, que podem ser expressas pelo paciente como incapacidade de ler, apesar da excelente acuidade visual. As palavras podem parecer coladas umas às outras na página impressa. O trauma do quiasma óptico simula um tumor na região hipofisária, com hemianopsia bitemporal e nistagmo em "gangorra". Lesões nas estruturas do tronco encefálico levam à assimetria ou irregularidade pupilar, paresia do nervo oculomotor, oftalmoplegia internuclear unilateral ou bilateral, síndrome do mesencéfalo dorsal e nistagmo.[1] Déficits sacádicos podem ocorrer, incluindo falha no início de sácades contralaterais, latência sacádica prolongada, diminuição da acurácia das sacadas em direção ao campo hemianópico e tendência do paciente a se distrair com estímulos periféricos.[4]

Diagnóstico e exames complementares

As queixas visuais após lesões cefálicas são muito variáveis. O exame oftalmológico revela frequentemente um problema tratável. No entanto, os pacientes podem ser difíceis de examinar em razão de distúrbios cognitivos e de comunicação.

Vários exames podem ser necessários para avaliar completamente um paciente com lesão cerebral. A avaliação completa deve incluir avaliação ocular, refração e exame da motilidade ocular, acomodação, vergência, estereopsia, percepção visual e campos visuais.[5] O diagnóstico da insuficiência de convergência é realizado com base na medição das reservas de convergência fusional. O ponto próximo de convergência isoladamente não é uma medida confiável. As radiografias cranianas têm utilidade limitada, pois mostram apenas patologias ósseas. A tomografia computadorizada é mais útil para evidenciar fraturas da base do crânio e sangramento agudo, enquanto a ressonância magnética (IRM) mostra os tecidos moles e o tronco encefálico com maior clareza.[6]

Diagnóstico diferencial

Quando há uma associação temporal entre os sintomas do paciente e o traumatismo craniano, presume-se uma associação causal. No entanto, pequenos traumas na cabeça podem chamar a atenção para déficits visuais de outras causas que não foram reconhecidas anteriormente. Os pacientes que apresentam defeitos no campo visual homônimo ou bitemporal após o trauma exigem que os estudos de neuroimagem excluam hemorragia, tumor, acidente vascular encefálico ou malformação vascular. Os pacientes que buscam compensação ou outro ganho secundário podem ter perda visual funcional. Muitas vezes, é difícil separar a deficiência real das anormalidades visuais não orgânicas em pacientes que são simuladores.

Alucinações e outros distúrbios visuais observados em pacientes com traumatismo craniano também podem ser causados por medicamentos, enxaqueca, encefalite, hepatite ou outros distúrbios sistêmicos. Outras causas de insuficiência de convergência são distância interpupilar ampla, erros de refração, atraso no desenvolvimento, desnutrição, encefalite, hepatite e intoxicação por fármacos/drogas.

Associações sistêmicas

A LCT é súbita e devastadora. O paciente pode estar em coma profundo ou apresentar múltiplas lesões que afetam a função motora, a fala e a cognição. Em uma LCT leve, os sintomas visuais podem fazer parte da síndrome pós-concussão. Às vezes, o trauma craniano pode parecer bem pequeno, sem perda de consciência. Os primeiros sintomas da LCT incluem cefaleia, tontura, vertigem, zumbido, perda auditiva, visão embaçada, diplopia, insuficiência de convergência, sensibilidade à luz e ao ruído, diminuição do paladar e olfato, irritabilidade, fadiga, distúrbios do sono, diminuição da libido, diminuição do apetite, disfunção da memória de curto e médio prazos, dificuldade de concentração e atenção, e alentecimento do tempo de reação.[7] Ansiedade, depressão e alterações de personalidade podem ocorrer mais adiante e serem confundidas com uma comorbidade social e econômica.[8]

Patologia

Lesões estruturais, como fratura craniana, hematoma, contusão, acidente vascular encefálico ou corpo estranho, respondem por muitas das sequelas neurológicas do traumatismo craniano grave. O envoltório rígido do crânio significa que efeitos de pressão secundários das lesões intracranianas são comuns. Os nervos cranianos são suscetíveis a lesões em razão do longo trajeto na base do crânio. Fraturas orbitais podem desencadear compressão muscular e diplopia. As fraturas do canal óptico, frequentemente associadas a fraturas basilares cranianas, podem estar associadas a uma neuropatia óptica.

A fisiopatologia da LCT leve não é completamente compreendida. Alterações sutis podem passar despercebidas nos estudos de neuroimagem. A alteração neuropatológica mais aparente no traumatismo cranioencefálico leve é o dano axonal difuso.[9] De forma aguda, os axônios estão danificados e edemaciados. Isso pode ser atribuído ao estiramento dos axônios durante a lesão, com subsequente edema e descolamento. As alterações secundárias de edema e desconexão podem levar de 4 a 24 h para se desenvolver. Os terminais sinápticos dos axônios degenerados se rompem, o que resulta em desaferentação difusa. Modelos animais de LCT sugerem que uma resposta neuroplástica ativa ocorre com repovoamento de terminais axonais lesionados pelas populações de fibras intactas remanescentes. Alterações nos neurotransmissores provavelmente ocorrem na LCT. Neurotoxinas excitatórias são liberadas agudamente. A acetilcolina aparece aumentada no líquido cefalorraquidiano e em várias áreas do cérebro após a lesão. A ligação alterada aos receptores colinérgicos e glutaminérgicos ocorre no córtex encefálico.

Tratamento

O diagnóstico precoce de problemas visuais após LCT é essencial para maximizar o potencial geral de reabilitação.[1] Quanto mais cedo os problemas visuais forem abordados após um traumatismo craniano, melhores as chances de uma recuperação mais rápida e completa. Os tratamentos preconizados para os sintomas visuais pós-traumáticos incluem exercícios para os olhos, óculos prismáticos e cirurgia. O tratamento deve enfatizar o desenho de lentes, filtros ou prismas para abordar o defeito específico no sistema visual. A insuficiência acomodativa geralmente é corrigida pelo uso de lentes positivas, que muitas vezes são excessivas para a idade do paciente. Os pacientes que apresentam defeitos de campo hemianópicos necessitam de treinamento visual para mover os olhos e a cabeça de forma consciente em direção ao hemisfério cego. Além disso, programas de treinamento computadorizados foram desenvolvidos para melhorar a função visual em pacientes com defeitos no campo visual.[10] Ocasionalmente, os prismas são úteis nesses pacientes para deslocar parte da visão para o hemicampo ausente. Outras técnicas de leitura incluem o uso de guias para linhas e margens bem como movimentar ou inclinar a página para o campo visual intacto. Os terapeutas e os cuidadores devem estar cientes das limitações visuais do paciente que influenciam a adaptação às atividades da vida diária. Os óculos de leitura de visão única podem ajudar os pacientes com defeitos de campo visual inferiores.

Os pacientes com diplopia são auxiliados por prismas, oclusão ou cirurgias. Os prismas são mais úteis para desvios oculares relativamente comitantes. Como a maioria dos pacientes melhora, um prisma de Fresnel temporário permite a substituição fácil do prisma, à medida que o estrabismo diminui ao longo do tempo. Os tampões oculares podem reduzir o desconforto inicialmente, mas, em longo prazo, isso produz uma condição monocular que estressa os sistemas visual e motor, causando dificuldade com os conceitos de linha média e afetando o equilíbrio e a postura. A cirurgia de estrabismo não deve ser considerada por pelo menos 9 meses após a lesão, porque ocorre um alto índice de melhora espontânea. A reabilitação visual pode incluir atividades destinadas a melhorar a conscientização do paciente sobre déficits visuais e aumentar a função para maximizar a visão residual.

Evolução e desfechos

O sistema visual impacta todos os aspectos da vida. A reabilitação é muito mais difícil se o sistema visual não for eficiente. Pacientes com lesões cerebrais graves geralmente apresentam defeitos de motilidade e campo visual permanentes. A escala de coma de Glasgow, uma medida da profundidade do coma, é útil para prever o resultado funcional geral quando aplicada no segundo ou terceiro dia após a lesão. Amnésia pós-traumática que persiste por mais de 2 meses é um sinal de mau prognóstico em relação à vida independente, memória e capacidade de trabalho.

A maioria dos pacientes com LCT leve apresenta melhora. A maioria se recupera completamente no primeiro ano após ter sofrido a lesão. Esses pacientes devem ser tranquilizados de que seus sintomas são reais e seu prognóstico é bom. Cefaleia, tontura e problemas de memória são os principais sintomas associados à lesão cefálica leve; a maioria dos pacientes tem resolução desses sintomas em 6 meses. Não é incomum os pacientes se queixarem de diplopia muitos meses após sofrerem a lesão, embora a maioria dos casos de diplopia tenda a se resolver espontaneamente em 6 a 12 meses. Aqueles pacientes que apresentam início tardio dos sintomas podem ter uma causa psicogênica subjacente. Pacientes com insuficiência de convergência secundária a trauma e aqueles com insuficiência de convergência idiopática não parecem responder ao tratamento.

FÁRMACOS/DROGAS, TOXINAS E O CÉREBRO

Introdução

São observados fenômenos visuais associados a uma lista interminável de fármacos/drogas, incluindo medicamentos prescritos. Muitos agentes neurotóxicos exercem um efeito importante nas vias visuais.

Epidemiologia e patogênese

Alucinações e outros sintomas visuais são induzidos por alucinógenos e estimulantes, mas também são relatados frequentemente como efeitos adversos associados a uma diversidade de medicamentos comumente usados na prática clínica. Os distúrbios visuais associados aos digitálicos foram observados há mais de 200 anos e são vivenciados por até 95% dos pacientes, particularmente aqueles com intoxicação por digitálicos.[11] Já em 1843, casos de cegueira cerebral secundária ao envenenamento por monóxido de carbono foram descritos.[12] Níveis tóxicos de muitas substâncias químicas, como o tolueno e outros solventes, podem produzir déficits visuais devastadores. A inalação deliberada de substâncias voláteis para se intoxicar tem sido associada a alterações visuais agradáveis e desagradáveis. O abuso de substâncias voláteis é encontrado na maior parte do mundo, principalmente entre adolescentes, indivíduos que vivem em comunidades remotas e aqueles cujas ocupações permitem acesso imediato a essas substâncias.[13]

Manifestações oculares

A alucinação é um efeito adverso potencial de muitos medicamentos. Os medicamentos mais comuns com potencial alucinógeno são os bloqueadores dos receptores (H_2) da histamina, agentes dopaminérgicos, anti-hipertensivos, anticolinérgicos, hipnóticos sedativos, benzodiazepínicos, antidepressivos, anti-inflamatórios e corticosteroides.[14] Muitos dos medicamentos midriáticos e parassimpaticolíticos (p. ex., escopolamina [hioscina], atropina, ciclopentolato) utilizados em oftalmologia comportam um potencial alucinógeno considerável. Amantadina, atropina e outros anticolinérgicos podem produzir alucinações "liliputianas", nas quais as pessoas parecem muito reduzidas em tamanho.[15] Os sintomas visuais dos digitálicos incluem escurecimento visual; escotomas; cintilações ou *flashes* de luz amarela, verde ou vermelha; halos; cicloplegia; ambliopia; diplopia; e cegueira. A hidroxicloroquina exerce efeitos adversos similares, além de fotofobia e crise oculógira. Percepção de neblina azulada e aumento da sensibilidade à luz podem ocorrer com o uso de sildenafila.[16] Fenômenos alucinógenos, particularmente alucinações visuais, são observados com a dietilamida do ácido lisérgico, anfetaminas, cocaína, maconha, fenciclidina e inalantes. O ácido lisérgico e vários medicamentos prescritos, como trazodona, mirtazapina e topiramato, foram associados à acinetopsia (percepção do movimento anormal) e palinopsia (perseveração de uma imagem visual no tempo). As experiências visuais da encefalopatia por chumbo podem assemelhar-se ao *delirium tremens*, com ilusões ou percepções errôneas de objetos e sombras.

Muitos tipos de queixas visuais são relatadas após intoxicação por monóxido de carbono. Defeitos de campo visual variam desde constrição concêntrica a hemianopsia homônima. Os pacientes geralmente apresentam flutuações na acuidade visual com pupilas normais, típicas de um processo do lobo occipital. A agnosia para objetos visuais, a poliopia, a metamorfopsia, a cacopsia (aparência de cores anormalmente brilhantes) e a astenopia (visão turva cerebral) podem ocorrer. Uma síndrome clínica distinta agrupada sob o termo *neuropatia óptica mitocondrial* (NOM) pode ser causada por vários medicamentos, incluindo etambutol, cloranfenicol, linezolida, eritromicina, estreptomicina e agentes antirretrovirais.[17] A NOM é caracterizada pela perda lentamente progressiva da visão central bilateralmente, discromatopsia, escotomas centrais ou cecocentrais e perda de sensibilidade de contraste de alta frequência espacial.

Diagnóstico e exames complementares

Para a avaliação de um paciente com perda visual ou distúrbios visuais inexplicáveis, é necessário uma história detalhada; que inclui saber sobre o uso de medicamentos prescritos e não prescritos, a ingestão de ervas e outros remédios naturais e a possível exposição ambiental a toxinas ou produtos químicos. Em casos suspeitos de exposição a substâncias tóxicas, é indicada a análise toxicológica de sangue, urina e tecidos. A tomografia de coerência óptica é um teste auxiliar útil em retinopatia ou neuropatia óptica relacionada a drogas. A IRM pode revelar anormalidades nos gânglios da base ou nos lobos occipitais no envenenamento por monóxido de carbono (Figuras 9.25.1 e 9.25.2).

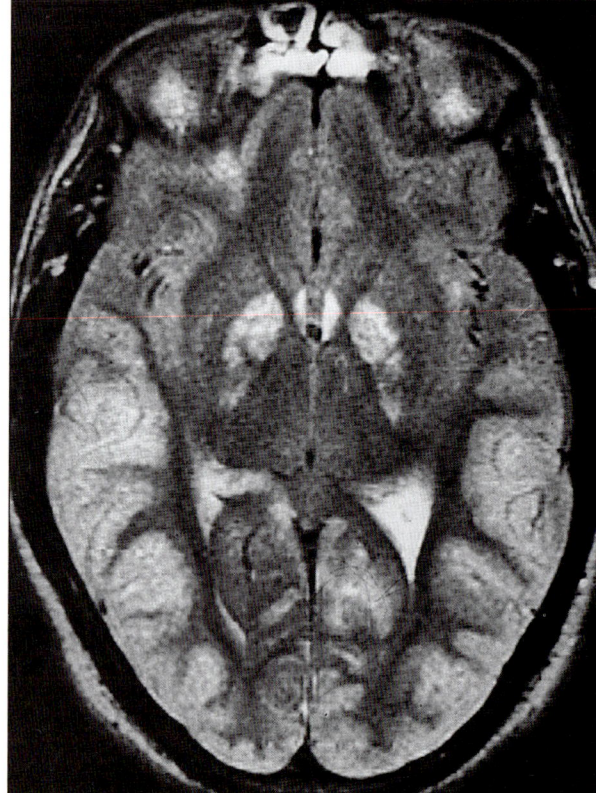

Figura 9.25.1 Imagem por ressonância magnética do cérebro mostrando áreas de infarto após intoxicação por monóxido de carbono. Esta imagem ponderada em T2 mostra uma intensidade de sinal anormalmente alta nos gânglios da base, no lobo frontal direito e no córtex cerebral.

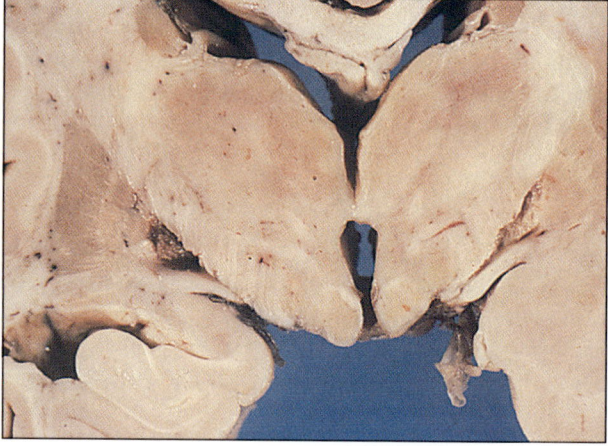

Figura 9.25.2 Lesões cavitárias bilaterais no globo pálido após intoxicação por monóxido de carbono.

Diagnóstico diferencial

Lesões intracranianas, perda visual, descolamento de vítreo ou de retina, convulsões, enxaqueca e anormalidades metabólicas devem ser levadas em conta na avaliação das alucinações. Tanto alucinações formadas como não formadas podem ocasionalmente ocorrer com tumores intracranianos, infartos e malformações vasculares. Lesões no lobo temporal geralmente produzem imagens formadas, enquanto padrões geométricos não formados surgem do lobo occipital. Alucinações vívidas podem acompanhar um infarto no tálamo ou no mesencéfalo.[18] Os pacientes que apresentam hemianopsia homônima podem ver imagens no hemicampo cego.[19] As convulsões parciais, algumas vezes, são acompanhadas por distúrbios visuais, que podem prenunciar uma crise iminente. Fenômenos visuais positivos e negativos são características comuns da enxaqueca com ou sem cefaleia.

Desordens metabólicas em geral produzem alucinações por uma encefalopatia. *Flashes* e corpos flutuantes de origem ocular geralmente são monoculares. A síndrome de Charles Bonnet consiste em alucinações formadas em pacientes com perda visual bilateral. Em geral, não são ameaçadoras e o paciente sabe que as aparições não são reais.[20] Alucinações formadas e não formadas também são comuns em pacientes com doença retiniana e muitas vezes não relatadas.[21] Os pacientes com cegueira bilateral podem ver alucinações formadas ou não formadas como parte de um fenômeno de liberação. As alucinações visuais nas doenças psiquiátricas na maioria das vezes podem ser ameaçadoras e são acompanhadas por alucinações auditivas.

Associações sistêmicas

Cefaleia, fadiga, mal-estar e sonolência são efeitos colaterais de muitas drogas. Os alucinógenos são absorvidos eficientemente do trato gastrintestinal, e isso resulta em múltiplos efeitos sistêmicos, como alterações nos processos de pensamento, alterações de humor, anorexia, taquipneia, tremores, hiper-reflexia, hipertensão e taquicardia. Alucinógenos, reações medicamentosas e toxinas podem produzir alucinações que se assemelham a quadros psiquiátricos.[14]

Patologia

Algumas medicações afetam o sistema visual em decorrência de seus efeitos nos meios oculares, na retina e no nervo óptico. A vigabatrina anticonvulsivante produz perda irreversível do campo visual pelo seu efeito na função eletrorretiniana interna no nível da célula de Müller. A vigabatrina também produz disfunção retiniana externa que pode ser reversível.[22,23] O edema macular é um efeito adverso dose-dependente do fingolimode, o primeiro agente oral aprovado para o tratamento de formas recidivantes de esclerose múltipla, com uma incidência de 0,4% na dose recomendada de 0,5 mg/dia.[24] Acredita-se que os fármacos que causam NOM bloqueiam os processos de fosforilação oxidativa mitocondrial que afetam as fibras mais vulneráveis do feixe papilomacular (Figura 9.25.3).[17] Tratamentos com bloqueadores do fator de necrose tumoral alfa podem predispor os pacientes ao desenvolvimento de doença desmielinizante do sistema nervoso central, incluindo neurite óptica.[25] A neuropatia óptica isquêmica anterior não arterítica foi relatada em associação temporal com o uso de inibidores da fosfodiesterase do tipo 5, usados para tratar a disfunção erétil.[26] Em outros casos, os fármacos têm ação direta sobre as células cerebrais. Os neurônios dopaminérgicos e colinérgicos nas vias mesolímbicas podem ser importantes no desenvolvimento de alucinações. Os digitálicos e outros agentes tóxicos produzem alterações visuais como resultado de efeitos excitatórios profundos nas células nervosas. Acredita-se que a redução importante da acuidade visual em pacientes com intoxicação por monóxido de carbono seja resultado de cegueira cerebral secundária à anoxia cerebral.

Tratamento, evolução e desfecho

O aspecto mais importante do tratamento é a remoção da fonte de exposição. Alucinações induzidas por fármacos alucinógenos também podem ser tratadas efetivamente com medicamentos antipsicóticos. O tratamento do envenenamento por monóxido de carbono consiste na inalação de oxigênio suplementar e cuidados de suporte agressivos, incluindo oxigenoterapia hiperbárica em casos selecionados.[27]

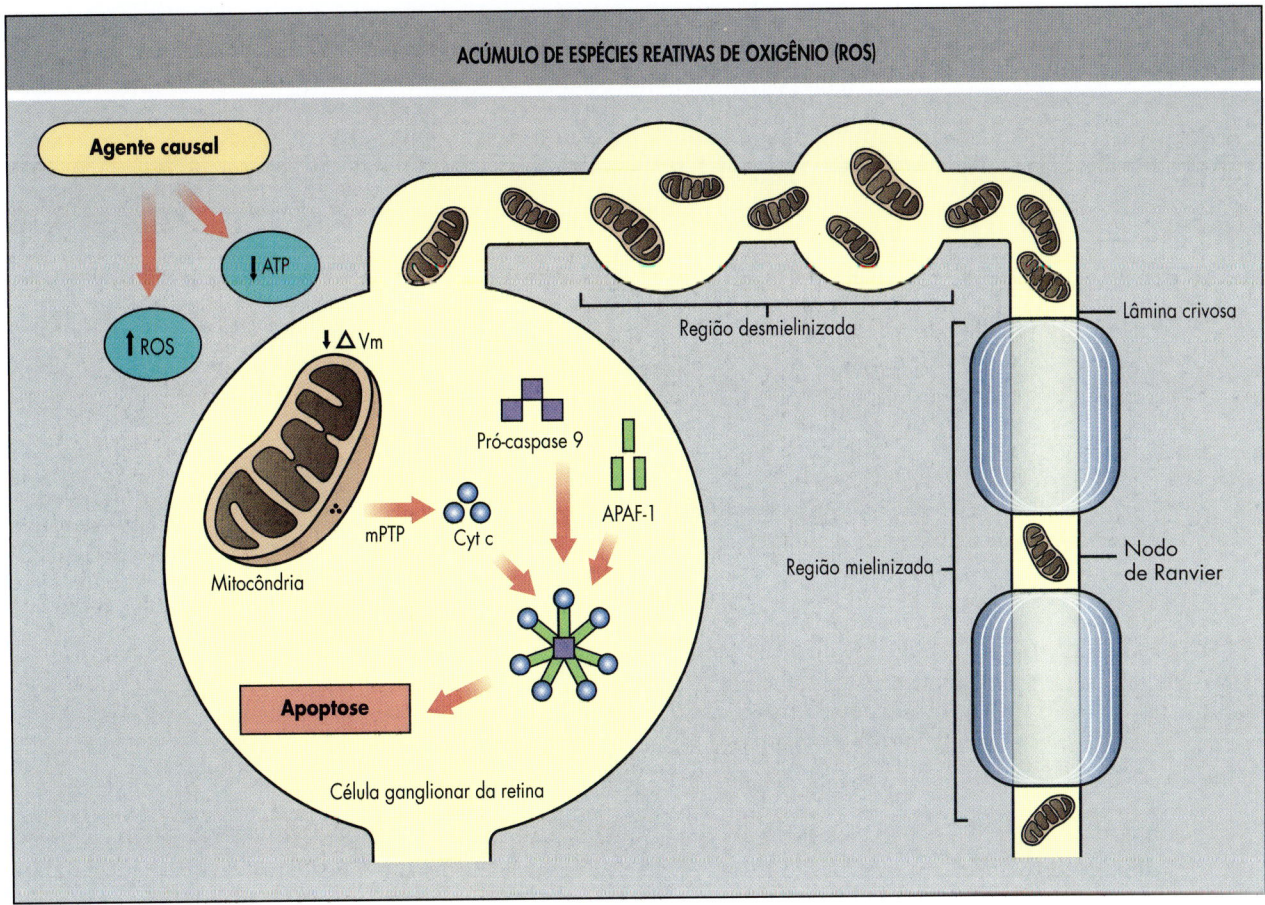

Figura 9.25.3 O acúmulo de espécies reativas de oxigênio (ROS) desencadeia a diminuição do potencial elétrico através da membrana mitocondrial, o que estimula a abertura do poro de transição de permeabilidade mitocondrial (mPTP), permitindo o vazamento do citocromo c (Cyt c) no citosol. Cyt c então se liga ao fator ativador da apoptose-1 (APAF-1), que ativa a procaspase-9, desencadeando a cascata de caspases e a apoptose. (Fonte: Drug-related mitochondrial optic neuropathies. J Neuro Ophthalmol. 2013 Jun;33(2):172–8.)

BIBLIOGRAFIA

Grubbenhoff JA, Kirkwood MW, Deakyne S, et al. Detailed concussion analysis in a paediatric ED population. Brain Inj 2011;25:943–9.

Hellerstein LF, Freed S, Maples WC. Vision profile of patients with mild brain injury. J Am Optom Assoc 1995;66:634–9.

Huxlin KR, Martin T, Kelly K, et al. Perceptual relearning of complex visual motion after V1 damage in humans. J Neurosci 2009;29:3281–91.

Jain N, Bhatti MT. Fingolimod-associated macular edema. Neurology 2012; 78:672–80.

Lepore FE. Spontaneous visual phenomena with visual loss: 104 patients with lesions of retinal and neural afferent pathways. Neurology 1990;40:444–7.

Marmor MR, Kessler R. Sildenafil (Viagra) and ophthalmology. Surv Ophthalmol 1999;44:153–62.

Pomeranz HD, Bhavsar AR. Nonarteritic ischemic optic neuropathy developing soon after use of sildenafil: a report of seven new cases. J Neuroophthalmol 2005;25:9–13.

Sabates NR, Gonce MA, Farris BK. Neuro-ophthalmological findings in closed head trauma. J Clin Neuroophthalmol 1991;11:273–7.

Schlageter K, Gray B, Hall K. Incidence and treatment of visual dysfunction in traumatic brain injury. Brain Inj 1993;7:439–48.

Warren M. A hierarchical model for evaluation and treatment of visual perceptual dysfunction in adult acquired brain injury. Part I. Am J Occup Ther 1992;47:42–53.

As referências completas estão disponíveis no **GEN-io**.

PARTE 9 NEURO-OFTALMOLOGIA
SEÇÃO 5 Emergências Neuro-Oftalmológicas

Distúrbios Vasculares

Peter A. Quiros e Michelle Y. Wang

9.26

Definição: As lesões vasculares são anormalidades congênitas ou adquiridas dos vasos sanguíneos e podem afetar qualquer parte das vias visuais motoras e sensoriais.

Característica principal
- Aneurismas, fístulas e desvios (*shunts*) carotideocavernosos e malformações arteriovenosas podem desencadear lesões oculares e cerebrais e apresentar características e manejos clínicos distintos, muitas vezes díspares.

Características associadas
- A perda visual transitória, tanto monocular quanto binocular, pode ou não estar associada a lesões vasculares demonstráveis
- Ataques isquêmicos transitórios e acidente vascular cerebral desencadeiam sintomas e sinais característicos. Seu diagnóstico, investigação e tratamento dependem do local da lesão no sistema nervoso central.

INTRODUÇÃO

As vias visuais e o sistema oculomotor podem ser afetados por praticamente todos os tipos de doenças vasculares. Os aneurismas geralmente causam paralisia do terceiro nervo craniano, embora também possa ocorrer a perda visual. Fístulas carotideocavernosas (C-C), especialmente *shunts* (desvios), podem ser confundidas com causas mais benignas de um olho inflamado. As malformações arteriovenosas (MAV), especialmente MAV críticas, podem causar déficits neurológicos cerebrais altamente variáveis. A perda visual transitória (TVL, do inglês *transiente visual loss*) e os ataques isquêmicos cerebrais causam preocupação relacionada a um acidente vascular cerebral (AVC) iminente.

ANEURISMAS

Epidemiologia e patogênese

Estima-se que a incidência de aneurismas saculares seja de 1 a 2%.[1] A maioria dos aneurismas saculares ocorre como lesões isoladas não hereditárias. No entanto, como aneurismas intracranianos de 2 mm ou menores são encontrados em 70% das necropsias de rotina, essa incidência é significativamente subestimada. As mulheres são mais suscetíveis, especialmente em relação aos aneurismas da artéria carótida interna (ACI) comunicante posterior (PCOM, do inglês *posterior communicating*). O pico de incidência de aneurismas ocorre durante a quinta e a sexta décadas de vida. Cerca de 85% dos aneurismas se originam em ramos da ACI, geralmente PCOM ou artéria oftálmica, ou no interior do seio cavernoso. O índice de ruptura depende do tamanho e da localização do aneurisma, e os aneurismas da circulação posterior e da PCOM constituem os de maior risco. O *International Study of Unruptured Intracranial Aneurysms* realizou um estudo retrospectivo em 727 pacientes sem histórico de hemorragia subaracnóidea de um aneurisma diferente e 722 pacientes com história de aneurisma rompido. A incidência de ruptura foi de 0,5% ao ano em relação aos aneurismas menores que 10 mm em pacientes com histórico de ruptura prévia, e o risco aumentou para 0,7% ao ano para aneurismas 10 mm ou maiores. Aqueles pacientes sem histórico de ruptura prévia apresentaram risco menor.[2] Aneurismas podem ser múltiplos em cerca de 25% dos adultos.[2]

Manifestações oculares

Aneurismas que afetam as seguintes porções do círculo de Willis apresentam manifestações oftalmológicas:

- Junção PCOM-ACI, causando paralisia do terceiro nervo
- Junção da artéria carótida-oftálmica, causando compressão do nervo óptico, quiasma óptico ou ambos
- Artéria carótida intracavernosa causando disfunção de nervos cranianos isolados ou múltiplos, incluindo os nervos oculomotor, troclear, abducente, trigêmeo e (raramente) nervos ópticos.

Aneurismas da artéria PCOM afetam mais comumente mulheres jovens; podem se manifestar como um evento apoplético súbito, como resultado de hemorragia subaracnóidea ou produzir paralisia do terceiro nervo em razão do crescimento lento sem ruptura.[3] Esse tipo de aneurisma é responsável por 13 a 30% da paralisia oculomotora adquirida;[4,5] 90% dos aneurismas da artéria PCOM assintomáticos e não rompidos, e causam sinais de paralisia do terceiro nervo.

Aneurismas carotídeos-oftálmicos (mais raros do que os aneurismas da artéria PCOM) afetam as vias visuais sensoriais por compressão do nervo óptico e quiasma óptico, ocorrem mais comumente em mulheres entre a quarta e sétima décadas de vida e frequentemente estão associados a outros aneurismas intracranianos. Aneurismas carotídeos-oftálmicos podem se romper e causar hemorragia subaracnóidea, mas, na maioria das vezes, desencadeiam sintomas em razão da compressão dos nervos ópticos adjacentes e do quiasma,[6] e isso resulta em perda visual unilateral com um defeito de campo visual inferior. Esses aneurismas se originam da artéria oftálmica sob o nervo óptico e comprimem o nervo superiormente contra a projeção dural superior do canal óptico.[7] Na maioria dos casos, ocorre a perda visual lenta e progressiva de maneira insidiosa. Raramente, uma evolução dolorosa aguda com escotoma central e déficit pupilar aferente ipsilateral pode mimetizar a neurite óptica retrobulbar.[8] Quando os aneurismas oftálmicos se expandem posterior e superiormente, síndromes do quiasma ou do trato óptico podem ser observadas. A expansão medial pode até comprimir o nervo óptico contralateral.[9]

A principal diferença entre aneurismas da artéria PCOM e aneurismas da ACI oftálmica é que os primeiros desencadeiam sinais e sintomas motores (terceiro nervo craniano) e os últimos produzem sinais e sintomas sensitivos (nervo e quiasma óptico).

Aneurismas originados na ACI no interior do seio cavernoso se comportam de maneira diferente. Eles podem aumentar até um tamanho grande antes de se romper; quando se rompem no seio cavernoso, podem desencadear uma fístula sinusal C-C.

Aneurismas carotídeos intracavernosos aumentam de tamanho gradualmente dentro do seio cavernoso. A expansão anterior pode erodir o forame óptico e a fissura orbital superior, resultando em neuropatia óptica compressiva, paresia do nervo motor ocular e proptose.[3] A erosão medial na área da sela pode produzir hipopituitarismo.

Os pacientes com aneurismas intracavernosos não rompidos apresentam paralisia dos nervos cranianos, sendo o sexto nervo craniano mais comumente envolvido. O nervo trigêmeo pode estar envolvido no final da doença, o que resulta em dor facial.[10] Paralisia pupilar aparente do terceiro nervo craniano pode ocorrer em razão do envolvimento de ambas as vias pupilares oculossimpáticas e parassimpáticas.[11]

A maioria dos pacientes que desenvolve paresia aguda do nervo oculomotor fica com um distúrbio permanente – geralmente com sincinesia do nervo oculomotor secundário ou desenvolve regeneração aberrante (incluindo retração da pálpebra de mirada para baixo (*downgaze*); Figura 9.26.1), apesar de não haver disfunção aguda prévia do terceiro nervo. A sincinesia primária do nervo oculomotor ocorre mais comumente na presença de meningiomas.[12]

A disfunção do nervo trigêmeo geralmente acompanha aneurismas intracavernosos.[13] A primeira divisão do quinto nervo craniano é afetada com mais frequência. A dor geralmente é constante, lancinante e grave, mas pode ser episódica. A perda sensorial do trigêmeo é rara e ocorre apenas no fim da doença.

A perda visual não é tão característica do aneurisma intracavernoso como é nos aneurismas oftálmicos, a menos que o aneurisma se origine da porção mais distal da artéria intracavernosa.

Diagnóstico

Geralmente, três sinais clínicos são aparentes:

- Dor facial, orbital ou ocular ipsilateral
- Envolvimento do músculo extraocular e do levantador
- Paresia pupilar.

Cefaleia

A cefaleia pode ser causada tanto por aneurismas rompidos como por aneurismas. A dor do aneurisma rompido é grave, de início súbito, latejante e irradia-se posteriormente. Dor cervical e rigidez são sinais de hemorragia subaracnóidea. A paralisia do terceiro nervo ocorre, em geral, de maneira concomitante, mas pode não se desenvolver por horas ou dias. Cefaleia e dor ocular decorrente de aneurismas não rompidos podem ocorrer de modo intermitente por semanas ou meses antes que ocorra paralisia do terceiro nervo ou ruptura do aneurisma.

Oftalmoplegia

A oftalmoplegia é variável, mas se desenvolve em praticamente todos os pacientes de maneira eventual. Ptose e paresia extraoculomotora ocorrem ao mesmo tempo quase invariavelmente, em especial na ruptura dos aneurismas. O início apoplético com hemorragia subaracnóidea pode ofuscar os sinais de diplopia ou ptose. Qualquer músculo suprido pelo terceiro nervo craniano pode ser afetado; no entanto, os músculos reto e levantador superior são danificados mais comumente porque o aneurisma pressiona o nervo a partir de cima no espaço subaracnóideo (Figura 9.26.2).

Envolvimento pupilar

O envolvimento pupilar pode ser o sinal inicial de um aneurisma não rompido ou "prestes a se romper", mas raramente, ou nunca, é um sinal isolado em um aneurisma rompido. A dilatação pupilar pode ocorrer pouco antes, ao mesmo tempo ou logo após a ocorrência da paresia oculomotora. Envolvimento pupilar exige esforços imediatos para descartar um aneurisma por ressonância magnética (RM) ou angiografia por RM (ARM). A angiografia por tomografia computadorizada (ATC) também é muito útil na detecção desses aneurismas,[14] mas a angiografia por subtração digital ainda é a padrão. Em uma emergência, a tomografia computadorizada (TC) pode ser realizada imediatamente para descartar hemorragia subaracnóidea. A preservação completa da pupila, que pode acompanhar a paresia do músculo extraocular em um aneurisma da artéria PCOM, raramente foi descrita.[15,16] Embora o envolvimento da pupila possa ser observado em até 20% dos pacientes com paralisia oculomotora isquêmica, anisocoria de mais de 1,5 mm é muito raro.[17]

Diagnóstico diferencial

O manejo oftálmico adequado de possíveis aneurismas é o estabelecimento do diagnóstico correto de maneira rápida. Qualquer paciente com possível paralisia do terceiro nervo deve ser cuidadosamente observado para disfunção pupilar.

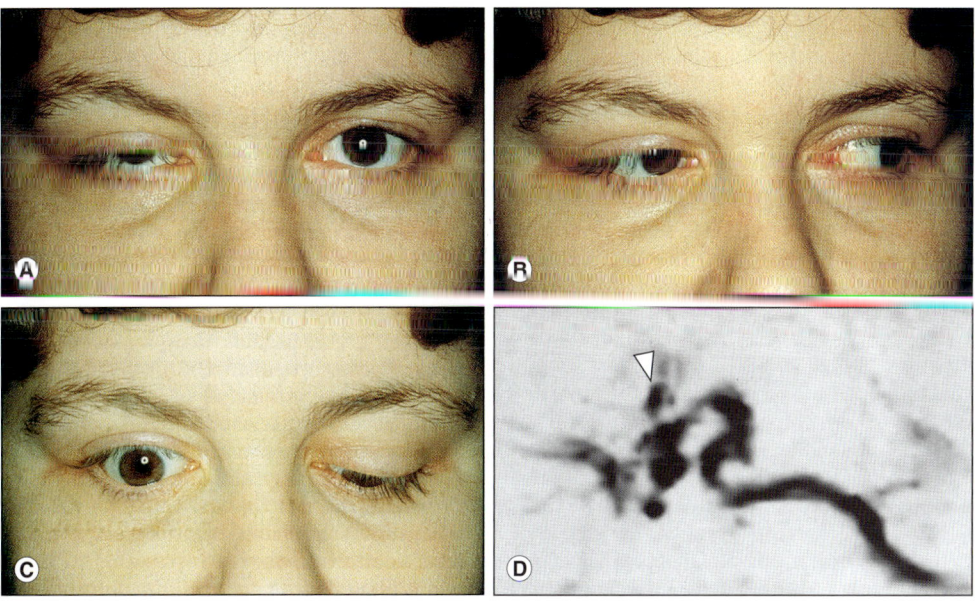

Figura 9.26.1 Paciente de 36 anos com regeneração aberrante – sincinesia do terceiro nervo craniano. **A.** Ptose. **B.** Paresia do reto medial com retração da pálpebra na adução. **C.** Retração típica da pálpebra na mirada para baixo. **D.** Angiografia por ressonância magnética exibindo aneurisma da artéria carótida interna comunicante posterior (*seta*).

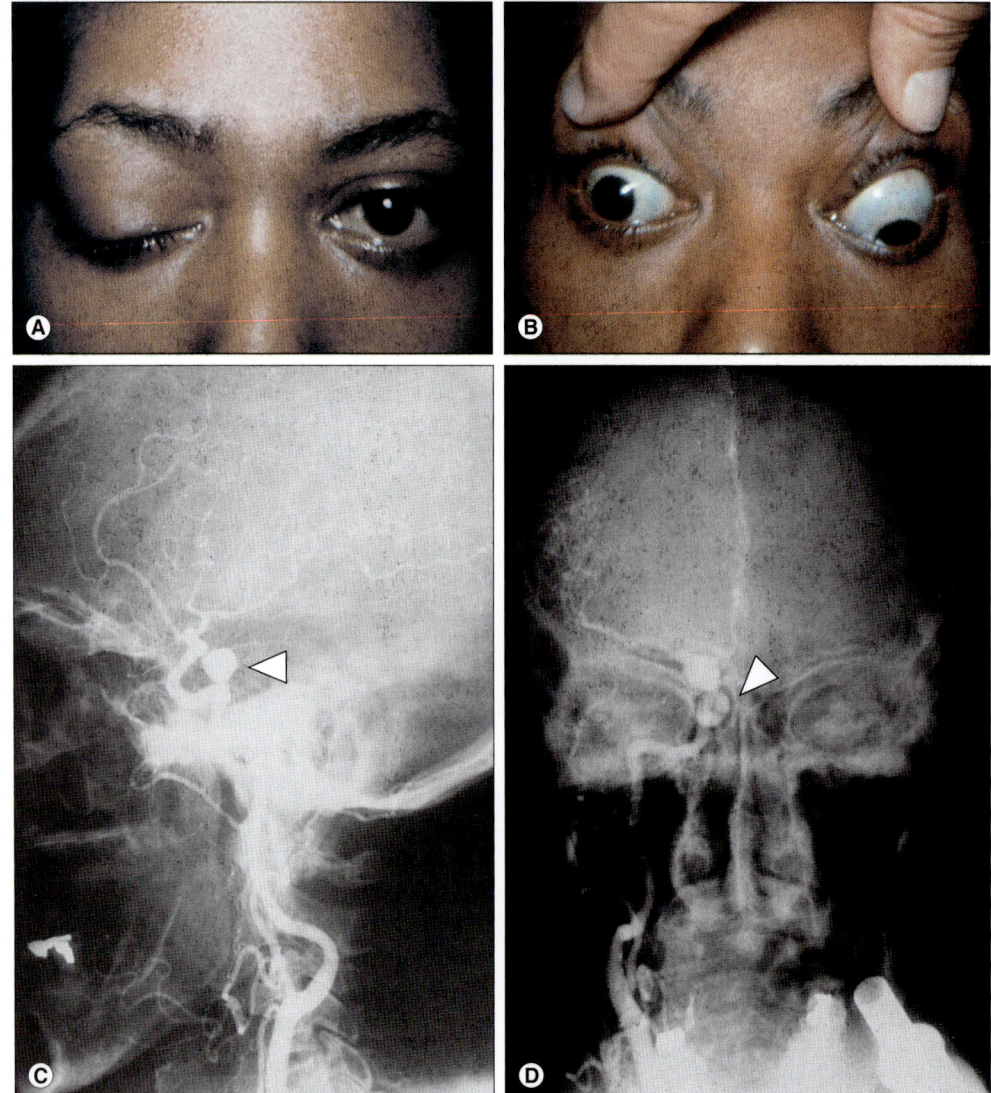

Figura 9.26.2 Paciente de 40 anos com aneurisma da artéria comunicante posterior-carótida interna direita. **A.** Ptose de posição primária. **B.** Paralisia do olhar vertical e pupila dilatada. **C** e **D.** Arteriogramas mostrando aneurisma da artéria carótida interna comunicante posterior direcionado para baixo, para fora e inferiormente sobre o terceiro nervo craniano (setas).

Paresia completa do terceiro nervo craniano e pupila normal são extremamente improváveis em um paciente com aneurisma.[18]

No entanto, Miller[3] afirma que qualquer paciente com manifestação de paralisia oculomotora incompleta e pupila normal deve passar por exames de neuroimagem. Quando os aneurismas são maiores que 4 mm de diâmetro, eles podem ser evidenciados por TC e RM dinâmicas,[19] bem como por ARM. Segundo o autor, no entanto, um paciente mais velho com hipertensão ou diabetes, sem cefaleia, precisa ser observado apenas porque provavelmente existe uma etiologia microvascular para a paralisia do terceiro nervo. Os sintomas e os sinais podem ocorrer imediatamente após a lesão ou até vários dias a semanas depois. Embora relativamente raras, as fístulas diretas podem se desenvolver espontaneamente. Esses pacientes podem sofrer de doença arterial difusa manifestada por aneurismas aórticos, femorais e poplíteos,[20] bem como outros sinais de doença de grandes vasos, como hipertensão arterial sistêmica, arteriosclerose[21] ou distúrbio do tecido conjuntivo subjacente.

Tratamento, evolução e desfecho

A recuperação da função muscular extraocular ocorre na maioria dos pacientes com aneurismas da artéria PCOM, seja espontaneamente, seja após o tratamento cirúrgico, independentemente de o aneurisma ter ou não se rompido. A recuperação é mais provável quando há paresia incompleta, quando não ocorreu ruptura e quando o tratamento bem-sucedido é realizado dentro de 1 a 2 semanas de início.[22] A recuperação incompleta após vários meses deixa a sincinesia do nervo oculomotor secundário ou a regeneração aberrante do nervo oculomotor (ver Figura 9.26.1).

FÍSTULAS CAROTÍDEO-CAVERNOSAS E *SHUNTS* DE SEIO DURAL

Epidemiologia e patogênese

As comunicações anormais entre o seio cavernoso e as veias durais e o sistema arterial carotídeo podem ser classificadas de acordo com a causa (traumática *versus* espontânea), velocidade do fluxo sanguíneo (alto fluxo *versus* baixo fluxo) e anatomia (direta [sinusal] *versus* indireta [dural]; carótida interna *versus* carótida externa, *versus* ambas). As fístulas C-C, caracterizadas pelo fluxo direto no seio cavernoso provenientes da artéria carótida intracavernosa, são do tipo alto fluxo; geralmente são traumáticas, bem como diagnosticadas em homens jovens. Fístulas durais não traumáticas e de baixo fluxo podem se desenvolver espontaneamente ou conjuntamente a aterosclerose, hipertensão, doença vascular do colágeno e durante ou após o parto; essas fístulas muitas vezes são encontradas em mulheres de meia-idade. *Shunts* (desvios) espontâneos ocorrem entre o seio cavernoso e um ou mais ramos meníngeos da ACI (geralmente o tronco meningo-hipofisário), a artéria carótida externa ou ambos. Esses *shunts* apresentam baixa quantidade de fluxo arterial e quase sempre desencadeiam sinais e sintomas espontaneamente.

Os *shunts* durais entre os sistemas arterial e venoso apresentam menor fluxo, mas podem desencadear sintomas em pacientes mais jovens espontaneamente ou em pacientes mais velhos, como resultado de hipertensão, diabetes, aterosclerose ou outros distúrbios vasculares. Anatomicamente, esses *shunts* se originam entre os ramos arteriais meníngeos e as veias durais. O tronco meningo-hipofisário e a artéria do seio cavernoso inferior fornecem o suprimento arterial para a maioria dos *shunts* durais.[23]

Esses *shunts* podem ser causados pela expansão de uma MAV congênita[24] ou por ruptura espontânea de uma das artérias durais de paredes finas que atravessam o seio.[25]

Manifestações oculares

Os sinais oculares de fístulas C-C estão relacionados à congestão venosa e à redução do fluxo sanguíneo arterial para a órbita. O fluxo arterial diminuído para os nervos cranianos dentro do seio cavernoso pode causar diplopia. A estase da circulação venosa e arterial dentro do olho e da órbita pode causar isquemia ocular, e o aumento da pressão venosa episcleral pode causar glaucoma. Essas anormalidades geralmente são unilaterais, mas podem ser bilaterais ou até contralaterais à fístula.[26,27]

A exoftalmia é um sinal comum que ocorre em quase todos os pacientes com fístulas C-C; fístulas de fluxo rápido podem causar exoftalmia em questão de horas ou vários dias. A órbita pode ficar "congelada", sem função motora ocular. Geralmente, isso é acompanhado por quemose e hemorragia conjuntival. A visão pode estar reduzida de maneira acentuada em razão da isquemia do nervo óptico.[28]

A "exoftalmia pulsátil" é incomum na fístula C-C. Normalmente, a órbita é muito rígida por causa da hemorragia e do edema para ter "pulsação".

A maioria dos pacientes desenvolve quemose e arterialização dos vasos episclerais. A arterialização das veias episclerais é a característica de todas as fístulas C-C ou *shunts* durais (Figura 9.26.3).

Os ruídos associados às fístulas e aos *shunts* durais podem ser avaliados de maneira subjetiva e objetiva. Um ruído pode ser ouvido melhor quando o examinador usa um estetoscópio sobre o olho fechado, sobre a veia orbital superior ou sobre a têmpora. Um ruído não é um sinal patognomônico de fístula C-C. Ele também pode ser ouvido em bebês normais, em crianças pequenas e em pacientes com anemia grave.

Nos casos de fístula C-C, o nervo abducente é afetado com mais frequência, porque se localiza no próprio seio cavernoso. Como o terceiro e o quarto nervos cranianos estão envolvidos na parede dural interna superior do seio, eles podem ser protegidos de alterações causadas pela fístula.[29] A restrição mecânica da congestão venosa e do edema orbital também pode contribuir para o limitação dos movimentos oculares.

A perda visual imediata ou tardia ocorre com frequência em fístulas C-C diretas[29] em razão de isquemia do nervo óptico pela compressão orbitária apical. Fístulas de longa duração podem levar à perda de visão por causa da distensão do seio cavernoso ou isquemia retrobulbar.

Achados oftalmoscópicos causados por estase venosa e fluxo sanguíneo da retina comprometido incluem ingurgitamento venoso da retina e hemorragias retinais do tipo *dot-and-blot*. A oclusão da veia central da retina pode ser observada em fístulas C-C de alta velocidade com canais venosos arterializados. Nos casos incomuns de oclusão da veia central, pode ocorrer glaucoma neovascular.

O diagnóstico errôneo é mais comum com *shunts* durais do que com fístulas C-C. Os *shunts* durais podem ser confundidos com conjuntivite crônica, celulite orbital, pseudotumor orbital ou doença da tireoide.[30] No entanto, nos *shunts* durais a conjuntiva palpebral não está envolvida e os vasos bulbares não são afetados tão difusamente quanto nos processos inflamatórios.

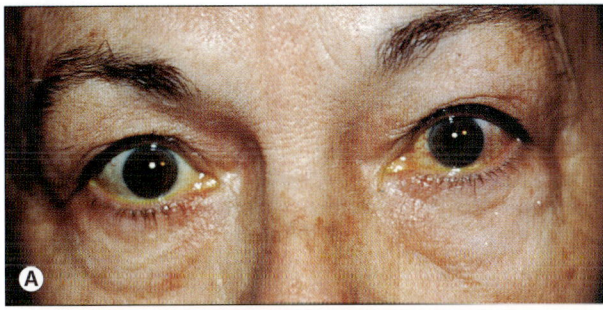
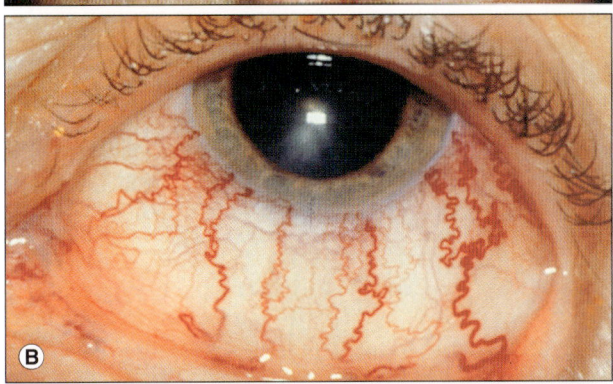
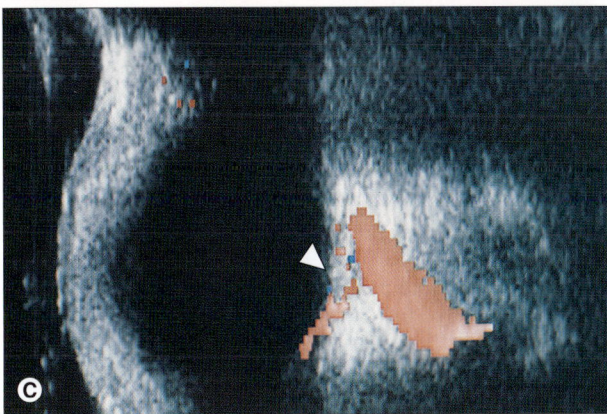

Figura 9.26.3 Exoftalmia. **A.** Paciente do sexo feminino, 60 anos, com "olho vermelho" crônico. **B.** Vasos em "saca-rolhas" (arterializados) causados por fístula de baixo fluxo (carotideocavernosa). **C.** Imagem com Doppler colorido que exibe impedância e reversão do fluxo na veia orbital superior (*seta*). (**B**, cortesia do Dr. Christopher Kelley, Wills Eye Hospital.)

Os sinais de *shunt* dural geralmente são unilaterais, mas podem ser bilaterais ou mesmo contralaterais ao *shunt*.[27] O aumento da veia oftálmica superior na TC ou na RM com contraste é um sinal revelador da maioria das fístulas.

A exoftalmia geralmente ocorre em um grau variável (ver Figura 9.26.3A e B), e paralisias motoras oculares (geralmente abducentes) podem ser observadas. Um ruído subjetivo (ouvido pelo paciente) quase sempre pode ser obtido na história clínica; no entanto, um ruído objetivo ouvido pela órbita ou têmpora por meio de ausculta é relativamente incomum.[3] A pulsação ampla de Schiötz ou a amplitude de pressão intraocular de aplanação são características importantes para o diagnóstico.

Diagnóstico diferencial

Uma fístula C-C direta deve ser suspeitada em qualquer paciente que desenvolva repentinamente um olho vermelho com quemose e exoftalmia, especialmente após um traumatismo craniano. A ultrassonografia orbitária, TC e RM frequentemente demonstram um sinal do "taco de hóquei" em uma veia oftálmica superior ingurgitada, que também pode ser evidenciado por imagens com Doppler. O teste final, no entanto, é a arteriografia seletiva das artérias carótidas interna e externa.

Tratamento, evolução e desfechos

Assim como ocorre com uma fístula C-C, o diagnóstico de um *shunt* dural pode ser estabelecido por meio de TC, RM e imagem Doppler, pois cada uma delas revela aumento da veia oftálmica superior (ver Figura 9.26.3C). A imagem com Doppler colorido da carótida pode mostrar reversão do fluxo na artéria oftálmica, o que pode ajudar a estabelecer o diagnóstico (ver Figura 9.26.3C).[31] A ATC e a ARM também podem ser úteis no diagnóstico da fístula C-C. Entretanto, a realização de angiografia intra-arterial seletiva geralmente é necessária para definir o *shunt* dural, e a angiografia continua sendo o exame-padrão.

Muitos pacientes com *shunts* durais melhoram espontaneamente. Assim, o diagnóstico adequado, confirmação e acompanhamento conservador normalmente são suficientes.[30,32] Entretanto, a embolização é necessária em pacientes com drenagem venosa leptomeníngea, dilatação venosa aneurismática ou varicosa,[33] bem como naqueles com perda visual (p. ex., oclusão venosa central), diplopia, exoftalmia grave, pressão intraocular não controlada ou ruído intolerável.[34] Embora riscos significativos de sequelas neurológicas ou visuais do tratamento devam ser considerados, o tratamento da fístula dural deve preceder a cirurgia em casos de alta pressão intraocular. O tratamento endovascular da fístula por via transarterial ou transvenosa frequentemente leva à resolução de déficits visuais.[32]

O prognóstico da fístula C-C direta varia, mas a perda visual grave é frequentemente imediata e permanente, em especial quando se encontra uma "órbita congelada". Alguns pacientes podem não estar cientes da perda visual em razão da preocupação primordial com a quemose, a proptose e a tumefação da pálpebra.

Em comparação com a síndrome do *shunt* dural, a fístula C-C é um prognóstico muito mais sério, pois as fístulas diretas não se resolvem espontaneamente e são menos suscetíveis às técnicas oclusivas. Indica-se o encaminhamento para uma consulta com neurocirurgião ou radiologista neurointervencionista para fechamento da fístula. O tratamento ideal da fístula C-C é o fechamento da fístula, junto com a preservação da patência da artéria carótida. Procedimentos mais antigos que exigiam a oclusão da artéria carótida para aprisionar a fístula resultavam em hipoxia orbital, o que muitas vezes piorava a condição.

O fechamento endovascular se tornou a escolha do tratamento para a fístula C-C.[35] Podem ocorrer complicações, como piora da congestão orbital e paresia do nervo motor ocular. Felizmente, essas complicações geralmente são transitórias.[3] A oclusão bem-sucedida geralmente resulta em resolução gradual dos sinais orbitais em dias, semanas ou, às vezes, meses. A perda visual é frequentemente permanente.[26]

Malformações arteriovenosas

As MAV constituem a forma mais comum de hamartoma vascular intracraniano. A relação ocasional entre MAV cerebrais (mesencefálicas) e retinais foi reconhecida primeiro por Wyburn-Mason em 1943.[36] A maioria das MAV intracranianas envolve apenas vasos da pia-máter, mas algumas envolvem vasos da pia-máter e da dura-máter. A maioria das MAV apresenta origem congênita, mas aquelas que envolvem as artérias meníngeas ou artérias vertebrais que drenam para os seios durais podem ser adquiridas.[23]

As MAV que possuem apenas alguns milímetros de tamanho não podem ser identificadas por exames de neuroimagem e são chamadas *ocultas* ou *crípticas*. Por outro lado, as MAV podem ser tão grandes que ocupam todo um hemisfério cerebral. Embora as MAV geralmente sejam congênitas, elas podem se tornar sintomáticas em qualquer idade. No entanto, 70% das MAV desencadeiam sintomas durante a segunda e a terceira décadas de vida.

A maioria das MAV cerebrais desencadeia sinais de hemorragia intracerebral ou subaracnóidea, que incluem convulsões ou sinais e sintomas neurológicos isolados. A cefaleia é um sintoma frequente e pode mimetizar a enxaqueca, embora as cefaleias se manifestem sempre do mesmo lado, ao contrário das enxaquecas típicas.

O aperfeiçoamento da tecnologia de microfio-guia e microcateter tornaram possível tratar as MAV anteriormente inacessíveis e intratáveis. As opções de tratamento incluem microcirurgia, radiocirurgia e abordagens endovasculares. As técnicas específicas variam de acordo com a anatomia da lesão.[37]

PERDA VISUAL TRANSITÓRIA

Epidemiologia e patogênese

A TVL é um sintoma comum que pode ser benigno ou prenúncio de doença grave. Como os achados clínicos, muitas vezes, estão ausentes em pacientes com TVL, é obrigatório obter um histórico médico.

Manifestações oculares

A terminologia da TVL (Tabela 9.26.1) é importante porque designa não apenas a localização anatômica do problema, mas também sua patogênese. Tipos específicos de perda visual monocular transitória incluem episódios de obscurecimentos visuais transitórios, que são episódios muito breves (1 a 5 segundos) de perda visual tipicamente vistos em pacientes com papiledema em razão de aumento da pressão intracraniana, amaurose fugaz (1 a 5 minutos), causada por insuficiência arterial da retina embólica ou hemodinâmica e TVL monocular prolongada (> 10 minutos), que ocorre em pacientes com hipertensão, discrasias sanguíneas e "enxaqueca retiniana". A TVL binocular pode ser observada com enxaqueca, na ausência de cefaleia (aura sem cefaleia) e em outros raros distúrbios binoculares ou homônimos causados por isquemia occipital ou convulsões.

Os indícios físicos que auxiliam no diagnóstico de pacientes com TVL incluem anormalidades de visão, anormalidades pupilares, perda de visão em cores, defeitos na tela de Amsler e anormalidades do nervo óptico ou da retina. O achado ocular mais importante na TVL monocular é um êmbolo impactado nas artérias do nervo óptico ou da retina. A aparência de diferentes tipos de êmbolos pode fornecer pistas para a fonte. Material branco, duro e localizado sugere cálcio, que pode ser proveniente de uma valva mitral ou aórtica danificada. Os êmbolos de fibrina de plaquetas geralmente estão em conformidade com segmento de uma arteríola de ramo da retina e podem ter uma aparência branca ou cinza. As placas de Hollenhorst ou de colesterol são amarelas ou douradas e tendem a brilhar (Figura 9.26.4). Tanto os êmbolos de tromboplaquetários de fibrina quanto os êmbolos de colesterol podem ser facilmente omitidos, especialmente se forem pequenos. A pressão delicada no olho frequentemente faz com que o material embólico "brilhe", o que permite a melhor visualização de um êmbolo (Figura 9.26.5).[38]

O êmbolo da retina é a principal causa da amaurose fugaz; a artéria carótida é a fonte provável, embora esses êmbolos

TABELA 9.26.1 Terminologia da perda visual transitória.		
Tipo	Duração	Características
Perda visual transitória monocular		
Obscurecimento visual	Segundos a minutos	Edema e anomalias do disco óptico
Amaurose fugaz	Segundos a minutos	Geralmente altitudinal; origem carotídea, cardíaca (embólica) ou vasoespástica
Transitória prolongada	15 a 60 min	Hipertensão; perda visual hematopoética e outros problemas sistêmicos (vasculares); enxaqueca "retiniana"
Perda visual transitória binocular		
Aura sem cefaleia	10 a 30 min	Sem outros sintomas

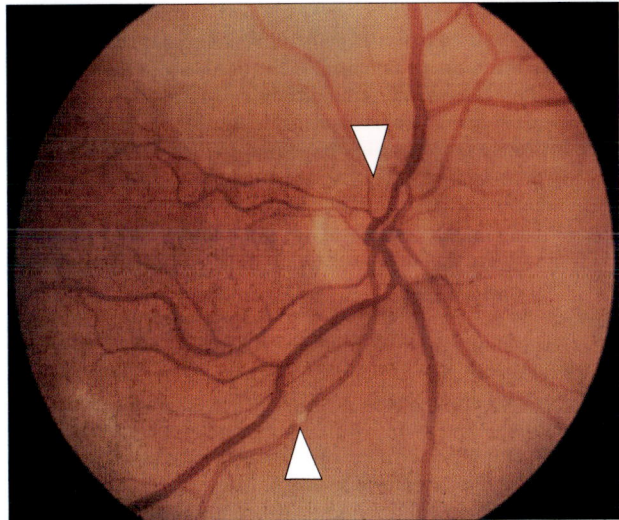

Figura 9.26.4 Êmbolos de colesterol impactados nas arteríolas da retina superiores e inferiores com oclusão de ramos (*setas*).

graus variáveis de uma formação lodosa nos vasos sanguíneos da conjuntiva quando há impedância vascular ou hiperviscosidade. Em pacientes com isquemia ocular de estenose grave da artéria carótida ou oclusão, a TVL pode ocorrer quando o olho no lado afetado é exposto à luz brilhante.

Diagnóstico

A idade do paciente com TVL é muito importante – os pacientes mais velhos com vasculopatia apresentam diferentes causas em comparação com indivíduos mais jovens. O caráter do episódio deve ser determinado de maneira detalhada.

Natureza dos episódios

É preciso ser estabelecido:

- Onde, quando e como o episódio ocorreu?
- Apareceu e desapareceu repentina ou gradualmente?
- Ocorreu perda de campo e, se ocorreu, de que tipo foi?

O efeito típico "em cortina" da perda de campo visual monocular de altitude é mais significativo porque sugere doença oclusiva da carótida ou uma fonte cardíaca mais grave.

Tipo de perda visual

A monocularidade nem sempre é fácil de ser determinada. Embora a maioria dos pacientes com TVL monocular frequentemente manifeste clareza sobre a monocularidade, os pacientes com TVL binocular ou enxaqueca com aura geralmente afirmam que o olho direito ou esquerdo está envolvido quando, na realidade, a perda de visão pode ter ocorrido apenas no campo visual temporal homônimo mais amplo.

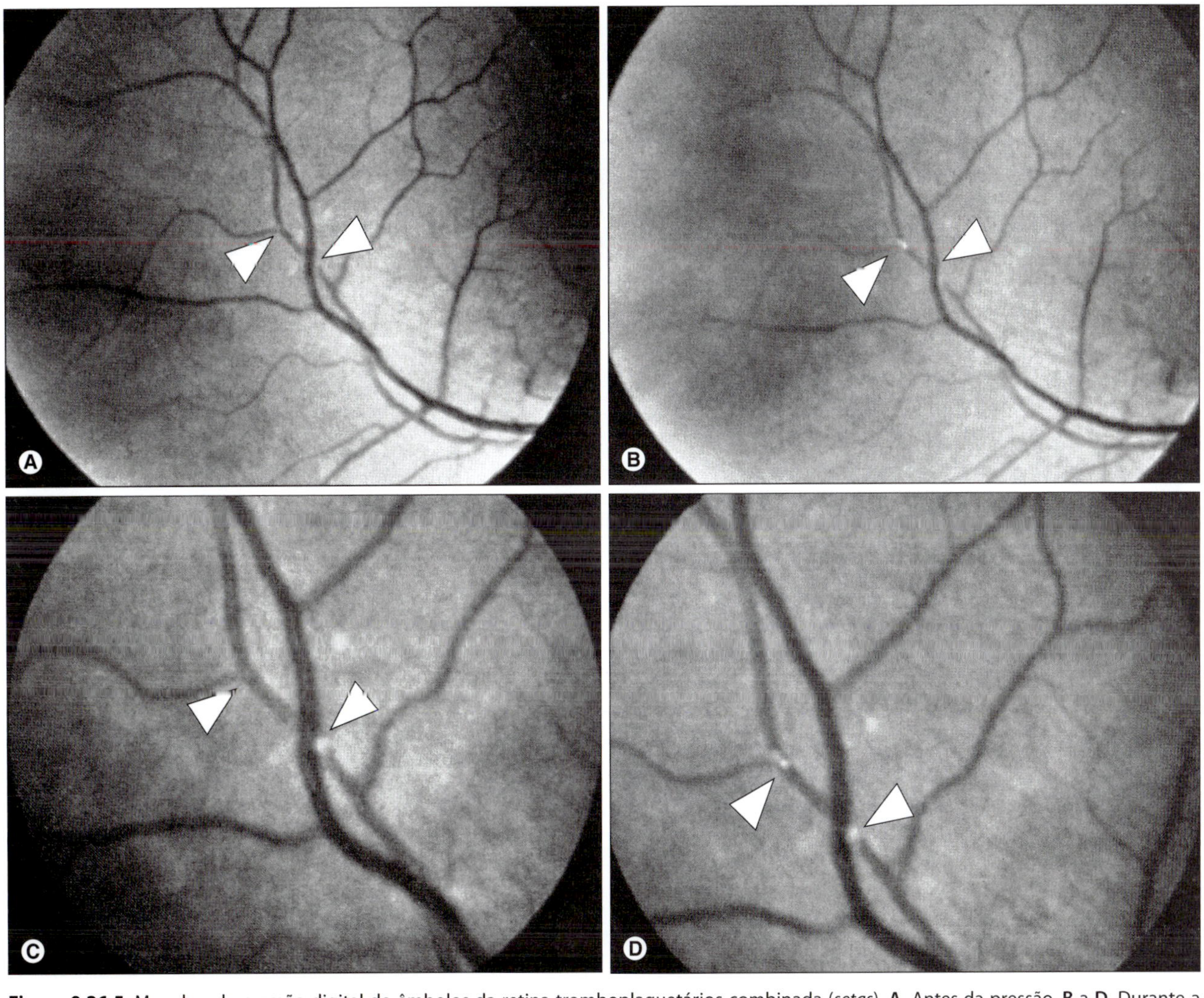

também possam ser provenientes da aorta ou do coração. A ausculta de um ruído no pescoço no ângulo da mandíbula indica ainda a necessidade de arteriografia por ressonância magnética da carótida ou, pelo menos, imagem Doppler carotídeo.

Um sinal anterior frequentemente negligenciado em qualquer uma das síndromes isquêmicas oculares é a formação de bolhas na microcirculação conjuntival. A ampliação com a lâmpada de fenda com iluminação livre de vermelho mostra acúmulos e

Figura 9.26.5 Manobra de pressão digital de êmbolos da retina tromboplaquetários combinada (*setas*). **A.** Antes da pressão. **B** a **D.** Durante a pressão digital no olho para induzir a embolia previamente apenas suspeitada.

Duração dos episódios

A duração da perda monocular transitória da visão causada pela doença da artéria carótida dura tipicamente de 1 a 5 minutos. O paciente geralmente não calcula a duração com precisão, mas com episódios recorrentes, tanto a monocularidade quanto a duração são mais bem avaliadas.

Frequência dos episódios

Um episódio monocular isolado pode ser suficiente para justificar a investigação, pelo menos com estudos de Doppler da carótida. Episódios recorrentes em um curto intervalo de tempo constituem forte indicação para exames mais completos.

Sintomas associados

Os sintomas associados normalmente estão ausentes na TVL. É o isolamento que torna os episódios de TVL únicos. É raro um paciente com uma aura isolada sem cefaleia apresentar outros sintomas neurológicos. A dormência ou fraqueza contralateral que ocorre com perda de visão monocular transitória sugere estenose carotídea grave. Os ataques isquêmicos transitórios (AIT) cerebrais sugerem tanto êmbolos cerebrais como uma causa hemodinâmica, como a hipertensão. A cegueira binocular transitória causada pela isquemia de circulação posterior por aterosclerose em geral ocorre concomitante à outros sintomas de insuficiência vertebrobasilar, como tontura, vertigem ou síncope.

Fatores de risco subjacentes

Os fatores de contribuição podem ser determinados a partir da anamnese com um histórico completo e por meio de investigação apropriada. Hipertensão, diabetes ou distúrbios hematopoéticos em todos os grupos etários são importantes. Nos jovens, o uso de pílula anticoncepcional e a doença cardíaca adquirida congênita devem ser excluídos. Em pacientes mais velhos, qualquer história de doença miocárdica, femoral ou aórtica é uma indicação importante de um estado arteriopático difuso.

Pacientes jovens com TVL devem ser avaliados cuidadosamente quanto a hiperviscosidade ou distúrbios hipercoaguláveis. Níveis elevados de anticorpo antifosfolípideo-cardiolipina em uma mulher jovem com um forte histórico de enxaqueca podem ser importantes. A investigação cardíaca pode identificar doença valvar mitral e aórtica, trombos murais, arritmias, especialmente fibrilação atrial intermitente e forame oval patente.

Tratamento, evolução e desfechos

O objetivo no manejo de pacientes com TVL é prevenir novos episódios que podem levar à perda visual permanente ou AVC. No entanto, um único episódio de TVL monocular não requer estudos invasivos. A imagem não invasiva de Doppler colorido da carótida e orbital, quando realizada adequadamente, pode ser sensível o suficiente para fornecer as informações necessárias; portanto, muitos pacientes que apresentam TVL podem não exigir mais estudos invasivos. Pacientes mais velhos com fatores de risco para doença de grandes vasos provavelmente devem ser avaliados usando ARM. Qualquer paciente com histórico de sinais ou sintomas cardíacos deve ser avaliado pelo ecocardiograma.

Em resumo, os pacientes sintomáticos com ou sem êmbolos da retina ou ruído devem ser avaliados por meio de imagem com Doppler colorido ou orbital colorido ou ARM. Angiografia invasiva pode não ser necessária.

PERDA DE VISÃO BILATERAL ISOLADA TRANSITÓRIA

Aura sem cefaleia

A perda de visão binocular transitória é uma das queixas mais comuns encontradas na prática oftalmológica. Foi denominada *enxaqueca acefálgica, acompanhamento de enxaqueca, enxaqueca visual* e *enxaqueca oftálmica*. A expressão aura isolada sem cefaleia, entretanto, identifica claramente um episódio binocular transitório isolado, similar àquele descrito como a aura ou pródromo da enxaqueca.

Os sintomas podem durar de 15 segundos a 1 hora; entretanto, a descrição clássica de luzes brilhantes caleidoscópicas, de ondas de calor ou cintilantes, que duram de 10 a 20 minutos, confirma o diagnóstico, o que geralmente é um grande alívio para o paciente.

Testes de campo visual, às vezes, devem ser realizados. Ainda é a melhor maneira de se ter certeza de que um AVE, MAV ou tumor não é o problema.

A perda monocular quase sempre precisa de maior investigação. O controle de episódios binoculares geralmente é conservador. O episódio típico de 10 a 20 minutos de perda de visão homônima bilateral transitória com um distúrbio visual caleidoscópico ou de ondas térmicas é tão característico da aura isolada sem cefaleia que um diagnóstico pode ser efetuado com confiança, o paciente tranquilizado e nenhuma investigação adicional realizada. Esses pacientes precisam principalmente de tranquilidade e não precisam de investigação adicional, a menos que haja circunstâncias atenuantes.

ACIDENTE VASCULAR CEREBRAL

Epidemiologia e patogênese

Ataques isquêmicos transitórios e acidente vascular cerebral

O indicador mais confiável de AVC iminente é um AIT. Os locais vasculares da doença que produzem AIT e AVE são:

- Artéria carótida-oftálmica
- Artéria cerebral média (ACM)
- Artéria cerebral posterior ([ACP] basilar terminal)
- Artéria basilar.

Ataques isquêmicos transitórios carotídeo-oftálmicos e acidente vascular cerebral

Os AIT das artérias carótidas e oftálmicas se manifestam mais comumente como amaurose fugaz causada por hipoperfusão da retina. O paciente está em risco de perda visual permanente, em geral por causa de oclusão da artéria central da retina. Isso constitui um "AVC" ocular e requer investigação de doenças carotídeas, cardíacas e hemodinâmicas (ver Capítulo 6.19).

Doenças crônicas da ACI comuns ou bilaterais graves podem desencadear hipoperfusão do nervo óptico e da retina e causar a síndrome isquêmica ocular (ver Capítulo 6.23). A característica principal dessa síndrome é a retinopatia da estase venosa (Figura 9.26.6).[39,40] Êmbolos de colesterol ou êmbolos de tromboplaquetários de fibrina na retina são uma indicação de ateroma da artéria carótida como fonte; elas são observadas

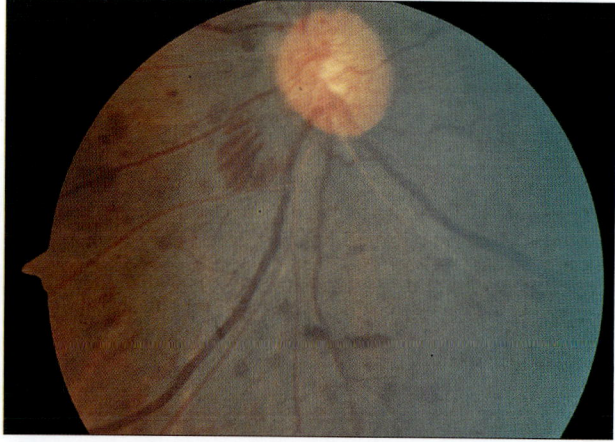

Figura 9.26.6 Retinopatia da estase venosa. Hemorragias típicas difusas do tipo "ponto-e-mancha" e dilatação venosa sem tortuosidade no fundo inferior.

em 60 a 70% dos pacientes com oclusão do ramo da artéria da retina.[41] A neuropatia óptica isquêmica não arterítica, tanto anterior quanto posterior, raramente é a manifestação inicial da oclusão da ACI.

Manifestações oculares

A cegueira monocular com sintomas e sinais hemisféricos contralaterais (p. ex., hemiparesia) é uma entidade bem reconhecida, embora rara, em pacientes com doença da artéria carótida.[42] A cegueira ocorre como resultado da isquemia da retina. No entanto, nesses pacientes pode ocorrer simultaneamente um infarto cerebral/encefálico e neuropatia óptica isquêmica ipsilateral.[43]

A síndrome ocular isquêmica causa perda de visão insidiosa e lentamente progressiva, em contraste com a perda aguda resultante de um infarto da retina ou do nervo óptico. O olho afetado frequentemente se encontra hiperemiado e a visão é mais precária do que o esperado no exame clínico inicial. O glaucoma neovascular e a hemorragia vítrea geralmente se seguem. A oclusão aterosclerótica ou estenose grave das artérias carótidas comum, externa e interna é encontrada na maioria dos pacientes com risco de AVC causado por má perfusão cerebral[44,45] (ver Capítulo 6.23).

O segundo grande sinal ocular da doença oclusiva da carótida é hemianopsia homônima contralateral parcial ou completa,[3] frequentemente resultante de hipoperfusão na ACM, embora a oclusão cerebral posterior seja, de longe, a causa mais comum de hemianopsia homônima. Os AIT cerebrais tendem a ser mais longos em comparação com os AIT oculares. O déficit neurológico isquêmico reversível ocorre quando sintomas, como dormência ou fraqueza, desaparecem. Quando o defeito persistir, o termo AVC deve ser empregado.

A isquemia dos ramos corticais e cerebrais profundos da ACM esquerda produz afasia motora isolada e, frequentemente, hemiparesia contralateral e perda sensitiva. Quando os AIT da ACM estão do lado direito (não dominante), a perda motora ou sensorial transitória é produzida à esquerda, sem afasia.

A frequência de AIT da ACM é muito menor do que os das artérias carótidas internas (64% versus 20%). Além disso, a ACI apresenta mais AIT por paciente (103 versus 3). A TVL binocular geralmente não é considerada uma manifestação de AIT da ACM, embora a hemianopsia homônima seja comum em um AVE total da ACM. Caplan et al.[46] descreveram que os AIT da ACM são mais comuns em pessoas jovens, afro-americanas e/ou mulheres.

O AVE da ACM geralmente é flutuante e progride de maneira gradual. A oclusão do ramo anterior da ACM produz hemiparesia na perna e perda de sensibilidade sem hemianopsia. A oclusão do ramo posterior da ACM desencadeia hemianopsia homônima incongruente incompleta, sem preservação macular. As respostas optocinéticas podem estar reduzidas quando movimentadas faixas ou tiras xadrez na direção do lobo parietal afetado. O AVE esquerdo desencadeia afasia, em contraste com lesões do lado direito que produzem negligência hemiespacial contralateral e paresia do olhar horizontal supranuclear em direção ao lado da lesão.

A hemianopsia homônima é o principal sinal neuro oftalmológico do AVE da ACM; pode ser o único sinal.[3] É o resultado de danos às irradiações ópticas. O prognóstico do AVE é ruim, mas o tratamento precoce com ativador de plasminogênio tecidual intravenoso pode levar a uma maior taxa de recanalização e melhoria neurológica precoce.[47]

Sintomas visuais transitórios causados por hipoperfusão da ACP são menos comuns e menos dramáticos para o paciente do que a amaurose fugaz de origem carotídea. A enxaqueca visual isolada deve ser diferenciada de um AVC iminente. Fisher[41] afirma que a aura que ocorre como uma marcha espectral (desenvolvimento) ou a progressão do fenômeno visual frequentemente diferencia a aura com ou sem cefaleia do AIT e AVC occipital. Clinicamente, a aura sem cefaleia é muito comum, em contraste com o AIT occipital, embora cada um possa imitar a enxaqueca com aura. Os AIT vasculares verdadeiros que envolvem os lobos occipitais geralmente apresentam início súbito, com hemianopsia homônima completa ou incompleta. Eles podem ser acompanhados por sintomas vertebrobasilares, como instabilidade, disartria, dormência facial ou fraqueza.

Hemianopsias homônimas isoladas geralmente são causadas por oclusão vascular da ACP e, portanto, são as marcas do AVE occipital. O infarto da ACP é o resultado de embolia; raramente é causada por aterosclerose. Geralmente, os acidentes vasculares encefálicos ocorrem sem aviso.[48]

O infarto do córtex calcarino resulta em hemianopsia completa ou incompleta e geralmente poupa o campo macular. Invariavelmente, a hemianopsia é congruente. Uma hemianopsia homônima completa poupa a mácula como regra e, normalmente, a acuidade visual é normal, embora os pacientes frequentemente se queixem de visão embaçada. Muitos pacientes desconhecem o defeito até que seja apontado.

A hemianopsia com envolvimento da mácula geralmente causa dificuldade de leitura. A tela de Amsler ou o campo visual de Humphrey é um teste valioso para comprovar o envolvimento macular; também é um grande recurso para explicar o problema ao paciente.

Clinicamente, a hemianopsia homônima por AVC nas áreas temporoparietal e occipital pode ser diferenciada pela diminuição do nistagmo optocinético. Quando faixas ou outros estímulos são movidos na direção de uma lesão que envolve o lobo parietal profundo, as respostas apresentam-se atenuadas, enquanto nas lesões occipitais isoladas (calcarinas) as respostas são iguais. A melhora do defeito de campo é rara.

A hemianopsia sempre deve levar a questionamentos relacionados a outros déficits neurológicos. Os oftalmologistas devem reconhecer a alexia sem agrafia, em que o paciente geralmente pode nomear letras ou números individuais, mas não consegue reconhecer palavras simples, embora seja capaz de escrever palavras.[49] A oclusão da ACP direita pode resultar em prosopagnosia, a incapacidade de reconhecer rostos familiares. A discromatopsia cerebral (daltonismo) também pode ocorrer no AVE occipital. A reabilitação é muito difícil na hemianopsia homônima permanente.

A redução no fluxo sanguíneo vertebrobasilar produz distúrbios neurológicos e visuais, de danos ao mesencéfalo, ponte, medula, cerebelo e lobos occipitais. Essas perturbações podem ser transitórias, persistentes, inconsequentes ou catastróficas. Tanto o movimento extraocular quanto os sintomas visuais desempenham um papel no diagnóstico.

Na área vertebrobasilar, os AIT são muito mais variados do que no sistema carotídeo. A vertigem é o sintoma neurológico mais comum, junto com disartria, fraqueza transitória, episódios de quedas e cefaleias occipitais.[3] O sintoma visual mais comum é uma visão breve e binocular de "falta de visão", que dura alguns segundos (raramente, até 5 minutos). A diplopia transitória é um sintoma raro da isquemia dos nervos ou núcleos motores oculares, ou das vias supranucleares e internucleares. Normalmente, esse sintoma dura de 5 a 10 minutos. Oscilopsia episódica ou "visão em saltos" podem ocorrer durante episódios de vertigem ou tontura.

A causa de AIT vertebrobasilar é especulativa. Anomalias vasculares congênitas, hipertensão e distúrbios hematológicos são possíveis causas; no entanto, a doença ateromatosa é o principal problema na maioria dos pacientes.[50]

O AVC geralmente ocorre sem AIT prévios na doença vertebrobasilar. A hipertensão e a aterosclerose são as causas mais comuns, além de êmbolos cardíacos ou de grandes artérias distais.

Os sintomas e os sinais combinados do tronco encefálico incluem nistagmo vestibular, pupilas mióticas e sexto nervo craniano, assim como paralisia conjugada, internuclear e facial. A isquemia terminal da ACP pode ocorrer isoladamente ou com hemianopsia homônima. As lesões nessa área podem produzir déficits bilaterais, enquanto as lesões carotídeas desencadeiam déficits unilaterais.

Os sinais do tronco encefálico geralmente se originam de lesões no mesencéfalo dorsal, caracterizados principalmente por olhar fixo anormal, mirada vertical anormal ou paresia da mirada para baixo ou para cima com retração da pálpebra, ou como paresia isolada da miada para cima. Sinais pupilares, oftalmoplegia internuclear e desvio angular também podem estar presentes.

O nistagmo de retração de convergência acompanha o infarto mesencefálico periaquedutal. A síndrome do mesencéfalo medial mais ventral da disfunção do nervo oculomotor e hemiplegia contralateral (síndrome de Weber) e a síndrome de Benedikt com sinais cerebelares contralaterais também podem resultar de infarto do mesencéfalo. Os acidentes vasculares encefálicos que envolvem essas estruturas podem ser identificados por meio de imagem de RM.

O acidente vascular da ponte desencadeia principalmente distúrbios horizontais do movimento ocular. Tais derrames geralmente estão associados a tontura, paralisia do nervo facial, hemiparesia contralateral, sintomas hemissensoriais e sinais cerebelares. A paralisia isolada do sexto nervo sem sinais neurológicos também tem sido demonstrada por meio da RM como sendo causada por uma lesão fascicular.[51] A oftalmoplegia internuclear unilateral pode ser causada por infarto do fascículo médio-longitudinal na ponte.

BIBLIOGRAFIA

Barrow DL, Spector RH, Braun IF, et al. Classification and treatment of spontaneous carotid-cavernous sinus fistulas. J Neurosurg 1985;62:248–56.

Borden NM, Khayata MH, Dean BL, et al. Endovascular treatment of orbital lesions. Treatment of high flow dural arteriovenous malformations. Barrow Neurol Inst Q 1996;12:4–18.

Brown RD, Broderick JP. Unruptured intracranial aneurysms: epidemiology, natural history, management options, and familial screening. Lancet Neurol 2014;13(4):393–404.

Caplan LR, Babikian V, Helgason C, et al. Occlusive disease of the middle cerebral artery. Neurology 1985;35:975–82.

Cullen JF, Haining WM, Crombie AL. Cerebral aneurysms presenting with visual field defects. Br J Ophthalmol 1966;50:251–6.

International Study of Unruptured Intracranial Aneurysms Investigators. Unruptured intracranial aneurysms–risk of rupture and risks of surgical intervention. N Engl J Med 1998;339(24):1725–33.

Keltner JL, Satterfield D, Dublin A, et al. Dural and carotid-cavernous sinus fistulas. Ophthalmology 1987;94:1585–600.

Kupersmith MJ, Krohn D. Cupping of the optic disc with compressive lesions of the anterior visual pathway. Ann Ophthalmol 1984;16:948–53.

Miller N. Walsh & Hoyt's clinical neuro-ophthalmology. 5th ed. Baltimore: Williams & Wilkins; 2005.

Wiebers DO, Whisnant JP, Huston J 3rd, et al; International Study of Unruptured Intracranial Aneurysms Investigators. Unruptured intracranial aneurysms: natural history, clinical outcome, and risks of surgical and endovascular treatment. Lancet 2003;362:103–10.

As referências completas estão disponíveis no **GEN-io**.

PARTE 9 NEURO-OFTALMOLOGIA
SEÇÃO 6 Eletrofisiologia Neuro-Oftálmica

Eletrofisiologia
9.27
Rustum Karanjia e Stuart G. Coupland

Definição: Eletrofisiologia é um teste auxiliar que fornece dados funcionais sobre a parte interna e externa da retina. Na neuro-oftalmologia, a eletrofisiologia pode ser usada para medir a atividade elétrica das células ganglionares (eletrorretinografia de padrão e resposta negativa fotópica) e do lobo occipital (potenciais evocados visuais).

Características principais
- Minimamente invasiva, reproduzível e quantitativa
- Define e diferencia formas específicas de neuropatia óptica
- Fornece uma medida funcional direta das células ganglionares
- Ajuda a correlacionar alterações funcionais às alterações anatômicas na camada de fibras nervosas da retina e na camada de células ganglionares maculares
- Medidas auxiliares úteis para acompanhamento de pacientes com neuropatias ópticas.

INTRODUÇÃO

O registro da atividade elétrica no olho fornece uma medida objetiva útil relacionada à função da retina e do nervo óptico. A utilidade da eletrofisiologia com base na perspectiva da retina é descrita em outro capítulo (ver Capítulo 6.9). Na neuro-oftalmologia, a eletrofisiologia é usada para avaliar pacientes com suspeita de perda de visão inorgânica e aqueles com possível doença do nervo óptico.

PERDA DE VISÃO NÃO ORGÂNICA

A perda de visão não orgânica representa um dilema diagnóstico para a maioria dos profissionais. O teste de eletrofisiologia pode ser um complemento útil para demonstrar que o sistema visual está funcionando normalmente. Isso em geral envolve dois tipos de avaliação: (1) eletrorretinografia (ERG) para avaliar a função da retina, e (2) potenciais evocados visuais (PEV) para avaliar a função cortical. Cada uma dessas respostas pode ser registrada de várias maneiras diferentes. A estimulação de campo total de Ganzfeld pode ser usada para registrar uma eletrorretinografia de campo total (ff-ERG, do inglês *full-field electroretinography*) ou um *flash* ou cintilação PEV (f-PEV, do inglês *flicker visual evoked potentials*).[1,2] A estimulação padrão pode ser usada para avaliar áreas focais do sistema visual por eletrorretinografia de padrão (p-ERG)[3] ou PEV-padrão (p-PEV).[2] Além disso, ao alterar o tamanho da verificação do estímulo, uma estimativa da acuidade visual pode ser obtida com um p-PEV (Figura 9.27.1).[4] A avaliação funcional da retina é importante na realização do p-PEV porque qualquer deficiência na retina refletirá em um p-PEV anormal. Como o p-PEV se correlaciona à visão central, recomenda-se uma ERG multifocal (mf-ERG, do inglês *multifocal electroretinography*) adjuvante para garantir que não haja anormalidade correspondente na retina.

A escolha do teste apropriado depende do tipo de perda de visão relatada. Clinicamente, o objetivo da avaliação de perda de visão não orgânica é demonstrar que a visão do paciente é melhor do que a quantidade relatada pelo paciente. Quanto melhor a visão descrita, mais desafiadora ela é clinicamente. Em pacientes que não relatam percepção de luz, o f-PEV pode ser útil para demonstrar que o sistema está funcionando (Figura 9.27.2). Para pacientes com uma visão relatada de 20/80 ou pior, um p-PEV pode ser útil para demonstrar melhor acuidade visual.

O teste de pacientes com perda de visão não orgânica também pode ser tecnicamente desafiador porque a cooperação do paciente pode afetar a qualidade dos dados coletados. Os padrões para testes clínicos de eletrofisiologia foram publicados pela *International Society for Clinical Electrophysiology of Vision*, e cabe ao médico responsável garantir que o teste esteja em conformidade com esses padrões ou para entender e explicar qualquer desvio dos padrões.[1-3]

Um elemento essencial no teste de pacientes com perda de visão não orgânica é garantir que o paciente esteja se fixando corretamente, já que todos os estímulos não Ganzfeld exigem uma fixação consistente e acurada. Isso pode ser monitorado diretamente pelo administrador do teste ou indiretamente usando um rastreador de pupila. A falta de fixação pode criar algumas alterações características nos registros eletrofisiológicos, por exemplo, um deslocamento do pico foveal na mf-ERG (Figura 9.27.3).

É importante lembrar que o diagnóstico de perda de visão não orgânica é um diagnóstico de exclusão. Assim, todos os testes apropriados devem ser realizados antes desse diagnóstico ser estabelecido, e a eletrofisiologia é útil para confirmar o diagnóstico clínico.

DOENÇA DO NERVO ÓPTICO

A avaliação direta da função das células ganglionares se tornou uma área de grande interesse em neuro-oftalmologia.[5] Ela oferece a capacidade de detectar danos no nervo óptico glaucomatoso pré-perimétricos e acompanhar os pacientes para melhor entender e acompanhar a progressão das doenças do nervo óptico, como a neuropatia óptica hereditária de Leber (NOHL) e a hipertensão intracraniana idiopática (HII). Existem dois métodos principais de avaliar a função das células ganglionares da retina: (1) a amplitude N95 da p-ERG; e (2) a amplitude da resposta negativa fotópica (PhNR) da ff-ERG (Figura 9.27.4). O componente N95 da p-ERG tem se mostrado útil em pacientes com glaucoma, NOHL e outras neuropatias ópticas.[6-8] O componente PhNR da ff-ERG também mostrou corresponder à função das células ganglionares da retina, e foi descrito que a amplitude corresponde ao grau de edema do nervo óptico na HII.[9] Usando um estimulador de Ganzfeld, o PhNR é capaz de superar o desafio da correção refrativa e fixação consistente, que são necessários para a p-ERG e pode ser um desafio para pacientes com escotoma central comum nas neuropatias ópticas.[10] Mas o principal valor

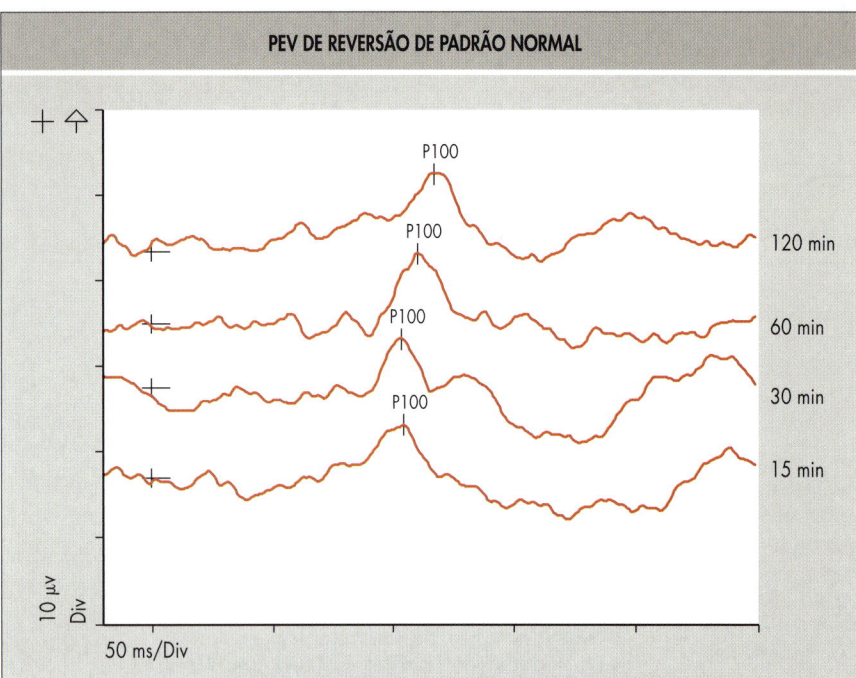

Figura 9.27.1 Potencial evocado visual de reversão de padrão normal (PEV) para estimulação do quadriculado. Verificar que o tamanho é indicado em minutos de arco. Um PEV de padrão normal para um tamanho de verificação de 15 minutos é consistente com a acuidade visual de 20/30 ou melhor.[4] (De Gundogan FC, Sobaci G, Bayer A. Pattern visual evoked potentials in the assessment of visual acuity in malingering. *Ophthalmology* 2007;114(12):2332-7.)

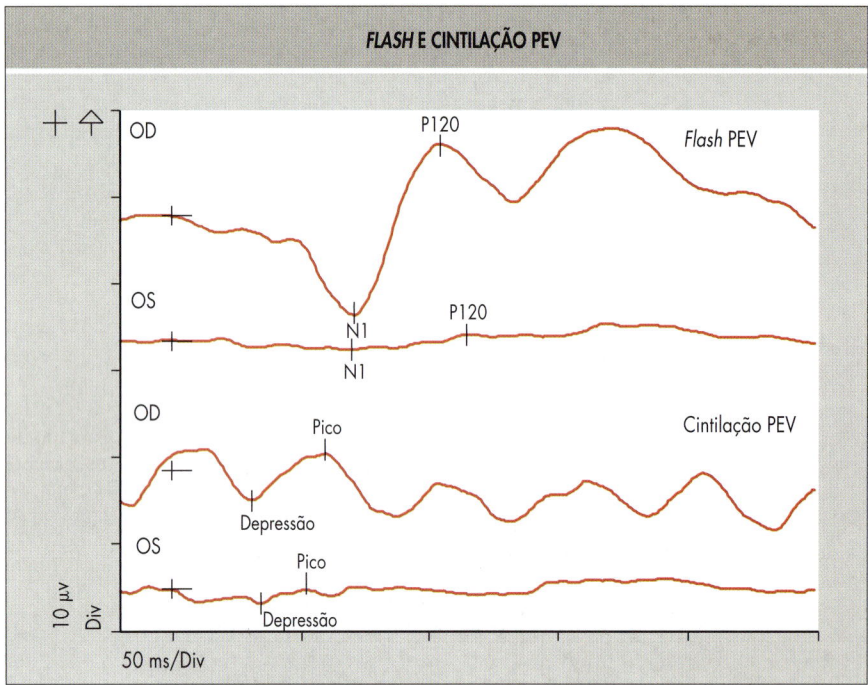

Figura 9.27.2 Efeito da visão de percepção da luz verdadeira no *flash* e cintilação de potencial evocado visual (PEV). Conjunto de *flash* e cintilação PEV de um paciente com visão normal no olho direito e visão de percepção de luz no olho esquerdo, demonstrando o efeito da visão de percepção de luz verdadeira no PEV de campo completo.

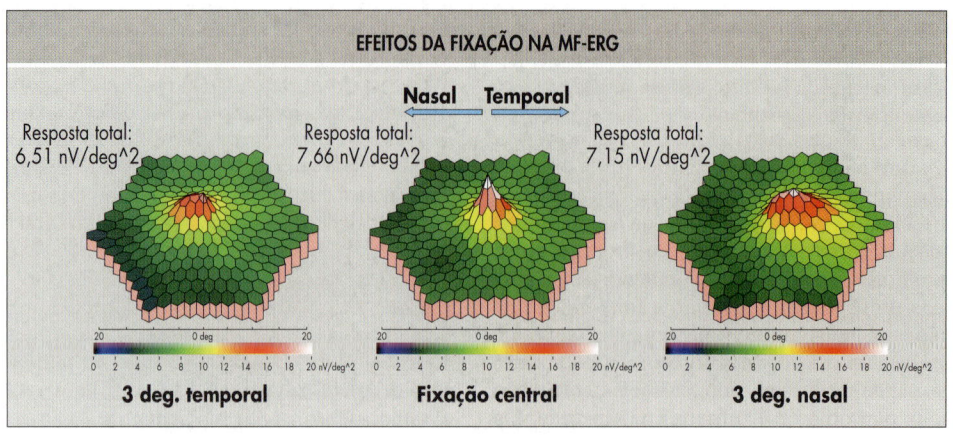

Figura 9.27.3 Efeitos da fixação na eletrorretinografia multifocal (mf-ERG). A morfologia da forma de onda mf-ERG se altera com a fixação excêntrica em razão de mudanças no escalonamento do estímulo do hexágono. O pico assume uma forma assimétrica, com declínio acentuado de um lado e declínio menor no lado oposto. Isso é característico de desvio de fixação.

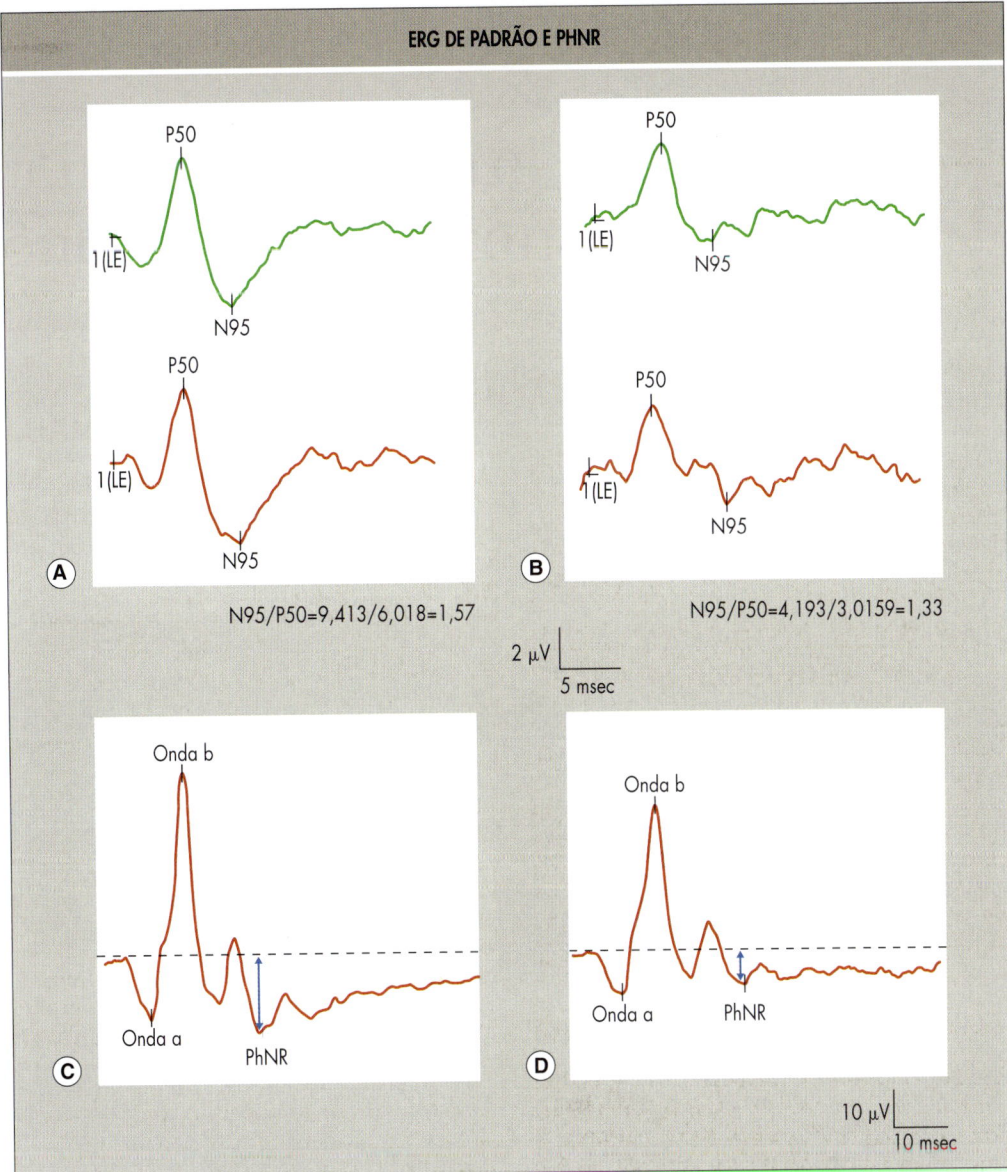

Figura 9.27.4 Eletrorretinografia de padrão (p-ERG) e gravações de resposta negativa fotópica (PhNR) em pacientes com neuropatias ópticas. Uma p-ERG normal do olho esquerdo (**A**) e uma p-ERG anormal do olho direito (**B**) de um paciente com uma neuropatia óptica monocular mostrando diminuição da amplitude de N95 e razões N95/P50. Um PhNR normal (**C**) e um PhNR anormal (**D**) de um portador e um paciente afetado por neuropatia óptica hereditária de Leber (NOHL) demonstraram diminuição da amplitude de PhNR no paciente afetado.

do PhNR é que a função das células ganglionares da retina é testada independentemente das complexidades posteriores à lâmina cribrosa. Portanto, a disfunção oligodendrítica ou lesões posteriores ao quiasma óptico não afetarão as formas de onda.

À medida que mais tratamentos estão sendo desenvolvidos para pacientes com neuropatias ópticas, a capacidade de detectar alterações pré-perimétricas e de acompanhar objetivamente pacientes com profunda perda de visão está se tornando mais importante. Eletrofisiologia, especificamente PhNR e p-ERG, tem um papel importante na avaliação objetiva das células ganglionares da retina e deve ser útil em estudos clínicos futuros.

BIBLIOGRAFIA

Bach M, Brigell MG, Hawlina M, et al. ISCEV standard for clinical pattern electroretinography (PERG): 2012 update. Doc Ophthalmol 2013;126(1):1–7.
Bach M, Hoffmann MB. Update on the pattern electroretinogram in glaucoma. Optom Vis Sci 2008;85(6):386–95.
Gundogan FC, Sobaci G, Bayer A. Pattern visual evoked potentials in the assessment of visual acuity in malingering. Ophthalmology 2007;114(12):2332–7.
Kurtenbach A, Leo-Kottler B, Zrenner E. Inner retinal contributions to the multifocal electroretinogram: patients with Leber's hereditary optic neuropathy (LHON). Multifocal ERG in patients with LHON. Doc Ophthalmol 2004;108(3):231–40.
McCulloch DL, Marmor MF, Brigell MG, et al. ISCEV Standard for full-field clinical electroretinography (2015 update). Doc Ophthalmol 2015;130(1):1–12.
Moss HE, Park JC, McAnany JJ. The photopic negative response in idiopathic intracranial hypertension. Invest Ophthalmol Vis Sci 2015;56(6):3709–14.
Odom JV, Bach M, Brigell M, et al. ISCEV standard for clinical visual evoked potentials: (2016 update). Doc Ophthalmol 2016;133(1):1–9.
Porciatti V. Electrophysiological assessment of retinal ganglion cell function. Exp Eye Res 2015;141:164–70.
Preiser D, Lagreze WA, Bach M, et al. Photopic negative response versus pattern electroretinogram in early glaucoma. Invest Ophthalmol Vis Sci 2013;54(2):1182–91.
Ringens PJ, Vijfvinkel-Bruinenga S, van Lith GH. The pattern-elicited electroretinogram. I. A tool in the early detection of glaucoma? Ophthalmologica 1986;192(3):171–5.

As referências completas estão disponíveis no **GEN-io**.

PARTE 10 GLAUCOMA
SEÇÃO 1 Epidemiologia e Mecanismos do Glaucoma

Epidemiologia do Glaucoma

10.1

Osamah J. Saeedi, Sachin P. Kalarn, Pradeep Y. Ramulu e David S. Friedman

Definição: A distribuição e os tipos de glaucoma e os aspectos demográficos característicos da doença.

Características principais
- Tipos de glaucoma:
  - Ângulo aberto:
    - Glaucoma primário de ângulo aberto
    - Glaucoma secundário de ângulo aberto
  - Ângulo fechado:
    - Ângulo fechado primário
    - Suspeita de fechamento angular primário
    - Glaucoma primário de ângulo fechado
- Suspeita de glaucoma
- Prevalência e incidência de glaucoma
- Cegueira causada por glaucoma
- Fatores de risco para o glaucoma:
  - Oculares
  - Sistêmicos.

INTRODUÇÃO

Existem duas formas principais de glaucoma: o glaucoma de ângulo aberto, no qual o humor aquoso tem livre acesso à malha trabecular, e o glaucoma de ângulo fechado, no qual o acesso do humor aquoso à malha trabecular é obstruído. Ambas as formas se caracterizam por uma neuropatia óptica progressiva com perda de campo visual e alterações estruturais características, incluindo o afinamento da camada de fibras nervosas (CFN) da retina e escavação da cabeça do nervo óptico.[1] A pressão intraocular (PIO) não define o glaucoma e, em muitas pessoas com glaucoma, os valores medidos da PIO coincidem com os de indivíduos sem glaucoma.

Na última década, houve evolução da nomenclatura do glaucoma de ângulo fechado. O sistema utilizado com mais frequência é aquele de Foster et al., em que os olhos afetados são definidos com base nos achados do exame realizado.[2] A suspeita de fechamento angular primário (SFAP) apresenta toque iridotrabecular (originalmente definido como ≥ 270°, mas atualmente é mais comum como ≥ 180°) sem PIO elevada ou sinéquias anteriores periféricas (SAP). Pessoas com fechamento angular primário (FAP) atendem aos critérios de SFAP e apresentam PIO, SAP ou ambos. Acredita-se que essas pessoas tenham sofrido sequelas do toque iridotrabecular, mas não tenham glaucoma. Por fim, indivíduos com glaucoma primário de ângulo fechado (GPAF) atendem aos critérios de SFAP e apresentam lesões características do nervo óptico. Além disso, existe um grupo de pacientes que sofre de elevação sintomática aguda da PIO associada ao fechamento angular, conhecida como fechamento angular agudo (FAA).

Tanto o glaucoma de ângulo aberto quanto o glaucoma por fechamento angular podem ocorrer secundariamente a outras condições oculares, embora este capítulo se concentre principalmente no glaucoma primário de ângulo aberto (GPAA) e no GPAF. Embora as neuropatias ópticas resultantes de GPAA e de GPAF possam diferir em alguns aspectos,[3-6] é ainda mais distinta a epidemiologia dessas duas condições, que abordaremos separadamente mais adiante.

PREVALÊNCIA E TAXAS DE CEGUEIRA ASSOCIADA

Os estudos populacionais são o padrão-ouro para a mensuração da prevalência de doenças oculares, e muitos foram conduzidos especificamente para glaucoma, especialmente nos últimos anos. A Tabela 10.1.1 descreve alguns estudos importantes com base na etnia.[7-13] As técnicas de estudo e as definições de glaucoma não são uniformes entre os estudos, levando à publicação de uma definição padronizada sugerida de glaucoma a ser utilizada nas pesquisas de prevalência.[2,14]

Um achado problemático, porém regular, entre os estudos populacionais é que grande parte dos glaucomas permanece sem diagnóstico. Estudos populacionais realizados nos EUA, na Irlanda e na Austrália revelam que 50% dos pacientes com glaucoma não sabem que têm a doença,[8,15,16] um percentual que sobe para a faixa de 62 a 75% nas populações hispânicas dentro dos EUA.[10,17] A taxa de glaucoma não diagnosticado é superior a 70% em Cingapura[18] e a 90% no Japão, na Coreia, na Índia e na África.[7,11,19,20] O fato de muitos com uma condição potencialmente

TABELA 10.1.1 Prevalência de glaucoma de ângulo aberto e de ângulo fechado em estudos populacionais.

Etnia	Europeia	Africana	Hispânica	Sul-asiática	Chinesa
Estudo (país)	Roscommon, Irlanda Ocidental[8]	Kongwa, Tanzânia[7]	Proyecto VER, EUA[10]	Aravind, Índia[11]	Handan, China[12]
Faixa etária (anos)	50+	40+	40+	40+	40+
Prevalência, todos os tipos de glaucoma (%)	2,4	4,2	2,1	2,6	1,5%
Prevalência, glaucoma primário de ângulo aberto (%)	1,9	3,1	2,0	1,7	1,0%
Prevalência, glaucoma primário de ângulo fechado (%)	0,1	0,6	0,1	0,5	0,5%
Prevalência, hipertensão ocular (%) (valor de corte da PIO)	4,2 (22)	2,7 (24)	2,3 (22)	1,1 (22)	N/A

PIO, Pressão intraocular.

capaz de causar cegueira, mas tratável, desconhecerem ter a doença ressalta a necessidade de melhores estratégias de rastreamento para identificar aqueles que têm glaucoma.

O glaucoma é uma das principais causas de cegueira em todo o mundo.[21] A frequência da cegueira bilateral entre pessoas com glaucoma varia entre as populações,[7-9,11,17,22-26] com substancial cegueira bilateral por glaucoma observada nos países em desenvolvimento com pouco acesso a serviços de assistência oftalmológica[7,11] e nas populações em que predomina o glaucoma de ângulo fechado (Tabela 10.1.2).[9,22-24] A taxa de incidência de cegueira pode ser reduzida com o auxílio de melhores terapias para glaucoma. Vale notar que, em Olmsted County, Minnesota, a taxa de cegueira unilateral por glaucoma caiu pela metade, provavelmente devido aos avanços das técnicas de diagnóstico e tratamento do glaucoma.[27] Quando as projeções demográficas com modelos de prevalência para glaucoma de ângulo aberto e de ângulo fechado são combinadas, estima-se que 112 milhões de pessoas em todo o mundo terão glaucoma até 2040, com maior incidência entre as populações asiáticas e africanas (Tabela 10.1.3).[28] A expectativa é de que o crescimento e o envelhecimento da população mundial resultem em um aumento significativo desses números. Embora o GPAF continue menos comum do que o GPAA, a previsão do número de pessoas com cegueira causada por ambos os tipos de glaucoma é quase igual, dada a morbidade mais elevada do GPAF.[28]

As associações transversais observadas nos estudos populacionais ajudam a definir quem apresenta risco de ter determinada doença, mas não explicam necessariamente a causalidade. Assim, existem claras associações observadas na literatura sobre o risco de GPAA e GPAF.

GLAUCOMA PRIMÁRIO DE ÂNGULO ABERTO

Os fatores de risco para o GPAA encontram-se resumidos no Boxe 10.1.1.

BOXE 10.1.1 Fatores de risco para glaucoma primário de ângulo aberto.

Demográficos
- Raça (africana, caribenha)
- Idade
- Histórico familiar em pai/mãe ou irmão/irmã

Oculares
- Pressão intraocular
- Espessura da camada de fibras nervosas
- Miopia – espessura central da córnea

Sistêmicos
- Pressão de perfusão

Fatores de risco demográfico para glaucoma primário de ângulo aberto

Raça

Os estudos populacionais demonstram que o GPAA é mais comum entre negros africanos ou afrodescendentes residentes do Caribe e dos EUA (Figura 10.1.1).[7,24,29] Sete por cento dos afro-caribenhos com mais de 40 anos residentes de Barbados tinham GPAA, o equivalente a várias vezes a prevalência de pessoas brancas e mestiças habitantes da mesma região.[29] Uma autêntica diferença racial na prevalência é respaldada também por um estudo realizado com mestiços em Baltimore, em que os afro-americanos demonstraram uma prevalência quase quatro vezes maior de GPAA do que as pessoas de descendência europeia moradoras dos mesmos bairros.[24] O GPAA é mais prevalente também entre as populações hispânicas, em comparação com as populações brancas, particularmente em indivíduos com mais de 60 anos.[10,17] O GPAA parece ser mais comum em populações chinesas e indo-asiáticas do que demonstram registros anteriores, com prevalência comparável ou ligeiramente menor do que aquela observada em populações brancas.[9,11,12,28,30-32]

TABELA 10.1.2 Frequência de cegueira bilateral em populações com glaucoma predominantemente de ângulo aberto e de ângulo fechado.

Estudo	País	% de Pacientes com glaucoma e cegueira bilateral
Glaucoma de ângulo aberto		
Los Angeles Latino Eye Study[17]	EUA	1,0
Beaver Dam Eye Study[25]	EUA	2,5
Baltimore Eye Study	EUA	4,4
Roscommon Eye Study[8]	Irlanda	7,3
Aravind Comprehensive Eye Study	Índia	9,4
Kongwa Eye Study[7]	Tanzânia	9,6
Glaucoma de ângulo fechado		
Northwest Alaska Eskimo[24]	EUA	20,0
Hövsgöl[22]	Mongólia	21,4
Andhra Pradesh Eye Study[21]	Índia	25,0
Tanjong Pagar[9]	Cingapura	31,6

TABELA 10.1.3 Projeções do número total de pessoas (milhões) com glaucoma primário de ângulo aberto (GPAA) e glaucoma primário de ângulo fechado (GPAF) e consequente cegueira correlata.

Ano	GPAA	GPAF	Total
2020	52,68	23,36	76,02
2040	79,76	32,04	111,82

GPAF, glaucoma primário de ângulo fechado; GPAA, glaucoma primário de ângulo aberto. (Adaptada a partir de Tham Y-C, Li X, Wong TY et al. Global prevalence of glaucoma and projections of glaucoma burden through 2040: a systematic review and meta-analysis. Ophthalmology 2014;121:2081-90.)

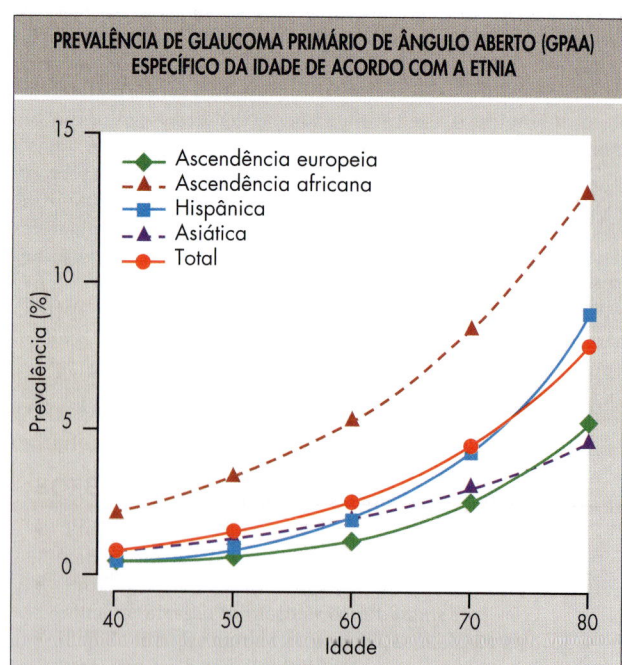

Figura 10.1.1 Prevalência de glaucoma de ângulo aberto específico da idade, de acordo com a etnia. (Adaptada a partir de Tham Y-C, Li X, Wong TY et al. Global prevalence of glaucoma and projections of glaucoma burden through 2040: a systematic review and meta-analysis. Ophthalmology 2014;121:2081-90.)

Idade

A prevalência de GPAA aumenta significativamente com a idade, especialmente para pessoas de etnia hispânica, que apresentam a mais alta prevalência da doença de todas as raças entre pessoas com mais de 80 anos (ver Figura 10.1.1).[33] Um estudo populacional multiétnico realizado em Baltimore demonstrou um aumento de dez vezes na prevalência de GPAA, tanto para americanos de raça branca quanto para americanos afrodescendentes, entre a quinta e a nona décadas de vida.[74]

Sexo

Embora as metanálises demonstrem prevalência mais elevada de GPAA nos homens do que nas mulheres,[28,34,35] essa associação não é regular em todos os estudos populacionais. Alguns estudos notáveis não constataram quaisquer diferenças entre homens e mulheres,[8,12,24] e outros, ainda, demonstram maior prevalência nas mulheres.[15,30]

Histórico familiar

As pessoas de Baltimore que relataram ter um membro da família com glaucoma apresentavam um risco de duas a quatro vezes maior de ter a doença também. O fato de haver um irmão/irmã ou pai/mãe com glaucoma foi a condição de maior risco relatada, enquanto a informação de haver um(a) filho(a) com glaucoma não demonstrou aumento do risco da doença.[36] Aqueles que tinham ciência de seu glaucoma demonstraram probabilidade muito maior de relatar um histórico familiar da doença do que aqueles que não sabiam de sua doença, sugerindo que os pacientes geralmente tomam conhecimento da existência de glaucoma na família somente depois de perceber que eles próprios têm a doença.[36]

Um estudo de caso-controle populacional realizado na Holanda avaliou com mais precisão a importância de haver um membro da família com GPAA examinando diretamente parentes de primeiro grau de pacientes com e sem a doença. Os pesquisadores constataram que irmãos de pacientes com glaucoma eram nove vezes mais propensos a ter glaucoma do que os irmãos de participantes do grupo-controle, sugerindo que o histórico familiar desempenhe um papel mais importante do que demonstram os estudos que avaliam o histórico familiar entrevistando os pacientes.[37] Em uma população afro-caribenha de alto risco, quase 30% dos parentes de primeiro grau de pessoas com GPAA tinham a doença, apresentavam suspeita da doença ou tinham hipertensão ocular, apesar de uma idade média relativamente jovem de 47 anos.[38] Considerando-se o substancial risco de GPAA em irmãos e filhos de pacientes com glaucoma – e os relatos documentando que os membros da família geralmente não são informados pelos parentes[36,39] –, é importante que os pacientes que tenham GPAA sejam aconselhados a contar a seus irmãos e filhos sobre o risco mais elevado de eles terem glaucoma.

A base genética dessa transmissão familiar do glaucoma é amplamente desconhecida. Múltiplos genes responsáveis pelo GPAA foram identificados até o momento, embora supostas mutações causadoras da doença sejam encontradas em apenas um pequeno percentual de paciente com a doença. Esses genes incluem miocilina,[40] optineurina,[41] WDR36, CYP1B1 e ASB10.[41,42] Vale notar que, em um estudo de registro da doença realizado na Austrália, 16% dos pacientes com glaucoma em estágio avançado e com PIO acima de 21 na ocasião do diagnóstico, pelo menos dois parentes afetados e com manifestação da doença antes dos 50 anos apresentaram mutações na miocilina.[43] Os parentes de pacientes com mutações na miocilina foram então examinados e 17% foram diagnosticados com suspeita de glaucoma,[44] indicando a potencial utilidade do rastreamento genético em cascata para a verificação de glaucoma. A genética da maioria dos glaucomas provavelmente é complexa, e a doença é resultante das interações de vários genes ainda não identificados.[45] Nenhum fator ambiental (além do uso de corticosteroides[46]) foi associado ao desenvolvimento de GPAA.

Fatores oculares de risco para glaucoma primário de ângulo aberto

Pressão intraocular

A PIO desempenha claramente um papel importante no desenvolvimento de glaucoma e é um dos fatores de risco mais conhecidos para a condição. Vários estudos envolvendo diversas etnias demonstram maior prevalência[7,11,16] e incidência[47,48] de glaucoma à medida que a PIO aumenta. Embora o risco de glaucoma seja substancial para pessoas com PIO acima de 20, os dados de praticamente todos os estudos populacionais demonstram que o risco de glaucoma aumenta gradativamente com o aumento da PIO, começando até mesmo com PIO baixas, como 12 mmHg (Figura 10.1.2).[7,11,16]

A importância da PIO na causa de lesões glaucomatosas é respaldada pelo achado de que, em pacientes com PIO assimétrica, a perda de campo visual normalmente é mais grave no olho com a pressão mais elevada.[49,50] Além disso, vários estudos mostram que a redução da PIO dos participantes predispõe ao glaucoma ou que, com o glaucoma, reduz a taxa de perda de campo visual.[47,48,51]

Apesar da forte associação entre PIO e glaucoma, o alto grau de sobreposição entre pressões intraoculares em pessoas com e sem glaucoma faz da PIO uma ferramenta ineficiente para o rastreamento de glaucoma. Na realidade, nenhum valor de corte da PIO produz boa combinação de sensibilidade e especificidade (Figura 10.1.3).[52] Em um estudo realizado com hispano-americanos nos EUA, o uso de uma PIO de 22 mmHg ou mais para rastrear a presença de glaucoma não detectaria 80% dos casos de GPAA.[10]

Parâmetros do nervo óptico

Como a avaliação do nervo óptico é utilizada para definir o glaucoma, não se trata de um fator de risco verdadeiro. Várias características quantificáveis do nervo óptico, incluindo a relação escavação/disco óptico, a área da rima e a menor largura da rima neural, não são eficazes para identificar pacientes com glaucoma.[52] Em alguns casos, os parâmetros do nervo óptico não detectam a presença de glaucoma porque não levam em consideração o tamanho do disco óptico, com relações escavação/disco crescentes à medida que o tamanho da cabeça do nervo óptico aumenta.[53] A microscopia confocal de varredura a *laser* com o tomógrafo de retina Heidelberg (HRT, Heidelberg Engineering, Dossenheim, Alemanha), bem como a tomografia de coerência óptica (OCT, do inglês *optical coherence tomography*) têm sido utilizadas para determinar os parâmetros do nervo óptico. Uma revisão da imagem da cabeça do nervo óptico realizada pelo Centro Cochrane constatou uma relação escavação/disco vertical com sensibilidade e especificidade de 0,67 e 0,94, respectivamente, determinada por HRT. No caso da OCT, a sensibilidade e a especificidade foram semelhantes, de 0,72 e 0,94, respectivamente.[54]

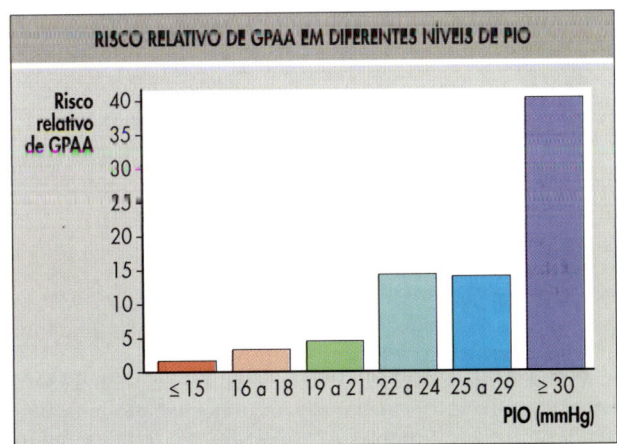

Figura 10.1.2 Risco relativo de glaucoma primário de ângulo aberto (GPAA) em diferentes níveis de pressão intraocular (PIO). (Adaptada a partir de Sommer A. Doyne Lecture. Glaucoma: facts and fancies. Eye 1996;10[Pt 3]:295-301.)

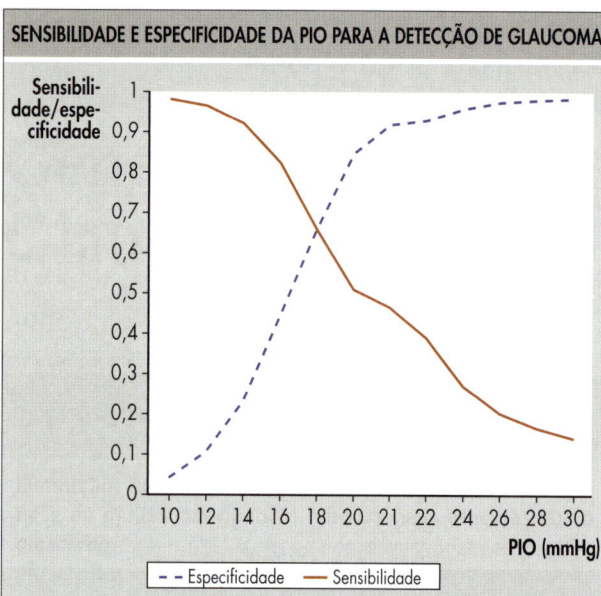

Figura 10.1.3 Sensibilidade e especificidade da pressão intraocular (PIO) para a detecção de glaucoma. (Adaptada a partir de Tielsch JM, Katz J, Singh K et al. A population-based evaluation of glaucoma screening: the Baltimore Eye Survey. Am J Epidemiol 1991;134:1102-10.)

Imagem da camada de fibras nervosas

Um aspecto característico do GPAA é o afinamento da CFN decorrente da morte de células ganglionares. Isso, às vezes, produz efeitos na CFN que podem ser observados à lâmpada de fenda ou fotograficamente.[55,56] Embora possa identificar pessoas com risco mais elevado de desenvolver glaucoma,[57,58] a avaliação clínica da CFN não é confiável para distinguir pacientes com e sem glaucoma.[55,56]

A espessura da CFN peripapilar tem sido medida por polarimetria de varredura a *laser* com o uso do GDx VCC (Carl Zeiss Meditec, Inc.) e por OCT. A sensibilidade e a especificidade de GDx para diferenciar pacientes com glaucoma daqueles sem glaucoma é de 0,76 e 0,92, que são valores semelhantes aos da espessura média da CFN da retina à OCT, que tem sensibilidade de 0,72 e especificidade de 0,92.[54,59-69] Da mesma forma, a segmentação do complexo de células ganglionares (GCC, do inglês *ganglion cell complex*) da região macular ou da camada de células ganglionares-plexiforme interna (CGCPI) por meio de OCT de domínio espectral é capaz de detectar glaucoma com sensibilidade e especificidade semelhantes, de 0,63 e 0,93, respectivamente.[54]

Miopia

Vários estudos clínicos demonstram haver uma relação entre miopia e GPAA, e os estudos populacionais com diferentes grupos étnicos constatam taxas de incidência de glaucoma de ângulo aberto de duas a quatro vezes mais altas para pessoas míopes.[11,70,71] O risco de glaucoma parece ser maior em pessoas com graus mais elevados de miopia.[11,70,72-75] A miopia acima de 6,00 dioptrias (D) confere um risco de glaucoma cinco vezes maior nas populações da Ásia Oriental.[74] Um comprimento axial aumentado e as córneas mais planas também são associadas a uma prevalência mais elevada de GPAA nas populações hispânicas.[76]

Atrofia peripapilar

Os dados populacionais de pessoas de etnia hispânica em Los Angeles mostraram que a atrofia peripapilar foi encontrada em 83% dos olhos glaucomatosos, uma frequência quase duas vezes maior do que a de hipertensão ocular na mesma população.[17] Entretanto, não foram apresentados quaisquer critérios rigorosos para definir a atrofia peripapilar, e esse foi um achado comum entre pacientes sem glaucoma. Estudos clínicos prospectivos também demonstraram que uma grande zona de atrofia peripapilar é preditiva de progressão glaucomatosa em olhos com pressão acima de 21 mmHg.[77,78]

Espessura e histerese da córnea

O *Ocular Hypertension Treatment Study* (OHTS) constatou que a espessura central da córnea é um fator de risco independente para a progressão do glaucoma,[47] embora essa associação não tenha sido encontrada nas populações da Ásia Oriental.[79,80] As evidências são conflitantes quanto ao fato de a espessura central da córnea ser um fator de risco para a presença ou progressão de glaucoma.[81] Diversos estudos avaliaram a associação entre o glaucoma e a histerese corneana, e alguns demonstraram que a histerese da córnea é mais baixa em pacientes com diferentes formas de glaucoma do que naqueles sem glaucoma, enquanto outros não demonstraram nenhuma diferença ou até mesmo valores mais elevados de histerese em olhos glaucomatosos.[82]

Fatores de risco sistêmicos para glaucoma primário de ângulo aberto

Diabetes

Duas grandes metanálises sugeriram risco elevado de desenvolvimento de glaucoma em pacientes com diabetes.[83,84] Além disso, a duração do diabetes pressagia maior risco de glaucoma, com aumento anual de 5% do risco de glaucoma a partir do diagnóstico de diabetes.[84]

Hipertensão

A pressão arterial sistólica e diastólica mais elevada está associada à PIO.[85,86] No *Baltimore Eye Study*, a PIO apresentou-se 1,5 mmHg mais elevada em pacientes com pressão arterial sistólica acima de 160 mmHg quando comparada a pressões sistólicas inferiores a 110 mmHg.[86] O mesmo estudo, no entanto, não encontrou uma associação estatisticamente significativa entre hipertensão e glaucoma. Da mesma forma, nenhuma associação foi observada entre GPAA e hipertensão nos participantes do Sul da Índia[11] ou nos participantes de etnia hispânica do Sudoeste dos EUA.[10]

A ideia de que a perfusão insuficiente do nervo óptico pode contribuir para o glaucoma levou os pesquisadores do *Baltimore Eye Study* a examinar a relação entre GPAA e pressão de perfusão diastólica (definida como a diferença entre a pressão arterial diastólica e a PIO). Eles constataram aumento significativo das taxas de incidência do GPAA para pressões de perfusão diastólica inferiores a 50, com uma chance seis vezes maior da doença observada quando a pressão de perfusão diastólica caía a menos de 30.[7] Achados semelhantes foram relatados também para populações caribenhas e hispânicas.[10,87,88] Do ponto de vista epidemiológico, é difícil separar totalmente a influência da PIO da pressão de perfusão.[89] Não existem evidências que sugiram que a elevação da pressão arterial retarde a progressão do glaucoma.[90]

Tabagismo e consumo de álcool e de cafeína

Alguns estudos clínicos sugerem uma associação entre o consumo de álcool e o glaucoma. Entretanto, no *Beaver Dam Eye Study*, não foi observada diferença na prevalência de glaucoma com o consumo leve, moderado ou pesado de álcool,[91] tampouco no estudo dos profissionais de enfermagem ou saúde.[92] Da mesma forma, nenhuma associação definitiva foi encontrada com consumo de cafeína.[93] Embora um pequeno aumento da PIO tenha sido observado entre os fumantes no *Australia Blue Mountains Eye Study* mesmo depois dos ajustes de diversas outras variáveis,[94] não se observou variação na prevalência de GPAA entre fumantes e não fumantes em outros estudos.[10,91,95]

GLAUCOMA PRIMÁRIO DE ÂNGULO FECHADO

Os fatores de risco para GPAF encontram-se resumidos no Boxe 10.1.2.

> **BOXE 10.1.2 Fatores de risco para glaucoma primário de ângulo fechado.**
>
> **Demográficos**
> - Raça (chinesa, esquimó, indiana)
> - Idade
> - Sexo feminino
> - Histórico familiar
>
> **Oculares**
> - Profundidade da câmara anterior
> - Profundidade periférica da câmara anterior
> - Hiperopia
> - Espessura do cristalino
> - Raio pequeno da curvatura da córnea
> - *Lens vault*
>
> **Sistêmicos**
> - Nenhum

Fatores de risco demográficos para glaucoma primário de ângulo fechado

Raça

A prevalência mais alta de GPAF foi relatada entre as populações esquimós.[50,96] Entretanto, os esquimós mais jovens participantes de um recente estudo demonstraram incidência de miopia significativamente maior do que anteriormente relatado, e essa mudança para um quadro miópico pode resultar em taxas mais baixas de incidência de GPAF no futuro.[97,98] Além disso, vários estudos constataram prevalência muito mais elevada de glaucoma de ângulo fechado nas populações da Ásia Oriental ao comparar populações negras e brancas[33] – uma diferença provavelmente atribuída à raça. A prevalência de glaucoma de ângulo fechado aumenta substancialmente também com a idade, particularmente entre os chineses (Figura 10.1.4).[12,33] Presume-se que o FAA seja mais comum em populações asiáticas, dada taxa mais elevada de incidência de GPAF em amostras transversais dos países asiáticos e a alta proporção de fechamento angular em populações da Ásia Oriental e da Índia.[23,99,101] Pesquisadores de Cingapura avaliaram as taxas de internações hospitalares por FAA em diferentes grupos étnicos e constataram uma taxa duas vezes maior entre os residentes chineses do que entre os residentes indianos e malaios.[100]

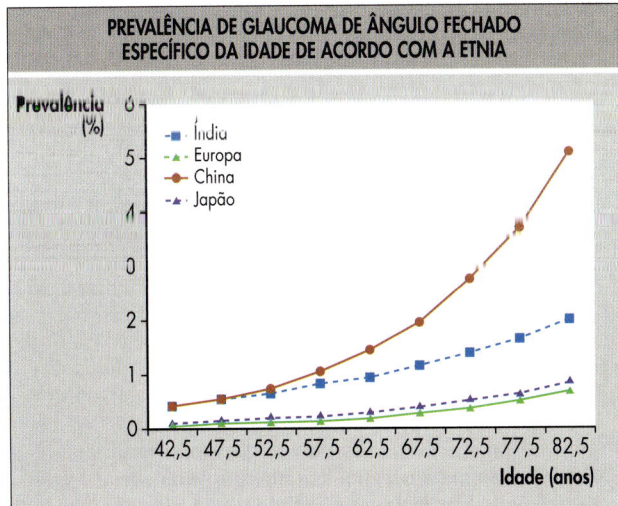

Figura 10.1.4 Prevalência de glaucoma de ângulo fechado específico da idade, de acordo com a etnia. (Adaptada a partir de Quigley HA, Broman AT. The number of people with glaucoma worldwide in 2010 and 2020. Br J Ophthalmol. 2006;90:262-7.)

Sexo

Vários estudos realizados em diferentes contextos étnicos confirmam que as mulheres são significativamente mais propensas a sofrer crises de FAA e a desenvolver GPAF, com chances que variam de 1,5 a 3,9.[9,25,99,102]

Histórico familiar

Membros da família de pacientes com GPAF apresentam maior risco de desenvolver a doença.[103] Trabalhos realizados com populações de esquimós constataram que a profundidade da câmara anterior (PCA) é fortemente determinada pelo histórico familiar.[96] Irmãos de participantes esquimós com GPAF também se mostraram 3,5 vezes mais propensos a desenvolver a doença, sugerindo que a predileção familiar pelo glaucoma de ângulo fechado pode ser resultante de características anatômicas hereditárias.[96] Além disso, em uma população do Sul da Índia, irmãos de pessoas com fechamento angular demonstraram um risco de mais de 1 a cada 3 de apresentar alguma forma de fechamento angular.[104]

Os genes responsáveis por essas associações familiares não eram conhecidos até recentemente. Embora os genes associados a nanoftalmos tenham sido descritos anteriormente,[105] trabalhos mais recentes que utilizaram estudos de associação genômica identificaram múltiplos *loci* genéticos associados a todas as formas de fechamento angular.[106]

Fatores de risco oculares para glaucoma primário de ângulo fechado

Profundidade da câmara anterior

Vários estudos demonstram que a PCA média em olhos com ângulos oclusíveis ou GPAF é 0,3 a 1,0 mm menor do que em olhos sem fechamento angular.[5,99,100,107-109] Os olhos com FAA apresentam uma PCA média até menor do aqueles com GPAF.[5,109] Entre os residentes chineses de Cingapura, a probabilidade da presença de SAP mostrou-se cada vez maior à medida que a PCA diminuía, e a taxa de incidência de neuropatia óptica glaucomatosa aumentou significativamente com uma PCA de menos de 2 mm.[102] Entretanto, nas populações taiwanesas e do Sul da Índia, não foi observada diferença de PCA entre olhos com GPAF e olhos com SFAP, sugerindo que uma câmara anterior mais rasa não implique necessariamente uma doença pior.[99,108]

As câmaras anteriores mais rasas podem, em parte, ser responsáveis pela incidência dos casos de FAA e GPAF de acordo com o sexo, a idade e a distribuição racial. Observou-se que a câmara anterior das mulheres de vários grupos étnicos é 0,1 a 0,2 mm mais rasa do que a dos homens.[99,103,110,111] Os estudos populacionais realizados demonstraram também que a PCA diminui gradativamente com a idade, pelo menos até a nona década.[110,111] As populações esquimós têm a PCA mais rasa já documentada.[112] A limitada sobreposição das profundidades da câmara anterior encontrada em olhos com ângulos abertos e naqueles com ângulos oclusíveis[96,99,108,113] levou ao uso da biomicroscopia ultrassônica (UBM, do inglês *ultrasound biomicroscopy*) para o rastreamento de ângulos oclusíveis. Utilizando essas técnicas, vários grupos puderam identificar pessoas com ângulos oclusíveis (definidos por gonioscopia) com níveis de sensibilidade e especificidade superiores a 80%.[100,113]

Tomografia de coerência óptica do segmento anterior

O uso de OCT do segmento anterior (AS-OCT, do inglês *anterior segment optical coherence tomography*) identificou vários fatores de risco para o desenvolvimento de fechamento angular. O *lens vault* na câmara anterior tem correlação com a PCA e está associado de modo independente ao fechamento angular.[114-116] A largura, a área e o volume da câmara anterior são outros fatores de risco para o fechamento angular identificado pela OCT do segmento anterior.[117]

Um algoritmo de classificação utilizando essas variáveis, além da espessura e da área da íris determinadas a partir de um único corte horizontal de OCT do segmento anterior, identificou a presença de fechamento angular ao exame gonioscópico mais de 95% das vezes em uma população chinesa.[118] Um estudo prospectivo separado realizado com 342 participantes, chineses em sua maioria, com presença de ângulo aberto em nível basal identificado por gonioscopia, constatou que o fechamento angular em pelo menos um quadrante, conforme determinado por AS-OCT basal, previa o desenvolvimento de fechamento angular no prazo de 4 anos.[119]

Profundidade periférica da câmara anterior

Embora a gonioscopia continue sendo o padrão-ouro para a avaliação do ângulo da câmara anterior, a avaliação também pode ser feita com o auxílio de lâmpada de fenda, pelo método de van Herick (ou profundidade periférica da câmara anterior [PPCA]) ou por meio de suas versões modificadas.[111] Além disso, técnicas de imagem como a UBM e a fotografia de Scheimpflug sugerem que, em comparação aos olhos de pacientes do grupo-controle, os olhos com FAA ou GPAF – e um dos olhos de pacientes com fechamento angular unilateral – apresentam ângulos mais estreitos da câmara anterior e menores distâncias de abertura angular (medidas entre a íris e a superfície posterior da córnea a uma distância definida do esporão escleral).[109,120]

Van Herick descreveu como a PPCA pode ser estimada com o auxílio da lâmpada de fenda, direcionando-se o feixe de luz ao limbo temporal, com a fonte de luz deslocada 60° em relação ao eixo do microscópio, e comparando-se a PCA com a espessura da córnea.[121] Trabalhos realizados na Mongólia e em Cingapura demonstraram que uma PPCA igual a 15% da espessura da córnea tem um valor preditivo ligeiramente melhor do que o uso de um valor de corte de 25% (como inicialmente sugerido por van Herick).[100,101] Entre os residentes chineses de Cingapura, a PPCA medida com o auxílio de lâmpada de fenda mostrou-se mais eficiente como teste de rastreamento para a detecção de ângulos oclusíveis ou de FAP do que a profundidade central da câmara anterior, e ambas as técnicas demonstraram significativa superioridade em relação à autorrefração.[100] Com a gonioscopia como padrão-ouro, a PPCA demonstrou sensibilidade de 94% e especificidade de 87% para a detecção de fechamento angular em uma população chinesa.[122]

Comprimento axial/Erro refrativo

Trabalhos de vários grupos demonstram que o comprimento axial dos olhos de pacientes com GPAF é 0,5 a 1,0 mm menor do que o dos pacientes dos grupos-controles populacionais,[5,99,107-110,112] com um comprimento axial ainda menor encontrado em olhos com FAA.[5,109] Esses comprimentos axiais menores traduzem-se em refrações mais hipermetrópicas, nas quais os olhos com GPAF apresentam um erro refracional médio de aproximadamente 1,00 D mais hipermetrópicos do que aqueles sem a doença.[5,99,107-110,112] A hipermetropia é um fator de risco para GPAF, e pacientes do Sul da Índia com hipermetropia superior a 2,00 D demonstraram desenvolver GPAF com uma frequência 3,7 vezes maior do que aqueles que apresentaram erro refracional de +2,00 D no lado miópico.[22]

Nas mulheres, brancas, negras, chinesas e sul-indianas, o comprimento axial é 0,5 mm menor do que em seus equivalentes do sexo masculino.[99,107] Além disso, observou-se que uma população esquimó com alta taxa de incidência de ACG tinha uma refração média 0,50 D mais hipermetrópica do que a refração média para outras raças.[112] Por outro lado, as populações negras, brancas e chinesas apresentam refrações médias semelhantes, apesar das taxas altamente diversas de incidência de GPAF.[107] Em um estudo realizado, uma hipermetropia superior a 2,00 D foi, de fato, considerada uma ocorrência mais comum entre indivíduos de descendência europeia do que entre as populações chinesas, embora as taxas de incidência de GPAF tenham se mostrado muito mais altas entre o grupo chinês.[107]

Em uma população sul-indiana, o comprimento axial e o erro refrativo não foram considerados fatores de risco para GPAF quando se utilizou uma análise de regressão múltipla, sugerindo que esses fatores podem predispor ao desenvolvimento de GPAF em virtude de sua associação com outras características biométricas oculares, como a PCA.[99] Na realidade, fortes correlações foram demonstradas entre a PCA e os erros refracionais.[123]

Espessura do cristalino

Vários estudos confirmam que nos olhos de pacientes com GPAF ou FAA – e em um dos olhos de pacientes com FAA – o cristalino é 0,2 a 0,6 mm mais espesso do que nos de pacientes do grupo-controle,[5,108-110] embora trabalhos realizados no Sul da Índia tenham demonstrado espessuras muito semelhantes do cristalino nos olhos com GPAF, nos olhos com ângulos oclusíveis e nos olhos dos pacientes do grupo-controle.[99] Os grupos mais suscetíveis a fechamento angular tendem a apresentar cristalinos mais espessos. A espessura média do cristalino nas populações esquimós é 0,3 a 0,4 mm maior do que nas populações brancas e negras, enquanto a espessura média do cristalino nas populações chinesas é 0,1 a 0,2 mm maior do que nas populações brancas e negras.[112] A espessura do cristalino aumenta com a idade e pode ser uma explicação importante para a redução progressiva da PCA e a maior prevalência de GPAF observada em grupos com idades mais avançadas.[112]

Raio de curvatura da córnea

Uma curvatura da córnea com um raio menor resulta em uma câmara anterior mais rasa, uma condição associada a um risco mais elevado de fechamento angular. A maioria dos estudos constatou que, nos olhos de pacientes com GPAF e em um dos olhos de pacientes com FAA, o raio médio da curvatura da córnea é ligeiramente menor do que o dos pacientes do grupo-controle,[5,108,120] embora um estudo tenha observado um raio médio semelhante nos olhos dos pacientes do grupo-controle com GPAF.[107] Há pouca variação de natureza racial na curvatura da córnea, embora nas mulheres de todas as raças, o raio médio da curvatura da córnea seja menor do que nos homens.[107]

Fatores de risco sistêmicos para glaucoma primário de ângulo fechado

Não se tem conhecimento de fatores sistêmicos que contribuam para o desenvolvimento de GPAF, e um estudo populacional conduzido no Sul da Índia não constatou quaisquer associações da doença com diabetes ou hipertensão.[99]

GLAUCOMAS SECUNDÁRIOS

Estudos populacionais com baixas taxas de incidência de pseudoesfoliação relatam taxas de glaucoma secundário (resultante de pseudoesfoliação, oclusões venosas, diabetes, uveíte, traumatismo e outras causas) de 0,15 a 0,7%, o que representa de 4 a 18% dos casos de glaucoma.[7,8,15,124,125] A forma de glaucoma pseudoesfoliativo – se primária ou secundária – depende da definição, e a maneira como os pesquisadores apresentam seus dados varia. Os glaucomas secundários que não do tipo pseudoesfoliativo ocorrem com frequência. Nas populações que apresentam pseudoesfoliação, a sua prevalência varia substancialmente, e as taxas de incidência mais elevadas se encontram entre populações gregas e escandinavas (Tabela 10.1.4).[7-11,15,126-128] Indivíduos com pseudoesfoliação apresentam PIO médias mais elevadas, risco substancialmente maior de desenvolver glaucoma e taxa mais alta de progressão do glaucoma.[8,11,15,126]

HIPERTENSÃO OCULAR

A hipertensão ocular é uma condição em que a PIO é mais alta que o esperado, de acordo às estatísticas populacionais para PIO normal. Em populações de descendência europeia, o valor de corte tradicional tem sido de 22 mmHg, uma vez que esse número está fora de dois desvios-padrão da média.[129] Entretanto, algumas populações asiáticas têm PIO média mais baixa e, nesses indivíduos, pressão acima de 19 mmHg seria considerada elevada. Muitos consideram uma PIO igual ou

TABELA 10.1.4 Prevalência de pseudoesfoliação em diferentes estudos populacionais.

Estudo	País	Grupo etário estudado	Prevalência de pseudoesfoliação observada a cada 100 pessoas
Middle-Norway[126]	Noruega	65+	16,9
Thessaloniki[125]	Grécia	60+	11,9
Blue Mountains[15]	Austrália	50+	2,2
Roscommon[8]	Irlanda	50+	1,3
Aravind[11]	Índia	40+	0,4
Kongwa[7]	Tanzânia	40+	< 0,1
Proyecto VER[10]	EUA	40+	< 0,1
Chinese[9]	Cingapura	40 a 79	< 0,1

superior a 24 mmHg compatível com hipertensão ocular, conforme exigido para inscrição no estudo OHTS.[47]

O percentual de pessoas com PIO igual ou superior a 22 mmHg na ausência de glaucoma varia de 1 a 4% na maioria dos estudos populacionais (ver Tabela 10.1.1). No estudo OHTS, a taxa de desenvolvimento de perda de rima neural do disco óptico ou no campo visual sem tratamento para a redução da pressão ocular foi de aproximadamente 10% depois de 5 anos,[47] semelhante à incidência de glaucoma em 5 anos observada, principalmente em pacientes com hipertensão ocular não tratados de um estudo populacional conduzido em Barbados.[130] Os indivíduos com determinados fatores de risco (alta relação basal escavação/disco óptico, córneas finas, idade avançada, PIO elevada e sutis decréscimos do campo visual basal) têm muito mais propensão a desenvolver glaucoma, enquanto aqueles que não apresentam esses fatores de risco têm probabilidade muito baixa de desenvolver a doença, mesmo sem tratamento.[47]

SUSPEITA DE GLAUCOMA

Algumas pessoas apresentam condições duvidosas do nervo óptico e perda limítrofe de campo visual ou campo visual normal. Os médicos normalmente monitoram esses casos sem tratamento, embora determinadas pessoas com esse quadro sejam tratadas. Os estudos utilizam ampla variedade de definições para identificar suspeitas de fechamento angular e de glaucoma de ângulo aberto, relatando prevalência de 1 a 8% para suspeita de glaucoma de ângulo aberto[8,22,29,35] e de 6 a 7% para suspeita de fechamento angular (Tabela 10.1.5).[23,99,100]

TABELA 10.1.5 Prevalência de suspeita de glaucoma em estudos populacionais.

Estudo (grupo étnico)	Tipo de glaucoma	Critérios de identificação de suspeita de glaucoma	Prevalência a cada 100 pessoas	Idade (faixa)
Roscommon[8] (população branca europeia)	Ângulo aberto	PIO igual ou superior a 22 e CD igual ou superior a 0,5 e ausência de alterações no campo visual	1,1	50+
Andhra Pradesh[29] (população sul-indiana)	Ângulo aberto	Critérios baseados na aparência do disco óptico para glaucoma e ausência de alterações no campo visual	1,1	40+
Barbados[28] (população afro-caribenha)	Ângulo aberto	Critérios baseados na aparência do disco óptico sem alterações no campo visual ou as alterações do campo visual não atendem aos critérios do disco	3,6	40 a 86
Framingham[34] (população branca dos EUA)	Ângulo aberto	PIO igual ou superior a 22 ou CD igual ou superior a 0,5 ou assimetria na CD (≥ 0,2 de diferença entre os olhos) ou assimetria da PIO (≥ 3 mmHg de diferença com PIO de ≥ 16)	7,9	52 a 85
Chennai[97] (população sul-indiana)	Ângulo fechado	Porção posterior da malha trabecular não visível 180° e PIO igual ou superior a 22	6,3	40+
Hövsgöl[22] (população mongol)	Ângulo fechado	Porção pigmentada da malha trabecular não visível 270° sem indentação	6,4	40+
Tanjong Pagar[98] (população chinesa de Cingapura)	Ângulo fechado	Porção posterior da malha trabecular não visível 180°	6,5	40 a 79

CD, relação copo/disco óptico; PIO, pressão intraocular.

BIBLIOGRAFIA

Dueker DK, Singh K, Lin SC, et al. Corneal thickness measurement in the management of primary open angle glaucoma: a report by the American Academy of Ophthalmology. Ophthalmology 2007;114:1779–87.

Kass MA, Heuer DK, Higginbotham EJ, et al. The ocular hypertension treatment study: a randomized trial determines that topical ocular hypotensive medication delays or prevents the onset of primary open-angle glaucoma. Arch Ophthalmol 2002;120:701–13.

Leske MC, Heijl A, Hussein M, et al. Factors for glaucoma progression and the effect of treatment: the early manifest glaucoma trial. Arch Ophthalmol 2003;121:48–56.

Li G, Fansi AK, Boivin JF, et al. Screening for glaucoma in high-risk populations using optical coherence tomography. Ophthalmology 2010; 117:453–61.

Marcus MW, de Vries MM, Junoy Montolio FG, et al. Myopia as a risk factor for open angle glaucoma: a systematic review and meta-analysis. Ophthalmology 2011;118:1989–94.

Quigley HA. Glaucoma: macrocosm to microcosm – the Friedenwald Lecture. Invest Ophthalmol Vis Sci 2005;46:2662–70.

Quigley HA, Broman AT. The number of people with glaucoma worldwide in 2010 and 2020. Br J Ophthalmol 2006;90:262–7.

Sommer A, Tielsch JM, Katz J, et al. Relationship between intraocular pressure and primary open angle glaucoma among white and black Americans. The Baltimore Eye Survey. Arch Ophthalmol 1991, 109:1090–6.

Stone EM, Fingert JH, Alward WL, et al. Identification of a gene that causes primary open angle glaucoma. Science 1997;275:668–70.

Tham Y-C, Li X, Wong TY, et al. Global prevalence of glaucoma and projections of glaucoma burden through 2040: a systematic review and meta-analysis. Ophthalmology 2014;121(11):2081–90.

Tielsch JM, Katz J, Sommer A, et al. Hypertension, perfusion pressure, and primary open-angle glaucoma. A population-based assessment. Arch Ophthalmol 1995;113:216–21.

Van Herick W, Shaffer RN, Schwartz A. Estimation of width of angle of anterior chamber. incidence and significance of the narrow angle. Am J Ophthalmol 1969;68:626–9.

Varma R, Ying-Lai M, Francis BA, et al. Prevalence of open-angle glaucoma and ocular hypertension in Latinos: the Los Angeles Latino Eye Study. Ophthalmology 2004;111:1439–48.

As referências completas estão disponíveis no **GEN-io**.

PARTE 10 GLAUCOMA

SEÇÃO 1 Epidemiologia e Mecanismos do Glaucoma

Triagem de Glaucoma

Brian C. Stagg, Paul P. Lee e Joshua D. Stein

10.2

Definição: A triagem ideal de uma doença identifica todos os indivíduos que sofrem de uma determinada doença (sensibilidade de 100%) e exclui todos aqueles que não têm a doença (especificidade de 100%).

Características principais

- A triagem custo-efetiva de qualquer enfermidade requer que a doença seja progressiva, possa ser detectada com segurança antes que produza efeitos clinicamente significativos sobre o paciente, e que as intervenções possam retardar, deter ou reverter os danos
- A triagem de grupos populacionais gerais para a atual definição de caso do glaucoma não é considerada custo-efetiva, mas o atual procedimento de detecção realizado no consultório é custo-efetivo do ponto de vista social. O uso de uma abordagem gradual voltada para populações que apresentem uma prevalência mais elevada da doença também pode ser custo-efetivo
- A obtenção de informações adicionais sobre a história natural e o impacto do glaucoma no funcionamento do paciente antes do início de uma perda detectável do campo visual é essencialmente necessária para avaliar a conveniência de uma triagem de glaucoma sem perda de campo visual (atualmente definido como glaucoma "inicial" ou "pré-perimétrico").

INTRODUÇÃO

Os glaucomas constituem um diversificado grupo de condições oculares que compartilham a característica comum da neuropatia óptica patológica sem (as variantes de ângulo aberto)[1] e com (as variantes de ângulo fechado)[2] oclusão visível da malha trabecular (o ângulo de drenagem na câmara anterior). Como essas condições representam dois grupos distintos de entidades com mecanismos de disfunção inicial fundamentalmente diferentes em duas áreas distintas da anatomia ocular, uma triagem abrangente para todos os tipos de glaucoma requer, no mínimo, duas abordagens. Este capítulo utiliza uma abordagem geral para entender os programas de triagem aplicáveis a ambas as abordagens. Entretanto, os comentários específicos e uma análise dos estudos de triagem limitam-se às formas mais comuns, de ângulo aberto (para tais aspectos do glaucoma de ângulo fechado, ver Friedman *et al*.).[3]

REVISÃO HISTÓRICA

Programas de triagem

O ideal é que a triagem identifique todo indivíduo que apresente uma determinada condição (sensibilidade de 100%) e exclua todos que não a apresentem (especificidade de 100%). Na realidade, no entanto, não existe um teste ideal. Portanto, deve-se buscar um relativo equilíbrio entre sensibilidade e especificidade. A definição de "relativo equilíbrio" pode ser arbitrária, alcançada por meio de consenso estabelecido ao longo do tempo, ou baseada em análises empíricas do desempenho nos testes realizados (p. ex., utilizando-se uma estatística C ou avaliando-se a área sob as curvas Características de Operação do Receptor (COR) ou dos custos de triagem correlatos e do custo por caso verdadeiro identificado.[4] Para ser uma realidade prática, os testes de triagem devem ser capazes de detectar um problema importante, ser realizados de forma simples e barata, exigir, de preferência, a assistência de pessoas leigas ou de profissionais de nível médio ou técnico e permitir a realização de testes rápidos no âmbito comunitário.[5-8] O teste de triagem deve ser realizando somente quando existirem recursos adequados para o tratamento custo-efetivo de qualquer doença detectada.[7-9] Essas técnicas são desejáveis porque a intensificação dos atuais procedimentos de detecção de casos no consultório, embora custo-efetiva,[10] pode sobrecarregar a oferta de optometristas e oftalmologistas no futuro (supondo-se que os padrões de assistência atuais continuem).[11]

Esforços anteriores de triagem de glaucoma

Tradicionalmente, a triagem de glaucoma dependia das medidas da pressão intraocular (PIO) baseadas em uma definição de caso de glaucoma atualmente defasada que exigia uma PIO elevada (exceto para o chamado "glaucoma de tensão normal"), juntamente com a presença de defeitos no campo visual ou no nervo óptico ou de anomalias na camada de fibras nervosas (CFN). A mensuração da PIO de maneira isolada mostrou-se inaceitavelmente precária para a triagem de glaucoma.[5,9,12,13]

Um grande estudo de 5 anos conduzido na Suécia demonstrou que os pacientes com glaucoma eram identificados mais cedo através da triagem comunitária do que da prática clínica de rotina.[14] Entretanto, até o momento, nenhum ensaio randomizado controlado avaliou a população por meio da triagem de glaucoma, especialmente para a detecção apenas de anomalias estruturais do nervo óptico.[15,16] Vários estudos avaliaram o uso de diversos parâmetros de triagem, como várias estratégias de triagem automatizada do campo visual e supraliminares, relações entre a escavação da cabeça do nervo óptico e o disco óptico, indicadores da rima neurorretiniana do nervo óptico e análises dos fatores de risco (envolvendo variáveis como idade, sexo, raça ou histórico ocular e de outra natureza clínica).[13,17] Todos esses indicadores mostraram-se inadequados como ferramentas de triagem isoladas. Continua a existir um interesse significativo em encontrar uma abordagem de triagem de glaucoma, dada a incidência relativamente elevada de glaucoma em determinadas populações[18] e considerando-se que pelo menos metade das pessoas (e até 90% nas economias menos desenvolvidas) com glaucoma desconhece ter a doença.[1,18,19]

Atual definição de glaucoma de ângulo aberto

Os resultados dos estudos conduzidos antes do ano 2000 precisam ser lidos com cautela, no entanto, de acordo com a atual definição de glaucoma primário de ângulo aberto (GPAA), promulgada inicialmente pela *American Academy of Ophthalmology* (AAO) em 1996, trata-se de:[1] "uma neuropatia óptica crônica progressiva em que há uma atrofia adquirida característica do nervo óptico e perda de células ganglionares da retina e seus axônios". O glaucoma precoce ou leve – também conhecido como "pré-perimétrico" – caracteriza-se por anomalias do nervo óptico com campo visual normal.[1] Essa definição é um reconhecimento explícito das limitações dos testes atuais de função visual, visto que mais de 30% das fibras do nervo óptico se perdem antes que os testes funcionais atuais possam diferenciar pacientes com e sem glaucoma.[19-22] Portanto, os defeitos do campo visual deixaram de fazer parte da definição de caso de glaucoma; os casos de perda visual são classificados como glaucoma "perimétrico" e estagiados como "moderados" ou "graves". O glaucoma moderado é definido como anomalias do campo visual em um hemicampo, não dentro dos 5° de fixação, enquanto o glaucoma grave envolve anomalias do campo visual em ambos os hemicampos ou perda dentro dos 5° do ponto de fixação.[1]

A definição atual apresenta limitações naturais em virtude da necessidade de as estruturas do nervo óptico demonstrarem as alterações "adquiridas", tornando problemáticos os diagnósticos, especialmente do glaucoma pré-perimétrico, emitidos com base em avaliações realizadas em momento isolado. Essa incerteza da definição de caso reduz o desempenho dos métodos de triagem de glaucoma pré-perimétrico com o uso dessa estrutura conceitual em virtude de uma classificação errônea em ambos os sentidos. Desse modo, já foi sugerido que se defina o glaucoma puramente como glaucoma "perimétrico" com base na distribuição populacional das características do nervo óptico (2,5% em uma base unilateral) e em um defeito reproduzível do campo visual[19,21] – ou, possivelmente, até mesmo com base apenas nas características do nervo óptico, de modo a abranger os casos pré-perimétricos mais prováveis. Essa abordagem "instrumental" foi proposta também como uma maneira de alavancar novos conhecimentos sobre as estruturas anatômicas reveladas pela tomografia de coerência óptica de domínio espectral (SD-OCT, do inglês *spectral-domain ocular coherence tomography*). As análises das estruturas por SD-OCT demonstram que em muitos pacientes as técnicas de avaliação existentes não diferenciam precisamente os tecidos neurais de outros tipos de tecido; estudos iniciais demonstram um desempenho significativamente melhor do que os atuais indicadores expressos pelas relações de probabilidade.[23] Portanto, as futuras definições de OAG baseadas em "critérios instrumentais" podem ser um método potencial de definição da doença. Assim como a hipertensão sistêmica é atualmente diagnosticada pela mensuração da pressão arterial, o glaucoma pode ser diagnosticado com características estruturais ou funcionais – compreendendo que, tal como a hipertensão arterial sistêmica, nem todos com o diagnóstico perdem a visão.

FINALIDADE DO TESTE

A finalidade do teste de triagem de glaucoma é detectar pacientes que tenham a doença, de modo que eles possam ser tratados antes que ocorra redução significativa do campo visual. A definição atual levanta dois conjuntos de questões fundamentais. O primeiro consiste em indagações relativas ao limiar ou seja, se a triagem deve procurar identificar o glaucoma pré-perimétrico antes do início da perda de campo visual ou se deve procurar identificar aqueles pacientes que apresentam glaucoma moderado, com o início da perda reproduzível do campo visual revelada na perimetria automatizada.[19] Esta passou a uma questão fundamental devido aos repetidos achados da *US Preventive Services Task Force* (USPTF)[24] e de outras instituições especializadas, que indicaram que a triagem do glaucoma pré-perimétrico ou, até mesmo, do glaucoma perimétrico leve não encontra respaldo nas evidências científicas existentes.[9,16,19,24-26] Entre os principais fatores citados pela USPTF para a classificação de condições "incertas" estão a falta de evidências em três áreas-chave:

- Aqueles sem defeitos reproduzíveis do campo visual com o uso da perimetria automatizada padrão (SAP, do inglês *standard automated perimetry*) apresentam significativas limitações funcionais ou relacionadas ao paciente
- O atraso no diagnóstico até um estágio posterior da doença teria um impacto mensurável nos resultados do paciente antes da morte
- Os benefícios da detecção precoce superam os prejuízos resultantes dos procedimentos de triagem.[24]

Em contraste com as avaliações anteriores, existem fortes evidências que apoiam pelo menos a triagem de GPAA perimétrico moderado que atenda aos critérios da Organização Mundial da Saúde (OMS).[7,9] Na realidade, o *Global Association of International Glaucoma Societies Committee on Screening for Open Angle Glaucoma* observou que o argumento favorável à triagem do GPAA tem se intensificado consideravelmente nos últimos anos e afirmou que "as evidências de respaldo à justificativa da triagem populacional de glaucoma em escala limitada e para fins específicos são fracas".[27] Primeiro, a terapia do glaucoma é suficiente para retardar ou prevenir a perda progressiva da visão, conforme medida pelos campos visuais, tomando-se por base os resultados de vários ensaios controlados randomizados.[19,27,28] Segundo, a perda de campo visual e o grau de perda estão associados a decréscimos significativos da capacidade funcional do paciente, conforme medido pelo autorrelato das condições funcionais do paciente, pelo desempenho do paciente observado ou mensurado em casa, no consultório ou em ambiente laboratorial e pelas taxas de ocorrência de infortúnios significativos, como quedas ou acidentes automobilísticos ou autorrestrições.[29-39] Terceiro, os resultados dos ensaios controlados randomizados, como o *Collaborative Initial Glaucoma Treatment Study* (CIGTS), fornecem dados significativos sobre as características de desempenho da SAP, permitindo que se criem protocolos para a otimização do desempenho da perimetria.[40] Quarto, os exames comunitários detectam o glaucoma com perda de campo visual através de SAP entre pacientes sem conhecimento prévio da presença da doença mais cedo do que os testes de detecção de rotina realizados com o paciente no consultório.[14] Quinto, o conhecimento dos efeitos da visão de qualidade subótima sobre a capacidade funcional dos pacientes aumentou consideravelmente nos últimos anos.

No caso de pacientes com "dificuldade para enxergar", o impacto na qualidade de vida é equivalente ao de várias doenças sistêmicas importantes.[41-43] Tradicionalmente, a ideia é de que pacientes com glaucoma não apresentam problemas evidentes de visão até que o curso da doença atinja um estágio relativamente mais avançado. Um estudo prospectivo de caso-controle relatou que os pacientes com glaucoma demonstraram um estado funcional geral significativamente inferior ao daqueles que não tinham a doença,[29] embora os resultados de outros estudos contradigam esse achado.[30,31] Entretanto, Hyman *et al.* constataram que, com um desvio médio (DM) inferior a −4,5, o glaucoma não tinha nenhum efeito significativo sobre a qualidade de vida, conforme medido pelo *Visual Function Questionnaire* (VFQ).[35] Os pacientes com escores de DM de −4,16 a −19,08 apresentaram déficits significativos de VFQ, tanto do ponto de vista clínico quanto estatístico. A modelagem econômica mostrou que a detecção e o tratamento de estágios moderados de glaucoma com perda de aproximadamente −4,0 dB de DM no olho que se apresenta em melhor estado são significativamente custo-efetivos, variando de US$ 28.000 a US$ 48.000 por ano de vida ajustado pela qualidade (QALY, do inglês *quality-adjusted life year*).[10]

Faltam evidências consistentes de que a detecção da perda de campo visual antes do limiar de perda de −4 dB no olho que se apresenta em melhor estado é benéfica para os pacientes. Embora alguns estudos indiquem que a perda unilateral de campo visual está associada a um aumento significativo da ocorrência de quedas entre os idosos (inclusive aqueles sem glaucoma),[44] a maioria dos documentos indica que a perda bilateral de campo visual ou a perda sofrida pelo olho que se apresenta em melhor estado (especialmente naqueles pacientes cuja causa é atribuída apenas ao glaucoma) é uma condição necessária antes que sejam detectados decréscimos significativos, mesmo com o emprego de técnicas inovadoras, como os dispositivos com sistema de posicionamento global (GPS, do inglês *global positioning system*) e o monitoramento da atividade física por acelerômetro.[45]

Essa falta de dados levanta um segundo conjunto de questões importantes:

- Qual a probabilidade e a taxa de perda progressiva das funções em pessoas com glaucoma mínimo e precoce de grau moderado (*i. e.*, aqueles apenas com perda da CFN do nervo óptico ou da retina ou perda de campo visual com menos de 4 dB de DM no olho que se apresenta em melhor estado ou ao teste binocular)?
- O sucesso do tratamento na vida de uma pessoa em função da preservação da função visual é comprometido se a terapia for iniciada em um estágio mais avançado do curso da doença?

As respostas a essas indagações são fundamentais para que se entenda o valor e a utilidade da triagem até mesmo de populações de pacientes de alto risco.

Os resultados dos estudos fornecem informações importantes. As estimativas da probabilidade de progressão da perda inicial do nervo óptico para uma subsequente perda adicional dependem do estágio da doença.[46-48] Entre os participantes do *Ocular Hypertension Treatment Study* (OHTS) não tratados e com PIO elevada, 9% apresentaram progressão das alterações do nervo óptico ou perda de campo visual em um espaço de 6 anos.[49] Entre os fatores de risco para a progressão gradativa, identificou-se uma relação escavação/disco óptico elevada, indicando a possibilidade de sutis lesões glaucomatosas anteriores (por definição, glaucoma em estágio inicial). No caso daqueles com glaucoma manifesto (inclusive com início de perda de campo visual), o *Early Manifest Glaucoma Trial* demonstrou que 62% dos pacientes não tratados apresentaram uma piora em seu campo visual em um espaço de 5 anos.[49,50] Com base em uma metanálise desses e de outros dados, Maier *et al.* concluíram que a redução da PIO "em pacientes com hipertensão ocular ou glaucoma manifesto é benéfica para reduzir o risco de perda do campo visual a longo prazo".[51] Em uma base populacional, Czudowska *et al.* estimaram uma incidência de 1,9% de desenvolvimento de perda de campo visual glaucomatosa em um período de 10 anos entre pacientes na faixa de 55 a 59 anos de idade, elevando-se para 6,4% entre aqueles com 80 anos de idade ou mais, no *Rotterdam Eye Study*.[52]

A segunda questão é se o tratamento precoce tem relação com um melhor resultado durante o curso da doença. Um estudo de Olmstead County, Minnesota, examinou as taxas de progressão do glaucoma para a cegueira em pacientes submetidos à cirurgia filtrante.[53] Um dos principais achados desse estudo indicou que os pacientes com perda de campo visual mais grave na ocasião em que se apresentaram corriam maior risco de cegueira após a cirurgia. Isso sugere que a intervenção no início do curso da doença, antes que se desenvolva uma perda significativa do campo visual, é benéfica. Considerando-se que a maioria dos pacientes demonstrará um agravamento da doença no decorrer da vida apesar da terapia, se identificada mais cedo por meio de triagem, a condição do paciente, possivelmente, não evoluirá para a cegueira ou para um comprometimento visual significativo. Portanto, a importância, o valor e o momento da triagem de glaucoma passaram a ser fatores mais positivos, mas permanece aberta a questão da pendência de informações adicionais sobre o impacto funcional da perda visual precoce e se o tratamento tardio pode deter efetivamente a progressão da perda da visão. Um modelo de terapia vitalícia iniciada em diferentes níveis de gravidade da doença, com base nos níveis de perda visual, até alcançar parâmetros menos graves do que os padrões de comprometimento visual ou cegueira estabelecidos pela OMS, poderia fornecer informações importantes nesse sentido. É importante conhecer o impacto com perda visual de proporções inferiores ao nível de comprometimento ou da cegueira, visto que os estudos populacionais indicam que funcionamento visual está linearmente relacionado com as médias visuais, como acuidade, sensibilidade ao contraste e campo visual.[54,55]

UTILIDADE DO TESTE E DA INTERPRETAÇÃO DE RESULTADOS

O *Prevent Blindness America Glaucoma Advisory Committee* promulgou os critérios mínimos de desempenho para os dispositivos auxiliares utilizados na triagem de glaucoma, com uma especificidade de 95% (de preferência, 98%) e sensibilidade de pelo menos 85% para defeitos de campo visual de grau moderado a grave.[8] O desejo desses ou de quaisquer outros critérios no que diz respeito à especificidade ou à sensibilidade deve ser avaliado à luz do efeito desse desempenho sobre a probabilidade de identificar-se corretamente uma pessoa com glaucoma mediante a aplicação do teorema de Bayes. Como mostra a Tabela 10.2.1, o desempenho desse tipo de teste de triagem, dada a baixa probabilidade anterior de glaucoma na população geral acima de 40 anos de idade (utilizando-se a antiga definição de caso), ainda resulta em três falso-positivos para cada positivo verdadeiro. Entretanto, se a probabilidade anterior puder ser elevada, por exemplo, para 8 a 10% (como no teste apenas de membros da família ou utilizando-se a definição atual de glaucoma somente com os achados necessários sobre a cabeça do nervo óptico), o desempenho do teste em relação a esses critérios aumentaria significativamente, produzindo dois casos verdadeiros para cada falso-positivo identificado.

Como mostra a Tabela 10.2.2, o uso de um teste de triagem com sensibilidade de 100% praticamente não influi na probabilidade posterior de um teste positivo identificar corretamente um paciente com glaucoma. Portanto, a mudança da sensibilidade do teste para além de 85% tem muito menos efeito do que a aplicação de métodos que alterem a probabilidade anterior da presença de glaucoma nas populações rastreadas. Entretanto, o aumento da especificidade do teste para 98%, como sugerido pela PBA, melhora ainda mais o desempenho do teste. Um exemplo das limitações dos programas para a identificação de pacientes em populações com uma prevalência relativamente baixa é observado no baixo rendimento até mesmo entre afro-americanos na faixa de 50 a 59 anos de idade, em que 58 pessoas precisariam ser rastreadas para a detecção de um caso de glaucoma e 875 para a prevenção de um caso de cegueira, com uma técnica (triagem por perimetria de dupla frequência [FDT, do inglês *frequency-doubling technology*]) que proporciona sensibilidade de 92% e especificidade de 94%.[56] Por essa razão, as abordagens que aumentam a probabilidade anterior de desenvolvimento de glaucoma e os métodos que utilizam testes com melhor especificidade podem ser meios eficientes de triagem de glaucoma, desde que haja uma sensibilidade adequada.[57]

Como é difícil avaliar totalmente a comparação de testes com diferentes graus de sensibilidade e especificidade em diferentes níveis de corte ou limiar, é essencial o uso de curvas COR ou da

TABELA 10.2.1 Aplicação do teorema de Bayes ao desempenho do teste de triagem.

	População geral idade 40+		Membros da família/ somente cabeça do nervo	
	Glaucoma	Sem glaucoma	Glaucoma	Sem glaucoma
Probabilidade anterior	0,02	0,98	0,09	0,91
Desempenho do teste	0,85	(1,00 a 0,95)	0,85	(1,00 a 0,95)
Probabilidade posterior	0,017	0,049	0,0765	0,0455
Teste positivo (%)	26	74	63	37

TABELA 10.2.2 Aplicação do teorema de Bayes ao desempenho melhorado do teste de triagem.

		População geral idade 40+		Membros da família/somente cabeça do nervo	
		Glaucoma	Sem glaucoma	Glaucoma	Sem glaucoma
Maior sensibilidade	Probabilidade anterior	0,02	0,98	0,09	0,91
	Desempenho do teste	1,00	(1,00 a 0,95)	1,00	(1,00 a 0,95)
	Probabilidade posterior	0,02	0,049	0,09	0,0455
	Teste positivo (%)	29	71	66	34
Maior especificidade	Probabilidade anterior	0,02	0,98	0,09	0,91
	Desempenho do teste	0,85	(1,00 a 0,98)	0,85	(1,00 a 0,98)
	Probabilidade posterior	0,017	0,030	0,0765	0,0182
	Teste positivo (%)	46	54	81	19

estatística C para a comparação dos níveis de desempenho do teste de diferentes ferramentas de triagem de glaucoma.[58,59] Os testes ou métodos superiores podem prontamente distinguir-se de outras modalidades pela comparação das áreas sob as curvas e a exibição gráfica de tais curvas. Da mesma forma, as estatísticas C podem demonstrar a capacidade dos testes para distinguir aqueles com e sem a doença. Portanto, as comparações futuras dos métodos de triagem devem utilizar curvas COR, fornecer estatísticas C ou permitir a condução de análises semelhantes.

PROCEDIMENTO

O objetivo (detecção de glaucoma em estágio inicial *versus* moderado) e a população-alvo (população geral ou subpopulação que apresente uma prevalência mais elevada) do programa de triagem influenciam fortemente a escolha dos métodos e procedimentos utilizados. Para a detecção de pacientes com glaucoma moderado e perda de campo visual com DM de mais de 4 dB no olho que se apresenta em melhor estado, a SAP ou um *proxy* para esse tipo de perimetria permitirá um teste de definição. Como observado no estudo CIGTS, no entanto, muitos pacientes com perdas de campo visual, a princípio, não obtiveram a confirmação dessas perdas mediante a repetição do teste.[39] Mesmo a triagem do glaucoma moderado por perimetria automatizada requer testes e avaliações confirmatórios, especialmente para aqueles pacientes com perda de campo visual relativamente pequena. Além disso, os pacientes observados em uma população geral apresentarão outras causas para a perda de campo visual. Por essa razão, como Francis *et al.* relataram sobre o *Los Angeles Latino Eye Study*, "nenhum parâmetro de triagem isolado é útil para a triagem de glaucoma. Contudo, uma combinação de relação vertical escavação/disco óptico, campimetria de Humphrey e PIO permite o melhor equilíbrio entre sensibilidade e especificidade [0,92/0,92] (...)".[60]

No caso da detecção do glaucoma antes do início da perda de campo visual, a triagem pode ser potencialmente simplificada para uma avaliação dos resultados do nervo óptico com base na definição de caso atual do glaucoma como uma neuropatia óptica e a demonstração de que a perda das fibras do nervo óptico pode ser identificada antes que ocorra a perda de campo visual.[46,61] Com a definição de que os achados relativos ao nervo óptico ou CFN configuram como perda "característica", o padrão atual preferido de prática da AAO contém um conjunto de indicadores de triagem: afinamento ou defeito em cunha da rima neurorretiniana, alteração progressiva (escavação) ou defeitos na CFN.[1] Os programas de triagem que determinam a existência de um ou mais desses achados mostraram-se, por definição, adequados para o glaucoma.

A imagem do nervo óptico e da CFN da retina é utilizada para determinar a presença de perda estrutural. Os rápidos avanços no campo das técnicas de exame de imagem na última década – incluindo a tomografia confocal de varredura a *laser* (CSLT, do inglês *confocal scanning laser tomography*), a polarimetria de varredura a *laser* (PVL), a tomografia de coerência óptica (OCT, do inglês *optical coherence tomography*) e a análise da espessura retiniana – têm se mostrado significativamente promissores para a triagem de glaucoma. Mais recentemente, a definição mais alta obtida por SD-OCT veio permitir que os pesquisadores definissem melhor a anatomia das estruturas do nervo óptico e da cabeça do nervo óptico, resultando em uma medida com uma sensibilidade relatada de 79% e especificidade de 95%.[62] Muitos autores publicaram avaliações dessas e de outras técnicas nos últimos anos.[63-66]

Por exemplo, um estudo comparativo concluiu que, quando utilizados isoladamente, os laudos de CSLT, de PVL e de OCT "não apresentaram níveis de sensibilidade e especificidade que justificassem a implementação dessas técnicas como ferramentas de triagem populacional primário para a detecção de glaucoma inicial a moderado".[67] Outros pesquisadores, no entanto, observaram que o uso dos parâmetros dos laudos fornecidos por vários dispositivos de imagem juntos pode melhorar consideravelmente a especificidade.[68] Uma grande desvantagem dessas tecnologias é a necessidade de um operador qualificado (ver avaliação das vantagens e desvantagens dessas técnicas em Michelson e Groh).[69] As imagens fotográficas convencionais do disco óptico capturadas por um examinador experiente continuam sendo o método mais sensível de detecção precoce;[70] contudo, essas novas tecnologias de imagem têm potencial para a triagem de glaucoma, especialmente quando combinadas a testes funcionais, como a FDT. A avaliação dessas novas tecnologias de imagem é difícil porque a acurácia de um teste somente pode ser determinada mediante a sua comparação com um teste de referência "padrão ouro"; nenhum teste isolado hoje existente, porém, permite o diagnóstico definitivo de glaucoma. Durante a avaliação do nervo óptico, a incerteza e a imprecisão relacionadas à triagem são resultantes da variabilidade natural entre os observadores na avaliação da mesma situação clínica (variabilidade interobservadores), do mesmo observador em momentos diferentes (variabilidade intraobservadores) e da acurácia do método utilizada para medir a cabeça do nervo óptico ou a CFN. Embora em alguns estudos os especialistas tenham obtido níveis relativamente elevados de concordância interobservadores e consistência intraobservadores para determinados indicadores, outras pesquisas observaram significativa variação ou que os níveis de concordância diminuíram com observadores menos experientes e com o método utilizado.[71-73] No OHTS, que utilizou um rigoroso protocolo de garantia da qualidade, as repetidas classificações da relação basal horizontal escavação/nervo óptico efetuadas pelos técnicos a partir de estereofoto de papila (nervo óptico) foram altamente reprodutíveis.[74] Entretanto, os pesquisadores do OHTS observaram que esses achados não se generalizam para a prática clínica de rotina. Se as taxas de concordância em relação à presença ou ausência de glaucoma forem substituídas como equivalentes de sensibilidade e especificidade, é possível gerar probabilidades posteriores para um resultado acurado da triagem para a verificação da situação do glaucoma com o emprego dessas abordagens tecnológicas. Por outro lado, até mesmo os especialistas em glaucoma altamente experientes e qualificados conseguem identificar com precisão apenas 60% dos discos ópticos que apresentam piora, de forma mascarada no que tange à relação temporal das fotos obtidas.[75]

COMPLICAÇÕES

Os riscos associados à triagem de glaucoma enquadram-se em duas categorias. A primeira é o risco de falsa identificação do verdadeiro estado ocular (falso-negativos). Pessoas falsamente tranquilizadas de que não têm a doença correm o risco de sofrer subsequente perda visual não detectada. Por outro lado, pessoas falsamente identificadas como portadoras de glaucoma (falso-positivos) podem concomitantemente sentir ansiedade e incorrer em despesas antes que o seu verdadeiro estado seja esclarecido, ou, o que é pior, podem subsequentemente submeter-se a um tratamento desnecessário, expondo-se, desse modo, ao risco de complicações relacionadas à terapia, como a formação de catarata.[24,76]

A segunda área de risco está relacionada à natureza do exame propriamente dito. No caso dos esforços de triagem que envolvam uma avaliação adequada do nervo óptico ou da CFN da retina, o uso necessário de agentes dilatadores pode precipitar um ataque de ângulo fechado em 1 a cada 333 pessoas.[77]

TESTES ALTERNATIVOS

Análise dos testes

Antes que a definição atual de glaucoma se estabelecesse, os pesquisadores relataram vários métodos promissores para a identificação de pessoas com perda de campo visual revelada na perimetria estática supralimiar padrão ou da perimetria cinética (Goldmann), incluindo o teste escotópico de sensibilidade,[78] a análise da campimetria de Henson e a campimetria de Damato (e a perimetria oculocinética),[79,80] o contraste periférico colorido[81] e o teste simultâneo interocular de percepção luminosa.[82] Todas essas técnicas têm por finalidade a triagem do glaucoma moderado, mas ainda não demonstraram ser benéficas na triagem do glaucoma pré-perimétrico.

Nas últimas duas décadas, um nível significativo de interesse e pesquisa tem sido dedicado a determinar a utilidade de várias novas técnicas para a detecção de glaucoma antes da SAP, ampliando, desse modo, a detecção para o que seria o glaucoma pré-perimétrico. Essas técnicas incluem a FDT, a perimetria automatizada de onda curta (SWAP, do inglês *short wavelength automated perimetry*), a perimetria pelo *Swedish Interactive Threshold Algorithm* (SITA, algoritmo de limiar interativo sueco),[83,84] a eletrorretinografia multifocal (mERG, do inglês *multifocal electroretinography*) e o potencial evocado visual multifocal (mVEP, do inglês *multifocal visual evoked potential*).[64-66]

Dessas técnicas, FDT foi a que se mostrou mais promissora como meio de triagem para a detecção de glaucoma perimétrico e, possivelmente, de glaucoma pré-perimétrico. Em um estudo prospectivo conduzido por Cello et al.,[85] a FDT demonstrou sensibilidade de 85% e especificidade de 90% para a detecção de perda de campo visual glaucomatoso leve e sensibilidade e especificidade de 96% para a detecção de perda de campo visual glaucomatoso moderado. Esses dados sugerem que a FDT atenderia aos critérios mínimos de desempenho da PBA. Além disso, outros estudos constataram a eficácia da FDT na triagem de lesões glaucomatosas moderadas.[86,87] FDT é realizada com uma rapidez significativamente maior do que a SAP ou a SWAP, o que a torna bem adequada para a função de triagem. Com a FDT, o tempo médio de teste relatado para cada olho é de menos de 2 minutos (tempo instrumental) para pacientes com glaucoma e de menos de 30 segundos para pacientes saudáveis do grupo-controle.[87,88] Além disso, a FDT é relativamente barata e portátil, não requer treinamento especial para o examinador ou para o paciente e pode ser utilizada em adultos com incapacidade de ler.[89,90] A FDT também pode apresentar menos variabilidade intertestes e intratestes do que a perimetria convencional.[91] Entretanto, a FDT tem produzido uma proporção substancial de resultados falso-positivos em pacientes com diabetes melito e uma incidência significativamente maior de falso-positivos no exame do olho esquerdo do que no exame do olho direito dos pacientes.[92,93] Embora promissora, a *Ophthalmic Technology Assessment* (OTA), da AAO, indicou que "o protocolo de triagem por FDT é capaz de detectar a maioria dos casos de olhos com defeitos de campo visual por meio de SAP com um nível aceitável de especificidade. Os dados são compatíveis também com o conceito de que alguns desses resultados aparentemente falso-positivos podem, na verdade, representar a detecção de lesões glaucomatosas feitas precocemente por FDT do que por SAP".[64]

Outras técnicas perimétricas também se mostram promissoras, mas com desvantagens que as tornam impraticáveis para a função de triagem em suas formas atuais. Por exemplo, a SWAP, ou perimetria azul-amarelo, é capaz de detectar defeitos do campo visual mais cedo do que a perimetria automatizada limiar padrão do tipo branco no branco,[94] mas – mesmo com a versão SITA – requer equipamentos caros de SAP e pessoal treinado, com os mesmos problemas (ou maiores) de confiabilidade intertestes.[64,95]

A eletrofisiologia, que é o uso de equipamento minimamente invasivo para medir a função da retina e do nervo óptico, tem o potencial de permitir a detecção objetiva do glaucoma em estágio inicial.[96,97] A eletrorretinografia padrão (PERG, do inglês *pattern electroretinography*) talvez seja a forma mais estudada de eletrorretinografia para a detecção de glaucoma.[97] A PERG detecta a perda de visão glaucomatosa até 4 anos mais cedo do que os testes-padrão de campo visual, com sensibilidade de 75% e especificidade de 76%.[98] Em um estudo conduzido na Austrália, a mensuração dos mVEP mostrou-se favorável em comparação com os testes de campo visual tradicionais para a detecção de glaucoma.[99] O mVEP mede as respostas elétricas localizadas do córtex occipital para o campo visual central. A sensibilidade e a especificidade do mVEP foram de 80,6 e 89,2%, enquanto para os campos visuais foram de 81,9 e 79,5%, respectivamente.[99] Entretanto, não há disponível um teste eletrofisiológico de glaucoma amplamente utilizado no momento, em grande parte devido à falta de sólidas evidências que indiquem a sua superioridade em relação aos métodos tradicionais e à necessidade de equipamento e habilidades técnicas especializados.[96,97]

Caso deseje efetuar a triagem do estágio mais inicial do glaucoma – aquele apenas da perda de fibras do nervo óptico – esses métodos exigirão um acompanhamento extenso e prolongado para determinar se os indivíduos detectados com anomalias acabam realmente piorando. Entretanto, se a triagem for considerada eficiente ou custo-efetiva somente para aqueles pacientes com perda de campo visual, os métodos indicados para a detecção de campo visual devem receber mais atenção e ser avaliados como potenciais técnicas de triagem.

Telemedicina e triagem de glaucoma

Os avanços no campo da tecnologia estrutural e funcional para a detecção de pacientes com glaucoma – juntamente com melhores capacidades de computação e transferência de informação – têm possibilitado a triagem de glaucoma em comunidades remotas mediante o uso da telemedicina.[100,101] Uma recente revisão sistemática conduzida por Thomas et al. resumiu minuciosamente 45 estudos que avaliaram o uso da telemedicina para a triagem de glaucoma. As estimativas conjuntas da sensibilidade e especificidade para a detecção de glaucoma pela telemedicina foram de 83,2 e 79,0%. Pela análise dos autores, a telemedicina mostrou-se mais sensível, mas menos específica, do que o exame presencial. Entretanto, fazem-se necessárias novas pesquisas randomizadas, uma vez que todos os 45 estudos avaliados foram de natureza observacional. Os autores constataram também um custo médio de US$ 1.098,67 para cada caso de glaucoma detectado por telemedicina.[100]

Teste dos marcadores genéticos do glaucoma

Nos últimos 15 anos, a análise genética de famílias com GPAA identificou vários *loci* genéticos possivelmente envolvidos na patogênese da doença.[102-108] Embora tenham sido desenvolvidos testes para genes como a *TIGR*/miocilina, esses testes têm utilidade limitada[109] porque detectam apenas menos de 5% das pessoas que mais tarde desenvolverão GPAA na idade adulta.[110-112] Entretanto, os testes genéticos de glaucoma podem passar a ser uma realidade.[113] Além disso, Challa *et al.* demonstraram que os pacientes expressaram atitudes relativamente positivas em relação ao teste genético hipotético de glaucoma.[114] Portanto, a análise de ligação genética, a análise genômica e outras técnicas oferecem a promessa de que os pacientes possam ser geneticamente triados para a detecção de glaucoma por meio de análise do sangue periférico ou de outras amostras no futuro, embora a tecnologia atual não seja suficiente.

As evidências cresceram também em relação ao possível papel do sistema imunológico e das inflamações na patogênese do glaucoma.[115] Na medida em que os mecanismos autoimunes ou outros mecanismos inflamatórios são implicados no glaucoma, os testes de biomarcadores específicos ou genéricos de inflamação ou autoimunidade podem também desempenhar papel importante na triagem ou no diagnóstico de glaucoma.

Novamente, no entanto, o desempenho dessas técnicas pode variar, dependendo da definição do caso de glaucoma utilizada. Da mesma forma, a utilidade dessa triagem pressupõe também que existem tratamentos eficazes e que a relação custo/benefício desse tipo de triagem, com base, em grande parte, nas características de desempenho do teste, justifica a triagem de determinada população.

DIREÇÃO FUTURA DA TRIAGEM DE GLAUCOMA

Um estudo fundamentalmente importante conduzido na Austrália constatou que os optometristas e oftalmologistas geralmente não diagnosticam o glaucoma inicial a moderado (98% moderados) entre pacientes com fatores de risco pertinentes, alterações no campo visual e lesões no nervo óptico. Esses achados ressaltam a necessidade de abordagens diagnósticas acuradas e de dispositivos potencialmente tecnológicos para a identificação acurada de pessoas com glaucoma.[116] O primeiro passo para melhorar a saúde da população, portanto, é detectar com mais precisão o glaucoma entre aqueles que já têm acesso ao sistema de saúde e a possibilidade de consultar-se com um optometrista ou oftalmologista.

As técnicas de processamento automatizado de imagens, tais como a aprendizagem profunda, as redes neurais artificiais e a lógica difusa, podem acabar por diminuir a nossa dependência da avaliação humana para a triagem de glaucoma.[117,118] A aprendizagem profunda tem sido empregada com sucesso na triagem de retinopatia diabética.[119,120] Esses métodos poderiam tornar a triagem de glaucoma menos dispendiosa e mais eficiente. Entretanto, nenhum deles, no momento, é suficientemente preciso para uso clínico.[118]

As intervenções adicionais podem consistir no desenvolvimento de abordagens ou dispositivos capazes de identificar pessoas com glaucoma inicial ou moderado que provavelmente venham desenvolver maior perda visual, sobretudo em ritmo acelerado.[21,121] Não é prudente identificar no início do curso da doença pacientes que possivelmente nunca desenvolverão perda visual a ponto de afetar a qualidade de vida relacionada à saúde. Esse tipo de estratégia resultará na sujeição de muitas pessoas a medicamentos caros que produzem efeitos colaterais com pouco benefício, pelo menos como entendemos o impacto do glaucoma hoje. Alternativamente, esperar até que o indivíduo já apresente lesões funcionais significativas resultantes do glaucoma antes de detectar e tratar esse paciente também é uma situação potencialmente preocupante, mesmo que o tratamento seja iniciado, uma vez que esse paciente pode continuar a sofrer perda adicional da função visual, como observado nos dados de Olmstead County.[53]

É provável que surjam novas abordagens de triagem à medida que novos conhecimentos são adquiridos sobre a fisiopatologia do glaucoma e o impacto de menor perda de tecido nervoso nos pacientes. No futuro, é possível adotar uma definição instrumental de glaucoma, utilizar uma combinação de ferramentas coletivamente ou sequência, ou combinar uma gama de fatores para atender aqueles com maior probabilidade de perder a visão se não houver a detecção precoce e o tratamento. Por exemplo, a aplicação do teorema de Bayes sugeriria que a população a ser triada deveria apresentar maior prevalência ou probabilidade anterior do que o nível da população geral de 2% daqueles com mais de 40 anos de idade. Utilizando-se fatores do histórico ocular ou histórico dos exames de sangue, dos testes diagnósticos ou dos aspectos de exame, a prevalência poderia aumentar facilmente para 10% ou mais. A essa população enriquecida, então, seria aplicado um único teste ou uma combinação de testes para uma detecção mais acurada dos indivíduos afetados.

Por fim, para que qualquer programa de triagem seja eficaz, devem ser implantados sistemas integrados de prestação de serviços de saúde para garantir que aqueles indivíduos identificados como pacientes com risco de perda de visão decorrente de glaucoma recebam o tratamento adequado.[122] Do contrário, o dispêndio de recursos para a simples identificação de pessoas em risco por meio de esforços de triagem não irá melhorar os resultados, uma vez que os pacientes não receberão o tratamento necessário para retardar ou evitar lesões ou perda da visão.

BIBLIOGRAFIA

Burr JM, Mowatt G, Hernandez R, et al. The clinical effectiveness and cost-effectiveness of screening for open angle glaucoma: a systematic review and economic evaluation. Health Technol Assess 2007;11(41):iii-iv, ix-x, 1-190. Review.

Chauhan BC, O'Leary N, Almobarak FA, et al. Enhanced detection of open-angle glaucoma with an anatomically accurate optical coherence tomography-derived neuroretinal rim parameter. Ophthalmology 2013; 120:535-43.

Francis BA, Varma R, Vigen C, et al. Population and high-risk group screening for glaucoma: the Los Angeles Latino Eye Study. Invest Ophthalmol Vis Sci 2011;52:6257-64.

Garway-Heath E. Early diagnosis in glaucoma. Progr Brain Res 2008;173:47-57.

Grodum K, Heijl A, Bengtsson B. A comparison of glaucoma patients identified through mass screening and in routine clinical practice. Acta Ophthalmol Scand 2002;80:627-31.

Hyman LG, Komaroff E, Heijl A, et al; for the Early Manifest Glaucoma Trial Group. Treatment and vision-related quality of life in the Early Manifest Glaucoma Trial. Ophthalmology 2005;112:1505.

Jampel HD, Singh K, Lin SC, et al. Assessment of visual function in glaucoma: Ophthalmic Technology Assessment. Ophthalmology 2011; 118:986-1002.

Mowatt G, Burr JM, Cook JA, et al. Screening tests for detecting open-angle glaucoma systematic review and meta-analysis. Invest Ophthalmol Vis Sci 2008;49:5373-85.

Nduaguba C, Lee RK. Glaucoma screening: current trends, economic issues, technology and challenges. Curr Opin Ophthalmol 2006;17:142-52.

Prum BE, Rosenberg LF, Gedde SJ, et al. Primary open-angle glaucoma preferred practice pattern guidelines. Ophthalmology 2016;123:41-111.

Rein DB, Wittenborn JS, Lee PP, et al. The cost effectiveness of routine office-based identification and subsequent medical treatment of primary open-angle glaucoma in the United States. Ophthalmology 2009; 116:823-32.

Thomas SM, Jeyaraman M, Hodge W, et al. The effectiveness of teleglaucoma versus in-patient examination for glaucoma screening: a systematic review and meta-analysis. PLoS ONE 2014;9:12.

US Preventive Services Task Force. Glaucoma: screening. 2013. http://www.uspreventiveservicestaskforce.org/uspstf/uspsglau.htm.

Wilson R, Leske C, Lee PP, et al. Screening for open-angle glaucoma: where are we now and where to from here? Report from the Global AIGS Committee on Screening for Open Angle Glaucoma, 2005. https://wga.one/wga/screening-for-open-angle-glaucoma/. Accessed June 2018.

Wong EY, Keeffe JE, Rait JL, et al. Detection of undiagnosed glaucoma by eye health professionals. Ophthalmology 2004;111:1508-14.

As referências completas estão disponíveis no **GEN-io**.

PARTE 10 GLAUCOMA

SEÇÃO 1 Epidemiologia e Mecanismos do Glaucoma

Mecanismos do Glaucoma   10.3

Jeffrey L. Goldberg, Martin Wax, Abbot (Abe) Clark e Mortimer M. Civan

Definição: O glaucoma ocorre por meio de vários mecanismos, normalmente relacionados à pressão intraocular demasiadamente elevada para que o nervo óptico possa suportar. A pressão intraocular alta é quase sempre decorrente de uma insuficiente drenagem do humor aquoso (função de baixo efluxo). Condições como lesões mecânicas, comprometimento do fluxo sanguíneo no nervo óptico, exclusão de fatores neurotróficos e produção de moléculas neurotóxicas no nervo óptico já foram sugeridas como possíveis mecanismos de lesão do nervo óptico na presença de glaucoma.

Características principais
- Fisiologia do humor aquoso na saúde e na doença
- Fisiopatologia do humor aquoso no glaucoma
- Mecanismos da neuropatia óptica glaucomatosa.

INTRODUÇÃO

A neuropatia óptica glaucomatosa é a maior causa de cegueira irreversível nos EUA[1] e caracteriza-se pela morte das células ganglionares da retina (CGR) e seus axônios, o que pode levar ao comprometimento da função visual e à cegueira. Do ponto de vista clínico, o glaucoma caracteriza-se por sua atrofia óptica progressiva com uma escavação típica da cabeça do nervo levando a uma notável palidez da rima neurorretiniana, e por uma perda progressiva da sensibilidade visual periférica nos estágios iniciais da doença, que, ao progredir, acomete a acuidade visual central.[2] Embora a neuropatia óptica glaucomatosa normalmente seja observada no glaucoma de ângulo aberto ou fechado e esteja associada à pressão intraocular (PIO) elevada, um alto percentual de pacientes (20 a 30% nos países ocidentais, > 50% no Japão) apresenta achados anatomicamente idênticos, mas sem a elevação da PIO acima dos níveis populacionais normais.[3,4]

O glaucoma é único entre as doenças oftálmicas, uma vez que o seu gerenciamento e a fisiopatologia subjacente exigem conhecimento das estruturas que abrangem os segmentos anterior e posterior. Este capítulo descreve os mecanismos básicos subjacentes à produção e drenagem do humor aquoso, as lesões e a degeneração dos axônios do nervo óptico e morte das CGR na neuropatia óptica glaucomatosa.

Embora tenha sido retirada como parte integrante da definição de glaucoma, na maioria das formas da doença, a PIO é um importante fator de risco tanto para o desenvolvimento[5] quanto para a progressão[6,7] do glaucoma. Mesmo no glaucoma de pressão normal, em que a PIO não ultrapassa 21 mmHg, a PIO continua sendo um fator de risco para lesões progressivas do nervo óptico.[8] A PIO elevada associada à maioria das formas de glaucoma está relacionada à maior resistência da drenagem do humor aquoso, embora a taxa de formação do humor aquoso não seja diferente daquela observada em indivíduos não glaucomatosos.

As causas do comprometimento de drenagem do humor aquoso são diferentes para os diferentes subtipos de glaucoma (Figura 10.3.1). No glaucoma de ângulo fechado, a íris oclui fisicamente a via do fluxo de saída, bloqueando-a. Nas formas particuladas do glaucoma de ângulo aberto, incluindo o glaucoma pigmentar, o glaucoma pseudoesfoliativo e o glaucoma secundário

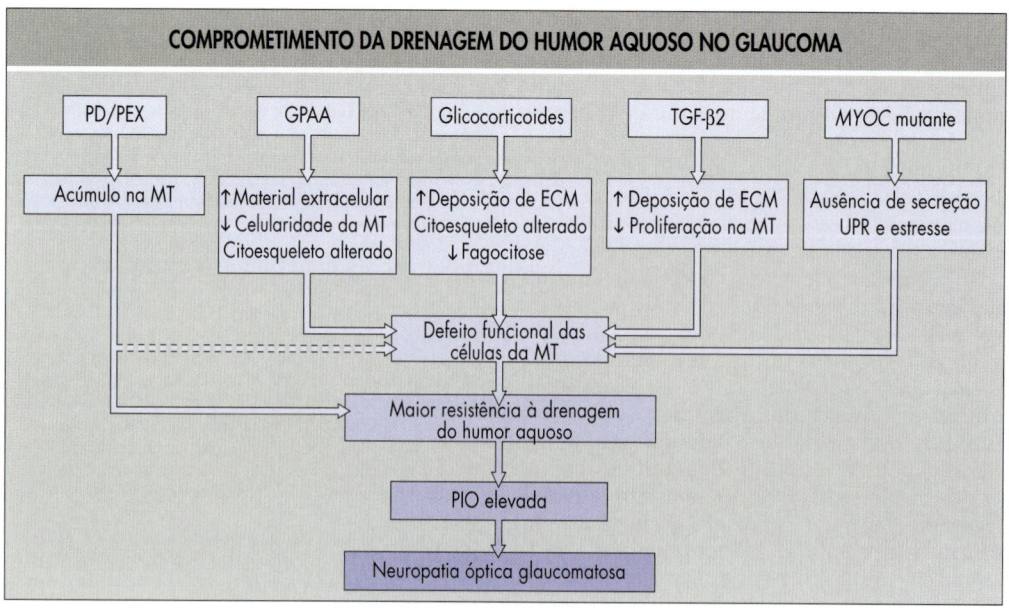

Figura 10.3.1 Mecanismos do comprometimento da drenagem do humor aquoso no glaucoma. Várias lesões glaucomatosas da malha trabecular podem levar à pressão intraocular elevada e ao desenvolvimento de neuropatia óptica glaucomatosa. *ECM*, matriz extracelular; *PIO*, pressão intraocular; *MYOC*, gene da miocilina; *PD*, dispersão pigmentar; *PEX*, pseudoesfoliação; *GPAA*, glaucoma primário de ângulo aberto; *TGF-β2*, fator transformador de crescimento beta-2; *MT*, malha trabecular; *UPR*, resposta proteica desdobrada.

à uveíte, a matéria particulada "entope" a malha trabecular (MT) e impede o fluxo aquoso. Os defeitos de desenvolvimento da via do fluxo de saída são responsáveis pela maioria das formas de glaucoma congênito. No glaucoma primário de ângulo aberto (GPAA) e no glaucoma induzido por corticosteroides não existem achados clinicamente observáveis capazes de explicar o aumento da resistência ao fluxo de saída responsável pela PIO elevada.

FISIOLOGIA DA PRODUÇÃO AQUOSA

A secreção do humor aquoso sustenta o metabolismo do segmento avascular anterior, garante a insuflação do globo e pode desempenhar outras funções.[9] A composição do humor aquoso é, em grande parte, semelhante à do plasma isento de proteínas, com várias exceções, incluindo uma concentração muito mais alta de ácido ascórbico no humor aquoso. Conhecer a fisiologia da produção aquosa subentende reduzir a sua taxa, uma importante estratégia para a redução da PIO na presença de glaucoma.

Visão geral estrutural e funcional da formação do humor aquoso

O humor aquoso é secretado pelo epitélio ciliar. A estrutura é peculiar na medida em que se encontra justaposta às superfícies apicais de suas duas camadas componentes (Figura 10.3.2). As superfícies basolaterais das células epiteliais ciliares pigmentadas (PE, do inglês *pigmented ciliary epithelial*) e não pigmentadas (NPE, do inglês *nonpigmented ciliary epithelial*), respectivamente. As junções lacunares (junções *gap*) ligam as células entre as duas camadas celulares e em seu interior,[10] tanto que o epitélio é convencionalmente considerado um sincício funcional. A utilidade da ablação das células epiteliais ciliares por meio de *laser* de diodo ou de endociclofotocoagulação aumentou como método de redução da PIO.

A secreção de humor aquoso depende essencialmente da transferência de soluto, basicamente NaCl, do estroma para a câmara posterior do olho. Essa transferência cria um pequeno gradiente osmótico que direciona a água passivamente para o humor aquoso. A secreção ocorre em três etapas: absorção de soluto e água do estroma pelas PE, transferência de líquido através das junções lacunares que ligam as PE às NPE e liberação de soluto e água pelas NPE para o humor aquoso. Essas etapas envolvem um crescente número de proteínas carreadoras, e a energia necessária para a secreção é derivada do trifosfato de adenosina (ATP) utilizado pela Na^+, K^+ ATPase (bomba de sódio e potássio ativada por ATPase) localizada predominantemente na superfície do humor aquoso das NPE.

Três etapas na secreção aquosa

Absorção de íons e líquido do estroma

As PE podem absorver NaCl do estroma por dois processos eletroneutros principais (ver Figura 10.3.2A). Um dos modos de entrada do Na^+ proveniente do estroma nas PE ocorre através de um trocador Na^+/H^+ (o antiporte NHE-1), em troca pelo H^+ que sai das células. Paralelamente, o Cl^- pode ser absorvido pelas PE em troca pela liberação de HCO_3^- através de um trocador de ânions (o antiporte AE2). A anidrase carbônica II citosólica estimula essa absorção de NaCl de duas maneiras, aumentando a taxa de fornecimento de H^+ e HCO_3^- para os dois antiportes e ativando os dois (ver Figura 10.3.2A). A redução clínica da secreção e da PIO produzidas pelos inibidores da anidrase carbônica provavelmente é mediada pela redução do *turnover* de antiportes NHE-1 e AE2.

O segundo modo de absorção de NaCl do estroma pelas PE é por meio de um cotransportador $Na^+–K^+–2Cl^-$ (simporte). A taxa de absorção depende do gradiente de concentração para os três íons transportados e, sobretudo, da razão de concentração entre Cl^- extracelular e intracelular.[11] O diurético bumetanida bloqueia o simporte e inibe a secreção de Cl^- e a formação de

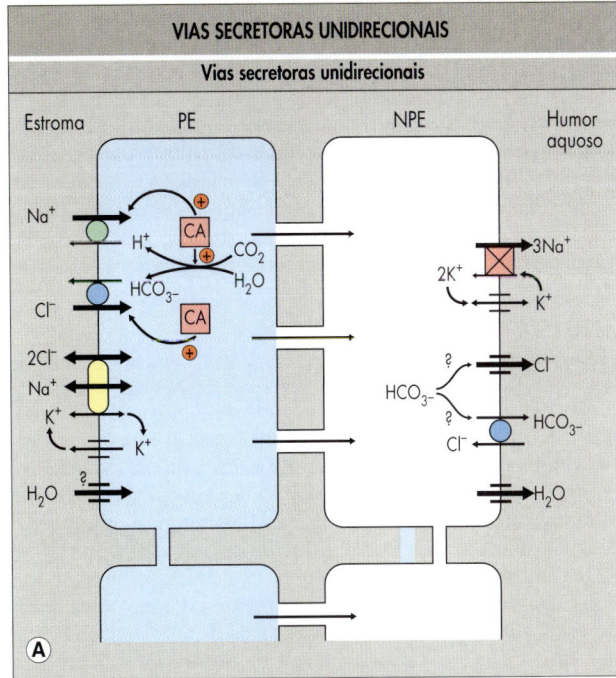

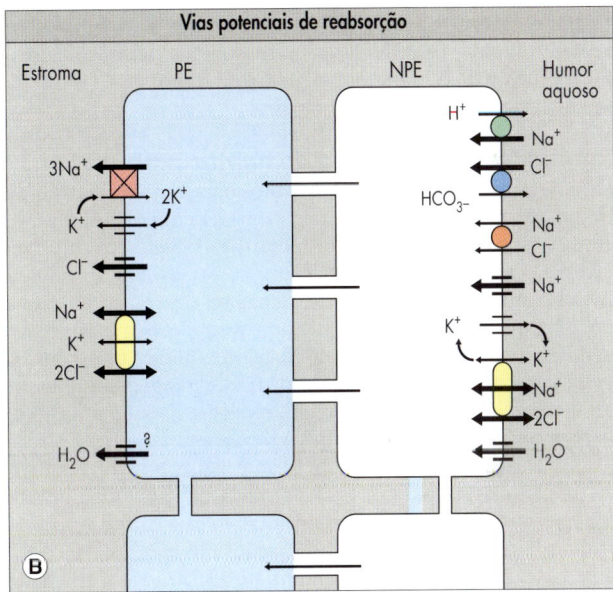

Figura 10.3.2 Mecanismos das vias secretoras unidirecionais (**A**) e vias potenciais de reabsorção (**B**) no epitélio ciliar.

humor aquoso *in vitro*, mas não (por si só) *in vivo*, supostamente em razão da absorção compensatória por meio das combinações de antiportes.

As vias de absorção de água não foram estudadas nesse nível. A água provavelmente atravessa a superfície estromal das PE por meio de canais, mas não dos canais de água conhecidos como aquaporinas. Alternativamente, a água pode simplesmente difundir-se pelas membranas das PE, por exemplo, mas as membranas com baixo conteúdo de esfingomielina e colesterol apresentam permeabilidade hídrica relativamente elevada.[12]

Transferência de líquido através de junções lacunares

As junções lacunares (junções *gap*) que ligam as PE às NPE são mais numerosas do que aquelas que ligam as células no interior das camadas epiteliais pigmentadas e não pigmentadas.[10] Essas junções lacunares PE-NPE são formadas de proteínas conexinas (Cx43 e Cx40), com Cx43 provavelmente desempenhando um papel dominante.[13,14] As conexinas que compreendem as ligações entre células NPE adjacentes são diferentes (Cx26 e Cx31), e ainda não há evidência dessas conexinas no interior da camada de células PE.[15] As junções lacunares PE-NPE não apenas são mais numerosas, como também possivelmente mais resistentes à perturbação experimental[16] do que as junções lacunares PE-PE e NPE-NPE. Isso sugere que o humor aquoso é fundamental formado por pares paralelos de células PE-NPE.[16] A interrupção das junções lacunares PE-NPE com heptanol ou octanol reduz acentuadamente o movimento atual e líquido de íons de Cl^- no epitélio ciliar.[17] Entretanto, esses inibidores são demasiadamente não seletivos para serem clinicamente relevantes.

Transferência de líquido para o humor aquoso

A etapa final da secreção é o transporte de soluto e água através das membranas basolaterais das NPE para o humor aquoso (ver Figura 10.3.2A). O Na^+ é bombeado pela Na^+,K^+-ATPase contra um gradiente elétrico. O Cl^- é liberado por seu gradiente eletroquímico através dos canais de Cl^- para o humor aquoso.[17] A água é liberada passivamente através das aquaporinas AQP1 e AQP4 em resposta ao gradiente osmótico criado pelo transporte líquido de soluto. O HCO_3^- provavelmente sai tanto pelos trocadores[18,19] Cl^-/HCO_3^- quanto pelos canais de Cl^-.[19,20] A atividade dos canais de Cl^- na superfície aquosa provavelmente limita a taxa de secreção.[17]

Foram identificados outros transportadores envolvidos na secreção líquida, e é evidente que muitos agentes farmacológicos, hormônios e vias sinalizadoras modulam a secreção,[17] mas não se sabe a sua importância fisiológica.

Regulação da formação de humor aquoso

Grande parte de nosso conhecimento sobre os mecanismos de transporte subjacentes ao influxo provém de medições *in vitro*. Alguns desses conhecimentos foram validados em animais vivos. O camundongo é vantajoso para estudo em virtude da maior semelhança de sua via de drenagem convencional com a dos seres humanos do que as de outros modelos não primatas geralmente estudados. A disponibilidade de animais transgênicos e os avanços das modalidades de exame de imagem aumentam a vantagem do camundongo como modelo animal para a abordagem de questões clinicamente relevantes.[21,22]

A taxa diurna de influxo de humor aquoso varia substancialmente e é 2,5 vezes mais alta durante o dia do que durante a noite. Qualquer transportador putativo que limite a taxa de influxo também deve sofrer alterações substanciais em sua atividade. Entre os fatores relatados que estimulam a atividade dos canais de Cl^- das células epiteliais não pigmentadas[17] estão o inchaço celular, a estimulação dos receptores de adenosina subtipo A_3, a inibição da atividade da proteinoquinase C (PKC, do inglês *protein Kinase C*) e produção de monofosfato cíclico de adenosina 3', 5' (cAMP). A modulação do influxo pelos receptores de adenosina subtipo A_3 é de interesse fisiológico, fisiopatológico e farmacológico. Esses receptores são superexpressos nas NPE de pacientes com síndrome de pseudoesfoliação.[23] As medições eletrofisiológicas e volumétricas *in vitro* sugeriram que a estimulação dos receptores de adenosina A_3 aumenta a liberação de Cl^- e líquido pelas NPE e que os antagonistas dos receptores A_3 bloqueiam esses efeitos. A adenosina é fisiologicamente fornecida aos receptores pela liberação autócrina/parácrina de ATP através dos hemicanais de grande diâmetro de panexina-1 e conexina e da liberação vesicular.[24] A ATP é subsequentemente convertida em adenosina pelas ecto-ATPases. A modulação farmacológica da atividade dos receptores de adenosina pode reduzir a PIO.

As funções reguladoras exatas das vias de mensageiros secundários e a multiplicidade dos transportadores-alvo complicam a formulação de um modelo abrangente de regulação de influxo. Por exemplo, os betabloqueadores são utilizados clinicamente para reduzir o influxo, presumivelmente mediante a redução do cAMP. Entretanto, o cAMP exerce múltiplas ações, produzindo efeitos opostos sobre a secreção.[17] As crescentes evidências hoje sugerem que a compartimentalização de mensageiros secundários como o cAMP e o Ca^2 é essencial para a sua função sinalizadora.[25,26]

Conclusões e direções futuras

Em resumo, o humor aquoso forma-se pela transferência de soluto do estroma para a câmara posterior, criando um gradiente osmótico, e a água se movimenta em resposta a esse gradiente. Muitas das proteínas subjacentes ao transporte de líquido foram identificadas, mas as suas ações integradas e regulação são menos conhecidas. A inibição farmacológica ou cirúrgica (p. ex., por ablação a *laser*) do influxo é uma estratégia comum e poderosa para a redução da PIO no glaucoma. O esclarecimento das funções da compartimentalização do mensageiro secundário e da topografia funcional pode facilitar o desenvolvimento de novas estratégias para retardar a produção aquosa e, desse modo, reduzir a PIO em pacientes glaucomatosos.

VIA DE DRENAGEM DO HUMOR AQUOSO

O humor aquoso sai do olho através de duas vias. A via trabecular é considerada a via primária, que depende da pressão, enquanto a via uveoescleral é considerada a via secundária, que independe da pressão, embora a dependência/independência pressórica dessas vias não seja absoluta.[27] Do ponto de vista anatômico, a via trabecular consiste na MT uveal e corneoescleral, no tecido justacanalicular (JCT, do inglês *juxtacanalicular tissue*) e no canal de Schlemm (CS). Acredita-se que o principal local de resistência à drenagem do humor aquoso em um olho normal resida principalmente no JCT e na parede interior do CS.[28] Na via de drenagem uveoescleral, o humor aquoso sai do olho pela raiz da íris através dos espaços intersticiais entre os feixes de músculos ciliares e adentra o espaço supracoroidal, em que é absorvido pelo sistema venoso.

Quais os reguladores da drenagem normal do humor aquoso? Essa é uma pergunta importante, e a recente evolução de nossos conhecimentos sobre a biologia das células da MT sugere que as próprias células da MT contenham um "reostato" para o controle da PIO. O recém-descoberto cílio das células da MT abriga propriedades sinalizadoras subcelulares compartimentalizadas que detectam diretamente a PIO por meio de mecanotransdução e *feedback* para regulá-la.[29] Isso gerou importantes alvos para a consideração de novas abordagens para o controle da PIO, incluindo a terapia celular (discutida mais adiante).

Patologia da via de drenagem glaucomatosa

Existem alterações relacionadas à idade nas vias de drenagem trabecular e uveoescleral. Na via uveoescleral relativamente menos estudada, os olhos glaucomatosos mostram evidências ultraestruturais de maior deposição de material extracelular.[18] Os análogos da prostaglandina, atualmente a classe farmacológica primária de primeira linha de medicamentos anti-hipertensivos, reduzem a PIO e aumentam a drenagem uveoescleral em associação com a estimulação das metaloproteinases da matriz dos músculos ciliares (MMP, do inglês *muscle matrix metalloproteinases*) e a degradação dos componentes da matriz dos músculos ciliares e da matriz extracelular escleral (ECM, do inglês *extracellular matrix*).[30]

A MT foi objeto de muito mais estudo. Com a idade, há diminuição da celularidade da MT[31-33] e aumento da deposição extracelular da MT[34] associada à drenagem reduzida do humor aquoso dependente da idade.[35,36] Os tecidos da MT dos olhos de doadores com GPAA são significativamente "mais rígidos" (i. e., menos elásticos) se comparados aos tecidos da MT dos olhos de pacientes do grupo-controle equiparados por idade.[37] A celularidade reduzida da MT e as alterações do material extracelular são observadas nos olhos de pacientes com GPAA, comparados aos de pacientes do grupo-controle.[38] A avaliação ultraestrutural dos olhos de vários pacientes com glaucoma demonstrou um espessamento dos feixes trabeculares e tendões elásticos, aumento do material plaquetário e treliça de colágeno na MT.[39,40] A matriz extracelular exerce papel importante na regulação da drenagem do humor aquoso na MT. A perfusão de segmentos anteriores humanos cultivados com MMP ou agentes que ativam as MMP da MT, que degradam as proteínas da ECM na MT, aumentam a drenagem do humor aquoso,[41,42] enquanto a perfusão com os inibidores das MMP aumenta a resistência à drenagem.[41] Parece haver também maior deposição da glicoproteína fibronectina aderente da matriz extracelular na MT dos olhos de pacientes com glaucoma.[43,44] A composição dos glicosaminoglicanos (GAG) da MT é alterada na MT glaucomatosa, com redução do ácido hialurônico e aumento do sulfato de condroitina e dos proteoglicanos resistentes a GAGase.[45] Vários grupos relataram aumento da expressão do fator transformador de crescimento beta-2 (TGF-β2) no humor aquoso de pacientes com GPAA,[46,47] e essa citocina demonstrou elevar a PIO nos olhos humanos cultivados com perfusão[48,49] e nos olhos de ratos transduzidos,[50] promover a deposição da ECM em células cultivadas da MT[49,51] e melhorar a ligação cruzada covalente das proteínas da ECM por meio de transglutaminase tecidual[51] e lisil oxidase (LOX).[52]

O citoesqueleto da MT também regula a drenagem de humor aquoso. Os agentes que alteram os microfilamentos de actina das células da MT, incluindo citocalasina, latrunculina e diversos inibidores da quinase, como os inibidores da Rho quinase (ROCK), hoje sob ativa investigação clínica, também aumentam a drenagem do humor aquoso.[53] Por outro lado, os glicocorticoides elevam a PIO, diminuindo a saída de humor aquoso, e reorganizam os microfilamentos da MT em redes cruzadas de actina[54,55] associadas às funções reduzidas das células da MT, como a proliferação, a migração e a fagocitose.[54]

O glaucoma induzido por corticosteroides simula o GPAA de muitas maneiras, incluindo as manifestações clínicas de pressão elevada e lesão glaucomatosa da cabeça do nervo óptico.[56] A PIO elevada em ambas as doenças se deve ao aumento da resistência à drenagem do humor aquoso e está associada a alterações bioquímicas e morfológicas semelhantes da MT. Alterações semelhantes na matriz extracelular da MT, incluindo a deposição elevada de fibronectina,[57,58] os perfis GAGs[59,60] e a reorganização do citoesqueleto actínico[54,55] ocorrem na MT tratada com glicocorticoides.[61] Entretanto, uma característica ultraestrutural única do glaucoma induzido por corticosteroides é a presença de depósitos extracelulares "semelhantes a impressões digitais" na MT.[62] Nem todos as pessoas tratadas com glicocorticoides desenvolvem PIO elevada. Aqueles que desenvolvem a condição (*i. e.*, sensíveis aos corticosteroides), no entanto, apresentam um risco significativamente maior de desenvolver GPAA no decorrer da vida,[63] e a maioria dos pacientes com a doença é sensível aos corticosteroides.[64,65] As diferenças de sensibilidade aos glicocorticoides entre indivíduos normais e glaucomatosos podem ser explicadas por uma variante alternativa combinada do receptor de glicocorticoides beta-GR, que age como um regulador negativo dominante da atividade dos glicocorticoides. As células glaucomatosas da MT apresentam níveis reduzidos de beta-GR se comparadas às células não glaucomatosas, tornando essas células glaucomatosas da MT mais sensíveis aos glicocorticoides.[66] Esse mecanismo pode também ser responsável pelas diferenças de sensibilidade aos corticosteroides entre indivíduos normais.

A redução da celularidade da MT pode também desempenhar papel importante na fisiopatologia da elevação glaucomatosa da PIO. Existe tanto a perda de células da MT dependente da idade quanto da presença de glaucoma.[31,33,38] As células da MT cultivadas têm sido utilizadas efetivamente como respaldo experimental à hipótese de que a sua biologia determina a drenagem do humor aquoso e, consequentemente, a PIO.[67] Um subconjunto de células da MT comporta-se como as células progenitoras ou células-tronco da MT, pode ser ampliado em culturas tridimensionais e expressar marcadores e perfis de expressão genética compatíveis com as células-tronco da MT.[68] A exploração do transplante de células da MT como uma abordagem destinada a melhorar a drenagem e reduzir a PIO encontra-se em fase de testes pré-clínicos.

Conclusões e direções futuras

As técnicas moleculares genéticas, genômicas e protômicas estão cada vez mais sendo utilizadas para melhorar o entendimento sobre as lesões glaucomatosas das vias de drenagem do humor aquoso, o que leva ao aumento da resistência à drenagem e à PIO elevada. Os avanços no campo da genética e da biologia celular e molecular da regulação da drenagem do humor aquoso identificarão indubitavelmente novos alvos terapêuticos e o desenvolvimento de novos agentes terapêuticos que intervirão no(s) processo(s) patológico(s), permitindo uma melhor terapia futura da PIO de pacientes com glaucoma.

FISIOPATOLOGIA DA NEUROPATIA ÓPTICA GLAUCOMATOSA

Embora o curso clínico e as características da neuropatia óptica glaucomatosa sejam bem caracterizados, os mecanismos celular e molecular subjacentes à patogênese da degeneração dos axônios do nervo óptico e à morte das CGR não são totalmente conhecidos. Décadas de observação revelaram que existem variações na aparência do nervo óptico e na progressão das lesões do campo visual que ocorrem dentro do espectro de pacientes com glaucoma. Por exemplo, pacientes com glaucoma de pressão normal geralmente são considerados com defeitos de campo visual mais acentuados (no gradiente de perda leve de sensibilidade na área da retina), mais profundos (maior gravidade do escotoma) e mais próximos do ponto de fixação do que os seus equivalentes com PIO elevada.[69,70] Além disso, a depressão do nervo óptico ocorre de maneira focal e segmentar, pelo menos no estágio inicial da neuropatia. É improvável que um único mecanismo fisiopatológico seja responsável pelo desencadeamento ou pela progressão da lesão glaucomatosa em todos os pacientes afetados. Os mecanismos putativos subjacentes à neuropatia óptica glaucomatosa provavelmente são vários (Figura 10.3.3), e cada um pode ter um impacto variável no fenótipo observado clinicamente. Esses mecanismos podem também interagir e provavelmente envolvem múltiplos elementos celulares da retina, embora o seu efeito clínico geralmente observado seja a preservação ou a morte das CGR.[71]

Neuropatia glaucomatosa ocorre em resposta a condições de estresse celular agravadas

As causas da neuropatia óptica glaucomatosa podem ser específicas da doença, uma resposta patológica ao estresse fisiológico excessivo nos neurônios ou nas células gliais da retina ou do nervo óptico, ou um processo acelerado de envelhecimento normal que individual ou conjuntamente resulta em lesões axonais e morte das CGR. Essas condições de estresse podem ser generalizadas como dependentes ou independentes da PIO, embora as evidências sugiram que a maioria dos olhos com glaucoma provavelmente é afetada por mecanismos patogênicos que envolvem ambos os componentes.

As hipóteses da fisiopatologia do glaucoma são antigas e, a não ser pela contribuição da PIO para a progressão da doença, permanecem sem provas conclusivas. Duas das teorias mais antigas ainda válidas atualmente foram sugeridas no mesmo ano, em 1858, por pessoas reconhecidas por suas substanciais contribuições ainda hoje.[72,73] Heinrich Müller, um anatomista alemão que logo provou conclusivamente que a fototransdução ocorria em bastões e cones e cujo homônimo descreve a principal célula glial da retina, foi o primeiro a sugerir que a compressão mecânica decorrente da PIO elevada era a causa das lesões glaucomatosas. Eduard von Jaeger, o oftalmologista reconhecido como o pai da perimetria clínica e o primeiro a descrever o uso da iridectomia para o tratamento de glaucoma

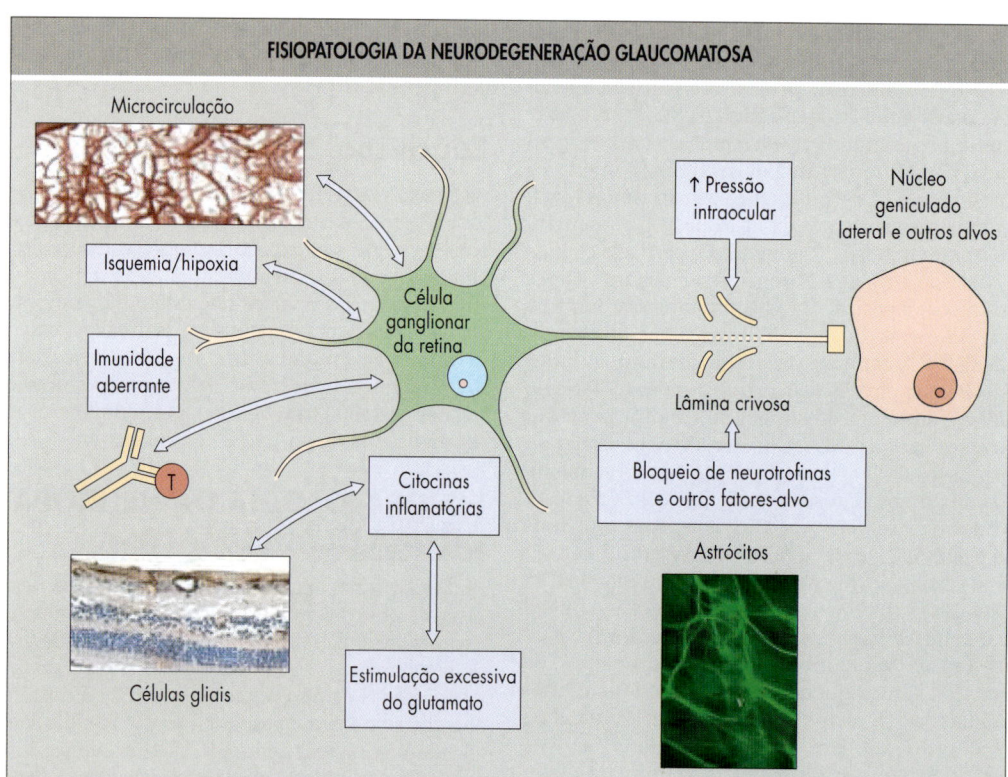

Figura 10.3.3 Mecanismos que contribuem para a fisiopatologia da neurodegeneração glaucomatosa. A pressão intraocular pode causar o bloqueio do transporte axônico de proteínas na lâmina crivosa, causando a morte das células ganglionares da retina por insuficiência trófica. Outros fatores implicados incluem isquemia/hipoxia local, estimulação excessiva do sistema glutamatérgico, alterações nas células gliais ou nos astrócitos e imunidade aberrante. (Reproduzida, com autorização, de Elsevier (Weinreb RN, Khaw PT. Primary open-angle glaucoma. Lancet 2004;363:1711-20.)

de ângulo fechado, sugeriu que os olhos com baixo suprimento vascular para a cabeça do nervo óptico tinham predisposição ao glaucoma. Ele sugeriu ainda que a isquemia da cabeça do nervo óptico poderia ocorrer em pacientes com PIO elevada ou normal.

Transporte axônico alterado

A teoria mecânica da PIO elevada como causa de glaucoma evoluiu muito nos últimos tempos. No final dos anos 1960 e início dos anos 1970, o bloqueio do fluxo axoplasmático foi demonstrado no glaucoma experimental em animais.[74-76] Isso proporcionou à teoria mecânica um aspecto fisiológico há muito almejado, em que a depressão e a escavação do nervo óptico foram consideradas as sequelas primárias observáveis da PIO elevada. Nos anos 1990, constatou-se que os fatores tróficos, incluindo o fator neurotrófico derivado do cérebro (BDNF, do inglês *brain-derived neurotrophic factor*), são transportados retrogradamente dos terminais axônicos das CGR para os corpos celulares dos neurônios e que os fatores tróficos são essenciais para a sobrevivência das CGR. Consequentemente, a compressão dos axônios da CGR dependente da PIO demonstrou reduzir os fatores tróficos do transporte axônico, causando a morte das CGR por insuficiência trófica, como originalmente demonstrado no glaucoma experimental em ratos[77,78] e, mais tarde, em primatas.[79]

Recentemente, os modelos animais de glaucoma demonstraram uma ligação ainda maior do declínio visual progressivo no glaucoma com a degeneração axônica. A degeneração é detectada cedo nos casos em que os axônios da CGR terminam no colículo superior (alvo primário das CGR no cérebro dos roedores), e os déficits de transporte progridem retrogradamente em direção à retina.[80] A suscetibilidade a lesões depende do avanço da idade, uma vez que elevações menores da PIO demonstraram resultar em lesões das CGR em animais mais velhos.[81]

Hipótese vascular

Da mesma forma, continua a existir considerável apoio a uma teoria vascular em que se acredita que a hipoxia ou a isquemia crônica ou intermitente contribua para a neuropatia óptica glaucomatosa.[82-85] Estudos imunoquímicos realizados em olhos glaucomatosos humanos *post mortem* constataram que o fator induzido por hipoxia 1 alfa (HIF-1α) de ativação transcricional regulada por oxigênio foi regulado positivamente em locais da retina altamente concordantes com o local dos defeitos de campo visual identificados nesses olhos.[86] Além disso, a isquemia crônica induzida pela endotelina nos olhos de macacos desencadeia lesões no nervo óptico que independem da PIO e resulta em perda axônica semelhante à lesão observada no glaucoma humano.[87]

Excitotoxicidade decorrente de excesso de glutamato

A descoberta de que as concentrações excessivas e, talvez, extrassinápticas do glutamato neurotransmissor agem como uma potente neurotoxina levou ao termo "excitotoxicidade". O humor vítreo de macacos e seres humanos glaucomatosos contém um teor elevado de glutamato,[88] no qual inicialmente levou à hipótese de que a excitotoxicidade poderia ser um mecanismo patogênico significativo no glaucoma.[89] Entretanto, o fato de os estudos iniciais não terem sido reproduzidos de forma confiável,[90,91] associado ao resultado do desfecho negativo do estudo clínico da fase III sobre a memantina, um antagonista seletivo do glutamato,[92] diminuiu o entusiasmo em relação a essa hipótese.

Estresse oxidativo e lesões causadas por radicais livres

O papel do estresse oxidativo, as lesões causadas por radicais livres e a função mitocondrial foram estudados em diversos modelos de glaucoma e em patologias humanas. Evidências convincentes sugerem que a disfunção mitocondrial pode desencadear a sinalização da apoptose mediante a ativação do complexo de poros de transição de permeabilidade mitocondrial, que é um regulador essencial da morte de células apoptóticas induzida pelo estresse oxidativo.[92] A evidência do papel central da disfunção mitocondrial no glaucoma animal e humano[93] inclui a identificação proteômica das proteínas da retina modificadas por oxidação em animais com hipertensão ocular.[94] Os estudos realizados em pacientes humanos com glaucoma constataram alterações no DNA mitocondrial sugestivas de estresse oxidativo,[95] bem como comprometimento da atividade respiratória mitocondrial. Além disso, níveis reduzidos de glutationa circulante foram encontrados no soro de pacientes com glaucoma,[96] juntamente com uma quantidade reduzida de enzimas antioxidantes no humor aquoso dos pacientes glaucomatosos.[97] As evidências genéticas também respaldam o papel da disfunção mitocondrial na medida em que alguns pacientes com glaucoma de pressão normal demonstraram expressar um polimorfismo genético de seu DNA mitocondrial que guarda semelhanças com aquelas encontradas em pacientes com neuropatia óptica hereditária de Leber e atrofia óptica dominante.[98]

Citocinas inflamatórias

Um papel patogênico das citocinas inflamatórias, como o fator alfa de necrose tumoral (TNF-α, do inglês *tumor necrosis factor-alpha*) e o óxido nítrico, foi sugerido com base no exame *post mortem* do tecido ocular de pacientes com glaucoma.[99-102] Os estudos funcionais de CGR cultivadas e do glaucoma experimental também demonstraram que a morte das CGR poderia ser favoravelmente reduzida pelo tratamento com agentes que neutralizassem ou suspendessem a produção de TNF-α[103-105] ou a sintase de óxido nítrico,[106] embora a função da sintase do óxido nítrico continue controversa[107] e os doadores de óxido nítrico atualmente estejam circulando pelos ensaios clínicos como agentes redutores da PIO. A sugestão de que o TNF seja causalmente implicado no glaucoma foi inicialmente sustentada pelo achado de uma coorte de pacientes com glaucoma, de acordo com o qual havia mutações no gene da optineurina, uma proteína envolvida na cascata de sinalização do TNF.[108] Entretanto, não está claro se essa mutação ou se os polimorfismos do TNF-α são fatores significativos para todas as populações de pacientes em que foram estudados.[109-111] Outras moléculas sinalizadoras consideradas citocinas ou membros de cascatas inflamatórias, a exemplo das proteínas complementares, como a C1q,[112-114] e das interleucinas, como a IL-6 e a IL-1α[115,116] também foram implicadas como agentes causativos na promoção da morte das CGR ou como chave para a falha do processo regenerativo.

Imunidade aberrante

Tanto o sistema imunológico humoral quanto o celular já foram implicados na neurodegeneração glaucomatosa. Em pacientes com glaucoma, no caso do sistema humoral das imunoglobinas, foi relatada maior prevalência de gamapatia monoclonal,[117] deposição de imunoglobina retinal,[118] títulos elevados de autoanticorpos séricos contra os GAG da cabeça do nervo óptico[119] ou contra os antígenos da retina, incluindo a rodopsina,[120] as proteínas de choque de térmico,[121,122] a *gamma-enolase*,[123] a alfafodrina,[124] a proteína neurofilamento, a fosfatidilserina,[125] e a glutationa S-transferase.[126] Grande parte desses estudos demonstra que a maioria desses títulos elevados de anticorpos ocorre em pacientes com glaucoma de pressão normal, embora muitos pacientes com PIO elevada pareçam apresentar títulos de anticorpos elevados ou, em alguns casos, reduzidos também.[127] A hipótese é de que um mecanismo autoimune que desencadeia a neurodegeneração glaucomatosa ocorra diretamente pela ação de autoanticorpos[128] ou indiretamente por uma resposta autoimune "simulada" a um antígeno sensibilizador que, por sua vez, resulta em lesão neuronal.[121,129] Ainda não se sabe ao certo se quaisquer dos autoanticorpos encontrados em pacientes com glaucoma são de importância patogênica ou se os achados sobre os autoanticorpos são simplesmente epifenômenos que acompanham o processo da doença.

As evidências que respaldam o envolvimento do sistema imunológico celular no glaucoma incluem a presença de micróglia HLA-DR positiva na cabeça do nervo óptico glaucomatoso,[130] a indução da expressão de HLA-DR e a capacidade antigênica dos astrócitos da cabeça do nervo óptico no glaucoma,[131] e alterações no sistema imunológico celular, como um percentual elevado de linfócitos T CD8+ e níveis séricos alterados dos receptores solúveis da citocina IL-2 em alguns pacientes com glaucoma. Por outro lado, uma imunidade protetora pode ser evocada no nervo óptico lesionado para reduzir a degeneração secundária dos neurônios, que pode ser induzida por imunização ativa ou passiva com autoantígenos.[132-135] Um melhor conhecimento da regulação do equilíbrio entre essa resposta autoimune protetora e a indução de uma doença autoimune será fundamental para que o sistema imune seja aproveitado para estratégias neuroprotetoras no glaucoma.

Mecanismos celulares da apoptose no glaucoma

Embora as condições fisiológicas que podem mediar a neuropatia óptica glaucomatosa sejam conhecidas, os mecanismos que norteiam as decisões relativas à sobrevivência das CGR confrontadas pelo estresse excessivo ainda não foram totalmente elucidados. Diferentemente da necrose celular acompanhada por inchaço celular, desintegração das organelas e fratura membrana plasmática após, por exemplo, uma lesão isquêmica grave, acredita-se que o processo glaucomatoso nas CGR ocorra por apoptose – um processo degenerativo que envolve encolhimento celular, formação de pequenas vesículas (*blebbing*) na membrana plasmática, clivagem do DNA nuclear por caspase e endonucleases e degeneração citoesquelética. As evidências iniciais de apoptose no glaucoma dependiam dos marcadores da clivagem do DNA nuclear,[136,137] mas, desde então, a condição tem sido objeto de estudos mais extensos.[92,93] A apoptose mitocondrial envolve a indução de proteínas pró-apoptóticas, como BAX (e membros afins da família BAK, BI e BAD) que aumentam a permeabilidade da membrana mitocondrial. Isso posteriormente envolve a ativação das enzimas caspases executoras, que, por sua vez, ativam a quebra do DNA. Normalmente, a ativação da BAX é equilibrada em nível intracelular pela ativação de uma família de proteínas BCL-2 (ou BCL-XL) que diminuem a permeabilidade da membrana mitocondrial e reduzem ou previnem a apoptose. O papel central das proteínas celulares BAX e BCL-2 está no equilíbrio estoiquiométrico de umas com as outras (Figura 10.3.4) que, em última instância, determina se haverá ocorrência de apoptose.[91,138,139]

Fatores neurotróficos para a sobrevivência e o crescimento

A sinalização extracelular a partir dos fatores neurotróficos e seus receptores celulares também parece ter efeitos importantes (tanto úteis quanto prejudiciais) sobre o destino das CGR.[92] Essas proteínas encontram-se no sistema visual adulto e em desenvolvimento e, normalmente, servem de apoio à sobrevivência das CGR e ao crescimento axônico. Como observado anteriormente, a lesão dos axônios das CGR na cabeça do nervo óptico resulta no bloqueio do transporte de fatores como o BDNF e seus receptores no caso do glaucoma agudo.[79,140,141] Nos modelos pré-clínicos, a neuroproteção das CGR pode ser desencadeada pelo BDNF[142] ou por outros fatores neurotróficos, incluindo fator neurotrófico ciliar (CNTF, do inglês *ciliary neurotrophic factor*),[143] o fator neurotrófico derivado de linhagem de célula glial (GDNF, do inglês *glial-derived neurotrophic factor*)[144] e fator de crescimento neural (NGF, do inglês *nerve growth factor*).[145-148] Os fatores neurotróficos entraram nos testes realizados com seres humanos, incluindo ensaios com CNTF e NGF no glaucoma.

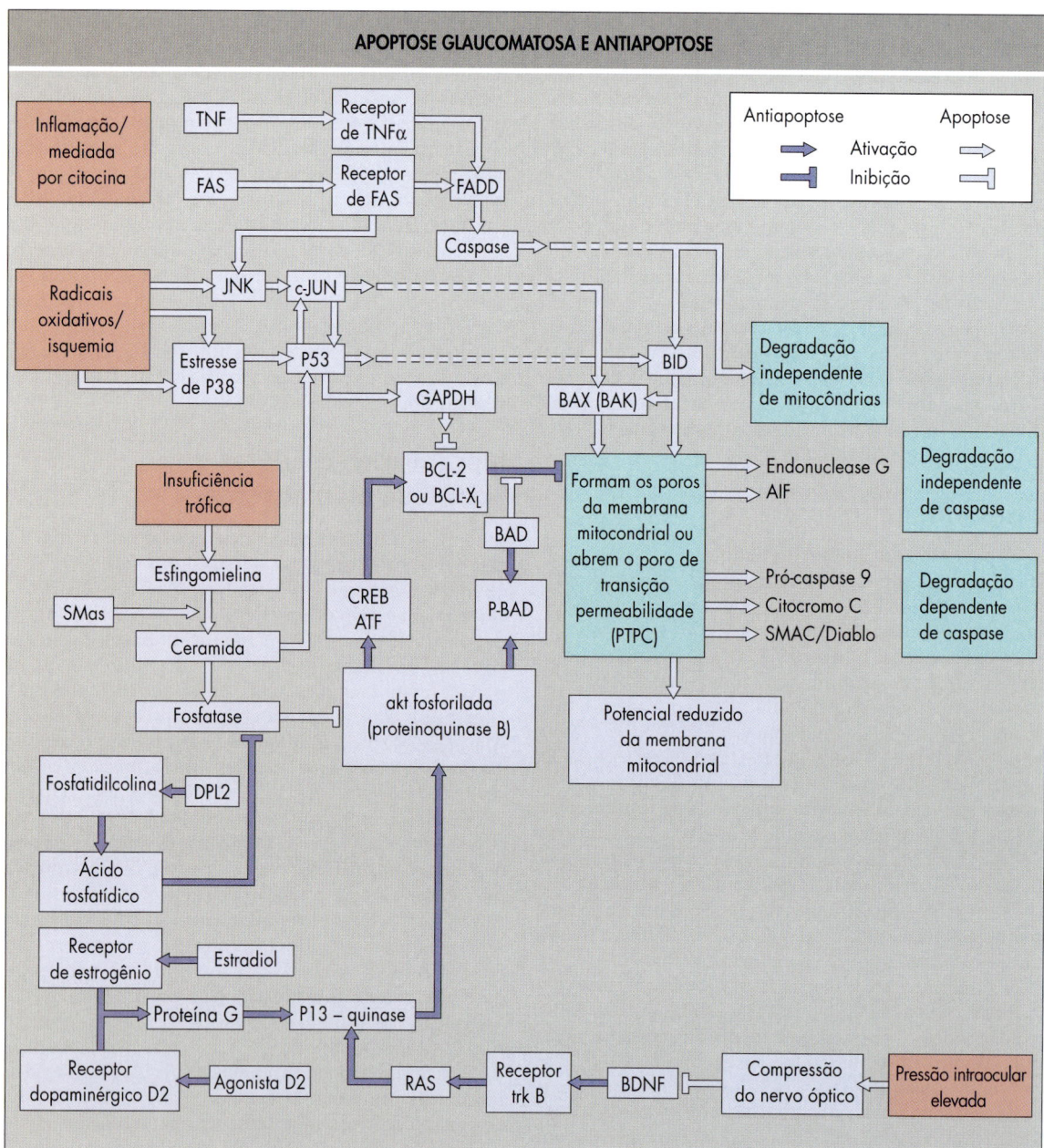

Figura 10.3.4 Mecanismos de sinalização celular para apoptose glaucomatosa e antiapoptose. A figura esquemática ilustra o papel da família de proteínas BAX e BCL na indução do aumento da permeabilidade da membrana mitocondrial que permite a liberação de diferentes fatores (endonuclease G, AIF, pró-caspase 9, citocromo C e SMAC/Diablo), levando à degradação apoptótica caspase-dependente ou independente das células ganglionares da retina na presença de glaucoma em resposta a várias condições de estresse fisiológico consideradas pertinentes à etiologia da degeneração glaucomatosa. (Adaptada a partir de Tatton W, Chen D, Chalmers-Redman R et al. Hypothesis for a common basis for neuroprotection in glaucoma and Alzheimer's disease: anti-apoptosis by alpha-2-adrenergic receptor activation [Review]. Surv Ophthalmol 2003;48:S25-37.)

Degeneração da via visual central no glaucoma

Embora mais bem caracterizado como uma axonopatia que se inicia ou se propaga na cabeça do nervo óptico, o glaucoma caracteriza-se também por alterações nos campos-alvo dos axônios das CGR em suas vias visuais centrais no cérebro, como no núcleo geniculado lateral (LGN, do inglês *lateral geniculate nucleus*) e até mesmo a jusante, no córtex visual. A elevação crônica da PIO em primatas leva à ativação das células microgliais e dos astrócitos no LGN, observada por tomografia por emissão de pósitrons e por histologia.[149] O neuroimageamento de pacientes humanos com glaucoma sugere diferenças no volume do LGN mensurável por ressonância magnética (RM), e a perda de CGR em pacientes com glaucoma está associada à morte trans-sináptica dos neurônios do LGN.[49,50,150,151] Consequentemente, a morte neuronal glaucomatosa não se limita à retina, uma vez que os neurônios do corpo geniculado lateral e do córtex visual também parecem se perder.[152,153]

CONCLUSÕES E DIREÇÕES FUTURAS

O glaucoma não é mais visto simplesmente como um caso de PIO elevada que lesiona o nervo óptico. Além da PIO alta, observa-se o rápido acúmulo de evidências funcionais que sugerem que a lesão do nervo óptico pode ser iniciada ou sustentada por muitos fatores, como isquemia, excitotoxicidade, insuficiência de neurotrofina, lesão causada por citocinas inflamatórias, ambiente imune (incluindo a imunidade aberrante), interações neurônio-glia, regulação complementar da transmissão sináptica e outros fatores ainda não definidos. Nosso entendimento mais amplo do glaucoma como uma doença neurodegenerativa amplia as abordagens em relação aos candidatos a tratamento que não se limite apenas a reduzir a PIO e inclua terapias neuroprotetoras e regenerativas. Essas novas terapias podem complementar a terapia atual do glaucoma e levar-nos a um tratamento específico da lesão neural e à regeneração de todo o sistema visual.

BIBLIOGRAFIA

AGIS Investigators. The relationship between control of intraocular pressure and visual field deterioration. Am J Ophthalmol 2000;130:429–40.

Almasieh M, Wilson AM, Morquette B, et al. The molecular basis of retinal ganglion cell death in glaucoma. Prog Retin Eye Res 2012;31:152–81.

Avila MY, Stone RA, Civan MM. A1-, A2- and A3-subtype adenosine receptors modulate intraocular pressure in the mouse. Br J Pharmacol 2001;134:241–5.

Fleenor DL, Shepard A, Hellberg PE, et al. TGFbeta2-induced changes in human trabecular meshwork: implications for intraocular pressure. Invest Ophthalmol Vis Sci 2006;47:226–34.

Kerrigan LA, Zack DJ, Quigley HA, et al. TUNEL-positive ganglion cells in human primary open-angle glaucoma. Arch Ophthalmol 1997;115:1031–5.

Li A, Leung CT, Peterson-Yantorno K, et al. Pathways for ATP release by bovine ciliary epithelial cells, the initial step in purinergic regulation of aqueous humor inflow. Am J Physiol Cell Physiol 2010;299:1308–17.

McLaughlin CW, Zellhuber-McMillan S, Macknight ADC, et al. Electron microprobe analysis of ouabain-exposed ciliary epithelium: PE–NPE cell couplets form the functional units. Am J Physiol 2004;286:C1376–89.

Quigley HA. Open-angle glaucoma. N Engl J Med 1993;328:1097–106.

Raviola G, Raviola E. Intercellular junctions in the ciliary epithelium. Invest Ophthalmol Vis Sci 1978;17:958–81.

Simons K, Gerl MJ. Revitalizing membrane rafts: new tools and insights. Nat Rev Mol Cell Biol 2010;11:688–99.

Sommer A. Doyne Lecture: glaucoma: facts and fancies. Eye 1996;10:295–301.

Stone EM, Fingert JH, Alward WL, et al. Identification of a gene that causes primary open angle glaucoma. Science 1997;275:668–70.

Wax MB, Tezel G. Neurobiology of glaucomatous optic neuropathy; divergent cellular events in glaucomatous neurodegeneration and neuroprotection [Review]. Mol Neurobiol 2002;26:45–55.

Wordinger RJ, Clark AF. Effects of glucocorticoids on the trabecular meshwork: towards a better understanding of glaucoma. Prog Retin Eye Res 1999;18:629–67.

Zode GS, Kuehn MH, Nishimura DY, et al. Reduction of ER stress via a chemical chaperone prevents disease phenotypes in a mouse model of primary open angle glaucoma. J Clin Invest 2011;121:3542–53.

As referências completas estão disponíveis no **GEN-io**.

PARTE 10 GLAUCOMA
SEÇÃO 2 Avaliação e Diagnóstico

Exame Clínico do Glaucoma
Daniel Lee, Edward S. Yung e L. Jay Katz

10.4

Definição: Glaucoma é um grupo de neuropatias ópticas multifatoriais e progressivas, agudas e crônicas, diagnosticado por meio de histórico, exame clínico e exames auxiliares, no qual a pressão intraocular e outros fatores contributivos são responsáveis por uma perda adquirida característica de axônios das células ganglionares da retina, levando à atrofia do nervo óptico com defeitos demonstráveis no campo visual.

Características principais
- Obtenção de informações relevantes
- Avaliação do estado funcional do paciente
- Obtenção do histórico clínico do paciente
- Técnicas de exame
- Exame de acuidade visual
- Exame de resposta pupilar
- Tonometria
- Paquimetria
- Exame externo
- Biomicroscopia (ou exame com lâmpada de fenda)
- Gonioscopia
- Exame do nervo óptico
- Teste para glaucoma.

INTRODUÇÃO

A avaliação clínica do glaucoma requer uma análise completa do histórico médico e ocular do paciente, bem como um exame ocular abrangente que deve incluir exame da acuidade visual, exame da resposta pupilar, biomicroscopia com lâmpada de fenda, tonometria, gonioscopia e exame do nervo óptico. Além das informações obtidas durante o exame clínico, testes diagnósticos auxiliares também podem ajudar o médico a avaliar a integridade estrutural e funcional do nervo óptico.

A avaliação clínica tem por objetivo diagnosticar o tipo de glaucoma que afeta o paciente, avaliar a sua gravidade e determinar a presença de progressão ao longo do tempo. Com base nos achados, é possível oferecer ao paciente opções terapêuticas individualizadas adequadas.

OBTENÇÃO DE INFORMAÇÕES CLINICAMENTE RELEVANTES

Avaliação do estado funcional do paciente

O primeiro passo na avaliação clínica do glaucoma é determinar o estado funcional do paciente. Uma maneira indireta de mensurar o estado funcional consiste em uma estimativa do estado geral de saúde e da expectativa de vida do paciente. Essa avaliação pode também fornecer ao médico um importante *insight* das concepções e atitudes do paciente em relação à sua doença. Como o glaucoma é uma doença crônica, o médico deve mensurar o grau de entendimento, a motivação e a disposição do paciente para participar de seu tratamento.

A avaliação do estado funcional do paciente permite que o médico individualize e ajuste adequadamente a intensidade e a agressividade do tratamento. Conjugar as expectativas do médico com o entendimento do paciente a respeito de sua doença provavelmente resultará em comunicação mais efetiva, podendo levar o paciente a aderir melhor à terapia.

Obtenção do histórico do paciente

Histórico clínico

É importante estabelecer uma cronologia dos eventos que levaram à condição atual do paciente, documentando o início, a duração, o local, a gravidade e a progressão percebida de seus sintomas, se houver. Além disso, o médico deve identificar alergias a medicamentos, capacidade de tolerância do paciente a medicamentos tópicos ou sistêmicos e presença de distúrbios sistêmicos de saúde que possam ser associados ao tipo de glaucoma do paciente.

Os médicos devem prestar atenção ao uso de corticosteroides pelo paciente, independentemente do tempo de uso, uma vez que esses medicamentos são associados à pressão intraocular (PIO) elevada.[1] Pacientes com histórico de glaucoma ou histórico familiar da doença são mais propensos à elevação da PIO com o uso de corticosteroides do que pacientes com suspeita de glaucoma ou pacientes normais. Embora sua ocorrência seja mais provável com a administração de corticosteroides tópicos, o aumento da PIO pode ocorrer também com diversas vias sistêmicas de administração. Outros medicamentos sistêmicos importantes a serem observados incluem aqueles à base de sulfonamidas, como topiramato e acetazolamida, bupropiona, oseltamivir e medicamentos antidepressivos, relatados como causadores de miopia aguda com efusão uveal e glaucoma agudo, bilateral de ângulo fechado.[2,3] Além disso, medicamentos como as anti-histaminas e os antiespasmódicos podem levar à midríase e ao comprometimento dos ângulos estreitos.[1]

Histórico ocular

Uma análise completa do histórico ocular do paciente deve incluir a avaliação dos seguintes fatores:

- Estado de refração – Os olhos hipermetrópicos podem ter predisposição a desenvolver glaucoma de ângulo fechado, enquanto os olhos miópicos podem ter predisposição a desenvolver glaucoma pigmentar[4] ou glaucoma primário de ângulo aberto[5] (GPAA) e apresentar discos suspeitos, que devem ser diferenciados dos discos inclinados congênitos, que permanecem estacionários durante toda a vida
- Cirurgia intraocular anterior – A cirurgia refrativa, como ceratomileuse *in situ* assistida por *laser* (LASIK, de *laser-assisted in situ keratomileusis*) ou a ceratectomia fotorrefrativa (PRK, do inglês *photorefractive keratectomy*), pode levar a alterações biomecânicas e afinamento da córnea, podendo afetar a mensuração acurada da PIO (ver adiante). Complicações de cirurgias intraoculares anteriores podem predispor a um glaucoma inflamatório

- Histórico de traumatismo ocular contuso – O traumatismo contuso pode resultar em hifema, disfunção traumática da malha trabecular, recessão angular e glaucoma
- Capacidade de tolerância do paciente a medicamentos tópicos para glaucoma.

Histórico familiar

Um histórico familiar positivo é um fator de risco conhecido de glaucoma.[6] A prevalência de glaucoma, relação escavação/disco óptico (CDR, do inglês *cup-to-disc ratio*) aumentada e PIO elevada foi considerada mais elevada em crianças e irmãos de pacientes com glaucoma do que nos parentes participantes dos grupos-controle.[7] Além disso, vários genes e diferentes modos de hereditariedade foram implicados no desenvolvimento de diversas formas de glaucoma e serão discutidos com mais detalhes no Capítulo 10.34. Por essa razão, deve-se perguntar aos pacientes sobre a existência de quaisquer parentes que tenham sido diagnosticados com glaucoma, prestando especial atenção a fatores como idade na ocasião do diagnóstico, apresentação, associações sistêmicas, progressão e estado visual do parente afetado.

Etnia

A prevalência de glaucoma varia entre os diferentes grupos étnicos. O glaucoma de ângulo fechado é mais comum entre as populações do Leste Asiático,[8] da Índia[9] e inuítes[10] do que entre as populações brancas.

O GPAA é mais prevalente, aparece mais cedo e progride mais rapidamente em indivíduos de descendência africana do que em pessoas de descendência europeia.[11,12] O *Los Angeles Latino Eye Study* constatou também maior prevalência de GPAA em pacientes hispânicos do que em pacientes brancos não hispânicos nos EUA.[13]

TÉCNICAS DE EXAME

Exame de acuidade visual

O exame de acuidade visual é uma parte essencial da avaliação do paciente com glaucoma para fornecer ao médico informações sobre o estado funcional do paciente.

Entretanto, nos estágios iniciais do glaucoma, a acuidade visual central é preservada e pode permanecer intacta até os últimos estágios da doença. Por essa razão, a acuidade visual por si só nem sempre fornece informações suficientes para avaliar a gravidade do glaucoma. Todavia, nos casos muito avançados de glaucoma, a acuidade visual pode desempenhar papel importante na seleção de uma determinada opção de tratamento sobre outra. As reduções subjetivas da acuidade visual em casos muito avançados também pode ser um indicador de progressão quando o exame de campo visual deixa de ser confiável.

Exame de resposta pupilar

O exame para a verificação de um defeito pupilar aferente relativo (DPAR) geralmente é um componente negligenciado da avaliação do glaucoma. O DPAR positivo é encontrado somente na presença de uma anomalia definitiva do limbo aferente da via do reflexo pupilar à luz (ou reflexo fotomotor), podendo significar a presença de lesão assimétrica do nervo óptico. Suspeita-se de que o DPAR positivo pode se manifestar antes que as alterações do campo visual e do disco óptico tornem-se aparentes.[14] Dois estudos[15,16] que avaliaram a relação entre o DPAR e a espessura da camada de fibras nervosas da retina (CFNR) sugeriram que o DPAR é detectável quando há redução superior a 17 a 27% na espessura da CFNR no olho com DPAR em relação ao outro olho.

Embora a pupilometria[14,17,18] tenha sido utilizada para a detecção de DPAR, o exame de DPAR ainda é realizado da forma tradicional pelo método da lanterna oscilante (SFM, do inglês *swinging flashlight method*).[19] A sensibilidade de detecção do DPAR com o SFM pode ser intensificada com o emprego do SFM com lente de aumento, no qual se segura uma lente de +20.00 dioptrias (D) na frente do olho examinado.[14,20] Depois de detectado, o DPAR pode ser quantificado com o auxílio de ferramentas como filtros de densidade neutra,[21] filtros de polarização cruzada[22] ou barra Sbisa.[23]

Tonometria

Papel da pressão intraocular no glaucoma

A mensuração da PIO exerce papel central no exame do paciente com glaucoma. Embora a PIO média nos estudos populacionais tenha sido medida como aproximadamente 15 a 17 mmHg,[24] é importante notar que a distribuição da PIO entre a população geral não segue uma curva em formato de sino (gaussiana) normal. Ao contrário, a distribuição é distorcida e pende para pressões mais elevadas. Em decorrência dessa distribuição distorcida, é incorreto determinar limites de 95% utilizando desvios-padrão (DP) de ±2,5 da média fornecida pela equação. Em outras palavras, 21 mmHg (ou seja, um DP de 2,5 acima da média) não pode realmente ser considerado um valor de corte padronizado para diferenciar uma PIO normal de uma anormal. Em vez disso, deve-se considerar a PIO do paciente de forma individualizada.

A PIO é dinâmica; estudos de monitoramento demonstraram que a PIO individual apresenta oscilações diurnas, posicionais e noturnas significativas em longo prazo.[25-32] Tais estudos (1) ilustram a importância de múltiplas leituras da pressão em pacientes avaliados para a detecção de glaucoma e (2) ressaltam as limitações da tonometria realizada no consultório, na qual é registrada apenas uma condição momentânea da pressão do paciente e os níveis máximos da PIO são negligenciados em até 62% dos pacientes.[33,34] Alguns estudos sobre as oscilações da PIO em longo prazo, embora não todos, relataram também uma associação entre a oscilação da PIO e a progressão da doença.[26-32] Portanto, é importante que os médicos considerem a possibilidade de os pacientes se beneficiarem da avaliação e da modulação das oscilações da PIO. Em determinados pacientes com glaucoma, as oscilações podem também justificar o uso de curvas pressóricas diurnas e, possivelmente no futuro, do monitoramento contínuo/doméstico da PIO.[35]

Os fatores relatados como associados à elevação e redução da PIO estão relacionados na Tabela 10.4.1.[1,36-44]

A PIO é o único fator modificável conhecido que demonstrou retardar a progressão da doença tanto em pacientes com hipertensão ocular[45] quanto em pacientes com glaucoma.[46-48] Consequentemente, as intervenções terapêuticas mais reconhecidas para glaucoma (medicamentos, *laser* e cirurgia) têm por objetivo reduzir a PIO.

A mensuração clínica da PIO passou por vários avanços técnicos desde a era das medidas de tensão digitais e da tonometria de indentação. Embora o futuro dos testes de PIO hoje resida nas novas técnicas de obtenção do monitoramento contínuo da PIO, o atual padrão de referência e método mais utilizado de mensuração da PIO continua sendo o tonômetro de aplanação de Goldmann (TAG). Os princípios e a técnica da tonometria

TABELA 10.4.1 Fatores associados à elevação e à redução da pressão intraocular (PIO).

Fatores associados à elevação da PIO	Fatores associados à redução da PIO
Posição supina	Exercício prolongado
Manobra de Valsalva	Gravidez
Pressão venosa episcleral elevada	Acidose metabólica
Agentes simpatomiméticos e anticolinérgicos em ângulos estreitos	Ingestão de álcool Maconha
Corticosteroides Cetamina e succinilcolina	Anestesia geral (exceto cetamina e succinilcolina)

TABELA 10.4.2 Mecanismos, vantagens e desvantagens dos diferentes métodos de tonometria.

Método de tonometria	Mecanismo	Vantagens	Desvantagens
Aplanação de Goldmann	Ver texto	Uso generalizado Considerado o padrão de referência	Superestimativa com excesso de fluoresceína, córneas muito espessas ou íngremes, aperto das pálpebras, pressão direta ou indireta no bloco, manobras de Valsalva Subestimativa com insuficiência de fluoresceína, edema corneano, córneas finas Afetado pela rigidez escleral Não pode ser usado com segurança na córnea com irregularidades significativas ou cicatrizes Afetado pelo viés do operador
Indentação de Schiøtz	A córnea é indentada por uma plataforma metálica ligada a um êmbolo de peso conhecido (e variável). O movimento de uma alavanca ao longo de uma escala ligada à estrutura indica a pressão. Um grande deslocamento da alavanca representa pressão baixa, e um pequeno deslocamento, pressão alta. A tabela de conversão utilizada para a obtenção da PIO é expressa em mmHg	Portátil Pode ser esterilizado para uso OR	Não pode ser usado na vertical (a não ser com a cabeça bem inclinada para trás Afetado pela espessura da córnea, pela córnea irregular/com cicatrizes e pela rigidez escleral Risco de abrasão corneana se o olho se movimentar
Tônus-Pen	Mecanismo de indentação mista e aplanação. Um pequeno extensômetro circundado por uma superfície de aplanação anular detecta a pressão no ponto de aplanação. O ponto de aplanação é detectado por uma pequena redução da pressão transmitida por meio do extensômetro (quando a superfície de aplanação compartilha parte da força). A pressão é calculada a partir de múltiplas leituras (4 ou 10) feitas eletronicamente	Altamente portátil, fácil de usar Independe da posição Leitura digital Pode usar sobre a lente de contato do curativo Capas descartáveis (não precisa higienizar) Pode ser usado em córneas com cicatrizes ou irregularidades significativas	Custo das capas descartáveis ou da bateria Em alguns casos, as leituras podem variar significativamente em relação ao método de Goldmann
Sem contato (sopro de ar)	Semelhante ao método de Goldmann, exceto pela aplanação (diâmetro de 3,06 mm), que é por uma coluna de ar que aumenta de intensidade. Um sensor detecta a aplanação. Uma versão mais nova, o analisador de resposta ocular, tem a capacidade de medir a histerese corneana detectando a diferença entre duas medidas de aplanação, uma na aplanação inicial e a outra na aplanação após a indentação além do ponto de aplanação	Não há necessidade de anestesia ou esterilização	A maioria não é portátil Necessidade de manutenção frequente A espessura da córnea pode influenciar a mensuração mais do que no método de Goldmann (exceto o analisador de resposta ocular)
Pneumotonometria	Uma ponta ligeiramente convexa apoiada sobre uma almofada de ar é utilizada para aplainar a córnea. Um extensômetro detecta a pressão. Segura-se a ponta por pelo menos 5 s para que a pulsação da PIO possa ser tracejada	Portátil Independe da posição	Peças caras Necessidade de manutenção frequente Difícil higienização
Rebote	Um pequeno transdutor esférico magnetizado projeta-se para a frente a fim de rebater contra a córnea ao toque de um botão. A desaceleração mais rápida indica a pressão mais elevada	Portátil Fácil de usar Não é preciso anestesia Conforto do paciente Transdutores descartáveis	Custo dos transdutores descartáveis A espessura da córnea pode influenciar a mensuração mais do que no método de Goldmann
Tonometria de contorno dinâmico (Pascal)	Ponta côncava de plástico (amoldada ao contorno da córnea) com um sensor central de pressão é aplicada à córnea a uma força constante de 1 g. Ausência de aplanação ou indentação. A pressão é lida a partir do lado externo da córnea, 100 vezes/s por vários segundos, até que haja um sinal audível. Relata a PIO (baseada na pressão diastólica média), amplitude do pulso ocular (PIO sistólica menos PIO diastólica) e qualidade de leitura	Leitura digital Capas descartáveis (não precisa higienizar) Mais independente da espessura da córnea do que o método de Goldmann Preciso em olhos finos e pós-LASIK Relata a amplitude do pulso ocular	Caro Custo das capas descartáveis Curva de aprendizagem
Transpalpebral	Pressão medida por meio mecânico ou eletrônico (dependendo do dispositivo) por meio da pálpebra superior ou por palpação digital	Útil somente quando a tonometria convencional não é possível – prótese corneana, córneas extremamente irregulares ou com cicatrizes, paciente não cooperador Não é preciso anestesia ou esterilização	As leituras podem variar significativamente em relação ao método de Goldmann A leitura é significativamente afetada pela espessura da córnea

PIO, pressão intraocular; LASIK, ceratomileuse *in situ* a *laser*.

de Goldmann encontram-se descritos de forma mais detalhada adiante. A Tabela 10.4.2 contém uma relação dos mecanismos, vantagens e desvantagens de outros métodos de tonometria,[49,50] incluindo a tonometria de indentação de Schiøtz, a Tônus-Pen, a tonometria sem contato (sopro de ar), a pneumotonometria, a tonometria de rebote, a tonometria de contorno dinâmico e a tonometria transpalpebral.

Tonometria de aplanação

O TAG é baseado no princípio de Imbert-Fick, segundo o qual a força necessária para aplanar uma esfera seca perfeitamente elástica e infinitamente fina dividida pela área aplanada ($P = F/A$) é igual à pressão no interior da esfera. Na tentativa de explicar a espessura da córnea, a rigidez escleral e a tensão de ruptura da superfície do filme lacrimal, a área de aplanação foi fixada em 7,35 mm² (diâmetro de 3,06 mm).

A cabeça do tonômetro é feita de plástico; a ponta possui um biprisma transparente embutido que divide a imagem observada através da cabeça do tonômetro em dois semicírculos iguais. A córnea é anestesiada e a fluoresceína é aplicada para melhorar a visualização dos dois semicírculos com uma luz azul de cobalto. A cabeça do tonômetro é aplicada suavemente à superfície da córnea, enquanto uma força variável é aplicada com o uso de um sensível sistema de molas regulado por um disco. O disco é girado em qualquer das duas direções até que as bordas internas dos semicírculos se encontrem. Isso corresponde à força necessária para aplanar uma área com 3,06 mm de diâmetro. A magnitude da força sobre o disco é expressa em dinas, e esse valor é multiplicado por 10 para determinar a PIO (mmHg).

As medidas de PIO com o TAG são limitadas pela presença de astigmatismo corneano superior a 3,00 D.[51] É possível evitar esse erro potencial utilizando-se a média das duas medidas separadas a 90° (eixos vertical e horizontal em ângulos retos) ou alinhando-se os biprismas do tonômetro de modo que a linha vermelha do suporte do prisma fique alinhada ao eixo corneano de cilindro negativo ou à menor curvatura da córnea.[52]

O examinador deve prestar especial atenção para evitar complicações associadas ao TAG, incluindo abrasões corneanas e descompensação corneana secundária ao uso de anestésicos tópicos. Deve-se sempre limpar a ponta do tonômetro com solução de peróxido de hidrogênio ou com um chumaço de algodão embebido em álcool isopropílico a 70% para prevenir infecção,[53] secando-a totalmente antes de usá-la, a fim de evitar uma queimadura química da córnea. Medidas especiais devem ser tomadas após a aplanação de pacientes com o vírus da hepatite C (HCV), a fim de garantir esterilização adequada. As opções incluem a limpeza da ponta do tonômetro com iodopovidona a 10% por 15 s, ou a imersão da ponta em peróxido de hidrogênio a 3% ou em álcool isopropílico a 70% por 5 min.[54] A calibragem desse instrumento deve ser feita pelo menos duas vezes por ano. Uma versão modificada do tonômetro de Goldmann, o tonômetro de Perkins e Draeger, é portátil e pode ser utilizada com o paciente em decúbito dorsal.

Paquimetria

A avaliação da espessura central da córnea (ECC) passou a ser um elemento importante da avaliação clínica do paciente com glaucoma. A paquimetria ultrassônica é fácil, portátil e o método mais utilizado para medir a ECC, embora vários outros métodos tenham sido empregados, incluindo a paquimetria óptica, a tomografia de coerência óptica (OCT, do inglês *optical coherence tomography*), a microscopia especular e a imagem de Scheimpflug.

Uma grande metanálise de 230 conjuntos de dados constatou que a ECC normal é de 536 µm (DP de 31 µm).[55] Estudos de gêmeos[56,57] demonstraram que a ECC é uma característica altamente hereditária, e vários estudos populacionais indicam que essa espessura varia entre os diferentes grupos étnicos.[58] Por exemplo, indivíduos de descendência africana apresentam valores médios que indicam uma ECC mais fina do que pessoas de origem hispânica e brancas não hispânicas nos EUA.

A ECC pode variar também entre os diferentes diagnósticos; os olhos com glaucoma de tensão normal e hipertensão ocular podem apresentar valores indicadores de uma ECC mais fina e mais grossa em relação aos grupos-controle, respectivamente.[59]

A mensuração da ECC é importante por duas razões. A ECC influencia a mensuração da PIO em muitos tipos de tonometria, inclusive no TAG, podendo ter um valor prognóstico para pacientes com hipertensão ocular.

Embora a ECC seja definida como uma variável constante na fórmula da tonometria de Goldmann, estudos de paquimetria demonstraram que a ECC varia significativamente entre as pessoas e influencia a mensuração da PIO. A PIO "verdadeira" é subestimada nas córneas finas e superestimada nas córneas mais espessas. Portanto, os médicos devem considerar a interpretação de níveis limítrofes ou incomuns da PIO à luz da ECC do paciente e, em caso de dúvida, considerar uma reavaliação da PIO utilizando o método de tonometria menos dependente da ECC.

Em vários estudos,[60-62] incluindo o *Ocular Hypertension Treatment Study* (OHTS)[63] e o *European Glaucoma Prevention Study* (EGPS),[64] a ECC foi considerada um preditor poderoso e independente do desenvolvimento de GPAA. O OHTS considerou que os olhos com hipertensão ocular e córneas finas (< 555 µm) apresentavam um risco três vezes maior de desenvolver GPAA em comparação com aqueles com córneas espessas (> 588 µm). É importante notar, no entanto, que o OHTS não ajustou os valores da PIO para explicar a ECC. Os valores medidos da PIO dos olhos com menor ECC demonstraram ser uma subestimativa significativa de seus valores verdadeiros em comparação com as medidas dos olhos com córneas mais espessas. Como o possível erro de medição do TAG induzido por ECC não foi ajustado, esses estudos não separaram realmente a ECC da PIO.

Para resolver essa questão, outro estudo[65] reavaliou os dados do OHTS e aplicou cinco fórmulas de correção diferentes, de modo a ajustar os valores da PIO para ECC. Nessa análise, a ECC permaneceu um preditor estatisticamente significativo do desenvolvimento de glaucoma em pacientes com hipertensão ocular, apesar de a relação de perigo ter caído de 1,84 para 1,38 a 1,69 com as diferentes fórmulas de correção. Embora não seja conclusivo[66] devido às limitações inerentes das fórmulas de correção e exija uma investigação mais aprofundada, esse resultado sugere a possibilidade de que a ECC seja importante não apenas para o ajuste das avaliações da PIO, mas também como um indicador do risco de glaucoma. A causa desse risco potencialmente maior conferido por uma menor ECC permanece desconhecida, embora a ECC possa ter uma relação biomecânica com outras estruturas anatômicas implicadas na patogênese do glaucoma, como o disco óptico, a lâmina crivosa e a esclera.

Exame externo

A importância do exame externo dos anexos oculares é enfatizada nesta seção em virtude de várias condições sistêmicas associadas a achados externos característicos e ao desenvolvimento de glaucomas secundários (Tabela 10.4.3).

Além disso, o exame externo das pálpebras e da superfície ocular pode fornecer ao médico importantes pistas em relação à presença de toxicidade medicamentosa. Os efeitos colaterais oculares e sistêmicos associados ao uso de medicamentos para glaucoma encontram-se relacionados na Tabela 10.4.4. Os efeitos colaterais sistêmicos da terapia tópica para glaucoma podem ser minimizados com oclusão punctal, remoção do excesso de gotas de lágrimas e, possivelmente, fechamento das pálpebras após a instilação.[67]

A dermatite alérgica de contato manifesta-se com o espessamento da pele que recobre as pálpebras. Os agonistas alfa-2 (brimonidina) foram implicados nessa condição, juntamente com outros medicamentos, como a epinefrina, a apraclonidina e a pilocarpina. Essa dermatite alérgica de contato pode progredir e levar à formação de cicatriz e obstrução dos pontos lacrimais.[68]

TABELA 10.4.3 Anomalias dos anexos oculares e achados sistêmicos associados a glaucomas secundários.

Condição	Achados perioculares	Achados intraoculares	Sistêmico
Esclerose tuberosa	Sinal folha de cinzas (máculas hipopigmentadas) Angiofibromas (pápulas amarelo-avermelhadas nas regiões malares da face)	Hamartomas na retina/nervo óptico Áreas deprimidas de despigmentação coriorretiniana Anomalias da íris	Tumores benignos em diversos órgãos Anomalias renais Convulsões Placas (manchas) de Shagreen
Neurofibromatose do tipo 1	Neurofibroma plexiforme (tumor em formato de S na pálpebra superior) Proptose pulsátil	Anomalias angulares Nódulos de Lisch Hamartomas coroidais Tumores retinianos Glioma do nervo óptico	Manchas café com leite Sardas axilares/inguinais Anomalias ósseas distintas
Xantogranuloma juvenil	Pápulas avermelhadas ou amarelo-amarronzadas, placas ou nódulos na pálpebra	Heterocromia da íris Massas na íris Hifema espontâneo	Pápulas avermelhadas ou amarelo-amarronzadas, placas ou nódulos na cabeça/pescoço/tronco Nódulo/massa no tecido mole subcutâneo ou profundo Lesões sistêmicas em diversos órgãos
Melanocitose ocular ou oculodérmica (Nevus de Ota)	Lesão cinza-amarronzada a azul-enegrecida na distribuição do primeiro e segundo nervos cranianos envolvendo a episclera ou a pele periocular	Glaucoma pigmentar	Maior incidência de melanoma envolvendo a úvea, o sistema nervoso central, a órbita e a pele
Síndrome de Axenfeld-Rieger	Hipertelorismo (maior afastamento entre as duas órbitas)	Embriotóxon posterior Tecido angular anormal Anomalias da íris (corectopia, policoria)	Hipoplasia maxilar e dentária Microdontia, hipodontia, anodontia Anormalidades pituitárias Hipospadias (sexo masculino) Anomalias umbilicais
Varizes orbitais	Proptose unilateral variável ou intermitente, ingurgitamento e dor	Pressão venosa episcleral elevada	–
Oftalmopatia tireoidiana	Exoftalmia Retração palpebral	Restrição da motilidade Quemose da conjuntiva Pressão venosa episcleral elevada	Hipertireoidismo Hipotireoidismo Eutireoidismo
Síndrome de Sturge-Weber	Malformação facial capilar (mancha do tipo vinho do Porto)	Malformações vasculares da conjuntiva, episclera, coroide, retina Heterocromia da íris Pressão venosa episcleral elevada	Malformações venosas e capilares intracranianas
Síndrome da veia cava superior	Proptose Edema facial Edema palpebral	Quemose da conjuntiva Pressão venosa episcleral elevada	Câncer de pulmão ou linfoma não Hodgkin Dispneia Distensão venosa no pescoço e no tórax Inchaço dos membros

A administração tópica de análogos da prostaglandina foi associada à hipertricose, à hiperpigmentação dos cílios e da área periocular, ao escurecimento irreversível da íris[69] e ao aprofundamento do sulco das pálpebras superiores, possivelmente causados por atrofia da gordura periorbital.[70]

Os medicamentos tópicos para glaucoma podem ser tóxicos para a superfície ocular e agravar os sinais e os sintomas de olho seco, podendo tornar pacientes suscetíveis intolerantes a algumas preparações e limitar suas opções de terapia tópica para o glaucoma. Uma investigação metódica da superfície ocular e a identificação de olho seco e blefarite podem ajudar o médico a abordar a causa subjacente antes de instituir ou ajustar o tratamento do glaucoma.

Biomicroscopia com lâmpada de fenda

Conjuntiva, esclera e episclera

A conjuntiva desempenha papel importante na avaliação de pacientes com glaucoma, uma vez que o sucesso da cirurgia depende da saúde e da integridade desse tecido. A melhora da saúde da superfície ocular pode levar a resultados mais satisfatórios na cirurgia de glaucoma.

O médico deve avaliar a presença de hiperemia conjuntival e determinar a etiologia desse achado para tratar a causa subjacente. Existem três causas principais da hiperemia conjuntival que precisam ser reconhecidas: (1) hiperemia induzida por medicamentos ou preservativos; (2) vasos esclerais dilatados; e (3) causas infecciosas na presença de vesícula filtrante.

A presença de hiperemia conjuntival, folículos conjuntivais e ceratite punctata superficial deve ser avaliada quando o paciente está usando colírio para a redução da PIO. Um número significativo de pacientes que usam medicamentos tópicos para glaucoma sofre de doença da superfície ocular (OSD, do inglês *ocular surface disease*).[71] Além disso, a incidência de OSD e a gravidade dos sintomas é positivamente correlacionada ao número de gotas administradas.[71] Grande parte das OSD causadas por medicamentos para glaucoma é provavelmente atribuída aos preservativos acrescentados. Embora os preservativos tenham por função prevenir a contaminação bacteriana e melhorar a penetração ocular, os pacientes que usam colírios com preservativos apresentam incidência significativamente maior de sinais e sintomas de OSD, tais como desconforto durante a instilação, queimação ou ardência, sensação de corpo estranho nos olhos e olho seco.[72] O preservativo mais comum empregado nos medicamentos para glaucoma é o cloreto de benzalcônio (BAK). Recentemente, foram lançados preservativos patenteados mais leves, como o SofZia® (Travatan Z; Alcon Laboratories, Inc) e o Purite® (Alphagan P; Allergan, Inc.). Vários colírios para glaucoma encontram-se disponíveis também em formulações que não contêm preservativos, tais como timolol, tafluprosta e combinação fixa de timolol e dorzolamida.

A presença de vasos episclerais dilatados deve instigar o médico a investigar a presença de pressão venosa episcleral elevada, que pode reduzir a drenagem do humor aquoso e resultar na elevação da PIO.[73] Pacientes com pressão venosa episcleral elevada geralmente apresentam sangue no canal de

TABELA 10.4.4 Efeitos colaterais locais e sistêmicos dos medicamentos geralmente utilizados para glaucoma.[a]

Classe do medicamento	Preservativo	Efeitos colaterais oculares	Efeitos colaterais sistêmicos
Análogos das prostaglandinas • Bimatoprosta • Latanoprosta • Tafluprosta • Travoprosta **Docosanoides** • Unoprostona®	• BAK • SofZia® (travoprosta) • Sem preservativo (tafluprosta)	• Aumento, dos cílios e da pigmentação da íris e região periocular • Hipertricose • Ceratite • Catarata • Edema macular • Uveíte	• Angina, dor no peito • Artralgia, mialgia • Sintomas semelhantes aos da gripe • Cefaleia
Antagonistas beta-adrenérgicos			
Não seletivo • Carteolol • Levobunolol • Metipranolol • Timolol	• BAK • Sem preservativo (Timolol Ocudose®)	**Não seletivo** • Anestesia de córnea • Ceratite pontilhada	**Não seletivo** • Bradicardia • Bloqueio cardíaco • Hipotensão • Broncospasmos • Diminuição da libido • Depressão do SNC • Cefaleia • Mascaramento da hipoglicemia e do hipertireoidismo • Agravamento da doença vascular periférica, doença de Raynaud ou miastenia *gravis*
Seletivo • Betaxolol	–	**Seletivo (betaxolol)** • Mesmo que o não seletivo	**Seletivo (betaxolol)** • Menos efeitos colaterais pulmonares
Inibidores da anidrase carbônica			
Tópico • Brinzolamida • Dorzolamida	• BAK	**Tópico** • Desvio miópico • Ceratite • Dermatite	**Tópico** • Gosto amargo na boca
Oral • Acetazolamida • Metazolamida	–	**Oral** • Nenhum	**Oral** • Acidose, hipopotassemia • Depressão • Letargia • Hirsutismo • Tinido (zumbido no ouvido) • Parestesias • Diarreia • Perda de peso • Paladar alterado • Cálculos renais • Supressão da medula óssea • Exames da função hepática anormais
Agonistas alfa-2 adrenérgicos			
Seletivo • Apraclonidina	• BAK • Purite® (Alphagan P 0,1 e 0,15%)	**Seletivo** • Retração palpebral • Branqueamento da conjuntiva • Folículos em conjuntiva • Dermatite • Catarata	**Seletivo** • Boca e nariz secos • Fadiga, sonolência • Hipertensão/hipotensão
Altamente seletivo • Brimonidina	–	**Altamente seletivo** • Menor probabilidade de causar os achados acima	**Altamente seletivo** • Mesmo que acima, mas menos provável
Agonistas colinérgicos • Carbacol • Pilocarpina	• BAK	• Dor na testa • Espasmo ciliar • Miopia • Descolamento de retina • Miose • Catarata • Fechamento angular	• Aumento da salivação • Diaforese • Diarreia, náuseas
Agentes hiperosmóticos • Manitol • Glicerina	• N/A	• Aumento do flare do humor aquoso	• Insuficiência cardíaca congestiva • Distúrbios eletrolíticos • Insuficiência renal • Náuseas, vômito • Cefaleia
Medicamentos combinados • Timolol/dorzolamida • Timolol/brimonidina • Brinzolamida/brimonidina • Timolol/prostaglandina (não disponível nos EUA)	• BAK • Sem preservativo (Cosopt PF, determinadas preparações de timolol/prostaglandinas)	• Ver medicamentos individuais acima	• Ver medicamentos individuais descritos anteriormente

[a]Muitos destes medicamentos podem causar hiperemia conjuntival, conjuntivite, visão embaçada, desconforto nos olhos, sensação de corpo estranho nos olhos, olhos secos ou reações alérgicas; por essa razão, os efeitos colaterais não constam na tabela.
BAK, cloreto de benzalcônio; SNC, sistema nervoso central.

Schlemm, uma condição visível na gonioscopia.[73,74] As etiologias da pressão venosa episcleral elevada incluem: (1) fístula carótido-cavernosa;[74] (2) síndrome de Sturge-Weber,[73] que é associada a uma mancha facial cor de vinho do Porto; (3) a forma sistêmica da síndrome de Klippel-Trenaumay-Weber,[75] associada à hipertrofia ipsilateral dos membros e hemangiomas cutâneos; (4) oftalmopatia tireoidiana; e (5) síndrome da veia cava superior. Um único vaso escleral dilatado deve ensejar uma investigação de melanoma oculto do corpo ciliar,[76] que deve incluir um exame dilatado e uma biomicroscopia ultrassônica diagnóstica.

A presença de vesícula filtrante deve ser anotada no prontuário do paciente, com cuidadosa documentação da altura, extensão, vascularidade e integridade da vesícula (teste de Seidel).[77]

Córnea

O exame da córnea deve ser cuidadosamente realizado para determinar a presença de infiltrados, edema, manchas ou anomalias associadas ao desenvolvimento de glaucomas secundários. Os olhos com histórico de ceratoplastia penetrante apresentam alta incidência de desenvolvimento de glaucoma secundário, com elevações da PIO que começam a ocorrer, em média, 6 meses após a cirurgia.[78]

As anomalias epiteliais relevantes em pacientes com glaucoma incluem mancha inferior associada a reações medicamentosas, edema microcístico associado à PIO elevada aguda e presença de distrofia do tipo mapa-ponto-impressão digital, possivelmente associada a erosões recorrentes da córnea. A presença de dendrites na córnea é associada a endotelite, PIO elevada, células na câmara anterior e *flare*, e precipitados ceráticos devem instigar o médico a considerar uma possível trabeculite causada por infecção por herpes-vírus simples.[79]

A presença de rupturas circunferenciais na membrana de Descemet, também denominada estrias de Haab, indica a ocorrência de glaucoma na infância. Deve-se fazer uma distinção entre as estrias de Haab em sentido horizontal e as rupturas verticais na membrana de Descemet decorrentes de lesões causadas por fórceps durante o parto.[80] As estrias de Haab devem ser diferenciadas também das bandas endoteliais observadas na distrofia polimorfa posterior que representa a epitelização das células endoteliais, que podem invadir o ângulo da câmara anterior.[81]

O exame do endotélio da córnea pode fornecer pistas importantes em relação às formas secundárias de glaucoma. A presença da deposição de pigmentos em uma configuração fusiforme sobre a porção inferior do endotélio (também denominada "fuso de Krukenberg"), de defeitos de transiluminação da íris e da deposição de pigmentos na cápsula do cristalino já foi associada à síndrome da dispersão pigmentar, que, em alguns casos, pode levar à elevação da PIO e ao desenvolvimento de glaucoma pigmentar.[4] A presença de córnea *guttata* e células endoteliais também deve ser observada, especialmente quando se considera uma cirurgia combinada de catarata e glaucoma em pacientes com distrofia de Fuchs.

Um endotélio corneano com aparência de bronze batido associado à presença de córnea *guttata* e edema na córnea, anomalias da íris e PIO elevada deve ensejar o diagnóstico da variante de Chandler da síndrome endotelial iridocorneana (ICE, do inglês *iridocorneal endothelial*), que acomete predominantemente pacientes jovens do sexo feminino com glaucoma unilateral.[82]

A presença de uma linha de Schwalbe proeminente e deslocada anteriormente (também denominada embriotóxon posterior), juntamente com a presença de toque periférico íris-córnea elevado, PIO elevada e achados sistêmicos correlatos, sugere o diagnóstico de síndrome de Axenfeld-Rieger.[83] É importante notar que o embriotóxon posterior pode ser encontrado em até 15% dos olhos normais.[84]

Câmara anterior

O exame da câmara anterior deve incluir uma avaliação da profundidade da câmara pelo método de Van Herick[85] (Tabela 10.4.5), descrita em detalhes mais adiante.

TABELA 10.4.5 Sistema de graduação de van Herick.

Grau	Profundidade da câmara anterior periférica em função da espessura periférica da córnea (PCT)
4	≥ 1 PCT
3	= ¼ a ½ PCT
2	= ¼ PCT
1	≤ 1/4 PCT
0	Reduzido a uma fenda ou à ausência de ângulo

Deve-se determinar a presença de células e *flare* para definir se a elevação da PIO é causada pela obstrução mecânica da malha trabecular por células inflamatórias, hemácias ou macrófagos (preenchidos com fragmentos, pigmentos, material do cristalino ou proteína), visto que o gerenciamento dessas condições pode diferir significativamente.[86]

Íris

Deve-se inspecionar cuidadosamente a forma da pupila para identificar a presença de corectopia, sinequias posteriores, ectrópio uveal ou irregularidades resultantes de traumatismo anterior ou ataques agudos de glaucoma de ângulo fechado. A corectopia unilateral com atrofia desigual e irregular da íris associada à PIO elevada deve justificar a avaliação da variante essencial da atrofia da íris da ICE.[87] Os casos bilaterais sugerem a presença de síndrome congênita de Axenfeld-Rieger.

A avaliação da curvatura da íris e a sua relação anatômica com a córnea podem ajudar a identificar a íris *bombé*. A superfície da íris também deve ser inspecionada para verificação da presença de nódulos, massas e membranas inflamatórias. O exame da íris com o teste do reflexo vermelho como fonte de iluminação de fundo também pode ajudar o médico a determinar a presença de defeitos de transiluminação da íris, como aqueles observados na síndrome da dispersão pigmentar,[4] aniridia, atrofia setorial com herpes-zóster e presença de iridotomias periféricas.

As alterações na cor da íris (heterocromia) devem instigar o médico a procurar sinais adicionais associados à iridociclite heterocrômica de Fuchs, que incluem precipitados ceráticos brancos, difusos e estrelados, atrofia da íris, presença de células na câmara anterior e opacidades do cristalino.[88] A presença associada de pigmentos na superfície da íris, nódulos, atrofia estromal e edema corneano é sugestiva de síndrome de Cogan-Reese.[87] A heterocromia induzida por prostaglandinas também pode estar presente e é irreversível, ocorre com mais frequência nas íris de dois tons (especialmente castanho) e acredita-se ser causada pelo aumento da melanogênese.[89]

Pacientes com síndrome de pseudoesfoliação podem apresentar defeitos do colar pupilar, transiluminação do esfíncter da íris, um padrão espiralado característico de deposição de pigmentos particulados no esfíncter da íris, deposição de pigmentos particulados na íris periférica e na malha trabecular e material de esfoliação nas zônulas e no corpo ciliar.[90]

A neovascularização da íris em seus estágios iniciais normalmente se apresenta como tufos vasculares na margem da pupila, os quais podem facilmente ser negligenciados se não for usado um alto grau de ampliação. Sua presença exige um exame do ângulo para verificação da presença de neovascularização. Embora a neovascularização da íris normalmente preceda o ângulo, até 10% dos pacientes com oclusões da veia central da retina podem desenvolver neovascularização do ângulo sem a presença de vasos na íris.[91]

Cristalino

O exame do cristalino é realizado com a pupila dilatada para que se determine o tamanho, a clareza e a estabilidade do cristalino (facodonese). A superfície anterior do cristalino deve ser inspecionada para verificação da presença de *glaukomflecken*, que são opacidades esbranquiçadas subcapsulares do cristalino, observadas após um ataque agudo de glaucoma de ângulo fechado. A presença de material de pseudoesfoliação[90] também deve ficar aparente para o examinador após a dilatação da pupila. Nesses casos, a integridade do aparelho zonular e o grau de dilatação pupilar devem ser observados quando se considera a extração da catarata.

Em pacientes com histórico de traumatismo, o exame pode revelar instabilidade do cristalino (facodenese, subluxação, luxação) ou a presença de um anel pigmentado (anel de Vossius) na cápsula anterior do cristalino.[92]

A presença de uma linha de Scheie, que consiste na deposição de pigmentos na cápsula posterior do cristalino por trás do equador do cristalino, normalmente é associada à síndrome da dispersão pigmentar.

Pacientes pseudofácicos com glaucoma devem ser cuidadosamente examinados para que se determine o tipo de implante de lente intraocular em questão, a posição da lente e a integridade da bolsa capsular e da cápsula posterior para que se descarte a presença de síndrome de abrasão da íris.[93]

Gonioscopia

Estimativa do ângulo periférico da câmara anterior

A profundidade da câmara anterior periférica pode ser avaliada com a lâmpada de fenda utilizando-se o método de van Herick.[85] Um estreito feixe de luz incide através de uma fenda em um ângulo de 60° em um plano perpendicular à área periférica da córnea. A profundidade do espaço entre o endotélio corneano e a região periférica da íris é estimada em função da espessura da córnea. Esse método somente fornece informações sobre a profundidade do ângulo da câmara anterior e em hipótese nenhuma substitui as informações obtidas a partir da visualização direta ou indireta do ângulo com o auxílio de uma goniolente. A graduação do ângulo da câmara anterior de acordo com o método de van Herick encontra-se descrita na Tabela 10.4.5.

Princípios da gonioscopia

A gonioscopia é uma técnica utilizada para examinar o ângulo da câmara anterior ou ângulo iridocorneano. O primeiro é definido como o ângulo formado entre a superfície anterior da íris e a superfície posterior da córnea e compreende os seguintes referenciais anatômicos: linha de Schwalbe, malha trabecular anterior e posterior, esporão escleral e banda do corpo ciliar (Figura 10.4.1). Esse ângulo não tem como ser visualizado diretamente; a luz oriunda do ângulo da câmara anterior tem um ângulo de incidência que excede o ângulo crítico da interface lágrima-ar e, consequentemente, sofre um reflexo interno total que retorna ao olho. Na gonioscopia, utiliza-se uma goniolente direta ou indireta para vencer o reflexo interno total e visualizar o ângulo iridocorneano.

Gonioscopia direta

A gonioscopia direta é realizada com uma lente de Koeppe, uma lente de 50,00 D em forma de cúpula que requer uma solução de acoplamento óptico. A lente é colocada sobre a córnea com o paciente posicionado em decúbito dorsal, a fim de que se obtenha uma visão direta (i. e., não refletida) do ângulo. Embora a gonioscopia direta possa ser realizada no consultório com o auxílio de um microscópio Barkan em uma das mãos e uma fonte de luz na outra, atualmente, seu uso costuma ser reservado à sala de cirurgia, com um microscópio cirúrgico para examinar crianças e realizar determinados procedimentos cirúrgicos.

Gonioscopia indireta

A gonioscopia indireta envolve o uso do goniolentes com espelhos embutidos para facilitar a visualização do ângulo iridocorneano. Esses espelhos refletem a luz oriunda da seção oposta do ângulo da câmara anterior. As goniolentes indiretas incluem a lente de Zeiss (ver Figura 10.4.1) e a lente de Goldmann (Figura 10.4.2).

A lente de Goldmann normalmente contém três espelhos embutidos, cada um fornecendo diferentes níveis de ampliação. A lente requer uma solução de acoplamento viscosa e é colocada contra a córnea anestesiada. Para facilitar a colocação da lente, pede-se ao paciente que olhe para cima, inserindo-se delicadamente a borda inferior da lente no fórnice inferior. Depois de colocada a lente, instrui-se o paciente a olhar para a frente. Com as luzes da sala reduzidas e o feixe da lâmpada de fenda estreitado e encurtado (para evitar a entrada de luz na pupila), ilumina-se o espelho da goniolente. Pode-se otimizar a visualização do ângulo pedindo ao paciente que olhe na direção do espelho que está sendo examinado ou inclinando suavemente a lente. Gira-se a lente para examinar as horas restantes do ângulo.

A lente de Zeiss dispõe de quatro espelhos e se distingue da lente de Goldmann em três importantes aspectos: (1) não requer solução de acoplamento; (2) os seus quatro espelhos permitem a visualização de quatro quadrantes sem a rotação da lente; e (3) pode ser utilizada para a realização da gonioscopia de indentação. Os passos iniciais são semelhantes à gonioscopia de Goldmann. Coloca-se a lente delicadamente no centro da córnea e visualiza-se cada quadrante iluminando o espelho oposto. Do mesmo modo que a lente de Goldmann, pedindo ao paciente que olhe na direção do espelho ou inclinando a lente, é possível melhorar a visão que o examinador tem do ângulo. A lente Zeiss tem uma superfície de contato menor do que o diâmetro da córnea, o que permite a compressão dinâmica da córnea, uma técnica conhecida como gonioscopia de indentação. A aplicação de pressão à córnea resulta no deslocamento do humor aquoso no interior da câmara anterior e o deslocamento posterior da região periférica da íris, ampliando o ângulo da câmara anterior. A gonioscopia de indentação permite que o médico estabeleça a diferença entre o fechamento aposicional e o fechamento sinequial do ângulo da câmara anterior; no segundo, a indentação não leva à ampliação do ângulo.[94]

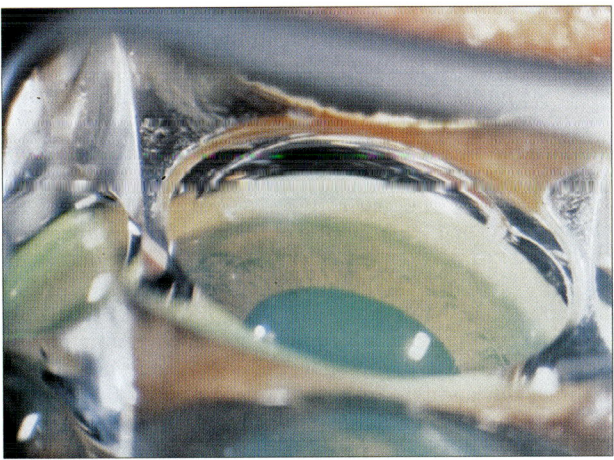

Figura 10.4.1 Ângulo normal da câmara anterior. Visão através da lente de Zeiss. Observe a banda do corpo ciliar, o esporão escleral e a malha trabecular.

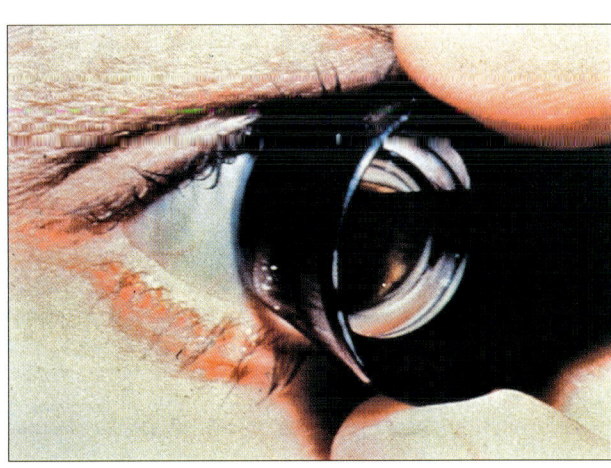

Figura 10.4.2 Lente de Goldmann.

A lente Zeiss pode ser montada em um cabo-suporte. As lentes Zeiss modificadas incluem a lente portátil de Sussman, segurada entre os dedos, e a lente de Posner, que utiliza um cabo.

Sistemas de graduação gonioscópicos
Anatomia gonioscópica do ângulo

Os referenciais anatômicos do ângulo da câmara anterior ajudam a orientar o examinador e fornecem pistas importantes para a graduação e a descrição adequadas do ângulo. Ao realizar a gonioscopia, o examinador deve identificar esses referenciais, estimar o ângulo entre a região periférica da íris e a córnea, avaliar a inserção e o contorno da íris, e observar o grau de pigmentação da malha trabecular posterior.

Vários sistemas de graduação gonioscópicos já foram descritos, dentre os quais os dois mais comuns são os sistemas de Shaffer e Spaeth.

Sistema de Shaffer

O sistema de Shaffer descreve os achados gonioscópicos em função da largura angular da câmara anterior e tem um sistema de graduação que varia de fechado (grau 0) a totalmente aberto (grau 4). A largura angular é definida por duas linhas, uma que se estende em sentido anterior do ponto de inserção da íris até a linha de Schwalbe e a outra que se estende pela superfície da íris a partir do ponto de inserção da íris.[95] A Tabela 10.4.6 resume esse sistema.

Sistema de Spaeth

O sistema de Spaeth[96] fornece uma descrição mais completa do ângulo da câmara anterior, que inclui: (1) o nível de inserção da íris; (2) o ângulo geométrico formado pela interseção de uma linha tangencial à malha trabecular com uma linha tangencial que se estende até a superfície da íris (medida no ponto da linha de Schwalbe); (3) o contorno da região periférica da íris; e (4) o grau de pigmentação da malha trabecular posterior (Tabela 10.4.7). Em geral, faz-se a graduação separada de cada quadrante.

Além disso, a classificação de Spaeth utiliza também informações dinâmicas obtidas a partir da gonioscopia de indentação, permitindo que o examinador estabeleça a diferença entre o fechamento aposicional e o fechamento sinequial do ângulo (Figura 10.4.3); O examinador descreve a inserção aparente da íris tal qual inicialmente observada e depois utiliza a gonioscopia de indentação para determinar a inserção real da íris.

Ângulos oclusíveis

A definição de um ângulo oclusível é difícil e não existe um padrão de interpretação. Qualquer evidência de formação de sinequias anteriores periféricas na presença de ângulos gonioscópicos estreitos é sugestiva do desenvolvimento de glaucoma de ângulo fechado e justifica uma iridectomia periférica a laser. Com base na classificação de Spaeth, um olho com a inserção da íris do tipo A ou B ou com um ângulo de 10° a 20° e um contorno muito arqueado pode beneficiar-se da iridectomia a laser.[97] Outras definições de um ângulo oclusível incluem ângulos com largura de 20° ou menos (Shaffer ≤ 2) ou ângulos em que a malha trabecular posterior é visível em menos de 90° da circunferência do ângulo.[98]

TABELA 10.4.6 Sistema de graduação angular de Shaffer.

Grau	Largura angular	Descrição	Risco de fechamento
4	35° a 45°	Amplamente aberto	Impossível
3	20° a 35°	Amplamente aberto	Impossível
2	10° a 20°	Estreito	Possível
1	≤ 10°	Extremamente estreito	Provável
0	0°	Fechado	Fechado

TABELA 10.4.7 Sistema de graduação angular de Spaeth.

Inserção da íris
A: Anterior até a linha de Schwalbe
B: Entre a linha de Schwalbe e a borda posterior da malha trabecular
C: Esporão escleral visível
D: Corpo ciliar profundo visível
E: Extremamente profundo, > 1 mm do corpo ciliar visível
A inserção *aparente* (**antes** da indentação) está escrita como (A), (B) ou (C)
A inserção *verdadeira* está escrita sem parênteses, por exemplo, A, B, C, D, E
Angularidade da íris (em graus)
Possíveis graus: 0, 5, 10, 15, 20, 25, 30, 35, 40, 45, 50
Curvatura da íris
f: plana (*flat*)
b: curvada em sentido anterior (*bowed anteriorly*)
p: configuração em platô (*plateau configuration*)
c: curvatura côncava posterior (*concave posterior bowing*)
Pigmentação da malha trabecular pigmentada posterior
A pigmentação é graduada como 0 (ausência de pigmentação), 1+ (visível), 2+ (leve), 3+ (acentuada) ou 4+ (intensa)

Um exemplo de ângulo classificado pelo sistema de Spaeth é (B)C40f 2+. Isso significa que, sem indentação, a inserção da íris é observada na posição anterior ao esporão escleral, mas, após a indentação, o esporão escleral é visível. A largura angular é de 40°; a íris apresenta uma forma plana; e há uma leve pigmentação da malha trabecular.

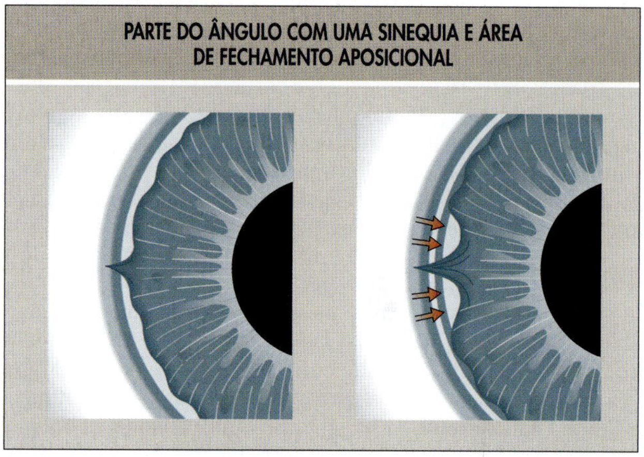

Figura 10.4.3 Porção do ângulo com uma sinequia e área de fechamento aposicional. Vista angular e sem gonioscopia de indentação.

Achados específicos do ângulo da câmara anterior

Achados gonioscópicos comuns como uma inserção não uniforme da íris, sinequias anteriores periféricas (Figura 10.4.4), recessão angular (Figura 10.4.5), fenda de ciclodiálise, aumento da pigmentação do ângulo (Figura 10.4.6), linha de Sampaolesi, vasos sanguíneos no ângulo (Figura 10.4.7) e sangue no canal de Schlemm encontram-se relacionados com as possíveis associações na Tabela 10.4.8.

Exame do nervo óptico

O exame do nervo óptico provavelmente representa o elemento mais importante da avaliação clínica do paciente com glaucoma, visto que as alterações estruturais do disco óptico podem preceder a perda detectável de campo visual no glaucoma.[99] O nervo óptico normalmente é descrito utilizando-se a relação CDR introduzida por Armaly em 1967.[100] A CDR é baseada nos resultados de três estudos populacionais que concluíram que a CDR é geneticamente hereditária, simétrica entre os dois olhos e não é influenciada pela idade.[100] As medidas da CDR demonstraram ter grandes variações interobservadoras, provavelmente atribuídas às diferenças de definição e métodos de exame.[101]

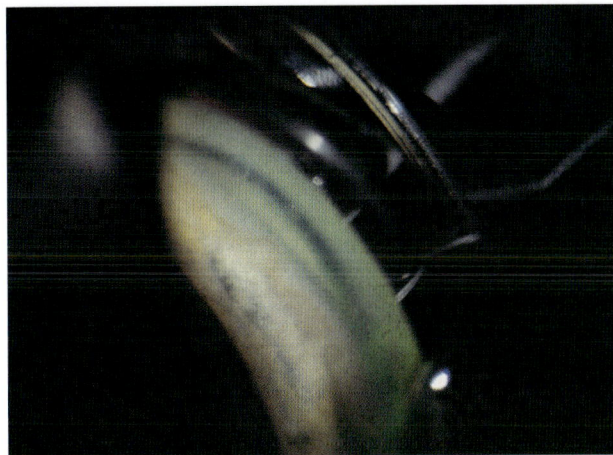

Figura 10.4.4 Amplas sinequias periféricas anteriores com fechamento angular.

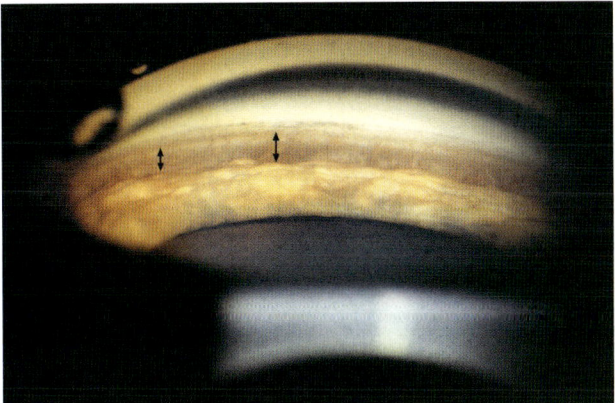

Figura 10.4.5 Recessão angular (*setas*).

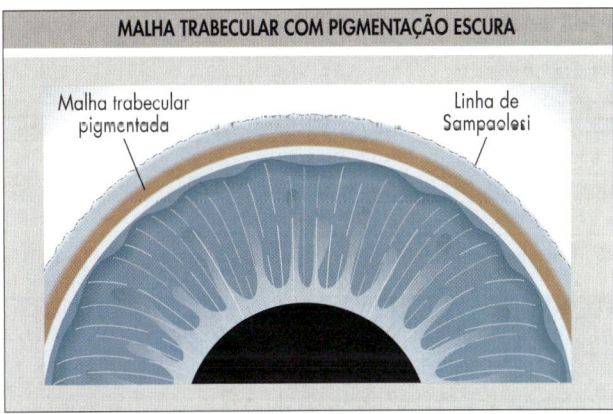

Figura 10.4.6 Malha trabecular com pigmentação escura.

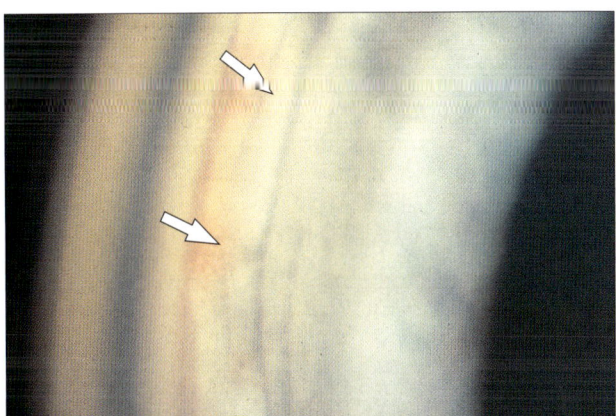

Figura 10.4.7 Neovascularização de um ângulo (*setas*).

TABELA 10.4.8 Achados gonioscópicos comuns.

Achados gonioscópicos comuns	Possíveis associações
Inserção não uniforme da íris	PAS, cisto na íris, cisto no corpo ciliar, anomalias na posição da lente
PAS (aderências entre a região periférica da íris e a parede angular)	Distinguir de processos não patológicos da íris que são finos, não amplos, e não se estendem para a malha trabecular Glaucoma de ângulo fechado, uveíte, neovascularização do ângulo, ICE, síndrome de Axenfeld-Rieger
Recessão angular (deslocamento posterior da raiz da íris devido à separação das fibras circulares e longitudinais do músculo ciliar)	Trauma contuso Pode resultar no aumento da pressão intraocular e em glaucoma secundário
Fenda de ciclodiálise (desinserção do corpo ciliar do esporão escleral)	Trauma contuso, complicação cirúrgica Pode resultar em hipotonia
Maior pigmentação do ângulo	Síndrome da dispersão pigmentar, síndrome da pseudoesfoliação, melanoma na íris, traumatismo, síndrome de abrasão pseudofácica da íris
Linha de Sampaolesi (deposição de pigmentos, pouco anterior à linha de Schwalbe).	Síndrome de pseudoesfoliação
Presença de vasos sanguíneos no ângulo	Os vasos sanguíneos normais são orientados radialmente, não arborizam e não cruzam o esporão escleral Os vasos sanguíneos patológicos são finos, arborizados, invadem a superfície da íris e estendem-se pela malha trabecular até a linha de Schwalbe, formando um padrão inespecífico (ver Figura 10.4.7) Isquemia, por exemplo, síndrome ocular isquêmica, oclusão da veia da retina Iridociclite heterocromática de Fuchs
Sangue no canal de Schlemm	Pressão venosa episcleral (normal 8 a 10 mmHg) que excede a pressão intraocular Fístula carótido-cavernosa, síndrome de Sturge-Weber, oftalmopatia tireoidiana, síndrome da veia cava superior, varizes orbitais, hipotonia ocular

ICE, síndrome iridocorneana endotelial; *PAS*, sinequias periféricas anteriores.

A CDR utilizada isoladamente não é suficiente e apresenta as seguintes limitações:

- Concentra-se apenas no tamanho da escavação
- O tamanho do disco não é levado em consideração
- As alterações focais ocorridas na rima neurorretiniana não são descritas
- O disco com CDR "normal" pode apresentar afinamento local ou defeito em cunha.

O tamanho do disco óptico deve sempre ser considerado na avaliação de um paciente para a detecção de glaucoma. Os discos grandes são conhecidos por apresentar escavações maiores e rimas neurorretinianas mais estreitas, sem ser considerados patológicos; por outro lado, os discos pequenos com escavações grandes normalmente são patológicos.

A avaliação da rima neurorretiniana tem alto valor diagnóstico para a diferenciação entre discos normais e glaucomatosos.[102] A cabeça do nervo óptico com uma CDR normal pode apresentar uma escavação excêntrica com um defeito em cunha localizado da rima neurorretiniana. Há uma estreita relação entre a morfologia da rima neurorretiniana e os defeitos correspondentes do campo visual.[103] A rima neurorretiniana é definida como o tecido entre a margem do disco e os limites externos da escavação do disco óptico. A "regra ISNT" (que afirma que, em um olho normal, a largura da rima neurorretiniana segue um padrão característico de Inferior ≥ Superior ≥ Nasal ≥ Temporal) pode ser útil como um princípio geral para a diferenciação entre nervos normais e nervos glaucomatosos, mas os médicos devem lembrar-se de que há muitas exceções que não seguem esse padrão. Além disso, a observação minuciosa da curvatura dos vasos sanguíneos pode auxiliar na identificação da borda interna da rima neurorretiniana.

Com base nas limitações da CDR, vários outros sistemas de graduação de disco foram desenvolvidos, dentre os quais, a *Disc Damage Likelihood Scale* (DDLS),[104] desenvolvida por Spaeth, supostamente oferece a avaliação mais completa do nervo óptico. A DDLS estagia a lesão glaucomatosa do nervo óptico baseada na menor largura da rima neurorretiniana ou, se não houver presença de rima, na extensão circunferencial da ausência de rima. O sistema de graduação leva em consideração também o tamanho do disco óptico. A DDLS utiliza um sistema de pontuação que varia de 1 a 10, em que 1 é um disco com baixa probabilidade de lesão glaucomatosa e 10 representa um disco gravemente lesionado (Tabela 10.4.9).

A DDLS tem várias vantagens,[104] pois já demonstrou (1) ter maior reprodutibilidade intraobservadores e interobservadores mais elevada do que o sistema CDR; (2) guarda forte correlação com as alterações de campo visual observadas em pacientes com glaucoma; e (3) oferece maior capacidade preditiva para a identificação de lesões glaucomatosas do que o sistema CDR e o imageamento estrutural com a tomografia retininiana de Heidelberg (HRT, do inglês *Heidelberg retina tomography*).[105] Além disso, a pontuação da DDLS pode ser plotada de acordo com a idade do paciente, podendo ser utilizada como um meio de acompanhamento da taxa de mudança do nervo óptico e a progressão do glaucoma ao longo do tempo (Figura 10.4.8).

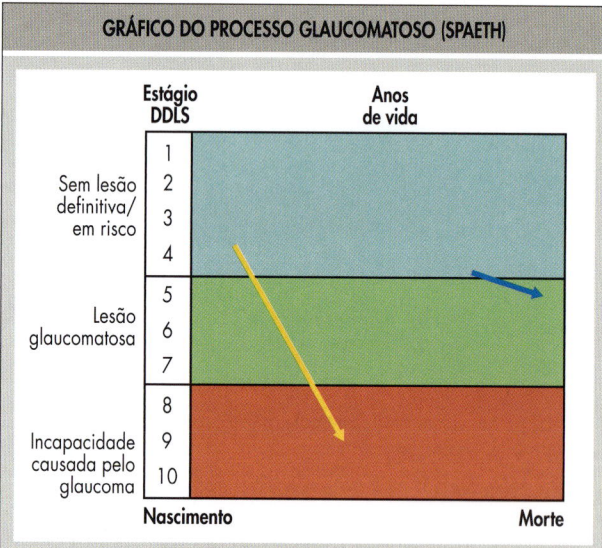

Figura 10.4.8 Gráfico colorido do glaucoma (Spaeth). Ao plotar o estágio da escala de probabilidade de lesão glaucomatosa (DDLS) do paciente neste gráfico, o médico pode monitorar a progressão da lesão do disco. Quando combinadas a estimativas da expectativa de vida, as extrapolações da curva de progressão podem auxiliar o médico na formulação individualizada das estratégias de tratamento. A seta amarela representa a trajetória da doença prevista para um paciente com glaucoma de manifestação precoce e rápida progressão, enquanto a seta azul representa a trajetória da doença prevista para um paciente com glaucoma de manifestação tardia e progressão lenta. O médico deve reavaliar constantemente a trajetória prevista do paciente a cada consulta e planejar o tratamento de acordo com essas avaliações. Na figura, a seta amarela mostra um declive muito mais íngreme e precoce em direção a um estado de incapacidade do que a seta azul, justificando, portanto, um regime de tratamento bastante diferente.

TABELA 10.4.9 Escala de probabilidade de lesão de disco (DDLS).

Estágio DDLS		Menor largura da rima (rima/disco óptico) (média de tamanho do disco: 1,50 a 2,00 mm)	Exemplo
Em risco	1	0,4 ou mais	
	2	0,3 a 0,39	
	3	0,2 a 0,29	
	4	0,1 a 0,19	
Lesão glaucomatosa	5	menos de 0,1	
	6	0 (extensão: menos de 45°)	
	7	0 (extensão: 46° a 90°)	
Incapacidade causada por glaucoma	8	0 (extensão: 91° a 180°)	
	9	0 (extensão: 181° a 270°)	
	10	0 (extensão: mais de 270°)	

Para discos pequenos (diâmetro < 1,5 mm), o estágio DDLS deve ser aumentado em 1; para discos grandes (diâmetro > 2,0 mm), o estágio DDLS deve ser reduzido em 1; e para discos muito grandes (diâmetro > 3,0 mm), o estágio DDLS deve ser reduzido em 2.

Por fim, o médico deve também avaliar a presença de outros achados qualitativos essenciais do nervo óptico, incluindo defeitos em cunha da CFNR, hemorragias peripapilares ou em forma de chama de vela, depressão adquirida do nervo óptico, visibilidade dos poros da lâmina crivosa, desvio nasal dos vasos centrais da retina, atrofia peripapilar e palidez do disco óptico.

EXAME DE GLAUCOMA

Vários métodos diagnósticos auxiliares podem ajudar o médico complementando a avaliação clínica do paciente com glaucoma. Tais tecnologias incluem a biomicroscopia ultrassônica, a perimetria automatizada, a oftalmoscopia de varredura a *laser* e a tomografia de coerência óptica, entre outras. Essas tecnologias encontram-se detalhadas em outros capítulos deste livro e não serão abordadas aqui.

BIBLIOGRAFIA

Armaly MF. Genetic determination of cup/disc ratio of the optic nerve. Arch Ophthalmol 1967;78:35–43.

Brandt JD, Gordon MO, Gao F, et al. Adjusting intraocular pressure for central corneal thickness does not improve prediction models for primary open-angle glaucoma. Ophthalmology 2012;119:437–42.

Colton T, Ederer F. The distribution of intraocular pressures in the general population. Surv Ophthalmol 1980;25:123–9.

Doughty MJ, Zaman ML. Human corneal thickness and its impact on intraocular pressure measures: a review and meta-analysis approach. Surv Ophthalmol 2000;44:367–408.

Friedman DS, He M. Anterior chamber angle assessment techniques. Surv Ophthalmol 2008;53:250–73.

Gordon MO, Beiser JA, Brandt JD, et al. The Ocular Hypertension Treatment Study: baseline factors that predict the onset of primary open-angle glaucoma. Arch Ophthalmol 2002;120:714–20, discussion 829–830.

Lankaranian D, Altangerel U, Spaeth GL, et al. The usefulness of a new method of testing for a relative afferent pupillary defect in patients with ocular hypertension and glaucoma. Trans Am Ophthalmol Soc 2005;103:200–7, discussion 207–208.

Racette L, Wilson MR, Zangwill LM, et al. Primary open-angle glaucoma in blacks: a review. Surv Ophthalmol 2003;48:295–313.

Razeghinejad MR, Katz LJ. Steroid-induced iatrogenic glaucoma. Ophthalmic Res 2012;47:66–80.

Spaeth GL, Aruajo S, Azuara A. Comparison of the configuration of the human anterior chamber angle, as determined by the Spaeth gonioscopic grading system and ultrasound biomicroscopy. Trans Am Ophthalmol Soc 1995;93:337–47, discussion 347–351.

Spaeth GL, Lopes JF, Junk AK, et al. Systems for staging the amount of optic nerve damage in glaucoma: a critical review and new material. Surv Ophthalmol 2006;51:293–315.

Tielsch JM, Katz J, Sommer A, et al. Family history and risk of primary open angle glaucoma. The Baltimore Eye Survey. Arch Ophthalmol 1994;112:69–73.

Van Herick W, Shaffer RN, Schwartz A. Estimation of width of angle of anterior chamber. Incidence and significance of the narrow angle. Am J Ophthalmol 1969;68:626–9.

Varma R, Ying-Lai M, Francis BA, et al. Prevalence of open-angle glaucoma and ocular hypertension in Latinos: the Los Angeles Latino Eye Study. Ophthalmology 2004;111:1439–48.

As referências completas estão disponíveis no **GEN-io**.

PARTE 10 GLAUCOMA

SEÇÃO 2 Avaliação e Diagnóstico

Exame de Campo Visual na Presença de Glaucoma

10.5

Donald L. Budenz e John T. Lind

Definição: Exame fundamental para diagnóstico e gerenciamento do glaucoma, que mede a função visual mediante a avaliação da sensibilidade à luz em diversos pontos do campo de visão.

Características principais
- Estímulo de tamanho e intensidade específicos projetado sobre um fundo de luminância padrão
- O limiar da intensidade de luz que desencadeia uma resposta ao estímulo é medido em pontos de todo o campo visual mediante a resposta do paciente.

Características associadas
- A perimetria automatizada padrão utiliza uma luz branca sobre um fundo branco ou cinza
- A perimetria automatizada de onda curta utiliza uma luz azul sobre um fundo amarelo
- Perimetria de dupla frequência
- Algoritmos de teste – SITA, TOP
- *Software* de comparação do paciente com a população saudável (banco de dados normativo) e mensuração da magnitude e localização de qualquer desvio dos parâmetros normais
- *Software* de comparação de vários testes para avaliar a progressão ao longo do tempo.

INTRODUÇÃO

O exame de campo visual é o método primário de avaliação da função visual de pacientes com glaucoma e suspeita de glaucoma. Como a função visual central geralmente se perde tardiamente no glaucoma, a acuidade visual central é um exame ineficiente da função visual na presença de glaucoma. O exame de campo visual é utilizado de três maneiras distintas na avaliação e no gerenciamento do glaucoma: diagnóstico, avaliação da gravidade e determinação da progressão.

A perimetria automatizada estática que utiliza um estímulo de luz branca projetado sobre um fundo branco – também denominada perimetria automatizada padrão (PAP) – tornou-se, por várias razões, o exame de campo visual mais comum na presença de glaucoma. Primeiro, é mais sensível a defeitos iniciais do que a perimetria manual cinética. Segundo, por ser computadorizada, há menos variação na forma de realização do teste de operador para operador. Terceiro, é possível utilizar programas estatísticos para executar tarefas importantes, como comparar as respostas do paciente com as respostas de um grupo normal de sujeitos testados, subtrair o efeito da depressão difusa no campo que ocorre na presença de catarata e fornecer informações sobre a progressão. Embora a perimetria manual cinética ainda seja realizada em raros casos, a maioria dos consultórios não dispõe mais do equipamento ou de pessoal treinado nessa técnica. O método pode ser útil nos casos em que o paciente apresente histórico de PAP não confiável, necessite ser orientado durante o exame (crianças ou idosos) ou tenha dificuldade com a aparelhagem-padrão de exame. E embora as técnicas automatizadas mais novas – tais como a perimetria automatizada de onda curta (SWAP, do inglês *short wavelength automated perimetry*) e a perimetria de dupla frequência (FDT, do inglês *frequency-doubling technology*) – possam fornecer informações suplementares em casos muito precoces (ambas) ou em programas de rastreamento comunitário, a PAP continua sendo o padrão-ouro para a avaliação da função visual na prática clínica do glaucoma.

PERIMETRIA AUTOMATIZADA PADRÃO

Algoritmos de teste na perimetria automatizada padrão

Existem várias maneiras diferentes de testar a sensibilidade do sistema visual à luz. Os testes supralimiares apresentam um estímulo mais brilhante do que aquele normalmente observado em um local específico por um sujeito normal de certa idade e determinam se o sujeito testado é capaz de enxergá-lo ou não. A sensibilidade real à luz não é determinada. O teste supralimiar pode ser adequado em um ambiente de rastreamento comunitário ou para a avaliação de doença neuro-oftálmica da retina ou de incapacidade visual (teste binocular de Esterman), mas não é recomendado para o diagnóstico ou o acompanhamento de glaucoma. O teste do tipo limiar completo é um sistema de tentativa e erro em que os estímulos são mostrados e depois aumentados ou diminuídos de intensidade até que se faça uma estimativa da quantidade de luz observada durante aproximadamente 50% do tempo. O teste limiar completo requer mais tempo, o que pode resultar em efeito fadiga e resultados falso-positivos. Para encurtar o exame e melhorar a sua eficiência, o *Swedish Interactive Threshold Algorithm* (SITA) foi desenvolvido para o *Humphrey Visual Field Analyzer* (Carl Zeiss Meditec, Dublin, CA, EUA) e a estratégia de perimetria orientada por tendências (TOP, do inglês *tendency-oriented perimetry*) para o perímetro Octopus (Haag Streit, Berna, Suíça). O SITA oferece duas opções de programas: *SITA Standard* e *SITA Fast*. Para o diagnóstico e acompanhamento do glaucoma, o algoritmo *SITA Standard* é a versão preferida na medida em que parece permitir o equilíbrio certo entre sensibilidade e especificidade, enquanto reduz o tempo de realização do exame em aproximadamente 50% em pacientes normais e com glaucoma.[1] Existem algumas evidências, no entanto, de que o algoritmo SITA Fast é mais reprodutível, o que pode torná-lo melhor para o acompanhamento do glaucoma estabelecido.[2] Do ponto de vista prático, é importante ficar com o mesmo perímetro e programa para acompanhar pacientes com glaucoma estabelecido, uma vez que é difícil julgar a progressão da doença por meio de comparações entre exames de campo visual realizados com diferentes perímetros ou algoritmos.

Exame de campo visual e diagnóstico de glaucoma

O exame de campo visual é fundamental no diagnóstico de glaucoma. Em razão da ampla variação de aparência do disco óptico, geralmente é difícil afirmar com certeza que o paciente tem glaucoma com base em uma observação isolada do disco óptico ao longo do tempo. Mesmo pacientes com uma relação escavação/disco óptico de 0,9 podem não ter glaucoma. As alterações na aparência do disco óptico em forma de perda focal ou difusa da rima neurorretiniana que resultam em aumento da escavação, embora de natureza diagnóstica para o glaucoma, geralmente levam anos para o desenvolvimento. É difícil documentar essas alterações sem uma sequência de fotografias estereoscópicas do disco óptico. Mesmo com a tomografia de coerência óptica (OCT, do inglês *optical coherence tomography*), pode haver variabilidade intra e intersessões, o que torna o diagnóstico e a avaliação da progressão da doença um desafio. Por essas razões, o exame da função visual com o campo visual é uma ferramenta diagnóstica útil, embora talvez menos sensível que as alterações observadas do disco óptico ou da camada de fibras nervosas da retina, pelo menos com a perimetria tradicional branco sobre branco. Contudo, nos casos de nervo gravemente escavado, pode ser quase impossível discernir os identificadores estruturais de progressão, o que dificulta muito determinar a progressão na perimetria.

O Boxe 10.5.1 fornece algumas orientações sobre a anomalia mínima de campo visual necessária para que se faça o diagnóstico de glaucoma por PAP. Os dois primeiros critérios, o teste de hemicampo do glaucoma fora dos limites normais e o desvio padrão (DP), foram utilizados no *Ocular Hypertension Treatment Study* (OHTS) como parâmetros de campo visual para o desenvolvimento de glaucoma primário de ângulo aberto.[3] O último critério, a análise pontual, pode ser mais sensível a defeitos em estágio muito inicial. Na presença de qualquer dos três critérios relacionados e na ausência de outras causas – como neuropatias ópticas não glaucomatosas ou patologia do segmento posterior (especialmente oclusões vasculares da retina) –, deve-se considerar o diagnóstico de glaucoma. Normalmente, mas nem sempre, há um afinamento correspondente da camada de fibras nervosas ou uma escavação do nervo óptico que guarda boa correlação com o defeito encontrado no campo visual. O exame falso-positivo nos casos de suspeita de glaucoma e hipertensão ocular foi considerado relativamente comum, de modo que a repetição do exame de uma suspeita precoce de defeito de campo visual é importante antes de concluir que há presença de glaucoma. No OHTS, por exemplo, 86% das novas suspeitas de defeito de campo visual desapareceram na repetição do exame.[4]

Embora a depressão difusa do campo visual raramente possa ocorrer como uma alteração inicial no glaucoma,[5] a maioria dos defeitos é localizada e assume a forma de escotoma paracentral (Figura 10.5.1) ou de degrau nasal (Figura 10.5.2). O melhor lugar para procurar defeitos glaucomatosos precoces de campo visual é a plotagem do desvio padrão, e não a impressão em escala de cinza ou a plotagem do desvio total. À medida que o glaucoma progride, esses defeitos normalmente aumentam e se fundem aos defeitos arqueados correspondentes ao afinamento da camada de fibras nervosas da retina. As características típicas dos defeitos glaucomatosos de campo visual encontram-se relacionadas no Boxe 10.5.2. Os tipos de campo visual glaucomatoso encontram-se relacionados no Boxe 10.5.3.

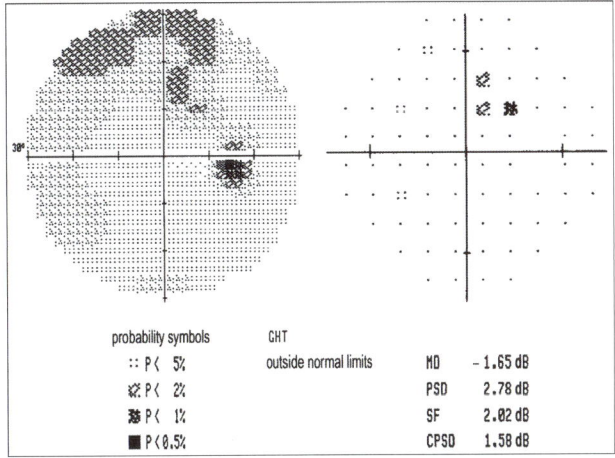

Figura 10.5.1 Escotoma paracentral precoce decorrente de glaucoma. Um grupo de três ou mais pontos na área prevista do campo visual, todos com valores *P* < 5%. *MD*, desvio médio; *PSD*, desvio padrão.

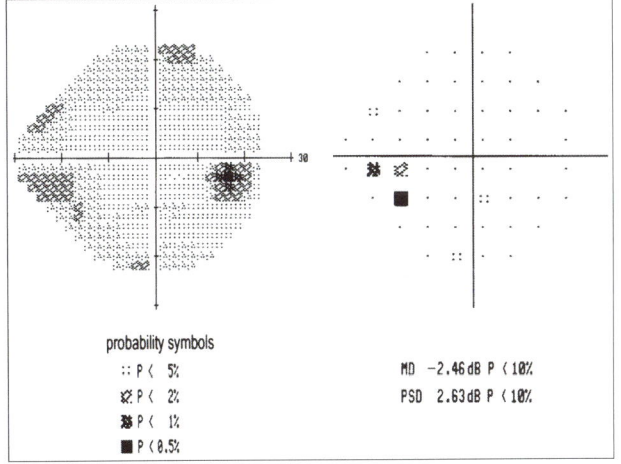

Figura 10.5.2 Degrau nasal precoce decorrente de glaucoma. Satisfaz ao critério de agrupamento.

BOXE 10.5.1 Anomalia mínima para defeito glaucomatoso de campo visual.[9]

- Teste de hemicampo do glaucoma fora dos limites normais
- Desvio padrão anormal no nível *P* < 5%
- Agrupamento de três ou mais pontos na plotagem do desvio padrão anormal no nível *P* < 5%, pelo menos 1 no nível *P* < 1% em uma área prevista do campo visual

Se qualquer destes critérios for satisfeito, deve-se suspeitar de glaucoma, desde que o defeito do campo visual se repita em um segundo exame de campo visual, em um local semelhante, e não seja atribuído a outros achados patológicos, como neuropatia óptica não glaucomatosa ou doença coriorretiniana

Extraído de Hodapp E, Parrish RK, Anderson DR. Clinical decisions in glaucoma. St. Louis: Mosby; 1993.

BOXE 10.5.2 Características dos defeitos glaucomatosos de campo visual.

- Quase sempre localizados
- Respeitam o meridiano horizontal
- Começam nasais e vão até o ponto cego
- Quase sempre detectáveis dentro dos 30° centrais

BOXE 10.5.3 Tipos de defeitos de campo visual geralmente observados em pacientes com glaucoma.

- Degrau nasal
- Defeito arqueado
- Defeito altitudinal
- Defeito paracentral
- Cunha temporal
- Depressão generalizada

Campo visual e avaliação da gravidade do glaucoma

A gravidade dos defeitos do campo visual pode ser utilizada para a avaliação das lesões funcionais do sistema visual decorrentes do glaucoma. Isso é importante para que se possa determinar a agressividade da terapia inicial (quanto pior o campo visual, maior a necessidade de redução da pressão intraocular) e avaliar o sucesso do tratamento em curso. (Pacientes com defeito de campo visual de nível moderado a grave que se encontram em tratamento, por exemplo, podem necessitar de uma terapia mais agressiva.)

Existem várias escalas de gravidade dos defeitos de campo visual, inclusive aquelas utilizadas no *Advanced Glaucoma Intervention Study*,[6] no *Collaborative Initial Glaucoma Treatment Study*,[7] no *Glaucoma Staging System* desenvolvido por Brusini et al.[8] e no sistema de Hodapp-Anderson-Parrish.[9] Preferimos usar uma versão ampliada da escala de gravidade dos defeitos de campo visual sugerida por Hodapp, Anderson e Parrish, mostrada na Tabela 10.5.1 para o *Humphrey Visual Field Analyzer* e na Tabela 10.5.2 para o perímetro de Octopus.[10] Essa escala é de fácil uso na prática clínica, captura todos os estágios de progressão do glaucoma e é baseada em três aspectos distintos do campo visual que devem ser avaliados quando se define a gravidade da perda funcional, quais sejam, o tamanho e a profundidade do defeito e a sua proximidade do ponto de fixação. É importante notar que todas essas escalas dos graus de gravidade são arbitrárias e não são validadas pela correlação com a gravidade da perda axonal da camada de fibras nervosas da retina – mas servem como importantes ferramentas de avaliação da gravidade da perda funcional no glaucoma.

As Figuras 10.5.1 e 10.5.2 são exemplos de defeitos iniciais de campo visual; as Figuras 10.5.3 e 10.5.4, exemplos de defeitos de campo visual moderados; e as Figuras 10.5.5 e 10.5.6, exemplos de defeitos de campo visual avançados e graves, respectivamente. O padrão de progressão dos defeitos de campo visual no glaucoma de grau moderado a grave é previsível à luz do padrão de afinamento da camada de fibras nervosas da retina, que normalmente começa com as fibras arqueadas superiores e inferiores, depois o feixe papilomacular e, por fim, as fibras nasais. Quando as fibras arqueadas se perdem, o campo visual mostra apenas as ilhas central e temporal restantes, que correspondem às fibras papilomaculares e nasais remanescentes. As fibras seguintes a se perderem normalmente são as fibras papilomaculares, o que resulta na perda da acuidade visual central e fixação excêntrica.

No glaucoma muito grave, quando a maioria dos pontos se apresenta deprimida a 15 dB ou menos, é útil um exame especial. A Figura 10.5.6 é um exemplo de defeito de campo visual tão grave, que é impossível dizer se os pontos estão piorando, visto que a maioria dos valores é de 0 dB. O aumento para um estímulo de tamanho V, a repetição do exame de campo visual com um estímulo de tamanho III utilizando-se o programa 10-2 (examinando, desse modo, muitos locais dentro dos 10° centrais) ou o uso do exame de mácula (que determina duplamente

TABELA 10.5.1 Sistema de graduação da gravidade dos defeitos de campo visual para o *Humphrey Visual Field Analyzer* (Estágios 0 a 5).[10]

Estágio 0: Ausência de defeito ou defeito mínimo/hipertensão ocular
Não atende a quaisquer critérios para o estágio 1

Estágio 1: Defeito inicial
DM ≤ –6,00 dB e *pelo menos um dos seguintes*:

A	Na plotagem do desvio padrão, existe um agrupamento de 3 ou mais pontos em uma área prevista do campo visual deprimido abaixo do nível de 5%, e pelo menos um é deprimido abaixo do nível de 1%
B	Desvio padrão corrigido/desvio padrão significativo em P < 0,05
C	Teste de hemicampo do glaucoma "fora dos limites normais"

Estágio 2: Defeito moderado
DM de –6,01 a –12,00 dB e *pelo menos um dos seguintes*:

A	Na plotagem do desvio padrão, igual ou superior a 25%, mas inferior a 50% dos pontos deprimidos abaixo do nível de 5%, e igual ou superior a 15%, mas inferior a 25% dos pontos deprimidos abaixo do nível de 1%
B	Pelo menos 1 ponto dentro dos 5° centrais com sensibilidade de < 15 dB, mas nenhum ponto dentro dos 5° centrais com sensibilidade de < 0 dB
C	Somente 1 hemicampo contendo um ponto com sensibilidade < 15 dB dentro de 5° da fixação

Estágio 3: Defeito avançado
DM de –12,01 dB a –20,00 dB e *pelo menos um dos seguintes*:

A	Na plotagem do desvio padrão, igual ou superior a 50%, mas inferior a 75% dos pontos deprimidos abaixo do nível de 5% e igual ou superior a 25%, mas inferior a 50% dos pontos deprimidos abaixo do nível de 1%
B	Qualquer ponto dentro dos 5° centrais com sensibilidade de < 0 dB
C	Ambos os hemicampos contendo ponto(s) com sensibilidade < 15 dB dentro dos 5° da fixação

Estágio 4: Defeito grave
DM de –20.00 dB e *pelo menos um dos seguintes*:

A	Na plotagem do desvio padrão, igual ou superior a 75% dos pontos deprimidos abaixo do nível de 5% e igual ou superior a 50% dos pontos deprimidos abaixo do nível de 1%
B	Pelo menos 50% dos pontos dentro dos 5° com sensibilidade de < 0 dB
C	Ambos os hemicampos contendo mais de 50% dos pontos com sensibilidade < 15 dB dentro dos 5° da fixação

Estágio 5: Doença em estágio terminal
Impossibilidade de realização dos exames de campo visual de Humphrey no "olho pior" em razão da presença de escotoma central ou de uma acuidade visual de 20/200 atribuída a um glaucoma primário de ângulo aberto. O "olho melhor" pode estar em qualquer estágio

DM, Desvio médio. Extraída de Mills RP, Budenz DL, Lee PP et al. Categorizing the stage of glaucoma from pre-diagnosis to end-stage disease. Am J Ophthalmol 2006;141:24-30.

TABELA 10.5.2 Sistema de graduação da gravidade dos defeitos de campo visual para o Perímetro Octopus (estágios 0 a 5).[10]

Estágio	Escore DM Octopus	Plotagem de probabilidade/desvio padrão O valor *N* na curva de Bebie até 50 (até 100) Onde a linha do limite inferior de confiança intersecta a linha do paciente
Estágio 0: hipertensão ocular/glaucoma mais inicial	≤ –0,08	51 ou mais (101 ou mais)
Estágio 1: glaucoma inicial	–0,7 a +4,4	41 a 50 (81 a 100)
Estágio 2: glaucoma moderado	+4,5 a +9,5	31 a 40 (51 a 80)
Estágio 3: glaucoma avançado	+9,5 a +15,3	21 a 30 (41 a 50)
Estágio 4: glaucoma grave	+15,4 a +23,1	11 a 20 (21 a 40)
Estágio 5: glaucoma em estágio terminal/cegueira	≥ +23,2	≤ 10 (≤ 20) *ou* impossibilidade do Octopus VF em razão da presença de escotoma no olho "pior" ou de uma acuidade de 20/200 ou menos do olho "pior" decorrente do glaucoma

DM, desvio médio; *VF*, campo visual.
Se a plotagem de probabilidade estiver em um estágio menos grave do que o estágio DM preliminar, qualifica-se o VF como um estágio menos grave.
Se a plotagem de probabilidade estiver em um estágio mais grave do que o estágio DM preliminar, qualifica-se o VF como um estágio mais grave.
Na ausência de interseção da linha paciente e do limite inferior de confiança, deve-se qualificar o VF como um estágio mais do que o escore DM preliminar.
Extraída de Mills RP, Budenz DL, Lee PP et al. Categorizing the stage of glaucoma from pre-diagnosis to end-stage disease. Am J Ophthalmol 2006;141:24-30.

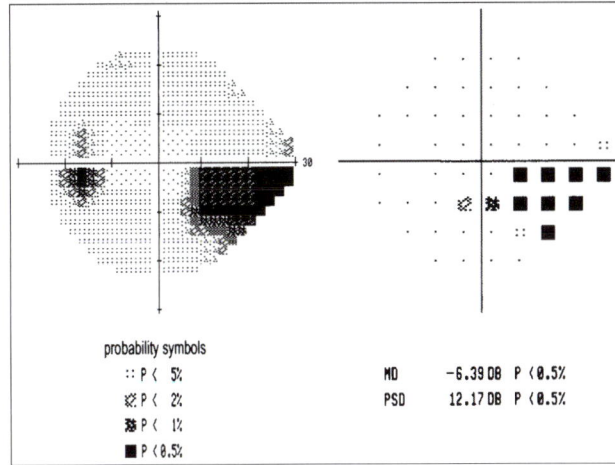

Figura 10.5.3 Defeito arqueado inferior moderado no campo visual em decorrência do glaucoma.

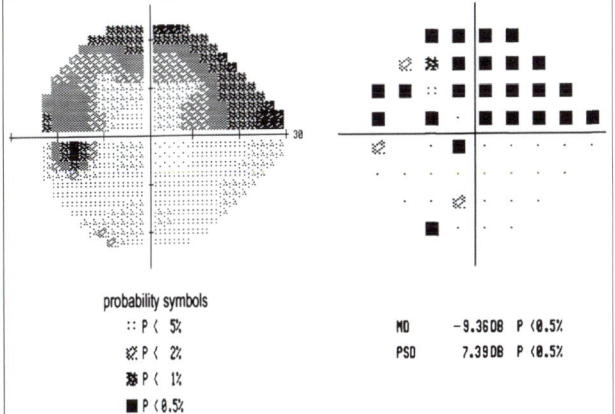

Figura 10.5.4 Defeito arqueado superior moderado próximo à área de fixação causada por glaucoma.

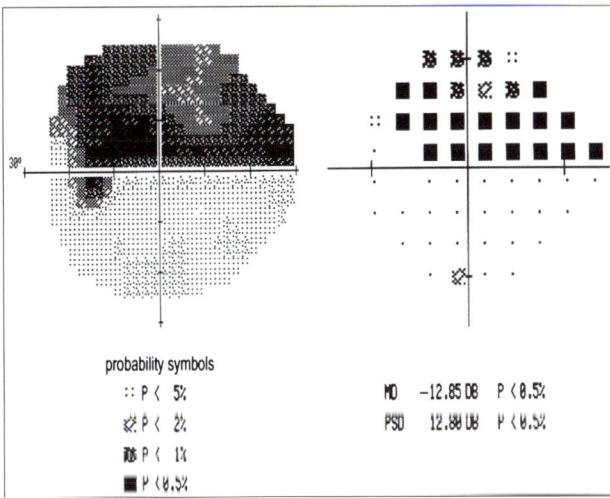

Figura 10.5.5 Defeito arqueado superior grave acometendo a área de fixação. Observe a preservação da região temporal.

16 pontos nos 5° centrais utilizando um estímulo de tamanho III) são três maneiras de melhorar a chance de determinar se o campo visual está piorando nesse paciente. O aumento do tamanho do estímulo de III para V eleva a capacidade do paciente de ver os estímulos e, consequentemente, amplia a gama de possibilidades de respostas, facilitando, desse modo, a detecção da progressão. É possível, inclusive, realizar um exame de campo visual de 10° com um estímulo de tamanho V. A Figura 10.5.7 mostra o exame de campo visual realizado com

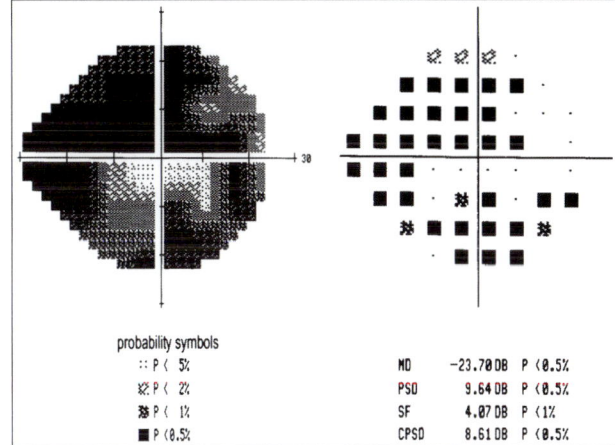

Figura 10.5.6 Campo visual do olho esquerdo de um paciente com glaucoma. Graves escotomas arqueados duplos deixaram o paciente somente com as ilhas de visão central e temporal. A preservação da região temporal é comum no glaucoma em estágio terminal, o que pode ajudar a distinguir esse tipo de defeito de campo visual daqueles associados a neuropatias ópticas não glaucomatosas.

o uso desses métodos no mesmo paciente com glaucoma grave. Como último recurso, a perimetria cinética de Goldmann pode ser utilizada em pacientes com defeitos de campo visual graves, embora poucos consultórios ainda possuam o equipamento ou a qualificação técnica para realizar esses exames.

Embora as estratégias de exame 10-2 tenham sido tradicionalmente utilizadas no glaucoma grave, a estratégia de exame pode ser utilizada em qualquer estágio da doença. Em uma revisão de 35 pacientes com lesão glaucomatosa leve, Anctil e Anderson descrevem a reduzida sensibilidade foveal em 15 desses pacientes.[11] O exame dos 10° centrais de visão em pacientes com glaucoma paracentral preexistente demonstrou detectar uma taxa de progressão mais elevada do que permanecendo com as estratégias-padrão de exame 24-2. O exame focado nos 10° centrais pode auxiliar no diagnóstico de glaucoma e na vigilância longitudinal da progressão.[12]

Campo visual e avaliação da progressão no glaucoma

A progressão do glaucoma se deve à morte das células ganglionares da retina e de seus axônios, o que normalmente resulta na perda da visão periférica – seguida pela perda da visão central. A avaliação das alterações do campo visual, do disco óptico e da camada de fibras nervosas da retina é a maneira primária de se diagnosticar a progressão do glaucoma. Em geral, acredita-se que as alterações estruturais do nervo óptico e a camada de fibras nervosas da retina podem ser detectadas antes das alterações funcionais com a PAP, embora o *Early Manifest Glaucoma Trial* tenha constatado todos seus casos progressivos – à exceção de um – com a PAP, e não com as fotografias do disco óptico avaliadas com crossoscopia *flicker*.[13] É possível que, com exames funcionais mais sensíveis, como a SWAP, a FDT e a eletrorretinografia-padrão, sejam encontradas alterações funcionais concomitantemente com alterações estruturais. Mais pesquisas são necessárias nessa área. Na prática clínica, a PAP seguinte para a detecção de sinais de alteração é fundamental no gerenciamento do glaucoma e, em geral, é realizada a cada 6 a 12 meses, ou com mais frequência se o glaucoma não estiver bem controlado ou demonstrar rápida progressão.[14]

Existem várias maneiras de um defeito de campo visual progredir na presença de glaucoma. No raro caso de a depressão difusa do campo visual ser o único defeito de campo visual, a condição pode agravar-se ou demonstrar sinais de um novo defeito localizado dentro da depressão difusa. Os defeitos localizados podem aumentar ou tornar-se mais profundos e, por fim, um novo defeito localizado distinto pode aparecer.

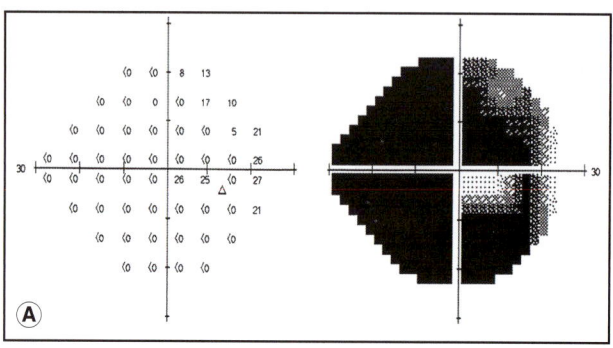
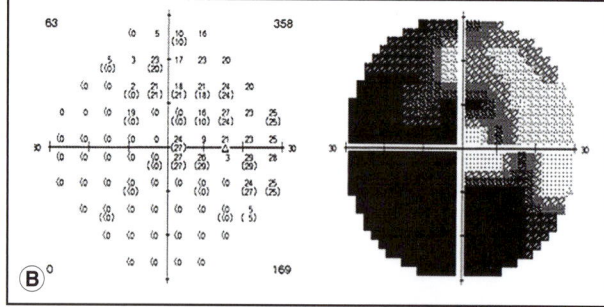
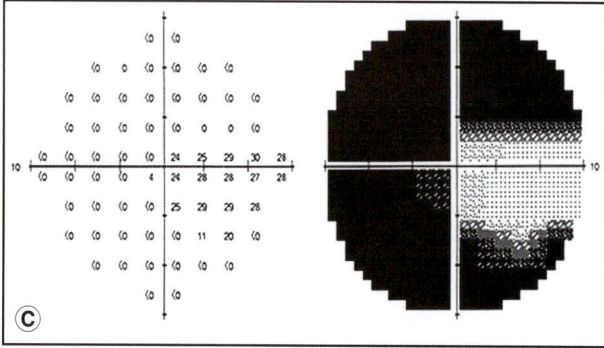
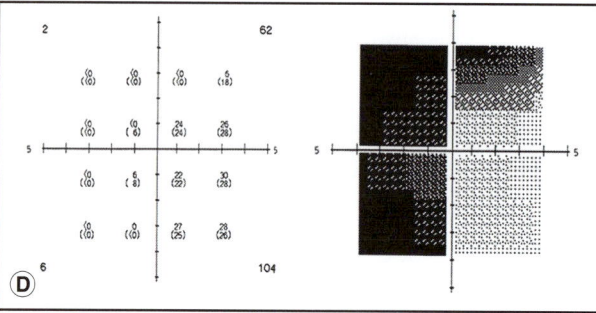

Figura 10.5.7 Exame avançado de campo visual em paciente com glaucoma grave. O campo visual inicial, examinado com o auxílio de um programa 24-2 com estímulo de tamanho III, apresenta-se tão deprimido que há pouquíssimos pontos a serem acompanhados para a verificação da progressão futura (**A**). A elevação do estímulo para o tamanho V gera mais pontos para fins de comparação e obtenção do total dos quadrantes (**B**), embora não existam recomendações específicas sobre o que constitui alterações significativas nos exames de campo visual realizados com estímulo de tamanho V. Programa 10-2 aplicado ao mesmo paciente (**C**) como nas partes A e B, que testa um estímulo de tamanho III dentro dos 10° centrais. O foco nos 10° centrais aumentou o número de pontos úteis a serem acompanhados, em comparação com os 24° centrais na parte A. Realizado com o exame de mácula (**D**), que determina duplamente 16 pontos nos 5° centrais e fornece o total dos quadrantes.

No segundo caso, utilizam-se os critérios de agrupamento descritos no Boxe 10.5.1. Para procurar o aumento ou o aprofundamento dos defeitos existentes, é possível aplicar os critérios de pontos numéricos, como no *Collaborative Normal-Tension Glaucoma Study*[15] (Tabela 10.5.3) ou um dos vários programas estatísticos que analisam os pontos individuais, como o programa *Guided Progression Analysis* para o *Humphrey Visual Field Analyzer* (Figura 10.5.8; Zeiss Meditec, Dublin, CA) ou o *Progressor Programme*.[16] Por várias razões, pode ser difícil utilizar os índices globais, como o agravamento do desvio médio (DM) e o DP. O DM é uma única medida da depressão do campo visual do paciente comparada aos participantes do grupo de controle correlacionados por idade. Pode demonstrar piora em razão de alterações localizadas ou difusas, em cujo caso o segundo tipo geralmente representa uma manifestação do agravamento da catarata. Se tanto o DM quanto o DP estiverem piorando, esta é a melhor evidência de agravamento de um defeito localizado, como geralmente ocorre no glaucoma. Entretanto, o valor do DP não é a melhor medida da piora do campo visual no glaucoma, uma vez que aumenta inicialmente no glaucoma, mas depois diminuiu à medida que uma área cada vez maior do campo visual é afetada.

A *Guided Progression Analysis* (GPA) é baseada em dados de teste-reteste e foi utilizada no *Early Manifest Glaucoma Trial*.[17] O *software* da GPA analisa as alterações ocorridas nos resultados do exame de campo visual do paciente a partir de dois campos basais em relação ao campo visual atual. Se a alteração identificada em determinado ponto tiver menos de 5% de probabilidade de enquadrar-se na faixa de ruído, essa alteração é contada como "possível progressão". É evidente que, nesse nível de importância estatística, a expectativa é de que um em cada 20 pacientes produza um resultado falso-positivo em qualquer ponto específico. No entanto, o programa exige que três ou mais dos mesmos pontos indiquem alterações em três campos consecutivos antes que a mensagem "Provável Progressão" seja exibida. Um novo índice global disponível para o *Humphrey Visual Field Analyzer*, o *Visual Field Index* (VFI), fornece uma medida do percentual de campo visual restante, de 0% (perimetricamente cego) a 100% (função plena do campo visual).[18] O VFI difere do DM, o índice global tradicional para o acompanhamento da função perimétrica ao longo do tempo, na medida em que utiliza os valores de probabilidade do desvio padrão, e não os valores de probabilidade do desvio total, na tentativa de reduzir o efeito da catarata sobre o índice. Além disso, esse índice atribui aos defeitos mais próximos do ponto de fixação um peso maior do que àqueles mais distantes da fixação. O VFI produz uma análise de tendências, ao contrário da análise de eventos produzida pela GPA, mediante a plotagem gráfica do VFI. A vantagem do VFI é que se pode determinar a taxa de progressão do campo visual até o momento e depois predizer até que ponto a função adicional do campo visual se perderia ao longo dos 5 anos subsequentes se não houvesse nenhuma alteração na taxa de perda. A Figura 10.5.8 é um exemplo das análises da GPA e do VFI envolvendo um paciente com glaucoma progressivo. É importante diferenciar as alterações reais do campo visual glaucomatoso das alterações artefactuais. A oscilação em longo prazo é a razão mais comum para um resultado falso-positivo do exame de acompanhamento do campo visual no glaucoma, mas pode ser minimizada com a repetição dos exames. Nunca é demais ressaltar que qualquer alteração

TABELA 10.5.3 Critérios para o julgamento da progressão do glaucoma.

Comparação pontual[15] (*Normal-Tension Glaucoma Study*)	O defeito torna-se mais profundo ou aumenta se 2 ou mais pontos dentro de/adjacentes a um escotoma existente apresentarem piora de pelo menos 10 dB ou três vezes a média das oscilações em curto prazo, o que for maior
Análise de progressão do glaucoma[17]	Deterioração de 3 ou mais pontos no mesmo local no nível $P < 5\%$ em 3 campos visuais consecutivos
Análise de regressão do desvio médio	Deterioração do declive do desvio médio no nível $P < 5\%$ por ano

Todos os critérios pressupõem a confirmação em pelo menos 1 e, melhor ainda, 2 correlações clínicas e de campo visual subsequentes sem nenhuma outra explicação para a deterioração.

suspeita no campo visual deve ser confirmada em dois exames de campo visual subsequentes antes que se possa concluir que o campo está realmente pior.[15]

Como mencionado anteriormente, mesmo sob circunstâncias ideais de teste, as oscilações do campo visual são comuns. É de suma importância que se avalie sempre a confiabilidade dos exames de campo visual (falso-positivos, falso-negativos e perdas de fixação) e que se mantenha a comunicação com o examinador para determinar se o paciente cooperou com o exame. Também deve ser descartada a presença de artefatos no exame de campo visual, tais como o artefato de borda da lente, o uso de uma lente corretiva incorreta, o exame do olho incorreto, o lançamento de uma data de nascimento incorreta, uma pupila miótica, a posição da pálpebra ou a fixação incorreta. Outras condições, além do glaucoma, podem simular a progressão glaucomatosa, de modo que se deve realizar um exame completo e criterioso à procura, especificamente, de neuropatias ópticas da retina ou não glaucomatosas e de defeitos do sistema nervoso central antes que o glaucoma seja culpado pela progressão da doença no exame de campo visual.

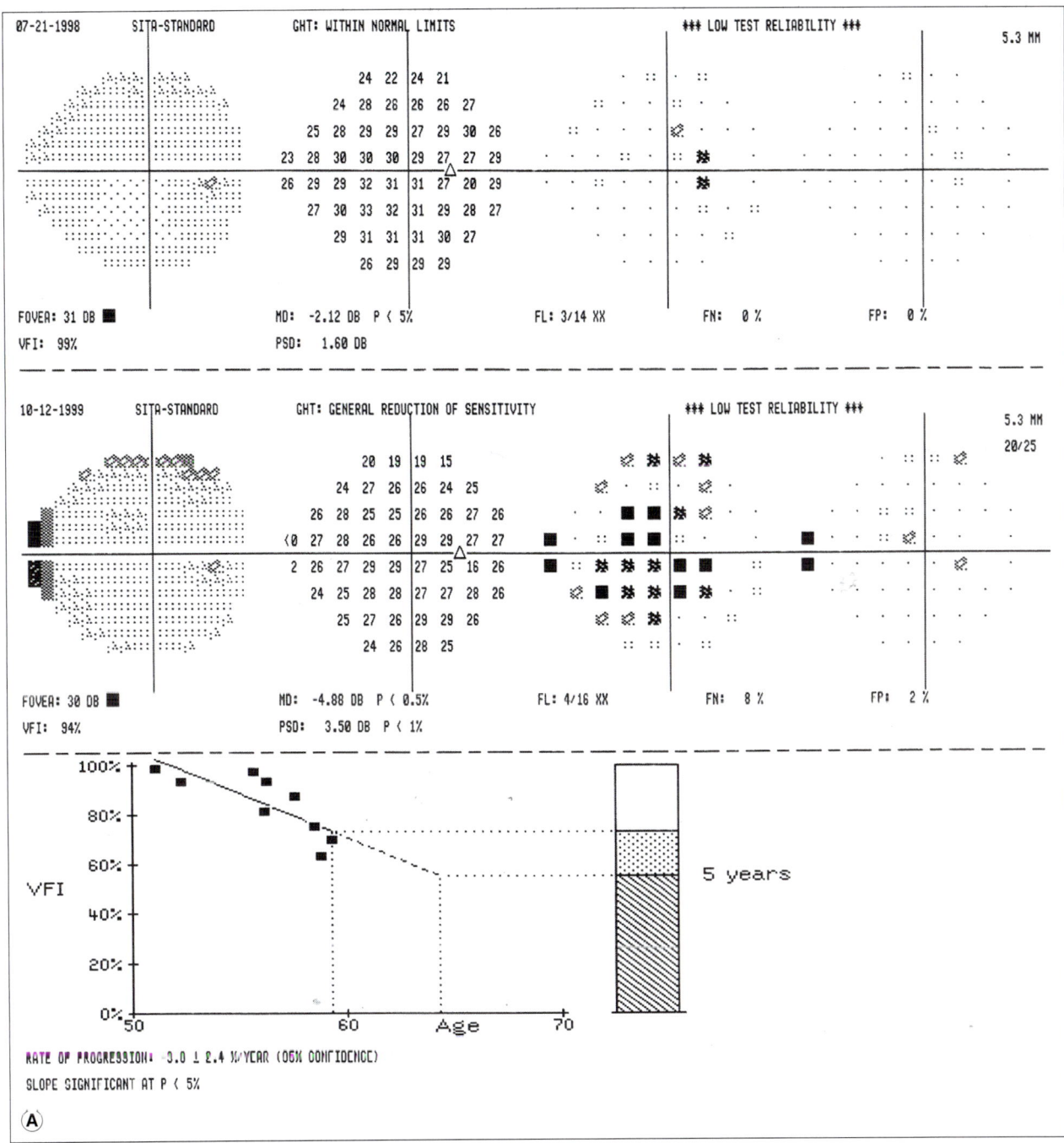

Figura 10.5.8 Análise de progressão do glaucoma. Campos visuais do olho direito de um paciente com glaucoma analisado com o programa *Glaucoma Progression Analysis*. **A.** Os dois campos visuais basais que se fundem para fins de comparação futura, bem como o *Visual Field Index* (VFI). A plotagem do VFI (eixo X) por idade (eixo Y) indica a deterioração da função do campo visual a partir de aproximadamente 100% aos 51 anos de idade e 75% aos 59 anos de idade. A linha de tendência continua outros 5 anos e prevê um declínio para um VFI de 60% até os 64 anos de idade se a progressão não for retardada por uma terapia mais agressiva. *(Continua)*

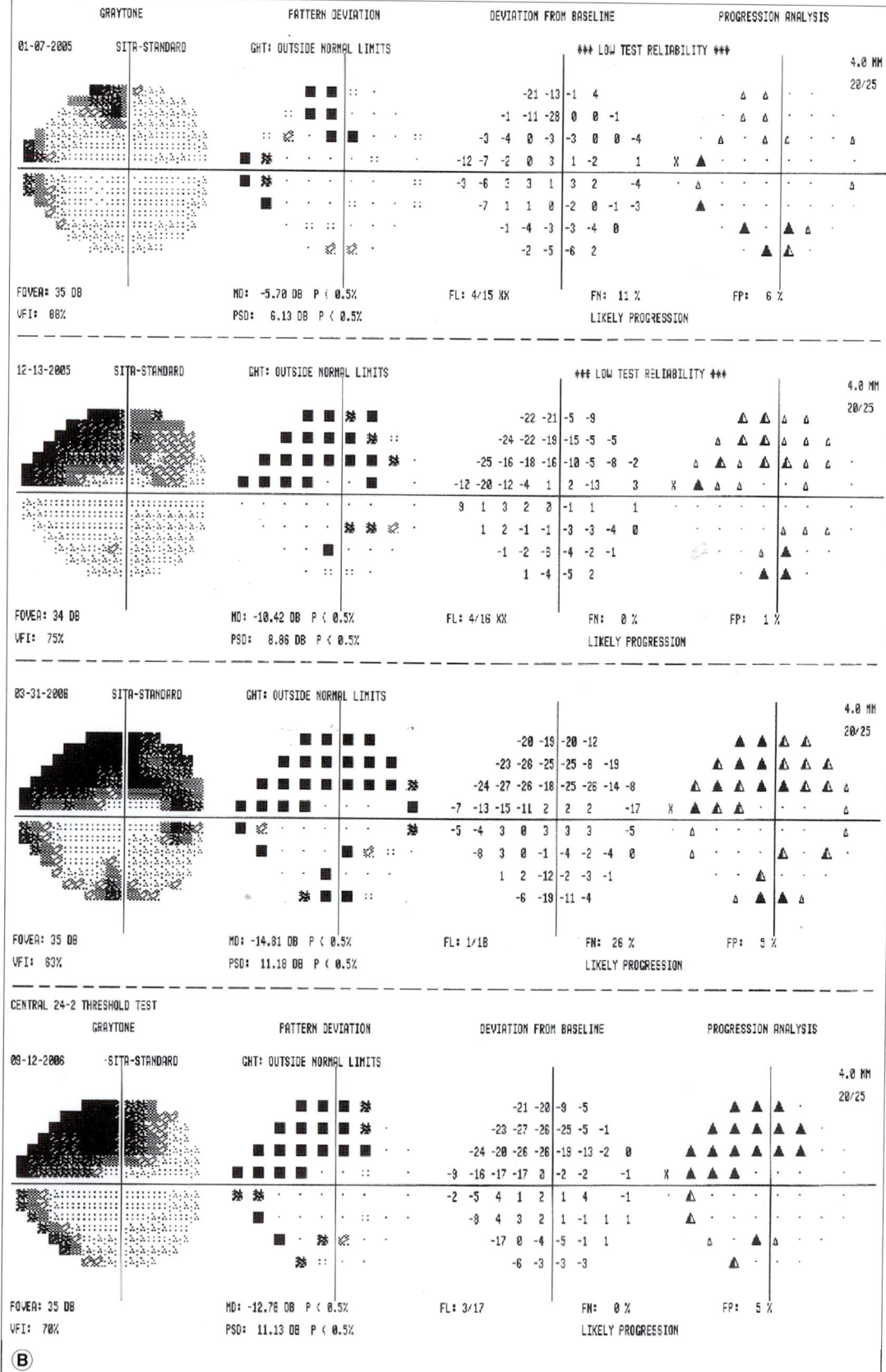

Figura 10.5.8 (*Continuação*) **B.** Os campos visuais de acompanhamento com vários triângulos meio e totalmente escurecidos indicando alterações significativas nesses pontos na repetição do exame. Todos os campos de acompanhamento emitem mensagens de "Provável Progressão" porque três ou mais pontos apresentaram piora exatamente no mesmo local em pelo menos três campos de acompanhamento (campos intervenientes não ilustrados).

BIBLIOGRAFIA

Advanced Glaucoma Intervention Study. 2. Visual field test scoring and reliability. Ophthalmology 1994;101:1445–55.

American Academy of Ophthalmology. Primary open-angle glaucoma. Preferred practice pattern. San Francisco; 2003. p. 15.

Artes PH, Iwase A, Ohno Y, et al. Properties of perimetric threshold estimates from Full Threshold, SITA Standard, and SITA Fast strategies. Invest Ophthalmol Vis Sci 2002;43:2654–9.

Bengtsson B, Heijl A. A visual field index for calculation of glaucoma rate of progression. Am J Ophthalmol 2008;145:343–53.

Budenz D, Rhee P, Feuer W, et al. Sensitivity and specificity of the Swedish Interactive Threshold Algorithm (SITA) in glaucomatous visual field defects. Ophthalmology 2002;109:1052–8.

Chauhan BC, LeBlanc RP, Shaw AM, et al. Repeatable diffuse visual field loss in early glaucoma. Ophthalmology 1997;104:532–8.

Gordon MO, Kass MA. Ocular Hypertension Treatment Study Group. The ocular hypertension treatment study: design and baseline description of the participants. Arch Ophthalmol 1999;117:573–83.

Heijl A, Leske C, Bengtsson B, et al. Reduction of intraocular pressure and glaucoma progression. Arch Ophthalmol 2002;120:1268–79.

Hodapp E, Parrish RK, Anderson DR. Clinical decisions in glaucoma. St Louis: Mosby; 1993.

Keltner JL, Johnson CA, Quigg JM, et al. for the Ocular Hypertension Treatment Study Group. Confirmation of visual field abnormalities in the Ocular Hypertension Treatment Study. Arch Ophthalmol 2000;118:1187–94.

Leske MC, Heijl A, Hyman L, et al; the EMGT Group. The Early Manifest Glaucoma Trial. Design and baseline data. Ophthalmology 1999;106:2144–53.

Mills RP, Budenz DL, Lee PP, et al. Categorizing the stage of glaucoma from pre-diagnosis to end-stage disease. Am J Ophthalmol 2006;141:24–30.

Musch DC, Lichter PR, Guire KE, et al. The Collaborative Initial Glaucoma Treatment Study: study design, methods, and baseline characteristics of enrolled patients. Ophthalmology 1999;106:653–62.

Noureddin BN, Poinoosawmy D, Fietzke FW, et al. Regression analysis of visual field progression in low tension glaucoma. Br J Ophthalmol 1991;75:493–5.

Schulzer M. Errors in the diagnosis of visual field progression in normal-tension glaucoma. The Normal-Tension Glaucoma Study Group. Ophthalmology 1994;101:1589–94.

As referências completas estão disponíveis no **GEN-io**.

PARTE 10 GLAUCOMA

SEÇÃO 2 Avaliação e Diagnóstico

Testes Psicofísicos Avançados para Glaucoma

Chris A. Johnson

10.6

Definição: As estratégias de estimativas de limiares, os procedimentos de testes e os métodos de análises permitem melhorar a acurácia, a sensibilidade e a reprodutibilidade da perimetria e do exame de campo visual.

Características principais

- SITA (do inglês *swedish interactive threshold algorithm*, algoritmo de limiar interativo sueco)
- ZEST (do inglês *zippy estimation by sequential thresholds*, algorítimo rápido de estimativa de limites sequenciais)
- Perimetria orientada por tendências (TOP, do inglês *tendency-oriented perimetry*)
- Estratégia dinâmica
- Perimetria de frequência dupla (FDT, do inglês *frequency-doubling technology*)
- Perimetria *matrix*
- Perimetria pulsar
- Perimetria *rarebit*
- Perimetria de borda de Heidelberg (HEP, do inglês *Heidelberg edge perimetry*)
- Perimetria por *tablet*
- Índice de campo visual (VFI, do inglês *visual field index*)
- Análise guiada de progressão 2 (GPA, do inglês *guided progression analysis*).

INTRODUÇÃO

A avaliação de déficits funcionais glaucomatosos é importante para profissionais e pesquisadores. Embora a visão de cores, a sensibilidade ao contraste e outros testes psicofísicos tenham sido utilizados,[1] a perimetria continua sendo a base primária para a avaliação da função visual glaucomatosa. Inovações recentes em relação à perimetria aumentaram a sua utilidade. Este capítulo apresenta uma breve análise das novas estratégias de teste, procedimentos de avaliação e técnicas de análise.

ESTRATÉGIAS DE TESTE

O exame de campo visual consistia inicialmente em detectar um alvo móvel (cinético) ou incremento da luminância (estático) em um fundo uniforme. A perimetria automatizada introduziu o procedimento em escalas, variável e demorado, o que levou ao desenvolvimento de melhores estratégias.

O SITA incorpora uma estratégia bayesiana (previsão) que melhora a acurácia, a eficiência e a confiabilidade.[2-5] O SITA usa informações prévias de populações normais e com glaucoma de diversas idades para determinar funções de densidade de probabilidade (pdf) para cada localidade. Durante o exame, a pdf é modificada até que o limite de 95% de confiança esteja dentro dos limites aceitáveis (terminação dinâmica). O SITA oferece maior confiabilidade teste-reteste e reduz o tempo de teste em 25 a 50% em relação aos testes escalonados. Existem duas estratégias: o SITA *Standard* e o SITA *Fast*. O procedimento SITA *Fast* permite uma janela maior de erros aceitáveis, o que o torna um teste mais rápido e com maior variabilidade.

O procedimento ZEST é uma estratégia bayesiana semelhante ao SITA, com duas diferenças. Primeiro, a pdf é uniforme dentro de uma faixa de intensidade de estímulos, o que o torna menos vulnerável a vieses de resposta. Segundo, o método utiliza um número fixo de apresentação para estimar o limiar, mas os valores "suspeitos" são retestados.[6-9] O tempo do teste é regular, independentemente do estado do campo visual do paciente ou da confiabilidade.[7-9]

A perimetria orientada por tendências (TOP) é uma estratégia com base em uma escala de médias espaciais.[10,11] A TOP permite uma avaliação eficiente das propriedades do campo visual,[10] embora possa não detectar pequenos defeitos e subestimar o declive dos limites da perda de campo visual.[11]

A estratégia dinâmica é semelhante a uma escala, mas a extensão das alterações entre as manifestações do estímulo é proporcional ao nível limiar atual, enquanto a escala utiliza alterações fixas.[12,13] A estratégia dinâmica é semelhante à busca binária modificada (MOBS, do inglês *modified binary search*).[12-14] A estratégia dinâmica reduz o tempo de teste e a variabilidade de resposta em aproximadamente 50%.

Essas estratégias são atualmente implementadas em perímetros comerciais automatizados e os resultados geralmente são semelhantes.[14]

PROCEDIMENTOS DE TESTE

A perimetria de frequência dupla (FDT) apresenta uma grade senoidal de baixa frequência espacial (menos de um ciclo por grau) submetida a um *flicker* (oscilação) de contrafase de alta frequência temporal (mais de 15 Hz).[15-17] O observador detecta o estímulo da FDT sobre um fundo uniforme e o contraste mínimo para a detecção é medido em cada local. O dispositivo original de FDT testou 19 locais dentro do raio central de 30°, com um procedimento de teste de limiar em aproximadamente 4 minutos por olho e um rastreamento rápido de 30 a 60 segundos por olho. Um dispositivo de FDT de segunda geração, a Humphrey Matrix®, apresenta características adicionais e incorpora vários padrões de estímulo diferentes para a avaliação dos 30° centrais (testes 24-2 e 30-2) e da mácula (testes 10-2 e de mácula). Esses testes permitem avaliações úteis para a caracterização da perda de campo visual decorrente de glaucoma.[15-17] A Figura 10.6.1 apresenta um exemplo do teste 24-2 com a Humphrey Matrix® realizado no olho esquerdo de um paciente com perda do campo visual paracentral inferior.

A perimetria Pulsar é semelhante à FDT na medida em que apresenta uma grade sinusoidal de baixa frequência espacial submetida a um *flicker* de contrafase de alta frequência temporal.[18-20] Entretanto, a grade sinusoidal é bidimensional, com afunilamento do contraste em direção à borda do estímulo. O estímulo aparece como um alvo irradiando para fora a partir do centro. Como são empregadas várias combinações de frequência

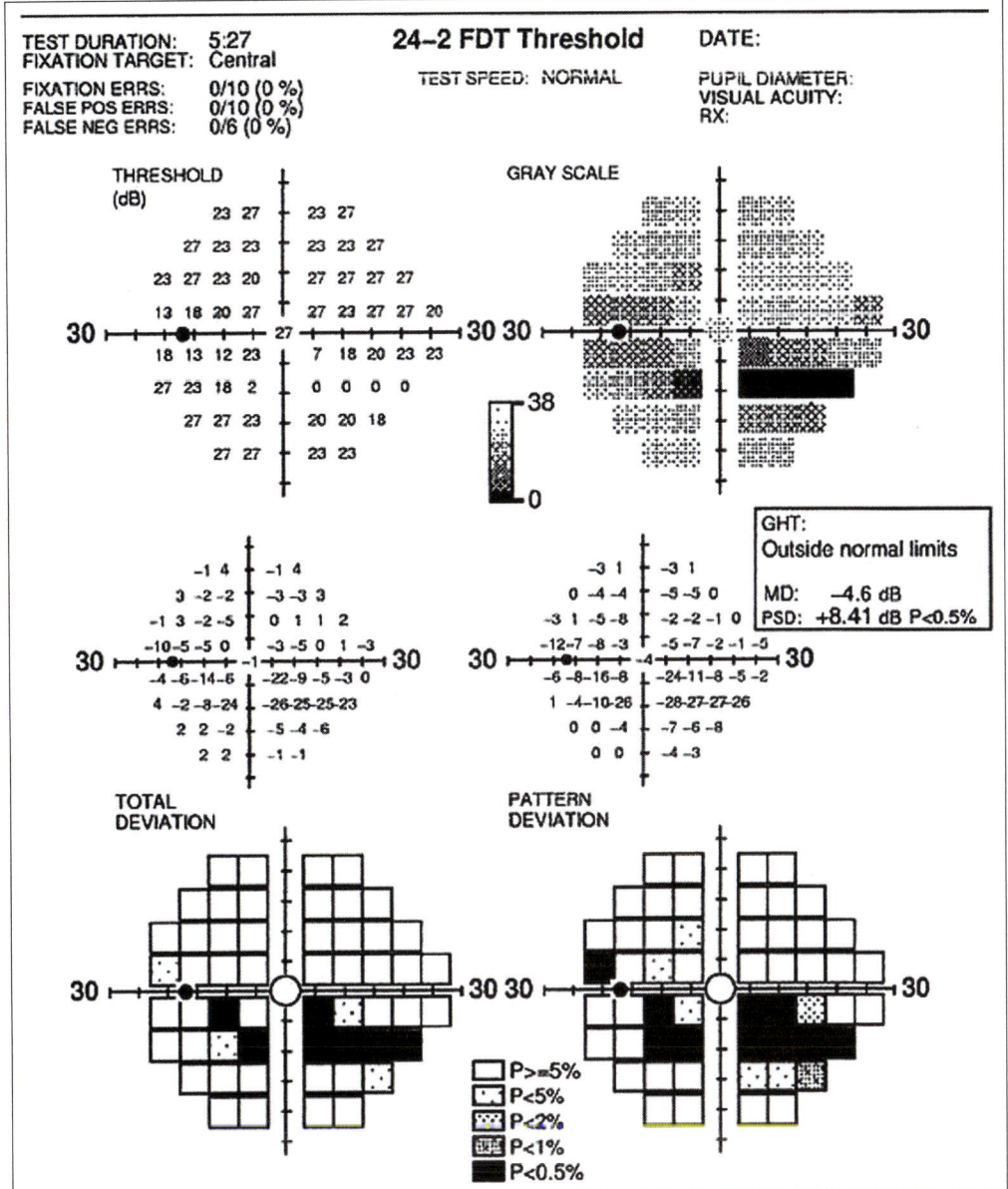

Figura 10.6.1 Tecnologia de frequência duplicada (FDT) da Humphrey Matrix®. Resultados do olho esquerdo de um paciente com glaucoma e defeito arqueado inferior de campo visual.

espacial e temporal para cada local de estímulo, a medida final é apresentada em unidades de contraste de resolução espacial (unidades src). Utiliza-se uma estratégia TOP.[18-20] A Figura 10.6.2 apresenta um exemplo de perimetria Pulsar do olho direito de um observador com degrau nasal superior.

A perimetria Rarebit é um procedimento de teste supralimiar em que pequenos pontos (*pixels*) são exibidos no monitor de um computador.[21-23] Para a apresentação de cada estímulo, 0, 1 ou 2 pontos são apresentados dentro de uma pequena região localizada do campo visual e o observador indica se observou 0, 1 ou 2 pontos. A finalidade é produzir um mapeamento pormenorizado do campo visual central, de modo a identificar áreas de perda heterogênea ou "irregular" do campo visual e lacunas nas áreas sobrepostas do campo receptor de células ganglionares em decorrência de dano glaucomatoso. Para cada região do campo visual, o procedimento determina a "taxa de acerto" (percentualmente correto) e a "taxa de erro" (percentualmente incorreto).[21-23] A Figura 10.6.3 apresenta um exemplo de defeito glaucomatoso arqueado no campo visual do olho direito.

A perimetria da borda de Heidelberg (HEP) utiliza o formulário definido por cintilação. O fundo e o estímulo consistem em uma matriz de pontos aleatórios exibidos no monitor de um computador. Os pontos cintilam em ritmo acelerado e um estímulo é gerado por cintilação rápida em contrafase.[24,25] A Figura 10.6.4 apresenta um exemplo de defeito glaucomatoso arqueado superior do campo visual de um olho direito avaliado com HEP.

O advento dos *smartphones* e *tablets* ensejou o desenvolvimento de novos procedimentos de teste da função visual que podem ser utilizados para rastreamento populacional, testes domiciliares e avaliação na sala de espera de um consultório de oftalmologia. Vários pesquisadores desenvolveram procedimentos para o rastreamento do campo visual e a avaliação quantitativa do limiar do campo visual central (30°).[26-28] Os resultados são favoravelmente comparáveis ao analisador de campo Humphrey® e proporcionam um meio portátil, operado por bateria, de realizar exames de campo visual em áreas remotas, para populações com alto risco de desenvolver problemas de visão e aqueles com acesso limitado a serviços tradicionais de assistência médica e exames oftalmológicos. É provável que os aprimoramentos desse procedimento incorporem óculos de realidade virtual que permitam que o exame seja realizado com o paciente sentado na sala de espera antes de ser examinado por um oftalmologista.

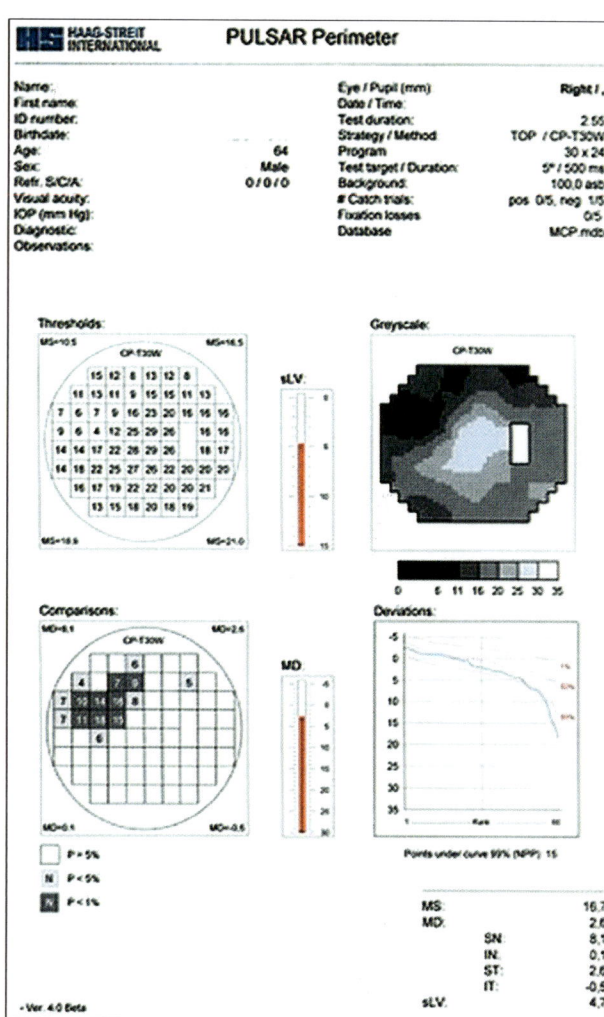

Figura 10.6.2 Perimetria Pulsar. Resultados do olho direito de um paciente com glaucoma com degrau nasal superior e defeito arqueado parcial de campo visual. Os valores estão em unidades de contraste de resolução espacial (SRC, do inglês *spatial resolution contrast*).

MÉTODOS DE ANÁLISE

Muitos pesquisadores publicaram uma visão geral dos métodos de avaliação longitudinal do campo visual e do estadiamento da perda da função visual no glaucoma.[29-34]

O índice de campo visual (VFI) estima a taxa de alteração do campo visual glaucomatoso ao longo do tempo.[33] O índice é fundamentado em uma análise do desvio médio (DM), mas expressa a perda de campo visual como um percentual entre 100% (normal) e 0% (cegueira). Para minimizar a influência da catarata, o VFI utiliza valores de probabilidade extraídos dos desvios padrões (DP), e não dos desvios totais, e aplica um peso maior aos pontos com localização mais central. O VFI permite uma avaliação quantitativa contínua das lesões do campo visual, mas é relativamente insensível à perda inicial de campo visual no glaucoma (DM de, no máximo, –6 dB), é mais otimista em sua avaliação do que os avaliadores especializados em campo visual e não há evidências que indiquem a sua superioridade ou inferioridade em relação ao DM como medida das lesões do campo visual.[33]

Um método que utiliza o VFI é a Análise de Progressão Guiada (GPA 2).[34] A GPA 2 produz uma regressão linear do VFI ao longo do tempo para estimar a taxa de progressão e demonstrar a profundidade do defeito e os níveis de probabilidade dos locais para a realização de testes individuais. A GPA 2 fornece informações sobre a progressão do defeito de campo visual no glaucoma, é capaz de localizar e identificar os pontos do campo visual que mais apresentam alterações e as cópias impressas podem ser interpretadas de forma eficiente e acurada.[35]

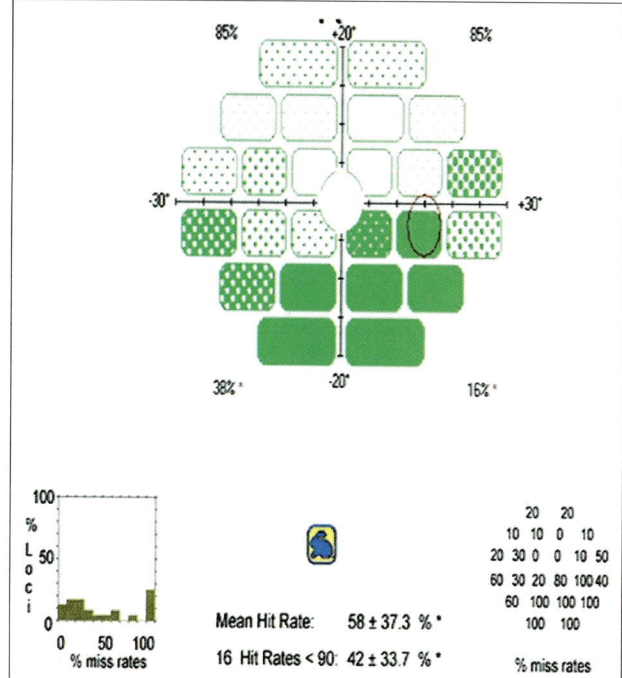

Figura 10.6.3 Perimetria *Rarebit*. Resultados do olho direito de um paciente com glaucoma com defeito arqueado inferior com alguma perda de sensibilidade arqueada superior parcial. A taxa de erro percentual (100% menos a taxa de acerto) é mostrada para cada região do campo visual testada.

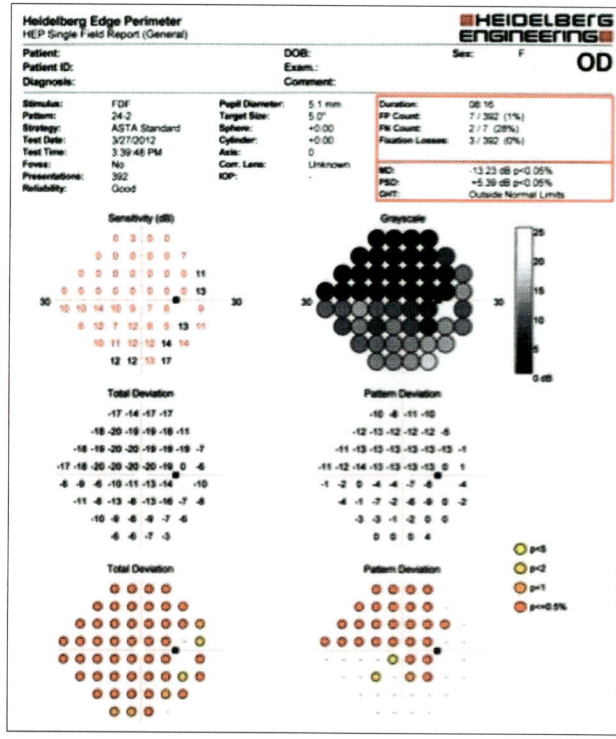

Figura 10.6.4 Perimetria da borda de Heidelberg (HEP). Resultados do olho direito de um paciente com glaucoma com um defeito de campo visual arqueado superior. A HEP realiza testes usando um estímulo de forma definida por cintilação.

A análise de permutação é utilizada para a ressonância magnética (RM) e a tomografia por emissão de pósitrons (PET, do inglês *positron emission tomography*) para determinar se as variações são sistemáticas, sequenciais ou decorrentes de variação aleatória. O método foi adaptado a imageologia ocular[35] e hoje é aplicado à análise de campo visual. A análise de permutação faz uma reprodução aleatória dos testes de campo visual para gerar um conjunto de distribuições e determinar se a sequência cronológica adequada de testes fornece informações mais eficazes.

Embora atualmente existam muitos modelos estatísticos e matemáticos diferentes sendo desenvolvidos e validados para a avaliação da progressão de defeitos glaucomatosos de campo visual, muitos dos mais sofisticados requerem grande quantidade de familiaridade de segundo plano, exigem considerável poder computacional e têm resultados complexos, o que limita seu uso em uma clínica movimentada. Recentemente, Gardiner e Demirel[36] compararam três índices de campo visual comuns: DM, DP e VFI e constataram que o DM era capaz de detectar mais casos do que o DP ou o VFI, e também de detectar a deterioração do campo visual mais cedo do que os outros dois índices.

CONCLUSÃO

O valor clínico da perimetria melhorou significativamente por meio dos procedimentos inovadores para avaliação funcional do glaucoma. Os esforços para melhorar a acurácia e a eficiência das estratégias de teste, desenvolver procedimentos de teste que visem aos mecanismos essenciais e criar procedimentos de análise que combinem informações funcionais, estruturais e clínicas devem facilitar a detecção de danos glaucomatosos e sua progressão.

BIBLIOGRAFIA

Anderson AJ, Johnson CA, Fingeret M, et al. Characteristics of the normative database for the Humphrey Matrix perimeter. Invest Ophthalmol Vis Sci 2005;46:1540–8.

Artes P, Iwase A, Ohno Y, et al. Properties of perimetric threshold estimates from full threshold, SITA Standard and SITA Fast strategies. Invest Ophthalmol Vis Sci 2002;43:2654–9.

Artes PGH, Chauhan BC, Keltner JL, et al; Ocular Hypertension Treatment Study Group. Longitudinal and cross-sectional analyses of visual field progression in participants of the ocular hypertension treatment study. Arch Ophthalmol 2010;128:1528–32.

Brusini P, Johnson CA. Staging functional damage in glaucoma: review of different classification methods. Surv Ophthalmol 2007;52:156–79.

Frisen L. New, sensitive window on abnormal spatial vision: rarebit probing. Vision Res 2002;42:1931–9.

Gardiner SK, Demirel S. Detecting change using standard global parametric indices in glaucoma. Am J Ophthalmol 2017;176:148–56.

Goren D, Flanagan JG. Is flicker-defined form (FDF) dependent on the contour? J Vis 2008;8:1–11.

Iester M, Capris E, DeFoe F, et al. Agreement to detect glaucomatous visual field progression by using three different methods: a multicenter study. Br J Ophthalmol 2011;95:1276–83.

Kong YXG, He M, Crowston JG, et al. A comparison of perimetric results from a tablet perimeter and Humphrey field analyzer in glaucoma patients. Transl Vis Sci Technol 2016;5:2.

Maeda H, Nakaura M, Negi A. New perimetric threshold test algorithm with dynamic strategy and tendency-oriented perimetry (TOP) in glaucomatous eyes. Eye (Lond) 2000;5:747–51.

Spry PGD, Johnson CA. Identification of progressive glaucomatous visual field loss. Surv Ophthalmol 2002;47:158–73.

Turpin A, McKendrick AM, Johnson CA, et al. Performance of efficient test procedures for frequency doubling technology (FDT) perimetry in normal and glaucomatous eyes. Invest Ophthalmol Vis Sci 2002;43:709–15.

Vingrys AJ, Healey JK, Liew S, et al. Validation of a tablet as a tangent perimeter. Transl Vis Sci Technol 2016;5:3.

Wall M, Johnson CA. Principles and techniques of the examination of the visual sensory system. Walsh and Hoyt's textbook of neuro-ophthalmology, vol. 1. Philadelphia: Lippincott, Williams and Wilkins; 2005. p. 83–149.

Zeppieri M, Brusini P, Parisi L, et al. Pulsar perimetry in the diagnosis of early glaucoma. Am J Ophthalmol 2010;149:102–12.

As referências completas estão disponíveis no **GEN-io**.

PARTE 10 GLAUCOMA
SEÇÃO 2 Avaliação e Diagnóstico

Análise do Nervo Óptico
10.7
Gadi Wollstein, Fabio Lavinsky e Joel S. Schuman

Definição: Teste auxiliar para documentar as alterações glaucomatosas características na morfologia do disco óptico, que são fundamentais para o diagnóstico e tratamento longitudinal de todas as formas de glaucoma.

Características principais
- Estreitamento focal e/ou generalizado da rima neurorretiniana
- Progressão para neuropatia óptica glaucomatosa ao longo do tempo.

Características associadas
- Desnudamento de vasos sanguíneos
- "Exposição" da lâmina crivosa
- Hemorragia do disco óptico
- Atrofia peripapilar
- Perda da camada de fibras nervosas da retina.

Tecnologias diagnósticas
- Biomicroscopia de fundo
- Fotografias estereoscópicas do disco óptico (e filtro isento de vermelho)
- Oftalmoscopia de varredura a *laser* confocal
- Tomografia de coerência óptica (OCT, do inglês *optical coherence tomography*).

INTRODUÇÃO

A avaliação da cabeça do nervo óptico (CNO) é uma parte fundamental do exame clínico de glaucoma. Devido à grande variabilidade nas características da CNO entre sujeitos saudáveis, a identificação de anomalias glaucomatosas é um desafio, especialmente nos estágios iniciais da doença. Todavia, já foi sugerido que as anomalias estruturais glaucomatosas precedem o surgimento das anomalias funcionais, enfatizando ainda mais a importância da avaliação clínica do disco e com ferramentas auxiliares.[1]

ANATOMIA NORMAL

A CNO é composta por fibras neurais, vasos sanguíneos, células gliais e outros tecidos de suporte. Os axônios, que constituem o principal componente da CNO, originam-se na soma de células ganglionares da retina, percorrem a camada de fibras nervosas da retina (CFNR) e se reúnem na CNO (Figura 10.7.1). Essa via transfere o sinal neural da retina para o córtex visual no cérebro. Aproximadamente 1,2 milhão de fibras nervosas atravessam a CNO, organizadas em feixes que atravessam a lâmina crivosa, que fornece suporte estrutural ao tecido neural. O número total de fibras nervosas que atravessam a CNO está relacionado com o tamanho do disco, sendo que os discos maiores são compostos de mais fibras do que os discos menores. O disco típico saudável é oval com o eixo longitudinal orientado verticalmente. O disco tem diâmetro médio de 1,5 mm e uma área média de 1,8 mm². O disco óptico normalmente é dividido em dois componentes estruturais

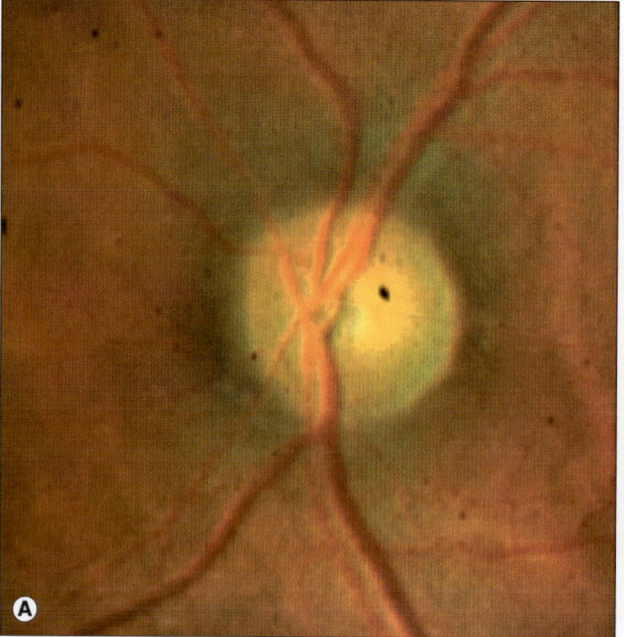 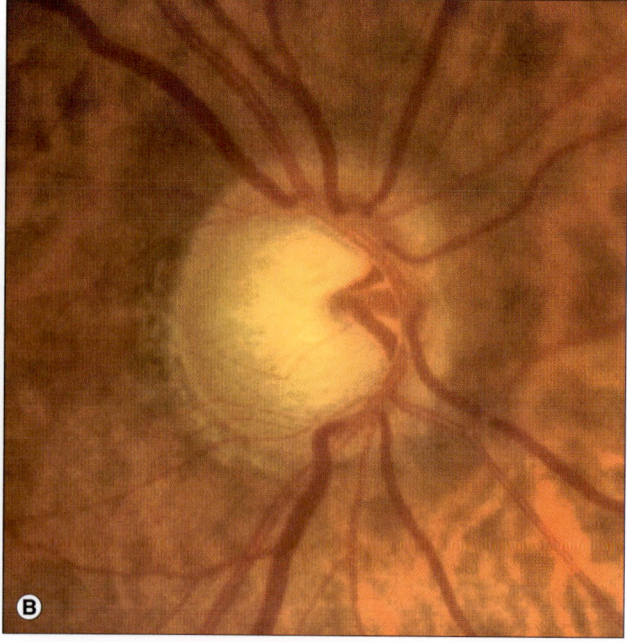

Figura 10.7.1 A. Fotografias da cabeça do nervo óptico de um olho esquerdo saudável com uma pequena escavação central. **B.** Olho glaucomatoso com escavação aumentada, estreitamento focal da rima neurorretiniana que não respeita a regra ISNT, nasalização dos vasos sanguíneos, exposição da lâmina crivosa e atrofia peripapilar.

principais: a rima neurorretiniana e a escavação do disco. A rima é o local em que estão todos os axônios, enquanto a escavação é o espaço destituído de quaisquer axônios. A escavação da CNO é oval e tem localização central nos olhos saudáveis, com o maior diâmetro orientado na horizontal. As orientações perpendiculares do disco e da escavação combinam-se para levar à típica configuração da rima, onde a área mais espessa está no quadrante inferior, seguida pelos quadrantes superior, nasal e temporal (regra ISNT, na sigla em inglês).[2] Nos olhos com uma CNO maior, a escavação pode ser maior do que nos olhos com um disco menor, uma vez que a área remanescente da rima ainda permite a passagem de todos os axônios. A distribuição espacial das fibras é organizada de tal modo que os principais feixes arqueados da CFNR entram pelos polos e aqueles provenientes do polo posterior formam o feixe papilomacular que adentra a face temporal da CNO. As fibras que têm origem na periferia retiniana tendem a localizar-se em direção à margem do disco, enquanto as fibras que se originam do polo posterior tendem a estar localizadas no centro do disco. A artéria central da retina entra e a veia sai do olho no centro da CNO e divide-se em seus ramos enquanto ainda dentro da área do disco óptico. Em geral, é possível observar os vasos circunlineares que saem do tronco central dos vasos sanguíneos em direção à mácula. Esses vasos estão localizados superficialmente e são sustentados pelo tecido neurorretiniano da rima na borda da escavação. Em até um terço dos olhos, a artéria ciliorretiniana pode ser observada na periferia temporal do disco. A forma típica da CNO descrita até aqui pode variar acentuadamente entre os sujeitos. Exemplos comuns de variabilidade natural são o nervo óptico que entra no globo ocular em um ângulo acentuado, de modo que o disco parece inclinado, e os olhos míopes com uma escavação rasa que pode ser difícil de delinear.

EXAME CLÍNICO: CARACTERÍSTICAS GLAUCOMATOSAS

Escavação do disco óptico

Várias características estruturais foram associadas à lesão glaucomatosa. A perda de tecido neural, que é marca registrada do glaucoma, é observada na CNO como um aumento da escavação e um afinamento da rima. Essas alterações podem ocorrer em todo o disco como um estreitamento global da rima ou como um estreitamento localizado, geralmente descrito como um *notch*. A perda neural resulta também em um aprofundamento da escavação com exposição da lâmina crivosa no fundo da escavação. O tamanho da escavação geralmente é descrito como a relação vertical entre os diâmetros da escavação e do disco (relação ou razão escavação/disco). Entretanto, esse método é propenso a estimativas imprecisas, especialmente na presença de escavações atípicas. O tamanho do disco também deve ser levado em consideração porque os discos maiores podem ter uma escavação maior, enquanto em discos menores, até mesmo uma escavação pequena pode representar um nível substancial de dano tecidual. A área do disco pode variar até seis vezes entre indivíduos saudáveis e, desse modo, afetar diretamente o resultado do exame.[2] O tamanho do disco pode ser estimado clinicamente mediante o ajuste da altura da fenda às margens do disco e a leitura da escala de medição da lâmpada de fenda após aplicar o fator de correção para lente de aumento utilizada. A relação escavação/disco óptico varia acentuadamente na população, mas uma relação maior que 0,65 foi encontrada em menos de 5% dos indivíduos saudáveis.[3] A escavação tende a ser simétrica entre os olhos com uma diferença de 0,2 ou menos na relação escavação/disco observada em mais de 96% dos sujeitos saudáveis.[2] Portanto, quando a assimetria entre os olhos é notada, a possibilidade de dano glaucomatoso deve ser considerada.

Vasos sanguíneos

Como os vasos sanguíneos são sustentados principalmente pelo tecido neural, as dobras ao longo dos vasos, especialmente dos vasos circunlineares, são úteis indicadores da localização da margem da escavação. À medida que a doença progride, com perda concomitante de tecido neural, o tronco dos vasos sanguíneos principais tende a se deslocar em direção à região nasal do disco. Em alguns casos, os vasos permanecem em posição inalterada, mas com perda da sustentação tecidual – o chamado "desnudamento dos vasos circunlineares". Em alguns casos, é possível observar alterações segmentares no calibre dos vasos sanguíneos, bem como as hemorragias em "chama de vela". Essas hemorragias são transitórias e normalmente seguidas por um estreitamento localizado da rima no mesmo local, com correspondente anomalia do campo visual. Embora as hemorragias não sejam comuns em olhos glaucomatosos, a sua prevalência na população saudável é baixa, razão pela qual a presença desse achado deve levantar suspeita da existência de lesão glaucomatosa.[4] Além disso, as hemorragias do disco óptico estão associadas a uma maior probabilidade de progressão do glaucoma.[5]

Atrofia peripapilar

Um sinal comum no glaucoma é a manifestação de alterações atróficas adjacentes à margem do disco óptico. A atrofia hiperpigmentada ou hipopigmentada (também conhecida como *zona alfa*) e, em muitos casos, ambos os tipos de atrofia estão presentes lado a lado. A atrofia não é específica do glaucoma e aparece em outras condições oculares. Entretanto, o surgimento de uma área central de atrofia do epitélio pigmentar da retina e da coriocapilar próxima ao disco (zona beta) demonstraram ocorrer com alta prevalência em olhos glaucomatosos.[6]

IMAGEM

A introdução de aparelhos de imagem para a avaliação da CNO permite a documentação e quantificação objetivas dessa região do olho. Dada a considerável variação na aparência da CNO entre indivíduos saudáveis, os diversos padrões de escavação glaucomatosa, e a ampla variação na avaliação da aparência da CNO entre os examinadores de uma consulta e outra, pode ser muito difícil tomar decisões consistentes. Além disso, como as alterações glaucomatosas progridem lentamente, essas modalidades quantitativas permitem a detecção de alterações muito discretas, difíceis de serem observadas durante o exame clínico. Isso, por sua vez, melhora a detecção do glaucoma, podendo melhorar também a capacidade de identificar a progressão da doença ao longo do tempo, o que influencia o manejo clínico e a tomada de decisões para pacientes com glaucoma.

FOTOGRAFIA DO DISCO ÓPTICO

A fotografia estereoscópica da CNO é atualmente uma tecnologia geralmente utilizada para documentar a aparência do disco óptico. O exame é realizado com uso de fotografias consecutivas após um movimento manual de mudança de posição da câmera ou de fotografias obtidas simultaneamente com uma distância focal fixa. A fotografia fornece as informações estruturais da maneira mais intuitiva para o médico, a aquisição é rápida e as imagens são altamente detalhadas (ver Figura 10.7.1). Esse método permite também o registro de diversas características, como hemorragias, que podem ser apreciadas somente por um examinador humano. Embora a fotografia em si seja um registro objetivo, o método requer interpretação subjetiva, o que depende muito das habilidades do examinador e apresenta alta variabilidade entre os examinadores. Vários estudos demonstraram capacidade semelhante de distinção entre olhos saudáveis e glaucomatosos por meio da avaliação especializada das fotografias e aparelhos de imagem da CNO.[7,8] Entretanto, quando a detecção da progressão do glaucoma foi comparada entre a avaliação das fotografias consecutivas da CNO e os exames de campo visual, pouca concordância foi observada entre os dois métodos.[9] Essa discrepância pode refletir as diferenças temporais entre a progressão estrutural e a progressão funcional. Como a avaliação do glaucoma normalmente exige ambos os aspectos, o surgimento de uma defasagem entre a progressão da estrutura e da função complica a capacidade de detecção da progressão da doença.

OFTALMOSCOPIA CONFOCAL DE VARREDURA A *LASER*

A tecnologia de oftalmoscopia confocal de varredura a *laser* (CSLO, do inglês *confocal scanning laser ophthalmoscopy*) fundamenta-se no princípio de que a luz projetada contra o plano de interesse através de um conjunto conjugado de furos permite que a luz alcance o detector somente a partir do plano desejado, enquanto a luz proveniente de todas as demais direções é bloqueada. O aparelho adquire imagens em planos paralelos, permitindo, desse modo, a reconstrução tridimensional da região rastreada. O tomógrafo de retina Heidelberg (HRT; Heidelberg Engineering, Heidelberg, Alemanha) é um aparelho de CSLO projetado para estudar a região da CNO. O dispositivo utiliza o *laser* de diodo como fonte de luz (comprimento de onda: 670 nm) para adquirir um feixe de varreduras paralelas da CNO que começam na posição anterior à cabeça do nervo e terminam na posição posterior ao fundo da escavação do disco óptico. O aparelho identifica a localização do nível mais alto da luz refletida em todos os feixes de varredura para cada pixel, o que corresponde ao local da interface vitreorretiniana. A resolução transversal do HRT é de 10 µm com resolução axial de 300 µm.

Vários estudos relataram que as medidas do HRT são altamente reprodutíveis[10] e permitem a capacidade de distinguir olhos saudáveis de olhos glaucomatosos.[11,12] Os melhores parâmetros discriminativos são a medida da forma da escavação, a área da rima e o volume da escavação, embora exista uma considerável sobreposição entre olhos saudáveis e glaucomatosos (Figura 10.7.2). Alcança-se um melhor nível de discriminação mediante a combinação de vários parâmetros do HRT.

A análise de regressão de Moorfields, que faz parte do *software* do HRT, ajusta a área da rima para o tamanho global do disco óptico do paciente e em setores predefinidos, permitindo, desse modo, a detecção de anomalias focais e globais. Existem relatos de que esse método permite estabelecer uma boa distinção entre olhos saudáveis e glaucomatosos.[13,14] O dispositivo inclui também o *Glaucoma Probability Score* (GPS), que obtém automaticamente as medidas estruturais sem necessidade de intervenção subjetiva.[15] Esse método analisa a forma da CNO e a CFNR na região peripapilar e calcula a probabilidade de anomalia da estrutura com base na semelhança com as formas saudáveis ou glaucomatosas. O GPS mostrou-se tão eficiente quando outros parâmetros do HRT que requerem intervenção humana.[12] O *software* do HRT inclui uma ferramenta de análise da progressão do glaucoma – a Análise das Alterações Topográficas. Esse método calcula a probabilidade em cada ponto em que as alterações em relação ao nível basal excedem a variabilidade da medida entre as imagens basais.[16]

Vários parâmetros do HRT demonstraram preceder a anomalia funcional. Isso foi demonstrado em um pequeno grupo de indivíduos saudáveis que desenvolveram anormalidades glaucomatosas do campo visual durante o período de acompanhamento.[17] O estudo auxiliar do *Ocular Hypertension Treatment Study* (OHTS) mostrou que 55% dos sujeitos que tinham hipertensão ocular e posteriormente desenvolveram anormalidades glaucomatosas do campo visual apresentaram resultados anormais no HRT na consulta inicial, enquanto os resultados dos exames especializados da CNO e de campo visual foram normais.[18]

TOMOGRAFIA DE COERÊNCIA ÓPTICA

A tomografia de coerência óptica (OCT, do inglês *optical coherence tomography*) é uma tecnologia de alta resolução em tempo real e não invasiva que produz cortes transversais ópticos da região estudada. A atual iteração comercialmente disponível da tecnologia, a OCT de domínio espectral (SD-OCT, do inglês *spectral-domain OCT*), exibe amplas informações espectrais em cada local específico do tecido.

Utilizando o transformador de Fourier dessas informações, o método é capaz de recuperar informações sobre a refletividade tecidual. A SD-OCT utiliza um espectrômetro e uma câmera com carregador acoplado para separar e detectar o sinal em resolução espectral. Vários aparelhos dessa tecnologia são comercializados, todos equipados com fonte de luz de diodo superluminescente (SLD, do inglês *super-luminescent diode*) do tipo infravermelho (comprimento de onda: 840 nm). A velocidade de varredura varia entre os aparelhos de 25 mil a 70 mil varreduras axiais por segundo, resolução axial de 5 a 6 µm, resolução transversal de aproximadamente 20 µm e profundidade de varredura de até 2,4 mm. A duração da varredura depende do protocolo e varia de aproximadamente um segundo a mais de um minuto. Alguns dos dispositivos incorporam um sistema de rastreamento dos movimentos oculares, para reduzir os artefatos de movimento, e a média de imagens repetitivas, para reduzir o nível de ruídos inerentes e melhorar a qualidade da imagem.

Os aparelhos disponíveis oferecem diversos padrões de varredura, entre os quais o mais comum para a CNO é um *raster scan*, que consiste em uma rápida sucessão de estruturas paralelas. Outros padrões de varredura incluem uma configuração de padrão de raio de varreduras radiais igualmente espaçadas centradas na CNO ou uma combinação de círculos radiais e concêntricos. Muitos dos aparelhos produzem reconstruções tridimensionais da área digitalizada (Figura 10.7.3). (Vídeo 10.7.1).

A análise quantitativa da CNO é oferecida sem a necessidade de delinear a margem da CNO na maioria dos aparelhos. A escavação é definida por um plano paralelo ao plano que conecta as margens do disco óptico a um deslocamento fixo que difere entre os aparelhos. Os parâmetros fornecidos variam entre os aparelhos e geralmente incluem a área do disco óptico, as áreas de escavação e da rima neurorretiniana e sua relação, a largura mínima da rima (distância mínima entre a abertura da membrana de Bruch e a superfície da CNO),[19] e o volume da escavação (Figura 10.7.4). Alguns dos aparelhos incluem um conjunto de dados normativos que permite uma comparação e ressalta as medidas que se desviam do valor normal.[20,21] As medidas da tomografia de coerência óptica são altamente reprodutíveis[22,23] e demonstram oferecer uma boa capacidade de discriminação entre olhos saudáveis e olhos glaucomatosos.[24,25] A espessura da CFNR é o parâmetro de OCT mais comumente usado para avaliar o glaucoma. Os parâmetros de CFNR utilizados são a média global da CFNR, os quadrantes e os setores do gráfico de horas de relógio.[25,26] Os parâmetros da CNO demonstraram forte relação com os achados do campo visual, a exemplo das medidas da CFNR[24,27] (ver Figura 10.7.4). A SD-OCT também permite a aquisição de imagens mais profundas (EDI, do inglês *enhanced depth images*) da CNO, permitindo a visualização de estruturas mais profundas, como a lâmina crivosa (Figura 10.7.5). Foi relatada uma associação entre a morfologia da lâmina e as lesões glaucomatosas do campo visual,[28] mas na ausência de informações quantificáveis da lâmina crivosa nessa iteração da tomografia de coerência óptica, a utilidade clínica dessa varredura ainda não foi determinada.

Vários aparelhos comerciais oferecem uma análise automatizada para a detecção da progressão estrutural da lesão glaucomatosa. Essa análise utiliza predominantemente as medidas da CFNR, e alguns dispositivos oferecem ferramentas semelhantes com as medidas da CNO. A análise da CNO é baseada em uma análise de tendência em que a taxa de alterações é estimada no

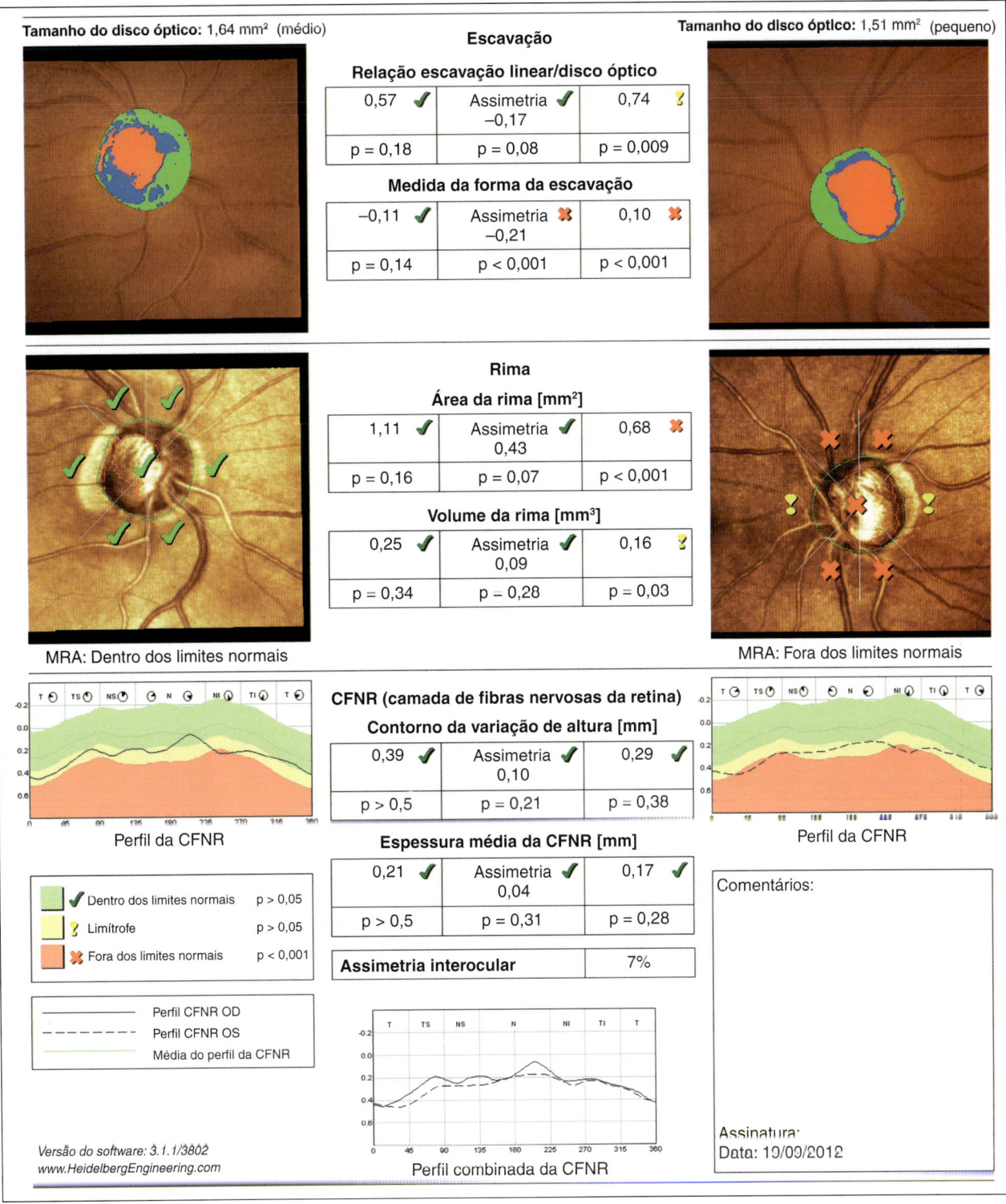

Figura 10.7.2 Impresso do HRT de um olho direito saudável e um olho esquerdo glaucomatoso. O painel superior é uma imagem topográfica sobreposta pela rima neurorretiniana (*em verde e azul*) e marca de escavação (*em vermelho*). O mapa de refletância (*imagem do meio*) produz uma imagem semelhante ao aspecto observado por ocasião do exame ocular. A margem da cabeça do nervo óptico está marcada com uma linha verde. Os resultados da análise de regressão de Moorfields estão sobrepostos à imagem, com marcas indicando todos os setores, e as medidas globais estão dentro dos limites normais no olho saudável (*coluna da esquerda*); a maioria dos setores são limítrofes e estão fora dos limites normais (*marcações em amarelo e vermelho, respectivamente*) no olho glaucomatoso (*coluna da direita*). O perfil da espessura da camada de fibras nervosas da retina que circunda a cabeça do nervo óptico aparece na parte inferior, em comparação com a faixa normal da população. Os parâmetros estereométricos e a simetria das medidas entre os olhos (*coluna do centro*) mostram medidas anormais da escavação e da rima no olho glaucomatoso.

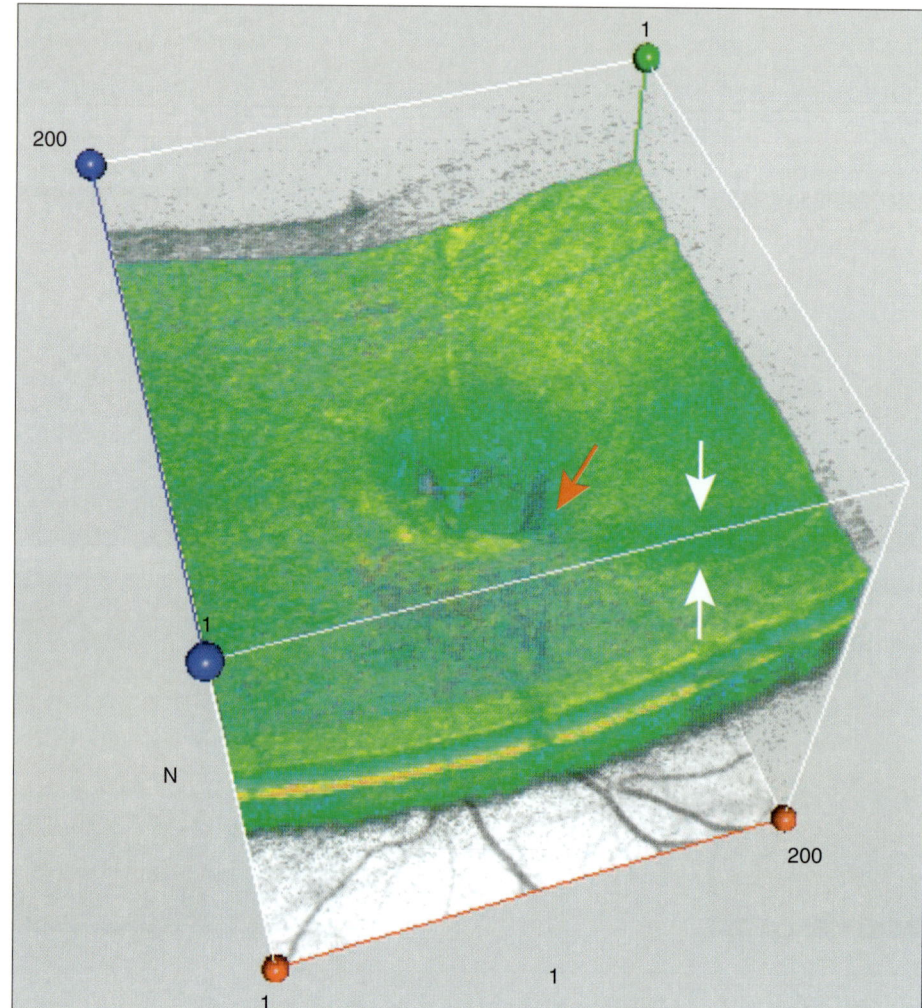

Figura 10.7.3 Reconstrução tridimensional da região do nervo óptico de um olho glaucomatoso. A depressão na região temporal inferior da rima neurorretiniana está indicada pela *seta vermelha*. Os limites do defeito em cunha da CFNR estão indicados pelas *setas brancas*.

decorrer do acompanhamento (Figura 10.7.6). Alguns aparelhos fornecem um impresso de progressão que combina a análise dos parâmetros da OCT com os resultados do campo visual para permitir a avaliação dos achados estruturais e funcionais correspondentes.[29]

A tecnologia da OCT está se desenvolvendo rapidamente com as novas ferramentas e biomarcadores frequentemente apresentados. A *Swept-Source* (SS-OCT) é uma nova iteração da tecnologia que está sendo disponibilizada comercialmente. A SS-OCT utiliza um *laser* de varredura de cavidade curta (comprimento de onda central: 1.050 nm) com um comprimento de onda operacional regulável (ou sintonizável). A velocidade de varredura pode alcançar mais de 400 mil por segundo com uma resolução axial de 5 μm.[30] A penetração mais profunda do sinal da SS-OCT e a diminuição do sinal dependente da profundidade reduzida observada com outras iterações da OCT, permite que a SS-OCT avalie estruturas oculares mais profundas, como a coroide e a lâmina crivosa.

A OCTA (do inglês *OCT angiography*) é uma ferramenta de análise recente que está sendo cada vez mais incorporada à prática clínica oftalmológica.[31] Esse sistema permite a visualização detalhada da rede vascular superficial e profunda de maneira não invasiva e sem a necessidade de injeção de contraste. A utilidade desse sistema no tratamento do glaucoma atualmente está sendo investigada.

Os sistemas de óptica adaptativa, que corrigem aberrações monocromáticas, que ocorrem normalmente no olho, com o uso de sensores de frente de onda e espelhos deformáveis, estão melhorando a resolução transversal. Os sistemas de pesquisa da óptica adaptativa combinados à oftalmoscopia de varredura a *laser* ou com OCT demonstraram melhorar substancialmente a qualidade da imagem e foram testados principalmente no contexto de doenças da retina. Para a análise da CNO, os sistemas de óptica adaptativa são capazes de melhorar a visualização das microestruturas da lâmina crivosa, como os poros e feixes, bem como os feixes de fibras da retina.[32,33] (Figura 10.7.7).

Outros novos sistemas de OCT para o exame da CNO que atualmente se encontram em fase de pesquisa incluem a OCT sensível à polarização, que gera imagens com contraste tecidual específico fundamentado nas propriedades que alteram estado de polarização; e OCT com luz visível, que utiliza uma fonte de luz de banda larga permitindo imagens de alta resolução, oximetria *in vivo* e espectrometria.[34,35]

	OD	OS
Espessura média da CFNR	90 µm	50 µm
Simetria da CFNR	66%	
Área da rima	0,98 mm²	0,38 mm²
Área do disco óptico	1,79 mm²	1,69 mm²
Relação média escavação/disco óptico	0,66	0,86
Relação vertical escavação/disco óptico	0,62	0,84
Volume da escavação	0,369 mm³	0,828 mm³

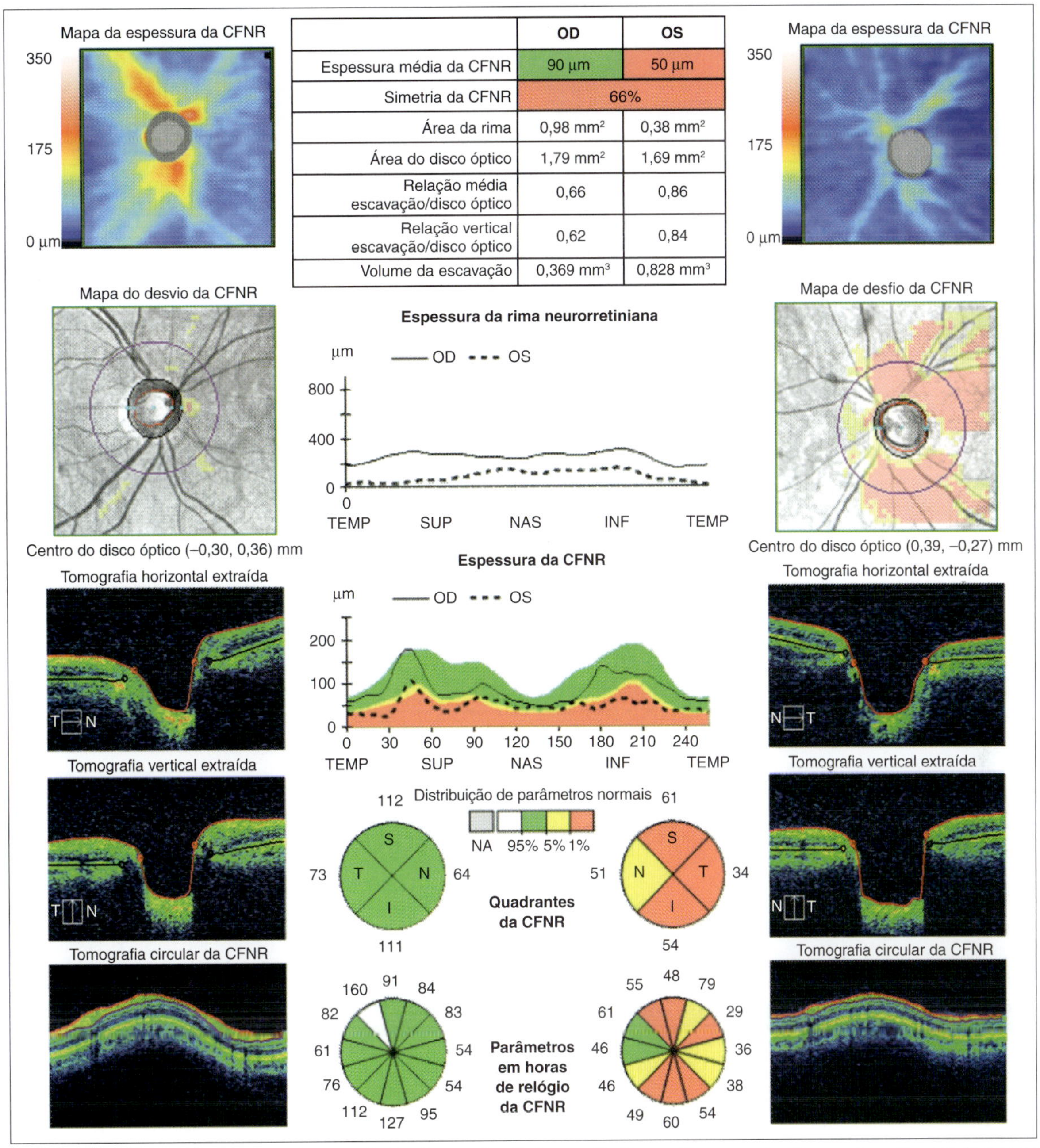

Figura 10.7.4 Impresso da OCT da cabeça do nervo óptico de um olho direito saudável e um olho esquerdo glaucomatoso. O mapa da espessura da camada de fibras nervosas retinianas codificadas por cores (*em cima*) mostra uma escavação central do nervo óptico (*área cinza clara*) no olho saudável (*à esquerda*), com um espessamento característico da camada de fibras nervosas da retina (CFNR) adjacente aos polos da cabeça do nervo óptico (*áreas em vermelho e amarelo*). Os cortes transversais que atravessam a cabeça do nervo óptico e o círculo circundante aparecem na parte inferior da coluna. A imagem frontal da região escaneada com a delineação das margens do disco e da escavação e o local da varredura circumpapilar é apresentada no centro da coluna esquerda. O olho glaucomatoso (*à direita*) apresenta uma escavação acentuadamente aumentada (*canto superior direito*) com uma obliteração quase total das porções superior e inferior da CFNR, normalmente mais espessa. A lesão da CFNR está realçada pelos agrupamentos em vermelho e amarelo no mapa de desvio da CFNR (*no centro à direita*). As medidas quantitativas das estruturas da cabeça do nervo óptico aparecem na parte superior da coluna do meio com o parâmetro da espessura média da CFNR dentro da faixa normal para o olho direito (*fundo verde*) e fora da faixa normal para o olho esquerdo (*fundo vermelho*). A simetria da CFNR entre os olhos também foi indicada como fora da faixa normal. As medidas da espessura da CFNR para os quadrantes e parâmetros em horas de relógio aparecem na parte inferior da coluna do meio, com a sua respectiva comparação com as faixas de dados normativos. O perfil da espessura de ambos os olhos na margem da cabeça do nervo óptico (espessura da rima neurorretiniana) e ao seu redor aparece no centro da coluna do meio.

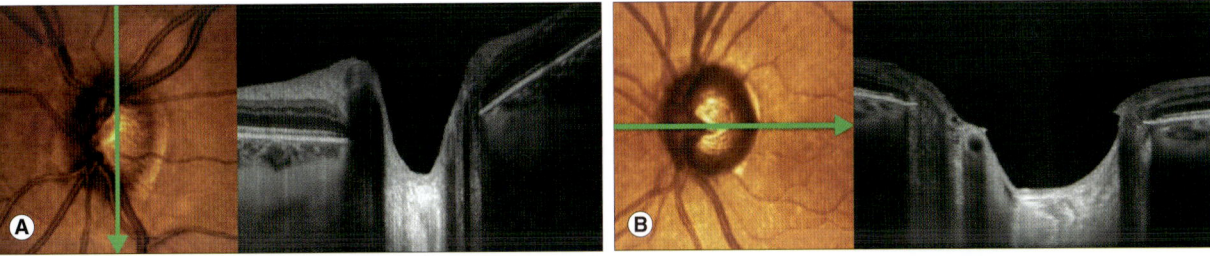

Figura 10.7.5 Imagens profundas no modo B (B-*scan*) com OCT de domínio espectral no local indicado pela linha verde. **A.** Modo B vertical de um olho sem glaucoma. **B.** Varredura horizontal de um olho com neuropatia óptica glaucomatosa. Estruturas profundas da cabeça do nervo óptico, como a lâmina crivosa (área branca brilhante no interior da cabeça do nervo óptico) podem ser detectadas com esse método de rastreamento.

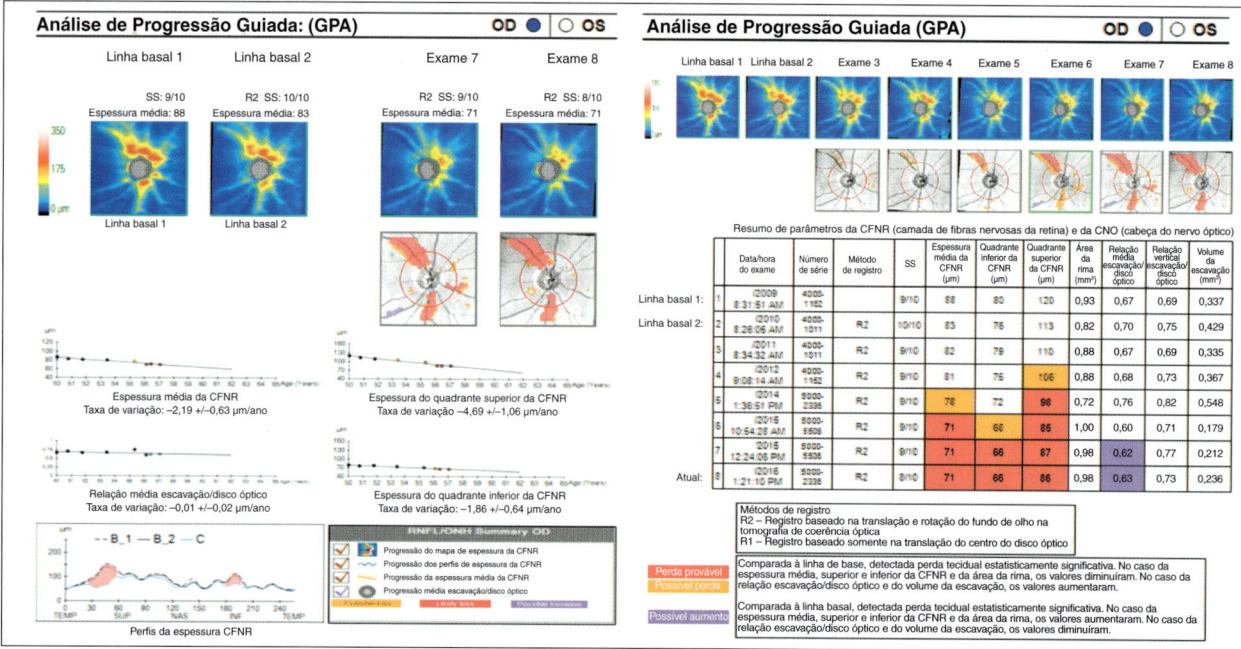

Figura 10.7.6 Impresso da OCT mostrando análise de progressão de glaucoma (GPA, do inglês *glaucoma progression analysis*) da cabeça do nervo óptico do olho direito. A página esquerda mostra as duas linhas de base utilizadas para determinar a análise de eventos de progressão (possível perda ou provável perda) e a taxa de alterações das regiões média, superior e inferior da camada de fibras nervosas da retina e a relação média escavação/disco óptico. Os mapas de desvio das linhas de base e das duas últimas consultas estão ilustrados, bem como um resumo dos eventos (*canto inferior direito da página*). A segunda página (*à direita*) do relatório do GPA mostra o mapa de desvio de cada consulta selecionada e suas alterações e uma tabela resumindo os parâmetros da camada de fibras nervosas da retina e da cabeça do nervo óptico a cada consulta. Em caso de alteração significativa, o valor é indicado em amarelo (possível perda) ou vermelho (provável perda).

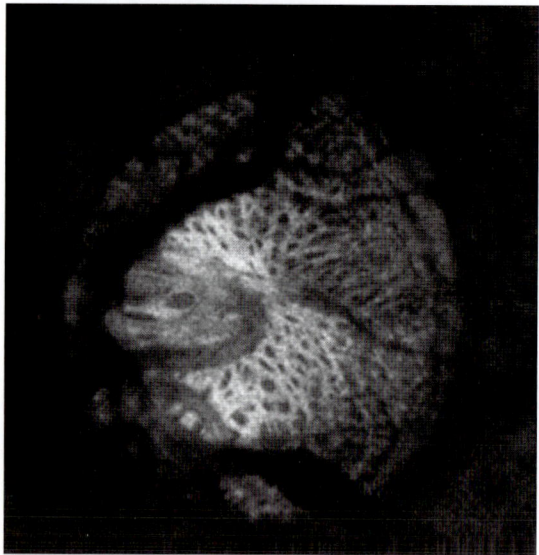

Figura 10.7.7 Vista frontal da lâmina crivosa com o uso da tecnologia de oftalmoscopia de linha de varredura da óptica adaptativa. As microestruturas da lâmina crivosa, como poros e fenestrações, podem ser avaliadas e medidas com o auxílio desse avanço da tecnologia.

CONCLUSÕES

A CNO tem sido há muito tempo a pedra fundamental do diagnóstico clínico de glaucoma. A capacidade de visualizar e quantificar detalhadamente as estruturas da CNO com o auxílio das imagens oftalmológicas reforça ainda mais o seu papel no diagnóstico do glaucoma e na detecção da progressão da doença.

BIBLIOGRAFIA

Burgansky-Eliash Z, Wollstein G, Bilonick RA, et al. Glaucoma detection with the Heidelberg retina tomograph 3. Ophthalmology 2007; 114:466–71.

Chauhan BC, Blanchard JW, Hamilton DC, et al. Technique for detecting serial topographic changes in the optic disc and peripapillary retina using scanning laser tomography. Invest Ophthalmol Vis Sci 2000;41:775–82.

Dong ZM, Wollstein G, Schuman JS. Clinical utility of optical coherence tomography in glaucoma. Invest Ophthalmol Vis Sci 2016;57: OCT556–67.

Gardiner SK, Ren R, Yang H, et al. A method to estimate the amount of neuroretinal rim tissue in glaucoma: comparison with current methods for measuring rim area. Am J Ophthalmol 2014;157:540–9.

Jonas JB, Budde WM. Diagnosis and pathogenesis of glaucomatous optic neuropathy: morphological aspects. Prog Retin Eye Res 2000;19:1–40.

Knight OJ, Girkin CA, Budenz DL, et al. Effect of race, age, and axial length on optic nerve head parameters and retinal nerve fiber layer thickness measured by Cirrus HD-OCT. Arch Ophthalmol 2012;130:312–8.

Leung CK. Diagnosing glaucoma progression with optical coherence tomography. Curr Opin Ophthalmol 2014;25:104–11.

Mwanza JC, Oakley JD, Budenz DL, et al. Ability of cirrus HD-OCT optic nerve head parameters to discriminate normal from glaucomatous eyes. Ophthalmology 2011;118:241–8.

Park SC, De Moraes CG, Teng CC, et al. Enhanced depth imaging optical coherence tomography of deep optic nerve complex structures in glaucoma. Ophthalmology 2012;119:3–9.

Potsaid B, Baumann B, Huang D, et al. Ultrahigh speed 1050 nm swept source/Fourier domain OCT retinal and anterior segment imaging at 100,000 to 400,000 axial scans per second. Opt Express 2010;18:20029–48.

Schulze A, Lamparter J, Pfeiffer N, et al. Diagnostic ability of retinal ganglion cell complex, retinal nerve fiber layer, and optic nerve head measurements by Fourier-domain optical coherence tomography. Graefes Arch Clin Exp Ophthalmol 2011;249:1039–45.

As referências completas estão disponíveis no **GEN-io**.

PARTE 10 GLAUCOMA

SEÇÃO 2 Avaliação e Diagnóstico

Medida do Fluxo Sanguíneo do Nervo Óptico

10.8

Josh C. Gross, Alon Harris, Andrew Koustenis e Brent Siesky

Definição: Métodos de avaliação do fluxo sanguíneo do nervo óptico na saúde e na doença.

Características principais
- Anatomia do nervo óptico
- Fisiologia do nervo óptico
- Estudos clínicos sobre o fluxo sanguíneo do nervo óptico
- Doenças vasculares sistêmicas e glaucoma

Características associadas
- Tecnologias para exames de imagem do fluxo sanguíneo do nervo óptico
- Fluxo sanguíneo ocular e função visual
- Farmacologia

INTRODUÇÃO

Um número substancial de pacientes com glaucoma (talvez até 30%) apresenta pressão intraocular (PIO) baixa/normal no momento do diagnóstico inicial, e a redução da PIO nem sempre previne ou interrompe a doença. Isso indica que outros fatores de risco, além da PIO isoladamente, contribuem para a patogênese dos danos do nervo óptico (NO), especialmente em determinados grupos demográficos. A isquemia que contribui para a perda de axônios do NO, um conceito reconhecido há mais de 100 anos, está entre o fator de risco mais importante não associado à PIO, com dados preliminares que o comprovam.

Nas últimas décadas, ficou cada vez mais evidente que o comprometimento vascular desempenha um papel significativo em alguns indivíduos com glaucoma. Algumas características clínicas que sugerem a presença de problema vascular subjacente incluem o *notching* localizado da rima ou o glaucoma isquêmico focal (Figura 10.8.1), a vasoconstrição peripapilar (Figura 10.8.2), a hemorragia do disco óptico, os discos ópticos escleróticos senis com esclerose da coroide peripapilar e a pressão de perfusão ocular (PPO) reduzida.[1,2]

O papel acurado que o fluxo sanguíneo do NO exerce na perda de axônios na presença de glaucoma não está claro. É possível observar palidez e perda grosseira de campo visual, mas com pouca escavação do disco óptico, após uma interrupção aguda em uma artéria ciliar posterior (ACP) curta na presença de arterite de células gigantes. Além disso, a isquemia focal (que presumivelmente decorre do infarto de um pequeno vaso ciliar na região pré-laminar) produz escavação e palidez localizadas do disco óptico, e um defeito correspondente (geralmente pequeno) de campo visual bem-definido. Entretanto, até o momento, não há dados clínicos amplos e bem-delimitados que demonstrem as contribuições vasculares específicas na patologia do glaucoma, especialmente tecidos vasculares associados ao NO.

ANATOMIA APLICADA

A artéria oftálmica (AO) é o primeiro ramo da artéria carótida interna e dá origem a 2 a 4 artérias ciliares posteriores, que se dividem em 10 a 20 ACP curtas que penetram a esclera e adentram o globo ocular ao redor do NO. O número e a via das artérias ciliares posteriores são variáveis nessa região, mas, em geral, suprem a parte posterior da coroide e anterior do NO, direta ou indiretamente, através do círculo arterial de Zinn-Haller, que, quando presente, é formado pela anastomose das artérias ciliares posteriores curtas medial e lateral e circunscreve a parte

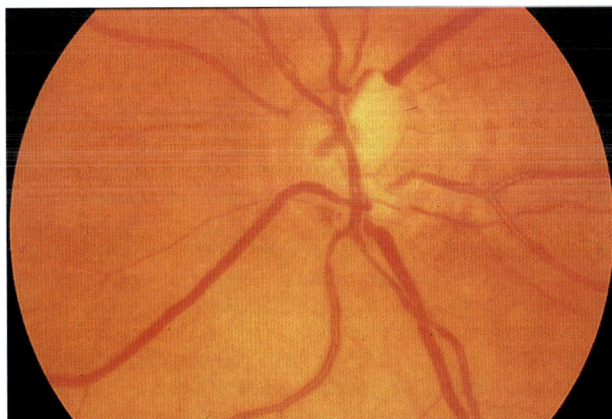

Figura 10.8.1 Aparência do disco óptico após isquemia focal (olho esquerdo). Perda localizada da região superotemporal da rima neurorretiniana em uma mulher de 54 anos, que tem enxaqueca e fenômeno de Raynaud.

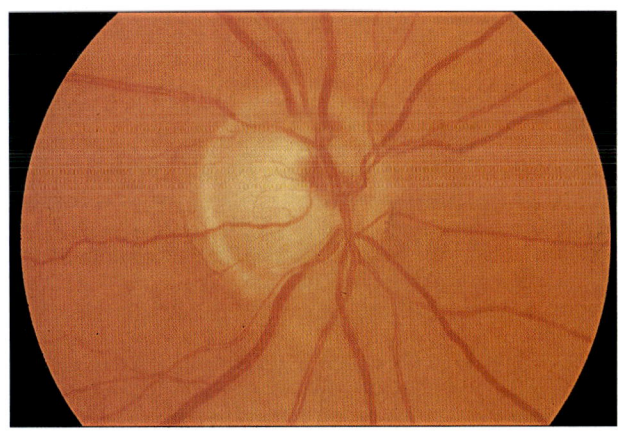

Figura 10.8.2 Vasoconstrição peripapilar no glaucoma (olho direito). Acentuado estreitamento de um ramo da artéria inferotemporal da retina (na posição "6 horas") ao cruzar o limite do disco óptico adjacente à veia temporal inferior.

anterior do NO na esclera.[3-5] A artéria central da retina (ACR) entra no NO cerca de 8 a 12 mm atrás do globo ocular e percorre o eixo central do nervo, criando poucas, se criar, ramificações para o tecido neural. A drenagem venosa da parte anterior do NO é direcionada para a veia central da retina e mais adiante para a veia oftálmica superior.

A parte anterior da cabeça do NO (tecidos neurais pré-laminar, laminar e pós-laminar) é suprida pelos ramos oriundos das artérias ciliares posteriores curtas, e a camada de fibras nervosas da parte superficial da retina recebe os ramos arteriolares da ACR. Os capilares da ACR anterior (retinianos e ciliares) e da cabeça do NO apresentam zônulas de oclusão, não são fenestrados e formam um rico plexo anastomótico.[6] O exame histológico do NO glaucomatoso demonstrou uma redução do número de capilares compatíveis com grau de perda neural, e uma recente angiografia por tomografia de coerência óptica (OCTA, do inglês *optical coherence tomography angiography*) realizada em pacientes com glaucoma demonstrou perda capilar peripapilar correspondente a defeitos no campo visual.[7]

A circulação da coroide peripapilar pode contribuir ocasionalmente com pequenas arteríolas para a perfusão das regiões pré-laminar e laminar da cabeça do NO,[6] embora as zonas marcantes do NO oriundas da presença de diversas distribuições segmentares interindividuais das diversas artérias ciliares posteriores e das artérias ciliares posteriores curtas possam ser um fator importante no desenvolvimento de isquemia do NO.[8] Por essa razão, as zonas marcantes são dependentes da anatomia do indivíduo, mas geralmente atravessam a região temporal do disco óptico e a coroide peripapilar.[8]

FISIOLOGIA

O fluxo sanguíneo na porção anterior do NO depende de fatores como a PPO (pressão arterial média menos a PIO), a resistência ao fluxo determinada pelo calibre vascular nas arteríolas e nos capilares e, mais recentemente, o conceito de diferença de pressão translaminar (PIO menos a pressão tecidual retrolaminar).[9] O calibre vascular é influenciado por fatores mecânicos, metabólicos e endoteliais locais. A capacidade de manter o fluxo tecidual local e a demanda metabólica constante durante as alterações do ambiente local é denominada *autorregulação*.[9] As alterações moderadas da PIO, da pressão arterial sistêmica e mudanças nas condições de oxigênio e dióxido de carbono têm pouco efeito sobre o fluxo sanguíneo da porção anterior do NO.

Entretanto, se a autorregulação for prejudicada, as alterações da PPO e a pressão intracraniana podem reduzir a perfusão do NO. De fato, os pacientes com glaucoma de pressão normal e glaucoma primário de ângulo aberto têm comprometimento do NO e da autorregulação da retina. Grandes estudos populacionais demonstraram que a PPO reduzida é um fator de risco para a prevalência, incidência e progressão do glaucoma.[2] A dificuldade em realizar imagens em tecidos oculares específicos atualmente limita a nossa capacidade de conectar todos esses fragmentos do enigma vascular; entretanto, os avanços no campo dos modelos matemáticos estão ajudando a esclarecer o equilíbrio entre a pressão ocular e a autorregulação para determinar a função desses fatores no fluxo sanguíneo ocular.[10]

As respostas vasculares na cabeça do NO são complexas e envolvem influências mecânicas, metabólicas e neurovasculares. O acoplamento neurovascular, em que os neurônios ativos influenciam direta ou indiretamente os vasos sanguíneos para aumentar o fluxo sanguíneo local, é mediado por vários compostos, incluindo, o óxido nítrico, a adenosina e o oxigênio. As substâncias produzidas em resposta às forças mecânicas exercem um papel importante no controle do fluxo sanguíneo ocular e incluem os vasodilatadores óxido nítrico e prostaciclina, e vasoconstritores como a angiotensina e as endotelinas. As células que produzem essas substâncias foram identificadas na coroide, na retina e no NO. As repetidas injeções de endotelina-1 no espaço perineural do NO produziram isquemia crônica e escavação do disco óptico em estudos realizados em animais.[11] Além disso, os experimentos de modulação da atividade dessas substâncias produziram alterações no fluxo sanguíneo da cabeça do NO em seres humanos,[9] e os pacientes com glaucoma de ângulo aberto e pressão normal demonstraram níveis plasmáticos significativamente elevados de endotelina-1.[12] Embora identificados na cabeça do NO, os receptores autonômicos alfa e beta não demonstraram quaisquer propriedades funcionais.

INVESTIGAÇÕES EXPERIMENTAIS

O fluxo sanguíneo na cabeça do NO foi quantificado em estudos realizados em animais com o emprego de métodos que envolvem o uso de agentes, como microesferas radiomarcadas e iodoantipirina, que demonstram alto fluxo nas regiões pré-laminar e laminar.[13,14] Na retina e no NO, o fluxo de sangue é intimamente associado ao consumo de glicose, conforme medido pela técnica de absorção de deoxiglicose. Em macacos, a PIO acima da pressão arterial sistólica resulta na total interrupção do fluxo sanguíneo no tecido pré-laminar, e os modelos de macacos com glaucoma mostram um fluxo sanguíneo elevado na cabeça do NO nos estágios iniciais da doença, seguido por uma redução linear fortemente relacionada com a espessura reduzida da camada de fibras nervosas da retina.[15] Os modelos matemáticos teóricos que utilizam dados experimentais e clínicos demonstram que a perda de viscoelasticidade da lâmina crivosa causada pela doença pode levar a um maior risco de alterações hemodinâmicas na cabeça do NO.[16]

ESTUDOS CLÍNICOS

Os avanços nas técnicas de mensuração do fluxo sanguíneo ocular aumentaram os conhecimentos fundamentais sobre a perfusão do NO e ajudaram a caracterizar o seu papel no glaucoma. As regiões da anatomia vascular de particular interesse no glaucoma incluem os vasos retrobulbares, o plexo capilar da camada superficial de fibras da retina, as regiões pré-laminar e intralaminar da cabeça do NO e a coroide peripapilar. É importante reconhecer que atualmente nenhuma técnica de exame individual é capaz de avaliar todos os leitos vasculares relevantes envolvidos no glaucoma.

A geração de imagens do fluxo sanguíneo ocular e da cabeça do NO apresentam tradicionalmente muitos desafios, e por essa razão, muitas modalidades concentram-se nas áreas acessíveis por *laser*, ultrassom ou outros princípios para avaliar alguma medida da vascularização ocular, como mostra a Tabela 10.8.1. A angiografia com fluoresceína (AF) e a angiografia com indocianina verde (ICGA, do inglês *indocyanine green angiography*) permitem o estudo qualitativo da circulação da retina, da coroide e do disco óptico, já tendo sido descritas anormalidades em pacientes com glaucoma.[17] Devido à baixa aquisição de imagem do plexo capilar peripapilar radial, essa técnica geralmente não é utilizada.[18] A imagem por Doppler colorido (CDI, do inglês *color Doppler imaging*) que utiliza o ultrassom com Doppler com código de cores, tem sido utilizado para medir a circulação retrobulbar com bons resultados, e os estudos realizados constataram que as reduções de velocidade e os aumentos de resistividade ocorrem em todos os leitos vasculares no glaucoma de ângulo aberto de pressão alta e de pressão normal.[19,20] Entretanto, o Doppler colorido não tem a capacidade de medir o fluxo volumétrico absoluto e requer a intervenção de um examinador qualificado. A fluxometria por Doppler a *laser*, que utiliza um *laser* infravermelho para analisar o movimento eritrocitário na região anterior da cabeça do NO e na região peripapilar da retina,[21] demonstrou velocidades de fluxo sanguíneo reduzidas no interior e em torno da cabeça do NO em pacientes com glaucoma,[22] e, recentemente, fortes correlações entre o fluxo sanguíneo da retina e as alterações estruturais foram constatadas em pacientes de linhagem africana.[23] Todavia, existem algumas limitações, como análise de dados prolongada, unidades arbitrárias de fluxo sanguíneo e interrupção da produção. A tomografia de coerência óptica (OCT, do inglês *optical coherence tomography*) com Doppler incorpora os conceitos da OCT com a capacidade de medir o fluxo sanguíneo total da retina em unidades absolutas (μℓ/min), e os estudos realizados em pacientes com glaucoma demonstraram fluxo sanguíneo retiniano reduzido associado à progressão da doença e à perda de campo visual.[24] Entretanto, embora sejam obtidas medidas absolutas do fluxo sanguíneo, essa modalidade encontra limitações na mensuração do fluxo capilar na retina e na cabeça do NO, e atualmente não existem dados longitudinais consistentes.

ANGIOGRAFIA POR TOMOGRAFIA DE COERÊNCIA ÓPTICA

A OCTA é uma modalidade de exame de imagem inovadora e não invasiva com base na tecnologia existente da tomografia de coerência óptica e oferece a promessa de resultados altamente especializados da vascularização do NO. A OCTA utiliza as diferenças de amplitude entre os feixes subsequentes da luz infravermelha refletida para calcular a quantidade de fluxo sanguíneo (em unidades adimensionais), fornecendo a densidade vascular na retina e no NO. Esses cálculos são utilizados para gerar imagens em alta resolução com precisão de 18 μm e permitir avaliações estruturais e vasculares simultâneas.[25] Atualmente, dois algoritmos estão sendo utilizados comercialmente: a angiografia com descorrelação de amplitude e divisão espectral e a microangiografia óptica com base na tomografia de coerência óptica. A OCTA tem sido utilizada para investigar o fluxo sanguíneo em camadas segmentadas da região peripapilar da retina, e os estudos realizados sugeriram que a técnica pode ser capaz de segmentar a vasculatura do disco óptico, inclusive nas camadas profundas da lâmina crivosa. Um estudo transversal que utilizou a OCTA demonstrou uma correlação entre a densidade reduzida dos vasos peripapilares e os déficits de campo visual correspondentes,[7] como demonstrado na Figura 10.8.3. Estudos transversais adicionais demonstraram que a correlação dos déficits no campo visual é mais forte com os déficits de densidade vascular do que com o afinamento da camada de fibras nervosas da retina em pacientes com glaucoma.[26] Estudos sugerem uma associação entre o plexo capilar peripapilar radial e a espessura da camada de fibras nervosas da retina e a função visual.[27,28] Huang et al. também demonstraram o impacto do glaucoma na densidade dos vasos da região macular, mostrando que o complexo vascular superficial é afetado, enquanto os complexos vasculares intermediário e profundo, não.[29]

Embora esses achados sejam interessantes e revelem que a OCTA pode diferenciar indivíduos saudáveis daqueles com glaucoma com diversos graus de gravidade, há uma carência de estudos longitudinais com OCTA em populações com glaucoma. Além disso, o nível de visualização profunda do disco óptico por meio de OCTA atualmente é baixo devido à interferência da sombra dos vasos centrais emergentes da retina e de seus ramos,[30] e sua incapacidade de avaliar a presença de vazamento microvascular na retina.[31] Atualmente, a OCTA não tem a capacidade de fornecer uma avaliação abrangente de todos os leitos vasculares relevantes no glaucoma, e as aparentes reduções da vascularização do NO podem representar apenas uma consequência da lesão isquêmica nos leitos vasculares refluídos.

OXIMETRIA DA RETINA

Todas as metodologias, à exceção de uma, relacionadas na Tabela 10.8.1 medem os parâmetros do fluxo sanguíneo ocular, o que pode servir apenas como uma avaliação substitutiva do estado metabólico tecidual. A oximetria da retina permite uma

TABELA 10.8.1 Comparações das modalidades de imageamento da vasculatura ocular.

Modalidade	Princípio de operação	Vantagens	Desvantagens	Comentários
Angiografia com descorrelação de amplitude e divisão espectral (SSADA OCTA)	• Utiliza a amplitude refletida de um *laser* infravermelho para encontrar a descorrelação entre modos B consecutivos	• Redução de artefatos dos movimentos sacádicos dos olhos • Alta relação sinal/ruídos e continuidade dos vasos nas imagens • Quantificação dos vasos em termos de densidade e índice de fluxo	• Resolução ligeiramente comprometida (18 μm, comparada a 5 μm sem SSADA) • Dificuldade em obter imagens mais profundas dos capilares da cabeça do nervo óptico devido ao surgimento de vasos da retina	• É possível alcançar uma alta relação sinal/ruídos para gerar imagens através de segmentação da largura de banda
OCT com Doppler (domínio de Fourier)	• Utiliza a frequência Doppler para calcular a velocidade com base no ângulo de luz incidente	• É possível obter a velocidade do fluxo sanguíneo nos vasos maiores	• É difícil medir o fluxo sanguíneo nos pequenos vasos • A detecção depende do ângulo de incidência do feixe de *laser*	• Obtém-se a velocidade do fluxo sanguíneo
Microangiografia óptica (OMAG, do inglês *optical microangiography*) baseada na OCT	• Utiliza a transformação de Hilbert para avaliar a dispersão dos reflexos de luz em posição estática ou em movimento	• Imagens altamente sensíveis dos capilares • Capaz de detectar o fluxo sanguíneo a uma velocidade de apenas 4 μm/s	• Possível ocorrência de artefatos em decorrência do movimento macroscópico ordenado do fluido (*bulk motion*)	• Sensível ao movimento macroscópico ordenado do(s) tecidos/fluido
Imagem com Doppler colorido	• Utiliza o princípio da frequência Doppler e as ondas de som refletidas para avaliar a velocidade do fluxo sanguíneo	• Unidades seletivas, reprodutíveis e universais de medida dos vasos • Índices resistivos calculados a partir das velocidades	• Mede a velocidade do sangue, não o fluxo volumétrico	• Amplamente utilizado, dados-piloto consistentes mostram a relação dos parâmetros com os resultados do glaucoma primário de ângulo aberto
Fluxometria com *laser* Doppler	• Calcula as oscilações temporais dos pontos de *laser* refletidos pelas células sanguíneas	• Resolução de até 10 μm	• Sensível às alterações de iluminação • Ampla variação de modalidades	• Útil para a porção anterior da cabeça do nervo óptico e a retina peripapilar
Oximetria da retina	• Utiliza a luz refletida nos vasos da retina para determinar a relação das densidades ópticas de oxi-hemoglobina e deoxi-hemoglobina	• Medida direta não invasiva da oxigenação retiniana	• Necessidade de padronização • Carência de estudos longitudinais	• Pode indicar o estado metabólico

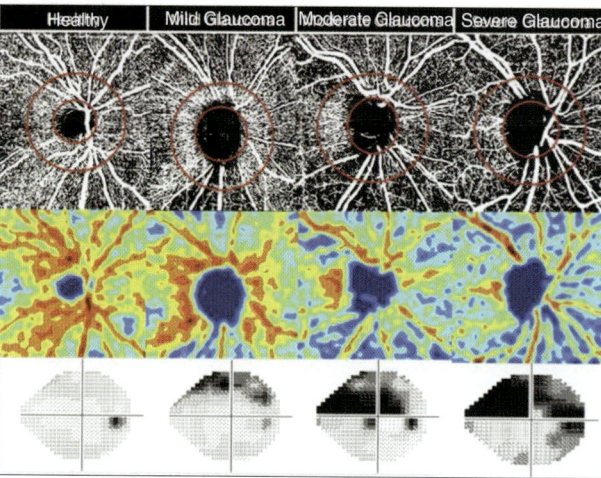

Figura 10.8.3 Imagens de angiografia por tomografia de coerência óptica (OCTA) com respectivos campos visuais. Correlação entre as densidades dos vasos medidas com OCTA e os resultados do campo visual, tanto em indivíduos de controle saudáveis quanto em pacientes com glaucoma. Os pacientes com glaucoma de vários graus apresentam déficits progressivos dos vasos peripapilares que correspondem a uma maior perda relativa de campo visual. Isso demonstra uma relação entre as alterações estruturais e as alterações funcionais. (Utilizada com permissão de Yarmohammadi A, Zangwill LM, Diniz-Filho A et al. Relationship between optical coherence tomography angiography vessel density and severity of visual field loss in glaucoma. Ophthalmology 2016 Dec;123(12):2498-508.)

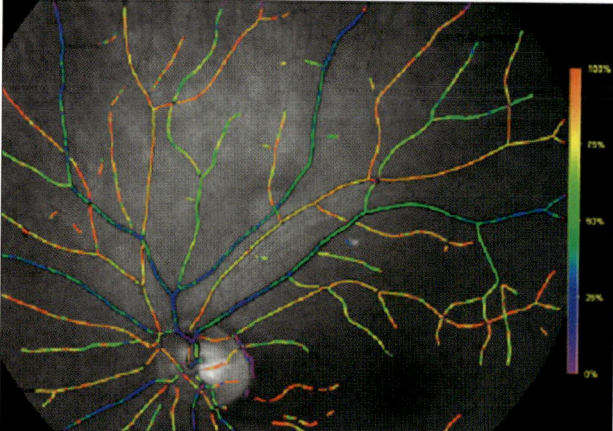

Figura 10.8.4 Oximetria da retina. Relevo em cores da saturação de oxigênio nos vasos retinianos.

avaliação do estado metabólico do tecido ocular mediante a mensuração da absorção da luz pelos vasos da retina e o cálculo da saturação de oxigênio, e é um passo para entender o verdadeiro impacto da isquemia nas células ganglionares fotorreceptores da retina. A oximetria da retina é uma técnica altamente reprodutível,[32] que exige a modificação de uma câmera do fundo ou aparelho semelhante e a aplicação de algoritmos para o registro dos níveis de oxigênios nas artérias e veias, cuja diferença é ser de informação sobre a oxigenação e o metabolismo teciduais (Figura 10.8.4).

Estudos realizados com pacientes com glaucoma (ângulo aberto, pressão normal) demonstraram níveis basais médios de dióxido de enxofre (SO_2) mais elevados nas veias da retina e uma diferença reduzida dos níveis arteriovenosos de SO_2 em comparação com os níveis apresentados por pacientes saudáveis.[33,34] Além disso, foram encontradas correlações entre a piora da área da rima, a espessura da camada de fibras nervosas da retina e os defeitos de campo visual com SO_2 elevado nas vênulas retinianas e uma diferença reduzida dos níveis arteriovenosos de SO_2.[35] Assim como na OCTA, há carência de estudos longitudinais com o uso da oximetria da retina, o que limita o nosso entendimento sobre a utilização do oxigênio na conversão e progressão do glaucoma.

Fluxo sanguíneo ocular e perda de campo visual

O número e o tamanho dos defeitos de preenchimento do disco óptico na AF demonstraram aumentar com a gravidade da perda de campo visual no glaucoma. Utilizando a angiografia de varredura confocal, Melamed et al. relataram uma boa correlação entre as anormalidades de preenchimento do disco óptico e o local do defeito de campo visual em 75% dos 65 olhos glaucomatosos estudados.[36] Vários estudos longitudinais utilizando Doppler colorido demonstram uma correlação entre a velocidade reduzida do fluxo sanguíneo retrobulbar, os índices de resistividade mais elevados e a perda de campo visual, inclusive um estudo de 4 anos com 112 pacientes com glaucoma primário de ângulo aberto, conduzido por Moore et al., que constataram que a velocidade basal reduzida do fluxo sanguíneo revelou-se preditiva da perda de campo visual.[19] Além disso, estudos transversais que utilizaram a OCTA demonstraram correlações entre diminuição da densidade dos capilares maculares e peripapilares e a perda de campo visual em pacientes com glaucoma.[7,27,29]

Doença vascular sistêmica e glaucoma

Há muitos anos se reconhece que pacientes com glaucoma apresentam uma prevalência mais elevada de doença vascular concomitante do que o restante da população. Existem relatos de que isso ocorre especificamente no caso de glaucoma de pressão normal. As doenças vasculares sistêmicas envolvem a vascularização ocular, com a microvascularização ocular suscetível como principal alvo das lesões vasculares. As condições vasculares sistêmicas mais comuns relatadas incluem cardiopatia (angina), hipertensão e hipotensão sistêmicas, doença dos pequenos vasos (como ocorre na aterosclerose e no diabetes melito) e doença cerebrovascular.[37,38] Além disso, a presença de condições vasoespásticas sistêmicas, como fenômeno de Raynaud e enxaqueca, são relativamente comuns no glaucoma de pressão normal. Os estudos mostram que a hipotensão sistêmica noturna espontânea e/ou clinicamente induzida (dippers), especialmente déficits de, pelo menos, 10 mmHg em comparação com a pressão arterial diurna, serviu como fator preditivo de déficits de campo visual e subsequente progressão do glaucoma.[39] Um índice elevado de agregação eritrocitária e reduzido de alongamento eritrocitário (deformabilidade) já foi relatado em pacientes com glaucoma de ângulo aberto, em que o segundo demonstrou significativa correlação com a espessura da camada de fibras nervosas da retina.[40] Além disso, correlações mais fortes das anomalias do fluxo sanguíneo com danos estruturais glaucomatosos em pacientes de descendência africana do que naqueles de descendência europeia sugerem a complexidade da etiologia vascular entre as etnias.[23,41]

O conceito de vasospasmo geralmente é descrito na literatura sobre glaucoma, particularmente no caso de glaucoma de ângulo aberto e pressão normal.[38] Uma resposta anormal do endotélio vascular (com anatomia normal) a estímulos comuns do dia a dia, como frio, estresse, força mecânica e ansiedade, é um dos fatores implicados. Muitos pacientes apresentam uma circulação periférica semelhante ao fenômeno de Raynaud, com fluxo sanguíneo reduzido para os dedos após a imersão da mão na água fria.

Essa condição é respaldada pela regulação anormal do fluxo sanguíneo, especificamente a vasodilatação comprometida em pacientes com glaucoma de pressão normal,[42] como demonstrado pela vasodilatação comprometida das veias da retina e pela constrição elevada da artéria retiniana.[43] O espessamento das lâminas íntima e média dos vasos carotídeos em pacientes com glaucoma de pressão normal também foi demonstrado.[44] A enxaqueca e a isquemia miocárdica silenciosa parecem ser mais prevalentes, tendo sido relatados níveis sistêmicos elevados de endotelina-1 no glaucoma de pressão normal. Uma possível explicação para a contribuição da endotelina-1 para a isquemia da cabeça do NO pode ser a presença de capilares fenestrados na região pré-laminar da cabeça do NO, o que permite a passagem da endotelina-1 e a subsequente vasoconstrição da vasculatura da cabeça do NO.[44]

Por essa razão, para cada indivíduo com glaucoma, é importante que os profissionais de saúde analisem um histórico acurado de doenças sistêmicas, especialmente de problemas cardiovasculares, bem como de todos os medicamentos tomados. Muitos medicamentos cardiovasculares produzem efeitos potenciais nos olhos, inclusive os betabloqueadores sistêmicos e os bloqueadores dos canais de cálcio (que têm um efeito hipotensor ocular). A obtenção de históricos sistêmicos e medicamentosos acurados é importante no momento do diagnóstico, e é essencial que essas informações sejam atualizadas regularmente.

FARMACOLOGIA

Quando a redução dos fluxos sanguíneos ocular e do NO contribui significativamente para a patogênese da perda axonal, a modificação do fluxo sanguíneo pode oferecer proteção contra as lesões neuronais induzidas por isquemia; entretanto, não existe atualmente nenhum tratamento para melhorar a condição vascular na presença de glaucoma. Os inibidores tópicos da anidrase carbônica combinados aos betabloqueadores aumentam o fluxo sanguíneo retrobulbar, coroidal e retiniano em pacientes com glaucoma de pressão alta e de pressão normal.[45] O uso de bloqueadores dos canais de cálcio para hipertensão sistêmica pode ser útil no tratamento do glaucoma de pressão normal,[46] embora alguns estudos tenham demonstrado evidências de que esses medicamentos podem promover a progressão do glaucoma.[47] Em alguns pacientes, observa-se a melhora do fluxo sanguíneo ocular e da sensibilidade ao contraste com os bloqueadores dos canais de cálcio ou o dióxido de carbono inalado nas pesquisas em curto prazo. Além disso, pacientes com glaucoma de pressão normal apresentam menor taxa de deterioração da sensibilidade do campo visual depois de 2 anos de brovincamina oral, um vasodilatador cerebral relativamente seletivo com fraca ação de agente antagonista do cálcio.[48] Em alguns pacientes com glaucoma, a redução clínica e cirúrgica da PIO também pode melhorar o fluxo sanguíneo ocular.[49,50]

Os avanços nas modalidades de imagem e os esforços no sentido de determinar os dados longitudinais, especialmente nos leitos teciduais do NO, podem permitir um planejamento melhor e mais individualizado do manejo do glaucoma, com melhores resultados para o paciente.

DECLARAÇÃO INFORMATIVA

Nenhum dos autores citados tem quaisquer interesses concorrentes com a apresentação deste texto. O Dr. Alon Harris gostaria de informar que é remunerado pelas seguintes instituições, Stemnion, Biolight, Nano Retina, AdOM, Science-Based Health, *Isarna Therapeutics* e *Ono Pharmaceuticals* por atuar como consultor. O Dr. Harris tem também participação societária na AdOM, na Nano Retina e na Oxymap. Todas as relações citadas obedecem à política da *Indiana University* sobre atividades externas. Nenhum dos demais autores citados tem quaisquer informações de natureza financeira a fornecer.

BIBLIOGRAFIA

Charlson ME, de Moraes CG, Link A, et al. Nocturnal systemic hypotension increases the risk of glaucoma progression. Ophthalmology 2014; 121(10):2004–12.

Chen C, Bojikian K, Xin C, et al. Repeatability and reproducibility of optic nerve head perfusion measurements using optical coherence tomography angiography. J Biomed Opt 2016;21(6):65002.

Guidoboni G, Harris A, Carichino L, et al. Effect of intraocular pressure on the hemodynamics of the central retinal artery: a mathematical model. Math Biosci Eng 2014;11(3):523–46.

Koustenis A, Harris A, Gross J, et al. Optical coherence tomography angiography: an overview of the technology and an assessment of applications for clinical research. Br J Ophthalmol 2017;101(1):16–20.

Mohindroo C, Ichhpujani P, Kumar S. Current imaging modalities for assessing ocular blood flow in glaucoma. J Curr Glaucoma Pract 2016; 10(3):104–12.

Moore N, Harris A, Wentz S, et al. Baseline retrobulbar blood flow is associated with both functional and structural glaucomatous progression after 4 years. Br J Ophthalmol 2017;101(3):305–8.

Siesky B, Harris A, Carr J, et al. Reductions in retrobulbar and retinal capillary blood flow strongly correlated with changes in optic nerve head and retinal morphology over 4 years in open-angle glaucoma patients of African descent compared with patients of European descent. J Glaucoma 2016;25(9):750–7.

Vandewalle E, Pinto L, Olafsdottir OB, et al. Oximetry in glaucoma: correlation of metabolic change with structural and functional damage. Acta Ophthalmol 2014;92(2):105–10.

Yarmohammadi A, Zangwill LM, Diniz-Filho A, et al. Optical coherence tomography angiography vessel density in healthy, glaucoma suspects, and glaucoma eyes. Invest Ophthalmol Vis Sci 2016;57(9):OCT451–9.

Yarmohammadi A, Zangwill LM, Diniz-Filho A, et al. Relationship between optical coherence tomography angiography vessel density and severity of visual field loss in glaucoma. Ophthalmology 2016; 123(12):2498–508.

As referências completas estão disponíveis no **GEN-io**.

PARTE 10 GLAUCOMA
SEÇÃO 2 Avaliação e Diagnóstico

Hipertensão Ocular

Jason D. Rupp e Michael A. Kass

10.9

Definição: Embora não existam números absolutos que distingam a pressão intraocular normal da pressão intraocular anormal, a hipertensão ocular é uma condição em que a pressão intraocular se apresenta acima da faixa normal, mas sem qualquer evidência de dano estrutural ou funcional do nervo óptico.

Características principais
- Pressão intraocular acima de 21 mmHg sem evidência de causas secundárias
- Nenhuma evidência de neuropatia óptica ou perda da camada de fibras nervosas
- Ausência de perda de campo visual
- Ângulos abertos evidenciados na gonioscopia.

INTRODUÇÃO

A pressão intraocular (PIO) é o único fator de risco modificável para glaucoma primário de ângulo aberto (GPAA), e os pacientes com hipertensão ocular apresentam maior risco de desenvolver a doença. Os fatores preditivos para a conversão da hipertensão ocular em GPAA podem ser utilizados para orientar o médico a determinar como individualizar o manejo para pacientes com hipertensão ocular, incluindo a frequência de exames e o potencial benefício do tratamento precoce.

EPIDEMIOLOGIA E PATOGÊNESE

Estima-se que a hipertensão ocular afete de 4,5 a 9,4% dos adultos de meia-idade e idosos nos EUA.[1] A prevalência da hipertensão ocular varia entre os diferentes grupos étnicos. Constatou-se que a população afro-caribenha participante do *Barbados Eye Study* apresenta uma das taxas mais elevadas de prevalência relatada de hipertensão ocular (12,6%).[2] Por outro lado, outros estudos constataram uma prevalência de 1,1% de hipertensão ocular no sul da Índia[3] e de 0,9% no Japão.[4] A taxa de prevalência da hipertensão ocular aumenta substancialmente com a idade. No *Framingham Eye Study*, 6,2% dos participantes brancos abaixo de 65 anos apresentaram PIO superior a 21 mmHg, comparada a 8,7% naqueles acima de 75 anos.[1]

Fatores preditivos para conversão da hipertensão ocular em glaucoma primário de ângulo aberto

O *Ocular Hypertension Treatment Study* (OHTS) forneceu dados valiosos sobre a progressão da hipertensão ocular para GPAA. Os fatores preditivos indicados pelo OHTS são abordados a seguir.

Espessura central da córnea

O estudo OHTS demonstrou que a espessura central basal da córnea (ECC) era um poderoso fator preditivo do desenvolvimento do GPAA entre os participantes com hipertensão ocular.[5] No OHTS, os pacientes com 555 μm ou menos de ECC demonstraram um risco três vezes maior de progressão para o glaucoma em um espaço de 5 anos do que os participantes com mais de 588 μm de ECC. A Figura 10.9.1 demonstra o percentual do grupo de observação que desenvolveu GPAA, determinado com base na PIO basal e na ECC.[5-7]

Pressão intraocular

A PIO mais elevada é um fator preditivo da progressão da hipertensão ocular para GPAA. O risco relativo e de 1,1 para cada aumento de 1 mmHg na PIO basal dentro do intervalo do estudo.

Idade

Participantes mais velhos apresentaram um risco mais elevado de conversão para glaucoma.

Desvio padrão

Um maior desvio padrão (PSD, do inglês *pattern standard deviation*) basal evidenciado na perimetria automatizada padrão demonstrou correlação com um risco mais elevado de progressão da hipertensão ocular para GPAA.

Nervo óptico

Mesmo quando os pacientes com hipertensão ocular não apresentavam nenhuma lesão estrutural glaucomatosa clinicamente aparente, uma relação escavação/disco óptico mais elevada demonstrou ser um fator de risco para a progressão da doença.

Hemorragia do disco óptico

Em uma análise multivariada, a ocorrência de hemorragia do disco óptico aumentou em 2,6 vezes o risco de desenvolvimento de glaucoma.[8,9]

Outros fatores preditivos

A raça demonstrou ter influência significativa na análise univariada, mas não na análise multivariada do OHTS quando a relação escavação/disco óptico e a ECC foram incluídas. Entretanto, muitos estudos confirmam o achado de que o GPAA é três a quatro vezes mais prevalente em populações negras do que nas populações brancas.[10-12] Embora a história familiar não tenha sido considerada um preditor significativo de progressão no OHTS, outros estudos demonstraram que ela exerce um papel fundamental na suscetibilidade ao GPAA.[13,14] Estudos genéticos ainda não encontraram alelos ou genes de risco com efeito suficiente para justificar exames clínicos de rotina.[15]

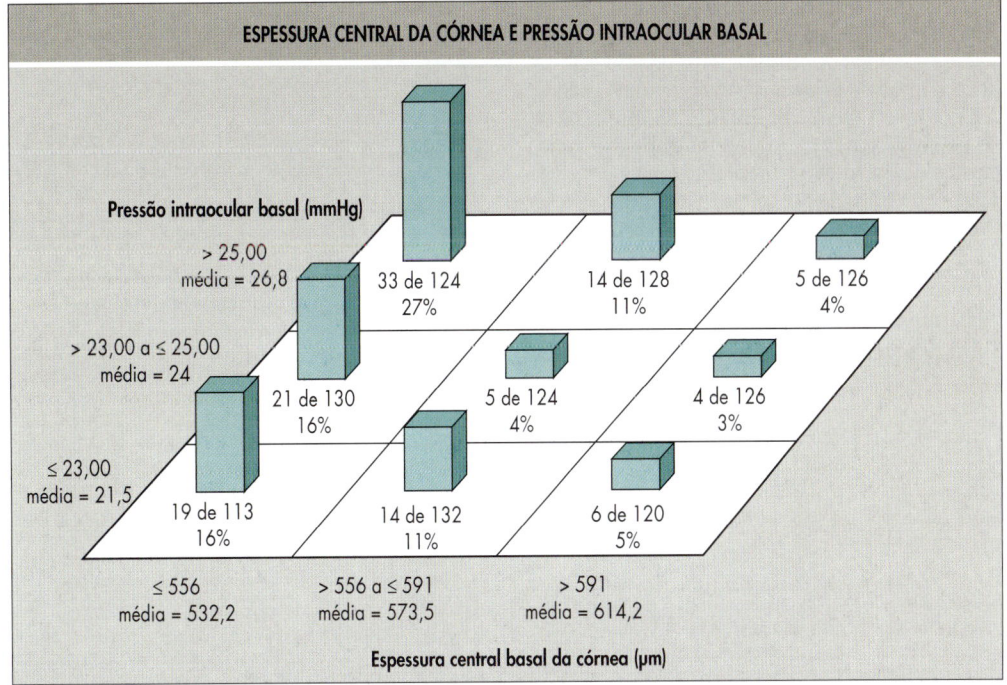

Figura 10.9.1 Gráfico demonstrando o efeito da espessura central da córnea e da pressão intraocular basal na progressão para glaucoma em pacientes com hipertensão ocular. Esses resultados foram extraídos de uma análise de dados agrupados do *Ocular Hypertension Treatment Study* e do *European Glaucoma Prevention Study*. (Reproduzida a partir de dados do *Ocular Hypertension Treatment Study Group and European Glaucoma Prevention Study Group*. Modelo de predição validado para o desenvolvimento de glaucoma primário de ângulo aberto em indivíduos com hipertensão ocular. Ophthalmology 2007;114:10-19, copyright 2007, with permission from the American Academy of Ophthalmology).

DIAGNÓSTICO

Os históricos clínico e ocular completos devem descartar quaisquer causas secundárias de PIO elevada, como o uso de corticosteroides ou traumas. É necessário um exame oftalmológico completo com os seguintes componentes essenciais:

- *Tonometria* – PIO acima de 21 mmHg
- *Oftalmoscopia* – nervo óptico normal sem evidência de escavação glaucomatosa ou perda da camada de fibras nervosas (CFN)
- *Perimetria automatizada padrão* – ausência de evidência de defeitos visuais
- *Paquimetria* – as medidas devem ser efetuadas sobre a região central da córnea, em uma área sem patologia
- *Gonioscopia* – ângulos abertos sem evidência de patologia
- *OCT* – ainda não foram realizados estudos longitudinais definitivos para determinar os limiares diagnósticos que distingam hipertensão ocular de GPAA, mas existem evidências de que uma camada fina de fibras nervosas tem correlação com um alto risco de hipertensão ocular.[16-18] A OCT também pode detectar perda de células ganglionares da região macular.[19]

Outros exames que podem ser benéficos:

- Histerese corneana
- Tomografia Retiniana de Heidelberg (HRT)
- Polarimetria de varredura a *laser* (GDX) (Laser Diagnostic Technologies, San Diego, CA).

DIAGNÓSTICO DIFERENCIAL

O diagnóstico diferencial de hipertensão ocular inclui o GPAA não diagnosticado e as causas secundárias de hipertensão ocular, como o uso de corticosteroides tópicos ou sistêmicos, recessão angular e glaucoma de ângulo fechado.

TRATAMENTO

O estudo OHTS forneceu os fatores preditivos (ECC, PSD, idade, relação escavação/disco óptico, hemorragia do disco óptico e PIO) que devem ser considerados ao decidir se a hipertensão ocular deve ser tratada e confirmar a segurança e a eficácia do tratamento da hipertensão ocular com medicamentos tópicos. O estudo concluiu que a medicação hipotensora ocular reduziu a taxa de progressão da hipertensão ocular para GPAA em 50% no espaço de 10 anos. A redução absoluta da incidência de GPAA foi maior nos participantes do tercil mais alto do risco basal (de 42 a 19%).[20]

O tratamento da hipertensão ocular pode ser considerado em pacientes de alto risco após levar em consideração a preferência, a idade e o estado de saúde do paciente. Pacientes com baixo risco de conversão podem ser acompanhados anualmente, em geral sem tratamento, desde que sejam monitorados quanto a sinais de doença precoce.[21-23] Com esse plano de tratamento, os exames e testes regulares de acompanhamento são fundamentais. Alguns médicos podem preferir monitorar todos os pacientes com hipertensão ocular, iniciando a medicação somente depois que o dano inicial for detectado. É importante envolver o paciente no processo de decisão no intuito de criar um plano de tratamento individualizado.

Os pacientes podem ser estratificados de acordo com as calculadoras de risco a partir dos dados do OHTS e do *European Glaucoma Prevention Study*.[24] A análise de custo-efetividade que utiliza dados do OHTS defende o tratamento de pacientes com hipertensão ocular se houver, pelo menos, um risco anual de 2% de desenvolvimento de GPAA.[25,26] Embora a calculadora possa ajudar a orientar o médico a determinar o tratamento do paciente, ela não deve substituir o julgamento clínico.[27,28]

EVOLUÇÃO E DESFECHO

A maioria dos pacientes com hipertensão ocular apresenta bons resultados durante longos períodos de acompanhamento. A taxa média aceita de progressão da hipertensão ocular para o GPAA é de 1 a 2% ao ano, mas existem subgrupos com risco mais alto. Nos olhos com hipertensão ocular que não alcançaram um desfecho para o GPAA, a taxa de alteração do desvio médio foi lenta (–0,05 dB/ano), enquanto os olhos que se converteram em GPAA demonstraram uma progressão mais acelerada (–0,26 dB/ano).[29] Embora os dados do OHTS sugiram que as alterações de campo visual no início do glaucoma geralmente são localizadas, um número significativo de pacientes apresentará alterações difusas que podem não ser detectadas se forem utilizadas apenas análises de desvio padrão.[29,30] As alterações iniciais do GPAA, no entanto, demonstraram ser geralmente de natureza estrutural, enfatizando a importância do exame clínico, da fotografia do disco óptico e da imagem do nervo óptico e da CFN. As primeiras mudanças do GPAA, no entanto, foram mais comumente estruturais, destacando a importância do exame clínico, da fotografia do disco óptico e da imagem do nervo óptico e da CFN.

BIBLIOGRAFIA

Artes PH, Chauhan BC, Keltner JL, et al. Longitudinal and cross-sectional analyses of visual field progression in participants of the Ocular Hypertension Treatment Study. Arch Ophthalmol 2010;128:1528–32.

Budenz DL, Huecker JB, Gedde SJ, et al. Thirteen-year follow-up of optic disc hemorrhages in the Ocular Hypertension Treatment Study. Am J Ophthalmol 2016;174:126–33.

Demirel S, De Moraes CG, Gardiner SK, et al. The rate of visual field change in the ocular Hypertension Treatment Study. Invest Ophthalmol Vis Sci 2012;53:224–7.

Gordon MO, Beiser JA, Brandt JD, et al. The Ocular Hypertension Treatment Study: baseline factors that predict the onset of primary open-angle glaucoma. Arch Ophthalmol 2002;120:714–20, discussion 829–30.

Gordon MO, Gao F, Beiser JA, et al. The 10 year incidence of glaucoma among treated and untreated ocular hypertensive patients. Arch Ophthalmol 2011;129:1630–1.

Gordon MO, Torri V, Miglior S, et al. Validated prediction model for the development of primary open-angle glaucoma in individuals with ocular hypertension. Ophthalmology 2007;114:10–19.

Kass MA, Gordon MO, Gao F, et al. Delaying treatment of ocular hypertension: the ocular Hypertension Treatment Study. Arch Ophthalmol 2010;128:276–87.

Kymes SM, Kass MA, Anderson DR, et al. Management of ocular hypertension: a cost-effectiveness approach from the Ocular Hypertension Treatment Study. Am J Ophthalmol 2006;141:997–1008.

Kymes SM, Plotzke MR, Kass MA, et al. Effect of patient's life expectancy on the cost-effectiveness of treatment for ocular hypertension. Arch Ophthalmol 2010;128:613–18.

Leung CK, Liu S, Weinreb RN, et al. Evaluation of retinal nerve fiber layer progression in glaucoma: a prospective analysis with neuroretinal rim and visual field progression. Ophthalmology 2011;118:1551–7.

Medeiros FA, Weinreb RN, Sample PA, et al. Validation of a predictive model to estimate the risk of conversion from ocular hypertension to glaucoma. Arch Ophthalmol 2005;123:1351–60.

Miglior S, Pfeiffer N, Torri V, et al. Predictive factors for open-angle glaucoma among patients with ocular hypertension in the European Glaucoma Prevention Study. Ophthalmology 2007;114:3–9.

Tan O, Chopra V, Lu AT, et al. Detection of macular ganglion cell loss in glaucoma by Fourier-domain optical coherence tomography. Ophthalmology 2009;116:2305–14.e1–2.

Weinreb RN, Friedman DS, Fechtner RD, et al. Risk assessment in the management of patients with ocular hypertension. Am J Ophthalmol 2004;138:458–67.

As referências completas estão disponíveis no **GEN-io**.

PARTE 10 GLAUCOMA

SEÇÃO 3 Tipos Específicos de Glaucoma

Glaucoma Primário de Ângulo Aberto

10.10

James C Tan e Paul L. Kaufman

Definição: Neuropatia óptica relacionada à idade e caracterizada por escavação progressiva do nervo óptico, déficit visual e ângulos abertos evidenciados por gonioscopia.

Características principais

- Escavação glaucomatosa do disco óptico e perda de fibras nervosas da retina
- Anormalidade de campo visual correspondente
- Ângulos da câmara anterior abertos
- Pressão intraocular como um fator de risco principal e o único modificável, aplicável em todo nível de pressão, mas com maior risco imposto pelas pressões mais elevadas
- Condição progressiva relacionada à idade.

Características associadas

- Espessura corneana
- Doença crônica
- Comprometimento visual.

DEFINIÇÃO E CLASSIFICAÇÃO

O termo *glaucoma* descreve uma neuropatia óptica progressiva com escavação característica do disco óptico e déficit visual correspondente. A condição tem como base a perda gradual das células ganglionares da retina (Figura 10.10.1) e os axônios que atravessam a retina e o nervo óptico (Figura 10.10.2) até o cérebro. A pressão intraocular (PIO) é um importante fator de risco modificável. O glaucoma é progressivo; se não for controlado, pode causar cegueira.

O glaucoma é classificado como *primário* se a PIO elevada for de etiologia desconhecida e como *secundário* quando há um fator etiológico identificável. Convencionalmente, o termo *glaucoma primário de ângulo aberto* (GPAA) é aplicado ao glaucoma primário crônico em adultos, em que o ângulo de drenagem da câmara anterior é aberto e a PIO é elevada sem nenhuma razão aparente. A prevalência geral de GPAA nos EUA é de cerca de 1%, que varia de acordo com as características étnicas, sendo que as taxas de prevalência entre afro-americanos e hispano-americanos ultrapassam os 4%.[1-3] Essas taxas aumentam com o aumento da idade em todas as etnias.

Duas outras entidades estão intimamente relacionadas ao GPAA. As pessoas com hipertensão ocular apresentam ângulos abertos e PIO elevada (> 21 mmHg) que, aparentemente, não causam lesões nas fibras nervosas. Esses pacientes apresentam maior risco de desenvolver glaucoma. As pessoas com o chamado glaucoma de pressão normal (GPN) têm glaucoma primário crônico e ângulos abertos na câmara anterior, mas PIO dentro dos limites estatísticos normais (< 22 mmHg). O GPN hoje é classificado como parte do espectro do GPAA. Nem a hipertensão ocular nem o GPN são raros;[4,5] a hipertensão ocular é mais prevalente do que o GPAA, enquanto pelo menos 30% dos pacientes com GPAA têm GPN.

Este capítulo discutirá os fatores de risco para o GPAA, a natureza da perda visual progressiva na presença de doença e os amplos princípios do diagnóstico e do tratamento.

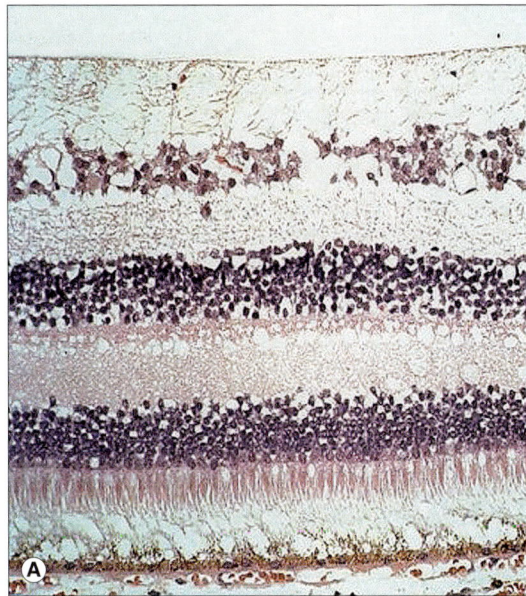

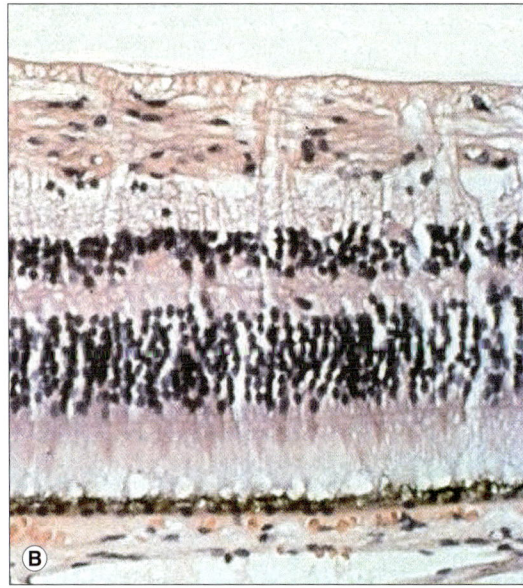

Figura 10.10.1 Histopatologia da retina humana mostrando o efeito do glaucoma. **A.** Retina normal observada em corte transversal. **B.** Retina glaucomatosa em que a camada de fibras nervosas se apresenta afinada e os corpos de células ganglionares, mais esparsos. (Cortesia do Dr. Morton E. Smith.)

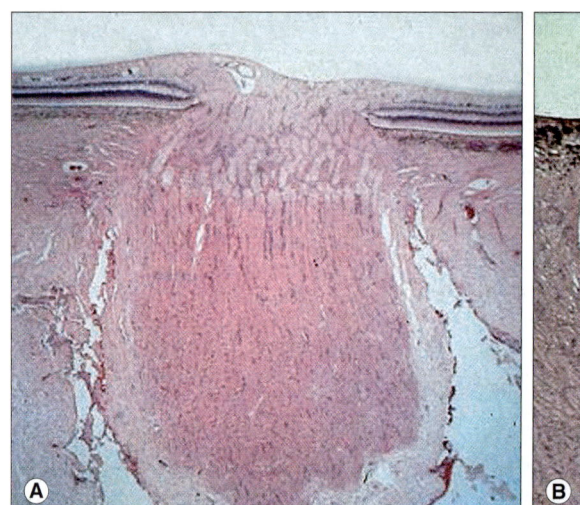 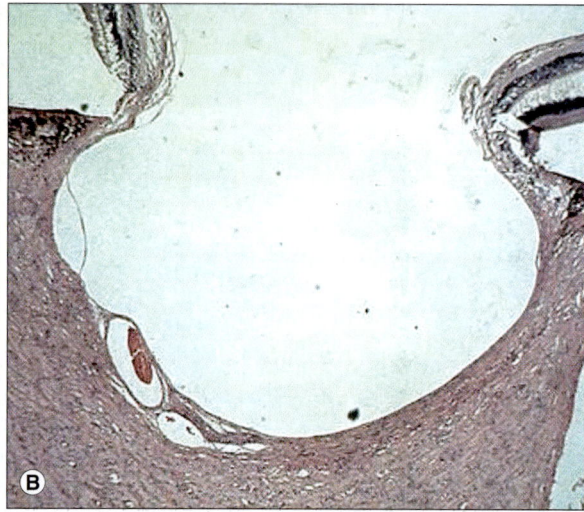

Figura 10.10.2 Correlação histopatológica da escavação glaucomatosa do disco óptico. A. Nervo óptico humano normal com uma pequena escavação. Os axônios da espessa camada de fibras nervosas da retina giram em sentido posterior para formar a rima neurorretiniana do disco óptico. A lâmina crivosa da porção anterior do nervo óptico está direcionada transversalmente em continuidade com a esclera que a margeia. **B.** Nervo óptico glaucomatoso com acentuado afinamento da camada de fibras nervosas da retina e da rima neurorretiniana, uma grande escavação e a lâmina crivosa encurvada posteriormente. (Cortesia do Dr. Morton E. Smith.)

PRESSÃO INTRAOCULAR, FATORES DE RISCO E ASPECTOS DA PATOGÊNESE MOLECULAR

Muitos estudos epidemiológicos, clínicos, histopatológicos e experimentais respaldam o papel da PIO na patogênese do glaucoma.[6,7] Entretanto, o que constitui a PIO indutora de glaucoma nem sempre é claro nos pacientes. O valor de corte tradicional de 21 mmHg para a PIO "normal" tem a sua origem em um levantamento populacional realizado na Alemanha na década de 1950.[8] Essa análise pressupõs que a distribuição da PIO é normal, mas, na realidade, tende a uma PIO mais elevada.[6] A distribuição assimétrica à direita (ou distribuição assimétrica positiva) aumenta com a idade e varia de acordo com a raça. Essa peculiaridade estatística significa que a proporção de pessoas com PIO acima de 21 mmHg e glaucoma é menor do que aquela inicialmente prevista, e muitos pacientes serão diagnosticados com hipertensão ocular. Hoje percebemos que a PIO patológica relacionada ao glaucoma apresenta uma distribuição contínua e não obedece a um valor de corte restrito.

Olhos com hipertensão ocular apresentam risco aumentado para GPAA. O risco de desenvolver GPAA é até seis vezes maior naqueles com hipertensão ocular do que naqueles sem fatores de risco de glaucoma.[9] O risco de desenvolver GPAA na presença de hipertensão ocular demonstrado no *Ocular Hypertension Treatment Study* foi de 9,5% em 5 anos.[10] Em um contexto clínico padrão, isso pode ser observado como 1 a 2% ao ano,[11,12] ou aproximadamente 10% por década.[13] Esse risco aumenta com a PIO, elevando-se significativamente com pressões acima de 24 mmHg, e especialmente acima de 30 mmHg.[6,10,11,14,15] O risco de GPAA é influenciado ainda por outros fatores, como idade, etnia e espessura central da córnea (ver adiante).

A entidade GPN é prevalente no leste asiático e compreende mais de 80% dos casos de glaucoma de ângulo aberto.[16,17] A correspondente prevalência nos países ocidentais é de 30 a 50%, com base em leituras isoladas da PIO efetuadas em estudos populacionais,[2,4,18] embora existam relatos de que chega a ser de 75 a 82% entre hispano-americanos no Arizona,[19] latinos em Los Angeles[1] e caucasianos em Blue Mountains, na Austrália.[5] O subdiagnóstico do glaucoma[1,4,5] não é de surpreender, dado o foco tradicional na PIO nos achados de casos de glaucoma. Embora possa não parecer tão alta no GPN, a PIO ainda é excessivamente alta para esses olhos,[16] e a progressão da doença pode ser desacelerada com a redução da PIO.[20,21]

No GPAA (incluindo o GPN), a PIO apresenta oscilações acima do normal, que podem ser evidentes durante os picos da PIO em certas horas do dia ou em determinadas posturas.[22-25] Outro fato a ser considerado é que a história natural da PIO de qualquer indivíduo normalmente é desconhecida; ou seja, no olho com GPAA, pouco se sabe sobre o curso passado da PIO para se tornar elevada, e não se tem como prever o seu curso futuro. Não sabemos também se a PIO em algumas pessoas com GPN começou a subir a partir de um nível basal ainda mais baixo ao longo do tempo. A elevação da PIO não é mensurável no GPAA em um espaço de 6 anos, mas o é no glaucoma pseudoesfoliativo,[22] o que não é de surpreender, dada a elevação mais acentuada da PIO e a progressão da doença no segundo caso.[22,26,27] Isso sugere, no entanto, que uma suposta elevação da PIO no GPAA ocorra de modo gradual, talvez ao longo de uma década ou mais. A elevação patológica da PIO no GPAA é atribuída ao aumento da resistência do fluxo de humor aquoso.[28] No GPAA, o acúmulo aberrante de fibrilas finas semelhantes a placas está associado às microfibrilas elásticas da malha trabecular,[29-32] um tecido de drenagem contrátil e ricamente elástico em um importante local de resistência ao fluxo do humor aquoso. No entanto, apenas uma redução modesta da PIO é obtida por meio do desvio cirúrgico da rede trabecular,[33] sugerindo que os papéis patogênicos de outros locais de drenagem, como os canais intrasclerais e a via uveoescleral, devem ser considerados. Os mecanismos celulares e moleculares regulam essas vias e determinam a PIO.[34] Um importante biomarcador da PIO de origem ainda desconhecida é o nível aquoso do fator de transformação do crescimento beta (TGF-β, do inglês *transforming growth factor beta*), constantemente elevado em pacientes com GPAA em diversas populações.[35-42] O TGF-β causa rigidez da malha trabecular e altera a contratilidade, o que pode aumentar a resistência ao fluxo.[43] Novas classes de agentes farmacêuticos que agem sobre a contratilidade trabecular encontram-se atualmente em desenvolvimento para uso no tratamento do GPAA. Além da PIO, o fator de risco independente mais forte para o desenvolvimento de GPAA é a idade; os pacientes acima de 60 anos têm muito mais probabilidade de desenvolver glaucoma do que aqueles na faixa dos 40 anos.[1,3,5,11,19,44] O glaucoma é mais prevalente em pessoas de descendência hispânica e africana,[1,3,44] sendo que o segundo grupo normalmente é mais jovem e apresenta uma PIO mais elevada e neuropatia óptica mais avançada no diagnóstico inicial, em comparação com indivíduos de raça branca. A doença desses pacientes é também mais refratária ao tratamento e tem um prognóstico menos favorável.[45] A flutuação da PIO em si é considerada por muitos um fator de risco para a progressão da doença.[23,24,46-52]

Outros fatores de risco significativos são a predisposição genética e um histórico familiar positivo.

Outro fator de risco independente e importante é a espessura da região central da córnea fina, o que pode ter relação com fatores estruturais que tornam o nervo óptico suscetível a lesões.[10,53] A fina espessura da região central da córnea pode também contribuir para uma subestimação da PIO.[10,54] Miopia, diabetes, hipertensão arterial sistêmica e condições vasculares, como enxaqueca e vasoespasmo, também são considerados fatores de risco para GPAA, embora as evidências sejam mais ambíguas.

Grandes estudos epidemiológicos e randomizados de controle conduzidos nas últimas décadas produziram dados quantitativos vitais sobre a relação entre os fatores de risco e o glaucoma.[55] No futuro, essas informações podem ser úteis para a estimativa do risco atuarial de glaucoma nas pessoas, servindo como ferramenta extra para descoberta de casos, diagnóstico e tratamento da doença.

DIAGNÓSTICO

O diagnóstico do GPAA requer uma avaliação da PIO; do ângulo da câmara anterior pela gonioscopia; do disco óptico e das estruturas relacionadas, como a camada de fibras nervosas da retina e células ganglionares; e do campo visual.

A PIO apresenta uma variação diurna normal que é mais exagerada com a doença.[56] A PIO geralmente é medida pela tonometria de aplanação de Goldmann. Ao medir a PIO, os médicos devem estar atentos aos extremos da espessura da córnea,[57] em cujo caso a PIO é superestimada na córnea espessa e subestimada na córnea fina, uma vez que a tonometria de Goldmann pressupõe uma espessura corneana central de 550 µm. Esse é um aspecto importante a ser considerado em indivíduos submetidos à cirurgia refrativa a *laser* ou que tenham um diagnóstico de GPN ou hipertensão ocular.[10]

O disco óptico é avaliado quanto à escavação glaucomatosa (Figura 10.10.3). Na prática, pode ser difícil distinguir discos ópticos normais de discos ópticos glaucomatosos com base na aparência. Isso decorre da grande variação na morfologia do disco normal, que se sobrepõe à do glaucoma, especialmente no início da doença.[58] A estereofotografia do disco óptico e a observação da camada de fibras nervosas da retina por fundoscopia ou fotografia *red-free* são métodos tradicionais de avaliação de anormalidades ou alterações estruturais, sendo que o uso da fotografia de disco ainda é comum. As tecnologias de imagem mais novas, como a tomografia de coerência óptica, apresentam algoritmos analíticos especiais para ajudar a identificar lesões glaucomatosas na camada de fibras nervosas da retina e no complexo de células ganglionares. A evidência de anormalidade do campo visual reprodutível na perimetria-padrão "branco no branco" é suficiente para corroborar a suspeita de disco óptico com aparência glaucomatosa. O defeito do campo visual deve corresponder à região da anormalidade percebida no nervo óptico. Embora os defeitos de campo visual branco no branco possam não ser o sinal mais precoce de déficit visual no glaucoma (ver a próxima seção), a perimetria continua sendo essencial para o diagnóstico do glaucoma.

NATUREZA DA PERDA VISUAL PROGRESSIVA

A observação das alterações do campo visual ao longo do tempo pode fornecer informações sobre a progressão do GPAA. A progressão pode ser considerada em quatro fases: pré-perimétrica (oculta), limiar, crítica,[59] e compatível com cegueira.

Glaucoma pré-perimétrico

Inicialmente, a doença é subclínica durante um período oculto prolongado em que o campo visual branco no branco – o padrão para o diagnóstico – permanece normal. Qualquer sensibilidade visual diminuída durante esse período ainda é sutil demais para ser detectada pela perimetria, pois, para que isso aconteça, a

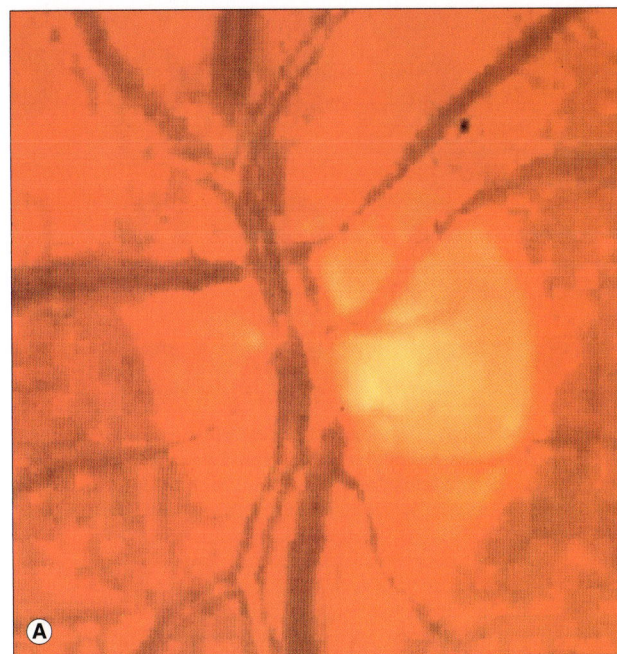

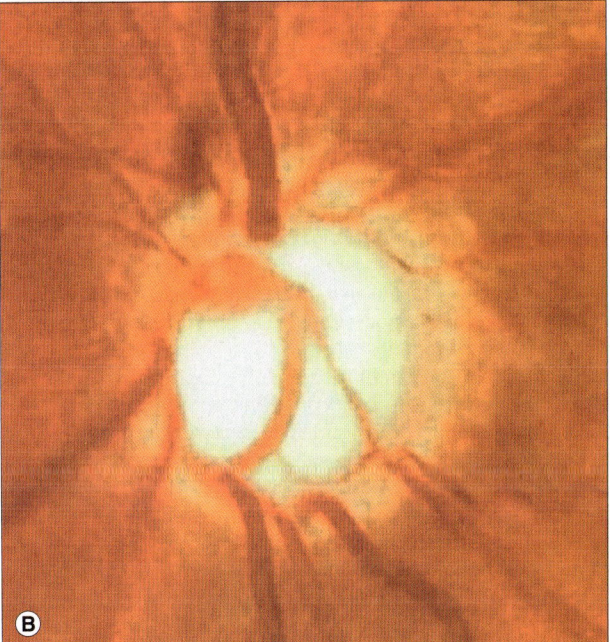

Figura 10.10.3 Neuropatia óptica glaucomatosa progressiva. A. Disco óptico glaucomatoso. **B.** O mesmo disco óptico 3 anos mais tarde. Observa-se uma maior escavação associada ao afinamento da porção inferior da rima.

sensibilidade deve ser diminuída o suficiente para permanecer consistentemente abaixo do limiar visual de detecção da população normal, de acordo com a idade. Os sinais perimétricos, se presentes, são inespecíficos e incluem mudanças no ponto cego, encolhimento da isóptera na perimetria cinética e aumento da variabilidade regional.[60,61] Outros parâmetros da função visual, como sensibilidade ao contraste, cor (perimetria azul-amarelo), movimento e ilusão espacial de frequência duplicada (perimetria de frequência dupla), podem já estar anormais. Apesar de os campos visuais estarem bem-preservados, pode haver perda significativa de células ganglionares da retina, escavação progressiva do disco óptico (Figura 10.10.4) e afinamento da camada de fibras nervosas da retina.[63-66]

Limiar e conversão

O termo *conversão* refere-se ao desenvolvimento de defeitos de campos visuais persistentes em campos visuais anteriormente normais. O termo é utilizado para descrever o surgimento

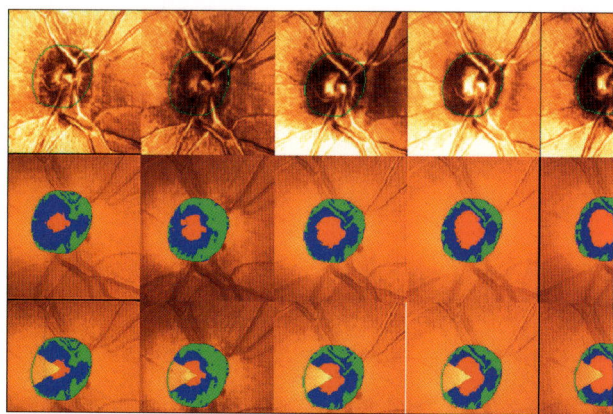

Figura 10.10.4 Imagens de tomografia de varredura a *laser* longitudinal do nervo óptico em um olho com hipertensão ocular. Há uma perda progressiva e generalizada da rima neurorretiniana ao longo do tempo, de modo que a escavação do disco óptico aumenta concentricamente. (Fileira superior) Imagens topográficas. (Segunda fileira) O código de cores indica a rima neurroretiniana (em azul e verde) e a escavação do disco óptico (em vermelho). (Terceira fileira) A análise da imagem indica partes da rima (em azul-verde) e a respectiva escavação (em vermelho) significativamente alteradas com o passar do tempo. Essas alterações patológicas afetaram mais de três quartos da circunferência da rima, embora os campos visuais permaneçam normais. (De Tan JC, Hitchings RA. Approach for identifying glaucomatous optic nerve progression by scanning laser tomography. Invest Ophthalmol Vis Sci 2003;44:2621-6.)

de anormalidades no campo visual, com o passar do tempo, em indivíduos com suspeita de glaucoma. Os campos visuais normais "convertem-se" quando a sensibilidade visual em uma ou mais regiões diminui e se mantém persistentemente fora dos limites normais. Em geral, é um processo gradual, embora esses defeitos no campo visual detectados mais precocemente possam aparecer de modo transitório ou abrupto por estarem exatamente no limiar de detecção.[59] Esses defeitos podem desaparecer após o tratamento e reaparecer mais tarde, podendo levar anos para se tornarem consistentemente presentes.

Na conversão, os defeitos iniciais de campo visual envolvem pequenas regiões do campo visual como arqueado e central a 30°, além de degraus nasais.[60-62] Os defeitos arqueados inferiores são principalmente nasais; já os arqueados superiores são mais centrais e estão mais próximos da fixação. A conversão não implica o surgimento repentino de glaucoma, mas que a doença anteriormente pré-perimétrica piorou, tornando-se detectável.

Fase crítica

Quando surgem os primeiros defeitos consistentes no campo visual, a doença já não é mais precoce uma vez que −50% das células ganglionares e dos axônios podem já estar perdidos.[63,64,67] Apesar do tratamento, muitos olhos podem demonstrar deterioração visual. No glaucoma unilateral, existe um risco de 26% de desenvolvimento de anormalidade no campo visual do olho contralateral em 5 anos.[67] Sem o tratamento adequado, o risco de deterioração da visão a ponto de causar comprometimento funcional no espaço de uma década é significativo.[68,69]

Com frequência, os escotomas evoluem se aprofundando, mas o aumento dos defeitos arqueados e o surgimento de novos defeitos também são comuns. A mudança ao longo do tempo normalmente segue um curso linear ou curvilíneo, podendo também ser episódica e mais gradual. Escotomas maiores e mais densos tendem a se deteriorar mais rápido.[71] Os hemisférios superior e inferior do campo visual apresentam graus de suscetibilidade diferentes ao desenvolvimento de anormalidades, mas ao longo de uma década, aproximadamente um terço dos olhos com apenas um hemisfério afetado inicialmente desenvolverá anormalidades nos dois hemisférios.[59,70] Como o envolvimento do hemisfério superior tende a afetar mais as parte central do campo visual,[72] espera-se que o impacto visual dessa anormalidade seja maior.

O envolvimento bi-hemisférico simultâneo tem um prognóstico desfavorável, uma vez que, sem o tratamento adequado, até 50% desses pacientes sofrerão perda absoluta do campo visual ao longo de uma década.[44]

Cegueira

A cegueira pode ocorrer apesar do tratamento. Os estudos mostram que, apesar do tratamento, o risco de desenvolvimento de cegueira unilateral e bilateral ao longo de 20 anos é de 27 e 9%, respectivamente;[73] a taxa cumulativa de cegueira por glaucoma, apesar do tratamento, é de 19% ao longo de 22 anos;[74] embora a PIO seja controlada abaixo de 22 mmHg, a probabilidade de se manter uma visão útil diminui até 31% em 15 anos, com metade da deficiência visual atribuída ao glaucoma.[69] Essa alta incidência de cegueira é observada tanto nos países desenvolvidos quando nos países em desenvolvimento.

O glaucoma afeta 60 a 70 milhões de pessoas em todo o mundo e é a principal causa de cegueira irreversível.[75,76] Estima-se que três quartos das pessoas com glaucoma apresentem a variante de ângulo aberto, dos quais quase 10% são bilateralmente cegos.[75] O GPAA é a forma mais prevalente de glaucoma nos EUA, em que é a principal causa de cegueira em populações afro-americanas e hispano-americanos e a terceira maior causa em indivíduos caucasianos.[75,77] A prevalência de cegueira por glaucoma aumenta acentuadamente com a idade. A incidência de cegueira causada por glaucoma é mais alta entre afro-americanos do que entre caucasianos, e no primeiro grupo a cegueira ocorre em média 10 anos mais cedo.[78] Às vezes, a deficiência visual grave já existe no diagnóstico. No *Olmstead County Community Study*, em Minnesota, 10% dos indivíduos eram pelo menos unilateralmente cegos na ocasião do diagnóstico, entre os quais 2% eram cegos bilateralmente. Em 20 anos, o risco cumulativo de cegueira unilateral relacionada ao glaucoma foi de 26%, e de cegueira bilateral, de 9%.[68]

TRATAMENTO E MONITORAMENTO

A PIO é o único fator de risco que pode ser manipulado para deter ou desacelerar a progressão do glaucoma. A redução rigorosa da PIO pode ajudar a controlar o GPAA.[20,21,79-84] Isso geralmente é possível com medicamentos, *laser*, cirurgia ou alguma combinação destes. Atualmente, não se sabe como outros fatores de risco influenciam a doença ou como esses fatores podem ser alterados. Pacientes com hipertensão ocular e alto risco de conversão podem se beneficiar de um monitoramento ou tratamento mais rigoroso para modificar o risco.[83] Os médicos são obrigados inicialmente a arbitrar um nível de PIO – conhecido como "pressão-alvo" – que irá deter ou desacelerar um dano maior.[82] Alcançada a pressão-alvo, o nível da PIO ainda precisa ser monitorada porque pode mudar ao longo do tempo, flutuar ou não ser suficientemente baixa.[84] As medidas clínicas isoladas não predizem necessariamente o nível de pico e a faixa de variação da PIO que afeta a probabilidade de progressão do glaucoma. Pode-se verificar a possibilidade de uma PIO mais elevada aferindo a pressão em diferentes horários do dia, embora esse procedimento não capture totalmente as variações noturnas, sendo necessário o auxílio de novas tecnologias para monitorar continuamente a PIO. O tratamento precisa ser individualizado porque o nível da PIO necessária para controlar a doença varia muito entre os pacientes. Não existe uma fórmula universal para dizer quanto a PIO precisa ser reduzida. É preciso julgamento clínico, auxiliado por medidas clínicas confiáveis, quando disponíveis. Pacientes com doença moderada ou avançada, especialmente com perda visual que ameace a fixação (Figura 10.10.5), podem se beneficiar da cirurgia mais precocemente e de redução mais agressiva da PIO.[85] Essa redução, no entanto, tem limites determinados pelos efeitos colaterais do tratamento e pela possibilidade de hipotonia, especialmente após a cirurgia.

O verdadeiro guia para o manejo clínico em longo prazo não é a PIO, mas o curso da neuropatia óptica. É de praxe examinar

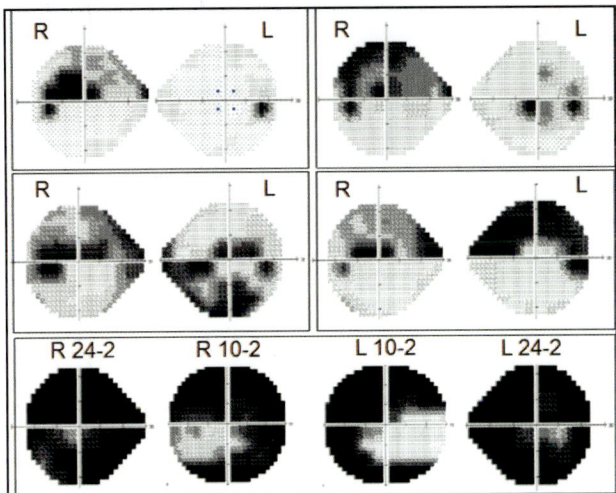

Figura 10.10.5 Exemplos de campos visuais em que as localizações dos campos paracentrais são afetadas e a fixação é ameaçada ou envolvida. Cada um dos cinco pares de campo visual está inserido em um quadro. (Primeira fileira, quadro da esquerda) O escotoma no olho direito (R) estende-se a partir do ponto cego, afetando ambas as localizações paracentrais superiores. As localizações perimétricas paracentrais são indicadas pelas manchas azuis no campo visual do olho esquerdo (L), o que é normal. A lesão do campo visual é claramente assimétrica. (Primeira fileira, quadro da direita) O olho direito desenvolveu um defeito altitudinal superior com defeitos mais profundos nas localizações paracentrais. Os defeitos paracentrais no olho esquerdo se desenvolveram primeiro na porção inferior, o que é menos comum. (Segunda fileira, quadro da esquerda) A ameaça de fixação associada ao envolvimento bi-hemisférico do campo visual implica um prognóstico desfavorável. (Segunda fileira, quadro da direita). O olho esquerdo apresenta um denso defeito arqueado superior com preservação paracentral que está ajudando a compensar a perda paracentral no olho direito. É fundamental a preservação terapêutica da visão paracentral do olho direito. (Terceira fileira) Ambos os olhos apresentavam ilhas residuais centrais. Três das quatro localizações paracentrais foram afetadas com divisão do ponto de fixação, como observado nos respectivos campos 10 a 2.

sequencialmente o campo visual e o disco óptico para verificar a progressão. No entanto, não é fácil detectar com segurança a progressão com o emprego de métodos subjetivos e qualitativos,[86] especialmente quando se tenta identificar menores graus de alteração induzidos pela doença. É importante determinar se as alterações percebidas nos exames são reais e reprodutíveis e não são causadas pela variabilidade dos testes. Espera-se que exames de visão (p. ex., potencial evocado visual multifocal) e imagem (ver Figura 10.10.4) mais novos, objetivos, quantitativos e potencialmente mais confiáveis venham ajudar nesse sentido.

O GPAA é uma doença crônica, e é mais provável que os pacientes cumpram os tratamentos se compreenderem a natureza da doença e a necessidade do tratamento e monitoramento contínuos. A baixa adesão ao tratamento clínico é um obstáculo significativo ao controle efetivo da doença, relatado em 30 a 80% dos pacientes.[87-89] Uma das razões para a baixa adesão é que os tratamentos para glaucoma podem causar sintomas, enquanto a doença, por outro lado, pode ser assintomática. Pacientes mais velhos são especialmente suscetíveis aos efeitos colaterais sistêmicos dos medicamentos para glaucoma (p. ex., betabloqueadores). É importante envolver a família do paciente como suporte, sempre que possível.

O tratamento oportuno e eficaz é fundamental para a prevenção da deficiência visual resultante do GPAA. É vital que o médico desenvolva uma estimativa da taxa de progressão, da sua provável ameaça para a fixação central e o risco de comprometimento funcional da visão no decorrer da vida. Os fatores que podem influenciar o prognóstico, como a raça, a idade ou o histórico familiar, devem ser levados em consideração, assim como outras questões comuns à doença crônica, como a coexistência de outras patologias, a expectativa de vida, a qualidade de vida e o custo, bem como os efeitos colaterais dos tratamentos em longo prazo.

BIBLIOGRAFIA

AGIS Investigators. AGIS 7: the relationship between control of intraocular pressure and visual field deterioration. Am J Ophthalmol 2000; 130:429–40.

Drance SM. The early field defects in glaucoma. Invest Ophthalmol 1969; 8:84–91.

Gordon MO, Beiser JA, Brandt JD, et al. The Ocular Hypertension Treatment Study: baseline factors that predict the onset of primary open-angle glaucoma. Arch Ophthalmol 2002;120:714–20.

Hart WMJ, Becker B. The onset and evolution of glaucomatous visual field defects. Ophthalmology 1982;89:268–79.

Heijl A, Bengtsson B, Hyman L, et al. Natural history of open-angle glaucoma. Ophthalmology 2009;116(12):2271–6.

Heijl A, Leske MC, Bengtsson B, et al. Reduction of intraocular pressure and glaucoma progression: results from the Early Manifest Glaucoma Trial. Arch Ophthalmol 2002;120(10):1268–79.

Hyman L, Heijl A, Leske MC, et al. Natural history of intraocular pressure in the early manifest glaucoma trial: a 6-year follow-up. Arch Ophthalmol 2010;128(5):601–7.

Kass MA, Heuer DK, Higginbotham EJ, et al. The Ocular Hypertension Treatment Study: a randomized trial determines that topical ocular hypotensive medication delays or prevents the onset of primary open-angle glaucoma. Arch Ophthalmol 2002;120(6):701–13.

Kerrigan-Baumrind LA, Quigley HA, Pease MM, et al. Number of ganglion cells in glaucoma eyes compared with threshold visual field tests in the same persons. Invest Ophthalmol Vis Sci 2000;41:741–8.

Migdal C, Gregory W, Hitchings R. Long-term functional outcome after early surgery compared with laser and medicine in open-angle glaucoma. Ophthalmology 1994;101:1651–7.

Molteno AC, Bosma NJ, Kittleson JM. Otago glaucoma surgery outcome study: long-term results of trabeculectomy – 1976 to 1995. Ophthalmology 1999;106:1742–50.

Quigley HA, Broman AT. The number of people with glaucoma worldwide in 2010 and 2020. Br J Ophthalmol 2006;90:262–7.

Sommer A, Katz J, Quigley HA, et al. Clinically detectable nerve fiber atrophy precedes the onset of glaucomatous field loss. Arch Ophthalmol 1991;109:77–83.

Sommer A, Tielsch JM, Katz J, et al. Relationship between intraocular pressure and primary open angle glaucoma among white and black Americans. The Baltimore Eye Survey. Arch Ophthalmol 1991;109:1090–5.

Tripathi RC, Li J, Chan WF, et al. Aqueous humor in glaucomatous eyes contains an increased level of TGF-beta 2. Exp Eye Res 1994;59:723–7.

As referências completas estão disponíveis no **GEN-io**.

PARTE 10 GLAUCOMA
SEÇÃO 3 Tipos Específicos de Glaucoma

Glaucoma de Pressão Normal
Louis R. Pasquale

10.11

Definição: Escavação progressiva do tecido da cabeça do nervo óptico, apesar das pressões intraoculares registradas serem geralmente toleradas pela maioria dos pacientes.

Características principais
- Preponderância de leituras da pressão intraocular não tratadas que são apenas ligeiramente mais elevadas se comparadas a pacientes sem glaucoma
- Escavação glaucomatosa com perda de tecido neural pré-laminar acompanhada por graus variáveis de deslocamento laminar posteriormente e sob a rima neurorretiniana
- Padrões de perda de campo visual compatíveis com perda da camada de fibras nervosas da retina
- Ângulos abertos evidenciados na gonioscopia
- Não há história de doença ocular com pressão intraocular elevada.

Características associadas
- Disfunção das células do endotélio vascular
- Cefaleia com ou sem características de enxaqueca
- Hemorragia do disco óptico.

INTRODUÇÃO

Com o relaxamento dos critérios da pressão intraocular (PIO) para o glaucoma primário de ângulo aberto (GPAA), hoje se reconhece que um percentual significativo dos casos de glaucoma apresenta PIO de 21 mmHg ou menos. Na realidade, existe uma considerável sobreposição das características da doença entre os casos que se apresentam com PIO acima e abaixo do valor de corte arbitrário da PIO de 21 mmHg. O glaucoma de pressão normal (GPN) é uma doença potencialmente causadora de cegueira, em que o nervo óptico sofre falha de sustentação estrutural diante de valores da PIO aferidos que deveriam ser toleráveis, mas que, no entanto, resultam na escavação e erosão dos tecidos da rima neurorretiniana.

EPIDEMIOLOGIA E PATOGÊNESE

No estudo de referência *Barbados Eye Study*, 47,8% dos casos de incidência de glaucoma de ângulo aberto apresentaram uma PIO de 21 mmHg ou menos.[1] Estudos epidemiológicos analíticos conduzidos como parte do *Nurses Health Study* e do *Health Professionals Follow-up Study*, cerca de 30% dos casos de incidência de GPAA apresentaram uma PIO máxima conhecida de 21 mmHg ou menos.[2] O interessante é que, em um estudo populacional coreano, somente 38 dos 10.096 indivíduos apresentaram PIO acima de 21 mmHg (0,4%), e, por essa razão, quase todos os casos de incidência de GPAA poderiam ser designados como GPN com base na definição arbitrária de escavação idiopática da cabeça do nervo óptico associada a uma PIO máxima conhecida de 22 mmHg.[3]

Uma visão contemporânea da patogênese da doença é de que a esclera de sustentação não cumpre a função, permitindo o encurvamento da lâmina crivosa para trás, embora não se possa descartar a hipótese de falha de suporte primário concomitante das células neuronais/gliais. Esse encurvamento para trás produz uma axonopatia que se manifesta clinicamente como uma escavação e perda característica de campo visual. Essa vulnerabilidade da cabeça do nervo óptico é criada por uma combinação de fraqueza inerente do tecido conjuntivo, fatores genéticos, mecanismos vasculares, desvios autoimunes e insultos inflamatórios.

Uma região genética que contribui para a vulnerabilidade do nervo óptico no GPN é o gene *CDKN2B-AS*,[4,5] mas não se sabe ao certo como as variantes genéticas nessa região contribuem para a degeneração do nervo óptico. Uma metanálise de sete estudos de associação de genes candidatos sugere que dois polimorfismos comuns no gene *OPA1* estão associados ao GPN.[6] A haploinsuficiência do gene *OPA1* produz disfunção mitocondrial e causa uma forma mendeliana de atrofia óptica dominante.

Os mecanismos vasculares podem envolver hipotensão noturna, desregulação vascular e disfunção autonômica. As evidências de um desvio imunológico provêm de trabalhos que mostram uma abundância de paraproteínas séricas e autoanticorpos em pacientes com GPN, em comparação com os indivíduos controle.[7] Além disso, a descoberta de variantes raras do gene da optineurina (*OPTN*) no GPAA familiar que inclui pacientes com PIO máxima conhecida inferior a 22 mmHg, implica o comprometimento da sinalização do fator de necrose tumoral alfa no GPN.[8]

MANIFESTAÇÕES OCULARES

Não existem características oculares típicas que distingam o GPN do GPAA que se desenvolve em associação com níveis de PIO mais elevados. Entretanto, o GPN apresenta algumas características oculares notáveis. A PIO pode ser ligeiramente mais alta no olho afetado de forma mais grave, embora a diferença possa ser de apenas 1 a 2 mmHg.[9,10] Em um estudo conduzido na Coreia do Sul, a preponderância das aferições diurnas da PIO no GPN não tratado foi menor que 22 mmHg.[11]

Os pacientes com GPN têm mais probabilidade de apresentar hemorragias do disco óptico do que aqueles que apresentam GPAA com PIO mais elevada.[12] A hemorragia do disco óptico representa um importante biomarcador da progressão da doença no GPN,[13] mas isso vale também para o glaucoma de ângulo aberto em todo o espectro da PIO (Figura 10.11.1). O tecido da rima da cabeça do nervo óptico pode sofrer erosão focal ou apresentar um afinamento difuso acompanhado por extensa atrofia peripapilar, sugerindo que existem endofenótipos distintos no GPN.[11] Determinar se a tomografia de coerência óptica da mácula ou da estrutura profunda da cabeça do nervo óptico revelará biomarcadores estruturais distintos associados a esses endofenótipos do GPN é atualmente um tópico de pesquisa clínica ativa.

É mais provável que o campo visual demonstre defeitos próximos ao ponto de fixação, embora essa característica possa

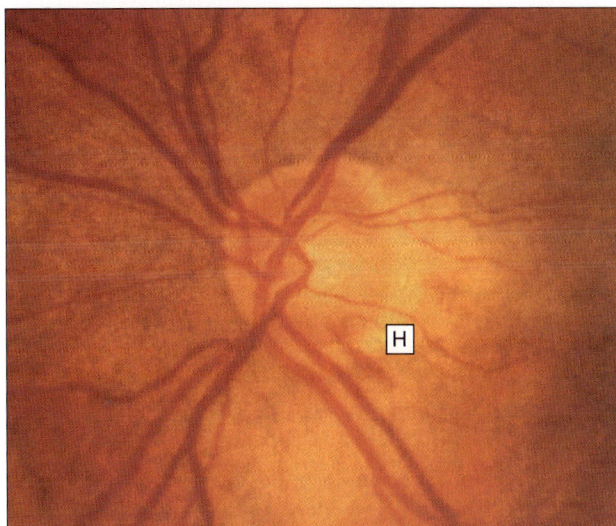

Figura 10.11.1 Disco óptico de um paciente com glaucoma de pressão normal. Observa-se a hemorragia no disco (H).

ser observada em pacientes com glaucoma e PIO superior a 21 mmHg.[14] As taxas globais de progressão dos defeitos do campo visual no GPN não tratado variam consideravelmente de –0,2 a mais de –2 dB por ano no gráfico desvio total.[15]

Em um período de 4 a 5 anos, até 50% dos pacientes com GPN não tratado apresentarão uma progressão demonstrável.[15]

DIAGNÓSTICO

Normalmente, os pacientes são assintomáticos na apresentação, mas eventualmente apresentam perda aguda da visão paracentral. É fundamental que se obtenha os históricos ocular, clínico e cirúrgico (ocular e não ocular) anteriores de todos os pacientes com glaucoma novo. O histórico ocular passado pode revelar uma história de glaucoma uveítico que pode contribuir para a aparência de um nervo óptico glaucomatoso na presença de uma PIO normal. O histórico do uso atual e passado de medicamentos também é importante, como ressaltado na seção sobre diagnóstico diferencial a seguir. Por exemplo, um histórico de uso de esteroides no passado pode sugerir a ocorrência de glaucoma prévio induzido por esteroides como uma causa de GPN aparente. A visão e a PIO são sinais oftálmicos vitais e são tipicamente normais em pacientes com GPN. Não existem critérios convencionados em relação à PIO para o GPN, embora a maioria das publicações mais recentes exija PIO inferior a 22 mmHg.

A confirmação do diagnóstico requer o seguinte:

- Exame com lâmpada de fenda para descartar sinais compatíveis com glaucomas secundários, como ocorrência anterior de síndrome de dispersão pigmentar[16]
- Gonioscopia para garantir que não se trata de ângulo oclusível
- Exame de fundo de olho para detectar sinais de escavação e erosão da rima neurorretiniana, excluindo, ao mesmo tempo, sinais de neuropatia óptica não glaucomatosa, como palidez desproporcional à escavação[17] ou lesões coriorretinianas que produzam[18,19] ou apareçam em uma distribuição que possa simular defeitos glaucomatosos do campo visual[20]
- Confirmação de que o defeito do campo visual está de acordo com a região da camada de fibras nervosas da retina.

Atualmente, as medidas de pressão arterial em ambulatório não têm papel no diagnóstico de GPN. Pacientes com palidez, escavação ou defeitos de campo visual, respeitando o meridiano vertical, devem ser considerados para neuroimagem. Em determinados casos, a neuroimagem pode ser indicada também para pacientes mais jovens ou naqueles com histórico de rápida progressão de defeito do campo visual. O uso generalizado da neuroimagem para rastrear patologia intracraniana em pacientes com GPN não deve ser incentivado. Ocasionalmente, sintomas desproporcionais à escala de acuidade visual de Snellen (p. ex., nictalopia profunda) ou perda de campo visual não explicada pela aparência da cabeça do nervo óptico pode desencadear uma busca por doença da retina, como retinose pigmentar.[21]

DIAGNÓSTICO DIFERENCIAL

O diagnóstico diferencial de GPN é relativamente extenso e encontra-se resumido no Boxe 10.11.1.

Descobriu-se que muitos pacientes com GPN têm PIO maior que 21 mmHg em uma análise mais extensa da PIO. Em outra situação, um paciente com "GPN progressivo" poderia ter histórico de PIO acima de 21 mmHg em um passado distante, mas geralmente esses registros não se encontram disponíveis.

Um histórico ou exame criterioso nos casos aparentes de GPN pode revelar episódios anteriores de PIO elevada provavelmente responsáveis pela produção de neuropatia óptica glaucomatosa que agora se apresenta como não progressiva.

O "glaucoma miópico" está se revelando uma condição desafiadora que pode ser considerada uma forma de glaucoma de ângulo aberto geralmente associada à PIO inferior a 22 mmHg. Essa condição pode se manifestar no início da idade adulta[22] e os pacientes apresentam diferentes perfis de PIO *versus* GPN associado a *notching* localizado do disco óptico.[11] O nervo óptico pode apresentar várias características dismórficas, incluindo, atrofia peripapilar, inclinação e torção.[23] A neuropatia óptica glaucomatosa miópica pode ser progressiva e parecer ser sensível à PIO.[24]

Várias neuropatias ópticas podem ser mal interpretadas como GPN. Por outro lado, o GPN pode ser incorretamente

---

BOXE 10.11.1 Diagnóstico diferencial de glaucoma de pressão normal.

- Glaucoma de pressão alta possivelmente classificado erroneamente como glaucoma de pressão normal:
  - Análise mais extensa da PIO revela PIO elevada acima de 21 mmHg
  - Glaucoma secundário anterior que se resolveu como glaucoma induzido por corticosteroides ou uveítico
  - Glaucoma de pressão alta anterior com progressão, apesar da PIO dentro da "faixa normal"
- Nervo óptico miópico/degeneração retiniana com graus variáveis de inclinação ou torção do nervo óptico
- Neuropatia óptica não glaucomatosa:
  - Atrofia óptica dominante
  - Neuropatia óptica isquêmica anterior arterítica ou não arterítica prévia
  - Hipoplasia segmentar superior do nervo óptico
  - Lesões nas vias visuais anteriores
- Neuropatia óptica relacionada à pressão intracraniana baixa documentada
- *Dropout* da camada de fibras nervosas da retina:
  - Oclusão de ramo arterial retiniano
  - Toxoplasmose
  - Manchas algodonosas
- Patologia coriorretiniana profunda que simula o padrão de perda de fibras nervosas no campo visual
  - Retinose pigmentar
  - Toxicidade por hidroxicloroquina
  - Retinopatia associada a câncer
- *Dropout* da camada de fibras nervosas induzida por medicamentos
  - Toxicidade por metanol
  - Toxicidade por etambutol
  - Uso de vigabatrina
  - Outros

rotulado como neuropatia óptica não glaucomatosa. A atrofia óptica dominante normalmente afeta o feixe maculopapilar logo no início, produzindo escavação temporal, e não alongamento vertical da escavação.[25] O GPN pode ser mal interpretado como neuropatia óptica isquêmica anterior (NOIA) não arterítica devido à perda altitudinal do campo visual de início aparentemente rápido, mas um grande volume de escavação e progressão insidiosa podem solidificar um diagnóstico de glaucoma de ângulo aberto com PIO normal. Por outro lado, a NOIA arterítica geralmente produz escavação semelhante ao glaucoma.[26] A hipoplasia segmentar superior do nervo óptico (HSSNO) normalmente é associada a um histórico materno de diabetes melito do tipo 1 e apresenta-se com defeitos densos e estacionários da porção inferior do campo visual,[27] embora existam relatos de HSSNO coexistente com GPN progressivo.[28] A hipotensão intratecal recorrente documentada, causada por desvios (*shunts*) ventriculares extracranianos defeituosos foi associada à "GPN" (com presença de *notching* localizado, hemorragia do disco óptico e escotoma paracentral superior) em um paciente de 27 anos com histórico de pinealoblastoma.[29] Por fim, porém não menos importante, as lesões das vias visuais anteriores podem produzir escavação.[30] A detecção precoce dessas condições pode salvar vidas e reverter a perda de campo visual.

Existem relatos de que as patologias retinianas, como manchas algodonosas e lesões pela toxoplasmose, produzem *dropout* de fibras nervosas.

Como as arteríolas retinianas suprem as camadas superficiais da retina, a oclusão de um ramo da artéria retiniana pode produzir uma perda de campo visual que simula defeitos glaucomatosos.[31] Por fim, a patologia coriorretiniana profunda que produz *dropout* de fotorreceptores em um padrão de fibra nervosa pode produzir perda de campo visual que imita o glaucoma.

É importante conhecer a ampla variedade de agentes que podem produzir neuropatia óptica tóxica no paciente que apresenta escavação, palidez e PIO normal.[32] A exposição intencional ou acidental ao metanol produz perda visual profunda relacionada a uma neuropatia óptica caracterizada por inchaço agudo do disco óptico seguido por escavação e atrofia.[33] Uma resposta idiossincrática ao fármaco antituberculose etambutol pode produzir uma neuropatia óptica com tendência a envolver os feixes maculopapilares.[34] A vigabatrina é um inibidor da transaminase do ácido gama-aminobutírico (GABA, do inglês *gamma-aminobutyric acid*) utilizado no tratamento da epilepsia em crianças e adultos que oferece toxicidade direta às células ganglionares da retina.[35] O interessante é que uma pesquisa genômica revelou a associação de aspectos da via do metabolismo do GABA com o GPN.[36]

ASSOCIAÇÕES SISTÊMICAS

O estereótipo do paciente com GPN é uma mulher magra com baixa perfusão das extremidades distais e enxaquecas, e essa visão é respaldada por estudos clínicos[37,38] e populacionais,[39,40] embora mais pesquisas sejam necessárias para confirmar essas associações. Vários estudos indicam a presença de hemorragias extravasculares no leito ungueal e vasodilatação mediada por fluxo no GPN, mas esses achados também se aplicam a pacientes com glaucoma de ângulo aberto e PIO maior que 21 mmHg.[41,42] Vasodilatação mediada por fluxo prejudicada é demonstrada por dilatação da artéria braquial prejudicada em resposta à isquemia periférica dos membros e é um indicador de má comunicação entre o endotélio vascular e a musculatura lisa adjacente. Um estudo farmacológico de intervenção enfatizou essa comunicação prejudicada – a artéria braquial de pacientes com GPN não tratado apresentou dilatação prejudicada em resposta ao vasodilatador universal acetilcolina.[44] Em geral, a falta de consenso em relação às doenças sistêmicas ou aos biomarcadores do GPN deve desestimular a realização de exames clínicos inespecíficos para explicar a neuropatia óptica glaucomatosa que ocorre com a PIO normal, uma vez que esses exames são tipicamente negativos e tendem a ser um desperdício de recursos.

TRATAMENTO

A decisão de tratar o GPN depende da idade do paciente, da gravidade da doença na ocasião de sua manifestação e do nível da PIO. Pode ser justificável observar um paciente mais idoso com perda leve de campo visual e PIO menor ou igual a 15 mmHg, especialmente porque é possível que a doença progrida lentamente.[15] Entretanto, um paciente jovem com perda visual significativa que envolva a fixação necessita de tratamento, especialmente se a PIO estiver maior que 15 mmHg e/ou houver histórico de enxaqueca, uma vez que a segunda condição revelou-se um fator de risco para a progressão da doença no grupo não tratado do *Collaborative Normal Tension Glaucoma Treatment Study*.[14]

Pressão intraocular mais baixa

Não existe fórmula consensual para o estabelecimento de metas de PIO no GPN. Evidências clínicas randomizadas sugerem que a redução da PIO em aproximadamente 30% pode desacelerar a progressão da doença no GPN.[45,46] O *Low Pressure Glaucoma Treatment Study* indicou que a brimonidina é mais eficaz do que o timolol para promover a desaceleração da PIO no GPN,[47] sugerindo que o primeiro agente deve ser considerado no regime clínico, embora seja um medicamento com perfil desfavorável de efeitos colaterais. O estudo *Early Manifest Glaucoma Treatment* indicou que a trabeculoplastia a *laser* combinada a um betabloqueador tópico retardaram a progressão da doença no subgrupo de pacientes com GPN de ângulo aberto.[48] Os betabloqueadores tópicos não são contraindicados no GPN, mas devem ser evitados na hora de dormir em todos os pacientes com glaucoma por serem ineficazes quando administrados nesse período. O ajuste da PIO alvo deve ser orientado pelo grau de progressão estrutural e funcional e, talvez, pela presença de hemorragias do disco óptico, visto se tratar de fatores preditivos de progressão da doença. Apesar do regime farmacológico ampliado e da repetibilidade da trabeculoplastia a *laser*, a trabeculectomia com mitomicina C geralmente é necessária porque a condição de muitos pacientes com GPN progridem, apesar da PIO mantida na faixa de 13 a 19 mmHg. A série de casos sugere que a obtenção de uma PIO de um dígito pode desacelerar a progressão da doença nesses casos.[49,50] Há pouco papel para cirurgia minimamente invasiva ou dos dispositivos de drenagem para glaucoma para a obtenção desses níveis de PIO.

Além de reduzir a PIO, não existe nenhuma estratégia não oftálmica comprovada para desacelerar a progressão da doença, e os dados existentes sugerem que não existe nenhuma estratégia comprovada também para deter completamente a progressão da doença. Talvez seja razoável sugerir que os medicamentos para hipertensão arterial sistêmica sejam tomados mais próximo do jantar, e não da hora de dormir, evitando, desse modo, uma queda noturna da pressão arterial. Não se sabe ao certo se as mudanças de estilo de vida, como alteração dos padrões de sono, exercício, dieta ou o uso de suplementos alimentares, alteram o histórico natural do GPN, embora possa haver razões muito boas para a adoção de alguns desses comportamentos. Há certamente uma necessidade de identificar e validar novos alvos de neuroproteção para GPN.

EVOLUÇÃO E DESFECHO

Os fatores preditivos da progressão da doença incluem sexo feminino, enxaqueca e hemorragia do disco óptico.[14] Dados divulgados por hospitais no Japão sugerem que a taxa de cegueira unilateral no espaço de 20 anos em decorrência do GPN não tratado foi de 10%, enquanto a taxa de cegueira bilateral nesse mesmo tempo foi de apenas 1,4%.[51] Tanto os pacientes quanto os profissionais de saúde devem encontrar conforto na última estatística, mas isso não deve servir para minimizar o enorme impacto dessa doença na visão e nas atividades da vida diária.

BIBLIOGRAFIA

Bianchi-Marzoli S, Rizzo JF 3rd, Brancato R, et al. Quantitative analysis of optic disc cupping in compressive optic neuropathy. Ophthalmology 1995;102:436–40.

Collaborative Normal-Tension Glaucoma Study Group. Comparison of glaucomatous progression between untreated patients with normal-tension glaucoma and patients with therapeutically reduced intraocular pressures. Am J Ophthalmol 1998;126:487–97.

Collaborative Normal-Tension Glaucoma Study Group. The effectiveness of intraocular pressure reduction in the treatment of normal-tension glaucoma. Am J Ophthalmol 1998;126:498–505.

Drance S, Anderson DR, Schulzer M. Risk factors for progression of visual field abnormalities in normal-tension glaucoma. Am J Ophthalmol 2001;131:699–708.

Greenfield DS, Siatkowski RM, Glaser JS, et al. The cupped disc. Who needs neuroimaging? Ophthalmology 1998;105:1866–74.

Haefliger IO, Hitchings RA. Relationship between asymmetry of visual field defects and intraocular pressure difference in an untreated normal (low) tension glaucoma population. Acta Ophthalmol (Copenh) 1990;68:564–7.

Heijl A, Leske MC, Bengtsson B, et al. Reduction of intraocular pressure and glaucoma progression: results from the Early Manifest Glaucoma Trial. Arch Ophthalmol 2002;120:1268–79.

Krupin T, Liebmann JM, Greenfield DS, et al. A randomized trial of brimonidine versus timolol in preserving visual function: results from the Low-Pressure Glaucoma Treatment Study. [Erratum appears in Am J Ophthalmol 2011;151:1108]. Am J Ophthalmol 2011;151:671–81.

Mataki N, Murata H, Sawada A, et al. Visual field progressive rate in normal tension glaucoma before and after trabeculectomy: a subfield-based analysis. Asia Pac J Ophthalmol (Phila) 2014;3:263–6.

Sawada A, Rivera JA, Takagi D, et al. Progression to legal blindness in patients with normal tension glaucoma: hospital-based study. Invest Ophthalmol Vis Sci 2015;56:3635–41.

As referências completas estão disponíveis no **GEN-io**.

PARTE 10 GLAUCOMA

SEÇÃO 3 Tipos Específicos de Glaucoma

Glaucoma de Ângulo Fechado   10.12

Dawn K.A. Lim, Victor T.C. Koh, Maria Cecilia D. Aquino e Paul T.K. Chew

---

Definição: Grupo de glaucomas caracterizados por pressão intraocular elevada em decorrência de obstrução mecânica da malha trabecular por aposição da região periférica da íris à malha trabecular ou por fechamento angular sinequial.

Características principais
- Pode ser agudo, subagudo ou crônico
- O fechamento angular agudo pode resultar em dor repentina, visão turva, fotofobia, auréolas coloridas em volta de luzes, olhos hiperemiados, dor de cabeça, náuseas e vômitos
- O fechamento angular subagudo pode ser sintomático, com dores de cabeça, geralmente confundidas com enxaqueca, ou pode ser assintomático
- O fechamento angular crônico geralmente é assintomático.

INTRODUÇÃO

O glaucoma de ângulo fechado (GAF) foi provavelmente o primeiro glaucoma a ser reconhecido, quando St. Yves, em 1722, descreveu seus sintomas, sinais e prognóstico. Foi somente em 1923, no entanto, que Raeder sugeriu que o glaucoma fosse classificado em dois tipos principais, um com uma câmara anterior rasa e o outro com uma câmara normal ou profunda, que o GAF fosse distinguido do glaucoma de ângulo aberto (GAF).

Os levantamentos populacionais da prevalência de doenças oculares na Europa[1] e nos EUA[2-4] sugerem uma taxa muito mais elevada de GAA em comparação com o GAF. Consequentemente, pouco foi publicado sobre a epidemiologia do GAF até que estudos epidemiológicos recentes conduzidos na Ásia relatassem que os inuítes,[5,6] os mongóis[7] e os chineses[8,9] apresentavam taxas significativamente mais elevadas de GAF. Atualmente, está confirmado que o GAF não apenas é mais comum do que se pensava originalmente como também está associado a uma morbidade visual muito mais alta do que o GAA. O GAF, se reconhecido e tratado cedo, resulta em um bom prognóstico visual. A morbidade visual pode ser evitada se o GAF for detectado; portanto, a detecção precoce é fundamental.

EPIDEMIOLOGIA E PATOGÊNESE

Prevalência

A prevalência relatada de glaucoma primário de ângulo fechado (GPAF) em indivíduos brancos é de 0,6% na Itália e de 0,5% no País de Gales[10] no grupo de mais de 40 anos de idade, e de 0,1% no grupo de mais de 55 anos de idade na Suécia.[11] A prevalência nos inuítes é 20 a 40 vezes mais alta.[5,6,12,13] A prevalência no Leste Asiático e no Sudeste Asiático foi relatada na faixa de 1,4 a 4,3%, dependendo do grupo etário.[7,9,14]

Estimativas recentes baseadas em diversos estudos populacionais sobre a prevalência de GAF sugerem que, em 2010, aproximadamente 60,5 milhões de pessoas foram afetadas por glaucoma (44,7 milhões com GAA e 15,7 milhões com GAF). A projeção é de que esse número aumente para 79,6 milhões até 2020,[15] dos quais 26% terão GAF. A prevalência de GAF em 2010 entre aqueles com 40 anos de idade ou mais era estimada em 1,26% na China e 1,20% no Sudeste Asiático, comparada a 0,25% na Europa e 0,16% na África. Dada a alta prevalência de GAF na Ásia,[16,17] a previsão é de que os asiáticos representam 87% dos pacientes com GAF. As mulheres compreendem 69,5% dos casos de GAF em virtude da alta prevalência da doença entre as mulheres[18] e sua maior longevidade.

A Organização Mundial da Saúde (OMS) atualmente classifica o glaucoma como a segunda causa mais comum de cegueira.[19] Em 2010, a estimativa era de que a cegueira bilateral estivesse presente em 3,9 milhões de pessoas com GAF. Calcula-se que esse número suba para 5,3 milhões de pessoas em 2020. O número de pessoas cegas por GAF é quase igual ao número de cegos por GAA em razão da morbidade mais elevada da primeira doença.

Incidência

A incidência de GPAF varia muito entre os diferentes grupos étnicos – de 4,7 (por 100 mil por ano na população de 30 anos de idade ou mais) na Finlândia[20] a 11,4 no Japão[21] e 12,2 em Cingapura.[18]

Fatores de risco

1. Fatores demográficos:
   a. Idade (> 60 anos).
   b. Sexo feminino.
   c. Origem étnica chinesa.[22]
   d. Histórico familiar (especialmente parentes em primeiro grau, uma vez que as características da anatomia ocular são hereditárias).
2. Fatores anatômicos:[23-27]
   a. Pouca profundidade da câmara anterior (PCA), especialmente na região periférica.
   b. Curvatura anterior do cristalino espessa/posicionada anteriormente/aumentada.
   c. Comprimento axial menor.
   d. Pequeno diâmetro/maior curvatura da córnea.
   e. Novas características da tomografia de coerência óptica do segmento anterior.[28-30]
      i. Características do ângulo da câmara anterior:
         - Menor área do espaço iridotrabecular
         - Menor PCA
         - Maior *lens vault*
      ii. Características da íris:
         - Menor curvatura da íris
         - Maior espessura da íris
3. Fatores precipitadores:
   a. Baixa luminosidade (inclusive extremos de temperatura que fazem com que as pessoas se mantenham em lugares fechados).[18,31-33]
   b. Medicamentos.
      i. Agentes anticolinérgicos (tópicos, p. ex., atropina, ciclopentolato e tropicamida; ou sistêmicos, p. ex.,

anti-histamínicos, antipsicóticos [especialmente antidepressivos], antiparkinsonianos, atropina e medicamentos espasmolíticos gastrintestinais).

ii. Agentes adrenérgicos (tópicos, p. ex., epinefrina e fenilefrina; ou sistêmicos, p. ex., vasoconstritores, estimulantes do sistema nervoso central, broncodilatadores, supressores do apetite e agentes alucinogênicos).

c. Estresse emocional, dor excruciante (possivelmente decorrente de midríase secundária ao aumento da tonicidade simpática).

O GAF pode ser amplamente subdividido em:

1. GAF primário – nenhuma outra causa identificada além da predisposição anatômica.
2. GAF secundário – o fechamento angular é resultante de uma condição patológica específica que pode surgir em qualquer parte do olho (p. ex., glaucoma neovascular e uveíte anterior).

A classificação tradicional de GAF (Boxe 10.12.1) evoluiu a partir de observações clínicas e é baseada em sintomas subjetivos que podem ser altamente variáveis. A falta de padronização e a frequente sobreposição na forma de manifestação clínica dificulta a comparação nos estudos epidemiológicos. Além disso, essa forma de classificação não oferece qualquer *insight* em relação à história natural da doença ou à presença ou ausência de neuropatia óptica glaucomatosa e, portanto, não é útil para o prognóstico visual. Por essa razão, a International Society of Ophthalmic Epidemiology desenvolveu uma classificação baseada na história natural da doença (Boxe 12.12.2).[34]

Essa classificação é baseada em evidências e, portanto, mais objetiva. Essas definições têm sido amplamente utilizadas na classificação dos sujeitos pesquisados e foram adotadas em *Asia Pacific Glaucoma Guidelines*. A classificação, no entanto, não identifica o mecanismo fisiopatológico responsável pelo

---

BOXE 10.12.1 Classificação tradicional do glaucoma de ângulo fechado (baseada na manifestação clínica e na sintomatologia).

Agudo
- Manifestação repentina de elevação da PIO decorrente de fechamento angular total, acompanhada por sintomas de dor ocular grave e, normalmente, unilateral, olho vermelho, visão turva, halos, cefaleia (frontal ipsilateral), náuseas e vômitos

Subagudo/Intermitente
- Episódio de elevação repentina da PIO que é espontaneamente abortado, de modo que os sintomas são leves ou até mesmo inexistentes. Esse tipo de elevação subaguda da PIO pode ser recorrente, motivo pelo qual é denominado *fechamento angular intermitente*. Os episódios intermitentes podem resultar na formação progressiva de SAP

Crônico
- Elevação crônica da PIO causada pela presença de SAP que fecham permanentemente o ângulo da câmara anterior. Em geral, não há sintomas. O *fechamento angular gradativo* denota o fechamento angular crônico nos casos em que a raiz da íris se infiltra lentamente, ou é empurrada, para posteriormente ao ângulo estreito, obstruindo gradativamente os canais de efluxo[23]

Latente
- Evidência de que um ângulo aberto, mas estreito, pode fechar-se e, de fato, se fecha em determinadas circunstâncias. Assintomático, mas a gonioscopia geralmente encontra SAP

PIO, pressão intraocular; SAP, sinéquias anteriores periféricas.

BOXE 10.12.2 Classificação baseada na história natural.

Suspeita de fechamento angular primário (SFAP)
- Olho em que o contato aposicional entre a íris periférica e a malha trabecular posterior está presente ou é considerado possível, na ausência de PIO elevada, SAP e alterações no disco óptico ou no VF. Do ponto de vista epidemiológico, esta condição é definida como um ângulo em que não é possível observar 180 a 270° da malha trabecular posterior por meio gonioscópico

Fechamento angular primário (FAP)
- SFAP com PIO estatisticamente elevada e/ou SAP, sem alterações no disco óptico ou no VF

Glaucoma primário de ângulo fechado (GPAF)
- FAP com neuropatia óptica glaucomatosa e respectiva perda de VF

PIO, pressão intraocular; SAP, sinéquias anteriores periféricas; VF, campo visual.
Adaptado de Foster PJ, Buhrmann RR, Quigley HA *et al*. The definition and classification of glaucoma in prevalence surveys. Br J Ophthalmol 2002;86:238–42.

---

fechamento angular, razão pela qual não facilita ao médico a escolha de um tratamento adequado. Uma classificação criada por Ritch *et al*.[35] é útil para esse fim e deve ser utilizada em paralelo (Boxe 10.12.3; Figuras 10.12.1 a 10.12.7).

Bloqueio pupilar

O bloqueio pupilar representa o mecanismo mais comum existente por trás do fechamento angular. No bloqueio pupilar, o contato iridocristaliniano na pupila limita o fluxo de humor aquoso de seu local de produção no epitélio ciliar não pigmentado para a câmara anterior, resultando em um gradiente de pressão entre as câmaras posterior e anterior que empurra ainda mais a íris em direção anterior. O arqueamento anterior da região periférica da íris estreita o ângulo, podendo causar aposição iridotrabecular e fechamento angular. A iridectomia a *laser* restabelece o fluxo de humor aquoso da câmara posterior para a câmara anterior e alivia o gradiente de pressão, permitindo, desse modo, o aplanamento da íris e a ampliação angular.

Mecanismos de bloqueio não pupilar

A eficácia variável da iridectomia a *laser* em muitos casos de fechamento angular, bem como o imageamento por biomicroscopia ultrassônica, sugere que o bloqueio pupilar pode não ser o único mecanismo responsável. O papel do *crowding* angular, por exemplo, causado por um "rolo" da íris periférica espessa, tem sido cada vez mais reconhecido em muitos casos de fechamento angular. Isso foi acrescentado à classificação de Ritch para fins de integralidade. Em muitos desses casos, o estroma periférico da íris é espesso. Durante a dilatação pupilar, a íris periférica se agrupa. Se o ângulo já for estreito, esse rolo da íris periférica espessa pode apor-se à malha trabecular e resultar em fechamento angular.

Configuração da íris em platô

Na gonioscopia, a íris assume uma forma íngreme em sua inserção antes de aplanar-se na zona central. A íris periférica é focada para dentro do ângulo pela rotação anterior do corpo ciliar ou dos processos ciliares posicionados anteriormente. O desenvolvimento do fechamento angular, seja espontaneamente ou após a dilatação pupilar de um olho com a íris em platô, na presença de uma iridectomia patente a *laser*, é denominado *síndrome da íris em platô*. Os distúrbios do corpo ciliar,

BOXE 10.12.3 Classificação com base nos níveis anatômicos de obstrução do fluxo de humor aquoso (fisiopatologia do glaucoma de ângulo fechado).

A aposição da íris à malha trabecular no glaucoma de ângulo fechado pode ser causada por forças que atuam em quatro nível anatômicos:

Íris
- Bloqueio pupilar (ver Figura 10.12.1)
- [a]Bloqueio não pupilar/mecanismos de *crowding* angular – por exemplo, rolo da íris periférica espessa (ver Figura 10.12.2)
- Contração da membrana fibrovascular no glaucoma neovascular
- *Contração da fibrina em ângulo em decorrência de uveíte anterior ou hifema*
- Proliferação endotelial (síndromes iridocorneanas endoteliais)
- Crescimento epitelial

Corpo ciliar
- Configuração da íris em platô (rotação anterior do corpo ciliar ou processos ciliares em posição anterior) (ver Figura 10.12.3)
- Cistos iridociliares (íris em pseudoplatô) (ver Figura 10.12.4)

Cristalino
- Glaucoma facomórfico (cristalino espesso) (ver Figura 10.12.5)
- Glaucoma facotópico (cristalino em posição anterior)
- *Subluxação do cristalino (p. ex., síndrome da pseudoesfoliação, traumática) (ver Figura 10.12.6)*

Vetores em posição posterior ao cristalino
- Mau direcionamento do humor aquoso (glaucoma maligno) (ver Figura 10.12.7)
- *Descolamento ou derrame seroso ou hemorrágico da coroide*
- *Lesão ocupante de espaço (bolha de gás, substitutos vítreos, tumor)*
- *Contratura do tecido retrolenticular (retinopatia de prematuridade, vítreo primário hiperplásico persistente)*

[a]Bloqueio não pupilar/mecanismos de *crowding* angular foram incluídos aqui como um acréscimo à classificação de Ritch.
As causas secundárias de fechamento angular estão indicadas em itálico.

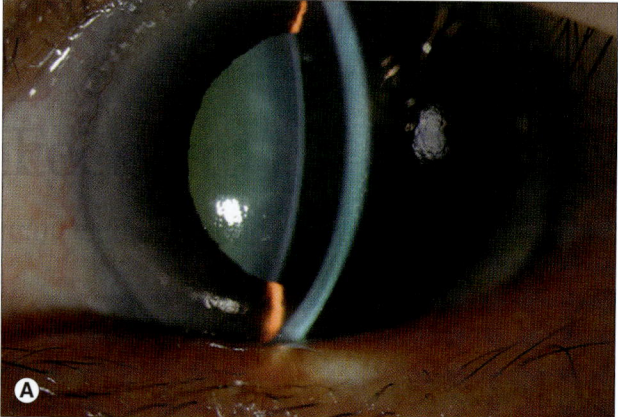
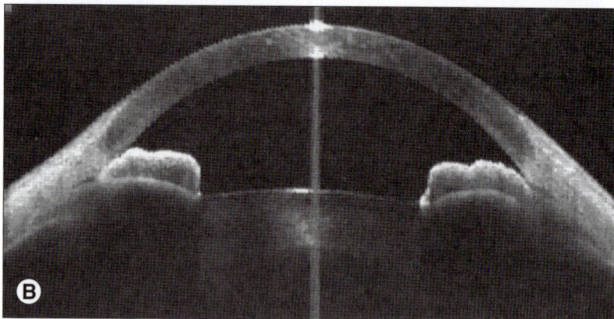
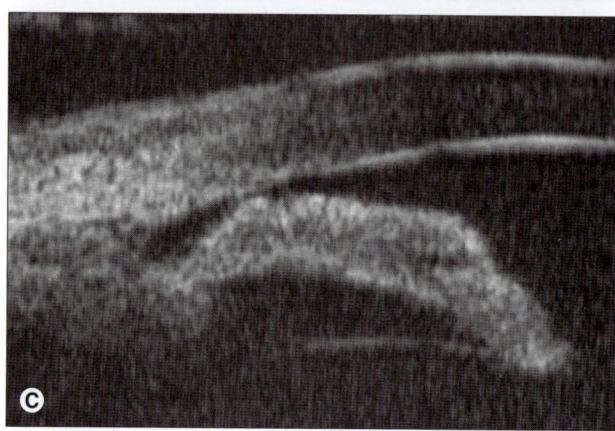

Figura 10.12.1 Bloqueio pupilar. A. Fotografia de um olho com bloqueio pupilar. **B.** Imagem de tomografia de coerência óptica do segmento anterior. **C.** Imagem de biomicroscopia ultrassônica.

como cistos ou tumores iridociliares, podem resultar em uma configuração semelhante da íris em platô. É o que se denomina íris em *pseudoplatô*.

Mau direcionamento do humor aquoso

Esta condição, também denominada *glaucoma maligno* ou *glaucoma por bloqueio ciliar*, caracteriza-se pelo atalamismo ou aplanamento da câmara anterior, acompanhado por uma elevação da pressão intraocular (PIO). Em geral, observa-se no período pós-operatório, mas pode surgir espontaneamente. Acredita-se que o humor aquoso passe posteriormente para o segmento posterior, e não anteriormente para a câmara posterior, devido à obstrução do fluxo causada pela rotação anterior dos processos ciliares, resultando na aposição ao equador do cristalino no olho fácico, ou contra a hialoide anterior no olho afácico. O acúmulo de humor aquoso no segmento posterior provoca o deslocamento anterior do diafragma iridocristaliniano. Já foi sugerido também que o relaxamento das zônulas do cristalino que permite esse movimento para a frente desempenha papel importante no desenvolvimento dessa condição.

O termo "maligno" foi utilizado originalmente para descrever a sua baixa resposta ao tratamento convencional com agentes mióticos. O reconhecimento precoce do mau direcionamento do humor aquoso é importante para reduzir a sua morbidade. O gerenciamento envolve o pronto tratamento clínico com agentes

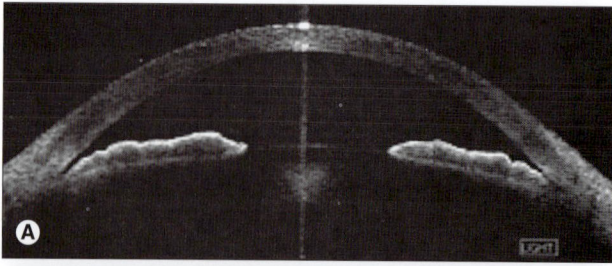
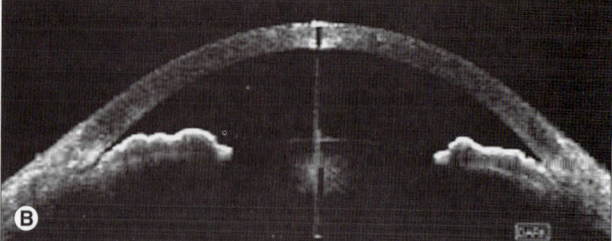

Figura 10.12.2 Rolo da íris periférica. Imagens de tomografia de coerência óptica do segmento anterior do mesmo olho capturadas no claro (**A**) e no escuro (**B**).

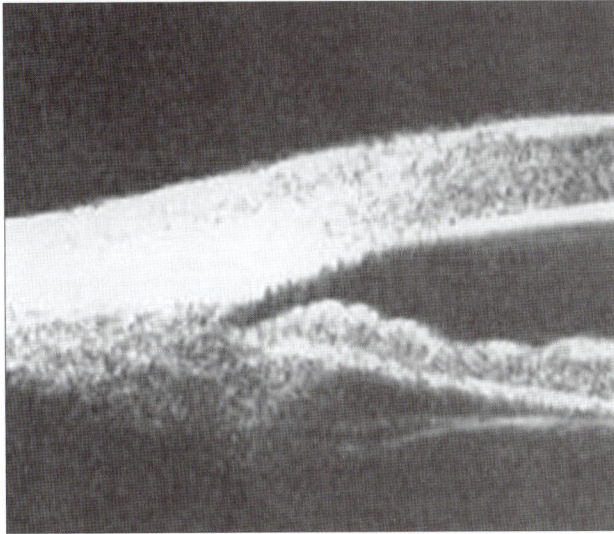

Figura 10.12.3 Configuração da íris em platô. Imagem de biomicroscopia ultrassônica.

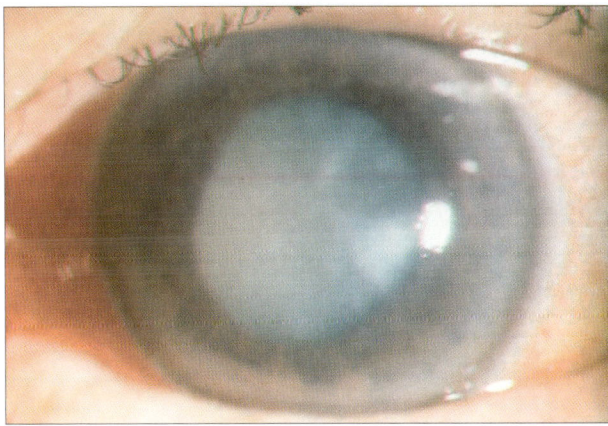

Figura 10.12.5 Glaucoma facomórfico.

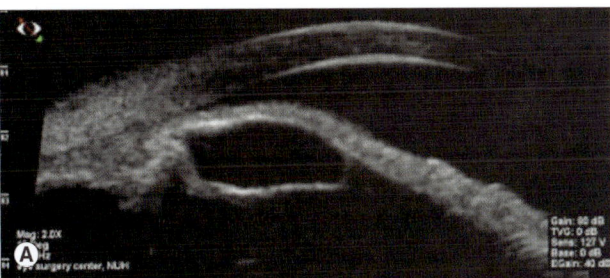

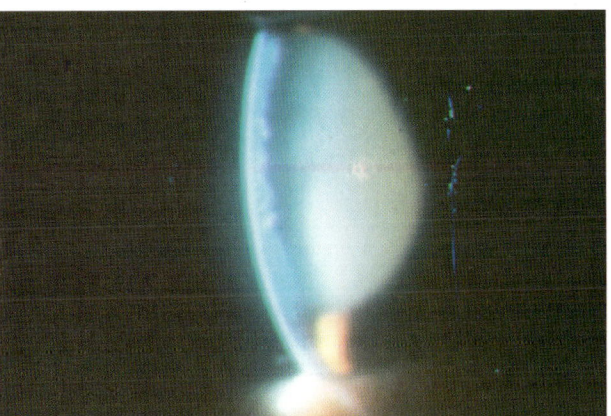

Figura 10.12.6 Subluxação anterior do cristalino.

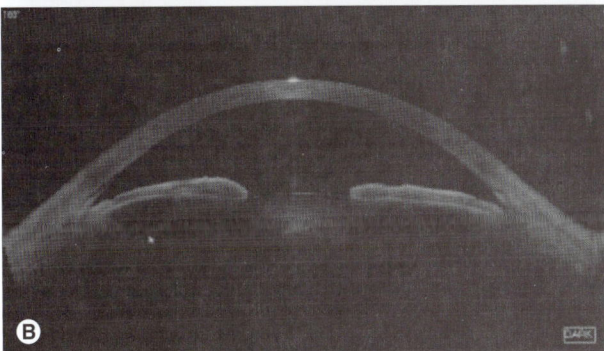

Figura 10.12.4 Cisto iridociliar. **A.** Imagem de biomicroscopia ultrassônica. **B.** Imagem de tomografia de coerência óptica do segmento anterior (ponta de seta).

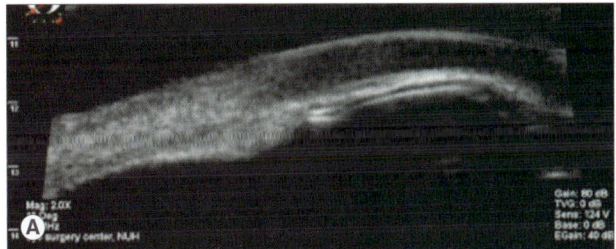

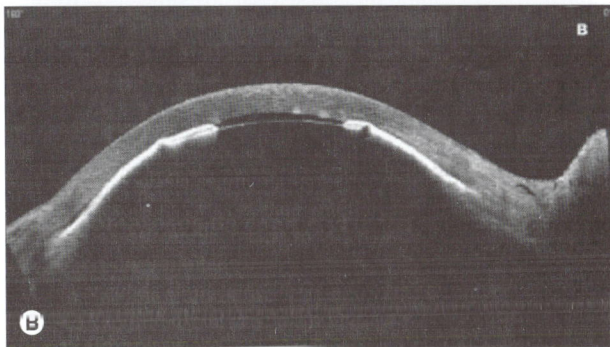

Figura 10.12.7 Glaucoma maligno. **A.** Imagem de biomicroscopia ultrassônica. **B.** Imagem de tomografia de coerência óptica do segmento anterior.

ciclopégicos tópicos, como a atropina, que aumenta a tensão zonular e puxa o cristalino em sentido posterior. A atropina a 1% pode ser administrada 2 a 4 vezes/dia durante um período de semanas a meses ou até mesmo anos. Os betabloqueadores tópicos, os agonistas alfa-2 e os inibidores da anidrase carbônica podem ser utilizados para diminuir a produção de humor aquoso e reduzir a PIO. Os agentes hiperosmóticos também podem ser utilizados para reduzir o volume vítreo. Se a condição persistir por mais de 5 dias apesar da terapia clínica adequada, deve-se considerar a intervenção cirúrgica ou com laser. O laser neodímio:itrio-alumínio-garnet (Nd:YAG) demonstrou ser eficaz no olho pseudofácico ou afácico, alterando a face anterior da hialoide, especialmente na zona periférica. É possível executar a aspiração do vítreo anterior, a vitrectomia anterior via pars plana ou a extração do cristalino com uma capsulotomia posterior; no entanto, a alteração da face hialoide é fundamental para o sucesso desse procedimento. Deve-se também considerar uma iridectomia profilática a laser no olho contralateral, visto que há risco significativo de que o mau direcionamento do humor aquoso possa ocorrer após a cirurgia intraocular nesse olho.

DIAGNÓSTICO

Exame externo

A maioria das pessoas com GPAF não apresenta quaisquer sintomas.[3,7] Os achados característicos em um paciente atendido durante uma crise aguda de fechamento angular incluem hiperemia conjuntival, olho com acuidade visual reduzida (Figura 10.12.8)

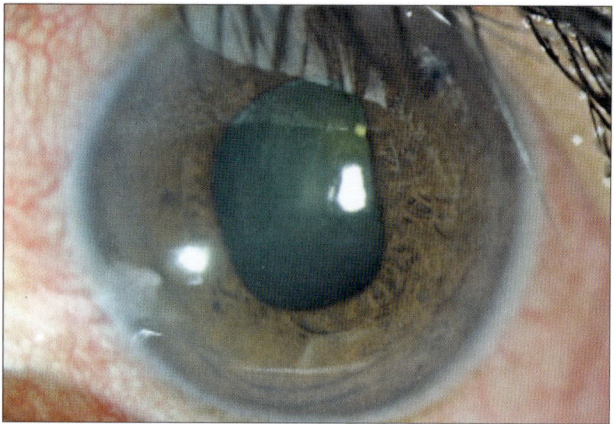

Figura 10.12.8 Glaucoma de ângulo fechado agudo.

e pupila parcialmente dilatada não reativa ou lenta. A pupila se apresenta parcialmente dilatada em decorrência da paralisia isquêmica dos músculos do esfíncter da íris que ocorre por consequência da PIO muito elevada. Com o infarto desses músculos, a pupila não retorna à sua aparência normal, mesmo após a redução da PIO, podendo tornar-se evidente a íris em espiral. A palpação digital do olho com a pálpebra fechada revela um olho firme (geralmente duro como uma pedra). O paciente pode também apresentar bradicardia ou arritmia.

Exame com lanterna de bolso

Na falta de uma lâmpada de fenda ou de uma goniolente, pode-se utilizar uma lanterna de bolso para estimar a PCA. Esse exame é realizado projetando-se a lanterna a partir do lado temporal do olho. Uma íris aplanada com uma câmara anterior profunda permitiria iluminar a porção nasal da íris, enquanto a íris convexa com uma câmara anterior rasa bloquearia a iluminação, deixando a porção nasal da íris na sombra.

Exame com lâmpada de fenda

No fechamento angular agudo, a córnea normalmente apresenta-se nebulosa em decorrência de edema epitelial e estromal secundário à elevação aguda da PIO com a pupila parcialmente dilatada e uma câmara anterior perifericamente rasa. Normalmente há presença de íris *bombé* em decorrência do bloqueio pupilar. Íris em espiral (infarto setorial do esfíncter da íris que resulta na torção da íris), atrofia irregular do estroma da íris (Figura 10.12.9) e *glaucomflecken* do cristalino (Figura 10.12.10) (pequenas opacidades subcapsulares ou capsulares anteriores cinza-esbranquiçadas na zona pupilar, resultante de infarto das fibras do cristalino) podem evidenciar também se o paciente tiver tido uma alta aguda da PIO anteriormente.

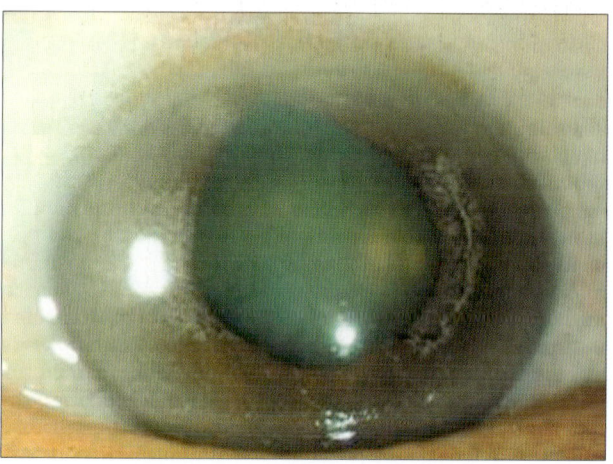

Figura 10.12.9 Espiral e atrofia da íris.

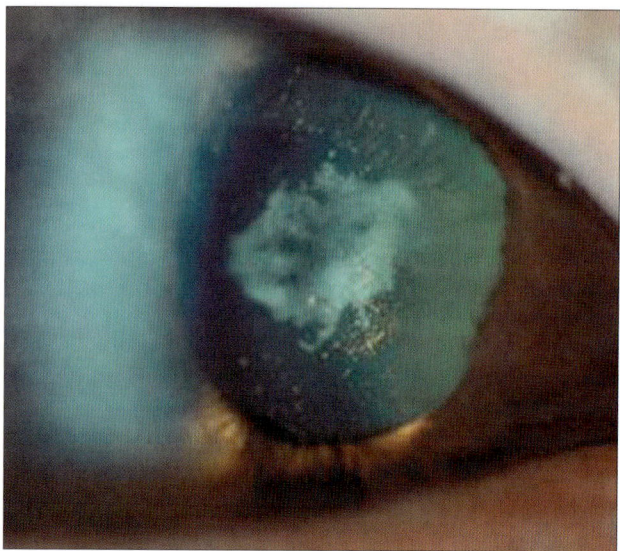

Figura 10.12.10 *Glaucomflecken*.

A profundidade tanto central quanto a periférica da câmara anterior (PCA) podem ser avaliadas com a lâmpada de fenda. Embora a ACD central tenha uma leve correlação com a largura angular,[36] a estimativa da zona periférica da ACD parece bem-sucedida na detecção de ângulos oclusíveis.[37] A técnica de van Herick[38] (Figura 10.12.11) é útil para estimar a zona periférica da ACD. Nessa técnica, a coluna de iluminação está deslocada 60° do eixo do microscópio. O feixe de luz vertical mais brilhante e estreito possível é direcionado ao limbo temporal, perpendicularmente à superfície ocular. Vista a partir da face nasal, a ACD periférica é comparada com a espessura da córnea adjacente, que é iluminada pelo feixe de luz. O ângulo pode ser oclusível se a ACD for equivalente a menos de um quarto da espessura da córnea. O método da profundidade da câmara límbica de graduação da câmara anterior periférica é uma modificação recente do teste de van Herick.[39] Em vez dos quatro graus usados no método de van Herick, a escala contém sete graus expressos como uma fração percentual da espessura da córnea adjacente: 0%, 5%, 15%, 25%, 40%, 75% e 100%. O método da profundidade da câmara límbica demonstrou melhor desempenho na detecção de GPAF estabelecido, e hoje é amplamente utilizado nas pesquisas epidemiológicas.

O exame da lâmpada de fenda deve incluir também uma avaliação completa da presença de inflamação, hifema, catarata ou subluxação do cristalino. A PIO quase sempre se apresenta gravemente elevada (geralmente > 40 mmHg). Deve-se também realizar um exame criterioso do disco óptico para detectar qualquer evidência de neuropatia óptica glaucomatosa.

Gonioscopia

Um cuidadoso exame gonioscópico do ângulo é vital para a emissão do diagnóstico de fechamento angular. Isso se faz melhor utilizando uma goniolente de dois espelhos (p. ex., Goldmann) para evitar a distorção do ângulo artefactual causada por pressão inadvertida sobre córnea, seguida por uma goniolente de quatro espelhos (p. ex., Sussman, Zeiss) que permite a gonioscopia de indentação para revelar se existe algum fechamento causado por sinéquias anteriores periféricas (SAP) ou se é meramente de natureza aposicional. A gonioscopia deve ser realizada em uma sala escura com um feixe de luz de 1 mm reduzido a uma fenda muito estreita, devendo-se ter o cuidado de evitar a incidência de qualquer tipo de luz sobre a pupila, o que poderia causar constrição pupilar e ampliação angular. O feixe de luz vertical deve ser deslocado horizontalmente para a avaliação dos ângulos superior e inferior, enquanto o feixe horizontal deve ser deslocado verticalmente para os ângulos nasal e temporal. A avaliação dos ângulos deve ser realizada

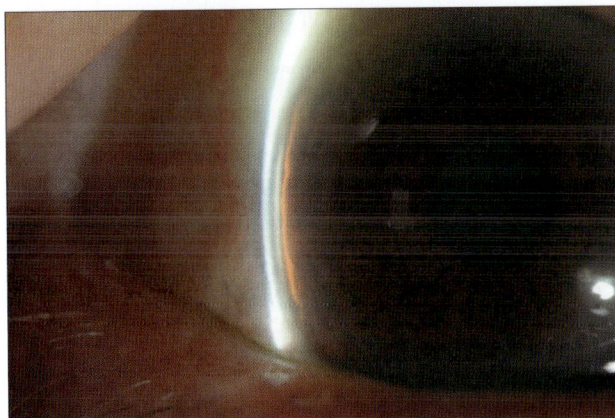

Figura 10.12.11 Técnica de van Herick.

com ampliação de 25×. Embora seja atualmente o padrão de referência para avaliação angular, a gonioscopia continua sendo uma técnica subjetiva que depende da experiência do médico e das condições de iluminação.

Diversos sistemas de graduação, entre os quais, Scheie, Shaffer e Spaeth, já foram sugeridos para o registro dos achados gonioscópicos. Esses graus gonioscópicos produzem um índice da probabilidade de fechamento angular.[40] Com o sistema de graduação de Scheie, existe um alto risco de fechamento angular em olhos classificados como de grau III (somente a malha trabecular anterior e a linha de Schwalbe visíveis) ou IV (somente a linha de Schwalbe visível). Os graus I de Shaffer (largura angular de 0 a 10°) e II (10 a 20°) estão associados ao risco de fechamento angular, enquanto um ângulo com o grau de Spaeth de B20 s (inserção da íris por trás da linha de Schwalbe, largura angular de 20°, contorno íngreme da região periférica da íris) pode ser potencialmente oclusível. A "gonioscopia biométrica", em que um retículo localizado na ocular da lâmpada de fenda é utilizado para medir a distância da inserção da íris até a linha de Schwalbe, também foi sugerida como um método mais reprodutível e objetivo de gonioscopia.

Outras técnicas de imageamento

Biomicroscopia ultrassônica

A biomicroscopia ultrassônica (UBM, do inglês *ultrasound biomicroscopy*) (Figura 10.12.12) permite o imageamento dinâmico em alta resolução das estruturas do segmento anterior, incluindo o ângulo da câmara anterior, a íris, a interação íris/lente e o corpo ciliar, podendo, desse modo, ajudar a elucidar o mecanismo subjacente do fechamento angular na maioria dos casos, inclusive de síndrome da íris em platô e cistos iridociliares, permitindo, desse modo, que o tratamento adequado seja administrado. A técnica é útil também pra demonstrar a oclusividade angular quando realizada em uma sala escura. A principal desvantagem da UBM é o fato de ser um exame demorado e exigir um operador habilitado e contato com o olho do paciente; além disso, seu alto custo limita a sua disponibilidade.

Tomografia de coerência óptica do segmento anterior

A tomografia de coerência óptica de segmento anterior (AS-OCT, do inglês *anterior segment optical coherence tomography*) de domínio temporal (Figura 10.12.13) com o uso de luz com comprimento de onda de 1.310 nm permite o imageamento em alta velocidade das estruturas do segmento anterior. Trata-se de uma técnica de fácil domínio e que não requer contato com o olho do paciente. Uma comparação com a gonioscopia constatou que a técnica pode ser superior em sua capacidade de detectar a oclusividade angular.[41] Isso sugere que a gonioscopia (que usa luz visível) pode estar subestimando a oclusividade angular, mesmo quando realizada em condições ideais de ambiente escuro. Existem relatos também de que a AS-OCT é semelhante à UBM na

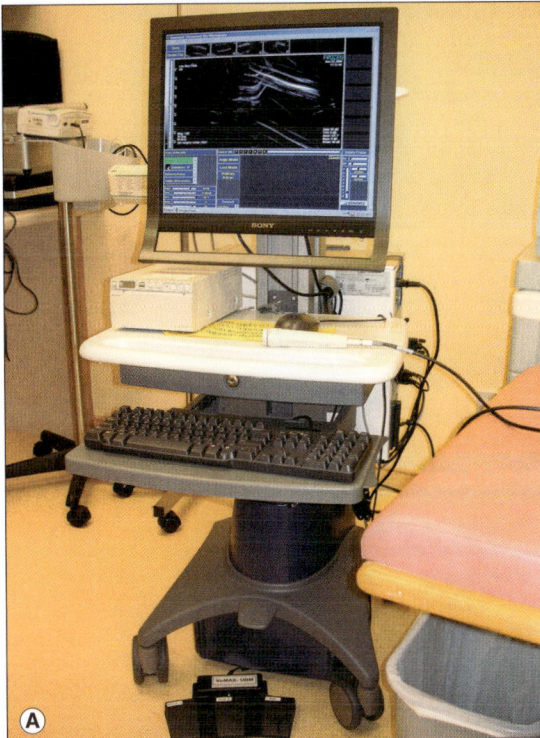

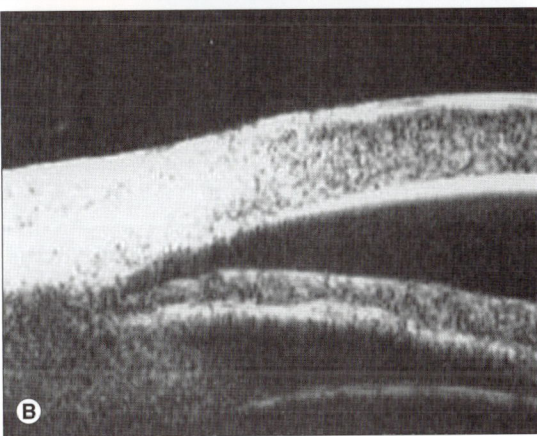

Figura 10.12.12 Biomicroscopia ultrassônica. A. Aparelho de biomicroscopia ultrassônica (UBM). **B.** Imagem de UBM do ângulo da câmara anterior.

aferição angular quantitativa e detecção de ângulos estreitos na câmara anterior.[42] Mais recentemente, o uso da AS-OCT com fonte de varredura (*swept-source*) veio oferecer a vantagem adicional de uma resolução mais alta, maior velocidade de varredura e imageamento 360° dos ângulos da câmara anterior (Figura 10.12.14).[43]

Testes provocativos

Tradicionalmente, os testes provocativos eram usados como uma tentativa de provocar o fechamento angular em pacientes com suspeita de fechamento angular primário (SFAP) com a finalidade de identificar pacientes para os quais o tratamento era então recomendado. Tais testes incluem o teste de pronoposição em câmara escura e a dilatação pupilar farmacológica; entretanto, podem não ser facilmente reversíveis e estão associados a altas taxas de falso-positivos e falso-negativos. São testes, portanto, raramente praticados atualmente.

DIAGNÓSTICO DIFERENCIAL

O diagnóstico diferencial inclui o seguinte:

- GAF secundário (mostrado em itálico no Boxe 10.12.3)
- Outras causas de cefaleia (p. ex., enxaqueca ou cefaleia em salvas).

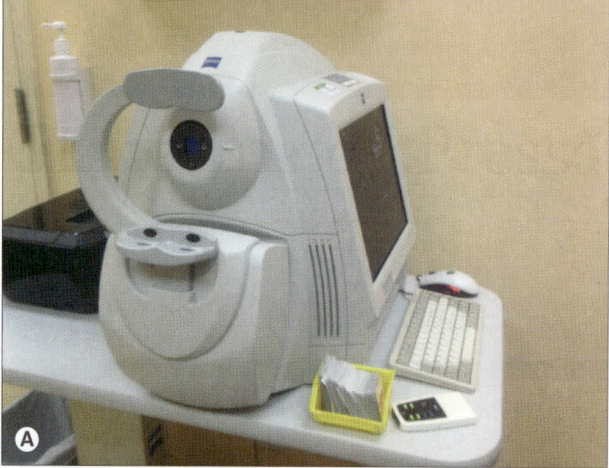

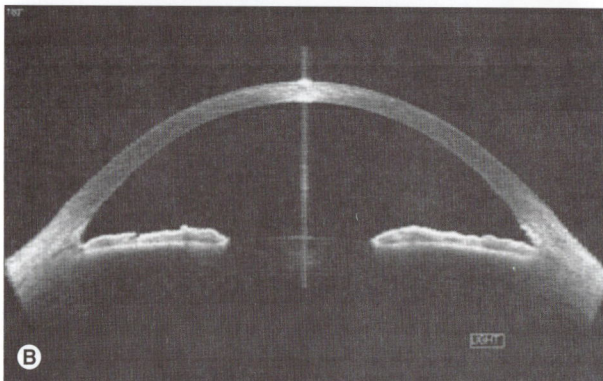

Figura 10.12.13 Tomografia de coerência óptica do segmento anterior (AS-OCT). **A.** Aparelho de AS-OCT (Carl Zeiss Meditec). **B.** Imagem de AS-OCT da câmara anterior.

GERENCIAMENTO DO FECHAMENTO ANGULAR AGUDO

O fechamento angular agudo é uma emergência oftalmológica. As medidas devem ser aferidas em intervalos de minutos ou horas para reduzir a PIO e interromper a crise, seguida pela identificação do mecanismo de fechamento angular e do tratamento adequado de ampliação angular.

Pode-se tentar a identificação corneana com uma goniolente de quatro espelhos ou aplicador com ponta de algodão em intervalos de 30 segundos para forçar a abertura de uma área de malha trabecular fechada aposicionalmente que permitirá a drenagem do humor aquoso do olho.[44] No entanto, essa técnica pode causar dor e elevar momentaneamente a PIO, motivo pelo qual pode não ser adequada em todos os casos.

Estudos recentes sugerem que a iridoplastia a *laser* pode ser uma alternativa útil aos medicamentos sistêmicos convencionais como tratamento de primeira linha no gerenciamento do fechamento angular agudo, especialmente quando determinados medicamentos são contraindicados, por exemplo, em pacientes com asma preexistente ou doença cardíaca ou renal.[45,46]

Após 1 a 2 horas

- Se a crise for interrompida e o edema da córnea se resolver, deve-se proceder à iridectomia a *laser*. Esta técnica deve ser realizada de forma complementar nos casos de síndrome da íris em platô, podendo ser considerada também nos casos em que o ângulo permanece estreito, apesar da iridectomia a *laser*
- Se a crise não for interrompida, mas a córnea estiver clara, a iridectomia a laser deve ser realizada
- Se a crise não for interrompida e a córnea continuar turva, a iridoplastia a *laser* é realizada primeiro, seguida pela iridectomia a *laser* quando o edema da córnea se resolver.[47-49]

A iridectomia a *laser* é o tratamento definitivo para GAF e resulta em uma abertura angular significativa na maioria dos casos.[50]

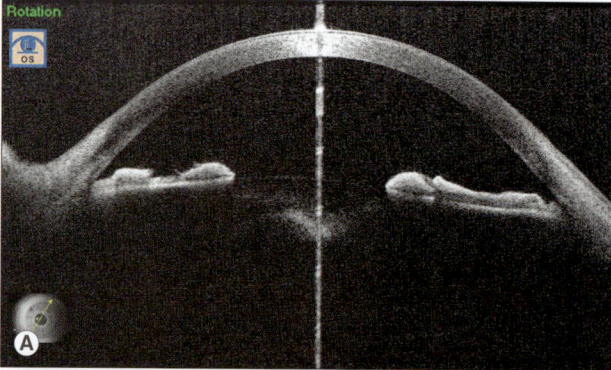

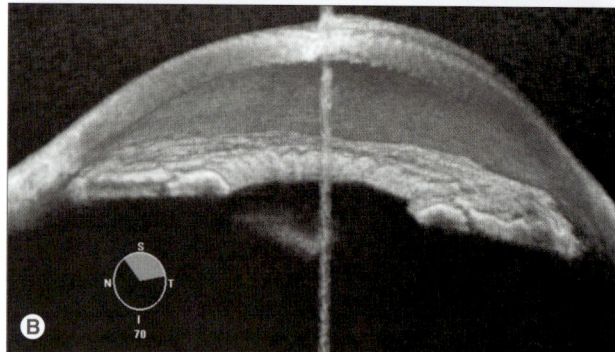

Figura 10.12.14 Tomografia de coerência óptica do segmento anterior (AS-OCT) com fonte de varredura (*swept-source*). **A.** Imagem transversal de AS-OCT (CASIA SS-1000, Tomey, Japão). **B.** Imagem de AS-OCT 3D com fonte de varredura (*swept-source*).

A paracentese da câmara anterior também já foi sugerida como uma alternativa para a interrupção da crise se todos os demais procedimentos falharem, especialmente em caso de indisponibilidade da técnica a *laser*.[51]

Mais tarde

Se, ainda assim, a crise não for interrompida, deve-se considerar a hipótese de cirurgia (extração do cristalino se ele for o fator causativo, ou a iridectomia periférica cirúrgica). O olho contralateral deve ser avaliado por gonioscopia para verificação do risco de oclusividade angular e tratado com iridectomia profilática a *laser* (Boxe 10.12.4),[52,53] se necessário. Os corticosteroides tópicos devem continuar sendo administrados 4 vezes/dia durante cerca de 5 a 7 dias após a iridectomia a *laser*, e os medicamentos antiglaucomatosos devem ser suspensos quando a PIO retornar ao normal.

Um tempo depois

Deve-se repetir o exame de gonioscopia após a realização bem-sucedida da iridectomia a *laser* para avaliar se o olho continua a apresentar risco de fechamento angular, bem como para documentar a presença e a extensão das SAP. Depois que o procedimento de dilatação pupilar for considerado seguro no caso em questão, deve-se realizar também um exame com a pupila dilatada para avaliar a condição do nervo óptico e excluir quaisquer causas secundárias de fechamento angular que possam exigir novo tratamento.

A PIO deve ser rigorosamente monitorada nos primeiros 12 meses após a crise para detectar precocemente qualquer elevação assintomática da PIO.

GERENCIAMENTO DO GLAUCOMA CRÔNICO DE ÂNGULO FECHADO

No caso de paciente com PIO elevada, na presença de ângulos parcial ou totalmente ocluídos com SAP e neuropatia óptica glaucomatosa, deve-se iniciar o tratamento clínico (ver a seguir)

BOXE 10.12.4 Iridectomia a *laser*.

Indicações
- AC
- GAF
- ACS, especialmente se:
  - AC no olho contralateral
  - Histórico familiar de GAF
  - Necessidade de repetir exames com dilatação
  - Precariedade de acesso à assistência oftalmológica regular

Procedimentos
1. Antes do *laser*:
   - Instilar pilocarpina tópica a 2 ou 4% e agonista alfa 2 e/ou acetazolamida oral 30 a 60 min antes do procedimento. Isso ajuda a reduzir a ocorrência de pico de PIO pós-*laser*
   - Anestesia tópica
2. *Laser*:
   - Lente de iridectomia Abraham/Wise com fluido de acoplamento
   - Escolher a cripta da íris ou uma área fina da íris. Evitar o nível de ruptura do menisco formado pela pálpebra e pelo globo ocular. Visar à íris periférica, evitando o arco corneano
   - Nd:YAG 2 a 5 mJ (uso mínimo de energia), 1 a 3 pulsos/trens de pulso
   - *laser* de argônio de 700 a 1.100 mW, tamanho do *spot* 50 μm, 100 ms, 10 a 20 disparos podem ser utilizados antes da aplicação do *laser* de Nd:YAG em uma íris espessa para fotocoagular e afinar o estroma iridiano, reduzindo também, desse modo, o risco de sangramento da íris[58]
   - Objetivo – epitélio pigmentar da íris, cristalino visível através de iridectomia. Iridectomia a *laser* de aproximadamente 150 a 200 μm.[59] As íris castanhas são mais espessas do que as azuis e provavelmente requerem uma iridectomia maior
3. Após o *laser*:
   - Verificar a PIO 1 h após o *laser* para excluir a hipótese de qualquer pico de pressão

Complicações
- Queimaduras no endotélio da córnea (com argônio)
- Hemorragia iridiana a partir do local da iridectomia a *laser* (com Nd:YAG) – a aplicação de pressão ao globo ocular com a lente do *laser* normalmente é suficiente para conter a hemorragia
- Pico de PIO
- Inflamação decorrente de AC com o fechamento da iridectomia, formação de sinéquias posteriores ou elevação da PIO
- Formação de catarata
- Descompensação do endotélio da córnea, glaucoma maligno, lesão retiniana, edema macular cistoide (todos raros)

AC, fechamento angular; GAF, glaucoma de ângulo fechado; ACS, suspeita de fechamento angular; PIO, pressão intraocular; LI, iridectomia a *laser*.

GERENCIAMENTO DO GLAUCOMA DE ÂNGULO FECHADO

Tratamento clínico

No fechamento angular agudo, os betabloqueadores tópicos, os agonistas alfa-2 e os inibidores da anidrase carbônica podem ser utilizados para reduzir a PIO a um nível em que o edema da córnea se resolva, permitindo que a iridectomia a *laser* seja realizada. A pilocarpina tópica (2 ou 4%) também pode ser utilizada no quadro agudo para constringir a pupila na tentativa de afastar a zona periférica da íris da malha trabecular e permitir o restabelecimento do humor aquoso. A constrição pupilar também ajuda a esticar a íris para que a iridectomia a *laser* possa ser realizada com mais facilidade em uma íris mais fina. A pilocarpina é eficaz para induzir miose somente quando a isquemia da íris for aliviada (i. e., quando a PIO cair para < 50 mmHg). A pilocarpina, no entanto, deve ser evitada nos casos em que possa exacerbar o bloqueio pupilar, como na pseudoesfoliação, no glaucoma facomórfico e no mau direcionamento do humor aquoso, ou seja, quando o fechamento angular for secundário a mecanismos retrolenticulares ou induzidos pelo cristalino. Acetazolamida intravenosa/oral 5 a 10 mg/kg (alternativas: agentes hiperosmóticos, p. ex., manitol 20% intravenoso 1 a 2 g/kg, glicerol 50% oral 1 a 1,5 g/kg [contraindicado no diabetes], isossorbida oral 1,5 a 2,0 g/kg) também pode ser administrada para reduzir a PIO pelo tempo em que não houver contraindicação clínica. Os corticosteroides tópicos são acrescentados para aliviar a congestão e a inflamação oculares.

Depois que o paciente tiver sido tratado com iridectomia a *laser* (e iridoplastia a *laser*, quando indicado), pode-se utilizar o tratamento clínico se o controle da PIO continuar em um nível aquém do ideal. Estudos recentes demonstraram que as prostaglandinas, como a latanoprosta, a bimatoprosta e a travoprosta, também são eficazes para reduzir a PIO no GPAF crônico, mesmo na presença de SAP a 360°.[45,53-59] O início retardado da ação desses agentes, no entanto, impede o seu uso no quadro agudo.

Tratamento com *laser*

O Boxe 10.12.4 (Figura 10.12.15) contém um resumo das indicações, do procedimento e das complicações da iridectomia a *laser*, e o Boxe 10.12.5 (Figura 10.12.16), da iridoplastia a *laser*.

A eficácia da iridoplastia a *laser* em longo prazo ainda não foi determinada.

Tratamento cirúrgico

Os principais objetivos e indicações do tratamento cirúrgico para fechamento angular encontram-se descritos no Boxe 10.12.6.

Iridectomia cirúrgica

Desde o advento da iridectomia a *laser*, a iridectomia periférica cirúrgica é raramente realizada nos dias atuais. Entretanto, o procedimento ainda pode ser ocasionalmente útil nos casos em que a córnea não clareia suficientemente para que a iridectomia a *laser* seja realizada, ou no caso de paciente incapaz de cooperar com o procedimento a *laser*. Faz-se uma incisão com espessura parcial de 2 a 3 mm (até cerca de dois terços da espessura da córnea), normalmente na região periférica superotemporal da córnea ou no limbo após uma peritomia conjuntival limitada. Entra-se então na câmara anterior segurando a lâmina verticalmente. Utiliza-se um fórceps dentado para segurar a íris prolapsada, utilizando uma tesoura Vannas para excisá-la. Nem o fórceps nem a tesoura adentra a câmara anterior, evitando, assim, qualquer risco de lesão ao cristalino ou a outras estruturas. Toca-se então nas bordas da incisão para estimular a retração da íris para o interior da câmara anterior, fechando-se a incisão corneana com uma ou duas suturas com fio de náilon 10-0.

---

para reduzir a PIO. A iridectomia a *laser* e a iridoplastia a *laser* podem ser consideradas, embora os efeitos da iridoplastia a *laser* na presença de fechamento sinequial extenso possa ser questionável. Recomenda-se repetir a gonioscopia para avaliar a abertura angular e a tensão das SAP. Se a PIO continuar a ser controlada inadequadamente ou se houver qualquer evidência de progressão da lesão do nervo óptico ou do campo visual, deve-se decidir, então, pelo tratamento cirúrgico (ver a seguir).

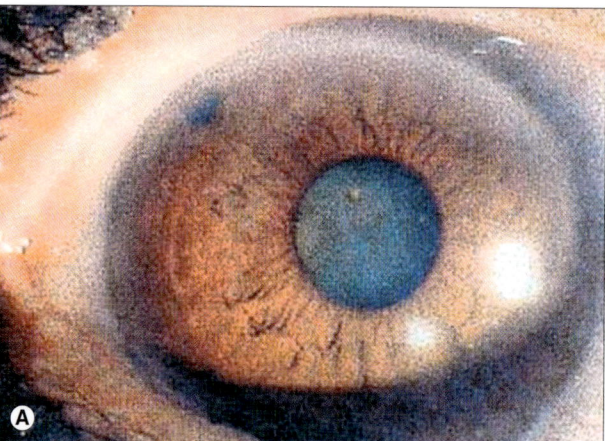

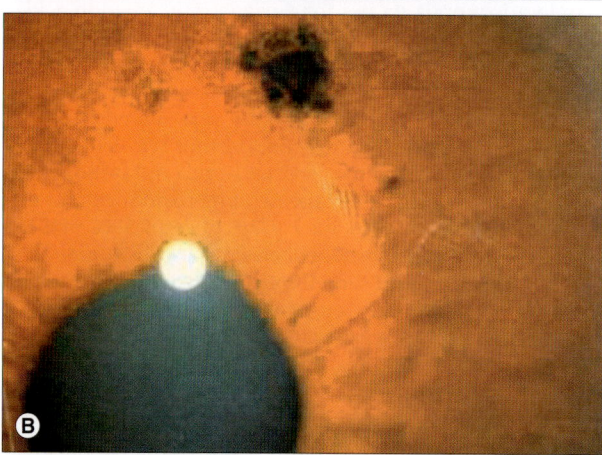

Boxe 10.12.5 Iridoplastia a *laser*.

Indicações
- Ângulo ainda oclusível após a iridectomia a *laser* (p. ex., íris em platô)
- No fechamento angular agudo, para ajudar a interromper a crise quando terapia clínica falha ou é contraindicada
- Facilitar o acesso à malha trabecular para execução da trabeculoplastia a *laser*

Procedimentos
1. Antes do *laser*:
   - Como na iridectomia a *laser*
2. *Laser*:
   - Lente Abraham/Wise/Goldmann com três espelhos
   - Direcionado à zona mais periférica possível da íris, fora de qualquer arco corneano
   - Argônio verde ou azul-esverdeado, ou diodo de 200 a 500 mW, tamanho do *spot* 100 a 500 μm, 0,2 a 0,5 s, fileira simples de 6 a 10 disparos por quadrante na faixa de 180 a 360°
   - Objetivo – contração do estroma iridiano acompanhado por aprofundamento progressivo da câmara anterior periférica com um número crescente de disparos
3. Após o *laser*:
   Como na iridectomia a *laser*. Aplicação de corticosteroides tópicos 4 vezes/dia durante 7 dias

Complicações
- Queimaduras no endotélio corneano
- Irite
- Pico da pressão intraocular
- Sinequias anteriores e/ou posteriores periféricas

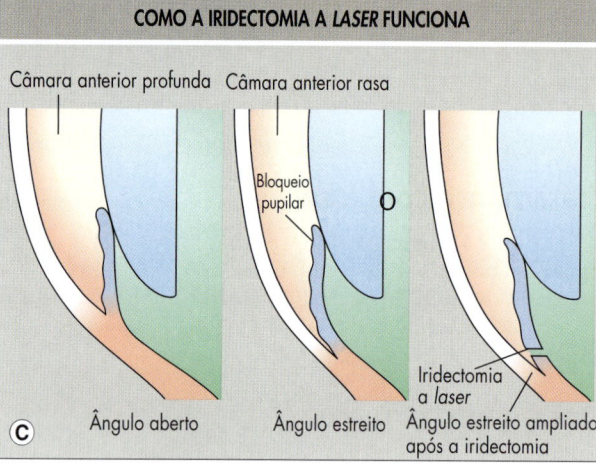

Figura 10.12.15 Iridectomia a *laser*.

Extração do cristalino

A remoção do cristalino, especialmente se houver qualquer evidência de catarata, pode ser útil nos casos em que a espessura do cristalino ou a posição anterior seja considerada o principal mecanismo subjacente ao episódio agudo de fechamento angular (Figura 10.12.17). Entretanto, é necessário ter cuidado durante a cirurgia, porque a condição desses olhos normalmente está associada a PIO alta, câmara anterior rasa, córnea nebulosa, número reduzido de células endoteliais da córnea, íris flácida resultante de isquemia anterior, sinéquias posteriores, cristalino volumoso, zônulas frouxas do cristalino e alto risco de glaucoma maligno. Os relatos de facoemulsificação combinada à goniossinequiálise, na presença de fechamento sinequial anterior periférico, têm sido animadores.[60,61] Um recente ensaio randomizado controlado demonstrou que a extração precoce do cristalino pode ter papel importante nos olhos em que o cristalino seja um componente significativo do fechamento angular.[62]

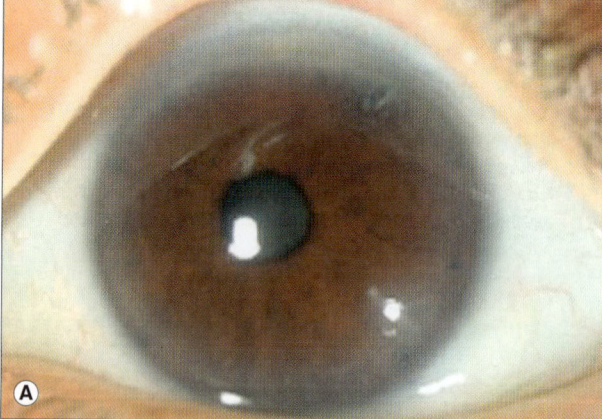

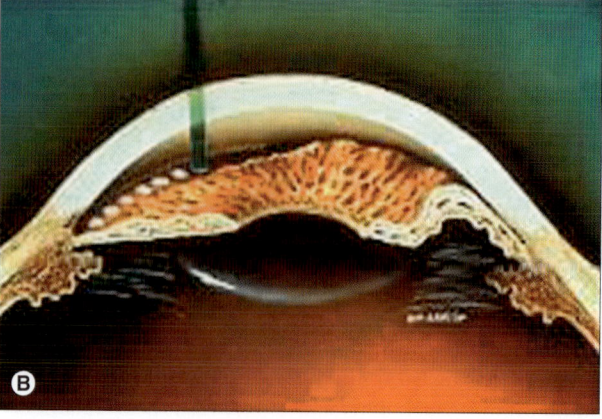

Figura 10.12.16 Iridoplastia a *laser* (realizada além da iridectomia a *laser*).

BOXE 10.12.6 Principais objetivos e indicações do tratamento cirúrgico do fechamento angular.

Principais objetivos
- Baixar a PIO e reduzir o risco de lesão do nervo óptico
- Prevenir o fechamento angular progressivo
- Reduzir o risco de fechamento angular agudo

Indicações
- Controle inadequado da PIO, com progressão da lesão do nervo óptico ou do campo visual, apesar do tratamento clínico e com *laser*
- Baixa adesão ou intolerância ao tratamento clínico
- Incapacidade de cooperar com o tratamento com *laser*
- Agravamento do fechamento angular e/ou das SAP
- Presença de catarata significativa prejudicando a visão

PIO, pressão intraocular; SAP, sinéquias anteriores posteriores.

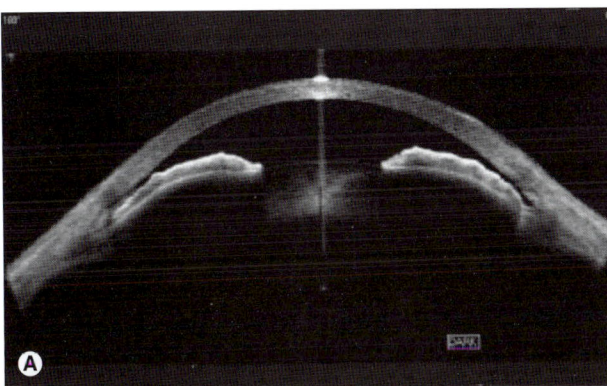
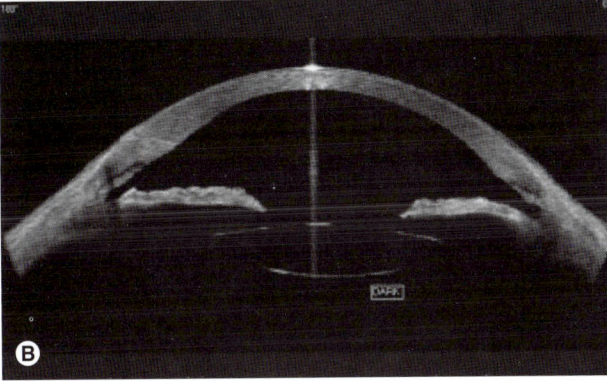

Figura 10.12.17 Pré-facoemulsificação (**A**) *versus* pós-facoemulsificação (**B**) com implante de lente intraocular. Imagens de tomografia de coerência óptica do segmento anterior.

Goniossinequiálise
Este exame normalmente é combinado com a extração do cristalino e envolve a eliminação mecânica das SAP da malha trabecular com o auxílio de viscoelásticos ou de uma espátula de ciclodiálise de irrigação.[60,61]

Trabeculectomia
A trabeculectomia é realizada de modo semelhante à que se faz para OAG, com a exceção de que se deve sempre realizar uma iridectomia periférica cirúrgica na ocasião da trabeculectomia. Além disso, deve-se considerar o uso de antimetabólitos. A trabeculectomia, isolada ou combinada à extração do cristalino, deve ser considerada após a crise aguda de fechamento angular, se o controle da PIO continuar aquém do ideal, apesar do tratamento clínico e com *laser*, especialmente nos casos mais avançados de GAF associados à presença de SAP e lesões do nervo óptico ou do campo visual. Existem relatos de baixas taxas de sucesso da trabeculectomia em olhos com inflamação aguda.[63]

Implante para drenagem de glaucoma
Este procedimento pode ser considerado no caso de GAF crônico em que a trabeculectomia não tenha conseguido controlar a PIO ou em olhos considerados em alto risco de fracasso da trabeculectomia.

Procedimentos ciclodestrutivos
Os procedimentos ciclodestrutivos, como a ciclofotocoagulação transescleral, são utilizados para olhos com GAF com doença em estágio terminal e baixo potencial visual, especialmente no caso de condição sintomática decorrente de PIO alta.

Laser de micropulso
Um avanço recente, em forma de tratamento ocular com *laser* de micropulso por meio do tratamento via *pars plana* com transdutor modificado, encontra-se atualmente disponível para uso. Existem relatos de que, em comparação aos procedimentos ciclodestrutivos convencionais, essa nova forma de terapia com *laser* de micropulso é mais tolerável porque não há complicações graves, como hipotonia, perda de visão e atrofia do bulbo ocular (*phthisis bulbi*).[64]

Recomenda-se cautela ao realizar a cirurgia em pacientes com GAF devido ao risco de glaucoma maligno.[65] Além disso, o uso de corticosteroides tópicos após o tratamento a *laser* ou a cirurgia nesses pacientes pode estar associado à elevação da PIO induzida por esses medicamentos após uma crise de GAF.[66]

PROGNÓSTICO

O fechamento angular está associado a um bom prognóstico visual, desde que detectado precocemente e adequadamente tratado. Dos casos que apresentam fechamento angular primário (FAP) agudo, 42 a 72% podem ser tratados satisfatoriamente apenas com iridectomia a *laser*,[67,68] e 60 a 75% desses pacientes recuperam-se sem apresentar lesões no disco óptico ou no campo visual se a PIO for pronta e adequadamente controlada.[69] Contudo, uma crise de fechamento angular de maior duração ou um histórico de episódios intermitentes de fechamento angular geralmente são associados à necessidade de terapia clínica ou até mesmo cirúrgica adicional.[70-72] A presença de quantidade significativa de SAP, PIO mais elevada e maior relação escavação/disco óptico quando da manifestação são outros fatores preditivos de controle inadequado da PIO, apesar de uma iridectomia patente a *laser*.[73-75] Na maioria dos pacientes que desenvolvem aumento da PIO após a iridectomia a *laser*, essa alteração ocorre nos primeiros 6 meses.[72] Após o desenvolvimento de neuropatia óptica glaucomatosa e lesão do campo visual, 94 a 100% podem necessitar de tratamento cirúrgico para controlar a PIO.[76]

Em pacientes com FAP unilateral agudo, a iridectomia profilática a *laser* no olho contralateral também parece ser segura e eficaz para a prevenção de FAP em 100% dos casos e de elevação da PIO em longo prazo em 89%.[77] No entanto, o fato de uma pequena proporção de olhos não afetados desenvolver uma alta de pressão, apesar da presença de uma iridectomia patente a *laser*, enfatiza a importância do monitoramento em longo prazo.

Os estudos longitudinais que examinam a taxa de progressão da SFAP para FAP e GPAF são escassos. Um estudo populacional realizado na Groelândia[78] relatou uma incidência FAP (em indivíduos cuja condição evoluiu a partir da SFAP) de 16% ao longo de 10 anos, e Thomas *et al.*[79] relataram que 22% dos pacientes com SFAP desenvolveram FAP depois de 5 anos, enquanto 28% dos indivíduos com FAP desenvolveram GPAF[80] em um período semelhante. Contudo, é preciso desenvolver mais pesquisas para que se entenda melhor a história natural dessa doença.

AGRADECIMENTOS

A equipe gostaria de agradecer à Dra. Jovina L. S. See por suas contribuições para a edição anterior deste capítulo.

BIBLIOGRAFIA

Ang LP, Aung T, Chew PT. Acute primary angle closure in an Asian population: long-term outcome of the fellow eye after prophylactic laser peripheral iridectomy. Ophthalmology 2003;107:2092–6.

Aung T, Tow SL, Yap EY, et al. Trabeculectomy for acute primary angle closure. Ophthalmology 2000;107:1298–302.

Bonomi L, Marchini G, Marraffa M, et al. Epidemiology of angle closure glaucoma: prevalence, clinical types, and association with peripheral anterior chamber depth in the Egna–Neumarket Glaucoma Study. Ophthalmology 2000;107:998–1003.

Chew PT, Aung T, EXACT Study Group. Intraocular pressure-reducing effects and safety of latanoprost versus timolol in patients with chronic angle closure glaucoma. Ophthalmology 2004;111:427–34.

Congdon N, Wang F, Tielsch JM. Issues in the epidemiology and population-based screening of primary angle closure glaucoma. Surv Ophthalmol 1992;36:411–23.

Foster PJ, Johnson GJ. Glaucoma in China: how big is the problem? Br J Ophthalmol 2001;85:1277–82.

Friedman DS, Vedula SS. Lens extraction for chronic angle-closure glaucoma [Review]. Cochrane Database Syst Rev 2006;(3):CD005555.

Lowe RF. Etiology of the anatomical basis for primary angle closure glaucoma. Biometrical comparisons between normal eyes and eyes with primary angle closure glaucoma. Br J Ophthalmol 1970;54:161–9.

Nolan W, See J, Chew P, et al. Detection of primary angle-closure using anterior segment optical coherence tomography in Asian eyes. Ophthalmology 2007;114:33–9.

Nolan WP, Aung T, Machin D, et al. Detection of narrow angles and established angle closure in Chinese residents of Singapore: potential screening tests. Am J Ophthalmol 2006;141:896–901.

Radhakrishnan S, Goldsmith J, Huang D, et al. Comparison of optical coherence tomography and ultrasound biomicroscopy for detection of narrow anterior chamber angles. Arch Ophthalmol 2005;123:1053–9.

Ritch R. Argon laser treatment for medically unresponsive attacks of angle closure glaucoma. Am J Ophthalmol 1982;94:197.

Rosman M, Aung T, Ang LP, et al. Chronic angle closure with glaucomatous damage: long-term clinical course in a North American population and comparison with an Asian population. Ophthalmology 2002;109:2227–31.

Thomas R, George R, Parikh R, et al. Five-year risk of progression of primary angle closure suspects to primary angle closure: a population-based study. Br J Ophthalmol 2003;87:450–4.

As referências completas estão disponíveis no **GEN-io**.

PARTE 10 GLAUCOMA
SEÇÃO 3 Tipos Específicos de Glaucoma

Glaucoma Associado à Síndrome de (Pseudo)Esfoliação

10.13

Robert Ritch, Bryan S. Lee e Thomas W. Samuelson

Definição: A síndrome de esfoliação (também conhecida como *síndrome de pseudoesfoliação*) é um distúrbio sistêmico com múltiplas associações oculares, das quais a mais importante é o glaucoma secundário à deposição de um material fibrilar esbranquiçado sobre e dentro das estruturas do segmento anterior.

Características principais
- O material esfoliado geralmente é observado na face anterior da cápsula do cristalino e na borda pupilar da íris, podendo ser observado no ângulo e na córnea
- Comumente associado à configuração de ângulo aberto e ao aumento da pigmentação angular, mas é também uma causa comum de ângulos estreitos e fechados
- A pressão intraocular pode apresentar-se de normal a acentuadamente elevada.

Características associadas
- Pigmentação angular irregular aumentada, pigmentos na linha de Schwalbe e na linha de Sampaolesi (forte indicador de diagnóstico), na periferia da córnea
- Dispersão de pigmentos na câmara anterior após a dilatação pupilar, geralmente associada à elevação da pressão intraocular
- Relaxamento zonular e fragmentação predisponentes a subluxação do cristalino e da lente intraocular no interior do saco capsular, complicações cirúrgicas e câmara anterior rasa
- Defeitos de transiluminação na região do esfíncter iriano, miose pupilar relativa e, em geral, baixa dilatação, especialmente durante a facoemulsificação
- Defeito da barreira sangue-humor aquoso.

INTRODUÇÃO

A síndrome de esfoliação (ou pseudoesfoliação) (aqui denominada *síndrome de esfoliação* [XFS, do inglês *exfoliation syndrome*]) é uma manifestação ocular de um distúrbio sistêmico da matriz extracelular relacionado à idade e caracterizado pela produção e pelo acúmulo progressivo de material fibrilar extracelular em muitos tecidos oculares e sistêmicos. A XFS parece ser uma doença das microfibrilas do tecido elástico. Trata-se da causa mais identificável de glaucoma secundário de ângulo aberto em todo o mundo, compreendendo a maioria dos casos em alguns países.[1]

Descrita pela primeira vez em 1917 por Lindberg, na Finlândia, a importância da XFS e as diferenças em relação ao glaucoma primário de ângulo aberto (GPAA) foram amplamente negligenciadas até o século XXI. Na maioria das vezes, o diagnóstico era errôneo, porque o cristalino não era examinado após a dilatação pupilar e a sua importância não era reconhecida. Trata-se de uma doença com mecanismos genéticos, citobiológicos e fisiopatológicos específicos que está relacionada a outros glaucomas somente na medida em que causa glaucoma de pressão alta resultante de bloqueio e disfunção da malha trabecular. As pesquisas que avançam rapidamente têm revelado novos achados na fisiopatologia genética, bioquímica e celular, abrindo as portas para o desenvolvimento de novas abordagens de tratamento. A XFS é hoje considerada como potencialmente evitável e até mesmo reversível ou curável.[2,3]

A incidência da XFS aumenta gradativamente com a idade em todas as populações. A condição manifesta-se unilateralmente em cerca de dois terços dos casos, e 50% dos olhos contralaterais não afetados acabam por desenvolver a doença em 15 anos. O material esfoliado é encontrado na conjuntiva e na íris do olho não afetado, mas o motivo pelo qual não se desenvolve clinicamente em ambos os lados é uma questão de renovada importância. O seu prognóstico já foi descrito como pior do que aquele do GPAA, com pressão intraocular (PIO) mais elevada e perda de campo visual por ocasião da manifestação, resposta menos satisfatória ao tratamento, maior necessidade de cirurgia e maior progressão para a cegueira. Aproximadamente um terço dos pacientes com XFS provavelmente desenvolverá glaucoma secundário.[4,5]

EPIDEMIOLOGIA E GENÉTICA

Antigamente considerada basicamente uma doença encontrada nos países escandinavos, a XFS existe em todo o mundo, com taxas de prevalência amplamente variáveis. A doença é comum na Escandinávia, nas populações célticas, em todo o Mediterrâneo, no Oriente Médio e no Sul da Ásia, mas a sua prevalência diminui e é incomum na China; já foi descrita como comum entre grupos étnicos bantos, na África do Sul, etíopes, navajos e outros.

A prevalência da XFS em pacientes com glaucoma é significativamente mais alta do que em populações não glaucomatosas correlacionadas por idade. Aproximadamente 25 a 50% dos pacientes com a doença apresentam ou desenvolverão PIO elevada, dos quais um terço desenvolverá glaucoma. A chance de PIO elevada em olhos sem XFS é em torno de seis vezes maior. Estima-se (*Lindberg Society*) que a XFS clinicamente detectável afete aproximadamente 60 a 80 milhões de pessoas, ou cerca de 20% da população mundial com glaucoma de ângulo aberto.[1,5-10]

Em 2007, Thorleifsson *et al.* relataram que os polimorfismos de nucleotídeo simples (SNP, do inglês *single nucleotide polymorphisms*) presentes no gene da proteína lisil oxidase 1 (LOXL1) conferiam risco de glaucoma esfoliativo (XFG, do inglês *exfoliation glaucoma*), mas não de GPAA, em pacientes da Islândia e da Suécia.[11] Um SNP no primeiro íntron foi rotulado como suscetível a XFG e estava igualmente presente em XFS. O XFS propriamente dito estava associado a alótipos formados por dois SNP não sinônimos no primeiro éxon do gene LOXL1.

Os estudos de associação desses dois SNP demonstraram que o alótipo de maior risco conferia um risco de XFS 700 vezes maior do que o alótipo de menor risco. Os dois alótipos de maior risco explicavam mais de 99% dos casos de XFG em indivíduos da raça branca. No entanto, a população normal sem XFS também apresenta alta prevalência desses alótipos, inclusive as populações em que XFS é uma condição rara. Os SNP são associados, mas não causativos. A proteína LOXL1 está envolvida na ligação cruzada das fibras de elastina na matriz extracelular.[12] Em 2015, foi relatada uma associação significativa entre o gene *CACNAIA*, um gene envolvido no transporte de cálcio, e a XFS.[13] O cálcio é necessário para a ligação de LOXL1 à matriz extracelular. Em 2017, foram relatados cinco novos genes de suscetibilidade e um *locus* de proteção.[14,15] Resta descobrir como esses elementos estão relacionados, mas novas pesquisas podem fornecer formas de regular geneticamente a produção de LOXL1. As interações genético-ambientais, incluindo a ingestão de cafeína, a radiação ultravioleta e a latitude de nascimento, bem como a vida na infância e na juventude, também parecem influenciar a manifestação da XFS, além das variações raciais e étnicas.[7,16]

QUADRO CLÍNICO E MANIFESTAÇÕES OCULARES

A XFS é diagnosticada pela presença de material fibrilogranular esbranquiçado típico de esfoliação (XFM, do inglês *exfoliation material*) na superfície anterior do cristalino ou na borda pupilar (Figura. 10.13.1), o que consiste em três zonas: um disco central, uma zona translúcida intermediária e uma zona granular periférica. O XFM é produzido basicamente pelo epitélio pigmentar da íris, pelo epitélio pigmentar ciliar e pelo epitélio da região periférica pré-equatorial do cristalino. A formação do disco central não é clara, e não está clinicamente presente em cerca de 20% dos pacientes. Nas outras duas zonas, o XFM consiste inicialmente em um revestimento uniforme, mas é atritado pela borda da íris durante a dilatação de rotina e a constrição da íris. Isso resulta no aparecimento de fissuras no material, começando no ponto em que a íris toca o cristalino e continuando até que essa zona seja desnuda do XFM. Ao mesmo tempo, o XFM presente no cristalino age como uma lixa, causando a ruptura das células do epitélio pigmentar da íris no colar e na região circundante do esfincter, com dispersão pigmentar concomitante para o interior da câmara anterior, resultando em defeitos de transiluminação da íris, perda do colarete e hiperpigmentação trabecular (Figuras 10.13.2 e 10.13.3).[2,8-10]

Um sinal inicial da XFS é o desenvolvimento de estrias radiais não granulares no terço intermediário da cápsula do cristalino, por trás da íris (esfoliação pré-granular). Pode-se identificar o XFM no corpo ciliar, nas zônulas, no endotélio corneano e no ângulo. Em pacientes com pseudofacia ou afacia, o XFM nessas estruturas e nos filamentos vítreos (Figura 10.13.4) geralmente ajuda a confirmar o diagnóstico. Devido à fragmentação zonular e à instabilidade inerente a essa síndrome,[17] os pacientes eventualmente demonstram facodonese ou subluxação franca ou luxação do cristalino natural ou implantado (Figura 10.13.5). A XFS é a causa mais comum de subluxação de lentes intraoculares (LIO).[18] A fimose capsular pode ser um precursor da subluxação iminente da LIO.

O aumento da pigmentação no ângulo é característico e pode também ser ocasionalmente encontrado no endotélio da córnea. A XFS já foi associada à perda endotelial não *guttata* e subsequente descompensação corneana. Os defeitos peripupilares de transiluminação da íris (TID, do inglês *transillumination defects*) são comuns, ao contrário dos defeitos radiais de transiluminação mesoperiférica da síndrome de dispersão pigmentar (PDS, do inglês *pigment dispersion syndrome*). A deposição angular de

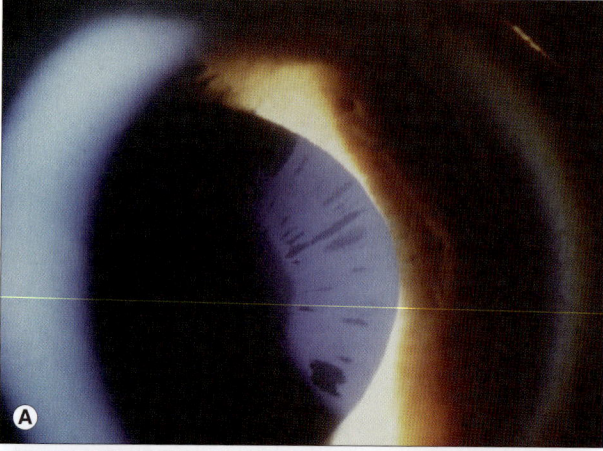

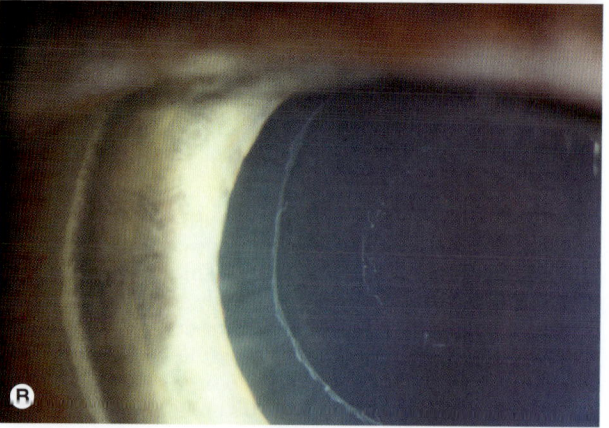

Figura 10.13.1 Deposição do material de esfoliação (XFM). Deposição na cápsula anterior do cristalino. **A.** No início da doença, formam-se fissuras no XFM em decorrência do atrito da íris sobre o cristalino. **B.** Na fase madura, observa-se um disco central de XFM com uma zona intermediária relativamente translúcida em razão do desgaste iriano e uma zona periférica de depósitos granulares.

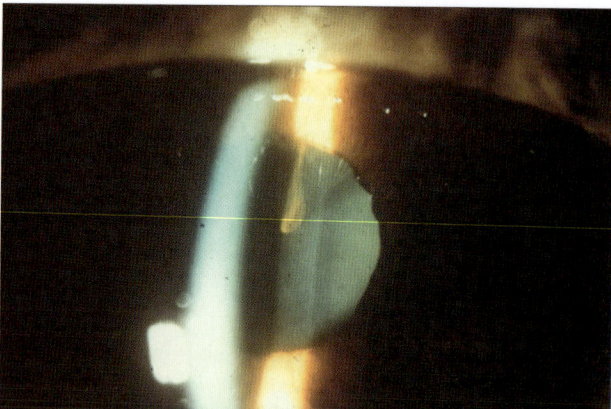

Figura 10.13.2 Pigmento iriano liberado das células rompidas do colar pigmentar durante a dilatação da pupila.

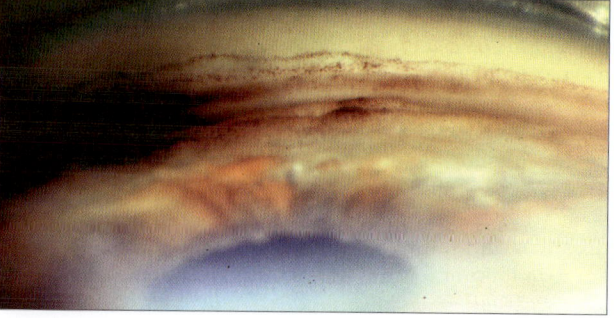

Figura 10.13.3 Características angulares clássicas da síndrome de esfoliação mostrando a pigmentação irregular e moderadamente densa na malha trabecular, pigmentos na linha de Schwalbe e uma linha de Sampaolesi.

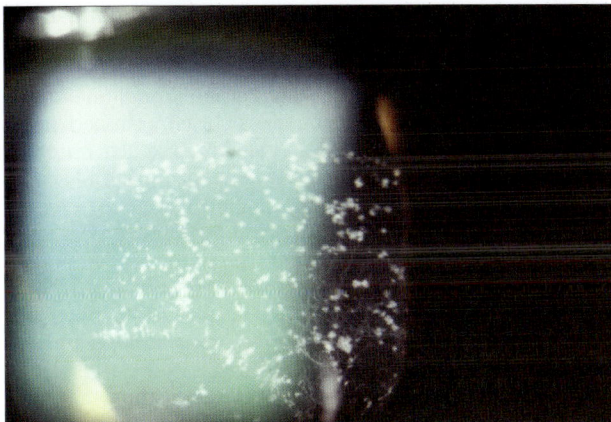

Figura 10.13.4 Material de esfoliação nos filamentos vítreos de um paciente com ruptura da cápsula posterior.

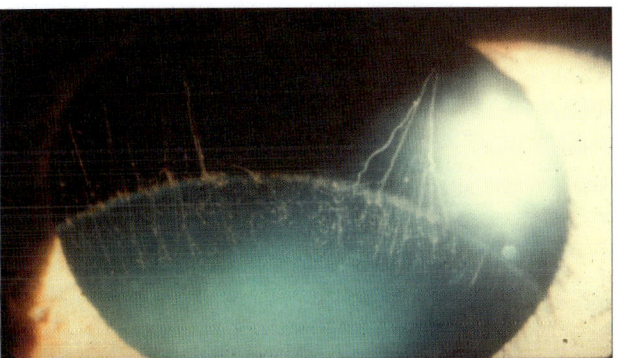

Figura 10.13.5 Luxação espontânea do cristalino, restando apenas fragmentos zonulares.

pigmentos geralmente é desigual e distribuída de forma irregular na XFS, contrastando com o pigmento angular denso e homogêneo observado na PDS. Quase sempre se observa a linha de Sampaolesi, geralmente no ângulo inferior. Outros sinais sugestivos são atrofia do esfíncter iriano, baixa dilatação da íris, anisocoria, aparência de vidro fosco da cápsula do cristalino e heterocromia, na qual o lado envolvido é mais claro.

A dispersão pigmentar após a dilatação da pupila pode ser profusa, podendo ocorrer acentuados aumentos da PIO, que deve ser aferida rotineiramente em todo paciente após a dilatação. Vale ressaltar que todo paciente deve ser examinado para fins de verificação da presença de pigmentos na câmara anterior e material esfoliado no cristalino após a dilatação, visto que essa é a única maneira de se fazer o diagnóstico, um procedimento cuja ausência levava a casos marcantes de subdiagnóstico no passado. O pigmento disperso na câmara anterior deve ensejar uma cuidadosa busca por XFM no cristalino. Além disso, se a liberação de pigmento for profusa, deve-se verificar a PIO uma hora depois. Em pacientes que se sabe terem XFS e elevação da PIO após a dilatação, a administração de apraclonidina ou brimonidina antes da dilatação pode melhorar essa condição.

A catarata está etiologicamente relacionada à XFS, quase sempre no mesmo olho quando clinicamente unilateral. A atividade antioxidante é reduzida no humor aquoso. A isquemia e as lesões oxidativas têm correlação com a gravidade da PIO e do glaucoma.[19] As zônulas são fragmentadas e degeneradas, contribuindo para uma incidência mais elevada de complicações durante a cirurgia de catarata.[17] O relaxamento zonular, que permite o espessamento, e o movimento anterior do cristalino, combinados à fibrose do músculo do esfíncter, rigidez da íris e formação de catarata são causa proeminente de fechamento angular.[9] Outras associações oculares relatadas incluem oclusão venosa da retina, doença da superfície ocular e degeneração macular.[20]

GLAUCOMA NA SÍNDROME DE ESFOLIAÇÃO

O XFG é definido como neuropatia óptica glaucomatosa em pacientes com XFS. O bloqueio da drenagem do humor aquoso ocorre por uma combinação de pigmento e XFM nos espaços intertrabeculares, na malha justacanalicular e embaixo do endotélio do canal de Schlemm. Os pacientes com XFS devem ser considerados com suspeita de glaucoma e monitorados, pelo menos anualmente, com um exame oftalmológico completo, verificação da PIO, exames de campo visual e quantificação da camada de fibras nervosas, e com mais frequência se houver preocupação ou evidência de doença significativa. Entre os pacientes com XFS, de 30 a 40% acabarão por desenvolver glaucoma.[10] A XFS é mais agressiva do que o GPAA, e a falta de tratamento clínico é mais comum. Em alguns pacientes, a condição pode ficar estável durante anos, mas sair de controle e exigir intervenção.

O gerenciamento clínico do XFG é semelhante ao do GPAA e consiste no uso de todas as classes atuais de fármacos redutores da PIO. Os análogos das prostaglandinas são aqueles utilizados inicialmente com mais frequência. A pilocarpina aumenta a drenagem trabecular, o que é benéfico em olhos com XFS, uma vez que, além de diminuir a PIO, também deve desacelerar a progressão da doença, limitando o movimento pupilar. Infelizmente, a pilocarpina quase desapareceu de uso no glaucoma por ser considerada um medicamento para ser tomado 4 vezes/dia; como muitos pacientes têm esclerose nuclear, os mióticos podem causar visão turva, e o uso prolongado pode levar ao desenvolvimento de sinequias posteriores. Entretanto, constatamos que a pilocarpina a 2% na hora de dormir pode proporcionar limitação suficiente da mobilidade pupilar sem causar esses efeitos colaterais. A pilocarpina produz uma pupila não reativa de 3 mm, evitando a liberação de XFM e pigmento mediante a eliminação do atrito iridocristaliniano, e geralmente ocorre acúmulo de XFM na borda pupilar e no centro do cristalino. Os mióticos podem também exacerbar o bloqueio pupilar, mas geralmente não com essa dose baixa. Por outro lado, se o ângulo for raso em decorrência de relaxamento zonular, os agentes anticolinérgicos geralmente aprofundam paradoxalmente o ângulo na XFS, estreitando o complexo ciliozonular.

A trabeculoplastia com *laser* seletivo ou de argônio pode ser realizada na XFS se o ângulo for suficientemente aberto para permitir a aplicação do *laser*. Existem relatos de que a trabeculoplastia com *laser* de argônio oferece uma taxa de sucesso na XFS mais elevada do que no GPAA, razão pela qual geralmente é utilizado mais cedo no tratamento de casos de XFS. A trabeculoplastia seletiva a *laser* já foi considerada igualmente ou menos eficaz, mas pode ser tentada antes do tratamento com argônio, uma vez que pode ser repetida.

Se a PIO não for adequadamente controlada com o tratamento clínico ou com o *laser*, deve-se considerar a intervenção cirúrgica. Os resultados da trabeculectomia são favoráveis, sem nenhuma diferença significativa quanto à incidência de complicação pós-operatória em relação ao GPAA. Procedimentos mais novos e menos invasivos, como o Trabectome e a trabeculotomia, têm se mostrado promissores no XFG porque são capazes de eliminar o bloqueio trabecular. Os procedimentos cirúrgicos microinvasivos mais novos para glaucoma, como XEN ou CyPass, apresentam efeitos iguais no GPAA.[21,22]

A cirurgia combinada de catarata e glaucoma é comum em pacientes com XFS, devendo-se tecer várias considerações importantes nesses casos. Primeiro, as conexões zonulares na XFS são enfraquecidas e, anteriormente, isso resultava em uma incidência cinco a sete vezes maior de subluxação do cristalino, diálise zonular e perda vítrea. Isso diminuiu significativamente com o auxílio de melhores técnicas de facoemulsificação e o uso de ganchos de íris e da cápsula anterior, quando necessário. A baixa dilatação é o preditor mais importante de perda vítrea na cirurgia de catarata entre esses pacientes. Os anéis de tensão capsular (ATC) podem ser úteis para reduzir a instabilidade zonular e capsular, bem como para melhorar a centralização da LIO e reduzir a fimose capsular. Os relatos de luxação espontânea do saco capsular e de sua LIO são cada vez mais frequentes, e ainda não se sabe se um ATC evitaria essa complicação pós-operatória tardia. Em alguns casos, é possível que seja necessário colocar a LIO no sulco ciliar, de preferência, com a captura óptica no interior da cápsula. A instabilidade capsular profunda pode necessitar de fixação com sutura da lente à íris ou à esclera. Outras observações em relação aos olhos com XFS incluem um maior risco de picos perioperatórios da PIO, formação de sinequias posteriores e precipitados celulares na LIO.

Em caso de instabilidade do cristalino, talvez seja melhor realizar uma facoemulsificação supracapsular por meio de uma hidrodissecção agressiva do cristalino. Pode-se considerar uma abordagem via *pars plana* se o cristalino parecer muito instável. Não obstante, com uma técnica cirúrgica suave e metódica, os resultados da cirurgia de catarata em pacientes com XFS podem ser bastante satisfatórios. Se o XFG for bem controlado e não houver evidência de defeito de campo visual avançado ou lesão do nervo óptico, a cirurgia de catarata apenas na *clear cornea* pode produzir melhor controle da PIO.

Com o uso de equipamentos e técnicas cirúrgicas modernas, os resultados bem-sucedidos do tratamento de catarata e glaucoma em pacientes com XFS estão aumentando. As pesquisas futuras prepararão o terreno para um melhor entendimento da patogênese e do tratamento dessa doença.

MANIFESTAÇÕES SISTÊMICAS

A XFS está associada à deposição de material fibrilar anormal nos tecidos oculares e não oculares. Os primeiros estudos realizados por Streeten e Schlötzer-Schrehardt em 1992 revelaram a presença de XFM no coração, nos pulmões, no fígado, nos rins e nas meninges, intimamente associado ao tecido conjuntivo, às células da parede vascular e às células musculares.[10] A associação mais comum da XFS é com doença isquêmica, refletida em anomalias cardiovasculares e lesão oxidativa. A condição já foi associada à doença cerebrovascular e cardiovascular, incluindo hipertensão, angina, doença arterial coronariana, disfunção do endotélio arterial, aneurisma aórtico e estenose da artéria renal.[23-26]

Mais recentemente, houve associação com distúrbios do tecido elástico, especificamente doença pulmonar obstrutiva crônica, hérnia inguinal e prolapso de órgão pélvico. A perda auditiva correlata tem sido fortemente associada à XFS.[27] Trata-se de uma doença de natureza verdadeiramente inconstante e imprevisível. Todavia, não há relatos de aumento da mortalidade em pacientes com XFS. O papel da homocisteína e do ácido fólico na etiologia ainda não foi elucidado.

DIAGNÓSTICO DIFERENCIAL

O diagnóstico diferencial de XFS inclui:

- Síndrome da dispersão pigmentar
- Delaminação capsular (verdadeira esfoliação)
- Amiloidose primária.

A PDS quase sempre é clinicamente bilateral, é mais comum em jovens do sexo masculino com miopia do que em jovens do sexo feminino e exibe TID característicos e pigmentação angular uniforme. A verdadeira esfoliação é uma divisão da cápsula anterior do cristalino sem deposição de material de esfoliação, podendo ocorrer em raras ocasiões secundariamente a calor, traumatismo, irradiação ou inflamação. Outra condição rara que pode produzir a deposição de material fibrilar na superfície do cristalino, diferente do XFM, é a amiloidose familiar primária. É muito comum o XFG ser erroneamente diagnosticado como GPAA em virtude da falha em reconhecer os sinais clínicos característicos. A XFS pode ser confundida também com irite se o material depositado no endotélio corneano for confundido com precipitados ceráticos (Figura 10.13.6).

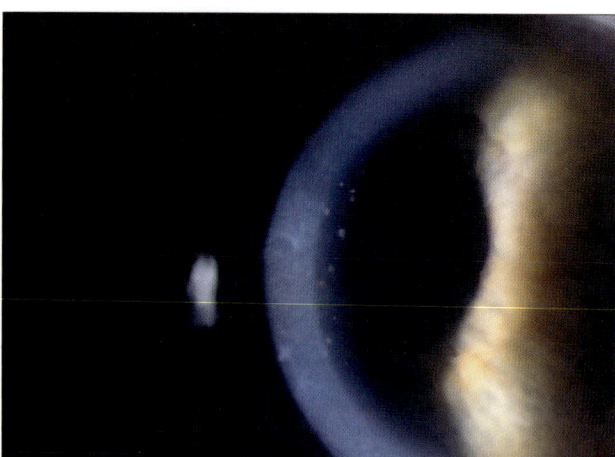

Figura 10.13.6 Material de esfoliação na córnea simulando precipitados ceráticos.

BIBLIOGRAFIA

Aboobakar IF, Johnson WM, Stamer WD, et al. Major review: exfoliation syndrome; advances in disease genetics, molecular biology, and epidemiology. Exp Eye Res 2016;154:88–103.

Aung T, Ozaki M, Lee MC, et al. Genetic association study of exfoliation syndrome identifies a protective rare variant at LOXL1 and five new susceptibility loci. Nat Genet 2017;49(7):993–1004.

Aung T, Ozaki M, Mizoguchi T, et al. A common variant mapping to CACNA1A is associated with susceptibility to exfoliation syndrome. Nat Genet 2015;47(4):387–92.

Pasquale LR, Jiwani AZ, Zehavi-Dorin T, et al. Solar exposure and residential geographic history in relation to exfoliation syndrome in the United States and Israel. JAMA Ophthalmol 2014;132(12):1439–45.

Pasutto F, Zenkel M, Hoja U, et al. Pseudoexfoliation syndrome-associated genetic variants affect transcription factor binding and alternative splicing of LOXL1. Nat Commun 2017;8:15466.

Prince AM, Streeten BW, Ritch R, et al. Preclinical diagnosis of pseudoexfoliation syndrome. Arch Ophthalmol 1987;105:l76–82.

Ritch R. Exfoliation syndrome: clinical findings and occurrence in patients with occludable angles. Trans Am Ophthalmol Soc 1994;92:845–944.

Schlötzer-Schrehardt U, Naumann GOH. A histopathologic study of zonular instability in pseudoexfoliation syndrome. Am J Ophthalmol 1994; 118:730–43.

Tarkkanen A. Pseudoexfoliation of the lens capsule. Acta Ophthalmol Suppl 1962;71:1–98.

Thorleifsson G, Magnusson KP, Sulem P, et al. Common sequence variants in the *LOXL1* gene confer susceptibility to exfoliation glaucoma. Science 2007;317:1397–400.

As referências completas estão disponíveis no **GEN-io**.

PARTE 10 GLAUCOMA

SEÇÃO 3 Tipos Específicos de Glaucoma

Glaucoma Pigmentar

Andrew M. Williams e Kelly W. Muir

10.14

Definição: Uma forma de glaucoma de ângulo aberto caracterizado pela dispersão de grânulos de pigmentos do epitélio pigmentar da íris, com deposição em todo o segmento anterior, incluindo a malha trabecular.

Características principais
- Deposição de pigmentos no endotélio corneano (fuso de Krukenberg)
- Defeitos radiais de transiluminação da periferia média da íris
- Pigmentação densa e homogênea da malha trabecular.

Características associadas
- Presença de características essenciais, mas sem glaucoma, é denominada *síndrome de dispersão pigmentar*
- Pacientes com síndrome de dispersão pigmentar apresentam um risco aumentado de 35 a 50% de progressão para glaucoma pigmentar
- O paciente típico é o jovem do sexo masculino com miopia
- Predominante em pacientes de raça branca
- Mecanismo de bloqueio pupilar "reverso".

INTRODUÇÃO

Em 1949, Sugar e Barbour descreveram um paciente com dispersão pigmentar na câmara anterior e glaucoma e criaram o termo *glaucoma pigmentar*.[1] Embora inicialmente considerado uma forma rara de glaucoma de ângulo aberto, estima-se que esse tipo de glaucoma represente de 0,5 a 5% da população com glaucoma nos EUA.[2] Um número várias vezes maior de pessoas tem a dispersão pigmentar típica sem glaucoma, conhecida como *síndrome de dispersão pigmentar* (SDP).

O mecanismo da dispersão pigmentar (Boxe 10.14.1) foi sugerido por Campbell em 1979 como o atrito entre o epitélio pigmentar da íris e as zônulas lenticulares, resultante de um encurvamento posterior da região periférica da íris.[3] Em geral, observa-se essa configuração da íris em jovens do sexo masculino com miopia, que se acredita ser decorrente de um bloqueio pupilar reverso.[4] Estima-se que a probabilidade de conversão da SDP para o glaucoma pigmentar seja de aproximadamente 15% no espaço de 15 anos[5] ou de 35 a 50% no decorrer da vida.[6-9]

EPIDEMIOLOGIA E PATOGÊNESE

Não se sabe ao certo a respeito da prevalência de SDP, uma vez que os graus variáveis de expressão fenotípica podem levar a um subdiagnóstico. As estimativas variam de 10 a 100 por 100 mil, com um grupo demonstrando elevada taxa de 2% em uma população submetida a rastreamento de glaucoma.[10] Embora a SDP seja encontrada em números aproximadamente iguais de homens e mulheres, o glaucoma pigmentar é mais comum em indivíduos do sexo masculino, com predominância de 3:1. O glaucoma tende também a ocorrer mais cedo nos homens (manifestação aos 35 anos de idade) do que nas mulheres (46 anos de idade), com uma tendência à redução do grau de severidade ou ao desaparecimento da condição até a sexta ou sétima década de vida em ambos os sexos.[7,11] Os pacientes geralmente têm miopia, e observa-se forte preponderância de pacientes brancos.

A SDP apresenta um padrão genético complexo. Um estudo realizado com quatro famílias associou a condição do braço longo do cromossomo 7 (7q35-q36) com herança autossômica dominante.[12] Embora outros *loci* genéticos tenham sido avaliados, nenhum gene causal isolado foi identificado. Pesquisas realizadas com ratos determinaram mutações causais nas proteínas melanossômicas, mas a herança da SDP provavelmente envolve múltiplos genes com expressividade e penetrância variáveis.[13,14]

Acredita-se que a configuração do olho seja responsável pelas forças causadoras do atrito iridozonular e da dispersão pigmentar. Os olhos são maiores do que a média, o que explica a preponderância do sexo masculino e daqueles com miopia, e a câmara anterior é profunda, o que pode explicar a melhora espontânea em pacientes mais velhos, visto que as alterações no cristalino levam à atalamia da câmara. Outras características anatômicas associadas à dispersão pigmentar são a curvatura corneana mais plana do que nos sujeitos de controle com miopia correlacionados por idade,[15] a inserção mais posterior da íris no corpo ciliar[16] e uma íris relativamente maior.[17]

Além das características anatômicas mencionadas, que favorecem o atrito iridozonular, as observações histopatológicas da íris de pacientes com SDP e glaucoma pigmentar revelaram a presença de atrofia focal, hipopigmentação e melanogênese tardia aparente do epitélio pigmentar da íris.[18] Pode ser, portanto, que tanto o atrito iridozonular mecânico quanto uma anomalia desenvolvimental do epitélio pigmentar da íris sejam necessários para produzir a liberação de grânulos de pigmentos nesses pacientes.

O conceito de bloqueio pupilar reverso é fundamental para o entendimento dos mecanismos que levam ao glaucoma pigmentar. A configuração do olho nesses pacientes parece

---

BOXE 10.14.1 Estágios do glaucoma pigmentar.

- Síndrome da dispersão pigmentar (SDP)
  - Dispersão pigmentar ativa ou inativa com PIO estável
- Glaucoma pigmentar (desenvolve-se em 35 a 50% dos casos de síndrome da dispersão pigmentar)
  - Estágio clinicamente reversível:
    - Acúmulo de pigmentos na malha trabecular
    - Fagocitose de células endoteliais trabeculares
    - Autólise e migração de células endoteliais
  - Estágio clinicamente irreversível:
    - Desnudamento e degeneração da malha trabecular
    - Colapso e esclerose da malha trabecular

Extraído de Farrar SM, Shields MB. Current concepts in pigmentary glaucoma. Surv Ophthalmol 1993;37:233-52.

favorecer uma ação de "bombeamento" da íris, em que o movimento dos olhos, como piscar, por exemplo, faz com que a região periférica da íris aja como um fole, na medida em que força o humor aquoso da câmara posterior para a câmara anterior. Isso resulta em um gradiente de pressão reversa mais elevado na câmara anterior do que na câmara posterior. A íris, então, age como uma válvula unidirecional contra o cristalino, impedindo o retorno do humor aquoso para a câmara posterior. A pressão elevada na câmara anterior resulta no encurvamento posterior da periferia média da íris e, consequentemente, no atrito do epitélio pigmentar da íris contra as zônulas lenticulares, com liberação de grânulos de pigmentos no humor aquoso. Uma vez liberados, alguns grânulos alojam-se na malha trabecular e obstruem a drenagem do humor aquoso, resultando na elevação da pressão intraocular (PIO).[19] O conceito de bloqueio pupilar reverso encontra respaldo nos estudos de biomicroscopia ultrassônica, nos quais o fato de evitar piscar elimina o encurvamento posterior.[20]

Os exames histopatológicos mostram que as células do endotélio trabecular absorvem os pigmentos, o que resulta em lesão celular e morte por sobrecarga fagocítica.[21] Os macrófagos carregam os pigmentos e os detritos, deixando desnudos os feixes de colágeno, que colapsam e se fundem, com obliteração dos canais de drenagem. Isso pode explicar por que os tratamentos que visam aumentar a drenagem trabecular, como a trabeculoplastia a *laser*, são mais eficazes nos estágios iniciais do glaucoma pigmentar do que posteriormente, durante o curso da doença.

MANIFESTAÇÕES OCULARES

O contato entre a íris e as zônulas lenticulares leva a defeitos radiais característicos de transiluminação da periferia média da íris. Isso normalmente ocorre primeiro no quadrante inferior, mas pode ser observado por 360° nos casos avançados (Figura 10.14.1). Com a eliminação do atrito iridozonular, em consequência do tratamento ou da idade, os defeitos de transiluminação são gradativamente preenchidos e desaparecem. Caracteristicamente, os grânulos de pigmentos dispersados depositam-se nas estruturas oculares do segmento anterior. Uma das manifestações mais comuns é uma deposição fusiforme vertical no endotétio da região central da córnea, conhecida como *fuso de Krukenberg* (Figura 10.4.2). Os grânulos de pigmentos podem acumular-se também nos sulcos radiais e circunferenciais da íris. No entanto, o achado mais clássico, e o mecanismo final da elevação da PIO, é a pigmentação densa e homogênea da malha trabecular (Figura 10.14.3).

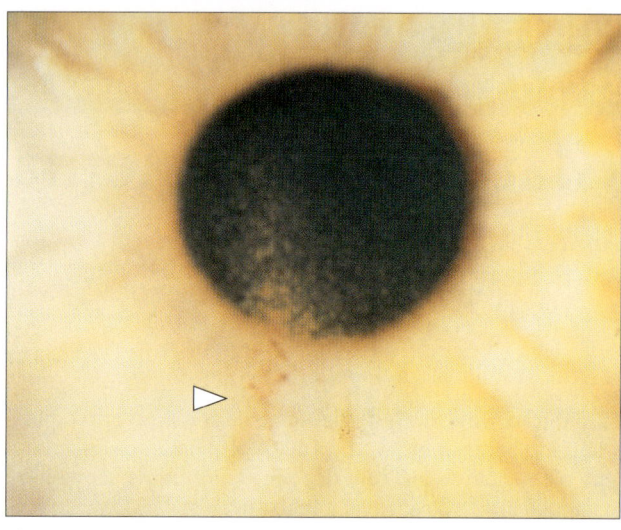

Figura 10.14.2 Fuso de Krukenberg. Deposição fusiforme vertical no endotélio da região central da córnea em paciente com glaucoma pigmentar.

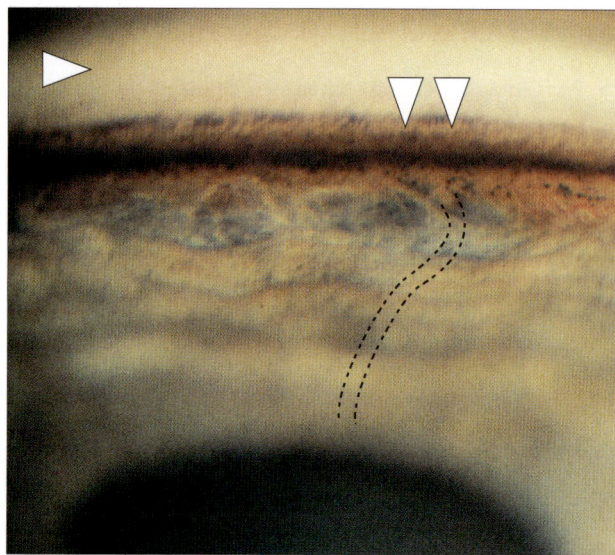

Figura 10.14.3 Aparência gonioscópica no glaucoma pigmentar. Um ângulo amplo e aberto com pigmentação densa e homogênea da malha trabecular é uma característica compatível com glaucoma pigmentar.

DIAGNÓSTICO DIFERENCIAL

Existem diversas outras formas de glaucoma que podem ter graus variáveis de dispersão pigmentar na câmara anterior e que devem ser diferenciados de glaucoma pigmentar, incluindo a *síndrome de pseudoesfoliação*, glaucoma na pseudofacia, no qual a íris entra em contato com as porções óptica ou do háptico de uma lente intraocular de câmara posterior, algumas formas de uveíte, trauma, melanose e melanoma oculares, e glaucoma crônico de ângulo aberto com maior dispersão pigmentar.

TRATAMENTO

As opções de tratamento para glaucoma pigmentar incluem gerenciamento clínico, terapia a *laser* e cirurgia. O tratamento inicial normalmente é de natureza clínica. Especificamente, verificou-se que as prostaglandinas reduzem a PIO de forma mais significativa do que os betabloqueadores em pacientes com glaucoma pigmentar e, por isso, normalmente são considerados o tratamento de primeira linha.[22]

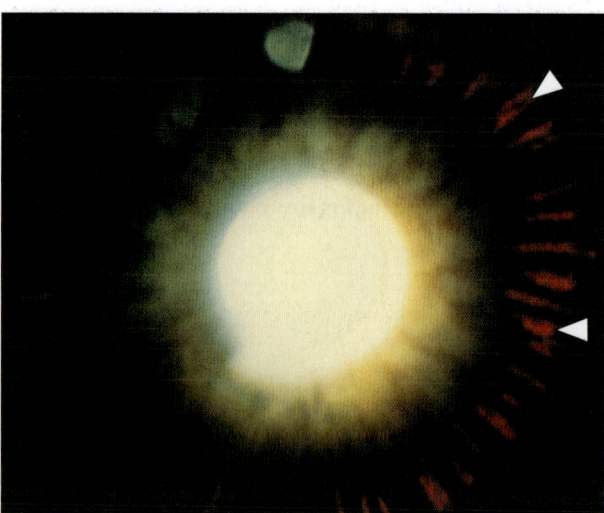

Figura 10.14.1 Defeitos de transiluminação. Os defeitos radiais de transiluminação da média periferia da íris, típicos de pacientes com glaucoma pigmentar, correspondem anatomicamente às zônulas lenticulares.

A trabeculoplastia seletiva a *laser* (SLT, do inglês *selective laser trabeculoplasty*) é eficaz no tratamento do glaucoma pigmentar, especialmente nos estágios iniciais da doença. O interessante é que um estudo recente sugere que a sua eficácia em longo prazo é menos certa, com taxa de sucesso de 85% depois de 12 meses, mas de apenas 14% depois de 48 meses do tratamento.[23] Além disso, a SLT deve ser usada com cautela, uma vez que os pacientes com uma malha trabecular muito pigmentada podem apresentar elevações significativas da PIO após o tratamento com *laser*.[24] O tratamento da malha a 180°, e não 360°, e/ou o uso de uma força mais baixa pode reduzir o risco de elevação da PIO após o tratamento com *laser*.

É controverso o uso da iridotomia periférica a *laser* (LPI, do inglês *laser peripheral iridectomy*) no contexto da dispersão pigmentar com ângulos abertos. Embora a LPI pareça aplanar a configuração da íris, vários estudos constataram que isso não tem benefício no sentido de reduzir a progressão da doença se comparado aos grupos-controle,[25,26] talvez em decorrência da liberação de pigmentos da iridectomia. De modo interessante, um estudo encontrou, de fato, respaldo para a LPI para olhos com SDP com alto risco de conversão em glaucoma pigmentar.[27] Uma revisão Cochrane em 2016 de cinco ensaios randomizados controlados encontrou evidências insuficientes para fazer uma recomendação contra ou a favor da LPI na SDP ou no glaucoma pigmentar.[28]

A cirurgia incisional é considerada quando medidas mais conservadoras não são capazes de controlar a doença. A trabeculectomia é um procedimento consagrado e eficaz nessa população.[29] Mais recentemente, a cirurgia minimamente invasiva para glaucoma (MIGS, do inglês *minimally invasive glaucoma surgery*) foi examinada como uma modalidade de tratamento para glaucoma pigmentar. Os dados iniciais sugerem que a trabeculectomia *ab interno* pode ser igualmente eficaz para glaucoma pigmentar em comparação com o glaucoma primário de ângulo aberto.[30] Por outro lado, o *stent* de *microbypass* trabecular falhou em todos os três casos de glaucoma pigmentar incluídos em um recente estudo retrospectivo, dos quais todos apresentaram significativa elevação pós-operatória da PIO e necessitaram de uma trabeculectomia.[31] Diante da escassez de dados disponíveis, não se sabe ao certo no momento o papel da MIGS no tratamento do glaucoma pigmentar.

EVOLUÇÃO E DESFECHO

As pessoas com SDP devem ser rigorosamente monitoradas como pacientes com suspeita de glaucoma em virtude do risco de conversão em glaucoma pigmentar, que pode ter uma natureza relativamente agressiva. Embora a doença tenha tendência a "esgotar-se" em uma fase mais avançada da vida, os riscos são altos em pacientes com glaucoma pigmentar em virtude de seu início precoce. Portanto, o tratamento agressivo geralmente é necessário para garantir que esses pacientes vençam as décadas de atividade do glaucoma com a visão intacta.

BIBLIOGRAFIA

Andersen JS, Pralea AM, DelBono EA, et al. A gene responsible for the pigment dispersion syndrome maps to chromosome 7q35-q36. Arch Ophthalmol 1997;115:384–8.

Campbell DG. Pigmentary dispersion and glaucoma: a new theory. Arch Ophthalmol 1979;97:1667–72.

Gomez Goyeneche HF, Hernandez-Mendieta DP, Rodriguez DA, et al. Pigment dispersion syndrome progression to pigmentary glaucoma in a Latin American population. J Curr Glaucoma Pract 2015;9:69–72.

Grant WM. Experimental aqueous perfusion in enucleated human eyes. Arch Ophthalmol 1963;69:783–801.

Harasymowycz PJ, Papamatheakis DG, Latina M, et al. Selective laser trabeculoplasty (SLT) complicated by intraocular pressure elevation in eyes with heavily pigmented trabecular meshwork. Am J Ophthalmol 2005;139:1110–13.

Kupfer C, Kuwabara T, Kaiser-Kupfer M. The histopathology of pigmentary dispersion syndrome with glaucoma. Am J Ophthalmol 1975;80:857.

Liebmann JM, Tello C, Chew SJ, et al. Prevention of blinking alters iris configuration in pigment dispersion syndrome and in normal eyes. Ophthalmology 1995;102:446–55.

Okafor K, Vinod K, Gedde SJ. Update on pigment dispersion syndrome and pigmentary glaucoma. Curr Opin Ophthalmol 2017;28:154–60.

Reistad CE, Shields MB, Campbell DG, et al. The influence of peripheral iridotomy on the intraocular pressure course in patients with pigmentary glaucoma. J Glaucoma 2005;14:255–9.

Richardson TM, Hutchinson BT, Grant WM. The outflow tract in pigmentary glaucoma; a light and electron microscopic study. Arch Ophthalmol 1977;95:1015–25.

Scott A, Kotecha A, Bunce C, et al. YAG laser peripheral iridotomy for the prevention of pigment dispersion glaucoma: a prospective, randomized, controlled trial. Ophthalmology 2011;118:468–73.

Siddiqui Y, Hulzen RDT, Cameron JD, et al. What is the risk of developing pigmentary glaucoma from pigment dispersion syndrome? Am J Ophthalmol 2003;135:794–9.

As referências completas estão disponíveis no **GEN io**.

PARTE 10 GLAUCOMA

SEÇÃO 3 Tipos Específicos de Glaucoma

Glaucoma Neovascular

Malik Y. Kahook

10.15

Definição: Glaucoma secundário resultante da neovascularização do segmento anterior, incluindo a íris e o ângulo, tipicamente associado à isquemia retiniana e/ou decorrente dela.

Características principais
- Neovascularização da íris, do ângulo e da câmara anterior
- Pressão intraocular elevada
- Sinéquias anteriores periféricas.

Características associadas
- Baixa acuidade visual
- Ectrópio uveal
- Inflamação da câmara anterior
- Escavação do nervo óptico
- Edema de córnea, dependendo da gravidade do quadro
- Congestão conjuntival
- Doença retiniana com isquemia, inflamação ou tumor.

BOXE 10.15.1 Causas da neovascularização da íris.

Isquemia retiniana
- Retinopatia diabética
- Oclusão da veia central da retina
- Oclusão da artéria central da retina
- Descolamento de retina
- Retinopatia falciforme
- Retinosquise
- Oclusão da artéria carótida

Inflamatórias
- Uveíte crônica
- Endoftalmite
- Síndrome de Vogt-Koyanagi-Harada
- Oftalmia simpática

Tumores
- Melanoma coroidal/iriano
- Linfoma ocular
- Retinoblastoma

Irradiação
- Feixe de radiação externo
- Terapia com partículas carreadas
- Terapia com placa

INTRODUÇÃO

O glaucoma neovascular (GNV) ocorre quando novos vasos se proliferam na superfície da íris e sobre as estruturas angulares da câmara anterior, como na malha trabecular, por exemplo. A isquemia retiniana sem perfusão capilar da retina e a subsequente secreção de fatores vasoproliferativos levam à neovascularização e ao glaucoma na maioria dos casos. A evolução do GNV tende a seguir uma ordem, começando com a formação de novos vasos e terminando com a migração das membranas fibrovasculares no ângulo de drenagem, possivelmente levando ao glaucoma em estágio final. Existe alta probabilidade de perda profunda da visão, uma vez que a pressão intraocular (PIO) aumenta, tornando o diagnóstico fundamental para a preservação da função ocular. Os medicamentos, os procedimentos com *laser* e a cirurgia incisional são a base do tratamento. Recentemente, surgiram modalidades de tratamento que têm como foco os fatores vasoproliferativos, melhorando os resultados de maneira significativa.

EPIDEMIOLOGIA E PATOGÊNESE

Coats descreveu a ocorrência da neovascularização da íris em conexão com a obstrução da veia central da retina (OVCR) em 1906.[1] Weiss *et al.* criaram o termo *glaucoma neovascular* em 1963, baseando o diagnóstico na existência de novos vasos na íris, com consequente elevação da PIO.[2] A retinopatia diabética e a OVCR são os processos patológicos mais comuns no desenvolvimento da neovascularização ocular (Boxe 10.15.1). Dos casos de GNV, 36% têm origem na OVCR, 32%, na retinopatia diabética, e 13%, nas doenças oclusivas da artéria carótida.[3] O denominador comum de todas essas doenças é a hipoxia tecidual ocular.

Em teoria, existe há muitos anos o conceito de um fator angiogênico estimulante da proliferação de novos vasos em consequência da hipoxia. Recentes avanços da biologia molecular identificaram o fator de crescimento do endotélio vascular (VEGF, do inglês *vascular endothelial growth factor*) como uma das principais proteínas envolvidas na cascata neovascular. Tolentino *et al.* demonstraram que a injeção de VEGF humano recombinante é suficiente para produzir neovascularização em um modelo primata não humano.[4] Tripathi *et al.* constataram níveis elevados de VEGF no humor aquoso de pacientes com GNV.[5] Detectou-se VEGF em todas as 12 amostras analisadas de pacientes com GNV, em 15 dos 28 com glaucoma primário de ângulo aberto e em 4 das 20 amostras de humor aquoso de pacientes com catarata. A concentração média de VEGF no humor aquoso dos pacientes com GNV foi 40 e 113 vezes mais elevada do que a de pacientes com glaucoma primário de ângulo aberto e catarata, respectivamente. Dados recentes demonstraram que os medicamentos anti-VEGF reduziram drasticamente a neovascularização ocular quando injetados no vítreo de pacientes com degeneração macular e GNV.[6,7]

Embora se acredite que a isquemia seja o começo da angiogênese, outros fatores desempenham um papel importante na formação anormal de vasos. A inflamação e a hipoxia tipicamente coexistem no microambiente, levando à formação de novos vasos. Essa ligação – ainda não conhecida em sua totalidade – foi parcialmente elucidada apenas há pouco tempo. Hoje se sabe que os mediadores inflamatórios, como a angiopoietina-1 e a angiopoietina-2, são necessários na formação e na remodelação de novos vasos, bem como participam do processo inflamatório.[8] Além disso, a triancinolona intravítrea, um potente agente anti-inflamatório, demonstrou moderada eficácia na redução da neovascularização da íris.[9] Teoricamente, os corticosteroides reduzem a neovascularização, interrompendo a cascata que contribui para o estímulo neovascular.

MANIFESTAÇÕES OCULARES

O GNV classifica-se em três estágios (Boxe 10.15.2). O estágio 1 consiste na proliferação vascular na margem pupilar. A neovascularização da íris pode ser de difícil detecção nesse ponto. A biomicroscopia com lâmpada de fenda revela a existência de tufos de neovascularização finos e tortuosos, orientados de maneira aleatória, na superfície da íris, próximo à margem da pupila. Esses tufos podem apresentar-se obscurecidos na íris escura e mais evidentes na íris mais clara. A neovascularização progride caracteristicamente da margem da pupila em direção ao ângulo (Figura 10.15.1) das pupilas não dilatadas, podendo ocorrer neovascularização angular na ausência de envolvimento pupilar. A repetição da gonioscopia é indicada para pacientes com alto risco de desenvolvimento de GNV. À medida que a proliferação vascular se desenvolve, a biomicroscopia da câmara anterior mostra células e *flare*. A gonioscopia revela novos vasos que crescem a partir da artéria circunferencial do corpo ciliar para a superfície tanto da íris quanto da parede do ângulo.

Os vasos cruzam o recesso angular e avançam sobre o corpo ciliar e o esporão escleral para a malha trabecular, o que produz uma hiperemia característica nessa região (Figura 10.15.2). No início do curso da neovascularização do segmento anterior, a PIO é tipicamente normal. Os novos vasos sanguíneos arborizam-se para um glaucoma de ângulo aberto secundário, representando o segundo estágio do GNV. O estágio II do GNV caracteriza-se pela contração da membrana fibrovascular, que puxa a porção periférica íris para cima da malha trabecular e resulta em graus variáveis de fechamento angular sinequial. Há ocorrência frequente de ectrópio uveal e hifema. O ectrópio uveal é resultante da tração radial ao longo da superfície da íris, que puxa para a superfície anterior da íris a camada pigmentada posterior da íris, localizada ao redor da margem da pupila. Nesse estágio, o paciente pode apresentar dor intensa

> **BOXE 10.15.2 Estágios do glaucoma neovascular.**
>
> **Estágio I:** *Rubeosis iridis*
> - Pressão intraocular normal
> - Neovascularização da íris com ou sem neovascularização do ângulo
> - Tufos vasculares na margem pupilar
>
> **Estágio II: glaucoma de ângulo aberto**
> - Pressão intraocular elevada
> - Aumento da neovascularização da íris e do ângulo
> - Ausência de fechamento angular sinequial
>
> **Estágio III: glaucoma de ângulo fechado**
> - Pressão intraocular elevada
> - Acuidade visual reduzida
> - Fechamento angular sinequial

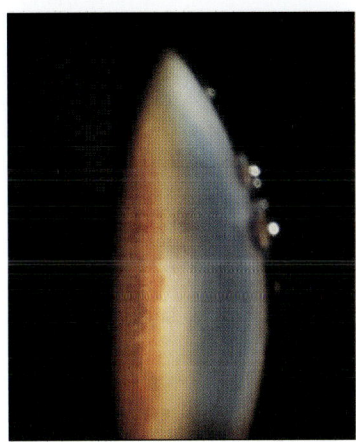

Figura 10.15.2 Neovascularização do ângulo. Vista gonioscópica dos novos vasos que revestem a malha trabecular e produzem uma hiperemia local característica.

secundária à PIO elevada. O paciente tende a apresentar acuidade visual altamente reduzida, acompanhada por edema corneano e inflamação da câmara anterior. Os achados do estágio III são semelhantes aos do estágio II, com a exceção de que há fechamento angular sinequial.

DIAGNÓSTICO

A anamnese é fundamental para a avaliação do desenvolvimento do GNV. Diabetes melito, hipertensão, arteriosclerose e um histórico de perda visual indicativo de OVCR, obstrução da artéria, oclusão da artéria central da retina (OACR) ou descolamento da retina são condições importantes. Cirurgia ocular recente pode aumentar o risco em indivíduos predispostos. É imperativo que se examine o segmento posterior em todo paciente para a identificação de doença retiniana concomitante. O diagnóstico de GNV é feito com base nos achados clínicos. Exames detalhados da gonioscopia e na lâmpada de fenda costumam ser suficientes para a emissão do diagnóstico. A pupila não dilatada pode ajudar. O objetivo é determinar o diagnóstico muito antes do envolvimento das estruturas angulares e da ocorrência de PIO elevada ou de fechamento angular sinequial.

O comprometimento do ângulo da câmara anterior às vezes ocorre antes do aparecimento da neovascularização da íris. Esses vasos normalmente percorrem a superfície da íris, seguem um curso não radial e podem cruzar o esporão escleral. Portanto, é possível realizar a gonioscopia em todo paciente com risco de desenvolver GNV. Na maioria dos casos, no entanto, observam-se pequenos tufos de neovascularização primeiro na margem da pupila. Essa tendência ao desenvolvimento inicial da margem pupilar parece resultar da dinâmica do fluxo de humor aquoso, por meio do qual os fatores angiogênicos produzidos no segmento posterior têm maior contato com a margem da pupila.

Em certas ocasiões, a neovascularização inicial pode não ser detectada quando os novos vasos são finos, a íris apresenta pigmentação escura ou a pressão da lente de gonioscopia reduz o calibre dos novos vasos, deixando-os clinicamente não visíveis. O acompanhamento frequente dos pacientes com alto risco de GNV possibilita a detecção precoce de novos vasos em casos complexos. Pode-se utilizar a angiografia com fluoresceína (AF) da íris para demonstrar a existência de novos vasos antes que eles se tornem clinicamente visíveis por meio da biomicroscopia com lâmpada de fenda. Se a clareza da córnea e a dilatação da pupila possibilitarem, a AF da circulação retiniana é um importante recurso adjunto. O exame detalhado da periferia e a angiografia dessa região são especialmente úteis para a detecção da ausência de perfusão capilar retiniana periférica, bem como para a detecção de neovascularização do segmento posterior.

A relação de amplitude entre as ondas *a* e *b* da eletrorretinografia com *flash* de luz brilhante adaptada ao escuro pode ajudar a predizer os pacientes que desenvolverão GNV após a

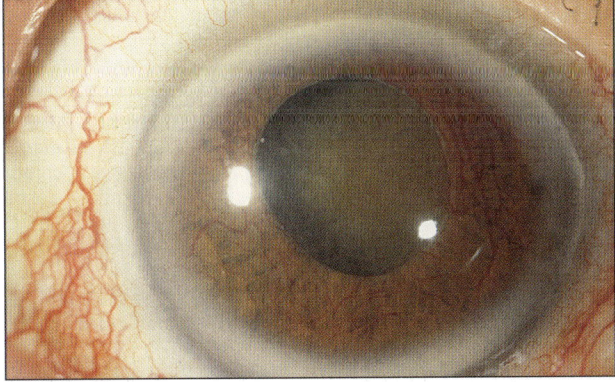

Figura 10.15.1 Neovascularização da íris. Observa-se a proliferação neovascular na margem da pupila, que cresce em sentido aleatório na superfície da íris.

OVCR.[10] Verificou-se que essa relação é de menos de 1,0 (média de 0,84) nos olhos que desenvolveram GNV após a obstrução isquêmica da veia central da retina. Por outro lado, a relação de amplitude entre as ondas *b* e *a* sempre foi superior a 1,0 em olhos que não desenvolveram GNV após a OVCR.

DIAGNÓSTICO DIFERENCIAL

O diagnóstico diferencial de GNV encontra-se resumido no Boxe 10.15.3. Em geral, o diagnóstico de GNV é facilitado pela aparência da neovascularização da íris quando há patologia retiniana. Entretanto, os casos eventuais são menos óbvios, com uma neovascularização sutil e pouca ou nenhuma patologia retiniana visível. Nessas ocorrências, o médico responsável pelo tratamento deve estar familiarizado com outros processos patológicos ocasionalmente ligados a rubeoses de íris e PIO elevada. Glaucoma uveítico pode simular GNV, com pressão alta e dilatação dos vasos irianos. A iridociclite heterocrômica de Fuchs pode apresentar-se com PIO alta e vasos anormais no ângulo da câmara anterior. Por fim, é possível que o GNV em estágio final tenha aspecto idêntico ao do glaucoma crônico de ângulo fechado com fechamento angular por causa das sinéquias anteriores difusas.

TRATAMENTO

A chave para o tratamento bem-sucedido do GNV é o diagnóstico precoce. O reconhecimento da neovascularização da íris é fundamental para que o tratamento preventivo seja iniciado antes que o ângulo da câmara anterior se feche pelas sinéquias anteriores periféricas. Depois que o estágio final intratável se estabelece, o paciente provavelmente está cego, com PIO muito alta e ceratopatia bolhosa dolorosa. Se o GNV for secundário a patologia da artéria carótida ou outra doença sistêmica, é importante avaliar e tratar a condição sistêmica primária.

A panfotocoagulação retiniana (PRP, do inglês *panretinal photocoagulation*) continua sendo o tratamento de primeira linha em quase todos os casos de GNV. A aplicação imediata da PRP tem promovido a regressão da neovascularização dos segmentos anterior e posterior e reduzido o risco de desenvolvimento de neovascularização da íris em olhos com doença vascular retiniana.[11] No estágio de glaucoma de ângulo aberto e no estágio inicial do glaucoma de ângulo fechado, a PRP pode reverter ou amenizar a elevação da PIO. Nos olhos que apresentam fechamento angular avançado da câmara anterior por sinéquias com alguma visão possivelmente útil, a PRP é capaz de eliminar o estímulo para a neovascularização, que prepara o olho para a cirurgia filtrante, e de prevenir a perda visual adicional.

A pancrioterapia retiniana é uma alternativa à PRP em olhos com meios transparentes turvos e naqueles em que a PRP não obtém êxito em deter a progressão da neovascularização.[12] A técnica raramente é empregada, em razão de sua alta taxa de complicações. A goniofotocoagulação pode ser utilizada como um recurso adjunto à PRP para reduzir a neovascularização no ângulo antes de seu fechamento pelas sinéquias, mas os efeitos costumam ser apenas temporários.[13] O tratamento do GNV é determinado pelo potencial visual. Vale a pena preservar qualquer visão utilizável, mesmo 20/400 (6/120) ou menos em um paciente monocular.

A cirurgia filtrante no GNV tem por função evitar lesões ao nervo óptico induzidas pela pressão e, teoricamente, melhorar a perfusão vascular. Antes da cirurgia de glaucoma, fazem-se todas as tentativas de reduzir ou eliminar o estímulo à angiogênese utilizando-se a PRP. Sendo possível o tempo máximo entre a PRP e a cirurgia de glaucoma, o risco de sangramento intraoperatório ou pós-operatório e de inflamação intraocular grave é reduzido. Nunca é demais ressaltar a importância da PRP pré-operatória completa para o sucesso da cirurgia filtrante de glaucoma em pacientes com GNV.

É fundamental utilizar a cauterização intraoperatória para obter a hemostasia e evitar sangramento. A cauterização direta da região periférica da íris antes da iridectomia pode reduzir o risco de sangramento. Taxas de sucesso variáveis foram relatadas após a cirurgia filtrante convencional em pacientes com GNV. Allen *et al.*[14] relataram o controle da PIO em 67% dos pacientes com GNV e submetidos a trabeculectomia ou esclerectomia posterior após a PRP. Tsai *et al.*[15] relataram alto grau de fracasso em longo prazo com a cirurgia filtrante com 5-fluoruracila; 12 de 34 pacientes com GNV (35%) perderam a visão de percepção da luz, e oito (24%) desenvolveram *phthisis bulbi* no decorrer de 5 anos de acompanhamento. Idade mais jovem (≤ 50 anos) e diabetes melito do tipo I são fatores de risco significativos para o insucesso da cirurgia inicial. Skuta *et al.*[16] descreveram o uso da mitomicina C com a trabeculectomia em pacientes com GNV.

Os implantes de drenagem do glaucoma também são utilizados para o tratamento cirúrgico primário do GNV. Os procedimentos com implantes de drenagem consistem na introdução de um tubo na câmara anterior, distante do ângulo, o que mantém uma fístula patente entre a câmara anterior e a bolha. Sidoti *et al.*[17] citaram taxas de sucesso de 79 e 56% na tabela no período de 12 e 18 meses, respectivamente, após a cirurgia de implante de Baerveldt para GNV. O sucesso foi definido como uma PIO de 6 a 21 mmHg (0,8 a 2,8 kilopascais [kPa]) sem cirurgia adicional de glaucoma ou complicações importantes. A perda de percepção da luz ocorreu em 31% dos pacientes. A análise do prognóstico com o modelo de regressão de Cox indicou a idade mais jovem e a acuidade visual pré-operatória mais baixa do paciente como preditores significativos de insucesso cirúrgico. Outro estudo que avaliou o uso do implante valvular de Molteno para GNV relatou taxas de sucesso de 62% em 1 ano, 52,9% em 2 anos, 43,1% em 3 anos, 30,8% em 4 anos e 10,3% em 5 anos; a perda da percepção da luz foi observada em 29 dos 60 pacientes (48%), e 11 pacientes (18%) desenvolveram *phthisis bulbi*.[18]

As técnicas não invasivas são empregadas para proporcionar conforto ao paciente se o olho não tiver potencial visual. Os corticosteroides e cicloplégicos de uso tópico conseguem aliviar o desconforto ocular. Os betabloqueadores adrenérgicos tópicos, os agonistas alfa-adrenérgicos e os inibidores da anidrase carbônica podem ser utilizados para reduzir a produção de humor aquoso. A terapia miótica é evitada porque pode agravar a inflamação intraocular e a dor. Depois que o ângulo da câmara anterior se fecha, é possível que a terapia clínica isoladamente não seja suficiente para controlar a PIO em longo prazo, sendo necessária a intervenção cirúrgica. A ciclocrioterapia tem sido defendida no tratamento da PIO no GNV. Embora a PIO possa ser controlada em um alto percentual de pacientes submetidos ao procedimento, o desfecho visual em longo prazo é desanimador: a perda da percepção da luz ocorre em 58,5% dos pacientes. Além disso, a alta incidência de complicações importantes, que incluem necrose do segmento anterior e *phthisis bulbi* (34%), significa que o uso de ciclocrioterapia em olhos com potencial visual é limitado.[19] Outras modalidades de terapia de controle da PIO incluem a ciclofotocoagulação transescleral com diodo e neodímio:ítrio–alumínio–garnet. Schuman *et al.*[20] relataram taxa de sucesso de 39% utilizando o segundo em pacientes com GNV avançado. Com a evolução do tratamento a *laser*, a modalidade ciclodestrutiva padronizada passou a ser a ciclofotocoagulação com *laser* de diodo do corpo ciliar. Essa técnica é tipicamente realizada por via transescleral com um *laser* de diodo de 810 nm equipado com um transdutor G semidescartável. A dor e a inflamação desse processo normalmente são menores do que aquelas observadas com as versões anteriores, mais destrutivas. As técnicas mais específicas que utilizam um

> **BOXE 10.15.3 Diagnóstico diferencial de glaucoma neovascular.**
>
> - Glaucoma uveítico
> - Glaucoma de ângulo fechado agudo
> - Glaucoma de ângulo fechado crônico
> - Síndrome endotelial iridocorneana
> - Iridociclite heterocrômica de Fuchs

endoscópio na sala de cirurgia também têm sido empregadas para reduzir adequadamente a PIO.[21]

Em olhos dolorosos com baixo potencial visual, a cicloablação, a injeção retrobulbar de álcool e a enucleação podem ajudar a proporcionar conforto.

EVOLUÇÃO E DESFECHO

O curso natural do GNV é uniformemente de perda total da visão e desenvolvimento de dor grave e intratável. O alto grau de morbidade ocular e mortalidade em pacientes com GNV enfatiza a gravidade das condições sistêmicas adjacentes associadas à retinopatia diabética e à OVCR, as principais causas desse distúrbio. Em geral, o GNV acomete pacientes que sofrem de doença sistêmica séria. Krupin et al.[22] e Mermoud et al.[18] citaram taxas de mortalidade de 22 e 15% em pacientes com GNV. O diabetes melito foi a causa subjacente de GNV na maioria dos pacientes relatados pelo Diabetes Control and Complication Research Group,[23] o que ressalta a importância do controle efetivo da glicemia em pacientes com retinopatia diabética. O risco de progressão da retinopatia diabética leve e de desenvolvimento de retinopatia diabética proliferativa é reduzido à metade em pacientes que têm um controle eficaz dos níveis de açúcar no sangue.

O GNV não segue invariavelmente o desenvolvimento da neovascularização da íris. Quando essa neovascularização é detectada, cabe ao médico monitorar o paciente de maneira cuidadosa, por meio de repetidos exames com lâmpada de fenda e gonioscopia sem dilatação. Os relatos são de que a neovascularização da íris se desenvolve em 50% dos pacientes com retinopatia diabética proliferativa e em 60% daqueles com OVCR do tipo isquêmico. É imperativo que a PRP seja prontamente aplicada à retina isquêmica para eliminar o estímulo de uma maior neovascularização.

A perda visual no GNV é comum e pode ser atribuída a uma combinação de causas, entre as quais, isquemia ocular grave com progressão da patologia retiniana subjacente, lesão glaucomatosa do nervo óptico, formação de catarata, descompensação da córnea e *phthisis bulbi*. A causa mais comum de insucesso em pacientes com GNV está relacionada à progressão da patologia retiniana subjacente, não à PIO descontrolada.[15,17,22] A melhor solução para paciente com GNV está no desenvolvimento de novas modalidades de tratamento criadas para evitar o início da neovascularização. Murata et al.[24] recentemente demonstraram que as tiazolidinedionas – uma nova classe de medicamentos que pode ser utilizada para melhorar a resistência à insulina no diabetes do tipo II – inibem as respostas angiogênicas ao VEGF *in vitro*. As pesquisas atuais destinadas a desenvolver tratamentos farmacológicos que visam à inibição dos fatores angiogênicos oferecem esperança para a preservação da visão em pacientes de risco.

TRATAMENTOS EMERGENTES

Obviamente, o melhor modo de tratar o GNV é evitar a sua ocorrência em primeiro lugar. Não conseguindo impedir a sua ocorrência, o GNV é mais bem-administrado quando diagnosticado precocemente e tratado de maneira agressiva. As opções terapêuticas atuais, como a cirurgia a *laser* e incisional, implicam um alto risco de perda do campo visual ou da acuidade visual e – no caso dos dispositivos de drenagem e da trabeculectomia – de infecção. As modalidades de tratamento mais novas devem visar mais acuradamente aos mediadores angiogênicos.

Os medicamentos antiangiogênicos são promissores como novos métodos de tratamento do GNV. O bevacizumabe (Avastin®, Genentech) foi investigado como um possível adjunto no tratamento do GNV.[7] O VEGF é um potente mitógeno específico para as células endoteliais vasculares, regulado positivamente sob condições de isquemia da retina e GNV.[25,26] Em doenças que levam à isquemia retiniana, a regulação negativa da produção do VEGF mediante o uso de inibidores deve limitar a neovascularização.[27] Várias publicações de séries de casos ressaltaram a regressão da neovascularização da íris e do ângulo após injeções de inibidores do VEGF.[7,26-33] Kahook et al.[7] descreveram o caso de um paciente tratado com o agente anti-VEGF bevacizumabe depois do insucesso do controle da PIO com ciclofotocoagulação e PRP. Observou-se nele uma rápida redução da PIO e, em 48 horas, melhora dos sintomas. Outros relatos semelhantes confirmaram resultados equivalentes após o uso do bevacizumabe para GNV.[29,30]

Iliev et al.[31] descreveram o uso do bevacizumabe intravítreo (BIV; 1,25 mg/0,05 mℓ) em uma série de seis pacientes consecutivos com neovascularização da íris e GNV refratário. Os autores observaram acentuada regressão da neovascularização do segmento anterior e rápido alívio dos sintomas. A PIO foi reduzida significativamente em três pacientes, e, nos três restantes, controlada após a adição da ciclofotocoagulação e da PRP. Oshima et al.[32] descreveram o tratamento com BIV em sete pacientes com neovascularização da íris causada por retinopatia diabética proliferativa e regressão da neovascularização da íris em 1 semana. Utilizando a angiografia fluoresceínica da íris, Grisanti et al.[33] estudaram os efeitos do BIV na neovascularização da íris e observaram redução do vazamento na angiografia fluoresceínica da íris apenas 1 dia após a injeção.

Gheith et al.[34] apresentaram uma série de casos de seis pacientes com GNV, em que cada um recebeu 1,25 mg/0,05 mℓ de BIV, seguido por PRP 1 semana depois. Todos apresentaram regressão completa da neovascularização da íris e do ângulo. Esses autores não só observaram que os medicamentos tópicos não controlavam a PIO nos pacientes que desenvolveram sinéquias anteriores periféricas, como também ressaltaram a necessidade de monitoramento contínuo dos pacientes em razão do risco, em longo prazo, da recorrência de neovascularização observada em alguns pacientes. Vale notar que Bakri et al.[35] constaram que a meia-vida vítrea do bevacizumabe de 1,25 mg era de 4,32 dias no olho de um coelho. A recorrência da neovascularização é uma condição prevista se o estímulo hipóxico continuar a existir em decorrência de uma retina isquêmica. Está claro em nossa prática universitária que as injeções anti-VEGF (bevacizumabe, ranibizumabe ou aflibercepte) estão tornando-se um padrão no tratamento de pacientes com GNV e têm melhorado o conforto e os resultados visuais quando combinadas à PRP e à ciclofotocoagulação e/ou antes da realização da cirurgia incisional, como a trabeculectomia e o implante de drenagem (tubo) para glaucoma.

BIBLIOGRAFIA

Cashwell LF, Marks WP. Panretinal photocoagulation in the management of neovascular glaucoma. South Med J 1988;81:1364–8.

Kahook MY, Schuman JS, Noecker RJ. Intravitreal bevacizumab in a patient with neovascular glaucoma. Ophthalmic Surg Lasers Imaging 2006;37:144–6.

Krupin T, Kaufman P, Mandell AI, et al. Long-term results of valve implants in filtering surgery for eyes with neovascular glaucoma. Am J Ophthalmol 1983;95:775–82.

Rosenfeld PJ, Moshfeghi AA, Puliafito CA. Optical coherence tomography findings after an intravitreal injection of bevacizumab (avastin) for neovascular age-related macular degeneration. Ophthalmic Surg Lasers Imaging 2005;36:331–5.

Schuman JS, Bellows AR, Shingleton BJ, et al. Contact transscleral Nd: YAG laser cyclophotocoagulation: midterm results. Ophthalmology 1992;99:1089–95.

Skuta GL, Beeson CC, Higginbotham EJ, et al. Intraoperative mitomycin versus postoperative 5-fluorouracil in high-risk glaucoma filtering surgery. Ophthalmology 1992;99:438–44.

Tolentino MJ, Miller JW, Gragoudas ES, et al. Vascular endothelial growth factor is sufficient to produce iris neovascularization and neovascular glaucoma in a nonhuman primate. Arch Ophthalmol 1996;114:964–70.

Vernon SA, Cheng H. Panretinal cryotherapy in neovascular disease. Br J Ophthalmol 1988;72:401–5.

As referências completas estão disponíveis no **GEN-io**.

PARTE 10 GLAUCOMA
SEÇÃO 3 Tipos Específicos de Glaucoma

Glaucoma Inflamatório e Induzido por Corticosteroides 10.16

Ridia Lim e Ivan Goldberg

Definição: Neuropatia óptica glaucomatosa característica, associada a inflamação ocular e/ou exposição a corticosteroides.

Características principais
- Palidez do disco óptico, escavação e anomalias perimétricas do feixe de fibras nervosas com evidência de inflamação em um ou mais tecidos oculares e/ou exposição crônica ou aguda devido ao uso de corticosteroides
- Glaucoma preexistente ou possível tendência a glaucoma de ângulo fechado preexistente, contribuindo para a fisiopatologia.

Características associadas
- Pressão intraocular variavelmente elevada e/ou oscilante
- Os mecanismos de elevação da pressão intraocular podem variar no decorrer do tempo e exigir avaliação contínua visando efetivamente ao tratamento
- O uso de corticosteroides pode levar à elevação da pressão intraocular; os tratamentos que exacerbam a inflamação (mióticos) devem ser evitados
- O tratamento específico para a causa de qualquer uveíte é importante. Os tratamentos inespecíficos de uveíte incluem corticosteroides, medicamentos anti-inflamatórios não esteroidais (AINE), imunossupressores e agentes biológicos mais novos
- O glaucoma inflamatório deve ser tratado com medicamentos para hipotensão ocular (basicamente supressores do humor aquoso), terapias a *laser* e cirurgia filtrante
- A hipotonia é um risco com a cirurgia de drenagem, especialmente no caso de já ter realizado uma ciclodestruição anterior.

INTRODUÇÃO

A inflamação ocular e/ou o uso de corticosteroides pode causar lesão glaucomatosa mediante a elevação da pressão intraocular (PIO) e/ou isquemia ou infiltração da cabeça do nervo óptico.

Para ser eficaz, o gerenciamento precisa incluir a detecção acurada da inflamação, o tratamento da inflamação *e* de sua causa subjacente (se possível), a elucidação do(s) mecanismo(s) de qualquer elevação da PIO e o seu controle efetivo.

É possível que os sintomas e os sinais variem de acentuados a incipientes; o curso clínico pode ser agudo, subagudo, imprevisivelmente recidivante ou crônico. O gerenciamento da inflamação e de qualquer glaucoma tende a ser um desafio, sobretudo porque o(s) mecanismo(s) de elevação da PIO pode(m) mudar. Isso requer uma contínua reavaliação do(s) mecanismo(s) de elevação da PIO e das alterações do tratamento.

A PIO elevada complica 20% dos casos clínicos de uveíte; cerca de 40% desses pacientes mais tarde apresentam perimetria anormal.[1] É mais comum com as uveítes anteriores do que com as uveítes intermediárias ou posteriores.

FISIOPATOLOGIA

A relação entre PIO e inflamação é complexa. A PIO depende das taxas comparativas da produção e drenagem do humor aquoso (trabecular e uveoescleral). Todas essas variáveis, bem como a circulação de humor aquoso, podem ser alteradas pela inflamação, por seus efeitos sobre os tecidos oculares envolvidos e pelo tratamento, particularmente pelo uso de corticosteroides. Para identificar os diferentes processos mutáveis ao longo do tempo, é necessário repetir cuidadosamente o histórico e o exame.

O desenvolvimento da neuropatia óptica glaucomatosa depende da cronicidade da doença e da suscetibilidade aos corticosteroides, bem como de sua dosagem e duração, da idade do paciente e da suscetibilidade do nervo óptico a lesões. Há olhos que apresentam glaucoma por vários mecanismos. A PIO pode não ser elevada; no entanto, se sim (i. e., "hipertensão ocular" uveítica), embora seja um fator de risco para glaucoma uveítico, não resulta necessariamente em glaucoma.

MECANISMOS DA PIO ELEVADA

Ver Boxe 10.16.1.

Glaucoma secundário de ângulo aberto

A *obstrução da malha trabecular* é o mecanismo mais comum[2] e pode ocorrer após as seguintes condições:

- Acúmulo de glóbulos brancos (macrófagos e linfócitos T ativados) ou seus agregados – observados gonioscopicamente

---

BOXE 10.16.1 Possíveis causas de PIO elevada.

- Secundária a glaucoma de ângulo aberto
  - Obstrução da malha trabecular
  - Canal de Schlemm e obstrução da drenagem venosa episcleral
  - Elevação da PIO induzida por corticosteroides
  - Lesão permanente direta do tecido da malha trabecular
  - Lesão à drenagem pós-trabecular
  - Hipersecreção
- Glaucoma primário de ângulo aberto preexistente
- Glaucoma secundário de ângulo fechado
  - Sinéquias anteriores periféricas
  - Sinéquias posteriores
- Disposição preexistente a glaucoma primário de ângulo fechado
- Glaucoma de mecanismo combinado

como pequenos precipitados amarelos ou cinza pálidos ou, mais tarde, como sinéquias anteriores periféricas (SAP) e glaucoma de ângulo fechado
- Detritos inflamatórios, como proteínas, fibrina ou, até mesmo, componentes séricos normais após a quebra da barreira hematoaquosa (BHA) – a PIO pode elevar-se a partir do aumento da viscosidade aquosa. A permeabilidade vascular alterada é capaz de persistir indefinidamente, em que o sinal clínico é um sutil *flare* no humor aquoso, podendo predispor a inflamações recorrentes com o aumento das concentrações intraoculares de substâncias como as prostaglandinas
- Em casos raros, contribuição de outros componentes sólidos para o bloqueio, por exemplo, na síndrome de Schwartz (descolamento regmatógeno da retina, uveíte e glaucoma, os segmentos externos dos bastonetes podem bloquear o trabéculo)[3]
- Edema das lamelas trabeculares e células endoteliais com estreitamento dos poros trabeculares e disfunção
- Comprometimento dos processos fagocitários do endotélio trabecular e das vias de liberação por inflamação grave
- Redução permanente da drenagem convencional, caso a perda ou a lesão das células do endotélio trabecular se torne irreversível
- Lesão trabecular direta pela ceratite ou pelos efeitos tóxicos da destruição do estroma da córnea. É raro a ceratite sem uveíte elevar a PIO.

Esses diversos mecanismos podem potencializar-se mutuamente.

A obstrução do canal de Schlemm e da drenagem venosa episcleral pode ser causada por meios físicos e químicos semelhantes ou pela pressão venosa episcleral elevada – particularmente com uma esclerite, episclerite e ceratite.

Os corticosteroides induzem a elevação da PIO em pacientes suscetíveis, reduzindo a função da drenagem trabecular mediante alterações na estrutura mecânica da malha trabecular, nos depósitos trabeculares da matriz extracelular e na redução da atividade funcional e fagocitária do endotélio trabecular.[4] Isso é possível com a administração de corticosteroides tópicos, locais (dérmicos ou inalatórios), de liberação lenta (subconjuntival, subtenoniano, intravítreo) ou sistêmicos. Após um período de 4 a 6 semanas de corticosteroides tópicos, a PIO sobe mais de 16 mmHg em cerca de 5% dos pacientes e de 6 a 15 mmHg em 30%.[5,6] Em uma minoria, a elevação da PIO pode ser mais rápida e em maiores proporções; os fatores de risco para essa condição incluem glaucoma primário de ângulo aberto (GPAA), histórico familiar de glaucoma, idade muito jovem ou mais avançada, diabetes, doença do tecido conjuntivo e miopia.[7] Dos pacientes com GPAA, 92% apresentam altas taxas de resposta aos corticosteroides, e 19% de seus filhos também.[6] A triancinolona intravítrea pode aumentar a PIO por meses. Uma dose de 20 mg elevou a PIO acima de 21 mmHg em 40% dos indivíduos por até 9 meses; desses, 1% necessitou de trabeculectomia.[8] Mais de 50% das crianças com menos de 10 anos respondem à dexametasona.[9] No espaço de 2 anos após a colocação do implante intravítreo Retisert® (0,59 mg de fluocinolona acetonida; Bausch & Lomb), que age por mais de 30 meses, 60% necessitaram de medicamentos para reduzir a PIO, e 32%, de cirurgia filtrante.

Os corticosteroides tópicos variam quanto ao seu efeito de elevação da PIO (do mais forte para o mais fraco: dexametasona 0,1%; prednisolona 1%; fluorometolona 0,1%; medrisona 1%)[7] para reduzir tanto a resposta aos esteroides como a força, a frequência e a duração dos corticosteroides. Se possível, a resposta da PIO de um paciente aos esteroides deve ser elucidada *antes* de se utilizarem os corticosteroides de liberação lenta.

O monitoramento da PIO é essencial em todo paciente que recebe corticosteroides. Cessado o uso de corticosteroides tópicos, ela quase sempre retorna ao nível basal no espaço de 4 semanas.[10] A resposta aos esteroides é possível mesmo após a cirurgia de glaucoma (cirurgia microinvasiva de glaucoma [MIGS, do inglês *microinvasive glaucoma surgery*], esclerotomia profunda ou trabeculectomia). No tratamento da uveíte, os esteroides demonstram efeitos variáveis sobre a PIO, dependendo de sua influência nessa ocasião sobre as taxas de influxo, drenagem e viscosidade do humor aquoso e a BHA (Tabela 10.16.1).

As lesões permanentes diretas da malha trabecular podem resultar de:

- Esclerite anterior e/ou límbica
- Doenças destrutivas ou degenerativas do tecido conjuntivo
- Lesões químicas, incluindo aquelas causadas por soda cáustica, amônia, formalina, gás mostarda e clorofórmio
- Lesão da drenagem pós-trabecular resultante de esclerite com vasculite – os linfócitos circundam os canais de drenagem intraescleral, com perivasculite da porção anterior da úvea
- Pode ocorrer hipersecreção na uveíte, mas é difícil quantificar – a ruptura da BHA compromete a acurácia da fluorofotometria; podendo contribuir para crises glaucomatociclíticas, mas com fluxo provavelmente normal.[11]

Glaucoma preexistente de ângulo aberto

Não necessariamente a inflamação é a causa da PIO elevada em olho com uveíte. Outros tipos primários ou secundários de glaucoma de ângulo aberto, como o glaucoma pós-traumático (especialmente se unilateral) ou pseudoesfoliativo (unilateral ou bilateral), devem ser descartados.

Uma manifestação ou unilateralidade aguda sugere a uveíte como causa, enquanto um defeito aferente da pupila com escavação assimétrica do disco óptico e perda de campo visual em paciente com curto histórico de sintomas (uveíticos) sugere um processo glaucomatoso crônico subjacente.

Glaucoma secundário de ângulo fechado

As SAP tendem a complicar a uveíte e, se forem deixadas evoluir, podem fechar parcial ou completamente o ângulo, elevando a PIO.

As SAP podem levar à organização de detritos inflamatórios ou de contato iridotrabecular prolongado a partir de uma crise de fechamento angular secundário agudo, ou de um descolamento de retina exsudativo com deslocamento anterior do diafragma iridocristaliniano. A rotação anterior do corpo ciliar em decorrência do inchaço induzido pela uveíte ou exsudação supracoroidal pode produzir o mesmo resultado. O abaulamento da região periférica da íris e a exsudação de proteínas e outros produtos inflamatórios, como de fibrina para o interior do ângulo da câmara anterior, aumentam a formação de SAP.

A neovascularização do ângulo da câmara anterior com subsequente fechamento fibrovascular pode levar à uveíte crônica.

As sinéquias posteriores formam-se com a fibrina, com posterior organização fibrovascular. O envolvimento de toda

TABELA 10.16.1 Efeitos da terapia com corticosteroides sobre a PIO na inflamação ocular.

Ação	Resultado	Efeito sobre a PIO
Reduzir a inflamação da malha trabecular	Aumento da drenagem da malha trabecular	Redução
Aumentar a barreira hematoaquosa	Redução da viscosidade do humor aquoso Aumento da drenagem da malha trabecular	Redução
Reduzir a inflamação do corpo ciliar	Retorno do influxo de humor aquoso ao normal	Aumento
Alterar as células endoteliais da malha trabecular em pacientes sensíveis aos corticosteroides	Redução da drenagem na malha trabecular	Aumento

PIO, pressão intraocular.

a margem pupilar resulta em seclusão pupilar; a íris bombé produz uma câmara anterior periférica rasa ou fechada com profundidade central normal. A ocorrência de SAP acontece se esse fechamento angular agudo secundário não for imediatamente tratado com uma ou mais iridectomias periféricas adequadas.

Com a aderência generalizada da íris à superfície anterior do cristalino, a íris bombé pode não ocorrer de maneira uniforme nem sequer ocorrer. O movimento anterior do diafragma iridocristaliniano pode ser o único sinal de bloqueio pupilar secundário, chegando a ser confundido com uma tendência subjacente a fechamento angular primário. A configuração da câmara anterior deve ser comparada à do olho contralateral para diferenciar esses mecanismos. O posicionamento da iridectomia a *laser* pode ser fundamental. É possível que a cirurgia de drenagem seja indicada.

Havendo uveíte, íris bombé e ângulo fechado, a PIO baixa ou normal é sinal de possível hipossecreção aquosa profunda. A cirurgia de drenagem bem-sucedida é capaz de precipitar um olho para *phthisis bulbi*, um risco aumentado pela uveíte.

Disposição preexistente a fechamento angular primário

Com uma câmara anterior rasa preexistente e relativo bloqueio pupilar, pode-se precipitar uma crise aguda de fechamento angular provocada por edema e inflamação do segmento anterior, aumento da viscosidade aquosa, abaulamento e rotação anterior do corpo ciliar e deslocamento anterior do diafragma iridocristaliniano. É possível que todos ou alguns desses fatores estejam acompanhados de uveíte. A profundidade da câmara anterior contralateral confirmará esse diagnóstico.

Glaucoma de mecanismo combinado

Em geral, a PIO elevada associada à uveíte é resultante de mais de um desses mecanismos. A combinação pode mudar no curso da doença e de seu tratamento. O reconhecimento do(s) mecanismo(s) responsável(responsáveis) em qualquer estágio possibilita uma terapia antiglaucoma efetiva.

PRINCÍPIOS DO MANEJO

Tanto a inflamação subjacente quanto o glaucoma requerem avaliação, diagnóstico e tratamento específico. O gerenciamento exige flexibilidade, uma vez que a(s) doença(s), os efeitos sobre o(s) olho(s) e o próprio tratamento podem mudar significativamente no decorrer do tempo. Estar atento aos detalhes e realizar um exame e reexame criteriosos são fundamentais para o sucesso terapêutico.

UVEÍTE

Diagnóstico

Um histórico cuidadoso, uma revisão dos sistemas e um exame ocular completo seguido por investigações específicas devem possibilitar um diagnóstico acurado na maioria das inflamações oculares. Consulte as seções sobre uveíte, ceratite e esclerite. O Boxe 10.16.2 contém uma lista das condições que costumam elevar a PIO.

Manejo

As doenças oculares e quaisquer doenças sistêmicas detectadas são tratadas conforme seu diagnóstico. Deve-se controlar adequadamente a inflamação ativa, evitar seus efeitos lesivos sobre a circulação do humor aquoso e a drenagem, e regular a PIO elevada (Tabela 10.16.2). O gerenciamento em colaboração com especialistas em uveíte e clínicos gerais é muito recomendado, sobretudo quando é necessária a administração de medicação sistêmica.

BOXE 10.16.2 Condições inflamatórias tipicamente associadas a PIO elevada.

- Uveíte anterior
  - Uveíte anterior aguda relacionada a HLA-B27 = 20% (0%)
  - Crise glaucomatociclítica (síndrome de Posner-Schlossman) = 100% (0%)
  - Glaucoma facolítico
  - Uveíte associada ao herpes-vírus = 30% (29%)
  - Iridociclite heterocrômica de Fuchs
  - Uveíte idiopática juvenil associada a artrite
  - Uveíte anterior crônica
- Uveíte intermediária (*pars planitis*)
- Uveíte posterior
  - SAP
  - Sarcoidose = 34% (39%)
  - Doença de Behçet = 21% (50%)
  - Toxoplasmose = 12% (36%)
  - Síndrome e Vogt-Koyanagi-Harada = 16% (34%)
  - Oftalmia simpática
  - Necrose aguda da retina
  - Síndromes mascaradas
  - Descolamento de retina, uveíte e glaucoma (síndrome de Schwartz)

Os percentuais são casos com PIO elevada (0% com perimetria anormal).
HLA, Antígeno leucocitário humano.
Extraído de Takahashi T, Ohtani S, Miyata K et al. A clinical evaluation of uveitis-associated secondary glaucoma. Jpn J Ophthalmol. 2002;46:556-62; and P. McCluskey, personal communication.

TABELA 10.16.2 Diretrizes de tratamento para glaucoma inflamatório.

1. Tratamento de doença sistêmica subjacente (se presente)		
Específico	P. ex., anti-infecciosos	Tratamento específico para toxoplasmose, toxocaríase, doença de Lyme, sífilis, TB
Inespecífico	Anti-inflamatórios	Corticosteroides, AINE
	Imunossupressores	Agentes não corticosteroides: metotrexato, ciclosporina, micofenolato, mofetila, azatioprina, ciclofosfamida
	Biológicos	Agentes anti-TNF, p. ex., infliximabe, adalimumabe interferona
2. Tratamento de inflamação ocular		
Específico	P. ex., antibióticos intravítreos para endoftalmite bacteriana	
Inespecífico	Anti-inflamatórios	Corticosteroides tópicos, de liberação lenta, intravítreos ou sistêmicos, AINE
	Dilatação pupilar	Agentes, ciclopégicos, simpatomiméticos
3. Tratamento de pressão intraocular elevada		
Clínico	Reduzir a produção de humor aquoso Aumentar a drenagem uveoescleral	Betabloqueadores, agonistas alfa-2 adrenérgicos, inibidores da anidrase carbônica Análogos das prostaglandinas
Cirúrgico	Iridectomia periférica	Para bloqueio pupilar, se presente com recorrência após a(s) iridectomia(s) a *laser*
	Trabeculectomia	Se os medicamentos forem insuficientes
	Dispositivos de drenagem de glaucoma	Se a trabeculectomia falhar
	Ciclodestruição: *laser* transescleral ou endoscópico, crioterapia	Para olhos com pouco potencial visual

AINE, anti-inflamatórios não esteroidais; *TB*, tuberculose.

Os corticosteroides inibem de maneira não seletiva a maioria das reações inflamatórias, independentemente do que as ocasiona; esses agentes não tratam a causa. Os corticosteroides auxiliam no controle da PIO tratando a trabeculite e restaurando a BHA; o equilíbrio pode alterar-se, tendendo a uma PIO mais elevada, com sensibilidade aos corticosteroides e recuperação da produção de humor aquoso com resolução da iridociclite. Os corticosteroides continuam sendo o tratamento de primeira linha para a inflamação.

Os AINE e os imunossupressores (metotrexato, ciclosporina, micofenolato de mofetila, azatioprina, ciclofosfamida) são indicados de maneira isolada ou combinada uns com os outros ou com corticosteroides, se estes isoladamente não forem capazes de controlar a inflamação ou forem contraindicados. Esses agentes não esteroidais, em particular, são úteis nas uveítes crônicas em pacientes sensíveis aos corticosteroides. Os agentes biológicos, especialmente os bloqueadores do fator de necrose antitumoral, estão sendo cada vez mais incorporados ao tratamento da uveíte.

Além das medidas anti-inflamatórias, os antibióticos e os agentes antifúngicos são necessários quando a inflamação é secundária a uma infecção específica (p. ex., toxoplasmose).

Midríase e cicloplegia

A dilatação pupilar com agentes cicloplégicos (atropina, homatropina) e simpatomiméticos (fenilefrina) dificulta a formação de sinéquias posteriores ou as rompe, evitando, desse modo, seclusão pupilar. Esses medicamentos ajudam a controlar a PIO, aumentando a drenagem uveoescleral e estabilizando a BHA. Esses agentes aliviam o desconforto porque reduzem o espasmo do músculo ciliar.

GLAUCOMA

Na maioria dos olhos com inflamação aguda, o disco óptico apresenta-se saudável e é capaz de suportar elevados níveis de PIO, até mesmo acima de 30 mmHg, por semanas ou meses. O controle da inflamação e a proteção do olho contra lesões à circulação do humor aquoso aos mecanismos de drenagem são considerados inseguros: ocorre descompensação do disco óptico, outros fatores de risco predispõem à oclusão das veias retinianas, as doenças do endotélio corneano contribuem para a formação de edema ou a inflamação recorrente ou crônica provoca hipertensão ocular prolongada. Uma vez que qualquer tipo de glaucoma desenvolvido pode causar a rápida progressão da inflamação, essa condição deve ser cuidadosamente monitorada.

Manejo clínico

A redução da produção do humor aquoso é uma etapa fundamental do manejo clínico da PIO elevada com inflamação, com o uso de betabloqueadores (timolol, betaxolol, carteolol, levobunolol), agonistas alfa-2 adrenérgicos (apraclonidina, brimonidina) e os inibidores tópicos ou sistêmicos da anidrase carbônica (dorzolamida, brinzolamida, acetazolamida, diclorfenamida, metazolamida). A latanoprosta, a travoprosta e a bimatoprosta na uveíte são hoje aceitas e utilizadas efetivamente em muitos olhos uveíticos sem sequelas.[4] A exacerbação da uveíte e do edema macular cistoide são preocupantes; todavia, esses agentes devem ser utilizados com cautela. Os AINE reduzem o efeito da hipotensão ocular da brimonidina e, possivelmente, da latanoprosta.[12,13] As prostaglandinas devem ser evitadas na ceratouveíte herpética.[14]

Esses agentes intensificam a formação de sinéquias e agravam a quebra da BHA, produzindo miose e contribuindo para o arrasamento da câmara anterior; por isso, os agentes mióticos (pilocarpina, carbacol) devem ser evitados.[14] É possível que esses fármacos exagerem o desconforto com espasmo do músculo ciliar, fazendo, paradoxalmente, com que a PIO não melhore a drenagem trabecular e bloqueando, ao mesmo tempo, a drenagem uveoescleral.

Manejo cirúrgico

A iridectomia periférica a *laser* (ILP) é indicada se as sinéquias posteriores precipitarem uma pupila isolada com íris bombé e se as medidas clínicas midriáticas não forem capazes de quebrá-las. Para eliminar o bloqueio pupilar, a(s) iridectomia(s) deve(m) ter tamanho e posição adequados. É possível a ILP elevar a PIO e exagerar a uveíte anterior, podendo ser tecnicamente difícil devido à congestão da íris. O suave aplanamento do *laser* de argônio (configurações: 200 a 500 mW, 0,2 a 0,5 s, ponto de 200 a 500 μm) ou o pré-tratamento por "*chipping*" (configurações: 800 a 1.000 mW, 0,02 s, ponto de 50 μm) pode facilitar a penetração da íris com o *laser* de neodímio:ítrio–alumínio–garnet (Nd:YAG). As aberturas do *laser* podem fechar-se com a inflamação ativa e devem ser cuidadosamente monitoradas; é possível considerar a iridectomia cirúrgica nessa situação. Em olhos com uveíte grave, particularmente em crianças, uma iridectomia cirúrgica de maiores proporções pode ser preferível à iridectomia com Nd:YAG porque minimiza a inflamação e tem menos probabilidade de causar fechamento.

A trabeculoplastia com *laser* (LT, do inglês *laser trabeculoplasty*) de argônio pode exacerbar a uveíte anterior e promover a formação de SAP; a chance de uma redução significativa da PIO é pequena.[15] A técnica é contraindicada no caso de glaucoma inflamatório. A trabeculoplastia seletiva a *laser* ainda não foi devidamente avaliada nessa situação e, no glaucoma induzido por corticosteroides, pode ser eficaz.

A cirurgia filtrante torna-se necessária quando o manejo clínico e a *laser* combinado ao tratamento tanto da inflamação quanto de sua causa não tem como reduzir a PIO abaixo dos níveis que estão levando – ou têm probabilidade de levar – à descompensação do disco óptico e lesão funcional. Devido ao aumento da inflamação pós-operatória e a um maior risco de hipotonia profunda resultante na deficiência da BHA, a cirurgia filtrante tem menos probabilidade de sucesso em olhos inflamados do que naqueles com GPAA.[16] Uma das chaves para o sucesso em toda cirurgia de drenagem consiste em controlar ao máximo a inflamação antes e depois da cirurgia com, por exemplo, corticosteroides intensivos tópicos, locais ou, até mesmo, sistêmicos.

Os agentes antifibróticos adjuntos (mitomicina C intraoperatória,[17] fluoruracila-5 pós-operatório)[18] demonstraram melhorar consideravelmente as taxas de sucesso da trabeculectomia – em curto e longo prazos. As taxas de incidência de complicações, no entanto, aumentam com esses agentes, nas quais os mais sérios são a maculopatia hipotônica e a endoftalmite tardia decorrente de vazamentos pelas finas paredes das barreiras hematoaquosas.

Os dispositivos de drenagem de glaucoma (DDG), valvulados (Ahmed) e não valvulados (Molteno e Baerveldt), têm-se mostrado mais bem-sucedidos do que as trabeculectomias. Os DDG não alcançam os baixos níveis de PIO (de 7 a 11 mmHg) que aqueles geralmente alcançados pelas trabeculectomias. Em olhos com extensa lesão do disco óptico, uma PIO de 14 a 18 mmHg obtida com o auxílio de DDG pode não proporcionar proteção suficiente. Em olhos com potencial visual, o DDG é indicado em caso de falha das trabeculectomias.[19] Os tubos dos DDG devem ser revestidos com retalho escleral de doador ou equivalente para minimizar o risco de erosão posterior, especialmente no glaucoma uveítico. No glaucoma uveítico crônico, em que a produção de humor aquosa é limítrofe e o risco de hipotonia é alto, um DDG menor (Molteno de placa única ou Baerveldt ou Ahmed de 250 mm²) é preferível aos dispositivos maiores. Reduzir a produção de humor aquoso lesionando o epitélio ciliar (ciclodestruição) com diodo, Nd:YAG ou energia ultrassônica tem sido um recurso utilizado para reduzir a PIO. Uma vez que isso pode agravar a inflamação ocular e reduzir a PIO de maneira imprevisível (com risco significativo de *phthisis bulbi* secundária ou falha no controle da PIO), bem como o pequeno risco de oftalmia simpática, a ciclodestruição é recomendada quando tudo realizado falha e há pouco potencial visual.[20] As configurações mais baixas de potência do *laser* são prudentes, podendo ser preferíveis os *lasers* de baixa intensidade, como o de micropulso e o endoscópico. A cirurgia de drenagem após a destruição do corpo ciliar em um olho inflamado é um provável ambiente para hipotonia e *phthisis bulbi*. A esclerotomia profunda e as cirurgias mais novas, como a cirurgia microinvasiva de glaucoma, necessitam de uma avaliação mais minuciosa em caso de glaucoma uveítico.

ENTIDADES ESPECÍFICAS

A Tabela 10.16.2 destaca as condições associadas etiologicamente à inflamação ocular e ao glaucoma. (Para mais detalhes, consultar outros capítulos.)

Crise glaucomatociclítica (Síndrome de Posner-Schlossman)

Em 1948, Posner e Schlossman descreveram nove pacientes com essa entidade.[21] As características clínicas incluem PIO episódica e unilateral acentuadamente elevada (em geral, de 40 a 60 mmHg) associada a uveíte anterior leve. As recorrências são sempre no mesmo olho. Não há sinéquias posteriores nem SAP, e o ângulo de drenagem permanece aberto. Cada crise dura de algumas horas a 1 mês, mas tipicamente por 1 a 3 semanas. O tratamento antiglaucomatoso não abrevia a crise, e a iridectomia ou a cirurgia filtrante não evita recorrências. Pode ocorrer neuropatia óptica glaucomatosa. Em geral, não há sinais ou sintomas de inflamação ou glaucoma entre as crises, e o olho contralateral permanece normal. De etiologia desconhecida, embora a infecção (com citomegalovírus [CMV], herpes-vírus ou *Helicobacter pylori*) tenha sido implicada, essa condição tem uma relação complexa com o GPAA.[22-27]

O manejo consiste no seguinte:

- Medidas hipotensivas – Apraclonidina ou brimonidina parecem particularmente eficazes durante as crises, com a suplementação necessária com outros supressores do humor aquoso. O papel dos derivados das prostaglandinas ainda está por ser definido. Em raras ocasiões, agentes hiperosmóticos podem ser necessários
- Medidas anti-inflamatórias – Embora não haja evidências de que os corticosteroides e/ou AINE tópicos possam encurtar a crise ou evitar recorrências, muitos médicos os consideram "úteis". Os cicloplégicos não são necessários.

Os intervalos entre as crises variam de alguns dias a vários anos. Alguns são sazonais. As crises são raras em adultos mais velhos, o que sugere um curso de resolução espontânea. Daí a maior importância de se evitarem lesões irreversíveis do disco óptico e do campo visual.

É possível uma parecentese da câmara anterior revelar etiologia infecciosa para a síndrome de Posner-Schossman, o que, por sua vez, pode orientar a terapia específica dirigida contra esse agente, e não o tratamento da PIO elevada. Caso a reação em cadeia da polimerase (PCR, do inglês *polymerase chain reaction*) no humor aquoso revele CMV, por exemplo, o tratamento com ganciclovir pode ser curativo da elevação da PIO. A pomada tópica de ganciclovir, além do valganciclovir oral, pode ser benéfica; entretanto, o tratamento sistêmico é necessário no caso de infecção por CMV.[25] O valganciclovir não é benigno, e o paciente deve ser rigorosamente monitorado para a detecção de qualquer toxicidade oriunda do tratamento.

Síndrome da uveíte de Fuchs (iridociclite heterocrômica de Fuchs)

Mais expansiva do que aquela por Fuchs em 1906,[28] essa condição abrange uma panuveíte crônica, normalmente unilateral (90%) de baixo grau com rápida formação de catarata (que começa como subcapsular posterior) e um alto risco de glaucoma secundário de ângulo aberto. Essa entidade se diferencia de outros glaucomas inflamatórios pela ausência de sinéquias posteriores e, em casos raros, por células e *flare* mais do que "moderados" da câmara anterior; trata-se de uma condição assintomática. As células vítreas são comuns. Caracteristicamente, os precipitados ceráticos são pequenos, arredondados ou estrelares e bem-definidos e cobrem toda a superfície do endotélio corneano, geralmente observando-se finos filamentos entre eles. Sua presença e extensão excedem em muito a inflamação. A rubéola já foi implicada como o evento incitador,[29] assim como a infecção por CMV.[25-27] A paracentese da câmara anterior com PCR no humor aquoso é recomendada na iridociclite heterocrômica de Fuchs, como para a síndrome de Posner-Schlossman. Na eventual presença de etiologia infecciosa, o tratamento se faz como anteriormente descrito para síndrome de Posner-Schlossman, específico para o agente infeccioso. Isso pode eliminar a necessidade de tratamento ocular anti-hipertensivo, com a normalização da PIO. A síndrome uveítica de Fuchs (SUF) e a síndrome de Posner-Schlossman podem ser consideradas como parte de um espectro de glaucomas uveíticos, sendo possível compartilhar a mesma etiologia infecciosa.

A menos que esse encontre uma etiologia infecciosa, a terapia da uveíte é desnecessária, embora um pequeno ensaio intensivo de corticosteroides pode ajudar a confirmar o diagnóstico (por falta de resposta). Quando o olho apresenta sintomas, curtas liberações de corticosteroides tópicos podem restaurar o conforto, mas os corticosteroides não normalizam a BHA e nem alcançam total quiescência. O glaucoma é mais difícil de se controlar.[30] Inicialmente, a PIO elevada pode responder ao tratamento anti-inflamatório, mas, em dois terços dos pacientes, a PIO crônica tende a resistir aos medicamentos. A trabeculoplastia com argônio é "decepcionante" em seu efeito, sendo contraindicada pelas alterações angulares. A trabeculoplastia seletiva a *laser* não foi avaliada. Caso a trabeculectomia falhe, os tubos podem revelar-se úteis.

Os pacientes necessitam de monitoramento contínuo, especialmente para a verificação de lesão por glaucoma e atrofia progressiva da íris, condições sugestivas de baixo prognóstico. O reconhecimento é importante, pois torna desnecessária a terapia anti-inflamatória.

BIBLIOGRAFIA

Chee SP, Bacsal K, Ja A, et al. Clinical features of cytomegalovirus anterior uveitis in immunocompetent patients. Am J Ophthalmol 2008; 145:834–40.

Goldberg I. Management of uncontrolled glaucoma with the Molteno system. Aust N Z J Ophthalmol 1987;15:97–107.

Kass MA, Becker B, Kolker AE. Glaucomatocyclitic crisis and primary open-angle glaucoma. Am J Ophthalmol 1973;75:668–73.

Kersey JP, Broadway DC. Corticosteroid-induced glaucoma: a review of the literature. Eye (Lond) 2006;20:407–16.

Krupin T, Dorfman NH, Spector SM, et al. Secondary glaucoma associated with uveitis. Glaucoma 1988;10:85–90.

Kwok AK, Lam DS, Ng JS, et al. Ocular-hypertensive response to topical steroids in children. Ophthalmology 1997;104:2112–16.

Liu Y, Takusagawa HL, Chen TC, et al. Fuchs heterochromic iridocyclitis and the rubella virus. Int Ophthalmol Clin 2011;51:1–12.

Posner A, Schlossman A. Syndrome of unilateral recurrent attacks of glaucoma with cyclitic symptoms. Arch Ophthalmol 1948;39:517–35.

Sallam A, Sheth HG, Habot-Wilner Z, et al. Outcome of raised intraocular pressure in uveitic eyes with and without a corticosteroid-induced hypertensive response. Am J Ophthalmol 2009;148:207–13.

Takahashi T, Ohtani S, Miyata K, et al. A clinical evaluation of uveitis-associated secondary glaucoma. Jpn J Ophthalmol 2002;46:556–62.

Weinreb RN. Intraocular pressure. Consensus series-4. The Hague: Kugler Publications; 2007.

As referências completas estão disponíveis no **GEN-io**.

PARTE 10 GLAUCOMA
SEÇÃO 3 Tipos Específicos de Glaucoma

Glaucoma Associado a Trauma Ocular

Tony K.Y. Lin, David P. Tingey e Bradford J. Shingleton

10.17

Definição: Lesão glaucomatosa do nervo óptico relacionada a pressão intraocular elevada resultante de trauma ocular agudo ou prévio.

Características principais
- Trauma ocular anterior contuso ou penetrante – o glaucoma é uma consequência mais provável de trauma contuso
- Recessão angular – quanto maior a recessão em número de horas de um relógio, maior a probabilidade de ocorrer glaucoma, até mesmo meses, anos ou décadas após a lesão
- Hifema – em geral, acompanha a recessão angular, podendo ser uma causa aguda de pressão intraocular elevada, especialmente quando há hemoglobinopatias (p. ex., doença ou traço falciforme).

Características associadas
- Rupturas trabeculares/trabeculite
- Recessão angular
- Iridodiálise
- Rupturas do esfíncter pupilar
- Ciclodiálise
- Deiscência zonular
- Lesão, subluxação ou luxação do cristalino
- Hemorragia vítrea – pode levar a glaucoma de células fantasma
- Diálise retiniana/ruptura retiniana.

INTRODUÇÃO

O glaucoma pode ocorrer em olhos traumatizados no período imediatamente após a lesão, anos ou décadas mais tarde. Há uma série de causas potenciais de glaucoma após o trauma ocular. É importante que o oftalmologista responsável pela avaliação esteja familiarizado com os diversos tipos de glaucoma dentro desse contexto e com a sua patogênese. Estudos de coorte recentemente realizados examinaram a relação entre o glaucoma após uma lesão ocular e várias características oculares estruturais e funcionais basais. O risco de desenvolvimento de glaucoma em 3.627 pacientes participantes do *United States Eye Injury Registry* com lesão ocular penetrante foi de 2,67%. O desenvolvimento de glaucoma nesses pacientes estava independentemente associado a idade avançada, lesões do cristalino, baixa acuidade basal e inflamação.[1] Em um estudo semelhante, constatou-se que 6.021 pacientes que haviam sofrido lesão ocular por contusão corriam risco de desenvolver glaucoma de 3,39% no espaço de 6 meses após a lesão.

O desenvolvimento de glaucoma estava independentemente associado aos seguintes fatores:
- Idade avançada
- Acuidade visual inferior a 20/200
- Lesão da íris
- Lesão do cristalino
- Recessão angular.[2]

A biomicroscopia ultrassônica (UBM, do inglês *ultrasound biomicroscopy*) foi utilizada prospectivamente em 40 olhos consecutivos em conjunto com as características clínicas para determinar os preditores iniciais de glaucoma traumático após lesão fechada do globo ocular.[3] Esse estudo constatou que os melhores indicadores clínicos para o desenvolvimento de glaucoma crônico incluíam o grau de pigmentação trabecular, recessão angular de mais de 180°, hifema, deslocamento do cristalino e pressão intraocular (PIO) basal mais elevada. Os achados da UBM considerados preditores significativos de glaucoma crônico incluíram um ângulo mais largo e a ausência de ciclodiálise.[3]

No período inicial após uma lesão ocular, a PIO pode ser normal, alta ou baixa. Existem vários mecanismos que explicam pressão baixa, os quais incluem a diminuição do humor aquoso baseada em contusão ciliar e inflamação, maior drenagem de humor aquoso através de uma fenda de ciclodiálise ou perda de integridade da parede do globo ocular. Hipotensão ocular ou PIO normal não impedem o desenvolvimento de glaucoma em um momento posterior. A ocorrência de glaucoma logo após o trauma ou em uma data posterior é tipicamente um reflexo da via reduzida da drenagem do humor aquoso.

Pode-se categorizar a existência de glaucoma traumático em relação ao tempo de manifestação do glaucoma (imediato ou tardio) e ao tipo de trauma causador da lesão (que pode ser ou ocasionado por força contusa ou um trauma penetrante). Uma classificação mais ampla incluiria agentes químicos, radiação eletromagnética e cirurgia como causas adicionais de trauma capazes de induzir o glaucoma. O glaucoma pode ocorrer também em decorrência das modalidades terapêuticas empregadas no tratamento da lesão inicial.

GLAUCOMA IMEDIATO OU DE MANIFESTAÇÃO PRECOCE APÓS TRAUMA OCULAR

Contusão

Em casos eventuais, pode-se observar a elevação da PIO no contexto do trauma contuso com notável ausência de evidência clínica de lesão tecidual. A gonioscopia é completamente normal sem evidência de recessão angular e não há evidência de sangue ou pigmento anormal no ângulo. O *flare* e as células podem evidenciar-se no exame com lâmpada de fenda. O mecanismo presumido desse tipo de glaucoma é a redução da drenagem decorrente de uma inflamação trabecular. O curso desse glaucoma tende a ser curto e autolimitante, embora a tentativa de uso de colírios anti-inflamatórios tópicos, além de quaisquer agentes redutores da PIO, possa acelerar a melhora e encurtar o curso clínico da doença.

Alteração trabecular

A evidência de alterações na malha trabecular relacionadas a trauma foi documentada em um estudo que utilizou a gonioscopia realizada nas primeiras 48 h após a lesão. As anomalias documentadas variaram de hemorragia acentuadamente demarcada para o canal de Schlemm e, possivelmente, para as camadas trabeculares externas, a ruptura da espessura total da malha trabecular para parte de sua circunferência. Pode-se criar um *flap* trabecular com um ponto de ruptura na inserção ou logo abaixo da inserção das camadas trabeculares, na linha de Schwalbe. Esse *flap* costuma ser articulado na região do esporão escleral. Tais lesões na malha trabecular podem ou não estar associadas à PIO elevada na ocasião da lesão. É possível que as lesões trabeculares se cicatrizem com o tempo e se tornem cada vez mais difíceis de serem reconhecidas com o passar do tempo. Embora a recessão angular esteja associada ao desenvolvimento lento de glaucoma, a ocorrência de glaucoma tardio pode ter uma correlação maior com o grau de alteração trabecular observado na fase aguda.[4]

Hifema

O hifema (Figura 10.17.1) após trauma ocular indica uma importante lesão intraocular. Cho *et al.* compararam as características clínicas de 18 pacientes com um resultado visual muito insatisfatório após um hifema não perfurante com as de 166 pacientes com melhor desfecho visual após o mesmo tipo de ocorrência. A existência de lesões no segmento posterior, lesões no segmento anterior, baixa acuidade visual inicial, glaucoma, hemorragia vítrea e laceração palpebral foi associada a um resultado visual insatisfatório em longo prazo.[5] O hifema pode produzir glaucoma por meio de vários mecanismos, incluindo contusão/inflamação da malha trabecular, alteração física da malha e tamponamento da malha por hemácias. Além disso, um grande coágulo na câmara anterior pode produzir até um bloqueio pupilar, ocluindo inteiramente a abertura da pupila.

A elevação da PIO associada a hifema pode ameaçar a visão em consequência de lesão do nervo óptico, comprometimento do fluxo sanguíneo para o segmento posterior ou mancha de sangue na córnea. A elevação da PIO ocorre em até 27% dos pacientes de maneira aguda; entretanto, essa elevação tende a ser leve e autolimitante.[4]

É difícil determinar a duração e o nível de PIO necessários para lesionar o nervo óptico de determinado indivíduo. Read e Goldberg[6] estudaram prospectivamente 137 pacientes com hifema e constaram uma tendência a PIO na faixa de 35 mmHg ou mais com duração variável de 5 a 14 dias. A atrofia óptica como resultado direto do trauma propriamente dito pode ser um fator de confusão nesses estudos.

A mancha de sangue na córnea ocorre mais imediatamente quando há PIO acima de 25 mmHg, persistindo por, pelo menos, 6 dias com aposição do coágulo sanguíneo ao endotélio corneano.[6] Se as células do endotélio corneano já estiverem comprometidas em decorrência do próprio trauma ou de uma doença preexistente, o risco de formação de mancha com uma leve elevação pressórica é ainda maior.

A doença falciforme representa um desafio único no paciente com hifema. Até mesmo uma pequena quantidade de sangue na câmara anterior desses pacientes pode resultar em elevação grave da PIO.[7] Presume-se que os eritrócitos falciformes obstruam o aparelho de drenagem. Existem relatos também de atrofia óptica nesses pacientes com apenas uma leve alta de pressão.[7,8] O comprometimento do fluxo de sangue para o nervo óptico em decorrência de falcização foi sugerido como um mecanismo para essa condição. É possível observar tais complicações em pacientes com doença ou traço falciforme. Além disso, vários agentes farmacológicos convencionais redutores da PIO podem ser prejudiciais para pacientes com hemoglobinopatia falciforme. Os inibidores da anidrase carbônica podem produzir acidose sistêmica, que aumenta a falcização. A metazolamida pode ser uma opção mais segura do que a acetazolamida nesse contexto por causar menos acidose sistêmica. Tanto os inibidores da anidrase carbônica quanto os agentes osmóticos aumentam a hemoconcentração e a viscosidade devido ao seu efeito diurético. Isso, por sua vez, pode comprometer o fluxo sanguíneo em um sistema que já apresenta risco decorrente de eritrócitos falciformes. É possível a acetazolamida aumentar os níveis de ascorbato no humor aquoso, o que também pode piorar o processo de falcização. As epinefrinas e os alfa-agonistas menos específicos, como a apraclonidina, podem causar vasoconstrição e, com isso, comprometer o fluxo sanguíneo ocular em pacientes com doença falciforme. Em pacientes com hifema, exige-se o uso criterioso de agentes farmacológicos para o controle até mesmo de uma elevação pressórica leve e um limiar mais baixo da parte do médico a fim de se realizar a lavagem dos eritrócitos da câmara anterior. Existem relatos de uso bem-sucedido do ativador do plasminogênio tecidual intracameral em um paciente com doença falciforme, hifema traumático e glaucoma agudo.[9]

O ressangramento para o interior da câmara anterior pode ser uma complicação devastadora que tende a ocorrer entre o 2º e o 6º dia após a lesão inicial. A incidência relatada de ressangramento é algo entre 6 e 33%, como apresentado por vários estudos.[6,8,10,11] A PIO acentuadamente elevada e as suas respectivas complicações constituem uma preocupação específica em relação ao ressangramento.

Diversos tratamentos, como aqueles que utilizam ácido aminocaproico, ácido tranexâmico, corticosteroides e cicloplégicos, são empregados para reduzir a taxa de ressangramento em pacientes com hifema. O ácido aminocaproico e o ácido tranexâmico são agentes antifibrinolíticos que reduzem a taxa de ressangramento; entretanto, os estudos realizados com esses dois agentes não demonstraram qualquer benefício significativo para melhorar a visão ou a acuidade visual final após a ocorrência de hifema traumático.[8,11-14] O uso do ácido aminocaproico está associado a efeitos colaterais significativos, como náuseas, vômitos, transtorno gastrintestinal, maior risco de trombose sistêmica e hipotensão sistêmica.[11] O perfil de efeitos colaterais do ácido tranexâmico é semelhante, mas com menos efeitos colaterais gastrintestinais.[11,12] Esses achados, bem como a incidência relativamente baixa de ressangramento em geral, podem explicar o uso limitado de agentes antifibrinolíticos pelos médicos.

Os corticosteroides também têm sido utilizados para reduzir a incidência de ressangramento.[15,16] A lógica existente por trás disso é a redução da inflamação, a estabilização da barreira hemato-ocular ou a inibição direta da fibrinólise, evitando, assim, o ressangramento secundário. Entretanto, estudos que examinaram os corticosteroides orais[13,17] ou os corticosteroides

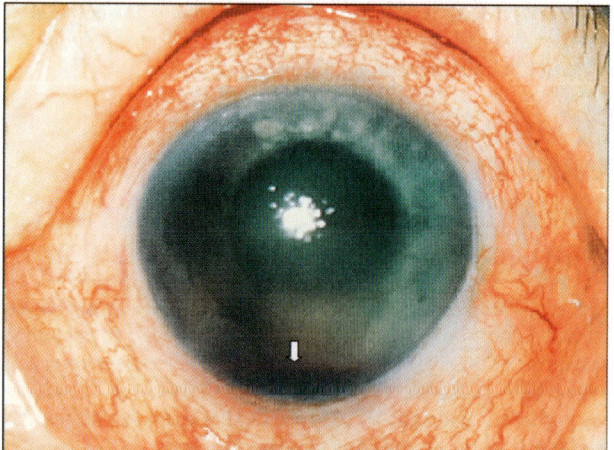

Figura 10.17.1 Camadas de sangue (*seta*) na câmara anterior (hifema). (Extraída de Schuman JS, Christopoulos V, Dhaliwal D *et al.* Rapid diagnosis in ophthalmology series: lens and glaucoma. St Louis, MO: Elsevier; 2007.)

tópicos[18,19] não encontraram diferenças significativas no tempo de resolução da hemorragia primária ou nas taxas de ressangramento.

Os agentes cicloplégicos e mióticos foram estudados com achados inconclusivos em razão das baixas taxas de ressangramento.[18,20] Outras modalidades de tratamento menos conhecidas, como o uso de estrogênio conjugado e ácido acetilsalicílico, demonstraram não oferecer nenhum benefício.[21,22]

A elevação aguda da PIO em caso de hifema pode ser tratada com agentes farmacológicos convencionais, com a exceção dos agentes mióticos e das prostaglandinas. Ambos podem exacerbar qualquer inflamação preexistente e, por isso, não costumam ser utilizados como agentes de primeira linha. Os agentes cicloplégicos e os corticosteroides tópicos costumam ser empregados no tratamento de qualquer inflamação associada após o hifema. Deve-se ter em mente o potencial dos corticosteroides tópicos ou sistêmicos para produzir a elevação da PIO com um uso mais crônico.

Se a PIO permanecer em um nível que ameace o nervo óptico ou a córnea, apesar da terapia clínica, a intervenção cirúrgica pode ser necessária. Muitos procedimentos cirúrgicos – incluindo lavagem da câmara anterior,[23] expressão mecânica do coágulo,[24] retirada do coágulo com sonda criogênica,[25] hifemectomia automatizada[26] e emulsificação e aspiração ultrassônica do coágulo[27] – já foram relatados na literatura especializada. A gonioaspiração trabecular foi relatada como um meio bem-sucedido de gerenciar a elevação da pressão resultante da obstrução sanguínea da malha trabecular em pacientes com traço falciforme.[28] Os procedimentos auxiliares podem incluir iridectomia periférica para aliviar o bloqueio pupilar induzido por coágulo.[29] A trabeculectomia tem sido utilizada para fins de normalização da pressão.[30,31] A ciclodiatermia para o controle de sangramento recorrente também foi descrita.[32]

A paracentese e a lavagem da câmara anterior são os procedimentos mais simples e seguros de evacuação das células do sangue. Isso pode ser feito por irrigação simples ou por irrigação coaxial manual e aspiração. Talvez não seja necessário remover todo o coágulo. Além disso, essa técnica preserva a conjuntiva para uma futura cirurgia filtrante, se necessária.

Hemorragia coroidal maciça

Trata-se de uma causa rara de elevação aguda da PIO após o trauma ocular. No exame com lâmpada de fenda, observa-se uma câmara anterior rasa, tanto em termos axiais quanto periféricos, associada a um reflexo vermelho reduzido ou uma clara massa retrocristaliniana. A oftalmoscopia indireta revela elevação coroidal. A obstrução da malha trabecular em decorrência do fechamento angular secundário é a razão mais comum para a elevação da PIO nesse contexto, embora outros mecanismos oriundos de outros efeitos correlatos do trauma, como hifema, inflamação e assim por diante, também possam desempenhar um papel importante.

O tratamento inicial consiste na administração de agentes tópicos redutores da PIO, bem como de inibidores orais da anidrase carbônica e de um agente hiperosmótico sistêmico, se necessário. Os agentes mióticos devem ser evitados por agravarem o arrasamento da câmara anterior. É possível que os cicloplégicos sejam eficazes no aprofundamento da câmara anterior. Os corticosteroides orais podem ser úteis para a redução da inflamação e estabilização da vasculatura coroidal comprometida.

Determinadas situações, como fechamento angular persistente com elevação da PIO, aposição cristalino-córnea e contato entre as coroides com a aposição retiniana, podem justificar a drenagem cirúrgica do sangue no espaço supracoroidal. Se possível, é aconselhável aguardar vários dias para que o coágulo de sangue se torne liquefeito no espaço supracoroidal antes de intervir.

É possível que o fechamento sinequial crônico do ângulo seja uma sequela resultante de hemorragia supracoroidal maciça, que pode exigir intervenção com terapia clínica crônica, iridoplastia a *laser*, goniossinequiálise, cirurgia filtrante convencional ou cicloablação, dependendo da circunstância.

O descolamento coroidal maciço com dissecção intrarretiniana é uma ocorrência raramente observada após o trauma no contexto de uma degeneração macular relacionada à idade. Isso resulta em uma aposição em forma de "sutura em Y" dos tecidos do segmento posterior que empurra o diafragma iridocristaliniano para a frente e leva ao fechamento angular.[33] A PIO eleva-se de maneira drástica, e a visão tende a se reduzir à ausência de percepção de luz. A terapia clínica ou cirúrgica raramente restaura a visão.

Trauma químico

As queimaduras alcalinas produzem saponificação dos tecidos, resultando em graves lesões às estruturas oculares. Em geral, as queimaduras ácidas são autolimitantes em virtude da coagulação tecidual. O glaucoma está tipicamente associado a queimaduras alcalinas.

O glaucoma decorrente de queimaduras ácidas pode ser imediato ou tardio. Em 1946, Hughes[34] documentou vários casos de PIO elevada com manifestação tardia após uma queimadura alcalina. Vários trabalhos realizados na década de 1960 documentaram uma elevação pressórica aguda após queimaduras alcalinas.[35,36] Nesses casos, o ângulo foi aberto por meio gonioscópico.

A natureza da elevação aguda da PIO foi estudada em coelhos por Chiang *et al.*,[37] os quais demonstraram uma elevação dicrótica da PIO após a aplicação de hidróxido de sódio. No modelo com coelhos, houve uma elevação imediata de 40 mmHg da PIO, seguida por uma queda gradativa para 20 mmHg acima do normal em 10 minutos. Em seguida, a pressão outra vez subiu de maneira gradual, chegando a 40 mmHg acima do normal em 1 hora, mantendo-se 20 mmHg acima do normal no espaço de 3 horas após a aplicação de álcalis.

O mecanismo de elevação da PIO em coelhos após a aplicação de álcalis foi elucidado por Paterson e Pfister.[38] Os autores apontaram o encolhimento tecidual que envolve o revestimento externo do olho no pico pressórico inicial. A contração palpebral e o espasmo do músculo extraocular não demonstraram um papel importante na patogênese. A liberação de prostaglandina como parte da cascata inflamatória foi considerada o principal fator contributivo para a segunda fase hipertensiva. Os autores postularam ainda que o bloqueio da malha trabecular com detritos inflamatórios também pode ter participação tardia na elevação da PIO.

O potencial para a elevação aguda da PIO no contexto das queimaduras alcalinas documentada no modelo animal aponta para a importância da tentativa de se documentar a PIO o mais cedo possível após a lesão. Além das terapias convencionais dirigidas às consequências de uma queimadura alcalina no segmento anterior, o tratamento de qualquer elevação da PIO é importante. Supõe-se razoável considerar a administração de agentes redutores da PIO em regime profilático, especialmente em queimaduras graves, dada a propensão delas a produzir uma elevação rápida e grave da PIO.

Quando se decide pelo tratamento com agentes redutores da PIO, os betabloqueadores tópicos, os alfa-agonistas e os inibidores da anidrase carbônica são adequados, bem como o tratamento sistêmico com inibidores da anidrase carbônica e agentes hiperosmóticos, conforme necessário. Os agentes mióticos e os análogos tópicos das prostaglandinas costumam ser evitados devido à natureza inflamatória dessa condição. Os medicamentos anti-inflamatórios e a cicloplegia adequada também são importantes. A paracentese da câmara anterior com aspiração do humor aquoso pode ser necessária se a PIO estiver extremamente alta durante a fase hipertensiva inicial. Esse procedimento reduz a PIO e remove os mediadores inflamatórios, os detritos e os álcalis diretamente da câmara anterior.

Após a queimadura alcalina inicial, o glaucoma pode aparecer ou reaparecer. A inflamação contínua com sinéquias anteriores periféricas (SAP) secundárias e fechamento angular é o mecanismo mais comum. Em seu estudo que examinou a incidência de glaucoma em olhos com queimadura química grave, antes e depois da ceratoprótese, Cade *et al.* constataram que 21 dos

28 olhos examinados nesse grupo apresentavam evidência pré-operatória de glaucoma, dos quais, nove desenvolveram progressão da doença após o implante de ceratoprótese, e dois outros desenvolveram glaucoma após a cirurgia.[39] O tratamento desse glaucoma de manifestação tardia inclui as terapias clínica e cirúrgica tradicionais.

GLAUCOMA DE MANIFESTAÇÃO TARDIA APÓS TRAUMA OCULAR

Recessão angular

A primeira descrição patológica de recessão angular resultante de trauma contuso foi apresentada por Collins[40] em 1892. Em 1949, D'Ombrain[41] descreveu o glaucoma pós-traumático crônico, que ele atribuiu à cicatrização de uma lesão proliferativa da malha trabecular. Não foi observado aprofundamento patológico do ângulo da câmara anterior. A entidade patológica da recessão angular e o fenômeno clínico do glaucoma crônico unilateral foram associados por Wolff e Zimmerman em 1962.[42]

A recessão anatômica do ângulo da câmara anterior (Figura 10.17.2) é comum após o trauma contuso. A incidência de recessão angular depois do hifema traumático varia de 71 a 100%, como indicado por vários relatos.[43-46] O glaucoma é relativamente incomum após a recessão angular, sendo encontrado em 7 a 9% dos olhos.[43,45,47] Houve tentativas de correlacionar o grau de recessão angular com a probabilidade de desenvolvimento de glaucoma. Alper[48] acreditava que o risco de desenvolvimento de glaucoma era maior quando a recessão angular fosse mais de 240°. Em uma pesquisa de opinião populacional, Salmon et al. realizaram uma gonioscopia em 987 habitantes de um pequeno vilarejo sul-africano. Esses autores constataram uma prevalência cumulativa vitalícia de 14,6% de recessão angular na comunidade. A prevalência de glaucoma em pacientes com recessão angular foi de 5,5% (8 de 146). Dos 87 olhos com 360° de recessão angular, somente sete (8%) tinham glaucoma.[49]

A elevação da PIO decorrente de recessão angular demonstra um padrão bimodal com ocorrência de glaucoma no primeiro ano ou depois de 10 anos, como descrito por Blanton.[43] Esse autor constatou uma recessão angular menor no grupo em que a manifestação da doença foi mais precoce, e que a elevação da PIO demonstrou ser uma condição transitória em alguns pacientes. Outros autores verificaram que uma recessão de mais de 270° era mais comum no grupo da manifestação precoce.[4]

A recessão angular é definida patologicamente como uma separação entre as fibras longitudinais e circulares do músculo do corpo ciliar.[42] Os músculos longitudinais permanecem ligados ao esporão escleral, e há um deslocamento posterior da raiz da íris. A iridodiálise (Figura 10.17.3) e a ciclodiálise são condições também possivelmente observadas. Podem ocorrer alterações do cristalino, como subluxação, luxação ou catarata. A avaliação tardia do ângulo é capaz de revelar uma ampla banda ciliar com uma aparência fusiforme atribuída à atrofia da porção circular interna do músculo ciliar, podendo ocorrer graus variáveis de fibrose e hialinização da malha trabecular com a possível presença também de sinéquias periféricas.

Uma PIO elevada imediatamente após a lesão pode ser resultante de extensa recessão angular ou atribuída também a outras causas, como citado anteriormente neste capítulo. A manifestação clínica do glaucoma secundário à recessão angular é variável e depende bastante do momento da manifestação em relação à lesão inicial. Em geral, o glaucoma por recessão angular manifesta-se anos após o evento inicial como um glaucoma unilateral crônico. Em uma revisão patológica de 100 olhos enucleados para a verificação de glaucoma unilateral, Miles e Boniuk[50] constataram a ocorrência de deformidade angular como a principal causa do glaucoma em 11 pacientes. Nenhuma dessas deformidades havia sido clinicamente reconhecida. Oito desses 11 pacientes relataram um histórico de trauma ocular anterior, variando de 6 meses a 24 anos antes da manifestação do glaucoma.

O glaucoma unilateral tende a ser secundário, devendo-se buscar sempre um histórico de trauma anterior. Em geral, o exame revela algumas pistas, incluindo o aprofundamento da câmara anterior no lado afetado, rupturas do esfíncter ou da raiz da íris, afinamento do estroma iriano ou acúmulos anormais de pigmento na íris. Em consequência das alterações pigmentares, a cor da íris pode diferir entre os dois olhos. Tonjum[51] demonstrou um esfíncter pupilar paralisado ou parético no mesmo setor da deformidade do ângulo da câmara em olhos com lesão aguda. Essas alterações pupilares são capazes de se recuperar com o tempo. O cristalino pode apresentar-se anormalmente móvel ou claramente luxado. Pode haver pistas de lesões anteriores no segmento posterior, como pigmento no vítreo, edema macular, hiperplasia do epitélio pigmentado da retina, cicatrizes coroidais, retinianas ou descolamento da retina.

A gonioscopia é fundamental para o estabelecimento de um diagnóstico de recessão angular. As características essenciais da recessão angular na gonioscopia incluem uma face exposta do corpo ciliar que aparenta ser mais larga do que de costume e uma raiz iriana que parece deslocada (luxada) posteriormente. Os processos uveais são alterados, e o esporão escleral pode parecer anormalmente pálido ou branco. A comparação da aparência angular com o olho contralateral é útil para a detecção de graus mais sutis de recessão angular. A técnica da gonioscopia bilateral simultânea com a lente de Koeppe é muito útil nesse aspecto. Um achado gonioscópico adicional é a existência de uma membrana cinza-esbranquiçada que recobre o recesso angular e pode ser observada até mesmo anos depois da lesão inicial.[48]

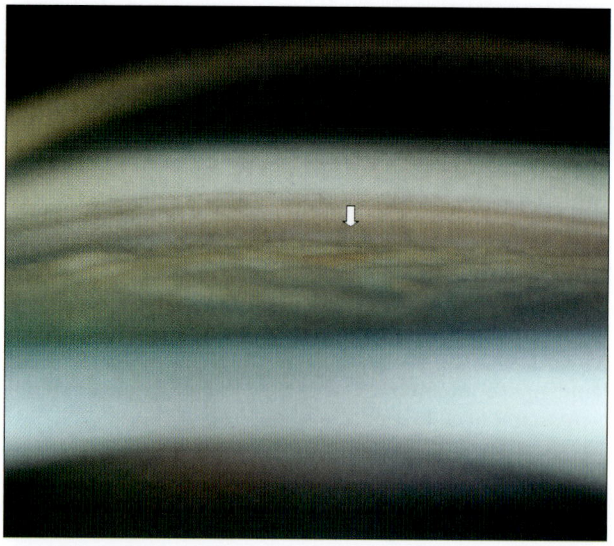

Figura 10.17.2 Ruptura entre os músculos longitudinais e circulares do corpo ciliar que se apresenta como uma ampliação (seta) da banda ciliar (recessão angular). (Extraída de Schuman JS, Christopoulos V, Dhaliwal D, et al. Rapid diagnosis in ophthalmology series: lens and glaucoma. St Louis, MO: Elsevier; 2007.)

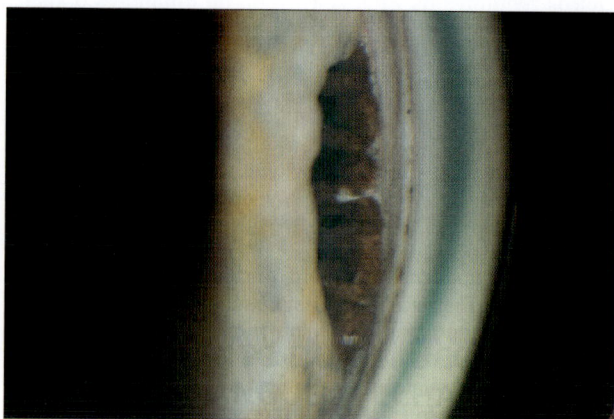

Figura 10.17.3 Ruptura da raiz da íris (iridodiálise). (Extraída de Schuman JS, Christopoulos V, Dhaliwal D et al. Rapid diagnosis in ophthalmology series: lens and glaucoma. St Louis, MO: Elsevier; 2007.)

A PIO elevada na recessão angular é resultante de lesão significativa na malha trabecular, em contrapartida à ruptura mais evidente do corpo ciliar. A via de drenagem, conforme medida por tonografia, é reduzida e está correlacionada com o grau de recessão angular e glaucoma.[44] Herschler[4] conseguiu documentar uma alta incidência de lesões visíveis na malha trabecular e no canal de Schlemm em olhos submetidos a gonioscopia no espaço de 48 horas da lesão. Essas lesões trabeculares diminuíram com o tempo, enquanto as rupturas do corpo ciliar persistiram. Pode existir uma predisposição subjacente ao desenvolvimento de glaucoma em alguns pacientes lesionados. Spaeth[52] estudou 13 pacientes que desenvolveram glaucoma unilateral de recessão angular e constatou que aproximadamente 50% deles apresentavam evidência de nítido ou provável glaucoma no olho contralateral.

O glaucoma de recessão angular é um glaucoma secundário de ângulo aberto crônico tipicamente receptivo aos medicamentos tópicos padronizados utilizados no tratamento dos glaucomas. Pode-se tentar a trabeculoplastia a *laser*, desde que a PIO inicial não esteja muito elevada.[53,54] A trabeculoplastia com *laser* de argônio foi utilizada em um estudo, mas não reduziu a PIO.[53] O uso da trabeculoplastia seletiva a *laser* não foi bem estudado e provavelmente também é ineficaz. A trabeculopuntura com *laser* de neodímio:ítrio–alumínio–garnet (Nd:YAG) demonstrou algum sucesso em uma pequena série de 11 pacientes japoneses com glaucoma de recessão angular.[55] A cirurgia filtrante certamente é uma opção nesses pacientes, desde que a conjuntiva não apresente extensas cicatrizes resultantes da própria lesão ou de cirurgias oculares relacionadas, como o reparo de um descolamento de retina. A trabeculectomia pode ser menos bem-sucedida no glaucoma de recessão angular pós-traumático. Mermoud *et al.* constataram uma taxa de sucesso de 43% da trabeculectomia para o glaucoma de recessão angular em 35 pacientes consecutivos, em comparação com uma taxa de sucesso de 74% em 35 pacientes consecutivos equivalentes com glaucoma primário de ângulo aberto (GPAA). Esses autores defenderam o uso rotineiro de antimetabólitos nesses casos.[56] Esses resultados foram respaldados também por uma análise retrospectiva de 87 procedimentos de drenagem realizados ao longo de 8 anos, durante os quais a trabeculectomia com antimetabólitos superou a trabeculectomia sem antimetabólitos e implante de Molteno.[57] A eficácia do uso da mitomicina C na cirurgia filtrante para glaucoma de recessão angular foi demonstrada em uma revisão retrospectiva de 43 procedimentos consecutivos. A probabilidade cumulativa de sucesso foi de 85% em um 1 ano e de 81% em 2 anos.[58] Além disso, a cirurgia de *shunt* e a ciclodestruição representam modalidades terapêuticas adicionais disponíveis, conforme indicado. Uma série prospectiva de casos examinou 38 pacientes que receberam um implante de Molteno com acompanhamento médio de 10,9 anos. A PIO de 21 mmHg ou menos (com ou sem medicação hipotensiva) ocorre com probabilidade de 0,80 em 5 anos e de 0,72 em 10 anos.[59]

Mais recentemente, de Kierk e Au relataram um tratamento bem-sucedido de glaucoma de recessão angular com o i-Stent em dois pacientes.[60]

Sinéquias anteriores periféricas

As SAPs são produto da aposição da íris às estruturas angulares ou à região periférica da córnea em caso de inflamação. É possível que, em certas ocasiões, o trauma ocular proporcione essas condições. A organização dos detritos sanguíneos e inflamatórios pode ocorrer após um hifema. O trauma penetrante é capaz de produzir o arrasamento da câmara por períodos prolongados, resultando em extenso fechamento angular sinequial. A endotelização do ângulo foi observada após o trauma contuso, o que pode provocar o fechamento do ângulo. O crescimento epitelial ou fibroso depois do trauma penetrante produz o fechamento angular. A maciça hemorragia coroidal após o trauma provoca o fechamento do ângulo e cria uma cascata inflamatória, geralmente deixando o ângulo fechado depois que a hemorragia se resolve. O potencial para o fechamento sinequial requer que a gonioscopia seja cuidadosamente repetida após um evento traumático.

Em geral, o tratamento do fechamento sinequial pode visar a uma tentativa de reabertura do ângulo, especialmente em caso de intervenção precoce, e não tardia. A iridogonioplastia com *laser* de argônio pode ser suficiente para afastar a íris do ângulo. Se isso falhar, a goniossinequiálise cirúrgica pode ser eficaz para a reabertura do ângulo para filtração. Se o ângulo for permanentemente fechado, com consequente PIO elevada, a terapia tem por objetivo a redução da pressão com métodos clínicos e cirúrgicos mais convencionais.

Glaucoma de células-fantasma (hemolítico)

Campbell *et al.* descreveram inicialmente o glaucoma de células-fantasma demonstrando que, após uma hemorragia vítrea, as hemácias frescas degeneravam-se em células-fantasma no vítreo, em geral, no prazo de 1 ou 2 semanas.[61] Se houver alteração da face hialoide, as células-fantasma obtêm acesso à câmara anterior. As células-fantasma diferem das hemácias normais por serem rígidas e não atravessarem facilmente a malha. Essas células obstruem a drenagem e produzem uma elevação da PIO.

Uma revisão inicial do glaucoma de células-fantasma conduzida por Campbell examinou as características clínicas de 14 pacientes, todos com glaucoma traumático de células-fantasma.[62] Um curso clínico comum de trauma grave resultante em hemorragia da câmara anterior e do vítreo foi a remoção do sangue da câmara anterior; entretanto, as hemácias frescas do vítreo converteram-se gradativamente em células-fantasma. Estas, por sua vez, apresentavam coloração ocre característica e foram encontradas nos segmentos posterior e anterior. Em algumas ocasiões, as células-fantasma apresentariam uma distribuição em camadas na câmara anterior, criando um pseudo-hipópio. O glaucoma de células-fantasma ocorreu no espaço de 2 semanas a 3 meses após o trauma, mas foi mais comum 1 mês depois da lesão. A PIO normalmente estava muito elevada, variando de 30 a 50 mmHg.

O exame histopatológico de um olho demonstrou a existência de células-fantasma na câmara anterior com um ângulo de aparência relativamente normal. Foram evidenciados macrófagos carregados de detritos de hemácias na cavidade vítrea, bem como de células-fantasma livres na cavidade vítrea. A face hialoide anterior sofreu alteração, possibilitando a passagem das células-fantasma para o interior da câmara anterior. A microscopia de contraste de fase demonstrou uma aparência crenada e murcha das células-fantasma, com corpúsculos de Heinz demonstrando a presença de hemoglobina desnaturada no citoplasma de algumas dessas células.[62]

A terapia clínica padronizada para glaucoma é empregada inicialmente no tratamento de glaucoma de células-fantasma, embora Campbell tenha constatado que menos da metade dos pacientes são controlados apenas pela terapia clínica.[62] A intervenção cirúrgica inicial remove as células-fantasma da câmara anterior. Se esse procedimento não for bem-sucedido, uma vitrectomia via *pars plana* pode ser necessária para garantir a remoção completa da carga celular do olho.

Glaucoma induzido pelo cristalino

Compreende um grupo de glaucomas que têm o cristalino com uma via comum em sua patogênese. Os glaucomas induzidos pelo cristalino podem ser subdivididos ainda pela sua configuração angular com glaucoma secundário de ângulo fechado causado por luxação do cristalino/*ectopia lentis* e os glaucomas facomórfico e secundário de ângulo aberto causados por glaucoma facolítico, facoantigênico e por partículas de cristalino.

Luxação do cristalino

Um trauma de magnitude suficiente pode alterar as zônulas, resultando em subluxação ou luxação do cristalino. É possível o bloqueio pupilar com fechamento angular resultar do avanço do cristalino. O bloqueio pupilar pode ser decorrente também do bloqueio da abertura papilar pelo vítreo se o cristalino tiver se deslocado posteriormente.

O início do glaucoma de ângulo fechado com bloqueio pupilar pode manifestar-se no modo agudo com o olho vermelho e dolorido, edema corneano e PIO gravemente elevada, simulando o glaucoma de ângulo fechado agudo com bloqueio pupilar primário. A câmara irá apresentar-se axial e perifericamente rasa com convexidade da íris. O ângulo aparecerá fechado na gonioscopia. Um histórico anterior de trauma e uma câmara axialmente profunda no olho contralateral com um ângulo aberto amplo na gonioscopia indicam subluxação traumática do cristalino. Um estudo chinês de 526 casos de pacientes com fechamento angular primário agudo constatou que 5,89% dos casos eram secundários a subluxação do cristalino. O histórico anterior ou os sinais de trauma, de um modo geral, foram desprezados.[63] A facodonese pode ser observada com o auxílio da lâmpada de fenda. Com o bloqueio do vítreo pelo deslocamento do cristalino, é possível apreciar a pupila na lâmpada de fenda. A evidência de luxação do cristalino também pode ser observada na oftalmoscopia. Constatou-se a ocorrência de glaucoma secundário decorrente de luxação traumática do cristalino em 88% dos 106 pacientes em uma revisão do estudo conduzido na China.[64]

O tratamento desse tipo de glaucoma visa ao alívio do bloqueio pupilar com a iridectomia a *laser* ou a iridectomia cirúrgica. A lensectomia pode ser necessária por questões de reabilitação visual ou se o cristalino continuar a comprometer o ângulo ou a córnea após a iridectomia/iridectomia em razão do deslocamento anterior extremo e persistente.

Glaucoma facomórfico

O glaucoma facomórfico pode ser causado por uma catarata madura resultante de bloqueio primário ou comprometimento angular direto decorrente do efeito de massa. Da mesma maneira, é possível a catarata intumescente decorrente do inchaço do cristalino precipitar o glaucoma secundário de ângulo fechado agudo por meio dos mesmos mecanismos. A catarata intumescente unilateral com profundidade assimétrica da câmara pode ser resultante de trauma ocular anterior.

É possível aliviar o bloqueio pupilar pela iridectomia a *laser* ou pela iridectomia cirúrgica. A cirurgia de catarata é indicada para remover a causa subjacente desse problema e restaurar a visão. Se houver fechamento angular crônico, a iridoplastia a *laser* ou a goniossinequiálise cirúrgica na ocasião da cirurgia de catarata pode ser benéfica.

Glaucoma facolítico

Observa-se o glaucoma facolítico no contexto de uma catarata hipermadura. O vazamento de proteínas de alto peso molecular através de uma cápsula cristaliniana intacta provoca uma resposta imune dos macrófagos e de outros detritos inflamatórios, comprometendo a via de drenagem.[65] O tratamento é a remoção cirúrgica da catarata hipermadura.

Glaucoma facoantigênico

Trata-se de um glaucoma secundário raro induzido pelo cristalino, antes conhecido como *facoanafilaxia*, a qual não é mais utilizada porque implica incorretamente uma reação alérgica. O glaucoma facoantigênico é uma inflamação glaucomatosa resultante das proteínas cristalinianas retidas no olho em decorrência da sensibilização do sistema imunológico após a cirurgia de catarata ou uma lesão penetrante. A consequente inflamação obstrui a via de drenagem. A terapia inicial consiste no uso de corticosteroides tópicos e no controle da PIO. A inflamação persistente requer remoção cirúrgica de toda a proteína cristaliniana residual.[65,66]

Glaucoma por partículas de cristalino

O glaucoma causado por partículas de cristalino é resultante da obstrução da malha trabecular por fragmentos liberados do cristalino em decorrência de alteração cirúrgica ou traumática da cápsula cristaliniana. Essas pequenas porções são evidentes no exame com lâmpada de fenda. O tratamento visa à remoção do cristalino e de quaisquer fragmentos soltos relacionados.[65,66]

Fechamento tardio de uma fenda de ciclodiálise

As fendas de ciclodiálise representam a separação entre o esporão escleral e o músculo ciliar. Essas fissuras podem ser decorrentes de trauma ou intervenção cirúrgica. Uma fenda de ciclodiálise está associada a hipotonia resultante do aumento da drenagem de humor aquoso por essa via alternativa, bem como da produção reduzida de humor aquoso. Uma fenda de ciclodiálise pode fechar-se espontaneamente ou em consequência de intervenção intencional. Quando ocorre o fechamento da fenda, a PIO pode elevar-se de maneira drástica. Goldmann[67] postulou que a redução do fluxo aquoso na via trabecular convencional durante uma fenda de ciclodiálise resulta na permeabilidade reduzida da malha trabecular, que se manifesta como uma PIO extremamente elevada após o fechamento da fenda.

O fechamento de uma fenda de ciclodiálise tende a elevar agudamente a PIO associada a sintomas subjetivos, como visão reduzida, desconforto ocular e, até mesmo, efeitos sistêmicos, como náuseas e vômitos. Há ocorrência de edema corneano, câmara anterior formada e ângulo aberto. Um histórico anterior de trauma ou de fenda anteriormente documentada com sinais e sintomas correlatos de hipotonia pode desencadear-se. Quando o fechamento da fenda é motivo de preocupação, a reabertura dela com agentes mióticos e fenilefrina pode ser eficaz e ajudar a reduzir a PIO. A repetição da gonioscopia após essa manobra auxiliará na confirmação do diagnóstico.

Crescimento epitelial

As células epiteliais podem proliferar-se de maneira anormal na câmara anterior do olho em decorrência de sua introdução no olho após um trauma penetrante ou desenvolver-se no interior da câmara anterior em razão de uma fístula patente que possibilite a comunicação entre a superfície externa do olho e a câmara anterior. A subsequente proliferação dessas células anormalmente localizadas é capaz de produzir glaucoma resultante da proliferação epitelial em camadas sobre a malha ou de subsequente fechamento angular decorrente de SAP à medida que as camadas epiteliais se contraem e puxam a região periférica da íris para dentro do ângulo. Essa rara ocorrência tem um prognóstico desfavorável e é de difícil tratamento.

Corpo estranho intraocular retido

Um corpo estranho retido pode estar associado a vários tipos de glaucoma. A perda da integridade do globo ocular em decorrência da penetração pode produzir uma câmara anterior rasa ou atalâmica. Associado a uma inflamação correlacionada, isso pode resultar em glaucoma secundário de ângulo fechado com extensas SAPs. Como vimos na seção anterior, a penetração pode introduzir células epiteliais ou criar uma fístula que resulta em crescimento epitelial e glaucoma associado. A clara alteração da cápsula cristaliniana pode produzir um glaucoma causado por partículas do cristalino. É possível que a formação de catarata produza glaucoma facomórfico ou glaucoma facolítico se a catarata se tornar hipermadura. O glaucoma siderótico pode ocorrer como uma manifestação tardia da retenção de um corpo estranho ferroso. Essa condição é capaz de manifestar-se muito depois do trauma inicial associado a heterocromia, midríase e descoloração com aspecto de ferrugem da superfície subcapsular anterior do cristalino e da superfície posterior da córnea. Nessa situação, deve-se suspeitar da existência de um corpo estranho oculto. Pode desencadear-se um histórico distante de olho atingido por corpo estranho. O exame é capaz de produzir pistas indicativas da presença de corpo estranho oculto, como uma catarata unilateral ou uma pequena ruptura da cápsula cristaliniana, inflamação crônica, glaucoma unilateral, áreas discretas de transiluminação da íris ou ferimento na córnea ou na esclera.

O exame de fundo de olho com dilatação pupilar pode facilitar a visualização do corpo estranho retido. Em certas ocasiões, é possível que o corpo estranho esteja localizado na câmara anterior e seja encontrado na gonioscopia. Alguns pacientes podem apresentar sinais de calcose ou siderose, como descrito.

Se os meios não forem suficientemente claros para possibilitar o exame fundoscópico, alguns exames adicionais, como radiografia simples, tomografia computadorizada e ultrassonografia, são úteis para a confirmação do diagnóstico. A redução da função retiniana pode ser evidenciada também pela atividade eletrorretinográfica reduzida.

Descolamento regmatogênico de retina

A ocorrência de descolamento regmatogênico de retina tende a aumentar a drenagem uveoescleral através de uma ruptura retiniana que resulta na redução da PIO em relação ao olho contralateral.[68] A hipertensão ocular pode acometer de 5 a 10% dos pacientes com descolamento regmatogênico de retina.[69] A presença de GPAA, inflamação associada ou síndrome de Schwartz são possíveis razões para essa condição.[70] A síndrome de Schwartz foi descrita inicialmente em 11 casos de descolamento regmatogênico de retina associado a glaucoma. Desses, cinco estavam associados à ocorrência de trauma ocular anterior.[71]

Matsuo et al.[72] elucidaram a patogênese desse glaucoma após demonstrar a existência de fotorreceptores no humor aquoso por meio de uma microscopia eletrônica de transmissão realizada no humor aquoso de sete pacientes com essa síndrome.

O glaucoma unilateral na presença de descolamento regmatogênico de retina é uma manifestação incomum e enfatiza a importância de um exame fundoscópico criterioso em todos os casos de glaucoma unilateral.

O reparo do descolamento regmatogênico de retina retorna a PIO ao normal, desde que não haja anomalias oculares associadas, como recessão angular, que provavelmente estejam contribuindo para a elevação crônica da PIO.

BIBLIOGRAFIA

Belcher CD, Brown SVL, Simmons RJ. Anterior chamber washout for traumatic hyphema. Ophthalmic Surg 1985;16:475.

Campbell DG. Ghost cell glaucoma following trauma. Ophthalmology 1981; 88:1151.

Canavan YM, Archer DB. Anterior segment consequences of blunt ocular injury. Br J Ophthalmol 1982;66:549.

Edwards WC, Layden WE. Traumatic hyphema. A report of 184 consecutive cases. Am J Ophthalmol 1973;75:110.

Epstein DL. Diagnosis and management of lens-induced glaucoma. Ophthalmology 1982;89:227.

Girkin CA, McGwin G Jr, Long C, et al. Glaucoma after ocular contusion: a cohort study of the United States Eye Injury Registry. J Glaucoma 2005;14:470–3.

Girkin CA, McGwin G Jr, Morris R, et al. Glaucoma following penetrating ocular trauma: a cohort study of the United States Eye Injury Registry. Am J Ophthalmol 2005;139:100–5.

Kaufman JH, Tolpin DW. Glaucoma after traumatic angle recession. A ten year prospective study. Am J Ophthalmol 1974;78:648.

Matsuo N, Takabatake M, Ueno H, et al. Photoreceptor outer segments in the aqueous humor in rhegmatogenous retinal detachment. Am J Ophthalmol 1986;101:673.

Paterson CA, Pfister RR. Intraocular pressure changes after alkali burns. Arch Ophthalmol 1974;91:211.

Schwartz A. Chronic open angle glaucoma secondary to rhegmatogenous retinal detachment. Am J Ophthalmol 1973;75:205.

Sihota R, Kumar S, Gupta V, et al. Early predictors of traumatic glaucoma after closed globe injury: trabecular pigmentation, widened angle recess and higher baseline intraocular pressure. Arch Ophthalmol 2008;126:921.

Tesluk GC, Spaeth GL. The occurrence of primary open angle glaucoma in the fellow eye of patients with unilateral angle cleavage glaucoma. Ophthalmology 1985;92:904.

Weiss JS, Parrish RK, Anderson DR. Surgical therapy of traumatic hyphema. Ophthalmic Surg 1983;14:343.

Wolff SM, Zimmerman LE. Chronic secondary glaucoma. Associated with retrodisplacement of iris root and deepening of the anterior chamber angle secondary to contusion. Am J Ophthalmol 1962;54:547.

As referências completas estão disponíveis no **GEN-io**.

PARTE 10 GLAUCOMA
SEÇÃO 3 Tipos Específicos de Glaucoma

Glaucoma com Pressão Venosa Episcleral Elevada 10.18

E. Randy Craven

Definição: Glaucoma com pressão intraocular elevada causada por redução da drenagem de humor aquoso secundária ao aumento da pressão venosa episcleral.

Característica principal
- Elevação unilateral da pressão intraocular em um olho com veias episclerais proeminentes.

Características associadas
- Sangue no canal de Schlemm
- Obstrução venosa ou anomalias arteriovenosas.

INTRODUÇÃO

A pressão venosa episcleral elevada pode causar glaucoma de ângulo aberto mediante a obstrução do fluxo do humor aquoso para o sistema de drenagem venosa. Essa pressão pode ser decorrente de anomalias sistêmicas possivelmente fatais. Devido à morbidade associada a essas causas, é preciso, portanto, ir além de considerar a condição ocular quando um paciente apresenta olho unilateralmente vermelho e glaucoma.

EPIDEMIOLOGIA E PATOGÊNESE

A elevação da pressão venosa episcleral (ESVP, do inglês *episcleral venous pressure*) causa uma elevação direta semelhante na pressão intraocular (PIO).[1] A PIO resultante é determinada pela produção (F) e facilidade de drenagem (C) do humor aquoso, mas é alterada na proporção de um para um mmHg pela ESVP (equação de Goldmann):

$$PIO = F/C + ESVP$$

A ESVP pode aumentar em função da posição do corpo[2] e da pressão de drenagem venosa nas veias oftálmicas superiores e inferiores, no seio cavernoso, nos seios petrosos e nas veias jugulares interna e externa. Portanto, qualquer anomalia – inclusive hereditária – que aumente a pressão venosa no sistema de drenagem venosa a jusante do olho pode resultar em PIO elevada.[3]

Uma causa idiopática para a elevação da ESVP pode levar à PIO elevada e ao glaucoma.[4] A elevação idiopática da ESVP não parece apresentar quaisquer anomalias venosas extraoculares; imagens por Doppler colorido não auxiliaram a revelar qualquer etiologia retro orbital específica para a causa dessa síndrome. Esses pacientes tendem a ser pessoas mais velhas sem história familiar de glaucoma. A manifestação unilateral é comum, e o olho direito tende a ser mais afetado por essa síndrome. As anomalias venosas e arteriais que resultam em ESVP elevada estão resumidas na Tabela 10.18.1.

TABELA 10.18.1 Anomalias arteriovenosas causadoras de pressão venosa episcleral elevada.

Obstrução venosa	Anomalia arteriovenosa	Exames a serem considerados	Outros achados
Síndrome da veia cava superior		Radiografia de tórax	Cianose
	Fístula dural-cavernosa	RM	
Oftalmopatia tireoidiana	Variz orbital	RM	Proptose
Síndrome de Sturge-Weber			Pele/retina
Obstrução da veia jugular			Cianose
Trombose do seio cavernoso	Fístula carótido-cavernosa	RM	Dor

RM, ressonância magnética.

MANIFESTAÇÕES OCULARES

Veias episclerais ingurgitadas (Figura 10.18.1) e sangue no canal de Schlemm – mais bem-observados por gonioscopia (Figura 10.18.2) – aparecem com a pressão venosa episcleral elevada. Pode ocorrer neovascularização da íris se houver isquemia associada do segmento anterior ou da retina.[5] É possível que haja descolamentos hemorrágicos da coroide com fechamento angular secundário.[6] Quando a pressão venosa se aproxima da pressão arterial em pacientes com anomalias arteriovenosas, a PIO pode subsequentemente se elevar de maneira bastante significativa.

A ESVP elevada é causada por obstrução venosa ou arterialização das veias (anomalias arteriovenosas; ver Tabela 10.18.1). Ao exame, é possível encontrar proptose, que pode estar relacionada

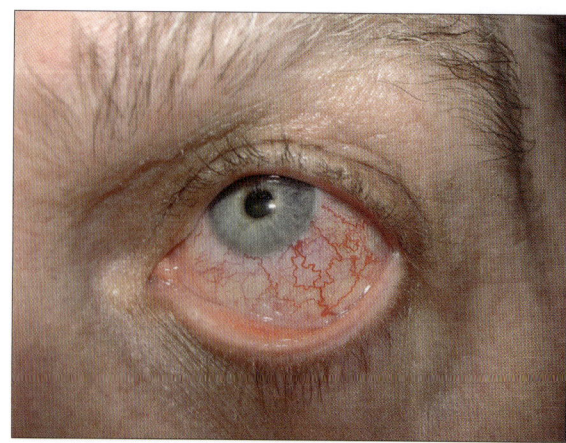

Figura 10.18.1 Veias episclerais proeminentes. Os vasos episclerais são tortuosos e parecem suculentos. O olho não apresenta o clássico rubor ciliar observado quando há irite ou infecções.

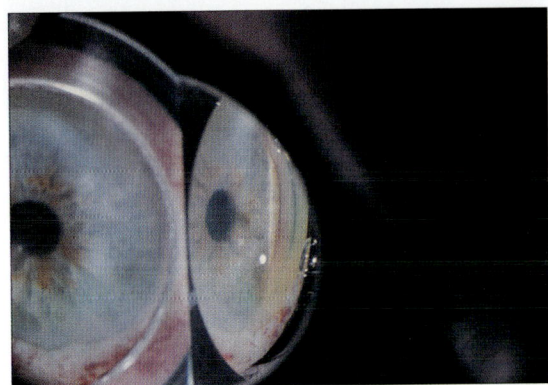

Figura 10.18.2 Sangue no canal de Schlemm. A gonioscopia revela uma tonalidade avermelhada proeminente sobre a malha trabecular do ângulo.

a oftalmopatia tireoidiana, fístulas carótido-cavernosas ou varizes orbitais. Varizes orbitárias podem cursar com proptose posicional. As fístulas carótido-cavernosas podem causar proptose pulsátil. Os hemangiomas associados à síndrome de Sturge-Weber podem recobrir a pele e a retina (fundo de olho "*tomato catsup*"). A quemose é comum na ocorrência de fístulas carótido-cavernosas, mas pode ser observada com síndrome de Sturge-Weber ou oftalmopatia tireoidiana.

A atrofia óptica glaucomatosa e a perda de campo visual decorrentes de ESVP elevada podem demorar mais do que outros tipos de glaucoma agudo, ou não correr, apesar da PIO muito alta. Isso é principalmente observado naquelas condições que se manifestam de maneira aguda com ESVP elevada, como as fístulas carótido-cavernosas.

DIAGNÓSTICO

A aparência das veias esclerais quando há pressão venosa episcleral elevada é bastante característica. O aspecto dos vasos esclerais (ver Figura 10.18.1) é altamente sugestivo do diagnóstico. Em caso de dúvida, é possível medir a pressão venosa para confirmar ou determinar o nível da pressão venosa elevada. Cinco métodos foram utilizados para determinar a pressão venosa episcleral. O método direto para medir a pressão venosa episcleral pode ser feito por canulação; é o mais acurado e revela pressão venosa episcleral na faixa de 5 a 12 mmHg. Os métodos não invasivos buscam colapsar a veia (parcial ou totalmente), enquanto uma força é aplicada à veia. Os quatro restantes utilizam um método indireto no qual a pressão necessária para o colapso pode ser determinada por uma câmara pressórica (de Seidel), um jato de ar, pelo método de balanço torsional ou pelo venômetro.[7-8] Com exceção da canulação direta, os métodos da câmara pressórica ou os indiretos que utilizam o venômetro provavelmente oferecem as leituras mais acuradas.

DIAGNÓSTICO DIFERENCIAL

Vasos oculares proeminentes podem ser encontrados sem PIO elevada e glaucoma. Os vasos envolvidos e o padrão deles diferem daqueles observados com infecções, inflamação ou alergias; em geral, os vasos são mais finos, com uma tonalidade mais difusa em relação ao padrão. A ataxia-telangiectasia pode causar vasos anormais na superfície ocular, mas costuma localizar-se a um quadrante e apresentar vasos menores.

Na esclerite e na episclerite tendem a ser observados vasos com calibre menor do que aqueles vistos quando há ESVP elevada. Além disso, os vasos seguem mais um padrão cruzado com uma rede de vasos profundos juntamente com os vasos radiais e, de um modo geral, um envolvimento vascular mais difuso. Os tumores intraoculares podem tornar os vasos esclerais mais proeminentes (sinal de Reese). Condições associadas a afinamento escleral, como é visto após repetidos procedimentos de destruição do corpo ciliar, podem levar as veias normais a assumir um aspecto mais proeminente.

ASSOCIAÇÕES SISTÊMICAS

As fístulas carótido-cavernosas ocorrem mais frequentemente após trauma significativo e podem cursar com exoftalmia pulsátil, visão turva, dor, quemose e *shunts* audíveis ao estetoscópio. Essas condições tendem a desenvolver-se de maneira bastante repentina. As fístulas durais cavernosas costumam acometer mulheres de meia-idade com uma manifestação mais gradual. A síndrome da veia cava superior ocorre quando há carcinomas broncogênicos. A trombose do seio cavernoso se origina de infecções da orelha média, dos seios paranasais ou da face. Significativa insuficiência cardíaca congestiva pode resultar em pressão venosa elevada, levando a edema periférico e congestão pulmonar.

TRATAMENTO

A PIO, quando ocorre por causa da ESVP elevada, pode ser reduzida ao nível da ESVP, mas não ficar muito mais baixa. A realização de uma cirurgia filtrante com uma vesícula avascular pode funcionar, mas talvez seja muito difícil reduzir de maneira satisfatória a PIO sem tratar a causa primária da ESVP elevada. O tratamento das fístulas pode requerer intervenção neurorradiológica ou neurocirúrgica. As fístulas durais cavernosas são de baixo fluxo e podem fechar-se espontaneamente, enquanto as carótido-cavernosas tendem a necessitar de intervenção. Em geral, as fístulas durais cavernosas são observadas e podem resolver-se caso o paciente durma com a cabeça elevada ou permaneça sentado por um tempo.

Se possível, deve-se tratar outras condições clínicas que levam à ESVP elevada. Os medicamentos supressores da produção de humor aquoso são boas opções de medicamento de primeira linha. Os betabloqueadores e os inibidores da anidrase carbônica são agentes tipicamente utilizados. Devido aos seus efeitos vasoconstritivos sobre as artérias que adentram o olho, os alfa-agonistas também são uma boa primeira opção de medicação.

A trabeculoplastia a *laser* pouco ajuda na maioria dos casos. Certos cirurgiões consideram os procedimentos não penetrantes um meio mais seguro de cirurgia filtrante; alguns preferem as válvulas.[9] O manitol e outros medicamentos redutores da pressão devem ser administrados antes da cirurgia. Em razão dos vasos proeminentes, durante a trabeculectomia se deve considerar a realização de sutura ajustável e removível.

EVOLUÇÃO E DESFECHO

Depois que o problema causador da pressão venosa episcleral elevada é tratado, fica mais fácil controlar a PIO. Se não for possível reduzir a pressão venosa episcleral, como na síndrome de Sturge-Weber, o glaucoma segue curso crônico e progressivo até que a PIO seja controlada.

BIBLIOGRAFIA

Brubaker RF. Determination of episcleral venous pressure in the eye. Arch Ophthalmol 1967;77:110.

Budenz DL. Nonpenetrating deep sclerectomy for Sturge–Weber syndrome: author reply. Ophthalmology 2001;108:2153.

Buus DR, Tse DT, Parrish RK. Spontaneous carotid cavernous fistula presenting with acute angle closure glaucoma. Arch Ophthalmol 1989;107:596–7.

Friberg TR, Sandborn G, Weinreb RN. Intraocular and episcleral venous pressure increases during inverted posture. Am J Ophthalmol 1987;103:523–6.

Harris MJ, Fine SL, Miller NR. Photocoagulation treatment of proliferative retinopathy secondary to carotid-cavernous fistula. Am J Ophthalmol 1980;90:515.

Lanzl IM, Welge-Luessen U, Spaeth GL. Unilateral open-angle glaucoma secondary to idiopathic dilated episcleral veins. Am J Ophthalmol 1996;121:587–9.

Minas TF, Podos SM. Familial glaucoma associated with elevated episcleral venous pressure. Arch Ophthalmol 1968;80:202–8.

Moses RA, Grodzki WJ. Mechanism of glaucoma secondary to increased venous pressure. Arch Ophthalmol 1985;103:1653–8.

Zeimer RC, Gieser DK, Wilensky JT. A practical venomanometer. Arch Ophthalmol 1983;101:1447.

As referências completas estão disponíveis no **GEN-io**.

PARTE 10 GLAUCOMA

SEÇÃO 3 Tipos Específicos de Glaucoma

Glaucoma Maligno
10.19
Nishat P. Alvi, Louis B. Cantor e Joshua W. Evans

Definição: O glaucoma maligno é um tipo raro de glaucoma, também conhecido como *aqueous misdirection*, que se desenvolve mais frequentemente em pacientes com fechamento angular primário e se caracteriza pela pressão intraocular elevada com uma câmara anterior rasa ou plana, apesar da iridectomia patente.

Características principais
- Diminuição da profundidade e/ou aplanamento da câmara anterocentral e periférica, apesar da iridectomia patente
- Quase sempre associado a uma pressão intraocular acentuadamente elevada
- Glaucoma crônico de ângulo fechado
- Agravado pela ação de agentes mióticos
- Aliviado com agentes cicloplégicos e midriáticos
- Ocorrência normalmente após cirurgia intraocular
- Relacionado a algum grau de direcionamento anormal do fluxo aquoso para a cavidade vítrea
- Derrame supraciliar ou supracoroidal muito pequeno (se houver).

Características associadas
- Pode ocorrer após a terapia de glaucoma – clínica ou com laser
- A pressão intraocular pode estar normal.

INTRODUÇÃO

O *aqueous misdirection* glaucoma, também conhecido como glaucoma maligno, é um tipo raro de glaucoma que, em geral, segue-se à cirurgia intraocular em paciente com fechamento angular primário e glaucoma primário de ângulo fechado (GPAF). Ele ocorre depois da cirurgia rotineira de catarata, após a administração de agentes mióticos em olhos com ou sem histórico de cirurgia, após inchaço do corpo ciliar ou, com menos frequência, de maneira espontânea.[1] Pode ser difícil fazer um diagnóstico acurado, especialmente nos estágios iniciais.

EPIDEMIOLOGIA E PATOGÊNESE

Aqueous misdirection ocorre em 2 a 4% dos pacientes submetidos a cirurgia de glaucoma de ângulo fechado, sobretudo se parte do ângulo se apresentar fechada antes da cirurgia. Caso o ângulo esteja aberto ou tenha sido aberto profilaticamente por iridectomia a *laser* antes de uma crise de fechamento angular, parece haver menor probabilidade de ocorrer *aqueous misdirection* depois de uma cirurgia subsequente.[1] É possível essa condição acontecer também após o término da terapia com cicloplégicos tópicos, o início da terapia com mióticos tópicos, procedimentos como iridectomia a *laser*, capsulectomia a *laser*, ciclofotocoagulação a *laser*, extração de catarata, vitrectomia *pars plana*, implante de seton, oclusão da veia central da retina, lise de sutura com *laser* de argônio ou em olhos com hipermetropia, eixo axial curto ou nanoftalmia.[2,3]

A patogênese do *aqueous misdirection* é considerada multifatorial. Shaffer e Hoskins sugeriram que há um mau direcionamento posterior do fluxo aquoso para dentro ou por trás do corpo vítreo em decorrência de uma membrana hialoide relativamente impermeável; o subsequente aumento do volume vítreo resulta em câmara anterior mais rasa e na elevação da pressão intraocular (PIO).[4] Epstein *et al.* demonstraram a hidratação vítrea como uma etiologia básica do glaucoma maligno.[5] Quigley *et al.* sugeriram que o espessamento da coroide pode predispor ao glaucoma de ângulo fechado. É possível que essas alterações na coroide resultem na rotação do corpo ciliar e da coroide para a frente, o que predispõe ao glaucoma maligno.[6] São consideradas condições eventos que incitam *aqueous misdirection*: olho pequeno, segmento anterior pequeno e congestionado, fechamento angular, inchaço e inflamação dos processos ciliares, rotação anterior do corpo ciliar e movimento do diafragma iridocristaliniano para a frente em decorrência do uso de agentes mióticos. É notável que a maioria dos casos relatados de *aqueous misdirection* ocorre em populações brancas, e não nas asiáticas, embora o GPAF seja mais prevalente no Sudeste Asiático e na China. Isso pode indicar a existência de uma diferente etiologia de fechamento angular entre populações brancas e asiáticas.[7-9]

MANIFESTAÇÕES OCULARES

Olho vermelho e dolorido pode ocorrer imediatamente (em dias ou, até mesmo, meses) após uma cirurgia intraocular, em geral, para tratamento de glaucoma agudo de ângulo fechado. O seu aparecimento costuma corresponder ao término da terapia com cicloplégicos ou à instituição de colírios mióticos. O exame com lâmpada de fenda (Figura 10.19.1) revela caracteristicamente uma câmara anterior rasa ou plana, tanto na região central quanto na periférica (com assimetria em relação ao olho contralateral) e ausência de íris bombé. É necessário um alto índice de suspeita para se fazer um diagnóstico adequado, visto que, a princípio, a PIO pode não estar muito elevada. É fundamental que esta esteja

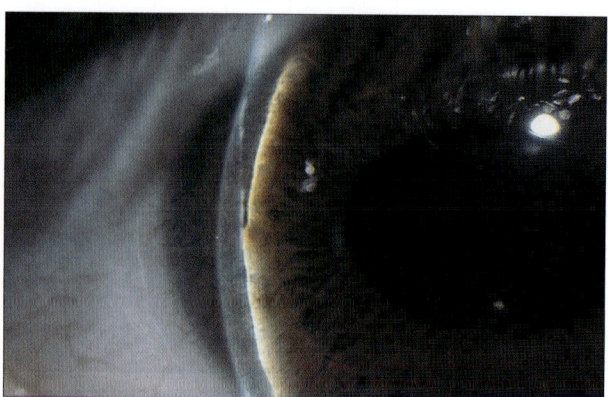

Figura 10.19.1 *Aqueous misdirection.* Observe a câmara anterior plana, apesar da iridectomia patente.

elevada, e a câmara anterior *axialmente* rasa. Além disso, se, no pós-operatório, houver tentativa de reformar a câmara anterior por meio de paracentese com substância viscoelástica, é possível que se observe uma grande resistência posterior, que a câmara anterior não se aprofunde tanto quanto em um olho hipotônico sem glaucoma maligno e que a PIO se eleve substancialmente.

DIAGNÓSTICO

O diagnóstico de glaucoma maligno baseia-se clinicamente nas manifestações oculares antes mencionadas e é feito apenas depois de se descartar bloqueio pupilar, hemorragia supracoroidal, efusão coroidal serosa ou outras causas de uma câmara anterior rasa. A biomicroscopia ultrassônica de alta resolução pode ser útil para confirmar o diagnóstico.[10] Esse exame revela a rotação anterior do corpo ciliar contra a zona periférica da íris e o deslocamento anterior da lente intraocular (LIO) de câmara posterior, além da câmara anterior com uma região central rasa – todas essas condições são reversíveis.

DIAGNÓSTICO DIFERENCIAL

A entidade mais difícil de distinguir do glaucoma maligno é o bloqueio pupilar. Deve-se suspeitar dele quando houver íris bombé e a câmara anterior se apresentar relativamente mais profunda em sua região central e rasa ou plana perifericamente. Por outro lado, com o glaucoma maligno, a câmara anterior apresenta-se uniformemente rasa ou plana, tanto na região central quanto na periferia. Também é preciso determinar se há ou não iridectomia patente. Caso não haja iridectomia ou ela não seja patente, esta deve ser feita perifericamente. O bloqueio pupilar é confirmado se a câmara anterior se aprofundar com a iridectomia. Se não houver alívio com a iridectomia e a oftalmoscopia ou a ultrassonografia em modo B descartarem hemorragia supracoroidal ou efusão coroidal serosa, faz-se o diagnóstico de glaucoma maligno. As características distintivas dessas entidades encontram-se resumidas na Tabela 10.19.1.

TRATAMENTO

Clínico

A primeira linha de terapia é medicamentosa e requer o uso de agentes cicloplégicos e midriáticos, particularmente atropina, como sugerido por Chandler e Grant há mais de 50 anos.[11,12] A atropina a 1% é administrada de duas a três vezes por dia para movimentar o diafragma iridocristaliniano posteriormente e relaxar o músculo ciliar, alterando a relação entre os processos ciliares e a face vítrea. Fenilefrina a 2,5%, ciclopentolato a 1% e tropicamida a 1% podem ser administrados no consultório três vezes a cada 5 minutos como dose de ataque. Para reduzir a produção de humor aquoso, são utilizados betabloqueadores tópicos, inibidores orais ou tópicos da anidrase carbônica e alfa-agonistas. Agentes osmóticos, como a isossorbida 1,5 mg/kg por via oral ou o manitol 2 g/kg por via intravenosa, podem ser utilizados por um período de 45 minutos para reduzir o volume vítreo. Alimentos ou líquidos por via oral não devem ser administrados 2 horas antes ou depois da administração de um agente hiperosmótico para evitar a redução do efeito osmótico. O paciente é mantido sob atropina por um período prolongado, reduzindo-se a administração do medicamento muito lentamente devido ao risco de recorrência. Os agentes mióticos são contraindicados porque podem causar glaucoma maligno ou contribuir para a ocorrência dele. A terapia medicamentosa é bem-sucedida em cerca de 50% dos casos em 4 a 5 dias.[7,11,12]

A *laser*

A segunda linha de tratamento é a terapia com *laser*. O *laser* de neodímio:ítrio–alumínio–garnet (Nd:YAG) pode ser utilizado em pacientes afácicos e pseudofácicos para criar uma grande iridectomia periférica e uma capsulectomia com ruptura da hialoide, a fim de liberar o humor aquoso retido no vítreo e restabelecer o fluxo aquoso normal.[3,13,14] Quando há LIO, fazem-se várias aberturas periféricas – ou seja, não diretamente atrás da óptica dela.[5,13,15] O posicionamento das iridectomias deve ser periférico, visto que a etiologia subjacente é uma relação anormal entre a hialoide e os processos ciliares.[3,13,14] O posicionamento periférico possibilita a migração anterior do humor aquoso e maximiza a probabilidade de resolução do glaucoma maligno. Além disso, pode-se recorrer à ciclofotocoagulação transescleral a *laser* para reduzir os processos ciliares e induzir sua rotação posterior.[16] Alternativamente, é possível fazer aplicação direta de *laser* de argônio nos processos ciliares por meio de iridectomia periférica.[15]

Se houver contato entre a córnea e o cristalino, há o risco de descompensação corneana; por isso, a câmara deve ser reformada

TABELA 10.19.1 Diagnóstico diferencial do *aqueous misdirection*.

Critério	Glaucoma maligno	Bloqueio pupilar	Hemorragia supracoroidal	Derrames coroidais serosos
Pressão intraocular	Normal ou elevada	Elevada	Normal ou elevada	Baixa
Profundidade da câmara anterior	Rasa; plana nas regiões central e periférica	Rasa; plana na região periférica, mas mais profunda na região central	Rasa; plana nas regiões central e periférica	Rasa; plana nas regiões central e periférica
Alívio pela iridectomia	Não	Sim	Não	Não
Oftalmoscopia	Coroide e retina planas	Coroide e retina planas	Elevações coroidais bolhosas marrom-escuras ou vermelho-escuras	Elevações coroidais bolhosas marrom-claras
Biomicroscopia ultrassônica	Rotação anterior do corpo ciliar e do cristalino com processos ciliares rentes à íris, apontados anteriormente	Íris bombé com o cristalino na posição normal	–	–
Ultrassonografia em modo B	–	–	Movimento cupuliforme suave e profuso com pouco movimento residual	Movimento cupuliforme suave e profuso com pouco movimento residual
–	–	–	Ecos heterogêneos de baixa-média refletividade	Espaço supracoroidal ecolucente, espessamento coroidal altamente refletivo
Manifestação	Período intraoperatório ou início do período pós-operatório Ocasionalmente, meses a anos mais tarde	Início do período pós-operatório	Período intraoperatório ou início do período pós-operatório, associado a dor, náuseas/vômitos	Período intraoperatório ou início do período pós-operatório

com a injeção de substância viscoelástica com cânula de calibre 30 inserida por meio da paracentese original na lâmpada de fenda após a hialoidectomia com *laser* de Nd:YAG.[1]

Cirúrgico

Quando a terapia clínica ou com *laser* falha, deve-se realizar a cirurgia. Em olhos pseudofácicos, a vitrectomia é bem-sucedida na resolução do glaucoma maligno em 65 a 90% dos pacientes, em comparação com apenas 25 a 50% dos pacientes fácicos.[17,18] Em olhos fácicos, o tratamento definitivo tende a requerer facoemulsificação com LIO combinada com vitrectomia *pars plana*. A combinação de vitrectomia–iridectomia–zonulectomia com facoemulsificação em olhos fácicos ou sem facoemulsificação em olhos pseudofácicos demonstrou taxas de recorrência mais baixas em comparação com a vitrectomia isolada (*Clinical Management of Malignant Glaucoma*). Em olhos pseudofácicos, a vitrectomia–zonulectomia–iridectomia anterior limitada por uma abordagem anterior ou *pars plana* pode ter caráter curativo. A questão é possibilitar a comunicação direta de humor aquoso entre a câmara anterior e a cavidade vítrea (*Zarnowski*) para desfazer o ciclo vicioso do glaucoma maligno.[17,19-21]

Olho contralateral

Existe alto risco de glaucoma maligno no olho contralateral. Havendo ângulo estreito no olho contralateral, a iridectomia periférica é realizada antes de quaisquer outros procedimentos cirúrgicos. O risco pode ser reduzido no olho contralateral se o ângulo permanecer aberto e a PIO estiver normal. Há relatos de que a falta de terapia imediata no olho contralateral possa resultar em cegueira bilateral. É possível considerar a extração do cristalino como um procedimento primário antes da cirurgia de glaucoma.[3] Na realidade, defende-se a vitrectomia combinada à facoemulsificação com lente intraocular em casos de alto risco.[22]

BIBLIOGRAFIA

Brown RH, Lynch MG, Tearse JE, et al. Neodymium-YAG vitreous surgery for phakic and pseudophakic malignant glaucoma. Arch Ophthalmol 1986;104:1464–6.

Byrnes GA, Leen MM, Wong TP, et al. Vitrectomy for ciliary block (malignant) glaucoma. Ophthalmology 1995;102:1308–11.

Chandler PA, Grant WM. Mydriatic-cycloplegic treatment in malignant glaucoma. Arch Ophthalmol 1962;68:353.

Chandler PA, Simmons RJ, Grant WM. Malignant glaucoma: medical and surgical treatment. Am J Ophthalmol 1968;66:495.

Epstein DL. The malignant glaucoma syndromes. In: Epstein DL, editor, with Allingham RR, Schuman JS. Chandler and Grant's glaucoma. 4th ed. Baltimore: Williams & Wilkins; 1997. p. 285–303.

Epstein DL, Hashimoto JM, Anderson PJ, et al. Experimental perfusions through the anterior and vitreous chambers with possible relationships to malignant glaucoma. Am J Ophthalmol 1979;88:1078.

Epstein DL, Steneirt RF, Puliafito CA. Neodymium:YAG laser therapy to the anterior hyaloid in aphakic malignant (ciliovitreal block) glaucoma. Am J Ophthalmol 1984;98:137–43.

Shahid H, Salmon JF. Malignant glaucoma: a review of the modern literature. J Ophthalmol 2012;2012:852659.

As referências completas estão disponíveis no **GEN-io**.

PARTE 10 GLAUCOMA

SEÇÃO 3 Tipos Específicos de Glaucoma

Glaucomas Secundários a Anomalias da Córnea, Íris e Retina e a Tumores Intraoculares

10.20

Elliott M. Kanner e James C. Tsai

Definição: Grupo diversificado de glaucomas secundários, de ângulo aberto ou fechado, causados por anomalias específicas do segmento anterior e/ou posterior. Os glaucomas de ângulo aberto incluem o glaucoma hemolítico de células-fantasma e a síndrome de Schwartz. Entre os de ângulo fechado estão compreendidas as síndromes endoteliais iridocorneanas, a síndrome de Axenfeld-Rieger, a invasão epitelial e a invasão fibrosa (proliferação), aniridia e tumores intraoculares. Outras condições apresentam mecanismos mistos ou inespecíficos de pressão intraocular elevada, como os glaucomas pós-transplante de córnea e pós-lesão alcalina.

Características principais
- Anomalias da íris
- Cirurgia intraocular anterior
- Descolamento regmatogênico de retina
- Pressão intraocular elevada
- Tumores oculares.

GLAUCOMA HEMOLÍTICO DE CÉLULAS-FANTASMA

INTRODUÇÃO

As hemácias degradadas resultantes de hemorragia vítrea podem acumular-se no olho se não forem removidas de maneira adequada. Os resíduos dessas células parcialmente degradadas contêm pouquíssima hemoglobina e são conhecidos como células-fantasma, as quais podem bloquear a malha trabecular. Esses eritrócitos desnaturados se desenvolvem em 2 a 4 semanas após a hemorragia vítrea. Qualquer evento traumático que leve a uma hemorragia na cavidade vítrea[1] ou, raramente, na câmara anterior pode resultar na formação de glaucoma de células-fantasma.

EPIDEMIOLOGIA E PATOGÊNESE

Os resíduos membranosos (células-fantasma) perdem a sua hemoglobina intracelular e assumem aspecto de células de cor cáqui menos flexíveis do que as hemácias normais. Essa perda de maleabilidade resulta na obstrução das vias normais da malha trabecular e no subsequente desenvolvimento de glaucoma secundário. Para que as hemácias restantes tenham acesso à câmara anterior, é crucial que a integridade da face hialoide ou da cápsula lenticular posterior tenha sido comprometida (o que pode ocorrer após a cirurgia).

MANIFESTAÇÕES OCULARES

A história, em geral, é de hemorragia vítrea crônica que resulta em uma manifestação repentina de pressão intraocular (PIO). O nível da PIO pode ser suficiente para causar edema de córnea. A câmara anterior é preenchida por pequenas células circulantes de cor marrom-clara que formam camadas no ângulo inferior da câmara anterior (Figura 10.20.1). A reação celular parece desproporcional ao *flare* aquoso, e a conjuntiva tende a não se apresentar inflamada, salvo no caso de PIO acentuadamente elevada. À gonioscopia, o ângulo parece normal, mas há células-fantasma distribuídas em camadas sobre a porção inferior da malha trabecular.

PATOLOGIA

As células-fantasma perdem a sua hemoglobina através das membranas celulares permeáveis. As células não são maleáveis, tendo perdido sua biconcavidade natural, nem são drenadas de maneira eficiente pela malha trabecular. O citoplasma pode conter corpúsculos de Heinz (hemoglobina desnaturada).[1]

TRATAMENTO

O tratamento inicial é a terapia medicamentosa antiglaucoma, seguida pela cirurgia intraocular no caso de olhos que não respondem ao tratamento clínico. A irrigação da câmara anterior e a vitrectomia via *pars plana* são as cirurgias iniciais de escolha para eliminar a fonte das hemácias degeneradas. Quando não há sucesso com esse tratamento, a cirurgia filtrante do glaucoma pode ser necessária.

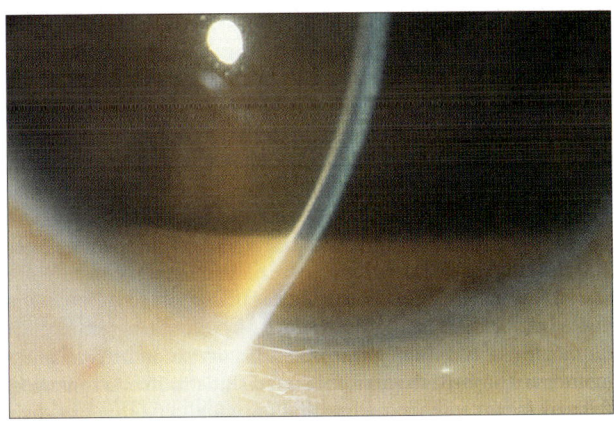

Figura 10.20.1 Glaucoma de células-fantasma. Células-fantasma distribuídas em camadas no ângulo inferior da câmara anterior.

SÍNDROME DE SCHWARTZ

A primeira descrição do glaucoma crônico de ângulo aberto secundário a descolamento regmatogênico de retina foi apresentada em 1973 por Schwartz.[2] Os pacientes apresentavam descolamentos de retina, além de PIO elevada, a qual se resolveu após o reparo do descolamento retiniano. Todos os pacientes apresentaram na câmara anterior uma aparente resposta inflamatória.

Em 1977, Phelps e Burton investigaram 817 pacientes submetidos a reparo de descolamento de retina[3], dos quais 18 (2,2%) preenchiam critérios para síndrome de Schwartz. Na ocasião, foram propostas várias teorias para o mecanismo da doença. Schwartz postulou que a ocorrência concomitante de iridociclite causaria trabeculite, diminuindo a drenagem de humor aquoso.[2] Matsuo *et al.* detectaram segmentos fotorreceptores externos na câmara anterior de sete pacientes com descolamento de retina, uma descoberta que indicou uma relação entre o espaço sub-retiniano e a câmara anterior nessa condição.[4]

Em 1989, Lambrou *et al.* injetaram segmentos externos dos bastonetes na câmara anterior de gatos *in vivo*, o que resultou na elevação média de 10 mmHg (1,33 kPa) da PIO.[5] A microscopia eletrônica revelou oclusão dos espaços intratrabeculares pelos segmentos externos dos bastonetes, com pouca evidência de atividade inflamatória. Uma observação interessante foi que os segmentos externos dos bastonetes injetados simulavam células na câmara anterior,[6] possivelmente representando o que Schwartz descreveu como iridociclite em seu artigo original.[7]

Davidorf descreveu quatro casos de descolamento de retina com PIO elevada e densa pigmentação da malha trabecular.[7] A PIO diminuiu após o reparo do descolamento de retina nesses casos. Independentemente da fisiopatologia presumida da síndrome de Schwartz, o tratamento consiste em reparar o descolamento da retina. A malha trabecular bloqueada aumenta a PIO resistente à terapia clínica. A "inflamação" da câmara anterior não costuma responder ao tratamento medicamentoso convencional.

SÍNDROME ENDOTELIAL IRIDOCORNEANA

INTRODUÇÃO

Uma vez que ICE corresponde tanto à sigla da síndrome *endotelial iridocorneana* (do inglês, *iridocorneal endothelial*) quanto à inicial de cada uma das três entidades componentes, Yanoff sugeriu a designação *síndrome ICE* em 1979 para esse espectro de anomalias clínicas e histopatológicas.[8] Esse termo é hoje o mais utilizado. Tradicionalmente, as entidades componentes eram classificadas como as síndromes do nevo de íris (Cogan-Reese), de Chandler, e da atrofia essencial (progressiva) da íris.

Coletivamente, a síndrome ICE descreve um grupo de distúrbios caracterizados pelo endotélio corneano anormal responsável por graus variáveis de atrofia da íris, glaucoma secundário de ângulo fechado associado a sinéquias anteriores periféricas (SAP) características e edema corneano.

EPIDEMIOLOGIA E PATOGÊNESE

A condição é esporádica e unilateral, mas com irregularidades subclínicas do endotélio corneano geralmente observadas no olho contralateral. A síndrome afeta indivíduos entre 20 e 50 anos de idade, sendo mais frequente em pessoas do sexo feminino. Há glaucoma em cerca da metade dos casos.[9] Em um estudo de 37 casos de síndrome ICE, aproximadamente a metade (21 casos) era de síndrome de Chandler; as outras duas variações clínicas representavam cerca de um quarto de todos os casos.[10] O exame gonioscópico do ângulo pode não revelar a ocorrência de fechamento anatômico, embora o "ângulo aberto aparente" possa estar funcionalmente fechado pela membrana endotelial.

MANIFESTAÇÕES OCULARES

Os pacientes apresentam diferentes níveis de dor, visão reduzida e aparência anormal da íris. É possível que a visão seja reduzida em razão de edema, podendo ser pior pela manhã e melhorar no decorrer do dia. Pode haver edema corneano microcístico sem PIO elevada, especialmente no caso da síndrome de Chandler. Nos estágios avançados da síndrome, é possível que os sintomas de visão turva e dor persistam durante todo o dia. A queixa principal dos pacientes pode ser o formato ou a posição irregular da pupila (corectopia); eles podem também descrever a existência de uma mancha escura no olho, representando possivelmente a formação de um buraco (pseudopolicoria) ou atrofia do estroma da íris. Diversos graus de atrofia da íris caracterizam cada uma das entidades clínicas específicas.

Atrofia progressiva (essencial) da íris

Essa variação se caracteriza pela atrofia grave da íris que resulta em heterocromia, corectopia acentuada, ectrópio uveal e pseudopolicoria (formação de buraco), sendo esta última o achado característico de atrofia progressiva da íris (Figura 10.20.2).

Síndrome de Chandler

Essa variação demonstra atrofia mínima ou inexistente do estroma da íris, mas com possível presença de corectomia leve. O edema corneano e os achados angulares são as características típicas e predominantes (Figura 10.20.3).

Síndrome do nevo de íris (síndrome de Cogan-Reese)

A extensão da atrofia da íris tende a ser variável e menos grave. Podem aparecer nódulos pedunculados (ou pediculados) marrom-claros na superfície anterior da íris. É possível essa variante apresentar todo o espectro de defeitos corneanos e de outros defeitos da íris.

PATOLOGIA

A característica histopatológica comum é a aparência do endotélio corneano, que se apresenta como um material fino, malhado, de cor prata, semelhante às gotas observadas na distrofia endotelial de Fuchs.[11] A membrana de Descemet é normal, mas as células endoteliais são anormais e assumem características das células epiteliais. Em avaliação com microscopia eletrônica, essa camada endotelial apresenta espessura variável, de camada única a múltiplas camadas (enquanto as células endoteliais normais apresentam invariavelmente camada única).[12,13] A espessura da camada de células endoteliais pode

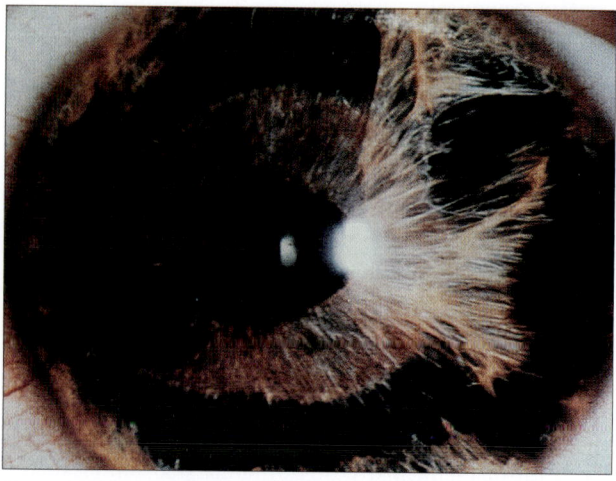

Figura 10.20.2 Formação de buraco na atrofia progressiva da íris.

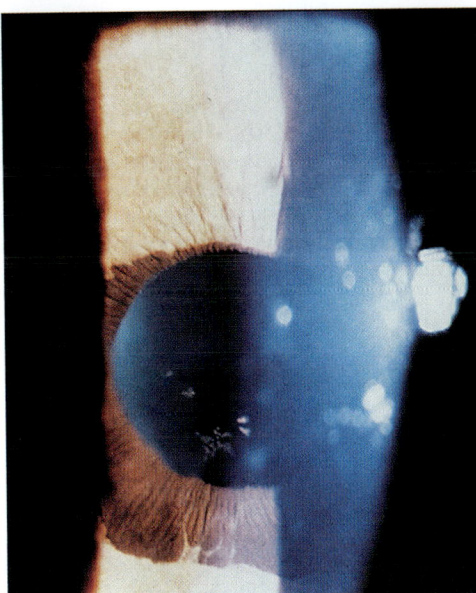

Figura 10.20.3 O edema corneano e os achados da íris são típicos da síndrome de Chandler.

variar em diferentes áreas. As células parecem ter o potencial de se movimentar, como demonstrado pelos prolongamentos citoplasmáticos filopodiais e pela actina citoplasmática. A morfologia do endotélio sugere um estado generalizado de alta atividade metabólica.[14,15] Essas alterações e a disfunção endotelial resultam diretamente em edema corneano. O ângulo da câmara anterior também pode demonstrar alta incidência de SAP se estendendo além da linha de Schwalbe. As SAP altas são causadas pela contração da camada de células endoteliais e pelos tecidos circundantes, que se estendem desde a região periférica da córnea sobre a malha trabecular e a íris. Essas membranas podem contrair-se e causar fechamento angular progressivo. Como observado anteriormente, é possível que o glaucoma secundário de ângulo aberto ocorra também quando a membrana endotelial cobre a malha trabecular sem evidências de formação de sinéquias.

A extensão das anomalias irianas diferencia as variações clínicas específicas. Quando a camada de células endoteliais se contrai sobre a íris, há distorção direta da íris, causando buracos (Figura 10.20.4),[16] que podem estar associados a isquemia da íris, como sugerido pela angiografia fluoresceínica. Na síndrome de Cogan-Reese, são observados nódulos pedunculados e pigmentados compostos pelo estroma da íris subjacente pinçado pela membrana celular anormal.[17]

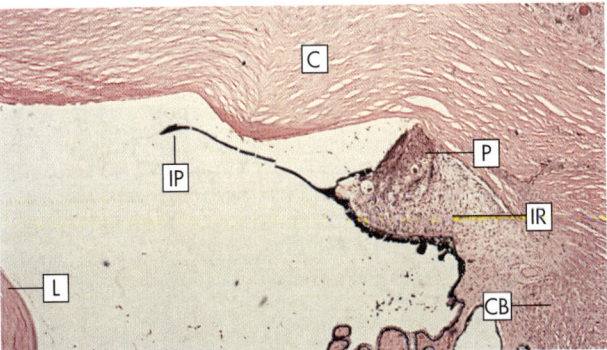

Figura 10.20.4 Síndrome endotelial iridocorneana. Corte histológico de um olho com atrofia essencial (progressiva) da íris mostra uma sinéquia periférica (P), diversos graus de degeneração e perda do estroma central da íris, bem como perda total do epitélio pigmentar da região central da íris (*IP*, do inglês *iris pigment*). (*C*, córnea; *CB*, corpo ciliar – do inglês *ciliary body*; *IR*, raiz da íris – do inglês *iris root*; *L*, cristalino – do inglês, *lens*.) (Com permissão de Yanoff M, Fine BS. Ocular pathology. London: Mosby; 1996.)

Uma causa viral já foi sugerida como mecanismo fisiopatológico da síndrome ICE. O vírus Epstein-Barr e o herpes-vírus simples foram encontrados no soro de pacientes com ICE.[12,18] É descrito que linfócitos foram encontrados em uma amostra do endotélio corneano de um paciente com ICE, sugerindo inflamação crônica.

TRATAMENTO

O diagnóstico de síndrome ICE deve ser considerado em pacientes jovens com glaucoma unilateral de ângulo fechado e pode ser confirmado por microscopia especular ou confocal. Os medicamentos supressores do fluxo aquoso tendem a ser eficazes no controle da PIO, enquanto os análogos das prostaglandinas e outros medicamentos associados a drenagem de humor aquoso são menos eficazes. Em geral, é possível controlar o edema corneano com o uso de soluções salinas hipertônicas. A redução da PIO elevada por reduzir o grau de edema corneano. Se a PIO permanecer descontrolada apesar do tratamento clínico, a cirurgia filtrante pode ser indicada, embora haja relatos de falhas cirúrgicas tardias secundárias à endotelização da fístula criada.[19,20] Essas obstruções endoteliais da fístula podem ser reabertas com sucesso usando-se *laser* de neodímio:ítrio-alumínio-granada (Nd:YAG). Em um estudo de 83 pacientes com síndrome ICE, as taxas de sucesso de cirurgias primárias de trabeculectomia, depois de 1 e 3 anos foram de 58%,[20] e aquelas referentes à segunda e à terceira cirurgia em 1 ano foram de 58%.[13] Os procedimentos de implante de drenagem para tratamento de glaucoma são indicados para casos refratários aos tratamentos já mencionados e recentemente têm sido utilizados como o procedimento primário.[21]

SÍNDROME DE AXENFELD-RIEGER

A síndrome de Axenfeld-Rieger (A-R) representa um raro espectro de distúrbios de desenvolvimento que envolve anomalias das estruturas oculares e extraoculares derivadas da crista neural.[22] O termo *síndrome da clivagem anterior* era utilizado no passado,[23] mas reflete incorretamente o desenvolvimento nessa síndrome. Todas as variações clínicas dela são hoje conhecidas como síndrome de Axenfeld-Rieger (em vez de síndromes componentes individuais).

EPIDEMIOLOGIA E PATOGÊNESE

A síndrome de A-R é um raro distúrbio hereditário autossômico e dominante, que envolve o segmento anterior bilateralmente e está associado a glaucoma secundário devido ao desenvolvimento angular incompleto em cerca de 50% dos casos. Shields[24] postulou que o desenvolvimento incompleto no final da gestação resulta na retenção do endotélio primordial sobre partes da íris e do ângulo da câmara anterior. A contração dessa camada causa afinamento do estroma da íris, corectopia e formação de buraco. Com a contração, a porção anterior da úvea é impedida de migrar posteriormente, levando a uma alta inserção da íris no ângulo da câmara anterior.[22] Várias mutações são associadas à síndrome de A-R, incluindo *PITX2*, *FOXC1* e *PAX6*.[25] As estruturas do segmento anterior afetadas são basicamente derivadas da crista neural. Os defeitos extraoculares mais comuns estão relacionados à dentição e aos ossos da face.

MANIFESTAÇÕES OCULARES

A anomalia típica da córnea é uma linha de Schwalbe deslocada anteriormente (embriotóxon posterior), que aparece como um anel branco na região posterior da córnea, próximo ao limbo. O anel tende a ser mais comum temporalmente e, em casos raros, envolve os 360°. Em 8 a 15%[26,27] da população geral, ocorre uma linha de Schwalbe deslocada anteriormente, que nem sempre é encontrada na síndrome de A-R. À gonioscopia, as SAP filiformes que se estendem para o embriotóxon posterior podem obscurecer o ângulo. É possível que ocorram defeitos da íris indo desde afinamento do estroma até formação de buraco, corectopia e ectrópio uveal.

ASSOCIAÇÕES SISTÊMICAS

Os defeitos de desenvolvimento associados à síndrome de A-R envolvem mais comumente a dentição e os ossos da face. Microdontia (incisivos em forma de cavilha), hipodontia (redução do número de dentes uniformemente espaçados) e anodontia (ausência focal de dentes) são condições observadas com mais frequência.[23,27] As anomalias faciais incluem hipoplasia maxilar e pálpebra inferior protrusa. Telecanto, hipertelorismo e síndrome da sela vazia primária também foram condições documentadas com a síndrome de A-R.[22,28,29]

PATOLOGIA

A região periférica da córnea exibe caracteristicamente uma linha de Schwalbe deslocada anteriormente. Esse embriotóxon posterior mostra uma monocamada celular com uma membrana basal que recobre colágeno denso.[22,27] Os filamentos iridocorneanos tendem a ser uma mistura de estroma da íris com a monocamada celular anteriormente mencionada. Essa membrana celular também pode estender-se sobre a superfície da íris, distorcendo-a, produzindo afinamento do estroma iriano e resultando na formação de buraco e corectopia ao se contrair.

TRATAMENTO

Os medicamentos tópicos que reduzem a produção de humor aquoso (betabloqueadores, inibidores da anidrase carbônica e o uso de alfa-agonistas em curto prazo) são mais efetivos do que os facilitadores de efluxo (análogos das prostaglandinas, pilocarpina). A intervenção cirúrgica pode ser a goniotomia ou a tabeculectomia.[30,31] O procedimento de escolha na síndrome de A-R tende a ser a trabeculectomia com o uso adjunto de antimetabólitos.[32,33] Se o tratamento cirúrgico inicial falhar, podem ser utilizados os procedimentos de *shunt* para tratamento do glaucoma.[34]

INVASÃO EPITELIAL E INVASÃO FIBROSA (PROLIFERAÇÃO)

INTRODUÇÃO

Diferentemente da síndrome ICE, a invasão epitelial/invasão fibrosa é resultante do acesso das células epiteliais/fibrosas à câmara anterior. As células epiteliais/fibrosas que entram através de uma ferida insuficientemente fechada costumam causar essas condições.[35] Felizmente, com os avanços das técnicas microcirúrgicas (p. ex., o melhor fechamento de feridas), a incidência dessas entidades diminuiu muito.

EPIDEMIOLOGIA E PATOGÊNESE

A incidência da invasão epitelial e da invasão fibrosa caiu muito ao longo dos anos com o advento da cirurgia com pequena incisão. A prevalência da invasão epitelial ocorria na faixa de 0,12 a 0,6% após a cirurgia intracapsular de catarata.[36-38] Embora anteriormente mais comum após a cirurgia de catarata, a invasão epitelial é hoje observada com mais frequência após ceratoplastia penetrante,[39-41] trauma ocular e cirurgia filtrante de glaucoma.[42,43] A invasão fibrosa é mais prevalente do que a epitelial, progride de maneira mais lenta e costuma ser autolimitada. As duas entidades podem ocorrer simultaneamente,[36] sendo a inflamação ocular prolongada um importante fator de risco para ambas.[44] Outros fatores de risco parecem ser deiscência da ferida, fechamento tardio da ferida após procedimento cirúrgico e desnudamento da membrana de Descemet.[45,46]

A cicatrização pós-operatória normal da ferida corneoescleral requer a invasão do tecido conectivo até a margem interna da ferida e a formação de um tampão fibroso. Até a segunda semana, a ferida interna geralmente já está revestida por endotélio. A inibição de contato detém o movimento do endotélio.[47,48] Quando o endotélio não consegue fechar esse defeito, pode ocorrer proliferação epitelial e fibrosa. Portanto, uma anomalia no endotélio corneano também constitui um fator de risco. É possível que incisões límbicas posteriores estejam mais associadas a invasão fibrosa, enquanto incisões límbicas anteriores estejam relacionadas a invasão epitelial.[44] A cirurgia de catarata com pequena incisão tem minimizado a importância dessas distinções. Outros fatores de risco sugeridos para a proliferação fibrosa e epitelial são retalhos conjuntivais com base no fórnice, uso intraocular de instrumentos cirúrgicos na conjuntiva[49] e adoção de terapia anticoagulante intracâmara.[50]

MANIFESTAÇÕES OCULARES

A invasão epitelial pode apresentar-se de três maneiras: tumores "granulares" da íris; cistos epiteliais; e crescimento epitelial. Os cistos epiteliais e o crescimento epitelial costumam causar glaucoma secundário. Os cistos epiteliais apresentam-se como cistos translúcidos e não vasculares da câmara anterior originários de feridas cirúrgicas e traumáticas (Figura 10.20.5). O crescimento epitelial apresenta-se como um crescimento cinzento, semelhante a uma folha com as bordas enroladas, na superfície posterior da córnea (Figura 10.20.6), na malha trabecular, na íris e no corpo ciliar. É comumente associada a encarceramento de ferida, ferida aberta, inflamação ocular, ceratopatia em faixa[41,51] e edema corneano. O grau de crescimento pode ser especificamente detectado pelo branqueamento característico à aplicação do *laser* de argônio (Figura 10.20.7).[52] A microscopia especular e confocal fornece outros meios de diagnóstico pela visualização direta das células epiteliais.[53]

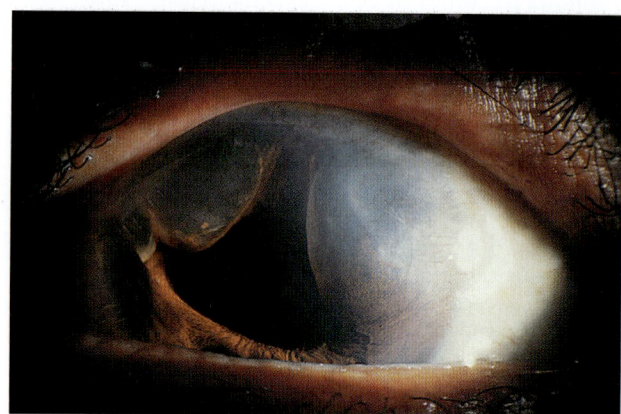

Figura 10.20.5 Cisto epitelial de câmara anterior, translúcido e não vascular.

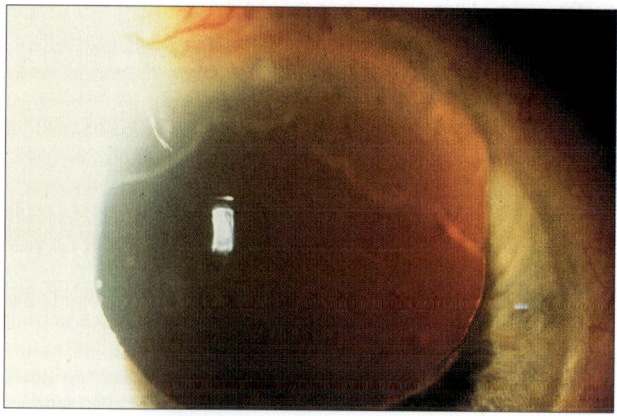

Figura 10.20.6 Crescimento epitelial acinzentado, semelhante a uma folha com as bordas enroladas.

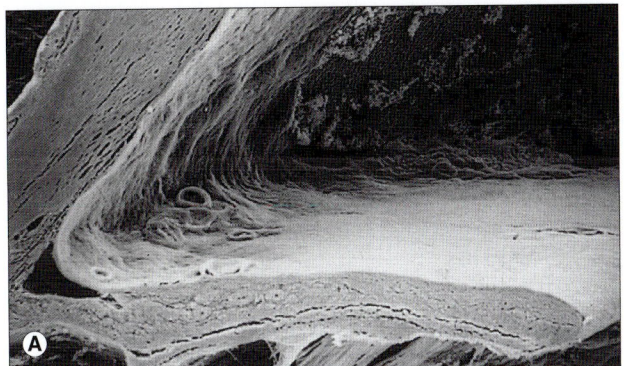
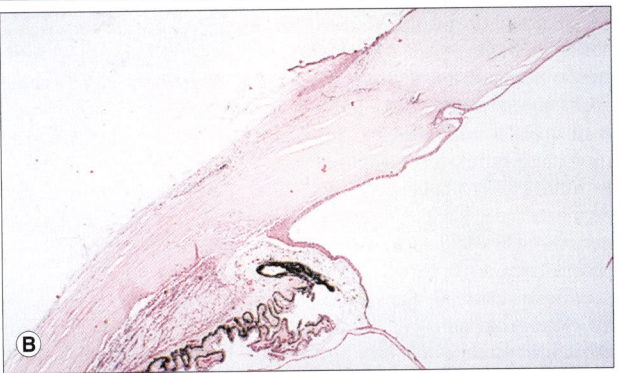
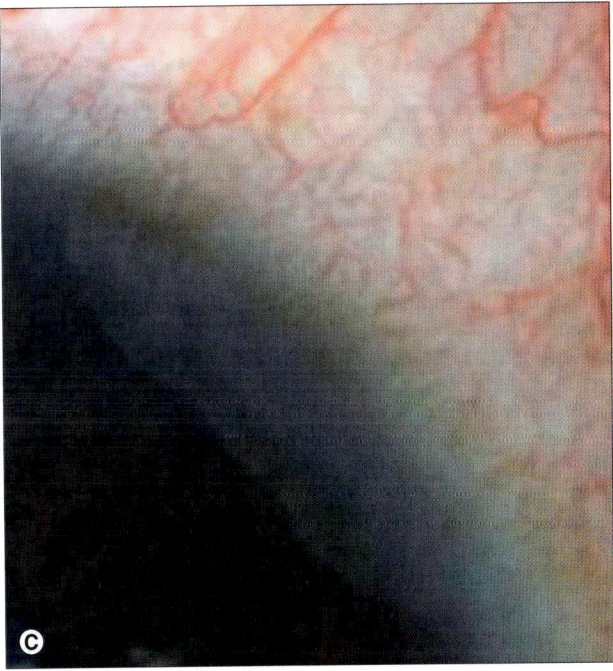

Figura 10.20.7 Cisto e crescimento epitelial da íris. A. A microscopia eletrônica de varredura mostra uma lâmina de epitélio que cobre a malha trabecular, a face anterior do corpo ciliar, a porção anterior da íris e a margem pupilar. **B.** O epitélio reveste a porção posterior da córnea, o ângulo da câmara anterior e a porção periférica da íris, estendendo-se até o vítreo posteriormente em um olho cirurgicamente afácico. **C.** Detecção de crescimento epitelial pela aplicação de *laser* de argônio à íris. (A e B, com permissão de Yanoff M, Fine BS. Ocular pathology. London: Mosby; 1996.)

Diferentemente da invasão epitelial, a invasão fibrosa progride de maneira lenta e pode ser autolimitada. Uma causa comum de falência do enxerto corneano, a invasão fibrosa parece uma espessa membrana retrocorneana, vascular, cinza-esbranquiçada, com uma borda arredondada irregular remanescente do tecido.[54] A invasão geralmente envolve o ângulo, resultando na formação de SAP e na destruição da malha trabecular. O consequente glaucoma secundário de ângulo fechado é uma complicação frequente e, em geral, de difícil controle por meios clínicos.

PATOLOGIA

O crescimento epitelial consiste em uma membrana multicamadas composta por: epitélio escamoso, estratificado, não queratinizado, com microvilosidades na superfície; amplas bordas intercelulares com ocasionais hemidesmossomos ligados a uma camada de tecido conjuntivo subepitelial; e células epiteliais de tamanhos e formas irregulares.[55,56] Essa lâmina epitelial não contém vasos sanguíneos e exibe múltiplos tonofilamentos em sua borda (ver Figura 10.20.7).[57] As estruturas subjacentes em contato com a lâmina epitelial sofrem desorganização e destruição.

TRATAMENTO

O manejo dos cistos epiteliais inclui a observação até que se evidenciem complicações. Várias abordagens são utilizadas para extirpar os cistos epiteliais, mas atualmente é preferível uma excisão ampla do cisto intacto. Se for aderente a quaisquer estruturas intraoculares, o cisto pode ser colapsado por aspiração antes da excisão.[58] A fotocoagulação dos cistos epiteliais, um procedimento menos invasivo do que a remoção cirúrgica, tem sido realizada com sucesso.[59] No entanto, ela é menos efetiva no caso de cisto não pigmentado ou aderente às estruturas subjacentes. As opções de manejo da proliferação epitelial não cística/difusa encontram-se relacionadas no Boxe 10.20.1.

O manejo do glaucoma é difícil, com alta incidência de falha usando-se as técnicas tradicionais de cirurgia filtrante. Os implantes de drenagem têm-se mostrado o procedimento mais efetivo, tanto com a invasão fibrosa quanto com a epitelial.[34,62] A cicloablação é utilizada somente quando outras modalidades de tratamento falham.

ANIRIDIA

INTRODUÇÃO

Aniridia é uma condição hereditária rara de ausência bilateral da íris. São poucos os casos em que ela ocorre em sua forma pura; em geral, apresenta-se com um coto rudimentar da íris.

EPIDEMIOLOGIA E PATOGÊNESE

A aniridia é observada em aproximadamente 1,8/100 mil nascidos vivos.[63] Três fenótipos são reconhecidos, dos quais a aniridia autossômica dominante é a mais comum; está presente em cerca de 85% dos casos e não tem relação com outras manifestações sistêmicas. O segundo tipo é a aniridia congênita esporádica, associada a tumor de Wilms (nefroblastoma), anomalias geniturinárias e incapacidade intelectual (síndrome de Miller). O segundo tipo, denominado síndrome WAGR (tumor de Wilms, aniridia, anomalias geniturinárias, retardo), tem relação com deleções parciais do braço curto do cromossomo 11 (11p13) e corresponde a aproximadamente 13% de todos os casos de aniridia. A aniridia autossômica recessiva é o terceiro tipo genético; é observada em cerca de 2% dos casos e está associada a ataxia cerebelar e retardo mental (síndrome de Gillespie).[64] A aniridia hereditária está associada ao gene *PAX6*.[65]

Diferentes teorias foram elaboradas para explicar a patogênese da aniridia. Alguns pesquisadores a consideram um subtipo de

---

BOXE 10.20.1 Opções de manejo da proliferação epitelial não cística/difusa.

- Congelar a superfície da córnea envolvida para fechar ferida ou fístula
- Limpar a superfície da córnea envolvida com etanol absoluto
- Fazer a ressecção da membrana posterior[60]
- Aplicar injeção intracameral de 5-fluoruracila[61]

coloboma. Além disso, certas aniridias estão associadas a discos hipoplásicos e à ausência de musculatura irianas, condições em que os especialistas se basearam para propor as teorias mesodérmica e neuroectodérmica, respectivamente. O glaucoma desenvolve-se em cerca de 50% dos pacientes com aniridia.[66] Ele é raro em recém-nascidos; geralmente, é observado após a segunda década de vida, à medida que ocorrem alterações na anatomia do ângulo em decorrência da contratura dos filamentos da região periférica da íris.[67] Esses filamentos irianos ligam o espaço entre o coto da íris e a malha trabecular, resultando em glaucoma de ângulo fechado. Além disso, pode-se observar goniodisgenesia em alguns casos.

MANIFESTAÇÕES OCULARES

As manifestações clínicas da aniridia incluem fotofobia relacionada à extensão do envolvimento iriano. Nistagmo pendular, visão reduzida, ambliopia e estrabismo são condições observadas secundariamente à hipoplasia da fóvea e da cabeça do nervo óptico. Na aniridia, também é possível ocorrer ptose bilateral. À gonioscopia, a íris aparece como um coto rudimentar com fibras que se conectam ao ângulo. Esse folheto rudimentar da íris parece puxado para a frente pelos filamentos da íris, o que resulta na formação de sinéquias e em subsequente glaucoma de ângulo fechado. Além das alterações no segmento anterior, os achados no segmento posterior podem incluir hipoplasia da fóvea e da cabeça do nervo óptico, além de coloboma coroidal. As alterações lenticulares incluem catarata, subluxação do cristalino (*ectopia lentis*), microfacia e membranas pupilares persistentes. Microcórnea[68] e opacificações corneanas também foram condições observadas em pacientes aniridicos. A opacificação corneana geralmente é associada a uma fina rede vascular e à formação de *pannus*.[69]

ASSOCIAÇÕES SISTÊMICAS

O tumor de Wilms (nefroblastoma) é encontrado em associação com a aniridia na síndrome de Miller e se desenvolve em 25 a 30% dos pacientes com aniridia esporádica. Além dele, podem ocorrer retardo mental grave, anomalias geniturinárias, dismorfismo craniofacial e hemi-hipertrofia.[62] Na síndrome de Gillespie, observa-se incapacidade intelectual e ataxia cerebelar.

PATOLOGIA

A interrupção do tecido neuroectodérmico é a característica histopatológica mais notável dessa condição. Com o exame histológico, é possível observar um pequeno coto da íris sem a musculatura iriana. O restante da íris parece ser contínuo com a malha trabecular. O glaucoma na síndrome de Miller pode se desenvolver secundariamente às anomalias angulares, que incluem disgenesia da malha trabecular e canal de Schlemm.[63]

TRATAMENTO

O glaucoma e as suas complicações cirúrgicas são as principais causas de cegueira em pacientes com aniridia. A cirurgia geralmente é necessária até os 20 anos de idade para controle da PIO.[63,70,71] Uma goniotomia modificada profilática já foi sugerida como prevenção de glaucoma secundário em determinados pacientes jovens com aniridia.[72,73]

TUMORES E GLAUCOMA

INTRODUÇÃO

Uma ampla variedade de tumores intraoculares pode causar glaucoma unilateral; os mais comuns a ele associados são os melanomas primários, as metástases e os retinoblastomas. O mecanismo do desenvolvimento do glaucoma varia de acordo com a localização, o tipo e o tamanho do tumor. Os melanomas coroidais e outros tumores da coroide e da retina fecham o ângulo por um efeito de massa, por meio do deslocamento do diafragma iridocristaliniano para a frente, levando ao fechamento angular. É possível a inflamação causada pelos tumores necróticos causar sinéquias posteriores, o que pode exacerbar esse fechamento angular pelo mecanismo de bloqueio pupilar. A neurovascularização pode ser causada por melanomas coroidais, meduloepiteliomas e retinoblastomas. As células tumorais liberadas também podem obstruir a drenagem do humor aquoso.

EPIDEMIOLOGIA E PATOGÊNESE

Em 1987, Shields *et al.*[74] estudaram 2.704 olhos com tumores intraoculares, dos quais 5% apresentavam elevação da PIO em decorrência do tumor. O tumor mais frequente em adultos a resultar em glaucoma foi o melanoma uveal maligno.[75-79] A infiltração direta do ângulo foi a causa mais comum de PIO elevada. A malha trabecular pode ser obstruída também por pigmento, tumor ou células inflamatórias. Shields *et al.*[74] encontraram glaucoma em 7 dos 102 olhos com melanomas irianos. Estes são raros e têm predisposição a liberar pigmentos no interior da câmara anterior, causando glaucoma secundário de ângulo aberto.[80] Os melanomas do corpo ciliar podem apresentar-se com PIO elevada secundária a vários mecanismos.[76]

Shields *et al.*[74] relataram que 16 dos 96 olhos com melanomas do corpo ciliar também tinham glaucoma associado à condição. O meduloepitelioma (dictioma) é um tumor do epitélio ciliar não pigmentado que normalmente se manifesta na infância com um tumor cístico ou sólido; em determinado estudo, cerca de 50% desses olhos apresentavam glaucoma, sendo que a neurovascularização era a causa mais comum de glaucoma.[76] O deslocamento mecânico do ângulo, a invasão angular direta e um caso de hifema recorrente também se revelaram causas de glaucoma.[77]

O retinoblastoma é o tumor intraocular maligno mais comum da infância. Aproximadamente 1 em 14 mil a 20 mil recém-nascidos tem retinoblastoma, e 30 a 35% dos casos ocorrem bilateralmente, sem predisposição de sexo ou raça. O glaucoma decorrente de retinoblastoma tem incidência de 2 a 22%.[74,81] Glaucoma neovascular secundário a isquemia retiniana é o mecanismo mais comum (73%).[74] A segunda causa mais frequente de glaucoma nesses pacientes é o deslocamento anterior do diafragma iridocristaliniano.

Os tumores metastáticos na úvea normalmente são posteriores. Os locais mais comuns de origem são as mamas, no sexo feminino, e os pulmões, no sexo masculino.[80] Em contraste com as metástases da íris e do corpo ciliar, os tumores metastáticos da coroide demonstram apenas cerca de 2% de incidência de glaucoma. A principal manifestação do glaucoma é resultante de um deslocamento anterior do diafragma iridocristaliniano secundário a descolamento não regmatogênico de retina.[81] O glaucoma está associado a 64% das metástases da íris e a 67% das metástases do corpo ciliar.[74] PIO elevada é vista em pacientes com esses tumores, geralmente por bloqueio localizado da malha trabecular por células tumorais.[81]

MANIFESTAÇÕES OCULARES

A manifestação clínica de glaucoma oriunda de tumores intraoculares depende do mecanismo de indução. O glaucoma secundário a tumores pode manifestar-se como glaucoma secundário de ângulo fechado por meio de mecanismo de avanço posterior ou de tração anterior. Outros mecanismos incluem aqueles do glaucoma secundário de ângulo aberto.

PATOLOGIA

O melanoma de íris apresenta-se como um tumor bem circunscrito, variavelmente pigmentado, fixo ou de crescimento lento, que acaba invadindo a malha trabecular. O tumor é composto por células fusiformes com ocasionais células epitelioides.[81] O melanoma de corpo ciliar apresenta-se como uma massa circunscrita que substitui o corpo ciliar. O melanoma de coroide manifesta-se como uma massa variavelmente pigmentada, que pode resultar em um descolamento de retina não regmatogênico. Ao romper a membrana de Bruch, é possível o tumor assumir a forma característica de "cogumelo". O melanocitoma apresenta-se como uma massa marrom ou negra, possivelmente bem circunscrita,[80] e tende a ocorrer no disco óptico, mas é possível aparecer em qualquer localização da úvea. A massa contém áreas necróticas, o que pode resultar na fragmentação e liberação de células tumorais no interior do ângulo.[81]

Em geral, as metástases da íris e do corpo ciliar são discretamente diferentes, o que dificulta a determinação do local primário. As metástases de coroide são lesões indistintas, relativamente elevadas ou difusas, que costumam estar associadas a descolamento seroso ou coroidal da retina. As lesões podem manifestar-se com uma descoloração marrom decorrente do pigmento sobrejacente ou com uma coloração que varia de cinza a amarelo-creme. O retinoblastoma apresenta-se como uma massa esbranquiçada dentro do globo ocular e é composto por células neuroblásticas; áreas de calcificação e necrose são achados comuns. Os tumores diferenciados caracterizam-se por rosetas de Flexner-Wintersteiner altamente organizadas.[80] O meduloepitelioma é um tumor embrionário que costuma ocorrer no corpo ciliar. O tumor apresenta-se como uma massa amarelo-rosada sólida ou cística e pode conter rosetas. Existem dois tipos de meduloepitelioma: o não teratoide é composto por epitélio não pigmentado, enquanto o teratoide exibe duas camadas germinais diferentes (p. ex., cartilagem e músculo esquelético).[81]

TRATAMENTO

Os tumores oculares malignos geralmente são enucleados como manejo definitivo. O risco das técnicas de cirurgia filtrante tradicionais é contribuir para que as células tumorais sejam semeadas em áreas extraoculares, mesmo após o tratamento com radiação. O glaucoma secundário decorrente de tumores benignos pode ser controlado por meio clínico e por cirurgias filtrantes tradicionais. O diagnóstico adequado costuma ser feito clinicamente. A angiografia fluoresceínica e a ultrassonografia (p. ex., modo A, modo B, microscopia ultrassônica [UBM, do inglês *ultrasound microscopy*]) ajudam na detecção e no diagnóstico de tumores intraoculares. Em alguns pacientes, é necessária biopsia por agulha fina, aspiração de humor aquoso ou biopsia para o diagnóstico.

CERATOPLASTIA PENETRANTE

INTRODUÇÃO

O glaucoma secundário é uma complicação comum de ceratoplastia penetrante, ocorrendo com maior frequência em pacientes afácicos e pseudofácicos[81] e em implantes repetidos de córnea. O Boxe 10.20.2 relaciona os diferentes mecanismos do glaucoma secundário, cujas causas mais comuns são a distorção do ângulo, o fechamento angular crônico e a predisposição antes da cirurgia.

> **BOXE 10.20.2 Mecanismos de formação do glaucoma secundário.**
> - Distorção da malha trabecular relacionada à ferida
> - Invasão fibrosa
> - Inflamação pós-operatória
> - Fechamento angular crônico
> - Material viscoelástico
> - Indução por corticosteroides
> - Condições preexistentes

EPIDEMIOLOGIA E PATOGÊNESE

As melhores técnicas cirúrgicas e de acondicionamento resultam em um grande aumento do número de transplantes de córnea realizados. A ceratoplastia penetrante é um dos transplantes mais bem-sucedidos, com taxa de sobrevivência de 1 ano de 80 a 90%.[82] O glaucoma pós-ceratoplastia acomete com mais frequência pacientes afetados por glaucoma preexistente. As ceratoplastias bolhosas afácicas e pseudofácicas são as indicações mais comuns para ceratoplastia penetrante, com taxas de 20 a 70% e 18 a 53%, respectivamente.[83] Um estudo indicou ausência de glaucoma, precoce ou tardiamente, e uma incidência menor que 2% em pacientes submetidos a ceratoplastia penetrante para tratamento de ceratocone e distrofia corneana endotelial de Fuchs, respectivamente.[84]

MANIFESTAÇÕES OCULARES

A transparência do enxerto é significativamente reduzida quando há glaucoma pós-ceratoplastia.[85,86] O glaucoma afeta diretamente a córnea e o potencial visual por causar neuropatia óptica. No glaucoma precoce pós-ceratoplastia, o edema epitelial está presente juntamente com o afinamento e a compressão do estroma. Esses achados são observados antes da ocorrência da lesão endotelial.[87] O fechamento angular progressivo decorrente da formação de sinéquias periféricas é um sinal inicial de glaucoma iminente em pacientes submetidos a ceratoplastia. Alguns estudos demonstraram a ocorrência de SAP em todos os olhos com PIO elevada após a ceratoplastia.[88] No entanto, um importante estudo, no qual se realizou gonioscopia de rotina, concluiu que o fechamento sinequial progressivo era uma explicação plausível para apenas 14% dos olhos com PIO elevada.[89]

Uma vez que os corticosteroides tópicos são fundamentais no tratamento da rejeição nos transplantes de córnea, isso também pode ser uma causa de PIO elevada em pacientes suscetíveis. Existem relatos de que o uso de corticosteroides potentes em intervalos frequentes reduz as taxas de incidência de elevação precoce da PIO.[87] Por outro lado, determinados casos de elevação da PIO podem estar relacionados a corticosteroides. Após o uso dessas substâncias, as taxas relatadas de aumento da PIO secundária são de 5 a 60%.[88-92] Esse fato descreve a faca de dois gumes dos corticosteroides: a sua necessidade no tratamento da inflamação pós-ceratoplastia e o seu potencial para o desenvolvimento de glaucoma pós-ceratoplastia. À medida que adquirimos experiência com outros agentes imunossupressores e seus efeitos sobre o olho uveítico, esses agentes podem desempenhar um papel importante como poupadores de corticosteroides nos transplantes de córnea.

TRATAMENTO

As modalidades de tratamento de glaucoma pós-ceratoplastia incluem terapia clínica, trabeculectomia, procedimentos de implantes de drenagem de glaucoma e procedimentos ciclodestrutivos. O tratamento inicial de escolha é a terapia clínica. Entretanto, havendo fechamento sinequial significativo, os medicamentos que influenciam a drenagem de humor aquoso (p. ex., os agentes mióticos) podem ter ação limitada. Do mesmo modo, o papel dos análogos das prostaglandinas nesse tipo de glaucoma e sua influência sobre a sobrevida e a transparência do enxerto permanecem incertos. A dorzolamida comprovadamente reduz a função do endotélio da córnea e aumenta a espessura da córnea, e os casos relatados de falha do enxerto foram atribuídos ao seu uso.[93]

Os implantes de drenagem (p. ex., Ahmed, Krupin, Molteno, Baerveldt, Schocket) têm-se mostrado úteis no controle da PIO em pacientes submetidos a complexas cirurgias prévias.[94] Em um estudo, 29% dos pacientes evoluíram para falha após o implante de Molteno, e 20%, após a inserção de implante de Schocket.[95] Estudos em longo prazo sobre os implantes de drenagem demonstraram que, mesmo em casos com glaucoma bem controlado, há aumento da taxa de falência do enxerto de córnea (falência de 75% no espaço de 2 anos com mais de 63% apresentando glaucoma bem controlado).[96] A inserção do implante de *shunt* via *pars plana* também pode melhorar a sobrevida do enxerto.

A cirurgia filtrante demonstra taxas de sucesso de 27 a 80%.[89,95,97-99] Os olhos afácicos apresentam uma taxa de sucesso inferior aos pseudofácicos ou fácicos. A falência do enxerto no espaço de 3 anos após trabeculectomia está na faixa de 11 a 20%.[89,98] Os procedimentos ciclodestrutivos conseguem reduzir efetivamente a PIO após a ceratoplastia penetrante. A ciclofotoablação a *laser* é preferível em relação à ciclocrioterapia devido aos seus efeitos colaterais reduzidos e a um melhor resultado visual. A taxa de sucesso relatada para a ciclofotocoagulação a *laser* é de 50 a 100%, embora haja relatos de falha do enxerto com essa técnica.[98,100,101]

TRAUMA QUÍMICO CAUSADO POR ÁLCALIS

INTRODUÇÃO

No quadro agudo de um paciente com queimadura por álcalis, o glaucoma pode não ser detectado como uma complicação. O glaucoma ocorre precoce e tardiamente com um possível período intermediário de hipotonia secundária a lesão do corpo ciliar. O glaucoma secundário ocorre mais frequentemente associado a queimaduras com álcalis do que com ácidos.

EPIDEMIOLOGIA E PATOGÊNESE

Os álcalis podem causar graves lesões aos tecidos oculares em decorrência da saponificação dos ácidos graxos nos tecidos, o que possibilita uma penetração profunda e dano tecidual. Por outro lado, os elementos químicos ácidos tendem a coagular as proteínas teciduais, e a camada de proteína ajuda a limitar a penetração do ácido por meio da córnea. Diferentes mecanismos foram postulados para cada fase de elevação da PIO. A elevação pressórica inicial pode ser secundária ao encolhimento do tecido que reveste externamente o olho[102] ou à liberação de prostaglandinas, que aumenta o fluxo sanguíneo uveal.[103] As fases intermediária e tardia demonstram alterações no olho como parte da resposta do organismo. Nessas fases, as lesões trabeculares, as SAP e o bloqueio pupilar secundário são possíveis mecanismos para o desenvolvimento de glaucoma.

MANIFESTAÇÕES OCULARES

As lesões da córnea podem ser generalizadas e progressivas. A desintegração epitelial pode ser seguida por ulcerações do estroma e perfuração. Talvez seja difícil a aferição da PIO em olhos com extensas lesões da córnea utilizando-se a tonometria de aplanação de Goldmann; nesse caso, um Tônus-Pen® ou pneumotonômetro pode ser mais acurado. É possível que a gonioscopia seja difícil nesses pacientes em razão da opacificação da córnea, sendo o exame ultrassônico provavelmente necessário para visualizar a extensão da escavação do nervo óptico e a lesão retiniana. Tardiamente, no decorrer da doença, a formação de simbléfaro da conjuntiva palpebral pode obliterar os fórnices.

PATOLOGIA

Após a exposição a uma substância química alcalina, os ceratócitos da córnea coagulam rapidamente, deixando o estroma corneano desvitalizado. A maior parte da substância própria de mucopolissacarídeo da córnea também é destruída, seguida pelo edema das fibras de colágeno. A contração do segmento anterior ou a inflamação mediada por prostaglandinas pode contribuir para a elevação da PIO – assim como as SAP causadas pela inflamação. As lesões da lente intraocular podem resultar na formação de catarata, e o edema de cristalino associado pode resultar em glaucoma facomórfico secundário.

TRATAMENTO

A irrigação ocular imediata é necessária para a remoção da substância química da superfície da córnea e dos fórnices. A neutralização de um ácido com uma base causa reação térmica, o que agrava a lesão. O controle da PIO elevada na fase inicial é farmacológico. Os agentes mióticos e os análogos das prostaglandinas devem ser utilizados com cautela porque podem aumentar a inflamação intraocular. Os medicamentos anti-inflamatórios e os cicloplégicos são importantes na primeira semana; os corticosteroides tópicos são administrados com cautela devido ao seu potencial efeito no *melting* do estroma corneano.[104] Os tratamentos clínicos e cirúrgicos convencionais são utilizados para as fases mais avançadas de elevação da PIO associada ao trauma químico.

BIBLIOGRAFIA

Alvarenga LS, Mannis MJ, Brandt JD, et al. The long-term results of keratoplasty in eyes with a glaucoma drainage device. Am J Ophthalmol 2004;138:200–5.

Cohen EJ, Schwartz LW, Luskind RD, et al. Neodymium:YAG laser transscleral cyclophotocoagulation for glaucoma after penetrating keratoplasty. Ophthalmic Surg 1989;20:713–16.

Green K, Paterson CA, Siddiqui A. Ocular blood flow after experimental alkali burns and prostaglandin administration. Arch Ophthalmol 1985; 103:569–71.

Matsuo N, Takabatake M, Ueno H, et al. Photoreceptor outer segments in the aqueous humor in rhegmatogenous retinal detachment. Am J Ophthalmol 1986;101:673–9.

Nelson LB, Spaeth GL, Nowinski TS, et al. Aniridia: a review. Surv Ophthalmol 1984;28:621–42.

Ozment R. Ocular tumors and glaucoma. In: Albert D, Jakobiec F, editors. Principles and practices of ophthalmology. Philadelphia: W.B. Saunders; 1994. p. 128–456.

Polack FM. Glaucoma in keratoplasty. Cornea 1988;7:67.

Shields J, Shields C, Shields MB. Glaucoma associated with intraocular tumors. In: Ritch R, Shields MB, Krupin T, editors. The glaucomas. St Louis: CV Mosby; 1996. p. 1131–8.

Shields MB. Axenfeld–Rieger syndrome. In: Ritch R, Shields MB, Krupin T, editors. The glaucomas. St Louis: CV Mosby; 1996. p. 875–84.

Weiner MJ, Trentacoste J, Pon DM, et al. Epithelial downgrowth: a 30-year clinicopathological review. Br J Ophthalmol 1989;73:6.

Wilson MC, Shields MB. A comparison of the clinical variations of the iridocorneal endothelial syndrome. Arch Ophthalmol 1989;107:1465–9.

As referências completas estão disponíveis no **GEN-io**.

PARTE 10 GLAUCOMA

SEÇÃO 3 Tipos Específicos de Glaucoma

Glaucoma Congênito

James D. Brandt, Stuart W. Tompson e Yao Liu

10.21

Definição: O glaucoma em crianças abaixo de 2 anos de idade pode ser subdividido em (1) glaucoma congênito primário, resultante do desenvolvimento anormal isolado das estruturas do ângulo da câmara anterior, e (2) glaucomas congênitos secundários, após uma cirurgia de catarata infantil ou procedimentos cirúrgicos relacionados a síndromes oculares ou sistêmicas.

Características principais
- Pressão intraocular elevada
- Atrofia óptica glaucomatosa
- Aumento do tamanho do olho ("buftalmia").

Características associadas
- Edema corneano
- Estrias de Haab
- Fotofobia
- Lacrimejamento
- Ambliopia.

INTRODUÇÃO

Embora, em geral, os médicos agrupem todos os diversos tipos de glaucoma "congênito", glaucoma congênito primário é o termo adequadamente reservado para aquele resultante de um defeito isolado de desenvolvimento das estruturas do ângulo da câmara anterior. Ele é extremamente raro e pouco diagnosticado inicialmente pelos oftalmologistas. Por outro lado, a maioria desses especialistas encontrará a ampla variedade de glaucomas secundários observados nesse grupo etário, especialmente após a cirurgia de catarata congênita. Este capítulo proporcionará ao leitor um entendimento básico de como os vários tipos de glaucoma podem manifestar-se em neonatos e crianças pequenas, juntamente com o diagnóstico diferencial da doença e opções de tratamento.

EPIDEMIOLOGIA E PATOGÊNESE

Glaucoma congênito primário

A incidência de glaucoma congênito primário está entre 1 em 10 mil e 1 em 15 mil nascidos vivos na população heterogênea dos EUA. Em outros países, a série divulgada varia de apenas 1 em 30 mil na Irlanda do Norte[1] até 1 em 2.500 na Arábia Saudita[2] e 1 em 1.250 entre famílias ciganas na Romênia.[3] O glaucoma congênito primário é bilateral em até 80% nas séries de casos maiores; na América do Norte e na Europa, é mais comum em meninos, enquanto no Japão a frequência é maior em meninas.[4,5] A variada incidência entre diferentes populações e a maior incidência em populações consanguíneas sugerem um forte componente genético da doença. A maioria dos novos casos (cerca de 90%) de glaucoma congênito primário é esporádica. Entretanto, nos 10% restantes, parece haver um forte componente familiar; a penetrância do defeito varia de 40 a 100%.

A fisiopatologia e a etiologia molecular subjacentes ao glaucoma congênito primário continuam sendo de difícil compreensão na maioria dos casos. Entretanto, cinco regiões do genoma, desde a GLC3A à GLC3E, estão seriamente associadas à doença. O *locus* GLC3A (OMIM 231300) abriga o gene do citocromo P450 1B1 (*CYP1B1*), no qual as mutações de perda de função nas formas homozigotas ou heterozigotas compostas constituem a causa mais comum de glaucoma congênito primário autossômico recessivo em todo o mundo, sobretudo em populações com alta prevalência de consanguinidade.[6,7] A proteína CYP1B1 é necessária para a homeostasia oxidativa normal no olho, e a perda de sua atividade enzimática pode resultar em organização e função ultraestruturais anormais da malha trabecular.[8] No momento, não foram identificadas quaisquer mutações patogênicas causadoras de doença nas regiões GLC3B (OMIM 600975) e GLC3C (OMIM 613085) do genoma, apesar da associação destas ao glaucoma congênito primário.[9,10] No *locus* GLC3D (OMIM 613086), o glaucoma congênito primário autossômico recessivo é causado por mutações de perda de função nas formas homozigotas e heterozigotas compostas no gene *LTBP2*.[11,12] A LTBP2 é uma proteína da matriz extracelular que exerce algumas funções na aderência celular e funciona como um componente estrutural das microfibrilas para conferir elasticidade aos tecidos. No olho, ela está localizada na malha trabecular e no corpo ciliar, onde desempenha um papel essencial para o desenvolvimento normal da câmara anterior.[11] Recentemente, o dogma de que o glaucoma congênito primário sempre segue um padrão autossômico recessivo demonstrou nem sempre ser verdade. Em cerca de 4% dos casos de glaucoma congênito primário, as mutações de perda de função heterozigotas no gene codificador de *TEK* (o *locus* GLC3E, OMIM 617272) causam doença autossômica dominante com expressividade variável.[13] Camundongos com haploinsuficiência de *Tek* desenvolveram um canal de Schlemm gravemente hipomórfico com um número variável de estreitamentos focais diretamente correlacionado com a pressão intraocular (PIO) elevada. O fato de a gravidade de malformação da via de drenagem ser aleatória explica a expressividade variável observada em famílias humanas, como, por exemplo, a transmissão de genitores para a progênie de doença unilateral, e membros familiares com mutação e doença manifestada tardiamente (glaucoma juvenil e primário de ângulo aberto). Atualmente, a base molecular da doença permanece sem solução para cerca de 75% das famílias não consanguíneas de glaucoma congênito primário, mas recentes avanços no sequenciamento exômico e no sequenciamento completo do genoma devem agilizar a descoberta e a caracterização de genes adicionais associados ao glaucoma congênito primário.

No início do século XX, Barkan postulou que uma fina membrana imperfurada revestia as estruturas do ângulo da câmara anterior, impedindo a drenagem de humor aquoso.[14] Essa estrutura hipotética explicou por que a goniotomia, a operação por ele desenvolvida, era tão bem-sucedida em casos de glaucoma infantil. A membrana de Barkan, como a estrutura passou a ser conhecida, nunca foi confirmada à luz ou à microscopia eletrônica, apesar das várias tentativas. Alguns observadores descreveram uma compactação da malha trabecular que pode parecer clinicamente como uma membrana contínua.[15] Um amplo espectro de distúrbios de "clivagem" da câmara anterior[16] costuma estar associado ao glaucoma infantil, sugerindo que o defeito principal do glaucoma congênito primário é a falha de uma ou mais etapas do desenvolvimento normal do ângulo da câmara anterior.

Glaucoma subsequente à cirurgia de catarata

Considerados conjuntamente, os glaucomas congênitos secundários da infância são encontrados com muito mais frequência do que o glaucoma congênito primário. As manifestações precoce e tardia de glaucoma após a cirurgia de catarata no início da infância são as mais comuns. Mais da metade das crianças submetidas à extração do cristalino desenvolveram hipertensão ocular ou glaucoma.[17] O *Infant Aphakia Treatment Study* relatou uma incidência de 12% de eventos adversos relacionados ao glaucoma depois de 1 ano, com um aumento de 18% no acompanhamento de 5 anos.[18,19]

A causa subjacente de glaucoma na infância após a extração de catarata permanece desconhecida, mas muito provavelmente é de natureza multifatorial. Rabiah relatou que, em uma série de casos de 570 pacientes com um mínimo de 5 anos de acompanhamento, os que foram submetidos a cirurgia de catarata em uma fase anterior da vida e aqueles com microcórnea demonstraram um risco mais elevado de glaucoma.[20] Mataftsi *et al*. conduziram uma metanálise de 470 pacientes e constataram incidência semelhante de glaucoma (17% em uma mediana de 4,3 anos de acompanhamento) e risco mais elevado de glaucoma em mais jovens.[21] Esses achados foram compatíveis com os do *Infant Aphakia Treatment Study*, que também constatou um risco mais alto de glaucoma em pacientes submetidos a procedimentos adicionais após a cirurgia de catarata.[12] Resta saber se o implante primário de lente intraocular (*versus* afacia) tem caráter protetor.[19] Walton examinou 65 crianças, a maioria tendo desenvolvido glaucoma após dois ou mais anos da lensectomia.[22] A gonioscopia pré-operatória não revelou nenhum defeito angular consistente, mas a pós-operatória apontou uma deformidade quase constante (96%) do ângulo de filtração, a qual ele caracterizou como bloqueio da porção posterior da malha trabecular com pigmentos e sinéquias. Muitos médicos familiarizados com esse quadro acreditam que o material lenticular retido seja um fator de risco de glaucoma que segue a extração de catarata infantil; outro é a existência de uma córnea pequena.[19,20] Parks *et al*. descreveram risco de glaucoma secundário de 15% em sua coorte com 174 pacientes;[23] somente 2,9% dos olhos com diâmetro corneano normal desenvolveram glaucoma, enquanto 32% dos olhos com diâmetro corneano < 10 mm desenvolveram a doença. A presença de catarata e de córnea pequena provavelmente indica uma anomalia ocorrida durante o desenvolvimento ocular; talvez a cirurgia de catarata revele um ângulo da câmara anterior minimamente funcional e mal desenvolvido com a formação de glaucoma tardiamente.

Glaucomas secundários associados a anomalias oculares ou síndromes sistêmicas

Entre os glaucomas secundários da infância, a fisiopatologia subjacente é tão variada quanto a dos adultos; a idade em que eles se manifestam fornece algumas pistas sobre seu mecanismo. A manifestação no nascimento ou pouco depois indica uma profunda anomalia de desenvolvimento do ângulo da câmara anterior. A manifestação em uma fase posterior da vida tende a sugerir um processo diferente. Por exemplo, pacientes com aniridia que apresentam glaucoma óbvio ao nascer ou no início da infância têm estruturas visivelmente anormais do ângulo da câmara anterior; por outro lado, quando o glaucoma se manifesta em uma fase posterior da vida em pacientes com aniridia, a malha trabecular previamente funcional apresenta-se ocluída pela migração e rotação anteriores do coto rudimentar da íris.[24] Em pacientes com síndrome de Sturge-Weber ou suas variantes, a manifestação no nascimento está associada à aparência gonioscópica do ângulo da câmara anterior, que não pode ser diferenciada daquela do glaucoma congênito primário. Entretanto, em pacientes com glaucoma manifestado em uma fase mais avançada da vida, a causa é atribuída à pressão venosa episcleral elevada.

O fechamento angular secundário pode ser causado por algum processo no segmento posterior que "empurre" as estruturas anteriormente, como vasculatura fetal persistente, retinopatia da prematuridade ou retinoblastoma. Fechamento angular sinequial, ocasionado por inflamação crônica ou neovascularização, é observado em várias situações. Em geral, não se nota fechamento angular primário resultante de íris bombé em crianças, a não ser nos casos de esferofacia; entretanto quando há seclusão pupilar por inflamação, pela membrana neovascular ou pelo vítreo, pode ocorrer íris bombé e subsequente fechamento angular.

Os glaucomas secundários de ângulo também acometem crianças. Os glaucomas induzidos por corticosteroides e os uveíticos crônicos já foram bem descritos.[25] É possível o glaucoma de ângulo aberto desenvolver-se muito depois da ocorrência de trauma contuso do olho,[26] podendo seguir-se também ao sangramento espontâneo do xantogranuloma juvenil.[27]

MANIFESTAÇÕES OCULARES

A princípio, o neonato típico com glaucoma congênito costuma ser encaminhado a um oftalmologista, devido ao edema corneano clinicamente aparente (Figura 10.21.1). Esse edema pode ser sutil – sobretudo em casos bilaterais – ou profundo, com aumento do diâmetro da córnea e do globo ocular, rupturas na membrana de Descemet (estrias de Haab) e, às vezes, até mesmo hidropisia aguda. Em geral, está presente por algum tempo a tríade comumente descrita de epífora, blefaroespasmo e fotofobia, mas podem ser desconsideradas até que um edema corneano mais alarmante se torne aparente. A epífora do glaucoma congênito tende a ser erroneamente atribuída a obstrução congênita do canal nasolacrimal, encontrada em 5 a 6% dos recém-nascidos não selecionados.

A característica de todos os tipos de glaucoma em neonatos e crianças pequenas é o aumento do tamanho do olho, que ocorre porque o colágeno imaturo em crescimento constitutivo da córnea e da esclera no olho jovem se estira em resposta à PIO elevada. Todas as partes do globo ocular podem estirar-se em reação à PIO elevada até os 3 ou 4 anos de idade, sendo possível observar a ocorrência de miopia axial relacionada ao glaucoma até o início da adolescência. A medida do comprimento axial por ultrassom pode ser muito útil no diagnóstico e monitoramento dos glaucomas pediátricos, particularmente em casos unilaterais ou assimétricos. Com o tratamento bem-sucedido,

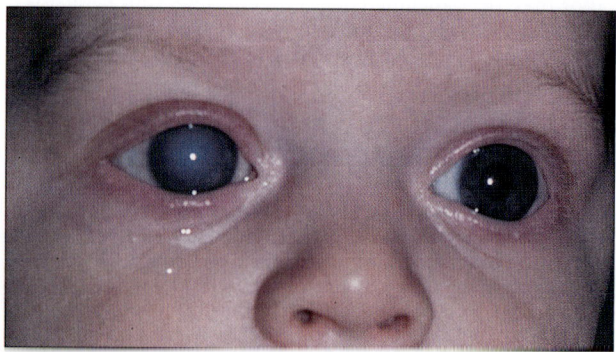

Figura 10.21.1 Aparência clínica do glaucoma congênito primário. Este menino de 8 meses apresentou edema corneano agudo (durante 3 dias) no olho direito. Nota-se aumento da córnea em ambos os olhos e epífora. A pressão intraocular era de > 35 mmHg (> 4,7 kPa) no olho direito quando o exame foi realizado sob anestesia. Fez-se uma trabeculotomia *ab externo* bilateralmente.

o comprimento axial costuma retornar a uma curva de crescimento quase normal.[28,29]

Clinicamente, é mais fácil discernir o aumento do tamanho do olho pelo aumento do diâmetro da córnea. Várias séries publicadas fornecem algumas diretrizes quanto às medidas normais do diâmetro da córnea.[30,31] Em geral, o diâmetro horizontal da córnea no neonato normal está na faixa de 10,0 a 10,5 mm e aumenta de 0,5 a 1,0 mm durante o primeiro ano de vida. No neonato com suspeita de glaucoma, o diâmetro horizontal da córnea > 12 mm representa um alto índice de suspeita da doença, assim como a assimetria de diâmetros corneanos de mais de 1 mm.

À medida que a córnea se estira e distende, a membrana Descemet e o endotélio sobrejacente da córnea podem fraturar-se e romper-se, resultando em ruptura, edema corneano profundo (ver Figura 10.21.1) e hidropia aguda, em casos graves. Enquanto as células endoteliais migram sobre as interrupções e depositam uma nova membrana basal, observa-se o desenvolvimento de sulcos ao longo das bordas separadas da membrana de Descemet, resultando na formação das estrias duplas reconhecidas originariamente por Haab[32] em 1899 (Figura 10.21.2). Em crianças acima de 2 anos de idade, o aumento da córnea normalmente não é o sinal predominante de glaucoma. Nelas, a acuidade visual reduzida, ou estrabismo observado no consultório do pediatra, ou a miopia unilateral progressiva, sugere que deva ser feito o encaminhamento a um especialista para o diagnóstico correto.

A característica de todos os tipos de glaucoma e causa principal de perda visual irreversível é a lesão do nervo óptico. As descrições iniciais de glaucoma infantil afirmavam que a escavação do nervo óptico ocorria no estágio final do processo patológico.[33] Hoje, no entanto, está evidente que a escavação não apenas pode desenvolver-se rapidamente em neonatos, mas também é reversível com o tratamento cirúrgico e a normalização da PIO.[34] Mochizuki et al. descreveram uma série de pacientes em que a reversão da escavação do disco óptico foi documentada por meio de fotografia digital; a planimetria revelou que o canal escleral reduz de tamanho à medida que todo o globo ocular diminui circunferencialmente.[35] A reversibilidade da escavação do nervo óptico é uma das características do tratamento bem-sucedido de glaucoma em neonatos e crianças pequenas (Figura 10.21.3). Entretanto, os defeitos glaucomatosos de campo visual e o afinamento da camada de fibras nervosas da retina persistem, apesar da reversão da escavação.[36] A resiliência do nervo óptico do neonato em curto prazo deve ser considerada pelo cirurgião que cogita cirurgia incisional baseado apenas em achados limítrofes no exame do segmento anterior; se o nervo óptico estiver normal, a repetição do exame sob anestesia depois de algumas semanas pode poupar a criança de um procedimento intraocular desnecessário.

DIAGNÓSTICO E EXAMES COMPLEMENTARES

O diagnóstico de glaucoma em neonatos é clínico. Na maioria dos casos, em particular, quando a doença se apresenta unilateral ou assimetricamente, o diagnóstico é feito no consultório, com o auxílio de uma lanterna (ver Figura 10.21.1). Com alguma prática, a PIO pode ser aferida no consultório, com o neonato consciente, utilizando-se um tonômetro portátil de Goldmann (Perkins), ou Tono-Pen, ou um tonômetro do tipo Icare Rebound. Em geral, a PIO em neonatos normais mantém-se na faixa de 11 a 14 mm Hg (1,5 a 1,9 kPa) com esses dispositivos. A PIO acima de 20 mmHg (2,7 kPa) aferida no consultório em um neonato calmo, em posição de repouso, constitui suspeita de glaucoma quando outros sinais e sintomas sugerem a doença, assim como quando há assimetria superior a 5 mmHg (6,7 kPa) nos casos de suspeita de condição unilateral ou assimétrica. As medidas da PIO aferidas enquanto a criança chora e resiste para manter o olho aberto não são nada confiáveis, uma vez que a manobra de Valsalva e a compressão da pálpebra podem resultar em leituras de 30 a 40 mmHg (4,0 a 5,3 kPa) da PIO, mesmo em neonatos normais. Em crianças mais novas e mais velhas, o tonômetro Icare Rebound pode ser útil para a avaliação da PIO e um meio de evitar a anestesia geral, mas o dispositivo tende a apresentar valores ligeiramente mais elevados do que a tonometria de Goldmann.[37] O recente reconhecimento de que a espessura da região central da córnea (CCT, do inglês *central corneal thickness*) pode ser um fator de confusão importante na acurácia da tonometria levou a pesquisas sobre a influência da CCT em crianças.[38-40] As variações na CCT podem realmente representar aspectos adicionais de determinadas síndromes de glaucoma pediátrico, como a aniridia.[41] A crescente percepção de que a tonometria é muito menos acurada em adultos e crianças do que se pensava anteriormente ressalta o fato de que o diagnóstico de glaucoma em crianças não deve basear-se apenas na medida da PIO, mas em uma série de achados. Além disso, os estudos demonstram que os pais podem aprender a aferir precisamente a PIO em casa utilizando um tonômetro Icare Rebound.[42]

O exame do nervo óptico é realizado sempre que possível, uma vez que a escavação glaucomatosa óbvia confirma o diagnóstico. Shaffer et al. observaram uma relação escavação/disco óptico (C/D, do inglês *cup-to-disc*) maior que 0,3 em 68% dos 126 olhos afetados por glaucoma congênito primário, enquanto uma C/D superior a 0,3 foi observada em menos de 2,6% dos neonatos normais.[33] A assimetria na relação C/D entre os dois nervos ópticos – em especial, quando a assimetria tem correspondência com outros achados – é altamente sugestiva de glaucoma.[43] O nervo óptico pode ser monitorado também pelas medidas da tomografia de coerência óptica (OCT, do inglês *optical coherence tomography*) da camada de fibras nervosas da retina; e os valores normativos em crianças demonstraram ser comparáveis àqueles encontrados em jovens adultos.[44]

Uma lente de Koeppe sem depressão central, utilizada para o diagnóstico de neonatos, apresenta um flange de retenção da pálpebra para impedir que o neonato aperte o olho e expulse a lente de contato. Depois de colocada, a boa visualização do disco é possível com o uso de um oftalmoscópio direto, mesmo com pupila relativamente pequena. A dilatação possibilita a fotografia do fundo do olho para documentar a aparência do nervo óptico. Com a lente de Koeppe colocada, pode-se realizar a gonioscopia, mesmo em um neonato consciente no consultório. É possível fazer a gonioscopia simultânea de ambos os olhos para comparar a aparência do ângulo em casos unilaterais ou assimétricos. Não se faz o diagnóstico de glaucoma se baseando apenas na aparência gonioscópica, mas essencialmente em outros sinais e sintomas da doença. Entretanto, a gonioscopia pode ajudar a estabelecer a diferença entre os diversos tipos de glaucoma e, o que é mais importante, dar ao cirurgião uma ideia quanto à primeira intervenção, se uma cirurgia angular (goniotomia ou trabeculectomia) ou uma cirurgia de fistulização (trabeculectomia ou implante de drenagem). A aparência gonioscópica do ângulo

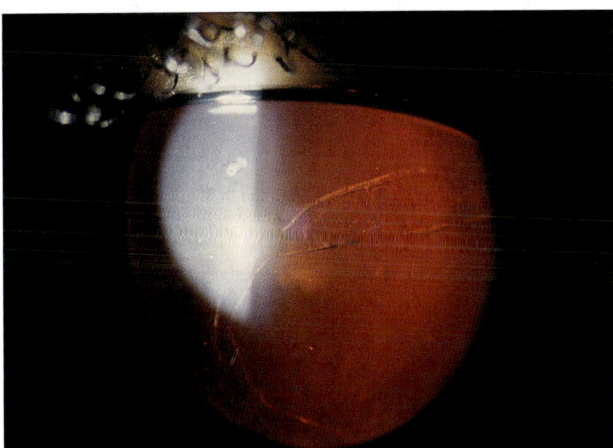

Figura 10.21.2 Estrias de Haab. Retroiluminação do olho direito do neonato mostrado na Figura 10.21.1 aos 5 anos de idade. Observam-se estrias de Haab na região adjacente ao eixo visual. O paciente hoje é adulto e tem uma acuidade visual corrigida de 20/50 (6/15) no olho direito, e de 20/20 (6/6) no olho esquerdo, apesar do tratamento agressivo da ambliopia.

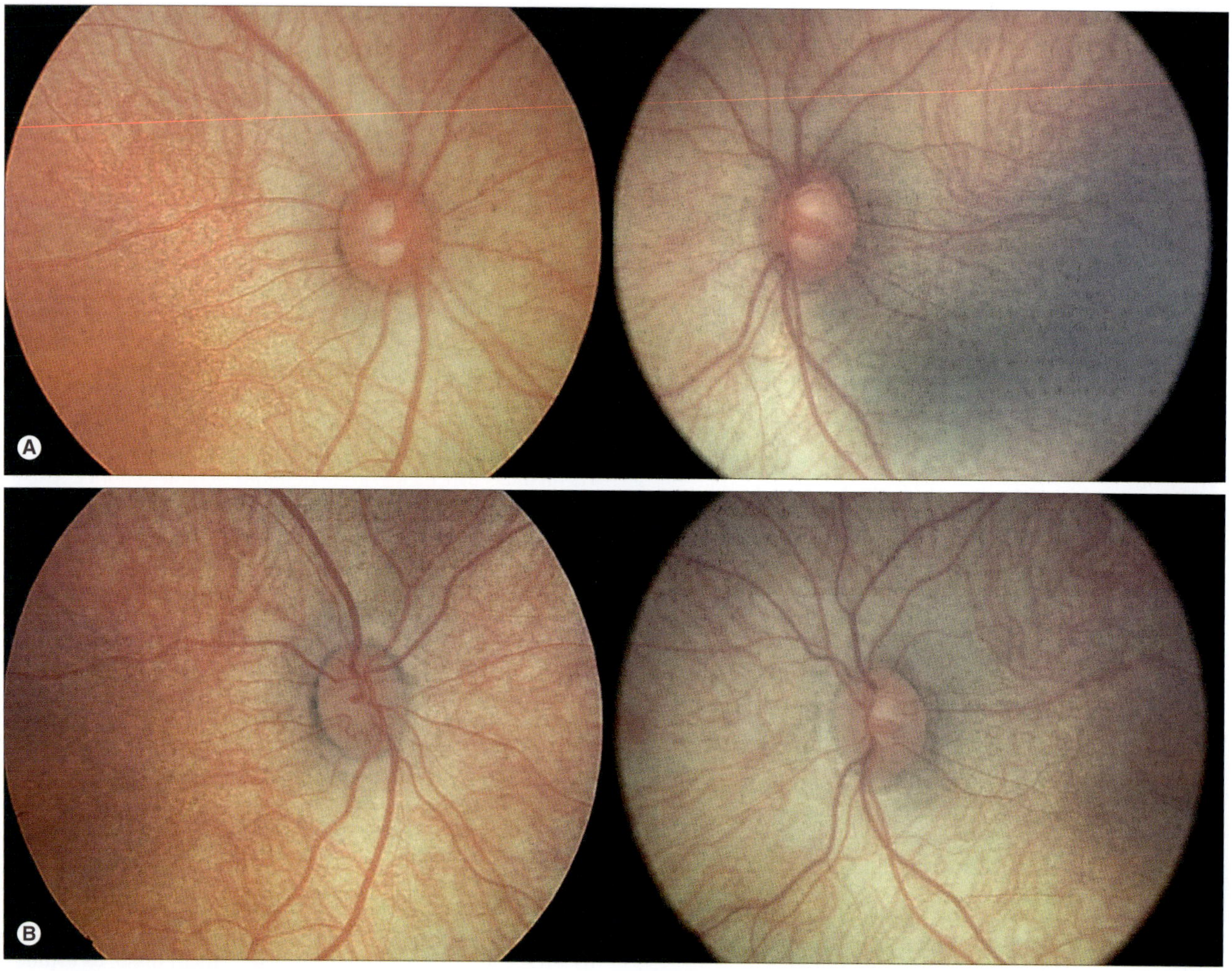

Figura 10.21.3 Reversão da escavação do disco óptico após o tratamento bem-sucedido de glaucoma congênito primário. A. Escavação significativa em uma criança de 1 ano no exame inicial realizado sob anestesia. **B.** Os mesmos nervos ópticos 6 meses após a trabeculotomia 360° sem complicações; observa-se a drástica reversão da escavação do disco óptico.

da câmara anterior no glaucoma congênito primário é característica (Figura 10.21.4); a inserção da íris é anterior, comparada ao ângulo normal do neonato. O estroma da região periférica da íris é hipoplásico e não pigmentado, com aparência "recortada".

Se o diagnóstico de glaucoma for confirmado ou altamente suspeito com base no exame de consultório, um exame realizado sob anestesia e o tratamento cirúrgico definitivo se seguem alguns dias depois. É possível que seja necessária uma sequência de exames sob anestesia para monitorar crianças pequenas em que o exame feito na clínica é limitado. Entretanto, a maior tolerabilidade da tonometria Icare Rebound pode reduzir o número de exames sob anestesia necessários para o monitoramento da PIO.[45] Os detalhes do exame sob anestesia, bem como da goniotomia e da trabeculotomia, encontram-se no Capítulo 10.27.

Conforme observado, alguns tipos de glaucoma congênito primário representam distúrbios hereditários, assim como muitos dos glaucomas secundários ou sistemicamente associados da infância. Toda criança com glaucoma manifestado no nascimento e no início da infância deve ser encaminhada a um geneticista familiarizado com doenças oculares. Em alguns casos, pode-se fazer um sutil diagnóstico sindrômico, que tem importantes implicações para os planos futuros dos pais em relação à criação da criança. Além disso, a variável expressividade observada nas mutações do gene *CYP1B1* indica que os irmãos de crianças afetadas também devem submeter-se a exame. Se a mesma mutação for encontrada no/na irmão/irmã até então não afetado/afetada, essa criança deve ser cuidadosamente acompanhada. Em razão dos avanços no campo do diagnóstico molecular de alguns tipos de glaucoma congênito primário, hoje é possível oferecer o rastreamento pré-natal a algumas famílias.[46]

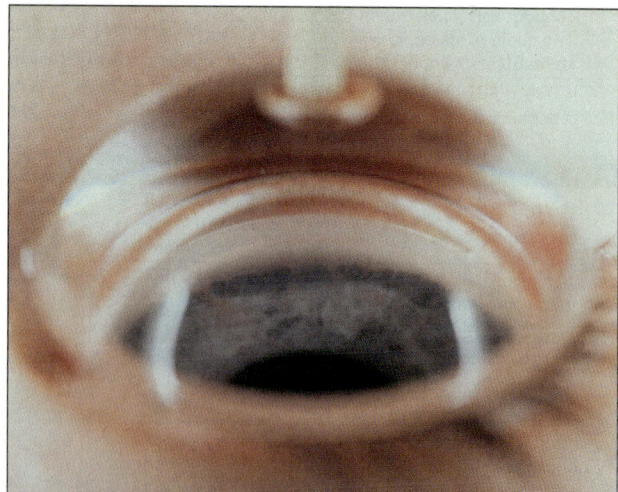

Figura 10.21.4 Aparência gonioscópica do ângulo da câmara anterior no glaucoma congênito primário. Por meio de exame com a lente diagnóstica de Koeppe, nota-se inserção anterior da íris, além de íris periférica hipoplásica, não pigmentada e com uma aparência recortada. Um brilho sobre as estruturas do ângulo (difícil de fotografar) dá a impressão de que uma membrana reveste a superfície angular; entretanto, a membrana de Barkan não foi histologicamente identificada.

DIAGNÓSTICO DIFERENCIAL

O diagnóstico diferencial dos diversos sinais e sintomas de glaucoma em crianças encontra-se no Boxe 10.21.1; não se trata de uma lista detalhada. Vários distúrbios adquiridos e genéticos podem ser confundidos com glaucoma no início da infância.[47] É possível a nebulosidade da córnea ter diversas causas. A opacidade da córnea resultante de distrofias hereditárias tende a ser simétrica, enquanto o edema corneano decorrente de trauma obstétrico é tipicamente unilateral.

O aumento da córnea pode ser resultante de megalocórnea, frequentemente ligada ao cromossomo X. Nas crianças afetadas, o ângulo da câmara anterior, a PIO e o nervo óptico apresentam-se normais, assim como a espessura do cristalino e o comprimento axial da cavidade vítrea.[48] Alguns médicos consideram a megalocórnea uma *"forma frusta"* de glaucoma congênito primário; essas crianças devem ser acompanhadas com cuidado para monitoramento de sinais tardios de glaucoma. Um olho inteiramente normal pode parecer aumentado em relação a um olho contralateral microftálmico; nesses casos, a familiaridade com o diâmetro corneano relacionado à idade e o comprimento axial evita um erro de diagnóstico.

Embora seja bastante amplo o diagnóstico diferencial de um olho vermelho e lacrimejante em uma criança, as muitas possíveis causas infecciosas, inflamatórias ou de alta morbimortalidade raramente resultam em um dilema diagnóstico. A obstrução congênita do canal nasolacrimal pode ocorrer em 5 a 6% dos neonatos considerados saudáveis e coexistir com o glaucoma congênito com frequência semelhante. Se a epífora persistir após o tratamento aparentemente bem-sucedido do glaucoma em um neonato, deve-se avaliar o sistema nasolacrimal.

SISTEMAS DE CLASSIFICAÇÃO

Em 2013, a *Childhood Glaucoma Research Network* (CGRN) e a *World Glaucoma Association* (WGA) geraram um sistema de classificação de glaucoma na infância para auxiliar os médicos e formar a base de um registro internacional de doenças e cirurgias. O Boxe 10.21.2 apresenta uma versão abreviada.

PATOLOGIA

As descrições da patologia do ângulo da câmara anterior no glaucoma primário são limitadas a um pequeno número de espécimes. Isso se deve porque o glaucoma congênito primário é raro, poucos neonatos morrem de causas não correlatas e a cirurgia angular incisional não envolve a retirada de um espécime cirúrgico. Além disso, os olhos enucleados em um estágio avançado para a cegueira e a dor podem não representar o estágio inicial da doença. Não obstante, foram feitas várias observações gerais.[4] A inserção da íris é anterior (ver Figura 10.21.4), mas o ângulo é aberto; a malha trabecular parece aberta e é perfurada; e o canal de Schlemm normalmente está presente e aberto. Embora a membrana de Barkan não tenha sido identificada de maneira conclusiva, foram descritas anomalias angulares específicas associadas a mutações no gene *CYP1B1*.[49]

TRATAMENTO

O tratamento preferido dos glaucomas congênitos é cirúrgico (Tabela 10.21.1). A terapia clínica isolada raramente é efetiva para essas condições. Mesmo as prostaglandinas tópicas – que podem ser administradas 1 vez/dia e ser mais seguras (em termos sistêmicos) do que aquelas antes disponíveis – têm eficácia limitada em crianças,[50,51] além de ser irreal esperar mais do que uma adesão em curto prazo à medicação no caso de crianças com uma doença vitalícia que pode resultar em cegueira.

As técnicas atuais de cirurgia do ângulo da câmara anterior (goniotomia e trabeculotomia) têm alta taxa de sucesso no glaucoma congênito primário e podem ser utilizadas em determinados casos de glaucoma após a cirurgia de catarata em que o ângulo da câmara anterior esteja aberto.[52] Além disso, é possível que as

---

BOXE 10.21.1 Diagnóstico diferencial de sinais e sintomas oculares no glaucoma congênito.

Edema ou nebulosidade da córnea
- Distrofia endotelial congênita hereditária
- Mucopolissacaridoses I, IS, II, III
- Cistinose
- Esclerocórnea
- Ceratite causada por rubéola
- Trauma obstétrico ao nascimento ("lesão por fórceps")
- Lesão química

Epífora e/ou olho vermelho
- Obstrução do canal nasolacrimal
- Conjuntivite (viral, causada por clamídia, bacteriana)
- Defeito do epitélio da córnea, abrasão

Fotofobia
- Conjuntivite
- Irite
- Trauma (especialmente hifema)

Aumento do diâmetro da córnea
- Miopia axial
- Megalocórnea (ligada ao cromossomo X ou esporádica)
- Olho contralateral microftálmico

BOXE 10.21.2 Classificação abreviada de glaucoma infantil da CGRN/WGA.[a]

Definição de infância
- Baseada em critérios nacionais: < 18 anos (EUA); ≤ 16 anos (Reino Unido, Europa)

Definição de glaucoma – são necessárias 2 ou mais das seguintes condições:
- PIO > 21 mmHg (a critério do examinador se considerados somente dados de exame sob anestesia)
- Escavação do disco óptico – aumento progressivo da relação escavação/disco óptico, assimetria escavação/disco ≥ 0,2 ou afinamento localizado da rima
- Achados corneanos – estrias de Haab ou diâmetro: ≥ 11 mm em neonatos, > 12 mm em crianças < 1 ano de idade, > 13 mm em qualquer idade
- Miopia progressiva ou deslocamento miópico combinado ao aumento das dimensões oculares em desproporção ao crescimento normal
- Defeito de campo visual reprodutível e compatível com neuropatia óptica glaucomatosa – sem haver nenhuma outra razão para tal defeito

Definição de suspeita de glaucoma – é necessária pelo menos 1 das seguintes condições:
- PIO > 21 mmHg em duas ocasiões distintas, ou
- Aparência suspeita do disco óptico compatível com glaucoma (p. ex., relação escavação/disco óptico aumentada para o tamanho do disco óptico), ou
- Campo visual suspeito para glaucoma, ou
- Aumento do diâmetro da córnea ou do comprimento axial, em PIO normal

Glaucoma infantil primário
- Glaucoma congênito primário
- Glaucoma juvenil de ângulo aberto

Glaucoma infantil secundário
- Glaucoma associado a anomalias oculares
- Glaucoma associado a doença ou síndrome sistêmica
- Glaucoma associado a condição adquirida
- Glaucoma após cirurgia de catarata congênita

PIO, pressão intraocular. [a]A classificação internacional de glaucoma infantil da *Childhood Glaucoma Research Network* (CGRN)/*World Glaucoma Association* (WGA) é sugerida como sistema comum de classificação para um registro (baseado na internet) internacional de doenças e para publicações e trabalhos futuros sobre o glaucoma. Mais informações em http://www.gl-foundation.org/resources-for-professionals and https://wga.one/wga/.

TABELA 10.21.1 Tratamento cirúrgico de glaucoma congênito.

	Cirurgia angular – Tratamento de primeira linha para glaucoma congênito primário	
	Goniotomia	**Trabeculotomia –** *Ab interno* ou *ab externo*
Pró	• Preserva a conjuntiva	• Pode ser realizada *ab externo* mesmo que a córnea esteja muito nebulosa
Contra	• Requer uma córnea clara para a visualização das estruturas angulares	• Necessita de incisão conjuntival (*ab externo*) • Pode ser um desafio do ponto de vista técnico • O canal de Schlemm pode estar ausente

	Alternativas à cirurgia angular – Tratamento de segunda linha para glaucoma congênito primário			
	Trabeculectomia com mitomicina C, com ou sem trabeculotomia	**Dispositivos de drenagem de glaucoma**	**Procedimentos ciclodestrutivos**	
			ECP	*CPC*
Pró	• Pode ser realizada mesmo que a córnea esteja muito nebulosa	• Pode ser realizada mesmo que a córnea esteja muito nebulosa	• Pode ser realizada mesmo que a córnea esteja muito nebulosa • Preserva a conjuntiva	• Pode ser realizada mesmo que a córnea esteja muito nebulosa • Preserva a conjuntiva
Contra	• Necessidade de incisão conjuntival • Há riscos de blebite, endoftalmite, vazamento tardio da ampola, cicatrização exuberante • Evitar o uso das lentes de contato	• Necessita de incisão conjuntival • Há riscos de estrabismo e endoftalmite tardia secundária a exposição ao tubo	• Deve ser evitada em pacientes fácicos • Pode necessitar de retratamento	• Há maior risco de *phthisis* e hipotonia crônica

CPC, ciclofotocoagulação transescleral; *ECP*, endociclofotocoagulação.

abordagens cirúrgicas alternativas (trabeculectomia e cirurgia de implante de drenagem) sejam altamente eficazes nos glaucomas secundários congênitos e infantis.

O tratamento cirúrgico dos neonatos afetados por glaucoma começa com um detalhado exame sob anestesia. A literatura emergente sugere que a anestesia geral excessiva representa algum risco para o cérebro em desenvolvimento do neonato.[53] Embora a segurança da anestesia geral em crianças pequenas seja defendida por estudos mais recentes,[54,55] é sempre melhor evitar exames sob anestesia realizados exclusivamente para fins diagnósticos, fazendo com que a criança seja submetida a uma segunda anestesia para a cirurgia. O oftalmologista responsável pelo tratamento de um neonato ou de uma criança com glaucoma deve empregar o exame sob anestesia com experiência em gonioscopia pediátrica e um plano cirúrgico flexível. A flexibilidade cirúrgica é especialmente crucial quando há glaucomas congênitos secundários; nesses casos, o cirurgião deve estar preparado para alterar o plano cirúrgico de acordo com os achados intraoperatórios. Por exemplo, em crianças com glaucoma após a cirurgia de catarata, a existência de um ângulo da câmara anterior fechado por sinéquias é uma contraindicação para a cirurgia angular convencional, uma vez que a goniotomia ou a trabeculotomia pode resultar em iridodiálise ou sangramento intraocular grave. Nesses casos, por outro lado, deve-se considerar a cirurgia de fistulização, como a trabeculectomia ou o implante de drenagem.

No glaucoma congênito primário, a goniotomia ou a trabeculotomia são os procedimentos preferidos e estão associados a taxas de sucesso de 90% ou mais. A goniotomia exige que a córnea esteja clara para a observação adequada do ângulo da câmara anterior; a trabeculotomia *ab externo* pode ser realizada quando há uma córnea nebulosa ou opaca. Em um ensaio prospectivo em que neonatos bilateralmente afetados foram tratados com goniotomia em um olho e trabeculotomia no outro, Anderson constatou taxas de sucesso semelhantes para os dois procedimentos.[56] A escolha de qual deve ser realizado fica a critério do cirurgião.

A trabeculotomia circunferencial (360°) tornou-se cada vez mais popular entre os cirurgiões de glaucoma pediátrico. Essas técnicas consistem na inserção de uma sutura (p. ex., fio de sutura romba de polipropileno ou nylon 6-0) ou microcateter iluminado iTrack (Ellex Inc. EUA, Minneapolis, MN) no lumen do canal de Schlemm por meio de abordagem *ab externo*[57] ou *ab interno*,[58] puxando-se, em seguida, a sutura ou cateter para dentro da câmara anterior, de modo a seccionar a malha trabecular e criar uma trabeculotomia circunferencial. O TRAB 360 (Sight Sciences, Inc., Menlo Park, CA) é um dispositivo de uso único que canula o canal de Schlemm por meio de abordagem *ab interno* sob visualização gonioscópica direta e pode tratar aproximadamente 360° do ângulo com duas passadas de 180°. Uma comparação entre a trabeculotomia 360° e a tradicional (cerca de 120° com o uso do trabeculótomo de Harms) mostrou uma PIO significativamente mais baixa no grupo que recebeu o tratamento 360°.[59] Entretanto, o tratamento 360° talvez não seja possível em determinados casos devido ao desenvolvimento incompleto do canal de Schlemm.

A trabeculectomia e a trabeculectomia combinada à trabeculotomia já foram sugeridas como tratamentos primários de glaucoma em crianças.[60] Entretanto, uma trabeculectomia no olho de um neonato tem desafios particulares. Erguer um retalho de espessura parcial em um olho buftálmico é particularmente difícil, assim como fazer o ajuste pós-operatório da tensão do retalho por meio de lise de suturas.[61] A ocorrência de hipotonia, hifema ou câmara atalâmica em um neonato pode facilmente resultar em ambliopia profunda antes que o eixo visual seja liberado. A maioria dos proponentes da cirurgia filtrante em neonatos e crianças pequenas é partidária da aplicação intraoperatória do potente antimetabólito mitomicina C, visto que pode haver uma exuberante resposta de cicatrização, e a injeção pós-operatória de 5-fluoruracila não é uma opção sem anestesia geral. Os procedimentos de filtração com metabólitos resultam na formação de vesículas acelulares de paredes finas que transmitem alta suscetibilidade a blebite de manifestação tardia e endoftalmite.[62] O uso de retalhos conjuntivais baseados no fórnice pode reduzir o risco de infecção.[63] Existem relatos de resultados animadores do uso dessa técnica em crianças pequenas com relativamente poucas complicações.[64] Entretanto, deve-se considerar a perspectiva de uma vida inteira com uma taxa anual de 1 a 2% de complicações infecciosas da cirurgia filtrante quando se opta por tal abordagem nesses casos complexos.

O uso do implante de drenagem de glaucoma é outra alternativa a ser considerada nos casos de glaucoma congênito em que a cirurgia angular tradicional tenha falhado ou em que a sua chance de sucesso seja improvável.[65] Essa opção é particularmente atraente para pacientes afácicos manejados com lente de contato de uso diário ou estendido, visto que a fístula criada no olho é desviada posteriormente em relação à borda da lente de contato e talvez reduza a incidência de endoftalmite facilitada pelo uso de lente de contato. Várias séries examinaram recentemente os resultados dos implantes de drenagem de Baerveldt[66-68] e Ahmed[69-71] na população pediátrica.[72]

Nos casos em que a cirurgia convencional de glaucoma tenha falhado para controlar a PIO, os procedimentos cicloablativos –

como a ciclocrioterapia[73] ou a ciclofotocoagulação a *laser*[74,75] – podem reduzir profundamente a PIO. Nos olhos em que o segmento anterior esteja alterado por cirurgia prévia e doença subjacente, a ciclofotocoagulação endoscópica é capaz de oferecer uma vantagem significativa pelo fato de o corpo ciliar poder ser diretamente visualizado e tratado.[76] Os procedimentos ciclodestrutivos são dolorosos e sempre realizados sob anestesia geral em crianças. É possível utilizar um bloqueio retrobulbar de ação prolongada da bupivacaína 0,75% para controlar a dor nas primeiras 12 horas após a cirurgia.

A oftalmia simpática já foi descrita após a ciclofotocoagulação,[77] e, de fato, um dos autores (JDB) acompanha uma criança cujo olho contralateral previamente normal quase foi perdido após ciclofotocoagulação de um olho hipertensivo cego com doença de Coats.

EVOLUÇÃO E DESFECHO

O glaucoma em crianças pode ser reconhecido desde o nascimento até o fim da infância. A idade de manifestação tem implicações prognósticas, uma vez que muito provavelmente a criança que apresenta buftalmia ao nascer tem anomalias mais significativas de desenvolvimento angular e lesões secundárias em estruturas oculares. São essas crianças – juntamente com aquelas que apresentam uma desorganização mais profunda do segmento anterior (p. ex., anomalia de Peters, esclerocórnea, microcórnea) – que necessitam de uma abordagem cirúrgica em equipe podendo envolver ceratoplastia penetrante, lensectomia, vitrectomia e implante de drenagem. Apesar do tratamento agressivo, a visão da maioria desses pacientes, se alcançada, deve ser limitada.

Felizmente, a criança com glaucoma congênito primário manifestado alguns meses após o nascimento (e antes da ocorrência de ambliopia densa ou lesão estrutural grave da córnea ou do nervo óptico) pode esperar um bom resultado se a doença for detectada e imediatamente tratada. Embora o prognóstico varie de acordo com o subtipo, os resultados visuais em longo prazo demonstrados por estudos retrospectivos do glaucoma pediátrico mostram que quase 50% apresentam acuidade visual superior a 20/70 e 20/100.[78,79] Além disso, os resultados de diversas séries cirúrgicas de goniotomia e trabeculotomia são revisados no Capítulo 10.27; em geral, a PIO é reduzida em mais de 90% dos casos.

O cirurgião que trata a criança afetada por glaucoma tem muitas opções eficazes para o controle de uma doença que há apenas 50 anos resultava uniformemente em cegueira. Entretanto, o tratamento de glaucoma visa alcançar a normalidade não apenas da PIO, mas também da função visual.[78] O caso da criança apresentada nas Figuras 10.21.1 e 10.21.2 ilustra isso claramente. Apesar da intervenção cirúrgica oportuna e bem-sucedida na fase neonatal e do tratamento agressivo da ambliopia nos 10 anos seguintes, esse paciente tem visão reduzida (devido à ambliopia) em um olho e inicia a fase adulta da vida com uma binocularidade reduzida. Todavia, no momento, isso representa um excelente resultado. Com a precocidade do diagnóstico e do tratamento desse distúrbio, além dos avanços no conhecimento da biologia molecular dessa doença, é provável que obtenhamos resultados ainda melhores nas próximas décadas.

BIBLIOGRAFIA

Anderson DR. Trabeculotomy compared to goniotomy for glaucoma in children. Ophthalmology 1983;90:805–6.

Childhood Glaucoma Research Network (CGRN)/World Glaucoma Association (WGA) international classification of childhood glaucoma. Further information may be found at http://www.gl-foundation.org/resources/for-professionals and https://wga.one/wga/.

Freedman SF, Lynn MJ, Beck AD, et al. Glaucoma-related adverse events in the first 5 years after unilateral cataract removal in the infant aphakia treatment study. JAMA Ophthalmol 2015;133(8):907–14.

Giangiacomo A, Beck A. Pediatric glaucoma: review of recent literature. Curr Opin Ophthalmol 2017;28:199–203.

Khitri MR, Mills MD, Ying GS, et al. Visual acuity outcomes in pediatric glaucomas. J AAPOS 2012;16:376–81.

Lim SH, Tran-Viet KN, Yanovitch TL, et al. *CYP1B1*, *MYOC*, and *LTBP2* mutations in primary congenital glaucoma patients in the United States. Am J Ophthalmol 2013;155:508–17.

Mochizuki H, Lesley AG, Brandt JD. Shrinkage of the scleral canal during cupping reversal in children. Ophthalmology 2011;118:2008–13.

Papadopoulos M, Cable N, Rahi J, et al. The British Infantile and Childhood Glaucoma (BIG) Eye Study. Invest Ophthalmol Vis Sci 2007;48:4100–6.

Prakalapakorn SG, Freedman SF, Lokhnygina Y, et al. Longitudinal reproducibility of optical coherence tomography measurements in children. J AAPOS 2012;16(6):523–8.

Walton DS. Pediatric aphakic glaucoma: a study of 65 patients. Trans Am Ophthalmol Soc 1995;93:403–13, discussion 13–20.

Weinreb RN, Grajewski AL, Papadopoulos M, et al. Childhood glaucoma. Amsterdam, The Netherlands: Kugler Publications; 2013. xvi:272.

As referências completas estão disponíveis no **GEN-io**.

PARTE 10 GLAUCOMA

SEÇÃO 4 Terapia

Quando Tratar o Glaucoma

Tak Yee Tania Tai e Jody R. Piltz-Seymour

10.22

Definição: É apropriado tratar o glaucoma quando a lesão glaucomatosa é detectada ou está progredindo ou quando é bastante provável de que haverá dano futuro.

Características principais

- É preciso levar em consideração vários fatores ao decidir se o paciente deve receber tratamento para glaucoma
- O fator mais importante é a confirmação de que o paciente tem glaucoma
- A avaliação de glaucoma tem de incluir medições da estrutura e da função do nervo óptico
  - Estrutura:
    - Avaliação da aparência do nervo óptico e espessura da rima do nervo óptico, da camada de fibras nervosas, da camada de células ganglionares da mácula e da camada plexiforme interna
  - Função:
    - Avaliação do campo visual:
      - Por exemplo, HVF 24 a 2
      - Talvez 10 a 2, 30 a 2
- A pressão intraocular elevada considerada à parte não define o glaucoma, mas aumenta consideravelmente o risco de desenvolvimento de neuropatia óptica glaucomatosa
- A decisão quanto ao tempo de tratar depende do nível de certeza do médico de que o paciente tem glaucoma e de que a lesão glaucomatosa provavelmente progredirá se não houver intervenção.

INTRODUÇÃO

A decisão de iniciar a terapia para reduzir a pressão intraocular é importante e tem consequências de grande repercussão. Depois de iniciada, a terapia geralmente continua pelo resto da vida de quem tem glaucoma. Esses pacientes estão sujeitos a efeitos colaterais adversos, custos significativos e qualidade de vida alterada em função do uso de medicamentos para glaucoma. Além disso, o impacto do tratamento na saúde pública é enorme; tratar é caro e requer atenção médica regular.

Determinar quando iniciar o tratamento envolve um processo decisório complexo que deve ser individualizado para cada paciente. Qualquer decisão de começar a tratar deve pesar os fatores de risco do paciente para o desenvolvimento ou a progressão do glaucoma em relação ao risco de efeitos colaterais e às inconveniências do tratamento. Embora a eficácia do tratamento seja medida em função da redução da PIO, da preservação do nervo óptico e da estabilização do campo de visão, os médicos devem lembrar-se de que os verdadeiros objetivos do tratamento de glaucoma são a preservação da visão funcional e a otimização da qualidade de vida.

ANÁLISE DOS FATORES DE RISCO

Os fatores mais importantes para indicar um risco futuro de dano glaucomatoso são a extensão da lesão já existente e a taxa de progressão da doença.[1,2] A extensão da lesão pode ser estimada por avaliação do nervo óptico, da camada de fibras nervosas e do campo visual. A avaliação estereoscópica dos discos ópticos é realizada com a finalidade de buscar sinais de lesão glaucomatosa, que incluem afinamento da rima neurorretiniana (especialmente nos polos superior e inferior), *notching*, hemorragias de disco, assimetria na aparência dos nervos ópticos e atrofia peripapilar. Uma documentação com estereofotografias do disco óptico ajuda no monitoramento em longo prazo. A avaliação da camada de fibras nervosas e da mácula com tecnologias de imagem, como a tomografia de coerência óptica (OCT, do inglês *optical coherence tomography*), pode detectar perda generalizada ou defeitos arqueados localizados na camada de fibras nervosas, além de perda de células ganglionares da mácula antes que a perda funcional seja evidenciada na perimetria automatizada. Os campos visuais são mais bem-avaliados com o emprego de técnicas limiares dos 24 aos 30° centrais. Entretanto, as lesões glaucomatosas iniciais podem também ocorrer dentro dos 10° centrais do campo visual e não ser detectadas pelos algoritmos de 24-2 ou 30-2; portanto, os campos visuais 10-2 também devem ser considerados em olhos suspeitos para fins de diagnóstico e monitoramento do glaucoma.[3] Os olhos afetados por glaucoma apresentam defeitos de feixe de fibras nervosas característicos com ou sem depressão generalizada (ver Capítulo 10.5). Não é de surpreender que os pacientes com maior risco de cegueira apresentam perda de campo visual no momento do diagnóstico.[2]

A documentação de alterações progressivas do disco óptico, na camada de fibras nervosas ou no campo visual, é a característica do diagnóstico de glaucoma, mas geralmente não é possível nos encontros iniciais com o paciente. A taxa de progressão pode ser determinada apenas por exames seriados realizados ao longo do tempo. Normalmente, a perimetria limiar padrão é realizada uma a quatro vezes por ano. A avaliação estereoscópica da cabeça do nervo também é feita em intervalos regulares, após documentação basal. Outros exames psicofísicos podem ser mais sensíveis para a detecção de dano funcional inicial e confirmação de progressão. A perimetria automatizada de onda curta (PAOC) pode ser útil para a detecção de perda de campo visual nos casos em que há forte suspeita de defeito glaucomatoso na camada de fibras nervosas da retina, mas a perimetria automatizada padrão não sugere anormalidades no exame. Existem relatos de que a PAOC detecta perda glaucomatosa de campo visual em alguns pacientes até 5 anos mais cedo do que a perimetria acromática padrão.[4] A perda de campo visual na PAOC pode também aparecer simultaneamente com ou após a perda de campo visual evidenciada pela perimetria automatizada padrão. A PAOC é mais demorada e apresenta maior variabilidade e flutuação, sendo mais afetada por alterações cristalinianas do que a perimetria automatizada padrão. Tem-se mostrado que os potenciais evocados visuais transitórios de curta duração (SD-tVEP, do inglês *short-duration transient visual evoked potentials*) podem distinguir, com alta sensibilidade e especificidade, indivíduos saudáveis de pacientes com glaucoma. Ao estabelecer a distinção entre olhos saudáveis e olhos com glaucoma leve (*mean deviation* no campo visual de > −6,0), um estudo constatou que a sensibilidade e a especificidade dos SD-tVEP eram de 86,7 e 93,3%, respectivamente.[5]

As avaliações sequenciais do nervo óptico, da camada de fibras nervosas e do complexo de células ganglionares por meio de OCT têm um papel importante na avaliação da taxa de progressão ao longo do tempo.[6,7] À medida que a tecnologia de imagem continua a evoluir, e uma vez que é difícil comparar dados produzidos por máquinas mais antigas com aqueles produzidos por máquinas mais novas, há quantidade limitada de dados publicados sobre as medidas de progressão por OCT; entretanto, a OCT de domínio espectral (SD-OCT) mostrou-se mais sensível do que a OCT de domínio temporal (TD-OCT) para a detecção de anormalidades e mudanças na camada de fibras nervosas da retina. Os algoritmos de avaliação de progressão de glaucoma da SD-OCT analisam as mudanças por meio de avaliações de eventos ou tendências. A análise de eventos estabelece um limiar de mudança a partir dos exames de base e indica que há progressão quando a medida de um próximo exame cruza esse limiar. A análise de tendências, por sua vez, define uma linha utilizando medidas de determinado parâmetro ao longo do tempo e é menos suscetível à variabilidade das medidas que a análise de eventos; entretanto, essa abordagem requer um grande número de exames para que a análise seja considerada confiável.[8]

O *Ocular Hypertension Treatment Study* (OHTS) e o *European Glaucoma Prevention Study* (EGPS) foram dois ensaios clínicos randomizados elaborados para determinar se a diminuição da PIO reduzia ou retardava o aparecimento da lesão glaucomatosa.[9] Apesar do emprego de diferentes protocolos, ambos os estudos identificaram os mesmos fatores de risco para o desenvolvimento de glaucoma: idade, PIO, espessura central da córnea (ECC), relação escavação/disco óptico vertical e o *mean deviation* da perimetria automatizada. Outros fatores de risco associados ao desenvolvimento de glaucoma incluem raça, histórico familiar de glaucoma, miopia, pressão de perfusão ocular, hipertensão sistêmica, hipotensão sistêmica, hipotensão noturna, vasospasmo (associado a extremidades dos membros frias, enxaqueca, doença de Raynaud) e apneia do sono. Toda decisão de tratamento deve levar em consideração também as questões psicossociais, como o estado geral de saúde do paciente e a expectativa de vida prevista, os medicamentos sistêmicos em uso, o risco de efeitos colaterais da medicação, o grau de entendimento do paciente em relação à doença e aos tratamentos, a adesão ao tratamento e o impacto financeiro do tratamento.

FATORES DE RISCO

Pressão intraocular

A PIO é o principal fator de risco causal para o glaucoma e, atualmente, o único para o qual a modulação provou ser clinicamente eficaz. Tanto a incidência quanto a prevalência de glaucoma aumentam com a elevação da PIO. Comparado com uma PIO de 15 mmHg (2,0 kPa) ou menor, o risco relativo de lesão glaucomatosa do nervo óptico aumenta 13 vezes para uma PIO de 22 a 29 mmHg (de 2,9 a 3,9 kPa) e 40 vezes para uma PIO > 30 mmHg (> 4,0 kPa).[10] Entretanto, uma vez que a população com PIO mais baixa é muito maior do que aquela com PIO mais alta, a maioria dos pacientes com glaucoma não apresenta PIO muito elevada. O glaucoma assimétrico ou unilateral – incluindo o glaucoma secundário ou o de ângulo fechado – normalmente resulta em uma lesão mais grave no olho afetado pela PIO elevada. Vários modelos animais de glaucoma demonstraram que a PIO cronicamente elevada induz a neuropatia óptica glaucomatosa em espécies tanto de primatas quanto de não primatas.

Ensaios clínicos multicêntricos provaram definitivamente que a redução da PIO é benéfica para evitar a progressão do glaucoma em olhos com lesão glaucomatosa manifesta. No *Advanced Glaucoma Intervention Study*, quando a PIO estava abaixo de 18 mmHg em todas as consultas ao longo de 6 anos (PIO média de 12 mmHg), praticamente não houve progressão de campo visual; nos olhos com PIO < 18 mmHg em menos de 50% das consultas, os escores de defeitos de campo visual pioraram 0,63 unidade ($P \equiv 0,083$).[11] O *Collaborative Normal-Tension Glaucoma Study* demonstrou progressão mais lenta do campo visual em pacientes com glaucoma de pressão normal quando o tratamento conseguiu reduzir a PIO em 30% ou mais (para uma média de 11 mmHg).[12]

O *Early Manifest Glaucoma Trial* selecionou aleatoriamente pacientes com lesão glaucomatosa em estágios inicial a moderado para receber ou não tratamento com trabeculoplastia a *laser* e betaxolol. O tratamento reduziu a PIO em 25% em média durante acompanhamento de cerca de 6 anos. A progressão ocorreu mais tarde e foi menos frequente no grupo tratado do que no grupo de controle ($P \equiv 0,007$). Em uma análise multivariada, o tratamento reduziu pela metade o risco de progressão (*hazard ratio* [HR, em inglês] = 0,50; intervalo de confiança [IC] de 0,35 a 0,71). O risco de progressão diminuiu cerca de 10% a cada milímetro de mercúrio de redução da PIO na primeira consulta de acompanhamento em relação ao nível basal (HR = 0,90 de redução por milímetro de mercúrio; intervalo de confiança de 95%, de 0,86 a 0,94).[13]

Há uma grande variabilidade entre os pacientes quanto à suscetibilidade do nervo óptico a lesões relacionadas à PIO. Não há PIO abaixo da qual o glaucoma nunca ocorra ou acima da qual ele sempre ocorra. Dos pacientes acometidos por glaucoma, 50% apresentavam PIO de < 21 mmHg (< 2,8 kPa) na ocasião do rastreamento, e aproximadamente um em cada seis não apresentaram PIO > 21 mmHg (> 2,8 kPa) quando da repetição do exame.[8] Embora o risco relativo de glaucoma seja baixo quando a PIO é < 20 mmHg (< 2,7 kPa), ainda é possível que ocorra a lesão. Mesmo quando a PIO permanece dentro da faixa normal, o risco de perda de campo visual é maior no olho em que a PIO é mais elevada.[14] Estudos recentes sugeriram que a variabilidade da PIO, tanto as oscilações em um mesmo dia quanto entre dias diferentes, e não o nível absoluto da pressão, pode ser primordial para a causa da progressão do glaucoma.[15]

A hipertensão ocular é um distúrbio comum que afeta de 3 a 6 milhões de pessoas nos EUA. Em uma população acima de 70 anos, 10% das pessoas sofrem de hipertensão ocular, enquanto apenas 2% têm glaucoma primário de ângulo aberto. O OHTS – um ensaio clínico multicêntrico em longo prazo patrocinado pelo National Eye Institute – foi elaborado para determinar se a redução clínica da PIO evita ou retarda o aparecimento de lesão glaucomatosa em pacientes com hipertensão ocular.[16,17] O estudo procurou também determinar os fatores de risco envolvidos no processo glaucomatoso. Mais de 1.600 participantes da pesquisa foram acompanhados por mais de 5 anos.

Os pacientes foram selecionados aleatoriamente para tratamento clínico (com o uso dos medicamentos tópicos aprovados pela U.S. Food and Drug Administration) ou observação. A PIO-alvo para os integrantes do grupo de tratamento era uma redução de 20% da PIO e uma PIO < 24 mmHg (< 3,2 kPa). Os pacientes foram monitorados com campimetria (Humphrey, programa 30-2) e fotografias estereoscópicas do disco óptico. O risco de, em 5 anos, desenvolver alteração glaucomatosa no disco óptico glaucomatoso e/ou perda de campo visual foi significativamente reduzido no grupo tratado; 9,5% dos pacientes do grupo de observação desenvolveram glaucoma, comparados a 4,4% daqueles que receberam tratamento clínico.[18,19] Em estudo posterior, envolvendo a coorte do OHTS, iniciou-se medicação hipotensora ocular àqueles que, a princípio, faziam parte do grupo de observação, depois de uma mediana de 7,5 anos em observação (sem tratamento). Ao final de 13 anos, 16% do grupo inicial de tratamento desenvolveram glaucoma primário de ângulo aberto, enquanto 22% do grupo tratado tardiamente desenvolveram a doença. O benefício do tratamento foi mais significativo entre pacientes com maior risco de desenvolvimento de glaucoma primário de ângulo aberto em 5 anos (> 13%), como determinado pela calculadora de risco do OHTS.[19] Consequentemente, em pacientes com hipertensão ocular e baixo risco que concordem com acompanhamento regular, pode ser razoável retardar o tratamento até que a lesão glaucomatosa inicial seja detectada.[19]

Características do disco óptico

É possível que uma relação escavação/disco óptico maior seja um fator de risco independente para o desenvolvimento de glaucoma,[18] embora possa também ser um indicador de lesão glaucomatosa precoce. Não obstante, quando o médico examina o paciente pela primeira vez, não há como saber se essa aparência representa uma mudança em relação ao nível basal ou uma condição estável. Apesar de uma relação escavação/disco óptico elevada poder ser um achado normal em nervos ópticos maiores, tanto o OHTS quanto o EGPS constataram forte relação entre uma grande relação escavação/disco óptico e o desenvolvimento de glaucoma de ângulo aberto.[9] O *Confocal Scanning Laser Ophthalmoscopy Ancillary Study*, realizado após o OHTS, demonstrou que várias medidas topográficas basais do disco óptico, isoladas ou combinadas com fatores clínicos e demográficos basais, tinham relação significativa com o desenvolvimento de glaucoma de ângulo aberto entre os participantes do OHTS.[7] A SD-OCT também demonstrou ser útil no diagnóstico pré-perimétrico de glaucoma e para a detecção da progressão do glaucoma; a OCT suplantou a oftalmoscopia de varredura a *laser* como a modalidade preferida de exame de imagem para a detecção e o monitoramento de glaucoma.[8] Outro achado importante do disco óptico é a ocorrência de hemorragia no disco óptico, associada a um risco 3,7 vezes maior em desenvolver glaucoma, segundo análise multivariada do OHTS.[20] Somente 16% dessas hemorragias do disco óptico foram detectadas tanto pelo exame clínico quanto pela revisão das fotografias de disco óptico, enquanto 84% foram detectadas apenas pela análise fotográfica, enfatizando a sua relevância.

Espessura central da córnea e histerese corneana

Um dos achados mais surpreendentes do OHTS foi o impacto da ECC no desenvolvimento de glaucoma. De modo geral, os participantes do OHTS tinham a córnea mais espessa do que a média da população, com uma espessura média de 573,0 +/− 39,0 μm, sendo que um quarto dos participantes do OHTS tinha ECC > 600 μm. Os pacientes negros tinham a córnea mais fina do que os pacientes brancos (555,7 +/− 40,0 versus 579,0 +/− 37,0 μm; $P < 0,0001$). O OHTS determinou que ECC mais fina era um forte fator preditivo independente para o desenvolvimento de glaucoma primário de ângulo aberto. Participantes com ECC < 555 μm apresentaram um risco três vezes maior de desenvolver glaucoma primário de ângulo aberto do que pacientes com ECC > 588 μm.[21,22] O risco de desenvolver a doença dobrou para cada redução de 40 μm na ECC a partir da média geral de 573,3 μm da amostra combinada do OHTS e do EGPS.[9] Além disso, outros estudos indicaram que a ECC mais fina é um fator de risco para a presença de lesão glaucomatosa avançada, defeitos de campo visual evidenciados na PAOC e progressão do campo visual.[21-23]

A explicação para a relação entre a córnea mais fina e a progressão do glaucoma não é clara. Ainda não se sabe se a existência de um risco mais alto é resultante de uma hipoestimativa a PIO em pacientes com córnea mais fina ou se uma ECC mais fina seria um indicativo de maior suscetibilidade do nervo óptico à lesão.

A histerese corneana, uma propriedade viscoelástica da córnea, que reflete a sua capacidade de absorver e dissipar energia, tem sido objeto de interesse de recentes estudos. A histerese da córnea pode ser mais baixa em pacientes com glaucoma do que naqueles com discos ópticos suspeitos com campos visuais normais ou nos que apresentam hipertensão ocular.[24]

Idade

O risco de ter ou desenvolver glaucoma primário de ângulo aberto aumenta com o avanço da idade. A prevalência de glaucoma aumenta de 0,2% em indivíduos na faixa de 50 a 54 anos para 2% na população na faixa de 70 a 74 anos (Tabela 10.22.1).[23] As taxas de incidência para o desenvolvimento de glaucoma em um período de 9 anos também aumentam com a idade; os *Barbados Eye Studies* demonstraram taxa de 2,2% em pacientes com 40 a 49 anos e de 7,9% naqueles com 70 anos ou mais.[25,26] Da mesma maneira, a prevalência de glaucoma entre pessoas de etnia latina com idade ≥ 80 anos revelou-se 16 vezes maior do que entre aqueles na faixa de 40 a 49 anos.[27] A idade mais avançada foi um fator preditivo estatisticamente significativo para o desenvolvimento de glaucoma primário de ângulo aberto em um período de 5 anos no OHTS.[18] Essa maior prevalência de glaucoma com o avanço da idade pode estar relacionada à exposição mais prolongada à PIO elevada, a uma maior suscetibilidade dos nervos ópticos em adultos mais velhos a sofrer lesões decorrentes da PIO elevada ou a outros fatores fisiológicos afetados pelo avanço da idade, como a autorregulação e a circulação oftálmica.

Raça e etnia

A incidência e prevalência de glaucoma varia de acordo com a raça. O *Baltimore Eye Survey* mostrou que a prevalência de glaucoma primário de ângulo aberto é 4,3 vezes maior em americanos negros do que em outras raças e que estes têm uma propensão quatro a oito vezes maior a cegueira decorrente de glaucoma do que americanos brancos. Nessa série, a prevalência de glaucoma foi de 1,2% entre negros na faixa de 40 a 49 anos e de 11,3% entre aqueles com 80+ anos (ver Tabela 10.22.1).[28] No OHTS, os negros demonstraram incidência mais elevada de glaucoma do que outros participantes do estudo, com risco anual médio adicional de 2% para progressão para glaucoma primário de ângulo aberto.[16] Entretanto, o modelo do OHTS sugere também que a raça não seja um fator de risco independente após ajuste para ECC e relação escavação/disco óptico.[18,28]

O *Barbados Eye Study* constatou uma prevalência de glaucoma primário de ângulo aberto nos habitantes afro-caribenhos de Barbados semelhante àquela constatada nos afro-americanos de Baltimore – 4,4% dos adultos afro-caribenhos *versus* 0,8% de adultos caribenhos brancos.[25,26] Estudos recentes demonstraram o mesmo risco mais elevado em hispano-americanos de ascendência basicamente mexicana. O *Los Angeles Latino Eye Study* estimou uma prevalência de 4,7% de glaucoma primário de ângulo aberto nessa população.[27] O estudo de Rotterdam com base na população caucasiana dos Países Baixos demonstrou uma prevalência de glaucoma primário de ângulo aberto de aproximadamente 1%, semelhante à prevalência entre americanos brancos encontrada no *Baltimore Eye Survey*.[29]

Histórico familiar

O histórico familiar é um fator de risco bem definido para glaucoma. O *Baltimore Eye Study* observou um risco 3,7 vezes maior de glaucoma primário de ângulo aberto em indivíduos que tinham um(a) irmão/irmã afetado/afetada pela doença e risco 2,2 vezes maior se o pai ou a mãe tivesse sido afetado.[30] A distinção entre pacientes com histórico de cegueira por glaucoma daqueles com histórico familiar de hipertensão ocular ou glaucoma leve pode ajudar na avaliação de risco. Os pacientes devem ser questionados se o membro da família precisou ser submetido a cirurgia ou sofreu perda visual significativa decorrente do glaucoma.

PRINCÍPIOS DO INÍCIO DA TERAPIA

Antes de iniciar a terapia em qualquer paciente, é importante estabelecer uma base para comparações futuras. A PIO da maioria das pessoas sem glaucoma varia em < 4 mmHg (< 0,5 kPa) em um período de 24 horas. Pacientes com glaucoma apresentam grandes variações noturnas da PIO (> 10 mmHg ou > 1,3 kPa). Muitos pacientes têm um padrão diurno regular, a maioria normalmente com PIO alta ao despertar, podendo ocorrer também outros padrões.

TABELA 10.22.1 Prevalência de glaucoma primário de ângulo aberto definitivo por idade e raça.[a]

Grupo familiar	Histórico	Casos Nº	Casos %	Controles Nº	Controles %	Razão de chances (IC de 95%)	Razão de chances ajustada pela idade/raça (IC de 95%)[a]
Genitores	Positivo	9	5,6	206	4,0	1,42 (0,67 a 2,91)	2,17 (1,07 a 4,41)
	Negativo	152	94,4	4.941	96,0		
Irmãos	Positivo	16	9,9	144	2,8	3,83 (2,14 a 6,76)	3,69 (2,10 a 6,48)
	Negativo	145	90,1	5.003	97,2		
Filhos	Positivo	2	1,2	40	0,8	1,61 (0,40 a 6,15)	1,12 (0,26 a 4,86)
	Negativo	159	98,8	5.107	99,2		
Quaisquer parentes em primeiro grau	Positivo	26	16,1	371	7,2	2,48 (1,57 a 3,89)	2,85 (1,82 a 4,46)
	Negativo	135	83,9	4.776	92,8		

[a]Ajuste pela idade–raça efetuado com a análise de regressão logística. *IC*, Intervalo de confiança.

Se a PIO não estiver perigosamente alta na consulta inicial, talvez seja útil obter outra medida da pressão em uma consulta separada ou avaliar a variação diurna da pressão antes de iniciar a terapia. É importante também que se registre a aparência do disco óptico e os resultados do campo visual na avaliação basal. Embora seja possível registrar o aspecto do disco óptico por meio de desenho, registros por estereofotografias são mais acurados. A avaliação da camada de fibras nervosas com a OCT passou a ser uma parte indispensável da avaliação de glaucoma e deve ser realizada no início do curso do tratamento a fim de que se estabeleça uma base para comparações futuras. Deve-se realizar a perimetria para estabelecer uma base; como há uma íngreme curva de aprendizagem, os campos automatizados são realizados, pelo menos, duas vezes para que se tenha uma base acurada se o paciente não tiver experiência com a realização do exame de perimetria.

INÍCIO DA TERAPIA DO PACIENTE COM GLAUCOMA

A terapia para reduzir a PIO é iniciada para a maioria dos pacientes com glaucoma de grau moderado a grave. Esses indivíduos apresentam lesão do disco óptico, têm PIO não tratada, e a lesão provavelmente progrediria se a condição não fosse tratada. Na maioria desses casos, o benefício do tratamento supera em muito o risco de complicações.

O glaucoma primário de ângulo aberto é uma doença bilateral, embora, com frequência, seja significativamente assimétrico. Havendo lesão em apenas um dos olhos, é importante primeiro descartar as causas secundárias de glaucoma unilateral de ângulo aberto, que costumam incluir pseudoesfoliação, recessão angular traumática e glaucoma induzido por corticosteroides. Se as causas secundárias de glaucoma forem excluídas, a lesão em um dos olhos é preditiva de lesão no outro olho, e o tratamento frequentemente é considerado em ambos os olhos.

É importante também procurar sinais de glaucoma pigmentar na avaliação de uma suspeita de glaucoma. Em alguns casos, pode ser mais fácil controlar ou normalizar a PIO se houver glaucoma pigmentar. Além disso, pacientes mais velhos com aparente suspeita de glaucoma de pressão normal podem, na realidade, estar na fase de regressão do glaucoma pigmentar. A presença de um "sinal de reversão de pigmentação", com pigmentação mais densa da malha trabecular superior do que da malha trabecular inferior, talvez seja útil para esse diagnóstico.[31]

INÍCIO DA TERAPIA DO PACIENTE COM SUSPEITA DE GLAUCOMA

A decisão de iniciar a terapia é muito mais controversa no paciente com suspeita de glaucoma. É particularmente importante que o paciente com suspeita de glaucoma seja envolvido no processo decisório. Uma pessoa pode ser classificada com suspeita de glaucoma por muitas razões. O paciente com suspeita de glaucoma mais comum tem PIO elevada – aqueles com hipertensão ocular. Pacientes com suspeita de glaucoma podem também apresentar outros fatores de risco, como ECC fina, forte história familiar, discos ópticos ou campos visuais suspeitos.

É difícil determinar se um nervo óptico com aparência suspeita é realmente glaucomatoso. Existe uma grande sobreposição no que se considera um nervo óptico normal e um doente. O disco óptico médio tem uma relação escavação/disco óptico de 0,3 a 0,4, mas existe uma ampla variação de normalidade. A significância do tamanho da escavação depende do tamanho do disco.[32] É difícil determinar se o disco grande com alta relação escavação/disco óptico é patológico ou fisiológico. Podem desenvolver-se alterações progressivas no disco enquanto os testes de campo visual permanecem normais, e uma perda axonal significativa pode acontecer antes do aparecimento de defeitos na perimetria.[33] Por essa razão, um exame de campo visual normal não descarta o glaucoma. A avaliação da camada de fibras nervosas pode ser especialmente importante nesses casos. É possível a OCT distinguir nervos ópticos patológicos daqueles normais ou identificar camada de fibras nervosas reduzida. As imagens computadorizadas precisam ser avaliadas cuidadosamente, porque os resultados podem ser mal interpretados nos seguintes casos: se a qualidade da imagem adquirida ou a contribuição do operador deixarem a desejar; se os nervos ópticos forem grandes, pequenos ou inclinados; e em pacientes com altos erros de refração. Os bancos de dados normativos para alguns dos instrumentos de OCT são limitados com relação à diversidade racial, e todos excluem altos erros de refração. As atualizações de *software* e *hardware* na geração das imagens continuam a melhorar a acurácia discriminatória da OCT.

Deve-se considerar o início do tratamento em pacientes que apresentam nervos com maior suspeição de que sejam glaucomatosos, naqueles que apresentam perda da camada de fibras nervosas ou outros fatores de risco significativos para glaucoma. Como vimos, em pacientes com glaucoma em estágio inicial, o tratamento pode ser postergado, especialmente naqueles com expectativa de vida limitada. Entretanto, é possível começar o tratamento para glaucoma inicial em pacientes em que seja difícil detectar alterações no estado do nervo óptico ao longo do tempo. Isso inclui indivíduos com discos anômalos, drusas do disco óptico, alto grau de miopia e discos inclinados, bem como pacientes em que não se possa realizar um exame de fundo de olho adequado. Além disso, pode-se ter um limiar mais baixo para o início do tratamento em pacientes com limitações a fim de se realizar o teste de campo visual ou naqueles que também sofram de causas não glaucomatosas de perda de campo visual.

O início da terapia é bastante controverso em pacientes que apresentem PIO elevada e nervo óptico e campo visual normais. Como observado anteriormente, embora o OHTS tenha demonstrado redução significativa do desenvolvimento do glaucoma com o tratamento, cerca de 90% dos pacientes do grupo de observação não desenvolveram glaucoma durante os primeiros 5 anos do estudo.[16] Embora a postergação do tratamento aumente o risco de desenvolvimento de glaucoma naqueles com hipertensão ocular, o subsequente início do tratamento imediatamente reduz o risco futuro. O adiamento do tratamento em indivíduos de baixo risco aumentou de maneira discreta o risco de desenvolvimento de glaucoma primário de ângulo aberto, enquanto o adiamento em pacientes de alto risco se associou a significativamente maior risco.[19]

Calculadoras de risco foram criadas para ajudar a estimar o risco de desenvolvimento de glaucoma em 5 anos. Utilizando dados do OHTS e do EGPS, elas incorporam elementos como idade, PIO, ECC, *pattern standard deviation* (perimetria automatizada de Humphrey) e razão vertical escavação/disco óptico para determinar o risco de desenvolvimento de glaucoma em pacientes com hipertensão ocular.[9] O modelo encontra-se disponível em http://ohts.wustl.edu/risk ou em formato de aplicativo para dispositivos móveis. Em uma análise do acompanhamento de 13 anos do OHTS, o tratamento foi mais benéfico para pacientes com risco basal mais alto em 5 anos.[19] Dentre os pacientes que fazem parte do terço mais alto de risco basal, a proporção cumulativa dos que desenvolveram glaucoma foi de 0,40 no grupo original de observação e de 0,28 no grupo original tratado com medicação; dentre os pacientes que fazem parte do terço inferior de risco basal, a proporção dos que desenvolveram glaucoma foi muito baixa e quase idêntica, de 0,08 no grupo original de observação e de 0,07 no grupo original tratado com medicação.

Análises de custo–utilidade utilizando os dados do OHTS defendem o tratamento precoce dos indivíduos com PIO ≥ 24 mmHg e um risco anual de 2% ou mais de desenvolver glaucoma.[34,35]

CONCLUSÕES

A decisão de quando tratar o paciente para evitar lesão glaucomatosa não pode restringir-se a um algoritmo objetivo, embora as calculadoras de risco sejam capazes de auxiliar os médicos nas decisões em relação ao tratamento. Somente o especialista, juntamente com o paciente, pode avaliar o risco de glaucoma, o impacto do tratamento na qualidade de vida, outros aspectos sociais e, assim, determinar o momento ideal de iniciar a terapia. Felizmente, um grande volume de investigação ativa tem facilitado o nosso processo de tomada de decisão na última década, possibilitando decisões de tratamento baseadas em dados impactantes, provenientes de ensaios clínicos prospectivos randomizados.

BIBLIOGRAFIA

Anderson DR. Glaucoma: the damage caused by pressure. XLVI Edward Jackson Memorial Lecture. Am J Ophthalmol 1989;108:485–95.

Collaborative Normal-Tension Glaucoma Study Group. Comparison of glaucomatous progression between untreated patients with normal-tension glaucoma and patients with therapeutically reduced intraocular pressures. Am J Ophthalmol 1998;126:487–97.

deVoogd S, Ikram MK, Wolfe RC, et al. Incidence of open-angle glaucoma in a general elderly population: the Rotterdam study. Ophthalmology 2005;112:1487–93.

European Glaucoma Prevention Study (EGPS) Group. Predictive factors for open-angle glaucoma among patients with ocular hypertension in the European glaucoma prevention study. Ophthalmology 2007;114:3–9.

Gordon MO, Beiser JA, Brandt JD, et al. The Ocular Hypertension Treatment Study: baseline factors that predict the onset of primary open-angle glaucoma. Arch Ophthalmol 2002;120:714–20.

Herndon LW, Weizer JS, Stinnett SS. Central corneal thickness as a risk factor for advanced glaucoma damage. Arch Ophthalmol 2004;122:17–21.

Higginbotham EJ, Gordon MO, Beiser JA, et al. The Ocular Hypertension Treatment Study: topical medication delays or prevents primary open-angle glaucoma in African-American individuals. Arch Ophthalmol 2004;122:813–20.

Kass MA, Heuer DK, Higginbotham EJ, et al. The Ocular Hypertension Treatment Study: a randomized trial determines that topical ocular hypotensive medication delays or prevents the onset of primary open-angle glaucoma. Arch Ophthalmol 2002;120:701–13.

Kymes SM, Kass MA, Anderson DA, et al. Management of ocular hypertension: a cost-effectiveness approach from the ocular hypertension treatment study. Am J Ophthalmol 2008;141:997–1008.

Leske MC, Heijl A, Hussein M, et al. Factors for glaucoma progression and the effect of treatment: the early manifest glaucoma trial. Arch Ophthalmol 2003;121:48–56.

Leske MC, Wu SY, Hennis A, et al. Risk factors for incident open-angle glaucoma: the Barbados Eye Studies. Ophthalmology 2008;115:85–93.

Ocular Hypertension Treatment Study Group, European Glaucoma Prevention Study Group. Validated prediction model for the development of primary open-angle glaucoma in individuals with ocular hypertension. Ophthalmology 2007;114:10–19.e2.

Sommer A, Tielsch JM, Katz J, et al. Relationship between intraocular pressure and primary open angle glaucoma among white and black Americans. The Baltimore Eye Survey. Arch Ophthalmol 1991;109:1090–5.

The AGIS Investigators. The Advanced Glaucoma Intervention Study (AGIS). 7. The relationship between control of intraocular pressure and visual field deterioration. Am J Ophthalmol 2000;130:429–40.

Varma R, Ying-Lai M, Francis BA, et al. Prevalence of open-angle glaucoma and ocular hypertension in Latinos: the Los Angeles Latino Eye Study. Ophthalmology 2004;111:1439–48.

As referências completas estão disponíveis no **GEN-io**.

PARTE 10 GLAUCOMA
SEÇÃO 4 Terapia

Que Terapia Utilizar no Glaucoma   10.23
Assumpta Madu e Douglas J. Rhee

Definição: Intervenção terapêutica em longo prazo para preservar a função visual, minimizando, ao mesmo tempo, os efeitos indesejados do tratamento de glaucoma.

Característica principal
- A escolha da terapia (isolada ou combinada) para pacientes com glaucoma de ângulo aberto inclui tratamento clínico, tratamento com *laser* e cirurgia incisional de glaucoma.

INTRODUÇÃO

A terapia de glaucoma tem por finalidade manter a qualidade de vida, preservando a função visual e evitando, ao mesmo tempo, complicações.[1] Isso é possível mantendo-se a pressão intraocular (PIO) dentro de um limite estimado como alvo, bem como o nervo óptico/a camada de fibras nervosas e o campo visual estáveis. A intervenção terapêutica ideal é determinada com base nos efeitos colaterais toleráveis, na qualidade de vida do paciente e em sua expectativa de vida. Embora a medicina baseada em evidências forneça probabilidades populacionais de sucesso do tratamento e eventos adversos em geral, cada paciente deve ser avaliado individualmente antes que se tome uma decisão em relação ao tratamento.

Embora a PIO pareça ser o principal fator de risco de lesão no glaucoma (daí a necessidade de uma pressão-alvo específica para cada olho),[2] outros fatores podem estar envolvidos.[3]

A PIO continua sendo o mais comprovado e tratável fator de risco/doença. Todas as modalidades de tratamento atuais visam à redução da PIO a um ponto em que a deterioração do disco óptico ou do campo visual cesse, preservando, desse modo, a qualidade de vida relacionada à saúde do paciente, com um mínimo de complicações ou efeitos colaterais. Pode haver também benefícios secundários, mas a intenção primária é reduzir a PIO. No futuro, os tratamentos não dependentes da PIO poderão ser acrescentados ao arsenal médico. Uma vez que a terapia está indicada, a redução inicial de PIO almejada deve ser de, pelo menos, 25% daquela do nível pré-tratamento. A sugestão de que uma PIO de 21 mmHg, 17 mmHg e 14 mmHg ou menos evita uma lesão glaucomatosa mais séria foi baseada em estatísticas populacionais; entretanto, alguns pacientes continuam desenvolvendo doença glaucomatosa progressiva com uma PIO abaixo desse nível, exigindo o ajuste da PIO-alvo durante todo o curso do tratamento. A determinação antecipada do grau em que a PIO deve ser reduzida para preservar a visão é apenas uma estimativa e deve ser individualizada a fim de que a redução da PIO detenha a progressão da perda visual.[4,5]

A terapia de escolha para pacientes com glaucoma de ângulo aberto consiste em medicamentos, trabeculoplastia a *laser* e cirurgia incisional de glaucoma (ou uma combinação dessas técnicas), tradicionalmente nessa ordem. Com o surgimento de mais informações sobre os resultados comparativos dos diversos tipos de terapia e dispositivos cirúrgicos, e com as técnicas cirúrgicas tornando-se mais seguras e menos invasivas, o paradigma tradicional deve ser aprimorado. A seleção da terapia mais adequada precisa considerar fatores específicos do paciente em questão e de cada olho individualmente, como idade, gravidade do glaucoma e outros fatores de risco.

REVISÃO HISTÓRICA

Os medicamentos tópicos para o tratamento de glaucoma foram utilizados pela primeira vez na década de 1870, com a introdução da fisostigmina e da pilocarpina. Subsequentemente, outras categorias de medicamentos foram acrescentadas ao arsenal de tratamento, entre as quais, os agentes simpatomiméticos não seletivos, na década de 1920 (p. ex., epinefrina, dipivefrina [mais tarde, o alfa-agonista apraclonidina, no início da década de 1990]), os CAI orais (p. ex., acetazolamida), na década de 1950, e os betabloqueadores (p. ex., timolol e levobunolol), na década de 1970. Até o fim da década de 1990, os betabloqueadores eram a terapia clínica de eleição na maioria dos casos recém-diagnosticados de glaucoma de ângulo aberto. Em meados e final da década de 1990, foram introduzidos os agonistas alfa-2 (brimonidina), os inibidores tópicos da anidrase carbônica (CAI, do inglês *carbonic anhydrase inhibitors*: dorzolamida e brinzolamida) e os análogos das prostaglandinas (PGAs, do inglês *prostaglandin analogues*: latanoprosta, travoprosta, bimatoprosta, unoprostona). Existem também produtos combinados (betabloqueador–PGA, betabloqueador–CAI, betabloqueador–alfa-agonista), mas a disponibilidade varia significativamente entre países.

Desde o fim da década de 1990, os PGA são considerados o agente de primeira linha para a maioria dos glaucomas de ângulo aberto.

A trabeculoplastia com *laser* de argônio (ALT, do inglês *argon laser trabeculoplasty*) foi descrita inicialmente por Wise e Witter,[6] em 1979. O sucesso inicial em curto prazo seguiu-se de um controle em longo prazo insatisfatório em muitos casos, fazendo com que essa técnica já não seja mais tão utilizada quanto no início.[7] A trabeculoplastia seletiva a *laser* (SLT, do inglês *selective laser trabeculoplasty*) foi descrita inicialmente por Latina, em 1995.[8] Um estudo em longo prazo comparando a ALT de 180° com a SLT de 180° constatou que as técnicas apresentam taxas de sucesso semelhante.[9]

A primeira cirurgia filtrante de espessura total, por trabeculectomia, com o objetivo de desviar o humor aquoso da câmara anterior para o espaço subconjuntival é creditada a Cairns,[10] em 1968. Esse procedimento foi modificado ao longo dos anos a fim de produzir melhores resultados e menos complicações. As modificações recentes incluem o uso de antimetabólitos (p. ex., 5-fluoruracila ou mitomicina C) e o dispositivo ExPress (Alcon; Ft. Worth, TX).[11,12] Existe um crescente número de cirurgias de glaucoma microinvasivas ou minimamente invasivas (MIGS, do inglês *minimally invasive glaucoma surgery*) para o tratamento de glaucoma leve a moderado. Esses procedimentos *ab interno* são de caráter adjunto e não excluem a realização futura de trabeculectomia ou dos implantes de drenagem de glaucoma. Os atuais mecanismos de redução da PIO incluem o aumento da drenagem trabecular (Trabectome, iStent, Hydrus, trabeculotomia transluminal assistida por goniosopia, *shunts* supracoroidais [microstent CyPass]; a redução da produção de humor aquoso [endociclofotocoagulação] e filtração subconjuntival [*stent* de gel XEN]). Outras cirurgias incisionais incluem a canaloplastia (iScience, Menlo Park, CA), a esclerectomia profunda e a viscocanalostomia, que, embora não penetrantes, são tecnicamente desafiadoras e capazes de produzir queda moderada da PIO.

MODALIDADES DE TRATAMENTO

Tratamento clínico

O tratamento clínico é a intervenção inicial mais comum para a redução da PIO. Os medicamentos reduzem a PIO mediante diminuição da secreção aquosa ou aumento da drenagem. Existem vários medicamentos antiglaucomatosos tópicos e sistêmicos. As classes de medicamentos tópicos incluem os agentes mióticos, os betabloqueadores, os derivados da epinefrina, os CAI, os alfa-agonistas e os PGA. Estes últimos são a medicação utilizada inicialmente com mais frequência para reduzir a PIO. A escolha dos medicamentos é feita com base em vários fatores, como custo, cronograma de uso, extensão do efeito desejado da redução da PIO e efeitos colaterais. Os medicamentos podem produzir efeitos colaterais tanto oculares quanto sistêmicos (ver Capítulo 10.24).

Os efeitos colaterais mais comuns dos medicamentos antiglaucomatosos não representam risco à vida nem à visão. Entretanto, entre as raras complicações graves estão o comprometimento pulmonar causado pelos betabloqueadores, a síndrome da acidose e a anemia aplásica ocasionada pelos CAI, bem como o descolamento de retina relacionado à terapia com agentes mióticos. A maioria dos pacientes consegue tolerar um ou mais desses medicamentos sem apresentar quaisquer efeitos colaterais.

Os fatores relacionados ao paciente – como adesão ao tratamento, doenças sistêmicas, interação medicamentosa e efeitos colaterais – podem afetar o sucesso ou o insucesso do tratamento clínico. É possível que a adesão inadequada ao tratamento seja o fator limitante mais sério na terapia não cirúrgica do glaucoma. Os fatores que incluem a adesão são a complexidade do regime clínico, os efeitos colaterais dos medicamentos e o entendimento do paciente em relação à doença e ao seu tratamento.[13,14]

O uso simultâneo de múltiplos medicamentos é indesejável, sendo, às vezes, preferível fazer a troca entre medicamentos da mesma classe se o paciente estiver próximo de sua PIO-alvo, em vez de acrescentar mais colírios. Embora controversa, a administração de medicamentos tópicos antiglaucomatosos pode influenciar o subsequente resultado da cirurgia filtrante de glaucoma em decorrência do princípio ativo, do preservativo ou de ambos (Figura 10.23.1).[15] O uso de medicamentos antiglaucomatosos é associado ao desenvolvimento de catarata.[16-18]

TRABECULOPLASTIA A *LASER*

A trabeculoplastia a *laser* induz alterações bioquímicas na malha trabecular para aumentar a drenagem aquosa (ver Capítulo 10.25). A trabeculoplastia a *laser*, especialmente a SLT, é considerada a intervenção de primeira linha para a redução da PIO em determinados pacientes. O ensaio *Glaucoma Laser Treatment* (GLT) comparou o timolol tópico com a ALT como terapia inicial e constatou que a ALT oferece vantagem em termos de PIO (1,2 mmHg mais baixa) e de preservação do campo visual (0,6 dB mais alta) depois de 7 anos.[7] No entanto, o ensaio GLT apresentou um problema metodológico, uma vez que os olhos foram randomizados, e não os pacientes, de modo que o timolol tópico administrado em um olho poderia ter efeito contralateral.[7] Os ensaios controlados randomizados que compararam a SLT (360°) com o PGA tópico como

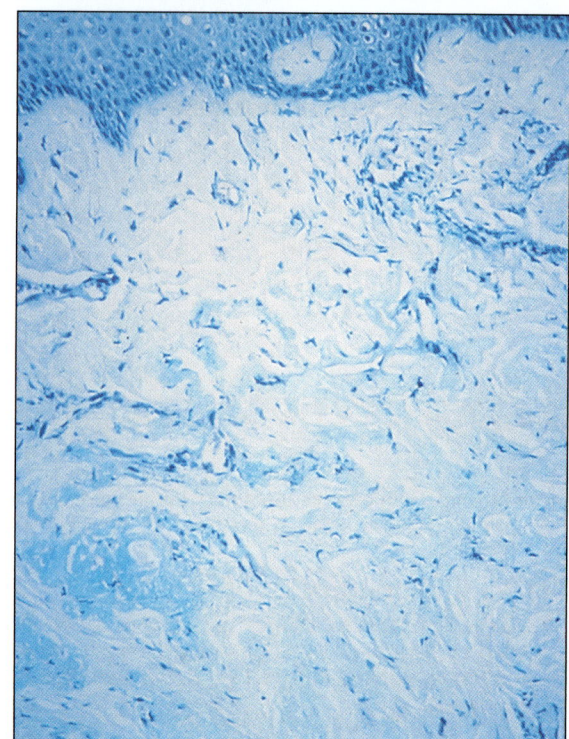

Figura 10.23.1 Alterações inflamatórias no tecido conectivo. Uma comparação entre as biopsias da conjuntiva de pacientes submetidos a cirurgia primária e aquelas de pacientes que receberam, pelo menos, dois medicamentos tópicos por um mínimo de 1 ano antes da cirurgia. Foi demonstrado um aumento significativamente maior no número de macrófagos, linfócitos, mastócitos e fibroblastos na conjuntiva e na cápsula de Tenon, e uma redução muito maior no número de células caliciformes no grupo tratado clinicamente. Fotomicrografia do grupo de pacientes que receberam tratamento em longo prazo com colírios. A substância própria apresenta infiltrado de células redondas, principalmente de linfócitos. (Extraída de Sherwood M, Grierson I, Millar L *et al*. Long-term morphological effects of antiglaucoma drugs on the conjunctiva and Tenon's capsule in glaucomatous patients. Ophthalmology 1989;96:327–35.)

tratamento inicial não demonstraram nenhuma diferença no controle da PIO depois de 1 ano de acompanhamento.[19,20] A trabeculoplastia a *laser* pode também aumentar o risco de subsequente falência da trabeculectomia,[21-23] porém essa é uma questão controversa.[24,25]

Cirurgia

As opções cirúrgicas no tratamento do glaucoma incluem a trabeculectomia, o implante de drenagem de humor aquoso, procedimentos não penetrantes para glaucoma, cirurgia de glaucoma minimamente invasiva e endociclofotocoagulação; todas podem ser realizadas em conjunto com a extração de catarata, quando existe indicação. A cirurgia filtrante mais frequente é a trabeculectomia (ver Capítulo 10.29), que continua sendo uma das mais eficazes. Entretanto, podem ocorrer complicações, como descolamento da coroide ou endoftalmite, mesmo anos mais tarde. Na cirurgia filtrante não penetrante (esclerectomia profunda e canaloplastia), a vantagem de não penetrar na câmara anterior deve ser considerada no contexto que essa cirurgia envolve uma maior curva de aprendizagem, uma frequente necessidade de medicamentos adjuntos ou goniopuntura a *laser* e a tendência a produzir níveis de PIO mais elevados que aqueles após a trabulectomia.[26,27] Além disso, estão disponíveis dispositivos destinados a desviar o líquido da câmara anterior diretamente para o canal de Schlemm (também denominados *procedimentos de canal*) – a trabeculectomia *ab interno* (p. ex., Trabectome, Neomedix, Tustin, CA) e iStent (Glaukos, Laguna

Hills, CA) –, mas produzem benefícios modestos.[28,29] Após intervenção cirúrgica inicial, os implantes de drenagem não valvulados tiveram a vantagem de manter o controle da PIO, comparados à trabeculectomia, em pacientes cuja pressão se apresentava descontrolada depois de uma cirurgia incisional após 3 anos de acompanhamento.[30]

Procedimentos ciclodestrutivos

A destruição do corpo ciliar pode baixar a PIO mediante a redução de humor aquoso. A ciclocriopexia não é mais realizada como procedimento de rotina devido ao alto risco de complicações em comparação com os procedimentos ciclodestrutivos a *laser*. A ciclofotocoagulação externa com *laser* de diodo geralmente é reservada para depois que todos os procedimentos incisionais tenham falhado. A ciclofotocoagulação endoscópica guiada (ECP, do inglês *endoscopically guided cyclophotocoagulation*) oferece o potencial benefício da maior seletividade da ablação, possibilitando que o procedimento seja realizado mais cedo no algoritmo de tratamento e em conjunto com a extração de catarata. Entretanto, a eficácia da ECP é mais limitada.

ALGORITMOS DE TRATAMENTO

Tradicionalmente, a terapia-padrão inicial para glaucoma primário de ângulo aberto é clínica, ficando a trabeculoplastia a *laser* e a cirurgia reservadas para pacientes que não obtêm êxito com a terapia clínica. Em geral, a sequência adotada é trabeculoplastia a *laser*, depois trabeculectomia, seguida pela cirurgia de implantes de drenagem e, por fim, a ciclofotocoagulação. (Nota: Alguns profissionais fazem múltiplas tentativas com a trabeculectomia ou com os implantes de drenagem.) Novas tecnologias, fatores específicos relacionados ao paciente e aqueles referentes à doença podem alterar as etapas desse regime tradicional. Além disso, uma série de estudos clínicos contestou essa abordagem terapêutica tradicional, que deve ser reconsiderada. Os resultados desses ensaios continuarão modificando os critérios de seleção da terapia.

Até o momento, as evidências produzidas pelos ensaios controlados randomizados indicam que a trabeculoplastia a *laser* é uma excelente opção comparada a um PGA tópico.[19,20] O *Advanced Glaucoma Interventional Study* comparou a ALT com a trabeculectomia em pacientes sem êxito com o tratamento clínico inicial e constatou que aqueles com descendência africana apresentavam um menor declínio do campo visual com a ALT seguida pela trabeculectomia, enquanto os de descendência europeia eram mais bem-sucedidos

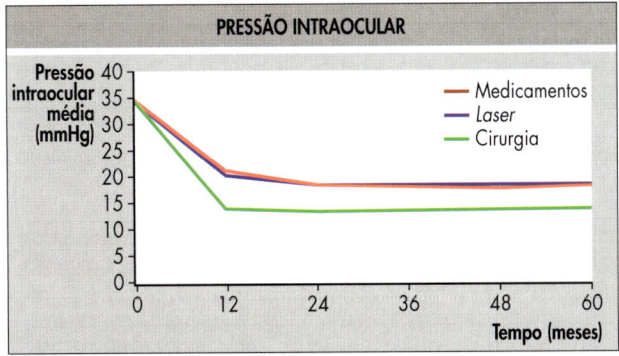

Figura 10.23.2 Pressão intraocular média. Medicamentos *versus laser versus* cirurgia. (Moorfields Primary Treatment Trial; Migdal C, Gregory W, Hitchings R. Long term functional outcome after early surgery compared with *laser* and medicine in open angle glaucoma. Ophthalmology 1994;101:1651–7.)

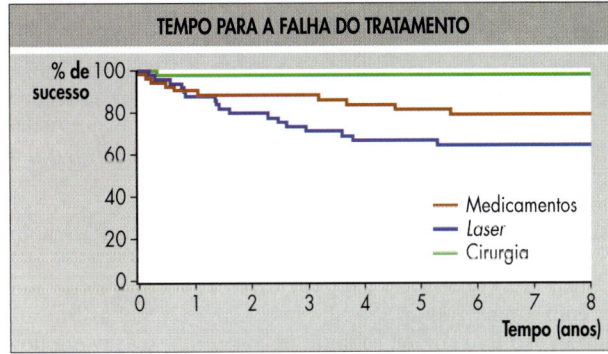

Figura 10.23.3 Tempo para a falha do tratamento do grupo tratado. Medicamentos *versus laser versus* cirurgia. (Moorfields Primary Treatment Trial; Migdal C, Gregory W, Hitchings R. Long term functional outcome after early surgery compared with *laser* and medicine in open angle glaucoma. Ophthalmology 1994;101:1651-7.)

com a trabeculectomia seguida pela ALT.[31] Embora vários estudos prospectivos multicêntricos fora dos EUA tenham considerado a trabeculectomia mais vantajosa do que a terapia clínica[15,21,32-34] (Figuras 10.23.2 e 10.23.3), o *Collaborative Initial Glaucoma Treatment Study*, realizado nos EUA, não constatou nenhuma diferença estatística nas taxas de progressão do glaucoma, apesar de uma PIO mais baixa no grupo tratado cirurgicamente, com exceção nos pacientes em que o *mean deviation* basal era menor que –10 dB; nesses a trabeculectomia se mostrou mais vantajosa.[35,36]

De modo geral, os procedimentos no canal apresentam excelente perfil de segurança, mas modesta efetividade na redução da PIO.[28,29] As cirurgias não penetrantes também indicam um excelente perfil de segurança e resultados da PIO mais comparáveis àqueles da traculectomia.[37,38]

CONCLUSÕES

Sobre os estudos realizados, várias conclusões podem ser feitas quanto ao atual papel dos medicamentos, do *laser* e da cirurgia no controle do glaucoma primário de ângulo aberto. O tratamento de glaucoma tem por objetivo manter a PIO em determinada faixa-alvo para que não continue havendo perda progressiva do campo visual, possibilitando a manutenção da qualidade de vida do paciente.

A terapia clínica ainda tem um lugar definitivo no controle do glaucoma primário de ângulo aberto e controla satisfatoriamente a PIO em uma boa porcentagem de casos. A variedade de escolha de colírios torna ainda mais importante a definição da terapia mais adequada para cada paciente.

A trabeculoplastia a *laser* parece ser eficaz para o controle da PIO em curto prazo, mas existem preocupações quanto à eficácia desse tratamento em longo prazo, indicando a necessidade de mais investigações.[39] A trabeculoplastia a *laser*, particularmente a SLT, pode ser considerada um tratamento primário, sobretudo naqueles com dificuldade de aderir ao tratamento. Esses pacientes precisam de monitoramento contínuo, pois o controle da PIO pode perder-se de repente, com um consequente aumento agudo da pressão.

É possível a cirurgia filtrante proporcionar excelente controle da PIO, mas deve-se considerar o risco de complicações. A cirurgia precoce pode ser uma opção útil se a PIO não for controlada pela terapia clínica, caso seja necessário estabelecer uma pressão baixa que não possa ser alcançada com a terapia clínica ou se houver problema de adesão ao tratamento.[40] O Boxe 10.23.1 contém as diretrizes para a terapia individualizada dos pacientes.

> **BOXE 10.23.1 Diretrizes para a terapia individualizada dos pacientes.**
>
> - Avaliação dos fatores de risco
>   - Estágio da doença
>   - Histórico familiar
>   - Miopia
>   - Doença microvascular
>   - Outros fatores de risco
> - Estimativa da pressão-alvo
> - Terapia clínica
>   - Possibilita o controle satisfatório da pressão intraocular em muitos casos
>   - Em caso de pressão intraocular inadequada, efeitos colaterais ou problemas com adesão ao tratamento, deve-se considerar uma terapia alternativa
> - Trabeculoplastia a *laser*
>   - Pode ser considerada uma terapia primária, assim como após trabeculectomia falida
>   - É indicada a pacientes adultos que não toleram a terapia clínica
>   - É indicada a pacientes sem controle adequado e que não podem ou não serão submetidos a cirurgia
> - Cirurgia
>   - Se a baixa pressão intraocular for necessária ou a pressão intraocular-alvo não for alcançada com outros tratamentos
>   - Quando há controle limítrofe com medicamentos ou *laser*
>   - Se houver baixa adesão ao tratamento
>   - Quando a terapia é insatisfatória com medicamentos ou *laser*
>   - Deve-se considerar cirurgia precoce quando for apropriado, e não apenas como último recurso

BIBLIOGRAFIA

AGIS Investigators. The Advanced Glaucoma Intervention Study (AGIS). 11. risk factors for failure of trabeculectomy and argon laser trabeculoplasty. Am J Ophthalmol 2002;134:481–98.

Anderson DR. Glaucoma: the damage caused by pressure. XLVI Edward Jackson Memorial Lecture. Am J Ophthalmol 1989;108:485–95.

Cairns JE. Trabeculectomy. Preliminary report of a new method. Am J Ophthalmol 1968;5:673–9.

Ederer F, Gaasterland DA, Dally LG, et al; AGIS Investigators. The Advanced Glaucoma Intervention Study (AGIS). 13: comparison of treatment outcomes within race: 10-year results. Ophthalmology 2004;111:651–64.

Fluorouracil Filtering Surgery Study Group. 5-year follow-up of the Fluorouracil Filtering Surgery Study. Am J Ophthalmol 1996;121:349–66.

Gedde SJ, Schiffman JC, Feuer WJ, et al; The Tube Versus Trabeculectomy Study Group. Three-year follow-up of the Tube Versus Trabeculectomy Study. Am J Ophthalmol 2009;148:670–84.

Glaucoma Laser Trial Research Group. The Glaucoma Laser Trial (GLT) and Glaucoma Laser Trial Follow-up Study. 7: results. Am J Ophthalmol 1995;120:718–31.

Grant WM, Burke JF Jr. Why do some people go blind from glaucoma? Ophthalmology 1982;89:991–8.

Heijl A, Leske MC, Bengtsson B, et al; Early Manifest Glaucoma Trial Group. Reduction of intraocular pressure and glaucoma progression: results from the Early Manifest Glaucoma Trial. Arch Ophthalmol 2002;120:1268–79.

Juzych MS, Chopra V, Banitt MR, et al. Comparison of long-term outcomes of selective laser trabeculoplasty versus argon laser trabeculoplasty in open-angle glaucoma. Ophthalmology 2004;111:1853–9.

Kass MA, Heuer DK, Higginbotham EJ, et al. The Ocular Hypertension Treatment Study: a randomized trial determines that topical ocular hypotensive medication delays or prevents the onset of primary open-angle glaucoma. Arch Ophthalmol 2002;120:701–13.

Kass MA, Meltzer DW, Gordon M, et al. Compliance with topical pilocarpine treatment. Am J Ophthalmol 1986;101:515–23.

Katz LJ, Steinmann WC, Kabir A, et al; SLT/MedStudy Group. Selective laser trabeculoplasty versus medical therapy as initial treatment of glaucoma: a prospective, randomized trial. J Glaucoma 2012;21(7):460–8.

Latina MA, Park C. Selective targeting of trabecular meshwork cells: in vitro studies of pulsed and CW laser interactions. Exp Eye Res 1995;60:359–71.

Musch DC, Gillespie BW, Lichter PR, et al; CIGTS Study Investigators. Visual field progression in the Collaborative Initial Glaucoma Treatment Study: the impact of treatment and other baseline factors. Ophthalmology 2009;116:200–7.

As referências completas estão disponíveis no **GEN-io**.

PARTE 10 GLAUCOMA
SEÇÃO 4 Terapia

Controle Clínico Atual do Glaucoma

10.24

Ronald L. Gross e Brian D. McMillan

Definição: O manejo clínico do glaucoma é feito com o uso de colírios ou, com menos frequência, medicamentos sistêmicos (oral ou intravenoso) para a redução da pressão intraocular.

Características principais

Medicamentos para o tratamento de glaucoma (atualmente aprovados pela U.S. Food and Drug Administration):
- Tratamento de condição crônica:
  - Análogos das prostaglandinas (aumentam a drenagem):
    - Latanoprosta:
      - Latanoprosteno bunode
    - Bimatoprosta
    - Travoprosta
    - Tafluprosta
  - Betabloqueadores (reduzem a produção):
    - Não seletivos:
      - Timolol
      - Levobunolol
      - Optipranolol
      - Carteolol
    - Seletivos:
      - Betaxolol
  - Agonistas alfa-adrenérgicos (reduzem a produção):
    - Brimonidina
    - Apraclonidina
  - Inibidores da anidrase carbônica tópicos ou orais (reduzem a produção):
    - Dorzolamida
    - Brinzolamida
    - Acetazolamida
    - Metazolamida
  - Mióticos (aumentam a drenagem):
    - Pilocarpina
    - Iodeto de fosfolina
  - Inibidores da Rho quinase (aumentam a drenagem):
    - Netarsudil
- Tratamento de condição aguda:
  - Osmóticos orais ou intravenosos (desidratação do vítreo):
    - Glicerina
    - Isossorbida
    - Manitol
  - Inibidores da anidrase carbônica intravenosos (reduzem a produção):
    - Acetazolamida

INTRODUÇÃO

O número de agentes disponíveis para o tratamento clínico do glaucoma aumentou muito. Há alguns anos, a escolha limitava-se aos agentes mióticos, à epinefrina e aos inibidores orais da anidrase carbônica. A introdução dos betabloqueadores tópicos na década de 1970 representou um avanço significativo. Os inibidores tópicos da anidrase carbônica, os agonistas alfa-adrenérgicos e os análogos das prostaglandinas (PGA) também passaram a ser disponibilizados. Esses reduzem de maneira efetiva a pressão intraocular, e seus perfis de efeitos colaterais são aparentemente vantajosos para a maioria dos pacientes. Em razão de sua superior eficácia e segurança sistêmica, os análogos das PGA tornaram-se a opção preferida para a terapia clínica inicial.

Outro aspecto da eficácia é utilizar agentes genéricos. Diferentemente dos agentes orais, não é necessário provar a bioequivalência ou a eficácia equivalente quando os agentes genéricos oftálmicos de uso tópico são introduzidos. Embora eles possam ser mais baratos, o médico, o paciente e os elaboradores de políticas públicas devem determinar se essas economias são suficientes para justificar a administração desses fármacos. Infelizmente, há pouca disponibilidade de dados para ajudar nessas decisões.

É importante reconhecer que nenhum medicamento considerado isoladamente pode ser usado em todos os pacientes em todas as circunstâncias. Cada um dos que estão disponíveis tem vantagens e desvantagens únicas. É necessário individualizar o regime de tratamento de cada paciente para maximizar os benefícios e limitar os efeitos indesejáveis. É fundamental selecionar o melhor agente para a necessidade de cada um.

O primeiro passo para se alcançar esse objetivo é instruir o paciente sobre o glaucoma e as suas opções terapêuticas, pois, uma vez informado, ele pode participar da tomada de decisões em relação ao seu tratamento. A compreensão do paciente sobre a doença e o seu tratamento melhora não só a escolha dos medicamentos, mas também a adesão ao regime clínico de tratamento. É difícil avaliar a adesão dos pacientes com glaucoma, mas a seleção de um agente adequado resulta na maximização da redução da pressão intraocular, na tolerabilidade ocular e na segurança, o que não apenas trata efetivamente o glaucoma, como ainda minimiza o impacto do tratamento na qualidade de vida do paciente.

Hoje, a eficácia de um medicamento no tratamento do glaucoma é medida por sua capacidade de baixar a pressão intraocular. Entretanto, o impacto de outros fatores (p. ex., suprimento sanguíneo do nervo óptico, fatores mecânicos locais que afetam o nervo óptico, a neuroproteção do nervo óptico) na neuropatia óptica glaucomatosa tem sido reconhecido. Embora ainda não se saiba a importância clínica desses fatores, a previsão é de que a melhoria da eficácia do tratamento de glaucoma possa incluir esses parâmetros.

Tomada a decisão de iniciar o tratamento clínico, as técnicas específicas podem melhorar o índice terapêutico de qualquer agente oftálmico tópico. Antes de tudo, os pacientes são incentivados a realizar a oclusão nasolacrimal ou o suave fechamento da pálpebra após a instilação de colírios oftálmicos tópicos. Essas manobras diminuem a absorção sistêmica dos medicamentos e aumentam os seus níveis intraoculares, melhorando, portanto, o índice terapêutico.[1] Em indivíduos tratados com múltiplos agentes, essas manobras também reforçam a necessidade de dar tempo suficiente entre a instilação dos diferentes agentes, a fim de possibilitar a absorção do primeiro agente antes da diluição promovida pela instilação de um agente subsequente.

Depois, com o maior número de opções disponíveis, é importante definir se o medicamento é eficaz e bem tolerado – o que é feito com acompanhamento apropriado para determinar se a pressão intraocular-alvo foi alcançada, qual o percentual de redução da pressão intraocular e os possíveis efeitos colaterais. Por fim, é necessário instruir o paciente sobre como e quando instilar os medicamentos. É fundamental discutir a técnica preferida de instilação de colírios no saco conjuntival inferior. Para confirmar o uso correto, convém pedir ao paciente que demonstre a técnica da instilação de colírios em uma consulta subsequente. Os estudos sugerem que a adesão ao tratamento é reduzida quando a frequência de administração é mais de 2 vezes/dia, o que pode ser um fator importante na elaboração do regime do paciente. É fundamental que o regime seja do tipo que razoavelmente possa ser cumprido pelo paciente.

MEDICAMENTOS QUE REDUZEM A PRODUÇÃO DE HUMOR AQUOSO

Betabloqueadores

Logo após a sua introdução, os betabloqueadores tornaram-se o sustentáculo da terapia clínica de glaucoma. Com o tempo, a importância da seleção do paciente ficou clara.

Mecanismo

Os betabloqueadores reduzem a produção de humor aquoso pelo corpo ciliar e, consequentemente, a pressão intraocular.[2] As evidências sugerem que isso ocorra somente de dia, e não durante o sono.[3,4] Isso pode ser importante em pacientes que apresentam alguns dos efeitos colaterais sistêmicos (p. ex., baixa pressão arterial e frequência de pulso) à noite, com potencial para a progressão da doença sem outra terapia para diminuir a pressão intraocular.

Eficácia

Os betabloqueadores são agentes tópicos efetivos, com o pico médio da pressão intraocular reduzido em 25% e a queda média em 20% com o uso de agentes não seletivos.[4,5] Em geral, os agentes não seletivos diminuem a pressão intraocular com igual efetividade.[5,6] Com o betaxolol, um agente seletivo beta-1, a redução da pressão intraocular é ligeiramente menor.[7] Nenhum dos betabloqueadores deve ser utilizado mais de 2 vezes/dia. É possível que determinados agentes não seletivos, incluindo o timolol, sejam administrados somente 1 vez/dia. A instilação 1 vez/dia pode ser mais conveniente para o paciente, melhora a adesão ao tratamento e diminui a quantidade de medicamentos utilizada. Além disso, muitos agentes são disponibilizados em mais de uma concentração. As concentrações mais baixas são preferidas e têm igual eficácia na maioria dos pacientes. Infelizmente, nenhum estudo provou que as concentrações mais baixas apresentam menor incidência de efeitos colaterais ou produzem efeitos colaterais menos graves.

Efeitos colaterais

As contraindicações para o uso de betabloqueadores incluem asma, doença pulmonar obstrutiva crônica grave, bradicardia, bloqueio cardíaco de segundo ou terceiro grau e insuficiência cardíaca congestiva. Do ponto de vista clínico, é prudente não administrar essa classe de medicamentos em qualquer paciente que tenha asma, frequência cardíaca inferior a 55 bpm, insuficiência cardíaca, histórico de uso presente ou passado de medicamentos antidepressivos ou com impotência. Em geral, pacientes com bloqueio cardíaco superior a primeiro grau apresentam um histórico positivo de problemas ou sintomas cardíacos.

Embora os efeitos colaterais cardíacos e pulmonares sejam os mais óbvios, em uma grande revisão, os problemas do sistema nervoso central foram os mais frequentes,[8] variando de alucinações a depressão e sensação geral de mal-estar. A identificação desses efeitos colaterais pode ser muito mais difícil. Na maioria dos pacientes, se o medicamento utilizado estiver causando ou exacerbando esses problemas, é preciso suspendê-lo para verificar se os sintomas melhoram. Os adultos mais velhos são os que parecem apresentar o maior risco de efeitos colaterais ocasionados pelos betabloqueadores. É necessário um esforço consciente para identificar pacientes suscetíveis (de acordo com a filosofia geral de individualização da terapia e avaliação específica dos efeitos dos medicamentos). São raros outros efeitos colaterais sistêmicos dos betabloqueadores tópicos – como a alopecia, um problema dermatológico.[9]

Localmente, os betabloqueadores são bem tolerados, embora existam relatos de hipoestesia corneana e alterações epiteliais.[10] Além disso, alguns pesquisadores acreditam que o uso desses agentes deva ser evitado em pacientes com diabetes, uma vez que os sintomas de hipoglicemia podem ser mascarados e aqueles da miastenia *gravis*, exacerbados.[11,12] Ademais, já foi sugerido que pacientes submetidos a testes de alergia ou dessensibilização não devem usar nenhum tipo de betabloqueador, nem mesmo agentes tópicos, visto que o bloqueio dos receptores beta pode dificultar a reanimação em caso de anafilaxia. O uso de betabloqueadores em neonatos é evitado por causa do eventual desenvolvimento de apneia.[13] A implicação de que os betabloqueadores possam produzir efeito indesejável sobre os lipídeos plasmáticos não é bem entendida. Os betabloqueadores sistêmicos são conhecidos por provocarem alterações indesejáveis no perfil lipídico plasmático. Entretanto, do ponto sistêmico, esses fármacos têm, na verdade, caráter de proteção quando se consideram os resultados clínicos dos lipídeos plasmáticos elevados (p. ex., infarto agudo do miocárdio e acidente vascular cerebral) devido ao seu efeito positivo sobre a função cardiovascular. O timolol tópico e, em menor proporção, o carteolol reduzem as lipoproteínas de alta densidade em 9 e 3%, respectivamente; não existem dados, no entanto, indicando que isso resulte em maior risco de doença cardiovascular.[14–16] Embora os betabloqueadores tópicos sejam, de fato, eficazes e bem tolerados pela maioria dos pacientes,[17,18] é obrigação do médico identificar aqueles que mais podem beneficiar-se com o uso desses medicamentos e os que devem evitá-los ou substituí-los por outras classes de agentes.

Agonistas alfa-adrenérgicos

O primeiro alfa-agonista específico lançado foi a apraclonidina, um agonista alfa-adrenérgico relativamente seletivo, derivado da clonidina.[19] A brimonidina é o agonista alfa-adrenérgico mais comum no tratamento de condições crônicas.

Mecanismo

A apraclonidina reduz a produção de humor aquoso,[20] mas está também associada ao aumento da função de drenagem e à diminuição da pressão venosa episcleral.[21] A brimonidina é 23 vezes mais alfa-2 seletiva do que a apraclonidina e 12 vezes mais seletiva do que a clonidina.[22] O seu mecanismo de ação inclui a redução da formação de humor aquoso e o aumento da drenagem uveoescleral.[23]

Eficácia

O primeiro uso clínico da apraclonidina teve como objetivo reduzir a pressão intraocular como prevenção dos picos de pressão após a cirurgia a *laser* do segmento anterior. O agente demonstrou ser muito eficaz após a trabeculoplastia com *laser* de argônio,[24,25] iridectomia com *laser* de argônio[25] e Nd:YAG,[21] a capsulectomia com *laser* de Nd:YAG[24] e mesmo a cirurgia de catarata e a trabeculectomia.[26] Além disso, a apraclonidina foi utilizada com sucesso em casos de glaucoma agudo de ângulo fechado[27] e como profilaxia contra altos picos da pressão intraocular após a cicloplegia.[28] A apraclonidina raramente é administrada no tratamento crônico do glaucoma.

A brimonidina em concentração de 0,5% evita o aumento da pressão intraocular no período pós-operatório da trabeculoplastia a *laser*. Picos de mais de 10 mmHg foram constatados em 1 a 2% dos casos com a utilização da brimonidina, contra 23% com o uso de veículo.[29] Em uma comparação de 12 meses da brimonidina de 0,2% administrada 2 vezes/dia com o timolol de 0,5%, constatou-se que os dois são igualmente eficazes no pico de 2 horas, não tendo sido observada a ocorrência de taquifilaxia com nenhum dos dois durante os 12 meses de estudo. A maior redução da pressão intraocular (12 horas) foi de 3,7 a 5,0 mmHg com a brimonidina, comparada a 5,8 a 6,6 mmHg com o timolol. Não houve nenhuma diferença entre os grupos em termos de disco óptico e campo visual, que permaneceram inalterados em 94% dos pacientes.[30,31] A brimonidina foi aprovada para uso 3 vezes/dia, mas geralmente é administrada 2 vezes/dia, visto que, na queda verificada no período da manhã, não há diferença na pressão intraocular entre os dois regimes.[32] As taxas de adesão ao tratamento são melhores no grupo 2 vezes/dia (72+/− 19%) do que no grupo 3 vezes/dia (62 +/− 16%). Entretanto, a frequência da dose é mais alta no grupo 3 vezes/dia, 1,9 +/− 0,5 versus 1,4 +/− 0,4 por dia.[33] Concentrações mais baixas de brimonidina (0,15 e 0,1%) foram introduzidas com Purite como preservativo (Alphagan P), demonstrando eficácia semelhante à da brimonidina de 0,2% na redução da pressão intraocular.[34]

Efeitos colaterais

O uso crônico da apraclonidina é limitado pelo risco de reação alérgica (Figura 10.24.1), que pode ser grave. Estudos anteriores que utilizaram a apraclonidina de 1% relataram uma incidência variável de até 48% de reação alérgica.[35] Em nível sistêmico, esse medicamento é bem tolerado, com a sensação de boca seca como efeito colateral sistêmico primário. A brimonidina não demonstra nenhum efeito sobre a frequência cardíaca média, a pressão arterial média ou a função pulmonar.[30] Em um prazo mais longo (estudos de 6 e 12 meses da brimonidina comparada ao timolol), os efeitos adversos consistiram em boca seca em 30% dos pacientes e fadiga/tontura em 15,8% (em consequência disso, 2,5% dos pacientes abandonaram o estudo), comparados a 13,6% dos pacientes com fadiga ($P \equiv 0{,}342$) nos grupos tratados com timolol.[30]

Os efeitos oculares incluíram branqueamento da conjuntiva em 11 a 17% (veículo, 9%) dos casos e queimação/ardência em 24% (timolol, 41%). Dentro dessa classe de agentes, a alergia geralmente limita a utilidade clínica do medicamento. A resposta alérgica causada pela brimonidina de 0,2% é de cerca de 5% em 3 meses e de 12% em 12 meses.[30,31] Foi lançada uma fórmula diferente da brimonidina que reduz a concentração para 0,15% ou 0,1% e substitui o cloreto de benzalcônio por um preservativo Purite próprio. A melhora clínica mais significativa com a nova fórmula é a redução de mais de 50% (7,1% contra 17,1%) das reações alérgicas.[34] O uso do preservativo Purite pode ser uma grande vantagem para pacientes nos quais o cloreto de benzalcônio altere a superfície ocular. Isso inclui aqueles particularmente sensíveis ao preservativo, bem como os que utilizam vários colírios, nos quais a toxicidade pode ser cumulativa.

Já foi sugerido que a brimonidina tem possíveis efeitos neuroprotetores sobre o nervo óptico e as células ganglionares da retina. Extensos dados de estudos com animais respaldam essa afirmação. Os resultados de um único estudo com seres humanos (*Low-Pressure Glaucoma Treament Study* [LoGTS]) demonstraram uma preservação significativamente maior do campo visual depois de 4 anos em pacientes com glaucoma de pressão baixa tratados com sucesso com brimonidina de 0,2%, em comparação com o timolol de 0,5%, apesar da redução mínima e semelhante da pressão intraocular em ambos os grupos.[36,37]

A brimonidina costuma ser contraindicada para crianças abaixo de 2 anos em razão do risco de efeitos colaterais, como bradicardia, hipotensão, hipotermia, hipotonia, letargia e apneia.[38-40]

Inibidores da anidrase carbônica

Mecanismo

A anidrase carbônica é uma enzima que catalisa a reação da água (H_2O) e dióxido de carbono (CO_2) em equilíbrio com o H^+ e o HCO_3^-. O efeito da enzima sobre a produção de humor aquoso consiste em formar íons de bicarbonato, que cruzam a membrana epitelial ciliar e são ativamente transportados para o interior da câmara posterior (o sódio é o cátion primário), criando um gradiente osmótico.[41] A água segue de maneira passiva devido à presença do gradiente, resultando na produção de humor aquoso. A inibição dessa enzima leva a uma pressão intraocular mais baixa, uma vez que a produção de humor aquoso diminui cerca de 50% ou mais;[42] a drenagem de humor aquoso e a pressão venosa episcleral pouco ou nada são afetadas.

Uma propriedade importante da anidrase carbônica é a necessidade de inibir aproximadamente 100% da enzima. Esse requisito resultou em um tempo prolongado para desenvolvimento de um preparado tópico que leva a uma pressão intraocular mais baixa pela diminuição da produção de humor aquoso, com efeitos sistêmicos minimizados.

A estrutura da dorzolamida a 2%, um inibidor tópico da anidrase carbônica, é diferente da dos agentes orais. O agente apresenta maior solubilidade aquosa e solubilidade lipídeo-água para penetrar na córnea, possibilitando uma aplicação tópica eficaz. A brinzolamida a 1% foi introduzida como uma suspensão com um pH mais fisiológico do que a solução de dorzolamida, o que diminuiu a ocorrência de ardência com o agente, mas esse medicamento é associado ao embaçamento transitório da visão após a administração em forma de suspensão.[43]

Eficácia

A acetazolamida, 500 mg 2 vezes/dia, como agente isolado, produziu uma redução de 33,8 +/− 7,1% da pressão intraocular.[44] Em um regime de dorzolamida de 2% 3 vezes/dia, o efeito máximo foi uma diminuição de 22% da pressão intraocular, com uma redução de 18% da pressão mais baixa, um efeito estatisticamente significativo ($P \leq 0{,}01$), se comparado com o placebo.[45] A eficácia da brinzolamida de 1% demonstrou ser essencialmente equivalente à da dorzolamida de 2% quando utilizada 2 ou 3 vezes/dia como agente isolado.[46] Os inibidores tópicos da anidrase carbônica são uma opção razoável para a terapia concomitante ou como monoterapia quando outros agentes mais eficazes não podem ser administrados.

Efeitos colaterais
Orais

Os inibidores da anidrase carbônica reduzem a pressão intraocular de maneira muito efetiva; entretanto, o uso desses agentes no tratamento crônico do glaucoma é limitado pela frequência e gravidade dos efeitos colaterais. O mais comum é a série de sintomas que incluem mal-estar, fadiga, anorexia e depressão.[47] Desconforto gastrintestinal – que inclui náuseas, gosto metálico na boca e diarreia – também são sintomas comuns. As complicações mais graves que limitam o uso desses agentes são menos frequentes. A acidose metabólica pode ocorrer em pacientes com doença hepática ou renal grave. É possível que a crise de células falciformes também seja agravada pela acidose, de modo que os pacientes com risco de doença falciforme devem ser submetidos

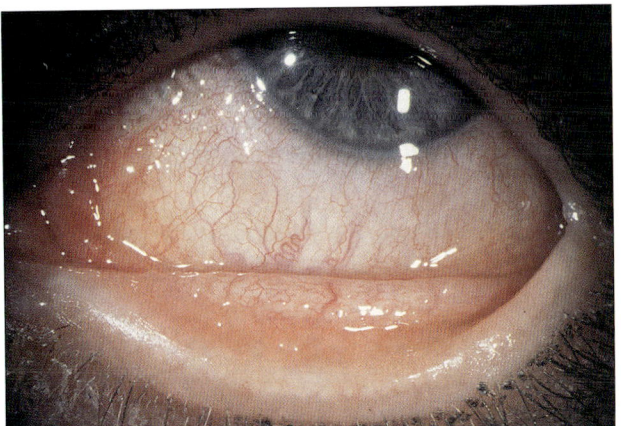

Figura 10.24.1 Reação dos folículos conjuntivais à apraclonidina.

a exame antes do uso de inibidores orais da anidrase carbônica. Alguns pesquisadores sugerem que a acidose reduz ainda mais a pressão intraocular, o que pode explicar a observação geral de que a acetazolamida diminui a pressão intraocular com mais eficácia do que a metazolamida. A morbidade está associada ao aumento de 11 a 15 vezes da incidência de cálculos renais,[48] o que ocorre com mais frequência nos primeiros 6 meses de tratamento. Uma vez que se desenvolvem pedras nos rins por uso desses agentes, a probabilidade de reincidência é grande.

A maior preocupação com os inibidores orais da anidrase carbônica é a potencial mortalidade causada por discrasias sanguíneas. Todos os componentes do sangue – eritrócitos, leucócitos e plaquetas – podem ser afetados. Em 1989, foram relatados 139 casos de efeitos hematológicos adversos possivelmente relacionados aos inibidores da anidrase carbônica, com algumas fatalidades atribuídas ao seu uso.[49] Esses eventos costumam ocorrer nos primeiros 6 meses e parecem ser uma reação idiossincrática que não depende nem da dose nem do tempo.[50] Como consequência, poucos pesquisadores acreditam que os exames de sangue periódicos se justifiquem. Na realidade, pode-se argumentar que, com a disponibilidade dos inibidores tópicos da anidrase carbônica, o uso de agentes orais deveria ser limitado a casos agudos. Em tais situações, quando a pressão intraocular deve ser reduzida o máximo possível, 500 mg de acetazolamida administrados por via oral em forma de comprimidos (dois comprimidos de 250 mg, sem liberação sustentada) produzem a ação mais rápida. Quando, ocasionalmente, a administração por via oral não é possível por causa de náuseas e vômitos, prefere-se a via intravenosa, pela qual o efeito máximo é alcançado em 10 a 15 minutos.[51]

Tópico
Nos ensaios clínicos controlados, apenas 5% dos pacientes interromperam a medicação por conta de eventos adversos relacionados ao medicamento, a maioria de natureza ocular. Como parte desses ensaios, realizaram-se exames de sangue e urina, mas sem evidência de quaisquer alterações hematológicas ou urinárias, incluindo alterações eletrolíticas ou no equilíbrio ácido-básico.[52] Os efeitos sobre a pressão arterial ou a frequência cardíaca foram mínimos. O único efeito colateral sistêmico frequente foi um gosto amargo na boca, relatado em cerca de 25% dos pacientes.[53] Do ponto de vista clínico, esse efeito geralmente pode ser reduzido se for enfatizada a importância da oclusão nasolacrimal ou do fechamento suave das pálpebras por alguns minutos após a instilação de todos os colírios oftálmicos.

Quanto aos eventos oculares adversos, aproximadamente um terço dos pacientes tratados com dorzolamida de 2% sentiu algum nível de queimação, ardência ou desconforto nos olhos. Constatou-se a ocorrência de ceratite puntata superficial em 12% dos pacientes. Essa queimação foi menos frequente com a brinzolamida de 1%.[43,46]

Assim como ocorre com os agentes orais, a inibição da anidrase carbônica no interior das células endoteliais, que poderia resultar em um efeito negativo sobre o endotélio da córnea, não foi clinicamente constatada até o momento. A taxa global de incidência de reações alérgicas foi de cerca de 10%. Em geral, dorzolamida e brinzolamida são bem toleradas.[46]

Quanto ao potencial de alergia às sulfonamidas, a principal porção da molécula de sulfonamida responsável pela resposta alérgica não está presente na dorzolamida. Um recente estudo sugere que pacientes com alergia autorrelatada à sulfa apresentaram taxas semelhantes de reações adversas em comparação com pacientes com alergia a outros agentes sem sulfa e taxas semelhantes de reações adversas também aos análogos das PGA.[54] Entretanto, recomenda-se cautela quando a alergia à sulfonamida for um possível problema.

O uso da dorzolamida em crianças foi revisado retrospectivamente em um estudo, mas nenhum problema significativo de saúde foi identificado com o uso desse medicamento em condições agudas ou crônicas.[55]

MEDICAMENTOS QUE AUMENTAM A DRENAGEM AQUOSA

Mióticos
Os agentes mióticos há muito constituem uma importante classe de medicamentos no tratamento do glaucoma. O seu uso diminuiu em razão da disponibilidade de agentes alternativos com um perfil mais desejável de efeitos colaterais.

Mecanismo
Os mióticos são agentes parassimpatomiméticos cuja ação aumenta a força contrátil do músculo longitudinal do corpo ciliar em sua inserção no esporão escleral, aumentando a função de drenagem aquosa mediante os efeitos produzidos sobre a malha trabecular.[56] Os agentes mióticos simulam o efeito da acetilcolina (p. ex., pilocarpina) ou impedem a quebra da acetilcolina endógena pela inibição da enzima pseudocolinesterase (p. ex., fisostigmina).

Eficácia
Os mióticos foram os primeiros medicamentos utilizados para glaucoma, os quais reduzem a pressão intraocular em 20 a 30%. São agentes aditivos aos betabloqueadores, aos agentes adrenérgicos e aos inibidores da anidrase carbônica.

Efeitos colaterais
Embora os agentes mióticos reduzam efetivamente a pressão intraocular, o uso clínico deles tende a ser limitado por sua tolerância ocular local. Do ponto de vista sistêmico, são medicamentos bastante seguros. Os efeitos colinérgicos, como o aumento da motilidade gastrintestinal e da salivação, são bastante raros.[57]

Os efeitos locais indesejáveis associados a eles incluem condições como miose pupilar decorrente da estimulação do esfíncter iriano, queimação à instilação de colírios, dor na testa e na cabeça após o uso inicial dos colírios, miopização devido à contração do músculo circular do corpo ciliar e consequente aumento do grau do cristalino, além de exacerbação dos sintomas de opacidade do cristalino em decorrência da constrição pupilar. Esses efeitos geralmente estão relacionados à dose do medicamento. Os inibidores da pseudocolinesterase são cataratogênicos em adultos e formam cistos no epitélio pigmentar da íris em crianças, embora o segundo efeito possa ser evitado com o uso concomitante de fenilefrina tópica. A administração de agentes mióticos é raramente associada ao desenvolvimento de descolamentos de retina e penfigoide cicatricial.[58]

A pilocarpina em gel foi produzida para proporcionar uma dosagem diária conveniente na hora de dormir, com a expectativa de desaparecimento da maioria dos efeitos indesejáveis até o amanhecer e manutenção do efeito terapêutico durante todo o dia.[59]

Pacientes submetidos a cirurgia de catarata tendem a tolerar melhor os mióticos porque a miose é menos grave, não há ocorrência de miopia induzida, e, na maioria dos casos, os pacientes são mais idosos e sofrem menos dores na testa e na cabeça com o uso.

Análogos das prostaglandinas
Os análogos das PGA são a classe mais recente de fármacos acrescentada ao arsenal de medicamentos para glaucoma. Primeiro a latanoprosta e depois a bimatoprosta, a travoprosta e a tafluprosta foram aprovadas para uso no tratamento do glaucoma e da hipertensão ocular. As PGA são derivadas do ácido araquidônico e apresentam ampla variedade de funções biológicas. Mudanças recentes nessa classe consistiram na disponibilização da versão genérica da latanoprosta, da travoprosta e da bimatoprosta em concentração de 0,03%, com seus possíveis problemas, e a introdução de novas formulações, entre as quais, uma travoprosta sem BAK (Travatan Z),[60] uma concentração reduzida da bimatoprosta (Lumigan a 0,01%) para diminuir a hiperemia moderada e grave,[61] e a tafluprosta sem preservativos (Zioptan).[62]

Mecanismo

Estudos realizados em animais sugeriram que as PGA reduzem a pressão intraocular mediante o aumento de drenagem uveoescleral, uma vez que nenhum efeito foi constatado no fluxo aquoso medido por fluorofotometria ou na drenagem medida por tonografia.[63,64] Outros estudos sugeriram que a drenagem uveoescleral aumenta devido ao relaxamento dos músculos do corpo ciliar e aos espaços dilatados entre os feixes de músculos ciliares, além do metabolismo alterado da matriz extracelular que circunda as células dos músculos ciliares.[65] Uma vez que a drenagem uveoescleral não termina na circulação venosa episcleral, é possível obter uma pressão intraocular próxima da pressão venosa episcleral (de 9 a 11 mmHg [de 1,2 a 1,5 kPa]), o que pode ser muito desejável, especialmente nos glaucomas de pressão normal[66] (ver Capítulo 10.11). Ao que parece, o efeito sobre o corpo ciliar é mediado pela modulação das metaloproteinases da matriz tecidual.[67]

Eficácia

Nos ensaios multicêntricos que compararam a latanoprosta de 0,005% 1 vez/dia com o timolol de 0,5%, 2 vezes/dia, durante 6 meses, a latanoprosta reduziu a pressão intraocular em 25 a 34% e mostrou-se estaticamente mais eficaz do que o timolol.[68] O efeito máximo é alcançado cerca de 12 horas após a instilação. Além disso, a latanoprosta diminuiu a pressão intraocular dos pacientes, durante o dia ou a noite, sem nenhuma sugestão de perda de efeito ao longo dos 12 meses de tratamento. A travoprosta de 0,004% é um análogo sintético da $PGF_{2\alpha}$, assim como a latanoprosta. Em muitos aspectos, elas são similares: ambas se ligam ao receptor de PGF (sendo que a travoprosta parece ligar-se com mais afinidade do que a latanoprosta) e reduzem a pressão intraocular mediante o aumento da drenagem uveoescleral. As duas são administradas em regime 1 vez/dia e aparentemente também têm eficácia semelhante. Nos estudos da fase III, que envolveram 605 pacientes, a travoprosta de 0,004% 1 vez/dia demonstrou uma redução da pressão intraocular aproximadamente 1,0 a 1,3 mmHg maior do que a do timolol de 0,5% 2 vezes/dia.[69]

Um estudo de 12 meses fazendo uma comparação direta entre a travoprosta de 0,004% e a latanoprosta de 0,005% revelou pouca diferença na redução média da pressão intraocular (6,6 a 8,1 versus 6,2 a 8,1 mmHg, respectivamente) e demonstrou uma vantagem estatística que favorece a travoprosta no ponto das 16 horas da curva diurna.[70] Nas comparações entre a bimatoprosta 1 vez/dia e o timolol de 0,5% 2 vezes/dia, a bimatoprosta demonstrou superioridade estatística em todas as medidas de eficácia na redução da pressão intraocular.[71] Diversos estudos compararam a eficácia desses três agentes. No único ensaio que cotejou os três agentes durante 12 semanas, não houve nenhuma diferença expressiva entre eles no que diz respeito à redução da pressão intraocular, embora tenha havido consistentes diferenças na magnitude da diminuição da pressão.[72] Em um ensaio de 6 meses que comparou a latanoprosta e a bimatoprosta, houve uma redução da pressão intraocular significativamente maior com a bimatoprosta do que com a latanoprosta em todos os pontos temporais.[73] Além disso, a lógica de alternar entre os diferentes agentes dessa classe foi respaldada por um estudo demonstrando que os pacientes que não respondem à latanoprosta têm mais probabilidade (13 de 15) de obter redução de, pelo menos, 20% da pressão intraocular com o uso da bimatoprosta.[74] O tratamento controlado e a limitação ou a mudança de acesso a agentes específicos são comuns. A orientação das expectativas quando ocorrem trocas entre esses medicamentos demonstra taxas de continuidade muito razoáveis. Em uma troca de larga escala da latanoprosta para a bimatoprosta envolvendo 43.000 pacientes, cerca de 90% deles ainda continuavam com a bimatoprosta 20 meses depois. O interessante é que mais de 90% dos que começaram a terapia com bimatoprosta continuaram com ela.[75]

Considerando-se o crescente reconhecimento da importância do glaucoma de ângulo fechado em todo o mundo, dados mostram que a latanoprosta se revelou eficaz para a redução da pressão intraocular nesses pacientes e que a eficácia não estava associada à amplitude média do ângulo ou ao grau de fechamento angular resultante do fechamento sinequial.[76]

Efeitos colaterais

Os efeitos colaterais relatados nos ensaios controlados da latanoprosta de 0,005% 1 vez/dia consistiram em hiperemia conjuntival (geralmente leve, 36%), queimação e ardência (25%), visão turva (17%), coceira (15%), sensação de corpo estranho (33%), lacrimejamento (6%) e dor no olho (13%).

A latanoprosta aumentou a pigmentação da íris em 11 a 23% dos pacientes[68] (Figura 10.24.2). Na maioria dos casos, os olhos em que a cor da íris mudou apresentavam uma heterocromia concêntrica característica antes do tratamento, com mais pigmentação em torno da pupila do que na periferia. Em pacientes com olhos homogeneamente azuis, cinza, verdes ou castanhos, estima-se que o risco de aumento da pigmentação seja de 4%. Em pacientes com íris azuis mistas e cinza-acastanhadas, o risco estimado é de 20% depois de 2 anos e, em pacientes com íris verde-acastanhadas ou amarelo-acastanhadas, de 50% após 1 ano. Esse aumento da pigmentação ocorre lentamente, mas pode ser notável depois de 3 meses, com um acréscimo de 6,8 a 11,6% de pigmentação observado após 6 meses e de 15,5 a 22,9% depois de 12 meses; em casos raros, são necessários 18 meses

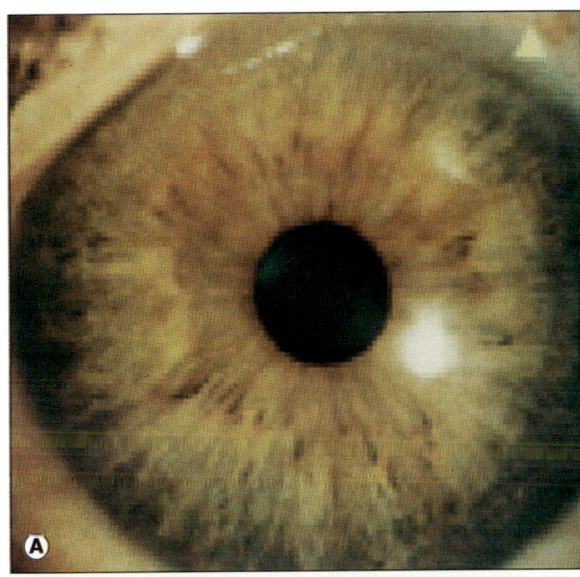

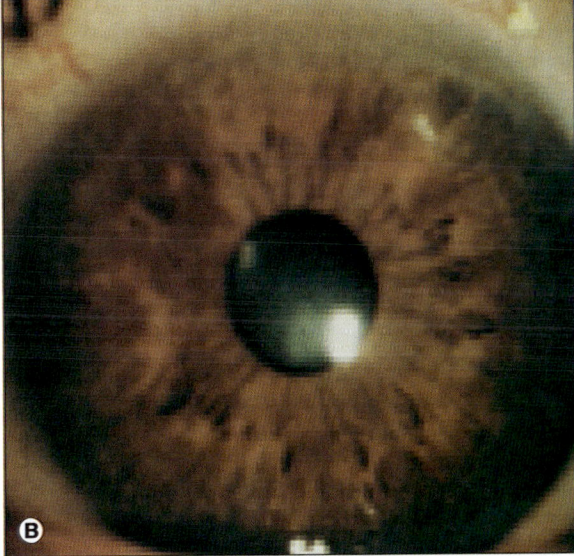

Figura 10.24.2 Alterações na cor da íris após o tratamento com latanoprosta. A. Antes do tratamento em um paciente com a íris verde-acastanhada. **B.** Depois de 6 meses de tratamento com latanoprosta, a íris apresenta aumento de pigmentação.

para que o aumento da pigmentação se manifeste. Os nevos da íris não parecem ser afetados. Essa mudança na pigmentação não aumenta nem diminui após a interrupção da latanoprosta.[77] Dados de estudos com animais sugerem que o aumento da pigmentação pode ser resultante da maior produção de melanina nos melanócitos da íris, e não da proliferação celular.[78]

Foi descrita a ocorrência de orbitopatia relacionada aos análogos das PGA, que geralmente inclui a migração posterior da linha dos cílios, o encurtamento horizontal das pálpebras, o aprofundamento dos sulcos superiores, eritema periocular, disfunção da glândula meibomiana e deformidades cantais.[79] A pigmentação periocular ocorre em 1% dos pacientes em que se administrou latanoprosta e em 6% daqueles tratados com bimatoprosta.[80]

Teoricamente, há risco de que os análogos das PGA quebrem a barreira hematoaquosa, agravando ou reativando a uveíte, o edema macular cistoide e as infecções por herpes.[81] Os achados de pequenos estudos respaldam uma quebra de barreira e edema macular cistoide associado, como observado em alguns pacientes com pseudoafacia ou afacia,[82] mas não demonstraram afetar a incidência, a progressão ou a resposta ao tratamento do edema macular diabético.[83] Não houve também agravamento da uveíte anterior ou desenvolvimento de edema macular cistoide em pacientes com uveíte tratados com análogos das PGA, em comparação com o olho contralateral não tratado.[84] Os relatos de casos descreveram uma reativação da ceratite causada por herpes simples com a prescrição de análogos das PGA;[85] entretanto, não existem dados de alto nível sugerindo que o uso da PGA seja estritamente contraindicado.[81] Aconselha-se cautela, portanto, ao se prescreverem análogos das PGA a pacientes anteriormente com uveíte, edema macular cistoide ou ceratite ocasionada por herpes simples, embora possam ser indicados àqueles cuja condição não seja controlada com medicamentos alternativos.

Os efeitos colaterais entre os análogos das PGA são semelhantes, mas com maior ocorrência de hiperemia com a travoprosta do que com a latanoprosta (49,5% *versus* 27,6%) e chance ligeiramente menor de aumento da pigmentação da íris (2,8% *versus* 5,2%).[70]

Constatou-se que a hiperemia é bem mais comum com a bimatoprosta de 0,03% do que com a latanoprosta. A hiperemia parece ser uma injeção conjuntival não relacionada a uma resposta alérgica dos folículos conjuntivais ou a uma inflamação tecidual efetiva. Em termos globais, a hiperemia ocorreu em cerca de 45% dos pacientes que utilizaram a bimatoprosta de 0,03%; a gravidade da hiperemia foi de residual a leve, com menos de 4% dos pacientes interrompendo o uso da bimatoprosta por questões de tolerabilidade nesse ensaio clínico. A incidência de hiperemia de grau moderado a grave foi substancialmente menor com a concentração reduzida de 0,01% do que com a bimatoprosta de 0,03%. Do ponto de vista clínico, em alguns pacientes, a hiperemia é pouco maior e pode estar associada a queimação leve, sendo aparentemente mais grave no início do uso da medicação e com tendência a melhorar. A avaliação ocular não demonstrou nenhum aumento do *flare* do humor aquoso. Os efeitos oculares identificados incluíram crescimento dos cílios, rara intensificação da cor da íris e hiperemia conjuntival. Depois de 12 meses, foi de apenas 1,5% o aumento da pigmentação da íris com a bimatoprosta, avaliado pelos médicos responsáveis pelo tratamento a partir de fotografias dos olhos dos pacientes.[71]

A experiência com os análogos das PGA nos tranquilizou quanto ao fato de que essa alteração na cor da íris é basicamente uma preocupação cosmética e não costuma ser reconhecida pelo paciente. Embora a alteração seja irreversível, é comum tratar os pacientes até que ocorram mudanças na pigmentação da íris e, mais tarde, decidir por continuar ou não com o medicamento, tomando-se por base o seu grau de eficácia e a opinião do paciente.

Segurança sistêmica

A latanoprosta de 0,005% tem uma meia-vida plasmática de apenas 17 minutos. Por isso, com a concentração muito baixa administrada, a previsão seria de mínimos efeitos colaterais sistêmicos. Nenhum efeito foi constatado sobre a frequência cardíaca de repouso, a pressão arterial ou os valores demonstrados pelos exames laboratoriais de sangue e urina. O uso da latanoprosta em pacientes jovens não foi avaliado. A bimatoprosta não demonstrou nenhum efeito sobre a pressão arterial, o pulso, parâmetros hematológicos, urinários ou quaisquer padrões de segurança sistêmica.

MEDICAMENTOS COM COMBINAÇÃO FIXA

Existem diversas combinações desses medicamentos em todo o mundo. Em geral, as combinações fixas proporcionam ao paciente uma conveniência adicional com carga reduzida de preservativos. As fórmulas comuns incluem timolol/dorzolamida (Cosopt, Cosopt sem preservativos), timolol/brimonidina (Combigan) e brinzolamida/brimonidina (Simbrinza). Os dados demonstram que as combinações fixas são mais eficazes do que um dos dois componentes isolado.[86] Infelizmente, devido à redução mínima da pressão intraocular proporcionada pela adição do timolol aos análogos das PGA, a combinação fixa de quaisquer desses medicamentos não foi aprovada pela U.S. Food and Drug Administration (FDA) para uso nos EUA.[87,88] Entretanto, é disponibilizada em muitas outras regiões do mundo.

DESENVOLVIMENTO IMINENTE DE MEDICAMENTOS

Várias novas classes de medicamentos encontram-se atualmente em fase de testes em ensaios clínicos de fase III. Esses fármacos constituiriam a primeira nova classe de medicamentos, se permitidos, desde a aprovação da latanoprosta pela FDA em 1996.

Existem sete ensaios clínicos sobre os inibidores da Rho quinase, incluindo o ripasudil, que relaxa o tônus contrátil das células no interior da malha trabecular. Constatou-se que o Netarsudil, um inibidor dos transportadores da Rho quinase/norepinefrina, reduz a pressão intraocular, aumentando a função de drenagem através da expansão do tecido conectivo justacanalicular e dilatando as veias episclerais,[89] além de poder melhorar a sobrevivência das células ganglionares da retina.[90]

O latanoprosteno bunode, um análogo da $PGF_{2\alpha}$ doador de óxido nítrico, pode ter melhorado a eficácia que a latanoprosta com o relaxamento da malha trabecular e do canal de Schlemm mediado pelo óxido nítrico.[91]

Acredita-se que a trabodenosona, um agonista seletivo dos receptores de adenosina A1 que possivelmente aumenta a função de drenagem na malha trabecular, também esteja sendo investigada em ensaios clínicos iniciais.[92]

Esses medicamentos representam possíveis tratamentos de primeira linha ou, mais provavelmente, tratamentos de segunda linha adicionados ou combinados aos análogos das PGA hoje disponíveis.

ARSENAL CLÍNICO PARA TRATAMENTO DO GLAUCOMA

À medida que se adquire mais experiência com qualquer medicamento, o seu lugar no processo decisório torna-se mais claro. Tradicionalmente, os betabloqueadores eram os agentes de primeira linha mais comuns no tratamento clínico do glaucoma. Entretanto, com a crescente experiência com agentes mais novos – em especial, os análogos das PGA que facilitam a drenagem –, esses medicamentos passaram a ser reconhecidos como mais eficazes para reduzir a pressão intraocular e mais seguros do que os betabloqueadores em termos sistêmicos. Consequentemente, esses fármacos costumam ser os agentes de primeira linha no tratamento do glaucoma. Quando esses agentes não são apropriados, ainda há outras opções excelentes, entre as quais, os betabloqueadores, os alfa-agonistas e os inibidores tópicos da anidrase carbônica. Em geral, esses agentes são bem tolerados pela maioria dos pacientes, com uma baixa taxa de interrupção do tratamento atribuída aos medicamentos. Devemos estar atentos para identificar os pacientes aos quais esses medicamentos não podem ser administrados devido a possíveis efeitos colaterais de natureza ocular, pulmonar, cardiovascular ou do sistema nervoso central. A atual variedade de medicamentos para glaucoma encontra-se resumida na Tabela 10.24.1.

Uma vez que cerca de 50% dos pacientes com glaucoma tomam mais de uma classe de agentes, a disponibilidade de combinações fixas e o conhecimento das características desses agentes são necessários a fim de que os médicos façam as melhores escolhas para os pacientes. Os dados demonstram também que o uso de um quarto medicamento tópico pode nao ter um impacto clinicamente significativo no controle da pressão intraocular.[93]

Portanto, ao se administrarem medicamentos para o tratamento de glaucoma, é imperativo que as necessidades individuais do paciente em questão sejam levadas em consideração. Deve-se incluir o paciente no processo decisório, instruindo-o sobre a doença e discutindo com ele os aspectos positivos e negativos das opções de tratamento. O melhor regime para um paciente individual pode ser selecionado e tentado com o uso correto das técnicas de instilação. Desse modo, é possível obter um nível máximo de adesão ao tratamento, o que costuma ser difícil de acontecer e constitui um fator limitante da terapia clínica efetiva do glaucoma.

TABELA 10.24.1 Medicamentos utilizados no manejo do glaucoma.

Medicamento	Exemplo	Mecanismo de ação	Eficácia	Efeitos colaterais
Betabloqueadores não seletivos	Timolol Levobunolol Carteolol Metipranolol	Redução da produção de humor aquoso (durante as horas em que o paciente está acordado)	+++	Pulmonares: broncoconstrição Cardiovasculares: bradicardia/bloqueio cardíaco Exacerbação das fístulas carótido-cavernosas Depressão Impotência Morte
Agentes adrenérgicos não seletivos	Epinefrina Dipivefrina	Aumento da drenagem	+ (+)	Parte externa do olho: reação tóxica
Agentes alfa-adrenérgicos	Apraclonidina	Redução da produção de humor aquoso	++ (+)	Parte externa do olho: reação alérgica
	Brimonidina	Também aumento da drenagem uveoescleral com a brimonidina		Letargia Boca seca Reação alérgica
Mióticos	Carbacol Pilocarpina Ecotiofato	Aumento da drenagem aquosa convencional	+++	Dor no olho Dor de cabeça Visão turva
Inibidores da anidrase carbônica				
Sistêmicos	Acetazolamida	Redução da produção de humor aquoso	++++	Mal-estar Discrasia sanguínea Cálculos renais
	Metazolamida			Depressão Perda de peso
Tópicos	Dorzolamida Brinzolamida		++	Gosto metálico na boca
				Irritação ocular
Lipídeos (análogos das prostaglandinas, prostamidas, decosanoides)	Latanoprosta Travoprosta Bimatoprosta Tafluprosta	Aumento da drenagem aquosa (convencional e não convencional)	++++	Alteração da cor da íris Hiperemia Pigmentação da pele periocular Orbitopatia

BIBLIOGRAFIA

Aung T, Chan YH, Chew PT, et al. Degree of angle closure and the intraocular pressure-lowering effect of latanoprost in subjects with chronic angle closure glaucoma. Ophthalmology 2005;112:267–71.

Brimonidine-ALT Study Group. Effect of brimonidine 0.5% on intraocular pressure spikes following 360° argon laser trabeculoplasty. Ophthalmic Surg Lasers 1995;26:404–9.

Chabi A, Varma R, Tsai JC, et al. Randomized clinical trial of the efficacy and safety of preservative-free tafluprost and timolol in patients with open-angle glaucoma or ocular hypertension. Am J Ophthalmol 2012;153:1187–96.

Fraunfelder FT, Bagby GC. Possible hematologic reactions associated to carbonic anhydrase inhibitors. JAMA 1989;261:2257.

Fraunfelder FT, Meyer SM. Systemic adverse reactions in glaucoma medications [review]. Int Ophthalmol Clin 1989;29:143–6.

Katz LJ, Cohen JS, Batoosingh AL, et al. Twelve-month, randomized, controlled trial of bimatoprost 0.01%, 0.0125%, and 0.03% in patients with glaucoma or ocular hypertension. Am J Ophthalmol 2010;149:661–71.

Krupin T, Liebmann JM, Greenfield DS, et al. Low-Pressure Glaucoma Study Group. A randomized trial of brimonidine versus timolol in preserving visual function: results from the Low-Pressure Glaucoma Treatment Study. Am J Ophthalmol 2011;151:671–81.

Lewis RA, Katz G, Weiss MJ, et al. Travoprost 0.004% with and without benzalkonium chloride: a comparison of safety and efficacy. J Glaucoma 2007;16:98–103.

Lippa EA, Carlson LE, Ehinger B, et al. Dose–response and duration of action of dorzolamide, a topical carbonic anhydrase inhibitor. Arch Ophthalmol 1992;100:495.

Liu JH, Kripke DF, Weinreb RN. Comparison of the nocturnal effects of once-daily timolol and latanoprost on intraocular pressure. Am J Ophthalmol 2004;138:389–95.

Parrish RK, Palmberg P, Sheu WP, et al. A comparison of latanoprost, bimatoprost, and travoprost in patients with elevated intraocular pressure: a 12-week, randomized, masked-evaluator multicenter study. Am J Ophthalmol 2003;135:688–703.

Sherwood MB, Craven ER, Chou C, et al. Twice-daily 0.2% brimonidine-0.5% timolol fixed-combination therapy vs monotherapy with timolol or brimonidine in patients with glaucoma or ocular hypertension. Arch Ophthalmol 2006;124:1230–8.

Strahlman ER, Tipping R, Vogel R. A six-week dose–response study of the ocular hypotensive effect of dorzolamide with a one-year extension. Am J Ophthalmol 1996;122:183–94.

Zimmerman TJ, Kooner KS, Kandarakis AS, et al. Improving the therapeutic index of topically applied ocular drugs. Arch Ophthalmol 1984;102:551–3.

As referências completas estão disponíveis no **GEN-io**.

PARTE 10 GLAUCOMA
SEÇÃO 4 Terapia

Trabeculoplastia a *Laser* e Iridectomia Periférica a *Laser*

10.25

Karim F. Damji e Simrenjeet Sandhu

Definição: Trabeculoplastia a *laser* é o tratamento da malha trabecular realizado para aumentar a drenagem de humor aquoso do olho, enquanto iridectomia periférica a *laser* é um procedimento que cria um orifício de espessura total na região periférica da íris para aliviar o bloqueio pupilar.

Características principais
- Trabeculoplastia a *laser*: tratamento da malha trabecular com *laser* para aumentar a drenagem de humor aquoso do olho
- Iridectomia periférica a *laser*: tratamento com *laser* destinado a criar um orifício de espessura total na região periférica da íris para aliviar o bloqueio pupilar.

Características associadas: trabeculoplastia a *laser*
- Normalmente realizada com *laser* de argônio ou de neodímio:ítrio-alumínio-garnet (Nd:YAG) de dupla frequência
- Indicada para hipertensão ocular, glaucoma primário de ângulo aberto, pseudoesfoliação e determinados glaucomas de ângulo aberto
- Pode ocorrer pico pressórico imediato
- É possível que haja perda do efeito em longo prazo.

Características associadas: iridectomia periférica a *laser*
- Normalmente realizada com *laser* de Nd:YAG e/ou argônio
- Alivia o mecanismo de fechamento angular do bloqueio pupilar
- Pode ocorrer hemorragia, uveíte, lesão do cristalino.

TRABECULOPLASTIA A *LASER*

Introdução e revisão histórica

A noção de fotocoagulação do ângulo da câmara anterior, com o uso de fonte de luz com arco de xenônio, foi introduzida por Zweng e Flocks em 1961.[1] O tratamento com *laser* da malha trabecular humana mediante punção do canal de Schlemm foi realizado inicialmente por Krasnov em 1973, mas a redução da pressão intraocular por ele descrita durou pouco.[2] Ticho e Zuberman observaram que o tratamento do ângulo com *laser* de argônio era bem-sucedido para a redução da pressão intraocular, apesar da ausência de aberturas trabeculares permanentes.[3] O uso contemporâneo da trabeculoplastia com *laser* de argônio (ALT, do inglês *argon laser trabeculoplasty*) baseia-se em um relato de Wise e Witter que demonstrou a segurança e a eficácia da técnica em um grupo de pacientes com glaucoma de ângulo aberto em 1979.[4] Em 1998, Latina *et al.* utilizaram *laser* de neodímio:ítrio-alumínio-garnet (Nd:YAG) de dupla frequência não térmico para reduzir com sucesso a pressão intraocular em pacientes com glaucoma de ângulo aberto.[5] Esse *laser* parece visar seletivamente às células pigmentadas com pouca ou nenhuma lesão das estruturas circundantes, razão pela qual a técnica é conhecida como trabeculoplastia a *laser* (SLT, do inglês *selective laser trabeculoplasty*).[6] A ALT e a SLT são igualmente seguras e eficazes para diminuir a pressão intraocular em casos de glaucoma de ângulo aberto.[7] Os mecanismos de ação da ALT e da SLT ainda não foram totalmente elucidados. No entanto, sabe-se que, com a ALT, parece haver um efeito mecânico (estreitamento da malha trabecular com abertura de espaços intervenientes ou abertura de um canal de Schlemm colapsado) e/ou uma resposta biológica (liberação de citocinas que abrem os espaços da malha trabecular e parede do canal de Schlemm, sinalizando para que as células trabeculares e/ou os macrófagos limpem o material acumulado na malha). Com a SLT, é mais provável ocorrer um mecanismo celular ou biológico porque o *laser* não parece encolher o tecido em modelos animais.[8]

Avaliação pré-operatória e abordagem diagnóstica

As principais indicações para a SLT são as seguintes:

- Primeira opção no estágio inicial a moderado do glaucoma de ângulo aberto com pressão intraocular inferior a 35 mmHg
- Pacientes com suspeita de glaucoma ou com glaucoma de ângulo aberto intolerantes aos fármacos, com dificuldades de custear os medicamentos ou que demonstram baixa adesão ao tratamento
- Glaucoma primário de ângulo aberto (incluindo os glaucomas esfoliativos, pigmentares, de pressão normal e induzidos por corticosteroides) não controlado com um ou mais medicamentos[9-12]
- Pacientes que podem beneficiar-se da redução de medicamentos.

As contraindicações relativas incluem:

- Glaucomas uveíticos e neovasculares
- Glaucoma congênito ou juvenil
- Glaucomas do afácico ou traumáticos
- Visualização inadequada da malha trabecular.

Os fatores preditivos do sucesso da ALT são apresentados na Tabela 10.25.1. Com a seleção ideal do paciente, após a ALT, a pressão intraocular normalmente cai para 25 a 30% abaixo da pressão inicial depois de 1 ano (o efeito diminui com o tempo a uma taxa de cerca de 10% ao ano). A SLT oferece uma alternativa segura e eficaz à ALT para a redução da pressão intraocular de pacientes com glaucoma de ângulo aberto[7,13] (Tabela 10.25.2).

TABELA 10.25.1 Fatores preditivos positivos e negativos do sucesso da trabeculoplastia com *laser* de argônio.

	Fatores preditivos negativos	Fatores preditivos positivos
Idade (anos)	< 40	> 65
Pigmentação da malha trabecular	Pouca ou nenhuma	Moderada a acentuada
Clareza da córnea	Baixa	Clara
Entidades patológicas	Glaucoma uveítico	Glaucoma pigmentar
	Fechamento angular	Glaucoma pseudoesfoliativo
	Glaucoma juvenil	Glaucoma primário de ângulo aberto
	Recessão angular	Glaucoma de pressão normal
Estado do cristalino	Afácico ou pseudofacia com lente intraocular de câmara anterior	Fácico ou pseudofacia com lente intraocular de câmara posterior
Olho contralateral	Pouco efeito	Forte efeito

TABELA 10.25.2 Trabeculoplastia seletiva a *laser* (SLT) e trabeculoplastia com *laser* de argônio (ALT).

	Pressão intraocular média em diversos momentos até 1 ano		
	ALT (SD)	SLT (SD)	Valor *P*
Nível basal	23,48 (4,21) (n = 87)	23,84 (4,88) (n = 89)	0,60
3 meses	19,75 (4,79) (n = 73)	18,89 (4,71) (n = 76)	0,31
6 meses	18,42 (4,20) (n = 79)	17,83 (4,33) (n = 79)	0,40
12 meses	17,88 (3,92) (n = 74)	17,97 (4,74) (n = 73)	0,90

Reproduzida de Damji KF, Bovell AM, Hodge WG et al. Selective *laser* trabeculoplasty vs. argon *laser* trabeculoplasty: results from a one-year randomized clinical trial. Br J Ophthalmol. 2006;90:1490–4.

A redução da pressão intraocular com a SLT depende da pressão intraocular basal, mas parece independente da pigmentação da malha trabecular. É preciso cautela, no entanto, em pacientes com altos graus de pigmentação da malha, pois há risco mais elevado de pico sustentado (irreversível) da pressão intraocular.[14]

O tratamento com ALT ou SLT a 360° parece ser mais eficaz do que a 180° ou 90°, mas há maior risco de pico pós-operatório da pressão intraocular. Os estudos sugerem que tanto a ALT quanto a SLT podem ser utilizadas como terapia de primeira escolha em pacientes com glaucoma de ângulo aberto. O Glaucoma Laser Trial sugeriu que a ALT inicial é, pelo menos, tão eficaz quanto o tratamento inicial com medicamentos tópicos.[15] Quanto à SLT, dois estudos sugeriram que o *laser* pode ser empregado como terapia de primeira linha, embora o acompanhamento em ambos os estudos tenha sido limitado a 12 meses.[12,16]

Um estudo conduzido por Hong et al.[17] sugeriu que a repetição da SLT uma vez pode ser eficaz, mas não tanto quanto o tratamento inicial; contudo, mais investigações ainda precisam ser feitas nessa área.

Técnicas gerais

Preparo do paciente

Se o ângulo for fechado ou estreito, realiza-se, de antemão, uma iridoplastia a *laser* ou iridectomia periférica para aprofundar e possibilitar melhor visualização do ângulo; pode-se fazer uma iridoplastia a *laser* simultaneamente com a ALT, mas, em caso de iridectomia a *laser*, é melhor adiar a ALT por algumas semanas por causa de possíveis *debris* na câmara anterior. Instila-se um colírio de apraclonidina (0,5%) ou brimonidina (0,15% ou 0,2%) no olho 30 a 60 minutos antes do procedimento para minimizar a elevação da pressão intraocular após o tratamento.

Escolha da lente

Utiliza-se uma lente Ritch ou, mais frequentemente, uma Goldmann de três espelhos com revestimento antirreflexo. A lente não inverte a imagem, mas sim a posição, de tal modo que a posição de 12 horas do espelho representa a de 6 horas no ângulo, a posição de 1 hora do espelho representa a de 5 horas no ângulo, e assim por diante.

Preparo do equipamento

É possível que a malha trabecular, às vezes, apresente-se variavelmente pigmentada, e uma linha de Schwalbe ou uma faixa do corpo ciliar pigmentada seja confundida com a malha trabecular. Nesse caso, o reflexo em cunha do limite posterior da córnea pode ajudar a localizar a linha de Schwalbe (Figura 10.25.1).

Instila-se um anestésico tópico imediatamente antes do procedimento. A metilcelulose é utilizada como agente acoplador da goniolente. O procedimento começa com a goniolente na posição de 12 horas (para a visualização do ângulo inferior, que é a parte mais profunda do ângulo), e a lente costuma ser girada em sentido horário. Para garantir mais eficiência do uso da energia do *laser*, mantém-se a mira, redonda e bem definida, sempre direcionada para o centro do espelho e a goniolente posicionada perpendicularmente ao feixe do *laser*. A lente é girada depois de várias aplicações.

Orientações para o tratamento

As miras do *laser* para ALT são posicionadas na junção entre a malha trabecular pigmentada e não pigmentada, com uma lacuna que equivale aproximadamente ao diâmetro de uma a duas miras de *laser* entre cada ponto a ser tratado (Figura 10.25.2A). O autor atualmente trata 180° do ângulo inferior em uma única sessão (em geral, é melhor tratar a mesma porção do ângulo primeiro para evitar confusão futura quando da conclusão dos 180° restantes). As orientações sobre o tratamento recomendado encontram-se na Tabela 10.25.3.

As configurações devem ser ajustadas de acordo com a reação tecidual, que é de branqueamento mínimo (Figura 10.25.2B). Se a aplicação do *laser* for muito anterior, o tratamento provavelmente será ineficaz; se for em posição demasiadamente posterior, é mais provável que produza inflamação e sinéquias anteriores periféricas.

O *laser* seletivo tem um ponto fixo relativamente grande, de 400 µm, que, de preferência, deve estar centralizado na malha trabecular. A energia é ajustada a partir de 0,8 mJ para baixo ou para cima, dependendo da resposta tecidual.

Para a SLT, o parâmetro é a formação ocasional de bolha. São aplicados cerca de 50 disparos em 180°, com 180 a 360° tratados inicialmente (se forem tratados 360°, serão aplicados 90 a 100 disparos). As miras dos disparos são quase confluentes e cobrem toda a amplitude do ângulo por causa da grande dimensão da mira (Figura 10.25.3). Os cuidados pré e pós-operatórios são semelhantes aos da ALT.

Acompanhamento

A pressão intraocular é aferida 1 hora depois da SLT. Se estiver elevada, administra-se medicação para reduzir a pressão intraocular, verificando-se novamente a pressão 30 a 60 minutos mais tarde. O acetato de prednisolona tópico a 1% é prescrito para 4 vezes/dia durante 4 a 7 dias, e, desde que a pressão intraocular de 1 hora tenha sido semelhante ou mais baixa do que a pressão basal, o paciente pode ser avaliado 4 a 6 semanas mais tarde. Se houver preocupação com a pressão intraocular ou inflamação, o paciente pode ser reavaliado depois de 1 semana. Na eventual ocorrência de uveíte depois de 1 semana, os corticosteroides tópicos devem continuar sendo administrados. Com a SLT, é possível utilizar um agente anti-inflamatório tópico não esteroide 4 vezes/dia durante 4 a 7 dias, em vez do acetato de prednisolona.

Retratamento

Se o tratamento dos 180° for bem-sucedido, deve-se considerar a conclusão do tratamento do ângulo (ou seja, tratar os 180° restantes) caso a pressão intraocular se eleve ao longo do tempo.

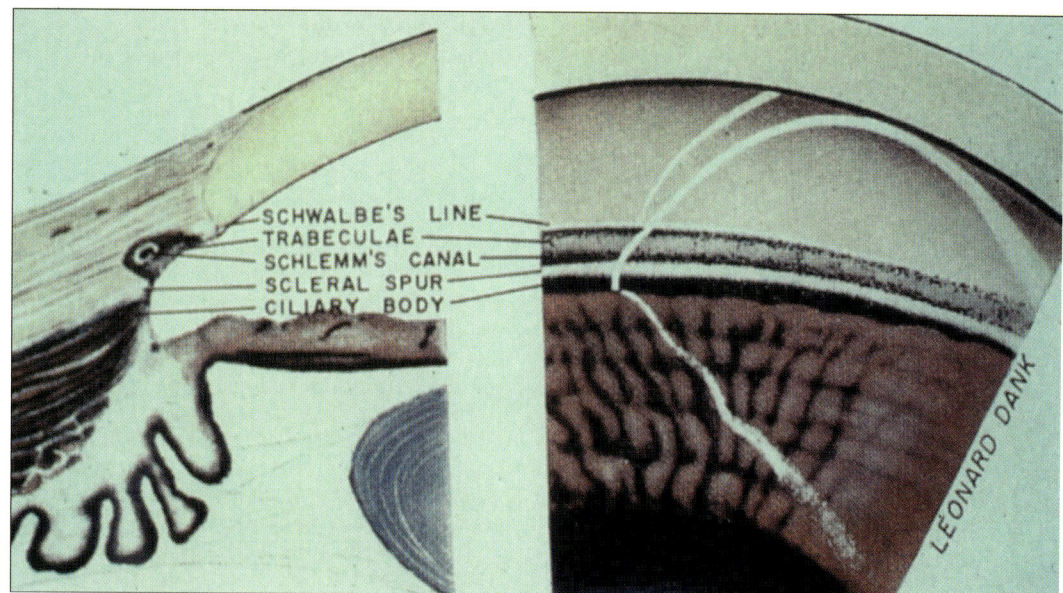

Figura 10.25.1 Reflexo corneano em cunha. Um fino feixe de luz descentrado a cerca de 30 a 40° demonstra os feixes das porções anterior e posterior da córnea que convergem para a linha de Schwalbe, conforme demonstrado no painel do lado direito da figura esquemática.

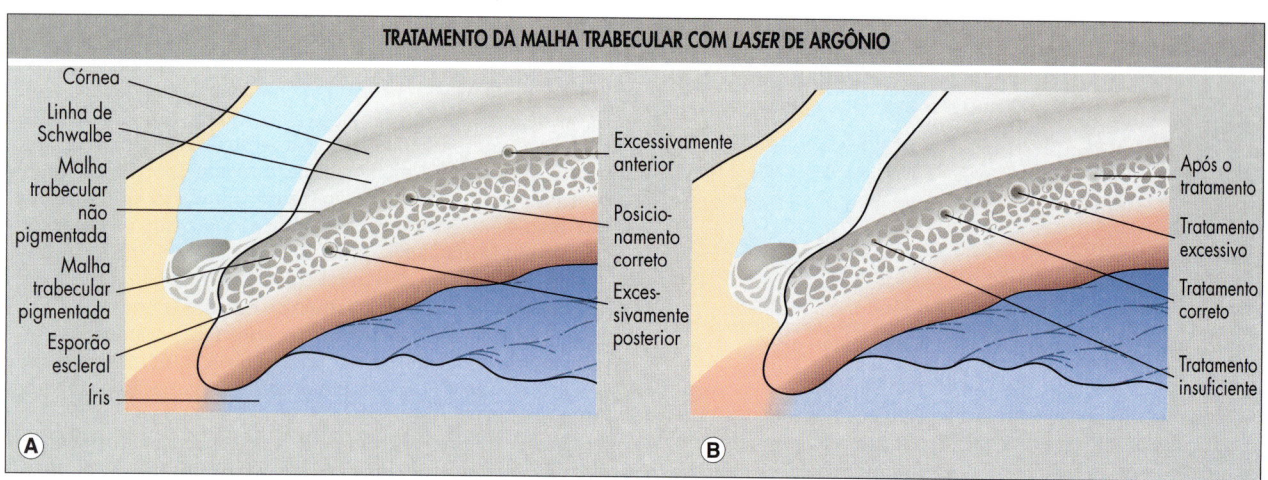

Figura 10.25.2 Tratamento da malha trabecular com *laser* de argônio. A. Posicionamento ideal do feixe do *laser* na malha trabecular. **B.** Reação tecidual da malha trabecular a diferentes intensidades de tratamento com *laser* de argônio. (**A**, reproduzida, com autorização, de Schwartz AL. Argon *laser* trabeculoplasty in glaucoma: what's happening (survey results of American Glaucoma Society members). J Glaucoma 1993;2:329. **B**, reproduzida, com autorização, de Schwartz AL, Whitten M, Bleiman B *et al*. Argon *laser* trabecular surgery in uncontrolled phakic open-angle glaucoma. Ophthalmology 1981;88:203-12.)

TABELA 10.25.3 Protocolos para tratamentos com *laser*.

	ALT	SLT	MLT	Iridectomia Periférica			Iridoplastia com *laser* de argônio
				Argônio		Ítrio-alumínio-garnet (YAG)	
				Íris claras	Íris escuras		
Tamanho da mira (μm)	50	400	300	50	50	Fixo	De 200 a 500
Duração do ponto (segundos)	0,1	0,3 nanossegundo	0,3	0,2	De 0,02 a 0,05	Fixa (nanossegundos)	De 0,2 a 0,5
Potência (mW)	De 200 a 800	De 0,4 a 1,2 mJ	1.000	1.000	1.000	De 3 a 8 mJ	De 200 a 400
Número de pontos	50 por 180°	50 por 180°	De 50 a 60 por 180°	De 15 a 25	De 25 a 100	De 1 a 5 disparos (cada *burst* consiste em 1 a 3 pulsos)	De 4 a 6 por quadrante Normalmente trata 360°

Entretanto, a chance de sucesso com o retratamento (ou seja, aplicação de *laser* em uma mesma área tratada anteriormente) do ângulo utilizando-se a ALT é bem menor do que com o procedimento inicial, e o efeito geral parece diminuir bastante com o tempo. Com a SLT, o retratamento pode ser eficaz, embora mais estudos sejam necessários nesse âmbito.[17]

Complicações

O risco mais comum é de pico da pressão intraocular em cerca de 3 a 5% dos pacientes, mas isso pode ser efetivamente limitado com o uso da apraclonidina ou brimonidina.[18] As queimaduras de córnea, que ocorrem em casos raros, costumam

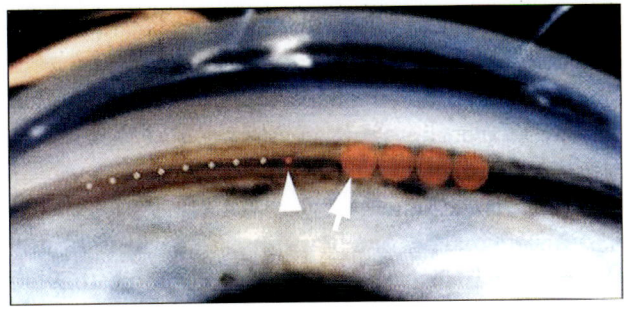

Figura 10.25.3 Tratamento com trabeculoplastia seletiva a *laser* (*seta*) e trabeculoplastia com *laser* de argônio (*cabeça de seta*). (Cortesia de M. Berlin, MD.)

cicatrizar-se em alguns dias. Existem relatos de desenvolvimento de edema corneano 1 a 7 dias após a SLT. Ainda não se tem conhecimento do que pode predispor o paciente a alterações na córnea em decorrência desse procedimento, embora o uso rotineiro de colírios anti-inflamatórios tópicos possa ajudar a evitar essa complicação.[19,20]

Resultado

É necessário um período de, pelo menos, 4 a 6 semanas após a ALT para que o desfecho possa ser avaliado. Em dois estudos de longo seguimento, a ALT manteve o controle da pressão intraocular em 67 a 80% dos pacientes por 1 ano, em 35 a 50% por 5 anos e em 5 a 30% por 10 anos (ou seja, uma taxa de diminuição do seu efeito de 6 a 10% por ano).[21,22] Com a SLT, a redução da pressão intraocular ocorre em 1 a 2 semanas, mas pode continuar por até 4 a 6 meses após o tratamento; a diminuição do efeito também continua por 3 a 5 anos com taxa semelhante à da ALT.[8,23,24]

IRIDECTOMIA PERIFÉRICA A *LASER*

Introdução e revisão histórica

Von Graefe[25] introduziu a iridectomia cirúrgica para glaucoma em 1857. Em 1920, Curran reconheceu que ela era eficaz para glaucoma de ângulo fechado, mas não de ângulo aberto.[26] Em 1956, Meyer-Schwickerath[27] demonstrou que era possível criar uma iridectomia sem necessidade de incisão, utilizando a fotocoagulação com arco de xenônio. Esse método não ganhou popularidade, no entanto, por causa da frequente ocorrência de opacidade do cristalino e da córnea.

A iridectomia com *laser* de argônio (por meio de fotocoagulação) e, mais recentemente, a iridectomia com *laser* de Nd:YAG (por meio de fotodisrupção) substituíram de maneira essencial a iridectomia cirúrgica na grande maioria dos casos.

Avaliação pré-operatória e abordagem diagnóstica

A iridectomia a *laser* é o procedimento consagrado de eleição para o tratamento de glaucoma de ângulo fechado associado a bloqueio pupilar (seja primário, seja secundário), agudo, intermitente ou crônico.

Indicações

A iridectomia a *laser* é indicada para finalidades terapêuticas, profiláticas e diagnósticas:

- Terapêuticas:
  - Fechamento angular agudo
  - Fechamento angular crônico (insidioso), desde que o ângulo não esteja totalmente fechado por sinéquias anteriores periféricas
  - Glaucoma de mecanismo misto
  - Facomórfico com elemento de bloqueio pupilar
  - Íris bombé
- Profiláticas:
  - Pacientes com 180° ou mais de aposição iridotrabecular (ou seja, ângulo oclusível)
  - Pacientes submetidos a implante intraocular de óleo de silicone; é necessária a iridectomia para evitar o bloqueio pupilar (o óleo de silicone é mais leve do que a água e, por isso, flutua, bloqueando a iridectomia superior)
- Diagnósticas:
  - A iridectomia auxilia também no diagnóstico da *aqueous misdirection* (ver Capítulo 10.19) e da síndrome da íris em platô (ângulo persistentemente oclusível por bloqueio não pupilar).

Contraindicações

A iridectomia a *laser* é contraindicada em pacientes que não conseguem sentar-se e cooperar à lâmpada de fenda, com uma córnea nebulosa que impede a visualização adequada da íris ou que possuem uma câmara anterior plana com toque iridocorneano total.

Nesses casos, a iridectomia cirúrgica pode ser preferível. A iridectomia é contraindicada também em situações em que existam 360° de sinéquias anteriores periféricas (incluindo o glaucoma neovascular).

Técnicas gerais

Laser *de argônio* versus laser *de Nd:YAG*

Ambos os tipos são eficazes para a criação de iridectomias. O *laser* de argônio requer a absorção da energia da luz pelo pigmento de melanina, mas o *laser* de Nd:YAG não; ele funciona bem com todas as cores de íris. O autor prefere o Nd:YAG para íris de cor clara ou média por ser mais rápido e estar associado a uma menor incidência de fechamento tardio da iridectomia do que o *laser* de argônio.[28] Nas íris escuras, no entanto, alguns preferem o pré-tratamento com o *laser* de argônio.

O *laser* de Nd:YAG não coagula o tecido, e as pequenas hemorragias são mais frequentes com essa modalidade. Por essa razão, em olhos com vasos proeminentes ou em pacientes afetados por uma diátese hemorrágica, o tratamento combinado pode ser preferível, primeiro com *laser* de argônio (para fazer a ablação dos vasos na área) e depois com o *laser* de Nd:YAG (a fim de estabelecer uma iridectomia periférica patente).

Preparo do paciente

Instila-se um colírio de pilocarpina 1% duas vezes, com 5 minutos de diferença; a miose ajuda a esticar a íris, tornando sua periferia menos espessa. Utiliza-se um colírio de apraclonidina 0,5% ou de brimonidina 0,2% alguns minutos antes do procedimento para evitar posterior elevação da pressão intraocular.

Escolha da lente

Duas lentes de contato terapêuticas especiais limitam os movimentos e o piscar dos olhos, magnificam a visualização do local da iridectomia, concentram a energia utilizada e agem como um dissipador de calor para minimizar o risco de queimaduras superficiais do epitélio corneano. A lente de Abraham possui um botão plano-convexo de 66D. A lente de Wise tem um botão plano-convexo de 103D, que propicia maior concentração da energia do *laser* e maior magnificação do que a lente de Abraham, entretanto, com a lente de Wise, é mais difícil a focalização. A outra vantagem da lente de Abraham é que a energia liberada tanto para a córnea quanto para a retina é quatro vezes menor do que a liberada para esses tecidos pela lente de Wise.

Técnicas específicas

A iridectomia ocorre tipicamente na região periférica da íris, sob a pálpebra superior, para evitar o possível surgimento de imagens fantasmas através do orifício da íris quando a iridectomia é bissectada pela borda da pálpebra e/ou pelo menisco lacrimal.[29] Entretanto, outro estudo sugeriu que a catarata cortical, e não o local da iridectomia, tem correlação com as imagens fantasmas.³⁰ Alguns profissionais escolhem uma localização superior para a iridectomia (em geral, a posição de 11 horas ou de 1 hora), enquanto outros escolhem uma localização horizontal (em grande parte, temporal ou ligeiramente inferotemporal). Quando presentes, as criptas irianas representam segmentos mais finos da íris que são penetradas com mais facilidade.³¹

Laser de argônio
Utilizam-se pulsos longos (0,2 segundo) para íris de cor clara (azul, cor de mel, castanho-clara) e pulsos breves (0,02 a 0,05 segundo) para íris castanho-escuras. As orientações de tratamento recomendadas encontram-se na Tabela 10.25.3.

Uma única área recebe aplicações sobrepostas até que se obtenha a perfuração – ou seja, quando se observa uma canalização de pigmento se movendo para a frente ("sinal de fumaça" ou "sinal de queda-d'água") ou, de preferência, quando a cápsula do cristalino é visualizada através da iridectomia patente. A transiluminação da iridectomia não é uma indicação adequada de patência.

Laser de Nd:YAG
Utiliza-se o modo *Q-switched*, que possibilita o tratamento independente da pigmentação. Os vasos sanguíneos da íris são evitados. O ponto de iridectomia pode ser colocado em qualquer lugar entre as posições de 11 horas e 1 hora, já que a formação de bolha é mínima, podendo também ser colocado temporalmente na posição de 3 ou 9 horas. Em íris espessa, os feixes de mira vermelhos podem ficar ligeiramente separados se o foco for avançado em direção ao estroma iriano. Essa retrofocalização do feixe libera a energia total da degradação óptica, facilitando a perfuração da íris espessa. Em alguns *lasers*, é possível fixar um foco posterior (normalmente 75 a 100 µm) para que não seja preciso focalizar manualmente uma posição mais posterior. A energia empregada é de 3 a 8 mJ com 1 a 2 pulsos por disparo, e uma ou mais aplicações são utilizadas conforme necessário para a penetração (ver Tabela 10.25.3).

Técnica combinada de laser de argônio e Nd:YAG
Tanto o *laser* de argônio quanto o de Nd:YAG podem ser utilizados na combinação sequencial para íris castanho-escuras ou para pacientes submetidos a terapia anticoagulante de condição crônica. Primeiro, o *laser* de argônio (modo de pulso curto; p. ex., 0,05 s, com 900 a 1.000 mW e mira de 50 µm) é utilizado para atenuar a íris cerca de um quarto de sua espessura original e coagular os vasos na área. Em seguida, usa-se *laser* de Nd:YAG, com o feixe focalizado no centro da depressão criada e 1 ou mais pulsos a 3 até 6 mJ para concluir a iridectomia.

Segunda iridectomia
Uma única iridectomia é quase sempre suficiente para aliviar o bloqueio pupilar. Em raros casos em que a patência prolongada da abertura seja incerta ou quando há bloqueio pupilar inflamatório (uveítico), uma segunda iridectomia pode ser feita em um mesmo momento.

Complicações

Picos pressóricos intraoculares
A pressão intraocular elevada ocorre em aproximadamente um terço dos olhos após o tratamento com *laser*,³¹ mas o uso da apraclonidina 0,5% ou da brimonidina 0,2% diminui significativamente o risco, exceto em pessoas já em tratamento crônico com apraclonidina.

Inflamação induzida por laser
Os olhos tratados com *laser* podem sofrer irite transitória em virtude da quebra da barreira hematoaquosa. Ocasionalmente, a inflamação pode ser bastante grave, com possível desenvolvimento de sinéquias posteriores. Os colírios de prednisolona devem ser usados 4 vezes/dia, durante 4 a 7 dias, no período pós-operatório.

Insucesso da iridectomia
A iridectomia pode falhar quando a abertura criada é muito pequena ou porque não se obtém a perfuração necessária, com a presença de uma camada pigmentada residual de íris. Teoricamente, é possível evitar o insucesso funcional com um diâmetro de iridectomia periférica de, pelo menos, 50 µm; iridectomia com diâmetro de 100 a 200 µm é o ideal.³²

Diplopia
A diplopia ou "imagem fantasma" é uma queixa ocasional, especialmente quando a iridectomia periférica está localizada no ponto em que a pálpebra superior bisseta a iridectomia ou quando há presença de catarata cortical na região. A primeira situação pode estar relacionada a um efeito prismático criado pelo menisco lacrimal ou pela pálpebra superior. Os óculos coloridos ou de sol costumam melhorar os sintomas. A diplopia monocular intolerável pode ser resolvida com a colocação de uma lente de contato cosmética, ou tatuagem corneana, capaz de bloquear a luz que passaria através da iridectomia periférica, mas não aquela que atravessa a pupila.

Sangramento
Depois do uso do *laser* de Nd:YAG, é comum ocorrer hifema pós-*laser*, geralmente mínimo ou autolimitado. O sangramento rápido durante o tratamento pode ser cessado com aplicação de pressão direta à córnea, usando-se a lente de contato para tamponar temporariamente o local do sangramento.

Opacidades do cristalino
Em raros casos, é possível o cristalino ser danificado diretamente pela irradiação do *laser* ou, de maneira indireta, pela nutrição deficiente do cristalino (quando o humor aquoso toma um atalho através da iridectomia e, por essa razão, tem contato reduzido com a região central da cápsula do cristalino). As opacidades diretamente induzidas pelo *laser* tendem a permanecer localizadas na área da iridectomia periférica, longe do eixo visual.

Lesão corneana
O dano focal do *laser* ao epitélio, à membrana de Descemet ou ao endotélio é frequente, mas costuma ser transitório. A ocorrência de câmara anterior rasa, edema corneano preexistente ou condições patológicas da córnea (p. ex., córnea *guttata*) aumenta a probabilidade de lesão corneana.

Outras complicações
O glaucoma maligno pós-*laser*, as queimaduras retinianas e a uveíte induzida pelo cristalino são complicações raras, mas relatadas.

Resultado
O paciente pode retornar à atividade normal sem restrições, desde que não haja evidência de hifema. Os pacientes são avaliados 1 hora após o procedimento e também 4 semanas depois. O estado da córnea, a pressão intraocular, a reação da câmara anterior e a patência da iridectomia com visualização direta são avaliados a cada consulta. A gonioscopia é fundamental para determinar se o ângulo se aprofundou.

Se a iridectomia periférica permanecer patente depois de 4 a 6 semanas e com tamanho razoável, o orifício normalmente se mantém aberto, salvo quando há resposta inflamatória ativa (p. ex., uveíte, neovascularização).

IRIDOPLASTIA A *LASER*
A iridoplastia a *laser* consiste na aplicação de um anel circunferencial de queimaduras de contração não penetrantes na periferia da íris, logo internamente ao limbo, para contrair o estroma e ampliar o ângulo. O procedimento é realizado com a aplicação de queimaduras também espaçadas (de 4 a 10 queimaduras por quadrante), grandes (de 200 a 500 µm), longas (de 0,2 a

0,5 segundo) e baixa potência (de 200 a 400 mW) na periferia da íris por meio de uma goniolente ou da lente de iridectomia de Abraham (ver Tabela 10.25.3).

A iridoplastia a *laser* não requer que a córnea seja clara para a colocação dos pontos porque a energia é relativamente desfocalizada. Trata-se de um procedimento indicado em casos de síndrome de íris em platô, configuração da íris em platô quando a altura do platô é considerada suficiente para causar fechamento angular com dilatação pupilar, ângulo estreito pré-SLT (para aumentar a visibilidade da anatomia do ângulo) e fechamento angular que não responda ao tratamento clínico e para o qual a iridectomia periférica não possa ser feita em razão de córnea opaca.

TRABECULOPLASTIA A *LASER* DE MICROPULSO

A SLT micropulsada utiliza pulsos repetitivos de microssegundos com pausas periódicas frequentes, reduzindo, desse modo, a lesão coagulativa ao possibilitar períodos intermitentes sem aplicação de energia térmica consistente.[31,33] A teoria da bioquímica propõe a liberação de citocinas, o que resulta no aumento da drenagem aquosa.[32] Os estudos realizados revelaram uma redução significativa da pressão intraocular em pacientes com glaucoma de ângulo aberto não controlado, com complicações mínimas.[34,35] As modalidades mais novas de tratamento com *laser*, como a trabeculoplastia com *laser* de titânio-safira, também demonstraram reduções da pressão intraocular inicialmente promissoras e com complicações mínimas.[36] Entretanto, mais estudos são necessários para determinar a segurança e a eficácia do tratamento. As orientações de tratamento recomendadas encontram-se na Tabela 10.25.3.

BIBLIOGRAFIA

Bovell AM, Damji KF, Hodge WG, et al. Long term effects on the lowering of intraocular pressure: selective laser or argon laser trabeculoplasty? Can J Ophthalmol 2011;46:408–13.

Damji KF, Bovell AM, Hodge WG, et al. Selective laser trabeculoplasty vs. argon laser trabeculoplasty: results from a one-year randomized clinical trial. Br J Ophthalmol 2006;90:1490–4.

Damji KF, Shah KC, Rock WJ, et al. Selective laser trabeculoplasty v argon laser trabeculoplasty: a prospective randomised clinical trial. Br J Ophthalmol 1999;83:718–22.

Del Priore LV, Robin AL, Pollack IP. Neodymium:YAG and argon laser iridectomy: long term follow-up in a prospective randomized clinical trial. Ophthalmology 1988;95:1207–11.

Glaucoma Laser Trial Research Group. The Glaucoma Laser Trial (GLT) and Glaucoma Laser Trial Follow-up Study: 7. Results. Am J Ophthalmol 1995;120:718–31.

Harasymowycz PJ, Papamatheakis DG, Latina M, et al. Selective laser trabeculoplasty (SLT) complicated by intraocular pressure elevation in eyes with heavily pigmented trabecular meshwork. Am J Ophthalmol 2005;139:1110–13.

Hong BK, Winer JC, Martone JF, et al. Repeat selective laser trabeculoplasty. J Glaucoma 2009;18:180–3.

Katz LJ, Steinmann WC, Kabir A, et al. Selective laser trabeculoplasty versus medical therapy as initial treatment of glaucoma: a prospective, randomized trial. J Glaucoma 2012;21(7):460–8.

Latina MA, Sibayan SA, Shin DH, et al. Q-switched 532-nm Nd:YAG laser trabeculoplasty (selective laser trabeculoplasty). Ophthalmology 1998;105:2082–90.

Moubayed SP, Hamid M, Choremis J, et al. An unusual finding of corneal edema complicating selective laser trabeculoplasty. Can J Ophthalmol 2009;44:337–8.

Nagar M, Ogunyomade A, O'Brart DPS, et al. A randomized prospective study comparing selective laser trabeculoplasty with latanoprost for the control of intraocular pressure in ocular hypertension and open angle glaucoma. Br J Ophthalmol 2005;89:1413–17.

Shingleton BJ, Richter CU, Belcher CD, et al. Long-term efficacy of argon laser trabeculoplasty. Ophthalmology 1987;94:1513–18.

Spaeth GL, Idowu O, Seligsohn A, et al. The effects of iridectomy size and position on symptoms following laser peripheral iridectomy. J Glaucoma 2005;14:364–7.

Ticho U, Zauberman H. Argon laser application to the angle structures in the glaucomas. Arch Ophthalmol 1974;13:455.

Wise JB, Witter SL. Argon laser therapy for open angle glaucoma. Arch Ophthalmol 1979;97:319–22.

As referências completas estão disponíveis no **GEN-io**.

PARTE 10 GLAUCOMA

SEÇÃO 4 Terapia

Procedimentos Ciclodestrutivos em Glaucoma

10.26

Katherine A. Fallano, Ian P. Conner, Robert J. Noecker e Joel S. Schuman

Definição: Procedimentos cirúrgicos e a *laser* para ablação do corpo ciliar com o objetivo de reduzir a pressão intraocular para o tratamento de glaucoma.

Características principais
- Uso de *laser* de diodo para destruir o tecido do corpo ciliar
- Ciclofotocoagulação transescleral
- Ciclofotocoagulação endoscópica
- *Laser* de diodo micropulsado transescleral.

Características associadas
- Glaucoma neovascular
- Glaucoma em estágio avançado
- Cirurgia combinada de catarata e ciclofotocoagulação endoscópica
- Hipotonia
- Inflamação crônica
- *Phthisis bulbi.*

INTRODUÇÃO

Os procedimentos ciclodestrutivos baixam a pressão intraocular reduzindo a produção de humor aquoso com a destruição do epitélio ciliar não pigmentado responsável pela produção aquosa. Historicamente, a destruição do corpo ciliar tem sido de difícil titulação e pode causar lesões significativas às estruturas adjacentes e alteração permanente da barreira hematoaquosa. Por essa razão, tais procedimentos eram reservados para olhos com glaucoma refratário ao tratamento clínico, com *laser* e cirúrgico. Tecnologias mais novas propiciaram atuação mais acurada no epitélio ciliar com redução dos efeitos colaterais associados a *phthisis bulbi*, perda visual e redução imprevisível da pressão intraocular. A aplicação do *laser* de diodo micropulsado surgiu recentemente como uma opção adicional de tratamento que pode atenuar ainda mais esses riscos.

REVISÃO HISTÓRICA

A destruição seletiva do corpo ciliar com diatermia não penetrante foi descrita por Weve em 1933, e a diatermia penetrante foi descrita por Vogt em 1936. A destruição do corpo ciliar por congelamento ou crioterapia foi introduzida em 1950 por Biette e demonstrou ser menos destrutiva e mais previsível do que a ciclodiatermia.[1] Entretanto, a redução da pressão intraocular ainda era inconsistente, e a incidência de complicações, relativamente alta.

A ciclofotocoagulação tornou-se possível com a introdução da fotocoagulação com arco de xenônio em 1961 e do *laser* de rubi em 1971. A via transpupilar de administração do *laser* era dificultada pela visualização limitada dos processos ciliares. Apesar disso, a via transescleral tornou-se o método preferido de cicloablação em casos de glaucoma refratário. Em 1981, Fankhauser descreveu uma ablação térmica com pulsos de duração mais longa utilizando um sistema de *laser* de neodímio:ítrio-alumínio-garnet (Nd:YAG 1064 nm) para realizar a ciclofotocoagulação transescleral. A disponibilidade do instrumento facilitava o seu amplo uso clínico,[2] mas a introdução de um *laser* de diodo em estado sólido (810 nm) equipado com um transdutor descartável aumentava a economia e a acessibilidade.[3-9] Mais recentemente, a ciclofotocoagulação endoscópica (CFE) com o uso de *laser* de diodo equipado com endoscópio possibilitou a visualização direta e a atuação no epitélio ciliar.

AVALIAÇÃO PRÉ-OPERATÓRIA E ABORDAGEM DIAGNÓSTICA

Os procedimentos ciclodestrutivos normalmente são reservados para olhos com baixo potencial visual (< 20/400), olhos em que os procedimentos incisionais não tenham sido bem-sucedidos, olhos em que a cirurgia filtrante apresente alta taxa de insucesso (p. ex., extensa cicatrização conjuntival, glaucoma neovascular, glaucoma do afácico e pseudofácico e glaucoma relacionado a óleo de silicone) e olhos de pacientes para os quais a cirurgia filtrante seja clinicamente contraindicada.[10]

Os riscos da cirurgia ciclodestrutiva incluem inflamação, dor, hipotonia crônica, edema macular, hemorragia vítrea e *phthisis bulbi*. Por isso, a técnica apropriada e a seleção adequada do paciente são fundamentais para que se obtenha o resultado terapêutico desejado. A melhora dos parâmetros utilizados na ciclofotocoagulação transescleral reduziu os efeitos colaterais, sugerindo seu potencial uso em olhos com melhor visão. Na CFE, a ciclofotocoagulação é orientada por parâmetros visuais que limitam o tratamento excessivo e as lesões indesejadas de tecido adjacente. Na realidade, o papel da CFE ampliou-se, sendo hoje o método usado no glaucoma refratário, em glaucomas pediátricos, em combinação com a extração de catarata e nos casos em que a cirurgia filtrante de glaucoma apresente mais riscos de complicações e insucesso.

MECANISMO DE AÇÃO

A ciclocrioterapia lesiona de modo não seletivo os componentes epiteliais, vasculares e estromais do corpo ciliar. A ciclofotocoagulação transescleral reduz a pressão intraocular mediante a destruição do epitélio ciliar e a vasculatura, diminuindo a produção de humor aquoso. O *laser* de diodo semicondutor com um comprimento de onda de 810 nm tem transmissão escleral mais baixa do que o *laser* de Nd:YAG anteriormente utilizado (1.064 nm), mas maior absorção pela melanina. Isso possibilita o uso de 50% menos energia em comparação com o *laser* de Nd:YAG de onda contínua para alcançar o mesmo efeito terapêutico.

A energia do *laser* da ciclofotocoagulação transescleral é absorvida com mais eficácia pelo tecido pigmentado do corpo ciliar, comparada à crioterapia, cuja absorção ocorre de maneira difusa por todas as estruturas. Os métodos de contato do procedimento de ciclofotocoagulação transescleral produzem menos dissipação e, por essa razão, exigem menos energia do que os métodos de não contato.[2] Como consequência, o método de contato de tratamento é preferido e tradicionalmente indicado no caso de glaucoma em estágio avançado, no qual a pressão intraocular é controlada de maneira inadequada, apesar do tratamento máximo.

Em termos histológicos, tanto o *laser* de diodo quanto o de Nd:YAG utilizados para a ciclofotocoagulação transescleral produzem fragmentação e descolamento do epitélio dos processos ciliares com a destruição simultânea da vasculatura do corpo ciliar.[11] Pelo menos três mecanismos são considerados importantes na redução da pressão intraocular: (1) inflamação, proeminente ao redor da primeira semana após o tratamento; (2) produção reduzida de humor aquoso pela ablação da *pars plicata*, mediante efeito direto ou indireto sobre a vasculatura; e (3) aumento da drenagem uveoscleral em decorrência da administração do *laser* à região da *pars plana*.[9]

O tratamento com *laser* de diodo na CFE parece limitar a necrose coagulativa do epitélio ciliar e o estroma dos processos ciliares, agindo, em grande parte, na redução da produção aquosa no epitélio do corpo ciliar.

ALTERNATIVAS A UM PROCEDIMENTO CICLODESTRUTIVO

As alternativas a um procedimento ciclodestrutivo incluem a cirurgia fistulizante por trabeculectomia ou o implante de drenagem. A ciclofotocoagulação transescleral é vantajosa por ser rápida, externa e poder ser realizada no consultório. Trata-se de um procedimento geralmente reservado para olhos com baixo potencial visual em razão do risco de inflamação crônica e acuidade visual reduzida. A CFE deve ser feita na sala de cirurgia e não produz uma queda rápida da pressão intraocular, mas tem menos probabilidade de resultar em dor, inflamação e tratamento excessivo em comparação à ciclofotocoagulação transescleral.

ANESTESIA

Os processos ciliares são altamente inervados e dolorosos para serem tratados sem a anestesia adequada. Os procedimentos transesclerais requerem anestesia local (retrobulbar ou peribulbar) e podem ser realizados em consultório na maioria dos casos. A CFE requer anestesia local (tópica com lidocaína intracameral, bloqueio retrobulbar/peribulbar) ou geral e é feita em ambiente cirúrgico ambulatorial ou em hospital.[4] A maioria dos medicamentos para glaucoma é administrada antes e depois de procedimentos ciclodestrutivos e interrompida somente quando se obtém uma redução adequada da pressão intraocular. Os fármacos à base de epinefrina, os agentes mióticos e os análogos das prostaglandinas devem ser usados com cautela no pós-operatório em virtude do risco de aumentar a inflamação e complicações relacionadas.

TÉCNICAS ESPECÍFICAS

Ciclocrioterapia

A ciclocrioterapia caiu em descrédito devido ao seu baixo perfil de risco/benefício e ao controle inadequado de sua aplicação. (O leitor interessado pode consultar a terceira edição deste livro.)

Ciclofotocoagulação transescleral

Ciclofotocoagulação de contato e não contato com laser de Nd:YAG

A ciclofotocoagulação com *laser* de Nd:YAG foi amplamente suplantada pela ciclofotocoagulação de contato com *laser* de diodo e caiu em descrédito para o uso de rotina. (O leitor interessado pode consultar a terceira edição deste livro.)

Ciclofotocoagulação transescleral com laser de diodo semicondutor

A ciclofotocoagulação transescleral com *laser* de diodo semicondutor é o método mais utilizado de ablação ciliar, com taxas de sucesso relatadas entre 40 e 80%. A técnica usada para o *laser* de diodo semicondutor (comprimento de onda de 810 nm) é semelhante àquela adotada para o *laser* de contato de Nd:YAG (Tabela 10.26.1). A borda anterior do transdutor aproxima-se do limbo cirúrgico para que o feixe de *laser* seja direcionado 1,2 mm posteriormente em direção aos processos ciliares (Figuras 10.26.1 e 10.26.2). Os parâmetros iniciais são de 1.500 a 2.500 mW por 1,5 a 3,0 segundos e um total de 18 a 24 pontos (Figura 10.26.3), evitando-se as posições de 3 e 9 horas. Os resultados são semelhantes aos obtidos com a ciclofotocoagulação transescleral com *laser* de Nd:YAG,[3,4,10] embora a energia utilizada seja mais baixa (55% daquela utilizada com o *laser* de Nd:YAG). Além disso, pelo fato de o *laser* de diodo semicondutor ter uma estrutura em estado sólido, têm-se as vantagens da portabilidade, da durabilidade e do menor tamanho, comparado ao *laser* de Nd:YAG[3,4] (ver Figura 10.26.3).

TABELA 10.26.1 Comparação entre parâmetros de tratamento com ciclofotocoagulação a *laser*.

	Transescleral	De micropulso	Endoscópica
Anestesia	Peribulbar, retrobulbar	Peribulbar, retrobulbar	Peribulbar, intracameral tópica
Ambiente	Consultório, OR	Consultório, OR	OR
Laser	810 nm	810 nm	810 nm
Potência	De 1,5 a 3,0 W	De 1,5 a 2,0 W	0,25 W
Duração	De 1,5 a 3,0 s	Total de 100 a 180 s	Contínua – baseada no branqueamento
Incisão	Nenhuma	Nenhuma	Córnea clara, pars plana
Transdutor	Transdutor G ou ponta de safira	Transdutor de micropulsos	Endoscópio curvo
Medicamentos pós-operatórios	Prednisolona, atropina	Prednisolona, atropina	Prednisolona, gatifloxacino, cetorolaco

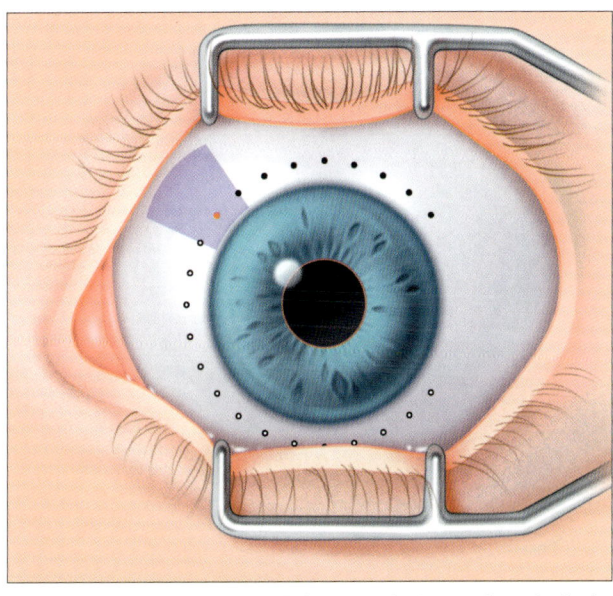

Figura 10.26.1 Aplicação de ciclofotocoagulação com *laser* de diodo. A unidade é portátil e equipada com um transdutor semidescartável. (IRIDEX Corporation, Mountain View, CA.)

Ciclofotocoagulação com diodo micropulsado

O diodo micropulsado é um novo modo de transmitir energia a *laser* ao corpo ciliar. A ciclofotocoagulação transescleral fornece energia contínua ao corpo ciliar, enquanto o micropulso transmite energia brevemente, alternando com intervalos de descanso, em um típico ciclo de atividade/inatividade de 31,3%. Segura-se firme o transdutor de micropulsos na borda do limbo, executando um movimento contínuo de varredura e tratando os processos ciliares inferior e superior com 1.500 a 2.000 mW por 50 a 90 segundos cada (Figura 10.26.4). Assim como ocorre durante a ciclofotocoagulação transescleral, deve-se ter o cuidado de evitar os nervos ciliares longos nas posições de 3 e 9 horas.

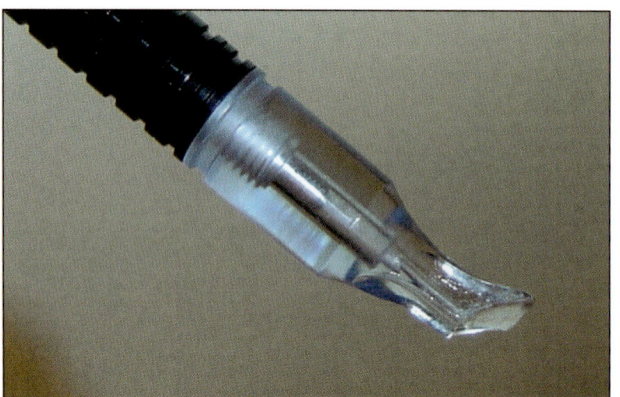

Figura 10.26.2 Ponta do transdutor G. A ponta do transdutor a *laser* fica localizada a 1,2 mm atrás do limbo. (IRIDEZ Corporation, Mountain View, CA.)

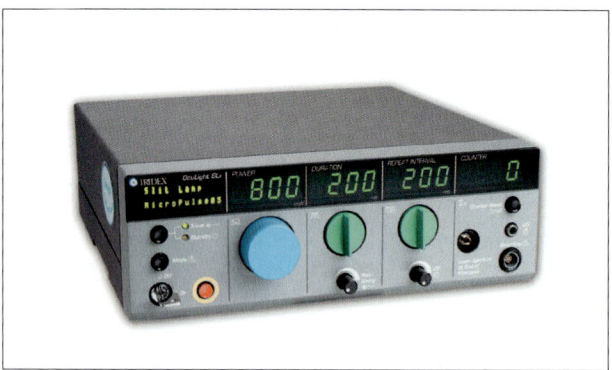

Figura 10.26.3 Unidade de *laser* de diodo. (IRIDEX, OcuLight SLx, IRIDEX Corporation, Mountain View, CA.)

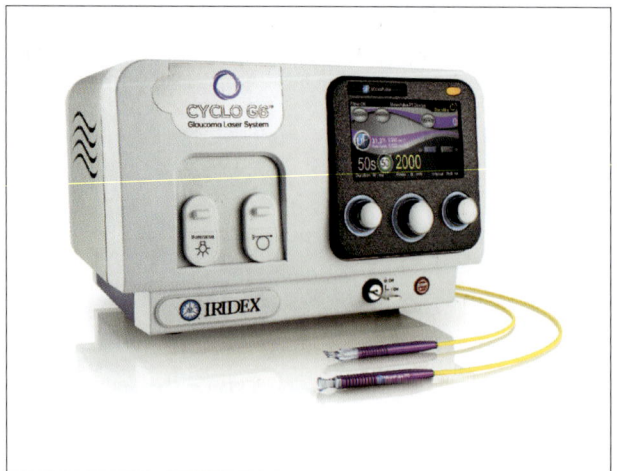

Figura 10.26.4 *Laser* de diodo de micropulso com dupla função. (IRIDEX, Cyclo, G6, IRIDEX Corporation, Mountain View, CA.)

CICLOFOTOCOAGULAÇÃO ENDOSCÓPICA A *LASER*

A CFE a *laser* é realizada com um *laser* de diodo de 810 nm, exatamente como a ciclofotocoagulação transescleral. A unidade endoscópica é equipada também com uma fonte de luz de xenônio de 175 W para iluminação e um feixe a *laser* de hélio-neônio (Endo Optiks, Little Silver, NJ). Esse sistema de imagem por fibra óptica possibilita a visualização direta dos processos ciliares durante o tratamento (Figura 10.26.5). A potência máxima é limitada a 1,2 W, e o tempo de exposição é ajustável para uma duração contínua. Normalmente, os parâmetros iniciais são de 0,25 W com tempo de exposição contínuo. O tempo real de exposição baseia-se no *feedback* visual do encolhimento e branqueamento dos processos ciliares.[12-17] O procedimento pode ser realizado por uma incisão na córnea clara, um túnel escleral ou uma incisão na *pars plana* (Figura 10.26.6). A visibilidade dos processos ciliares é melhor quando há afacia e pseudofacia, mas é limitada em pacientes fácicos. O processo ciliar costuma ser tratado da maneira mais completa possível, pois há uma porção posterior significativa que só pode ser tratada por abordagem endoscópica através da *pars plana* após a realização de vitrectomia satisfatória. Depois do procedimento, não é necessária a administração de agentes cicloplégicos, e os corticosteroides são usados de modo semelhante ao adotado para outras cirurgias do segmento anterior. O acompanhamento é o mesmo realizado para qualquer outra cirurgia intraocular.

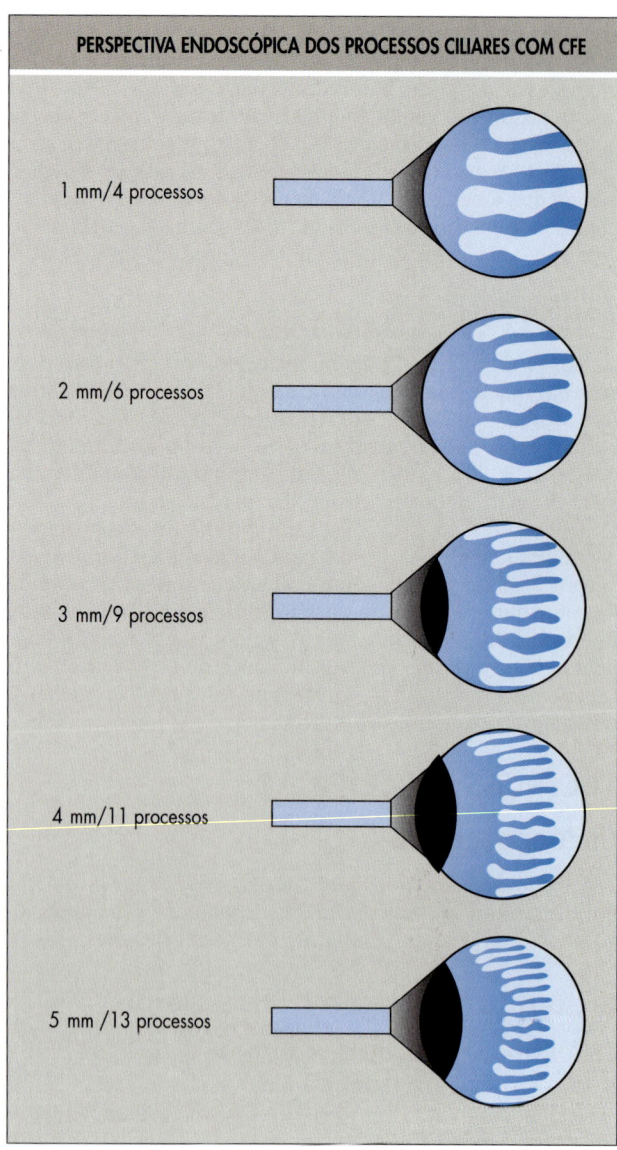

Figura 10.26.5 Perspectiva endoscópica dos processos ciliares com ciclofotocoagulação endoscópica (CFE).

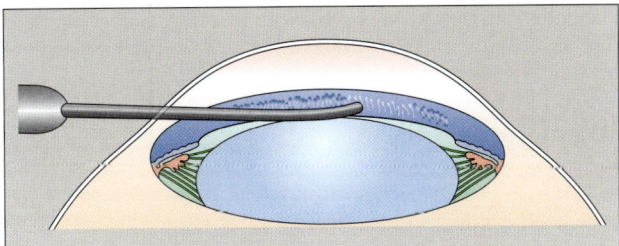

Figura 10.26.6 Colocação do transdutor por meio de uma incisão em córnea clara com ciclofotocoagulação endoscópica.

COMPLICAÇÕES

Todos os tipos de procedimento ciclodestrutivo podem lesionar os músculos ciliares, o epitélio ciliar, a íris e a retina (Tabela 10.26.2). As complicações incluem acuidade visual reduzida, uveíte, dor, hemorragia e *phthisis bulbi*. Todas as complicações, especialmente a dor e a inflamação, parecem menos graves após a ciclofotocoagulação transescleral do que depois da ciclocrioterapia, enquanto as complicações com a CFE parecem ser menos graves do que as da ciclofotocoagulação transescleral. Relatos sugerem que o *laser* de diodo micropulsado apresenta baixa incidência de complicações graves, entre as quais, hipotonia, *phthisis bulbi* e perda de visão, comparado à ciclofotocoagulação transescleral.[18-20] Assim como acontece com a ciclofotocoagulação transescleral, a repetição dos tratamentos pode ser necessária, mas não existem evidências de que as taxas de retratamento sejam mais altas do que com a ciclofotocoagulação transescleral.[18]

No caso dos procedimentos transesclerais, o fato de ocorrer disrupção tecidual audível não está correlacionado à taxa de sucesso. Os estalidos audíveis têm associação com o transtorno tecidual intraocular, mas não necessariamente no tecido-alvo do corpo ciliar. Essas ocorrências são consideradas efeitos colaterais indesejados, assim como a hemorragia intraocular.[21] As possíveis causas de visão reduzida incluem picos de pressão intraocular no período perioperatório,[5,6] edema macular cistoide pós-operatório e progressão de neuropatia óptica glaucomatosa, apesar do tratamento ciclodestrutivo. Presume-se que o ocasional ganho de visão seja resultante da diminuição do edema corneano.[5] As possíveis complicações da ciclofotocoagulação transescleral incluem as queimaduras da superfície conjuntival que ocorrem quando os fragmentos teciduais se coagulam na extremidade e quando há aumento da pigmentação na área perilímbica, mas cicatrizam rapidamente.[4] Uma maior incidência de hipotonia persistente e perda de visão foi relatada em caso de glaucoma neovascular.[22,23]

A falência do enxerto corneano é um problema importante após a cicloablação por causa de glaucoma refratário; existem relatos de ocorrência em 11 a 44% dos pacientes.[4,24] É raro ocorrer hifema e hemorragia vítrea. A *phthisis bulbi*, hipotonia e perda da acuidade visual podem tornar-se queixas crônicas.

As possíveis complicações da CFE incluem todos os riscos citados, à exceção das queimaduras da superfície conjuntival; entretanto, essas complicações podem ocorrer com muito menos frequência do que na ciclofotocoagulação transescleral. Além disso, com a CFE, há possibilidade de lesão do cristalino e ruptura zonular, bem como riscos inerentes a um procedimento intraocular, entre os quais, descolamento de retina e endoftalmite.

RESULTADO

Os relatos indicam que a ciclofotocoaculação transescleral produz resultados equivalentes às tecnologias anteriores (p. ex., ciclocriocoagulação e ciclofotocoagulação com *laser* de Nd:YAG – pressão intraocular inferior a 22 mmHg em 60 a 84% dos casos e taxa de incidência de retratamento de 28 a 45%),[25,26] embora ofereça, ao mesmo tempo, determinadas vantagens tecnológicas. As complicações pós-operatórias – entre elas, dor, inflamação, hifema e *phthisis bulbi* – foram descritas como menos comuns do que em outros procedimentos ciclodestrutivos. Três tipos de *laser* diferentes (*laser* de diodo, *laser* de Nd:YAG em modo pulsado livre e *laser* de Nd:YAG em modo de onda contínua) foram comparados em pacientes com glaucoma neovascular. A ciclofotocoagulação transescleral demonstrou mais sucesso para a redução da pressão intraocular em 55,9% dos pacientes depois de 3 anos e com menos complicações.[26]

A literatura sobre o *laser* de diodo micropulsado é mais limitada por se tratar de uma tecnologia mais nova. Em um estudo prospectivo, 48 pacientes foram selecionados aleatoriamente para tratamento com ciclofotocoagulação transescleral ou micropulsada; os participantes do grupo tratado com *laser* micropulsado demonstraram uma taxa de sucesso significativamente maior (75%) em comparação com o grupo submetido a ciclofotocoagulação transescleral (29%) depois de 1 ano, embora essa diferença não tenha se mantido durante os 18 meses de acompanhamento. Entretanto, o grupo tratado com *laser* micropulsado apontou uma incidência de complicações bem menor, inclusive de hipotonia e perda de visão, do que o grupo tratado com ciclofotocoagulação transescleral.[18] Apesar de novos estudos ainda serem necessários, o micropulso é uma modalidade nova e promissora, com melhor perfil de efeitos colaterais do que a ciclofotocoagulação transescleral.

As pesquisas que avaliaram a CFE para o tratamento de glaucoma refratário utilizaram, em geral, 500 a 900 mW por

TABELA 10.26.2 Complicações das técnicas cicloablativas.			
	Ciclofotocoagulação transescleral	Ciclofotocoagulação com *laser* de diodo de micropulso	Ciclofotocoagulação endoscópica
Queimadura conjuntival	++	+	0
Hifema	+	+	+
Inflamação	+++	++	++
Dor	++	++	+
Pico de PIO	++	++	++
Catarata	++	+	+
Anomalia pupilar	+	+	++
Hipotonia	+	0	0
Necessidade de retratamento	+	++	++
Perda de acuidade visual	++	+	+
Hemorragia vítrea	+	+	+
Descolamento de coroide	+	+	+
Tísica (*Phthisis*)	++	0	+

0, nunca; +, raro; ++, às vezes; +++, frequente. *PIO*, Pressão intraocular.

0,5 a 2,0 segundos sobre 245° do corpo ciliar.[14] Foi relatada uma redução média da pressão intraocular de 34%. Os estudos demonstraram que a acuidade visual melhorou ou permaneceu estável em 94% dos olhos, enquanto 6% perderam duas ou mais linhas de acuidade. As complicações pós-operatórias incluíram a presença de fibrina na câmara anterior, hifema, edema macular cistoide e efusão coroidal. Não foi observada hipotonia nem *phthisis bulbi*.

A CFE foi, de modo favorável, comparada com a válvula de Ahmed, com uma redução da pressão intraocular para 14,7 ± 6,4 mmHg e 14,0 ± 7,2 mmHg, respectivamente, sendo que o grupo da CFE apresentou menor probabilidade de complicações pós-operatórias graves, como efusão coroidal e câmara anterior rasa.[27] Em estudos com pacientes pediátricos com glaucoma, Neely e Plager relataram 51 procedimentos de CFE envolvendo 260 ± 58° de tratamento.[28] A pressão intraocular foi reduzida para 23,6 ± 11,1 mmHg após o tratamento, a partir de um nível basal de 35,1 ± 8,6 mmHg em um acompanhamento médio de 19 meses. As complicações incluíram dois casos de descolamento de retina, um de hipotonia e um de visão reduzida (de falta de percepção do movimento da mão para ausência de percepção luminosa). Gayton *et al.*, ao compararem os procedimentos combinados de extração de catarata e trabeculectomia com extração de catarata e CFE,[27] constataram que 30% dos pacientes submetidos à combinação de cirurgia de catarata e CFE alcançaram pressão intraocular inferior a 19 mmHg depois de 2 anos de acompanhamento.[29]

BIBLIOGRAFIA

Aquino MC, Barton K, Tan AM, et al. Micropulse versus continuous wave transscleral diode cyclophotocoagulation in refractory glaucoma: a randomized exploratory study. Clin Experiment Ophthalmol 2015;43:40–6.

Bloom PA, Tsai JC, Sharma K, et al. 'Cyclodiode.' Trans-scleral diode laser cyclophotocoagulation in the treatment of advanced refractory glaucoma. Ophthalmology 1997;104:1508–20.

Lima FE, Magacho L, Carvalho DM, et al. A prospective, comparative study between endoscopic cyclophotocoagulation and the Ahmed drainage implant in refractory glaucoma. J Glaucoma 2004;13:233–7.

Pastor SA, Singh K, Lee DA, et al. Cyclophotocoagulation: a report by the American Academy of Ophthalmology. Ophthalmology 2001;108:2130–8.

Patel A, Thompson JT, Michels RG, et al. Endolaser treatment of the ciliary body for uncontrolled glaucoma. Ophthalmology 1986;93:825–30.

Ramli N, Htoon HM, Ho CL, et al. Risk factors for hypotony after transscleral diode cyclophotocoagulation. J Glaucoma 2012;21:169–73.

Rotchford AP, Jayasawal R, Madhusudhan S, et al. Transscleral diode laser cycloablation in patients with good vision. Br J Ophthalmol 2010;94:1180–3.

Stewart W, Briendley GO, Shields MB. Cyclodestructive procedures. In: Ritch R, Shields MB, Krupin T, editors. The glaucomas. St Louis: Mosby; 1996. p. 1605–20.

As referências completas estão disponíveis no **GEN-io**.

PARTE 10 GLAUCOMA
SEÇÃO 4 Terapia

Goniotomia e Trabeculotomia
10.27
Sarwat Salim e David S. Walton

Definição: Técnicas cirúrgicas do segmento anterior para o tratamento do glaucoma infantil.

Características principais
- A cirurgia angular usa abordagem cirúrgica *ab interno* ou *ab externo* para criar uma comunicação direta entre a câmara anterior e o canal de Schlemm mediante incisão na malha trabecular para reduzir a pressão intraocular
- A trabeculotomia é realizada quando a córnea está demasiadamente nebulosa para possibilitar a visualização do ângulo ou quando o cirurgião não está familiarizado com a técnica da goniotomia
- Instrumentos cirúrgicos especializados: para a goniotomia, é necessário lente cirúrgica de gonioscopia e agulha cortante ou faca; para a trabeculotomia, trabeculótomos, sutura de Prolene® (polipropileno) ou microcateter iluminado
- O sucesso da goniocirurgia para glaucoma congênito primário depende do desenvolvimento adequado do ângulo camerular, avaliado por exame gonioscópico.

Característica associada
- Hifema pós-operatório é uma complicação de ambos os procedimentos.

INTRODUÇÃO

A goniocirurgia representa uma abordagem única de cirurgia de glaucoma, uma vez que seu objetivo é melhorar a drenagem aquosa. Diferentemente da cirurgia filtrante, na qual se cria um *bypass* para a passagem do humor aquoso através de uma fístula cirúrgica, na goniocirurgia cria-se um canal direto entre a câmara anterior e o canal de Schlemm por meio de incisão no tecido que está obstruindo a malha trabecular (Figura 10.27.1). A era moderna da goniocirurgia começou com goniotomia – realizada, a princípio, por Barkan e que demonstrou ser efetiva no tratamento de muitos tipos de glaucoma infantil.[1] A crescente popularidade da trabeculotomia para alcançar resultados semelhantes à goniotomia ocorreu paralelamente à introdução e ao uso do microscópio cirúrgico para a cirurgia oftálmica do segmento anterior.[2]

INDICAÇÕES

As indicações para a goniotomia e a trabeculotomia são semelhantes, com a trabeculotomia geralmente reservada a pacientes cuja visualização adequada do ângulo esteja comprometida pela opacificação da córnea. A goniocirurgia pode ser realizada no caso de glaucomas tanto primários quanto secundários, com expectativa de resultados variáveis (Tabela 10.27.1). O tipo de glaucoma e a gravidade das anormalidades angulares são os fatores prognósticos mais importantes quando se consideram essas intervenções, enquanto a idade do paciente tem menor importância.

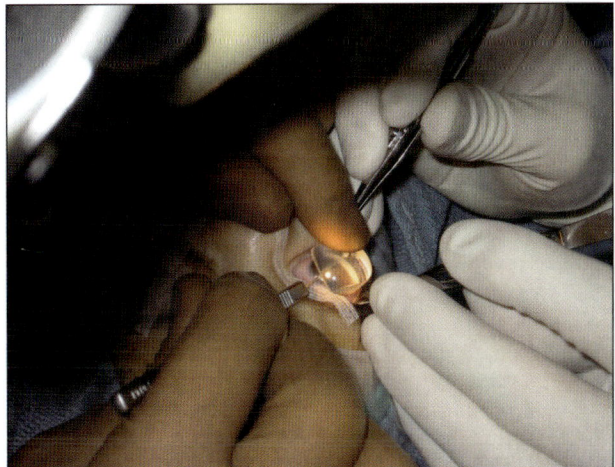

Figura 10.27.1 Procedimento de goniotomia mostrando a incisão da malha trabecular.

TABELA 10.27.1 Indicações diagnósticas para goniocirurgia.

Prognóstico favorável	Prognóstico desfavorável
GCP infantil	Glaucoma associado a *nevus flammeus*
Iridotrabeculodisgenesia (hipoplasia da íris)	GCP do recém-nascido
Glaucoma juvenil de ângulo aberto	Anomalia/síndrome de Axenfeld-Rieger
GCP infantil recorrente	Neurofibromatose (NF-1)
Glaucoma aniridico congênito	Glaucoma aniridico adquirido
Glaucoma congênito infantil decorrente de rubéola	Glaucoma afácico infantil
Glaucoma induzido por corticosteroides	Síndrome do ectrópio congênito iriano
Glaucoma secundário a uveíte	Glaucoma relacionado à síndrome de Lowe

GCP, Glaucoma congênito primário.

INSTRUMENTOS

Instrumentos especializados são necessários e precisam estar disponíveis para os procedimentos de trabeculotomia e goniotomia. A goniotomia pode ser realizada com o auxílio de uma fonte de luz independente e uma lupa montadas em um suporte para a cabeça ou de um microscópio com inclinação, enquanto a trabeculotomia sempre exige microscópio cirúrgico. Os materiais e instrumentos necessários encontram-se relacionados na Tabela 10.27.2.

CUIDADOS PRÉ-OPERATÓRIOS

É relevante que se tenha atenção com o preparo pré-operatório do paciente que será submetido à goniotomia ou trabeculotomia. Os medicamentos para glaucoma administrados antes de uma

TABELA 10.27.2 Instrumentos e suprimentos: procedimentos de goniotomia e trabeculotomia.	
Goniotomia	**Trabeculotomia**
Materiais	
SSB	SSB
Apraclonidina 0,5%	Apraclonidina 0,5%
Cloridrato de pilocarpina (HCl) 1%	Sutura de Nylon® 6-0
Cloreto de acetilcolina intracâmara 1:100	Sutura absorvível 9-0 ou 10-0
Material viscoelástico	Sutura de Nylon® 10-0
Sutura absorvível 9-0 ou 10-0	
Álcool isopropílico 70%	
Instrumentos	
Lupa ou microscópico cirúrgico com inclinação	Microscópico cirúrgico
Lentes cirúrgicas de gonioscopia – pequenas e grandes	Bisturi de paracentese
Lente de Barkan; lente de Swan-Jacob	Trabeculótomos (Harms) – direito e esquerdo
Facas de goniotomia: lâmina Beaver nº 69	
Storz SP62233; bisturi Swan	Tesouras Vannas
Lâmina Bard-Parker nº 15	
Agulha de calibre 25	
Pinça de fixação	
Bisturi de paracentese	

SSB, Solução salina balanceada.

goniotomia planejada podem clarear, com sucesso, a opacidade da córnea decorrente do glaucoma e melhorar a visualização do ângulo durante a cirurgia. O uso de acetazolamida oral, em dosagem de 10 a 15 mg/dia, é capaz de reduzir significativamente a pressão intraocular e clarear a córnea em até 1 semana. Entretanto, essa medicação deve ser interrompida após a cirurgia para possibilitar a restauração da produção de humor aquoso e, assim, diminuir o risco de hipotonia pós-operatória e hifema por refluxo secundário.

As obstruções congênitas do canal nasolacrimal e as infecções respiratórias agudas são comuns em neonatos e crianças pequenas. Se o paciente apresentar dacriocistite e secreção purulenta, a sondagem das vias lacrimais deve ser realizada e bem-sucedida antes da cirurgia planejada de glaucoma. As infecções das vias respiratórias superiores também têm de ser reconhecidas e podem adiar a administração de anestesia geral.

EXAME SOB ANESTESIA

Após a indução da anestesia, repete-se o exame ocular para confirmar e obter informações clínicas adicionais sobre o paciente. Devido ao efeito redutor da pressão intraocular dos agentes anestésicos de inalação, o melhor momento para se realizar a tonometria é logo após o início da anestesia. As medidas do diâmetro da córnea e a aparência dos nervos ópticos devem ser registradas para comparação com as observações futuras. As avaliações especializadas – incluindo o exame do segmento anterior com lâmpada de fenda, gonioscopia, paquimetria corneana, fotografia e ultrassonografia – podem ser reservadas para essa ocasião.

A gonioscopia é essencial na preparação para goniotomia e trabeculotomia. Ela é feita preferencialmente durante o exame sob anestesia com lentes de Koeppe, que proporcionam uma visão direta do ângulo de filtração, ou com lentes espelhadas com o uso do microscópio cirúrgico. A anomalia angular ou os defeitos adquiridos precisam ser avaliados para que se possa determinar a sua gravidade, estabelecer o diagnóstico do tipo de glaucoma e fazer a preparação para o procedimento cirúrgico adequado. A íntima familiaridade do cirurgião com a arquitetura das estruturas angulares é fundamental para um procedimento bem-sucedido. Quando se planeja uma goniotomia, é preciso confirmar, durante o exame sob anestesia, se a córnea está suficientemente clara para possibilitar a visibilidade das estruturas angulares.

PROCEDIMENTOS

Goniotomia

A técnica cirúrgica para a goniotomia não mudou de maneira significativa desde a descrição original de Barkan, a qual persiste como a melhor referência desse procedimento.[3] Se a visão gonioscópica for impedida pelo edema epitelial, apesar do controle clínico, o epitélio pode ser removido de maneira intraoperatória para proporcionar visualização adequada do ângulo. Isso costuma ser feito com a aplicação de um colírio de álcool isopropílico a 70% na córnea, seguida de uma delicada remoção do epitélio por meio de bisturi com lâmina arredondada. Antes do preparo do campo cirúrgico, aplica-se apraclonidina 0,5% na região límbica próxima ao quadrante angular a ser tratado, a fim de reduzir a intensidade do hifema de refluxo pós-operatório. Depois que o olho e o campo cirúrgico são preparados da maneira usual, isolam-se os cílios com fita para evitar o contato com os instrumentos de goniotomia. Após a colocação do fórceps nos músculos retos verticais, o olho é posicionado de modo que o plano da íris esteja inclinado em direção contrária ao cirurgião para a realização da goniotomia nasal ou temporal (Figura 10.27.2). Para goniotomia inferior, os músculos retos horizontais podem ser acessados com fórceps. Deve-se inclinar o microscópio cirúrgico em direção ao cirurgião para possibilitar uma visão confortável do ângulo através de uma goniolente cirúrgica colocada na córnea. A lente deve ser suficientemente pequena para permitir a entrada do bisturi ou da agulha cirúrgica pela região periférica da córnea. A rotação do olho antes da entrada altera a posição da incisão na malha trabecular, enquanto a rotação após a entrada pode admitir uma incisão mais longa da malha trabecular, acima e abaixo do ponto de partida. É possível que, antes do procedimento de goniotomia, o material viscoelástico seja introduzido na câmara anterior para reduzir o risco de perda da câmara anterior. Alguns cirurgiões preferem também usar pilocarpina de baixa concentração antes da cirurgia para induzir miose pupilar e diminuir o risco de lesão ao cristalino. Entretanto, é preciso estar atento para o fato de que esses agentes podem levar ao

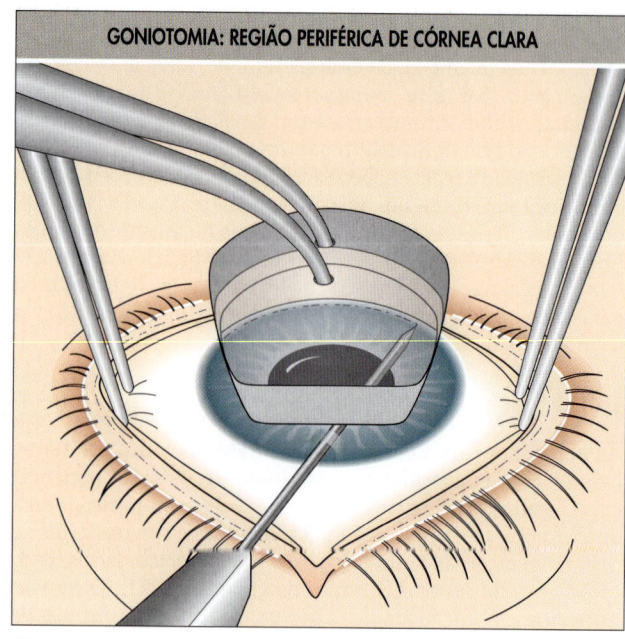

Figura 10.27.2 Goniotomia. O olho está fixado com fórceps e girado de modo a ficar afastado do cirurgião para facilitar a entrada do bisturi ou da agulha através da região periférica de córnea clara.

estreitamento do ângulo em decorrência do deslocamento do diafragma iridocristaliniano para a frente, dificultando tecnicamente o procedimento.

Insere-se a agulha ou o bisturi de goniotomia na câmara anterior, observando atentamente o seu caminho enquanto a câmara anterior é atravessada. Deve-se visualizar constantemente o instrumento cortante para que seja guiado enquanto atravessa a câmara anterior pela frente da íris (Figura 10.27.3). A parte intermediária da malha trabecular é incisada a 180° ao ponto de entrada e, então, estendida à extrema-direita. Pode-se retornar o bisturi ao ponto inicial e seguir com a incisão trabecular até o lado oposto (Figura 10.27.4). A incisão deve ser feita delicadamente, com o mínimo de resistência e esforço, mantendo-se o bisturi na mesma profundidade no interior do trabéculo. O progresso da incisão na malha trabecular pode ser seguido pela visualização de uma linha branca ou fenda. Normalmente, a área equivalente a 4 a 6 horas de malha trabecular é incisada. Após a cuidadosa remoção do bisturi ou da agulha, aprofunda-se a câmara anterior, segurando o local de entrada, se necessário. O material viscoelástico remanescente deve ser removido com irrigação. Em geral, ocorre um pequeno hifema de refluxo, que cessa após a restauração da câmara anterior.

TRABECULOTOMIA

Para a trabeculotomia, o olho é preparado e posicionado de maneira semelhante ao procedimento para a cirurgia ocular em um adulto. Pode-se considerar uma abordagem temporal, pensando-se em preservar a conjuntiva superior para uma cirurgia filtrante futura, se algum dia esta for indicada. Executa-se uma peritomia de base fórnice ou base límbica para expor a esclera acima do canal de Schelmm. Faz-se uma paracentese da câmara anterior para futuro acesso à câmara. Cria-se uma aba escleral triangular, de 3 mm de espessura parcial, que se estende anteriormente para possibilitar a visualização do tecido límbico anterior de cor azul mais escura, adjacente à esclera. Em seguida, faz-se uma incisão radial de 2 mm de comprimento na esclera, sobre a junção esclerolímbica, aprofundando-se até que as fibras circunferenciais do canal de Schlemm estejam visíveis, ocorrendo então a entrada no canal de Schlemm, geralmente cursando com vazamento de líquido transparente ou sangue. A existência e a perviedade do canal de Schlemm podem ser confirmadas pela introdução de um curto segmento de Prolene(R) 6-0 ou de fio de sutura de *nylon*. Em alguns casos, se a visão permitir, pode-se utilizar uma goniolente para determinar a localização adequada da sutura no ângulo. Em pacientes com córnea nebulosa, é preciso atentar para a resistência encontrada durante a passagem da sutura, que deve ocorrer com o mínimo de dificuldade quando posicionada corretamente.

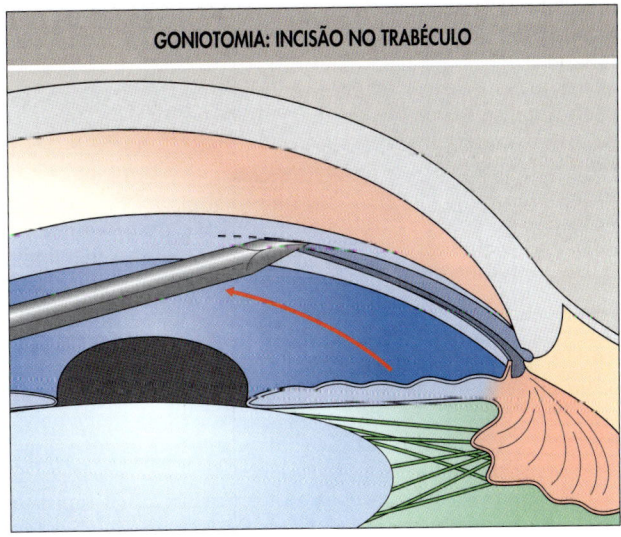

Figura 10.27.4 Goniotomia. A incisão do trabéculo é visualizada por trás do instrumento cortante.

Os trabeculótomos, direito e esquerdo, são utilizados para incisar a parede interna do canal de Schlemm e a malha trabecular. Insere-se o braço distal do instrumento no canal de Schlemm, avançando-o circunferencialmente cerca de 2 horas (Figura 10.27.5). Em seguida, gira-se o instrumento para o interior da câmara anterior sem encontrar resistência e acima da íris para expor cerca de dois terços de seu comprimento (Figura 10.27.6). O braço proximal serve de guia durante o procedimento. Retira-se então o trabeculótomo e executa-se uma manobra semelhante no lado oposto da incisão escleral. Talvez seja útil introduzir uma pequena quantidade de viscoelástico antes da passagem do trabeculótomo para tonificar o olho e deslocar a íris mais posteriormente, afastando-a do trajeto do trabeculótomo e, assim, minimizando as complicações. Pode ocorrer um pequeno hifema. A aba escleral é fechada com suturas interrompidas de *nylon* 10-0 ou poliglactina 8-0. A conjuntiva é reparada com sutura de poliglactina 9-0 ou 10-0.

Uma técnica alternativa de trabeculotomia, que possibilita a abertura da malha trabecular a 360°, é feita com um fio

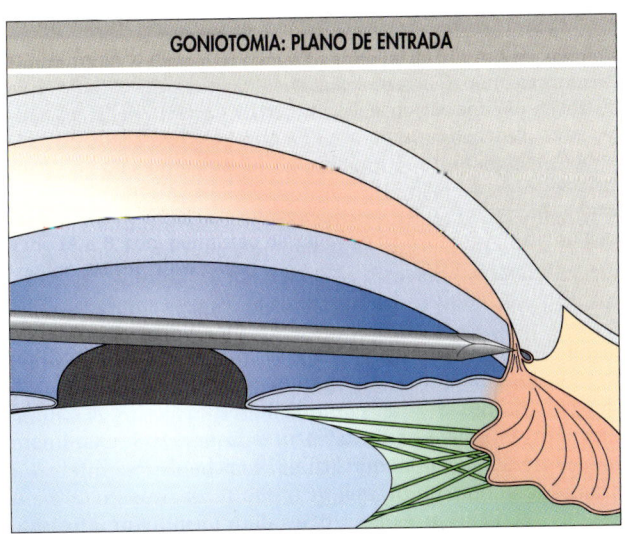

Figura 10.27.3 Goniotomia. O plano de entrada do instrumento cortante é cuidadosamente monitorado.

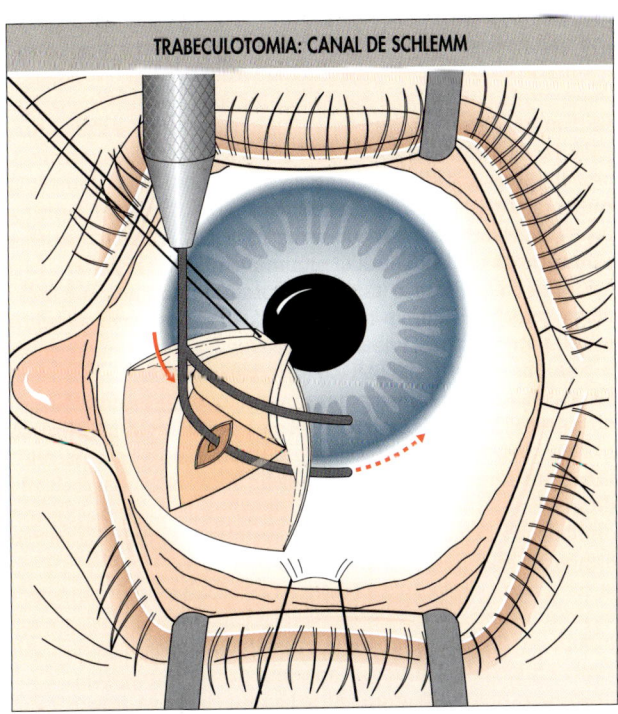

Figura 10.27.5 Trabeculotomia. Mínima resistência é encontrada quando o braço distal do trabeculótomo é inserido no canal de Schlemm.

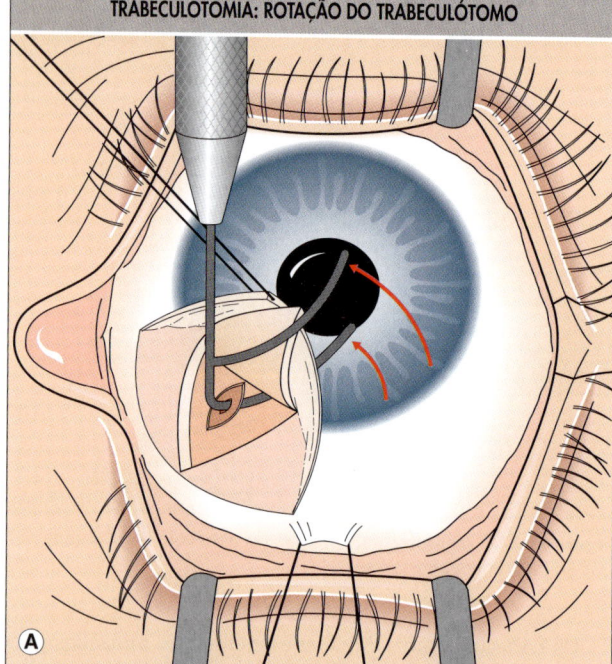
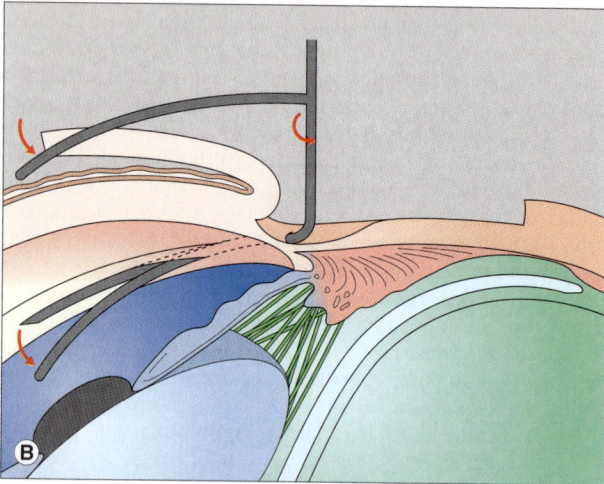

Figura 10.27.6 Trabeculotomia. A e B. O trabeculótomo está girado para dentro paralelamente à íris para diminuir o risco de lesão da córnea e da íris.

de polipropileno 6-0, que é inserido circunferencialmente no canal de Schlemm e puxado para o interior da câmara anterior, atravessando o trabéculo.[4] Esse procedimento, que apresenta bons resultados, não tem indicação diferente da goniotomia e da trabecolotomia tradicional. Recentemente, o microcateter iluminado (iTrack 250A; iScience Intervencional, Menlo Park, CA) tem sido empregado para a realização da trabeculotomia circunferencial.[5,6] Após a identificação do canal de Schlemm, como na trabeculotomia tradicional, o microcateter é introduzido no canal e passado circunferencialmente em torno do canal. Após a canulação bem-sucedida, ambas as extremidades do cateter são seguras, puxadas em direções opostas e removidas do olho, atravessando a malha trabecular. O microcateter iluminado oferece as vantagens da verificação da extremidade do cateter no interior do canal de Schlemm e da prevenção do direcionamento inadvertido e incorreto para dentro do espaço supracoroidal, que poderia ocorrer com a trabeculotomia de sutura. Além disso, ao contrário da trabeculotomia tradicional executada com trabeculótomos, com essa técnica é possível o tratamento de todo o ângulo em uma única ocasião, minimizando os riscos cirúrgicos e anestésicos.

A viscotrabeculotomia é outra técnica cirúrgica, que envolve a injeção de hialuronato de sódio de alta viscosidade (Healon GV, Pfizer, NY) no canal de Schlemm antes da passagem do trabeculótomo.[7] O agente viscoelástico evita o colapso do canal de Schlemm, a aderência dos lábios da incisão e uma câmara anterior rasa.

Grover et al.[8] recentemente descreveram uma nova técnica de trabeculotomia *ab interno*, o procedimento denominado *trabeculotomia transluminal assistida por gonioscopia* (GATT, do inglês *gonioscopy-assisted transluminal trabeculotomy*). A paracentese é feita essencialmente no quadrante superonasal ou inferonasal, e temporalmente, com uma agulha de calibre 23. Injeta-se um agente viscoelástico na câmara anterior. Sob visualização por gonioprisma, cria-se uma goniotomia nasal de 1 a 2 mm. Utiliza-se um fórceps microcirúrgico para direcionar a sutura ou o microcateter iluminado para o interior do canal de Schlemm. A extremidade distal da sutura/cateter, depois de atravessar todo o canal, é recuperada e externalizada, criando, desse modo, uma trabeculotomia de 360° remove-se o viscoelástico da câmara anterior e procede-se à hidratação estromal dos locais da paracentese.

CUIDADOS PÓS-OPERATÓRIOS

Após a cirurgia, utiliza-se tampão e um protetor sobre o olho, que são removidos no primeiro exame. Prescreve-se uma combinação de colírios à base de corticosteroides e antibióticos por alguns dias. O risco de hifema excessivo no pós-operatório pode ser reduzido com a administração de apraclonidina tópica 0,5% e elevação de cabeça. São necessários frequentes exames de acompanhamento para determinar o sucesso do procedimento ou a ocorrência de complicações.

RESULTADOS

Os resultados da goniotomia e da trabeculotomia variam muito de acordo com o tipo de glaucoma e a gravidade dos defeitos do ângulo camerular. A eficácia dos procedimentos é considerada igual para glaucomas infantis, mas, infelizmente, não há razão para se considerar nenhum dos dois após o insucesso do outro.

O resultado da goniotomia para glaucoma congênito primário é muito favorável, com uma taxa de sucesso relatada de mais de 80%.[9] Como era de se esperar, recém-nascidos com glaucoma congênito primário apresentam baixa resposta à goniocirurgia relacionada a anomalia grave do ângulo camerular.[10] O sucesso da goniotomia para glaucoma congênito primário tem sido inversamente correlacionado com a gravidade da pressão intraocular e anomalias secundárias.[11] A remissão após uma goniotomia bem-sucedida é rara e demonstra ser mais comum após a repetição de procedimentos.[12] Em crianças com glaucoma primário infantil, a repetição da goniotomia deve ser oferecida se houver remissão, com base na determinação gonioscópica do potencial para nova incisão do trabéculo, antes que outros procedimentos sejam recomendados.

Os resultados da goniotomia para outros tipos de glaucoma infantil variam bastante (ver Tabela 10.27.1), mas geralmente decepcionam no tratamento de glaucoma relacionado a síndrome de Sturge-Weber ou afacia. Por outro lado, determinados pacientes com glaucoma uveíticos obtiveram excelentes resultados.[13]

A trabeculotomia é igualmente efetiva em casos de glaucoma congênito primário. Um estudo sobre trabeculotomia, realizado em 99 olhos, relatou taxas de sucesso de 92 e 82% depois de 5 e 10 anos, respectivamente, após um ou múltiplos procedimentos.[14] Yassin et al.[15] relataram os desfechos cirúrgicos da trabeculotomia, da trabeculectomia e da combinação de trabeculotomia e trabeculectomia em 148 olhos com glaucoma congênito primário durante um período de 20 anos. Todos os procedimentos resultaram em um declínio progressivo do sucesso cirúrgico (definido como pressão intraocular ≤ 21 mmHg com ou sem medicamentos), de 97% depois de 5 meses para menos de 50% depois de 11 anos, sem nenhuma diferença estatisticamente significativa entre os procedimentos. Khalil et al.[16] compararam os resultados da trabeculotomia primária com os da trabeculotomia-trabeculectomia combinada em olhos com glaucoma congênito e demonstraram taxas de sucesso de 85,7% em ambos os grupos depois de 3 anos. Tendo em vista os desfechos semelhantes dos dois procedimentos, os autores sugeriram que a trabeculotomia deve ser a cirurgia inicial para glaucoma congênito. Ozawa et al.[17] apontaram taxas de sucesso mais altas no glaucoma infantil primário do que no glaucoma infantil secundário após a trabeculotomia convencional.

Beck et. al.[18] avaliaram os desfechos cirúrgicos da trabeculotomia com sutura de 360° em glaucoma congênito primário com baixo prognóstico (manifestação no nascimento, manifestação depois de 1 ano de idade, goniotomia falida prévia, glaucoma após cirurgia de catarata e glaucoma associado a outras anomalias oculares e sistêmicas). O estudo concluiu que essa técnica tem um papel importante em crianças com amplo espectro de patologias oculares e que, tradicionalmente, elas são consideradas candidatas pouco prováveis à cirurgia angular tradicional. Os autores relataram taxas de sucesso de 63 e 58% depois de 1 e 2 anos, respectivamente.

El-Sheikha et al.[7] compararam a eficácia da viscotrabeculotomia com a da trabeculotomia convencional em um estudo comparativo prospectivo randomizado. As duas técnicas demonstraram resultados semelhantes na redução da pressão intraocular, sem nenhum benefício adicional com a viscotrabeculotomia. A principal limitação dessa pesquisa foi o acompanhamento curto, de apenas 6 meses.

Girkin et al.[6] encontraram sucesso qualificado de 91,6% e sucesso não qualificado de 83,3% para a trabeculotomia circunferencial assistida por microcateter. Em cerca de 50% dos olhos, o tratamento de 360° do ângulo foi bem-sucedido, com redução média de 57% da pressão intraocular. A complicação mais comum relatada foi a ocorrência de hifema transitório. Em outro trabalho, após 2 anos de acompanhamento depois da cirurgia, a trabeculotomia por microcateter demonstrou pressão intraocular mais baixa e menor necessidade de procedimentos subsequentemente para tratamento do glaucoma, em comparação com a trabeculotomia convencional.[19]

Grover et al.[20] relataram desfechos da GATT em 14 olhos com glaucoma congênito primário e glaucoma juvenil de ângulo aberto em um acompanhamento médio de 20 meses. A pressão intraocular média caiu de 27,3 mmHg para 14,8 mmHg, e o número médio de medicamentos necessários diminuiu de 2,6 para 0,86. A complicação pós-operatória mais comum foi hifema, que, em todos os casos, desapareceu em, no máximo, 1 mês. A GATT pode ser superior à goniotomia porque abre 360° do ângulo, diferentemente da goniotomia. Além disso, a abordagem *ab interno* preserva a conjuntiva para uma futura cirurgia de filtração ou implante de drenagem.

COMPLICAÇÕES

As complicações cirúrgicas graves após a goniotomia e a trabeculotomia são infrequentes. Os hifemas pós-operatórios geralmente são observados após ambos os procedimentos, mas não costumam ter importância clínica. Quando há refluxo sanguíneo significativo para o interior da câmara anterior, causando elevação secundária da pressão intraocular, deve-se considerar a lavagem da câmara anterior. Os relatos de infecção após a goniocirurgia são raros. Há possibilidade de lesão da íris ou do cristalino em ambos os procedimentos. A entrada do trabeculótomo por um trajeto incorreto durante a trabeculotomia pode ocasionar iridodiálise e deslocar a membrana de Descemet da córnea. Como mencionado anteriormente, uma possível complicação da trabeculotomia de sutura é o direcionamento incorreto da sutura para o interior do espaço supracoroidal. Com a trabeculotomia circunferencial com microcateter iluminado, é possível que o cateter não alcance uma passagem de 360°, sobretudo em olhos anteriormente submetidos a cirurgia angular. A maioria das complicações da goniocirurgia pode ser contornada com uma cuidadosa seleção dos casos e um adequado preparo pré-operatório, a familiaridade com o segmento anterior e as estruturas angulares, além de uma meticulosa técnica cirúrgica.[21]

BIBLIOGRAFIA

Akimoto M, Tamihara H, Negi A, et al. Surgical results of trabeculotomy ab externo for developmental glaucoma. Arch Ophthalmol 1994; 112:1540–4.

Al-Hazmi A, Awad A, Zwaan J, et al. Correlation between surgical success rate and severity of congenital glaucoma. Br J Ophthalmol 2005;89:449–53.

Anderson DR. Trabeculotomy compared to goniotomy for glaucoma in children. Ophthalmology 1983;90:805–6.

Barkan O. Operation for congenital glaucoma. Am J Ophthalmol 1942; 25:552–68.

Barkan O. Technique of goniotomy. Arch Ophthalmol 1938;19:217–23.

Beck AD, Lynn MJ, Crandall J, et al. Surgical outcomes with 360° suture trabeculotomy in poor prognosis primary congenital glaucoma and glaucoma associated with congenital anomalies or cataract surgery. J AAPOS 2011;15(1):54–8.

de Luise VP, Andersen DR. Primary infantile glaucoma. Surv Ophthalmol 1983;28:1–119.

El-Sheikha OZ, Abdelhakim M, Elhilali H, et al. Is viscotrabeculotomy superior to conventional trabeculotomy in the management of Egyptian infants with congenital glaucoma? Acta Ophthalmol 2015;93:e366–71.

Girkin CA, Marchase N, Cogen MS. Circumferential trabeculotomy with an illuminated microcatheter in congenital glaucoma. J Glaucoma 2012;21:160–3.

Grover DS, Smith O, Fellman RL, et al. Gonioscopy assisted transluminal trabeculotomy: an ab interno circumferential trabeculotomy for the treatment of primary congenital glaucoma and juvenile open angle glaucoma. Br J Ophthalmol 2015;99(8):1092–6.

Ho CL, Walton DS. Goniosurgery for glaucoma secondary to chronic anterior uveitis. J Glaucoma 2004;13:445–9.

Mendicino ME, Lynch MG, Drack MG, et al. Long-term surgical and visual outcomes in primary congenital glaucoma: 360° trabeculotomy versus goniotomy. J AAPOS 2000;4:205–10.

Shaffer RN. Prognosis of goniotomy in primary infantile glaucoma. Trans Am Ophthalmol Soc 1982;80:321–5.

Walton DS. Goniotomy. In: Thomas JV, editor. Glaucoma surgery. St Louis: Mosby-Yearbook; 1992. p. 107–21.

Walton DS, Katsavounidou G. Newborn primary congenital glaucoma: 2005 update. J Pediatr Ophthalmol Strabismus 2005;42:333–41.

As referências completas estão disponíveis no **GEN-io**.

PARTE 10 GLAUCOMA
SEÇÃO 4 Terapia

Cirurgias de Glaucoma Minimamente Invasivas e Microincisionais

10.28

Kevin Kaplowitz, Igor I. Bussel e Nils A. Loewen

Definição: A cirurgia minimamente invasiva de glaucoma e a cirurgia microincisional de glaucoma oferecem as teóricas vantagens de reduzir a pressão intraocular com a cirurgia incisional, mas oferecem menor risco se comparadas às operações convencionais. As abordagens incluem o uso de microdispositivos para a remoção ou *bypass* de tecidos com resistência anormalmente alta.

Características principais
- A cirurgia de glaucoma minimamente invasiva oferece menor risco tanto cirúrgico quanto pós-operatório, mas costuma reduzir menos a pressão intraocular do que as técnicas convencionais de cirurgia de glaucoma
- Cirurgias de glaucoma minimamente invasiva e microincisional:
- Trabeculectomia *ab interno* (Trabectome®)
- *Bypass stents* da malha trabecular
- iStent G1 e iStent G2 Inject
- Hydrus
- *Shunt* subconjuntival
- *Shunts* supracoroidais
- *Shunt* Gold
- CyPass
- iStent G3 Supra
- Canaloplastia
- Endociclofotocoagulação.

INTRODUÇÃO

O progresso da engenharia biomédica e a capacidade de capturar imagens e entender as delicadas estruturas de drenagem no olho humano *in vivo* com o auxílio da tomografia de coerência óptica[1] levaram ao desenvolvimento de novas opções cirúrgicas para o tratamento do glaucoma. Hoje, uma das principais causas de cegueira irreversível é o glaucoma, com crescente prevalência em uma população que está envelhecendo.[2,3] Apesar das muitas novidades (ver relação a seguir), os conceitos existentes por trás da trabeculectomia não são totalmente novos:

- *Ab interno* (Trabectome®; Neomedix, Tustin, CA);[4]
- *Stents* de *bypass* da malha trabecular – TM, do inglês *trabecular meshwork* – (iStent G1 e iStent G2 Inject; Glaukos, Laguna Hills, CA);[5]
- Hydrus (Ivantis, Irvine, CA);[6]
- *Shunts* subconjuntivais (XEN, AqueSys, Irvine, CA), ou supracoroidais (Solx, Waltham, MA);[7]
- CyPass (Transcend Medical, Menlo Park, CA);[8]
- iStent G3 Supra, Glaukos, Laguna Hills, CA, canaloplastia (iScience Interventional, Menlo Park, CA);[9]
- Endociclofotocoagulação (Endo Optiks, Little Silver, NJ).[10]

O glaucoma de ângulo aberto é tratado cirurgicamente há 150 anos com o aumento da filtração externa (De Wecker, 1867),[11,12] filtração interna (cirurgia angular: Tailor, 1891;[13] drenagem supracoroidal: Heine, 1900)[13] ou ciliodestruição (Hancock, 1861).[13]

O desenvolvimento de novos dispositivos e tecnologias foi estimulado pela percepção de que as cirurgias-padrão de glaucoma hoje realizadas – trabeculectomia e cirurgia de implante de dispositivo de drenagem epibulbar – apresentam incidência relativamente elevada de insucesso e complicações.[14] Embora não tão rudimentares e malsucedidas quanto à época de sua introdução em forma de filtração externa, por Sugar, em 1962,[15] ou em forma de *gold wire shunt*, por De Wecker, 1876,[11] ambas apresentam iterações – a trabeculectomia e o implante de dispositivo para drenagem epibulbar de glaucoma ("*tube shunt*") não parecem ideais, considerando-se a possível realização de intervenções pós-operatórias em 70% das trabeculectomias e em 25% dos *tube shunts*.[16] No estudo "*tube shunt versus* trabeculectomia" (TVT, de *tube versus trab*), as complicações iniciais no pós-operatório ocorreram em 37% dos pacientes com trabeculectomia e em 21% dos pacientes com *tube shunts*, enquanto outras complicações ocorreram durante 5 anos de acompanhamento em 38% das trabeculectomias e em 36% dos *tube shunts*, e pelo menos duas linhas de visão perderam-se em 43% das trabeculectomias e em 46% dos *tube shunts*.[16] Nos últimos 30 anos, a trabeculectomia foi o padrão para a intervenção cirúrgica por glaucoma e tornou-se mais bem-sucedida em função dos aprimoramentos, como o uso de antimetabólitos, da lise de sutura com *laser* de argônio e de suturas removíveis, o que, porém, também resultou em mais complicações, como hipotonia com ou sem maculopatia, câmara anterior rasa, efusões ou hemorragias coroidais, hifema e formação de catarata. As complicações em longo prazo estão associadas à morfologia indesejável da ampola filtrante, com consequente vazamento tardio da ampola, blebite e/ou endoftalmite.[17-22]

Como constatado no estudo TVT,[23] os *tube shunts* e as trabeculectomias podem alcançar baixa pressão intraocular (PIO) pós-operatória – 14,4 mmHg com *tube shunts* e 12,6 mmHg com as trabeculectomias (mas uma não foi significativamente diferente da outra) depois de 5 anos.[14] Uma vez que essas cirurgias não foram comparadas de maneira controlada e randomizada com a cirurgia microincisional de glaucoma (MIGS, do inglês *microincisional glaucoma surgery*), pode-se questionar a sua maior redução da pressão e se a exposição a maior risco é justificável. Dados coletados de modo prospectivo sobre a MIGS indicaram uma PIO ligeiramente mais alta – de 15,2 mmHg para os procedimentos de facoemulsificação combinados com Trabectome® depois de 5 anos[24] e de 16,1 mmHg para o iStent combinado com facoemulsificação ("faco") após 5 anos.[25] A complicação mais grave da MIGS é o aumento temporário de mais de 10 mmHg da PIO na fase inicial do pós-operatório, que pode ocorrer em 3 a 10% dos pacientes tratados com Trabectome®[26] e aproximadamente 10% dos que receberam tratamento com iStent.[27]

O hifema transitório no início do pós-operatório é característico de todas as cirurgias de canal e mais comum em procedimentos que criam acesso a vários segmentos de drenagem por *bypass* da malha trabecular em uma grande circunferência do canal de Schlemm, que é naturalmente descontínuo e septado. Duas razões para os procedimentos *ab interno* na malha trabecular da região nasal são a facilidade do acesso cirúrgico diretamente oposto ao cirurgião e o fato de o canal de Schlemm demonstrar ser 33% mais largo no plano nasal do que no plano temporal,[28] possivelmente proporcionando maior drenagem de humor aquoso.

Este capítulo revisa a cirurgia minimamente invasiva hoje disponível e a MIGS, ordenadas de acordo com a extensão de alteração no sistema de drenagem, o seu mecanismo de ação e o seu grau de invasividade. No glaucoma, a MIGS contorna a resistência à drenagem aquosa que reside na malha trabecular,[29,30] enquanto os *shunts* coroidais aumentam o fluxo uveoescleral, e outros (p. ex., XEN) envolvem vias de drenagem alternativas.

CONSIDERAÇÕES PARA A SELEÇÃO DO PACIENTE

Em geral, a cirurgia de glaucoma minimamente invasiva e a MIGS podem ser consideradas em qualquer paciente candidato a trabeculectomia ou a implante de *tube shunts*. Com o seu perfil de segurança melhorado, esses procedimentos podem ser realizados também antes que o paciente tenha indicação para a cirurgia filtrante convencional. Outro argumento em favor da intervenção cirúrgica precoce são os resultados do *Collaborative Initial Glaucoma Treatment Study*, sugestivos de que a neuropatia óptica glaucomatosa de grau leve a moderado possa ser controlada com a PIO acima de 15 mmHg, enquanto as alterações avançadas exigiam PIO inferior a 15 mmHg.[31] A adesão ao tratamento, mesmo com prostanoides modernos administrados 1 vez/dia, pode ser de apenas 30% depois de 1 ano,[32] e somente 10% dos pacientes têm disponibilidade contínua de seus medicamentos.[33] Com o tempo, o custo da redução cirúrgica da PIO diminui, pois é dividido pelo número de anos de vida a partir do momento da cirurgia. Essa situação é oposta à terapia clínica, que aumenta com o tempo, paralelamente com o aumento do custo e o número de medicamentos necessários para controlar a pressão inraocular.[34] Quando a terapia não clínica é escolhida como o tratamento de primeira linha do glaucoma, os custos do glaucoma, até US$ 150.000 por ano de vida ajustado pela qualidade, podem cair muito e, inclusive, proporcionar um retorno para gasto com assistência médica.[35]

Além disso, as maiores variações diurnas da PIO no glaucoma são um fator de risco independente para a progressão,[36,37] e a PIO pode ser mais bem-controlada cirurgicamente do que com tratamento clínico.[34,38,39]

Outras considerações para a MIGS são os pacientes com a conjuntiva em estado pobre, paciente de risco para hipotonia pós-operatória (p. ex., pouca idade, sexo masculino, miopia moderada ou alta)[40] ou para desenvolvimento de efusão coroidal serosa ou hemorrágica (miopia, idade avançada, hipertensão, aterosclerose, histórico de derrame ou hemorragia de coroide, eixo axial curto – especialmente em caso de nanoftalmia e vitrectomia prévia).[41-43] A recuperação visual mais rápida comparada à da trabeculectomia é um benefício adicional, sobretudo para pacientes com visão monocular. Os procedimentos *ab interno* podem produzir obscurecimento transitório da visão resultante de hifema, que varia, dependendo da extensão do acesso ao ângulo e ao subsequente potencial para reversão do gradiente pressórico e do fluxo.[44] Uma vez que a maioria dos procedimentos da MIGS é realizada sob visualização gonioscópica, os pacientes devem estar com a córnea clara e uma fissura palpebral suficientemente ampla (Figura 10.28.1). Os cirurgiões precisam ter domínio da gonioscopia e aprender a controlar os movimentos em um espaço altamente confinado e vulnerável, bem como a rotação dos instrumentos utilizando apenas uma das mãos, como quando se muda a direção da ablação na cirurgia com o Trabectome®.

CIRURGIAS ANGULARES

Stents de *microbypass* trabecular

Conceito

Esses *stents* (Figura 10.28.2) são inseridos internamente para oferecer um poro mais amplo de acesso ao canal de Schlemm, uma vez que 50% dos poros da parede interna do canal de Schlemm, identificados em estudo histológico, apresentavam diâmetro de 1 μm ou menos.[45] Os *stents* de *microbypass* trabecular conectam diretamente a câmara anterior ao canal de Schlemm e aos canais coletores após o implante. As vantagens de um dispositivo que proporciona a função de uma trabeculotomia "mantida" parecem superar as desvantagens de um corpo estranho permanente no olho, que poderia migrar ou danificar as estruturas adjacentes. Trataremos do recém-lançado iStent G2 Inject antes do *stent* original de *microbypass* trabecular – o iStent G1 – porque ordenamos a discussão das cirurgias angulares de acordo com grau de invasividade e tamanho.

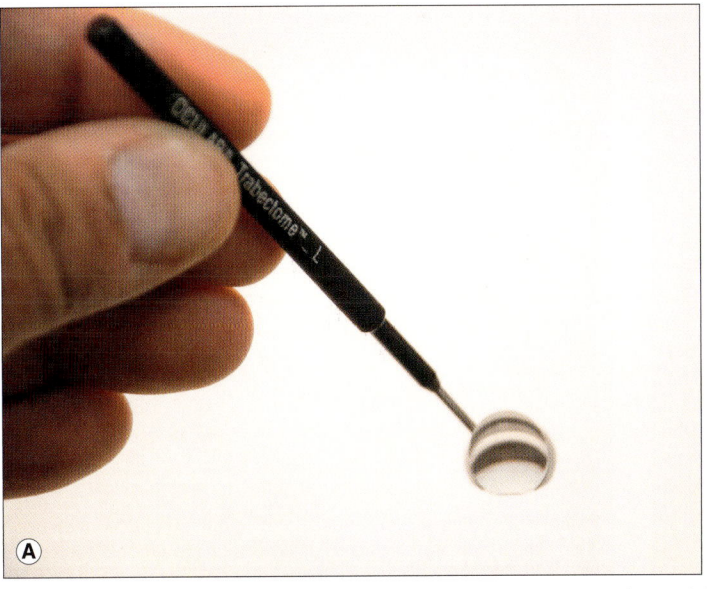
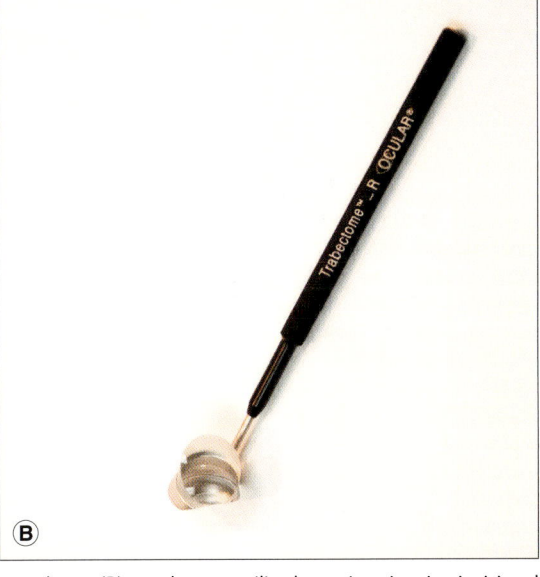

Figura 10.28.1 Goniolente de Swan-Jacob modificada para cirurgiões destros (**A**) e canhotos (**B**), geralmente utilizada na cirurgia microincisional de glaucoma (MIGS). (Cortesia de Neomedix Corp.)

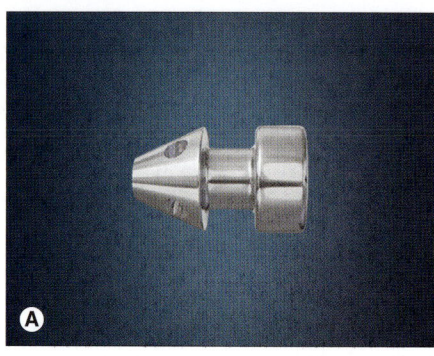
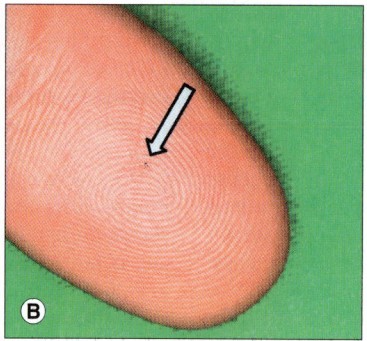
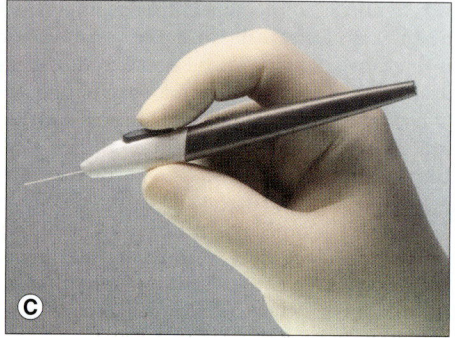

Figura 10.28.2 iStent Inject. **A.** Perspectiva ampliada do *stent*. **B.** Comparação de tamanho (mal se vê o *stent* na ponta da seta). **C.** Injetor pré-carregado com dois *stent*. (Cortesia de Glaukos Corp.)

iStent G2 Inject (GTS-400)

Os regimes pré-operatório e anestésico são idênticos àqueles da faco-padrão.[46] Após a extração da catarata, utiliza-se a acetilcolina intracâmara para induzir a miose. A câmara é aprofundada com viscoelástico. Move-se o dispositivo, usado para inserção do *stent*, sobre a câmara por meio da visão gonioscópica com um gonioscópio Swan-Jacob. O iStent de segunda geração, o iStent Inject (Glaukos Corporation, Laguna Hills, CA), tem 0,4 mm de comprimento por 0,3 mm de largura e é feito de titânio com revestimento de heparina. Comparado ao iStent G1, discutido a seguir e que é maior, esse dispositivo contém dois *stents* pré-carregados a fim de evitar tanto a necessidade de retirar o dispositivo do olho para recarregá-lo quanto a ocorrência de hipotonia e refluxo sanguíneo oriundo dos canais coletores e do canal de Schlemm.[47]

Técnica

Os *stents* em forma de projétil são inseridos no canal por penetração frontal direta, e não pelo método de implante com movimento circular lateral do dispositivo de primeira geração.[5] Por não ser angulado, o formato do *stent* é único para o olho direito ou esquerdo. Os *stents* podem ser colocados a uma distância de aproximadamente 2 horas um do outro na posição do relógio.[48]

Resultados

Bahler *et al.* constataram que a drenagem duplicou após a inserção de um *stent* e duplicou novamente depois do segundo *stent* em um modelo de perfusão da câmara anterior.[47] Embora a inserção tenha sido feita em condições ideais de visualização direta com o microscópio, e não por meio gonioscópico através da córnea, a inevitável inclinação do *stent* causou a aposição de alguns dos orifícios de drenagem em relação ao canal de Schlemm ou da malha trabecular, como demonstrado com microscopia eletrônica. Os dados relatados até o momento sugerem que dois iStent G2 reduziram a PIO em 30%, para 15 mmHg em média, a partir de uma média basal de 22 mmHg.[27,49-51] O único fator de risco identificado para o insucesso é a PIO basal mais baixa.[49] As complicações mais comuns são hifema/refluxo em até 90%[50] e elevações transitórias da PIO em 10 a 15% dos casos.[27,52] No maior estudo (n = 99), 7% dos *stents* apresentaram obstrução, embora tenha sido necessário tratar apenas a metade desses (com sinequiólise a *laser*).[27]

iStent G1

O iStent G1 original (Glaukos Corporation, Laguna Hills, CA, EUA) (Figura 10.28.3) é cerca de três vezes o tamanho do iStent G2 Inject. Com corpo com 1 mm de comprimento, entrada angulada e revestimento de heparina, esse dispositivo de titânio é inserido no canal de Schlemm através da malha trabecular nasal com auxílio de um injetor delicado. Em razão de o canal de Schlemm ser descontínuo e septado,[1,28] é provável que se possa ter acesso de 30 a 60° dos segmentos de drenagem com um único dispositivo.[53]

Técnica

Direcionando a extremidade do implante para a malha trabecular e o canal de Schlemm, insere-se o *stent* em sentido mesonasal (Vídeo 10.28.1). A inclinação de 15° do *stent* em direção à malha trabecular pode facilitar a inserção.[54] Obtém-se a confirmação intraoperatória da inserção no canal de Schlemm observando o refluxo sanguíneo através do *stent*. O *stent* é então liberado do aplicador, e o aplicador é retirado do olho. Um leve toque no *stent* pode ajudar a confirmar se o dispositivo está paralelo à íris e totalmente inserido. É possível colocar múltiplos *stents* a uma distância de aproximadamente 2 h um do outro na posição do relógio, voltados para direções opostas.[48] O viscoelástico é aspirado, e a ferida, hidratada. Após a cirurgia, administra-se uma fluoroquinolona de quarta geração 4 vezes/dia durante 1 semana

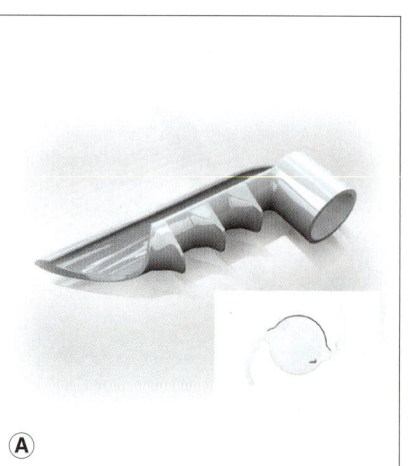
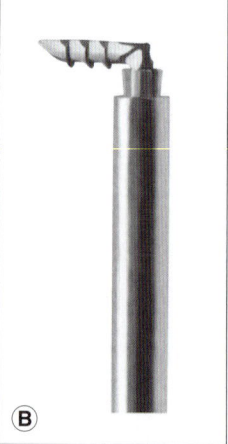
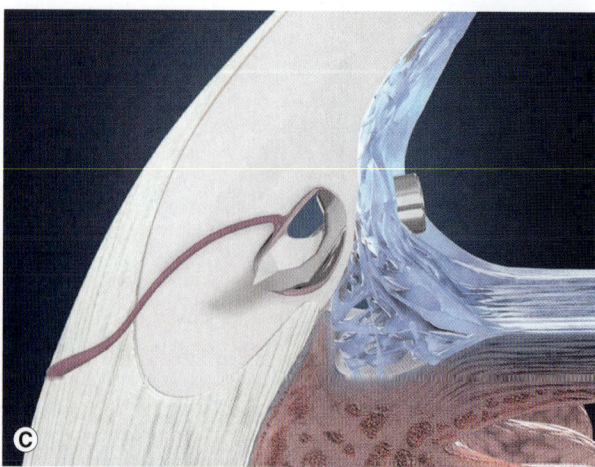

Figura 10.28.3 *Stent* de *microbypass* trabecular do tipo iStent G1. **A.** Perspectiva ampliada de um *stent* de titânio de 1 mm (*detalhe:* comparação de tamanho com a lente intraocular). **B.** Pré-carregado no insersor. **C.** Implantado no canal de Schlemm. (Cortesia de Glaukos Corp.)

e acetato de prednisolona 1% 4 a 6 vezes/dia (reduzindo-se gradativamente a cada semana). A administração de todos os medicamentos orais ou tópicos para glaucoma é interrompida e retomada conforme necessário. A colocação correta do dispositivo pode ser confirmada por meio de biomicroscopia ultrassônica (UBM, do inglês *ultrasound biomicroscopy*).

Resultados

Medidas em olhos humanos doados demonstraram que a inserção de um único *stent* pode quase duplicar a drenagem[55] e que a inserção de dois *stents* pode mais do que quadruplicá-la.[47] O nível mais forte de evidência provém de um ensaio randomizado paralelo (n = 36) que comparou pacientes submetidos a uma faco isolada com um grupo combinado de pacientes submetidos a faco com colocação de *stent*.[56] Depois de 15 meses, houve redução de 17% da PIO no grupo combinado, em comparação com apenas 9% de diminuição do grupo da faco isolada, apesar da administração de um medicamento a mais, em média. As únicas complicações relacionadas ao estudo foram dois casos de mau posicionamento do *stent*. Outro ensaio randomizado paralelo maior (n = 240) exigiu uma PIO inicial de 22 mmHg ou mais após *washout* dos medicamentos.[5] Pelo protocolo, a PIO pós-operatória foi mantida abaixo de 21 mmHg com medicamentos tópicos em ambos os grupos, de modo que a redução média da PIO em relação à PIO basal foi de apenas 1,5 mmHg no grupo de tratamento, contra 1 mmHg no grupo de controle. No grupo combinado, 66% obtiveram diminuição de 20% da PIO sem medicação, mas no grupo da faco, foram apenas 48%. Depois de 24 meses, a redução da PIO em relação ao nível basal foi de 8% no grupo combinado, contra 1% no grupo da faco.[57]

A partir de uma PIO basal média de 19 a 21 mmHg, a redução média da PIO de um iStent de primeira geração é de 21%, dois dispositivos, de 23%, e três dispositivos, de 31%.[50] Uma metanálise constatou que o iStent isolado (sem faco) diminuiu, em média, a PIO em 22% com apenas um iStent depois de 18 meses, em 30% com dois iStents depois de 6 meses e em 41% com três iStents depois de 6 meses.[58] A carga farmacológica foi reduzida de um medicamento em todos os três grupos. No caso do iStent combinado com faco, uma metanálise constatou diminuição média da PIO em 26% com um único iStent depois de 18 meses, em 18% com dois iStents depois de 6 meses e em até 20% com três iStents depois de 6 meses, também com um medicamento a menos, em comparação com o nível basal.[59] Os dados apresentados sugerem que, em média, a inserção de dois iStents de primeira geração, de três iStents de primeira geração ou de dois iStents de segunda geração pode ajudar a alcançar PIO de 15 mmHg ou menos, sem medicação, em aproximadamente 84 ± 6% dos casos no primeiro 1 a 1,5 ano, com resultados mais variáveis para os *stents* únicos de primeira geração.[49,60,61]

O perfil de complicações é semelhante para os iStents de primeira e segunda gerações. Da mesma maneira, as complicações nos estudos de primeira geração incluem obstrução por fibrina ou sinéquias anteriores periféricas (como ocorreu em 4% dos 111 pacientes)[5] e mau posicionamento do *stent* (14%). A obstrução do *stent* foi controlada com observação, *laser* de argônio e injeção de inibidor do plasminogênio tecidual (esta última intervenção não foi bem-sucedida). Quatro dos 111 pacientes foram levados de volta à sala de cirurgia para reposicionamento ou substituição do *stent*. Embora a PIO elevada após a colocação do *stent* possa ser relativamente comum (pico de PIO > 5 mmHg em 20% de 96 casos),[62] a ocorrência foi mais frequente no grupo de controle (faco isolada) no maior ensaio.[57] A perda de duas linhas de acuidade visual de Snellen não foi atribuída ao *stent* em nenhum caso. Não há relatos de efusão coroidal, hipotonia persistente, formação de ampola filtrante ou endoftalmite após a colocação do *stent*. Estudos experimentais sobre a drenagem realizados em modelos animais sugerem que a drenagem seja restrita à área do implante.[63]

Hydrus: dispositivo *scaffold* inserido no canal de Schlemm via *ab interno*

Conceito

Esse dispositivo é constituído de nitinol, uma liga de níquel e alumínio que forma um *stent* flexível aberto. Há um lúmen terminal de 1 mm que é deixado no interior da câmara anterior como um *snorkel*. Depois do dispositivo *scaffold* Microstent Hydrus inicial de 15 mm de comprimento[6] (Ivantis Inc., Irvine, CA), foi lançado um *scaffold* mais curto e mais plano de 8 mm[64] (Figura 10.28.4), e a maioria dos relatos teve como alvo o segundo modelo. O *stent* dilata o canal de Schlemm a um diâmetro de 241 mícrons, ou cerca de quatro vezes a seção transversal fisiológica.[6] Além de melhorar o acesso do humor aquoso aos canais coletores, dilatando o canal e evitando o prolapso da malha trabecular para dentro do canal de Schlemm, o *snorkel* de 1 mm na câmara anterior possibilita o *bypass* da malha trabecular. Por fim, o dispositivo pode também ampliar o alcance do fluxo circunferencial alterando as septações do canal de Schlemm, o que, do contrário, poderia limitar o fluxo a segmentos menores do canal de Schlemm.[65] O *stent* de 15 mm dilata cerca de 5 horas do relógio do canal de Schlemm e duplica a drenagem, mas o *stent* mais curto e menos curvo de 8 mm também demonstrou produzir aumentos de drenagem semelhantes.[6,64]

Técnica

De modo semelhante ao iStent, esse dispositivo é pré-carregado em um injetor para possibilitar a inserção no canal de Schlemm sob visão gonioscópica. Após a anestesia tópica e intracâmara, induz-se a miose e direciona-se a ponta do injetor à malha trabecular nasal. O Hydrus progride em direção e acopla-se à malha trabecular. Após uma cuidadosa inserção, o dispositivo avança ao longo do canal de Schlemm. Após a retração, é possível observar o refluxo sanguíneo a partir da extremidade. Retira-se, então, o viscoelástico e fecha-se a incisão corneana.

Resultados

O único estudo clínico revisado por especialistas realizado até agora foi um ensaio randomizado paralelo que comparou a redução da PIO da faco combinada com inserção do *scaffold* (n = 50) e a faco isolada (n = 50) para casos de glaucoma primário de ângulo, pseudoesfoliação ou glaucoma pigmentar.[66] A partir de uma PIO basal média de 19 mmHg em ambos os grupos tratados com dois medicamentos, depois de 24 meses, a PIO caiu para cerca de 16,4 mmHg (diminuição de 13%) com 1,5 medicamento a menos no grupo com o implante de *scaffold* contra 17,1 mmHg (redução de 8%) com um medicamento a menos após a faco isolada. Embora 73% dos pacientes combinados não estivessem fazendo uso de medicamentos ao final do estudo, apenas 38% dos que foram submetidos à faco estavam livres de medicamentos. Assim como ocorre com a maioria dos dispositivos, pode haver um pico inicial, mas transitório, de PIO (definido nesse estudo como uma PIO > 35 mmHg) em 26% dos casos combinados contra 10% dos casos de faco. Observou-se o desenvolvimento de sinéquias anteriores periféricas em 19% dos casos depois de 2 anos, mas, assim como aconteceu com os *stents* de *microbypass*, a importância clínica é desconhecida porque as ocorrências com ou sem sinéquias anteriores periféricas apresentaram PIO e carga de medicamentos estatisticamente semelhantes. Nenhum paciente perdeu a visão.

Trabeculotomia endoscópia com *laser*

Conceito

A trabeculotomia endoscópica com *laser* (Figura 10.28.5) pode criar um *bypass* imediato da malha trabecular mediante o direcionamento do fluxo para uma via de drenagem alternativa e não deixa *stents* ou dispositivos que possam sofrer erosão, incitar uma reação de corpo estranho e contribuir para a formação de fibrose. Entretanto, a ablação da malha trabecular precisa ser de tamanho suficiente, com o mínimo de dano

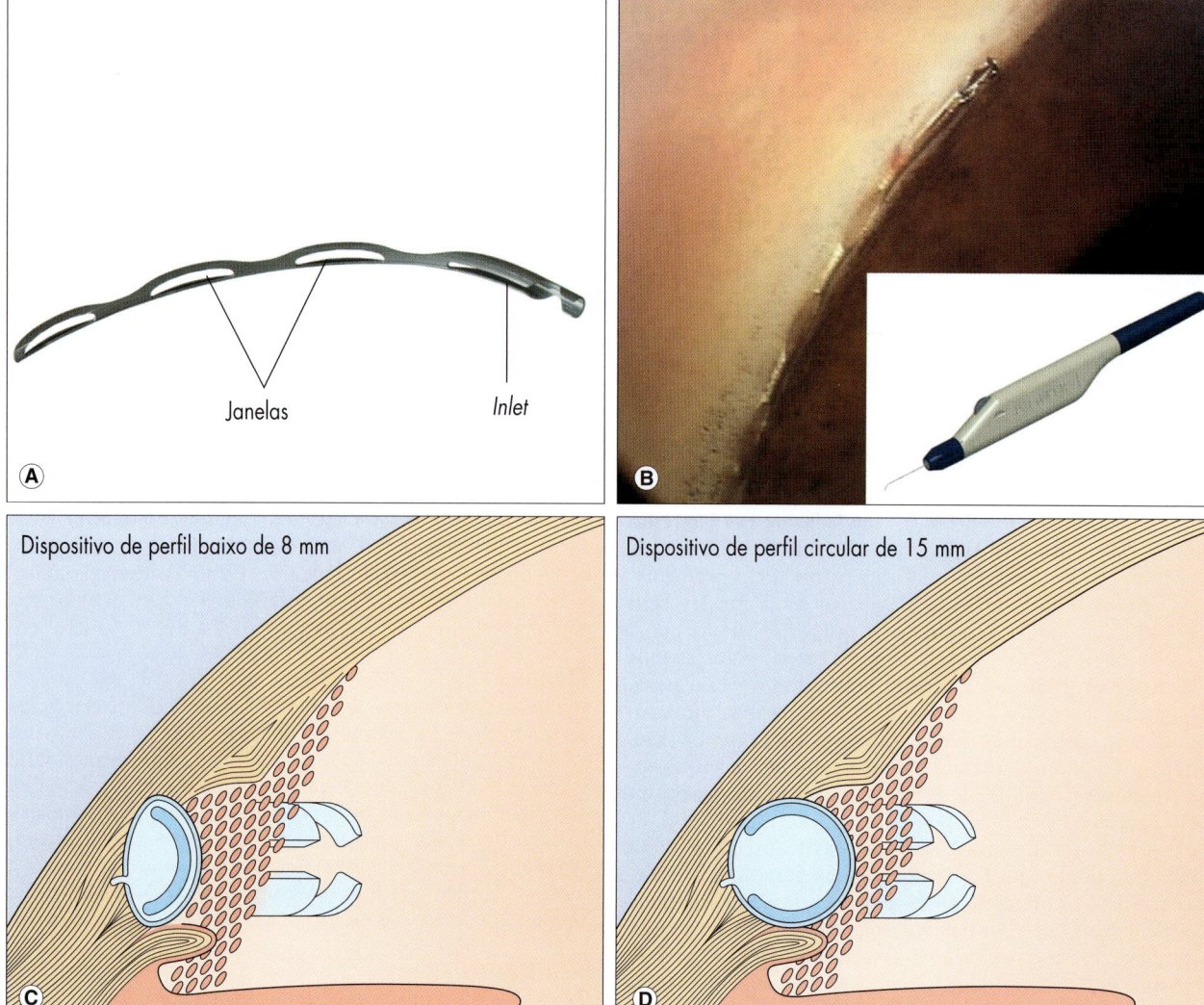

Figura 10.28.4 *Scaffold* Hydrus *ab interno* no canal de Schlemm. **A.** Perspectiva ampliada mostrando a *inlet* deixada na câmara anterior. **B.** Perspectiva gonioscópica do implante (*detalhe*: insersor do dispositivo). Comparação entre o dispositivo de perfil baixo de 8 mm (**C**) e o dispositivo de 15 mm (**D**). (Cortesia de Ivantis Inc.)

tecidual colateral, para não causar uma resposta cicatricial que provoque o fechamento dos pontos de ablação. Krasnow experimentou inicialmente a ablação e a perfuração do tecido trabecular com *laser* em 1972, com um sistema de *laser* de rubi,[67-71] érbio:ítrio-alumínio-granada (Er:YAG)[72-74] e *excimer laser*.[75] A trabeculotomia focal com *laser* de Er:YAG limitada a alguns mícrons de diâmetro foi realizada logo após a introdução desse *laser* para capsulotomia e iridectomia, mas o efeito foi de apenas algumas semanas até o fechamento das trabeculotomias.[68,76,77] Dietlein *et al.* reconheceram que uma ablação suficientemente extensa só seria possível com transdutores do tipo *end-firing* com 200 a 320 mícrons de diâmetro para criar grandes depressões circulares com o uso de energia de 4 a 6 mJ.[78] Apesar dessa extensa ablação, pode ocorrer um fechamento pela migração de células imediatamente adjacentes,[79] mas também de células remotas.[80] Os resultados indicam consideráveis diferenças nos mecanismos de reparo e de migração celular quando se faz a ablação da malha trabecular com *laser* e, possivelmente, com outras técnicas (p. ex., Trabectome®, como discutido a seguir) que ocorrem, dependendo da idade e espécie.

Assim como ocorre com a trabeculotomia endoscópica com *excimer laser* descrita previamente, o *laser* de Er:YAG para uso endoscópico (Sklerotom 2.9, Endognost system; Schwind) com comprimento de onda de 2,94 mícrons também foi utilizado para aumentar a drenagem convencional através de perfurações de 300 mícrons na malha trabecular.[81] Também em comum com um *excimer laser* para uso endoscópico, uma vez que a técnica depende da vaporização da água, a ponta do *laser* deve ser levada até a malha trabecular para evitar a perda excessiva de energia para o humor aquoso. Tipicamente, aplica-se à malha trabecular nasal um tratamento-padrão de 18 pulsos a 16 mJ.

Outro desafio comum a todos os procedimentos de canal *ab interno* é a dificuldade para identificar a malha trabecular e o canal de Schlemm e aplicar a energia de ablação, com *laser* ou plasma (Trabectome®), para a estrutura adequada. O transdutor endoscópico a *laser* não entra diretamente no canal de Schlemm como os *stents ab interno* (p. ex., iStent e Hydrus) e os dispositivos de ablação (Trabectome®); então, a determinação do posicionamento adequado das aplicações subsequentes é menos definitiva, resultando em ablação incompleta ou lesão do tecido adjacente. Por exemplo, depois que o Trabectome® entra no canal de Schlemm, a ablação prossegue ao longo da mesma estrutura, que é facilmente reconhecível pela aparência pálida da parede externa e pelo refluxo quando a pressão cai. Por essa razão, alguns pesquisadores desenvolveram uma ablação *ab intracanalicular* da malha trabecular que garante a localização anatômica correta, a maior aproximação possível da malha trabecular e uma penetração total e poderosa sem lesionar outras estruturas do canal à medida que o feixe é direcionado para dentro, em direção ao centro da câmara anterior.[82]

Trabeculotomia endoscópica com *excimer* laser
Técnica

A trabeculotomia endoscópica com *excimer laser* (ELT, do inglês *excimer laser trabeculotomy*)[83,84] (AIDA; TUI-*Laser*, Munique, Alemanha) aumenta a drenagem convencional. Com comprimento

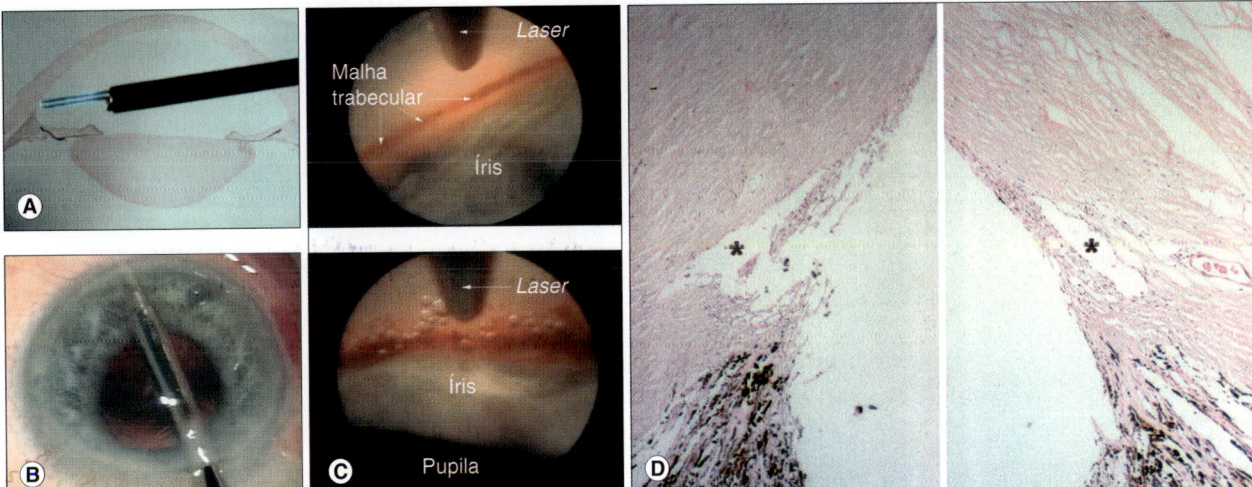

Figura 10.28.5 Trabeculotomia endoscópica a *laser*. **A.** Demonstração da posição e do tamanho do transdutor em um *slide* do segmento anterior. **B.** Perspectiva por meio de um microscópio. **C.** Perspectiva endoscópica do ângulo da câmara (*imagem superior*). A hipotonia é induzida a fim de incitar o refluxo sanguíneo para o interior do canal de Schlemm e possibilitar a visualização da ablação-alvo na presença de baixa pigmentação. O transdutor é segurado diretamente contra a malha trabecular, para aplicar o *laser*, e depois é afastado para confirmar a penetração, conforme evidenciada pelo refluxo sanguíneo para o interior da câmara anterior. **D.** *Imagem da esquerda:* corte histológico de local de ablação circular. As bordas não se enrolam para cima contra a parede externa, como na goniotomia, porque a malha trabecular circundante está intacta e afastada da parede externa. *Imagem da direita:* grupo de controle não tratado. (Cortesia de Jens Funk.)

de onda de 308 nm, criam-se penetrações de 500 mícrons no canal de Schlemm através do orifício da malha trabecular.[85] A lesão térmica colateral é menor do que com o *laser* de Er:YAG, mas a transmissão variável de energia apresenta um desafio. Assim como ocorre com os outros procedimentos descritos neste capítulo, a ponta do instrumento deve ser inserida na câmara anterior e guiada por meio gonioscópico até a malha trabecular. O mecanismo de fotoablação com esse *laser* é a vaporização da água com alteração tecidual. Durante a aplicação, há branqueamento da malha trabecular, observando-se formação de algumas bolhas. A penetração bem-sucedida do canal de Schlemm produz refluxo sanguíneo quando a PIO é menor do que a pressão venosa episcleral.

Resultados

Após uma aplicação-padrão de oito disparos de *laser*, 21 pacientes demonstraram redução de 32% da PIO a partir do nível basal de 25 mmHg depois de 2 anos em média, com diminuição, ao mesmo tempo, do número médio de medicamentos de 2,2 para 0,7. Somente 38% dos pacientes sustentaram uma diminuição de 20% da PIO. Um grupo maior de 75 pacientes demonstrou diminuição de 30% em relação à PIO basal de 24 mmHg depois de 1 ano.[84] Entretanto, o número de medicamentos não mudou. Apenas 46% dos pacientes conseguiram manter uma redução de 20% da PIO e tiveram PIO final inferior a 21 mmHg. Quando combinada à cirurgia de catarata, a taxa de sucesso com o uso da mesma definição subiu para 66%, embora o número de medicamentos não tenha diminuído. A ELT foi comparada ao tratamento com trabeculoplastia seletiva a *laser* (SLT, do inglês *selective laser trabeculoplasty*) de 180° em um ensaio randomizado paralelo.[83] A ELT diminuiu a PIO em 30%, contra 21% no grupo da SLT. O grupo da SLT teve um tempo de sobrevida maior, embora a diferença não tenha sido estatisticamente significativa. Houve pico de PIO no 1º dia do pós-operatório em 20% do grupo da ELT, contra 13% do grupo da SLT. Não foram relatadas complicações que ameaçassem a visão.

Trabeculectomia *ab interno*: Trabectome®

Conceito

A trabeculectomia *ab interno* (Figura 10.28.6) com o Trabectome® (Neomedix Corp., Tustin, CA) é uma técnica de cirurgia com plasma que usa uma ponta de eletrodo bipolar de 550-kHz para fazer a ablação da malha trabecular. O dispositivo é o resultado da pesquisa financiada pelo *National Institutes of Health* (R44-EY015037; *Small Business Innovation Research* [SBIR]). Descrito há 15 anos por Baerveldt e Chuck[86] e aprovado pela U.S. Food and Drug Administration em 09 de fevereiro de 2004 para o tratamento do glaucoma adulto e pediátrico,[87] o dispositivo representa o aprimoramento de um instrumento mecânico de goniectomia.[86] Ao contrário das cirurgias de *bypass* da malha trabecular anteriormente descritas, essa técnica remove o substrato primário da resistência à drenagem, a malha trabecular justacanalicular,[88,89] e possibilita acesso adicional ao sistema de drenagem distal às extremidades esquerda e direita do arco de ablação.

Como nos estudos anteriores,[26,90] os novatos cirurgiões geralmente só fazem ablação de 30 a 60° da malha trabecular, mas, como o fluxo aquoso não é circunferencial e o canal de Schlemm é descontínuo ou septado,[65,91,92] quando se faz extensa ablação de 180° da malha trabecular, é possível obter acesso a um maior número de setores de drenagem do que com os *microstents* ou os *scaffolds*. Isso pode aumentar o sucesso cirúrgico e ampliar os critérios de indicação, incluindo tipos de glaucoma e estágios da doença anteriormente considerados contraindicados (p. ex., glaucoma em estágio final, fechamento angular agudo e crônico, glaucoma neovascular inativo). Nenhum corpo estranho permanece no olho para provocar uma possível reação de corpo estranho ou migração de dispositivo. Os *stents* representam um considerável risco de oclusão por sinéquias anteriores periféricas, uma vez que oferecem apenas um único ponto de acesso ao canal de Schlemm com velocidades de fluxo relativamente elevadas. Por outro lado, 5 a 6 orifícios coletores são abertos por milímetro do canal de Schlemm após a cirurgia com Trabectome® e em diferentes níveis (níveis ocultos de entrada do coletor na Figura 10.28.6), cada um com menor velocidade de fluxo e menos risco de aspiração do que uma entrada simples. Esse amplo acesso ao sistema de drenagem pode também explicar a incidência ligeiramente maior de pequenos hifemas após a conclusão da cirurgia, em comparação com os *microstents* quando a PIO pode, por determinado período, apresentar-se mais baixa do que a pressão venosa episcleral.

A ablação da malha trabecular com o Trabectome® é muito diferente da goniotomia, pois apenas são deixados pedaços minúsculos da malha trabecular que não conseguem obstruir a entrada dos canais coletores. A goniotomia é eficaz em crianças[93] porque o esporão escleral é elástico o bastante para cair posteriormente após a incisão, mas, em adultos, o esporão é mais rígido e possibilita a reaproximação e a oclusão das bordas da malha trabecular. É possível que um pequeno pedaço da

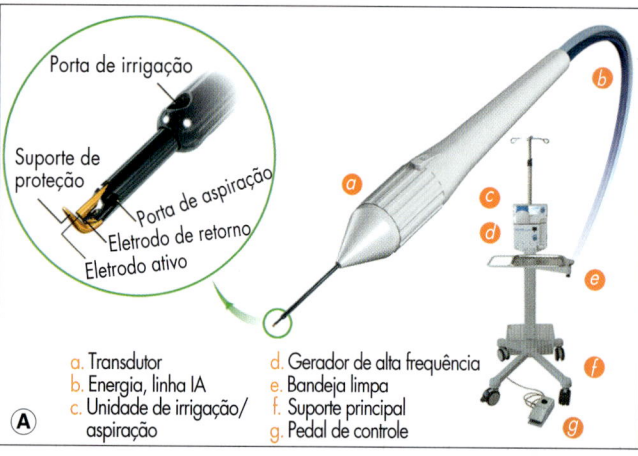
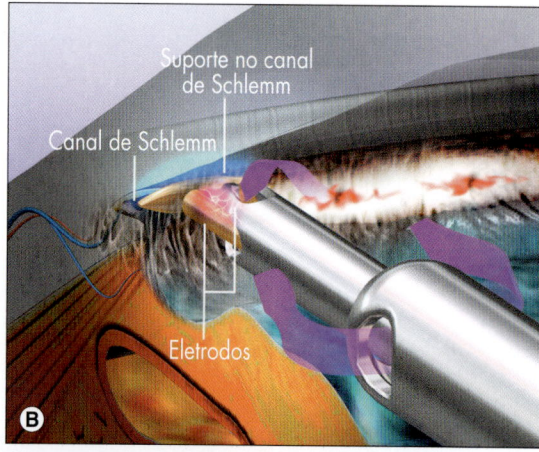
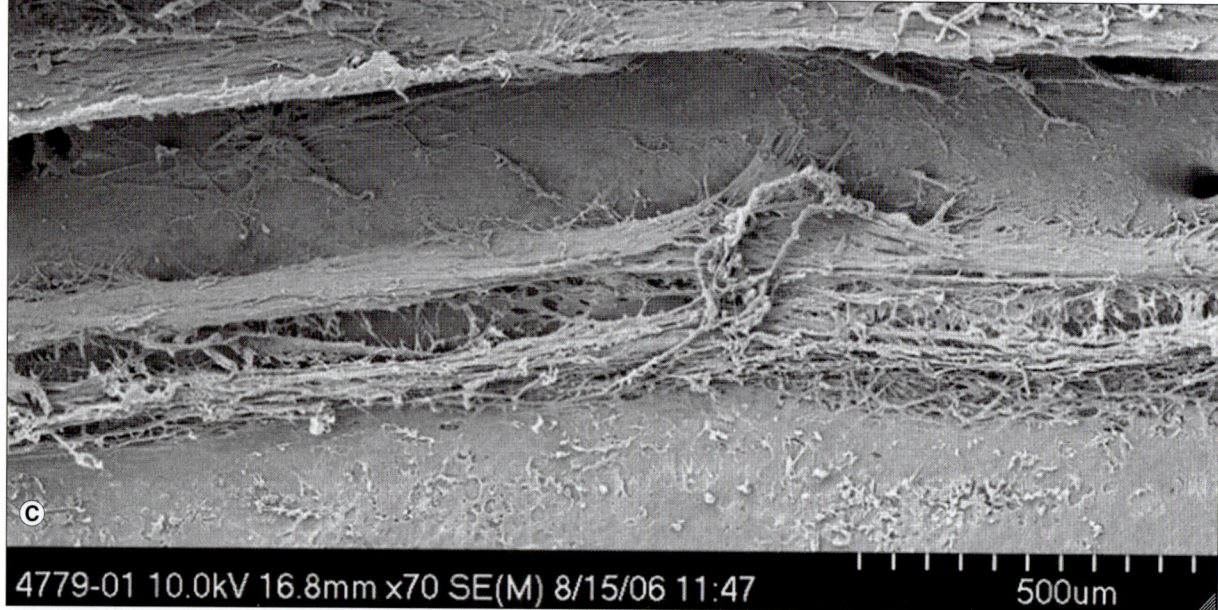

Figura 10.28.6 Trabectome®. **A.** Transdutor do Trabectome® com unidade de cauterização. **B.** Desenho esquemático do Trabectome® ablando a malha trabecular, abrindo a visão para a parede branca interna do canal de Schlemm. **C.** Imagem de microscopia eletrônica de varredura do canal de Schlemm após a ablação bem-sucedida da malha trabecular, com um canal coletor claramente visível na extremidade direita.

malha trabecular viável após a cirurgia com o Trabectome® seja vantajoso para servir como barreira celular viável ao crescimento de células endoteliais e descemetização do ângulo[70], mantendo a inibição por contato da divisão celular.[94]

Técnica

A cirurgia com o Trabectome® pode alcançar altas taxas de sucesso cirúrgico mesmo em glaucomas complexos, quando os seguintes passos-chave são adotados: (1) a visualização é maximizada com uma incisão no plano da íris e alargada, devendo-se evitar os viscoelásticos durante a ablação; (2) o movimento de empurrar para fora deve ser evitado durante a ablação, a fim de que se previnam lesões à entrada dos canais coletores; (3) o arco de ablação é maximizado para possibilitar acesso a um maior número de segmentos de efluxo; (4) o hifema é minimizado com a pressurização da câmara anterior com viscoelástico durante e depois de concluída a cirurgia (Figura 10.28.7).

Antes dos procedimentos combinados faco-Trabectome®, a dilatação para a faco de rotina é realizada com fenilefrina 2,5% e tropicamida 1%. Depois que a lidocaína intracâmara sem preservativos é injetada por paracentese, faz-se uma incisão principal uniplanar de 1,6 mm paralela à íris, 2 mm anterior ao limbo, para melhorar a mobilidade do transdutor (ver Figura 10.28.7). As faces laterais internas da incisão devem ser alargadas para melhorar ainda mais o alcance e eliminar as estrias resultantes do torque. O olho agora precisa apresentar-se ligeiramente hipotônico a fim de possibilitar o refluxo sanguíneo para o canal de Schlemm, marcando o local da ablação. A ablação realizada no

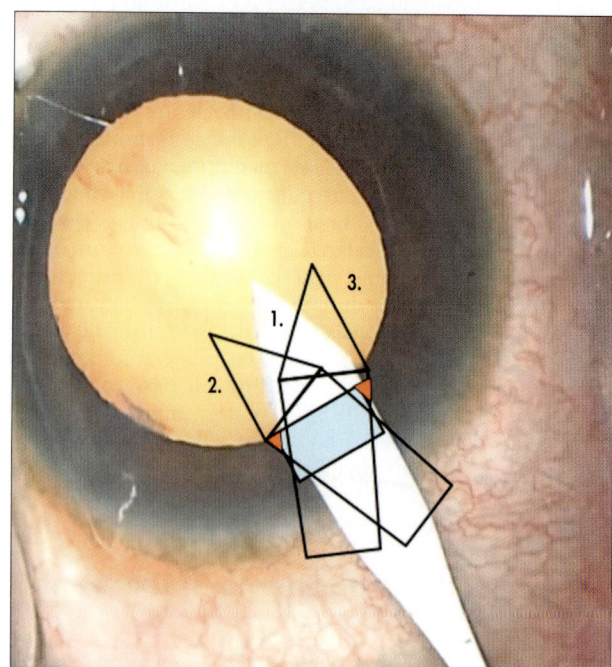

Figura 10.28.7 Incisão principal na câmara anterior para cirurgia com Trabectome®. A entrada é feita 2 mm antes do limbo e paralelamente à íris em (1). As faces internas esquerda (2) e direita (3) da ferida são ampliadas, possibilitando mais torque sem estrias.

lugar errado é um engano comum em olhos cuja malha trabecular se apresenta ligeiramente pigmentada, uma vez que a faixa do corpo ciliar ou a linha de Sampaolesi pode ser confundida com ela. Vira-se a cabeça do paciente aproximadamente 30°, de modo a afastá-la do cirurgião e a maximizar a visualização do ângulo, inclinando-se o eixo de visualização do microscópio cerca de 45° em direção ao cirurgião. Para pacientes que possam ter uma dificuldade significativa para girar o pescoço, é possível aumentar a inclinação do microscópio.

Uma lente de gonioscopia direta modificada de Swan-Jacobs (Ocular Instruments Bellingham, WA) é colocada de leve sobre a córnea para confirmar a visualização do ângulo. O frasco de irrigação deve ser elevado à altura máxima e deixado em irrigação contínua para aprofundar o ângulo. Não se utilizando qualquer viscoelástico antes ou durante a ablação, é possível evitar as interfaces ópticas e o aprisionamento das bolhas da ablação. Sob visão gonioscópica, a malha trabecular deve ser abordada com a ponta do transdutor em um ângulo esquerdo ascendente de 45°, no nível do esporão escleral, no caso dos cirurgiões destros (Figura 10.28.8). O esporão escleral mantém o espaço e facilita o deslizamento do suporte (*footplate*) para dentro do canal de Schlemm. Depois de posicionado, faz-se uma leve pressão para dentro a fim de ajudar a neutralizar a tendência natural de resistência para fora, o que forçaria o transdutor do Trabectome® contra a parede externa do canal de Schlemm e poderia danificar as entradas de 50 μm dos canais coletores. É mais fácil penetrar no canal de Schlemm ligeiramente para a esquerda do lado oposto à câmara anterior em virtude de um contato mais pontiagudo (Figura 10.28.9).

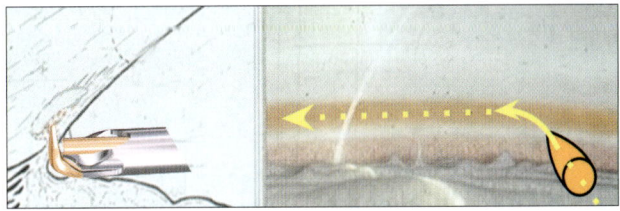

Figura 10.28.8 A ponta do Trabectome® deve ser posicionada a 45° e inserida na posição diretamente anterior ao esporão escleral para evitar o colapso do canal. (Adaptada a partir de Alward WLM. Atlas colorido de gonioscopia. Mosby-Verlag, Iowa; 1994. p. 52-7.)

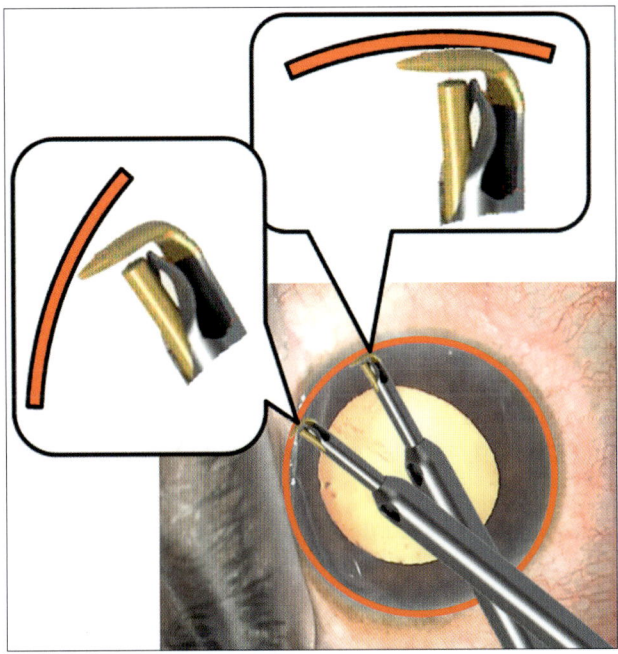

Figura 10.28.9 É mais eficiente abordar a malha trabecular em uma angulação mais acentuada, como mostrado no detalhe à esquerda, comparado com o que é mostrado no detalhe à direita, no qual a ponta aparece paralela à malha trabecular.

O suporte da ponta do Trabectome® aparecerá obscurecido pela malha trabecular transparente de aparência rendada quando inserido de maneira correta. Pode-se realizar a ablação começando com 0,8 mW e depois titulá-la positivamente. O escurecimento das bordas abladas indica lesão térmica coagulativa capaz de provocar a cicatrização indesejável da ferida e falha progressiva. A ablação adequada é confirmada visualmente pela aparência da parede externa branca do canal de Schlemm. Ela deve continuar por 90°, e a ponta do transdutor precisa ser retirada do canal de Schlemm, girada 180° e reinserida no ponto de início da ablação original. Gira-se o transdutor, mantendo o punho pronado para que a ablação possa prosseguir pelos 90° remanescentes. É possível maximizar o arco de ablação com o posicionamento correto da goniolente, a rotação, a posição do dedo e a supinação e pronação do punho (Figura 10.28.10). O transdutor é retirado da malha trabecular e, em seguida, do olho. Uma pequena quantidade de viscoelástico pode ficar retida para evitar hipotonia pós-operatória e proteger contra hifema. A hipotonia é muito comum após a cirurgia-padrão de catarata e pode contribuir para a abertura da ferida (Vídeo 10.28.2).[95-97]

No pós-operatório, todos os medicamentos orais ou tópicos para glaucoma são interrompidos e devem ser retomados conforme necessário. Administra-se fluoroquinolona de quarta geração 4 vezes/dia durante 1 semana, acetato de prednisolona 1% 4 vezes/dia (reduzido gradativamente a cada semana) e pilocarpina 1 ou 2% 4 vezes/dia durante 1 mês, depois 3 vezes/dia durante 1 mês e, por fim, diminuído para 2 vezes/dia antes de ser interrompido. O uso prolongado da pilocarpina tem objetivo de aplanar a íris e puxar posteriormente o esporão escleral para atenuar a chance de formação de sinéquias anteriores periféricas ou quebrar aderências.[98] Uma vez que a maior parte do fluxo ocorre no local onde a malha trabecular foi removida,[99] não se pode esperar um efeito significativo de redução da pressão resultante da tensão mediada pela pilocarpina sobre o esporão escleral e a malha trabecular após a cirurgia com Trabectome®.[100]

Resultados

A trabeculectomia *ab interno* com o Trabectome® estabeleceu-se como um procedimento de MIGS seguro e eficaz para glaucoma adulto e infantil, com mais de uma década de experiência desde a sua invenção. Até o momento, acima de 50 mil casos foram documentados, dos quais, mais de 5 mil foram registrados em detalhes e acompanhamentos durante um longo tempo por meio de um repositório disponibilizado para pesquisadores.

O maior estudo originou-se do banco de dados do fabricante, com 4.659 casos (isolados ou combinados) e detalhou redução média de 26% da PIO a partir de um nível basal de 23,1 ± 8 com 1,5 medicamento a menos depois de 7,5 anos.[101] Somente 7% dos casos exigiram reoperação. PIO inferior a 21 mmHg, com diminuição de 20%, foi observada em 56% dos casos isolados tratados com Trabectome® após 7,5 anos e em 85% dos casos combinados depois de 5 anos. Uma metanálise constatou que o Trabectome® utilizado isoladamente reduziu a PIO média em 10 mmHg e, em casos combinados, diminuiu em 6 mmHg, com a redução concomitante de um medicamento.[102] Os únicos fatores de risco identificados para o insucesso do procedimento foram a PIO basal mais baixa[103] e a idade mais jovem.[104] Trabeculoplastia a *laser* prévia não demonstrou atenuar a eficácia do Trabectome®,[103] e o insucesso prévio com Trabectome® não aumentou a taxa de insucesso de uma trabeculectomia *ab externo* subsequente.[105] A nossa experiência com 200 cirurgias consecutivas com Trabectome® para pacientes que normalmente seriam tratados com *tube shunts* ou trabeculectomia (glaucoma de ângulo aberto ou fechado, incluindo trabeculectomias e *tube shunts* falidos) sugere que seja possível alcançar uma PIO final abaixo de 18 mmHg em 81% dos casos, abaixo de 15 mmHg em 52% e abaixo de 12 mmHg em 27%.[163]

Faco combinada com Trabectome®

Ao contrário dos *stents* de *microbypass* trabecular,[5] a combinação da cirurgia de catarata à cirurgia com Trabectome® não promove redução adicional significativa da PIO.[106,107] Como o *bypass* deixa

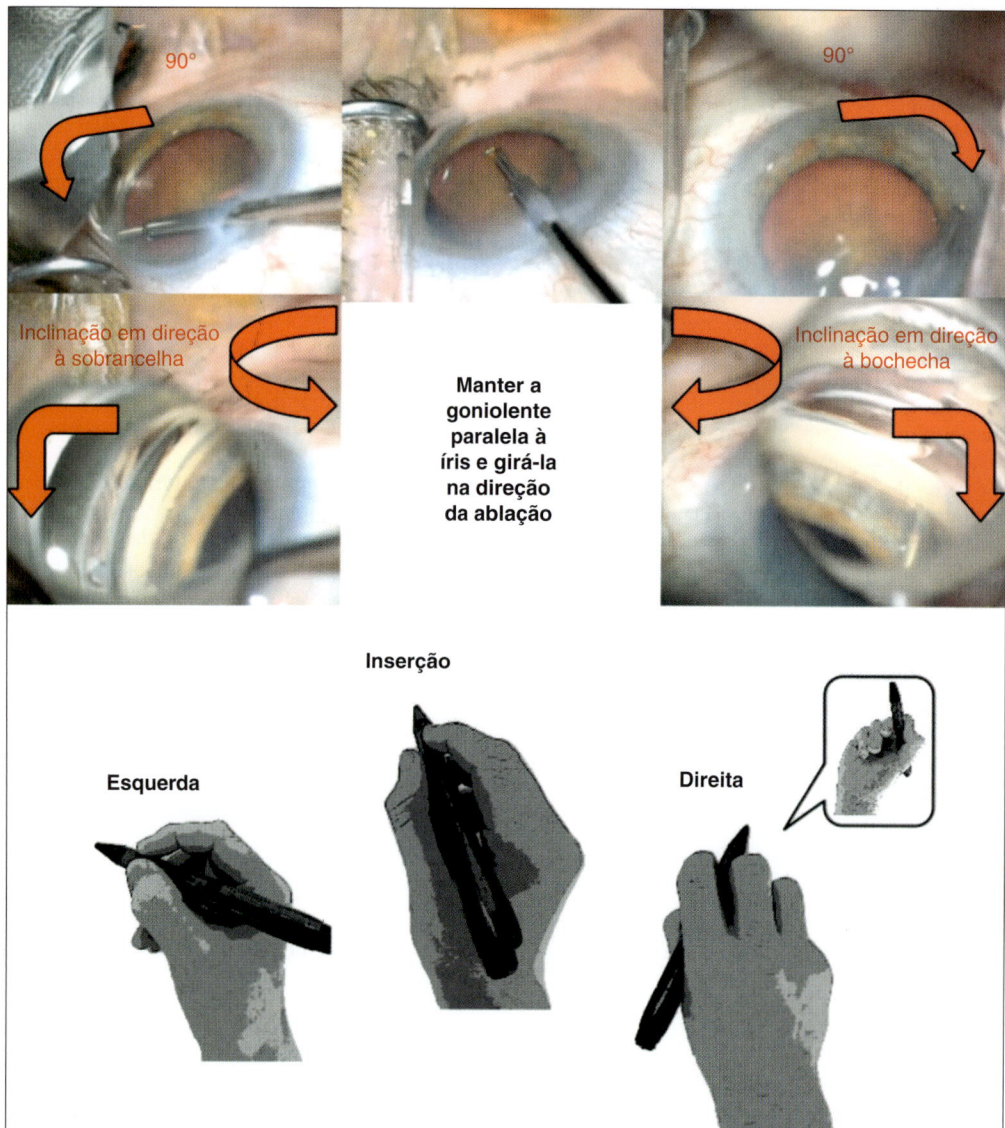

Figura 10.28.10 A goniolente deve ser girada na direção da ablação para ablar aproximadamente 180°. A potência do prisma gonioscópico e a visão do ângulo nas extremidades terminais aumentam quando se ergue a lente, afastando-a da córnea para flutuar na "poça" de solução salina. A parte inferior do diagrama ilustra a maneira correta de segurar o instrumento, bem como a crescente pronação durante a segunda metade da ablação.

a malha trabecular intacta, a cirurgia de catarata pode produzir efeito semelhante ao da trabeculoplastia (ultrassom, estiramento da malha trabecular), que ocorre em grau muito menor quando até a metade da malha trabecular é removida pela cirurgia com Trabectome®.[63,108] Uma recente revisão de 498 pacientes submetidos a cirurgia combinada faco-Trabectome® demonstrou maior redução da PIO no glaucoma mais grave, bem como no glaucoma induzido por corticosteroides[109,110] e no glaucoma pseudoesfoliativo.[111,112] Considerar a porcentagem de redução pode causar engano, já que o aumento da drenagem é limitada somente pela resistência da drenagem pós-trabecular. Assim, casos de PIO pré-operatória mais ou menos elevada devem ter queda dos níveis pressóricos a valores semelhantes e próximos a 16 mmHg.[109,113]

Trabectome® isolado em olhos pseudofácicos e fácicos

O estado do cristalino não parece ter impacto significativo na redução da PIO. Em uma revisão de 235 pacientes pseudofácicos submetidos a cirurgia com Trabectome® e comparados com 352 pacientes submetidos a cirurgia combinada faco-Trabectome®, aqueles tratados com a abordagem combinada apresentaram PIO apenas ligeiramente mais baixa (0,73 +/− 0,32 mmHg), comparados com os pacientes submetidos apenas a cirurgia com Trabectome®.[106] Em um estudo prospectivo com 261 pacientes submetidos a cirurgia com Trabectome® ou cirurgia combinada faco-Trabectome®, a segunda modalidade demonstrou maior benefício do que a primeira em olhos fácicos ou pseudofácicos.[114] Entretanto, em uma revisão de 255 pacientes fácicos submetidos a cirurgia com Trabectome® comparados com 498 pacientes submetidos a uma abordagem combinada faco-Trabectome®, houve nos pacientes fácicos diminuição de 21% da PIO, em comparação com uma redução de 18% dos pacientes submetidos a facoemulsificação isolada com PIO e carga medicamentosa semelhantes. Os resultados dessa pesquisa sugerem que, isoladamente, a faco pode não contribuir de maneira significativa para a redução da PIO.[107]

Trabectome® e goniossinequiálise em ângulos estreitos e no fechamento angular

Anteriormente, a teoria era de que a cirurgia de glaucoma angular em pacientes com ângulos estreitos formaria sinéquias e fibrose, de modo que isso passou a ser considerado uma contraindicação relativa para a cirurgia com Trabectome®. Entretanto, uma revisão retrospectiva de 671 pacientes submetidos a cirurgia com Trabectome® ou cirurgia combinada faco-Trabectome® evidenciou que a cirurgia com Trabectome® pode ser bem-sucedida mesmo nesses pacientes depois de 1 ano. Pessoas com ângulo estreito (grau ≤ 2 de Shaffer) apresentaram redução de 42% da PIO após a cirurgia com Trabectome® e de 24% com a abordagem combinada faco-Trabectome®. Da mesma maneira, os pacientes com ângulo aberto (grau ≥ 3 de Shaffer) obtiveram diminuição de 37% da PIO após a cirurgia com Trabectome®

e de 25% após a cirurgia combinada faco-Trabectome®. Não houve diferença estatisticamente significativa entre os grupos em termos de PIO, número de medicamentos ou taxas de sucesso, o que sugere a cirurgia com Trabectome® como uma opção viável para pacientes com ângulos estreitos.[115]

Cirurgia com Trabectome® após falência de trabeculectomia ou implante de *tube shunt*

As reoperações após falência de trabeculectomia ou de implante de *shunt* são algumas das cirurgias mais desafiadoras para o especialista em glaucoma. A cirurgia com Trabectome® pode ser uma alternativa adequada, em vez de se realizar a revisão da cirurgia prévia ou repetição de cirurgia filtrante ou *shunt*. Em uma revisão retrospectiva de 20 pacientes submetidos a cirurgia com Trabectome® após o insucesso de um *shunt*, constatou-se uma redução estatisticamente significativa da PIO, de 23,7 +/− 6,4 mmHg para 15,5 +/− 3,2 mmHg depois de 12 meses. Os autores relataram taxa de sucesso de 84% após 12 meses, e apenas três pacientes necessitaram de nova cirurgia.[116] Em uma revisão retrospectiva de 73 pacientes submetidos a cirurgia com Trabectome® após falência de trabeculectomia, houve diminuição de 28% da PIO após a cirurgia com Trabectome® e de 19% depois da cirurgia combinada faco-Trabectome®, com taxas de sucesso de 81 e 87%, respectivamente, após 1 ano.[117] Outra revisão de 60 pacientes submetidos a cirurgia com Trabectome® após fracasso de trabeculectomia demonstrou redução de 36% da PIO e de 14% dos medicamentos, com 25% dos pacientes precisando de uma nova cirurgia no decorrer do acompanhamento.[118] Embora esses estudos tenham sido limitados por sua natureza retrospectiva e pelo número relativamente pequeno de pacientes participantes, os resultados sugeriram que o trato de drenagem distal estivesse patente e em funcionamento, contradizendo a hipótese de que um sistema de drenagem não usado sofreria atrofia. Presume-se que essa hipótese seja produto de uma interpretação errônea da PIO alta que geralmente se segue ao fechamento da fenda de drenagem de uma ciclodiálise, uma cirurgia tradicional hoje raramente realizada.[119-121]

Cirurgia adjuvante com Trabectome® associada a cirurgia de implante de *tube shunt*

Por fim, com o seu favorável perfil de segurança, a cirurgia com Trabectome® pode ser usada como um recurso adjuvante durante o procedimento de implante de *shunt*. Em uma comparação combinada de 117 pacientes submetidos a implante de Baerveldt isolado com 60 pacientes submetidos a procedimento de implante de Baerveldt combinado com cirurgia com Trabectome®, ambos os grupos demonstraram níveis de PIO e acuidade visual semelhantes a cada momento do pós-operatório.[122] Entretanto, o grupo combinado necessitou de menos colírios redutores da PIO a cada momento. A cirurgia adjuvante com Trabectome® pode melhorar a qualidade de vida reduzindo a carga de medicamentos. Os resultados com implantes de Ahmed foram semelhantes;[123] a cirurgia com Trabectome® combinada com dois medicamentos reduziu a PIO para 12 mmHg, enquanto o implante de Ahmed combinado com quatro medicamentos diminuiu para 15 mmHg.

Cirurgia com Trabectome® no glaucoma grave

Quando os resultados da cirurgia com Trabectome® são estratificados de acordo com a gravidade do glaucoma, os pacientes com mais medicamentos, PIO basal mais elevada e pior condição do campo visual obtêm maior redução da PIO do que aqueles com glaucoma menos agressivo.[109,113] Foi criado um índice de glaucoma que captura a resistência e o risco do tratamento clínico por meio da combinação da PIO basal, do número de medicamentos e do *status* do campo visual. A análise de 843 pacientes indicou que os do grupo com glaucoma em estágio mais avançado e PIO basal mais elevada apresentaram redução da PIO três vezes maior do que os do grupo com glaucoma leve. Os pacientes com glaucoma em estágio avançado apresentaram uma taxa de sucesso mais baixa, de 71%, comparados àqueles com glaucoma leve, cuja taxa de sucesso foi de 90%. Fatores como idade, pseudoesfoliação e glaucoma induzido por corticosteroides tiveram associação significativa com uma maior redução da PIO, enquanto a etnia hispânica e a razão escavação/disco óptico demonstraram menor correlação.[109,113] As cirurgias filtrantes tradicionais continuam sendo boas opções após a falência de cirurgia com Trabectome®,[124] enquanto a SLT tem menos sucesso em tal situação.[125]

Um dos principais benefícios da cirurgia com Trabectome® é o risco consideravelmente mais baixo de complicações ameaçadoras da visão, típicas das cirurgias tradicionais de glaucoma, enquanto é eficaz para alcançar uma pressão média de aproximadamente 16 mmHg. A complicação mais comum é o refluxo sanguíneo dos canais coletores, que ocorre em quase todos os casos e indica uma comunicação livre e desobstruída com o sistema de drenagem.[104] Existem quatro casos que detalham a intervenção cirúrgica por hifema devido a pico de PIO.[126,127] A maioria dos micro-hifemas e hifemas em camadas desaparece em até 1 semana. Em uma pequena série de casos foi relatado hifema espontâneo até 31 meses após a cirurgia,[126] mas, em nossa experiência com mais de 900 casos, somente dois pacientes tiveram hifema sintomático tardio. Em um estudo realizado, a segunda complicação mais comum foi a formação de sinéquias anteriores periféricas, encontrada, em certo grau, em 24% dos pacientes.[128] Os picos pós-operatórios de PIO de, pelo menos, 10 mmHg foram observados em 4 a 10%[26,129] dos pacientes, uma condição compatível com outros procedimentos de MIGS. Outras complicações relatadas em menos de 1% dos casos incluem fenda de ciclodiálise,[104] hipotonia transitória, lesão do cristalino, *aqueous misdirection*[130] e hemorragia coroidal.[130]

Dois estudos que não utilizaram *matching* para equilibrar os grupos compararam os resultados de dois iStents de segunda geração com o Trabectome®. O primeiro combinou todos os casos com faco (n = 54) e constatou que, a partir de um nível pressórico basal médio de cerca de 22 mmHg em ambos os grupos, a PIO caiu até 30% depois da cirurgia com Trabectome® e até 34% após o implante de dois iStents com uma redução igualmente pequena (< 1) dos medicamentos depois de 1 ano, e a diferença entre os grupos não foi estatisticamente diferente.[131] Outro estudo retrospectivo constatou que, a partir de uma PIO basal semelhante em torno de 20 mmHg, depois de 12 meses, a redução da PIO foi de 27% com a faco combinada com dois iStents de segunda geração, contra uma diminuição de apenas 16% com a combinação de faco com cirurgia com Trabectome®.[132] A PIO foi de 18 mmHg ou menos sem o uso de medicamentos em 14% dos casos tratados com cirurgia com Trabectome® e 39% nos casos com *stents* (P = 0,006). Infelizmente, nenhum desses dois estudos utilizou *matching* a fim de ajustar o principal fator de risco para falência: a PIO basal mais baixa.[50]

Outras técnicas de trabeculectomia *ab interno* e trabeculotomia

Existem várias outras opções cirúrgicas semelhantes (Figura 10.28.11). Uma das principais características do Trabectome® é um "suporte inclinado que oferece a função básica de erguer a malha trabecular e estirá-la um pouco, posicionando o tecido para um efeito de descarga máximo vinda de cima, enquanto protege o tecido subjacente".[133] Ele representa o aprimoramento de um instrumento mecânico de goniectomia.[86] Embora o plasma criado na ponta do Trabectome® eletrocirúrgico molecularize a malha trabecular e seja a técnica mais atraumática e isenta de resistência, o método requer um gerador de alta frequência que não é necessário com a goniectomia[86] ou com a lâmina dupla lançada alguns anos mais tarde.[134] Esse dispositivo foi relançado recentemente para uso em salas de cirurgias não equipadas com gerador de alta frequência[135,136] em forma de lâmina dupla Kahook e um goniótomo com irrigação e aspiração ativas.[137] As pesquisas pré-clínicas sobre a trabeculectomia *ab interno* com o Trabectome® e um dispositivo passivo de lâmina dupla demonstraram redução semelhante da PIO em um modelo de perfusão ocular.[135] Um fator básico de diferenciação entre esses instrumentos, no entanto, é o sistema de irrigação e aspiração ativas que facilita a visualização,[137] um desafio bem descrito na literatura sobre goniocirurgia pediátrica.[138-140] Uma comparação em um modelo ocular suíno indicou uma drenagem média mais elevada após a goniectomia ativa com lâmina dupla, comparada com a lâmina dupla Kahook, mas os resultados foram limitados pelo número de olhos e não alcançaram significância estatística.[137] A trabeculotomia transluminal assistida por gonioscopia (GATT, do inglês *gonioscopy-assisted transluminal trabeculotomy*) requer uma goniolente e sutura ou cateter iluminado. Cria-se uma goniotomia de 1 a 2 mm para a passagem de um microcateter ou de uma sutura (p. ex., com fio de *nylon* 4-0)[141] 360° através do canal de Schlemm. A sutura é então externalizada, criando uma trabeculotomia de 360°. Em 41 pacientes com glaucoma primário de ângulo aberto, a PIO caiu 39% em relação a um nível basal de 26 mmHg, com um medicamento a menos.[142] Uma PIO inferior a 21 mmHg com redução de 20% em relação ao nível basal foi alcançada em 70% dos casos, enquanto 12% dos pacientes precisaram ser reoperados no espaço de 1 ano. Todas as complicações (p. ex., hifema em 25% dos casos) resolveram-se espontaneamente até a consulta de 3 meses.

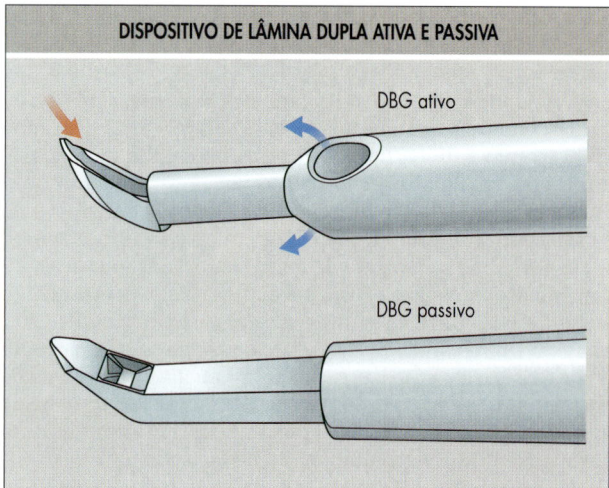

Figura 10.28.11 Dispositivo de lâmina dupla para goniectomia (DBG, do inglês *dual-blade goniectomes*) ativo e passivo. Nas lâminas duplas ativas (DBG ativo, em cima)[86,134] há duas portas de irrigação que mantêm a câmara (*setas azuis*). A malha trabecular é tensionada por uma rampa angulada e excisada com uma lâmina esquerda e uma lâmina direta. A tira de malha trabecular cortada, o sangue e os fragmentos são aspirados para a ponta (*seta vermelha*). As lâminas duplas passivas (DBG passivo, embaixo)[136,137] requerem viscoelástico para manter a câmara anterior. A malha trabecular é tensionada também por uma rampa angulada e cortada com uma lâmina esquerda e uma direita. A tira de malha trabecular pode ser deixada presa no olho ou ser amputada e extraída com microfórceps.

MICROSHUNTS SUBCONJUNTIVAIS

Conceito

O *microshunt* subconjuntival pode ser visto como um importante aprimoramento de um *stent* que tem por finalidade facilitar a etapa da esclerectomia na trabeculectomia, o Ex-Press (Alcon, Fort Worth, TX) (Figura 10.28.12). O Ex-Press confere apenas pequenas vantagens na cirurgia e no gerenciamento do pós-operatório se comparado com a trabeculectomia, apresentando, ao mesmo tempo, novos desafios resultantes da introdução de um corpo estranho no olho.[143] Todavia, esses dispositivos se beneficiam de mais de meio século de experiência com a filtração subconjuntival como uma alternativa à via natural de drenagem, que inclui a difusão por meio da conjuntiva, a difusão para o sistema venoso da esclera e da conjuntiva e possíveis vias linfáticas.

Existem dois *microshunts* subconjuntivais com resultados publicados. O XEN (AqueSys, Irvine, CA) consiste em um tubo de gelatina suína hidrofílica com ligação cruzada com glutaraldeído. Esse material é maleável e consideravelmente menor do que os *shunts* aquosos tradicionais, o que pode evitar problemas associados aos dispositivos de drenagem maiores, sobretudo erosão e lesão do endotélio corneano.[144] Três versões diferentes oferecem calibres gradualmente crescentes para uma maior drenagem nos casos mais avançados – do nano ao mini e ao padrão (o de maior calibre). O XEN é inserido por meio gonioscópico, preservando a integridade da conjuntiva do paciente, com menos inflamação e subsequente fibrose. O *microshunt* InnFocus (InnFocus Inc., Miami, FL) compartilha um conceito semelhante, tem diâmetro de 70 mm e lúmen com 8,5 mm de comprimento feito de poli (estireno-isobutileno-estireno), mas é inserido externamente.[145]

Técnica

O dispositivo XEN é inserido sob visão gonioscópica de modo semelhante aos *shunts* de *bypass* explicados anteriormente. O XEN é uma agulha de calibre 25 ou 27 projetada para sair dentro do espaço subconjuntival aproximadamente 2,5 a 3,5 posterior ao limbo. Estudos futuros poderão incorporar a mitomicina C.[146] A abordagem externa para o *microshunt* requer uma dissecção límbica subtenoniana com 6 a 8 mm de largura, seguida pela aplicação de esponjas embebidas em mitomicina C tópica (0,4 mg/mℓ de mitomicina C por 3 minutos).[145] Em seguida, o ponto de entrada é selecionado na posição de 3 mm posterior ao limbo para uma incisão escleral de espessura parcial de 1 × 1 mm. Utiliza-se uma agulha calibre 25 ou 27 para penetrar nessa incisão, avançando-a para dentro do ângulo. Avança-se o *microshunt* através do trato da agulha com o uso de fórceps até inserir 2 a 3 mm do tubo na câmara anterior. Os tubos não são fixados com sutura. A peritomia límbica é fechada com suturas de *nylon* 10-0.

Resultados

O XEN foi combinado com a faco em 32 pacientes e demonstrou redução média de 29% da PIO com três medicamentos a menos a partir de um nível basal de 21 mmHg com três

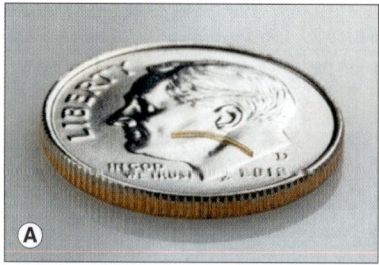
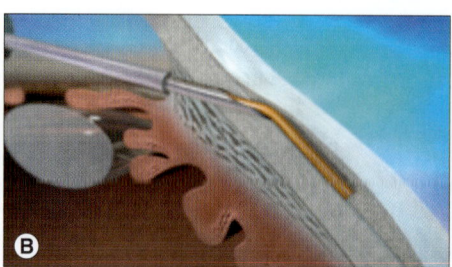
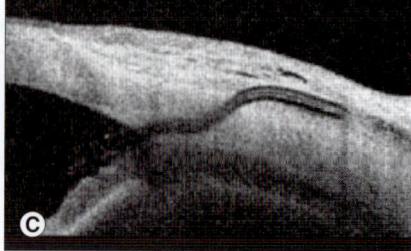

Figura 10.28.12 *Microshunt* subconjuntival XEN. **A.** Comparação de tamanho – o *shunt* XEN tem espessura aproximadamente duas vezes maior do que a de um fio de cabelo humano. **B.** Inserção no espaço subconjuntival. **C.** Tomografia de coerência óptica do segmento anterior de um *shunt* mostrando a inserção subconjuntival. (Cortesia de AqueSys, Inc., Irvine, CA.)

medicamentos, depois de 12 meses.[147,148] PIO de 18 mmHg ou mais sem medicamentos foi alcançada em 90% dos casos. As únicas complicações relatadas foram sangramento na câmara anterior (87%) ou na incisão escleral (90%), e em dois pacientes (6%) o *stent* não pôde ser inserido.

Outro estudo sobre o *microshunt* (n = 23) apontou redução média de 55% da PIO com dois medicamentos a menos a partir de um nível basal mais elevado de 24 mmHg com dois medicamentos, depois de 36 meses.[145] PIO de 14 mmHg ou menos (com um número não especificado de medicamentos) foi alcançada em 82% dos casos depois de 3 anos. Hipotonia transitória (13%), câmara anterior rasa (13%) e descolamento de coroide (9%) foram ocorrências resolvidas sem intervenção. Houve dois casos (9%) de PIO elevada, dos quais um foi tratado com irrigação do tubo através da câmara anterior para a eliminação de fibrina. As complicações mais graves consistiram em uma ocorrência de hemorragia vítrea e de vazamento da ampola filtrante, sem necessidade de intervenção. A reoperação (um segundo *microshunt*) foi realizada em um paciente em virtude de uma ampola filtrante encapsulada. O interessante é que 22% das ampolas filtrantes pareciam vazias, mas, ainda assim, mantiveram um bom controle da PIO sem intervenção. Nenhum paciente perdeu mais de uma linha de visão.

DISPOSITIVOS DE DRENAGEM SUPRACOROIDAL

Conceito

O humor aquoso é produzido pelo corpo ciliar e sai do olho através da malha trabecular ou da via uveoescleral. Embora as técnicas tradicionais de cirurgia de glaucoma tenham por objetivo a via convencional de drenagem trabecular, algumas técnicas recém-desenvolvidas utilizam dispositivos mantenedores de espaço para aumentar a via de drenagem uveoescleral.

Pelo fato de a cirurgia tradicional de glaucoma desviar o humor aquoso para uma bolsa revestida apenas por uma fina conjuntiva e pela cápsula de Tenon, a fibrose e as infecções continuam sendo uma eterna preocupação.[149] Na tentativa de evitar esses problemas, foram desenvolvidos dispositivos supracoroidais a fim de drenar o humor aquoso para um espaço potencial – o espaço supracoroidal. Essa abordagem se beneficia do gradiente pressórico hidrostático entre a câmara anterior e o espaço supracoroidal.[150] Depois que o humor aquoso alcança o espaço supracoroidal, acredita-se que o líquido saia principalmente por uma das seguintes vias: (1) as bolsas hipoecoicas[7] situadas na extremidade posterior dos *shunts* podem representar a saída do líquido pela vasculatura coroidal;[151] (2) os *shunts* bem-sucedidos podem ter trilhas microscópicas maiores e mais densas no interior da esclera esponjosa (possivelmente em decorrência de uma esclera esponjosa resultante de manipulação cirúrgica),[152] sugerindo que as vias intraesclerais de saída levem à drenagem conjuntival; (3) por fim, a histologia revelou características de vasculatura com vasos linfáticos no interior e no entorno dos *shunts* supracoroidais.[151]

A ideia de reduzir a PIO desviando o líquido para o espaço supracoroidal surgiu no início do século XX, quando Ernst Fuchs identificou a fenda de ciclodiálise.[153] Essa abordagem foi complicada pelo fechamento imprevisível da fenda responsável pela drenagem do humor aquoso, resultando em drásticos e dolorosos picos pressóricos. Uma função estendida parecia possível com um mantenedor de fenda. Entretanto, os materiais e o tamanho não eram bem tolerados e levavam a resultados insatisfatórios em longo prazo.[154] Os avanços na engenharia e na ciência dos materiais hoje possibilitam a redução da biorreatividade e do tamanho dos dispositivos de drenagem. Estes podem ser implantados por meio de abordagem *ab externo* ou *ab interno* e preservar tanto a malha trabecular quanto a conjuntiva.

Shunts supracoroidais *ab externo*

Microshunt SOLX Gold

O *microshunt* SOLX Gold de última geração (GMS Plus; SOLX Ltd., Waltham, MA) é um implante não valvulado em ouro 24 quilates, que pesa 9,2 mg e tem 0,06 mm de espessura, 5,5 mm de comprimento e 3,2 mm de largura posteriormente com canais interiores (Figura 10.28.13).

Técnica

A cirurgia de implante do dispositivo GMS é realizada sob anestesia local com o uso de injeções subtenonianas ou peribulbares. O GMS pode ser implantado em qualquer quadrante, desde que o tecido escleral na área da cirurgia esteja saudável. Após uma peritomia conjuntival de base fórnice de 4 mm, faz-se uma incisão escleral de aproximadamente 3,5 mm na posição de 2 mm posterior ao limbo. Em seguida, cria-se um bolso escleral com espessura de 95% nas posições posterior e anterior à incisão para acomodar o GMS sem entrar na câmara anterior. A fina camada escleral restante que recobre a coroide na base da incisão inicial é cortada para expor a coroide. O GMS é inserido na câmara anterior através do túnel escleral.

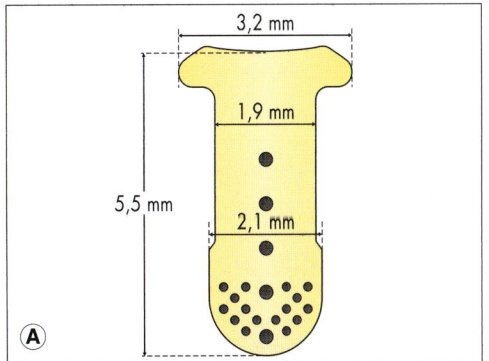

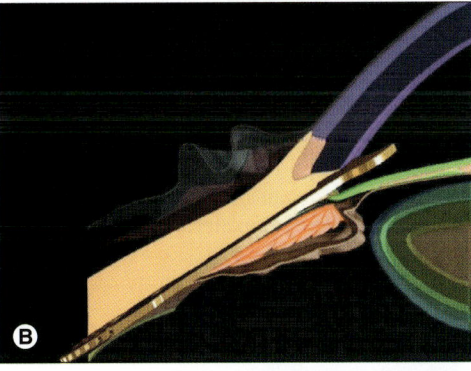

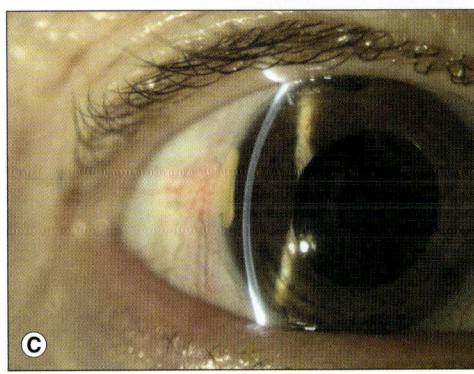

Figura 10.28.13 *Shunt* supracoroidal Gold COLX GMS implantado por abordagem *ab externo*. **A.** Na cabeça e no ombro há canais de fluxo que se abrem em direção à câmara anterior, enquanto o fluxo aquoso sai pela parte posterior. **B.** O *shunt* está em sua posição final no ângulo da câmara. **C.** O implante é possível em qualquer posição das horas do relógio, como neste paciente antes submetido a cirurgia superior (observe a iridectomia superior realizada previamente). (Cortesia de Solx, Inc.)

Os orifícios de drenagem anteriores devem estar visíveis e não obstruídos pelas estruturas angulares. As incisões são fechadas de modo hermético.

Resultados

O primeiro relato foi um estudo prospectivo de 12 meses de 38 pacientes que tinham glaucoma e PIO não controlada (metade já havia sido submetida a cirurgia incisional falida).[7] A pesquisa demonstrou redução de 33% da PIO média em relação a um nível basal de 28 mmHg com 0,5 medicamento a menos. As complicações consistiram em exposição do *shunt*, formação de sinéquias ou descolamento seroso de retina em três pacientes. Houve hifema em 21% dos casos, todos resolvidos em 2 dias. Ocorreu descolamento de coroide em 11% dos casos, todos resolvidos espontaneamente, e edema corneano em 4%.[155] Houve duas ocorrências de descolamento seroso de retina que resultaram no explante do dispositivo.[7,155]

Shunts supracoroidais *ab interno*

CyPass Micro-Stent

O CyPass Micro-Stent (CMS; Transcend Medical, Menlo Park, CA) é um microstent fenestrado de poliamida implantado sob visão gonioscópica logo atrás do esporão escleral para conectar diretamente a câmara anterior ao espaço supracoroidal a fim de aumentar a drenagem uveoescleral (Figura 10.28.14).[156]

Técnica

O implante CMS é feito por abordagem *ab interno* por meio de uma incisão em córnea clara. Inicialmente, preenche-se a câmara anterior com viscoelástico para manter a câmara e ampliar o ângulo. Carrega-se o CMS em um fio-guia curvado retrátil. Esse dispositivo pode ser inserido com o auxílio de um goniômetro (o insersor contém marcações) para estimar a posição de inserção e a profundidade sob visão gonioscópica. Depois de fazer uma incisão em córnea clara, o fio-guia tem o objetivo de separar o corpo ciliar da esclera por meio de dissecção romba e criar uma fenda de microciclodiálise que servirá de passagem para o espaço supraciliar. Depois que o *stent* estiver corretamente posicionado, retrai-se o fio-guia, retirando-o do olho. Durante a retração do fio-guia do implante, o implante retorna à sua configuração original, mais retilínea. A colocação correta pode ser avaliada por meio de UBM ou tomografia de coerência óptica do segmento anterior.

Resultados

Dois grandes estudos sobre o CMS foram realizados. Um forneceu apenas valores da PIO após a suspensão dos medicamentos (n = 374) e comparou a faco com a abordagem combinada faco-CMS. O grupo da abordagem combinada obteve redução de 30% da PIO com um medicamento a menos em relação a um nível basal de 24 mmHg com 1,4 medicamento.[157] Depois de 24 meses, alcançou-se PIO de 18 mmHg ou menos sem medicamentos em 67% dos casos combinados, contra 41% dos que foram tratados com a faco. Não houve diferenças estatisticamente significativas nas complicações entre os dois grupos. Houve ocorrência de hipotonia em 3% dos casos tratados com a modalidade combinada, obstrução em 2% e migração do dispositivo em 0,5%. Outro estudo (n = 167) dividiu os resultados de acordo com o valor de corte de PIO de 21 mmHg.[158] Os casos com PIO de 21 mmHg ou mais (média de 26 mmHg) obtiveram redução pressórica de 37% com um medicamento a menos, em média, enquanto no outro grupo (com PIO média de 17 mmHg) houve diminuição de 5% com 1,5 medicamento a menos. Isso sugere que, assim como ocorre com outras MIGS, os casos de PIO basal mais elevada alcançaram melhores resultados considerando a redução da PIO e dos medicamentos.[50] As possíveis razões para isso são as diferentes indicações cirúrgicas (p. ex., o cirurgião e o paciente podem considerar como sucesso a suspensão de um medicamento sem qualquer alteração da PIO) que levam a diferentes populações de pacientes. Outra possibilidade (que, no futuro, é capaz de ser comprovada com angiografia do humor aquoso) provém do modelo teórico sugestivo de que, com uma PIO basal mais elevada, ocorrerá uma maior proporção de drenagem aquosa por meio de um *bypass* da malha trabecular.[159]

iStent G3 Supra

O iStent G3 Supra (Glaukos, Laguna Hills, CA) é o iStent de terceira geração mais recente e foi projetado de maneira muito semelhante ao CMS (Figura 10.28.15). O dispositivo tem 4 mm de comprimento e é feito de polietersulfona com revestimento de heparina e uma manga de titânio de grau médico.[156] O dispositivo foi projetado para ser implantado no espaço supracoroidal por abordagem *ab interno*. Não há ainda relatos de estudos clínicos.

CONCLUSÕES

A trabeculectomia tem sido o padrão-ouro no controle cirúrgico de primeira linha do glaucoma nos últimos 30 anos, e, mais recentemente, os dispositivos de drenagem de glaucoma ganharam popularidade, em parte, em razão da menor necessidade de controle pós-operatório e da maior previsibilidade.[160] Apesar dos

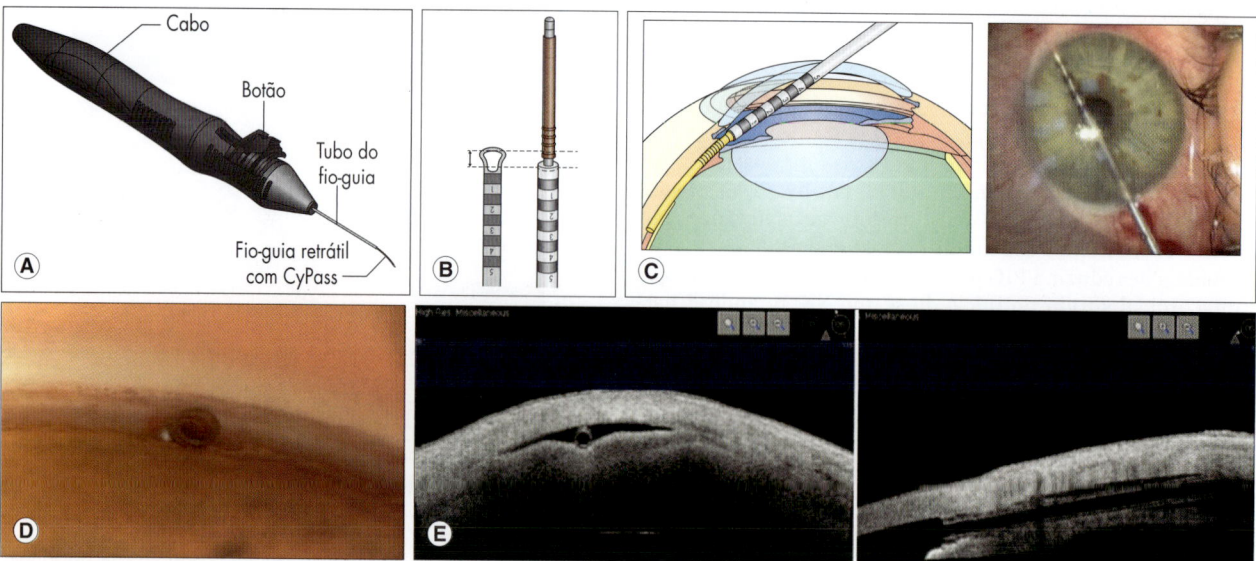

Figura 10.28.14 *Shunt* supracoroidal CyPass. **A.** O CyPass pré-carregado em um injetor. **B.** Goniômetro para implante sem goniolente. **C.** Demonstração do implante sem goniolente. **D.** O CyPass no ângulo da câmara após o implante e (**E**) circundado por humor aquoso no espaço supracoroidal visualizado por biomicroscopia ultrassônica de alta resolução. (Cortesia de Transcend Medical, Inc.)

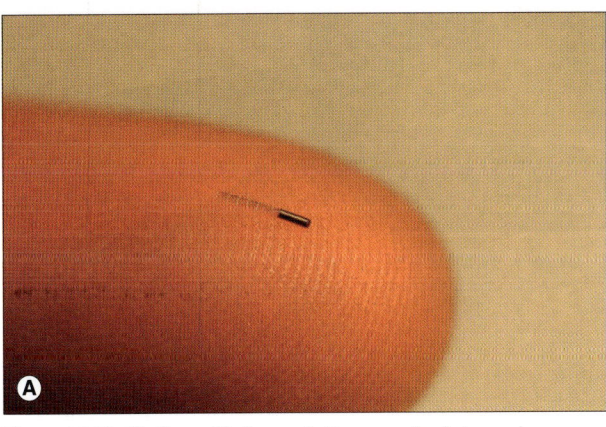
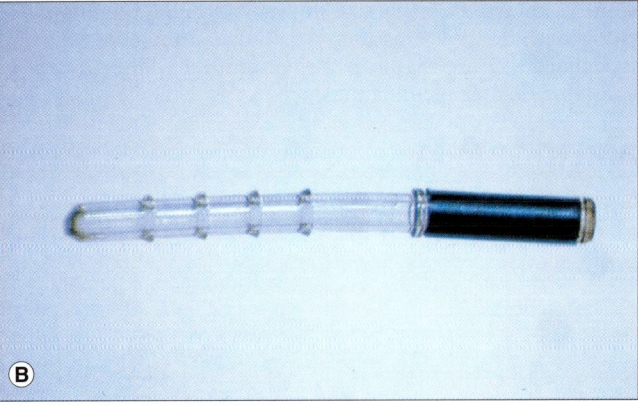

Figura 10.28.15 iStent G3 Supra. **A.** Comparação de tamanho na ponta do dedo. **B.** Perspectiva ampliada. No dispositivo há uma entrada composta por um material diferente e uma cauda com anéis de retenção. (Cortesia de Glaukos Corp.)

aprimoramentos técnicos e da introdução de medidas adjuntas, as taxas de complicação permanecem relativamente altas, e as de sucesso em longo prazo, moderadas. Por proporcionar mais segurança em termos de perfil cirúrgico, a MIGS oferece a possibilidade de intervenção mais precoce, atenuando a perene questão da falta de adesão ao tratamento e dos custos associados. A MIGS é altamente padronizada e considerada mais rápida do que a cirurgia incisional padrão, podendo ser facilmente combinada com a cirurgia de catarata, com ou sem implante de lente tórica para correção do astigmatismo. A incisão usada geralmente é a mesma que a utilizada para cirurgia de catarata e possibilita cálculos acurados do astigmatismo induzido pela cirurgia.

A redução dos riscos, inclusive de hipotonia e complicações associadas (p. ex., hemorragias ou efusões supracoroidais), é um dos principais benefícios desses procedimentos mais novos para tratamento de glaucoma, mas implica uma capacidade reduzida de alcançar uma PIO inferior a 15 mmHg sem medicamentos adicionais. Entretanto, sabe-se que é difícil alcançar níveis pressóricos muito baixos, mesmo com os procedimentos cirúrgicos clássicos para glaucoma. A probabilidade de alcançar PIO de 12 mmHg ou menos após a MIGS é de apenas 37% (ou 50% no caso de glaucoma pseudoesfoliativo). Ainda assim, é recomendável que o paciente tente primeiro a MIGS combinada à faco antes de se submeter à mais arriscada trabeculectomia ou cirurgia de implante de *shunt* para desvio do humor aquoso, se a pressão-alvo não puder ser alcançada mesmo com colírios. Uma vez que a MIGS interna não viola a conjuntiva, a taxa de sucesso da trabeculectomia subsequente provavelmente permanece inalterada.[105]

As vantagens da MIGS são convincentes, mas, até o momento, nenhum ensaio controlado randomizado as comparou com os procedimentos clássicos. Essa observação é semelhante à faco, mais dependente da tecnologia, que revolucionou a cirurgia de catarata e reduziu drasticamente o número de extrações de catarata via extracapsular.

As diferenças de PIO entre as diversas modalidades de MIGS podem estar diretamente relacionadas ao número de segmentos individuais de saída dos coletores a que se tem acesso. Por exemplo, o iStent G2 é um mantenedor de espaço para uma trabeculotomia pontual, enquanto o iStent G1 é um dispositivo mais longo, seguido pelo Hydrus de 8 mm (que abrange um raio de 45°), pelo Hydrus de 15 mm (150°), pelo Trabectome® (120° a 180°) e pela GATT (360°). A maior eficácia com maior acesso ao segmento se reflete na crescente probabilidade de ocorrência de hifema no pós-operatório, o que indica reversão de fluxo nos canais coletores em decorrência do gradiente pressórico invertido (mais baixo na câmara anterior do que no sistema venoso episcleral).

Existem diferentes desvantagens com a implantação de dispositivos de drenagem e *stents* no olho, por implante subconjuntival (*shunts* com tubo) ou no interior do canal de Schlemm (*stents* implantados por MIGS discutidos neste capítulo). Como bem se sabe pela radiologia intervencionista, os *stents* podem bloquear os vasos ramificados, comprimir os lúmenes adjacentes e obstruir o lúmen, o qual deveria ser mantido (Figura 10.28.16). Os instrumentos também podem servir de foco de infecção.

Com o tempo, até mesmo os metais preciosos ou outros materiais inertes, como o silicone, podem estimular uma reação de corpo estranho e fibrose. A malha trabecular tem a capacidade de apresentar antígenos, mas deve apresentar a tolerância induzida (desvio imunológico associado à câmara anterior).[161]

Assim como ocorre com os vasos maiores tratados na radiologia intervencionista e na cardiologia, a anatomia do trato de drenagem pode variar muito, e provavelmente irá tornar-se rotina a aquisição de imagens do trato de drenagem de cada paciente antes do implante de *stent* ou *scaffold*, conforme já pode ser feito com a tomografia de coerência óptica de domínio espectral.[1,28,92,162] Os avanços em microengenharia

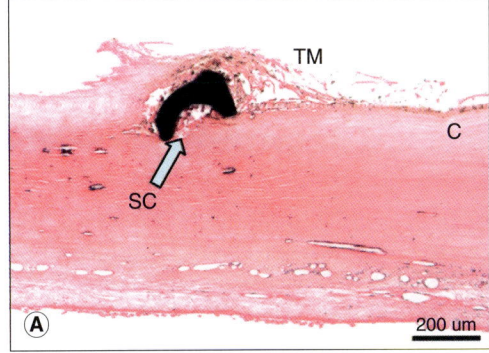
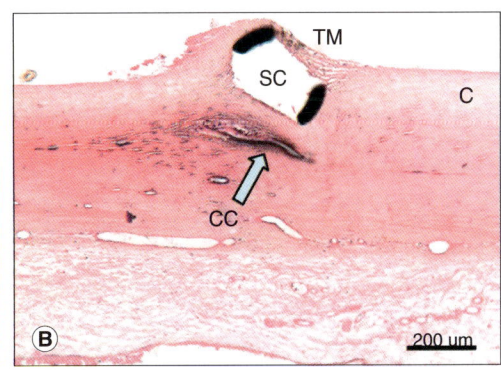

Figura 10.28.16 Corte transversal mostrando o iStent no canal de Schlemm e o implante Hydrus. **A.** O iStent no canal de Schlemm (seta) e o implante Hydrus à direita (**B**). Na imagem B, observe que, em razão das septações do canal, o Hydrus está abrindo uma porção enquanto comprime outra mais abaixo (seta). *C*, córnea; *CC*, canal coletor; *SC*, canal de Schlemm; *TM*, malha trabecular. (Cortesia de Glaukos Corp.)

e em tecnologia de imagem e um melhor entendimento da patogênese do glaucoma têm possibilitado o uso de novas modalidades cirúrgicas que permitem aproveitar diretamente o sistema de drenagem natural.

BIBLIOGRAFIA

Bussel II, Kaplowitz K, Schuman JS, et al. Outcomes of ab interno trabeculectomy with the trabectomy after failed trabeculectomy. Br J Ophthalmol 2014;99(2):258–62.

Dang Y, Waxman S, Wang C, et al. Rapid learning curve assessment in an ex vivo training system for microincisional glaucoma surgery. Sci Rep 2017;7(1):1605.

Fallano K, Bussel I, Kagemann L, et al. Training strategies and outcomes of *ab interno* trabeculectomy with the trabectomy. F1000Res 2017;6:67.

Loewen RT, Roy P, Parikh HA, et al. Impact of a glaucoma severity index on results of trabectomy surgery: larger pressure reduction in more severe glaucoma. PLoS ONE 2016;11(3):e0151926.

Mosaed S, Chak G, Haider A, et al. Results of trabectomy surgery following failed glaucoma tube shunt implantation: cohort study. Medicine (Baltimore) 2015;94(30):e1045.

Neiweem AE, Bussel II, Schuman JS, et al. Glaucoma surgery calculator: limited additive effect of phacoemulsification on intraocular pressure in ab interno trabeculectomy. PLoS ONE 2016;11(4):e0153585.

Parikh HA, Loewen RT, Roy P, et al. Differential canalograms detect outflow changes from trabecular micro-bypass stents and ab interno trabeculectomy. Sci Rep 2016;6:34705.

Pfeiffer N, Garcia-Feijoo J, Martinez-de-la-Casa JM, et al. A randomized trial of a Schlemm's canal microstent with phacoemulsification for reducing intraocular pressure in open-angle glaucoma. Ophthalmology 2015;122:1283–93.

Samuelson TW, Katz LJ, Wells JM, et al. Randomized evaluation of the trabecular micro-bypass stent with phacoemulsification in patients with glaucoma and cataract. Ophthalmology 2011;118(3):459–67.

Sheybani A, Lenzhofer M, Hohensinn M, et al. Phacoemulsification combined with a new ab interno gel stent to treat open-angle glaucoma: Pilot study. J Cataract Refract Surg 2015;41(9):1905–9.

Töteberg-Harms M, Hanson JVM, Funk J. Cataract Surgery combined with excimer laser trabeculotomy to lower intraocular pressure: effectiveness dependent on preoperative IOP. BMC Ophthalmol 2013;13(1):24.

Vold S, Ahmed IIK, Craven ER, et al. Two-year COMPASS trial results: supraciliary microstenting with phacoemulsification in patients with open-angle glaucoma and cataracts. Ophthalmology 2016;123:2103–12.

Wang C, Dang Y, Waxman S, et al. Angle stability and outflow in excisional ab interno trabeculectomy with active versus passive chamber management. Researchgate 2017; doi:10.13140/RG.2.2.29769.13928.

As referências completas estão disponíveis no **GEN-io**.

PARTE 10 GLAUCOMA
SEÇÃO 4 Terapia

Trabeculectomia 10.29

Cynthia Mattox

Definição: Procedimento cirúrgico em que se faz um retalho escleral de espessura parcial e se cria uma fístula entre a câmara anterior e o espaço subconjuntival para filtração do humor aquoso e formação de uma ampola filtrante conjuntival, com o objetivo de reduzir a pressão intraocular.

Características principais
- Formação de ampola filtrante
- Quando bem-sucedida, diminui significativamente a pressão intraocular em relação aos níveis pré-operatórios
- A cicatrização da ferida influencia no sucesso do procedimento
- É necessária uma meticulosa técnica intraoperatória
- É preciso intenso nível de observação e controle após a cirurgia.

Características associadas
- Antimetabólitos (mitomicina C ou 5-fluoruracila)
- Hipotonia
- Descolamento de coroide
- Vazamento pela ampola filtrante
- Endoftalmite relacionada à ampola filtrante.

INTRODUÇÃO

A trabeculectomia é a cirurgia filtrante moderna mais comum usada para reduzir a pressão intraocular (PIO) de pacientes com glaucoma. Na trabeculectomia, cria-se uma fístula para o humor aquoso entre a câmara anterior e o espaço subconjuntival, por baixo de um retalho escleral de espessura parcial, para criar uma área de "filtração" denominada *ampola*. As técnicas de trabeculectomia evoluíram a partir dos tipos de cirurgia filtrante da esclerectomia de espessura total para minimizar as complicações pós-operatórias e alcançar o objetivo de reduzir a PIO de maneira satisfatória. Com todas as possibilidades de cirurgia filtrante, as complicações que mais ameaçam a visão, como a hemorragia supracoroidal, ocorrem quando há hipotonia. Os cirurgiões aderiram à trabeculectomia como uma maneira de evitar a hipotonia, embora, tradicionalmente, a mudança da cirurgia filtrante de espessura total para a trabeculectomia tenha sido gradativa, com o desenvolvimento de técnicas para alcançar o máximo sucesso e reduzir de maneira adequada a PIO em longo prazo.

A trabeculectomia foi descrita originariamente por Cairns[1] em 1968 e continuou a ser modificada à medida que os instrumentos e a suturas cirúrgicas foram melhorando nas últimas décadas. Modalidades para alterar a fibrose no espaço subconjuntival decorrente da cicatrização da ferida cirúrgica, como o uso de antimetabólitos (5-fluoruracila e mitomicina C)[2-8] e a lise da sutura a *laser*,[9] continuaram a melhorar o sucesso pós-operatório. A trabeculectomia ainda é considerada o "padrão-ouro" em matéria de cirurgia de filtração de glaucoma primário, por ser eficaz, oferecer risco relativamente baixo e, do ponto de vista técnico, ser compatível com as habilidades do cirurgião oftálmico bem treinado. As variações da técnica entre os cirurgiões e o padrão de variabilidade na cicatrização da ferida entre os pacientes são a norma, e considera-se que o controle pós-operatório perspicaz e cuidadoso pelo cirurgião é fundamental para o sucesso da trabeculectomia para o paciente.

Convém conhecer a anatomia de uma trabeculectomia a fim de reconhecer as condições ideais para uma cirurgia bem-sucedida. Sob diversos aspectos, a trabeculectomia é uma complicada série de "incisões", cuja maioria deve permanecer isenta de cicatrização para criar uma ampola filtrante funcional.[10] Aliás, a única incisão que requer cicatrização completa é a incisão conjuntival, seja no limbo, em um retalho de base fórnice, seja no fórnice, em um retalho de base límbica. Por outro lado, a iridectomia, a esclerectomia, o leito do retalho escleral de espessura parcial, as laterais do retalho escleral e a área de superfície entre a episclera e a conjuntiva, a qual é de extrema importância, devem permanecer sem obstruções para possibilitar a drenagem do humor aquoso através da fístula (Figura 10.29.1).

Embora a trabeculectomia tenha por objetivo criar uma ampola filtrante subconjuntival que reduza suficientemente a PIO, a própria ampola é a causa de muitas complicações de manifestação tardia. As ampolas podem vazar, infectar-se e induzir endoftalmite, ou ocasionar desconforto crônico (Figura 10.29.2). O uso de antimetabólitos aumenta o risco de vazamento e infecção em virtude das alterações conjuntivais permanentes em uma ampola de paredes finas[11,12] (Figura 10.29.3). Entretanto, com os metabólitos, é mais bem-sucedida a redução da PIO em longo prazo em pacientes com alto risco de falência da cirurgia filtrante e também nas trabeculectomias primárias.[7,8] Os riscos relacionados à criação de uma ampola levaram ao desenvolvimento das cirurgias filtrantes sem formação de ampolas. A principal desvantagem dos procedimentos sem formação de ampola – quando o humor aquoso é desviado para vias de saída alternativas, como o sistema venoso episcleral ou o

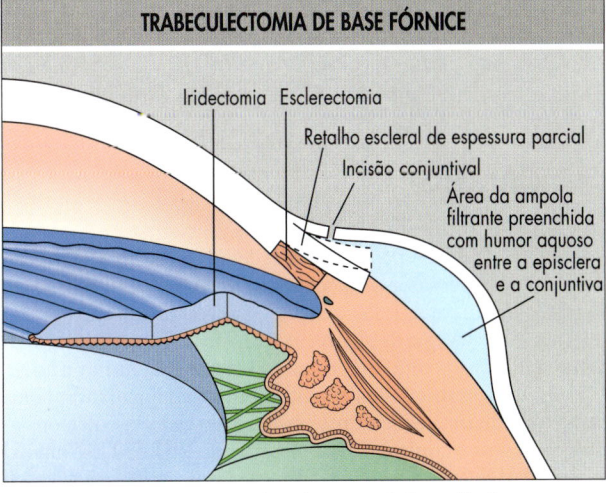

Figura 10.29.1 Trabeculectomia de base fórnice.

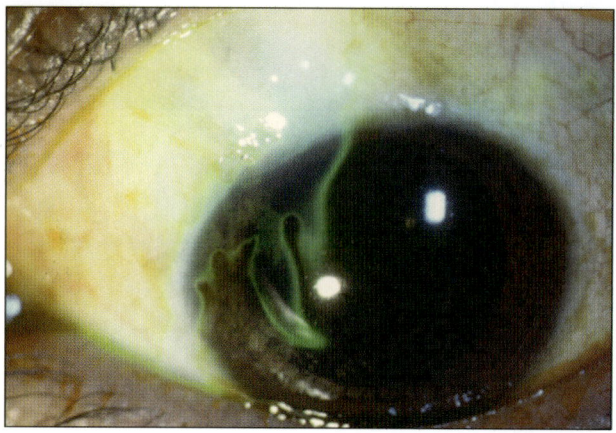

Figura 10.29.2 Vazamento de ampola filtrante com sinal positivo de Seidel após a aplicação de colírio de fluoresceína. Ver Vídeo 10.29.1.

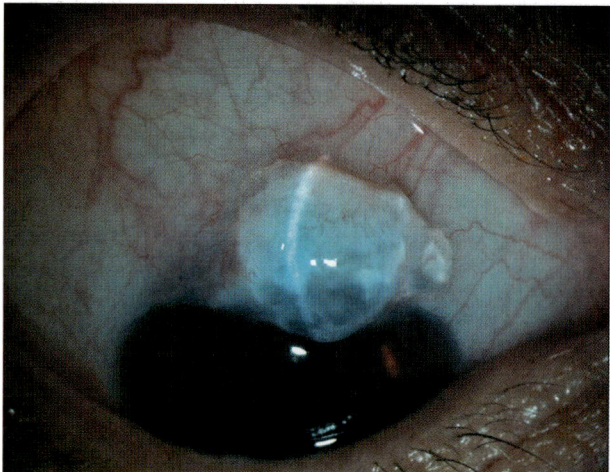

Figura 10.29.3 Exemplo de ampola filtrante cística, localizada, de paredes finas.

espaço supracoroidal – é a redução da PIO[13,14] a um nível menos significativo, que, por não ser adequado em alguns pacientes, pode levar à progressão do glaucoma (Tabela 10.29.1). Novos dispositivos possibilitam o acesso ao espaço subconjuntival com uma incisão mínima ou sem nenhuma incisão (por meio de incisão *ab interno* através do ângulo) na conjuntiva, com o objetivo de melhorar a morfologia da ampola filtrante e minimizar as complicações. Nos últimos anos, após a publicação do ensaio randomizado *Tube versus Trabeculectomy Study* para olhos submetidos a cirurgia prévia, bem como do *Primary Tube versus Trabeculectomy Study*, os cirurgiões estão reconhecendo que a cirurgia de implante de dispositivo de drenagem de glaucoma pode rivalizar ou melhorar os resultados em longo prazo da trabeculectomia, embora permaneça a controvérsia em relação ao perfil de complicações de cada procedimento, e o procedimento cirúrgico ideal para glaucoma em estágio avançado.[15]

INDICAÇÕES

O objetivo do controle do glaucoma é preservar a função visual, mantendo ou melhorando a qualidade de vida do paciente. Quando a cirurgia é necessária, a trabeculectomia é o procedimento de eleição para a maioria dos casos de glaucoma primário grave. O sucesso da cirurgia de glaucoma relatado nos estudos normalmente é descrito como PIO final < 21 mmHg e/ou redução de 30% da PIO, com ou sem medicamentos adicionais, embora, para olhos de muitos pacientes submetidos a trabeculectomia, o objetivo seja o controle pós-operatório da PIO na faixa abaixo de 15 mmHg. Utilizando essa definição tradicional para sucesso cirúrgico, tal êxito foi alcançado em cerca de 80% dos pacientes de glaucoma de ângulo aberto e glaucoma primário de ângulo fechado no decorrer de 1 a 2 anos, com a PIO mais baixa com o uso de antimetabólitos.[8,12,16-26] Um número relativamente pequeno de estudos avaliou a preservação do campo visual e da função do nervo óptico em longo prazo como medida de sucesso; entretanto, aparentemente a cirurgia de glaucoma é exitosa nesse sentido para a maioria dos casos com controle bem-sucedido da PIO.[27]

A decisão de oferecer a trabeculectomia baseia-se no estágio do glaucoma e nos riscos de progressão da doença se não houver nenhuma intervenção. A taxa de progressão difere entre os pacientes, assim como o objetivo do controle da PIO. Cada paciente deve ser cuidadosamente avaliado quanto à melhor modalidade de tratamento. É provável que alguns precisem submeter-se à trabeculectomia logo após o diagnóstico de glaucoma, mas um grande número deles jamais necessitará do procedimento, mesmo depois de muitos anos da doença (Boxe 10.29.1).

PLANEJAMENTO CIRÚRGICO

O planejamento cirúrgico começa no consultório, coletando-se uma história clínica cuidadosa, por meio de exame ocular e da análise dos fatores de risco para insucesso cirúrgico (Tabela 10.29.2). A partir dessa avaliação, o cirurgião planejará a abordagem

TABELA 10.29.1 Trabeculectomia *versus* cirurgia de filtração sem ampola filtrante.

Vantagens	Desvantagens
Trabeculectomia	
Sucesso comprovado em longo prazo	Importante cicatrização da ferida cirúrgica
Moderadas habilidades técnicas	Criação de uma ampola filtrante – risco de infecção
Padrão-ouro	Criação de uma ampola filtrante – risco de desconforto
Risco relativamente baixo de hipotonia	Duração do efeito – limitada
Instrumentação prontamente disponível	Mais intervenções pós-operatórias: lise de sutura com *laser*, injeções de 5-fluorurracila
Cirurgia de filtração sem ampola filtrante	
Baixo risco de hipotonia	Menor redução da pressão intraocular em longo prazo
	Menos relatos publicados sobre o sucesso em longo prazo
Ausência de ampola filtrante ou complicações relacionadas à ampola filtrante	Algumas técnicas são mais complexas e consomem mais tempo na sala de cirurgia
	Necessidade de intervenções pós-operatórias: iridotomia, punção da membrana de Descemet
	Instrumentação e/ou dispositivos adicionais

BOXE 10.29.1 Indicações para trabeculectomia.

- Pressão intraocular excessivamente elevada para evitar dano glaucomatoso futuro
- Progressão comprovada da lesão glaucomatosa com nível atual de pressão intraocular com tratamento
- Rápida taxa presumida de progressão da lesão glaucomatosa sem ter havido intervenção
- Baixa adesão à terapia clínica: custo, inconveniência, entendimento da doença, recusa
- Intolerância à terapia clínica em decorrência dos efeitos colaterais

cirúrgica, incluindo a dissecção do retalho conjuntival de base fórnice ou de base límbica, a realização de retalho escleral e a esclerostomia, a necessidade e o tipo de antimetabólito, a rigidez das suturas do retalho escleral para a titulação da quantidade de drenagem aquosa no período pós-operatório precoce, a necessidade de suturas de retalho escleral ajustáveis e removíveis e quaisquer tratamentos pré-operatórios.

FATORES PRÉ-OPERATÓRIOS A SEREM CONSIDERADOS

Os fatores pré-operatórios que precisam ser considerados encontram-se descritos na Tabela 10.29.3.

ACONSELHAMENTO DO PACIENTE

Muito antes que a cirurgia seja necessária, espera-se que o cirurgião e o paciente tenham conversado sobre os objetivos do tratamento de glaucoma. Uma vez que o glaucoma tende a ser assintomático até alcançar um estágio avançado, o paciente merece uma explicação detalhada sobre a doença em geral e os achados de seu caso especificamente. Considerando, porém, que é comum haver intensificação da terapia clínica ou realizar tratamento com *laser* antes de a trabeculectomia ser proposta como o passo seguinte, é provável que, no momento da indicação cirúrgica, o paciente esteja ciente de que o glaucoma está progredindo ou apresenta risco de progressão. A essa altura, convém rever minuciosamente e discutir o histórico e as intervenções passadas do paciente, bem como a lógica do cirurgião para recomendar uma trabeculectomia. Elaborado o plano cirúrgico, o cirurgião e o paciente devem ter uma conversa detalhada sobre os objetivos da cirurgia, os riscos e o curso normal da cirurgia e do período pós-operatório. Quaisquer características individuais da condição ocular do paciente capazes de influenciar o resultado cirúrgico devem ser explicadas, e é necessário que o paciente se sinta bem-informado e confortável com a decisão de prosseguir com a cirurgia (Boxe 10.29.2).

TÉCNICAS CIRÚRGICAS

O preparo perioperatório do paciente inclui:

- Sedação intravenosa
- Anestesia adequada – tópica e subconjuntival, subtenoniana posterior, peribulbar ou retrobulbar[31]
- Posicionamento para maximizar a exposição da porção superior do globo ocular.

Técnica intraoperatória: retalho conjuntival de base límbica

A Figura 10.29.4 mostra a técnica do retalho conjuntival de base límbica. O retalho escleral foi reaproximado com 2 a 4 suturas interrompidas com fio de náilon 10 a 0, ajustada de modo a possibilitar uma pequena exsudação aquosa nas bordas do retalho escleral. A técnica do retalho conjuntival de base límbica, com a incisão conjuntival aberta no extremo posterior do fórnice, normalmente a 9 a 10 mm do limbo, e fechada com sutura conjuntival contínua, é hoje menos comumente utilizada pelo fato de criar mais ampolas filtrantes mais restritas e propensas a vazamentos tardios.

Técnica cirúrgica: retalho conjuntival de base fórnice

Ver Vídeo 10.29.2

A técnica de retalho conjuntival de base fórnice é apresentada na Tabela 10.29.4.

Como evitar complicações intraoperatórias

É necessária uma cuidadosa técnica cirúrgica para evitar que se criem buracos de conjuntiva e permitir mínima manipulação da borda do retalho conjuntival. O sangramento excessivo na cápsula tenoniana deve ser evitado, pois a cápsula pode absorver o sangue como uma esponja. Por outro lado, é possível a cauterização excessiva promover fibrose e/ou afinamento escleral. O retalho escleral precisa ser de espessura suficiente para possibilitar a colocação da sutura sem *cheesewiring* da sutura. Apesar do nome, a trabeculectomia não é mais realizada com uma excisão da malha trabecular. A fístula é menos propensa a obstrução se a entrada na câmara anterior ocorrer na região periférica da córnea. O meticuloso fechamento da conjuntiva é imperativo para prevenir vazamentos da ferida cirúrgica.

CUIDADOS PÓS-OPERATÓRIOS

A técnica cirúrgica, embora extremamente importante, é apenas o prelúdio para o subsequente controle necessário a uma cirurgia filtrante bem-sucedida em longo prazo (Tabela 10.29.5). O fator mais crítico para o sucesso é criar uma ampola filtrante elevada nos primeiros dias após a cirurgia. Criando-se uma separação física com humor aquoso entre a conjuntiva e a episclera, evita-se uma subsequente fibrose, que limitaria a área de superfície disponível para a filtração e acabaria resultando na redução inadequada da PIO. Aliás, no início do período pós-operatório, o surgimento de uma ampola filtrante é um

TABELA 10.29.2 Risco de falência.

Risco médio	Risco moderado	Alto risco
POAG	JOAG	Manifestação da infância
Glaucoma pseudoesfoliativo	Glaucoma pigmentar, principalmente devido à idade menos avançada do paciente	Glaucoma neovascular – olho inflamado
Mecanismo misto	Trauma contuso, recessão angular	Uveíte, inflamatória
Antes da facoemulsificação em córnea clara	Cicatrização conjuntival após a facoemulsificação	Cicatrização conjuntival após a ECCE, ICCE
	Glaucoma neovascular – "olho calmo"	Cicatrização após a cirurgia vitreorretiniana
	Olho contralateral com ampola filtrante encapsulada	Falência de cirurgia filtrante no olho contralateral
	Combinado com facoemulsificação	Falência de cirurgia filtrante prévia
	Após fechamento angular agudo	Traumas perfurantes/penetrantes
	Glaucoma induzido por corticosteroides	Síndrome de ICE
	Glaucoma crônico de ângulo fechado	Crescimento epitelial
Idosos	Meia-idade	Jovens
Brancos, asiáticos		Descendência hispânica, africana

ECCE, Extração de catarata extracapsular; *ICE*, síndrome endotelial iridocorneana; *ICCE*, extração de catarata intracapsular; *JOAG*, glaucomas de ângulo aberto manifestados na juventude; *POAG*, glaucoma primário de ângulo aberto. (Fontes: Skuta et al.;[7] Mietz et al.;[28] AGIS Investigators.)[29]

TABELA 10.29.3 Fatores pré-operatórios.

Localização	Achado	Considerações
Externa/anexos	Posição palpebral anormal ou lagoftalmia	Aumenta o risco de exposição, afinamento, desconforto e infecção da ampola filtrante Se tiver havido blefaroplastia ou reparo de ptose previamente, o fórnice conjuntival pode estar sob tensão
	Blefarite	Aumenta o risco de infecção precoce e tardia no pós-operatório
Conjuntiva	Alergia, toxicidade	Suspensão de quaisquer colírios que causem toxicidade tópica semanas antes da cirurgia. Considerar a aplicação de corticosteroides tópicos pré-operatórios para acalmar o olho
	Olho seco, ceratoconjuntivite seca	Deve ser tratado. Considera-se o uso de *plugs* de ponto lacrimal, ômegas-3 e ciclosporina. Pode haver mais risco de infecção pós-operatória precoce ou tardia
Cicatrização conjuntival[a]	Remoção prévia de sterígio ou tumor	Conjuntiva menos móvel em termos gerais, cicatrizada nasalmente
	Cirurgia anterior de ECCE	Toda a área límbica, a conjuntiva e a esclera podem estar cicatrizadas
	Facoemulsificação prévia com realização de túnel escleral	Área localizada de cicatrização límbica, pode ser possível fazer o retalho escleral da trabeculectomia em uma extremidade do túnel
	Vitrectomia via *pars plana* prévia	Áreas localizadas de cicatrização conjuntival posterior ao limbo e/ou toda a área límbica cicatrizada
	Buckle escleral prévio	Toda a conjuntiva límbica e posterior cicatrizada
	Trauma	Inspeção atenta da ferida, cicatrização
Córnea	Histórico de infecção pelo herpes-vírus simples	Considerar a cobertura antiviral durante o período pós-operatório
	Ceratoplastia penetrante ou endotelial prévia	Posicionar a trabeculectomia de modo a evitar a interface hospedeiro-enxerto ou as possíveis sinéquias anteriores periféricas
Câmara anterior	Uveíte	Tratar agressivamente antes e depois da cirurgia. Risco de hipotonia devido à baixa produção de humor aquoso
Íris, ângulo	Sinéquias anteriores periféricas	Gonioscopia para localizá-las e evitá-las
	Trauma	Evitar esclerostomia perto da deiscência da íris – pode-se encontrar vítreo na ausência de zônula. Considerar vitrectomia, se necessário
	Neovascularização	Tratamento agressivo antes da cirurgia com panfotocoagulação retiniana, agentes anti-VEGF, corticosteroides tópicos e atropina pré-operatórios, aguardando várias semanas para a trabeculectomia, se possível. Evitar hipotonia precoce para minimizar hifema e fibrina pós-operatórios.
Lente	Afácico	Planejar vitrectomia; evitar hipotonia. Maior risco de hemorragia supracoroidal. Esclera fina, e cicatrização conjuntival limbar pode ocorrer
	Pseudofácico	Esclera fina na incisão superior da cirurgia de catarata Normalmente, menos passível de desenvolver câmara anterior rasa no pós-operatório
	Fácico	Um pouco mais propenso a desenvolver câmara anterior rasa no pós-operatório Possível desenvolvimento ou progressão de catarata no pós-operatório
Erros refrativos	Miopia	A esclera pode estar fina. Pacientes com miopia de grau moderado ou alto correm risco de maculopatia por hipotonia quando são usados metabólitos
	Hipermetropia	Maior tendência a desenvolver câmara anterior rasa no pós-operatório Maior tendência a desenvolver "aqueous misdirection syndrome"
	Cirurgia refrativa anterior	O paciente pode ter tido miopia de grau alto (ver anteriormente)
Retina	Doença comórbida	Pode afetar a visão em longo prazo; não relacionado ao glaucoma
Características do paciente	Não cooperativo, pouco entendimento das orientações	Deve-se determinar o tipo de anestesia, bloqueio ou geral É preciso decidir pela lise de sutura com *laser* ou por suturas removíveis[30] Deve-se reunir familiares, amigos e cuidadores para ajudar com o esquema de cuidados pós-operatórios e acompanhamento
	Não complacente (resistente às orientações)	Pode estender-se ao acompanhamento pós-operatório e aos medicamentos
	Expectativas irreais	Substancial aconselhamento pré e pós-operatório

ECCE, Extração de catarata extracapsular. [a]Quase todos os pacientes que têm cicatrização conjuntival próximo ao limbo devem submeter-se a uma trabeculectomia de base fórnice. Pacientes com extensa cicatrização, glaucoma neovascular ou síndrome endotelial iridocorneana podem obter mais sucesso com o implante de drenagem de glaucoma.

fator mais importante a ser considerado do que a PIO. Uma ampola filtrante elevada com PIO ligeiramente mais alta do que o desejado nos primeiros dias após a cirurgia é mais aceitável do que uma ampola plana com uma PIO baixa. Uma ampola inflamada com vasos conjuntivais ingurgitados[36] ou extensa hemorragia subconjuntival é sinal de alerta de fibrose subconjuntival, que pode progredir rapidamente se não houver uma intervenção nos primeiros dias depois da cirurgia (Figura 10.29.7). É necessário examinar o paciente com frequência para que se possa observar a ampola filtrante e obter o sucesso da cirurgia. A aparência desejada da ampola filtrante é difusa e elevada, com uma conjuntiva relativamente avascular, mas não isquêmica[37] (Figura 10.29.8). Além disso, objetiva-se uma PIO reduzida a um nível que evite progressão do dano glaucomatoso. As características individuais da cicatrização variam muito, e a cirurgia corre risco se há aparecimento de sinais preditores de falência e estes não são reconhecidos nem tratados.

Para todo paciente, são sugeridos os seguintes medicamentos:

- Corticosteroides tópicos 6 a 8 vezes/dia, com redução gradual ao longo de 3 meses

BOXE 10.29.2 Aconselhamento pré-operatório e consentimento informado.

- Objetivos da cirurgia
  - Expectativas em relação ao controle da pressão intraocular
  - Expectativas de manter, não de melhorar, a visão
- Descrição da cirurgia
- Experiência da cirurgia
  - Operatória – tipo de anestesia, expectativas de dor, acesso intravenoso, recuperação
  - Necessidade de colírios no período pós-operatório, restrições às atividades, consultas frequentes
  - Dificuldades visuais, oscilações visuais no período pós-operatório
  - Oscilações da pressão intraocular no início do período pós-operatório
  - Necessidade de intervenções pós-operatórias, lise de sutura com *laser*, 5-fluoruracila, cicloplégicos
  - Duração do período pós-operatório
- Riscos
  - No intraoperatório e início do pós-operatório – hemorragia supracoroidal, infecção, hipotonia, câmara rasa, efusão de coroide, vazamento da ampola filtrante, *aqueous misdirection*, desconforto, edema macular cistoide, astigmatismo, maculopatia por hipotonia, perda de visão, falência, necessidade de cirurgia adicional
  - Final do pós-operatório – desconforto, vazamentos, infecção, falência, desenvolvimento ou progressão de catarata, ptose, redução ou perda permanente da visão, necessidade de cirurgia adicional

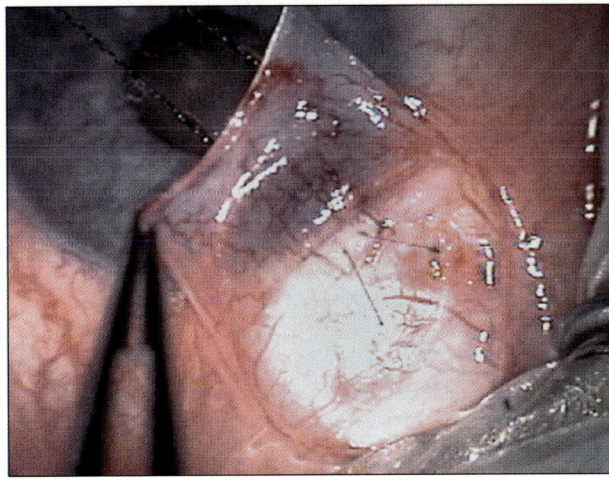

Figura 10.29.4 Aparência do retalho escleral e dissecção conjuntival antes do fechamento conjuntival em uma trabeculectomia com retalho conjuntival de base límbica. Observa-se a sutura de tração da córnea.

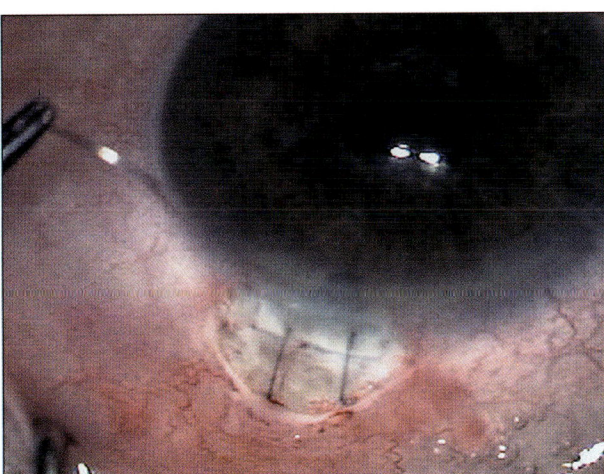

Figura 10.29.5 Trabeculectomia com retalho conjuntival de base fórnice. A agulha penetrará meia profundidade através da região periférica da córnea para iniciar a sutura alada a fim de fixar a conjuntiva. Para fechamento conjuntival, ver Vídeo 10.29.2.

TABELA 10.29.4 Técnica cirúrgica: retalho conjuntival de base fórnice.

Procedimento	Instrumentos
1. Fazer sutura com fio de seda 7 a 0 de tração corneana de espessura parcial[a]	Porta-agulhas, tampão de algodão para neutralizar a tração próximo ao limbo
2. Realizar rotação inferior do globo ocular para maximizar a exposição da porção superior da conjuntiva; fixação ao campo cirúrgico	Hemostato
3. Com o uso de metabólitos: injetar volume e concentração desejados de mitomicina C (MMC) na extremidade superior, além de massagear em direção ao limbo; aguardar, pelo menos, 2 min antes de abrir a conjuntiva	Seringa com agulha calibre 30 e MMC preparadas
4. Fazer incisão da conjuntiva e da cápsula tenoniana no limbo, com aproximadamente 4 a 6 mm de comprimento. No fechamento conjuntival modificado de Wise, incisar 1 mm atrás do limbo para que haja um pequeno "reforço" da conjuntiva no limbo	Tesoura Westcott de ponta afiada, fórceps denteados do tipo Colibri, fórceps Max Fine não denteado
5. Executar dissecção subconjuntival que se estende em sentido tangencial e radial, afastando-se do limbo, em uma área tão ampla quanto possível, erguendo-se a borda da conjuntiva e dissecando-se a porção paralela ao reto superior	Tesoura Westcott de ponta arredondada, fórceps não denteado Max Fine para segurar uma ampla área da borda conjuntival
6. Executar cauterização de campo úmido até a episclera em preparação para a criação do retalho escleral	Mentor calibre 23 com a ponta arredondada
7. Fazer um esboço da largura desejada do retalho escleral com profundidade de meia espessura	Lâmina de diamante ou lâmina crescente, Colibri
8. Usar lâmina crescente para criar um túnel escleral da largura desejada e meia espessura, com extensão para a córnea clara, passando pela extremidade dos vasos límbicos[b]	Lâmina crescente, Colibri

(continua)

TABELA 10.29.4 Técnica cirúrgica: retalho conjuntival de base fórnice. *(continuação)*

Procedimento	Instrumentos
9. No caso de uso de esponjas embebidas de antimetabólitos: aplicar MMC ou 5-fluoruracila (5-FU) em 2 a 6 pedaços de esponja, revestindo uma ampla área da porção superior da episclera, trazer o retalho conjuntival de volta em direção à incisão e segurar as bordas longe do contato com as esponjas. Aplicar MMC por 1 a 3 min de acordo com fatores de risco e na condição da conjuntiva. Alternativamente, aplicar 5-FU por 5 min. Remover as esponjas, lavar com 20 a 30 mℓ de solução salina balanceada (BSS) e secar	
10. Se ainda não removida, retirar a sutura de tração corneana. Executar a paracentese através de córnea clara temporal direcionada inferiormente[c]	Lâmina de 15° superafiada ou bisturi de diamante
11. Fazer a conversão do túnel escleral em um retalho escleral, com duas incisões radiais, sem estendê-lo até o limbo	Tesoura do tipo Vannas
12. Erguer o retalho escleral e inserir a lâmina superafiada na extremidade anterior do túnel, penetrando a câmara anterior e descrevendo um ângulo mais vertical do que horizontal, além de movimentar a lâmina com firmeza (por toda a extensão da base do leito) e cuidado para não retraí-la durante a primeira drenagem do humor aquoso	Colibri para segurar o retalho escleral, lâmina superafiada
13. Usar *punch* escleral Kelly para realizar uma pequena esclerectomia central[d]	*Punch* escleral Kelly, Colibri para segurar o retalho escleral
14. Criar iridectomia periférica com a inserção de um fórceps de joalheiro radialmente na esclerostomia para segurar a íris, efetuando o corte com uma tesoura angulada do tipo Vannas mantida em posição circunferencial[e]	
15. Reaproximar o retalho escleral com 2 a 4 suturas interrompidas com fio de náilon 10 a 0. Considerar amarrar primeiro 1 a 2 suturas temporariamente, injetando BSS na câmara anterior e, então, ajustando a tensão dos pontos, de modo a possibilitar a passagem de uma pequena quantidade de humor aquoso pelas bordas do retalho escleral	Suporte de agulha, Colibri, BSS em cânula calibre 27 e seringa de 3 mℓ.
16. Fixar a sutura de tração corneana ao campo cirúrgico para permitir a exposição, se necessário	Hemostato
17. Fechar o retalho conjuntival tenoniano no limbo com várias possibilidades de suturas, como a sutura contínua de colchoeiro do tipo Wise-Condon modificada,[f] suturas em bolsa e/ou suturas interrompidas de colchoeiro, garantindo a hermeticidade (Figura 10.29.5)	Suporte de agulha, fórceps curvo para amarração de sutura, fio de náilon de 10 a 0 ou Vicryl de 9 a 0
18. Injetar BSS na câmara anterior para elevar a ampola filtrante. Verificar vazamentos com solução de fluoresceína a 2% sobre toda a superfície da ampola	

A modalidade combinada de facoemulsificação e trabeculectomia em incisões separadas normalmente começa com uma abordagem de facoemulsificação (faco) em córnea clara temporal. Após a conclusão da cirurgia de catarata e o fechamento da incisão corneana com uma sutura de náilon de 10 a 0, o cirurgião reposiciona-se para realizar uma trabeculectomia superior com retalho conjuntival de base fórnice (mais fácil e menos demorada) ou de base límbica.
[a]A maioria dos cirurgiões utiliza essa técnica para evitar sangramento decorrente da passagem de sutura em rédea sob o reto superior.
[b]A maioria dos cirurgiões aproveita a melhor exposição do retalho de base fórnice para recorrer a uma técnica familiar usada com o túnel escleral na facoemulsificação. A criação de um túnel escleral é útil também no caso de afinamento límbico resultante de uma incisão anterior de ECCE, a fim de evitar a transecção do retalho escleral na junção da incisão anterior que pode ocorrer com a dissecção tradicional.
[c]Se estiver executando uma combinação de faco e trabeculectomia com uma única incisão, inicie a facoemulsificação nesse momento. Deixe o viscoelástico no olho até que a esclerectomia seja realizada. Em seguida, aspire o viscoelástico, instile acetilcolina ou carbacol intracameral e, então, execute a iridectomia, prosseguindo com o fechamento da trabeculectomia.
[d]É possível que a iridectomia periférica não seja necessária em olhos pseudofácicos ou quando se combina trabeculectomia com facoemulsificação.
[e]A maioria dos cirurgiões utiliza um *punch*, enquanto outros excisam um bloco de tecido. Quanto maior a esclerostomia, maior a probabilidade de indução de astigmatismo irregular. Em geral, uma abertura de 1 a 2 mm é suficiente.
[f]Novamente, a variação das técnicas é comum.[32-34] O objetivo é obter um fechamento hermético que resista à deformação da córnea e à pressão de fluxo aquoso no período pós-operatório. Para mais detalhes sobre fechamento conjuntival modificado de Wise, ver Vídeo 10.29.2 e referência 34.

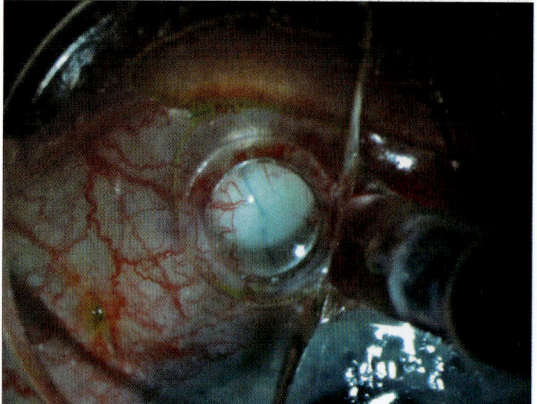

Figura 10.29.6 Vista através da lente de Hoskins após a lise de sutura do retalho escleral com *laser*.

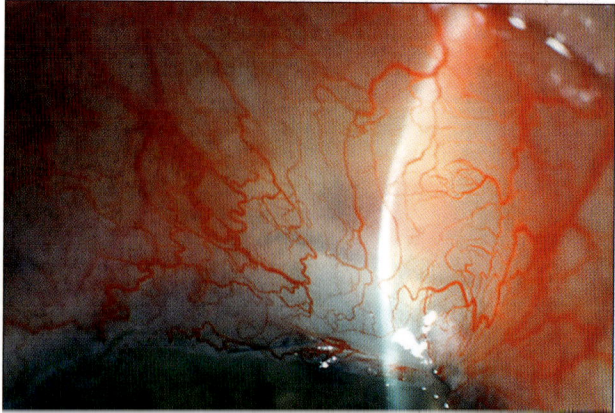

Figura 10.29.7 Trabeculectomia no pós-operatório precoce com vascularidade acentuada e vasos tortuosos.

TABELA 10.29.5 Manipulações no início do pós-operatório.

Observação	Intervenção
Ampola filtrante baixa, pressão intraocular alta ou moderada	
Determinação do local de obstrução	
Mais comum:	
Retalho escleral apertado	Remoção da sutura do retalho escleral – *laser* ou sutura removível (Figura 10.29.6)
Fibrose subconjuntival	Injeções de 5-FU
Fibrose espiscleral em torno do retalho escleral	Agulhamento com 5-FU, depois de 4 a 6 semanas de pós-operatório
Incomum:	
Obstrução interna da esclerostomia: íris	*Laser* para remover
Obstrução interna da esclerostomia: sangue	Tempo, massagem ou ativador intracameral do plasminogênio tecidual
Ampola filtrante baixa, pressão intraocular baixa	
Vazamento na incisão ou na ampola	Bandagem com lente de contato ou sutura no consultório ou na sala de cirurgia
Hipotonia causada por uveíte, baixa produção de humor aquoso	Tempo, corticosteroides tópicos
Efusão de coroide	Tempo, cicloplegia, corticosteroides tópicos, reforma da câmara anterior com viscoelástico, drenagem, se necessário
Raro:	
Fenda de ciclodiálise	Cicloplegia, tempo, necessidade de considerar reparo
Descolamento de retina	Reparo
Ampola alta, pressão intraocular baixa	
Filtração excessiva	Tempo. Observação se há aumento da efusão coroidal e maculopatia por hipotonia. Possível necessidade de revisão se a visão reduzida persistir
Ampola alta, pressão intraocular alta	
Encapsulação ou "cisto tenoniano"	Tempo, medicamentos para glaucoma, agulhamento com 5-FU, se necessário
Vasos conjuntivos ingurgitados	Necessidade de considerar injeção de 5-FU
Hifema	Tempo, injeção de 5-FU se a ampola filtrante estiver baixa ou inflamada
Fibrina	Aumento de corticosteroides tópicos, corticosteroide subconjuntival, injeção de 5-FU
Encapsulação precoce antes do aumento da pressão intraocular	Massagem digital

5-FU, 5-fluoruracila.
(Fontes: Van Buskirk;[10] Shingleton.)[35]

- Medicamentos cicloplégicos tópicos para pacientes fácicos, fechamento angular e hipotonia
- Antibióticos tópicos durante 1 a 2 semanas.

As consultas de acompanhamento devem ser feitas no primeiro dia após a cirurgia, depois semanalmente, durante as primeiras 3 semanas, e, nos 2 meses que se seguem, são tipicamente feitas em semanas intercaladas.

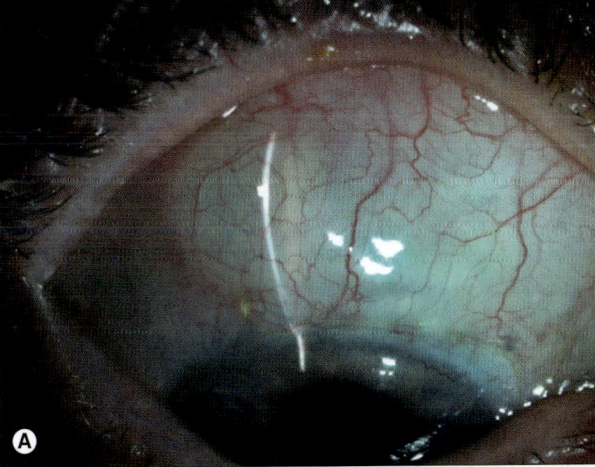

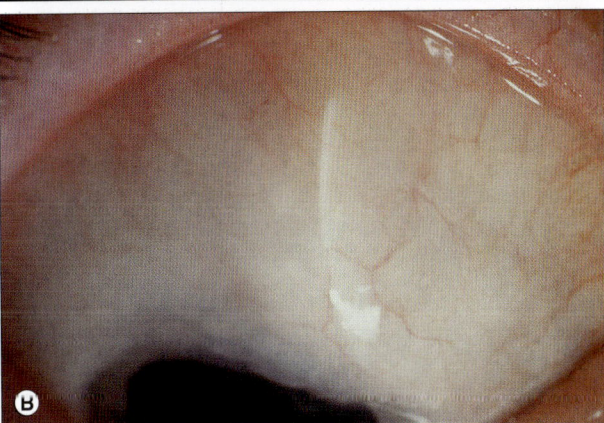

Figura 10.29.8 Dois exemplos de ampola filtrante difusa, elevada, não inflamada e não isquêmica.

CONCLUSÕES

A trabeculectomia é um procedimento cirúrgico eficaz para o controle do glaucoma. A atenção aos detalhes antes, durante e depois da cirurgia oferece a melhor oportunidade para personalizar o procedimento e prestar a assistência adequada.

As mudanças na técnica cirúrgica que poderiam torná-la mais segura no futuro incluem o uso de cola para vedar a incisão cirúrgica e regiões de vazamento da ampola filtrante, bem como o desenvolvimento de agentes que possibilitam a inibição eficaz da fibrose conjuntival em longo prazo ou sejam capazes de reverter a hipotonia.

Embora as técnicas de trabeculectomia tenham evoluído nos últimos 50 anos, o procedimento continua sendo uma variação da cirurgia de filtração realizada há mais de 100 anos. As técnicas cirúrgicas de trabeculectomia e as nuances das intervenções pós-operatórias continuarão em aprimoramento até sermos capazes de dar às células ganglionares da retina proteção contra o dano glaucomatoso com outras medidas ou procedimentos que tornarão obsoleta a cirurgia de fistulização associada à ampola filtrante.

BIBLIOGRAFIA

AGIS Investigators. The Advanced Glaucoma Intervention Study (AGIS): 11. Risk factors for failure of trabeculectomy and argon laser trabeculoplasty. Am J Ophthalmol 2002;134:481–98.

Cairns JE. Trabeculectomy. Preliminary report of a new method. Am J Ophthalmol 1968;66:673–8.

Gedde SJ, Schiffman JC, Feuer WJ, et al. Three-year follow-up of the Tube Versus Trabeculectomy Study. Am J Ophthalmol 2009;148:670–84.

Jampel HD, Solus JF, Tracey PA, et al. Outcomes and bleb-related complications of trabeculectomy. Ophthalmology 2012;119:712–22.

Kirk TQ, Condon GP. Modified Wise closure of the conjunctival fornix-based trabeculectomy flap. J Cataract Refract Surg 2014;40:349–53.

Lamping KA, Bellows AR, Hutchinson BT, et al. Long-term evaluation of initial filtration surgery. Ophthalmology 1986;93:91–101.

Palanca-Capistrano AM, Hall J, Cantor LB, et al. Long-term outcomes of intraoperative 5-fluorouracil versus intraoperative mitomycin C in primary trabeculectomy surgery. Ophthalmology 2009;116:185–90.

Scott IU, Greenfield DS, Schiffman J, et al. Outcomes of primary trabeculectomy with the use of adjunctive mitomycin. Arch Ophthalmol 1998;116:286–91.

Shingleton BF. Management of the failing glaucoma filter. Ophthalmic Surg Lasers 1996;27:445–51.

Singh K, Mehta K, Shaikh NM, et al. The Primary Trabeculectomy Antimetabolite Study Group. Trabeculectomy with intraoperative mitomycin C versus 5 fluorouracil prospective randomized clinical trial. Ophthalmology 2000;107:2305–9.

The Fluorouracil Filtering Surgery Study Group. Five-year follow-up of the Fluorouracil Filtering Surgery Study. Am J Ophthalmol 1996;121:349–67.

Van Buskirk EM. Filtration blebs: clinical variations in wound healing. In: Drance SM, Van Buskirk EM, Neufeld AH, editors. Pharmacology of glaucoma. Baltimore: Williams & Wilkins; 1992. p. 1–21.

As referências completas estão disponíveis no **GEN-io**.

PARTE 10 GLAUCOMA
SEÇÃO 4 Terapia

Agentes Antifibróticos na Cirurgia de Glaucoma

10.30

Peng Tee Khaw, Richard M.H. Lee, Cynthia Yu-Wai-Man, Jonathan C.K. Clarke e Alastair J. Lockwood

Definição: Agentes adjuntos e técnicas cirúrgicas associadas, utilizados nos períodos intraoperatório e/ou pós-operatório para modular a cicatrização da ferida na cirurgia de glaucoma com o objetivo de aumentar o seu sucesso.

Características principais
- Mitomicina C
- 5-fluoruracila
- Uso tópico intraoperatório
- Uso subconjuntival pós-operatório.

Características associadas
- São indicados com mais frequência para pacientes com risco elevado de falência, incluindo cirurgia prévia, glaucoma neovascular, ascendência negra
- Podem aumentar a incidência de hipotonia
- Podem elevar a taxa de incidência de complicações relacionadas à ampola filtrante, incluindo endoftalmite
- Alterações simples na aplicação e na técnica cirúrgica reduzem acentuadamente as complicações relacionadas à ampola filtrante e outras.

INTRODUÇÃO

O uso de antimetabólitos com a realização de melhores técnicas cirúrgicas de maneira segura representa um dos maiores avanços no manejo cirúrgico do glaucoma nos últimos 20 anos. Os antimetabólitos auxiliam na prevenção de cicatrizes após a cirurgia filtrante de glaucoma. Esses agentes eram utilizados somente em pacientes com risco máximo na década de 1980; no entanto, um levantamento mais recente revelou que a mitomicina C (MMC) é utilizada em 84% dos pacientes submetidos a cirurgia primária de trabeculectomia por especialista em glaucoma em centros universitários nos EUA.[1] Estudos demonstraram que uma pressão intraocular tida como alvo na extremidade mais baixa da faixa normal (cerca de 12 mmHg) é necessária para deter a progressão do glaucoma ao longo de uma década.[2,3] O novo paradigma passou a ser o conceito de que a resposta cicatricial deve ser modulada a fim de alcançar essa pressão intraocular considerada alvo depois de toda cirurgia. A resposta cicatricial é o principal fator determinante dos níveis da pressão intraocular em longo prazo após a cirurgia de glaucoma, e os estudos prospectivos demonstraram que o uso de agentes antimetabólitos melhora as taxas de sobrevivência da trabeculectomia.[4,5] Estudos sobre dispositivos mais recentes para cirurgia microincisional de glaucoma (MIGS, do inglês *microincisional glaucoma surgery*) que drenam o espaço subconjuntival também apontaram a necessidade da aplicação de antimetabólitos para evitar fibrose e manter a ampola filtrante no pós-operatório.[6] A modulação dessa resposta cicatricial, juntamente com meticulosas técnicas cirúrgicas, pode permitir que o cirurgião almeje pressão intraocular no nível mais baixo e evite as complicações possivelmente associadas aos antimetabólitos.

TIPOS DE AGENTES ANTIFIBRÓTICOS

A maior parte das atenções tem se voltado para os antimetabólitos, como o 5-fluoruracila (5-FU) e a MMC. Entretanto, existem outras estratégias de prevenção da fibrose e da cicatrização após a cirurgia filtrante de glaucoma, resumidas na Tabela 10.30.1. Muitos dos agentes relacionados na Tabela 10.30.1 têm múltiplas ações sobre a cascata de cicatrização. Outros agentes, como os corticosteroides, são utilizados como adjuntos aos antimetabólitos e tendem a ser usados por um período mais longo.[7] A irradiação beta intraoperatória (1.000 cGy) produzida por um transdutor de estrôncio-90 pode ser similar à aplicação de uma dose única intraoperatória de 5-FU[8,9] ou uma dose mais baixa de MMC ou, às vezes, até mais forte.[10] Um ensaio randomizado com 320 pacientes de ascendência negra com glaucoma de ângulo aberto constatou que o risco estimado de falência da trabeculectomia depois de 1 ano é de 5% no grupo tratado com radiação, comparado a 30% no grupo tratado com placebo. A incidência de catarata após 2 anos no grupo irradiado, no entanto, foi bem maior.[11] Mais recentemente, vários antagonistas dos fatores de crescimento estão sendo testados na prática clínica. Os agentes antifibróticos utilizados com mais frequência são discutidos neste capítulo.

INDICAÇÕES PARA O USO DE METABÓLITOS

Determinadas características do paciente aumentam o risco de cicatrizes e falência após a cirurgia de glaucoma, como resumido na Tabela 10.30.2. Entretanto, o risco ainda pode variar dentro dos subgrupos. Embora um fator possa ser classificado isoladamente como de baixo risco, o conjunto de fatores de risco é capaz de indicar que o paciente deva ser considerado em uma categoria de risco mais alta. Além disso, fatores que podem levar à falência talvez estejam ocultos nos que antes eram considerados grupos de baixo risco para "primeira cirurgia". O tratamento tópico antiglaucomatoso crônico ocasiona mudanças reconhecidas.[12] Os fibroblastos parecem ser ativados na cápsula tenoniana de pacientes com glaucoma de ângulo aberto. Não se pode afirmar de maneira conclusiva, no entanto, que essa ativação seja causada pelos colírios, e não pela doença.[13] A extensão em que o tratamento tópico pode afetar os resultados do paciente depois da cirurgia não é completamente entendida, mas parece haver uma correlação com a falência relacionada a inflamação e fibrose.[14,15] O benefício do uso de agentes antifibróticos após a cirurgia de implante de dispositivos de drenagem

TABELA 10.30.1 Cicatrização da ferida cirúrgica e possíveis modificações após a cirurgia de glaucoma.

Evento	Possível modulação
Conjuntiva previamente danificada	Se houver possibilidade, interrupção da terapia clínica, especialmente se causadora de forte vermelhidão nos olhos
Células "pré-ativadas"	Corticosteroides pré-operatórios por 1 a 2 semanas (talvez não seja possível se a pressão for responsiva ao uso de corticosteroides)
Incisões conjuntivais/episclerais/esclerais Lesão no tecido conectivo	Trauma mínimo Técnicas cirúrgicas menos invasivas
Liberação de proteínas plasmáticas e células sanguíneas	Hemostasia (vital: o sangue pode reverter os efeitos da mitomicina) Uso de colírios de epinefrina ou iopidina
Ativação da coagulação e do sistema de complemento Coágulo de células sanguíneas/fibrina/fibronectina	Agentes de prevenção/remoção de fibrina – heparina, ativador do plasminogênio tecidual (embora os produtos de quebra possam ser fibrogênicos)
Humor aquoso liberado do olho Alguma quebra da barreira hematoaquosa	Agentes estabilizantes da barreira hematoaquosa (p. ex., corticosteroides)
Liberação de fatores de crescimento no humor aquoso	Agentes anti-inflamatórios não esteroidais Antagonistas dos fatores de crescimento (p. ex., bevacizumabe)
Vazamento de humor aquoso pela ferida cirúrgica	–
Migração e proliferação de neutrófilos polimorfonucleares, macrófagos e linfócitos	Agentes anti-inflamatórios (p. ex., corticosteroides/ciclosporina) Inibidores do TNF-α (p. ex., infliximabe) Inclusive imunossupressão sistêmica. Os análogos do soro amiloide P (p. ex., PRM-151) inibem a conversão dos monócitos circulantes em fibroblastos e macrófagos pró-fibróticos
	Antimetabólitos (p. ex., 5-FU/MMC)
Ativação, migração e proliferação de fibroblastos	Corticosteroides pré-operatórios para reduzir a ativação Antimetabólitos MMC, 5-FU (Inibidores da via MRTF/SRG) Inibidores da Rho quinase (ROCK) (Possivelmente anestésicos locais inibidores dos fibroblastos)
Contração da ferida cirúrgica	Agentes anticontração (p. ex., colchicina, taxol) Inibidores da MMP
Síntese do tropocolágeno pelos fibroblastos	MMC, 5-FU, IFN-α
Glicosaminoglicanos e fibronectina	MMC, 5-FU, inibidores da MMP
Ligação cruzada e modificação do colágeno	Agentes antiligação cruzada (p. ex., beta-aminopropionitrila/penicilamina)
Migração e proliferação de células endoteliais nos vasos sanguíneos e vazamento vascular	Inibidores da angiogênese e de vazamentos vasculares (p. ex., bevacizumabe e ranibizumabe, angiostatina)
Resolução da cicatrização	MMC, 5-FU
Apoptose	Ligantes de receptores de morte celular
Desaparecimento dos fibroblastos	Estimulantes das vias de apoptose
Cicatriz subconjuntival fibrosa	–
Anti-inflamatório Inibe a produção e atividade do TGF-β	Pirfenidona quando há fibrose pulmonar idiopática

Os eventos e agentes têm tempo de duração e ação coincidentes. *5-FU*, 5-fluorouracila; *INF*, interferona; *MMC*, mitomicina C; *MMP*, metaloproteinase matricial; *MRTF/SRF*, fator de transcrição relacionado à miocardina/fator de resposta sérico; *TNF-α*, fator de necrose tumoral alfa.

ainda não foi definitivamente provado, e os estudos sobre o uso de antifibróticos com dispositivos cirúrgicos mais novos ainda se encontram em curso.

Grupos de pacientes com alto risco de fibrose

As características do paciente associadas a um alto risco de falência cirúrgica incluem trabeculectomias prévias malsucedidas, cirurgia prévia de catarata por meio de incisão conjuntival, glaucoma neovascular, doença ocular inflamatória, afacia, glaucoma neovascular, ascendência negra africana, cirurgia intraocular recente, pouca idade e medicação tópica para o tratamento de condição crônica.[16] A maioria dos especialistas em glaucoma concorda que os pacientes que apresentam quaisquer dessas características devem receber algum tipo de tratamento com antimetabólitos.

O estudo mais definitivo das injeções de 5-FU em pacientes de alto risco foi o ensaio prospectivo randomizado *National Eye Institute 5-Fluorouracil Filtration Surgery Study*, que indicou uma taxa de falência de 51% após a cirurgia filtrante em pacientes que tinham trabeculectomia prévia malsucedidas ou naqueles submetidos a cirurgia de catarata com incisão conjuntival. No grupo que recebeu injeções de 5-FU de 5 mg (2 vezes/dia durante os dias 1 a 7, 1 vez/dia durante os dias 8 a 14, total de 21 injeções), a taxa de falência foi de 51%, comparada a 74% do grupo tratado com placebo depois de 5 anos.[4] Desde então, os estudos randomizados para comparar a aplicação intraoperatória da MMC (0,4 a 0,5 mg/mℓ) com injeções de 5-FU[17-19] têm sugerido que, em pacientes de alto risco, uma única aplicação de MMC proporciona controle pressórico em longo prazo superior a injeções de 5-FU, e sem o risco de ceratopatia. Enquanto as complicações epiteliais corneanas são muito mais comuns com o 5-FU injetável, ambos os grupos tinham ampola filtrante avascular, sendo mais proeminente naqueles tratados com MMC. Um estudo comparativo de 3 anos com pacientes da África Ocidental constatou que uma quantidade menor de medicamentos hipotensivos pós-operatórios era necessária no grupo tratado com MMC (0,5 mg/mℓ por 3 min) do que para aqueles que receberam aplicação de 5-FU (50 mg/mℓ por 5 min), embora, para um total de 68 pacientes, não tenha sido alcançada uma diferença estatística em termos de sucesso.[20]

Utilizando uma única aplicação intraoperatória de 5-FU, Egbert et al.[21] conduziram um estudo prospectivo randomizado com um grupo de pacientes da África Ocidental que apresentavam

TABELA 10.30.2 Fatores de risco para a cicatrização após a cirurgia de filtração de glaucoma.

Fatores de risco	Risco (+ a +++)	Comentários
Oculares		
Glaucoma neovascular (ativo)	+++	Pode exigir panfotocoagulação retiniana +/– anti-VEGF
Fracasso de cirurgia de filtração prévia	++(+)	Considerar cirurgia de implante de dispositivo de drenagem
Cirurgia conjuntival prévia	++	Incerta
Inflamação crônica da conjuntiva	++(+)	
Extração prévia de catarata (incisão conjuntival)	++(+)	
Afacia (extração intracapsular)	+++	
Cirurgia intraocular prévia	++	Depende do tipo de cirurgia
Uveíte (ativa, persistente)	++	
Olho vermelho, com injeção ciliar	++	
Medicamentos tópicos prévios (betabloqueadores + pilocarpina) (Betabloqueadores + pilocarpina + epinefrina) Novos medicamentos tópicos	+(+) +++ +(+)	Particularmente se causarem olho vermelho
Pressão intraocular pré-operatória elevada (mais alta a cada acréscimo de 10 mmHg)	+(+)	
Tempo desde a última cirurgia (especialmente se nos últimos 30 dias)	+ ++(+)	
Trabeculectomia inferior	+	Maior risco de endoftalmite
Paciente		
Ascendência afro-caribenha	++	
Ascendência afro-ocidental	++(+)	
Ascendência afro-oriental	+	
Ascendência do subcontinente indiano	+	
Ascendência hispânica (ou latina)	(+)	
Ascendência japonesa	(+)	
Adulto mais velho (acima de 60 anos)	(+)	
Adolescente/adulto jovem (entre 16 e 40 anos)	+(+)	
Crianças (abaixo de 16 anos)	++	

VEGF, Fator de crescimento endotelial vascular.

alto risco de falência. Os autores demonstraram taxas de sucesso de 83% no grupo tratado com 5-FU contra 39% no grupo de controle, com um acompanhamento médio de 282 dias.

O regime intraoperatório da MMC, e não das injeções subconjuntivais pós-operatórias de 5-FU, passou a ser o tratamento de eleição para pacientes de alto risco. Existe maior eficácia, facilidade de aplicação e ausência de praticamente quaisquer efeitos colaterais sobre a córnea. Entretanto, são necessários períodos de acompanhamento mais longos para monitorar o desenvolvimento de vazamentos da ampola filtrante, hipotonia e endoftalmite, em virtude das ampolas mais finas e altamente avasculares observadas com a MMC. A incidência dessas chamadas ampolas de alto risco diminuiu de maneira drástica, no entanto, em razão de uma teoria da formação de ampola cística que mudou o método de aplicação de antimetabólitos durante a cirurgia de glaucoma.[22-25] O uso sistêmico de corticosteroides e imunossupressores reserva-se a grupos particulares de alto risco, mas não é rotina e pode ter efeitos colaterais graves se utilizados por um médico inexperiente.[26]

Grupos de pacientes com risco intermediário ou baixo de cicatrização

Em pacientes sem nenhuma cirurgia ocular prévia e nenhuma comorbidade significativa além do glaucoma, o uso de antimetabólitos é mais controverso. A aplicação intraoperatória de MMC aumenta não apenas a taxa de sucesso da cirurgia, mas também a incidência de hipotonia.[27] Bindlish et al. relataram uma incidência de hipotonia tardia (pressão intraocular < 6 mmHg) em 42% dos olhos em algum momento entre 6 meses e o final do acompanhamento depois de 5 anos, em uma série de 123 trabeculectomias primárias com MMC.[28] A hipotonia é mais frequente em pacientes mais jovens, particularmente aqueles com miopia e uma esclera fina.[27,29]

Utilizaram-se as injeções de 5-FU em grupos de risco mais baixo, incluindo os que foram submetidos a cirurgia filtrante pela primeira vez,[30] pacientes jovens[27] e aqueles com glaucoma de pressão normal,[31] para alcançar uma pressão intraocular mais baixa e taxas de sucesso superiores. Complicações como alterações epiteliais corneanas são mais comuns, mas, em geral, somente em curto prazo.[30] Experimentos com cultura celular sugerem que uma única aplicação de 5 minutos de 5-FU é capaz de inibir os fibroblastos por várias semanas sem lesões graves em longo prazo e de equiparar-se a injeções de 5-FU de baixa dosagem.[32,33] Vários estudos que utilizam aplicações únicas de 5-FU intraoperatório com acompanhamento em curto prazo relataram resultados promissores em pacientes de baixo risco. Lanigan et al.[34] apontaram taxa de sucesso de 77% em pacientes de alto risco (aqueles com neovascularização, cirurgia filtrante prévia malsucedida, afacia, uveíte ou múltiplos fatores de risco), com uma taxa de sucesso de 100% nos grupos de baixo risco. Feldman et al.[35] relataram taxa de sucesso de 85% em pacientes de alto risco e de 92,9% em pacientes de baixo risco; não foi observada hipotonia no estudo de Feldman. Entretanto, ambos os estudos foram de curta duração e não tiveram grupos de controle. Portanto, a falência ocorre com pacientes de risco mais elevado, com uma resposta cicatricial prolongada ou agressiva; já em pacientes de risco mais baixo, a taxa de sucesso é muito boa (> 90%), sem ocorrência de hipotonia clinicamente significativa. Uma melhor taxa de sobrevivência foi descrita para pacientes da África Oriental com uma única aplicação de 5 minutos de baixa dose de 5-FU (25 mg/mℓ) – o interessante é que com uma taxa de insucesso muito mais baixa no grupo de controle[36] comparada a pacientes da África Ocidental.[21] Existem evidências de que a trabeculectomia com a administração de 5-FU mantém a pressão intraocular na faixa abaixo de 15 mmHg, comparada à cirurgia não otimizada.[37,38]

Os estudos comparativos da trabeculectomia primária não constataram clara superioridade de um antimetabólito sobre outro. Um ensaio realizado nos EUA que comparou o 5-FU 50 mg/mℓ com a MMC 0,2 mg/mℓ na trabeculectomia feita pela primeira vez (baixo risco) não constatou, até o momento, quaisquer diferenças estatisticamente significativas na eficácia ou nos efeitos colaterais de 115 olhos selecionados de maneira aleatória para receber um dos dois tratamentos.[39] Esses achados são semelhantes aos de WuDunn et al.,[40] que usaram as mesmas doses de 5-FU e MMC.

Um único regime de antimetabólitos pode não ser adequado para todos os pacientes. O tipo e a dose dos medicamentos precisam ser titulados de acordo com os fatores de risco individuais do paciente e da resposta cicatricial. Os autores usam o regime "titulável" baseado em laboratório[33] e dados clínicos obtidos a partir da experiência com a administração de diferentes agentes de aplicação única e concentrações (é o que os autores denominam *Moorfields/Florida regimen* [*More Flow regimen*]).

Esse regime se encontra em constante evolução, mas o atual está resumido no Boxe 10.30.1. Além da aplicação de antimetabólitos intraoperatórios, podem ser utilizadas injeções subconjuntivais pós-operatórias de 5-FU.

TÉCNICAS DE APLICAÇÃO

Existem grandes mudanças na técnica de administração de antimetabólitos intraoperatórios, o que pode explicar algumas das variações publicadas em termos de eficácia e complicações. É importante que os cirurgiões mantenham individualmente uma técnica consistente e que, a cada período, reavaliem sua experiência no uso dessa técnica. As aplicações intraoperatórias de MMC costumam ser utilizadas, mas atualmente também estão sendo feitas injeções antes da cirurgia de filtração de glaucoma.[41] Hoje se entende melhor como os antimetabólitos, sobretudo a MMC, funcionam *in vivo*, causando morte celular em longo prazo e interrupção do crescimento.[33] Há uma atividade funcional residual nos fibroblastos periféricos, o que leva à formação de um anel cicatricial em torno da ampola filtrante ("anel de aço").[42]

O desenvolvimento de estratégias para a aplicação de antimetabólitos e de técnicas cirúrgicas associadas aumentou a segurança e melhorou radicalmente a aparência da ampola (Figura 10.30.1). A otimização da técnica de aplicação é importante para o aprimoramento e o controle em longo prazo da pressão intraocular pelos dispositivos da MIGS que drenam para o espaço subconjuntival (princípio "R1R2", no qual R1 é a resistência à drenagem aquosa causada pelo dispositivo, e R2 é a resistência à drenagem ocasionada pela ampola).

Essa mudança reduziu o número de ampolas císticas de 90 para 29% e as complicações relacionadas à ampola, particularmente a endoftalmite, de 15% para 0% durante um período de acompanhamento de 3 anos (Figura 10.30.2).[25] Relatos mais recentes dessa técnica de trabeculectomia mais segura apontaram uma taxa de sucesso de 96,7% (pressão intraocular < 21 mmHg) depois de 3 anos em uma complexa mistura de casos,[43] e Stalmans *et al.* relataram taxa de sucesso de 100% (pressão intraocular < 21 mmHg) em pacientes com risco reduzido após 15,7 meses de acompanhamento, em média, com poucas complicações (câmara anterior rasa: 1,8%; hipotonia além de 3 semanas: 1,5%).[44] Ajustes simples de técnica devem resultar em taxas de complicações bem mais baixas para muitos milhares de pacientes (resumidos no Boxe 10.30.2).

Tipo e concentração dos agentes intraoperatórios e tempo de exposição

A concentração ideal da MMC intraoperatória não foi estabelecida.[45] Chen *et al.*[46] relataram resultados em pacientes de alto risco desde 1981 sem falência, mas uma taxa de 66% de

BOXE 10.30.1 Moorfields Eye Hospital/University of Florida (More Flow) Regimen.

Pacientes de baixo risco (nada ou 5-FU 50 mg/m𝓁 5 min)ª
- Ausência de fatores de risco
- Medicação tópica em curto prazo
- Adultos mais velhos

Pacientes de risco intermediário (5-FU 50 mg/m𝓁 5 min ou MMC 0,2 mg/m𝓁 3 min)ª
- Uso crônico de medicamentos tópicos ou medicamentos que causem vermelhidão nos olhos
- Cirurgia prévia de catarata sem incisão conjuntival (cápsula intacta)
- Vários fatores de risco baixo
- Cirurgia combinada: de filtração de glaucoma/extração de catarata
- Cirurgia conjuntival prévia (p. ex., cirurgia de estrabismo/descolamento)
- Ascendência da África Oriental

Pacientes de alto risco (MMC 0,5 mg/m𝓁 3 min; considerar implante de dispositivo de drenagem)
- Glaucoma neovascular (combinar com bevacizumabe)
- Uveíte crônica persistente (anti-inflamatório/imunossupressão)
- Fracasso prévio de trabeculectomia/cirurgia de implante de dispositivo de drenagem com ou sem administração de antimetabólitos
- Inflamação conjuntival crônica
- Doença conjuntival cicatricial
- Múltiplos fatores de risco
- Glaucoma afácico (o implante de drenagem com antimetabólitos pode ser mais adequado em muitos desses casos)
- Ascendência da África Ocidental

ª Um regime intraoperatório de dose única para fibrose após a cirurgia de filtração de glaucoma. (Esse regime ainda está em fase de desenvolvimento). É possível que outros fatores também determinem a escolha do agente, como a necessidade de pressão-alvo baixa em decorrência de doença em estágio avançado (requer tratamento com antimetabólito mais forte). Radiação beta 10 Gy também pode ser utilizada.

Injeções pós-operatórias de 5-FU podem ser administradas além das aplicações intraoperatórias de antimetabólito.

5-FU, 5-fluoruracila; *MMC*, mitomicina C.

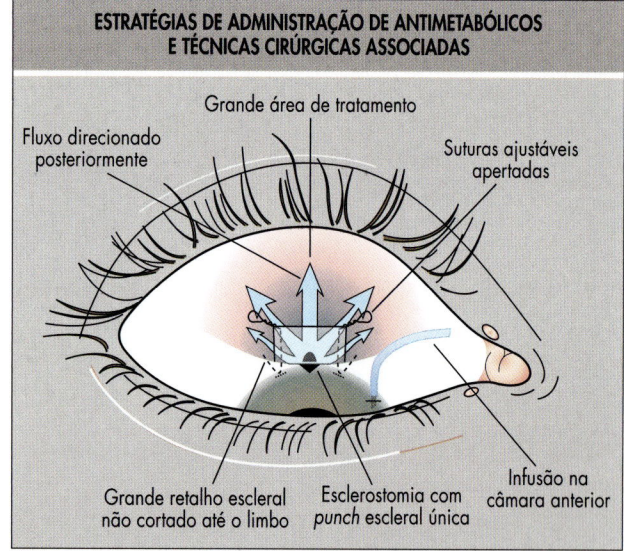

Figura 10.30.1 Estratégias de administração de antimetabólitos e técnicas cirúrgicas associadas que aumentam a segurança e melhoram radicalmente a aparência da ampola de filtração.

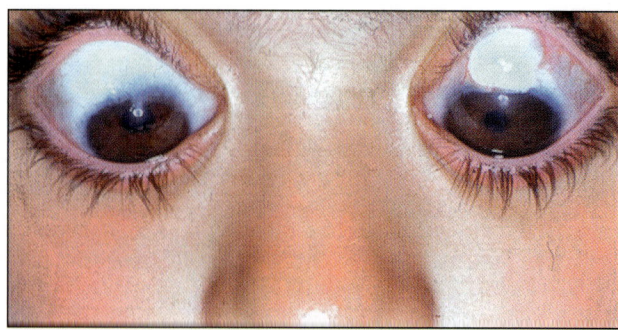

Figura 10.30.2 Bolha cística localizada propensa a vazamento, infecção e disestesia no olho esquerdo (retalho conjuntival de base límbica, retalho escleral pequeno e menor área de tratamento com mitomicina C [MMC] 0,4 mg/m𝓁). Aparência de bolha não cística difusa no olho direito do mesmo paciente (retalho de base fórnice, retalho escleral maior e maior área de tratamento com MMC 0,5 mg/m𝓁).

> **BOXE 10.30.2 Melhorias no uso de antimetabólitos intraoperatórios.**
>
> - Uso de agentes mais fracos (5-FU intraoperatório), menores concentrações de MMC para pacientes de baixo risco ou pacientes com alto risco de hipotonia ou outras complicações dos antimetabólitos
> - Esponjas que não se fragmentam (álcool polivinílico, em vez de metilcelulose)
> - Proteção da borda conjuntival com grampo especial (John Weiss ou Duckworth & Kent, UK) para evitar deiscência
> - Tratamento tanto sob retalho escleral quanto retalho conjuntival. O uso de esponja sob o retalho escleral e a conjuntiva não parece aumentar as chances de sucesso
> - Medidas de fixação do retalho escleral – esclerostomia, retalhos esclerais maiores, múltiplas suturas apertadas que sejam ajustáveis (controle ajustável de sutura) e removíveis
> - Controle de fluxo intraoperatório – a infusão de pressão positiva contínua fornece uma indicação acurada do fluxo, mantendo a barreira hematoaquosa e eliminando as citocinas
> - Medidas para a produção de bolhas não císticas difusas – retalhos esclerais grandes, retalho conjuntival de base fórnice ou incisão de base límbica extremamente posterior e grande área de superfície de tratamento com antimetabólitos; tamanho grande (área de tratamento, retalho escleral) e retrodirecionamento (direção do fluxo aquoso) são melhores para as ampolas

hipotonia com a MMC 0,4 mg/ml; uma taxa de falência de 22% sem hipotonia com a MMC 0,2 mg/ml e de 37% sem hipotonia com a MMC 0,1 mg/ml. Em um estudo prospectivo randomizado com pacientes japoneses submetidos a cirurgia primária, Kitazawa et al.[47] obtiveram taxa de sucesso de 100% com a MMC 0,2 mg/ml (mas maculopatia hipotônica transitória e progressão da catarata em 18% dos casos) e taxa de sucesso de 64% com a MMC 0,02 mg/ml sem hipotonia ou progressão da catarata. Em relação ao 5-FU intraoperatório, são utilizadas dosagens de 50 mg/ml e de 25 mg/ml, mas não foi feita nenhuma comparação entre as duas dosagens.

O tempo ideal de exposição também não foi determinado. Megevand et al. compararam retrospectivamente os olhos tratados com MMC 0,2 mg/ml por 2 ou 5 minutos.[48] Não houve nenhuma diferença estatisticamente significativa na taxa de sucesso ou de complicações, mas ocorreram hipotonia e endoftalmite. Em outro estudo, a MMC foi administrada em pacientes indianos no período intraoperatório em concentrações de 0,5 mg/ml por 5 minutos ou de 0,4 mg/ml por 3 minutos,[49] mas sem nenhuma diferença expressiva na pressão intraocular pós-operatória, na hipotonia ou na taxa de falência no pós-operatório. Entretanto, o grupo tratado com a concentração maior por 5 minutos apresentou incidência mais elevada de descolamento seroso de coroide. Um paciente de cada grupo desenvolveu endoftalmite pós-operatória durante o período de estudo. Aplicações mais curtas de 2 a 3 minutos, comparadas às aplicações de 5 minutos, parecem ter a mesma eficácia, mas, se as aplicações forem encurtadas para menos de 2 minutos, a absorção celular e tecidual poderá ser insatisfatória. Em um estudo sobre a absorção do 5-FU pelos tecidos, as concentrações se estabilizaram depois de 3 minutos.[50] Aplicação mais curta que essa pode resultar em maiores variações na distribuição da medicação.

As mudanças de concentração do agente têm mais probabilidade de produzir efeitos tituláveis reprodutíveis se comparadas às variações do tempo de exposição. Portanto, para alcançar resultados consistentes e previsíveis, provavelmente seja mais importante que o cirurgião se acostume com uma ou duas concentrações e um único tempo de exposição. Baseados em estudos prévios, os autores usam a MMC 0,2 ou 0,5 mg/ml e 3 minutos de exposição.

Tipo de esponja

Pequenas variações de técnica podem ter efeitos profundos nos resultados clínicos e nas complicações. O tipo de esponja é capaz de afetar, de maneira significativa, a quantidade de medicamento administrada. Chen et al.[46] utilizaram originalmente uma esponja do tipo Gelfoam, mas a maioria dos clínicos usa esponjas disponibilizadas comercialmente (p. ex., Weck cell, Merocel), que possuem capacidades diferentes de retenção e liberação da medicação e podem ser cortadas em diferentes tamanhos. Já houve tentativas de padronizar a dose do medicamento administrado,[51] e a aplicação precisa das gotas de MMC a uma esponja padronizada fornecerá uma dose específica. Os autores atualmente usam esponjas de álcool polivinílico (Merocel, Mystic, CT), visto que esses produtos não se desintegram como a metilcelulose, não deixando, assim, na ferida fragmentos que podem causar significativos granulomas de corpo estranho.[52] Atualmente está disponível uma fórmula e um *kit* licenciado pela U.S. Food and Drug Administration (Mobius Therapeutics, St. Louis, MO).

Maiores áreas de tratamento com antimetabólitos

Com base em observações clínicas, uma hipótese foi proposta para explicar a ocorrência de bolhas císticas (Figura 10.30.3). Quando se tratam áreas maiores, é possível reduzir as complicações relacionadas às ampolas.[25] Esse achado clínico foi confirmado de modo experimental.[53] Um grampo especialmente projetado (2 a 686; Duckworth & Kent, Baldock, Reino Unido) para uso durante a cirurgia de base fórnice ou límbica ajuda a proteger a borda conjuntival contra a exposição aos antimetabólitos (Figura 10.30.4).

Pode-se considerar o tratamento tanto sob o retalho escleral quanto sob o retalho conjuntival, especialmente em casos de alto risco.[54] Além disso, também foi descrito o uso de azul de tripano para tingir e delinear as áreas tratadas com antimetabólitos.[55] Esse princípio foi adotado para dispositivos de cirurgia de glaucoma com sucesso e associado a bolhas difusas não císticas.[6]

POSIÇÃO DA ÁREA DE DRENAGEM SOB A PÁLPEBRA

O posicionamento do retalho escleral e da área tratada costuma ser negligenciado, mas é de extrema importância. As ampolas filtrantes interpalpebrais e posicionadas inferiormente apresentam alta incidência de endoftalmite, em particular, se associadas aos antimetabólitos.[56,57] Além disso, é preciso avaliar a posição da pálpebra antes da cirurgia e tentar posicionar a ampola filtrante

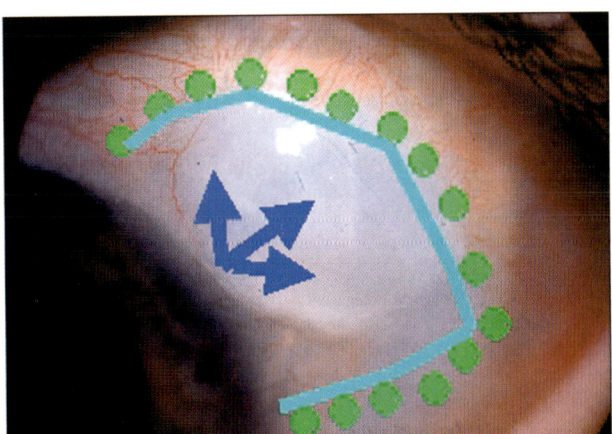

Figura 10.30.3 Ilustração diagramática dos requisitos da hipótese da "bolha cística" para formação de bolha cística com ou sem antimetabólitos. As setas azuis indicam o fluxo anterior do humor aquoso; a linha azul-clara e os pontos verdes indicam um anel de cicatrização, o chamado "anel de aço".

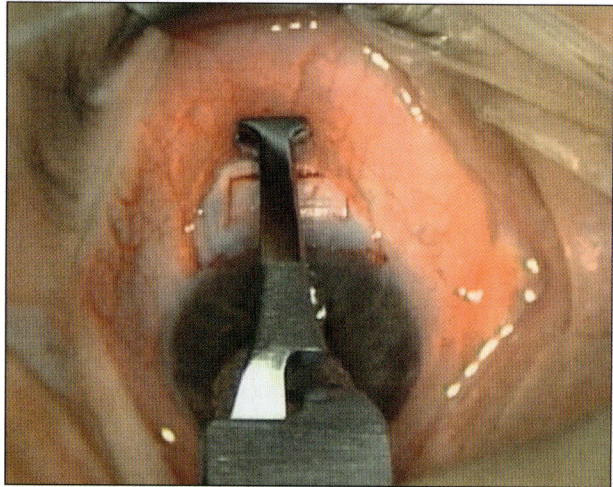

Figura 10.30.4 Aplicação de antimetabólito intraoperatório. A borda de conjuntiva incisada é protegida por um grampo especial (Duckworth e Kent) durante a cirurgia. Trata-se a maior área possível para obter uma bolha difusa não cística.

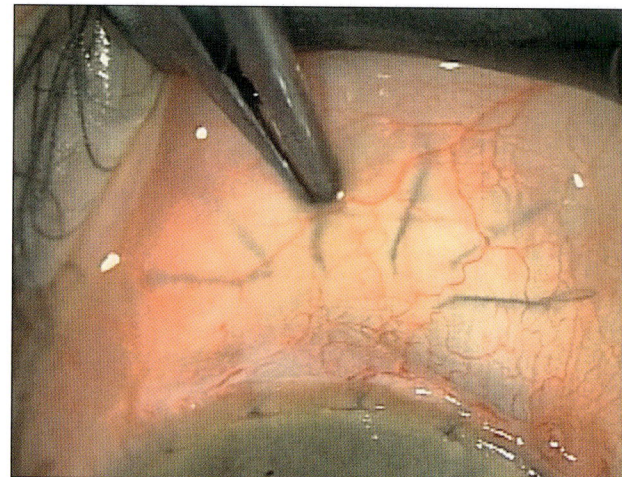

Figura 10.30.5 Controle ajustável de sutura. Suturas sendo ajustadas através da conjuntiva com fórceps do tipo "bico de pato" para garantir a redução gradativa da pressão intraocular após o uso de antimetabólitos.

no ponto de cobertura máxima da pálpebra. Se não houver espaço para uma trabeculectomia superior com antimetabólitos, outros métodos melhores podem ser os implantes de drenagem ou os procedimentos ciclodestrutivos.

FECHAMENTO DO RETALHO ESCLERAL E TÉCNICAS CIRÚRGICAS ASSOCIADAS

A cicatrização na borda do corte da conjuntiva pode ser acentuadamente inibida pelos antimetabólitos, e a hipotonia é evitada basicamente pela resistência oferecida pelo retalho esclera. Por essa razão, o retalho precisa ter espessura e largura suficientes em relação à esclerostomia para produzir resistência, além de ser suturado de maneira adequada, possibilitando ajustes graduais. Esse acerto é obtido com a lise de sutura com *laser* ou com o uso de suturas ajustáveis/removíveis, embora a remoção muito precoce das suturas possa estar associada à ocorrência de hipotonia em longo prazo.[27] Quando se faz uso de antimetabólitos (particularmente da MMC), a lise das suturas (mesmo alguns meses após a cirurgia) pode causar hipotonia.[58] Isso vale também para as suturas de oclusão deixadas no interior ou em torno do lúmen tubular depois da cirurgia de implante de drenagem.

Pode ocorrer efusão e hemorragia coroidal tardias após a remoção das suturas, mesmo muitos meses depois da cirurgia.[59] Com a MMC, as suturas devem ser removidas tardiamente. As suturas ajustáveis/removíveis, de maneira específica, têm de ser mais apertadas, devendo-se verificar a pressão intraocular de pacientes com acentuada perda de campo visual nas primeiras horas após a cirurgia. Se a pressão estiver elevada no primeiro dia do pós-operatório, aplica-se uma leve pressão à parte posterior do retalho escleral, o que possibilita afrouxar levemente o retalho e a drenagem de humor aquoso, reduzindo a pressão de abertura sem a perda total de tensão que ocorre quando as suturas são removidas. Como alternativa, pode-se utilizar uma técnica de suturas ajustáveis em que um par especial de fórceps altamente polidos (fórceps Khaw 2 a 502, Duckworth & Kent, Baldock, Reino Unido) é usado transconjuntivalmente para ajustar as suturas e, como consequência, reduzir de maneira gradativa a pressão intraocular até que a pressão-alvo seja alcançada (Figura 10.30.5).[60] Resultados de um estudo subsequente sugerem que o ajuste das suturas possa ser superior tanto à massagem da borda posterior quanto às suturas removíveis para o controle da pressão intraocular na fase inicial após a cirurgia de glaucoma.[61] A manipulação do retalho escleral e das respectivas suturas é capaz de reduzir a pressão intraocular apenas por minutos ou horas, mas o efeito persiste se a tensão da sutura é diminuída. Enfim, a otimização do sucesso da cirurgia com antimetabólitos depende de uma combinação de modificações técnicas simples, que os autores denominaram *Moofields Safer Surgery System*.[60]

INJEÇÕES PÓS-OPERATÓRIAS

As injeções subconjuntivais de 5-FU podem ser utilizadas no período pós-operatório isoladamente, ou combinadas à MMC ou ao 5-FU intraoperatório, se a pressão subir e a resposta cicatricial ainda for acentuada. Uma metanálise sugeriu que três ou menos injeções possam não produzir nenhum impacto no sucesso em longo prazo e que somente cinco ou mais injeções sejam eficazes se nenhum antimetabólito for administrado durante o período intraoperatório.[62]

A técnica da injeção evoluiu. No *5-Fluorouracil Filtration Surgery Study*, o regime de 5-FU foi de 5 mg em um volume de 0,5 mℓ administrado a 180° do ponto de filtração (a prática atual encontra-se resumida no Boxe 10.30.3). Baseados em estudos farmacocinéticos, os autores ocasionalmente utilizam também uma injeção subconjuntival de viscoelástico (Healon GV, Pharmacia, NJ) e, em seguida, injetam o 5-FU na extremidade da região do viscoelástico, a fim de evitar refluxo do 5-FU para o filme lacrimal (Figura 10.30.6). Esse procedimento também é benéfico porque prolonga o tempo de ação, além de os efeitos colaterais na córnea serem muito raros com esse regime.

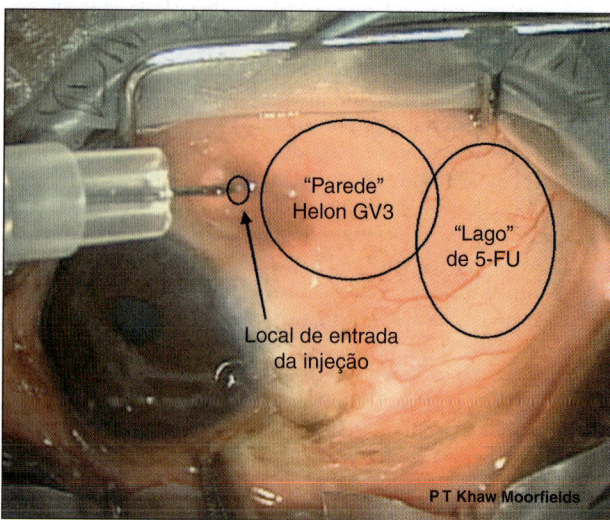

Figura 10.30.6 Parede viscoelástica para prolongar a duração e minimizar os efeitos colaterais do 5-fluoruracila subconjuntival.

> **BOXE 10.30.3 Melhorias na injeção de 5-fluoruracila.**
> - Redução no número de injeções
> - Injeções feitas mais próximo da área da ampola – aumento da eficácia para a mesma dose
> - Trajeto longo da injeção – redução em epiteliopatia
> - Uso de agulha de pequeno calibre (p. ex., calibre 30)
> - Injeção de viscoelástico – liberação prolongada e ausência de efeitos colaterais corneanos
> - Uso em conjunto com antimetabólitos intraoperatoriamente – menor necessidade de injeções

As injeções subconjuntivais de MMC têm sido cada vez mais defendidas e citadas, especialmente com procedimentos como o agulhamento,[62-65] e existem algumas evidências de que possam ser superiores ao 5-FU subconjuntival. Embora tenha sido relatado o sucesso do agulhamento em revisões de ampola com a aplicação de injeções subconjuntivais de volumes menores (de 0,01 mℓ a 0,2 a 0,4 mg/mℓ), os possíveis riscos da MMC subconjuntival são significativos. Considerando-se a citotoxicidade da MMC, recomenda-se muita cautela no seu uso.

COMPLICAÇÕES

Muitas complicações da cirurgia de filtração já foram relatadas, e o uso de antimetabólitos aumenta a incidência de algumas dessas ocorrências. Hipotonia em curto e longo prazos, especificamente associada a maculopatia (que pode ser irreversível), efusões coroidais ou hemorragias são condições possíveis de ocorrer com maior frequência. Outra preocupação importante é a incidência potencialmente elevada de endoftalmite em longo prazo, sobretudo com ocorrências de bolhas císticas avasculares, observadas, em particular, com o uso de concentrações mais altas de MMC. A adoção das técnicas cirúrgicas adequadas pode reduzir de maneira considerável o risco dessas complicações. O Boxe 10.30.4 contém uma lista das principais potenciais complicações e das possíveis maneiras de se evitarem algumas dessas ocorrências.

ESTRATÉGIAS FUTURAS DE PREVENÇÃO DA FIBROSE

Embora os agentes atuais (especialmente a MMC) sejam muito eficazes na prevenção da fibrose, ainda há uma margem considerável para melhorias. As complicações em longo prazo podem manifestar-se somente muitos anos mais tarde. Uma questão fundamental para o futuro está no melhor entendimento dos processos celulares e moleculares envolvidos durante a cicatrização e os efeitos exatos dos diversos agentes usados para modular o processo. Os fatores biológicos podem ter efeitos profundos.

Há uma série de novos agentes antifibróticos atualmente em desenvolvimento e em diversos estágios de ensaios clínicos e não clínicos. A necessidade de longos períodos de acompanhamento e de parâmetros de resultados válidos é um desafio significativo. O Trabio (anticorpo bloqueador da transformação do fator do crescimento beta [TGF-β]) demonstrou eficácia na redução da cicatrização *in vivo*[66] e em estudos-piloto em seres humanos com bolhas não císticas relativamente difusas.[67] Entretanto, possivelmente a dose utilizada no ensaio mais recente baseado nos estudos iniciais[66] estava errada, indicando que talvez seja necessária uma dosagem prolongada, como demonstrado no estudo conduzido subsequentemente por Mead *et al.*[68] O soro amiloide P (pentraxina-2 humana) é uma proteína sérica que inibe a transformação de monócitos circulantes em fibrócitos e a ativação dos macrófagos envolvidos na fibrose.[69,70] Um tipo recombinante (PRM-151) demonstrou inibir a produção de miofibroblastos na córnea de coelhos,[71] e um ensaio de fase II foi completo, no qual se realizou uma série de injeções subconjuntivais após trabeculectomia.

A terapia com anticorpos bloqueadores do fator de crescimento endotelial vascular (VEGF, do inglês *vascular endothelial growth factor*) apresentou considerável potencial na modulação da cicatrização da ferida da cirurgia de filtração de glaucoma. O VEGF tanto estimula as células endoteliais no desenvolvimento vascular,[72] quanto tem resposta aumentada nos fibroblastos dos tecidos em que há cicatrização ativa.[73] A inibição do VEGF mostrou reduzir a deposição de tecido de cicatrização nas feridas cutâneas em camundongos.[74] O VEGF é regulado positivamente no humor aquoso após a cirurgia de filtração de glaucoma e pode estimular a proliferação de fibroblastos tenonianos. Além disso, em coelho, um modelo animal de cirurgia de filtração de glaucoma com agressivo processo de cicatrização, as injeções de bevacizumabe podem atuar na sobrevivência da ampola de filtração.[75] Na comparação com o 5-FU nesse mesmo modelo, as bolhas injetadas com bevacizumabe apresentaram melhor morfologia e sobrevivência prolongada.[76] A combinação de 5-FU e bevacizumabe parece funcionar também de maneira sinérgica.[77] Evidências em seres humanos de que os anticorpos anti-VEGF poderiam modular a cicatrização conjuntival após a cirurgia de filtração de glaucoma originaram-se da descrição de um procedimento bem-sucedido de agulhamento de bolha com o uso do bevacizumabe.[78] Grewal *et al.*[79] conduziram uma série prospectiva de casos de trabeculectomias utilizando o bevacizumabe como um agente adjunto para tratar pacientes com glaucoma de ângulo aberto. Embora os números fossem pequenos (12) e o acompanhamento, de apenas 6 meses, os autores constataram um bom controle da pressão intraocular sem quaisquer sinais de toxicidade ou efeitos adversos.[79] Vandewalle *et al.* também relataram que a administração perioperatória de bevacizumabe intracameral reduziu significativamente a necessidade de intervenções por agulhamento e resultou em uma taxa de sucesso mais alta após a trabeculectomia.[80]

A terapia anti-VEGF pode ser aplicada especificamente no tratamento de pacientes com glaucoma neovascular submetidos a trabeculectomia. Até o momento, existem apenas relatos de casos individuais; entretanto, as informações são de que a injeção intravítrea no momento da cirurgia resultou tanto em um bom controle da doença proliferativa e da pressão intraocular quanto em uma profunda regressão da neovascularização da íris.[81]

Gatilhos intracelulares da atividade de fibroblastos também podem ser suprimidos. A transferência do gene *p53* adenoviral resulta em significativa inibição do crescimento dos fibroblastos capsulares tenonianos *in vivo*.[82] Uma proteína supressora do gene *p53* é p21 WAF-1/Cip-1. O tratamento de um modelo animal de glaucoma mediado por adenovírus demonstrou capacidade de prevenção da cicatrização da ferida cirúrgica e indica seu potencial como uma nova opção de tratamento.[83] O RAD50 humano (hRAD50) está envolvido no reparo do DNA mamário e, já foi constatado que a superexpressão tem atividade antiproliferativa. Estudos *in vitro* demonstraram que os efeitos histológicos antiproliferativos do rRAD50 local sobre os fibroblastos conjuntivais são semelhantes àqueles da MMC em um modelo animal, mas que não foram observadas lesões na lâmina basal e em outras estruturas.[84] A modulação da atividade da metaloproteinase matricial também é uma modalidade de tratamento interessante para o futuro com resultados em modelo experimental semelhantes aos da MMC, mas sem a destruição tecidual observada com a MMC.[85-87] Novas modalidades de redução de fibrose, incluindo a nanotecnologia para a produção de agentes supressores da inflamação, também demonstraram reduzir drasticamente a formação de fibrose após as cirurgias experimentais de glaucoma.[88]

Por fim, é provável que os agentes antifibróticos serão utilizados em todos os pacientes, possivelmente em combinação, como ocorre na quimioterapia para câncer. Esses regimes de combinação, junto com as novas tecnologias na geração de dispositivos e medicamentos, evoluirão para proporcionar máxima redução da pressão intraocular de maneira segura, prolongada e sustentada em longo prazo, associada à mínima progressão do glaucoma ou à ausência dela (o Santo Graal do tratamento do glaucoma).

BOXE 10.30.4 Possíveis complicações dos antimetabólitos.

Hipotonia
- Especialmente se o retalho escleral não for fechado de modo adequado ou se for utilizada MMC de alta dosagem

Prevenção
- Fechar firmemente o retalho escleral – as suturas removíveis podem ser muito úteis. Talvez sejam necessárias múltiplas suturas, especialmente com o uso de MMC
- Não fazer um retalho escleral pequeno ou fino demais, sob pena de não restringir a drenagem de maneira adequada
- Ter cuidado com a remoção tardia das suturas – com o uso de MMC, a remoção das suturas até mesmo meses após a cirurgia pode resultar em hipotonia
- Controlar o ajuste de suturas (o afrouxamento gradual das suturas) até alcançar a pressão-alvo

Complicações da hipotonia
- Inclusive maculopatia, que pode ser irreversível mesmo após a restauração da pressão, efusões e hemorragias coroidais, catarata e *phthisis bulbi*

Prevenção
- Ter cautela ao utilizar antimetabólitos fortes em pacientes de alto risco, por exemplo, aqueles com miopia que parecem mais propensos a apresentar problemas relacionados à ocorrência de hipotonia, como maculopatia
- Fazer infusão intraoperatória (cânula de Lewicky) para regular a drenagem; não terminar até que o fluxo esteja garantido
- Em caso de baixo limiar para ressutura, usar viscoelástico intraocular como medida temporizadora

Vazamentos pelas bordas da ferida cirúrgica

Prevenção
- Identificar os pacientes com risco de cicatrização da ferida pobre (p. ex., deficiência de vitaminas ou dependência alcoólica)
- Fazer incisão conjuntival pequena e manipulação tecidual mínima
- Assegurar-se de que a ferida esteja bem fechada; a agulha vascular evita perfurações
- Fazer suturas de colchoeiro no caso de retalho de base fórnice – testar ao final da cirurgia para garantir um fechamento hermético
- Proteger a borda cortada da conjuntiva da ação medicamentosa (p. ex., grampo especial)

Erosões epiteliais
- Principalmente com injeção de 5-FU, que pode vazar para o filme lacrimal

Prevenção
- Usar técnica da aplicação de esponja durante o período intraoperatório
- Usar trajeto longo de injeção para evitar o refluxo do filme lacrimal e a eliminação do medicamento pelas lágrimas após a injeção
- Usar viscoelástico para evitar o refluxo do filme lacrimal em pacientes suscetíveis (p. ex., problemas de superfície)

Penetração e lesão intraocular
- As lesões intraoculares podem incluir dano endotelial e destruição do corpo ciliar – possivelmente com MMC em altas concentrações (questão controversa)

Prevenção
- Tratar com esponja embebida em antimetabólito e lavar antes de fazer a incisão escleral
- Ter muito cuidado ao injetar o 5-FU subconjuntival próximo à ampola de filtrante, especialmente em olho macio
- Há alto risco se for feita injeção de MMC

Infecção – Blebite e endoftalmite, ruptura da ampola filtrante e vazamento

Prevenção
- Identificar os pacientes de risco (p. ex., doença meibomiana)
- Evitar o tratamento excessivo – usar o antimetabólito apropriado para o paciente
- Tratar uma grande área da superfície e usar um retalho escleral grande – o que reduz radicalmente a incidência de bolhas císticas propensas a infecção e vazamento
- Evitar retalhos esclerais finos
- Evitar ampolas interpalpebrais ou em posição inferior – a taxa de infecção pode ser cinco a dez vezes mais alta do que com a ampola sob a pálpebra superior

Esclerite
- Ocorre particularmente com ampolas interpalpebrais/em posição inferior

Prevenção
- Evitar ampolas interpalpebrais e localizadas em posição inferior
- Minimizar a concentração do antimetabólito

Escleromalacia/afinamento/necrose

Prevenção
- Evitar áreas de afinamento escleral – possibilidade teórica

Malignidade/teratogenicidade/efeitos cumulativos em longo prazo

Prevenção
- Vigiar continuamente – tanto o paciente quanto a equipe médica
- Ter cuidado com o manuseio e o descarte de citotóxicos
- Evitar o uso se houver qualquer chance de a paciente estar grávida
- Há complicações possivelmente em um prazo mais longo com a mitomicina C do que com o 5-fluoruracila

5-FU, 5-fluoruracila; MMC, mitomicina C.

BIBLIOGRAFIA

Araujo SV, Spaeth GL, Roth SM, et al. A ten-year follow-up on a prospective, randomized trial of postoperative corticosteroids after trabeculectomy. Ophthalmology 1995;102:1753–9.

Cornish KS, Ramamurthi S, Saidkasimova S, et al. Intravitreal bevacizumab and augmented trabeculectomy for neovascular glaucoma in young diabetic patients. Eye 2009;23:979–81.

Heatley G, Kiland J, Faha B, et al. Gene therapy using p21WAF-1/Cip-1 to modulate wound healing after glaucoma trabeculectomy surgery in a primate model of ocular hypertension. Gene Ther 2004;11:949–55.

Joshi AB, Parrish RK 2nd, Feuer WF. 2002 survey of the American Glaucoma Society: practice preferences for glaucoma surgery and antifibrotic use. J Glaucoma 2005;14:172–4.

Khaw PT, Ward S, Grierson I, et al. Effect of beta radiation on proliferating human Tenon's capsule fibroblasts. Br J Ophthalmol 1991;75:580–3.

Kirwan JF, Cousens S, Venter L, et al. Effect of beta radiation on success of glaucoma drainage surgery in South Africa: randomised controlled trial. BMJ 2006;333:942–8.

Li Z, Van Bergen T, Van de Veire S, et al. Inhibition of vascular endothelial growth factor reduces scar formation after glaucoma filtration surgery. Invest Ophthalmol Vis Sci 2009;50:5217–25.

Shaunak S, Thomas S, Gianasi E, et al. Polyvalent dendrimer glucosamine conjugates prevent scar tissue formation. Nature Biotechnol 2004;22:977–84.

Singh K, Mehta K, Shaikh NM, et al. Trabeculectomy with intraoperative mitomycin C versus 5-fluorouracil. Prospective randomized clinical trial. Ophthalmology 2000;107:2305–9.

Stalmans I, Gillis A, Lafaut A-S, et al. Safe trabeculectomy technique: long term outcome. Br J Ophthalmol 2006;90:44–7.

The AGIS Investigators. The Advanced Glaucoma Intervention Study (AGIS): 7. The relationship between control of intraocular pressure and visual field deterioration. Am J Ophthalmol 2000;130:429–40.

The Fluorouracil Filtering Surgery Study Group. Five-year follow-up of the Fluorouracil Filtering Surgery Study. Am J Ophthalmol 1996;121:349–66.

Wells AP, Cordeiro MF, Bunce C, et al. Cystic bleb formation and related complications in limbus-versus fornix-based conjunctival flaps in pediatric and young adult trabeculectomy with mitomycin C. Ophthalmology 2003;110:2192–7.

Yorston D, Khaw PT. A randomised trial of the effect of intraoperative 5-FU on the outcome of trabeculectomy in East Africa. Br J Ophthalmol 2001;85:1028–30.

As referências completas estão disponíveis no **GEN-io**.

PARTE 10 GLAUCOMA

SEÇÃO 4 Terapia

Implantes de Drenagem

Kateki Vinod e Steven J. Gedde

10.31

Definição: Os implantes de drenagem de glaucoma são colocados por meio cirúrgico a fim de reduzir a pressão intraocular e podem ser utilizados em qualquer estágio do tratamento de glaucoma.

Característica principal
- Os implantes de drenagem de glaucoma contornam os sistemas naturais de drenagem aquosa e tipicamente, por meio de um tubo de silicone, desviam o humor aquoso da câmara anterior para uma placa no espaço subtenoniano ou subconjuntival, que, em geral, fica posicionada mais de 8 mm posterior ao limbo.

Características associadas
- Os implantes de drenagem de glaucoma podem ser tubos valvulados ou não valvulados
- A exposição do tubo é um importante fator de risco para endoftalmite.

PERSPECTIVA HISTÓRICA

Os implantes de drenagem de glaucoma modernos evoluíram a partir do dispositivo epônimo descrito originariamente por Molteno, em 1969.[1] Os aprimoramentos no projeto do implante e na técnica cirúrgica levaram ao seu uso rotineiro no controle cirúrgico do glaucoma. Uma análise do Medicare demonstrou queda de 77% no uso da trabeculectomia nos EUA entre 1994 e 2012, com aumento concomitante de 410% no número de cirurgias de implantes de drenagem.[2] Entre os membros da American Glaucoma Society também houve mudança semelhante nos padrões da prática cirúrgica entre 1996 e 2008, com aumento significativo do uso de implantes de drenagem de glaucoma em diversos ambientes clínicos.[3-5]

CONCEITO BÁSICO

Os implantes de drenagem compartilham uma particularidade em comum, que consiste em um tubo de silicone, inserido no olho através de uma fístula escleral e desvia o humor aquoso para uma placa terminal episcleral localizada na região equatorial do globo ocular. A formação de uma cápsula ao redor da placa ocorre em cerca de 4 a 6 semanas e proporciona resistência ao fluxo de humor aquoso. As bolsas aquosas no interior do reservatório criado pela cápsula difundem-se pela parede da ampola para posterior reabsorção pela circulação sistêmica, reduzindo, desse modo, a pressão intraocular. As ampolas mais finas com uma grande área de superfície tendem a levar a pressão intraocular mais baixa.

Os implantes de drenagem comercialmente disponíveis incluem a válvula de Ahmed (New World Medical, Inc., Rancho Cucamonga, CA), o implante de Baerveldt (Abbott Medical Optics, Inc., Santa Ana, CA) e o dispositivo de drenagem de Molteno (Molteno Ophthalmic, Ltd., Dunedin, Nova Zelândia). Esses implantes diferem em área de superfície, composição da placa terminal, perfil do implante e presença ou ausência de válvula (Tabela 10.31.1). Os dispositivos valvulados (p. ex., implantes de Ahmed) abrigam um mecanismo que permite a drenagem do humor aquoso acima de uma pressão mínima de abertura e possibilitam o controle imediato da pressão intraocular, enquanto os dispositivos não valvulados (p. ex., implantes de Baerveldt e Molteno) necessitam de sutura para restringir temporariamente o fluxo enquanto aguardam a formação de uma cápsula adequada.

TABELA 10.31.1 Características dos implantes de glaucoma comercialmente disponíveis.

Tipo de implante	Fabricante	Modelo	Placa simples ou dupla	Área de superfície (mm²)	Composição da placa terminal	Perfil do implante (mm)	Válvula
Ahmed®	New World Medical, Inc. (Rancho Cucamonga, CA)	FP7	Simples	184	Silicone	2,1	Presente
		FP8[a]	Simples	102	Silicone	2,1	
		S2	Simples	184	Polipropileno	1,6	
		S3[a]	Simples	85	Polipropileno	1,6	
Baerveldt®	Abbott Medical Optics, Inc. (Santa Ana, CA)	BG103-250	Simples	250	Silicone	0,84	Ausente
		BG101-350	Simples	350	Silicone	0,84	
		BG102-350[b]	Simples	350	Silicone	0,84	
Molteno®	Molteno Ophthalmic, Ltd. (Dunedin, Nova Zelândia)	GL	Simples	230	Polipropileno	1,5	Ausente
		GS	Simples	175	Polipropileno	1,5	
		SL	Simples	245	Polipropileno	0,95	
		SS	Simples	185	Polipropileno	0,95	
		R2/L2	Dupla	274	Polipropileno	1,5	
		DR2/DL2	Dupla	274	Polipropileno	1,5	
		S1	Simples	137	Polipropileno	1,5	

[a]Projetado para uso em casos pediátricos ou olhos pequenos. [b]Inclui um dispositivo Hoffman de 90° para inserção via *pars plana*. Dados extraídos de http://www.newworldmedical.com; http://www.abbottmedicaloptics.com; http://www.molteno.com.

INDICAÇÕES

Os implantes de drenagem eram tradicionalmente reservados para olhos com glaucomas complexos e refratários submetidos a uma ou mais cirurgias filtrantes anteriores ou considerados de alto risco para o insucesso da trabeculectomia. Olhos com glaucoma neovascular, glaucoma uveítico, determinados glaucomas infantis, síndrome endotelial iridocorneana ou extensa cicatriz resultante de cirurgia anterior, trauma ou doença cicatricial da conjuntiva estão entre os escolhidos para cirurgia primária de implante de drenagem. A função dos implantes ampliou-se nos últimos anos, em parte em virtude das evidências de ensaios clínicos randomizados que sugerem o seu uso em olhos com risco reduzido de insucesso da filtração (ver Evidências de Ensaios Clínicos Randomizados).

A cirurgia de implante de drenagem de glaucoma pode ser realizada com o uso de uma abordagem em estágios ou em combinação com a cirurgia de catarata, córnea e/ou vitreorretiniana em pacientes com múltiplas comorbidades oculares. Os implantes de drenagem parecem menos propensos a insucesso do que a trabeculectomia em olhos que requerem uma cirurgia de catarata subsequente, pois a ocorrência de inflamação pós-operatória pode comprometer a longevidade de uma ampola de filtração.[6] Pacientes que sofreram complicação relacionada à ampola de filtração ou a uma trabeculectomia malsucedida em um dos olhos podem ser considerados candidatos a um implante de drenagem primário, se a cirurgia incisional de glaucoma for necessária no olho contralateral. Embora todos os pacientes necessitem de um cuidadoso acompanhamento depois da cirurgia incisional de glaucoma, aqueles que não conseguem ou demonstram menor probabilidade de cumprir o cronograma mais rigoroso de consultas pós-operatórias necessário depois da trabeculectomia podem ser melhores candidatos à cirurgia de implante de drenagem de glaucoma.

CONSIDERAÇÕES PRÉ-OPERATÓRIAS

A avaliação da mobilidade conjuntival com o auxílio da lâmpada de fenda em olhos submetidos à cirurgia prévia pode ajudar a orientar a seleção do quadrante para a colocação de um implante de drenagem de glaucoma. A gonioscopia pré-operatória possibilita a identificação de sinéquias anteriores periféricas altas, capazes de impedir a entrada do tubo na câmara anterior através de determinadas porções do ângulo. Os implantes de drenagem de glaucoma geralmente são inseridos na câmara anterior, mas uma câmara rasa ou uma disfunção das células endoteliais podem requerer inserção no sulco ciliar ou *pars plana* em pacientes com pseudofacia ou afacia. A inserção no sulco ou via *pars plana* talvez seja preferível também em olhos pseudofácicos ou afácicos com enxerto corneano ou naqueles em que haja probabilidade de uma cirurgia futura de córnea, pois os implantes de drenagem podem contribuir para o insucesso do enxerto.[7]

Pacientes em que é prevista a colocação do tubo via *pars plana* devem submeter-se a uma vitrectomia completa via *pars plana*, com particular atenção à remoção do vítreo na base vítrea do quadrante em que se pretende inserir o tubo. Normalmente é necessário repetir a vitrectomia em indivíduos anteriormente vitrectomizados para garantir a remoção adequada do vítreo. A vitrectomia via *pars plana* combinada com a inserção do implante de drenagem via *pars plana* demonstrou reduzir com sucesso a pressão intraocular em pacientes com afacia e pseudofacia,[8,9] com eficácia comparável à da inserção do tubo na câmara interior.[10,11] Se o exame pré-operatório revelar a existência de vítreo na câmara anterior por causa de ruptura capsular ou deiscência zonular anteriormente ocorrida, a vitrectomia é indicada antes ou na ocasião da cirurgia de implante de drenagem para minimizar o risco de oclusão da extremidade distal do tubo pelo vítreo.[12]

Pacientes com glaucoma neovascular devem ser tratados pré-operatoriamente com fotocoagulação panretiniana ou antifator de crescimento endotelial vascular (VEGF, do inglês *vascular endothelial growth factor*), sempre que possível, a fim de minimizar o risco de sangramento intraoperatório. O uso de bevacizumabe intravítreo no período pré-operatório tem sido associado a um menor risco de hifema pós-operatório, mas não demonstrou efeito sobre a pressão intraocular no pós-operatório ou as taxas de sucesso após a cirurgia de implante de drenagem.[13-15]

SELEÇÃO DO IMPLANTE

Os dispositivos valvulados geralmente são selecionados em pacientes com pressão intraocular bastante elevada que requerem redução imediata da pressão, como aqueles com glaucoma neovascular. Indivíduos com alto risco de hipotonia, inclusive aqueles com uveíte ou que tenham sido submetidos a procedimentos ciclodestrutivos anteriores, também podem beneficiar-se com a colocação de implante valvulado. É possível que evidências de recentes ensaios clínicos auxiliem na seleção do tipo de implante de drenagem, do tamanho ou da composição da placa terminal (ver Evidências de Ensaios Clínicos Randomizados). Em última instância, a escolha do implante depende do conforto e da preferência do cirurgião, conforme determinado pela sua experiência.

TÉCNICA CIRÚRGICA

Anestesia

Em geral, a cirurgia de implante de drenagem de glaucoma é tipicamente realizada sob cuidados anestésicos monitorados com bloqueio retrobulbar ou peribulbar para anestesia local. Como alternativa, um bloqueio subtenoniano pode ser feito após peritomia conjuntival inicial e uma dissecção posterior, sendo possivelmente útil em pacientes monoculares ou que estejam fazendo terapia de anticoagulação. Raros são os casos em que é necessária a anestesia geral.

Seleção do quadrante

O quadrante superotemporal normalmente é escolhido para a colocação de um primeiro implante de drenagem em razão da melhor exposição cirúrgica e da probabilidade reduzida de estrabismo pós-operatório. O quadrante inferonasal costuma ser selecionado em caso de implante de drenagem superotemporal já existente ou de extensa cicatrização conjuntival decorrente de cirurgia, trauma ou inflamação anterior. Em geral, evita-se o quadrante superonasal por ser associado a uma taxa mais elevada de estrabismo pós-operatório e risco de síndrome de Brown adquirida,[16-20] assim como a um risco teórico de toque no nervo óptico com a colocação excessivamente posterior da placa terminal em olhos menores.[21,22] O uso do quadrante inferotemporal é menos comum em razão da presença do músculo oblíquo inferior,[22] mas pode ser necessário em olhos em que os quadrantes superotemporal e inferonasal não estejam disponíveis devido à cicatrização conjuntival ou ao adelgaçamento escleral. A colocação inferior do implante de drenagem geralmente é preferível em olhos com óleo de silicone ou que possam necessitar de reparo de descolamento de retina com óleo de silicone no futuro. O óleo de silicone flutua no humor aquoso, e um tubo inserido inferiormente minimiza o risco de migração do óleo, através do lúmen do tubo, para o espaço subconjuntival, onde pode causar inflamação.[23-25]

Retalho conjuntival e dissecção

Uma sutura perilímbica de tração corneana ou escleral com fio de poliglactina 6-0 ou 7-0 facilita a movimentação do globo ocular, otimizando a visualização durante a cirurgia (Figura 10.31.1). Utiliza-se uma tesoura romba ou um fórceps não denteado para criar um retalho de base límbica ou base fórnice no quadrante selecionado (Figura 10.31.2). A homeostase do leito escleral é alcançada com o uso criterioso do cautério *wet-field*. A dissecção entre a conjuntiva/cápsula tenoniana e a esclera é realizada por via posterior a fim de criar espaço

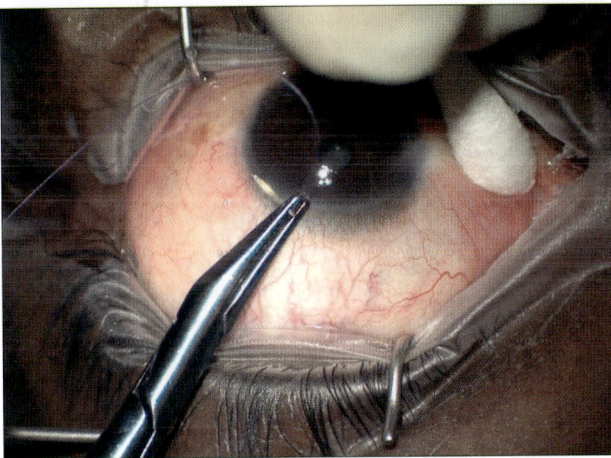

Figura 10.31.1 Colocação de sutura de tração corneana com fio de poliglactina para possibilitar o movimento do globo ocular durante o período intraoperatório e facilitar a exposição cirúrgica.

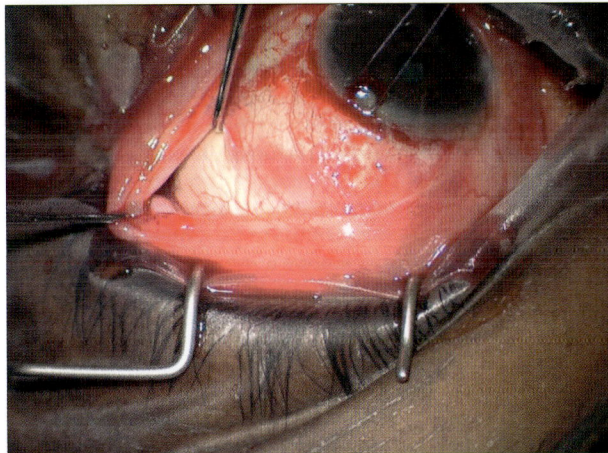

Figura 10.31.3 O músculo reto é isolado, e cria-se um espaço para inserção da placa terminal.

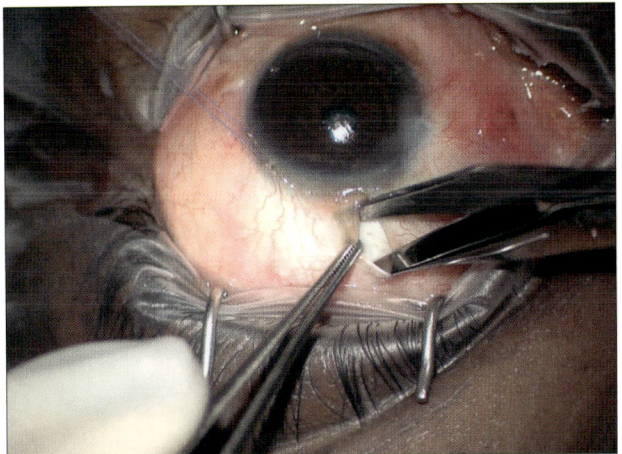

Figura 10.31.2 Criação de um retalho conjuntival de base fórnice.

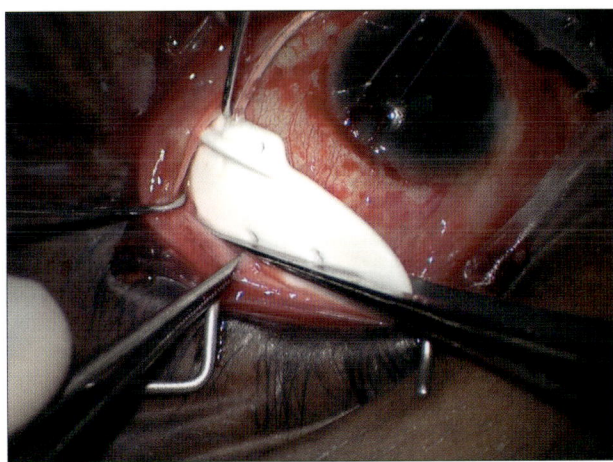

Figura 10.31.4 A placa terminal é inserida por baixo do músculo reto.

entre os músculos retos superior e lateral para a colocação da placa terminal no quadrante superotemporal e entre os músculos retos inferior e medial para colocação da placa terminal inferonasal.

Fixação da placa terminal

A dissecção posterior é seguida pela identificação e pelo isolamento dos músculos retos adjacentes. Utiliza-se um gancho para músculo, a fim de isolar o primeiro músculo reto, e coloca-se um segundo gancho imediatamente atrás do primeiro, deslizando-o ainda mais para trás com o objetivo de isolar um espaço escleral por baixo do músculo (Figura 10.31.3). Deve-se ter cuidado para enganchar todo o músculo sem dividi-lo. Posiciona-se, então, a placa 8 a 10 mm posterior ao limbo, entre os dois músculos retos adjacentes. Cada asa da placa terminal de 250 mm² ou 350 mm² de Baerveldt é projetada para ser acomodada sob as barrigas do músculo reto adjacente (Figura 10.31.4). Os implantes de Ahmed e de placa simples de Molteno são mais estreitos e podem ser centralizados entre os músculos retos adjacentes. Os implantes de placa dupla de Molteno ocupam dois quadrantes, e é possível que o tubo de conexão de silicone entre as duas placas terminais seja acomodado sob ou sobre o músculo reto superior. Em seguida, fixa-se a placa terminal à esclera com suturas interrompidas não absorvíveis (tipicamente, Nylon® 8-0 ou 9-0 sobre uma agulha espatulada), passadas através de cada um dos dois orifícios do ângulo anterior da placa (Figura 10.31.5). Os nós da sutura são "enterrados" nos orifícios para evitar erosão futura através da conjuntiva sobrejacente.

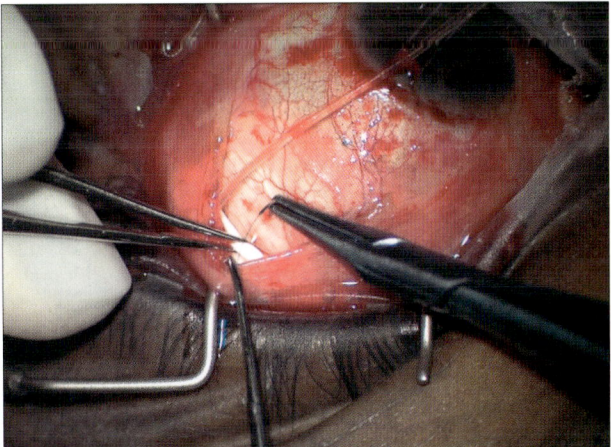

Figura 10.31.5 A placa terminal é fixada à esclera 8 a 10 mm posterior ao limbo com uma sutura de *nylon* em uma agulha espatulada.

Preparo do implante

Os implantes são preparados de maneiras diferentes, dependendo se valvulados ou não. O implante de Ahmed contém um mecanismo valvular que requer preparação prévia para ser inserido. Injeta-se uma solução salina balanceada na extremidade do tubo com uma cânula calibre 30 para quebrar a tensão superficial entre os folhetos da válvula, e a patência é confirmada quando se observa o fluxo no interior da câmara trapezoidal do dispositivo. Essa etapa geralmente é realizada antes da fixação da placa terminal. Deve-se manusear a placa delicadamente a fim de evitar danos ao mecanismo valvular.

Os implantes não valvulados precisam ser ligados para restringir temporariamente o fluxo, enquanto a fibrose capsular ocorre em torno da placa terminal. O tubo pode ser ligado com sutura absorvível (poliglactina) (Figura 10.31.6), que sofrerá lise espontânea cerca de 4 a 6 semanas após a cirurgia, ou com sutura não absorvível (polipropileno). A ligação com sutura de polipropileno é especialmente útil em pacientes com alto risco de hipotonia, nos quais se prefere a lise da sutura a *laser* para abrir o tubo em uma situação controlada. Se a lise da sutura a *laser* for planejada, a ligadura deve ser colocada cerca de 5 mm anterior à junção entre a placa e o tubo para facilitar a sua visualização à lâmpada de fenda. Após a ligação, injeta-se a solução salina balanceada utilizando uma cânula calibre 30 para confirmar a oclusão correta do tubo. A restrição do fluxo pode ser feita também com um *stent* intraluminal ou *ripcord* (sutura de polipropileno ou *nylon* 4-0 ou 5-0), em vez de (ou além de) uma ligadura externa. Posiciona-se a ponta da sutura do *stent* no espaço subconjuntival em um quadrante separado da placa terminal, de modo a possibilitar sua remoção à lâmpada de fenda após a formação de uma cápsula adequada. Alternativamente, é possível usar uma sutura de polipropileno 9-0 para ligar a porção distal (intracameral) do tubo e, posteriormente, *laser* de argônio a fim de derreter a ligadura.

Os pacientes que recebem implante não valvulado e apresentam pressão intraocular pré-operatória mais elevada podem necessitar de intervenções para que haja a drenagem do humor aquoso e a redução da pressão intraocular no período pós-operatório imediato, enquanto aguardam a abertura do tubo. Fendas de ventilação, ou fenestrações, podem ser feitas anteriormente à ligadura com uma agulha ou lâmina (Figura 10.31.7). É possível titular o número de fenestrações com base na pressão intraocular pré-operatória. Essas fenestrações demonstraram ser efetivas para reduzir a pressão intraocular imediatamente após a cirurgia de implante de drenagem, mas podem estar relacionadas a uma taxa mais elevada de hipotonia precoce e suas complicações, que em sua maioria são transitórias.[26] Outra opção é criar uma fenestração utilizando agulha de sutura monofilamentar de poliglactina 9-0 ou 10-0 e deixar um curto segmento da mesma sutura no local para servir como pavio e conduzir o humor aquoso por capilaridade.

Inserção do tubo

Antes de se fazer uma esclerostomia, pode-se criar uma paracentese acessória em córnea clara utilizando um bisturi, para possibilitar acesso à câmara anterior, se necessário. Após reposicionamento do globo ocular à posição primária, é determinado o local de entrada do tubo. Coloca-se, então, o tubo transversalmente sobre a córnea, cortando-o com uma tesoura de acordo com tamanho desejado, de modo a deixar 2 a 3 mm visíveis dentro da câmara anterior (Figura 10.31.8). Um tubo intraocular ligeiramente mais longo pode ser útil no caso de inserção no sulco ciliar ou via *pars plana*, a fim de facilitar a visualização da extremidade do tubo à lâmpada de fenda no pós-operatório. Os tubos são cortados com um chanfro anterior para aqueles implantados na câmara anterior ou *pars plana*, e com um chanfro posterior para os implantados no sulco ciliar, a fim de evitar encarceramento da íris.

Com as garras de um pegador pesado de agulhas, dobra-se uma agulha calibre 23 em um ângulo reto ou em um ângulo ligeiramente obtuso, criando-se uma esclerostomia no interior da câmara anterior (ou sulco ciliar ou *pars plana*) (Figura 10.31.9). Pode-se criar um pequeno túnel escleral com agulha calibre 23 antes de adentrar o olho, a fim de proteger o tubo contra erosão futura. A fístula escleral para colocação na câmara anterior deve resultar no posicionamento do tubo acima e paralelamente ao plano da íris, de modo a evitar a proximidade com o endotélio corneano (capaz de causar disfunção endotelial) ou contato iridiano (que pode incitar inflamação ou sangramento quando há rubeose). Em seguida, utiliza-se um fórceps não denteado ou um insersor de tubo (Model TI; New World Medical, Inc., Rancho Cucamonga, CA) a fim de avançar a extremidade do tubo para o interior do olho através do trajeto criado pela agulha (Figura 10.31.10). Pode-se utilizar uma sutura interrompida ou em "8" com fio de *nylon* 8-0 ou 9-0 ou de poliglactina 7-0 ou 8-0 para fixar o tubo à esclera por trás do seu ponto de entrada (Figura 10.31.11). Essa sutura estabilizante não deve ser excessivamente apertada para não impedir o fluxo aquoso.

Muitos cirurgiões deixam o viscoelástico coesivo dentro da câmara anterior ao colocar um implante valvular, a fim de minimizar a ocorrência pós-operatória de hipotonia. O viscoelástico é útil também para tamponar o sangramento intraoperatório em olhos neovascularizados.

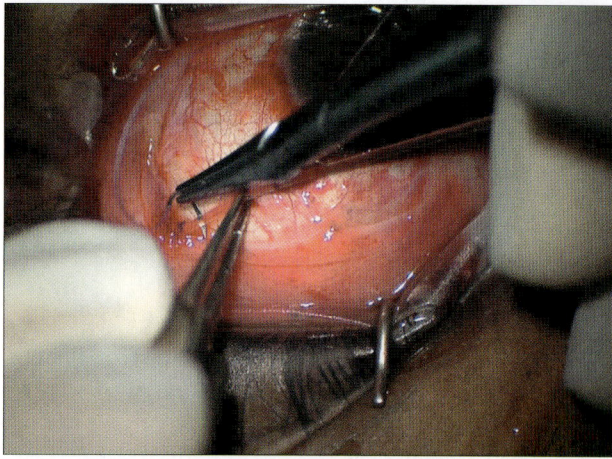

Figura 10.31.7 Colocação de uma fenestração anterior à ligadura com o auxílio de agulha de sutura.

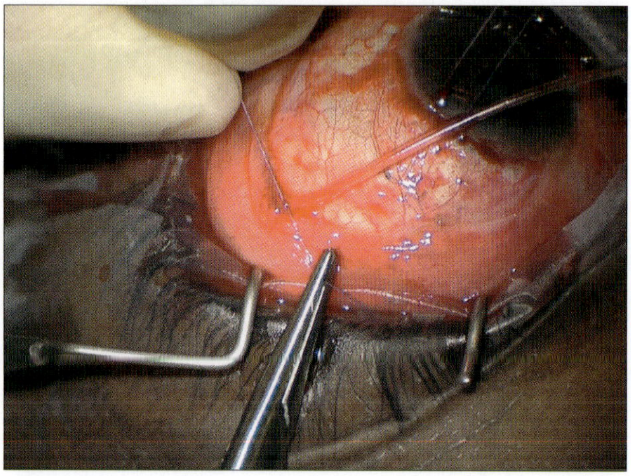

Figura 10.31.6 Colocação de ligadura de poliglactina 7-0 próximo à junção entre o tubo e a placa para restringir o fluxo do tubo não valvulado.

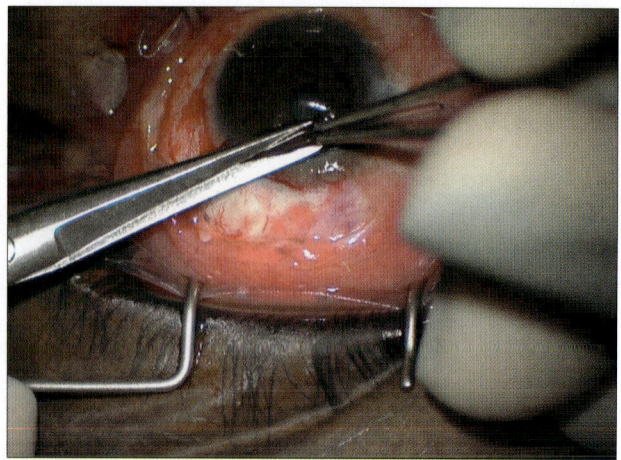

Figura 10.31.8 O tubo é cortado com um chanfro anterior em preparação para a inserção na câmara anterior.

Colocação de enxerto de retalho

O ponto de entrada do tubo é revestido com enxerto de retalho para minimizar o risco de erosão conjuntival e subsequente exposição do tubo. Existem vários materiais diferentes que podem ser usados como enxerto, incluindo a córnea, a esclera, o pericárdio, a dura-máter e a fáscia lata. O retalho é fixado à esclera em, pelo menos, dois pontos com sutura de poliglactina, com cuidado para cobrir totalmente o ponto de entrada do tubo (Figura 10.31.12). É possível que um túnel escleral mais longo exclua a necessidade do enxerto, sendo útil nos casos em que o material não se encontre disponível.

Fechamento conjuntival

A reaproximação da conjuntiva ao limbo é obtida com o uso de um fórceps não denteado. Girar o olho na direção do quadrante operado e afrouxar levemente o espéculo palpebral pode facilitar um fechamento difícil. Fecha-se a conjuntiva com sutura contínua ou interrompida com fio de poliglactina 7-0 ou 8-0 (Figura 10.31.13). O acréscimo de "suturas de colchoeiro" ao limbo ajuda a impedir a retração da conjuntiva. Antibióticos e corticosteroides são administrados ao concluir o caso.

CONTROLE PÓS-OPERATÓRIO

Os pacientes são examinados no primeiro dia de pós-operatório, e a frequência subsequente de acompanhamento é determinada com base na pressão intraocular e na condição geral do olho operado. Inicia-se a administração de antibióticos e costicosteroides tópicos. Os antibióticos são interrompidos na primeira consulta semanal do pós-operatório, mas os corticosteroides permanecem por 2 a 3 meses após a cirurgia. Os medicamentos para glaucoma podem ser retomados no primeiro dia do pós-operatório após a inserção de um implante de drenagem não valvulado, a menos que tenham sido colocadas fenestrações ou um pavio. A abertura do tubo após a cirurgia de implante de drenagem não valvulado com uma ligadura absorvível ocorre de maneira espontânea entre a 4ª e a 6ª semana do pós-operatório, podendo ser acompanhada por uma reação significativa e, às

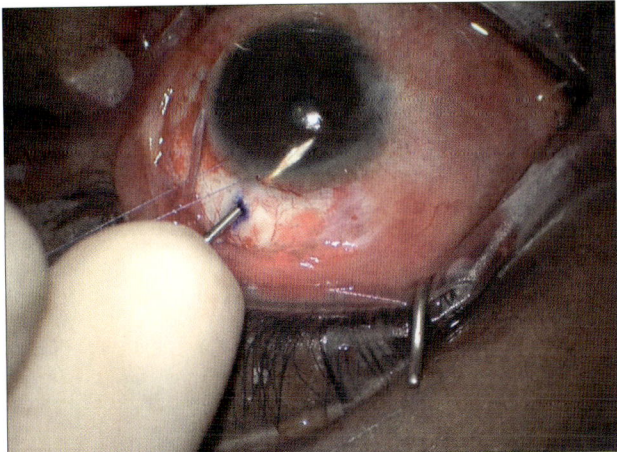

Figura 10.31.9 Criação de fístula escleral com agulha calibre 23.

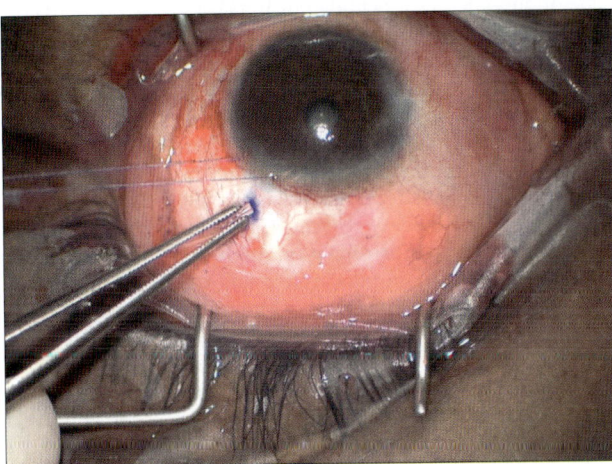

Figura 10.31.10 A extremidade do tubo é inserida na câmara anterior através da fístula escleral, e se observa que está bem posicionada, sem proximidade com o endotélio da córnea ou da íris.

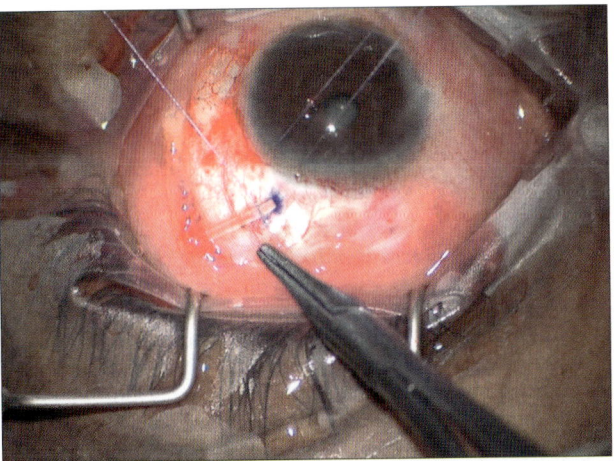

Figura 10.31.11 Colocação de sutura interrompida com fio de poliglactina através da esclera para fixar o tubo em uma posição imediatamente posterior ao seu ponto de entrada.

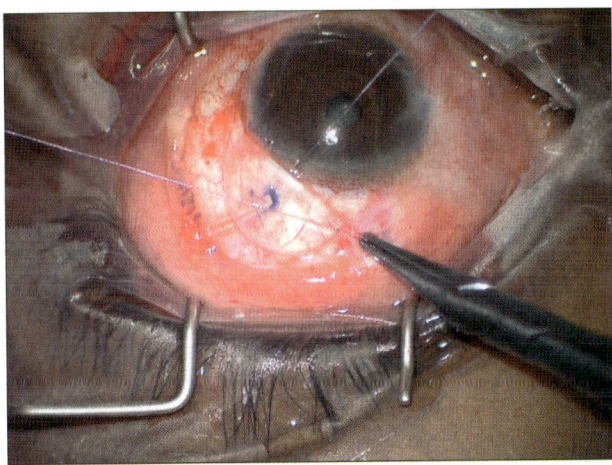

Figura 10.31.12 Um enxerto de retalho de córnea é usado para cobrir o ponto de entrada do tubo e fixado à episclera com sutura de poliglactina.

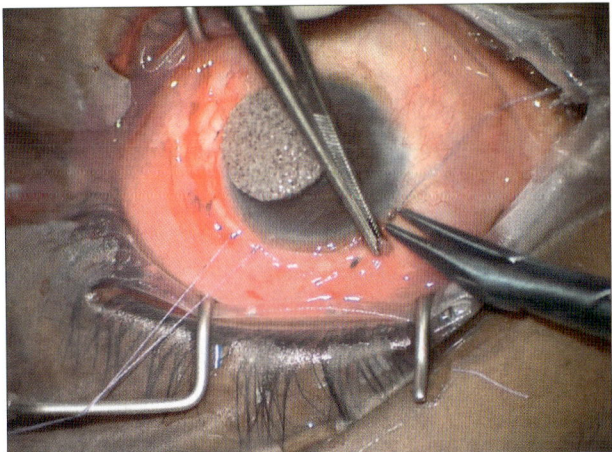

Figura 10.31.13 A conjuntiva é reaproximada do limbo e fechada com sutura de poliglactina.

vezes, fibrinosa da câmara anterior, exigindo o aumento da frequência dos corticosteroides tópicos. Devido ao risco de hipotonia e de a câmara anterior ficar mais rasa, os pacientes devem ser rigorosamente monitorados no período em que se espera a abertura do tubo. Como alternativa, pode-se executar uma lise de sutura a *laser* após o encapsulamento adequado da placa terminal, que, em geral, ocorre em cerca de 4 semanas. O viscoelástico coesivo pode ser injetado por via intracameral após a lise de sutura a *laser* se a pressão intraocular estiver muito baixa ou o paciente apresentar alto risco de hipotonia e suas complicações. As configurações da lise de sutura com *laser* de argônio variam de acordo com a preferência do cirurgião, mas normalmente consistem em uma mira de 50 mícrons, duração de 0,02 a 0,05 segundo e potência de 250 a 800 mW. Uma lente de Hoskins auxilia na visualização da ligadura.

COMPLICAÇÕES

Diversas complicações, algumas peculiares à cirurgia de implante de drenagem, podem ocorrer durante e após a cirurgia. Esses eventos se encontram resumidos na Tabela 10.31.2.

PERÍODO INTRAOPERATÓRIO

Uma passagem escleral excessivamente profunda durante a colocação da placa terminal ou do enxerto de retalho pode resultar na perfuração da esclera, causando, em determinadas ocasiões, hipotonia imediata e colapso da câmara anterior. A agulha deve ser retirada de seu trajeto, e a câmara anterior, preenchida com viscoelástico. É possível a necessidade de uma avaliação intraoperatória ou pós-operatória da retina para realização de crioterapia e exame da região periférica da retina a fim de identificar eventuais rupturas retinianas.

O tubo pode ser cortado de maneira inadvertida por uma ligadura excessivamente apertada ou fenestração exagerada. É possível a necessidade de extensão do tubo com um angiocateter calibre 22, com um tubo Crawford ou com um Tube Extender (New World Medical, Inc., Rancho Cucamonga, CA), comercialmente disponíveis. Se o dano ocorreu próximo à junção entre o tubo e a placa, talvez o dispositivo precise ser substituído.

A presença de aderências significativas de cirurgias anteriores pode impedir a criação do retalho conjuntival inicial. Um bisturi bastante afiado é capaz de auxiliar na obtenção de uma dissecção acurada através do tecido cicatricial no limbo. É possível que uma peritomia maior e o relaxamento das incisões em qualquer das duas extensões da peritomia atenuem a ocorrência de rupturas, particularmente quando a conjuntiva se apresenta fina e/ou friável.

TABELA 10.31.2 Possíveis complicações associadas aos implantes de drenagem de glaucoma.

Complicações intraoperatórias
Buracos ou rasgos conjuntivais
Hifema
Perfuração escleral
Encurtamento do tubo
Complicações pós-operatórias
Câmara anterior rasa
Aqueous misdirection
Encapsulamento da ampola de filtração
Efusão coroidal
Descompensação corneana
Endoftalmite
Maculopatia hipotônica
Descolamento de retina
Estrabismo e diplopia
Hemorragia supracoroidal
Oclusão do tubo
Exposição do tubo ou da placa terminal
Migração do tubo ou da placa terminal
Vazamento pela ferida cirúrgica

Período pós-operatório

A hipotonia e as suas sequelas podem ocorrer no período pós-operatório imediato em decorrência de reduzida produção aquosa ou de filtração excessiva. Fenestração agressiva ou fluxo excessivo resultante da colocação de pavio no interior de um tubo não valvulado pode resultar em pressões muito baixas. É possível controlar a maioria dos casos de hipotonia com uma terapia conservadora (cicloplegia e corticosteroides tópicos) e a observação frequente para verificar se a câmara anterior continua formada. A reforma da câmara anterior com viscoelástico pode ser necessária nos casos em que a hipotonia é acompanhada de uma câmara anterior significativamente mais rasa, com contato entre o cristalino e o endotélio corneano e/ou grandes efusões coroidais. As efusões ou hemorragias coroidais expressivas podem requerer drenagem cirúrgica. A ligação inadequada de um dispositivo não valvulado ou de uma válvula com suspeita de mal funcionamento pode exigir uma reoperação.

É possível a hipotonia ocorrer no pós-operatório mais tardio, especialmente quando a ligadura de um tubo não valvulado é liberada de maneira espontânea ou com lise de sutura a *laser*. O acompanhamento frequente no período em que se espera a abertura espontânea do tubo ou após a remoção da ligadura com *laser* é recomendado para que a hipotonia e as suas sequelas possam ser reconhecidas e tratadas de imediato. O viscoelástico coesivo pode ser colocado por via intracameral depois da abertura do tubo a fim de reformar uma câmara rasa ou em pacientes com alto risco de problemas relacionados à hipotonia.

Os implantes de drenagem estão sujeitos a uma série de complicações peculiares relacionadas ao seu *design*. A extremidade do tubo pode ser ocluída por fibrina, sangue, pela íris ou pelo vítreo. É possível visualizar a obstrução do lúmen do tubo durante o exame à lâmpada de fenda, e a ecografia em modo B é útil para confirmar redução ou ausência de fluxo em torno da placa terminal. O aumento da frequência dos corticosteroides tópicos é capaz de auxiliar a desfazer uma rede fibrinosa ou hemorrágica que esteja bloqueando o lúmen do tubo. A injeção intracameral do ativador do plasminogênio tecidual (0,1 mℓ ou 5 a 20 μg/0,1 mℓ) pode ser necessária em determinados casos e oferece o risco de hipotonia e/ou hifema.[27,28] É possível tratar a oclusão íris-tubo com pilocarpina para constrição pupilar e/ou aplicação de *laser* de argônio a fim de provocar a contração do tecido iridiano próximo ao lúmen do tubo ou que o esteja ocluindo,[29] mas a revisão cirúrgica pode ser necessária em casos refratários. Há possibilidade de ocorrer oclusão do lúmen do tubo por vítreo após a inserção de um tubo via *pars plana* depois de uma vitrectomia incompleta ou da separação tardia da hialoide, e com tubos inseridos na câmara anterior ou no sulco ciliar quando há cápsula posterior rompida ou deiscência zonular. O êxito da vitreólise com *laser* de neodímio:ítrio-alumínio-garnet é variável, e muitos pacientes necessitam repetir a vitrectomia via *pars plana*, com extração manual do tampão vítreo de dentro do lúmen do tubo, a fim de reverter totalmente a oclusão. A obstrução do fluxo resultante do acotovelamento de tubos inseridos via *pars plana* em seus pontos de entrada também foi descrita e pode exigir o reposicionamento do tubo.[30] O que ajuda a evitar essa complicação é usar um ângulo oblíquo, e não perpendicular, ao criar uma fístula escleral para a inserção de tubo via *pars plana*. Como alternativa, pode-se utilizar o modelo de Baerveldt com um dispositivo Hoffman de 90° projetado para inserção via *pars plana* (BG102-350; Abbott Medical Optics, Inc., Santa Ana, CA).

A migração da placa terminal raramente ocorre e pode ser evitada com a fixação adequada à porção equatorial da esclera. Os implantes de Baerveldt para a drenagem de glaucoma são menos propensos a migrar, porque as suas aletas ficam acomodadas por baixo dos músculos retos adjacentes. A retração do tubo e a anteriorização da extremidade do tubo são mais comuns em crianças, em virtude da rigidez reduzida da esclera e do crescimento do olho, podendo exigir a extensão e/ou o reposicionamento do tubo.

A erosão da conjuntiva sobrejacente a um tubo pode ser resultante de atrito palpebral, movimentos repetitivos dos olhos, baixa lubrificação da superfície ocular, fatores imunológicos e/ou forças vetoriais no ponto de entrada do tubo. O direcionamento da entrada do tubo para a posição de 12 horas para os implantes superotemporais e a posição de 6 horas para os inferonasais minimiza esse risco, uma vez que a entrada do tubo está sempre revestida pela pálpebra nesses locais.[31] A exposição do tubo é um importante fator de risco para endoftalmite,[32,33] e o seu reconhecimento deve ensejar o início imediato da administração de antibióticos e a intervenção cirúrgica no tempo certo. A substituição de um enxerto de retalho pode ser suficiente em determinados casos de exposição limitada do tubo, mas geralmente é necessário reposicionar o tubo através de uma nova fístula escleral. É possível que a remoção do implante de drenagem de glaucoma seja necessária quando há grandes erosões do tubo ou erosão da placa terminal.

O encapsulamento da ampola filtrante, ou a fase hipertensiva, ocorre com maior frequência com os dispositivos valvulados do que com os não valvulados.[34,35] O desenvolvimento de uma ampola com paredes espessas contribui para a reduzida permeabilidade do humor aquoso através da conjuntiva, resultando, às vezes, em uma importante elevação da pressão intraocular. A exposição a mediadores inflamatórios presentes no humor aquoso pode contribuir para o aumento da fibrose.[34] A supressão do humor aquoso costuma diminuir a pressão intraocular suficientemente para que ocorra a remodelação da ampola, mas há possibilidade de que a resolução leve semanas ou, até mesmo, meses. É possível que seja necessário o agulhamento da ampola ou uma nova cirurgia de glaucoma nos casos refratários.[36]

Pode ocorrer descompensação corneana resultante do posicionamento inadequado do tubo no interior da câmara anterior, de hipotonia prolongada que provoque o contato entre o cristalino nativo ou o implante de lente intraocular e o endotélio corneano, ou de fatores imunológicos. O meticuloso posicionamento intraoperatório do tubo longe do endotélio corneano normalmente evita essa complicação, mas é possível que alguns pacientes com pseudofacia ou afacia necessitem de um reposicionamento do tubo no sulco ciliar ou na *pars plana* e de uma cirurgia de transplante de córnea.

Condições como estrabismo e diplopia podem ocorrer após a colocação do implante de drenagem em decorrência de cicatrização, efeito de massa da placa terminal ou consequente formação de uma ampola grande, bem como fibrose do tecido adiposo.[16,37] Colocando-se a placa terminal em posição suficientemente posterior e evitando-se o quadrante superonasal, é possível evitar essa complicação. A maioria dos casos de diplopia é transitória, mas alguns pacientes podem necessitar de supressão do humor aquoso para reduzir uma ampola de proporções exuberantes, prismas, cirurgia de estrabismo ou, em raros casos, remoção do implante.

EVIDÊNCIAS DE ENSAIOS CLÍNICOS RANDOMIZADOS

Vários ensaios clínicos randomizados têm comparado os resultados do implante de drenagem de glaucoma e da trabeculectomia, bem como os diferentes implantes de drenagem. Os achados desses estudos encontram-se resumidos na Tabela 10.31.3.

Implantes de drenagem e trabeculectomia

Os resultados cirúrgicos do implante de drenagem e da trabeculectomia foram comparados diretamente em um ensaio prospectivo conduzido por Wilson *et al.*,[38] que, de maneira aleatória, selecionaram 123 pacientes com glaucoma e sem cirurgia intraocular anterior para submeter-se a uma trabeculectomia com administração de mitomicina C (0,3 a 0,4 mg/mℓ por 3 a 4 minutos) ou colocação de válvula de Ahmed para glaucoma (S2). Embora o grupo da trabeculectomia tenha alcançado pressão intraocular média mais baixa no primeiro ano de pós-operatório, níveis pressóricos semelhantes foram observados nos grupos da trabeculectomia e do implante da válvula de Ahmed posteriormente. As taxas de sucesso, os medicamentos adjuntos, os resultados visuais e as taxas de complicação foram comparáveis entre os dois grupos ao final do intervalo de acompanhamento (de 41 a 52 meses).

O *Tube Versus Trabeculectomy* (TVT) *Study*[39] selecionou, de maneira aleatória, 212 pacientes anteriormente submetidos a extração de catarata com implante de lente intraocular e/ou cirurgia filtrante falida para submeter-se a cirurgia de implante de drenagem de Baerveldt (350 mm^2) ou trabeculectomia com mitomicina C (0,4 mg/mℓ por 4 minutos). No 5º ano de pós-operatório, a pressão intraocular e o número de medicamentos foram semelhantes entre os dois grupos. Os casos de insucesso (p. ex., pressão intraocular > 21 mmHg ou redução < 20%, pressão intraocular ≤ 0,5 mmHg, cirurgia adicional de glaucoma ou perda de percepção de luz) revelaram-se mais frequentes no grupo da trabeculectomia (46,9%) do que no do implante (29,8%) ao longo de 5 anos de acompanhamento ($P = 0,002$). O grupo da trabeculectomia demonstrou também uma taxa mais elevada de reoperação para glaucoma do que o do implante (29% no grupo da trabeculectomia contra 9% no do implante, $P = 0,025$). Embora as complicações no início do pós-operatório (p. ex., aquelas ocorridas no primeiro mês após a cirurgia) tenham sido mais comuns no grupo da trabeculectomia (37% no grupo da trabeculectomia contra 21% no do implante, $P = 0,012$), as taxas de complicações no final do pós-operatório (36% no grupo da trabeculectomia contra 34% no do implante, $P = 0,81$) e de complicações graves que necessitaram de reoperação e/ou produziram perda de ≥ 2 linhas de Snellen (18% no grupo da trabeculectomia contra 22% no do implante, $P = 0,29$) foram semelhantes entre os dois grupos.[40] Resultados visuais semelhantes foram relatados para ambos os grupos depois de 5 anos. Os desfechos do *TVT Study* respaldam o uso ampliado dos implantes de drenagem, e não apenas nos casos de glaucoma refratário em que esses dispositivos são tradicionalmente relegados.

Implantes de drenagem valvulados e não valvulados

Os resultados do implante da válvula de Ahmed (FP7) e do dispositivo de drenagem de Molteno com placa simples foram comparados em um estudo prospectivo randomizado com 92 pacientes com glaucoma refratário (p. ex., pressão intraocular > 21 mmHg com o uso de terapia clínica máxima e/ou cirurgia falida de glaucoma sem implante de drenagem).[41] As taxas de sucesso (p. ex., pressão intraocular < 21 mmHg e > 6 mmHg sem *phitisis bulbi*, perda de percepção de luz, remoção do implante de drenagem, cirurgia adicional de glaucoma ou complicações devastadoras) ao longo de 2 anos de acompanhamento foram semelhantes entre os grupos (82% no grupo da válvula de Ahmed e 84% no grupo do dispositivo de Molteno, $P = 0,65$). O grupo da válvula de Ahmed alcançou pressão intraocular mais baixa no primeiro dia e na primeira semana ($P < 0,001$), como era de se esperar após o implante do dispositivo valvulado, mas o grupo do dispositivo de Molteno alcançou uma pressão intraocular mais baixa subsequentemente ($P < 0,01$) após 2 anos. O número de medicamentos para glaucoma e acuidade visual foi semelhante em ambos os grupos em todas as avaliações seriadas, sem complicações devastadoras em nenhum dos dois grupos.

O *Ahmed Baerveldt Comparison* (ABC) *Study*[42,43] e o *Ahmed Versus Baerveldt* (AVB) *Study*[35,44] compararam os resultados da colocação da válvula de Ahmed (FP7) e do implante de drenagem de Baerveldt (350 mm^2) em paciente com glaucoma refratário. O *ABC Study* e o *AVB Study* selecionaram, de maneira aleatória, 276 e 238 pacientes respectivamente. Falência foi definida de modo diferente nos dois ensaios (p. ex., pressão intraocular > 21 mmHg ou redução < 20%, pressão intraocular ≤ 5 mmHg, reoperação de glaucoma, remoção do implante ou perda de percepção de luz no *ABC Study* e pressão intraocular > 18 mmHg ou redução < 20%, pressão

TABELA 10.31.3 Ensaios clínicos randomizados de avaliação dos implantes de drenagem de glaucoma.

Autor (ano)	N	Grupos de estudo	Principais resultados
Implantes de drenagem e trabeculectomia			
Wilson et al. (2003)[38]	123	Válvula de Ahmed (S2) Trabeculectomia com mitomicina C	Pressão intraocular mais baixa no grupo da trabeculectomia durante o primeiro ano de pós-operatório Pressão intraocular semelhante em ambos os grupos depois do primeiro ano de pós-operatório Nenhuma diferença em termos de resultados visuais, número de medicamentos, taxas de sucesso ou taxas de complicação no acompanhamento final
Gedde et al. (2012)[39]	212	Implante de Baerveldt (350 mm²) Trabeculectomia com mitomicina C	Taxas mais elevadas de falência e reoperação de glaucoma no grupo da trabeculectomia Pressão intraocular e número de medicamentos semelhantes em ambos os grupos Complicações precoces mais frequentes no grupo da trabeculectomia Taxas semelhantes de complicações tardias e sérias em ambos os grupos Resultados visuais semelhantes em ambos os grupos
Implantes de drenagem valvulados e não valvulados			
Nassiri et al. (2010)[41]	92	Válvula de Ahmed (FP7) Implante de Molteno (placa simples)	Taxas de sucesso semelhantes em ambos os grupos Pressão intraocular, número de medicamentos e acuidade visual semelhantes em ambos os grupos depois de 2 anos Nenhuma complicação devastadora em nenhum dos dois grupos
Budenz et al. (2015)[42]	276	Válvula de Ahmed (FP7) Implante de Baerveldt para glaucoma (350 mm²)	Taxas de falência semelhantes em ambos os grupos depois de 5 anos Pressão intraocular mais baixa no grupo de Baerveldt depois de 1 mês Menos necessidade de medicamentos no grupo de Baerveldt depois de 5 anos Taxa mais alta de complicações graves no grupo de Baerveldt depois de 5 anos Resultados visuais semelhantes em ambos os grupos
Christakis et al. (2016)[35,44]	238	Válvula de Ahmed para glaucoma (FP7) Implante de Ahmed para glaucoma (350 mm²)	Taxas de falência mais baixas no grupo de Baerveldt depois de 5 anos Pressão intraocular mais baixa no grupo de Baerveldt depois de 1 mês Menos necessidade de medicamentos no grupo de Baerveldt depois de 5 anos Maior taxa de complicações ameaçadoras de visão relacionadas à hipotonia no grupo de Baerveldt depois de 3 anos Resultados visuais semelhantes em ambos os grupos
Implantes de drenagem com placa terminal de diferentes tamanhos			
Heuer et al. (1992)[45]	132	Implante de Molteno (placa simples) Implante de Molteno (placa dupla)	Taxas de sucesso mais elevadas no grupo do implante com placa dupla Hemorragia coroidal mais frequente no grupo do implante com placa dupla Resultados visuais semelhantes em ambos os grupos
Lloyd et al. (1994)[46]	73	Implante de Baerveldt (350 mm²) Implante de Baerveldt (500 mm²)	Taxas de sucesso semelhantes em ambos os grupos depois de 18 meses
Britt et al. (1999)[47,a]	107	Implante de Baerveldt (350 mm²) Implante de Baerveldt (500 mm²)	Taxas de sucesso mais elevadas no grupo do implante de 350 mm² depois de 5 anos Pressão intraocular e número de medicamentos semelhantes em ambos os grupos depois de 5 anos Taxas de perda de visão e complicações semelhantes em ambos os grupos

[a] Estudo de *follow-up* de Lloyd et al., (1994)[46] com o recrutamento de 34 pacientes adicionais e relato de resultados para um total de 107 pacientes durante 5 anos.
N, número de pacientes recrutados.

intraocular < 5 mmHg, reoperação de glaucoma, complicação ameaçadora da visão ou perda de percepção de luz no *AVB Study*), embora com um *design* de estudo semelhante. Apesar de a pressão intraocular média ter sido significativamente mais baixa no grupo da válvula de Ahmed durante as primeiras semanas do período pós-operatório em ambos os estudos, o grupo do implante de Baerveldt demonstrou reduções sustentadas maiores da pressão intraocular depois do primeiro mês de pós-operatório. O grupo do implante de Baerveldt também necessitou de menos medicamentos após 5 anos do que o grupo da válvula de Ahmed em ambos os estudos. As taxas de insucesso foram menores no grupo de Baerveldt depois de 5 anos e no *AVB Study* (40% no grupo de Baerveldt contra 53% no de Ahmed, $P = 0,04$), mas semelhantes entre os grupos após 5 anos no *ABC Study* (39,4% no grupo de Baerveldt contra 44,7% no de Ahmed, $P = 0,65$). As complicações graves que exigiram reoperação ou estiveram associadas à perda de 2 ou mais linhas de Snellen foram mais comuns no grupo de Baerveldt ao longo de 5 anos no *ABC Study* (24,7% no grupo de Baerveldt contra 15,9% no de Ahmed, $P = 0,034$).[43] O grupo de Baerveldt apresentou uma taxa mais elevada de complicações ameaçadoras da visão relacionadas à hipotonia depois de 3 anos no *AVB Study* (6% no grupo de Baerveldt contra 0% no de Ahmed, $P = 0,005$).[44] Os resultados visuais foram comparáveis em ambos os grupos em ambos os estudos.

Implantes de drenagem com placas terminais de diferentes tamanhos

Um ensaio randomizado que comparou os resultados dos implantes de placa simples com os implantes de placa dupla Molteno em 132 olhos afácicos e pseudofácicos com glaucoma não neovascular constatou uma taxa de sucesso mais alta (p. ex., pressão intraocular ≥ 6 mmHg e ≤ 21 mmHg sem cirurgia adicional de glaucoma ou complicação devastadora) no grupo do implante com placa dupla depois de 2 anos (71% do grupo da placa dupla contra 46% no grupo da placa simples, $P = 0,0035$).[45] Os resultados visuais foram semelhantes entre os dois grupos. A hemorragia coroidal foi significativamente mais comum no grupo do implante com placa dupla do que no do implante com placa simples (8% no grupo da placa dupla contra 0% no da placa simples, $P = 0,043$). Outras complicações, incluindo efusões serosas de coroide, câmara anterior rasa e descompensação corneana, também ocorreram com mais frequência no grupo do implante com placa dupla, mas essas diferenças não foram estatisticamente significativas.

Lloyd et al.[46] selecionaram, de maneira aleatória, 73 pacientes com glaucoma não neovascular e afacia, pseudofacia ou cirurgia filtrante falida para submeter-se à colocação de um implante de Baerveldt de 350 mm² ou 500 mm². As taxas de sucesso (p. ex., pressão intraocular ≥ 6 mmHg e ≤ 21 mmHg sem cirurgia adicional de glaucoma, complicações devastadoras ou perda de percepção de luz) foram semelhantes entre os dois grupos depois de 18 meses (93% no grupo do implante de 350 mm^2 contra 88% no do implante de 500 mm^2, $P = 0,93$). Britt et al.[47] recrutaram 34 pacientes adicionais e relataram resultados em mais longo prazo para um total de 107 pacientes. Ao longo de 5 anos de acompanhamento, observou-se uma taxa de sucesso mais alta entre os pacientes que receberam implante de 350 mm^2, em comparação com aqueles que receberam implante de 500 mm^2 (79% no grupo do implante de 350 mm^2 contra 66% no do implante de 500 mm^2, $P = 0,05$), sugerindo que a área de superfície adicional além de determinado limiar não contribua para um maior sucesso cirúrgico. A pressão intraocular e o número de medicamentos foram semelhantes entre os dois grupos depois de 5 anos. As taxas de incidência de perda de visão e complicações também foram comparáveis entre o grupo do implante de 350 mm^2 e o do implante de 500 mm^2.

CONCLUSÕES

Os implantes de drenagem são rotineiramente utilizados no manejo cirúrgico do glaucoma, e a função desses dispositivos se ampliou nos últimos anos para incluir o seu uso em olhos com menor risco de falência com trabeculectomia. Os ensaios clínicos randomizados têm fornecido informações valiosas que respaldam a relativa eficácia dos implantes de drenagem em comparação com a trabeculectomia e nas comparações entre os diferentes tipos de implante de drenagem. A cirurgia de implante de drenagem de glaucoma pode estar associada a determinadas complicações, sendo possível evitar algumas delas com um planejamento pré-operatório cuidadoso e uma meticulosa técnica intraoperatória.

BIBLIOGRAFIA

Arora KS, Robin AL, Corcoran KJ, et al. Use of various glaucoma surgeries and procedures in medicare beneficiaries from 1994 to 2012. Ophthalmology 2015;122(8):1615–24.

Britt MT, LaBree LD, Lloyd MA, et al. Randomized clinical trial of the 350-mm2 versus the 500-mm2 Baerveldt implant: longer term results: is bigger better? Ophthalmology 1999;106(12):2312–18.

Budenz DL, Barton K, Gedde SJ, et al; Ahmed Baerveldt Comparison Study Group. Five-year treatment outcomes in the Ahmed Baerveldt comparison study. Ophthalmology 2015;122(2):308–16.

Christakis PG, Kalenak JW, Tsai JC, et al. The Ahmed Versus Baerveldt Study: five-year treatment outcomes. Ophthalmology 2016;123(10):2093–102.

Desai MA, Gedde SJ, Feuer WJ, et al. Practice preferences for glaucoma surgery: a survey of the American Glaucoma Society in 2008. Ophthalmic Surg Lasers Imaging 2011;42(3):202–8.

Gedde SJ, Schiffman JC, Feuer WJ, et al; Tube versus Trabeculectomy Study Group. Treatment outcomes in the Tube Versus Trabeculectomy (TVT) study after five years of follow-up. Am J Ophthalmol 2012;153(5):789–803.e2.

Heuer DK, Lloyd MA, Abrams DA, et al. Which is better? One or two? A randomized clinical trial of single-plate versus double-plate Molteno implantation for glaucomas in aphakia and pseudophakia. Ophthalmology 1992;99(10):1512–19.

Lloyd MA, Baerveldt G, Fellenbaum PS, et al. Intermediate-term results of a randomized clinical trial of the 350- versus the 500-mm2 Baerveldt implant. Ophthalmology 1994;101(8):1456–63.

Molteno AC. New implant for drainage in glaucoma. Clinical trial. Br J Ophthalmol 1969;53(9):606–15.

Nassiri N, Kamali G, Rahnavardi M, et al. Ahmed glaucoma valve and single-plate Molteno implants in treatment of refractory glaucoma: a comparative study. Am J Ophthalmol 2010;149(6):893–902.

Wilson MR, Mendis U, Paliwal A, et al. Long-term follow-up of primary glaucoma surgery with Ahmed glaucoma valve implant versus trabeculectomy. Am J Ophthalmol 2003;136(3):464–70.

As referências completas estão disponíveis no **GEN-io**.

PARTE 10 GLAUCOMA
SEÇÃO 4 Terapia

Complicações da Cirurgia de Glaucoma e Seus Manejos   10.32

Leon W. Herndon Jr.

Definição: Eventos inesperados que ocorrem com a cirurgia de glaucoma no período intraoperatório ou pós-operatório e podem limitar o sucesso da cirurgia.

Características principais
- Podem ocorrer no período intraoperatório, no pós-operatório precoce e tardio
- Podem ou não depender da técnica utilizada
- É possível que causem dor, redução da visão, visão dupla, irritação ou perda da visão.

Características associadas
- Buraco conjuntival
- Hemorragia intraocular
- Hipotonia
- Câmara anterior rasa
- Infecção
- Catarata
- Diplopia.

INTRODUÇÃO

A cirurgia de glaucoma tem por objetivo básico preservar a visão e a saúde ocular do paciente, evitando a progressão da doença. Procedimentos que resultem na redução da acuidade visual ou em um maior desconforto limitam a melhora funcional do paciente. Por isso, deve-se agir para tentar não diminuir excessivamente a pressão intraocular, evitando, dessa maneira, incapacitação por dor, fotofobia ou visão dupla. O aumento no uso da terapia com antimetabólitos durante a cirurgia tem levado a mais complicações pós-operatórias. As técnicas precisam ser modificadas para evitar complicações, e, com a seleção adequada, os pacientes devem ser correlacionados com as abordagens cirúrgicas adequadas.

TRABECULECTOMIA

As complicações associadas à cirurgia de trabeculectomia podem ocorrer durante a cirurgia, no pós-operatório precoce e tardio.

Complicações intraoperatórias

Buraco conjuntival
Uma técnica meticulosa é a melhor maneira de evitar complicações associadas à cirurgia de glaucoma. Esse axioma certamente é adequado no manejo dos buracos conjuntivais. Não se deve utilizar o fórceps denteado ao manipular a conjuntiva. Além disso, esta deve ser tocada apenas na incisão inicial – quer se utilize a abordagem de base fórnice, quer se use a de base límbica. É preciso manipular a camada tenoniana a fim de direcionar a dissecção conjuntival. Para manejo adequado de um buraco conjuntival, é fundamental ter atenção imediata, já que a manipulação provavelmente aumentará o buraco. É necessário fechá-lo por completo para o sucesso cirúrgico. Se isso não for possível, deve-se considerar girar o local do retalho da trabeculectomia para uma área diferente. Os buracos conjuntivais ocorrem em diferentes locais, tamanhos e formas, podendo ser encontrados próximo ao limbo, na porção média ou posterior da ampola filtrante. É possível utilizar uma "sutura de colchoeiro" horizontal com agulha vascular e fio de poliglactina 8-0 ou 9-0 para fechar um buraco pequeno, ou uma sutura contínua com fechamento em camada simples ou dupla para buracos maiores. Uma técnica de sutura "em varal" (*clothesline*) foi descrita para o reparo dos buracos.[1]

Ruptura/desinserção do retalho escleral na trabeculectomia
O cirurgião deve criar um retalho escleral com cerca de dois terços da profundidade da espessura total da esclera. Ocasionalmente, uma esclera em "mau estado" ou fina resulta na ruptura ou desinserção do retalho. Se a ruptura for pequena, o retalho pode ser reparado com uma sutura de *nylon* 10-0. No caso de desinserção total, é possível tentar reposicionar o retalho girando a parte mais espessa do retalho sobre a esclerectomia. Existem relatos de reposicionamento bem-sucedido de retalho totalmente desinserido passando-se duas suturas de *nylon* 10-0 que atravessam a base do retalho e saem na região periférica da córnea.[2] Em geral, no entanto, a qualidade da esclera é tão desfavorável que impossibilita suturar o retalho original, devido ao efeito "*cheesewire*", sendo necessária a colocação de uma cobertura adicional sobre o retalho. As opções de material de cobertura incluem esclera doadora,[3] dura-máter, pericárdio ou, até mesmo, *fascia lata*.[4] Tecido corneano e membrana amniótica também têm sido utilizados para esse reparo.[5,6] Um pedaço retangular do material escolhido é preparado e moldado para ser aproximadamente 2 mm maior e mais largo do que o retalho da trabeculectomia. A cobertura é suturada no local com, pelo menos, uma sutura de *nylon* 10-0 em cada canto do material. Após a cirurgia, essas suturas podem ser rompidas com *laser* de argônio para aumentar a drenagem, conforme desejado.

Sangramento intraoperatório
O sangramento excessivo do vaso/raiz da íris ocorre com mais frequência no momento da iridectomia. O sangramento é proveniente dos vasos radiais ou do círculo arterial maior no corpo ciliar. Pode-se ter conduta expectante frente a esses casos, uma vez que a maioria dos sangramentos da raiz da íris/do corpo ciliar cessa espontaneamente em minutos. A aplicação de pressão à área com esponja de celulose acelera a coagulação. A cauterização excessiva deve ser evitada porque pode levar ao aparecimento de vítreo. É importante que a cauterização seja aplicada ao leito

do retalho escleral antes da incisão do retalho, que não deve ser suturado até que todo o sangramento tenha cessado. A sutura prematura geralmente resulta no bloqueio pós-operatório do óstio interno pelo sangue coagulado.

Uma hemorragia supracoroidal pode ocorrer durante a cirurgia, caracterizada por uma câmara anterior que se torna mais rasa e pela presença de uma crescente massa escura no segmento posterior, visível através da pupila. Suspeitando-se de hemorragia coroidal intraoperatória, deve-se fechar imediatamente a incisão. É importante que a câmara anterior seja reformada com ar ou com um agente viscoelástico. Depois que o olho estiver fechado, a acetozolamida e o manitol podem ser usados para reduzir a pressão intraocular. A drenagem da hemorragia pode ser necessária mais tarde. O reconhecimento imediato da hemorragia supracoroidal é primordial, visto que a hemorragia coroidal expulsiva é uma ocorrência desastrosa. Os relatos indicam que o risco de hemorragia supracoroidal é mais alto em pacientes com alto grau de miopia, afacia ou pseudofacia, em pacientes vitrectomizados, em indivíduos com distúrbios hemorrágicos e quando há pressão intraocular elevada. Os resultados do *Fluorouracil Filtering Study*[7] mostraram que somente a pressão intraocular pré-operatória elevada estava associada a um risco aumentado de hemorragia supracoroidal. Nenhum dos 63 pacientes com pressão intraocular pré-operatória abaixo de 30 mmHg desenvolveu a condição.

Antes da cirurgia, é importante verificar a pressão intraocular quando o paciente está na área de espera. Manitol intravenoso (1 a 2 g/kg) é recomendado se a pressão intraocular estiver acima de 30 mmHg. O manitol começa a agir em menos de uma hora, de modo que, se administrado antes da cirurgia, a pressão intraocular deve cair significativamente antes que se faça uma incisão intraocular. Além disso, é preciso monitorar a pressão arterial e tratá-la se estiver alta.

Durante a cirurgia, pode-se reduzir o risco de hemorragia supracoroidal descomprimindo lenta e cuidadosamente o olho com a paracentese inicial. Além disso, é importante suturar firmemente o retalho escleral e fechar de maneira meticulosa a ferida conjuntival. Pode-se considerar deixar o olho parcialmente preenchido com viscoelástico para diminuir a chance de câmara anterior rasa no pós-operatório precoce.

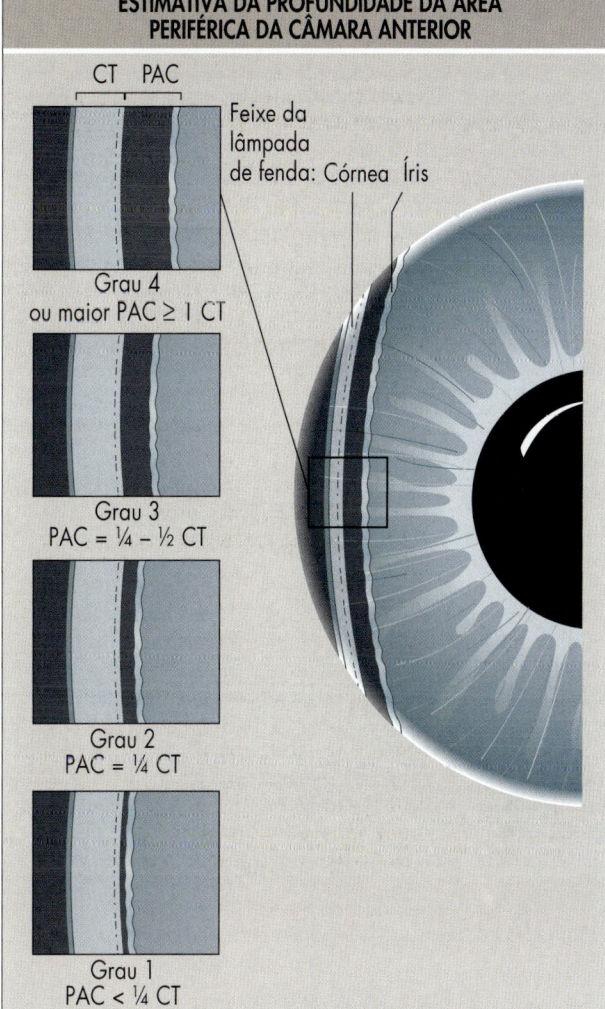

Figura 10.32.1 Técnica de van Herick modificada para a avaliação da profundidade da área periférica da câmara anterior. A mesma técnica pode ser aplicada para a avaliação da região central da câmara anterior. (Modificada com permissão de Shields MB. Textbook of Glaucoma. 3rd ed. Baltimore, MD: Williams & Wilkins, 1992.)

Complicações no pós-operatório precoce
Câmara anterior rasa

A câmara anterior rasa no início do período pós-operatório pode estar associada à pressão intraocular baixa ou alta. É importante ter um sistema para medir a profundidade central da câmara anterior a fim de determinar se o processo é progressivo. Não basta anotar "câmara anterior rasa" no prontuário, porque é necessária uma medida mais objetiva para determinar a resposta à terapia. Um sistema envolve a anotação da profundidade central da câmara central baseada na técnica de van Herick modificada (Figura 10.32.1), que compara a profundidade central da câmara anterior com a espessura da região central da córnea.

A câmara rasa associada a pressão intraocular baixa sugere filtração excessiva e/ou vazamento da ampola filtrante. A filtração excessiva é consequência do fechamento inadequado do retalho escleral, o que resulta em uma ampola filtrante elevada. Se a ampola estiver elevada e sem ocorrência de nenhum contato córnea-cristalino ou efusão coroidal em aposição, a observação com a administração de agente cicloplégico é adequada. Se a câmara anterior estiver progressivamente se tornando mais rasa, a injeção de material viscoelástico na câmara anterior pode auxiliar na cicatrização precoce da ampola filtrante e na diminuição da drenagem aquosa, com subsequente aprofundamento da câmara anterior.[8] Um material viscoelástico com maior viscosidade é particularmente útil nesses casos. Convém usar o local da paracentese preexistente criada durante a cirurgia para facilitar o acesso pós-operatório à câmara anterior. A tentativa de criar uma nova porta de acesso em olhos úmidos, especialmente em olhos fácicos, pode ser um desafio. Como alternativa, alguns cirurgiões usam um retalho "torpedo", criado colocando-se um pedaço de algodão fusiforme sobre a pálpebra na área do retalho da trabeculectomia.[9] Este deve ser mantido em posição para ter a função de tampão (Figura 10.32.2). Se esse tipo de curativo de pressão for utilizado, o paciente precisa ser mantido acordado, com o olho contralateral aberto e olhando para a frente, porque o fenômeno de Bell pode fazer com que o tampão seja colocado sobre o centro da córnea. Se a filtração excessiva continuar, e com desenvolvimento de efusões coroidais que se tocam, ou de contato entre o cristalino e a córnea, pode-se considerar fechar o retalho, reformar a câmara anterior e drenar a efusão.

Hiperfiltração inicial com vazamento na ampola filtrante geralmente pode resultar de um buraco conjuntival não identificado no momento da cirurgia. É muito mais difícil manejar um buraco conjuntival no pós-operatório. Ao exame, esses pacientes costumam apresentar uma ampola baixa ou plana. É importante usar fluoresceína 2% para corar a ampola, visto que os agentes fluoresceínicos mais diluídos podem não discernir um vazamento lento. Técnicas de tampão ou de bandagem com lentes de contato de diâmetros grandes podem ser utilizadas inicialmente. Outras opções incluem a cola de fibrina autóloga,[10] a injeção de sangue autólogo (Figura 10.32.3)[11-14] e a cola de cianoacrilato com aplicação de lente de contato.[15] Vazamento grande da ampola filtrante no pós-operatório precoce pode exigir

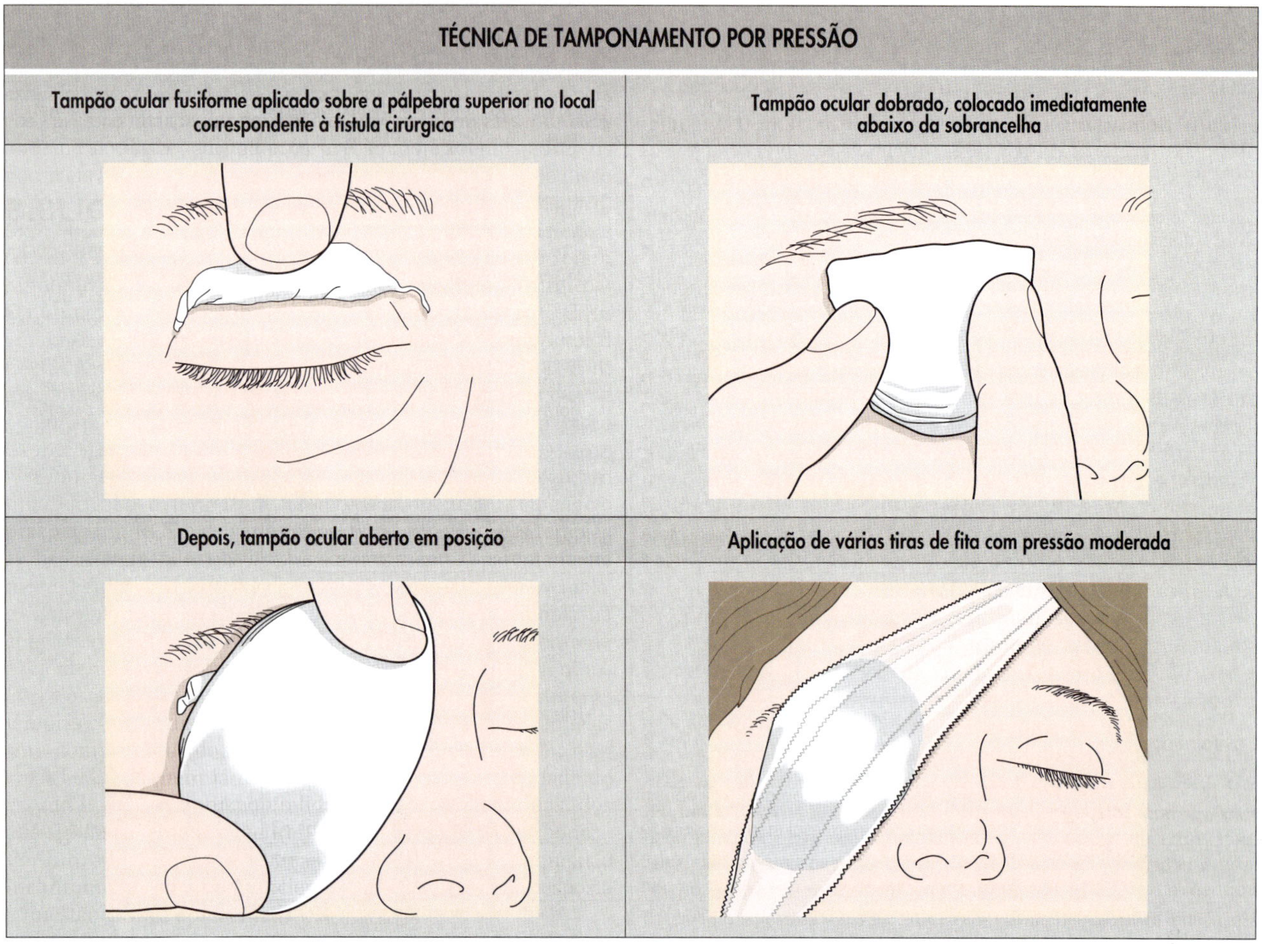

TÉCNICA DE TAMPONAMENTO POR PRESSÃO

Tampão ocular fusiforme aplicado sobre a pálpebra superior no local correspondente à fístula cirúrgica

Tampão ocular dobrado, colocado imediatamente abaixo da sobrancelha

Depois, tampão ocular aberto em posição

Aplicação de várias tiras de fita com pressão moderada

Figura 10.32.2 Técnica de tamponamento por pressão. (Extraída de Shields MB. Textbook of Glaucoma. 3rd ed. Baltimore, MD: Williams & Wilkins, 1992.)

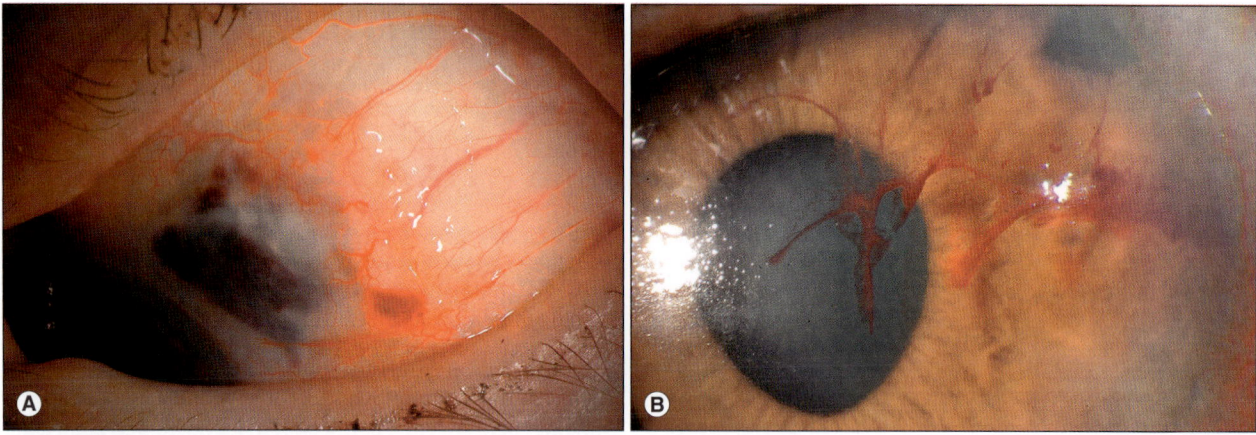

Figura 10.32.3 A. Aparência da ampola filtrante imediatamente após a injeção de sangue autólogo. **B.** Heme suspenso em câmara anterior preenchida com viscoelástico depois da injeção de sangue autólogo.

o retorno à sala de cirurgia para que se crie um novo retalho de conjuntiva posterior ao defeito.[16]

Outra causa de câmara anterior rasa associada a pressão intraocular baixa no período pós-operatório precoce é a paralisação do corpo ciliar secundária a intensa inflamação pós-operatória. Esses olhos apresentam ampola filtrante plana, sem vazamentos, câmara anterior rasa, pressão intraocular baixa e, ocasionalmente, efusões coroidais inflamatórias. Injeções pós-operatórias de 5-fluorouracil podem ser consideradas para auxiliar na prevenção de aderências subconjuntivais no período que antecede o reinício do fluxo aquoso. De maneira eventual, a mitomicina pode levar à paralisação do corpo ciliar no início do pós-operatório em virtude dos efeitos citotóxicos sobre o epitélio ciliar.[17]

A câmara anterior rasa associada à pressão intraocular elevada no pós-operatório precoce pode ser decorrente de iridectomia incompleta com bloqueio pupilar, hemorragia subcoroidal tardia ou *aqueous misdirection* (glaucoma maligno) (ver Capítulo 10.19). Se for possível confirmar a presença de iridectomia de espessura total após a cirurgia, pode-se descartar a hipótese de bloqueio pupilar. Entretanto, se houver dúvida em relação à patência da iridectomia cirúrgica, deve-se executar iridectomia a *laser* ou cirúrgica o quanto antes (Figura 10.32.4). Excluída a hipótese de bloqueio pupilar, deve-se determinar a presença de hemorragia supracoroidal. Pacientes com hemorragia supracoroidal apresentam, em geral, dor forte, náuseas ocasionais e acentuada redução da visão nos primeiros dias de pós-operatório. A pressão intraocular normalmente, mas nem sempre, está elevada; a

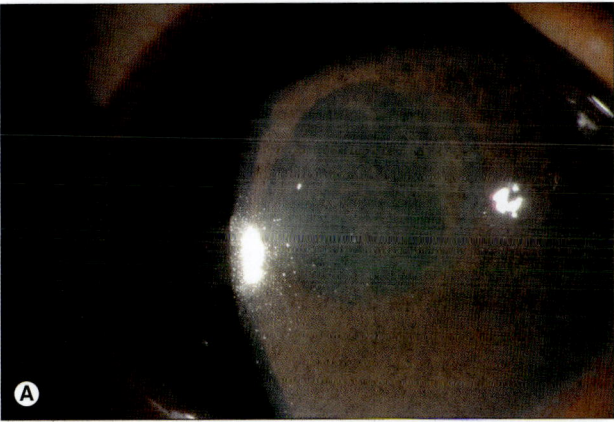
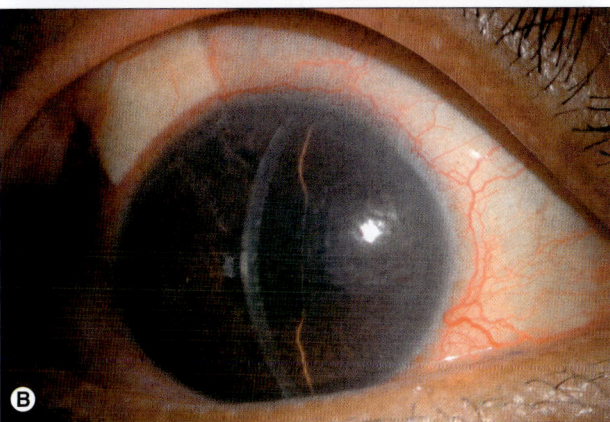

Figura 10.32.4 A. Câmara anterior rasa após a colocação do tubo de drenagem do glaucoma. **B.** Câmara anterior mais profunda depois da iridectomia periférica cirúrgica.

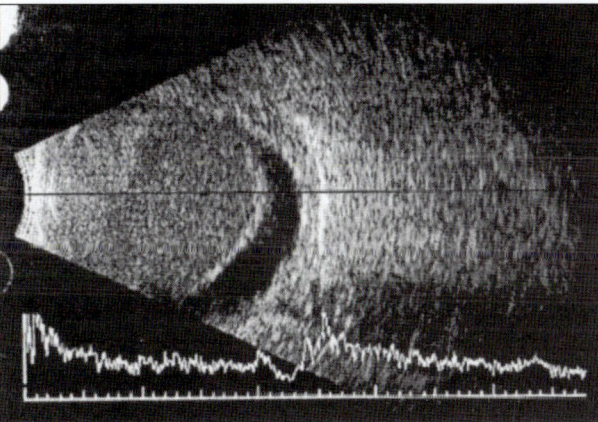

Figura 10.32.5 Foto de ultrassonografia em modo B de uma hemorragia supracoroidal.

câmara anterior apresenta-se rasa ou plana, e há presença de grandes derrames de coroide, na maioria das vezes, com aposição central. Se a oftalmoscopia não for útil, será necessária uma ultrassonografia em modo B (*B-scan*) (Figura 10.32.5). O manejo de um paciente com hemorragia supracoroidal tardia envolve, inicialmente, observação e a administração de corticosteroides e cicloplégicos. Se não houver nenhuma melhora clínica, é preciso considerar a drenagem cirúrgica da hemorragia supracoroidal. A vitrectomia com a instilação de um gás intraocular expansível pode ser útil para facilitar o retorno da retina e da coroide às suas posições anatômicas. Entretanto, entre a comunidade vitreorretiniana, ainda é controverso o momento ideal para a intervenção. Alguns recomendam aguardar 7 a 10 dias após a hemorragia para possibilitar a liquefação do coágulo, mas outros são favoráveis a uma intervenção mais precoce para permitir uma recuperação visual mais rápida.[18]

Outra causa de câmara anterior rasa com pressão intraocular elevada é o *aqueous misdirection*. O seu mecanismo tradicionalmente proposto envolve o deslocamento anterior do vítreo, com aposição à íris e ao corpo ciliar, com a possibilidade de que esteja associado ao espessamento da hialoide anterior.[19] O acúmulo posterior de humor aquoso, seja no interior, seja por trás do vítreo, provoca o movimento frontal do diafragma iridocristaliniano ou hialoide-íris, resultando em uma câmara anterior plana com pressão intraocular elevada. O tratamento clínico do *aqueous misdirection* com agentes cicloplégicos e supressores do humor aquoso e/ou osmóticos é bem-sucedido em cerca de 50% dos casos. Outros adjuntos clínicos úteis incluem a fenilefrina 2,5% e os corticosteroides tópicos frequentes. A terapia pode incluir também o tratamento dos processos ciliares com *laser* de argônio, hialoidectomia anterior com *laser* de neodímio:ítrio-alumínio-garnet (Nd:YAG) ou capsulotomia, no caso de olhos afácicos ou pseudofácicos. A terapia cirúrgica é necessária se essas técnicas clínicas e que usam *laser* forem ineficazes. A vitrectomia via *pars plana* com ruptura da face vítrea costuma produzir resultados definitivos.

Baixa filtração

No pós-operatório precoce, a baixa filtração é um fator a ser considerado quando a ampola filtrante está baixa, não tem correlação com vazamento da ampola, e a câmara anterior está profunda. A pressão intraocular pode estar alta, normal ou baixa, dependendo do nível de produção aquosa. É importante confirmar, por meio de gonioscopia, se a esclerectomia não está bloqueada por sangue ou fibrina. A baixa filtração é controlada com a remoção sequencial das suturas do retalho escleral. A aparência da ampola, não necessariamente a pressão intraocular, deve orientar a decisão por lise de sutura com *laser*. Se permanentes, pode-se fazer a lise das suturas com *laser* de argônio e uma lente de Hoskins (ou Ritch).[20] *Laser* vermelho de criptônio (ou azul-esverdeado de argônio) com mira de 50 μm e potência de 300 mW normalmente são parâmetros eficazes. Para melhorar o sucesso da lise de sutura após a cirurgia, convém colocar a sutura de *nylon* mais longa possível durante o intraoperatório e observar a sutura associada ao melhor fluxo no momento da cirurgia, para assim haver um manejo pós-operatório seletivamente eficiente. É possível que uma tenonectomia parcial ajude a melhorar a visualização das suturas esclerais. Como alternativa, existem várias técnicas de suturas removíveis se for prevista qualquer dificuldade de visualização da sutura durante o pós-operatório.[21,23] Se a esclerectomia for bloqueada por fibrina ou sangue, o ativador do plasminogênio tecidual pode ser útil.[24,25]

Efusão coroidal

Embora geralmente ocorram combinadas a condições como câmara anterior rasa e pressão intraocular elevada, as efusões (ou derrames) coroidais (Figura 10.32.6) podem ocorrer também em olhos com câmara anterior profunda e pressão intraocular baixa. O controle normalmente consiste em cicloplegia, corticosteroides tópicos e observação. Desde que o bolsão de um lado não toque ("beije") o bolsão contralateral, a drenagem costuma não ser necessária. Quando o toque ocorre na porção central, muitos cirurgiões optam pela drenagem do derrame por meio de esclerotomia posterior inferiormente, devido ao potencial perigo de formação de aderências retinianas e ao profundo efeito sobre a função visual.

Complicações pós-operatórias tardias

Hipotonia tardia

Os antimetabólitos acrescentaram uma nova entidade, a hipotonia tardia, à lista das complicações pós-operatórias da trabeculectomia. Em geral, a história é de uso da mitomicina, com o fechamento frouxo do retalho escleral levando a pressão intraocular baixa. Caracteristicamente, a visão diminui, o olho se torna macio, e a ampola filtrante se apresenta grande, fina e avascular. É possível observar dobras na retina e/ou coroide na mácula (Figura 10.32.7), juntamente com vasos retinianos tortuosos e inchaço na cabeça do nervo óptico. Os tratamentos disponíveis incluem a injeção de sangue autólogo,[11,26] colocação de sutura de compressão[27] e tratamento da ampola filtrante com *laser* de Nd:YAG.[28] Se essas medidas falharem, o retorno à sala de cirurgia para revisão da ampola filtrante fina e/ou ressutura do retalho é o procedimento indicado.[14,29] Talvez seja necessário enxerto de retalho de doador sobre o retalho escleral para limitar a drenagem de aquoso. Como alternativa, havendo catarata, a inflamação associada à extração dela geralmente retarda a filtração através da "cicatrização" da ampola filtrante, podendo resolver a hipotonia.[30]

Falha tardia da ampola filtrante

É possível que a falha tardia da ampola filtrante resulte de uma intensa vascularização e da cicatrização em torno da ampola, bem como de fibrose episcleral.[31,32] A pressão digital aplicada pelo paciente à porção inferior do globo ocular por meio da pálpebra inferior (Figura 10.32.8) pode ser útil nesses casos porque ajuda a manter o fluxo através da fístula e mantém o espaço subconjuntival expandido. Se isso não for suficiente, a revisão da ampola com agulha pode restabelecer uma filtração efetiva.[33,34]

Formação de catarata

As cataratas são muito comuns na população mais velha e tendem a piorar em razão do efeito dos medicamentos para glaucoma[35] e depois da cirurgia de trabeculectomia.[36] As cataratas podem progredir secundariamente a eventos pós-cirúrgicos, como câmara anterior rasa. A cirurgia de catarata pode ser complicada nesses pacientes em virtude das pupilas pequenas causadas por sinéquias posteriores (Figura 10.32.9) ou pseudoesfoliação. Diversas técnicas para abertura da pupila durante a cirurgia já foram descritas e normalmente são associadas a uma boa recuperação visual.[37-39] Uma dessas técnicas está relacionada ao uso do I-Ring (Beaver Visitec, Waltham, MA) (Vídeo 10.32.1). Uma preocupação, no entanto, é o sucesso em longo prazo da ampola filtrante após a cirurgia de catarata. Klink *et al.*[40] demonstraram aumento da pressão intraocular de até 2 mmHg depois de 12 meses de pós-operatório em pacientes submetidos a facoemulsificação após a trabeculectomia.

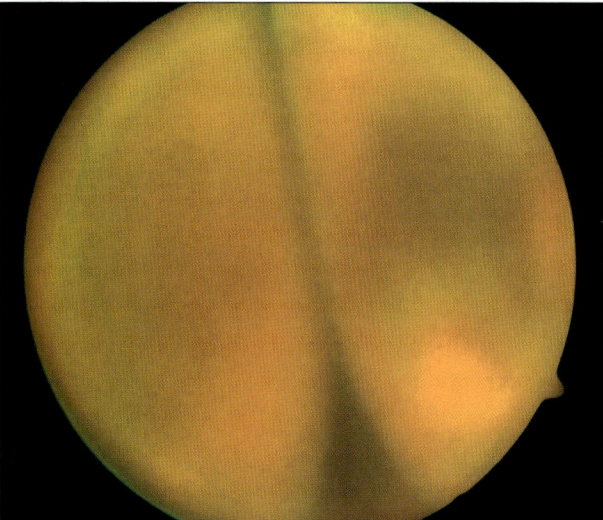

Figura 10.32.6 Foto de uma efusão coroidal serosa (com "*kissing*" da coroide).

Vazamentos tardios da ampola filtrante

A previsão é de que, com o tempo, a incidência de vazamentos da bolha filtrante aumente por causa do maior uso de metabólitos. O controle inicial desses vazamentos abrange tamponamento, supressão do humor aquoso, antibióticos e bandagem com lentes de contato. Existem várias outras opções, incluindo cola, injeção de sangue autólogo, aplicação de ácido tricloroacético, crioterapia e remodelação com *laser* de Nd:YAG. Se essas alternativas menos invasivas não forem bem-sucedidas, é necessário retornar à sala de cirurgia para extrair a ampola isquêmica do olho e avançar a borda posterior da conjuntiva até o limbo[14] (Vídeo 10.32.2).

Blebite e endoftalmite

Até 1 por 100 pacientes/ano pode desenvolver infecção da ampola filtrante. Acredita-se que as ampolas císticas finas observadas após a aplicação de antimetabólitos apresentam um risco maior. A blebite diferencia-se da conjuntivite pela presença

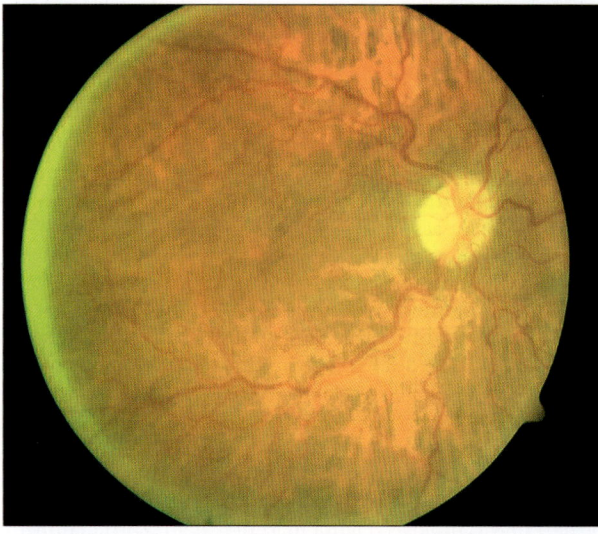

Figura 10.32.7 Maculopatia hipotônica.

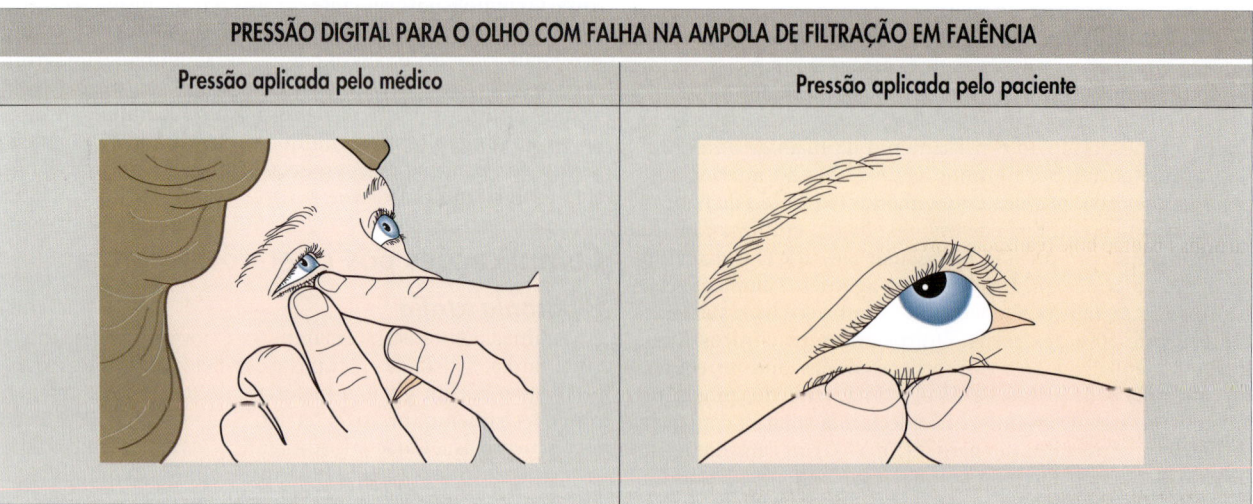

Figura 10.32.8 Pressão digital para o olho com ampola filtrante em falência. (Reproduzida, com autorização, de Shields MB. Textbook of Glaucoma. 3rd ed. Baltimore, MD: Williams & Wilkins, 1992.)

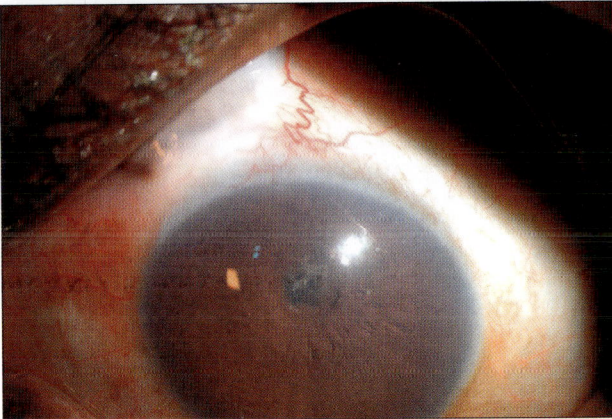

Figura 10.32.9 Pupila pequena após a dilatação máxima resultante da formação de sinéquias posteriores depois da cirurgia de trabeculectomia.

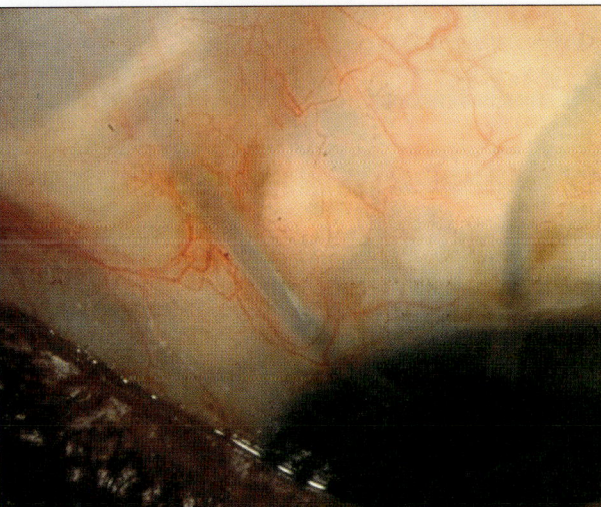

Figura 10.32.10 Tubo de drenagem exposto.

de uma ampola esbranquiçada com injeção conjuntival adjacente geralmente associada a um vazamento da ampola. Se o vítreo estiver quieto, o tratamento imediato com antibióticos tópicos aplicados de hora em hora pode salvar a ampola e evitar a verdadeira endoftalmite. Os corticosteroides de uso tópico após 48 horas de tratamento são úteis para tratar a inflamação. O tratamento imediato da blebite costuma ser eficaz. Entretanto, se a endoftalmite com envolvimento vítreo for diagnosticada, são necessárias culturas vítreas e administração de antibióticos, bem como uma possível vitrectomia. O prognóstico de salvar esses olhos é reservado. Os organismos geralmente observados nesses olhos incluem *Hemophilus*, estreptococos e estafilococos. Por essa razão, é melhor iniciar a cobertura com cefazolina tópica fortificada ou vancomicina e tobramicina. As injeções intravítreas de antibióticos incluem a vancomicina e a amicacina. É muito importante instruir os pacientes sobre o reconhecimento precoce da infecção e a necessidade de buscar imediatamente assistência médica se houver suspeita de infecção.

IMPLANTES PARA DRENAGEM DE GLAUCOMA

Com a introdução de *designs* mais novos e a publicação de estudos, como o *Tube Versus Trabeculectomy* (TVT), os implantes de drenagem estão ganhando aceitação mais ampla na comunidade oftalmológica.[41,42] O ensaio TVT demonstrou que, depois de 5 anos de cirurgia, em olhos submetidos a cirurgia incisional anterior, o efeito do implante de drenagem de Baerveldt (Abbott Medical Optics, Irvine, CA) sobre a redução da pressão intraocular é equivalente ao da cirurgia de trabeculectomia. As ampolas filtrantes associadas aos implantes de drenagem são mais posteriores do que aquelas vistas na cirurgia de trabeculectomia, o que pode diminuir preocupações em relação à ampola, como infecção e desconforto. Algumas complicações associadas ao implante de tubo de drenagem para glaucoma incluem diplopia, descompensação corneana e exposição do tubo (Figura 10.32.10) e da placa terminal.

O desenvolvimento de novos dispositivos e tecnologias para a cirurgia de glaucoma foi estimulado pela percepção de que as cirurgias-padrão hoje realizadas apresentam taxas inaceitavelmente elevadas de falência e complicação, mesmo quando feitas como cirurgias primárias.[43] A cirurgia de glaucoma minimamente invasiva (MIGS, do inglês *minimally invasive glaucoma surgery*) tem por objetivo oferecer um meio mais seguro e menos invasivo de reduzir a pressão intraocular, em comparação com a cirurgia tradicional, com o objetivo de diminuir a dependência de medicamentos de uso tópico. Os procedimentos atuais de MIGS oferecem resultados mais modestos em termos de redução da pressão intraocular do que a cirurgia de glaucoma tradicional, mas com o benefício de um perfil de risco mais seguro. Por essa razão, tais procedimentos são indicados para pacientes com glaucoma de grau leve a moderado. A MIGS pode ser definida como qualquer procedimento para tratamento de glaucoma que evite a dissecção conjuntival e, portanto, por meio de abordagem via *ab interno*. Embora seja um procedimento mais seguro do que a cirurgia tradicional, é relativamente comum que depois ocorra hifema, o qual, no entanto, quase sempre se resolve de maneira espontânea. As contraindicações para a realização desses procedimentos incluem impossibilidade de interromper os medicamentos anticoagulantes, maior suscetibilidade a sangramento, fechamento angular e impossibilidade de identificar a malha trabecular.

BIBLIOGRAFIA

Drance S, Anderson DR, Schulzer M, et al. Risk factors for progression of visual field abnormalities in normal tension glaucoma. Am J Ophthalmol 2001;131:699–708.

Epstein DL, Hashimoto JM, Anderson PJ, et al. Experimental perfusions through the anterior and vitreous chambers with possible relationships to malignant glaucoma. Am J Ophthalmol 1979;88:1078.

Gedde SJ, Schiffman JC, Feuer WJ, et al. Treatment outcomes in the Tube Versus Trabeculectomy (TVT) Study after one year of follow-up. Am J Ophthalmol 2007;143:9–22.

Gedde SJ, Schiffman JC, Feuer WJ, et al. Treatment outcomes in the Tube Versus Trabeculectomy (TVT) Study after five years of follow-up. Am J Ophthalmol 2012;153:789–803.

Leske MC, Heijl A, Hussein M, et al. Factors for glaucoma progression and the effect of treatment: the early manifest glaucoma trial. Arch Ophthalmol 2003;121:48–56.

Lynch MG, Roesch M, Brown RH. Remodeling filtering blebs with the neodymium:YAG laser. Ophthalmology 1996;103:1700–5.

Myers JS, Yang CB, Herndon LW, et al. Excisional bleb revision to correct overfiltration or leakage. J Glaucoma 2000;9:169–73.

Smith MF, Magauran RG, Doyle JW, et al. Treatment of postfiltration bleb leaks with autologous blood. Ophthalmology 1995;102:868–71.

Suner IJ, Greenfield DS, Miller MP, et al. Hypotony maculopathy after filtering surgery with mitomycin C. Incidence and treatment. Ophthalmology 1997;104:207–14.

The Fluorouracil Filtering Surgery Study Group. Risk factors for suprachoroidal hemorrhage after filtering surgery. Am J Ophthalmol 1992;113:501–7.

Wise JB. Treatment of chronic postfiltration hypotony by intrableb injection of autologous blood. Arch Ophthalmol 1993;111:827–30.

As referências completas estão disponíveis no **GEN-io**.

PARTE 10 GLAUCOMA
SEÇÃO 4 Terapia

Genes Associados ao Glaucoma Humano

10.33

Janey L. Wiggs

Definição: Componentes genéricos subjacentes à patogênese de muitas das doenças heterogêneas descritas como *glaucoma*.

Características principais
- Manifestação congênita ou juvenil
- Predisposição familiar.

Característica associada
- Possibilidade de exame diagnóstico para prever o risco de glaucoma.

INTRODUÇÃO

Há muitos anos, o histórico familiar de glaucoma é reconhecido como um importante fator de risco da doença. Alguns tipos de glaucoma são hereditários como traços mendelianos dominantes ou recessivos, incluindo glaucoma de ângulo aberto juvenil, glaucoma congênito, glaucomas de desenvolvimento (síndrome de Rieger e aniridia) e glaucoma pigmentar. Outros tipos de glaucoma, como o glaucoma primário de ângulo aberto adulto, têm suscetibilidade hereditária.[1] Pelo menos um gene foi identificado para a maioria dos tipos de glaucoma (Tabela 10.33.1).

A identificação dos genes que contribuem para o glaucoma e a caracterização da função biológica normal e anormal dos produtos proteicos desses genes podem fornecer novas informações importantes sobre a fisiopatologia da doença. O tratamento atual de glaucoma visa à regulação da formação de humor aquoso pelo corpo ciliar e ao aumento da drenagem de humor aquoso através da malha trabecular ou de vias alternativas criadas por procedimentos cirúrgicos. A terapia atual não trata realmente a causa da doença, porque sua base molecular e celular, na maioria dos casos, é desconhecida. A identificação dos genes responsáveis pelo glaucoma e a determinação das funções dos produtos proteicos normais e anormais definirão os processos moleculares subjacentes que contribuem para a doença. Essas informações podem levar ao desenvolvimento de novos tratamentos, inclusive de terapias gênicas. O isolamento dos genes responsáveis pelo glaucoma também levará a novos métodos para o diagnóstico baseado em mudanças da sequência de DNA que resultam em genes e produtos proteicos defeituosos. Esses exames diagnósticos de DNA podem identificar indivíduos com risco da doença antes que ocorra qualquer deterioração.

GLAUCOMA CONGÊNITO

O glaucoma congênito pode ser hereditário como um traço autossômico recessivo ou dominante. Dois genes responsáveis pela doença autossômica recessiva foram identificados: *CYP1B1*, codificador do citocromo *P4501B1*[2,3] e *LTBP2*, codificador do fator crescimento latente de transformação beta (TFG-β) – proteína ligante 2.[4] Subsequentemente, foram identificadas mutações em *CYP1B1* em pacientes do mundo inteiro, enquanto *LTBP2* parece ser mais localizado em populações específicas em que os casamentos consanguíneos são comuns.[5-7] As mutações em *CYP1B1* associadas ao glaucoma alteram os domínios funcionais das proteínas, fazendo com que a perda de função da proteína resulte em um fenótipo.[8] A variabilidade da expressão fenotípica das formas mutantes de *CYP1B1* sugere que os genes modificadores também possam influenciar a gravidade da doença resultante das mutações nesse gene.[9] Um estudo indicou que pacientes com mutações em *MYOC*, além das mutações em *CYP1B1*, têm doenças mais graves, propondo que as proteínas desses dois genes são capazes de interagir nas mesmas vias bioquímicas.[10] A gravidade da doença também demonstrou ser modificada pela tirosinase em um modelo *knockout* de *CYP1B1*; entretanto, a tirosinase não parecer ser um gene modificador importante em seres humanos com mutações em *CYP1B1*.[11,12]

As mutações com perda de função em TIE2 (TEK) podem causar glaucoma congênito com herança autossômica dominante e expressividade variável.[13] Camundongos *knockout* homozigotos para *Tie2* sem TEK funcional (de *tunica interna endothelial cell kinase*) têm pressão intraocular alta e buftalmia secundária à ausência do canal de Schlemm.[14] Os seres humanos com mutações heterozigotas para *TIE2* com perda de função têm uma série de fenótipos de glaucoma que se estendem desde a manifestação congênita até a que ocorre na idade adulta. Presume-se que a variação na manifestação do glaucoma esteja correlacionada à extensão do desenvolvimento do canal de Schlemm.

GLAUCOMA DE DESENVOLVIMENTO

Nos seres humanos, basicamente três genes – *PITX2*, *FOXC1*, *PAX6* – foram associados a desenvolvimento anormal do segmento anterior e glaucoma.[15-17] As mutações em *PITX2* localizadas no

TABELA 10.33.1 Genes causadores de glaucoma com herança mendeliana (autossômica dominante e autossômica recessiva).

Condição	Gene
Glaucoma de ângulo aberto juvenil	MYOC
Glaucoma congênito	CYP1B1
	LTBP2
	TIE2 (TEK)
Glaucoma de desenvolvimento	FOXC1
	PITX2
	PAX6 (aniridia)
Glaucoma de pressão normal familiar	OPTN
	TBK1
Nanoftalmia	MFRP

cromossomo 4q25 causam síndrome de Rieger, um distúrbio autossômico dominante da morfogênese que resulta no desenvolvimento anormal do segmento anterior do olho. Os achados clínicos típicos podem incluir embriotóxon posterior, hipoplasia da íris, aderências iridocorneanas e corectopia. Aproximadamente 50% das pessoas afetadas desenvolvem glaucoma por pressão intraocular alta associado a doença grave do nervo óptico. Embora a elevação da pressão intraocular tenda a resultar do desenvolvimento anormal das estruturas anteriores do olho, não se observou uma correlação direta entre a gravidade da disgenesia do segmento anterior e a incidência de glaucoma. Supõe-se que as estruturas envolvidas na elevação da pressão intraocular nesses pacientes não sejam clinicamente visíveis. O gene PITX2 é um fator de transcrição *bicoid homeobox* que exerce um papel importante no desenvolvimento ocular.[18] As mutações responsáveis pela síndrome de Rieger são mutações com perda da função e mudanças *missense* que interferem nos domínios proteicos fundamentais. O interessante é que, entre os membros da família que apresentam as mesmas mutações, pode haver extensa variação quanto à gravidade do fenótipo. O mecanismo subjacente responsável por essa variabilidade fenotípica é desconhecido.

O gene FOXC1, um membro da família *forkhead* de proteínas reguladoras, está localizado no cromossomo 6p25. As mutações nesse gene são associadas a hipoplasia de íris e glaucoma, bem como a anomalias do desenvolvimento cardiovascular.[17] A dosagem do gene FOXC1 é importante para a função normal, visto que tanto as deleções quanto as duplicações podem resultar em fenótipos anormais. A importância do gene FOXC1 no desenvolvimento ocular é demonstrada por um modelo de camundongos *knockout* que não possui o produto do gene FOXC1 e apresenta desenvolvimento anormal do segmento anterior do olho.[19] Diversas estruturas do segmento anterior apresentam forma anormal no camundongo com deficiência no gene FOXC1, incluindo a íris e o canal de Schlemm.[20]

O gene PAX6 é um membro das proteínas pareadas *box homeodomains*. Existem relatos de que mutações nesse gene causam aniridia, anomalia de Peter e ceratite estromal anterior.[21] Tanto a aniridia quanto a anomalia de Peter são associadas a glaucoma, supostamente em virtude do desenvolvimento anormal das estruturas de drenagem do humor aquoso.[22]

GLAUCOMA PRIMÁRIO DE ÂNGULO ABERTO: APRESENTAÇÃO JUVENIL

O glaucoma primário de ângulo aberto juvenil é um distúrbio raro, que se desenvolve nas primeiras duas décadas de vida. As pessoas afetadas tendem a apresentar pressão intraocular elevada, o que geralmente requer terapia cirúrgica. O glaucoma juvenil pode ser hereditário com um traço autossômico dominante. Grandes mapas familiares (heredogramas) utilizados para estudos de ligação genética levaram à identificação do gene MYOC, codificador da miocilina como gene causativo.[23] Algumas mutações nesse gene também ocasionam glaucoma primário de ângulo aberto na idade adulta, em particular a mutação *nonsense* GLN368X.[24] O papel da miocilina no desenvolvimento do glaucoma não é totalmente conhecido; entretanto, estudos indicaram que as formas mutantes da proteína são mantidas no retículo endoplasmático da célula, impedindo a função normal da célula e, em última instância, causando morte celular.[25] Estudos em pacientes com anomalias genéticas que resultam na redução da miocilina sugerem que as mutações no gene levem ao ganho de função ou a um efeito negativo dominante, e não à perda de função ou haploinsuficiência.[26-28]

A proteína contém vários domínios funcionais importantes, inclusive uma região com forte homologia com as proteínas da família das olfactomedinas. Embora a função do domínio das olfactomedinas na miocilina seja desconhecida, quase todas as mutações associadas ao glaucoma ocorrem nessa área.[29]

Somente 10 a 20% dos pacientes com glaucoma primário de ângulo aberto juvenil apresentam mutações no gene MYOC. Utilizando-se grandes heredogramas sem mutações no gene MYOC para estudos de ligação genética, foi possível identificar dois *loci* adicionais de glaucoma primário de ângulo aberto juvenil nos cromossomos 9q e 20q.[30]

SÍNDROME DE DISPERSÃO PIGMENTAR E GLAUCOMA

A síndrome de dispersão pigmentar, um distúrbio comum em jovens adultos, está associada ao desenvolvimento de glaucoma pigmentar. Estudos demonstraram que até 2 a 4% de americanos caucasianos na faixa de 20 a 40 anos podem ser afetados por esse distúrbio com aspectos característicos que incluem perda tanto do contorno da íris quanto dos grânulos pigmentares dela. O pigmento liberado é depositado nas estruturas do segmento anterior do olho, que incluem a malha trabecular. Embora geralmente seja aceito que o pigmento disperso da íris contribui para o desenvolvimento de glaucoma nas pessoas afetadas, a patogênese do glaucoma pigmentar permanece desconhecida.

Nos seres humanos, a dispersão pigmentar pode ser hereditária como um traço autossômico dominante, o que sugere que os defeitos genéticos específicos podem ser os fatores responsáveis. Um *locus* para essa síndrome foi encontrado no cromossomo 7q35-q36,[31] mas o gene responsável ainda precisa ser isolado. A alta prevalência dessa condição indica que é possível mais de um gene ser responsável por esse distúrbio. Foram identificados dois genes que colaboram com um tipo de síndrome de dispersão pigmentar e glaucoma no camundongo DBA/2J.[32] Esses genes, TYRP1 e GPNMB, estão envolvidos na pigmentação e no metabolismo do melanossomo e não parecem contribuir para a doença em seres humanos.[33]

GLAUCOMA PRIMÁRIO DE ÂNGULO ABERTO EM ADULTOS

O glaucoma primário de ângulo aberto em adultos é um distúrbio comum com herança complexa. A prevalência da doença em parentes em primeiro grau de pacientes afetados foi constatada como 7 a 10 vezes maior do que na população geral.[34] Utilizando-se abordagens de ligação familiar, três genes foram identificados como fatores que podem contribuir para o glaucoma primário de ângulo aberto: (1) determinadas mutações no gene MYOC (GLC1A), capazes de causar glaucoma primário de ângulo aberto com pressão alta em adultos;[24] (2) uma mutação *missense* no gene OPTN (GLC1E) codificador da optineurina, que pode ocasionar glaucoma familiar com pressão baixa (ver a seguir);[35,36] e (3) mutações no gene WDR36 (GLC1G), que podem influenciar a gravidade da doença, mas não parecem ter efetivo causativo.[37,38]

Estudos de associação genômica conseguiram identificar 16 genes e *loci* estatisticamente associados ao glaucoma primário de ângulo aberto:

- CAV1/CAV2[39,40]
- CDKN2B-AS1[41-43]
- TMCO1[42,44]
- SIX1/SIX6[42,43]
- 8q22[43]
- ABCA1[45,46]
- AFAP1[45]
- GMDS[45]
- PMM2[46]
- FNDC3B[47]
- TGFBR3[48]
- ARHGEF12[49]
- GAS7[50]
- FOXC1[50]
- ATXN2[50]
- TXNRD2.[50]

As proteínas codificadas por esses genes associados ao glaucoma primário de ângulo aberto estão começando a identificar processos biológicos e vias subjacentes ao desenvolvimento da doença, incluindo autofagia (GMDS, PMM2), desenvolvimento ocular (SIX6, FOXC1), metabolismo lipídico (CAV1, ABCA1, ARHGEF12) e função mitocondrial (TXNRD2). Mais pesquisas são necessárias para definir completamente a arquitetura genética do glaucoma primário de ângulo aberto. Além das contribuições desses alelos associados à suscetibilidade, é provável que a complexa arquitetura genética do glaucoma primário de ângulo aberto inclua interações gene-gene e gene-ambiente, bem como efeitos epigenéticos.[51]

GLAUCOMA DE PRESSÃO NORMAL

O glaucoma de pressão normal familiar pode ser causado por uma mutação *missense* (Glutamina50 Lisina) no gene *OPTN*, codificador da optineurina.[35,36] A optineurina tem funções importantes na autofagia e na via sinalizadora do fator de necrose tumoral alfa (TNF-α). Tanto o TNF-α quanto a autofagia podem afetar a apoptose nas células ganglionares retinianas de pacientes com glaucoma.[52-55] O interessante é que uma duplicação do gene *TBK1*, que codifica a proteína de ligação Tank1, influencia a atividade da optineurina e também causa glaucoma de pressão normal familiar.[56] As mutações nos genes *OPTN* e *TBK1* podem ainda ocasionar esclerose lateral amiotrófica familiar,[57] e um recente estudo de associação genômica identificou uma significativa relação do glaucoma primário de ângulo aberto com ATXN2, outro gene relacionado ao risco de esclerose lateral amiotrófica.[50]

Estudos de associações genômicas identificaram o gene *CDKN2B-AS* e uma região genômica no cromossomo 8q22 como fatores de risco para glaucoma de pressão normal.[43] Tanto o gene *CDKN2B-AS* quanto a região 8q22 parecem afetar a sinalização do TFG-β. A região 8q22 inclui um intensificador com forte atividade no plexo coroide e no epitélio não pigmentado do corpo ciliar, sugerindo que essa região poderia contribuir para uma variação da pressão do líquido cefalorraquidiano observado no glaucoma de pressão normal.[58]

SÍNDROME DE ESFOLIAÇÃO E GLAUCOMA

A esfoliação é comum em determinadas regiões geográficas, como Escandinávia, Rússia, Nova Scotia (Canadá), Escócia, região nordeste dos EUA, Arábia Saudita e Grécia, e entre a população Bantu, na África; a doença tem baixa prevalência na população inuíte, na Alemanha, no Reino Unido e na região sul dos EUA. A alta prevalência da condição em determinadas regiões sugere um efeito fundador genético, e esse achado respalda a existência de uma etiologia genética. Um estudo de associação genômica conduzido na Islândia identificou inicialmente o gene *LOXL1*, codificador da proteína 1 lisil oxidase-like, como um fator de risco genético para a síndrome de pseudoesfoliação. A LOXL1 é uma enzima necessária pela elastogênese e pela manutenção das fibras elásticas.[59] Subsequentemente, o gene *LOXL1* foi associado à síndrome de esfoliação em todo o mundo; entretanto, embora presentes em 90% dos casos, observou-se a prevalência dos alelos de risco também nos grupos de controle (até 85%), sugerindo que o gene *LOXL1* seja necessário, mas não suficiente, para o desenvolvimento da doença, e que outros fatores genéticos e/ou ambientais também contribuam para o risco da doença.[60] Um estudo de associação genômica subsequente sobre a síndrome de esfoliação identificou uma relação com CACNA1A,[61] codificador da proteína formadora do canal de cálcio. Além dos fatores genéticos, os fatores de risco ambientais também colaboram significativamente para a síndrome de esfoliação, em especial, o fato de ser residente em latitudes setentrionais.[60,62,63]

GLAUCOMA DE ÂNGULO FECHADO

O glaucoma de ângulo fechado é altamente hereditário, sugerindo que genes específicos possam contribuir para a condição.[64] Em geral, o glaucoma de ângulo fechado é associado a hipermetropia ou nanoftalmia. Um gene da nanoftalmia foi localizado no cromossomo 11.[65] Também identificados no cromossomo 11, os defeitos do gene *MFRP* demonstraram ser responsáveis por alguns casos de nanoftalmia.[66] Esse gene é seletivamente expresso no olho e codifica uma proteína com homologia com as proteases Tolloid e o domínio ligante Wnt dos receptores transmembranares Frizzled. Essas proteínas estão envolvidas com as vias de sinalização, e o gene *MFRP* parece estar essencialmente relacionado à regulação do comprimento axial do olho.

Estudos de associação genômica foram realizados também para glaucoma de ângulo fechado e identificaram oito *loci* de risco genético:

- PLEKHA7
- COL11A1
- PCMTD1-ST18
- EPDR1
- CHAT
- GLIS3
- FERMT2
- DPM2-FAM102A.[67,68]

BIBLIOGRAFIA

Ali M, McKibbin M, Booth A, et al. Null mutations in *LTBP2* cause primary congenital glaucoma. Am J Hum Genet 2009;84:664–71.

Bailey JN, Loomis SJ, Kang JH, et al. Genome-wide association analysis identifies TXNRD2, ATXN2 and FOXC1 as susceptibility loci for primary open-angle glaucoma. Nat Genet 2016;48(2):189–94.

Burdon KP, Macgregor S, Hewitt AW, et al. Genome-wide association study identifies susceptibility loci for open angle glaucoma at *TMCO1* and *CDKN2B-AS1*. Nat Genet 2011;43:574–8.

Fingert JH, Robin AL, Stone JL, et al. Copy number variations on chromosome 12q14 in patients with normal tension glaucoma. Hum Mol Genet 2011;20:2482–94.

Stein JD, Pasquale LR, Talwar N, et al. Geographic and climatic factors associated with exfoliation syndrome. Arch Ophthalmol 2011;129:1053–60.

Thorleifsson G, Walters GB, Hewitt AW, et al. Common variants near *CAV1* and *CAV2* are associated with primary open-angle glaucoma. Nat Genet 2010;42:906–9.

Wiggs JL, Pasquale LR. Genetics of Glaucoma. Hum Mol Genet 2017; 26(R1):R21–7.

Wiggs JL, Yaspan BL, Hauser MA, et al. Common variants at 9p21 and 8q22 are associated with increased susceptibility to optic nerve degeneration in glaucoma. PLoS Genet 2012;8:e1002654.

As referências completas estão disponíveis no **GEN-io**.

PARTE 10 GLAUCOMA
SEÇÃO 4 Terapia

Medicina Baseada em Evidências no Glaucoma

10.34

Henry D. Jampel e Guadalupe Vilarreal Jr.

Definição: A medicina baseada em evidências consiste no uso dos dados clínicos da maior qualidade atualmente disponíveis como recurso de auxílio à tomada de decisões clínicas.

Características principais
- Cinco níveis de evidência: o Oxford Centre for Evidence-Based Medicine 2011 Levels of Evidence[1] sugere a seguinte hierarquia para os níveis de evidência:
  - Revisão sistemática de ensaios randomizados controlados
  - Ensaios randomizados controlados
  - Estudo de coorte
  - Série de casos
  - Raciocínio mecanicista.

INTRODUÇÃO

A prática da medicina sempre será uma combinação de ciência e arte. Aprendemos os aspectos artísticos com nossos professores e nossas próprias experiências. As partes científicas da medicina envolvem o uso de evidências coletadas por meio de rigorosas observações de terceiros no curso das pesquisas clínicas.

Os médicos sempre procuram recorrer ao melhor conhecimento clínico disponível para tomar decisões sobre os cuidados de seus pacientes. Na primeira parte do século XX, os melhores conhecimentos disponíveis consistiam sobretudo em técnicas e abordagens transmitidas por outros médicos, que raramente eram examinadas de maneira rigorosa e sistemática quanto à sua eficácia. A maior parte da prática clínica era baseada em eminências ("orientada por indivíduos carismáticos e reflexivos, provavelmente, até certo ponto, líderes em medicina"),[2] e não em evidências. Um movimento para melhorar a qualidade da prática clínica, com ensaios clínicos bem elaborados, começou nas décadas de 1970 e 1980.[3-5]

A expressão *medicina baseada em evidências* (EBM, do inglês *evidence-based medicine*) ganhou popularidade na década de 1990. Vários autores apresentaram definições para ela. Sackett define EBM como "o uso consciencioso, explícito e criterioso das melhores evidências atuais na tomada de decisões sobre os cuidados de pacientes individuais".[6] A maioria concorda que o primeiro passo na prática da medicina baseada em evidências é reconhecer um problema ou uma questão clínica que precise ser solucionada. Por exemplo, pode-se perguntar: "A terapia clínica funciona para evitar o glaucoma em pacientes com pressão intraocular elevada?". O passo seguinte é encontrar as melhores evidências científicas existentes que abordem o problema ou a questão. Quando há dados conflitantes, poderá ser difícil chegar a uma conclusão adequada se atribuirmos pesos iguais a todos os dados. Para encontrar a resposta mais confiável a uma questão clínica, devemos concentrar-nos nas fontes de evidência de qualidade superior, como ensaios clínicos randomizados (RCT, do inglês *randomized clinical trials*) e estudos caso-controle adequadamente conduzidos e analisados.[7,8] Entretanto, em todas as circunstâncias, o leitor deve estar ciente das vantagens e desvantagens inerentes a esses estudos.

FERRAMENTAS DA MEDICINA BASEADA EM EVIDÊNCIAS

Os relatos da experiência clínica publicados constituem o alicerce da medicina baseada em evidências. Um cenário comum para o desenvolvimento de evidências cada vez mais consistentes é o médico formular uma impressão sobre um processo patológico ou uma intervenção e depois revisar e publicar a sua experiência como uma série de caso retrospectiva. O próximo passo, então, seria um estudo prospectivo observacional ou intervencionista. Já os resultados promissores de um estudo prospectivo não randomizado podem ser seguidos de um ensaio randomizado controlado.

Ensaios clínicos randomizados

Ensaio clínico randomizado é um estudo em que os participantes são designados aleatoriamente para um ou mais grupos. O processo de randomização elimina os vieses na alocação dos sujeitos para um tratamento ou outro.[9] Os resultados dos ensaios randomizados controlados geralmente são considerados a evidência da mais alta qualidade e, como consequência, constituem a espinha dorsal da medicina baseada em evidências. Por exemplo, a Cochrane Collaboration, um dos principais proponentes da medicina baseada em evidências, limita muito as suas revisões à análise de ensaios randomizados controlados.

Um RCT com *design* adequado tem o potencial de demonstrar uma relação de causa e efeito entre um tratamento e uma resposta específica do paciente. Para que os resultados de um ensaio randomizado controlado sejam úteis, várias condições precisam ser atendidas. A hipótese do ensaio tem de ser restrita em seu escopo e relevante do ponto de vista clínico. O número adequado de pacientes precisa ser incluído no estudo para garantir que um resultado negativo seja realmente negativo. Os vieses no estudo devem ser minimizados. O *Ocular Hypertension Treatment Study* (OHTS)[10] é um exemplo de ensaio randomizado controlado suficientemente focado, com poder apropriado e livre de vieses o bastante a fim de responder à pergunta: "A terapia clínica funciona para evitar o glaucoma em pacientes com pressão intraocular elevada?".

Embora considerados um *design* de estudo robusto, os RCT variam amplamente em termos de qualidade, dependendo do tamanho da amostra, dos critérios de inclusão e exclusão, do rigor na randomização, do mascaramento dos observadores e dos sujeitos da pesquisa, da perda de seguimento e da apresentação dos dados. A adesão às diretrizes do CONSORT (Consolidated Standards of Reporting Trials) para o relato de ensaios clínicos garante a qualidade mínima de um RCT,[11] mas mesmo os melhores RCT têm algumas fragilidades inerentes.[6]

Por exemplo, os critérios de inclusão e exclusão associados aos estudos podem resultar em achados que não se aplicam ao paciente não qualificado para o estudo.[12] O OHTS não abordou especificamente se o tratamento é vantajoso ou não para pacientes com pressão intraocular de 21 a 24 mmHg.[13] Além disso, os RCT podem não desvendar todos os problemas e eventos adversos possíveis associados a determinada terapia. Um exemplo disso pode ser encontrado no *Collaborative Initial Glaucoma Treatment Study* (CIGTS), um RCT multicêntrico em que os pacientes recém-diagnosticados com glaucoma de ângulo aberto foram randomizados para o tratamento clínico inicial ou cirúrgico.[14] O número de sujeitos submetidos a trabeculectomia no CIGTS, embora suficiente para comparar o sucesso do tratamento clínico inicial *versus* o tratamento cirúrgico inicial de pacientes com glaucoma de ângulo aberto recém-diagnosticado, limita que se obtenham informações úteis sobre a rara, mas séria, complicação da infecção relaciona à ampola filtrante.

Outra desvantagem dos RCT é que, dependendo do objetivo final, eles podem levar muito tempo para conclusão.[15] Quando o prazo de um RCT é de vários anos, não é incomum as terapias avaliadas terem sido substituídas por tratamentos aparentemente melhores quando os achados do ensaio são publicados. Por exemplo, o *Glaucoma Laser Trial* (GLT), que comparou a trabeculoplastia com *laser* de argônio com a terapia clínica no tratamento de pacientes com glaucoma recém-diagnosticado, constatou que o *laser* e os medicamentos são igualmente efetivos.[16] Entretanto, as terapias clínicas disponíveis na época incluíam apenas aquelas com comprimidos de timolol, epinefrina, pilocarpina e acetazolamida. Há quem já tenha questionado a aplicabilidade do estudo hoje, com a disponibilidade das prostaglandinas, dos alfa-agonistas e dos inibidores tópicos da anidrase carbônica. Por fim, a literatura especializada está repleta de RCT que não incluíram participantes suficientes para determinar a resposta à questão clínica apresentada.

Metanálises e revisões sistemáticas

Quando são conduzidos múltiplos RCT sobre determinado tópico, pode-se empregar uma metanálise, na qual as técnicas estatísticas são usadas para medir e comparar os resultados de vários estudos. Combinando os desfechos de diversos estudos, o tamanho geral e a força estatística da amostra aumentam.[17] As metanálises são particularmente úteis quando há ensaios clínicos pequenos inconclusivos, talvez por uma questão de tamanho, e quando diversos RCT chegam a conclusões diferentes. As médias dos resultados dos estudos costumam ser ponderadas, com mais ênfase para os estudos maiores. Os *Forest plots* são uma conveniente maneira de apresentar os resultados dos estudos utilizados para as metanálises (Figura 10.34.1).[18] As metanálises podem ser úteis para reduzir os vieses e melhorar a acurácia associada aos ensaios randomizados.[8]

Um exemplo de metanálise na terapia de glaucoma é o estudo conduzido por Maier *et al.*,[13] que analisaram se a redução da pressão intraocular retarda a progressão dos defeitos de campo visual em pacientes com glaucoma de ângulo aberto. Esse estudo – que merece menção específica por ter sido publicado no *British Medical Journal*, não em uma revista especializada em oftalmologia – dá-nos uma ideia das limitadas conclusões que os não oftalmologistas estão dispostos a tirar de nossos dados oftalmológicos. Maier *et al.* concluíram apenas que a redução da pressão intraocular em pacientes com hipertensão ocular ou glaucoma manifesto diminui o risco de perda de campo visual e produz efeitos não muito claros em pacientes com glaucoma de pressão normal, enquanto a comunidade especializada em glaucoma tirou conclusões mais amplas desses dados em relação à redução da pressão intraocular em glaucoma.

Outra metanálise comparou a eficácia e os efeitos adversos do acréscimo de um segundo agente redutor da pressão intraocular a um olho que já estava sendo tratado com prostaglandina tópica.[19] Os autores seguiram adequadamente as diretrizes estabelecidas (Quality of Reporting of Meta-Analyses [QUORUM]) para a realização de uma metanálise, utilizaram os critérios de inclusão e exclusão para a seleção dos estudos e relataram até que ponto os estudos incluídos atenderam ao critérios da qualidade. Eles constataram que a eficácia das três classes de medicamentos era semelhante, mas que cada um deles tinha perfis de efeitos colaterais diferentes. Li *et al.*[20] realizaram uma revisão sistemática e uma metanálise em rede de 114 RCT, comparando a eficácia dos colírios de primeira linha para a redução da pressão intraocular em pacientes com hipertensão ocular ou glaucoma primário de ângulo aberto. Esses autores constataram que os medicamentos à base de prostaglandina eram a classe mais eficaz, com pequenas diferenças entre as medicações de mesma classe, provavelmente sem importância clínica.[20] As reduções médias da pressão intraocular (mmHg) depois de 3 meses comparadas àquelas observadas no grupo tratado com placebo foram as seguintes: bimatoprosta (5,61), latanoprosta (4,85), travoprosta (4,83), levobunolol (4,51), tafluprosta (4,37), timolol (3,70), brimonidina (3,59), carteolol (3,44), levobetaxolol (2,56), apraclonidina (2,52), dorzolamida (2,49) brinzolamida (2,42), betaxolol (2,24) e unoprostona (1,91).[20]

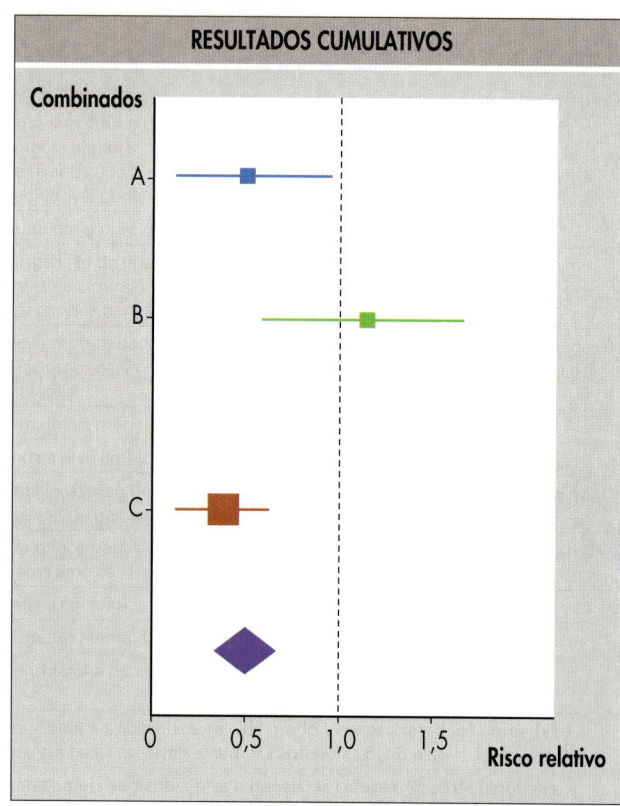

Figura 10.34.1 As revisões sistemáticas geralmente incluem um *Forest plot*, que mostra a variação nos resultados dos ensaios e estima o resultado cumulativo dos ensaios incluídos. A figura apresenta os resultados de uma metanálise hipotética de três estudos (**A** a **C**), examinando a relação entre o uso de medicamentos tópicos para glaucoma e o risco de desenvolvimento da doença. Os resultados são exibidos em termos de risco relativo estimado de desenvolvimento de glaucoma. O risco relativo associado a cada estudo aparece com uma estimativa pontual; a linha horizontal em que o ponto está situado representa o intervalo de confiança. Uma vez que a expectativa é o uso de medicamentos tópicos reduzir o risco de glaucoma, o risco relativo deve ser inferior a 1,0. O estudo B forneceu um risco relativo superior a 1,0, indicando que o uso de colírios tópicos aumenta o risco de glaucoma. Esse achado do estudo B não está de acordo com os resultados dos estudos A e C, que mostram que o uso de colírios tópicos diminui o risco de glaucoma. Os intervalos de confiança indicam a acurácia de cada estudo. O estudo A tem o intervalo de confiança mais largo (acurácia mais baixa), enquanto o estudo C apresenta o intervalo de confiança mais estreito (acurácia mais alta). Os resultados combinados dos três estudos estão indicados pelo diamante na base do gráfico. As pontas laterais do diamante representam o intervalo de confiança. As pontas superior e inferior do diamante simbolizam a estimativa pontual do risco relativo para os estudos combinados. (Extraída de Greenberg R, Daniels S, Flanders W *et al.* Medical epidemiology, 4th ed. New York: McGraw-Hill Medical, 2004.)

Embora possam dar um respaldo mais firme à nossa tomada de decisões clínicas, as metanálises têm suas próprias limitações. Primeiro, o viés e erros associados aos estudos incluídos podem ser ampliados na metanálise. Segundo, as metanálises geralmente não incluem estudos com resultado negativo porque é possível que eles nunca tenham sido publicados. Quando isso acontece, a metanálise fornece um resultado mais positivo do que o agregado de todos os dados, publicados e não publicados. Portanto, ao se avaliarem as metanálises, é importante perguntar o que os autores fizeram para minimizar possíveis vieses.

Para a maioria das questões clínicas, não foram conduzidos múltiplos RCT de alta qualidade e não é possível realizar uma verdadeira metanálise. Nesses casos, pode-se conduzir uma revisão sistemática da literatura. As revisões sistemáticas incluem uma análise bem-definida e cuidadosamente executada da literatura, um algoritmo para determinar os tipos de estudo a serem incluídos na revisão e uma avaliação da qualidade dos textos revistos. Uma vez que estudos com diferentes formatos são incluídos, os autores geralmente não conseguem fazer mais do que apenas afirmações qualitativas sobre as respostas fornecidas pelo agregado de estudos.

A Cochrane Collaboration está na vanguarda da realização de metanálises de RCT. Na área de glaucoma, a instituição tem relatos sobre imagem da cabeça do nervo óptico e da camada de fibras para o diagnóstico de glaucoma,[21] iridoplastia periférica a *laser* para fechamento angular,[22] trabeculoplastia a *laser* para glaucoma de ângulo aberto,[23] o 5-fluorouracil (5-FU) para cirurgia de glaucoma,[24] a mitomicina C (MMC) intraoperatória para cirurgia de glaucoma,[25] retalhos de trabeculectomia conjuntival de base fórnice e límbica,[26] agulhamento de bolhas encapsuladas,[27] intervenções por vazamento tardio da ampola de filtração na trabeculectomia,[28] cirurgia combinada e cirurgia isolada de catarata para olhos com catarata e glaucoma,[29] além de intervenções clínicas e cirúrgicas para glaucoma de ângulo aberto.[30]

Uma instituição nos EUA que financia revisões sistemáticas é a Agency for Health Research and Quality (AHRQ). No campo da oftalmologia, a AHRQ tem custeado revisões na área de anestesia para cirurgia de catarata,[31] tratamentos para glaucoma de ângulo aberto,[32] manejo cirúrgico de catarata e glaucoma coexistentes,[33] e os efeitos dos ácidos graxos ômega-3 na saúde dos olhos.[34] Como parte do processo de formulação de seus Padrões de Prática Preferidos,[35] o painel de especialistas escolhido pela American Academy of Ophthalmology (AAO) revisa cuidadosamente a literatura e atribui a cada estudo uma classificação de qualidade e uma classificação à importância dos cuidados clínicos. A AAO, por meio de suas Ophthalmic Technology Assessments, publicou revisões sistemáticas sobre o glaucoma, como o efeito da fotoemulsificação na pressão intraocular de pacientes com glaucoma.[36]

Outros formatos de estudo

Os médicos que baseiam suas decisões exclusivamente nos resultados dos RCT, em metanálises e revisões sistemáticas encontrarão muitas situações para as quais eles não terão nenhuma orientação. Como se pode constatar ao abrir qualquer revista especializada em oftalmologia clínica, a maioria dos artigos apresenta *designs* de estudo geralmente considerados menos rigorosos. Esses formatos incluem relatos de casos, séries de casos, estudos transversais, estudos de coorte e estudos de caso-controle. Eles ainda são úteis, desde que o leitor esteja ciente de suas limitações.

Relatos de casos
São descrições de pacientes individuais com novas doenças, condições de interesse ou intervenções realizadas em pacientes individuais. O seu principal valor está em incentivar novas pesquisas sobre a doença ou a intervenção. As séries de casos contêm múltiplos relatos de casos, podendo fornecer estatísticas resumidas em relação aos resultados e um maior estímulo para novos estudos, se comparadas a um único relato de caso.

Estudos transversais
São utilizados para determinar a prevalência de uma doença ou de um problema e geralmente também para avaliar exames diagnósticos. O *Blue Mountains Eye Study* usou um formato transversal para determinar a prevalência de glaucoma de ângulo aberto e hipertensão ocular na população australiana. Constatou-se que a prevalência de glaucoma de ângulo aberto era de 3%, e a de hipertensão ocular, de 3,7%.[37] Uma desvantagem desse formato de estudo é que os seus achados não podem ser úteis para determinar uma sequência temporal ou causa e efeito.[38]

Estudos caso-controle
Os estudos caso-controle são utilizados para determinar os fatores de risco de uma doença ou complicação. Eles são particularmente úteis em situações em que é rara a ocorrência de uma doença ou complicação. Os pacientes com certa condição (casos) são cuidadosamente correlacionados com indivíduos que não apresentam a condição (controles). Os casos e os controles são então comparados quanto à sua exposição anterior a possíveis fatores de risco. Calcula-se um *odds ratio* para quantificar a maior probabilidade de casos expostos, comparada aos controles.[39] Por exemplo, Jampel et al.[40] usaram um estudo caso-controle para examinar a infecção em estágio final após a cirurgia filtrante de glaucoma e constataram que os fatores de risco de infecção incluíam procedimentos de espessura total, cirurgia filtrante realizada sem cirurgia de catarata, utilização de MMC e uso pós-operatório crônico de antibióticos. Deve-se ressaltar que os estudos de controle de caso podem identificar associações, mas não provar causa e efeito. Uma das armadilhas mais importantes desses estudos é a seleção inadequada dos grupos de controle.

Estudo de coorte
Em um estudo de coorte, um grupo de indivíduos é acompanhado ao longo do tempo. Os estudos de coorte podem ser prospectivos ou retrospectivos e são utilizados para estudar a história natural e a incidência de doenças. Por exemplo, como parte do *Blue Mountains Eye Study*, Chandrasekaran et al.[41] usaram um estudo de coorte para mostrar que olhos com pressão intraocular elevada na ocasião da manifestação e tratados com medicamentos tópicos para glaucoma apresentavam risco duas vezes maior de desenvolver catarata nuclear depois de 5 anos.

Outras limitações

A validade dos resultados clínicos pode ser limitada pelo viés de seleção e informação.[42]

Viés de seleção
O viés de seleção ocorre quando os métodos do pesquisador para a obtenção de sujeitos para o estudo afetam a relação entre fatores de risco e resultados. Por exemplo, pacientes encaminhados a um pesquisador como possíveis sujeitos de estudo e que concordam em participar de um estudo podem não ser representativos de todos os integrantes da população de interesse. É possível que os critérios de inclusão e exclusão do pesquisador também contribuam para o viés de seleção. A perda de seguimento é outro fator que concorre significativamente para o viés de seleção.[17]

Viés de informação
O viés de informação é resultante da medição imprecisa do fator de risco ou da presença de doença. Esse viés, quando resulta de erros relacionados à habilidade do sujeito da pesquisa em relatar fatores de risco e exposição de maneira acurada, chama-se *viés de memória*. Por exemplo, quando se pergunta sobre o histórico familiar de glaucoma, os pacientes já diagnosticados com glaucoma (em relação a indivíduos que acreditam ter olhos saudáveis) talvez sejam mais propensos a descrever parentes distantes que possam ter tido glaucoma. Esse tipo de viés de memória afeta os resultados de um estudo destinado a examinar o papel do histórico familiar como fator de risco de glaucoma.

AVALIAÇÃO DOS EXAMES DIAGNÓSTICOS

Os exames diagnósticos de glaucoma servem a dois propósitos: primeiro, avaliar se há glaucoma e, segundo, determinar se houve progressão da doença. Não existe um senso comum em relação ao que constitui a progressão, embora a formação de um consenso seja um importante foco para os pesquisadores clínicos. Por isso, a avaliação de exames diagnósticos a fim de determinar a progressão da doença não será discutida aqui, a não ser para se fazerem as seguintes generalizações: (1) a progressão pode ser determinada por uma mudança estrutural ou funcional; (2) uma alteração que signifique progressão deve exceder a variabilidade inerente à realização de um exame repetidamente ao longo do tempo; e (3) a capacidade de uma modalidade diagnóstica para detectar a progressão depende da gravidade da doença (p. ex., em geral, presume-se que nos estágios mais avançados da doença a avaliação da perimetria tenha mais valor do que a avaliação do nervo óptico ou da camada de fibras nervosas da retina). Por outro lado, o foco nesta seção será o uso de exames para diagnosticar o glaucoma, ou seja, para separar as pessoas que têm a doença daquelas que não a têm.

A realização de exames diagnósticos para a detecção de glaucoma ocorre em duas situações: (1) na comunidade para fins de "rastreamento"; e (2) no consultório médico em pacientes considerados com risco de desenvolvimento de glaucoma, como aqueles com pressão intraocular elevada ou histórico familiar de glaucoma. O rastreamento comunitário para a detecção de glaucoma é importante, porque os estudos populacionais têm demonstrado repetidamente que grande proporção de pessoas com glaucoma não é diagnosticada. Essas são duas situações distintas que exigem diferentes exames diagnósticos.

A literatura sobre exames diagnósticos está repleta de termos técnicos, como *sensibilidade, especificidade, valor preditivo positivo, valor preditivo negativo, likelihood ratios* e *receiver operating curves* (ver a seguir). Segue-se uma breve revisão de alguns desses conceitos.

Todo exame diagnóstico visa determinar se os pacientes têm uma condição ou doença distinta. Embora ele possa fornecer dados que se enquadram dentro de uma ampla faixa de valores, os resultados são, em última análise, interpretados como positivos ou negativos para a doença em questão. O valor decisivo em que o resultado passa de positivo a negativo é chamado *ponto de corte*. Antes que se possa quantificar o exame diagnóstico, são necessárias algumas definições. A sensibilidade de um exame é definida como o percentual de pacientes com resultados de exame positivos dentre os que têm a doença (sensibilidade = pacientes com resultados positivos e doença/número total de pacientes com a doença).[43] A especificidade de um exame é determinada como o percentual de pacientes com resultados de exame negativos no grupo de pacientes que não têm a doença (especificidade = pacientes com resultados negativos e que não têm a doença/número total de pacientes sem a doença).[43]

A sensibilidade e a especificidade são afetadas pela escolha do ponto de corte para o exame. Um ponto de corte alto é associado a uma especificidade mais elevada do teste e menor sensibilidade, enquanto um ponto de corte baixo é relacionado a uma sensibilidade mais elevada e menor especificidade. A realização de um exame diagnóstico pode ser estimada pela plotagem da sensibilidade em relação (1 – especificidade) utilizando-se valores gerados dentro de determinada faixa de pontos de corte. A consequente plotagem é denominada curva *receiver operating characteristic* (ROC, na sigla em inglês) (Figura 10.34.2).[17] A área sob a curva (AUC, do inglês *area under the curve*) para um exame ou dispositivo é uma medida de sua utilidade. Uma AUC de 1,0 é perfeita, e um exame com AUC de 0,5 não tem utilidade diagnóstica.

A *likelihood ratio* (LR, na sigla em inglês) é a esperada probabilidade de um resultado de determinado exame em um paciente que tenha uma doença comparada à esperada probabilidade do mesmo resultado em um paciente que não tenha a doença.

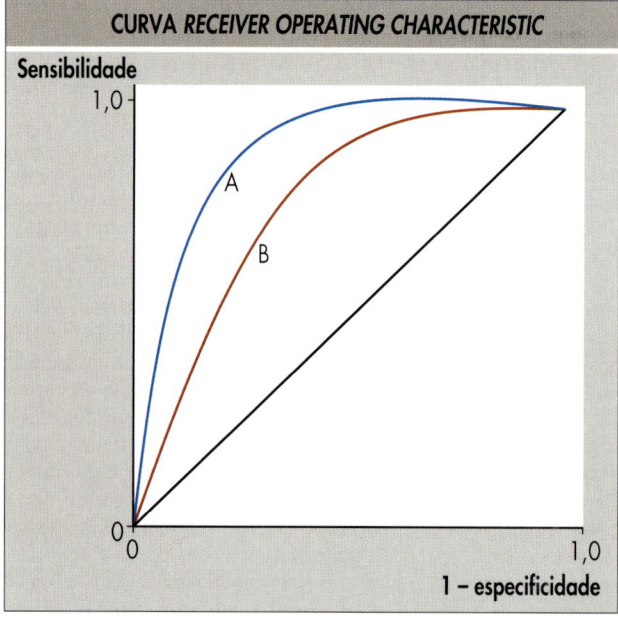

Figura 10.34.2 Curva *receiver operating characteristic* (ROC). A área sob a curva ROC é 1 para uma testagem diagnóstica ideal ou perfeita. A área sob a curva ROC é 0,5 para um exame que não estabeleça a distinção entre pacientes com ou sem a doença. Nesta figura, o exame A tem um valor diagnóstico melhor do que a curva B. (Extraída de Greenberg R, Daniels S, Flanders W *et al.* Medical epidemiology, 4th ed. New York: McGraw-Hill Medical, 2004.)

A LR, assim como a curva ROC, é utilizada para avaliar até que ponto um exame diagnóstico é válido. A LR para um resultado de exame positivo é (sensibilidade/(1 – especificidade) e para um resultado de exame negativo é (1 – sensibilidade)/especificidade. A prevalência da doença deve ter menor efeito na LR do que na sensibilidade e especificidade. Além disso, como ilustrado no exemplo a seguir, a LR pode ser usada para o cálculo da probabilidade pós-teste de um paciente com o distúrbio em questão.

A maneira como a LR é utilizada é a seguinte: primeiro, calcula-se a LR como (sensibilidade/1 – especificidade). Segundo, calcula-se a pré-teste *odds* de presença da condição, que é determinada pela fórmula: (probabilidade pré-teste)/(1 – probabilidade pré-teste). Terceiro, calculam-se a pós-teste *odds*, o produto da pré-teste *odds* e a LR. Por fim, calcula-se a probabilidade pós-teste dividindo a pós-teste *odds* por (1 + pós-teste *odds*).

A título de exemplo, suponhamos que você tenha exame com sensibilidade de 80% e especificidade de 90% para a detecção de glaucoma: a LR para o seu exame é 8 (80% ÷ 10%). Suponhamos que a prevalência de glaucoma na sua população de estudo seja de 10%: a pré-teste *odds ratio* de uma pessoa com glaucoma é de 1/9 (10% ÷ 90%). A pós-teste *odds* de que uma pessoa com resultado de exame positivo tenha glaucoma é de 8 × 1/9, ou 8/9. A probabilidade pós-teste de o paciente ter a doença é (8/9 ÷ 17/9) ou 8/17 (47%). Existe um nomograma que possibilita a conversão direta da probabilidade pré-teste para pós-teste se a *likelihood ratio* for conhecida (Figura 10.34.3).

Muitos estudos relatados na literatura recente descreveram a utilidade dos testes visuais e dos exames de imagem para o diagnóstico de glaucoma. Quando se elabora um estudo de precisão diagnóstica, é importante determinar a finalidade do exame.[44] Uma das funções da tomografia de coerência óptica de domínio espectral (SD-OCT, do inglês *spectral-domain optical coherence tomography*) é definir se aqueles com risco de glaucoma apresentam lesões estruturais. Por isso, a elaboração de um estudo de precisão diagnóstica para tomografia de coerência óptica teria foco, portanto, em avaliar suspeitos de glaucoma.[44] Um exemplo é o estudo prospectivo multicêntrico conduzido por Banister *et al.*[45] e realizado no Reino Unido, que comparou a *performance* diagnóstica do Heidelberg Retina Tomograph III

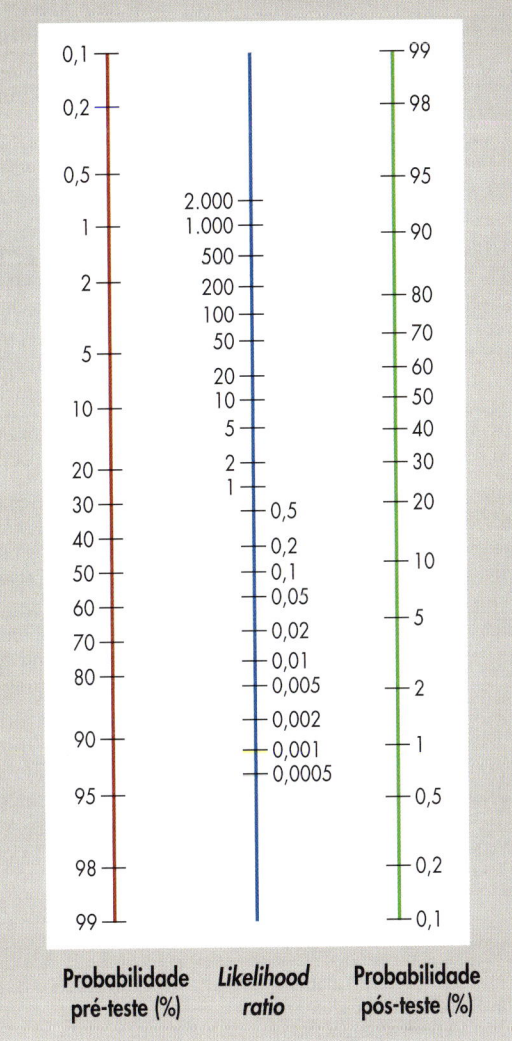

Figura 10.34.3 Nomograma para a conversão de probabilidade pré-teste em probabilidade pós-teste para o resultado de uma testagem diagnóstica com determinada *likelihood ratio*. (Reproduzida, com autorização, de Oxford Centre for Evidence-Based Medicine. Disponível em http://www.cebm.net.)

(HRT; Heidelberg Engineering, Alemanha) com a *Moorfields Regression Analysis* (MRA, na sigla em inglês) e o *Glaucoma Probability Score* (GPS, na sigla em inglês), polarimetria de varredura a *laser* (GDx; Carl Zeiss Mediatec, Duglin, CA) e SD-OCT Spectralis (Heidelberg Engineering) em casos suspeitos de glaucoma. Ao todo, 943 pacientes foram incluídos na análise, 17% dos quais diagnosticados com glaucoma em, pelo menos, um dos olhos com base na avaliação clínica e na perimetria automatizada. Entre os quatro algoritmos de exame de imagem, a HRT MRA demonstrou a maior sensibilidade (87%) com a menor especificidade (64%), enquanto o GDx evidenciou a menor sensibilidade (35%) com a maior especificidade (97%). A HRT GPS e a SD-OCT Spectralis apontaram níveis intermediários de sensibilidade (82 e 77%, respectivamente) e especificidade (68 e 79%, respectivamente).[45] Com base nesses resultados, os autores do estudo concluíram que os exames de imagem automatizados continuam sendo um recurso adjunto à avaliação clínica e à perimetria, e que não é aconselhável depender apenas das tecnologias de imagem.[45]

Ao avaliar a utilidade de uma testagem diagnóstica, o leitor deve sempre ter em mente os seguintes pontos. Primeiro, parece lógico avaliar uma nova testagem diagnóstica dentro de um contexto clínico; entretanto, não se deve extrapolar a *performance* de uma testagem diagnóstica realizada em uma clínica para a *performance* desse teste para rastreamento na comunidade. Regra geral, a especificidade é mais baixa na comunidade do que na clínica. Segundo, o grau de lesão observado no grupo do glaucoma influencia muito a *performance* de qualquer teste. É mais fácil um exame fazer a distinção entre doença grave e estado normal do que entre doença em estágio inicial e estado normal. Terceiro, os critérios de definição para o diagnóstico de glaucoma podem afetar o desempenho do exame. A capacidade de um exame de imagem do disco óptico estabelecer a diferença entre estado normal e glaucoma pode variar e depende de o diagnóstico de glaucoma ser feito com base nos achados do disco óptico, nos achados do campo visual ou em ambos.

Além dos comentários anteriores, a condução, o relato e a interpretação dos estudos sobre acurácia diagnóstica podem ser difíceis. A iniciativa Standards for Reporting of Diagnostic Accuracy (STARD) foi criada para melhorar a qualidade dos estudos de acurácia diagnóstica. Um dos resultados dessa ação é o *checklist* de 25 itens que devem ser incluídos em um estudo de acurácia diagnóstica. Quatro publicações sugeriram que o cumprimento dos critérios STARD pelos estudos publicados sobre exames de imagem e perimetria automatizada para o diagnóstico de glaucoma requer melhorias.[46-49] Os leitores devem interpretar os relatos sobre exames diagnósticos com cautela.

EXEMPLOS DE MEDICINA BASEADA EM EVIDÊNCIAS NA TERAPIA DE GLAUCOMA

Vários ensaios clínicos foram conduzidos ao longo dos anos para avaliar o tratamento de glaucoma (Boxes 10.34.1 a 10.34.9). Aqui estão enfatizados exemplos de problemas importantes no manejo do glaucoma e vários ensaios clínicos relevantes que influenciam a maneira como tratamos o glaucoma hoje.

Uma questão fundamental enfrentada diariamente é: "A redução clínica da pressão intraocular evita ou retarda a manifestação de lesão do nervo óptico e a perda de campo visual em pacientes com hipertensão ocular?". Antes do OHTS, três RCT pequenos não

---

BOXE 10.34.1 *Ocular Hypertension Treatment Study* **(OHTS).**[10,53-55]

Questão clínica: A redução clínica da pressão intraocular impede ou retarda a manifestação de lesão do nervo óptico e a perda de campo visual em pacientes com hipertensão ocular?

Tipo de estudo: ensaio clínico randomizado multicêntrico

Número de pacientes: 1.636

Duração: pacientes acompanhados por um mínimo de 5 anos

Elegibilidade: homens e mulheres não gestantes com campo visual e disco óptico normais, com idade entre 40 e 80 anos, PIO ≥ 24 mmHg, mas ≤ 32 mmHg em um dos olhos, e PIO ≥ 21 mmHg, mas ≤ 32 mmHg no olho contralateral

Métodos: os pacientes foram selecionados aleatoriamente para observação e tratamento com medicamentos hipotensivos oculares tópicos. Os pacientes submetidos a tratamento apresentavam pressão intraocular alvo, no mínino, 20% abaixo do nível basal e também ≤ 24 mmHg. Os pacientes foram acompanhados a cada 6 meses. Foram utilizados modelos de risco proporcional para identificar os fatores de risco de POAG.

Resultados: depois de 60 meses, a probabilidade de desenvolver POAG foi de 4,4% no grupo que estava recebendo medicação e de 9,5% no grupo que não a recebia

Conclusões: os pacientes que receberam medicamentos tópicos apresentaram um risco mais baixo de desenvolver POAG do que aqueles que não receberam medicação

PIO, pressão intraocular; POAG, glaucoma primário de ângulo aberto.

> **BOXE 10.34.2** *Early Manifest Glaucoma Trial (EMGT).*[60,61]
>
> **Questão clínica:** De que maneira a progressão do OAG é afetada pela terapia imediata de redução da PIO quando comparada à terapia tardia de redução da PIO ou à ausência de tratamento?
> **Tipo de estudo:** ensaio clínico randomizado
> **Número de pacientes:** 255
> **Duração:** os pacientes foram acompanhados por um mínimo de 4 anos
> **Elegibilidade:** homens e mulheres suecos com idade entre 50 e 80 anos, OAG recém-detectado e não tratado e defeitos repetíveis no campo visual de Humphrey
> **Métodos:** os pacientes foram selecionados aleatoriamente para observação ou tratamento com betaxolol tópico e ALT. A progressão do defeito do campo visual foi determinada com o uso de campos visuais HVF 30 a 2 e pela avaliação de três mapas consecutivos de *glaucoma change probability*. A progressão do disco óptico foi definida com o uso de fotos do disco óptico e cronoscopia
> **Resultados:** depois de 6 anos, 53% dos pacientes apresentaram progressão de defeitos de disco óptico e campo visual. Em uma análise multivariada, os pacientes não tratados demonstraram risco duas vezes maior de progressão do glaucoma do que aqueles que receberam tratamento
> **Conclusões:** os pacientes não tratados apresentaram risco duas vezes maior de progressão do glaucoma do que os pacientes que receberam tratamento
>
> *ALT*, trabeculoplastia com *laser* de argônio; *PIO*, pressão intraocular; *OAG*, glaucoma de ângulo aberto.

> **BOXE 10.34.4** *Advanced Glaucoma Intervention Study (AGIS).*[68-72]
>
> **Questão clínica:** De que maneira pacientes com OAG são afetados pela sequência de tratamento com ALT e trabeculectomia?
> **Tipo de estudo:** ensaio clínico randomizado multicêntrico
> **Número de pacientes:** 591 (789 olhos)
> **Duração:** os pacientes foram acompanhados por um mínimo de 4 anos; o estudo está em curso
> **Elegibilidade:** homens e mulheres entre 35 e 80 anos com POAG não controlado com medicamentos
> **Métodos:** os olhos foram randomizados para receber ALT seguida de trabeculectomia 1 e trabeculectomia 2 (sequência ATT) ou trabeculectomia 1 seguida de ALT e depois trabeculectomia 2 (sequência TAT)
> **Resultados:** em pacientes negros, o percentual médio de olhos com perda de campo visual foi menor na sequência ATT do que na sequência TAT. Em pacientes brancos, por outro lado, depois de 18 meses, o percentual médio de olhos com perda de campo visual foi menor na sequência TAT
> **Conclusões:** embora a raça não tenha sido levada em consideração quando a hipótese do estudo foi gerada, a análise *post hoc* sugere melhores resultados para os resultados da função visual na sequência ATT em pacientes negros e melhores resultados para a sequência TAT em pacientes brancos
>
> *ALT*, trabeculoplastia com *laser* de argônio; *POAG*, glaucoma primário de ângulo aberto.

> **BOXE 10.34.3** *Glaucoma Laser Trial (GLT) e Glaucoma Laser Trial Follow-Up Study (GLTFS).*[16,63-65]
>
> **Questão clínica:** A ALT é um tratamento seguro e eficaz para POAG recém-diagnosticado?
> **Tipo de estudo:** ensaio clínico randomizado
> **Número de pacientes:** 271 (542 olhos)
> **Duração:** acompanhamento mediano de 7 anos
> **Elegibilidade:** homens e mulheres a partir de 35 anos com PIO de ≥ 22 mmHg em cada olho e lesão glaucomatosa do nervo óptico em, pelo menos, um dos olhos
> **Métodos:** um olho foi randomizado para o tratamento com *laser*, e o outro, para tratamento com medicação tópica
> **Resultados:** os olhos tratados inicialmente com ALT, e não com medicamentos, apresentaram PIO, em média, 1,2 mmHg mais baixa, melhoria importante de campo visual em 0,6 dB e uma alteração na razão da área escavação/disco óptico de 0,01 a menos do que a alteração da razão da área escavação/disco óptico dos olhos tratados inicialmente com medicamentos
> **Conclusões:** os pacientes tratados inicialmente com ALT apresentaram PIO mais baixa, melhor campo visual e menos lesões glaucomatosas do nervo óptico do que aqueles tratados inicialmente com medicamentos
>
> *ALT*, trabeculoplastia com *laser* de argônio; *PIO*, pressão intraocular; *POAG*, glaucoma primário de ângulo aberto.

> **BOXE 10.34.5** *Collaborative Initial Glaucoma Treatment Study (CIGTS).*[74-76]
>
> **Questão clínica:** Os pacientes com OAG são mais bem-controlados inicialmente com medicação tópica ou com cirurgia filtrante?
> **Tipo de estudo:** ensaio clínico randomizado controlado multicêntrico
> **Número de pacientes:** 607
> **Duração:** os pacientes foram acompanhados por um mínimo de 5 anos
> **Elegibilidade:** homens e mulheres a partir de 25 anos com OAG, PIO ≥ 20 mmHg e perda de campo visual ou lesão glaucomatosa do nervo óptico em um ou em ambos os olhos
> **Métodos:** os pacientes foram randomizados para receber tratamento inicial com medicamentos ou trabeculectomia
> **Resultados:** não houve nenhuma diferença significativa na perda de campo visual entre os dois grupos. Os sujeitos randomizados para a trabeculectomia apresentaram mais sintomas oculares nos primeiros 2 anos do que aqueles randomizados para tratamento com medicamentos
> **Conclusões:** o tratamento clínico inicial e a cirurgia filtrante inicial foram eficazes para a preservação da visão; observou-se ligeira vantagem dos medicamentos em termos de conforto
>
> *PIO*, pressão intraocular; *OAG*, glaucoma de ângulo aberto.

conseguiram demonstrar qualquer efeito benéfico da diminuição da pressão intraocular em pacientes com hipertensão ocular.[50-52] Entretanto, o OHTS convincentemente demonstrou que a redução clínica da pressão intraocular poderia diminuir a incidência de glaucoma de cerca de 10% para 5% ao longo de 5 anos (ver Boxe 10.34.1).[10,53-55] Ao contrário do OHTS, o *European Glaucoma Prevention Trial* não encontrou qualquer efeito da redução clínica da pressão intraocular sobre a taxa de incidência de glaucoma.[56] As possíveis explicações para a falta de efeito nesse ensaio são enumeradas de maneira eloquente em uma carta ao editor.[57] O OHTS determinou também os fatores de risco predisponentes à conversão à lesão glaucomatosa. Essa determinação formou a base das calculadoras de risco de glaucoma.[58,59] Uma metanálise dos ensaios sobre o tratamento clínico da pressão intraocular elevada chegou à mesma conclusão do OHTS.[13]

Uma questão crucial é se a redução da pressão intraocular em pacientes já afetados por lesão glaucomatosa poderia reduzir a probabilidade de piora da lesão. Esse ponto foi abordado no

BOXE 10.34.6 The Fluorouracil Filtering Surgery Study (FFSS).[79]

Questão clínica: O 5-FU subconjuntival pós-operatório aumenta a chance de sucesso da trabeculectomia em pacientes com risco de falência da trabeculectomia?

Tipo de estudo: ensaio clínico randomizado multicêntrico
Número de pacientes: 213
Duração: 5 anos
Elegibilidade: homens e mulheres com PIO > 21 mmHg em um ou em ambos os olhos, apesar da terapia máxima tolerada e de uma cirurgia prévia de catarata ou de uma trabeculectomia falida
Métodos: os pacientes foram randomizados para a trabeculectomia isolada ou para a trabeculectomia com injeções subconjuntivais de 5-FU durante o pós-operatório
Resultados: depois de 5 anos, 51% dos olhos que receberam o 5-FU e 74% dos que não receberam o medicamento sofreram falha da trabeculectomia
Conclusões: as taxas de sucesso da trabeculectomia com o 5-FU foram melhores do que as taxas de sucesso da trabeculectomia-padrão em um espaço de 5 anos

5-FU, 5-fluoruracila; PIO, pressão intraocular.

BOXE 10.34.7 Tube Versus Trabeculectomy (TVT) Study.[84]

Questão clínica: A cirurgia de implante de drenagem ou a trabeculectomia é mais segura ou mais efetiva em olhos com cirurgia ocular prévia?

Tipo de estudo: ensaio clínico randomizado multicêntrico
Número de pacientes: 212 (145 relatados com 5 anos de acompanhamento)
Duração: 5 anos
Elegibilidade: indivíduos entre 18 e 85 anos com histórico de trabeculectomia e/ou extração de catarata com implante de lente intraocular e PIO entre 18 e 40 mmHg com terapia clínica máxima tolerada
Métodos: os pacientes foram randomizados para receber um implante de drenagem de Baerveldt de 350 mm² ou uma trabeculectomia com mitomicina C 0,4 mg/mℓ por 4 min
Resultados: com parâmetros de falência definidos como PIO > 21 mmHg ou não reduzida em até 20%, PIO < 5 mmHg, reoperação de glaucoma ou perda de percepção visual de luz, a taxa de falência depois de 5 anos foi mais baixa no grupo do implante (30%) do que no grupo da trabeculectomia (47%) ($P = 0,002$)
Conclusões: em olhos com cirurgia de catarata anterior e/ou trabeculectomia, o implante de drenagem de Baerveldt apresentou taxa de sucesso mais alta do que a trabeculectomia com mitomicina C. Uma ressalva: embora sem importância estatística, os olhos submetidos à trabeculectomia apresentaram pressão intraocular mais baixa (12,6 ± 5,9 mmHg), comparados aos olhos submetidos ao implante de Baerveldt (14,4 ± 6,9 mmHg)

PIO, pressão intraocular.

BOXE 10.34.8 Análise combinada de dados de 5 anos do estudo Ahmed Baerveldt Comparison (ABC) e do estudo Ahmed Versus Baerveldt (AVB).[85-87]

Questão clínica: Qual a eficácia do implante da válvula FP7 de Ahmed para glaucoma (AGV, na sigla em inglês), comparada ao implante de Baerveldt de 350 mm² para drenagem de glaucoma (BGI)?

Tipo de estudo: análise combinada de dois ensaios clínicos randomizados multicêntricos
Número de pacientes: 514
Duração: 5 anos
Elegibilidade: indivíduos a partir de 18 anos com glaucoma não controlado definido como PIO acima do nível-alvo, apesar da terapia clínica máxima tolerada, trabeculectomia prévia falida ou glaucoma de alto risco, incluindo glaucoma neovascular e uveítico
Métodos: os pacientes foram randomizados para receber um implante de válvula FP7 de Ahmed ou um implante de drenagem de Baerveldt de 350 mm²
Resultados: a taxa de falência cumulativa depois de 5 anos foi mais baixa no grupo BGI (37%) do que no grupo AGV (49%) ($P = 0,007$), com parâmetros de insucesso definidos como PIO > 18 mmHg ou redução de menos de 20% em relação ao nível basal, PIO < 6 mmHg, repetição da cirurgia de glaucoma, remoção do implante, perda de percepção visual de luz ou perda visual importante
Conclusões: o implante de drenagem de Baerveldt de 350 mm² apresentou uma taxa de sucesso cumulativo superior ao dispositivo de drenagem FP7 de Ahmed, com uma PIO média mais baixa, menor uso de medicamentos para glaucoma e taxa mais baixa de incidência de repetição da cirurgia de glaucoma. As taxas de hipotonia, no entanto, foram mais elevadas no grupo BGI (4,5%) do que no grupo AGV (0,4%)

PIO, pressão intraocular.

Early Manifest Glaucoma Trial (EMGT) (ver Boxe 10.34.2).[60,61] Pacientes recém-diagnosticados com lesão glaucomatosa em estágio inicial foram randomizados para tratamento com colírios de betaxolol e trabeculoplastia a laser ou observação. Esse protocolo diferiu de outros ensaios de tratamento na medida em que não foi exigido um nível específico de redução da pressão intraocular. Os sujeitos randomizados para o tratamento de diminuição da pressão intraocular demonstraram menos propensão a piorar a lesão glaucomatosa do que o grupo não tratado. Um achado espantoso do EMGT foi a taxa de progressão tanto do grupo tratado quanto do não tratado. Depois de 6 anos, 45% dos pacientes tratados e 62% daqueles não tratados haviam progredido para um estado de lesão glaucomatosa.[61] Não se sabe por que a taxa de progressão foi tão mais alta do que a estimada em outros estudos, mas ela não é resultante simplesmente de uma definição menos rigorosa de "progressão".[62] Assim como acontece no OHTS, os fatores de risco de progressão incluíram síndrome de esfoliação, idade mais avançada, doença bilateral, pressão intraocular basal mais elevada e um pior *mean deviation* no teste de campo visual.

RCT adicionais abordaram os relativos méritos dos diferentes métodos de redução da pressão intraocular. O *Glaucoma Laser Trial* (GLT) (ver Boxe 10.34.3)[16,63-65] comparou a eficácia da terapia clínica e da trabeculoplastia com *laser* de argônio (ALT, do inglês *argon laser trabeculoplasty*) para o controle da pressão intraocular de pacientes com glaucoma.[16] Os autores do estudo concluíram que a ALT demonstrou ser, pelo menos, tão eficaz para o controle do glaucoma recém-diagnosticado quanto a terapia clínica; entretanto, as conclusões desse estudo foram questionadas em razão de algumas falhas percebidas nele.[66,67] O GLT ilustra um dos perigos dos ensaios clínicos prolongados: os resultados começam a tornar-se obsoletos até o estudo ser concluído. O GLT permitiu o uso dos medicamentos atualmente disponíveis para a redução da pressão intraocular, que foram os betabloqueadores, os agentes adrenérgicos, os mióticos e os inibidores da anidrase carbônica. Atualmente, existem vários medicamentos mais eficazes, e, se o GLT fosse realizado de novo hoje, os seus resultados poderiam muito bem favorecer a terapia clínica.

O *Advanced Glaucoma Intervention Study* (AGIS) é um dos ensaios randomizados controlados sobre glaucoma mais citados e discutidos (ver Boxe 10.34.4).[68-72] Esse estudo busca responder se a execução da trabeculoplastia ou da trabeculectomia em seguida

> **BOXE 10.34.9 Estudo *Effectiveness of Early Lens Extraction for the Treatment of Primary Angle-Closure Glaucoma*.[88]**
>
> **Questão clínica:** A extração precoce do cristalino translúcido é mais eficaz, mais segura e mais custo-efetiva do que a LPI como tratamento de primeira linha para pacientes com diagnóstico recente de fechamento angular primário (PAC, na sigla em inglês) com PIO elevada ou glaucoma primário de ângulo fechado (PACG, na sigla em inglês)?
>
> **Tipo de estudo:** ensaio clínico randomizado controlado multicêntrico
>
> **Número de pacientes:** 419
>
> **Duração:** 3 anos
>
> **Elegibilidade:** indivíduos a partir de 50 anos com cristalino translúcido e diagnóstico recente de PAC com PIO ≥ 30 mmHg ou PACG com PIO < 21 mmHg em, pelo menos, uma ocasião
>
> **Métodos:** os pacientes foram randomizados para tratamento com extração de cristalino translúcido ou LPI e colírios para glaucoma (cuidados-padrão)
>
> **Resultados:** a PIO média foi mais baixa (1,18 mmHg), o uso de medicação para glaucoma foi menor (0,338 medicamentos), e a acuidade visual melhorou (três letras ETDRS) depois de 3 anos no grupo da extração de cristalino translúcido, em comparação com os cuidados-padrão. Os escores das European Quality of Life-5 Dimensions, o NEI-VFQ-25 e os escores do Glaucoma Utility Index foram significativamente mais elevados no grupo da extração de cristalino translúcido após 3 anos. Não ocorreram eventos adversos graves em nenhum dos dois grupos, tendo-se observado perda irreversível de visão em um paciente do grupo de extração de cristalino translúcido e em três pacientes do grupo de cuidados-padrão. O aumento da relação de custo-efetividade para o grupo da extração de cristalino translúcido em comparação com o grupo de cuidados-padrão foi de £ 14,284 por QALY ganho
>
> **Conclusões:** a extração precoce de cristalino translúcido resultou em maior eficácia clínica e revelou-se custo-efetiva em comparação com a LPI como tratamento inicial para pacientes com diagnóstico recente de PAC e PIO elevada ou PACG

LPI, iridotomia periférica a *laser*; *PIO*, pressão intraocular; *NEI-VFQ-25*, National Eye Institute Visual Functioning Questionnaire 25; *QALY*, anos de vida ajustados pela qualidade.

em pacientes que já estão em regime máximo de tratamento clínico seria a abordagem mais eficaz para a preservação da visão. A resposta a essa pergunta no AGIS foi que a trabeculoplastia (seguida pela trabeculectomia, se necessário) e a trabeculectomia (seguida pela trabeculoplastia, se necessário) eram igualmente eficazes. Entretanto, essa conclusão foi ofuscada pelas análises realizadas após a divisão dos sujeitos com base na raça (negra ou branca).[68-70] Quando isso é feito, parece que a preservação da visão é melhor nos pacientes negros se a trabeculoplastia for realizada primeiro e, nos pacientes brancos, se a trabeculectomia ocorrer antes. Entretanto, existem aqueles que questionam a validade dessas análises *post hoc* não planejadas para o início do estudo. O conjunto de dados do AGIS foi utilizado também para enfatizar a necessidade de se manter uma pressão intraocular regularmente baixa em pacientes com glaucoma[71] e a importância da oscilação da pressão intraocular[73] na progressão do glaucoma. O leitor deve perceber que as conclusões extraídas de dados e análises não produzidos especificamente para abordar os objetivos específicos de um RCT não podem receber o mesmo peso que os dados de resultados primários.

O CIGTS foi outro RCT que comparou as modalidades de tratamento do glaucoma (ver Boxe 10.34.5).[74-76] Nele, os sujeitos com diagnóstico recente de glaucoma de ângulo aberto foram randomizados para o tratamento clínico inicial ou para a trabeculectomia inicial. O CIGTS seguiu no rastro de dois RCT realizados no Reino Unido que compararam os tratamentos iniciais de glaucoma: o *Scottish Glaucoma Trial*[77] e o *Moorfields Primary Treatment Trial*.[78] Esses estudos sugeriram que a trabeculectomia inicial pode ser tão boa quanto qualquer outro tratamento inicial. O CIGTS, no entanto, foi mais padronizado, envolveu uma população mais heterogênea de pacientes e teve uma duração mais longa. Embora a função visual tenha sido o resultado primário investigado, os elaboradores do CIGTS depositaram grande ênfase nas diferenças de qualidade de vida entre os dois grupos. Os pesquisadores perceberam que, mesmo os resultados visuais tendo sido semelhantes, uma modalidade poderia resultar na melhor preservação da qualidade de vida. Os resultados de 5 anos do estudo, no entanto, demonstraram que ambos os grupos se saíram igualmente bem tanto nos resultados visuais quanto na qualidade de vida.[74,75]

Embora o uso da MMC como adjunto à cirurgião filtrante de glaucoma tenha se tornado rotina para muitos cirurgiões, o maior RCT no campo dos agentes antifibróticos continua sendo o *Fluorouracil Filtering Surgery Study* (FFSS) (ver Boxe 10.34.6).[79] O FFFS foi o primeiro ensaio clínico multicêntrico sobre glaucoma que contou com o apoio do National Eye Institute e demonstrou o benefício das injeções pós-operatórias de 5-FU combinadas à trabeculectomia em olhos com alto risco de falência. Entretanto, assim como ocorre com muitas investigações indicando a melhor eficácia de um tratamento sobre outro, não se deve deixar que a eficácia relativa ofusque a eficácia absoluta. As taxas de sucesso em 3 e 5 anos (definidas como a "proporção cumulativa de pacientes sem reoperação ou insucesso no controle da pressão intraocular"), 56 e 48%, respectivamente, da trabeculectomia combinada ao 5-FU nesse grupo foram decepcionantes.[79] Além disso, o regime das repetidas injeções de 5-FU previsto no protocolo do estudo não foi utilizado. Esse estudo despertou um interesse, que persiste até hoje, pelos agentes antifibróticos como adjuvantes na cirurgia filtrante.

Outros estudos importantes sobre os agentes antifibróticos na cirurgia filtrante incluem os dirigidos por Skuta *et al*.[80] e Kitazawa *et al*.[81] Ambos os grupos conduziram pequenos RCT que compararam as injeções intraoperatórias de MMC com as pós-operatórias de 5-FU em olhos com alto risco de falência da cirurgia filtrante e constataram que a MMC reduzia a pressão intraocular mais do que o 5-FU. Esses estudos forneceram o argumento lógico para o papel predominante da MMC como agente adjunto na cirurgia filtrante de glaucoma.

Dois importantes RCT compararam o 5-FU e a MMC em trabeculectomias "primárias", ou seja, em olhos sem cirurgia intraocular anterior. Tanto Singh *et al*.,[82] em um estudo multicêntrico, quanto Palanca-Capistrano *et al*.,[83] em um estudo com apenas um centro envolvido, randomizaram pacientes para o procedimento intraoperatório com a MMC ou o 5-FU e concluíram que ambos os agentes eram igualmente eficazes.

Os resultados de 5 anos do estudo *Tube Versus Trabeculectomy* (TVT) foram publicados em 2012.[84] Esse RCT multicêntrico buscou determinar se a cirurgia de implante de dispositivo de drenagem (tubo) ou a trabeculectomia é mais segura ou eficaz em olhos submetidos previamente a cirurgia ocular. Os pacientes foram selecionados aleatoriamente para receber um dispositivo de drenagem aquosa de Baerveldt de 350 mm^2 ou trabeculectomia com MMC 0,4 mg/mℓ por 4 min. Com os parâmetros de falência definidos como pressão intraocular > 21 mmHg ou não reduzida em até 20%, pressão intraocular < 5 mmHg, reoperação de glaucoma ou perda de visão de percepção à luz, a taxa de falência foi mais baixa no grupo com implante de tubo do que no da trabeculectomia (47%) ($P = 0,002$) (ver Boxe 10.34.7).[84] Os resultados de um RCT multicêntrico de formato semelhante que comparou o tubo e a trabeculectomia em olhos sem cirurgia prévia (o *Primary Tube versus Trabeculectomy Study*) devem ser realizados em breve.

Outro grupo de RCT importantes foram os estudos *Ahmed Baerveldt Comparison* (ABC)[85] e o *Ahmed Versus Baerveldt* (AVB),[86] que compararam o implante da válvula FP7 de Ahmed (AGV, na sigla em inglês) com o implante de drenagem de glaucoma de

Baerveldt de 350 mm² (BGI, na sigla em inglês). Uma análise combinada recente dos dados de 5 anos dos estudos ABC e AVB demonstrou menor falência cumulativa no grupo do BGI (37%) em comparação com o grupo do AGV (49%) (P = 0,007), com parâmetros de falência definidos como pressão intraocular > 18 mmHg ou reduzida em menos de 20%, pressão intraocular < 6 mmHg, repetição de cirurgia de glaucoma, perda de percepção visual de luz ou perda grave de visão, ou remoção do implante (ver Boxe 10.34.8).[85-87]

O estudo *Effectiveness of Early Lens Extraction for the Treatment of Primary Angle-Closure Glaucoma* (EAGLE) foi um grande RCT multicêntrico que comparou a eficácia, a segurança e a relação custo-efetividade da extração de cristalino translúcido com a iridotomia periférica a *laser* como tratamento de primeira linha em pacientes com diagnóstico recente de glaucoma primário de ângulo fechado ou fechamento angular primário com pressão intraocular de 30 mmHg ou mais.[88] Os resultados de 3 anos do estudo demonstraram que aqueles pacientes randomizados para extração precoce de cristalino translúcido apresentavam pressão intraocular média mais baixa, menos uso de medicamentos e escores de qualidade de vida mais altos do que os tratados com LPI (ver Boxe 10.34.9).[88] Não houve diferenças significativas na taxa de perda irreversível de visão entre os dois grupos. A avaliação econômica do ensaio EAGLE por Javanbakht *et al.*[89] sugeriu que a extração precoce de cristalino translúcido provavelmente seja custo-efetiva durante 3 anos, podendo, até mesmo, tornar-se econômica em 10 anos.

BARREIRAS À PRÁTICA DA MEDICINA BASEADA EM EVIDÊNCIAS

Com o crescente volume da literatura médica, está se tornando cada vez mais difícil os médicos acompanharem e aplicarem o seu conteúdo a situações clínicas específicas. Em uma pesquisa de opinião realizada em 1998 sobre os clínicos-gerais no Reino Unido, a maioria dos entrevistados citou a falta de tempo como o principal obstáculo à prática da medicina baseada em evidências.[90] Outros desafios mencionados na pesquisa foram a escassez de ganhos financeiros no uso da medicina baseada em evidências, a falta de evidências sólidas e as expectativas do paciente. Uma pesquisa semelhante conduzida na Dinamarca constatou que apenas 4,4% dos médicos de hospitais entrevistados eram capazes de definir e explicar 12 termos frequentemente utilizados na medicina baseada em evidências e que apenas 18% afirmaram sempre praticar a modalidade.[91] Muitas conclusões desse tipo de pesquisa se aplicam à comunidade oftalmológica. Uma vez que não existem dois pacientes exatamente iguais, como o clínico-geral pode ter certeza de que as conclusões de um RCT se aplicam, de fato, ao paciente individual? Os fatores a serem considerados incluem a fisiologia do paciente, o perfil socioeconômico, as comorbidades e os riscos de resultados adversos dele.[92] Conforme mencionado anteriormente, os RCTs podem levar anos para ser concluídos; sendo assim, o risco de seus achados tornarem-se obsoletos também é capaz de deter os médicos de aplicar as conclusões apresentadas por esses estudos.

Como os médicos, de fato, estão obtendo suas evidências? A média dos clínicos-gerais é mais exposta a evidências por meio de fontes secundárias que resumem os achados. Elas incluem editoriais de revistas especializadas, a Cochrane Library, atividades de orientação médica continuada, apresentações de representantes de laboratórios às clínicas e revistas médicas. Diante de tantas fontes de informação, os médicos parecem mais propensos a absorver as evidências apresentadas da maneira mais clara possível e acompanhadas por diretrizes clínicas objetivas.

DIREÇÕES FUTURAS

A aplicação da medicina baseada em evidências ao tratamento de glaucoma pode ser aprimorada no futuro com um melhor planejamento e organização dos ensaios clínicos combinados a um melhor aproveitamento de computadores. Os ensaios clínicos sobre o glaucoma têm se beneficiado da estrutura organizacional oferecida por grupos como o *Ocular Hypertension Treatment Study Group*. No futuro, será possível haver uma maior centralização desses grupos em organizações voltadas às questões amplas relacionadas ao glaucoma. O *Pediatric Eye Disease Investigator Group* (PEDIG) é um modelo de como poderá ser uma dessas organizações. O PEDIG foi criado para coordenar os ensaios clínicos pediátricos que seguem os protocolos simplificados utilizados por médicos que atuam tanto na área acadêmica quanto no setor de medicina privada.[93] O centro de coordenação do PEDIG tornou menos dispendiosa para o grupo a realização de múltiplos ensaios clínicos de maneira oportuna e organizada. As pesquisas sobre o glaucoma poderão, um dia, beneficiar-se de iniciativas semelhantes.

As redes neurais compõem uma promissora categoria de programas de computador como ferramentas para o manejo clínico do glaucoma. Essas redes são projetadas para serem funcionalmente semelhantes ao cérebro humano. Uma de suas vantagens sobre os métodos de programação tradicionais é o potencial para aprender com exemplos anteriores. Essas redes tendem também a adotar abordagens de solução de problemas semelhantes àquelas usadas pelos seres humanos.[94] Lin *et al.*,[95] Bengtsson *et al.*,[96] Asaoka *et al.*,[97] e Andersson *et al.*,[98] entre outros, tiveram sucesso no uso das redes neurais para identificar defeitos glaucomatosos do campo visual e sua progressão. As redes neurais estão desempenhando um papel cada vez mais importante em uma categoria mais ampla de ferramentas computadorizadas à disposição dos médicos, os chamados *sistemas de suporte à tomada de decisões* (CDSS, do inglês *clinical decision support systems*).

O termo *sistema de suporte à tomada de decisões* refere-se ao *software* usado para auxiliar os médicos na tomada de decisões clínicas.[99,100] As calculadoras de risco de glaucoma são um tipo de CDSS que vêm atraindo cada vez mais atenção. Weinreb *et al.*[101] discutiram o potencial valor de uma calculadora de risco global baseada em variáveis como idade, pressão intraocular, razão escavação/disco óptico e espessura da região central da córnea. Posteriormente, foi desenvolvido um modelo validado que estima o risco de um paciente desenvolver glaucoma primário de ângulo aberto em 5 anos[59] com base no *Ocular Hypertension Treatment Study* e no *European Glaucoma Prevention Study*. Essa ferramenta gratuita online (http://ohts.wustl.edu/risk) calcula o risco de um paciente desenvolver glaucoma em 5 anos com base na idade, na pressão intraocular, na espessura da região da córnea, na razão vertical escavação/disco óptico e no *pattern standard deviation* do exame de campo visual. As calculadoras de risco de glaucoma são apenas um exemplo das muitas ferramentas computadorizadas que, um dia, poderão ser disponibilizadas para auxiliar os médicos na tomada de decisões clínicas.

CONCLUSÕES

A medicina baseada em evidências tem sido alvo de muita publicidade nas últimas décadas, mas, a partir do momento em que se vai além da publicidade, percebe-se que o conceito é válido e deve ser o sustentáculo da maneira como exercemos a medicina. Deveríamos nos empenhar ao máximo, fazer testes, prescrever medicamentos e realizar procedimentos cujos benefícios já tenham sido demonstrados na literatura especializada. Quando falta informação na literatura médica, a comunidade médica deve fazer a sua parte, quando viável, para gerar informação que melhore a maneira como atuamos.

As últimas décadas têm testemunhado enormes incursões no campo da medicina baseada em evidências para o tratamento do glaucoma. Em meados da década de 1980, não existiam grandes RCT para orientar a prática médica, mas hoje os resultados de vários estudos maiores estão disponíveis, cujos resultados podem ser úteis diariamente para prestar assistência aos pacientes. O RCT passou a ser o nosso referencial na tomada de decisões clínicas.

As barreiras à geração da boa informação baseada em evidências, sem dúvida, existem. Primeiro, precisam ser realizados estudos que abordem as questões clínicas importantes, os quais devem ser elaborados e executados, e os seus resultados, corretamente analisados. Os dados de estudos com resultados negativos precisam ser capturados, e as novas exigências para o registro de ensaios clínicos podem ajudar nisso. Quando houver mais de um estudo sobre o mesmo assunto de pesquisa, é preciso conduzir as metanálises adequadas. Felizmente, existem grupos como o Cochrane Eye e o Vision Group US, que fornecem recursos e *expertise* para a orientação da condução dessa tarefa altamente especializada. Por fim, a divulgação e a aceitação dos achados continuam sendo desafios intimidantes nestes tempos em que a missão de "manter-se atualizado com a literatura" está sendo dificultada pela grande quantidade de informação gerada.

Felizmente, os aperfeiçoamentos no campo da tecnologia podem ajudar na incorporação da evidência à prática. A internet pode facilitar a colaboração entre múltiplos *sites* em um ensaio clínico. Nunca foi tão fácil o acesso à literatura médica, que hoje, em grande parte, encontra-se disponível em formato eletrônico. Os CDSS computadorizados podem melhorar ainda mais a qualidade das decisões clínicas e, consequentemente, da assistência aos pacientes.

BIBLIOGRAFIA

Azuara-Blanco A, Burr J, Ramsay C, et al. Effectiveness of early lens extraction for the treatment of primary angle-closure glaucoma (EAGLE): a randomized controlled trial. Lancet 2016;388:1389–97.

Banister K, Boachie C, Bourne R, et al. Can automated imaging for optic disc and retinal nerve fiber layer analysis aid glaucoma detection? Ophthalmology 2016;123:930–8.

Christakis PG, Zhang D, Budenz DL, et al. Five year pooled data analysis of the Ahmed Baerveldt Comparison Study and the Ahmed Versus Baerveldt Study. Am J Ophthalmol 2017;176:118–26.

Eddy DM, Billings J. The quality of medical evidence: implications for quality of care. Health Affairs (Millwood) 1988;7:19–32.

Gedde SJ, Schiffman JC, Feuer WJ, et al. Treatment outcomes in the Tube Versus Trabeculectomy (TVT) study after five years of follow-up. Am J Ophthalmol 2012;153:789–803.

Glaucoma Laser Trial Research Group. The Glaucoma Laser Trial (GLT) and Glaucoma Laser Trial Follow-up Study: 7. Results. Am J Ophthalmol 1995;120:718–31.

Johnson ZK, Siddiqui MA, Azuara-Blanco A. The quality of reporting of diagnostic accuracy studies of optical coherence tomography in glaucoma. Ophthalmology 2007;114:1607–12.

Kass MA, Heuer DK, Higginbotham EJ, et al. The Ocular Hypertension Treatment Study: a randomized trial determines that topical ocular hypotensive medication delays or prevents the onset of primary open-angle glaucoma. Arch Ophthalmol 2002;120:701–13, discussion 829–830.

Leske MC, Heijl A, Hussein M, et al. Factors for glaucoma progression and the effect of treatment: the early manifest glaucoma trial. Arch Ophthalmol 2003;121:48–56.

Lichter PR, Musch DC, Gillespie BW, et al. Interim clinical outcomes in the Collaborative Initial Glaucoma Treatment Study comparing initial treatment randomized to medications or surgery. Ophthalmology 2001;108:1943–53.

Maier PC, Funk J, Schwarzer G, et al. Treatment of ocular hypertension and open angle glaucoma: meta-analysis of randomised controlled trials. BMJ 2005;331:134.

Sackett DL, Rosenberg WM, Gray JA, et al. Evidence based medicine: what it is and what it isn't. BMJ 1996;312:71–2.

The Advanced Glaucoma Intervention Study (AGIS). 7. The relationship between control of intraocular pressure and visual field deterioration. The AGIS Investigators. Am J Ophthalmol 2000;130:429–40.

The Glaucoma Laser Trial (GLT). 2. Results of argon laser trabeculoplasty versus topical medicines. The Glaucoma Laser Trial Research Group. Ophthalmology 1990;97:1403–13.

Wennberg J, Gittelsohn A. Small area variations in health care delivery. Science 1973;182:1102–8.

Wilkins M, Indar A, Wormald R. Intra-operative mitomycin C for glaucoma surgery. Cochrane Database Syst Rev 2005;(3):CD002897.

As referências completas estão disponíveis no **GEN-io**.

PARTE 11

Tributo a Gary R. Diamond, MD
(1949-2016)

A seção a seguir, sobre estrabismo, foi originalmente concebida e escrita em sua maior parte por Gary Diamond, MD, para publicação na primeira edição deste livro-texto, em 1999. Embora os capítulos tenham sido atualizados por completo, aqueles que conheceram Gary continuarão a ouvir sua voz durante a leitura de todo o texto.

Gary recebeu seu treinamento clínico e oftalmológico no Johns Hopkins – com um pequeno estágio em Dartmouth durante sua residência. Completou sua especialização com o renomado Doutor Marshall Parks, mundialmente conhecido como o "Pai da Oftalmologia Pediátrica". Mais tarde, Gary foi para a Filadélfia, onde passou o restante de sua carreira praticando e aperfeiçoando-se em Oftalmologia Pediátrica e Estrabismologia no *Children's Hospital of Philadelphia* e depois no *St. Christopher's Hospital for Children*.

Sua mente curiosa o habilitou a ser um dos primeiros a publicar sobre a utilidade da anestesia tópica para a cirurgia de estrabismo. Muito cedo em sua carreira, ele já demonstrara talento como um pesquisador de sucesso; entretanto, sua verdadeira paixão era cuidar de pacientes e ensinar. Gary foi um professor dedicado e treinou residentes durante a maior parte de sua carreira. Eu fui um daqueles residentes afortunados que se beneficiaram em conhecê-lo. Quando expressei algum interesse em seguir seus passos como oftalmologista pediátrico e estrabismologista, ele deixou meu comentário à parte destacando com vivacidade que eu provavelmente iria apaixonar-me por outra subespecialidade à medida que minha residência continuasse. Nesse julgamento ele errou. Realmente escolhi essa subespecialidade, assim como muitos outros que tiveram a oportunidade de estudar com aquele homem.

Gary era brilhante, meticuloso, excêntrico e adorava a semântica. Ele foi inspiração para muitos. Que o espírito de sua dedicação acadêmica continue vivo nas páginas a seguir!

Shira L. Robbins, MD, FAAO, FAAP.
Editor de Seção

PARTE 11 ESTRABISMO PEDIÁTRICO E ADULTO

SEÇÃO 1 Ciência Básica

11.1 Anatomia e Fisiologia dos Músculos Extraoculares e Tecidos Adjacentes

Joseph L. Demer

Definição: Músculos e tecidos associados que fornecem movimentos oculares e possibilitam a visão binocular.

Características principais
- Músculos únicos de características peculiares de especialização em relação à estrutura, ao metabolismo e à inervação
- Centro de rotação de tecido conectivo sustentando o bulbo ocular e regulando suas propriedades rotacionais.

EMBRIOLOGIA

Os músculos extraoculares (ou músculos oculomotores, ou músculos oculares externos, ou músculos oculares extrínsecos, ou músculos extrínsecos do bulbo ocular), cuja origem é o mesoderma, iniciam seu desenvolvimento entre a terceira e a quarta semanas de gestação.[1,2] Logo no começo da gravidez, células da crista neural dividem-se e circulam as células mesodérmicas destinadas a se tornarem mioblastos primários de músculos extraoculares individuais, conduzindo-os para suas posições apropriadas e formando suas polias de tecido conectivo (ou conjuntivo). Mais tarde, após o desenvolvimento dos mioblastos durante os estágios primário e secundário, os nervos cranianos migram do cérebro até eles e formam junções neuromusculares. Os músculos extraoculares e seus tecidos adjacentes estão presentes em suas localizações anatômicas finais por volta de 6 meses de gestação, mas a maturação ocorre mais tarde, mesmo após o nascimento.[1]

ESTRUTURA GERAL DOS MÚSCULOS EXTRAOCULARES

Os músculos extraoculares[3,4] e os seus tendões terminais[5] são compostos de fibras longas, geralmente paralelas, que transmitem tensão de uma extremidade a outra com pequena interação mecânica entre as fibras adjacentes. Cada axônio neural motor em um músculo extraocular inerva apenas uma ou poucas fibras musculares,[1] possibilitando um controle neural extremamente acurado dessas fibras, de acordo com suas inserções específicas na esclera.

ANATOMIA DOS MÚSCULOS EXTRAOCULARES

As órbitas são orientadas aproximadamente em 23° temporais ao plano sagital mediano (Figura 11.1.1).

Origens dos músculos extraoculares

Todos os músculos extraoculares, exceto o oblíquo inferior, originam-se no ápice da órbita. Os músculos reto superior, inferior, medial e lateral surgem de um anel fibroso chamado *anel tendinoso comum* (*ou anel de Zinn*), através do qual passam o nervo óptico, as divisões superior e inferior do nervo oculomotor, os nervos abducente e nasociliar e a artéria oftálmica (Figura 11.1.2). O músculo oblíquo superior tem origem na parede da órbita na posição nasal superior ao *anel de Zinn*. O músculo oblíquo inferior origina-se do osso maxilar no assoalho orbitário, adjacente à fossa lacrimal e posterior à borda orbitária.

Compartimentos dos músculos extraoculares

Cada um dos músculos extraoculares contém compartimentos múltiplos e especializados com funções independentes. Cada músculo tem uma camada orbitária e uma camada bulbar (ou ocular).[1] A camada bulbar é oculorotatória, passando por sua polia e inserindo-se, por fim, na esclera. A camada orbitária insere-se na superfície interna de sua polia de tecido conectivo, não no

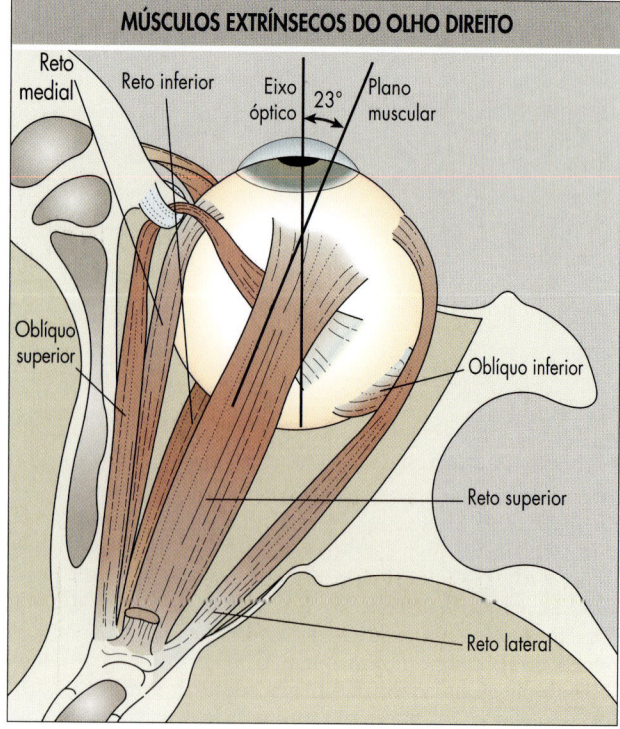

Figura 11.1.1 Os músculos extrínsecos do bulbo ocular direito em olhar central, vistos de cima.

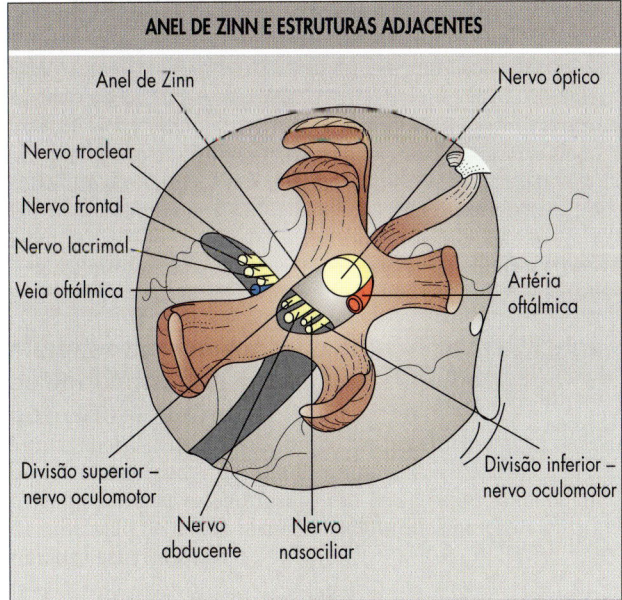

Figura 11.1.2 Anel de Zinn e estruturas adjacentes.

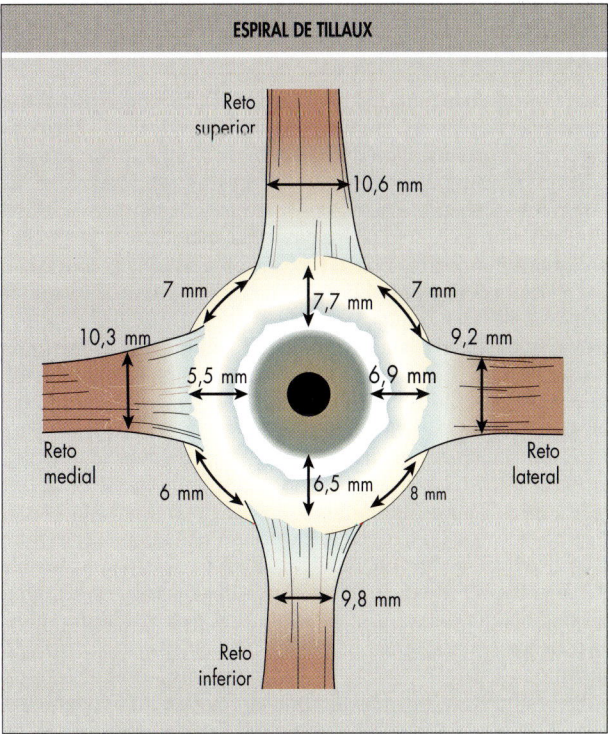

Figura 11.1.3 Espiral de Tillaux. A estrutura de inserções do músculo reto.

bulbo, de modo que, quando o músculo se contrai, a camada orbitária retrai a polia ao longo do eixo do músculo, alterando a origem funcional e a direção da força muscular.[6-9] A camada orbitária do músculo oblíquo superior está concentricamente localizada em sua superfície exterior e é contígua à bainha de tecido conectivo ao redor do tendão oblíquo superior, que, por sua vez, representa a extensão da camada bulbar de localização central.[10,11] O músculo oblíquo inferior também tem camada orbitária e camada bulbar, cujas possíveis funções seletivas são desconhecidas.[12] A atividade eletromiográfica na camada bulbar difere da camada orbitária de músculos retos,[13] mas as fontes de inervação diferencial continuam desconhecidas.

Uma compartimentalização transversa adicional ocorre nos músculos reto e oblíquo superior, facilitando diferentes funções ao longo de sua extensa inserção tendinosa. Os músculos retos horizontais possuem compartimentos transversos superior e inferior, cada um inervado por ramos separados de nervo motor.[14] Enquanto um ramo de nervo motor inerva todo o músculo reto inferior, um nervo separado inerva junto o compartimento lateral.[15] O nervo troclear separa-se na órbita em divisões medial e lateral, cada uma inervando um compartimento correspondente de fibras musculares.[11]

Inserções dos músculos extraoculares

Os músculos retos transformam-se em tendões que se inserem anteriormente ao equador do bulbo. O *reto medial* insere-se o mais próximo do limbo, seguido pelos músculos reto inferior, lateral e superior (MILS) nessa ordem. A sequência criada pela conexão de suas inserções é chamada *espiral de Tillaux* (Figura 11.1.3).[4] Os tendões são largos e compostos de fibras paralelas, de modo que as fibras de cada compartimento transversal do músculo se inserem na esclera em posição correspondente ao compartimento. Por exemplo, o compartimento superior do reto medial atua na parte superior da inserção escleral, enquanto o compartimento inferior atua cerca de 5 mm abaixo, na parte inferior da inserção.

Os músculos oblíquos inserem-se posteriormente ao equador do bulbo ocular (Figura 11.1.4). O *tendão do oblíquo superior* adquire uma configuração cilíndrica para passar pela tróclea dentro de sua bainha. Lateralmente à tróclea, a bainha insere-se no lado nasal da polia do reto superior, onde as fibras do tendão se desenrolam de maneira ampla, em forma de um leque de até 18 mm de largura; as fibras do compartimento lateral inserem-se posteriormente ao equador e apresentam ação predominantemente de infradução (ou depressão), enquanto as

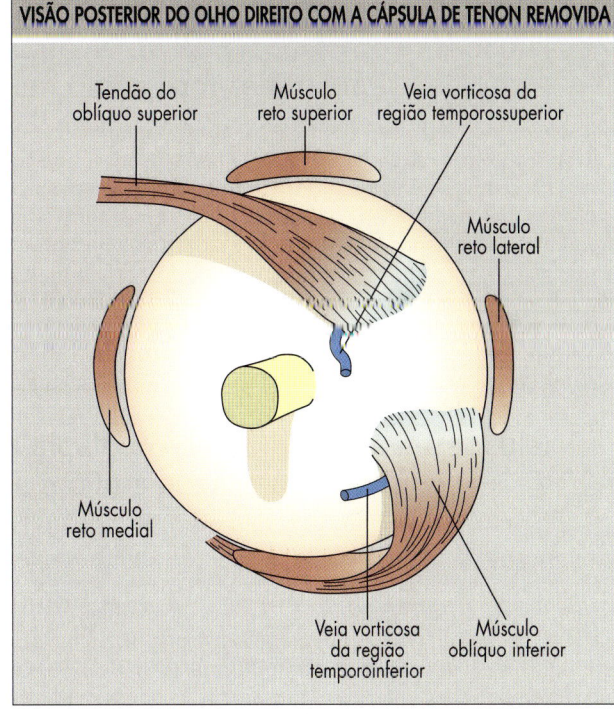

Figura 11.1.4 Visão posterior do olho com a cápsula de Tenon removida. (Adaptada com autorização de Parks, MM. Extraocular muscles. Em: Duane TD. Editor. Clinical Ophthalmology. Philadelphia, PA: Harper & Row; 1982. pp. 1-12.)

fibras do compartimento medial se inserem próximo ao equador e apresentam ação predominantemente de inciclodução (ou intorção). Essa distinção possibilita o tratamento cirúrgico da torção ocular por meio da manipulação das fibras anteriores do tendão, assim como ocorre no procedimento de Harada-Ito.[5]

A camada orbitária do *músculo oblíquo inferior* insere-se dentro da polia do músculo reto inferior, na bainha do oblíquo inferior, e na parte inferior da polia do reto lateral. A camada bulbar insere-se na esclera, bem perto da mácula e da veia vorticosa da região temporoinferior (ver Figura 11.1.4).

Trajetos e ações dos músculos extraoculares

Os percursos dos músculos extraoculares a partir de suas polias até suas inserções determinam suas direções de força; suas vias posteriores são relevantes somente para a magnitude da força criada. Por meio do ajuste ativo de tensões em suas camadas orbitárias, a posição das polias dos retos mantém-se afastada tão posterior ao centro do bulbo ocular quanto suas inserções são anteriores a esse centro. Nas posições de olhar secundário e terciário, ocorrem modificações do trajeto muscular anterior às polias, de modo que a direção da força muscular se altera para metade da mudança da posição do olho.[9] Esse aspecto dos músculos retos é coerente com a lei de Listing de torção ocular e torna a posição final do olho independente da sequência precedente de rotações horizontais e verticais.[8,16]

O músculo reto medial insere-se na esclera do lado nasal, e o reto lateral, na esclera do lado temporal. O reto superior insere-se na esclera superior (ver Figura 11.1.1), e suas ações são mostradas na Figura 11.1.5. O músculo reto superior percorre entre o tendão do músculo oblíquo superior e o músculo levantador da pálpebra. O músculo reto inferior insere-se anteriormente no bulbo ocular, e suas ações são mostradas na Figura 11.1.5. O músculo reto inferior percorre entre o bulbo e o músculo oblíquo inferior. Sua polia tem anexos faciais aos retratores da pálpebra inferior que podem levar ao alargamento ou estreitamento da fenda palpebral durante o retrocesso ou a ressecção do reto inferior, respectivamente.

O músculo oblíquo superior passa pela tróclea, uma polia rígida consistindo em sela cartilaginosa aderida à periórbita do osso frontal da órbita de posição nasal superior. No olhar central, o tendão oblíquo superior forma um ângulo de 51° com o eixo visual (ou eixo óptico), e suas ações são mostradas na Figura 11.1.5. A contração da camada orbitária do oblíquo superior desvia a polia do reto superior em direção nasal durante os reflexos vestíbulo-oculares, gerando torção ocular.[17]

O músculo oblíquo inferior viaja por sua polia que fica inferior e parcialmente acoplada à polia do reto inferior;[18] suas ações são mostradas na Figura 11.1.5. A polia do oblíquo inferior é retraída posteriormente quando a camada orbitária do músculo reto inferior se contrai em infradução, mas desvia-se anteriormente quando o reto inferior relaxa.[18] O desvio na posição da polia do oblíquo inferior muda a direção da força muscular em metade da posição do olho, o que é coerente com a lei de Listing, mas a contração da camada orbitária do oblíquo inferior desvia a polia do reto inferior em direção nasal e a polia do reto lateral inferiormente durante reflexos vestíbulo-oculares, causando torção ocular.[17]

Inervação

O núcleo do *oculomotor* ou *motor ocular (terceiro nervo craniano)* está localizado no mesencéfalo. Esse nervo cursa pelo seio cavernoso e pela fissura orbitária superior, onde se divide em ramos superior e inferior. A divisão superior inerva os músculos levantador da pálpebra superior e reto superior. A divisão inferior inerva o reto medial, o reto inferior, o oblíquo inferior e o gânglio ciliar. O núcleo do *troclear* ou *patético (quarto nervo craniano)* origina-se no mesencéfalo e inerva o músculo oblíquo superior contralateral. O núcleo do *abducente* ou *motor ocular*

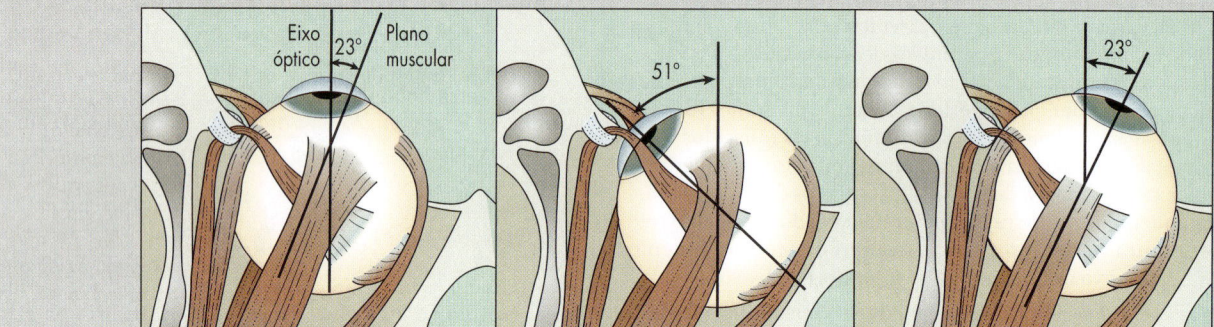

PRINCIPAIS AÇÕES DOS MÚSCULOS EXTRAOCULARES CICLOVERTICAIS

Músculo	Posição primária	Adução	Abdução
Reto superior	Supradução Inciclodução Adução	Inciclodução Adução Supradução	Supradução
Reto inferior	Infradução Exciclodução Adução	Exciclodução Adução Infradução	Infradução
Oblíquo superior	Inciclodução Infradução Abdução	Infradução Abdução Inciclodução	Inciclodução Abdução Infradução
Oblíquo inferior	Exciclodução Supradução Abdução	Supradução Abdução Exciclodução	Exciclodução Abdução Supradução

Figura 11.1.5 Principais ações dos músculos extraoculares cicloverticais.

externo (*sexto nervo craniano*) tem sua origem na ponte dorsomedial e inerva o músculo reto lateral ipsilateral.

Os músculos retos são inervados a partir da camada bulbar, próximo à união dos terços médio e posterior de cada músculo. O músculo oblíquo inferior recebe sua inervação na margem lateral da polia do reto inferior.[18] O músculo oblíquo superior é inervado a partir de sua superfície superolateral no fundo da órbita.[9] Ramos compartimentados separados de cada nervo motor dividem-se do tronco principal posterior ao ponto de entrada em cada músculo extraocular e se ramificam ainda mais na camada bulbar, antes de cursarem anteriormente para penetrarem de maneira seletiva em cada compartimento de fibras musculares.[15]

Suprimento sanguíneo

A *artéria oftálmica*, um ramo da *artéria carótida interna*, supre os músculos extraoculares. O músculo reto lateral é nutrido pela *artéria lacrimal*, um ramo da *artéria oftálmica*. O músculo reto inferior e o músculo oblíquo inferior são nutridos pela *artéria infraorbitária*, um ramo da *artéria maxilar interna*, que surge da *artéria carótida externa*. As *artérias ciliares anteriores* que suprem o segmento anterior do olho cursam junto aos músculos retos e penetram na esclera, pouco anterior às inserções dos retos, formando anastomoses com vasos da conjuntiva no limbo e se unindo ao *círculo arterial maior da íris*. Os músculos oblíquos não compartilham circulação para o segmento anterior.

A secção cirúrgica dos músculos retos interrompe, de maneira permanente, as artérias ciliares anteriores. Se a cirurgia for realizada em vários músculos retos simultaneamente, pode ocorrer isquemia do segmento anterior, como discutido com mais detalhes no Capítulo 11.13.[19] As *veias orbitárias superior e inferior* drenam os músculos extraoculares.

INFRAESTRUTURA E ANATOMIA ORBITÁRIAS

A *bainha do bulbo ocular* (ou *cápsula de Tenon*) é uma membrana fibroelástica que começa 1 mm a partir do limbo, onde se funde com a conjuntiva, e, a seguir, cobre o bulbo ocular posteriormente até o nervo óptico.[14] Sua superfície interna é lisa, possibilitando o deslizar livremente das estruturas adjacentes por dentro dela. Sua região equatorial é penetrada pelos músculos extraoculares em suas polias.[6]

A cápsula de Tenon torna-se espessa na região posterior ao equador, onde forma um suporte e é atravessada pelos músculos extraoculares.[6] No local de travessia, uma capa é criada ao redor do músculo extraocular penetrante com aumento de colágeno e de elastina juntos. Essa capa tem fibroelásticos significativos anexos à periórbita e capas adjacentes (Figura 11.1.6). Essas capas criam

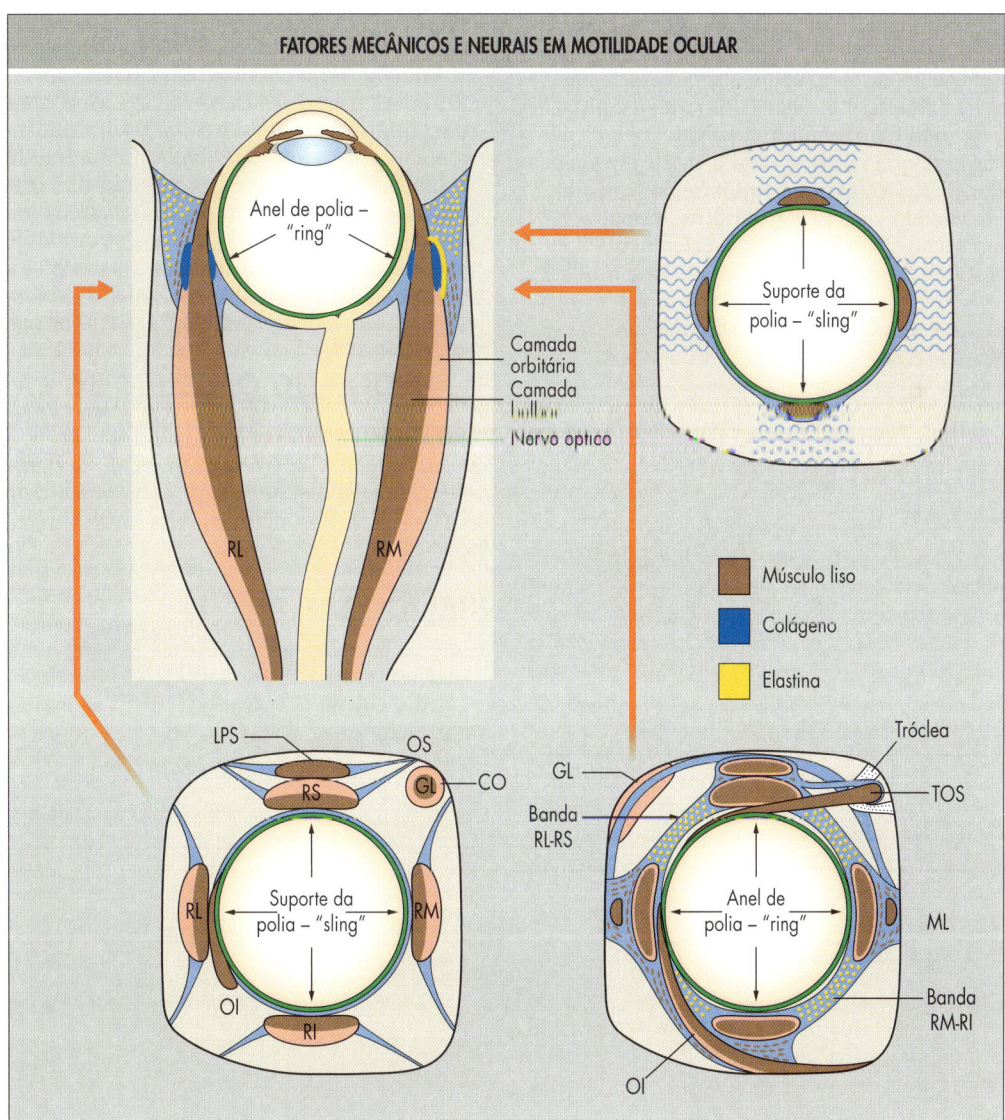

Figura 11.1.6 O sistema de polias da órbita. (Adaptada de Demer J. Current concepts of mechanical and neural factors in ocular motility. Curr Opin Neurol 2006;19;4-13.)
CO, camada orbital; *GL*, glândula lacrimal; *LPS*, levantador da pálpebra superior; *ML*, músculo liso; *OI*, oblíquo inferior; *OS*, oblíquo superior; *RI*, reto inferior; *RL*, reto lateral; *RM*, reto medial; *RS*, reto superior; *TOS*, tendão do oblíquo superior.

polias compatíveis que redirecionam os músculos extraoculares e atuam como origens funcionais.[6,8,20] As polias são posteriores ao equador do bulbo com extensões anteroposteriores totais de 13 a 19 mm, embora seja provável que apenas os 5 a 8 mm do meio dessa extensão sejam mecanicamente firmes.[6] As capas da polia contêm colágeno, elastina e músculo liso inervado. As capas estendem-se tanto anterior quanto posteriormente desde o local de efeito máximo da polia para formar suportes ou apoios (*slings*) que estabilizam o percurso dos músculos extraoculares através de anexos fibroelásticos à periórbita e sustentações ao redor (ver Figura 11.1.6).

A parte inferior do sistema de polias é um suporte de tecido conectivo chamado *ligamento suspensor de Lockwood*[21] e contém a polia do oblíquo inferior.[18] A cápsula de Tenon afina-se posteriormente, possibilitando o movimento livre do nervo óptico e dos vasos que penetram durante o movimento do bulbo ocular. Cada músculo é envolto por uma cápsula fina de músculo fibroso em toda a sua extensão.

CORRELATOS CLÍNICOS

A investigação por imagens de ressonância magnética (RM) demonstrou a importância do tema das polias no estrabismo.[8,22,23] A má posição congênita da polia dos músculos retos pode produzir padrões "A" (localização superior da polia do reto lateral em relação à polia do reto medial), padrões "V" (localização inferior da polia do reto lateral em relação à polia do reto medial) e incomitância vertical.[22,24] A instabilidade da polia (p. ex., produzida por dano cirúrgico ou doença de tecido conectivo) pode resultar em estrabismo incomitante.[25] O dano à polia resulta na falha de sua retração durante a contração muscular, produzindo estrabismo incomitante ao restringir o movimento posterior da inserção muscular.[25] A cirurgia de fixação posterior (*faden* em alemão, significando "*thread*" ou fio) funciona limitando a excursão posterior da polia.[26] As polias musculares redirecionam os músculos retos e limitam o efeito da cirurgia de transposição,[27-29] ao diminuir a mudança efetiva na direção da força que ocorreria se essas estruturas não estivessem presentes. O rompimento das conexões septais intermusculares não é necessário para o recuo ou retrocesso dos músculos retos.[30] A dissecção posterior pode resultar em danos à polia.

FISIOLOGIA DO MÚSCULO EXTRAOCULAR

Os músculos extraoculares são únicos por sua combinação altamente especializada de células musculares, que contêm propriedades estruturais e metabólicas peculiares.[1] A camada bulbar rotatória é dominada por fibras inervacionais isoladas (SIF, do inglês *singly innervated fibers*), formadoras de contração rápida, com unidade motora extremamente fina (um axônio por fibra muscular), o que possibilita movimentos grandes, rápidos e acurados. As SIF da camada orbitária são especializadas para metabolismo oxidativo intenso, têm suprimento sanguíneo grande e são resistentes à fadiga, possibilitando mais tensão sustentada da polia. Os músculos extraoculares são perfundidos em abundância, com vascularização maior nas camadas orbitárias do que nas bulbares.[31]

Leis de Hering e de Sherrington

Durante a *dução* (i. e., a rotação de um olho), a contração de um músculo extraocular normalmente resulta em relaxamento simultâneo de seu antagonista no mesmo olho. Os pares de agonista-antagonista são apresentados no Boxe 11.1.1. Essa relação entre pares de agonista-antagonista em um olho é conhecida pela lei de Sherrington de reciprocidade inervacional. Na síndrome de retração de Duane, a lei de Sherrington é violada por causa da contração concomitante dos músculos reto medial e reto lateral durante a adução.[32]

Durante a versão (i. e., a rotação de ambos os olhos na mesma direção), os músculos de ambos os olhos fazem esforço de intensidades iguais a fim de movimentá-los para o mesmo ângulo de direção do olhar (lei de Hering).[33] Esses agonistas pareados são chamados músculos conjugados (Boxe 11.1.2). A lei de Hering explica os achados nos desvios primários e secundários em estrabismo paralítico. A inervação para os músculos conjugado é sempre determinada pelo olho de fixação. Quando o olho normal se fixa, o estrabismo resultante é denominado *desvio primário*. Quando o olho parético se fixa, o estrabismo resultante é maior e denominado *desvio secundário*. Observe que a versão é composta de dução em cada olho, de modo que a lei de Sherrington também se aplica. Desvios dissociados verticais e horizontais violam a lei de Hering. Vergências são rotações dos dois olhos em direções opostas e podem ser fisiológicas, como no caso de convergência para visualizar objetos próximos nos quais a contração e o relaxamento dos músculos conjugados têm sido historicamente considerados simetricamente recíprocos em cada olho, embora esteja surgindo evidências de alguma cocontração.

> **BOXE 11.1.1 Pares de agonista-antagonista (no mesmo olho).**
>
> Reto medial – Reto lateral
> Reto superior – Reto inferior
> Oblíquo superior – Oblíquo inferior

> **BOXE 11.1.2 Pares de agonistas (em olhos contralaterais).**
>
> Reto medial esquerdo – Reto lateral direito
> Reto lateral esquerdo – Reto medial direito
> Reto superior esquerdo – Oblíquo inferior direito
> Reto inferior esquerdo – Oblíquo superior direito
> Oblíquo superior esquerdo – Reto inferior direito
> Oblíquo inferior esquerdo – Reto superior direito

BIBLIOGRAFIA

da Silva Costa RM, Kung J, Poukens V, et al. Intramuscular innervation of primate extraocular muscles: unique compartmentalization in horizontal recti. Inv Ophtalmol Vis Sci 2011;52:2830–6.

Demer JL. Current concepts of mechanical and neural factors in ocular motility. Curr Opin Neurol 2006;19:4–13.

Demer JL. Mechanics of the orbita. Dev Ophthalmol 2007;40:132–57.

Demer JL. Pivotal role of orbital connective tissues in binocular alignment and strabismus. The Friedenwald lecture. Invest Ophthalmol Vis Sci 2004;45:729–38.

Demer JL. The Apt Lecture. Connective tissues reflect different mechanisms of strabismus over the life span. J AAPOS 2014;18:309–15.

Demer JL, Miller JM, Poukens V, et al. Evidence for fibromuscular pulleys of the recti extraocular muscles. Invest Ophthalmol Vis Sci 1995;36:1125–36.

Gilbert PW. The origin and development of the human extrinsic ocular muscle. Contrib Embryol Carnegie Inst 1957;36:59–78.

Porter JD, Baker RS, Ragusa RJ, et al. Extraocular muscles: basic and clinical aspects of structure and function. Surv Ophthalmol 1995;39:451–84.

As referências completas estão disponíveis no **GEN-Io**.

Avaliação da Visão em Bebês e Crianças Pré-verbais e Pré-alfabetizadas

11.2

Kyle E. Miller, David B. Granet e Gary R. Diamond[†]

Definição: A acuidade visual em lactentes pré-verbais é definida como a resposta motora ou sensorial a um estímulo limiar de tamanho conhecido a uma distância de verificação conhecida. Em crianças pré-alfabetizadas, mas verbais, a acuidade visual é definida como a correta identificação, verbalmente informada, do menor objeto de fixação de tamanho conhecido a uma distância de verificação também conhecida.

Características principais
- Em crianças pré-verbais, a acuidade visual pode ser quantificada pela resposta motora (teste de nistagmo opticocinético, olhar preferencial) ou sensorial (respostas visuais evocadas/potencial visual evocado)
- Em crianças pré-alfabetizadas, mas verbais, a acuidade visual pode ser quantificada por identificação verbal ou motora de optotipos graduados (de Snellen, anéis de Landolt, HOTV, gráfico "E").

INTRODUÇÃO

A triagem da visão começa na infância e progride para a verificação da acuidade com figuras ou letras (optotipos) por volta dos 4 anos de idade. A Academia Americana de Pediatria, a Academia Americana de Oftalmologia e a Associação Americana para Oftalmologia e Estrabismo Pediátricos elaboraram um consenso para a avaliação de visão em crianças. A recomendação é tentar verificar a acuidade visual por optotipos (figuras ou letras padronizadas) em crianças colaborativas a partir de 3 anos e, então, repetir anualmente.[1] Técnicas especializadas para quantificar a acuidade visual são necessárias para avaliar crianças menores de 3 a 4 anos de idade. Essas técnicas incluem observação do comportamento visual, avaliação da fixação, de nistagmo optocinético, de potenciais visuais evocados e de olhar preferencial, bem como testes com optotipos graduados especialmente construídos e triagem digital.

TÉCNICAS HISTÓRICAS E OBSERVACIONAIS

Muito pode ser aprendido com as descrições do comportamento visual de uma criança informadas por membros da família. Os genitores e os cuidadores devem ser rotineiramente perguntados se a criança responde a um sorriso silencioso, aprecia brinquedos silenciosos e se acompanha com o olhar objetos em seu ambiente. As observações pertinentes incluem presença de estrabismo, de nistagmo, olhar fixo persistente e falta de atenção aos objetos apresentados. O comportamento visual de um irmão mais novo pode ser comparado ao de uma criança mais velha.

A resposta pupilar à luz não é equivalente à habilidade visual, mas sua presença indica que as vias neurológicas visuais aferentes estão intactas, ao nível do braço do colículo superior e das vias eferentes para o esfíncter da íris. Esse reflexo existe em bebês prematuros recém-nascidos com mais de 30 a 32 semanas.[2] A visualização do reflexo em crianças muito pequenas às vezes exige lente de aumento, pois as pupilas são menores do que as de crianças mais velhas (tônus simpático reduzido), e as respostas à luz são de pequena amplitude. A dilatação das pupilas sob iluminação direta (resposta pupilar paradoxal) foi descrita na amaurose congênita de Leber, hipoplasia do nervo óptico, acromatopsia congênita e cegueira noturna estacionária congênita.[3] O nistagmo, um sinal de prejuízo da visão binocular, está ausente na cegueira cortical[4] e, com frequência, não é encontrado em associação a defeitos visuais unilaterais.

O piscar a uma luz forte é um comportamento aprendido por volta de 30 semanas de idade gestacional e pode estar presente em bebês decorticados. O piscar de olhos a um gesto ameaçador é outro reflexo aprendido, geralmente por volta dos 5 meses de idade; ao ser testado, deve-se tomar cuidado para não deixar soprar ar sobre a córnea da criança e, então, provocar o piscar por esse mecanismo.

AVALIAÇÃO DA FIXAÇÃO

As habilidades de fixação visual podem ser avaliadas em recém-nascidos a termo usando estímulos adequados de alto contraste. A lanterna é um alvo ruim, pois não tem bordas; listras, pontos ou tabuleiros são preferíveis. Lactentes a termo com menos de 3 meses de idade "acompanham" um alvo pequeno usando sacadas pequenas;[5] essas crianças podem gerar movimentos leves de perseguição a um alvo grande, como um tambor optocinético. Movimentos verticais tornam-se identificáveis por volta dos 2 meses de idade, e, antes disso, movimentos horizontais podem ser visualizados. Uma vez que paralisias de movimentos sacádicos são comuns em crianças pequenas com dano no sistema nervoso central, girar uma criança em pé possibilita observar a presença de movimentos sacádicos como fase de recuperação do nistagmo induzido pela rotação. Se uma fase rápida não puder ser estimulada, a visão da criança não poderá ser avaliada por sua habilidade de "seguir" um alvo pequeno, pois não se pode estimular o sistema sacádico nem o de perseguição suave. Além disso, crianças com comportamento de fixação normal deverão diminuir o nistagmo induzido pela rotação em 3 a 5 segundos. Já a criança cega ou com baixa visão não pode usar a redução da fixação; consequentemente, seu nistagmo dura 15 a 30 segundos até que ocorra a sua redução mecânica.

[†] Falecido

Em crianças um pouco mais velhas, brinquedos pequenos, coloridos e familiares criam maior interesse, embora sempre momentâneo. Dois métodos para avaliar a acuidade visual usando brinquedos são "Fixar e Seguir" (FS) ou a avaliação da fixação "Central, Estável e Mantida" (CEM). Para o teste FS, um brinquedo pequeno ou alvo de fixação é movido lentamente na frente da criança para se observar a fixação e a motilidade ocular. A assimetria da resposta em teste monocular – o interesse em apenas um dos olhos – ou a reação à oclusão de apenas um dos olhos pode sugerir ambliopia no olho de menor interesse visual. A avaliação de CEM fornece informações sobre a fixação (central ou excêntrica), a movimentação (estável ou com nistagmo) e a habilidade de manter a fixação.

NISTAGMO OPTOCINÉTICO

A avaliação da presença ou ausência do nistagmo optocinético foi a primeira abordagem "tecnológica" para medir a acuidade visual em crianças pré-verbais; grades quadradas (alternando listras pretas e brancas com interfaces bem demarcadas e distintas) colocadas em um arco eram movimentadas no campo visual da criança.[6] Tambores padronizados contendo listras que subentendem frações pequenas desse campo visual estão disponíveis (Figura 11.2.1), mas, em geral, não mantêm o interesse, sendo elaborados em índices variáveis e não calibrados, além de realizados sob iluminação não adequada. Quando a detecção é binocular, bebês a termo têm acuidade visual de aproximadamente 20/400 (6/120) ao nascer. Esse método mede a visão por meio de uma técnica de resposta motora, embora o uso dele possa subestimar a acuidade visual em crianças com alterações do sistema oculomotor. Enquanto o sistema sacádico horizontal está presente em recém-nascidos a termo, o sistema sacádico vertical não se desenvolve até 4 a 6 semanas depois.

POTENCIAL VISUAL EVOCADO

Os estímulos visuais produzem um padrão eletroencefalográfico mensurável, captado por eletrodos no couro cabeludo occipital. Com base nessa observação, foram empregados diversos métodos que incluem o uso de estímulos com *flashes* de luz, grades de ondas quadradas e padrão xadrez alternado para avaliar a acuidade visual. Apenas os dois últimos padrões de estímulo podem ser calibrados. Muitos pesquisadores, usando potencial visual evocado, observaram a acuidade visual de 20/200 (6/60) em recém-nascidos a termo.[7] A acuidade visual de 20/20 (6/6) pode ser demonstrada com esse teste por volta dos 6 aos 12 meses, consideravelmente antes da idade indicada pelo teste de nistagmo optocinético, sugerindo talvez que esse teste eletrofisiológico avalie a acuidade visual registrada por vias aferentes sensoriais – o único a fazer isso.

A acuidade visual medida por potenciais visuais evocados (Figuras 11.2.2 a 11.2.4) pode ser usada para avaliação da visão

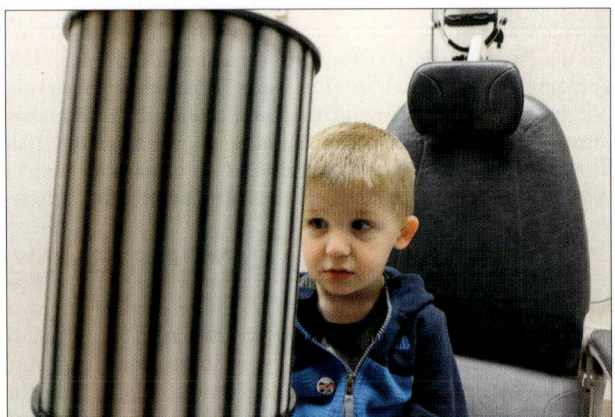

Figura 11.2.1 Teste do tambor optocinético. Os movimentos dos olhos do paciente são examinados enquanto se fixam nas listras do tambor em movimento.

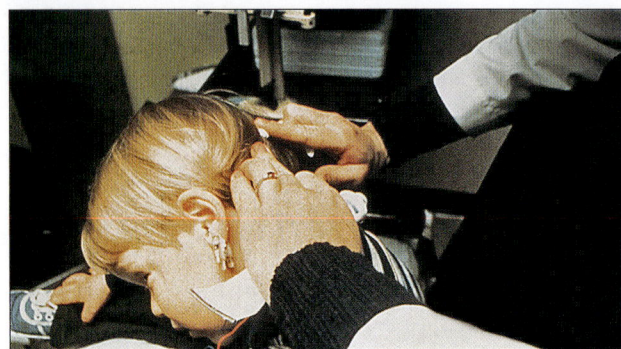

Figura 11.2.2 Teste do potencial visual evocado. Os eletrodos occipitais são colocados na posição.

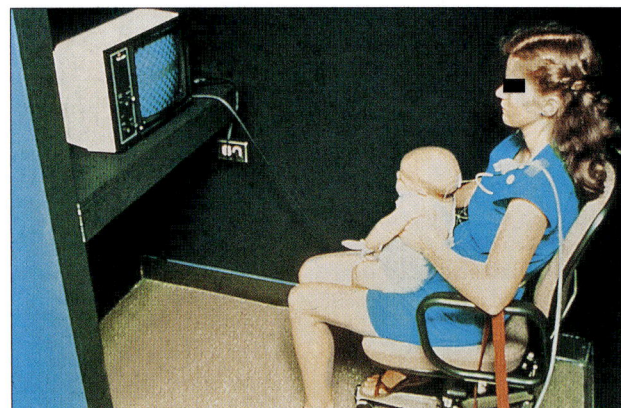

Figura 11.2.3 Padrão xadrez para teste de potencial visual evocado.

de crianças afácicas,[8] amblíopes[9] ou com estrabismo e daquelas que apresentam grandes erros refrativos. Embora o teste avalie diretamente a visão por meio de um processo sensorial, ondas de aparência normal foram registradas em crianças decorticadas que, mais tarde, apresentavam comportamento visual de cegueira, o que sugere contribuição subcortical; a origem exata da resposta permanece desconhecida.[10] Uma vez que a forma da onda se altera de maneira acentuada entre 1 e 6 meses, todo cuidado deve ser tomado para comparar formas de onda com aquela de controles da mesma idade.

OLHAR PREFERENCIAL

Essa técnica comportamental se baseia na observação de que os bebês preferem visualizar um estímulo com um padrão, em vez de um campo homogêneo.[11] Usando grades de ondas quadradas, planas e calibradas, essa preferência do olhar pode ser observada por um técnico treinado.[12] Assim como acontece com os resultados do nistagmo optocinético, um recém-nascido a termo manifesta reação a grades de 20/400 (6/120). A resposta às grades de 20/20 (6/6) ocorre entre 18 e 24 meses.[13,14] Foi desenvolvido um formato de teste menor e mais simples no qual o alvo é apresentado sem máscara, mais adequado para aplicações clínicas (Figura 11.2.5).[15] Além disso, o consultório de exame clínico foi validado para o uso de simples cartões livres.

A criança deve estar alerta e ser capaz de fazer movimentos no pescoço e nos olhos, o que desqualifica para esse teste aquelas cuja hipotonia e falta de atenção impedem o movimento proposital – uma limitação significativa na avaliação de bebês com atraso de desenvolvimento. Por isso, assim como na técnica do nistagmo optocinético, a visão é avaliada por meio de uma resposta motora. Além disso, esse teste apresenta uma tarefa de resolução, não de reconhecimento, sendo por isso menos adequado para a detecção de ambliopia do que o potencial visual evocado.[16,17] Entretanto, os cartões de teste são simples, portáteis e não perdem calibração. Existe evidência de efeitos

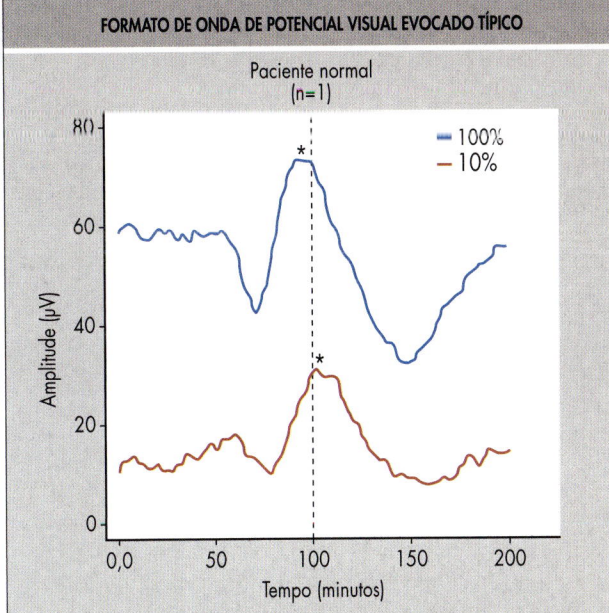

Figura 11.2.4 Forma de onda de típico potencial visual evocado. A amplitude da maior onda positiva e o tempo entre o início do estímulo até essa onda são as características mais importantes do potencial visual evocado. (Cortesia de Thurtell MJ et al. Evaluation of optic neuropathy in multiple sclerosis using low-contrast visual evoked potentials. Neurology 2009;73(2):1849-57.)

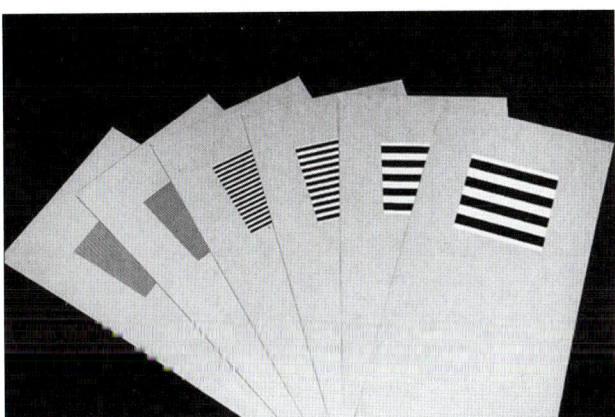

Figura 11.2.5 Cartões de acuidade visual de Teller. (Copyright© 2012 American Foundation for the Blind. Todos os direitos reservados.)

experimentais e, como os cartões são apresentados com as listras em uma única orientação (vertical), a acuidade visual de crianças com astigmatismo não corrigido pode ser avaliada de maneira incorreta por essa técnica.[18] É possível que crianças com nistagmo tenham maior dificuldade para realizar o teste, mas sejam mais bem-avaliadas se os cartões forem rodados a 90° da direção do nistagmo. Pacientes com defeitos de campo visual têm dificuldade de encontrar os alvos e podem também ter a medida de acuidade visual comprometida nesse teste.

OPTOTIPOS GRADUADOS

Raramente, crianças de 18 meses de idade conseguem responder aos optotipos de Snellen, e é difícil que aquelas com menos de 4 a 5 anos consigam ler confiavelmente um quadro de acuidade visual padronizado – apesar da confiança dos genitores. Testes úteis na faixa etária de 2 a 5 anos incluem: optotipos de Allen e de Lea, teste dos anéis de Landolt, HOTV e o teste do "E".[2]

Os optotipos de Allen e de Lea possibilitam testar a visão usando figuras familiares. As figuras de Allen incluem: cavalo, bolo, carro, pássaro, entre outras. No teste de Lea há quatro optotipos: círculo, quadrado, casa e maçã. Ambos têm boa correlação com a acuidade visual de Snellen e podem ser aplicados usando um cartão de pareamento, reduzindo assim a idade na qual as crianças realizam o teste com sucesso.

O teste HOTV exige reconhecimento de padrões e combinação de optotipos progressivamente menores com aqueles em que o paciente segura um cartão. Essas letras são escolhidas por apresentarem dificuldade de reconhecimento moderada e por terem um eixo vertical de simetria, o que evita a confusão direita-esquerda, comum nessa faixa etária. Uma vantagem é a sua correspondência com os optotipos graduados de Snellen (Figura 11.2.6).

Os anéis de Landolt são círculos descontínuos. A criança aponta para um anel semelhante em um cartão. O teste frequentemente confunde a criança mais nova e talvez seja mais útil para adultos analfabetos; entretanto, sua correspondência direta com a tabela de Snellen é uma vantagem. O teste do "E" exige que o paciente combine a orientação da letra vista com uma figura similar em suas mãos ou os próprios dedos; infelizmente, a desorientação direita-esquerda é comum nesse grupo etário, o que limita a utilidade desse teste. Sua vantagem principal é a correspondência direta com os optotipos graduados de Snellen.

Fototriagem digital

O dispositivo de fototriagem foi usado pela primeira vez na década de 1970, sendo, entretanto, mais frequente com o início da tecnologia digital. O primeiro equipamento de fototriagem digital com interpretação do resultado in loco foi introduzido no fim da década de 1980 por uma equipe liderada por David Granet na Universidade da Califórnia, San Diego. Hoje existem várias versões, sendo a mais comum a que usa fotografia em infravermelho para obter uma imagem de cada olho e analisá-las quanto a fatores de risco para ambliopia. Esses dispositivos possibilitam a triagem de crianças a partir de 6 meses de idade, sendo recomendados para aplicação na consulta de 12 meses da criança sadia e, a partir daí, a cada ano, até que a acuidade visual possa ser testada diretamente.[1]

MATURAÇÃO DE ACUIDADE VISUAL

Embora os cones centrais já tenham funcionamento normal na criança a termo, a acuidade visual medida pelas técnicas citadas não alcança 20/20 (6/6) até os 6 a 30 meses de idade, dependendo da técnica de exame utilizado (Tabela 11.2.1). As razões para esse atraso incluem desenvolvimento e especialização incompletos de fotorreceptores, amadurecimento de sinapses nas camadas internas da retina, mielinização das vias visuais

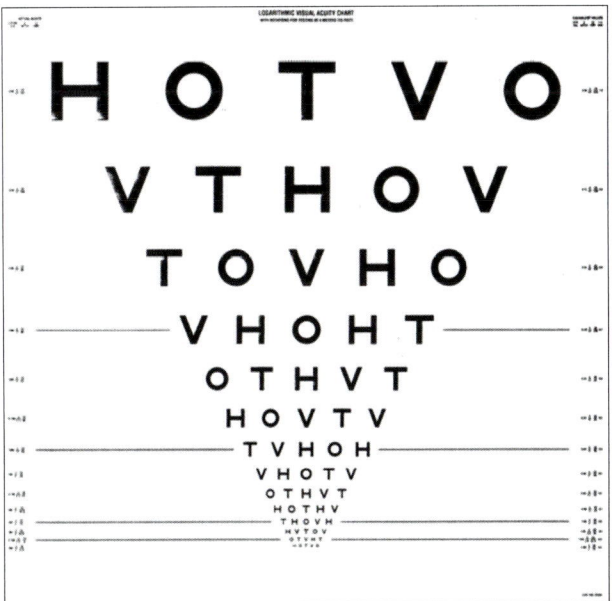

Figura 11.2.6 HOTV. (Cortesia de Hartmann EE et al. Preschool vision screening: Summary of a task force report. Pediatrics 2000;106(5):1.105-6.)

TABELA 11.2.1 Acuidade visual de olhos de bebês.

Teste	2 meses	4 meses	6 meses	1 ano	Realização (meses)
Teste do tambor opticocinético	20/400	20/400	20/200	20/80	Dos 24 aos 30
Teste do olhar preferencial	20/400	20/200	20/200	20/50	Dos 18 aos 24
Potencial visual evocado	20/200	20/80	20/60 a 20/20	20/40 a 20/20	Dos 6 aos 12

superiores e amadurecimento do corpo ciliar. Os cones da fóvea não adquirem a aparência do adulto até 4 meses após o parto a termo,[19] e a mielinização da via visual continua até os 2 anos de idade.[20] Curiosamente, a iluminação do ambiente aumenta a taxa de mielinização do sistema visual.[21]

Ocasionalmente, os lactentes não desenvolvem habilidades de fixação visual antes dos 6 aos 12 meses de idade, mas, mais tarde, desenvolvem comportamento visual normal denominado *maturação visual tardia* (MVT). Essas crianças – em geral, pequenas para a idade gestacional ou com atraso de desenvolvimento – apresentam resposta pupilar normal ou lenta, ausência de nistagmo e estrutura normal do globo, um desafio para o médico. O resultado do eletrorretinograma é normal; a resposta visual evocada tem sido relatada como normal,[22] com amplitude reduzida ou ausente.[21] Postulou-se que essas crianças apresentam um retardo no desenvolvimento das sinapses corticais. Não existe explicação clara para crianças que apresentam resultados normais no teste de potencial visual evocado, mas com falta de atenção visual e outros aspectos dessa síndrome. Os genitores são tranquilizados, e a criança deve ser examinada frequentemente durante esse período até que a atenção visual alcance o esperado.

BIBLIOGRAFIA

American Academy of Pediatrics. Visual system assessment in infants, children, and young adults by pediatricians. Pediatrics 2016;137(1):28–30.

Dobson V, Mayer DL, Lee CP. Visual acuity screening of preterm infants. Invest Ophthalmol Vis Sci 1980;19:1498–503.

Gorman JJ, Cogan DG, Gellis SS. An apparatus for grading the visual acuity of infants on the basis of opticokinetic nystagmus. Pediatrics 1957;9:1088–91.

Kushner BJ, Lucchese NH, Morton GV. Grating visual acuity with Teller cards compared with Snellen visual acuity in literate patients. Arch Ophthalmol 1995;113:485–93.

Lambert SR, Kriss A, Taylor D. Delayed visual development. Ophthalmology 1989;96:524–9.

Mayer DL, Beiser AS, Werner AF, et al. Monocular acuity norms for the Teller acuity cards between ages 1 month and 4 years. Invest Ophthalmol Vis Sci 1995;36:671–85.

Raye K, Pratt E, Rodier D, et al. Acuity and card grating orientation: acuity of normals and patients with nystagmus. ARVO abstracts. Invest Ophthalmol Vis Sci 1991;3:96.

Robbins SL, Christian WK, Hertle RW, et al. Vision testing in the pediatric population. Ophthalmol Clin N Am 2003;16:253–67.

Spelmann R, Gross RA, Ho SU, et al. Visual evoked potentials and postmortem findings in a case of cortical blindness. Ann Neurol 1977;2:531–4.

Teller D, McDonald M, Preston K, et al. Assessment of visual acuity in infants and children: the acuity card procedure. Dev Med Clin Neurol 1986;28:779–84.

As referências completas estão disponíveis no **GEN-io**.

PARTE 11 ESTRABISMO PEDIÁTRICO E ADULTO

SEÇÃO 2 Avaliação e Diagnóstico

Exame de Alinhamento Ocular e Movimentos do Olho

11.3

Faruk H. Örge e Gary R. Diamond[†]

Definições:
- *Foria*: desvio latente dos eixos visuais mantido sob controle pela fusão
- *Tropia*: desvio manifesto dos eixos visuais (conhecido também como *estrabismo* ou *olhar estrábico*)
- *Tropia intermitente*: desvio intermitente dos eixos visuais que existe apenas em determinadas posições do olhar, à distância ou quando a fusão é alterada (quando a pessoa está doente, cansada etc.)
- *Duções*: movimentos de apenas um olho nas várias posições do olhar
- *Versões*: movimentos simultâneos e sincronizados dos dois olhos na mesma direção
- *Vergências*: movimentos binoculares dos olhos em direções opostas
- *Posição primária*: posição dos olhos quando olhando em frente com o corpo e a cabeça eretos.

Características principais
- O alinhamento dos eixos visuais pode ser avaliado por métodos clínicos objetivos e subjetivos
- É possível avaliar os movimentos por meio de técnicas objetivas e subjetivas.
- Pacientes com limitações mecânicas de movimentos oculares, se cooperativos, podem ser avaliados ambulatorialmente usando-se os testes de dução forçada e de geração de força ativa.

AVALIAÇÃO DE ALINHAMENTO OCULAR

Introdução

O médico que avalia o alinhamento ocular deve primeiro decidir que informações são necessárias: o alinhamento ocular manifesto espontaneamente, o desvio máximo dos eixos visuais quando rompida a visão binocular ou ambos. Métodos subjetivos são úteis em pacientes mais velhos, cooperativos e comunicativos, mas métodos objetivos devem ser usados em pacientes mais novos ou naqueles com pouca colaboração. E, finalmente, alguns métodos de avaliação são úteis apenas em condições experimentais.

Métodos laboratoriais

A maioria dos testes laboratoriais para pesquisas é objetiva. A posição acurada do olho no espaço pode ser determinada pela medida da quantidade de luz refletida pela esclera de um olho desviado. O eletro-oculograma (EOG) é produzido por alterações na diferença de potencial elétrico entre as porções anterior e posterior do globo ocular à medida que este realiza rotações; essa mudança de voltagem é detectada por eletrodos adequadamente instalados. Um fio isolado colocado em um anel límbico de silicone (bobina ocular) forma uma corrente em resposta a um campo magnético. Essa técnica, apesar de muito acurada, é limitada pela irritação causada pelo dispositivo, mas pode ser usada para detectar alterações nas posições horizontais e verticais além de torção do olho.

Métodos clínicos

O exame do paciente começa assim que ele entra na clínica. Sua maneira de se movimentar, interagir e andar pela sala e a presença ou ausência de posição viciosa de cabeça deverão ser avaliadas, especialmente quando o paciente está confortável em seu próprio ambiente. Na sala de exame, é possível que ele esteja sob tensão e estresse, que podem levá-lo a esconder alterações como estrabismos intermitentes e forias. O ideal seria que o médico acompanhasse o paciente da sala de espera à cadeira de exame, observando, com cuidado, a posição de cabeça quando está agindo naturalmente. Posições anômalas de cabeça podem indicar estrabismo restritivo ou paralítico, a presença de um ponto nulo de movimento em paciente com nistagmo ou estrabismo em padrão alfabético. No entanto, é possível que ela também esteja presente em outras condições, tais como erros de refração e anomalias do sistema musculoesquelético do pescoço. Geralmente, o paciente coloca a cabeça em uma posição que fornece visão binocular em frente, mas às vezes a cabeça é colocada para separar imagens diplópicas ao máximo ou suprimir a segunda imagem, menos desejada. O examinador deve diferenciar entre rotações, inclinações e posições verticais da cabeça e tentar quantificá-las em até 5°.

Uma vez que o paciente esteja acomodado na cadeira de exame, observa-se então a posição das pálpebras, pois pode haver assimetria em pacientes com estrabismo vertical. Em casos de hipotropia, frequentemente há pseudoptose associada no olho não fixador, que está mais baixo. Depois de colocar esse olho em posição primária, a pálpebra volta para sua posição normal. Outras estruturas de partes moles e os ossos que compõem a órbita podem dar falsas impressões sobre o alinhamento ocular aos familiares do paciente e ao profissional examinador. Na criança pequena, as dobras da pele do epicanto que se estendem sobre o olho podem simular esotropia; isso é notado pelos genitores, especialmente em fotografias, e/ou quando a criança olha com a cabeça virada. A retração unilateral ou assimétrica da pálpebra inferior pode dar a impressão de que um olho é mais alto que o outro. O deslocamento vertical de uma órbita pode simular estrabismo vertical, e o hipertelorismo, exotropia. É possível que o examinador diagnostique estrabismo somente após a realização de testes de motilidade ocular apropriados.

O eixo óptico só pode ser precisamente determinado pelo alinhamento das imagens de Purkinje com luz coaxial com o uso de um telescópio; essa luz intersecta a retina entre a pupila e a fóvea.[1] Para fins clínicos, pode-se assumir que o

[†]Falecido

eixo óptico é o que alcança a fóvea. Um observador considera que o olho vê através do *eixo pupilar*, uma linha que passa pelo centro da pupila perpendicular à córnea. O eixo visual fora do olho é geralmente nasal ao eixo pupilar ("ângulo Kappa [κ] positivo") a um ângulo médio de 5° nos olhos emetropes, 7,5° em olhos hipermétropes e 2° em olhos míopes (Figura 11.3.1).[2] Em alguns olhos míopes, o eixo visual é temporal ao eixo pupilar, resultando em um "ângulo κ negativo". Em algumas crianças com retinopatia cicatricial por prematuridade, a fóvea é deslocada temporalmente, o que resulta em grande ângulo κ positivo e pseudoexotropia.

Métodos clínicos objetivos

Os métodos clínicos objetivos para determinar e medir desvios dos eixos visuais incluem os seguintes testes: de reflexo de luz sobre a córnea; de cobertura; e haploscópicos (ou seja, sinoptóforo etc.). Esses testes não exigem qualquer resposta do paciente e, por isso, são independentes da habilidade dele em compreender os exames.

Testes de reflexo de luz de córnea

Os testes de reflexo de luz sobre a córnea – os métodos de avaliação mais antigos – podem ser usados para todos os pacientes. Eles não consideram o ângulo κ nem exigem ambos os olhos para discernir um alvo ou para se moverem a fim de alcançar determinado ponto de fixação. O método de Hirschberg baseia-se em uma pupila de 4 mm e assume que para cada milímetro de deslocamento de luz sobre a córnea há 7° de desvio ou 15Δ. O reflexo da luz na borda da pupila significa um desvio de 15° ou 30Δ (Figura 11.3.2), de 30° ou 60Δ se visto no meio da íris e de 45° ou 90Δ quando visto no limbo. Estudos indicam que para cada 1 mm de deslocamento da luz há 18° de estrabismo e 21° se referido ao plano frontal por técnicas fotográficas.[3] O teste deverá ser realizado com a luz centrada em ambos os olhos para detectar a presença de desvios secundários (ver adiante). As desvantagens desse método são as estimativas necessárias para medir o desvio e a dificuldade em controlar a acomodação quando o teste é feito para perto, pois a luz funciona como alvo de fixação. O teste realizado à distância é de difícil interpretação devido à pouca luz do alvo projetada nas córneas. Mais uma vez, o teste exige pupilas de 4 mm e levará a estimativas erradas se o tamanho da pupila for diferente disso.

O teste de Krimsky quantifica o deslocamento da luz usando prismas apropriadamente posicionados. A descrição original sugeria colocar o prisma diante do olho alinhado (Figura 11.3.3), mas, atualmente, a maioria dos examinadores considera mais fácil manter o prisma diante do olho desviado.[4] Os resultados são idênticos, a menos que exista um desvio

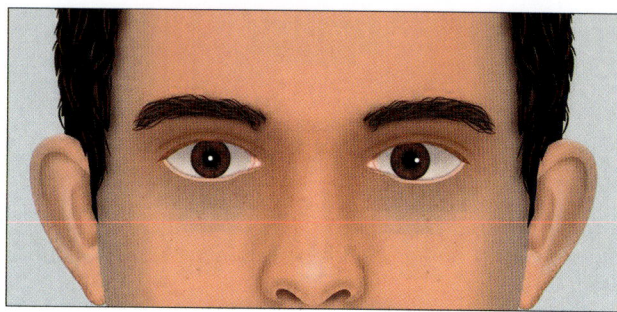

Figura 11.3.2 Método de reflexo de luz de Hirschberg. O paciente tem esotropia à esquerda. Repare no reflexo corneano na borda temporal da pupila do olho esquerdo enquanto está centrado na pupila do olho direito.

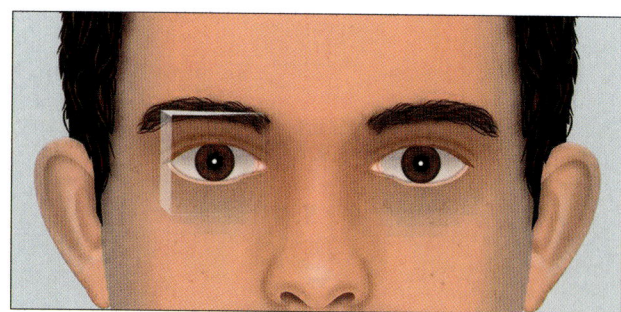

Figura 11.3.3 Método do reflexo de luz de Krimsky (mesmo paciente da Figura 11.3.2). O poder de um prisma de base para fora sobre o olho direito de fixação suficiente para centralizar o reflexo de luz pupilar no olho esquerdo esotrópico é definido como a quantidade de esotropia esquerda.

secundário (medida realizada com a fixação do olho parético ou com restrição mecânica). Um perímetro em arco pode ser usado para medir desvios maiores alinhando-se a luz no olho desviado; a medida é determinada em graus na escala do perímetro em arco. A escala tangencial de Maddox a 1 ou 5 m pode ser usada de maneira semelhante ao perímetro em arco. Por meio do amblioscópio, é possível projetar a luz em cada córnea e mover os tubos para centrar os reflexos de luz.

Os prismas devem ser apropriadamente segurados para levar a medidas acuradas de estrabismo (Vídeo 11.3.1).[5] Eles desviam a luz em direção à sua base, mas o paciente enxerga a luz como deslocada em direção ao ápice do prisma. A dioptria do prisma é definida como o poder necessário para defletir um feixe de luz 1 cm à distância de 1 m (Figura 11.3.4). Como uma função tangencial, a dioptria prismática não é linear e fica maior conforme o desvio aumenta, mas, para desvios pequenos, 1° é equivalente a 1,7Δ. Hoje, os prismas de vidro são raros, mas calibrados para serem mantidos na posição de Prentice, em que a superfície posterior é perpendicular aos eixos visuais. Prismas de plástico, individuais ou dispostos em barra devem ser mantidos com a superfície posterior no plano frontal para se aproximar o máximo possível da posição de desvio mínimo da luz através do prisma. Os prismas não podem ser empilhados com bases colocadas na mesma direção, pois a potência somada dessa maneira é muito maior que a soma de suas potências individuais, mas é possível somá-los com bases separadas em 90°. Grandes desvios devem ser neutralizados com os prismas divididos entre os dois olhos. Para medidas de pacientes que enxergam em posições excêntricas do olhar e aqueles submetidos ao teste de inclinação da cabeça, todo cuidado é requerido, a fim de assegurar que os prismas estejam mantidos no plano frontal.

Testes de cobertura

Esses testes objetivos, além de detectar e medir estrabismos horizontais e verticais, localizam alguns desvios torcionais, mas não podem medi-los. Todos os testes de cobertura demandam

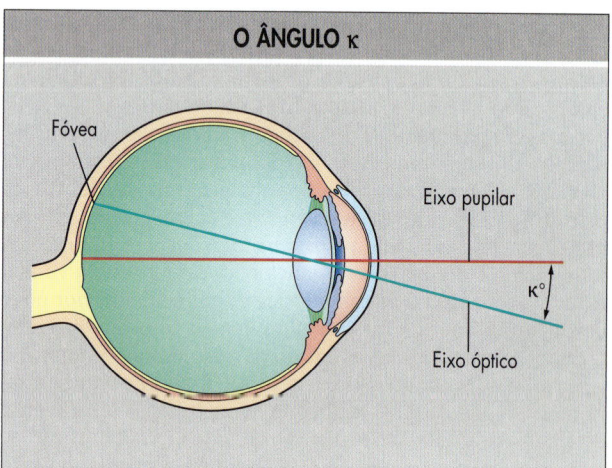

Figura 11.3.1 O ângulo κ. É o deslocamento em graus do eixo pupilar em relação ao eixo óptico. O ângulo κ positivo dá a impressão de exotropia no olho esquerdo.

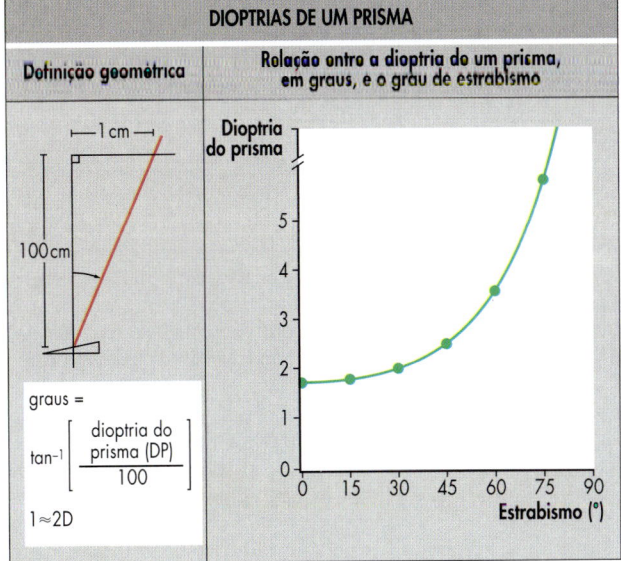

Figura 11.3.4 Dioptrias de um prisma. A definição geométrica da dioptria de prisma é uma função tangencial. A relação entre dioptria de prisma, em graus, e graus de estrabismo não é linear (90° representam um número infinito de dioptrias do prisma).

a habilidade individual de cada olho em discernir o alvo de fixação e de se moverem para posicionar esse alvo na fóvea.

Os testes de cobertura detectam tropias, que são desvios manifestos. O examinador observa o movimento do olho descoberto, enquanto o olho contralateral está revestido com um oclusor (pá de *cover*), o polegar ou um oclusor remoto (Vídeo 11.3.2). Movimentos em direções nasais implicam exotropia (Vídeo 11.3.3), movimento temporal implica esotropia (Vídeo 11.3.4), movimento para cima, hipotropia, e movimento para baixo, hipertropia (Vídeo 11.3.5).[6] Cada olho é revestido uma vez. Uma figura acomodativa com tamanho aproximado de 20/40 (6/12) é apresentado ao paciente, que idealmente descreve o alvo (ver Vídeo 11.3.1). Brinquedos pequenos são adequados para uso com crianças pequenas, mas luzes brancas brilhantes devem ser evitadas porque esses pacientes não podem realizar acomodação para contornos de uma luz. É possível medir as tropias identificadas pelo teste de cobertura usando simultaneamente o prisma e o teste de cobertura; um prisma de poder apropriado, mantido na direção adequada, é posicionado à frente do olho examinado enquanto o olho contralateral é revestido. O poder do prisma é aumentado até que o movimento do olho cesse; esse poder corresponde ao tamanho do estrabismo (Vídeos 11.3.6 e 11.3.7). O teste é então repetido com o prisma diante do olho contralateral.

O teste de descobrir (*uncover*) exige a observação do olho anteriormente revestido quando a cobertura é removida (ver Vídeo 11.3.2). Se esse olho estiver desviado embaixo da cobertura, ele poderá recuperar a fixação novamente ou se manter desviado. O primeiro caso aponta a presença de *foria*, um desvio latente controlado por fusão sensorial, ou *tropia intermitente* (Vídeo 11.3.8); o segundo indica tropia com preferência de fixação pelo olho em questão (ver Vídeo 11.3.2).

As forias podem ser detectadas mais diretamente com o teste de cobertura alternada, em que cada olho é ocluído de maneira alternada para dissociar os eixos visuais ao máximo. Deve-se tomar cuidado a fim de que haja tempo para cada olho ficar atrás da cobertura (a cobertura não deve ser "ventilada" na frente dos olhos). (Vídeo 11.3.9). Prismas adequadamente posicionados possibilitam a quantificação da foria ou da tropia (ver Vídeo 11.3.6). Alguns pacientes têm o parâmetro final mal definido e uma faixa sobre a qual os movimentos oculares mudam para a oposta à medida que o poder do prisma aumenta; a medida do estrabismo pode ser estimada como o ponto médio entre movimentos claramente definidos em cada uma das direções. Para a maioria das finalidades clínicas, medições em 2D são suficientemente acuradas. Medidas do teste de cobertura são influenciadas pela existência de fixação excêntrica, cuja sua presença deve ser investigada em pacientes com ambliopia intensa.

O olho atrás do prisma deverá ser o olho fixador. Se a causa do estrabismo é paralítica ou restritiva, os pacientes poderão apresentar medidas maiores no teste de cobertura quando o olho parético ou restrito fixa em determinada posição do olhar (desvio secundário) em relação à medida obtida pelo olho sadio (desvio primário). Esse fenômeno surge da lei de Hering, que determina inervação igual para músculos agonistas; por isso, o agonista de um músculo paralisado ou restrito recebe inervação em excesso quando o olho patológico está fixando.

O estrabismo deverá ser detectado e medido em posição primária à distância e para perto, em olhar para cima, para baixo, para a direita e para a esquerda 30° a partir da posição primária. As "nove posições diagnósticas do olhar" incluem as já mencionadas, mais: para cima e direita; para cima e esquerda; para baixo e direita; e para baixo e esquerda. Essas posições são úteis na medição de paralisias de músculos cicloverticais. Em pacientes com disfunção de músculo oblíquo, as medidas devem ser tomadas também com a cabeça inclinada em 30° para a direita e a esquerda fixando para longe.

Métodos clínicos subjetivos

Esses métodos incluem testes de diplopia e testes haploscópicos, que exigem cooperação, inteligência e habilidade do paciente em comunicar a sua percepção sensorial ao examinador.

O teste do vidro vermelho requer que o paciente informe ao examinador quando uma luz vermelha, visualizada por trás de um filtro vermelho colocado diante do olho direito, e uma luz branca, vista com o olho esquerdo, são superpostas ou deslocadas uma em relação à outra. A fusão é rompida pelo vidro vermelho, e, por isso, forias horizontais e verticais são descobertas e medidas; esse método não detecta desvios de torção. A posição do olhar de separação máxima da imagem é uma pista para a identificação de músculos paréticos ou restritos. Esse é um teste útil, mas a acomodação não é controlada.

A vareta de Maddox consiste em múltiplos cilindros sólidos, de vidro ou de plástico, intimamente alinhados. Quando iluminados, esses cilindros projetam uma linha na retina do paciente, perpendicular à orientação do sulco. A linha é alinhada horizontalmente para detectar e medir forias horizontais (a acomodação também não pode ser controlada com esse teste). É possível detectar torções e quantificá-las com o "teste duplo de Maddox"; a vareta de Maddox é colocada em uma armação de prova com graduações de rotações em graus. É comum colocar duas varetas de Maddox de cores diferentes (vermelha e branca) em cada célula da armação de prova e permitir que o paciente faça a rotação delas ajustando-as para sua própria percepção. Um método fácil é alinhar os sulcos em 90° na armação de prova, apresentar a luz em um olho de cada vez, cobrindo o olho contralateral, para orientar o paciente sobre as linhas vermelha e branca individualmente. A seguir, gira-se qualquer uma das varetas cerca de 25° para tornar clara a diferença de ângulo entre as linhas. O paciente é então solicitado a girar qualquer uma das varetas para tornar as linhas "paralelas" de novo. A posição de torção de cada olho pode ser lida diretamente, em graus, a partir da escala angular usada para eixos cilíndricos. Esse teste deverá ser repetido três vezes para verificar a coerência do paciente.

Dispositivos haploscópicos, tais como o amblioscópio maior, apresentam um alvo significativamente diferente para cada olho. Esses dispositivos medem desvios horizontais, verticais e de torção ao iluminar, de maneira alternada, os alvos de fixação apresentados para cada olho; os tubos são posicionados apropriadamente até que mais nenhum movimento ocular ocorra.

Testes de diplopia também apresentam imagens diferentes para os dois olhos. Essas imagens podem ser identificadas por óculos vermelho-verde (anaglifos) ou por espelhos.

O teste vermelho-verde de Lancaster usa uma tela marcada em incrementos de 2°, vista a uma distância de 2 m. O examinador projeta uma linha vermelha ou verde na tela; o paciente enxerga através dos óculos e projeta a linha colorida apropriada sobre a linha projetada do examinador. Os resultados são gravados, e os vidros, revertidos, ou as varas de projeção são trocadas. A torção também pode ser avaliada pedindo-se ao paciente que mantenha a linha projetada paralela à linha projetada pelo examinador; um mapa possibilitará a detecção de desvios de torção junto com desvios horizontais e verticais em diferentes posições do olhar.

A tela de Hess contém luzes vermelhas iluminadas a distâncias fixas em uma tela negra; o paciente coloca a luz de um apontador verde nas luzes vermelhas enquanto usa os óculos anaglifos. Os vidros são revertidos para testar o olho contralateral. A torção não pode ser detectada com esse teste.

EXAMES DE MOVIMENTOS DO OLHO

Introdução

A avaliação de duções, versões e vergências é essencial para compreender por completo o sistema de movimentação ocular de um paciente. A Tabela 11.3.1 apresenta um sistema de terminologia em geral aceito. *Duções* são movimentos monoculares de um olho, em geral, avaliados com o olho contralateral ocluído. São investigadas as posições extremas do olhar.

Em abdução total e normal, o limbo temporal toca o canto lateral. A adução completa leva a junção dos terços nasal e médio da córnea a uma posição acima do ponto lacrimal inferior.[7] Cada olho se eleva 10 mm e abaixa 5 a 7 mm. As posições terciárias do olhar também são avaliadas e comparadas com aquelas do olho contralateral.

Os movimentos dos olhos podem ser medidos por estimativa ou quantificação usando o perímetro de arco, o perímetro de Goldmann ou a tela de tangencial. Rotações de 50° em todas as direções são consideradas normais.

Versões são movimentos binoculares nos quais os olhos olham na mesma direção. Elas são usadas para aumentar o campo de visão e trazer o objeto de interesse para a fóvea. As versões podem ser voluntárias ou involuntárias. *Vergências* são movimentos binoculares nos quais os olhos olham em direções opostas; trata-se de movimentos lentos, feitos como parte da sincinesia de perto ou para alcançar melhor alinhamento a fim de facilitar a fusão sensorial. Amplitudes de vergência fusional (amplitudes de convergência para corrigir um exodesvio, amplitudes de divergência para corrigir um esodesvio etc.) podem ser medidas pela introdução de prismas, cada vez mais fortes, diante de um olho do paciente, que fixa um alvo de controle acomodativo. O paciente informa quando a imagem duplica ou o examinador nota o aparecimento súbito de estrabismo. O poder do prisma necessário para atingir esse ponto de "quebra" é a amplitude de vergência a determinada distância em certa direção. O poder do prisma é então reduzido até que o paciente "recupere" a fusão, geralmente dentro de 2 a 4 D do ponto de quebra. O paciente pode criar convergência acomodativa para ajudar a fusão, especialmente na fixação para perto; pede-se ao paciente que informe o ponto de embaçamento do alvo, um sinal de que a convergência acomodativa está sendo formada.

As amplitudes de vergência fusionais normais são apresentadas na Tabela 11.3.2.[8] Mellick estudou amplitudes fusionais em relação à idade com dois métodos separados – estereoscópio de prisma e sinoptóforo (um tipo de amblioscópio maior) – e dois alvos, mas não encontrou influência significativa para a idade.[9] Para testar convergência fusional, o prisma é colocado com sua base para fora diante do olho do paciente; para testar divergência fusional, o prisma é colocado com sua base para dentro. A vergência vertical positiva requer que o prisma seja colocado com sua base para baixo sobre o olho direito, e a vergência vertical negativa requer o mesmo, colocando o prisma diante do olho esquerdo.

Testes mecânicos de limitação de movimento ocular

Pacientes com limitação de dução podem sofrer de paralisia ou paresia, restrição mecânica do movimento total de dução ou ambos. Os testes de dução forçada e de geração de força ativa podem ajudar a diferenciá-las. Em pacientes que cooperam, esses testes podem ser realizados no consultório, mas, em pacientes jovens e não cooperativos, eles são reservados à sala de cirurgia (Capítulo 11.13), quando o paciente estiver sob anestesia local ou geral.

Teste de dução forçada (ou dução passiva)

Esse teste é uma tentativa do examinador de mover o olho do paciente mais do que este pode movê-lo para mais longe em determinada direção. O anestésico tópico é colocado no

TABELA 11.3.1 Terminologia de movimento ocular.

	Terminologia	Movimento
Duções	Adução	Rotação nasal
	Abdução	Rotação temporal
	Depressão	Rotação para baixo
	Elevação	Rotação para cima
	Intorção	O polo superior da córnea faz rotação interna
	Extorção	O polo superior da córnea faz rotação externa
	Dextrociclodução	O polo superior da córnea faz rotação para direita
	Levociclodução	O polo superior da córnea faz rotação para esquerda
Versões	Dextroversão	Os dois olhos realizam rotação para a direita do paciente
	Levoversão	Os dois olhos realizam rotação para a esquerda do paciente
	Supraversão	Os dois olhos realizam rotação para cima
	Infraversão	Os dois olhos realizam rotação para baixo
	Dextrocicloversão	Os polos superiores das córneas de ambos os olhos fazem rotação para a direita do paciente
	Levocicloversão	Os polos superiores das córneas de ambos os olhos fazem rotação para a esquerda do paciente
Vergências	Convergência	Os dois olhos fazem rotação em sentido nasal
	Divergência	Os dois olhos fazem rotação para a direção temporal
	Vergência vertical positiva	O olho direito faz rotação mais elevada que o esquerdo
	Vergência vertical negativa	O olho esquerdo faz rotação mais elevada que o direito
	Inciclovergência	Os polos superiores das córneas de ambos os olhos fazem rotação para dentro
	Execiclovergência	Os polos superiores das córneas de ambos os olhos fazem rotação para fora

TABELA 11.3.2 Amplitudes normais de vergência de fusão.

Distância de teste (m)	Convergência (D)	Divergência (D)	Vergência vertical (D)
6	14	6	2,5
0,025	38	16	2,5

local apropriado do limbo (geralmente a 180° da limitação de ducção) com um pequeno cotonete, e a conjuntiva próxima ao limbo é firmemente agarrada com uma pinça dentada. Solicita-se ao paciente que gire o olho completamente na direção da limitação de ducção. O examinador tenta então girar o olho além da posição alcançada pelo paciente enquanto evita a retração do globo (Figura 11.3.5). Todo cuidado deve ser tomado para não ferir a córnea. Pacientes com paralisia pura não mostram restrição ao movimento total realizado pelo examinador; indivíduos que tenham restrição pura (orbitopatia distireoideana, aprisionamento de conteúdo ocular após fratura do assoalho orbitário etc.) apresentam restrição ao movimento (denominados *teste de ducção forçada positiva*). Alguns pacientes inicialmente apresentam paralisia pura, mas a contratura do músculo antagonista resulta em restrição mecânica secundária. Dispositivos de ventosas de sucção foram desenvolvidos para examinadores que se preocupam em usar instrumentos dentados no limbo; um cotonete pode ser o suficiente para alguns pacientes, mas ele tende a empurrar o olho para dentro da órbita, o que pode relaxar os músculos retos, dando a falsa impressão do teste de ducção.

O teste de ducção forçada de músculos oblíquos pode ser realizado, mas duas pinças são usadas, e o globo é forçosamente deprimido para dentro da órbita. Essa depressão em direção à órbita coloca os músculos oblíquos esticados enquanto relaxa os músculos retos. Para testar a tensão no tendão do oblíquo superior, com uma pinça pega-se o globo seguindo a posição do tendão próximo ao limbo (de 2h30 no olho direito e de 10h30 no olho esquerdo) e com a outra a 180° daquela. O globo é girado em sentido horário e anti-horário sobre o tendão tenso, e a tensão do tendão é avaliada; a experiência com tendões normais é essencial a fim de que se obtenha uma avaliação acurada. Para testar a tensão no músculo oblíquo inferior, pega-se o globo no limbo da posição de 4h30 e a 180° do olho direito e 7h30 e 180° no olho esquerdo, girando-o de modo semelhante para avaliação da tensão do músculo.

Teste de geração de força ativa

O teste de geração de força ativa pode ser usado para avaliar a habilidade de um músculo de mover o olho contra uma força de resistência. A pinça é colocada no limbo do globo anestesiado, no meridiano do músculo cuja ducção é limitada, e pede-se ao paciente que mova o olho na direção dessa ducção limitada. O examinador então julga, pela pinça, a quantidade relativa de força criada. Calibres de tensão foram desenvolvidos para possibilitar a quantificação dessa força. A Figura 11.3.6 mostra uma paciente com adução máxima no olho esquerdo. O examinador pode avaliar a força relativa da abdução enquanto ela tenta mover o olho para a esquerda.

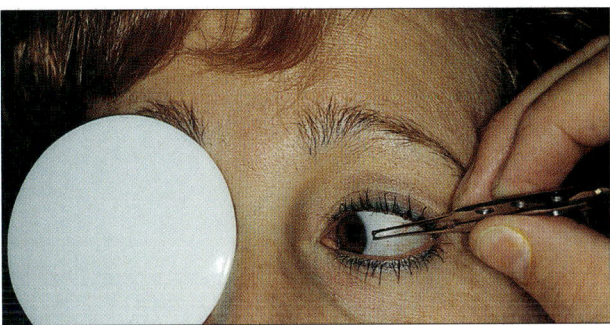

Figura 11.3.6 Teste de geração de força ativa. A paciente apresenta esotropia esquerda e abdução limitada. Ela abduz o olho esquerdo a partir de uma posição de adução máxima, e o examinador estima a força de abdução com uma pinça.

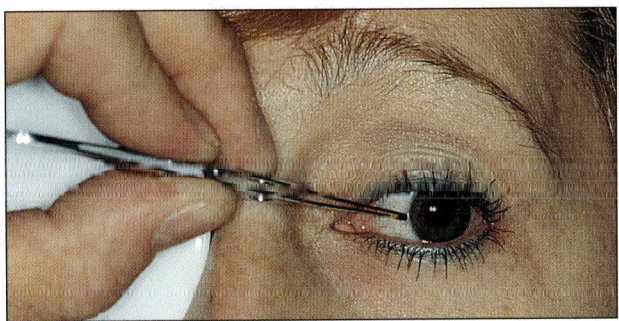

Figura 11.3.5 Verificação de ducção forçada. A paciente apresenta esotropia esquerda e abdução limitada. Ela está abduzindo seu olho esquerdo a partir de uma posição de adução máxima, e o examinador tenta abduzir o olho além do que a paciente consegue.

BIBLIOGRAFIA

Brodie SE. Photographic calibration of the Hirschberg test. Invest Ophthalmol Vis Sci 1987;28:736–42.
Diamond G, Eggers H. Strabismus and pediatric ophthalmology. London: Mosby; 1993.
Donders FC. On the anomalies of accommodation and refraction of the eye. London: The New Sydenham Society; 1864.
Ellerbrock VJ. Experimental investigations of vertical fusional movements. Am J Optom 1949;26:327–33.
Kestenbaum A. Clinical methods of neuro ophthalmic examination, 2nd ed. New York: Grune & Stratton; 1961.
Krimsky E. The binocular examination of the young child. Am J Ophthalmol 1943;26:624–5.
Thompson JT, Guyton DL. Ophthalmic prisms: measurement errors and how to minimize them. Ophthalmology 1983;90:204–10.
Thorn F, Gwiazda J, Cruz AA, et al. The development of eye alignment, convergence, and sensory binocularity in young infants. Invest Ophthalmol Vis Sci 1994;35(2):544–53.

As referências completas estão disponíveis no **GEN-io**.

PARTE 11 ESTRABISMO PEDIÁTRICO E ADULTO
SEÇÃO 2 Avaliação e Diagnóstico

Adaptações Sensoriais em Estrabismo 11.4
Erika C. Acera e Gary R. Diamond[†]

Definição: Adaptações fisiológicas ao estrabismo para evitar confusão visual ou diplopia.

Características principais
- Supressão
- Síndrome de monofixação
- Correspondência retiniana anômala.

CONFUSÃO VISUAL E DIPLOPIA

Introdução

A visão binocular normal é um processo de fusão das imagens da retina de cada olho em uma única percepção visual tridimensional. Se o desenvolvimento da visão binocular for estabelecido precocemente na vida de uma criança, ele será mantido, a menos que a visão seja perdida em qualquer um dos olhos. Quando um indivíduo desenvolve estrabismo, os elementos retinianos correspondentes nos dois olhos não estão mais direcionados para objetos idênticos. Isso coloca a pessoa em risco de desenvolver dois fenômenos visuais distintos (confusão visual e diplopia), ambos potencialmente desconfortáveis. Confusão visual é a percepção simultânea de objetos diferentes que se projetam sobre elementos retinianos correspondentes (ou seja, nas duas fóveas). Diplopia é a percepção de um objeto que se projeta em duas áreas retinianas diferentes não correspondentes (Figura 11.4.1).

Manifestações oculares

Do ponto de vista fisiológico, a confusão central é eliminada em indivíduos de qualquer idade, pois as áreas retinianas livres de bastonetes não podem perceber simultaneamente alvos diferentes. No olho com estrabismo, a fóvea é imediatamente englobada em um escotoma de supressão de cerca de 2,5° de diâmetro.[1] Isso pode ser demonstrado em nós mesmos pelo deslocamento manual de um olho com um dedo; a acuidade visual naquele olho diminui de imediato.

A manifestação de estrabismos agudos em crianças com mais de 7 a 9 anos de idade e em adultos causa diplopia. O paciente com diplopia fixará com a fóvea do olho alinhado e inibirá corticalmente a fóvea do olho desviado. A imagem diplópica resulta de um ponto fora da fóvea sendo estimulado no olho desviado e a imagem sendo localizada em seu campo visual correspondente. Se a correspondência retiniana for normal, pacientes com exotropia experimentarão diplopia heterônima (cruzada); e pacientes com esotropia, diplopia homônima (não cruzada).

Tratamento, evolução e desfecho

Do ponto de vista clínico, relatos de confusão visual são raros, pois a fóvea desviada é suprimida. O estrabismo adquirido em

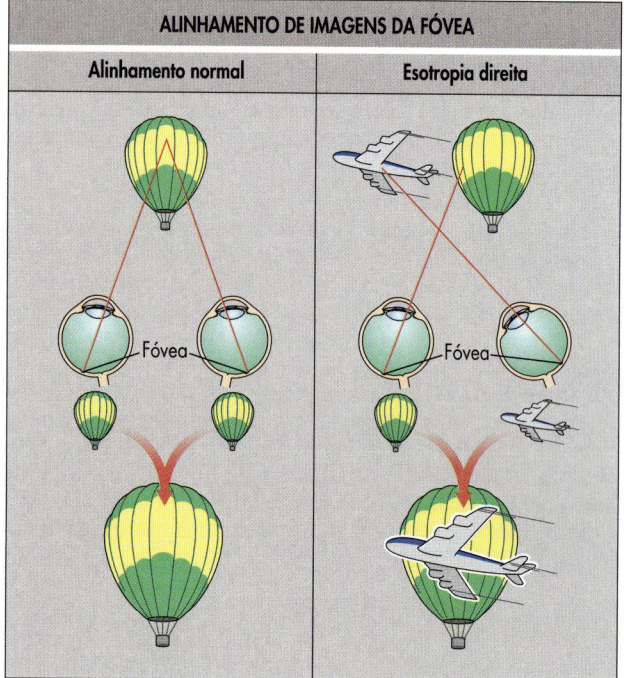

Figura 11.4.1 Alinhamento das imagens da fóvea. O alinhamento normal de um paciente típico com olhos retos funde os alvos na fóvea. A esotropia direita em um paciente binocular resulta em confusão visual de alvos na fóvea. Isso não existe clinicamente, pois a fóvea do olho desviado não pode aceitar uma imagem diferente daquela vista pela fóvea no olho fixador.

um paciente visualmente maduro sofrerá diplopia, a menos que seja controlado com sucesso pelo sistema de vergência fusional, pela oclusão de um olho ou por acuidade visual intensamente reduzida em um olho. Mesmo pacientes com acuidade tão baixa quanto 2/200 (0,6/60) podem sofrer sintomas de confusão visual e diplopia. O resultado ideal para um paciente com diplopia é a restauração da visão única binocular em todas as posições do olhar. Intervenções não cirúrgicas, tais como exercícios oculares, prismas, turvação óptica e/ou oclusão podem ser usadas indefinidamente, se bem-sucedidas, ou como medida temporária até que a cirurgia para estrabismo seja possível. Injeções de toxina botulínica nos músculos extraoculares a fim de corrigir temporariamente o desvio do estrabismo também já foram usadas para eliminar diplopia.

SUPRESSÃO E CORRESPONDÊNCIA RETINIANA ANÔMALA

Introdução

Crianças com menos de 7 a 9 anos de idade, cujos sistemas visuais ainda estão em desenvolvimento, são geralmente capazes de conquistar adaptações sensoriais de supressão e correspondência retiniana anômala (CRA).[2] Supressão é o mecanismo cortical usado para eliminar a imagem diplópica causada pelo

[†]Falecido

estrabismo. Correspondência retiniana anômala é a adaptação a eixos visuais desalinhados nos quais as fóveas não são mais funcionalmente correspondentes no córtex visual. A reorganização cortical de relações da retina, de modo que a área da retina periférica do olho em desvio agora compartilha uma direção visual comum, ocorre com a fóvea do olho fixador. As fóveas não são mais pontos retinianos correspondentes. Essas adaptações podem desenvolver-se rápida ou lentamente após o aparecimento do estrabismo.

Manifestações oculares

O mecanismo cortical de supressão evita que a diplopia atinja consciência durante a atividade visual binocular e se desenvolve somente durante o período em que o sistema visual é imaturo. A supressão facultativa existe quando os olhos estão em estado de desvio. Como no caso da exotropia intermitente, a supressão existe quando os olhos estão divergentes e inexiste quando estão alinhados. Por outro lado, a supressão obrigatória está presente sempre, estejam os olhos desviados ou alinhados. A supressão monocular constante não só resulta em visão binocular insatisfatória, mas também pode aumentar o risco de ambliopia.

Curiosamente, a forma e o tamanho do escotoma de supressão são diferentes em um paciente esotrópico em comparação com um exotrópico.[3] Em geral, o esotrópico exibe um escotoma pequeno e redondo que reveste apenas a área da retina nasal onde a imagem vista na fóvea no olho alinhado se projeta, embora, às vezes, uma área maior de retina possa ser suprimida. O escotoma de supressão em paciente com exotropia é maior e reveste não só a retina temporal na qual a imagem vista pela fóvea no olho fixador se projeta, como também toda a área que se estende até uma linha vertical que intercepta a fóvea (Figura 11.4.2). Explicações postuladas para essa diferença incluem alterações de desenvolvimento e teleológicas entre as hemirretinas nasal e temporal, a natureza intermitente e variável de muitos exodesvios, a natureza constante de muitos esodesvios e outras causas; entretanto, nenhuma explicação é totalmente convincente.

A CRA restaura algum senso de cooperação binocular com fusão limitada e capacidades estereoscópicas na presença de heterotopia. Portanto, pacientes portadores de CRA não sofrem diplopia. Na sua evolução, o desenvolvimento sensorial ocorre parcialmente, nem sempre por completo.

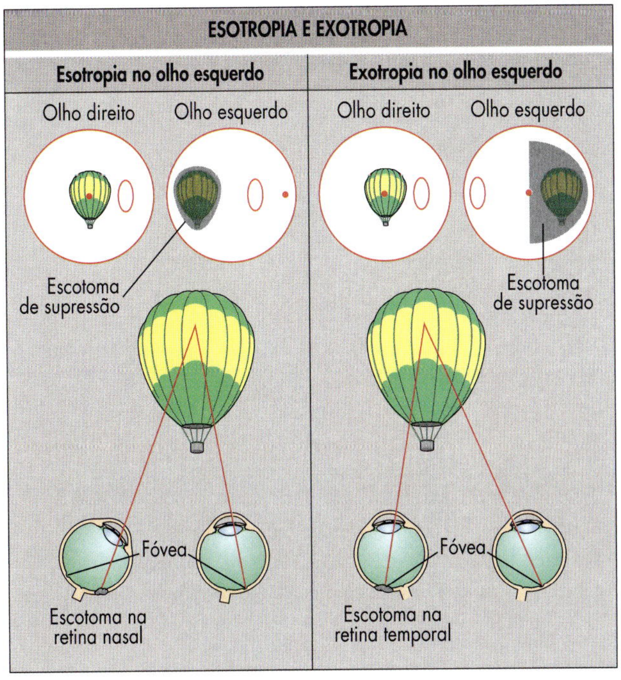

Figura 11.4.2 Esotropia e exotropia. Esotropia no olho esquerdo – um escotoma de supressão na retina nasal impede a diplopia central. Exotropia no olho esquerdo – um escotoma de supressão na retina temporal impede a diplopia central.

Diagnóstico e verificação auxiliar

Existem vários testes para avaliar o *status* sensorial de um paciente e ajudar na identificação do tipo de adaptação existente, se presente. É importante notar que o grau da natureza dissociativa dos testes pode influenciar a resposta do paciente e talvez dar várias respostas quanto ao estado da correspondência retiniana. Testes menos disruptivos do estímulo binocular (ou seja, dissociação mínima) têm mais probabilidade de fornecer evidência de CRA. Por exemplo, uma resposta positiva de CRA pode ser mostrada usando as lentes de Bagolini, mas é possível que não persista com o testes que dissociam mais as imagens. A inconsistência de respostas sobre os testes sensoriais sugere questões sobre até que ponto a adaptação cortical está firmemente estabelecida.[4] Uma vez que o rearranjo sensorial pode variar amplamente, é possível um indivíduo ter resultado positivo tanto para correspondência retiniana normal (CRN) quanto para CRA.

Tratamento, evolução e desfecho

A supressão é uma barreira à fusão. O tratamento da supressão, portanto, está associado ao tratamento do estrabismo com a correção dos erros de refração, oclusão ou penalização farmacológica, para tratar qualquer ambliopia que possa haver, e o alinhamento dos eixos visuais a fim de possibilitar a estimulação simultânea de elementos retinianos correspondentes. Exercícios antissupressivos são contraindicados se o paciente não apresentar potencial de fusão para evitar a diplopia intratável.

A CRA é uma adaptação sensorial ao desalinhamento ocular, na tentativa de recuperar a cooperação dos dois olhos. Deve-se notar que a qualidade da binocularidade de um paciente com CRA é inferior àquela da interação binocular em CRN. A presença de CRA deve ser considerada no planejamento da correção cirúrgica do estrabismo. Os pacientes podem manifestar diplopia paradoxal se o planejamento cirúrgico não levar em consideração o *status* da CRA (ou seja, diplopia cruzada em pacientes com esotropia e diplopia não cruzada em pacientes com exotropia). Essa diplopia paradoxal pós-operatória costuma ser transitória. Hoje, é raro observar a CRA clinicamente, pelo diagnóstico e tratamento precoces do estrabismo infantil.

SÍNDROME DA MONOFIXAÇÃO

Introdução

Muitos pacientes com visão binocular normal com heterotopia pequena ou ausente (até 8Δ esotrópica ou exotrópica e 2Δ verticalmente para cima ou para baixo) e possível foria superposta podem apresentar síndrome de monofixação (SMF), um estado sensorial que compreende características de correspondência retiniana normal e CRA (Boxe 11.4.1). Conhecida por muitos termos, cada um dos quais explicando um componente sensorial ou motor da síndrome completa (Boxe 11.4.2), o nome geralmente aceito de SMF enfatiza a característica principal dessa síndrome: a presença de fusão periférica sem fusão central.[5]

BOXE 11.4.1 Características da síndrome de monofixação.

Consistente com correspondência retiniana normal
- Presença de amplitudes de vergência fusional mensuráveis
- Presença de estereopsia (até 67 s de arco) em muitos pacientes
- Alinhamento relativamente estável
- Fusão periférica demonstrável
- Muitos pacientes sem heterotopia mensurável

Consistente com correspondência retiniana anômala
- Pequena heterotopia em alguns pacientes
- Ausência de visão estereoscópica em alguns pacientes

BOXE 11.4.2 Termos antigos para síndrome de monofixação.

Foria monofixacional
Microtropia
Microestrabismo
Estrabismo *flick* esotrópico
Estrabismo de ângulo pequeno

Isso significa que áreas retinianas sem bastonetes (fóvea) veem apenas uma de cada vez.

Tychsen[6] demonstrou, na área cortical V1 de macacos, que axônios horizontais de aproximadamente 7 mm de comprimento poderiam unir campos receptivos à distância de 2,5º ou 4,4 dioptrias prismáticas. Dois neurônios poderiam unir campos com distâncias de 5,0º ou 6,6 dioptrias prismáticas. Por isso, a tropia máxima que possibilita fusão periférica é explicável como uma combinação do alcance de neurônio V1 e a topografia de V1.[6]

A síndrome pode desenvolver-se espontaneamente de maneira desconhecida, pode ser causada por anisometropia, é o melhor estado sensorial esperado em quase todos os pacientes que apresentam estrabismo infantil após alinhamento cirúrgico bem-sucedido e é encontrada em pacientes com lesões unilaterais e orgânicas adquiridas da fóvea (como a toxoplasmose), embora neste último caso o escotoma geralmente seja muito maior. A ausência de fusão bifoveal e estereopsia reduzida também já foi notada em adultos com estrabismo constante de longa duração,[7] monovisão de longa duração cirurgicamente induzida[8] e na remoção tardia de cataratas densas de início na vida adulta.[9]

A fusão central (visão bifoveal com a possibilidade de apreciação estereoscópica) pode ocorrer na presença de desvio muito pequeno dos eixos visuais, menor do que aqueles detectáveis no teste de cobertura (*cover test*), chamada disparidade de fixação; ela mede cerca de 14 minutos de arco (talvez 0,5Δ), está presente na maioria dos indivíduos[10] e não deve ser confundida com SMF.

Manifestações oculares

Pacientes com SMF demonstram escotoma central absoluto e facultativo que geralmente mede 2,5 a 3º de diâmetro e, assim como um escotoma de supressão visto em pacientes binoculares com estrabismo de início na infância e grandes tropias, só ocorre quando uma fóvea não está fixando (Figura 11.4.3).

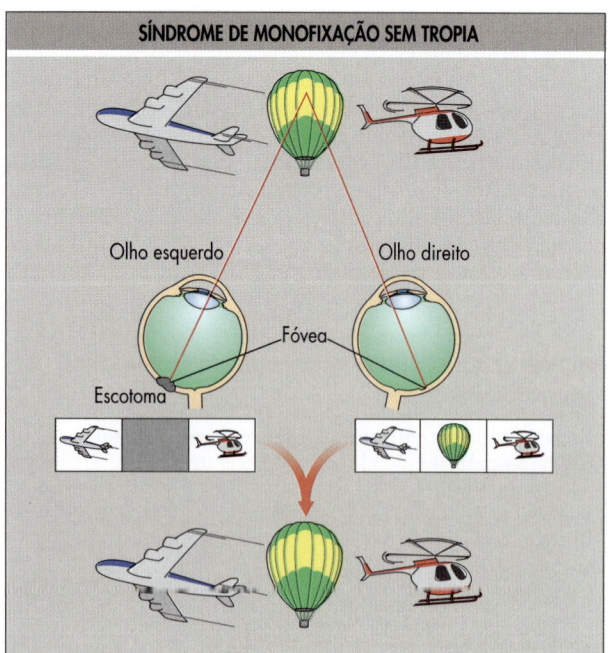

Figura 11.4.3 Síndrome de monofixação sem heterotropia. Repare no escotoma central que engloba a área vista pela fóvea esquerda e a fusão da informação periférica.

Diagnóstico e exames complementares

A fusão periférica e as amplitudes de vergência fusional (frequentemente em uma quantidade normal) costumam ser demonstradas em pacientes com SMF e fornecem alinhamento geralmente estável.[11] Presume-se que a natureza estendida da área de fusão periférica de Panum possibilite o desenvolvimento da fusão periférica, apesar da heterotopia pequena (Figura 11.4.4). Talvez isso reflita uma ligação entre fotorreceptores retinais e as células ganglionares maior do que de um para um. A habilidade estereoscópica é observada com frequência, mas é raramente melhor que 67 segundos de arco, pois apenas uma fóvea é usada na visão binocular.[12] Repare que o estado sensorial de pacientes com SMF é o mesmo, existindo ou não uma pequena tropia, embora aqueles com heteroforias grandes e superpostas possam, às vezes, ter sintomas astenópicos.

Os testes sensoriais demonstram fusão periférica sem fusão central, possibilidade de apreciação estereoscópica (apesar de nunca até o limite normal) e, em geral, normalidade das amplitudes de vergência fusional. Se o paciente tem heteroforia superposta a uma tropia pequena, o teste de cobertura alternada demonstra estrabismo maior que o teste de cobertura monocular (*cover simples*) ou o teste simultâneo de prisma e cobertura.[13]

Pacientes com SMF exibem características sensoriais de correspondência retiniana mais próximas do normal que CRA, ou seja, a presença de amplitudes de vergência de fusão e possivelmente apreciação estereoscópica grosseira, apesar de aqueles com uma pequena tropia não apresentarem um alinhamento acurado dos elementos retinianos correspondentes.[14] O teste de cobertura mostra que aproximadamente 22% não apresentam desvio manifesto ou latente, 34% apresentam apenas heteroforia e 44% apresentam heterotopia com heteroforia superposta, às vezes de até 20Δ. Só a SMF possibilita a existência de heterotopia mensurável e heteroforia superposta.[15]

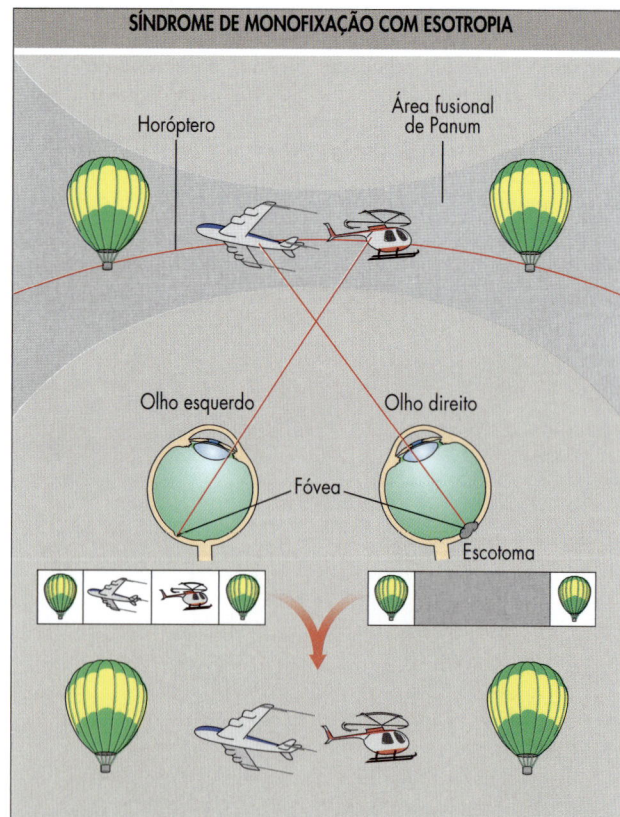

Figura 11.4.4 Síndrome de monofixação com 4Δ de esotropia direita. Repare no escotoma central a direita, que evita a percepção do avião e do helicóptero em condições de visão binocular, e a fusão da informação periférica (balões). O horóptero é uma superfície infinitamente fina no espaço, que contém todos os pontos do objeto que se projetam em pontos correspondentes da retina. Ele está cercado pela área fusional de Panum, dentro da qual os objetos no espaço podem ser fundidos, mesmo sendo projetados em pontos retinianos não correspondentes.

Evolução e desfecho

A ausência de visão simultânea das duas fóveas significa que pacientes jovens estão em risco de desenvolver ambliopia, e cerca de dois terços deles realmente se tornam amblíopes – 90% se também tiverem heterotropia. Na ausência de anisometropia, três quartos dos pacientes com SMF têm ambliopia. No caso de esotrópicos desde a infância alinhados com sucesso, com SMF, um terço tem ambliopia. Como qualquer ambliopia, quanto mais cedo o tratamento é iniciado, melhor o resultado visual.

Uma vez a SMF estabelecida, não será possível alcançar fusão bifoveal por exercícios oculares, prismas, cirurgia ou qualquer outro método. Apesar de ser relativamente estável, esse quadro pode descompensar, causando aumento da heterotropia resultando em diplopia. Reduzir o ângulo de estrabismo para dentro de uma faixa de "monofixação", por meios ópticos ou cirúrgicos, eliminará a diplopia.

BIBLIOGRAFIA

Arthur BW, Smith JT, Scott WE. Long-term stability of alignment in the monofixation syndrome. J Pediatr Ophthalmol Strabismus 1989;26:224–9.

Asrch BW, Smith JT, Scott WE. Long term stability of alignment in the monofixation syndrome. J Pediatr Ophthalmol Strabismus 1989;26:244–9.

Burian HM. The sensorial retinal relationships in comitant strabismus. Arch Ophthalmol 1947;37.336–40.

Gupta BK. Monofixation syndrome. 2005; http://www.emedicine.com.

Jampolsky A. Characteristics of suppression in strabismus. Arch Ophthalmol 1955;54:683–9.

Levin L, Nilsson SFE, Ver Hoeve J, et al., editors. Adler's physiology of the eye. 11th ed. Philadelphia: Saunders Elsevier; 2011.

Ogle KN. Fixation disparity. Am Orthopt J 1954;4:35–40.

Parks MM. Small angle esotropia/monofixation: avoid the traps. Am Orthopt J 1991;41:34–5.

Parks MM. Stereoacuity as an indicator of bifixation. In: Knapp P, editor. Strabismus symposium. New York: Karger; 1968.

Parks MM. The monofixation syndrome. In: Dabezies O, editor. Strabismus. Transactions New Orleans Academy of Ophthalmology. St Louis: CV Mosby; 1971.

Tychsen L. Can ophthalmologists repair the brain in infantile esotropia? Early surgery, stereopsis, monofixation syndrome, and the legacy of Marshall Parks. J Pediatr Ophthalmol Strabismus 2005;9:510–21.

As referências completas estão disponíveis no **GEN-io**.

Status Sensorial em Estrabismo

Gary R. Diamond[†] *e Nicola Freeman*

11.5

PARTE 11 ESTRABISMO PEDIÁTRICO E ADULTO
SEÇÃO 3 Manifestações Oculares

> **Definições:**
> - *Fusão*: integração cortical de imagens levemente díspares, percebidas pelos dois olhos com um objeto único
> - *Horóptero*: o *locus* no espaço que representa a intersecção de todos os pontos que estimulam pontos retinianos correspondentes
> - *Área fusional de Panum*: região no espaço que cerca o horóptero na qual os objetos podem ser fundidos
> - *Estereopsia*: um tipo de percepção de profundidade que demanda visão binocular e geralmente fusão sensorial
> - *Síndrome de monofixação*: um tipo de visão binocular encontrado em pacientes com pequenos estrabismos que possibilita fusão periférica, estereopsia e estabilidade de alinhamento.

> **Características principais**
> - Testes subjetivos para visão binocular e correspondência retiniana são parte importante do exame de todo paciente
> - A síndrome de monofixação só pode ser diagnosticada com avaliação sensorial.

INTRODUÇÃO

Pacientes binoculares que desenvolvem estrabismo antes da idade de 7 a 9 anos geralmente desenvolvem adaptações sensoriais de supressão e correspondência retiniana anômala (CRA) para evitar diplopia e confusão visual (ver Capítulo 11.4). Pacientes mais velhos que desenvolvem estrabismo pela primeira vez, em contrapartida, não fazem tais adaptações, sofrendo, assim, de sintomas de diplopia e confusão visual enquanto ambos os olhos enxergarem, até que eles fiquem alinhados ou o paciente aprenda a ignorar uma imagem. Pacientes que não apresentam visão binocular (aqueles que percebem visão com um olho de cada vez) não são incomodados por sintomas de visão dupla caso desenvolvam estrabismo.

A verificação clínica do *status* sensorial em pacientes com estrabismo é mais fácil de compreender após o domínio da fisiologia básica de fusão sensorial e estereopsia.

FUSÃO SENSORIAL

Fusão sensorial é a integração corticocerebral de imagens ligeiramente díspares percebidas pelos dois olhos, resultando em uma percepção unificada. Se as imagens são muito díspares, elas não poderão ser fundidas; exemplos são as variantes vermelha e verde do mesmo objeto ou linhas visualizadas verticalmente por um olho e horizontalmente pelo outro. A rivalidade binocular tende a ocorrer nessas condições, e se obtém uma percepção variável. A fusão motora com amplitudes de vergência, e até a estereopsia, podem ser produzidas por estímulos competitivos na ausência de fusão sensorial. Esses estímulos são, felizmente, incomuns na vida diária. Eles são mais úteis quando se está avaliando o *status* sensorial do sistema visual.

Um elemento da retina é uma pequena área retiniana que tem um valor direcional associado. O valor direcional da fóvea é definido subjetivamente como reto em frente com a cabeça alinhada; elementos retinianos periféricos têm valores direcionais em outras orientações. Pontos retinianos correspondentes são um par de elementos retinianos, um em cada olho, com o mesmo valor direcional. A visão binocular única confortável ocorre quando objetos no campo binocular estimulam pontos retinianos correspondentes e quando há a função cortical superior – denominada *fusão sensorial*.

O *locus* no espaço que representa a intersecção de todos os pontos que estimulam pontos retinianos correspondentes é chamado *horóptero*. É interessante notar que a fusão sensorial ocorre mesmo se o objeto que se projeta sobre um elemento retiniano de um olho se projeta sobre um grupo de elementos que cercam o elemento retiniano correspondente no segundo olho. A região no espaço constituída com a projeção do grupo de elementos ao redor do elemento retiniano correspondente no segundo olho que se intersecta com a projeção a partir do elemento retiniano no primeiro olho é chamada *área fusional de Panum* (Figura 11.5.1). Essa área cerca o horóptero anterior e posteriormente e possibilita a ocorrência da fusão mesmo quando não há correspondência retiniana exata. O objeto percebido binocularmente em pontos retinianos não correspondentes, mas fundidos na área fusional de Panum, é notado como tendo uma direção visual subjetiva única. A área de Panum da fóvea é circular, com diâmetro de cerca de 14 minutos de arco; por isso, um objeto projetado na fóvea de um olho pode ser deslocado por essa quantidade, e o paciente ainda manterá a visão bifoveal. O tamanho da área fusional de Panum aumenta em direção à periferia da retina (ver Figura 11.5.1), mas o tamanho final e a forma dependem da frequência temporal e espacial do desvio do alinhamento quando fixado em um alvo estacionário.[1]

Objetos na frente ou atrás da área fusional de Panum estimulam a diplopia fisiológica, que, embora não seja em geral notada, pode, por sua vez, estimular os movimentos de vergência fusional do olho. É possível definir o formato do horóptero em um par de olhos perfeitamente esféricos que contêm pontos focais nos pontos nodais de cada olho como pontos de disparidade vertical zero em relação ao ponto de fixação. No plano horizontal, o horóptero, que inclui a fóvea, é o círculo de Vieth-Müller (Figura 11.5.2).[1-3] No sistema visual de um animal real, o horóptero é mais plano (o desvio de horóptero de Hering-Hellebrand). O horóptero vertical inclina-se para longe do observador, que está no horóptero; e essa inclinação é resultante de uma função da distância de fixação.[3,4]

PERCEPÇÃO DE PROFUNDIDADE E ESTEREOPSIA

A percepção de profundidade pode ocorrer sem visão binocular porque ela é independente. Estereopsia é um tipo de percepção de profundidade que demanda visão binocular e, geralmente, fusão sensorial, mas, em certas condições, pode ser estimulada por objetos díspares cujas imagens não possam ser fundidas

[†]Falecido

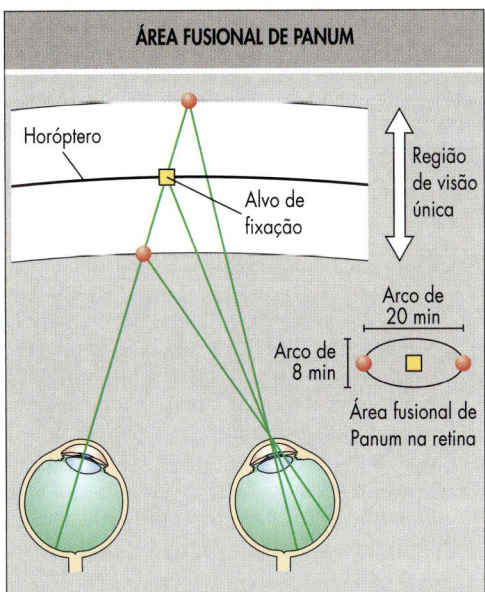

Figura 11.5.1 Área fusional de Panum. O olho esquerdo fixa um alvo quadrado e um objeto de busca visível somente para o olho direito é movido na frente e atrás desse alvo. A elipse da área da retina para a qual são dadas dimensões típicas para a área parafoveal é a projeção da área fusional de Panum. A diplopia não é percebida para dois alvos dentro dessa área.

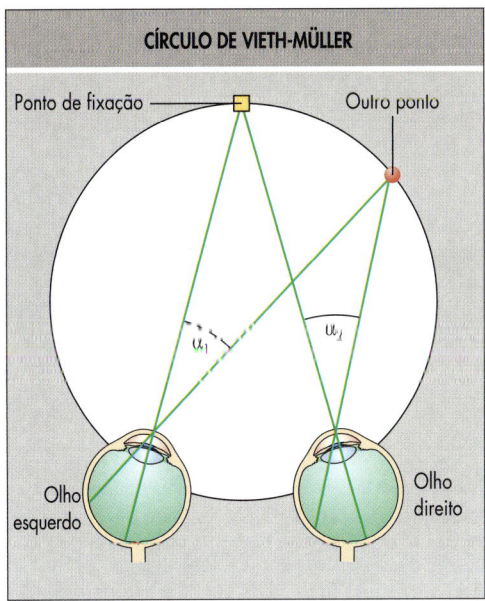

Figura 11.5.2 Círculo de Vieth-Müller. Se os olhos forem considerados esféricos com centros rotacionais nos pontos nodais, todos os pontos no espaço com disparidade zero caem nesse círculo. Ângulo a_1 = ângulo a_2; por isso, distâncias retinianas iguais mapeiam em ângulos iguais no espaço nesse sistema idealizado.

devido à rivalidade retiniana. A estereopsia é a percepção de profundidade estimulada por objetos em que há disparidade horizontal, com um objeto geralmente localizado na frente ou atrás do ponto de fixação. A disparidade horizontal sozinha é suficiente para estimular a percepção estereóptica. Os contornos visuais não são necessários, e a disparidade pode ser estimulada por pontos aleatórios.[5-7] A *estereoacuidade* – o limiar de disparidade no qual uma diferença de profundidade pode ser apreciada – é mais bem-percebida na fóvea e depende da acuidade visual em cada olho. A estereoacuidade dissipa-se rapidamente no campo visual periférico e com o aumento da distância do objeto,[8] sendo proporcional à distância interpupilar. Em condições ideais, a estereoacuidade da fóvea humana é de 10 segundos de arco.[9,10]

TESTES CLÍNICOS

O médico deve determinar o *status* sensorial de cada paciente, especificamente se este é binocular e, se assim for, se tem correspondência retiniana normal (CRN) ou CRA e supressão (ver Capítulo 11.4). Pacientes binoculares com tropias constantes mensuráveis nos testes de cobertura podem exibir CRN com diplopia e confusão visual, CRA e supressão, ou síndrome de monofixação (SMF), que possui características de CRN e de CRA, mas está mais próxima da primeira.

Em geral, pacientes assintomáticos com tropias horizontais superiores a 8Δ ou verticais superiores a 4Δ têm CRA e supressão, embora essas entidades possam ser difíceis de demonstrar. Pacientes binoculares assintomáticos com tropias menores, ou uma tropia menor com foria superposta, costumam apresentar SMF.

Muitos testes sensoriais estão disponíveis para o médico, mas o acesso e a compreensão de apenas alguns possibilita a avaliação do *status* sensorial do paciente. É importante realizar verificação sensorial no início do exame; a oclusão monocular prolongada para avaliar acuidade visual pode dissociar os olhos e confundir na determinação do *status* sensorial natural do paciente.

Testando a binocularidade (percepção simultânea)

Muitos testes requerem ferramentas simples para demonstrar a presença de binocularidade. Ao colocar uma lente vermelha diante de um olho e apresentar uma luz branca, detecta-se a percepção de duas luzes, uma vermelha e uma branca, em pacientes com CRN e diplopia. Os prismas podem ser usados para projetar uma luz além dos limites de um escotoma de supressão em pacientes com CRA e supressão ou CRN com SMF. *Slides* de projeção Polaroid™, quando visualizados através de lentes polarizadas, apresentam a metade de uma linha de optótipo para cada olho; pacientes binoculares visualizam toda a linha, enquanto pacientes monoculares veem apenas a metade percebida pelo olho com fixação foveolar. Em relação aos prismas, a hipercorreção de um paciente com estrabismo faz surgir sintomas diplópicos, que provam a existência da visão binocular.

O teste de quatro pontos de Worth é uma série de quatro pontos luminosos redondos geralmente apresentados com o ponto vermelho superior a dois pontos verdes laterais, que estão acima de um ponto branco. Para o exame à distância, é utilizado um alvo fixo na parede (Figura 11.5.3) e, para a avaliação para perto, utiliza-se um bastão portátil, podendo assim realizar o teste em distâncias próximas variáveis (Figura 11.5.4). O diâmetro da série de alvos representa 1,25° a 6 m e 6° a 33 cm.

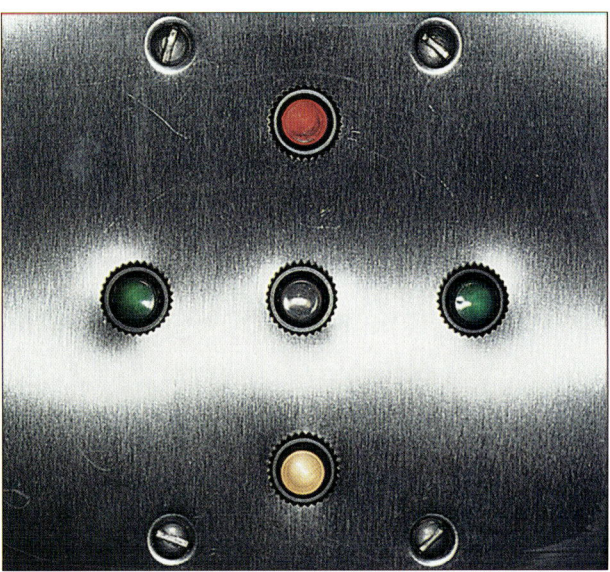

Figura 11.5.3 Teste de quatro pontos de Worth para longe. O teste é fixo na parede, tradicionalmente com o ponto vermelho colocado no topo.

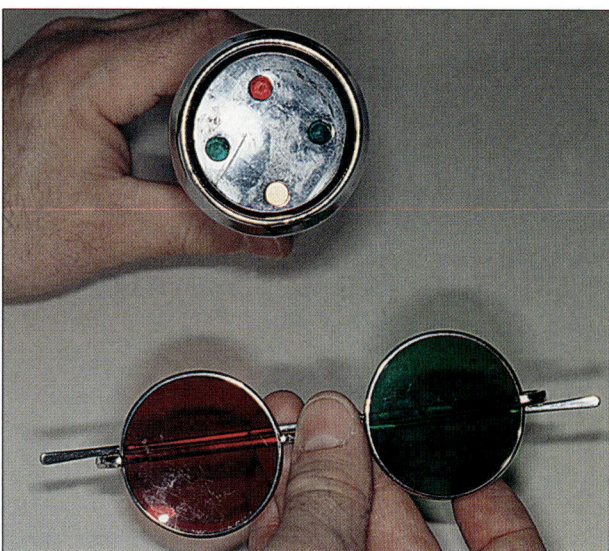

Figura 11.5.4 Teste de quatro pontos de Worth para perto e vidros vermelho e verde (anaglifos). O alvo próximo é trazido para a face a fim de fazer surgir uma resposta binocular em pacientes com estrabismo e grandes escotomas.

Os alvos são visualizados através de óculos com lente vermelha em um olho e lente verde no outro (anaglifos), e o paciente descreve a percepção ao examinador ou, simplesmente, conta as luzes visualizadas. Pacientes binoculares percebem as luzes vermelha e verde simultaneamente, mas o bastão para o teste de perto deve ser mantido muito próximo do paciente que apresenta grande estrabismo para projetar o alvo além dos limites de um escotoma de supressão (Figura 11.5.5). Pacientes não binoculares enxergam duas luzes vermelhas ou três verdes em todas as distâncias de teste (Figura 11.5.6).

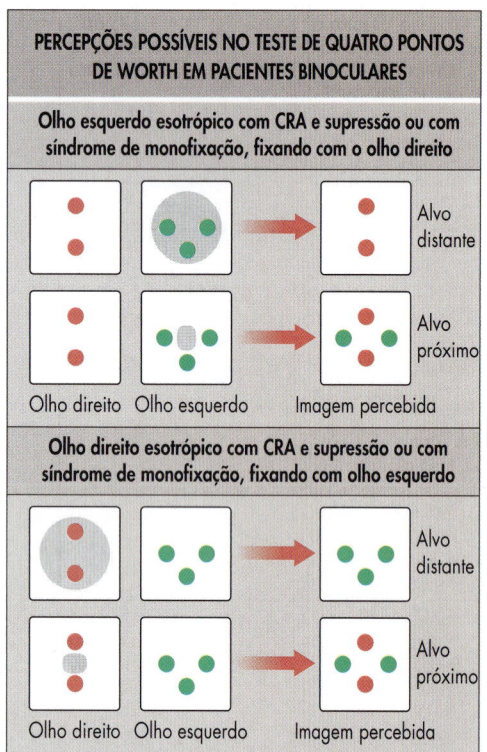

Figura 11.5.5 Percepções possíveis do teste de quatro pontos de Worth em pacientes binoculares. Observe as respostas similares em pacientes com esotropia e correspondência retiniana anômala (CRA), em pacientes com supressão e naqueles com síndrome de monofixação quando testados à distância. Pacientes com exotropia, CRA e supressão dão as mesmas respostas, mas o escotoma de supressão é maior e tem formato um pouco diferente (ver Figura 11.4.2). A lente vermelha está no olho direito, e a verde, no olho esquerdo.

As lentes de Bagolini são planas e finamente estriadas e dão aparência de uma listra reta perpendicular à direção determinada pelo posicionamento da lente quando uma fonte de luz é apontada. As lentes são colocadas em orientação ortogonal (tradicionalmente a 135° no olho direito e a 45° no olho esquerdo; Figura 11.5.7) em uma armação de prova, e o paciente olha para uma luz fixando à distância. Pacientes binoculares percebem a figura de um "X" ou, se houver escotoma de supressão, uma linha completa e os elementos periféricos da segunda linha. Pacientes não binoculares enxergam somente uma linha inteira.

Os haploscópios – por exemplo, o amblioscópio de grande porte – são capazes de apresentar imagens ligeiramente diferentes, mas que podem ser fundidas, para cada olho; se partes de cada imagem forem percebidas, o paciente será binocular. É possível deslocar os tubos de visualização para o ângulo do estrabismo (se este estiver presente) ou mantê-los em posição reta e utilizar alvos suficientemente grandes para se projetarem além do escotoma de supressão.

Testes de correspondência retiniana

Muitos dos testes mencionados anteriormente podem ser usados em pacientes binoculares para diagnosticar CRA e supressão, CRN bifoveal ou SMF a determinada distância e em determinado momento. Uma vez que a CRA existe somente em condições binoculares, alguns testes podem produzir uma resposta de CRA em certo momento, enquanto outros testes produzem uma resposta de CRN, dependendo da iluminação na sala e do

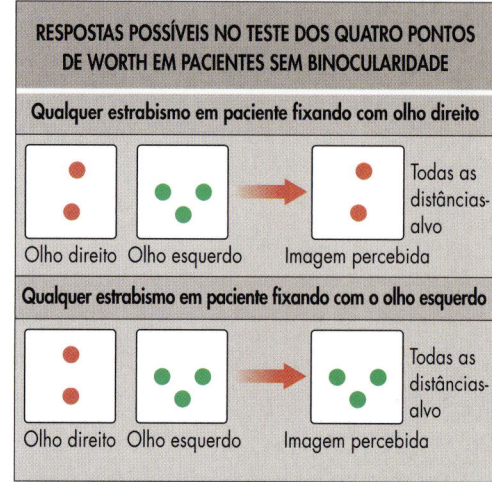

Figura 11.5.6 Respostas possíveis no teste de quatro pontos de Worth em pacientes sem visão binocular. A lente vermelha está sobre o olho direito, e a lente verde, sobre o olho esquerdo.

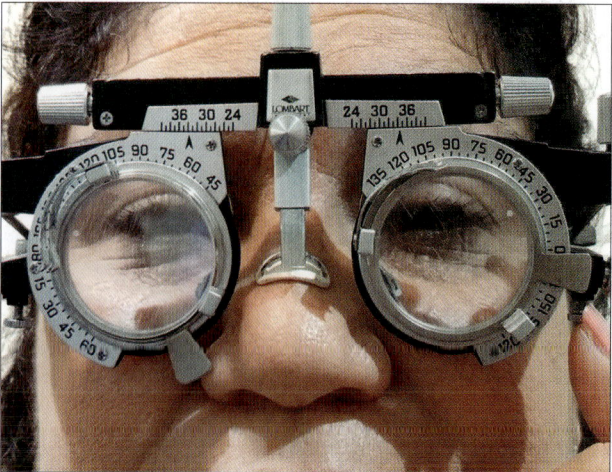

Figura 11.5.7 Lentes de Bagolini em uma armação de prova. Estrias colocadas a 75° do olho direito e 135° do olho esquerdo.

tempo em que a CRA está presente. Testes que confundem visão binocular corrigível e que reproduzem de maneira insatisfatória as condições de visão binocular real demonstram CRA mais tarde, comparados com os testes que simulam as condições de visão binocular típica. Os testes de correspondência retiniana mais comumente usados na prática clínica estão relacionados, por profundidade de correspondência anormal, no Boxe 11.5.1.

O teste pós-imagem é o mais distante da visão binocular comum e o mais dissociativo de todos os testes de correspondência retiniana em geral realizados; sendo assim, uma resposta de CRA nesse teste identifica essa correspondência de maneira bem estabelecida. Uma pós-imagem (positiva em iluminação fraca, negativa em iluminação intensa) é impressa em cada retina, separadamente, com um *flash* fotográfico. O olho contralateral é coberto durante o *flash*. Em geral, um *flash* vertical é apresentado a um olho e um *flash* horizontal ao outro. A fóvea é protegida por uma cobertura central com um alvo de fixação sendo, portanto, o centro de uma linha de pós-imagem. Uma resposta de CRN produz um padrão em cruz (Figura 11.5.8), porque a fóvea de cada olho retém o valor direcional com a cabeça alinhada para a frente. Uma localização heterônima cruzada ocorre em pacientes com CRA e esotropia, pois o valor direcional com a fixação com a cabeça reta em frente fica na retina nasal do olho estrábico; a fóvea, assim, tem valor direcional temporal.[11] Em pacientes com CRA e exotropia, a percepção de pós-imagem é em uma localização homônima não cruzada.

Em pacientes com CRA, supressão e SMF, o teste de quatro pontos de Worth demonstra supressão de um olho quando testado para longe e fusão das luzes no teste de perto (ver Figura 11.5.5). Esse teste, portanto, não pode ser usado para diferenciar facilmente CRA de CRN.[12]

Médicos com acesso a um amblioscópio de grande porte (sinoptóforo) podem definir os tubos no ângulo objetivo do estrabismo; se os alvos são superpostos, a CRN existe. A diplopia cruzada ocorre em pacientes com CRA e esotropia e diplopia não cruzada em pacientes com CRA e exotropia. Um "ângulo de anomalia" é definido quando o paciente move os tubos até que os alvos fiquem superpostos; esse ângulo subjetivo se iguala ao ângulo objetivo na CRA harmônica e é menor ou maior que o objetivo na CRA não harmônica.

O teste das lentes de Bagolini simula mais de perto a visualização cotidiana e é o menos dissociado de todos os testes de correspondência retiniana.[13] A fixação central (da fóvea) deve ser assumida, e o alinhamento dos olhos, conhecido. Os possíveis resultados são mostrados na Figura 11.5.9.

Testes de estereopsia

Os testes de estereopsia são clinicamente úteis e fornecem visualizações levemente diferentes do mesmo alvo para cada olho. Uma visualização única é criada ou pelos filtros Polaroid (p. ex., Titmus, Lea symbols Butterfly Stereo Acuity, Wirt, Randot) ou pelos vidros vermelho e verde (anaglifos) (p. ex., teste TNO®).

O estereoteste de Titmus (Figura 11.5.10), quando executado a uma distância de 40 cm, fornece disparidade na faixa de 3.000 segundos de arco (as asas voam superiormente ao fundo) a 40 segundos de arco (nono círculo). Crianças mais novas podem responder à ilusão de profundidade dos três conjuntos com cinco animais, um dos quais parece flutuar superiormente ao fundo (400, 200, 100 segundos de arco). O estereoteste TNO® (Figura 11.5.11) usa estereogramas de pontos aleatórios visualizados por meio de vidros vermelho e verde (anaglifos)

PERCEPÇÕES POSSÍVEIS DA LENTE DE BAGOLINI

Teste

Lente do olho direito a 135 armação de prova, lente do olho esquerdo a 45. Fixar para longe em ambiente semiescurecido.

Teste sensorial mais próximo à visão normal, primeiro a demonstrar estrabismo com correspondência retiniana anômala (CRA), primeiro a reverter a correspondência retiniana normal (CRN) quando os olhos estiverem alinhados.

Resultados

Teste		
Teste cover–uncover irrelevante	Sem binocularidade, olho direito fixando	Sem binocularidade, olho esquerdo fixando
Sem alteração no teste cover–uncover (sem tropia)	CRN bifoveal	Síndrome de monofixação, olho esquerdo fixando
Alteração no teste cover–uncover (tropia)	Monofixação CRN ≤ 8Δ, olho esquerdo fixando CRA > 8Δ, olho esquerdo fixando esotropia	
	> 8Δ, olho esquerdo fixando exotropia	
	CRN > 8Δ, diplopia esotrópica	CRN, diplopia exotrópica

Figura 11.5.9 Percepções possíveis com a lente de Bagolini, fixação central.

PERCEPÇÕES DE TESTES PÓS-IMAGEM, FIXAÇÃO CENTRAL

Teste

Flash horizontal diante do olho fixador, *flash* vertical diante do olho não fixador. Colocar o *flash* em um olho de cada vez. Uma vez colocado o *flash* nos dois olhos, pedir ao paciente que feche os olhos; a pós-imagem positiva é visualizada. Quando os olhos se abrem, nota-se a pós-imagem negativa.

Resultados

Correspondência retiniana normal	Correspondência retiniana anômala (assume estrabismo direito, *flash* vertical diante do olho direito)
	Esotropia — Exotropia

Figura 11.5.8 Percepções do teste pós-imagem, fixação central. São mostrados aqueles possíveis em pacientes com fixação central e visão binocular.

BOXE 11.5.1 Testes de correspondência retiniana (relacionados do mais sensível ao menos sensível).

Lentes estriadas de Bagolini
Sinoptóforo (amblioscópio de grande porte)
Teste de quatro pontos de Worth
Teste de pós-imagem

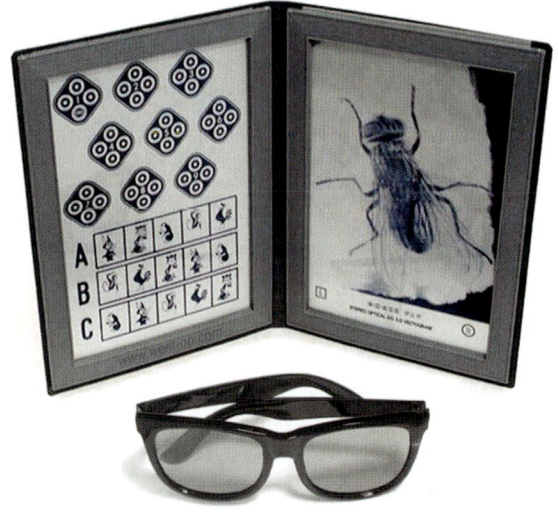

Figura 11.5.10 Estereoteste de Titmus com óculos com lentes polaroide.

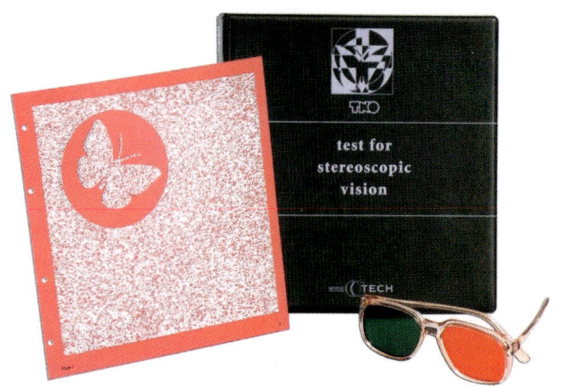

Figura 11.5.11 Estereoteste TNO® com óculos com lentes vermelho e verde (vidros anaglifos).

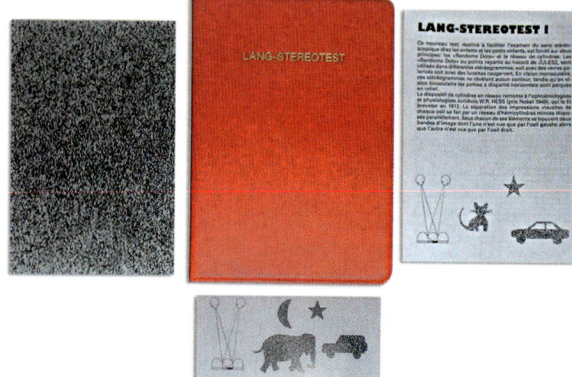

Figura 11.5.12 Estereoteste de Lang.

e contém disparidades na faixa de 480 a 15 segundos de arco. Crianças que rejeitam vidros polaroide ou vermelho e verde podem ser testadas usando o teste de Lang[14] (Figura 11.5.12), no qual estereogramas de pontos aleatórios são apresentados por meio de uma grade cilíndrica que se sobrepõe ao alvo ou estereoteste de Frisby (Figura 11.5.13), o qual consiste em três placas que possibilitam medição de estereoacuidade na faixa de 600 a 20 segundos de arco.

Teste para síndrome de monofixação

A característica dessa síndrome (ver Capítulo 11.4) é um escotoma pequeno e redondo ao redor da fóvea de um olho mediante condições de visão binocular. Com o paciente fixando um alvo distante, um prisma de 4Δ, de base temporal, é introduzido na frente de um olho. Se esse prisma for colocado na frente do olho fixador, ambos os olhos se movem rapidamente para a nova posição do alvo na direção do ápice do prisma. Segue-se um movimento de vergência fusional mais lento e no sentido oposto no olho fixador. Entretanto, quando o prisma é mantido diante do olho não fixador, não ocorre esse movimento, pois a imagem deslocada cai no interior do escotoma e, portanto, não é percebida.[15] O teste deve ser realizado posicionando-se o prisma diante de cada um dos olhos. É possível que alguns pacientes troquem a fixação quando o prisma for apresentado; nesse caso, não será observado movimento sacádico.

Em resumo, o médico, na sua prática diária, pode estabelecer a condição sensorial da maioria dos pacientes usando dois testes diretos e facilmente disponíveis: o teste de quatro pontos de Worth e o estereoteste de Titmus. A Tabela 11.5.1 mostra um resumo de interpretação de verificação sensorial aplicando esses dispositivos em geral disponíveis.

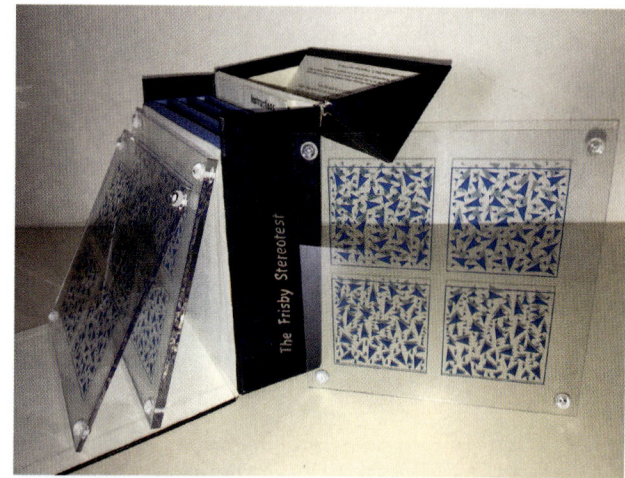

Figura 11.5.13 Estereoteste de Frisby.

TABELA 11.5.1 Sinopse dos testes para avaliação sensorial em estrabismo.

Teste	CRN – bifoveal	Síndrome de monofixação	Correspondência retiniana anômala	Diplopia	Sem binocularidade
Quatro pontos de Worth, distância (6 m)	4 pontos	2 ou 3 pontos	2 ou 3 pontos	5 pontos	2 ou 3 pontos
Quatro pontos de Worth, próximo (40 cm)	4 pontos	4 pontos	4 pontos	5 pontos	2 ou 3 pontos
Estéreo	Nenhum até 14 s de arco	Nenhum até 67 s de arco	Nenhum	Nenhum	Nenhum

O teste de quatro pontos de Worth e o estereoteste podem ser usados para definir o *status* sensorial de um paciente. A identificação de quatro luzes no teste de Worth a qualquer distância significa visão binocular. A identificação de quatro luzes distantes demanda correspondência retiniana normal (CRN) e bifovealidade, assim como o reconhecimento de menos de 100 s de estereoacuidade do arco. Qualquer nível de apreciação estereóptica significa CRN naquele momento e naquela distância de verificação.

BIBLIOGRAFIA

Abrams MS, Duncan CL, McMurtrey R. Development of motor fusion in patients with a history of strabismic amblyopia who are treated part-time with Bangerter foils. J AAPOS 2011;15:127–30.

Amigo G. A vertical horopter. Opt Acta (Lond) 1974;21:277–92.

Bagolini B. Anomalous correspondence: definition and diagnostic methods. Doc Ophthalmol 1967;23:638–51.

Bielschowsky A. Application of the after image test in the investigation of squint. Am J Ophthalmol 1937;20:408–13.

Fray KJ. Functional benefits of sensory and motor evaluation before strabismus surgery. Review. Am Orthopt J 2010;60:33–42.

Julesz B. Binocular depth perception of computer-generated patterns. Bell Syst Technol J 1967;46:1203–21.

Kassem RR, Elhilali HM. Factors affecting sensory functions after successful postoperative ocular alignment of acquired esotropia. J AAPOS 2006;10:112–16.

Morrison D, McSwain W, Donahue S. Comparison of sensory outcomes in patients with monofixation versus bifoveal fusion after surgery for intermittent exotropia. J AAPOS 2010;14:47–51.

Schor LE, Tyler CW. Spatio-temporal properties of Panum's fusional area. Vision Res 1981;21:683–92.

Wang J, Hatt SR, O'Connor AR, et al. Final version of the Distance Randot Stereotest: normative data, reliability, and validity. J AAPOS 2010;14:142–6.

As referências completas estão disponíveis no **GEN-io**.

Esotropia

Michael Kinori e Shira L. Robbins

PARTE 11 ESTRABISMO PEDIÁTRICO E ADULTO
SEÇÃO 3 Manifestações Oculares

11.6

Definição de esotropia infantil: Desvio dos eixos visuais para dentro, com início antes dos 6 meses de vida.

Características principais de esotropia infantil
- Esotropia tipicamente superior a 30Δ antes dos 6 meses de vida
- Fixação cruzada
- Pouca ou nenhuma visão binocular
- Erro de refração normal para a idade (entre +0,50 e +3,00)
- Inicialmente, desvio semelhante ao fixar para longe e para perto.

Características associadas (aparecem com frequência após o primeiro ano de vida)
- Hiperfunção do músculo oblíquo inferior
- Desvio vertical dissociado
- Nistagmo de mau desenvolvimento da fusão (conhecido anteriormente como *nistagmo latente*)
- Ambliopia em cerca de um terço dos pacientes.

Definição de esotropia acomodativa: Desvio dos eixos visuais para dentro causado pelos esforços de focalização dos olhos quando tentam enxergar nitidamente. Tipicamente, os pacientes apresentam hipermetropia e/ou razão convergência acomodativa/acomodação (CA/A) elevada.

Características principais de esotropia acomodativa
- Inicialmente com esotropia intermitente adquirida
- Esotropia maior ao fixar para perto do que para longe
- Em geral, idade de início entre 18 meses e 3 anos.

Característica associada
- Tipicamente hipermetrópicos, mas pacientes com alta razão CA/A podem apresentar qualquer distúrbio de refração.

Definição da síndrome de Duane: Interação congênita incorreta dos músculos reto medial e/ou reto lateral.

Características principais da síndrome de Duane
- Retração do(s) olho(s) afetado(s) na tentativa de adução
- Limitação de abdução, adução ou de ambas
- Posição anômala da cabeça (torcicolo)
- Presente desde o nascimento, porém descoberto com mais frequência no início da infância.

Características associadas da síndrome de Duane
- Elevação (*upshoot*) ou depressão (*downshoot*) anômala do olho na tentativa de adução
- Esotropia (ou exotropia em alguns pacientes), raramente maior que 30Δ.

INTRODUÇÃO

As esotropias representam o tipo mais comum de estrabismo e incluem as formas: infantil, acomodativa, cíclica e não acomodativa. Elas são também observadas com mais frequência em crianças com prejuízo neurológico ou déficit visual (esotropia sensorial) e em alguns pacientes com síndrome de Duane e sequência de Moebius, paralisia do sexto nervo craniano e de estrabismo associado a doença na tireoide.

ESOTROPIA INFANTIL

Introdução

A esotropia infantil foi anteriormente denominada "*esotropia congênita*"; este, no entanto, é um termo equivocado porque, em poucos casos, se houver, a esotropia está presente no nascimento.[1] A esotropia infantil é definida como aquela que se manifesta antes dos 6 meses de vida (Figura 11.6.1). Muitos bebês normais terão esotropia ou exotropia intermitentes nas primeiras semanas de vida, as quais estão relacionadas ao desenvolvimento e desaparecem entre os 2 e 4 meses. Estudos prospectivos determinaram que essa é a idade na qual a esotropia infantil é observada pela primeira vez. Entre bebês mais novos, não se pode prever quem desenvolverá esotropia infantil por volta dos 2 aos 4 meses.[1]

Epidemiologia e patogênese

A incidência da esotropia infantil é de aproximadamente 1% na maioria dos estudos e pode ser mais comum em crianças com transtornos neurológicos.[2] A distribuição racial e por gênero é igual. A concordância em um estudo foi de 81% em gêmeos monozigotos e de 9% em gêmeos dizigotos.[3] É comum se observar algum tipo de estrabismo em outros membros da família do paciente.

Manifestações oculares

A ambliopia ocorre em 25 a 40% de pacientes, mas a maioria apresenta "fixação cruzada", isto é, usa o olho direito para fixar objetos à esquerda do paciente, e vice-versa (Figura 11.6.2).[4] A criança sem ambliopia troca a fixação na linha média quando

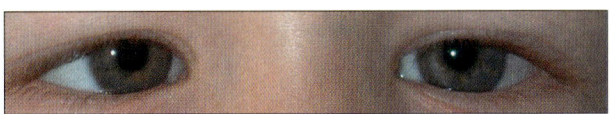

Figura 11.6.1 Esotropia infantil. A criança está fixando com o olho esquerdo; nota-se a descentralização temporal do reflexo luminoso na córnea do olho direito.

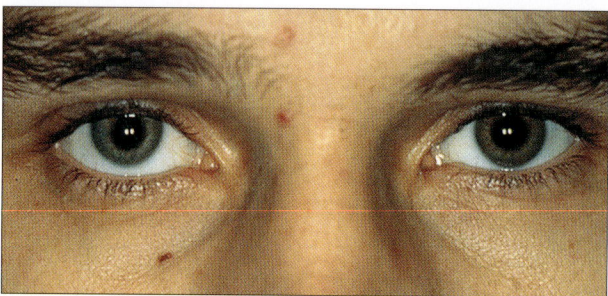

Figura 11.6.2 Esotropia congênita e fixação cruzada. A criança usa o olho direito para visualizar à esquerda, e vice-versa. Observe que ela usa o olho esquerdo para fixar do outro lado do nariz e enxergar objetos no seu lado direito.

um objeto é trazido de um lado a outro e não mantém a fixação ou gira a cabeça progressivamente. Esse fenômeno pode levar o examinador a acreditar na existência de um déficit de abdução verdadeiro e buscar um exame detalhado desnecessário para paralisia do sexto nervo craniano. Na maioria dos casos, porém, quando um olho é coberto, a abdução total do que está descoberto pode elucidar.[5] A manobra de "cabeça de boneca" ajuda a demonstrar a possibilidade real de abdução. De modo geral, o desvio é maior que 30Δ e comitante, com medidas similares em todas as posições do olhar, assim como para longe e perto.

O envolvimento do músculo oblíquo inferior é notado em até 75% dos pacientes, com início mais frequentemente durante o segundo ano de vida e podendo ser unilateral ou bilateral (Figura 11.6.3).[6] A correção cirúrgica precoce da esotropia não evita o desenvolvimento de disfunção do oblíquo inferior mais tarde. Isso deverá ser diferenciado do desvio vertical dissociado (DVD), que também ocorre em cerca de 75% desses pacientes e tem padrões semelhantes de manifestação inicial[7] (Figura 11.6.4). O DVD pode ser manifesto ou latente, pode ser muito assimétrico e estar presente como qualquer combinação de elevação lenta, abdução e extorção (ou excicloducão) (Boxe 11.6.1). Menos comum, a abdução dissociada é mais perceptível que a elevação e, nesse caso, denominada *desvio horizontal dissociado* (DHD). É possível ver um desvio torcional dissociado (DTD) como alguns movimentos de nistagmo. Embora a causa seja desconhecida, o DVD pode representar um padrão primitivo de movimento ocular revelado pela deficiência na fusão.

O nistagmo relacionado ao mau desenvolvimento da fusão (FMN, do inglês *fusion maldevelopment nystagmus*), anteriormente conhecido como *nistagmo latente*, tem fase rápida em direção ao olho não ocluído e é observado em cerca de 50% dos pacientes.

O movimento persecutório monocular assimétrico é uma característica da esotropia infantil, observado pelo nistagmo optocinético (NOC). O movimento temporal-paranasal é mais comum; pacientes com esotropia infantil poucas vezes demonstram o NOC nasoparatemporal, independentemente do grau de estereopsia ou do momento da cirurgia.[8]

Muitas crianças pequenas enviadas aos oftalmologistas pelos pediatras em razão de esotropia apresentam pseudoesotropia, uma ilusão causada por uma ponte nasal ampla e plana, dobras amplas de epicanto e a habilidade de convergir para distâncias muito curtas (Figura 11.6.5A).[9] Na população asiática, em que uma ponte nasal plana e dobras epicantais amplas são as características mais comuns, a pseudoesotropia é mais provável. Um estudo recente descobriu que o valor preditivo positivo de encaminhamento por causa de esotropia infantil em crianças descendentes de chineses foi de apenas 5,9% (em oposição a 36% em crianças não chinesas).[10]

Figura 11.6.4 Desvio vertical dissociado no olho direito. O olho direito do paciente desvia para cima com dissociação. Quando o paciente fixa com o olho direito, não se observa desvio para baixo no olho esquerdo. (Reproduzida, com autorização, de Cheng KP, Biglan AW, Hiles DA. Pediatric ophthalmology. Em: Zitelli BJ, Davis HW, eds. Atlas of Pediatric Physical Diagnosis. 2nd ed. New York: Gower Medical Publishing: 1992. p. 19.1.)

BOXE 11.6.1 Desvio vertical dissociado, comparado com hiperfunção do oblíquo inferior.

Desvio vertical dissociado	Hiperfunção do oblíquo inferior
Presente em todas as posições do olhar	Presente apenas na adução
Não obedece à lei de Hering	Obedece à lei de Hering
Mostra elevação flutuante, abdução, movimento de extorção (ou excicloducão)	Movimento de elevação rápida e abdução
Não associado à anisotropia em A ou V	Frequentemente associada à anisotropia em V

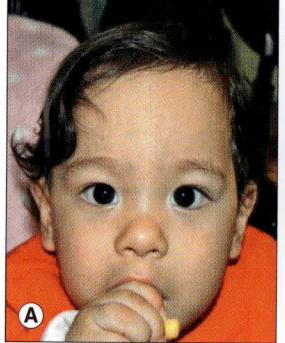 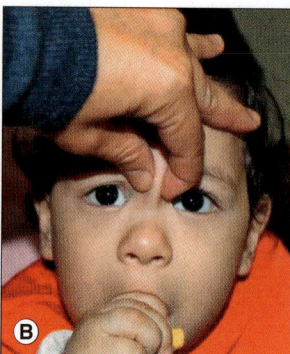

Figura 11.6.5 Pseudoesotropia. A. Ponte nasal larga e plana com dobras proeminentes do epicanto que revestem a esclera do lado nasal e dão a impressão de esotropia. Entretanto, os reflexos luminosos da córnea estão centrados em cada olho. **B.** O paciente não aparenta ter olhos cruzados com a eliminação das dobras proeminentes do epicanto.

Diagnóstico

A realização do teste de cobertura (*cover test*) para medir o ângulo de estrabismo pode ser difícil em crianças muito novas. Os testes do reflexo da luz na córnea (Hirschberg e Krimsky) são mais fáceis de serem executados em bebês. Uma variação do teste do reflexo da luz no qual o desvio é neutralizado por prismas mantidos de ápice a ápice diante de ambos os olhos pode ser necessária se o ângulo do estrabismo for muito grande. O desvio tende a ser constante, mas pode variar; é possível que a resolução espontânea ocorra se o desvio for pequeno (< 40Δ)

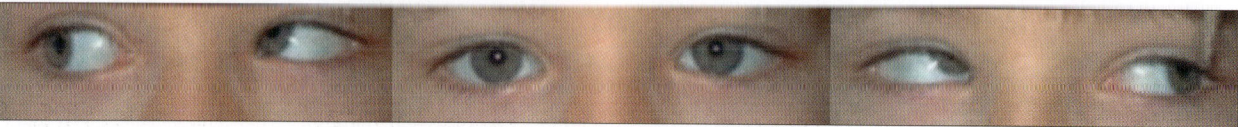

Figura 11.6.3 Elevação exagerada bilateral em adução. A paciente, embora tenha ortoforia no olhar primário, apresenta elevação exagerada em ambos os olhos em adução, causada por distúrbio dos músculos oblíquos inferiores.

ou intermitente.[11] Erros refrativos são tipicamente similares àqueles de crianças sem estrabismo na mesma faixa etária.

Em crianças mais velhas com esotropia infantil não corrigida ou corrigida cirurgicamente, é possível que o nistagmo latente (FMN) atrapalhe tentativas de avaliação da acuidade visual monocular e embace um olho com mais lentes. Por isso, usar um oclusor translúcido ou lentes filtrantes (vermelha e verde) pode fornecer a informação de maneira mais acurada nesses casos.

As observações do olhar lateral pelos não oftalmologistas podem ser particularmente enganosas no caso de um pseudoestrabismo, pois o olho aduzido é facilmente escondido sob a prega da pele. Os reflexos de Hirschberg são capazes de demonstrar o alinhamento aos genitores, assim como puxar a pele da ponte nasal para alterar temporariamente a aparência facial (Figura 11.6.5B).

Diagnóstico diferencial

O diagnóstico diferencial da esotropia infantil (Boxe 11.6.2) inclui as entidades que serão discutidas detalhadamente mais tarde. Na opinião de alguns investigadores, a síndrome de bloqueio do nistagmo (compensação) é responsável por uma parcela significativa da população jovem com esotropia de ângulo grande e início precoce.[12] Esses pacientes apresentam esotropia grande e nistagmo no período de pouca idade. O nistagmo tem amplitude mínima em adução e máxima em abdução.[13] Portanto, o paciente faz esforço contínuo para manter ambos os olhos em adução usando a convergência, e pode ser impossível neutralizar o esodesvio com prismas antepostos a um ou ambos os olhos. Isso é contrário ao quadro de nistagmo associado ao tipo comum de esotropia infantil (FMN), que se apresenta em graus iguais em todas as posições do olhar. Vários estudos demonstram que a síndrome de bloqueio de nistagmo afeta 10 a 12% de pacientes com esotropia infantil, mas muitos investigadores acreditam que isso seja bem menos comum. Paralisias do sexto nervo craniano precisam ser consideradas na forma transitória da doença no recém-nascido, que costuma se resolver espontaneamente em alguns dias ou semanas, assim como a forma mais comum adquirida depois da infecção pelo vírus ou após imunização.

Tratamento

Os objetivos teóricos do tratamento incluem:

- Acuidade visual excelente em cada olho
- Visão binocular única perfeita em todas as posições do olhar à distância e de perto
- Aparência estética normal.

Todas essas características são possíveis, exceto a visão binocular única perfeita (com raras exceções),[14] porque esses pacientes, mesmo com tratamento precoce, não enxergam com as duas fóveas simultaneamente. Entretanto, como será discutido mais tarde, a maioria obtém fusão periférica com a síndrome da monofixação e, em geral, alinhamento estável. Outros benefícios informados de alinhamento cirúrgico bem-sucedido incluem melhora nas habilidades motoras finas, aumento do campo visual binocular e até melhora da interação entre os genitores e a criança.

Tradicionalmente, a ambliopia é tratada antes da cirurgia por várias razões: (1) a adesão costuma ser melhor à medida que as famílias são mais motivadas a tratar quando elas podem visualizar o estrabismo; (2) é possível acompanhar o comportamento visual com mais facilidade (os olhos se movem para assumir a fixação quando há um estrabismo grande); (3) a ambliopia melhora mais rapidamente na criança mais nova; e (4) o tratamento pós-operatório de oclusão vai interferir no desenvolvimento da binocularidade em potencial. A ambliopia associada à esotropia infantil é passível de tratamento. Com a correção óptica apropriada e a terapia de oclusão (ou equivalente) ajustada durante os primeiros anos, a visão 20/20 pode ser obtida na maioria dos pacientes.[15] O impacto do tratamento de erros refracionais inferiores a +2,00 DE em geral é mínimo. Erros maiores são corrigidos, e o desvio é mensurado novamente porque a exotropia pós-operatória poderá ocorrer se a cirurgia for realizada em olhos com alta hipermetropia não corrigidos e que possuem um componente acomodativo esotrópico.

Quando a esotropia infantil não é tratada, os pacientes não exibem visão binocular de qualquer tipo ao chegarem à idade de cooperar para a avaliação de seu *status* sensorial visual. O objetivo primário do tratamento cirúrgico nesse estágio é alinhar os olhos o suficiente para estimular o desenvolvimento de alguma binocularidade, que, em geral, preenche os critérios para a síndrome da monofixação, como definido por Parks,[16] e, em geral, é um alinhamento estável.[17,18] Os trabalhos de Birch[19] e de Ing[20] revelaram que as janelas de tempo durante as quais se desenvolvem a estereopsia e a fusão são durante o primeiro e o segundo ano de vida, respectivamente. Esse período de função binocular favorece a correção cirúrgica precoce. Alguns estudos sugeriram que essa correção por volta de 1 ano de idade é mais eficiente que aquela realizada mais tarde.[21,22] Outros até propuseram correção cirúrgica muito precoce (entre os 2 e 4 meses de vida) para desenvolver binocularidade melhor.[14,23] Entretanto, essa prática tipicamente não é realizada porque a maioria dos pacientes não é encaminhada tão cedo a um especialista em estrabismo.

Os defensores da cirurgia após os 2 anos de idade estão preocupados com o desenvolvimento mais tardio da hiperfunção do músculo oblíquo inferior e do DVD, o que demanda procedimentos cirúrgicos separados, e com a dificuldade de avaliar acuidade em crianças que tenham alinhado os eixos visuais. Eles não estão convencidos dos benefícios da síndrome da monofixação (fusão periférica sem fusão central). Dadas as medidas reprodutíveis do estrabismo, a consciência e a colaboração dos genitores, a disponibilidade de anestesia pediátrica mais segura e a ausência de ambliopia, a maioria dos cirurgiões de estrabismo nos EUA opta por tentativas de obter o alinhamento horizontal durante o primeiro ano de vida do paciente.

A maioria dos oftalmologistas nos EUA escolherá retrocessos simétricos do músculo reto medial em ambos os olhos (possivelmente adicionando ressecção ou plicatura monocular ou binocular do músculo reto lateral para desvios significativamente grandes). Entretanto, costuma-se preferir a cirurgia monocular quando um olho tem baixa visão para evitar o risco de complicação cirúrgica no olho bom. A cirurgia monocular é, tipicamente, o retrocesso (ou recuo) do músculo reto medial e a ressecção ou a plicatura do músculo reto lateral do mesmo olho. Alguns cirurgiões preferem a incisão no limbo por causa da facilidade de acesso e exposição, bem como da habilidade de recuar a conjuntiva contraída e, assim, aumentar o efeito do retrocesso do músculo reto medial. Muitos preferem a incisão pelo fórnice, popularizada por Parks, pois ela evita a proximidade com a córnea e resulta em mobilidade rápida pelo paciente. Pode ocorrer também a melhora cosmética de maneira precoce. Alguns cirurgiões preferem realizar retrocessos com medidas a partir do limbo, em vez da inserção do músculo original, em razão da maior uniformidade. Um protocolo comum para tratamento cirúrgico é mostrado na Tabela 11.6.1. É possível ocorrer variação em certas populações de pacientes. Recentemente, Park

---

BOXE 11.6.2 Diagnóstico diferencial da esotropia infantil.

Esotropia acomodativa de início precoce
Síndrome de bloqueio do nistagmo
Sequência de Moebius
Síndrome de Duane
Paralisia congênita do sexto nervo craniano
Esotropia cíclica
Esotropia associada à perda de visão de um olho (esotropia sensorial)
Déficit neurológico
Estrabismo fixo e outras síndromes com fibrose

TABELA 11.6.1 Cirurgia para esotropia infantil.[34]

Desvio* (Δ)	Simétrica	Assimétrica (um olho)	
	Recesso reto medial, ambos os olhos (mm)	Ressecar reto lateral (mm)	Recesso reto medial (mm)
30	4,5	5,5	4,5
35	5,0	6,0	5,0
40	5,5	6,5	5,5
50	6,0	7,0	6,0
60	6,5	7,5	6,5
70	7,0	8,0	7,0

*Existem muitas tabelas de planejamento cirúrgico. Esta é em geral aplicada em todo o mundo.

e Oh descobriram que, em bebês prematuros com esotropia infantil, o índice de supercorreção foi maior do que nas crianças a termo, apesar de a extensão cirúrgica ter sido reduzida em 0,5 mm por músculo em pacientes prematuros.[24]

Uma nova abordagem para a esotropia infantil é o uso da toxina botulínica, originalmente popularizada por Scott.[25] Em estudo retrospectivo comparando essa substância com o retrocesso cirúrgico do músculo reto medial bilateral para esotropia em pacientes menores de 2 anos de idade, não houve diferença significativa em termos de alinhamento e estereopsia entre os grupos.[26] Defensores dessa toxina argumentam que o tempo reduzido de anestesia fornece vantagem diferencial. Muitos pacientes, porém, demandam mais de uma simples injeção e, pelo risco anestésico ocorrer principalmente durante a indução e a recuperação, essa vantagem pode desaparecer. Efeitos colaterais em potencial da toxina (tais como blefaroptose e a indução de estrabismo vertical) devem ser considerados, pois esses pacientes pequenos estão na faixa de idade ambliogênica.[27]

Pacientes com DVD não costumam apresentar binocularidade quando há DVD. O tratamento de DVD, em geral, é cirúrgico. A cirurgia pode ser simétrica ou assimétrica e envolver retrocessos significativos dos músculos retos superiores ou dos músculos oblíquos inferiores na presença de uma hiperfunção. Em casos leves, alguns recomendam miotomia em "z".[28] A anteriorização da inserção do músculo oblíquo na margem do músculo reto inferior enfraquece substancialmente o músculo e pode ser um tratamento simultâneo e efetivo para o DVD. A diferenciação entre DVD e hiperfunção do músculo oblíquo inferior é necessária, porque o enfraquecimento de um músculo oblíquo inferior em funcionamento normal pode causar limitação de elevação em adução, postura de compensação (torcicolo) e todos os sinais e os sintomas de paralisia muscular ciclovertical.

Evolução e desfecho

Crianças submetidas à cirurgia para esotropia infantil demandam seguimento em longo prazo por causa do possível desenvolvimento de DVD, hiperfunção do músculo oblíquo inferior, nistagmo (FMN) e ambliopia. Um resultado excelente é o alinhamento com desvio menor que 8Δ de ortoforia. A esotropia residual superior a 10Δ de aparecimento entre 4 e 6 semanas após a cirurgia inicial pode responder a medidas antiacomodativas se o paciente tiver alta hipermetropia, sendo provavelmente necessário repetir o procedimento de reforço. Isso pode consistir tanto em cirurgia de reforço do músculo reto lateral bilateral para aqueles que inicialmente foram submetidos a retrocesso bilateral do músculo reto medial quanto em cirurgia de retrocesso/ressecção ou plicatura no olho não operado para aqueles submetidos ao procedimento unilateral. A correção cirúrgica para DVD ou hiperfunção do músculo oblíquo inferior pode ser indicada também. Por isso, não é incomum que um paciente com esotropia infantil seja submetido a dois ou três procedimentos cirúrgicos durante a infância. Uma parcela significativa de pacientes que alcança inicialmente o alinhamento desenvolve, mais tarde, a esotropia acomodativa e demanda tratamento com lentes (óculos).[29] A orientação pré-operatória dos genitores sobre esses cenários pós-operatórios comuns não pode ser exageradamente enfatizada. O movimento persecutório monocular assimétrico, NOC, persiste indefinidamente e pode ser um marcador perpétuo da esotropia infantil.

ESOTROPIA ACOMODATIVA

Introdução

A esotropia acomodativa é o esodesvio mais comum em crianças e se caracteriza por dois mecanismos simultâneos que ocorrem no mesmo indivíduo: o primeiro deles é a alta hipermetropia, em média de +4,50 DE; o segundo, uma tendência para esodesvio maior ao fixar para perto. Esse mecanismo é chamado *razão CA/A elevada* e será discutido com mais detalhes adiante.

Epidemiologia e patogênese

A esotropia acomodativa é caracterizada por esotropia intermitente que aparece aos 2 a 3 anos de idade; entretanto, o início mais cedo não é raro. Em geral, os genitores notam o problema ao final do dia ou quando a criança está muito cansada, doente ou sonhando acordada (especialmente a distâncias próximas de fixação, por exemplo, através da mesa de jantar). No início, a criança pode sofrer astenopia, pois as amplitudes de divergência fusional vão se esgotando e podem esfregar ou desviar os olhos; é possível que a criança maior se queixe de dores de cabeça ou diplopia e feche um dos olhos. À medida que a esotropia se torna mais frequente, a correspondência retiniana anômala e a supressão, quando persistentes, aliviam os sintomas de astenopia possivelmente à custa de amplitudes de divergência fusional. Algumas crianças mantêm esotropia intermitente por longos períodos, enquanto em outras o quadro deteriora rapidamente para esotropia constante, sobretudo na fixação de perto, levando ao risco de desenvolvimento da ambliopia por estrabismo.

Manifestações oculares

Os pacientes com alta hipermetropia precisam fazer um grande esforço acomodativo a fim de enxergar nitidamente para longe e um esforço ainda maior para uma visão próxima clara. Eles podem "escolher" visão turva e olhos retos para manter confortavelmente a visão binocular única (mas com risco de desenvolver ambliopia anisometrópica e bilateral, se houver alta hipermetropia). Como alternativa, eles podem "escolher" visão clara com risco de astenopia e esotropia. Esses pacientes com alta hipermetropia, mas que não desenvolvem esotropia e mantêm acuidade excelente, costumam apresentar razão CA/A baixa.

Pacientes com alta razão CA/A apresentam desvio maior na visão de perto por causa da resposta exagerada de convergência a uma demanda de acomodação. É possível calcular essa razão por dois métodos – o das *heteroforias* e o do *gradiente* –, como descrito no Boxe 11.6.3. Uma razão de até 6/1 é considerada normal. Um cálculo acurado da razão CA/A geralmente não é necessário na prática clínica, e alguns especialistas sugerem considerar a razão CA/A como um conceito, em vez de uma quantidade.[5] A regra principal é que, se a esotropia de perto é maior que a esotropia de longe em 10Δ ou mais, existe razão CA/A elevada. Pacientes com baixa hipermetropia ou miopia também podem ter alta razão CA/A e desenvolver esodesvio maior para perto.

Diagnóstico e exames complementares

O alinhamento ao olhar para longe e perto, assim como para cima e para baixo (buscando detectar anisotropias em A/V), fornecerá as informações mais valiosas para o examinador. Em pacientes com esotropia com padrão em V e desvio maior no olhar para baixo, é importante medir o desvio de perto em posição primária do olhar a fim de evitar confusão com pacientes que tenham padrão em V com esotropia.

BOXE 11.6.3 Cálculo da razão convergência acomodativa/acomodação.

Método das heteroforias

Determinar o desvio de longe e perto em dioptrias prismáticas e a distância interpupilar em centímetros.

$$CA/A = DIP \text{ (cm)} + \frac{\Delta_P - \Delta_L}{F}$$

em que:
$CA/A \equiv$ convergência acomodativa/acomodação
$DIP \equiv$ distância interpupilar
$\Delta_L \equiv$ desvio para longe ("+" para ET, "–" para XT)
$\Delta_P \equiv$ desvio para perto
$F \equiv$ distância de fixação de perto em dioptrias de acomodação (1/2 metro $\equiv$ 2 D, 1/3 metro $\equiv$ 3 D)

Exemplo
$DIP \equiv 60$ mm ou 6 cm
$\Delta_L \equiv ET\ 3\Delta$
$\Delta_P \equiv ET\ 30\Delta$
$F \equiv 1/3$ m $\equiv 3$ D

$$CA/A = 6 + \frac{30 - 3}{3} = 15 \text{ (elevada)}$$

Método do gradiente

Determinar o desvio do olho em dioptrias prismática em uma distância fixa com e sem correção óptica adicional (geralmente lentes de +3,00 D).

$$CA/A = \frac{\Delta_L - \Delta_P}{D}$$

$\Delta_L \equiv$ desvio ocular sem lentes adicionais ("+" para ET, "–" para XT)
$\Delta_P \equiv$ desvio ocular com lentes adicionais ("+" para ET, "–" para XT)
$D \equiv$ potência das lentes usadas

Exemplo
$\Delta_L \equiv ET\ 25\Delta$
$\Delta_P \equiv ET\ 16\Delta$
$D \equiv +3,00$

$$CA/A = \frac{25 - 16}{3} = 3 \text{ (normal)}$$

A outra informação crucial é a refração com cicloplégico para determinar o grau total de hipermetropia. Historicamente, a atropina tem sido considerada essencial para se obter o erro refracional máximo da hipermetropia; entretanto, seu uso demanda uma consulta de retorno (tipicamente após 2 a 3 dias da instilação de atropina), e seu efeito cicloplégico é prolongado e pode estar associado a efeitos colaterais sistêmicos. Atualmente, o agente cicloplégico padrão é o ciclopentolato, com ou sem tropicamida, que possibilita início curto e, na maioria dos pacientes, fornece resultados dentro de +0,50 DE de erro da refração obtida usando atropina. Crianças com íris escura podem ter esotropia residual por causa de hipermetropia residual não corrigida, e a refração com atropina deverá ser considerada para descobrir a hipermetropia total.

Se o esodesvio não puder ser encontrado nas tentativas iniciais, a oclusão de um olho por 45 min a 3 h pode ser feita, ou a cicloplegia poderá ser induzida, e o teste de cobertura (*cover test*), realizado usando um objeto de fixação adequadamente grande. Um esodesvio após cicloplegia fornece confirmação sólida das observações dos genitores e pode ser suficiente para justificar o início do tratamento.

Diagnóstico diferencial

Raramente, uma criança apresenta-se com diplopia súbita e esotropia concomitante – esotropia concomitante adquirida aguda (ECAA). Embora muitos casos não sejam neurológicos, a concomitância não descarta a possibilidade de um quadro neurológico subjacente, tal como tumores intracranianos, malformação de Chiari e hidrocefalia. Em um estudo recente de 48 crianças com ECAA, 6% tiveram doença intracraniana. A investigação por imagens pode ser justificada, especialmente no caso de desvio maior para longe do que para perto, idade superior a 6 anos na apresentação, ECAA recorrente ou outros sinais neurológicos.[30] Outras entidades são apresentadas no Boxe 11.6.2.

Tratamento, evolução e desfecho

O tratamento consiste em medidas antiacomodativas, principalmente a prescrição da maioria ou de toda a hipermetropia do paciente (proporcionando o foco para a criança, de modo que ela não precise de acomodação e, logo, estimule a convergência) (Figura 11.6.6). Os genitores devem ser alertados de que, uma vez prescritos os óculos, a criança poderá exibir esodesvios maiores e mais frequentes quando os óculos forem removidos.

O ajuste dos óculos em lactentes e crianças de 1 a 3 anos de idade que estejam começando a andar é desafiador por causa do peso da armação, da ponte nasal plana, da falta de cooperação e da face pequena; mesmo assim, é imperativo para o tratamento adequado. A criança é reavaliada após o uso da prescrição durante 1 mês em período integral. Se os esodesvios de longe e de perto estiverem reduzidos para dentro da faixa de monofixação ($\leq 8\Delta$ de esotropia) e a criança tiver heteroforia confortavelmente controlada, sem sinais ou sintomas de astenopia, o tratamento será considerado inicialmente bem-sucedido, e o paciente será reavaliado 3 a 6 meses depois, dependendo da idade. A avaliação de acuidade visual de longe e de perto, a avaliação do alinhamento para longe e para perto e os testes sensoriais serão monitorados. Refrações com cicloplegia são repetidas periodicamente. Se a esotropia de longe for maior que o limite superior, a refração cicloplégica será repetida. Se o desvio maior persistir apesar da prescrição total da hipermetropia, o paciente será candidato à cirurgia. Se o desvio de longe estiver controlado, mas houver

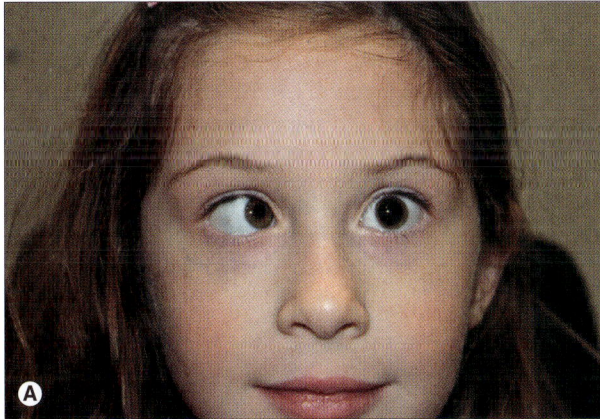

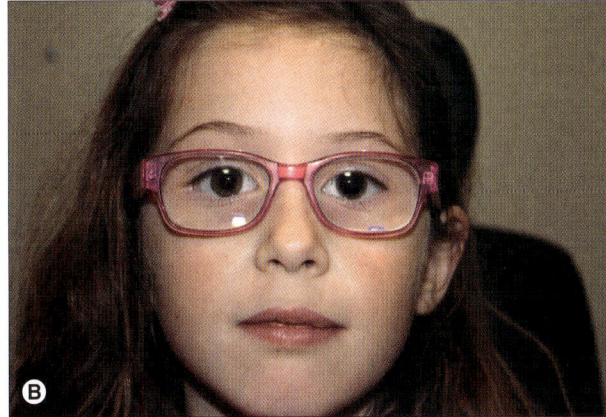

Figura 11.6.6 Esotropia acomodativa. A. Sem correção da hipermetropia, existe esotropia direita proeminente. **B.** Olhos retos com a correção total da hipermetropia. Paciente com o olho esquerdo dilatado pelo tratamento de penalização para ambliopia do olho esquerdo, que enxerga melhor.

esotropia maior que o limite superior na fixação de perto, ou se uma esoforia sintomática persistir na fixação de perto, o paciente poderá receber óculos bifocais.

A altura do segmento bifocal precisa ser suficientemente elevada para dividir a pupila, em posição primária, a fim de ser funcional em crianças de pouca idade. Inicialmente a adição no bifocal pode ser estimada a partir do valor de esodesvio de perto usando vários experimentos com lentes na armação de prova ou de maneira arbitrária como +2,50 a 3,00 DE. O paciente é solicitado a usar as lentes bifocais com reavaliação a ser feita em 1 a 2 meses. Um estudo descobriu que, apesar de seu uso disseminado, as bifocais não melhoraram os resultados em crianças com esotropia acomodativa que tenham razão CA/A elevada.[31]

Quando a criança tratada com sucesso chegar aos 5 anos de idade, os genitores poderão notar menos esodesvio com os óculos; aos 6 anos, o valor das lentes pode, com frequência, ser diminuído progressivamente, mais ou menos 0,50 a 0,75 dioptrias a cada 6 meses, começando pelas lentes bifocais. Uma prática comum é colocar a correção mais fraca em uma armação de prova e executar teste *cover*; ocasionalmente, o paciente parecerá ter alinhamento durante essa avaliação de consultório, mas desenvolverá esodesvio significativo, astenopia, ou ambos, quando a correção usada for mais fraca. Nesses casos, o paciente deverá voltar à prescrição mais forte anterior. Com frequência, é possível eliminar os bifocais por volta dos 8 ou 9 anos de idade e deixar uma hipermetropia leve a moderada no início da adolescência. É possível que pacientes com alta hipermetropia, astigmatismo significativo ou anisometropia precisem de correção óptica para fins de acuidade após a resolução de sua esotropia acomodativa; às vezes, isso pode ser feito com as lentes de contato.

Pacientes cujo tratamento é iniciado após os 4 anos de idade podem não aceitar sua correção hipermetrópica total sem um período de cicloplegia (p. ex., uma gota de atropina em ambos os olhos). Idealmente, é prescrita a correção mínima necessária para fornecer e manter confortavelmente a visão binocular única e (no caso de alta hipermetropia) boa acuidade visual. Após os 6 anos de idade, a razão CA/A tende a normalizar-se, mas a hipermetropia pode aumentar. Raramente, é indicado o tratamento de esotropia acomodativa com mióticos, tal como iodeto de ecotiofato a 0,125%. Esse inibidor da colinesterase causa acomodação farmacológica (e miose), que resulta na redução do esforço acomodativo e, portanto, em menos convergência associada. O candidato ideal para esse tratamento seria o paciente com alta razão CA/A; ou o inibidor da colinesterase pode ser usado temporariamente em crianças com mais idade quando os óculos não forem desejados (p. ex., durante a prática de esportes ou eventos sociais). Esotropia com padrão V com o maior desvio no olhar para baixo é outra condição em que os mióticos podem ser empregados. Um dos efeitos colaterais mais comuns são os cistos da íris ao longo da margem pupilar; tipicamente, esses cistos regridem quando as gotas são descontinuadas ou quando se adiciona fenilefrina tópica a 2,5%. Outros efeitos colaterais importantes incluem cefaleia frontal e depressão respiratória prolongada em pacientes submetidos à anestesia geral com succinilcolina. Hoje os mióticos são menos populares, em parte porque são difíceis de serem obtidos nos EUA.

A qualquer momento após um período de tratamento antiacomodativo bem-sucedido, o paciente pode desenvolver esotropia não controlada com óculos.[32] A refração é repetida, e, se for encontrada hipermetropia maior, será prescrito o total da hipermetropia. É difícil prever o efeito de uma correção adicional pequena, como +0,50 dioptrias em paciente com esotropia acomodativa descompensada. Se nenhum efeito for obtido após a experiência de algumas semanas, o paciente será considerado como tendo esotropia parcialmente acomodativa e deverá submeter-se à cirurgia para estrabismo.

Para a maioria dos oftalmologistas, o retrocesso bimedial é o procedimento escolhido e classicamente direcionado para o componente não acomodativo. O ângulo a ser corrigido, porém, é passível de debate e inclui a correção do desvio residual de longe, ou perto, ou o desvio médio entre longe e perto. Alguns cirurgiões adicionam, empiricamente, retrocesso de 1 mm por músculo reto medial para uma razão CA/A elevada. Outros acreditam que suturas de fixação posterior combinadas com retrocesso do músculo reto medial beneficiam pacientes com alta razão CA/A.[33] Em geral, pacientes com razão CA/A elevada são mais difíceis de tratar.[34] Alguns usam o teste de adaptação de prismas para reduzir o índice de subcorreção – ou seja, prescrevem prismas com base para fora para a esotropia residual sobre a correção hipermetrópica total até que não haja mais esotropia e cirurgia para aquele ângulo.[35] Os genitores devem ser alertados sobre a necessidade continuada de tratamento antiacomodativo, mesmo após a cirurgia de estrabismo, que consiste tipicamente no uso de óculos. A correção da hipermetropia por ceratotomia a *laser in situ* (LASIK, do inglês *laser in situ keratomileusis*) tem sido eficaz principalmente em pacientes maiores (com idade entre 10 e 52 anos),[36] mas não é em geral aplicada para esotropia acomodativa nos EUA por vários motivos, incluindo o desvio usual para a emetropização com o tempo. Estudos demonstraram que aproximadamente 60% das crianças podem ser desmamadas de óculos durante seus anos de escola primária.[37,38]

Um grupo difícil de pacientes é aquele dos adolescentes que têm seu quadro bem controlado com bifocais ou correção hipermetrópica alta, mas que manifestam preocupações estéticas. A troca para lentes de contato impõe menos demanda acomodativa ao paciente e pode possibilitar visão binocular única e confortável na fixação de perto sem a necessidade de óculos separados de leitura. Lentes de contato bifocais podem ser toleráveis para alguns pacientes; poucos estão satisfeitos com a "monovisão" apropriada de uma lente para longe e outra para perto. As bifocais progressivas podem ser toleradas por alguns adolescentes e possibilitam persistir o tratamento bifocal sem prejuízo da estética referente ao impacto da linha divisória do bifocal. Por fim, o retrocesso cuidadoso e isolado do músculo reto medial ou um retrocesso pequeno dos músculos retos mediais bilaterais podem ser executados naqueles pacientes que fundem para longe quando usam lentes de visão única e que desejam se livrar das lentes bifocais.

O tratamento efetivo de esotropia acomodativa demanda um longo período de cooperação entre paciente, médico e os genitores, sendo tanto arte quanto ciência. Em nenhum outro lugar no tratamento de estrabismo, as habilidades de comunicação são mais importantes que no tratamento de esotropia acomodativa.

ESOTROPIA CÍCLICA

Esse tipo raro de estrabismo, relatado pela primeira vez por Burian[39] em 1958, é um quadro de esotropia intermitente que se apresenta mais em geral como períodos alternados de 12 a 36 h de alinhamento perfeito, seguidos de esotropia constante, geralmente de grande ângulo (de 30 a 40Δ). A manifestação inicial ocorre em geral entre os 3 e 4 anos de idade. Quando os olhos estão alinhados, excelentes habilidades fusionais e estereopsia são encontradas; havendo esotropia, os pacientes exibem a correspondência retínica anômala e a supressão. Alguns pacientes com esotropia cíclica demonstram irritabilidade e afastamento emocional durante os períodos de desvio ocular. A incidência de esotropia cíclica estimada foi de 1 em 5.000 casos de estrabismo. Ajudas ao diagnóstico incluem forte suspeita e o registro pelos genitores dos períodos de estrabismo manifesto. Esse quadro difere da esotropia acomodativa intermitente precoce, porque os ciclos são estritamente repetitivos, e, durante os períodos de alinhamento, pouco ou nenhum estrabismo pode ser trazido à tona, apesar da oclusão prolongada.

A causa é desconhecida, mas pode estar relacionada ao fenômeno do "relógio biológico" popularizado por Richter.[40] Alguns pacientes desenvolvem esotropia cíclica após traumatismo craniano, cirurgia neurológica, cirurgia de estrabismo ou infecção. A maioria dos pacientes, eventualmente, descompensa para um estrabismo constante e precisa de cirurgia.

Medidas antiacomodativas costumam ter pouco efeito durante períodos de estrabismo e não são necessárias nos períodos de alinhamento. O tratamento cirúrgico é bem-sucedido em 75 a 90%[41] dos casos na obtenção de alinhamento com uma cirurgia realizada durante o período de alinhamento ou de estrabismo.

SEQUÊNCIA DE MOEBIUS

A sequência de Moebius consiste em paralisia unilateral ou bilateral do nervo facial com limitação da abdução. Ela pode estar associada a outras paralisias de nervos cranianos, dismorfismo orofacial, malformações de membro distal ou axial e déficit intelectual.[42,43] Alguns bebês têm dificuldade de sugar, assim como fonação anormal. A paralisia do neurônio motor superior do sétimo nervo craniano causa fácies lisas, lagoftalmo, ausência de sulcos nasolabiais, boca arredondada e diminuição na habilidade de realizar expressão facial. Em uma série de 46 pacientes com sequência de Moebius, ocorreram três padrões de motilidade ocular, a saber: (1) ortotropia em posição primária com abdução completa e déficits de adução (41%); (2) esotropia de grande ângulo com fixação cruzada (50%); e (3) esotropia de grande ângulo com torcicolo, ausência de convergência e desvio vertical do olho (9%).[43] A maioria (se não todos os pacientes) apresenta falta de função binocular. Quando a fixação cruzada está presente, ela é semelhante à esotropia infantil; como regra, porém, não é possível a abdução para a linha média.[43] Pacientes com esotropia costumam apresentar retos mediais contraturados no teste de dução passiva,[44] ao contrário daqueles com posição paralítica do olhar e olhos alinhados na posição primária do olhar.

A causa da esotropia pode incluir tanto o envolvimento de fascículos e núcleos do sexto nervo craniano como uma inserção aberrante no músculo reto medial, porque alguns pacientes têm retos mediais que se inserem bem próximo ao limbo. Nenhum tratamento é necessário ou altamente bem-sucedido em pacientes só com paralisias do olhar. Aqueles que têm esotropia e são incapazes de abduzir para a linha média demandam retrocessos do músculo reto medial, os quais podem ser tecnicamente bem desafiadores porque os músculos estão muito apertados e difíceis de enganchar, suturar e de se desinserir do bulbo com segurança. As miotomias marginais de dupla localização podem ser mais seguras em algumas situações. As ressecções dos retos laterais não funcionantes são evitadas, pois são geralmente ineficazes.

SÍNDROME DE DUANE

Epidemiologia e patogênese

A síndrome de Duane, ou síndrome de retração de Duane, corresponde a 1% de todos os casos de estrabismo, é uma interação incorreta congênita e esporádica dos músculos retos medial e lateral, que resulta em movimentos horizontais anômalos do olho. A variante mais comum dessa síndrome é a Duane do tipo 1 (85%), mais frequente em meninas (60%) e no olho esquerdo (60%). O quadro caracteriza-se por limitação de abdução do olho envolvido e costuma ter um "efeito em rédea", que consiste em elevação exagerada (*upshoot*) ou depressão exagerada (*downshoot*) na adução, porque o bulbo do olho retraído "escapa" da restrição dos músculos retos horizontais[45] (Figura 11.6.7). Esse padrão específico pode fazer a distinção entre a síndrome de Duane e a paralisia do sexto nervo craniano.

Manifestações oculares

Em termos neuropatológicos, esse transtorno demonstrou ser causado pela ausência de núcleo do sexto nervo craniano e inervação do músculo reto lateral por um ramo da divisão inferior do terceiro nervo craniano.[46,47] Assim, são explicados os achados eletromiográficos clássicos de estimulação do músculo reto lateral ausente na tentativa de abdução e do estímulo de ambos os músculos retos horizontais na tentativa de adução.[48] A contração simultânea de ambos os músculos causará retração do olho e redução da rima palpebral na adução. Não há mecanismo para

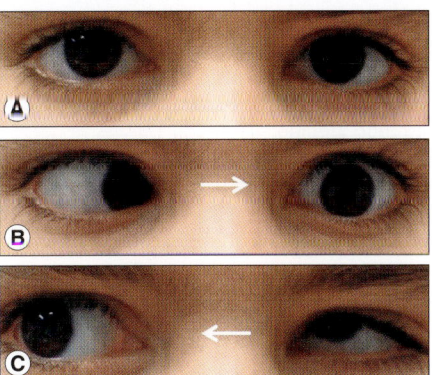

Figura 11.6.7 Versões na síndrome de Duane do tipo I. Criança com síndrome de Duane do tipo I no olho esquerdo. **A.** Esotropia muito leve no olhar primário. **B.** No olhar à esquerda (*direção da seta*) não há abdução do olho esquerdo além da linha média. A rima palpebral aumenta na tentativa de abdução. **C.** No olhar à direita (*sentido da seta*), a rima palpebral do olho esquerdo diminui, e o olho mostra *upshoot* na tentativa de adução do olho esquerdo.

melhorar a limitação da abdução. Tipicamente, os pacientes que desenvolvem esotropia e contratura dos músculos retos mediais adotam uma posição da cabeça em direção ao olho afetado (p. ex., giro da cabeça para o lado esquerdo em Duane do tipo I), a fim de manter a visão binocular única (Figura 11.6.8), ou mantêm a cabeça reta, mas aceitam esotropia, correspondência retínica anômala e supressão, se existir. Em geral, uma vez que esses pacientes desenvolvem postura anômala da cabeça para manter a binocularidade, a ambliopia é rara.

A síndrome de Duane é bilateral em cerca 20% dos casos; formas menos comuns incluem o tipo II (14%), com limitação de adução e tendência para exotropia, e o tipo III (1%), com limitação de abdução e de adução e qualquer forma de estrabismo horizontal.

Tratamento

As indicações para correção cirúrgica são postura anômala da cabeça crônica, desvio manifesto em posição primária, elevação e depressão (*upshoot* e *downshoot*) importantes e retração desfigurante do olho. A esotropia na síndrome de Duane do tipo I monocular raramente é superior a 30Δ. O examinador deverá certificar-se de estabelecer o alinhamento na posição primária sem qualquer giro da cabeça; caso contrário, a esotropia será subestimada. O retrocesso do músculo reto medial ipsilateral alinha o olho, mas não melhora a abdução para além da posição primária. Raramente, procedimentos muito grandes de enfraquecimento no músculo reto medial resultam em exotropia consecutiva, mas os mecanismos não são claros. Um retrocesso pequeno do músculo reto medial no olho oposto pode ajudar a estabilizar o olho afetado em posição primária pela aplicação

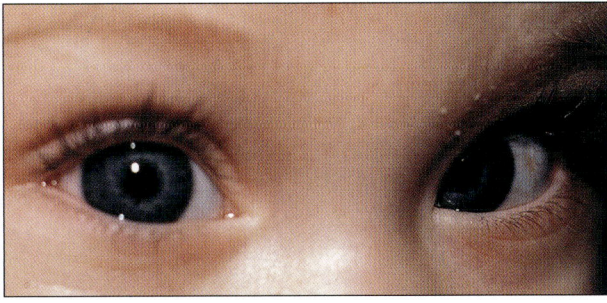

Figura 11.6.8 Posição da cabeça na síndrome de Duane do tipo I em olho esquerdo. Criança com a cabeça girada para o lado esquerdo a fim de compensar a abdução deficiente do olho esquerdo. (Reproduzida, com autorização, de Fells P, Lee JP. Strabismus. Em: Spalton DJ, Hitchings RA, Hunter PA, eds. Atlas of Clinical Ophthalmology. London, New York: Gower Medical Publishing; 1984, p. 6.7.)

da lei de Hering.[49,50] Em geral, evita-se a ressecção do músculo reto lateral, pois ela aumenta a retração e pode não melhorar a abdução. Várias opções cirúrgicas de transposição lateral dos músculos retos verticais foram demonstradas para melhorar a abdução do olho afetado.[51,52]

O efeito em rédea pode ser melhorado cirurgicamente por meio de suturas de fixação posterior para o músculo reto horizontal ou por separação horizontal do músculo reto lateral em um "Y", com nova sutura das linguetas de maneira superior e inferior ao eixo do músculo reto lateral. Se a retração extrema com pseudoptose for esteticamente desagradável, ambos os retos horizontais podem ser retrocedidos (ou recuados) para aliviar a retração.

Associações sistêmicas

As associações sistêmicas em 30% dos casos incluem: síndrome de Goldenhar (também conhecida como *síndrome óculo-auriculovertebral* ou *displasia facioauriculovertebral*); síndrome de Klippel-Feil; uma forma rara autossômica dominante; a associação Wildervank da síndrome de Duane; e surdez congênita do labirinto. As respostas evocadas auditivas do tronco cerebral ocasionalmente são anormais, o que sugere anormalidades neurológicas generalizadas.

ESTRABISMO FIXO

Essa esotropia rara, congênita, imóvel, de grande ângulo e de causa desconhecida pode representar uma forma de fibrose congênita dos músculos retos mediais. O quadro difere do estrabismo fixo observado em adultos, que ocorre, tipicamente, quando há miopia alta ("*heavy eye syndrome*", discutida mais adiante neste capítulo). Em geral, não é possível realizar a abdução, e a cirurgia de estrabismo nesses músculos muito tensos costuma proporcionar pouco benefício.

ESOTROPIA EM DEBILITADOS NEUROLÓGICOS

A incidência de estrabismo é mais alta na população de crianças com déficit neurológico do que na população geral. Além das categorias previamente mencionadas, é possível que crianças com prejuízo neurológico apresentem esotropia intermitente variável que não responde a medidas de antiacomodação; o transtorno pode ser estável, piorar para esotropia constante ou desaparecer com a maturidade. A cirurgia é evitada, a menos que medidas do desvio sejam reprodutíveis, que o paciente seja intelectualmente capaz de se beneficiar com a melhora da função binocular e que sejam considerados os efeitos de quaisquer medicamentos neurotrópicos, especialmente sedativos. O resultado cirúrgico pode ter menos sucesso nesses pacientes, mas medidas antiacomodativas podem ser úteis.[53] A população de pacientes com síndrome de Down e estrabismo é uma exceção e parece responder melhor que a maioria dos grupos de outras crianças com déficit neurológico.[54] Além disso, um paciente sob estresse emocional importante ocasionalmente se apresenta com esotropia temporária, às vezes, relacionada a um espasmo acomodativo. A esotropia transitória e a diplopia durante exercícios vigorosos também já foram relatadas,[55] mas o mecanismo é mal compreendido.

ESOTROPIA ASSOCIADA A DÉFICIT VISUAL (ESOTROPIA SENSORIAL)

Crianças com visão prejudicada em um ou ambos os olhos têm risco de desenvolver estrabismo. A esotropia desenvolve-se em uma elevada proporção de crianças menores de 2 anos e que tenham redução da acuidade secundária a catarata congênita, opacidade da córnea, doença da retina ou redução devastadora da transparência dos meios. A cirurgia precoce para doenças que afetam a transparência dos meios tem baixo prognóstico para o desenvolvimento de visão binocular única estável. Em casos de cegueira e esotropia unilateral, a abordagem cirúrgica geralmente se limita ao olho envolvido. Nessa população, os resultados da cirurgia de estrabismo são reservados e possivelmente correlacionados com a fusão pobre e a ambliopia profunda associada a esse quadro.[56]

"HEAVY EYE SYNDROME" E "SAGGING EYE SYNDROME"

Alguns pacientes apresentam a "síndrome do olho pesado" ("*heavy eye syndrome*") com esotropia adquirida e alta miopia; neles, o músculo reto lateral se desvia inferiormente e o músculo reto superior se desvia em sentido nasal, levando a um quadro de esotropia e hipotropia.[57]

Um grupo diferente de pacientes com esotropia adquirida tem insuficiência de divergência ou esotropia com paralisia de divergência. Esses pacientes com mais idade não apresentam alta miopia. Eles exibem esotropia concomitante e diplopia na fixação para longe e fusão na fixação para perto com déficit mínimo de abdução.[58] Estudos de imagens da órbita desses pacientes mostraram degeneração da faixa de reto lateral a reto superior, que resulta em deslocamento inferior do músculo reto lateral. Portanto, o termo "síndrome do olho caído" (*sagging eye syndrome*) foi sugerido para o quadro nesse grupo de pacientes.[59] Retrocesso de ambos os retos mediais e a ressecção/plicatura do reto lateral são opções cirúrgicas efetivas.[58,60]

BIBLIOGRAFIA

Archer SM, Sondhy N, Helveston EM. Strabismus in infancy. Ophthalmology 1989;96:133–8.

Baker JD, Parks MM. Early-onset accommodative esotropia. Am J Ophthalmol 1980;90:11–18.

Birch EE, Wang J. Stereoacuity outcomes after treatment of infantile and accommodative esotropia. Optom Vis Sci 2009;86:647–52.

Costenbader F. Infantile esotropia. Trans Ophthalmol Soc UK1970;59:397–429.

Hiles DA, Watson A, Biglan AW. Characteristics of infantile esotropia following early bimedial rectus recession. Arch Ophthalmol 1980; 98:697–703.

Ing MR. Early surgical alignment for congenital esotropia. Trans Am Ophthalmol Soc 1981;79:625–33.

Ing MR, Roberts KM, Lin A, et al. The stability of the monofixation syndrome. Am J Ophthalmol 2014;157:248–253.e1.

Waardenburg PJ. Squint and heredity. Doc Ophthalmol 1954;7:422–94.

Wright KW, Edelman PM, McVey JH, et al. High-grade stereo acuity after early surgery for congenital esotropia. Arch Ophthalmol 1994;112:913–19.

As referências completas estão disponíveis no **GEN-io**.

Exotropia

Daniel J. Salchow

11.7

Definição: Desalinhamento divergente (desvio para fora) dos eixos visuais dos olhos, que pode manifestar-se de maneira constante ou intermitente. É possível o transtorno ser adquirido ou congênito; na maioria dos casos, a etiologia é desconhecida (forma primária de exotropia), mas pode ser secundária a outras causas subjacentes.

Característica principal
- Desvio de um olho para fora.

Características associadas
- Histórico de fechamento de um olho na claridade do sol (exotropia intermitente)
- A ambliopia (se presente) costuma ser leve, a menos que a exotropia seja constante
- Possibilidade de hiperfunção do músculo oblíquo inferior ou superior
- A, V ou outro padrão de anisotropia alfabética em alguns casos.

INTRODUÇÃO

Exotropia é a manifestação do desvio divergente dos eixos visuais dos olhos. O desvio latente para fora é chamado *exoforia*.

A exotropia intermitente – X(T) (Figura 11.7.1) – é a causa mais frequente de exotropia. Trata-se de uma exotropia primária, e sua origem continua desconhecida. Em muitos pacientes, é possível considerar a X(T) um distúrbio progressivo; uma exoforia pode descompensar para exotropia intermitente e, por fim, para exotropia constante.[1,2] Von Noorden relatou que, em 75% dos pacientes, o quadro progrediu, em 9% não houve piora e, em 16%, ocorreu melhora com o tempo,[2] o que destaca a necessidade de avaliação regular, especialmente em crianças com X(T).

A exotropia infantil, outra exotropia primária, é muito rara.[3] Ela aparece como exotropia constante nos primeiros 6 meses de vida.

A exotropia também pode ser secundária a paralisia oculomotora, síndrome de Duane, anomalias craniofaciais, oftalmoplegia internuclear (OIN) e outros transtornos. Às vezes, a exotropia desenvolve-se após cirurgia para esotropia (denominada *exotropia consecutiva*) ou até espontaneamente em pacientes com esotropia infantil. A distinção entre exotropia primária e secundária tende a ser clara, devido aos achados característicos em casos de exotropia secundária. A exotropia sensorial denota olho com exodesvio associado a visão severamente reduzida.

EPIDEMIOLOGIA E PATOGÊNESE DA EXOTROPIA INTERMITENTE

A X(T) representa cerca de 50% das exotropias em crianças;[4] sua incidência nos EUA é de 32,1 em 100 mil pessoas menores de 18 anos.[5] A X(T) é mais comum nas populações asiáticas[6-10] e possivelmente também em mulheres.[10-12] Pacientes com X(T) costumam desenvolver outros transtornos, tais como o Transtorno do Déficit de Atenção com Hiperatividade (TDAH) e o transtorno de adaptação.[13] A distribuição de erros refrativos em pacientes com X(T) é similar à da população em geral.[14] Antecedente familiar positivo aumenta o risco de exotropia. A herança é provavelmente multifatorial.[15,16]

MANIFESTAÇÕES OCULARES DA EXOTROPIA INTERMITENTE

A X(T) apresenta-se, tipicamente, entre os 2 e os 4 anos de idade, com aumento progressivo do exodesvio, notado com mais frequência quando a criança fixa o olhar em um objeto distante. Fechar o olho que desvia e friccioná-lo à luz intensa são achados comuns e podem ser a queixa apresentada. A contratura dos músculos retos laterais pode estar associada a casos de longa duração de exotropia constante, hiperfunção verdadeira de músculos oblíquos, incomitância no olhar lateral e anisotropia alfabética. Em muitos pacientes com X(T) há correspondência retínica normal quando os olhos estão alinhados e correspondência retínica anômala quando eles desviam; esses pacientes raramente se queixam de diplopia.[17] Quando o desvio é latente por muito tempo, essas adaptações sensoriais podem não se desenvolver, e os pacientes apresentam diplopia quando manifestam o desvio ocular. Em geral, o ângulo de desvio é estável até acontecer contratura secundária dos retos laterais.

Classificação da exotropia intermitente de acordo com o desvio de longe e de perto

Na X(T) tipo básica, a diferença entre o desvio de longe e de perto é de 10 dioptrias prismáticas (DP, do inglês *prism diopters*) ou menor. Em X(T) tipo excesso de divergência, o desvio de longe é maior

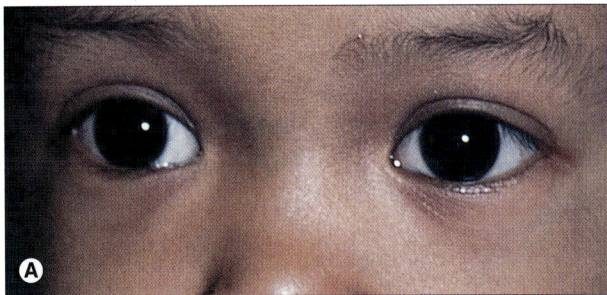
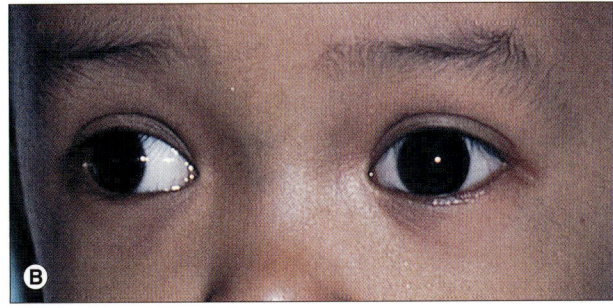

Figura 11.7.1 Exotropia intermitente. A. Olhos retos. **B.** Alguns momentos depois, a exotropia se manifesta. (Cortesia de Howard Eggers.)

que o de perto em mais de 10 DP, em X(T) tipo insuficiência de convergência, o desvio de perto é maior que o de longe em mais de 10 DP.[18] É possível que a oclusão monocular diagnóstica (≥ 1 hora) ajude, principalmente em X(T) tipo excesso de divergência, que pode se converter para X(T) tipo básica. Após a oclusão diagnóstica, se o desvio de longe ainda exceder o desvio de perto em mais de 10 DP, a relação entre a convergência acomodativa e a acomodação (CA/A) deverá ser determinada usando o método de gradiente. Se a exotropia de longe diminuir em mais de 12 DP quando lentes −2 DE forem colocadas diante de ambos os olhos, a relação CA/A vai aumentar. Pacientes com X(T) tipo excesso de divergência e alta relação CA/A estão em risco de supercorreção no pós-operatório (esotropia) para perto e podem precisar de óculos bifocais depois da cirurgia; isso deverá ser discutido antes da cirurgia.

Controle da exotropia intermitente

Pacientes com X(T) são capazes de alinhar os olhos – controle da X(T) – de maneira intermitente. Se o controle for ruim e a exotropia se manifestar com frequência, o risco de complicações visuais aumentará. Embora quase sempre julgado subjetivamente pelo examinador ("bom" – "razoável" – "ruim"), o controle pode ser avaliado em meios padronizados usando "escores de controle" (Tabelas 11.7.1[19] e 11.7.2).[20] Uma vez que o controle pode ser variável, esses escores também podem variar mesmo durante um exame.[21]

TABELA 11.7.1 "Escore de controle de consultório" para avaliação do controle da exotropia intermitente.[34]

5	Exotropia constante
4	Exotropia que se manifesta > 50% antes da dissociação
3	Exotropia que se manifesta < 50% antes da dissociação
2	Exotropia que se manifesta somente após dissociação, fusão em > 5 s
1	Exotropia que só se manifesta depois de dissociação, fusão em 1 a 5 s
0	Exotropia que se manifesta após dissociação, fusão em < 1 s (exoforia)

Obs.: O examinador usa a média das medidas fixando para longe e para perto. Quanto mais alto o escore, pior o controle.
(Cortesia de Mohney BG, Holmes JM. An office-based scale for assessing control in intermittent exotropia. Strabismus 2006;14:147-50.)

TABELA 11.7.2 "Escore de controle de Newcastle revisado" para avaliação do controle da exotropia intermitente em crianças.[35]

	Escore
Controle domiciliar	
XT ou fechamento monocular do olho observado:	
Circular escore apropriado	
Nunca	0
< 50% das vezes fixando para longe	1
> 50% das vezes fixando para longe	2
> 50% das vezes fixando para longe + observado para perto	3
Controle clínico	
Circular o escore apropriado de perto e de longe	
Perto	
Realinhamento imediato após dissociação	0
Realinhamento com ajuda de piscada ou refixação	1
Permanece manifesto após dissociação/fixação prolongada	2
Manifestação espontânea	3
Longe	
Realinhamento imediato após dissociação	0
Realinhamento com ajuda de piscada ou refixação	1
Permanece manifesto após dissociação/fixação prolongada	2
Manifestação espontânea	3
Total NCS: (Domiciliar + Perto + Longe) =	

Os escores variam de 0 a 9 pontos. Quanto mais alto o escore, pior o controle.
(Cortesia de Buck D, Clarke MP, Haggerty H et al. Grading the severity of intermittent distance exotropia: the revised Newcastle Control Score. Br J Ophthalmol 2008;92:577.)

Complicações da exotropia

A ambliopia ocorre em 3 a 4,5% de crianças com X(T).[4,22] A perda de função binocular (estereopsia) pode complicar a X(T), sobretudo em crianças, particularmente se aumentar a frequência da fase do desvio. Em geral, quanto melhor o controle, menor o risco para essas complicações.

A contratura dos retos laterais pode ocorrer em pacientes com X(T) de longa duração e naqueles com exotropia constante. É possível que a adução seja limitada e que os retos laterais tensos atuem como cordas de ancoragem. Na tentativa de elevação e de depressão na adução, o olho é capaz de elevar ou deprimir em excesso, o que pode ser confundido com disfunção do músculo oblíquo. Entretanto, ambos os músculos oblíquo inferior e oblíquo superior raramente se tornam, de fato, hiperfuncionantes em pacientes com X(T). O teste de dução passiva faz a diferença entre aqueles com hiperfunção verdadeira do músculo oblíquo e aqueles com retos laterais meramente tensos.[23]

Alguns pacientes com X(T) apresentam menor desvio no olhar lateral que na posição primária e foram considerados com risco maior para supercorreção cirúrgica.[24] Muitos pacientes apresentam desvios maiores no olhar para cima, para baixo ou em ambos, comparados com o desvio na posição primária; alguns apresentam hiperfunção de músculo oblíquo, que pode explicar a incomitância. Todos os padrões de "anisotropia alfabética" podem ser encontrados, desde os padrões comuns de A (desvio maior ao olhar para baixo) e V (desvio maior ao olhar para cima) até os padrões X, Y e λ discutidos mais profundamente no Capítulo 11.8.

DIAGNÓSTICO E EXAME COMPLEMENTAR PARA EXOTROPIA

A história familiar de estrabismo deverá ser pesquisada, assim como uma estimativa da idade de início, a progressão em frequência e a gravidade, além do reconhecimento por familiares, amigos e professores. O tratamento anterior para estrabismo terá de ser considerado.

Será preciso o oftalmologista estudar o alinhamento dos olhos quando o paciente entrar na sala e durante a história clínica, para ganhar discernimento no alinhamento mediante condições normais de visão. Os testes sensoriais para a presença de correspondência retínica anômala, supressão e estereopsia são conduzidos primeiro e avaliados, como discutido nos Capítulos 11.4 e 11.5, seguidos da avaliação de controle em pacientes com X(T).

O *cover test* (teste de cobertura) é usado para detectar exotropia; já o *uncover test* (descobertura) e o "cover" alternado são úteis para a descoberta de exoforia. O ângulo deverá ser medido com o teste de prisma e *cover* alternado utilizando um ponto de fixação na posição primária para longe (idealmente 20 pés [6 m]) e para perto (1 pé [0,3 m]) e nos olhares para direita, esquerda, para cima e para baixo fixando para longe. Duções e versões são avaliadas a fim de procurar disfunção de músculo oblíquo ou contratura dos músculos retos laterais. A avaliação do alinhamento ao fixar para o infinito (horizonte visualizado por uma janela ou ao final de um corredor longo) pode desvendar medidas maiores por minimizar a influência da convergência acomodativa.

Às vezes, genitores de crianças com X(T) notam o estrabismo em casa, mas o médico não encontra o desvio com os testes típicos de "*cover*". A oclusão diagnóstica pode ser usada para romper a fusão, e o olho é descoberto no momento da medida do *cover* alternado.

DIAGNÓSTICO DIFERENCIAL

Muito raramente, a X(T) é confundida com outra forma de estrabismo; se houver descompensação para exotropia constante, ela deverá ser diferenciada da exotropia infantil e da exotropia associada com outras entidades (Boxe 11.7.1). A hiperfunção do músculo oblíquo inferior e o desvio vertical dissociado são

> **BOXE 11.7.1 Diagnóstico diferencial da exotropia.**
>
> Pseudoexotropia para longe, ângulo kappa positivo ou hipertelorismo
> Exotropia intermitente
> Exoforia descompensada
> Paralisia do terceiro nervo craniano com enfraquecimento do reto medial
> Síndrome de Duane do tipo II
> Divergência sinérgica
> Exotropia infantil
> Exotropia em síndromes craniofaciais (secundária a anomalias orbitárias)
> Insuficiência de convergência/paralisia (p. ex., na doença de Parkinson)
> Exotropia consecutiva a cirurgia para esotropia

comuns em exotropia infantil, mas o nistagmo latente é raro. O alinhamento espontâneo, às vezes, ocorre por volta de 1 ano de idade; e a correção cirúrgica por volta dos 2 anos de idade fornece alinhamento com síndrome de monofixação e resultado satisfatório na maioria dos casos.[25]

TRATAMENTO

Correção de erros de refração

O tratamento bem-sucedido da exotropia intermitente demanda correção de qualquer erro de refração significativo. A miopia é corrigida por completo a fim de melhorar a acuidade visual para longe e estimular a convergência acomodativa. A hipermetropia significativa (superior a +3,00 DE) é parcialmente corrigida também, porque a hipermetropia alta não corrigida pode estar associada a hipoacomodação e controle menos satisfatório da X(T).[26] O tratamento isolado da ambliopia raramente melhora o alinhamento, mas a adesão ao tratamento antes da cirurgia costuma ser melhor, sendo mais fácil acompanhar os níveis de acuidade visual em cada olho nas crianças não verbais antes que os olhos estejam alinhados.

Tratamento ortóptico

Os exercícios ortópticos baseiam-se no conceito de fusão motora deficiente e, de algum modo, foram realizados por mais de 80 anos. Amplitudes de vergência fusional podem ser reforçadas, quando deficientes, usando um sinoptóforo (ou amblioscópio) de grande porte ou exercícios de treinamento fusional em espaço livre. Outras técnicas utilizam figuras ou objetos de fixação monocular ou estereogramas.[27] Os resultados variam, dependendo dos critérios de sucesso; entretanto, faltam resultados em longo prazo.

Oclusão terapêutica

A oclusão monocular de tempo parcial (alternando se não houver ambliopia) pode melhorar o controle da X(T) em alguns pacientes. Não há evidência para sua eficácia em longo prazo no tratamento da X(T).[28] Às vezes, essa técnica é útil para postergar a cirurgia de estrabismo.

Prescrição de lentes negativas

A prescrição de lentes negativas a mais (−2,00 a −4,00 DE sobre a prescrição habitual para longe) pode estimular a convergência acomodativa e melhorar o controle fusional da X(T). O ângulo do desvio diminui, e o controle aumenta na maioria dos pacientes com X(T) em resposta à prescrição de lentes negativas.[29-31] Essas lentes geralmente são prescritas para crianças, pois têm reserva acomodativa maior. As reações adversas incluem queixa de astenopia (cansaço ocular, cefaleia). Faltam estudos randomizados sobre esse assunto.

Tratamento óptico

O uso de prismas terapêuticos (com base para dentro) foi testado em alguns pacientes com X(T), apresentando eficácia questionável em longo prazo. Tipicamente, cerca de 50% do desvio máximo para longe é corrigido com prisma. Na maioria dos pacientes mais jovens, a convergência fusional relaxa em resposta ao prisma ("come" o prisma), e o médico precisa aumentar o poder do prisma progressivamente; pacientes com mais idade e com exotropia mais constante e amplitudes fusionais limitadas podem responder melhor. É possível a X(T) tornar-se mais constante quando os prismas são removidos. Prismas maiores que 10 DP são difíceis de incorporar em lentes; por isso, prismas de Fresnel são mais úteis para desvios maiores, embora o borramento visual possa ocorrer (Capítulo 11.12).

Tratamento farmacológico

Ao se injetarem agentes farmacológicos, os músculos extraoculares podem ser reforçados ou enfraquecidos. A toxina botulínica enfraquece um músculo, e a injeção de 2,5 UI em ambos os músculos retos laterais reduz o ângulo de 30 DP para 6 a 10 DP em crianças. O índice de sucesso após 6 meses varia de 40 a 70%, e a necessidade de repetir o tratamento ocorre com frequência (37,5%).[32,33] Os efeitos adversos incluem ptose da pálpebra superior e esotropia consecutiva persistente.

Para reforçar um músculo extraocular, a bupivacaína (um bloqueador de canal de cálcio) pode ser injetada. Relatos preliminares mostraram resultados encorajadores.[34]

Tratamento cirúrgico

A cirurgia de estrabismo é apropriada após tentativas de tratamentos conservadores sem resultados satisfatórios. Pacientes com X(T) tornam-se candidatos sensatos à cirurgia quando apresentam muitas das características mostradas no Boxe 11.7.2. Pacientes com exotropia inferior a 10∆ associada à síndrome da monofixação geralmente não se beneficiam com a cirurgia, a menos que haja um componente sintomático latente.

Crianças operadas antes dos 7 anos de idade e aquelas nas quais o desvio esteja presente por menos de 5 anos podem ter resultados cirúrgicos melhores.[35] Entretanto, o momento da cirurgia é uma decisão individual e deverá levar em consideração as necessidades e os desejos do paciente (e dos pais).

O cirurgião deve decidir entre cirurgia bilateral (retrocesso bilateral do músculo reto lateral ou ressecção bilateral do músculo reto medial ou plicatura) e cirurgia unilateral (retrocesso de um músculo reto lateral combinado com ressecção ou plicatura do músculo reto medial do mesmo olho). Historicamente, o retrocesso ou recuo bilateral do músculo reto lateral era reservado a pacientes com X(T) tipo excesso de divergência. Pacientes com X(T) tipo insuficiência de convergência eram submetidos a ressecção ou plicatura de ambos os retos mediais, e todos os outros recebiam cirurgia unilateral. A questão se a cirurgia unilateral ou bilateral leva a resultados melhores ainda não foi estabelecida; ambas são efetivas. As vantagens e desvantagens da cirurgia bilateral e unilateral são apresentadas na Tabela 11.7.3. Para exotropias maiores que 40 a 50 DP, mais de dois músculos deverão ser operados.

> **BOXE 11.7.2 Características consideradas na decisão do tratamento cirúrgico.**
>
> Aumento na frequência do estrabismo (manifesto em 50% do tempo ou mais)
> Prejuízo da função binocular (p. ex., estereopsia)
> Descompensação de exotropia intermitente para constante
> Piora dos sintomas de fechar e friccionar o(s) olho(s), astenopia, espasmo acomodativo
> Estrabismo notado por amigos, professores, estranhos
> Deformidade cosmética se o desvio manifesto for óbvio

TABELA 11.7.3 Vantagens e desvantagens de cirurgia bilateral e unilateral para exotropia.

	Vantagens	Desvantagens
Cirurgia bilateral (retrocesso de ambos os retolaterais ou ressecção/plicatura de ambos os retos mediais)	Não causa anomalias na rima palpebral no olhar lateral Retrocessos não sacrificam o tecido muscular Não altera erro de refração	A cirurgia bilateral pode ser difícil de ser explicada aos pacientes que notam estrabismo monocular É mais fácil utilizar as técnicas de anestesia local em cirurgia monocular
Cirurgia unilateral (retrocesso de um reto lateral e ressecção/plicatura de um reto medial)	Preferida se um olho está profundamente amblíope Preferida se o paciente exige cirurgia em um olho É mais fácil utilizar as técnicas de anestesia local em cirurgia monocular	Ressecções/plicaturas envolvem eliminação de tecido muscular Com frequência, leva a anomalias sutis de tecido da pálpebra no olhar lateral (aumenta mais em abdução do que em adução)

Sugestões da quantidade recomendada na cirurgia para correção dos desvios são fornecidas na Tabela 11.7.4. A maioria dos cirurgiões opera o desvio máximo fixando para longe, exceto em pacientes com insuficiência de convergência; nesses últimos, alguns cirurgiões operam o desvio máximo ao fixar para perto, enquanto outros escolhem abordagem mais cautelosa e só corrigem o desvio máximo na fixação para longe, a fim de evitar a correção excessiva. Pacientes cujo desvio diminui em mais de 10Δ no olhar lateral comparado ao desvio na posição primária deverão ter retrocesso menor a 1 mm do músculo reto lateral realizado no lado de menor desvio. Todos os pacientes precisam ser alertados sobre a possibilidade de diplopia pós-operatória.

EVOLUÇÃO E DESFECHO

A esotropia consecutiva é uma complicação da cirurgia para exotropia, mas a recorrência da exotropia é significativamente mais comum. O sucesso reconstrutivo pode ser estipulado como esotropia ou exotropia inferior a 15Δ, e o sucesso funcional é, com frequência, definido como heteroforia assintomática pequena ou heterotropia constante inferior a 10Δ com fusão periférica, ou exotropia intermitente residual pequena. Os índices de sucesso publicados após uma cirurgia são de 70 a 95% para sucesso cosmético e de 44 a 90% para sucesso funcional. Os pacientes deverão ser alertados quanto à diminuição do campo visual lateral que ocorre após uma cirurgia bem-sucedida, e o potencial para pseudoptose, assim como a abertura artificial vertical da rima palpebral, pode não ser tão ampla como ocorre nas exotropias de grande ângulo.

TABELA 11.7.4 Sugestões de medidas de cirurgia para pacientes com exotropia.

Desvio (Δ)	Retrocesso do reto lateral em (mm)	Resecção do reto medial em (mm)
12	3,5	2,5
15	4,0	3,0
20	5,0	4,0
25	6,0	5,0
30	7,0	6,0
35	7,5	7,0
40	8,0	8,0
45	8,5	9,0
50	9,0	10,0
60	10,0	
70	11,0	

Os valores exigem que as suturas sejam colocadas a 1,0 a 1,5 mm da inserção do reto lateral. (Adaptada dos dados de Marshall M. Parks, MD.)

BIBLIOGRAFIA

Biglan AW, Davis JS, Cheng KP, et al. Infantile exotropia. J Pediatr Ophthalmol Strabismus 1996;33:79–84.
Buck D, Clarke MP, Haggerty H, et al. Grading the severity of intermittent distance exotropia: the revised Newcastle Control Score. Br J Ophthalmol 2008;92:577.
Burian HM, Spivey B. The surgical management of exodeviations. Am J Ophthalmol 1965;59:603–20.
Calhoun J. Intermittent exotropia. In: Nelson LB, Olitsky SE, editors. Harley's pediatric ophthalmology. Philadelphia: Lippincott Williams & Wilkins; 2006. p. 159.
Caltrider N, Jampolsky A. Overcorrecting minus lens therapy for treatment of intermittent exotropia. Ophthalmology 1983;90:1160–5.
Hatt SR, Mohney BG, Leske DA, et al. Variability of control in intermittent exotropia. Ophthalmology 2008;115:371–376.e2.
Mohney BG, Holmes JM. An office-based scale for assessing control in intermittent exotropia. Strabismus 2006;14:147–50.
Mohney BG, Huffaker RK. Common forms of childhood exotropia. Ophthalmology 2003;110(11):2093–6.
Pediatric Eye Disease Investigator G, Cotter SA, Mohney BG, et al. A randomized trial comparing part-time patching with observation for children 3 to 10 years of age with intermittent exotropia. Ophthalmology 2014;121:2299–310.
Watts P, Tippings E, Al-Madfai H. Intermittent exotropia, overcorrecting minus lenses, and the Newcastle scoring system. J AAPOS 2005;9:460–4.

As referências completas estão disponíveis no **GEN-io**.

Estrabismo Torcional

Scott K. McClatchey e Linda R. Dagi

11.8

PARTE 11 ESTRABISMO PEDIÁTRICO E ADULTO
SEÇÃO 3 Manifestações Oculares

Definição: Estrabismo relacionado à torção ocular.

Características principais
- Desvios com padrões em A e V
- Hiperfunções e hipofunções dos músculos oblíquos
- Torção do globo.

INTRODUÇÃO

Definições de hiperfunção de oblíquo inferior, hiperfunção de oblíquo superior, padrão em A e padrão em V

"Hiperfunção do músculo oblíquo" e estrabismo com padrão em A ou V são definidos com base em achados clínicos. A hiperfunção do músculo oblíquo inferior ao OI AO é a elevação do olho em adução, enquanto a hiperfunção do oblíquo superior (OS AO) é a depressão do olho em adução. Nas posições extremas do olhar, o olho em adução pode demonstrar exodesvio, assim como hipertropia (ao OI) ou hipotropia (OS). O termo hiperfunção implica hipertonicidade ou excesso de estimulação neural; essa aparência clínica, porém, não significa necessariamente que os músculos oblíquos sejam hiperfuncionantes. Por sua vez, o termo "hiperfunção" do músculo oblíquo é usado porque os músculos oblíquos apresentam sua maior ação vertical quando o olho está aduzido. Um sistema comum para graduar essa hiperfunção é 0 (normal) a 4+ (máximo).

Os padrões em A e V são definidos pela diferença do desvio horizontal no olhar para cima, comparado com o olhar para baixo, com o paciente fixando em um alvo a distância, eliminando, assim, o fator acomodativo; o ângulo do olhar vertical é de aproximadamente 30° do olhar primário:

- Padrão em A – pelo menos 10 prismas dioptrias (PD) a menos no exodesvio ou 10 PD a mais no esodesvio no olhar para cima do que no olhar para baixo (Figura 11.8.1)
- Padrão em V – pelo menos 15 PD de exodesvio maior ou esodesvio menor no olhar para cima do que no olhar para baixo (Figura 11.8.2).

A posição acurada da cabeça ao medir o desvio nas lateroversões ou ao olhar para cima ou para baixo é difícil,[1] sobretudo em crianças. Por isso, o desvio incomitante no olhar para cima e para baixo pode variar inadvertidamente, dependendo da direção variável do olhar. Por isso, muitos médicos apenas rotulam padrões em A- e em V- como leve, moderado ou grande.

Os três eixos do estrabismo

Para compreender esses tipos de estrabismo, é importante entender os três eixos de movimento ocular. Cada globo tem 3° de liberdade; por isso, os movimentos do olho caem em três eixos ortogonais: horizontal, vertical e torcional. O desalinhamento no eixo horizontal é considerado esotropia (ET) ou exotropia (XT), enquanto o desalinhamento no eixo vertical é considerado hipertropia ou hipotropia. No entanto, o desalinhamento torcional é invisível ao médico quando os olhos estão em posição primária; a detecção geralmente depende da observação dos desvios oculares nas diversas posições do olhar, ou na fundoscopia notando-se a aparência inciclorrotada ou exciclorrotada do fundo de olho. A inciclotorção tende a ser atribuída ao OS hiperfuncionante, enquanto a exciclotorção, em geral, ao OI hiperfuncionante.

Nos olhos humanos, as ações dos músculos extraoculares (EOM, do inglês *extraocular muscles*) não são tão claramente separadas ao longo desses eixos. As ações dos músculos retos horizontais são únicas, ou seja, ocorrem apenas em uma direção: mesmo em extrema versão, seus movimentos musculares são limitados pelo sistema de polias da órbita. Uma vez que se originam no ápice orbitário nasalmente deslocado, o músculo reto superior é responsável por um efeito intorsor moderado, e o músculo reto inferior, por um efeito extorsor moderado. Portanto, é possível que suas ações (primária e também secundária) sejam aumentadas ou reduzidas, por exemplo, devido à toxicidade local de uma injeção anestésica ou à hipertrofia inflamatória na doença ocular da tireoide, podendo, às vezes, resultar em diplopia torcional sintomática.[2,3]

Os músculos oblíquos se inserem a um ângulo de 39° a partir daquele exigido para sua ação ser puramente torcional. Com a disseminação da inserção das fibras do OS, sua ação pode variar ainda mais com a posição ocular. Além disso, a ação passiva de tecidos orbitários e a elasticidade dos MEO exercem impacto significativo sobre a posição ocular quando nas posições extremas do olhar. Cada um dos MEO passa por uma polia de tecido conjuntivo que define e limita seu caminho, formando um ponto efetivo de origem para a ação do músculo ao se inserir no globo. Essas polias são conectadas de modo que abranjam todo o globo. Essa conexão de polias é ativamente deslocada pelas camadas orbitárias dos MEO e pelo músculo liso. Já foi demonstrado que procedimentos de transposição de músculo reto exercem pouco impacto sobre a trajetória desse músculo atrás do globo, em razão do efeito de estabilização do sistema de polias. Por isso, a própria presença desse sistema de polias modula o impacto de procedimentos de transposição e talvez explique por que tais procedimentos deixam a função original do músculo transposto razoavelmente preservada.[4]

Na maioria dos pacientes, a torção é a chave para compreender as observações clínicas.[5,6] Entretanto, a doença em qualquer um desses componentes, incluindo controle neural, músculos, partes moles, as matrizes de polias e, em alguns casos, até a anatomia orbitária óssea pode produzir estrabismo, especialmente com incomitâncias alfabéticas e com hiperfunção de ação oblíqua.[7] Um trabalho recente identificou compartimentos neuralmente separados de alguns dos músculos extraoculares, os quais também influenciam em alguns casos.[8]

Exemplo: criança com esotropia acomodativa que desenvolve Padrão em V

Como exemplo de excesso de ação primária dos oblíquos inferiores, vamos considerar o caso comum de uma criança de 2 anos de idade com hipermetropia de +4,5 D em ambos

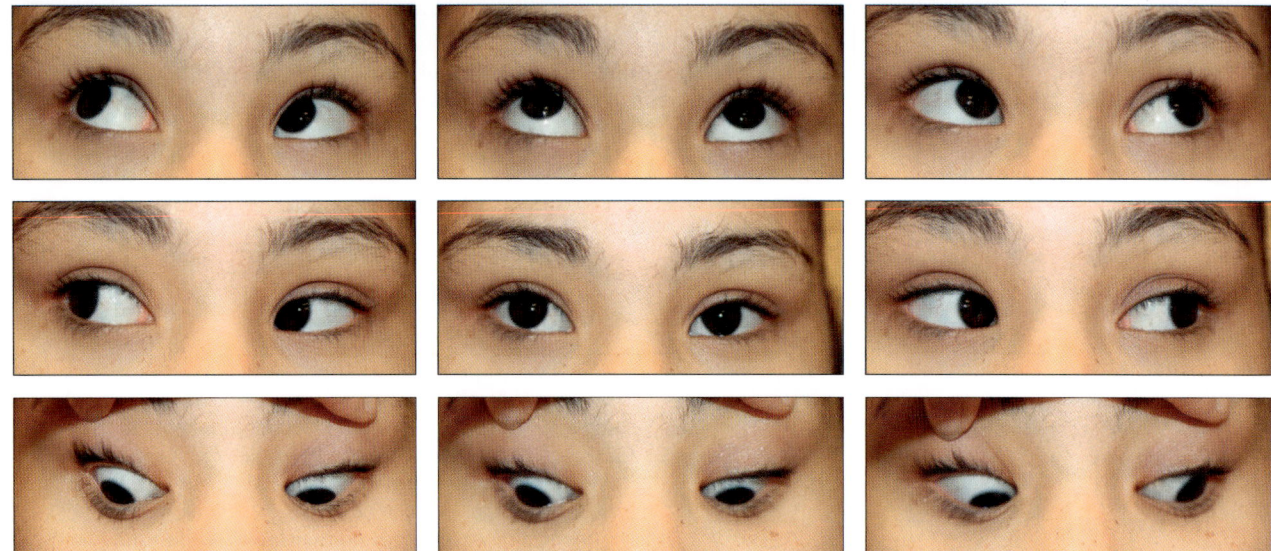

Figura 11.8.1 Padrão em A com hiperfunção dos OS AO. (Cortesia de L. R. Dagi, MD.)

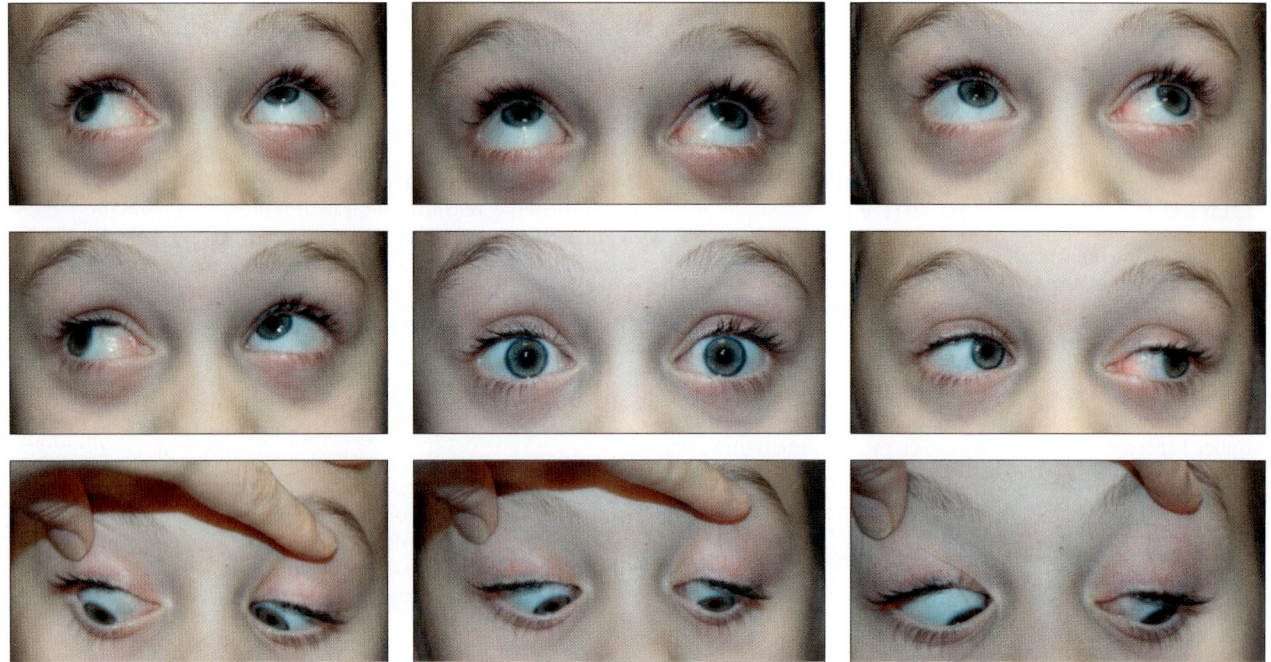

Figura 11.8.2 Padrão em V com hiperfunção dos OI AO e hipofunção dos oblíquos superiores AO (OS AO). (Cortesia de L. R. Dagi, MD.)

os olhos (AO) apresentando esotropia acomodativa. O exame inicial não mostra hiperfunção dos oblíquos ou sinais de torção no fundo de olho, e o uso de óculos corrige totalmente esse desvio. A criança perde seguimento e, durante 2 anos, deixa de usar os óculos. Aos 4 anos de idade, ele retorna, agora com esotropia parcialmente acomodativa. Ao usar os óculos com a refração cicloplégica total, seu ET cc = 25 PD. Ele também tem 3+ de oblíquo inferior em ambos os olhos (OI AO), anisotropia em V moderada e cerca de 15° de exciclotorção em ambos os olhos (Figura 11.8.3). Uma vez que não existe causa aparente para a hiperfunção dos oblíquos inferiores, como paralisia do quarto nervo craniano ou craniossinostose, ele é diagnosticado como hiperfunção primária de OI AO. A cirurgia é realizada: retrocesso do músculo reto medial (MR) 5,0 mm AO e retrocesso de 14 mm do OI AO. No exame de 2 meses após a cirurgia, ele se mostra orto em todas as posições do olhar, sem hiperfunção dos OI, sem anisotropia em V e sem torção no exame de fundo de olho.

Por que esse paciente desenvolveu anisotropia em -V com hiperfunção de OI AO e como o retrocesso desses músculos OI corrigiu as duas condições?

Resumo das seções a seguir

Muitas são as causas para hiperfunção dos músculos oblíquos e estrabismos com anisotropias. Neste capítulo, mostraremos como a torção ocular e a heterotopia das matrizes de polias são as chaves para compreendermos muitos casos de disfunções de músculo oblíquo e de estrabismo com incomitâncias alfabéticas em V e A. Discutiremos as observações clínicas, o local da ocorrência da torção dentro dos três eixos do globo ocular e como a torção do trajeto dos músculos retos resultam em incomitâncias alfabéticas. Além disso, abordaremos as pseudo-hiperfunções dos músculos oblíquos e como a falta de fusão pode levar ao estrabismo torcional em muitos pacientes, bem como outras causas de disfunções de oblíquos.

OBSERVAÇÕES CLÍNICAS

Epidemiologia

Em um estudo de Wilson e Parks,[9] o desenvolvimento de hiperfunção dos OI foi observado em cerca de 72% dos pacientes com esotropia congênita, em 34% daqueles com esotropia acomodativa

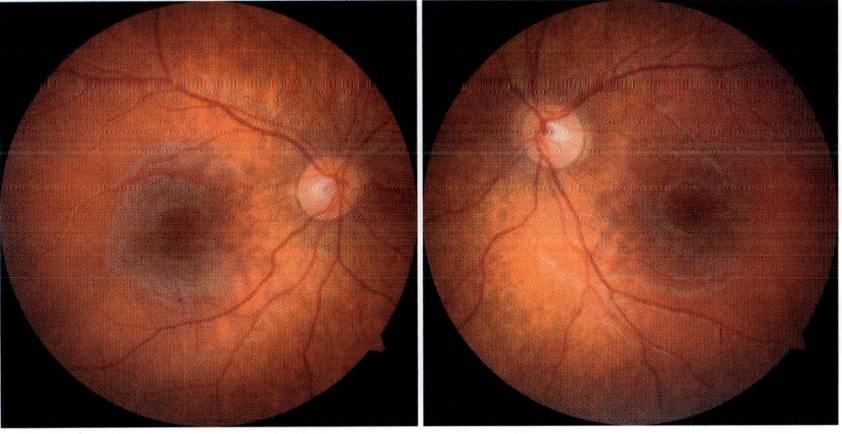

Figura 11.8.3 Exciclotorção bilateral. (Cortesia de S. K. McClatchey, MD.)

e em 32% daqueles com exotropia intermitente seguidos por mais de 5 anos. A incidência dessa hiperfunção em pacientes com esotropia congênita não estava relacionada à idade de início do estrabismo, ao tempo decorrido desde o começo até a cirurgia para esotropia, à idade na primeira cirurgia ou à descompensação de alinhamento horizontal, mas ao número de cirurgias necessárias para alinhar os olhos horizontalmente. A idade média de início ou detecção foi de 3,6 anos, com muitos pacientes demonstrando incomitâncias alfabéticas bem antes.

Eustis e Nussdorf[10] estudaram crianças submetidas a retrocesso bilateral do músculo reto medial para esotropia e descobriram que, dos olhos com exciclotorção observada na cirurgia, todos demonstraram hiperfunção dos OI no seguimento. Daqueles sem torção à época da cirurgia, somente nove de 21 apresentaram hiperfunção no seguimento.

Nas crianças com hiperfunção de OS AO, existe índice mais alto de doença neurológica concomitante, até 40%, segundo uma série de casos.[11]

Idade de observação

As hiperfunções dos músculos oblíquos e as anisotropias em A e V não costumam ser observadas clinicamente em crianças muito novas com esotropia, talvez por causa de seus esforços limitados. É difícil conseguir que uma criança acompanhe um objeto na extrema lateroversão ou medir com precisão o desvio no olhar para cima ou para baixo. Muitos pacientes ou desenvolvem ou manifestam esses sinais de estrabismo torcional quando chegam à faixa dos 2 aos 6 anos de idade.

Como observar ou medir a torção

Diretamente com fundoscopia ou fotografia

A fundoscopia no consultório pode ser usada para estimar o grau de torção no fundo de olho, com base em uma escala de 1– a 4+,[5] um transferidor[12] ou estimativa do ângulo, como é feito para refrações de retinoscopia sem lentes. Também é possível documentar a torção por retinografia em pacientes que cooperam (Figura 11.8.4) ou até mesmo durante a cirurgia.

Correlação da aparência de hiperfunção dos oblíquos, anisotropias alfabéticas e torção no fundo de olho

A torção de fundo clinicamente significativa pode variar de 10 a 20°. Em geral, 10° de exciclotorção bilateral encontrada no fundo de olho correspondem a hiperfunção de 2+ dos OI e anisotropia em V moderada; 20° de exciclotorção correspondem a hiperfunção de 4+ e anisotropia em V grande. O mesmo é verdadeiro para inciclotorção: 10° de inciclotorção bilateral no fundo de olho correspondem a 2+ de hiperfunção dos oblíquos superiores e anisotropia em A moderada; 20° de inciclotorção correspondem a hiperfunção de 4+ e anisotropia em A grande. Com ângulos grandes de torção, os olhos também parecem ter hipofunção e do antagonista do oblíquo "hiperfuncionante"; por isso, uma criança com 20% de exciclotorção pode parecer ter 2– de OS AO, assim como 4+ de OI. Deve-se notar que algumas crianças com craniossinostose podem ter torção substancialmente maior como resultado de torção orbitária; os autores já observaram exciclotorções de até 40° nesse cenário.[13]

Mapeamento de mancha cega

Em olhos com torção ocular, a posição relativa do nervo e da mácula sofrem rotação. Os campos visuais nesses olhos mostram deslocamento da mancha cega, com essa mancha inferior ao meridiano horizontal na exciclotorção e superior a esse meridiano na inciclotorção.[6]

Localização das inserções dos músculos retos na cirurgia

Um olho com exciclotorções significativas mantém essa torção mediante anestesia. Por isso, o cirurgião que executa uma incisão inferotemporal na conjuntiva fará isso diretamente sobre a borda inferior da inserção do músculo reto lateral, e não sobre a esclera.

Duções forçadas

Durante as cirurgias de olhos com estrabismo torcional, as duções forçadas podem demonstrar limitações por causa de músculos oblíquos curtos.[14]

Cilindro duplo de Maddox

Um adulto com paralisia adquirida do quarto nervo craniano devido à lesão do nervo troclear mostrará exciclotorção subjetiva em um teste de cilindro duplo de Maddox (DMR, do inglês *double Maddox rod*). Entretanto, como mostrado por Guyton e von Noorden,[15] pacientes que desenvolvem torção antes dos 6 anos de idade não mostram esse achado subjetivo. A correspondência retiniana anômala nos estrabismos horizontais e as adaptações sensoriais que ocorrem na infância justificam a ausência desse achado.

Teste verde e vermelho de Lancaster

O teste verde e vermelho de Lancaster fornece um mapa claro de estrabismo nesses pacientes; em alguns, existe um padrão torcional evidente.

Investigação por imagens de ressonância magnética das órbitas

Os finos detalhes da investigação por imagens de alta qualidade, como a ressonância magnética (MRI, do inglês *magnetic resonance imaging*), têm sido usados para documentar as vias musculares e o tecido conectivo da órbita. Em alguns pacientes, como aqueles com craniossinostose e estrabismo com incomitâncias alfabéticas, a série de polias mostrou ser

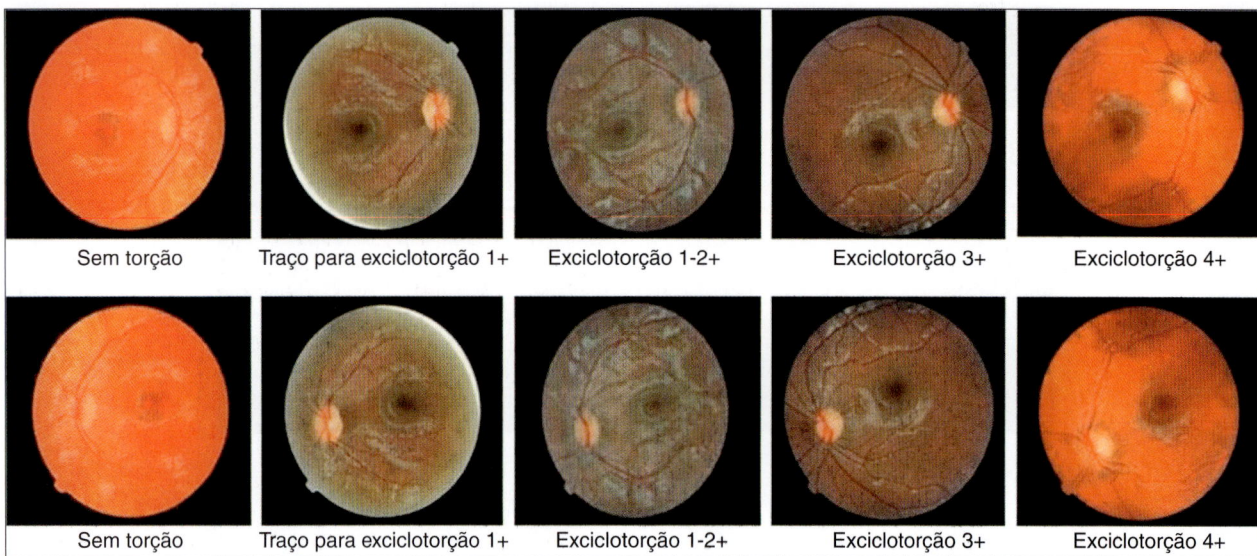

Figura 11.8.4 A fila superior exibe fotografias do fundo de olho com visualização direta de torção anatômica (fundo) progredindo de sem torção para exciclotorção 4+. Embaixo de cada foto, a imagem é invertida para ilustrar a projeção visualizada pelo examinador com oftalmoscopia indireta. (Com autorização de MacKinnon S, Rogers GF, Gregas M, Proctor MR, Mulliken JB, Dagi LR. Treatment of unilateral coronal synostosis by endoscopic strip craniectomy or fronto-orbital advancement: ophthalmologic findings J AAPOS 2009;13(2):155-60.)

torcida, inciclotorcida para padrões em A e exciclotorcida para padrões em V, ou com certas polias deslocadas (heterotopia).[16,17] Em outros pacientes – especialmente com miopia alta, adultos mais idosos ou com frouxidão de tecido conectivo devido a envelhecimento –, a patologia da polia ou da via muscular é variável e é crucial para a compreensão do nistagmo resultante.

Teste de três passos de Parks

O falecido Doutor Marshall Parks afirmava que seu teste era útil para identificar o músculo ciclovertical lesionado somente em casos de paresia ciclovertical isolada. Na prática, esse teste tem melhor aplicabilidade em pacientes com paralisia de OS, mas, quando realizado separadamente, nem sempre consegue diagnosticar com precisão mesmo uma paralisa de oblíquo superior. À exceção do oblíquo superior, paralisias de outros músculos ciclovertical são raras de ocorrer de maneira isolada. Existem muitos fatores que confundem os resultados desse teste, tais como desvio *skew*, heterotopia de polia, doença ocular da tireoide e cirurgia de estrabismo prévia.[2,8]

Torção suficiente para a aparência de disfunção dos músculos oblíquos

Padrões em A e em V e exciclotorção na ausência de disfunção primária do músculo oblíquo

Assim que as forças vetoras do músculo reto vertical são torcidas junto com o globo e ocorre a torção da polia, a exciclotorção no olhar para cima resulta em exodesvio simultâneo; no olhar para baixo, ocasiona esodesvio, produzindo um padrão de incomitância alfabética em V (Figura 11.8.5).

No olhar para a direita em paciente com exciclotorção em AO, o olho esquerdo é aduzido e elevado, e o olho direito, abduzido e deprimido. Entretanto, isso é trazido à tona clinicamente solicitando-se que o paciente "acompanhe" um objeto. É típico o paciente fixar com o olho abduzido, que só pode ser mantido se ele também fizer um esforço para elevar aquele olho. Essa elevação afeta ambos os olhos; com isso, o olho direito fixa no objeto em questão, e o olho esquerdo parece ter elevação exagerada em adução, o que pode ser interpretado pelo clínico como hiperfunção do OI esquerdo, mesmo que essa não seja a causa primária (Figura 11.8.6).

Se um olho enxerga mal por causa de ambliopia ou outro motivo, na abdução ele irá para cima (em inciclotorção) ou para

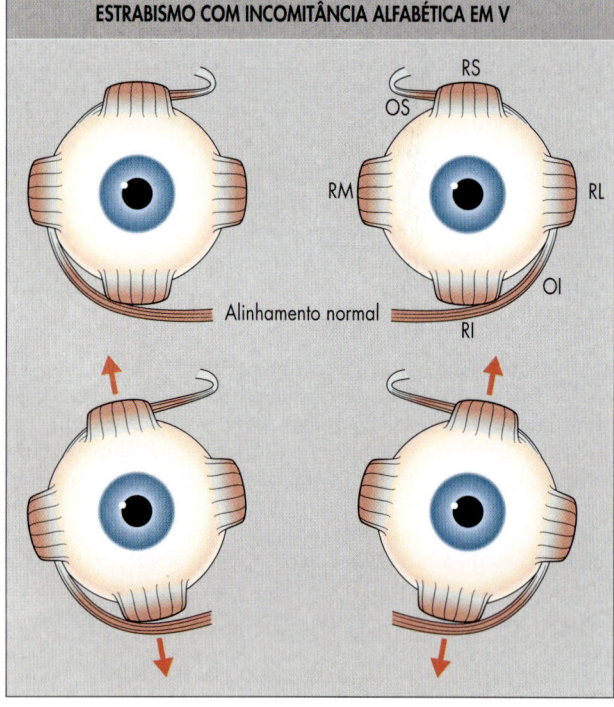

Figura 11.8.5 Extorsão em ambos os olhos (AO) resultando em estrabismo com padrão em V na tentativa de olhar para cima e para baixo. (Cortesia de S. K. McClatchey, MD.)

baixo (em exciclotorção) a fim de possibilitar que o olho em adução permaneça na posição horizontal.

As hipofunções musculares são mais difíceis de serem detectadas nos testes das versões, mas estão quase sempre presentes em pacientes com grandes graus de torção. Tipicamente, um paciente com 20° de exciclotorção apresentará hiperfunção de OI 4+ associada a hipofunção de OS 2–.

Observação das versões preservadas após desnervação e/ou extirpação (D&E) dos OI

Por isso, a aparente hiperfunção ou hipofunção dos músculos oblíquos pode não ser completamente dependente deles. Às vezes, ela é causada sobretudo por ciclorrotação das polias e dos músculos retos associados. Entretanto, a cirurgia nos músculos

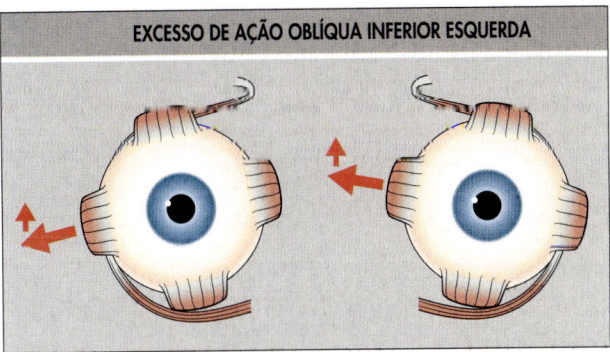

Figura 11.8.6 A extorsão em ambos os olhos (OU) resulta em "hiperfunção de oblíquo inferior à esquerda" na tentativa de olhar para a direita. (Cortesia de S. K. McClatchey, MD.)

oblíquos pode, em muitos casos, resolver a torção anormal do globo e as incomitâncias alfabéticas em A ou V. Como exemplo, em certos pacientes com estrabismo exciclotorcional extremo (OI 4+, aniso em V grande, 20° de exciclotorção), alguns cirurgiões realizam desnervação e extirpação (D&E) dos OI. A verificação posterior das versões mostra ausência total de disfunção oblíqua, ou hiper/hipofunções dos mesmos. Uma vez que o OI não exerce efeito ativo no globo ou na série de polias após essa cirurgia, os músculos retos devem ser os responsáveis pela produção de versões normais: o efeito líquido da D&E é o de aliviar o efeito exciclotorcional dos OI encurtados.

ETIOLOGIA

Torção sensorial

Exemplos bem conhecidos de esotropia sensorial ou exotropia sensorial

Crianças ou adultos com visão ruim em um olho geralmente perdem a binocularidade e desenvolvem estrabismo. Por exemplo, crianças com catarata unilateral no Infantile Aphakia Treatment Study (IATS – Estudo de Tratamento de Afacia Infantil) apresentaram índice de 39% de cirurgia de estrabismo.[19] Esse estrabismo, associado à baixa de visão, costuma ser chamado estrabismo sensorial. É sabido que pacientes com alinhamento ocular aparente apresentando pequenos desalinhamentos para dentro ou para fora evoluem para esotropia ou exotropia com aumento gradual do desvio, por meio da adaptação da extensão do músculo.[20]

Adaptação de extensão de músculo

Por todo o corpo, os músculos remodelam-se continuamente a fim de manter sua extensão média e, da mesma maneira, os MEO alongam-se e encurtam-se em resposta à posição ocular crônica.[20] Essa adaptação ocorre por adição ou subtração de sarcômeros na conexão tendão-músculo.[21] Sendo assim, um músculo com extensão crônica alonga-se com o tempo; músculos cronicamente em estado encurtado se encurtam com o tempo. A adaptação de extensão muscular possibilita que os músculos cresçam conforme o corpo cresce na infância e tem papel importante em muitos quadros de doença, tais como as contraturas musculares em paralisia cerebral.

Por isso, existe algum sentido na advertência: "Não cruze seus olhos assim, ou eles vão ficar presos!". Por causa da adaptação de extensão muscular, os músculos extraoculares de olhos cronicamente desalinhados se alongam ou se encurtam para combinar com sua posição crônica; isso explica o desenvolvimento, com o tempo, de esotropia não acomodativa em paciente com esotropia acomodativa não corrigida. Alguns outros exemplos disso incluem desenvolvimento normal (os músculos alongam-se para combinar com a órbita em crescimento), o alongamento de um músculo recuperado 3 meses após uma injeção de toxina botulínica e a disseminação de comitância com o tempo em paralisias crônicas do quarto ou do sexto nervo craniano.

Tendência

Pessoas com fusão binocular mantêm alinhamento por meio de um processo de reconstrução. Qualquer desalinhamento dos olhos – seja horizontal, seja vertical ou torcional – é detectado pelo cérebro e corrigido por meio de um reflexo de vergência; por sua vez, os MEO adéquam-se a esse alinhamento normal por meio de um mecanismo de adaptação por extensão muscular. Entretanto, a perda de fusão costuma possibilitar que qualquer tendência a alinhamento resulte em um desalinhamento progressivo em qualquer um dos três eixos do globo ocular novamente causado por um mecanismo de adaptação muscular.

Privação sensorial ou falta de fusão e a consequente tropia

Se um paciente tende a desviar os olhos para fora, a perda de fusão resultará, com o tempo, em exotropia, e, se a tendência for desviar para dentro, a perda da fusão resultará em esotropia. A tendência vertical tende a não causar tropia porque os músculos retos verticais tendem a ser parciais por igual. A tendência a apresentar alterações dos músculos oblíquos, por sua vez, ocasiona intorção ou extorção pelo mesmo mecanismo (Figura 11.8.7). Essa tendência se torna manifesta sempre que a fusão é perdida, por qualquer motivo; mais usualmente, isso ocorre em estrabismo horizontal e é chamado *hiperfunção primária dos músculos oblíquos*, mas é mais bem-denominado *torção sensorial* em analogia à *esotropia sensorial*.[5] Embora essas tendências possam ocorrer em qualquer direção, nas crianças, notadamente, a esotropia sensorial e a exciclotorção tendem a se desenvolver com mais frequência, comparadas com a exotropia e a inciclotorção.

Portanto, em pacientes que desenvolvem estrabismo constante, tais como esotropia congênita ou esotropia parcialmente acomodativa, a falta de fusão possibilita que os oblíquos também se encurtem ou se alonguem de maneira independente, resultando em estrabismo torcional.

Matrizes de polias

A modelação computadorizada pioneira de Joel Miller[22] demonstrou que as vias musculares devem ser limitadas por um sistema de polias, que foi identificado por estudos histológicos, RNM de

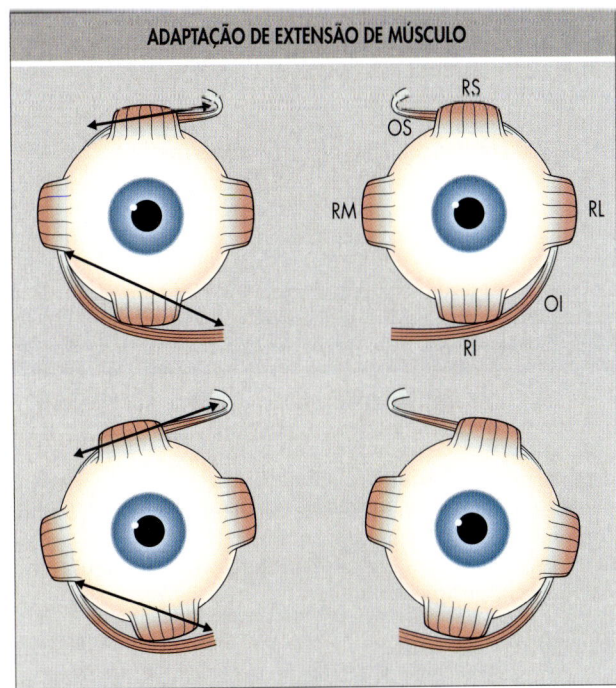

Figura 11.8.7 A adaptação da extensão do músculo resulta na extensão do oblíquo inferior, sendo este encurtado quando o olho está cronicamente extorcido; o oblíquo superior antagonista é, do mesmo modo, alongado. (Cortesia de S. K. McClatchey, MD.)

alta resolução e estudos em animais. As restrições de matrizes de polias patologicamente torcidas resultam em estrabismo com incomitâncias alfabéticas em certos pacientes, tais como aqueles com craniossinostose.

Cada um dos seis músculos extraoculares passa por uma polia antes de se inserir no globo. A tróclea do OS é fixa à órbita, mas as outras polias consistem em condensações de partes moles com um anel de conexão de colágeno e músculo liso, as quais servem como matriz para limitar a via dos músculos à medida que eles alcançam o globo. Essas polias estão localizadas atrás do equador do olho perto de onde o músculo penetra a cápsula de Tenon, que é unida à órbita por tecido conjuntivo. Cada um dos músculos retos e oblíquos tem uma camada orbitária ativa que se insere na matriz da polia de modo que, na contração muscular, a matriz é desviada pelos músculos retos ou torcida pelos oblíquos junto com o movimento ocular, embora menos que o globo por si só.[8] Essa matriz de polia ativa reforça a lei de Listing e simplifica substancialmente o efeito de entrada neural aos MEO em várias posições do olhar. A matriz de polia também pode ser afetada de modo adverso por envelhecimento, miopia alta e outras doenças; a discussão desses quadros está além do escopo deste capítulo.

A matriz total pode ser exciclotorcida em pacientes com craniossinostose, resultando em anisotropias em V grandes, com aparência de hiperfunções grandes de OI ou OS, além de uma inclinação da fissura palpebral que pode estar associada com a torção. Em padrões em V, as fissuras palpebrais ficam temporariamente inclinadas para baixo; e naqueles que apresentam padrões em A, a inclinação das fissuras para cima pode ocorrer, porém é menos comum. Embora os músculos cicloverticais possam ter vias oblíquas na posição primária ou fora do eixo (*off-axis*), as polias restringem suas ações em todas as direções do olhar. Em olhar secundário ou terciário, essas polias são os pontos de inflexão das vias musculares. Os músculos retos superior e inferior atuam verticalmente, e a ação primária dos OI e OS é torcional. Essas restrições simplificam bastante a tarefa do cérebro de manter fusão quando os olhos se movem juntos.

Outras causas de disfunções oblíquas e estrabismo com incomitâncias alfabéticas

Com frequência, essas são chamadas *hiperfunções secundárias dos músculos oblíquos*.

Paralisia de músculo oblíquo superior

A "paralisia" congênita do OS pode ser resultado ou de um subdesenvolvimento verdadeiro do músculo, como observado na RNM orbitária, ou da frouxidão do tendão notada nas duções forçadas, ou por observação direta durante a cirurgia. Paralisias do quarto nervo craniano podem também ser adquiridas por trauma, tumor ou miastenia grave. A verificação de uma disfunção dos músculos oblíquos em casos adquiridos é obtida pela torção subjetiva. O músculo antagonista (o OI) encurta com o tempo, e a exciclotorção de ambas as causas aparece como hiperfunção do OI e hipofunção do OS.

Síndrome de Brown

Pacientes com síndrome de Brown têm desvio para fora do olho acometido no olhar para cima, simulando anisotropia em V. Não existe um padrão previsível de torção para qualquer um dos olhos em posição primária.

Síndrome de Duane

Olhos com a síndrome de Duane podem simular hiperfunção de OI ou OS por causa de um músculo reto lateral apertado ou de estimulação neural anormal de músculos retos verticais – de novo, pequenas quantidades de torção no fundo de olho podem ser notadas no exame.

Desvio vertical dissociado

O desvio vertical dissociado (DVD) pode parecer similar à hiperfunção dos OI durante o teste das versões e é notado com frequência na mesma população de pacientes, mas apresenta várias características que possibilitam a distinção de uma condição ou outra. Em oposição à exciclotorção, o DVD é aparente na posição primária e geralmente acompanhado por nistagmo latente. Não existe hipertropia verdadeira do olho em adução no olhar lateral, embora o DVD apareça com frequência quando o eixo visual do olho em adução é bloqueado pelo nariz. A menos que exista hiperfunção de oblíquo associada, não ocorre anisotropia em V ou torção no fundo de olho.

Craniossinostose

Muitos pacientes com craniossinostose, tais como aqueles com a síndrome de Crouzon ou de Apert, têm órbitas com exciclorrotação resultando em grandes anisotropias em V e hiperfunções dos músculos oblíquos associadas. As incomitâncias alfabéticas em A são menos comuns. Mais usualmente, a matriz da polia é exciclotorcida,[23] e parece que existe subatividade do músculo oblíquo superior e hiperatividade do músculo inferior. É importante, porém, notar que os padrões em V exagerados, vistos em algumas formas de craniossinostose, também podem ser o resultado de músculos extraoculares subdesenvolvidos e aparentar que estão ausentes,[24] além da possibilidade da desinserção iatrogênica do OS na tróclea durante reparo facial primário (avanço fronto-orbitário).[25] Anisotropias em V particularmente exageradas e associadas tanto a quantidades excepcionais de torção no fundo de olho quanto, em alguns casos, à inabilidade de elevar o olho abduzido acima da linha média (o padrão "de gangorra") podem ser secundárias à alteração na anatomia corporal do ápice orbitário.[13] Isso causa exciclotorção primária dos músculos retos, iniciando-se nas origens desses músculos próximo ao ápice orbitário e provavelmente reforçada por heterotopia de polia secundária.[13] Deve-se notar que a cirurgia de músculo oblíquo por si mesma geralmente apresenta efeito modesto nesses pacientes, em razão da origem multifatorial do padrão em V.[26]

Pseudo-hiperfunção dos oblíquos em pacientes com exotropia muito grande

Como demonstrado por Capo et al.,[27] pacientes com exotropia de grande ângulo podem aparentar hiperfunções simultâneas de OS e de OI. Não existe torção nesses pacientes, e há supostas hiperfunções dos oblíquos do músculo reto somente para exotropia. Isso ocorre como resultado da mecânica das partes moles na órbita, que limita a rotação do globo.

TRATAMENTO

Observação

O estrabismo torcional pequeno ou moderado pode exercer pouco efeito sobre a função ou aparência do paciente. Pessoas com anisotropias em V moderadas, mas orto em posição primária, apresentarão esotropia no olhar para baixo, porém, de maneira fisiológica, ao fixarmos para perto e para baixo, fazemos o movimento de convergência – o que pode ser considerado algo fisiológico.

Para manter a binocularidade, alguns pacientes adotam postura da cabeça, que geralmente indica necessidade de tratamento cirúrgico. Por exemplo, uma criança com boa binocularidade e esotropia com padrão em V pode desenvolver posição viciosa da cabeça abaixando o mento a fim de manter a fusão.

Cirurgia de músculo oblíquo

O tratamento cirúrgico de estrabismo torcional costuma ser realizado simultaneamente à cirurgia para desalinhamento horizontal. Em geral, a correção está relacionada a mover a inserção do OI nos casos de exciclotorção ou operar o tendão do

OS a fim de aumentar ou diminuir a inciclotorção. Na cirurgia para estrabismo horizontal, os músculos retos não estão nem reforçados nem enfraquecidos. Num primeiro momento, os músculos são cortados, o globo é reposicionado, e as inserções musculares são recolocadas na nova posição.[28] Da mesma maneira, um tratamento comum para extorsão consiste em cortar o OI retornando o globo à sua posição normal e reposicionando a inserção do oblíquo de forma passiva (miectomia) ou ativa (via retrocesso). O OS, com sua inserção ampla, tem efeito mecânico mais complexo que o OI e varia mais com a posição do globo. Embora seja possível o retrocesso do OS,[29,30] a intorção é, às vezes, tratada com alongamento do tendão via um expansor graduado.[31,32] Da mesma maneira, a extorsão ou intorção insuficiente pode ser tratada com o *tucking* do OS (p. ex., em "paralisia de SO" congênita causada por um tendão frouxo) ou pelo procedimento de Harada-Ito.

A cirurgia bilateral simétrica dos OI ou OS não tem, tipicamente, efeito sobre o alinhamento horizontal.[11,33]

Qualquer cirurgia que afete a torção ocular em um paciente com estereopsia normal causará a sensação pós-operatória de que tudo parece estar inclinado ou longe do paciente. Isso ocorre porque a alteração da torção resulta em um deslocamento horizontal relativo (entre os dois olhos) de objetos superiores ou inferiores àquele em questão – o mesmo fenômeno usado pelo sistema de estereopsia para avaliar distância. Isso também ocorre quando um paciente recebe óculos para corrigir astigmatismo oblíquo com direções em oposição no olho direito e no olho esquerdo. Nesses casos, é útil alertar os pacientes de que eles sentirão esses sintomas por cerca de duas semanas após a cirurgia.

Variações cirúrgicas

A cirurgia de OI tem muitas variações. O OI pode ser recuado ao longo de sua via: 10 mm para hiperfunções de 2+ e 14 mm para hiperfunções de 3 ou 4+. A miectomia possibilita que o globo não fique torcido e demonstrou ser uma técnica adequada para uma faixa acentuadamente ampla de hiperfunções de OI, sendo uma cirurgia autoajustável. Em anisotropias em V grandes e hiperfunções de +4 de OI, a D&E elimina o efeito ativo do músculo. Em pacientes com DVD combinado e anisotropia em V moderada ou hiperfunções de OI em torno de 2+, a transposição anterior da inserção até a borda temporal do músculo reto inferior pode corrigir a torção e reduzir o DVD.

A cirurgia do OS é mais complexa, mas também tem muitas variações. Para anisotropias em A grandes em pacientes não binoculares, a tenotomia ou a tenectomia corrigirá essa incomitância – o que, às vezes, é evitado em pacientes com binocularidade, pois pode produzir diplopia intratável. Outras variantes para tratar inciclotorção que possibilitam um "enfraquecimento" mais controlado do tendão do OS e a inciclotorção incluem alongamento ou tenotomia em Z do tendão, retrocesso graduado,[29,30] expansor de tendão de silicone[31] e expansor intraoperatório com sutura ajustável[32] etc. O *tucking* do OS funciona bem para corrigir os quadros de paralisia congênita, em que duções forçadas revelam a frouxidão do tendão. O procedimento de Harada-Ito avança ou dobra as fibras anteriores do tendão e pode aumentar com sucesso a inciclotorção ou reduzir a exciclotorção de maneira ajustável.

Transposições do músculo reto

Essa transposição também pode ser usada para resolver as incomitâncias alfabéticas em A ou V. Por exemplo, para um padrão em V, o músculo reto medial seria transposto inferiormente ou o reto lateral transposto superiormente. Na ausência de disfunção primária dos oblíquos, a transposição vertical pode ser efetiva; porém, pode piorar a torção, sendo, dessa maneira, menos adequada ao paciente com boa estereopsia.[34]

RESUMO

Em nosso exemplo, o jovem com esotropia parcialmente acomodativa, hiperfunção de OI AO e anisotropia em V com exciclotorção pode ser mais bem-compreendido como tendo estrabismo nos dois eixos, horizontal e torcional. A acomodação para enxergar compensando uma hipermetropia não corrigida forçou seus olhos para dentro via reflexo da tríade de perto. A exciclotorção se desenvolveu quando os olhos se cruzaram e perderam fusão, como resultado dessa esotropia acomodativa. A perda de fusão possibilitou que sua tendência à exciclotorção subjacente orientasse um encurtamento progressivo dos OI e alongamento dos OS por meio da adaptação de extensão muscular, assim como seus músculos retos mediais encurtaram com a adaptação muscular para as posições cronicamente encurtadas desses músculos. Por isso, esse estrabismo causado por perda de fusão que possibilita a tendência torcional a induzir gradualmente a torção ocular bilateral com a adaptação da extensão muscular é mais bem-denominada *torção sensorial*. O principal efeito cirúrgico do retrocesso bilateral dos retos mediais e retrocesso bilateral dos OI é, portanto, tratar cada um desses eixos em separado.

O médico deve ter em mente que há muitas causas de torção ocular, estrabismo com incomitâncias alfabéticas e o aparecimento de disfunções dos músculos oblíquos. Medições cuidadosas nos três eixos de estrabismo e uma busca por todas as causas potenciais podem levar à melhor compreensão da natureza do estrabismo e guiar o tratamento cirúrgico.

1. Direitos autorais

Um de nós (McClatchey) é funcionário do Governo dos EUA. Uma vez que este trabalho será preparado como parte de deveres oficiais, o Documento 17, USC, § 105 assim estabelece: "A proteção de direitos autorais sob este documento não está disponível para qualquer trabalho do Governo dos EUA". O Documento 17, USC § 101 define um trabalho do Governo dos EUA como um trabalho preparado por um membro do serviço militar ou funcionário do Governo dos EUA como parte dos deveres oficiais dessa pessoa.

2. Exoneração de Responsabilidade

"As concepções expressas neste artigo são aquelas dos autores, e não necessariamente refletem a política oficial ou posição do Departamento da Marinha, do Departamento de Defesa ou do Governo dos EUA."

BIBLIOGRAFIA

Capo H, Mallette RA, Guyton DL. Overacting oblique muscles in exotropia: a mechanical explanation. J Pediatr Ophthalmol Strabismus 1988; 25:281–5.

Clark RA, Miller JM, Rosenbaum AL, et al. Heterotopic muscle pulleys or oblique muscle dysfunction? J AAPOS 1998;2(1):17–25.

Dagi LR, MacKinnon S, Zurakowski D, et al. Rectus muscle excyclorotation and V-pattern strabismus: a quantitative appraisal of clinical relevance in syndromic craniosynostosis. Br J Ophthalmol 2017;101(11):1560–5.

Demer JL. Connective tissues reflect different mechanisms of strabismus over the life span. J AAPOS 2014;18(4):309–15.

Granet DB, Ventura RH, Miller-Scholte A, et al. Marked variability amongst pediatric ophthalmologists in designating the diagnostic gaze position angles in ocular motility evaluations. Binocul Vis Strabismus Q 2001;16(4):291–6.

Guyton DL. Exaggerated traction test for the oblique muscles. Ophthalmology 1981;88:1035–40.

Guyton DL, Weingarten PE. Sensory torsion as the cause of primary oblique muscle overaction/underaction and A- and V-pattern strabismus. Binocular Vision & Eye Muscle Surgery Quarterly 1994;9(3):209–36.

Kushner BJ. Multiple mechanisms of extraocular muscle "overaction. Arch Ophthalmol 2006;124(5):680–8.

Kushner BJ, Vrabec M. Theoretical effects of surgery on length tension relationships in extraocular muscles. J Pediatr Ophthalmol Strabismus 1987;24(3):126–31.

Peragallo JH, Pineles SL, Demer JL. Recent advances clarifying the etiologies of strabismus. J Neuroophthalmol 2015;35(2):185–93.

Scott AB. Change of eye muscle sarcomeres according to eye position. J Pediatr Ophthalmol Strabismus 1994;31(2):85–8.

Wilson ME, Parks MM. Primary inferior oblique overaction in congenital esotropia, accommodative esotropia, and intermittent exotropia. Ophthalmology 1989;96:7–11.

As referências completas estão disponíveis no GEN-io.

PARTE 11 ESTRABISMO PEDIÁTRICO E ADULTO

SEÇÃO 3 Manifestações Oculares

Estrabismo Paralítico

Hilda Capó e Steven E. Rubin

11.9

Definição: Estrabismo resultante de paralisia parcial ou completa do terceiro, quarto ou sexto nervo craniano.

Características principais
- Incomitância – a magnitude do desvio depende da posição do olhar
- Desvio secundário – a magnitude do desvio aumenta quando o olho parético é o fixador.

Características associadas
- Paralisia do terceiro nervo – exotropia ipsilateral, hipotropia, ptose e midríase
- Paralisia do quarto nervo – hipertropia ipsilateral com inclinação da cabeça para o lado oposto
- Paralisia do sexto nervo – esotropia ipsilateral com giro da cabeça para o lado afetado.

INTRODUÇÃO

O tipo mais comum de estrabismo é a variedade comitante – na qual o ângulo de desvio não varia com a direção do olhar. Menos em geral, a disfunção do músculo oblíquo causa estrabismo com incomitância alfabética, conforme abordado no Capítulo 11.8. Ainda menos comuns são os transtornos que resultam de paresia ou restrição dos músculos extraoculares. Este capítulo discute somente os quadros de paralisia.

Ao contrário da avaliação direta do estrabismo comitante, outras técnicas diagnósticas devem ser empregadas em pacientes com estrabismo paralítico. A classificação acurada de estrabismo demanda medições nas diversas posições do olhar (como visto no Capítulo 11.3) para detectar a incomitância característica de transtornos paréticos ou restritivos. Em geral, o desvio medido é maior no campo de ação do(s) músculo(s) parético(s).

No estrabismo comitante, as medições com prisma são independentes do olho que está fixando, mesmo em pacientes com preferência de fixação. Se as medições alteram quando o olho não fixador assume a fixação, uma etiologia parética ou restritiva é geralmente a causa. O desvio que ocorre quando o olho afetado é o fixador é sempre maior e se denomina *desvio secundário*.

A restrição pode ser confirmada pelo teste de dução forçada, em que a conjuntiva perilimbar do olho afetado de um paciente cooperador é anesteziada e presa com uma pinça, e o olho é movido para dentro do campo afetado. A resistência indica restrição mecânica (apontando contratura do músculo antagonista), em vez de (ou em adição à) fraqueza do músculo supostamente afetado como causa do estrabismo. A fim de confirmar processo parético, é útil verificar a geração de força para avaliar a potência relativa de um músculo. A conjuntiva perilimbar anesteziada é presa com uma pinça, e o paciente é instruído a olhar para o lado do campo afetado,[1] enquanto o examinador sente na pinça se há força no músculo avaliado. Informações similares podem ser obtidas com a observação cuidadosa dos movimentos sacádicos no campo de visão com limitação do movimento. Um movimento estável, mas lento, na direção do olhar em questão sugere causa parética, em contraste com um movimento inicialmente rápido e terminando de maneira abrupta (como um cão correndo para o final de sua coleira), sugestivo de causa restritiva. O teste de Tensilon também deverá ser considerado nos casos de suspeita de miastenia *gravis*, pois ela pode imitar qualquer paralisia muscular isolada ou combinada.

Em adultos e em crianças que colaboram com o exame, a diplopia pode ser avaliada com exames de campos visuais binoculares. Essa técnica usa um perímetro-padrão de Goldmann ou tela tangente para identificar e quantificar a extensão das áreas diplópicas do olhar.[2]

Pacientes com paralisias dos músculos extraoculares demandam uma avaliação mais extensa. O estrabismo comitante é raramente secundário a uma doença neurológica ou sistêmica, enquanto o estrabismo paralítico pode resultar de outros transtornos. As paralisias congênitas são a causa principal em crianças e possivelmente responsáveis por paralisias do quarto nervo em adultos, que podem manter-se com seus desvios latentes por muitos anos.

O tratamento do estrabismo paralítico segue as mesmas diretrizes gerais da maioria dos quadros difíceis – medicamentos e procedimentos menos invasivos são tentados inicialmente. No início do quadro, os pacientes que apresentam paresia leve e/ou melhora podem receber oclusão ou terapia com prismas antes de se considerar a cirurgia. O tratamento cirúrgico deverá ser adiado por pelo menos 6 meses da apresentação inicial da paralisia e indicado apenas após exames seriados demonstrarem resultados estáveis. O paciente, antes de ser submetido a um procedimento cirúrgico, deve ser extremamente bem-esclarecido quanto aos objetivos do tratamento. Os objetivos primários são: conquistar um bom alinhamento ocular na posição primária e na infraversão; melhorar a incomitância; expandir o campo de visão binocular única; e melhorar as posturas de compensação da cabeça. A conquista de bom alinhamento em todos os campos é, com frequência, inviável. Quando a cirurgia é planejada, o(s) músculo(s) a ser(em) abordado(s) deve(m) ser o(s) do(s) campo(s) de ação com maior desvio. Embora defendidas por alguns para uso de rotina em todos os pacientes cooperativos submetidos à cirurgia de estrabismo, as suturas ajustáveis têm um papel ainda maior na cirurgia para correção do estrabismo paralítico. A grande variabilidade no grau de fraqueza dos músculos afetados torna as tabelas publicadas sobre recuos e ressecções graduados relativamente menos confiáveis nesses casos. É apropriado para a cirurgia o consentimento informado que demanda uma discussão sobre tratamentos alternativos, incluindo a opção de não tratar. Detalhes de estratégias cirúrgicas são discutidos de maneira individualizada em cada paralisia.

PARALISIA DO TERCEIRO NERVO MOTOR (OCULOMOTOR)

Introdução

A paralisia do terceiro nervo craniano pode afetar a motilidade ocular em todos os três planos (horizontal, vertical e torcional), uma vez que ele inerva os músculos oblíquo inferior, reto inferior e reto medial (por sua divisão inferior) e os músculos reto superior e o levantador da pálpebra (por sua divisão superior).

Manifestações oculares

As paralisias do terceiro nervo apresentam, tipicamente, exotropia e hipotropia ipsilateral com ptose e midríase. Elas podem ser congênitas ou adquiridas e parciais, afetando um ou mais músculos (Figura 11.9.1), ou completas (Figura 11.9.2). Paralisias cíclicas já foram descritas também.[3]

A regeneração aberrante é um fenômeno peculiar das paralisias do terceiro nervo, daí o termo alternativo de *sincinesia oculomotora*. Após um episódio parético, é possível que os axônios extramedulares

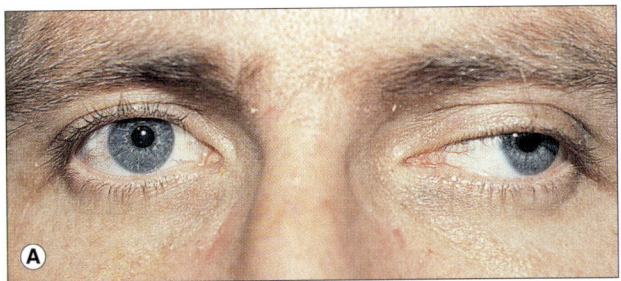
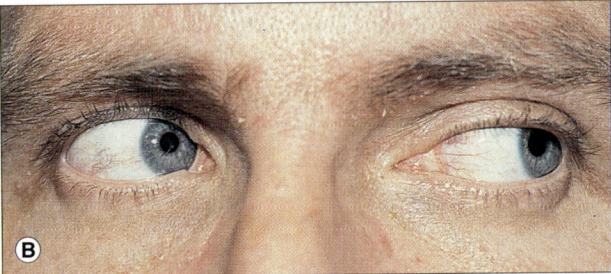
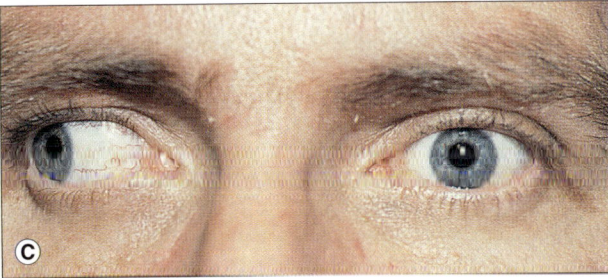
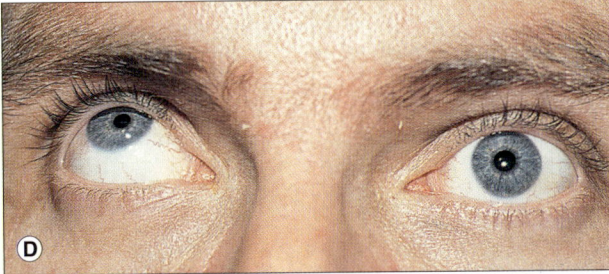
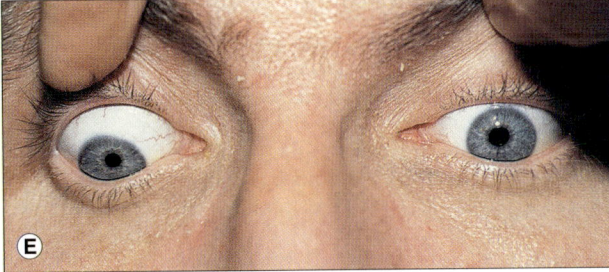

Figura 11.9.1 Adulto com paralisia parcial do terceiro nervo esquerdo. **A.** Posição primária do olhar mostrando pupila levemente maior, ptose leve, exotropia e hipotropia. **B.** Olhar normal no olhar para a esquerda. **C.** Ausência de adução no olho esquerdo no olhar para a direita. **D.** Elevação insatisfatória. **E.** Depressão ruim.

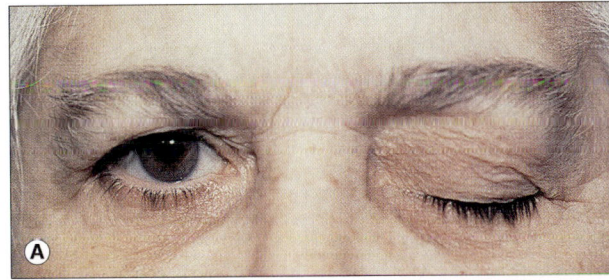
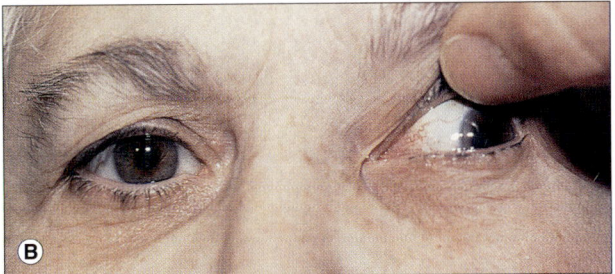

Figura 11.9.2 Mulher idosa com paralisia completa do terceiro nervo. **A.** Ptose completa, olho esquerdo. **B.** Exotropia esquerda e (pequena) hipotropia esquerda.

se cicatrizem e regenerem, mas não necessariamente para seus locais originais.[4] Portanto, potenciais de ação que antes resultavam apenas em adução podem agora produzir depressão, retração palpebral (por contração simultânea do músculo reto vertical), elevação do globo, elevação da pálpebra ou constrição pupilar. As duas manifestações mais comuns são: elevação de pálpebra (pseudossinal de Graefe) e constrição pupilar; cada um deles ocorre em adução, infraversão ou nesses dois tipos de movimento.

Paralisias congênitas do terceiro nervo

Paralisias congênitas do terceiro nervo (geralmente idiopáticas) são raras. Com frequência, as crianças afetadas têm envolvimento unilateral e nenhuma outra anormalidade neurológica.[4] Algumas dessas anormalidades foram descritas,[5] mas consideradas como representando lesão concomitante, e não a causa da paralisia. Não se considera que esses casos tenham sido causados por trauma, pois não se encontrou correlação da paralisia com um quadro de trauma importante no parto.

Nas paralisias congênitas, o mais frequente é que todos os músculos extraoculares inervados pelo terceiro nervo craniano sejam afetados, resultando em exotropia, hipotropia e ptose em graus variados. O envolvimento pupilar pode resultar ou de uma manifestação primária da paralisia (uma pupila maior, consequência de inervação deficiente do esfíncter) ou regeneração aberrante (constrição pupilar na adução ou infraversão). A preservação do reflexo pupilar não é um indicador confiável de origem congênita, pois sua presença em casos congênitos é inconsistente.[4,6,7] A maioria das crianças sofre perda da função binocular e ambliopia devido a ptose ou a exotropia constante. Quando a ptose é ausente ou incompleta, para melhorar ao máximo a binocularidade, as crianças afetadas podem desenvolver posição viciosa de cabeça (torcicolo) consistindo em elevação do queixo ou giro contralateral da face para neutralizar a hipotropia, a ptose e/ou a exotropia.

Paralisias adquiridas do terceiro nervo craniano

Essas paralisias, embora mais frequentes que as congênitas, ainda são incomuns. Raramente são bilaterais, e as causas possíveis dependem da idade (Tabela 11.9.1). A incidência é baixa entre crianças e adultos jovens, nos quais o trauma é a causa mais comum, mas aumenta em adultos de meia-idade (1,7 por 100.000).[8] Pacientes com mais de 60 anos apresentam a incidência máxima (12,5 por 100.000), predominantemente devido ao grande aumento das paralisias de causa microvascular.[8] As paralisias adquiridas do nervo oculomotor produzem exotropia e/ou hipotropia incomitante e/ou ptose. Além disso, adultos visualmente maduros informam diplopia e confusão visual,

TABELA 11.9.1 Causas de paralisia adquirida do terceiro nervo por grupo etário.

Causa	Crianças (%)	Adultos (%)
Trauma	40	14
Neoplasia	14	11
Aneurisma	0	12
Doença vascular/diabetes	0	23
Outras	29	16
Indeterminada	17	24

Reproduzida, com autorização, de Kodsi SR, Younge BR. Acquired oculomotor, trochlear, and abducente cranial nerve palsies in pediatric patients. Am J Ophthalmol 1992;114:568-74.

a menos que também tenham ptose significativa. O torcicolo (giro da face contralateral e/ou postura com queixo para cima) irá desenvolver-se caso a postura neutralize a diplopia.

Pacientes com paralisia adquirida demandam avaliação neurológica complementar, pois a paralisia pode ser sinal de um quadro neurológico, sobretudo em pacientes mais jovens,[9,10] embora exceções possam ocorrer.[11] O acometimento das pupilas, apesar de ser considerado indicativo de doença microvascular benigna e não potencialmente fatal, deve ser poupado em casos provocados por aneurismas intracranianos.[12-14] A dor e o envolvimento da pupila não são confiáveis na diferenciação do quadro microvascular e da compressão aneurismática (Capítulo 9.16 para detalhes específicos e recomendações a fim de avaliar esses pacientes). Paresias isoladas de músculos individuais inervados por qualquer ramo do terceiro nervo craniano foram descritas[15] e costumam desafiar a localização neuroanatômica. Elas quase nunca são indicativas de doença grave, e as manifestações dependem do músculo afetado. A síndrome de Brown deve ser considerada em pacientes com paralisia aparente de músculo oblíquo inferior isolado; o teste de três passos (que será discutido mais tarde) e o teste de dução forçada geralmente são capazes de distinguir entre esses dois quadros. Em pacientes com doença craniofacial, paresias isoladas podem ser causadas por ausência congênita de um músculo reto ou oblíquo.[16] Inserções horizontais anormais também já foram descritas.[17]

Tratamento não cirúrgico

A paralisia do terceiro nervo é a mais desafiadora das síndromes de estrabismo paralítico, em razão do número de músculos e dos diferentes planos (horizontal, vertical e torcional) envolvidos. O tratamento definitivo quase nunca é exigido de imediato, porque muitos casos exibem algum grau de melhora – seja espontaneamente, seja tratando a causa subjacente.

Em crianças visualmente imaturas, atenção cuidadosa deve ser dedicada ao desenvolvimento visual tanto monocular quanto binocular durante esse período, pois a ambliopia pode desenvolver-se de maneira rápida e exigir tratamento agressivo com oclusão. Em indivíduos visualmente maduros sem ptose completa, a diplopia pode ser amenizada com oclusão durante o período de observação expectante. Mesmo a oclusão incompleta, obtida aplicando-se uma fita translúcida à lente de uns óculos, pode ser suficiente para aliviar os sintomas. Quando o desvio horizontal ou vertical são pequenos, os prismas podem ser benéficos para manter o desenvolvimento binocular controlado em crianças e amenizar a diplopia em adultos. É possível que os prismas sejam uma solução permanente quando o desvio residual for pequeno. Embora os prismas trabalhem melhor em desvios comitantes pequenos, o sucesso em estrabismo incomitante será possível se a magnitude do prisma for escolhida a fim de combinar com as posições primária e de infraversão, as quais são funcionalmente mais importantes.

A terapia com toxina botulínica pode ser um tratamento adjuvante muito útil na fase aguda. Injetar no(s) músculo(s) antagonista(s) – seja por visualização cirúrgica direta, seja através da conjuntiva mediante controle eletromiográfico audível – pode prevenir a contratura permanente deles, pois isso seria capaz de interferir com a recuperação do quadro, com o tratamento cirúrgico subsequente ou com ambos.[18-20]

Tratamento cirúrgico

A restauração da motilidade normal não é conseguida, exceto nos casos mais leves, de modo que objetivos cirúrgicos realistas deverão ser esclarecidos ao paciente nos estágios iniciais do tratamento. O tratamento cirúrgico deverá ser assumido quando houver pouca ou nenhuma expectativa de recuperação espontânea geralmente entre 6 e 12 meses após o início do quadro clínico. Existindo alguma função do músculo reto medial, um grande procedimento de recuo-ressecção pode produzir resultados aceitáveis para o desvio horizontal.[21,22] Essa opção terapêutica tem sido defendida, também, em alguns pacientes com paralisia completa, se combinada com sutura de tração.[23,24] O reto medial ressecado pode ter sua inserção elevada ou abaixada para melhorar um desvio vertical associado.

Ressecções de músculos completamente não funcionais têm efeito limitado em longo prazo, pois o músculo que não funciona se torna flácido com o tempo. Portanto, quando não existe função demonstrável do reto medial, é necessário algum outro método que crie força de adução passiva para a inativação funcional do músculo reto lateral. Este último demanda recuo supramáximo, de até pelo menos 16 mm a partir da inserção original,[25] fixação no periósteo da parede orbitária lateral,[26] extirpação ou miectomia substancial. A força de adução passiva pode ser obtida por transposição da inserção do tendão oblíquo superior[27] para uma posição adjacente à inserção do reto medial, com[28] ou sem[29] sua remoção da tróclea. Alternativas adicionais incluem fixação orbitária nasal e transposição nasal do músculo reto lateral. A fixação orbitária nasal do globo ocular pode ser obtida com vários materiais, incluindo um retalho de periósteo do osso orbitário,[30,31] uma sutura não absorvível ancorada ao periósteo da parede orbitária medial,[32-34] ou um sistema de ancoragem de titânio com placa-T fixa à parede medial da órbita.[35] A transposição do músculo reto lateral às bordas superior e inferior do músculo reto medial,[36] em combinação com suturas ajustáveis[37] ou suturas de fixação aumentadas,[38] pode criar força de adução e eliminar a força de oposição do músculo reto lateral. O *split* correto do músculo reto lateral é fundamental quando se executa essa técnica de transposição nasal para evitar o comprometimento do nervo óptico por compressão dele por um dos seguimentos do músculo.

A ptose que acompanha o quadro geralmente é tratada após a melhora do alinhamento ocular. Se feita em ordem inversa, a elevação da pálpebra de um olho hipotrópico incapaz de usar o fenômeno de Bell para proteger a córnea pode produzir ceratite de exposição, além de piorar a diplopia. É possível, porém, que essa estratégia precise de seguimento em crianças visualmente imaturas para prevenir o desenvolvimento ou a piora da ambliopia.

Com paralisias musculares isoladas, o prognóstico para um resultado aceitável é maior porque somente um músculo é afetado. Essas paresias são geralmente tratadas enfraquecendo o músculo antagonista junto com o reforço (ressecção) do músculo afetado, desde que parte de sua função esteja preservada. No caso de paresia isolada do músculo oblíquo inferior, o enfraquecimento do antagonista (o músculo oblíquo superior) deve ser feito com cautela por causa dos efeitos resultantes sobre a torção ocular. Nesses casos, o enfraquecimento do músculo reto vertical também pode ser efetivo.[39]

Sempre que se executa uma cirurgia em mais de 2 músculos retos no mesmo olho, a isquemia do segmento anterior (ISA) é uma complicação possível. Esse quadro pode acontecer quando a perfusão do segmento anterior é abruptamente comprometida por perda súbita da contribuição feita pelas artérias ciliares anteriores, que costumam acompanhar os músculos retos e penetrar a esclera, nas inserções musculares. Os músculos retos verticais geralmente contribuem mais para essa perfusão que os retos horizontais. Com o tempo, a perfusão do segmento anterior é restaurada pelo aumento da circulação proveniente da circulação ciliar posterior. Isso dá apoio à estratégia de estadiar a cirurgia e esperar vários meses para operar músculos adicionais no mesmo olho. A ISA pode ocorrer anos após a cirurgia extraocular inicial[40] ou mesmo depois da cirurgia em somente dois músculos.[41] As manifestações agudas incluem dor, edema de córnea, dobras da membrana de Descemet e inflamação da câmara anterior. Os efeitos tardios incluem atrofia da íris, corectopia e, às vezes, perda visual.[42] Embora seja comum a ISA surgir somente com cirurgia em três ou quatro músculos retos, circunstâncias como transtornos circulatórios ou idade avançada podem aumentar o risco com a cirurgia em apenas dois músculos. A preservação da circulação ciliar anterior durante a cirurgia do músculo reto, com[43] ou sem[44] o uso de microscópio na operação, foi proposta para reduzir, se não eliminar, o risco dessa complicação (discutida no Capítulo 11.13).

PARALISIA DO QUARTO NERVO (TROCLEAR)

Introdução

As paralisias do quarto e do sexto nervo craniano são cenários geralmente menos complexos porque cada um desses dois nervos inerva apenas um músculo extraocular. O quarto nervo craniano (troclear) inerva o músculo oblíquo superior, que atua como depressor e é o principal intorsor do olho.

Epidemiologia e patogênese

Embora os dados de incidência dependam da idade, grandes séries geralmente indicam que paralisias do quarto nervo craniano ocorrem com menos frequência que aquelas do terceiro nervo craniano;[21,45-47] estudos pediátricos, contudo, mostram a ordem inversa, com incidência maior de paralisias do quarto nervo em relação ao terceiro.[48] Dados obtidos de uma prática baseada em cirurgia de estrabismo apontam que as paralisias do quarto nervo são as mais comuns.[15] A habilidade dos pacientes em manter a latência da paralisia do quarto nervo (como resultado do desenvolvimento de grandes amplitudes fusionais verticais) provavelmente tenha influência nas estatísticas informadas.

É raro que as paralisias do quarto nervo apresentem etiologia neurológica. A maioria dos casos é congênita (idiopática) ou pós-traumática.[4,49] O quarto nervo é particularmente suscetível a trauma[50] por ser o único nervo craniano com saída dorsal do tronco cerebral, o que resulta no mais longo trajeto intracraniano. Pacientes com paralisia "unilateral", especialmente em casos traumáticos, deverão ser meticulosamente examinados em busca de evidência de envolvimento bilateral, que pode não se tornar evidente até depois da cirurgia.[15] Quando falta uma história de trauma recente importante, é possível considerar um exame neurológico minucioso, mas este geralmente é negativo.

A paralisia congênita do quarto nervo é quase sempre esporádica; só existem raros relatos de ocorrência familiar.[51,52] Embora o diagnóstico em muitos pacientes não seja feito na infância ou na juventude, a inspeção de fotografias antigas tende a revelar uma inclinação característica da cabeça já em fases bem precoces. Os pacientes em geral também exibem assimetria facial, como discutido a seguir. A ambliopia quase nunca é uma complicação em casos congênitos ou adquiridos precocemente.[53] Em casos raros, a "paralisia" do quarto nervo resulta da ausência congênita do tendão ou do músculo oblíquo superior,[54] especialmente em pacientes com transtornos craniofaciais.[16] Essa suspeita pode surgir antes da operação, ao se observar um desvio horizontal associado, ambliopia, uma grande hipertropia na posição primária, disseminação de comitância e/ou pseudo-hiperfunção do músculo oblíquo superior contralateral.[55]

Manifestações oculares

A fraqueza do músculo oblíquo superior possibilita a ação sem força opositora de seu antagonista direto, o músculo oblíquo inferior, que resulta em hipertropia ipsilateral e exciclotorção.

A diplopia vertical e a dificuldade de ler na infraversão são as queixas mais comuns em pacientes com paralisia do quarto nervo. Alguns mais observadores também informam exciclotorção; engenheiros afetados até desenham o equivalente dos achados da tela de Lancaster, incluindo o efeito de torção.

O sinal clássico de paralisia do quarto nervo é uma inclinação contralateral da cabeça (um torcicolo ocular), que é exibido pela maioria dos pacientes e, geralmente, o sinal de apresentação em crianças, embora casos não oftalmológicos também devam ser considerados, como o torcicolo congênito.[56] Com a inclinação contralateral da cabeça, a contratorção ocular de compensação do reflexo do olho afetado recruta os músculos oblíquo inferior e reto inferior para produzir exciclotorção e evita a estimulação do oblíquo superior parético. Quando os músculos oblíquo inferior e reto inferior produzem essa contratorção reflexa, seus efeitos verticais opostos são mutuamente neutralizados sem resultar em desvio vertical, possibilitando que o paciente mantenha a fusão. Entretanto, com uma inclinação ipsilateral (para o lado do olho parético), a contratorção do olho afetado recruta os inciclotorsores, os músculos reto superior e oblíquo superior parético. O efeito vertical do músculo reto superior normal, que produz elevação, é insuficientemente neutralizado pelo músculo oblíquo superior enfraquecido, resultando em hipertropia ipsilateral[57] (Figura 11.9.3). De modo paradoxal, alguns pacientes mantêm a inclinação da cabeça para o lado ipsilateral, presumivelmente para aumentar a separação vertical entre as imagens e tornar mais fácil ignorar uma delas.[58]

É possível usar o teste de inclinação da cabeça dentre os três passos de Bielschowsky[59] para confirmar a presença de uma paralisia ciclovertical isolada de um músculo se a visão em cada olho for adequada para fixação e não houver restrições em qualquer um dos globos. O teste deve ser aplicado com o paciente ereto; caso contrário, a entrada vestibular, da qual o teste é significativamente dependente, será eliminada. O teste foi modificado por Parks[60] e agora se chama *teste dos três passos de Parks* (resumido na Tabela 11.9.2). Cada um dos três passos consiste em uma medida alternada de teste de cobertura do desvio na(s) posição/posições indicada(s) do olhar: posição primária para passo 1; olhar à direita e à esquerda para passo 2; e inclinação da cabeça em 45° para cada lado para o passo 3. A Tabela 11.9.3 resume os oito resultados possíveis do teste, assim como qual dos oito músculos cicloverticais é o responsável. É importante lembrar que um resultado positivo nesse teste não prova a existência de uma paresia muscular isolada[61] – ele pode ser positivo por outras causas, tais como a síndrome de Brown. A torção pode ser notada subjetivamente por meio do teste com cilindros de Maddox ou objetivamente comparando a relação espacial da fóvea com o nervo óptico no exame da retina.

Pacientes com paralisia bilateral apresentam, quase sempre, hipertropias "reversíveis" (p. ex., hipertropia direita no olhar para a esquerda e hipertropia esquerda no olhar para a direita) e um terceiro passo bilateralmente positivo no teste em questão (hipertropia direita na inclinação da cabeça para a direita e hipertropia esquerda na inclinação da cabeça para a esquerda). A paralisia bilateral causa, com frequência, a posição da cabeça com o queixo para baixo em resposta à esotropia com anisotropia em V, resultado da perda da ação terciária de abdução do músculo oblíquo superior em infraversão criando grandes graus de exciclotorção nessa posição.

TABELA 11.9.2 O teste dos três passos de Parks para diagnóstico de paralisia única e isolada de músculo ciclovertical.

Passo	Determinar se:
1	Existe hipertropia direita ou esquerda em posição primária
2	A hipertropia piora no olhar para a direita ou para a esquerda
3	A hipertropia aumenta com a inclinação da cabeça para a direita ou para a esquerda

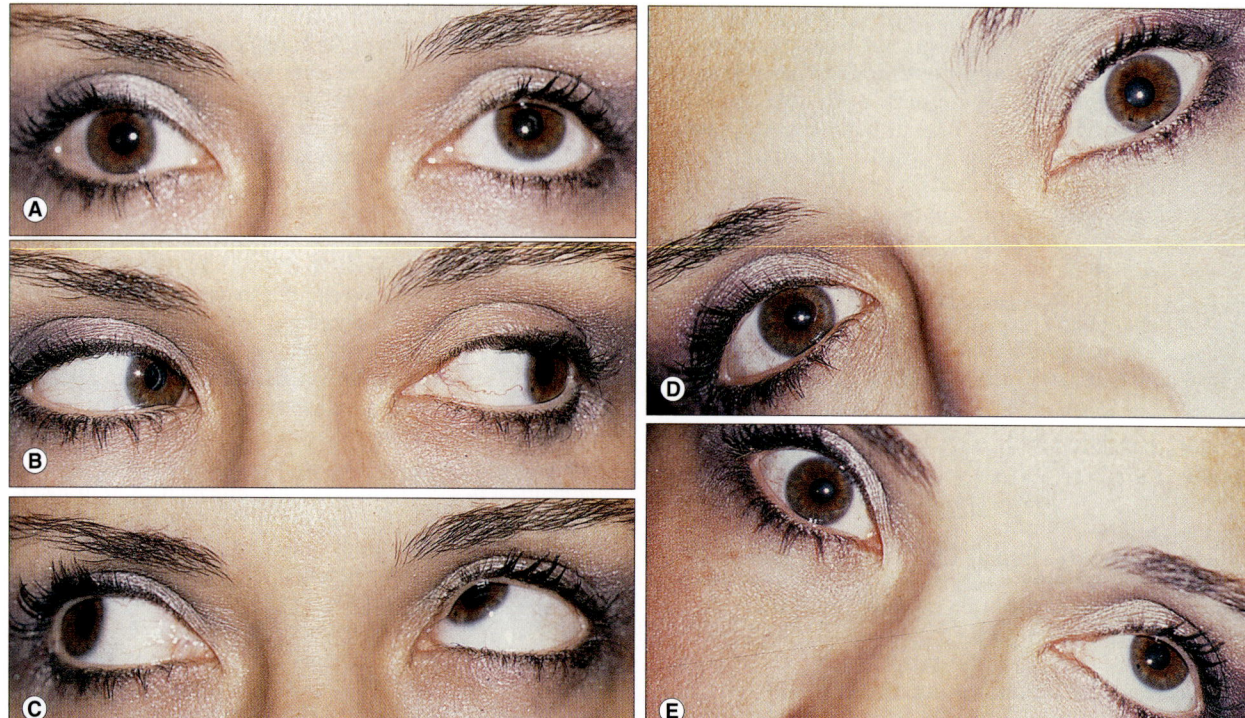

Figura 11.9.3 Mulher jovem com paralisia idiopática (presumivelmente congênita) do quarto nervo esquerdo. **A.** Hipertropia esquerda em posição primária resultante de perda do efeito de depressão do músculo oblíquo superior esquerdo parético. **B.** Motilidade normal no olhar para a esquerda, campo oposto ao de ação do músculo oblíquo superior esquerdo parético. **C.** Hiperfunção compensatória do músculo oblíquo inferior esquerdo antagonista em seu campo de ação no olhar para a direita. **D.** Ausência de desvio vertical na inclinação contralateral da cabeça quando se consegue exciclotorção reflexa do olho esquerdo afetado por meio dos músculos oblíquos inferiores e retos inferiores não afetados. **E.** Hipertropia esquerda significativa na inclinação ipsilateral da cabeça, quando a inciclotorção reflexa recruta o músculo reto superior e o músculo oblíquo superior parético, e o efeito vertical do músculo reto superior não afetado não pode ser neutralizado pelo músculo oblíquo superior parético.

TABELA 11.9.3 Padrões característicos do teste dos três passos de Parks e sua interpretação.

Resultado do teste (passo 1-passo 2-passo 3)	Músculo ciclovertical afetado
R-L-R	Músculo oblíquo superior direito
L-R-L	Músculo oblíquo superior esquerdo
L-L-L	Músculo oblíquo inferior direito
R-R-R	Músculo oblíquo inferior esquerdo
L-L-R	Músculo reto inferior esquerdo
R-R-L	Músculo reto inferior direito
L-R-R	Músculo reto superior direito
R-L-L	Músculo reto superior esquerdo

O teste exige que cada olho tenha visão suficiente para fixação e sem restrições. Ele não ajuda em pacientes com mais de um músculo ciclovertical acometido em cada olho e pode ser positivo em pacientes com síndrome de Brown, aprisionamento de músculo ou por outras causas de estrabismo restritivo.

Embora os sintomas de ciclotropia devam ser evidentes em qualquer paralisia adquirida do quarto nervo, nem sempre isso é um problema significativo, exceto em casos bilaterais adquiridos, que resultam tipicamente de traumatismo craniano fechado. Nos casos congênitos ou adquiridos de maneira precoce, a reorientação sensorial dos meridianos da retina se desenvolve para eliminar a ciclotropia subjetiva.[62,63] Quando os dois músculos oblíquos são fracos ou estão paralisados por completo, suas hipertropias de oposição podem neutralizar-se mutuamente, mas seus excicло-desvios são adicionais. Esse efeito é maximizado na infraversão, o campo de maior ação de ambos os músculos oblíquos superiores. Quando a exciclotorção (medida por duplo cilindro de Maddox [DMR, do inglês *double Maddox rod*]) exceder $10°$[64] ou $15°$,[65,66] uma paralisia bilateral do quarto nervo deverá ser fortemente considerada, embora volumes menores de torção não descartem o quadro bilateral.[49] Esses pacientes afetados, sem hipertropia que provoque o desenvolvimento de uma inclinação compensatória da cabeça, podem adotar uma posição da cabeça com o queixo para baixo a fim de manter os olhos na posição de supraversão, em que os músculos oblíquos superiores paréticos contribuem menos para o alinhamento ocular, minimizando a exciclotropia e esotropia com padrão em V. A observação das posições relativas do disco e da fóvea com oftalmoscopia indireta pode ser útil para avaliar a torção de maneira objetiva.[67,68]

A paralisia congênita ou de longa duração do quarto nervo pode causar alterações fisiológicas e anatômicas que ajudam a determinar o momento de início do transtorno. Esses pacientes são constantemente desafiados a manter fusão, apesar de um desvio vertical de crescimento lento, possibilitando o desenvolvimento de amplitudes de vergência fusional vertical muito grandes; 15 a 20 dioptrias de prisma (DP) são comuns nesses pacientes, sendo os valores normais entre 3 e 4 DP.[69] Além disso, a inclinação constante da cabeça está bastante associada à assimetria facial; o lado ipsilateral é verticalmente encurtado e hipoplásico. Nesses pacientes, uma linha desenhada pelas pupilas e outra pelos cantos da boca se cruzam próximo à face do lado da inclinação, em vez de correrem paralelas como nos pacientes com fácies simétricas. Já se acreditou que a assimetria resultasse de compressão da artéria carótida ipsilateral, mas um trabalho mais recente sugere que ela seja causada por remodelagem de deformação devido ao posicionamento ipsilateral monótono durante o sono.[70] Acredita-se que a cirurgia precoce em casos congênitos possa evitar essa assimetria.[70,71]

Tratamento não cirúrgico

Os princípios gerais de tratamento das paralisias também se aplicam nas paralisias do quarto nervo – desvios pequenos e assintomáticos podem, em geral, ser observados até produzirem ou uma inclinação de cabeça que incomoda ou outro desconforto. Nas crianças, é possível que a inclinação persistente da cabeça até induza a escoliose.[72]

Desvios sintomáticos e pequenos podem, em alguns casos, ser tratados com sucesso usando prismas. Mesmo que os desvios incomitantes não sejam indicações ideais para esse tratamento, algumas paralisias exibem disseminação de comitância que os torna receptíveis à terapia prismática. Em casos sem essa disseminação, os prismas ainda podem ser usados com sucesso, tratando a posição primária e os desvios em infraversão e aproveitando a vantagem de que esses pacientes apresentam grandes amplitudes fusionais verticais.

Como ocorre com outras paralisias de causas neurológicas, as paralisias adquiridas do quarto nervo, geralmente traumáticas, deverão ser, no início, tratadas sem cirurgia durante um período de observação de, pelo menos, 6 meses; é frequente a melhora ou até a resolução completa do transtorno. Entretanto, ao contrário do que ocorre nas paralisias de terceiro nervo, as paralisias congênitas do quarto nervo quase sempre progridem até o ponto em que a cirurgia se torna necessária.

Tratamento cirúrgico

O tratamento cirúrgico segue os princípios gerais para se tratar qualquer desvio incomitante em que o(s) músculo(s) selecionado(s) para manipulação deva(m) ser aquele(s) ativo(s) no campo do desvio maior, especialmente quando se considera a posição primária e a infraversão (posição de leitura). Uma abordagem é assumir que o músculo oblíquo inferior antagonista sempre apresenta hiperfunção e que o enfraquecimento dele (recuo, miectomia, miotomia) resolve até aproximadamente 15 DP de hipertropia na posição primária. Pacientes com hipertropias maiores na posição primária podem precisar abordar mais um músculo além do oblíquo inferior, e, geralmente, a escolha é um recuo do músculo reto inferior do olho contralateral com ou sem uma técnica de sutura ajustável.

Em um plano de tratamento cirúrgico abrangente para esse problema (desenvolvido por Knapp[73] em 1974 e resumido no Boxe 11.9.1), o autor se baseia na disseminação de comitância observada e segue os princípios gerais já delineados.

Nas classes 1 e 2, em que somente um campo de olhar tem um desvio grande, o músculo cujo campo da maior ação apresenta o maior desvio é operado. O músculo oblíquo inferior hiperfuncionante é enfraquecido na classe 1, e o músculo oblíquo superior parético é reforçado com uma dobra de tendão (*tucking*) ou uma plicatura na classe 2. Uma síndrome de Brown leve (incapacidade de elevar o olho em adução) é um resultado desejável após o reforço do músculo oblíquo superior para essa classe 2. Entretanto, o *tucking* do tendão do oblíquo superior só deverá ser executado quando o tendão for suficientemente frouxo, conforme observado pelo teste de dução forçada intraoperatória; caso contrário, pode resultar em uma síndrome de Brown intensa.

BOXE 11.9.1 Classificação de Knapp de paresia de oblíquo superior.

Classe
1. O maior desvio ocorre com o olho afetado elevado em adução, o campo do músculo oblíquo inferior (antagonista) ipsilateral.
2. O maior desvio ocorre com o olho afetado deprimido em adução, o campo do músculo oblíquo superior parético afetado.
3. O maior desvio está em todas as posições do olho afetado em adução (infralevo/infradextro, levo/dextro e supralevo/supradextroversão).
4. Os maiores desvios ocorrem em todas as posições do olho afetado em adução e em todas as posições em infraversão.
5. Os maiores desvios estão em todas as posições em infraversão.
6. A esotropia com anisotropia em V, ciclotropia e teste dos três passos bilateralmente positivo indicam paralisia bilateral.
7. Elevação e depressão insatisfatórias do olho afetado em adução, resultando de lesão direta do músculo oblíquo superior, causando sua restrição e paresia.

Adaptado de Knapp P. Classification and Treatment of superior oblique palsy. Am Orthopt J. 1974;24:18-22.

Na classe 3, em que todos os campos contralaterais são afetados, o enfraquecimento do músculo oblíquo inferior ou reforço do músculo oblíquo superior podem ser realizados isoladamente para desvios verticais inferiores a 20 DP, para desvios maiores, pode ser necessária a adição de um recuo graduado do músculo reto inferior contralateral. Entretanto, deve ser mencionado que subcorreções em pacientes com amplitudes fusionais verticais pré-operatórias são mais bem-toleradas e preferidas do que hipercorreções com inversão do desvio na posição primária.

Os casos de classe 4 evoluem dos casos de classe 3 – o desvio se estende das posições de olhar lateral para afetar também todas as três posições em infraversão. Knapp recomendou que se faça o mesmo tratamento da classe 3 e aguarde a resolução desse desvio em infraversão, que deve ocorrer depois que o desvio do olhar lateral for tratado, presumindo-se que ele tenha sido causado por escassez de ação temporária do músculo reto inferior ipsilateral. Se ele não se resolver, Knapp defendia a ressecção do músculo reto inferior ipsilateral. Uma análise mais recente atribui esse padrão de desvio à contratura do músculo reto superior ipsilateral por causa da hipertropia constante de longa duração,[49] que pode simular hiperfunção do músculo oblíquo superior contralateral. O tratamento, portanto, exige recuo do músculo reto superior ipsilateral, caso só a cirurgia dos músculos oblíquos seja insuficiente.

As paresias de classe 5 têm desvio máximo em infraversão e são incomuns. Embora Knapp tenha originalmente recomendado um *tucking* do músculo oblíquo superior afetado em combinação com a tenotomia do músculo oblíquo superior contralateral, essa estratégia pode converter uma paralisia unilateral em bilateral.

As paralisias bilaterais constituem a classe 6; nesses casos, Knapp recomendou o *tucking* bilateral do oblíquo superior. Nesses pacientes, o desvio predominante é a exciclotropia. Outro tratamento bem-sucedido tem sido obtido com a transposição bilateral das fibras anteriores do tendão oblíquo superior, que são primariamente responsáveis por sua ação torcional, conforme originalmente descrito por Harada e Ito[74] e/ou, pela modificação de Fells, descrito mais recentemente.[64,75] Em casos leves, outra opção é a transposição nasal bilateral dos músculos retos inferiores, que podem ser combinada com um recuo para tratar um desvio vertical.[76]

A paresia e a restrição combinadas do músculo oblíquo superior constituem os casos de classe 7; esses, em geral, são causados por trauma, sobretudo mordidas de cachorros,[73] diretamente na região troclear. A cirurgia no seio frontal também pode ser responsável.[13] Knapp não ofereceu solução para essa situação difícil; o alívio inicial da restrição com tratamento subsequente do componente parético tem sido recomendado desde então.

A grande maioria de casos congênitos possui frouxidão demonstrável ou outra anormalidade do tendão, que não é frequente em casos adquiridos.[77,78] Isso pode ser avaliado pelo teste intraoperatório de tração e, quando presente, sugere tratamento com um procedimento de reforço de tendão, talvez combinado com o enfraquecimento do músculo oblíquo inferior antagonista.[79]

PARALISIA DO SEXTO NERVO

Introdução

Uma vez que só o músculo reto lateral é afetado, as paralisias do sexto nervo craniano têm apresentações bem menos complexas que aquelas do terceiro ou quarto nervos. Um desvio só no plano horizontal é produzido, sem torção ou envolvimento da pálpebra, reduzindo, assim, as causas ambliogênicas em crianças suscetíveis. As paralisias do sexto nervo são mais comuns que as do terceiro ou quarto na maioria dos grupos etários.[21,45-48]

Epidemiologia e patogênese

A paralisia congênita do sexto nervo é incomum e, em muitos casos, resolve-se rapidamente.[80] Se a melhora não ocorrer após observação seriada, a avaliação neurológica deverá ser considerada. Mais frequentemente, a esotropia com abdução insatisfatória de um ou ambos os olhos desde o nascimento representa outro quadro (Boxe 11.9.2), mais em geral a esotropia congênita. Crianças com esotropia de grande ângulo e constante exibem frequentemente a fixação cruzada, fixando no campo direito com o olho esquerdo, e vice-versa, desse modo não precisando abduzir qualquer olho. A paralisia do sexto nervo pode ser descartada provocando-se a abdução, seja por oclusão unilateral por algumas horas, seja utilizando o reflexo vestíbulo-ocular. O examinador segura a face do bebê a pouca distância e dá uma voltinha, primeiro para um lado, depois para o outro. Se os puxões do reflexo na direção oposta são ativos e ocorre abdução total, a paralisia do sexto nervo poderá ser descartada. Quando a abdução for realmente limitada, a síndrome de Duane também deverá ser considerada como diagnóstico diferencial se houver estreitamento da fissura palpebral e retração do globo ocular em adução. Além disso, nos quadros de síndrome de Duane esperam-se esotropias pequenas a médias na posição primária. A síndrome de Möbius[81] é outra possibilidade diagnóstica, embora as crianças com esse transtorno tenham outros problemas associados, como fácies semelhante a máscara, dificuldade de sucção nas mamadas, atrofia do hipoglosso, anormalidades esqueléticas, além de outas paralisias relacionadas, como a do sétimo e do décimo segundo nervo craniano. A paralisia do olhar conjugado também tem sido descrita[82] como causa de um déficit de abdução e deve ser considerada nos diagnósticos diferenciais.

O sexto nervo craniano – por ter um curso intracraniano longo e o curso subaracnóideo mais longo que qualquer outro nervo craniano – é propenso a lesões por trauma e doenças não traumáticas de estruturas contíguas, como resumido no Boxe 11.9.2. Uma paralisia recorrente ipsilateral benigna que se segue a uma moléstia viral ou imunização pode afetar as crianças[83,84]. Em adultos, essa causa é desconhecida.[85] Estudos indicam que, nas crianças, o trauma, mais que neoplasias, é causa comum de paralisia adquirida.[21,45] Estudos anteriores indicavam o inverso, talvez em razão do diagnóstico tardio de tumores antes do advento da tomografia computadorizada (TC) e da ressonância magnética (RM), uma demora que possibilitava o aparecimento de diversos sintomas, assim como o desenvolvimento do estrabismo paralítico.[45] Paralisias bilaterais adquiridas são mais suspeitas e preocupantes que os quadros unilaterais.

Apesar da extensa lista de causas possíveis, a paralisia adquirida do sexto nervo unilateral (Figura 11.9.4) costuma ser benigna, mesmo se recorrente.[86] Entretanto, um exame cuidadoso deve ser realizado para se ter certeza de que a paralisia é realmente isolada e não acompanhada de quaisquer outros achados neurológicos sugerindo uma causa secundária mais grave. Pacientes com paresia realmente isolada podem ser observados a princípio com exames seriados.[87] Entretanto, a investigação complementar será indicada se não houver melhora. A resolução espontânea é rápida, mas não descarta neoplasia nem em crianças nem em adultos.[88] O aparecimento de novos achados indicativos ou progressão da paresia demanda investigação imediata. Embora rara, desde o advento dos antimicrobianos, as crianças deverão ser avaliadas quanto à otite média como a causa. A síndrome de Gradenigo ocorre se a inflamação contígua do ligamento petroclinoide afeta o sexto nervo adjacente quando este passa pelo canal de Dorello.[89]

Manifestações oculares

A paralisia do sexto nervo se manifesta como esotropia, que quase sempre afeta a posição primária. A esotropia de uma paralisia do sexto nervo exibe, inicialmente, a incomitância típica de um estrabismo paralítico; o desvio é máximo no olhar horizontal ipsilateral e minimizado ou ausente no olhar oposto. Além disso, o desvio é maior quando o olho parético está fixando (desvio secundário). Entretanto, a contratura de seus músculos antagonistas (o reto medial ipsilateral e o músculo reto medial contralateral, respectivamente) pode converter o desvio para uma esotropia comitante.[90] Em casos unilaterais que ainda não desenvolveram comitância, uma rotação da cabeça para o lado da lesão pode possibilitar a binocularidade. Em paralisias congênitas que resultam da síndrome de Möbius, é possível que não haja esotropia e, em vez disso, ocorra a paralisia do olhar conjugado se o núcleo do sexto nervo craniano for afetado, pois os neurônios que participam do movimento do olhar conjugado horizontal se originam nesse local.[91,92]

Tratamento não cirúrgico

O tratamento cirúrgico de paralisia do sexto nervo deverá ser adiado sempre que houver chance de melhora e, pelo menos, durante os primeiros 6 meses após o início do quadro. Durante

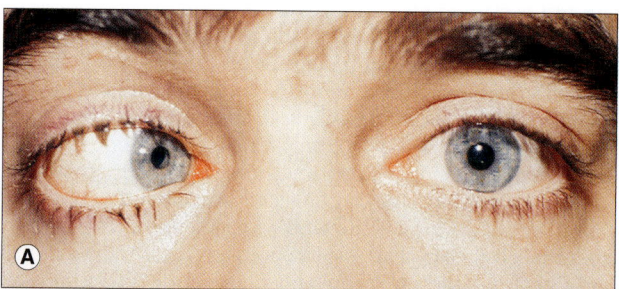

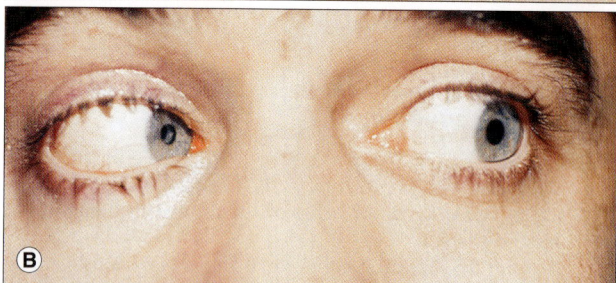

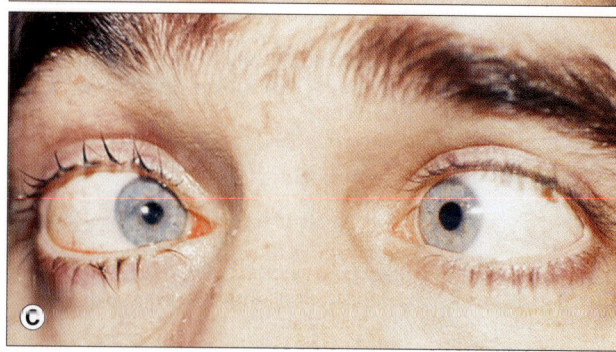

Figura 11.9.4 Homem de 33 anos de idade com paralisia do sexto nervo direito. **A.** Esotropia direita em posição primária. **B.** Ausência de desvio no olhar contralateral (para a esquerda). **C.** Esotropia importante no olhar para a direita – o olho direito afetado não consegue alcançar nem mesmo a linha média.

BOXE 11.9.2 Causas possíveis de déficits de abdução.

Congênitas
- Esotropia infantil
- Síndrome de Möbius[81]
- Síndrome de Duane
- Paralisia congênita do olhar horizontal

Adquiridas
- Trauma
- Neoplasias
- Meningite
- Hidrocefalia
- Paralisia benigna recorrente do sexto nervo[86-88]
- Pseudotumor cerebral
- Síndrome de Gradenigo[89]
- Doença desmielinizante
- Doença vascular
- Aneurisma
- Pós-mielografia
- Pós-imunização
- Pós-viral

esse período de observação, as crianças novas que não adotam a posição compensatória de cabeça característica para manter a binocularidade deverão ser submetidas a oclusão unilateral a fim de evitar o desenvolvimento de adaptações sensoriais. Para minimizar a possibilidade de ambliopia, a oclusão terá de ser instituída de maneira alternada entre os olhos. A fim de reduzir a acomodação (que pode piorar a esotropia), podem ser prescritos óculos com correção hipermetrópica total. É possível que os adultos também precisem de oclusão unilateral para eliminar a diplopia não cruzada.

Desvios pequenos podem ser receptivos ao tratamento com o uso de prismas, sobretudo porque o desvio originalmente incomitante pode tornar-se rapidamente comitante devido à contratura de ambos os músculos retos mediais, conforme discutido anteriormente. Para estimular a divergência fusional, deverá ser prescrita a quantidade mínima de prisma horizontal que possibilite a fusão.

A denervação química com toxina botulínica pode ser usada durante a fase aguda da paralisia do sexto nervo a fim de prevenir a contratura do músculo reto medial antagonista enquanto o músculo reto lateral recupera a função.[17,18,93] Apesar de frequentemente não apresentarem uma melhora duradoura como único tratamento para paralisia crônica,[18,19,93] alguns pacientes podem precisar ou mesmo preferir o uso repetido como tratamento de escolha.[94] A toxina é muito útil para diagnóstico diferencial entre paresia e paralisia completa do músculo, assim como adjunta ao tratamento cirúrgico e, às vezes, essencial para evitar ou minimizar o risco de ISA pós-operatória.

Tratamento cirúrgico

O tratamento cirúrgico deverá ser considerado quando mais de 6 meses se passarem após o início do quadro e os exames seriados demonstrarem resultados estáveis. Os objetivos do tratamento são o alinhamento ocular satisfatório na posição primária, expansão do campo livre de diplopia e melhora da posição compensatória de cabeça. O plano cirúrgico é determinado pela profundidade da paralisia e pelo grau de contratura do músculo reto medial. A função do músculo reto lateral pode ser avaliada diretamente por um teste de forças geradas,[1] observação cuidadosa de trações ipsilaterais e eletro-oculografia modificada.[95] O teste de dução forçada, por sua vez, estima o grau de contratura do reto medial.

Quando pelo menos alguma função do músculo reto lateral permanece (geralmente quadros com esotropia inferior a 30 D), o tratamento de escolha com frequência é um procedimento de recuo-ressecção graduado; contudo, essa alternativa cirúrgica pode causar um efeito indesejado, que é o aparecimento de uma exotropia no campo contralateral do olhar. A fim de evitar essa situação, uma alternativa é o procedimento de recuo-ressecção no olho contralateral. O tratamento efetivo, quando pouca ou nenhuma força de abdução permanece, costuma demandar uma nova fonte de abdução fornecida por um procedimento de transposição de músculo, junto com o enfraquecimento do músculo reto medial antagonista, se contraturado. A força de abdução pode ser fornecida movendo-se os músculos retos verticais adjacentes para a inserção do músculo reto lateral ou por união não cirúrgica das metades adjacentes dos músculos retos lateral e vertical. As muitas variações dessas técnicas são revisadas em outro momento.[96]

O procedimento original de Hummelsheim[97] consiste na separação longitudinal dos músculos retos superior e inferior e na transposição de cada metade lateral para a inserção do músculo reto lateral parético. Esse procedimento pode ser reforçado por ressecção das metades transpostas dos músculos retos verticais.[98,99] As transposições de tendão total (Figura 11.9.5) podem transferir mais força, particularmente se combinadas com um corte antes da reinserção,[100] mas com maior risco de causar ISA. Uma modificação proposta utiliza sutura de fixação posterior para direcionar melhor horizontalmente a força transferida.[101,102] A transposição muscular de retos verticais sem tenotomia e separação dos músculos foi recentemente descrita[103] como variação do procedimento tradicional de Jensen,[104] que implica a cisão longitudinal dos músculos retos lateral e vertical. As metades adjacentes são então unidas com sutura não absorvível, geralmente em conjunto com recuo do músculo reto medial. Uma vez que os retos verticais não são separados do globo, acreditou-se originalmente que esse procedimento eliminaria o risco de ISA, uma teoria que desde então tem sido contestada.[105] Para minimizar esse risco e, ao mesmo tempo, preservar a eficácia da transposição de tendão total, tem sido defendida a desnervação química adjunta do músculo reto medial com toxina botulínica (em vez do recuo cirúrgico).[106] Uma alternativa é realizar plicatura do reto lateral junto com a transposição de Hummelsheim (California Hummelshein)[107] com ou sem enfraquecimento do músculo reto medial.

RESUMO

Resumindo, o diagnóstico e tratamento de estrabismo paralítico é complexo. Padrões de estrabismo incomitante devem ser analisados usando uma ordem de testes e manobras para chegar ao diagnóstico correto. Achados complementares ao exame físico, história clínica e histórico médico pregresso devem ser investigados a fim de determinar a necessidade ou não da avaliação sistêmica. Apesar dos múltiplos desafios encontrados quando se trata o estrabismo paralítico cirurgicamente, os resultados podem ser gratificantes se os objetivos cirúrgicos forem claramente compreendidos e os princípios cirúrgicos, aceitos.

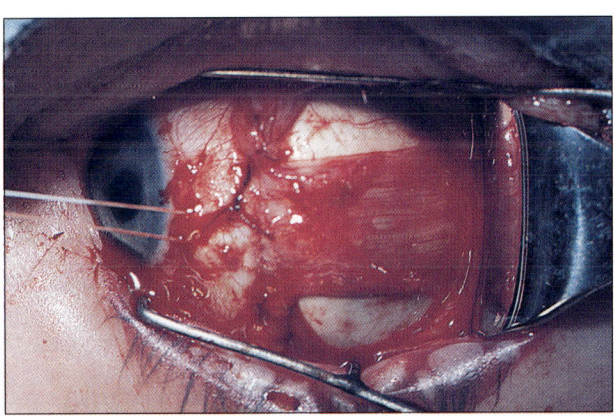

Figura 11.9.5 "Transposição" de tendão total dos músculos retos superior e inferior para a inserção ao lado da inserção do músculo reto lateral esquerdo. (Cortesia de R. Scott Foster, MD.)

BIBLIOGRAFIA

Fang C, Leavitt JA, Hodge DO, et al. Incidence and etiologies of acquired third nerve palsy using a population-based method. JAMA Ophthalmol 2017;135(1):23–8.

Foster RS. Vertical muscle transposition augmented with lateral fixation. J AAPOS 1997;1:20–30.

Gokyigit B, Akar S, Satana B, et al. Medial transposition of split lateral rectus muscle for complete oculomotor nerve palsy. J AAPOS 2013;17(4):402–10.

Harley RD. Paralytic strabismus in children. Etiologic incidence and management of the third, fourth, and sixth nerve palsies. Ophthalmology 1980;87:24–43.

Helveston EM, Krach D, Plager DA, et al. A new classification of superior oblique palsy based on congenital variations in the tendon. Ophthalmology 1992;99:1609–15.

Holmes JM, Mutyala S, Maus TL, et al. Pediatric third, fourth, and sixth nerve palsies: a population-based study. Am J Ophthalmol 1999;127:388–92.

Ing EB, Sullivan TJ, Clarke MP, et al. Oculomotor nerve palsies in children. J Pediatr Ophthalmol Strabismus 1992;29:331–6.

Knapp P. Classification and treatment of superior oblique palsy. Am Orthopt J 1974;24:18–22.

Kodsi SR, Younge BR. Acquired oculomotor, trochlear, and abducent cranial nerve palsies in pediatric patients. Am J Ophthalmol 1992;114:568–74.

Kushner BJ. Errors in the three-step test in the diagnosis of vertical strabismus. Ophthalmology 1989;96:127–32.

von Noorden GK, Murray E, Wong SY. Superior oblique paralysis. A review of 270 cases. Arch Ophthalmol 1986;104:1771–6.

Parks MM. Isolated cyclovertical muscle palsy. Arch Ophthalmol 1958;60:1027–35.

Rubin SE, Wagner RS. Ocular torticollis. Surv Ophthalmol 1986;30:366–76.

Scott AB, Kraft SP. Botulinum toxin injection in the management of lateral rectus paresis. Ophthalmology 1985;92:676–83.

As referências completas estão disponíveis no **GEN-io**.

PARTE 11 ESTRABISMO PEDIÁTRICO E ADULTO
SEÇÃO 3 Manifestações Oculares

Outras Formas de Estrabismo Vertical
11.10

Mitchell B. Strominger e Howard M. Eggers

Definição: Estrabismo vertical sem origem parética.

Características principais
- Incomitância
- Causa supranuclear ou mecânica.

INTRODUÇÃO

Os diversos achados em estrabismo vertical não parético podem ser agrupados em várias entidades clínicas que compartilham incomitância como característica. As causas são múltiplas e incluem fibrose supranuclear, estrabísmica, mecânica, restritiva ou muscular.

DIVERGÊNCIA VERTICAL DISSOCIADA

Introdução

A divergência vertical dissociada (ou desvio vertical dissociado [DVD]) é caracterizada por um desvio espontâneo ascendente de qualquer um dos olhos (dissociação) enquanto o outro olho fixa um alvo (Figura 11.10.1).[1] O desvio é variável dentro de um episódio e de um episódio dissociado para outro. Após um período de geralmente não mais de alguns décimos de segundo ou em um desvio do olhar, é típico o olho abaixar transitoriamente e ficar um pouco hipotrópico. A amplitude do desvio e a frequência de dissociação espontânea não são, em geral, iguais nos dois olhos. O desvio espontâneo pode ocorrer com ou sem sonhar acordado ou fadiga, embora essas situações tornem o desvio pior ou a dissociação espontânea mais comum.

Epidemiologia e patogênese

Embora o DVD seja mais comum na esotropia infantil, também pode ocorrer com qualquer estrabismo horizontal e, às vezes, como um defeito isolado. Raramente presente no nascimento, o DVD é, com frequência, um novo achado após os 2 a 3 anos de idade, e pode apresentar associação à ruptura precoce do desenvolvimento binocular. A elevação em adução, que produz excesso de ação aparente do músculo oblíquo inferior, pode ser a apresentação inicial. A síndrome do mau desenvolvimento da fusão (FMS, do inglês *fusion maldevelopment syndrome*; nistagmo latente ou latente manifesto) geralmente ocorre com DVD em esotropia infantil.

Manifestações oculares

Na verificação de cobertura, o olho desvia para cima, para fora e faz uma exciclorrotação atrás do oclusor. A seguir, o olho retorna para baixo quando o oclusor é removido e a fixação é restaurada. O olho descoberto permanece tipicamente estacionário. Portanto, o estímulo visual binocular desempenha um papel na estabilização dos olhos na posição primária, embora o desvio possa ocorrer com falta de atenção ou ser manifesto. Pelo fato de o olho desviado estar geralmente suprimido, raramente ocorrem sintomas diplópicos.[2] Às vezes, o paciente pode sentir desconforto físico quando o olho volta a desviar para cima. O desvio espontâneo pode também perturbar interações psicossociais.

Uma vez que cada olho deriva para cima mediante cobertura e se move para baixo com a remoção dessa cobertura, é difícil medir precisamente o desvio vertical do DVD. Por isso, o poder do prisma que torna simétrico o desvio vertical residual pode ser usado como estimativa. Ocasionalmente, o movimento do desvio é principalmente horizontal e o termo *desvio horizontal dissociado* é usado.[3] Se ele for primariamente torcional, será usado o termo *desvio torcional dissociado*.

Diagnóstico

A causa de DVD é tema de muita especulação. As versões e duções são normais e isso implica um defeito no controle supranuclear da posição do olho. Estudos da motilidade ocular apontam um sistema anormal de vergência vertical.[4] O fenômeno de Bielschowsky é uma característica curiosa do DVD que deve ser relacionada ao controle supranuclear anormal da posição vertical do olho. Isso é demonstrado pela oclusão de um olho para fazê-lo desviar para cima. Assim, utiliza-se um oclusor de densidade neutra para ocluir o olho oposto, que não estava ocluído. Este olho faz um movimento gradual para baixo em proporção à atenuação de luz que atinge o olho aberto. Às vezes, esse fenômeno se torna manifesto em um olho cego ou com baixa visão significativa

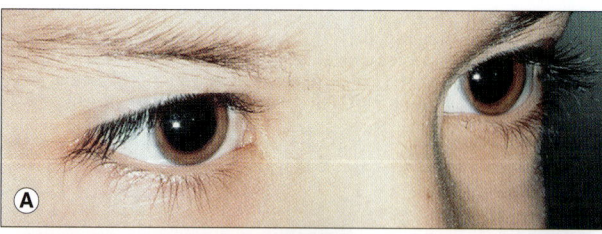
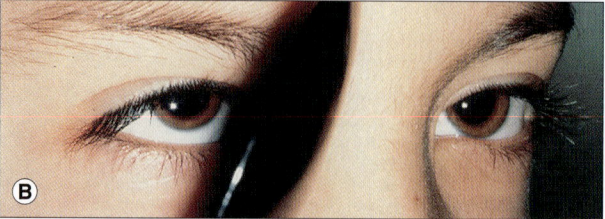

Figura 11.10.1 Divergência vertical dissociada. A. Os olhos ficam aproximadamente retos na posição primária. **B.** A oclusão de um dos olhos leva a uma elevação do olho coberto. A divergência vertical dissociada é geralmente bilateral, embora o desvio possa ser assimétrico. No teste de cobertura, cada olho desvia para cima quando coberto. Uma medida de desvio vertical simultâneo é o poder do prisma que equaliza a amplitude do desvio vertical em ambos os olhos.

Diagnóstico diferencial

Os achados característicos no DVD eliminam a necessidade de qualquer diagnóstico diferencial, exceto em casos com envolvimento mínimo, desvio vertical concomitante ou dificuldade no exame por causa da pouca idade do paciente. É necessário descartar o excesso de ação do músculo oblíquo inferior (primário ou secundário) e a paresia do músculo oblíquo superior. Em casos de estrabismo vertical, um DVD coexistente pode ser difícil de diagnosticar.

Tratamento

Embora a capacidade fusional binocular sensorial e motora seja fraca no DVD, o objetivo da terapia não cirúrgica é reforçar os mecanismos de fusão do paciente. Isso é feito por eliminação de qualquer estrabismo concomitante e pela melhora da visão por meio de prescrição da refração correta e tratamento da ambliopia. As indicações para cirurgia são sintomas visuais e desconforto provocado quando o desvio é significativo pelo aspecto estético. Vários procedimentos cirúrgicos têm sido defendidos para DVD, e incluem ressecção dos músculos retos inferiores, recuo dos retos superiores com ou sem o procedimento de Faden (fixação posterior) e transposição anterior do oblíquo inferior.[5-8] Se um olho for usado habitualmente para fixação, a cirurgia deverá ser realizada somente no olho oposto. Se a fixação é alternada, ambos os olhos devem ser operados, mas assimetricamente, cada um em proporção ao seu desvio. O desvio horizontal dissociado pode ser corrigido por recuo do reto lateral no lado envolvido.

HIPERFUNÇÃO PRIMÁRIA DO MÚSCULO OBLÍQUO INFERIOR

Epidemiologia e patogênese

A elevação exagerada em adução pode ser o resultado de hiperfunção primária dos músculos oblíquos inferiores. A causa é desconhecida, embora esteja associada ao estrabismo horizontal. Uma variação anatômica desempenha papel importante porque ele pode ser visto na craniossinostose. Uma diferença no plano de ação dos músculos oblíquos superior e inferior, conhecida como *desagitalização*, pode deixar o oblíquo inferior com ação vertical mais forte em adução que o músculo oblíquo superior.[9] A exciclorrotação do globo ou da órbita pode elevar a inserção do reto medial acima da linha média horizontal para dar a ela uma ação vertical que ajuda a elevação na adução e simula o excesso de ação do músculo oblíquo inferior.

Manifestações oculares

A hiperfunção primária do músculo oblíquo inferior caracteriza-se por elevação acentuada de um olho quando na posição aduzida mediante condições binoculares de visualização (Figura 11.10.2). Em geral, o desvio vertical não ocorre em posição primária. Quando bilateral, observa-se hipertropia direita no olhar à esquerda e hipertropia esquerda no olhar à direita. A elevação em adução pode ser bilateralmente simétrica ou assimétrica. O teste de inclinação da cabeça é negativo e a depressão na adução é normal. Esta condição está tipicamente associada ao estrabismo horizontal, seja esotropia ou exotropia, e produz incomitância vertical em V (ver Capítulo 11.8).

Diagnóstico diferencial

O diagnóstico diferencial inclui hiperfunção secundária do músculo oblíquo inferior (de um músculo oblíquo superior ipsilateral parético ou reto superior contralateral), síndrome de Duane e DVD. Na hiperfunção secundária à paresia do músculo oblíquo superior, o teste de inclinação da cabeça é positivo. A diferenciação de DVD da hiperfunção do músculo oblíquo inferior é importante, pois ele determina as opções cirúrgicas.

A hiperfunção primária do músculo oblíquo inferior costuma ocorrer em esotropia infantil e é, com frequência, confundida com DVD. A hiperfunção do músculo oblíquo inferior se caracteriza por incomitância em V e produz desvios verticais mensuráveis em lateroversões. O olho abduzido se torna mais baixo à medida que o olho hipertrópico e aduzido assume a fixação. O desvio é o mesmo, independentemente de qual olho está fixando.

No DVD, a dissociação dos olhos ocorre por oclusão de grande parte do campo visual do olho aduzido pelo nariz e sobrancelha, o que resulta em elevação do olho ocluído. Se o olho aduzido é o que está fixando, há muito menos ou nenhuma elevação na adução. A oclusão do olho abduzido pode provocar elevação deste e, por isso, reverter os achados de hipertropia. A elevação e os movimentos de recuperação são mais lentos que aqueles em uma tropia verdadeira e hiperfunção do músculo oblíquo inferior e estão frequentemente acompanhados por movimentos de torção, exciclotorção à medida que o olho vai se elevando e inciclotorção durante a recuperação.

Tratamento

Quando a elevação em adução resulta tipicamente da hiperfunção do músculo oblíquo inferior, está indicada a cirurgia de enfraquecimento nesses músculos.[10] As opções cirúrgicas incluem recuo do músculo oblíquo inferior, miotomia ou miectomia. Se houver um DVD concorrente, a transposição anterior do músculo oblíquo inferior pode reduzir a elevação. O excesso de ação aparente dos músculos oblíquos inferiores pode desaparecer após a cirurgia para esotropia.

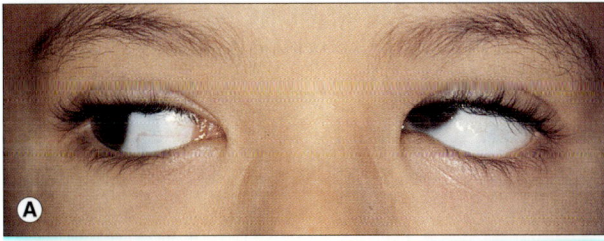
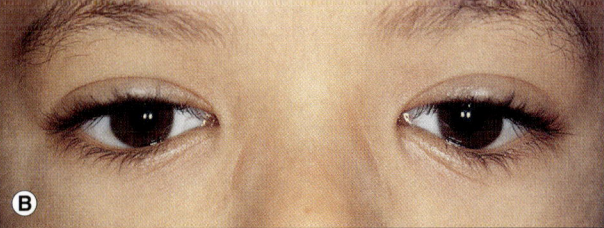
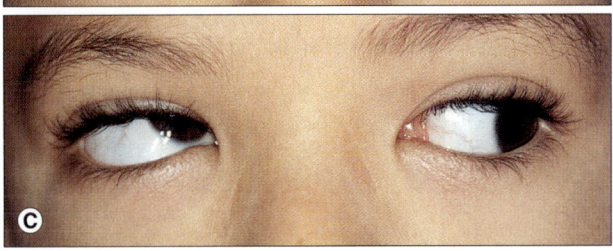

Figura 11.10.2 Elevação em adução. A hiperfunção aparente do músculo oblíquo inferior deve ser confirmada com o teste de cobertura. A divergência vertical dissociada fornece, frequentemente, a mesma aparência nas versões. A hiperfunção verdadeira do músculo oblíquo inferior apresenta um desvio mensurável em olhar lateral e pode produzir incomitância em V. Na divergência vertical dissociada, o olho abduzido pode sofrer torsão mediante oclusão. **A.** Dextroversão. **B.** Olhar na posição primária. **C.** Levoversão. Observe a elevação do olho aduzido nas versões para qualquer lado.

11

DEFICIÊNCIA DE ELEVAÇÃO MONOCULAR (ANTERIORMENTE DENOMINADA "PARALISIA DUPLA DE ELEVADORES")

Introdução

A deficiência de elevação monocular (DEM) aparenta ser uma paralisia de ambos os elevadores (músculo reto superior e oblíquo inferior) do mesmo olho, resultando em hipotropia que aumenta na supraversão no lado afetado. O músculo elevador das pálpebras pode ou não estar envolvido. Um subtipo com restrição do músculo reto inferior pode ocorrer. Em geral, o fenômeno de Bell está ausente, mas, se presente, implica lesão supranuclear. A pupila é normal, assim como as rotações horizontais.

Epidemiologia e patogênese

A DEM pode ser congênita ou adquirida. A causa da forma congênita não é conhecida. Casos adquiridos têm ocorrido em todos os adultos portadores de pequenas lesões na região pré-tectal, necessitando assim de investigação por neuroimagens.[11]

Diagnóstico diferencial

O diagnóstico diferencial inclui restrição mecânica de elevação (fratura do assoalho orbitário, orbitopatia da tireoide, fibrose congênita dos músculos extraoculares [FCMEO]) e a síndrome de Brown (que pode, às vezes, afetar a posição primária).

Tratamento, evolução e desfecho

Duções forçadas deverão ser conduzidas para confirmar qualquer restrição mecânica. Tradicionalmente, o tratamento cirúrgico consiste em transferir todo o tendão de ambos os músculos retos mediais e laterais para a inserção do músculo reto superior (procedimento de Knapp).[12] As rotações horizontais são levemente prejudicadas e as rotações verticais são acentuadamente melhoradas. Se o reto inferior estiver restrito, ele deverá ser recuado, o que pode ser feito em uma abordagem cirúrgica gradual em tempos diferentes avaliando alinhamento e a necessidade de uma segunda cirurgia após a cicatrização. Uma vez que quatro artérias ciliares anteriores são sacrificadas para a transposição, será melhor permitir 6 meses para adaptação do suprimento sanguíneo antes da operação em um terceiro músculo reto. Como alternativa, a dissecção e a preservação das artérias ciliares anteriores do músculo podem capacitar o terceiro músculo a ser incluído na operação inicial. Se a altura da pálpebra não melhorar com a elevação da posição do olho, poderá ser necessária a cirurgia da pálpebra.

SÍNDROME DE BROWN

Introdução

As características de motilidade da síndrome da bainha do tendão do oblíquo superior foram originalmente consideradas como resultantes de um encurtamento anterior da bainha do tendão do oblíquo superior, mas atualmente são atribuídas a várias anormalidades do complexo tendão-tróclea (Figura 11.10.3).[13]

Epidemiologia e patogênese

Na série original de Brown havia predominância de 3:2 mulheres sobre homens e quase duas vezes mais envolvimento do olho direito; 10% dos casos mostravam bilateralidade. Também foram relatadas ocorrências familiares na síndrome de Brown.[14]

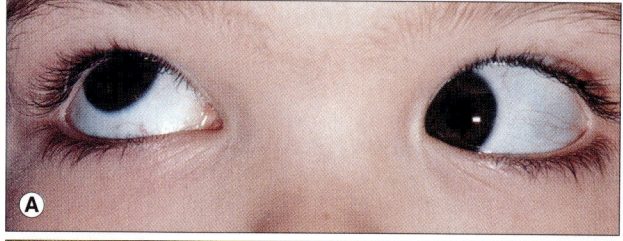
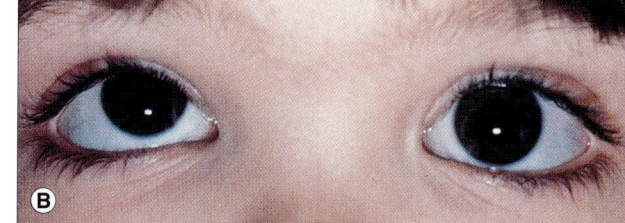
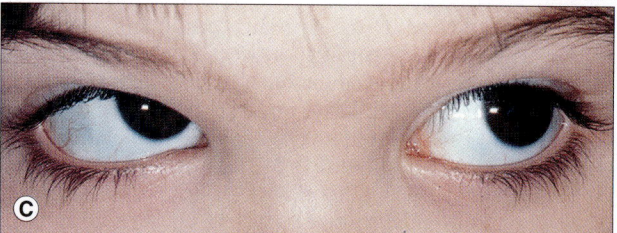
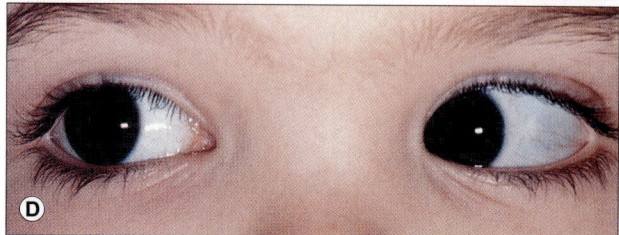
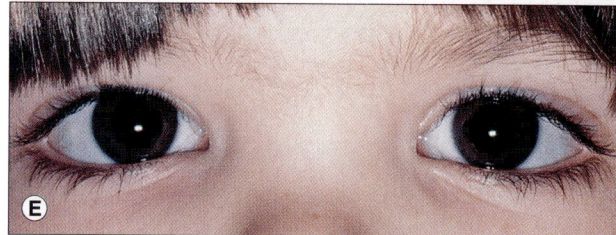

Figura 11.10.3 Síndrome de Brown. A elevação do olho esquerdo é prejudicada mais em dextroversão. O diagnóstico diferencial inclui paresia do músculo reto inferior. A síndrome de Brown é caracterizada por um teste de tração positivo para elevação em adução, e na paresia muscular o teste é negativo. **A.** Dextroversão e supraversão. Observar a limitação de elevação do olho esquerdo aduzido. **B.** A supraversão mostra leve limitação de elevação do olho esquerdo. **C.** A levoversão e a supraversão não mostram restrições. **D.** A dextroversão não mostra desvio vertical neste caso, mas poderá estar presente na verificação complementar. **E.** A posição primária não mostra desvio.

Manifestações oculares

A característica clínica mais marcante é a restrição de elevação na adução, que fica limitada ao plano horizontal. A fenda palpebral pode se ampliar quando o olho é aduzido. Uma vez que a limitação surge de fatores mecânicos, ela é a mesma na versão, dução e no teste de dução forçada. A elevação máxima pode aumentar quando o olho se move de adução para abdução, quando então fica normal. Divergência em supraversão a partir da posição primária é observada, mas a elevação normal ocorre na supra-abdução (função normal do músculo reto superior), por isso diferenciando-a do DEM. O músculo oblíquo superior ipsilateral geralmente não apresenta hiperfunção. Características variáveis são inclinação da cabeça e tropia em todos os campos. Foi observada a resolução espontânea de alguns casos adquiridos e congênitos.

Os casos adquiridos surgem de trauma orbitário,[15] trauma troclear direto, cirurgia orbitária ou muscular, introflexão escleral, sinusite frontal ou cirurgia no seio frontal, implante da válvula de Molteno e inflamação do tendão ou da bainha do oblíquo superior. Fraturas do assoalho orbitário podem prender o tecido orbitário de tal modo a simular a síndrome de Brown. Essa síndrome é facilmente produzida durante a cirurgia de plicatura (*tucking*) do músculo oblíquo superior se a bainha do tendão não for dissecada adequadamente ou se a cirurgia for realizada próxima demais à tróclea. A inflamação do tendão do oblíquo superior já foi relatada em artrite reumatoide e em artrite reumatoide juvenil.[16-18] Nas formas intermitentes da síndrome de retração vertical, pode-se observar um clique que ocorre quando a restrição é liberada (síndrome do clique do oblíquo superior).[19,20]

Tratamento

Se a visão binocular estiver presente e o paciente não apresentar posição viciosa da cabeça, o tratamento não será obrigatório. O tratamento é indicado quando existem sintomas visuais, estrabismo ou posição viciosa da cabeça. Casos adquiridos que apresentam inflamação aguda do tendão do oblíquo superior podem se beneficiar com aplicação de injeções locais de corticosteroides na região da tróclea.[16] Os prismas podem fornecer algum alívio da diplopia em formas adquiridas.

O objetivo da cirurgia é normalizar as rotações oculares. Duções forçadas agressivas intraoperatórias podem melhorar o movimento em alguns casos, mas a maioria demanda um procedimento cirúrgico. Brown defendia que o tendão do oblíquo superior fosse extirpado. Os resultados desse procedimento são, com frequência, insatisfatórios por causa da reformação do tecido cicatricial. Um procedimento de luxação de toda a tróclea, com o tendão do oblíquo superior e as estruturas orbitárias mantidas intactas, parece promissor.[21] A tenotomia do tendão do oblíquo superior também pode ser realizada.[22] Isso tem a desvantagem de produzir, com frequência, uma paresia do músculo oblíquo superior.[23] Além disso, se o tendão não estiver encurtado, a tenotomia pode não melhorar o movimento restrito. Atualmente, defende-se a inserção de um expansor de material inerte ou sutura entre as extremidades cortadas do tendão do oblíquo superior. Durante a cirurgia, um teste de tração é repetido frequentemente até que as rotações do globo estejam livres.

FIBROSE CONGÊNITA

A FCMEO é um grupo de situações na categoria geral dos transtornos de desnervação craniana congênita[14] (FCMEO1, FCMEO2, FCMEO3 e síndrome de Tukel). Ela se manifesta em graus variáveis de fibrose e atrofia dos músculos extraoculares inervados pelos terceiro e quarto nervos cranianos. Isso leva a uma orbitopatia restritiva, com a ocorrência de blefaroptose e uma posição de cabeça compensatória elevando o mento. Tentativas de movimentos oculares para cima podem resultar em convergência. A prevalência geral é de 1:230.000 e foi identificada em todo o mundo. A síndrome de Tukel está associada a anomalias das mãos. O diagnóstico diferencial inclui: doença de Graves, síndrome de Brown, fratura do assoalho orbitário, DEM e oftalmoplegia externa progressiva crônica.

O tratamento cirúrgico pode aliviar o posicionamento dos olhos em depressão extrema. Como resultado, a posição da cabeça melhora. A elevação das pálpebras pode ser necessária, mas todo cuidado é necessário porque a elevação dos olhos é limitada e o fenômeno de Bell normal não ocorre com o piscar dos olhos. É, portanto, fácil produzir a exposição da córnea com procedimentos de elevação da pálpebra.

FRATURAS DO ASSOALHO ORBITÁRIO

Manifestações oculares

A motilidade ocular pode ser prejudicada em fraturas do assoalho orbitário como resultado de proptose e edema do trauma original, contusão muscular, hemorragia intraorbitária, herniação da fáscia orbitária e encarceramento muscular.[25] Os movimentos oculares em geral, mas particularmente a elevação e a depressão, podem ser limitados. Em geral, o reto inferior é o músculo mais afetado.

Diagnóstico

O diagnóstico do encarceramento do reto inferior é feito com base na presença de elevação limitada no lado afetado, que resulta em hipotropia, e teste de dução forçado positivo. Casos leves mostram hipotropia somente em supraversão. A depressão pode estar limitada por encarceramento ou por lesão na inervação do músculo reto inferior. Por causa do reflexo oculocardíaco, a supraversão tentada em casos de encarceramento do reto inferior pode vir acompanhada de bradicardia, especialmente na população pediátrica. A diplopia pode persistir depois que o músculo reto inferior tiver sido liberado.

A fisiopatologia de qualquer estrabismo resultante é a herniação do conteúdo orbitário – gordura, septos de tecido conjuntivo e músculo – para fratura e consequente restrição dos movimentos do globo ocular. Se o encarceramento for antigo, o músculo poderá se tornar permanentemente fibrótico e inelástico, o que resultará em baixa amplitude de rotação. A paresia do reto inferior também pode ocorrer, a qual surge, presumivelmente, por trauma ao nervo que supre o reto inferior. Ocasionalmente, o músculo reto inferior pode ser desvitalizado por comprometimento de seu suprimento sanguíneo e então irá mostrar-se substancialmente frágil no momento da cirurgia.

Tratamento

A fratura de assoalho não exige reparo se não houver perturbação da motilidade.[25] Grandes fraturas, no entanto, deverão ser reparadas para prevenir enoftalmo. Alguns médicos iniciam o tratamento imediatamente, enquanto outros aguardam por até 2 semanas para a regressão do edema. Infelizmente, o reparo da fratura pode não liberar adequadamente o músculo reto inferior, sendo necessária a cirurgia neste músculo para a hipotropia que permanece com restrição à elevação.

OFTALMOPATIA DE GRAVES (ORBITOPATIA ASSOCIADA À TIREOIDE)

Introdução

A orbitopatia associada à tireoide é um quadro inflamatório autoimune que envolve os tecidos orbitários, principalmente os músculos e gordura, mas poupa os tendões musculares. Os músculos são afetados por um processo inflamatório autoimune que leva a edema intersticial e infiltração de células redondas, com consequente hipertrofia e desenvolvimento de fibrose e perda da elasticidade. Outros achados são edema de pálpebra, proptose, retração da pálpebra e neuropatia óptica compressiva. A proptose resulta do edema e do alargamento dos músculos e da gordura orbitária.

Manifestações oculares

Os achados usuais de motilidade são causados por uma miopatia restritiva. Além disso, a inflamação orbitária pode resultar em aderências difusas ao globo, provenientes da cápsula de Tenon e de tecidos orbitários. O músculo reto inferior é o mais em geral afetado, resultando em limitação da elevação. Quando o quadro é mais grave, o olho pode ser tracionado para baixo pelo músculo reto inferior levando à hipotropia na posição primária. O músculo reto medial é o próximo mais em geral envolvido, seguido pelos retos superior e lateral (I > M > S > L). Os músculos oblíquos também podem estar envolvidos, embora raramente. Com frequência, a orbitopatia é assimétrica entre os olhos.

Diagnóstico

O diagnóstico é primariamente clínico porque o paciente pode ter algum nível de inflamação ativa da tireoide. A oftalmopatia tireóidea também pode recorrer após um período quiescente por muitos anos. A tomografia computadorizada (TC) da órbita, a investigação por imagens de ressonância magnética (RM) ou a ultrassonografia em modo B mostra dilatação dos músculos, mas poupando os tendões. A verificação de dução forçada positiva demonstra restrição. A pressão intraocular se torna elevada quando o olho tenta girar contra a restrição. Em geral, edema de pálpebra, proptose ou retração da pálpebra estão presentes além das alterações na motilidade.

Tratamento

O tratamento da orbitopatia tireóidea começa com a correção da função tireoidiana por um endocrinologista. O objetivo do oftalmologista é a obtenção da visão binocular (fusão) na posição primária e na infraversão. Os prismas de Fresnel e/ou as injeções de toxina botulínica podem fornecer algum alívio da diplopia até que o desvio esteja estabilizado. Uma vez que mais de um músculo costuma estar envolvido e que desvios horizontais, verticais e ocasionalmente oblíquos estão presentes, o paciente deverá ser observado até que o desvio tenha sido estabilizado e a inflamação orbitária tenha cedido. Isso geralmente leva 6 meses ou mais. Embora alguma melhora em motilidade possa ocorrer como resultado da diminuição do edema orbitário, as alterações fibróticas nos músculos interferem na resolução da porção do desvio que surge por alterações musculares restritivas. Cirurgicamente, músculos contraturados são recuados para permitir melhor movimento e reduzir o desvio. Um objetivo secundário é o de melhorar a incomitância. Há, no entanto, um efeito inconveniente do recuo de um músculo restritivo, que é produzir uma ação insatisfatória em seu campo de ação, o que pode levar à ocorrência de diplopia em uma área não observada anteriormente. Isso é especialmente verdadeiro quando o recuo de um músculo reto inferior contraturado pode piorar a diplopia na posição de leitura em infraversão. Por fim, a ressecção de um músculo com fibrose pode piorar o desvio e está reservada para circunstâncias especiais sendo limitadas somente ao tendão e nunca no corpo do músculo infiltrado.

SÍNDROME DO OLHO PESADO (*HEAVY EYE*)

O estrabismo fixo convergente ("síndrome do olho pesado") é uma anormalidade ocular motora, na qual o olho está fixo em adução. Em geral, ele também é hipotrópico com limitação de elevação. Tipicamente associado à miopia moderada a alta, trata-se de um transtorno progressivo que pode, inicialmente, ter características semelhantes ao estrabismo paralítico, mas depois se torna restritivo. Estudos orbitários por imagens demonstram um deslizamento ou deslocamento da posição e da polia do músculo extraocular, com o músculo reto lateral deslocado inferiormente e o músculo reto superior deslocado medialmente. A miopexia em alça, com ou sem enfraquecimento do músculo reto medial, tornou-se o tratamento de escolha para esse transtorno.[26]

BIBLIOGRAFIA

Bielschowsky A. Die einseitigen und gegensinnigen ('dissoziierten') Vertikalbewegungen der Augen. Graefes Arch Ophthalmol 1930; 25:493–553.

Boylan C, Clement RA, Howrie A. Normal visual pathway routing in dissociated vertical deviation. Invest Ophthalmol Vis Sci 1988;29:1165–7.

Burke JP, Ruben JB, Scott WE. Vertical transposition of the horizontal recti (Knapp procedure) for the treatment of double elevator palsy: effectiveness and long-term stability. Br J Ophthalmol 1992;76:734–7.

Guyton DL, Cheeseman EW Jr, Ellis FJ, et al. Dissociated vertical deviation: an exaggerated normal eye movement used to damp cyclovertical latent nystagmus. Trans Am Ophthalmol Soc 1998;96:389–424, discussion 424–9.

Heidary G, Engle EC, Hunter DG. Congenital fibrosis of the extraocular muscles. Semin Ophthalmol 2008;23:3–8.

Hermann JS. Acquired Brown's syndrome of inflammatory origin. Arch Ophthalmol 1978;96:1228–32.

MacDonald AI, Pratt-Johnson A. The suppression patterns and sensory adaptations to dissociated vertical divergent strabismus. Can J Ophthalmol 1974;9:113–19.

Wilson ME, McClatchey SK. Dissociated horizontal deviation. J Pediatr Ophthalmol Strabismus 1991;28:90–5.

Wong I, Seo-Wei L, Boo-Kian K. Loop myopexy for treatment of myopic strabismus fixus. JAAPOS 2005;9:589–91.

As referências completas estão disponíveis no **GEN-io**.

PARTE 11 ESTRABISMO PEDIÁTRICO E ADULTO
SEÇÃO 3 Manifestações Oculares

Ambliopia

George S. Ellis Jr. e Cindy Pritchard

11.11

Definição: ambliopia é um defeito de desenvolvimento do processamento visual espacial que ocorre nas vias visuais centrais do olho.

Características principais
- Redução do reconhecimento associado com diminuição das acuidades de vernier e de resolução ("*grating*", que são listras de grades com contraste)
- Acentuação do fenômeno "*crowding*" (aglomeração)
- Fixação instável.

Características associadas
- Diminuição da sensibilidade ao contraste e da localização espacial
- Acomodação anormal.

Achados experimentais
- Campos receptivos maiores que o normal
- Funcionalidade melhor em condições escotópicas e mesópicas do que em condições fotópicas
- Tempo de reação reduzido.

INTRODUÇÃO

Ambliopia é um "defeito de desenvolvimento do processamento visual espacial que ocorre nas vias visuais centrais do cérebro".[1] Em essência, ela se apresenta como perda de acuidade visual em um ou, às vezes, nos dois olhos. A ambliopia ocorre, mais frequentemente, em olhos sadios, mas pode ser uma causa adicional de baixa visão em olhos com alguma alteração ocular. Os defeitos de neurodesenvolvimento associados à ambliopia resultam da falta de uso de um ou de ambos os olhos ou de uma imagem desfocada que persistiu por longo tempo. Felizmente, a neuroplasticidade que possibilita o desenvolvimento da ambliopia também torna possível o tratamento bem-sucedido se a ambliopia for detectada e tratada suficientemente cedo, no período crítico de desenvolvimento do sistema visual. A detecção precoce é imperativa para o êxito no tratamento. Portanto, os médicos devem ter compreensão clara da ambliopia e de suas associações clínicas, estratégias de detecção em bebês e crianças e o *armamentarium* de abordagens de tratamento. Só assim será possível a restauração da acuidade visual em olhos com ambliopia.

CLASSIFICAÇÃO DE AMBLIOPIA (OS TRÊS Ds)

Ambliopia estrabísmica (imagem desviada)

A ambliopia pode desenvolver-se em crianças com estrabismo manifesto, quando elas preferem fixar com um olho e suprimem o uso do olho contralateral. Não existe correlação entre o tamanho do desvio e a profundidade da ambliopia.[2] Portanto, a ambliopia é uma preocupação mesmo quando há heterotropia muito pequena. Crianças com estrabismo intermitente são menos suscetíveis, mas ainda correm risco.[3]

Ambliopia anisometrópica (imagem desfocada)

Crianças com anisometropia não corrigida podem ficar amblíopes. O diagnóstico é feito quando a acuidade reduzida no olho com maior ametropia não melhora suficientemente, mesmo com o uso das lentes corretivas. Essa perda de acuidade se estende de igual modo para o campo visual periférico, nasal e temporal, o que implica a degradação uniforme do sistema visual em uma quantidade proporcional à anisometropia.[4] Uma vez que a função visual monocular na periferia temporal distante do campo visual é poupada, o defeito de acuidade encontrado no campo mais central deve resultar, em parte, da interação binocular anormal.[5]

Um estudo de Donahue demonstrou que a prevalência de ambliopia em crianças muito novas com anisometropia é baixa; entretanto, a prevalência e a profundidade da ambliopia aumentam com a idade.[6] Isso sugere que a correção da anisometropia com óculos, na ausência de ambliopia, pode evitar o desenvolvimento da ambliopia mais tarde. A profundidade da ambliopia se correlaciona com o grau de anisometropia.[7] O risco de desenvolver ambliopia é maior quando a refração hipermetrópica difere por mais de aproximadamente 2,00 D entre um olho e o outro, quando erros de refração miópica diferem por mais de cerca de 4,00 D ou quando erros astigmáticos diferem por mais de aproximadamente 1,25 D.[6] Pacientes com hipermetropia anisometrópica exercem acomodação suficiente para ter acuidade visual nítida no olho menos hipermetrópico, deixando a visão borrada no outro olho e em risco de desenvolvimento de ambliopia. Essencialmente, quando há significante anisometropia, as crianças escolhem de maneira automática usar o olho menos borrado (menos ametrópico) para fixação, ignorando o olho contralateral com imagem mais borrada. Em crianças com astigmatismo monocular, a ambliopia pode ser confinada a um meridiano no qual ocorre a desfocalização máxima. Esse tipo de ambliopia, conhecida como ambliopia "meridional", tem sido documentada em relatórios de estudos experimentais.[8]

Ambliopia com privação de estímulo (privação da imagem)

Qualquer condição congênita ou adquirida precocemente que resulte no obscurecimento do eixo visual em um ou ambos os olhos pode levar à ambliopia com privação de estímulo. Se o quadro não for tratado, é possível a ambliopia que se desenvolve ser devastadora em termos visuais e, às vezes, irreversível. As causas comuns incluem catarata, opacidades de córnea, anomalias das pupilas, ptose grave e tumores palpebrais (Figura 11.11.1). Outro tipo de ambliopia com privação de estímulo está associado a altos erros refrativos bilaterais e que não foram corrigidos por um longo tempo. Esse quadro é em geral conhecido como

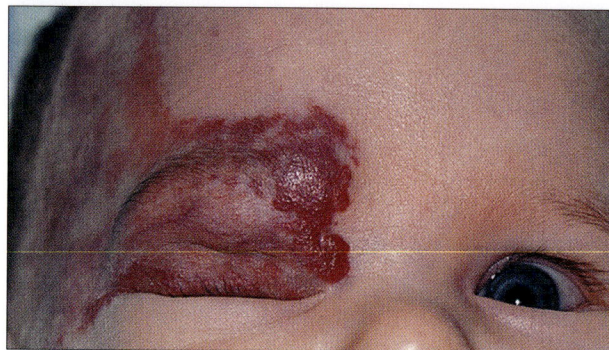

Figura 11.11.1 Ambliopia com privação de estímulo. Bebê de 6 meses de idade com hemangioma infantil da pálpebra superior direita que cobre completamente o eixo visual.

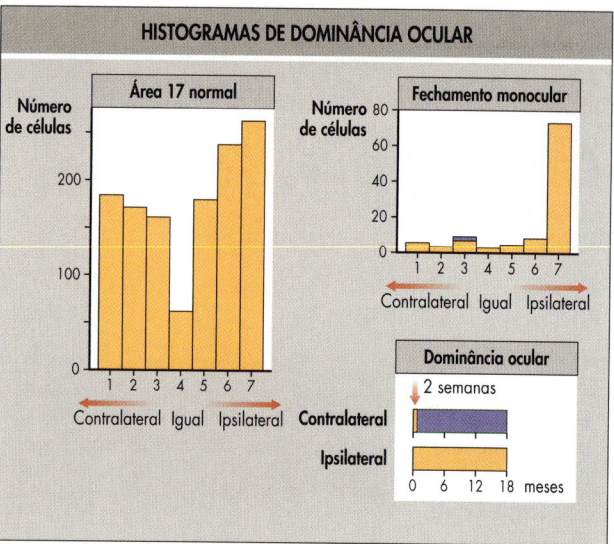

Figura 11.11.2 Histogramas de dominância ocular. A área 17 normal mostra um macaco normal e deriva de 1.256 registros de células do córtex visual em macacos de todas as idades. O fechamento monocular é de um macaco com privação monocular (o olho direito ficou ocluído de 2 semanas a 18 meses de idade; os registros foram tomados do hemisfério esquerdo). Cada célula é guiada unicamente pelo olho ipsilateral (grupo 7), olho contralateral (grupo 1), ambos os olhos (grupo 4) ou em algum lugar intermediário (grupos 2, 3, 5 e 6). (Dados de Hubel DH, Weisel TN, LeVay S. Functional architecture of area 17 in normal and monocularly deprived macaque monkeys. Cold Spring Harbor Symp Quant Biol 1975;40:581-9.)

"ambliopia refrativa" e observado com mais frequência com hipermetropia bilateral alta ou miopia bilateral alta, embora possa ocorrer também com astigmatismo bilateral alto. Nesses casos, ambos os olhos são amblíopes. O diagnóstico é feito quando, na ausência de outra doença ocular, a acuidade visual é baixa nos dois olhos, mesmo com o uso da melhor correção refrativa.

FISIOPATOLOGIA

Durante o desenvolvimento visual, no conhecido *período crítico*, a anatomia e a fisiologia do sistema visual são maleáveis. Experiências com animais forneceram conhecimentos úteis sobre os processos fisiológicos e anatômicos que ocorrem com os humanos. Hubel e Weisel foram os primeiros a investigar os efeitos neuroanatômicos e neurofisiológicos de privação monocular, o que, por fim, levou esses pesquisadores a conquistar o Prêmio Nobel para Fisiologia/Medicina em 1981. Seus estudos precoces em gatinhos monocularmente privados demonstraram redução ou encolhimento de células responsivas a estimulação do olho privado no córtex visual e corpo geniculado lateral.[9,10] As projeções do núcleo geniculado lateral para o córtex visual são similarmente afetadas. Listras corticais do olho afetado são mais estreitas que o normal, e listras do olho sadio, mais largas que o normal.[11] Os efeitos da privação monocular refletem a competição do olho aberto assim como da perda de conexões com o olho privado. Histogramas de dominância ocular demonstram as alterações que ocorrem no córtex visual (Figura 11.11.2).[12] Investigações complementares em macacos amblíopes apontaram que essas alterações podem ser revertidas suturando-se a pálpebra do olho sadio.[13] Usando gatinhos como modelo para exploração do período crítico, um estudo mostrou que a privação monocular trazida pelo fechamento da pálpebra é mais devastadora entre 4 e 6 semanas de idade, período durante o qual 3 dias de fechamento monocular resultam em mais células corticais sendo estimuladas pelo olho aberto. A suscetibilidade diminui da idade de 6 semanas para a de 3 meses; alguma suscetibilidade persiste até os 9 meses.[14] Além das alterações no córtex visual e no corpo geniculado lateral, outra área do cérebro mostrou estar envolvida em ambliopia. Imagens por tensor de difusão detectaram alterações nas vias visuais anteriores de sujeitos com ambliopia.[15] Foram descritas anormalidades estruturais nos principais tratos nervosos de substância branca na ambliopia estrabísmica.[16] Em modelos animais de ambliopia por privação de estímulo, eixos de células delicadas (células X) no corpo geniculado foram consideradas maiores que o normal, e eixos de células de movimento (células Y) se mostraram menores que o normal.[17] Evidência de envolvimento da retina foi também relatada, por exemplo, em anormalidades de eletro-oculografia implicando o epitélio pigmentar.[18] Notou-se espessamento da coroide em ambliopia anisometrópica e estrabísmica em estudos utilizando tomografia de coerência óptica (OCT, do inglês *optical coherence tomography*).[19]

Muitos estudos apontaram defeitos funcionais de ambliopia no sistema visual em animais e seres humanos. Embora esteja além do escopo deste capítulo informar todos os achados, alguns são especialmente dignos de nota para exemplificar a qualidade anormal de visão associada à ambliopia. Algumas anormalidades podem ser encontradas em uma das classificações de ambliopia (estrabísmica, anisometrópica etc.), mas não em outra. Por exemplo, a acuidade vernier é cerca de seis vezes mais acurada que a acuidade de grade ou optotipos em olhos normais e em olhos com ambliopia anisometrópica, mas é menos acurada em olhos com ambliopia estrabísmica.[20] Essa degradação de acuidade vernier ocorre em ambos os níveis, fino e grosseiro. A sensibilidade de contraste em olhos com ambliopia estrabísmica pode ser normal ou anormal em frequências espaciais altas. Entretanto, para olhos com ambliopia anisometrópica, a curva de sensibilidade de contraste mostra perdas substanciais somente em frequências espaciais altas (Figura 11.11.3).[21,22] A localização espacial conforme medida por Hess e Holliday é reduzida proporcionalmente à perda de sensibilidade de contraste (Figura 11.11.4).[22] Outras anormalidades incluem acomodação anormal e tempos de reação. Estudos mostraram que, quando a acomodação é testada em sujeitos com ambliopia, ocorre redução na inclinação da curva estímulo/resposta para o olho amblíope.[23] Olhos amblíopes também têm atrasos em tempo de reação que se correlacionam com a redução na acuidade visual.[24]

DIAGNÓSTICO

O diagnóstico de ambliopia deverá ser considerado sempre que a acuidade abaixo do normal não puder ser explicada por achados físicos, particularmente diante de um quadro ambliogênico (estrabismo, anisometropia, erro de refração alta bilateral ou obstrução do eixo visual). É importante reconhecer que, nas crianças com estrabismo, mesmo um desvio muito pequeno dos eixos visuais pode levar à ambliopia. Uma vez que a ambliopia não pode ser diagnosticada unicamente com base nos resultados do exame físico do olho e que ela pode ocorrer quando todas as estruturas oculares estiverem normais, é importante avaliar cuidadosamente a função visual para cada olho em crianças no grupo etário ambliogênico.

Uma característica de ambliopia de qualquer tipo é a acentuação do fenômeno de "*crowding*" (aglomeração), ou efeito de

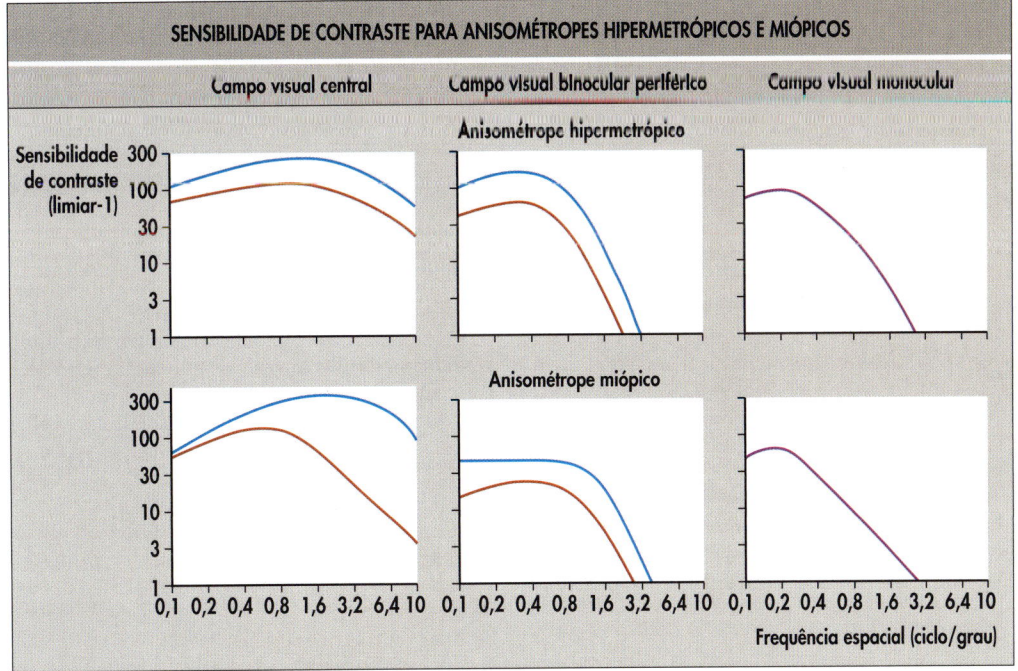

Figura 11.11.3 Sensibilidade de contraste para aqueles com anisometria hipermetrópica e miópica em campos visuais binocular e monocular. As linhas vermelhas representam o olho amblíope; as linhas azuis, o olho sadio; e púrpura, o campo visual monocular. (Dados de Hess RF, Pointer JS. Differences in the neural basis of human amblyopia: the distribution of the anomaly across the visual field. Vision Res 1985;25:1577-94.)

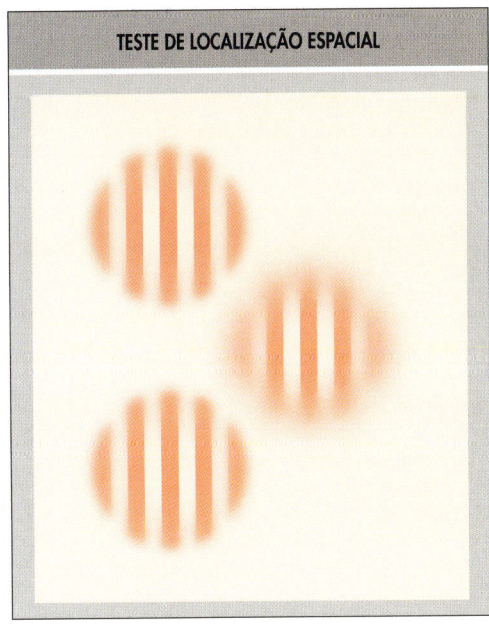

Figura 11.11.4 Teste de localização espacial. O objetivo desse teste é alinhar a grade de difração média entre as grades superior e inferior.

interferência espacial, no qual optotipos únicos são diferenciados mais facilmente que aqueles agrupados em sequência.[25] Por isso, para crianças verbais nas quais a acuidade possa ser determinada com as letras de Snellen ou com figuras de pré-alfabetização, a presença de dificuldade de "*crowding*" pode ajudar a confirmar o diagnóstico. Acuidade de letra única ou de figura única, quando é melhor que a acuidade linear, sugere ambliopia. Alguns gráficos de visão possibilitam o uso de "barras de *crowding*", que podem simular a apresentação linear quando optotipos isolados são usados para verificação. Essas barras cercam a figura ou a letra isoladas, resultando em acuidade mais coerente com a acuidade linear. Outra característica da ambliopia está relacionada ao impacto da iluminação sobre a acuidade. A acuidade de olhos amblíopes é melhor mediante condições escotópicas ou mesópicas que diante de condições fotópicas.[26] Se um filtro de densidade neutra estiver disponível, a acuidade permanecerá a mesma ou, em alguns casos, melhorará levemente quando a visualização for através do filtro com um olho amblíope. Em um olho normal sadio, a acuidade será levemente reduzida através do filtro. Havendo doença orgânica, o filtro de densidade neutra causará redução dramática na acuidade.[26,27]

Determinar se há ou não ambliopia é muito mais desafiador com crianças pré-verbais e com crianças mais velhas não verbais com atraso de desenvolvimento. Nesses casos, a acuidade pode ser avaliada pelo comportamento da criança com a oclusão monocular. Por exemplo, se uma criança não mostra objeção à oclusão do olho direito, mas rejeita a oclusão do olho esquerdo (ou seja, movendo-se para longe do tampão ou chorando muito etc.), pode-se assumir que o olho direito tem acuidade reduzida. Além disso, a habilidade de fixar e "seguir" um pequeno alvo com cada olho pode ser comparada e a fixação avaliada quanto a dois parâmetros: fixação central *versus* excêntrica e fixação estável *versus* fixação instável. É possível que a ambliopia seja associada à fixação excêntrica (Figura 11.11.5). Pacientes com fixação excêntrica não fixam mais com sua fóvea, usando pontos não foveais para fixar. A fixação instável pode ocorrer tanto com a fixação central e a excêntrica e indica ambliopia naquele olho. Portanto, avaliar fixação central ou excêntrica e estável ou instável pode ajudar na avaliação para ambliopia quando a medida subjetiva de acuidade não for possível. Outra ferramenta útil para checar a função visual quando medidas subjetivas não puderem ser obtidas é avaliar a manutenção de preferência de fixação nas crianças que apresentam estrabismo manifesto ou induzido. Alternar a fixação implica acuidade igual em cada olho. Se a criança prefere fixar com um olho, a determinação da potência dessa preferência adiciona informações valiosas. Quanto pior a visão no olho não fixador, mais curto será o período em que a criança manterá fixação com esse olho sob condições binoculares. Esse teste é realizado cobrindo-se o olho dominante e forçando a criança a fixar em um alvo interessante com o olho não preferido. Quando o tampão for removido, o examinador verificará por quanto tempo a criança continuará a manter fixação com o olho não dominante. Pode-se avaliar se a fixação é mantida por um período de piscar-a-piscar, por apenas alguns segundos ou momentaneamente antes que a fixação seja trocada de novo para o olho dominante. Embora essa maneira de verificação de visão possa levar a resultados falso-positivos e falso-negativos para ambliopia, ela é amplamente aceita por

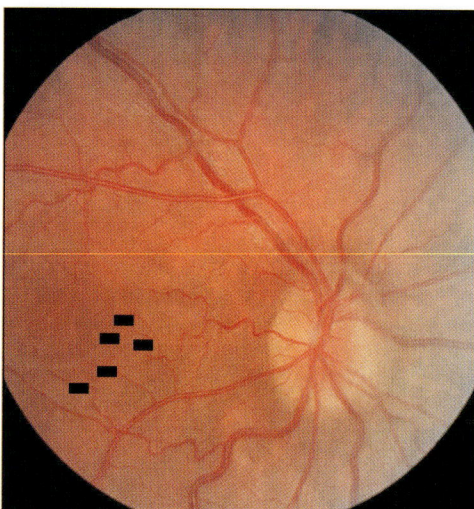

Figura 11.11.5 Diagnóstico de fixação excêntrica. Um alvo é projetado na retina usando um oftalmoscópio especial. O observador examina onde o alvo de fixação cai na retina em relação à fóvea. As marcas indicam as localizações de fixações sucessivas em um caso de fixação excêntrica. Em geral, quanto pior a visão, maior a dispersão e maior a distância a partir da fóvea.

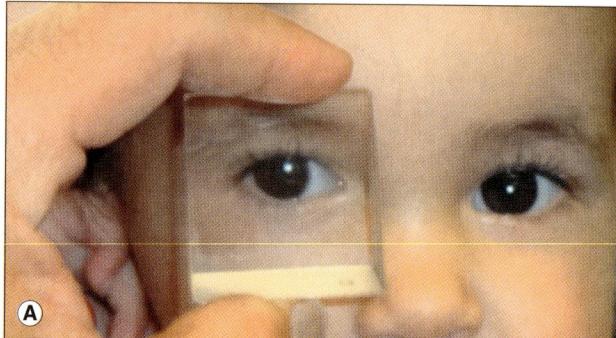

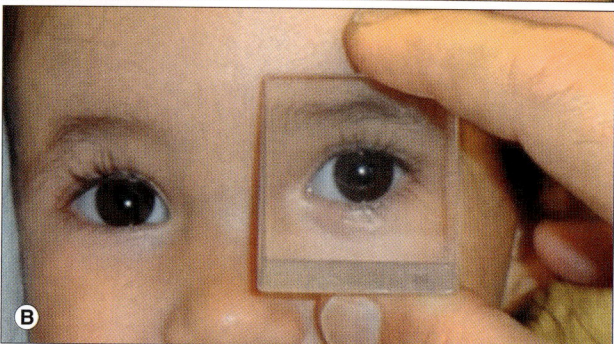

Figura 11.11.6 Um teste com prisma descendente de base 20^ mostrando nenhuma preferência para fixação com um olho, sugerindo visão igual. **A.** Prisma vertical colocado na frente do olho direito. O reflexo luminoso da córnea mostra que a criança está fixando com o olho esquerdo. **B.** Prisma vertical colocado na frente do olho esquerdo. O reflexo luminoso da córnea mostra que a criança está fixando com o olho direito.

médicos para avaliação de visão em crianças pré-verbais com estrabismo.[28] A função visual pode ser testada de modo similar em crianças sem estrabismo por indução óptica de um desvio vertical ou horizontal, com um prisma vertical ou horizontal de 10^-20^ colocado na frente de um olho (Figura 11.11.6).[29]

Um defeito pupilar aferente leve pode ser observado quando há ambliopia; isso, porém, implica uma causa orgânica para acuidade visual reduzida.[29,30] É importante ter em mente que a ambliopia pode ocorrer junto com uma doença ocular. Por exemplo, em casos com hipoplasia unilateral do nervo óptico, a acuidade do olho afetado será reduzida como resultado do nervo óptico anormal. A acuidade pode piorar com a ambliopia superposta. Muitos médicos tratam a ambliopia dessas crianças para obter o potencial máximo de acuidade do olho envolvido.

As técnicas de visão preferencial forçada (p. ex., cartões de acuidade de Teller) são usadas por alguns examinadores para avaliar acuidade em bebês e crianças pré-verbais. É importante estar alerta de que a acuidade, em olhos amblíopes, é superestimada por essas técnicas de grade (Figura 11.11.7).[31] Portanto, testes para acuidade visual, como os cartões de acuidade de Teller, podem ser úteis na detecção de ambliopia moderada ou intensa, mas podem falhar na detecção de ambliopia leve.[32]

TRATAMENTO

Uma vez que a plasticidade do sistema visual diminui com a idade, o tratamento precoce é essencial para obter os resultados ideais. É importante reconhecer, porém, que crianças mais velhas também podem se beneficiar do tratamento para ambliopia. Numerosos estudos descrevem melhora bem-sucedida da acuidade visual em ambliopia estrabísmica ou anisometrópica em adolescentes.[33] Além disso, pacientes com lesões estruturais anormais podem ter ambliopia superposta. Muitos indivíduos com lesões oculares estruturais anormais se beneficiam de uma experiência clínica de terapia para ambliopia.[34]

A correção de anisometropia e de erros de refração significativos é uma condição essencial para o tratamento efetivo da ambliopia. Como muitos pacientes com ambliopia apresentam acomodação deficiente, é necessário, com frequência, corrigir a refração hipermetrópica.[23] A cirurgia refrativa tem sido realizada para graus elevados de ambliopia anisometrópica; esse tratamento, porém, costuma ser usado quando o tratamento convencional da ambliopia falhar.[35]

Nem sempre é preciso realizar cirurgia de catarata antes do tratamento da ambliopia. Se a opacidade for pequena ou

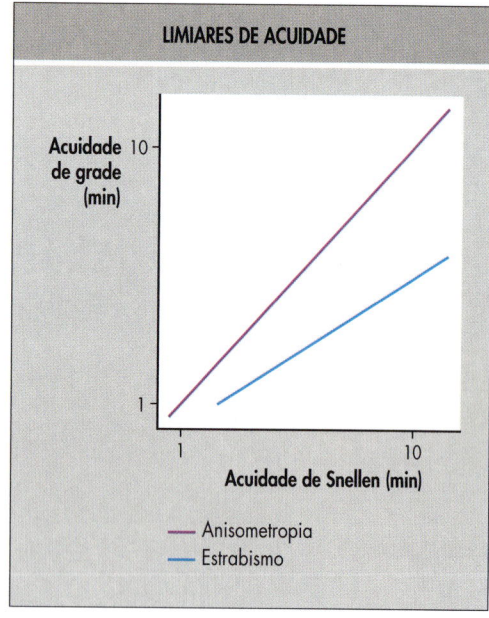

Figura 11.11.7 Limiares de acuidade de grade *versus* limiares de acuidade aglomerada de Snellen. Em ambliopia estrabísmica, a acuidade de Snellen é afetada muito mais que a acuidade de grade.

difusa, o tratamento poderá ser iniciado antes da facectomia. O benefício de um cristalino natural intacto com sua capacidade de acomodação pode superar o benefício de um eixo visual perfeitamente transparente. Se a visão não atingir um nível aceitável com o tratamento adequado para ambliopia, a extração da catarata deverá ser considerada.

Oclusão

A oclusão do olho sadio já foi há muito tempo reconhecida como tratamento efetivo para ambliopia. O tipo mais comum de oclusão é o de um tampão adesivo (Figura 11.11.8).

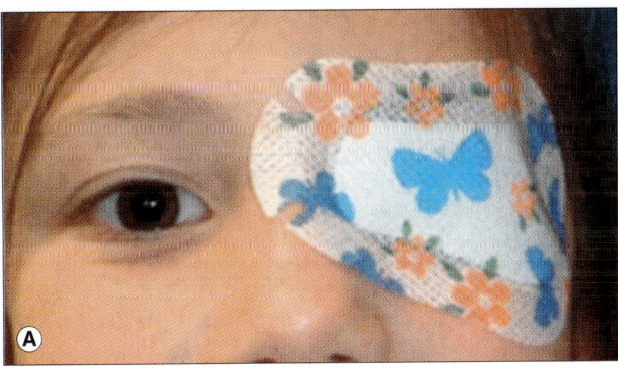 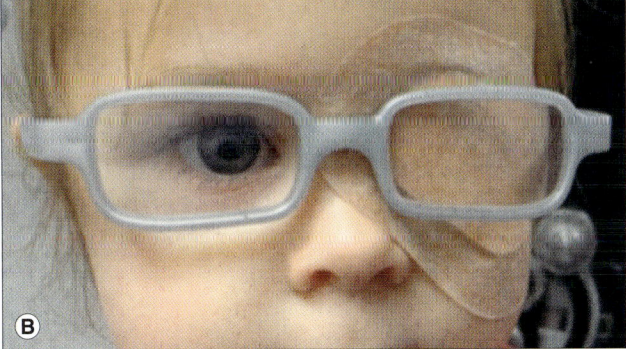

Figura 11.11.8 Tampões adesivos. Os tampões decorativos (**A**) estão comercialmente disponíveis on-line. Tampões cor da pele (**B**) estão disponíveis em muitas farmácias. Para tornar o procedimento mais divertido, a criança e os seus coleguinhas de escola podem decorar os tampões cor da pele com adesivos (*stickers*) ou desenhos.

Embora seja possível que ele cause irritação, esta pode, às vezes, ser minimizada com a troca por adesivo de outra marca ou tamanho diferente, de modo que o tampão entre em contato com uma área diferente da pele. Tampões de tamanho júnior geralmente podem fornecer oclusão adequada mesmo em crianças mais velhas. Outra abordagem para minimizar a irritação da pele é criar uma barreira entre a pele e o adesivo usando tintura de benjoim ou leite de magnésia. O leite de magnésia deixará um pó residual fino na pele quando secar. O tampão poderá então ser aplicado com o pó atuando como barreira. Os genitores deverão ser avisados de que a criança provavelmente vai resistir ao tampão. Tampões do tipo pirata não são recomendados porque são facilmente removidos pela criança, e espreitar é fácil (Figura 11.11.9). Enfatizar a importância do tratamento adequado reforçará a decisão dos genitores quando eles forem confrontados com a resistência da criança. Alguns oftalmologistas recomendam restringir os braços quando todas as tentativas para a oclusão adequada falharem. Essas restrições estão comercialmente disponíveis, entretanto boias de isopor para piscina presas com fita no cotovelo são úteis para impedir que a criança dobre o braço e alcance o tampão para removê-lo.

Os óculos se adaptam satisfatoriamente sobre tampões adesivos. Entretanto, se a criança precisa usar óculos, os tampões podem ser aderidos neles. Muita variedade não feitas com feltro pesado, que impede a passagem da luz através do tampão. As desvantagens desses tampões não adesivos são a criança poder remover com facilidade quando retira os óculos e também facilmente espiar pelo tampão, deslizando os óculos para baixo, no nariz.

Pacientes submetidos à oclusão em tempo integral são reavaliados em intervalos de 1 semana por ano de vida, até o máximo de 4 semanas; assim, uma criança de 6 meses retorna em 3 dias e uma criança de 4 anos deverá voltar em 4 semanas. A oclusão em tempo parcial pode ser efetiva e permitir, com segurança, intervalos mais longos entre as consultas de seguimento.[36,37] Além disso, já se sabe há 70 anos que a oclusão em tempo parcial reduz o risco de desenvolvimento da estropia de oclusão, que pode ocorrer em crianças que não tinham estrabismo antes do tratamento da ambliopia.[38]

Quando o espiar sobre os óculos puder ser controlado em uma criança mais velha e colaboradora, o embaçamento da lente dos óculos do olho sadio fornecerá um meio cosmeticamente mais aceitável do tratamento oclusivo. A lente pode ser embaçada aplicando-se uma lâmina de Bangerter disponível no comércio ou, simplesmente, usando-se uma fita translucente, mas não transparente (Figura 11.11.10). Películas transparentes usadas com frequência para revestir armários ou gavetas de cozinha podem ser usadas para conseguir embaçamento efetivo. O embaçamento das lentes funciona especialmente bem associado à instilação de gotas de atropina no olho sadio em crianças com hipermetropia. A turvação causada pela hipermetropia não corrigida combinada com atropina vai desencorajar a criança a espiar por cima dos óculos.

Penalização por atropina

O uso de atropina no olho sadio pode encorajar o uso do olho amblíope para tarefas próximas. O colírio de atropina a 1% é em geral prescrito por 1 vez/dia. Uma vantagem desse método de tratamento é que ele não requer a cooperação da criança, a não ser de usar os óculos. Em crianças que não cooperam, as gotas poderão ser instiladas enquanto elas estiverem adormecidas. Algumas crianças mostrarão melhora na acuidade com as gotas aplicadas apenas em 2 dias da semana.[39] Se não for detectada melhora na visão, a frequência de instilação das gotas deverá

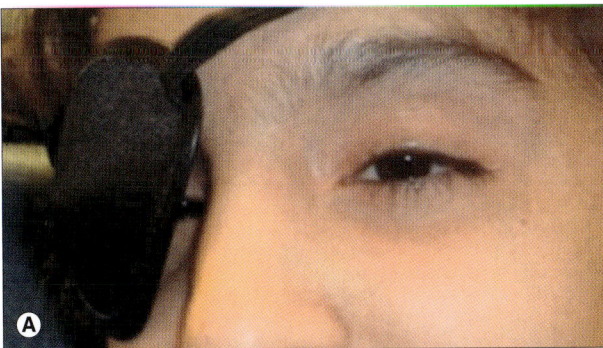

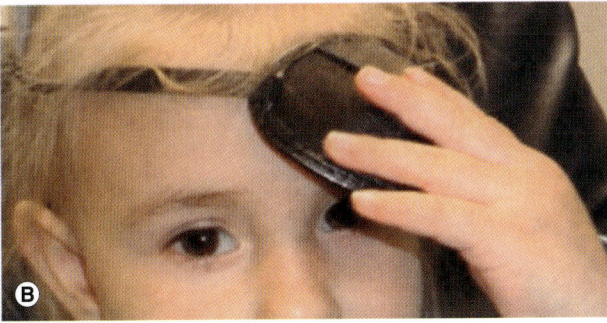

Figura 11.11.9 Tampão estilo pirata. As crianças podem tanto espiar com facilidade usando um giro da face para olhar ao redor do tampão quanto removê-lo sem esforço.

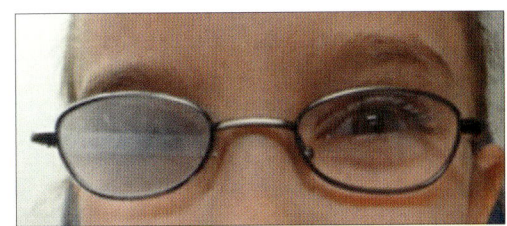

Figura 11.11.10 Lente com fita adesiva. Fita transparente aplicada à lente do olho sadio é mais aceitável cosmeticamente que os tampões adesivos.

ser aumentada. Os genitores terão de ser informados de que, com o uso diário de atropina, as gotas deverão ser instiladas a cada dia, mesmo quando a pupila permanecer dilatada, pois a pupila dilatada não é indicação confiável de que a acomodação esteja paralisada. Quando a penalização por atropina falhar em produzir melhora na acuidade, o tratamento poderá ser complementado com oclusão do olho fixador e embaçamento da lente. Os genitores precisam ser instruídos sobre os efeitos colaterais farmacológicos em potencial da atropina e garantir que o medicamento não estará acessível a crianças pequenas que possam ingeri-lo por acidente.

Penalização óptica

A modificação da prescrição de óculos de maneira a encorajar a fixação com um olho para perto e o outro para longe também pode ser útil como tratamento para ambliopia.[40] Por exemplo, o olho sadio pode ser corrigido para fixação de perto, e o olho amblíope, para longe. Esse tipo de tratamento não é em geral aplicado, mas pode ser eficaz, especialmente quando a ambliopia for leve.

Tratamento farmacológico sistêmico

Os tratamentos oclusivo e de penalização para ambliopia só podem ser eficazes durante o período crítico de desenvolvimento do sistema visual. O objetivo do cuidado farmacológico sistêmico é facilitar o tratamento durante o período crítico e estender esse período em crianças mais velhas com ambliopia, a fim de capacitá-las a responder ao tratamento. Estudos usando modelos animais demonstraram que neurotransmissores podem, talvez, tornar isso possível.[41] Entre os neurotransmissores estudados, estão donezepila, um inibidor de anticolinesterase; fluoxetina, inibidor do receptor de serotonina; citicolina, modulador de catecolamina; e precursores de dopamina (carbidopa e levodopa). Alguns desses agentes foram estudados em humanos. Levodopa e carbidopa, em particular, ganharam muita atenção. Estudos mostraram que doses baixas de levodopa, isoladas ou em conjunto com carbidopa, aumentaram o efeito do tratamento oclusivo, mesmo em crianças com mais de 12 anos de idade.[42] O tratamento farmacológico sistêmico para ambliopia, porém, ainda não conquistou aceitação convencional na prática clínica, e sua eficácia tem sido desafiada por estudos que demonstraram não haver diferença em resultados de tratamento entre um placebo e levodopa com carbidopa.[43,44]

EVOLUÇÃO E DESFECHO

Uma variável chave para a evolução e o resultado do tratamento para ambliopia é a plasticidade do sistema visual, que pode tanto ajudar quanto dificultar esse tratamento. Só é possível ocorrer uma terapia bem-sucedida para ambliopia quando o sistema visual for plástico. Entretanto, se o tratamento for agressivo demais sem um programa adequado de seguimento, essa plasticidade pode possibilitar que o olho sadio se torne amblíope (ambliopia reversa) também. Todo cuidado deve ser tomado a fim de evitar causar ambliopia no olho anteriormente sadio. Crianças muito novas estão especialmente em risco para isso porque o sistema visual delas é mais plástico. A plasticidade do sistema visual pode permitir que a ambliopia volte a ocorrer quando o tratamento for descontinuado. Cerca de um quarto das crianças amblíopes tratadas com sucesso sofrem uma recorrência dentro de 6 meses após a cessação do tratamento.[45] Portanto, mesmo quando o benefício máximo foi obtido após o tratamento mais agressivo tolerado, a oclusão, isolada ou complementada com atropina ou embaçamento da lente dos óculos, não deverá ser interrompida abruptamente. Em vez disso, o tratamento precisará ser ajustado para manter a acuidade obtida – o que pode ser feito ou com redução gradual do número de horas de oclusão ou com diminuição gradual no número de dias por semana de instilação de gotas de atropina.

A cirurgia de estrabismo é tradicionalmente adiada até que a ambliopia seja tratada com sucesso. A suposição é a de que os resultados cirúrgicos sejam melhores, mas um estudo retrospectivo sugeriu que os resultados cirúrgicos não são dependentes do tratamento pré-operatório de ambliopia.[46] O tratamento de ambliopia antes da cirurgia, porém, pode resultar em melhor conformidade dos genitores em relação à cirurgia, e a avaliação de acuidade visual por preferência de fixação é mais fácil quando há estrabismo. Além disso, se a ambliopia for tratada com sucesso antes da cirurgia, a oclusão no período pós-operatório para manutenção da acuidade será mínima e, assim, menos provável de romper a fusão periférica.

CONSIDERAÇÕES

Para alguns pacientes, a criação de um "estepe" com melhor visão (no caso de trauma ou doença solicitando o olho sadio) é, logicamente, tudo o que pode ser prometido. Um estudo interessante mostrou risco três vezes maior de perda do olho sadio quando o outro é amblíope.[47] Com a consideração de que a visão pode ser melhorada de um nível de cegueira legal para 20/20 se a ambliopia for detectada e tratada suficientemente cedo, a importância da detecção precoce e o tratamento se tornam muito claros. Não é incomum que pacientes mais velhos desenvolvam doença ocular mais tarde na vida e sejam submetidos a múltiplos procedimentos cirúrgicos, injeções ou tratamentos clínicos orais e tópicos para restaurar ou preservar a visão. Ainda mais, em uma criança nova com ambliopia, um simples tampão é barato e pode restaurar a visão para o resto da vida desde que o olho permaneça sadio.

BIBLIOGRAFIA

Bradford GM, Kutschke PJ, Scott WE. Results of amblyopia therapy in eyes with unilateral structural abnormalities. Ophthalmology 1992;99:1616–21.
Ciuffreda KJ, Hokoda SC, Hung GK, et al. Accommodative stimulus/response function in human amblyopia. Doc Ophthalmol 1984;56(4):303–26.
Donahue S. Relationship between anisometropia, patient age, and the development of amblyopia. Am J Ophthalmol 2006;142:132–40.
Eggers HM. Amblyopia. In: Diamond GR, Eggers HM, editors. Strabismus and pediatric ophthalmology. vol. 5 of Podos SM, Yanoff M, editors. Textbook of ophthalmology. London: Mosby; 1993. p. 13.1–17.
Pediatric Eye Disease Investigator Group. Risk of amblyopia recurrence after cessation of treatment. J Pediatr Ophthalmol Strabismus 2004;8:420–8.
Proscialloy P, Proscialloy E. The accuracy of binocular fixation preference for the diagnosis of strabismic amblyopia. J Pediatr Ophthalmol Strabismus 2010;14:205–10.
The Pediatric Eye Disease Investigator Group. A randomized trial of prescribed patchingregimes for treatment of moderate amblyopia in children. Arch Ophthalmol 2003;121:603–11.
von Noorden GK, Frank JK. Relationship between amblyopia and the angle of strabismus. Am Orthopt J 1976;26:31.
Wiesel TN, Hubel DH. Effects of visual deprivation on morphology and physiology of cells in the cat's lateral geniculate body. J Neurophysiol 1963;26:978–93.
Wiesel TN, Hubel DH. Single-cell responses in striate cortex of kittens deprived of vision in one eye. J Neurophysiol 1963;26:1003–17.

As referências completas estão disponíveis no **GEN-io**.

PARTE 11 ESTRABISMO PEDIÁTRICO E ADULTO
SEÇÃO 4 Tratamento

Formas de Tratamento Não Cirúrgico de Estrabismo

11.12

Kyle E. Miller, David B. Granet e Gary R. Diamond[†]

Definições:
- *Ortóptica*: ampla faixa de técnicas usadas para expandir as amplitudes de vergência fusional e possibilitar melhora da visão binocular
- *Insuficiência de convergência*: deficiência na convergência dos olhos para focar um alvo próximo causando sintomas, tais como dificuldade na leitura.

Característica principal
- Numerosas técnicas fora o uso de óculos estão disponíveis para tratar estrabismo e deverão ser consideradas antes da realização de cirurgia para estrabismo.

ORTÓPTICA

O tratamento de estrabismo por meio de ortóptica (literalmente "olhos retos") tem uma longa história, embora talvez essa técnica seja usada mais extensivamente na Europa que nos EUA. Seu princípio básico é a expansão gradual de amplitudes de vergência fusional com exercícios, no espaço ou usando miras visualizadas através de dispositivos que isolam os olhos – dispositivos haploscópicos –, tais como o amblioscópio de grande porte. As amplitudes de vergência fusional também podem ser aumentadas com prismas posicionados na direção apropriada diante de um ou ambos os olhos ou com o uso de lentes esféricas que modificam a relação acomodação-convergência e melhoram o alinhamento ocular. Mais recentemente, o uso de imagens dicópticas de separação crescente demonstrou aumentar as amplitudes fusionais.

Do ponto de vista histórico, o sucesso do treinamento ortóptico foi melhor em pacientes colaboradores e com forias (em especial, exoforia) ou estrabismo intermitente de natureza comitante. Os pacientes com estrabismo com incomitâncias alfabéticas, sintomas de estrabismo torsional ou desvios muito incomitantes e com baixa colaboração não apresentaram bons resultados. Indivíduos afetados por tropias constantes e duradouras tiveram menos probabilidade de recuperar as amplitudes de vergência fusional, apesar do treinamento ortóptico. Existem poucas séries publicadas de pacientes tratados com sucesso e seguidos por prazos longos. Ainda não está claro se o treinamento ortóptico deve ser continuado por toda a vida para ser efetivo. Também ainda não está esclarecido se a expansão fusional pré-operatória pode melhorar resultados cirúrgicos em longo prazo.

Atualmente, a indicação mais comum para treinamento ortóptico é a insuficiência de convergência (IC). Um estudo clínico, o *The Convergence Insufficiency Treatment Trial*, randomizou 221 crianças em quatro grupos diferentes de tratamento: (1) terapia de vergência/acomodação ambulatorial com reforço doméstico (OBVAT, do inglês *office-based vergence/accommodative therapy*); (2) *home based pencil push-ups* (HBPP); (3) terapia de vergência/acomodação computadorizada doméstica e *pencil push-ups* (HBCVAT+, do inglês *home-based computer vergence/accommodative therapy and pencil push-ups*); ou (4) terapia ambulatorial com placebo e reforço doméstico (OBPT, do inglês *office-based placebo therapy with home reinforcement*). Embora falho, sem randomização para crianças com transtorno de déficit de atenção/hiperatividade (TDAH) e usando uma ferramenta de pesquisa sobre sintomas, o estudo permanece como fonte valiosa para informações qualitativas sobre o tratamento de IC. Os pesquisadores descobriram que, após 12 semanas de terapia, 73% daqueles no grupo OBVAT tiveram resultados bem-sucedidos. Quase a metade daqueles no grupo HBPP e um terço daqueles no grupo HBCVAT+ também alcançaram critérios de sucesso.[1] Um estudo de seguimento mostrou que os efeitos do tratamento foram mantidos por pelo menos 1 ano em todos os grupos.[2] Apesar do maior índice de sucesso para a terapia ambulatorial ortóptica, o tempo dispendido e o maior custo fizeram com que muitos iniciassem a terapia doméstica como tratamento de primeira linha para IC.

O treinamento de reconhecimento da diplopia (antissupressão) para pacientes com correspondência retiniana anômala e supressão raramente é realizado hoje em dia, por causa do risco de diplopia intratável.

PRISMAS

Com frequência, os prismas são muito úteis no tratamento de certos pacientes com grau pequeno de estrabismo horizontal e vertical (especialmente quando comitante).[3,4]

Pacientes com paralisia do músculo oblíquo superior e desvio vertical na posição primária podem beneficiar-se de um prisma vertical no olho parético. É possível a utilidade dessa técnica ser atrapalhada quando existe exciclotorção associada a essa paralisia; alguns pacientes, porém, fazem a ciclofusão com sucesso se o desvio vertical for compensado com um prisma. A quantidade mínima de correção do prisma necessária para fornecer visão binocular confortável é prescrita após uma experiência no consultório e em casa com prismas de membrana de Fresnel, como descrito mais adiante neste capítulo. Uma vez que muitos pacientes que sofrem dessa paralisia apresentam desvios incomitantes nas lateroversões, o campo de visão binocular é provavelmente limitado. Além disso, amplitudes de vergência fusional vertical têm a probabilidade de diminuir mediante correção de prisma, e o paciente se torna mais estrábico quando o prisma é removido.

Alguns pacientes com paralisia do sexto nervo e esotropia em posição primária se beneficiam de um prisma de base externa sobre o olho parético, o que pode reduzir a necessidade do torcicolo ocular na mirada na posição primária. Alguns pacientes com nistagmo congênito e posição viciosa de cabeça podem beneficiar-se dos prismas diante de um ou dos dois olhos para posicioná-los no ponto de bloqueio do nistagmo e, assim, obter melhor acuidade na posição primária do olhar com a cabeça reta. No caso de posição horizontal da face, as bases do prisma são

[†]Falecido

postas na direção do giro facial. Quando o poder prismático é muito grande, essa abordagem geralmente não é prática.

O uso de prisma para tratar pacientes com estrabismo típico intermitente horizontal e vertical costuma ser contraindicado porque eles diminuem progressivamente as amplitudes de vergência fusional e levam o paciente a uma correção prismática permanente, em geral crescente. Certos pacientes idosos ou debilitados podem, porém, beneficiar-se dessa correção prismática quando a cirurgia não é indicada ou quando o desvio é pequeno e sintomático.

O teste de adaptação prismática implica o uso pré-operatório de prismas para neutralizar o desvio por determinado período, seguido de cirurgia para a quantidade de estrabismo que foi totalmente neutralizada. Por isso, a neutralização por prismas pode ser usada para prognosticar o resultado da cirurgia para certo desvio, a fim de definir o desvio máximo e estimar o potencial de fusão nele (Figura 11.12.1). Além disso, alguns pacientes exibem um desvio diferente no teste de adaptação ao prisma daquele com a verificação de cobertura. Em um estudo controlado e randomizado de pacientes que tinham esotropia adquirida, 60% deles foram submetidos à adaptação ao prisma, e 40% não; daqueles que responderam aos prismas com estabilidade motora e fusão sensorial, a metade se submeteu à cirurgia convencional; e a outra parte sofreu a cirurgia aumentada com base no desvio adaptado ao prisma.[5] Os índices mais altos de sucesso (89%) estiveram entre os que responderam à adaptação ao prisma que sofreram cirurgia aumentada, 79% naqueles que passaram por quantidades tradicionais de cirurgia, e os mais baixos (72%) naqueles que não se submeteram à adaptação prismática.

O valor do prisma a ser prescrito a um paciente para obter visão binocular confortável pode ser assumido arbitrariamente como de um terço a metade da foria máxima obtida ao teste de cobertura ou ser titulado à resposta subjetiva do paciente.[6] Também é possível testar esse valor usando prismas livres no espaço ou prismas em um foróptero. Prismas de membrana de Fresnel são obtidos com facilidade (nos EUA), relativamente baratos e fáceis de ajustar a potência (Figura 11.12.2).

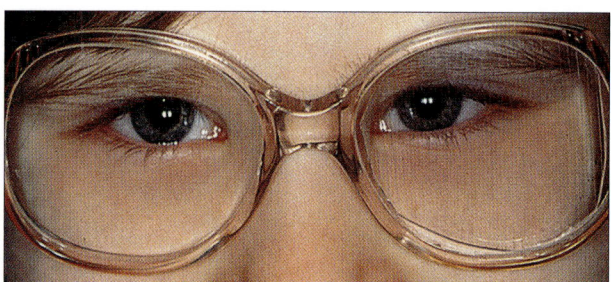

Figura 11.12.1 Teste de adaptação ao prisma. Criança com esotropia usando prisma de membrana de Fresnel sobre o olho esquerdo, com potência suficiente para neutralizar a esotropia.

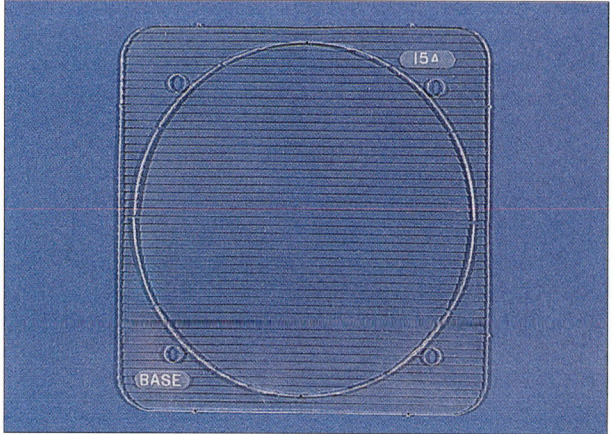

Figura 11.12.2 Prisma de membrana de Fresnel. Os prismas são pré-perfurados em formato circular, e a base é nitidamente marcada.

Entretanto não são muito estéticos, amarelam, descascam após cerca de 3 meses no local e diminuem a acuidade (cerca de uma linha por 5Δ). Disponíveis na faixa de 1Δ a 30Δ, eles podem ser aderidos a uma ou ambas as lentes dos óculos (lentes planas no caso de pacientes que não estejam usando correção); podem ser cortados e aparados a fim de se adaptarem a um segmento bifocal, para a correção de distância ou parte do campo de uma lente, ou podem ser prescritos para orientação de um eixo oblíquo para aqueles com desvios horizontal e vertical. Os pacientes fazem uma experiência usando, por um tempo, um prisma de Fresnel; se ele for aceitável com desvio relativamente pequeno (menos de 10Δ), o prisma poderá ser prescrito para se tornar permanente em óculos. Alguns pacientes preferem continuar usando o prisma de membrana de Fresnel e simplesmente o trocam quando necessário.

TOXINA BOTULÍNICA

O uso da toxina *Clostridium botulinum* tipo A (Figura 11.12.3) com a finalidade de paralisar temporariamente os músculos extraoculares visando à denervação química e assim possibilitar a contração do antagonista para contrair e alterar permanentemente o alinhamento se deve a Scott *et al.*,[7] no Smith-Kettlewell Eye Research Foundation. A toxina interfere na liberação de acetilcolina das extremidades dos nervos por antagonização da liberação de íons de cálcio mediada por serotonina. Em geral, a toxina é injetada no paciente consciente, com a agulha da seringa conectada a um dispositivo de eletromiografia (EMG) auditória, que amplia os potenciais de ação do músculo (Figura 11.12.4). Alguns médicos injetam pela conjuntiva sem EMG; entretanto, não há confirmação auditória ou visual do local injetado, o que pode levar a um índice mais alto de novas aplicações. Como alternativa, é possível que o músculo seja injetado mediante visualização direta com anestesia local ou geral. Dentro de 3 dias, o músculo injetado fica paralisado, e uma supercorreção começa a ser notada.

Muitas séries de pacientes foram relatadas. Em uma delas, descrita por Biglan *et al.*,[8] os melhores resultados foram encontrados em pacientes que sofreram hipercorreções cirúrgicas (87,5% controlados com *oculinum*) e paralisia leve do sexto nervo (43,7% controlados), e os piores resultados em pacientes com exotropia comitante (13,3% controlados) e esotropia infantil (33,3% controlados). Complicações significativas incluíram blefaroptose, hipertropia, perfuração do globo e hemorragia subconjuntival. As complicações informadas por outros incluem dilatação transitória da pupila, hemorragia retrobulbar, disseminação de paralisia para músculos não injetados, perda do local de injeção, desorientação do paciente, diplopia e irritação da córnea.[9]

O tratamento com botulina parece ser o mais útil em pacientes não adequados para cirurgia (por doença ou história de hipertermia maligna), que recusam cirurgia, pacientes que passaram por múltiplas cirurgias de estrabismo ou com paralisias

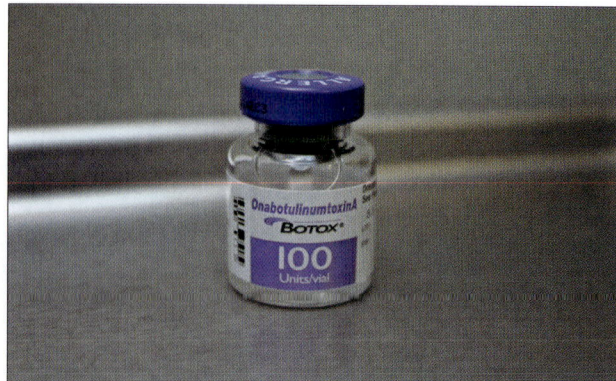

Figura 11.12.3 Frasco de toxina *Clostridium botulinum* tipo A reconstituída. A toxina chega em estado liofilizado e deve ser lentamente reconstituída antes da injeção. (Cortesia de Erika C. Acera, O.C.[C].)

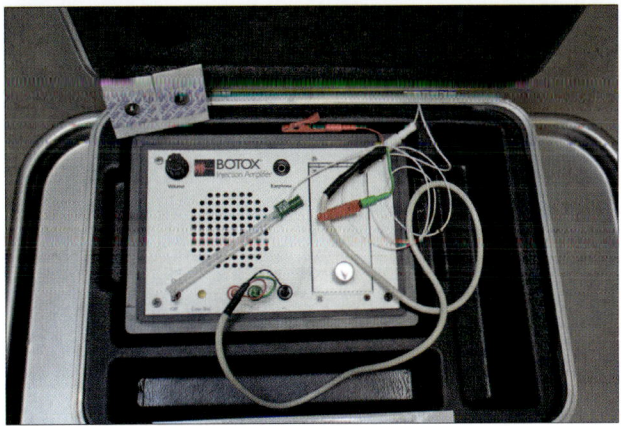

Figura 11.12.4 Dispositivo de eletromiografia (EMG) para injetar toxina botulínica em paciente acordado. A seringa é anexada ao cabo da agulha verde-escura nesta foto. À medida que a agulha avança no músculo, o tom feito pela máquina se altera, possibilitando ao usuário saber onde injetar. (Imagem em cortesia de Erika C. Acera, O.C.[C].)

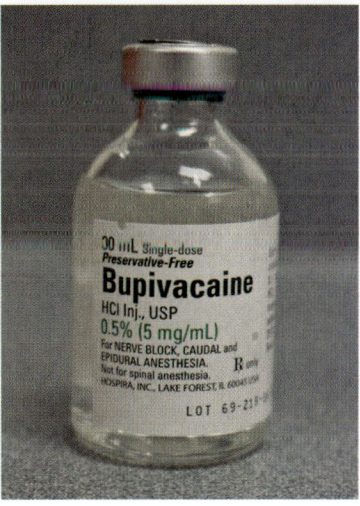

Figura 11.12.5 Frasco de bupivacaína. Sem necessidade de reconstituição. (Imagem em cortesia de Kyle E. Miller, MD.)

agudas do sexto nervo e esotropia leve em posição primária. O uso de botulina é contraindicado em pacientes com história de miastenia *gravis* e menos efetivo em pacientes com restrição de movimento ocular causado por tecido cicatricial ou por aprisionamento de tecido, mas realmente tem um papel no tratamento de oftalmopatia relacionada à tireoide.[10]

BUPIVACAÍNA

O uso de bupivacaína (Figura 11.12.5) foi informado mais recentemente por Scott et al.[11] como um tratamento em potencial para estrabismo. Em oposição ao relaxamento muscular criado pelo uso da toxina botulínica, a bupivacaína trabalha no músculo injetado, causando sua remodelação e encurtamento via hipertrofia. O método de injeção é o mesmo que o da toxina botulínica. Em uma série de 55 pacientes consecutivos com estrabismo horizontal comitante, resultados estáveis foram observados em até 5 anos após a injeção.[12] Como acontece com a toxina botulínica, os pacientes que provavelmente se beneficiariam ao máximo desse tratamento são aqueles incapazes de tolerar a anestesia geral ou têm outras contraindicações à cirurgia com incisão.

OCLUSÃO

Embora insatisfatória ao paciente e ao médico, a oclusão (ou ofuscamento) de um olho para diplopia intratável relacionada ao estrabismo permanece como opção. Às vezes, isso pode ser obtido com o uso de tampão adesivo, tampão de tecido, lentes ofuscantes em óculos, filtro de Bangertner em óculos, lentes de contato ofuscantes ou lentes de contato com centro negro.

BIBLIOGRAFIA

Berard P. Prisms: their therapeutic use in strabismus. In: Knapp P, editor. International Strabismus Symposium: an evaluation of present status of orthoptics, pleoptics, and related diagnosis and treatment regimes. New York: Karger; 1968. p. 339–44.

Biglan A, Burnstine R, Rogers G, et al. Management of strabismus with botulinum A toxin. Ophthalmology 1989;96:935–43.

Convergence Insufficiency Treatment Trial Study Group. Long-term effectiveness of treatments for symptomatic convergence insufficiency in children. Optom Vis Sci 2009;86:1096–103.

Convergence Insufficiency Treatment Trial Study Group. Randomized clinical trial of treatments for symptomatic convergence insufficiency in children. Arch Ophthalmol 2008;126(10):1336–49.

Debert I, Miller JM, Danh KK, et al. Pharmacologic injection treatment of comitant strabismus. J AAPOS 2016;20:106–11.

Granet DB, Hodgson N, Godfrey KJ, et al. Chemodenervation of extraocular muscles with botulinum toxin in thyroid eye disease. Graefes Arch Clin Exp Ophthalmol 2016;254(5):999–1003.

Kutschke PJ. Use of prisms: are they really helpful? Am Orthopt J 1996;46:61–4.

Lingua R. Sequelae of botulinum toxin injection. Am J Ophthalmol 1985;100:305–7.

Prism Adaptation Study Research Group. Efficacy of prism adaptation in the surgical management of acquired esotropia. Arch Ophthalmol 1990;108:1248–56.

Scott A. Botulinum toxin injection of eye muscles to correct strabismus. Trans Am Ophthalmol Soc 1981;79:734–70.

Scott AB, Alexander DE, Miller JM. Bupivicaine injection of eye muscles to treat strabismus. Br J Ophthalmol 2007;91:146–8.

Sinelli JM, Repka MX. Prism treatment of incomitant horizontal deviations. Am Orthopt J 1996;41:123–6.

As referências completas estão disponíveis no **GEN-io**.

PARTE 11 ESTRABISMO PEDIÁTRICO E ADULTO

SEÇÃO 4 Tratamento

Técnicas de Cirurgia de Estrabismo

11.13

Shira L. Robbins

Definição: A cirurgia de estrabismo é a manipulação física dos músculos extraoculares com o objetivo de benefício terapêutico.

Característica principal
- A cirurgia ideal de estrabismo precisa mesclar o potencial fusional observado pela verificação pré-operatória com a união da real expectativa do paciente e a excelência da técnica cirúrgica.

INTRODUÇÃO

O estrabismo pode ocasionar diplopia, sombreamento visual, confusão visual, astenopia, cefaleias, sonolência, posição anômala da cabeça, campo visual reduzido, estereopsia prejudicada e grande impacto nas interações social e econômica do indivíduo. Por causa da grande variedade de sintomas e limitações funcionais, os tratamentos são em geral justificados. A cirurgia de estrabismo é parte importante do *armamentarium* de tratamento da doença. Na maioria dos pacientes, as técnicas não cirúrgicas têm sido aplicadas com resultados subótimos antes da intervenção cirúrgica. Muitos desses métodos não cirúrgicos são discutidos nos Capítulos 11.6 a 11.11. É importante que antes da cirurgia, medidas do desvio reprodutíveis sejam obtidas, que o paciente esteja estável do ponto de vista sistêmico o suficiente para conseguir tolerar tanto o procedimento em si como a anestesia/analgesia, e de que o paciente (ou genitor[a]) compreenda os objetivos e limitações que foram planejados. Além disso, a verificação pré-operatória cuidadosa para avaliar a possibilidade de ocorrer diplopia pós-operatória é obrigatória para assegurar a satisfação do paciente.

Com exceção de raros casos, seguem-se os objetivos de todas as cirurgias de estrabismo:

- Obter fusão periférica com amplitudes de vergência fusional suficientes para manter o alinhamento dos olhos
- Conquistar a visão binocular confortável (horizontal, vertical e torcional) para permitir ao paciente a execução de tarefas visuais sem astenopia
- Minimizar as posições anômalas da cabeça para manter a visão binocular
- Restaurar a aparência o mais próximo possível do normal.

REVISÃO HISTÓRICA

O primeiro procedimento muscular do olho (tenotomia de músculo reto horizontal) foi provavelmente realizado na metade do século 18 por Chevalier John Taylor.[1] A primeira operação de estrabismo bem-sucedida com o uso da tenotomia de reto horizontal foi realizada em um paciente vivo (garoto de 7 anos de idade com esotropia) em 1839 por Johann Dieffenbach.[2]

Von Graefe[3] realizou a tenotomia parcial em 1851 e o avanço de um músculo reto em 1857. No final do século 19 suturas estavam sendo usadas para encurtar um músculo e ressecções medidas e recuos logo se seguiram. As contribuições mais recentes incluem o uso de suturas ajustáveis e técnicas para operação nos músculos reto verticais e oblíquos.

Atualmente, avanços foram feitos para melhorar a visualização do campo cirúrgico por lupas com iluminação montada em capacete, tecnologia de instrumentos, desenvolvimento de suturas, tratamentos injetáveis para estrabismo e investigação por imagens. As suturas atuais para a cirurgia de estrabismo são, com frequência, absorvíveis e montadas em agulhas. As agulhas são tipicamente espatuladas com bordas cortantes e com a curvatura direcionada para fora do centro do globo. Essas bordas se situam nas laterais da agulha espatulada tornando mais fácil o corte no plano do tecido, sem cortar acima ou abaixo da agulha e, assim, diminuindo o risco de perfuração escleral.

AVALIAÇÃO PRÉ-OPERATÓRIA E ABORDAGEM DIAGNÓSTICA

A avaliação pré-operatória ideal do paciente cirúrgico de estrabismo inclui a quantificação do desalinhamento na posição primária do olhar à distância e de perto, nas nove posições diagnósticas do olhar e na inclinação da cabeça para a direita e para a esquerda (Boxe 11.13.1). Na maioria dos pacientes, o desvio máximo em condições de dissociação completa dos eixos visuais é aquele para o qual a cirurgia deve ser planejada. Isso é alterado em casos de adaptação sensorial anômala (ver Capítulo 11.4). Pacientes com diplopia são avaliados com prismas no espaço livre para determinar a quantidade de correção horizontal e/ou vertical necessária para a fusão na posição primária para longe e para perto. Pacientes com adaptações sensoriais, tais como supressão, são avaliados para determinar se eles têm o potencial

---

BOXE 11.13.1 Cirurgia de estrabismo | Avaliação e verificação pré-operatórias.

A verificação sensorial é realizada em todos os pacientes sempre que permitido pela idade e habilidade de cooperar

A verificação deverá, no mínimo, incluir testes de capacidade fusional e medida de acuidade estereoscópica

Medição do desvio do eixo visual. O teste de adaptação prismática pode ajudar a quantificar o desvio máximo de estrabismo

Em crianças e adultos que cooperam: testes de cobertura, incluindo testes para visão binocular e diplopia pós correção do desvio

Em crianças muito novas: o teste de Krimsky ou testes de cobertura para quantificar tropias

Tentativa de todos os métodos de tratamento não cirúrgicos incluindo, quando apropriado, óculos, tampões, reforço de amplitude fusional e prismas

para a fusão e são testados para diplopia pós-operatória. Por fim, a verificação de ducção e de versão e, quando apropriado, os testes de ducção forçada (DF) e de geração de forças são executados. Esses tópicos são discutidos com mais detalhes no Capítulo 11.3.

ANESTESIA

A escolha da técnica anestésica é individualizada e depende das circunstâncias do procedimento escolhido, da idade, comorbidades, habilidade do paciente de tolerar o desconforto e da escolha do paciente. A cirurgia de estrabismo em crianças antes dos 16 anos de idade geralmente demanda anestesia geral. Muitos pacientes adultos ficam desconfortáveis com o ambiente da sala de operações e/ou com o conceito de cirurgia nos músculos dos olhos e pedem anestesia geral. O benefício desse tipo de anestesia é um paciente imóvel e insensível. As desvantagens incluem os riscos inerentes da anestesia geral e do aumento do tempo de recuperação. Em casos nos quais a anestesia local é usada, a conversão para anestesia geral pode, ocasionalmente, ser necessária.

Ao planejar uma injeção retrobulbar, a pré-injeção de agentes dissociativos intravenosos ou de narcóticos quase sempre é útil e o bloqueio da pálpebra geralmente não é necessário. A injeção retrobulbar pode fornecer acinesia e anestesia suficientes para adolescentes mais velhos e adultos colaboradores para capacitá-los a tolerar a cirurgia de estrabismo. Os benefícios dessa injeção retrobulbar incluem a redução dos riscos da anestesia geral, tempo de recuperação mais curto e retorno mais rápido à rotina. As desvantagens incluem riscos de perfuração do globo ou nervo,[4] casos raros de anestesia presumida do tronco cerebral com supressão respiratória,[5] diminuição da capacidade em acessar o músculo oblíquo superior, impossibilidade de operar os dois olhos na mesma sessão, a menos que outra técnica seja usada para o segundo olho, e a injeção do anestésico no ventre muscular com consequente lesão. Cuidado especial deve ser tomado naqueles com globos grandes ou órbitas rasas (pacientes com orbitopatia distireoidiana e músculos extraoculares dilatados) por causa do risco aumentado de perfuração do globo, injeção intramuscular ou comprometimento vascular.

Muitos pacientes mais velhos e colaboradores podem tolerar a injeção epibulbar do agente anestésico ao redor do(s) músculo(s) apropriado(s). Em geral, o paciente que tolera a verificação de DF no consultório é um candidato para injeção epibulbar ou mesmo para anestesia tópica. As vantagens da injeção epibulbar são semelhantes àquelas da injeção retrobulbar; as desvantagens incluem desconforto um pouco maior (especialmente quando o músculo está enganchado) e casos raros de perfuração do globo. Nas reoperações, a dissecção no tecido cicatricial pode não ser tolerada com anestesia local. O advento da técnica de sutura ajustável tardia permitindo ajustes bem depois do período pós-operatório elimina a necessidade de escolher o tipo de anestesia de acordo com o tempo desejado para realizar um ajuste.

Agentes anestésicos mais novos podem diminuir as náuseas e os vômitos pós-operatórios. Os anestesiologistas precisam estar preparados para lidar clinicamente com a bradicardia secundária ao reflexo oculocardíaco.

TÉCNICAS GERAIS

A cirurgia de estrabismo demanda planejamento meticuloso. Os achados cirúrgicos de configuração muscular e duções forçadas frequentemente alteram o processo de tomada de decisão. É útil manter a descrição de cirurgias anteriores incluindo as oculares e as de estrabismo, exame sensorimotor e plano cirúrgico proposto para verificação imediata antes e durante a cirurgia.[6]

Os tipos principais de cirurgias de estrabismo estão delineados no Boxe 11.13.2. A localização exata e o número de incisões conjuntivais dependem dos músculos a serem operados, de tecidos cicatriciais preexistentes e da história cirúrgica pregressa do paciente. As incisões no limbo permitem uma cirurgia mais acurada sem a presença de um assistente treinado, podem facilitar a cirurgia em pacientes que já passaram por múltiplos procedimentos em um mesmo músculo, podem minimizar a retração da conjuntiva em pacientes mais velhos que apresentam cápsula de Tenon escassa e conjuntiva inelástica e permitem recuos da conjuntiva se o tecido estiver contraturado.[7] Os pacientes, porém, sofrem mais desconforto por causa da proximidade da córnea; as incisões podem lesar os vasos sanguíneos da conjuntiva e diminuir a circulação do segmento anterior; e as incisões cicatrizam mais lentamente que quando outras opções são usadas.

Incisões no fórnice (fundo de saco) permitem acesso rápido aos músculos, produzem menos desconforto que as incisões no limbo, preservam o suprimento vascular da conjuntiva e podem dispensar sutura ou fechamento diatérmico.[8] Entretanto, exigem a presença de um assistente mais habilitado, melhor conhecimento da anatomia muscular (para evitar a cirurgia no músculo errado) e conjuntiva relativamente elástica. É importante não fazer incisão na conjuntiva mais de 8 mm posteriores ao limbo para evitar o risco de invadir a gordura orbitária.

As incisões na borda anterior do tendão do músculo (técnica de Swan)[9] tornaram-se impopulares por causa da tendência à cicatrização subconjuntival pós-operatória significativa entre o limbo e a inserção muscular.

Suturas absorvíveis são geralmente utilizadas quando ocorre a cicatrização vascular dos tecidos, como nas técnicas típicas de recuo e ressecção. Suturas da conjuntiva de pequeno calibre 8 a 0 geralmente absorvem dentro de 7 a 10 dias se revestidas com conjuntiva, e são um pouco mais demoradas quando expostas. Em oposição, os fios 6-0 Polyglactin 910 (Vicryl, Ethicon) para suturas musculares, geralmente absorvem em 56 a 70 dias. Alguns defendem suturas permanentes se o tecido for avascular, como no tendão do músculo oblíquo superior quando se faz pregueamento (*tucking*) ou alongamento com faixa de silicone (Silastic). Muitos também usam suturas permanentes no músculo reto inferior para evitar supercorreções tardias e cicatrização com esgarçamento muscular.

TÉCNICAS ESPECÍFICAS

Recuo do músculo reto

Reto lateral

A técnica e a instrumentação da cirurgia de estrabismo apresentam muitas variações. Segue-se uma descrição das técnicas comuns empregadas pelo autor na Universidade da Califórnia, em San Diego. A verificação de DF deverá ser considerada para obter informações sobre a tensão dos músculos e outras causas de restrição em todos os casos cirúrgicos, especialmente

---

BOXE 11.13.2 Técnicas de cirurgia de estrabismo.

Procedimentos de enfraquecimento

Recuo:	Movimento posterior
Alongamento:	Miotomia – cortando parte do músculo
Tenotomia:	Cortando parte do tendão
Espaçador:	Suturando corpo estranho inerte
Miectomia:	Excisando parte ou desinserindo completamente do olho
Faden posterior:	Reduzindo vantagem mecânica em campo de ação
Extirpação/desenervação:	Removendo estímulo do nervo
Indução química:	Usando toxina botulínica

Procedimentos de reforço

Encurtamento:	Ressecção – removendo uma parte sem alterar o local de inserção
	Dobra/plicação – criando dobra no músculo via sutura
	Avanço – movimento anterior
Indução química:	Usando lidocaína
Redirecionando força de ação:	Transposição – movendo inserção para um eixo novo

com incomitância e duções limitadas ao exame clínico. FD são feitas pinçando-se a conjuntiva no limbo em 180° de distância entre as pinças de ambas as mãos, provocando proptose do globo enquanto se afasta do músculo em questão, permitindo assim que os retos sejam alongados (Figura 11.13.1). Isso pode ser repetido para todos os quatro músculos retos. A pinça de Thorpes reduz o trauma da conjuntiva com uma configuração em dente 3:2. O globo é então pulsado para trás e torcido para colocar os músculos oblíquos em alongamento a fim de sentir se há restrição ou frouxidão (Figura 11.13.2). A manobra rigorosa de DF pode ser muito útil em casos de alterações no músculo oblíquo superior.[10]

Para executar o recuo do músculo reto lateral, o assistente apreende o olho na junção da conjuntiva com a cápsula de Tenon usando uma pinça com trava de 0,3 mm e gira o olho em elevação e adução. Quando não houver assistente presente, pode-se colocar uma sutura de tração. O cirurgião então eleva a conjuntiva na base do fórnice e faz uma incisão na conjuntiva aproximadamente a 8 mm do limbo (Figura 11.13.3). A cápsula de Tenon é apreendida dentro da incisão na conjuntiva, aplicando pressão suave para longe da esclera e elevando-a do globo. Realiza-se uma incisão nessa cápsula para expor a esclera nua. A visualização dessa esclera nua é mantida deixando-se a pinça posterior no lugar.

Um gancho de Stevens é passado para isolar as fibras inferiores do reto lateral, mantendo-se a ponta desse gancho na esclera (Figura 11.13.4). Analgésicos tópicos misturados com epinefrina podem ser usados a qualquer momento durante o

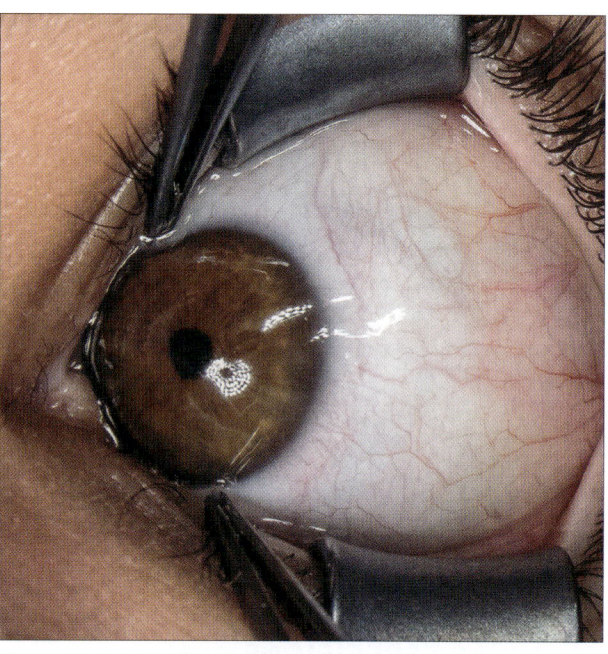

Figura 11.13.1 Verificação de ducção forçada em músculos retos horizontais. A conjuntiva do limbo é apreendida criando-se proptose do globo para provocar alongamento dos músculos retos. Movimentos de restrição ou frouxidão podem então ser identificados (Todas as fotografias neste capítulo são cortesia de Peter Durdaller.)

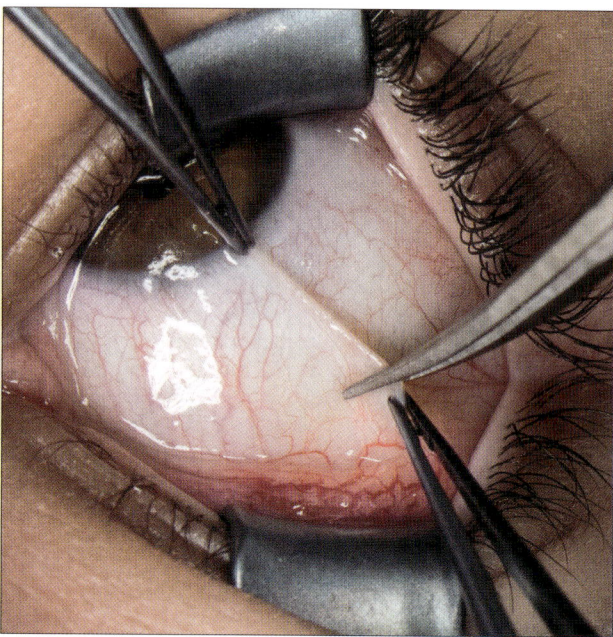

Figura 11.13.3 Recuo de músculo reto lateral. As Figuras 11.13.3 a 11.13.19 demonstram recuo do músculo reto lateral. Uma pinça com garra e trava é colocada na posição de 5 horas e usada para elevar e aduzir o olho. Uma pinça de Thorpes é usada para elevar a conjuntiva por cerca de 8 mm posteriores ao limbo, aumentando a incisão da conjuntiva.

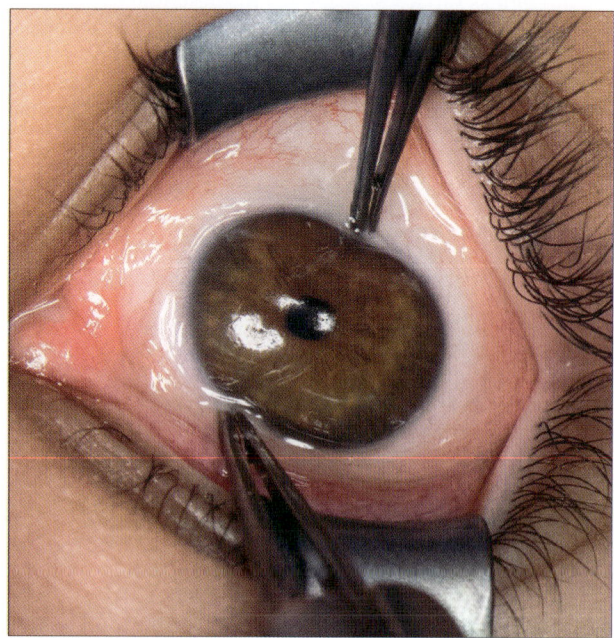

Figura 11.13.2 Verificação de ducção forçada dos músculos oblíquos. A conjuntiva do limbo é apreendida e o globo é pulsado para trás para alongar os músculos oblíquos. Movimentos de restrição ou de frouxidão podem então ser identificados.

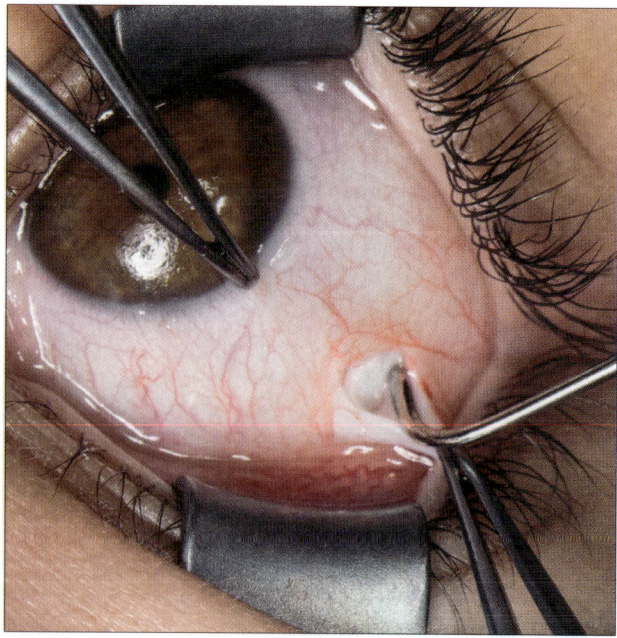

Figura 11.13.4 O gancho de Stevens é usado para isolar as fibras inferiores do músculo mantendo a ponta na esclera. Isso cria um caminho livre para um gancho maior.

procedimento para analgesia e hemostasia perioperatória. Um gancho de Greene de autorretenção de músculo é passado então por trás do gancho de Stevens com a borda plana rente à esclera, isolando todo o músculo reto lateral. É importante que nenhum movimento posterior do gancho seja feito de modo que as fibras do oblíquo inferior não sejam confundidas como parte do reto lateral (Figura 11.13.5). Um segundo gancho de Greene é colocado posterior ao gancho de Greene original com leve giro em direção ao limbo depois que se sente que houve isolamento de todas as fibras do músculo. Isso garante que as fibras distais permanecerão no gancho enquanto se faz o isolamento da conjuntiva e da cápsula de Tenon com o gancho de Stevens. Alguns cirurgiões preferem usar o gancho de Jameson. Uma vez o músculo isolado (Figura 11.13.6) tesouras são usadas para incisar a região superior da fáscia de Tenon (Figura 11.13.7).

Através dessa abertura, um gancho de Stevens é posicionado com sua ponta virada para a esclera. Um teste específico para assegurar se não há separação das fibras musculares é obtido deixando-se a ponta do gancho de Stevens na esclera enquanto o arqueamos em direção ao limbo (Figura 11.13.8). Se houver fibras separadas, a ponta do gancho encontrará resistência. Recomenda-se visualização direta e ajuda de vários ganchos se houver qualquer resistência. A presença de hemorragia nesse passo é, com frequência, sinal de músculo lesionado, exigindo investigação complementar. Com o uso de dois ganchos de Stevens, o tecido conjuntivo anterior é alongado e cortado com tesoura (Figura 11.13.9). O tecido conjuntivo aderido ao tendão do músculo na inserção pode ainda ser mais liberado com a ponta de um cotonete embebido em Afrin®, com movimentos ao longo do músculo na direção posterior. Dois ganchos de

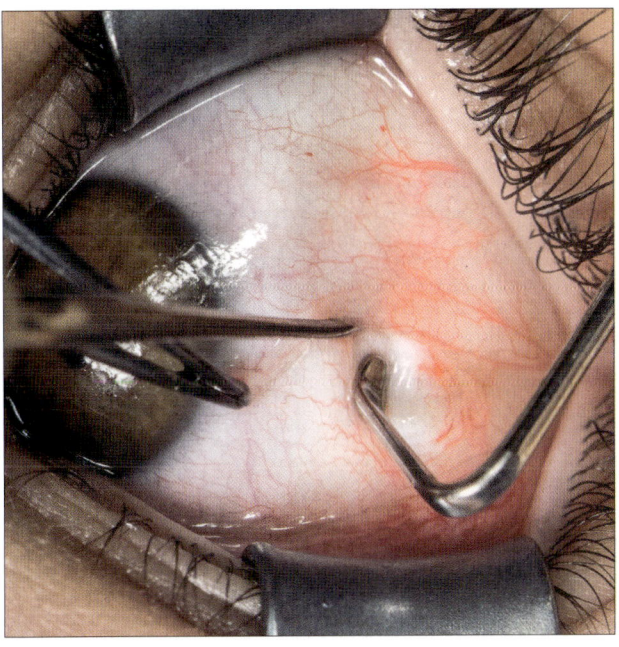

Figura 11.13.5 Um gancho de músculo de Greene ou de Jameson é inserido posterior ao gancho de Stevens sob o tendão do músculo reto lateral. A porção inferior do gancho é aplanada todo o tempo contra a esclera.

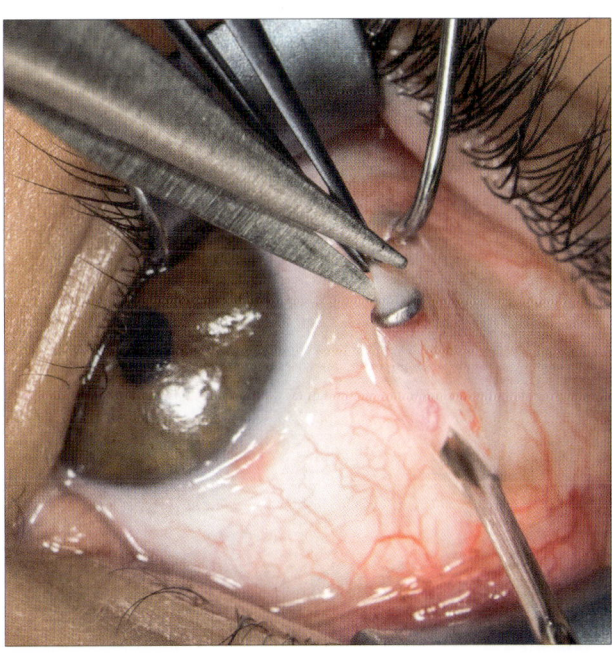

Figura 11.13.7 Uma tesoura é usada para incisar a fáscia de Tenon no polo superior do tendão.

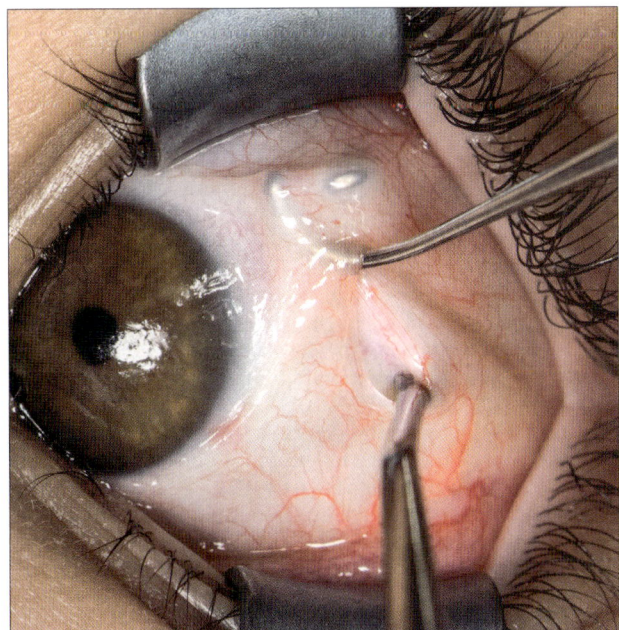

Figura 11.13.6 O gancho pequeno de Stevens é movimentado para a frente e para trás sobre o tendão e sob a conjuntiva. Isso separa a conjuntiva da cápsula de Tenon e tendão subjacentes, promovendo a exposição muscular ("desenluvamento da conjuntiva").

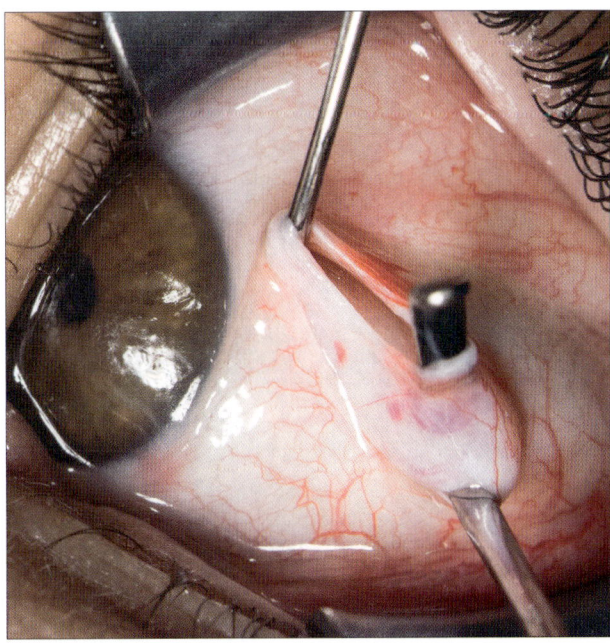

Figura 11.13.8 Um gancho de músculo de Stevens é colocado perpendicular à esclera através da incisão. Faz-se uma manobra de varrer com esse gancho ao redor do polo superior do tendão para assegurar que todo o tendão foi capturado no gancho (teste de polo).

Stevens ou de Von Graefe são passados posteriormente ao longo das bordas do tendão, contra a esclera nua e elevados para expor a fáscia intermuscular para dissecção próximo ao ventre do músculo. As membranas das fáscias comuns entre os músculos reto lateral e oblíquo inferior são removidos para evitar efeitos não desejados nas funções do músculo oblíquo.

A pré-sutura muscular é feita a 1 mm posterior à inserção com sutura 6-0. O autor prefere o fio de sutura com agulha dupla Polyglactin 910 (Vicryl, Ethicon) em agulha S-29. A agulha é passada em espessura parcial desde o meio até a borda inferior do tendão (Figura 11.13.10). Um chuleio de espessura total é feito na borda do tendão (Figura 11.13.11). A mesma técnica é usada com a extremidade da sutura oposta ao polo superior do músculo (Figura 11.13.12). Um músculo contraturado pode ser suturado usando-se um gancho chanfrado que protege a esclera durante esse passo. O músculo é desinserido com tesouras de Manson-Aebli em vários cortes com a lâmina anterior sendo ligeiramente elevada (Figura 11.13.13). Após a primeira

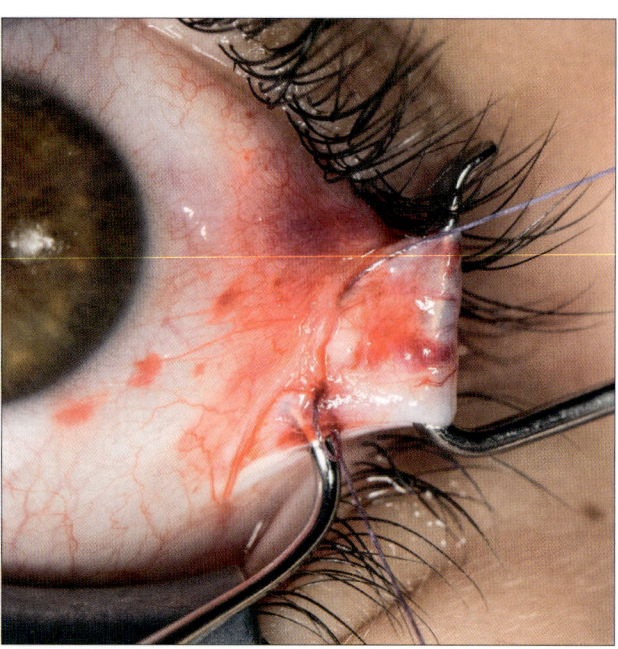

Figura 11.13.11 Um chuleio de espessura total é feito na borda do tendão.

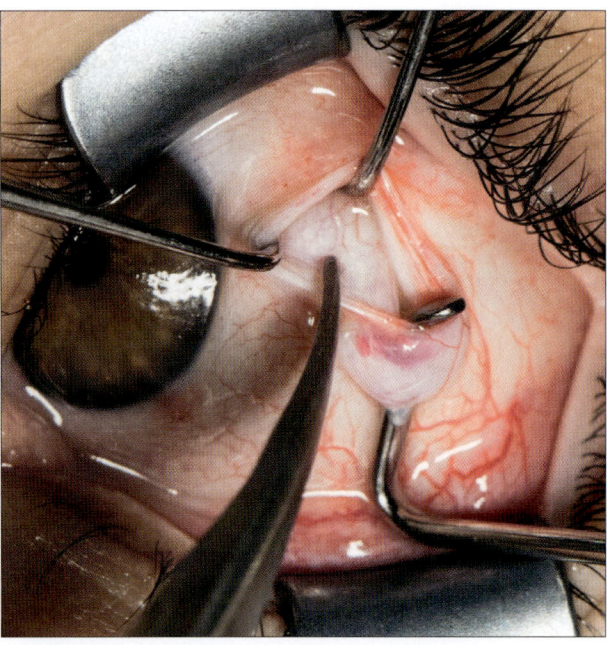

Figura 11.13.9 Dois ganchos de Stevens são usados para esticar a partir da inserção o tecido conjuntivo anterior, preparando para o corte com as tesouras.

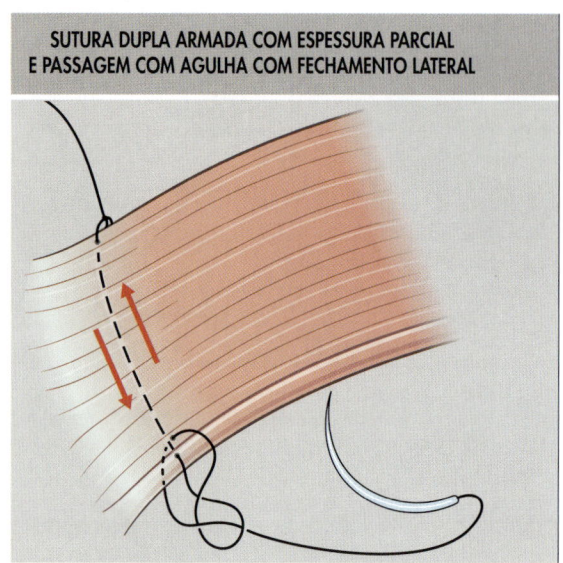

Figura 11.13.12 Sutura dupla armada para fechamento de ambos os polos, com espessura parcial, é executada.

pequena incisão inicial, uma pinça de Castroviejo de 0,5 mm com trava é colocada no coto muscular que restou na esclera, para facilitar o controle do globo, seguido por uma segunda pinça na porção remanescente do músculo.

O compasso é posicionado no final da inserção original (Figura 11.13.14) até a distância posterior em que o recuo foi calculado. Isso cria uma indentação usada como base para marcar a passagem da agulha na esclera, a qual é direcionada de modo a ficar plana com a ponta engajando a borda da depressão escleral (Figura 11.13.15). Na maioria dos casos é importante manter a nova inserção bem ampla para evitar flacidez da porção central do músculo. Uma passagem ideal da agulha na esclera pode ser conceitualizada como uma toupeira cavando um túnel, através do qual a esclera sobre a agulha aparecerá elevada. Um estilo comum de passagem escleral é o do tipo "espadas cruzadas", popularizadas por Marshall Parks, que se acredita aumentar a estabilidade da nova inserção muscular (Figura 11.13.16).[11]

As suturas são então puxadas na direção em que foram passadas para evitar que se rompam fora da esclera e então amarradas (Figura 11.13.17). Todo cuidado deve ser tomado para puxar as duas agulhas para fora da esclera antes de puxar

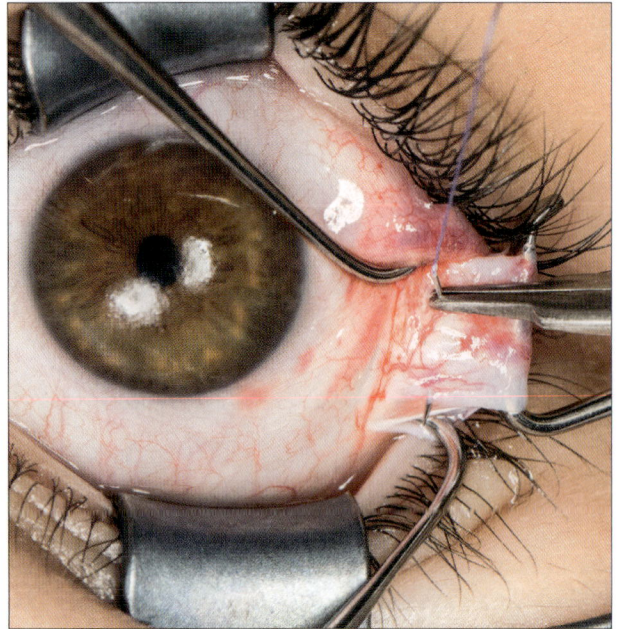

Figura 11.13.10 O músculo é suturado em espessura parcial a partir do centro para o polo inferior.

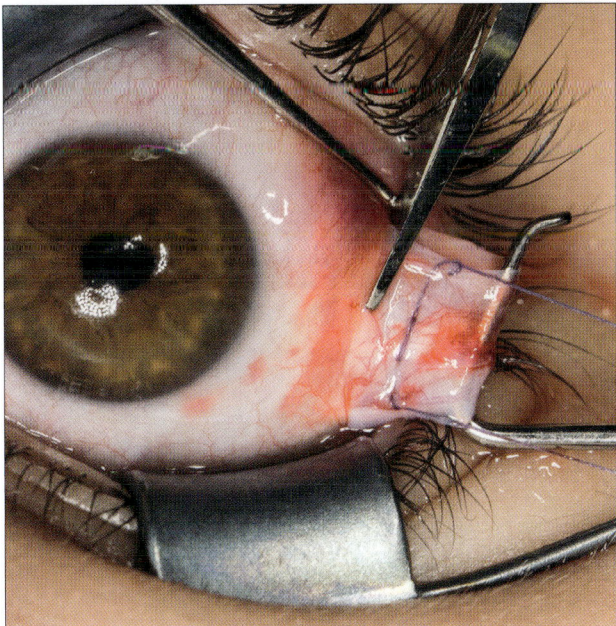

Figura 11.13.13 O tendão é retirado do globo.

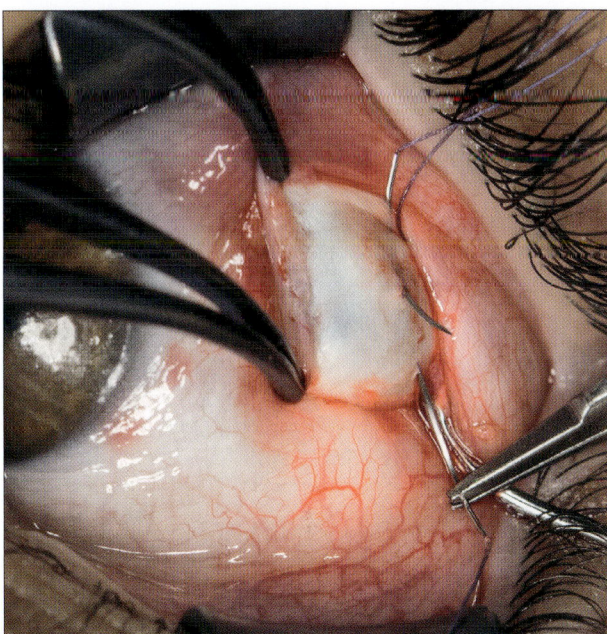

Figura 11.13.15 A indentação deixada pelo compasso é usada como base da abordagem da agulha em espessura parcial através da esclera.

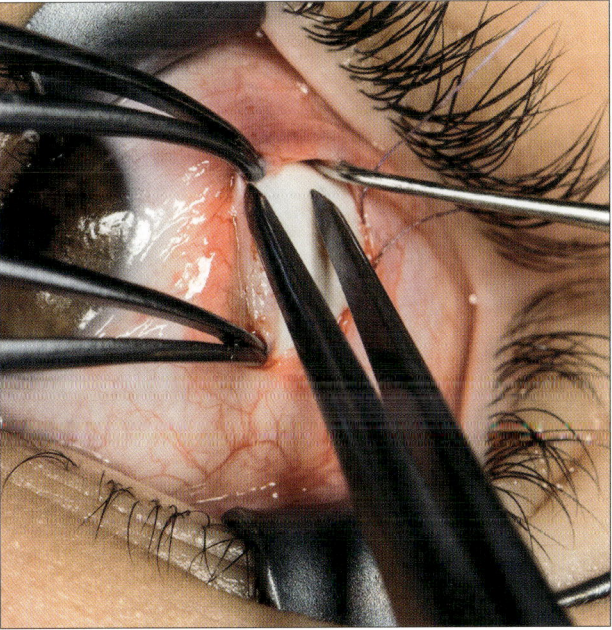

Figura 11.13.14 A posição apropriada para a reinserção do músculo é medida a partir da inserção original.

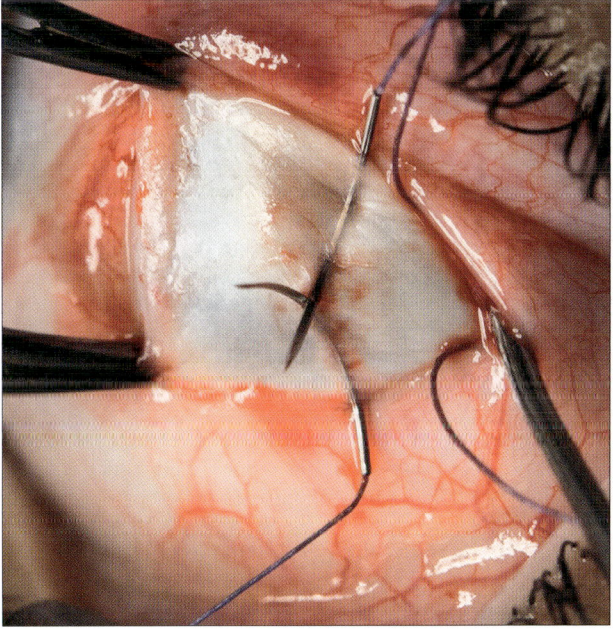

Figura 11.13.16 A segunda agulha da sutura dupla armada é colocada de modo similar ao da primeira com sobreposição do local de saída criando a técnica de "espadas cruzadas".

completamente a sutura, reduzindo assim a probabilidade de retração da sutura da agulha oposta. Alguns cirurgiões fecham a cápsula de Tenon separadamente, embora a maioria não o faça. A conjuntiva é fechada com a sutura 8-0 Polyglactin 910 (Vicryl, Ethicon) ou outra de preferência (Figuras 11.13.18 e 11.13.19). Aplica-se analgesia subtenoniana.

Reto medial e retos verticais

Os princípios de recuo são os mesmos descritos anteriormente para o músculo reto lateral. O recuo dos retos verticais, porém, inclui visualização e preservação dos músculos oblíquos vizinhos antes da execução do procedimento. O frênulo entre os músculos reto superior e os oblíquos superiores é visualizado e incisado. Os músculos retratores da pálpebra inferior devem ser cuidadosamente dissecados a partir do músculo reto inferior para evitar ptose. Isso é mais bem executado próximo ao músculo reto para evitar lesão da gordura orbitária.

Ressecção do músculo reto

Reto lateral

O músculo é isolado, limpo e dissecado posteriormente, aplicando-se a mesma técnica que a do recuo anteriormente mencionada. Um segundo gancho de músculo de Greene é passado por baixo do tendão, aplicando-se tração entre os dois ganchos musculares que são mantidos paralelos à inserção. Um compasso é usado para medir o total da ressecção desejada. Observar as marcas anatômicas (p. ex., detalhes vasculares) pode ajudar a "ver" o ponto-alvo. Uma mordida central de espessura total é feita com a sutura 6.0 Polyglactin 910 (Vicryl, Ethicon) dupla armada com agulha S-29 e amarrada em nó quadrado (Figura 11.13.20). As agulhas são então passadas em espessura parcial em direção à borda do músculo com duas mordidas de chuleio de fechamento nos polos do músculo (Figuras 11.13.21 e 11.13.22).

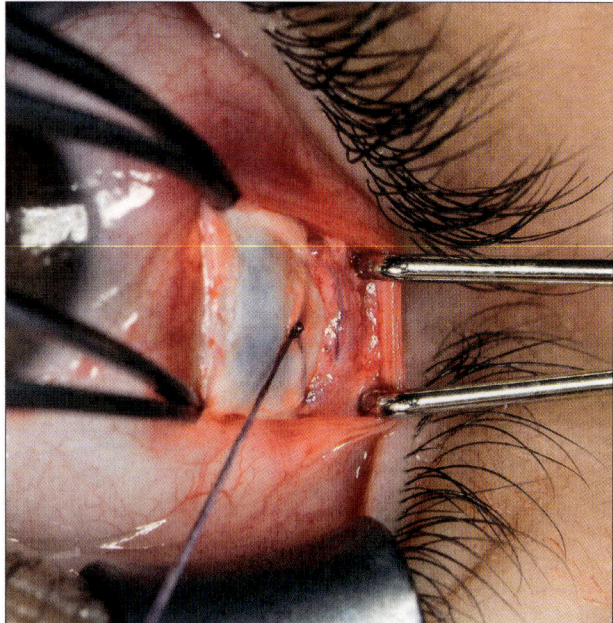

Figura 11.13.17 As suturas musculares são puxadas através da esclera na direção em que foram colocadas e presas.

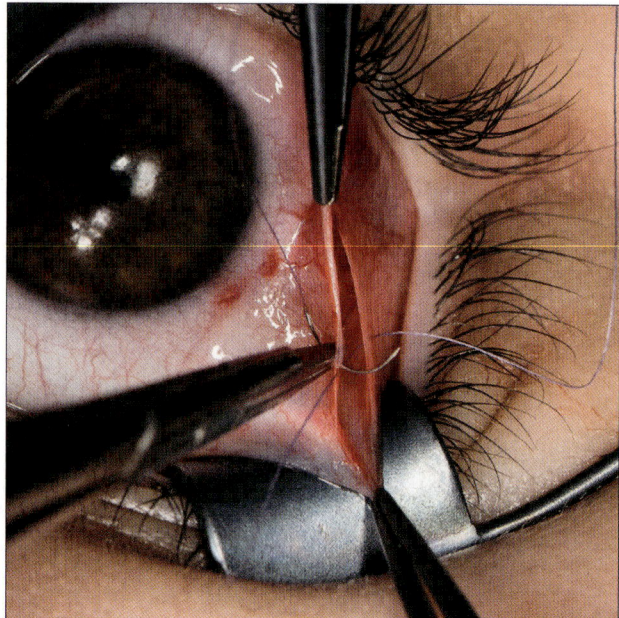

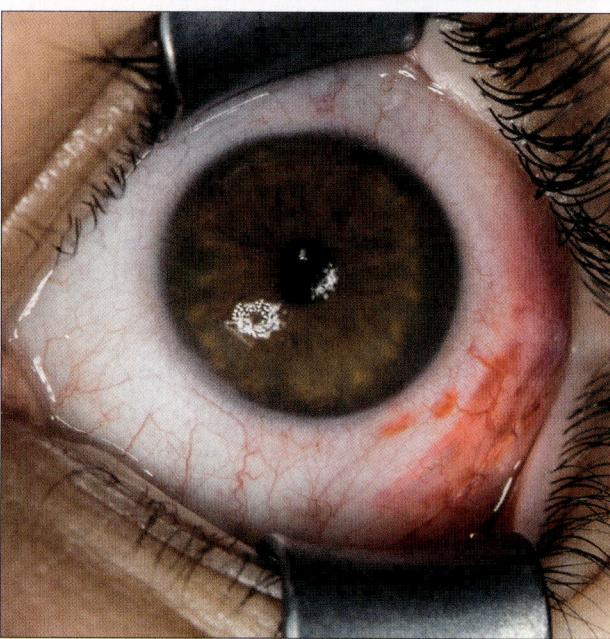

Figuras 11.13.18 e 11.13.19 A incisão é reaproximada com sutura sepultada em pontos separados.

Um hemostato reto de Jakes é colocado ao longo do tendão, justa anterior à linha da sutura. O tendão é desinserido da mesma maneira que o recuo (Figura 11.13.23). O coto do músculo da borda cortada no hemostato é excisado com as tesouras (Figura 11.13.24). As fibras são cauterizadas no hemostato seguido de irrigação com solução equilibrada de sal (BSS, do inglês *balanced salt solution*) antes de sua remoção.

As agulhas 6.0 S-29 são então passadas na inserção original da região posterior para a anterior (Figura 11.13.25). É necessário lembrar que a espessura da esclera está em sua menor espessura logo posterior à inserção. Em nenhum momento a agulha deverá ser apontada em direção ao globo. Compassos podem ser usados em vez de comprimir as camadas da esclera e servem como base para a agulha abordar o tecido quase paralela. Uma técnica alternativa é passar a agulha na junção tendão-esclera em prateleira, como mostrado na Figura 11.13.26. O modo de espadas cruzadas pode ser usado, o que facilita a manutenção da largura do tendão e o fechamento mais próximo para amarrar (Figura 11.13.27).

O músculo ressecado geralmente apresenta alguma tensão posterior. O globo está levemente abduzido e a pressão pode ser exercida na porção externa desse músculo pelo gancho do assistente, para minimizar a tensão da sutura necessária para completar o nó. O músculo deverá ser inspecionado para assegurar que não retrocedeu do local suturado (Figura 11.13.28). A conjuntiva é fechada com sutura sepultada com fio 8.0 Polyglactin 910 (Vicryl, Ethicon) (Figuras 11.13.29 e 11.13.30) Alguns usam uma porção remanescente da sutura de músculo 6-0, embora isso possa criar mais desconforto pós-operatório. Analgesia é aplicada sob a cápsula de Tenon.

Reto medial e retos verticais

Os princípios de ressecção são os mesmos descritos anteriormente para o reto lateral. As ressecções dos retos verticais incluem visualização e preservação dos músculos oblíquos vizinhos antes da execução do procedimento, como descrito anteriormente.

Outras técnicas cirúrgicas

Leitores interessados em abordagens cirúrgicas como plicação do tendão oblíquo superior e músculo oblíquo inferior, técnica de sutura ajustável e sutura de fixação posterior podem consultar as seguintes referências: Wright e Strube,[12] Chaudhuri e Demer,[13] Lingua,[14] Parks,[15] Romano e Roholt,[16] Fierson *et al.*,[17] Robbins *et al.*,[18] e Guyton.[19]

COMPLICAÇÕES

Complicações significativas da cirurgia de estrabismo não são comuns (Boxe 11.13.3). Aperfeiçoar a técnica cirúrgica ao máximo ajuda a minimizar as complicações; tendências fisiológicas subjacentes, porém, desempenham papel importante. A hemostasia é necessária em cada passo do procedimento, seja qual for a abordagem conjuntival usada para acessar o músculo. Atenção à manutenção da integridade da superfície da córnea evita ressecamento inadvertido ou abrasão derivada da instrumentação. Cuidado especial é necessário com pacientes com esclera fina (p. ex., aqueles com miopia grave), com história de esclerite, ou que tenham se submetido a procedimentos anteriores na esclera, especialmente quando a desinserção é realizada ou o músculo é novamente suturado ao globo. O cirurgião deve estar ciente da localização das veias vorticosas durante a cirurgia no músculo oblíquo.

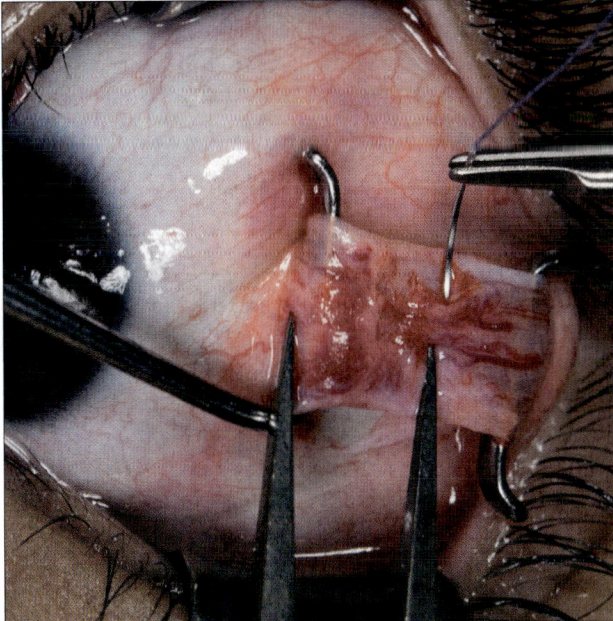

Figura 11.13.20 Ressecção de músculo reto. As Figuras 11.13.20 a 11.13.30 demonstram ressecção do músculo reto lateral esquerdo. Os mesmos passos como descritos em "Cirurgia de recuo" são usados para isolar o músculo reto. O músculo é esticado e uma passagem com agulha de espessura total central medida por compasso é feita usando-se a sutura dupla armada.

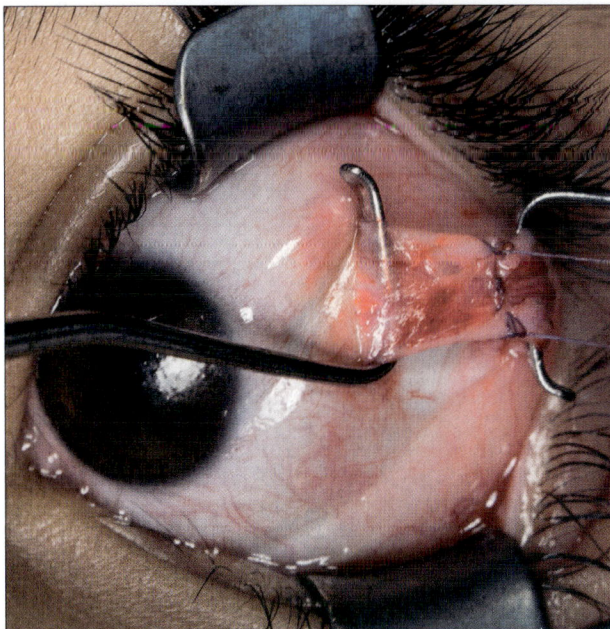

Figura 11.13.22 Suturando os fios opostos com passagens de espessura parcial para fechamento dos dois lados.

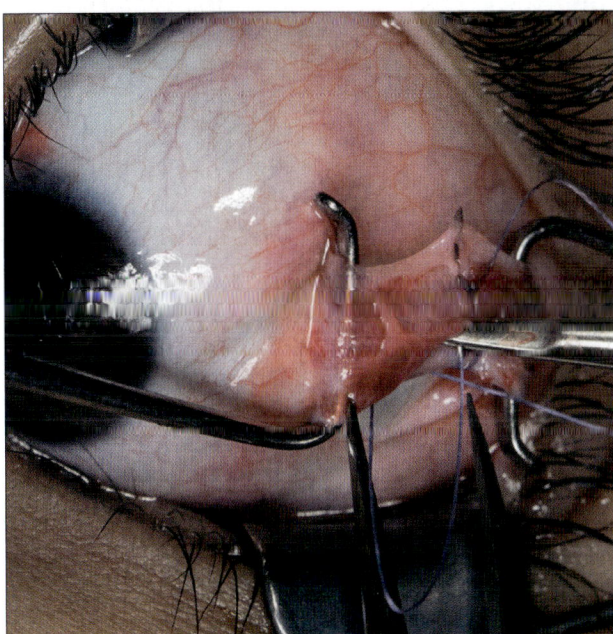

Figura 11.13.21 A passagem da agulha é feita em espessura parcial do centro para a borda.

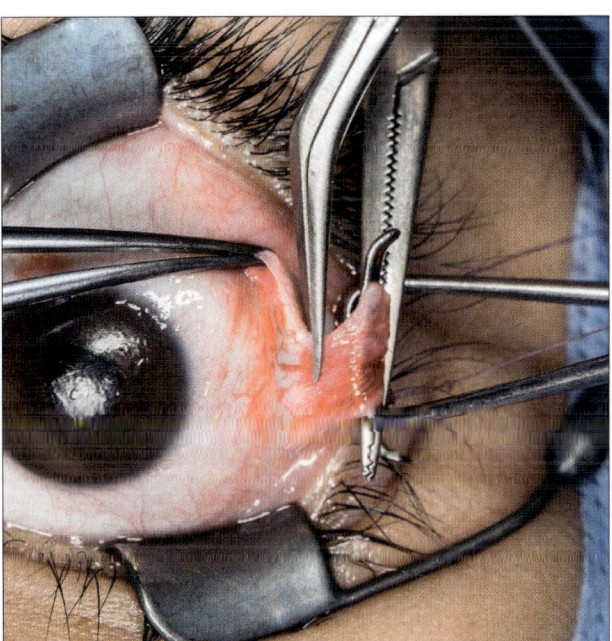

Figura 11.13.23 Desinserção do tendão.

Violação da cápsula posterior de Tenon/Aderência de gordura

A violação da cápsula de Tenon posterior permite a liberação de gordura orbitária para o espaço contíguo ao globo, permitindo proliferações fibrogordurosas que envolvem a esclera e os músculos extraoculares adjacentes.[20] Isso ocorre geralmente após a cirurgia no músculo oblíquo inferior, mas pode ocorrer após a cirurgia em qualquer músculo; a melhor prevenção é executar todas as incisões sob visualização direta. Se uma perfuração da cápsula de Tenon for identificada, uma tentativa pode ser feita para reparar o defeito com suturas absorvíveis. No caso da cirurgia do músculo oblíquo inferior, o paciente geralmente se

BOXE 11.13.3 Complicações possíveis da cirurgia de estrabismo.

Reação alérgica
Complicações associadas à anestesia
Síndrome isquêmica anterior
Cisto conjuntival, granuloma e cicatrização
Dellen
Diplopia
Retração ou ptose da pálpebra
Aderência de gordura
Infecção/endoftalmite
Cisto de inclusão orbitário
Hipercorreção ou hipocorreção
Alterações na refração
Perfuração da esclera
Músculo deslizado, perdido ou rompido
Estiramento de cicatriz

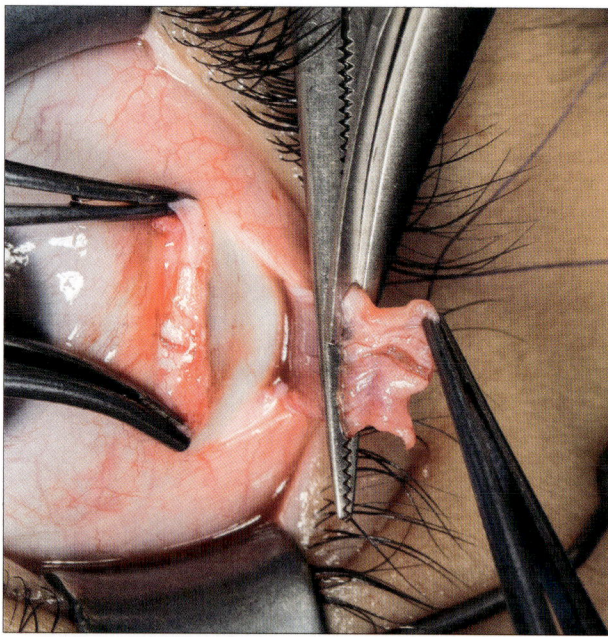

Figura 11.13.24 O tecido ressecado é excisado do hemostato.

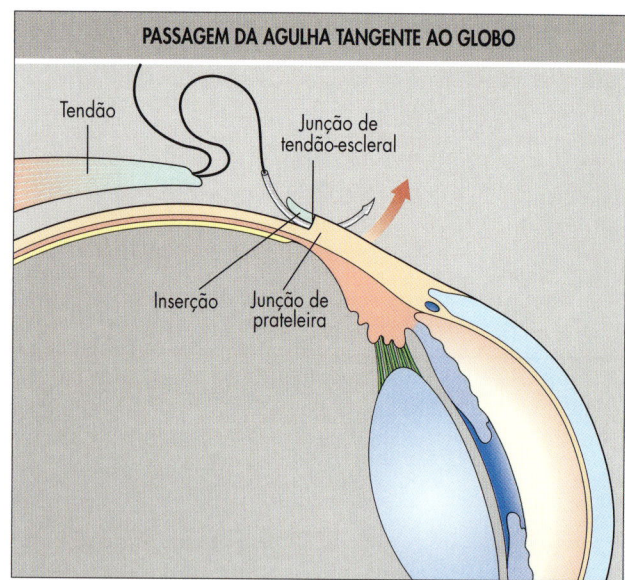

Figura 13.11.26 Passagem da agulha tangente ao globo. Se esse ângulo for usado quando a agulha reaparecer através do ponto de inserção da esclera, a ponta da agulha não precisará ser direcionada para o globo.

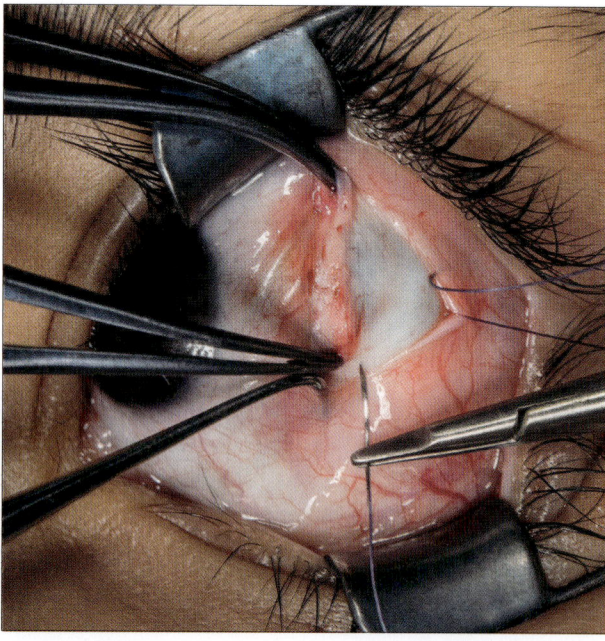

Figura 11.13.25 O músculo é suturado através de espessura parcial na inserção escleral.

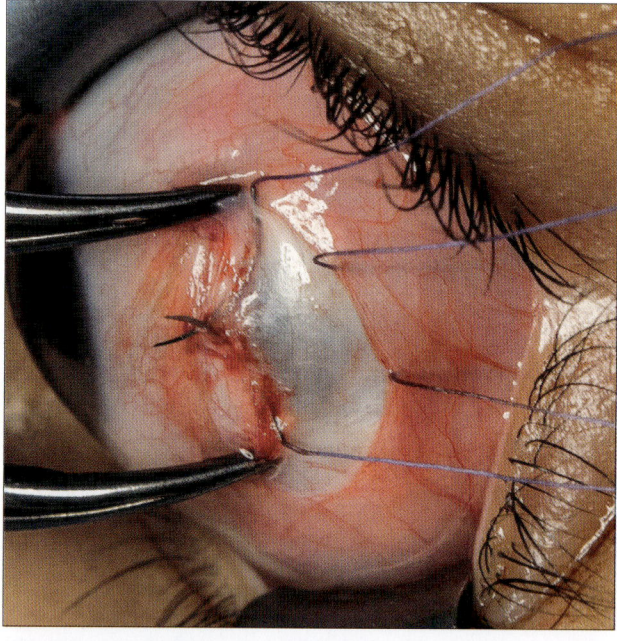

Figura 11.13.27 As agulhas podem ser colocadas como "espadas cruzadas" para manter a largura normal do tendão.

apresenta com hipotropia progressiva, esotropia e exciclotropia no olho envolvido por causa do encurtamento dos tecidos ao redor do músculo reto inferior. O tratamento cirúrgico nesses casos é difícil e pode ser imprevisível.

Isquemia do segmento anterior

A isquemia do segmento anterior com quemose, edema de córnea, uveíte, hipotonia, paresia de setor da íris ou catarata, uma complicação rara, pode ocorrer após cirurgia de estrabismo, principalmente em pacientes idosos com doença vascular sistêmica[21] ou de quadros de imunossupressão. Os cirurgiões tradicionalmente evitam a remoção de mais de três músculos retos em um olho simultaneamente ou antes de 6 meses da desinserção de um músculo reto. As transposições de Hummelsheim ou de Jensen são preferidas em comparação à transposição de Knapp quando se considera a isquemia. Acredita-se que plicaturas *versus* ressecções preservem mais fluxo sanguíneo e procedimentos complexos, tais como o de California Hummelsheim,[22] foram propostos por essa razão. A isquemia do segmento anterior, porém, tem sido descrita em raros casos quando menos cirurgia foi realizada, ou quando os músculos retos não foram desinseridos do globo, mas sim separados e unidos a outros (procedimento de Jensen); por isso, é difícil fornecer diretrizes exatas. A maioria dos cirurgiões recomenda cautela em operações em pacientes com doença vascular sistêmica ou são imunocomprometidos, especialmente se a cirurgia de músculos reto verticais estão planejadas, pois esses músculos parecem contribuir mais significativamente para a circulação do segmento anterior. A angiografia pré-operatória da íris pode ajudar a identificar pacientes potencialmente em risco. Evidências sugerem que evitar incisões na conjuntiva limbar preserva a contribuição do oxigênio transmitido pela conjuntiva. A maioria dos pacientes com isquemia do segmento anterior pós-operatória é preservada de sequelas visuais permanentes se tratados com corticosteroides tópicos e/ou sistêmicos.

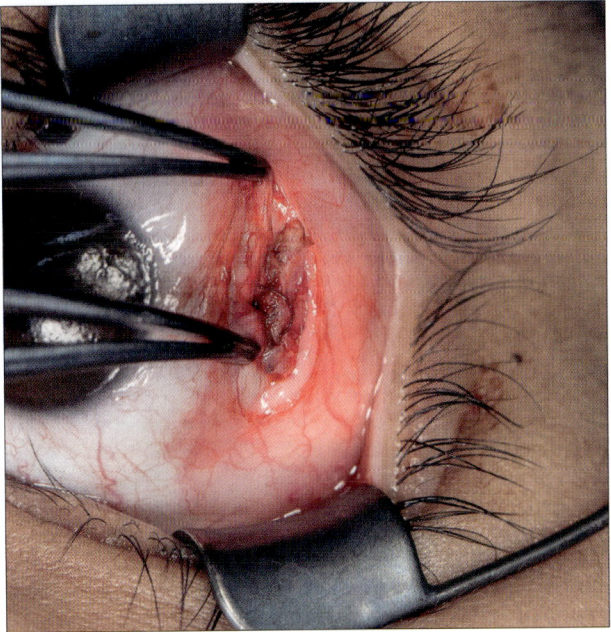

Figura 11.13.28 O músculo ressecado voltou à inserção original sem ficar afastado.

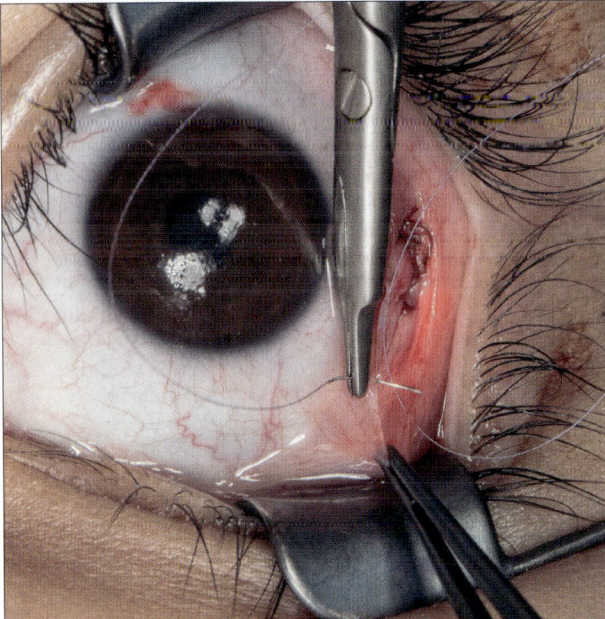

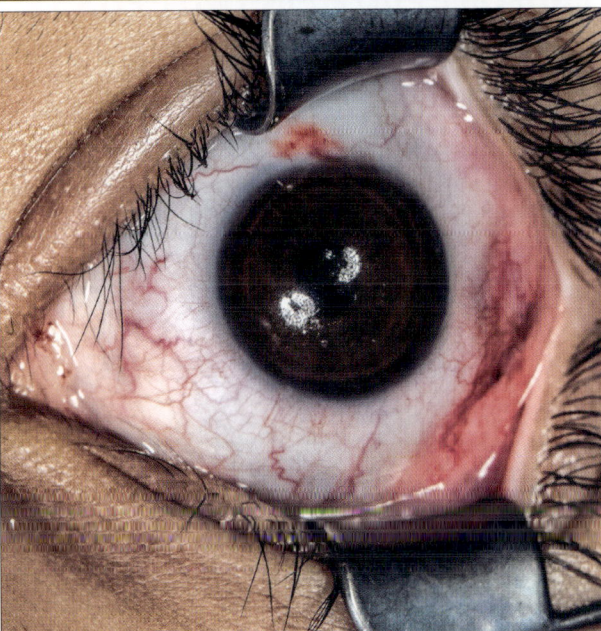

Figuras 11.13.29 e 11.13.30 A cápsula de Tenon e a Conjuntiva são recolocadas em suas posições originais. A incisão é fechada com suturas sepultadas interrompidas.

Cistos epiteliais/Granulomas de sutura

Cistos de inclusão epiteliais podem se formar se a conjuntiva se dobrar sobre si mesma em qualquer local de incisão. A reposição cuidadosa das incisões conjuntivais é recomendada. Às vezes, a excisão de cistos ou de granuloma de sutura são fortemente indicados se os anti-inflamatórios e o tempo não forem suficientes.

Dellen da córnea

O posicionamento da conjuntiva pós-operatória levam à distribuição desigual de lágrimas na córnea. O afinamento da córnea ocorre na periferia adjacente a uma área de inflamação conjuntival. O dellen ocorre mais em geral em adultos. Se não tratado, a perfuração da córnea será possível. Com o tratamento adequado de hidratação frequente, tipicamente há regressão em alguns dias a semanas, mas pode ocorrer redução temporária da acuidade visual e dor.

Perfuração do globo

A ocorrência adversa mais sinistra durante a cirurgia de estrabismo é a perfuração do globo. Se a agulha passar no espaço supracoroidal, o que é mais provável em casos de esclera fina (naqueles com miopia alta, reoperações etc.), isso será visualizado como um pequeno acúmulo de material marrom no local de saída da agulha. O tratamento é controverso, com alguns sugerindo fazer uma barreira de *laser* ao redor da área linear branca vista no exame da retina com a pupila dilatada e outros defendendo somente a observação. Se a retina for perfurada, o vítreo pode aparecer na entrada da agulha ou no local de saída. Isso deverá ser aparado e a retina examinada; qualquer descolamento da retina deve ser tratado prontamente. Em geral, a retina aparece colada e o local da perfuração é cercado por hemorragia retinal. O tratamento imediato apropriado nesses casos também é controverso; alguns investigadores recomendam realizar imediatamente a fotocoagulação com *laser* ou crioterapia; outros defendem somente a observação. Crianças apresentam vítreo denso, e o descolamento da retina após a perfuração é raro. Quando o descolamento da retina ocorre, porém, o prognóstico é reservado por causa de uma demora típica no tratamento.[23] Se a profundidade de uma passagem pela esclera é questionável, a abordagem conservadora, de realizar um exame retinal periférico dilatado, é prudente. Raros casos de endoftalmite associados a perfuração da esclera foram relatados, tornando importante considerar o uso de antimicrobianos nesses casos.

Hipo ou hipercorreção

A "complicação" mais comum após a cirurgia de estrabismo é a hiper ou hipocorreção. Após um período adequado de observação – dependendo da situação clínica do indivíduo –, e uma tentativa de tratamento não cirúrgico, a reoperação pode ser necessária. Quando possível e apropriado, os músculos não operados podem ser abordados, usando a resposta cirúrgica anterior para dosar o planejamento cirúrgico.

Músculos perdidos ou deslizados/Cicatriz de estiramento

Somente o músculo reto medial não apresenta conexão fascial a um músculo oblíquo e, por isso, ele é o que está em maior risco de ser "perdido" caso ocorra deslizamento de sua inserção suturada ao globo. O músculo reto medial se retrai dentro da cápsula de Tenon posterior contra a parede orbital medial. Iluminação excelente, exposição via um assistente ou com suturas de tração e técnica meticulosa podem capacitar o cirurgião a retomar o músculo. Cuidado especial deve ser dedicado à preservação da cápsula de Tenon e prevenção da síndrome de aderência. O músculo estriado pode "deslizar" dentro de sua cápsula, o que resulta em hipofunção, mas não paresia muscular;[24] o exame cuidadoso do local demonstra que somente a cápsula está anexa à esclera. O músculo por si mesmo está avançado para a posição pretendida. A reoperação imediata é exigida assim que houver suspeita da condição. Se demorar algum tempo, o músculo reto vai contrair. O local de reinserção é determinado depois da consideração da medida do desvio e da contratura. Se o músculo não puder ser identificado, um procedimento de transposição usando o músculo reto adjacente deverá ser executado e o músculo antagonista bem enfraquecido. Da mesma forma, a cicatriz do músculo poderá se estirar e, portanto, perder a função. A cicatriz estirada é excisada e o tendão avançado para a posição pretendida.[25]

RUPTURA DO MÚSCULO OU SÍNDROME *PULLED-IN-TWO* ("PITS")

Qualquer músculo extraocular, mas especialmente os músculos retos inferior e medial, podem se romper completamente durante a cirurgia. A maior série informada sugere que isso ocorre na junção do tendão muscular e, com frequência, em casos de trauma anterior ou de estrabismo induzido por tireopatia.[26] A extremidade distal pode quase sempre ser recuperada e reparada primariamente com resultados satisfatórios. Como alternativa, a transposição pode ser considerada ou, no caso do músculo reto inferior, o músculo oblíquo inferior pode ser aproveitado para aumentar a infradução.

RESULTADOS

A adaptação sensorimotora desempenha papel importante na estabilidade do alinhamento pós-operatório. O efeito de uma cirurgia em músculos pode mudar com o tempo. Índices de sucesso cirúrgico dependem de muitas variáveis, algumas das quais são peculiares a uma determinada situação clínica. Os resultados cirúrgicos são descritos nos capítulos ou em formas individuais de estrabismo.

BIBLIOGRAFIA

Feibel RM. Current concepts in retrobulbar anesthetic. Surv Ophthalmol 1985;30:102–10.

Guyton DL. The posterior fixation procedure: mechanism and indications. Int Ophthalmol Clin 1985;25:79–88.

Hay A, Flynn HW, Hoffman JI, et al. Needle perforation of the globe during retrobulbar and peribulbar injections. Ophthalmology 1991;98:1017–24.

Kinori M, Miller K, Robbins SL, et al. A novel preoperative planning approach for strabismus surgery. J Pediatr Ophthalmol Strabismus 2016;53(1):60.

Lingua R. Techniques in strabismus surgery. In: Diamond G, Eggers H, editors. Strabismus and pediatric ophthalmology. London: Mosby; 1993. p. 15.10–118.

Parks MM. A study of the weakening surgical procedure for eliminating overaction of the inferior oblique. Am J Ophthalmol 1972;73:107–22.

Parks MM. Fornix incision for horizontal rectus muscle surgery. Am J Ophthalmol 1968;65:907–15.

Saunders RA, Bluestein EC, Wilson ME, et al. Anterior segment ischemia after strabismus surgery. Surv Ophthalmol 1994;38(5):456–66.

Taylor J. A dissertation on the art of restoring the healthful position of the eye. Milan; 1756.

von Noorden GK. Modification of the limbal approach to surgery of the rectus muscles. Arch Ophthalmol 1969;2:349–50.

Wright K, Strube Y. Color atlas of strabismus surgery: Strategies and Techniques. 4th ed. Springer; New York, 2015.

As referências completas estão disponíveis no **GEN-io**.

PARTE 12 ÓRBITA E OCULOPLÁSTICA
SEÇÃO 1 Anatomia e Imaginologia Orbitária

Anatomia Clínica das Pálpebras   12.1
Jonathan J. Dutton

Definição: As pálpebras são estruturas móveis, flexíveis, multilamelares que cobrem o globo ocular anteriormente.

Características principais
- As pálpebras promovem proteção de ressecamento e de corpo estranho suspenso no ar
- As pálpebras contêm anatomicamente ambos os elementos musculocutâneos superficiais anteriormente e componentes orbitais posteriormente.

INTRODUÇÃO

As pálpebras desempenham uma função vital ao proteger o globo. Fornecem elementos fundamentais do filme lacrimal pré-corneano e ajudam a distribuir as lágrimas uniformemente sobre a superfície do olho. As pálpebras coletam lágrimas e as impulsionam para o canto medial, no qual entram no sistema de drenagem lacrimal. Os cílios varrem as partículas aéreas da frente do olho. Movimentos voluntários e reflexos constantes das pálpebras protegem a córnea de lesões e ofuscamento. Qualquer cirurgia estética ou reconstrutiva nas pálpebras requer conhecimento profundo da anatomia palpebral.[1,2]

ANATOMIA DAS PÁLPEBRAS

As pálpebras sofrem uma complexa morfogênese embrionária e fetal envolvendo uma sucessão de episódios estritamente regulados de proliferação, fusão e separação que resultam em pálpebras funcionais ao nascimento.[3] Em adultos jovens, a fissura interpalpebral mede 10 a 11 mm verticalmente. Com o avanço da idade, isso diminui para apenas 8 a 10 mm. O comprimento horizontal da fissura é de 30 a 31 mm. As pálpebras superior e inferior se encontram em um ângulo de aproximadamente 60° medial e lateralmente. Na posição primária, a margem palpebral superior encontra-se no limbo corneano superior em crianças e 1,5 a 2 mm abaixo em adultos. A margem inferior da pálpebra repousa no limbo corneano inferior.

A margem é revestida por epitélio cutâneo e anteriormente pelos cílios e posteriormente pela conjuntiva com as aberturas das glândulas meibomianas.

Músculo orbicular

O orbicular do olho é uma camada muscular complexa estriada que fica logo abaixo da pele. É dividido anatomicamente em três partes contíguas (Figura 12.1.1): orbital, pré-septal e pré-tarsal.[4,5]

A porção orbital cobre as rimas dos ossos orbitais. Surge de inserções no processo frontal do osso maxilar, no processo orbital do osso frontal e no tendão comum do canto medial. Suas fibras passam em volta da borda orbital para formar uma elipse contínua.

A porção palpebral do músculo orbicular cobre a pálpebra móvel das bordas orbitais até as margens das pálpebras. As fibras musculares se movimentam circunferencialmente em

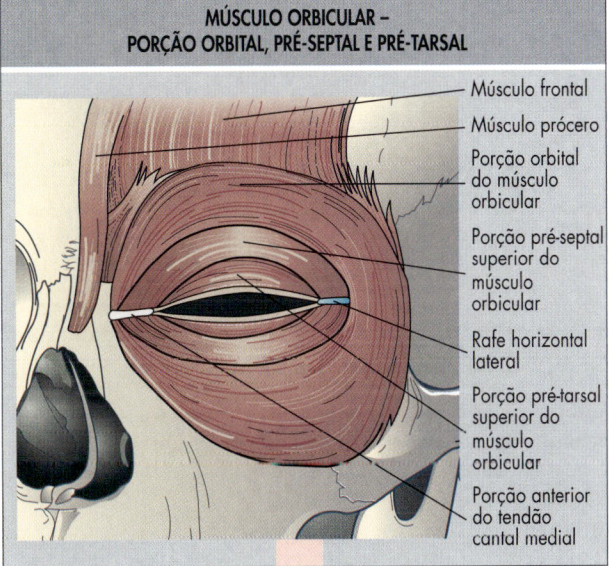

Figura 12.1.1 Músculos orbiculares e frontais. (Adaptada com permissão de Dutton JJ. Atlas of clinical and surgical orbital anatomy. 2ª ed. Londres: Elsevier Saunders; 2011. p. 153.)

torno de cada pálpebra como uma meia elipse, fixada medial e lateralmente nos tendões cantais. É ainda dividida topograficamente no orbicular pré-septal e pré-tarsal.

A porção pré-septal do músculo é posicionada sobre o septo orbital em ambas as pálpebras superiores e inferiores. Suas fibras se originam perpendicularmente ao longo das bordas superior e inferior do tendão do canto medial. As fibras circundam as pálpebras e se inserem ao longo da rafe horizontal lateral. A porção pré-tarsal do músculo cobre as placas do tarso. A contração dessas fibras auxilia no mecanismo da bomba lacrimal.[6] Medialmente, as cabeças profundas das fibras pré-tarsais se fundem para formar um feixe proeminente de fibras, o músculo de Horner, que corre atrás da borda posterior do tendão cantal. Este se insere na crista lacrimal posterior. O músculo de Horner ajuda a manter a posição posterior do ângulo cantal e pode auxiliar no mecanismo da bomba lacrimal.[7]

Septo orbital

O septo orbital é uma membrana fina, fibrosa e de múltiplas camadas que começa anatomicamente no arco marginal (*arcus marginalis*) ao longo da borda orbital. Fibras distais fundem-se na superfície anterior da aponeurose do elevador (Figura 12.1.2).[8] O ponto de inserção geralmente é cerca de 3 a 5 mm acima da placa do tarso, mas pode ser de 10 a 15 mm acima dela.[9] Na pálpebra inferior, o septo se funde com a fáscia capsulopalpebral vários milímetros abaixo do tarso, e a camada fascial comum se insere na borda tarsal inferior.[10,11]

Bolsas de gordura pré-aponeurótica

As bolsas de gordura pré-aneurótica na pálpebra superior e as bolsas de gordura pré-fáscia capsulopalpebral na pálpebra

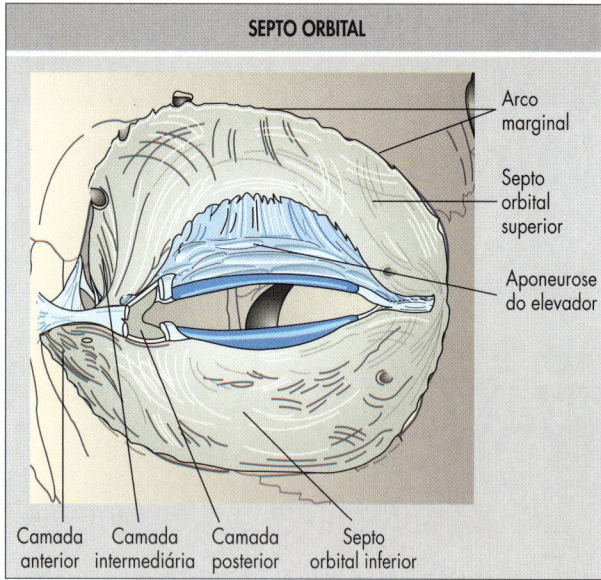

Figura 12.1.2 Septo orbital. (Adaptada com permissão de Dutton JJ. Atlas of clinical and surgical orbital anatomy. 2ª ed. Londres: Elsevier Saunders; 2011. p. 149.)

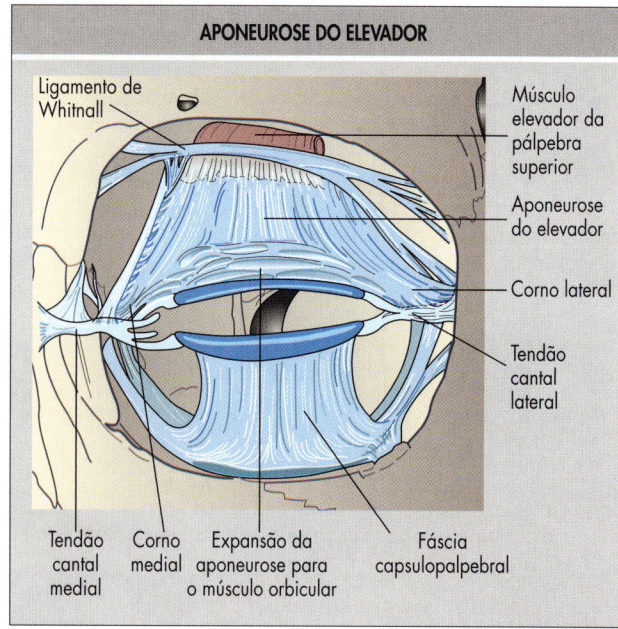

Figura 12.1.3 Aponeurose do elevador e os tendões cantais medial e lateral. (Adaptada com permissão de Dutton JJ. Atlas of clinical and surgical orbital anatomy. 2ª ed. Londres: Elsevier Saunders; 2011. p. 149.)

inferior são extensões anteriores de gordura orbital extraconal. Estes são pontos de referência cirurgicamente importantes e ajudam a identificar um plano imediatamente atrás do septo orbital e anterior aos retratores das pálpebras maiores. Na pálpebra superior, duas bolsas de gordura geralmente ocorrem: bolsão medial e uma central.[12] Na pálpebra inferior, três bolsas ocorrem: medial, central e lateral.[13]

Retratores principais da pálpebra

Os retratores da pálpebra superior consistem no elevador da pálpebra e nos músculos de Müller.[14,15] O levantador da pálpebra superior surge da asa menor do osso esfenoide e avança um pouco acima do músculo reto superior. Perto da borda orbital superior, uma condensação ao longo da bainha do músculo se liga medial e lateralmente às paredes da órbita. Este é o ligamento orbital transverso superior de Whitnall. Ele fornece suporte para o sistema fascial que mantém relações espaciais entre uma variedade de estruturas anatômicas na órbita superior.

Do ligamento de Whitnall, o músculo muda para uma estrutura aponeurótica (Figura 12.1.3). Esta camada continua para baixo 14 a 20 mm até a sua inserção perto da borda marginal do tarso. As fibras aponeuróticas estão mais firmemente fixadas a cerca de 3 a 4 mm acima da margem da pálpebra.[15,16] A aponeurose também envia numerosos e delicados pontos de interconexão para a frente e para baixo, para inserção nos septos interfasciculares do músculo orbicular no tarso e no tecido subcutâneo. Esses deslizamentos mantêm a aproximação íntima da pele, do músculo, da aponeurose e das lamelas do tarso e integram a pálpebra distal como uma unidade funcional única. Esse relacionamento define o sulco da pálpebra superior em pessoas brancas e negras.

À medida que a aponeurose do elevador passa pela pálpebra a partir do ligamento de Whitnall, ela se amplia para formar os "cornos medial e lateral". O corno lateral forma uma proeminente camada fibrosa que adentra o aspecto posterior da glândula lacrimal e assim define seus lobos orbital e palpebral. O corno medial não é tão bem desenvolvido. Juntos, os dois cornos servem para distribuir as forças do músculo levantador ao longo da aponeurose e da placa tarsal.

Na pálpebra inferior, a fáscia capsulopalpebral é uma lâmina fibrosa que surge do ligamento de Lockwood e das bainhas ao redor dos músculos reto inferior e oblíquo inferior.[17] Passa para cima e geralmente se funde com fibras do septo orbital, cerca de 4 a 5 mm abaixo da placa do tarso. A partir desta junção, uma camada fascial comum continua para cima e insere-se na borda inferior do tarso.

Retratores acessórios simpáticos

Músculos lisos inervados pelo sistema nervoso simpático estão presentes tanto nas pálpebras superiores quanto nas inferiores, e servem como retratores acessórios.[18] Na pálpebra superior, o músculo supratarsal de Müller origina-se abruptamente a partir da face inferior do músculo elevador, anterior ao ligamento de Whitnall.[19] Direciona-se para baixo, posterior à aponeurose do elevador e insere-se na margem anterior da borda superior do tarso. Na pálpebra inferior, o músculo simpático não é tão bem-definido. As fibras correm atrás da fáscia capsulopalpebral para inserir 2 a 5 mm abaixo do tarso.[20]

Placas tarsais

As placas do tarso consistem em tecido fibroso e denso de 1 a 1,5 mm de espessura que confere integridade estrutural às pálpebras. Cada placa mede cerca de 25 mm na horizontal e é curvada suavemente para se ajustar ao contorno do globo anterior; a altura central das placas tarsais é de 8 a 12 mm na pálpebra superior e de 3,5 a 4 mm na inferior. Medial e lateralmente, elas afinam a 2 mm de altura quando passam para os tendões cantais. Dentro de cada tarso estão as glândulas meibomianas, numeradas em torno de 25 na pálpebra superior e 20 na pálpebra inferior. Estas são glândulas sebáceas secretoras holócrinas que não estão associadas aos folículos pilosos. Produzem a camada lipídica do filme lacrimal pré-corneal.

Tendões cantais

O canto medial fornece uma série de importantes estruturas de suporte que mantêm o alinhamento e a orientação das pálpebras mediais e permitem a estabilidade do músculo medial reto.[21] Medialmente, as placas tarsais passam para bandas fibrosas que formam a cruz do tendão cantal medial. Estas ficam entre o músculo orbicular anteriormente e a conjuntiva posteriormente. As porções superior e inferior se fundem para formar um tendão comum robusto que se insere através de três partes (ver Figura 12.1.3). A parte anterior insere-se no processo orbital do osso maxilar em frente e acima da crista lacrimal anterior. Fornece o principal suporte para o ângulo cantal medial. A parte posterior surge do tendão comum perto da junção das porções superior e inferior e passa entre os canalículos. Insere-se na crista lacrimal posterior logo à frente do músculo de Horner e direciona as forças do vetor para trás, para manter uma aproximação íntima com o globo ocular. A parte superior do tendão do canto medial surge como um amplo arco de fibras de ambos os membros, anterior e posterior. Passa para cima para se inserir no processo orbital do osso frontal. A cabeça posterior do músculo orbicular pré-septal se insere nessa parte, e a unidade forma o teto de tecido mole da fossa do saco lacrimal. Esta extensão fornece suporte vertical ao ângulo cantal[22] e parece desempenhar um papel no mecanismo da bomba lacrimal.

A anatomia cantal lateral é um pouco análoga à do canto medial, mas, em geral, suas estruturas de suporte são menos definidas e menos complexas.[23] Lateralmente, as placas tarsais passam para filamentos fibrosos pouco desenvolvidos que se tornam a cruz do tendão cantal lateral. Esta é uma entidade distinta separada do músculo orbicular; mede cerca de 1 mm de espessura, 3 mm de largura e aproximadamente 5 a 7 mm de comprimento.[24] A inserção desses filamentos fibrosos se estende posteriormente ao longo da parede orbital lateral, em que se mescla com filamentos do ligamento lateral da bainha do músculo reto lateral.

Conjuntiva

A conjuntiva é uma membrana mucosa que cobre a superfície posterior das pálpebras e a superfície perilímbica anterior do globo. A porção palpebral é aplicada de perto na superfície posterior da placa tarsal e no músculo tarsal simpático de Müller. É contínua ao redor dos fórnices acima e abaixo, em que se junta à conjuntiva bulbar. Pequenas glândulas lacrimais acessórias estão localizadas dentro do tecido conjuntivo submucoso.

Um pequeno acúmulo de tecido, a carúncula, está no ângulo cantal medial. A carúncula consiste em pele modificada que contém pelos finos, glândulas sebáceas e glândulas sudoríparas. Apenas lateral à carúncula há uma dobra vertical de conjuntiva, a prega semilunar.

Inervação para as pálpebras

O nervo facial (sétimo nervo craniano) é uma estrutura única que fornece inervação motora para o músculo da expressão facial e, além disso, contém fibras eferentes gerais e especiais e fibras aferentes especiais e somáticas gerais viscerais. Tem uma relação anatômica complexa com a glândula parótida.[25] Os nervos motores para os músculos periorbitários originam-se nos ramos temporal e zigomático (Figura 12.1.4). Tais ramos inervam os músculos frontal e orbicular, respectivamente. Os ramos bucal, mandibular e cervical inervam os músculos da face inferior e do pescoço.[26]

Os nervos sensoriais das pálpebras derivam das divisões oftálmica e maxilar do nervo trigêmeo (Figura 12.1.5). O *input* sensorial da pálpebra superior passa para a divisão oftálmica principalmente através de seus ramos terminais principais, os nervos supraorbital, supratroclear e lacrimal. O nervo infratroclear recebe informações sensoriais da porção medial extrema das pálpebras superiores e inferiores. A pálpebra inferior envia impulsos sensoriais ao nervo infraorbital. O ramo zigomático-facial do nervo maxilar inerva a porção lateral da pálpebra inferior e parte do ramo infratroclear recebe entrada da pálpebra inferior medial.

Suprimento vascular das pálpebras

O suprimento vascular das pálpebras é extenso. As lamelas da pálpebra posterior recebem sangue por meio das arcadas vasculares. Na pálpebra superior, uma arcada marginal fica a cerca de 2 mm da margem palpebral e uma arcada periférica se estende ao longo da borda superior do tarso entre a aponeurose do elevador e o músculo de Müller (Figura 12.1.6). Essas arcadas são supridas medialmente pelos vasos palpebrais

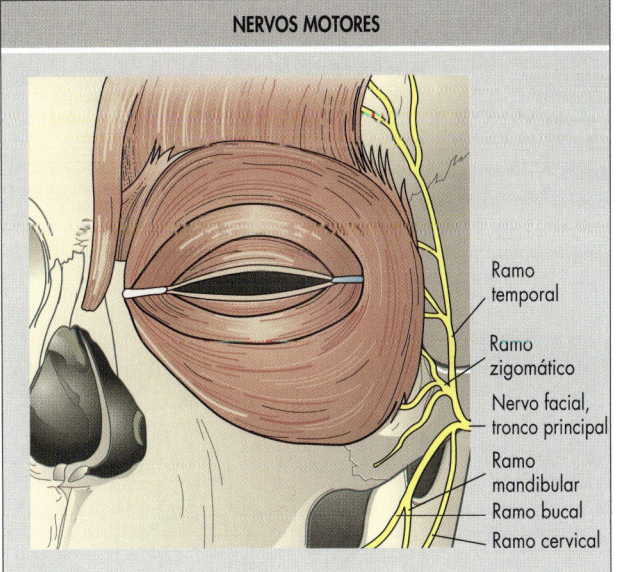

Figura 12.1.4 Suprimento de nervo motor para as pálpebras: nervo facial. (Adaptada com permissão de Dutton JJ. Atlas of clinical and surgical orbital anatomy. 2ª ed. Londres: Elsevier Saunders; 2011. p. 155.)

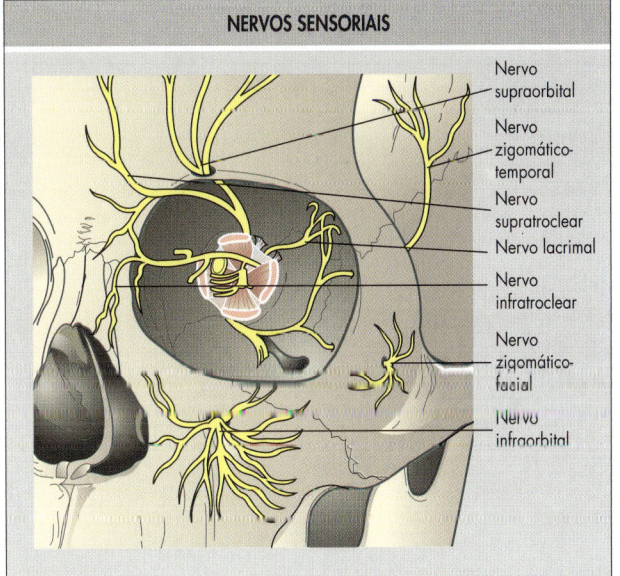

Figura 12.1.5 Suprimento dos nervos sensoriais das pálpebras. (Adaptada com permissão de Dutton JJ. Atlas of clinical and surgical orbital anatomy. 2ª ed. Londres: Elsevier Saunders; 2011. p. 155.)

mediais superiores da artéria oftálmica terminal e lateralmente pelo vaso palpebral lateral superior da artéria lacrimal. A arcada inferior da pálpebra recebe sangue dos vasos palpebrais medial e lateral inferior.

O sistema de drenagem venosa não é tão bem-definido como o sistema arterial. A drenagem é principalmente em vários grandes vasos do sistema facial (ver Figura 12.1.6). A drenagem linfática das pálpebras é restrita à região anterior ao septo orbital. O ensino tradicional é que o fluxo linfático dos dois terços laterais da pálpebra superior e o terço lateral da pálpebra inferior drenam lateralmente nos nódulos parotídeos profundos e superficiais, e o fluxo a partir do terço médio da pálpebra superior e os dois terços mediais da pálpebra inferior drenam inferiormente para os linfonodos submandibulares e cervicais anteriores. No entanto, estudos recentes demonstraram uma drenagem mais difusa de todas as áreas das pálpebras para os nódulos da parótida.[27]

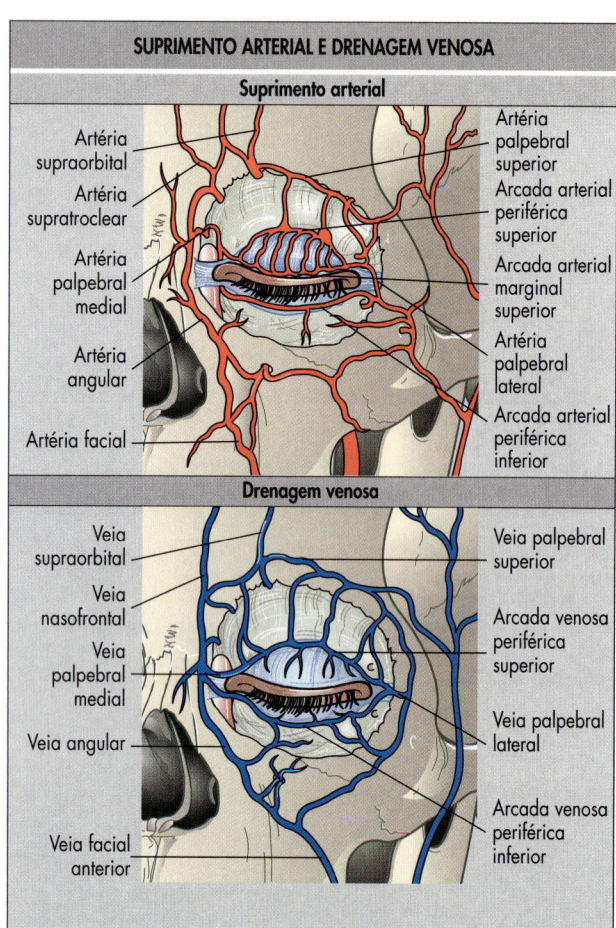

Figura 12.1.6 Suprimento arterial e drenagem venosa das pálpebras. (Adaptada com permissão de Dutton JJ. Atlas of clinical and surgical orbital anatomy. 2ª ed. Londres: Elsevier Saunders; 2011. p. 156.)

BIBLIOGRAFIA

Dutton JJ. Atlas of clinical and surgical orbital anatomy. 2nd ed. London: Elsevier Saunders; 2011.

Kakizaki H, Malhotra R, Madge SN, et al. Lower eyelid anatomy: an update. Ann Plast Surg 2009;63:344–51.

Kakizaki H, Malhotra R, Selva D. Upper eyelid anatomy: an update. Ann Plast Surg 2009;63:336–43.

Lim HW, Paik DJ, Lee YJ. A cadaveric anatomical study of the levator aponeurosis and Whitnall's ligament. Korean J Ophthalmol 2009;23:183–7.

Nijhawan N, Marriott C, Harvey JT. Lymphatic drainage patterns of the human eyelid: assessed by lymphoscintigraphy. Ophthal Plast Reconstr Surg 2010;26:281–5.

Persichetti P, Di Lella F, Delfino S, et al. Adipose compartments of the upper eyelid: anatomy applied to blepharoplasty. Plast Reconstr Surg 2004;113:373–8.

Poh F, Kakizaki H, Selva D, et al. The anatomy of the medial canthal tendon in Caucasians. Clin Experiment Ophthalmol 2012;40:170–3.

Ridgway JM, Larrabee WE. Anatomy for blepharoplasty and brow-lift. Facial Plast Surg 2010;26:177–85.

Tawfik HA, Abdulhafez MH, Fouad YA, et al. Embryology and fetal development of the human eyelid. Ophthal Plast Reconstr Surg 2016;32(6):407–14.

As referências completas estão disponíveis no **GEN-io**.

PARTE 12 ÓRBITA E OCULOPLÁSTICA

SEÇÃO 1 Anatomia e Imaginologia Orbitária

Anatomia Clínica da Órbita

12.2

Jonathan J. Dutton

Definição: A órbita é o espaço anatômico circundado pelos ossos orbitais e incluso pela periórbita multilamelar.

Características principais
- Anteriormente, a órbita é delimitada pelo septo orbital, que representa a camada anterior do sistema septo-orbital e separa a órbita das pálpebras
- A órbita contém os músculos oculares e extraoculares, juntamente com os nervos, os elementos vasculares e os sistemas de suporte do tecido conjuntivo que auxiliam o sistema visual.

BOXE 12.2.1 Ossos da órbita.

Osso etmoide
Osso frontal
Osso lacrimal
Osso maxilar
Osso palatino
Osso esfenoidal
Osso zigomático

INTRODUÇÃO

A compreensão da doença orbital exige um conceito claro da anatomia orbital normal e da função fisiológica.[1] Somente com essa base o clínico é capaz de identificar e caracterizar estados patológicos. Além disso, o desenvolvimento de melhores técnicas cirúrgicas requer um conhecimento abrangente das relações estruturais entre os numerosos sistemas anatômicos que estão aglomerados nesse pequeno espaço disponível.[2]

ORGANIZAÇÃO GERAL

A órbita humana é uma pequena cavidade que tem o formato parecido com o de uma pera. Dentro desse espaço existe um conjunto complexo de estruturas estreitamente compactadas, a maioria das quais serve para a função visual.[3,4] Lóbulos de gordura orbitária cercados por fáscia do tecido conjuntivo preenchem completamente os espaços entre os músculos, os nervos e os elementos vasculares. Toda a região anatômica é unida em uma unidade funcional, cujas complexidade e precisão são incomparáveis em outras partes do corpo dos vertebrados.

OSTEOLOGIA DA ÓRBITA

Ossos orbitais surgem de uma série complexa de ossificações primárias ou secundárias em torno do nervo e do cálice óptico. Inicialmente, as cavidades ópticas estão posicionadas 170° a 180° de distância em lados opostos do prosencéfalo. Posteriormente, estes começam a girar anteriormente, à medida que os ossos orbitais primordiais são formados ao redor deles.[5]

Em adultos, a órbita óssea apresenta um volume de cerca de 30 cm³. É composto de sete ossos (Boxe 12.2.1). Exceto por uma série de canais, fissuras e forames que se comunicam com os compartimentos extraorbitários, a órbita é um compartimento fechado com uma ampla abertura anterior (Figura 12.2.1).

Teto orbital

O teto orbital é composto pela placa orbital do osso frontal com uma pequena contribuição da asa menor do osso esfenoide no ápice. Esse osso é uma lâmina fina que separa anteriormente a órbita do seio frontal e, posteriormente, da fossa craniana anterior.

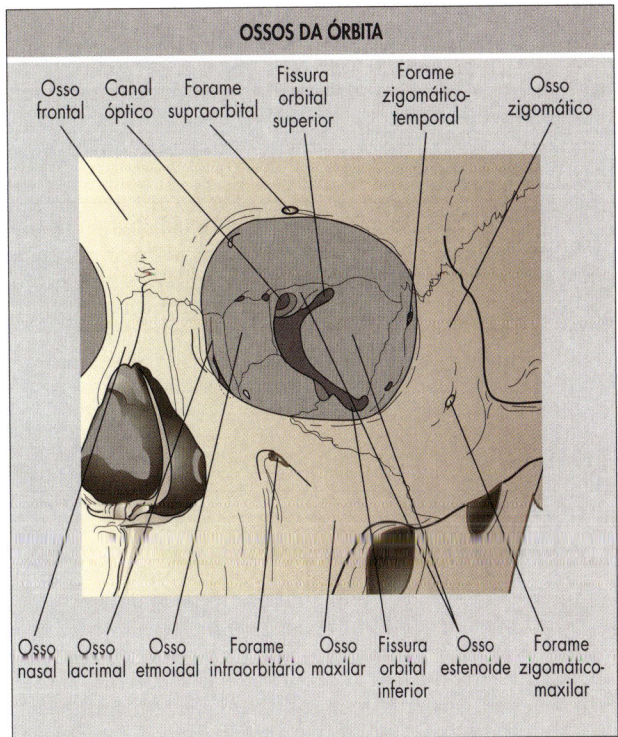

Figura 12.2.1 Anatomia óssea da órbita em vista frontal. (Redesenhada com permissão de Dutton JJ. Atlas of clinical and surgical orbital anatomy. 2ª ed. Londres: Elsevier Saunders; 2011. p. 22.)

O teto inclina-se para trás e para baixo a partir da borda orbital em direção ao ápice e ao canal óptico. O canal óptico mede de 5 a 6 mm de diâmetro e de 8 a 12 mm de comprimento; orienta-se posteromedialmente cerca de 35° para o plano sagital mediano e para cima cerca de 38° em relação ao plano horizontal.

Parede orbital lateral

A parede lateral é formada posteriormente pela asa maior do osso esfenoide e pelo processo zigomático do osso frontal e, anteriormente, pelo processo orbital do osso zigomático.[6] Encontra-se em um ângulo de quase 45° em relação ao plano mediano sagital. A parede lateral é delimitada abaixo pela fissura orbitária inferior e medialmente pela fissura orbital superior. A linha de sutura frontozigomática ziguezagueia aproximadamente horizontalmente e atravessa a borda superotemporal perto da fossa da glândula lacrimal.

A parede lateral contém duas áreas de osso espesso, o trígono posterolateral no osso esfenoide e a bacia inferolateral no osso zigomático. O desgaste dessas regiões tornou-se um componente importante da cirurgia de descompressão equilibrada da parede mediolateral.[7]

Assoalho orbital

O assoalho é o mais curto das paredes orbitais, estende-se apenas 35 a 40 mm do rebordo inferior. O assoalho orbital é composto principalmente pelo osso maxilar; o osso zigomático forma a porção anterolateral e o osso palatino se encontra na extensão posterior do assoalho. O assoalho orbital é mais fino apenas medialmente ao canal infraorbital, que é o local mais comum de fraturas do tipo *blow-out*. O assoalho orbital mostra o maior grau de deformação quando a força externa é aplicada,[8] o que explica a alta taxa de fraturas do assoalho em associação até mesmo a pequenos graus de trauma contuso.

O sulco infraorbital começa na fissura orbital inferior e corre para a frente no osso maxilar. Dentro deste canal situa-se ainda a divisão maxilar do nervo trigêmeo e da artéria maxilar. Estes saem logo abaixo da borda orbital central no forame infraorbital.

O assoalho é separado da parede lateral da órbita pela fissura orbital inferior, que tem aproximadamente 20 mm de comprimento e corre da direção anterolateral para a posteromedial. A fissura inferior contém estruturas que vão da órbita à fossa pterigopalatina posteriormente e da fossa infratemporal para a região anterior.

Parede orbital medial

As paredes mediais das órbitas são aproximadamente paralelas entre si e com o plano sagital mediano. A parede medial é composta em grande parte pela fina lâmina papirácea do osso etmoide. Esta placa é excepcionalmente frágil, medindo apenas 0,2 a 0,4 mm de espessura. A lâmina papirácea oferece pouca resistência à expansão das mucoceles do seio etmoidal e comumente transmite processos inflamatórios e infecciosos da sinusite para a órbita.

Posterior ao osso etmoide, o corpo do osso esfenoide completa a parede medial até o ápice.[6] A parede medial termina no forame óptico, em que o esfenoide forma a parede medial do canal óptico.

Dentro da linha de sutura frontoetmoide na órbita superomedial estão os forames etmoidal anterior e posterior. O primeiro geralmente fica a 20 a 25 mm atrás da crista lacrimal anterior e a última por volta de 32 a 35 mm atrás da crista anterior e 5 a 10 mm anterior ao canal óptico.[9,10] Esses forames transmitem ramos da artéria oftálmica e do nervo nasociliar para o seio etmoidal e para o nariz. Esses vasos são frequentemente lesados em traumas orbitais e são as principais fontes de hematomas subperiosteais. Essas aberturas marcam o nível aproximado do teto do labirinto etmoidal e do assoalho da fossa craniana anterior. A placa cribriforme pode estar até 10 mm abaixo desse nível, apenas medial à raiz do corneto médio, e pode ser fraturada durante a cirurgia da parede medial.

Anterior ao etmoide é o osso lacrimal, uma placa fina que contém a crista lacrimal posterior e forma a metade posterior da fossa do saco lacrimal. Um resumo dos ossos orbitais é mostrado no Boxe 12.2.2.

SISTEMA DE TECIDO CONJUNTIVO

No ser humano, um sistema extensivo de tecido conjuntivo forma uma estrutura para compartimentalização e suporte de todas as estruturas orbitais.[10,11] É essencial manter as relações anatômicas apropriadas entre os componentes estruturais.[12-16] Alguns septos do tecido conjuntivo estão alinhados com as direções de força que resistem ao deslocamento dos músculos extraoculares durante a contração. Outros suspendem e suportam elementos vasculares e neurais orbitais delicados. Os componentes essenciais deste sistema incluem a periórbita, os sistemas septais orbitais e a cápsula de Tenon.[17,18]

BOXE 12.2.2 Ossos da órbita que compõem cada parede.

Teto
- Osso frontal
- Asa menor do osso esfenoide

Parede medial
- Processo frontal do osso maxilar
- Osso lacrimal
- Osso etmoidal
- Corpo do osso esfenoide

Assoalho
- Osso maxilar
- Osso zigomático
- Osso palatino

Parede lateral
- Osso zigomático
- Asa maior do osso esfenoide

Periórbita

A órbita é revestida com periósteo que é frouxamente aderente aos ossos orbitais subjacentes. Aplicadas à superfície interna do periósteo estão múltiplas camadas de tecido conjuntivo orbital, que são contínuas com os sistemas septais transorbitais. Juntos, esta camada complexa é conhecida como periórbita.

Dentro da órbita, a periórbita serve para suportar os extensos sistemas septais e estabilizar as estruturas anatômicas. Na borda orbital, as camadas internas do sistema de tecido conjuntivo se separam do periósteo no arco marginal e se estendem até as pálpebras como o septo orbital. Assim, o septo representa o limite anterior do compartimento orbital.

Sistema do septo orbital

Os septos do tecido conjuntivo estão suspensos na periórbita para formar uma teia radial e circunferencial complexa de cintas interligadas.[12-15] Esses septos formam cápsulas finas ao redor dos lóbulos de gordura e também envolvem os músculos extraoculares, o nervo óptico e os elementos neurovasculares. Os retináculos fasciais fornecem suporte e mantêm relações espaciais constantes entre essas estruturas durante os movimentos oculares.[19] Esses septos são responsáveis pela transmissão de forças restritivas dos músculos extraoculares encarcerados após o trauma, mesmo na ausência de um verdadeiro aprisionamento muscular.

O sistema fascial anterior da órbita suporta principalmente o globo, estruturas orbitais anteriores (como a glândula lacrimal e o tendão do oblíquo superior) e as pálpebras. Consiste em várias condensações e ligamentos bem desenvolvidos. Essas estruturas incluem o ligamento inferior de Lockwood, o ligamento suspensor superior de Whitnall, os ligamentos lacrimais e o septo intermuscular. Eles coordenam movimentos entre o globo e as pálpebras e suspendem o globo para que os movimentos de olhar fixo ocorram em torno de eixos de rotação estáveis (Figura 12.2.2).

O sistema de tecido conjuntivo é mais bem desenvolvido na órbita média. Aqui forma retináculos fasciais bem definidos e complexos suspensórios associados a cada um dos músculos extraoculares (Figura 12.2.3).

Cápsula de Tenon

A cápsula de Tenon é uma camada de tecido conjuntivo denso, elástico e vascular que envolve o globo, exceto sobre a córnea, e investe as porções anteriores dos músculos extraoculares. Essa estrutura começa na esclera perilímbica anteriormente e se estende ao redor do globo até o nervo óptico, em que se mistura com fibras da bainha dural e da esclera.

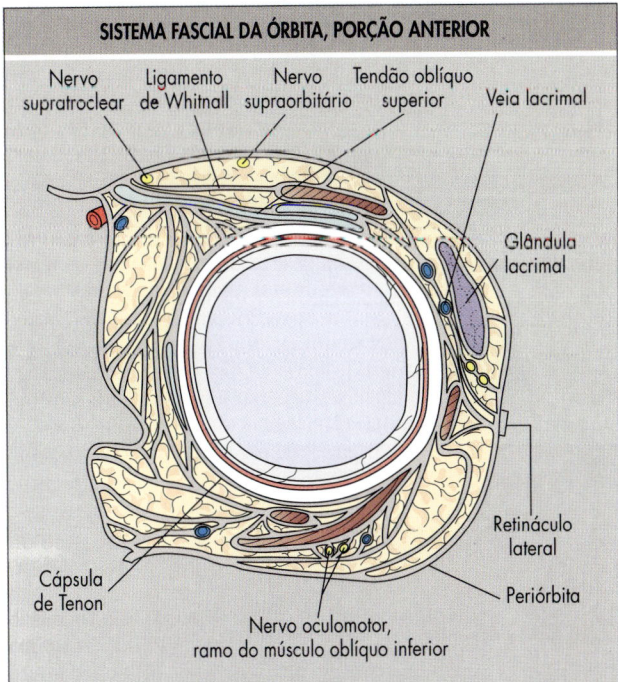

Figura 12.2.2 Sistema de tecido conjuntivo em corte frontal transversal pela órbita anterior ao nível do ligamento de Whitnall. (Adaptada com permissão de Dutton JJ. Atlas of clinical and surgical orbital anatomy. 2ª ed. Londres: Elsevier Saunders; 2011. p. 122.)

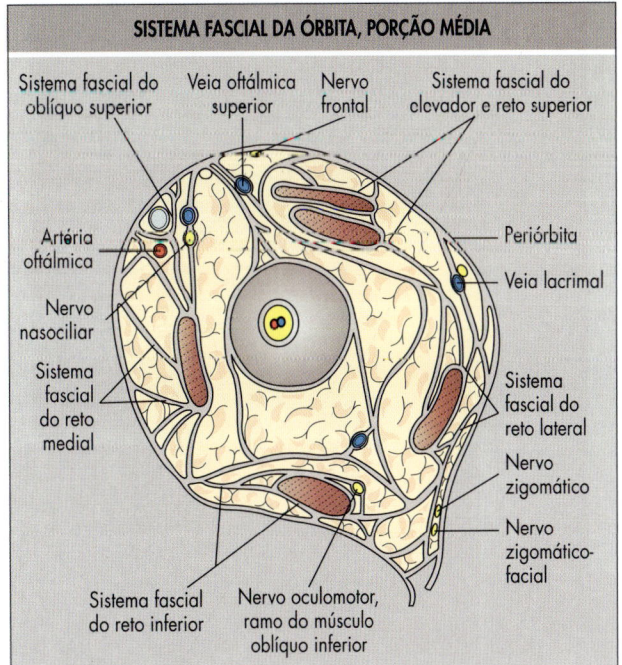

Figura 12.2.3 Sistema de tecido conjuntivo na visão frontal transversal através da órbita média. (Adaptada com permissão de Dutton JJ. Atlas of clinical and surgical orbital anatomy. 2ª ed. Londres: Elsevier Saunders; 2011. p. 121.)

A caminho do ápice orbital para o globo, os músculos extraoculares devem penetrar na cápsula de Tenon. Os quatro músculos retos perfuram essa estrutura posterior ao equador do olho. À medida que avançam, os músculos e suas bainhas finas e fibrosas são envolvidos por extensões semelhantes à manga da cápsula de Tenon, que correm com elas até suas inserções.

MÚSCULOS DE MOTILIDADE OCULAR

Seis músculos extraoculares estriados são fixados ao olho e fornecem movimento ocular.[20] Os quatro músculos retos surgem posteriormente do anel de Zinn, uma banda fibrosa que é contínua com a periórbita e dura no forame óptico.[21] Os músculos correm para a frente a partir do anel de Zinn, cercados por uma bainha contínua com os sistemas fasciais orbitais. Tais sistemas ajudam a manter os músculos em alinhamento adequado e minimizam os desvios vetoriais que de outra forma estariam associados ao movimento ocular (Figura 12.2.4).[22,23]

O músculo oblíquo superior surge acima do anel de Zinn apenas superior e medial ao forame óptico. Ele avança ao longo da parede orbital superomedial até a tróclea cartilaginosa, através da qual seu tendão desliza antes de virar nitidamente lateralmente para se inserir no aspecto superoposterior do globo.[24]

O músculo oblíquo inferior surge anteriormente de uma pequena depressão logo abaixo e lateralmente à fossa do saco lacrimal. Passa lateralmente e ligeiramente para trás para se inserir na superfície inferoposterior do globo próximo à mácula. Ao longo de seu curso, a bainha do músculo oblíquo inferior une-se à do músculo reto inferior e à cápsula de Tenon logo atrás da borda orbital para formar o ligamento suspensor inferior de Lockwood. A fáscia capsulopalpebral se estende anteriormente deste ligamento para a placa tarsal inferior.

O músculo levantador da pálpebra superior origina-se do anel de Zinn e da asa menor do esfenoide. Ele corre ao longo do teto orbital em grande aproximação ao músculo reto superior. Perto da borda orbital, uma condensação horizontal é vista dentro da bainha do músculo para formar o ligamento transversal proeminente de Whitnall. Este último funde-se à parede orbital perto da tróclea e ao redor da glândula lacrimal. O ligamento de Whitnall é uma estrutura suspensória importante para a órbita superior e a pálpebra e não deve ser cortado.

Anterior ao ligamento de Whitnall, o músculo elevador entra em uma aponeurose fina e fibrosa que gira inferiormente e se espalha para dentro da pálpebra. Insere-se nos dois terços inferiores da face anterior do tarso.

NERVOS MOTORES DA ÓRBITA

Os músculos extraoculares são inervados pelo terceiro, quarto e sexto nervos cranianos.[25] O nervo oculomotor (terceiro nervo craniano) entra na órbita através de dois ramos. O ramo superior inerva os músculos reto e elevador superiores. O ramo inferior envia fibras para os músculos reto inferior, reto medial e oblíquo inferior. Com a divisão inferior do nervo oculomotor, funcionam as fibras parassimpáticas que surgem do subnúcleo Edinger-Westphal. Essas sinapses no gânglio ciliar são laterais e inferiores ao nervo óptico em 1,5 a 2 cm atrás do globo.[26] Eles progridem através dos nervos ciliares curtos até o corpo ciliar e o esfíncter da íris. Pouca redundância ocorre nesses nervos, de modo que eles podem ser facilmente lesados durante a dissecção orbital. Isso resulta em distúrbios da função pupilar e acomodação.

O nervo troclear (quarto nervo craniano) entra no espaço extraconal da órbita superior através da fissura orbital superior acima do anel de Zinn. Aqui, ele cruza o músculo reto e o músculo elevador superior e corre ao longo da superfície externa do músculo oblíquo superior antes de penetrar sua substância no terço posterior da órbita. Nessa posição contra o teto orbital, o nervo troclear é facilmente danificado durante o trauma contuso.

O nervo abducente (sexto nervo craniano) entra no espaço intraconal da órbita através da fenda orbital superior e anel de Zinn. O nervo corre lateralmente para suprir o músculo reto lateral.

Os nervos simpáticos entram na órbita através de várias vias diferentes para inervar as paredes musculares vasculares, a íris e os músculos acessórios retratores de Müller da pálpebra (Figura 12.2.5).[27]

NERVOS SENSORIAIS DA ÓRBITA

O nervo óptico não é tecnicamente um nervo sensitivo, mas um trato do sistema nervoso central que surge das células ganglionares da retina. A porção orbital do nervo é redundante para permitir o movimento ocular. Mede cerca de 3 cm de comprimento e toma

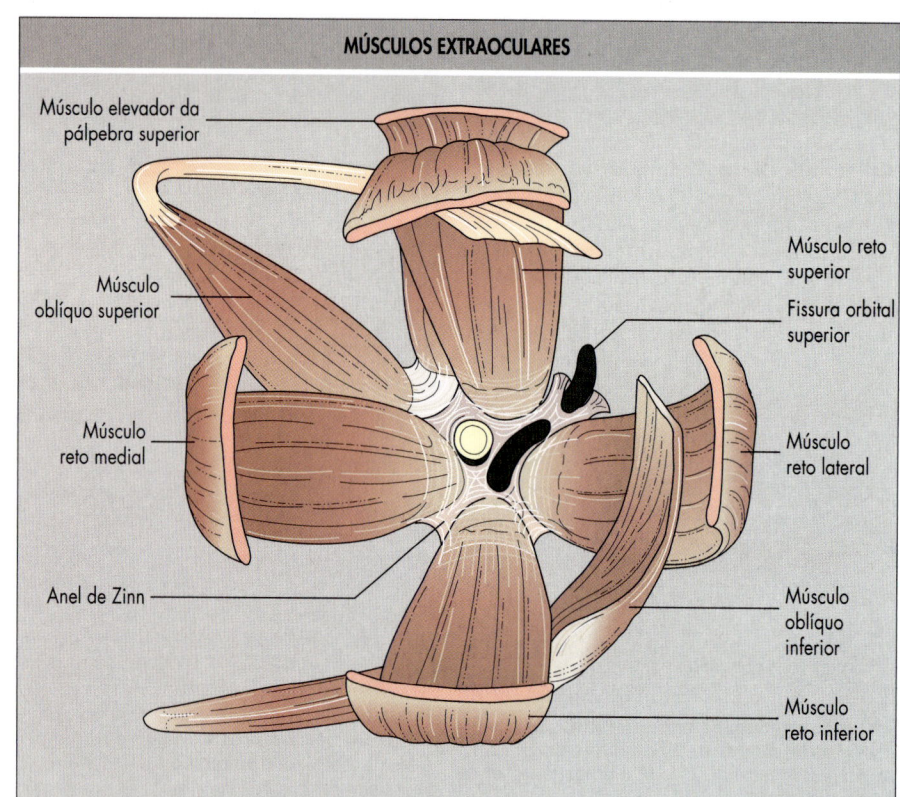

Figura 12.2.4 Músculos extraoculares. Músculos orbitais da motilidade ocular, como visto no plano coronal. (Adaptada com permissão de Dutton JJ. Atlas of clinical and surgical orbital anatomy. 2ª ed. Londres: Elsevier Saunders; 2011. p. 39.)

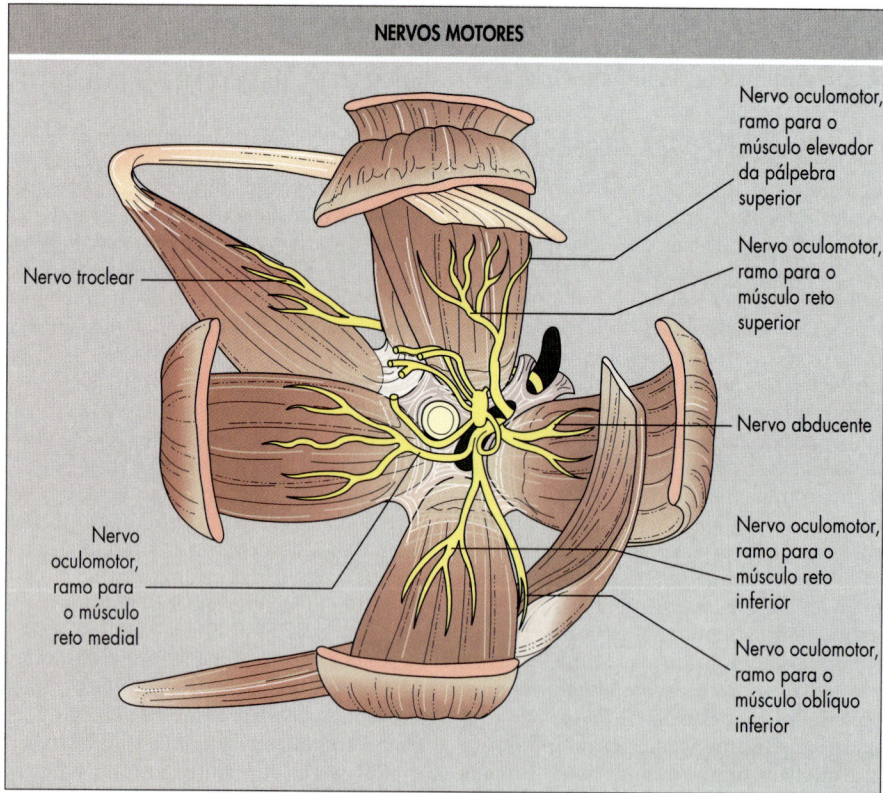

Figura 12.2.5 Nervos motores da órbita que servem os músculos da motilidade ocular, na vista coronal. (Adaptada com permissão de Dutton JJ. Atlas of clinical and surgical orbital anatomy. 2ª ed. Londres: Elsevier Saunders; 2011. p. 67.)

um caminho sinusoidal do globo para o canal óptico. Em estreita aproximação com o nervo estão a artéria oftálmica perto do ápice orbital e a veia oftálmica superior na órbita média. Ambos os vasos são superiores ao nervo na maioria dos indivíduos. A artéria central da retina corre ao longo do lado inferolateral do nervo para entrar na dura-máter a cerca de 1 cm do globo. As artérias ciliares posteriores curtas e longas ficam perto do nervo durante grande parte do seu comprimento e são altamente complexas e redundantes perto do globo.

A inervação sensitiva da órbita é principalmente da divisão oftálmica do nervo trigêmeo (quinto nervo craniano) (Figura 12.2.6). A divisão maxilar inerva porções da órbita inferior. A divisão oftálmica divide-se em ramos no seio cavernoso, exatamente quando passa para a fissura orbital superior.[28] O nervo lacrimal entra acima do anel de Zinn e prossegue ao longo da órbita superolateral até a glândula lacrimal e a pálpebra superior. O nervo frontal corre entre o músculo elevador e o teto orbital e sai da órbita na fissura supraorbital. Mais ou menos ao nível posterior do globo, dá origem ao nervo supratroclear, que sai da órbita no rebordo superomedial.

O nervo nasociliar é um ramo da divisão oftálmica que entra na órbita através da fissura orbital superior e do anel de Zinn. Atravessa de lateral para medial sobre o nervo óptico depois de enviar pequenos ramos sensoriais que atravessam o gânglio ciliar sem sinapse e continuam para o globo com os nervos ciliares curtos. Ao passar para o lado medial do nervo óptico, o nervo nasociliar desprende os longos nervos ciliares posteriores, que se estendem para o globo posterior. O nervo nasociliar continua para a frente e sai na borda superomedial como o nervo infratroclear.

Estudos recentes mostraram conexões neurais complexas entre o nervo trigêmeo e nervos motores para os músculos extraoculares no seio cavernoso e na órbita posterior. Não está claro se estes são todos sensoriais, ou alguma combinação de nervos sensoriais e simpáticos.[29]

SUPRIMENTO SANGUÍNEO DA ÓRBITA

O suprimento arterial para a órbita surge do sistema carotídeo interno através da artéria oftálmica, com conexões anastomóticas ao sistema carotídeo externo através dos vasos faciais superficiais.[30] A artéria oftálmica entra na órbita através do canal óptico inferotemporal ao nervo óptico (Figura 12.2.7). Em cerca de 83% dos indivíduos, o vaso atravessa o nervo para o lado medial da órbita; nos 17% restantes, cruza abaixo do nervo.[31] Logo após entrar na órbita, a artéria oftálmica emite vários ramos, com alguma variabilidade na sequência entre os indivíduos. A artéria central da retina geralmente é o primeiro ramo. Ele corre ao longo do aspecto inferior do nervo óptico para penetrar na dura-máter entre 8 e 15 mm atrás do globo. A artéria lacrimal geralmente surge em seguida e dá origem à artéria zigomático-temporal, que penetra na parede lateral em torno da órbita média, e à artéria zigomático-facial, que corre inferolateralmente para sair através de um pequeno forame no osso zigomático. A artéria lacrimal termina nas pálpebras como as artérias palpebral lateral inferior e superior.

Como a artéria oftálmica passa em direção à órbita medial, o ramo supraorbital é liberado. Esta passa através do septo

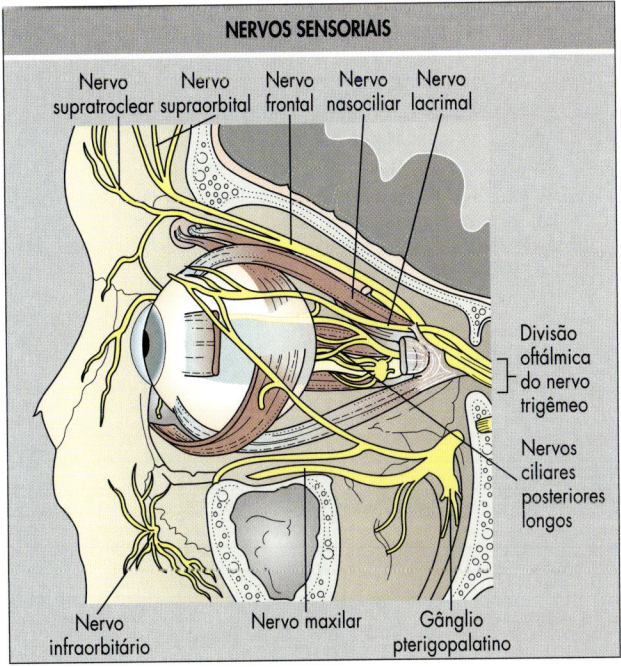

Figura 12.2.6 Nervos sensoriais da órbita, em visão lateral. (Adaptada com permissão de Dutton JJ. Atlas of clinical and surgical orbital anatomy. 2ª ed. Londres: Elsevier Saunders; 2011. p. 73.)

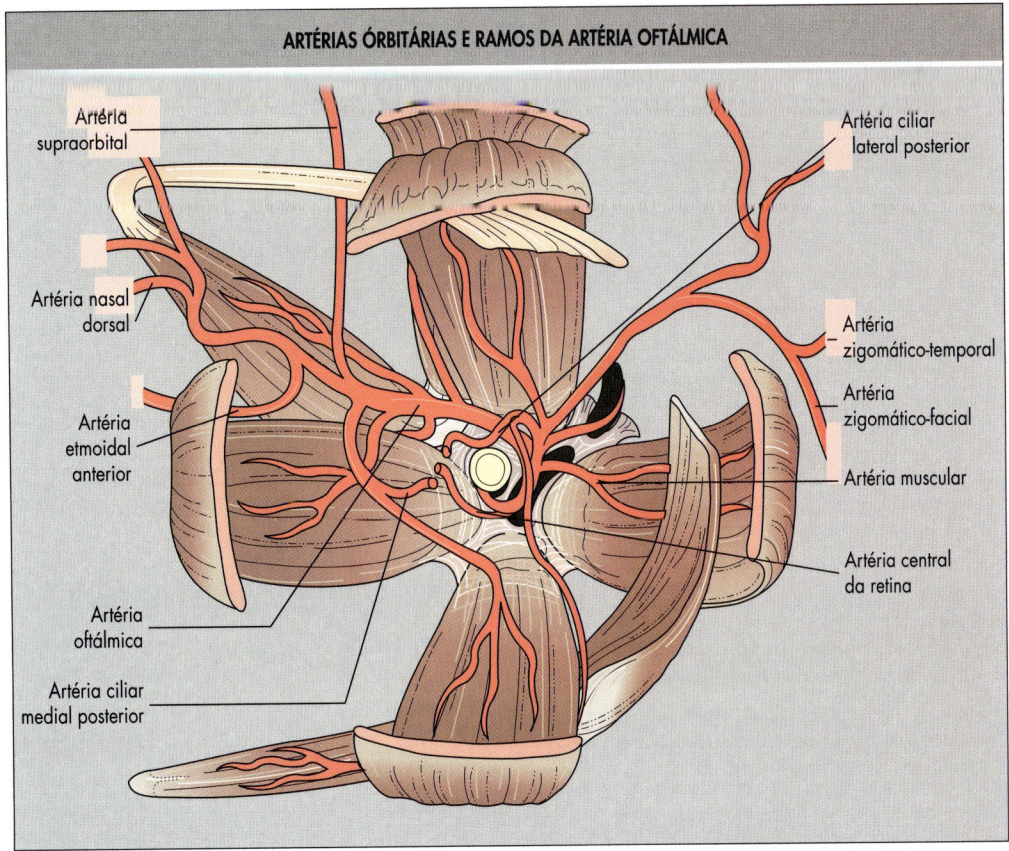

Figura 12.2.7 Suprimento arterial à órbita, na vista coronal. (Adaptada com permissão de Dutton JJ. Atlas of clinical and surgical orbital anatomy. 2ª ed. Londres: Elsevier Saunders; 2011. p. 93.)

intermuscular medial ao músculo elevador e avança com o nervo frontal para a incisura supraorbital. Na órbita medial, a artéria oftálmica dá origem às artérias etmoidais posteriores e anteriores, que entram no forame etmoidal.[32,33] A artéria oftálmica então continua para a frente, saindo logo acima do canto medial como artéria dorsal do nariz. Aqui, desprende as artérias palpebrais mediais inferior e superior. A ordem de ramificação é resumida no Boxe 12.2.3.

DRENAGEM VENOSA DA ÓRBITA

A drenagem venosa da órbita ocorre principalmente através de veias oftálmicas inferiores (Figura 12.2.8).[34-36] A veia oftálmica superior origina-se na borda orbital superomedial dos ramos das veias angular, supratroclear e supraorbital.[37,38] Ao se mover para trás ao longo da órbita medial, juntam-se os ramos que drenam os músculos reto medial e superior e o músculo elevador e pelas veias do vórtice superiores, a veia etmoidal anterior e os ramos colaterais da veia oftálmica inferior.[39] Na altura da órbita média, ele atravessa a órbita lateral logo abaixo do músculo reto superior. Aqui é unido pela veia lacrimal e continua posteriormente a entrar no seio cavernoso pela fissura orbital superior.[40]

A veia oftálmica inferior tem origem indistinta em um plexo de pequenos vasos na órbita inferior. Passa para trás ao longo do músculo reto inferior e é unida por ramos que drenam os músculos reto inferior e oblíquo inferior, as veias vorticosas inferiores e o músculo reto lateral.

BOXE 12.2.3 Ordem de ramificação mais comum da artéria oftálmica.

1. Artéria central da retina
2. Artéria ciliar posterior lateral
3. Artéria lacrimal
4. Ramo muscular para os músculos reto superior e elevador
5. Artérias etmoidais e supraorbitais posteriores
6. Artéria ciliar posterior medial
7. Ramo muscular para músculo reto medial
8. Ramo muscular para músculo oblíquo superior
9. Ramo para o tecido conjuntivo
10. Artéria etmoidal anterior
11. Artéria palpebral medial inferior
12. Artéria palpebral média superior
T1. Artéria nasal dorsal
T2. Artéria supratroclear

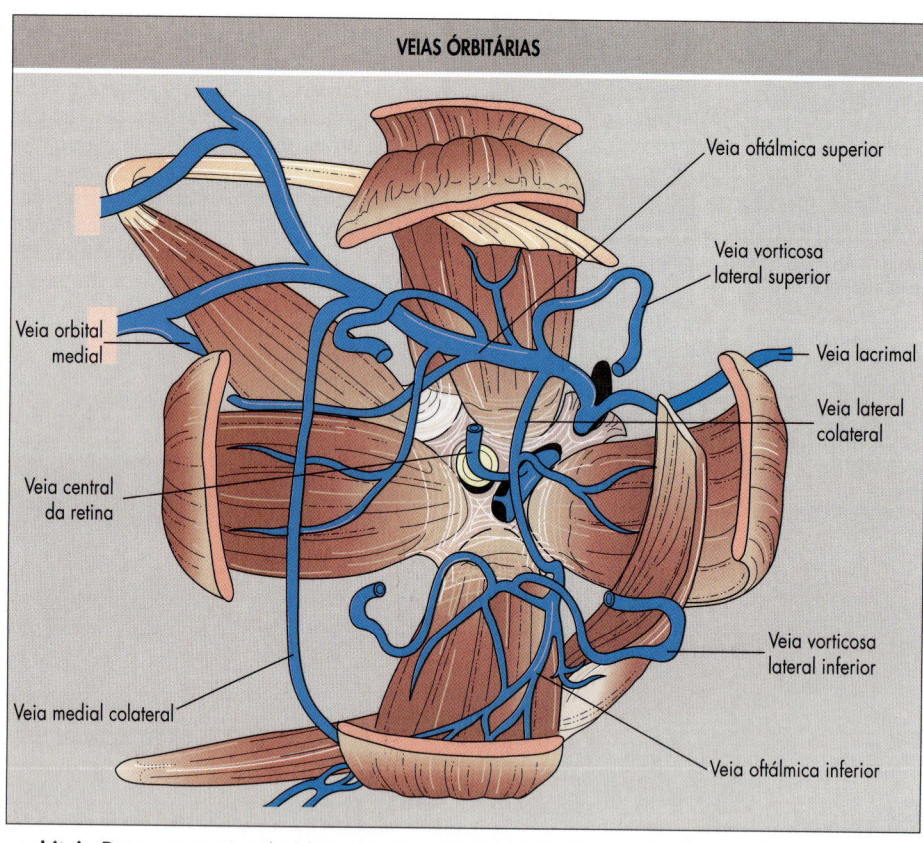

Figura 12.2.8 Veias orbitais. Drenagem venosa da órbita, na vista coronal. (Adaptada com permissão de Dutton JJ. Atlas of clinical and surgical orbital anatomy. 2ª ed. Londres: Elsevier Saunders; 2011. p. 103.)

BIBLIOGRAFIA

Burkar CN, Lemke BN. Anatomy of the orbit and its related structures. Otolaryngol Clin North Am 2005;38:825–56.
Demer JL. Mechanics of the orbita. Dev Ophthalmol 2007;40:132–57.
Dutton JJ. Atlas of clinical and surgical orbital anatomy. 2nd ed. London: Elsevier Saunders; 2011.
Gausas RE. Advances in applied anatomy of the eyelid and orbit. Curr Opin Ophthalmol 2004;15:422–5.
Hayreh SS. The ophthalmic artery, III. Branches. Br J Ophthalmol 1962;46:212–47.
Hayreh SS, Dass R. The ophthalmic artery, II. Intra-orbital course. Br J Ophthalmol 1962;46:165–85.
Horn AK, Leigh RJ. The anatomy and physiology of the ocular motor system. Handb Clin Neurol 2011;102:21–69.
Koornneef L. Eyelid and orbital fascial attachments and their clinical significance. Eye 1988;2:130–4.
Koornneef L. The architecture of the musculo-fibrous apparatus in the human orbit. Acta Morphol Neerl Scand 1977;15:35–64.
Zide BM, Jelks GW. Surgical anatomy of the orbit. New York: Raven Press; 1985.

As referências completas estão disponíveis no **GEN-io**.

PARTE 12 ÓRBITA E OCULOPLÁSTICA

SEÇÃO 1 Anatomia e Imaginologia Orbitária

Imaginologia da Órbita 12.3

Jonathan J. Dutton

Definição:
- Tomografia computadorizada: técnica de imagem em que as diferenças de contraste são baseadas na densidade tecidual de acordo com a passagem de raios X através dos tecidos
- Imagem por ressonância magnética: técnica de imagem em que as diferenças são baseadas na densidade dos prótons dos tecidos e nas suas características de ressonância de acordo com as relações bioquímicas dentro da malha atômica
- Processos patológicos orbitais geralmente apresentam características que podem ajudar a reduzir as possibilidades de diagnóstico quando consideradas em combinação com os achados clínicos.

Características principais
- A tomografia computadorizada orbital é o procedimento de imagem de escolha para avaliação óssea em detalhe
- A ressonância magnética tornou-se a técnica mais importante para a maioria das lesões orbitais, para o nervo óptico e para o ápice orbital, em que pode distinguir os tecidos com base em suas diferenças bioquímicas.

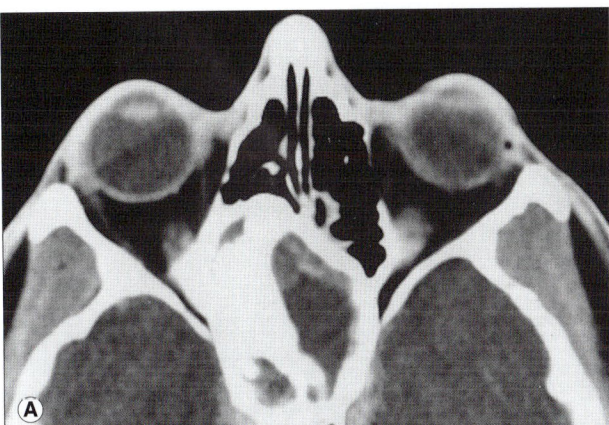
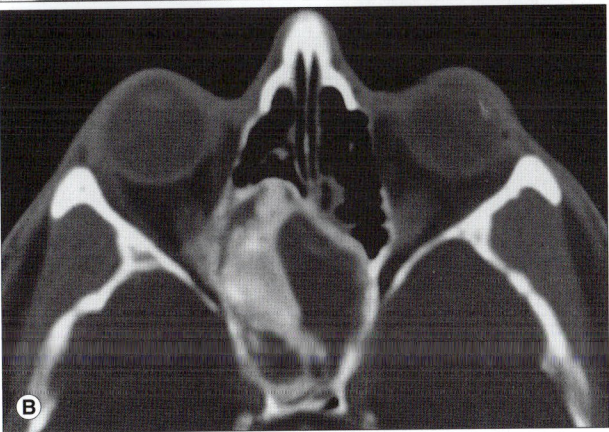

Figura 12.3.1 Tomografia computadorizada axial das órbitas. **A.** Janela de partes moles. **B.** Janela óssea.

INTRODUÇÃO

A patologia orbitária, muitas vezes, apresenta um desafio ao fazer um diagnóstico acurado. O exame radiográfico é passo essencial na avaliação de todos os pacientes com suspeita de doença orbitária e pode ajudar a estreitar o diagnóstico diferencial. Embora os exames de imagem possam contribuir com dados significativos, a informação clínica pertinente é necessária para uma interpretação radiográfica adequada.[1] Os padrões e características de imagem podem frequentemente indicar possibilidades de diagnóstico específicas em comparação com a anatomia normal esperada.[2] A imagem orbital também pode ajudar o médico a planejar a abordagem terapêutica ou cirúrgica mais apropriada.[3-6] A tomografia computadorizada (TC) e o exame de imagem por ressonância magnética (RM) substituíram amplamente as técnicas mais antigas (Figura 12.3.1). A RM, em particular, tem se mostrado valiosa no delineamento de estenoses orbitárias, incluindo vasos sanguíneos, nervos e septos do tecido conjuntivo.[7-9]

ANATOMIA ORBITAL SEM ALTERAÇÃO NO CORTE AXIAL

Corte axial da porção mais baixa da órbita

O plano axial é horizontal através da órbita, perpendicular ao eixo cefalocaudal do corpo. O assoalho orbital aparece como uma densidade fina e oblíqua que vai de anteromedial a posterolateral, separando a órbita do seio maxilar.[10,11] Como o assoalho se inclina gradualmente para trás e para cima, seções transversais sucessivamente mais altas são cortadas em sequências de varredura axial. A cavidade orbital é delimitada medialmente pela crista lacrimal anterior e lateralmente pela borda lateral do osso zigomático. Posterior à órbita está a base do crânio.[12] Uma linha fina se arqueia através da abertura orbital, desde as bordas ósseas mediais até as laterais; isso representa o septo inferior da pálpebra e orbital.[3]

Dependendo do nível do corte, a cavidade orbital pode parecer vazia (porque contém apenas gordura orbital) ou pode conter uma densidade arredondada que representa a esclera cortada tangencialmente. Ocasionalmente, o músculo oblíquo inferior é visto como uma banda oblíqua de tecido de densidade média e, em cortes ligeiramente superiores, o músculo reto inferior pode aparecer como uma densidade posteriormente adjacente ao globo.

Corte axial da órbita inferior

Em baixas seções axiais através da órbita inferior, o assoalho aparece novamente como uma densidade fina que separa a cavidade orbital do seio maxilar. No canto posterolateral da órbita, em que o assoalho se aproxima da parede lateral, uma calha separa o corpo do osso esfenoidal da asa maior. Esta é a fissura orbital inferior. Posteriormente, atrás do músculo reto inferior, essa fissura se comunica entre o espaço orbital e a fossa pterigopalatina. No canto anteromedial da órbita, a fossa do saco lacrimal é vista como uma depressão no processo orbital do osso maxilar.

Dentro do espaço orbital, uma densidade central e arredondada representa o globo. Como o vítreo é essencialmente aquoso, parece vazio (preto) na TC. No exame de RM, o vítreo aparece escuro nas sequências ponderadas em T1 e brilhante nas sequências ponderadas em T2. Logo atrás do globo há uma densidade arredondada que fica na parte central do chão orbital e é descontínua com o globo. Este é o corte do músculo reto inferior em seção transversal.

Corte axial da porção mediana da órbita

Em varreduras axiais através da porção mediana da órbita, o globo é visto na seção equatorial (Figuras 12.3.2 e 12.3.3). Anteriormente, a lente é vista como uma densidade oval. Nas seções de RM, o corpo ciliar pode ser distinguido em ambos os lados da lente.[3] Atrás do globo, observa-se o nervo óptico aparecer da esclera posterior e correr em direção ao ápice orbital.[13,14]

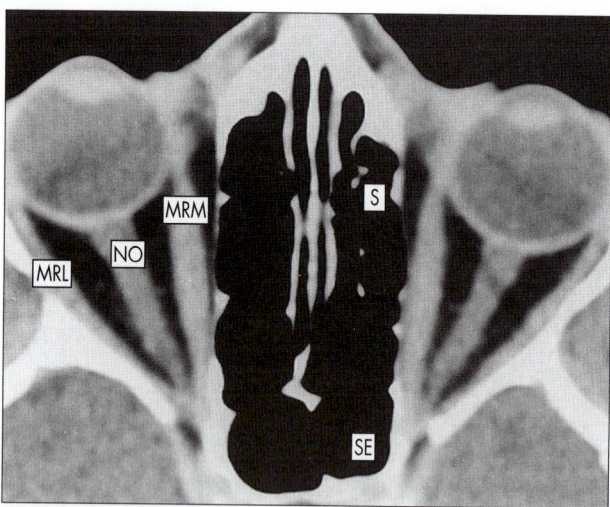

Figura 12.3.2 Tomografia computadorizada axial da órbita média. O globo e o nervo óptico são vistos no plano axial, juntamente com os músculos reto medial e lateral. *S*, seio etmoidal; *MRL*, músculo reto lateral; *MRM*, músculo reto medial; *NO*, nervo óptico; *SE*, seio esfenoidal.

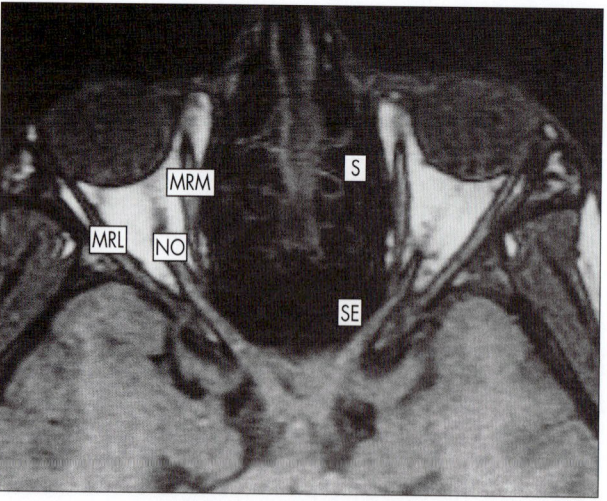

Figura 12.3.3 Ressonância magnética axial da órbita média. O corte é ligeiramente mais alto do que na Figura 12.3.2. Os nervos ópticos são vistos passando de volta ao quiasma óptico. *S*, seio etmoidal; *MRL*, músculo reto lateral; *MRM*, músculo reto medial; *NO*, nervo óptico; *SE* seio esfenoidal.

Na porção mediana da órbita, uma linha suavemente aumentada curvada cruza a órbita de lateral para medial. Esta é a veia oftálmica superior.[15] Próximo ao ápice da órbita, observa-se que um pequeno vaso aumentado atravessa o nervo óptico de lateral para medial. Esta é a segunda porção da artéria oftálmica. Ao longo das paredes orbitais estão os músculos reto lateral e medial. Em níveis ligeiramente mais elevados, tanto o músculo reto medial quanto o oblíquo superior são frequentemente vistos juntos. Em ambos os lados da linha média estão os seios etmoidais, com a lâmina papirácea fina que forma a parede medial da órbita. Apenas medialmente às lâminas estão as células de ar etmoidais.

Corte axial da órbita superior

Neste nível, o contorno orbital é mais estreito e termina posteriormente em um ângulo arredondado acima do nível dos canais ópticos. Dentro do contorno orbital, o globo é representado em seção transversal acima do nível da lente. Ao longo da parede medial encontra-se o músculo oblíquo superior que passa pela tróclea anteromedialmente. Perto do ápice orbital, o músculo reto superior aparece como uma faixa larga de tecido voltada para o globo. A veia oftálmica superior é vista como uma estrutura aumentada curvilínea que atravessa de anteromedial para posterolateral, logo abaixo do músculo. Anterolateralmente, próximo à margem orbital lateral, a glândula lacrimal aparece como uma densidade oval entre o osso zigomático e o globo.

Corte axial do teto da órbita

Em seções axiais acima do nível do globo, a órbita aparece como um contorno arredondado posteriormente. Como o teto fica em um plano oblíquo em relação ao corte do tecido, em cada seção superior o teto fica progressivamente mais anterior à medida que se aproxima da borda orbital. O músculo elevador é visto como uma faixa larga que se estende da borda orbital superior para trás ao longo do teto. Anteromedialmente, a tróclea é vista claramente e, em níveis apropriados, o tendão oblíquo superior pode ser visualizado enquanto se espalha sobre o globo superior abaixo da inserção do músculo reto superior.

ANATOMIA ORBITAL SEM ALTERAÇÃO NO PLANO CORONAL

Corte coronal na porção anterior da órbita anterior

O plano coronal é vertical, passando pela órbita paralela ao eixo esquerdo-direito. O plano sagital é vertical, mas em direção anterior-posterior. Nos cortes coronais por meio da órbita mais anterior, o globo é cortado através do nível das pálpebras. O seio frontal está na linha média do teto orbital, abaixo dos lobos frontais do cérebro. O segmento anterior do globo pode aparecer como várias densidades concêntricas que representam a córnea, o cristalino e a esclera anterior. No canto medial superior da órbita estão a tróclea e o tendão do músculo oblíquo superior. Inferiormente, o músculo oblíquo inferior pode ser visto como uma sombra linear que vai da parede da órbita inferomedial até a órbita lateral.

Corte coronal da órbita anterior

Cortes tomográficos que cortam a órbita média anterior passam pelo globo próximo ao equador. Nesse nível, o teto orbital é visto como uma placa fina e curva de osso com uma superfície superior que ondula contra os lobos frontais sobrejacentes. Na linha mediana, está a crista *galli* e, em ambos os lados, a placa cribriforme e o teto do seio etmoidal.

O assoalho orbital é uma placa óssea fina que se estende da extensão mais inferior da lâmina papirácea e inclina-se para baixo e lateralmente à parede orbital inferolateral. Imediatamente abaixo do assoalho está o seio maxilar.

Centralmente, o globo é visto como preenchendo a maior parte do espaço orbital (Figuras 12.3.4 e 12.3.5). Superiormente, o fino músculo reto superior posiciona-se adjacente ao globo, e acima dele está o músculo levantador. Medialmente, o músculo reto medial achatado encontra-se dentro da gordura orbital entre a lâmina papirácea e o globo ocular. Logo abaixo do olho está o músculo reto inferior e, lateralmente, o músculo reto lateral. No canto superomedial, uma sombra pequena e redonda se refere ao músculo oblíquo superior. Na borda medial do complexo do músculo reto-levantador está uma estrutura arredondada aumentada, a veia oftálmica superior.

Corte coronal da parte central da órbita

Nos cortes coronais atrás do globo, as paredes orbitais aparecem como nos cortes mais anteriores. Dentro do espaço central da órbita encontra-se o corte transversal no nervo óptico redondo (Figuras 12.3.6 e 12.3.7). Na RM, o nervo central pode ser facilmente distinguido das bainhas nervosas; os dois são separados pelo evidente espaço subaracnoide. Os quatro músculos retos são vistos contra suas respectivas paredes orbitais cortadas através da parte média do ventre dos músculos. O músculo elevador aparece como uma tira fina separada logo acima e medial ao reto superior. Acima do músculo reto medial, ao longo do canto superomedial da órbita, está o músculo oblíquo superior. A veia oftálmica superior é uma pequena densidade circular que aumenta entre o nervo óptico e o músculo reto superior a caminho da órbita lateral.

Corte coronal do ápice anterior da órbita

Em direção ao ápice, a órbita óssea se estreita para uma seção triangular. Inferolateralmente, o contorno se abre para a fissura orbital inferior que se comunica com a fossa infratemporal. Dentro da órbita, o nervo óptico, o músculo oblíquo superior e todos os quatro músculos retos ainda podem ser identificados como estruturas separadas. A veia oftálmica superior é encontrada mais lateralmente, para a borda lateral do músculo reto superior. A artéria oftálmica é vista logo acima do nervo óptico ao atravessar o nervo de lateral para medial.

Corte coronal do ápice posterior da órbita

Nesse nível, a órbita é reduzida a um espaço pequeno e arredondado, aberto inferiormente à fossa pterigopalatina. É limitada lateralmente pela asa maior do esfenoide e medialmente pelo corpo do esfenoide adjacente ao seio esfenoidal. Superolateralmente, a órbita se abre para a fossa craniana média através da fissura orbital superior.

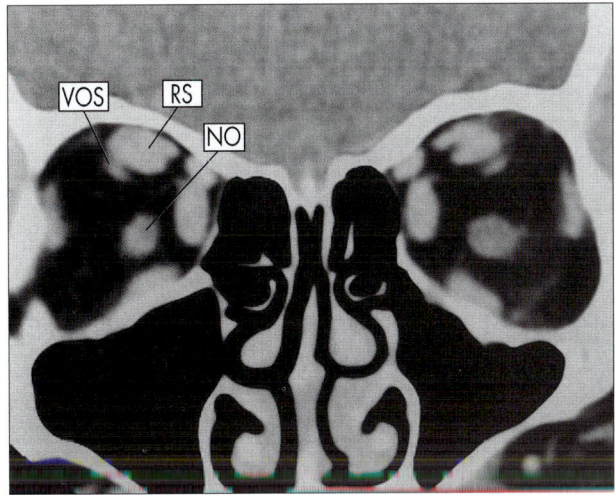

Figura 12.3.6 Tomografia computadorizada coronal da porção mediana da órbita. O nervo óptico repousa centralmente, envolvido pelo músculo reto. Logo abaixo ao limite lateral do reto superior está a veia oftálmica superior. *NO*, nervo óptico; *VOS*, veia oftálmica superior; *MRS*, músculo reto superior.

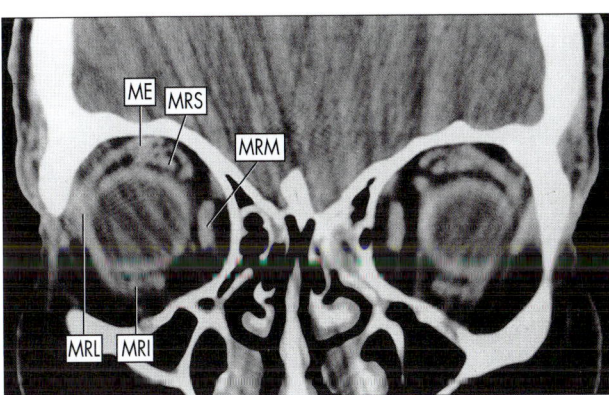

Figura 12.3.4 Tomografia computadorizada coronal da porção anterior da órbita. Os globos oculares estão em corte transversal, e os músculos retos são vistos como estruturas achatadas próximas à esclera. *MRI*, músculo reto inferior; *ME*, músculo elevador; *MRL*, músculo reto lateral; *MRM*, músculo reto medial; *MRS*, músculo reto superior.

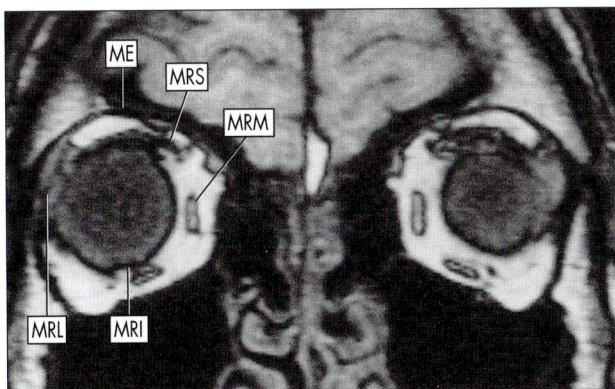

Figura 12.3.5 Ressonância magnética coronal da porção anterior da órbita. O corte é similar ao que é visto na Figura 12.3.4. *MRI*, músculo reto inferior; *ME*, músculo elevador; *MRL*, músculo reto lateral; *MRM*, músculo reto medial; *MRS*, músculo reto superior.

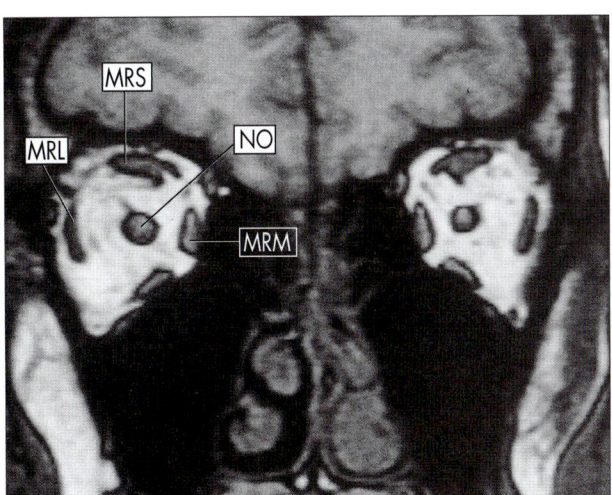

Figura 12.3.7 Ressonância magnética coronal da órbita média. Estruturas são similares àquelas observadas na Figura 12.3.6. *MRL*, músculo reto lateral; *MRM*, músculo reto medial; *NO*, nervo óptico; *MRS*, músculo reto superior.

Recursos de imagens tomográficas computadorizadas de algumas afecções orbitais[1]

Hemangioma cavernoso
Esses tumores vasculares aparecem como uma massa bem definida, oval a redonda, homogênea, com uma densidade um pouco maior que o músculo. Está normalmente localizada no espaço intraconal, mas quando aumentadas podem se estender extraconalmente. Lesões maiores de longa duração podem causar remodelação óssea e, algumas vezes, pequenos focos de cálcio podem ser vistos. O aumento costuma ser leve a moderado, geralmente devido ao baixo fluxo sanguíneo vascular.

Cisto dermoide
Geralmente localizados na borda orbitária superotemporal, os cistos dermoides são tipicamente lesões císticas arredondadas a ovais bem definidas. O sinal interno é baixo quando o teor de gordura é alto, e um nível de fluido adiposo pode ser visto. Os focos densos no cisto representam fragmentos de queratina e sebo. O cisto é circundado por uma parede de densidade aumentada que pode ser parcialmente calcificada. A borda orbital adjacente pode mostrar remodelação ou o cisto pode ser incorporado dentro do osso.

Doença tireoidiana dos olhos
A TC reflete alguns dos principais achados clínicos da doença, proptose e aumento da gordura orbital. Músculos extraoculares múltiplos em uma ou ambas as órbitas são aumentados com a preservação das inserções musculares. Os músculos reto inferior e medial são mais comumente envolvidos. A veia oftálmica superior pode estar aumentada da congestão orbital e o nervo óptico raramente é comprimido pelo músculo aumentado no ápice.

Meningioma da bainha do nervo óptico
Com este tumor da bainha nervosa, o nervo óptico geralmente mostra aumento tubular suave, mas raramente pode ser exofítico quando rompe a dura-máter. Em 20 a 50% dos casos, pode haver focos de calcificação. Com contraste, há acentuado aumento do tumor com uma zona central de baixa atenuação representando o nervo óptico. Este é o chamado sinal do trilho de trem. Com mais lesões posteriores, o canal óptico pode ser aumentado.

Miosite
Um ou, às vezes, vários músculos extraoculares mostram um alargamento um pouco difuso que pode ter bordas irregulares e felpudas. A densidade geralmente é maior que a do músculo normal e, ao contrário da orbitopatia da tireoide, o tendão de inserção também é frequentemente aumentado.

Glioma do nervo óptico
Os gliomas orbitais aparecem tipicamente como um alargamento fusiforme bem delineado do nervo óptico, mas eles podem ser globulares em alguns casos. O nervo pode mostrar tortuosidade ou torção e geralmente é heterogêneo em densidade. Espaços císticos de baixa densidade correspondem a áreas de degeneração mucinosa. O realce varia de imperceptível a moderado. O tumor pode se estender de volta ao quiasma óptico e, ocasionalmente, ao longo das radiações ópticas.

Carcinoma adenoide cístico
A TC mostra uma massa heterogênea centralizada na fossa da glândula lacrimal. Pode ser irregular e mal demarcada ou redonda e bem delineada. Pode se estender ao longo do músculo reto lateral e da parede lateral da órbita até o ápice orbital. Destruição do osso adjacente é comum, especialmente com tumores maiores. Com contraste, muitas vezes há áreas de realce focal marcado.

Mucocele orbital
Em geral, há opacificação de um ou mais seios com extensão de uma massa cística arredondada e definida na órbita adjacente. O osso intermediário pode ser destruído ou remodelado como uma casca fina ao redor do cisto. Quando aumentadas, estruturas orbitais como o nervo óptico e os músculos são deslocadas lateralmente. O conteúdo do cisto é geralmente homogêneo e de baixa densidade quando preenchido com material mucoide, mas, às vezes, pode ser tão denso quanto o músculo quando mais visceral. Não há aumento com contraste.

BIBLIOGRAFIA

Dutton JJ. Atlas of clinical and surgical orbital anatomy. London: Elsevier Saunders; 2011.
Dutton JJ. Radiology of the orbit and visual pathways. London: Elsevier Saunders; 2010.
Grech R, Cornish KS, Galvin PL, et al. Imaging of adult ocular and orbital pathology – a pictorial review. J Roadil Case Rep 2014;8:1–29.
Lee AG, Brazis PW, Garrity JA et al. Imaging for neuro-ophthalmic and orbital disease. Am J Ophthalmol 2004;138:852–62.
Müller-Forell WS, editor. Imaging of orbital and visual pathway pathology. Berlin: Springer-Verlag; 2002.

As referências completas estão disponíveis no **GEN-io**.

PARTE 12 ÓRBITA E OCULOPLÁSTICA
SEÇÃO 2 Pálpebras

Blefaroptose

Caroline W. Vargason e Jeffrey A. Nerad

12.4

Definição: Ptose é definida como a pálpebra superior mais baixa na posição primária do olhar.

Características principais

- Blefaroptose (ptose) é causada pelo enfraquecimento de um ou de ambos os retratores da pálpebra, o músculo levantador da pálpebra superior e o músculo de Müller (músculo orbital), que posicionam a pálpebra superior
- A ptose pode ser amplamente categorizada em tipos comum e incomum. Os tipos comuns são ptose involucional adquirida e ptose congênita simples
- Ptose apresenta vários sintomas, incluindo redução da visão, dor na testa, dor de cabeça, dificuldade para ler e dor no pescoço
- O procedimento cirúrgico pode ser considerado em pacientes sintomáticos ou naqueles que estão descontentes com a aparência caída da pálpebra
- A cirurgia para reparo da ptose tem como objetivo elevar a posição da pálpebra sem causar lagoftalmia excessiva.

BOXE 12.4.1 Diagnóstico diferencial da ptose na pálpebra superior.[8]

Ptose comum
- Ptose involucional adquirida – função normal do elevador
- Ptose simples congênita – função reduzida do elevador

Ptose incomum
Congênita
- Blefarofimose
- Síndrome de Marcus Gunn

Adquirida
- Neurogênica
  - *Miastenia gravis*
  - Paralisia do terceiro par de nervo craniano
  - Síndrome de Horner
- Miogênico
  - Distrofia oculofaríngea
  - Distrofia miogênica
  - Oftalmoplegia externa progressiva crônica
- Pós-traumático

INTRODUÇÃO

Historicamente, a cirurgia de correção de ptose passa por episódios de tentativa e erro. As abordagens cirúrgicas remontam aos antigos árabes e tentaram modificar cada componente anatômico da pálpebra superior e da sobrancelha, incluindo a transposição do músculo reto superior para a pálpebra.[1]

Abordagens cirúrgicas modernas são definidas pela função de levantamento da pálpebra superior. A função deficiente do músculo levantador da pálpebra superior exige a correção pela suspensão frontal. Dransart (1880) descreveu pela primeira vez a suspensão frontal com suturas não absorvíveis, e Wright (1922) popularizou a alça de fáscia lata.[1] A boa função do músculo levantador da pálpebra superior possibilita a correção ressecção do músculo de Müller ou do músculo levantador da pálpebra superior. Bowman (1957) descreveu a primeira ressecção complexa transconjuntival do músculo de Müller – músculo levantador da pálpebra superior, e Jones et al. (1975) introduziram a operação de avanço da aponeurose do músculo levantador da pálpebra superior realizada atualmente.[1,2] A abordagem posterior de tarsectomia de Fasanella-Servat Müller (1961) e müllerectomia de Putterman (1975) também são usadas em pacientes com boa função do músculo levantador (elevador) da pálpebra superior [3-5]

PRINCÍPIO | CLASSIFICAÇÃO SIMPLIFICADA DA PTOSE

Esta classificação simplificada da ptose tem duas categorias principais, *ptose comum* e *ptose incomum*. Uma sólida compreensão dos dois tipos mais comuns de ptose, ptose involucional adquirida e ptose congênita simples, permitirá reconhecer facilmente os tipos incomuns. O Boxe 12.4.1 lista o diagnóstico diferencial de ptose.

Anatomia e função

Para entender a ptose, é importante primeiro conhecer a anatomia normal. A pálpebra superior normal repousa no limbo superior. A pálpebra superior é aberta por retratores, que são os músculos elevadores, de Müller e dos frontais. Como o músculo elevador é o afastador primário da pálpebra superior, as anormalidades no complexo elevador são a superior do nervo oculomotor e seguem a lei de Hering de inervação igual e simultânea.[6,7] Assim, se a ptose for assimétrica e a pálpebra mais ptótica for levantada, qualquer inervação "extra" para a pálpebra menos ptótica desaparecerá, fazendo com que a pálpebra caia.

A normalidade das pálpebras pode ser avaliada medindo-se os três *sinais vitais palpebrais*.[8]

- A distância do reflexo de margem 1 (MRD_1, sigla do inglês *margin reflex distance 1*) é medida do reflexo da luz central até a margem da pálpebra superior. Uma MRD_1 normal é de 4 a 5 mm. Uma MRD_1 baixa define ptose
- A função de levantamento da pálpebra superior, que indica a força do músculo levantador da pálpebra superior, é a excursão medida da margem da pálpebra superior desde o olhar para baixo até o olhar para cima com a sobrancelha imobilizada. Uma função de levantamento da pálpebra normal é de pelo menos 15 mm
- A altura e a resistência da prega da pálpebra fornecem informações adicionais sobre a força do músculo levantador da pálpebra superior. *A tração exercida na pele cria o vinco cutâneo.* Assim, um músculo levantador da pálpebra superior mais fraco exerce menos tração na pele, criando uma prega mais fraca ou menos distinta.

Classificação baseada na função do elevador

A função do músculo levantador da pálpebra superior é a base para a classificação e o tratamento da ptose. Adultos com ptose involucional terão função normal do músculo levantador da pálpebra superior ou quase normal e são tratados com cirurgia de avanço da aponeurose do músculo levantador da pálpebra superior. Crianças com ptose congênita simples terão redução da função do músculo levantador da pálpebra superior e serão tratadas com a cirurgia de suspensão frontal. Se o paciente com ptose não se encaixar nessas categorias, ou seja, um adulto com função do músculo levantador da pálpebra superior muito reduzida ou uma criança com função normal do músculo levantador da pálpebra superior, então deve-se considerar outros diagnósticos incomuns (ver Boxe 12.4.1).

Ptose comum

A maioria dos adultos mais velhos terá ptose involucional adquirida e a maior parte das crianças terá ptose congênita simples. Embora seja uma simplificação excessiva, essa classificação é uma abordagem prática e útil para avaliar pacientes com ptose.

Ptose involucional adquirida

A maioria dos adultos com ptose adquirida apresenta alterações sem regressão no músculo elevador e na aponeurose. A ptose pode ser unilateral ou bilateral (Figura 12.4.1). Classicamente, a fisiopatologia da ptose involucional foi descrita como deiscência aponeurótica ou desinserção do tarso superior.[2,9] Descobriu-se posteriormente que a maioria dos pacientes tem uma aponeurose com afilamento aponeurótico ou anormalidades miogênicas.[10-12] Portanto, a ptose involucional pode ser aponeurótica, miogênica ou ambas.

É útil pensar que a aponeurose está "esticada" e o músculo tem uma função relativamente normal, visto que as *três principais características clínicas* estão em conformidade com essa ideia. Primeiro, a medição da função do elevador será normal. Em segundo lugar, uma prega cutânea alta está presente devido ao alongamento aponeurótico e à fixação de fibra muscular do músculo elevador sendo localizada mais superiormente. Em terceiro lugar, a queda da pálpebra sobre o olhar para baixo está presente em decorrência do alongamento aponeurótico, resultando em uma pálpebra "mais longa". A cirurgia de avanço da aponeurose do elevador irá corrigir a ptose.

Ptose congênita simples

A maioria das crianças com ptose tem ptose congênita simples. Está presente desde o nascimento e é causada pela *distrofia do músculo elevador*, em que a infiltração de tecido adiposo enfraquece o músculo. O termo *simples* refere-se ao músculo elevador distrófico, sendo o único problema ocular (exceto, talvez, estrabismo e ambliopia) em uma criança saudável. Em geral, a ptose é bilateral e bastante assimétrica (Figura 12.4.2). Pelo menos 65% dos casos são relatados como "unilaterais", embora muitos dos chamados casos unilaterais tenham, na realidade, ptose leve no outro olho.[13,14] O estrabismo e a ambliopia são mais comuns em pacientes com ptose congênita em comparação com a população pediátrica em geral, enfatizando a importância do monitoramento da acuidade visual e da motilidade ocular em todos os pacientes com ptose congênita.[15-19]

No exame, os pacientes terão *três achados típicos* consistentes com um músculo elevador levemente fibrótico. Em primeiro lugar, a medição da função do elevador será reduzida, pois o músculo fraco não se move bem no olhar para cima. Em segundo lugar, a prega palpebral é ausente ou fracamente delineada, devido à fraqueza do elevador em indentar a pele. Em terceiro lugar, o atraso da pálpebra ao olhar para baixo resulta também do músculo fraco, além de não se mover bem nessa posição.

A intervenção cirúrgica precoce é indicada nos casos de obstrução visual do eixo. O tratamento cirúrgico baseia-se na função

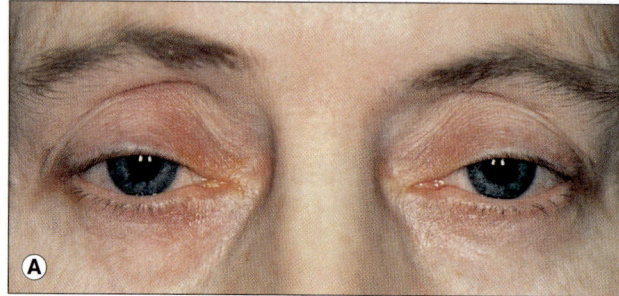
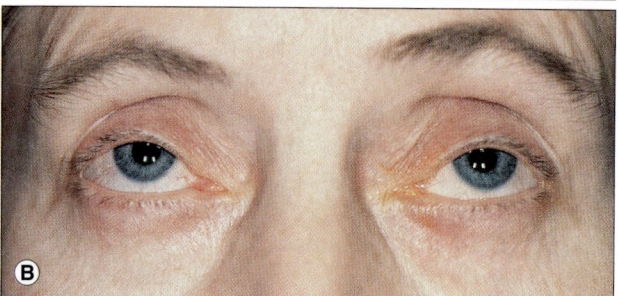
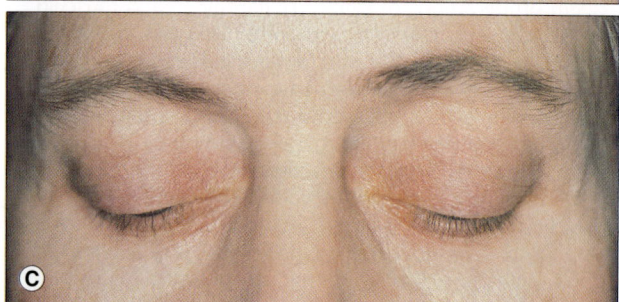
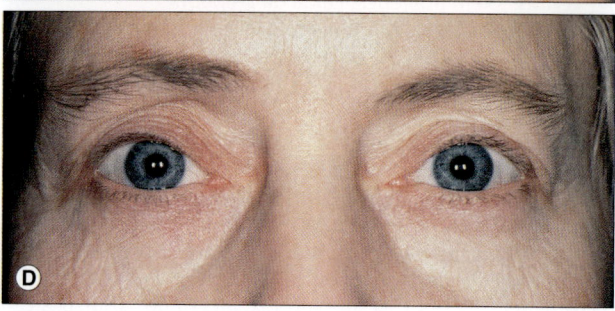

Figura 12.4.1 Ptose involucional adquirida. A. Ptose bilateral com prega palpebral fraca e alta. **B.** Função normal do músculo levantador da pálpebra superior. **C.** Prega palpebral fraca e ptose persistente na infraversão. **D.** Altura normal da pálpebra após cirurgia de avanço da aponeurose do músculo levantador da pálpebra superior bilateralmente.

do elevador. Uma operação de suspensão frontal é necessária para ptose grave com função de elevador inferior a 4 mm. Para ptoses leves a moderadas com pelo menos 4 mm de função do elevador, o mais apropriado é agir no elevador com uma operação de ressecção.[20]

DIAGNÓSTICO DIFERENCIAL

Ptose comum

Os dois tipos mais comuns de ptose, *ptose congênita simples* e *ptose involucional adquirida*, são revisados anteriormente. Um diagnóstico diferencial completo está listado no Boxe 12.4.1. Se o paciente não apresentar ptose comum, a história e o exame físico orientarão para o diagnóstico de um tipo incomum de ptose.

Ptose congênita incomum

Síndrome de Marcus Gunn

Esta ptose resulta de um "erro de conexão" entre o ramo mandibular do quinto par do nervo craniano, que inerva o músculo

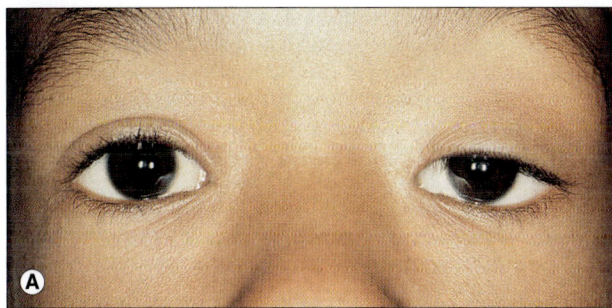
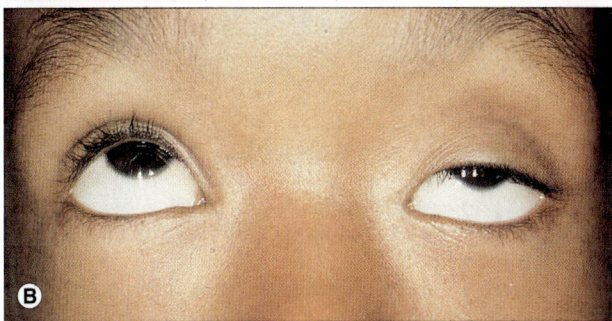
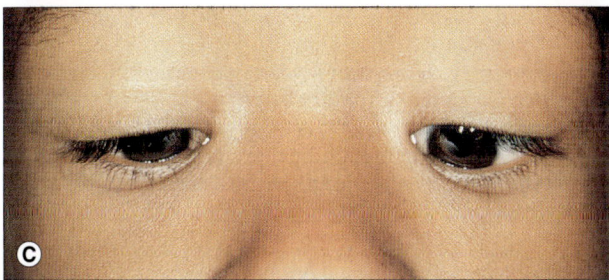

Figura 12.4.2 Ptose congênita simples. A. Ptose palpebral superior bilateral com o lado esquerdo pior que o lado direito. Prega palpebral superior do lado direito muito atenuada, indicando função insatisfatória do músculo levantador da pálpebra superior. **B.** Ptose na pálpebra esquerda presente na supraversão, novamente indicando pobre função do músculo levantador da pálpebra superior. **C.** Redução da ptose no olhar para baixo, devido à diminuição da excursão do músculo levantador da pálpebra superior fibrótico.

pterigoide, e o ramo superior do terceiro par do nervo craniano, inervando o músculo elevador. A sincinesia resultante faz com que a pálpebra ptótica se eleve quando a boca se abre e pode ser unilateral ou bilateral (Figura 12.4.3).[21] Todas as crianças com ptose congênita devem ser examinadas no sentido de se excluir Marcus Gunn, pedindo-lhes para comer algo ou mascar chiclete.

Existe um amplo espectro de movimento sincinético anormal da pálpebra. A quantidade de movimentos anômalos não é necessariamente proporcional à ptose ou à função do elevador.[22] Um movimento moderado de 2 a 4 mm é mais comum, seguido por leve e depois grave.[23] Pacientes com movimento moderado a grave, ptose grave e função levantadora da pálpebra fraca são tratados com extirpação do músculo levantador da pálpebra superior para eliminar o movimento anormal e uma suspensão frontal para elevar a pálpebra.[24] Pacientes com movimento anômalo mínimo, ptose leve e boa função do músculo levantador da pálpebra superior são tratados com ressecção do elevador. Muitas crianças aprendem a controlar os movimentos da boca para minimizar os movimentos anômalos.

Síndrome da blefarofimose

Essa síndrome congênita é caracterizada por *ptose*, *epicanto inverso* e *telecanto* e é hereditária em um padrão autossômico dominante. Casos esporádicos também podem ocorrer. O tipo I está associado à insuficiência ovariana prematura, em que 70% têm uma mutação no gene *FOXL2*, enquanto o tipo II não.[25,26] O encaminhamento para um geneticista é recomendado. A ptose é bilateral e geralmente grave, com pouca função do elevador. Fimose refere-se ao encurtamento horizontal da abertura da pálpebra. As crianças têm caracteristicamente orelhas baixas e aparência de elfo (Figura 12.4.4). A ambliopia coincidente é mais frequente do que na ptose congênita simples e mais provável de ocorrer posição assimétrica da pálpebra.[27,28] A ptose grave é tratada com suspensão do frontal. Procedimentos reconstrutivos adicionais podem corrigir as pregas epicantais e o telecanto.

Ptose adquirida incomum

Tipos de ptose adquirida incomum se encaixam em três categorias básicas. Primeiramente, o neurogênico, que é um problema com a inervação do músculo levantador da pálpebra superior ou do músculo de Müller; em segundo lugar, o miogênico, uma fraqueza do próprio músculo; e, em terceiro, o pós-traumático, que envolve cicatrização do músculo levantador da pálpebra superior.

Ptose neurogênica

Miastenia gravis

A *miastenia gravis* é uma doença autoimune na qual os anticorpos agem contra a junção neuromuscular reduzindo os receptores de acetilcolina, resultando em má condução nervosa e músculos fracos. A ptose ou a diplopia é a manifestação inicial em até 85% dos pacientes.[29] Poucos pacientes apresentam miastenia ocular, enquanto 53% desenvolvem miastenia generalizada.[30-32] A maioria dos pacientes tem autoanticorpos para alvos da junção neuromuscular.[33]

A ptose é caracteristicamente *variável* e pode ser unilateral ou bilateral. Se o paciente relatar ptose variável, pesquisar fatigabilidade e sinal de Cogan (espasmo palpebral) no olhar sustentado para cima.[34] O diagnóstico é feito clinicamente e confirmado por um teste de Tensilon® (Figura 12.4.5). Esse teste com edrofônio tem caído em desuso por causa dos efeitos

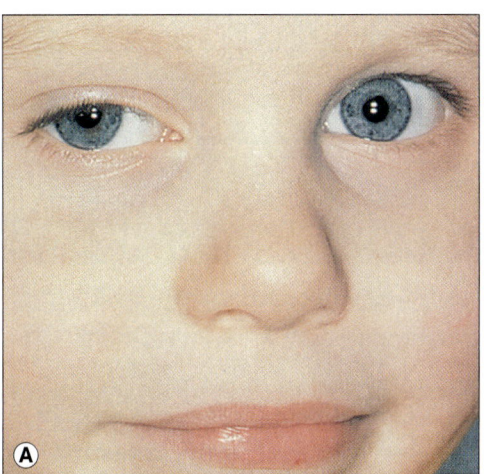
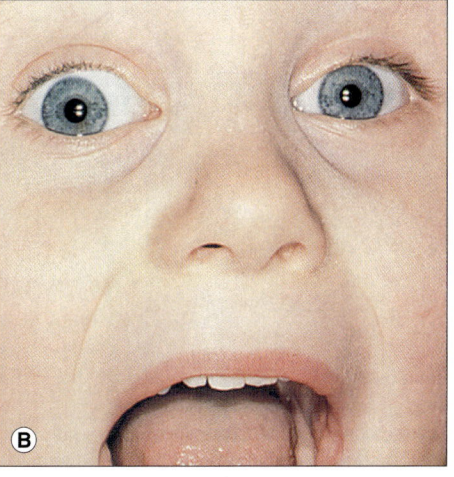

Figura 12.4.3 Síndrome de Marcus Gunn. A. Ptose da pálpebra superior direita em posição primária com a boca fechada. **B.** Pálpebra superior direita eleva quando a boca está aberta.

colaterais potenciais. Atualmente o diagnóstico é confirmado por teste com bolsa de gelo, pesquisa de autoanticorpos séricos e eletromiografia.[33,35]

O tratamento clínico consiste em inibidores da colinesterase oral ou medicamentos imunossupressores.[36] A timectomia é benéfica para pacientes selecionados.[37] A cirurgia de reparo da ptose é apropriada para pacientes com deficiência visual após o tratamento médico máximo.[38] As opções de correção cirúrgica são o avanço da aponeurose do elevador ou suspensão frontal, e a função do elevador determina a escolha da operação.[8]

Paralisia do terceiro par do nervo craniano

O terceiro nervo pode ser lesionado por traumatismo, isquemia, infecção, tumor ou compressão, causando ptose e diplopia.[39] As paralisias congênitas são raras e geralmente não causam diplopia.[40] As paralisias adquiridas apresentam graus variados de fraqueza nervosa e função de elevador e podem ser temporárias. *Regeneração aberrante* do terceiro par do nervo craniano geralmente se desenvolve durante a recuperação, resultando em elevação da pálpebra provocada pelo olhar.[41,42] A diplopia geralmente é mais incômoda para os pacientes do que a ptose. Após a concessão por tempo adequado (6 a 12 meses) para recuperação espontânea, a cirurgia de estrabismo é realizada antes do reparo da ptose.[39] A pálpebra ptótica pode ser elevada com suspensão frontal ou avanço da aponeurose.

Síndrome de Horner

A síndrome de Horner é causada por denervação simpática na face. Os pacientes apresentam ptose, elevação da pálpebra inferior, miose e anidrose facial ipsilateral. A ptose resulta da denervação do músculo de Müller e, portanto, é uma *leve ptose com função elevadora preservada* (Figura 12.4.6). A heterocromia pode estar presente na síndrome de Horner congênita. A íris ipsilateral é mais clara.[43]

Testes farmacológicos podem diagnosticar e localizar a lesão de Horner. Tradicionalmente, gotas de cocaína eram usadas.[44] Estas foram substituídas em grande parte por apraclonidina, cuja estimulação α1 dilata a pupila de Horner e eleva a pálpebra ptótica.[45] A hidroxanfetamina* estimula a liberação de norepinefrina na junção neuromuscular, revertendo os sinais de Horner pré-ganglionar.[46,47] A correção da ptose é indicada para ptose visualmente significativa ou para estética. Tanto a ressecção do elevador quanto a müllerectomia posterior são efetivas.[48]

Ptose miogênica

Oftalmoplegia externa progressiva crônica

Oftalmoplegia externa progressiva crônica (OEPC) é uma miopatia progressiva rara que apresenta ptose bilateral simétrica no início da idade adulta (Figura 12.4.7) e, posteriormente, oftalmoplegia grave.[49] Os defeitos na função mitocondrial são hereditários nos padrões mitocondrial, autossômico dominante ou autossômico recessivo.[50] Variantes de envolvimento sistêmico são denominadas síndromes "OEPC *plus*".[51] A síndrome de Kearns-Sayre inclui retinopatia pigmentar e defeitos de condução cardíaca.[52] Todos os pacientes com ptose e defeitos de motilidade devem ser encaminhados para avaliação neurológica. A biopsia muscular pode confirmar o diagnóstico. O reparo da ptose pela suspensão frontal é apropriado somente quando a visão se torna prejudicada. Cirurgia adicional para elevar a pálpebra inferior muitas vezes é necessária a fim de evitar ressecamento, porque os pacientes frequentemente apresentam um músculo orbicular fraco e um reflexo de Bell deficiente.[8]

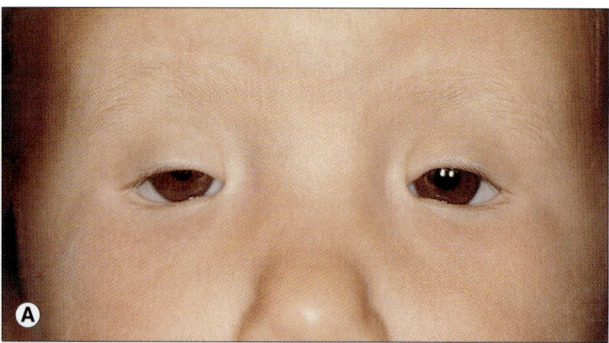
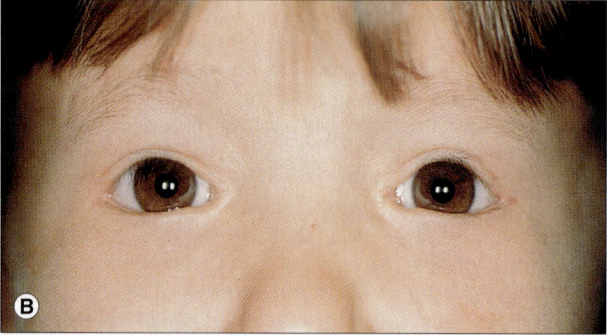

Figura 12.4.4 Síndrome de blefarofimose. A. Ptose bilateral simétrica, epicanto inverso e telecanto. **B.** Aspecto clínico pós-operatório após suspensão frontal bilateral e cantoplastia medial.

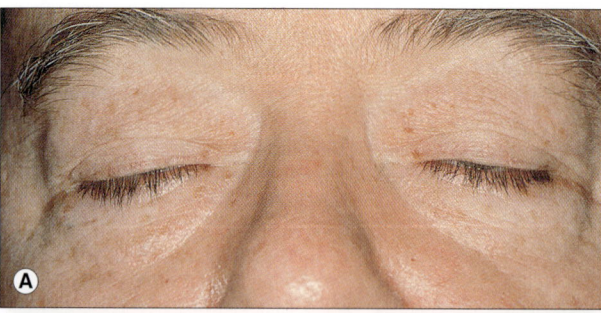
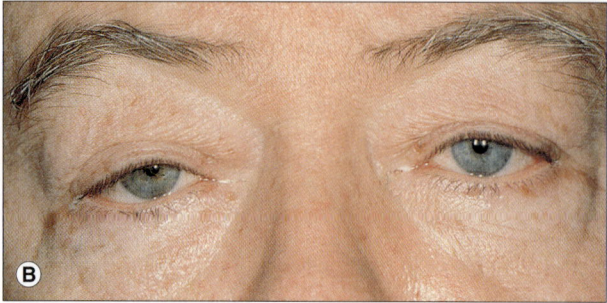

Figura 12.4.5 *Miastenia gravis*. A. Ptose bilateral grave. **B.** Melhora da ptose bilateral após a administração de Tensilon® (cloreto de edrofônio 10 mg/mℓ).

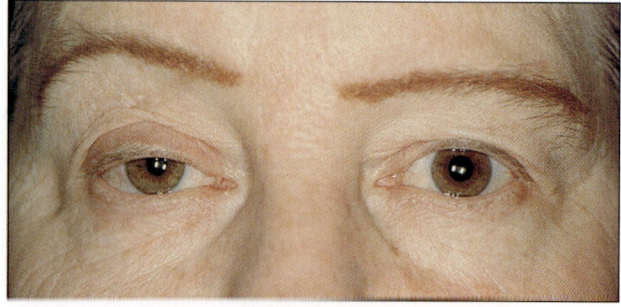

Figura 12.4.6 Síndrome de Horner. O lado direito é acometido com ptose palpebral superior ipsilateral e miose pupilar. Observe que a paciente está elevando a sobrancelha direita na tentativa de compensar a ptose.

---

*N.R.T.: No Brasil não dispomos de colírio de cocaína, apraclonidina e hidroxianfetamina.

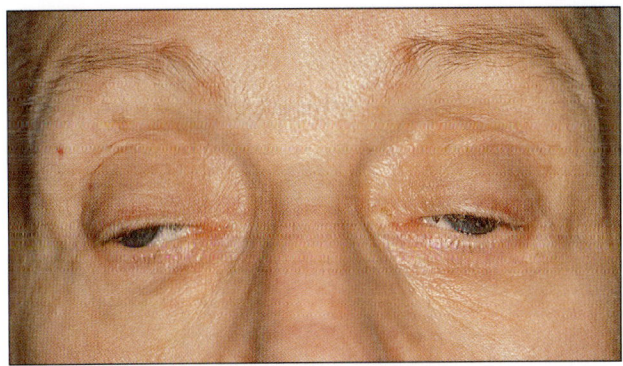

Figura 12.4.7 Oftalmoplegia externa progressiva crônica (OEPC). Ptose bilateral grave com déficits de motilidade extraoculares. Observe que o paciente eleva bem ambas as sobrancelhas, tornando a suspensão frontal uma possível opção cirúrgica.

Distrofia oculofaríngea

A distrofia oculofaríngea (OPD, do inglês *oculopharyngeal dystrophy*) é uma miopatia progressiva autossômica dominante, predominantemente encontrada em pacientes de ascendência franco-canadense. Apresenta-se na quinta década de vida com ptose bilateral simétrica, disfagia e fraqueza proximal dos membros.[53] Agregados internuclear filamentares anormais comprometem a função muscular.[54] O reparo da ptose pelo avanço da aponeurose do músculo levantador da pálpebra superior é bem-sucedido no início do curso da doença. Para evitar uma segunda cirurgia, o procedimento de suspensão frontal deve ser considerado mais precocemente do que para outros tipos de ptose.[8]

Distrofia miotônica

As distrofias miotônicas são caracterizadas por miotonia, a incapacidade de relaxar os músculos após uma contração sustentada. A distrofia miotônica do tipo 1 é uma miopatia progressiva, autossômica dominante, apresentando-se em qualquer idade e com gravidade aumentada em cada geração sucessiva.[55] Na maioria dos pacientes apresenta-se na segunda à quarta década de vida com ptose bilateral simétrica, atrofia temporal, disfunção da glândula meibomiana, catarata em árvore de natal, alopecia frontal e fraqueza de membros distais.[50,55] Ocorre transcrição de RNA anômalo, tóxico para a função muscular.[55] Assim como a OEPC, a correção da ptose pela suspensão frontal é útil no início do curso da doença. A fraqueza facial complica a correção da ptose, tanto devido à secura quanto à fraqueza frontal, limitando a utilidade da suspensão. O reparo cirúrgico da ptose pode não ser viável na doença mais avançada.

Ptose pós-traumática

Traumatismo muscular do elevador pode causar enfraquecimento. O traumatismo inclui lesões nas pálpebras e tração na aponeurose do elevador. Lesões do músculo elevador devem ser reparadas.[8] Cogita-se que a ptose pós-operatória após cirurgias do segmento anterior seja decorrente do estiramento da aponeurose do músculo levantador da pálpebra superior.[56] Traumatismo repetitivo decorrente da colocação de lentes de contato rígidas e do uso também está associado à ptose aponeurótica e à fibrose muscular de Müller.[57,58]

AVALIAÇÃO CLÍNICA E CONSIDERAÇÕES PRÉ-OPERATÓRIAS

Durante a anamnese e o exame físico, a meta é discernir três informações-chave: tipo de ptose, plano de tratamento e fatores que modificam o plano de tratamento. Para todos os pacientes, informe-se sobre o início e a progressão da ptose, meça os *sinais vitais da pálpebra* e tire fotografias pré-operatórias.

Anamnese e exame físico

Adultos

Primeiramente, determine se o paciente tem *ptose involucional adquirida* comum. A progressão gradual dificulta a determinação do início exato. Revisar fotografias antigas é útil para documentar a progressão. As características que sugerem *ptose incomum do adulto* incluem início súbito, história familiar, diplopia, posição variável da pálpebra e problemas associados ao movimento facial.[8] Documente o efeito subjetivo da ptose na visão do paciente. O teste de campo visual, com as pálpebras relaxadas e depois abertas, documenta a melhora da visão no campo visual superior.

Crianças

Primeiramente, determine se a criança tem *ptose congênita simples*. A ptose estará presente desde o nascimento e não progride. Deve-se realizar avaliação para quaisquer características de *ptose incomum na infância*, incluindo história familiar, atraso no desenvolvimento ou fácies anormais que sugiram uma síndrome, variação extrema na ptose ao longo do dia e se a pálpebra muda de posição com mastigação ou sucção.[8] Determine se a criança tem problemas oculares associados, medindo a acuidade visual e a motilidade.

Formulação do plano de tratamento

Considerações gerais

Em todos os pacientes, a cirurgia de reparo da ptose deve ser evitada se houver risco aumentado de ceratopatia por exposição pós-operatória. Fatores de precaução incluem mau filme lacrimal, epiteliopatia corneana, fenômeno de Bell deficiente, fraqueza do nervo facial ou cirurgia de reparo de ptose prévia. A superfície ocular deve ser tratada ao máximo antes da cirurgia. Se a visão estiver prejudicada, uma elevação limitada da pálpebra pode ser realizada.

O tipo de ptose e a *função do músculo levantador da pálpebra superior* determinam a melhor escolha da cirurgia. O encurtamento do músculo elevador é usado para corrigir a ptose com função elevadora moderada a normal. A ptose responsiva aos colírios de fenilefrina pode ser corrigida com uma abordagem posterior com ressecção conjuntival do músculo de Müller.[4,48,59] Os procedimentos de suspensão do frontal são usados para corrigir a ptose com função elevadora deficiente e função frontal adequada. É possível utilizar material autólogo (fáscia lata) ou fios de silicone.[60]

A incisão cirúrgica deve estar localizada na prega palpebral existente ou desejada. Para cirurgia unilateral, a dobra da pálpebra deve corresponder à altura da prega da pálpebra íntegra. No caso de pregas palpebrais "fracas", a prega pode ser colocada na borda superior do tarso.

Adultos com dermatocálase ou ptose da testa podem necessitar de procedimentos adicionais concomitantes à cirurgia de correção da ptose. Crianças com ambliopia precisam de cirurgia realizada mais cedo. Caso contrário, a cirurgia pode ser adiada até os 3 a 5 anos de idade, quando uma medição mais acurada da função do elevador é possível. Para ptose *congênita simples* com função de elevador de pelo menos 3 mm, a quantidade de ressecção do elevador pode ser estimada com base na função do elevador ou na MRD_1 pré-operatória (Boxe 12.4.2).[8]

A saúde clínica geral de todos os pacientes deve ser avaliada, e as expectativas dos desfechos cirúrgicos devem corresponder às expectativas do paciente ou dos pais.

CORREÇÃO CIRÚRGICA DA PTOSE

Anestesia

O reparo da ptose é idealmente realizado sob anestesia local com sedação intravenosa leve. Um volume mínimo (1 a 1,5 mℓ por pálpebra) de lidocaína subcutânea a 2% com epinefrina 1:100.000 e bupivacaína a 0,75% fornece anestesia adequada para a maioria dos pacientes. A anestesia geral é usada para crianças pequenas e adultos apreensivos.

BOXE 12.4.2 Estimativa da ressecção para ptose congênita simples.[8]

Técnica com a função do elevador

Função do músculo levantador da pálpebra superior	Altura da pálpebra intraoperatória
2 a 3 mm (fraco)	Até o limbo superior
4 a 5 mm (fraco)	1 a 2 mm de sobreposição
6 a 7 mm (justa)	2 mm de sobreposição
8 a 9 mm (boa)	3 a 4 mm sobreposição
10 a 11 mm (boa)	5 mm de sobreposição

Técnica com MRD$_1$

MRD$_1$ pré-operatória	Quantidade de ressecção
3 a 4 mm (ptose leve)	10 a 13 mm
2 a 3 mm (ptose moderada)	14 a 17 mm
1 a 2 mm (ptose marcada)	18 a 22 mm
0 a 1 mm (ptose grave)	> 23 mm

Avanço da aponeurose do músculo levantador da pálpebra superior

Preparação do paciente. Marcar a incisão da pálpebra superior planejada (Figura 12.4.8A), administrar anestesia local subcutânea e realizar antissepsia cirúrgica da face inteira.

Incisão da pele e identificação da aponeurose do músculo levantador da pálpebra superior. Após fazer uma incisão na pele na prega palpebral assinalada, incisar e dissecar o músculo orbicular superiormente ao septo. Fazer hemostasia. Abrir o septo e dissecar a gordura pré-apoeurótica do músculo levantador da pálpebra superior inferiormente (Figura 12.4.8B).

Dissecção da aponeurose do músculo levantador da pálpebra superior. O músculo levantador da pálpebra superior é desinserido da superfície anterior do tarso e separado do músculo de Müller subjacente por dissecção aguda e abrupta (Figura 12.4.8C).

Avanço da aponeurose do músculo levantador da pálpebra superior. Colocar suturas de Prolene® 5-0 (polipropileno) no tarso (espessura parcial) central para levar a aponeurose do elevador (Figura 12.4.8D).

Ajustes interoperatórios. Colocar o paciente sentado com as costas retificadas para avaliar a altura, o contorno e a simetria das pálpebras dos dois lados, objetivando uma sobrecorreção de 1 mm. Ajustar a posição da sutura conforme necessário.

Finalização. A sutura é feita com Prolene® 6-0 em adultos e cromado 6-0 em crianças. Restaurar a prega da pálpebra por meio de inserção da pele ou do músculo orbicular à aponeurose do músculo levantador da pálpebra superior subjacente (Figura 12.4.8E). A pele é fechada com uma sutura contínua (Figura 12.4.8F).

Cuidados pós-operatórios. As compressas de gelo são usadas por 48 horas no pós-operatório para diminuir os hematomas e o inchaço. Aplica-se pomada antibiótica tópica oftálmica em suturas e nos olhos por 1 semana. As suturas de Prolene® são removidas 5 a 7 dias após a cirurgia.

Suspensão frontal

Preparo do paciente. As crianças são submetidas à cirurgia sob anestesia geral. Marcar a incisão planejada na altura da prega palpebral (Figura 12.4.9A). Marcar três incisões de 4 mm, incluindo na sobrancelha superior ligeiramente medial ao limbo medial e discretamente lateral ao limbo lateral e 1 cm acima da sobrancelha, na fronte e alinhada com a pupila (ver Figura 12.4.9A). Para enxertos autólogos de fáscia lata, marcar uma linha do côndilo femoral lateral até a crista ilíaca anterior. Administrar anestesia local e realizar antissepsia facial completa e das pernas, se necessário. A fáscia lata autóloga precisará ser coletada.[61]

Incisões na pele. Usar uma lâmina de bisturi número 15 para fazer incisões de perfurações até o periósteo nas marcas da testa (Figura 12.4.9B). Fazer uma incisão na prega da pálpebra

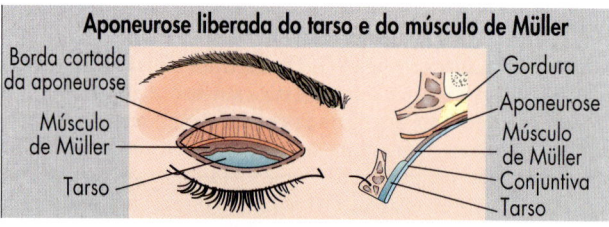

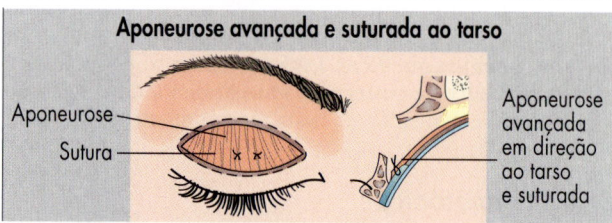

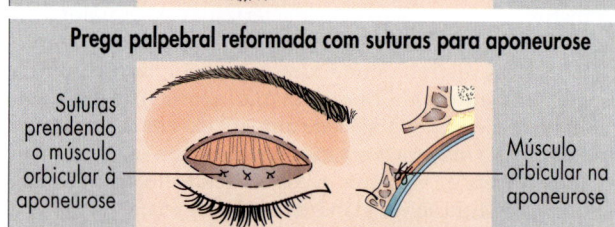

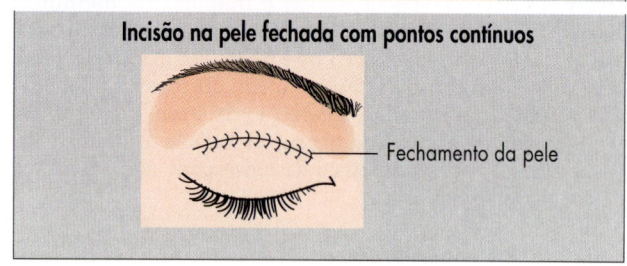

Figura 12.4.8 Principais etapas na cirurgia de avanço da aponeurose do músculo levantador da pálpebra superior.

marcada (ver Figura 12.4.9B). Identificar o músculo levantador da pálpebra superior e expor o tarso por meio da mesma técnica da cirurgia de avanço do músculo levantador da pálpebra superior. Manter hemostasia durante todo o procedimento com eletrocautério bipolar.

Ancoragem do implante. Prender a alça suspensora ao tarso (na espessura parcial do tarso com suturas de Mersilene® 5-0* (Figura 12.4.9C).

Suspensão da pálpebra. Passar a alça suspensora em uma agulha de Wright. Passar cada extremidade da alça suspensora através da incisão cutânea, sob o septo orbital, superficialmente ao

---

*N.R.T.: Sutura cirúrgica não absorvível estéril e multifilamentar trançada ou monofilamentar composta de tereftalato de etileno.

periósteo da borda orbital, e exteriorizar na incisão da sobrancelha. Em seguida, passar cada extremidade da alça suspensora da incisão da sobrancelha para a incisão central da fronte (Figura 12.4.9C e D).

Fechamento da pálpebra. Formar uma prega na pálpebra suturando as bordas da pele no topo do tarso com suturas de Vicryl® 7-0* interrompidas e fechar a pele com fio cromado 6-0 (Figura 12.4.9C e E).

Ajuste da altura da pálpebra. Ajustar a tensão nas extremidades da suspensão, colocando a margem da pálpebra no limbo com o contorno adequado. Juntar as extremidades da alça suspensora com a sutura Mersilene® 5-0 para fáscia ou um protetor de silicone de Watzke para hastes de silicone (Figura 12.4.9D).

Fechamento da fronte. Fechar a pele com sutura cromada 6-0 (ver Figura 12.4.9E).

Cuidados pós-operatórios. Aplica-se pomada antibiótica tópica oftálmica ao longo das suturas e nos olhos durante 1 semana. Adultos podem usar compressas de gelo por 48 horas após a cirurgia para diminuir os hematomas e o edema.

Complicações

A técnica cirúrgica cuidadosa minimizará a hemorragia, a infecção e a perda de visão. Os pacientes devem observar se as pálpebras estão inchadas, edemaciadas, doloridas ou, ainda, perda de visão, e devem recorrer a contato de emergência, se necessário.

Ajustes cuidadosos no intraoperatório fornecerão a melhor simetria possível da altura da pálpebra, contorno e posição da prega palpebral entre os dois lados. A avaliação pré-operatória completa e a seleção adequada dos pacientes minimizarão os problemas de superfície ocular no período pós-operatório.

Hipocorreção

Ptose persistente é comum com hipocorreção de 10 a 20% dos pacientes.[62] A posição da pálpebra deve ser reavaliada 3 a 4 meses de pós-operatório, após cicatrização adequada. A cirurgia de revisão é indicada se a ptose permanecer visualmente significativa.

Hipercorreção

Hipercorreção leve pode ser melhorada por meio da realização de exercícios de alongamento da pálpebra. O paciente deve ser orientado a fechar o olho, puxar a pálpebra para baixo e tentar abrir. Ceratite por exposição pode ocorrer devido a lagoftalmo, piscar pobre ou ausência de fenômeno de Bell. Os tratamentos médicos incluem colírios lubrificantes frequentes durante o dia, pomada oftálmica lubrificante noturna e colocação de plugue lacrimal. Correção cirúrgica é indicada para hipercorreção persistente ou ceratite.

Mudanças no astigmatismo

Em geral, as crianças não apresentam alterações significativas no astigmatismo até 3 anos após a cirurgia, mas devem ser monitoradas de perto quanto ao desenvolvimento de ambliopia.[19,63] A maioria dos pacientes adultos apresenta alterações em curto prazo no astigmatismo corneano por até 3 meses após a cirurgia de reparo da ptose.[64,65] No primeiro ano, as alterações remanescentes não são subjetivamente visualmente significativas.[66] É importante discutir uma possível alteração refrativa com os pacientes no pré-operatório.

RESULTADOS

Condições progressivas raras, como a OEPC e a distrofia muscular, podem exigir reoperação à medida que a doença progride. A maioria dos pacientes com ptose comum melhora a visão e a posição estável das pálpebras após a cirurgia de reparo da ptose.

BIBLIOGRAFIA

Allard FD, Durairaj VD. Current techniques in surgical correction of congenital ptosis. Middle East Afr J Ophthalmol 2010;17:129–33.

Allen RC. Genetic diseases affecting the eyelids: what should a clinician know? Curr Opin Ophthalmol 2013;24:463–77.

Allen RC, Saylor MA, Nerad JA. The current state of ptosis repair: a comparison of internal and external approaches. Curr Opin Ophthalmol 2011;22:394–9.

Beard C. Ptosis. St Louis: CV Mosby; 1969.

Godfrey KJ, Korn BS, Kikkawa DO. Blepharoptosis following ocular surgery: identifying risk factors. Curr Opin Ophthalmol 2016;27:31–7.

Jones LT, Quickert MH, Wobig JL. The cure of ptosis by aponeurotic repair. Arch Ophthalmol 1975;93:629–34.

Jordan DR, Anderson RL. The aponeurotic approach to congenital ptosis. Ophthalmic Surg 1990;21:237–44.

Klejch W, Vislisel JM, Allen RC. A primer on ptosis. EyeRounds.org. Posted April 6, 2015. http://www.eyerounds.org/tutorials/ptosis/.

Nerad JA. Evaluation and treatment of the patient with ptosis. In: Nerad JA, editor. Techniques in ophthalmic plastic surgery. 1st ed. Philadelphia: Elsevier; 2010. p. 201–34.

Putterman AM, Urist MJ. Muller muscle-conjunctiva resection. Technique for treatment of blepharoptosis. Arch Ophthalmol 1975;93:619–23.

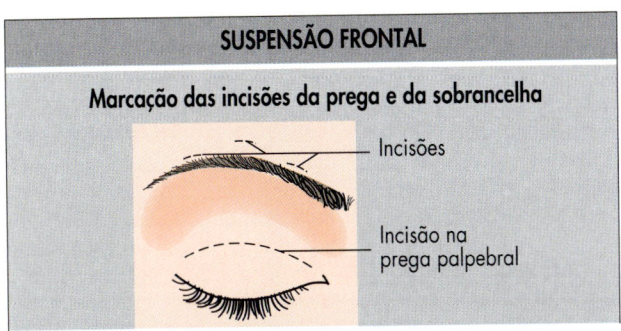
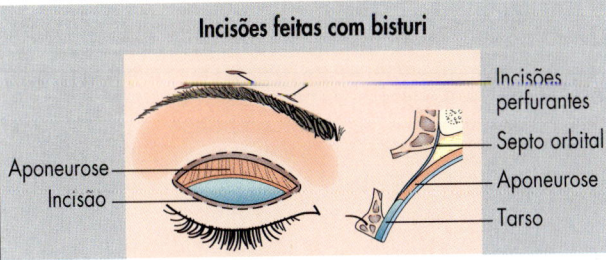
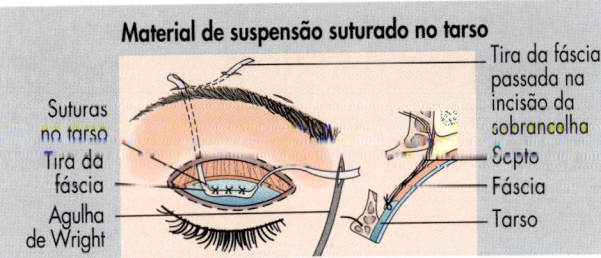
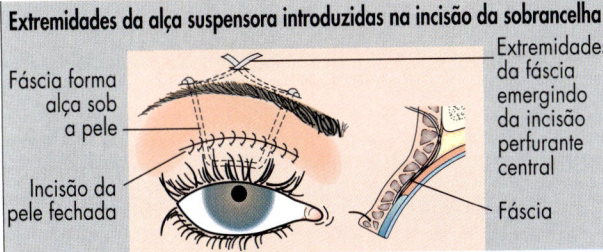
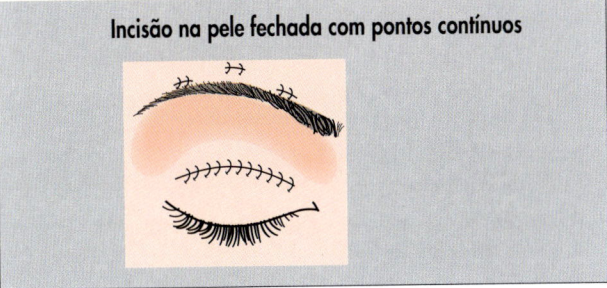

Figura 12.4.9 Principais etapas da cirurgia de suspensão do frontal.

*N.R.T.: Sutura cirúrgica sintética, estéril e absorvível. Os fios de sutura recebem uma cobertura formada por uma mistura de partes iguais do copolímero de poliglactina 370 (30% glicolida e 70% L-lactida) com estearato de cálcio.

As referências completas estão disponíveis no **GEN-io**.

PARTE 12 ÓRBITA E OCULOPLÁSTICA
SEÇÃO 2 Pálpebras

Entrópio
James W. Gigantelli

12.5

Definição: Entrópio: rotação interna comumente encontrada do tarso e da margem palpebral (Figura 12.5.1).

Características principais

- Os sintomas e os sinais incluem sensação de corpo estranho ocular, blefarospasmo secundário, secreção ocular, epífora, ceratopatia e cicatriz corneana
- O curso natural é frequentemente progressivo; sinais e sintomas precoces podem ser intermitentes
- São relatadas numerosas técnicas corretivas para esse tipo de mau posicionamento palpebral; muitos refletem o fracasso dos profissionais anteriores em avaliar a fisiopatologia dessa condição
- Causa multifatorial, incluindo instabilidade tarsotendínea, frouxidão tarsoligamentar, disfunção da fáscia capsulopalpebral, cavalgamento do músculo orbicular pré-septal, posição axial do globo e encurtamento tarsoconjuntival
- Objetivos cirúrgicos são normalizar a função e a aparência palpebral por meio da determinação dos fatores fisiopatológicos ativos e abordar diretamente sua correção cirúrgica.

INTRODUÇÃO

Os procedimentos iniciais para corrigir o entrópio podem ser categorizados como encurtamento vertical da lamela anterior (pele e músculo orbicular), alongando verticalmente a lamela posterior (tarso e conjuntiva) e/ou controlando a rotação lamelar. Procedimentos envolvendo o encurtamento horizontal das pálpebras foram popularizados por Fox, Bick e outros. Wies[1a] descreveu um procedimento utilizando blefarotomia de espessura total e rotação da margem palpebral. Apesar da base não fisiológica deste procedimento, ganhou ampla aceitação devido a sua facilidade técnica.

Na metade do século 20, o enfoque foi de abordagem anatômica para a correção do entrópio. Em 1963, DeRoetth[1b] e Jones et al.[2] identificaram separadamente o sistema retrator da pálpebra inferior como fundamental no desenvolvimento do entrópio adquirido. Jones et al.[3] também descreveram a correção cirúrgica por meio da correção do retrator da pálpebra inferior. A microanatomia e a fisiologia do retrator da pálpebra inferior foram refinadas por Hawes e Dortzbach,[4] Goldberg et al.[5] e outros.[6,7] As funções do músculo orbicular no entrópio adquirido e congênito foram esclarecidas por Dalgleish e Smith[6] e Tse et al.[8], e as fisiologias da placa tarsal e do ligamento cantal foram avançadas por Benger e Musch,[7] Shore[9] e Liu e Stasior.[10] Finalmente, a importância do componente tarsoconjuntival no entrópio foi descrita por Shorr et al.[11] e Baylis e Hamako.[12] Swamy[13] et al.[14] contribuíram para desenvolver melhores substitutos lamelares posteriores e técnicas de enxertia.

AVALIAÇÃO PRÉ-OPERATÓRIA E ABORDAGEM DIAGNÓSTICA

É essencial que haja uma história ocular completa, incluindo todos os procedimentos anteriores das pálpebras e exame físico. A história médica geral e o exame físico podem ser críticos em desvendar manifestações sistêmicas predispondo ao desenvolvimento do entrópio.

Fáscia capsulopalpebral

A disfunção da fáscia capsulopalpebral é fundamental para a avaliação do entrópio congênito e adquirido (Boxe 12.5.1; ver

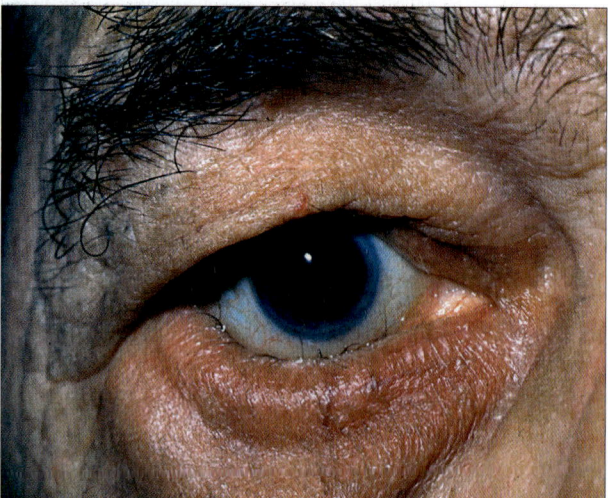

Figura 12.5.1 Entrópio da pálpebra inferior direita. Observe a rotação interna da placa tarsal em torno do eixo horizontal e o contato resultante entre a junção mucocutânea das pálpebras e a superfície ocular. Vários defeitos anatômicos podem estar contribuindo para a apresentação da pálpebra.

BOXE 12.5.1 Avaliação pré-operatória do entrópio.

Avaliação da frouxidão da fáscia capsulopalpebral
- Pálpebra inferior mais alta no olhar primário
- Aumento da distração da pálpebra vertical passiva
- Aumento da profundidade do fórnice conjuntival inferior
- Presença de uma banda branca infratarsal

Avaliação da frouxidão palpebral horizontal
- Aumento da distração da pálpebra do globo

Avaliação do enoftalmo relativo
- Exoftalmometria

Avaliação do cavalgamento muscular do músculo orbicular pré-septal

Avaliação do suporte lamelar posterior
- Altura vertical da placa tarsal
- Presença de cicatrização da doença conjuntival

Avaliação do prolapso da gordura orbital

Capítulo 12.1). Nos casos em que a fáscia clinicamente aparece desinserida ou deiscente do tarso inferior, as observações histológicas revelam que a fáscia capsulopalpebral, às vezes, é atenuada ou apenas parcialmente deiscente.[15] Observações clínicas que identificam a disfunção do retrator da pálpebra inferior incluem posição mais alta da margem da pálpebra no olhar primário, além de uma capacidade aumentada de distração passiva da pálpebra para cima. Embora alguns autores tenham afirmado que a disfunção da fáscia capsulopalpebral possa resultar em uma excursão palpebral vertical reduzida, Benger e Musch encontraram uma excursão de pálpebra inferior normal semelhante à excursão da pálpebra superior observada em pacientes com blefaroptose aponeurogênica.[7]

Nos casos de disfunção do retrator, a profundidade do fórnice geralmente aumenta. Isso pode ser medido contra a profundidade do fórnice contralateral no entrópio unilateral ou contra uma profundidade do fórnice central inferior normal de 11 mm.[16] Em alguns casos, uma faixa branca, representando a borda desinserida da fáscia capsulopalpebral, pode ser observada abaixo da conjuntiva palpebral.

Tarso e ligamento cantal

Alguns estudos sugerem que a frouxidão horizontal da pálpebra inferior relacionada à idade ocorre especialmente em pacientes com entrópio crônico. Estudos histopatológicos das pálpebras no entrópio demonstraram degradação do colágeno e perda de fibras elásticas afetando múltiplos tecidos palpebrais, incluindo o tarso.[17,18] Essa frouxidão geralmente resulta do alongamento do ligamento cantal lateral.

Enoftalmo

Outro determinante da pressão aposicional entre o globo e a pálpebra é a posição relativa do globo. Bick demonstrou que o entrópio poderia ser temporariamente corrigido pela injeção intraconal de 2 a 4 mℓ de solução salina. Diversos estudos demonstraram redução do comprimento do globo axial como fator predisponente ao desenvolvimento do entrópio involucional.[19,20]

Músculo orbicular

Vários investigadores demonstraram uma migração superior da subunidade pré-septal do músculo orbicular em direção à margem tarsal inferior.[6,21] Não está claro se esse agrupamento muscular é um fenômeno primário ou um epifenômeno. A avaliação clínica do cavalgamento do orbicular pré-septal é subjetiva e deve ser realizada com o olho na posição primária do olhar, após um piscar espontâneo, e após o fechamento forçado da pálpebra.

Lamela posterior

O entrópio pode ser precipitado pela redução da altura vertical tarsoconjuntival. Isso pode ocorrer tanto na presença (entrópio cicatricial) quanto na ausência de doença conjuntival cicatricial. Foram documentadas diminuição relacionada à idade na dimensão vertical da placa do tarso e redução da altura do tarso associada ao entrópio involucional.[6,22]

A maioria dos casos de entrópio cicatricial envolve tracoma, síndrome de Stevens-Johnson, penfigoide cicatricial ocular, inflamação crônica da glândula meibomiana, lesão química e por radiação ou fibrose pós-operatória. Considerações diagnósticas adicionais incluem sarcoidose, ceratoconjuntivite atópica, rosácea ocular, necrólise epidérmica tóxica, conjuntivite membranosa, herpes-zóster oftálmico, esclerose sistêmica progressiva, orbitopatia distireoidiana, doença do enxerto contra o hospedeiro, orbitopatia associada à prostaglandina e neoplasia. Pacientes com processos progressivos requerem imunomodulação pré-operatória e perioperatória para suprimir a atividade da doença.[23,24] Quando o processo primário é incerto, é indicada avaliação diagnóstica, incluindo possível biopsia conjuntival. Kemp e Collin[25] ofereceram um sistema de classificação para a mudança cicatricial.

Esse sistema se concentra na posição dos orifícios da glândula meibomiana, conjuntivalização da margem palpebral, posição e orientação dos cílios, avaliação da estrutura da placa tarsal, queratinização da conjuntiva palpebral, avaliação da cicatriz lamelar posterior e formação de simbléfaro.

Outros fatores

Prolapso profundo da gordura orbital tem sido sugerido como fator de risco para o entrópio da pálpebra inferior. Bartley et al.[26] relataram entrópio em pacientes pediátricos manifestando obesidade mórbida ou dismorfismo facial. Carter et al.[27] relataram prolapso excessivo de gordura na pálpebra inferior associado ao entrópio em pacientes asiáticos.

DIAGNÓSTICO DIFERENCIAL

Epibléfaro, distiquíase, triquíase e retração palpebral podem ser confundidos com o entrópio. Essas entidades clínicas apresentam fisiopatologias distintas, não seguem um curso clínico igual e, portanto, necessitam de terapias diferentes.

Epibléfaro

No epibléfaro, uma prega horizontal de pele pré-tarsal redundante e o músculo orbicular se estendem além da margem palpebral e comprimem os cílios contra o globo (Figura 12.5.2). A condição é geralmente bilateral, observada logo após o nascimento, costuma envolver a pálpebra inferior e pode ser exacerbada na infraversão. Embora tanto o epibléfaro quanto o entrópio congênito resultem de defeitos dos retratores da pálpebra inferior, sua apresentação clínica e seu curso contrastam acentuadamente.[28] Quase 80% das crianças que experimentam epibléfaro não apresentam queixas oculares.[29] A condição frequentemente se resolve com o crescimento facial normal. O tratamento é reservado para casos sintomáticos. Técnica resolutiva é a modificação da prega palpebral inferior através da remoção de uma elipse do músculo orbicular horizontal da pele com fixação da sutura na superfície anterior da capsulopalpebral durante o fechamento da ferida.[28,30]

Triquíase

A triquíase é uma condição adquirida na qual os cílios se originam de sua posição lamelar anterior normal, mas são direcionados erroneamente para a superfície ocular. Isso geralmente resulta da fibrose induzida pela inflamação dos folículos pilosos. O tratamento costuma ter como base a quantidade, a distribuição e a gravidade dos cílios mal direcionados. As modalidades de tratamento incluem depilação mecânica, eletrólise, ablação por radiofrequência, fotoablação a *laser*, crioterapia para a lamela palpebral posterior, recessão lamelar da pálpebra anterior e excisão cirúrgica dos bulbos de cílios.

Entrópio congênito

O entrópio verdadeiro da pálpebra inferior congênita é raro, e sua hipotética fisiopatologia é derivada principalmente da

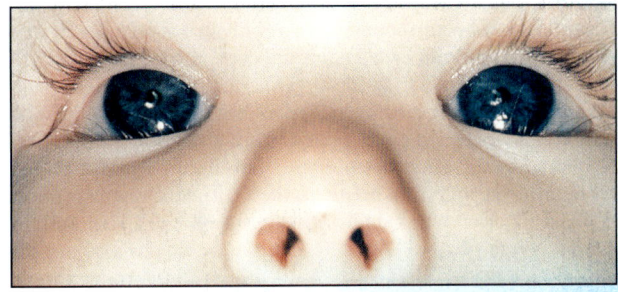

Figura 12.5.2 Epibléfaro. Observe a bilateralidade, perda do sulco da pele da pálpebra inferior e sobreposição da dobra cutânea. A orientação rotacional normal da placa tarsal distingue essa condição do entrópio.

observação intraoperatória.²⁶,²⁸,³⁰ Acredita-se que o entrópio de pálpebra inferior congênito ocorra quando as porções anterior e posterior da fáscia capsulopalpebral são disfuncionais. Isso explica a formação da pele da pálpebra inferior malformada, além da rotação tarsal interna nas crianças acometidas. Ao contrário do epibléfaro, o entrópio congênito não se resolve espontaneamente e requer intervenção cirúrgica imediata.

A síndrome da dobradura horizontal do tarso (*tarsal kink*) é uma forma rara de entrópio congênito da pálpebra superior. Nessa condição, uma rotação interna da margem do tarso em ângulo reto causa constante aposição da margem palpebral à superfície ocular e resulta em complicações corneanas precoces e graves. A causa dessa variante permanece desconhecida. O potencial para complicações graves da córnea requer reconhecimento precoce e terapia imediata. As intervenções cirúrgicas incluem suturas de eversão do tarso, blefarotomia transversal e ressecção da dobra tarsal com suturas de eversão.³¹

ALTERNATIVAS À CIRURGIA

Os pacientes que tiverem entrópio devem ser avaliados como possíveis candidatos à cirurgia. A extensão dos achados oculares, a idade do paciente e as comorbidades sistêmicas devem ser consideradas na elaboração de um plano de tratamento. A terapia medicamentosa é apropriada antes da intervenção cirúrgica e para os pacientes que se recusam ou estão muito doentes para se submeter à cirurgia. Os sintomas podem ser melhorados por meio do uso de lágrimas artificiais, pomadas lubrificantes ou lentes de contato gelatinosas. Eversão palpebral temporária pode, às vezes, ser obtida pelo reposicionamento da lamela anterior longe da margem palpebral com fita adesiva.

Suturas de Quickert-Rathbun

É possível corrigir a rotação da margem palpebral e a migração lamelar por meio da colocação de várias suturas de espessura total bem espaçadas e firmemente amarradas.³² As suturas com categute cromado, náilon e seda criam cicatrizes equivalentes, mas as suturas de seda e de náilon estimulam o crescimento epitelial ao longo do traço da sutura.³³ O consenso é que a reparação do entrópio através da sutura contínua não é permanente, com taxas de recorrência próximas de 50% em 2 anos.³²,³⁴ Esse defeito pode, no entanto, ser aceitável em pacientes com alto risco cirúrgico ou para os quais um reparo temporário é adequado.

Toxina botulínica

Injeção subcutânea ou intramuscular realizada em consultório nas regiões da pálpebra inferior, nasal e temporal com toxina botulínica pode fornecer correção temporária de entrópio.³⁵ A quimiodenervação é observada em 3 a 5 dias após a administração e pode durar até 6 meses. As injeções na pálpebra inferior medial podem ser complicadas por ectrópio medial temporário, eversão do ponto lacrimal ou paresia do músculo oblíquo inferior.

ANESTESIA

A cirurgia de entrópio é um procedimento ambulatorial geralmente realizado com anestesia local. Também é possível combinar sedação intravenosa com analgesia local. Em geral, pacientes pediátricos requerem anestesia geral.

Uma diluição de 1:1 de lidocaína 2% com epinefrina 1:100.000 (adrenalina) e 0,75% de bupivacaína combinada com hialuronidase (150 unidades por 10 mℓ de anestésico injetável) proporciona excelente anestesia. A hialuronidase aumenta a difusão da solução anestésica, reduzindo a distorção tecidual e preservando a anatomia tecidual intraoperatória. Quando administrada junto com a epinefrina, não reduz a duração da ação anestésica.

Bicarbonato de sódio (1 mℓ de 1 mEq/mℓ [1 mmol/mℓ] solução por 10 mℓ de anestésico injetável) também pode ser adicionado a soluções anestésicas locais para diminuir a dor na injeção.³⁶

A realização de infiltração tecidual ou de bloqueio regional do nervo apresenta melhor resultado com uma agulha hipodérmica de calibre 27 ou 30. A vasoconstrição induzida pela epinefrina requer até 10 minutos, portanto, a infiltração tecidual deve ser realizada antes da preparação cirúrgica da pele e da colocação de campos.

TÉCNICA GERAL

Os avanços e a melhora do sucesso cirúrgico no manejo do entrópio ocorreram por meio do entendimento de sua fisiopatologia e anatomia.³⁷ O procedimento cirúrgico, conforme planejado, implica correção de cada defeito subjacente. Frequentemente, o entrópio é de origem multifatorial e requer a correção de uma combinação de defeitos. Vários autores demonstraram que um único procedimento de entrópio realizado universalmente fornece resultados insuficientes em curto e longo prazos.³⁸,³⁹ Em termos gerais, a cirurgia de entrópio pode incluir:

- Correção da disfunção da fáscia capsulopalpebral
- Redução da frouxidão horizontal da pálpebra inferior
- Retirada de excesso de gordura na pálpebra inferior
- Prevenção do deslocamento do músculo orbicular pré-septal
- Reconstrução do tecido lamelar posterior palpebral verticalmente encurtado.

Nos casos de disfunção da fáscia capsulopalpebral, a fáscia deve ser verticalmente avançada ou recolocada na borda inferior do tarso. Abordagens transcutâneas e transconjuntivais são descritas para este reparo.³⁸,⁴⁰ Ambas as abordagens podem ser combinadas com técnicas para corrigir a flacidez horizontal, a gordura orbital prolapsada e o cavalgamento do músculo orbicular pré-septal. A abordagem transconjuntival prontamente se presta à colocação de um enxerto lamelar posterior. Exceto nos casos em que existe um encurtamento lamelar posterior como um fator causal, o tratamento cirúrgico do entrópio – por via transcutânea ou transconjuntival – tem taxa de sucesso de 97% ou mais.⁴⁰⁻⁴³

A fáscia capsulopalpebral pode ser avançada até a borda tarsal inferior, com ou sem sua separação do septo orbital. A separação do septo da fáscia permite exposição fascial mais ampla e probabilidade reduzida de aprisionar o septo orbital durante o avanço.

A correção cirúrgica da frouxidão palpebral horizontal pode ser realizada por encurtamento através da ressecção da placa tarsal ou plicatura-ressecção do ligamento cantal lateral. A maior disfunção parece residir no ligamento cantal e seus anexos, e não na própria placa tarsal.⁹ A reconstrução do ligamento cantal lateral é preferível às ressecções puramente do tarso realizadas na pálpebra central. Isso remove o ligamento cantal disfuncional e preserva a integridade do tarso relativamente mais saudável. A disfunção do músculo orbicular é corrigida pela criação de uma barreira fibrosa entre o músculo orbicular e as estruturas palpebrais mais profundas na junção das subunidades pré-tarsal e pré-septal do músculo. Isso pode ser conseguido por meio de incisão cutânea colocada nesse nível, estimulação da fibrose através do uso de suturas ou extirpação de uma subunidade muscular pré-septal.³⁸

Processos inflamatórios progressivos, tais como penfigoide cicatricial ocular, esclerodermia e sarcoidose, provavelmente requerem imunomoduladores locais e/ou sistêmicos para estabilizar o curso da doença antes da intervenção cirúrgica.²⁴,⁴⁴ Para certos estágios da doença, a manipulação da lamela posterior da pálpebra pode precipitar uma exacerbação inflamatória local.⁴⁵ Nessas situações, o desvio da correção direta do defeito fisiopatológico pode ser apropriado. Um avanço modesto da fáscia capsulopalpebral pode ser suficiente para corrigir entrópio "cicatricial" leve a moderado e evitar a necessidade de manipulação cirúrgica potencialmente perigosa do tarso e da conjuntiva.⁴⁴

Na maioria dos casos de encurtamento tarsoconjuntival, uma vez que o processo é identificado e uma ótima imunossupressão é obtida, é realizada uma técnica lamelar posterior.

Isso pode assumir a forma de uma fratura tarsal com rotação marginal ou colocação de enxerto lamelar posterior. A tarsotomia transversal aborda diretamente as estruturas palpebrais afetadas pelo processo da doença subjacente.[16,17] Quando a manipulação dessas camadas é limitada, são minimizados os riscos de necrose avascular da pálpebra, cicatrização cutânea e dano à aponeurose do elevador.

A seleção de um material doador apropriado é essencial quando o suporte lamelar posterior é necessário. O tecido favorecido deve ser autólogo, revestido por epitélio e semirrígido. Os materiais utilizados para reconstrução ou substituição tarsoconjuntival incluem retalhos e enxertos tarsoconjuntivais, mucosa do palato duro, mucosa e cartilagem nasal e mucoperiósteo nasal. Embora um retalho compósito autólogo tarsoconjuntival ou enxerto forneça a reconstrução mais exata, esses tecidos podem estar em falta, especialmente se o processo primário da doença for avançado ou bilateral. A mucosa do palato duro e o mucoperiósteo nasal são os atuais tecidos alternativos de escolha.[14] Eles são abundantes, fáceis de coletar, minimamente reabsorvíveis, estruturalmente semelhantes ao tarso e podem ser obtidos repetidamente, se necessário. Outros materiais que podem ser enxertados para alongar o tarso incluem membrana amniótica, periósteo, fáscia temporal, esclera inclinada, aorta homologada irradiada, polietileno poroso e Teflon.[11,12,48-51]

TÉCNICAS ESPECÍFICAS

Reinserção do retrator

Na maioria dos casos de entrópio involucional, a plicatura retratora ou a reinserção efetivamente corrigem o defeito.[52] Em pacientes sem encurtamento lamelar posterior, uma abordagem transcutânea é apropriada. Uma sutura de tração de seda 4-0 é passada horizontalmente através da margem central da pálpebra inferior e fixada no campo próximo à sobrancelha (Figura 12.5.3). Uma incisão cutânea é feita 4 mm abaixo da margem da pálpebra (ou 2,5 mm abaixo dos cílios da pálpebra inferior). Isso se estende desde imediatamente lateral ao ponto lacrimal até além do ângulo lateral cantal. Abre-se o músculo orbicular na junção das subunidades pré-tarsal e pré-septal (ver Capítulo 12.1) e por toda a extensão da incisão da pele (Figura 12.5.4). Um retalho miocutâneo é desenvolvido a partir da incisão para a borda orbital inferior.

A "borda livre" da fáscia capsulopalpebral é frequentemente visualizada vários milímetros abaixo da borda do tarso. O septo orbital pode ser aberto 1 mm inferior à sua fusão com a fáscia capsulopalpebral, abrindo-se em toda extensão horizontal. Um importante ponto de referência cirúrgica é a gordura da pálpebra inferior, que fica entre o septo e a fáscia. Os três bolsões de gordura da pálpebra inferior podem ser dissecados da superfície anterior da fáscia capsulopalpebral (Figura 12.5.5). Se necessário, a gordura profundamente prolapsada pode ser reduzida.

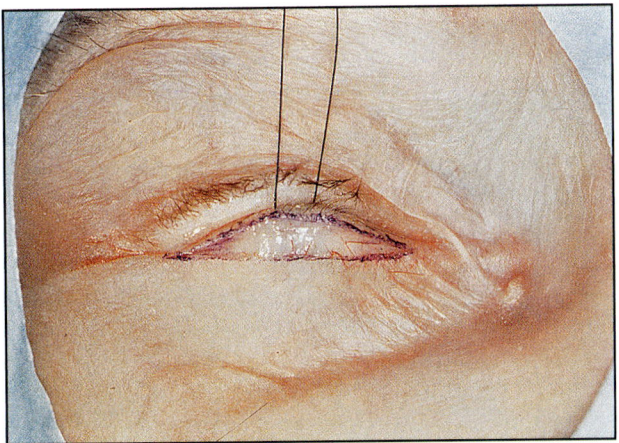

Figura 12.5.3 Incisão subciliar foi feita após a colocação de uma sutura intramarginal de tração de seda 4-0.

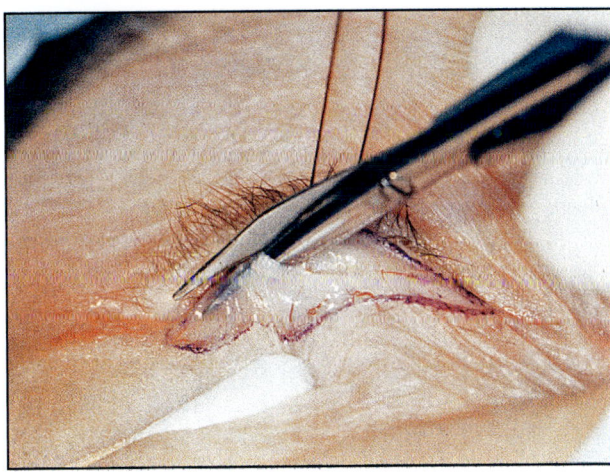

Figura 12.5.4 As tesouras de Westcott dividem as subunidades pré-tarsal e pré-septal do músculo orbicular.

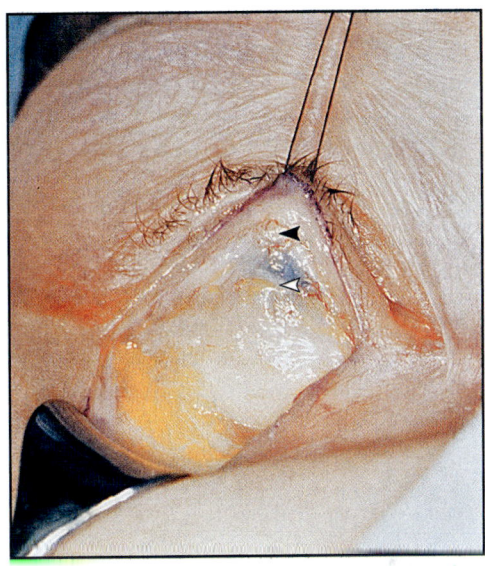

Figura 12.5.5 Após a abertura do septo orbital, a gordura da pálpebra inferior é retraída inferiormente. A fáscia capsulopalpebral (*seta branca*) aparece desinserida do tarso inferior (*seta preta*).

A fáscia capsulopalpebral é então avançada para cima e recolocada na borda tarsal inferior (Figuras 12.5.6 a 12.5.8). A identificação da fáscia pode ser confirmada pela apreensão do tecido com pinça com dente e fazendo com que o paciente olhe para baixo. Quando a desinserção total está presente, a fáscia é avançada para a borda inferior do tarso. Nos casos em que a fáscia é atenuada, mas não desinserida, ela é cirurgicamente desinserida pelo cirurgião, uma faixa horizontal estreita é extirpada e a fáscia remanescente é reposicionada na borda inferior do tarso. A reinserção do tarso é realizada com várias suturas de Prolene 6-0 interrompidas.[53]

Em pacientes que demonstram cavalgamento do músculo orbicular pré-septal, uma faixa horizontal (altura de 5 a 8 mm) do músculo pré-septal é extirpada em bloco da superfície posterior do músculo (Figura 12.5.9). A incisão na pele pode ser fechada com uma sutura leve de categute cromado ou náilon 6-0. A pomada antibiótica tópica é suficiente para a profilaxia pós-operatória da infecção.

Tarsal strip lateral

Um encurtamento horizontal da pálpebra inferior pode ser combinado com a reinserção dos retratores ou ser feito como um procedimento separado (ver Capítulo 12.6).[54] O reforço da tensão tarsoligamentar é mais bem realizado usando uma

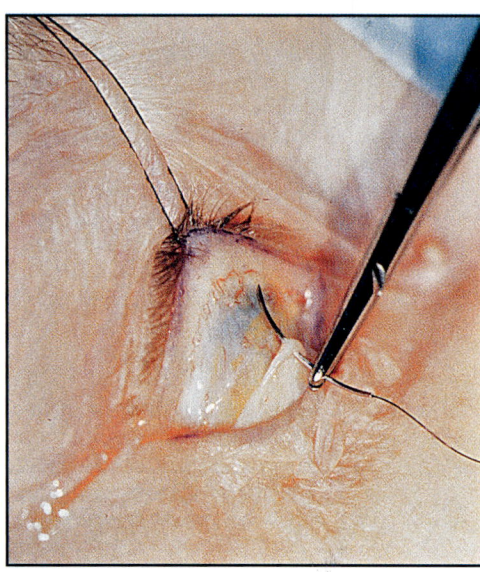

Figura 12.5.6 A borda livre da fáscia capsulopalpebral pode ser facilmente elevada da conjuntiva subjacente. Realizam-se avanço fascial vertical e reinserção ao tarso após ressuspensão da faixa lateral do tarso.

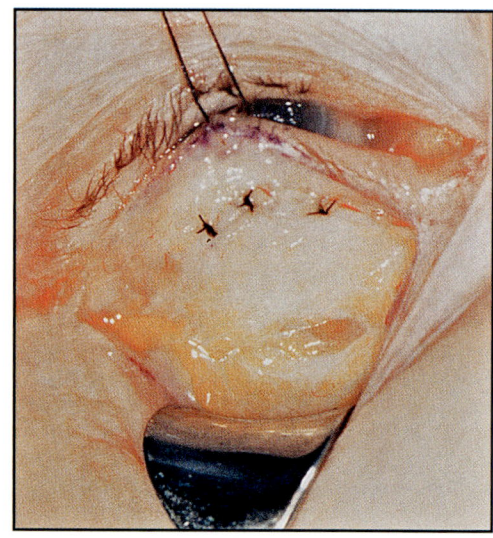

Figura 12.5.8 Avanço do retrator inferior da pálpebra inferior. Fixação de ponto múltiplo com sutura não reabsorvível garante maior durabilidade do procedimento.

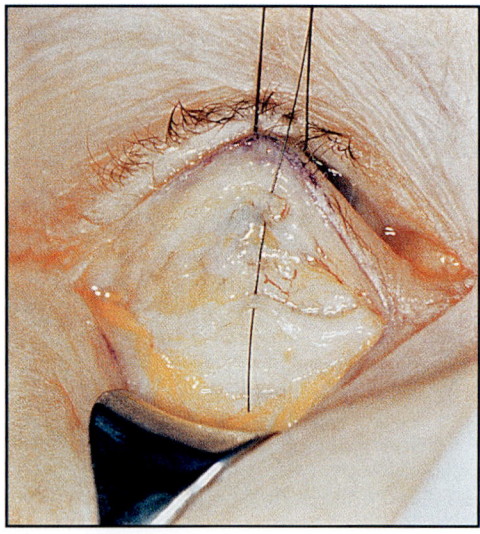

Figura 12.5.7 A fáscia capsulopalpebral é avançada e suturada à borda inferior da placa do tarso. Deve-se tomar cuidado para obter uma aquisição sólida do tarso inferior e evitar avançar a fáscia superiormente ao longo da superfície anterior do tarso.

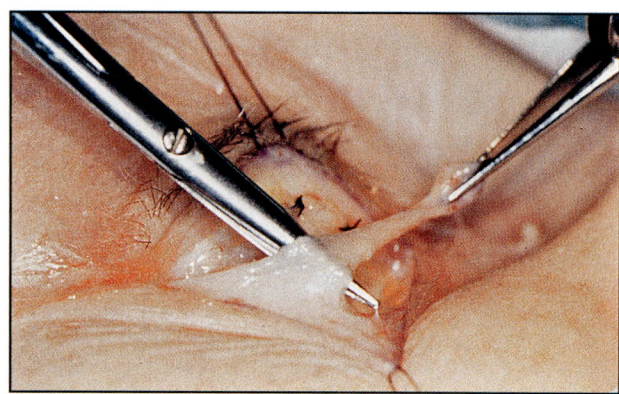

Figura 12.5.9 Uma faixa de músculo orbicular pré-septal é extirpada com a utilização de tesoura Westcott. A manipulação muscular predispõe à hemorragia; hemostasia completa é essencial.

técnica padrão de faixa lateral do tarso (*tarsal strip*).[55] Uma cantotomia lateral e uma cantólise inferior do ligamento cantal são realizadas. Na região temporal da pálpebra, as lamelas anterior e posterior são separadas uma da outra começando na linha cinza e se estendendo pela superfície anterior do tarso. A margem da pálpebra é então desepitelizada. A conjuntiva palpebral é desinserida da borda tarsal inferior para completar a formação da faixa do tarso. Os tecidos redundantes da faixa são determinados puxando a faixa para o tubérculo orbital lateral. O excesso de tecido é excisado e a nova borda lateral do tarso é ressuspendida para o periósteo no tubérculo orbitário lateral, com dois pontos separados ou uma única sutura horizontal dupla de calibre 4-0. O uso de uma agulha de pequeno raio, meio círculo (P-2, S-2 ou D-2), facilita a âncora periosteal no tubérculo orbital lateral.

Hemostasia meticulosa é estabelecida antes do fechamento. Uma sutura de cantopexia horizontal dupla com fio absorvível 6-0 cria uma angulação cantal aguda e impede a imbricação da pálpebra superior sobre a pálpebra inferior temporal. Para melhorar a estética, um pequeno triângulo cutâneo pode ser retirado da margem da ferida inferior lateral ao ângulo cantal.

A cantotomia lateral é fechada em camadas. Em alguns casos, as suturas da pálpebra do tipo Quickert podem aumentar a rotação marginal.[56-59]

Tarsotomia transversa

No entrópio cicatricial moderado, uma tarsotomia transversa posterior com rotação da margem palpebral proporciona excelente correção. Uma sutura de tração de seda 4-0 é colocada horizontalmente através da margem da pálpebra central e a pálpebra é evertida sobre um afastador de Desmarres. Uma incisão transversal é criada através da conjuntiva palpebral e do tarso usando um bisturi. A tarsotomia deve ser feita igual ou maior que 3 mm da margem palpebral para evitar a arco vascular marginal (Figura 12.5.10). A rotação marginal é realizada utilizando-se suturas de 6-0 duplas em múltiplos locais ao longo da pálpebra. A sutura é passada primeiramente em sutura horizontal dupla através da borda anterior da placa tarsal não marginal. Cada braço da sutura é então passado através dos tecidos da tira marginal entre os planos do tarso e músculo orbicular saindo da pele imediatamente anterior aos cílios. As suturas são então amarradas sob tensão apropriada para everter a margem. Pomada antibiótica tópica profilática por 1 semana é suficiente.

Enxerto mucoso de palato duro

No entrópio cicatricial grave, a lamela da pálpebra posterior geralmente requer reforço. Depois que a placa tarsal não marginal é evertida sobre um afastador de Desmarres e a tarsotomia

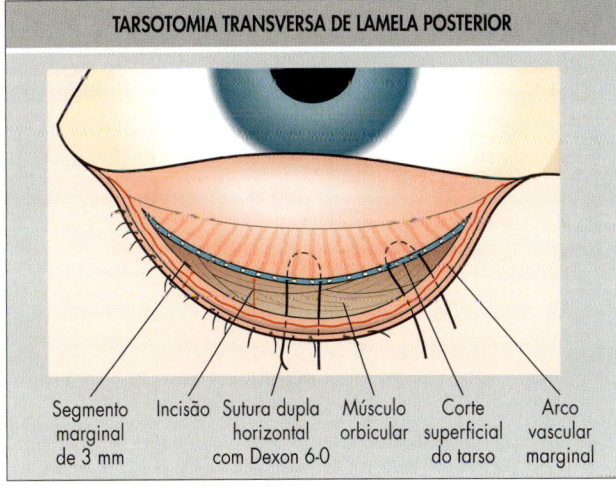

Figura 12.5.10 Tarsotomia transversal da lamela posterior permite a rotação do segmento da pálpebra marginal. Posicionamento da incisão preserva a integridade do arco vascular marginal.

transversal é realizada, uma dissecção limitada é feita na faixa marginal entre os planos do tarso e o músculo orbicular.

Um enxerto de palato duro pode ser coletado usando um bloqueio anestésico local dos nervos palatino maiores e nasopalatino, seguido de infiltração difusa da submucosa. A mucosa é delineada com uma caneta marcadora e o palato incisado com um bisturi. O enxerto é dissecado com o bisturi ou um elevador periosteal pontiagudo. Deve-se evitar o forame palatino maior e os vasos palatinos para minimizar o sangramento. O defeito do palato não é fechado, mas pode ser revestido com uma placa de acrílico ou com a prótese superior do paciente, se disponível.

O enxerto é adelgaçado com tecido gorduroso em sua superfície submucosa e fixado no defeito lamelar da pálpebra posterior com suturas absorvíveis 6-0 ao longo de suas bordas não marginal e lateral (Figura 12.5.11). A faixa marginal rotacionada da pálpebra é então fixada à superfície anterior do enxerto com três suturas duplas, como descrito anteriormente para o procedimento de tarsotomia transversal. Uma sutura de tração de Frost e um curativo de pressão são usados por 5 a 7 dias para imobilizar a pálpebra em uma posição esticada. Os antibióticos orais são prescritos até a remoção do curativo, após, pomada antibiótica tópica é administrada.

Quando enxertos de palato duro são colocados na pálpebra superior, é frequentemente necessária proteção corneal por meio de lubrificação copiosa da superfície ou por uma bandagem de lente de contato.

COMPLICAÇÕES

Complicações pós-operatórias podem ser reduzidas através de planejamento pré-operatório meticuloso e técnica intraoperatória. A melhor maneira de prevenir o entrópio recorrente é por meio da seleção apropriada de procedimentos cirúrgicos. Quando o entrópio recidiva durante o período pós-operatório imediato, o paciente deve ser reavaliado quanto a fatores predisponentes negligenciados ou não corrigidos. Recidivas posteriores podem ser em virtude da progressão da fisiopatologia subjacente. Recorrências em pacientes com doença conjuntival cicatricial podem ser consequentes de falha do enxerto, contratura do enxerto ou progressão da doença.

Hipercorreção

A hipercorreção da posição da margem palpebral pode ocorrer por avanço excessivo da fáscia capsulopalpebral; fixação da fáscia muito alta na superfície tarsal anterior; subcorreção da frouxidão horizontal da pálpebra e incorporação do septo orbital no avanço ou no fechamento cirúrgico. O ectrópio pós-operatório também pode ocorrer após extirpação não intencional da subunidade

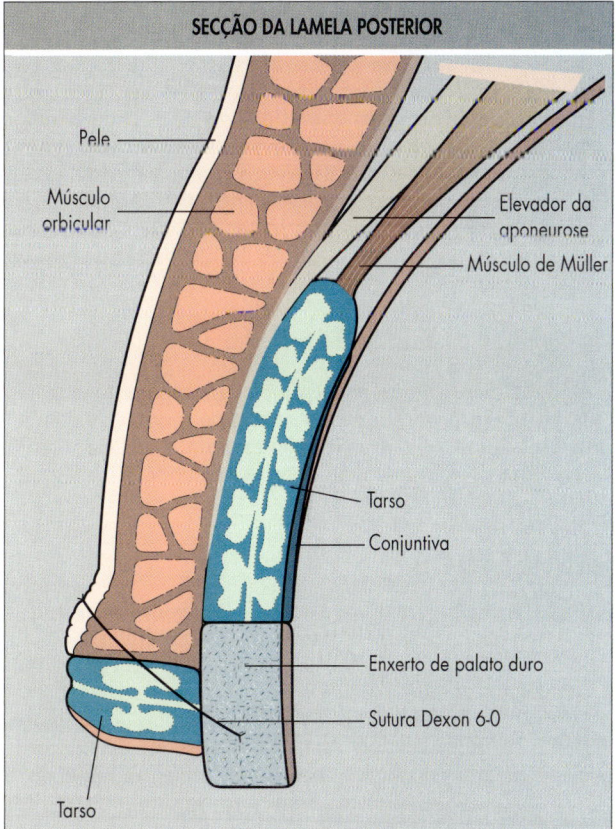

Figura 12.5.11 Reforço posterior da lamela é realizado por meio de um enxerto de palato. A preparação do leito do enxerto e a rotação do segmento marginal são realizadas de forma semelhante à tarsotomia posterior.

orbicular do pré-tarsal ou ressecção vertical excessiva da pele. Se o ectrópio for leve e tolerado pelo paciente, pode ser suficiente uma conduta conservadora com compressas mornas e massagem. Quando grave, pode ser necessária a transposição de uma faixa orbicular pré-septal mais próxima da margem da pálpebra ou enxerto de pele de espessura total.

Hematoma

O risco de hematoma pode ser reduzido pela descontinuação pré-operatória de medicamentos que prejudicam a função plaquetária e a cascata de coagulação. Hemostasia meticulosa por meio do uso intraoperatório de eletrocautério é essencial. Atenção deve ser dada aos ramos laterais das arcadas palpebrais após a cantólise lateral e às áreas de extirpação do músculo orbicular pré-septal. Quando ocorrem hematomas palpebrais, geralmente são autolimitados e se resolvem com compressas mornas periódicas e observação.

Hemorragia que ocorre em um local doador de palato duro geralmente se origina da artéria palatina maior ou da artéria nasopalatina. Pode ser controlada com pressão digital, injeção de epinefrina submucosa, eletrocautério conservador, cautério químico, esponja de celulose ou colágeno, massa periodontal ou um *stent* palatino.[60]

Retração palpebral

A retração palpebral pós-operatória geralmente resulta de um encurtamento horizontal excessivo do tarso ou do avanço vertical excessivo da fáscia capsulopalpebral. Também é importante que a faixa lateral do tarso seja recolocada no tubérculo orbital lateral de Whitnall, em vez da rafe lateral do complexo orbicular. Uma faixa tarsal excessivamente encurtada pode ser ressuspendida do ramo superior do ligamento cantal lateral ou de uma faixa periosteal elevada da parede orbital lateral.

Ceratopatia de exposição

O dano epitelial da córnea pode se desenvolver a partir de lagoftalmo pós-operatório, suturas conjuntivais expostas, lagoftalmia e enxertos de palato duro queratinizado. Este risco é maior após o reparo do entrópio da pálpebra superior. Lagoftalmo pós-operatório pode resultar de avanço capsulopalpebral excessivo, extirpação orbicular ou excisão da pele. O tratamento inclui lubrificantes de superfície ocular, lentes de contato gelatinosas para ligaduras, remoção de sutura ou dermoabrasão do enxerto queratinizado.

Ptose

A ptose aponeurogênica pode complicar o reparo do entrópio cicatricial da pálpebra superior. As fibras posteriores da aponeurose do elevador se ligam ao terço inferior da superfície anterior da placa tarsal. Durante a tarsotomia posterior, é importante evitar a ruptura dessas fibras.

RESULTADOS

Avanços na compreensão do entrópio forneceram aos cirurgiões opções de tratamento melhoradas, mais reprodutíveis e mais duradouras. Uma abordagem sistemática para avaliação e tratamento dessa condição garante que os pacientes se beneficiem desses resultados terapêuticos. A seleção apropriada do procedimento cirúrgico deve resultar na correção imediata do mau posicionamento palpebral. A maioria dos pacientes relata alívio sintomático logo no primeiro dia de pós-operatório. Exceto em casos de encurtamento lamelar posterior, o tratamento cirúrgico do entrópio apresenta taxa de sucesso de 97% ou mais.[40] Quando a contração tarsoconjuntival está presente, o sucesso cirúrgico ainda é superior a 90%. Há uma exceção no penfigoide cicatricial ocular, em que é previsto menor sucesso.[25,46]

BIBLIOGRAFIA

Balaji K, Balaji V, Kummararaj G. The correction of involutional entropion of eyelid by lateral tarsal strip procedure. J Surg Tech Case Rep 2010;2:64–6.

Bashour M, Harvey J. Causes of involutional ectropion and entropion-age-related tarsal changes are the key. Ophthal Plast Reconstr Surg 2000;16:126–30.

Cakdato R, Lauande-Pimentel R, Sabrosa NA, et al. Role of insertion of the lower eyelid retractor on involutional entropion. Br J Ophthalmol 2000;84:606–8.

Kemp EG, Collin JRO. Surgical management of upper lid entropion. Br J Ophthalmol 1986;70:575–9.

Kersten RC, Kleiner FP, Kulwin DR. Tarsotomy for the treatment of cicatricial entropion with trichiasis. Arch Ophthalmol 1992;110:714–7.

Millman AL, Mannor GE, Putterman AM. Lid crease and capsulopalpebral fascia repair in congenital entropion and epiblepharon. Ophthalmic Surg 1994;25:162–5.

Park MS, Chi MJ, Baek SH. Clinical study of single-suture inferior retractor repair for involutional entropion. Ophthalmologica 2006;220:327–31.

Swamy BN, Benger R, Taylor S. Cicatricial entropion repair with hard palate mucous membrane graft: surgical technique and outcomes. Clin Experiment Ophthalmol 2008;36:348–52.

Wright M, Bell D, Scott C, et al. Everting suture correction of lower lid involutional entropion. Br J Ophthalmol 1999;83:1060–3.

As referências completas estão disponíveis no **GEN**-io.

PARTE 12 ÓRBITA E OCULOPLÁSTICA
SEÇÃO 2 Pálpebras

Ectrópio
Robi N. Maamari e Steven M. Couch

12.6

Definição: Ectrópio é uma rotação externa da margem palpebral, afastando-a do olho.

Características principais
- Ectrópio pode resultar de frouxidão palpebral relacionada à idade, encurtamento vertical da pele, fraqueza do músculo orbicular, ou por alteração mecânica na pálpebra
- O ectrópio da pálpebra inferior resulta em epífora, irritação e queratinização da superfície palpebral e conjuntival e exposição da córnea com potencial ulceração e cicatriz corneana
- A correção cirúrgica visa restabelecer a aposição da margem palpebral adequada contra a superfície ocular.

Características associadas
- Epífora
- Eritema conjuntival
- Ceratopatia de exposição
- Dor na superfície ocular.

INTRODUÇÃO

O ectrópio é um deslocamento rotacional externo da margem palpebral que é frequentemente encontrado na prática clínica. Esse mau posicionamento das pálpebras afeta mais comumente a pálpebra inferior, mas também pode ocorrer na pálpebra superior. Clinicamente, é importante identificar a etiologia do ectrópio para selecionar adequadamente uma intervenção cirúrgica que aborde o defeito anatômico subjacente.

AVALIAÇÃO PRÉ-OPERATÓRIA E ABORDAGEM DIAGNÓSTICA

Uma história ocular completa deve ser realizada antes do exame físico. O cirurgião deve perguntar especificamente sobre história de paralisia facial, cirurgia periocular prévia e trauma facial anterior. Os sintomas comuns relatados por pacientes com ectrópio incluem irritação e vermelhidão ocular causadas pela exposição da superfície ocular e lacrimejamento devido ao mau posicionamento dos pontos lacrimais ou à disfunção da bomba lacrimal induzida pela flacidez. Com o ectrópio de longa duração, a conjuntiva palpebral exposta pode se tornar queratinizada, levando a sintomas de vermelhidão, secreção e sangramento crônicos.

Ao realizar o exame oftalmológico, é importante avaliar cuidadosamente a frouxidão palpebral, a aparência da margem palpebral, a integridade dos cantos medial e lateral, o tônus do músculo orbicular, as características lamelares anteriores e posteriores e a anatomia do retrator da pálpebra inferior (Boxe 12.6.1).

Avaliação da frouxidão palpebral

A pálpebra inferior se apoia naturalmente no globo quando o olho está aberto e durante o piscar. Quando puxada para baixo e liberada, uma pálpebra normal recua rapidamente de volta à sua posição normal contra o globo. Na diminuição de tônus ou frouxidão excessiva, a pálpebra recua lentamente ou requer que o olho pisque uma ou mais vezes para retornar à posição. Se necessário, uma medição da frouxidão pode ser feita entre a superfície ocular e a pálpebra puxada para baixo (teste de distração da pálpebra inferior). Normalmente, a pálpebra não pode ser distraída a mais de 6 mm da superfície ocular (Figura 12.6.1).

BOXE 12.6.1 Avaliação pré-operatória do ectrópio.

História ocular completa
Exame ocular geral
Exame de alterações específicas da pálpebra
- Frouxidão palpebral
  Frouxidão palpebral horizontal
  Frouxidão do tendão cantal medial
  Frouxidão do tendão cantal lateral
- Avaliação de ponto lacrimal
- Inspeção de lamela anterior
- Tônus muscular orbicular
- Massa palpebral
- Frouxidão dos retratores da pálpebra inferior

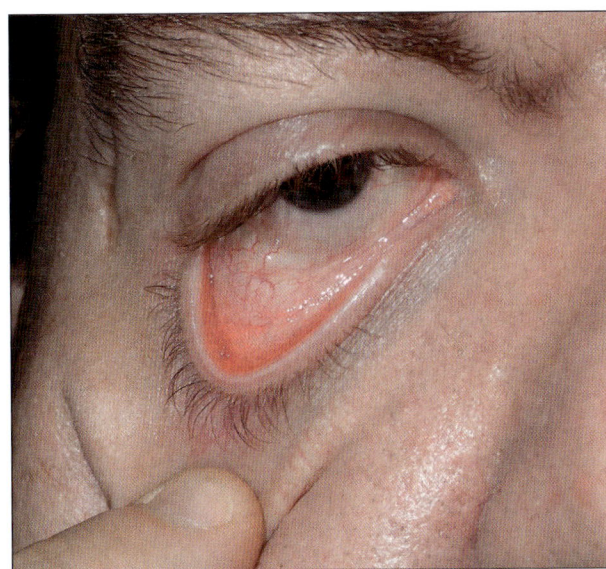

Figura 12.6.1 Teste de distração da pálpebra inferior: a pálpebra inferior é puxada do globo e a distância entre a margem da pálpebra e o globo pode ser medida. Este é um exemplo de frouxidão grave da pálpebra inferior.

Frouxidão do tendão cantal medial

A tração lateral é aplicada na pálpebra inferior e a quantidade total de deslocamento do ponto inferior é medida. Uma mudança na posição dos pontos inferiores em mais de 1 a 2 mm com tração indica frouxidão do canto medial. Raramente, pacientes com deiscência acentuada podem necessitar de reparo do tendão, um procedimento difícil devido ao sistema de drenagem lacrimal.

Frouxidão do tendão cantal lateral

O ângulo cantal lateral normal mantém uma confluência aguda que é posicionada de 1 a 2 mm medialmente à borda orbital lateral. A frouxidão está presente quando o canto lateral do olho demonstra deslocamento medial, arredondamento do ângulo ou afinamento da pele cantal. Adicionalmente, a frouxidão é confirmada quando a tração medial da pálpebra desloca o canto nasal por mais de 1 a 2 mm.

Avaliação dos pontos lacrimais

Na pálpebra sem alteração, os pontos não são visíveis na avaliação externa passiva. A visualização do ponto antes da distração palpebral sugere ectrópio palpebral medial. O ectrópio crônico com mau posicionamento do ponto pode resultar em estenose lacunar ou obliteração secundária à cicatrização.

Inspeção anterior das lamelas

O encurtamento vertical da lamela anterior da pálpebra inferior com eversão da margem palpebral pode resultar de dano actínico da pele, trauma facial, mau posicionamento crônico da pálpebra (involucional ou paralítico) e procedimentos cirúrgicos prévios, incluindo blefaroplastia. Em casos leves, linhas verticais de tensão na pele da pálpebra podem ser visualizadas e a elevação manual da pele da região malar melhora o ectrópio, diminuindo a tensão para baixo. A limitação da migração superior da margem da pálpebra na supraversão e eversão da margem ao escancarar a boca também indicam uma escassez de pele na lamela anterior.

Tonicidade muscular do orbicular do olho

O tônus do músculo orbicular em repouso permite que a pálpebra inferior permaneça bem posicionada na superfície ocular. Tônus muscular apropriado também é necessário para a função adequada da bomba lacrimal. A fraqueza do músculo orbicular é avaliada durante o fechamento forçado da pálpebra. O lagoftalmo resulta da frouxidão horizontal exagerada da pálpebra causada pela fraqueza orbicular. Sinais adicionais de paralisia do nervo facial devem ser avaliados como ptose do supercílio, diminuição de rugas da fronte, dobras nasolabiais reduzidas e assimetria do sorriso.

Massas palpebrais

Massas palpebrais, como neoplasias ou cistos, podem deslocar mecanicamente a margem da pálpebra inferior como resultado do efeito de massa e da força gravitacional deslocando a margem palpebral para baixo e para longe do globo (Figura 12.6.2). É importante inspecionar completamente as superfícies conjuntivais e os fórnices, além de um exame cuidadoso do tecido lamelar anterior para quaisquer alterações cicatriciais causadas pela infiltração neoplásica local.

Deiscência do retrator da pálpebra inferior

A inspeção das pálpebras posteriormente permite a visualização da relação entre a placa tarsal e os retratores da pálpebra inferior. A frouxidão dos retratores das pálpebras pode estar associada

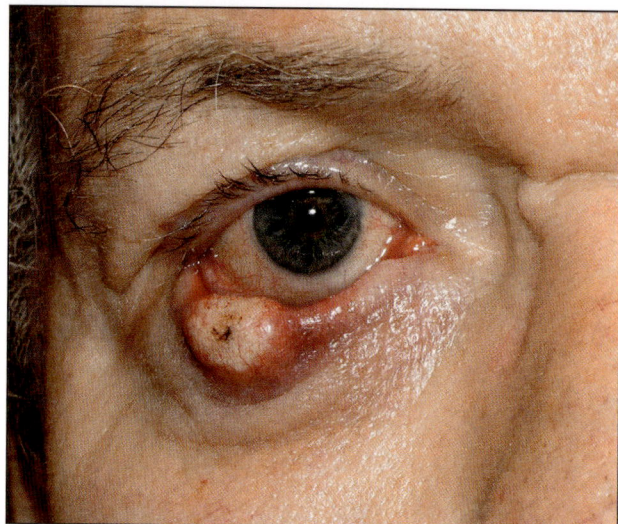

Figura 12.6.2 Ectrópio mecânico resultante de uma grande massa da pálpebra inferior (carcinoma de células escamosas).

ao ectrópio, especialmente no contexto de frouxidão horizontal grave. A atenuação profunda do retrator pode levar a redundância conjuntival excessiva e má definição do fórnice inferior.

DIAGNÓSTICO DIFERENCIAL

Ectrópio involucional

As alterações involucionais são a causa mais comum de ectrópio e resultam da frouxidão relacionada à idade nas estruturas de sustentação da pálpebra inferior (Figura 12.6.3). Em geral, progride da pálpebra medial e se estende lateralmente com base no grau de deiscência do retrator da pálpebra inferior e frouxidão horizontal. Inicialmente, os pacientes podem apenas relatar epífora devido à eversão do ponto causada pelo ectrópio medial. Outras mudanças estruturais contribuem, tais como o alongamento do tarso, o deslocamento inferior do músculo orbicular do pré-tarsal e o aumento da flacidez dos tendões do canto medial e lateral.[1] Como resultado da frouxidão horizontal e diminuição do suporte orbicular pré-tarsal na placa tarsal, a contração do orbicular pré-septal age predominantemente na margem tarsal inferior, exacerbando a eversão palpebral.[2] Com a progressão, a exposição ocular resulta em inflamação conjuntival e queratinização tardia, afinamento do tarso, espessamento da margem palpebral e lagoftalmia – fatores que contribuem para o agravamento do ectrópio.

Ectrópio cicatricial

O ectrópio cicatricial é causado por cicatrização ou encurtamento vertical da lamela anterior da pálpebra inferior devido a trauma anterior, cirurgia de pálpebras e face ou uma variedade de condições actínicas ou infiltrativas (Figura 12.6.4). Ocasionalmente, entidades agudas que causam alterações cicatriciais, como blefarite alérgica, podem ser revertidas com a descontinuação do agente final ou o tratamento com corticosteroides tópicos (Figura 12.6.5). A fibrose cutânea e a infiltração podem ser observadas em malignidades cutâneas e em uma ampla variedade de condições dermatológicas cicatriciais. Lesões suspeitas devem ser biopsiadas antes da cirurgia das pálpebras. A contração epidérmica também pode ser observada após ectrópio involucional ou mesmo paralítico de longa duração.

Ectrópio paralítico

O ectrópio paralítico é causado pela diminuição do tônus e pelo enfraquecimento da contração do músculo orbicular devido à paralisia do nervo facial (Figura 12.6.6). A paralisia facial

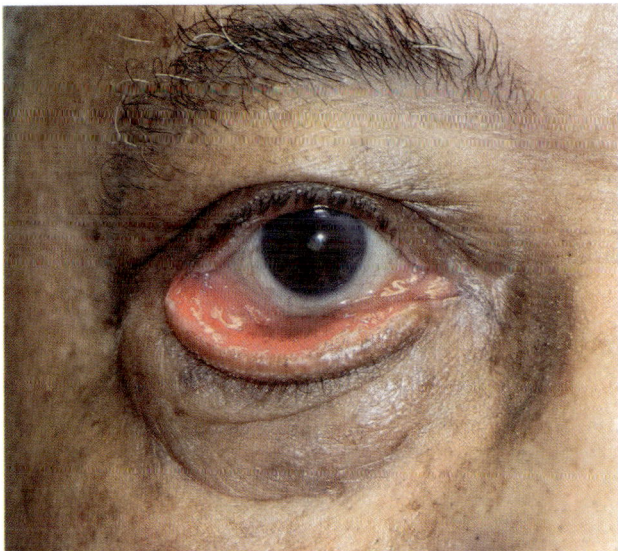

Figura 12.6.3 Ectrópio involucional com flacidez generalizada da pálpebra e do tendão cantal lateral.

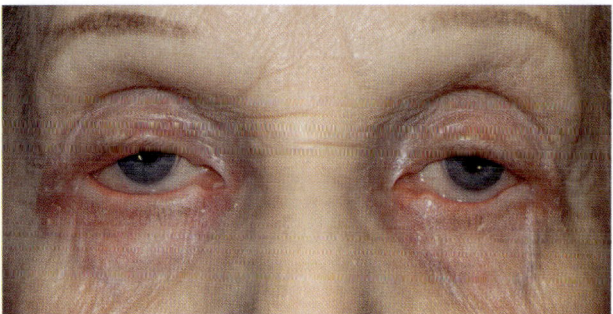

Figura 12.6.5 Ectrópio cicatricial bilateral causado por blefarite alérgica grave.

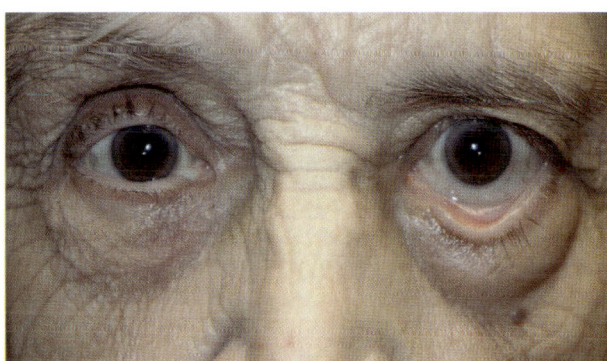

Figura 12.6.6 Ectrópio paralítico associado à paralisia de sétimo par.

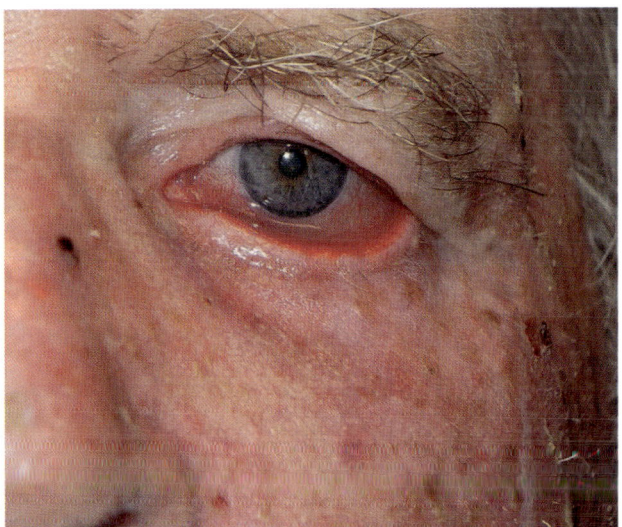

Figura 12.6.4 Ectrópio cicatricial por dano actínico grave na pele da pálpebra inferior e ressecção anterior do câncer de pele.

subjacente pode resultar da paralisia de Bell, lesão cirúrgica ou traumática e acidente vascular encefálico. Pacientes com frouxidão horizontal preexistente antes da paralisia do nervo facial podem desenvolver ectrópio e lagoftalmo significativos. Epífora está comumente presente devido ao lacrimejamento reflexo por ceratopatia de exposição, eversão de ponto e ineficiência do mecanismo de bomba lacrimal decorrente da contração inadequada do orbicular. Se a paralisia for transitória e a recuperação for esperada (i. e., paralisia de Bell), o uso de pomada lubrificante é suficiente até que a paralisia seja resolvida. A cirurgia é normalmente necessária para corrigir o ectrópio causado por uma paralisia facial permanente.

Ectrópio mecânico

O ectrópio mecânico é observado quando uma massa faz com que a margem palpebral se afaste para longe do globo (ver Figura 12.6.2). Isso pode ser causado por tumor ou cisto próximo à margem da pálpebra, puxando a pálpebra para baixo e para longe. Alternativamente, o edema periocular, a quemose conjuntival e os crescimentos e cistos conjuntivais podem empurrar mecanicamente a margem palpebral para longe do globo. O tratamento deve inicialmente abordar a causa subjacente clinicamente ou por ressecção da massa. Embora haja frequente coexistência de ectrópio involucional e cicatricial, a intervenção cirúrgica deve ser realizada somente se o ectrópio residual persistir após o tratamento da causa mecânica primária.

Ectrópio congênito

O ectrópio congênito é raro, mas comumente observado com ausência ou atrofia da placa tarsal, edema conjuntival após trauma de nascimento e malformações palpebrais com escassez de pele e retração. É mais frequentemente visto em associação com a síndrome de Down, mas também pode estar associado à síndrome da blefarofimose. Se a exposição da córnea é leve ou se espera que seja resolvida (como visto em casos com quemose por trauma de parto), o tratamento com lubrificantes tópicos pode ser adequado. Em casos mais graves, o enxerto de pele pode ser necessário para resolver a escassez de pele e evitar cicatrizes na córnea e ambliopia.

ALTERNATIVAS À CIRURGIA

Pacientes com ectrópio sintomático devem ser avaliados quanto à intervenção cirúrgica para evitar a descompensação da córnea que pode evoluir para ulceração e cicatriz por exposição. O tratamento clínico com lágrimas e pomadas artificiais pode ser tentado antes da intervenção cirúrgica em pacientes com sintomas leves e em pacientes com comorbidades sistêmicas, impedindo-os de se submeter ao procedimento cirúrgico.

ANESTESIA

O reparo cirúrgico do ectrópio é um procedimento ambulatorial que pode ser realizado usando apenas anestésico local para infiltração no consultório médico ou em sala de procedimento menor. Uma solução 1:1 de lidocaína a 2% com epinefrina 1:100.000 e bupivacaína a 0,75% fornece analgesia local satisfatória. Uma injeção subcutânea de anestésico local é frequentemente adequada para procedimentos envolvendo a lamela anterior, mas uma injeção transconjuntival pode ser necessária em cirurgias envolvendo estruturas lamelares posteriores.

Nos casos em que se requer retirada da pele para enxerto, deve-se considerar a combinação de anestesia local com sedação intravenosa com propofol. Por fim, a anestesia geral deve ser utilizada em pacientes pediátricos e adultos apreensivos.

TÉCNICA GERAL

Diversas técnicas foram descritas para corrigir o ectrópio. Inicialmente, os métodos incluíam um procedimento de encurtamento do cantal lateral descrito em 1812 por Sir William Adams,[3] um procedimento de excisão de cunha da pálpebra realizado por Von Ammon em 1831,[4] e variações do procedimento tradicional de Kuhnt-Symanowski.[5-7] Atualmente, o melhor entendimento da anatomia e fisiologia palpebral tem permitido abordar o mecanismo estrutural subjacente que causa o ectrópio.

A avaliação pré-operatória completa é fundamental para determinar a intervenção cirúrgica adequada com base na presença de flacidez horizontal da pálpebra, redundância e frouxidão verticais, encurtamento lamelar anterior ou uma combinação dessas condições. Quando o ectrópio é causado por frouxidão horizontal, o encurtamento da pálpebra é o tratamento de escolha. Presença de frouxidão palpebral vertical e redundância conjuntival requer a reinserção dos retratores da pálpebra inferior. Quando existe encurtamento lamelar anterior devido a alterações cicatriciais, o tratamento cirúrgico é orientado pela localização e pelo grau de ectrópio cicatricial. Em casos leves de ectrópio cicatricial, o encurtamento horizontal da pálpebra pode ser suficiente. Casos com achados cicatriciais mais graves podem exigir enxertos e retalhos de pele para alongar adequadamente a lamela. É importante ressaltar que os pacientes podem apresentar ectrópio secundário a mais de uma causa e necessitar de vários procedimentos para tratar completamente a condição.

TÉCNICAS ESPECÍFICAS

Ectrópio involucional

Procedimento de tira tarsal lateral (tarsal strip)

Em 1969, Tenzel descreveu o procedimento suspensão cantal para o tratamento do lagoftalmo e da elasticidade palpebral inferior, em que a cruz inferior do tendão do canto é passada por um óstio criado no tendão do canto superior e anexada ao periósteo temporal.[8] Posteriormente, em 1979, Anderson e Gordy descreveram o conhecido procedimento de *tarsal strip*, que envolve encurtar e reposicionar a cruz inferior do canto lateral do olho no periósteo da borda orbital lateral.[9] As vantagens dessa técnica em relação a outros procedimentos de encurtamento da pálpebra horizontal incluem cicatriz mínima visível, menor incidência de triquíase sintomática, preservação da placa tarsal e a fixação da tira no canto lateral. A tira do tarso é construída separando as lamelas anterior e posterior, liberando os retratores da pálpebra inferior e removendo os folículos dos cílios, a junção mucocutânea e o epitélio conjuntival. O tamanho da tira lateral do tarso é determinado pelo grau de flacidez horizontal da pálpebra inferior, e a fixação dessa faixa ao periósteo orbital lateral cria uma fixação segura que pode ser utilizada para reformar o ângulo do canto lateral.

Uma cantotomia lateral é realizada para dividir horizontalmente o tendão cantal lateral desde o ângulo cantal até a borda orbital lateral. A linha inferior do tendão do canto é então visualmente ou mecanicamente isolada e dividida para completar uma cantólise. A cantólise inferior bem-sucedida resulta em uma margem palpebral inferior totalmente móvel, livre de todos os anexos laterais. Deve-se tomar cuidado para garantir que a cruz do tendão cantal permaneça intacta. A quantidade necessária de encurtamento horizontal é determinada puxando a pálpebra inferior lateralmente até que a tensão desejada seja alcançada, e a pálpebra inferior é marcada onde ela se cruza com o ângulo do canto lateral. Uma incisão subciliar é feita e um retalho pele-músculo é elevado. Em seguida, as lamelas anterior e posterior da pálpebra são separadas na linha cinzenta e as unidades pilossebáceas (margem anterior e folículos dos cílios) são extirpadas para expor o tarso subjacente. Os retratores da pálpebra inferior e a conjuntiva são então divididos na base do tarso e a mucosa conjuntival palpebral da tira do tarso é removida. A conjuntiva na lamela posterior da tira do tarso pode ser raspada com um bisturi ou removida com eletrocautério. Uma tira do tarso excessivamente longa pode ser ligeiramente encurtada pela transecção de sua extremidade distal. A tira resultante é então fixada ao periósteo ao longo do interior da borda orbital lateral (Figura 12.6.7). Múltiplos tipos de suturas foram usados para prender a tira do tarso, incluindo suturas permanentes de Prolene® (polipropileno) ou Mersilene® (poliéster) e suturas absorvíveis, como Vicryl® (poliglactina). Para garantir o posicionamento adequado e o contorno das margens dos cantos e pálpebras laterais, é necessário colocar as suturas sob a cruz superior do tendão do canto, de modo que a borda medial da tira do tarso fique adjacente à incisão cantal da pálpebra superior sem apertar excessivamente a pálpebra inferior. Se necessário, a sutura do tarso é ajustada ou substituída se a posição e a forma do ângulo palpebral ou cantal não forem apropriadas. Em seguida, o ângulo do canto lateral é reformado com uma sutura Vicryl® (poliglactina) 6-0 que une as margens da pálpebra superior e inferior e o orbicular. Por fim, a pele sobrejacente é rearranjada, ocasionalmente aparada e suturada com categute 6-0.

Procedimento do fuso medial com sutura rotacional

Em 1985, Nowinski e Anderson descreveram o procedimento do fuso medial para o ectrópio medial involucional.[10] Esse procedimento pode ser usado em conjunto com o procedimento da tira tarsal lateral se o ectrópio medial não for totalmente corrigível com o encurtamento horizontal da pálpebra. Nesse procedimento, um defeito é criado nas lamelas posteriores na pálpebra medial e os retratores da pálpebra inferior são avançados para girar mecanicamente a pálpebra usando suturas que são passadas através da lamela anterior. Ocasionalmente, esse procedimento pode ser realizado como tratamento independente para pacientes com ectrópio medial sem frouxidão palpebral horizontal significativa e para pacientes com ectrópio cicatricial medial leve, devido ao encurtamento lamelar anterior vertical que melhora após a ressecção de qualquer conjuntiva medial redundante e retratores da pálpebra medial.

Na conjuntiva palpebral medial, um segmento elíptico de conjuntiva redundante mais retratores da pálpebra inferior é

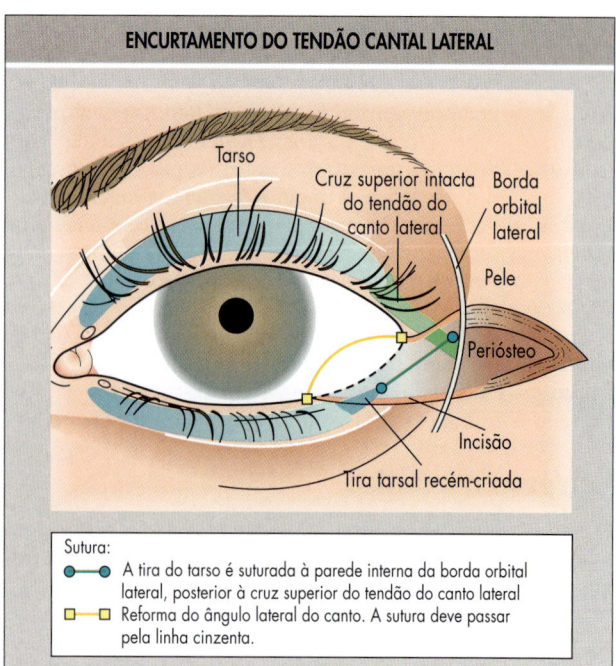

Figura 12.6.7 Encurtamento do tendão cantal lateral usando o *tarsal strip* lateral.

ressecado logo abaixo da borda tarsal inferior (Figura 12.6.8). Se necessário, uma sonda canalicular é colocada no canalículo inferior para proteger o canalículo e auxiliar na eversão da pálpebra inferior para melhor exposição da conjuntiva palpebral. Uma sutura de categute cromado 5-0 dupla é colocada horizontal para o avanço segmentar dos retratores até a borda do tarso. Cada braço da sutura de categute cromado 5-0 é colocado sequencialmente através da borda inferior do tarso, borda superior dos retratores da pálpebra inferior e, em seguida, através da lamela anterior da pálpebra. O ponto de saída para as suturas rotacionais deve ser inferior à colocação das passagens da sutura do retrator da pálpebra para fornecer um efeito rotacional apropriado. As extremidades externas das suturas são então amarradas na pele. Nos casos mais graves, múltiplas suturas são colocadas ou uma área conjuntival maior é ressecada. No entanto, é importante evitar a ressecção conjuntival excessiva durante o procedimento para evitar o entrópio cicatricial ou o encurtamento do fórnice. Se a pálpebra não girar para a posição normal, considere a substituição de suturas ou avaliação adicional para alterações lamelares anteriores cicatriciais.

Avanço do retrator da pálpebra inferior

Ectrópio involucional grave pode resultar da rotação externa marginal que inicialmente envolve a pálpebra inferior medial e com o tempo se estende lateralmente para afetar toda a pálpebra devido à deiscência progressiva dos retratores da pálpebra inferior. Casos avançados podem demonstrar ectrópio tarsal, em que toda a pálpebra é completamente evertida como consequência de frouxidão, deiscência ou desinserção dos retratores.[11,12] Isso é corrigido pelo avanço dos retratores para restabelecer sua ligação no tarso inferior.[13] Em pacientes com frouxidão palpebral horizontal coexistente, o avanço do retrator pode ser combinado com um *tarsal strip*.

Uma incisão transconjuntival é feita na borda tarsal inferior ao longo do comprimento da pálpebra (ver Figura 12.6.8). Conjuntiva redundante e tecido subconjuntival afrouxado são ressecados. Os retratores da pálpebra inferior são fixados ao longo da borda do tarso inferior com o uso de várias suturas internas de Vicryl® (poliglactina) 6-0. Alternativamente, suturas rotacionais externas de categute 5-0, suturadas como o fuso medial, podem ser utilizadas se o ectrópio medial ou de ponto estiver presente.

Ressecção de bloco pentagonal de espessura total

Em pacientes que demonstram frouxidão palpebral horizontal sem frouxidão ou deiscência significativa do tendão do canto medial ou lateral, uma ressecção em bloco de espessura total pentagonal da pálpebra pode ser realizada para corrigir a frouxidão.[14] Em geral, esse procedimento é preferido em pacientes com ectrópio e lesões palpebrais isoladas que também podem ser abordadas nas margens da ressecção em bloco. Na presença de frouxidão horizontal medial e ectrópio pontual, a ressecção do bloco pentagonal pode ser combinada com um procedimento do fuso medial e suturas rotatórias (procedimento chamado *lazy-T* ou T-deitado).[15] Além disso, a flacidez horizontal com ectrópio cicatricial coexistente leve pode ser tratada com uma ressecção modificada do bloco que preserva a pele da pálpebra, de modo que ela possa ser usada como um revestimento de pele para fornecer tecido lamelar anterior adicional.

Uma incisão inicial de espessura total é feita perpendicularmente à margem da pálpebra e é estendida até a borda inferior do tarso. As bordas medial e lateral da pálpebra transeccionada são sobrepostas para avaliar as dimensões da ressecção palpebral necessária para corrigir a frouxidão palpebral. Com base no tamanho desejado para ser ressecado, uma segunda incisão que também é orientada perpendicularmente à margem da pálpebra é estendida até a borda inferior do tarso. As duas incisões das pálpebras são então anguladas para se encontrarem perto do fórnice inferior, completando a excisão e formando um defeito palpebral na forma de um pentágono. Usando duas ou três suturas absorvíveis, como Vicryl® 6-0 (poliglactina), as duas bordas da placa tarsal são cuidadosamente alinhadas com suturas de espessura parcial (Figura 12.6.9). As bordas dos retratores das pálpebras e orbiculares inferiores à placa tarsal são alinhadas e suturadas em conjunto usando Vicryl® 6-0 para fechar o ápice do defeito pentagonal. O fechamento marginal é completado com suturas de 7-0 cromadas absorvíveis colocadas na linha cinza ou suturas não absorvíveis de 6-0 de seda com longas caudas amarradas. A pele é fechada usando suturas de categute 6-0. Uma lente de contato pode ser colocada para qualquer paciente com

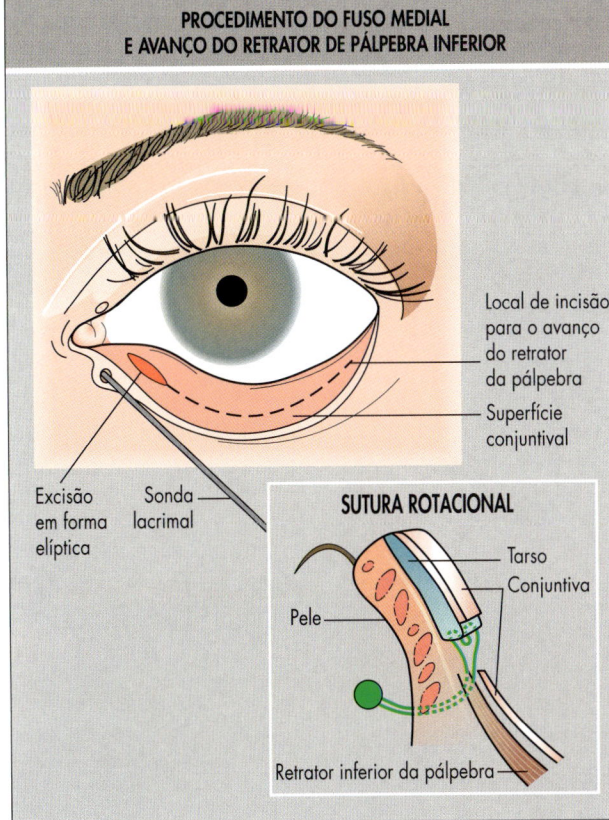

Figura 12.6.8 Procedimento do fuso medial usando uma excisão elíptica medial. Avanço dos retratores da pálpebra inferior realizado pela extensão lateral da incisão (*linha tracejada*). Inserção mostra colocação de sutura rotacional.

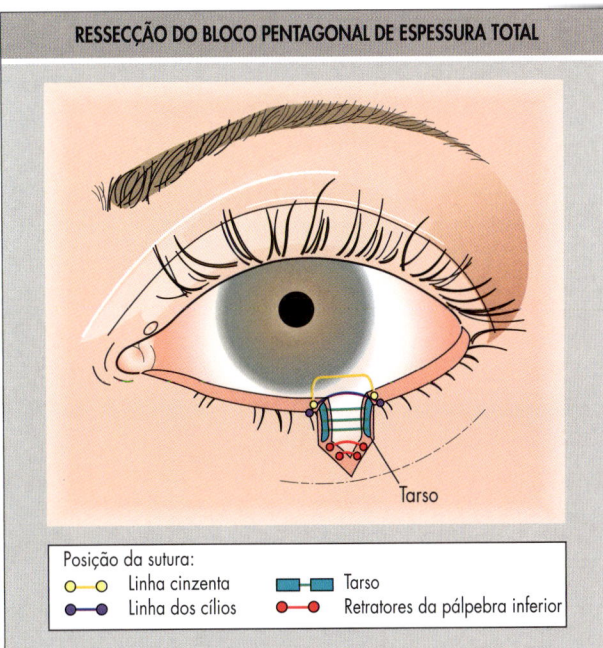

Figura 12.6.9 Encurtamento horizontal da pálpebra com uma ressecção do bloco de espessura total.

sensação de corpo estranho causada pelas suturas marginais. Essas suturas marginais podem ser removidas em 7 a 10 dias se o paciente continuar com irritação da córnea.

Ectrópio cicatricial

Retalhos de pele local (zetaplastia)

Alterações cicatriciais localizadas com áreas focais de tração podem ocasionalmente ser tratadas com o uso de *zetaplastia* ou outros procedimentos de retalho de pele. A técnica de *zetaplastia* é um procedimento de transposição que corrige o encurtamento ou a cicatrização localizada da pele, reorganizando a flacidez da pele para aumentar o comprimento do tecido na direção do encurtamento em detrimento do tecido perpendicular ao defeito focal.[16]

Depois que toda a cicatriz da pálpebra é marcada, duas linhas adicionais iguais em comprimento à linha da cicatriz são desenhadas nas bordas superior e inferior para formar ângulos de 60° em lados opostos da cicatriz (Figura 12.6.10). A configuração de Z resultante é então cortada, os retalhos da pele e o tecido adjacente são dissecados para liberar a tensão, e o tecido cicatricial superficial ou profundo é retirado. Os dois retalhos triangulares de pele são transpostos para que os ápices sejam posicionados nas extremidades distais das linhas iniciais de 60° e fechados com suturas 6-0.

Enxerto de pele com espessura total

Quando a falta significativa de pele causa ectrópio cicatricial, é necessário aumento tanto no comprimento vertical quanto na área total do tecido lamelar anterior. Um enxerto de pele de espessura total corrige essa deficiência lamelar anterior difusa e normalmente retorna a pálpebra a uma posição normal. É importante considerar a cor e a espessura do tecido da pálpebra circundante ao escolher um local doador de enxerto de pele apropriado. Os potenciais locais doadores incluem a pálpebra superior, a área retroauricular, a área pré-auricular e o braço interno.[17] Comumente, esse procedimento é combinado com uma tira lateral do tarso e/ou colocação de sutura rotacional.

Em pacientes com cicatriz isolada, uma incisão horizontal é criada na borda superior do tecido fibrótico. Em pacientes com escassez difusa de pele, uma incisão cutânea subciliar é feita 2 a 3 mm abaixo dos cílios. A dissecção aguda cuidadosa é realizada ao longo do tecido da pálpebra inferior para liberar quaisquer bandas cicatriciais profundas e ainda manter um leito receptor saudável. Depois que o tecido da pálpebra inferior circundante foi dissecado para liberar todas as aderências, a margem da pálpebra é facilmente reconduzida para a posição normal. A pálpebra inferior é então mantida em posição anatômica normal com a margem aposta ao globo e o defeito lamelar anterior residual é medido. Em seguida, o local doador é marcado e o enxerto de tamanho apropriado é então coletado do local doador. O enxerto de pele é então afinado retirando-se o excesso de tecido subcutâneo e gordura e colocado em posição no local do defeito. O enxerto de pele é aparado para corresponder adequadamente às margens do defeito e fixado por meio de suturas separadas ou contínuas de categute 6-0 (Figura 12.6.11). Um coxim composto por curativo não aderente é então fixado sobre o enxerto com suturas não absorvíveis para ajudar a induzir a integração bem-sucedida do enxerto e evitar o deslocamento do enxerto e a coleta de fluido profunda. As suturas do coxim e do doador são removidas na visita inicial de acompanhamento 6 a 8 dias após a cirurgia.

Ectrópio paralítico

Cantoplastia medial

Em 1951, Lee descreveu o procedimento de cantoplastia medial para o tratamento de epífora causada por eversão de ponto lacrimal.[18] Posteriormente, esse procedimento também tem sido utilizado para tratar pacientes com ectrópio paralítico devido à fraqueza do músculo orbicular, como comumente observado com a paralisia facial.[19,20] A cantoplastia medial une os tendões do canto medial superior e inferior para deslocar nasalmente o ponto de fixação e fornecer maior suporte para a pálpebra inferior medial. Isso também reduz a fissura palpebral para melhorar o lagoftalmo e reduzir a exposição corneana. O procedimento pode ser realizado isoladamente em pacientes com ectrópio paralítico leve e eversão de ponto ou combinado com outros procedimentos quando a frouxidão horizontal estiver presente.

Uma incisão é feita na junção mucocutânea da pálpebra superior começando 1 mm medial ao ponto alto e estendido ao ângulo do canto medial. Uma segunda incisão mucocutânea é feita medialmente ao ponto inferior e estendida para atender a incisão anterior. Um retalho de pele é então elevado sobre os tendões do canto medial superior e inferior. Sondas canaliculares podem ser usadas para identificar e proteger os canalículos. Em seguida, uma mucosa de tira fina das pálpebras superior e inferior é extirpada para expor os tendões do canto medial superior e inferior. Os tendões do canto medial superior e inferior são unidos usando duas ou três suturas interrompidas de Vicryl® 6-0 ou 7-0 (poliglactina) (Figura 12.6.12). Essas suturas

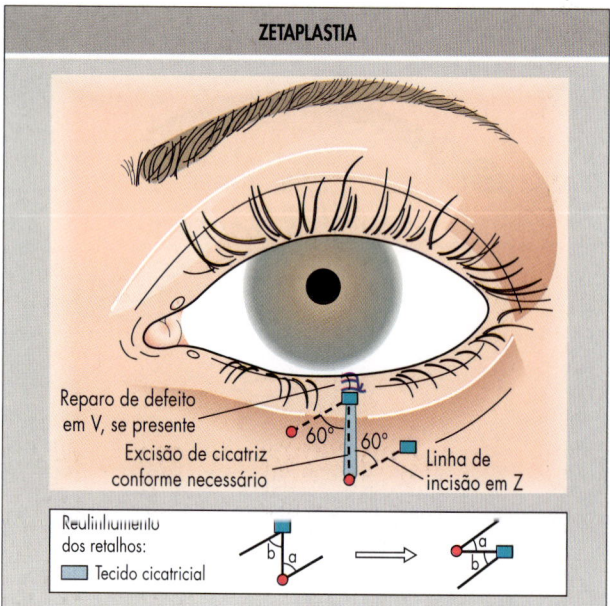

Figura 12.6.10 Procedimento de zetaplastia para alongar a cicatriz cicatricial focal. Os retalhos *a* e *b* são transpostas para alongar a linha da cicatriz.

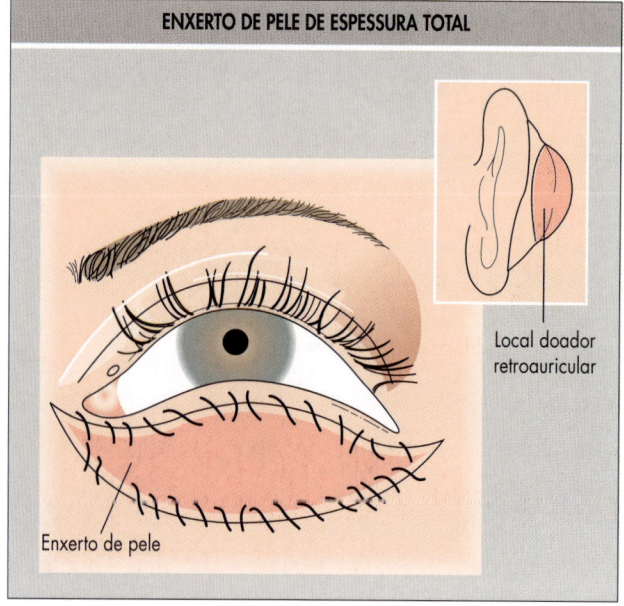

Figura 12.6.11 Enxerto de pele de espessura total para ectrópio cicatricial de pálpebra inferior. Inserção mostra o local doador retroauricular.

são passadas pela porção palpebral superior do orbicular do olho, depois pelos tendões do canto medial superior e inferior e, finalmente, pelo orbicular da pálpebra inferior. Os retalhos de pele são fechados com suturas interrompidas de categute 6-0.

Tarsorrafia lateral

A tarsorrafia lateral encurta horizontalmente a fissura palpebral, criando uma adesão entre as margens da pálpebra superior e inferior. É comumente realizada como uma medida de proteção em pacientes com lagoftalmia e ectrópio paralítico causado por paralisia facial para reduzir a exposição corneana e diminuir o risco de ulceração da córnea.[21] Nos casos em que a frouxidão horizontal também está presente, uma tarsorrafia lateral pode ser combinada com procedimentos de encurtamento horizontal ou realizada como um procedimento em etapas para abordar a exposição corneana residual.

Depois que o comprimento de tarsorrafia desejado é marcado, uma incisão é feita ao longo da linha cinzenta das pálpebras superior e inferior a uma profundidade de aproximadamente 2 a 3 mm. Mais desbridamento é então realizado para liberar as lamelas anterior e posterior das pálpebras. Uma tira de 1 mm da junção mucocutânea lamelar posterior é então retirada das margens palpebrais. Em seguida, suturas de espessura parcial de Vicryl® (poliglactina) 6-0 são passadas através do tecido do tarso para juntar o tecido lamelar posterior superior e inferior (Figura 12.6.13). Deve-se ter cuidado para assegurar que essas suturas não incorporem a conjuntiva palpebral para evitar qualquer irritação pós-operatória resultante. O orbicular é fechado usando sutura Vicryl® 6-0 sepultada e interrompida, que é seguida pelo fechamento das bordas da pele usando suturas interrompidas de categute 6-0.

COMPLICAÇÕES

As complicações do reparo cirúrgico do ectrópio incluem:

- Hipocorreção (hipocorreção do encurtamento)
- Hipercorreção (excesso de encurtamento)
- Mau posicionamento lateral do ângulo cantal
- Defeito em V na margem palpebral ou assimetria
- Danos no sistema lacrimal
- Cicatrizes cutâneas ou conjuntivais
- Triquíase
- Abrasão da córnea
- Estética comprometida.

Hipocorreção resulta de encurtamento horizontal insuficiente, encolhimento do enxerto, ou perda de fixação relacionada à sutura, e frequentemente requer reoperação. A hipercorreção é causada pelo encurtamento agressivo das pálpebras, pelo aperto excessivo das suturas rotacionais durante os procedimentos do fuso medial ou pela ressecção excessiva do tecido lamelar posterior e retratores que causam entrópio ou retração da pálpebra inferior. Embora a hipercorreção geralmente melhore com o tempo à medida que o tecido se estende, qualquer entrópio pós-operatório que resulte em triquíase deve ser tratado temporariamente com depilação ou pode requerer tratamento permanente com crioterapia, eletrólise ou correção cirúrgica.

O desalinhamento das margens da pálpebra e o mau posicionamento cantal podem resultar de vários procedimentos, incluindo ressecção em bloco de espessura total, cantoplastia medial e tarsorrafia lateral. Uma ressecção de espessura total pode resultar em contorno e entalhe irregulares da pálpebra, bem como triquíase. Para melhorar os resultados em longo prazo, é preferível corrigir os defeitos em V ou as irregularidades de contorno.

Quando os procedimentos cantais mediais são realizados, danos ao sistema de drenagem lacrimal são complicações potenciais. Inserção de sondas canaliculares e dissecção meticulosa perto da região do canto medial são considerações importantes para reduzir o risco de lesão canalicular. Se qualquer preocupação com lesão canalicular surgir durante o procedimento, a colocação de um *stent* de silicone pode prevenir a estenose canalicular e quaisquer outras complicações.

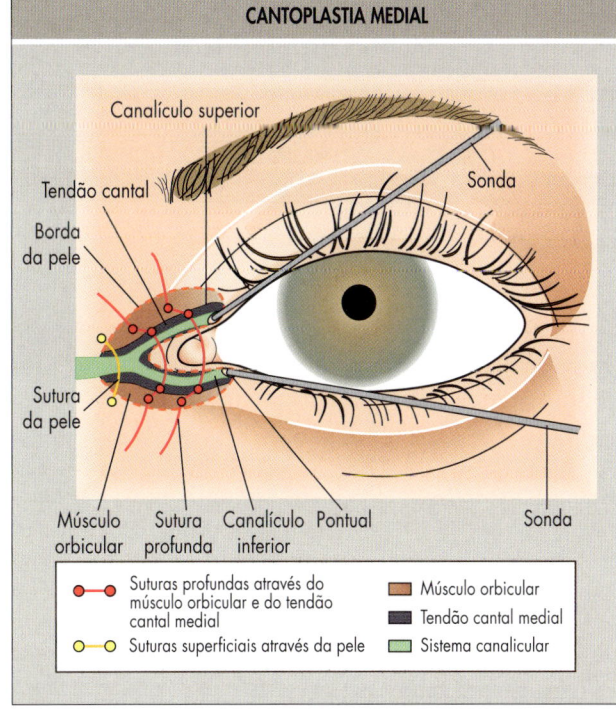

Figura 12.6.12 Cantoplastia medial para melhorar o suporte da pálpebra inferior medial e reduzir a exposição corneal.

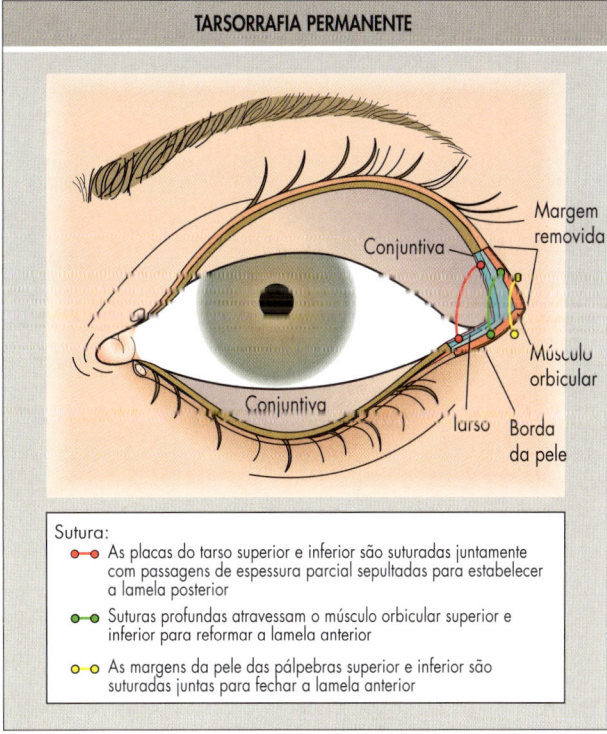

Figura 12.6.13 Procedimento de tarsorrafia lateral permanente para encurtar horizontalmente a fissura da pálpebra.

RESULTADOS

A avaliação clínica pré-operatória cuidadosa e a intervenção cirúrgica adequada devem restaurar a margem palpebral inferior para que se apoie na superfície ocular. Ectrópio leve e ectrópio de ponto lacrimal geralmente são totalmente corrigidos com um procedimento simples. Casos avançados de ectrópio involucional, cicatricial ou misto, muitas vezes, requerem uma combinação de procedimentos, incluindo encurtamento horizontal e enxerto para tratar a deficiência de pele.

BIBLIOGRAFIA

Anderson RL, Gordy DD. The tarsal strip procedure. Arch Ophthalmol 1979;97:2192–6.

Divine RD, Anderson RL. Techniques in eyelid wound closure. Ophthalmic Surg 1982;13:283–7.

Frueh BR, Schoengarth LD. Evaluation and treatment of the patient with ectropion. Ophthalmology 1982;89:1049–54.

Lisman RD, Smith B, Baker D, et al. Efficacy of surgical treatment for paralytic ectropion. Ophthalmology 1987;94:671–81.

Nowinski TS, Anderson RL. The medial spindle procedure for involutional medial ectropion. Arch Ophthalmol 1985;103:1750–3.

Stamler JF, Tse DT. A simple and reliable technique for permanent lateral tarsorrhaphy. Arch Ophthalmol 1990;108:125–7.

Tse DT, Kronish JW, Buus D. Surgical correction of lower-eyelid tarsal ectropion by reinsertion of the retractors. Arch Ophthalmol 1991;109:427–31.

As referências completas estão disponíveis no **GEN-io**.

PARTE 12 ÓRBITA E OCULOPLÁSTICA
SEÇÃO 2 Pálpebras

Lesões Benignas na Pálpebra 12.7
Ann G. Neff, Harinderpal S. Chahal e Keith D. Carter

Definição: Lesões palpebrais benignas podem surgir de elementos anexiais epiteliais ou dérmicos. Estes incluem epitélio, folículos pilosos, glândulas apócrinas e écrinas, vasos sanguíneos e nervos. Alguns podem parecer agressivos e devem ser diferenciados de malignidades.

Características principais
- Três a seis vezes mais comum que neoplasias malignas
- Pode ocorrer em qualquer superfície da pele, algumas ocorrem mais frequentemente ou exclusivamente nas pálpebras
- Pode refletir patologias locais ou ser manifestações de doença sistêmica
- Muitas lesões parecem semelhantes e apresentam um desafio diagnóstico.

Características associadas
- Sólido ou cístico
- Epitelial ou subepitelial
- Frequentemente múltiplo
- Confusão com neoplasias malignas.

INTRODUÇÃO

As pálpebras podem ser afetadas por um amplo espectro de lesões benignas. Em estudos que analisaram todas as lesões palpebrais submetidas ao exame histopatológico, as lesões benignas foram 3 a 6 vezes mais frequentes que as neoplasias malignas.[1,2] Muitas lesões que afetam as pálpebras podem ocorrer em qualquer superfície da pele, mas algumas ocorrem exclusivamente ou mais frequentemente nas pálpebras.

As lesões palpebrais benignas mais comuns são aqui apresentadas, classificadas por origem, com cada discussão destacando as características clínicas importantes, diagnóstico diferencial, associações sistêmicas pertinentes, histopatológico e tratamento.

TUMORES EPITELIAIS

Diversas alterações histopatológicas que afetam essas camadas da epiderme podem ser observadas nas lesões afetando as pálpebras. A hiperqueratose, ou espessamento da camada de queratina, é vista clinicamente como uma escama aderente. Paraqueratose é uma forma de hiperqueratose caracterizada por queratinização incompleta com retenção de núcleos dentro da camada de queratina. A disqueratose é uma queratinização anormal das células dentro da camada escamosa. A acantose, ou espessamento da camada escamosa, é vista comumente em lesões epiteliais proliferativas. Acantólise refere-se à separação de células epiteliais.

Cada tipo de tumor epitelial pode exibir alguma variabilidade em sua imagem e características morfológicas. Além disso, diferentes tipos de tumores podem compartilhar características clínicas e morfológicas semelhantes, o que resulta em confusão diagnóstica clínica. Um diagnóstico definitivo dessas várias lesões depende do exame histopatológico.[3,4]

Papiloma escamoso

A lesão benigna mais comum da pálpebra é o papiloma escamoso, também conhecido como *pólipo fibroepitelial*, *acrocórdone* ou *papilomas de pele*. Essas lesões podem ser únicas ou múltiplas e geralmente envolvem a margem palpebral. Os papilomas escamosos caracteristicamente são coloridos e podem ser sésseis ou pedunculados (Figura 12.7.1). O diagnóstico é feito pela aparência clínica típica e características histológicas. O diagnóstico diferencial inclui queratose seborreica, verruga vulgar e nevo intradérmico. Microscopicamente, a lesão tem projeções digitiformes (ramos) com um núcleo fibrovascular, e a epiderme sobrejacente demonstra acantose e hiperqueratose. O tratamento é uma excisão simples na base da lesão.

Corno cutâneo

Um corno cutâneo é uma projeção de queratina (Figura 12.7.2). Este é um termo clinicamente descritivo, não um diagnóstico. A trompa cutânea não é uma entidade patológica distinta, mas

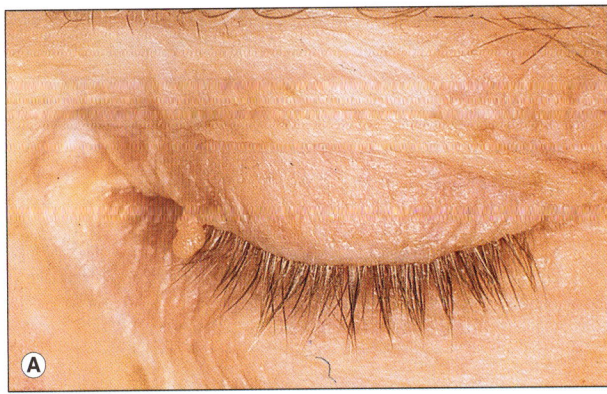

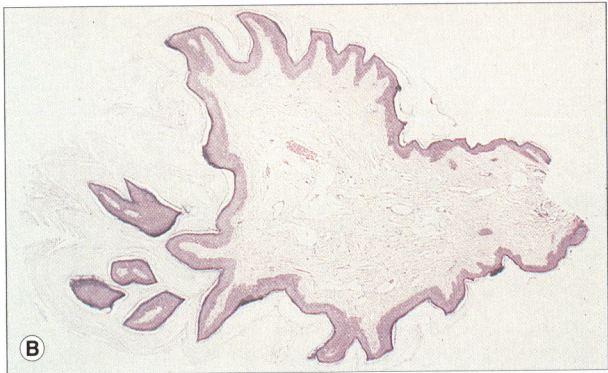

Figura 12.7.1 Papiloma escamoso. A. Papiloma cutâneo pedunculado de coloração típica envolvendo a pálpebra superior esquerda. **B.** O papiloma fibroepitelial consiste em um papiloma de base estreita (à direita) com núcleo fibrovascular e projeções parecidas com dedos cobertas por epitélio hiperceratótico e acantótico.

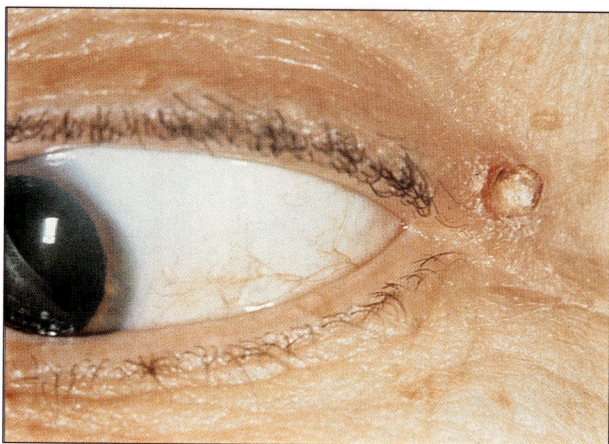

Figura 12.7.2 Corno cutâneo. Observe a projeção de queratina compactada que surge da pele na região do canto lateral esquerdo.

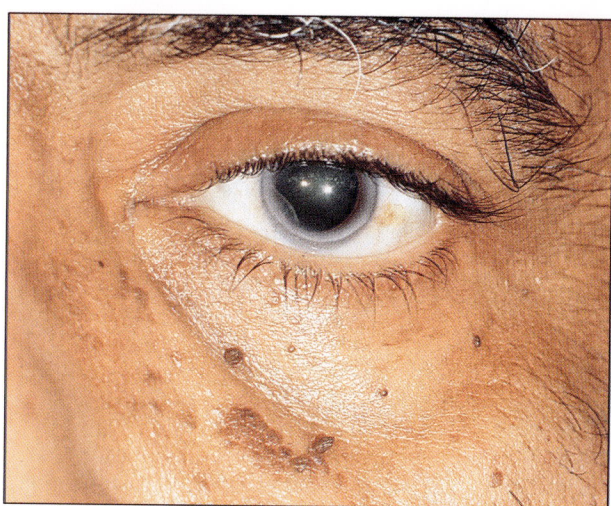

Figura 12.7.4 Dermatose papulosa nigra. Múltiplas pápulas pigmentadas envolvendo a região malar.

pode se desenvolver a partir de uma variedade de lesões subjacentes, incluindo queratose seborreica, queratose actínica, queratose folicular invertida, verruga vulgar, carcinoma basocelular (CBC), carcinoma de células escamosas (CCE) e outros tumores epidérmicos. Como a terapia definitiva depende da causa subjacente, a biopsia do corno cutâneo (incluindo a epiderme subjacente) é necessária para obter um diagnóstico histológico.[5]

Queratose seborreica

Queratose seborreica, também conhecida como *verruga senil*, é uma neoplasia epitelial benigna comum que pode ocorrer na face, tronco e extremidades. Essas lesões geralmente acometem adultos de meia-idade e idosos, ocorrendo uma ou várias placas gordurosas presas (Figura 12.7.3). A cor varia em tons de marrom e a superfície é frequentemente papilomatosa. O diagnóstico diferencial inclui marca de pele, nevo, verruga vulgar, ceratose actínica e CBC pigmentado. Ceratoses seborreicas não são consideradas lesões pré-malignas. Uma associação sistêmica, no entanto, conhecida como o *sinal de Leser-Trélat*, denota um rápido aumento no tamanho e número de ceratoses seborreicas, que pode ocorrer em pacientes com malignidade oculta.

Uma variante da queratose seborreica, que compartilha uma aparência histopatológica similar, é a dermatose papulosa negra, que ocorre principalmente em indivíduos de pele escura. Essas lesões geralmente aparecem nas bochechas e região periorbitária como múltiplas pápulas pigmentadas (Figura 12.7.4).

Embora existam diferentes tipos histopatológicos de queratoses seborreicas, todas as lesões compartilham características de hiperqueratose, acantose e papilomatose.[6] A maioria das lesões contém cistos de chifre, que são inclusões preenchidas com queratina dentro da epiderme acantótica, e cistos de pseudocornos, que representam invaginações de queratina superficial.[7] A excisão simples pode ser realizada para biopsia ou cosmese ou para evitar irritação.

Queratose folicular invertida

A queratose folicular invertida, também conhecida como *acantoma basocamoso*, geralmente aparece como uma pequena lesão papilomatosa solitária na face. É uma massa ceratótica bem demarcada que pode aparecer como um corno cutâneo. A lesão pode assemelhar-se à verruga vulgar e à queratose seborreica – muitos a consideram uma queratose seborreica irritada.[8] O histopatológico revela hiperqueratose e acantose lobular. A proliferação de células basaloides ocorre com áreas de acantólise e zonas de células escamosas, muitas vezes organizadas em verticilos chamados *redemoinhos escamosos*. O tratamento é uma excisão completa, porque a recorrência é comum após a remoção incompleta.

Ceratoacantoma

O ceratoacantoma aparece mais comumente como um nódulo solitário e de rápido crescimento em áreas expostas ao sol de indivíduos de meia-idade e idosos. O nódulo geralmente é umbilicado, com uma cratera central distinta preenchida por um tampão de queratina (Figura 12.7.5). A lesão desenvolve-se rapidamente ao longo de semanas e tipicamente sofre involução espontânea dentro de 6 meses para deixar uma cicatriz atrófica. As lesões que ocorrem nas pálpebras podem produzir anormalidades mecânicas, como ectrópio ou ptose, e ocasionalmente podem causar alterações destrutivas. O diagnóstico diferencial inclui CCE, CBC, verruga vulgar e molusco contagioso (MC). Pacientes com síndrome de Muir-Torre podem desenvolver, em associação com malignidade interna, múltiplos ceratoacantomas e neoplasias sebáceas.

Microscopicamente, há uma elevação em forma de taça do epitélio escamoso acantótico que envolve uma massa central de queratina. Microabscessos, que contêm queratinócitos necróticos e neutrófilos, podem ser encontrados dentro do epitélio proliferativo. A atipia celular pode estar presente, dificultando a diferenciação do CCE. Muitos patologistas consideram o ceratoacantoma um tipo de CCE de baixo grau. A excisão completa é recomendada porque existe uma variante invasiva, com potencial para disseminação perineural e intramuscular.[9]

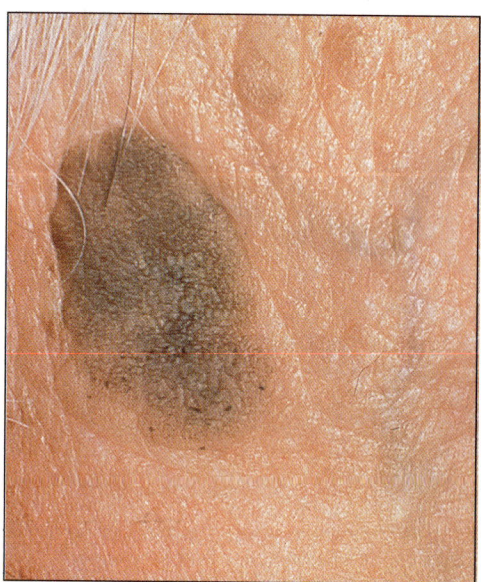

Figura 12.7.3 Queratose seborreica. Placa marrom, típica de queratose seborreica.

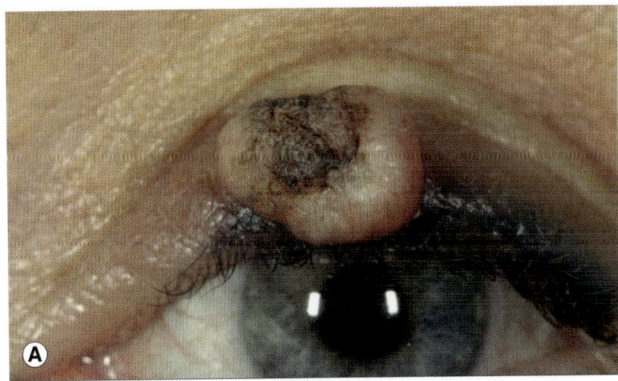

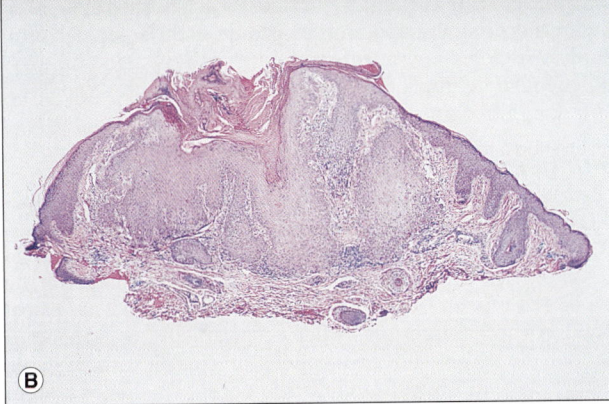

Figura 12.7.5 Ceratoacantoma. A. Lesão mostra aparência clínica típica; a história também era típica. **B.** A lesão que pode ser vista na parte de cima do epitélio tem uma configuração em forma de taça e um núcleo central de queratina. A base do epitélio acantótico é achatada (em vez de invasiva) na junção da derme.

Modalidades adicionais de tratamento, incluindo quimioterapia intralesional, agentes tópicos, *lasers*, crioterapia e terapia fotodinâmica também foram descritas.[10]

Queratose actínica

A queratose actínica, também conhecida como *queratose solar* ou *senil*, é a lesão cutânea pré-maligna mais comum. As lesões desenvolvem-se em áreas expostas ao sol e comumente afetam a face, as mãos e o couro cabeludo e, menos comumente, a pálpebra. Eles geralmente aparecem como múltiplas pápulas com uma escama branca aderente. O desenvolvimento de CCE em lesões não tratadas pode chegar a 20% (ver Capítulo 12.10).[11] Microscopicamente, as queratoses actínicas exibem hiperqueratose, paraqueratose e disqueratose. Os queratinócitos atípicos nas camadas epidérmicas profundas frequentemente formam brotos que se estendem até a derme papilar. O gerenciamento é a excisão cirúrgica ou crioterapia (após a biopsia).

Cisto de inclusão epidérmica

Cistos de inclusão epidérmica aparecem como lesões de crescimento lento, arredondadas e firmes da derme ou tecido subcutâneo. As lesões palpebrais são geralmente solitárias, móveis e com menos de 1 cm de diâmetro. Esses cistos geralmente surgem do implante traumático da epiderme da superfície (Figura 12.7.6). Os cistos podem inflamar-se com uma reação granulomatosa de corpo estranho.

O diagnóstico baseia-se na aparência clínica e histopatológica. O diagnóstico diferencial inclui cisto dermoide, cisto pilar e neurofibroma. Microscopicamente, o cisto é preenchido com queratina e é revestido por um epitélio escamoso estratificado e queratinizado. Estruturas anexas não estão presentes na parede do cisto.[12] O tratamento é a excisão completa, preferencialmente de toda a parede do cisto, para evitar recorrência.

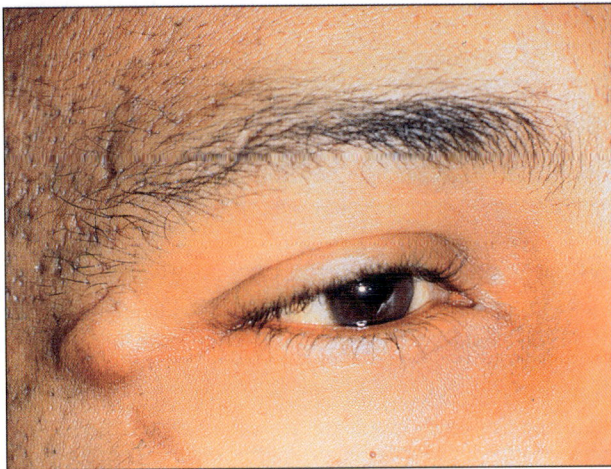

Figura 12.7.6 Cisto de inclusão epidérmica. Esta lesão apareceu como uma lesão cística de crescimento lento em uma região de trauma penetrante anterior.

Cisto pilar

Os cistos pilares, anteriormente conhecidos como cistos sebáceos, são massas lisas, redondas, dérmicas ou subcutâneas móveis, clinicamente idênticas aos cistos de inclusão epidérmicos. Acredita-se que a diferenciação dentro desses cistos seja em direção à queratina do cabelo.[13] Esses cistos tendem a ocorrer em áreas com grande número de folículos pilosos e são mais comumente encontrados no couro cabeludo. Podem ocorrer ocasionalmente na região periocular, particularmente na sobrancelha ou ao longo da margem da pálpebra. O histopatológico revela um cisto revestido de epitélio, com esbranquiçamento da camada basal. O revestimento não possui uma camada granular, ao contrário dos cistos epidérmicos. O material eosinofílico dentro do cisto compreende células descamadas e queratina e comumente calcificações. Ruptura do cisto pode ocorrer e incitar uma resposta granulomatosa de corpo estranho. O tratamento é uma excisão cirúrgica completa; a excisão incompleta pode resultar em recidiva.

Cistos dermoide e epidermoide

Embora geralmente considerados em discussões sobre lesões orbitárias (ver Capítulo 12.10), os cistos epidermoides e dermoides são incluídos aqui porque podem aparecer como uma massa palpebral. Esses cistos podem ocorrer como lesões superficiais, subcutâneas ou orbitais profundas. Ambos são coristomas (compostos de tecido não encontrado habitualmente no local) que são firmes, aumentando lentamente, massas não dolorosas, mais comumente na região da pálpebra superior lateral e da sobrancelha (Figura 12.7.7). As lesões superficiais geralmente são reconhecidas durante a primeira infância.[14] Esses cistos, presumivelmente, ocorrem secundariamente ao aprisionamento da pele ao longo das linhas de fechamento embrionário. Aderência às suturas ósseas subjacentes está frequentemente presente (ver Capítulo 12.1). As lesões podem se estender posteriormente para a órbita.

Microscopicamente, os cistos dermoide e epidermoide são revestidos por um epitélio queratinizado escamoso estratificado. Os cistos dermoides também contêm elementos anexais na parede do cisto, incluindo folículos pilosos e glândulas sebáceas e écrinas. O tratamento é uma excisão cirúrgica completa. A imagem da órbita pré-operatória é indicada se o cisto inteiro não puder ser palpado ou se houver suspeita de extensão orbital. A excisão completa elimina o potencial de ruptura do cisto, que pode produzir inflamação granulomatosa secundária do corpo estranho.

TUMORES ANEXIAIS

Lesões de origem anexial surgem dos apêndices epidérmicos, que incluem as glândulas sebáceas de Zeis, glândulas

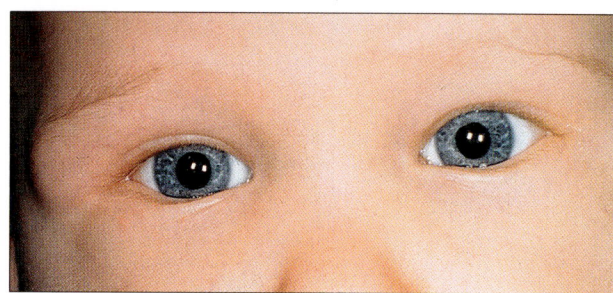

Figura 12.7.7 Cisto dermoide. Lesão cística, subcutânea na pálpebra superior direita e região do supercílio, aderido à sutura frontozigomática subjacente.

meibomianas, unidades pilossebáceas (constituídas de folículos pilosos e glândulas sebáceas associadas), glândulas sudoríparas écrinas e glândulas sudoríparas apócrinas de Moll.

Lesões benignas de origem sebácea

Lesões sebáceas da pálpebra podem surgir de várias fontes: as glândulas de Zeis, encontradas em associação com os cílios; as glândulas meibomianas, localizadas dentro das placas tarsais fibrosas; e glândulas sebáceas, associadas a folículos pilosos das sobrancelhas e nas superfícies cutâneas das pálpebras. As glândulas sebáceas criam suas secreções por um mecanismo holócrino no qual as células centrais sofrem desintegração e subsequente extrusão em um ducto excretor comum.

Mílio

Mílios se formam como múltiplas lesões brancas que variam entre 1 e 4 mm de diâmetro. Eles geralmente aparecem na face e comumente afetam as pálpebras, o nariz e a região malar (Figura 12.7.8). As lesões podem ocorrer espontânea ou secundariamente devido a trauma, radioterapia, infecção da pele ou doenças bolhosas. Considera-se que a oclusão de unidades pilossebáceas com retenção de queratina seja o mecanismo causador. A histopatologia revela um folículo piloso dilatado, repleto de queratina, com compressão e atrofia das glândulas sebáceas adjacentes. O tratamento inclui incisão simples, eletrodissecação da superfície ou punção e expressão do conteúdo.

Adenoma sebáceo

Esta e outras neoplasias benignas sebáceas podem se associar com lesões malignas internas, conhecida como síndrome de Muir-Torre. Mesmo um único neoplasma sebáceo cutâneo pode ser significativo, portanto, os pacientes devem ser avaliados adequadamente.[15] Pacientes com essa síndrome também podem desenvolver múltiplos ceratoacantomas. Microscopicamente, o adenoma sebáceo é uma lesão bem circunscrita com lóbulos contendo uma camada externa de células germinais basais que se tornam lipidizadas centralmente. O tratamento é excisão cirúrgica completa, porque lesões extraídas incompletamente comumente recidivam.

Lesões benignas de origem écrina

As glândulas sudoríparas écrinas são encontradas em toda a superfície cutânea das pálpebras. São compostas de três segmentos, incluindo uma espiral de secreção intradérmica, um ducto intradérmico e um ducto intraepidérmico.

Hidrocistoma écrino

Os hidrocistomas écrinos, também conhecidos como *sudoríparos* ou *cistos das glândulas sudoríparas*, aparecem como pequenos nódulos solitários ou múltiplos nas pálpebras. A pele sobrejacente é brilhante e lisa, e o cisto geralmente é translúcido e cheio de líquido (Figura 12.7.9). Acredita-se que os hidrocistomas écrinos são cistos de retenção ductal, que tendem a aumentar de tamanho em climas quentes e úmidos. O diagnóstico diferencial inclui hidrocistoma apócrino e cisto de inclusão epidérmica. A histopatologia revela um cisto dérmico revestido por epitélio cuboidal de dupla camada, sem dilaceramentos papilares. O tratamento é uma excisão completa.

Siringoma

O siringoma é um tumor anexial comum decorrente da proliferação adenomatosa do ducto intraepidérmico das glândulas écrinas. Acomete principalmente mulheres jovens, ocorrendo como pápulas múltiplas, pequenas (1 a 3 mm de diâmetro), de cor da pele a amareladas, distribuídas simetricamente nas pálpebras e bochechas inferiores. Microscopicamente, os siringomas contêm ductos revestidos por epitélio cuboidal de camada dupla embebidos em um estroma fibroso denso. Os ductos podem se afilar em um núcleo sólido de células para produzir uma configuração em forma de vírgula ou "girino".[16] Raramente, os siringomas podem sofrer transformação maligna. As modalidades de tratamento incluem excisão cirúrgica, eletrodissecação e *laser* de dióxido de carbono.[17]

Siringoma condroide

O siringoma condroide, também conhecido como *adenoma pleomórfico* ou *tumor misto da pele*, ocorre mais comumente na região da cabeça e pescoço e, raramente, pode envolver a pálpebra.[18] Aparece como um nódulo dérmico assintomático de 0,5 a 3 cm de diâmetro. Acredita-se que as lesões surjam das glândulas sudoríparas écrinas e devem seu nome à mistura de glândulas sudoríparas e elementos cartilaginosos. O diagnóstico diferencial inclui cisto de inclusão epidérmica, cisto pilar, neurofibroma e pilomatricoma. Microscopicamente, é idêntico ao adenoma pleomórfico (tumor misto) da glândula lacrimal. Ductos revestidos com uma camada secretora interna e uma camada mioepitelial externa são incorporados em um estroma com áreas de metaplasia condroide. O tratamento é a excisão cirúrgica. Variantes malignas foram relatadas.

Lesões benignas de origem apócrina

As glândulas apócrinas de Moll são encontradas ao longo da margem da pálpebra em associação com os folículos pilosos.

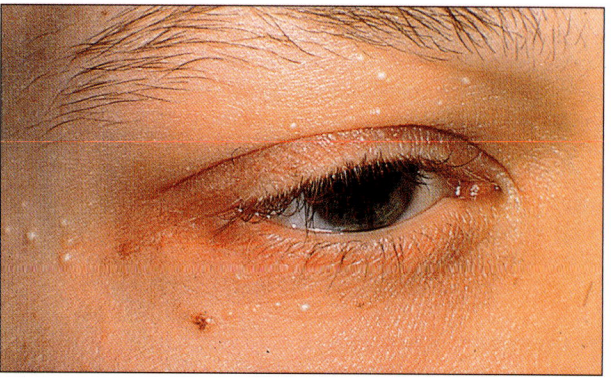

Figura 12.7.8 Mílios. Múltiplas pequenas lesões brancas que afetam as pálpebras superiores e inferiores.

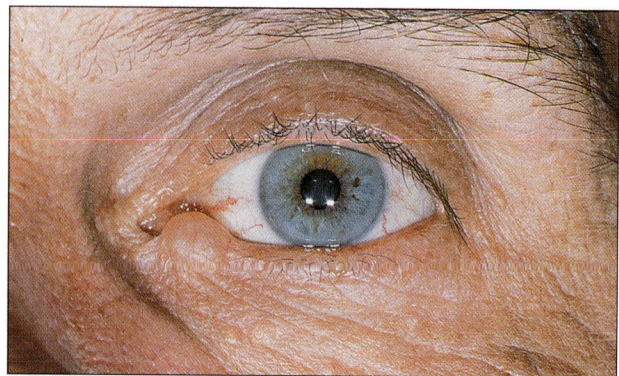

Figura 12.7.9 Hidrocistoma écrino. Lesão cística envolvendo a margem da pálpebra inferior esquerda. A lesão foi preenchida com líquido translúcido.

São glândulas sudoríparas modificadas que contêm uma espiral secretora, um ducto intradérmico e um ducto intraepitelial. Suas secreções são produzidas pela decapitação das células secretoras.

Hidrocistoma apócrino

O hidrocistoma apócrino, também conhecido como *cistadenoma*, geralmente aparece como um cisto solitário e translúcido na face, às vezes na margem da pálpebra. O cisto é geralmente pequeno (menos de 1 cm de diâmetro) e preenchido com líquido claro ou leitoso, com pele brilhante e lisa sobrejacente (Figura 12.7.10). As lesões podem apresentar uma coloração azulada, atribuída ao efeito Tyndall. Ao contrário da variedade écrina, acredita-se que essas lesões sejam de origem proliferativa e não aumentem de tamanho em climas quentes. O diagnóstico diferencial inclui hidrocistoma écrino e CBC cístico. Foi relatada uma associação, considerada uma displasia ectodérmica, na qual os pacientes exibem múltiplos hidrocistomas apócrinos, hipodontia, hiperqueratose palmoplantar e onicodistrofia.[19]

O histopatológico revela um cisto dérmico com esvaziamento papilar, revestido por uma camada secretora interna com células colunares eosinofílicas e uma camada mioepitelial externa. O tratamento é geralmente por excisão completa. Lesões maiores ou múltiplas podem ser tratadas por ablação química com ácido tricloroacético.[20]

Cilindroma

Cilindroma, presumivelmente de origem apócrina, pode ocorrer na pálpebra ou sobrancelha. Geralmente aparece como um nódulo dérmico em forma de cúpula, cor da pele ou vermelho-rosado (Figura 12.7.11). As lesões solitárias costumam ocorrer na idade adulta na região da cabeça e do pescoço e podem parecer semelhantes a um cisto de inclusão epidérmico ou pilar. Lesões múltiplas são hereditárias de forma autossômica dominante e, normalmente, aparecem no couro cabeludo, em que o envolvimento extenso é referido como um *tumor do turbante*. Lesões múltiplas têm sido associadas a tricoepiteliomas. Microscopicamente, o cilindroma consiste em ilhas com grandes células de coloração pálida central e pequenas células cuboidais perifericamente, circundadas por uma membrana basal eosinofílica. O tratamento é a excisão cirúrgica.

Lesões benignas de origem do folículo piloso

Lesões benignas de origem do folículo piloso são tumores bastante raros, frequentemente confundidos clinicamente com o CBC, a lesão palpebral maligna mais comum. A confirmação do diagnóstico por biopsia incisional é útil para lesões de aparência suspeita, o que permite uma ressecção menos extensa de lesões confirmadas como benignas.[21]

Tricoepitelioma

O tricoepitelioma é um tumor de origem do folículo piloso com predileção pelo rosto. A lesão solitária tende a ocorrer em indivíduos mais velhos como uma pápula firme, assintomática, de coloração avermelhada a amarelada, que raramente ulcera.

Lesões múltiplas, também conhecidas como *epitelioma cístico benigno múltiplo* ou *tumor de Brooke*, são hereditárias em um padrão autossômico dominante com penetrância variável. As lesões aparecem durante a adolescência como múltiplos nódulos firmes envolvendo a face e o couro cabeludo, pescoço e tronco. Eles podem aumentar em tamanho e número, mas raramente ulceram. O diagnóstico é feito pela aparência clínica, história familiar e histopatológico. O diagnóstico diferencial inclui a síndrome do nevo basocelular, na qual as lesões tendem a ulcerar com maior frequência (ver Capítulo 12.10).

O histopatológico revela múltiplos cistos córneos cheios de queratina, cercados por ilhas de células basaloides que exibem paliçada periférica. O abundante estroma fibroso é bem demarcado da derme circundante. As lesões podem se assemelhar histologicamente ao CBC, e há relatos raros de transformação em CBC.[22] O tratamento inclui a excisão cirúrgica de lesões solitárias e criocirurgia ou *laser* para múltiplas lesões.

Tricofoliculoma

Tricofoliculoma é uma lesão hamartomatosa razoavelmente bem diferenciada, geralmente aparecendo como um nódulo cor da pele, assintomático, solitário, na idade adulta da face ou do couro cabeludo. A umbilicação central geralmente está presente, que é a abertura de um folículo repleto de queratina. Pequenos pelos brancos podem sobressair do poro central e são sugestivos do diagnóstico. A lesão pode ser confundida clinicamente com cisto pilar, nevo ou CBC. O histopatológico revela um folículo dilatado, preenchido com queratina e fios de cabelo, e revestido por epitélio escamoso estratificado contínuo com a epiderme. A excisão cirúrgica é curativa.

Triquilemoma

Triquilemoma é um tumor que surge da bainha do cabelo externo. Uma lesão solitária geralmente aparece durante a idade adulta como uma lesão assintomática, cor da pele, nodular ou papilomatosa. O nariz é o local mais comum de ocorrência, seguido pela pálpebra e pela sobrancelha. A lesão pode aparecer como um corno cutâneo ou assemelhar-se à verruga vulgar ou ao CBC.

Múltiplos triquilemomas são um marcador para a doença de Cowden, ou síndrome de hamartoma múltiplo, uma genodermatose rara hereditária de forma autossômica dominante. Além dos triquilemomas faciais, os pacientes podem desenvolver queratoses acrais e papilomas orais. Os pacientes estão em maior risco de desenvolver carcinoma de mama e tireoide, bem como vários hamartomas. As lesões mucocutâneas geralmente precedem o início da malignidade.

Microscopicamente, células ricas em glicogênio com citoplasma claro proliferam em lóbulos, com paliçada periférica e uma membrana basal distinta. Folículos pilosos podem estar presentes. O tratamento é a excisão cirúrgica, criocirurgia ou *laser*.

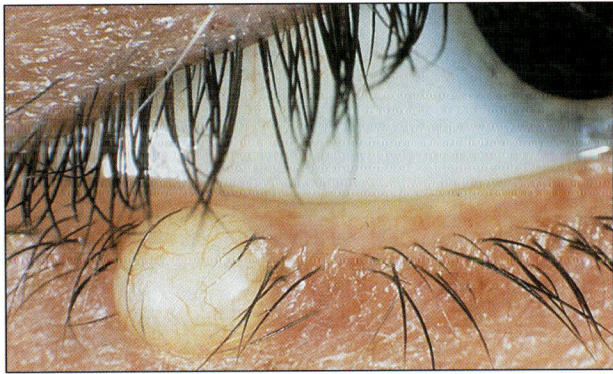

Figura 12.7.10 Hidrocistoma apócrino. Lesão cística preenchida com líquido leitoso, envolvendo a margem da pálpebra inferior direita.

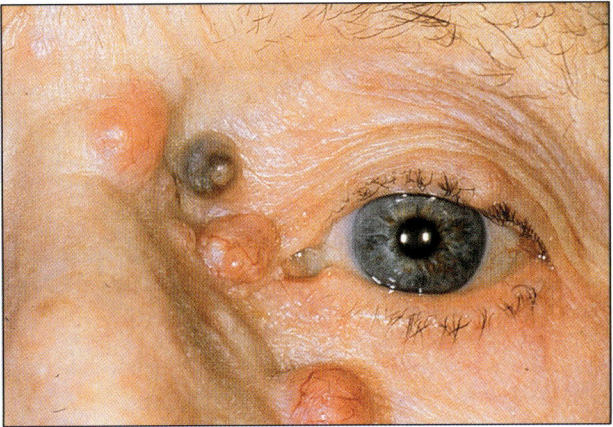

Figura 12.7.11 Cilindroma. Nódulos dérmicos múltiplos, vermelho-rosados, envolvendo pálpebras, testa, nariz e região malar.

Pilomatricoma

O pilomatricoma, também conhecido como *epitelioma calcificante de Malherbe*, é um tumor benigno de origem da matriz do folículo piloso.[23] A lesão tende a ocorrer em crianças e adultos jovens na cabeça e nas extremidades superiores. Lesões podem ocorrer na região periorbitária, particularmente na pálpebra superior e na testa.[24] Em geral, uma lesão solitária aparece como um nódulo subcutâneo sólido ou cístico, móvel, com pele normal sobrejacente. É firme, irregular, geralmente azul-avermelhado, e pode conter nódulos brancos calcários (Figura 12.7.12). O histopatológico revela ilhas de células epiteliais basofílicas, que se transformam em células da sombra localizadas mais centralmente. A maioria dos tumores contém massas de células de sombra calcificadas, que podem incitar uma resposta granulomatosa de células gigantes. Raros casos de transformação maligna foram relatados. O tratamento é a excisão cirúrgica.

TUMORES VASCULARES

Hemangioma capilar

O hemangioma capilar, também conhecido como *hemangio-endotelioma benigno*, é uma lesão vascular comum na infância. Ocorre em 1 a 2% dos lactentes e é o tumor orbital mais comum encontrado em crianças. As meninas são mais comumente afetadas que os meninos, com uma proporção de 3:2. Um hemangioma periorbitário pode aparecer como lesão cutânea superficial, lesão subcutânea, tumor orbitário profundo ou combinação desses tipos. Aproximadamente um terço das lesões são visíveis ao nascimento, com o restante manifestado aos 6 meses de idade. Há tipicamente uma fase inicial de crescimento rápido dentro de 6 meses após o diagnóstico, seguida por um período de estabilização e subsequente involução ao longo de vários anos. Estima-se que aproximadamente 75% regridem até certo ponto no momento em que a criança atinge os 7 anos de idade.

A lesão superficial clássica, o nevo morango, aparece como uma massa nodular avermelhada que empalidece com a pressão (Figura 12.7.13). Pode primeiro ser vista como uma lesão achatada com vasos superficiais telangiectáticos. Uma lesão subcutânea aparece como uma massa esponjosa púrpura azulada. Lesões orbitárias profundas podem causar proptose e deslocamento ocular sem achados cutâneos associados.

A complicação ocular mais comum é a ambliopia, que pode resultar da oclusão do eixo visual, ou da anisometropia devido ao astigmatismo induzido. O estrabismo pode ocorrer secundariamente à ambliopia ou ser causado por envolvimento orbital com restrição da motilidade ocular.[25]

Lesões que envolvem a pálpebra e a órbita anterior geralmente podem ser diagnosticadas pelos achados clínicos. O diagnóstico diferencial de lesões orbitais inclui rabdomiossarcoma, neuroblastoma, encefalocele, linfangioma e massas inflamatórias (ver Capítulo 12.10). A ultrassonografia, a tomografia computadorizada

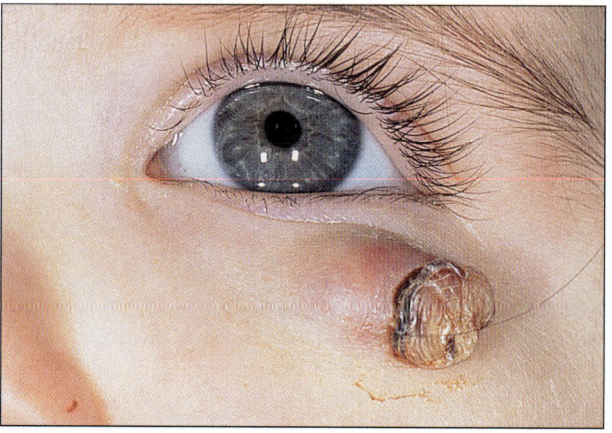

Figura 12.7.12 Pilomatrixoma. Nódulo avermelhado crescendo na pálpebra inferior esquerda.

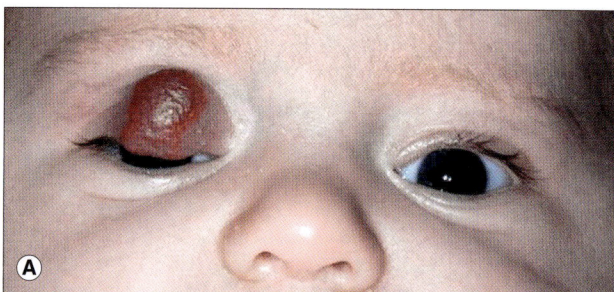

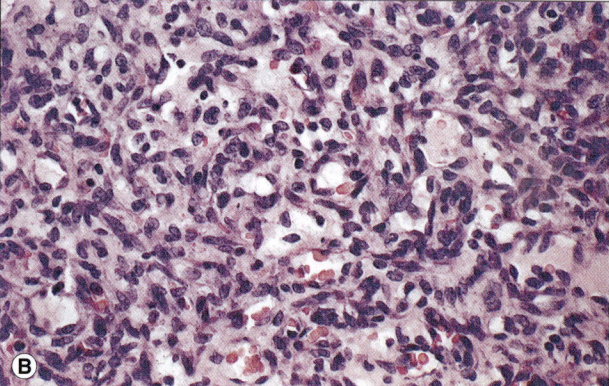

Figura 12.7.13 Hemangioma capilar. A. Massa vermelha, elevada e superficial envolvendo a pálpebra superior direita. **B.** Imagem ampliada das células endoteliais.

e a ressonância magnética podem auxiliar no diagnóstico e na determinação da extensão do envolvimento (ver Capítulo 12.3).

Microscopicamente, a fase proliferativa inicial da lesão contém lóbulos de células endoteliais roliças separadas por septos fibrosos, com figuras mitóticas frequentes e lumina vascular pequena e irregular. As lesões maduras contêm estruturas vasculares mais proeminentes e células endoteliais mais planas, diminuídas em número. À medida que ocorre a regressão, ocorre fibrose progressiva, com espessamento dos septos fibrosos e substituição dos lóbulos endoteliais pelo tecido adiposo. Resultado final é a atrofia do componente vascular da lesão.

Como a maioria dos hemangiomas capilares sofre regressão espontânea em certa medida, o tratamento geralmente é reservado para pacientes que têm indicações oculares, dermatológicas ou sistêmicas específicas para intervenção. Diversas modalidades de tratamento têm sido defendidas, cada uma com potenciais riscos significativos, que estão além do escopo desta discussão. Indicações oculares incluem ambliopia, neuropatia óptica compressiva e proptose com exposição ao globo. As modalidades de tratamento anteriores incluíram injeção de corticosteroide intralesional,[26] corticosteroides sistêmicos, radioterapia, laserterapia, interferona sistêmico e cirurgia. Mais recentemente, entretanto, o propranolol sistêmico emergiu como o tratamento de escolha como um agente relativamente seguro e eficaz na indução de regressão de lesões.[27,28] A cirurgia deve ser considerada para lesões localizadas não infiltrativas, ou para aquelas que não respondem medicamente.[29] A ambliopia deve ser tratada com correção óptica apropriada e oclusão do olho bom, conforme indicação.

Linfangioma

Linfangiomas podem envolver a pálpebra, a conjuntiva ou a órbita. As lesões geralmente aparecem no nascimento ou no início da infância e apenas ocasionalmente na idade adulta. Frequentemente são pouco circunscritos, com um padrão de crescimento infiltrativo. O envolvimento palpebral pode ocorrer como uma lesão superficial com múltiplas excrescências semelhantes a cistos ou como um complexo de canais que causa espessamento e distorção da pálpebra. Hemorragia na lesão pode ocorrer para produzir um hematoma quando a pálpebra está envolvida ou proptose quando as lesões orbitais estão presentes (ver Capítulo 12.10). Biopsia pode ser necessária para o diagnóstico definitivo. Microscopicamente, estão presentes espaços vasculares dilatados de paredes finas revestidos por células endoteliais. A excisão cirúrgica é indicada para estética ou mau posicionamento palpebral. Lesões grandes podem ser de difícil manejo devido à extensa infiltração. Uso de agentes esclerosantes intralesionais, sildenafila oral e ressecção cirúrgica subtotal foram descritos recentemente como modalidades efetivas de tratamento.[30]

Nevo *flammeus*

O nevo *flammeus*, também conhecido como mancha do vinho do Porto, apresenta-se como uma lesão vascular plana, roxa, geralmente unilateral e na distribuição de um ramo do nervo trigêmeo (Figura 12.7.14). É congênita e não sofre regressão espontânea. Se associada a hamartomas vasculares oculares e leptomeníngeos, representa a síndrome de Sturge-Weber. As manifestações oculares desta síndrome incluem diferencial com hemangioma coroidal, glaucoma ipsilateral e descolamento seroso da retina. A histopatologia da lesão de pele revela capilares telangiectásicos dilatados dentro da derme. Abordagem primária é com cosméticos. A terapia com *laser* de corante pulsado também pode ser usada para melhorar a aparência da lesão.[31]

Granuloma piogênico

O granuloma piogênico é a lesão vascular adquirida mais comum que envolve as pálpebras. Em geral, ocorre após trauma ou cirurgia, aparece como uma massa vermelha a rosada, de crescimento rápido e carnuda, que sangra rapidamente ao menor contato (Figura 12.7.15). As lesões também podem se desenvolver em associação com processos inflamatórios, incluindo calázio. O diagnóstico diferencial inclui sarcoma de Kaposi e hiperplasia endotelial papilar intravascular, uma proliferação endotelial rara. Microscopicamente, há tecido de granulação composto por fibroblastos e vasos sanguíneos, com células inflamatórias agudas e crônicas não granulomatosas. Notavelmente, um granuloma piogênico não é nem piogênico nem granulomatoso. O tratamento é por excisão cirúrgica na base da lesão.

TUMORES DE ORIGEM NEURAL

Neurofibroma

Os neurofibromas são mais comumente considerados no contexto da neurofibromatose, na qual os pacientes frequentemente desenvolvem múltiplas lesões cutâneas em associação com outros estigmas da doença, geralmente aparentes na adolescência.[32] Os neurofibromas podem ocorrer em qualquer superfície cutânea, incluindo a pálpebra, e costumam aumentar lentamente ao longo dos anos. Eles aparecem como massas macias, carnosas e frequentemente pedunculadas (Figura 12.7.16). Os neurofibromas cutâneos isolados, frequentemente semelhantes aos nevos intradérmicos, podem ocorrer em indivíduos sem outra anormalidade associada.

O neurofibroma plexiforme, característico da neurofibromatose do tipo 1, ocorre frequentemente como uma infiltração difusa da pálpebra e da órbita. A pálpebra superior é geralmente ptótica, com uma curvatura em formato de S (Figura 12.7.17). À palpação, a lesão parece um "saco de vermes". O exame histopatológico revela unidades de axônios em proliferação, células de Schwann e fibroblastos, com cada unidade circundada por uma bainha perineural.

A conduta depende do local e da extensão da doença. Lesões cutâneas isoladas, não relacionadas à neurofibromatose, podem ser excisadas cirurgicamente. A redução cirúrgica pode ser realizada para neurofibromas plexiformes que produzem ptose mecânica ou deformidade estética. No entanto, devido à natureza infecciosa dessas lesões, a excisão completa é geralmente impossível e a recorrência é comum.

LESÕES XANTOMATOSAS

As lesões xantomatosas são caracterizadas pela presença de histiócitos que acumularam lipídeos, resultando histologicamente em uma aparência espumosa do citoplasma.

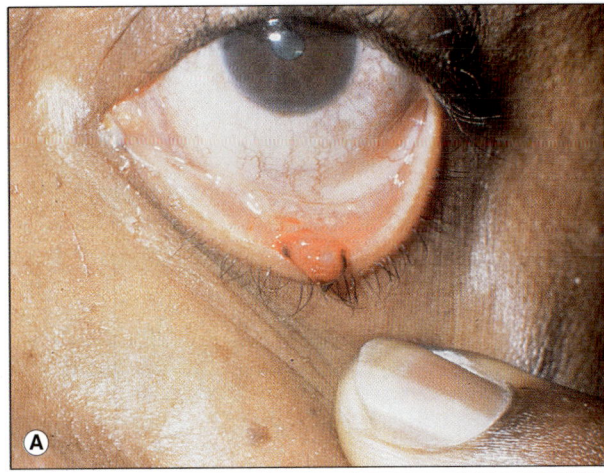
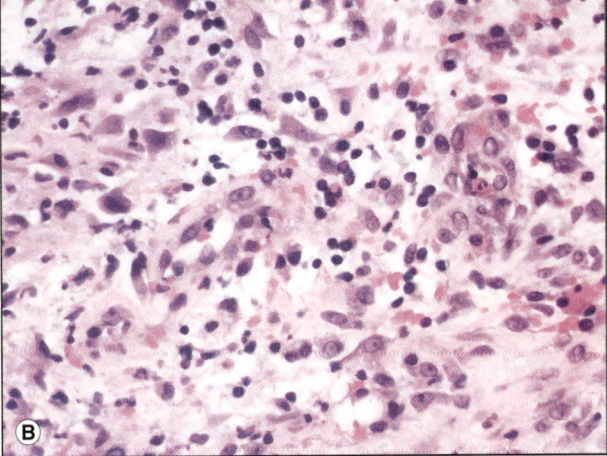

Figura 12.7.15 Granuloma piogênico. A. Massa vermelha que se origina da conjuntiva palpebral e se projeta sobre a margem palpebral. Esta lesão desenvolveu-se em associação com um calázio. **B.** Tecido vascularizado (tecido de granulação) que consiste em células inflamatórias (linfócitos polimorfonucleares e fibroblastos) e células endoteliais de capilares em brotamento.

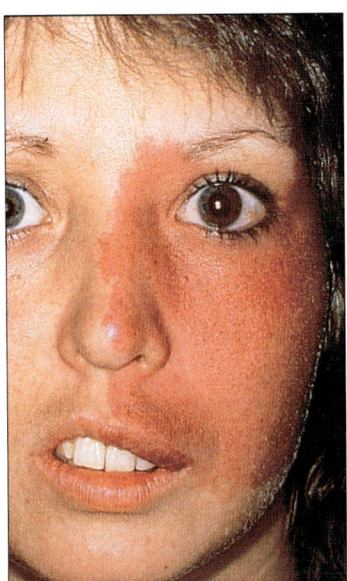

Figura 12.7.14 Nevo *flammeus*. Lesão vascular lisa, roxa, envolvendo a pele do rosto.

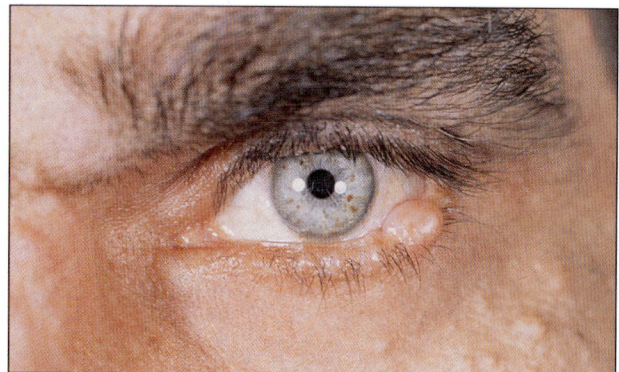

Figura 12.7.16 Neurofibroma. Observe a massa aumentada na pálpebra desse paciente com neurofibromas cutâneos disseminados.

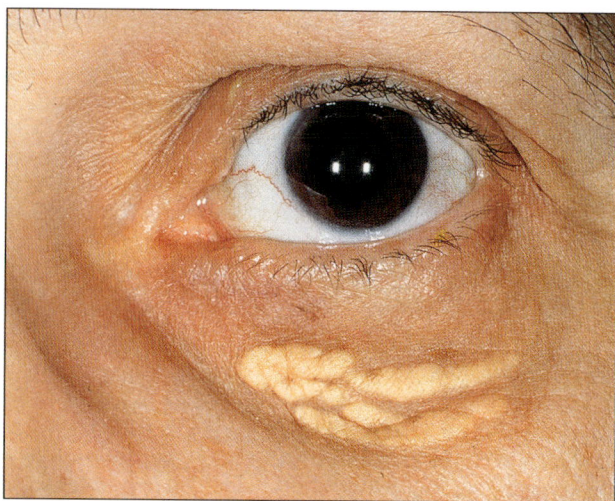

Figura 12.7.18 Xantelasma. Múltiplas placas amarelas amolecidas envolvendo a pálpebra inferior. Células de espuma carregadas de lipídeos são vistas na derme e tendem a se agrupar em torno dos vasos sanguíneos.

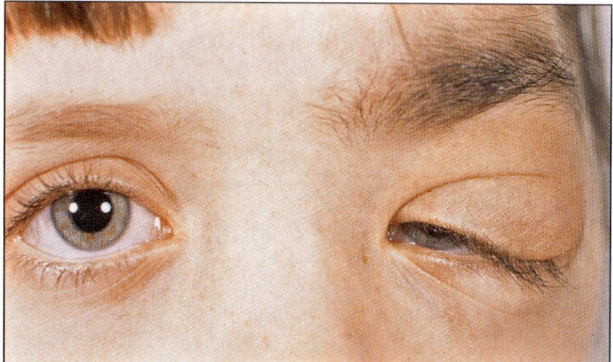

Figura 12.7.17 Neurofibroma plexiforme. Observe a ptose e a curvatura típica em formato de S da pálpebra superior.

Xantelasma

O xantelasma palpebral é o xantoma cutâneo mais comum, ocorrendo tipicamente em adultos de meia-idade e idosos como placas amarelas e macias na face medial das pálpebras (Figura 12.7.18). O diagnóstico muitas vezes pode fazer-se clinicamente. A hiperlipidemia é relatada em aproximadamente 50% dos pacientes com xantelasma,[33] portanto, recomenda-se investigação do metabolismo lipídico. Hiperlipidemia mais comumente associada é o tipo IIa. O diagnóstico diferencial de lesões atípicas inclui a doença de Erdheim-Chester, um distúrbio xantogranulomatoso sistêmico que apresenta lesões que geralmente parecem mais endurecidas.

Microscopicamente, os xantelasmas são compostos de histiócitos carregados de lipídeos (células de xantoma) agrupados em torno de vasos sanguíneos e estruturas anexiais dentro da derme superficial. Fibrose e inflamação circundantes podem ser observadas. As modalidades de tratamento incluem excisão cirúrgica, ablação a *laser* de dióxido de carbono e ácido tricloroacético tópico. Recorrência é comum.

Xantogranuloma juvenil

O xantogranuloma juvenil (XGJ), também conhecido como *nevoxantoendotelioma*, é uma proliferação histiocitária benigna que afeta mais comumente a pele. Ocorre principalmente em crianças menores de 2 anos e geralmente aparece no primeiro ano de vida. As lesões cutâneas aparecem principalmente na região da cabeça e pescoço como nódulos com coloração laranja, vermelha ou marrom elevados. Tipicamente, aumentam em tamanho e número a princípio, mas, subsequentemente, regridem de modo espontâneo em uma cicatriz atrófica ao longo de meses a anos. As lesões que aparecem na idade adulta têm maior probabilidade de persistir e, muitas vezes, requerem tratamento para induzir a regressão.

O local mais comum de envolvimento extracutâneo é o olho, com uma predileção pela íris.[34] A íris pode conter nódulos vasculares localizados ou uso de infiltração do tumor. As complicações incluem hifema, uveíte e glaucoma, resultando em perda visual e atrofia do globo. O tratamento, que inclui corticosteroides tópicos e subconjuntivais, é recomendado para lesões intraoculares,[35] pois raramente regridem espontaneamente, e as complicações são comuns.

A biopsia de lesões cutâneas ajuda a confirmar o diagnóstico clínico em pacientes com doença cutânea isolada e em pacientes com achados oculares suspeitos associados a lesões cutâneas. Microscopicamente, as lesões contêm um infiltrado de histiócitos carregados de lipídeos, linfócitos, eosinófilos e células gigantes de Touton. A fibrose aparece em lesões mais antigas. As lesões cutâneas podem ser tratadas por excisão ou injeção de corticosteroide, se necessário.

LESÕES PIGMENTADAS DE ORIGEM MELANOCÍTICA

Lesões de pele de origem melanocítica surgem de um dos três tipos de células:

- Melanócitos epidérmicos ou dendríticos, que se encontram entre as células basais da epiderme
- Células do nevo, ou nevócitos, que geralmente formam ninhos de células dentro da epiderme
- Melanócitos dérmicos ou fusiformes, que se encontram nos tecidos subepiteliais.

Os melanócitos são derivados de células da crista neural. Os melanócitos epidérmicos produzem melanina, que é transferida para as células epidérmicas circundantes, com bronzeamento e pigmentação racial resultante desse processo.

Sardas

Sardas, também conhecidas como *efélides*, surgem dos melanócitos epidérmicos. Aparecem como pequenas máculas (1 a 3 mm de diâmetro), marrom-acastanhadas nas áreas expostas ao sol, incluindo as pálpebras (Figura 12.7.19). As sardas ocorrem mais comumente em indivíduos mais claros e escurecem com a exposição ao sol. Essas lesões refletem hiperatividade melanocítica, não proliferação. Microscopicamente, a hiperpigmentação ocorre dentro da camada basal da epiderme. Nenhum tratamento é necessário, mas o filtro solar pode ajudar a prevenir o escurecimento das lesões.

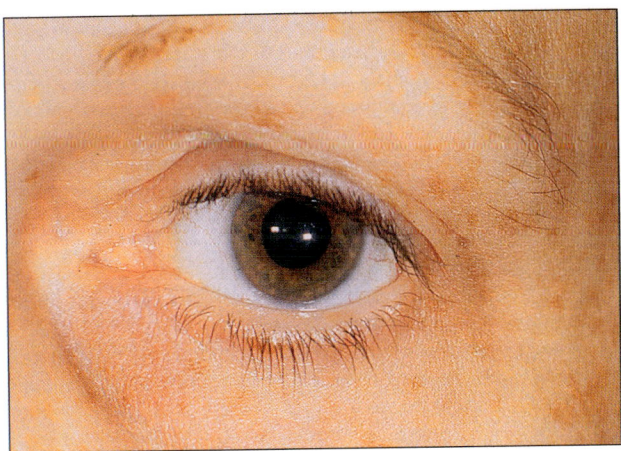

Figura 12.7.19 Sardas. Múltiplas máculas marrom-acastanhadas, envolvendo a pele das áreas expostas ao sol.

Lentigo simples

Lentigo simples é outra lesão melanocítica epidérmica que pode aparecer na pele e nas membranas mucosas como pequenas máculas marrons. Geralmente aparecem durante a infância e não são afetados pela exposição ao sol. As lesões podem ser solitárias e ter aparência semelhante à dos nevos juncionais. Lesões múltiplas podem ser manifestação de uma síndrome sistêmica, como Peutz-Jeghers. Os pacientes que apresentam essa síndrome desenvolvem múltiplas lesões, muitas vezes perioculares e periorais na distribuição, em associação com pólipos gastrintestinais, que podem sofrer transformação maligna. Lesões múltiplas podem assemelhar-se a sardas, mas não mudam de pigmentação com a exposição ao sol, como costuma acontecer com sardas. Microscopicamente, lentigo simples apresenta hiperpigmentação ao longo da camada basal da epiderme com aumento do número de melanócitos. O alongamento das papilas dérmicas ocorre junto com discreta infiltração linfocítica da derme superficial. Como essas lesões não têm potencial maligno, não é necessária intervenção.

Lentigo solar

As lesões de lentigo solar, também de origem melanocítica epidérmica, são máculas de cor castanha, comumente encontradas em áreas expostas ao sol em indivíduos mais velhos. Elas são conhecidas como *lentigo senil*, mas podem ocorrer em indivíduos mais jovens após exposição prolongada ao sol. Essas lesões são comumente encontradas em pacientes que apresentam xeroderma pigmentoso, aparecendo frequentemente durante a primeira década de vida. As lesões geralmente têm bordas levemente irregulares, mas são uniformemente pigmentadas. Inicialmente, as lesões têm poucos milímetros de diâmetro, mas aumentam lentamente de tamanho. Podem assemelhar-se a nevos juncionais e queratoses seborreicas. As lesões devem ser diferenciadas do lentigo maligno, uma condição pré-maligna que geralmente tem pigmentação variável e irregularidade e entalhe de borda mais proeminentes. A biopsia deve ser realizada em lesões de aparência suspeita.

Histologicamente, as lesões do lentigo solar apresentam hiperpigmentação da camada basal da epiderme com proliferação de melanócitos. Um alongamento mais extenso das papilas dérmicas é encontrado em comparação com o lentigo simples. O tratamento não é necessário, a não ser por motivos estéticos.[36]

Nevo melanocítico

Os nevos melanocíticos, também conhecidos como *nevos nevocelulares*, são derivados de nevócitos. Eles são lesões extremamente comuns, especialmente em indivíduos de pele clara.[36,37] Essas lesões frequentemente ocorrem na pele da pálpebra e na margem palpebral. A aparência clínica geralmente é preditiva do tipo histológico, que pode ser juncional, composto ou intradérmico.

As lesões geralmente ocorrem durante a infância como pequenas máculas extravagantes que gradualmente aumentam de tamanho radialmente. Ninhos de células névicas são encontrados dentro da epiderme, na junção dermoepidérmica, representando um nevo juncional. Como a lesão deixa de aumentar de diâmetro em crianças mais velhas e adultos jovens, ninhos de células "caem" na derme, formando um nevo composto. Clinicamente, os nevos compostos são ligeiramente elevados e pigmentados. As lesões evoluem à medida que os ninhos epidérmicos restantes migram para a derme para produzir um nevo intradérmico. Essa lesão, mais comum em adultos, pode ser em forma de cúpula, pedunculada ou papilomatosa e costuma ser menos pigmentada ou amelanótica (Figura 12.7.20). Mais tarde, quando as células névicas induzem fibroplasia na derme, as células diminuem em número e são substituídas por tecido dérmico normal.

Em geral, o diagnóstico baseia-se na aparência clínica típica. Transformação maligna pode ocorrer raramente, geralmente nos estágios juncionais ou compostos. Assim, lesões de aparência suspeita que demonstrem crescimento ou aparência irregulares devem ser extirpadas. Caso contrário, a remoção de nevos comuns não é necessária, a não ser por questões estéticas ou alívio da irritação mecânica.

Nevo melanocítico congênito

Essas lesões são derivadas de nevócitos e ocorrem em aproximadamente 1% dos recém-nascidos. As lesões podem ser únicas ou múltiplas e costumam ser profundamente pigmentadas. A borda geralmente é irregular e a superfície pode estar revestida de pelos. Os nevos congênitos que aparecem de maneira simétrica em porções adjacentes das pálpebras superiores e inferiores são referidos como *kissing nevi* (nevos que se beijam) e são formados como resultado da migração melanocítica para as pálpebras antes da separação das pálpebras embrionárias (Figura 12.7.21).

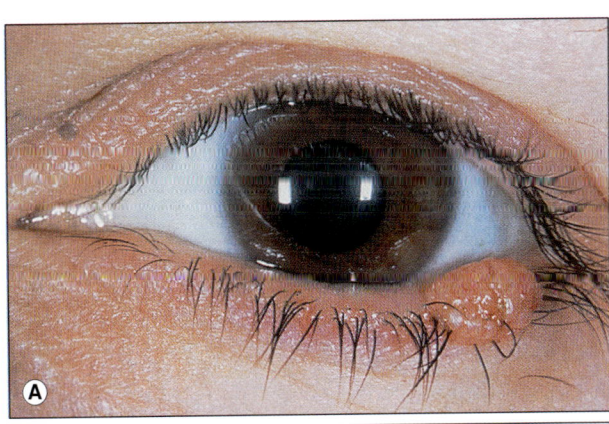

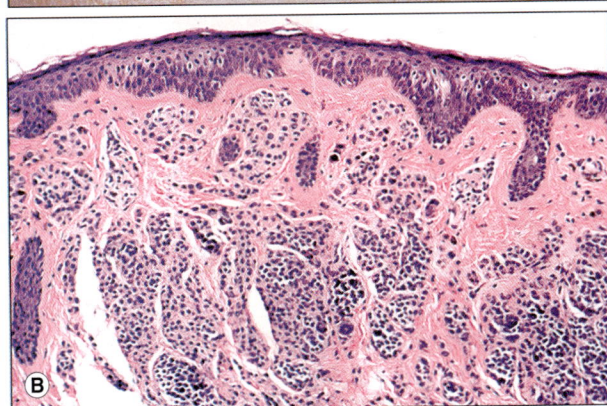

Figura 12.7.20 Nevo intradérmico. A. Lesão papilomatosa elevada, amelanótica, envolvendo a margem palpebral. **B.** Ninhos de células névicas preenchem a derme, exceto por uma área estreita logo abaixo do epitélio. Os núcleos das células névicas tornam-se menores, mais finos ou fusiformes, e mais escuros à medida que vão mais fundo na derme (*i. e.*, mostram polaridade normal).

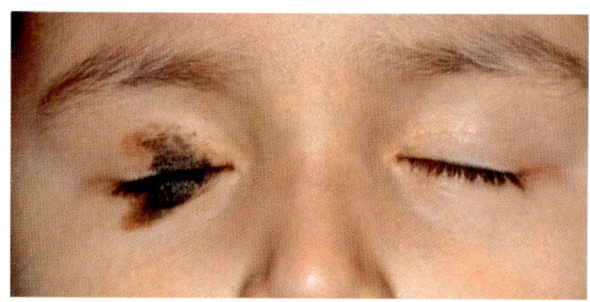

Figura 12.7.21 Kissing nevus. Nevo melanocítico congênito de forma simétrica em porções adjacentes das pálpebras superior e inferior.

O tamanho dos nevos congênitos é crítico no manejo, porque grandes lesões estão associadas a um maior risco de transformação maligna. Há controvérsias quanto à definição de nevos congênitos "grandes" e "pequenos". Lesões grandes na região da cabeça e do pescoço geralmente são definidas como aquelas maiores ou iguais à área da palma da mão do paciente. O risco de transformação maligna é estimado em 5%.

Histologicamente, os nevos congênitos apresentam uma variedade de padrões. Muitas lesões contêm características de nevos compostos, com células névicas na derme e na junção dermoepidérmica. As células do nevo geralmente se estendem para a derme profunda e tecido subcutâneo. O melanoma maligno geralmente se desenvolve na derme profunda, o que dificulta o diagnóstico precoce. Assim, qualquer lesão de aparência suspeita deve ser submetida à biopsia. Lesões grandes devem ser extirpadas, mas a excisão completa é impossível em alguns pacientes devido ao tamanho e à extensão da lesão. O manejo de pequenas lesões é controverso – alguns defendem a excisão de todos os nevos congênitos.[38]

Nevo de Ota

O nevo de Ota, ou melanocitose oculodérmica, surge dos melanócitos dérmicos. A lesão aparece como uma descoloração da pele manchada de azul a roxo, na distribuição das divisões oftálmica e maxilar do nervo trigêmeo. Costuma ser congênita e unilateral e, frequentemente, está associada à melanocitose ocular ipsilateral envolvendo a conjuntiva, esclera e trato uveal. O diagnóstico baseia-se na aparência clínica típica.[39] O histopatológico revela melanócitos dendríticos pigmentados por toda a derme. Degeneração maligna pode ocorrer, particularmente em pessoas brancas, com a coroide sendo o local mais comum de envolvimento.[40] Assim, recomenda-se o exame periódico do fundo de olho sob midríase.

Nevo azul

O nevo azul aparece como um nódulo azul solitário, geralmente com menos de 1 cm de diâmetro. O diagnóstico diferencial inclui melanoma, CBC pigmentado e lesões vasculares. Microscopicamente, a lesão é composta por melanócitos dendríticos pigmentados e melanófagos espalhados por toda a derme, frequentemente com fibrose de tecido adjacente.

O nevo azul celular é uma lesão que também surge dos melanócitos dérmicos. É menos comum e geralmente maior que o nevo azul e aparece como uma pápula azul solitária. Histologicamente, a lesão contém melanócitos dendríticos pigmentados intercalados com células fusiformes pálidas. Essa lesão ocasionalmente pode se tornar maligna e metastatizar para os linfonodos regionais.

A excisão dessas lesões pode ser realizada para diagnóstico definitivo ou estética.

LESÕES INFLAMATÓRIAS

Calázio

Calázio é uma lesão inflamatória focal da pálpebra que resulta da obstrução de uma glândula sebácea, seja meibomiana ou de Zeis. O material lipídico extravasado produz uma inflamação lipogranulomatosa crônica circundante. Um calázio pode ocorrer agudamente com edema palpebral e eritema e evoluir para um nódulo, que pode apontar anteriormente para a superfície da pele ou, mais comumente, para a superfície posterior da pálpebra. A lesão pode drenar espontaneamente ou persistir como um nódulo crônico, geralmente a alguns milímetros da margem palpebral. As lesões também podem aparecer de forma insidiosa como nódulos firmes e indolores (Figura 12.7.22). O calázio ocorre frequentemente em pessoas com blefarite e rosácea. Essas lesões podem ser confundidas com outras lesões mais graves, como tumores malignos.[41]

O diagnóstico tem como base as características clínicas típicas. As lesões agudas parecem semelhantes a hordéolo na aparência – a diferenciação é quase impossível de se fazer clinicamente. Em lesões recorrentes ou atípicas, um carcinoma de glândula sebácea precisa ser excluído, assim, o exame histopatológico é importante. O exame histopatológico revela inflamação lipogranulomatosa, com espaços claros correspondentes a lipídeo, circundados por células gigantes de corpo estranho, células epitelioides, neutrófilos, linfócitos, plasmócitos e eosinófilos. Uma pseudocápsula fibrosa pode se formar ao redor de uma lesão.

O tratamento varia de acordo com o estágio da lesão. As lesões agudas são tratadas com compressas quentes para estimular a limitação e a drenagem. O calázio crônico pode ser tratado com injeção de corticosteroide intralesional ou drenagem cirúrgica. As incisões verticais transconjuntivais permitem a exposição adequada das lesões e limitam os danos às glândulas meibomianas circundantes. O calázio pequeno, que pode se resolver espontaneamente, pode também ser removido com incisão e curetagem.

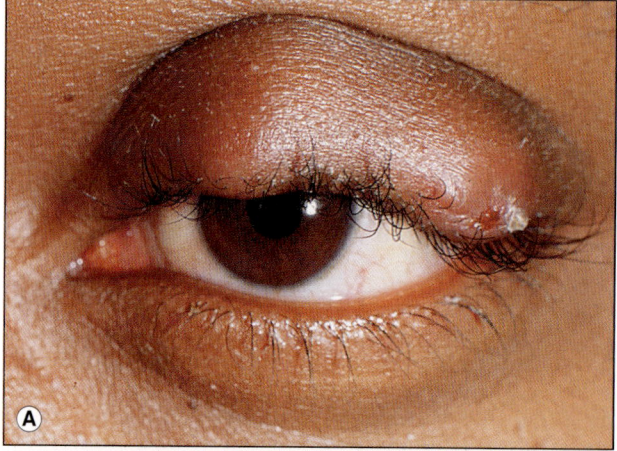

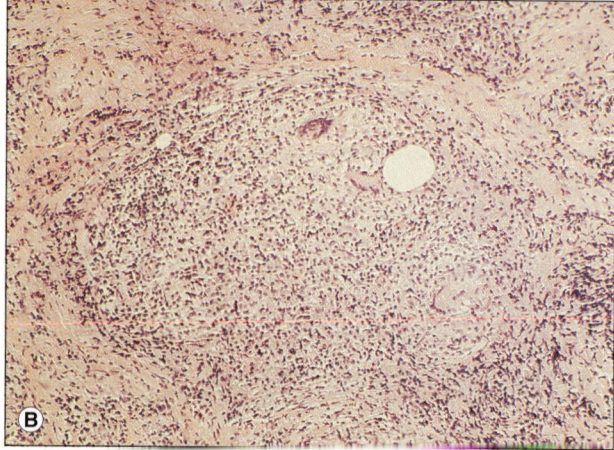

Figura 12.7.22 Calázio e hordéolo externo. A. A lesão medial da pálpebra superior apareceu como um nódulo firme e indolor, consistente com um calázio. A lesão lateral causou dor e eritema palpebral, tornando-se posteriormente mais localizada com drenagem de material purulento através da superfície da pele. **B.** Pode ser vista uma área clara e circular cercada por células epiteliais e células gigantes multinucleadas. Ao processar o tecido, o lipídeo é dissolvido, deixando um espaço livre.

Hordéolo

O hordéolo é uma inflamação purulenta aguda da pálpebra. O hordéolo externo, ou terçol, resulta da inflamação do folículo de um cílio e das glândulas adjacentes de Zeis ou Moll. A lesão tipicamente causa dor, edema e eritema da pálpebra, que se torna localizada e geralmente drena anteriormente através da pele próxima à linha dos cílios (ver Figura 12.7.22). Um hordéolo interno ocorre devido à obstrução e infecção de uma glândula meibomiana. Inicialmente, um edema e eritema doloroso se localiza como um abscesso inflamatório na superfície conjuntival posterior do tarso. Em ambas as lesões externas e internas, celulite do tecido mole circundante pode se desenvolver. O diagnóstico baseia-se na aparência clínica e na cultura, sendo o *Staphylococcus aureus* o mais frequentemente isolado. Frequentemente, o hordéolo ocorre em associação com blefarite. A histopatologia revela um abscesso ou uma coleção focal de leucócitos polimorfonucleares e tecido necrótico.

Embora o processo inflamatório geralmente seja autolimitado, com drenagem e resolução ocorrendo dentro de 5 a 7 dias, compressas quentes e antibióticos tópicos ajudam a limitar a disseminação da lesão. Raramente, incisão e drenagem são necessárias. Os antibióticos sistêmicos são usados somente se houver celulite significativa. O tratamento da blefarite associada é útil para prevenir a formação de novas lesões.

LESÕES INFECCIOSAS

Molusco contagioso

Doença viral comum da pele, o MC, é causado por um grande DNA poxvírus. A infecção geralmente surge do contato direto ou fômites em crianças e por via sexualmente transmitida em adultos. A lesão típica aparece como um nódulo branco a rosa, elevado e brilhante, com uma umbilicação central repleta de material semelhante a queijo. As lesões podem ser únicas ou múltiplas, mas geralmente menos de 20 estão presentes. As lesões na margem palpebral podem produzir uma reação conjuntival folicular secundária. Outras manifestações oculares incluem ceratite epitelial, formação de *pannus*, cicatriz conjuntival e oclusão de pontos lacrimais. Lesões conjuntivais primárias ou limbares ocorrem raramente.

O diagnóstico do MC geralmente é baseado na aparência clínica da lesão. A biopsia raramente é necessária em um indivíduo saudável. O diagnóstico diferencial inclui ceratoacantoma, verruga vulgar, papiloma escamoso, mílio e CCE ou CBC (ver Capítulo 12.8).

Pacientes com AIDS frequentemente apresentam um quadro clínico atípico do MC. Doença disseminada pode estar presente e as lesões geralmente são mais confluentes. Os pacientes podem ter de 30 a 40 lesões em cada pálpebra ou uma massa confluente (Figura 12.7.23). A ceratoconjuntivite secundária se desenvolve com menos frequência.

O histopatológico do MC mostra acantose invasiva, com lóbulos de hiperplasia epitelial invaginando na derme. O epitélio na superfície degenera e descama em uma cavidade central que se abre através de um poro até a superfície epidérmica. Inclusões intracitoplasmáticas contendo vírions, referidas como *corpos de molusco*, são redondas e eosinofílicas nas camadas inferiores da epiderme. Essas inclusões aumentam de tamanho e são mais basofílicas nas camadas granular e córnea.

Em geral, o MC se resolve espontaneamente dentro de 3 a 12 meses, mas o paciente pode ser tratado para prevenir complicações da córnea, reduzir a transmissão e acelerar a recuperação. Existem várias opções de tratamento, incluindo incisão ou excisão simples, incisão e curetagem, criocirurgia e eletrodissecação. O manejo é mais difícil em pacientes com AIDS devido ao envolvimento extenso e recorrências. A crioterapia hiperfocal tem sido eficaz nesses pacientes.[42]

Verruga vulgar

A verruga vulgar, ou a verruga cutânea comum, é causada por uma infecção epidérmica pelo papilomavírus humano, que é transmitido por contato direto e fômites. A verruga vulgar é mais comum em crianças e adultos jovens e pode ocorrer em qualquer parte da pele, ocasionalmente na pálpebra. As lesões parecem elevadas com uma superfície papilomatosa irregular e hiperceratótica (Figura 12.7.24). As lesões ao longo da margem da pálpebra podem induzir uma conjuntivite papilar leve devido ao derramamento de partículas virais no filme lacrimal. Os pacientes também podem desenvolver uma ceratite pontual superficial e podem ter formação de *pannus*. Lesões conjuntivais primárias também podem ocorrer.[43]

O diagnóstico baseia-se na aparência típica e é confirmado pela biopsia. Histologicamente, a papilomatose está presente, com hiperqueratose, acantose e paraqueratose. Observam-se queratinócitos grandes e vacuolados, com núcleos profundamente basofílicos circundados por um halo claro. A observação

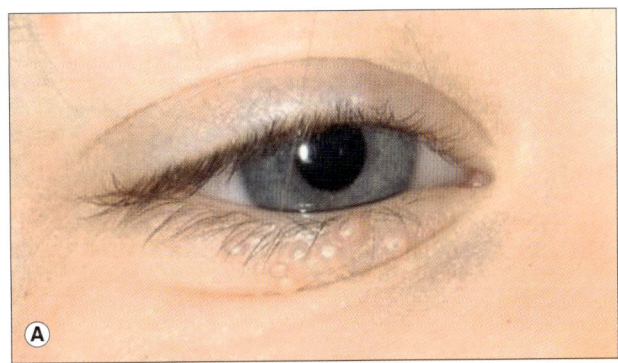

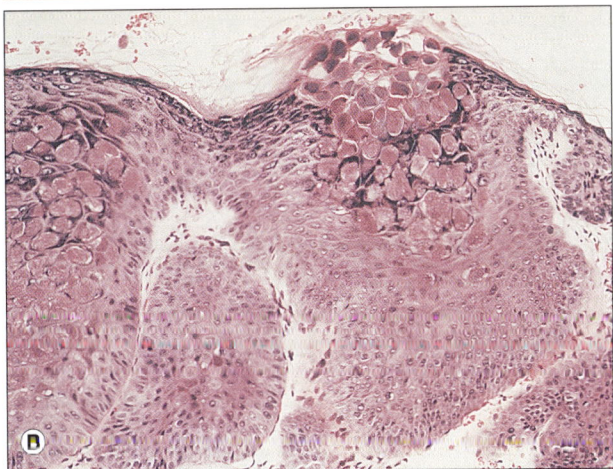

Figura 12.7.23 Molusco contagioso. A. Nódulos com coloração flácida múltipla acometendo a pálpebra inferior. **B.** Pequenos corpos moles intracitoplasmáticos e eosinofílicos ocorrem nas camadas profundas da epiderme. Os corpos de molusco tornam-se enormes e basofílicos perto da superfície. Esses corpos podem ser derramados no filme lacrimal, onde causam uma conjuntivite secundária irritativa e folicular.

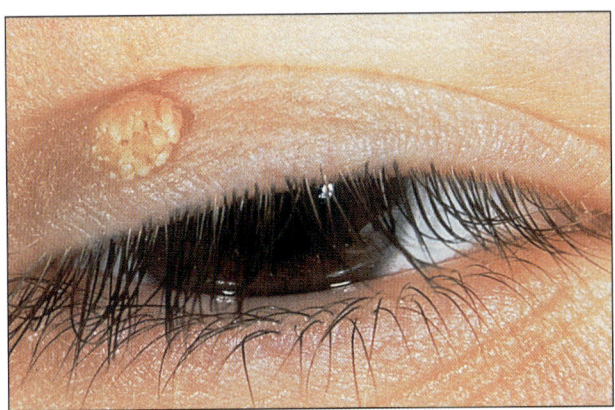

Figura 12.7.24 Verruga vulgar. Lesão irregular da cor da pele com superfície papilomatosa que aparece na pálpebra superior.

é recomendada se não ocorrerem complicações oculares, porque a maioria das lesões é autolimitada. O tratamento, se necessário, é crioterapia ou excisão cirúrgica completa. A excisão incompleta pode causar múltiplas recorrências.

CONCLUSÃO

As pálpebras podem ser afetadas por uma variedade de lesões benignas, algumas indicativas de patologia local, outras associadas ou resultantes de patologia sistêmica. Algumas lesões podem ser facilmente identificadas pela aparência e comportamento clínico, mas muitas representam um desafio diagnóstico.

O mais importante é a diferenciação entre lesões benignas e malignas, porque o manejo difere frequentemente. Lesão suspeita necessita de biopsia com comprovação patológica.[3] As lesões epiteliais que apresentam crescimento indolor, bordas irregulares ou peroladas, ulceração, endurecimento ou telangiectasia devem aumentar a preocupação com a malignidade. Sinais que anunciam alterações malignas em lesões pigmentadas incluem bordas irregulares, forma assimétrica, mudança de cor ou presença de múltiplas cores, alterações recentes ou diâmetro maior que 5 mm.

Em geral, a biopsia deve preceder todas as ressecções extensas do tumor, mesmo que o diagnóstico clínico seja sugestivo. Uma biopsia incisional deve ser realizada para o diagnóstico de lesões grandes antes da terapia definitiva. Pequenas lesões podem ser extirpadas tanto para diagnóstico como para tratamento.

RESULTADOS

A maioria das lesões palpebrais benignas tem excelente prognóstico. O tratamento varia de acordo com local, diagnóstico, envolvimento sistêmico concomitante e outros fatores.

BIBLIOGRAFIA

Aurora AL, Blodi FC. Lesions of the eyelids: a clinicopathological study. Surv Ophthalmol 1970;15:94–104.

Bardenstein DS, Elmets C. Hyperfocal cryotherapy of multiple molluscum contagiosum lesions in patients with the acquired immune deficiency syndrome. Ophthalmology 1995;102:1031–4.

Dutton JJ, Gayre GS, Proia AD. Diagnostic atlas of common eyelid diseases. New York: Informa Healthcare; 2007.

El-Essaw R, Galal R, Abdelbaki S. Nonselective β-blocker propranolol for orbital and periorbital hemangiomas in infants: a new first-line treatment? Clin Ophthalmol 2011;5:1639–44.

Fridman G, Grieser E, Hill R, et al. Propranolol for the treatment of orbital infantile hemangiomas. Ophthal Plast Reconstr Surg 2011;27:190–4.

Grossniklaus HE, Wojno TH, Yanoff M, et al. Invasive keratoacanthoma of the eyelid and ocular adnexa. Ophthalmology 1996;103:937–41.

Margulis A, Adler N, Bauer BS. Congenital melanocytic nevi of the eyelids and periorbital region. Plast Reconstr Surg 2009;124:1273–83.

Mencia-Guterrez E, Gutierrez-Diaz E, Redondon-Marcos I, et al. Cutaneous horns of the eyelid: a clinicopathological study of 48 cases. J Cutan Pathol 2004;31:539–43.

Ozdal PC, Codere F, Callejo S, et al. Accuracy of the clinical diagnosis of chalazion. Eye (Lond) 2004;18:135–8.

Scharf BH. Viral eyelid infections. In: Krachmer JH, Mannis MJ, Holland EJ, editors. Cornea, vol. II. Cornea and external disease: clinical diagnosis and management. St Louis: Mosby–Year Book; 1997. p. 641–51.

As referências completas estão disponíveis no **GEN-io**.

PARTE 12 ÓRBITA E OCULOPLÁSTICA
SEÇÃO 2 Pálpebras

Lesões Malignas na Pálpebra   12.8

Gregg S. Gayre, Gregory J. Vaughn e Richard K. Dortzbach

Definição: Neoplasias cutâneas que surgem da epiderme, derme ou estruturas anexas da pálpebra. Raramente, podem ser metastáticos de locais distantes. Incluem um número de tumores histologicamente distintos de diversos tipos de células da pele.

Características principais
- Lesão lisa, erodida ou elevada na margem da pálpebra, na pele da pálpebra ou na sobrancelha
- Nodular e bem-circunscrito ou irregular com bordas indistintas
- Ulcerada com uma cratera central ou de aparência benigna com alguns vasos telangiectásicos
- Crescimento lento, geralmente indolor.

Características associadas
- Vasos sanguíneos dilatados
- Ectrópio por fibrose da pele
- Induração firme
- Perda de cílios
- Linfonodos pré-auriculares palpáveis
- Proptose
- Ptose
- Motilidade ocular restrita
- Margem da pálpebra espessada.

INTRODUÇÃO

As lesões malignas são comuns ao redor dos olhos, em parte porque muitas são induzidas pela exposição ao sol ou se desenvolvem a partir de lesões benignas relacionadas ao sol. Normalmente, a maioria é pequena e cresce lentamente, o que resulta em preocupação mínima do paciente e um baixo índice de suspeita para o médico. Embora as lesões malignas mais comuns raramente desenvolvam metástase, podem ser muito destrutivas localmente. Qualquer lesão periocular que apresente algum crescimento, especialmente quando associada à irritação crônica ou sangramento, deve ser submetida à biopsia diagnóstica. A confirmação do exame histopatológico também é obrigatória antes que o paciente sofra uma ressecção maior ou procedimento reconstrutivo.

CARCINOMA BASOCELULAR

O carcinoma basocelular (CBC) é um tumor maligno derivado de células da camada basal da epiderme. A etiologia está ligada à exposição excessiva à luz ultravioleta em indivíduos de pele clara. Outros fatores predisponentes incluem radiação ionizante, exposição ao arsênico e cicatrizes. Embora as metástases sejam raras, a invasão local é comum e pode ser muito destrutiva.

EPIDEMIOLOGIA E PATOGÊNESE

O CBC é o tumor maligno mais comum das pálpebras e constitui 85 a 90% de todos os tumores palpebrais epiteliais malignos neste local.[1,2] Mais de 99% dos CBC ocorrem em pessoas brancas; cerca de 95% dessas lesões ocorrem entre as idades de 40 e 79 anos, com uma idade média no diagnóstico de 60 anos.[3] Raramente, também podem ser vistos em crianças.[4] O CBC surge de uma célula-tronco pluripotente na epiderme que prolifera, amplifica e eventualmente se diferencia de forma terminal.[5] Mecanismos propostos para a invasão do CBC incluem motilidade aumentada das células tumorais e conteúdo de colagenase.[1] Ter tido um CBC é um fator prognóstico para o desenvolvimento de lesões adicionais.

MANIFESTAÇÕES OCULARES

Até 50 a 60% dos CBC afetam a pálpebra inferior. O canto medial está envolvido em 25 a 30% dos casos. A pálpebra superior está envolvida quase 15%, e o canto lateral raramente é envolvido (5%). Com base em sua apresentação histopatológica, os CBC podem ser classificados em cinco tipos básicos:

- Nódulo-ulcerativo
- Pigmentado
- Morfeaforme ou esclerosante
- Superficial
- Fibroepitelioma.

Dois tipos adicionais, embora muito raros, são o nevo linear basocelular e o nevo basocelular folicular generalizado.[6]

O tipo nodular de CBC, a lesão mais comum, tem o clássico aparecimento de uma pápula ou nódulo rosa ou perolado com vasos telangiectásicos sobrejacentes. À medida que o nódulo cresce em tamanho, a ulceração central pode ocorrer cercada por uma borda laminada (Figura 12.8.1). Essa aparência é frequentemente descrita como "úlcera de roedor".

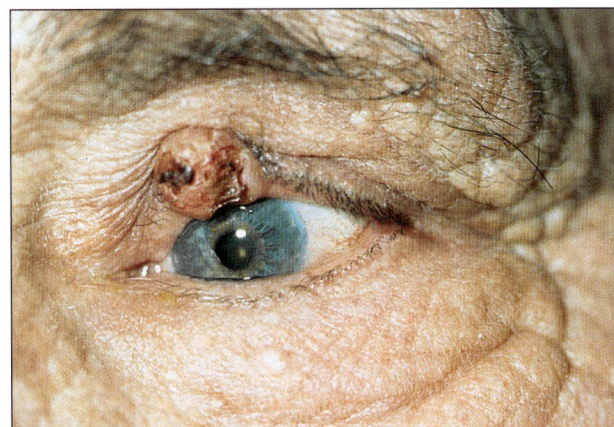

Figura 12.8.1 Carcinoma basocelular nodular da pálpebra. CBC de pálpebra superior esquerda, de cor rosada, com borda elevada, vasos telangiectásicos superficiais e ulceração central característica. Essas lesões são mais comumente vistas na pálpebra inferior. (Cortesia do Dr. Morton Smith.)

O CBC pigmentado é semelhante ao tipo nódulo-ulcerativo em morfologia, mas com pigmentação marrom ou preta. Essas lesões representam a malignidade pigmentada mais comum nas pálpebras e podem se assemelhar ao melanoma maligno.

O tipo de CBC morfeaforme ou esclerosante aparece como uma placa amarelo-rosa com bordas mal definidas. Pode simular uma blefarite ou dermatite. Como tem aparência mais plana, pode não ser tão clinicamente perceptível quanto os outros. No entanto, esta apresentação de CBC é agressiva e pode invadir profundamente a derme. Caracteristicamente ocorre na região do canto medial e pode invadir os seios paranasais e a órbita.

O CBC superficial aparece como uma lesão eritematosa com variados tons e com uma borda perolada elevada. O CBC do tipo fibroepitelioma apresenta-se como um nódulo liso, pedunculado ou séssil, cor-de-rosa. Tanto o tipo superficial como o tipo de broepitelioma tipicamente surgem no tronco, não na pálpebra.[7]

DIAGNÓSTICO

O diagnóstico de CBC é feito inicialmente a partir de sua aparência clínica, especialmente com o tipo noduloulcerativo, com suas bordas peroladas elevadas e cratera central ulcerada. O diagnóstico definitivo, no entanto, pode ser feito apenas no exame histopatológico de amostras de biopsia.

DIAGNÓSTICO DIFERENCIAL

O diagnóstico diferencial de CBC e de outros tumores malignos podem ser divididos em várias categorias: outras lesões malignas, lesões pré-malignas, tumores e cistos anexiais benignos e condições inflamatórias e infecciosas (Tabela 12.8.1; ver Capítulo 12.7).[8] Em muitos casos, o diagnóstico depende do exame histopatológico.

TABELA 12.8.1 Diagnóstico diferencial de malignidades perioculares.

Lesão simulada	CBC	CCE	CGS	MM
Carcinoma basocelular		X	X	
Mieloma maligno	X			
Carcinoma de células sebáceas	X	X		
Carcinoma de células escamosas	X		X	
Carcinoma de células escamosas *in situ*	X	X		
Queratose actínica	X	X		
Dermatite por radiação	X			
Ceratoacantoma	X	X		
Hemangioma cavernoso				X
Cornos cutâneos	X			
Cistos dermoide e sebáceos	X			
Cistos écrinos e apócrinos	X			
Queratose folicular invertida		X		
Células do nevo e nevos nevocelulares, lesões pigmentadas de origem dos melanócitos epidérmicos e dérmicos				X
Lesões papilomatosas	X	X	X	
Hiperplasia pseudoepiteliomatosa		X		
Nevo de queratose seborreica	X	X		
Trichilemoma		X		
Blefarite	X		X	
Calázio	X		X	
Eczema	X			
Infecções fúngicas		X		
Hordéolo	X			
Psoríase	X			
Dermatite seborreica	X			
Ceratoconjuntivite límbica superior			X	
Verruga vulgar		X		
Hemorragia conjuntival				X

CBC, carcinoma basocelular; *MM*, melanoma maligno; *CCE*, carcinoma de células escamosas; *CGS*, carcinoma da glândula sebácea.

ASSOCIAÇÕES SISTÊMICAS

A síndrome do nevo basocelular (síndrome de Gorlin-Goltz) é hereditária como um distúrbio autossômico dominante com alta penetrância e expressividade variável. A síndrome do nevo basocelular é rara, ocorrendo em menos de 1% dos indivíduos com CBC.[9] O grupo de achados clínicos descritos em 1960 como uma síndrome por Gorlin e Goltz[10] inclui:

- CBC múltiplos afetando a face, o tronco e as extremidades
- Cistos da mandíbula (queratocistos odontogênicos)
- Anormalidades esqueléticas (p. ex., costela bífida)
- Anormalidades neurológicas (p. ex., retardo mental, calcificação ectópica, meduloblastoma cerebelar)
- Distúrbios endócrinos (p. ex., cistos ovarianos e distúrbios testiculares).[7]

Depressões puntiformes palmares e plantares também se desenvolvem na idade adulta jovem. Os CBC nessa síndrome tipicamente se desenvolvem na puberdade e têm uma predileção pela região e face periorbitária.[3] Múltiplas lesões ocorrem com alta taxa de recorrência. Outras síndromes raras de CBC incluem a síndrome de Bazex, o nevo basocelular linear unilateral e a síndrome de Rombo.

Além disso, o CBC pode estar associado ao albinismo, xeroderma pigmentoso e nevo sebáceo.

PATOLOGIA

Os CBC podem ser agrupados como diferenciados ou indiferenciados por sua aparência histopatológica.[6] A histopatologia típica de um CBC indiferenciado consiste em ninhos, lóbulos e cordões de células tumorais com paliçada periférica de células e retração estromal (Figura 12.8.2). Os CBC indiferenciados incluem as formas sólida noduloulcerativa, morfeaforme ou esclerosante, pigmentada, superficial e fibroepitelioma. A forma morfeaforme ou esclerosante é caracterizada por filamentos de células basais malignas em proliferação em um estroma fibroso (Figura 12.8.3).

A adenoide e metatípica ou basoescamosa são as formas diferenciadas mais comuns. Esses tumores diferem em relação às estruturas glandulares com estroma mucinoso. Eles exibem características morfológicas entre aqueles de células basais e carcinoma de células escamosas (CCE). Os CBC metatípicos são mais agressivos e invasivos, com maior taxa de recorrência e potencial para metástase.[11]

TRATAMENTO

O objetivo da terapia é a remoção completa de células tumorais com preservação de tecidos não afetados da pálpebra e periorbital. Embora tratamentos não cirúrgicos como a crioterapia,

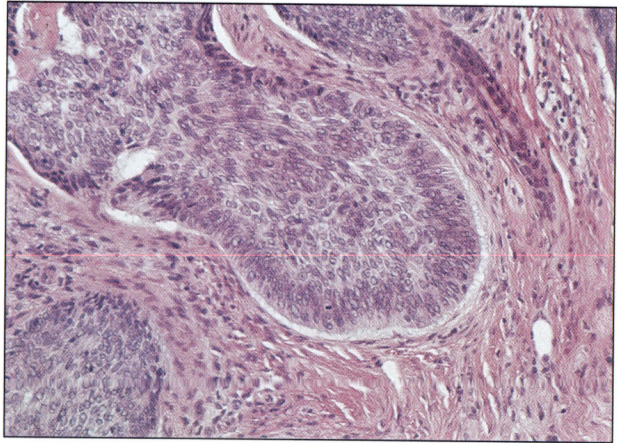

Figura 12.8.2 Carcinoma basocelular nodular da pálpebra. Ninhos basófilos de células tumorais epiteliais em proliferação são mostradas com núcleos de paliçada periféricos característicos e reação estromal. (Cortesia do Dr. Morton Smith.)

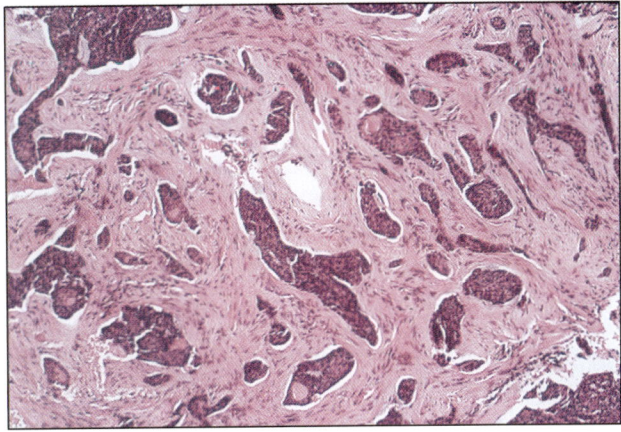

Figura 12.8.3 Carcinoma basocelular da pálpebra morfeaforme ou tipo esclerosante. Faixas e ilhas de células basaloides são mostradas dentro de uma matriz densa de tecido conjuntivo. (Cortesia do Dr. Morton Smith.)

a eletrodissecação e a ablação a *laser* sejam defendidos por alguns,[12] a terapia cirúrgica é o tratamento geralmente aceito e de escolha para a remoção de CBC.[13] Alguns CBC, especialmente os tipos morfeaforme e multicêntricos, podem se estender muito além da área que é aparente clinicamente. Recorrências são geralmente mais agressivas, infiltrativas e destrutivas do que o tumor primário.[2] Portanto, o monitoramento histológico das margens do tumor é essencial. A cirurgia micrográfica de Mohs e a biopsia excisional com controle de congelamento são as duas técnicas básicas disponíveis. Uma biopsia incisional pode ser realizada antes do tratamento definitivo para confirmar a suspeita clínica de CBC.[14]

Cirurgia

A cirurgia micrográfica de Mohs fornece a mais alta taxa de cura com a preservação mais efetiva do tecido normal.[15,16] O tecido é extirpado em camadas que fornecem um mapeamento tridimensional do tumor excisado. Essas camadas são processadas como seções congeladas e visualizadas sob o microscópio. Quaisquer áreas de tumor residual são identificadas, e o mapa é usado para direcionar a excisão adicional do tumor.[17,18] Essa técnica é particularmente útil para CBC morfeaformes e multicêntricos na região do canto medial, que podem apresentar extensão subclínica para a órbita ou seios da face. A técnica de cirurgia micrográfica de Mohs é um tanto limitada se o tumor se estende ao plano da gordura orbital. Além disso, requer a colaboração de um cirurgião de Mohs treinado tanto na técnica cirúrgica quanto na interpretação da dermatopatologia.

A biopsia excisional com o controle da seção congelada também é uma maneira eficaz de remover os CBC e pode ser realizada pelo oftalmologista. Vários estudos não relataram recidivas após a excisão de CBC com monitoramento por congelamento.[19,20] No entanto, após biopsia excisional simples sem controle de congelamento, taxas de recorrência de até 50% foram relatadas.[21]

A reconstrução palpebral deve ser realizada dentro de 2 a 3 dias após a excisão do tumor. Várias técnicas cirúrgicas reconstrutivas podem ser usadas, dependendo da localização e tamanho do defeito residual.

Terapia com radiação

A radioterapia geralmente não é recomendada no tratamento inicial dos CBC perioculares.[22] Entretanto, pode ser útil no tratamento de lesões avançadas ou recorrentes na região do canto medial ou em outro lugar. As doses estão na faixa de 4.000 a 7.000 cGy.[23] A radioterapia é menos eficaz no tratamento de CBC morfeaforme, sendo provável que a recorrência de CBC após a radioterapia seja maior do que a descrita para as técnicas cirúrgicas descritas anteriormente. Uma taxa de recorrência de 12% foi observada em uma série após a radioterapia.[24]

O tratamento cirúrgico é muito difícil após o tratamento com radiação de uma área afetada. As complicações da radioterapia incluem atrofia e necrose da pele, madarose, entrópio e ectrópio cicatricial, síndrome do olho seco, catarata e ulceração da córnea.[25] A radioterapia é contraindicada na síndrome do nevo basocelular e está associada a complicações significativas em pacientes com esclerodermia ou síndrome da imunodeficiência adquirida (AIDS).

Crioterapia

A crioterapia é frequentemente usada para tratar CBC fora da área periorbital, mas também tem se mostrado eficaz para tumores palpebrais com taxa de recorrência menor que 1%.[26] Podem ocorrer deformidades e mau posicionamento palpebral, formação de simbléfaro com encurtamento do fórnice e alterações pigmentares. Está associada a uma maior taxa de recorrência do que as abordagens cirúrgicas. A crioterapia é contraindicada em lesões com mais de 1 cm de diâmetro, lesões do canto medial, lesões morfeaformes e CBC recorrente.[27]

Quimioterapia e terapia fotodinâmica

Agentes quimioterápicos tópicos, intralesionais e sistêmicos – incluindo imiquimode 5% tópico, 5-fluorouracila, cisplatina, doxorrubicina, bleomicina e interferona – têm sido usados para tratar CBC.[28] Em um estudo não randomizado mais recente, o imiquimode resultou em uma taxa de *clearance* histológico de 39,5% aos 40 meses.[29]

A terapia fotodinâmica pode ser considerada como um tratamento alternativo para um grande número de CBC cutâneos (p. ex., síndrome do nevo basocelular). Tem demonstrado ser eficaz para tumores não invasivos de baixo risco e resulta em excelentes resultados cosméticos.[30] As taxas de recorrência de 9% aos 12 meses foram observadas, mas os melhores resultados foram alcançados com os ciclos de pré-tratamento e repetição.[31,32]

EVOLUÇÃO E DESFECHO

A excisão cirúrgica completa dos CBC é quase sempre curativa, porque essas lesões raramente metastizam. Ressecção primária incompleta é o principal fator de risco para recidiva do tumor e é especialmente mais comum com uma localização medial do canto ou histologia morfeaforme.[30] A incidência de metástase varia de 0,028 a 0,55%.[7] A morte relacionada ao tumor é extremamente rara, mas, quando ocorre, geralmente é causada por extensão orbital e intracraniana direta.

A invasão orbital é rara e o manejo pode ser difícil. Fatores de risco para invasão orbital incluem localização do canto medial, recidiva anterior, tamanho do tumor grande, subtipo histológico mais agressivo e disseminação perineural. Pode ser necessária uma abordagem multidisciplinar. Embora a exenteração orbitária seja o tratamento de escolha na maioria dos casos, técnicas poupadoras de globo podem ser usadas para pacientes selecionados com radioterapia adjuvante e quimioterapia.[33]

CARCINOMA DE CÉLULAS ESCAMOSAS

O carcinoma de células escamosas (CCE) é um tumor maligno da camada escamosa de células da epiderme. É muito menos comum que o CBC nas pálpebras e tem um potencial maior de disseminação metastática.[34,35]

EPIDEMIOLOGIA E PATOGÊNESE

Normalmente, o CCE afeta pessoas idosas e de pele clara. Na região do olho, geralmente é encontrado na pálpebra inferior. Embora o CCE seja 40 vezes menos comum que o CBC da pálpebra, é mais comum que o CBC na pálpebra superior e no canto lateral.[31]

O mecanismo exato da patogênese do CCE não é conhecido. Entretanto, estímulos ambientais e intrínsecos iniciam um processo em que o crescimento e a regulação das células são perdidos. A maioria dos CCE periorbitários surge de lesões actínicas, mas podem surgir de novo. Fatores ambientais podem contribuir para o desenvolvimento de CCE, incluindo radiação ultravioleta cumulativa (exposição ao sol), radiação ionizante, ingestão de arsênico, terapia com psoraleno e ultravioleta A (PUVA) para psoríase e vírus do papiloma humano.[32]

Fatores intrínsecos que contribuem para o desenvolvimento do CCE incluem as condições recessivas autossômicas xeroderma pigmentoso e albinismo oculocutâneo. Dermatoses cutâneas crônicas, ulceração e cicatrizes também estão associadas ao desenvolvimento desse tumor. De fato, a cicatriz da pele é o fator intrínseco mais comum que leva ao CCE em pacientes negros.[33]

MANIFESTAÇÕES OCULARES

Normalmente, o CCE apresenta-se como uma placa ou nódulo eritematoso, endurecido, hiperqueratótico, com margens irregulares. Essas lesões têm alta tendência à ulceração e tendem a afetar a margem palpebral e o canto medial. A disseminação linfática e a invasão perineural são possíveis.

DIAGNÓSTICO

O diagnóstico de CCE é frequentemente suspeito da aparência clínica. No entanto, como muitos outros processos malignos e benignos podem ser confundidos com o CCE, o diagnóstico requer biopsia para confirmação histológica.

PATOLOGIA

O CCE bem diferenciado exibe células poligonais com abundante citoplasma eosinofílico e núcleos hipercromáticos (Figura 12.8.4). Disqueratose, pérolas de queratina, pontes intercelulares e figuras mitóticas anormais são proeminentes. Lesões pouco diferenciadas mostram pouca queratinização e menos pontes intercelulares.[7]

TRATAMENTO

Antes de qualquer terapia ser planejada, o diagnóstico clínico de CCE deve ser confirmado por biopsia incisional.[36] Comparado com o CBC, o CCE é um tumor mais agressivo e invasivo, mas as lesões precoces do CCE da pálpebra raramente sofrem metástase. As opções de tratamento cirúrgico, irradiação e crioterapia são semelhantes às descritas anteriormente para o CBC.

EVOLUÇÃO E DESFECHO

Excisão cirúrgica local ampla, seja com a técnica de Mohs ou sob controle da seção congelada, geralmente é curativo.

Casos avançados podem estar associados à metástase para os gânglios linfáticos pré-auriculares e submandibulares, o que representa um prognóstico mais reservado. Invasão dos tecidos orbitais profundos pode, às vezes, ser vista e frequentemente requer exérese orbital para cura.

CARCINOMA DE GLÂNDULAS SEBÁCEAS

O carcinoma da glândula sebácea (CGS) é uma neoplasia altamente maligna que surge das glândulas meibomianas, das glândulas de Zeis e das glândulas sebáceas do carúnculo e da sobrancelha. É um tumor agressivo, com alta taxa de recidiva, potencial metastático significativo e notável taxa de mortalidade.[34,35,37]

EPIDEMIOLOGIA E PATOGÊNESE

Embora seja relativamente rara, o CGS é a terceira neoplasia palpebral mais comum, representando 1 a 5,5% de todos os cânceres palpebrais. Afeta todas as raças, ocorre em mulheres com mais frequência que nos homens, e geralmente se apresenta na sexta a sétima décadas, mas casos em pacientes mais jovens têm sido relatados.[38]

A causa do CGS não é clara. No entanto, existem associações relatadas que ligam os CGS com a radioterapia prévia[39] e com a produção de nitrosaminas e fotossensibilização a partir do uso diurético prévio.[40]

MANIFESTAÇÕES OCULARES

A pálpebra superior é o local de origem em cerca de dois terços de todos os casos, mas os CGS podem surgir de qualquer uma das estruturas perioculares previamente mencionadas[7] e podem ter uma variedade de aparências clínicas. Muitas vezes, apresenta-se como um nódulo firme e amarelo que se assemelha a um calázio. Pode se apresentar como espessamento semelhante à placa da placa tarsal com destruição dos orifícios da glândula meibomiana e invasão tumoral dos folículos pilosos levando à madarose ou perda de cílios (Figura 12.8.5). Além disso, os CGS podem imitar uma blefaroconjuntivite crônica, meibomite ou calázio que não responde às terapias-padrão, daí o termo "síndrome mascarada".

O CGS tende a invadir o epitélio suprajacente, que pode formar ninhos de células malignas (disseminação pagetoide), ou pode resultar em disseminação difusa que substitui toda a espessura da conjuntiva (carcinoma intraepitelial). O carcinoma pode apresentar disseminação multicêntrica para a outra pálpebra, conjuntiva ou epitélio da córnea.[7] Essa neoplasia pode se espalhar pelo canalículo até o sistema excretor lacrimal, bem como até a cavidade nasal.[40]

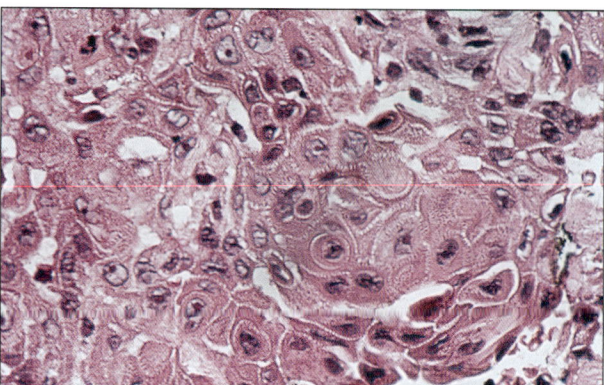

Figura 12.8.4 Carcinoma de células escamosas da pálpebra. Células escamosas anaplásicas com núcleos hipercromáticos, citoplasma eosinofílico abundante e pontes intercelulares. (Cortesia do Dr. Morton Smith.)

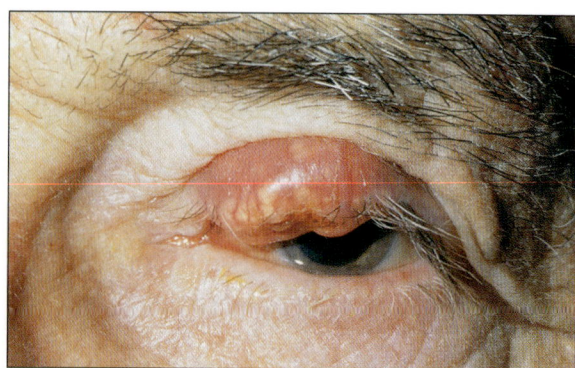

Figura 12.8.5 Carcinoma de células sebáceas da pálpebra. Grande nódulo irregular e firme, com coloração amarelada da pálpebra superior esquerda. Inflamação associada, vasos telangiectásicos e perda de cílios são observados. (Cortesia do Dr. Morton Smith.)

DIAGNÓSTICO

A aparência clínica dos CGS deve ser confirmada por uma biopsia em cunha de espessura total da pálpebra afetada. Por causa do possível espalhamento multicêntrico, amostras múltiplas de biopsia também devem ser retiradas da conjuntiva bulbar e palpebral adjacente e da outra pálpebra ipsilateral. O patologista deve ser alertado para a suspeita clínica de CGS, e o tecido fresco deve ser submetido à patologia para que manchas lipídicas especiais possam ser realizadas no espécime para confirmar o diagnóstico.[41]

PATOLOGIA

Displasia e anaplasia dos lóbulos sebáceos nas glândulas meibomianas são exibidas pelo CGS, com destruição associada dos tecidos do tarso e dos anexos. A disseminação intraepitelial (pagetoide) para a conjuntiva distante do tumor primário pode ser observada. A dispersão intraepitelial pode assemelhar-se ao CCE *in situ*.

Tipicamente, os CGS mostram células altamente pleomórficas dispostas em lóbulos ou ninhos com núcleos hipercromáticos e citoplasma vacuolado (ou espumoso) devido a um alto conteúdo lipídico (Figura 12.8.6). Histologicamente, o CGS pode assemelhar-se à aparência do CCE. No entanto, o citoplasma no CGS tende a ser mais basofílico comparado com a aparência eosinofílica do CCE. Além disso, as células CCE tendem a não exibir um arranjo lobular regular. Quatro padrões histológicos foram descritos: lobular, comedocarcinoma, papilar e misto. Colorações especiais para lipídeos (p. ex., óleo vermelho O) em tecido fresco podem ajudar no diagnóstico histopatológico de CGS (Figura 12.8.7).[7]

O carcinoma sebáceo periocular pode ser desafiador para diagnosticar usando apenas a histomorfologia e pode ter características sobrepostas tanto com o CBC como com o CCE. A imuno-histoquímica pode ajudar a diferenciar essas entidades, especialmente o antígeno de membrana epitelial, o Ber-Ep4, o receptor de andrógeno e a adipolina.[42]

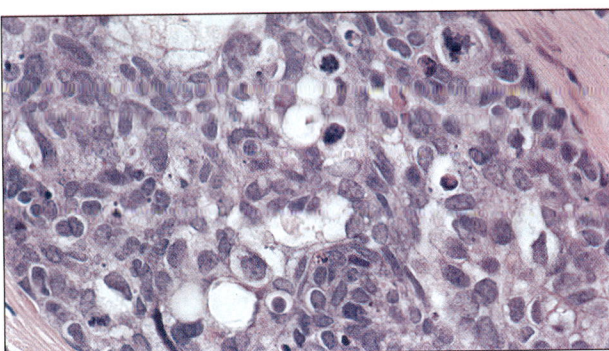

Figura 12.8.6 Carcinoma de células sebáceas da pálpebra. Observam-se células neoplásicas grandes, hipercromáticas com citoplasma basófilo vacuolado (superficial). (Cortesia do Dr. Morton Smith.)

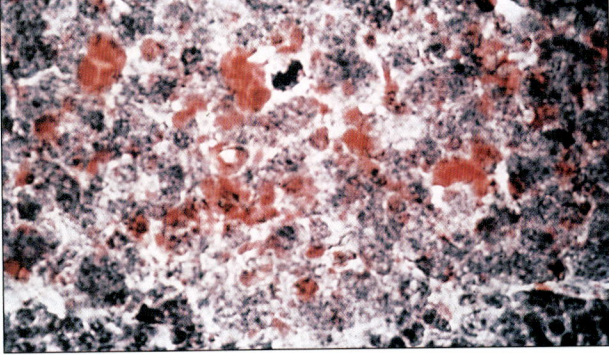

Figura 12.8.7 Coloração lipídica (Oil Red O) do carcinoma das glândulas sebáceas. As células tumorais são fortemente positivas (vermelhas) para lipídeos. (Cortesia do Dr. Morton Smith.)

TRATAMENTO

O tratamento bem-sucedido do CGS depende, em grande parte, da suspeita clínica aumentada e do conhecimento da possível síndrome mascarada, seguida pela biopsia confirmatória precoce. A excisão cirúrgica ampla com monitoramento microscópico das margens é o procedimento de escolha.[43] A excisão cirúrgica micrográfica de Mohs pode ser usada, mas pode não ser tão bem-sucedida quanto no CBC ou CCE devido à possibilidade de disseminação multicêntrica e pagetoide. Se o tumor for muito grande ou recorrente, com disseminação demonstrada para a conjuntiva bulbar, para a outra pálpebra ou para tecidos orbitários, pode ser necessária uma exenteração subtotal ou completa.[3,40] Se houver evidência de disseminação para linfonodos regionais, o paciente deve ser encaminhado a um cirurgião de cabeça e pescoço para possível esvaziamento cervical ou linfonodal.

A radioterapia pode ser considerada como adjunta da cirurgia local. No entanto, o tratamento primário do tumor apenas com irradiação é inadequado. Poucos estudos estão disponíveis, mas uma sobrevida em 5 anos de 80% com uma taxa livre de progressão de 93% foi relatada após doses de 50 a 66,6 Gy.[44]

EVOLUÇÃO E DESFECHO

Um tumor invasivo potencialmente letal, o CGS pode causar extensa destruição dos tecidos das pálpebras. Ele carrega um risco de metástase para os gânglios linfáticos pré-auriculares e submandibulares ou pode se espalhar por via hematogênica para locais distantes. Pode invadir localmente o globo, a órbita, os seios ou o cérebro. Em uma revisão recente de 60 casos tratados principalmente com excisão cirúrgica e crioterapia, 88% estavam vivos e bem após um seguimento médio de 41 meses. A exenteração orbitária foi necessária em 13%, recidiva local em 18% e metástase à distância em 8%.[45]

MELANOMA MALIGNO

O melanoma maligno cutâneo é uma proliferação invasiva de melanócitos malignos. O melanoma também pode surgir da conjuntiva, na qual constitui uma entidade distinta (ver Capítulo 4.8). O melanoma maligno cutâneo pode ser classificado em quatro tipos diferentes:[7]

- Lentigo maligno melanoma (5%)
- Melanoma disseminativo superficial (70%)
- Melanoma nodular (16%)
- "Outros", incluindo o melanoma lentiginoso acral (9%).

O melanoma nodular é o tipo mais comum nas pálpebras.[46]

EPIDEMIOLOGIA E PATOGÊNESE

O melanoma maligno cutâneo da pálpebra é responsável por cerca de 1% de todas as malignidades palpebrais.[47] A incidência de melanoma maligno tem aumentado e causa cerca de dois terços de todas as mortes relacionadas ao tumor por cânceres cutâneos. A incidência aumenta com a idade, mas permanece relativamente estável entre a quinta e a sétima década.[48]

Os fatores de risco para o desenvolvimento do melanoma maligno incluem nevos congênitos e displásicos, alteração dos sinais cutâneos, exposição excessiva e sensibilidade ao sol, história familiar (fatores genéticos), idade superior a 20 anos e raça branca. O melanoma maligno é 12 vezes mais comum em brancos do que em negros e sete vezes mais comum em brancos do que em hispânicos. Em contraste com o CBC, uma história de queimaduras solares graves, em vez de exposição actínica cumulativa, é considerada um importante fator de risco para o desenvolvimento de melanoma maligno.[48]

O melanoma maligno cutâneo surge da transformação neoplásica dos melanócitos intraepidérmicos derivados da crista neural. Inicialmente, ocorre uma fase de crescimento horizontal não invasiva, seguida de uma fase de crescimento vertical invasivo.

MANIFESTAÇÕES OCULARES

O lentigo maligno-melanoma e seu precursor lentigo maligno (sarda melanótica de Hutchinson) apresentam-se como uma mácula com bordas irregulares e pigmentação variável. Pode ter uma longa fase *in situ* (crescimento horizontal) na qual a pigmentação se estende por vários centímetros de diâmetro e dura muitos anos. Esta fase está associada ao crescimento variável e regressão espontânea da lesão com alteração na pigmentação. Ela ocorre tipicamente em áreas expostas ao sol e comumente envolve a pálpebra inferior e a barba (Figura 12.8.8). O melanoma disseminativo é tipicamente uma lesão pigmentada menor, com elevação discreta e bordas irregulares. Tende a ter uma progressão mais rápida para a fase invasiva, caracterizada pelo desenvolvimento de nódulos e endurecimento. O melanoma nodular pode se apresentar como um nódulo nitidamente pigmentado ou amelanótico que aumenta rapidamente de tamanho com ulceração e sangramento associados. O melanoma lentiginoso acral ocorre nas palmas das mãos, solas e falanges distais, bem como nas membranas mucosas.[7,48]

DIAGNÓSTICO

O diagnóstico de melanoma maligno cutâneo é feito por suspeita clínica e confirmado por biopsia excisional e exame histopatológico.

ASSOCIAÇÕES SISTÊMICAS

A síndrome do nevo displásico (também conhecida como síndrome do nevo B-K) é uma condição hereditária autossômica dominante caracterizada por múltiplos nevos cutâneos atípicos grandes.[49] Aparecem na infância e continuam a crescer até a idade adulta. Pacientes com esta síndrome têm um alto risco de desenvolver melanoma maligno.[50]

PATOLOGIA

O lentigo maligno é uma hiperpigmentação na epiderme caracterizada por uma hiperplasia difusa de melanócitos atípicos ao longo da camada celular basal. A entidade é considerada como melanoma maligno lentigo quando a invasão dérmica ocorre durante a transição para a fase de crescimento vertical (Figura 12.8.9). O melanoma disseminativo superfcial é caracterizado por melanócitos atípicos que ocorrem nos ninhos ou isoladamente em todos os níveis da epiderme. Disseminação pagetoide na epiderme é característico. Pode ocorrer uma mistura de células epitelioides, fusiformes e semelhantes a nevos. No melanoma nodular, sempre há a invasão dérmica; exibe células epitelioides grandes e anaplásicas.

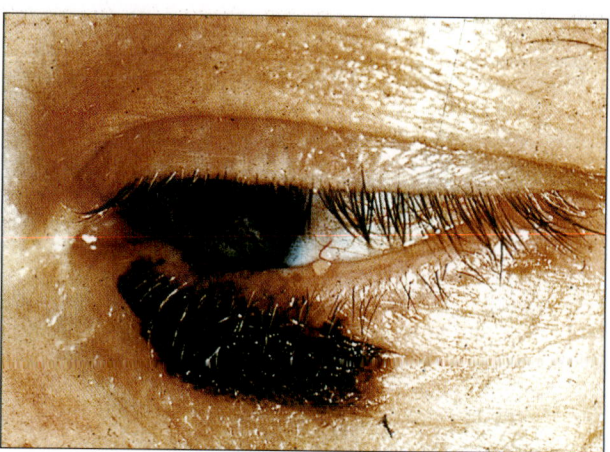

Figura 12.8.8 Lentigo maligna melanoma (sarda de Hutchinson). Aparência clínica de lesão pigmentar adquirida da pálpebra inferior esquerda.

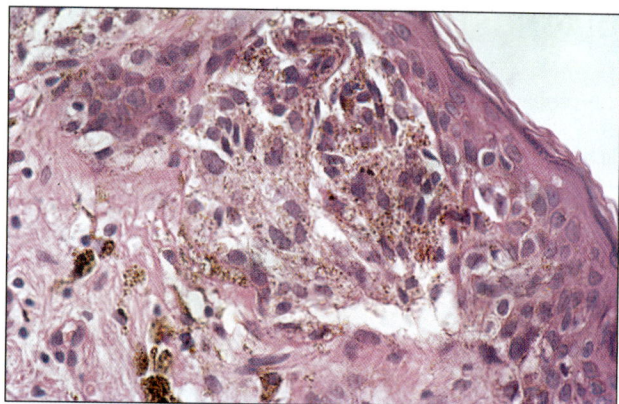

Figura 12.8.9 Melanoma maligno. Células de melanoma pigmentadas e fusiformes subepiteliais invadem a derme. (Cortesia do Dr. Morton Smith.)

TRATAMENTO

A excisão cirúrgica ampla, com 1 cm de margens da pele (quando possível) confirmada por monitoramento histológico, é o procedimento de escolha para o tratamento do melanoma maligno da pálpebra. A biopsia de linfonodo sentinela deve ser realizada para tumores de 1 mm de espessura ou mais, aqueles com mais de um grupo mitótico por campo de alta potência e/ou com ulceração histológica.[51] Uma avaliação metastática também é recomendada para pacientes que apresentam esses tumores. A crioterapia pode ser útil no tratamento de alguns melanomas malignos conjuntivais, mas não é uma opção efetiva de tratamento para o melanoma cutâneo maligno da pálpebra. Mais recentemente, o imiquimode tópico a 5% mostrou alguns resultados encorajadores para o lentigo maligno periocular.[52]

EVOLUÇÃO E DESFECHO

O prognóstico e o potencial metastático estão ligados à profundidade de invasão e à espessura do tumor. Clark *et al.*[53,54] correlacionaram o prognóstico com a profundidade de invasão, caracterizada em cinco níveis:

- Nível 1: tumor confinado à epiderme com membrana basal intacta
- Nível 2: extensão do tumor além da membrana basal com início de invasão da derme papilar
- Nível 3: o tumor preenche a derme papilar e chega à interface entre a derme papilar e reticular
- Nível 4: o tumor penetra na derme reticular
- Nível 5: invasão tumoral dos tecidos subcutâneos.

Para lentigo maligno melanoma nos níveis 1 e 2, há uma taxa de sobrevivência de 100% após a terapia, enquanto para o melanoma nodular, que se estende ao nível 4, há uma taxa de sobrevivência de 65% após o tratamento. A sobrevivência cai drasticamente para apenas 15% com extensão de qualquer tipo para o nível 5.[55]

Breslow[56] relacionou o prognóstico à espessura do tumor – melanomas malignos com menos de 0,76 mm de espessura estão associados a uma taxa de sobrevida de 100% após 5 anos da excisão; tumores maiores que 1,5 mm de espessura estão associados a uma taxa de sobrevida menor que 50% em 5 anos. Portanto, o melanoma nodular tem o pior prognóstico e o melanoma lentigo maligno tem o prognóstico mais favorável de todos os tipos de tumor. Os sistemas de Clark e Breslow podem ser usados em conjunto para prever o prognóstico de pacientes com melanoma maligno.

Em uma revisão de Tahery *et al.*,[57] observou-se que o melanoma maligno envolvendo a margem palpebral tem pior prognóstico do que o melanoma maligno palpebral que não afetou a margem. Este pior prognóstico foi atribuído ao envolvimento conjuntival nos tumores da margem palpebral.

BIBLIOGRAFIA

Barnes EA, Dickenson AJ, Langtry JA, et al. The role of Mohs excision in periocular basal cell carcinoma. Br J Ophthalmol 2005;89:992–4.

Berman AT, Rengan R, Tripuraneni P. Radiotherapy for eyelid, periocular, and periorbital skin cancers. Int Ophthalmol Clin 2009;49:129–42.

Boulos PR, Rubin PA. Cutaneous melanomas of the eyelid. Semin Ophthalmol 2006;21:195–206.

Margo CE, Waltz K. Basal cell carcinoma of the eyelid and periocular skin. Surv Ophthalmol 1993;38:169–92.

Shields JA, Demirci H, Marr BP, et al. Sebaceous carcinoma of the ocular region: a review. Surv Ophthalmol 2005;50:103–22.

Song A, Carter KD, Syed NA, et al. Sebaceous cell carcinoma of the ocular adnexa: clinical presentations, histopathology, and outcomes. Ophthal Plast Reconstr Surg 2008;24:194–200.

Sullivan TJ. Squamous cell carcinoma of eyelid, periocular, and periorbital skin. Int Ophthalmol Clin 2009;49:17–24.

Tahery DP, Goldberg R, Moy RL. Malignant melanoma of the eyelid: a report of eight cases and a review of the literature. J Am Acad Dermatol 1992;27:17–21.

Thosani MK, Schneck G, Jones EC. Periocular squamous cell carcinoma. Dermatol Surg 2008;34:585–99.

Tildsley J, Diaper C, Herd R. Mohs surgery vs primary excision for eyelid BCCs. Orbit 2010;29:140–5.

As referências completas estão disponíveis no **GEN-io**.

PARTE 12 ÓRBITA E OCULOPLÁSTICA
SEÇÃO 2 Pálpebras

Avaliação e Manejo do Traumatismo Periorbital de Partes Moles

12.9

Ivan Vrcek, Marie Somogyi e Vikram D. Durairaj

Definição: Lesões que variam de abrasões simples da pele a casos mais complexos, com extensa perda de tecido e fraturas subjacentes do esqueleto facial causadas por trauma facial contuso ou penetrante.

Características principais
- Lesão palpebral de espessura parcial
- Lacerações da margem palpebral
- Lesões nas pálpebras com perda de tecido
- Lesão palpebral de espessura total.

INTRODUÇÃO

Lesões periorbitais de tecidos moles, incluindo trauma contuso e penetrante nas pálpebras e aparelho lacrimal, são apresentações comuns em serviços de emergência e clínicas de oftalmologia ambulatorial.[1-3] Essas lesões podem variar de abrasões simples da pele a feridas mais complexas, com grandes avulsões faciais, dano ao aparato lacrimal, globo e anatomia óssea periorbital subjacente. Após uma avaliação completa dos sinais vitais do paciente e da estabilidade médica geral, é necessário um exame pleno que inclua um exame oftalmológico completo. O tratamento dessas lesões requer uma identificação cuidadosa das estruturas anatômicas envolvidas e um reparo que se concentre principalmente em restaurar a função normal e preservar a integridade do globo.

Secundariamente, o reparo deve se esforçar para recriar a anatomia normal de uma maneira que respeite as subunidades faciais estéticas para maximizar a estética em longo prazo do paciente. Os cuidados pós-operatórios desses pacientes podem ser complexos, incluindo cirurgia de revisão para restaurar a função lacrimal, intervenções para otimizar o manejo da cicatriz e correção cirúrgica do mau posicionamento crônico da pálpebra. Neste capítulo, discutiremos essas lesões detalhadamente com ênfase no diagnóstico, tratamento e cuidados pós-operatórios desses pacientes, muitas vezes desafiadores.

AVALIAÇÃO PRÉ-OPERATÓRIA E ABORDAGEM DIAGNÓSTICA

Estabilização sistêmica

A avaliação e o tratamento das lesões periorbitárias começam após o paciente ter sido estabilizado e os ferimentos com risco de vida serem resolvidos. Uma avaliação completa e minuciosa é necessária para garantir que as lesões que ameaçam a vida (trauma de encéfalo, coluna espinal, trauma cardíaco e abdominal) tenham sido adequadamente avaliadas e gerenciadas antes que a área periorbitária seja abordada.

História médica

Uma história completa é obtida, com ênfase no curso do tempo e nas circunstâncias da lesão. Em crianças e idosos, deve-se considerar a possibilidade de trauma não acidental. Uma história consistente com lesões de partículas de projéteis de alta velocidade geralmente requer estudos de imagem apropriados para determinar a presença de corpos estranhos intraoculares ou intraorbitais. As mordidas animal e humana merecem atenção especial e são administradas de acordo com a administração de antibióticos apropriados.

Avaliação

Uma vez que o paciente esteja clinicamente estável, é necessária uma avaliação oftalmológica e anexial completa. Defendemos uma abordagem metódica e gradual para este exame. A região periorbitária é primeiramente avaliada, começando com o estrato cutâneo. A atenção é direcionada para presença, localização e profundidade da pele e lesão subcutânea. Particular ênfase é colocada em um exame aprofundado da margem da pálpebra e as regiões medial e cantal, porque lacerações nessas áreas podem ser difíceis de identificar imediatamente. Lesões na pele e tecidos moles devem ser cuidadosamente documentados e suas dimensões, registradas. A fotografia geralmente é útil para documentação nessas situações. Lacerações da margem palpebral devem ser cuidadosamente examinadas quanto à presença de lacerações que envolvam espessura total. A área do canto medial deve ser examinada quanto à presença de lesões no sistema lacrimal e no tendão do canto medial, pois tais lesões podem ter sequelas de longa duração. A lateralização do ponto é sinal de provável laceração canalicular e/ou dano ao tendão do canto medial. Da mesma forma, a má aposição da pálpebra ao globo medial também sugere danos ao tendão do canto medial.[3,4] Se houver suspeita de lesão do sistema lacrimal, a sondagem lacrimal com ou sem irrigação pode ser realizada. Em muitos casos, o conhecimento da anatomia do canto medial faz com que a sondagem e a irrigação sejam desnecessárias. Por exemplo, se houver laceração de espessura total medial ao ponto e a pálpebra for lateralizada, a probabilidade de lesão canalicular é extremamente alta.[3,4] A integridade do tendão do canto lateral também deve ser avaliada e reparada, se indicado.

Ao analisar a extensão da lesão dos tecidos moles das pálpebras, é útil conceituar a pálpebra em termos de lamelas anterior, média e posterior. A lamela anterior é composta por pele e orbicular. A lamela média é composta por retratores da pálpebra inferior, músculo de Müller, músculo elevador e septo. A conjuntiva palpebral e o tarso constituem a lamela posterior. O reconhecimento imediato das lamelas envolvidas pode ajudar o cirurgião a identificar as estruturas anatômicas específicas que devem ser abordadas. Além disso, as manobras reconstrutivas costumam tratar essas lamelas como subunidades funcionais da pálpebra.

Entendimento detalhado da anatomia neurovascular também é necessário, e o cuidado deve ser direcionado para lesões que possam envolver ramos do nervo facial e vasculatura periorbital.

Após a avaliação do estrato cutâneo e dos anexos, a anatomia óssea periorbital é avaliada. Isso pode ser conseguido palpando cuidadosa e metodicamente as bordas orbitais laterais, superiores e inferiores. A parede nasal também deve ser palpada para diagnóstico de desalinhamentos e deformidades ósseas. Um baixo limiar para a obtenção de estudos radiográficos deve ser mantido, pois o trauma orbital ósseo pode não ser imediatamente óbvio.

Os nervos cranianos são examinados sequencialmente com foco particular nos ramos frontal e zigomático do nervo facial e dos nervos cranianos III, IV e VI. É importante avaliar a sensação nos territórios da primeira e segunda divisões do quinto nervo craniano. A atenção é então direcionada para a porção oftálmica do exame.

O exame oftalmológico deve proceder de maneira metódica semelhante. A acuidade visual, o exame de pupila, o teste de pressão intraocular, a motilidade extraocular e o teste de campo visual de confrontação são as pedras angulares de um exame oftalmológico completo e devem ser realizados em todos os pacientes sempre que possível. Em seguida, um exame oftalmológico completo é realizado. Achamos que é útil proceder metodicamente de anterior para posterior. A conjuntiva e a esclera são examinadas primeiro com ênfase na detecção de lacerações. Os examinadores devem estar cientes de que grandes quantidades de hemorragia subconjuntival podem obscurecer uma laceração escleral e, se houver indicações, um limiar baixo deve ser mantido para a exploração operatória do globo. A córnea é examinada em seguida. A coloração com fluoresceína é um complemento útil, tanto para a detecção de abrasões quanto para a exploração da positividade de Seidel. A câmara anterior é examinada a seguir com cuidado para determinar a profundidade, bem como a presença de material estranho, célula e *flare* e sinéquias. A lente é examinada em seguida. Uma catarata ou deslocamento setorial pode indicar lesão penetrante. Um exame completo dilatado é então realizado para examinar o vítreo e a retina.

Em situações em que há suspeita de lesão no globo, um escudo é colocado sobre o olho em questão sem pressão sobre o olho. É importante realizar um exame completo e abrangente do outro olho.

Exames complementares

Na maioria das configurações do departamento de emergência, estudos básicos de laboratório normalmente foram realizados. Se a lesão for crônica e purulenta, uma cultura é necessária para orientar a antibioticoterapia. Em muitos cenários, o teste radiográfico, tipicamente a tomografia computadorizada (TC), é indicado como o teste de escolha. Deve haver um limiar baixo para se obter uma TC, visto que o trauma ósseo na órbita pode frequentemente não ser detectado.[5] Além disso, a imagem é, muitas vezes, bastante útil no caso de material estranho retido estar presente no tecido mole ou no próprio globo. Cuidado deve ser usado se a ressonância magnética (RM) for planejada, pois pode haver material estranho metálico retido.

Documentação

Todas as lesões são documentadas de forma acurada e completa, com uma descrição detalhada nos prontuários do paciente. A documentação fotográfica é recomendada em todos os casos. Balas e outros projéteis devem ser retidos e marcados para que não ocorra quebra na cadeia de evidências. As implicações médico-legais podem ser significativas, portanto, todo esforço deve ser feito para completar a documentação pré-operatória de cada lesão.[6]

Profilaxia infecciosa

Dependendo do mecanismo da lesão, a prevenção da infecção é a maior preocupação. Embora o papel da profilaxia antibiótica tenha sido controverso,[7-12] defendemos o uso cuidadoso da profilaxia antibiótica apropriada. No caso de feridas obviamente contaminadas com lesão extensa, deve-se realizar lavagem completa e fazer uso de profilaxia antibiótica sistêmica. Ferimentos menos extensos e abrasões superficiais podem não requerer antibióticos sistêmicos, mas pomada antibiótica tópica deve ser usada. O paciente deve ser questionado sobre seu histórico de imunização contra tétano e, se o paciente não estiver atualizado ou não tiver conhecimento da última vacinação, é necessário fornecer vacina contra tétano (Tabela 12.9.1).[6] No caso de uma mordida de animal, todas as informações sobre a história do animal, o dono do animal e o local da lesão devem ser registradas, e o departamento local de cuidado com animais, notificado. Nessas situações, o protocolo de raiva padrão também deve ser seguido.[6-8]

O papel da profilaxia antibiótica em casos de mordidas de animais tem sido controverso.[8-12] As mordidas de gatos têm alto risco de infecção, principalmente com *Pasteurella multocida*. O mecanismo da lesão, tipicamente uma ferida profunda, aumenta o risco de contaminação e infecção subsequente. A profilaxia da infecção deve ser iniciada com amoxicilina/clavulanato ou penicilina VK 500 mg/dia durante 5 a 7 dias.[8] Em pacientes alérgicos à penicilina, a tetraciclina pode ser usada como alternativa. Uma discussão mais detalhada sobre mordidas de cães pode ser encontrada posteriormente, mas essas lesões também apresentam risco de infecção. A lavagem completa é necessária, e a profilaxia antibiótica deve ser fortemente considerada em todas as feridas que são cirurgicamente fechadas e em lesões de alto risco. Amoxicilina/clavulanato é o antibiótico de escolha.[8-11]

Lesões por mordida humana também apresentam alto risco de infecção devido à grande quantidade de bactérias presentes. Como resultado, é necessário fornecer cobertura antibiótica apropriada de amplo espectro, como penicilina, amoxicilina/ácido clavulânico, cefalexina ou ciprofloxacina.[8-11]

Quase universalmente após uma lesão traumática, é prudente irrigar copiosamente todo o tecido lesionado com solução de irrigação contendo antibiótico. Qualquer material estranho também deve ser removido para evitar futuras infecções.

Tempo para reparo

O momento do reparo cirúrgico depende de muitos fatores. Idealmente, todas as lesões seriam reparadas quase imediatamente após a lesão inicial. Em primeiro lugar, o paciente deve ser avaliado sistemicamente quanto a sinais de lesões mais graves. Uma vez que o paciente tenha sido esclarecido e examinado minuciosamente, todos os esforços devem ser feitos para providenciar o pronto reparo cirúrgico. O momento da anestesia também pode depender da última ingestão de alimentos do paciente. Dependendo da natureza das lesões do paciente, pode haver vários especialistas envolvidos, o que também

TABELA 12.9.1 Diretrizes para profilaxia do tétano no tratamento de feridas.

Histórico de imunização	Ferida limpa e pequena	Outro tipo de ferida
História incerta	Toxoides de tétano e difteria[a]	Toxoides de tétano e difteria + imunoglobulina do tétano
Nenhuma ou uma das doses prévias	Toxoides de tétano e difteria[a]	Toxoides de tétano e difteria + imunoglobulina do tétano
Duas doses prévias	Toxoides de tétano e difteria[a]	Toxoides de tétano e difteria[b]
Mais que três doses prévias	Nenhum, a menos que a última dose seja superior a 10 anos	Nenhum, a menos que a última dose seja superior a 10 anos

[a]Tipo adulto; para crianças com menos de 7 anos, DTP (difteria, tétano, tosse convulsa).
[b]Para feridas com mais de 24 horas, adicione imunoglobulina contra tétano.
Adaptada de Mustarde JC. Reconstrução palpebral. Orbit 1983;1:33-43.

requer coordenação e pode resultar em atraso do tratamento. A melhor chance para a restauração bem-sucedida da função e da estética existe na primeira cirurgia, portanto, é do interesse do cirurgião e do paciente providenciar o pessoal necessário.

Em alguns casos, o paciente tem problemas sistêmicos mais prementes que precisam ser resolvidos primeiro. Nessas circunstâncias, a espera de 24 a 48 horas geralmente não afeta negativamente o paciente, mas recomenda-se iniciar um esquema antibiótico para prevenir a infecção secundária da ferida aberta. A ferida também deve ser mantida úmida com gaze embebida em soro fisiológico e lubrificação tópica oftálmica para evitar a ceratopatia por exposição.

ANESTESIA

Existem muitos fatores que influenciam a escolha do anestésico. Em primeiro lugar, a idade do paciente muitas vezes determina o tipo de anestesia, sendo a anestesia geral o tratamento de escolha em pacientes pediátricos, enquanto os adultos podem tolerar a sedação intravenosa e a anestesia local. Muitas lesões em adultos podem até ser reparadas usando apenas anestesia local ou anestesia regional. Independentemente da idade do paciente, lesões extensas dos tecidos moles e fraturas ósseas costumam ter melhor realização sob anestesia geral.

Independentemente do tipo de anestesia sistêmica, recomenda-se sempre fornecer anestesia local infiltrativa ou regional para analgesia e hemostasia. Tipicamente, 1 a 2% de lidocaína com 1:100.000 de epinefrina em combinação com 0,5 a 0,75% de bupivacaína é usada para fornecer anestesia imediata e em longo prazo, aproveitando o curto início de ação da lidocaína e o tempo mais longo de duração da ação da bupivacaína. Além disso, a adição de hialuronidase facilitará a infiltração local de tecidos com menor distorção dos planos teciduais. Os bloqueios nervosos são um excelente adjuvante ao anestésico local para fornecer cobertura regional sem distorção excessiva do tecido. Na região periorbital, isso é realizado com sucesso através de bloqueios nervosos supraorbital (V_1) e infraorbital (V_2).[13]

TRATAMENTO

Conceitos gerais

Em pacientes com trauma palpebral, o primeiro passo no planejamento da reconstrução é identificar quais estruturas anatômicas foram lesadas.[14] Dessa forma, primeiro se define o problema antes de se desenvolver um plano de reparo. Os princípios orientadores na reconstrução incluem recriar a anatomia normal, restaurar unidades funcionais e, secundariamente, respeitar as subunidades faciais estéticas para produzir o resultado mais aceitável possível esteticamente.[15] A principal função das pálpebras, por exemplo, é a proteção do globo. Dependendo do grau de interrupção desse mecanismo de proteção, lesões graves no globo podem resultar em um período de horas a dias em virtude de dessecação, ulceração e infecção.[6]

Conceituar as pálpebras em termos de lamelas, como descrito anteriormente, pode ser útil na elaboração de um plano reconstrutivo. Ao identificar as deficiências lamelares, pode-se identificar o problema anatômico criado pela lesão. A reconstrução então se concentra na recriação das lamelas necessárias.

A cirurgia reconstrutiva requer um conhecimento especializado da anatomia. Em particular, entender o suprimento de sangue para as pálpebras é fundamental para o sucesso das manobras reconstrutivas. Felizmente, as pálpebras são tecidos excepcionalmente bem vascularizados, mas a preservação da integridade das arcadas periféricas e marginais deve ser cuidadosamente considerada.

Finalmente, recomenda-se tirar proveito de muitas técnicas bem estabelecidas e bem-sucedidas na reconstrução palpebral que foram utilizadas após a excisão do tumor, incluindo retalhos de avanço e rotação, retalhos tarsoconjuntivais e retalhos periosteais.[6,16,17]

PADRÕES COMUNS DE LESÃO DAS PÁLPEBRAS

Lesões e abrasões da pálpebra com espessura parcial

Nem todas as lesões periorbitais requerem intervenção cirúrgica. Em alguns casos, as feridas podem ser curadas por segunda intenção com observação atenta ao longo do tempo.[18,19] Pequenas lacerações de espessura parcial que não envolvem a margem palpebral podem se enquadrar nessa categoria. Da mesma forma, abrasões na pele da pálpebra nem sempre exigem intervenção cirúrgica. De fato, se houver perda de tecido epidérmico e uma tentativa de se aproximar da epiderme intacta, o mau posicionamento palpebral e a distorção podem resultar da alteração da arquitetura normal da pálpebra.[18,19]

Nessas situações, é necessário um tratamento adequado das feridas para obter um resultado ideal. A lubrificação com pomada antibiótica oftálmica é a base do incentivo à cicatrização de feridas nos dias subsequentes. Se a ferida estiver suja ou houver suspeita de contaminação, recomenda-se uma lavagem completa. O peróxido de hidrogênio pode ser usado para manter a ferida estéril. O uso excessivo de peróxido de hidrogênio, no entanto, impedirá a cicatrização de feridas.

Por outro lado, a sutura é apropriada se existir uma laceração superficial parcial de espessura que envolva a epiderme e possa ser reaproximada sem distorcer a arquitetura normal. Na maioria dos casos, o músculo orbicular não requer uma camada separada de fechamento; de fato, isso pode resultar em interrupção da arquitetura em algumas situações. Tipicamente, a sutura de calibre 6-0 representa uma escolha apropriada para transmitir a força necessária para manter o fechamento adequado. O material de sutura a ser utilizado depende de algumas variáveis, incluindo a localização da laceração, a confiabilidade e a idade do paciente e a preferência do cirurgião. Em nossa prática, lacerações que serão ocultadas no sulco palpebral são adequadas para o uso de suturas absorvíveis. Da mesma forma, crianças e pacientes que podem ter dificuldades com o acompanhamento são bons candidatos para suturas absorvíveis. Lacerações que não ocorram bem no sulco palpebral em pacientes que farão um acompanhamento confiável podem ser fechadas com suturas de náilon ou polipropileno para serem removidas em 6 a 7 dias. Em todos os casos, os pacientes são instruídos a lubrificar a ferida com pomada antibiótica oftálmica por pelo menos 1 semana após o reparo.

Feridas que violam o septo orbital devem ser tratadas como lacerações profundas de espessura parcial, discutidas na próxima seção.

Espessura parcial profunda e lacerações da pálpebra com espessura total

Lacerações que penetram no septo orbital ou representam verdadeiras lacerações não marginais de espessura total geralmente requerem reparo cirúrgico oportuno. Essas lacerações geralmente demonstram lesão anatômica significativa e risco de infecção. Assim, recomendamos a reparação em um ambiente estéril com lavagem abundante usando solução antibiótica e fechamento cuidadoso.

O fechamento deve respeitar os planos anatômicos e considerar o futuro processo de cura. Cada camada da pálpebra deve ser inspecionada quanto à integridade. A conjuntiva e o músculo de Müller podem ser aproximados com suturas sepultadas, mas, em muitos casos, essas camadas podem ser cuidadosamente reaproximadas sem suturas. Embora um cirurgião possa tentar isolar e reparar lesões no elevador, deve-se tomar muito cuidado para não incorporar outras camadas, particularmente o septo, nesse fechamento. A incorporação do septo pode levar à retração grave da pálpebra com lagoftalmia cicatricial, que pode levar à descompensação da córnea e à grave morbidade. Como regra geral, o septo não deve ser mantido no reparo das lacerações palpebrais. Em muitos casos, é aconselhável não reparar lesões do elevador, principalmente. O reparo secundário da ptose costuma ser uma alternativa mais segura.[20,21]

O tarso tipicamente se estende a 10 mm da margem palpebral na pálpebra superior e 4 mm da margem palpebral na pálpebra inferior. O conhecimento desta anatomia pode auxiliar o cirurgião na identificação de lacerações envolvendo o tarso. Se estiver envolvido na laceração, o tarso deve ser cuidadosamente cortado para estabelecer bordas quadradas regulares para facilitar o reparo sem torcer ou afastar o pós-operatório.[22] O reparo prossegue com suturas de espessura parcial para evitar qualquer contato de sutura com a superfície ocular. Defendemos o uso de sutura trançada como poliglactina 6-0 em uma agulha espatulada. Essa escolha de agulha minimiza o trauma nessa camada crítica da pálpebra, e a sutura e o calibre trançados maximizam a resistência à tração do fechamento dessa camada.

Na maioria dos casos, a gordura orbitária deve ser reposicionada abaixo do septo suavemente e a pele sobrejacente deve ser cuidadosamente fechada sem a incorporação de outras camadas. O fechamento orbicular também não é necessário, uma vez que a reaproximação da pele sobrejacente muitas vezes aproxima também as bordas laceradas dos orbiculares.[20,21]

Lacerações na margem da pálpebra

O reparo de lacerações que envolvem a margem requer meticulosa atenção para cada camada da pálpebra. Sem fechamento cuidadoso, podem ocorrer defeitos em V, triquíase e irregularidades do tarso com complicações subsequentes da superfície ocular. Defendemos a reaproximação gradual dessas lesões da seguinte maneira: primeiro, uma sutura de poliglactina de colchão vertical 6-0 é passada através da margem da pálpebra ao nível do tarso. Um ponto de referência útil para identificar o plano do tarso na margem da pálpebra é o espaço imediatamente posterior à linha dos cílios e anterior à linha cinza. Esta sutura pode ser deixada temporariamente desatada, mas a aposição apropriada deve ser cuidadosamente avaliada, porque esta é a sutura crítica para a aposição da margem da pálpebra e eversão adequada da ferida. Deixar esse nó temporariamente desamarrado permite fácil acesso ao restante do tarso. Em seguida, suturas do tarso de espessura parcial com 6-0 ou 7-0 poliglactina em uma agulha espatulada devem ser usadas para reaproximar todo o comprimento do tarso. O próximo passo é o fechamento do orbicular sobrejacente, que pode ser realizado com suturas simples interrompidas. A sutura marginal é então nodada de forma segura, proporcionando eversão adequada da margem palpebral. Ao amarrar essas suturas, deve-se tomar cuidado para aparar os nós para evitar que eles irritem potencialmente a superfície ocular durante a fase de cicatrização. A pele é então fechada de acordo com a preferência do cirurgião (Figura 12.9.1).[6,20-22]

Lesões palpebrais com perda de tecido

Lesões palpebrais com perda de tecido podem representar um desafio reconstrutivo significativo. Todo o arsenal do cirurgião reconstrutor deve abranger essas lesões, incluindo o uso de retalhos rotacionais, retalhos de avanço, enxertos de pele, placas periosteais e liberação cantal. Uma consideração particular deve ser dada à possibilidade de retração palpebral no pós-operatório, e a colocação de uma tarsorrafia geada ou reversa com geada deve ser considerada nesses casos.

Perda tecidual de 0 a 25%

Na maioria dos casos, lesões com espessura total com esse grau de perda de tecido podem ser fechadas principalmente como descrito anteriormente. Em algumas situações, o aparamento cuidadoso de tecidos necróticos ou irregularidades no tarso pode ser necessário para permitir a reaproximação apropriada. Essas manobras devem ser realizadas com a intenção de preservação máxima de tecido anatômico viável para facilitar o reparo.[20-22]

Perda tecidual de 25 a 60%

Essas lesões podem impedir o fechamento direto e exigir o avanço dos tecidos adjacentes. Como regra geral, o cirurgião deve se concentrar em aproveitar a anatomia nativa intacta. Em particular, os tendões do canto medial e lateral e o periósteo oferecem pontos de ancoragem robustos para o avanço e retalhos rotacionais.

Quando necessário, a liberação do tendão cantal lateral pode facilitar o avanço dos tecidos da pálpebra lateral e até mesmo dos tecidos laterais ao canto externo do olho, como no retalho de Tenzel (Figura 12.9.2).[6,23]

Os retalhos periosteais também são muito úteis na recriação da anatomia normal nesses tipos de lesões. Os retalhos periosteais têm a vantagem de fornecer suporte robusto para a pálpebra inferior e o vetor correto para facilitar a aposição da pálpebra sobre o globo (Figura 12.9.3).[6,24]

Traumatismos da pálpebra de espessura total com perda de tecido maior que 60%

Pálpebra inferior

Defeitos da pálpebra inferior desse tipo podem ser tentados para serem reparados com retalhos de avanço, rotacionais ou periosteais, mas tais métodos podem não ter sucesso em grandes defeitos. Os princípios gerais de fechamento nessas situações são semelhantes aos envolvidos na cirurgia reconstrutiva após a ressecção do câncer de pele nas pálpebras. Em particular, o retalho tarsoconjuntival de Hughes é um procedimento de dois estágios que é muito adequado para defeitos localizados na pálpebra inferior de espessura total localizados centralmente.[25] Na maioria

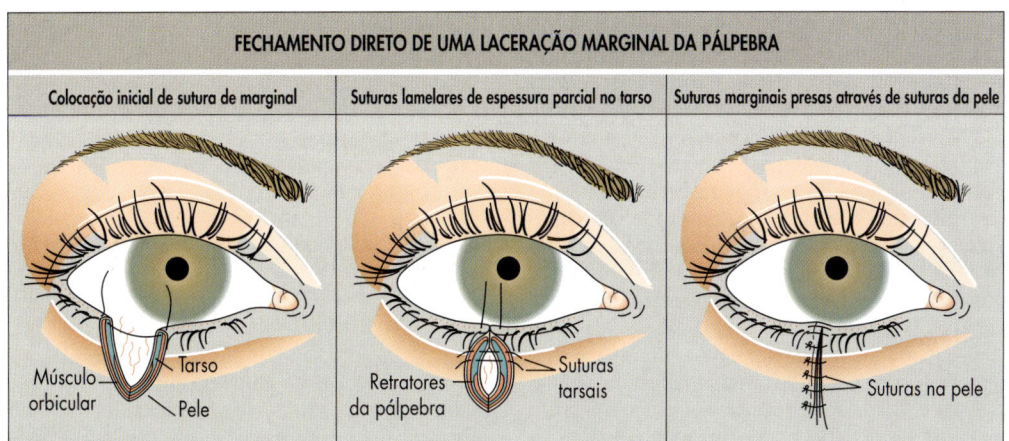

Figura 12.9.1 Fechamento direto de uma laceração marginal da pálpebra. A sutura é colocada precisamente no plano das glândulas meibomianas na margem da pálpebra, a aproximadamente 2 mm das bordas da ferida e 2 mm de profundidade. Essa colocação deve fornecer eversão de margem adequada. Suturas lamelares de espessura parcial são colocadas ao longo do tarso e nodadas anteriormente. A pele anterior e a lamela muscular são fechadas com suturas completas, e estas são nodadas sobre as suturas marginais longas para evitar o contato com a córnea.

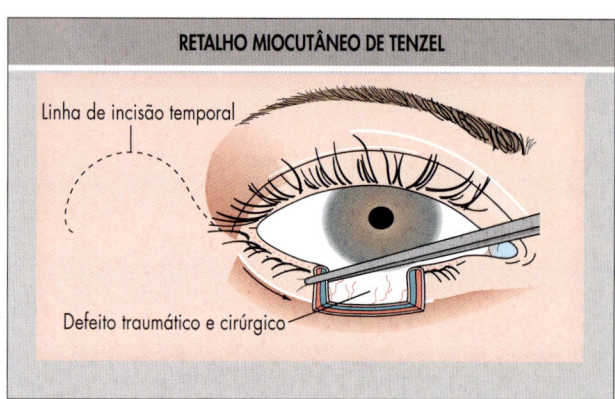

Figura 12.9.2 Reparação de um defeito da pálpebra inferior com o retalho miocutâneo de Tenzel.

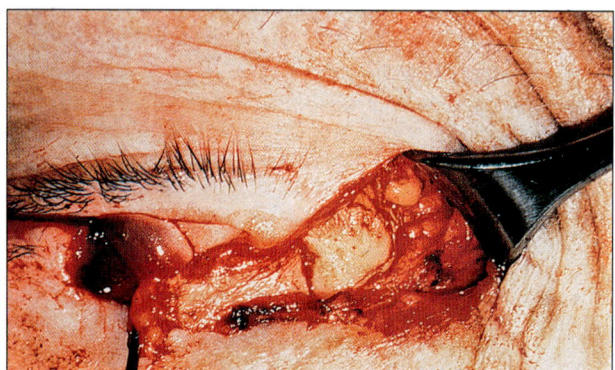

Figura 12.9.3 Retalho periosteal pode ser girado para complementar a lamela lateral posterior na reconstrução palpebral. (Cortesia de Regents of the University of California, 1997; reimpressa com permissão.)

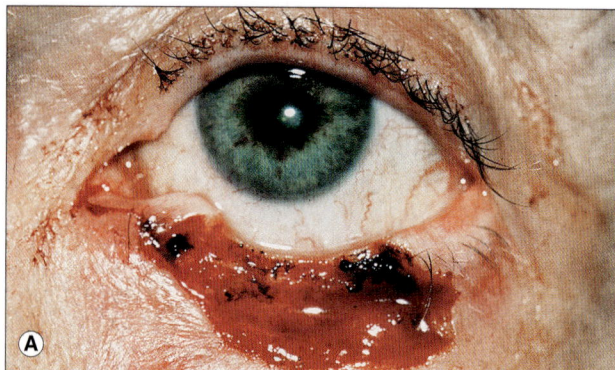
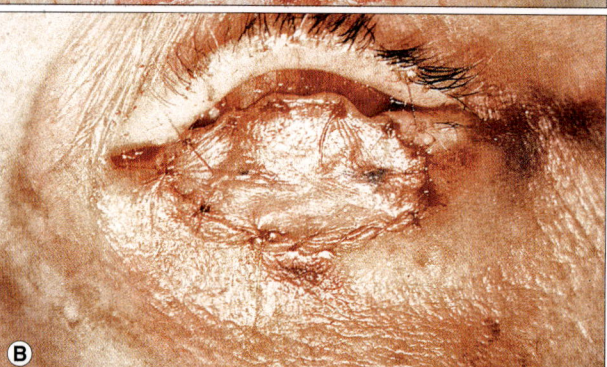
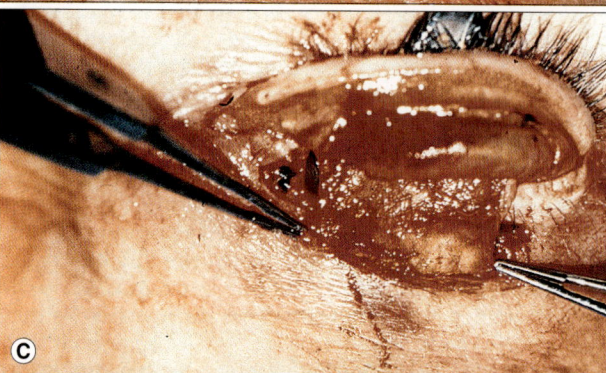
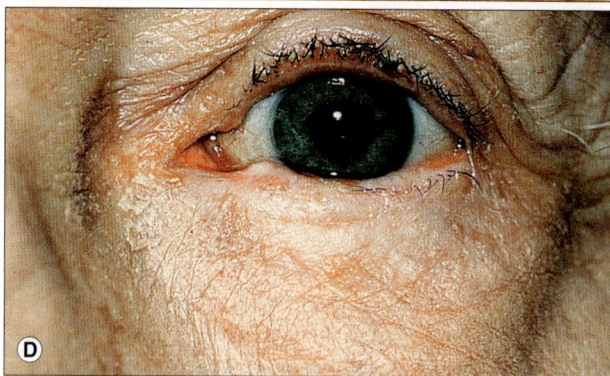

Figura 12.9.4 Procedimento de retalho tarsoconjuntival de Hughes. **A.** O defeito da pálpebra inferior é examinado para estimar a largura da aba. **B.** O retalho é dissecado da lamela posterior da pálpebra superior. Pelo menos 4 mm de tarso devem permanecer ao longo da margem da pálpebra superior para permitir a estabilização. **C.** Um enxerto de pele pode fornecer lamela anterior adequada da pálpebra inferior. **D.** Após 4 a 6 semanas, o retalho é dividido para restaurar as margens das pálpebras. (Cortesia de Regents of the University of California, 1997; reimpressa com permissão.)

dos casos, um enxerto de pele de espessura total é necessário para suprir a lamela anterior e pode ser coletado da pálpebra contralateral ou na pele pré ou pós-auricular (Figura 12.9.4).[6]

Alternativamente, retalhos tarsoconjuntivais livres ou retalhos transoconjuntivais de transposição têm se mostrado muito efetivos nesses tipos de reconstruções.[26] Esses retalhos podem requerer o avanço da pele para o fechamento da lamelar anterior.

Para defeitos muito grandes, pode ser necessário um retalho de avanço cervicofacial como o descrito por Mustarde (Figura 12.9.5).[6,27]

Pálpebra superior

Grandes lesões da pálpebra superior com perda de tecido representam talvez o maior grau de dificuldade no reparo. Há inúmeras considerações no reparo dessas lesões, incluindo o *status* do músculo elevador, possível cicatrização e retração septal e proteção do globo. Tem sido dito que se pode viver sem uma pálpebra inferior, mas o globo não pode sobreviver sem uma pálpebra superior.[28] O reparo desses defeitos segue os princípios gerais descritos anteriormente – a recriação da anatomia normal com ênfase na proteção do globo. A consideração cuidadosa da tensão vertical e horizontal é necessária para evitar retração e ptose, respectivamente.

Em alguns casos, um grande avanço lateral ou horizontal do retalho tarsoconjuntival da pálpebra superior pode ser usado para recriar a lamela posterior. Um retalho periosteal de base lateral pode fornecer apoio lateral e comprimento horizontal nessas situações. Um enxerto de pele de espessura total pode ser usado para suprir a lamela anterior.[28]

O retalho Cutler-Beard foi usado para reparar defeitos muito grandes na pálpebra superior quando outras manobras não são possíveis.[29] Esse procedimento em duas etapas usa a espessura total da pálpebra inferior distal para reparar a pálpebra superior proximal. A aba passa abaixo de uma ponte da margem de pálpebra inferior intacta. O segundo estágio é usado para dividir o retalho e abrir a abertura palpebral (Figura 12.9.6).[6] Essa técnica é limitada pelo fato de o tarso ter tipicamente 4 mm de dimensão vertical na pálpebra inferior. O procedimento deve manter uma porção deste tarso na pálpebra inferior para preservar a integridade da pálpebra inferior, deixando a pálpebra superior com tarso deficiente e, portanto, com instabilidade estrutural. Isso frequentemente leva a sequelas pós-operatórias crônicas na pálpebra superior reconstruída, mas o procedimento permite a proteção do globo.

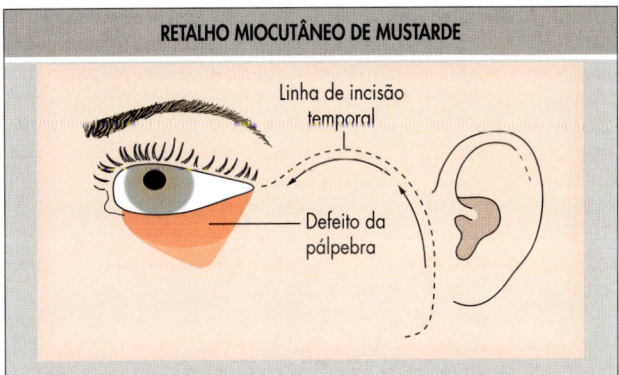

Figura 12.9.5 Reparo de defeitos palpebrais inferiores grandes e com espessura completa com o retalho miocutâneo de Mustarde.

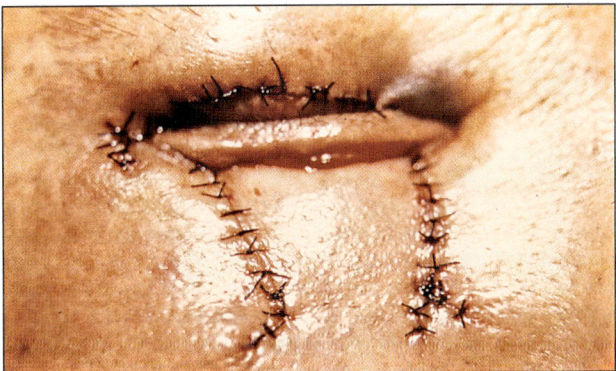

Figura 12.9.6 Retalho em ponte de Cutler-Beard. Retalho de espessura total da pálpebra inferior é avançado sob uma ponte marginal no defeito da pálpebra superior. Após 3 a 4 semanas, a aba é cortada no nível adequado e a pálpebra inferior é reparada. (Cortesia de Regents of the University of California, 1997; reimpressa com permissão.)

Cuidados pós-operatórios

Assim como a maioria dos traumas faciais, pacientes com lesões palpebrais geralmente necessitam de avaliação pós-operatória precoce frequente. Na fase inicial, a avaliação deve se concentrar na integridade da ferida e em quaisquer sinais ou sintomas de infecção. A profilaxia antibiótica tem sido um ponto de controvérsia, mas defendemos um limiar baixo para o uso profilático de antibióticos sistêmicos em feridas contaminadas. Além disso, a lubrificação com pomada antibiótica é tipicamente indicada. A pomada antibiótica funciona não apenas como lubrificante e desinfetante, mas também acelera a reepitelização em áreas que são curadas por segunda intenção.

Como afirmamos anteriormente, defendemos o uso de suturas de Frost associadas ou não a tarsorrafias na reconstrução palpebral complexa para ajudar a minimizar a retração palpebral pós-operatória. Normalmente removemos tais tarsorrafias em 7 a 10 dias de pós-operatório.[1]

Após a fase inicial do pós-operatório, os pacientes com trauma palpebral devem ser acompanhados para o desenvolvimento de potenciais complicações, como disfunção lacrimal, retração cicatricial das pálpebras e cicatrização hipertrófica. Todos os pacientes devem ser aconselhados a evitar o sol e usar protetor solar para minimizar as cicatrizes. No caso de mau posicionamento futuro da pálpebra ou disfunção lacrimal, esses problemas podem ser abordados se clinicamente indicado.

Durante a fase cicatricial (geralmente 3 a 4 semanas após o reparo), pode ser benéfica a massagem ou outras terapias moduladoras de cicatrizes, como a injeção *off-label* de Kenalog

---

[1] N.R.T.: O autor refere-se à blefarorrafia e não à tarsorrafia: a blefarorrafia é temporária e pode ser desfeita a qualquer momento; já a tarsorrafia envolve criação de área cruenta entre tarso superior e inferior.

ou 5-fluoruracila (5-FU). O uso dessas intervenções deve ser individualizado e defendido com cuidado, com consentimento informado adequado. A base bioquímica é a ruptura da atividade dos fibroblastos. Durante a fase cicatricial da ferida, os fibroblastos depositam o colágeno de forma linear, sem malhas. A regulação negativa da atividade dos fibroblastos, seja mecanicamente por estiramento ou quimicamente, pode ser útil na redução dessa deposição robusta de colágeno, que é uma característica da fase cicatricial da ferida.[30]

Em geral, adiamos cirurgias reconstrutivas adicionais até que a fase cicatricial esteja completa – normalmente, no mínimo 3 meses após o reparo inicial. Exceções a essa prática incluem situações em que a superfície ocular está em risco de descompensação, dessecação grave, ulceração ou cicatrização. Adiar a cirurgia até que as feridas estejam maduras permite maior chance de sucesso futuro e planos de dissecção mais fáceis.[30]

Reparo tardio de lesões palpebrais

O reparo tardio da lesão palpebral é frequentemente complicado por processos cicatriciais que envolvem elementos da anatomia palpebral. Na pálpebra superior, a cicatriz do levantador é comum, resultando em ptose ou lagoftalmo cicatricial. Os anexos cantal medial e lateral podem requerer reparo. Se o trauma da margem palpebral for negligenciado, o entalhe ou defeito em V é uma ocorrência frequente.

A avaliação desses pacientes deve prosseguir conforme descrito anteriormente, com uma avaliação sistemática das pálpebras e tecidos anexiais, seguida de avaliação do globo.

Em situações em que o reparo tardio é necessário, as diretrizes-padrão permanecem inalteradas: o foco está em restaurar a função, recriando a anatomia normal. O objetivo secundário é otimizar a estética.

As áreas do entalhe da margem palpebral podem frequentemente ser extirpadas e reparadas como uma margem de espessura total envolvendo laceração, como descrito anteriormente. Processos cicatriciais extensos em torno do complexo elevador podem exigir desbridamento extensivo para recriar a anatomia de funcionamento normal. A abordagem da retração da pálpebra inferior pode exigir suporte cantal lateral, liberação da cicatriz, suporte do canto medial e avanço e suporte médio-facial. O enxerto de pele pode até ser necessário em alguns casos.

O plano cirúrgico deve começar com a identificação do(s) problema(s) anatômico(s) e, em seguida, proceder ao projeto de um plano cirúrgico gradual que aborde cada problema.

Mordida de cachorro

Lesões por mordida de cachorro ocorrem a uma taxa de mais de 750 mil incidências por ano nos EUA, resultando em morbidade significativa, com 4 a 8% dessas lesões resultando em trauma periocular.[5,31-35] As crianças estão particularmente em risco e demonstram incidência desproporcionalmente maior de traumatismo palpebral relacionado ao cachorro em comparação com adultos. Estimou-se que a probabilidade de uma criança sustentar uma mordida de cachorro em sua vida é de cerca de 50%, e aproximadamente 80% das mordidas graves em crianças envolvem a cabeça e o pescoço.[5,31-35]

Ao avaliar pacientes que sofreram lesões relacionadas a cães, é fundamental obter informações sobre o estado de saúde do cachorro e a vacinação contra raiva. Na maioria dos casos de trauma relacionados ao cachorro, este último é conhecido da vítima. Se houver suspeita de raiva, o departamento de saúde local deve ser notificado, e a profilaxia da raiva deve ser fortemente considerada, pois a infecção por raiva pode resultar em sequelas devastadoras.

Embora as lesões oculares sejam incomuns em traumas relacionados a cachorro,[31-33] um exame oftalmológico completo deve ser realizado. As lesões relacionadas ao cachorro geralmente resultam em lesão de canalículo lacrimal, portanto, o sistema lacrimal deve ser cuidadosamente avaliado em todos os casos.[35]

O reparo de lesões por mordida de cachorro segue os princípios gerais das técnicas descritas anteriormente. A prioridade é recriar a função restabelecendo a arquitetura anatômica normal. O objetivo secundário é cosmético. Como a contaminação é uma ocorrência comum, é necessária irrigação abundante com antibiótico. A profilaxia antibiótica tem sido controversa, mas como as lesões são conhecidas por conter alta taxa de contaminação microbiana, recomendamos a profilaxia com antibióticos de amplo espectro. *Pasteurella multocida* é isolada mais comumente em lesões por mordida de cachorro, mas vários patógenos foram descritos nesses casos, e os cirurgiões devem manter um limiar baixo para obter cultura e ajustar a cobertura antibiótica quando indicado.[8,11]

Lesão lacrimal

Lesões da pálpebra superior e inferior medial muitas vezes podem resultar em trauma para o sistema lacrimal. De fato, 16% de todas as lacerações nas pálpebras resultantes de traumas penetrantes ou contusos resultam em lesão canalicular.[3,4] Lacerações que envolvem tecido medial ao ponto lacrimal devem ser tratadas como canalicular até que se prove o contrário. É possível realizar testes à beira do leito com irrigação lacrimal ou sondagem canalicular, mas defendemos testar a integridade do sistema lacrimal em um ambiente controlado, como na sala de cirurgia, quando possível. Além disso, defendemos o reparo de todas as lesões canaliculares, incluindo lesões monocanaliculares com implante temporário de modeladores (*stents*). Houve controvérsia quanto a este tópico na literatura, porque algumas lacerações canaliculares que não são reparadas não resultam em epífora.[3,4,36] Como não há teste preditivo para separar os ferimentos que resultarão em epífora daqueles que não o farão, deparamo-nos com a sabedoria de Hawes e Dortzbach, que afirmam: "a única maneira de evitar pacientes sintomáticos é reparar todas as lacerações canaliculares".[37]

As etapas cirúrgicas do reparo da lesão canalicular seguem os princípios gerais dos anteriores. O objetivo principal é recriar a anatomia de funcionamento normal com o objetivo secundário de otimizar a estética. Recomendamos uma limpeza copiosa, porém suave, dos tecidos lacerados com irrigação antibiótica, seguida de uma exploração delicada dos tecidos mediais para identificar a extremidade do corte distal do canalículo. Uma vez que a extremidade do corte distal é identificada, defendemos a colocação de um sistema de modelador monocanalicular ou bicanalicular para permanecer no local por aproximadamente 4 semanas.

Quando há dificuldade em identificar a extremidade de corte distal, a irrigação da porção intacta do sistema com solução salina corada com fluoresceína ou viscoelástico pode ser usada para identificação. Com paciência, é possível encontrar o corte distal na maioria dos casos.

Uma análise recente dos resultados após o reparo da lesão canalicular por Murchison e Bilyk revelou que o reparo de lacerações canaliculares é mais bem-sucedido quando realizado na sala de cirurgia sob anestesia geral, com a supervisão direta de um cirurgião oculoplástico experiente. Os autores não encontraram diferença significativa no sucesso entre os sistemas de *stent* monocanalicular e bicanalicular quando controlados para outras variáveis.[4]

Vários estudos reforçaram o fato de que as lacerações canaliculares podem ser reparadas vários dias após a lesão inicial sem comprometer o sucesso da cirurgia, mas defendemos o reparo dessas lesões o mais cedo possível.[4,37,38] Nossa experiência é que, após 24 a 48 horas, há um grau maior de dificuldade em encontrar a extremidade do corte distal do canalículo.

Nos casos em que o sistema lacrimal não pode ser reparado, outras cirurgias lacrimais – como a dacriocistorrinostomia ou, mais comumente, a conjuntivodacriocistorrinostomia – podem ser exploradas, mas essas intervenções devem ser adiadas até que ocorra a cicatrização completa dos tecidos lacerados.

Queimaduras nas pálpebras

Seja por ferimentos térmicos ou químicos, as queimaduras podem ter efeitos devastadores que podem resultar em considerável morbidade oftálmica. Graves queimaduras frequentemente envolvem a face, com a incidência de envolvimento da pálpebra sendo de 20 a 30%.[39] Felizmente, a presença das pálpebras, os reflexos de piscar, o fenômeno de Bell e a proteção dos olhos com os braços e as mãos frequentemente impedem a lesão da superfície ocular.[40-42]

Na fase aguda, a atenção é direcionada para proteger o globo e a superfície ocular da exposição e dessecação. A lubrificação frequente é quase universalmente necessária. Outras medidas, como câmaras de umidade e tarsorrafia temporária, são comumente empregadas nesses casos.[40-42]

Na maioria dos casos, as queimaduras de primeiro grau se comportam de maneira semelhante às abrasões nas pálpebras e lacerações superficiais e podem ser tratadas como tal. Muitas dessas lesões curam bem por segunda intenção. Lubrificação frequente da superfície ocular e lubrificação da pele com gaze úmida e pomada oftálmica podem auxiliar na reepitelização dessas lesões.[40-42]

Queimaduras de segundo e terceiro graus tipicamente demonstram destruição tecidual e podem desenvolver retração palpebral precoce ou ectrópio cicatricial. Nessas lesões, medidas temporais emergentes, como colocação de tarsorrafia por sutura, podem ser necessárias para proteger a superfície ocular. A intervenção cirúrgica precoce é indicada nos casos de descompensação da superfície ocular. Felizmente, a deficiência visual permanente é rara nos casos em que a intervenção cirúrgica precoce apropriada é empregada.[40-42]

Quando a fase cicatricial da ferida estiver completa, as lesões por queimaduras podem ser tratadas usando os princípios descritos anteriormente. Na maioria dos casos, a lamela anterior requer a maior parte do esforço reconstrutivo. Retração palpebral e/ou ptose também podem exigir intervenção. Em casos graves, o enxerto de membrana mucosa pode ser necessário para restaurar a lamela posterior para evitar que uma superfície queratinizada entre em contato com a superfície ocular.[43]

CONCLUSÃO

Lesões periorbitais e traumas nas pálpebras demonstram amplo espectro de apresentações, desde abrasões superficiais até ferimentos que ameaçam o globo. A avaliação desses pacientes requer exame passo a passo e metódico com foco na arquitetura anatômica das estruturas periorbitárias. Quando as lesões são identificadas, o plano de tratamento deve ser desenvolvido de forma ponderada, com ênfase na identificação inicial dos problemas anatômicos e na elaboração de soluções. O principal objetivo da reconstrução é a preservação da visão e proteção do globo. Para isso, é preciso recriar a anatomia lesada com foco nas subunidades funcionais. Secundariamente, o cirurgião deve considerar a cosmética em longo prazo do paciente. Felizmente, alcançar esse objetivo secundário geralmente decorre da restauração da anatomia funcional normal.

BIBLIOGRAFIA

Codner MA, McCord CD, Mejia JD, et al. Upper and lower eyelid reconstruction. Plast Reconstr Surg 2010;126:231e–45e.

Gossman MD, Berlin AJ. Management of acute adnexal trauma. In: Stewart WB, editor. Surgery of the eyelid, orbit and lacrimal system, vol. 1. San Francisco: American Academy of Ophthalmology; 1993. p. 170–85.

Hawes MJ, Dortzbach RK, Linberg JV. Trauma of the lacrimal drainage system. Lacrimal Surgery. New York: Churchill Livingstone; 1988. p. 241–62.

McCord CD Jr. System of repair of full-thickness lid defects. In: McCord CD Jr, Tanenebaum M, Nunery WR, editors. Oculoplastic surgery. 3rd ed. New York: Raven Press; 1995. p. 85–97.

Murchison AP, Bilyk JR. Canalicular laceration repair: an analysis of variables affecting success. Ophthal Plast Reconstr Surg 2014;30(5):410–14.

Murchison AP, Bilyk JR. Management of eyelid injuries. Facial Plast Surg 2010;26.464–81.

Prendes MA, Jian-Amadi A, Chang SH, et al. Ocular trauma from dog bites: characterization, associations, and treatment patterns at a regional level I trauma center over 11 years. Ophthal Plast Reconstr Surg 2016;32(4):279–83.

As referências completas estão disponíveis no **GEN-io**.

PARTE 12 ÓRBITA E OCULOPLÁSTICA
SEÇÃO 3 Órbita e Glândula Lacrimal

Doenças Orbitárias

Jonathan J. Dutton

12.10

Definição: A órbita é a cavidade óssea que contém o olho, os músculos dos olhos, a glândula lacrimal e as estruturas neurais e vasculares que servem à função dos olhos. Numerosas doenças envolvendo qualquer uma dessas estruturas ocorrem na órbita e podem afetar a função visual.

Características principais
- Uma lesão em massa da órbita pode causar proptose ou deslocamento do olho
- Lesões podem ser o sinal de apresentação de doenças sistêmicas, como o câncer metastático
- Dados demográficos como idade, sexo, tempo de apresentação e localização dentro da órbita podem ser úteis para fazer um diagnóstico específico
- O tratamento de lesões orbitárias pode ser clínico, como o uso de corticosteroides ou radioterapia para doença inflamatória, e nem sempre requer cirurgia.

INTRODUÇÃO

A órbita e os anexos oculares são locais importantes para doenças primárias e secundárias. Vários tipos de tecidos, tais como os ósseos, vasculares, neurais, musculares, fibrosos, adiposos e glandulares, podem estar envolvidos em patologias específicas.[1-5] Tumores ou inflamações podem invadir secundariamente a órbita das regiões periorbitárias, incluindo seios paranasais, pálpebras e compartimento intracraniano.

AVALIAÇÃO CLÍNICA

O passo inicial na avaliação da doença orbitária é um exame oftalmológico completo.[5] História clínica e oftalmológica cuidadosa, incluindo curso do tempo da doença, trauma passado, cirurgia ocular e doenças sistêmicas, deve ser obtida. O exame clínico completo inclui avaliação da acuidade visual e dos campos visuais, avaliação do segmento anterior e posterior, função do nervo óptico e inspeção externa e periorbitária. O uso de técnicas de imagem modernas é quase sempre indicado – a escolha depende dos processos de doença suspeitos.

Neste capítulo, as lesões orbitárias mais comuns são categorizadas por critérios diagnósticos para permitir ao leitor avaliar os pacientes mais facilmente e estabelecer um diagnóstico diferenciado significativo (Tabelas 12.10.1 a 12.10.3).[5,6] Além disso, os pontos-chave e critérios diagnósticos para cada lesão são dados.

TUMORES METASTÁTICOS

INTRODUÇÃO

Os tumores metastáticos representam 2 a 3% de todos os tumores orbitários.[6] Em 30 a 60% dos pacientes, as metástases orbitárias se desenvolvem antes do diagnóstico do tumor primário (Tabela 12.10.4). As metástases atingem a órbita via disseminação

TABELA 12.10.1 Frequência de lesões orbitárias por grupo principal de diagnóstico.

Grupo diagnóstico	Frequência (%)
Órbitopatia distireoidiana	50
Lesões inflamatórias	11
Lesões císticas	10
Lesões linfoproliferativas	5
Outro ou sem classificação	5
Neoplasia vascular	4
Tumores secundários	4
Lesões mesenquimais	4
Tumores do nervo óptico	3
Lesões da glândula lacrimal	2
Tumores metastáticos	2
Estrutura vascular	1

Dados de Rootman JL. Diseases of the orbit. A multidisciplinary approach. Philadelphia, PA: JB Lippincott; 1988. p. 119-39; e Shields JA, editor. Diagnosis and management of orbital tumors. Philadelphia, PA: WB Saunders; 1989. p. 291-315.

TABELA 12.10.2 Distribuição etária das doenças orbitárias comuns.

Grupo diagnóstico	Frequência (%)		
	Infância e adolescência (0 a 20 anos)	Idade média (21 a 60 anos)	Vida adulta posterior (61 anos ou mais)
Carcinoma adenoide cístico de glândula lacrimal	18	73	9
Hemangioma capilar	100	0	0
Hemangioma cavernoso	10	75	15
Lesões císticas	77	3	4
Histiocitoma fibroso	25	50	25
Processos infecciosos	35	3	3
Lesões inflamatórias	12	5	9
Linfangiomas	6	1	0
Doenças linfoproliferativas	1	3	12
Glioma do nervo óptico	5	1	1
Meningioma do nervo óptico	4	88	8
Adenoma pleomórfico da glândula lacrimal	0	89	11
Rabdomiossarcoma	98	2	0
Malignidades secundárias e metastáticas	1	2	9
Órbitopatia distireoidiana	4	59	40
Traumatismo	7	4	2

Dados arredondados para o ponto percentual mais próximo.
Modificada de Rootman JL. Diseases of the orbit. A multidisciplinary approach. Philadelphia, PA: JB Lippincott; 1988. p. 119-39.

TABELA 12.10.3 Início temporal de doenças orbitais comuns.

Horas	Dias	Semanas	Meses	Anos
Traumático	Inflamatório	Inflamatório	Neoplásico	Neoplásico
Hemorrágico	Infeccioso	Neoplásico	Linfoide	Degenerativo
Infeccioso	Traumático	Traumático	Vascular	Linfoide
	Hemorrágico	Linfoide	Inflamatório	Vascular
	Vascular	Vascular	Degenerativo	Inflamatório

Modificada de Rootman JL. Diseases of the orbit. A multidisciplinary approach. Philadelphia, PA: JB Lippincott; 1988. p. 119-39.

TABELA 12.10.4 Origens primárias dos tumores metastáticos da órbita.

Origem	Porcentagem
Mama	53
Próstata	11
Gastrintestinal	11
Pulmão	4
Sarcoma e outros	21

Modificada de Rootman JL. Diseases of the orbit. A multidisciplinary approach. Philadelphia, PA: JB Lippincott; 1988. p. 119-39; e Shields JA, editor. Diagnosis and management of orbital tumors. Philadelphia, PA: WB Saunders; 1989. p. 291-315.

hematogênica e ocorrem menos comumente que as metástases uveais. Nos adultos, as metástases são geralmente carcinomas. Em crianças, as metástases são mais prováveis de serem sarcomas e tumores embrionários de origem neural. Apenas 4% das metástases orbitárias são bilaterais. Os sintomas clínicos incluem proptose, deslocamento axial do globo, ptose, diplopia, dor e quemose[7] (Figura 12.10.1).

CARCINOMA METASTÁTICO

Pontos-chave

Os locais primários mais comuns de carcinoma metastático para a órbita são mama, pulmão, próstata, trato gastrintestinal e rim.[8-10] Os principais recursos são:

- Para o carcinoma de mama, o intervalo entre o diagnóstico primário e a metástase orbitária é de 3 a 5 anos
- No carcinoma mamário de células escamosas e no carcinoma gástrico, a enoftalmia pode resultar de fibrose orbitária
- O câncer de pulmão metastático é mais comum em homens com idade entre 45 e 60 anos que fumam e pode se apresentar antes que o primário seja descoberto
- As metástases prostáticas ocorrem mais comumente em homens idosos, e a dor é comum devido ao envolvimento ósseo
- As metástases são caracterizadas por um rápido início dos sintomas orbitários, que incluem exoftalmia e deslocamento do globo.

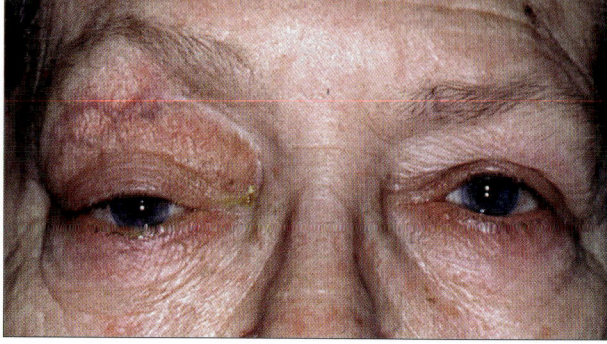

Figura 12.10.1 Carcinoma metastático da mama na órbita direita com ptose, proptose e deslocamento descendente do globo.

Imagem orbitária

Os carcinomas metastáticos geralmente são massas difusas, não encapsuladas e difusas, pouco infiltrativas (Figura 12.10.2). Os músculos extraoculares estão frequentemente envolvidos. Alterações osteoblásticas podem ser observadas no carcinoma prostático. Na ressonância magnética (RM), a imagem ponderada em T1 é geralmente isointensa e a ponderada em T2 hiperintensa ao músculo.

Tratamento e prognóstico

O tratamento requer quimioterapia combinada com radioterapia local. Orquiectomia pode ser indicada para carcinoma de próstata e terapia hormonal para carcinoma de mama.

As metástases de carcinoma refletem doença sistêmica mais disseminada, de modo que o prognóstico de sobrevida geralmente é ruim.

LESÕES DAS GLÂNDULAS LACRIMAIS

INTRODUÇÃO

As lesões da glândula lacrimal incluem processos inflamatórios, como doenças inflamatórias e linfoma,[11] distúrbios estruturais (como cistos) e neoplasias epiteliais.[12-16] Os tumores epiteliais representam 20 a 25% de todas as lesões das glândulas lacrimais. O manejo adequado das lesões da fossa lacrimal requer avaliação minuciosa e determinação da causa. Quase todas as lesões das glândulas lacrimais resultam em um efeito de massa, com edema da pálpebra lateral e, muitas vezes, com um deslocamento para baixo e medial do globo (Boxe 12.10.1). Processos inflamatórios são mais comumente associados a dor, edema palpebral e quemose conjuntival e congestão.

ADENOMA PLEOMÓRFICO (TUMOR BENIGNO DE CÉLULAS MISTAS)

Pontos-chave

Os adenomas pleomórficos ocorrem principalmente no lobo orbitário e raramente no lobo palpebral da glândula lacrimal.[17-20] Eles são compostos de elementos epiteliais e mesenquimais (daí o termo tumor de células "mistas" benignas), mas ambos os elementos são derivados do epitélio. Os principais aspectos são:

- Representam 3 a 5% de todos os tumores orbitários, 25% das lesões de massa lacrimal e 50% dos tumores de glândulas lacrimais epiteliais

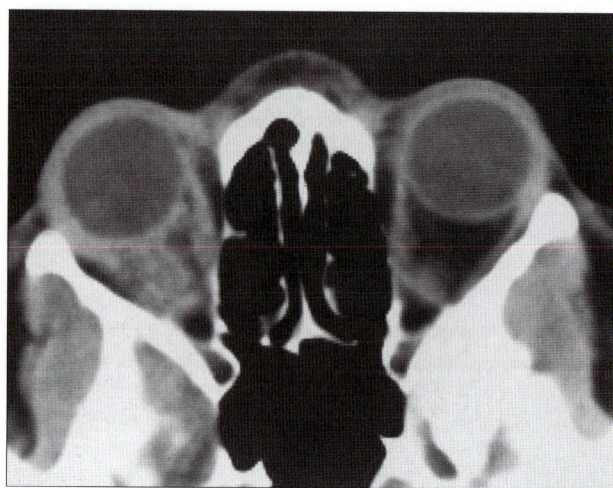

Figura 12.10.2 Tomografia computadorizada de carcinoma metastático da mama com massa irregular na órbita retrobulbar direita.

> **BOXE 12.10.1 Causas do deslocamento do globo axial.**
>
> **Deslocamento inferior**
> - Displasia fibrosa
> - Hematoma subperiosteal
> - Linfoma
> - Mucocele frontal
> - Neuroblastoma
> - Neurofibroma
> - Orbitopatia distireoidiana
> - Schwannoma
>
> **Deslocamento superior**
> - Linfoma
> - Tumor do seio maxilar
> - Tumores do saco lacrimal
> - Tumores metastáticos
>
> **Deslocamento lateral**
> - Granuloma letal da linha média
> - Mucocele etmoidal
> - Rabdomiossarcoma
> - Tumores do saco lacrimal
> - Tumores metastáticos
> - Tumores nasofaríngeos
>
> **Deslocamento medial**
> - Meningioma da asa esfenoide
> - Tumores da fossa lacrimal

A direção do deslocamento ocular pode ser útil para estreitar o diagnóstico diferencial.

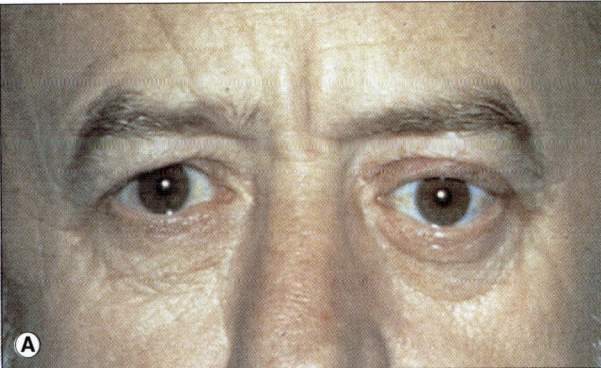

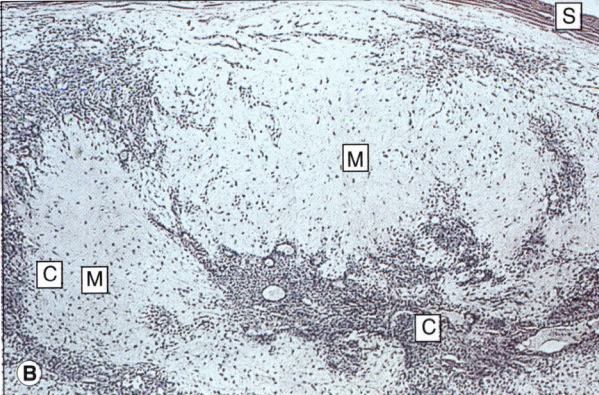

Figura 12.10.3 Tumor misto benigno. A. O paciente teve proptose do olho esquerdo por algum tempo. Foi se agravando gradualmente. **B.** O padrão característico difásico é mostrado. Consiste em um fundo claro que tem um estroma mixomatoso e aparência relativamente amorfa, contíguo com áreas bastante celulares que contêm principalmente células epiteliais. *C*, áreas epiteliais celulares; *M*, estroma mixomatoso; *S*, superfície do tumor. (Reproduzida com permissão de Yanoff M, Fine BS. Ocular pathology. 5ª ed. St Louis, MO: Mosby; 2002.)

- Ocorrem mais comumente entre a segunda e a quinta década de vida (média de idade de 39 anos)
- A proporção entre homens e mulheres é de 1,5:1.

Os sintomas orbitários são proptose indolor, deslocamento inferior do globo ocular, diplopia, estrias retinianas, preenchimento volumétrico da pálpebra superior e massa palpável. Esses tumores são lentamente progressivos ao longo de 12 ou mais meses.

Imagem orbitária

Lesões encapsuladas, bem circunscritas, arredondadas a ovais são típicas. A remodelação do osso pode ser observada em tumores de longa duração, mas não ocorre destruição óssea. Os tumores podem ser císticos e conter áreas de calcificação. Na RM, a imagem ponderada em T1 é hipointensa e a ponderada em T2 hiperintensa ao músculo.

Patologia

Os adenomas pleomórficos são tumores encapsulados que demonstram ductos, cordões e pérolas escamosas, com tecido mixoide e condroide (Figura 12.10.3).

Tratamento e prognóstico

Esses adenomas devem ser extirpados completamente com uma cápsula intacta; biopsia ou remoção incompleta pode resultar em recorrência associada à infiltração local. A degeneração maligna ocorre a uma taxa de 10% em 10 anos.

O prognóstico geralmente é muito bom, apesar da pequena possibilidade de transformação maligna.

CARCINOMA ADENOIDE CÍSTICO

Pontos-chave

O carcinoma adenoide cístico é responsável por 23% de todos os tumores epiteliais da glândula lacrimal e é a neoplasia epitelial mais comum da glândula lacrimal (Tabela 12.10.5).[21] As principais características são:

- Ocorre mais comumente na quarta década de vida, mas pode ser observada em qualquer idade
- É ligeiramente mais comum em mulheres
- A duração dos sintomas costuma ser curta – frequentemente menor que 6 meses e geralmente menor que 12 meses.

Os sintomas orbitários incluem proptose, deslocamento do globo para baixo, ptose e diplopia. A dor orbitária como resultado da disseminação perineural é comum, observada em 10 a 40% dos casos.

TABELA 12.10.5 Frequência de lesões da fossa lacrimal.

Lesão	Frequência (%)
Dacrioadenite	51
Adenoma pleomórfico	18
Hiperplasia linfoide reativa	9
Carcinoma cístico adenoide	7
Dacryops (cisto epitelial)	5
Linfoma	4
Carcinoma mucoepidermoide	3
Adenocarcinoma pleomórfico	2
Lesões plasmocitoides	1

Modificada de Rootman JL. Diseases of the orbit. A multidisciplinary approach. Philadelphia, PA: JB Lippincott; 1988. p. 119-39; and Shields JA, editor. Diagnosis and management of orbital tumors. Philadelphia, PA: WB Saunders; 1989. p. 291-315.

Imagem orbitária

A tomografia computadorizada (TC) e a RM geralmente mostram uma lesão irregular, pouco demarcada, que pode se estender ao longo da parede lateral até o ápice da órbita. Destruição óssea é comum, e focos de calcificação são vistos com frequência. Na RM, as imagens ponderadas em T1 e T2 são hiperintensas ao músculo e o sinal é heterogêneo.

Patologia

Observam-se cordões sólidos de células epiteliais malignas, com espaços císticos (aparência "queijo suíço") ou hialinização de cilindros de tecido conjuntivo (Figura 12.10.4).

Tratamento e prognóstico

O tratamento consiste em excisão radical em bloco ou exérese, com margens amplas, incluindo osso. Estudo histológico recente[22] mostrou que 80% dessas lesões envolviam osso adjacente. Radioterapia adjunta para lesões incompletamente excisadas pode ser necessária. O prognóstico é frequentemente ruim, com recidivas alarmantes. A taxa de mortalidade é alta.

TUMORES MESENQUIMAIS

INTRODUÇÃO

Tumores mesenquimais não ósseos surgem de fibroblastos, mioblastos e lipoblastos. A classificação dessas lesões é difícil, pois suas características se sobrepõem, de modo que a terminologia é confusa. Juntas, essas lesões formam um grupo importante, responsável por cerca de 8% de todas as lesões orbitárias.[23-33]

HISTIOCITOMA FIBROSO

Pontos-chave

O histiocitoma fibroso é um tumor mesenquimal benigno ou maligno que surge da fáscia, músculo ou outros tecidos moles.[34,35] Em crianças, pode resultar de radioterapia orbitária precoce. Em adultos, é o tumor orbitário mesenquimal mais comum, geralmente visto em pacientes de meia-idade (40 a 60 anos).

O quadrante nasal superior é o local orbitário mais comum. Os sintomas são proptose, diminuição da visão, ptose, restrição de motilidade e epífora. As lesões podem ser circunscritas ou infiltrativas e podem ser localmente agressivas.

Imagem orbitária

Em geral, uma massa arredondada e bem-definida é vista, como em outras lesões benignas, mas o tumor pode ser mais infiltrativo. Na RM, o sinal é heterogêneo, com sinais T1 isointensos e variáveis T2 em relação ao músculo. O realce com gadolínio é moderado.

Patologia

O tumor é uma mistura de fibroblastos em forma de fuso e histiócitos dispostos em um padrão espiralado torcido em torno de um eixo central (Figura 12.10.5). A forma benigna (63% de incidência) é de lesão de crescimento lento, bem circunscrita, com uma cápsula fina. Existe um pequeno potencial para degeneração maligna.

A forma maligna (incidência de 37%) é mais infiltrativa, de rápido crescimento e frequentemente associada a dor e necrose.

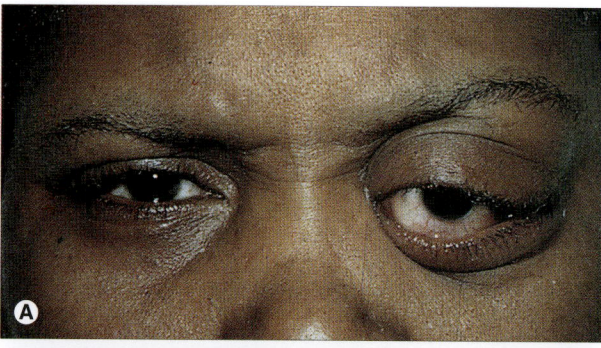
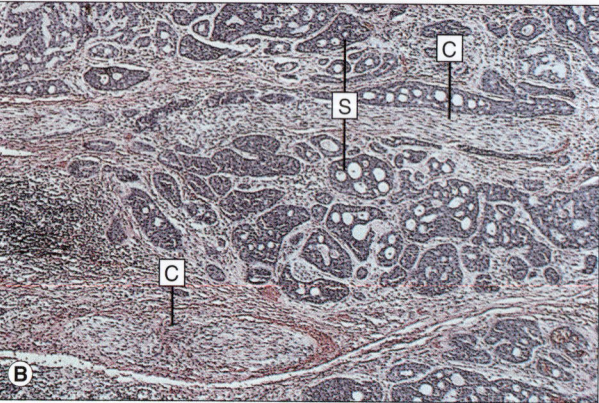

Figura 12.10.4 Carcinoma adenoide cístico. A. O paciente teve uma proptose de progressão rápida do olho esquerdo. **B.** O padrão característico "queijo suíço" (S) do carcinoma adenoide cístico é mostrado. O tumor "queijo suíço" também está presente na bainha perineural ao redor do nervo ciliar (C). Carcinoma adenoide cístico é conhecido por sua rápida invasão dos nervos ciliares. (Reproduzida, com autorização, de Yanoff M, Fine BS. Ocular pathology. 5ª ed. St Louis, MO: Mosby; 2002.)

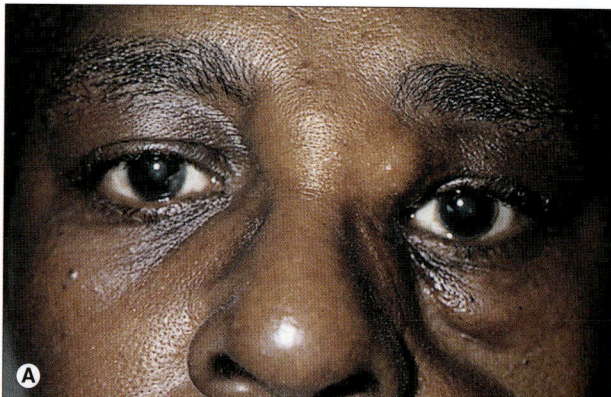
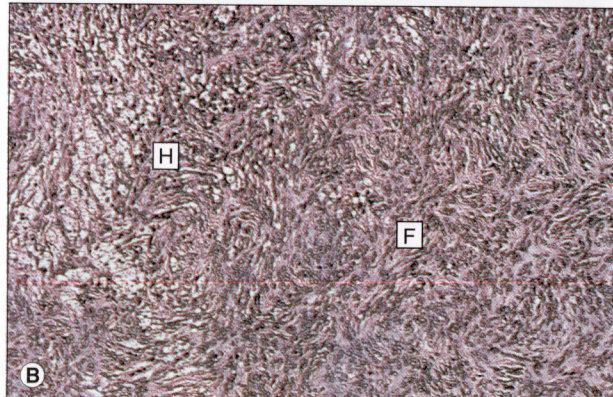

Figura 12.10.5 Histiocitoma fibroso. A. Esta é a quarta recorrência de um tumor orbitário que foi extirpado pela primeira vez 10 anos antes. A histologia da lesão primária e das quatro recorrências parece idêntica. **B.** Uma seção histológica mostra o padrão difásico que consiste em um componente histiocítico (H), principalmente na extremidade esquerda, e um componente fibroso (F). (Reproduzida com permissão de Yanoff M, Fine BS. Ocular pathology. 5ª ed. St Louis, MO: Mosby; 2002.)

Tratamento e prognóstico

Excisão cirúrgica local para formas e exenteração orbitária para lesões malignas é necessária, com recidivas sendo comuns (em até 30% dos casos). A radioterapia não oferece benefícios, e os efeitos da quimioterapia são desconhecidos.

Para a forma benigna, o prognóstico de sobrevida é excelente. Com tumores malignos, a taxa de mortalidade global é superior a 40%.

RABDOMIOSSARCOMA

Pontos-chave

O rabdomiossarcoma é o tumor mesenquimal mais comum em tecidos moles em crianças, representando 3,4% de todas as neoplasias infantis.[36-38] Os tumores surgem de precursores mesenquimais pluripotentes que normalmente se diferenciam em células musculares estriadas. Cerca de 70% ocorrem durante a primeira década de vida (idade média de 7 a 8 anos, variando de 0 a 78 anos), e os meninos são mais afetados que as meninas na proporção de 5:3. Na órbita, a variante histológica mais comum é a do tipo embrionário, seguido pelo tipo alveolar.

Os sintomas podem ser agudos para subagudos, com proptose rapidamente progressiva, edema palpebral e ptose. Essa rapidez pode causar confusão diagnóstica com processo infeccioso. O tumor está localizado no cone do músculo retrobulbar em 50% dos casos e na órbita superior em 25% dos casos.

Imagem orbitária

Tipicamente, o tumor apresenta-se como uma massa de tecido mole irregular, mas bem-definida (Figura 12.10.6). A erosão óssea pode ser vista, mas é incomum. Na RM, o sinal T1 é isointenso a hiperintenso, e o sinal T2 é hiperintenso em relação ao músculo.

Patologia

Estrias podem ser vistas em 50 a 60% dos tumores do tipo embrionário e em 30% do tipo alveolar (Figura 12.10.7). A mioglobulina é um marcador imuno-histoquímico específico. A microscopia eletrônica mostra miofilamentos de actina e filamentos de miosina.

Estadiamento

Existem quatro etapas:

- Tumor localizado, completamente ressecado
- Distribuição regional, ± linfonodos positivos, grosseiramente ressecados
- Tumor residual remanescente após ressecção incompleta
- Metástases à distância.

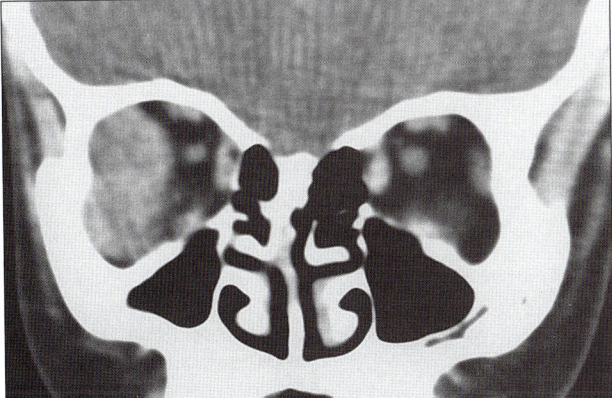

Figura 12.10.6 Rabdomiossarcoma da parede orbitária lateral em uma menina de 7 anos.

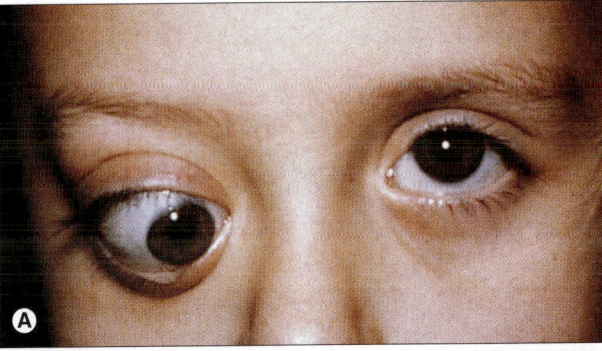
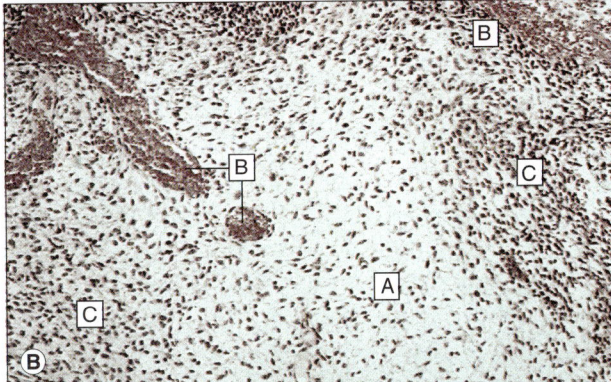
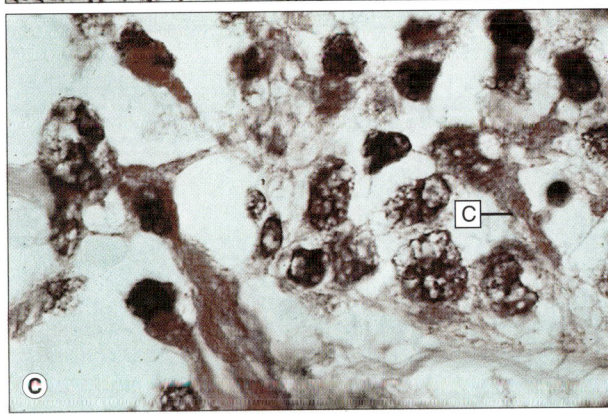

Figura 12.10.7 Rabdomiossarcoma embrionário. A. O paciente tem unilateral proptose ocular direita de início muito recente. Frequentemente, o rabdomiossarcoma se apresenta rapidamente, causa vermelhidão da pálpebra e é confundido com inflamação orbitária. **B.** Um padrão celular embrionário marcado é mostrado, daí o termo rabdomiossarcoma embrionário (*A*, área relativamente acelular; *B*, vasos sanguíneos; *C*, área relativamente celular). **C.** Uma coloração com tricrômio mostra estrias características no citoplasma de alguns dos rabdomioblastos. Estrias cruzadas (*C*), embora não abundantes em rabdomiossarcoma embrionário, podem ser observadas em cortes corados com hematoxilina e eosina, mas são mais fáceis de ver com manchas especiais. (Reproduzida, com autorização, de Yanoff M, Fine BS. Ocular pathology. 5ª ed. St Louis, MO: Mosby; 2002.).

Tratamento e prognóstico

Biopsia imediata é necessária para confirmar o diagnóstico. A excisão cirúrgica é realizada apenas se a lesão estiver bem circunscrita e a excisão puder ser realizada facilmente, sem excessivo dano tecidual. As doses de radioterapia local são de 4.000 cGy para o estágio II e 5.000 cGy para os estágios III e IV. A quimioterapia adjuvante é administrada usando vincristina, actinomicina D e ciclofosfamida. Alguns centros preferem apenas cirurgia e quimioterapia para evitar o potencial de malignidade orbitária induzida por radiação em crianças.[39]

A taxa de sobrevida em 5 anos é de 90 a 95%. Prognóstico mais favorável existe para os tumores orbitários devido à quase ausência de linfáticos. Em falhas no tratamento local, a exenteração orbitária pode ser necessária.

TUMORES NEUROGÊNICOS

INTRODUÇÃO

Os nervos periféricos na órbita estão sujeitos a tumores que surgem de vários componentes celulares, como células de Schwann, axônios, fibroblastos endoneurais e bainhas nervosas (Tabela 12.10.6). Em contraste, o nervo óptico, que representa um trato da substância branca do sistema nervoso central (SNC), pode dar origem a tumores do SNC, como astrocitomas e meningiomas.

NEUROFIBROMA PLEXIFORME

Pontos-chave

O neurofibroma plexiforme é o tumor nervoso periférico benigno mais comum na pálpebra e órbita e é considerado uma característica da neurofibromatose.[40-43] O tumor cresce ao longo do nervo, é invasivo e não é encapsulado. Os principais aspectos são:

- Propensão para nervos sensoriais, mas também pode envolver nervos motores, parassimpáticos e simpáticos
- Crianças na primeira década de vida são afetadas mais comumente
- 31% dos neurofibromas plexiformes ocorrem nas pálpebras.

Clinicamente, esse tumor tem sido descrito como uma "bolsa de vermes" palpável, com pele espessada sobrejacente e uma pálpebra em forma de S. (Figura 12.10.8).

Pode estar associado a neurofibromas uveais (50%), nódulos íris (Lisch) (77%), nervos corneanos proeminentes (25%), gliomas do nervo óptico (15%) e proptose pulsátil da ausência da asa maior do esfenoide.

Imagem orbitária

Massa irregular e difusa é vista com realce variável de contraste. Pode envolver músculos extraoculares, gordura orbitária e o seio cavernoso. Na RM, o T1 é hipointenso e o T2, hiperintenso no músculo.

TABELA 12.10.6 Frequência das lesões orbitárias neurogênicas mais comuns.

Lesão	Frequência (%)
Meningioma na asa do esfenoide	30
Glioma do nervo óptico	22
Neurofibroma	19
Schwannoma	14
Meningioma da bainha óptica	11
Outro	4

Dados de Rootman JL. Diseases of the orbit. A multidisciplinary approach. Philadelphia, PA: JB Lippincott; 1988. p. 119-39; Shields JA, editor. Diagnosis and management of orbital tumors. Philadelphia, PA: WB Saunders; 1989. p. 291-315; e os dados pessoais do autor.

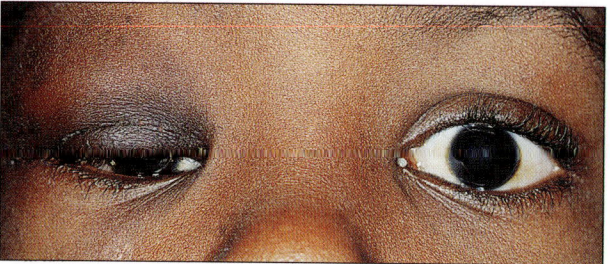

Figura 12.10.8 Neurofibroma plexiforme da pálpebra direita em criança com neurofibromatose.

Patologia

Feixes entrelaçados de axônios, células de Schwann e fibroblastos endoneurais são vistos em uma matriz mucoide (Figura 12.10.9). Uma bainha perineural celular característica define os cordões do tumor. A imuno-histoquímica é positiva para S100.

Tratamento e prognóstico

A excisão cirúrgica é geralmente difícil e frustrante, com sangramento excessivo e resultado estético ruim. Desbastes recorrentes podem ser necessários para tratar os sintomas graves e a exenteração orbitária para casos extensos. A radioterapia não oferece benefícios.

Existe um pequeno risco de transformação maligna. Esses tumores podem ocasionalmente corroer a fossa craniana anterior, o que resulta em óbito.

SCHWANNOMA (NEURILEMOMA)

Pontos-chave

Schwannoma é um tumor de células de Schwann de origem na crista neural que surge como uma bolsa de nervos periféricos ou cranianos (p. ex., neuroma acústico).[44] Schwannomas representam 1% de todos os tumores orbitários e 35% dos tumores dos nervos periféricos. Eles são, em sua maioria, benignos, mas raramente podem sofrer transformação maligna em pacientes com neurofibromatose.

O schwannoma é visto mais comumente em adultos jovens e em indivíduos de meia-idade (20 a 50 anos). Apresenta-se como uma massa solitária de crescimento lento, indolor e bem-definida, geralmente na órbita superior e frequentemente cística. Os sintomas orbitários podem incluir exoftalmia, diplopia e perda visual da compressão do nervo óptico.

Imagem orbitária

O tumor é tipicamente uma massa extraconal, fusiforme, bem-definida, às vezes cística, que é alinhada anteroposteriormente ao longo do nervo envolvido. Na RM, o sinal é homogêneo a heterogêneo; T1 é hipointenso e T2 é isointenso no músculo.

Patologia

A massa encapsulada tem áreas amarelas e padrões de células descritos como padrões Antoni A (espirais) ou Antoni B (sem paliçada) (Figura 12.10.10). Células fusiformes são vistas com núcleos vesiculados em uma configuração de paliçada. As células são negativas para *alcian blue* e positivas para S100.

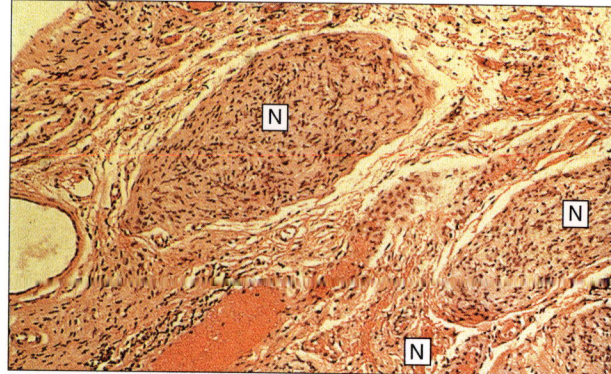

Figura 12.10.9 Neurofibroma plexiforme. A proliferação difusa de células de Schwann dentro da bainha nervosa aumenta o nervo. *N*, nervos anormais espessados.

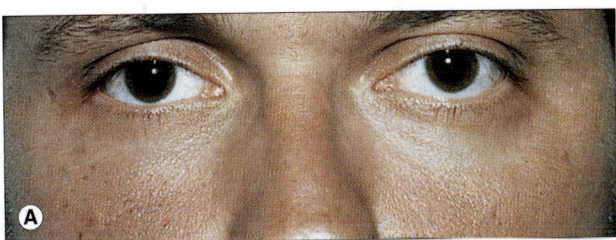
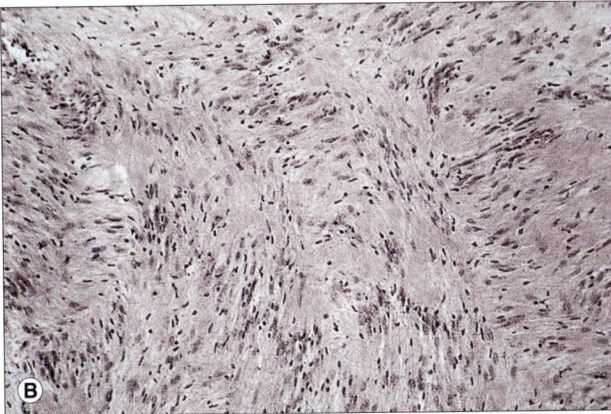

Figura 12.10.10 Neurilemoma. A. A proptose do olho esquerdo do paciente estava presente há muitos meses e aumentava de tamanho. Tumor orbitário foi removido. **B.** Fitas de núcleos de células de Schwann do fuso podem ser vistas. Isso mostra uma tendência para paliçada. Áreas de relativa acelularidade, mimetizando os corpúsculos táteis, são chamadas corpos de Verocay. Esse padrão é chamado padrão Antoni do tipo A. (Reproduzida, com autorização, de Yanoff M, Fine BS. Ocular pathology. 5ª ed. St Louis, MO: Mosby; 2002.)

Tratamento e prognóstico

A excisão cirúrgica é necessária. O prognóstico para a vida é bom, exceto após disseminação intracraniana. Recorrências orbitárias tardias podem ser observadas após excisão parcial.

TUMOR MALIGNO DE BAINHA DE NERVOS PERIFÉRICOS (SCHWANNOMA MALIGNO)

Pontos-chave

Tratam-se de tumores malignos raros de células de Schwann e células perineurais que surgem de novo ou em associação com a neurofibromatose.[45,46] Quando associados à neurofibromatose, o início é lento e caracterizado por proptose, deslocamento ocular e, ocasionalmente, dor, ptose, perda visual, diplopia e quemose. Os tumores geralmente ocorrem em pacientes com 20 a 50 anos, ou mais precocemente na neurofibromatose.

O curso clínico é caracterizado pela invasão implacável ao longo dos planos teciduais até a fossa craniana média. Metástases para os pulmões são comuns.

Imagem orbitária

Uma massa irregular mal definida é vista. Destruição óssea pode ocorrer quando a lesão é grande.

Patologia

O tumor tem feixes de nervos plexiformes e inchados e células fusiformes em vertícilos de fascículos entrelaçados.

Tratamento e prognóstico

Ressecção cirúrgica ampla é necessária. Quimioterapia e radioterapia auxiliares podem ser apenas paliativas. O prognóstico é muito ruim, com morte por metástase ou disseminação intracraniana.

NEUROBLASTOMA

Pontos-chave

O neuroblastoma é um tumor maligno indiferenciado de neuroblastos primitivos, que podem ser metastáticos para a órbita.[47] Representa o segundo tumor orbitário maligno mais comum em crianças após o rabdomiossarcoma. Surge do sistema simpático e dos gânglios e representa a contrapartida do sistema nervoso periférico ao retinoblastoma. Raramente, os neuroblastomas podem ser lesões primárias na órbita, onde podem surgir do gânglio ciliar. Os principais recursos são:

- 60% dos tumores primários ocorrem no abdome
- 10 a 40% dos neuroblastomas sistêmicos resultam em metástases orbitárias, em média 3 meses após o diagnóstico do primário
- 90% das lesões orbitárias se originam no abdome
- Apenas 8% dos casos apresentam primeiro uma lesão orbitária; em 92% dos casos, a presença de um tumor primário extraorbitário já é conhecida
- 40% das lesões orbitárias são bilaterais
- A idade média na apresentação é de 2 anos
- 75% dos casos ocorrem antes dos 4 anos.

Os sintomas incluem rápida progressão da proptose durante várias semanas, equimose da pálpebra por necrose e hemorragia, edema palpebral, ptose, síndrome de Horner (de tumores do mediastino), papiledema, estrias retinianas e diminuição da visão. Sintomas sistêmicos podem envolver febre, fraqueza e massa abdominal ou torácica.

Imagem orbitária

Observa-se uma massa irregular e mal circunscrita, frequentemente associada à destruição óssea e à separação das suturas, especialmente no zigoma. Metástases para os ossos do crânio ocorrem em 74% dos casos.

Patologia

A lesão é uma massa mole, friável e azulada; são vistas pequenas células redondas que se assemelham a linfócitos com partículas de cálcio e áreas de necrose. A microscopia eletrônica revela túbulos neurossecretores.

Tratamento e prognóstico

Se não houver doença primária sistêmica, o tumor orbitário pode ser extirpado. Com a doença primária sistêmica, a quimioterapia produz resolução em 60 a 70% dos casos em 4 a 6 meses. A radioterapia (1.500 cGy em crianças e 4.000 cGy em pacientes com mais de 10 anos) pode ser usada para a doença orbitária localizada.

Recorrências podem ser observadas em 90% dos casos em 1 a 2 anos, e uma taxa de mortalidade de 50 a 60% ocorre após 2 anos. As metástases ósseas e orbitárias estão associadas a pior prognóstico.

GLIOMA DO NERVO ÓPTICO (ASTROCITOMA PILOCÍTICO DA INFÂNCIA)

Pontos-chave

O glioma do nervo óptico é uma neoplasia de astrócitos[48] que afeta principalmente crianças (idade média de 8 anos). Nenhuma predileção sexual existe. O nervo óptico isolado é afetado em 28% dos casos; 72% envolvem o quiasma óptico e, destes, 43% envolvem o quiasma e o mesencéfalo. Em 29% há uma associação com neurofibromatose do tipo 1. Na neurofibromatose, a lesão pode ser bilateral.

Os sintomas incluem perda lenta da visão, atrofia óptica ou edema e proptose. Após uma diminuição inicial, a visão permanece estável em 80% dos pacientes. Sinais hipotalâmicos podem ser observados em 22% dos casos. O aumento rápido da lesão ocorre a partir de degeneração mucoide e hiperplasia aracnoide.

Imagem orbitária

Tipicamente, a lesão aparece como um aumento fusiforme intraconal do nervo óptico com ou sem massa quiasmática. O nervo pode aparecer dobrado com espaços císticos. Na RM, o sinal T1 é hipotenso para isointenso, e o sinal T2 mostra intensidade variável em comparação com o músculo (Figura 12.10.11). O realce com gadolínio é variável.

Patologia

Os gliomas do nervo óptico demonstram espaços císticos que contêm um material mucoide e septo *pial* que são separados por astrócitos bem diferenciados (Figura 12.10.12). As fibras de Rosenthal eosinofílicas podem representar processos astrocíticos degenerados. A imuno-histoquímica é positiva para a enolase específica de neurônios.

Tratamento e prognóstico

O tratamento consiste na observação da acuidade visual. O paciente deve ser seguido com exames de RM em série. A excisão cirúrgica é oferecida se um tumor se aproximar do quiasma. A cirurgia também é indicada para dor ou proptose desfigurante. O papel da radioterapia permanece controverso; pode estar associada a complicações do SNC. Mais recentemente, a quimioterapia mostrou resultados promissores.[49]

O prognóstico da visão é pobre. Para lesões confinadas inicialmente ao nervo óptico, a sobrevida é boa. Para as lesões que envolvem o quiasma, a mortalidade se aproxima de 20%. Uma vez que o mesencéfalo e o hipotálamo estão envolvidos, o prognóstico geral é ruim, com mortalidade superior a 55%.

MENINGIOMA DE BAINHA DO NERVO ÓPTICO

Pontos-chave

O meningioma da bainha do nervo óptico é uma neoplasia benigna de células meningoteliais do tecido aracnoide[50] que afeta principalmente adultos de meia-idade (20 a 60 anos). As mulheres estão envolvidas mais comumente que os homens, na proporção de 3:2. Em 4 a 9% dos casos há associação com neurofibromatose do tipo 1, e em 6% dos casos a lesão pode ser bilateral; 5% dos meningiomas são confinados ao canal óptico, o que dificulta o diagnóstico.

Os sintomas e sinais incluem proptose lentamente progressiva ao longo de vários anos, perda visual, edema do disco óptico, atrofia óptica, desenvolvimento de vasos de *shunt* opticociliar e restrição da motilidade ocular.

Imagem orbitária

A lesão é geralmente vista como aumento tubular do nervo óptico com padrão característico em "trilho de trem" em bainha nervosa realçada por uma região central brilhante. Pequenas áreas de calcificação podem ser vistas. Aumento acentuado do contraste na TC é característico. Na RM, o sinal T1 é hipointenso e o sinal T2 é hiperintenso. Heterogeneidade resulta de áreas de baixo sinal que representam cálcio. Áreas de distensão do líquido subaracnóideo são hiperintensas.

Patologia

Existem vários tipos histológicos. O tipo meningotelial de lesão mostra lóbulos sinciciais de células meningotélicas. O tipo psamomatoso demonstra concreções calcificadas ou corpos de psamoma (Boxe 12.10.2). Um tipo angioblástico raro contém elementos vasculares que se assemelham a hemangiopericitoma.

Tratamento e prognóstico

O tratamento consiste em observar se a visão continua boa. A excisão cirúrgica é indicada em pacientes com cegueira e proptose significativa ou quando o canal óptico está ameaçado.[51] A radioterapia pode retardar a progressão.[52,53]

O prognóstico para a vida é excelente, mas o resultado visual geralmente é ruim.

DOENÇA LINFOPROLIFERATIVA

INTRODUÇÃO

Lesões linfoides são incomuns na órbita e representam 6% de todas as lesões de massa orbitária (Tabela 12.10.7). Esse grupo inclui lesões linfocíticas, plasmocíticas e leucêmicas. Entre os

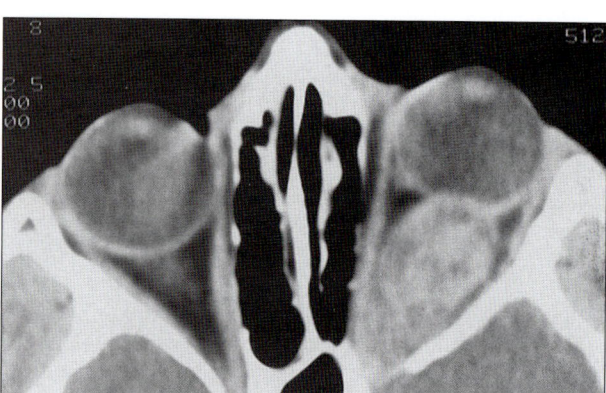

Figura 12.10.11 Glioma do nervo óptico em criança com neurofibromatose do tipo 1.

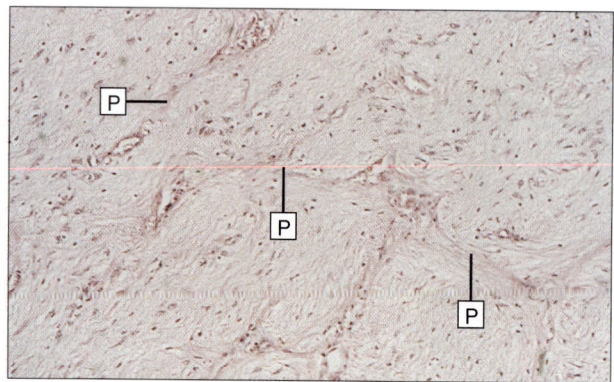

Figura 12.10.12 "Glioma" de nervo óptico. Astrócitos bem diferenciados espalham o septo *pial* (P). (Reproduzida, com autorização, de Yanoff M, Fine BS. Ocular pathology. 5ª ed. St Louis, MO: Mosby; 2002.)

BOXE 12.10.2 Lesões orbitárias calcificadas.

Flebólito
Variz orbitária
Linfangioma
Derivação atrioventricular trombosada
Inflamação crônica
Tumores malignos das glândulas lacrimais
Meningioma da bainha do nervo óptico
Cisto dermoide
Paredes de mucocele
Tumores fibro-ósseos

TABELA 12.10.7 Frequência das lesões orbitárias linfoproliferativas.

Lesão	Frequência (%)
Linfoma	51
Hiperplasia linfoide reativa e atípica	36
Displasias de células plasmáticas	7
Leucemia	2
Histiocitose	4

Modificada de Dutton JJ, de Frazier Byrne S, Proia A. Diagnostic atlas of orbital diseases. Philadelphia, PA: WB Saunders; 2000. p. 1-5.

infiltrados linfoides, as lesões são divididas em três categorias: inflamações idiopáticas (pseudotumores), doenças reativas linfoproliferativas e atípicas e linfomas. As relações entre os dois últimos grupos e sua associação com a doença sistêmica nem sempre são claras, e alguma confusão ainda envolve o diagnóstico e o prognóstico de cada um.

HIPERPLASIA DE LINFOIDE REATIVO BENIGNO

Pontos-chave

Essa doença constitui uma proliferação benigna de folículos linfoides que contêm linfócitos polimórficos que são imuno-histoquimicamente policlonais.[54,55] A hiperplasia linfoide reativa benigna (HLRB) ocorre mais comumente na órbita anterior superior, com uma predileção pela glândula lacrimal (15%). O curso clínico é indolente, com exoftalmia indolor, deslocamento do globo ocular e visão tipicamente normal. Uma massa firme e emborrachada é frequentemente palpável abaixo da borda orbitária, e pode haver um infiltrado subconjuntival cor-de-rosa de "salmão".

Imagem orbitária

Massa infiltrativa é vista nas pálpebras ou na órbita anterior. Normalmente molda-se ao globo e a outras estruturas adjacentes e pode se estender ao longo dos músculos retos. Na RM, o sinal T1 é hipointenso e o sinal T2 é hiperintenso ao músculo.

Patologia

Tipicamente, o tumor é um arranjo polimorfo de pequenos linfócitos e células plasmáticas com centros germinativos mitoticamente ativos (Figura 12.10.13). A imuno-histoquímica é positiva para marcadores de linfócitos T e B policlonais.

Tratamento e prognóstico

O tratamento envolve corticosteroides sistêmicos ou radioterapia local em 1.500 a 2.000 cGy. Algumas lesões podem requerer agentes citotóxicos (clorambucila) para controle. Há uma probabilidade de 15 a 25% de desenvolver linfoma sistêmico dentro de 5 anos.

HIPERPLASIA LINFOIDE ATÍPICA

Pontos-chave

A hiperplasia linfoide atípica (HLA) representa um intermediário entre HLRB e linfoma maligno e pode ser unilateral ou bilateral. A apresentação é como para HLRB, mas HLA pode envolver outros órgãos sistêmicos e mais frequentemente não responde aos corticosteroides. Há incidência de 15% de envolvimento extraorbitário. O linfoma sistêmico pode se desenvolver.

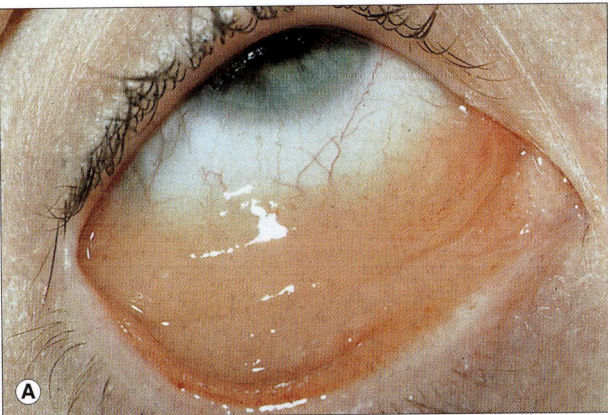
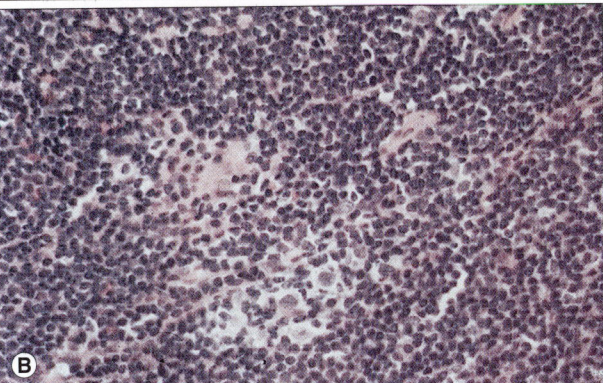

Figura 12.10.13 Hiperplasia linfoide reativa. A. O paciente notou uma plenitude na pálpebra inferior direita. É possível ver dobras grandes, espessadas e redundantes da conjuntiva no fundo de saco inferior. O aspecto característico da "polpa de peixe" da lesão sugere o diagnóstico clínico diferencial de um infiltrado linfoide ou leucêmico ou amiloidose. **B.** Os linfócitos são maduros, muito pequenos e uniformes; plasmócitos ocasionais e grandes linfócitos monocitoides. A uniformidade dos linfócitos dificulta a diferenciação dessa lesão benigna de um linfossarcoma bem diferenciado. A aparência muito madura das células e a ausência de células atípicas, juntamente com a presença de plasmócitos, sugerem o diagnóstico de uma lesão benigna. Nesses casos, o teste usando anticorpos monoclonais pode ser bastante útil. Se a população for de linfócitos B e T mistos, as chances são de que o tumor seja benigno. Se predominar um tipo de célula ou outro, em geral linfócitos B, provavelmente é maligno e pode representar tecido linfoide associado à mucosa da conjuntiva. (Reproduzida, com autorização, de Yanoff M, Fine BS. Ocular pathology. 5ª ed. St Louis, MO: Mosby; 2002.)

Imagem orbitária e ecografia

Os exames de TC e RM são semelhantes aos da HLRB.

Patologia

Folhas monomorfas de linfócitos com núcleos maiores que as de HLRB são vistas. Alguns folículos abortivos podem estar presentes.

Tratamento e prognóstico

Se não houver envolvimento sistêmico, a radioterapia a 2.500 a 3.000 cGy é apropriada. Existe uma chance de 40% de desenvolvimento de linfoma sistêmico dentro de 5 anos.

LINFOMA ORBITÁRIO MALIGNO (LINFOSSARCOMA)

Pontos-chave

O linfoma orbitário maligno é uma malignidade de baixo grau caracterizada por uma proliferação de linfócitos B monoclonais (não Hodgkin) que surgem nos gânglios linfáticos ou em um local extranodal como a órbita.[56-59] Afeta mais comumente a faixa etária mais avançada (50 a 70 anos). Clinicamente, uma massa palpável pode estar presente na órbita anterior. Os sintomas incluem exoftalmia, diplopia ocasional, edema da pálpebra e ptose (Figura 12.10.14).

Em 75% dos casos, o processo é unilateral e em 25% é bilateral; 40% dos casos estão associados à doença sistêmica no momento do diagnóstico.

Imagem orbitária

Uma massa bem-definida é vista, que molda as estruturas adjacentes. A maioria das lesões localiza-se na órbita anterior, superior e lateral e frequentemente envolve a glândula lacrimal (Figura 12.10.15).

Patologia

Linfócitos anaplásicos infiltrativos com grandes núcleos clivados e nucléolos frequentes são vistos. Folículos estão ausentes. A imuno-histoquímica revela uma proliferação monoclonal de linfócitos B.

Tratamento e prognóstico

Se nenhum envolvimento sistêmico ocorrer, a observação se justifica para lesões diferenciadas de baixo grau. Para tipos menos bem diferenciados, a quimioterapia ou radioterapia a 2.500 a 4.000 cGy é recomendada, com taxas de controle local de 60 a 100%.[60]

Quando a doença está confinada à órbita, o prognóstico visual é excelente, mas o prognóstico geral de vida é variável. Existe uma chance de 60% de desenvolver linfoma sistêmico dentro de 5 anos.

TUMORES HISTIOCÍTICOS

INTRODUÇÃO

Tumores histiocíticos são disfunções proliferativas raras de histiócitos que variam desde lesões benignas solitárias até aquelas que exibem um curso mais maligno. Uma característica típica de todas essas lesões é a presença de células de Langerhans, um tipo de histiócito normalmente encontrado na epiderme.

GRANULOMA EOSINOFÍLICO (HISTIOCITOSE X)

Pontos-chave

O granuloma eosinofílico é a forma mais comum e benigna do grupo da histiocitose X. A doença afeta principalmente crianças e adolescentes (do nascimento aos 20 anos). Consiste em uma proliferação unifocal e granulomatosa no osso. Envolvimento orbitário ocorre em até 20% dos casos, mais comumente na órbita superotemporal.

Clinicamente, ocorre um rápido início de deslocamento axial do globo e edema doloroso superolateral. Eritema e sinais inflamatórios são vistos na pele sobrejacente.

Imagem orbitária

Tipicamente, lesão osteolítica é vista perto da borda óssea superotemporal. Normalmente, observa-se um contorno irregular, com hiperostose marginal. Ocasionalmente, a lesão pode se estender para a fossa craniana.

Patologia

Trata-se de um tumor mole, friável, marrom-amarelado, com lâminas de histiócitos binucleares, atípicos, eosinófilos e células gigantes (Figura 12.10.16). Os grânulos de Langerhans característicos são vistos no citoplasma.

Tratamento e prognóstico

A curetagem cirúrgica geralmente é curativa, mas a radioterapia a 900 a 1.500 cGy também pode ser usada. O prognóstico é muito bom.

INFECÇÕES E INFLAMAÇÕES

As doenças inflamatórias são lesões orbitárias comuns que podem simular neoplasias. Incluem uma variedade de processos idiopáticos agudos e subagudos, inflamações crônicas e inflamações específicas de etiologia incerta. A mais notável dessas lesões é a orbitopatia distireoidiana, que é responsável por mais da metade desses casos. Ver o Capítulo 12.15 para discussão sobre distúrbios inflamatórios e infecciosos da órbita.

ORBITOPATIA DISTIREOIDIANA

A orbitopatia distireoidiana é uma disfunção autoimune que afeta os músculos orbitários e a gordura.[61,62] Isso é responsável por quase metade de todas as doenças orbitárias observadas clinicamente. Ver o Capítulo 12.14 para uma discussão completa sobre este distúrbio.

LESÕES CÍSTICAS

INTRODUÇÃO

As lesões estruturais da órbita incluem lesões coristomatosas, como cistos dermoides, que surgem de erros na embriogênese, e anormalidades anatômicas, como mucocele, que resultam de processos locais de doença (Boxe 12.10.3).

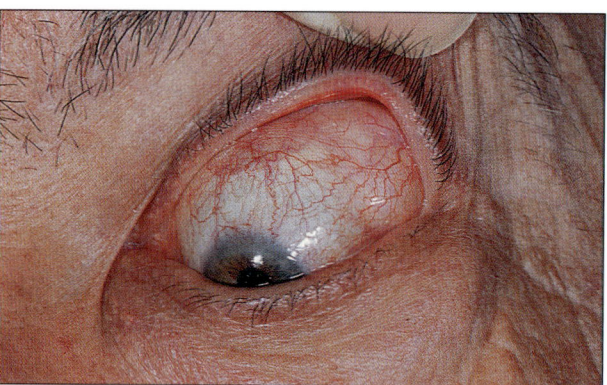

Figura 12.10.14 Linfoma orbitário anterior subconjuntival.

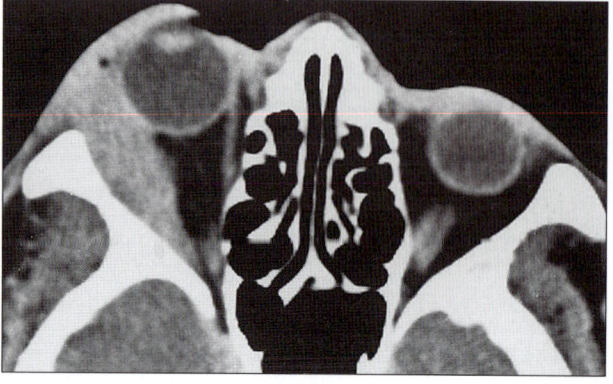

Figura 12.10.15 Linfoma infiltrativo ao longo da parede orbitária lateral.

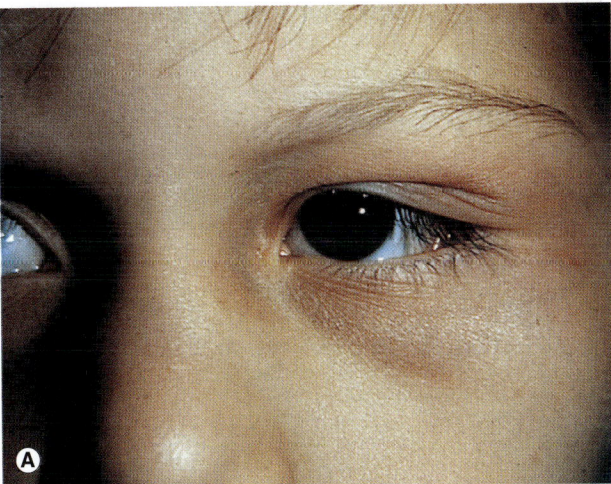

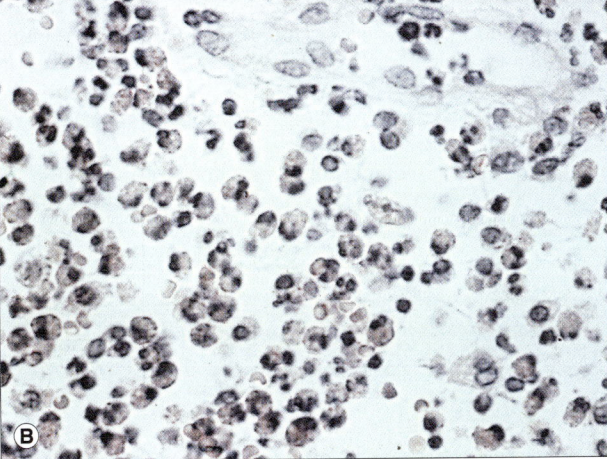

Figura 12.10.16 Granuloma eosinofílico. A. Menino de 4 anos apresentou-se clinicamente com rápido início de eritema e inchaço na borda lateral da órbita esquerda. Diagnóstico clínico foi de osteomielite *versus* rabdomiossarcoma; a área foi explorada cirurgicamente. **B.** A secção histológica mostra grandes histiócitos (células de Langerhans anormais) e numerosos eosinófilos característicos de granuloma eosinofílico solitário. (A, Cortesia do Dr. D. R. Schaffer. B, Cortesia de Schaffer DB. In: Yanoff M, Fine BS. Ocular pathology. 5ª ed. St Louis, MO: Mosby; 2002.)

BOXE 12.10.3 Lesões císticas comuns da órbita.

- Cistos dermoides
- Cistos conjuntivais
- Cistos da glândula sudorípara
- Microftalmia com cisto
- Cistos da glândula lacrimal
- Linfangioma
- Schwannoma
- Abscessos infecciosos

CISTO DERMOIDE

Pontos-chave

Cisto dermoide é um coristoma de desenvolvimento (tumor de tecido não encontrado normalmente na área), revestido com epitélio e preenchido com material queratinizado.[63,64] A maioria desses cistos está localizada nas pálpebras e órbitas (Figura 12.10.17). Esses cistos representam 24% de todas as massas orbitárias e palpebrais, 6 a 8% das massas orbitárias profundas e 80% das lesões orbitárias císticas. Os cistos dermoides podem estar latentes por muitos anos antes do crescimento e estar localizados superficialmente na pálpebra e na órbita anterior ou no fundo da órbita. Se rompido, o crescimento repentino pode ocorrer devido a uma reação inflamatória granulomatosa secundária.

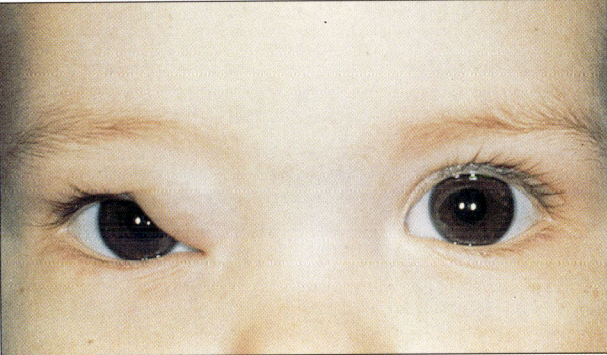

Figura 12.10.17 Cisto dermoide superficial superomedial direito em criança pequena.

Lesões superficiais

Lesões superficiais resultam do sequestro do epitélio durante a embriogênese ao longo das linhas de sutura óssea. Estão presentes na primeira infância, tipicamente nos quadrantes superotemporais ou superonasais. Clinicamente, apresentam-se como uma massa firme, indolor, unilateral, de crescimento lento. Podem ser móveis ou fixas a estruturas subjacentes e estão livres de pele sobrejacente.

Imagem orbitária
As lesões redondas e bem-definidas apresentam um rebordo que pode conter cálcio e um centro claro. Podem estar associadas a um defeito ósseo com córtex preservado.

Patologia
O cisto geralmente tem uma cápsula fibrosa fina e um lúmen central revestido por epitélio escamoso estratificado queratinizado. Se derivado da conjuntiva, o revestimento pode ser cuboide com células caliciformes. A parede do cisto contém folículos pilosos e glândulas sudoríparas e sebáceas. O cisto contém restos de queratina, fios de cabelo e material oleoso. Cerca de 38% dos cistos estão associados à inflamação granulomatosa crônica.

Tratamento e prognóstico
Excisão cirúrgica completa em uma peça é necessária. O prognóstico é excelente, mas recidivas com infiltração podem levar a excisão incompleta ou ruptura da cápsula.

Lesões profundas

Lesões profundas são vistas em crianças e adultos. Estão associadas a qualquer sutura óssea na órbita e podem se estender pelos ossos até o seio frontal, fossa temporal ou crânio.

Os sintomas da massa de crescimento lento incluem proptose, ocasionalmente restrição de motilidade e diminuição da visão. Ruptura espontânea produz inflamação orbitária acentuada.

Imagem orbitária
A lesão bem-definida apresenta um rebordo que pode conter áreas de calcificação. O lúmen central é hipoatenuante e de densidade variável, dependendo do seu conteúdo; pode mostrar uma interface fluido-gordura. Um defeito ósseo pode ser visto.

Patologia
Uma borda fina e lisa de epitélio escamoso queratinizado (que pode ter células caliciformes se derivadas da conjuntiva) reveste o cisto. A parede do cisto contém fios de cabelo, e as glândulas sudoríparas e sebáceas são características.

Tratamento e prognóstico
O tratamento consiste na excisão total sem ruptura da cápsula. O prognóstico é excelente.

MUCOCELE

Pontos-chave

Mucoceles surgem de uma obstrução primária de um seio paranasal após trauma, sinusite ou, raramente, um tumor.[65] Frequentemente, se expandem para a órbita por expansão de uma parede óssea. As mucoceles consistem em uma massa cística preenchida com muco e podem ser delimitadas por uma camada óssea (quando são infectadas, as mucoceles são chamadas pioceles). A maioria das mucoceles (70%) ocorre em adultos (com idade entre 40 e 70 anos), e os seios frontais e etmoidais estão mais comumente envolvidos – raramente o seio esfenoidal.

Os sintomas incluem dor de cabeça, exoftalmia e massa palpável com flutuação na órbita medial ou superomedial.

Imagem orbitária

Seio frontal ou etmoidal opacificado, perda de septos etmoidais e uma deiscência óssea (Figura 12.10.18) são observados. O conteúdo cístico mostra densidade variável e hipoatenuante.

Patologia

O revestimento é composto por epitélio colunar pseudoestratificado e ciliado com células caliciformes. O conteúdo do cisto é mucoide com restos inflamatórios crônicos.

Tratamento e prognóstico

O tratamento consiste em excisão cirúrgica com restauração da drenagem do seio. A obliteração do seio com gordura ou músculo pode ser necessária para tratar as recorrências.

O prognóstico é muito bom, mas há uma taxa significativa de recorrência.

MICROFTALMIA COM CISTO

Pontos-chave

Microftalmia é uma malformação grave do globo que pode estar associada à formação de cistos.[66] O olho microftálmico pode estar associado a colobomas do globo, em que a esclera sobrejacente é afinada e inchada. Menos comumente, um cisto pode se originar do nervo óptico, no qual geralmente se comunica com o espaço subaracnóideo. O distúrbio apresenta-se ao nascimento com um olho variável pequeno e acuidade visual reduzida, e o cisto geralmente está localizado na órbita inferior.

Imagem orbitária

Na TC, o globo é pequeno ou gravemente deformado. O cisto aparece como uma densidade escura e atenuante, semelhante ao líquido cefalorraquidiano (LCR). Uma borda fina de tecido de densidade mais alta, semelhante à esclera, o envolve. A órbita óssea é frequentemente aumentada da remodelação. Após a administração do contraste, não há aumento do cisto ou da parede adjacente. Nas imagens ponderadas em T1 por RM, o cisto produz um sinal baixo homogêneo que varia de isointenso a hipointenso, semelhante ao vítreo ou ao LCR. Na imagem ponderada em T2, o conteúdo do cisto é hiperintenso e não há realce com gadolínio.

Patologia

Esta entidade tem um pequeno olho malformado com um cisto composto por tecido conjuntivo contínuo com a esclera. O cisto é revestido por tecido retiniano e/ou glial desorganizado e pode conter remanescentes coroides. O tecido retiniano pode não ser reconhecível em todos os casos.

Tratamento e prognóstico

Quando os cistos são pequenos com sintomas mínimos, a terapia específica não é necessária. Se o globo estiver desfigurado e não houver proptose, uma concha escleral pode ser aplicada para melhoria estética. Com proptose significativa ou dor orbitária, o cisto pode ser esvaziado com aspiração repetida por agulha. Em alguns casos, melhor estética será obtida com a enucleação. O prognóstico da visão é ruim, mas com manejo adequado e oportuno, o prognóstico da estética pode ser muito bom.

LESÕES NEOPLÁSICAS E ESTRUTURAIS VASCULARES

INTRODUÇÃO

As lesões neoplásicas que surgem do sistema vascular incluem tumores benignos e malignos (Tabela 12.10.8). Ao contrário das lesões vasculares não neoplásicas, que costumam refletir as funções hemodinâmicas das estruturas vasculares subjacentes, as lesões neoplásicas geralmente manifestam apenas um efeito de massa, ocasionalmente modificado por algumas características hemodinâmicas. Elas podem ser bem circunscritas ou infiltrativas.

HEMANGIOMA CAPILAR (HEMANGIOENDOTELIOMA)

Pontos-chave

O hemangioma capilar é um hamartoma congênito de capilares compactados que se apresenta tipicamente nos primeiros 6 meses de vida.[6,56,67]

Geralmente é unilateral e costuma ser visível na superfície, mas pode encontrar-se profundamente na órbita (Figura 12.10.19). Mais comum no quadrante superonasal da pálpebra superior, o hemangioma capilar aparece como uma massa flutuante que pode envolver a pele sobrejacente como uma lesão avermelhada.

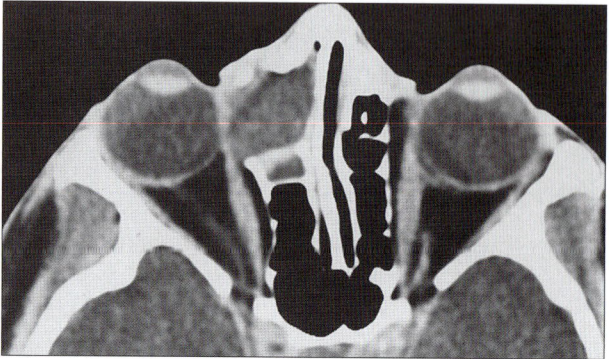

Figura 12.10.18 Mucocele do seio etmoidal anterior erodindo para a órbita.

TABELA 12.10.8 Frequência das lesões orbitárias vasculares mais comuns.

Lesão	Frequência (%)
Hemangioma cavernoso	50
Hemangioma capilar	18
Hemangiopericitoma	13
Linfangioma	10
Varizes orbitárias	5
Outro	5

Modificada de Shields JA, editor. Diagnosis and management of orbital tumors. Philadelphia, PA: WB Saunders; 1989. p. 291-315.

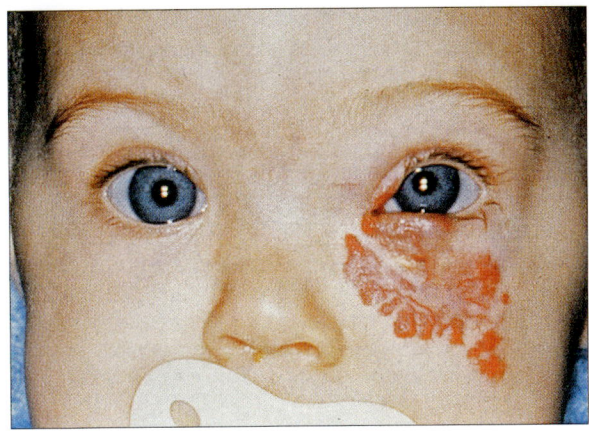

Figura 12.10.19 Hemangioma capilar da pálpebra inferior em criança pequena.

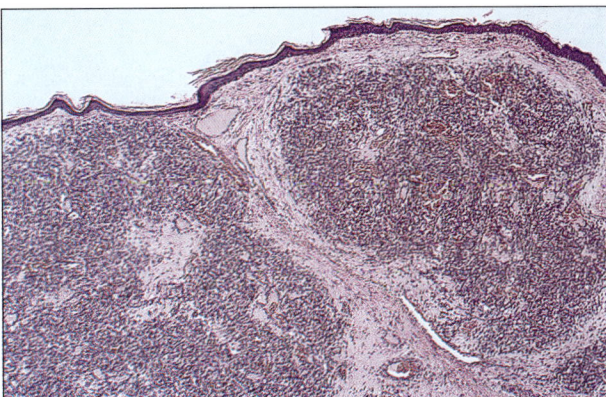

Figura 12.10.20 Hemangioma capilar. O tumor é composto por vasos sanguíneos de tamanho predominantemente capilar. (Apresentação do Dr. W. C. Frayer à reunião da Verhoeff Society, 1989.)

Os hemangiomas capilares mostram crescimento rápido ao longo de semanas a meses, seguidos de involução espontânea lenta ao longo de meses a anos.

Lesões superficiais

Também conhecido como "nevo tipo morango", o hemangioma capilar é confinado à derme. Pode ser único ou múltiplo e geralmente é elevado. Os sintomas incluem ptose, por vezes associada a astigmatismo e ambliopia.

Tratamento e prognóstico

A observação é justificada na maioria dos casos porque geralmente ocorre a involução. Recentemente, propranolol sistêmico por 8 a 12 meses foi mostrado para alcançar resolução dramática para lesões superficiais.[68] Corticosteroides intralesionais, radioterapia e, mais recentemente, corticosteroides tópicos também têm sido defendidos.[69] A cirurgia é útil para lesões pequenas e circunscritas, mas, para lesões maiores, isso pode resultar em comprometimento estético.

O prognóstico é bom; 30% dos casos reduzem aos 3 anos, 60 aos 4 anos e 75 aos 7 anos de idade. Lesões grandes podem não desaparecer completamente.

Lesões profundas

Lesões profundas ocorrem mais frequentemente nas pálpebras ou posterior ao septo orbitário e são mais comuns no quadrante superonasal.

Os sintomas são proptose, deslocamento do globo ocular, pulsações sutis como resultado de fluxo vascular alto e aumento do tamanho com a manobra de Valsalva ou choro. A ambliopia secundária pode resultar pela distorção do globo. Lesões grandes podem sequestrar as plaquetas.

Imagem orbitária

Observa-se lesão bem-definida intraconal ou extraconal com realce moderado a intenso. Na RM, os sinais são homogêneos a heterogêneos, sendo hipointensos em T1 e hiperintensos em imagens em T2. Áreas sem fluxo anômalo aparecem como regiões hipointensas. O realce moderado é visto com gadolínio.

Patologia

Observa-se uma proliferação de células endoteliais capilares e pequenos capilares, com poucos espaços (Figura 12.10.20). Mitoses são comuns, mas isso não se trata de tumor maligno.

Tratamento e prognóstico

O tratamento consiste em observação porque muitas lesões não regridem, embora poucas lesões orbitárias desapareçam completamente. Se a lesão for grande ou houver ambliopia, radioterapia local (500 cGy) ou corticosteroides (sistêmicos ou locais) podem ser indicados. Se a lesão for pequena e bem definida, pode-se tentar a cirurgia. Recentemente, o propranolol demonstrou causar involução significativa de tumores na fase proliferativa.[70]

O prognóstico é excelente para a visão e para a vida.

HEMANGIOMA CAVERNOSO

Pontos-chave

O hemangioma cavernoso é um tumor benigno, não invasivo, lentamente progressivo, de grandes canais revestidos de endotélio.[5,6] Embora seja congênito, tipicamente se torna sintomático em adultos (entre 20 e 40 anos). O hemangioma cavernoso é geralmente encontrado em localização intraconal, mais comumente no quadrante temporal. Raramente, pode ser intraósseo.

Os sintomas referem-se ao seu efeito de massa, que produz proptose e restrição de motilidade tardia. Quando hemangiomas cavernosos são muito grandes, podem resultar em dobras coroidais e diminuição da visão. As lesões podem aumentar durante a gravidez.

Imagem orbitária

Massa bem-definida, oval a circular, tipicamente intraconal, é vista com realce mínimo. Com lesões grandes e duradouras, pode ocorrer moldagem do osso e calcificação interna. Na RM, a lesão é isointensa em T1 e hiperintensa em T2 em relação ao músculo. Vazios de sinal representam flebólitos calcificados. O realce com gadolínio é moderado.

Patologia

A massa nodular encapsulada consiste em espaços vasculares dilatados revestidos por células endoteliais achatadas (Figura 12.10.21). O septo pode conter linfócitos e células musculares lisas.

Tratamento e prognóstico

A excisão cirúrgica é necessária se a lesão for sintomática – normalmente há pouco ou nenhum sangramento. Não há papel para a radioterapia. O prognóstico é excelente para a visão e a vida.

LINFANGIOMA

Pontos-chave

O linfangioma é um hamartoma vascular raro dos canais linfáticos, hemodinamicamente isolado do sistema vascular.[71] Ocorre em crianças e adolescentes, mas mais frequentemente na primeira década de vida. O tamanho da lesão flutua com a postura e a manobra de Valsalva e com infecções do trato respiratório superior.

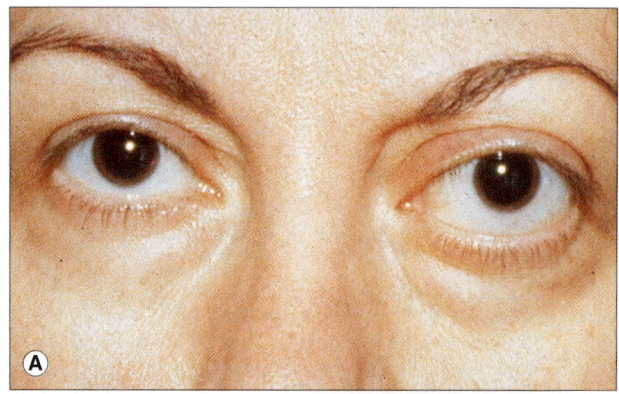
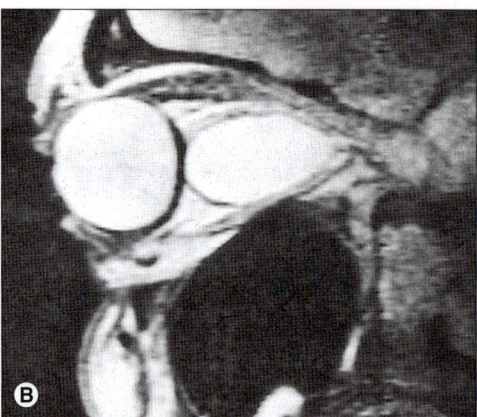

Figura 12.10.21 Hemangioma cavernoso. A. Aparência clínica de exoftalmia esquerda. **B.** A RM mostra o nervo óptico esticado sobre um tumor que "se acende" na imagem ponderada em T2, característica de um hemangioma. (A, Apresentação do Dr. W. C. Frayer à reunião da Verhoeff Society, 1989. B, Reproduzida, com autorização, de Yanoff M, Fine BS. Ocular pathology. 5ª ed. St Louis, MO: Mosby; 2002.)

Lesões superficiais

As lesões superficiais ocorrem na conjuntiva ou na pálpebra e são visíveis como espaços císticos com líquido claro; podem estar parcialmente cheios de sangue.

Lesões profundas

Sintomas com lesões profundas são proptose e diplopia. Hemorragia espontânea pode levar a aumento súbito e dor orbitária e possível perda visual com a formação de "cistos de chocolate".

Imagem orbitária

A lesão orbitária é vista como uma massa cística de baixa densidade, intra e extraconal, com realce variável. Nenhum componente vascular é visto na angiografia. Na RM, a lesão é hipointensa em T1; em T2, o sinal é hiperintenso, mas pode variar dependendo do estado de degeneração da hemoglobina.

Patologia

Linfangiomas mostram canais infiltrados de endotélio com estrutura celular esparsa e linfócitos. Folículos linfáticos, muitas vezes, são vistos nas paredes do tumor. Os glóbulos vermelhos não estão presentes, a menos que tenha ocorrido uma hemorragia secundária.

Tratamento e prognóstico

A observação é justificada na maioria dos casos. A cirurgia pode ser perigosa e levar a maus resultados estéticos. Se a hemorragia aguda causar sintomas graves, o linfangioma pode ser evacuado e a ressecção parcial ou ligadura, tentada.

Recorrências são comuns. A lesão mostra radiossensibilidade limitada. O prognóstico é variável. A ambliopia é comum na compressão do olho e na hemorragia recorrente.

FÍSTULA ARTERIOVENOSA

Pontos-chave

Fístulas arteriovenosas podem ser traumáticas (mais comuns em homens que em mulheres, faixa etária de 15 a 30 anos) ou espontâneas (mais comuns em mulheres do que em homens, faixa etária entre 30 e 60 anos).[5,6] Os sintomas dependem do fluxo sanguíneo – a maioria das fístulas está associada a dilatação venosa, transudação de líquido, coágulo e trombose.

Tipo de baixo fluxo

Fístulas de baixo fluxo geralmente resultam de *shunts* do seio da artéria dural a cavernosa. Os sintomas são quemose, aumento da pressão venosa episcleral e dilatação venosa.

Tipo de alto fluxo

Fístulas de alto fluxo geralmente resultam de *shunts* do seio da artéria carótida para o cavernoso. Os sintomas são quemose, edema orbitário, proptose, exoftalmia pulsátil, sopro audível, glaucoma secundário, dilatação vascular retiniana, papiledema, defeito pupilar aferente, visão diminuída e paralisia de nervos cranianos (terceiro e sexto nervos mais comuns).

Shunts primários

Os *shunts* primários (principalmente malformações congênitas) são raros na órbita e geralmente estão associados a síndromes (p. ex., Wyburn-Mason e Osler-Weber-Rendu).

Shunts secundários

Os *shunts* secundários estão localizados fora da órbita, geralmente no seio cavernoso. Fluxo de sangue retrógrado é direcionado para a frente nas veias orbitárias. Os *shunts* secundários podem ser espontâneos (de trombose venosa ou hipertensão) ou secundários (de trauma). Os últimos são geralmente do tipo alto fluxo, com 40 a 50% causando perda visual.

Imagem orbitária

Uma veia oftálmica superior dilatada com alargamento da fissura orbitária superior é vista; ocorre a erosão dos processos clinoides anteriores.

Tratamento e prognóstico

A resolução de *shunts* pequenos e espontâneos de baixo fluxo frequentemente ocorre por trombose e é observada em até 40% dos casos. A embolização não é indicada a menos que haja perda visual, glaucoma ou dor intensa. Com *shunts* traumáticos e de alto fluxo, a resolução espontânea é menos comum. A taxa de perda visual é de 40 a 50% e, portanto, a intervenção é necessária. Balão ou outra embolização é o tratamento de escolha.

Com o tratamento, o prognóstico geralmente é bom para a visão.

VARIZES

Pontos-chave

As varizes orbitárias são canais venosos dilatados que representam uma extremidade do espectro de anomalias venosas do desenvolvimento que também inclui linfangiomas.[72] São propensas à hemorragia espontânea e à formação de trombose. Varizes normalmente apresentam proptose intermitente lentamente

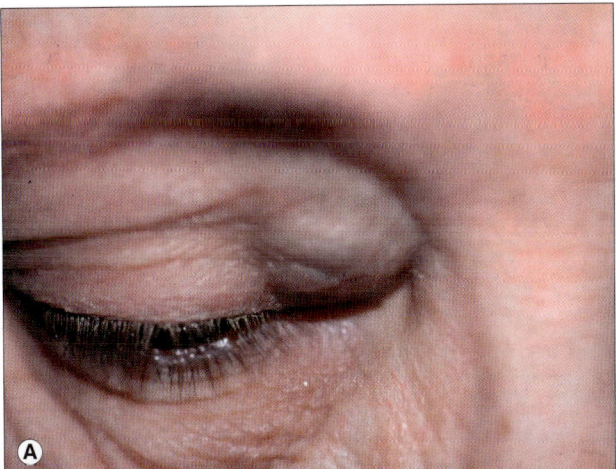

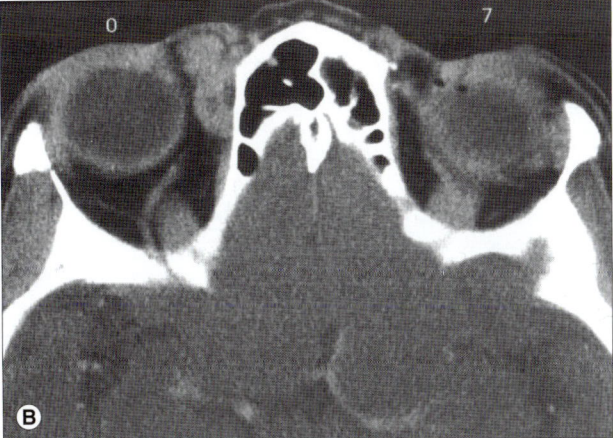

Figura 12.10.22 Variz Orbitária. A. Aspecto clínico de uma variz orbitária superomedial anterior dilatada durante manobra de Valsalva. **B.** Tomografia computadorizada orbitária de paciente diferente mostrando um canal venoso dilatado heterogêneo na órbita posterior com áreas de realce e regiões de baixa densidade representando trombo.

progressiva. Oftalmoplegia e dor variam dependendo do tamanho e da localização. Os sintomas frequentemente são exacerbados por alterações na posição da cabeça, inclinação para a frente ou manobra de Valsalva (Figura 12.10.22).

Imagem orbitária

Na TC, as varizes dilatadas aparecem como estruturas serpiginosas de densidade aumentada. Os canais vasculares podem aumentar com a manobra de Valsalva, mesmo em pacientes sem sintomas orbitários. Com a administração de contraste, há aumento acentuado, em que os canais vasculares são patentes para o fluxo sanguíneo. Em imagens de RM T1, a variz produz um sinal isointenso baixo que tipicamente mostra aumento acentuado em tamanho com Valsalva. Em imagens T2, o fluxo de sangue produz um sinal escuro vazio. Com gadolínio, o realce é marcado, exceto em áreas de formação de trombo em que há pouco ou nenhum aprimoramento.

Patologia

Um único vaso grande pode dominar uma variz orbitária ou pode haver múltiplas veias ectásicas. As paredes dos vasos podem ser fibróticas e os lumens podem ser trombosados ou conter flebólitos resultantes da calcificação do trombo velho.

Tratamento e prognóstico

Nenhum tratamento é necessário se os sintomas forem leves. Para sintomas mais graves, a evacuação cirúrgica de coágulos e a excisão parcial dos canais venosos ectásicos podem ser necessários.

A embolização pode limitar a dissecção traumática. O prognóstico da visão é geralmente bom. Com lesões muito grandes, a perda visual pode resultar da compressão prolongada do nervo óptico.

TUMORES SECUNDÁRIOS

INTRODUÇÃO

Tumores secundários da órbita invadem estruturas e áreas adjacentes. Podem se espalhar a partir do globo, estendendo-se através da esclera ou se expandindo para trás através do septo orbitário a partir da conjuntiva ou através das paredes dos seios paranasais ou do compartimento intracraniano.

CARCINOMA DE CÉLULA BASAL

Pontos-chave

O carcinoma basocelular é o tumor secundário mais comum envolvendo a órbita. Normalmente se espalha para trás das pálpebras ou sobrancelhas (Figura 12.10.23). Lesões originadas no canto medial são mais propensas a invadir a órbita devido a descontinuidades anatômicas no complexo orbitário do septo.[73] A maioria dos pacientes tem entre 50 e 80 anos e tem uma história de tumor de pele anterior. O paciente pode apresentar proptose, diplopia, ptose e dor orbitária.

Imagem orbitária

Na TC, o carcinoma basocelular orbitário aparece como uma densidade irregular, muitas vezes lobulada, bem-definida,

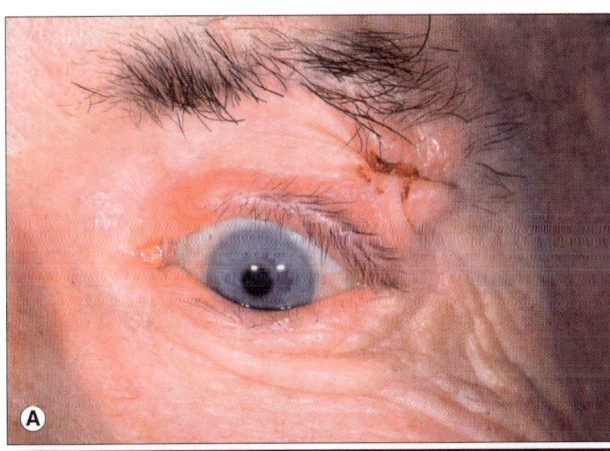

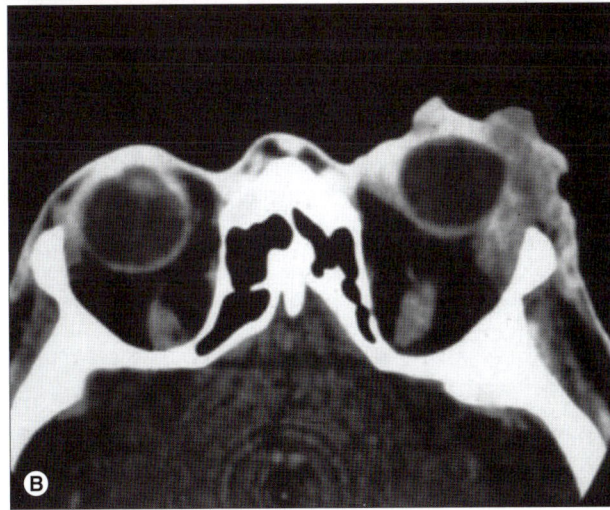

Figura 12.10.23 Carcinoma basocelular. A. Paciente com carcinoma basocelular da pálpebra superior e sobrancelha esquerda. **B.** Tomografia computadorizada mostrando uma massa de densidade média multilobulada irregular na pálpebra superolateral estendendo-se para a órbita.

estendendo-se para o espaço retrorretal. Espaços císticos menos densos podem estar presentes e o aumento é moderado. Nas imagens de RM T1, o carcinoma basocelular aparece como uma massa isointensa homogênea. Nas imagens do T2, o tumor produz uma imagem um pouco mais brilhante. Aumento acentuado ocorre com gadolínio.

Patologia

Fios de células basaloides em um estroma fibroso denso se estendem para a órbita. As células tumorais basofílicas são dispostas radialmente com seus longos eixos paralelos entre si, criando a chamada "paliçada periférica". Às vezes, os lóbulos tumorais têm necrose central ou um padrão adenoide proeminente.

Tratamento e prognóstico

Lesões localizadas na órbita anterior são extirpadas quando possível. As tentativas heroicas de manter a função visual frequentemente resultam em cicatrizes com um globo fixo. Tumores orbitários profundos que atingem o globo requerem exenteração orbitária limitada ou radical. Com cirurgia apropriada, o prognóstico para a vida é bom, mas as recorrências podem ser vistas depois de muitos anos.

MIELOMA MALIGNO

Pontos-chave

A maioria dos melanomas malignos na órbita consiste em tumores secundários que se espalham a partir de um local primário da coroide intraocular ou da conjuntiva.[74,75] Os melanomas primários são extremamente raros, mas podem surgir de um nevo azul celular ou de uma melanocitose oculodérmica. Ocasionalmente, o melanoma maligno pode sofrer metástase para estruturas orbitárias de locais distantes. Em casos avançados, pode-se observar proptose, ptose, quemose, oftalmoplegia e dor orbitária (Figura 12.10.24).

Imagem orbitária

A TC demonstra uma massa orbitária homogênea de densidade moderada. Quando a extensão é da coroide, a massa é tipicamente intraconal e pode ser infiltrativa em torno das estruturas orbitárias. Massa semelhante e contígua pode ser vista como uma densidade de cúpula ou botão de colarinho dentro do globo. Nos casos de enucleação prévia por melanoma intraocular, o implante orbitário pode ser deslocado para a frente pelo tumor. Nas imagens de RM, observa-se uma massa infiltrativa que produz um sinal de alta intensidade nas sequências ponderadas em T1 e T2. Com o gadolínio, há um realce difuso.

Patologia

O melanoma da coroide que se estende para a órbita através de um canal escleral terá a aparência do tumor intraocular primário, que geralmente é pigmentado. Em contraste, o melanoma recorrente na órbita pode ser composto apenas por células tumorais amelanóticas, poligonais ou fusiformes. As secções de parafina podem ser imunocoradas para a proteína S100 e/ou HMB-45 (um marcador de melanoma cutâneo e uveal) para confirmar o diagnóstico.

Tratamento e prognóstico

O melhor tratamento ainda não está bem estabelecido. Embora a ressecção local tenha sido defendida por alguns tumores de baixo grau bem-definidos, originados de nevos azuis, na maioria dos casos, um procedimento mais radical será necessário para a cura. Isso implica uma exenteração anterior limitada para lesões que surgem na conjuntiva ou uma exérese radical de tumores originados da coroide com invasão orbitária profunda. No geral, o prognóstico é guardado com uma alta taxa de mortalidade por disseminação metastática.

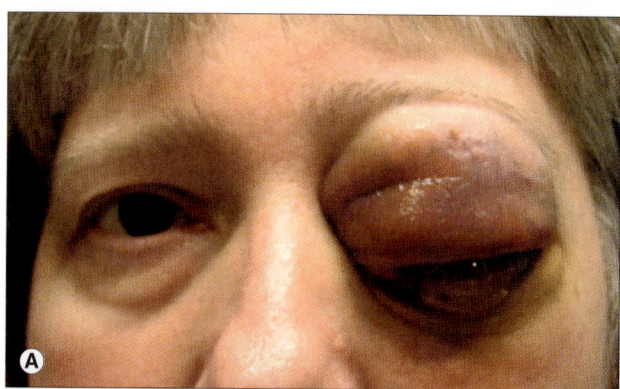
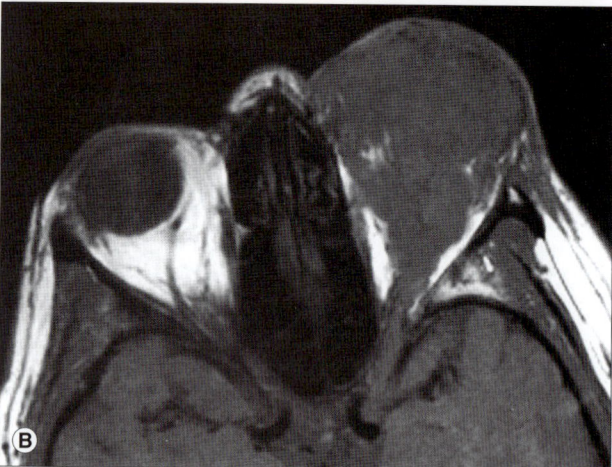

Figura 12.10.24 Melanoma maligno. A. Melanoma maligno orbitário secundário recorrente em uma cavidade enucleada previamente por extensão extraescleral de um tumor uveal. **B.** Tomografia computadorizada mostrando massa de densidade média homogênea preenchendo a órbita.

BIBLIOGRAFIA

Ahmed SM, Esmaeli B. Metastatic tumors of the orbit and ocular adnexa. Curr Opin Ophthalmol 2007;18:405–13.
Dutton JJ, Byrne SF, Proia A. Diagnostic atlas of orbital diseases. Philadelphia: WB Saunders; 2000.
Rootman J. Diseases of the orbit. A multidisciplinary approach. Philadelphia: JB Lippincott; 1988. p. 119–39.
Rootman J, Heran MK, Graeb DA. Vascular malformations of the orbit: classification and the role of imaging in diagnosis and treatment. Ophthal Plast Reconstr Surg 2014;30:91–104.
Rosenberg C, Finger PT. Cutaneous malignant melanoma metastatic to the eye, lids, and orbit. Surv Ophthalmol 2008;53:187–202.
Schupp CJ, Kleber JB, Gunther P, et al. Propranolol therapy in 55 infants with infantile hemangioma: dosage, duration, adverse effects, and outcome. Pediatr Dermaol 2011;28:640–4.
Shields CL, Shields JA, Peggs M. Metastatic tumors to the orbit. Ophthal Reconstr Plast Surg 1988;4:73–80.
Shields JA, Shields CL. Eyelid, conjunctival, and orbital tumors. 2nd ed. Philadelphia: Lippincott Williams & Williams; 2008.
Shields JA, Shields CL. Orbital cysts of childhood – classification, clinical features, and management. Surv Ophthalmol 2004;49:281–99.
Shinder R, Al-Zubidi N, Esmaeli B. Survey of orbital tumors at a comprehensive cancer center in the United States. Head Neck 2011;33:610–14.

As referências completas estão disponíveis no **GEN-io**.

PARTE 12 ÓRBITA E OCULOPLÁSTICA

SEÇÃO 3 Órbita e Glândula Lacrimal

Enucleação, Evisceração e Exenteração 12.11

Myron Tanenbaum

Definições:
- Enucleação: remoção cirúrgica de todo o globo
- Evisceração: remoção cirúrgica de todo o conteúdo do globo, deixando a concha escleral
- Exenteração: remoção de toda a órbita, incluindo globo, pálpebra e conteúdo orbitário – geralmente realizada para tumores malignos.

Características principais
- Indicações para cirurgia de enucleação, evisceração ou exenteração
- Avaliação e aconselhamento cuidadoso do paciente no pré-operatório
- Apresentação detalhada de técnicas cirúrgicas específicas para enucleação, evisceração e exenteração
- Gerenciamento pós-operatório e possíveis complicações cirúrgicas.

INTRODUÇÃO

Enucleação, evisceração e cirurgia de exenteração envolvem a remoção permanente do olho do paciente. Neste capítulo, os aspectos importantes de cada procedimento são enfatizados, incluindo:

- Indicações para cirurgia
- Aconselhamento pré-operatório do paciente
- Técnicas cirúrgicas
- Gerenciamento pós-operatório
- Complicações da cirurgia.

AVALIAÇÃO PRÉ-OPERATÓRIA E ABORDAGEM DIAGNÓSTICA

Indicações para cirurgia

A cirurgia de enucleação ou evisceração pode ser indicada para um olho dolorido cego, endoftalmite ou para melhora cosmética de um olho deformado. Nos casos de neoplasias intraoculares ou no tratamento de trauma ocular grave com ruptura de globo, em que a oftalmia simpática é uma preocupação, a enucleação é apropriada e a evisceração é contraindicada. Outras indicações para a enucleação podem incluir *phthisis bulbi* (atrofia ocular) progressiva, microftalmia grave e biopsia em um processo bilateral em que um olho é cego e o outro olho não está tão envolvido.

Na maioria das situações, a indicação para cirurgia de exenteração é erradicar malignidade com risco de vida ou infecção orbitária potencialmente fatal. A extensão do procedimento deve ser explicada ao paciente, especialmente quais tecidos devem ser removidos (isso inclui o globo ocular, tecidos moles orbitários e parte ou todas as estruturas da pálpebra). Um resumo das indicações para cirurgia é mostrado no Boxe 12.11.1.

BOXE 12.11.1 Indicações para cirurgia.

Enucleação
- Olho doloroso cego
- Tumor intraocular
- Trauma grave com risco de oftalmia simpática
- *Phthisis bulbi* (atrofia ocular)
- Microftalmia
- Endoftalmite/panoftalmite
- Deformidade estética

Evisceração
- Quanto à enucleação, exceto para tumores intraoculares ou risco de oftalmia simpática

Exenteração
- Tumores cutâneos com invasão orbitária
- Neoplasias da glândula lacrimal
- Malignidades extensas da conjuntiva
- Outras malignidades orbitárias
- Mucormicose
- Dor orbitária crônica
- Deformidades orbitárias

Aconselhamento pré-operatório

Diante da perda permanente de um olho, um paciente requer a garantia do médico, explicações cuidadosas e apoio psicológico. O paciente (e a família) deve entender que a cirurgia de evisceração e enucleação envolve a remoção completa e permanente do olho doente ou deformado. A indicação para cirurgia deve ser claramente explicada. O paciente deve ser informado sobre as escolhas entre a cirurgia de enucleação e evisceração e a disponibilidade de uma variedade de implantes orbitários, incluindo implantes aloplásticos comuns,[1,2] implantes mais novos projetados para maximizar a mobilidade final da prótese ocular[3-5] ou implantes orbitários com tecido autólogo, como gordura da derme.[6]

O paciente deve compreender os riscos e os benefícios de instalar implantes orbitários com tecidos autólogos ou tecido de doador preservado, e que os tecidos doados podem apresentar riscos de doenças transmissíveis, como sífilis, hepatite e vírus da imunodeficiência humana. Uma explicação completa permite que o paciente e a família tomem uma decisão bem-informada sobre a cirurgia.

ANESTESIA

A cirurgia de enucleação pode ser realizada com anestesia local. Por motivos psicológicos e, ocasionalmente, por motivos médicos, a anestesia geral costuma ser empregada. Em qualquer circunstância, devem ser utilizados agentes que maximizem a hemostasia intraoperatória, suprimam o reflexo oculocardíaco,[7] e minimizem a dor pós-operatória. A escolha do autor é instilar gotas de colírio de fenilefrina a 10% no fundo de saco conjuntival para alcançar vasoconstrição intensa e, além disso, fazer infiltração retrobulbar e peribulbar extensa com bupivacaína a 0,5% com epinefrina (adrenalina) 1:100.000 e hialuronidase. Após o tempo adequado, é alcançado um excelente efeito anestésico e vasoconstritor.

A maioria das cirurgias de evisceração é realizada sob anestesia local com sedação intravenosa. Uma mistura de lidocaína a 2% com epinefrina 1:100.000, bupivacaína a 0,5% com epinefrina 1:100.000 e hialuronidase é injetada de forma retrobulbar no cone muscular. O uso de sedativos anestésicos intravenosos impede que a injeção de anestésico local ou o próprio procedimento cirúrgico seja desagradável ou produza ansiedade.

A cirurgia de exenteração geralmente é realizada sob anestesia geral, que pode ser combinada com infusão de bupivacaína e epinefrina para ajudar na hemostasia e fornecer analgesia pós-operatória.

TÉCNICAS ESPECÍFICAS

Enucleação

As indicações para cirurgia de enucleação e aspectos importantes do aconselhamento pré-operatório já foram discutidos. Aqui, duas técnicas cirúrgicas são descritas:

- Enucleação com colocação de um implante de esfera simples
- Enucleação com colocação de implante poroso envolto em esclera para melhor motilidade.

Enucleação com implante de esfera simples

Um espéculo palpebral ou blefarostato de autorretenção é colocado para expor toda a superfície epibulbar. Uma peritomia conjuntival de 360° é realizada (Figura 12.11.1). A fáscia de Tenon é dissecada da esclera em todos os quatro quadrantes. Cada um dos quatro músculos retos é pego sequencialmente com um gancho de músculo, fixado com uma sutura de Vicryl® 6-0 com nó duplo e separado do globo. O tendão do oblíquo superior é cortado e destacado do globo. O músculo oblíquo inferior deve ser enganchado e fixado com uma sutura Vicryl® 6-0, separada e salva para posterior fixação à borda inferior do músculo reto lateral. Este uso do músculo oblíquo inferior é talvez mais importante como um eventual suporte para o implante orbitário do que para aumentar significativamente a mobilidade da cavidade anoftálmica.

Depois que os músculos extraoculares são destacados, o cirurgião está pronto para cortar o nervo óptico. A tração anterior no globo é útil ao cortar o nervo óptico e pode ser obtida com uma pinça hemostática curva aplicada no tendão do reto medial. É a preferência do autor prender o nervo óptico com uma pinça hemostática curva inserida atrás do globo na direção superonasal (Figura 12.11.2). Com a pinça hemostática no lugar, um par de tesouras finas e curvas de Metzenbaum é usado para transecção do nervo óptico, e todo o globo ocular é removido. O cirurgião deve inspecionar todo o globo em busca de integridade e/ou achados incomuns antes de submeter a amostra para exame histopatológico. Retratores maleáveis são colocados de forma que a borda de corte ainda presa do nervo óptico possa ser visualizada diretamente. Os vasos centrais da retina são cauterizados para obter hemostasia meticulosa antes da remoção da pinça (Figura 12.11.3). Se o nervo óptico não for clampeado, como nos tumores intraoculares, o tamponamento orbitário com pressão direta por 5 a 10 minutos pode ser aplicado para obter hemostasia adequada. Em enucleações selecionadas, como em tumores em contato com o disco óptico ou com olhos contendo retinoblastoma, pode ser necessário obter um segmento longo do nervo óptico.[8]

Para a órbita adulta de tamanho médio, um implante orbitário de polimetilmetacrilato de 20 mm é geralmente adequado. O tipo e o tamanho do implante podem, é claro, variar e também podem ser envoltos em fáscia autóloga ou esclera doada. O implante orbitário é inserido atrás da fáscia posterior de Tenon através da parte central deixada pelo corte do nervo óptico. Múltiplas suturas de Vicryl® 6-0 interrompidas fecham com segurança a fáscia posterior de Tenon que cobre o implante orbitário.

Cada um dos quatro músculos retos é suturado ao fórnice adjacente, passando as suturas Vicryl® 6-0 de braços duplos, colocadas anteriormente, com espessura total através da fáscia e da conjuntiva de Tenon (Figura 12.11.4). Isso proporcionará mobilidade à prótese ocular. Cuidados devem ser tomados para evitar o avanço da sutura do reto superior muito próximo da linha média para que não haja tensão ou tração inadvertida no músculo reto superior, o que poderia induzir uma ptose na pálpebra superior. Depois que a fáscia anterior de Tenon é fechada na linha média com suturas de Vicryl® 6-0 (Figura 12.11.5),[9] as bordas da conjuntiva são frouxamente reaproximadas com uma sutura contínua de categute simples 6-0.

Pomada antibiótica oftálmica de amplo espectro é aplicada à conjuntiva. Um conformador acrílico transparente de tamanho médio é colocado e uma pressão é aplicada sobre a cavidade. A bandagem de pressão permanece intocada por 3 a 4 dias no pós-operatório e, após sua remoção, o paciente usa compressas frias tópicas com gelo moído. A medicação para a dor é prescrita adequadamente. Esse regime de manejo perioperatório e pós-operatório permite que a maioria dos procedimentos de enucleação seja realizada como procedimentos ambulatoriais, com controle adequado da dor pós-operatória.

Enucleação com implante poroso

A finalidade do implante poroso, como a hidroxiapatita, o polietileno poroso ou o implante de óxido de alumínio, é permitir atingir o máximo potencial de mobilidade da prótese ocular.[10,11] A microestrutura desses implantes permite o crescimento fibrovascular dos tecidos do hospedeiro no implante.[3,12] Uma vez que o implante é bem vascularizado, ele pode ser secundariamente equipado com um pino de motilidade. Este pino é então acoplado à prótese ocular para *aumentar ao máximo* a mobilidade da prótese.

A técnica-padrão de enucleação é realizada, como já descrito. A cavidade pode ser "dimensionada" usando esferas de teste estéreis, mas, na maioria dos casos, um implante de 18 ou 20 mm é adequado. Tenha em mente que envolver o implante com esclera ou fáscia acrescenta aproximadamente 1 a 1,5 mm ao diâmetro total do implante.

Se for utilizado um material de revestimento como a esclera, a concha escleral deve ser cortada no tamanho e forma apropriados para envolver o implante com segurança. Múltiplas suturas interrompidas de Vicryl® 6-0 são adequadas para o fechamento seguro da esclera. A abertura redonda, em que a

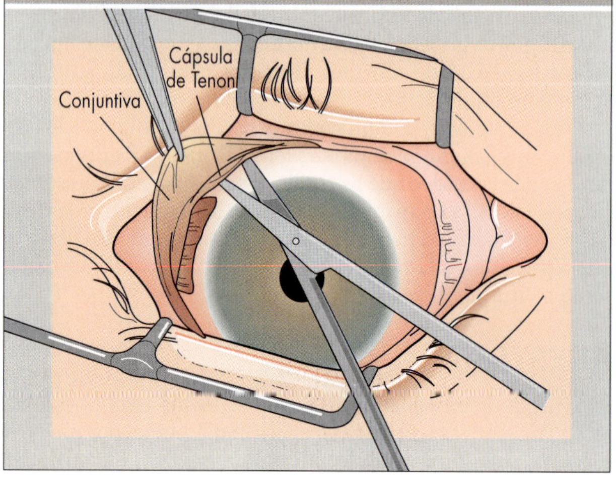

Figura 12.11.1 Procedimento de enucleação. Após uma peritomia conjuntival de 360°, um pequeno par de tesouras de tenotomia é usado para dissecar abruptamente a fáscia de Tenon em todos os quatro quadrantes.

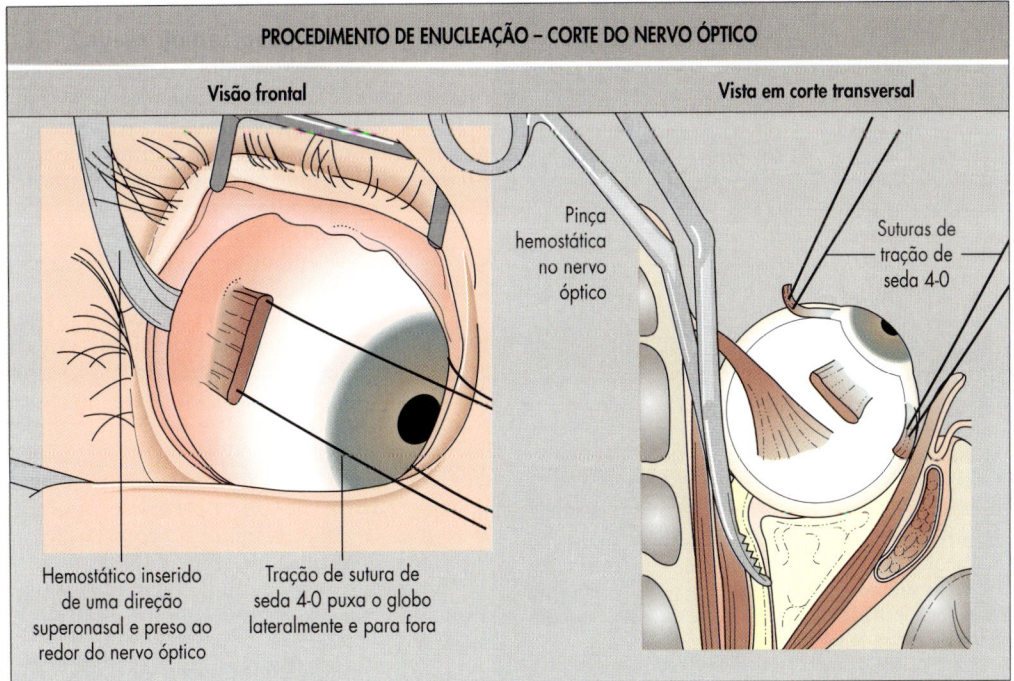

Figura 12.11.2 Cada um dos quatro músculos retos é marcado com uma sutura de Vicryl® 6-0, com armamento duplo e separado do globo. Algumas suturas de seda 4-0 podem ser colocadas através dos cotos do músculo reto e lateral para fornecer tração anterior no globo, pois uma hemostática delgada e curva é usada para prender o nervo óptico.

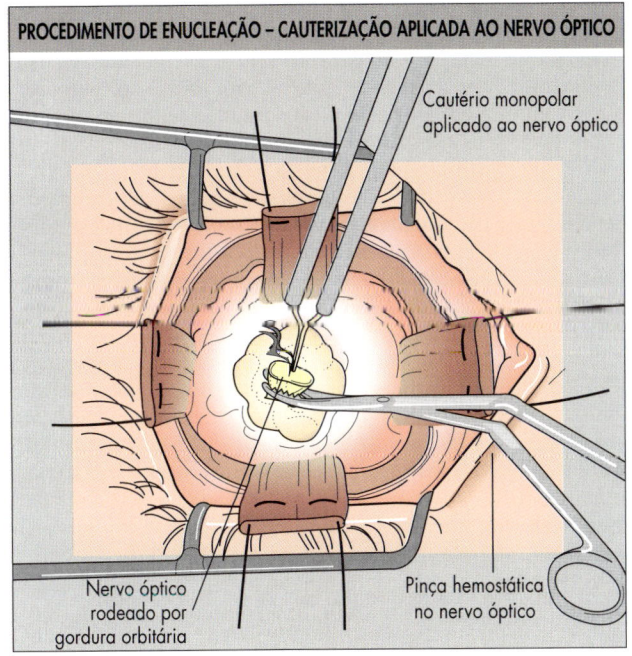

Figura 12.11.3 O globo foi removido e cautério foi aplicado ao coto do nervo óptico para manter a hemostasia meticulosa.

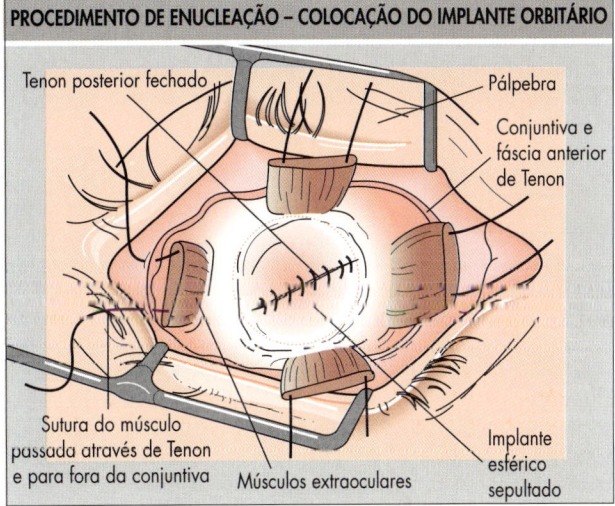

Figura 12.11.4 Um implante orbitário foi colocado por trás da fáscia de Tenon posterior. Esta camada é então fechada com múltiplas suturas de Vicryl® 6-0 interrompidas. Os quatro cotos do músculo reto permanecem livres com as suturas Vicryl® 6-0 anexadas.

córnea foi removida da concha escleral, deve ser posicionada posteriormente. Janelas retangulares, de aproximadamente 2 a 4 mm, são cortadas através da esclera localizada entre 8 e 10 mm do ápice anterior do implante para fixação dos músculos extraoculares. Para promover um aumento adicional da fibrovascularização em um implante de hidroxiapatita, uma agulha de calibre 20 portátil é usada para criar orifícios de perfuração no local de cada janela e no local da janela posterior da córnea.[13]

O implante, revestido ou não, é colocado na órbita anoftálmica e os quatro músculos retos são fixados ao lábio anterior da janela escleral correspondente. A fáscia da Tenon anterior é suturada sobre o implante com múltiplas suturas de Vicryl® 6-0 interrompidas. A conjuntiva pode ser fechada com uma sutura simples 6-0, que é amarrada e cortada em cada extremidade. A exposição de implantes é um problema significativo com implantes porosos[14] em comparação com implantes de esfera aloplásticos,[15] enfatizando assim a necessidade de fechamento meticuloso de Tenon. Como é o caso de qualquer procedimento de enucleação, um conformador de polimetilmetacrilato é colocado no fundo de saco conjuntival com pomada antibiótica de largo espectro e uma bandagem com pressão sobre o local operado.

As propriedades únicas dos implantes porosos permitem o crescimento endovascular e a integração do implante com a prótese ocular. Sem a colocação do pino de motilidade, não existe diferença de motilidade demonstrável entre um implante poroso e um implante de polimetilmetacrilato.[2,16] Assim, os implantes porosos são mais apropriados para pacientes que expressam um forte interesse em um eventual procedimento de segundo estágio para maximizar a motilidade da prótese.

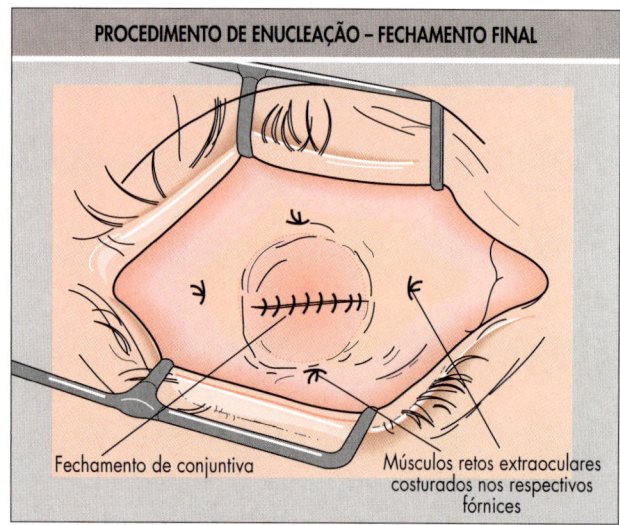

Figura 12.11.5 Cirurgia de enucleação – finalização. As suturas de Vicryl® 6-0 dos músculos retos são costuradas em seus respectivos fórnices passando-se as suturas através da fáscia e da conjuntiva de Tenon. O Tenon anterior é fechado com Vicryl® 6-0 e a conjuntiva, com uma sutura contínua de categute simples 6-0.

Esses pinos de motilidade de titânio são inseridos cirurgicamente depois de ter ocorrido um crescimento fibrovascular adequado no implante de hidroxiapatita.[17-19]

Pesquisas de cirurgiões oculoplásticos nos EUA e no Reino Unido mostraram que menos de 10% dos implantes porosos são submetidos ao procedimento para colocação do pino devido a muitas complicações. Se o pino não for colocado, um implante de silicone simples e barato com músculos diretamente ligados pode proporcionar motilidade igual com menor potencial de complicações.[20]

Evisceração

Visão global

Evisceração é a técnica cirúrgica que remove todo o conteúdo intraocular do olho, deixando intacta a concha escleral e os anexos musculares extraoculares. A cirurgia de evisceração é um procedimento mais simples do que a cirurgia de enucleação e oferece melhor preservação da anatomia orbitária[21] e motilidade natural dos tecidos da cavidade anoftálmica. Uma técnica combinada de enucleação e evisceração[22] e técnicas de evisceração modificada[23] têm sido descritas como uma alternativa, particularmente em pacientes com olho atrófico.

A evisceração é contraindicada em casos de tumores malignos intraoculares documentados ou suspeitos. Uma ultrassonografia ocular pré-operatória é obrigatória para excluir malignidade oculta. A cirurgia de evisceração pode ser mais difícil em um olho com atrofia grave ou contratura escleral ou que esteja gravemente deformado. Finalmente, a questão da potencial oftalmia simpática deve ser considerada.[24-26] A cirurgia de evisceração em um olho recentemente lesado acarreta um pequeno e definitivo risco de oftalmia simpática no olho oposto, pois alguns tecidos uveais são sempre deixados para trás nos canais esclerais.[24] Exceto nessas situações, a evisceração pode ser considerada uma alternativa à enucleação.[27,28]

Técnica cirúrgica

O procedimento começa com uma peritomia conjuntival de 360° (Figura 12.11.6). A fáscia de Tenon é separada da esclera subjacente em todos os quatro quadrantes. Uma incisão de espessura total ao redor do limbo da córnea é feita com uma lâmina de bisturi afiada e todo o botão da córnea removido. A esclera é apreendida com uma pinça, e uma espátula de ciclodiálise é usada para separar a raiz da íris e o corpo ciliar da esclera. O restante do tecido uveal é dissecado da parede escleral de volta para a fixação ao redor do nervo óptico com uma colher de evisceração (Figura 12.11.7). O conteúdo intraocular é retirado da concha escleral e submetido a exame histopatológico. Todo o tecido uveal remanescente é cuidadosamente removido da concha escleral com uma pequena cureta ou com a ponta afiada de um elevador periosteal. Cotonetes saturados com etanol a 70% podem ser usados para limpar o interior do invólucro escleral e desnaturar qualquer tecido pigmentado uveal remanescente. Cautério é aplicado se necessário para controlar o sangramento.

Um implante esférico de polimetilmetacrilato é colocado no invólucro escleral de evisceração (Figura 12.11.8). Quando a córnea é removida, é incomum colocar um implante maior que 14 a 16 mm. As bordas esclerais são fechadas com múltiplas suturas Vicryl® 6-0 interrompidas, com as bordas esclerais medial e lateral cortadas para reduzir qualquer orelha de cão (Figura 12.11.9). A conjuntiva é suavemente fechada com uma sutura de categute 6-0. Se um implante maior for desejado, é necessário realizar incisões de esclerotomia radial de relaxamento posteriormente[29] entre os músculos retos (Figura 12.11.10). Se um implante poroso for utilizado, tais aberturas de esclerotomia são necessárias para melhorar o crescimento vascular.[30]

Técnicas de evisceração de retalho multiscleral permitem a colocação segura de implantes esféricos de 18 a 20 mm na maioria dos casos.[31,32]

O curativo e o cuidado pós-operatório são como na enucleação.

Exenteração

Visão global

A cirurgia de exenteração envolve a remoção completa do globo ocular e uma remoção total ou subtotal do tecido mole orbitário retrobulbar e da maior parte ou das duas pálpebras.[33,34] A indicação mais comum para cirurgia de exenteração é para o tratamento de malignidade epitelial com invasão orbitária.[35,36] Como em muitos casos esse procedimento é feito para tumores recorrentes, a necessidade de exenteração pode ser minimizada pelo manejo primário agressivo da lesão inicial.[37]

Quando a exenteração é realizada para malignidades orbitárias, a periórbita é geralmente excisada para remover completamente todos os tecidos potencialmente envolvidos. O osso orbitário descoberto pode cicatrizar lentamente por segunda intenção, mas, na maioria das situações, a órbita exenterada é revestida com um enxerto de pele de espessura parcial no momento do procedimento. Como há potencial para tumor recorrente, é evitada a reconstrução com enxertos ou retalhos espessos e volumosos, que poderiam obscurecer a recorrência. Em situações muito selecionadas, no entanto, uma variedade de técnicas auxiliares de reconstrução pode ser útil, tais como retalhos de músculo temporal ipsilateral,[38]

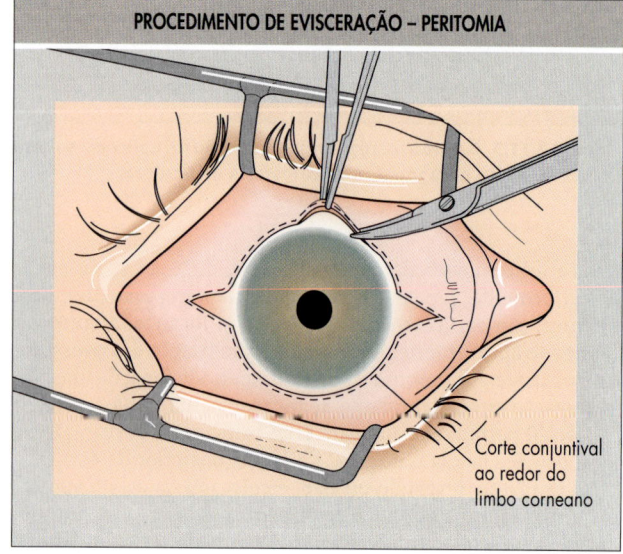

Figura 12.11.6 Procedimento de evisceração. Uma peritomia conjuntival de 360° é feita, seguida de uma completa excisão do botão da córnea.

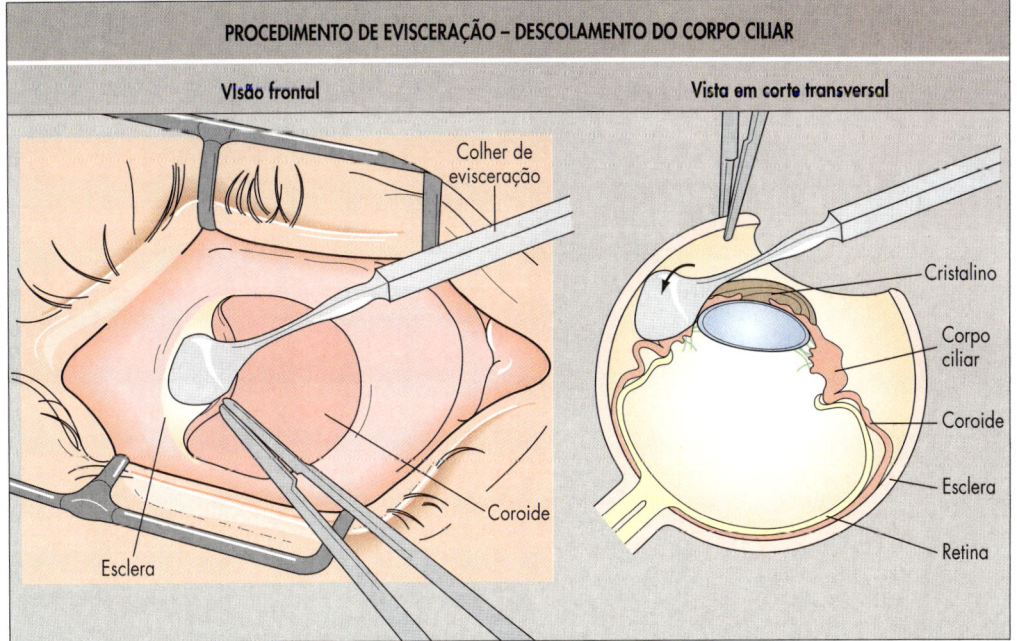

Figura 12.11.7 Uma colher de evisceração é usada para destacar de modo rombo o corpo ciliar e elevar a coroide da parede escleral.

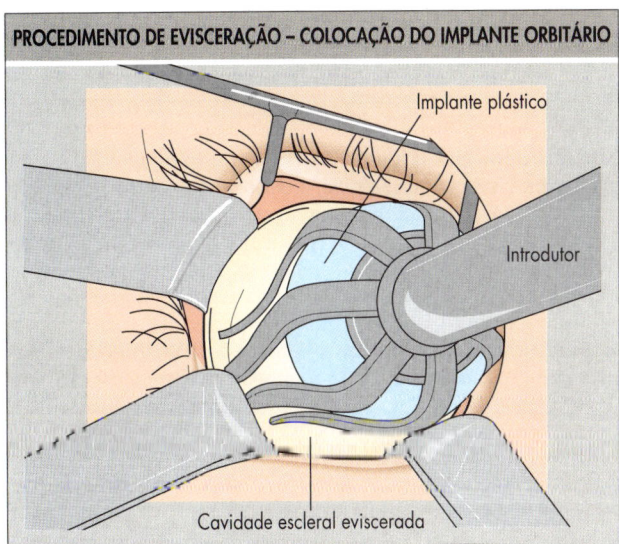

Figura 12.11.8 Um introdutor de esfera é usado para colocar o implante orbitário na cavidade escleral na evisceração.

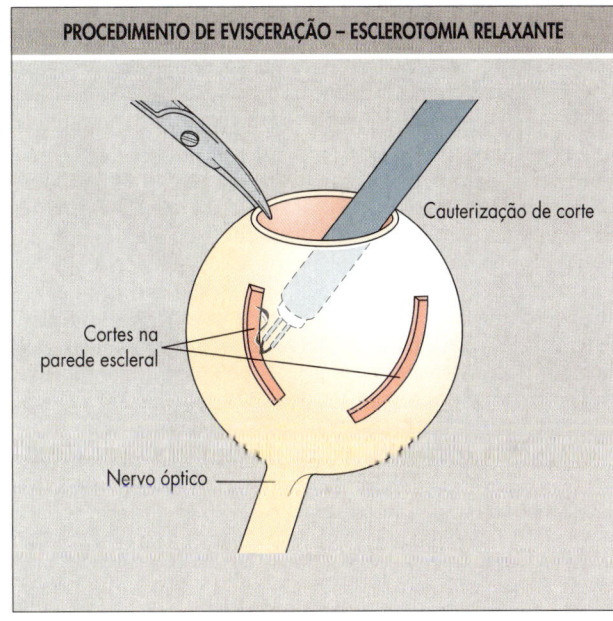

Figura 12.11.10 Cauterização monopolar é utilizada para incisões de esclerotomia relaxantes para expandir o envoltório escleral. Esta técnica de esclerotomia para ampliar o volume da cavidade escleral é "opcional" com implantes esféricos de polimetilmetacrilato. Incisões relaxantes de esclerotomia são "obrigatórias" quando as esferas de hidroxiapatita são usadas para facilitar o crescimento vascular.

enxertos de derme livre de gordura,[39] retalhos livres miocutâncos de grande dorsal,[40] retalhos de fíbula osteofasciocutânea,[41] técnicas de implantes osseointegrados[42] e outros procedimentos.[43-48]

Técnica cirúrgica

A área da incisão de exenteração proposta é marcada com margens largas adequadas, quando necessário, para os tumores, mas com a preservação do máximo de tecido mole periocular normal possível (Figura 12.11.11). Se necessário, áreas adjacentes do canto medial, têmpora ou fronte estão incluídas no local de excisão. Quando a cirurgia é necessária para um tumor conjuntival ou orbitário profundo, uma incisão subciliar ao redor das margens da pálpebra e envolvendo o canto interno preserva a pele da pálpebra e o músculo orbicular, que pode ser usado para reconstrução.[46]

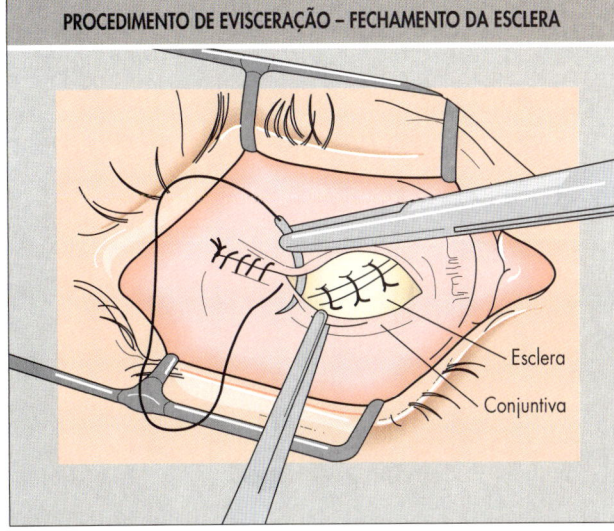

Figura 12.11.9 A abertura escleral é fechada com múltiplas suturas Vicryl® 6-0 interrompidas. A conjuntiva é subsequentemente fechada sobre a ferida escleral utilizando-se suturas de categute 6-0.

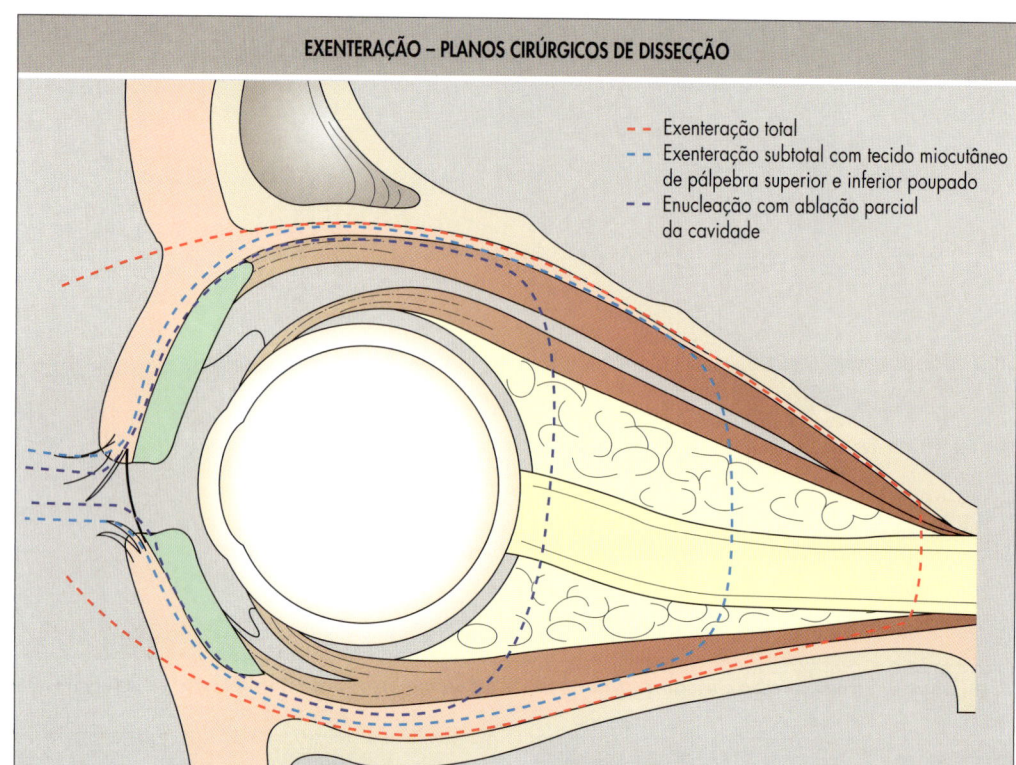

Figura 12.11.11 Corte transversal de planos cirúrgicos de dissecção para técnicas cirúrgicas de exenteração. Exenteração total, exenteração subtotal com preservação do tecido palpebral miocutâneo e enucleação com ablação parcial da cavidade.

A pele é incisada ao longo da marca, e para preservar o músculo orbicular, a dissecção é realizada em um plano suborbicular. A dissecção é realizada através de periórbita para expor a rima orbitária. Um elevador periosteal é usado para elevar o periósteo sobre a borda orbitária e periórbita das paredes orbitárias (Figura 12.11.12). Ligações firmes ao osso são encontradas no tubérculo orbitário lateral, na tróclea do oblíquo superior, no tendão do canto medial, no saco lacrimal distal ao penetrar no canal nasolacrimal ósseo, na origem do oblíquo inferior próxima à crista lacrimal posterior e nas aderências da fissura orbitária superior e inferior (Figura 12.11.13; ver Capítulo 12.2). Exceto para estes locais da resistência, a periórbita pode ser destacada muito facilmente. Medialmente, o cirurgião deve ter cuidado especial ao elevar a periórbita para evitar a penetração inadvertida da lâmina papirácea nas células aéreas do seio etmoidal, o que poderia resultar em uma fístula sino-orbitária crônica.

Superiormente, o osso orbitário superior pode ser bastante atenuado em pacientes idosos, e defeitos ósseos atróficos podem estar presentes. A cauterização monopolar no teto orbitário deve ser evitada, pois isso pode causar vazamento involuntário de

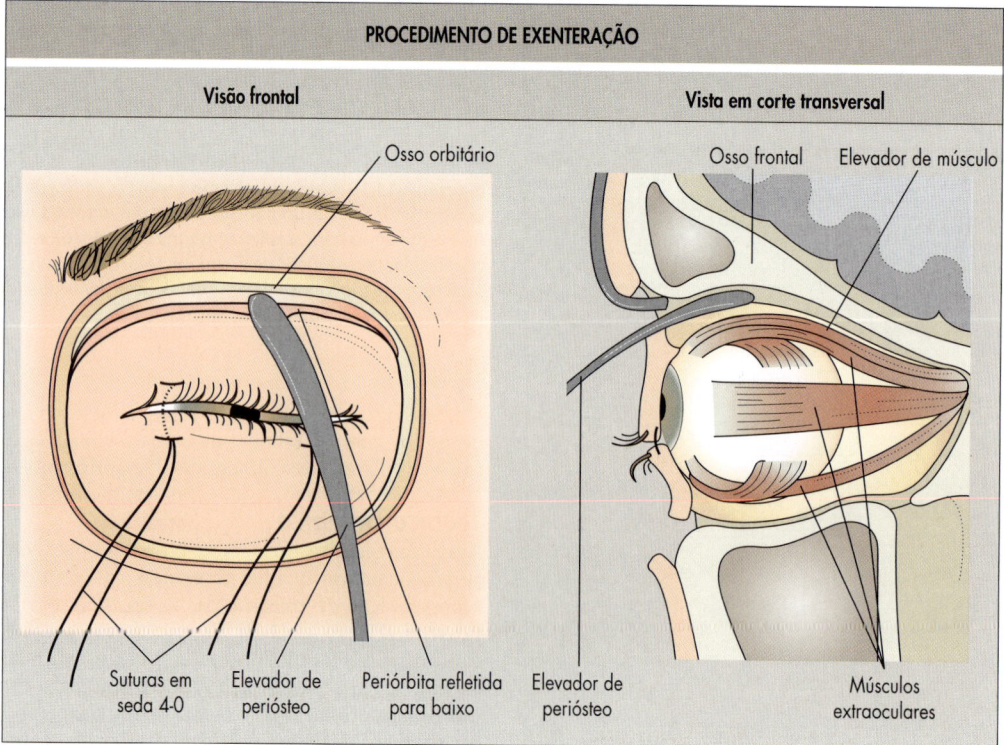

Figura 12.11.12 Procedimento de exenteração. Uma incisão cutânea de 360° é feita até o periósteo da borda orbitária. Um elevador periosteal é usado para começar a descolar a periórbita superior para baixo.

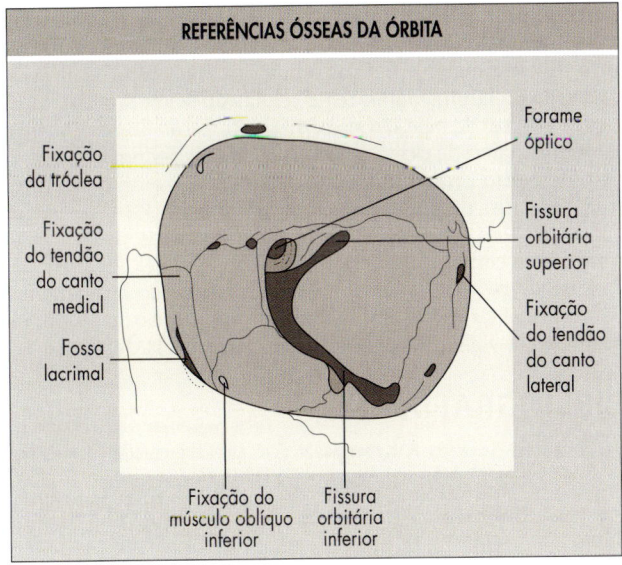

Figura 12.11.13 Órbita óssea que demonstra os locais normais de maior resistência à dissecção durante a exenteração orbitária.

líquido cefalorraquidiano.⁴⁹ Em geral, é seguro usar cautério bipolar ao longo do teto orbitário e dos tecidos orbitários profundos, sem esse risco.

O revestimento periorbitário é mobilizado ao longo de todas as paredes orbitárias em direção ao ápice orbitário. A dissecção e a mobilização dos tecidos moles devem se estender posteriormente além da extensão da invasão do tumor. Uma pinça hemostática fina e curva pode ser usada para prender os tecidos apicais, enquanto um par de tesouras Metzenbaum é usado para retirar o espécime de exenteração anterior ao grampo (Figura 12.11.14). Um laço de enucleação pode ser usado para incisar o coto apical para completar o corte do espécime de exenteração.⁵⁰ Quando necessário, a análise patológica por congelação dos tecidos do coto apical deve ser utilizada para verificar se as margens de ressecção estão livres e sem neoplasias. O osso orbitário deve ser cuidadosamente inspecionado quanto a corrosão óssea sutil ou outros sinais de erosão ou destruição óssea.

Em pacientes com neoplasias orbitárias volumosas ou maciças, a exenteração pode ser difícil, com pouco espaço para separar a periórbita. Pode ser útil aqui primeiro enuclear o globo ocular para dar espaço suficiente para o acesso aos tecidos moles apicais mais profundos sob boa visualização.

Na maioria dos pacientes, a órbita será revestida com um enxerto de pele de espessura parcial da superfície anterior da coxa. Geralmente é preferível expandir o enxerto de pele em uma malha. Múltiplas suturas interrompidas de Vicryl® 6-0 fixam todas as bordas residuais da pele do hospedeiro ao enxerto de pele em malha. O enxerto é tamponado dentro da órbita com um curativo de Telfa™ e embalagem de gaze Xeroform sob pressão.

Se a pálpebra superior e a pele e o músculo da pálpebra inferior estiverem preservados, pode ser possível, em pacientes idosos com pele palpebral solta, simplesmente suturar as bordas da pele e colocar uma compressa de pressão para tamponar as bordas miocutâneas contra o osso nu. Em casos selecionados, a cavidade pode se cicatrizar por granulação.⁵¹

Cuidados pós-operatórios

O curativo compressivo deve permanecer no local por aproximadamente 5 a 7 dias. Após a remoção do curativo, o paciente pode usar lavagens suaves de peróxido de hidrogênio para limpar a cavidade. Em geral, essas órbitas curam melhor quando deixadas abertas para o ar, de modo que os pacientes só devem usar um adesivo quando saem em público. O cirurgião deve permanecer vigilante quanto à possibilidade de infecção do enxerto de pele, principalmente por *Pseudomonas*, *Staphylococcus* ou *Streptococcus*. Antibióticos sistêmicos podem ser necessários se essas infecções surgirem. Em alguns pacientes, a órbita exenterada retém áreas crônicas, úmidas e ulceradas, misturadas com áreas de epiderme queratinizada saudável. O uso de um secador de cabelo manual suave pode ajudar a "curar" essas áreas de cicatrização mais lenta.

Uma prótese palpebral combinada pode ser feita por um anaplastologista. Muitos pacientes com exenteração preferem simplesmente usar um adesivo preto.

COMPLICAÇÕES

Evisceração

A infecção pós-operatória é sempre motivo de preocupação quando a cirurgia de evisceração é realizada no contexto de endoftalmite ou panoftalmite. O uso de antibióticos sistêmicos

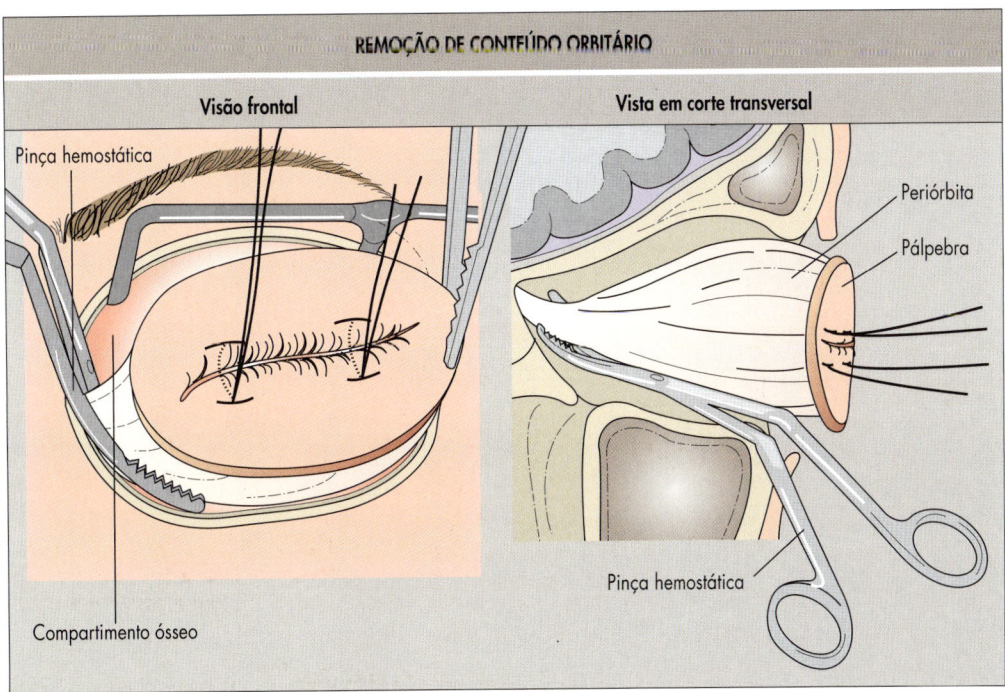

Figura 12.11.14 Periórbita foi elevada 360°. A tração para a frente é aplicada ao conteúdo orbitário quando uma pinça hemostática é usada para prender os tecidos orbitários apicais.

de amplo espectro costuma minimizar esse risco, e o cirurgião geralmente pode usar um implante orbitário primário. A extrusão pós-operatória do implante orbitário é uma complicação da cirurgia de evisceração que pode estar relacionada ao encurtamento da concha escleral pós-operatória, à cicatrização deficiente das bordas esclerais ou à seleção inadequada do tamanho do implante orbitário. A dor pós-operatória é mais comum quando a córnea é retida.

Enucleação

A exposição do implante orbitário[52] ou a extrusão é outra complicação da cirurgia de enucleação.[14,53] Atenção meticulosa ao fechamento da ferida fáscia da Tenon e a seleção adequada do tamanho do implante são princípios importantes para evitar esse resultado. O risco de extrusão de implantes é aumentado com o tratamento prévio de irradiação do olho e da órbita, lesões traumáticas graves no olho e órbita e infecções oculares e orbitários graves. A técnica cirúrgica cuidadosa é muito importante em casos envolvendo implante de esfera secundários após cirurgia de enucleação (ou evisceração).[54] Os implantes orbitários secundários carregam uma taxa de complicação muito maior (p. ex., extrusão ou migração de implantes) do que os implantes orbitários primários.[55] As complicações em longo prazo da cavidade anoftálmica são numerosas, incluindo deficiência generalizada de volume da cavidade anoftálmica, frouxidão da pálpebra inferior com suporte deficiente da prótese, migração do implante orbitário, ptose da pálpebra superior, conjuntivite crônica e secreção mucoide. Implantes orbitários integrados (p. ex., hidroxiapatita) com pinos de motilidade têm altas taxas de complicação, incluindo a formação de granuloma piogênico ao redor do pino e secreções crônicas de cavidades anoftálmicas.

Exenteração

A cirurgia de exenteração acarreta o risco de perda sanguínea grave. É importante no período pré-operatório descontinuar o uso de ácido acetilsalicílico e de todos os outros medicamentos que possam afetar adversamente a coagulação do sangue.

Outras complicações exclusivas da cirurgia de exenteração incluem o vazamento de líquido cefalorraquidiano via lesão do teto orbitário da dura-máter e fístulas sino-orbitárias crônicas através da região da lâmina papirácea e células do seio etmoidal.[32] Os enxertos livres de pele são suscetíveis à infecção durante as primeiras semanas de cicatrização. Os pacientes podem necessitar de tratamento com antibióticos sistêmicos de amplo espectro para cobertura de *Staphylococcus*, *Streptococcus*, *Pseudomonas* e outras bactérias. A administração de antibióticos sistêmicos é combinada com a manutenção da higiene tópica vigorosa do enxerto de pele de espessura parcial, utilizando lavagens de peróxido de hidrogênio. Em longo prazo, o cirurgião deve sempre permanecer vigilante para a possível recorrência do tumor.

BIBLIOGRAFIA

Ben Simon GJ, Schwarcz RM, Douglas R, et al. Orbital exenteration: one size does not fit all. Am J Ophthalmol 2005;139:11–17.

Chalasani R, Poole-Warren L, Conway RM, et al. Porous orbital implants in enucleation: a systematic review. Surv Ophthalmol 2007;52:145–55.

Custer PL, McCaffery S. Complications of sclera-covered enucleation implants. Ophthalmic Plast Reconstr Surg 2006;22:269–73.

Custer PL, Trinkaus KM. Porous implant exposure: incidence, management, and morbidity. Ophthal Plast Reconstr Surg 2007;213:1–7.

Levin PS, Dutton JJ. A 20-year series of orbital exenteration. Am J Ophthalmol 1991;112:496–501.

Migliori ME. Enucleation versus evisceration. Curr Opin Ophthalmol 2002;13:298–302.

Migliori ME, Putterman AM. The doomed dermis-fat graft orbital implant. Ophthal Plast Reconstr Surg 1991;7:23–30.

Shields JA, Shields CL, Suvarnamani C. Orbital exenteration with eyelid sparing: indications, techniques, and results. Ophthalmic Surg 1991;22:292–7.

Shore JW, Burks R, Leone CR Jr, et al. Dermis-fat graft for orbital reconstruction after subtotal exenteration. Am J Ophthalmol 1986;102:228–36.

Soares JP, França VP. Evisceration and enucleation. Semin Ophthalmol 2010;25:94–7.

Wells TS, Harris GJ. Direct fixation of muscles to a silicone sphere: a cost-sensitive, low-risk enucleation procedure. Ophthal Plast Reconstr Surg 2011;27:364–7.

As referências completas estão disponíveis no **GEN-io**.

PARTE 12 ÓRBITA E OCULOPLÁSTICA

SEÇÃO 3 Órbita e Glândula Lacrimal

Sistema de Drenagem Lacrimal

12.12

Jeffrey J. Hurwitz e Jane M. Olver

Definição: O sistema de eliminação de lágrimas do olho consiste em ponto lacrimal, canalículo, saco lacrimal e ducto nasolacrimal. As pálpebras também formam uma bomba lacrimal fisiológica.

Características principais
- O músculo orbicular e as pálpebras atuam como uma bomba lacrimal para drenagem de lágrimas
- O sistema de drenagem é composto por ponto lacrimal, canalículo, saco lacrimal e ducto lacrimal
- Mau posicionamento da pálpebra ou mau funcionamento resultam em epífora
- Estenose ou oclusão resultam em epífora
- O teste clínico identifica o local da obstrução.

Características associadas
- A obstrução congênita é geralmente causada por uma membrana não perfurada na extremidade nasal do ducto lacrimal (válvula de Hasner)
- Obstrução adquirida pode resultar de fibrose crônica do ducto, trauma ou cirurgia nasal ou sinusal prévia
- A correção da obstrução congênita é normalmente obtida com um procedimento simples de sondagem
- Para obstruções adquiridas, geralmente é necessária uma dacriocistorrinostomia para resolução permanente
- A posição da pálpebra, a frouxidão e o mau funcionamento devem ser avaliados.

INTRODUÇÃO

Em circunstâncias normais, as lágrimas secretadas devem ser iguais às eliminadas, de modo que não ocorra um olho seco nem sintomas de um olho lacrimejante. O lacrimejamento (olho lacrimejante) pode ser causado por hipersecreção de lágrimas ou diminuição da eliminação, chamada epífora (Tabela 12.12.1). A hipersecreção pode resultar de uma produção aumentada de lágrimas pela estimulação da via neurofisiológica central ou como um reflexo local. A eliminação diminuída é causada pela passagem reduzida de lágrimas para dentro ou através do sistema de drenagem lacrimal, como resultado de mau funcionamento ou malposição das pálpebras, ou estenose/obstrução da saída de fluxo. A causa do rompimento pode ser estimada pelos sintomas clínicos e confirmada por sinais clínicos e testes.

ANATOMIA E FISIOLOGIA

As lágrimas são secretadas pela glândula lacrimal, com um volume de 24 horas de aproximadamente 10 mℓ.[1] Ao piscar, a abertura palpebral fecha de lateral para medial, e as lágrimas são bombeadas ao longo das tiras rasgadas marginais das pálpebras superior e inferior em direção ao lago lacrimal no canto interno do olho. No estado de repouso normal, a maioria das lágrimas é perdida por evaporação e apenas um pequeno volume passa pela via nasolacrimal.

As lágrimas passam do lago lacrimal para os canalículos através do ponto lacrimal, principalmente por capilaridade. É importante que o ponto de cada pálpebra entre em contato com a pálpebra oposta no fechamento e, desse modo, fique ocluída de forma fisiológica. Quando as pálpebras se separam, a capilaridade atrai as lágrimas para dentro dos canalículos vazios. As lágrimas, em seguida, fluem para o canalículo comum e o saco lacrimal por uma combinação de fatores:

- Mudança no calibre dessas passagens
- Mudança na pressão dentro das passagens canaliculares
- Função de bombeamento (bomba lacrimal) do músculo orbicular que envolve as vias.

As lágrimas fluem para o meato inferior do nariz através do efeito da bomba lacrimal, a gravidade e, em menor grau, a pressão muda dentro do nariz devido à respiração. Válvulas dentro do sistema de drenagem permitem apenas um fluxo unidirecional de lágrimas.

AVALIAÇÃO DA EPÍFORA

História clínica

A história dos sintomas associados ao lacrimejamento é importante. A obstrução do fluxo é tipicamente pior de manhã, em ambientes externos ou no frio. As lágrimas geralmente drenam medialmente ao *tear trough* (goteira lacrimal).

Dor próximo ao nariz sugere dacriocistite, mas a dor no olho pode ser decorrente de corpos estranhos, ceratite, erosão corneana recorrente, irite ou glaucoma. Prurido sugere problema alérgico, em vez de obstrução lacrimal. Ardor e queimação nos olhos associadas à lacrimejamento sugerem um problema na margem da pálpebra e no filme lacrimal, como ocorre na

TABELA 12.12.1 Causas de lacrimejamento.

Lacrimejamento (hipersecreção)	Epífora (diminuição da eliminação de lágrimas)	
	Fatores anatômicos	Disfunção fisiológica
Blefarite anterior e disfunção da glândula meibomiana Corpos estranhos da córnea Irritação da córnea com manchas secas Inflamação da superfície ocular Erros de refração Disfunção tireoidiana	Estruturas ou obstruções dos pontos lacrimais, canaliculares ou nasolacrimais Corpos estranhos (p. ex., pedras lacrimais) Tumores extrínsecos ou intrínsecos	Fraqueza muscular orbicular Malposição das pálpebras Obstrução nasal com via lacrimal normal

blefarite e na disfunção da glândula meibomiana, ceratite seca ou doença ocular tireoidiana.

É importante uma história de medicação tópica, como o iodeto de ecotiofato (iodeto de fosfolina), epinefrina (adrenalina) ou gotas de pilocarpina, pois podem produzir obstrução lacrimal. Quimioterapia como 5 fluoruracila (5-FU) e radioterapia podem causar obstrução nos canalículos. A terapia fotodinâmica também tem sido associada à estenose canalicular.

Exame físico

Pálpebras

Tônus muscular orbicular deficiente e redução da disfunção da bomba lacrimal pode ser inferida se a pálpebra puder ser puxada mais de 8 mm para longe do globo, se houver diminuição do *snap-back* ou se houver ectrópio franco ou síndrome da pálpebra frouxa. Os pontos lacrimais normalmente devem ser direcionados para trás no lago lacrimal para captar as lágrimas. Lesões de carúncula, como megacarúncula, podem interferir na drenagem das lágrimas. Blefarite e disfunção das glândulas meibomianas com olhos secos podem causar secreção excessiva de lágrimas. É importante detectar e corrigir qualquer malposição ou frouxidão palpebral e tratar doenças da margem palpebral para reduzir o lacrimejamento antes de se pensar em cirurgia lacrimal.

Ducto lacrimal

Assimetria facial pode sugerir bloqueio anatômico congênito ou traumático do ducto nasolacrimal. Qualquer massa no canto interno do olho deve ser palpada para determinar se é mole (indicando muco) ou firme (sugerindo um possível tumor) e se é compressível ou não. Sinais orbitários como proptose, deslocamento do globo ocular, diplopia e ptose podem indicar que a lesão lacrimal envolve a órbita ou vice-versa.

Nariz

O exame nasal endoscópico é uma parte essencial de toda avaliação lacrimal. As condições nasais e sinusais, que variam de infecções e inflamações a tumores, podem resultar em epífora. Doença sinusal coexistente frequentemente causa inflamação crônica e estreitamento do ducto nasolacrimal. Os sintomas incluem anosmia (perda do olfato), epistaxe, anestesia ao redor do teto do nariz e obstrução nasal, que pode ocorrer com tumor intranasal.

Testes de diagnóstico clínico

Testes lacrimais

Testes de corante

O menisco lacrimal pode estar aumentado com fluoresceína a 2% instilada no fórnice conjuntival, além de mostrar retardo no desaparecimento.

O teste de retenção de corante com fluoresceína é um teste fisiológico em que o filme lacrimal corado com fluoresceína é visível contrastando com o branco da esclera após 3 a 5 minutos, quando há estreitamento ou obstrução do fluxo de escoamento. Muitas vezes, as lágrimas transbordam medialmente na obstrução do fluxo lacrimal e lateralmente, quando há uma causa palpebral, por exemplo, causada pelo excesso de pele excedente da pálpebra superior.

Testes de drenagem

Irrigação lacrimal

Monta-se uma seringa, uma cânula de irrigação lacrimal de calibre 27, que é passada pelo ponto lacrimal e avançada através do canalículo até a parede medial da fossa do saco lacrimal (ver Capítulo 12.2). Durante a sua passagem, o examinador pode sentir se há um pequeno estalo na entrada do canalículo comum no saco que é consistente com uma obstrução membranosa. Se houver um bloqueio completo que afete o canalículo comum, uma parada suave *(soft stop)* é sentida quando a cânula não atinge o osso. Se a cânula atingir o osso, chamado parada dura *(hard stop)*, a obstrução provavelmente está no saco ou no ducto. O procedimento deve ser delicado, pois a parede medial do saco pode ser sensível, especialmente quando há alguma inflamação do saco. Se houver uma dacriocistite óbvia ou uma mucocele não expressível, deve-se evitar irrigação além do canalículo, pois será muito dolorosa para o paciente.

A irrigação é feita com água ou solução salina através da cânula. Se o fluido passar para o nariz sem refluxo, o sistema é totalmente patente. Se o fluido passar para o nariz com resistência e refluxo, o sistema é anatomicamente patente, mas fisiologicamente estenótico (parcialmente ocluído). Se nenhum fluido passar para o nariz, mas tudo voltar através dos pontos lacrimais, estará presente a obstrução completa do ducto nasolacrimal.

Teste de corante de fluoresceína de Jones

Os testes originais Jones I e II[5] são agora raramente usados. Em vez disso, se prefere o teste de Jones endoscópico.[6]

Uma gota de fluoresceína é colocada no fundo de saco conjuntival. O nariz é examinado usando o endoscópio rígido nasal de Hopkins (4 mm) após 3 minutos para determinar se o corante passou espontaneamente através do sistema lacrimal, o que indica que é funcionalmente patente. O endoscópio é direcionado ao meato inferior após o descongestionamento nasal para encolher a mucosa do meato inferior.

Na segunda parte do teste, a cânula é colocada no saco e o sistema é irrigado. Qualquer fluido que passe para o nariz durante a irrigação será visto posteriormente com o endoscópio nasal. Se nenhuma fluoresceína for visualizada, isso sugere que ela não passou para o saco durante o teste inicial de fluoresceína, então o problema é provável no sistema superior (canalicular). Se a fluoresceína estiver presente, isso indica que ela alcançou o saco durante o teste inicial e que o sistema superior é provavelmente normal, significando que o problema está no sistema inferior (saco, ducto). Embora o teste de Jones endoscópico seja útil, ele é interpretado juntamente com o menisco lacrimal, o teste de retenção de corante da fluoresceína e outros exames e investigações radiológicas, como a cintigrafia lacrimal (imagem nuclear) e a dacriocistografia.

Os testes ajudam a apontar para o diagnóstico e a localização do estreitamento ou obstrução e, portanto, ajudam no planejamento cirúrgico.

Endoscopia

A endoscopia nasal utilizando um telescópio rígido é útil para observar a anatomia da abertura do ducto lacrimal nasal no meato inferior e para diagnosticar qualquer doença dentro do próprio nariz (Figura 12.12.1). Se uma operação de drenagem lacrimal

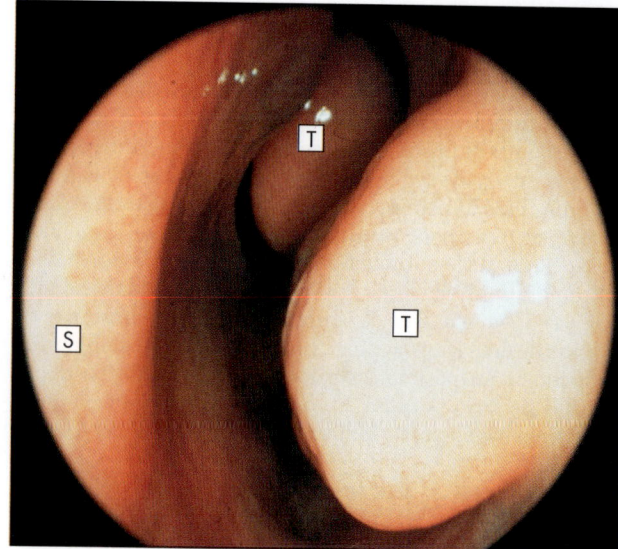

Figura 12.12.1 Endoscopia. A visão endoscópica do nariz demonstra o septo nasal (S), a parede lateral e os cornetos (T, *turbinates*).

for contemplada, o endoscópio é o melhor método para avaliar o futuro local da cirurgia. Se o lacrimejamento persistir após a cirurgia lacrimal, é útil visualizar o tamanho e a localização da abertura prévia da dacriocistorrinostomia (DCR) usando um endoscópio para determinar se a abertura está obstruída por tecido fibroso, pólipos, granuloma ou corpos estranhos.

Diagnóstico por imagem

Escaneamento lacrimal nuclear

Também chamado cintigrafia lacrimal nuclear, esse é um teste fisiológico da função lacrimal. Não demonstra estruturas anatômicas, mas pode ajudar a localizar se há obstrução palpebral, do ponto, pré ou pós-saco lacrimal. Coloca-se uma gota de pertecnetato de tecnécio-99m na fenda palpebral e utiliza-se um colimador (abertura pequena) de uma câmara gama para registar o seu trânsito para o nariz. O exame lacrimal pode ajudar a determinar a extensão do atraso do ponto de vista fisiológico ou funcional (Figura 12.12.2).

Dacriocistografia

A dacriocistografia (DCG) é extremamente útil para determinar o local anatômico exato da obstrução ou estenose dentro do sistema (Figuras 12.12.3 e 12.12.4) e para visualizar qualquer deflexão das passagens por doenças das estruturas circundantes (Figura 12.12.5; Boxe 12.12.1). A injeção de um material de contraste solúvel em água (dacriocistografia por subtração digital)[7] através de um cateter demonstra as vias de drenagem lacrimal e delineia quaisquer anormalidades anatômicas. Este teste não avalia a função fisiológica.

Tomografia computadorizada

A tomografia computadorizada (TC) de alta resolução nos planos axial e coronal é um estudo anatômico útil para avaliar os pacientes que apresentam doenças nas estruturas adjacentes às vias de drenagem nasolacrimal (Figura 12.12.6).[8] A injeção do canalículo com contraste fornece visualização simultânea do sistema de drenagem lacrimal (TC-DCG).[9]

> **BOXE 12.12.1 Usos da dacriocistografia.**
> - Obstrução completa onde o local do bloqueio (canalicular vs. saco) não pode ser determinado clinicamente
> - Obstrução incompleta onde a área de estenose não pode ser localizada em testes clínicos
> - Em casos de suspeita de tumores do saco lacrimal, visualizar um defeito de enchimento
> - Na doença anexial, para compressão de imagem ou deflexão do saco ou ducto

OBSTRUÇÕES DO SACO E DO DUCTO LACRIMAL

Obstrução congênita

A obstrução nasolacrimal congênita é decorrente de uma membrana imperfurada na valva de Hasner no meato inferior, que geralmente se abre espontaneamente no momento do nascimento. Às vezes, isso pode persistir na vida adulta. Se a resolução espontânea não ocorrer até a idade de 1 ano, o paciente pode ser tratado por sondagem através da membrana. Sondagem e irrigação são frequentemente monitoradas por via endonasal usando o endoscópio rígido porque pode haver um cisto intranasal no meato inferior que requer abertura e drenagem. Com o aumento da idade e após as tentativas anteriores, a probabilidade de ter que tratar a obstrução com um DCR aumenta.

Obstrução adquirida

Obstruções adquiridas do saco e do ducto podem ser classificadas como obstruções inespecíficas (idiopáticas) e obstruções específicas.

Obstrução adquirida inespecífica

Linberg e McCormick[10] propuseram a teoria da progressão de inflamação inicial do ducto nasolacrimal para uma fase intermediária de depois para um estágio tardio de fibrose. A fase inicial é caracterizada por congestão vascular, infiltração linfocitária e edema. Essas alterações tendem a ocorrer na porção superior do ducto nasolacrimal, logo abaixo do ponto em que o saco passa pelo ducto intraósseo nasolacrimal.

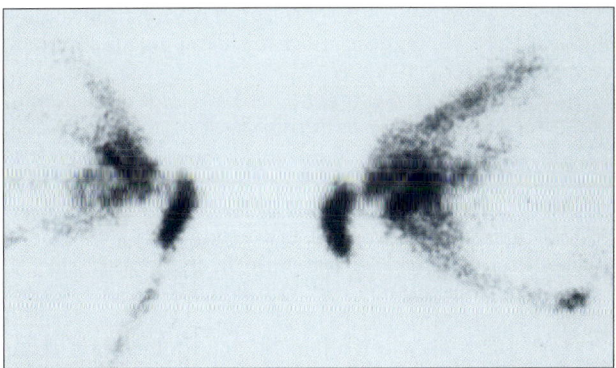

Figura 12.12.2 Varredura lacrimal. Obstrução completa no lado esquerdo e estenose no lado direito.

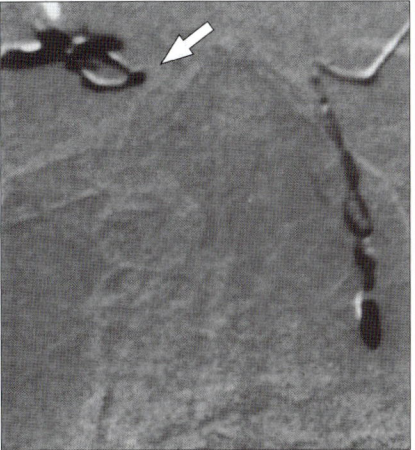

Figura 12.12.3 Dacriocistograma. Obstrução completa das vias de drenagem lacrimal ao nível canalicular comum medial do lado direito.

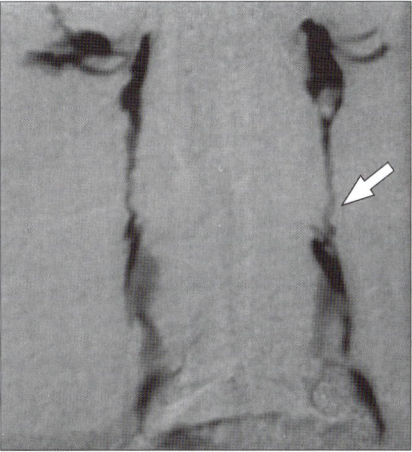

Figura 12.12.4 Dacriocistograma. A estenose na junção sacoductal é maior no lado esquerdo do que no direito.

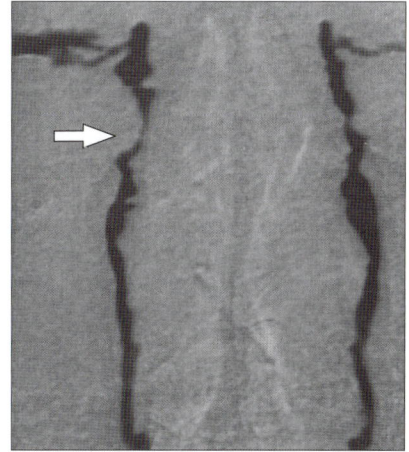

Figura 12.12.5 Dacriocistograma. A deflexão medial do material de contraste dentro do saco direito indica cálculos saculares.

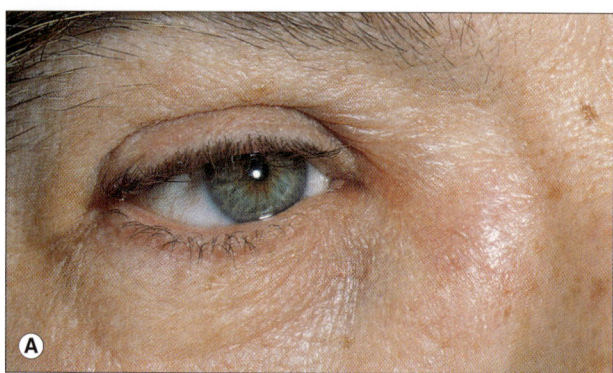

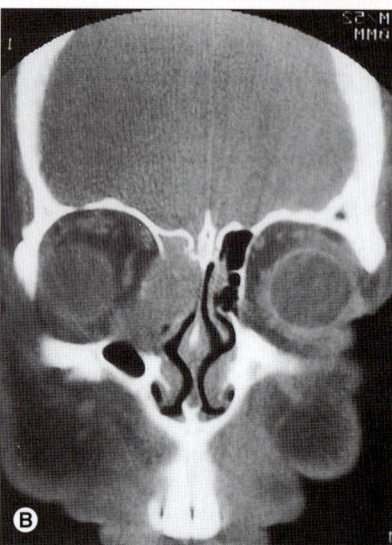

Figura 12.12.6 Lacrimejamento secundário à neoplasia. A. Paciente com lacrimejamento do lado direito e massa no canto interno do olho. O sistema foi totalmente patente na irrigação. **B.** A tomografia computadorizada nesta paciente demonstra um plasmocitoma da órbita etmoidal com compressão do saco lacrimal.

Isso ocorre mais comumente em pacientes idosos. É mais comum em mulheres que em homens. Também tem sido sugerido que é mais comum em pessoas de níveis socioeconômicos mais baixos.[11] As condições inflamatórias que afetam a mucosa no meato inferior do nariz também podem envolver a mucosa respiratória da porção inferior do ducto nasolacrimal, levando à obstrução.

Obstrução adquirida específica

Causas específicas da obstrução do sistema de drenagem nasolacrimal incluem doenças inflamatórias, como sarcoidose e granulomatose de Wegener, que afetam o revestimento mucoso do nariz, ducto e saco.[12] A sarcoidose é frequentemente tratada com corticosteroides sistêmicos antes que uma DCR se torne necessária, e a de Wegener é tratada com dacriocistectomia e remoção de toda a mucosa envolvida ou com DCR completa, pois geralmente têm secreção crônica de mucocele ou dacriocistite.

Infecção, trauma, lesão cirúrgica e corpos estranhos, como silicone ou cílios retidos, também podem causar obstrução.[12] Deve-se suspeitar de cálculos ou tumor lacrimal em pessoas com idade entre 30 e 45 anos com lacrimejamento unilateral. No entanto, as neoplasias primárias do saco lacrimal e do ducto ou tumores secundários que surgem nos seios adjacentes são causas raras de obstrução (Boxe 12.12.2).

Dacriocistite

A dacriocistite é aguda, subaguda ou crônica. Pode ser localizada no saco, estender-se para incluir uma pericistite ou progredir para celulite orbitária anterior. Muito raramente, causa celulite orbitária posterior com proptose e limitação

> **BOXE 12.12.2 Causas específicas da obstrução da via nasolacrimal adquirida.**
>
> **Doenças inflamatórias**
> - Sarcoidose
> - Granulomatose de Wegener
>
> **Infecções**
> - *Staphylococcus*
> - *Actinomyces*
> - *Streptococcus*
> - *Pseudomonas*
> - Mononucleose infecciosa
> - Papilomavírus humano
> - Ascaridíase
> - Hanseníase
> - Tuberculose
>
> **Trauma e pós-cirúrgico**
> - Fraturas nasoetmoidais
> - Cirurgia nasal e endoscópica dos seios
> - Rinoplastia
> - Descompressão orbitária
>
> **Neoplasias**
> - Tumores primários do saco lacrimal
> - Papilomas benignos
> - Carcinoma espinocelular e basocelular
> - Carcinoma de células transicionais
> - Histiocitoma fibroso
> - Granuloma da linha média
> - Linfoma

muscular. Quando a dacriocistite é localizada no saco, ocorre um inchaço doloroso palpável no canto interno do olho (Figura 12.12.7) e a obstrução está presente na junção do saco e ducto nasolacrimal. Quando a infecção se desenvolve, a expansão lateral do saco nasolacrimal tende a empurrar o canalículo comum e produzir uma dobra dentro dele, com o resultado de que o saco não é mais redutível, chamado inexpressível. Aproximadamente 40% dos ataques iniciais não se repetem, mas nos outros 60% dos pacientes, ocorrem ataques repetidos. A dacriocistite crônica pode ser o estágio final da dacriocistite aguda ou subaguda, mas pode se apresentar inicialmente como uma causa subclínica infecciosa de obstrução do ducto nasolacrimal. Um organismo comum envolvido é o *Staphylococcus aureus*. Em alguns casos, especialmente em mulheres jovens, podem desenvolver-se cálculos que levam a ataques intermitentes de dacriocistite, denominada síndrome de retenção dacriocística aguda.

Na dacriocistite com pericistite, a infiltração de detritos infectados ocorre através do revestimento mucoso da parede do saco, e a infecção ao redor do saco está presente. A infecção pode se espalhar para a órbita anterior e produzir uma enorme quantidade de edema palpebral (Figura 12.12.8). Se a infecção prosseguir posteriormente ao septo orbital, uma celulite orbital verdadeira pode ocorrer, resultando em proptose ou deslocamento global, defeito pupilar persistente, distúrbio de motilidade, neuropatia óptica e até mesmo cegueira.

O tratamento é clínico (antibiótico sistêmico) e cirúrgico. O alívio cirúrgico temporário é obtido drenando a dacriocistite pela pele e esvaziando a cavidade. Cada vez mais cirurgiões realizam drenagem interna endoscópica endonasal precoce.

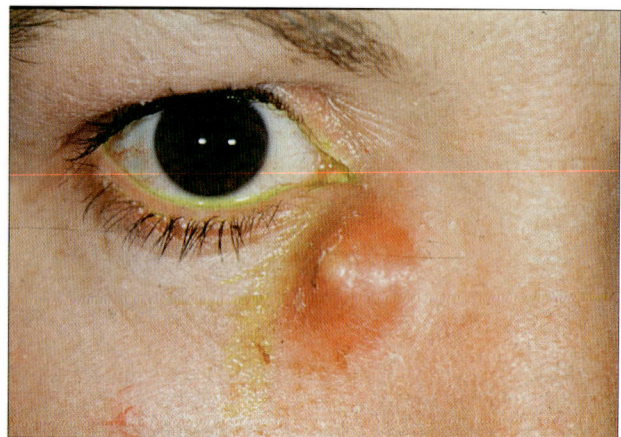

Figura 12.12.7 Paciente com dacriocistite localizada no saco lacrimal.

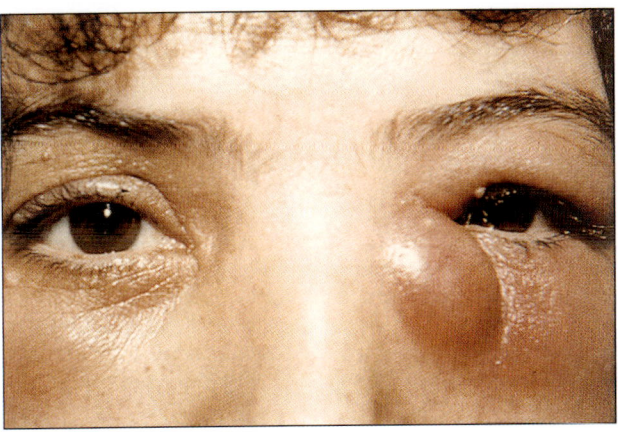

Figura 12.12.8 Paciente com dacriocistite e celulite orbitária. A mobilidade ocular é limitada, indicando infecção posterior ao septo orbitário.

TRATAMENTO DE OBSTRUÇÃO DO SACO E DO DUCTO LACRIMAL

Obstrução nasolacrimal congênita

Mais de 90% dos pacientes com obstrução nasolacrimal congênita sofrem resolução espontânea com 1 ano de vida.[13] Portanto, exceto sob circunstâncias extremas, a sondagem inicial deve ser adiada até essa idade. Amnioceles congênitas geralmente se resolvem por conta própria e raramente requerem sondagem. O inchaço persistente no canto medial pode representar um ducto nasolacrimal alargado e um cisto do meato inferior dilatado que requer a marsupialização endoscópica.

As pesquisas são realizadas mais facilmente com a criança sob anestesia geral. A sonda é passada para o canalículo inferior com a pálpebra esticada lateralmente. A sonda é avançada para o osso lacrimal. É girada após a angulação de 90° e avançada inferiormente até perfurar a membrana na extremidade inferior do ducto nasolacrimal. A irrigação com solução salina e fluoresceína é introduzida para verificar se ela passa para o meato inferior, ou se pode obter contato metal-metal inserindo uma sonda no nariz. A taxa de sucesso de sondagem é maior que 90%. Se houver falha, no entanto, deve-se esperar 3 meses antes de fazer outro procedimento, durante o qual a maioria dos casos de sondagem aparentemente com falha é resolvida espontaneamente. O monitoramento endoscópico da irrigação e sondagem é recomendado para os segundos procedimentos, pois a sonda pode ter permanecido na parede lateral ou no meato inferior ou meramente ter perfurado originalmente um pequeno orifício na membrana ou no cisto. A visão direta do meato inferior permite uma drenagem completa.

Se a sondagem de repetição não for fácil, os tubos de Silastic devem ser colocados e deixados por pelo menos 3 meses (preferencialmente 6 meses). Se esses tubos falharem e a criança ainda estiver lacrimejando, DCR será realizada em uma data posterior.

Obstrução nasolacrimal adquirida

Estenose e obstrução do ducto nasolacrimal progressiva, silenciosa, é tratada por DCR.

Após um ataque de dacriocistite, os sintomas podem desaparecer espontaneamente. Caso contrário, e a irrigação demonstrar um bloqueio persistente, é indicada a DCR.

Na presença de dacriocistite aguda ou crônica, deve-se primeiro tratar a infecção com um agente antiestafilocócico como a oxacilina oral. Se a celulite orbitária pós-septal estiver presente, uma TC é obtida para descartar um abscesso orbital, e antibióticos intravenosos são usados. Se a infecção não se resolver e a perfuração for iminente, será realizada uma dacriocistotomia (drenagem externa) ou uma DCR endonasal endoscópica precoce.

Para a dacriocistotomia, após a lidocaína ser injetada, uma incisão cruzada é feita diretamente sobre o saco lacrimal e os fragmentos dentro do saco são aspirados e curetados. A aspiração transcutânea do conteúdo do saco para cultura pode ser feita com uma agulha nº 22 ou com uma seringa de 1 mℓ.

O tratamento definitivo da obstrução completa com dacriocistite é a DCR.[14,15]

Dacriocistorrinostomia

A DCR é uma operação em que o saco lacrimal é drenado para o nariz por meio de um conduto de derivação chamado óstio ou rinostomia, pois é feita uma abertura na fossa lacrimal e no processo ascendente da maxila, que é revestida com saco lacrimal e mucosa nasal.[16] O procedimento transcutâneo clássico de Toti[17] sofreu muitas modificações menores, mas a operação básica resistiu ao teste do tempo e tem alta taxa de sucesso de 93 a 95%.[18] Pode ser realizado com o paciente sob anestesia geral ou local.[19] Em ambos os casos, o nariz é anestesiado e descongestionado antes da cirurgia.

O procedimento é bem descrito em outras referências.[20,21] Uma incisão tão pequena quanto 8 mm é feita no lado do nariz abaixo do tendão do canto medial ou no *tear trough* (goteira lacrimal), e a dissecção é levada até o osso. O periósteo é refletido da crista lacrimal anterior para revelar a fossa do saco lacrimal. O saco é então refletido lateralmente.

Através de um instrumento rombo como um elevador periostal Traquair, penetra-se em um espaço entre a linha de sutura do osso lacrimal e o processo frontal da maxila. Osteótomos de Kerrison são usados para remover o osso entre a fossa e o nariz e criar uma abertura grande o suficiente para anastomosar o saco e a mucosa nasal. Os retalhos são criados na parede do saco medial e na mucosa nasal adjacente. Os retalhos posteriores e depois os retalhos anteriores do saco e da mucosa nasal são suturados para formar uma abertura revestida de mucosa através do óstio (Figura 12.12.9). Células etmoidais anteriores (*Agger nasi*) podem ser removidas e turbinectomia anterior parcial realizada de forma adjuvante. Tubos de silicone geralmente não são necessários, mas, se desejado, podem ser colocados neste momento e deixados por 2 a 4 semanas. No entanto, estudos recentes mostraram que os *stents* de silicone não apresentam aumento significativo na taxa de sucesso.[22]

De fato, as complicações do silicone incluem a lesão em cortador de queijo, com destruição do ponto e canalículo proximal, e deslocamento dos tubos lateralmente sobre a córnea. Nesta última situação, é melhor reposicionar os tubos do que removê-los. Se uma DCR canalicular tiver sido realizada ou houver estenose canalicular comum distal acentuada com bloqueio membranoso, os tubos são benéficos.

Tamponamento nasal geralmente não é necessário, a menos que haja um ponto de sangramento no final da operação.

Complicações de hemorragia dentro das primeiras 24 horas devem ser controladas com decúbito alto, baixando a pressão sanguínea para valores normais, e tamponamento nasal. Hemorragia tardia 4 a 7 dias após a cirurgia é devido à retração do coágulo, portanto, os pacientes são instruídos a não assoar o nariz por 5 a 7 dias, para evitar desalojar o coágulo.

Cicatriz cutânea hipertrófica é incomum, mas, se presente, geralmente se acomoda bem com a massagem. A triancinolona também pode ser injetada na cicatriz.[23]

A falha cirúrgica pode resultar do fechamento da anastomose da DCR,[24] ou uma obstrução pode ocorrer no canalículo comum, seja não diagnosticada no pré-operatório ou em desenvolvimento no pós-operatório. A inflamação da mucosa e o subsequente tecido cicatricial é a principal causa de falha da DCR, portanto, antimetabólitos como a mitomicina C (MMC) têm sido recomendados, mas os estudos não mostram nenhuma vantagem conclusiva. Uma cirurgia delicada e cuidadosa, com colocação correta do óstio, respeito pela mucosa e que evita qualquer tecido residual ou fragmento ósseo voltado para o óstio, é provavelmente mais importante que a adição de antimetabólito.

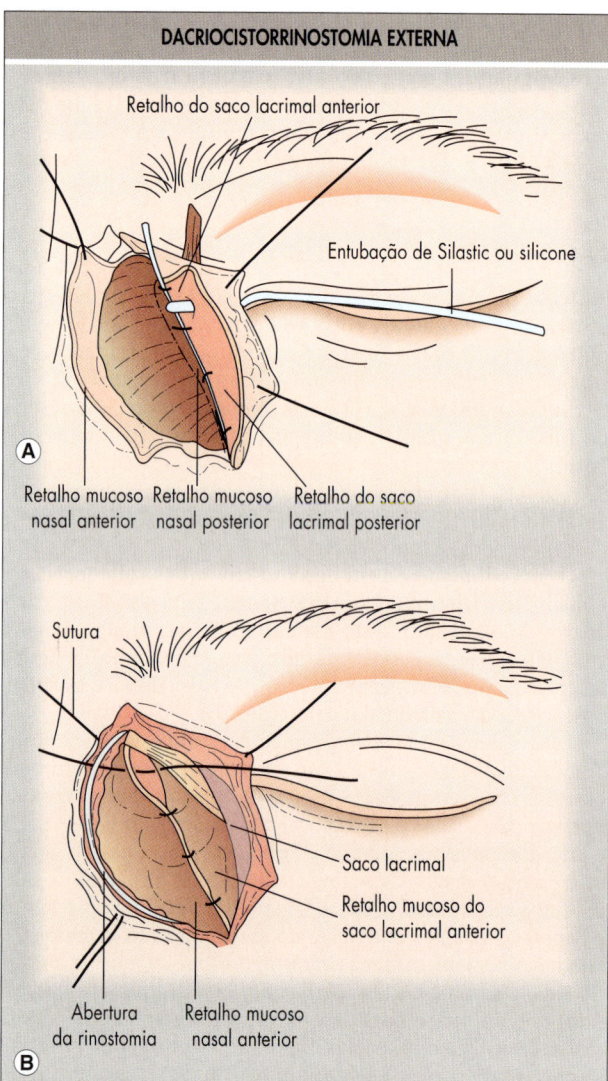

Figura 12.12.9 Dacriocistorrinostomia externa. **A.** Retalhos posteriores do saco e mucosa nasal sendo suturada. **B.** Retalhos anteriores do saco e mucosa nasal sendo anastomosados. (Adaptada com permissão de Hurwitz JJ. Diseases of the sac and duct. In: Hurwitz JJ, editor. The lacrimal system. Philadelphia, PA: Lippincott-Raven; 1996. Arte-final cortesia de Terry Tarrant, London.)

A revisão endoscópica de uma membrana inflamatória simples pode ser feita com uma sonda e uma lâmina fina, o que geralmente produz uma cura permanente. Em algumas situações, a sondagem mais extensa com colocação de tubos de silicone bicanaliculares pode ser útil para impedir que o tecido de granulação se feche sobre a abertura DCR recém-formada.[25] Se essas medidas menores falharem, deve-se refazer abordagem externa da DCR com revisão de retalhos, e um tubo de *stent* Silastic bicanalicular é deixado no local por um período mínimo de 3 meses. O uso simultâneo do endoscópio ajuda a fornecer iluminação interna e a confirmar a anastomose completa. A taxa de sucesso deste último procedimento é maior que 80%.

Se a obstrução estiver no nível canalicular comum, uma canaliculodacriocistorrinostomia (CDCR) pode ser útil. O tecido cicatricial no canalículo comum é extirpado; em seguida, os canalículos individuais ou o canalículo comum residual podem ser suturados na mucosa do nariz.[26]

Mesmo sem sutura, um bom resultado pode ser obtido se uma ampla abertura óssea for feita e tubos de silicone colocados por 4 a 6 semanas.

Dacriocistorrinostomia endonasal

Quando a obstrução está no sistema de drenagem inferior (abaixo do saco lacrimal) e os canalículos são anatomicamente normais, uma abordagem endonasal é uma boa alternativa a uma DCR externa; isso evitará incisões cutâneas e risco de cicatriz.[27-29]

A endoscopia endonasal tem uma taxa de sucesso relatada como igual ou ligeiramente inferior à abordagem externa.[29,30] No entanto, a taxa de sucesso pode ser melhorada pela combinação da abordagem externa e endoscópica. Depois que a mucosa nasal é descongestionada, uma fonte de luz é passada através do canalículo até o osso lacrimal e visualizado no nariz. Muitos cirurgiões abandonaram o uso de fonte luminosa ao se tornarem mais experientes em cirurgia lacrimal endonasal, argumentando que o tubo de luz poderia danificar os canalículos.

A mucosa nasal é incisada, elevada e refletida para longe da abertura com o uso de um bisturi ou uma lâmina fina.[31] O osso fino do osso lacrimal é removido e ampliado com osteótomos de Kerrison ou uma broca de diamante mecânica.[32] O óstio não deve se estender atrás da crista lacrimal posterior ou acima do saco lacrimal. A mucosa do saco é aberta com tesoura Vannas ou lâmina fina, e uma porção da parede medial do saco é extirpada se for um saco grande. Os *stents* de silicone são colocados através do sistema e deixados por 3 a 4 semanas. A abordagem endonasal também permite ao cirurgião lidar com aderências nasais, tecido de granulação e cornetos hipertróficos ao mesmo tempo. Pela via endonasal, as opções são usar um endoscópio nasal ou um microscópio para visualização.

TUMORES DO SACO LACRIMAL

Os tumores do saco lacrimal primário são raros e apresentam-se como massas no canto medial. Dependendo da idade do paciente, pode haver ou não sintomas de lacrimejamento. Esses pacientes frequentemente exibem via pérvia à seringa, porque o tumor geralmente surge no epitélio e só depois cresce em direção ao lúmen. Lágrimas de sangue podem estar presentes. Os tumores do saco lacrimal podem ser benignos ou malignos, epiteliais ou não epiteliais.[33] DCG e TC são úteis para demonstrar a localização da massa e sua extensão e envolvimento associado das vias de drenagem lacrimal. A erosão óssea está frequentemente presente nesses casos.

DOENÇAS DO CANALÍCULO

A obstrução canalicular pode ter causas inflamatórias, traumáticas, idiopáticas (relacionadas a fármaco tópico ou sistêmico) ou supurativas (canaliculite – geralmente actinomicótica). Embora algumas doenças realmente acometam tanto o ponto lacrimal como o canalículo (como a doença estafilocócica crônica da margem palpebral), muitas envolvem um ou outro e, portanto, devem ser consideradas separadamente.[34]

ESTENOSE DE PONTO LACRIMAL

A estenose lacrimal pode ser congênita ou adquirida.[35] A obstrução congênita pode ser causada por uma membrana que recobre a papila do ponto. Em tais situações, o restante do ponto lacrimal e do canalículo é patente, de modo que apenas perfurar a membrana com uma agulha nº 25 pode ser suficiente para obter patência permanente. Se a papila do ponto estiver ausente, o canalículo distal muitas vezes também não se desenvolveu, então os pacientes afetados geralmente requerem a colocação de um tubo de Jones. A marsupialização do canalículo remanescente no lago lacrimal não oferece uma boa solução. Um tubo de Jones é feito como parte – ou secundariamente depois – de um conjuntivo-DCR.

Obstruções de pontos adquiridas podem resultar de medicações antivirais ou antiglaucomatosas, cicatrização de doenças da conjuntiva, várias infecções, radiação e agentes quimioterápicos, que também podem obstruir os canalículos.[36] Tumores intrínsecos, como papilomas e malignidades cutâneas (p. ex., carcinoma basocelular e carcinoma escamoso) também podem obstruir o ponto. A maioria das obstruções puntais adquiridas, entretanto, é secundária à eversão pontual, que pode estar relacionada à frouxidão palpebral ou a doenças cicatriciais da pele.

DICAS LACRIMAIS ÚTEIS

- Fazer uma boa anamnese do lacrimejamento, secreção e edema próximo ao nariz
- Lacrimejamento pode ser causado por doença palpebral ou lacrimal. Portanto, examine ambos clinicamente, com testes de corante, irrigação, endoscopia nasal e/ou exame radiológico, para determinar a causa e planejar o tratamento ou a cirurgia
- Tanto a abordagem DCR externa quanto a endoscópica fornecem bons resultados cirúrgicos comparáveis. Entubação de silicone está sendo usada menos, por um período mais curto, ou não em todos os pacientes
- Tubo de Jones é colocado se houver um bloqueio completo dos canalículos ou sua perda, por exemplo, após uma excisão do tumor do canto medial

BIBLIOGRAFIA

Ansara SA, Pak J, Shields M. Pathology and imaging of the lacrimal drainage system. Neuroimaging Clin N Am 2005;15:221-37.

Ben Simon GJ, Joseph J, Lee S, et al. External versus endoscopic dacryocystorhinostomy for acquired nasolacrimal duct obstruction in a tertiary referral center. Ophthalmology 2005;112:1463-8.

Dietrich C, Mewes T, Kuhnemund M, et al. Long-term follow-up of patients with microscopic endonasal dacryocystorhinostomy. Am J Rhinol 2003;17:57-61.

Doucet TW, Hurwitz JJ. Canaliculodacryocystorhinostomy in the management of unsuccessful lacrimal surgery. Arch Ophthalmol 1982;100:619-24.

Feng YF, Cai JQ, Zhang JY, et al. A meta-analysis of primary dacryocystorhinostomy with and without silicone intubation. Can J Opthalmol 2011;46:521-7.

Hurwitz JJ. Diseases of the sac and duct. In: Hurwitz JJ, editor. The lacrimal system. Philadelphia: Lippincott–Raven; 1996. p. 117-48.

Linberg JV, McCormick SA. Primary acquired nasolacrimal duct obstruction: a clinical pathological report and biopsy technique. Ophthalmology 1986;93:1055-62.

Zaidi FH, Symanski S, Olver JM. A clinical trial of endoscopic vs. external dacryocystorhinostomy for partial nasolacrimal duct obstruction. Eye (Lond) 2011;25:1219-24.

As referências completas estão disponíveis no **GEN-io**.

PARTE 12 ÓRBITA E OCULOPLÁSTICA
SEÇÃO 3 Órbita e Glândula Lacrimal

Doença dos Olhos da Tireoide

Peter J. Dolman

Definição: A orbitopatia distireoidiana (OD) é uma doença orbitária inflamatória associada a distúrbios autoimunes da tireoide que causa expansão e fibrose da gordura orbitária e do músculo estriado, resultando em morbidade estética e funcional.

Características principais
- A doença de Graves é o distúrbio autoimune mais comum
- Aproximadamente 50% dos pacientes com doença de Graves podem desenvolver orbitopatia
- O alvo orbitário da resposta imune é provavelmente o alvo pluripotencial fibrócito orbitário
- As características clínicas mais importantes da orbitopatia são retração das pálpebras, proptose, estrabismo restritivo e neuropatia óptica distireóidea
- A gestão é clínica durante a fase de inflamação ativa e cirúrgica durante a fase crônica fibrótica.

INTRODUÇÃO

A orbitopatia distireoidiana (OD) é um distúrbio inflamatório orbitário que está associado a doenças autoimunes da tireoide e causa expansão e cicatrização da gordura orbitária e do músculo estriado.[1,2]

Embora seja autolimitada, a OD pode prejudicar significativamente a estética, a visão e a qualidade de vida.[3]

EPIDEMIOLOGIA, FATORES DE RISCO E CONDIÇÕES ASSOCIADAS

A OD é a doença orbitária mais comum em todo o mundo, com prevalência estimada entre 0,5 e 2%, e com as mulheres superando os homens em 4:1. É mais comum entre a segunda e a sexta década de vida e ocorre em todas as raças.[4,5]

Os fatores de risco para o desenvolvimento da OD incluem história familiar positiva, tabagismo, estressores de vida e hipotireoidismo mal controlado após o iodo radioativo.[6] Os preditores para envolvimento mais sério pela OD incluem sexo masculino, aumento da idade, tabagismo e início rápido da orbitopatia.[7]

O tabagismo está fortemente correlacionado com o desenvolvimento da OD e com a sua gravidade.[8]

Pacientes com OD têm probabilidade aumentada de desenvolver doenças imunes associadas, incluindo ceratite límbica superior (CLS), miastenia *gravis*, diabetes melito, alopecia e vitiligo.[9]

PATOGÊNESE

A OD geralmente ocorre em conjunto com doenças autoimunes da tireoide, como a doença de Graves (90%) ou a tireoidite de Hashimoto (3%); 90% dos pacientes com orbitopatia têm um histórico atual ou passado de níveis anormais de hormônios tireoidianos sistêmicos, enquanto outros podem desenvolver níveis anormais no futuro.

Na doença de Graves, uma população aberrante de linfócitos produz anticorpos do receptor de tireotrofina (TRAB), também conhecidos como anticorpos do receptor do hormônio estimulante da tireoide (TSH-R).[1] Os subtipos diferentes podem causar níveis mais alterados, menos alterados ou inalterados de tiroxina sérica.

Locais de receptores similares na pele e fibrócitos de gordura e músculo orbitários também podem ser alvos desses autoanticorpos na doença de Graves, resultando em 50% de orbitopatia e dermopatia (mixedema pré-tibial ou acropaquia) em 5 a 10%.[10]

A célula-alvo na OD é o fibrócito orbitário pluripotencial, presente tanto na gordura orbitária quanto no músculo estriado.[11] A ligação do TRAB circulante aos receptores de fibrócitos induz a produção de adipogênese e ácido hialurônico, resultando em expansão e remodelação dos tecidos orbitários. O processo é aumentado pela liberação de citocinas por linfócitos T auxiliares, potencializados pela ligação de receptores adjacentes do fator de crescimento de insulina (IGFR-1) (Figura 12.13.1).[1,12,13]

APRESENTAÇÃO CLÍNICA | GRAVIDADE E ATIVIDADE DA DOENÇA

A OD apresenta um espectro de características clínicas determinadas por quais tecidos orbitários estão envolvidos. O padrão e a extensão do envolvimento são classificados como "gravidade da doença".

Aproximadamente dois terços dos pacientes com OD desenvolvem principalmente aumento da gordura (forma lipogênica), frequentemente em associação com inflamação do músculo elevador da pálpebra superior, resultando em retração da pálpebra, proptose e exposição ocular. Esse padrão costuma evoluir muito lentamente em uma população mais jovem e predominantemente feminina (Figura 12.13.2).[2]

O terço remanescente tem aumento significativo de um ou mais músculos extraoculares e apresenta características mais graves, incluindo congestão e edema da conjuntiva e das pálpebras, diminuição da ducção ocular com diplopia e neuropatia óptica distireoidiana (NOD), resultante da compressão apical do nervo óptico pelos músculos inchados. A doença centrada no músculo (miogênica) geralmente se desenvolve mais rapidamente em uma população mais idosa, com distribuição de gênero mais equilibrada, e é mais provável que esteja associada ao tabagismo e a uma história familiar positiva de OD (Figura 12.13.3).[7,14]

A OD tem um curso bifásico, com uma fase progressiva ("ativa") com duração de 6 a 18 meses, seguida por uma fase estável ("inativa").[15] Essas fases da doença são classificadas como "atividade clínica". "A curva de Rundle" é um gráfico da gravidade da doença orbitária contra o tempo (Figura 12.13.4), com uma inclinação mais acentuada na fase progressiva, refletindo doença mais agressiva.[7] Imunomoduladores e radioterapia (RT) administrados durante a fase ativa inicial podem limitar as consequências destrutivas da cascata imune. A cirurgia geralmente é realizada na fase pós-inflamatória para estética, conforto e função orbitários, mas pode ser necessária durante a fase progressiva para evitar perda de visão por NOD ou ruptura da córnea.[16]

Há recorrência de OD em menos de 10% dos casos.[17]

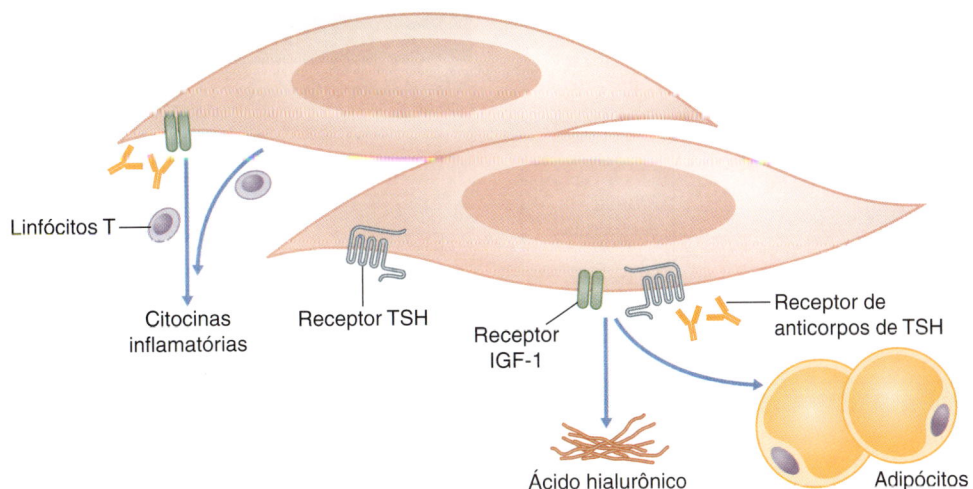

Figura 12.13.1 A ligação de autoanticorpos aos receptores de TSH em fibroblastos leva à ativação de linfócitos T *helper*, secreção de citocinas inflamatórias e produção de ácido hialurônico. Alguns dos fibrócitos pluripotenciais se diferenciam nos adipócitos após a ligação aos anticorpos do receptor de TSH. A ligação do IGF-1 aos receptores de IGF-1 próximos pode aumentar sinergicamente a sinalização do receptor de TSH, a produção de hialuronano e a adipogênese. O remodelamento do tecido conjuntivo resultante produz os vários graus de aumento do músculo extraocular e expansão da gordura orbitária característica da OD. (Reimpressa de Bahn RS e Kazim M. Thyroid. In: Fay A, Dolman PJ, editores. Diseases and disorders of the orbit and ocular adnexa. Elsevier; 2016, p. 223.)

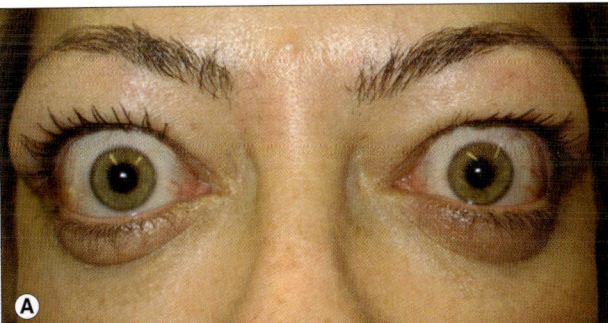
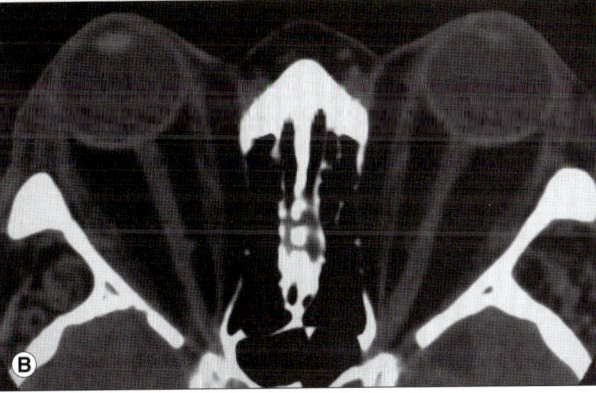

Figura 12.13.2 A. Mulher jovem demonstra proptose e retração palpebral superior bilateral com *flare* lateral. **B.** A tomografia axial computadorizada (TC) da mesma paciente mostra acentuada proptose a partir do aumento da gordura, mas com mínimo aumento muscular. (Cortesia de Fay A, Dolman PJ, editores. Diseases and disorders of the orbit and ocular adnexa. Elsevier; 2016, p. 220.)

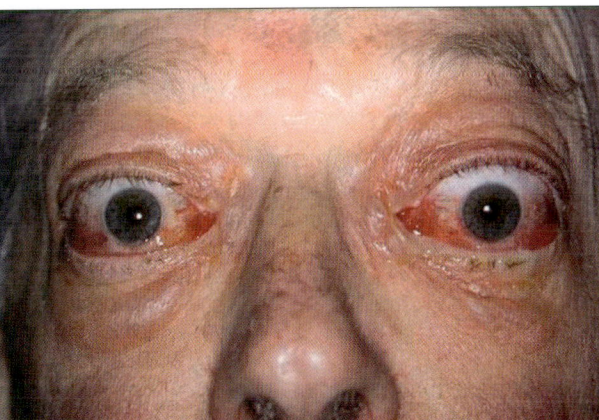
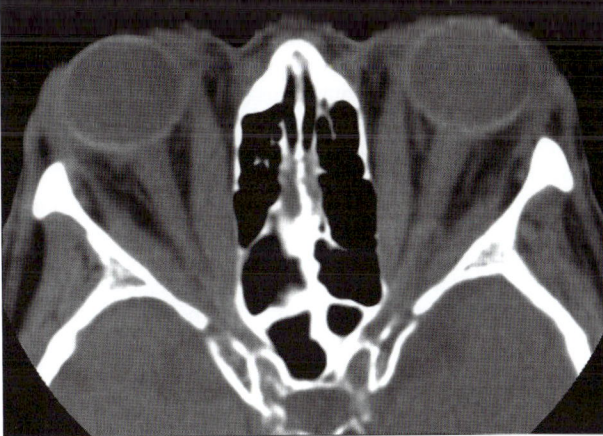

Figura 12.13.3 A. Homem mais velho mostra congestão de tecido mole periorbitário associada a movimentos oculares restritos e neuropatia óptica distireoidiana (NOD). **B.** TC axial do mesmo paciente mostra aumento de músculos com proptose e apinhamento apical. (Cortesia de Dolman PJ. Assessment and management plan for Graves' orbitopathy. In: Bahn RS, editor. Graves disease: a comprehensive guide for clinicians. New York: Springer; 2015.

DIAGNÓSTICO

O diagnóstico da OD tem como base três aspectos da doença:

(i) Características clínicas: achados característicos, como retração da pálpebra combinada com proptose e motilidade limitada, são altamente sugestivos de OD, particularmente quando bilaterais.

(ii) Função tireoidiana e testes de anticorpos: testes anormais da função tireoidiana (níveis de tiroxina e TSH) ou um histórico de disfunção tireoidiana ajudam a confirmar o diagnóstico, embora 10% dos pacientes com OD possam estar eutireoidianos no início. A presença de anticorpos para TSH-R tem alta sensibilidade para a doença ativa de Graves.[18]

(iii) Imagem orbitária: a tomografia computadorizada (TC), a ressonância magnética (RM) ou a ultrassonografia podem ajudar a confirmar o diagnóstico, particularmente em situações clínicas atípicas ou incertas. A TC documenta o aumento de gordura ou músculo e preenchimento apical e permite a avaliação das paredes ósseas e dos seios para uma possível descompressão cirúrgica.

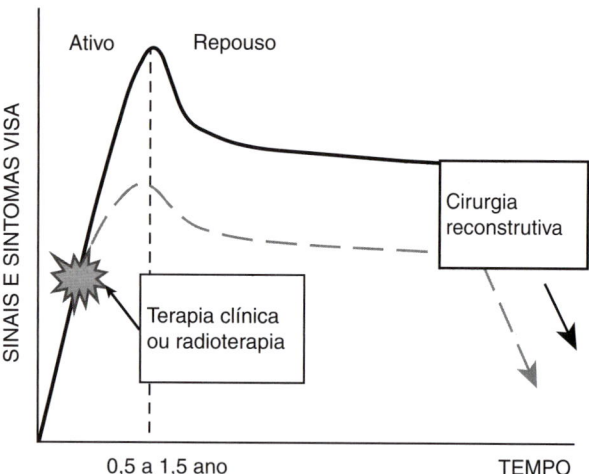

Figura 12.13.4 A curva de Rundle correlaciona gravidade da doença (*eixo y*) *versus* tempo (*eixo x*), com uma fase ativa e progressiva seguida de uma fase estável e inativa. Tratamento clínico ou radioterapia são oferecidos durante a fase progressiva para reduzir a gravidade das alterações orbitárias. Em geral, o tratamento cirúrgico é realizado uma vez que a doença se torna inativa.

A TC por contraste pode mostrar realce das bainhas dos músculos extraoculares ou da atenuação da gordura orbitária circundante na fase inflamatória ativa[2] ou redução do realce e espaços claros nos músculos extraoculares na fase inativa. A RM identifica o edema nos músculos extraoculares na sequência T2 ou STIR na doença ativa.[19,20]

AVALIAÇÃO DA GRAVIDADE E DA ATIVIDADE DA DOENÇA

O diagnóstico precoce permite uma avaliação acurada de OD, incluindo a avaliação da gravidade e a atividade da doença e a identificação dos indivíduos com alto risco de desenvolver complicações mais sérias.

(i) Gravidade da doença: A classificação NOSPECS de Werner define as características clínicas específicas da OD e atribui um escore global de gravidade (Tabela 12.13.1).[21] Isso destaca as diferentes manifestações da doença em ordem de frequência de apresentação, mas os descritores de cada série concentram-se em apenas um aspecto, enquanto os escores sumários limitam detalhes sobre como o paciente é especificamente afetado. A escala de Werner não avalia a atividade clínica nem fornece um meio para definir a conduta.[2]

A escala de gravidade de OD do *European Group on Graves' Orbitopathy* (EUGOGO) baseia-se em três categorias de abordagem.[22] "Doença leve" inclui retração da pálpebra, proptose leve e envolvimento muscular mínimo, e geralmente é tratado conservadoramente. "Doença moderada a grave" incorpora indivíduos com maior proptose, inflamação ou restrição de motilidade, interferindo na capacidade de funcionar, e é frequentemente tratada clinicamente. "Doença muito grave" refere-se a condições que ameaçam a visão, como NOD ou ulceração da córnea, e pode necessitar de intervenção cirúrgica urgente. Nesse sistema, a distinção entre doença leve e moderada é imprecisa, e a classe moderada é uma categoria ampla e heterogênea, incluindo indivíduos com congestão de tecidos moles, distúrbios de motilidade e proptose grave.[2]

(ii) Atividade da doença: a determinação da atividade em casos com aumento de gordura e curso indolente pode ser um desafio, mas esses casos geralmente são encaminhados em uma fase estável, quando a cirurgia pode ser oferecida em caráter não urgente. Casos com envolvimento muscular significativo têm uma progressão mais óbvia através das fases ativa (com alterações perioculares congestivas e inflamatórias, geralmente desenvolvidas a partir do aumento dos músculos oculares) e pós-inflamatória inativa, alertando o clínico de que a doença é

TABELA 12.13.1 Classificação NOSPECS de Werner.

Classificação	Gradação	
0		Sem sinais e sintomas
1		Apenas sinais
2		**Envolvimento de tecido mole, com sinais e sintomas**
	0	Ausente
	A	Mínimo
	B	Moderado
	C	Marcado
3		**Proptose**
	0	< 23 mm
	A	23 a 24 mm
	B	25 a 27 mm
	C	≥ 28 mm
4		**Envolvimento muscular extraocular**
	0	Ausente
	A	Limitação na motilidade nas visões extremas
	B	Restrição evidente de movimento
	C	Globo ocular fixo
5		**Envolvimento da córnea**
	0	Ausente
	A	Ceratite ponteada
	B	Ulceração
	C	Turvação
6		**Perda de visão**
	0	Ausente
	A	20/20 a 20/60
	B	20/70 a 20/200
	C	< 20/200

Modificada de Werner SC. Classification of the eye changes of Graves' disease. J Clin Endocrinol Metab 1969;29:982-4.

progressiva e pode levar a uma deficiência visual significativa de diplopia ou NOD.

O paciente afetado pode relatar a data e a taxa de início da doença, bem como o curso recente da doença, mesmo na primeira consulta.[2]

O *Escore de Atividade Clínica* (CAS, do inglês *clinical activity score*) é uma escala global de inflamação do tecido mole projetada para identificar pacientes ativos de OD que podem se beneficiar da terapia imunossupressora[23] (Boxe 12.13.1). Utiliza uma escala binária para avaliar sete características inflamatórias/congestivas do tecido mole periocular como marcadores substitutos da atividade da doença. Nas visitas de acompanhamento, pontos adicionais são dados para aumento da proptose (2 mm ou mais), diminuição da motilidade ocular (8° ou mais) ou diminuição da acuidade visual nos últimos 3 meses. Uma pontuação CAS de 4 ou superior tem valor preditivo positivo de 80% e valor preditivo negativo de 64% para resposta à terapia com corticosteroides. No entanto, não foi comprovado que se correlacione com o risco de desenvolver complicações significativas, como diplopia ou NOD. É limitado por casos falso-positivos e negativos. O NOD pode se desenvolver no contexto de baixos valores de CAS, pacientes com doença lipogênica podem desenvolver proptose dramática e retração da pálpebra sem quaisquer alterações inflamatórias do tecido mole, e alguns indivíduos com CAS alto podem ter alterações congestivas de longa duração que não respondem a qualquer imunoterapia, mas respondem melhor à descompressão cirúrgica mecânica.[2]

Por fim, tanto os estudos laboratoriais (glicosaminoglicanas na urina e soro e anticorpos anti-TSH-R) e técnicas de imagem

> **BOXE 12.13.1 Escore de atividade clínica (CAS).**
>
> Para CAS inicial, apenas pontua itens 1 a 7
> 1. Dor orbitária espontânea.
> 2. Dor orbitária provocada pelo olhar.
> 3. Inchaço palpebral que é considerado como fase ativa (fase da inflamação) da orbitopatia distireoidiana (OD).
> 4. Eritema palpebral.
> 5. Vermelhidão conjuntival que é considerada decorrente da fase ativa (fase inflamatória).
> 6. Quemose.
> 7. Inflamação da carúncula ou plica.
>
> Os pacientes avaliados após o seguimento entre 1 e 3 meses podem ser pontuados em 10 incluindo os itens 8 a 10.
>
> 8. Aumento de > 2 mm na proptose.
> 9. Diminuição da excursão uniocular em qualquer campo do olhar > 8°.
> 10. Diminuição da acuidade visual de > 1 linha no gráfico de Snellen.

(contraste-TC, T2/STIR sequência RM, escaneamento com octreotido e termografia facial) foram utilizados para quantificar a atividade, mas nenhum provou ser mais confiável do que a avaliação clínica da progressão da doença.[24]

(iii) Classificação VISA: esta ficha de registro classifica tanto a gravidade como a atividade da doença, usando dados subjetivos e objetivos.[25] Agrupa as características clínicas de OD em quatro parâmetros bem definidos: V (visão, NOD), I (inflamação, congestão); S (estrabismo [*strabismus*], restrição de motilidade); A (*aparência*, exposição).

O formulário de visita padrão (Figura 12.13.5) é dividido em quatro seções que registram sintomas específicos à esquerda e sinais validados para cada olho à direita. Depois de cada seção, há uma linha de progresso (melhor, mesmo, pior) documentando a impressão do paciente e do médico sobre a mudança nesse parâmetro desde a visita anterior. O progresso é documentado com base em mudanças de intervalo definidas (i. e., alteração de 2 mm na proptose, alteração de 12° nas ducções oculares) e não nas pontuações globais.

O *layout* segue a sequência habitual do exame oftalmológico e facilita a comparação de medidas entre as visitas, bem como a coleta de dados para pesquisa.

As notas resumidas para a gravidade e progresso de cada um dos quatro parâmetros da doença são documentadas na parte inferior do formulário. Ao contrário da escala EUGOGO, que classifica a gravidade com base na presença de medidas específicas da OD, a classificação do VISA classifica a gravidade e a atividade de cada parâmetro de forma independente.

A atividade é determinada por uma deterioração de intervalo definida em qualquer um dos quatro parâmetros. O escore I VISA (para inflamação/congestão) avalia as características congestivas do tecido mole periocular de maneira semelhante ao CAS, mas usa uma pontuação 0-2 mais sensível para quemose e edema palpebral. No entanto, o CAS define doença ativa com base em um escore absoluto > 4, enquanto o VISA define a atividade com base em uma deterioração dos escores I (> 2) ou uma progressão específica em qualquer um dos outros parâmetros VISA.

Na primeira visita, registra-se a data e a taxa de início e a evolução histórica dos sintomas sistêmicos e orbitários, definindo características do curso da doença. Questões adicionais também determinam fatores de risco para desfechos mais sérios da OD associados ao envolvimento muscular extraocular, incluindo tabagismo, história familiar e diabetes. Um formulário escore de primeira visita (2 páginas) e um formulário de acompanhamento (1 página) podem ser baixados do site da *International Thyroid Eye Disease Society* (ITEDS): http://thyroideyedisease.org/.

QUALIDADE DE VIDA

Embora as medidas objetivas documentem a gravidade da doença, e as mudanças de intervalo documentem a atividade da doença, medidas subjetivas de qualidade de vida também são importantes para avaliar a doença. O questionário *European Graves' Ophthalmopathy Quality of Life* (GO-QOL) consiste em 16 perguntas, metade relacionada ao funcionamento visual e a outra metade à aparência.[26] A escala *Graves' Ophthalmopathy Quality of Life Scale* (GO-QLS) consiste em uma única pergunta sobre bem-estar geral, uma única pergunta sobre a aparência e sete perguntas sobre a função visual. A escala *Thyroid Eye Disease Quality of Life* (TED -QOL) é um questionário simples de três itens com uma escala Likert de 10 pontos relacionada à satisfação com a qualidade de vida, capacidade de funcionamento e aparência geral. Este último é simples de administrar e pontuar e é projetado para funcionar tanto como uma ferramenta de pesquisa quanto como um simples questionário de consultório.[27,28]

MANEJO BÁSICO

O gerenciamento da OD é idealmente realizado por meio de uma equipe multiprofissional, cada qual com uma área de especialização. O endocrinologista gerencia o *status* da tireoide; o oftalmologista, a doença orbitária; o reumatologista prescreve imunomoduladores; o radioterapeuta planeja RT; e o cirurgião pode realizar tireoidectomias.

O paciente e sua família devem aprender a história natural da doença, o papel do sistema imunológico e como a abordagem varia dependendo da fase da doença. Pacientes jovens com doença indolente na forma lipogênica podem ter certeza de que é improvável que desenvolvam sérias complicações, enquanto indivíduos de alto risco com início rápido de uma doença na forma miogênica devem ser aconselhados sobre possíveis complicações e a probabilidade de a doença levar até 2 anos para passar para a fase pós-inflamatória (inativa) em que pode ser realizada cirurgia restauradora.

Medidas de suporte, como compressas frias e elevação da cabeça para congestão periocular e lubrificantes para exposição, devem ser oferecidas a todos os pacientes.

TERAPIA CLÍNICA

(i) Glicocorticosteroides (GC): estes continuam a ser a primeira escolha para a OD ativa com sinais inflamatórios significativos. Eles podem reverter a NOD, embora isso possa ser incompleto ou temporário, de modo que a RT adjunta ou a descompressão cirúrgica podem ser necessárias. Eles também são recomendados preventivamente para evitar a exacerbação da OD ativa no momento da ablação da tireoide com iodo radioativo.[29]

A terapia oral padrão é a prednisona diária 0,5 a 1,0 mg/kg/dia durante 6 semanas, mas esta via tem efeitos colaterais em 50% dos casos, incluindo síndrome de Cushing, diabetes melito, insônia, distúrbios do humor, úlceras gástricas, osteopenia, necrose da cabeça femoral e suscetibilidade a infecções.[30]

A terapia intravenosa com GC reduz a incidência de efeitos colaterais e permite duração mais longa da terapia.[31] Protocolo popular é 500 mg de metilprednisolona IV semanalmente por 6 semanas, reduzindo para 250 mg semanalmente por 6 semanas. O autor prefere titular a dose ou prolongar os intervalos dependendo da resposta clínica. Insuficiência hepática e casos raros de morte foram relatados em doses cumulativas acima de 8 g de metilprednisolona.[32]

A injeção de GC de depósito na bolsa de gordura orbitária inferolateral é benéfica para o congestionamento orbitário focal,[33] mas tem um pequeno risco de êmbolos intravasculares com perda visual.

Estudos retrospectivos mostram eficácia de 60% no total para GC oral e 85% para GC IV na redução de características inflamatórias na fase ativa da OD.[34] O efeito ocorre em 24 horas, mas é de curta duração, sendo necessária terapia prolongada (Figura 12.13.6).

ITEDS – FORMULÁRIO VISA DE ACOMPANHAMENTO

Data: Visita #:

Registro do Paciente:

Data de Nascimento: Idade:
Sexo:

ORBITOPATIA
Sintoma:

Progresso:

Terapia:

TIREOIDE
Sintoma:

Status:

Terapia:

GERAL
Fumante:

Medicações:

QOL: ☹ - - - - - - - - - ☺

SUBJETIVO	OBJETIVO	OD	OE	
VISÃO Visão: nl/alt Visão de cores: nl/alt Progresso: s / b / w	Visão central: sc/cc/ph com manifestação Placas de visão de cores (HRR)/14 Pupilas (defeito aferente) Nervo óptico: Edema Palidez Patologia macular/cristalino	20/___ 20/___ s/n s/n s/n s/n s/n	20/___ 20/___ s/n s/n s/n s/n s/n	**Refrações** Uso ___ + ___ X ___ ___ + ___ X ___ Manifes- ___ + ___ X ___ tação ___ + ___ X ___
INFLAMÇÃO^N/CONGESTÃO Dor retrobulbar Em repouso (0-1) Com o olhar (0-1) Inchaço palpebral: s/n Variação diurna: (0-1) Progresso: s / b / w	Edema caruncular (0-1) Quemose (0-2) Vermelhidão conjuntival (0-1) Vermelhidão palpebral (0-1) Edema palpebral Superior (0-2) Inferior (0-2)			Índice Inflamatório (pior olho/pálpebra) Edema caruncular (0-1): Quemose (0-2): Vermelhidão conjuntival (0-1): Vermelhidão palpebral (0-1): Edema palpebral (0-2): Dor retrobulbar (0-2): Variação diurna (0-1): **Total**: (10):
ESTRABISMO/ MOTILIDADE Diplopia: Nenhum (0) Com o olhar (1) Intermitente (2) Constante (3) Virada/inclinação s/n da cabeça: Progresso: s / b / w	Ducção (gradação): Restrição > 45° 30-45° 15-30° < 15°	+ 0 1 2 3	+ 0 1 2 3	Medida do prisma: ↑ ← → ↓
APARÊNCIA/EXPOSIÇÃO Olhar da pálpebra s/n Sensibilidade à luz s/n Exoftalmo s/n Lacrimejamento s/n Irritação ocular s/n Progresso: s / b / w	Posição da pálpebra superior: MRD *Scleral show* (superior) (mais baixo) Função do levantador Lagoftalmo Exoftalmometria (Base: mm) Erosões da córnea Úlceras da córnea PIO -direito -acima	mm mm mm mm mm mm s/n s/n mm Hg mm Hg	mm mm mm mm mm mm s/n s/n mm Hg mm Hg	Prolapso de gordura e posição da pálpebra:

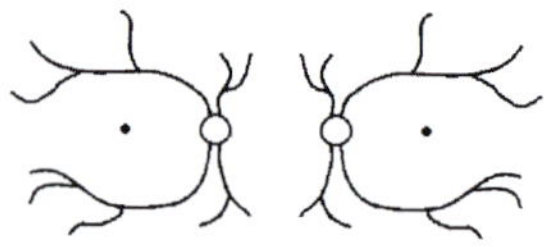

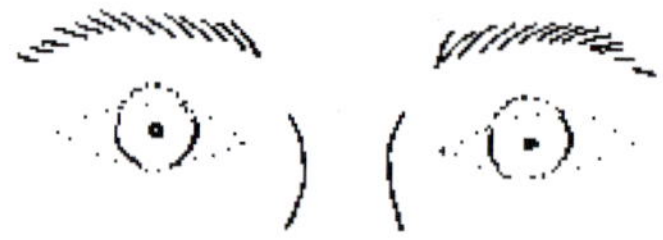

GRAU DE DOENÇA		Gradação	Progresso / Resposta	ATIVIDADE DA DOENÇA
V (neuropatia óptica)	s/n	/ 1	s / b / w	
I inflamação/congestionamento	0-10	/ 10	s / b / w	Ativa
S (diplopia)	0-3	/ 3	s / b / w	
(restrição)	0-3	/ 3	s / b / w	Inativa
A (aparência/exposição):	normal – grave	/ 3	s / b / w	

TRATAMENTO INTERVALO DE ACOMPANHAMENTO:

Figura 12.13.5 Formulário de acompanhamento de classificação de VISA, documentação e graduação da gravidade da doença com base em quatro parâmetros clínicos e com atividade a partir da progressão em qualquer um desses quatro parâmetros. (Cortesia da International Thyroid Eye Disease Society: http://thyroideyedisease.org/.)

Uma grande série recente de Vancouver descobriu que, embora doses adequadas de GC tenham reduzido efetivamente os escores inflamatórios, 17% dos pacientes do grupo miogênico desenvolveram NOD e 35% tiveram piora da diplopia ou restrição ocular. Em um grupo comparável, no qual GC e RT foram combinados, nenhum paciente desenvolveu NOD, e melhoraram os escores de diplopia e motilidade.[35]

(ii) Imunoterapia não esteroidal: a ciclosporina combinada com GC aumenta o seu benefício contra as alterações inflamatórias dos tecidos moles.[36]

A terapia com imunoglobulina intravenosa (IVIg) é relatada como tão eficaz quanto a GC oral com uma baixa taxa de efeitos adversos, mas é proibitivamente cara.[37]

(iii) Rituximabe (RTX): este anticorpo monoclonal quimérico anti-CD20 induz depleção transitória de linfócitos B e bloqueia a ativação precoce de linfócitos B e linfócitos T.[38] Pequenas séries de casos encontraram benefício na redução dos escores de CAS em casos refratários ao GC. Dois estudos randomizados controlados recentes estudaram o uso de rituximabe para OD moderadamente grave e ativa. O estudo da Mayo Clinic randomizou 25 participantes em infusões de RTX ou solução salina.[38] Ambos os grupos melhoraram ao longo de 1 ano de acompanhamento, sem diferença significativa observada entre os escores CAS ou QOL.

Um estudo de Salvi et al. (n = 32) administrando RTX como duas infusões bissemanais de 1.000 mg ou como uma infusão única de 500 mg foi melhor na redução do CAS em comparação com IVCS (metilprednisolona 7,5 g no total).[39] A taxa de inativação (definida como uma redução do CAS para 3) em 24 semanas foi de 100% no grupo RTX e 69% no grupo IVCS (P < 0,04).

(iv) Tocilizumabe: estudo prospectivo de uma série de 18 pacientes com OD resistentes à IVCS encontrou benefício significativo em termos de proptose, CAS e redução de estrabismo usando tocilizumabe, um anticorpo monoclonal humanizado contra o receptor de interleucina 6.[40] Um estudo prospectivo duplo-cego randomizado está sendo conduzido para confirmar esses achados promissores. Este fármaco é administrado por via intravenosa mensalmente até o controle da doença, com efeitos colaterais significativos, incluindo úlceras gastrintestinais e infecções respiratórias em até 10% dos indivíduos. Aplicação subcutânea pode ter menos complicações.

(v) Selênio é um mineral antioxidante oral encontrado na castanha-do-brasil, atum e vegetais de folhas verde-escuras. Estudo controlado randomizado do EUGOGO em pacientes com OD leve encontrou maior melhora na retração da pálpebra, CAS e QOL naqueles suplementados com selênio 100 μg 2 vezes/dia em comparação com um grupo placebo após 6 meses de terapia e 6 meses após a cessação do fármaco. Nenhum efeito adverso foi identificado.[41] Este estudo foi realizado em países com dietas com deficiência de selênio, portanto, um estudo de acompanhamento é planejado pelo ITEDS para a América do Norte, onde os níveis dietéticos de selênio são adequados.

RADIOTERAPIA ORBITÁRIA

(i) Mecanismo: a RT por feixe externo tem sido usada para a OD há mais de 60 anos e acredita-se que funcione pela inibição ou depleção de linfócitos e fibroblastos no tecido orbitário envolvido. Normalmente 20 Gy (2.000 Rads) divididos em 10 dias são direcionados à órbita retrobulbar através de uma porta lateral, evitando a exposição ocular ou intracraniana.[42]

(ii) Indicações:

V: NOD: a adição de RT ao GC mostrou que reduz a incidência no desenvolvimento de NOD em OD progressiva de alto risco de 17% (GC sozinho) para 0% (GC e RT).[11] Em pacientes com NOD estabelecida, a adição de RT à GC mostrou redução na necessidade de cirurgia descompressiva em comparação com o tratamento com GC isoladamente.[43] A RT também pode ser útil na prevenção do aumento progressivo dos músculos e na recorrência da perda visual após a descompressão orbitária bem-sucedida.[42]

I: Inflamação/congestão: a RT reduz a inflamação periocular em 60% dos pacientes com OD ativa, semelhante à taxa de sucesso para GC oral.[44] O benefício da prednisona tende a ser mais rápido, enquanto para a RT é mais duradoura. Prednisona combinada com RT tem maior benefício do que o tratamento com prednisona sozinha.[45]

S: Estrabismo/motilidade: dois estudos randomizados controlados da Holanda descobriram que os pacientes com OD tratados com RT, em última análise, tiveram melhor excursão ocular do que os pacientes tratados com placebo (sem RT).[46,47]

A: Aparência/exposição: a RT tem pouco benefício na redução da proptose final ou retração da pálpebra.

A RT é mais eficaz para doença ativa (progressiva) e é improvável que reverta as alterações orbitárias na fase estável pós-inflamatória.[48]

(iii) Segurança e complicações: modernas unidades de RT aceleradora linear têm um excelente histórico de segurança com séries retrospectivas em OD mostrando nenhum aumento do risco de catarata e nenhum relato de tumores induzidos por radiação.[49] Por causa de um pequeno risco teórico vitalício de desenvolver tumores, seu uso para OD é contraindicado em pessoas com menos de 35 anos.[37]

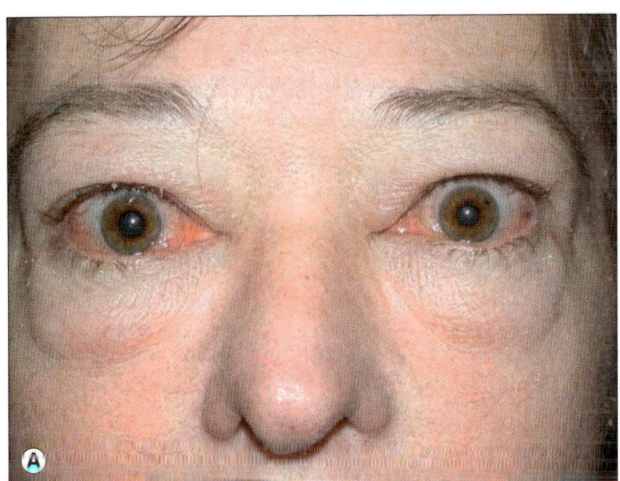
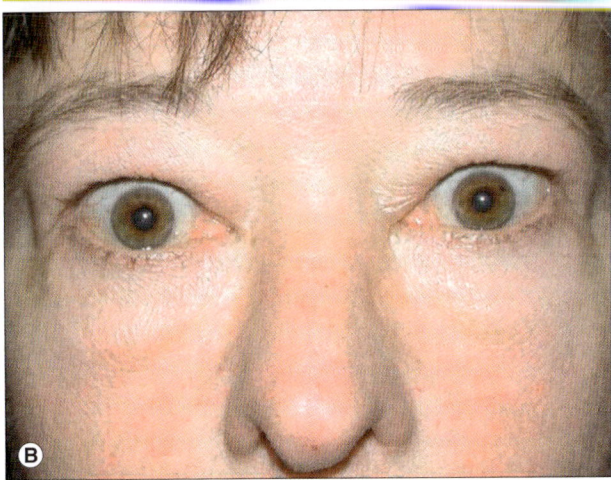

Figura 12.13.6 **A.** Mulher de 47 anos com início recente de alterações inflamatórias (CAS escore 7/10, escore inflamatório VISA 9/10). A história de progressão indica doença ativa, e as alterações congestivas indicam aumento da musculatura extraocular (e risco de sequelas graves) com base nos critérios de classificação do VISA. **B.** Ela foi tratada com corticosteroide para controle das alterações inflamatórias e, posteriormente, com RT para evitar o surgimento de alterações da motilidade e neuropatia óptica. As alterações inflamatórias dos tecidos moles se resolvem em resposta aos corticosteroides e à RT, mas as pálpebras superiores permanecem retraídas, sugerindo que já ocorreu fibrose do levantador. (Cortesia de Dolman PJ. Assessment and management plan for Graves' orbitopathy. In: Bahn RS, editor. Graves' disease: a comprehensive guide for clinicians. New York: Springer; 2015.)

A RT pode aumentar a incidência de doença vascular da retina em pacientes com diabetes melito (DM) ou hipertensão, e seu uso é frequentemente evitado em pacientes com DM.

É possível que a RT cause vermelhidão temporária e perda de cabelo na área da têmpora perto do local em que o feixe está focalizado. A inflamação orbitária pode aumentar durante a RT, mas isso pode ser controlado com GC oral concomitante.

TERAPIA CIRÚRGICA

(i) Tempo de cirurgia: a reabilitação cirúrgica para a OD é considerada durante a fase inativa após vários meses de medidas estáveis e controle do *status* da tireoide (ver Figura 12.13.4). A cirurgia pode ser necessária durante a fase ativa quando a visão está ameaçada e pode incluir descompressão orbitária para NOD refratária ou procedimentos de tarsorrafia e diminuição da fenda da pálpebra para evitar lesão de córnea devido ao exoftalmo ou retração grave da pálpebra.

A cirurgia para a OD é realizada sequencialmente: (1) descompressão orbitária; (2) cirurgia do estrabismo; e (3) cirurgia de retração palpebral e blefaroplastias.

(ii) Descompressão orbitária: é usada para neuropatia óptica distireóidea, proptose e congestão orbitária crônica. A cirurgia envolve uma combinação de remoção da parede óssea e ressecção de gordura orbitária.

A descompressão envolve a remoção da parede óssea e/ou da gordura, dependendo da indicação, do tecido-alvo e da quantidade desejada de redução da proptose.

A compressão apical do nervo óptico (pela musculatura extraocular aumentada) é resolvida pela fratura da parede medial da órbita para o seio etmoidal posterior além do assoalho medial para o seio maxilar (Figura 12.13.7). Mesmo perda visual significante ou crônica podem ser revertidos por uma descompressão efetiva. Para evitar deterioração visual no pós-operatório dos casos na fase ativa, GC e RT podem ser associados.[42]

A indicação mais comum para a descompressão é a redução da proptose durante a fase inativa para melhorar o conforto e a aparência (Figura 12.13.8). Uma abordagem via pálpebra permite o acesso à parede lateral, ao assoalho e à parede medial, e qualquer combinação de remoção da parede óssea e remoção de gordura pode ser escolhida, dependendo da contribuição relativa da gordura *versus* o aumento do tecido muscular. Complicações específicas estão associadas a cada uma das paredes removidas. Pode ocorrer dormência nas bochechas e deslocamento inferior do globo ocular com descompressão lateral, podendo ocorrer oscilopsia com aposição do músculo lateral reto/temporal após descompressão da parede lateral,[50] e sinusite e anestesia do nervo etmoidal podem surgir após a descompressão da parede medial.

Uma indicação rara para descompressão é o alívio do congestionamento de tecidos moles de longa duração. Esses indivíduos podem ter altos escores inflamatórios CAS/VISA, mas a doença é inativa, sem alteração nos graus VISA e sem resposta ao GC. A drenagem venosa melhorada após a expansão do compartimento orbitário geralmente resulta em melhora gratificante e imediata na congestão e nos escores inflamatórios (Figura 12.13.9).

O estrabismo é uma consequência problemática da cirurgia de descompressão. Isto é particularmente comum em casos com músculos extraoculares aumentados e estrabismo preexistente, frequentemente visto em casos de neuropatia óptica ou congestão crônica. Ocorre em menos de 10% dos casos de doença na forma lipogênica, independentemente da abordagem ou técnica.

(iii) Cirurgia do estrabismo: indivíduos com OD progressiva na forma miogênica têm risco significativo de desenvolver cicatriz muscular, restrição e estrabismo com impacto significativo na QOL.

Nos primeiros sintomas de diplopia, a RT combinada e a terapia com corticosteroides podem limitar a progressão e preservar o maior campo da visão binocular única.

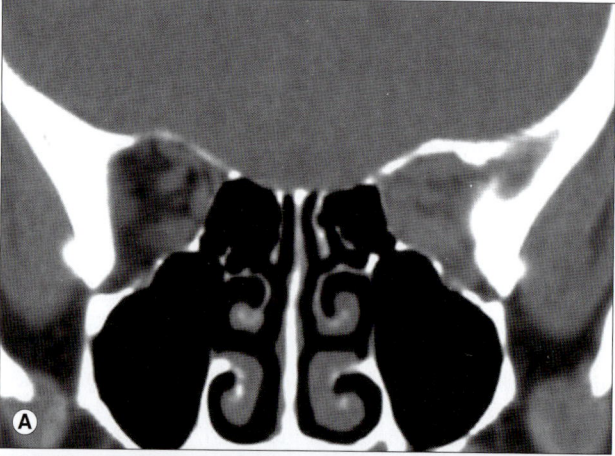
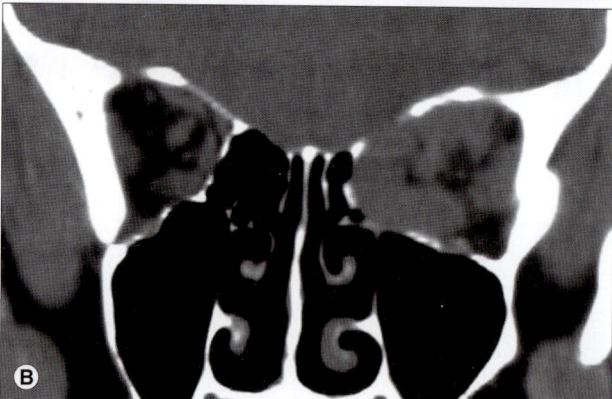

Figura 12.13.7 A. TC coronal mostrando apinhamento do nervo óptico do ápice esquerdo de músculos extraoculares aumentados. Pouca gordura perineural é visível e a acuidade visual de Snellen foi reduzida para 6/60 no olho esquerdo. **B.** TC coronal pós-operatória demonstra descompressão da parede medial, aliviando a pressão no nervo óptico. A visão foi restaurada para 6/6. Observe que o músculo reto medial continuou a se expandir após a descompressão, e isso pode ser reduzido com RT concomitante. (Cortesia de Dolman PJ. Evaluating Graves' orbitopathy. Best Pract Res Clin Endocrinol Metab 2012;26:229-48. p. 240.)

Estrabismo e ducções podem ser avaliados no consultório e por um ortoptista para adaptação de prisma temporário e com medições repetidas até ficarem estáveis por pelo menos 6 meses, quando a cirurgia pode então ser oferecida. O ortoptista também mede amplitudes fusionais e torsionais para auxiliar no planejamento cirúrgico.

A maioria das cirurgias de estrabismo para a OD consiste em retrocessos, muitas vezes com suturas ajustáveis (Figura 12.13.10). Os retrocessos do reto inferior são propensos ao escorregamento, o que pode ser atenuado pelo uso de suturas não absorvíveis e subcorreção leve.[51]

Os retrocessos do reto inferior podem induzir uma retração secundária da pálpebra inferior, necessitando de enxertos subsequentes do espaçador da pálpebra inferior.

(iv) Cirurgia da pálpebra: a retração da pálpebra superior está associada a aumento e fibrose do complexo levantador e é tratada com retrocesso do complexo fibrosado (Figura 12.13.11).[52] A retração da pálpebra inferior está associada principalmente à proptose, embora a retração secundária ao retrocesso do reto inferior seja bem reconhecida. A descompressão orbitária com remoção do assoalho pode, na verdade, acentuar a retração da pálpebra superior (pois a pálpebra superior permanece presa enquanto o globo está relativamente abaixado), enquanto a retração da pálpebra inferior pode ser reduzida.

Na doença progressiva, a retração é geralmente administrada conservadoramente com lubrificantes tópicos, a menos que a córnea esteja ameaçada, caso em que uma se realiza tarsorrafia ou desinserção do levantador da pálpebra.

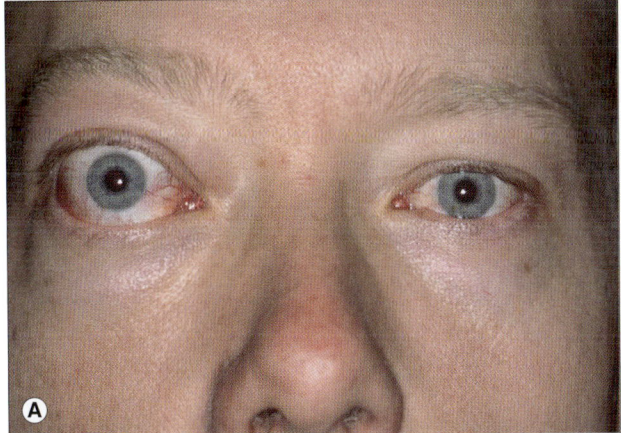
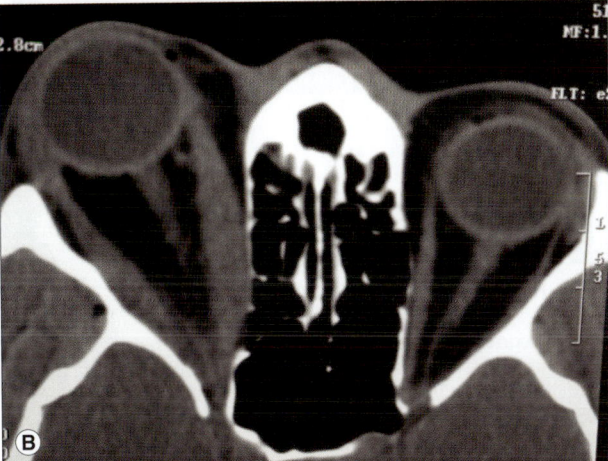
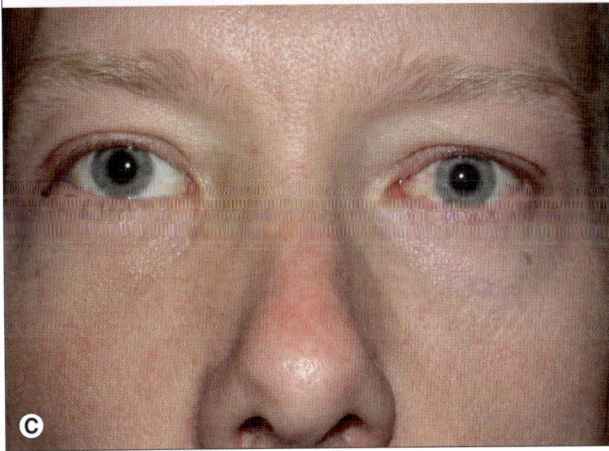

Figura 12.13.8 **A.** Proptose direita assimétrica com retração da pálpebra superior e inferior. **B.** TC orbitária demonstrando proptose axial direita com aumento de músculo e gordura. **C.** Mesmo paciente após descompressão orbitária direita, abaixamento da pálpebra superior direita e elevação da pálpebra inferior. (Cortesia de Dolman PJ. Evaluating Graves' orbitopathy. Best Pract Res Clin Endocrinol Metab 2012;26:229-48, p. 235.)

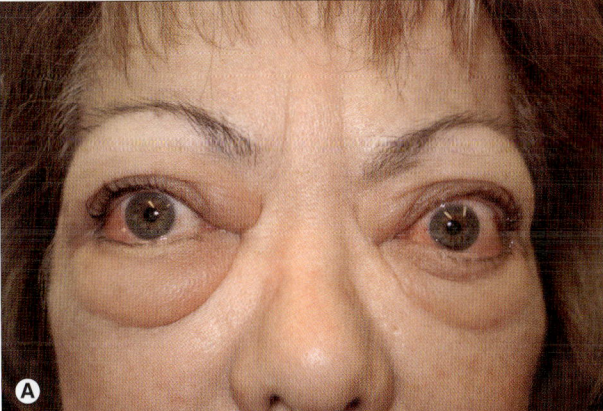
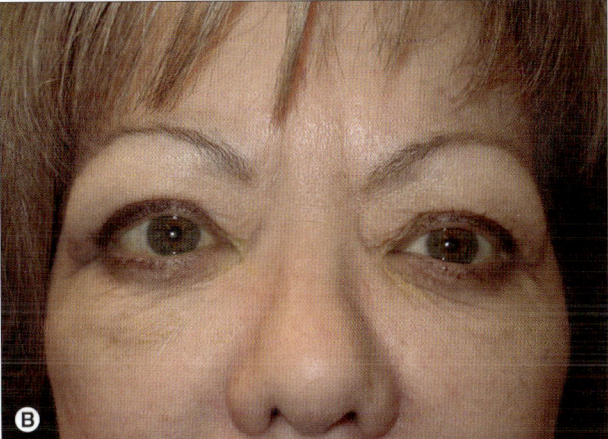

Figura 12.13.9 **A.** Mulher de 62 anos com um alto escore inflamatório VISA com base em suas alterações nos tecidos moles. No entanto, ela havia sido encaminhada em combinação com corticosteroides orais e ciclosporina por mais de 1 ano sem histórico de progressão, e estava inativa seguindo a diretriz de classificação VISA (embora sua pontuação do CAS fosse interpretada como ativa). **B.** Um mês após a descompressão orbitária bilateral e abaixamento da pálpebra superior, suas características congestivas foram resolvidas e seus medicamentos foram reduzidos. Tanto o escore inflamatório do VISA quanto o CAS foram reduzidos a zero. (Cortesia de Dolman PJ. Assessment and management plan for Graves' orbitopathy. In: Bahn RS, editor. Graves' disease: a comprehensive guide for clinicians. New York: Springer; 2015.)

PLANO DE TRATAMENTO USANDO A CLASSIFICAÇÃO VISA

A classificação VISA organiza os quatro parâmetros da doença em ordem decrescente de prioridade para o manejo.

(i) V: Visão: NOD é reconhecida pela perda progressiva da cor e da visão central com defeitos de campo visuais paracentrais inferiores e apinhamento do nervo apical na TC coronal. O tratamento inicial inclui corticosteroides sistêmicos, administrados por via oral (1,5 mg/kg de prednisona diariamente) ou por via intravenosa (1 g IV de metilprednisolona em dias alternados durante 1 semana). A restauração incompleta da visão ou recaída na redução gradual do GC pode exigir a descompressão orbitária, geralmente com excelente resposta.

A RT por feixe externo adjuvante pode reduzir a necessidade de descompressão cirúrgica e tem sido usada após a descompressão para evitar a expansão pós-operatória continuada do músculo e a recorrência da deficiência visual.[42]

O rituximabe pode ser útil em alguns casos de NOD refratárias aos corticosteroides.[53]

(ii) I: Alterações inflamatórias e congestivas dos tecidos moles: são classificadas usando o escore de inflamação VISA ou CAS.

Casos com alterações inflamatórias leves (baixas pontuações) são manejados conservadoramente com compressas frias e elevação da cabeça. Casos com escores moderados podem receber um teste de prednisona oral e avaliados para melhora. Pacientes com altos escores são tipicamente tratados com corticosteroides intravenosos com boa resposta em curto prazo e RT para efeito em longo prazo. Como os altos escores inflamatórios podem refletir a atividade da doença, é vital que haja atenção aos sinais de progresso nos outros parâmetros de VISA. Casos refratários podem responder à terapia combinada (incluindo ciclosporina ou agentes biológicos de anticorpos monoclonais mais recentes). Em casos crônicos não progressivos refratários à terapia clínica, a descompressão cirúrgica é frequentemente benéfica.

(iii) S: Estrabismo e motilidade restrita: a diplopia é tratada com prismas ou tampões de oclusão durante a fase ativa, e corticosteroides sistêmicos combinados com RT orbitária podem

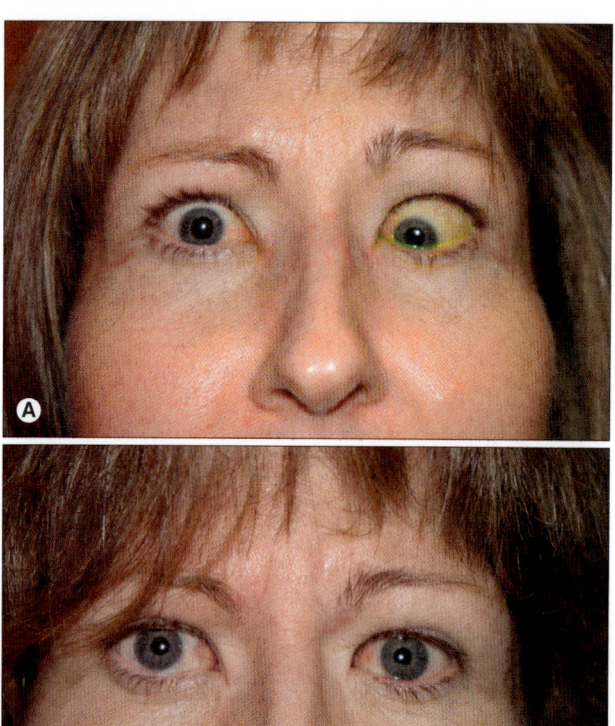

Figura 12.13.10 A. Mulher de 45 anos com doença progressiva com restrição bilateral da visão superior, diplopia constante e retração da pálpebra superior. **B.** Doença inativa após corticosteroides IV combinados e RT e cirurgia de alinhamento ocular subsequente e cirurgia de abaixamento da pálpebra superior. (Cortesia de Dolman PJ. Assessment and management plan for Graves' orbitopathy. In: Bahn RS, editor. Graves' disease: a comprehensive guide for clinicians. New York: Springer; 2015.)

limitar a restrição da motilidade ocular. Uma vez documentada uma fase estável, a cirurgia de alinhamento ou os prismas permanentes são benéficos.

(iv) A: Aspecto e alterações de exposição: são tratadas com gotas de lubrificante e oclusões durante a fase ativa. Raramente, pode ser necessária uma tarsorrafia ou uma descompressão orbitária (por ulceração da córnea). Quando a doença se torna inativa, a cirurgia pode reduzir a proptose, a retração palpebral e o prolapso da gordura orbitária.[42]

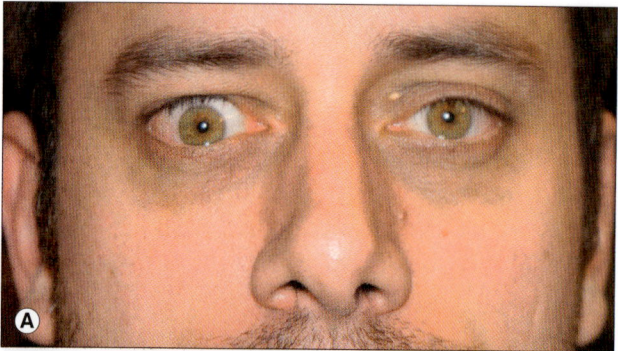

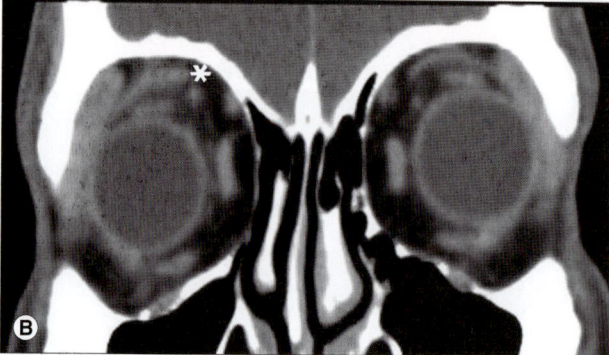

Figura 12.13.11 A. Retração da pálpebra superior direita com *scleral show* de 3 mm e *flare* lateral. **B.** TC coronal do mesmo paciente mostrando aumento correspondente do músculo elevador da pálpebra superior (asterisco). (Cortesia de Dolman PJ. Assessment and management plan for Graves' orbitopathy. In: Bahn RS, editor. Graves' disease: a comprehensive guide for clinicians. New York: Springer; 2015.)

BIBLIOGRAFIA

Bahn RS. Graves' ophthalmopathy. N Engl J Med 2010;362(8):726–38.
Bahn RS, Kazim M. Thyroid eye disease. In: Fay A, Dolman PJ, editors. Diseases and disorders of the orbit and ocular adnexa. London: Elsevier; 2017.
Dolman PJ. Evaluating Graves orbitopathy. Best Pract Res Clin Endocrinol Metab 2012;26(3):229–48.
Marcocci C, Kahaly GJ, Krassas GE, et al. Selenium and the course of mild Graves' orbitopathy. N Engl J Med 2011;364:1920–31.
Mourits MP, Prummel MF, Wiersinga WM, et al. Clinical activity score as a guide in the management of patients with Graves' ophthalmopathy. Clin Endocrinol (Oxf) 1997;47:9.
Shams PN, Ma R, Pickles T, et al. Reduced risk of compressive optic neuropathy using orbital radiotherapy in patients with active thyroid eye disease. Am J Ophthalmol 2014;157:1299–305.

As referências completas estão disponíveis no **GEN-io**.

PARTE 12 ÓRBITA E OCULOPLÁSTICA
SEÇÃO 3 Órbita e Glândula Lacrimal

Infecção e Inflamação Orbitária   12.14
Alan A. McNab

Definição: Inflamação ou infecção do conteúdo orbitário.

Características principais
- Sinais clínicos de inflamação ou infecção orbitária incluem vermelhidão (pálpebras e/ou conjuntiva), inchaço (proptose, edema palpebral e conjuntiva), dor (nem sempre presente) e perda de função (motilidade ocular reduzida, perda de visão)
- Devem ser feitos todos os esforços para diferenciar infecção de inflamação não infecciosa e para estabelecer a natureza de qualquer inflamação não infecciosa (por investigação apropriada frequentemente por biopsia de tecido).

INTRODUÇÃO

Infecções ou inflamações não infecciosas são provavelmente as condições orbitárias mais comuns encontradas na prática clínica. A condição orbitária inflamatória mais comum, a orbitopatia de Graves, é abordada em um capítulo separado (ver Capítulo 12.13). As características cardinais da inflamação aguda (vermelhidão, calor, dor, inchaço e perda de função) são observadas em muitas das condições abordadas neste capítulo, mas não em todas. As inflamações orbitárias não infecciosas são frequentemente subagudas ou crônicas e podem ter poucos sinais de inflamação.

AVALIAÇÃO GERAL

Ao avaliar um paciente com possível infecção orbitária ou inflamação, o primeiro e mais importante passo é obter uma história clínica acurada e minuciosa. Isso incluirá o tempo e a rapidez do início dos sintomas, uma revisão sistemática dos sintomas oculares e orbitários e uma história médica geral completa, visto que as inflamações orbitárias estão frequentemente associadas a doenças sistêmicas.

É necessário realizar exame completo dos olhos e órbitas, da cavidade nasal e linfonodos regionais e glândulas salivares.

A imagem de primeira escolha é geralmente uma tomografia computadorizada (TC). Isso será adequado na maioria das circunstâncias. Exame de ressonância magnética (RM) orbitária pode fornecer informações adicionais em alguns pacientes.

Deve-se coletar material para exame microbiológico na suspeita de celulite orbitária bacteriana. Raramente, raspados de conjuntiva são úteis. Secreção purulenta obtida a partir do óstio dos seios infectados ou cavidades do abscesso é mais útil. As hemoculturas raramente são positivas,[1] mas podem ser úteis em paciente febril e agudamente doente.

Na prática, muitas vezes não está claro se um paciente tem uma inflamação orbitária infecciosa ou não infecciosa, e um teste terapêutico com antibióticos pode ser razoável. Se não houver resposta, as investigações devem ser direcionadas para estabelecer uma causa específica para a inflamação. O tratamento empírico com corticosteroides ou outros medicamentos anti-inflamatórios deve ser evitado, pois isso, muitas vezes irá turvar ou atrasar o diagnóstico.

Para pacientes com suspeita de inflamação orbitária não infecciosa, exames de sangue podem ajudar a estabelecer um diagnóstico.[2,3] O painel usual de exames de sangue e exames de imagem está listado na Tabela 12.14.1.

Para pacientes com inflamação orbitária não infecciosa, o tecido para exame histopatológico deve ser obtido, se possível. Muitas formas específicas de inflamação não podem ser diagnosticadas sem uma biopsia. Exceções podem incluir paciente com uma apresentação típica de miosite orbitária ou inflamação apical de órbita.

Infecção orbitária

A infecção orbitária é mais comumente bacteriana (celulite orbitária), mas podem ocorrer infecções virais, fúngicas e parasitárias (Tabela 12.14.2).

Celulite orbitária

Infecção bacteriana dos tecidos orbitários (celulite orbitária) é a infecção orbitária mais comum e, se não tratada, pode levar

TABELA 12.14.1 Exames de sangue e imagem para pacientes com inflamação orbitária não infecciosa.

Hemograma completo, VHS, PC-R
Testes de função tireoidiana
Autoanticorpos da tireoide
Anticorpos antinucleares
Enzima conversora de angiotensina
Anticorpos antineutrófilos citoplasmáticos
Anticorpos da síndrome de Sjögren
Níveis séricos de IgG e IgG4
TC orbitária (primeira linha) e/ou RM
Radiografia de tórax ou TC de tórax (sarcoidose)

PC-R, proteína C reativa; *VHS*, velocidade de hemossedimentação.

TABELA 12.14.2 Causas da infecção orbitária.

1. Bacteriana
• Celulite orbitária
• Propagação de estruturas adjacentes
Seios paranasais
Pálpebras
Infecções dentárias
Panoftalmite
• Corpos estranhos orbitários
• Hematogênico
• Tuberculose
2. Viral
• Herpes-zóster oftálmico
3. Fúngica
• Mucormicose
• Aspergilose
4. Parasítica
• Cisticercose
• Equinococose (hidatídeos)

à cegueira e disseminação da infecção para a cavidade craniana. É importante distinguir entre a celulite pré-septal (da pálpebra) e a celulite orbitária mais danosa. A celulite orbitária, além de sinais de inflamação palpebral (vermelhidão e inchaço), terá sinais de inflamação orbitária – vermelhidão e inchaço conjuntival (quemose), proptose e, potencialmente, perda de função (perda visual e redução da motilidade ocular) (Figura 12.14.1).

A fonte mais comum de infecção na celulite orbitária é a sinusite paranasal que complica a infecção do trato respiratório superior.[1] O aumento do crescimento bacteriano nos seios se espalha para a órbita adjacente. Outras fontes menos comuns são do globo (panoftalmite), das pálpebras, do saco lacrimal, dos dentes infectados e dos corpos estranhos orbitários.

Os abscessos podem se formar no espaço subperiosteal ou nos tecidos orbitários. O local mais comum é o espaço subperiosteal medial adjacente aos seios etmoidais (Figura 12.14.2A). Em crianças, essas coleções subperiosteais mediais podem ser estéreis.[4,5]

Todos os pacientes com celulite orbitária devem ser admitidos no hospital para observação cuidadosa e documentação dos sinais clínicos, incluindo a função visual, e antibióticos intravenosos imediatos. A escolha do antibiótico deve ser feita em consulta com especialistas em doenças infecciosas locais, mas uma combinação comum é a ceftriaxona e a amoxicilina com clavulonato. Cobertura anaeróbia pode ser necessária em pacientes mais velhos.

Todos os pacientes devem fazer uma TC das órbitas e seios paranasais. Se houver evidência de um abscesso orbitário, deve-se considerar a drenagem cirúrgica urgente, especialmente com comprometimento visual ou progressão dos sinais clínicos. Em crianças com 9 anos ou menos, a maioria dos abscessos subperiosteais mediais (ASM) é estéril e geralmente pequena. Desde que a visão não seja comprometida, elas podem ser observadas e resolvidas sem intervenção cirúrgica. A cirurgia deve ser realizada se o abscesso estiver em outra parte (Figura 12.14.2B), houver comprometimento visual, o ASM for grande, a sinusite frontal estiver presente (ver Figura 12.14.2B) ou recidiva após drenagem prévia.[4,5] Se um organismo for encontrado nessa faixa etária, geralmente é uma única bactéria aeróbia.

Para adolescente com mais de 15 anos e adultos, infecções mais complexas são mais comuns, com múltiplos organismos e, muitas vezes, anaeróbios também. Esses pacientes devem ter qualquer ASM ou outro abscesso drenado. Entre 9 e 15 anos, há uma transição, e um papel cirúrgico mais ativo é frequentemente – mas nem sempre – necessário.

Nos últimos anos, as bactérias resistentes aos antibióticos tornaram-se uma causa mais comum de infecção orbitária. O mais comum é *Staphylococcus aureus* resistente à meticilina (MRSA). Infecção orbitária com MRSA geralmente ocorre sem antecedentes de infecção do trato respiratório superior ou infecção paranasal adjacente, a formação de abscessos é comumente múltipla, e a glândula lacrimal está frequentemente envolvida.[6] Apesar do surgimento dessas infecções mais agressivas e atípicas, as diretrizes estabelecidas para o manejo das coleções subperiosteais permanecem válidas.[7]

Dacrioadenite bacteriana

A dacrioadenite supurativa, infecção bacteriana da glândula lacrimal, é uma infecção incomum e uma causa rara de inflamação das glândulas lacrimais. Sinais de inflamação são máximos sobre a glândula lacrimal (Figura 12.14.3A). Secreção purulenta pode

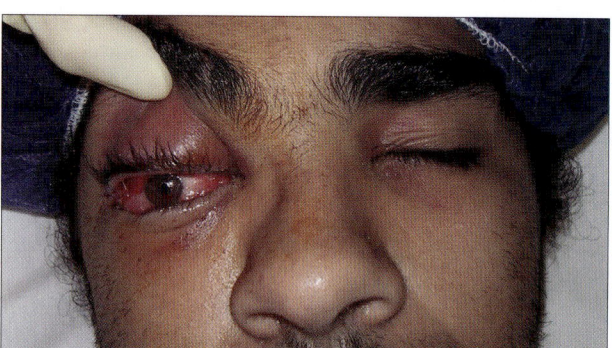

Figura 12.14.1 Jovem com grave celulite orbitária. Há proptose, quemose, motilidade ocular reduzida e visão diminuída.

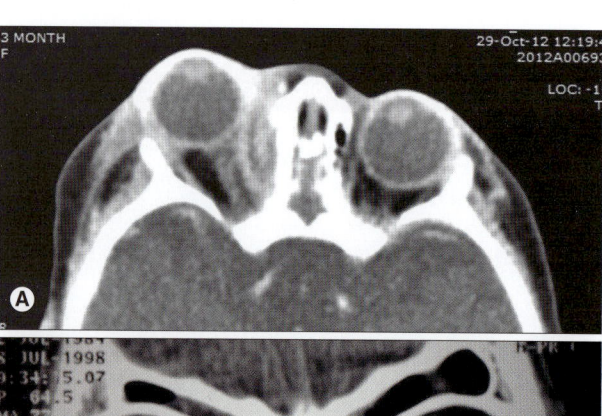

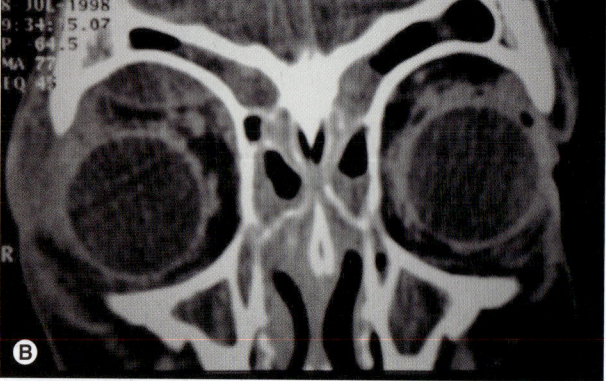

Figura 12.14.2 A. TC orbitária axial de um lactente com coleção subperiosteal medial adjacente a seios paranasais etmoidais opacificados e subdesenvolvidos. **B.** TC coronal de um adolescente de 14 anos com celulite orbitária direita e abscesso subperiosteal superior. Há pansinusite, incluindo sinusite frontal. A localização do abscesso e a presença de sinusite frontal são as duas indicações para a drenagem do abscesso. (Harris GJ. Subperiosteal abscess of the orbit. Age as a factor in the bacteriology and response to treatment. Ophthalmology 1994;101:585-95. Garcia GH, Harris GJ. Criteria for non-surgical management of subperiosteal abscess of the orbit. Ophthalmology 2000;107:1454-8.)

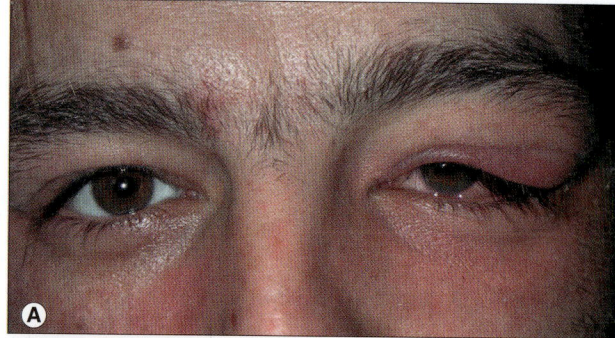

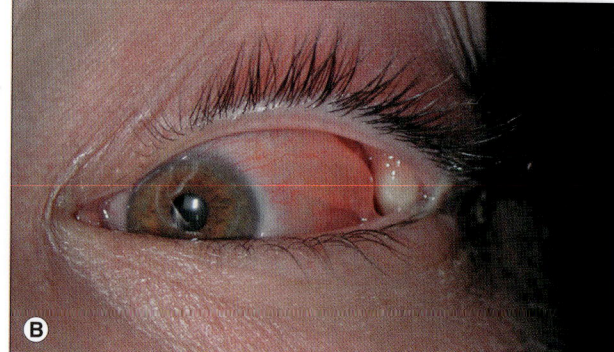

Figura 12.14.3 A. Homem adulto com vermelhidão, inchaço e dor sobre a glândula lacrimal esquerda em virtude de dacrioadenite bacteriana. Observe a deformidade em forma de S da pálpebra superior. **B.** Há vermelhidão e conjuntival quemose lateralmente com material purulento visível no lobo palpebral da glândula lacrimal.

ser vista proveniente de dúctulos lacrimais (Figura 12.14.3B), e deve ser enviada para exame microbiológico. A infecção pode se espalhar para a órbita adjacente. Abscessos podem ocasionalmente se formar e exigir drenagem.[8]

Tuberculose orbitária

A tuberculose orbitária é rara, especialmente no Ocidente. Ocorre geralmente por disseminação hematogênica e pode se apresentar de várias formas: periostite, tuberculoma de tecido mole (abscesso frio) com ou sem envolvimento ósseo ou dacrioadenite. Pode também se espalhar a partir dos seios paranasais adjacentes.[9] O diagnóstico depende da confirmação da biopsia de casos de inflamação granulomatosa caseosa ou necrosante com bacilos álcool-resistentes, preferencialmente com cultura tecidual positiva.

Infecção viral orbitária

A única infecção viral orbitária significativa é a do herpes-zóster oftálmico (HZO). Em casos raros, uma síndrome de ápice orbitário pode ocorrer com múltiplas paralisias de nervos cranianos e perda de visão. A órbita também pode ser mais geralmente inflada com proptose.[10,11]

Infecção fúngica orbitária

As infecções fúngicas da órbita caem geralmente em dois grupos: infecção aguda, fulminante, com fungos da família Mucorales (mucormicose rino-orbitária cerebral) e infecção invasiva por aspergilose, que é uma infecção mais indolente.

Mucormicose rino-orbitária cerebral

A mucormicose geralmente ocorre no contexto de um dos seguintes casos: diabetes, geralmente com cetoacidose, neoplasias hematológicas com função pobre leucocitária e transplante de órgão sólido e medula óssea com imunossupressão. Metabolismo de ferro alterado é um fator de risco que também pode ocorrer em diabéticos.[12,13]

O fungo é saprófita e invade a órbita através dos seios paranasais adjacentes afetados. O organismo é angiotrópico (invade os vasos sanguíneos) e leva à necrose tecidual. Os sinais clínicos progridem rapidamente, geralmente com oftalmoplegia, proptose, ptose e, frequentemente, uma oclusão da artéria central da retina com neuropatia óptica (Figura 12.14.4A e B). Necrose dos tecidos (pálpebras, couro cabeludo, palato) pode ocorrer como um sinal tardio. Alterações na TC ou RM costuma ser discretamente leves (Figura 12.14.4C).

O prognóstico para pacientes com mucormicose é ruim, e muitos morrem de envolvimento cerebral. A sobrevida depende de um alto índice de suspeita, diagnóstico imediato pela obtenção de tecido para exame histopatológico (urgente) e cultura, reversão de quaisquer fatores como cetoacidose, antifúngicos e desbridamento de partes moles, muitas vezes na forma de exenteração orbitária.

Aspergilose orbitária

Aspergilose é um saprófita geralmente inofensivo e onipresente. A infecção generalizada em pacientes imunocomprometidos costuma causar endoftalmite. Na órbita, a infecção por *aspergillus* pode ocorrer em pacientes imunocompetentes[14] ou imunocomprometidos,[15] e geralmente invade os seios adjacentes, mas também pode ocorrer como uma lesão orbitária isolada com início indolente.[16] O diagnóstico requer a identificação de hifas septadas em amostras de tecidos. O tratamento pode exigir desbridamento (se possível) e antifúngicos em longo prazo. Envolvimento craniano e de seio cavernoso pode ser fatal.

Infecção parasitária orbitária

Infecções parasitárias orbitárias são raras no Ocidente, mas podem ser comuns em países em desenvolvimento. Os dois principais tipos são cisticercose e equinococose.

A cisticercose é uma infecção parasitária causada por *Cysticercus cellulosae*, a forma larval da tênia suína *Taenia solium*. Ocorre comumente em áreas com pouca higiene. A cisticercose

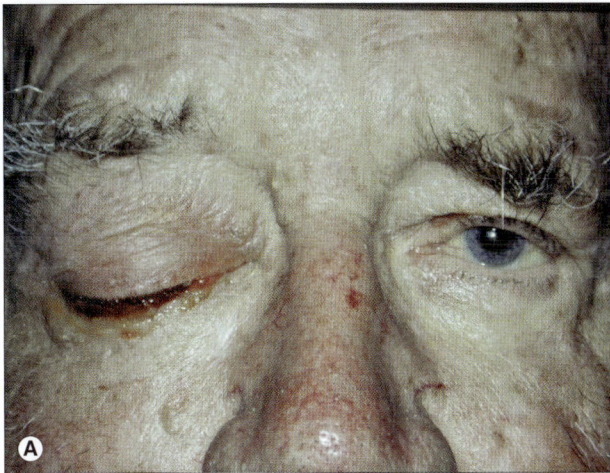
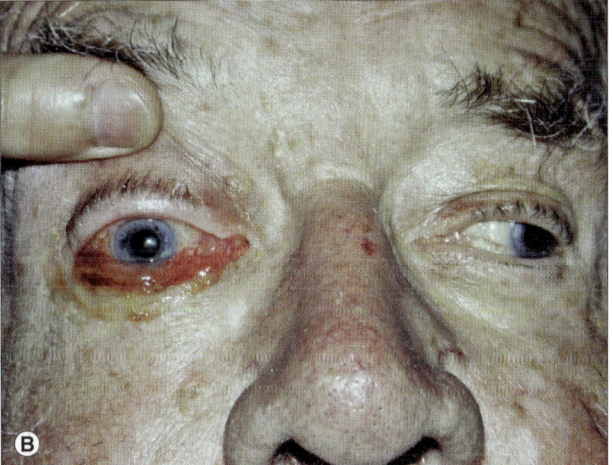
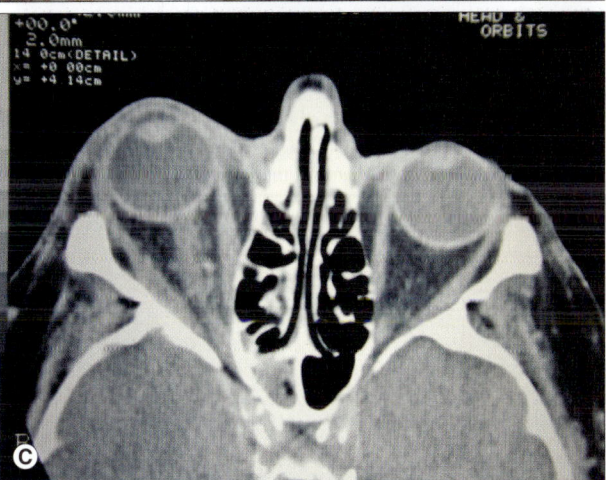

Figura 12.14.4 A e B. Homem idoso com diabetes apresentando 48 horas de proptose direita rapidamente progressiva, ptose completa e oftalmoplegia e sem percepção de luz e evidência de uma oclusão da artéria central da retina devido à mucormicose. **C.** Uma TC axial mostra proptose direita, alteração irregular dentro da órbita e alterações relativamente leves nos seios etmoide e esfenoide.

cerebral é mais comum, mas o envolvimento orbitário não é raro. Geralmente envolve músculos extraoculares.[17] O sucesso do tratamento com albendazol e prednisolona torna desnecessária a cirurgia em grande parte dos casos.[17]

A equinococose, ou doença hidática, é causada pela infecção pelo verme *Echinococcus granulosus*. A infecção é disseminada em certas partes do mundo e afeta principalmente o fígado. A órbita é raramente afetada (0,3% de 3.736 casos em um relatório da China).[18] Os cistos se desenvolvem gradualmente na órbita dos pacientes, geralmente com evidências de cistos em outros lugares. O principal tratamento é a excisão cirúrgica.

Inflamação orbitária não infecciosa

Inflamação orbitária não infecciosa é comum. As causas mais comuns estão listadas na Tabela 12.14.3. De longe, a mais comum, a orbitopatia de Graves, é discutida em outro momento (ver Capítulo 12.13). Por muitas décadas, o termo pseudotumor orbitário foi usado para descrever a inflamação orbitária, em que nenhuma causa pôde ser identificada, mas o termo tem sido amplamente suplantado pela inflamação orbitária idiopática (IOI) – ou inespecífica. Isso deve ser reservado para casos em que nenhuma causa "específica" possa ser identificada. Muitas formas "específicas" de inflamação são tão "idiopáticas" quanto a IOI, mas há importantes características patológicas e clínicas de distúrbios inflamatórios específicos, incluindo o envolvimento de outros órgãos.

Com o tempo, a proporção de pacientes com inflamação orbitária que pode ser rotulada como IOI diminuiu. A maior causa recente dessa redução tem sido o reconhecimento da doença relacionada à IgG4.

Inflamação orbitária granulomatosa

A inflamação granulomatosa é uma forma específica de inflamação caracterizada pela formação de granulomas com macrófagos ou histiócitos. A sarcoidose é a causa mais comum de inflamação granulomatosa na órbita. Outras causas de inflamação granulomatosa, como infecção micobacteriana (tuberculose), infecção fúngica ou corpos estranhos, devem ser excluídas.

Sarcoidose

A uveíte devido à sarcoidose é muito mais comum que a sarcoidose orbitária e, estranhamente, geralmente não são vistas juntas. O local de acometimento orbitário ou ocular mais comum é a glândula lacrimal (42 a 63%), que pode ser uni ou bilateral,[19-21] (Figura 12.14.5A a C) seguida da órbita anterior, geralmente inferiormente (13 a 38%), a pálpebra (11 a 17%) e, menos comumente, o saco lacrimal ou o nervo óptico e a bainha.

Os níveis de enzima conversora de angiotensina não são comumente elevados na sarcoidose anexial ocular (20% em uma série).[20] Doença sistêmica concomitante é comum na apresentação (50%),[20] com o diagnóstico já conhecido (37%)[21] ou encontrado no teste (mais 27%).[21] Pode nunca ser encontrado (30%) ou se desenvolver depois de alguns anos.[21]

TABELA 12.14.3 Causas da infecção orbitária (não infecciosa).

1. Específico
   - Orbitopatia de Graves (não discutida neste capítulo)
   - Granulomatosa
     - Sarcoidose
     - Xantogranulomatosa
     - Reação de corpo estranho
   - Doença relacionada à IgG4
   - Vasculítica
     - Granulomatose com poliangiite (doença de Wegener)
     - Síndrome de Churg-Strauss
     - Outros (arterite de células gigantes, poliarterite nodosa)
   - Sjögren
   - Outros (doença de Castleman, doença de Kimura, doença de Rosai-Dorfman)
2. Inflamação orbitária idiopática
   - Por acuidade ou processo patológico
     - Agudo
     - Subagudo
     - Crônica
     - Esclerosante
   - Por local anatômico
     - Miosite orbitária
     - Dacrioadenite
       - Anterior
       - Difuso
       - Apical
3. Síndromes mascaradas
   - Crescimento rápido do tumor (imitando a inflamação)
   - Necrose tumoral (causando inflamação aguda)

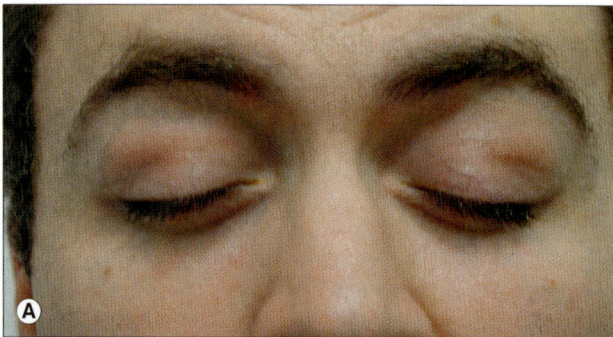
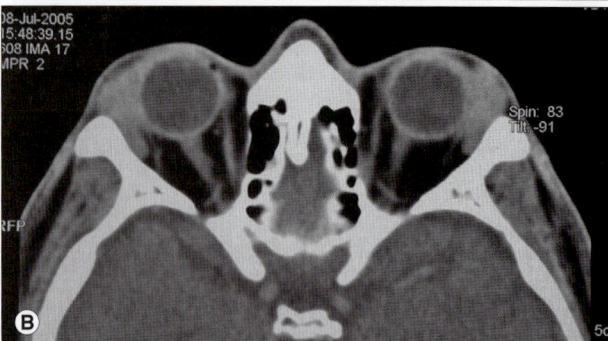
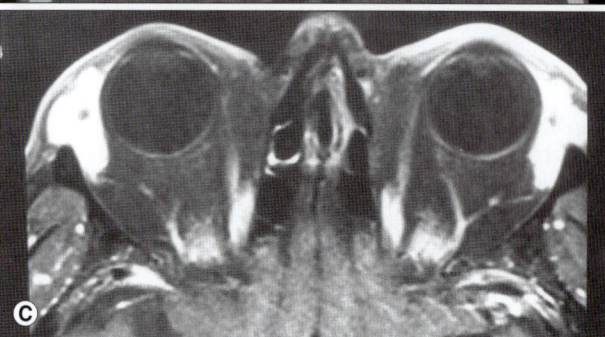

Figura 12.14.5 A. Homem de meia-idade com vários meses de aumento da glândula lacrimal bilateral devido à sarcoidose. Na imagem, há aumento simétrico bilateral das glândulas lacrimais tanto TC axial (**B**) quanto na RM axial ponderada em T1 com gadolínio (**C**).

O tratamento, se necessário, geralmente é feito com injeção oral ou local de corticosteroides ou agentes poupadores de corticosteroides, como metotrexato. As taxas de resposta são boas.

Doença xantogranulomatosa

Este grupo de doenças é raro e, em adultos, compreende quatro entidades: xantogranuloma de início adulto (AOX), asma de início adulto e xantogranuloma periocular (AAPOX), xantogranuloma necrobiótico (NBX) e doença de Erdheim-Chester (ECD).[22] São distúrbios histiocíticos de células não Langerhans e têm macrófagos espumosos característicos e células gigantes de Touton presentes.

AOX, AAPOX e NBX tendem a envolver as pálpebras e a órbita anterior, com inchaço, eritema e descoloração amarelada dos tecidos (Figura 12.14.6A a C). AOX e AAPOX são geralmente bilaterais e simétricos. AOX e AAPOX respondem bem ao rituximabe.[23] NBX é frequentemente associado a malignidades hematológicas.

O ECD geralmente envolve as duas órbitas posteriores simetricamente e amplamente é uma doença sistêmica que afeta com frequência retroperitônio, rim, pulmão, ossos longos, pericárdio ou meninges, e é o único membro desse grupo com uma mutação genética identificada (no gene BRAF),[74] tornando-o passível de tratamento com anticorpos monoclonais.

Doença relacionada com IgG4

A doença relacionada com IgG4 (IgG4-RD) é uma entidade recentemente reconhecida, caracterizada por lesões tumefeitas com infiltrado linfoplasmocitário denso, rico em plasmócitos

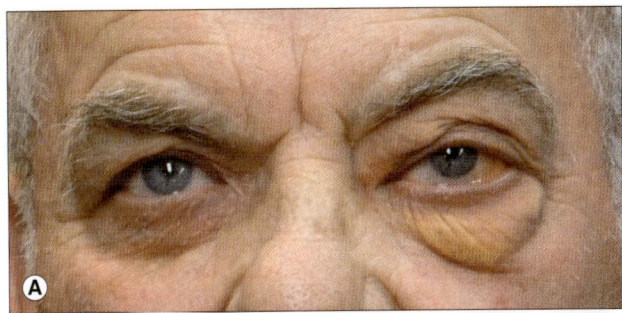

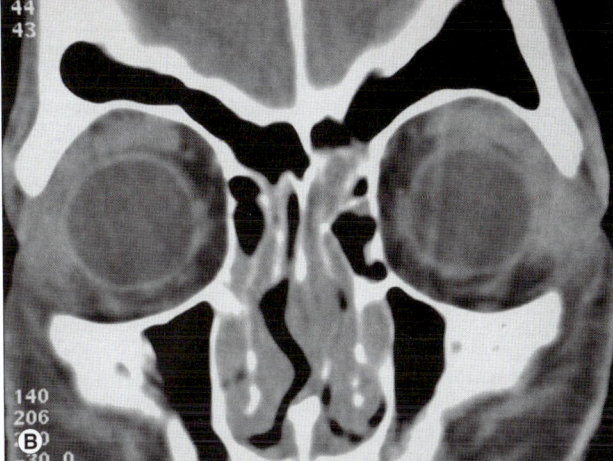

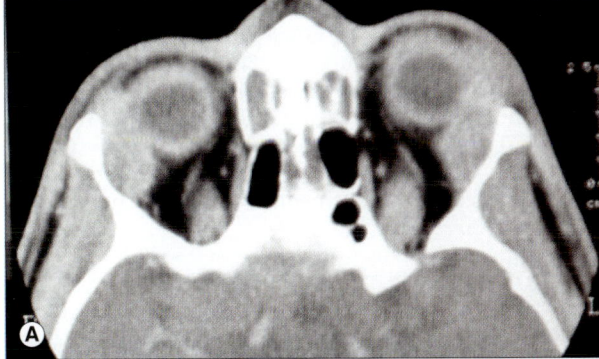

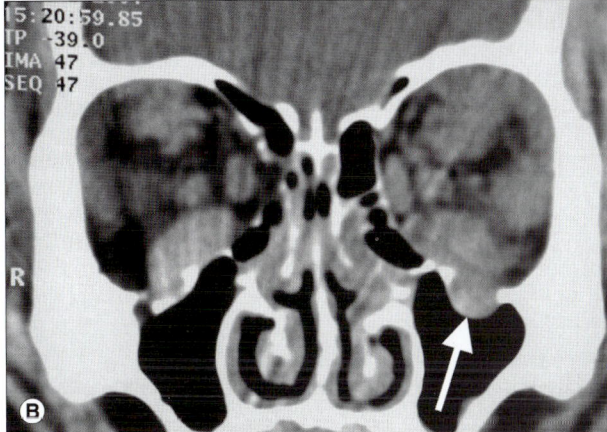

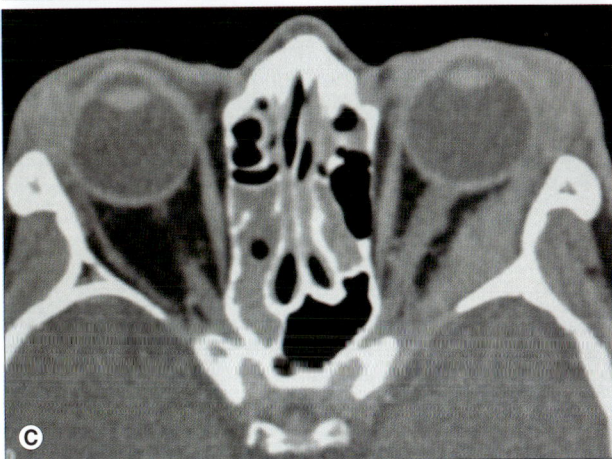

Figura 12.14.6 A. Homem idoso com proptose unilateral esquerda e edema palpebral, quemose de conjuntival lateral e descoloração amarelada das pálpebras devido à doença xantogranulomatosa de início na idade adulta. Isso geralmente é bilateral. **B.** TC coronal de outro paciente com asma de adulto e xantogranuloma periocular (AAPOX) mostra infiltração bilateral da glândula lacrimal com extensão irregular nos tecidos moles adjacentes associados à doença dos seios paranasais. **C.** TC axial do paciente em A. B mostra extensão do processo mórbido ao longo da parede lateral da órbita esquerda e doença sinusal extensa.

Figura 12.14.7 A. TC axial de um paciente com doença oftálmica relacionada a IgG4 (IgG4-ROD) manifestando-se como aumento bilateral da glândula lacrimal. **B.** TC coronal de outro paciente com IgG4-ROD mostra aumento bilateral de vários músculos extraoculares, infiltração irregular ao longo do teto orbitário esquerdo e aumento de ambos os nervos infraorbitários (a esquerda é maior e indicada pela seta).

positivos para IgG4, fibrose, geralmente de padrão estoriforme e, em alguns órgãos, uma flebite obliterante. Os níveis séricos de IgG4 podem estar elevados ou normais. Um grande número de eosinófilos teciduais também pode ser visto.[25] Pode afetar um ou mais órgãos; a órbita e os anexos oculares estão frequentemente envolvidos (doença oftálmica relacionada com IgG4, IgG4-ROD). Quase todos os tecidos podem ser afetados, mas os mais comuns são o pâncreas, o trato hepatobiliar, os linfonodos e as glândulas salivares.

Os tecidos orbitários mais comumente afetados são a glândula lacrimal (Figura 12.14.7A), a gordura orbitária, o músculo extraocular e o nervo infraorbitário.[26] O aumento do nervo infraorbitário pela hiperplasia linfoide é característico desse distúrbio (Figura 12.14.7B).[27] A doença pode ser unilateral ou bilateral. A doença bilateral é um forte indicador de provável doença sistêmica.[28]

Os pacientes geralmente apresentam um processo inflamatório subagudo ou crônico. O diagnóstico requer biopsia e imuno-histoquímica apropriada de tecido.[25] A presença isolada de plasmócitos IgG4+ é insuficiente para o diagnóstico, e estes podem ser observados em várias outras condições, especialmente na doença xantogranulomatosa[24] e na granulomatose com poliangiite.[25] Uma relação de IgG4+ para IgG+ plasmócitos acima de 40% pode ser mais importante que o número real.

Em geral, o tratamento é feito com corticosteroides orais, mas a recidiva é comum na retirada. Uma variedade de agentes poupadores de corticosteroides tem sido usada, mas o rituximabe é muito eficaz.[29] Existe um risco aumentado de desenvolvimento de linfoma com IgG4-RD.[26]

Doença vasculítica orbitária

A doença vasculítica mais comum que afeta a órbita é a granulomatose com poliangiite (GPA, anteriormente conhecida como granulomatose de Wegener). A doença de Churg-Strauss e a poliarterite nodosa raramente afetam a órbita. A arterite de células gigantes (ou temporal) comumente afeta o nervo óptico, mas muito raramente outros tecidos orbitários.

Granulomatose com poliangiite

O GPA é uma doença vasculítica granulomatosa e às vezes necrosante que comumente afeta os rins e os pulmões (GPA generalizado). Sem tratamento, é fatal. Até 60% dos pacientes com GPA generalizada terão doença orbitária ou anexial.[30] Por outro lado, muitos pacientes apresentam uma forma mais localizada da doença, sem envolvimento sistêmico.[31,32] Nesse grupo de pacientes, o diagnóstico pode ser difícil devido aos achados atípicos de biopsia e ao c-ANCA negativo.[31,32]

Os pacientes apresentam lesões de massa orbitária, frequentemente adjacentes aos seios da face (Figura 12.14.8A e B), doença da glândula lacrimal e, algumas vezes, características oculares, como esclerite, escleroceratite ou vasculite retiniana. A presença de doença nasal e dos seios paranasais, geralmente com destruição óssea (Figura 12.14.8B), é muito sugestiva de GPA.[33,34] Uma proporção de pacientes previamente diagnosticados com IOI pode ter GPA limitado com base no resultado da expressão gênica de biopsias.[35]

O tratamento geralmente é feito com corticosteroides e ciclofosfamida; mais recentemente, o rituximabe demonstrou ser muito eficaz.

Síndrome de Sjögren

A síndrome de Sjögren primária (SSp) é uma doença reumática autoimune sistêmica comum que causa a síndrome de *sicca* (boca, nariz e olhos secos), glândulas salivares inchadas (e, às vezes, glândulas lacrimais) e, em alguns pacientes, articulações, pele, pulmão e outra doença.[36] Dependendo da duração da doença, as glândulas lacrimais podem estar inchadas,[37] normais ou atróficas. O diagnóstico pode ser difícil e baseia-se na sorologia (autoanticorpos anti-Ro e La) e nas biopsias labiais das glândulas salivares. O olho seco é usual, mas não específico. Muitos casos previamente diagnosticados como "síndrome de Sjögren atípica" (sorologia negativa) foram provavelmente IgG4-RD.

A síndrome de Sjögren acarreta risco aumentado de desenvolvimento de linfoma não Hodgkin,[38] e glândulas lacrimais aumentadas nesses pacientes devem ser biopsiadas para excluir linfoma.

Inflamação orbitária idiopática

IOI é um diagnóstico de exclusão. Formas mais específicas de inflamação (como descrito anteriormente) devem ser excluídas, e a biopsia tecidual é a melhor maneira de se fazer isso. No entanto, quando a apresentação é suficientemente típica, ou o risco de biopsia é alto, um diagnóstico de IOI pode ser feito com base na apresentação clínica e na imagem sem biopsia. Exemplos são miosite orbitária típica e IOI do ápice orbitário (síndrome de Tolosa-Hunt).

Dor e inchaço periorbitário são as características mais comuns.[39] A maioria responderá a um curso lento de corticosteroides orais, mas recidivas ou respostas incompletas são comuns.[39] IOI pode ser aguda, subaguda, crônica ou esclerosante, sendo esta última uma entidade clinicopatológica distinta,[40,41] embora IgG4-ROD e GPA precisem ser excluídos desse grupo. IOI pode afetar qualquer tecido orbitário, mas existem vários padrões anatômicos reconhecidos (ver Tabela 12.14.3).

Miosite orbitária idiopática

A miosite orbitária idiopática apresenta-se tipicamente com diplopia dolorosa, um único músculo extraocular (MEO) envolvido e resposta rápida aos corticosteroides orais, geralmente em doses de 1 mg/kg, diminuindo ao longo de várias semanas.[42-44] O músculo envolvido geralmente apresenta aumento fusiforme e envolvimento do tendão. Outras formas de inflamação dos MEO devem ser excluídas (IgG4-RD e outras condições autoimunes, como a doença de Crohn), geralmente com base em história de outras doenças e outros órgãos ou envolvimento de tecido orbitário.

A recidiva após a interrupção dos corticosteroides é comum (56% em uma série).[42] O tratamento repetido com corticosteroides ou agentes poupadores de corticosteroides pode ser necessário, mas se o curso for atípico, uma biopsia deve ser obtida.

Dacrioadenite idiopática

A dacrioadenite idiopática é um diagnóstico de exclusão e deve ser feito apenas com uma biopsia e investigações apropriadas para excluir outras condições, como sarcoidose, síndrome de Sjögren, IgG4-ROD, GPA ou linfoma.

A dacrioadenite idiopática é mais comumente unilateral, e a inflamação pode se estender à gordura adjacente e ao MEO. A resposta incompleta ao tratamento está associada ao sexo masculino e envolvimento do MEO, e a recorrência é mais comum na doença bilateral.[45]

Síndrome de Tolosa-Hunt (ápice orbitário IOI)

IOI do ápice orbitário e fissura orbitária superior é rara. Apresenta dor, visão dupla e, às vezes, perda sensorial da face e neuropatia óptica.[46] Novamente, é um diagnóstico de exclusão.

BIBLIOGRAFIA

Costa RM, Dumatriscu OM, Gordon LK. Orbital myositis: diagnosis and management. Curr Allergy Asthma Rep 2009;9:316–23.

Demirci H, Christianson MD. Orbital and adnexal involvement in sarcoidosis: analysis of clinical features and systemic disease in 30 cases. Am J Ophthalmol 2011;151:1074–80.

Ferguson MP, McNab AA. Current treatment and outcome in orbital cellulitis. Aust N Z J Ophthalmol 1999;27:375–9.

Garcia GH, Harris GJ. Criteria for non-surgical management of subperiosteal abscess of the orbit. Ophthalmology 2000;107:1454–8.

McNab AA, McKelvie P. IgG4-related ophthalmic disease. Part II: clinical aspects. Ophthal Plast Reconstr Surg 2015;31:167–78.

Muller K, Lin JH. Orbital granulomatosis with polyangiitis (Wegener granulomatosis). Arch Pathol Lab Med 2014;138:1110–14.

Rootman J, McCarthy M, White VA, et al. Idiopathic sclerosing inflammation of the orbit: a distinct clinicopathological entity. Ophthalmology 1994;101:570–84.

Sivak-Calcott JA, Rootman J, Rasmussen SL, et al. Adult xanthogranulomatous disease of the orbit and ocular adnexa: new immunohistochemical findings and clinical review. Br J Ophthalmol 2006;90:602–8.

Trief D, Gray ST, Jakobiec FA, et al. Invasive fungal disease of the sinus and orbit: a comparison between mucormycosis and aspergillus. Br J Ophthalmol 2016;100:184–8.

Yuen SJ, Rubin PA. Idiopathic orbital inflammation. Distribution, clinical features, and treatment outcome. Arch Ophthalmol 2003;121:491–9.

As referências completas estão disponíveis no **GEN-io**.

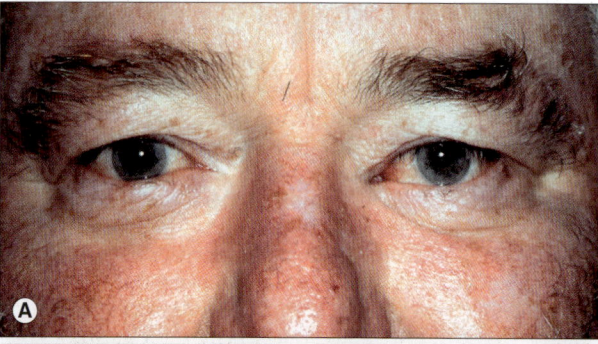
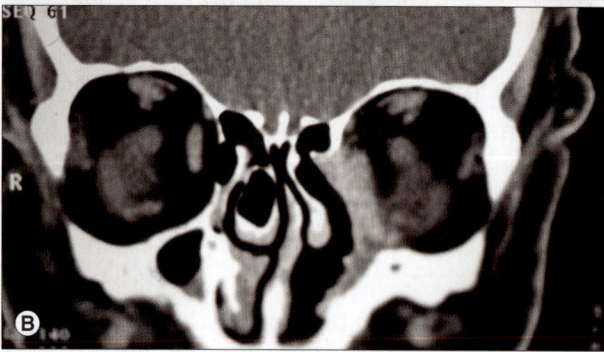

Figura 12.14.8 A. Homem de 65 anos com vários anos de diplopia progressiva, epífora e aspecto afundado no canto medial esquerdo, com massa palpável medial dura. **B.** Uma TC coronal mostra uma massa na órbita medial envolvendo o músculo reto medial e o aparelho de drenagem lacrimal. Há perda óssea na parede medial da órbita e cornetos adjacentes e seios etmoidais. Apresenta forma limitada de granulomatose com poliangiite e é ANCA negativo.

PARTE 12 ÓRBITA E OCULOPLÁSTICA
SEÇÃO 4 Procedimentos Estéticos Periorbitários

Blefaroplastia Cosmética e Correção de Ptose de Supercílio

12.15

François Codère, Nancy Tucker e Jonathan J. Dutton

Definição: Cirurgias para corrigir mudanças nas pálpebras e na área da fronte que são secundárias ao envelhecimento e se manifestam por redundância e deslocamento de tecidos.

Características principais
- O envelhecimento facial resulta em remodelação óssea com alterações no arranjo dos tecidos moles e atrofia da gordura no terço médio da face
- Qualquer cirurgia estética de pálpebras ou supercílios deve avaliar as queixas e os objetivos do paciente
- O exame detalhado é obrigatório para descobrir anormalidades anatômicas específicas que precisam ser abordadas
- Quando a cirurgia de supercílios e pálpebras é planejada, o supercílio deve ser elevado primeiro para evitar a remoção excessiva da pele da pálpebra superior.

INTRODUÇÃO

Alterações do envelhecimento na face envolvem remodelamento progressivo do esqueleto facial com projeção óssea na fronte e supercílio e involução no terço médio e inferior. A perda de colágeno e elastina nas várias camadas da pele e tecidos subcutâneos é vista nas pálpebras e no terço médio. Alterações que ocorrem na pele da pálpebra superior são agravadas devido ao alongamento passivo, perda de suporte ou redundância da pele secundária ao abaixamento dos supercílios.

A maioria dos pacientes não nota a extensão em que o mau posicionamento dos supercílios contribui para a aparência geral da área periorbitária no envelhecimento. Isso precisa ser apontado especificamente para ajudá-los a entender por que uma blefaroplastia sozinha não corrige completamente o problema. Se a elevação manual do supercílio até a posição desejada melhorar significativamente a aparência do paciente, uma plástica de supercílio – isolada ou associada à blefaroplastia – deve ser considerada. Se uma blefaroplastia é realizada sem reconhecer qualquer ptose de supercílio associada, o supercílio lateral pode aparecer puxado para baixo, o que produz uma aparência indesejável e triste.

CONSIDERAÇÕES ANATÔMICAS

Pálpebras

As principais características anatômicas que causam excesso de pele na pálpebra superior incluem ptose do supercílio pela perda do suporte tecidual profundo, perda da invaginação profunda da pele da pálpebra no sulco da pálpebra principal como resultado do deslocamento anterior das bolsas adiposas suborbiculares e o estiramento das adesões entre a aponeurose do elevador e a pele. Para entender a anatomia, a pálpebra pode ser dividida arbitrariamente em duas porções distintas (Figura 12.15.1).

Pálpebra superior

A anatomia da pálpebra superior é discutida no Capítulo 12.1. O sulco palpebral é um importante marco anatômico e estético. A pele e o músculo entre o sulco e o supercílio formam a prega cutânea da pálpebra. Se a gordura da pálpebra superior recuar ou a aponeurose do elevador ficar esticada ou desinserida, a prega assumirá uma posição mais alta. Na pálpebra asiática, a prega (se presente) é menor devido à baixa inserção do septo orbital na aponeurose, com consequente descida das bolsas de gordura pré-aponeuróticas.[1]

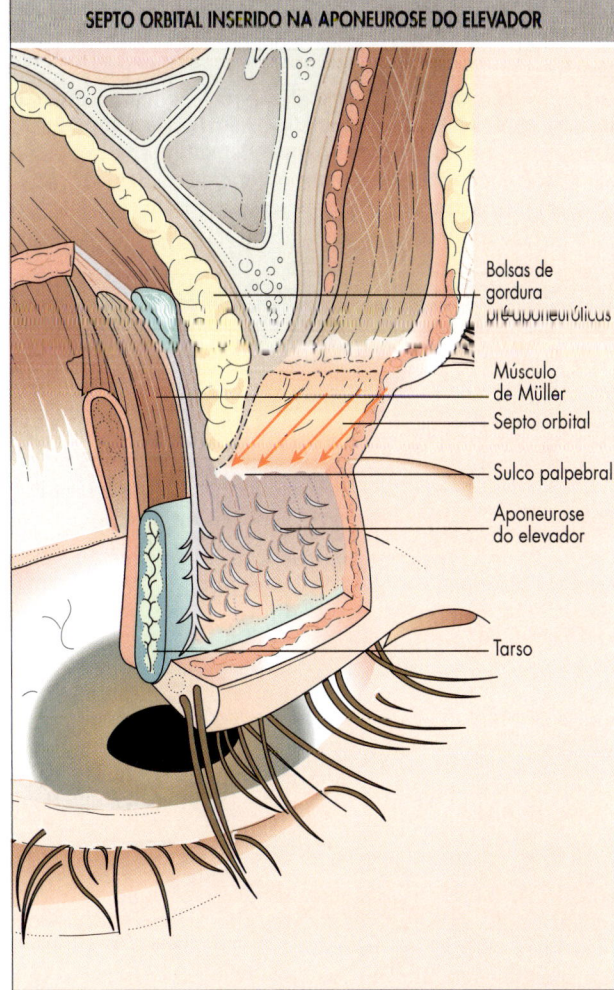

Figura 12.15.1 O septo orbital é inserido na aponeurose do levantador (*setas*). As bolsas de gordura pré-aponeuróticas localizam-se posteriormente ao septo. Na infraversão, a prega fica atenuada (enfraquecida), e em uma pálpebra jovem normal a prega está ausente. (Adaptada com permissão de Zide BW, Jelks BW. Surgical anatomy of the orbit. Nova York: Raven Press; 1985 [Capítulo 4], p. 23.)

Quando a pálpebra se eleva, a pele da prega da pálpebra é puxada para cima e para trás pela aponeurose à medida que essa se retrai sob o coxim adiposo (Figura 12.15.2).[2] A prega da pálpebra abaula levemente quando essa gordura empurra a pele para a frente. Durante a infraversão, a tensão na aponeurose torna-se frouxa, resultando em um sulco da pálpebra enfraquecido ou ausente.

Pálpebra inferior

A pálpebra inferior tem uma anatomia semelhante, porém mais simples, e é revisada no Capítulo 12.1. A integridade dos tendões do canto medial e lateral é muito importante para manter uma posição adequada da pálpebra, especialmente no envelhecimento facial.[3] No entanto, a configuração óssea do terço médio também desempenha papel fundamental. Pelo fato de a pálpebra inferior ser menos móvel do que a parte superior, ocorre menos redundância da pele e de músculo. As principais alterações do envelhecimento incluem flacidez da pele, aprofundamento das rugas, descida do canto lateral do olho pela perda de suporte ósseo e atrofia da gordura subcutânea.

Supercílios

Um entendimento completo da anatomia da fronte é essencial para avaliar a ptose da fronte (Figura 12.15.3).[4] As camadas da porção central da fronte são pele, derme, gálea superficial, músculo frontal, gálea profunda e periósteo. A pele da fronte é muito mais espessa do que a pele da pálpebra. A derme e a gordura subcutânea estão conectadas ao músculo frontal subjacente por múltiplos septos fibrosos. Os músculos frontais pareados se originam logo antes da linha de sutura coronal. Uma bainha fibrosa lisa, a gálea aponeurótica, envolve o frontal para formar camadas superficiais e profundas da gálea.

O músculo frontal termina lateralmente, e não se estende abaixo do terço lateral do supercílio. Aqui, a gálea superficial, a fáscia temporal superficial e o periósteo do osso frontal se fundem. A confluência desses planos teciduais é chamada "zona de fixação". O coxim adiposo do supercílio (gordura subgaleal) é

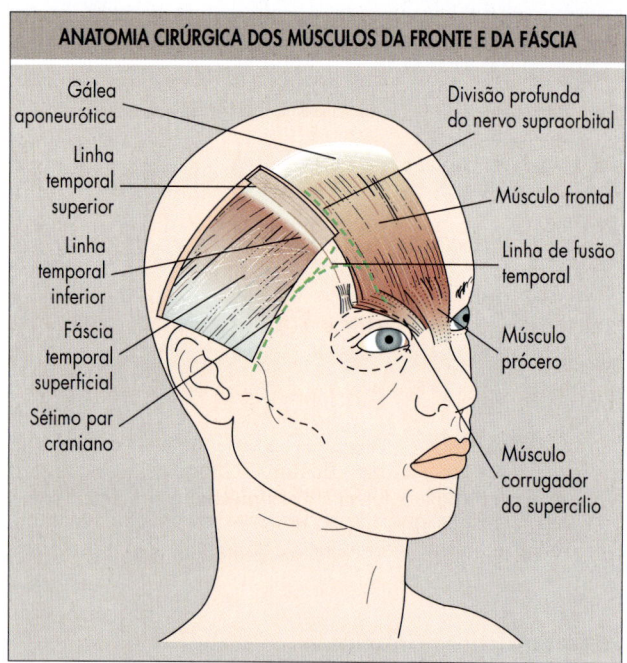

Figura 12.15.3 Anatomia cirúrgica dos músculos da fronte e da fáscia.

uma faixa transversal de tecido fibroadiposo de 2 a 2,5 cm acima da borda orbital. Permite o movimento do músculo frontal na parte inferior da fronte.

Medialmente, o músculo prócero é contínuo com a porção medial do músculo frontal e se insere no osso nasal e tecido subcutâneo glabelar. Causa rugas horizontais da glabela.[5] O músculo corrugador do supercílio é obliquamente orientado, passando do supercílio subcutâneo para o osso frontal medialmente. Causa sulcos glabelares verticais.[6,7]

Várias estruturas neurovasculares importantes ocorrem na fronte. O ramo frontal do nervo facial encontra-se dentro da fáscia temporal superficial antes de entrar na superfície profunda do músculo frontal. Vários nervos são encontrados ao longo da borda orbital superior: o nervo lacrimal lateralmente, o nervo supraorbital com suas divisões profundas e superficiais centralmente e o nervo supratroclear mais nasalmente.

Diversos fatores contribuem para o envelhecimento da fronte e supercílios. Estes incluem alterações na qualidade da pele, perda de suporte tecidual, fronte horizontal e sulcos glabelares relacionados à ação dos músculos faciais subjacentes.[8,9] O segmento lateral do supercílio é mais propenso a se tornar ptótico, em virtude do menor suporte estrutural nessa área. A posição final do supercílio depende da dinâmica entre o músculo frontal puxando para cima o supercílio e o tecido mole temporal descendente e o músculo orbicular lateral, arrastando-o para baixo.[7]

BLEFAROPLASTIA

Avaliação pré-operatória e abordagem diagnóstica

Avaliação histórica e psicológica

Ao avaliar pacientes que buscam melhora estética da área periorbital, o cirurgião deve entender os motivos dos pacientes para se submeterem à cirurgia e o processo de tomada de decisão. Perguntar aos pacientes o que eles esperam que a cirurgia mude para eles pode, às vezes, revelar motivos inesperados ou expectativas irreais. A triagem psicológica deve incluir uma história médica e cirúrgica com perguntas específicas sobre cirurgia estética anterior. Os resultados de cirurgias anteriores podem dar uma pista para expectativas irrealistas, especialmente se os resultados objetivos dessas cirurgias anteriores não estiverem em harmonia com a percepção do paciente. A doença mental prévia deve alertar o cirurgião – uma consulta psiquiátrica às vezes é útil.

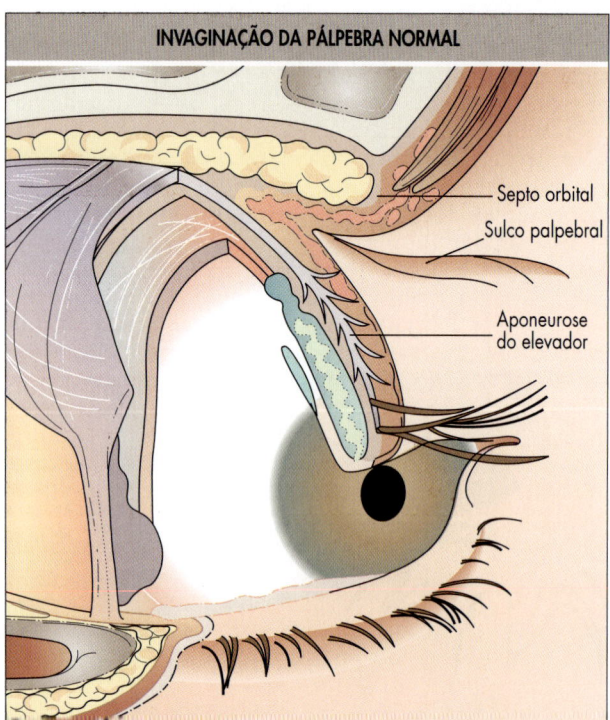

Figura 12.15.2 A invaginação do sulco normal da pálpebra é criada pela tração posterior da inserção septal pela aponeurose do elevador. A gordura pré-aponeurótica também é retraída pelo septo. A porção plana da pálpebra ou sulco desliza dentro da parte superior pré-septal. (Adaptada com permissão de Zide BW, Jelks BW. Anatomia cirúrgica da órbita. Nova York: Raven Press; 1985 [Capítulo 4], p. 23.)

Ao avaliar as expectativas, o cirurgião pode ajudar, discutindo cuidadosamente a cirurgia e explicando as melhorias esperadas. É importante detalhar os defeitos estéticos que não podem ser alterados pela cirurgia e estabelecer um plano realista para o rejuvenescimento facial.[10]

O paciente é convidado a considerar cuidadosamente a decisão de se submeter à cirurgia e, caso seja procurado, deve ser incentivado a obter uma segunda opinião. Estabelecer uma relação de confiança é de suma importância. Em caso de dúvida, mesmo por razões objetivas pouco claras, recomenda-se uma atitude conservadora.

Avaliação física

A posição e a forma das diferentes estruturas periorbitárias são avaliadas juntamente com a qualidade da pele.[5,11] Na região da fronte, o nível e a forma da linha do cabelo, a qualidade da pele da fronte, a posição e a forma dos supercílios são avaliados com atenção específica para detectar a assimetria. A camada muscular é avaliada olhando para as linhas de expressão na região da fronte e da glabela e pedindo ao paciente para relaxar a fronte. A órbita óssea é então avaliada, especialmente lateralmente na borda orbitária, onde alguma proeminência pode simular o prolapso da glândula lacrimal. Este é um bom momento para avaliar a posição do globo em relação à órbita óssea, pois este é um importante determinante do tipo de prega de pálpebras a ser buscada. Uma órbita mais cheia com olho grande leva a uma pálpebra superior convexa acima do sulco, enquanto uma órbita grande com um olho pequeno resulta em uma pálpebra superior mais côncava acima do sulco. Um globo proeminente com zigoma retrocedido frequentemente leva a um mau posicionamento da pálpebra inferior.

Para as pálpebras, medições acuradas das aberturas verticais e horizontais das fendas palpebrais devem ser registradas, observando o ponto alto da pálpebra superior tanto da pálpebra inferior quanto da região pupilar. A forma geral da fenda palpebral é anotada. A posição do sulco da pálpebra e da prega da pálpebra superior deve ser documentada. A quantidade de gordura a ser removida em todas as áreas de gordura é estimada, e qualquer prolapso das glândulas lacrimais é observado. Nas pálpebras inferiores, as bolsas de gordura são cuidadosamente avaliadas, com qualquer áreas de prolapso observadas. A área periorbitária inferior sobre a bochecha superior é avaliada de maneira semelhante. A qualidade da pele é importante, e alterações cicatriciais decorrentes de condições dermatológicas ou exposição solar crônica podem tornar a pálpebra mais suscetível ao mau posicionamento após a cirurgia. A bochecha é examinada quanto à presença de festões, notando se eles consistem apenas em pele e músculo orbicular ou também em fáscia suborbicular e/ou gordura orbitária.[12] A pálpebra inferior é avaliada com o teste de distração (*distraction test*), puxando a margem central da pálpebra inferior para longe do olho. Uma distância de mais de 6 mm é considerada anormal e pode exigir aumento da tensão. A posição do canto lateral do olho é observada e normalmente é de 1 a 2 mm mais alta que o canto medial. Como fenômeno do envelhecimento, o canto lateral é frequentemente mais baixo. A frouxidão dos tendões do canto é observada e, se presente, é tensionada manualmente, antes de estimar a quantidade de pele a ser removida. A área nasojugal deve ser examinada para detectar deformidades lacrimais, que podem necessitar de correção em vez de remoção de gordura.[13]

O uso de um fluxograma para delinear sistematicamente os achados físicos é uma excelente maneira de planejar a cirurgia presente e futura. O planejamento cirúrgico deve levar em conta os desejos do paciente, o que ele está disposto a sofrer e o que o cirurgião acha razoável e seguro. A Figura 12.15.4 fornece uma visão geral da avaliação da consulta do paciente para blefaroplastia e correção de qualquer mau posicionamento do supercílio. Um bom conjunto de fotografias deve documentar cuidadosamente as alterações anotadas e deve ser mantido como parte do prontuário médico do paciente.

Anestesia

A anestesia local infiltrativa contendo epinefrina para hemostasia é adequada para todos os procedimentos de blefaroplastia. Alguns cirurgiões preferem um bloqueio supraorbitário e supratroclear.

Técnicas gerais

A demarcação deve ser feita cuidadosamente para evitar a distorção do supercílio e do canto lateral. Se necessário, o paciente deve se sentar durante a operação. A quantidade de pele a ser removida é marcada antes da infiltração do anestésico, que irá distorcer os tecidos. Na pálpebra superior, a remoção excessiva

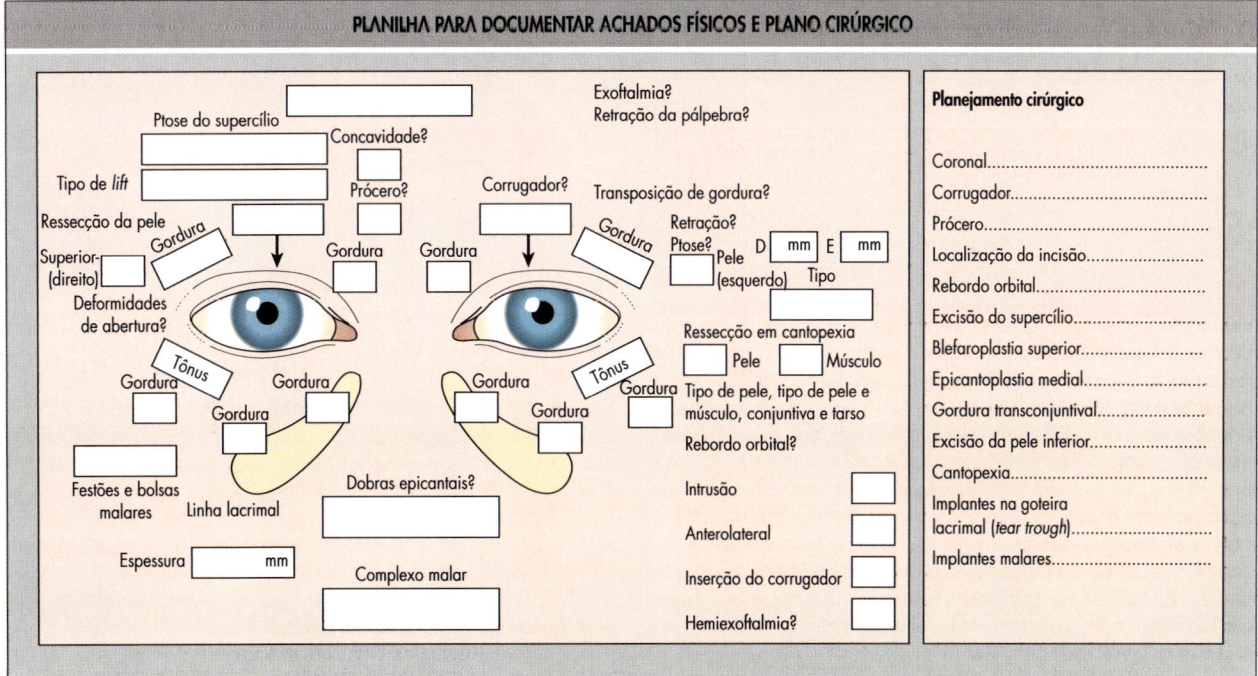

Figura 12.15.4 Planilha de exemplo para documentar as descobertas físicas e o plano cirúrgico. (Adaptada, com autorização, de Flowers RS, Flowers SS. Precision planning in blepharoplasty. Clin Plast Surg 1993;20:303-10.)

da pele fina da pálpebra pode resultar em um arrastamento para baixo da pele grossa do supercílio e não deve substituir o reposicionamento dos supercílios que deve ser realizado primeiro. Nas pálpebras inferiores, aplica-se o mesmo princípio: a pálpebra deve ser reposicionada e o *scleral show* corrigido com a cirurgia apropriada do canto lateral antes que a pele seja removida.

Técnicas específicas

Blefaroplastia da pálpebra superior

Antes de iniciar a blefaroplastia da pálpebra superior, o supercílio deve ser reposicionado conforme necessário, especialmente a inclinação lateral do mesmo. Uma incisão cutânea é marcada no sulco palpebral existente ou, se não houver um sulco visível, a linha é marcada cerca de 8 a 10 mm acima da linha dos cílios, levando em conta o aspecto racial do paciente. A marcação do sulco geralmente vai de um ponto acima do ponto lacrimal superior até – mas não além – da borda orbital lateral. O excesso de pele é avaliado colocando-se uma haste de uma pinça na linha de incisão do vinco e comprimindo-se a pele redundante dentro da haste oposta, de modo que, na visão inferior, a pele fique firme sem lagoftalmo. Em geral, 20 a 24 mm de pele devem ser deixados entre o supercílio e a margem da pálpebra para evitar lagoftalmia.[14] A regra há muito ensinada de que os olhos não devem se fechar na mesa de operação certamente se tornou obsoleta. A remoção excessiva da pele medialmente pode resultar em abaulamento localizado. Se tecido desproporcional ainda estiver presente nesta região após a cirurgia, elevação glabelar pode ser considerada. Um retalho de pele triangular pequeno opcional pode ser adicionado medialmente ao padrão cutâneo geral para minimizar a dobra da pele no momento do fechamento em pacientes com excesso de pele medialmente (Figura 12.15.5).

A pálpebra é tracionada inferiormente e uma lâmina Bard-Parker nº 15 é usada para incisar a pele. O retalho de pele é removido com uma lâmina ou tesoura, deixando o músculo orbicular intacto nesse estágio.

A pressão suave no globo prolapsa os bolsões de gordura orbitária que se projetam atrás do músculo orbicular e do septo orbitário. A gordura é exposta por uma pequena abertura feita centralmente através do orbicular e do septo acima da sua inserção na aponeurose. O septo é aberto lateralmente e medialmente a partir desse orifício (Figura 12.15.6). Abre-se a cápsula de gordura que é suavemente prolapsada e transeccionada. A linha de corte é cauterizada com cautério bipolar (ver Figura 12.15.6).

O músculo orbicular é afinado, mas alguns cirurgiões preferem removê-lo completamente junto com a pele sobrejacente. A aponeurose é exposta acima da borda do tarso. A invaginação da pele (pela fixação da borda da pele à aponeurose) no momento do fechamento garante uma boa posição do sulco nas pálpebras mais grossas, mas nem sempre é necessário. O orbicular pode ser anexado à aponeurose imediatamente abaixo da borda superior da pele, usando duas ou três suturas de categute 6-0. Isso define a posição do sulco palpebral e controla a posição da bolsa adiposa na pálpebra (Figura 12.15.7). A pele é fechada com uma sutura de náilon ou categute. A área além do ângulo do canto lateral é fechada com suturas interrompidas para obter um fechamento de borda a borda sem dobras (Figura 12.15.8).

Blefaroplastia da pálpebra inferior

Duas técnicas específicas são populares para a blefaroplastia da pálpebra inferior.[15] A abordagem da pele permite a modificação da interação entre o músculo e os planos da pele e facilita o reposicionamento do canto e a melhora da tensão horizontal. Quando somente o prolapso de gordura está presente, a abordagem transconjuntival permite o acesso cirúrgico sem uma cicatriz visível e evita o risco de mau posicionamento da pálpebra.

Acesso cutâneo

Na abordagem cutânea, a pele é marcada 3 mm abaixo da linha dos cílios, desde o ponto inferior até o ângulo lateral do canto. Se for necessário remover o excesso de pele ou tensionar o músculo orbicular, a incisão é estendida lateralmente e para baixo em direção ao lóbulo da orelha por uma curta distância.

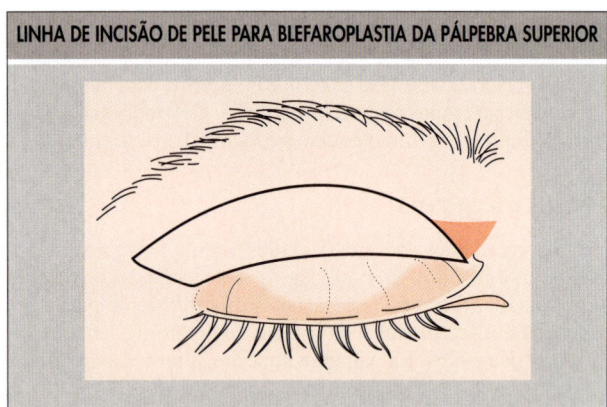

Figura 12.15.5 Linha de incisão típica da pele usada para blefaroplastia da pálpebra superior. Adiciona-se uma pequena área medial (área sombreada) se uma orelha ou dobra se desenvolver devido à retirada excessiva de pele nasal.

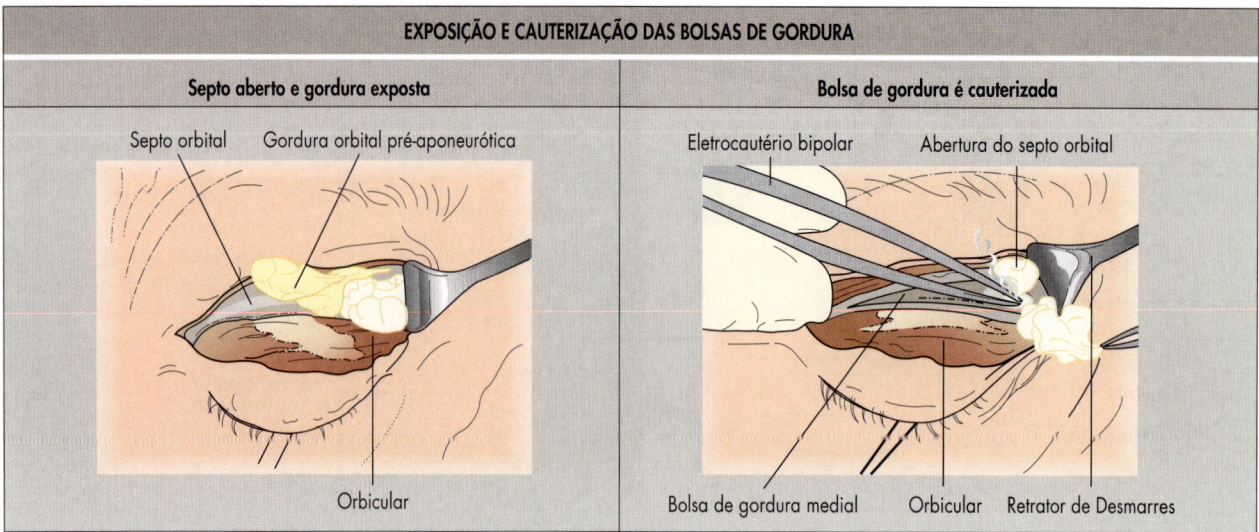

Figura 12.15.6 Exposição e cauterização de bolsas de gordura. As bolsas de gordura pré-aponeuróticas são um marco importante situadas antes da aponeurose. O septo orbital é aberto para expor a gordura, e cada bloco é cuidadosamente cauterizado ao longo de sua base antes de ser cortado com uma tesoura.

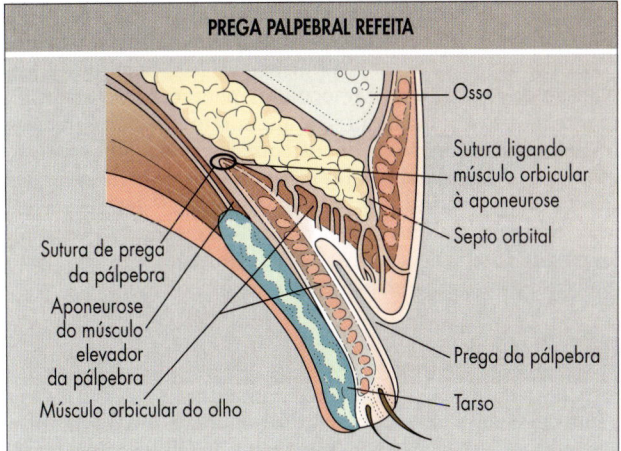

Figura 12.15.7 A dobra ou prega da pálpebra é reformada passando-se várias suturas do músculo orbicular até a aponeurose na altura apropriada.

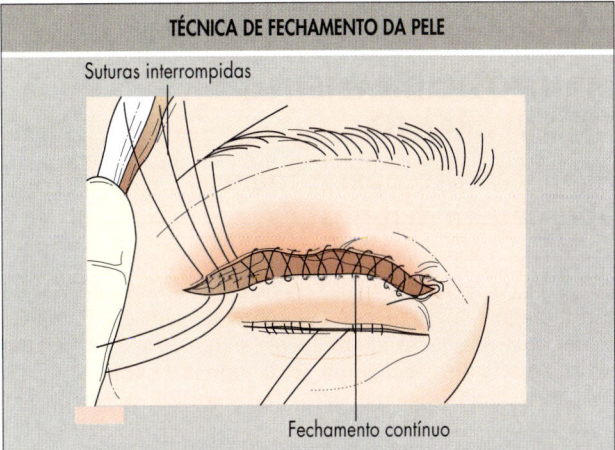

Figura 12.15.8 A pele é fechada com duas ou três suturas interrompidas lateralmente, onde a pele é mais espessa e com uma sutura contínua ao longo do restante da ferida.

A pele e o músculo orbicular são incisados com lâmina nº 15. A dissecção com tesoura expõe o plano suborbicular e a superfície anterior do septo orbital. O septo é facilmente identificado com um leve empurrão no globo para prolapsar a gordura e é aberto com uma tesoura. As bolsas de gordura temporal e central são uma almofada contínua separada por uma banda vertical de conexões fasciais entre a fáscia capsulopalpebral e o septo orbital.[3] A cápsula de cada bloco de gordura é aberta. Toma-se cuidado para provocar a gordura fora das respectivas bolsas sem tração indevida, a fim de evitar o sangramento profundo na órbita. Na tampa medial, a cápsula de gordura é aberta separadamente; cuidado deve ser tomado para proteger o músculo oblíquo inferior, que fica entre as bolsas de gordura medial e central. A gordura é cuidadosamente examinada para sangradores antes que seja permitida a retração na órbita. Em alguns casos, o reposicionamento da gordura orbitária da pálpebra inferior no plano de gordura suborbicular do olho (SOOF; do inglês, *suborbicularis oculi fat*) é outro procedimento útil para preencher uma deformidade lacrimal.[16]

A cantopexia pode ser usada para levantar um ângulo lateral do flanco por meio da colocação de uma sutura através do tendão do canto lateral que é anexado ao periósteo.[17] Se a frouxidão da pálpebra horizontal estiver presente, um procedimento de tarja tarsal pode ser realizado (ver Capítulo 12.6).[18] Um pequeno triângulo de pele e músculo orbicular é extirpado lateralmente para evitar excesso de pele no ápice da ferida cirúrgica (conhecido como "orelha de cão"). O fechamento do músculo orbicular como um retalho deslizante ajuda, com frequência, a rejuvenescer uma pálpebra mais velha. A hemostasia é atingida cuidadosamente antes que a pele seja fechada com uma sutura contínua (fio de náilon 6-0 náilon ou categute simples 6-0).

Acesso transconjuntival

Com a abordagem transconjuntival, a tampa é evertida sobre um afastador Desmarres. O retrator é usado para puxar a tampa em direção à bochecha para expor a conjuntiva e as bolsas de gordura. O coxim adiposo lateral é frequentemente o mais difícil de expor – uma abertura através da conjuntiva lateralmente a cerca de 4 mm da borda inferior do tarso pode ser útil. A gordura é prolapsada pelo defeito, cauterizada na base e cuidadosamente cortada com uma tesoura fina. Essa abordagem permite a identificação precoce do coxim adiposo lateral antes que ocorra qualquer sangramento. A incisão conjuntival pode então ser estendida medialmente para expor as bolsas central e medial, que são removidas da mesma maneira. O fechamento da conjuntiva é completado com algumas suturas de categute 6-0.

Outras técnicas cirúrgicas

Técnicas específicas devem ser usadas ao operar nas pálpebras asiáticas – as metas determinam a técnica a ser usada.[19] Em geral, a incisão na pele é feita em direção à margem da pálpebra, dependendo da posição desejada do sulco resultante.[20] Alguma gordura pré-aponeurótica deve ser deixada como uma barreira entre o elevador e a pele, se desejar manter a pálpebra na conformação asiática. Outros complementos minimamente invasivos podem ser adicionados à blefaroplastia da pálpebra superior para melhorar os resultados cirúrgicos e a satisfação do paciente. Esses incluem pexia interna do supercílio, redistribuição de gordura e reposicionamento da glândula lacrimal.[21]

Cuidado pós-operatório

Uma bandagem de média pressão é aplicada nas pálpebras com uma pomada antibiótica apropriada. O paciente pode remover a bandagem logo após a cirurgia e começar a aplicar compressas frias no local da cirurgia por 20 minutos a cada hora durante a primeira noite e depois quatro ou cinco vezes no dia seguinte. A analgesia leve para blefaroplastia é geralmente suficiente. Dor intensa não é esperada e merece exame imediato para descartar hemorragia orbitária, infecção ou abrasão da córnea. As suturas na pele podem ser removidas entre 5 e 7 dias de pós-operatório se for usado o náilon 6-0.

Complicações

A blefaroplastia é uma das operações mais comuns e o procedimento estético menos invasivo. No entanto, complicações devastadoras podem ocorrer, incluindo a cegueira. A maioria das complicações resulta de anormalidades anatômicas não reconhecidas ou de erros na medição ou remoção excessiva de tecido.[22]

As complicações da blefaroplastia são de duas ordens. Um grupo de complicações pode ocorrer a partir de eventos não relacionados à técnica utilizada; um segundo grupo pode ocorrer após cirurgia inadequada para deformidades específicas. Por exemplo, apesar da melhor técnica cirúrgica, a infecção ocorrerá em um pequeno número de pacientes; o mesmo se aplica à formação de *milia* ao longo de uma linha de cicatriz. O ectrópio da pálpebra inferior ou arredondamento do ângulo cantal na pálpebra inferior geralmente é o resultado de planejamento ou técnicas cirúrgicas inadequadas.

Hemorragia orbitária e perda de visão

Hemorragia orbitária após blefaroplastia é uma emergência. Tem sido associada com a perda permanente da visão em alguns casos, especialmente se a pálpebra inferior estiver envolvida.[14,23,24] A prevenção envolve uma triagem pré-operatória cuidadosa para o uso de anticoagulantes, incluindo ácido acetilsalicílico. Hemostasia meticulosa, manipulação delicada da gordura durante a cirurgia e bom controle da pressão arterial no pós-operatório são importantes. Remoção precoce de adesivos e aplicação de compressas frias minimizarão o inchaço. Atividades extenuantes devem ser evitadas nos primeiros 3 a 4 dias. Os anticoagulantes não devem ser reiniciados por pelo menos 5 a 6 dias após a cirurgia. O cirurgião e a equipe médica devem ser alertados para dor atípica, inchaço com tensão ou visão dupla ou embaçada. Em caso de dúvida, o paciente deve ser visto imediatamente para uma avaliação da acuidade visual e reflexo pupilar. Na presença de um hematoma profundo, o paciente deve ser internado para monitorar de perto a função do nervo óptico. Se a disfunção do nervo óptico aparecer, as suturas são abertas e o sangue é evacuado. Uma cantólise lateral ajuda a descomprimir os tecidos moles da órbita, mas, no caso de hemorragia profunda, uma exploração orbitária pode ser necessária.

Infecções

Felizmente, as pálpebras são bem vascularizadas, de modo que infecções após blefaroplastia são raras. Os pacientes devem estar cientes de que um aumento no inchaço com vermelhidão e dor pode ser o primeiro sinal de infecção. Se for confirmado por exame, culturas apropriadas e antibiogramas devem ser obtidos e o paciente deve iniciar imediatamente a antibioticoterapia sistêmica de amplo espectro. Em casos graves, o acompanhamento deve ser bem monitorado para descartar a formação de abscesso na órbita, além da necessidade de se obter imagens orbitárias. A cegueira é uma complicação rara da infecção, mas já ocorreu após blefaroplastia.[25]

Ptose

A ptose pode estar presente, mas não reconhecida no exame pré-operatório inicial, em pacientes com grande excesso de pele. As fissuras palpebrais devem ser avaliadas junto com a ação do levantador, como se todos os pacientes estivessem se consultando para ptose (ver Capítulo 12.4). Se presente, a ptose deve ser corrigida com o avanço da aponeurose do elevador na superfície tarsal. Caso contrário, no momento da blefaroplastia, deve-se tomar cuidado para não danificar a aponeurose. Se houver sinais de ptose e o sulco da pálpebra for reconstruído por fixação supratarsal, pode ser sábio fazer um pequeno reforço da aponeurose. Quando a ptose aparece após a cirurgia, recomenda-se a observação conservadora por 6 meses. Se persistir, a correção cirúrgica pode ser necessária.

Lagoftalmia, retração da pálpebra inferior, ectrópio e deformidades do canto lateral

Se a pele tiver sido removida em excesso da pálpebra superior, resultando em lagoftalmo, o tempo geralmente ajuda a melhorar pela queda dos supercílios, sendo que o lagoftalmo frequentemente diminui progressivamente. Massagens e lubrificantes oculares nos primeiros meses após a cirurgia podem ser úteis para o paciente nessa fase difícil. Se houver ceratite e ameaça da integridade do olho, a correção cirúrgica deve ser feita. Na pálpebra inferior, a gravidade trabalha contra a melhora espontânea. Um franco ectrópio pode ser autorresolvido com a massagem, mas quase invariavelmente deixa uma exposição escleral. As melhores formas de prevenir essa complicação é usando a abordagem transconjuntival quando o excesso de pele é mínimo ou inexistente, tensionar o tendão do canto lateral se necessário e evitar a remoção excessiva da pele sã.[26] A revisão cirúrgica usando um procedimento de tira lateral do tarso (*tarsal strip*) combinado com uma desinserção dos retratores da pálpebra inferior pode dar resultados satisfatórios em casos leves. Um *lift* no terço médio da face ou um enxerto de pele pode se tornar necessário com deformidades mais graves.[27-31]

Outras complicações

Lacrimejamento após blefaroplastia pode ser um problema complexo, especialmente se o lagoftalmo estiver presente. A investigação desta complicação deve incluir uma investigação lacrimal completa com avaliação do componente reflexo se houver ceratite. A integridade dos canalículos e a posição da margem e do ponto lacrimal da pálpebra são todos avaliados antes que a correção seja planejada (ver Capítulo 12.13). A lesão dos músculos extraoculares pode ocorrer, especialmente na pálpebra inferior, em que o reto inferior e oblíquo inferior são propensos a danos com a exploração do bolsão medial.[32] O tendão do oblíquo superior também pode ser danificado na cirurgia da pálpebra superior.[33] Nesses casos, um acompanhamento de pelo menos 6 meses é necessário antes que intervenções cirúrgicas sejam consideradas, visto que a resolução espontânea é, felizmente, a regra.

Resultados

A maioria dos pacientes que procuram cirurgia estética na pálpebra ou supercílios espera alguma melhora em sua aparência e em sua autoimagem e geralmente ficarão felizes com o resultado. Alguns, nos quais a deformidade anatômica interfere na função visual (como no caso de dermatocálase pesada intensa), também podem notar melhora em seu campo visual. Pacientes que vão para cirurgia com objetivos irreais, sejam físicos ou sociais, correm mais risco de não se sentirem satisfeitos com os resultados.

MAU POSICIONAMENTO DO SUPERCÍLIO

Avaliação pré-operatória e abordagem diagnóstica

A posição e a forma ideais dos supercílios são subjetivas, mas, em geral, o supercílio é mais reto na borda orbital superior de um homem e mais curva e ligeiramente acima da borda na mulher. Esteticamente, nas mulheres, sugere-se que o supercílio medial esteja posicionado na borda supraorbitária ou abaixo dela, inclinando-se lateralmente com a forma do supercílio em uma posição mais alta.[34]

A avaliação clínica deve incluir a posição do supercílio (estimada pela diferença entre a posição real do supercílio em repouso e a posição desejada), a quantidade de excesso de pele na fronte e o grau de enrugamento, a posição da linha do cabelo e o comprimento da fronte. O comprimento da fronte pode ser determinado pela passagem de linhas horizontais imaginárias pela linha do cabelo, pela borda superior dos supercílios e por uma linha diretamente abaixo do nariz. Essas linhas dividem a face balanceada em três partes iguais. Um aumento ou redução do segmento superior é um fator importante na seleção do local da incisão usando a abordagem coronal.[35] Deve-se determinar a extensão da contribuição dos músculos próceros, e corrugadores contribuem para os sulcos da fronte. Deve-se questionar história familiar de calvície masculina. É importante determinar a extensão da cirurgia que o paciente está disposto a realizar para alcançar os melhores resultados. Muitas vezes, a escolha cirúrgica final é um compromisso entre a técnica mais eficaz e o procedimento menos invasivo.[36]

Anestesia

A anestesia é fornecida por bloqueios regionais supraorbital e supratroclear juntamente com a infiltração local direta, dependendo da extensão da anestesia desejada para cada uma das várias técnicas. Em pacientes selecionados, a anestesia geral pode ser considerada. A pressão suave, mas constante, minimiza a formação de hematomas que podem distorcer a anatomia.

Técnicas gerais

Abordagens cirúrgicas para a correção da ptose do supercílio incluem *lift* direto, médio-frontal e endoscópico; fixação via blefaroplastia; e elevação bicoronal da fronte (Figura 12.15.9). A escolha da técnica depende da quantidade de correção necessária e das expectativas do paciente.[37]

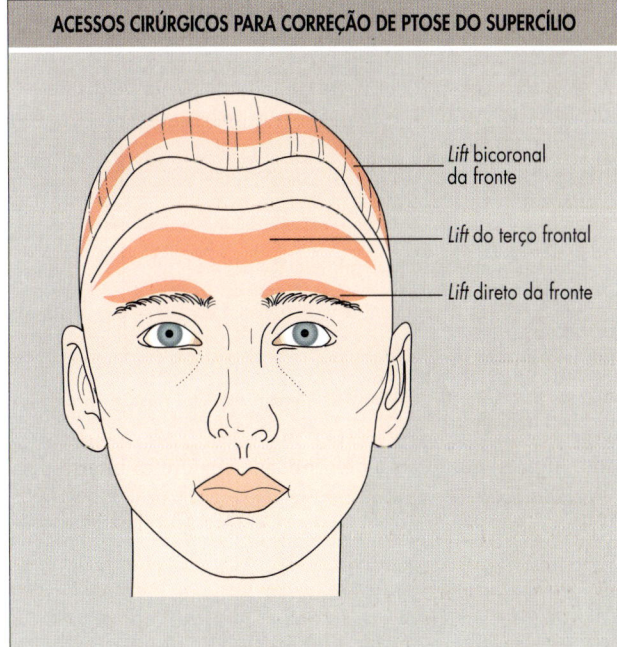

Figura 12.15.9 Locais de incisão cirúrgica para correção da ptose do supercílio.

Técnicas específicas

Lift bicoronal da fronte

A elevação da fronte bicoronal permite o efeito máximo da elevação da fronte com um local de incisão bem camuflado.[38] É ideal para pacientes com ptose de supercílio significativa, sem calvície frontal e com uma linha de cabelo normal a baixa.

A incisão é escondida posterior à linha do cabelo (pós-triquial). Alternativamente, em pacientes que têm uma fronte alta, a incisão pode ser colocada na linha do cabelo (pré-triquial) para evitar elevar ainda mais essa linha. Existem duas opções principais para o plano de dissecção cirúrgica: subcutânea e subgaleal.[35] Os fatores que influenciam a escolha do plano de dissecção incluem a qualidade e a elasticidade da pele, a quantidade de rugas na pele e a profundidade dos sulcos, mas a preferência do cirurgião é provavelmente o fator mais significativo.[8,35] A elevação e a blefaroplastia coronal combinadas podem ser usadas em pacientes com excesso de gordura nas pálpebras e ptose da fronte, mas com pouca ou nenhuma dermatocálase.[39] As principais desvantagens da técnica bicoronal incluem sua abordagem cirúrgica invasiva, que pode ser intimidante para o paciente e o aumento do risco de hematoma e lesão nervosa.

Lift médio frontal da fronte

A abordagem da porção média frontal proporciona menos efeito de elevação da fronte do que a abordagem bicoronal, mas mais que a elevação direta do supercílio. As vantagens incluem menor risco de hematoma (porque é necessária apenas moderada desestabilização e é realizada acima do músculo frontal) e menor risco de lesão do nervo. O corrugador do supercílio e o prócero podem ser ressecados diretamente por essa abordagem. É ideal para pacientes que têm sulcos horizontais profundos na fronte (geralmente homens), especialmente quando a calvície frontal impede o uso de uma incisão bicoronal. Existem vários tipos de incisões que podem ser usadas:

- Ao longo de uma linha de sulco, todo o comprimento da fronte
- Ao longo de uma linha de sulco irregular na porção central
- Duas excisões fusiformes separadas, cada uma se estendendo da extremidade medial para a extremidade lateral do supercílio.

A principal desvantagem desta técnica é a linha de cicatriz resultante.

Lift direto do supercílio

A elevação direta do supercílio é a abordagem cirúrgica mais antiga e mais simples. Suas vantagens incluem uma dissecção cirúrgica menos invasiva com menor risco de dano ao nervo facial e risco mínimo de hematoma. É ideal para pacientes com supercílios espessos e ptose de frontal leve. Também pode ser usado em pacientes com ptose unilateral, que ocorre mais comumente após paralisia do nervo facial periférico. Não corrige completamente a ptose do supercílio medial, e resulta em uma cicatriz visível mesmo quando colocada diretamente acima do supercílio, frequentemente com uma borda artificialmente nítida devido à perda dos pelos finos do supercílio superior. Em pacientes com grandes supercílios espessos, a incisão tende a ser menos aparente. Modificações incluem uma excisão mais temporal da pele para corrigir a ptose temporal isolada da face.

Lift do supercílio por via endoscópica

Recentemente, técnicas menos invasivas surgiram na tentativa de reduzir complicações e alcançar recuperação mais rápida. Essas técnicas incluem procedimentos endoscópicos, que envolvem pequenas incisões colocadas temporalmente e/ou centralmente no couro cabeludo posterior à linha do cabelo.[40] Uma dissecção subperiosteal ou subgaleal é realizada até o nível do supercílio. Em geral, os músculos prócero e corrugadores são cortados e extirpados, e o periósteo é seccionado na borda orbital superior. A fronte é puxada para cima e o periósteo é colocado em posição.

Fixação do supercílio por meio de blefaroplastia

Para uma ptose de sobrancelha mínima, especialmente lateralmente, o supercílio pode ser elevado através de uma incisão de blefaroplastia por meio da sutura da derme do supercílio mais elevada no músculo frontal ou no periósteo. Essa abordagem pode ajudar a corrigir ptose leve de supercílio ou pequenas assimetrias.[36,41] Um dispositivo de fixação (endotine) absorvível tem sido recomendado para fixar a gálea frontal profunda no periósteo da borda do supercílio, com elevação significativa do mesmo.[42,43]

Complicações

Complicações da correção de ptose do supercílio dependem da técnica usada. Existem dois grandes grupos de complicações: os relacionados ao local da incisão e aqueles relacionados à extensão da dissecção.

Cicatriz cutânea excessiva e alopecia

A pele da fronte é mais espessa e menos vascular que a da pálpebra, por isso as incisões na fronte geralmente apresentam cicatriz visível. É importante o fechamento meticuloso com suturas subcutâneas adequadas para tensão e aproximação cuidadosa das bordas da incisão. No entanto, a colocação da incisão é o principal determinante da visibilidade da cicatriz. É geralmente preferível localizar a incisão na linha do cabelo ou acima dela. A alopecia pode ser secundária à tensão da ferida, isquemia ou dissecção superficial.

Parestesia e hematoma

Relacionadas com a extensão da dissecção estão as possíveis lesões nervosas associadas, que podem resultar em paresia frontal, dormência e aumento do risco de formação de hematoma. A parestesia temporária após o supercílio é comum, mas geralmente se resolve em 6 meses. Hematomas podem ocorrer após o levantamento bicoronal do supercílio. Eles podem ser evitados no final da cirurgia pela colocação de drenos de sucção sob os retalhos. Pequenos hematomas frequentemente se resolvem espontaneamente, mas os maiores devem ser evacuados para evitar a necrose do retalho, especialmente com uma dissecção subcutânea em que a necrose é mais provável.

Hipercorreção e hipocorreção

A hipercorreção da posição do supercílio ou a perda de movimento do supercílio podem resultar em um "olhar de perpétua surpresa", particularmente se o supercílio tiver sido fixado alto ao periósteo subjacente. A hipocorreção ocorre quando elevação insuficiente é alcançada; é mais comum com a técnica endoscópica e com fixação posterior do supercílio através de uma incisão de blefaroplastia.

Resultados

Após os procedimentos de elevação do supercílio, o paciente deve experimentar melhora na aparência e restauração do campo visual superior. Para alcançar tais resultados, pode ser necessário combinar o reparo do supercílio com uma blefaroplastia.

BIBLIOGRAFIA

Angelos PC, Stallworth CL, Wang TD. Forehead lifting: state of the art. Facial Plast Surg 2011;27:50–7.
Bosniak S. Reconstructive upper lid blepharoplasty. Ophthalmol Clin North Am 2005;18:279–89.
Burroughs JR, Bearden WH, Anderson RL, et al. Internal brow elevation at blepharoplasty. Arch Facial Plast Surg 2006;8:36–41.
Chee E, Choo CT. Asian blepharoplasty – an overview. Orbit 2011;30:58–61.
Hahn S, Holds JB, Couch SM. Upper lid blepharoplasty. Facial Plast Surg Clin North Am 2016;24:119–27.
Kim DW, Bhatki AM. Upper blepharoplasty in the Asian eyelid. Facial Plast Surg Clin North Am 2005;13:525–32.
Lelli GL, Lisman RD. Blepharoplasty complications. Plast Reconstr Surg 2010;125:1007–17.
Massry GG. The external browpexy. Ophthal Plast Reconstr Surg 2012;28:90–5.
McCord CD, Boswell CB, Hester TR. Lateral canthal anchoring. Plast Reconstr Surg 2003;112:222–37.
Mohadjer Y, Holds JB. Cosmetic lower eyelid blepharoplasty with fat repositioning via intra-SOOF dissection: surgical technique and initial outcomes. Ophthal Plast Reconstr Surg 2006;22:409–13.
Pak J, Putterman AM. Revisional eyelid surgery: treatment of severe post-blepharoplasty lower eyelid retraction. Facial Plast Surg Clin North Am 2005;13:561–9.
Ridgeway JM, Larrabee WF. Anatomy for blepharoplasty and brow-lift. Facial Plast Surg 2010;26:177–85.
Whipple KM, Korn BS, Kikkawa DO. Recognizing and managing complications in blepharoplasty. Facial Plast Surg Clin North Am 2013;21:625–37.

As referências completas estão disponíveis no **GEN-io**.

PARTE 12 ÓRBITA E OCULOPLÁSTICA

SEÇÃO 4 Procedimentos Estéticos Periorbitários

Preenchimentos Estéticos e Toxina Botulínica para Redução de Rugas

12.16

Jean Carruthers e Alastair Carruthers

Definição: O uso de neuromoduladores para ajustar o poder dos músculos da expressão facial tornou-se o tratamento estético mais popular em todo o mundo. Mudar os contornos da face envelhecida com o uso de materiais de preenchimento tridimensionais é um poderoso tratamento adjuvante.

Características principais
- A importância funcional e estética da região periorbitária
- Mecanismos de ação dos neuromoduladores
- Mecanismos de aumento dos tecidos moles
- Como na cirurgia, o conhecimento da anatomia das regiões faciais é crucial tanto para resultados superiores quanto para a segurança do paciente.

INTRODUÇÃO

Foco de atração,[1] a região periorbitária é uma das primeiras áreas do rosto a manifestar sinais de envelhecimento.[2] Na juventude, a fronte é alta e delicadamente arredondada, os supercílios são bem-definidos e de altura e forma adequadas, a órbita superior é cheia, com uma prega da pálpebra superior nítida e uma pálpebra inferior que faz a transição suavemente até a bochecha. Com o tempo, esses contornos suaves são perdidos. Alterações ósseas e atrofia dos tecidos moles subcutâneos levam à perda do suporte cutâneo. É esta perda de suporte esquelético e de tecidos moles que tem o maior impacto na aparência da face envelhecida.[2-5] À medida que a pele se reposiciona sobre a paisagem mutável do rosto, a fronte afunda em direção à borda orbiária, as rugas florescem entre e ao redor dos olhos, e o próprio olho assume aparência oca esqueletizada.

A natureza multifatorial do envelhecimento fornece a justificativa para uma abordagem panfacial combinada que visa simultaneamente à perda de apoio e volume e ao aparecimento de rugas, conforme indicado.[6,7] O rejuvenescimento da região periorbitária com preenchedores de tecido mole e neurotoxina botulínica do tipo A (TBA) restabelece a harmonia e o equilíbrio que se perderam durante o processo de envelhecimento. No entanto, a face superior altamente inervada e vascularizada requer abordagem cautelosa e toque hábil. Um conhecimento profundo da anatomia e da interação entre a musculatura e o tecido mole circundante é a chave para resultados consistentes e favoráveis.

ABORDAGEM AO REJUVENESCIMENTO PERIORBITÁRIO

A região periorbitária é propensa a manifestações precoces do envelhecimento. O supercílio diminui progressivamente devido à perda do suporte estrutural da fronte (osso e gordura), diminuição da formação de colágeno nos planos cutâneos e faciais e atividade repetitiva dos músculos depressores que puxam a pele inelástica da fronte.[8] A musculatura mimética leva à formação de rugas glabelares e linhas horizontais na fronte que se tornam mais pronunciadas com o passar do tempo e produz rugas cantais e infraorbitárias laterais, enquanto a fronte e as têmporas perdem plenitude de tecido mole.[9] A reabsorção óssea amplia a cavidade orbital, dando ao olho uma aparência afundada ou sombreada. A pálpebra superior – a pele mais fina do corpo, com pouca ou nenhuma gordura subcutânea – está propensa a mais adelgaçamento e alongamento, enquanto a pálpebra inferior está sujeita a redistribuição de gordura, frouxidão e enfraquecimento do tecido conjuntivo.

O reconhecimento da perda de volume como uma característica fundamental do envelhecimento teve impacto significativo e duradouro na abordagem do rejuvenescimento facial com agentes injetáveis. O paradigma de tratamento original – usando cargas ou TBA separadamente em áreas claramente delineadas – mudou para um uso mais igual de toxinas e preenchedores em todas as zonas faciais com o objetivo de restaurar contornos juvenis e criar proporções faciais que se aproximam mais dos ideais de beleza. Quando usados em combinação em toda a face, os neuromoduladores e os enchimentos trabalham em sinergia para produzir resultados estéticos ótimos e duráveis. É um casamento ideal: o preenchimento corrige a perda de volume no complexo periorbitário e preenche dobras mais profundas e rugas estáticas que não podem ser atenuadas apenas pela TBA.[7]

Toxina botulínica

Derivado da bactéria *Clostridium botulinum*, a TBA bloqueia a liberação de acetilcolina dos neurônios motores na junção neuromuscular, produzindo quimiodenervação temporária dos músculos com duração acima de 3 meses.[10] Dos sete sorotipos, o tipo A é o mais utilizado em todo o mundo em múltiplas formulações para indicações cosméticas e terapêuticas. A TBA tem uma longa história de uso na região periocular e foi usada primeiramente como uma alternativa à cirurgia em pacientes com estrabismo.[11] Desde a sua introdução para o tratamento de rugas glabelares há mais de duas décadas,[12] a TBA tornou-se o procedimento cosmético mais realizado no mundo e é considerado o tratamento padrão-ouro para as rugas faciais dinâmicas.[13] Além disso, redução progressiva na gravidade das rugas e melhoras na qualidade da pele e propriedades biomecânicas foram observadas após tratamentos repetidos por um longo período,[14-18] sugerindo que os efeitos da TBA vão além da paralisia muscular.

Dentre as formulações disponíveis, a toxina A onabotulina (Botox Cosmetic, Allergan Inc., Irvine, CA) tem as indicações clínicas mais aprovadas e tem sido o mais amplamente estudado para fins estéticos e terapêuticos.[6] Subsequentemente, todas as doses aqui discutidas referem-se à toxina A onabotulina.

Preenchedores

Embora exista grande variedade de preenchedores no mercado atualmente, o ácido hialurônico (AH) é mais adequado para a pele delicada da região periorbitária. O AH ocorre naturalmente na pele, constituindo uma porção significativa da matriz extracelular envolvida na reparação tecidual, suporte estrutural e proliferação e migração celular.[19] Os derivados injetáveis do AH reticulados, cultivados a partir da fermentação sintética da bactéria *Streptococcus equus*, atraem e se ligam à água na pele para aumento imediato do volume e parecem induzir neocolagênese por meio do alongamento mecânico para efeitos estéticos mais persistentes.[20] Enchimentos de alta disponibilidade estão disponíveis em múltiplas formulações. Preenchedores altamente viscosos proporcionam maior sustentação e são ideais para implantes mais profundos, enquanto os produtos com baixa viscoelasticidade são mais leves e mais adequados para uma injeção mais superficial.[21] É importante ressaltar que o AH é o único preenchedor no mercado que é considerado "reversível", em que o AH indesejado ou mal colocado pode ser dissolvido com a injeção de hialuronidase.[22,23]

CONSIDERAÇÕES ANATÔMICAS

A face superior é uma área de variabilidade física substancial e anatomicamente implacável no que diz respeito a segurança e considerações estéticas. Um conhecimento profundo da musculatura, da vascularização (Figura 12.16.1) e da inervação periorbitária é fundamental para alcançar resultados ótimos e evitar eventos adversos potencialmente catastróficos (ver adiante o item "Precauções").

Quatro músculos – o corrugador do supercílio, o prócero, o depressor do supercílio e o orbicular ocular – trabalham juntos para fazer a cabeça da fronte girar medialmente e descer na carranca.[24] O frontal, o músculo elevador único, levanta a fronte e os supercílios medialmente e pode elevar a pálpebra até 5 mm na ação máxima.[25] A contração do frontal produz rugas horizontais na fronte. Os músculos depressores – o prócero e o corrugador do supercílio – movem o supercílio medial e para baixo, e contribuem para a formação de rugas glabelares. O orbicular do olho – o músculo esfincteriano das pálpebras – é uma faixa larga e concêntrica do músculo responsável pelo piscar de olhos, pelo fechamento da pálpebra e pela produção de rugas do canto lateral e da pálpebra inferior. O orbicular do olho também contribui para linhas de expressão glabelares e ajuda a abaixar o supercílio como parte de um mecanismo protetor do olho.

FRONTE E SUPERCÍLIO

A fronte, a glabela e as têmporas são frequentemente avaliadas como uma unidade estética e tratadas simultaneamente com uma abordagem combinada usando TBA para controle muscular e preenchimentos de tecidos moles para melhorar a escavação temporal e os contornos da fronte.[26]

Rugas na face superior

A musculatura hipercinética contribui para o surgimento de ruga na fronte, região glabelar, área do canto lateral ("pés-de-galinha") e região infraorbital. Ao focar os músculos hiperativos com doses apropriadas de TBA, isso reduz a musculatura mimética e suaviza a aparência de linhas e rugas (Figuras 12.16.2 e 12.16.3). Existem algumas evidências de que tratamentos regulares e repetidos ao longo de muitos anos não apenas impedem a formação de novas rugas, mas podem reduzir a aparência de rugas estabelecidas.[14-16,18] Diretrizes atuais de consenso recomendam uma abordagem panfacial ao tratamento de rugas faciais usando doses mínimas e número de pontos de injeção menores do que o recomendado anteriormente (Figura 12.16.4, Tabela 12.16.1).[6] Evidências crescentes apoiam o tratamento simultâneo de múltiplas áreas para melhoras significativas nos resultados clínicos e na satisfação do paciente. Um estudo de 917 indivíduos revelou maior benefício quando as linhas do canto lateral e glabelar foram tratadas simultaneamente do que quando os pés-de-galinha foram tratados isoladamente.[27]

Moldagem do supercílio

O uso de neuromoduladores pode levantar e modelar o supercílio, conforme necessário, particularmente para as mulheres, que muitas vezes desejam um supercílio mais alto e mais arqueado.[28] De fato, a posição dos supercílios é fundamental para a expressão emocional. Alterações no ângulo, na altura e na curva do supercílio, isoladamente ou em combinação com outros movimentos faciais, podem produzir ampla gama de sinais por meio do espectro da emoção humana que alteram radicalmente a expressão da face e servem como formas não verbais de comunicação para transmitir emoção.[29]

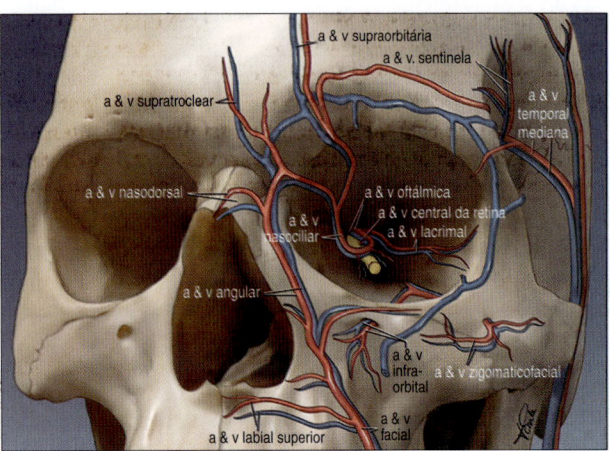

Figura 12.16.1 Estruturas vasculares da face superior.

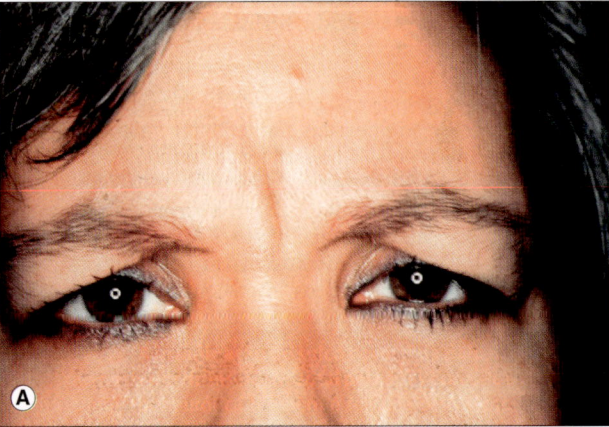
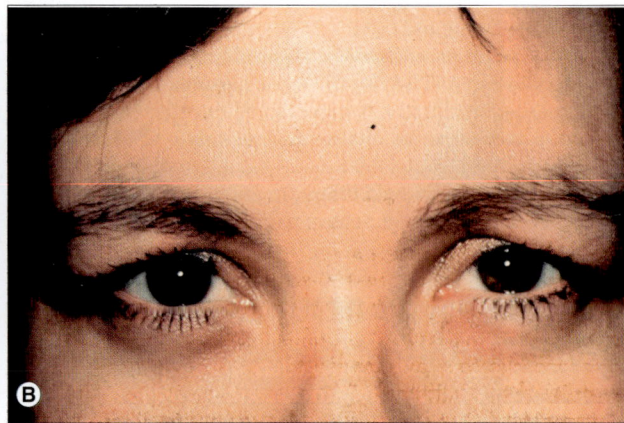

Figura 12.16.2 Franzimento completo da fronte antes (A) e depois (B) da TBA na glabela de uma paciente a partir do primeiro relato publicado da eficácia da neurotoxina botulínica para o tratamento de rugas glabelares.

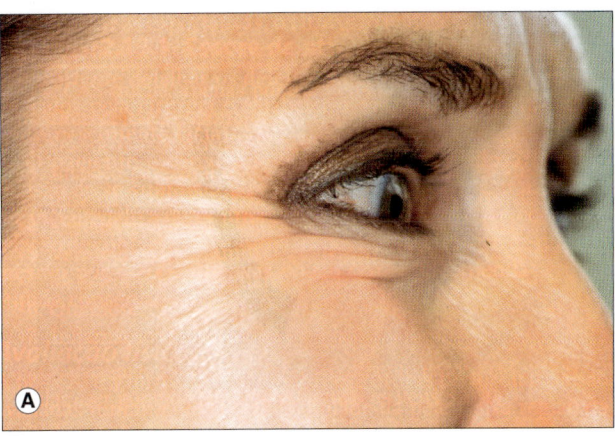
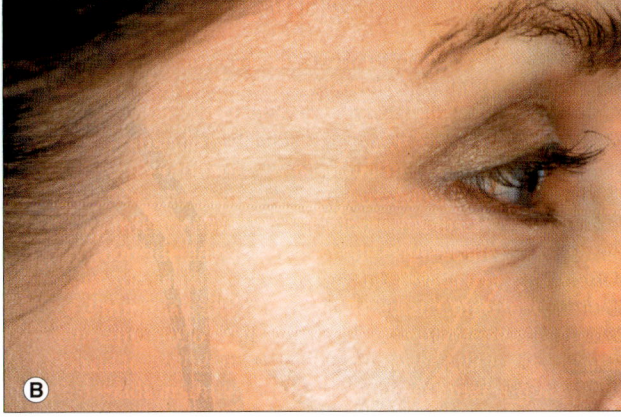

Figura 12.16.3 Pés-de-galinha no sorriso máximo antes (**A**) e depois (**B**) de injeções de TBA.

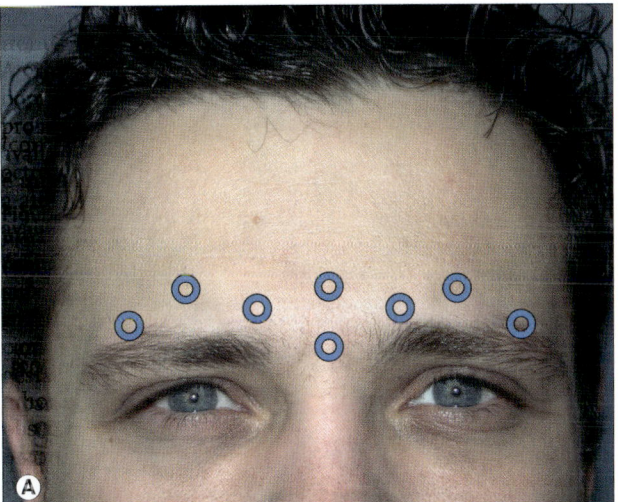

TABELA 12.16.1 Recomendações para o tratamento periorbitário com toxina A onabotulina.

Indicação	Números de pontos de injeção	Dose total
Rugas glabelares	3 a 7	12 a 40 U
Linhas horizontais da fronte	4 a 8	8 a 25 U
rugas cantais laterais	1 a 5 por lado	6 a 15 U por lado
Rugas infraorbitais	1 a 3 por lado	0,5 a 2 U por lado

Adaptada de Sundaram H, Signorini M, Liew S et al. Global Aesthetics Consensus: botulinum toxin type A–evidence-based review, emerging concepts, and consensus recommendations for aesthetic use, including updates on complications. Plast Reconstr Surg 2016;137:518e–529e.

Contorno da têmpora e da fronte

O recontorno facial visa restaurar a proporção facial que pode ou não ter estado presente naturalmente. A fronte e a área da têmpora são particularmente adequadas para preenchimentos de contorno. Com o tempo, a flacidez da pele e a relativa atrofia muscular criam um desgaste temporal e o desenvolvimento da concavidade entre a eminência frontal da fronte e os arcos supraciliares.

Ao injetar na têmpora, há três estruturas anatômicas principais a serem evitadas: a artéria temporal superficial e o ramo frontal do nervo facial, que estão localizados na gordura subcutânea, e a veia temporal mediana, que fica 1,5 a 2 cm acima da superfície superficial da borda do zigoma e profunda no músculo temporal.[32] A massagem subsequente da área distribuirá uniformemente o material de preenchimento.

Para aumentar a fronte, injeções profundas são colocadas lateralmente a pelo menos 1 cm do forame supraorbital e direcionadas posteriormente para o músculo frontal no plano pré-periosteal usando um preenchedor de baixa a média viscosidade com alguma capacidade de sustentação, tomando cuidado para evitar as zonas de perigo com os feixes neurovasculares adjacentes. Recomenda-se o uso de pequenas alíquotas de não mais do que 0,4 mℓ cada, em vez de bolo e restringindo a moldagem do tecido para o período imediato pós-injeção, para reduzir ou eliminar o risco de migração.[33]

Alternativamente, uma técnica de injeção subgaleal foi desenvolvida para o aumento tridimensional da fronte em que 0,5 cc AH é diluído com 2% de lidocaína com 1:200.000 de epinefrina e solução salina bacteriostática preservada para reduzir a viscosidade e inserida em três pontos de injeção na fronte: acima da ponte nasal entre os vasos supratrocleares e na cauda de cada supercílio entre os vasos temporal e supraorbital (Figura 12.16.6).[34] A agulha ou cânula é inserida no espaço subgaleal à medida que

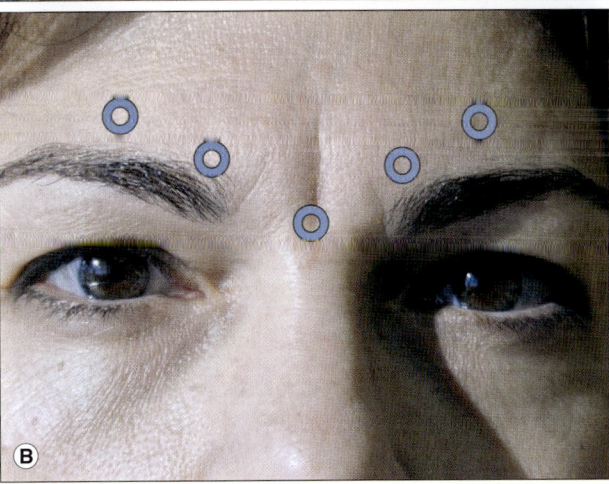

Figura 12.16.4 Pontos de injeção para tratamento de rugas glabelares com TBA em homens (**A**) e mulheres (**B**).

Após o primeiro relato publicado de linhas de expressão glabelar tratadas com TBA em 1992, os clínicos começaram a observar elevação discreta do supercílio após o tratamento dos depressores da fronte.[30] Injeções centrais de 20 a 40 U de toxina A onabotulina na glabela sozinha (com a injeção mais lateral na linha média pupilar) produziram elevação lateral dramática do supercílio, seguida por uma elevação química total da fronte, devido à difusão da toxina para a região frontal inferomedial, o que levou a aumento compensatório no tônus de repouso do remanescente lateral desse músculo (Figura 12.16.5).[31] Entender que a forma e a altura do supercílio são determinadas pela atividade oposta do músculo frontal e dos depressores da fronte permite ao clínico manipular a posição do supercílio à vontade para melhorar a aparência estética e corrigir a assimetria.

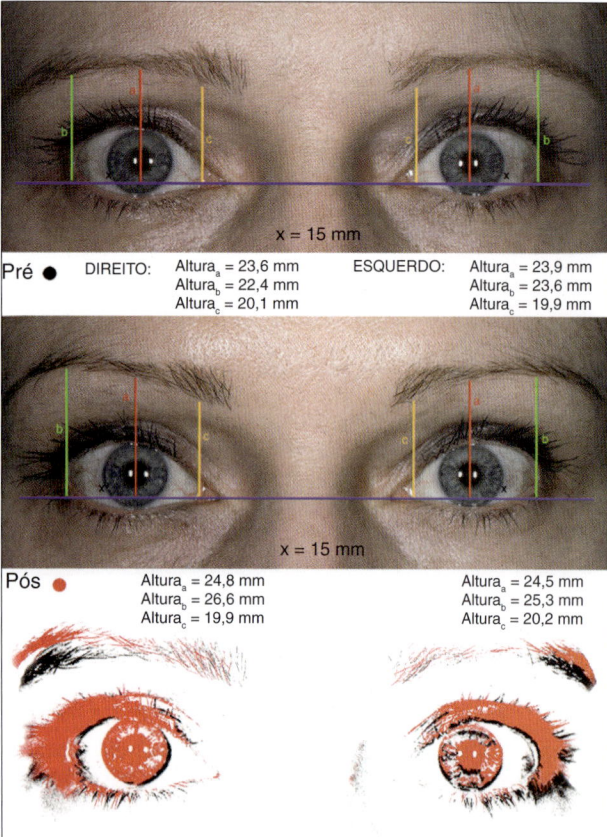

Figura 12.16.5 *Lift* de supercílio depois de TBA.

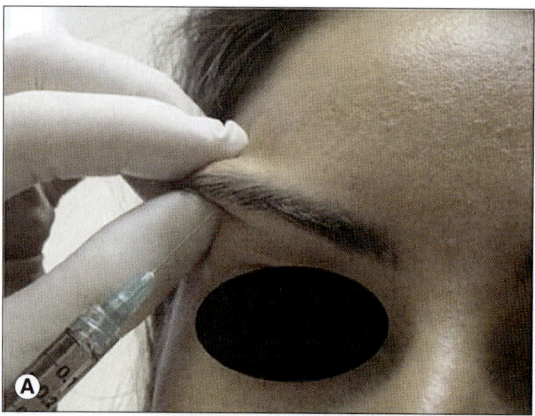

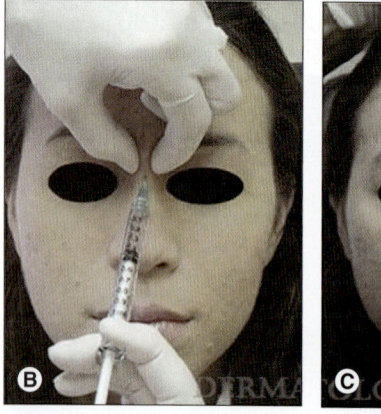 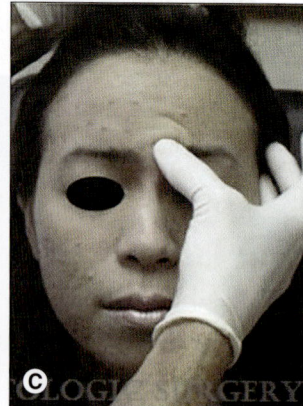

Figura 12.16.7 A. Pinçar o supercílio lateral e a pele glabelar (**B**) para entrar no plano subgaleal. **C.** Massagear o AH subgaleal para alisamento. (Reimpressa com permissão de Carruthers J, Carruthers A. Threedimensional forehead reflation. Dermatol Surg 2015;41[Suppl 1]:S321-4.)

a pele é afastada do periósteo na glabela e no supercílio lateral antes da injeção (Figura 12.16.7). Essa técnica resulta em uma fronte macia e arredondada, uma redução na incidência de rugas na fronte e leve elevação da fronte sem perda de expressividade (Figuras 12.16.8 e 12.16.9).

Injeções superficiais (alta subcutânea ou intradérmica) podem ser usadas para ríteas glabelares e linhas horizontais da fronte.[33,35] Entretanto, a fronte é uma área implacável, com colocação excessiva ou inapropriada de produto, levando a irregularidades de contorno ou ao efeito Tyndall, em que a implantação superficial de certas formulações de AH confere uma descoloração azulada. As formulações de baixa viscosidade são recomendadas para injeção intradérmica e volumização subgaleal.[34]

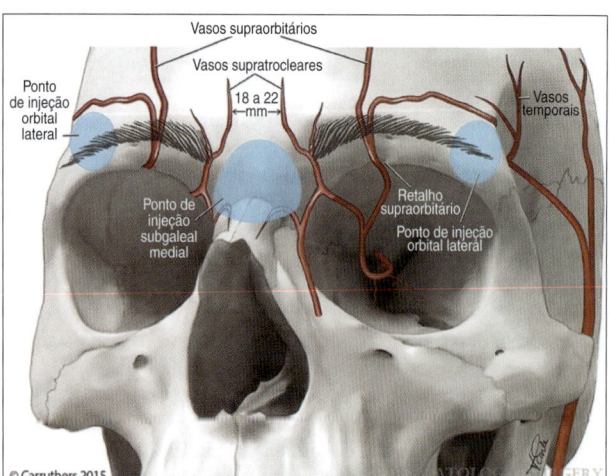

Figura 12.16.6 Três locais de injeção usados para preenchimento tridimensional da fronte. (Reimpressa com permissão de Carruthers J, Carruthers A. Threedimensional forehead reflation. Dermatol Surg 2015;41[Suppl 1]:S321-4.)

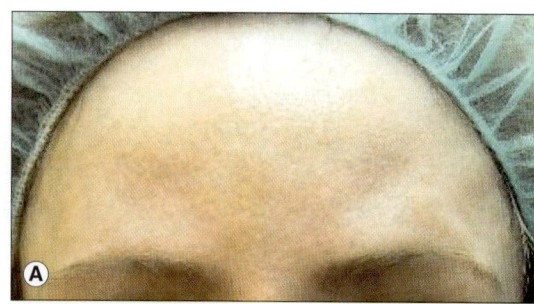

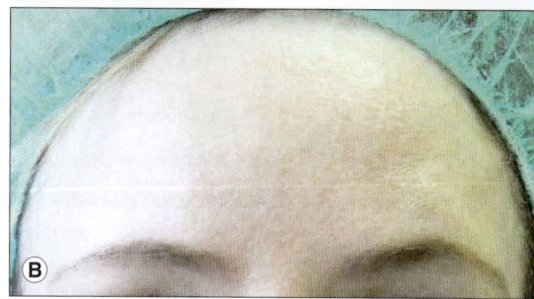

Figura 12.16.8 Antes (**A**) e depois (**B**) de preenchimento tridimensional da fronte com AH. (Reimpressa com permissão de Carruthers J, Carruthers A. Threedimensional forehead reflation. Dermatol Surg 2015;41[Suppl 1]:S321-4.)

OLHO

O olho se relaciona muito com a saúde, a juventude e o senso de atração. Órbitas grandes, redondas e vazias estão associadas à senilidade.[36]

Manipular a forma e a aparência do olho com injetáveis – TBA ou preenchedores de tecidos moles – é uma arte em evolução, com técnicas às vezes difíceis de descrever e resultados que nem sempre podem ser previstos.

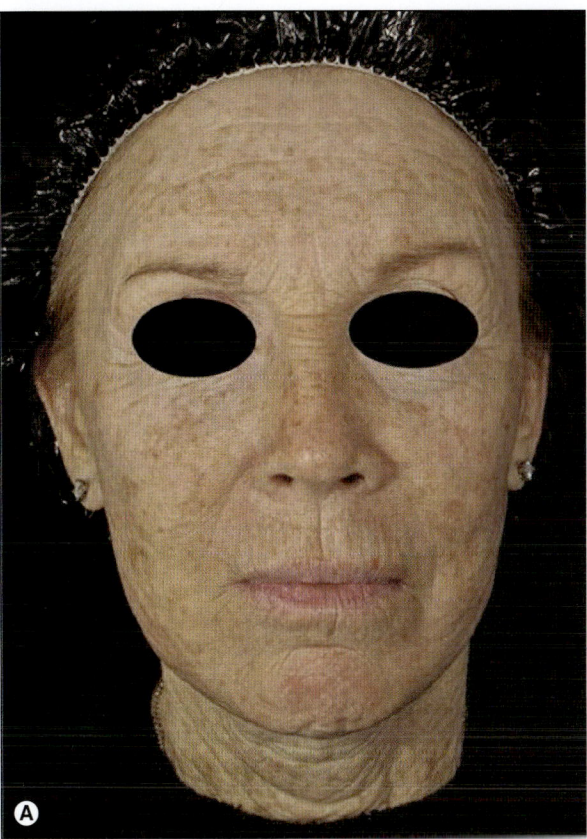
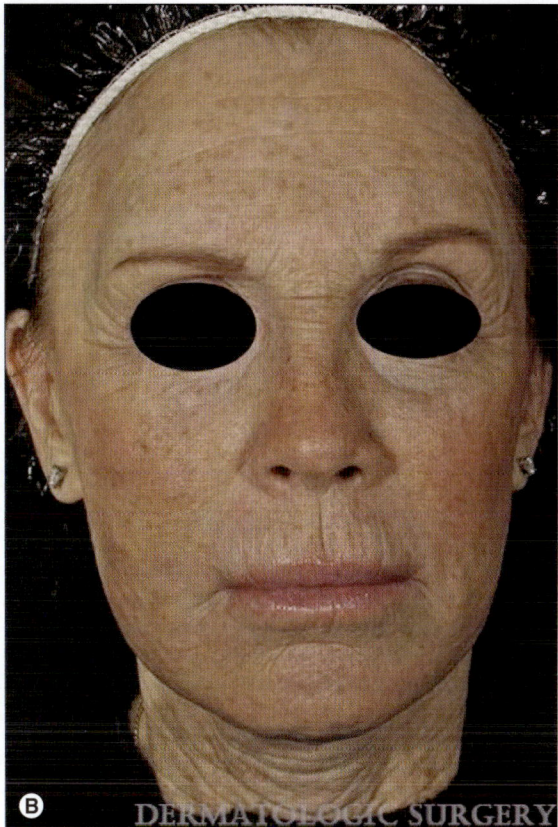

Figura 12.16.9 Antes (**A**) e depois (**B**) do preenchimento tridimensional da fronte com AH e 30 U de toxina A onabotulina. (Reimpressa com permissão de Carruthers J, Carruthers A. Threedimensional forehead reflation. Dermatol Surg 2015;41[Suppl 1]:S321-4.)

Aumento da abertura palpebral

A abertura palpebral pode ser ampliada por injeções subcutâneas de TBA na pálpebra inferior com tratamento concomitante dos pés-de-galinha.[37] Pequenas doses (2 a 4 U toxina A onabotulina) colocadas subdermicamente na pálpebra inferior na linha médio pupilar, 3 mm abaixo da margem ciliar, aumenta não simultaneamente a abertura vertical da pálpebra em 2 a 3 mm em repouso e sorriso completo, respectivamente, emprestando o aspecto mais arredondado para a pálpebra inferior (Figura 12.16.10).

Ptose da pálpebra, mau posicionamento e assimetria

A TBA é um tratamento eficaz para o tratamento temporário de ptose da pálpebra superior, mau posicionamento e assimetria da fenda palpebral leve a moderada.[38] Na pálpebra superior, baixas doses injetadas subcutaneamente nos aspectos medial e lateral extremos da região pré-orbicular do músculo orbicular logo acima da linha dos cílios permitem a atividade sem oposição do músculo levantador da pálpebra e do músculo de Müller e o retorno à simetria. Da mesma forma, o mau posicionamento e a assimetria na pálpebra inferior (como retração, ectrópio e entrópio) podem ser restaurados pelo enfraquecimento dos elevadores da pálpebra inferior no lado oposto às retrações da pálpebra inferior por duas injeções de TBA: uma colocada no extremo lateral da pálpebra inferior e outra no aspecto médio da região pretarsal da pálpebra inferior, localizada aproximadamente no meio da pupila, induzindo um efeito retraído similar. As doses variam de 0,5 a 1,5 U de toxina A onabotulina por local de injeção, com doses mais altas reservadas para casos de hipertrofia da pálpebra inferior e ptose grave ou quando se muda a posição da pálpebra inferior.

Aumento orbitário

Usar preenchimentos ao redor da órbita é mais complicado. A região periorbitária não é uma área para injetores novatos. Não há regras rígidas e rápidas; apenas a experiência pode prever resultados estéticos individuais. O objetivo do tratamento não é necessariamente tornar a órbita mais completa ou preencher uma cavidade, mas melhorar a aparência da região periorbitária como um todo. Nem todos os olhos responderão favoravelmente à adição de volume, mas uma pequena quantidade de preenchimento colocado em pacientes adequadamente selecionados pode fazer uma diferença notável.

As injeções colocadas profundamente no músculo orbicular, mas superficiais ao osso, mantêm a agulha ou a cânula afastada

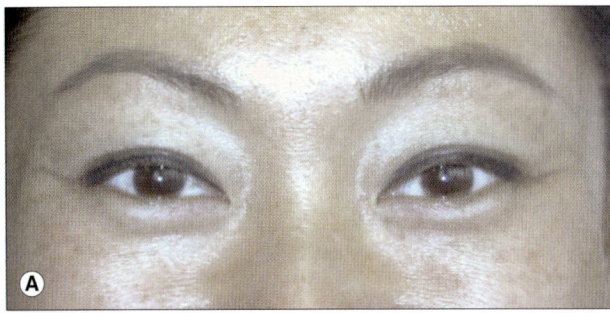
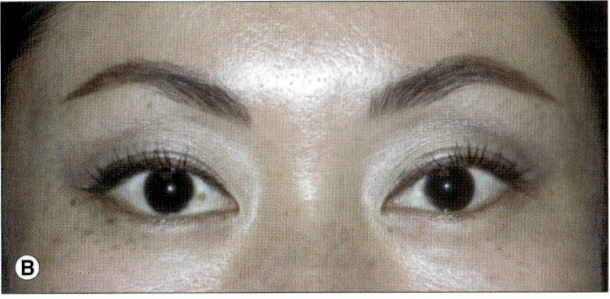

Figura 12.16.10 Antes (**A**) e depois (**B**) de TBA para aumentar a largura da abertura palpebral.

do globo e das grandes artérias fixas periosteais. A injeção experimental de anestésico local através da pálpebra superior é uma demonstração quase exata do efeito pretendido da subsequente reflação (preenchimento) do supercílio e da pálpebra superior e pode ser seguida pela injeção real de AH se o resultado for esteticamente aceitável.[36] Alguns injetores preferem começar lateralmente e colocar três preenchimentos em leque – alto, médio e baixo – através do supercílio, usando pequenas quantidades de preenchimento (tipicamente 0,5 ml por lado); evitar o excesso é difícil, mas é fundamental para o sucesso. Injeções laterais e centrais geralmente não caem abaixo da borda da órbita óssea.

Concavidade orbitária

A cavidade infraorbital (CIO), ou "goteira lacrimal" (*tear trough*), refere-se à depressão em forma de U ou curvilínea sob os olhos, que pode ser acentuada como parte do processo de envelhecimento. Com pele magra sobreposta ao osso e pouca ou nenhuma gordura ou músculo subcutâneo nessa região, a CIO pode ser uma região implacável e desafiadora para tratar com agentes injetáveis. O músculo orbicular do olho tem ligação óssea direta por aproximadamente um terço do comprimento orbital da borda, do osso nasal ao limbo medial. As injeções parecem funcionar melhor em pacientes com pele espessa e lisa e *tear trough* bem-definida, sem excesso de gordura palpebral ou excesso de pele palpebral, e AH é o agente de escolha para muitos injetores. Alguns pacientes têm pigmentação geneticamente determinada que pode parecer um sulco, mas sem um relevo que possa ser preenchido. Círculos palpebrais escuros pigmentados não podem ser melhorados por preenchedores e podem, de fato, piorar com o tratamento.

A devolução do volume ideal reconhece que outras áreas da face podem influenciar a aparência da pálpebra inferior.[39] Uma bochecha medial deflacionada, por exemplo, parecerá não natural sem aumento concomitante, particularmente ao estímulo. Idealmente, o aumento do volume periorbitário deve ser realizado em conjunto com o rejuvenescimento do terço médio e, por vezes, a face inteira para preservar a harmonia e restaurar a proporção estética.

Áreas anatômicas de atenção incluem os vasos infratrocleares proeminentes e o nervo infraorbital. Pequenas quantidades de preenchimento – não mais que 1 ml no total para ambos os lados – são colocadas ao longo da borda orbital profunda no plano suborbicular no nível supraperiosteal, exceto no aspecto medial do orbicular do olho, que se liga ao osso e requer injeção direta. Uma variedade de técnicas de injeção tem sido descrita na literatura, embora o preenchimento linear e a punção seriada sejam as técnicas mais comumente utilizadas.[39]

TERAPIAS ADJUNTAS

Outras terapias usadas frequentemente na região periocular incluem radiofrequência monopolar (RFM) para tensionar a pele e reduzir a aparência de linhas finas,[40] e bimatoprosta, fármaco análogo de prostaglandina que foi descoberto acidentalmente para alongar e escurecer os cílios.[41]

A RFM é uma tecnologia não invasiva amplamente utilizada na dermatologia cosmética para tratar os sinais clínicos de fotoenvelhecimento – flacidez da pele, linhas finas e rugas – sem tempo de recuperação ou complicações significativas.[42] Os dispositivos de RF usam uma corrente elétrica em vez de uma fonte de luz para fornecer calor uniforme à derme profunda e ao tecido subjacente em uma profundidade controlada com resfriamento superficial da pele concomitante. A RF gera calor com base na resistência natural do tecido ao movimento de elétrons na derme profunda e no tecido subjacente, levando à contração imediata do colágeno e a uma resposta tardia da cicatrização, com nova formação de colágeno de 2 a 6 meses após o tratamento.[42] Na região periorbitária, a RF produz reduções objetivas e subjetivas nas rugas e linhas finas e mudanças mensuráveis na posição do supercílio.[43]

Em dezembro de 2008, a solução oftálmica bimatoprosta 0,03% foi aprovada para o tratamento da hipotricose dos cílios nos EUA.[41] Originalmente usado no glaucoma para reduzir a pressão intraocular alta, bimatoprosta aumenta o comprimento, a plenitude e a cor dos cílios. Evidências atuais sugerem que a aplicação tópica de bimatoprosta na margem superior da pálpebra, 1 vez/dia, é um método seguro e eficaz de melhorar a aparência dos cílios com um nível significativo de satisfação do paciente.[41,44,45]

PRECAUÇÕES

Os efeitos colaterais e as complicações associadas à TBA e aos preenchedores são, em sua maioria, menores e transitórios. Algumas precauções devem ser tomadas com relação às injeções na face superior para evitar complicações graves e potencialmente devastadoras.

Clorexidina

Pedra angular da prática estética moderna é uma antissepsia eficaz antes de qualquer procedimento minimamente invasivo para reduzir a infecção. Os antissépticos à base de gliconato de clorexidina estão entre os produtos mais eficazes e amplamente utilizados para procedimentos cirúrgicos e dermatológicos. No entanto, uma recente revisão investigativa da clorexidina na face e no pescoço revelou abundantes relatos de caso, demonstrando claramente o potencial de dano visual permanente na forma de lesão na córnea quando a clorexidina inadvertidamente entra em contato com o olho.[46] Embora a iodopovidona tenha sido sugerida como uma alternativa adequada, mais evidências sobre antissépticos da pele à base de cloroxilenol e outras formulações convenientes e efetivas são necessárias para tomar decisões sobre a escolha do antisséptico para uso na face e no pescoço.

Comprometimento vascular

As complicações mais temidas na oftalmologia estética e na dermatologia estão sob a óptica do comprometimento vascular, que se acredita ser causado pela compressão de um vaso ou pela injeção direta de material de preenchimento no vaso.[47]

A obstrução ou compressão do vaso provoca necrose tecidual iminente e possível cicatrização e costuma ocorrer imediatamente após a injeção, embora tenha sido relatado atraso na apresentação.[48] O comprometimento vascular é evidente pelo branqueamento indolor que pode ser sutil e inicialmente não reconhecido; não tratada, isso progride para uma mancha reticulada dolorosa, violácea, ulceração e subsequente formação de cicatriz. A técnica apropriada – usar cautela em áreas de alto risco, escolher baixos volumes de preenchedores de AH reversíveis em várias sessões de tratamento, usar agulhas pequenas ou cânulas rombas e injetar lentamente, com baixa pressão – pode reduzir o risco.

A injeção inadvertida nos ramos terminais ou proximais da artéria oftálmica resulta em cegueira muitas vezes irreversível e possível acidente vascular encefálico concomitante. A cegueira ocorre abrupta e dolorosamente.[47] A prevenção é crítica, mas nem sempre é possível devido à variação anatômica; o comprometimento vascular ocorre apesar do amplo conhecimento da anatomia vascular e da experiência relevante do injetor. Cuidado extremo e uso de formulações de AH são aconselhados ao injetar cargas em áreas de alto risco. A cegueira é frequentemente mais associada a injeções na glabela,[49] região de pequenos vasos, com circulação colateral mínima, exigindo apenas pequenas quantidades de material de preenchimento para causar obstrução do fluxo sanguíneo. A artéria central da retina é o ramo final da artéria oftálmica; os ramos proximais incluem a artéria nasal supratroclear, supraorbital e dorsal, que em parte supre o dorso do nariz. A artéria angular – o ramo terminal da artéria facial – sobe ao longo do sulco nasolabial e é particularmente suscetível à lesão vascular.[47] Os protocolos de tratamento preconizam o reconhecimento precoce da oclusão da artéria retiniana e a injeção retrobulbar em tempo hábil de grandes quantidades de hialuronidase para dissolver a HA intravascular, com a melhor chance de prevenir perda parcial ou completa da visão.[47]

CONCLUSÃO

O rejuvenescimento moderno da região periorbitária compreende abordagem panfacial global, usando uma combinação de neuromoduladores e preenchimentos de tecidos moles para restaurar o equilíbrio e o contorno juvenil na face. Com sua longa história de uso em oftalmologia, a TBA reduz a musculatura mimética, contribuindo para ritmos dinâmicos e estáticos, e pode ser usada para levantar os supercílios e ampliar a abertura palpebral. O HA preenche linhas e dobras mais profundas e visa à perda do suporte subcutâneo, moldando a órbita e proporcionando um recontorno da fronte e das têmporas. No entanto, certas áreas da face superior representam risco maior de complicações por vezes devastadoras. A técnica adequada de injeção e o reconhecimento de fatores de risco podem reduzir a incidência de comprometimento vascular e promover resultados seguros e bem-sucedidos.

BIBLIOGRAFIA

Carruthers A, Carruthers J. Eyebrow height after botulinum toxin type A to the glabella. Dermatol Surg 2007;33(1 Spec No):S26–31.

Carruthers J, Carruthers A. Three-dimensional forehead reflation. Dermatol Surg 2015;41(Suppl. 1):S321–4.

Carruthers JD, Carruthers JA. Treatment of glabellar frown lines with botulinum A exotoxin. J Dermatol Surg Oncol 1992;18:17–21.

Carruthers JD, Carruthers JA, Humphrey S. Fillers and neocollagenesis. Dermatol Surg 2014;40(Suppl. 12):S134–6.

Carruthers JD, Fagien S, Rohrich RJ, et al. Blindness caused by cosmetic filler injection: a review of cause and therapy. Plast Reconstr Surg 2014;134:1197–201.

Dailey RA, Philip A, Tardie G. Long-term treatment of glabellar rhytides using onabotulinumtoxinA. Dermatol Surg 2011;37:918–28.

Flynn TC, Carruthers JA, Carruthers JA. Botulinum-A toxin treatment of the lower eyelid improves infraorbital rhytides and widens the eye. Dermatol Surg 2001;27:703–8.

Frevert J. Pharmaceutical, biological, and clinical properties of botulinum neurotoxin type a products. Drugs R D 2015;15:1–9.

Humphrey S, Fagien S. Infraorbital hollow and nasojugal fold. In: Carruthers J, Carruthers A, editors. Soft tissue augmentation. New York: Saunders Elsevier; 2013. p. 105–11.

Lambros VS. Observations on periorbital and midface aging. Plast Reconstr Surg 2007;120:1367–76.

Lemke BN, Stasior OG. The anatomy of eyebrow ptosis. Arch Ophthalmol 1982;100:981–6.

Quan T, Wang F, Shao Y, et al. Enhancing structural support of the dermal microenvironment activates fibroblasts, endothelial cells, and keratinocytes in aged human skin in vivo. J Invest Dermatol 2013;133:658–67.

Rohrich RJ, Pessa JE. The fat compartments of the face: anatomy and clinical implications for cosmetic surgery. Plast Reconstr Surg 2007;119:2219–27.

Sadr J, Jarudi I, Sinha P. The role of eyebrows in face recognition. Perception 2003;32:285–93.

As referências completas estão disponíveis no **GEN-io**.

Índice Alfabético

A
Abatacepte, 781
Aberração(ões), 31
- cromáticas, 31, 79
- de alta ordem, 79, 125
- de raios, 76
- do olho, 76
- esférica, 78
- monocromáticas, 31
- pós-operatórias de alta ordem, 123
Aberrometria, 96
- de frente de ondas, 375
- - intraoperatória, 387
Ablação
- com *excimer laser*, 110
- da retina avascular periférica, 607
- de superfície
- - com *excimer laser*, 97
- - guiada por frente de onda, 100
- estromal, 99
- guiada
- - pela frente de onda, 84
- - por topografia, 85
- por *laser* intraestromal, 87
- superficial com mitomicina C, 100
Abordagem
- corneolímbica, 446
- de frente de ondas para aberrações, 77
- geral do paciente com uveíte, 777
- via *pars plana*, 446
Abrasões, 315
- epiteliais, 120
Abscesso sub-retiniano microbiano endógeno, 930
Absorção de íons e líquido do estroma, 1141
Acanthamoebae, 253
Acantoma basocamoso, 1151
Acesso
- cutâneo, 1528
- transconjuntival, 1529
Aciclovir profilático, 262
Acidente vascular cerebral, 1120
Ácido docosa-hexaenoico, 553
Acometimento subaracnóideo, 1047
Acomodação, 29, 364
Aconselhamento genético, 17, 18
- indicações, 19
Acrocórdone, 1453
Acromatopsia, 551
Actinomyces, 242
Acuidade visual, 40, 351, 375
- não corrigida, 468
Adalimumabe, 781
Adaptação(ões)
- de extensão de músculo, 1381
- sensoriais em estrabismo, 1356
Adenocarcinomas intraoculares de camadas epiteliais neuroectodérmicas, 903
Adenoma(s)
- benignos, 1012
- dos tecidos epiteliais neuroectodérmicos intraoculares, 916
- invasivos, 1012
- pituitários, 1012, 1017, 1018
- pleomórfico, 1456, 1480
- sebáceo, 1456
Adenosina trifosfato, 364
Aderência de gordura, 1413
Adesão

- retiniana, 477
- vitreomacular, 688
- vitreorretiniana, 487
Adesivos teciduais, 359
Aditivos em soluções de hidratação, 400
Afacia, 376
- em crianças correção de, 447
Afinamento
- da córnea decorrente de distúrbios
- - inflamatórios, 359
- - não inflamatórios, 359
- *melting* e perfuração da córnea tratamento do, 359
Aflibercepte, 617, 671
Agente(s)
- alquilantes, 781
- anestésico local, 407
- anti-hipertensivos, 616
- antiangiogênicos, 616
- antifibróticos, 1305
- biológicos, 852
- cicloplégicos, 780
- citotóxicos, 852
- intravítreos antifator de crescimento endotelial vascular, 643
- midriáticos, 780
- sedativos, 409
Agonistas alfa-adrenérgicos, 1260
Ajuste da lente intraocular pós-operatória, 388
Albinismo, 14
- ocular, 551
Álcool, 1130
Alcoolismo, 372
Aldose redutase, 611
Alinhamento ocular, 1030, 1351
Alojamento, 47
Alphacor, 337
Alta hipermetropia, 135
Alteração(ões)
- da miopia, 379
- na pressão intraocular, 540
- no fluxo coroidal, 731
- refrativas, 351
- relacionadas com o envelhecimento, 487
- trabecular, 1224
Alto astigmatismo, 135
Amaurose congênita de Leber, 547, 548
Ambliopia, 449, 1397
- anisometrópica, 1397
- classificação de, 1397
- com privação de estímulo, 1397
- estrabísmica, 1397
Amebíase, 836
Ametropias altas, 133
Amiloide, 304
- conjuntival, 227
Amiloidose sistêmica com córnea reticulada (*lattice*), 289
Aminoglicosídeos, 246
Ampliação, 63
Amplitude(s), 29
- de acomodação, 29
- de vergência fusionais, 1354
Anakinra, 781
Análise
- de frente de onda, 185
- do nervo óptico, 1172
- dos fatores de risco, 1250
- dos testes, 1138

- tridimensional, 493
Análogos das prostaglandinas, 1262
Anatomia
- da órbita, 1421
- da úvea, 769
- das pálpebras, 1417
- do controle do movimento ocular supranuclear, 1027
- do movimento ocular, 1027
- do vítreo, 485
- dos músculos extraoculares, 1342
- e patologia do vítreo, 484
- gonioscópica do ângulo, 1156
- orbital sem alteração
- - no corte axial, 1427
- - no plano coronal, 1428
- vascular
- - da coroide, 478
- - do segmento posterior, 478
- - retiniana, 478
Anéis
- de Landolt, 1349
- intracorneanos, 88
Anestesia, 400, 446, 1407, 1435, 1474, 1495
- da cirurgia de catarata, 405
- geral, 409
- local, 405
- tópica, 406
Aneurisma(s)
- intracraniano, 1104-1106
- saculares, 1114
- - intracranianos, 1103
Angiogênese retiniana, 646
Angiografia, 954
- com indocianina verde, 495, 500, 663, 736
- convencional, 955
- fluoresceínica, 495, 515, 628, 663, 700, 736
- - anormal, 498
- - normal, 497
- por ressonância magnética, 954, 955
- por tomografia
- - computadorizada, 955
- - de coerência óptica, 512, 663, 736, 1181
Angiotomografia de coerência óptica, 969
Ângulo(s)
- de enrolamento, 55
- de visão ampliado, 497, 502
- oclusíveis, 1156
Aniridia, 11, 1239
Anisocoria, 1076
- fisiológica, 1076
Anomalia(s)
- congênitas
- - da córnea, 189
- - do disco óptico, 710, 976
- de Axenfeld, 191
- de Peters, 11, 192
- de tamanho e forma, 189
- de transparência da córnea, 190
- do crescimento do cristalino, 375
- do disco óptico de *morning glory*, 711, 976
- oculares e sistêmicas congênitas, 20
Anormalidades
- associadas à exsudação, 714
- coexistentes do nervo óptico e da mácula, 710
- do nervo óptico associadas à
- - neovascularização coroide, 714
- - patologia macular, 714

1541

- microcísticas da camada nuclear interna, 959
- transitórias da motilidade ocular na infância, 1034

Anti-inflamatórios não esteroides, 403, 780
Antibióticos, 403
- intracamerais, 400
Anticoagulantes, 405
Anticorpos, 773
Antimetabólitos, 781, 1309
- e radiação, 344
Antissepsia, 539
Antivirais, 262
Apneia obstrutiva do sono, 276
Apoplexia hipofisária, 1104-1108
Apraclonidina, 1078
Arco(s)
- corneano, 300
- de solda, 523
- senil, 300
Área central, 473
Argirose conjuntival, 223
Argos, 382
Arquitetura celular, 475
Artefatos da tomografia de coerência óptica, 510
Artéria(s)
- carótida
- - externa, 1345
- - interna, 1345
- central da retina, 584
- ciliares anteriores, 1345
- ciliorretiniana, 591
- infraorbitária, 1345
- lacrimal, 1345
- oftálmica, 590, 1179, 1345
Arterite
- de células gigantes, 1104, 1106, 1107
- temporal, 1092
Artrite
- idiopática juvenil, 840
- psoriática, 236
- reativa, 839
Aspergillus fumigatus, 821
Aspergilose orbitária, 1521
Assoalho orbital, 1422
Astigmatismo, 35, 50, 185, 333, 397
- comparação de desfecho para vários métodos de correção de, 150
- complicações e manejo dos métodos de correção do, 151
- corneano, 28
- - posterior, 386
- - pré-operatório, 418
- detectado, 44
- induzido, 152
- irregular e descentralização, 341
- miópico, 341
- oblíquo, 79
- pós-operatório, 456
- residual ou induzido da córnea, 421
Astrocitoma
- pilocítico da infância, 1485
- retiniano, 912
Ataques isquêmicos transitórios, 1120
- carotídeo-oftálmicos, 1120
Ataxia de Friedreich, 964
Atividade elétrica do epitélio pigmentado da retina, 476
Atrofia
- areata, 564
- coriorretiniana de Sveinsson, 564
- da íris, 142
- geográfica, 659
- girata, 14, 571
- óptica(s)
- - autossômica dominante, 15
- - dominante, 966
- - hereditárias nutricionais e tóxicas, 998
- peripapilar, 1130, 1173
- progressiva (essencial) da íris, 1236
Aumento

- angular, 74
- da abertura palpebral, 1537
- orbitário, 1537
Aura sem cefaleia, 1120
Ausência corneana, 190
Autoavaliação do resultado visual dos pacientes, 469
Autoenxerto conjuntival, 344
Autofluorescência, 495, 706
- de fundo, 502, 545, 662
Autoimunidade, 774
Autorregulação da retina, 481
Autossômica recessiva e ligada ao X, 8
Autossômico
- dominante, 6, 7
- recessivo, 6
Avaliação
- clínica, 18
- da córnea do doador, 181
- da espessura central da córnea, 1151
- da fixação, 1347
- da frouxidão palpebral, 1445
- da opacidade do cristalino, 378
- da visão em bebês e crianças pré-verbais e pré-alfabetizadas, 1347
- de alinhamento ocular, 1351
- de cirurgia intraocular, 180
- do diagnóstico com corante, 308
- do estado funcional do paciente, 1148
- do filme lacrimal, 176
- dos exames diagnósticos, 1334
- dos pontos lacrimais, 1446
- e grau de catarata, 375
- e manejo do traumatismo periorbital de partes moles, 1472
- genética, 17
- pré-operatória para cirurgia refrativa, 93
Avanço
- da aponeurose do músculo levantador da pálpebra superior, 1436
- do retrator da pálpebra inferior, 1449
Avulsão do nervo óptico, 755
Axônios, 971
Azatioprina, 781

B

Bacillus cereus, 242
Bacilos
- gram-negativos, 243
- gram-positivos, 242
Bactérias filamentosas, 242
Bacteriocinas, 240
Bainha do bulbo ocular, 1345
Baixa filtração, 1325
Bandas de expansão escleral, 169
Barreira(s)
- à prática da medicina baseada em evidências, 1339
- hematorretiniana, 475, 480
Bartonella henselae, 987
- associada à uveíte, 806
Base do vítreo, 716
Beading venoso retiniano hereditário, 650
Betabloqueadores, 1260
Bevacizumabe, 616, 669
Bifocais, 54
- ocupacionais, 55
Binocularidade, 1361
Biometria
- ocular, 382
- óptica, 382
- ultrassônica, 382
Biomicroscopia
- com lâmpada de fenda, 1152
- ultrassônica, 181, 1201
- de lâmpada de fenda, 65
Biopsia da córnea, 339
Bioptics, 145
Bisturis de diamante, 147
Blebite, 1312, 1326
Blefarite, 194

- anterior, 194
- posterior, 194
Blefaroplastia, 1526
- cosmética, 1525
- da pálpebra inferior, 1528
- da pálpebra superior, 1528
Blefaroptose, 1431
Bloqueio(s)
- da fluorescência retiniana, 498
- da pupila e fechamento angular, 392
- não pupilar, 1197
- peribulbar, 406
- pupilar, 1197
- - reverso, 1211
- retrobulbar, 406
- subtenoniano, 408
Bobbing ocular, 1070
Bobinas de superfície e de cabeça, 954
Bolha filtrante inadvertida, 456
Bolsas de gordura pré-aponeurótica, 1417
Bomba(s), 412
- a vácuo, 412
- baseada no fluxo (peristáltica), 412
Boston K-pro, 337
Botulismo, 1056
Braquiterapia, 641
Brilho e halos, 142
Brucelose, 802, 805
Bupivacaína, 1405
Buraco(s)
- atróficos, 720
- conjuntival, 1322
- lamelares, 508
- macular, 489, 508, 687
- - de espessura total, 688
- - de estágio 0, 689
- - de estágio 1 de Gass, 687
- - de estágio 2 de Gass, 688
- - de estágio 3 de Gass, 688
- - de estágio 4 de Gass, 688
- - lamelar, 688
- - traumático, 751
- - pseudomacula,r, 689
Button-hole, 111

C

Cafeína, 1130
Calázio, 1462
Calcificação esclerocoroidal, 929
Calculadora(s)
- Barrett Toric, 387
- de lente intraocular pós-cirurgia refrativa com base na internet, 385
- Holladay Toric, 387
- tóricas fornecidas pelos fabricantes, 387
Cálculo
- da lente intraocular
- - em olhos especiais, 384
- - pós-LASIK, 116
- - tórica, 385
- do poder da lente intraocular, 136, 382
- - em olhos
- - - com ceratocone, 385
- - - com cirurgia refrativa corneana prévia, 384
- - - de comprimentos axiais
- - - - curtos, 384
- - - - longos, 384
- - - pós-ceratoplastia, 385
Calpaínas, 370
Camada(s)
- da retina neurossensorial, 474
- de bolha opaca, 111
- de células ganglionares maculares, 959
- de fibras nervosas da retina peripapilar, 959
- de lágrima, 305
Câmara
- anterior, 454, 1154
- - rasa, 1323

- - - com aumento da pressão intraocular, 332
- posterior suturada, 454
- do fundo de olho, 63
Campo de visão, 63, 64, 468, 469, 544
- e avaliação da gravidade do glaucoma, 1162
- e avaliação da progressão no glaucoma, 1163
Canais iônicos, 476
Candida albicans, 821
Candidemia, 821
Canetas, 411
Cantaxantina, 765
Cantoplastia medial, 1450
Cápsula
- de Tenon, 1345, 1422
- do cristalino, 363
- posterior rompida, 453
Capsulectomia, 433
- anterior, 428, 432, 451
- em "abridor de latas", 432
- linear e técnicas intercapsulares, 433
Capsulorrexe, 433
- curvilínea contínua, 424
- excessivamente pequena, 451
Captura pupilar, 458
Carcinoma(s)
- adenoide cístico, 1430, 1481
- basocelular, 1465
- de célula(s)
- - basal, 1493
- - escamosas, 1467
- - sebáceas, 218
- de glândulas sebáceas, 1468
- espinocelular
- - da conjuntiva, 216
- - *in situ*, 216
- metastático, 886, 1480
- mucoepidermoide, 217
- pituitários, 1012
Catarata, 138, 143, 144, 369, 375, 390, 778
- associações da, 371
- avançada, 378
- - simulando melanoma do corpo ciliar, 924
- causas, 371
- - tóxicas da, 374
- central pulverulenta, 375
- congênita
- - e juvenil, 374
- não sindrômica, 12
- - punctata cerúlea, 375
- coraliforme, 375
- disciforme congênita, 375
- efeitos visuais da, 375
- epidemiologia da, 369
- fasciculoforme, 375
- fisiopatologia da, 369
- floriforme, 375
- formação de, 1326
- infantil, 375
- lamelar, 375
- morfologia e efeitos visuais da, 374
- na presença de outros distúrbios oculares, 391
- polar anterior, 375
- prevenção da, 371, 374
- secundária, 461
- sutural congênita (estrelada), 375
- total, 374
Cavidade
- infraorbital, 1538
- vítrea normal, 493
Cefaleia, 1086, 1115
- atribuída a transtornos do nariz ou seios paranasais, 1092
- como resultado de processos intracranianos, 1092
- do "picador de gelo", 1093
- do tipo tensional, 1091
- em salvas, 1091
- primária em "facadas", 1093
Cefalosporinas, 246

Cegueira, 1190
- noturna congênita estacionária, 548, 549
- - com fundo de olho normal, 549
- total de cores, 551
Célula(s)
- apresentadoras de antígeno, 773
- da glia, 972
- do sistema imune, 772
- exterminadoras naturais e linfócitos T exterminadores naturais, 773
- ganglionar da retina que contém melanopsina, 1082
Células-tronco límbicas expandidas e *ex vivo* tecido não ocular, 356
Celulite orbitária, 1519
Centro
- da fóvea, 472
- da mácula, 472
Ceratectasia, 114
Ceratectomia
- fotorrefrativa, 86, 97
- - para hipermetropia, 102
- - para miopia e astigmatismo, 101
- fototerapêutica, 339
- superficial, 338
Ceratite, 179
- autossômica dominante, 11
- bacteriana, 240, 341
- disciforme, 260
- endotelial, 260
- epitelial, 259
- - infecciosa, 262
- - pelo herpes-vírus simplex, 262
- esclerosante, 234
- estromal, 260
- - herpética, 262
- - imune, 261
- fúngica, 249, 316
- infecciosa, 103, 152
- após a LASIK, 113
- - e demodex, 183
- - lamelar difusa, 123
- - marginal, 260
- - meta-herpética, 262
- microbiana, 315, 316
- não infecciosa, 269
- necrosante, 261
- neurotrófica, 273
- parasitária, 253
- por *Acanthamoeba*, 253, 317
- por herpes simples, 258
- por *Pseudomonas*, 243
- puntiforme superficial de Thygeson, 269
- ulcerativa periférica, 264
- viral, 341
Ceratoacantoma, 1454
Ceratocone, 185, 280
- posterior, 283
Ceratoconjuntivite
- alérgica/atópica tratamento da, 213
- atópica crônica, 212
- epidêmica, 203
- límbica superior, 313
- - de Theodore, 271
- microsporidial, 207
Ceratofacia, 88
Ceratoglobo, 283
Ceratômetro, 70
Ceratomileuse, 87
- *in situ* assistida por *laser*, 87
- subepitelial a *laser*, 86, 97
Ceratopatia
- bolhosa, 456
- de exposição, 1444
- em faixas calcificadas, 301
- lipídica, 261, 300
- punctata epitelial, 112
Ceratoplastia, 330
- endotelial, 347
- - com descolamento da membrana de Descemet, 349, 350
- lamelar

- - anterior, 333
- - *onlay*, 86
- penetrante, 263, 330, 361, 1241
Ceratoprótese, 337
- de Boston, 337
Ceratorrafia circular, 90
Ceratotomia
- astigmática, 89, 147
- - assistida por lâmina de diamante, 148
- - intraestromal com *laser* de femtossegundo, 148
- - penetrante com *laser* de femtossegundo, 148
- hexagonal, 89
- incisional, 147
- lamelar, 88
- radial, 89, 147, 385
Ceratouveíte, 261
- estromal, 262
Chikungunya, 790
Chopper horizontal, 426
Cicatriz
- cutânea excessiva e alopecia, 1531
- de estiramento, 1415
- na córnea, 103
Cicatrização de feridas da córnea, 171
Ciclocrioterapia, 1273
Ciclofosfamida, 781
Ciclofotocoagulação
- com diodo micropulsado, 1274
- de contato e não contato com *laser* de Nd:YAG, 1273
- endoscópica a *laser*, 1274
- transescleral, 1273
- - com *laser* de diodo semicondutor, 1273
Ciclosporina, 781
Cilindro duplo de Maddox, 1379
Cilindroma, 1457
Cintura límbica branca de Vogt, 301
Circulação
- do nervo óptico, 973
- retiniana e da coroide, 478
- - avaliada pela angiografia por tomografia de coerência óptica, 481
Círculo
- arterial maior da íris, 1345
- de Vieth-Müller, 1361
Cirurgia(s)
- adjuvante com Trabectome® associada à cirurgia de implante de *tube shunt*, 1291
- angulares, 1283
- baseada em frente de onda, 128
- ceratorrefrativa contraindicações sistêmicas à, 93
- com Trabectome®
- - após falência de trabeculectomia ou implante de *tube shunt*, 1291
- - no glaucoma grave, 1291
- combinada para glaucoma, 436
- conjuntival, 342
- da cápsula do cristalino, 395
- da córnea, 330
- da pálpebra, 1516
- de catarata, 811
- - achados
- - - objetivos dos resultados da, 468
- - - subjetivos de resultados da, 469
- - aspectos
- - - médicos da anestesia na, 405
- - - refrativos da, 416
- - com *laser* de femtossegundo, 428, 443
- - com microincisão biaxial, 427
- - complicações da, 434, 450
- - de um ou ambos os olhos, 469
- - e implante de lente intraocular, 179
- - em olhos com
- - - comorbidade ocular, 469
- - - complexidades, 441
- - farmacoterapia da, 399
- - pediátrica, 445
- - por expressão nuclear com
- - - grande incisão, 393

- - - pequena incisão, 394
- - resultados da, 467
- de glaucoma
- - complicações da, 1322
- - minimamente invasivas e microincisionais, 1282
- de introflexão escleral, 527
- de músculo oblíquo, 1382
- do cristalino
- - combinada com ceratoplastia, 437
- - indicações para, 390
- - - refrativas para, 392
- do estrabismo, 1516
- filtrantes de glaucoma, 811
- intraocular, 180
- - anterior, 1148
- manual de catarata (grande incisão), 431
- minimamente invasiva de glaucoma, 436
- não penetrante de glaucoma e catarata, 436
- no tratamento da ROP, 607
- para exérese de pterígio, 343
- para presbiopia, 397
- penetrante da córnea, 811
- queratorrefrativa, 59
- refrativa, 83, 185, 186
- - com *excimer laser* guiada por frente de onda, 125
- - e transtornos relacionados à ectasia, 176
- zonular, 396
Cisticercose, 1521
- ocular, 833
Cisto(s)
- da zona pupilar do EPI, 921
- das glândulas sudoríparas, 1456
- de inclusão
- - epidérmica, 1455
- - epitelial da íris, 922
- de parte plana, 717
- dermoide, 1430, 1455, 1489
- epidermoide, 1455
- epiteliais, 1415
- neuroepiteliais da íris e do corpo ciliar, 921
- pilar, 1455
Citocinas, 773
- inflamatórias, 1145
Citomegalovírus, 786
Classificação baseada na função do elevador, 1432
Clofazimina, 767
Clorambucila, 781
Clorexidina, 1538
Cloroquina, 763
Clostridium, 242
- *botulinum*, 1056
Coccidioides immitis, 822
Coccidioidomicose ocular, 822
Cocos
- gram-negativos, 244
- gram-positivos, 241
Cola de fibrina, 345
Coloboma
- coriorretiniano, 936
- do cristalino, 376
- do disco óptico, 977
- do nervo óptico, 712
Colocação
- de enxerto de retalho, 1317
- háptica assimétrica, 458
Coloração tecidual intraoperatória, 535
Coma, 78
Combinação de segmentos de anel intracorneano e *cross-linking* corneano, 157
Commotio retinae, 751
Compartimentos dos músculos extraoculares, 1342
Complexo
- de demência associado ao HIV, 1101
- músculo ciliar-zonular, 92
Complicações
- da cirurgia
- - de catarata, 434, 450
- - de glaucoma, 1322

- da exotropia, 1374
- da fotocoagulação a *laser* retiniana terapêutica, 526
- de drenagem, 530
- durante a faco, 452
- e manejo dos métodos de correção do astigmatismo, 151
- intraoperatórias específicas relacionadas
- - à LASEK, 104
- - com EPI-LASIK, 104
- maculares do diabetes melito, 614
- relacionadas
- - ao uso de lentes de contato, 57, 312
- - às incisões na córnea, 151
- - às perfurações da córnea, 151
- tardias da ROP, 608
Compressão do nervo óptico por tumores do nervo óptico e da bainha, 1004, 1005
Comprimento axial, 92, 1132
Comprometimento vascular, 1538
Concavidade orbitária, 1538
Concentração inibitória mínima, 246
Condição(ões)
- herdada conhecida, 19
- sistêmicas que requerem corticosteroides, 377
Cone, 472
Confidencialidade, 20
Configuração da íris em platô, 1197
Confusão visual, 1356
Conjuntiva, 1152, 1419
Conjuntivite
- adenoviral, 203
- alérgica, 212, 312
- - aguda sazonal/perene, 212
- - microbiana, 214
- bacteriana
- - aguda, 202
- - crônica, 203
- - hiperaguda, 202
- folicular, 203
- - crônica, 205
- - tóxica, 208
- fúngica e parasitária, 207
- hemorrágica aguda, 204
- infecciosa, 202
- lenhosa, 211
- não infecciosa, 208
- neonatal, 206
- papilar gigante, 215, 313
- por herpes simples, 205
- por inclusão do adulto, 206
- primaveril, 212
- tóxica, 312
- viral, 205
Conjuntivocálase, 345
Construção e arquitetura da incisão, 423
Consumo de álcool e de cafeína, 1130
Contato entre a óptica da LIO e a cápsula posterior, 464
Contorno da têmpora e da fronte, 1535
Contraste, 42, 63
- tecidual, 65
Contusão, 1223
- do epitélio pigmentado da retina, 755
Conversão, 1189
Corante fluoresceína sódica, 496
Coreia, 1100
Coriocapilares, 479
Coriorretinite
- esclopetária, 751
- placoide resistente, 876
Coriorretinopatia
- central serosa idiopática, 731
- do tipo *birdshot*, 650, 872
- serosa central, 681
- - bolhosa, 931
Coristoma(s), 910
- conjuntivais, 219, 221
- intraoculares, 919
Córnea, 28, 86, 171, 614, 1154
- artificial, 337

- central, 86
- do doador, 181
- *en moucheté*, 292
- eventos inflamatórios da, 315
- farinata, 303
- periférica, 88, 264
- - adição, 88
- - coagulação – compressão, 89
- - opressão, 90
- - relaxamento, 89
- - subtração, 89
Corno cutâneo, 1453
Coroide, 770
- patologia da, 510
Coroideremia, 567
Coroidite
- do tipo *birdshot*, 935
- multifocal, 877
- serpiginosa, 875
- vitiliginosa, 935
Coroidopatia
- hipertensiva, 582
- interna puntiforme, 877
- traumática, 755
Corpo(s)
- ciliar, 770
- estranho
- - intraocular, 755
- - - retido, 1228
- - na íris, 924
- geniculados laterais, 1021
Correção
- cirúrgica
- - da presbiopia, 158
- - da ptose, 1435
- de afacia em crianças, 447
- de erros de refração, 52, 1375
- de presbiopia, 85
- - no nível da córnea, 158
- de ptose de supercílio, 1525
- de vértice, 56
- por óculos, 52
Correntes líquidas, 725
Corte
- axial
- - da órbita
- - - inferior, 1427
- - - superior, 1428
- - da porção
- - - mais baixa da órbita, 1427
- - - mediana da órbita, 1428
- - do teto da órbita, 1428
- coronal
- - da órbita anterior, 1428
- - da parte central da órbita, 1429
- - do ápice
- - - anterior da órbita, 1429
- - - posterior da órbita, 1429
- - na porção anterior da órbita anterior, 1428
Córtex vítreo, 485
Corticosteroides, 263, 403, 618, 644, 780, 782, 852
Corynebacterium diphtheriae, 242
Craniofaringiomas, 1014, 1018, 1019
Craniossinostose, 1382
Crescimento epitelial, 113, 122, 1228
- interno, 456
- na interface, 111
Criação do *flap* de *laser* de femtossegundo, 109
Criopexia, 722
Crioterapia, 1467
- retiniana periférica, 619
Crise glaucomatociclítica, 1222
Cristalino(s), 28, 363, 614, 1154
- deslocado, 376
- subluxados, 453
Cross-linking
- corneano, 154
- - *plus*, 154
- intraestromal fotorrefrativo (PIXL), 91
Cryptococcus neoformans, 822

Cuidado pós-operatório, 410
Cura corneal de feridas, 174
Curva base e espessura central, 56
Curvatura
- da córnea, 94
- de campo, 79
CXL transepitelial, 156
Cypass micro-stent, 1294

D

Dacrioadenite
- bacteriana, 1520
- idiopática, 1524
Dacriocistite, 1506
Dacriocistografia, 1505
Dacriocistorrinostomia, 1507
- endonasal, 1508
Danos endoteliais, 138, 145
Defeito(s)
- do enchimento vascular, 498
- epitelial(is), 111
- - persistente, 332
- oculares associados a doenças genéticas, 20
- pupilares
- - aferentes relativos, 1074
- - eferentes, 1076
Deferoxamina, 766
Deficiência
- aquosa das lágrimas, 309
- congênita de percepção vermelho-verde, 550
- das células-tronco do limbo, 314
- de elevação monocular, 1394
- de mucina, 308
- de vitamina A, 308
- lacrimal não Sjögren, 306
- parcial de células-tronco, 354
- total de células-tronco, 355
Deformidades do canto lateral, 1530
Degeneração(ões)
- amiloide da córnea, 304
- corneana de Salzmann, 303
- da conjuntiva, 226
- da córnea, 300
- da retina em *lattice*, 718-720
- da via visual central no glaucoma, 1146
  de coroide peripapilar helicoidal, 564
- em "couro de crocodilo", 303
  em paralelepípedo, 710
- esferoidal, 302
- macular relacionada à idade, 658, 707
- - do tipo seca, 659, 667
- - neovascular, 659, 668
- marginal de Terrien, 275, 301
- panretinianas difusas progressivas, 542
- pelúcida da córnea, 283
- retinianas
- - hereditárias progressivas e "estacionárias", 542
- - ligadas ao X, 551
- - tratamento das, 552
- senil da córnea de Furrow, 301
- transináptica retrógrada em hemianopsia homônima, 961
Deiscência
- da ferida, 455
- do retrator da pálpebra inferior, 1446
Dellen da córnea, 1415
Demências com achados oculares, 1100
Dendrito-fantasma, 260
Deposição de ferro, 302
Depósitos corneanos, 183
Dermatite atópica, 377
Dermatoconjuntivite alérgica, 213
Dermoide(s), 191
- límbico, 221
- sólido conjuntival, 221
Dermolipoma conjuntival, 221
Desafio metabólico, 313
Desbridamento mecânico, 354
Descentração, 111
Descentralização

- da lente na bolsa, 458
- e deslocamento da lente intraocular, 458
Descolamento(s)
- anômalo do vítreo posterior, 489
- atípico de epitélio pigmentar da retina, 931
- da coroide, 493
- da mácula, 530
- de Descemet, 450
- de retina, 460, 493, 754
- - condições que predispõem o olho ao, 725
- - de longa data, 650
- - regmatogênico, 724
- - secundários a anomalias congênitas do disco óptico, 713
- - serosos, 731
- do botão lamelar, 351
- do epitélio pigmentar, 509, 661
- do vítreo posterior, 488
- epitelial incompleto, 104
- regmatogênico de retina, 1229
- vítreo posterior, 507
Descompressão
- orbitária, 1516
- pós-oclusão repentina, 414
Desenvolvimento
- do sistema oculomotor, 1034
- iminente de medicamentos, 1264
Desfechos clínicos de *cross-linking* corneano, 157
Design e fixação de lentes, 365
Desigualdade pupilar que aumenta
- com a luz, 1079
- no escuro, 1076
Deslocamento
- da íris, 142
- da lente intraocular fixada no sulco, 458
- do *flap*, 112
- posterior e anterior, 458
Desordens de orientação do axônio, 15
Desvio
- horizontal dissociado, 1392
- padrão, 1184
- primário, 1346
- secundário, 1346
- torcional dissociado, 1392
- vertical dissociado, 1382
Detecção
- da neovascularização da coroide, 515
- de movimento, 1025
- de perfusão comprometida, 515
Determinação
- do alcance do cilindro, 46
- do eixo do cilindro, 45
- do tipo e do poder da lente intraocular, 380
- e marcação do eixo visual, 147
Detritos de interface, 112
Diabetes
- de início agudo, 377
- melito, 94, 377, 405, 648, 1130
- - complicações maculares do, 614
Diálise retiniana, 754
Didanosina, 767
Difração, 25
Dilatação
- fraca da pupila, 1081
- pupilar, 399, 539
Diminuição da drenagem escleral, 734
Diplopia, 530, 1270, 1356
- monocular, 380
Disco óptico, 972
Disfunção
- da glândula meibomiana, 182, 194
- endotelial da córnea, 347
- oblíquas, 1382
Dislexia, 1024
Dislipoproteinemias, 322
Dispersão, 26, 30
- pigmentar, 145
Displasia
- epitelial escamosa, 216
- retiniana congênita, 938
- septo-óptica, 976

Disposição preexistente a fechamento angular primário, 1220
Dispositivos
- de aumento, 74
- de drenagem supracoroidal, 1293
- de medição de frente de onda, 128
- haploscópicos, 1353
- oftálmicos viscocirúrgicos, 402
- Scaffold inserido no canal de Schlemm via AB interno, 1285
- viscocirúrgico oftálmico, 441
Disqueratose
- conjuntival, 222
- intraepitelial hereditária bilateral, 222
Dissecção
- da membrana epirretiniana, 534
- lamelar anterior do tecido receptor, 334
Distância
- de teste, 40
- do reflexo de margem 1, 1431
Distorção, 78
Distrofia(s)
  amorfa posterior da córnea, 292
- anteriores da córnea, 285
- areolar central da coroide, 565
- congênita do estroma da córnea, 293
- corneana, 94, 180, 183
- - da camada de Bowman, 287
- - estromal congênita, 193
- da córnea
- - cicatrizes e opacidades elevadas, 339
- - de Schnyder, 291
- da coroide, 567
- da membrana basal anterior, 285
- da retina, 705, 708
- de bastonetes-cones, 543
- de cones, 547, 565
- de cones-bastonetes, 543, 548
- de François-Neeten, 292
- de Fuchs, 294
- de Reis-Bücklers, 287
- de Thiel-Behnke, 287
- de Waardenburg e Jonkers, 287
- do estroma da córnea, 288
- do músculo elevador, 1432
- dominantes da córnea, 10
- em "favo de mel", 287
  endotelial
- - da córnea de Fuchs, 294
- - hereditária congênita, 193, 296
- epitelial de Meesmann, 286
- foveomacular do adulto, 558
- gelatinosa em gotas, 288
- granular da córnea
- - tipo 1, 289
- - tipo 2, 290
- - tipo 3, 287
- macular, 555
- - da Carolina do Norte, 563
- - da córnea, 290
- - de Sorsby, 13, 563
- - viteliforme, 558
- miotônica, 373, 377, 1435
- mosqueada (*fleck dystrophy*), 292
- nebulosa central, 292
- de François, 292
- oculofaríngea, 1435
- padrão, 558, 561
- polimorfa posterior da córnea, 297
- reticular (*lattice*) tipo I, 288
- retiniana viteliforme multifocal de Best, 933
- salpicada, 292
Distúrbio(s)
- da junção neuromuscular, 1052
- da motilidade ocular
- - e cerebelo, 1033
- - e sistema vestibular, 1033
- - supranuclear, 1030
- de vergência, 1033
- dermatológicos, 373

- do controle supranuclear da motilidade ocular, 1027
- do olhar vertical, 1031
- do seguimento, 1031
- do sistema nervoso central, 373
- dos tecidos conjuntivos, 319
- inflamatórios, 679
- metabólico, 370
- - de proteína e aminoácidos, 320
- neuro-oftalmológicos urgentes, 1103
- nucleares e fasciculares do movimento ocular, 1035
- que simulam neoplasias intraoculares malignas, 921
- retinianos "estacionários", 549
- sistêmicos, 372
- vasculares, 1114
Divergência vertical dissociada, 1392
DNA, 1
Dobras
- meridionais, 717
- radiais, 717
Doença(s)
- autoimunes, 94
- avançada de Coats, 938
- bilateral, 355
- cardíaca isquêmica, 405
- cerebrovasculares, 1100
- da arranhadura do gato, 806, 987
- da superfície ocular, 95
- das glândulas meibomianas e blefarite, 307
- de Alzheimer, 963, 1100
- de Behçet, 850
- de Best, 548, 558
- de Coats, 632, 707
- de Crohn, 236
- de Eales, 649
- de Fabry, 324, 373
- de Harada, 934
- de Kawasaki, 211
- de Lyme, 798, 987
- de Mikulicz, 306
- de Norrie, 13, 579
- de Oguchi, 550
- de Parkinson, 963
- de Stargardt, 13, 556
- de Vogt-Koyanagi-Harada, 854
- de von Hippel-Lindau, 914
- de Whipple, 806, 808
- de Wilson, 377
- do canalículo, 1508
- do endotélio da córnea, 294
- do enxerto *versus* hospedeiro, 210
- do nervo óptico, 974, 1123
- do(s) olho(s)
- - da tireoide, 1510
- - seco, 183, 194, 305
- herpética ocular, estudo da, 262
- hidátida, 1521
- infecciosas, 735
- inflamatórias, 232
- linfoproliferativa, 1486
- maculares da retina, 974
- neurodegenerativas, 963
- - cerebelares, 1100
- oclusiva venosa da retina, 593, 707
- ocular(es), 10
- - e catarata, 373
- - específicas, 20
- - seca evaporativa, 307, 310
- oftálmicas, 94
- orbitárias, 1479
- priônicas, 1101
- relacionada com IgG4, 1522
- retroquiasmática diagnóstico topográfico da, 1022
- sistêmica(s), 648
- - com fluxo sanguíneo coroidal interrompido, 733
- - que têm um forte componente hereditário, 648
- tireoidiana dos olhos, 1430

- unilateral, 354
- vascular(es)
- - retinianas, 735
- - - e inflamatórias oculares, 649
- - sistêmica e glaucoma, 1182
- - vasculítica orbitária, 1523
- - xantogranulomatosa, 1522
Dogma central na genética humana, 1
Dor, 341
- facial, 1086, 1092
- neuropática da córnea, 183
Drenagem
- complicações de, 530
- do fluido sub-retiniano, 528
- venosa da órbita, 1426
Drusas
- de Doyne, 559
- dominantes, 559
- e hiperpigmentação focal do epitélio pigmentar da retina, 659
Duções forçadas, 1379
Ducto lacrimal, 1504
Dupla câmara anterior, 336

E
Ebola, 791
Ectasia(s), 280
- da córnea pós-cirurgia refrativa, 283
Ectopia lentis, 376
Ectrodactilia- displasia ectodérmica-fenda, 325
Ectrópio, 1445
- cicatricial, 1446, 1450
- congênito, 1447
- involucional, 1446, 1448
- mecânico, 1447
- paralítico, 1446, 1450
Eculizumabe, 782
Edema(s)
- da córnea, 313, 456
- do nervo óptico, 778
- hipertensivo do disco óptico, 582
- macular, 508
- - cistoide, 404, 459, 530, 597, 702
- - - após cirurgia de catarata, 509
- - - causas tracionais, 705
- - - dominante, 562
- - - inflamatório, 708
- - - pós-operatório, 704
- - - relacionado à medicação, 705
- - - relacionado à uveíte, 705
- - - tracional, 708
- - - vascular, 703
- - diabético, 707
Efeito(s)
- negativo dominante do ganho de função, 7
- quânticos, 26
Efélides, 1460
Efusão
- ciliocoroidal, 932
- coroidal, 1325
- coroideana, 530
Eixo do astigmatismo, 150
Eletro-oculografia, 545
Eletrofisiologia, 1123
- retiniana, 517
Eletrorretinografia, 544
- multifocal, 519, 545
Elevação da pressão intraocular, 138, 457
- pós-ceratoplastia, 351
Embolização retiniana, 649
Embriotoxon
- anterior, 190
- posterior, 191
Endofotocoagulação, 536
Endoftalmite, 332, 404, 459, 540, 1312, 1326
- criptocócica, 822
- crônica, 834
- endógena, 812, 935
- - simulando retinoblastoma endofítico, 940
- exógena, 810
- fúngica, 821, 824

- infecciosa, 810
- por *Aspergillus*, 821
- por *Histoplasma*, 824
- pós-cirurgia de catarata, 811
- traumática, 756
Endoscopia nasal, 1504
Endotélio, 173
- comprometido, 444
Endotelite, 260
- difusa e linear, 260
- localizada, 260
Energia dissipada acumulada, 426
Enoftalmo, 1439
Ensaios clínicos randomizados, 1331
Entamoeba histolytica, 836
Entrópio, 1438
- congênito, 1439
Enucleação, 1495, 1496, 1502
- com implante
- - de esfera simples, 1496
- - poroso, 1496
Envelhecimento do vítreo, 488
Envolvimento pupilar, 1115
Enxaqueca, 1087
- com aura, 1088, 1091
- retiniana, 1089
- sem aura, 1088, 1091
Enxerto
- de pele com espessura total, 1450
- mucoso de palato duro, 1442
Epi-Bowman Keratectomy (EBK), 87
EPI-LASIK, 87, 97
Epibléfaro, 1439
Epicanto inverso, 1433
Epiceratofacia, 86
Epiceratoplastia, 86
Epidermólise bolhosa, 210
Episclera, 1152
Episclerite, 232
Epitélio, 171
- pigmentado da retina, 475, 476, 517
- - de campo total, 517
Epitelioma
- calcificante de Malherbe, 1458
- cístico benigno múltiplo, 1457
Epiteliopatia pigmentar placoide multifocal posterior aguda, 874
Epitelização tardia, 341
Equilíbrio binocular, 47
Equinococose, 1521
Equivalente esférico, 43
Eritema multiforme maior, 209
Erosões epiteliais, 1312
Erro(s)
- de cálculo da lente intraocular, 458
- de predição da refração-alvo, 468
- de refração, correção de, 52, 1375
- refrativo, 33, 1132
Ertolizumabe, 781
Escala de cinza, 492
Escaneamento lacrimal nuclear, 1505
Escavação do disco óptico, 1173
Escherichia, 243
Esclera, 1152
Esclerite, 232, 1312
- adjacente à córnea, 234
- anterior, 233
- nodular, 223
- necrosante, 236
- posterior, 233, 734
- - nodular, 927
Esclerocórnea, 193
Escleromalácia, 1312
- perfurante, 233
Esclerose
- múltipla, 648, 961, 988
- tuberosa, 944, 1152
Esfingolipidoses, 322
Esforços anteriores de triagem de glaucoma, 1134
Esfregaço de Tzanck, 262
Esotropia, 1365

- acomodativa, 1368
- - que desenvolve padrão em V, 1377
- associada a déficit visual, 1372
- cíclica, 1370
- congênita, 1365
- em debilitados neurológicos, 1372
- infantil, 1365
- sensorial, 1372, 1381
Espasmo do reflexo, 1034
Espectroscopia por ressonância magnética, 956
Espessura
- central da córnea, 1151, 1184
- - e histerese corneana, 1130, 1252
- do cristalino, 1132
- parcial profunda e lacerações da pálpebra com espessura total, 1474
Espiroquetas, 794
Espondilite anquilosante, 236
Estabilidade
- biomecânica, 123
- do filme lacrimal, 308
Estado
- de refração, 1148
- funcional do paciente, 1148
Estafiloma
- anterior congênito, 190
- do corpo ciliar, 223
- escleral anterior, 922
Estenose de ponto lacrimal, 1508
Estereoacuidade, 1361
Estereopsia, 63
Estimativa
- de miopia, 50
- do ângulo periférico da câmara anterior, 1155
Estrabismo, 1377
- com incomitâncias alfabéticas, 1382
- e motilidade restrita, 1517
- fixo, 1372
- paralítico, 1384
- torcional, 1377
- tratamento não cirúrgico, 1403
- vertical, 1392
Estresse
- endotelial, 174
- oxidativo e lesões causadas por radicais livres, 1144
Estrias
- angioides, 677
- e microestrias do *flap*, 113
Estroma, 172, 769
- corneano
- - adição, 88
- - relaxamento, 88
- - subtração, 87
Estudo(s)
- caso-controle, 1333
- de coorte, 1333
- transversais, 1333
Etanercepte, 781
EV06 (Encore Vision), 170
Eventos inflamatórios da córnea, 315
Evisceração, 1495, 1498, 1501
Exame(s)
- auxiliar, 96
- clínico do glaucoma, 1148
- com lâmpada de fenda, 1200
- com lanterna de bolso, 1200
- da câmara anterior, 1154
- da córnea, 1154
- da íris, 1154
- - na lâmpada de fenda, 1079
- de acuidade visual, 1149
- de alinhamento ocular e movimentos do olho, 1351
- de campo visual, 1016
- - na presença de glaucoma, 1160, 1161
- de glaucoma, 1158
- de imagem em neuro-oftalmologia, 951, 957
- de movimentos do olho, 1354
- de resposta pupilar, 1149

- do cristalino, 1154
- do nervo óptico, 1156
- oftalmológico, 95, 377
- retiniano complementar de imagem, 495
Excimer lasers, 106
Excisão de pterígio recidivado, 344
Excitotoxicidade decorrente de excesso de glutamato, 1144
Exenteração, 1495, 1498, 1502
Exotropia, 1373
- complicações da, 1374
- diagnóstico e exame complementar para, 1374
- intermitente, 1373
- - controle da, 1374
- - de acordo com o desvio de longe e de perto, 1373
- - manifestações oculares da, 1373
- sensorial, 1381
Expectativas do paciente, 93
Exposição
- a arco de solda, 523
- à luz e degeneração macular relacionada à idade, 524
- excessiva da superfície ocular, 308
Expressão
- do núcleo, 434
- nuclear, 433
Exsudatos retinianos, 509
Extensão, 29
- de acomodação, 29
Extração
- da catarata
- - a céu aberto, 337
- - com expressão nuclear, 452
- de lentícula intrastromal, 88
- do cristalino, 1204
- extracapsular, 393
- - da catarata, 432
- intracapsular da catarata, 392, 432
- lenticular
- - com femtossegundo, 118
- - com pequena incisão, 118
- - dificuldades de, 122
- manual da catarata, 431
Extravasamento da ferida, 455
Extrusão, 530

F

Facoemulsificação, 394, 411
Facomatoses, 942
Facovitrectomia combinada, 438
Fagocitose, 476
Faixa de tratamento para *smile*, 118
Falência primária do enxerto, 333
Falha
- da regulação osmótica, 370
- tardia da ampola filtrante, 1326
Fármacos/drogas, 1109
- toxinas e o cérebro, 1111
Farmacoterapia
- da cirurgia de catarata, 399
- para retinopatia diabética proliferativa, 617
Fáscia capsulopalpebral, 1438, 1441
Fator(es)
- neurotróficos, 553, 1145
- oculares de risco para glaucoma primário de ângulo aberto, 1129
- que causam o descolamento de retina, 724
- que contribuem para os desafios no cálculo do poder da lente intraocular, 384
- vasoproliferativos, 611
Febre faringoconjuntival, 203
Fechamento
- angular agudo gerenciamento do, 1202
- conjuntival, 1317
- da ferida, 431
- do retalho escleral e técnicas cirúrgicas associadas, 1310
- inicial, 755
- tardio de uma fenda de ciclodiálise, 1228

Femto-LASIK, 87
Fenômeno de Mizuo-Nakamura, 576
Fenótipos, 4
Fentanila, 409
Ferramentas da medicina baseada em evidências, 1331
Fibroplasia retrolental, 938
Fibrose, 1306, 1311
- congênita, 1395
Filme lacrimal, 176
Fingolimode, 766, 782
Fisiologia
- da produção aquosa, 1141
- do músculo extraocular, 1346
Fístula
- arteriovenosa, 1492
- carótido-cavernosa, 648, 1116
Fixação, 1029, 1347
- à íris, 454
- da placa terminal, 1315
- de opacificação interlenticular no saco, 463
- do supercílio por meio de blefaroplastia, 1531
Flap incompleto, 110
Fluídica, 412
Fluido(s)
- de FACO microincisional, 414
- sub-retiniano, 509
- - residual, 530
Fluorescência, 26
- coróidea bloqueada, 498
Flutter ocular, 1071
Fluxo sanguíneo
- na retina e na coroide, 480
- ocular e perda de campo visual, 1182
Forma ideal da córnea, 125
Formação
- de catarata, 1326
- de opacidade, 103
- do humor aquoso, 1141
Formatos de estudo, 1333
Fórmula(s)
- Abulafia-Koch, 386
- combinadas, 384
- de cálculo do poder da lente intraocular, 383
- de inteligência artificial, 384
- de Munnerlyn, 84
- de rastreamento de raios (*ray tracing*), 383
- de vergência, 383
Fosforescência, 26
Fossa pituitária, 1011
Fosseta
- congênita do disco óptico, 710
- óptica, 977
Fotocoagulação, 521, 723
- a *laser*, 643
- - retiniana terapêutica complicações da, 526
Fotodisrupção, 521
Fotografia do disco óptico, 1173
Fotorreceptor, 476
Fotorretinite, 522
Fototoxicidade, 523
- retiniana por instrumentos oftálmicos, 523
Fototriagem digital, 1349
Fóvea, 473
Fovéola, 472
Fragmentação do cristalino, 429
Fraturas do assoalho orbitário, 1395
Frente de onda, 77
Fronte, 1534
Frouxidão
- da pálpebra, 276
- do tendão cantal
- - lateral, 1446
- - medial, 1446
- palpebral, 1445
Função
- cortical superior, 1021, 1022
- de base radial, 384
- visual, 467
Fundoscopia, 706

Fundus
- *albipunctatus*, 550
- *flavimaculatus*, 556
Fusão sensorial, 1360
Fusarium, 822

G
Galactosemia, 373
Genes, 4
- associados ao glaucoma humano, 1328
Genética
- da catarata, 370
- molecular de doenças oculares selecionadas, 10
Genoma humano, 1
Geometria óptica da lente intraocular, 464
Giardia lamblia, 836
Giardíase, 836
Glaucoma, 95, 142, 181, 530, 614, 1221
- arsenal clínico para tratamento do, 1264
- associado
- - à síndrome de (pseudo)esfoliação, 1207
- - a trauma ocular, 1223
- com pressão venosa episcleral elevada, 1230
- congênito, 11, 1243, 1328
- - primário, 1243
- controle clínico atual do, 1259
- crônico de ângulo fechado gerenciamento do, 1202
- de ângulo
- - aberto, 1134
- - fechado, 1196, 1330
- - - gerenciamento do, 1203
- de células-fantasma (hemolítico), 1227
- de desenvolvimento, 1328
- de manifestação tardia após trauma ocular, 1226
- de mecanismo combinado, 1220
- de pressão normal, 1192, 1330
- direção futura da triagem de, 1139
- epidemiologia do, 1127
- facoantigênico, 1228
- facolítico, 392, 1228
- facomórfico, 392, 1228
- hemolítico de células-fantasma, 1235
- imediato ou de manifestação precoce após trauma ocular, 1223
- induzido pelo cristalino, 392, 1227
- inflamatório, 392
- - e induzido por corticosteroides, 1218
- juvenil, 11
- maligno, 1198, 1232
- medicina baseada em evidências no, 1331, 1335
- na síndrome de esfoliação, 1209
- neovascular, 597, 1214
- pigmentar, 1211
- por bloqueio ciliar, 1198
- por partículas de cristalino, 1228
- pré-perimétrico, 1189
- preexistente de ângulo aberto, 1219
- primário
- - de ângulo aberto, 1128, 1184, 1187
- - - apresentação juvenil, 1329
- - - em adultos, 1329
- - de ângulo fechado, 1130
- procedimentos ciclodestrutivos em, 1272
- quando tratar, 1250
- secundário, 1132
- - a anomalias da córnea, íris e retina e a tumores intraoculares, 1235
- - associados a anomalias oculares ou síndromes sistêmicas, 1244
- - de ângulo
- - - aberto, 1218
- - - fechado, 1219
- subsequente à cirurgia de catarata, 1244
- suspeita de, 1133
- terapia no, 1255
Glicocorticoides, 781
Gliomas, 1005
- da via óptica, 1018

- do nervo óptico, 1430, 1485
- malignos, 1005
- ópticos, 1014, 1020
Gliose
- maciça da retina, 934
- retiniana focal, 938
Gnatostomíase, 835
Golimumabe, 781
Gonioscopia, 1155, 1200
- direta, 1155
- indireta, 1155
Goniossinequiálise, 1205
Goniotomia, 1277, 1278
Goteira lacrimal, 1538
Gradiente-eco, 953
Granuloma(s)
- coriorretiniano inflamatório, 934
- de polo posterior, 834
- de sutura, 1415
- eosinofílico, 1488
- inflamatório da conjuntiva, 222, 224
- periférico, 834
- piogênico, 1459
- vitreorretiniano por toxocara, 936
Granulomatose
- com poliangiite, 1523
- de Wegener, 324
Grau
- de correção, 93
- de opacidade de lentes, 378
Gravação de sensibilidade ao contraste, 42
Gravidez, 94
Guttata corneana periférica, 301

H
Haemophilus influenzae, 244
Hamartoma(s), 910
- combinado da retina, 917
- conjuntival, 219
- intraoculares, 916
Hanseníase, 802, 804
Haploinsuficiência, 7
Haploscópios, 1362
Haze corneano, 113
Heavy eye syndrome, 1372
Hemangioblastoma da retina, 913
Hemangioendotelioma, 1490
- benigno, 1458
Hemangioma
- capilar, 1458, 1490
- - retiniano, 913
- cavernoso, 1430, 1491
- conjuntival, 220
- coroidal circunscrito, 916
Hemangiomatose capilar retiniano, 914
Hematoma(s), 1443, 1531
- endocapsular, 457
- sub-retinianos espontâneos, 925
- supracoroidal localizado, 926
Hemicrânia paroxística, 1092
Hemoglobinopatias, 626, 648
Hemorragia(s)
- coroidal, 738
- - em outras condições, 742
- - maciça, 1225
- - no trauma, 742
- do disco óptico, 1184
- do segmento anterior, 455
- do vítreo, 493
- macular, 755
- ocular, 540
- orbitária e perda de visão, 1529
- vítrea, 628
Herança
- digênica, 7
- dominante ligada ao X, 7
- mitocondrial, 6
- poligênica, 7
Herpes simples, 784
Herpes-vírus simples, 258
- ciclo de vida do, 258

Herpes-zóster oftálmico, 198
- na AIDS, 199
Heteroplasmia, 7
Heterozigoto composto, 6
Hialose asteroide, 490
Hialuronidase, 407
Hidrocistoma
- apócrino, 1457
- écrino, 1456
Hidrodelineamento, 425
Hidrodinâmica da câmara anterior, 413
Hidrodissecção, 425, 452
Hidroxicloroquina, 763
Hifema, 457, 1224
Hipercorreção, 103, 111, 1415, 1437, 1443, 1531
Hiperfluorescência, 499
Hiperfunção de oblíquo
- inferior, 1377, 1393
- superior, 1377
Hipermetropia, 30, 35, 341
- progressiva, 152
Hiperopia, 35
Hiperosmolaridade, 309
Hiperplasia
- conjuntival, 222
- epitelial pigmentar focal da retina, 925
- linfoide, 885
- - atípica, 1487
- - reativa benigna da conjuntiva, 224, 1487
- pseudoadenomatosa, 222
Hiperqueratose, 222
Hipertensão, 1130
- ocular, 783, 1132, 1184
Hipertrofia congênita do epitélio pigmentar da retina, 925
Hipocalcemia, 377
Hipocorreção, 103, 111, 1415, 1437, 1531
Hipofluorescência, 498
Hipoplasia do nervo óptico, 976
Hipossecreção reflexa das lágrimas, 306
Hipótese vascular, 1144
Hipotonia, 1312
- tardia, 1325
Hipoxia, 313
Histiocitoma fibroso, 1482
Histiocitose X, 1488
Histoplasma capsulatum, 817, 824
Histoplasmose, 817
História
- familiar, 18
- geral, 377
- médica, 377
Histórico ocular, 1148
Homozigoto, 6
Hordéolo, 1463
Humor aquoso formação do, 1141
Hydrus, 1285

I
Icolens (neoptics ag), 161
Ictiose, 325
Idade, 93
- e catarata, 371
Identificação e memória do objeto, 1023
Ignorância imunológica, 774
Ilhas
- centrais, 111
- epiteliais, 122
Iluminação, 63, 65
Imagem
- da camada de fibras nervosas, 1130
- de transferência de magnetização, 954
- fantasma, 1270
- funcional, 955
- invertida, 63
- orbitária, 1481, 1489
- ponderada em difusão, 953
Imaginologia da órbita, 1427
Imatinibe, 768
Implante(s)
- Alphacor, 337

- - da lente intraocular, 434
- - de dexametasona, 541
- - de drenagem, 437, 1313
- - - com placas terminais de diferentes tamanhos, 1320
- - - de glaucoma, 1327
- - - e trabeculectomia, 1319
- - - valvulados e não valvulados, 1319
- - de ganciclovir, 541
- - de lentes intraoculares, 365
- - - ajustável à luz, 422
- - - tóricas, 420
- - de medicamentos, 538
- - em crianças
- - - acima de 2 anos, 448
- - - com menos de 2 anos, 448
- - intravítreos, 541
- - para drenagem de glaucoma, 1205
- *Imprinting*, 5, 7
- Imunidade(s)
- - aberrante, 1145
- - inata e adquirida, 772
- Imunoterapia não esteroidal, 1515
- Incisão(ões)
- - além da córnea clara, 151
- - astigmáticas, 418
- - corneanas, 417, 429
- - - complicações relacionadas às, 151
- - de catarata, 450
- - opostas em córnea clara, 418
- - relaxantes no limbo, 418
- Inclinação pantoscópica, 55
- *Incontinentia pigmenti*, 649
- - retinopatia avançada, 940
- Índice(s)
- - de campo visual, 1170
- - de massa corporal, 372
- - de refração, 92
- Indocianina verde, 500
- Indução de astigmatismo corneano, 417
- Inervação para as pálpebras, 1419
- Infecção(ões), 530, 1488, 1530
- - bacterianas, 202
- - do sistema nervoso central, 1096
- - fúngica orbitária, 1521
- - inicial pelo HSV, 258
- - microbiana, 775
- - orbitária, 1519
- - parasitária orbitária, 1521
- - pediátrica presumida por trematódeos, 837
- - por clamídia, 206
- - por *Neisseria*, 207
- - por *Nocardia*, 242
- - primária pelo herpes-vírus simples, 258
- - recorrentes pelo herpes-vírus simples, 259
- - secundária, 756
- - viral(is), 207
- - - não herpéticas, 789
- - - orbitária, 1521
- Inflamação, 1096, 1488
- - da câmara anterior/ dispersão do pigmento, 142
- - da interface, 123
- - da superfície ocular, 310
- - e neoplasia orbital, 1093
- - induzida por *laser*, 1270
- - ocular induzida pelo cristalino, 391
- - orbitária, 1519
- - - granulomatosa, 1522
- - - idiopática, 1524
- - - não infecciosa, 1522
- Infliximabe, 781
- Inibidor(es)
- - da anidrase carbônica, 553, 1261
- - da migração de linfócitos, 782
- - de citocinas, 781, 782
- - de quinase de proteína ativada por mitógeno, 768
- - do complemento, 782
- - do ponto de verificação imunológico, 768
- - dos linfócitos
- - - B, 781

- - - T, 781
- Injeções, 539
- - intravítreas, 538, 812
- - pós-operatórias, 1310
- *Inlays*
- - corneanos, 60
- - de pequena abertura, 161
- - de remodelação da córnea, 160
- - intracorneanos, 159
- - refrativos, 160
- Insensibilidade pupilar a uma dose miótica de pilocarpina, 1080
- Inserção(ões)
- - da lente intraocular, 433, 454
- - do tubo, 1316
- - dos músculos extraoculares, 1343
- Inspeção anterior das lamelas, 1446
- Instabilidade zonular, 441
- Instrumentação oftálmica, 62
- Insuficiência
- - da convergência, 1033
- - da glândula lacrimal secundária à infiltração, 306
- - de divergência, 1033
- Integração do espaço auditivo-visual, 1024
- Integridade zonular, 441
- Interação da luz com a retina, 521
- Interferência, 24
- Interferona, 782
- Interferona-α, 782
- Interferona-β, 782
- Intolerância a lentes de contato, 152
- Intracor, 92
- Introflexão escleral, 527
- - assistida por luz acessória do tipo Chandelier, 529
- Intrusões sacádicas, 1064, 1070
- Invasão
- - da zona óptica, 151
- - epitelial, 1238
- - fibrosa (proliferação), 1238
- Inversão-recuperação atenuada por fluido e supressão de gordura, 953
- Iodopovidona, 539
- Iolmaster, 382
- Iridectomia
- - cirúrgica, 1203
- - periférica a *laser*, 1266, 1269
- - heterocrômica de Fuchs, 866, 1222
- - pelo herpes-vírus simples, 262
- Iridoplastia a *laser*, 1270
- Íris, 769, 1154
- - manejo da, 432
- Irradiação, 372
- Irrigação lacrimal, 1504
- Irrigação-aspiração cortical, 453
- Isquemia do segmento anterior, 1414
- Istent
- - G1, 1284
- - G2 Inject (GTS-400), 1284
- - G3 Supra, 1294

J
Kamra, 161
Klebsiella, 243

L
Laboratórios CLIA, 18
Laceração(ões)
- menores e maiores, 120
- na margem da pálpebra, 1475
- oculta do bulbo ocular com encarceramento de tecidos uveais, 223
- radiais, 452
- na cápsula anterior, 451
Lactação, 94
Lagoftalmia, 1530
Lágrimas FOV, 170
Lamela posterior, 1439
Laser, 27
- *blended vision*, 159

- de argônio, 1269, 1270
- de femtossegundo, 108, 109, 147
- de micropulso, 1205
- de Nd:YAG, 1269, 1270
- focal para edema macular, 619
LASIK, 105
- após ceratectomia fotorrefrativa, 116
- após ceratoplastia penetrante, 116
- após ceratotomia radial, 115
- após implante de lentes intraoculares, 116
- em casos complexos, 115
- extra, 91
Lavagem cortical, 433
Lei
- de Hering, 1346
- de Sherrington, 1346
Leiomioma uveal, 915
Leishmaniose, 836
Leitura, 1024
Lensectomia, 534
- refrativa, 90
Lensômetro, 72
Lenstar, 382
Lente(s)
- bifocais e trifocais, 54
- capsulares modernas, 366
- de aumento, 74
- de Bagolini, 1362
- de câmara
- - anterior, 365, 366
- - posterior
- - - de Ridley original, 365
- - - melhorada, 366
- de contato, 56, 447
- - complicações, 57
- - - relacionadas ao uso de, 57, 312
- - gelatinosas, 57
- - na correção da presbiopia, 58
- - para fins especiais, 57
- - rígidas, 56
- de fixação na íris, 365
- de Goldmann, 1155
- de lâmpadas de fenda para o fundo de olho, 66
- de Zeiss, 1155
- fácicas
- - dimensionando as, 136
- - história das, 133
- - indicações das, 134
- - vantagens e desvantagens das, 135
- - intraocular, 58, 90, 136, 382, 432, 448
- - acomodativa, 166
- - add-on em olhos pseudofácicos, 91
- - ajustáveis pela luz, 91
- - biocompatíveis, 463
- - com mudança
- - - de forma ou curvatura, 168
- - - na posição axial única óptica, 166
- - - no índice de refração ou poder, 169
- - em olhos
- - - com ceratocone, 385
- - - com cirurgia refrativa corneana prévia, 384
- - - de comprimentos axiais
- - - - curtos, 384
- - - - longos, 384
- - - - especiais, 384
- - - pós-ceratoplastia, 385
- - fácicas, 91, 133
- - - de câmara posterior, 143
- - - de suporte angular de câmara anterior, 137
- - - fixadas na íris, 138
- - maleáveis dobráveis e de câmara anterior moderna, 366
- - mantendo o saco capsular aberto ou expandido, 465
- - monofocais, 58
- - multifocais, 90, 162
- - - difrativas, 162
- - - refrativas, 163
- - - na correção da presbiopia, 59

- - pós-LASIK, 116
- - potencialmente acomodativas, 90
- - pseudofácicas suplementares (*piggyback*) após cirurgia de catarata, 421
- - rotacionalmente assimétricas (varifocal), 163
- - tórica, 59, 90, 385
Lenticone, 376
Lentículas intracorneanas, 88
Lentiglobo, 376
Lentigo
- simples, 1461
- solar, 1461
Leptospirose, 800
Lesão(ões)
- benignas
- - de origem
- - - apócrina, 1456
- - - do folículo piloso, 1457
- - - écrina, 1456
- - - sebácea, 1456
- - na pálpebra, 1453
- cervicais, 761
- císticas, 1488
- compressivas intracanaliculares e intracranianas, 1007
- corneana, 1270
- da íris, 452
- das glândulas lacrimais, 1480
- das vias retroquiasmáticas, 1021
- do quiasma óptico, 1011
- e abrasões da pálpebra com espessura parcial, 1474
- e distúrbios
- - intraoculares não neoplásicos simulando retinoblastoma intraocular, 936
- - não neoplásicos
- - - que simulam neoplasias intraoculares malignas do segmento ocular
- - - - anterior, 921
- - - - posterior sem ser retinoblastoma, 925
- - - simulando retinoblastoma intrarretiniano, 936
- - simulando retinoblastoma
- - - endofítico, 940
- - - exofítico, 938
- e doenças não neoplásicas semelhantes a tumores e neoplasias conjuntivais malignos, 221
- endotelial, 175
- epitelial, 174
- estromal, 175
- estruturais que parecem enxaqueca com aura, 1089
- fasciculares e nucleares do quarto nervo craniano, 1038
- hemangiomatosa retiniana não familiar adquirida, 927
- induzidas por luz e *laser*, 521
- infecciosas, 1463
- inflamatórias, 1462
- intraoculares não neoplásicas, 921
- lacrimal, 1478
- malignas na pálpebra, 1465
- neoplásticas e estruturais vasculares, 1490
- nucleares do terceiro nervo craniano, 1036
- palpebrais com perda de tecido, 1475
- parasselares, 1016
- periféricas da retina, 716
- periorbitais de tecidos moles, 1472
- pigmentadas de origem melanocítica, 1460
- por *laser*, 525
- por substâncias
- - ácidas, 326
- - alcalinas, 326
- profundas, 1489
- quiasmáticas, 1015
- semelhantes
- - à melanose adquirida primária maligna, 223
- - ao linfoma conjuntival, 224
- - ao melanoma conjuntival, 223

- - às neoplasias escamosas da superfície ocular, 222
- superficiais, 1489
- supranucleares de nucleares e infranucleares, 1030
- xantomatosas, 1459
Letro-oculografia, 520
Leucemia, 886
Leucócitos não linfocíticos, 772
Lift
- bicoronal da fronte, 1531
- direto do supercílio, 1531
- do supercílio por via endoscópica, 1531
- médio frontal da fronte, 1531
Ligamento cantal, 1439
Ligantes de imunofilina, 852
Limiar, 1189
Limpeza cortical intensificada pela hidrodissecção, 462
Linfangioma, 1458, 1491
- conjuntival, 220
Linfócitos
- B, 773
- T, 773
Linfoma, 886
- conjuntival, 218
- coroidais primários, 885
- intraocular primário, 883, 901
- orbitário maligno, 1487
- uveal primário, 902
- vitreorretiniano primário, 901
Linfossarcoma, 1487
Liquefação do vítreo e descolamento, 725
Líquidos perfluorocarbonados, 535
Listeria monocytogenes, 242
Localização das inserções dos músculos retos na cirurgia, 1379
Loíase, 208
Lupa operatória, 75
Lúpus eritematoso sistêmico, 987
Luxação, 391
- do cristalino, 1227
Luz, 21
- solar, 372

M
Macroaneurismas, 707
- arteriais retinianos, 652
Mácula, 473, 555
Maculopatia
- placoide persistente, 877
- por descarga elétrica, 523
Mal posicionamento lenticular, 391
Malária, 836
Malattia leventinese, 559
Malformação lenticular, 391
Malha trabecular, 1218
Mancha do vinho do porto, 1459
Manifestações oculares e da córnea de doenças sistêmicas, 319
Manipulação do núcleo, 434
Mantenedor de câmara anterior, 433
Mapeamento de mancha cega, 1379
Massas
- oculares, 181
- palpebrais, 1446
Mastócitos, 773
Material dos óculos, 52
Matriz(es)
- de polias, 1381
- interfotorreceptora, 477
Maturação
- de acuidade visual, 1349
- visual tardia, 1350
Mau
- direcionamento do humor aquoso, 1198
- posicionamento do supercílio, 1530
Mecanismo(s)
- celulares da apoptose no glaucoma, 1145
- da PIO elevada, 1218
- da uveíte, 772

- de bloqueio não pupilar, 1197
- de defesa, 371
- de inflamação, 775
- do glaucoma, 1140
- moleculares da doença, 7
- que inibem a inflamação nos olhos, 775
Medicação
- induzida, 708
- do pós-operatório tardio, 404
Medicamentos, 94
- com combinação fixa, 1264
- intracamerais para substituir as gotas no pós-operatório, 402
- intraoperatórios, 400
- pós-operatórios, 403
- pré-operatórios, 399
- que aumentam a drenagem aquosa, 1262
- que reduzem a produção de humor aquoso, 1260
Medição
- da produção de lágrimas, 308
- das aberrações oculares, 80
- - de frente de onda, 96, 127
Medicina baseada em evidências, 1331
- na terapia de glaucoma, 1335
- no glaucoma, 1331
Medida do fluxo sanguíneo do nervo óptico, 1179
Meduloepitelioma, 903
Megalocórnea, 189
Megalopapila, 978
Meibografia, 181
Meiose, 2
Melanocitose ocular ou oculodérmica, 1152, 1462
Melanoma
- conjuntival, 217
- - nodular, 218
- da coroide e hemangioma, 650
- da úvea posterior com disseminação transescleral anterior, 223
- maligno, 1469
- - da conjuntiva, 217
- metastático, 886
- ocular, 886
- uveal, 223
- - anterior primário, 894
- - posterior primário, 896
- - primário, 893
Melanose conjuntival, 228
- benigna adquirida, 220
Melhor acuidade visual corrigida, 468
Melting da córnea decorrentes de distúrbios inflamatórios, 359
Membrana
- amniótica, 344
- de Bruch, 479, 676
- e transporte de fluido, 476
- epirretiniana, 489, 508, 692
- pré-macular (epirretiniana)/pucker macular, 489
Meningioma(s), 1013, 1018, 1019
- da bainha do nervo óptico, 1006, 1430, 1486
Metabolismo e fatores do crescimento, 475
Metabólitos, 1305
Metalose, 755
Metanálises, 1332
Métodos
- angiográficos à base de corante, 512
- de análise, 1170
- para testes genéticos com base no DNA, 17
- que dependem de dados clínicos prévios, 385
Metotrexato, 781
Miastenia gravis, 1052, 1433
Micobactérias, 244
- não tuberculosas, 244
Micofenolato mofetila, 781
Microcerátomos, 108
Microcistos intraepiteliais simétricos, 286
Microcórnea, 189
Microesferofacia, 376

Microftalmia com cisto, 1490
Microlentes Presbia Flexivue®, 160
Microscopia confocal *in vivo*, 182
Microscópio
- especular, 68, 180
- operatório, 69
- simples, 75
Microshunt
- *solx gold*, 1293
- subconjuntivais, 1292
Microsporidiose, 255
Midazolam, 409
Mielinização extensa de camada de fibras nervosas retinianas, 936
Mieloma maligno, 1494
Mílio, 1456
Miopatia(s)
- distróficas, 1061
- infiltrativas, 1062
- inflamatórias, 1062
- mitocondriais, 1059
- oculares, 1059
Miopia, 34, 341, 372, 1130
- moderada e alta, 134
- patológica, 679
Mioquimia do oblíquo superior, 1071
Miosite, 1430
- orbital, 1062
- orbitária idiopática, 1524
Mióticos, 1262
Mitose, 2
Modalidades de imagem do segmento anterior, 176
Modificação proteica, 370
Modo B, 492
Modulação da potência, 412, 426
Moldagem do supercílio, 1534
Moléculas
- de adesão, 774
- do sistema imune envolvidas na uveíte, 773
Molusco contagioso, 1463
Monocromatismo dos cones azuis, 551
Monovisão, 158, 397
Moraxella, 243
- *catarrhalis*, 244
Mordida de cachorro, 1477
Movimentos oculares
- de seguimento, 1028
- de vergência, 1029
- horizontais, 1028
  lentos, 1028
  verticais, 1028
Mucocele, 1490
- orbital, 1430
Mucolipidoses, 322
Mucopolissacaridoses, 320
Mucormicose rino-orbitária cerebral, 1521
Mudança(s)
- da película para imagens digitais, 497
- de cor do cristalino, 380
- do formato dos elementos ópticos, 34
- no astigmatismo, 1437
- no erro refrativo, 530
- no tamanho, posição ou ausência de elementos ópticos, 33
- nos índices de refração, 34
- refrativa induzida cirurgicamente, 385
Músculo(s)
- de motilidade ocular, 1423
- extraoculares, 1342
- oblíquo
- - inferior, 1344
- - superior, 1344
- orbicular, 1417, 1439
- perdidos ou deslizados, 1415
- reto medial, 1344
Mutações, 4
- de perda de função, 7
- de sentido errado (*missense*), 4
- pontuais, 4
Mutton fat ("gordura de carneiro"), 261

N
Nanoftalmia, 734
Nariz, 1504
Natalizumabe, 782
Necrólise epidérmica tóxica, 209
Necrose
- estromal, 152
- progressiva da retina externa, 784
- retiniana aguda, 650
- - causada pelos vírus varicela-zóster e HSV, 784
Neisseria, 244
- *gonorrhoeae*, 244
- *meningitidis*, 244
Neoplasia(s)
- conjuntivais benignos, 219
- escamosa da superfície ocular, 216
- hematológicas envolvendo os olhos, 907
- intraoculares, 706
- - benignas, 910
- - malignas, 889
- - - primárias, 889
- - - secundárias, 907
- - - - da conjuntiva, 216
- - - não oftálmicas primárias metastáticas no olho, 904
- primárias, 883
Neoplasmas, 883
- secundários e metástases, 886
Neovascularização, 314
- da coroide, 510
- - causas secundárias da, 676
- retiniana, 628, 647
Nervo(s)
- motores da órbita, 1423
- óptico, 972, 1184
- - intracanalicular, 973
- - intracraniano, 973
- - intraorbital, 972
- sensoriais da órbita, 1423
Neuralgia
- do trigêmeo clássica, 1093
- pós-herpética, 199, 200
Neurilemoma, 1484
- uveal, 915
Neuroblastoma, 1485
Neurofibroma, 1459
- plexiforme, 1484
Neurofibromatose, 942
- do tipo 1, 1152
Neuroimagem, 1017
Neuromielite óptica, 962, 988
Neuropatia(s)
- craniana(s), 615
- - isoladas, 1042, 1048, 1049
- - múltiplas, 1045, 1049
- - não isoladas, 1045, 1049-1051
- glaucomatosa ocorre em resposta a condições de estresse celular agravadas, 1143
- oftalmoplégica dolorosa recorrente, 1089
- óptica(s), 615
- - compressiva, 960, 982
- - glaucomatosa fisiopatologia da, 1143
- - hereditárias, 964
- - - de Leber, 14, 964
- - inflamatórias, 985
- - isquêmica, 991
- - - anterior, 982, 991
- - - - arterítica, 991, 992, 994
- - - - não arterítica, 960, 991, 993, 995
- - - posterior, 995
- - na doença pelo HIV, 987
- - tóxicas e nutricionais, 969
- - traumáticas, 1009
Neurorretinite, 985
- unilateral subaguda difusa, 835
Neurorretinopatia macular aguda, 881
Neutralidade, 50
Nevo(s)
- azul, 1462
- conjuntival, 219
- de Ota, 1152, 1462
- flammeus, 1459
- melanocítico, 1461
- - congênito, 1461
- nevocelulares, 1461
- uveal, 910
- - anterior, 910
- - posterior, 911
Nevoxantoendotelioma, 1460
Niacina, 765
Nistagmo, 1064
- abducente na oftalmoplegia internuclear, 1070
- alternado, 1069
- congênito, 1066
- convergente-retratório, 1071
- de batida
- - para baixo, 1069
- - para cima, 1069
- de convergência, 1071
- de rebote, 1068
- dissociado, 1069
- em gangorra, 1070
- evocado pelo olhar, 1068
- latente e latente manifesto, 1067
- optocinético, 1348
- pendular adquirido em adultos, 1069
- posicional paroxístico benigno, 1068
- vestibular, 1067
- - central, 1067
- - periférico, 1067
- - posicional, 1068
- voluntário, 1071
Nocardia, 242
Nomograma de LIO tórica de Baylor, 386
Nova verificação da esfera, 46
Núcleo
- do oculomotor ou motor ocular, 1344
- preso, 452
- reduzido, 454

O
Obstrução
- adquirida, 1505
- específica, 1506
- - inespecífica, 1505
- arterial retiniana, 584
- combinadas de artéria e veia, 591
- congênita, 1505
- da artéria
- - central da retina, 584
- - ciliorretiniana, 591
- - oftálmica, 590
- da malha trabecular, 1218
- de ramo da artéria retiniana, 584, 589
- do saco e do ducto lacrimal, 1505
- - tratamento de, 1507
- nasolacrimal
- - adquirida, 1507
- - congênita, 1507
Oclusão, 1405
- da veia central da retina, 593, 594, 707, 982
- de ramo da veia retiniana, 593, 598, 707
- de veia retiniana, 649
- do olho sadio, 1400
- do ponto lacrimal, 309
- terapêutica, 1375
Óculos, 447
- monofocais, 53
- multifocais, 55
Oftalmia
- neonatal, 206
- simpática, 734, 757
Oftalmomiíase, 837
Oftalmopatia
- de Graves, 1395
- restritiva do reto medial, 1050
- tireoidiana, 1152
Oftalmoplegia, 1115
- bilateral, 1047, 1049

- dolorosa, 1041
- externa progressiva crônica, 1434
- internuclear, 1031
Oftalmoscópio
- confocal de varredura a *laser*, 497, 1174
- direto, 62
Oftalmoscópio indireto binocular, 63
Ofuscação, 375
Ofuscamento, 380, 469
Olhar preferencial, 1348
Olho(s), 1536
- contralateral, 1234
- de boneca, 1030
- secos, 103
- - com deficiência lacrimal aquosa, 306
- - iniciais, 122
Oncocercose, 256, 835
Onda(s)
- da luz, 24
- senoidais, 42
Opacidade(s)
- capsular posterior, 460
- corticais, 378
- das lentes diagnóstico das, 378
- do cristalino, 378, 1270
- - classificação das, 378
- formação de, 103
- na visão efeitos das, 379
- nucleares, 378
- subcapsulares posteriores, 378
Opacificação
- da cápsula posterior, 461
- lenticular, 390
Opsoclonia, 1071
Óptica, 21
- astigmática, 24
- da frente de onda, 76, 125
- do olho humano, 28
- estigmática básica, 23
- física, 21
- geométrica, 21
- quântica, 21
Optotipos graduados, 1349
Ora serrata, 471, 716
Orbitopatia
- associada à tireoide, 1395
- distireoidiana, 1488
Organização supramolecular, 484
Orifícios redondos com opérculos, 720
Origem(ns)
- dos músculos extraoculares, 1342
- retiniana do reflexo pupilar à luz, 1082
Ortoceratologia, 90
Ortóptica, 1403
Ortoqueratologia, 58
Oscilações, 1064
- macrossacádicas, 1071
Osteo-odontoceratoprótese modificada, 338
Osteologia da órbita, 1421
Osteoma
- conjuntival, 221
- da coroide, 919
Ótica da retinoscopia, 50
Otimização
- da superfície ocular, 357
- de imagens, 507
Ovalização pupilar, 138
Oxidação, 371
Oximetria da retina, 1181

P

Paclitaxel, 766
Padrão(ões)
- comuns de lesão das palpebras, 1474
- de herança humana, 5
- em A, 1377
- em V, 1377
Pálpebra(s), 1504, 1525
- frouxa, 276
- inferior, 1475, 1526
- superior, 1476, 1525

Pan-uveíte, 803
Panfotocoagulação retiniana, 618
Papiledema, 959
- e aumento da pressão intracraniana, 980
Papilite, 982
Papiloma(s)
- de pele, 1453
- escamoso, 1453
- - benigno da conjuntiva, 220
- - conjuntival, 220
- viral da conjuntiva, 223
Papilopatia
- diabética, 982, 996
- por radiação, 644
Paquimetria, 96, 1151
- corneana intraoperatória, 148
Parafóvea, 473
Paralisia(s)
- adquiridas do terceiro nervo craniano, 1385
- congênitas do terceiro nervo craniano, 1037, 1385
- de divergência, 1033
- de músculo oblíquo superior, 1382
- divisional do terceiro nervo craniano, 1044
- do olhar
- - adquiridas, 1030
- - congênitas, 1030
- do quarto nervo craniano, 1038, 1040, 1387
- do sexto nervo craniano, 1038, 1040, 1389
- do terceiro nervo craniano, 1036, 1039, 1040, 1080, 1384
- do terceiro par do nervo craniano, 1434
- dupla de elevadores, 1394
- fasciculares
- - do sexto nervo craniano, 1039
- - do terceiro nervo craniano, 1037
- isolada
- - do quarto nervo craniano, 1043, 1048, 1050
- - do sexto nervo craniano, 1042, 1048, 1049
- - do terceiro nervo craniano, 1043, 1048, 1050
- não isoladas do terceiro nervo craniano, 1047
- nucleares do sexto nervo craniano, 1038
- segmentar do esfíncter da íris, 1080
- supranuclear progressiva, 1100
Parâmetros de imagem T1 e T2, 952
Parede orbital
- lateral, 1421
- medial, 1422
Paresia isolada e múltipla de nervos cranianos, 1041
Parestesia, 1531
Parkinsonismo, 1100
Pars
- *planitis*, 868, 940
- *plicata*, 770
Patch de córnea, 361
Pegaptanibe, 617, 668
Pego, 781
Penalização
- óptica, 1402
- por atropina, 1401
Penetração e lesão intraocular, 1312
Penfigoide
- cicatricial ocular, 229
- da mucosa ocular, 229
Penicilinas, 246
Pequena incisão e cirurgia de catarata com *laser* de femtossegundo, 423
Percepção
- de cor, 1024
- de profundidade e estereopsia, 1360
- simultânea, 1361
Perda
- de acomodação, 1084
- de campo visual, 380
- de células endoteliais, 142
- de sucção intraoperatória, 122
- de visão
- - bilateral isolada transitória, 1120
- - não orgânica, 1123
- tecidual

- - de 0 a 25%, 1475
- - de 25 a 60%, 1475
- visual, 1119
- - bilateral, 1070
- - monocular, 1070
- - não orgânica, 1021, 1025
- - progressiva, 1189
- - transitória, 1118
Perfis
- de ablação, 98
- - a *laser*, 83
- de *excimer laser* e ablação, 83
Perfuração(ões)
- corneais
- - complicações relacionadas às, 151
- - tratamento cirúrgico de, 359
- da membrana de Descemet, 336
- do globo, 1415
- do túnel, 450
- escleral, 530
Periferia retiniana, 474
Perifóvea, 473
Perimetria
- automatizada padrão, 1160
- da borda de Heidelberg, 1169
- de frequência dupla, 1168
- *rarebit*, 1169
Periórbita, 1422
Pérolas de ora serrata, 717
Persistência do vítreo primário hiperplásico, 938
Picos pressóricos intraoculares, 1270
Pigmentação congênita do disco óptico, 978
Pigmentos, 475
Pilomatricoma, 1458
Pinguécula, 226
- inflamada, 222
Placas
- esclerais senis, 227
- tarsais, 1418
Plaquetas e viscosidade do sangue, 611
Plataformas tecnológicas de tomografia de coerência óptica, 504
Polarização, 25
Polimorfismos, 4
Pólipo fibroepitelial, 1453
Ponteiras, 411
Ponteiros a *laser*, 525
Ponto(s)
- de Mittendorf, 375
- próximo, 29
- lacrimais, 1446
- remoto, 29
Posição da área de drenagem sob a pálpebra, 1309
Potencial visual evocado, 1348
- cortical, 545
Pré-retinianas, 507
Preenchedores, 1533
Preenchimentos estéticos, 1533
Preparo do paciente para cirurgia de catarata, 377
Presbi-LASIK, 159
- central, 159
- periférica, 159
Presbiopia, 38, 1084
- correção de, 85
- no nível da córnea correção de, 158
Presbymax, 159
Prescrição de lentes negativas, 1375
Presença vítrea, 432
Pressão intraocular, 1129, 1184, 1188, 1251
- elevada, 145
- mais baixa, 1194
- no glaucoma, 1149
Previsão de risco com base na herança, 19
Princípios
- da gonioscopia, 1155
- mendelianos básicos, 3
Prismas, 1403
PRK guiada por frente de onda, 103
Problemas

- epiteliais, 103
- relacionados à sutura, 333
Procedimento(s)
- ciclodestrutivos, 1205, 1272
- cirúrgico *cross-linking* corneano, 156
- combinado, 337, 436
- corneanos superficiais, 338
- de tira tarsal lateral, 1448
- do fuso medial com sutura rotacional, 1448
- Keraflex, 90
- penetrantes e endoteliais relacionados à ceratoplastia, 178
- refrativos, 86
Processos
- imunopatogênicos, 775
- uveitogênicos, 774
Profilaxia anti-infecciosa, 400
Profundidade
- da câmara anterior, 1131
- periférica da câmara anterior, 1132
Progeria adulta, 373
Projeto
- International Hapmap, 2
- Mactel, 635
Prolapso
- da íris, 452
- vítreo, 432
Proliferação
- e diferenciação celular, 370
- melanocítica uveal difusa bilateral associada ao carcinoma sistêmico, 928
Propionibacterium acnes, 242
Propofol, 409
Próteses/implantes retinianos, 553
Proteus, 243
Pseudo hiperfunção dos oblíquos, 1382
Pseudoburaco, 508
Pseudodominância, 7
Pseudomonas aeruginosa, 243
Psoríase, 839
Pterígio, 226, 227
- hipertrófico, 222
Ptose, 1433, 1530
- adquirida incomum, 1433
- aponeurogênica, 1444
- classificação simplificada da, 1431
- comum, 1431, 1432
- congênita
- - incomum, 1432
- - simples, 1432
- correção cirúrgica da, 1435
- da pálpebra, mau posicionamento e assimetria, 1537
- de supercílio correção de, 1525
- incomum, 1431
- involucional adquirida, 1432
- miogênica, 1434
- neurogênica, 1433
- pós-traumática, 1435
Pucker macular, 530
Pulsos sacádicos, 1071
Pupila, 28
- tônica da síndrome de adie, 1080

Q
Qualidade
- de vida, 1513
- de visão e medidas de qualidade óptica, 127
Quantificação das alterações vasculares, 516
Queimaduras
- alcalinas, 1225
- nas pálpebras, 1478
- por substâncias ácidas e alcalinas, 326
- térmicas, 451
Queloide(s)
- da córnea, 191, 303
- dermatológico, 94
Queratose
- actínica, 1455
- conjuntival, 222
- folicular invertida, 1454

- seborreica, 1454
Quiasma óptico, 1011
Quimiocinas, 773
Quimioterapia, 1467

R
Rabdomiossarcoma, 219, 1483
Radiações ópticas, 1022
Radioterapia, 1019
- orbitária, 1515
Raindrop, 160
Raio de curvatura da córnea, 1132
Ramo da artéria retiniana, 584, 589
Ranibizumabe, 668, 669
Reabilitação, 756
Reações tóxicas, alérgicas e mecânicas, 312
Realce por contraste, 953
Rearranjos cromossômicos, 4
Reativação do herpes, 95
Receptores de quimiocinas, 773
Recessão angular, 1226
Recessivo ligado ao X, 6
Reconstrução
- cirúrgica da superfície ocular, 353
- da superfície ocular, 357
Recorrência de doenças, 333
Recuo do músculo reto, 1407
Rede neural, 384
Redemoinhos escamosos, 1454
Redução
- da acuidade visual, 379
- da sensibilidade ao contraste, 379
- de reflexos da córnea e instrumento, 64
Reflexo oculocefálico, 1030
Refração, 21
- clínica, 40
- para visão de perto, 48
Refrator automatizado, 73
Regeneração, 477
- aberrante do terceiro nervo craniano, 1081
- do pigmento visual, 476
Região parasselar, 1011
Regime(s)
- de tratamento com anti-VEGF, 672
- terapêutico atual, 377
Regulação
- da formação de humor aquoso, 1142
- dos fluxos sanguíneos da retina e da coroide, 481
Reinserção do retrator, 1441
Rejeição
- do transplante, 333
- - de córnea, 341
- endotelial, 333
- epitelial, 333
- imunológica, 351
- subepitelial, 333
Rejuvenescimento periorbitário, 1533
Relatórios genéticos, 18
Relatos de casos, 1333
Remifentanila, 409
Remoção
- da lentícula, 119
- do córtex, 434
- nuclear, 453
Renovação do fotorreceptor, 476
Reparo, 477
- tardio de lesões palpebrais, 1477
Representação cortical da visão, 1023
Resolução e distância focal, 33
Respiração espontânea, 409
Respostas endoteliais ao estresse, 174
Ressecção
- de bloco pentagonal de espessura total, 1449
- do músculo reto, 1411
- em cunha, 89
- em cunha usando ressecção arqueada com *laser*, 149
Ressonância magnética, 952
- das órbitas, 1379

- funcional, 957
Retalho(s)
- conjuntival, 263, 342
- - de base fórnice, 1299
- - de base límbica, 1299
- - e dissecção, 1314
- de pele local (zetaplastia), 1450
Retina, 31
- neurossensorial estrutura da, 471
Retinite
- foveomacular, 522
- pigmentosa, 12, 542, 543, 548, 650
- - ligada ao X, 546
- - típica, 546
- por citomegalovírus, 786
- por toxoplasma, 936
Retinoblastoma, 14, 889
Retinopatia
- avançada da prematuridade, 938
- da prematuridade, 603, 608, 649
- de Purtscher, 758, 759
- de Valsalva, 762
- diabética, 610
- - não proliferativa
- - - avançada, 613
- - - inicial, 611
- - proliferativa, 613, 617
- - - farmacoterapia para, 617
- do eclipse, 522, 523
- externa oculta focal aguda, 881
- fótica, 521
- hipertensiva, 580
- - aguda maligna, 580
- - crônica, 580
- paraneoplásica viteliforme, 933
- pigmentar, 549
- por radiação, 638, 707
- proliferativas, 646
- solar, 522
Retinoscopia, 49
Retinoscópio, 49
Retinosquise, 650
- congênita ligada ao cromossomo X, 718
- degenerativa do adulto, 717
- juvenil ligada ao X, 13, 576
Retração palpebral, 1443
- inferior ectrópio, 1530
Retratamentos, 123
Retratores
- acessórios simpáticos, 1418
- principais da pálpebra, 1418
Revisões sistemáticas, 1332
Rituximabe, 781, 1515
Roturas
- do epitélio pigmentar da retina, 540
- e descolamentos de retina, 540
- retinianas, 720
Rugas na face superior, 1534
Ruptura(s)
- coroidal, 751
- da ampola filtrante e vazamento, 1312
- da fusão, 1034
- da retina, 528, 718, 720, 724, 754
- /desinserção do retalho escleral na trabeculectomia, 1322
- do epitélio pigmentar da retina, 510, 734
- do músculo, 1416
- traumáticas
- - da membrana de Bruch, 676
- - da retina, 721

S
Sacadas, 1029
- de macro-ondas quadradas, 1071
- de onda quadrada, 1071
Saco capsular, 454
Sagging eye syndrome, 1372
Sangramento, 1270
- intraoperatório, 1322
Sarcoidose, 648, 734, 844, 987, 1522
Sarcoma de Kaposi conjuntival, 218

Sardas, 1460
Schwannoma, 1484
- maligno, 1485
Secreção aquosa, 1141
Secretagogos, 309
Segmentos
- anterior, 622
- de anel
- - corneano intraestromal, 154
- - intracorneano, 89, 154, 155
- - - único *versus* pareado, 155
- posterior, 623
Segunda iridectomia, 1270
Segundo procedimento de lasik, 115
Selênio, 1515
Sensibilidade
- ao contraste, 41, 375, 469
- da córnea, 309
Septo orbital, 1417
Sequência de Moebius, 1371
Serratia, 243
Sexto nervo craniano, 1345
Shunts
- de seio dural, 1116
- primários, 1492
- secundários, 1492
- supracoroidais AB
- - externo, 1293
- - interno, 1294
Siderose, 374
Sífilis, 987
Sildenafila, 764
Sinais
- auditivos, 855
- cutâneos, 855
- neurológicos, 855
- pupilares de doenças neuro-oftálmicas, 1074
Síndrome(s)
- da blefarofimose, 1433
- da cefaleia, 1087
- da ceratite-ictiose-surdez, 325
- da clivagem anterior, 1237
- da efusão uveal, 734
- da embolia gordurosa, 761
- da íris frouxa, 452
- da monofixação, 1357
- da pálpebra flácida, 276
- da persistência da vasculatura fetal, 487
- da uveíte de fuchs, 1222
- da veia cava superior, 1152
- das areias do Saara, 112, 123
- das pálpebras frouxas e das pálpebras flácidas, 276
- de Aicardi, 979
- de Alagille, 324
- de Alport, 324, 373
- de Axenfeld-Rieger, 1152, 1237
- de Brown, 1382, 1394
- de Chandler, 1236
- de Charles Bonnet, 1100
- de Cogan-Reese, 1236
- de dispersão pigmentar e glaucoma, 1329
- de Down, 377
- de Duane, 1049, 1371, 1382
- de efusão ciliocoroidal, 932
- de efusão uveal idiopática, 932
- de Ellingson, 867
- de enxaqueca, 1088
- de esfoliação, 1207
- - e glaucoma, 1330
- de fibrose congênita, 15
- de hiperviscosidade, 648
- de Horner, 1077, 1434
- - em crianças e lactentes, 1079
- de Irvine-Gass, 509, 704
- de Lowe, 324, 373
- de Marcus Gunn, 1432
- de monofixação, 1358
- de Morsier, 976
- de Posner-Schlossman, 866, 1222
- de pseudoesfoliação, 1207
- de Ramsay Hunt, 1100
- de Reiter, 839
- de retração de Duane, 1371
- de Rieger, 11, 191
- de Rothmund-Thomson, 373
- de Schwartz, 1236
- de Schwartz-Matsuo, 867
- de Sjögren, 1524
- de Sjögren com deficiência de lágrima, 307
- de Stevens-Johnson, 209
- de Stickler, 574
- de Sturge-Weber, 947, 1152
- de Terson, 758
- de Tolosa-Hunt, 1051, 1106, 1524
- de uveíte idiopática, 863
- de Vogt-Koyanagi-Harada, 734
- de von Hippel-Lindau, 946
- de Werner, 373
- de Wilson, 324
- de Wyburn-Mason, 949
- de Zellweger, 324
- do ápice orbitário, 1103-1108
- do arco aórtico, 648
- do bebê sacudido, 758, 760
- do bloqueio capsular, 457
- do disco inclinado congênito, 978
- do nevo
- - de células basais, 325
- - de íris, 1236
- do olho pesado (*heavy eye*), 1396
- do pôr do sol, 458
- dos múltiplos pontos brancos evanescentes, 879
- dos pontos brancos, 872
- endotelial iridocorneana, 297, 923, 1236
- "jabs" e "jolts", 1093
- mascaradas, 883
- miastênica de Lambert-Eaton, 1057
- neurológicas raras, 964
- ocular isquêmica, 622, 648
- oculocerebrorrenal, 373
- oculoglandular de Parinaud, 208
- oculossimpática paratrigeminal, 1093
- paraneoplásicas, 886
- *pulled-in-two* ("pits"), 1416
- quiasmática, 1015
- virais e pós-virais, 987
- WAGR, 324
Sinéquias anteriores periféricas, 1227
Siringoma, 1456
- condroide, 1456
Sistema(s)
- Callisto Eye, 387
- de análise refrativa Optiwave, 387
- de classificação de opacidade do cristalino III, 379
- de cuidados das lentes de contato, 315
- de drenagem lacrimal, 1503
- de graduação gonioscópicos, 1156
- de iluminação, 63
- de imagem e orientação para alinhamento da lente intraocular tórica, 387
- de *laser* de femtossegundo, 118
- de observação, 63, 64, 65
- de Shaffer, 1156
- de Spaeth, 1156
- de suporte à tomada de decisões, 1339
- de tecido conjuntivo, 1422
- de transporte, 476
- de vergência, 1029
- de visualização e orientação Truevision 3D, 387
- do septo orbital, 1422
- guiado por imagem verion, 387
- optocinético, 1029
- vestibular, 1029
- visual aferente, 971
Sobrevida do enxerto, 351
Soluções, 312
- de hidratação, 401
- multiuso, 315
Spasmus nutans, 1067
Spin-eco, 953

Staphylococcus, 241
Status sensorial em estrabismo, 1360
Stents de *microbypass* trabecular, 1283
Streptococcus, 241
Subluxação, 391
Substituição de ICL, 144
Sulco ciliar, 454
Supercílios, 1526, 1534
Superfície da córnea, 86
- adição, 86
- subtração, 86
Superfórmula de Ladas, 384
Supersensibilidade pupilar a fármacos colinérgicos, 1080
Supressão e correspondência retiniana anômala, 1356
Suprimento
- sanguíneo da órbita, 1425
- vascular das pálpebras, 1419
Suspeita de glaucoma, 1133
Suspensão frontal, 1436
Suturas de quickert-rathbun, 1440

T

Tabagismo, 372, 1130
Tacrolimo, 781
Tamanho da capsulorrexe, 463
Tamoxifeno, 765
Tamponamento com gás e óleo de silicone, 536
Tarsal strip lateral, 1441
Tarso, 1439
Tarsorrafia lateral, 1451
Tarsotomia transversa, 1442
Tecido(s)
- adjacentes, 1342
- linfoide associado à conjuntiva, 240
Técnica(s)
- ablativas a *laser* da córnea, 421
- cirúrgica
- - com microcerátomo, 109
- - com segmentos de anel intracorneano, 155
- - de LASEK, 100
- - EPI-LASIK, 100
- - para ceratotomia astigmática e radial, 147
- - PRK, 99
- combinada de *laser* de argônio e Nd:YAG, 1270
- da esclera nua/fechamento simples, 343
- de *choo-choo chop* e *flip*, 426
- de *chop* vertical com B-MICS, 427
- de cirurgia de estrabismo, 1406
- de FACO *chop*, 426
- de Fine, 426
- de incisão, 148
- de introflexão escleral com explante, 528
- de nucleofragmentação, 425
- de trabeculectomia ab interno e trabeculotomia, 1291
- MININUC, 433
Tecnologia de emissão de pósitrons, 955
Tela de Hess, 1354
Telangiectasia retiniana, 632
- justafoveal, 707
- - idiopática, 634, 635
Telecanto, 1433
Telemedicina e triagem
- da retinopatia da prematuridade, 606
- de glaucoma, 1138
Telescópio galileano, 75
Teleterapia, 642
Tempo
- absoluto de FACO, 426
- de ECO, 952
- de repetição, 952
- efetivo de FACO, 426
- real, 492
Tendões cantais, 1418
Teoria da aberração, 81
Terapia(s)

- - antifator de crescimento endotelial vascular, 668
- antiplaquetária, 616
- com anti-VEGF
- - e inibidores do fator de crescimento derivado de plaquetas, 674
- - e TFD, 673
- - no tratamento da retinopatia da prematuridade, 607
- com base em células-tronco, 553
- fotodinâmica, 1467
- - com verteporfina, 668
- gênica, 8, 553
- imunossupressora, 783
Termoceratoplastia, 89
- induzida por micro-ondas, 90
Teste(s)
- com anticorpos
- - fluorescentes, 262
- - séricos, 262
- com DNA, 262
- de acuidade
- - de Snellen, 40
- - retiniana potencial, 467
- - visual, 41, 467
- - - padronizado, 467
- de adaptação ao escuro, 545, 569
- de cobertura, 1352, 1353
- de corante, 1504
- - de fluoresceína de Jones, 1504
- de correspondência retiniana, 1362
- de descobrir (*uncover*), 1353
- de diplopia, 1353
- de drenagem, 1504
- de dução forçada, 1354
- - de músculos oblíquos, 1355
- de estereopsia, 1363
- de geração de força ativa, 1355
- de Krimsky, 1352
- de ofuscamento, 468
- de quatro pontos de Worth, 1361
- de reflexo
- - de luz de córnea, 1352
- - vestíbulo-ocular, 1030
- de sensibilidade ao contraste, 468
- de suscetibilidade antimicrobiana, 246
- de três passos de Parks, 1380
- de visão de cores, 545
- diagnóstico, 1029
- do cilindro cruzado de Jackson, 45
- do vidro vermelho, 1353
- dos marcadores genéticos do glaucoma, 1138
- farmacológico de cocaína e apraclonidina, 1077
- genéticos, 17, 545
- genéticos para doenças oftálmicas, 18
- HOTV, 1349
- lacrimais, 1504
- mecânicos de limitação de movimento ocular, 1354
- microbiológicos, 813
- na perimetria automatizada padrão, 1160
- para síndrome de monofixação, 1364
- pós-imagem, 1363
- psicofísicos avançados para glaucoma, 1168
- vermelho-verde de Lancaster, 1354, 1379
Teto orbital, 1421
Tiazolidinedionas, 768
Tioridazina, 764
Tipo de esponja, 1309
Tocilizumabe, 782, 1515
Tolerância, 774
- central, 774
- periférica, 774
Tomografia
- computadorizada, 951
- - de emissão de fóton único, 955
- de coerência óptica, 64, 545, 612, 662, 706, 736, 1174
- - de alta velocidade e ultra-alta resolução, 505

- - de domínio
- - - da frequência codificada no tempo, 505
- - - espectral, 504, 510
- - - temporal, 504, 510
- - - de óptica adaptativa, 505
- - do segmento anterior, 176, 1131, 1201
- - e atrofia cerebral, 962
- - em neuro-oftalmologia, 959
- - interpretação da, 507, 959
- - multifuncional, 504
- - na imagem retiniana, 504
Tonicidade muscular do orbicular do olho, 1446
Tonometria, 1149
- de aplanação, 1151
Tonômetro de aplanação de Goldmann, 67
Topografia
- da córnea, 184, 380
- pré-operatória, 380
Topógrafo córneo, 70
Torção
- sensorial, 1381
- suficiente para a aparência de disfunção dos músculos oblíquos, 1380
Toricidade da LIO tórica, 386
Toxicidade retiniana de medicamentos de administração sistêmica, 763
Toxina, 1109
- botulínica, 1404, 1440
- - para redução de rugas, 1533
Toxocaríase ocular, 834
Toxoplasma gondii, 826
Toxoplasmose, 987
- ocular, 826
Trabectome®, 1287
- e goniossinequiálise em ângulos estreitos e no fechamento angular, 1290
- isolado em olhos pseudofácicos e fácicos, 1290
Trabeculectomia, 1205, 1297, 1322
- AB interno, 1287
- e cirurgia de catarata, 436
Trabeculoplastia a *laser*, 1256, 1266
- de micropulso, 1271
Trabeculotomia, 1277, 1279
- endoscópia com *laser*, 1285, 1286
Tração
- na retina, 725
- vitreomacular, 508, 688, 698
Tracoma, 205
Traços complexos, 16
Trajetória elíptica, 411
Trajetos e ações dos músculos extraoculares, 1344
Transferência de líquido
- através de junções lacunares, 1141
- para o humor aquoso, 1142
Transplante
- alógeno ceratolímbico, 356
- autólogo de células-tronco do limbo, 355
- de córnea, 1354, 811
- de membrana amniótica, 263, 354
- epitelial do limbo simples alogênico, 356
- tríplice, 337
Transporte axônico alterado, 1144
Transposições do músculo reto, 1383
Transtornos
- congênitos, 319
- cromossômicos, 319
- metabólicos, 319
- oculossistêmicos, 324
- relacionados à ectasia, 185
Tratos ópticos, 1021
Trauma, 372, 1109
- a distância com efeitos no segmento posterior, 758
- e encéfalo, 1109
- não penetrante, 751
- ocular, 181
- - do segmento posterior, 750
- penetrante, 755
- químico, 1225

- - causado por álcalis, 1242
Traumatismo(s)
- da pálpebra de espessura total, 1475
- periorbital de partes moles, 1472
Triagem de glaucoma, 1134
Tricoepitelioma, 1457
Tricofoliculoma, 1457
Triploidia, 4
Triquíase, 1439
Triquilemoma, 1457
Troca de lente(s)
- intraocular, 459
- refrativas, 90
Trombose do seio cavernoso, 1103-1107
Tropheryma whipplei associada à uveíte, 808
Tropia intermitente, 1353
Tuberculose, 802
- orbitária, 1521
Tumor(es)
- anexiais, 1455
- benigno de células mistas, 1480
- celulares benignos de categoria incerta, 919
- conjuntivais, 216
- - benignos, 219
- - leucêmicos, 219
- - suspeitos de tumores ou neoplasia maligna tratamento de, 224
- da coroide e da retina, 732
- da superfície ocular, 178
- de Brooke, 1457
- de origem neural, 1459
- de von Hippel, 913
- dermoide, 221
- do nervo óptico e da bainha, 1004, 1005
- do saco lacrimal, 1508
- e glaucoma, 1240
- encefálicos, 1095
- epiteliais, 1453
- gelatinoso, 216
- histiocíticos, 1488
- inflamatório da íris ou do corpo ciliar, 924
- intraoculares, 494
- leucoplásico, 216
- maligno de bainha de nervos periféricos, 1485
- mesenquimais, 1482
- metastáticos, 1479
- misto da pele, 1456
- neurogênicos, 1484
- orbital, 929
- papilar, 216
- secundários, 1493
- vasculares, 1458
Túnel em bolsa esclerocorneana, 433

U

Úlcera(s)
- da córnea, 333
- de Mooren, 272
- dendrítica, 260
- geográfica, 260
- meta-herpética (trófica), 260
Ultrassonografia, 955
- de alta frequência do segmento anterior, 494
- de contato digital, 494
- de contato no modo B, 492
- diagnóstica, 736
Umbo, 472
Uso de lentes não supervisionado, 317
Uveíte, 138, 443, 540, 650, 1220
- anterior, 802, 863
- - induzida por medicamento, 866
- associada à artrite idiopática juvenil, 838
- em artrite idiopática juvenil, 841
- facogênica, 857
- idiopática nos idosos, 935
- infecciosa relacionada à bartonella, 806
- intermediária, 802, 868, 940
- parasitária posterior, 833
- posterior, 803

- - de causa desconhecida, 872
- processos imunopatogênicos de, 775
- relacionada ao HLA-B27, 838
- sifilítica, 794
- simpática, 860
- viral herpética, 784

V
Valor da topografia corneana, 416
Vancomicina, 246
Vareta de Maddox, 1353
Varicela-zóster, 784
Varicosidade da veia do vórtice, 928
Varizes, 1492
- orbitais, 1152
Vasculatura fetal persistente, 938
Vasculite
- do disco óptico, 982
- e doença autoimune, 733
- necrosantes sistêmicas, 1097
- retiniana, 648
Vasos sanguíneos, 1173
Vazamento(s)
- de álcool durante a cirurgia, 104
- pelas bordas da ferida cirúrgica, 1312
- tardios da ampola filtrante, 1326
Veias orbitárias superior e inferior, 1345
Ventilação, 409
Verruga

- senil, 1454
- vulgar, 1463
Versões, 1354
Vértice correção de, 56
Via(s)
- de drenagem
- - do humor aquoso, 1142
- - glaucomatosa, 1142
- intravítrea, 782
- periocular, 782
- pré-quiasmáticas, 1004
- retroquiasmáticas, 1021
- tópica, 782
Videoceratografia computadorizada, 96
Viés
- de informação, 1333
- de seleção, 1333
Violação da cápsula posterior de Tenon, 1413
Vírus
- da imunodeficiência adquirida, 94
- da rubéola, 792
- do Nilo Ocidental, 789
- do sarampo, 792
- Epstein-Barr, 788
- linfotrópico de linfócitos T humanos do tipo I, 792
Visão
- de cores, 14, 468, 469

- em bebês e crianças pré-verbais e pré-alfabetizadas, 1347
- líquida, 170
Vitamina A, 552
Vitrectomia, 532, 699, 811
- na retinopatia diabética, 619
Vítreo, 484, 532, 778
Vitreólise
- farmacológica, 700
- pneumática, 700
Vitreopatia diabética, 489
Vitreorretinocoroidopatia autossômica dominante, 577, 650
Vitreorretinopatia(s)
- exsudativa familiar, 578, 650
- - avançada, 939
- hereditárias, 574
- proliferativa, 744
Vitreótomos, 534

X
Xantelasma, 1460
Xantogranuloma juvenil, 886, 1152, 1460
Xeroderma pigmentoso, 211, 325

Z
Zika, 791
Zona elipsoide do segmento externo, 505